TRATADO DE OTORRINOLARINGOLOGIA & CIRURGIA DE CABEÇA E PESCOÇO

Grupo
Editorial
Nacional

O GEN | Grupo Editorial Nacional – maior plataforma editorial brasileira no segmento científico, técnico e profissional – publica conteúdos nas áreas de ciências da saúde, exatas, humanas, jurídicas e sociais aplicadas, além de prover serviços direcionados à educação continuada e à preparação para concursos.

As editoras que integram o GEN, das mais respeitadas no mercado editorial, construíram catálogos inigualáveis, com obras decisivas para a formação acadêmica e o aperfeiçoamento de várias gerações de profissionais e estudantes, tendo se tornado sinônimo de qualidade e seriedade.

A missão do GEN e dos núcleos de conteúdo que o compõem é prover a melhor informação científica e distribuí-la de maneira flexível e conveniente, a preços justos, gerando benefícios e servindo a autores, docentes, livreiros, funcionários, colaboradores e acionistas.

Nosso comportamento ético incondicional e nossa responsabilidade social e ambiental são reforçados pela natureza educacional de nossa atividade e dão sustentabilidade ao crescimento contínuo e à rentabilidade do grupo.

TRATADO DE OTORRINOLARINGOLOGIA & CIRURGIA DE CABEÇA E PESCOÇO

EDITORES

Carlos Takahiro Chone

Graduado em Medicina pela Unicamp. Especialista em Otorrinolaringologia e Cirurgia de Cabeça e Pescoço pela Unicamp. Doutor em Ciências Médicas pela Unicamp. Professor Associado Livre-docente da Unicamp. Membro da ABORL-CCF e da SBCCP. Livre-docente pela Disciplina de Cirurgia de Cabeça e Pescoço do Depto. de Oftalmologia, Otorrinolaringologia e Cirurgia de Cabeça e Pescoço da FMRP-USP.

Wilma Terezinha Anselmo Lima

Graduada em Medicina pela UFTM-Uberaba. Especialista, Mestre e Doutora em Otorrinolaringologia pela FMRP-USP. Professora Titular da FMRP-USP. Membro da ABORL-CCF

Shirley Shizue Nagata Pignatari

Graduada em Medicina pela EPM-Unifesp. Especialista, Mestre e Doutora em Otorrinolaringologia pela EPM-Unifesp. Professora Adjunta da EPM-Unifesp. Membro da ABORL-CCF.

José Jurado

Graduado em Medicina pela USP. Especialista em Otorrinolaringologia pela USP. Membro da ABORL-CCF. Ex-Presidente da ABORL-CCF (2023). Presidente da ABCPF (gestão 2012-2014). Coordenador dos cursos de pós-graduação do Instituto Jurado.

Fabrizio Ricci Romano

Graduado em Medicina pela FMUSP. Doutor em Ciências pela FMUSP. Pós-doutor em Otorrinolaringologia pela FMUSP-RP. Ex-Presidente da ABORL-CCF (2024). Membro da ABORL-CCF.

Leonardo Haddad

Graduado em Medicina pela FCMS. Especialista em Otorrinolaringologia pela FMABC. Mestre e Doutor em Ciências pela Unifesp. Professor Adjunto do Depto. de Otorrinolaringologia e Cirurgia de Cabeça e Pescoço da EPM-Unifesp. Presidente da ABORL-CCF (2025).

4ª edição

gen | GUANABARA KOOGAN

ABORL — ASSOCIAÇÃO BRASILEIRA DE OTORRINOLARINGOLOGIA E CIRURGIA CERVICOFACIAL

- Data do fechamento do livro: 15/05/2025.

- **Atendimento ao cliente: (11) 5080-0751 | faleconosco@grupogen.com.br**

Publicado pelo selo Editora Guanabara Koogan Ltda.
Travessa do Ouvidor, 11
Rio de Janeiro – RJ – CEP 20040-040
www.grupogen.com.br

- Capa: Bruno Sales
- Editoração eletrônica: Cambacica Projetos Editoriais
- Ficha catalográfica

CIP-BRASIL. CATALOGAÇÃO NA PUBLICAÇÃO
SINDICATO NACIONAL DOS EDITORES DE LIVROS, RJ

T698
4. ed.
v. 1

Tratado de otorrinolaringologia e cirurgia de cabeça e pescoço / editores Carlos Takahiro Chone ... [et al.] ; coordenadores Eduardo Tanaka Massuda ... [et al.]. - 4. ed. - Rio de Janeiro : Guanabara Koogan, 2025.

28 cm.

Inclui bibliografia e índice
ISBN 978-65-6111-017-4

1. Otorrinolaringologia. 2. Cabeça - Cirurgia. 3. Pescoço - Cirurgia. I. Chone, Carlos Takahiro. II. Massuda, Eduardo Tanaka.

CDD: 617.5
25-97534.0 CDU: 617.5

Meri Gleice Rodrigues de Souza - Bibliotecária - CRB-7/6439

Coordenadores

OTOLOGIA

Eduardo Tanaka Massuda

Graduado em Medicina pela USP. Especialista, Mestre e Doutor em Otorrinolaringologia pela FMRP-USP. Professor Doutor da FMRP-USP. Membro da ABORL-CCF.

Fayez Bahmad Jr

Graduado em Medicina pela UnB. Especialista em Otorrinolaringologia pela UnB. Doutor em Ciências da Saúde pela UnB. Professor Livre-docente da FMUSP.

Mariana de Carvalho Leal

Graduada em Medicina pela UPE. Especialista em Otorrinolaringologia pelo HC-UFPE. Doutora em Ciências pela USP. Professora Associada da UFPE. Membro da ABORL-CCF.

RINOLOGIA

Edwin Tamashiro

Graduado em Medicina pela FMRP-USP. Doutor em Otorrinolaringologia pela FMRP-USP. Pós-doutor em Microbiologia pela Universidade da Pensilvânia (EUA). Professor Associado da FMRP-USP.

Eulália Sakano

Graduada em Medicina pela FCM-Unicamp. Especialista em Otorrinolaringologia pela ABORL-CCF. Doutora em Ciências Médicas pela Unicamp. Professora Associada da FCM-Unicamp. Membro da ABORL-CCF e da ERS. Livre-docente pela FCM-Unicamp.

Otavio B. Piltcher

Graduado em Medicina pela Famed-UFRGS. Especialista em Otorrinolaringologia pelo HCPA. Mestre em Medicina pela FCM da Santa Casa de São Paulo (SCSP). Doutor em Medicina pela FCMSCSP/University of Pittsburgh. Professor Faculdade de Medicina da UFRGS. Membro da ABORL-CCF. Presidente da ABR (2024).

CIRURGIA CRANIOMAXILOFACIAL

Adalberto Novaes

Graduado em Medicina pela UFMT e em Odontologia pela Unesp. Especialista em Otorrinolaringologia pela Famerp. Mestre e Doutor em Otorrinolaringologia pela FMRP-USP. Professor Associado IV na UFMT. Certificado em Cirurgia Craniomaxilofacial pela AMB/ABCCMF.

CIRURGIA PLÁSTICA DA FACE

José Eduardo Lutaif Dolci

Graduado em Medicina pela Santa Casa de Misericórdia de São Paulo. Especialista em Otorrinolaringologia pela Santa Casa de Misericórdia de São Paulo. Mestre e Doutor em Otorrinolaringologia pela EPM. Professor Titular da Santa Casa de Misericórdia de São Paulo. Membro da ABORL-CCF.

OTONEUROLOGIA

Osmar Mesquita de Sousa Neto

Mestre e Doutor em Otorrinolaringologia pela FCM da Santa Casa de São Paulo (FCMSCSP). Professor Adjunto da FCMSCSP.

Camila de Giacomo Carneiro

Graduada em Medicina pela FMRP-USP. Especialista em Otorrinolaringologia pela ABORL-CCF. Mestre em Ciências Médicas pela FMRP-USP. Doutora em Medicina pela FMUSP. Docente da Divisão de Otorrinolaringologia do Depto. de Oftalmologia, Otorrinolaringologia e Cirurgia de Cabeça e Pescoço da FMRP-USP. Conselheira da ABON. Coordenadora dos Ambulatórios de Otoneurologia e Zumbido do HC-FMRP-USP.

Karen de Carvalho Lopes

Graduada em Medicina pela UFMS. Especialista em Otorrinolaringologia pela FMJ. Mestre em Ciências pela EPM-Unifesp. Doutora em Otorrinolaringologia pela EPM-Unifesp. Professora Adjunta da EPM-Unifesp. Membro da ABORL-CCF e da ABON. Editora da Seção de Otoneurologia da BJORL.

OTORRINOLARINGOLOGIA PEDIÁTRICA

Fabiana Cardoso Pereira Valera

Graduada em Medicina pela FMRP-USP. Especialista em Otorrinolaringologia pelo HC-FMRP-USP. Mestre e Doutora em Otorrinolaringologia pela FMRP-USP. Professora Associada da FMRP-USP. Membro da ABORL-CCF.

FONIATRIA

Mariana Lopes Fávero

Graduada em Medicina pela FMABC. Especialista em Otorrinolaringologia pela ABORL-CCF. Doutora em Ciências pela FMUSP. Membro do Comitê de Foniatria da ABORL-CCF. Certificado de Área de Atuação em Foniatria pela ABORL-CCF/AMB.

FARINGOESTOMATOMATOLOGIA

Cleonice Hirata

Graduada em Medicina pela EPM-Unifesp. Especialista e Mestre em Otorrinolaringologia pela Unifesp. Doutora em Medicina pela Unifesp. Membro da ABORL-CCP.

MEDICINA DO SONO

Edilson Zancanella

Graduado em Medicina pela PUC-Campinas. Especialista em Otorrinolaringologia e Medicina do Sono pela Famema e EPM-Unifesp. Mestre em Otorrinolaringologia pela FMRP-USP. Doutor em Medicina Translacional pela EPM-Unifesp. Professor Colaborador da Unicamp. Presidente da ABMS. Membro do Conselho de Governo da Sociedade Mundial do Sono. Presidente da Sociedade Ibero-Americana de Cirurgia do Sono.

LARINGOLOGIA E VOZ

Luciano Rodrigues Neves

Graduado em Medicina pela EPM-Unifesp. Especialista e Mestre em Otorrinolaringologia pela EPM-Unifesp. Doutor em Ciências pela EPM-Unifesp. Presidente da ABLV (gestão 2015-2017). Editor de Laringologia da BJORL.

CIRURGIA DE CABEÇA E PESCOÇO

Carlos Takahiro Chone

Graduado em Medicina pela Unicamp. Especialista em Otorrinolaringologia e Cirurgia de Cabeça e Pescoço pela Unicamp. Doutor em Ciências Médicas pela Unicamp. Professor Associado Livre-docente da Unicamp. Membro da ABORL-CCF e da SBCCP. Livre-docente pela disciplina Cirurgia de Cabeça e Pescoço do Depto. de Oftalmologia, Otorrinolaringologia e Cirurgia de Cabeça e Pescoço da FMRP-USP.

Gilberto Vaz Teixeira

Graduado em Medicina pela UFSC. Especialista em Cirurgia de Cabeça e Pescoço pela FMUSP. Doutor em Medicina pela FMUSP. Professor Adjunto da UFSC. Pós-doutor em Cirurgia pela Johns Hopkins University, Baltimore (EUA). Membro da SBCCP.

José Vicente Tagliarini

Graduado em Medicina pela FMB-Unesp. Especialista em Otorrinolaringologia pela FMB-Unesp. Mestre e Doutor em Bases Gerais da Cirurgia pela FMB-Unesp. Professor Associado (Adjunto) de Otorrinolaringologia e Cirurgia de Cabeça e Pescoço da FMB-Unesp. Membro da FMB-Unesp. Especialista em Otorrinolaringologia e em Cirurgia de Cabeça e Pescoço. Certificado de Área de Atuação em Cirurgia Craniomaxilofacial.

Onivaldo Cervantes

Graduado em Medicina pela EPM-Unifesp. Especialista em Otorrinolaringologia e Cirurgia de Cabeça e Pescoço pela ABORL-CCF e SBCCP. Mestre em Otorrinolaringologia pela EPM-Unifesp. Doutor em Medicina pela EPM-Unifesp. Livre-docente pela EPM-Unifesp. Professor Associado Livre-docente da EPM-Unifesp. Membro da ABORL-CCF, da SBCCP e da AAO-HNS.

DOENÇAS OTORRINOLARINGOLÓGICAS RELACIONADAS COM O TRABALHO

Josemar dos Santos Soares

Graduado em Medicina pela UFPB. Especialista em Otorrinolaringologia pela NOSP. Mestre em Neurociência Cognitiva e Comportamento pela UFPB (PPGNeC). Membro da ABORL-CCF. Coordenador do Depto. de Doenças Otorrinolaringológicas do Trabalho da ABORL-CCF. Médico do Trabalho. Perito Judicial do Trabalho. Membro da Diretoria da APBIAS. Preceptor da Residência em Otorrinolaringologia do SOS Otorrino.

Colaboradores

Ademar Yamanaka

Graduado em Medicina pela Unicamp. Especialista em Ultrassonografia pelo CFM, CBR. Mestre em Ultrassonografia pela Chiba University (Japão). Doutor em Clínica Médica pela Unicamp. Professor Assistente Doutor na Unicamp. Membro da SBUS. Autor do livro *Ultrassonografia abdominal e geral.*

Adriana Hachiya

Graduada em Medicina pela FMUSP. Especialista em Otorrinolaringologia pela FMUSP. Doutora em Ciências pela FMUSP. Médica Assistente da disciplina Otorrinolaringologia da FMUSP.

Agnaldo Graciano

Graduado em Medicina pela FCM-Unicamp. Especialista em Otorrinolaringologia pela FCM-Unicamp e em Cirurgia de Cabeça e Pescoço pela EPM-Unifesp. Mestre em Otorrinolaringologia e Cirurgia de Cabeça e Pescoço pela EPM-Unifesp. Doutor em Ciências Médicas pela FCM-Unicamp. Preceptor do programa Residência Médica de Cirurgia Geral do Hospital São José (Joinville-SC). Membro do Hospital São José.

Agrício Crespo

Graduado em Medicina pela FCM-Unicamp. Especialista em Otorrinolaringologia pela Unicamp. Mestre e Doutor em Otorrinolaringologia e Cirurgia de Cabeça e Pescoço pela Unifesp. Professor Titular do Depto. de Otorrinolaringologia e Cirurgia de Cabeça e Pescoço da FCM-Unicamp. Membro da AAO-HNS.

Alan L. Eckeli

Graduado em Medicina pela UFSC. Especialista em Neurologia pela UFSC. Doutor em Neurologia pela USP. Professor Doutor da FMUSP-RP. Membro da ABN e da ABMS.

Alan Roger dos Santos Silva

Graduado em Odontologia pela Unesp. Especialista em Estomatologia pelo CFO. Mestre em Estomatologia pela Unicamp. Doutor em Patologia pela Unicamp. Professor Livre-docente da Unicamp. Membro da FOP-Unicamp. Coautor do livro *IARC/WHO Handbook of Oral Cancer Prevention.*

Aldo Stamm

Graduado em Medicina pela UFSM. Especialista em Otorrinolaringologia pelo Hospital Ibirapuera. Mestre em Enxerto de Nervo para Correção de Paralisia Facial pela Unifesp. Doutor em Neurocirurgia pela Unifesp. Membro do Hospital Prof. Edmundo Vasconcelos. Diretor do Centro de Otorrinolaringologia do Hospital Prof. Edmundo Vasconcelos.

Alessandra Loli

Graduada em Medicina pela Unesp. Mestre em Cirurgia e Medicina Translacional pela FMB-Unesp. Especialista em Otorrinolaringologia Pediátrica pela USP. Membro da Câmara Técnica de Otorrinolaringologia do CRM-SP.

Alexandre Beraldo Ordones

Graduado em Medicina pela UFMG. Especialista e Doutor em Otorrinolaringologia pela FMUSP. Diretor do Depto. de Sono da ABORL-CCF.

Alexandre C. Gasperin

Graduado em Medicina pela UFPR. Especialista em Otorrinolaringologia pelo Instituto Penido Burnier. Doutor em Otorrinolaringologia – Cirurgia pela Universitat Autònoma de Barcelona. Professor Adjunto da PUC-PR. Membro da ABORL-CCF.

Alexandre Minoru Enoki

Graduado em Medicina pela UFTM. Especialista em Otorrinolaringologia pelo Hospital Paulista. Doutor em Ciências pela USP. Professor Assistente do Hospital Paulista.

Alexandre Wady Debes Felippu

Graduado em Medicina pela Unimes. Especialista em Otorrinolaringologia pelo Instituto Felippu de Otorrinolaringologia. Doutor em Otorrinolaringologia pela FMUSP. Membro da ABORL-CCF.

Alfio José Tincani

Graduado em Medicina pela Universidade São Francisco – Faculdade Bandeirante de Medicina. Especialista em Cirurgia de Cabeça e Pescoço pela Unicamp. Mestre e Doutor em Cirurgia pela Unicamp. Professor Titular da Unicamp. Coordenador da disciplina Cirurgia de Cabeça e Pescoço do Depto. de Cirurgia da FCM-Unicamp.

Alfredo Lara Gaillard

Graduado em Medicina pela Famerp. Especialista em Otorrinolaringologia pela Famerp. Título de Especialista em Cirurgia Craniomaxilofacial pela ABCCMF.

Ali Mahmoud

Graduado em Medicina pela FMUSP. Especialista em Otorrinolaringologia pelo HC-FMUSP. Membro da ABORL-CCF. Chefe do Ambulatório de Estomatologia da Divisão de Otorrinolaringologia do HC-FMUSP. *Fellowship* em Bucofaringolaringologia pelo HC-FMUSP.

Alice Lang Silva

Graduada em Medicina pela UFRGS. Especialista em Otorrinolaringologia pelo HCPA. Mestre em Saúde da Criança e do Adolescente pela UFRGS. Membro da ABORL-CCF. Otologista pelo HCPA.

Aline de Oliveira Ribeiro Viana

Graduada em Medicina pela UPE. Especialista em Cirurgia de Cabeça e Pescoço pelo A. C. Camargo Cancer Center. Doutora em Ciências pela FMUSP. Membro da SBCCP.

Aline Emer Faim
Graduada em Medicina pela FMRP-USP. Especialista em Otorrinolaringologia pelo HCRP-USP. Mestre em Medicina pela FMRP-USP. Membro da ABORL-CCF e da ABON. *Fellowship* em Otoneurologia pelo HCRP-USP.

Aline G. Bittencourt
Graduada em Medicina pela FMP. Especialista em Otorrinolaringologia pelo HCPM. Doutora em Otorrinolaringologia pela FMUSP. Professora de Otorrinolaringologia da UFMA. Membro da SBO. *Fellowship* em Cirurgia Otológica Avançada e Base de Crânio pelo HC-FMUSP.

Allex Itar Ogawa
Graduado em Medicina pela UEL. Especialista em Otorrinolaringologia pelo HC-FMUSP. Professor Assistente da PUC-PR *Campus* Londrina. Membro da ABORL-CCF. *Fellowship* em Faringolaringologia pela Divisão de Clínica Otorrinolaringológica do HC-FMUSP.

Aloysio Augusto Tahan de Campos Netto
Graduado em Medicina pela FMRP-USP. Especialista e Mestre em Otorrinolaringologia pela FMRP-USP. Doutor em Ciências pela FMRP-USP. Membro Titular da ABORL-CCF e da ABCPF.

Álvaro Muiños de Andrade
Graduado em Medicina pela UFBA. Especialista em Otorrinolaringologia pela Clínica Prof. José Kós. Mestre em Otorrinolaringologia pela UFRJ. Chefe do Serviço de Otorrinolaringologia da UFBA.

Álvaro V. Pontes Jr.
Graduado em Medicina pela UFPE. Especialista em Otorrinolaringologia pela FMJ. Mestre em Ciências da Saúde pela FCM da Santa Casa de São Paulo (SCSP). Preceptor da Residência Médica em Otorrinolaringologia do SOS Otorrino-PB. Perito Médico Federal. Título de Especialista em Perícias Médicas e Medicina Legal e em Medicina do Trabalho.

Amanda Carvalho Villa de Camargo
Graduada em Medicina pela Univas. Especialista em Otorrinolaringologia pelo Hospital BP – Clínica Dr. Ivan Fairbanks Barbosa. Membro da ABORL-CCF e da ABCPF.

Amanda Jayne Guedes Risuenho
Graduada em Medicina pela UFRN. Especialista em Cirurgia de Cabeça e Pescoço pela Unicamp. Mestranda em Ciências da Cirurgia pela Unicamp. Membro da ABORL-CCF e da SBCCP. Título de Especialista em Otorrinolaringologia pela Clínica Pedro Cavalcanti.

Ana Célia Faria
Graduada em Odontologia pela Unicamp. Especialista em Cirurgia e Traumatologia Bucomaxilofacial pela Unicamp. Mestre em Ciências Médicas pela FCM-Unicamp. Doutora em Ciências Médicas pela FMRP-USP. Pós-doutora em Apneia do Sono pela FMRP-USP. Professora Colaboradora da disciplina Otorrinolaringologia da FCM-Unicamp. Membro da ABS. Certificada em Odontologia do Sono pela ABS. Pesquisadora em Apneia do Sono na FMRP-USP.

Ana Cristina Kfouri Camargo
Graduada em Medicina pela EPM-Unifesp. Especialista em Otorrinolaringologia pela Santa Casa de Misericórdia de São Paulo. Mestre e Doutora em Otorrinolaringologia pela Santa Casa de Misericórdia de São Paulo. Professora do Depto. de Otorrinolaringologia e da FCM da Santa Casa de São Paulo (SCSP). Membro da ABORL-CCF. Médica Assistente do Depto. de Otorrinolaringologia. Coordenadora da Estomatologia da Santa Casa de Misericórdia de São Paulo.

Ana Laura P. Ranieri
Graduada em Odontologia pela Unesp. Especialista em Dor Orofacial pelo HC-FMUSP. Mestre em Ciências da Saúde pelo HC-FMUSP. Título de Especialista em Odontologia do Sono pela Associação Brasileira do Sono (ABS); em Ortodontia pela AOB; e em Odontologia Hospitalar pelo Conselho de Odontologia. Membro da ABS. Cirurgiã-dentista do HCRP-USP.

Ana Paula F. F. Dualibi
Graduada em Medicina pela PUC-SP. Especialista em Otorrinolaringologia pela ABORL-CCF. Mestre em Ciências Aplicadas à Pediatria pela Unifesp. Doutora em Ciências da Saúde pela Unifesp. Professora Associada do Hospital Oftalmológico de Sorocaba - BOS. Membro da ABORL-CCF. *Fellow* em Otorrinolaringologia Pediátrica pela Unifesp. *Fellow* em Foniatria pela DERDIC PUC-SP. Certificado de Área de Atuação em Foniatria pela AMB.

Ana Paula Saccab Zarzur
Graduada em Medicina pela FCM da Santa Casa de São Paulo (SCSP). Especialista em Otorrinolaringologia pela ABORL-CCF. Mestre e Doutora em Otorrinolaringologia pela FCMSCSP. Professora Adjunta da Unaerp. Membro da ABORL-CCF.

Ana Paula Serra
Graduada em Medicina pela PUC-Campinas. Especialista em Otorrinolaringologia pelo Hospital Vera Cruz. Mestre em Ciências pela Unifesp. Membro da ABORL-CCF e da ABON.

Anderson Castelo Branco
Graduado em Medicina pela EBMSP. Especialista em Otorrinolaringologia pela Santa Casa da Bahia, Hospital Santa Izabel. Professor Assistente de Cirurgia Craniomaxilofacial da Santa Casa da Bahia, Hospital Santa Izabel. Membro da ABORL-CCF. Titular em Otorrinolaringologia, Cirurgia Craniomaxilofacial e Medicina do Sono. *Certified Advanced Robotic Surgeon* (CARS).

André Alcantara Csordas
Graduado em Medicina pela FMUSP. Especialista em Otorrinolaringologia - Faringolaringologia pela FMUSP. *Fellowship* em Bucofaringolaringologia pelo HC-FMUSP.

André Alencar Araripe Nunes
Graduado em Medicina pela UFC. Especialista em Cirurgia de Cabeça e Pescoço pela FMRP-USP. Mestre e Doutor em Ciências Médicas e Cirúrgicas pela UFC. Professor Adjunto da Faculdade de Medicina da UFC. Membro da ABORL-CCF.

André Ataide
Graduado em Medicina pela UFPR. Especialista em Otorrinolaringologia pela UFPR. Mestre em Tecnologia em Saúde pela PUC-PR.

André Bandiera de Oliveira Santos
Graduado em Medicina pela FMUSP. Especialista em Cirurgia de Cabeça e Pescoço pelo HC-FMUSP. Doutor em Ciências (Clínica Cirúrgica) pela USP. Professor Facilitador da Uninove. Professor Colaborador de Cirurgia da FMUSP.

André Caroli Rocha
Graduado em Odontologia pela Unifal-MG. Especialista em Cirurgia e Traumatologia Bucomaxilofacial pelo HC-FMUSP. Mestre em Patologia Bucal pela FOUSP. Doutor em Diagnóstico Bucal pela FOUSP. Membro da Sobep.

André de Campos Duprat
Graduado em Medicina pela FMUSP. Especialista em Otorrinolaringologia pela FCM da Santa Casa de São Paulo (SCSP). Mestre e Doutor em Otorrinolaringologia pela FCMSCSP. Professor Assistente da FCMSCSP.

André de Carvalho Sales Peres
Graduado em Medicina pela Fameca/Unifipa. Especialista em Otorrinolaringologia pela FMB-Unesp e em Cirurgia Craniomaxilofacial pelo HRAC/USP. Mestre em Cirurgia Otorrinolaringológica pela FMB-Unesp. Doutorando em Ciências da Reabilitação pelo HRAC/USP.

André Freire Kobayashi
Graduado em Medicina pela FCM da Santa Casa de São Paulo (SCSP). Especialista em Otorrinolaringologia pela SCSP.

Andre Souza de Albuquerque Maranhão
Graduado em Medicina pela PUC-PR. Mestre e Doutor em Otorrinolaringologia pela EPM-Unifesp.

André V. Guimarães
Graduado em Medicina pela FCMS. Especialista em Cirurgia de Cabeça e Pescoço pelo Hospital Heliópolis. Mestre em Ciências da Saúde pelo Hospital Heliópolis. Doutor em Cirurgia pela FMUSP. Professor Livre-docente da FMUSP. Membro da SBCCP e da ABORL-CCF.

André Wady Debes Felippu
Graduado em Medicina pela Unimes. Especialista em Otorrinolaringologia pelo Instituto Felippu de Otorrinolaringologia.

Andrea Braga
Graduada em Medicina pela FMRP-USP. Especialista em Otorrinolaringologia Pediátrica e Foniatria pela FMRP-USP. Doutora e Pós-doutora em Otorrinolaringologia pela FMRP-USP.

Andressa Guimarães do Prado Almeida
Graduada em Medicina pela FCM da Santa Casa de São Paulo (SCSP). Especialista em Otorrinolaringologia pela SCSP e em Foniatria pela DERDIC/PUC-SP. Mestre em Pesquisa em Cirurgia pela SCSP. Membro da ABORL-CCF.

Angélica Tiegs
Graduada em Fonoaudiologia pela Unicamp. Especialista em Voz pelo CEV. Membro da SBFa.

Anna Carolina Arraes
Graduada em Medicina pela Unigranrio. Especialista em Alergia e Imunologia pela UERJ e em Otorrinolaringologia pela Policlínica do Rio de Janeiro. Professora Adjunta da UERJ. Membro da Comissão de Doenças Respiratórias da ASBAI-RJ. Diretora Médica da Clínica Otogrupo. Coordenadora do Ambulatório de Rinossinusite da PPC/UERJ.

Anna Paula Batista de Ávila Pires
Graduada em Medicina pela UFMG. Especialista em Otorrinolaringologia pela Santa Casa de Belo Horizonte. Mestre em Ciências da Saúde pela Unifesp. Doutora em Ciências Fonoaudiológicas pela UFMG. Professora Assistente do Depto. de Oftalmologia e Otorrinolaringologia da UFMG. Coordenadora da Equipe de Otoneurologia do Hospital Mater Dei Contorno/Betim.

Antonio Antunes Melo
Graduado em Medicina pela UFPE. Mestre e Doutor em Cirurgia pela UFPE. Título de Especialista em Otorrinolaringologia pela ABORL-CCF e MEC. Membro da ABORL-CCF.

Antonio C. Cedin
Graduado em Medicina pela FMUSP. Especialista em Otorrinolaringologia pelo HC-FMUSP. Mestre e Doutor em Otorrinolaringologia pela Unifesp. Professor do Programa de Residência e *Fellow* em Otorrinolaringologia do Hospital Beneficência Portuguesa de São Paulo. Membro da ABORL-CCF, da ARS, da ABCPF e da SBR.

Antonio Pontes
Graduado em Medicina pela Unicamp. Mestre e Doutor em Ciências da Saúde pela Unifesp. Título de Especialista em Otorrinolaringologia e Cirurgia Cervicofacial pela ABORL-CCF. Membro do INLAR.

Antonio Roberto Ferreira Setton
Graduado em Medicina pela UFS. Mestre e Doutor em Ciências da Saúde pela UFS.

Aparecida Machado de Moraes
Graduada em Medicina pela FCMS. Especialista em Dermatologia pela FCM-Unicamp. Doutora em Dermatologia pela FMUSP. Professora Associada Livre-docente da FCM-Unicamp. Membro da SBD.

Arlindo C. Lima Neto
Graduado em Medicina pela UFPA. Especialista em Otorrinolaringologia pela Unesp. Doutor em Ciências pela USP.

Pesquisador do Setor de Otoneurologia do HC-FMUSP. Responsável pelo Ambulatório de Tonturas de Causas Vasculares do HC-FMUSP.

Arthur Jotz
Graduando em Medicina pela PUC-RS.

Arthur Menino Castilho
Graduado em Medicina pela FMUSP. Especialista em Otorrinolaringologia pela FMUSP. Doutor em Ciências pela FMUSP. Professor Associado Livre-docente da Unicamp. Membro da SBO/GCIAN/IFOS. *Fellowship* em Otologia e Cirurgia da Base Lateral do Crânio pela FMUSP.

Artur Grinfeld
Graduado em Medicina pela Unigranrio.

Arturo Carpes
Graduado em Medicina pela UCPel. Título de Especialista em Otorrinolaringologia pela ABORL-CCF. Doutor em Ciências - Cirurgia Plástica pela FMUSP. Cirurgião Crânio-Maxilo-Facial pelo HC-FMUSP e pela ABCCMF. Membro da ABCCMF, da ABORL-CCF, da SBR e da ABS.

Atílio M. Fernandes
Graduado em Medicina pela Funfarme/Famerp. Especialista em Cirurgia Nasossinusal pela Famerp. Mestre em Otorrinolaringologia pela FMRP-USP. Doutor em Oftalmologia, Otorrinolaringologia e Cirurgia de Cabeça e Pescoço pela FMRP-USP. Professor Associado da Famerp.

Augusto Abrahão
Graduado em Medicina pela PUC-SP. Especialista em Otorrinolaringologia pela FMUSP. Doutorando em Otorrinolaringologia pela FMUSP. Professor de Otorrinolaringologia na Faculdade São Camilo.

Barbara Greggio
Graduada em Medicina pela EPM-Unifesp. Especialista em Otorrinolaringologia e Cirurgia de Cabeça e Pescoço pela Unifesp. Mestre em Ciências pela Unifesp.

Beatriz Villano Krentz
Graduada em Medicina pela FMUSP. Especialista em Otorrinolaringologia pela FMABC. *Fellowship* em Bucofaringolaringologia pela FMUSP.

Berenice Dias Ramos
Graduada em Medicina pela UFRGS. Mestre em Otorrinolaringologia pela Unifesp. Professora Preceptora de Foniatria do Serviço de Otorrinolaringologia do HCPA. Título de Especialista em Otorrinolaringologia pela ABORL-CCF e AMB. Membro da ABORL-CCF. Certificado de Área de Atuação em Foniatria pela ABORL-CCF e AMB. *Fellow* em Foniatria pela DERDIC/PUC-SP.

Bernardo Faria Ramos
Graduado em Otorrinolaringologia pela FMUSP. Doutor em Medicina pela FMUSP. Professor Adjunto da UFES. Membro da Bárány Society.

Bianca Maria Liquidato
Graduada em Medicina pela FCM da Santa Casa de São Paulo (SCSP). Especialista em Otorrinolaringologia pela Santa Casa de Misericórdia de São Paulo. Mestre e Doutora em Otorrinolaringologia pela FCMSCSP. Professora Assistente da FCMSCSP. Membro da ABORL-CCF.

Bruna Brasil Carneiro Costa
Graduada em Medicina pela UFRGS. Título de Especialista em Cirurgia de Cabeça e Pescoço pela SBCCP.

Bruno Bernardo Duarte
Graduado em Medicina pela PUC-Campinas. Especialista em Otorrinolaringologia e Cirurgia Cervicofacial pela PUC-Campinas. Doutor em Ciências Médicas pela FMUSP. Professor da disciplina Otorrinolaringologia da PUC-Campinas. Membro da ABORL-CCF/ABMS/ABS. Título de Especialista em Medicina do Sono pela AMB.

Bruno Pinna
Graduado em Medicina pela EPM-Unifesp. Especialista em Otorrinolaringologia pela EPM-Unifesp. Mestre e Doutor em Ciências pela EPM-Unifesp. Membro da ABORL-CCF.

Bruno Takegawa
Graduado em Medicina pela FMABC. Especialista em Otorrinolaringologia pela FMABC. Mestre em Ciências da Saúde pela Unifesp. *Fellowship* em Otoneurologia pela Unifesp. MBA em Gestão de Saúde pela FGV.

Bruno Teixeira de Moraes
Graduado em Medicina pela UFPE. Especialista em Otorrinolaringologia pelo Hospital Santo Antônio (OSID). Mestre e Doutor em Otorrinolaringologia pela Unifesp. Professor Adjunto da UFPE.

Caio Simas
Graduado em Medicina pela Unirio. Especialista em Urgência e Emergência pela UFRJ e em Otorrinolaringologia pela Unirio. Mestre em Medicina pela Unirio. Professor Associado da Unirio. Membro da ABORL-CCF. Cirurgião de Cabeça e Pescoço pelo Hospital Central da Aeronáutica. Foniatra e Médico do Sono pela Unirio.

Caio Soares
Graduado em Medicina pela UFPR. Especialista em Otorrinolaringologia pela UFPR. Mestre e Doutor em Clínica Cirúrgica pela UFPR. Membro da ABORL-CCF. Preceptor de Residência de Otorrinolaringologia do HC-UFPR. Professor de Pós-graduação de Estética de Face do IPO. Professor Preceptor do Programa de *Fellowship* do IPO. Autor do livro *Otoplastia Baseado em Evidências com Realidade Aumentada.*

Camila Alves Costa Silva
Graduada em Medicina pela Unesa. Especialista em Otorrinolaringologia pela Policlínica de Botafogo. Professora Preceptora Titular de Otorrinolaringologia do Hospital Santa Izabel. Membro da ABORL-CCF. Preceptora de Otorrinolaringologia do setor Rinologia de Base de Crânio do Hospital Santa Izabel – Santa Casa da Bahia.

Camila Bae Uneda
Graduada em Medicina pela Emescam. Especialista em Otorrinolaringologia e Medicina do Sono pelo HNMD e pelo HC-FMUSP. Doutora em Ciências pela FMUSP. Membro da ABORL-CCF, da ABS e da Marinha do Brasil.

Camila de Castro Corrêa
Graduada em Fonoaudiologia pela FOB-USP. Especialista em Motricidade Orofacial pela CFFa. Mestre em Ciências pela FOB- USP. Doutora em Bases Gerais da Cirurgia pela FMB-Unesp. Professora Adjunta da Univale. Membro da SBFa e da Abramo.

Camila Degen Meotti
Graduada em Medicina pela UFRGS. Especialista em Otorrinolaringologia pelo HCPA. Mestre em Ciências Cirúrgicas pela UFRGS. *Fellowship* em Rinologia pelo HCPA. Preceptora da Residência de Otorrinolaringologia do HCPA.

Carla C. A. Torres
Graduada em Medicina pela UFF. Especialista em Otorrinolaringologia pela UERJ. Mestre em Saúde Ocupacional pela University McGill. Membro da SBMH. Formação em Medicina Hiperbárica e do Mergulho pela Sociedade Canadense de Medicina Hiperbárica e pela Marinha do Brasil.

Carlos A. Caropreso
Graduado em Medicina pela PUC-SP. Especialista em Otorrinolaringologia pela FMUSP. Doutor em Medicina pela FMUSP. Membro da ABORL-CCF, da ABCPF e da SBR.

Carlos Augusto Correia de Campos
Graduado em Medicina pela FCM da Santa Casa de São Paulo (SCSP). Especialista em Otorrinolaringologia pela Santa Casa Misericórdia de São Paulo. Mestre em Otorrinolaringologia pela FCMSCSP. Doutor em Pesquisa em Cirurgia pela FCMSCSP. Membro da ABORL-CCF.

Carlos Neutzling Lehn
Graduado em Medicina pela FURG. Mestre em Cirurgia de Cabeça e Pescoço pelo HOSPHEL. Doutor em Medicina pela Unifesp. Título de Especialista em Cirurgia de Cabeça e Pescoço pela SBCCP. Membro da SBCCP. Diretor do Serviço de Cirurgia de Cabeça e Pescoço do Iamspe. Codiretor do Centro Brasileiro de Ablação por Micro-ondas.

Carlos Pinheiro-Neto
Graduado em Medicina pela UFC. Especialista em Otorrinolaringologia – Cirurgia de Cabeça e Pescoço pela USP.

Carlos Segundo Paiva Soares
Graduado em Medicina pela UFPB. Especialista em Cirurgia de Cabeça e Pescoço pelo Hospital de Câncer de Barretos. Doutor em Fisiopatologia da Clínica Médica pela Unesp. Membro da SBCCP.

Carlúcio Ragognete
Graduado em Medicina pela Univas. Especialista em Otorrinolaringologia e Cirurgia Cervicofacial. Pós-graduado em Cirurgia Plástica da Face. Professor do Serviço de Cirurgia Plástica da Face/Otorrinolaringologia no HC-FMUSP. Coordenador do iFace Lisboa.

Carmen Silvia Passos Lima
Graduada em Medicina pela FMRP-USP. Especialista em Oncologia Clínica pela SBOC e em Hematologia e Hemoterapia pela ABHH. Doutora em Clínica Médica pela Unicamp. Professora Titular da Unicamp. Pós-doutora em Citogenética Convencional e Molecular pelo Academic Haematology and Cytogenetics Department, The Royal Marsden Hospital, Institute of Cancer Research, University of London. Membro da ESMO.

Carolina Cincurá Barreto
Graduada em Medicina pela Faculdade de Medicina da UFBA. Especialista em Otorrinolaringologia pelo Hospital Universitário Prof. Edgard Santos (UFBA). Doutora em Ciências da Saúde pela UFBA. *Fellowship* em Rinologia e Cirurgia de Base de Crânio pelo Hospital Universitário Prof. Edgard Santos (UFBA).

Carolina Ferraz de Paula Soares
Graduada em Medicina pela Unioeste. Especialista em Otorrinolaringologia pelo Iamspe e em Pesquisa Clínica pela Harvard T.H. Chan School of Public Health. Mestre em Ciências da Saúde pelo Iamspe. Doutora em Ciências pela HC-FMUSP. Professora Adjunta do Centro Universitário Fundação Assis Gurgacz. Membro do Depto. de Medicina do Sono ABORL-CCF.

Carolina Passamani Fagundes
Graduada em Medicina pela Emescam. Especialista em Otorrinolaringologia pela UERJ.

Carolina Rodrigues Laranjeira Vilar
Graduada em Medicina pela Faculdade Pequeno Príncipe. Pós-graduanda em Otorrinolaringologia pela UFPR.

Carolina Sponchiado Miura
Graduada em Ciências Médicas pela FMRP-USP. Especialista em Otorrinolaringologia Pediátrica pelo HC-FMRP-USP. Doutora em Ciências Médicas pela USP.

Caroline Fernandes Rímoli
Graduada em Medicina pela Fameca/Fipa. Especialista em Otorrinolaringologia pela Unesp. Mestre em Medicina pela Unesp. Doutora em Clínica Cirúrgica pela UFPR. Membro do Comitê de Ética em Pesquisa do Hospital IPO (CEP/IPO).

Celso Augusto Lemos
Graduado em Odontologia pela USP. Especialista em Estomatologia pelo CRO-SP. Mestre e Doutor em Diagnóstico Bucal pela FOUSP. Professor Associado da FOUSP. Membro da Sobep.

Celso Dario Ramos
Graduado em Medicina pela USP. Especialista em Medicina Nuclear pela USP. Doutor em Ciências Médicas pela Unicamp. Professor Associado da FCM-Unicamp. Membro da SBMN.

César Bertoldo
Graduado em Medicina pela UFU. Doutor em Ciências pela USP.

Chin Shien Lin
Graduado em Medicina pela USP. Especialista em Cirurgia de Cabeça e Pescoço pelo HC-FMUSP. Membro da SBCCP.

Christiano de Giacomo Carneiro
Graduado em Medicina pela UEL. Especialista em Otorrinolaringologia pelo Instituto Felippu de Otorrinolaringologia. Doutor em Ciências pela USP.

Cicero Matsuyama
Graduado em Medicina pela EPM-Unifesp. Especialista em Otorrinolaringologia pela EPM-Unifesp. Mestre e Doutor em Otorrinolaringologia pela EPM-Unifesp. Professor Instrutor do Hospital Cema. Membro da ARS.

Clara Mônica Figueredo de Lima
Graduada em Medicina pela UFBA. Especialista em Otorrinolaringologia pelo Hospital Universitário Prof. Edgard Santos (UFBA). Mestre e Doutora em Ciências da Saúde pela UFBA. Professora Adjunta da UFSB. Membro da ABR. *Fellow* em Cirurgia Endoscópica Nasal e Base de Crânio pelo Hospital Universitário Prof. Edgard Santos (UFBA).

Claudia A. Eckley
Graduada em Medicina pela FCM da Santa Casa de São Paulo (SCSP). Especialista em Otorrinolaringologia pela Santa Casa de Misericórdia de São Paulo. Mestre e Doutora em Medicina pela FCMSCSP. Professora Assistente da FCMSCSP. Membro da ABORL-CCF e da The Voice Foundation. *Fellow* em Voz Profissional pela Thomas Jefferson University.

Claudia Maniglia
Graduada em Medicina pela Famerp. Especialista em Otorrinolaringologia e Cirurgia de Cabeça e Pescoço pela Famerp. Mestre em Otorrinolaringologia pela Famerp. Membro da ABORL-CCF.

Cláudia Mendonça Xavier
Graduada em Medicina pela Fameca/Unifipa. Especialista em Otorrinolaringologia pela FMB-Unesp. Mestre em Otorrinolaringologia pela FMB-Unesp. Membro da ABORL-CCF.

Cláudia Schweiger
Graduada em Medicina pela UFRGS. Especialista em Otorrinolaringologia pelo HCPA. Mestre e Doutora em Saúde da Criança e do Adolescente pela UFRGS. Professora do Programa de Pós-Graduação em Saúde da Criança e do Adolescente da UFRGS. Membro da ABORL-CCF e da ABOPE. *Research Fellowship* no Cincinnati Children's Hospital (EUA).

Cláudio Marcio Yudi Ikino
Graduado em Medicina pela FMUSP. Especialista em Otorrinolaringologia pela FMUSP. Doutor em Ciências (Otorrinolaringologia) pela FMUSP. Professor Associado da UFSC.

Claudio R. Cernea
Graduado em Medicina pela FMUSP. Especialista em Cirurgia de Cabeça e Pescoço pela SBCCP. Doutor em Clínica Cirúrgica pela FMUSP. Professor Associado Livre-docente da FMUSP. Membro da SBCCP. Presidente do Conselho da IFHNOS.

Clayson Alan dos Santos
Graduado em Medicina e Ciências Médicas pela FMUSP. Especialista em Otorrinolaringologia pela FMUSP. Doutorando pelo Depto. de Otorrinolaringologia da FMUSP. Membro da FORL.

Corintho Viana Pereira
Graduado em Medicina pela UFPE. Especialista em Otorrinolaringologia; e em Cirurgia Craniomaxilofacial pela UFPE. Mestre e Doutor em Cirurgia pela UFPE. Membro da ABORL-CCF, da ABSONO, da ABCCMF, da APCPF e da SBCefaleia.

Cristiane Spitz
Graduada em Medicina pela UFF. Mestre em Saúde Pública pela ENSP/Fiocruz. Professora Coordenadora Acadêmica da Pós-graduação em Medicina do Trabalho da Estácio/Idomed. Título de Especialista em Otorrinolaringologia pela ABORL-CCF e em Saúde do Trabalhador pela ENSP/Fiocruz. Membro da ABORL-CCF. Secretária do Depto. de Otorrinolaringologia Ocupacional da ABORL-CCF. *Fellow* da Case Western Reserve University.

Cristiano Gaujac
Graduado em Odontologia pela UFS. Especialista em Cirurgia Bucomaxilofacial pelo HC-FMUSP. Mestre em Cirurgia Bucomaxilofacial pela Unesp. Doutor em Implante Dentário pela Unesp.

Cristiano Tonello
Graduado em Medicina pela UFSM. Especialista em Otorrinolaringologia pelo HSFE-RJ. Doutor em Clínica Cirúrgica pela USP. Professor Associado da USP. Membro da ABORL-CCF e da ABCCMF.

Cynthia Castilho Moreno
Graduada em Medicina pela Unesp. Especialista em Otorrinolaringologia pela Unesp. Membro do Depto. de Foniatria da ABORL-CCF. Preceptora da Residência de Otorrinolaringologia do HUJM-UFMT.

Dalva Regina Neto Pimentel
Graduada em Medicina pela Unifesp. Especialista em Dermatologia pelo Hospital Estadual de São Paulo. Mestre e Doutora em Ciências pela Unifesp. Pós-doutora pela Unifesp. Ex-Docente Adjunta da Unifesp. Membro da SBD.

Daniel Naves Araujo Teixeira
Graduado em Medicina pela Unifenas. Especialista em Cirurgia de Cabeça e Pescoço pela Unicamp. Mestre em Ciências da Cirurgia pela Unicamp. Título de Especialista em Otorrinolaringologia pela Rede Mário Gatti.

Daniel Perin
Graduado em Medicina pela Unisa. Especialista em Anestesiologia pela FMUSP. Doutor em Ciências pela FMUSP. Membro da Society for Airway Management.

Daniel Vasconcelos d'Avila
Graduado em Medicina pela EBMSP. Especialista em Otorrinolaringologia pela FMUSP. Doutor em Ciências pela FMUSP. Professor Assistente da Unit-Aracaju. Membro da ABLV.

Daniela Capra
Graduada em Medicina pela Unitau. Especialista em Otorrinolaringologia pela ABORL-CCF. Mestre em Medicina pela UFRJ. Doutoranda em Neurociência pelo INNT-UFRJ. Membro da ABORL-CCF.

Daniela Preto da Silva
Graduada em Medicina pela PUC-RS. Especialista em Otorrinolaringologia pelo HCPA-UFRGS. Mestre em Ciências Cirúrgicas pela UFRGS.

Danilo Anunciatto Sguillar
Graduado em Medicina pela Unimes. Especialista em Otorrinolaringologia pelo Hospital da Beneficência Portuguesa de São Paulo. Mestre e Doutor em Ciências pela Unifesp. Membro do Depto. de Medicina do Sono da ABORL-CCF.

Davi Knoll Ribeiro
Graduado em Medicina pela Centro Universitário São Camilo. Especialista em Otorrinolaringologia e Cirurgia de Cabeça e Pescoço pela Unifesp. Doutorando pela EPM-Unifesp.

Davi Sandes Sobral
Graduado em Medicina pela EBMSP. Mestre em Ciências Cirúrgicas pela UFRGS. Professor Associado do Serviço de Otorrinolaringologia do Hospital Santo Antônio das Obras Sociais de Irmã Dulce. Título de Especialista em Otorrinolaringologia e Cirurgia Craniomaxilofacial e Medicina do Sono pela FMJ/MEC, pela ABCCMF e pela ABS. Membro da ABORL-CCF, da ABCCMF, da ABS, da ABCPF e da ABR. Membro do Corpo de Revisores da BJORL, da *Sleep Science* e da *ASJ*.

Dayse Manrique
Graduada em Medicina pela UFG. Título de Especialista em Otorrinolaringologia pela AMB.

Débora dos Santos Queija
Graduada em Fonoaudiologia pela PUC-Campinas. Especialista em Voz pelo CEV e em Educação em Saúde pelo Cedem-FMUSP. Mestre em Ciências pelo Curso de Pós-graduação do Hospital Heliópolis. Doutora em Ciências pela FMUSP. Professora Coordenadora do Curso de Graduação em Fonoaudiologia do Unilus. Membro da SBFa.

Debora Emi Shibukawa
Graduada em Otorrinolaringologia pelo HC-UFPR. Especialista em Rinologia Funcional pelo Hospital Otorrinos Curitiba.

Debora Petrungaro Migueis
Graduada em Medicina pela UFRJ. Especialista em Otorrinolaringologia pela UERJ. Mestre e Doutora em Neurociências/Sono pela Unirio. Professora Assistente da UFF. Título de Especialista em Medicina do Sono pelo IMS e pela ABS. Membro da ABORL-CCF e da ABS.

Denilson Fomin
Graduado em Medicina pela Famerp. Mestre em Otorrinolaringologia pela FMRP-USP. Doutor em Medicina pela FMRP-USP. Membro da ABORL-CCF.

Denise Engelbrecht Zantut Wittmann
Graduada em Medicina pela FCMS. Especialista em Endocrinologia e Metabologia pela Unicamp. Doutora em Medicina Interna pela Unicamp. Professora Associada da Unicamp. Membro da disciplina Endocrinologia do Depto. de Clínica Médica da FCM-Unicamp.

Denise Utsch Gonçalves
Graduada em Medicina pela UFMG. Especialista em Otoneurologia pela Maastricht University. Mestre e Doutora em Infectologia pela UFMG. Professora Titular da UFMG. Membro da ABORL-CCF.

Deusdedit Brandão Neto
Graduado em Medicina pela Universidade Severino Sombra. Especialista em Otorrinolaringologia pelo HC-FMUSP. Doutor em Ciências pela FMUSP. Membro da ARS e da ERS. *Fellowship* em Cirurgia Endoscópica Endonasal e Base do Crânio Anterior pelo HC-FMUSP.

Diderot Rodrigues Parreira
Graduado em Medicina pela Famerp. Especialista em Otorrinolaringologia e Cirurgia Craniomaxilofacial pelo Hospital de Base da Famerp. Mestre em Bioengenharia pela USP. Doutor em Ciências da Saúde pela Famerp. Professor Chefe da disciplina Otorrinolaringologia da UCB. Membro Titular da ABORL-CCF e da ABCCMF. Preceptor da Residência Médica em Otorrinolaringologia no Serviço de Fissurados do HRAN – Secretaria de Saúde do Distrito Federal.

Diego Guzman Rodrigues
Graduado em Medicina pela UFBA. Especialista em Otorrinolaringologia pela USP. *Fellowship* em Bucofaringolaringologia pela USP.

Dino Pérez
Graduado em Medicina pela FCM da Santa Casa de São Paulo (SCSP). Especialista em Otorrinolaringologia pelo Hospital da Irmandade da Santa Casa de Misericórdia de São Paulo. *Fellowship* em Rinologia/Base de Crânio pela SCSP.

Domingos H. Tsuji
Graduado em Medicina pela FMUSP. Especialista em Otorrinolaringologia pelo HC-FMUSP. Doutor em Otorrinolaringologia pela FMUSP. Professor Associado e Livre-docente da FMUSP. Membro da ABORL-CCF.

Dorival De Carlucci Jr
Graduado em Medicina pela USP. Especialista em Cirurgia de Cabeça e Pescoço pelo HC-FMUSP. Doutor em Cirurgia pelo HC-FMUSP. Professor de Medicina da Universidade Anhembi-Morumbi. Membro da SBCCP. Médico Assistente Doutor do Serviço de Cirurgia de Cabeça e Pescoço do HC-FMUSP.

Edson Ibrahim Mitre
Graduado em Medicina pela FMUSP. Mestre em Otorrinolaringologia pela FCM da Santa Casa de São Paulo (SCSP). Doutor em Otorrinolaringologia pela FCMSCSP. Professor Adjunto da FCMSCSP. Título de Especialista em Otorrinolaringologia pela SCSP, pelo MEC e pela ABORL-CCF. Membro da ABORL-CCF, da SBO e da ABCPF. Coordenador da disciplina Otorrinolaringologia da FCMSCSP.

Eduardo Baldon
Graduado em Medicina pela PUC-Campinas. Especialista em Radioterapia pela Unifesp. Mestre em Medicina pela Unicamp. Membro da SBRT. Diretor Técnico do Serviço de Radioterapia do HC-Unicamp.

Eduardo Baptistella
Graduado em Medicina pela Fempar. Especialista em Otorrinolaringologia pelo CARON. Mestre em Otorrinolaringologia pela Capes. Membro da ABORL-CCF.

Eduardo de Arnaldo Silva Vellutini
Graduado em Medicina pela FMUSP. Especialista em Neurocirurgia pela FMUSP. Doutor em Neurologia pela FMUSP. Membro da SBN.

Eduardo Landini Lutaif Dolci
Graduado em Medicina pela FCMS. Especialista em Otorrinolaringologia pela Santa Casa de São Paulo (SCSP). Doutor em Medicina pela FCM da SCSP. Professor Assistente do Depto. de Otorrinolaringologia da SCSP.

Eduardo Macoto Kosugi
Graduado em Medicina pela EPM-Unifesp. Especialista em Otorrinolaringologia pela EPM-Unifesp. Mestre e Doutor em Ciências pela EPM-Unifesp. Professor Adjunto Livre-docente da EPM-Unifesp. Coordenador do *Fellowship* em Rinologia da EPM-Unifesp.

Eduardo Vieira Couto
Graduado em Medicina pela PUC-PR. Especialista em Otorrinolaringologia e Cirurgia de Cabeça e Pescoço pelo Hospital Universitário Evangélico de Curitiba/Unicamp. Membro da Vitta Medicina Integrada.

Ektor Tsuneo Onishi
Graduado em Medicina pela EPM-Unifesp. Especialista em Otorrinolaringologia pela EPM-Unifesp. Mestre em Otorrinolaringologia e Cirurgia de Cabeça e Pescoço pela EPM-Unifesp. Doutor em Ciências pela Unifesp. Professor Afiliado da disciplina Otologia e Otoneurologia da EPM-Unifesp. Membro da ABORL-CCF e da SOB. Título de Especialista em Acupuntura pelo CMBA e pela AMB.

Elaine Miwa Watanabe
Graduada em Medicina pela Unesp. Doutoranda pela FMUSP. Título de Especialista em Otorrinolaringologia pela ABORL-CCF.

Eliana Rodrigues Biamino
Graduada em Medicina pela FCM da Santa Casa de São Paulo (SCSP). Especialista em Otorrinolaringologia pela SCSP. Assistente estrangeira com bolsa de estudos da Fondation Georges Portmann (Bordeaux, França). Doutora em Otorrinolaringologia pela FMUSP. Professora Associada do Iamspe. Membro da ABORL-CCF.

Eliane von Söhsten
Graduada em Medicina pela UFPE. Especialista em Otorrinolaringologia pelo Hospital Santa Marcelina. Doutora em Ciências pela USP.

Eliézia Helena de Lima Alvarenga
Graduada em Medicina pela UFTM. Especialista e Mestre em Otorrinolaringologia pelo HC-FMRP-USP. Doutora em Medicina pela EPM-Unifesp. Professora Afiliada da EPM-Unifesp. Título de Especialista em Otorrinolaringologia e Foniatria pela ABORL-CCF.

Elisabete Carrara de Angelis
Graduada em Fonoaudiologia pela EPM-Unifesp. Especialista e Mestre em Distúrbios da Comunicação Humana pela EPM-Unifesp. Doutora em Neurociências pela EPM-Unifesp. Docente do A. C. Camargo Cancer Center. Membro da Dysphagia Research Society, da ABD e da Rede NAPeN.

Elisabeth Araújo
Graduada em Medicina pela UFRGS. Especialista em Otorrinolaringologia pelo HCPA. Mestre e Doutora em Medicina pela UFRGS.

Elza Maria Lemos
Graduada em Medicina pela FMABC. Especialista em Otorrinolaringologia pelo Iamspe. Doutora em Ciências (Otorrinolaringologia) pela FMUSP. Membro da ABORL-CCF e Membro Benemérito da Fundação Otorrinolaringologia.

Eric Thuler
Graduado em Medicina pela FMRP-USP. Especialista em Otorrinolaringologia pelo HCRP-USP. Mestre em Negócios da Saúde pela FGV. Doutor em Cirurgia pela IEP-HSL. Pós-doutor em Sonocirurgia na University of Pennsylvania (UPenn). Professor Adjunto da UPenn. Membro da AAO-HNS.

Erica Ortiz
Graduada em Medicina pela FCM-Unicamp. Especialista em Otorrinolaringologia pela FCM e pelo HC-Unicamp. Mestre e Doutora em Otorrinolaringologia pela FCM-Unicamp. Membro da ABORL-CCF. *Fellowship* em Rinologia e Laringologia pela UCSD San Diego.

Erich Christiano Madruga de Melo
Graduado em Medicina pela UFPB. Especialista em Bucofaringolaringologia pela USP. Doutor em Otorrrinolaringologia

pela USP. Professor Associado da UFPB. Membro da ABORL-CCF e da ABLV.

Erik Frota Haguette
Graduado em Medicina pela UFC. Especialista em Otorrinolaringologia pelo Hospital Geral de Fortaleza. Mestre em Ciências pela Unifesp.

Erika Cabernite Marchetti
Graduada em Medicina pela Unisa. Especialista em Otorrinolaringologia pelo Iamspe. Doutora em Ciências pela Unifesp. *Fellowship* em Rinologia e Cirurgia de Base de Crânio pela Unifesp.

Erivelto Volpi
Graduado em Medicina pela FCMS. Especialista em Cirurgia de Cabeça e Pescoço pela SBCCP. Doutor em Ciências da Saúde pela USP. Membro do Comitê de Cirurgia Endócrina da AAO-HNS e do Comitê de Cirurgia da LATS.

Esther Mandelbaum Gonçalves Bianchini
Graduada em Fonoaudiologia pela PUC-SP. Especialista em Motricidade Orofacial pelo CFFa. Mestre em Distúrbios da Comunicação pela PUC-SP. Doutora em Ciências: Fisiopatologia Experimental pela FMUSP. Membro da SBFa, da Abramo, da ABS, da World Sleep Society e do ISPA.

Evaldo Dacheux de Macedo Filho
Graduado em Medicina pela UFPR. Especialista em Broncologia e Oncologia Clínica para Detecção de Câncer de Pulmão pela JICA (Japão). Mestre e Doutor em Medicina Clínica Cirúrgica pela UFPR. Membro da SBMDN, da ABVL, da ABORL-CCF e da *Revista Brasileira de Otorrinolaringologia*.

Fabiana Danieli Hyppolito
Graduada em Fonoaudiologia pela Unesp. Especialista em Audiologia pelo ALFA – Instituto de Comunicação e Audição. Mestre em Ciências pela EESC-USP. Doutora e Pós-doutora em Ciências pela FMRP-USP.

Fábio A. W. Rabelo
Graduado em Medicina pela FMRP-USP. Especialista em Otorrinolaringologia pelo HC-FMRP-USP. Doutor em Ciências Médicas pela FMRP-USP.

Fábio André Selaimen
Graduado em Medicina pela UFRGS. Especialista em Otorrinolaringologia pelo HCPA. Mestre em Cirurgia pela UFRGS. Membro da SOB. *Fellowship* em Otologia e Implante Coclear pelo HCPA. Preceptor em Otologia no Hospital São Lucas da PUC-RS e no HCPA.

Fábio Brodskyn
Graduado em Medicina pela EPM-Unifesp. Especialista em Otorrinolaringologia e Cirurgia de Cabeça e Pescoço pela EPM-Unifesp. Mestre e Doutor em Ciências pelo Depto. de Otorrinolaringologia e Cirurgia de Cabeça e Pescoço da Unifesp. Membro da SBCCP e da ABORL-CCF.

Fábio de Azevedo Caparroz
Graduado em Medicina pela EPM-Unifesp. Especialista e Doutor em Otorrinolaringologia pela EPM-Unifesp. *Fellowship* em Rinologia e Cirurgia de Base de Crânio pela EPM-Unifesp. Capacitação Profissional em Medicina do Sono pela AMB. Preceptor e Médico Assistente de Otorrinolaringologia da Famerp.

Fabio de Rezende Pinna
Graduado em Medicina pela FMUSP. Especialista em Rinologia e Cirurgia de Base de Crânio pela FMUSP. Doutor em Otorrinolaringologia pela FMUSP. Professor Livre-docente da FMUSP. Membro da ABORL-CCF. Diretor Técnico de Rinologia do HC-FMUSP.

Fábio F. Maniglia
Graduado em Medicina pela Unoeste. Especialista em Otorrinolaringologia pelo HC-UFPR. Mestre em Cirurgia pelo HC-UFPR. Professor de Plástica Facial do Hospital IPO.

Fabio Montenegro
Graduado em Medicina pela FMUSP. Especialista em Cirurgia de Cabeça e Pescoço pelo HC-FMUSP. Doutor em Medicina pela FMUSP. Professor Livre-docente do Depto. de Cirurgia da FMUSP. Membro da SBCCP.

Fabio Pupo Ceccon
Graduado em Medicina pela EPM-Unifesp. Especialista em Cirurgia de Cabeça e Pescoço pela FMUSP. Mestre em Otorrinolaringologia e Cirurgia de Cabeça e Pescoço pela Unifesp. Doutor em Medicina pela Unifesp.

Fabio Tadeu Moura Lorenzetti
Graduado em Medicina pela PUC-SP. Especialista em Otorrinolaringologia e Medicina do Sono pela USP. Doutor em Ciências pela USP. Professor do Depto. de Otorrinolaringologia da PUC-SP. Chefe do Depto. de Otorrinolaringologia do BOS.

Fabricio Egidio Pandini
Graduado em Medicina pela FMJ. Especialista em Otorrinolaringologia e Cirurgia Cervicofacial pela FMJ. Mestre em Ciências da Saúde pela FMJ. Título de Especialista em Cirurgia Craniomaxilofacial pela AMB. Habilitado em Cirurgia Craniomaxilofacial pela SPCP, ABORL-CCF, SBCCP e AMB. Professor Assistente da disciplina Otorrinolaringologia e Cirurgia Cervicofacial da FMJ.

Fabrício Scapini
Graduado em Medicina pela UFSM. Doutor em Ciências (Otorrinolaringologia) pela USP. Professor Associado da UFSM. Membro da ABR. Preceptor do Programa de Residência Médica em Otorrinolaringologia da UFSM. Título de Especialista em Otorrinolaringologia pela ABORL-CCF. Presidente da Associação Gaúcha de Otorrinolaringologia e Cirurgia Cervicofacial (gestão 2023-2024).

Fatima C. M. Matos
Graduada em Medicina pela FTESM. Especialista em Cirurgia de Cabeça e Pescoço pelo INCA-RJ. Doutora em Clínica

Cirúrgica pela FMUSP. Professora Chefe do Serviço de Cirurgia de Cabeça e Pescoço da UPE. Membro da SBCCP. Presidente da SBCCP (gestão 2023-2025).

Fatima Regina Abreu Alves
Graduada em Medicina pela Unisa. Especialista em Otorrinolaringologia pelo Iamspe. Mestre e Doutora em Otorrinolaringologia pela FCM da Santa Casa de São Paulo. Membro da ABORL-CCF. Coordenadora da Seção Técnica de Otorrinolaringologia e Cirurgia de Cabeça e Pescoço do Iamspe.

Felipe Piccarone Gonçalves Ribeiro
Graduado em Medicina pela Unilus. Especialista em Medicina Nuclear pela Unicamp.

Felippe Felix
Graduado em Medicina pela UFF. Especialista em Otorrinolaringologia pela UFRJ. Mestre em Cirurgia Geral pela UFRJ. Doutor em Clínica Médica pela UFRJ. Membro da ABORL-CCF.

Fernanda Bolfi
Graduada em Medicina pela FMB-Unesp. Especialista em Endocrinologia e Metabologia pela FMB-Unesp. Mestre e Doutora em Endocrinologia pelo Programa de Pós-graduação em Fisiopatologia em Clínica Médica pela FMB-Unesp. Professora Médica Assistente da FMB-Unesp. Membro da SBEM. Título de Especialista em Endocrinologia e Metabologia pela SBEM.

Fernanda Ferreira Caldas
Graduada em Fonoaudiologia pelo Uniplan. Especialista em Audiologia Clínica pelo Uniplan. Mestre e Doutora em Ciências da Saúde pela Unb. Membro do IBO.

Fernanda Louise Martinho Haddad
Graduada em Medicina pela FMABC. Especialista em Otorrinolaringologia pela FMABC. Mestre e Doutora em Saúde pela Unifesp. Professora Adjunta da Unifesp. Certificado de Área de Atuação em Medicina do Sono.

Fernanda Madeiro
Graduada em Medicina pelo Centro Universitário do Planalto Central. Especialista em Otorrinolaringologia pela Otorrinoseul; e em Medicina do Sono pela FMUSP. Doutora em Ciências da Saúde pela FMUSP. Professora Adjunta da Unisa. Membro da ABORL-CCF e da ABSONO.

Fernanda Viviane Mariano
Graduada em Odontologia pela FOP-Unicamp. Especialista em Estomatologia e Patologia Oral pelo CRO-SP. Mestre em Estomatopatologia (Estomatologia) pela FOP-Unicamp. Doutora em Estomatopatologia (Patologia) pela FOP-Unicamp. Pós-doutora em Anatomia Patológica pela FCM-Unicamp e pela FOP-Unicamp. Professora Associada MS5.1 da FCM-Unicamp. Membro da Sobep.

Fernando Balsalobre
Graduado em Medicina pela FMUSP. Especialista em Otorrinolaringologia pela FMUSP. Membro da SBO. Ex-*Fellowship* em Neurotologia da FMUSP. Membro do Depto. de Otologia do Hospital Edmundo Vasconcelos. Coordenador do Serviço de Otologia do BOS-Sorocaba.

Fernando Cezar Cardoso Maia Filho
Graduado em Medicina pela Unoeste. Especialista em Otorrinolaringologia pelo Hospital Regional de Presidente Prudente. Professor Assistente de Otorrinolaringologia da Unipar. Membro da ABON. *Fellowship* em Otoneurologia Clínica pela disciplina Otorrinolaringologia da FMUSP.

Fernando Danelon Leonhardt
Graduado em Medicina pela EPM-Unifesp. Especialista em Otorrinolaringologia e Cirurgia de Cabeça e Pescoço pela EPM-Unifesp. Mestre e Doutor em Otorrinolaringologia e Cirurgia de Cabeça e Pescoço pela EPM-Unifesp.

Fernando F. Ganança
Graduado em Medicina pela FMABC. Especialista e Mestre em Otorrinolaringologia pela Unifesp. Doutor em Ciências Otorrinolaringológicas pela Unifesp. Professor Adjunto Livre-docente da Unifesp. Membro da ABORL-CCF. Ex-Presidente da ABORL-CCF (2014).

Fernando Gustavo Stelzer
Graduado em Medicina pela UFCSPA. Especialista em Neurologia pela HC-FMRP-USP. Mestre em Neurologia pela FMRP-USP. Doutor em Ciências da Saúde pela UFSCPA. Membro da ABN.

Fernando Sasaki
Graduado em Medicina pela FMUSP. Especialista em Otorrinolaringologia pelo HC-FMUSP. Médico Assistente do Serviço de Otorrinolaringologia do Iamspe.

Fernando Veiga Angelico Junior
Graduado em Medicina pela FMUSP. Especialista em Otorrinolaringologia pelo HC-FMUSP. Mestre em Ciências da Saúde pelo Centro Universitário da FMABC. Professor Assistente do Centro Universitário da FMABC.

Fernando Walder
Graduado em Medicina pela Unisa. Especialista em Cirurgia de Cabeça e Pescoço pelo Hospital Heliópolis. Mestre em Cirurgia de Cabeça e Pescoço pelo HOSPHEL. Doutor em Oncologia pela FMUSP. Professor Assistente da Unifesp. Membro da SBCCP. Ex-Presidente da SBCCP. Ex-Presidente Executivo da Federação Latino-Americana de Cirurgia de Cabeça e Pescoço.

Flávio Carvalho Santos Filho
Graduado em Medicina pela UPE. Especialista em Otorrinolaringologia pelo HC-FMUSP. Membro da ABORL-CCF. *Fellowship* em Cirurgia de Ouvido e Base Lateral de Crânio pelo HC-FMUSP (gestão 2022-2024).

Flavio Hojaij
Graduado em Medicina pela FMUSP. Especialista em Cirurgia de Cabeça e Pescoço pelo HC-FMUSP. Doutor em Clínica Cirúrgica pela FMUSP. Professor Associado da FMUSP. Membro da SBCCP.

Flávio M. Gripp
Graduado em Medicina pela PUC-Campinas. Especialista em Cirurgia de Cabeça e Pescoço pela SBCCP. Membro da ABORL-CCF.

Flavio Massao Mizoguchi
Graduado em Medicina pela UEL. Título de Especialista em Otorrinolaringologia pela ABORL-CCF/MEC.

Francini Pádua
Graduada em Medicina pela FMABC. Especialista em Otorrinolaringologia pelo HC-FMUSP e em Rinologia e Cirurgia Nasossinusal pela disciplina Otorrinolaringologia do HC-FMUSP e pela University of Graz. Doutora em Otorrinolaringologia pela FMUSP.

Francisco Carlos Zuma e Maia
Graduado em Medicina pela Unirio. Especialista em Otorrinolaringologia pela AMB. Mestre e Doutor em Otorrinolaringologia pela UFRGS. Membro da Bárány Society. Delegado da ABON.

Francisco de Souza Amorim Filho
Graduado em Medicina pela UPE. Especialista e Mestre em Cirurgia de Cabeça e Pescoço pelo Hospital Heliópolis. Doutor em Otorrinolaringologia e Cirurgia de Cabeça e Pescoço pela Unifesp. Membro Efetivo da ABORL-CCF. Diretor do Instituto da Tireoide e Laringe.

Gabriel Kuhl
Graduado em Medicina pela UCS. Especialista em Otorrinolaringologia pelo HCPA. Professor Assistente da UFRGS. Membro da ABORL-CCF.

Gabriel Manfro
Graduado em Medicina pela UFSC. Especialista em Cirurgia de Cabeça e Pescoço pelo INCA. Mestre em Microcirurgia Reconstrutiva pela Universitat Autònoma de Barcelona. Doutor em Ciências pela USP. Professor Associado da Unoesc.

Gabriel Zorron Cavalcanti
Graduado em Medicina pela FMP. Especialista em Otorrinolaringologia e Cirurgia Craniomaxilofacial pela UFU. Professor Associado do IPO. Membro da ABORL-CCF, da ABCCMF e da ABCPF.

Gabriela Ricci Lima Luz Matsumoto
Graduada em Medicina pela Famerp. Especialista em Otorrinolaringologia pela Unifesp. Mestre em Tecnologias e Atenção à Saúde pela Unifesp. Doutora em Ciências pela Unifesp. *Fellowship* em Rinologia pela Unifesp.

Geraldo Augusto Gomes
Graduado em Medicina pela UFRJ. Especialista em Otorrinolaringologia pela UFRJ. Mestre em Cirurgia pela UFRJ. Membro da ABORL-CCF e da ABCPF. Membro Titular da ABCPF. Presidente da SORL-RJ (gestão 2013-2014). Presidente ABCPF/ABORL-CCF (gestão 2024-2025).

Geraldo Druck Sant'Anna
Graduado em Medicina pela UFRGS. Especialista em Otorrinolaringologia pelo HCPA. Professor de Otorrinolaringologia da UFCSPA. Membro da ABORL-CCF. Otorrinolaringologista da Santa Casa de Porto Alegre.

Geraldo Pereira Jotz
Graduado em Medicina pela PUC-RS. Mestre e Doutor em Otorrinolaringologia e Cirurgia de Cabeça e Pescoço pela EPM-Unifesp. Título de Especialista em Otorrinolaringologia pela ABORL-CCF. Professor Titular da UFRGS. Membro da ABORL-CCF. Membro Titular do Corlas.

Gerson Schulz Maahs
Graduado em Medicina pela UCPEL. Especialista em Otorrinolaringologia pelo Hospital São Lucas da PUC-RS. Mestre em Medicina pela PUC-RS. Doutor em Cirurgia pela PUC-RS. Professor Associado da UFRGS. Professor da Faculdade de Medicina da UFRGS. Chefe do Serviço de Otorrinolaringologia e Cabeça e Pescoço do Hospital São Lucas da PUC-RS e do Serviço de Cirurgia de Cabeça e Pescoço do HCPA.

Gilberto Bolivar Ferlin Filho
Graduado em Medicina pela Unisa. Mestre em Distúrbios da Comunicação Humana pela PUC-SP. Título de Especialista em Otorrinolaringologia pela ABORL-CCF e pela AMB. Membro do Depto. de Foniatria da ABORL-CCF.

Gilberto Formigoni
Graduado em Medicina pela Unifesp. Especialista e Doutor em Otorrinolaringologia pela USP. Professor Colaborador da USP. Membro do HC-FMUSP.

Giovana Piovesan Dall'Oglio
Graduada em Medicina pela PUC-RS. Especialista em Otorrinolaringologia pela AMB. Doutora em Ciências pela Escola Paulista de Medicina.

Gisele Vieira Hennemann Koury
Graduada em Medicina pela FMRP-USP. Especialista em Otorrinolaringologia pelo HC-FMRP-USP. Mestre e Doutora em Neurociências pela UFPA. Membro do Depto. de Foniatria da ABORL-CCF. Médica Foniatra pela ABORL-AMB. Preceptora da Residência Médica em Otorrinolaringologia do Hospital Universitário Bettina Ferro de Souza da UFPA.

Giulianno Molina de Melo
Graduado em Medicina pela PUC-Campinas. Especialista em Cirurgia de Cabeça e Pescoço pela SBCCP. Mestre em Oncologia. Doutor em Ciências (Medicina) pela Unifesp. Professor Afiliado da Unifesp. Membro da American College of Surgeons: FACS/AHNS, AHNS Salivary Gland Section, MSGS, iSIAL. *Fellowship* MSKCC.

Giulliano Enrico Ruschi e Luchi
Graduado em Medicina pela Emescam. Especialista em Otorrinolaringologia pela PUC-SP. Mestre e Doutor em Otorrinolaringologia pela FCM da Santa Casa de São Paulo. Professor Associado da UFES. Membro da Otoclínica Giulliano Luchi.

Gláucia Maria Ferreira da Silva Mazeto
Graduada em Medicina pela FMB-Unesp. Especialista em Endocrinologia e Metabologia pela FMB-Unesp. Doutora em Patologia pela FMB-Unesp. Professora Associada de Endocrinologia e Metabologia da FMB-Unesp. Membro da SBEM.

Glaucya Madazio
Graduada em Fonoaudiologia pela PUC-SP. Especialista em Voz pela CFFa. Mestre em Distúrbios da Comunicação Humana pela Unifesp. Doutora em Ciências pela Unifesp. Membro da SBFa e da TVF.

Graziela de Oliveira Semenzati
Graduada em Medicina pela USF. Especialista em Otorrinolaringologia pela Unesp. Mestre e Doutora em Bases Gerais da Cirurgia pela Unesp. Professora Assistente do Depto. de Otorrinolaringologia e Cirurgia de Cabeça e Pescoço do HC-Unicamp. Membro do IOU.

Grazzia Guglielmino
Graduada em Medicina pela UMC. Especialista em Laringologia e Voz pela EPM-Unifesp. Mestre em Ciências Médicas pela Unifesp. Membro da ABORL-CCF. Médica Assistente da Residência Médica de Otorrinolaringologia da Beneficência Portuguesa de São Paulo.

Guilherme A. Mangabeira Albernaz
Graduado em Medicina pela USF – Medicina *Campus* Bragança Paulista. Especialista Otorrinolaringologia pelo Hospital Vera Cruz. Membro da ABORL-CCF e da ABON. *Fellowship* em Otoneurologia pela Unifesp.

Guilherme F. Gomes
Graduado em Medicina pela UFPR. Especialista em Cirurgia pela HNSG. Mestre e Doutor em Cirurgia pela UFPR.

Guilherme Simas do Amaral Catani
Graduado em Medicina pela UFPR. Especialista em Otorrinolaringologia pelo HC-UFPR. Mestre e Doutor em Clínica Cirúrgica pela UFPR. Professor Adjunto da UFPR. Membro da ABORL-CCF, do IATVS, da WPATH e da ELSOC.

Gustavo Antonio Moreira
Graduado em Medicina pela Unifesp. Especialista em Pediatria pela Unifesp. Doutor em Ciências pela Unifesp. Membro da SBP. Certificado de Área de Atuação em Medicina do Sono.

Gustavo Coelho dos Anjos
Graduado em Medicina pela UFMG. Especialista em Otorrinolaringologia pelo HC-UFMG. Mestre em Medicina pela UFMG. Membro da ABORL-CCF.

Gustavo Cunha
Graduado em Medicina pela EBMSP. Especialista em Otorrinolaringologia e Cirurgia de Cabeça e Pescoço pela Santa Casa da Bahia – Obras Sociais Irmã Dulce. Mestre em Ciências pela Unifesp. Coordenador do Ambulatório de Laringologia da Santa Casa da Bahia.

Gustavo de Souza Vieira
Graduado em Odontologia pela FOUFF. Especialista em Estomatologia pela FOUFRJ. Mestre em Patologia (Patologia Humana) pela FMUFF. Doutorando em Estomatopatologia (Patologia) pela FOP-Unicamp. Doutorado-sanduíche pela University of Michigan School of Dentistry.

Gustavo Faller
Graduado em Medicina pela FFFCMPA. Especialista em Otorrinolaringologia pelo Núcleo de Otorrinolaringologia de São Paulo. Mestre em Cirurgia pela UFRGS.

Gustavo Haruo Passerotti
Graduado em Medicina pela FMUSP. Especialista em Bucofaringolaringologia pelo HC-FMUSP. Título de Especialista em Otorrinolaringologia pela ABORL-CCF.

Gustavo Jacob Lourenço
Graduado em Ciências Biológicas pela FHO. Mestre em Clínica Médica pela FCM-Unicamp. Doutor em Fisiopatologia Médica pela FCM-Unicamp. Professor Pleno dos Programas de Pós-graduação em Clínica Médica e em Oncologia da FCM-Unicamp.

Gustavo Mercuri
Graduado em Ciências Médicas pela FCMS. Especialista em Otorrinolaringologia pela FMB-Unesp e em Cirurgia de Cabeça e Pescoço pela FCM-Unicamp. Mestre em Medicina (Cirurgia Otorrinolaringológica) pela FMB-Unesp. Doutor em Ciências da Cirurgia pela FCM-Unicamp. Preceptor FCM-Unicamp. Membro da ABORL-CCF e da SBCCP.

Gustavo Polacow Korn
Graduado em Medicina pela FCM da Santa Casa de São Paulo (SCSP). Especialista em Otorrinolaringologia pela Irmandade da Santa Casa de Misericórdia de São Paulo. Mestre e Doutor em Otorrinolaringologia pela Unifesp. Pós-doutor pela Unifesp. Professor Afiliado da Unifesp. Membro da ABORL-CCF, da ALA e do Comitê de Relações Internacionais da ABEA. Chefe do Ambulatório de Voz Profissional e Disfonia Funcional da Unifesp. Ex-Presidente da ABLV.

Gustavo Santos Boasquevisque
Graduado em Medicina pela Fundação Técnico-Educacional Souza Marques. Especialista em Radiologia e Diagnóstico por Imagem pelo INCA-MS/RJ. Membro da SBR.

Gustavo Subtil Magalhães Freire
Graduado em Medicina pela UnB. Especialista em Otorrinolaringologia pela UnB. Mestre em Ciências Médicas pela UnB. *Fellowship* em Rinologia pelo Hospital Universitário de Brasília. Coordenador do Programa de Residência Médica em Otorrinolaringologia do Hospital Universitário de Brasília.

Helaina P. Gurgel
Graduada em Otorrinolaringologia pela UFS. Especialista em Cirurgia Plástica Facial pelo Hospital Otorrinos. Membro da ABCPF e da ABORL-CCF.

Helena Hotz Arroyo Ramos
Graduada em Medicina pela Fameca/Unifipa. Especialista em Otorrinolaringologia pela USP. Doutora em Otorrinolaringologia pela USP. *Fellow* em Cirurgia Plástica da Face pela USP.

Henrique Faria Ramos
Graduado em Medicina pela UFES. Especialista em Otorrinolaringologia pelo HC-FMUSP. Doutor em Ciências pela FMUSP. Professor Adjunto da UFES. Membro da ABR.

Henrique Furlan Pauna
Graduado em Medicina pela Unicamp. Especialista em Otorrinolaringologia pela Unicamp. Doutor em Ciências pela FMRP-USP. Membro da IHF, da International Otopathology Society (Schuknecht Society), da IWGEES e da Politzer Society. Preceptor e Coordenador Científico da Residência de Otorrinolaringologia do Hospital Universitário Cajuru.

Henrique Gobbo
Graduado em Medicina pela PUC-Campinas. Especialista em Otorrinolaringologia pela Clínica Otorhinus. Membro da Residência Médica Hospital Vera Cruz – Clínica Gobbo.

Heron Fernando de Sousa Gonzaga
Graduado em Medicina pela FMB-Unesp. Especialista em Dermatologia pela FMB-Unesp. Mestre em Patologia Bucal pela FOB-USP. Doutor em Dermatologia pela EPM-Unifesp. Professor Adjunto do Depto. de Dermatologia da FMB-Unesp. Membro da SBD. Coordenador do Grupo de Estomatologia do Depto. de Dermatologia da EPM-Unifesp.

Hugo Fontan Köhler
Graduado em Medicina pela Unicamp. Especialista em Cirurgia de Cabeça e Pescoço pelo A. C. Camargo Cancer Center. Membro da SBCCP. Membro titular do Depto. de Cirurgia de Cabeça e Pescoço e Otorrinolaringologia do A. C. Camargo Cancer Center.

Hugo Valter L. Ramos
Graduado em Medicina pela UFG. Especialista em Otorrinolaringologia pela Unifesp. Mestre e Doutor em Otorrinolaringologia pela Unifesp. Preceptor de Residência de Otorrinolaringologia da UFG e do CRER-GO.

Ian Selonke
Graduado em Medicina pela UFPR. Especialista em Otorrinolaringologia pela Irmandade da Santa Casa de Misericórdia de Curitiba. Professor da Universidade Positivo. Membro da ABORL-CCF.

Irene de Pedro Netto Vartanian
Graduada em Fonoaudiologia pela UCP. Especialista em Voz e Disfagia pelo CFFa. Mestre e Doutora em Ciências da Oncologia pela Fundação Antônio Prudente do A. C. Camargo Cancer Center.

Isabela Carvalho de Queiroz
Graduado em Medicina pela UFPE. Especialista em Otorrinolaringologia pela UFBA. Mestre em Ciências da Saúde pela UnB. Membro da ABORL-CCF. *Fellowship* em Otologia Cirúrgica pelo IBO.

Isabelle Oliveira Jataí Capelo
Graduada em Medicina pela UECE. Especialista em Otorrinolaringologia pela ABORL-CCF. Mestre em Cirurgia pela UFC. Doutoranda em Cirurgia pela UFC. Professora de Otorrinolaringologia da Unifor.

Isabelle P. Soares Mariz
Graduada em Otorrinolaringologia pela USP. Título de Especialista em Otorrinolaringologia pela ABORL-CCF, em Medicina Legal e Perícias Médicas pela ABMLPM e em Medicina do Trabalho pela ANAMT. Membro da ABMLPM e da ABORL-CCF.

Isadora Aquino Ragognete
Graduada em Medicina pela Uninove.

Ivan Dieb Miziara
Graduado em Medicina pela FMUSP. Especialista em Otorrinolaringologia e Medicina Legal e Perícia Médica pela FMUSP. Doutor em Otorrinolaringologia pela FMUSP. Professor Titular de Medicina Legal, Bioética e Medicina do Trabalho da FMUSP. Membro da ABORL-CCF e da ABMLPM.

Izabella Costa Santos
Graduada em Medicina pela UNIFAA. Especialista em Cirurgia de Cabeça e Pescoço pelo INCA. Doutora em Clínica Cirúrgica pela USP. Pesquisadora e Coordenadora do Laboratório Interdisciplinar de Cabeça e Pescoço do INCA.

Jair Cortez Montovani
Graduado em Medicina pela FMB-Unesp. Especialista em Otorrinolaringologia pela Unesp. Mestre e Doutor em Medicina pela Unesp. Professor Titular em Otorrinolaringologia e Cirurgia de Cabeça e Pescoço da Unesp. Livre-docente em Otorrinolaringologia. Membro da ABORL-CCF e da SBP.

Jair de Carvalho e Castro
Graduado em Medicina pela ECMVR. Especialista em Otorrinolaringologia pela AMB. Mestre em Otorrinolaringologia pela UFRJ. Doutor em Otorrinolaringologia pela EPM-Unifesp. Professor Adjunto da UFRJ. Membro da ANM.

Janaína Cândida Rodrigues
Graduada em Medicina pela UFPB. Especialista em Otorrinolaringologia pelo HBDF. Mestre em Produtos Naturais e Sintéticos Bioativos pela UFPB. Doutora em Otorrinolaringologia pelo HC-FMUSP. Preceptora do Curso de Medicina da Unifesp. Membro da ABORLD-CCF. Médica Assistente Concursada do Depto. de Otorrinolaringologia e Cirurgia de Cabeça e Pescoço da Unifesp. Médica Assistente do Grupo de Implante Coclear do CDA-Unifesp.

Janaina De Rossi
Doutra em Medicina pela USP. Especialista em Otorrinolaringologia pela AMB.

Janaina Gonçalves da Silva Leite
Graduada em Medicina pelo Unichristus. Especialista em Otorrinolaringologia pelo HGF. Mestre e Doutora em Cirurgia pela UFC. Professora Assistente do Unichristus.

Jeanne Oiticica
Graduada em Medicina pela Ufal. Especialista em Otoneurologia pela USP. Doutora em Otorrinolaringologia pela FMUSP. Professora Colaboradora da FMUSP. Membro da ABON. Chefe do Grupo de Pesquisa em Zumbido do HC-FMUSP. Chefe do Ambulatório de Surdez Genética do HC-FMUSP. Chefe do Laboratório de Investigação Médica (Lim-32) do HC-FMUSP. Orientadora da disciplina Otorrinolaringologia do Programa de Pós-graduação *Stricto Sensu* da FMUSP.

Jeferson D'Avila
Graduado em Medicina pela UFS. Especialista em Otorrinolaringologia pela PUC-RJ. Mestre em Otorrinolaringologia pela PUC-RJ. Doutor em Otorrinolaringologia pela USP. Pós-doutor pela Universidade de Lisboa (Portugal). Professor de Otorrinolaringologia da UFS. Membro da Academia Sergipana de Medicina.

João Daniel Caliman e Gurgel
Graduado em Medicina pela Emescam. Especialista em Otorrinolaringologia pelo Hospital Geral de Bonsucesso. Mestre e Doutor em Otorrinolaringologia pela FCM da Santa Casa de São Paulo. Professor Associado da Emescam.

João Ferreira de Mello Júnior
Graduado em Medicina pela FMUSP. Professor Livre-docente da FMUSP. Membro da ABORL-CCF e da ASBAI.

João Figueira Scarini
Graduado em Odontologia pelo Instituto de Saúde de Nova Friburgo da UFF. Mestre e Doutor em Estomatopatologia pela FOP-Unicamp. Membro da FCM-Unicamp.

João Flávio Nogueira
Graduado em Medicina pela UFC. Título de Especialista em Otorrinolaringologia pela ABORL-CCF.

João Jairney Maniglia
Graduado em Medicina pela FMRP-USP. Especialista em Otorrinolaringologia e Cirurgia de Cabeça e Pescoço e Cirurgia Plástica Facial (EUA). Doutor em Otorrinolaringologia pela Unifesp. Professor Honoris Causa da Fac. do Leste Paraguai.

João Luiz Garcia de Faria
Graduado em Medicina pela UGF. Especialista em Otorrinolaringologia e Plástica Facial pela UFPR. Mestre e Doutorado em Clínica Cirúrgica pela UFPR.

João Mangussi-Gomes
Graduado em Medicina pela UnB. Especialista em Otorrinolaringologia pela Unifesp. Mestre em Tecnologias e Atenção à Saúde pela Unifesp. Membro da ABORL-CCF. *Fellowships* em Rinologia e Cirurgia Endoscópica da Base do Crânio com o Prof. Dr. Aldo Stamm (São Paulo), pelo Depto. de Neuroanatomia da Universidade de Pittsburgh, e com o Prof. Dr. Richard Harvey (Sydney).

João Paulo Valente
Graduado em Medicina pela Unicamp. Especialista em Otorrinolaringologia pela Unicamp.

João Vianney
Graduado em Medicina pela UNIFASE Petrópolis. Título de Especialista em Otorrinolaringologia e Alergia-Imunologia pela UFF/AMB/ABORL-CCF/ASBAI. Professor de Otorrinolaringologia Pediátrica do Curso de Pediatria do Instituto de Pós-graduação Médica Carlos Chagas. Membro do Depto. de Alergia da ABORL-CCF e do Comitê Científico de Rinite Alérgica da ASBAI. Presidente da SORL-RJ (gestão 2023-2024).

Joel Lavinsky
Graduado em Medicina pela UFRGS. Especialista em Otorrinolaringologia pela UFSCPA. Mestre em Cirurgia pela UFRGS. Doutor em Cirurgia pela UFRGS e pela University of Southern California. Professor Associado da UFRGS. Vice-Presidente da SBCBC e da Assogot-CCF.

Jordana Carvalhais Barroso
Graduada em Medicina pela UFMG. Especialista em Otoneurologia pela EPM-Unifesp. Mestre em Ciências Fonoaudiológicas pela UFMG. Professora Auxiliar da PUC-Minas. Título de Especialista em Otorrinolaringologia pela ABORL-CCF.

Jordão Leite Fernandes
Graduado em Medicina pela UPE. Especialista em Otorrinolaringologia pelo Iamspe. Membro da ABORL-CCF. Cirurgião de Cabeça e Pescoço pelo Iamspe. Título de Especialista em Cirurgia de Cabeça e Pescoço pela SBCCP.

José Antonio Patrocinio
Graduado em Medicina pela FMUFPr. Especialista em Otorrinolaringologia pela FMUFPr. Mestre e Doutor em Otorrinolaringologia pela Unifesp. Professor Titular da UFUF. Membro da ABORL-CCF.

José Caporrino Neto
Graduado em Medicina pela EPM-Unifesp. Especialista em Otorrinolaringologia pela EPM-Unifesp. Mestre e Doutor em Otorrinolaringologia e Cirurgia de Cabeça e Pescoço pela EPM-Unifesp. Professor Técnico Administrativo do Depto. de Otorrinolaringologia e Cirurgia de Cabeça e Pescoço da EPM-Unifesp. Responsável pelo Ambulatório de Lesões Benignas e Alterações Estruturais Mínimas da Laringe do Setor de Laringologia e Voz do Depto. de Otorrinolaringologia e Cirurgia de Cabeça e Pescoço da EPM-Unifesp.

José Eduardo de Sá Pedroso
Graduado em Medicina pela Unifesp. Especialista em Otorrinolaringologia pela Unifesp. Mestre e Doutor em Ciências da Saúde pela Unifesp. Membro da ABORL-CCF. Chefe do Ambulatório de Tumores Iniciais de Laringe e Estenose Laringotraqueal do Depto. de Otorrinolaringologia e Cirurgia de Cabeça e Pescoço da Unifesp.

José Faibes Lubianca Neto
Graduado em Medicina pela UFRGS. Mestre em Clínica Médica pela UFRGS. Doutor em Clínica Médica pela Harvard Medical School e UFRGS. Título de Especialista em Otorrinolaringologia pelo HCPA, pelo CFM e pela ABORL-CCF. Professor Titular da UFCSPA. Membro da ABORL-CCF.

Fellowship na Divisão de Otorrinolaringologia Pediátrica do Massachusetts Eye and Ear Infirmary da Harvard Medical School. Chefe do Serviço de Otorrinolaringologia Pediátrica do Hospital da Criança Santo Antônio da Santa Casa de Misericórdia de Porto Alegre.

José Fernando Polanski

Graduado em Medicina pela FEMPAR. Especialista em Otorrinolaringologia pelo Hospital Universitário Evangélico de Curitiba. Mestre e Doutor em Otorrinolaringologia pela Unifesp. Professor Adjunto da disciplina Otorrinolaringologia da UFPR. Professor da disciplina Otorrinolaringologia da FEMPAR.

José Guilherme Vartanian

Graduado em Medicina pela UEL. Especialista em Cirurgia de Cabeça e Pescoço pelo A. C. Camargo Cancer Center. Doutor em Oncologia pela Fundação Antônio Prudente do A. C. Camargo Cancer Center. Membro do Depto. de Cirurgia de Cabeça e Pescoço e Otorrinolaringologia do A. C. Camargo Cancer Center.

Jose Higino Steck

Graduado em Medicina pela FCM-Unicamp. Especialista em Cirurgia de Cabeça e Pescoço pela Unicamp. Doutor em Cirurgia pela USP. Professor da Unicamp. Membro da ABORL-CCF e SBCCP.

José Luiz T. Rodrigues

Graduado em Medicina pela FCMS. Especialista em Otorrinolaringologia pelo HC-FMUSP. Professor Adjunto do HC-FMUSP. Membro da ABORL-CCF. Coordenador do Grupo de Plástica Facial da Divisão de Otorrinolaringologia do HC-FMUSP.

José Ricardo Gurgel Testa

Graduado em Medicina pela Unifesp. Especialista em Otorrinolaringologia pela ABORL-CCF. Mestre em Otorrinolaringologia e Cirurgia de Cabeça e Pescoço pela Unifesp. Doutor em Medicina Otorrinolaringologia pela Unifesp. Professor Adjunto da Unifesp. Livre-docente de Otorrinolaringologia do Depto. de Otorrinolaringologia e Cirurgia de Cabeça e Pescoço da EPM-Unifesp. Membro da SBO, da ABORL-CCF, da APM e da SPO.

José Victor Maniglia

Graduado em Medicina pela Famerp. Mestre e Doutor em Otorrinolaringologia pela Unifesp. Professor Livre-docente na Famerp. Membro da ABORL-CCF.

Juliana Antoniolli Duarte

Graduada em Medicina pela UFSC. Especialista em Otorrinolaringologia e em Otoneurologia pela Unifesp e em Aprimoramento em Eletrofisiologia da Audição pela DERDIC/PUC. Mestre e Doutora em Otorrinolaringologia pela Unifesp. Professora Titular do Centro Universitário São Camilo. Membro da ABORL-CCF.

Juliana Caldeira

Graduada em Medicina pela UNIFOA Especialista em Otorrinolaringologia pela Clínica Prof. José Kós; em Medicina Legal e Perícias Médicas pela FCM da Santa Casa de São Paulo; e em Medicina Aeroespacial pela Universidade da Força Aérea. Doutora em Ciências Médicas pela USP. Chefe da Seção de Otorrinolaringologia do Hospital de Força Aérea de São Paulo.

Juliana Cardoso Bertoncello

Graduada em Medicina pela PUC-Campinas. Título de Especialista em Otorrinolaringologia pela ABORL-CCF e em Foniatria pela AMB/ABORL-CCF. Professora Associada de Foniatra Responsável pelo Ambulatório de Distúrbios da Comunicação da PUC-Campinas.

Juliana Carron

Graduada em Biomedicina pelo FHO/Uniararas. Mestre e Doutora em Ciências (Clínica Médica) pela Unicamp.

Juliana Cristina Pacheco

Graduada em Medicina pela Unifesp. Especialista em Cuidados Paliativos pelo Albert Einstein Instituto Israelita de Ensino e Pesquisa e em Cirurgia de Cabeça e Pescoço pela Unifesp. Membro do Depto. de Cuidados Paliativos e Integrativos da SBCCP.

Juliano de Alencar Vasconcelos

Graduado em Medicina pela FMJ. Especialista em Otorrinolaringologia pela FMJ. Doutor em Reabilitação Oral pela Unesp. Professor Adjunto da disciplina Otorrinolaringologia da FMJ. Membro da ABORL-CCF. Cirurgião-dentista pela FORP-USP.

Julio Freire Peixoto

Graduado em Medicina pela UFPE. Especialista em Otorrinolaringologia pela HC-UFPE. Membro da ABORL-CCF. *Fellowship* em Otologia pela EPM-Unifesp.

Karoline Cedraz

Graduada em Medicina pela UEFS. Especialista em Otorrinolaringologia pelo Hospital Otorrinos de Feira de Santana. Membro da ABORL-CCF e da ABCPF. *Fellowship* em Rinoplastia e Plástica Facial pelo Hospital Otorrinos de Feira de Santana.

Leandro Luongo de Matos

Graduado em Medicina pela FMABC. Especialista em Cirurgia de Cabeça e Pescoço pela FMABC. Mestre em Ciências da Saúde pela FMABC. Doutor em Biologia Molecular pela Unifesp. Professor Titular da disciplina Clínica Cirúrgica da FICSAE. Membro da SBCCP. Professor Livre-docente e Pesquisador (Lim28) da FMUSP.

Leidianny Firmino Costa

Graduada em Otorrinolaringologia pelo IMIP. Especialista em Otoneurologia pela Unifesp. Membro da ABORL-CCF e da ABON.

Leila Freire

Graduada em Medicina pela UFPE. Especialista em Otorrinolaringologia pela USP. Doutora em Ciências da Saúde pela FMRP-USP. Pós-doutoranda pela FCM da Santa Casa de São Paulo. Membro da ABCPF, da SBR, da ABORL-CCF e da EAFPS.

Leonardo Balsalobre
Graduado em Medicina pela Unifesp. Especialista em Otorrinolaringologia pela Unifesp. Mestre e Doutor em Ciências da Saúde pela Unifesp. Professor Afiliado da Unifesp. Membro da ABORL-CCF.

Leonardo Lopes
Graduado em Fonoaudiologia pelo Unipê. Especialista em Voz pela UFPE. Mestre em Ciências da Linguagem pela Unicap. Doutor em Linguística pela UFPB. Pós-doutor em Distúrbios da Comunicação Humana pela Unifesp. Professor Permanente do Programa Associado de Pós-graduação em Fonoaudiologia da UFPB/UFRN/Uncisal e do Programa de Pós-graduação em Modelos de Decisão e Saúde da UFPB. Professor Titular do Depto. de Fonoaudiologia da UFPB. Membro da SBFa.

Leonardo Palma Kuhl
Graduado em Medicina pela PUC-RS. Especialista em Otorrinolaringologia e Cirurgia Cervicofacial pelo Hospital São Lucas da PUC-RS. Mestre em Saúde da Criança e do Adolescente pela UFRGS. Membro da ABORL-CCF.

Leticia Boari
Graduada em Medicina pela Santa Casa de Misericórdia de São Paulo. Especialista em Otorrinolaringologia pela Santa Casa de Misericórdia de São Paulo e em Otoneurologia pela Unifesp. Mestre em Otorrinolaringologia pela Santa Casa de Misericórdia de São Paulo. Docente da Unicid. Membro da ABORL-CCF e da ABON.

Leticia Petersen Schmidt Rosito
Graduada em Medicina pela UFRGS. Especialista em Otologia pelo HCPA. Mestre e Doutora em Ciências Cirúrgicas pela UFRGS. Professora Adjunta da UFRGS. Membro da SBO.

Leticia Tavares Cintra
Graduada em Fonoaudiologia pela Unesp. Especialista em Motricidade Oral em Oncologia e Voz pela Fundação Antônio Prudente do A. C. Camargo Cancer Center e pelo CEV. Membro da SBFa.

Lica Arakawa Sugueno
Graduada em Fonoaudiologia pela Unesp. Especialista em Voz pelo CFFa. Mestre e Doutora em Ciências FMUSP. Professora Colaboradora Voluntária do Programa em Saúde da Comunicação Humana da FCM da Santa Casa de São Paulo. Membro da SBFa e da ABD.

Ligia Oliveira Gonçalves Morganti
Graduada em Medicina pela CMMG. Especialista em Otorrinolaringologia pela UFMG. Mestre em Otorrinolaringologia pela Unifesp. Membro da ABORL-CCF e da ABON. Certificado de Área de Atuação em Medicina do Sono pela AMB.

Ligia Traldi Macedo
Graduada em Medicina pela Unicamp. Especialista em Oncologia Clínica pela Unicamp. Doutora em Ciências pela Unicamp. Membro da SBOC, da HAA e da GBCP.

Lilian Ferreira Muniz
Graduada em Fonoaudiologia pela Unicap. Especialista em Audiologia pela Unifran. Mestre em Fonoaudiologia pela PUC-SP. Doutora em Psicologia Cognitiva pela UFPE. Professora Associada da UFPE. Membro da ABA e da SBFa. Aperfeiçoamento em Audiologia pela Université de Bordeaux.

Lílian N. Aguiar Ricz
Graduada em Fonoaudiologia pela Unisagrado. Especialista em Voz e Disfagia pelo CEV-SP e pelo CEFAC-SP. Mestre e Doutora em Ciências Médicas pelo Programa de Clínica Médica – Investigação Biomédica – Curso de Pós-graduação da FMRP-USP. Pós-doutora no IEL-Unicamp. Livre-docente em Fonoaudiologia pelo Depto. de Oftalmologia, Otorrinolaringologia e Cirurgia de Cabeça e Pescoço da FMUSP. Professora Associada do Depto. de Oftalmologia, Otorrinolaringologia e Cirurgia de Cabeça e Pescoço da FMRP-USP. Membro da SBFa.

Livia Ferraz de Almeida Cyrino
Graduada em Medicina pela Unimes. Especialista em Otorrinolaringologia pela FMJ. Membro da ABORL-CCF.

Lívia Nolêto
Graduada em Medicina pela FMP. Especialista em Otorrinolaringologia/Zumbido pela UFF/USP. Mestre em Otoneurologia pela Unifesp. Preceptora de Otorrinolaringologia do Instituto de Medicina Integral Professor Fernando Figueira/IMIP. Membro da ABON.

Loyanna Diniz Silva
Graduada em Fonoaudiologia pela Uniplan. Título de Especialista em Audiologia pela CEFAC e pelo CFFa.

Lucas Bevilacqua Alves da Costa
Graduado em Medicina pela UFS. Especialista em Otologia pela Santa Casa de Misericórdia de São Paulo. Doutor em Ciências pela FMUSP. Residência Médica em Otorrinolaringologia pela Santa Casa de Misericórdia de São Paulo. *Fellowship* em Otologia pela Santa Casa de Misericórdia de São Paulo. Médico Otorrinolaringologista e Coordenador Médico do ALFA – Instituto de Comunicação e Audição. Médico do Programa de Implante Coclear do Hospital Universitário Alzira Velano.

Lucas Gomes Patrocínio
Graduado em Medicina pela UFU. Especialista em Otorrinolaringologia pela UFU. Doutor em Ciências da Saúde pela Famerp. Presidente da ABCPF (gestão 2022-2023).

Lucas Lemes
Graduado em Medicina pela UGF. Especialista em Otorrinolaringologia pelo HSE-RJ. Mestre e Doutor em Biociências Nucleares pela UERJ. Professor Adjunto da UERJ. Membro da SORL-RJ.

Lucas Mangia
Graduado em Medicina pela UFMG. Especialista em Otorrinolaringologia pelo HC-UFPR. Mestre em Medicina (Clínica Cirúrgica) pela UFPR. Professor Adjunto da UFPR. Membro da ABON. Especialista em Otoneurologia.

Lucia Joffily
Graduada em Medicina pela UERJ. Especialista em Otorrinolaringologia pelo HSFE-RJ. Mestre em Clínica Médica – Neurologia pela UFRJ. Doutoranda pela UFRJ. PhD Visitor na UCL. Médica Concursada e Coordenadora do Ambulatório de Otoneurologia da UFRJ. Membro da ABORL-CCF.

Luciana Balester Mello de Godoy
Graduada em Medicina pela Unicamp. Especialista em Otorrinolaringologia pelo Núcleo de Otorrinolaringologia e Cirurgia de Cabeça e Pescoço de São Paulo. Doutora em Ciências pela Unifesp. Título de Especialista em Medicina do Sono pela AMB. Otorrinolaringologista no Hospital Universitário Pedro Ernesto na UERJ.

Luciana Fernandes Costa
Graduada em Medicina pela UFRJ. Especialista em Otorrinolaringologia pelo Iamspe. Membro da ABLV. *Fellowship* em Bucofaringolaringologia pelo HC-FMUSP. Médica Colaboradora do Grupo de Laringologia e Voz do HC-FMUSP.

Luciana Miwa Nita Watanabe
Graduada em Medicina pela FMUSP. Especialista em Otorrinolaringologia pelo HC-FMUSP. Doutora em Ciências da Saúde pela FMUSP. Membro da ABORL-CCF. Médica Otorrinolaringologista do HUB-UnB.

Luciane M. Steffen
Graduada em Medicina pela Ulbra. Especialista em Otorrinolaringologia pela PUC-RS. Mestre e Doutora em Pediatria e Saúde da Criança pela PUC-RS. Professora Adjunta da Escola de Medicina da PUC-RS. Membro da ABORL-CCF.

Luciane Mello
Graduada em Medicina pela UFRJ. Especialista em Otorrinolaringologia pelo Hospital Federal da Lagoa. Mestre em Neurologia/Medicina do Sono pelo HUGG-Unirio. Doutora em Doenças Infecciosas/Medicina do Sono pelo INI-Fiocruz.

Luciano G. Nina
Graduado em Medicina pela FMJ. Especialista em Otorrinolaringologia pela FMJ. Mestre em Otorrinolaringologia pela FCM da Santa Casa de São Paulo.

Luciano Lobato Gregorio
Graduado em Medicina pela FMABC. Especialista em Otorrinolaringologia pela Unifesp. Doutor em Otorrinolaringologia pela EPM-Unifesp. Professor Adjunto da EPM-Unifesp. Membro da ABORL-CCF. *Fellowship Research* na Massachussets Eye and Ear Infirmary da Harvard Medical School.

Luisa Karla Arruda
Graduada em Medicina pela Faculdade de Medicina da UFC. Especialista em Alergia e Imunologia pela Asbai. Mestre em Pediatria pela Unifesp. Doutora em Medicina pela Unifesp e pela University of Virginia. Professora Titular da FMRP-USP. Membro da Asbai. *Fellow* da AAAAI. Pós-doutora em Alergia e Imunologia pela University of Virginia. Chefe do Serviço de Alergia e Imunologia e Coordenadora do Programa de Residência Médica em Alergia e Imunologia do HC-FMRP-USP.

Luisa Robalinho de Faria
Graduada em Medicina pela UFAL. Especialista em Otorrinolaringologia pelo Hospital Agamenon Magalhães e em Clínica Médica pelo Hospital Geral Clériston Andrade. Mestre em Saúde da Comunicação Humana pela UFPE. Professor Assistente da UFAL. Membro da Otoclinic-Maceió.

Luiz Carlos de Melo Barboza
Graduado em Medicina pela FMUSP. Especialista em Otorrinolaringologia pelo HC-FMUSP. Doutor em Medicina pela FMUSP. Membro da ABORL-CCF.

Luiz Fernando Manzoni Lourençone
Graduado em Medicina pela UEM. Especialista em Otorrinolaringologia pela USP. Doutor em Otorrinolaringologia pela FMUSP. Professor Associado da FMBRU-USP. Membro da ABORL-CCF.

Luiz Henrique Barbosa
Graduado em Medicina pela Unifesp. Especialista em Otorrinolaringologia pela Unifesp. Mestre em Ciências pela Unifesp.

Luiz Henrique Guilherme
Graduado em Medicina pela EPM-Unifesp. Especialista em Otorrinolaringologia e Cirurgia de Cabeça e Pescoço pela EPM-Unifesp.

Luiz Lavinsky
Graduado em Medicina pela UFSC. Especialista em Otorrinolaringologia pelo Hospital Italiano da Universidad del Salvador. Mestre em Otorrinolaringologia pela PUC-RJ. Doutor em Otorrinolaringologia pela EPM-Unifesp. Pós-doutor pela EPM-Unifesp. Professor Titular de Otorrinolaringologia da UFRGS. Titular da Academia Sul-Rio-Grandense de Medicina.

Luiz Paulo Kowalski
Graduado em Medicina pela UFPR. Especialista em Cirurgia de Cabeça e Pescoço pelo Hospital Heliópolis. Mestre e Doutor em Otorrinolaringologia pela Unifesp. Professor Titular de Cirurgia de Cabeça e Pescoço da FMUSP. Membro da ABORL-CCF. *Head* do Centro de Referência em Tumores de Cabeça e Pescoço do A. C. Camargo Cancer Center. Ex-Presidente da SBCCP e da IAOO. Presidente do Surgical Affairs Committee da LATS.

Luiz Ubirajara Sennes
Graduado em Medicina pela FMUSP. Especialista e Doutor em Otorrinolaringologia pela FMUSP. Professor Livre-docente da FMUSP. Certificado de Área de Atuação em Cirurgia Craniomaxilofacial e Medicina do Sono.

M. Valeria Schmidt Goffi-Gomez
Graduada em Fonoaudiologia pela FMUSP. Especialista em Audiologia pela Santa Casa de Misericórdia de São Paulo. Mestre e Doutora em Distúrbios da Comunicação pela EPM-Unifesp. Livre-docente pelo Depto. de Oftalmologia e Otorrinolaringologia da FMUSP.

Mara Behlau
Graduada em Fonoaudiologia pela Unifesp-EP. Especialista em Voz pela CFFa. Mestre e Doutora em Distúrbios da Comunicação Humana pela EPM-Unifesp. Professora Diretora da CEV. Membro da SBFa e do IALP. Pós-doutora pela University of California.

Mara Edwirges Rocha Gândara
Graduada em Medicina pela FMIT. Especialista em Otorrinolaringologia pelo HC-FMUSP e pela AMB.

Marcel das Neves Palumbo
Graduado em Medicina pela EPM-Unifesp. Especialista em Otorrinolaringologia e Cirurgia de Cabeça e Pescoço pela EPM-Unifesp. Mestre e Doutor em Ciências pela EPM-Unifesp. Médico Assistente da disciplina Cirurgia de Cabeça e Pescoço no Depto. de Otorrinolaringologia e Cirurgia de Cabeça e Pescoço da EPM-Unifesp.

Marcel Menon Miyake
Graduado em Medicina pela FCM da Santa Casa de São Paulo (SCSP). Especialista em Otorrinolaringologia pela FCMSCSP. Doutor em Pesquisa em Cirurgia pela FCMSCSP.

Marcell de Melo Naves
Graduado em Medicina pela UFU. Especialista em Cirurgia Craniomaxilofacial pela UFU. Mestre em Ciências da Saúde pela UFU. Membro da ABORL-CCF.

Marcello Rosano
Graduado em Medicina pela FMJ. Especialista em Cirurgia de Cabeça e Pescoço pela Unifesp. Doutor em Medicina pela Unifesp. Professor Afiliado da Unifesp. Membro da SBCCP.

Marcelo Augusto Antonio
Graduado em Medicina pela UFU. Especialista em Otorrinolaringologia pela PUC-SP. Pós-graduando em Ciências da Cirurgia pela FCM-Unicamp. Médico Voluntário do Instituto de Otorrinolaringologia da Unicamp.

Marcelo Benedito Menezes
Graduado em Medicina pela UMC. Especialista em Cirurgia de Cabeça e Pescoço pelo Hospital Heliópolis. Mestre em Cirurgia pelo HOSPHEL. Doutor em Cirurgia pela FCM da Santa Casa de São Paulo (SCSP). Professor Assistente da FCMSCSP. Membro da SBCCP. Titular do CBC. Chefe do Serviço de Cirurgia de Cabeça e Pescoço da Irmandade da Santa Casa de Misericórdia de São Paulo.

Marcelo C. Alves de Sousa
Graduado em Medicina pela UFMG. Especialista em Otorrinolaringologia pela Santa Casa de Belo Horizonte. Mestre em Cirurgia pela UFMG. Professor Emérito da FCMMG.

Marcelo H. Sampaio
Graduado em Medicina pela Unicamp. Especialista em Otorrinolaringologia pela Unicamp. Doutor em Ciências Médicas pela Unicamp. Professor Colaborador da Unicamp. Membro da ABORL-CCF.

Marcelo Henrique de Oliveira
Graduado em Medicina pela UFMG. Especialista em Otorrinolaringologia pela FMJ. Mestre em Infectologia e Medicina Tropical pela UFMG. Membro da ABON.

Marcelo José Abras Rates
Graduado em Medicina pela UFMG. Especialista em Otorrinolaringologia pelo HC-UFMG. Mestre em Cirurgia Geral pela Faculdade de Medicina da UFMG. Membro da ABORL-CCF.

Marcelo M. Hueb
Graduado em Medicina pela UFTM. Especialista em Otorrinolaringologia pela FMRP-USP. Mestre em Medicina pela FMRP-USP. Doutor em Otorrinolaringologia pela USP. Professor Associado (aposentado) da UFTM. Membro do CORLAS.

Marcelo Ribeiro de Toledo Piza
Graduado em Medicina pela FMRP-USP. Especialista em Otorrinolaringologia pelo HC-FMRP-USP. Mestre em Otorrinolaringologia pela FMRP-USP. Membro da ABORL-CCF. *Fellow* do Laboratório de Otopatologia da Universidade de Minnesota. *Fellow* da International Hearing Foundation.

Marcia Ale
Graduada em Medicina pela UFMS. Especialista em Otorrinolaringologia pelo Iamspe. Mestre em Otorrinolaringologia e Cirurgia de Cabeça e Pescoço pela Unifesp. Doutora em Medicina pela Unifesp. Pós-doutora pela Unifesp.

Marcia Pinho
Graduada em Medicina pela Escola de Ciências Médicas de Volta Redonda (UniFOA). Mestre em Otorrinolaringologia pela UFRJ. Título de Especialista em Otorrinolaringologia pela AMB.

Márcio Abrahão
Graduado em pela UFRJ. Especialista em Otorrinolaringologia pela ABORL-CCF. Mestre e Doutor em Medicina (Otorrinolaringologia) pela EPM-Unifesp. Professor Titular Livre-docente da EPM-Unifesp. Membro da Comissão de Planejamento Estratégico da ABORL-CCF.

Márcio C. Salmito
Graduado em Medicina pela UFC. Especialista em Otoneurologia pela Unifesp. Mestre e Doutor em Otorrinolaringologia pela Unifesp. Membro da Bárány Society. Presidente da ABON. Fundador e Coordenador do Núcleo de Tontura do Hospital Alemão Oswaldo Cruz.

Marcio Martines dos Santos
Graduado em Anestesiologia pela USP. Especialista em Anestesiologia pela USP. Membro da ESAIC. Anestesiologista do Corpo Clínico Aberto do Hospital Israelita Albert Einstein e do Hospital Sírio-Libanês.

Márcio Nakanishi
Graduado em Medicina pela FMB-Unesp. Especialista em Otorrinolaringologia pela FMB-Unesp. Doutor em Otorrinolaringologia pela USP. Professor Associado da UnB. Membro da AMEB. *Fellowship* pela Jikei University School of Medicine (Japão).

Marco Antonio dos Anjos Corvo
Graduado em Medicina pela FCM da Santa Casa de São Paulo (SCSP). Especialista em Otorrinolaringologia pela Santa Casa de Misericórdia de São Paulo. Mestre em Otorrinolaringologia pela FCMSCSP. Doutor em Pesquisa em Cirurgia pela FCMSCSP. Professor Instrutor da FCMSCSP. Membro da ABR e da ABORL-CCF.

Marco Aurélio Bottino
Graduado em Medicina pela FMB-Unesp. Especialista, Mestre e Doutor em Otorrinolaringologia pela FMUSP. Professor Colaborador da FMUSP. Membro do HC-FMUSP.

Marco Aurélio Fornazieri
Graduado em Medicina pela UEL. Especialista em Otorrinolaringologia pela UEL. Doutor em Otorrinolaringologia pela USP. Professor Adjunto da UEL e PUC-PR. Membro da ABORL-CCF, da ARS e da ERS.

Marco Aurélio Vamondes Kulcsar
Graduado em Medicina pela Faculdade de Medicina da UMC. Especialista em Cirurgia de Cabeça e Pescoço pela FMUSP. Doutor em Cirurgia pela FMUSP. Professor Livre-docente em Cirurgia de Cabeça e Pescoço da FMUSP. Membro da SBCCP.

Marco Cesar Jorge dos Santos
Graduado em Medicina pela FEMPAR. Especialista em Otorrinolaringologia pelo Hospital Universitário Evangélico de Curitiba. Doutor em Otorrinolaringologia pela USP. Professor Adjunto da PUC-PR. Membro da ABORL-CCF.

Marcos Antônio Nemetz
Graduado em Medicina pela UFSC. Mestre em Ciências da Saúde pela Unifesp. Título de Especialista em Otorrinolaringologia, em Cirurgia de Cabeça e Pescoço e em Medicina de Tráfego pela AMB-CFM. Membro da ABORL-CCF.

Marcos R. Tavares
Graduado em Medicina pela Unicamp. Especialista em Cirurgia de Cabeça e Pescoço pela FMUSP. Doutor em Clínica Cirúrgica pela FMUSP. Professor Associado da FMUSP. Membro da SBCCP.

Marcos Rabelo de Freitas
Graduado em Medicina pela UFC. Especialista em Medicina pela UFC. Mestre em Medicina (Otorrinolaringologia) pela FMRP-USP. Doutor em Cirurgia pela UFC. Pós-doutor pelo Gruppo Otologico di Piacenza. Professor Associado IV da Faculdade de Medicina da UFC. Membro da ABORL-CCF.

Marcos Sarvat
Graduado em Medicina pela UERJ. Mestre em Otorrinolaringologia pela UFRJ. Doutor em Otorrinolaringologia e Cirurgia de Cabeça e Pescoço pela Unifesp. Professor Associado da Unirio. Título de Especialista em Otorrinolaringologia e Cirurgia de Cabeça e Pescoço pela ABORL-CCF, pela SBCCP, pela AMB e pelo CFM. Membro da ABORL-CCF, da ABLV e da SBCCP.

Marcus Miranda Lessa
Graduado em Medicina pela Faculdade de Medicina da UFBA. Especialista em Otorrinolaringologia pela FMUSP. Doutor em Ciências da Saúde pela disciplina Otorrinolaringologia da FMUSP. Professor Associado da disciplina Otorrinolaringologia da Faculdade de Medicina da UFBA. Professor Livre-docente pelo Depto. de Otorrinolaringologia da FMUSP.

Marcus Vinicius Martins Collares
Graduado em Medicina pela UFRGS. Doutor em Medicina e Cirurgia pela Universitat Autònoma de Barcelona. Título de Especialista em Cirurgia Plástica e Craniomaxilofacial pela AMB/CMF. Professor Associado da UFRGS. Membro da SBCP. Residência em Cirurgia Plástica pelo HCPA. *Fellow* em Cirurgia Plástica pela Clínica Planas (Espanha). Professor e Chefe da disciplina Cirurgia Plástica e Craniomaxilofacial do Depto. de Cirurgia da Faculdade de Medicina da UFRGS. *Fellow* em Cirurgia Craniomaxilofacial pela Universitat Autònoma de Barcelona e pelo Institute for Craniofacial Surgery.

Maria Cláudia Soares Oliveira
Graduada em Medicina pela FMABC. Especialista em Otorrinolaringologia e Medicina do Sono pela Unifesp. Mestre e Doutora em Ciências pela Unifesp. Professor Adjunta da UFPA.

Maria Júlia Abrão Issa
Graduada em Medicina pela FMMG. Especialista em Otorrinolaringologia pela Santa Casa de Belo Horizonte. Membro da ABORL-CCF, da ABR, da ABCPF e da SBR.

Maria Stella A. Amaral
Graduada em Medicina pela FMRP-USP. Especialista em Otorrinolaringologia pelo HC-FMRP-USP. Mestre em Medicina pela USP. Doutora em Ciências pela USP. Título de Especialista em Foniatria pela ABORL-CCF. Membro da ABORL-CCF.

Mariana Cardoso Guedes
Graduada em Fonoaudiologia pela USP. Especialista em Audiologia pela Santa Casa de Misericórdia de São Paulo. Mestre em Ciências pela FMUSP. Membro da SBFa e da ABA. Certificada em Terapia Auditiva Verbal pela AGBell Academy (LSLS AVT® Cert.).

Mariana Dalbo Contrera Toro
Graduada em Medicina pela FCM-Unicamp. Especialista em Otorrinolaringologia pela FCM-Unicamp. Mestre em Saúde da Criança e do Adolescente pela FCM-Unicamp. Doutoranda em Ciências da Cirurgia pela FCM-Unicamp. Membro do Depto. de Otorrinolaringologia do IOU-Unicamp. *Fellowship* em Rinologia Avançada pela Unicamp.

Mariana Maldonado Loch
Graduada em Medicina pela UCPel. Título de Especialista em Otorrinolaringologia e Foniatria pela AMB. Professora do Idomed. Médica Adida do CEOF do HCRP-USP.

Mariana Moreira de Castro Denaro
Graduada em Medicina pela UFMG. Especialista em Otorrinolaringologia pelo HC-UFMG. Mestre em Cirurgia pela UFMG. *Fellow* em Otologia pela Fisch International Microsurgery Foundation.

Marianne Yumi Nakai
Graduada em Medicina pela FCM da Santa Casa de São Paulo (SCSP). Especialista em Cirurgia de Cabeça e Pescoço pela Irmandade da Santa Casa de Misericórdia de São Paulo. Doutora em Ciências da Saúde pela FCMSCSP. Professora Instrutora da FCMSCSP. Membro da SBCCP.

Marília Ribeiro Brum
Graduada em Medicina pela USCSPA. Especialista em Laringologia pela Irmandade da Santa Casa de Misericórdia de Porto Alegre. Mestre em Ciências da Saúde pela UFRGS. Membro da ABORL-CCF e da ABLV.

Marina Padovani
Graduada em Fonoaudiologia pela Unifesp. Especialista em Voz pela CFFa. Mestre e Doutora em Distúrbios da Comunicação Humana pela Unifesp. Professora Assistente da FCM da Santa Casa de São Paulo. Membro da SBFa.

Mário Greters
Graduado em Medicina pela Fundação do ABC. Especialista em Otorrinolaringologia pela ABORL-CCF. Doutor em Ciências pela FMUSP. Professor Titular da PUC-Campinas. Membro da ABON e da ABORL-CCF.

Mateus Aires
Graduado em Medicina pela UFPE. Especialista em Otorrinolaringologia pela UFPE e em Laringologia e Voz pela Unifesp. Doutor em Otorrinolaringologia pela Unifesp. Professor Adjunto da UPE. Membro da ABLV. Corresponsável pelo Ambulatório de Laringologia e Voz – Assistência à Pessoa Transgênero do HC-UFPE.

Mateus Campestrini Harger
Graduado em Medicina pela FURB. Especialista em Otorrinolaringologia pela FMJ. Professor Colaborador na FMJ. *Fellow* em Otorrinolaringologia Pediátrica pela Unicamp, em andamento.

Matheus Fernandes De Oliveira
Graduado em Medicina pela UFPE. Especialista em Neurocirurgia pela Iamspe. Mestre em Ciências pela Iamspe. Doutor em Ciências pela USP. Membro da Equipe DFV Neuro.

Matheus Simão Marcos
Graduado em Medicina pela FMUSP. Especialista em Otorrinolaringologia pelo HC-FMUSP. Médico Colaborador do Ambulatório de Estomatologia do HC-FMUSP. Membro do Depto. de Estomatologia da ABORL-CCF. Membro do Comitê de Título de Especialista da ABORL-CCF.

Mauricio Kurc
Graduado em Medicina pela FMUSP. Especialista em Otorrinolaringologia pela FMUSP. Doutor em Otorrinolaringologia pela FMUSP. Pós-doutor pelo NIDCD-NIH.

Mauricio Maniglia
Graduado em Medicina pela Unoeste. Especialista em Otorrinolaringologia pela Famerp. Mestre em Medicina pela UFPR. Doutor em Medicina pela Famerp. Professor Adjunto da Famerp-Funfarm /HIORP. Membro da ABORL-CCF e da ABCCMF.

Mauricio Miura
Graduado em Medicina pela UFRGS. Especialista em Otorrinolaringologia pela UFCSPA. Doutor em Ciências Médicas pela UFRGS. Pós-doutor em Otorrinopediatria pela State University of New York - Downstate Medical Center. Coordenador do Programa de Implante Coclear da Santa Casa de Misericórdia de Porto Alegre.

Maurício Noschang Lopes da Silva
Graduado em Medicina pela UFRGS. Especialista em Otorrinolaringologia pelo HCPA. Mestre e Doutor em Cirurgia pela UFRGS.

Mauro Becker Martins Vieira
Graduado em Medicina pela UFMG. Especialista em Otorrinolaringologia pelo Hospital Felício Rocho, em Cirurgia Geral pelo Hospital do IPSEMG e em Cirurgia de Cabeça e Pescoço pelo HOSPHEL.

Mayara Celentano Laporta Bernardo
Graduada em Medicina pela FCM da Santa Casa de São Paulo. Especialista em Otorrinolaringologia pela Santa Casa de São Paulo. *Fellowship* em Laringologia pela Santa Casa de Misericórdia de São Paulo. Preceptora do Ambulatório de Disfagia da Santa Casa de Misericórdia de São Paulo. Preceptora do Hospital de Clínicas de São Bernardo do Campo.

Melânia Marques
Graduada em Medicina pela UFMG. Especialista em Otorrinolaringologia pela Santa Casa de Misericórdia de Limeira e em Medicina do Sono pela USP. Doutor em Ciências pela USP. Membro da ABORL-CCF e da ABSONO. *Research Fellowship* pelo Brigham and Women's Hospital & Harvard Medical School.

Melissa A. G. Avelino
Graduada em Medicina pela PUC-Campinas. Especialista em Otorrinolaringologia pela PUC-Campinas. Mestre, Doutora e Pós-doutora em Otorrinolaringologia e Cirurgia de Cabeça e Pescoço pela EPM-Unifesp. Professora Associada da UFG. *Fellow* em Otorrinolaringologia Pediátrica pela EPM-Unifesp. Coordenadora do Programa de Pós-graduação de Ciências da Saúde da UFG.

Melissa Ferreira Vianna
Graduada em Medicina pela Santa Casa de Misericórdia de São Paulo. Especialista em Otorrinolaringologia pela Santa Casa de Misericórdia de São Paulo. Mestre e Doutora em Medicina pela Santa Casa de Misericórdia de São Paulo. Professora Instrutora da Santa Casa de Misericórdia de São Paulo.

Michel Burihan Cahali
Graduado em Medicina pela FMUSP. Doutor em Otorrinolaringologia pela FMUSP.

Michelle Lavinsky

Graduada em Medicina pela UFRGS. Especialista em Otorrinolaringologia pelo HCPA. Mestre em Cirurgia pela UFRGS. Doutora em Epidemiologia pela UFRGS. Professora do Depto. de Oftalmologia e Otorrinolaringologia da Faculdade de Medicina da UFRGS. Membro da Diretoria de ABCPF. Coordenadora do Programa de *Fellowship* em Cirurgia Plástica da Face com Ênfase em Rinoplastia do Serviço de Otorrinolaringologia do HCPA.

Miguel Angelo Hyppolito

Graduado em Medicina pela FMRP-USP. Especialista em Otorrinolaringologia e Otologia pelo HC-FMRP-USP. Doutor em Ciências Medicas pela USP. Professor Associado III MS5 da FMRP-USP. Membro da ABORL-CCF e da SBO. Coordenador do Serviço de Otologia e do Programa de Saúde Auditiva e Implante Coclear do HCRP-FMRP-USP. Vice-Chefe do Depto. de Oftalmologia Otorrinolaringologia e Cirurgia de Cabeça e Pescoço da FMRP-USP.

Miguel Soares Tepedino

Graduado em Medicina pela Fundação Técnico Educacional Souza Marques. Especialista em Otorrinolaringologia pela Policlínica de Botafogo. Doutor em Ciências Médicas pela FMUSP. Pós-doutor em Ciências pela EPM-Unifesp. Professor Adjunto da UERJ. Membro da ABORL-CCF. Coordenador de Rinologia e Cirurgia Endoscópica da Base de Crânio da UERJ. Chefe do Serviço de Otorrinolaringologia da Policlínica de Botafogo.

Milena de Almeida Torres Campanholo

Graduada em Medicina pela FMABC. Especialista em Otorrinolaringologia pela FMABC. Mestre em Ciências Médicas pela Unifesp. Professora Associada da disciplina Otorrinolaringologia da FMABC.

Mirna Duarte Barros

Graduada em Ciências Biológicas pela Instituto de Biociências da USP. Especialista em Educação em Saúde pela FMUSP. Mestre em Ciências pelo Instituto de Biociências da USP. Doutora em Biologia pela Instituto de Biociências da USP. Professora Adjunta da FCM da Santa Casa de São Paulo (SCSP). Membro da SBA. Coordenadora do Programa de Doação de Corpos da FCMSCSP.

Moacyr Saffer

Graduado em Medicina pela UFSM. Especialista em Otorrinolaringologia pela Clínica Prof. José Kos. Mestre em Otorrinolaringologia pelo Serviço Nacional Especialidades Quirurgicas da Espanha. Professor Titular da UFCSPA. Membro da ASRM. Professor Adjunto da UFRGS.

Mônica Alcantara de Oliveira Santos

Graduada em Medicina pela FCM da Santa Casa de São Paulo (SCSP). Especialista e Mestre em Otorrinolaringologia pela FCMSCSP. Doutora em Pesquisa em Cirurgia pela FCMSCSP. Professora Assistente da FCMSCSP e do Iamspe. Membro da ABORL-CCF e da ABON.

Monica Caiafa Bretas

Graduada em Fonoaudiologia pelo Centro Universitário Izabela Hendrix. Especialista em Motricidade Oral em Oncologia pela Fundação Antônio Prudente do A. C. Camargo Cancer Center e em Voz pelo CEV. Doutora em Ciências em Oncologia pela Fundação Antônio Prudente do A. C. Camargo Cancer Center. Membro da SBFa e da DRS.

Monica G. Amatuzzi

Graduada em Medicina pela FMUSP. Especialista em Otorrinolaringologia pela FMUSP. Doutora em Otorrinolaringologia pela FMUSP. *Fellow* em Otorrinolaringologia na Harvard Medical School.

Mônica Lúcia Rodrigues

Graduada em Medicina pela UFES. Especialista em Cirurgia Plástica pelo Hospital Brigadeiro – SBCP. Mestre em Ciências (Oncologia) pela Fundação Antônio Prudente do A. C. Camargo Cancer Center. Membro da SBCP.

Mônica Simons Guerra

Graduada em Medicina pela Santa Casa de São Paulo (SCSP). Especialista em Otorrinolaringologia pela SCSP. Mestre e Doutora em Comunicação Humana e Saúde pela PUC-SP. Membro da ABORL-CCP. Certificado de Área de Atuação em Foniatria pela ABORL-CCP e pela AMB.

Monique Nakayama Ohe

Graduada em Medicina pela FCM da Santa Casa de São Paulo. Especialista, Mestre e Doutora em Endocrinologia e Metabologia pela EPM-Unifesp. Pós-doutora em Endocrinologia e Metabologia em Seguimento pela EPM-Unifesp. Colaboradora do Serviço de Doenças Osteometabólicas da EPM-Unifesp. Membro da SBEM.

Morena Morais Rezende

Graduada em Otorrinolaringologia pelo Hupes-UFBA. Especialista em Otologia pelo Hupes-UFBA. Membro do Hospital São Rafael (Salvador-BA).

Murilo Catafesta das Neves

Graduado em Medicina pela USP. Especialista em Cirurgia de Cabeça e Pescoço pela Unifesp. Doutor em Ciências pela Unifesp. Professor Afiliado da Unifesp. Membro da SBCCP.

Naiana Manuela Rocha Arcanjo da Cruz

Graduada em Medicina pela UEFS. Especialista em Otorrinolaringologia pelo HRAC-USP. Membro da ABORL-CCF e da ABON. *Fellowship* em Otoneurologia pela Unifesp.

Natasha Andrade Braga

Graduada em Medicina pela UFBA. Especialista em Otorrinolaringologia pela Santa Casa de Misericórdia da Bahia. Doutora em Ciências Médicas pela USP. Professora Associada III da UFBA. Membro da ABORL-CCF e da AAO-HNS. *Fellowship* em Laringologia e Disfagia no Hospital Johns Hopkins. Coordenadora do Serviço de Laringologia da Residência Médica do Hospital Universitário Prof. Edgard Santos (UFBA).

Nathalia de Paula Doyle Maia Marchesi

Graduada em Medicina pela Emescam. Especialista em Otorrinolaringologia pelo HCA. Mestre em Otorrinolaringologia pela Unifesp. Membro da ABORL-CCF. *Fellowship* em Otoneurologia pela Unifesp. Médica da UFES.

Nathalia Gimenes
Graduada em Oncologia Clínica pelo Hospital do Câncer de Barretos. Especialista em Oncologia Torácica e Câncer de Cabeça e Pescoço pelo Instituto Oncoclínicas. Membro da SBOC, da ESMO, da ASCO, da IALSC, do GBOT e do GBCP.

Nathália Prudencio
Graduada em Medicina pela UFRJ. Especialista em Otorrinolaringologia pela UERJ. Mestre em Otoneurologia pela Unifesp. Otoneurologista pela Unifesp.

Nedio Steffen
Graduado em Medicina pela Faculdade Católica de Medicina de Porto Alegre. Especialista em Otorrinolaringologia e Cirurgia de Cabeça e Pescoço pela CIM. Mestre em Clínica Médica pela PUC-RS. Doutor em Otorrinolaringologia pela Escola Paulista de Medicina. Professor Adjunto da Escola de Medicina PUC-RS. Membro da ABORL-CCF.

Nilvano Andrade
Graduado em Medicina pela EBMSP. Mestre em Cirurgia pela UFBA. Doutor em Otorrinolaringologia pela USP. Professor Adjunto da Escola Bahiana de Medicina. Título de Especialista em Otorrinolaringologia pela ABORL-CCF. Membro da ABORL-CCF.

Nivaldo Alonso
Graduado em Medicina pela EPM-Unifesp. Especialista em Cirurgia Plástica pela FMUSP. Doutor em Medicina pela FMUSP. Professor Associado MS5-3 da FMUSP. Membro da SBCP. Pesquisador CNPq 1-B. Diretor do Serviço de Cirurgia Craniofacial do HRAC-USP Bauru.

Noemi Grigoletto De Biase
Graduada em Medicina pela FMRP-USP. Especialista e Mestre em Otorrinolaringologia pela FMRP-USP. Doutora em Otorrinolaringologia pela EPM-Unifesp. Professora Associada e Livre-docente da EPM-Unifesp. Membro da ABORL-CCF.

Norma de Oliveira Penido
Graduada em Medicina pela UFU. Especialista e Mestre em Otorrinolaringologia pela EPM-Unifesp. Doutora em Medicina pela Unifesp. Professora Associada com Livre-docência da Unifesp. Membro da ABORL-CCF e da AAO-HNS.

Olavo Mion
Graduado em Medicina pela FCM da Santa Casa de São Paulo. Doutor em Otorrinolaringologia pela USP. Título de Especialista em Otorrinolaringologia pela ABORL-CCF. Professor Assistente da USP. Membro da ABORL-CCF.

Osiris de Oliveira C. do Brasil
Graduado em Medicina pela FCM da Santa Casa de São Paulo. Especialista em Otorrinolaringologia pela EPM-Unifesp. Mestre em Cirurgia de Cabeça e Pescoço pela EPM-Unifesp. Doutor em Otorrinolaringologia pela EPM-Unifesp.

Oswaldo Laercio Mendonça Cruz
Graduado em Medicina pela EPM-Unifesp. Especialista em Otorrinolaringologia pela FMUSP. Doutor em Clínica Médica pela FMUSP. Professor Livre-docente da FMUSP. Membro da ABORL-CCF.

Otavio Augusto Iavarone
Graduado em Medicina pela Unifesp. Especialista em Otorrinolaringologia e Cirurgia Cervicofacial pela Unifesp. Pós-graduado em Microcirurgia Reconstrutiva em Cabeça e Pescoço pela Universitat Autònoma de Barcelona. Especialista em Cirurgia de Cabeça e Pescoço pelo Hospital Amaral Carvalho de Jaú (SP). Membro da ABORL-CCF e da SBCCP.

Otávio Pereira Lima Zanini
Graduado em Medicina pela UFPel. Especialista em Otorrinolaringologia pelo HC-UFPR. Mestre em Clínica Cirúrgica pela UFPR. *Fellowship* pela Fisch International Microsurgery Foundation.

Pablo Pinillos Marambaia
Graduado em Medicina pela EBMSP. Especialista em Otorrinolaringologia pelo INOOA. Mestre e Doutor em Medicina e Saúde Humana pela EBMSP. Professor Adjunto da EBMSP. Membro do Instituto de Otorrinolaringologia Otorrinos Associados.

Pablo Soares Gomes Pereira
Graduado em Medicina pela Unicamp. Especialista em Otorrinolaringologia e Cirurgia de Cabeça e Pescoço pela Unicamp. Membro da ABORL-CCF e da SBCCP.

Paola Andrea Galbiatti Pedruzzi
Graduada em Medicina pela PUC-PR. Especialista em Cirurgia de Cabeça e Pescoço pela SBCCP. Mestre em Oncologia pela USP. Especialista em Medicina Paliativa pelo Instituto Paliar (SP) *Fellowship* em Medicina Integrativa pela University of Arizona (EUA). Membro da Society of Integrative Oncology.

Patricia Ciminelli
Graduado em Medicina pela UFRJ. Especialista em Otorrinolaringologia pela UFRJ. Mestre e Doutora em Medicina pela UFRJ. Chefe do Ambulatório de Zumbido e Otoneurologia do Hospital Universitário da UFRJ. Membro da ABORL-CCF.

Patrícia Mano
Graduada em Medicina pela UERJ. Especialista em Otorrinolaringologia pelo Hospital Antonio Pedro - UFF; e em Otoneurologia pelo HC-FMUSP. Membro do Depto. de Otoneurologia da ABORL-CCF e da ABON.

Patrícia Paula Santoro
Graduada em Medicina pelo HC-FMUSP. Especialista e Doutora em Distúrbios da Deglutição pelo HC-FMUSP. Membro da ABORL-CCF e da APM.

Patrícia Soares Montemagni
Graduada em Medicina pela FCM da Santa Casa de São Paulo (SCSP). Especialista em Otorrinolaringologia pela

Irmandade da Santa Casa de Misericórdia de São Paulo. Subespecialidade em Otologia e Otoneurologia pela Irmandade da Santa Casa de Misericórdia de São Paulo.

Paula Lobo Furtado Machado
Graduado em Medicina pela UnB. Especialista em Otoneurologia pela FMUSP. Membro da ABON.

Paula Lopes
Graduada em Medicina pela FMABC. Especialista em Otorrinolaringologia pela FMABC. Doutora em Saúde Baseada em Evidências pela Unifesp. Professora Associada da FMABC. *Fellowship* em Otoneurologia na Unifesp.

Paula Moreno
Graduada em Medicina pela Fundação Técnico Educacional Souza Marques. Título de Especialista em Otorrinolaringologia pela ABORL-CCF. Doutora em Otorrinolaringologia pela FCM da Santa Casa de São Paulo. Professora Coordenadora da Residência Médica da Policlínica de Botafogo (RJ). *Medical Fellow* na Case Western Reserve University of Cleveland (EUA).

Paula Santos Silva Fonsêca
Graduada em Medicina pela EBMSP. Residência em Otorrinolaringologia pelo HSPE-Iamspe. Mestranda e *Fellowship* em Otoneurologia pela Unifesp. Membro da ABON.

Pauliana Lamounier
Graduada em Medicina pela UFTM. Especialista em Otorrinolaringologia pelo Hospital Federal do Andaraí (RJ). Mestre e Doutora em Ciências da Saúde pela UnB. Chefe do Serviço de Otologia/Implante Coclear e Preceptora da Residência de Otorrinolaringologia do CRER (Goiânia-GO).

Paulo Perazzo
Graduado em Medicina pela UFBA. Especialista em Otorrinolaringologia pela PUC-RS. Mestre em Otorrinolaringologia pela Santa Casa de São Paulo. Doutor em Otorrinolaringologia pela Unifesp. Professor Adjunto da UNEB. Membro da ELSOC e da IAP. Ex-Presidente da ALLF.

Paulo Ricardo R. Larosa
Graduado em Odontologia pela OSEC. Especialista em Implantodontia pela UNIP. Mestre em Ciências Morfofuncionais pelo ICB-USP. Professor Instrutor da FCMSCP. Membro da APCD e SBAnatomia.

Paulo Roberto Lazarini
Graduado em Medicina pela FCM da Santa Casa de São Paulo (SCSP). Especialista e Doutor em Otorrinolaringologia pela FCMSCSP. Professor Titular da FCMSCSP. Membro da ABORL-CCF. Ex-Presidente da SBO. Fundador do Núcleo de Cirurgia da Base de Crânio da SCSP.

Paulo Rogerio C. Porto
Graduado em Medicina pela FCM-Unicamp. Especialista e Mestre em Otorrinolaringologia pela FCM-Unicamp. Membro da ABORL-CCF. Médico Fundador do Setor de Implantes Cocleares da FCM-Unicamp.

Pedro de Aguiar Soares
Graduando em Medicina pela Universidade Positivo.

Pedro Fragoso de Almeida
Graduado em Medicina pela ESCS. Especialista em Otorrinolaringologia pela UFU. Membro da ABORL-CCF. Cirurgião Craniomaxilofacial pela UFU.

Pedro Luis Cóser
Graduado em Medicina pela UFSM. Especialista em Otorrinolaringologia pelo Hospital Ibirapuera. Mestre em Distúrbios da Comunicação Humana pela UFSM. Doutor em Distúrbios da Comunicação Humana pela Unifesp. Professor Associado da UFSM. Membro da ABORL-CCF.

Pedro Luiz Mangabeira Albernaz
Graduado em Medicina pela EPM-Unifesp. Especialista e Doutor em Otorrinolaringologia pela EPM-Unifesp. Master of Arts pela Washington University (EUA). Professor Aposentado da EPM-Unifesp. Sócio Honorário da American Society of Otology.

Pedro Moreno Fraiha
Graduado em Medicina pela Universidade Iguaçu. Especialista em Otorrinolaringologia pela Policlínica de Botafogo (RJ).

Priscila Bogar
Graduada em Medicina pela PUC-SP. Especialista em Otorrinolaringologia pela USP. Doutora em Medicina pela USP. Professora Titular do Centro Universitário da FMABC.

Priscila Novaes Ferraiolo
Graduada em Medicina pela UFRJ. Especialista em Otorrinolaringologia pela UFRJ. Mestre em Pesquisa Clínica pela Fiocruz.

Priscila Oliveira
Graduada em Fonoaudiologia pelo Unipê. Especialista em Voz e Comunicação Profissional pela Faculdade Redentor. Mestre e Doutora em Modelos de Decisão e Saúde pela UFPB. Professora Adjunta da UFPB. Membro da SBFa. Pesquisadora do Programa Associado de Pós-graduação em Fonoaudiologia UFPB/UFRN/UNCISAL. Vice-Coordenadora do Depto. de Voz da SBFa (gestão 2023-2024). Pesquisadora e Diretora Executiva do LIEV.

Priscila Valéria Caus Brandão
Graduada em Medicina pela Unilus. Especialista em Otorrinolaringologia pelo Hospital Santa Marcelina - São Paulo; e em Otoneurologia pela EPM-Unifesp. Membro da ABON.

Rafael Albertino
Graduado em Medicina pela UNESA. Especialista em Otorrinolaringologia pela UFF. *Fellowship* em Otoneurologia pela FMUSP. Oficial Médico da FAB.

Rafael da Costa Monsanto
Graduado em Otorrinolaringologia pelo Banco de Olhos de Sorocaba-SP. Mestre em Otopatologia pela University of Minnesota (EUA). Doutor em Otorrinolaringologia pela EPM-Unifesp. Professor Associado da University of Minnesota (EUA).

Rafael de Andrade Balsalobre
Graduado em Odontologia pela USP. Especialista em Ortodontia pela APCD. Mestre em Ciências da Saúde pela Unifesp. Membro da Abros. Certificação em Odontologia do Sono pela Absono.

Rafael De Cicco
Graduado em Medicina pela UMC. Especialista em Cirurgia de Cabeça e Pescoço pelo ICAVC. Doutor em Oncologia pela Fundação Antônio Prudente. Membro da SBCCP e da AHNS. Chefe do Serviço de Cirurgia de Cabeça e Pescoço do ICAVC.

Rafael Ferreira Zatz
Graduado em Cirurgia Plástica pelo HC-FMUSP. Especialista em Cirurgia Plástica Pediátrica pelo HC-FMUSP. Membro da ISAR.

Rafael Figueiredo dos Santos
Graduado em Medicina pela UFMG. Especialista em Otorrinolaringologia pela EPM-Unifesp. CEO da ORL Academy.

Rafael Rossell Malinsky
Graduado em Medicina pela UCPel. Título de Especialista em Otorrinolaringologia e Medicina do Sono pela AMB. Doutor em Ciências Médicas pela FMRP-USP. Pós-doutor pela Unifesp. *Clinical Fellowship* em Cirurgia do Sono pela Université de Montréal (Canadá).

Raimar Weber
Graduado em Medicina pela UFRGS. Especialista e Doutor em Otorrinolaringologia pela FMUSP. *Fellowship* em Cirurgia Plástica Facial pela FMUSP.

Ramon Nobre Leal Oliva
Graduado em Medicina pela EPM-Unifesp. Especialista em Otorrinolaringologia e Cirurgia de Cabeça e Pescoço pela EPM-Unifesp.

Raquel Mezzalira
Graduada em Medicina pela Unicamp. Especialista em Otorrinolaringologia pela Unicamp. Mestre em Ciências Médicas pela Unicamp. Doutora em Medicina pela Unicamp.

Rebeca Silva Chiabai Loureiro
Graduada em Medicina pela Santa Casa de Vitória/Emescam. Especialista em Otorrinolaringologia pela USP. *Fellowship* de Cirurgia Plástica da Face pela USP.

Rebecca Maunsell
Graduada em Medicina pela FCM-Unicamp. Especialista, Mestre e Doutora em Otorrinolaringologia pela FCM-Unicamp. Professora Associada da FCM-Unicamp.

Regina Helena Garcia Martins
Graduada em Medicina pela PUC-SP. Especialista em Laringologia pela FMB-Unesp. Mestre e Doutora em Cirurgia pela FMB-Unesp. Professora Titular da FMB-Unesp. Membro da ABORL-CCF.

Regina Lúcia Elia Gomes
Graduada em Medicina pela FMUSP. Especialista em Radiologia e Diagnóstico por Imagem pela CBR. Doutora em Ciências da Saúde pelo Depto. de Radiologia da FMUSP. Professora Colaboradora do Depto. de Radiologia da FMUSP. Membro da Coex-COREME.

Reginaldo R. Fujita
Graduado em Medicina pela EPM-Unifesp. Especialista, Mestre e Doutor em Otorrinolaringologia pela EPM-Unifesp. Especialista em Cirurgia de Cabeça e Pescoço pela ABORL-CCF. Professor Livre-docente Adjunto da EPM-Unifesp. Membro da ABORL-CCF.

Renan Lira
Graduado em Medicina pela UFRN. Especialista em Cirurgia de Cabeça e Pescoço pelo A. C. Camargo Cancer Center. Doutor em Oncologia pela FMUSP. Coordenador da Pós-graduação em Cirurgia Robótica de Cabeça e Pescoço do Hospital Israelita Albert Einstein.

Renata Azevedo
Graduada em Fonoaudiologia pela Unifesp. Especialista em Voz pelo CFFa. Especialista, Mestre e Doutora em Distúrbios da Comunicação Humana (Fonoaudiologia) pela Unifesp. Professora Adjunta do Depto. de Fonoaudiologia da Unifesp. Coordenadora Adjunta do Núcleo TransUnifesp. Coordenadora de Otorrinolaringologia Pediátrica. Presidente do Depto. de Otorrinolaringologia da SBP.

Renata C. Di Francesco
Graduada em Medicina pela FMUSP. Especialista e Doutora em Otorrinolaringologia pelo HC-FMUSP. Professora Livre-docente da FMUSP.

Renata Ferreira Magalhães
Graduada em Medicina pela Unicamp. Especialista em Dermatologia pela Unicamp. Doutora em Clínica Médica pela Unicamp. Professora Adjunta da Unicamp. Membro da SBD.

Renata L. V. Guedes
Graduada em Fonoaudiologia pela Uncisal. Especialista em Disfagia pelo A. C. Camargo Cancer Center e pelo CFFa. Mestre e Doutora em Ciências - Oncologia pelo A. C. Camargo Cancer Center. Membro da Academia Brasileira de Disfagia, da SBFa e da Dysphagia Research Society.

Renato Cal
Graduado em Medicina pela UEPA. Especialista em Otorrinolaringologia pela Policlínica de Botafogo (RJ). *Fellow* em Otologia e Neurotologia pela Harvard University (EUA). Professor Adjunto do CESUPA. Membro da ABORL-CCF.

Renato Capuzzo
Graduado em Medicina pela FMUSP. Especialista em Cirurgia de Cabeça e Pescoço pela HC-FMUSP. Mestre em Oncologia pela Fundação PIO XII.

Renato Prescinotto
Graduado em Medicina pela FMABC. Especialista em Otorrinolaringologia pela FMABC. Mestre em Psicobiologia pela Unifesp.

Renato Roithmann
Graduado em Medicina pela UFRGS. Especialista em Otorrinolaringologia e Cirurgia Cervicofacial pela HCPA. Doutor em Otorrinolaringologia pela UFRGS. Professor Adjunto de Otorrinolaringologia da Ulbra. Membro da ABORL-CCF e da ASSOGOT CCF. *Associate Scientific Staff, Department of Otolaryngology H N Surgery*, Mount Sinai Hospital, Toronto, Canadá.

Renato Stefanini
Graduado em Medicina pela EPM-Unifesp. Especialista em Otorrinolaringologia pela EPM-Unifesp. Mestre e Doutor em Ciências pela EPM-Unifesp. Professor Afiliado da EPM-Unifesp. Certificado em Medicina do Sono pela AMB.

Ricardo Bento
Graduado em Medicina pela FMJ. Especialista em Otorrinolaringologia pela FMUSP. Doutor em Ciências pela FMUSP. Professor Titular de Otorrinolaringologia da FMUSP. Membro da ABORL-CCF. Diretor da Divisão de Otorrinolaringologia da FMUSP.

Ricardo Cassiano Demarco
Graduado em Medicina pela UFPR. Especialista, Mestre e Doutor em Otorrinolaringologia pela FMRP-USP. Professor Médico Assistente da FMRP-USP.

Ricardo Figueiredo
Graduado em Medicina pela UFRJ. Especialista em Otorrinolaringologia pela UFRJ. Mestre em Cirurgia Geral - Otorrinolaringologia pela UFRJ. Doutor em Ciências - Otorrinolaringologia pela Unifesp. Professor Adjunto do UNIFAA. Membro da ABORL-CCF. Pesquisador da Tinnitus Research Initiative.

Ricardo Godinho
Graduado em Medicina pela UFMG. Mestre e Doutor em Pediatria pela UFMG. Título de Especialista em Otorrinolaringologia pela ABORL-CCF. Membro da ABORL-CCF, Diretor da IAPO e Diretor da Otorrinoped Educação. *Research Fellowship Pediatric Otorhinolaryngology* pela Harvard University (EUA).

Ricardo Landini Lutaif Dolci
Graduado em Medicina pela Unitau. Especialista em Otorrinolaringologia pela Santa Casa de Misericórdia de São Paulo. Doutor em Otorrinolaringologia pela Ohio Sate University (EUA) e pela Santa Casa de Misericórdia de São Paulo. Professor Assistente da Santa Casa de Misericórdia de São Paulo.

Ricardo Maniglia
Graduado em Medicina pela PUC-PR. Especialista em Otorrinolaringologia pela UFPR. Mestre em Otorrinolaringologia pela Santa Casa de São Paulo. Membro da IFFPS (*board certified*).

Ricardo Miranda Lessa
Graduado em Medicina pela UFBA. Mestre em Medicina pela Santa Casa de Misericórdia de São Paulo. Doutor em Medicina pela FMRP-USP. Título de Especialista em Otorrinolaringologia pela ABORL-CCF. Membro da SBR. Chefe do Serviço de Otorrinolaringologia da Santa Casa de Ribeirão Preto e Médico Assistente do HC-FMRP-USP.

Ricardo Schaffeln Dorigueto
Graduado em Medicina pela Santa Casa de Misericórdia de Vitória/Emescan. Especialista em Otorrinolaringologia pela FMJ. Mestre e Doutor em Ciências pela Unifesp. Professor Adjunto do Hospital Paulista. Coordenador do *Fellowship* em Otoneurologia e Eletrofisiologia Vestibular do Hospital Paulista.

Richard Voegels
Graduado em Medicina pela FMUSP. Professor Associado e Livre-Docente da FMUSP. Presidente da Fundação Otorrinolaringologia.

Rita de Cássia Cassou Guimarães
Graduada em Medicina pela FEMPAR. Mestre em Clínica Cirúrgica pela UFPR. Título de Especialista em Otorrinolaringologia pela ABORL-CCF. Membro da ABON da ABORL-CCF. Chefe do Ambulatório de Otoneurologia e Zumbido do Serviço de Otorrinolaringologia do HC-UFPR.

Rita de Cássia Soler
Graduada em Medicina pela FCM da Santa Casa de São Paulo (SCSP). Especialista em Otorrinolaringologia pelo Hospital Nossa Senhora de Lourdes de São Paulo. Mestre e Doutora em Otorrinolaringologia pela SCSP. Professora de Otorrinolaringologia da Residência Otorrinoseul de São Paulo. Membro da ABORL-CCF. Otorrinolaringologista do Instituto de Infectologia do Hospital Emílio Ribas de São Paulo.

Robert T. Sataloff
Professor and Chairman of the Department of Otolaryngology-Head and Neck Surgery and Senior Associate Dean for Clinical Academic Specialties at Drexel University College of Medicine.

Roberta Ismael Dias Garcia
Graduada em Medicina pela PUC-Campinas. Especialista em Otorrinolaringologia pela ABORL-CCF. Doutora em Ciências pela FMUSP. Professora Associada da FMABC. Membro da AAO-HNS.

Roberta Noer Pilla
Graduada em Medicina pela PUC-RS. Especialista em Otorrinolaringologia pela PUC-RS. Mestre em Ciências Cirúrgicas pela UFRGS. Membro da ABORL-CCF.

Roberta Ribeiro de Almeida
Graduada em Medicina pela FMUSP. Especialista em Otorrinolaringologia pelo HC-FMUSP. Doutora em Otorrinolaringologia pelo HC-FMUSP.

Roberto A. C. Bonanomi
Graduado em Medicina pela FMUSP. Especialista e Mestre em Otorrinolaringologia pelo HC-FMUSP. Professor Associado do HC-FMUSP. Membro da ABORL-CCF.

Roberto Campos Meirelles
Graduado em Medicina pela UFRJ. Especialista em Otorrinolaringologia pela UFRJ, pelo CFM e pela AMB. Mestre em Otorrinolaringologia pela UFRJ. Doutor em Otorrinolaringologia pela USP. Professor Titular de Otorrinolaringologia da UERJ. Livre-docente em Otorrinolaringologia pela UERJ e pela Unirio.

Roberto E. S. Guimarães
Graduado em Medicina pela FM-UFMG. Especialista em Otorrinolaringologia pela Clínica Prof. José Kós. Mestre e Doutor em Otorrinolaringologia - Cirurgia pela FM-UFMG. Professor Associado da FM-UFMG. Membro da Academia Mineira de Medicina.

Roberto Massao Takimoto
Graduado em Medicina pela UFSC. Especialista em Cirurgia de Cabeça e Pescoço pela EPM-Unifesp. Mestre e Doutor em Ciências (Otorrinolaringologia) pela EPM-Unifesp. Título de Especialista em Otorrinolaringologia e Cirurgia Cervicofacial pela ABORL-CCF e pela AMB. Professor Afiliado do Depto. de Otorrinolaringologia e Cirurgia de Cabeça e Pescoço da EPM-Unifesp. Membro da ABORL-CCP, da SBCCP e da AHNS.

Roberto Miquelino de Oliveira Beck
Graduado em Medicina pela Universidade São Francisco. Especialista em Otorrinolaringologia pela Santa Casa de Campinas-SP. Doutor em Ciências Médicas pela USP.

Robinson Koji Tsuji
Graduado em Medicina pela FMUSP. Especialista em Otorrinolaringologia pelo HC-FMUSP. Doutor em Ciências Médicas pela FMUSP. Professor Livre-docente da FMUSP. Membro da ABORL-CCF e da SOB. Presidente da SBO (gestão 2024-2025).

Robson Capasso
Graduado em Medicina pela Stanford University (EUA).

Rodolfo Alexander Scalia
Especialista em Rinologia e Rinoplastia pela Santa Casa de São Paulo (SCSP). Doutor em Pesquisa e Cirurgia pela SCSP. Professor Instrutor da SCSP. Membro da ABORL-CCF, da Sociedade de Rinoplastia e da Sociedade de Plástica Facial.

Rodolfo Borsaro
Graduado em Medicina pela Famerp. Especialista em Otorrinolaringologia pela Famerp. Doutor em Otorrinolaringologia pela USP.

Rodrigo Cesar Silva
Graduado em Medicina pela Famema. Especialista em Otorrinolaringologia (ABORL-CCF e AMB) pela Famema. Preceptor-Voluntário da Disciplina Otoneurologia do Depto. de Otorrinolaringologia e Cirurgia de Cabeça e Pescoço da EPM-Unifesp. *Fellowship* em Otoneurologia pela EPM-Unifesp. Membro da ABON.

Rodrigo de Morais Hanriot
Graduado em Medicina pela UFMG. Especialista em Radioterapia pelo A. C. Camargo Cancer Center. MBA em Gestão de Saúde pela FIA-USP. Membro da SBRT. Membro Internacional das Sociedades Americana e Europeia de Radioterapia.

Rodrigo de Paiva Tangerina
Graduado em Medicina pela EPM-Unifesp. Especialista em Otorrinolaringologia e Medicina do Sono pela EPM-Unifesp. Mestre em Ciências pela EPM-Unifesp.

Rodrigo de Paula Santos
Graduado em Medicina pela Unifesp. Especialista, Mestre e Doutor em Otorrinolaringologia pela Unifesp. Responsável pelo Setor de Cirurgia Endoscópica de Base de Crânio do Depto. de Otorrinolaringologia da Unifesp.

Rodrigo Guimarães Pereira
Graduado em Medicina pela UFPR. Especialista em Otorrinolaringologia pelo Instituto Penido Burnier. Estágio Monitorado em Otorrino Pediátrica no Children's Hospital da University of Washington (EUA). Presidente da ABOPe.

Rodrigo Oliveira Santos
Graduado em Medicina pela EPM-Unifesp. Especialista em Cirurgia Cabeça e Pescoço pela SBCCP. Mestre em Otorrinolaringologia e Cirurgia de Cabeça e Pescoço pelo Depto. de ORL-CCP da EPM-Unifesp. Doutor em Ciências pelo Depto. de ORL-CCP da EPM-Unifesp. Professor Adjunto do Depto. de ORL-CCP da EPM-Unifesp. Membro da ABORL-CCF.

Rogerio A. Dedivitis
Graduado em Medicina pela FMUSP. Especialista em Cirurgia de Cabeça e Pescoço pela SBCCP. Especialista em Educação Médica pelo CEDEM da FMUSP. Mestre em Medicina - Cirurgia de Cabeça e Pescoço pelo Complexo Hospitalar Heliópolis. Doutor em Otorrinolaringologia e Cirurgia de Cabeça e Pescoço pela Unifesp. MBA em Gestão em Saúde pela FGV. Professor Livre-docente da FMUSP.

Rogério Hamerschmidt
Graduado em Medicina pela UFPR. Especialista em Otorrinolaringologia pela UFPR. Mestre e Doutor em Clínica Cirúrgica pela UFPR. Professor Associado de Otorrinolaringologia da UFPR. Pós-doutor em Saúde da Comunicação Humana pela UTP. Membro da ABORL-CCF, da SBO e do Instituto Georges Portmann de Cirurgia Otológica em Bordeaux (França).

Ronaldo Kennedy de Paula Moreira
Graduado em Medicina pela UFJF. Especialista em Otorrinolaringologia pela Santa Casa de Belo Horizonte. Mestre em Otoneurologia pelo Instituto de Ensino e Pesquisa da Santa Casa de Belo Horizonte. Doutorando em Ciências

Fonoaudiológicas pela UFMG. Preceptor e Assistente Efetivo da Equipe de Otorrinolaringologia da Santa Casa de Belo Horizonte.

Ronaldo N. Toledo
Graduado em Medicina pela UFU. Especialista em Otorrinolaringologia pela Unifesp. Mestre em Otorrinolaringologia e Cirurgia de Cabeça e Pescoço pela Unifesp. Doutor em Ciências pela Unifesp. Médico do Depto. de Cirurgia de Cabeça e Pescoço e Otorrinolaringologia do A. C. Camargo Cancer Center em São Paulo. Médico do Centro do Deficiente Auditivo da Unifesp. Membro da ABORL-CCF.

Rosalia Padovani
Graduada em Medicina pela PUC-SP. Especialista em Endocrinologia pela FCM da Santa Casa de São Paulo (SCSP). Doutora em Endocrinologia pela Unifesp. Professora Instrutora da FCM-SCSP. Coordenadora do Centro de Excelência em Doenças da Tireoide da Beneficência Portuguesa de São Paulo. Membro da SBEM. Diretora da SBEM-SP.

Roseli Saraiva Moreira Bittar
Graduada em Medicina pela FMUSP. Especialista em Otorrinolaringologia pela FMUSP. Doutora em Medicina - Ciências da Saúde pela FMUSP.

Rosiane Yamasaki
Graduada em Fonoaudiologia pela Unifesp. Especialista em Voz pelo CFFa. Mestre em Distúrbios da Comunicação Humana - Campo Fonoaudiológico pela Unifesp. Doutora em Ciências pela Unifesp. Professora Adjunta da Unifesp. Membro da SBFa.

Rubens de Brito
Graduado em Medicina pela Universidade Santo Amaro. Especialista e Doutor em Otorrinoloringologia pela USP. Pós-doutor pelo Depto. de Cirurgia (Disciplina Topografia Estrutural Humana) da FMUSP. Professor Livre-docente e Associado da FMUSP.

Rui Imamura
Graduado em Medicina pela FMUSP. Especialista e Doutor em Otorrinolaringologia pelo HC-FMUSP. Professor Livre-docente da FMUSP. *Fellowship* de Pesquisa em Otorrinolaringologia - Cirurgia de Cabeça e Pescoçoda na Kurume University (Japão). Membro da ABLV.

Sady Selaimen da Costa
Graduada em Medicina pela UFSCPA. Especialista em Otorrinolaringologia pelo HCPA. Mestre em Otorrinolaringologia pela FMRP-USP. Doutora em Neurorcirurgia pela FMRP-USP. Professora Titular da UFRGS.

Samuel Serpa Steck
Graduado em Medicina pela PUC-Sorocaba (SP). Residente de Otorrinolaringologia do HC-FMB-Unesp.

Sandra Bastos
Graduada em Medicina pela UFPE. Especialista em Otorrinolaringologia pela PUC-SP. Mestre em Administração Hospitalar pela INSPER. Membro da ABORL-CCF.

Sandra Doria Xavier
Graduada em Medicina pela Santa Casa de São Paulo (SCSP). Especialista em Otorrinolaringologia e Medicina do Sono pela SCSP. Mestre e Doutora em Otorrinolaringologia pela SCSP. Professora e Pesquisadora no Instituto do Sono de São Paulo e Pós-doutoranda pela Unifesp.

Sarah Evangelista de Oliveira e Silva
Graduada em Medicina pela UnB. Especialista em Otorrinolaringologia pela FMJ.

Sergio Albertino
Graduado em Medicina pela UFF. Especialista em Otorrinolaringologia pela PUC-RJ. Mestre em Otorrinolaringologia pela PUC-RJ. Doutor em Neurologia pela UFF. Professor Adjunto IV da UFF.

Sérgio F. Maniglia
Graduado em Medicina pela PUC-PR. Especialista em Otorrinolaringologia pela UFPR.

Sergio Henrique Kiemle Trindade
Graduado em Medicina pela PUC-Campinas. Especialista em Otorrinolaringologia - Medicina do Sono pela FMB-Unesp. Doutor em Ciências - Otorrinolaringologia pela FMUSP. Professor Associado (Livre-docente) da FMBRU USP. Médico Otorrinolaringologista do HRAC/Centrinho-USP.

Signe Schuster Grasel
Graduada em Medicina pela Universität Bonn (Alemanha). Especialista em Otorrinolaringologia pelo HC-FMUSP. Doutora em Medicina pela Universität Bonn (Alemanha) e pela FMUSP. Médica Assistente da Clínica de Otorrinolaringologia do HC-FMUSP. Coordenadora do Setor de Eletrofisiologia, Clínica de Otorrinolaringologia do HC-FMUSP. Membro da ABORL-CCF.

Silke A. T. Weber
Graduada em Medicina pela FMB-Unesp. Especialista em Otorrinolaringologia pela FMB-Unesp e ABORL-CCF. Mestre em Doenças Infeciosas pela FMB-Unesp. Doutora em Bases Gerais de Cirurgia e Medicina Translacional pela FMB-Unesp. Professora Titular da FMB-Unesp. Coordenadora do Laboratório de Sono do HC-FMB. Membro da ABORL-CCF.

Silvana Nobre de Assis Maziviero
Graduada em Medicina pela UEPA. Especialista em Otorrinolaringologia pela FMJ. Mestre e Doutora em Otorrinolaringologia pela FCM da Santa Casa de São Paulo. Professora Associada 3 e Professora Adjunta 4 da UFPA e da UEPA. Membro da ABORL-CCF e da ABON. Diretora Regional Norte da ABON.

Silvio da Silva Caldas Neto
Graduado em Medicina pela UFPE. Especialista e Doutor em Otorrinolaringologia pela FMUSP. Professor Titular da UFPE. Professor Adjunto da FCM-UPE. Livre-docente de Otorrinolaringologia da FMUSP. Membro da Academia Pernambucana de Medicina. Ex-Presidente da SBO.

Silvio José de Vasconcelos
Graduado em Medicina pela UFPE. Especialista em Otorrinolaringologia pelo Hospital das Clínicas da UFPE. Doutor em Ciências pela USP. Professor Adjunto da UFPE. Membro da ABLV.

Sulene Pirana
Graduada em Medicina pela FCM da Santa Casa de São Paulo. Especialista e Doutora em Otorrinolaringologia pela USP. Professora Doutora da USF. Coordenadora do Serviço de Otorrinolaringologia e Cirurgia Cervicofacial do Hospital Universitário São Francisco. Médica Foniatra do HC-FMUSP. Membro da SBP.

Sung Woo Park
Graduado em Medicina pela EPM-Unifesp. Mestre em Ciências da Saúde pela EPM-Unifesp.

Tania Maria Sih
Graduada em Medicina pela FMUSP. Especialista, Mestre e Doutora em Otorrinolaringologia pela FMUSP. Membro da IAPO.

Tanit Ganz Sanchez
Graduada em Medicina pela USP. Especialista em Otorrinolaringologia pela USP. Doutora em Otorrinolaringologia - Zumbido pela USP. Professora Associada da USP.

Tatiana A. Vidigal
Graduada em Medicina pela Faculdade de Medicina de Barbacena (MG). Título de Especialista em Otorrinolaringologia pela ABORL-CCF. Título de Especialista em Medicina do Sono pela AMB. Mestre e Doutora em Ciências pela Unifesp. Membro da ABORL-CCF e da ABS.

Tatiana Abdo
Graduada em Medicina pela FMABC. Especialista em Otorrinolaringologia pela FMABC. Doutora em Medicina - Otorrinolaringologia pela FMUSP. Professora Assistente do Grupo de Rinologia do HC-FMUSP.

Tatiana B. A. Della Giustina
Graduada em Medicina pela UCPel. Especialista em Otorrinolaringologia pelo Hospital São Lucas da PUC-RS. Mestre em Distúrbios da Comunicação Humana pela UFSM. Doutora em Saúde Pública pela Universidad UCES (Argentina). Conselheira Federal de Medicina (gestão 2019-2024).

Thaís Bianca Brandão
Graduada em Medicina pela FOUSP. Especialista em Prótese Dentária pela APCD. Mestre em Prótese Bucomaxilofacial pela FOUSP. Doutora em Estomatopatologia pela FOP-Unicamp.

Thaís Gomes Abrahão Elias
Graduada em Medicina pela PUC-GO. Especialista em Otorrinolaringologia pela Unesp. Mestre em Ciências da Saúde pela Unesp. Doutora em Ciências da Saúde pela Unifesp.

Thais Helena Buffo
Graduada em Medicina pela Unicamp. Especialista em Dermatologia pela Unicamp. Especialista em Cirurgia Dermatológica e Cirurgia Micrográfica de Mohs pela Unicamp. Mestre em Ciências da Saúde pela Unicamp.

Thays Vaiano
Graduada em Fonoaudiologia pela FCM da Santa Casa de São Paulo. Especialista em Voz pelo CFFa. Especialista em Fisiologia do Exercício Aplicada à Clínica pela Unifesp. Mestre e Doutora em Distúrbios da Comunicação Humana pela Unifesp. Professora Associada do CEV. Membro da SBFa, da Academia do Grammy Latino. Criadora dos Atletas da Voz.

Thiago Bezerra
Graduado em Medicina pela UFPE. Doutor em Ciências - Otorrinolaringologia pela FMUSP. Professor de Otorrinolaringologia da UFPE. Membro da Academia Americana de Rinologia e da ABORL-CCF.

Thiago Bittencourt Ottoni de Carvalho
Graduado em Medicina pela Universidade José do Rosário Velano. Mestre e Doutor em Ciências da Saúde pela Famerp. Supervisor do Programa de Residência Médica em Otorrinolaringologia do HBDF.

Thomas Peter Maahs
Graduado em Medicina pela UFCSPA. Especialista em Otorrinolaringologia pela PUC-RS.

Thomaz Fleury Curado
Graduado em Medicina pela Unifenas. Título de Especialista em Otorrinolaringologia pela ABORL-CCF. Doutor em Otorrinolaringologia pela USP. Professor Assistente da Case Western Reserve University (EUA). Membro da ABORL-CCF.

Tobias Torres
Graduado em Medicina pela UFRGS. Especialista em Otorrinolaringologia pelo Hospital Beneficência Portuguesa de São Paulo. *Fellowship* em Otologia pelo HCPA.

Tomas G. Patrocinio
Graduado em Medicina pela PUC-Campinas. Residência em Otorrinolaringologia pela UFU. Especialista em Cirurgia Craniomaxilofacial. Doutor em Medicina pela Famerp. Membro Titular da ABORL-CCF, da Academia Brasileira de Cirurgia Plástica da Face e da International Federation of Facial Plastic Surgery Societies.

Trissia Maria Farah Vazzoler
Graduada em Medicina pela UFMT. Especialista em Otorrinolaringologia pelo HRAC-USP-Bauru. Mestre em Tecnologia Aplicada à Saúde na Infância e Adolescência pelo Hospital Pequeno Príncipe das Faculdades Pequeno Príncipe. Membro da ABORL-CCF, SBOT, ABOPE e IAPO.

Vagner Rodrigues
Graduado em Medicina pela Unicamp. Especialista, Mestre e Doutor em Otorrinolaringologia pela Unicamp. Professor Colaborador e da Pós-graduação da Unicamp. Membro da SBO.

Vanessa B. Campoy Rocha

Graduada em Medicina pela Unicamp. Especialista em Otorrinolaringologia e em Otoneurologia pela Unicamp. Mestranda em Ciências Médicas pela Unicamp. Professora Médica Colaboradora da Unicamp e PUC-Campinas. Membro da ABON.

Vanessa Carvalho de Oliveira Lobato

Graduada em Medicina pela UFMA. Especialista em Otorrinolaringologia pela Famerp; e em Cirurgia de Cabeça e Pescoço pela Unicamp. Mestranda do Programa de Pós-Graduação em Ciências da Cirurgia da Unicamp. Membro da ABORL-CCF.

Vanessa Magosso Franchi

Graduada em Medicina pela FMABC. Título de Especialista em Otorrinolaringologia e Foniatra pela ABORL-CCF. Mestre em Distúrbios da Comunicação Humana pela PUC-SP. Doutoranda pela PUC-SP. Professora de Aprimoramento em Fonoatria da Derdic PUC-SP. Médica da Derdic e do CEAC. Membro do Depto. de Foniatria da ABORL-CCF.

Vanessa Ramos Pires Dinarte

Graduada em Medicina pela Famema. Especialista em Otorrinolaringologia pela Famema. Doutora em Ciências pela FMRP-USP. Membro da ABORL-CCF e da ABR.

Vergilius José Furtado de Araujo Filho

Graduado em Medicina pela FMUSP. Especialista em Cirurgia de Cabeça e Pescoço pela FMUSP. Doutor em Clínica Cirúrgica pela FMUSP. Professor Associado da FMUSP.

Victor José Timbó Gondim

Graduado em Medicina pela UFC. Especialista em Otorrinolaringologia pela Unisa. Mestre em Tecnologia Minimamente Invasiva e Simulação na Área de Saúde pelo Unichristus. *Fellowship* em Otoneurologia pela EPM-Unifesp. Professor da Faculdade de Medicina do Unichristus. Presidente da SCORLEP. Membro da ABON.

Vinícius Teixeira Silva

Graduado em Odontologia pela FOUSP. Especialista em Cirurgia e Traumatologia Bucomaxilofacial pelo Conjunto Hospitalar do Mandaqui-SP. Mestre e Doutorando em Estomatologia pela FOUSP.

Vitor Guo Chen

Graduado em Medicina pela PUC-SP. Especialista em Otorrinolaringologia pela EPM-Unifesp. Mestre em Otorrinolaringologia pela EPM-Unifesp. *Fellowship* em Otorrinolaringologia Pediátrica pela EPM-Unifesp. Chefe de Clínica da Disciplina Otorrinolaringologia Pediátrica da EPM-Unifesp. Membro da ABORL-CCF e da ABOPe.

Vítor Yamashiro Rocha Soares

Graduado em Medicina pela UFPI. Especialista em Otorrinolaringologia pela UnB. Doutor em Ciências da Saúde pela UnB. Membro da ABORL-CCF e da SOB.

Viviane Cristina Martori Pandini

Graduada em Medicina pela Fameca/Unifipa. Especialista em Otorrinolaringologia pela FMJ; e em Otorrinolaringologia Pediátrica pela USP. Mestre em Ciências da Saúde pela FMJ.

Washington Almeida

Graduado em Medicina pela Escola Bahiana de Medicina. Especialista em Otorrinolaringologia pelo Hospital Ibirapuera, de São Paulo. Doutor em Ciências - Otorrinolaringologia pela FMUSP. Membro da ABORL-CCF e da Federação Internacional de Cirurgia Plástica da Face.

Weder Pereira Cardoso

Graduado em Medicina e Odontologia pela FOUSP e UMC. Especialista em Cirurgia de Cabeça e Pescoço/Cirurgia Craniomaxilofacial pelo Hospital Heliópolis. Mestre em Cirurgia de Cabeça e Pescoço e Cirurgia Craniomaxilofacial pelo Hospital Heliópolis. Membro do Instituto da Face/Hospital Israelita Albert Einstein/Rede D'Or.

Wladimir Gushiken de Campos

Graduado em Odontologia pela FOUSP. Especialista em Cirurgia Bucomaxilofacial pelo HC-FMUSP. Mestre e Doutor em Estomatologia pela FOUSP.

Yuri Costa Farago Fernandes

Graduado em Medicina pela FAG. Pós-graduação em Pesquisa Clínica pela Harvard University (EUA). Especialista em Otorrinolaringologia pela Unicamp. *Fellowship* em Laringologia pela Unicamp. Médico Otorrinolaringologista do Instituto IOU-Unicamp.

Agradecimentos

Aos organizadores, coordenadores e autores, que tão brilhantemente idealizaram e executaram a árdua tarefa de elaborar este tratado em otorrinolaringologia e cirurgia de cabeça e pescoço.

Um agradecimento especial aos autores, que de modo tão solícito atenderam aos nossos pedidos para escrever os capítulos deste nosso tratado.

Também, especial agradecimento à Srta. Sara de Barros Neves do Santos, secretária geral do Depto. de Publicações da Associação Brasileira de Otorrinolaringologia e Cirurgia Cervicofacial (ABORL-CCF) e da *Brazilian Journal of Otorhinolaryngology* (BJORL), pela incansável e imprescindível participação em todas as fases da elaboração deste projeto.

Carlos Takahiro Chone
Wilma Terezinha Anselmo Lima
Shirley Shizue Nagata Pignatari
José Jurado
Fabrizio Ricci Romano
Leonardo Haddad

Prefácio

A otorrinolaringologia e a cirurgia de cabeça e pescoço evoluíram exponencialmente nas últimas décadas, impulsionadas por avanços tecnológicos, novas abordagens terapêuticas e uma compreensão cada vez mais refinada de anatomia e fisiopatologia de doenças que afetam essa região complexa do corpo humano. Este tratado foi concebido para reunir, de maneira abrangente e atualizada, o conhecimento essencial para especialistas, residentes e demais profissionais da Saúde interessados na área. O volume de novos conhecimentos e as grandes transformações científicas nos últimos anos, aliados à expansão de nossa especialidade, tornaram necessárias não apenas a atualização, mas a constituição de um novo *Tratado de Otorrinolaringologia e Cirurgia de Cabeça e Pescoço*.

Esta edição permitiu não somente uma atualização do livro, mas a incorporação de novas áreas, a troca de capítulos e a inserção de novos, de acordo com o avanço de nossa especialidade. Atualizamos todas as (sub)especialidades com muito cuidado e esmero, inclusive com novos sistemas gráficos.

Nesta obra, buscamos integrar a tradição e a inovação, abordando desde os fundamentos clássicos até as mais recentes descobertas científicas e técnicas cirúrgicas minimamente invasivas, como a cirurgia robótica e a endoscopia avançada. Além disso, temas como terapias biológicas e personalização dos tratamentos refletem o futuro da especialidade e a necessidade de uma prática médica cada vez mais embasada em evidências.

Outro aspecto fundamental é a abordagem multidisciplinar, essencial no manejo de doenças otorrinolaringológicas e nas cirurgias de cabeça e pescoço. O trabalho conjunto entre otorrinolaringologistas, cirurgiões de cabeça e pescoço, oncologistas, radio-oncologistas, fonoaudiólogos, radiologistas, médicos nucleares, dermatologistas, endocrinologistas e demais especialistas é cada vez mais indispensável para oferta de tratamentos completos e individualizados aos pacientes.

A revolução digital possibilitou a inclusão de vídeos, exames, discussão de casos clínicos e cirurgias que certamente farão diferença em muitos capítulos. Organizamos o livro para a forma impressa plena com 265 capítulos distribuídos em dois volumes. Toda a versão impressa também é disponibilizada em versão digital. Os vídeos são visualizados na versão digital e disponibilizados *online* para quem adquirir a versão impressa.

Ademais, agradecemos enfaticamente a todos os autores e colaboradores que trabalharam de modo incansável para que este novo *Tratado de Otorrinolaringologia e Cirurgia de Cabeça e Pescoço* chegasse até você.

Esperamos que esta obra seja uma fonte de conhecimento e inspiração para todos os profissionais que dedicam suas vidas ao estudo e cuidado das patologias de otorrinolaringologia e cirurgia de cabeça e pescoço. Que ela contribua não apenas para o aprimoramento técnico e científico, mas também para a humanização do atendimento, um pilar fundamental da medicina contemporânea.

Boa leitura!

Carlos Takahiro Chone
Wilma Terezinha Anselmo Lima
Shirley Shizue Nagata Pignatari
José Jurado
Fabrizio Ricci Romano
Leonardo Haddad

Material Suplementar

Este livro conta com o seguinte material suplementar:

- Vídeos de exames clínicos e técnicas cirúrgicas.

O acesso ao material suplementar é gratuito. Basta que o leitor se cadastre, faça seu *login* em nosso *site* (www.grupogen.com.br) e, após, clique em Ambiente de aprendizagem. Em seguida, insira no canto superior esquerdo o código PIN de acesso localizado na primeira capa interna.

O acesso ao material suplementar online fica disponível até seis meses após a edição do livro ser retirada do mercado.

Caso haja alguma mudança no sistema ou dificuldade de acesso, entre em contato conosco (gendigital@grupogen.com.br).

Sumário

VOLUME 1

VOLUME 2

PARTE 1

Otologia

CAPÍTULO

1

Fisiologia da Audição

Mauricio Kurc • Monica G. Amatuzzi

INTRODUÇÃO

O papel do sistema auditivo é converter o estímulo mecânico do som em sensação auditiva no córtex cerebral. Pode ser dividido, do ponto de vista funcional e anatômico, em periférico e central.

O aparelho auditivo periférico engloba uma unidade que recebe o som do meio ambiente, a orelha externa; um sistema de condução da energia mecânica, a orelha média; e um sistema ultraespecializado de amplificação e codificação dessa energia, a cóclea, localizada na orelha interna.

O aparelho auditivo central, formado pelo nervo coclear, núcleos das vias auditivas do tronco cerebral e mesencéfalo, córtex auditivo temporal e vias subcorticais associativas, é responsável pelo processamento dos impulsos elétricos gerados pelo sensor periférico e proporciona a sensação de tonalidade e intensidade, além da atribuição de significado (cognição) a esses estímulos.

Além da função auditiva, a orelha interna também participa da manutenção do equilíbrio corporal por meio do aparelho vestibular. Esse órgão é responsável pela percepção da posição da cabeça no espaço, também através de estímulos mecânicos, que são os movimentos angulares e lineares da cabeça.

Neste capítulo, é abordado exclusivamente o funcionamento do sistema auditivo periférico.

ORELHA EXTERNA

A orelha externa é composta de pavilhão auricular e meato acústico externo. Sua função é receber os sons do ambiente e conduzi-los para a orelha média.

Entretanto, os sons medidos no meato acústico externo são consideravelmente diferentes dos sons medidos em um campo sonoro. A razão para essa diferença tem sido analisada sob duas perspectivas: a influência das ressonâncias que a orelha externa faz no som que chega à membrana timpânica e a influência da orelha externa na percepção de direcionalidade, o que ajuda na localização da fonte sonora.

Ressonância do meato acústico externo

O meato acústico externo é simplesmente um tubo aberto de um lado e fechado do outro, funcionando como uma cavidade de ressonância. A frequência de ressonância é determinada pelo comprimento do tubo; assim, considerando o comprimento médio do meato acústico externo de um adulto como 2,5 cm, a frequência de ressonância é aproximadamente 3,5 kHz. Nessa frequência, a ressonância do meato acústico e a do pavilhão geram um ganho de 15 a 20 dB no som que chega à membrana timpânica em relação à entrada do canal. Acima e abaixo de 3,5 kHz o ganho é progressivamente menor. O ganho de intensidade do som nessa frequência é uma das razões da perda auditiva induzida por ruído ocorrer inicialmente na região de 4 kHz.

Audição direcional

A audição direcional, ou seja, a capacidade de detectar a origem da fonte sonora no plano horizontal, é explicada principalmente pelas diferenças na intensidade e no tempo de chegada do som nas duas orelhas.

Como as orelhas estão localizadas em lados opostos da cabeça, o tempo de chegada do estímulo sonoro é diferente para cada orelha, dependendo da distância de cada uma delas em relação à fonte sonora. Quanto mais longe da fonte, maior o tempo para chegada do estímulo.

Em relação à intensidade, a cabeça age como um obstáculo para o som que chega à orelha oposta, diminuindo a intensidade do som que chega nesta orelha (efeito sombra) (Figura 1.1). Por outro lado, a intensidade do som que chega à orelha próxima à fonte sonora é aumentada pelo efeito concha exercido pela cabeça. No sistema nervoso central essas diferenças são processadas e o cérebro determina a localização da fonte sonora.

O tempo de chegada do som é independente da frequência. Já a intensidade do som que chega às orelhas depende da frequência do som como também da posição da fonte sonora em relação ao plano horizontal. A cabeça age como um atenuador somente se o comprimento da onda sonora for menor que a largura da cabeça. Assim, com frequências maiores que 2 kHz o efeito sombra chega

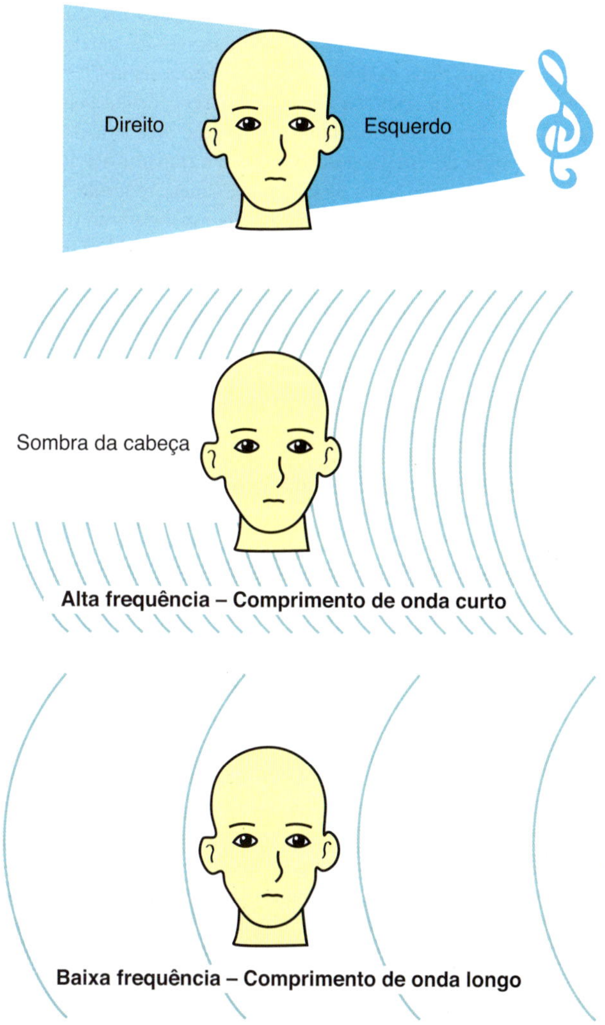

Figura 1.1 Esquema ilustrando o efeito sombra. A cabeça age como um obstáculo para o som que chega à orelha oposta, diminuindo a intensidade do som que chega nesta orelha (efeito sombra). Na orelha mais próxima à fonte sonora a intensidade do som é aumentada pelo efeito concha que a cabeça exerce. A cabeça e o pavilhão auditivo agem como atenuadores somente se o comprimento da onda sonora for menor que a largura da cabeça. Esse efeito é mais importante nas frequências maiores que 2 kHz. Com frequências menores, nas quais o comprimento de onda é maior que o comprimento da cabeça, o efeito sombra não é tão significativo.

a causar uma diferença interaural de até 15 dB. Com frequências menores, nas quais o comprimento de onda é maior que o comprimento da cabeça, o efeito sombra não é tão significativo. No plano vertical, o mecanismo de localização da fonte sonora não é bem compreendido, mas provavelmente está relacionado com as propriedades acústicas do pavilhão, com suas elevações, saliências e sua forma em concha, assim como com as propriedades do meato acústico externo.

ORELHA MÉDIA

Composta de membrana timpânica, ossículos (martelo, bigorna e estribo) e músculos tensor do tímpano e estapédio, a orelha média é responsável por transmitir o som da orelha externa para a orelha interna.

A tuba auditiva é um canal que comunica a orelha média à rinofaringe e tem a função de manter a pressão do ar no interior da orelha média próximo à pressão do ar no meio ambiente, com o objetivo de otimizar a condução do som.

Quando o estímulo acústico alcança a membrana timpânica pode chegar à orelha interna de três formas: por condução óssea, alcançando diretamente a cóclea sem passar pelos ossículos, por difusão pelo ar da cavidade timpânica ou através da cadeia ossicular, que é o meio mais efetivo, como mostrado a seguir.

A vibração da membrana timpânica desencadeada pelo som é transmitida para a cadeia ossicular. A vibração dos ossículos movimenta a platina do estribo e essa vibração é transmitida aos líquidos cocleares, às estruturas da cóclea e à janela redonda. É justamente a presença da janela redonda e de sua membrana complacente que permite o movimento da platina do estribo. Quando o estribo se movimenta para dentro da cóclea, a membrana da janela redonda move-se para fora. Esse acoplamento reflete a ocorrência de uma onda hidromecânica no interior da cóclea.

Orelha média como transformador de impedâncias

A orelha média funciona como um transformador de impedâncias porque transmite a energia mecânica do som do meio aéreo, de baixa impedância (baixo atrito), para o interior líquido da cóclea, que é um meio de alta impedância (alto atrito). Se não houvesse esse efeito transformador da orelha média e o som fosse conduzido diretamente do ar para a janela oval, menos de 1% da energia mecânica chegaria ao interior da cóclea.

Esse processo de compensação da energia é realizado pela orelha média por meio de três mecanismos. O principal deles é a diferença entre a área da membrana timpânica e a área da platina do estribo na janela oval, ou mais precisamente, a razão entre essas áreas (na Figura 1.2 *A*, a razão Amt/Ae). A área da membrana timpânica é em média 55 mm^2 e a área da janela oval, 3,2 mm^2. Assim, a pressão do som agindo sobre a membrana timpânica é concentrada na área muito menor da janela oval, gerando amplificação, pois Pressão (p) é igual a Força (F) dividida pela Área (A) (p = F/A). Como a pressão exercida na janela oval é obtida pela razão das duas áreas (55 mm^2 / 3,2 mm^2), a pressão resultante na platina do estribo é 17 vezes maior que na membrana timpânica, correspondendo a um ganho de aproximadamente 25 dB.

O segundo mecanismo é o de alavanca, que ocorre entre os ossículos da orelha média. A extensão do manúbrio do martelo é 1,3 vez maior que a extensão do ramo longo da bigorna (na Figura 1.2 B, mm/rlb). Assim, uma pequena força aplicada ao manúbrio do martelo resulta em ganho de força no ramo longo da bigorna.

O terceiro mecanismo deve-se à forma côncava da membrana timpânica que se estica quando se movimenta, fazendo com que o martelo se mova com aproximadamente o dobro da força.

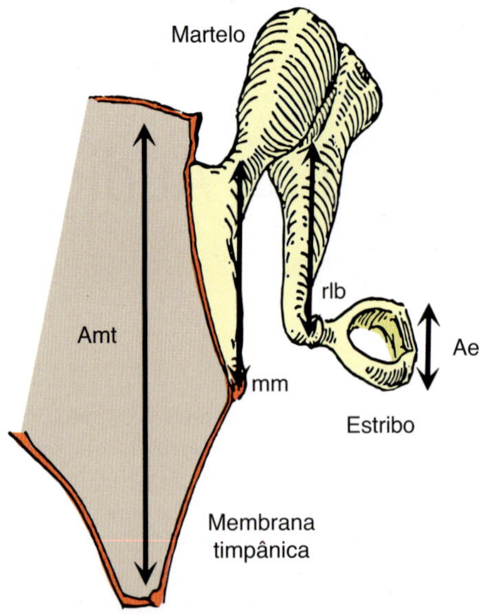

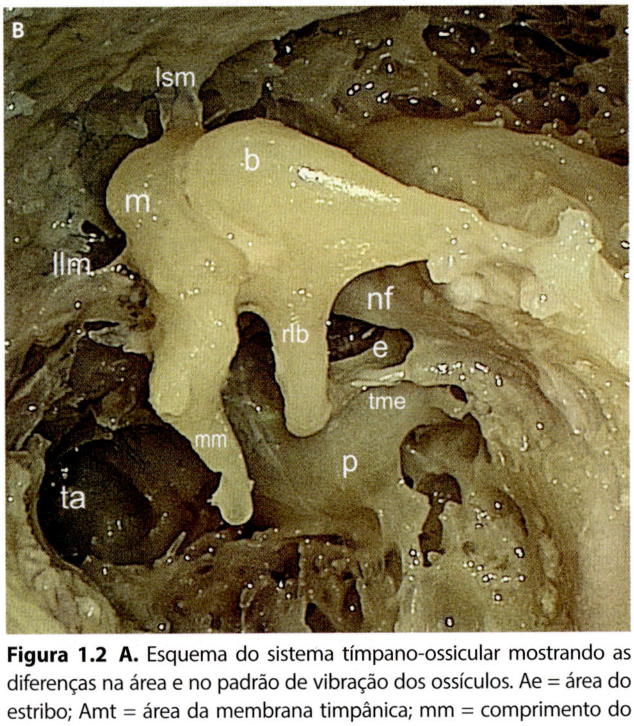

Figura 1.2 A. Esquema do sistema tímpano-ossicular mostrando as diferenças na área e no padrão de vibração dos ossículos. Ae = área do estribo; Amt = área da membrana timpânica; mm = comprimento do manúbrio do martelo; rlb = comprimento do ramo longo da bigorna; **B.** Orelha média de cadáver humano sob visualização endoscópica. As paredes do meato acústico externo foram ressecadas. b = bigorna; e = estribo; llm = ligamento lateral do martelo; lsm = ligamento superior do martelo; m = martelo; Mm = manúbrio do martelo; ta = tuba auditiva; tme = tendão do músculo estapédio. (Cortesia de: João Paulo Valente.)

Teoricamente, se as estruturas da orelha média funcionassem idealmente, o resultado de todos esses mecanismos combinados seria 17 × 1,3 × 2 = 44,2, ou seja, um aumento de 44 vezes na pressão que chega ao interior da cóclea, correspondendo a um ganho de 33 dB. Entretanto, o poder de transformação da orelha média humana não é perfeito e alguma energia sonora é refletida pela membrana timpânica, como revelam os resultados de diferentes estudos, que mostram um ganho da orelha média na faixa de 25 a 30 dB.

O ganho obtido pela orelha média também varia conforme a frequência do estímulo. Merchant et al. chegaram a valores de ganho de aproximadamente 20 dB entre 250 Hz e 500 Hz e um ganho máximo de 25 dB em 1.000 Hz.[1] Até 200 Hz, a eficiência da orelha média humana fica cerca de 10 dB abaixo do ideal. Sua maior eficiência ocorre ao redor de 1 kHz, frequência em que fica apenas 3 dB abaixo de um transformador de impedâncias ideal.

Impedância acústica

A impedância acústica é a medida da resistência que a membrana timpânica apresenta ao ser colocada em movimento pelo som. Pode fornecer informações importantes sobre o mecanismo de condução do estímulo sonoro para a cóclea e, portanto, é muito utilizada na investigação das afecções da orelha média.

A timpanometria é uma forma de determinar a impedância da orelha média e a variação da impedância acústica é utilizada para identificar contrações do músculo estapédio, com o intuito de estudar os reflexos acústicos.

A medida da impedância acústica tem uma alta reprodutibilidade no mesmo indivíduo, mas pode variar muito entre indivíduos devido a diferenças da membrana timpânica, principalmente das propriedades da sua porção flácida.

A membrana timpânica, os ossículos, os músculos, o ar da cavidade timpânica e a cóclea contribuem para a impedância da orelha média. Contudo, experimentos em gatos e coelhos, em que a articulação incudoestapediana é rompida, mostraram que a impedância acústica da orelha é diminuída para valores bem baixos, sugerindo que o principal componente da impedância acústica da orelha é a cóclea.

Músculos da orelha média

Existem dois músculos estriados dentro da orelha média: o músculo tensor do tímpano e o estapédio. O músculo tensor do tímpano está ligado ao martelo, é inervado pelo nervo trigêmeo e quando se contrai puxa a membrana timpânica medialmente.

O músculo estapédio conecta-se ao estribo e é inervado pelo nervo estapediano, ramo do nervo facial. Quando se contrai, de forma reflexa com sons a partir de 80 dB, puxa o estribo perpendicularmente ao movimento de pistão que esse ossículo exerce na janela oval. O reflexo estapediano ocorre bilateralmente, mesmo com estímulo unilateral.

São os dois menores músculos do corpo e embora sua contração inegavelmente altere a transmissão do som através da orelha média para a cóclea, sua exata função e a magnitude da sua ação não estão completamente esclarecidas.

Os reflexos dos músculos da orelha média são lentos. Sua latência diminui conforme o aumento na intensidade do estímulo, de 150 até 35 ms, no máximo da sua contração. Além disso, a contração do músculo vai aumentando até se consolidar totalmente, podendo demorar até 500 ms para se contrair ao máximo. Devido a essa demora na contração dos músculos, o reflexo não tem efeito em mudanças rápidas das intensidades dos sons a que estamos expostos. Mudanças rápidas na intensidade são transmitidas para a cóclea com pouca ou nenhuma atenuação.

Outra característica desse reflexo é que ele funciona mais rápido e mais intensamente para sons abaixo de 1.000 Hz. Acima dessa frequência, o efeito atenuante da contração do músculo estapédio é pequeno e não funciona como um mecanismo regulatório efetivo.

O fato de o reflexo da orelha média influenciar mais as baixas frequências do que as médias e altas frequências pode ser importante para reduzir os efeitos do mascaramento que sons de baixas frequências exercem sobre os de alta frequência.

Em pacientes com paralisia do nervo facial, com paralisia total do músculo estapédio unilateral, ocorre uma maior mudança temporal do limiar auditivo na orelha afetada após a exposição a sons de baixa frequência do que na orelha com reflexo estapédio normal. A inteligibilidade da fala acima de 90 dB também fica prejudicada nas pessoas sem o reflexo do estapédio, quando comparadas com pessoas com reflexo normal.

Além disso, os reflexos da orelha média são ativados pela fala da própria pessoa em um grau maior do que seria esperado pela intensidade do som que realmente chega à orelha interna. E o reflexo pode ser detectado antes mesmo que a fala tenha começado. Essa ação pode ser importante para preservar a audição durante a fala ou como efeito antimascaramento, prevenindo que componentes de baixa frequência da fala da própria pessoa possam mascarar outros sons de frequências mais altas.

O músculo tensor do tímpano não está envolvido na atenuação dos sons. Diferentemente de alguns animais, como gatos, coelhos e cobaias, no ser humano o músculo tensor do tímpano não responde reflexamente aos sons intensos. Sua contração puxa o manúbrio do martelo, causando um movimento da membrana timpânica para dentro. Ele contrai durante a deglutição, quando a tuba auditiva é aberta, auxiliando a troca de ar na cavidade timpânica.

ORELHA INTERNA: CÓCLEA

O papel da cóclea é converter a energia mecânica do som em impulsos elétricos, processo denominado transdução mecanoelétrica, que envolve mecanismos acústicos, mecânicos, elétricos, químicos e neurais.

Os movimentos vibratórios do sistema tímpano-ossicular desencadeados pelo som geram pressão na janela oval e energia hidromecânica no interior fluido da cóclea. Acredita-se que essa energia desencadeie uma onda que viaja através da escala vestibular, atravessa o helicotrema e alcança a escala timpânica em direção à janela redonda (Figura 1.3).[2]

O movimento diferencial entre a lâmina basilar e a membrana tectória, desencadeado por essa onda, resulta no estímulo dos mecanorreceptores sensoriais auditivos, as células ciliadas do órgão espiral de Corti (Figura 1.4).

As células ciliadas da cóclea estão dispostas em uma fileira única de células ciliadas internas (CCI) e em três fileiras de células ciliadas externas (CCE), de forma tonotópica ao longo do ducto coclear (Figura 1.5 A). Sons de alta frequência ativam as células ciliadas da base da cóclea e sons de baixa frequência ativam as células ciliadas do ápice, com um gradiente entre elas. Essa organização tonotópica é mantida em toda a via auditiva, desde o primeiro neurônio no gânglio espiral até os centros corticais no lobo temporal, passando pelos vários núcleos auditivos no tronco cerebral.

Cada célula ciliada contém em sua superfície apical um feixe de 50 a 150 estereocílios dispostos em um padrão de escada com várias fileiras em alturas decrescentes (Figura 1.5 B). O feixe de estereocílios é a estrutura mecanossensível onde ocorre a conversão das vibrações induzidas pelo estímulo sonoro em respostas elétricas, retransmitidas ao sistema nervoso central (SNC) com precisão e fidelidade surpreendentes.

Os estereocílios são microvilos modificados, densamente preenchidos por filamentos de actina (Figura 1.6) e o cinocílio, quando presente, possui o arranjo característico dos cílios móveis (nove duplas de microtúbulos em torno de um par de microtúbulos centrais). O cinocílio está presente nos estereocílios da maioria dos órgãos, mas desaparece dos estereocílios da cóclea dos mamíferos durante os estágios iniciais do desenvolvimento pós-natal e antes da maturação da audição.

Somente os estereocílios das células ciliadas externas fazem contato com a membrana tectória e são estimulados quando ocorre o movimento diferencial entre a membrana basilar e a membrana tectória (ver Figuras 1.4 e 1.5 C). Os estereocílios das células ciliadas internas não fazem contato direto com a membrana tectória.

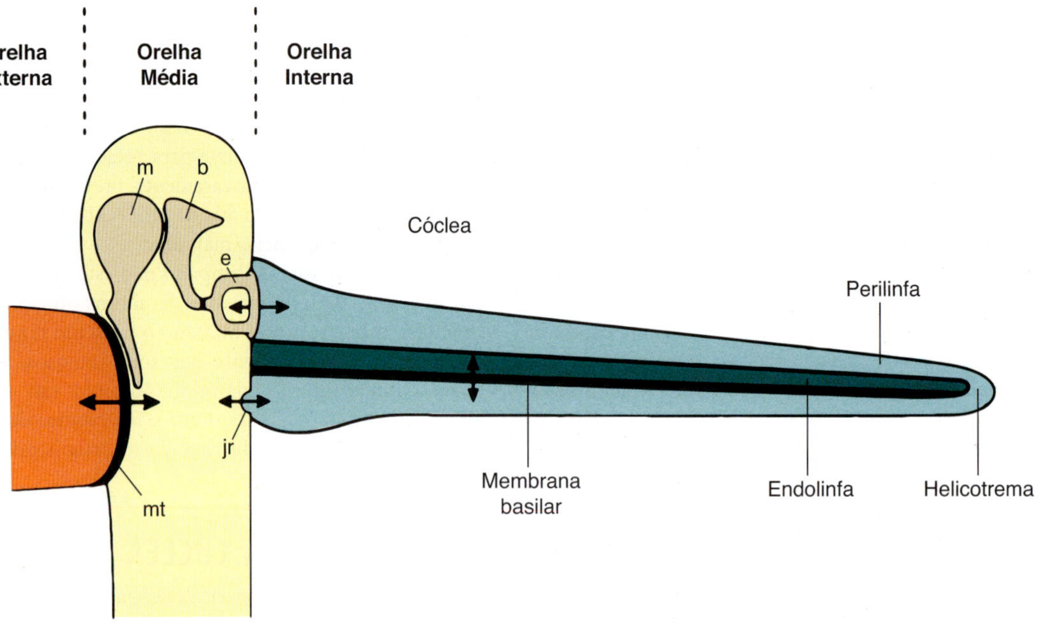

Figura 1.3 Esquema da via de transmissão do som da membrana timpânica à cóclea. Os estímulos sonoros incidem na membrana timpânica (mt) e os movimentos vibratórios, denotados por setas, são transmitidos através dos três ossículos da orelha média: martelo (m), bigorna (b) e estribo (e). A platina do estribo comporta-se como um pistão na janela oval e inicia ondas de pressão nos fluidos cocleares, pondo em vibração a membrana basilar. A pressão é aliviada na janela redonda (jr). A cóclea nesse esquema está retificada, mas, na verdade, tem a forma de uma concha de caracol e fica incrustada na porção petrosa do osso temporal. É subdividida em três compartimentos contendo líquidos denominados perilinfa ou endolinfa. Os compartimentos externos são conectados no helicotrema. O comprimento total da cóclea é de 35 mm nos seres humanos. (Adaptada de: Fettiplace, 2017.)

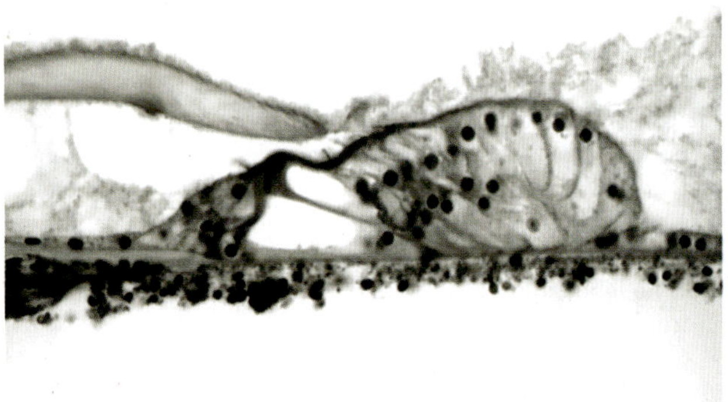

Figura 1.4 Corte histológico do órgão de Corti mostrando a relação entre a lâmina basilar e a membrana tectória. A membrana tectória toca apenas os cílios das células ciliadas externas.

Transdução mecanoelétrica

A transdução mecanoelétrica se inicia com a deflexão do feixe de estereocílios desencadeada pelas oscilações da membrana basilar (Figura 1.7). Essa deflexão leva à abertura de canais catiônicos não seletivos, ou seja, canais que permitem a passagem de qualquer íon positivo.[3]

A direção do movimento do feixe estereociliar influencia a abertura do canal de transdução mecanoelétrica. Deflexão na direção do estereocílio mais alto abre os canais, enquanto a deflexão em direção aos estereocílios mais baixos, fecha. Deflexões laterais não geram efeito (ver Figura 1.7).[4]

Devido à altíssima concentração de potássio na endolinfa, o líquido extracelular que banha a superfície apical das células ciliadas, a abertura do canal produz um influxo maciço de cargas positivas na forma de potássio (K^+), gerando uma corrente de recepção. Na verdade, o canal de transdução das células ciliadas é mais permeável ao cálcio (Ca^{2+}), que também está presente na endolinfa, porém em menor concentração.

A alta concentração de potássio é garantida pela ação da estria vascular, que ativamente injeta potássio contra esse gradiente de concentração no interior do ducto coclear.

O feixe estereociliar é extremamente sensível ao estímulo mecânico. Deflexões menores que o diâmetro de um átomo são suficientes para iniciar a transdução mecânica. Uma das razões é o elevado potencial elétrico da endolinfa na ordem de +80 mV, denominado potencial endococlear, ausente no vestíbulo e canais semicirculares e mantido pela alta concentração de potássio. Isso gera uma força elétrica de 150 mV para a entrada de potássio e cálcio, uma vez que o potencial intracelular das células ciliadas é, em média, 70 mV nas células ciliadas externas (Figura 1.8).[5]

É no momento da abertura mecânica dos canais de transdução e o resultante influxo de corrente elétrica que ocorre a transdução mecanoelétrica, ou seja, a conversão do estímulo mecânico do som em informação útil para o receptor auditivo e para o SNC.

A despolarização celular ativa funções diferentes nas células ciliadas. Na célula ciliada interna, abre canais de cálcio voltagem-dependentes, gerando influxo de cálcio e consequentemente liberação de glutamato pelas vesículas sinápticas e ativação de receptores ionotrópicos de glutamato AMPA das terminações pós-sinápticas das fibras aferentes do nervo auditivo. Na célula ciliada externa, o ciclo despolarização/hiperpolarização desencadeia alterações da voltagem da membrana plasmática que resultam em respostas mecânicas de alongamento e encurtamento dessas células.

Quando as células ciliadas externas se encurtam, a membrana basilar aproxima-se da lâmina reticular e reduz o espaço subtectorial, gerando um fluxo radial de endolinfa que resulta no estímulo dos estereocílios das células ciliadas internas. Essas células são consideradas os verdadeiros receptores auditivos, uma vez que recebem entre 90 a 95% das aferências que saem da cóclea pelo nervo

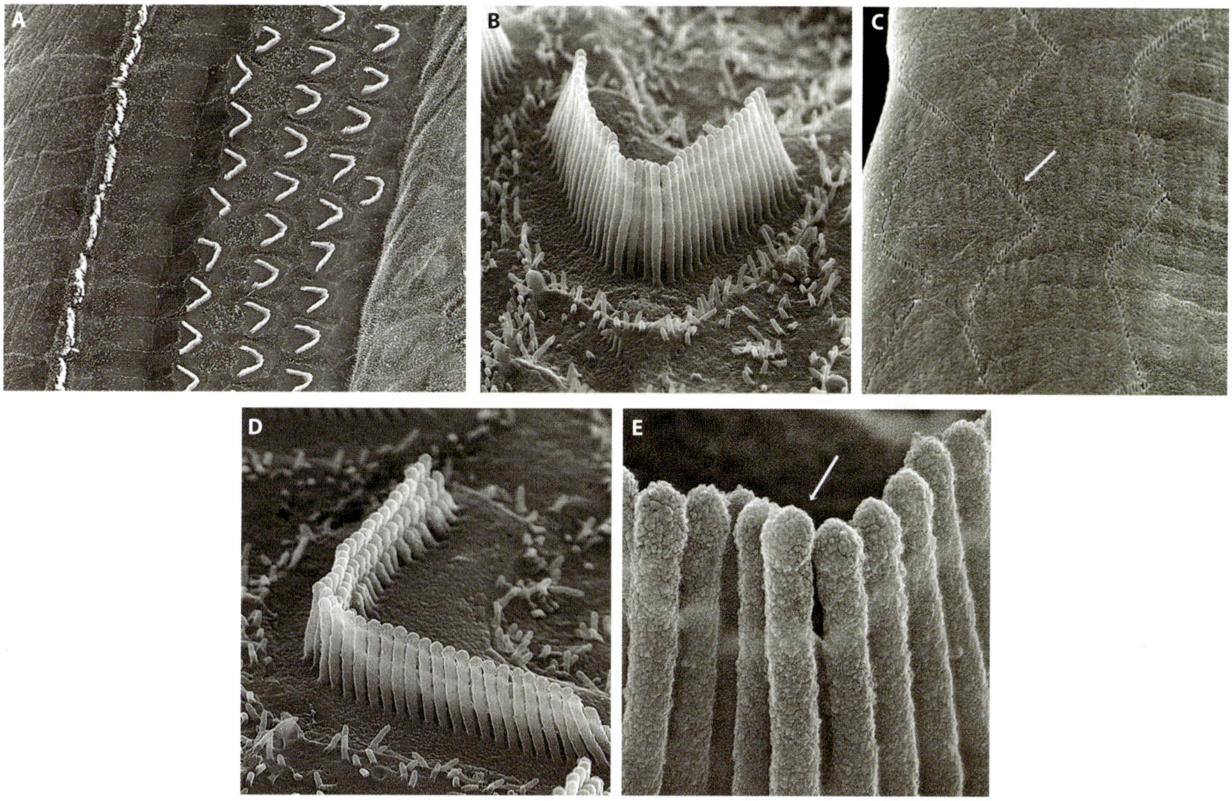

Figura 1.5 **A.** Eletromicrografias de varredura da membrana reticular contendo três fileiras de células ciliadas externas e uma fileira de células ciliadas internas. A membrana reticular é completada pelas porções apicais dos processos falangianos das células de suporte e pelas porções apicais das células dos pilares; **B** e **D.** Eletromicrografias de varredura da região apical de células ciliadas externas de cobaia, nas quais são observados os feixes de estereocílios em forma de W; **C.** Visão inferior da membrana tectória, onde são visualizadas as impressões dos estereocílios mais longos das células ciliadas externas; **E.** Coroas de fixação que conectam os estereocílios mais longos das células ciliadas externas à membrana tectória.

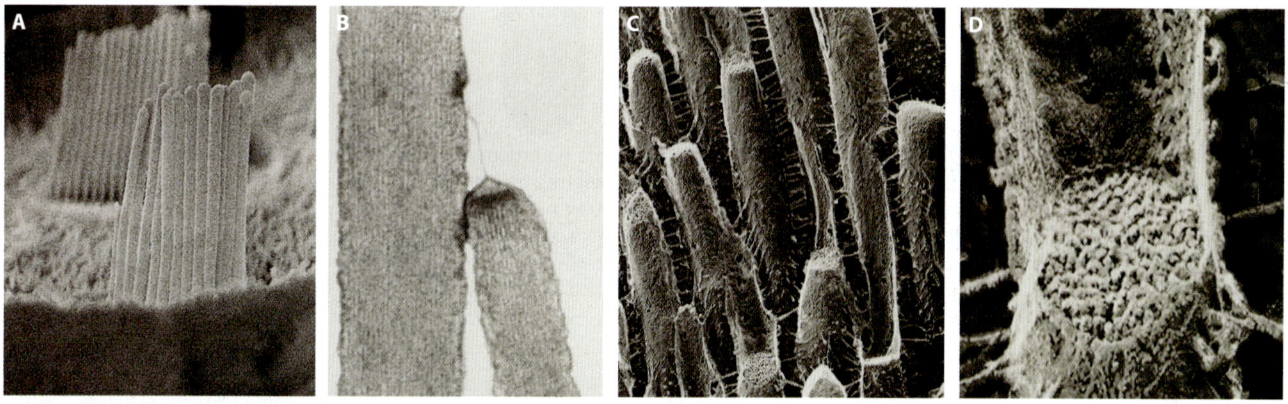

Figura 1.6 Estrutura de actina no interior dos estereocílios confere rigidez ao feixe estereociliar. **A.** Eletromicrografia de varredura do feixe estereociliar de cobaia. Essa especialização da célula ciliada é mantida ereta pelo citoesqueleto interno de actina e pelas conexões entre os estereocílios; **B.** Eletromicrografia de transmissão mostrando o denso empacotamento de actina no interior dos estereocílios. Observa-se também a conexão de ponta unindo o estereocílio maior à ponta de um estereocílio menor e as respectivas densidades superior e inferior, sugerindo forte concentração de proteínas; **C.** Eletromicrografia de transmissão de uma réplica de platina e carbono de um feixe de estereocílios de células ciliadas da ampola de cobaia, preparada pela técnica de congelamento rápido e *freeze-etching*, em que se visualizam as conexões laterais entre os estereocílios; **D.** Aumento da figura anterior mostrando o denso citoesqueleto de filamentos de actina no interior do estereocílio. (A, C e D, arquivo dos autores; B, adaptada de: Fettiplace e Kim, 2014.)

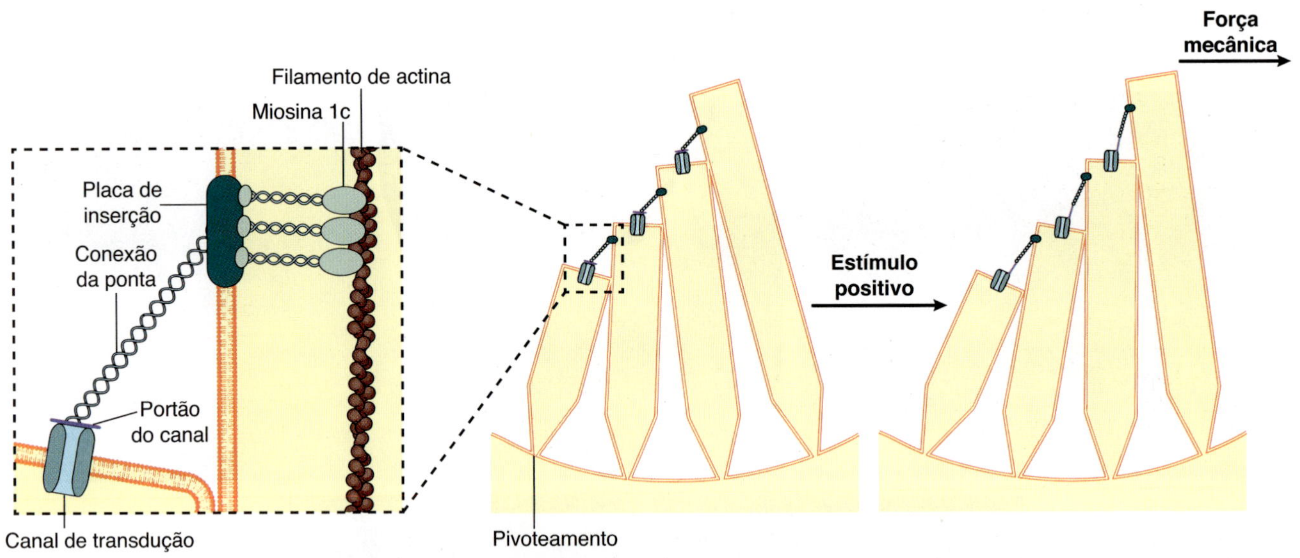

Figura 1.7 A transdução mecanoelétrica se inicia com a deflexão do feixe de estereocílios desencadeada pelas oscilações da membrana basilar resultando na abertura dos canais de transdução. O aparelho de transdução das células ciliadas está localizado no topo do feixe de estereocílios e inclui uma conexão de ponta que interconecta estereocílios adjacentes. A extremidade inferior da conexão de ponta parece que está conectada a dois canais mecanicamente sensíveis. A extremidade superior termina na placa de inserção, local onde estão as moléculas de miosina Ic envolvidas na adaptação do processo de transdução. Quando o estímulo mecânico deflete o feixe de estereocílios na direção positiva (diagrama à direita) em direção aos estereocílios mais longos, os estereocílios pivotam nas suas inserções basais, mas permanecem em contato nas pontas. O movimento resultante entre os estereocílios contíguos aumenta a tensão na conexão da ponta e aumenta a probabilidade de que os canais na inserção inferior sejam abertos. Uma corrente iônica, transportada predominantemente por potássio, mas incluindo cálcio, entra no estereocílio, despolariza a célula ciliada e desencadeia a liberação de glutamato nas sinapses das células ciliadas internas e ações motoras nas células ciliadas externas. (Adaptada de: Hudspeth, 2014.)

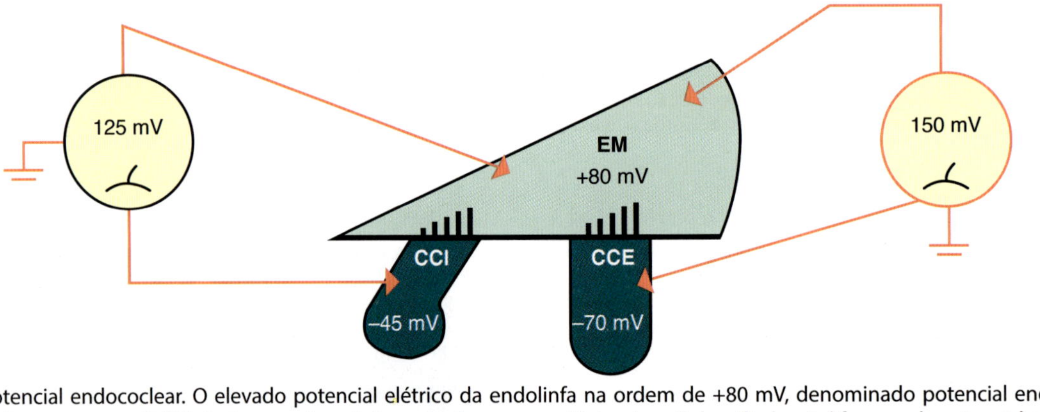

Figura 1.8 Potencial endococlear. O elevado potencial elétrico da endolinfa na ordem de +80 mV, denominado potencial endococlear, é responsável pela extrema sensibilidade do complexo de transdução mecanoelétrica das células ciliadas. A diferença de potencial entre a endolinfa e o interior negativo das células ciliadas gera uma força elétrica de 150 mV nas células ciliadas externas e de 120 mV nas células ciliadas internas. Deflexões menores que o diâmetro de um átomo são suficientes para que ocorra a entrada de potássio e cálcio na célula e se inicie a transdução mecanoelétrica. Esse potencial é mantido pela estria vascular que, ativamente e contra um gradiente de concentração, mantém a alta concentração de potássio na endolinfa da escala média ou ducto coclear. CCE = célula ciliada externa; CCI = célula ciliada interna; EM = escala média. (Adaptada de: Dallos, 1988.)

auditivo. Em contrapartida, as células ciliadas externas, apesar de serem três vezes mais frequentes na cóclea (ver Figura 1.5 A), recebem apenas cerca de 5% da inervação aferente.

Estrutura do feixe de estereocílios

O feixe de estereocílios deflete-se como um todo, em razão de um complexo de conexões existentes entre cada estereocílio, e pivota na sua base, junto à sua inserção na superfície apical da célula ciliada. Nota-se que as porções basais dos estereocílios são mais afiladas em relação ao seu corpo, o que contribui para esse pivotamento (Figura 1.9 A).[6]

As conexões descritas entre os estereocílios são: conexões do tornozelo (*ankle links*), conexões de haste (*shaft links*), conexões superiores (*top links*) e conexões de ponta (*tip links*) (Figura 1.9 B).[7] No órgão vestibular existe uma quinta conexão chamada cinociliar, que acopla o cinocílio ao estereocílio imediatamente adjacente.

As conexões do tornozelo localizam-se logo acima do ponto onde cada estereocílio se insere na placa cuticular. Essas conexões são provavelmente formadas por duas grandes proteínas, USH2A e ADGRV1. Ambas são produtos de genes responsáveis pela síndrome de Usher tipo 2, uma doença que causa surdez congênita e cegueira progressiva.

As conexões de haste são vistas como finos filamentos ou como uma malha entre estereocílios adjacentes. A proteína PTPRQ, produto do *locus* responsável pela DFNB84, é o componente provável dessas conexões.

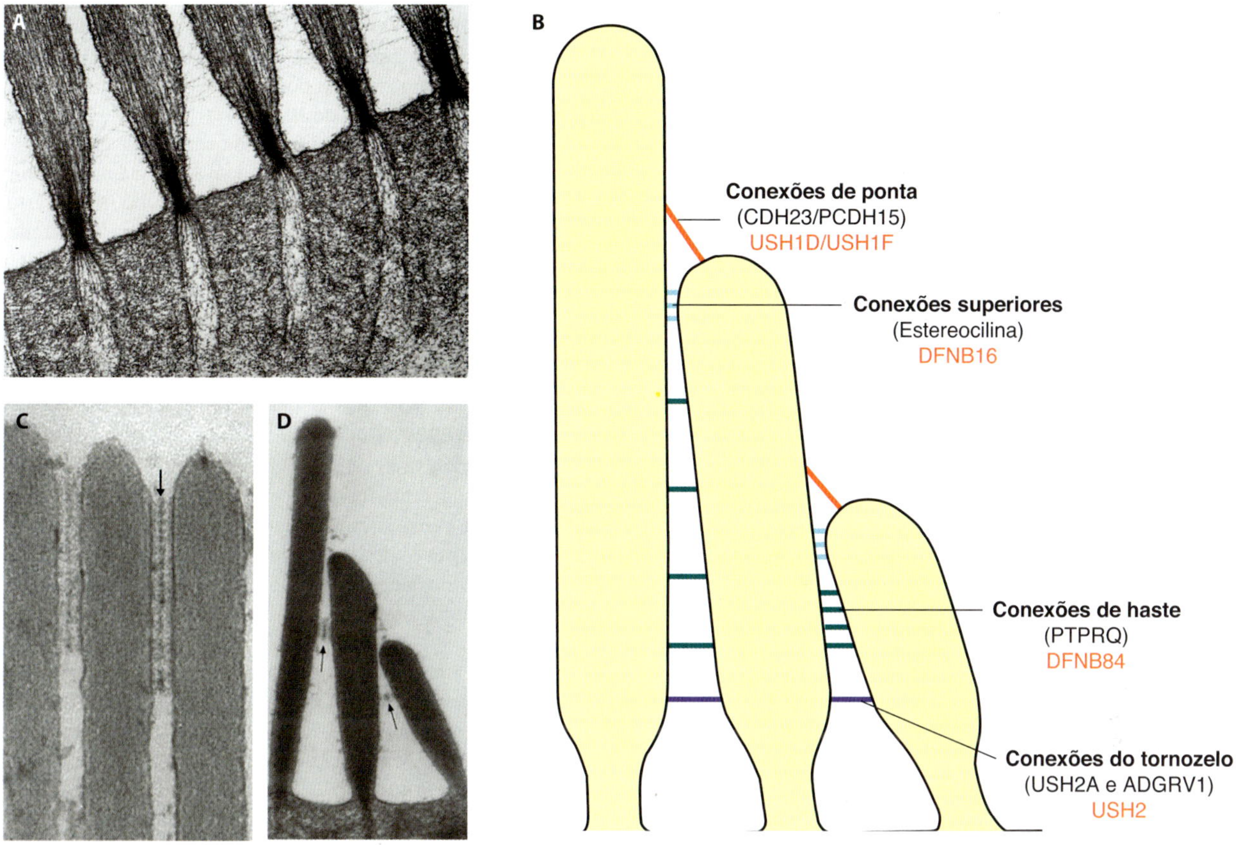

Figura 1.9 Estrutura e conexões do feixe de estereocílios. **A.** Eletromicrografia de transmissão de uma sessão longitudinal da região apical de uma célula ciliada do sáculo de peixe dourado, mostrando a base afilada dos estereocílios, contendo uma densa concentração de filamentos de actina, onde eles se inserem na placa cuticular; **B.** Ilustração esquemática de uma seção longitudinal através de três estereocílios localizados em filas adjacentes, conectados por conexões de ponta e outras conexões. Os quatro tipos conhecidos de conexões são mostrados e as respectivas proteínas constituintes dessas conexões. Em vermelho, as perdas auditivas genéticas correspondentes; **C** e **D.** Eletromicrografia de transmissão de células ciliadas externas de rato, mostrando as conexões superiores dos estereocílios. Nota-se o condesamento central da conexão superior, como um zíper. CDH23 = caderina 23; PCDH15 = protocaderina 15; USH-1e USH-2 = mutações Usher tipo 1 e Usher tipo 2; USH2A = usherina; ADGRV1 = Adhesion G protein-coupled receptor V1; PTPRQ = protein-tyrosine phosphatase, receptor-type Q. (A, adaptada de: Fawcett, 1981; B, adaptada de: Frolenkov et al., 2004; C e D, cortesia de: Richard Goodyear, em Richardson e Petit, 2019.)

As conexões superiores variam em estrutura conforme a espécie e o tipo de célula ciliada. Nas células ciliadas externas dos mamíferos, as conexões superiores possuem uma estrutura parecida a um zíper: filamentos finos projetam-se das membranas dos estereocílios opostos e condensam-se dentro de uma densidade extracelular central (ver Figura 1.9 C).[8] Embora nas células ciliadas internas as conexões superiores conectem as regiões laterais dos estereocílios tanto entre fileiras como ao longo das fileiras de estereocílios, como ocorre nas células ciliadas externas, uma densidade central não é observada e pode estar ausente nesse tipo de célula.

Em camundongos, a estereocilina (STRC), um produto do *locus* DFNB16, está associada às conexões superiores das células ciliadas externas, bem como às coroas de fixação (ver Figura 1.5 E), que acoplam as pontas dos estereocílios mais altos à membrana tectorial sobrejacente. Como a STRC não é detectada nos estereocílios das células ciliadas internas, provavelmente contribui para a densidade central que até agora só foi observada nas conexões superiores das células ciliadas externas.

As conexões de ponta, que conectam os estereocílios ao longo do eixo de sua sensibilidade mecânica, são fundamentais para a transdução mecanoelétrica.[9-11] Acredita-se que a conexão de ponta seja responsável pela abertura do canal de transdução mecanoelétrica. Por causa desse papel crucial, atraíram muita atenção e são provavelmente as conexões mais bem caracterizadas do feixe de estereocílios.

A extremidade inferior da conexão de ponta está acoplada a um ou dois canais iônicos. A deflexão do feixe de estereocílios em direção aos estereocílios mais altos aumenta a tensão na conexão de ponta, que funciona como uma mola de portão, puxando o canal e ocasionado a sua abertura, enquanto a deflexão em direção aos estereocílios menores desencadeia o fechamento do canal (ver Figura 1.7).[12]

Canais de transdução mecanoelétrica

Os canais de transdução mecanoelétrica são as estruturas moleculares que permitem o influxo de íons para o interior da célula, causando a sua despolarização.

Localização

A localização exata do canal de transdução mecanoelétrica nas células ciliadas foi motivo de debate ao longo da história da pesquisa em audição. Beurg et al. utilizaram microscopia confocal para observar alterações rápidas de fluorescência, que refletiam a entrada de cálcio durante a estimulação mecânica de feixes de estereocílios.[13]

Após o estímulo, a fluorescência foi visualizada apenas nas extremidades superiores dos estereocílios menores e não foi detectada no estereocílios mais altos, demonstrando que a localização precisa dos canais é a parte inferior da conexão de ponta e que não existem canais de transdução nos estereocílios na fileira mais alta.

Mecanismo de abertura

Os sistemas sensoriais como audição, visão e olfato são bastante sensíveis e capazes de detectar sinais muito pequenos. Assim, enquanto bastonetes fotorreceptores detectam um único fóton e receptores olfatórios são sensíveis a moléculas individuais de odorantes, os mecanorreceptores da orelha, as células ciliadas, são capazes de detectar, no limiar auditivo, movimentos de dimensões atômicas (0,3 nm) em seu feixe de estereocílios.

Mas, apesar de algumas similaridades, esses receptores utilizam estratégias diferentes para a recepção, transmissão e amplificação dos estímulos. Enquanto os receptores visuais, gustativos e olfatórios utilizam cascatas bioquímicas intracelulares que resultam na abertura dos canais iônicos, as células sensoriais auditivas realizam esse processo através da abertura mecânica e direta dos canais de transdução.

Há vantagens na utilização de cascatas bioquímicas intracelulares porque possibilitam tanto a amplificação, por intermédio do recrutamento de mensageiros secundários, como mecanismos de retroalimentação dentro da via metabólica, permitindo o controle de ganho da operação, como adaptação e dessensibilização.

Por outro lado, a utilização de um mecanismo de transdução direto, sem intervenção de mensageiros secundários, tem como vantagem a velocidade da resposta. As células ciliadas operam muito mais rapidamente do que qualquer outro receptor sensorial, mais rápido até que os próprios neurônios. Essa velocidade é necessária, por exemplo, na audição direcional, onde a orelha humana precisa distinguir diferenças inferiores a 20 μs na chegada do som em cada orelha para identificar a fonte sonora. A velocidade de resposta também é importante para lidar com as frequências auditivas da ordem de 20.000 Hz, ou seja, o canal de transdução deve funcionar 20 mil vezes por segundo. No caso dos animais ecolocalizadores, como baleias, golfinhos e morcegos, as frequências são da ordem de 100.000 a 150.000 Hz.

Após a deflexão do feixe estereociliar o canal de transdução mecanoelétrica abre-se em microssegundos, menos de 50 ms na cóclea de ratos, velocidade que exclui a possibilidade de mensageiros secundários.[3,12]

Adaptação do canal de transdução

Imediatamente após a deflexão dos estereocílios, o canal de transdução se fecha para interromper a entrada de correntes na célula e terminar o estímulo. Esse mecanismo é chamado de adaptação do canal de transdução. Dois mecanismos de adaptação foram descritos: um rápido, que ocorre em poucos milissegundos, e outro mais lento, que ocorre após mais de 10 ms.

A adaptação rápida ocorre através da entrada de cálcio pelo canal de transdução, que se liga diretamente a alguma parte desse canal e altera a tensão e a probabilidade de o canal ficar aberto. O mecanismo de adaptação lenta ocorre também pela entrada de íons cálcio, que ativam o deslizamento de moléculas de miosina ao longo dos feixes de actina do estereocílio, reposicionando mais inferiormente a inserção da conexão de ponta no estereocílio mais longo, reduzindo assim o estiramento e determinando o fechamento do canal (Figura 1.10).[14]

Estrutura das conexões de ponta

Nos últimos anos, houve um progresso significativo na identificação das moléculas que formam e regulam o canal de transdução sensorial, com a identificação tanto das proteínas que formam as conexões de ponta como de proteínas que estão intrinsecamente ligadas à função do canal. Esse progresso ocorreu principalmente a partir de estudos baseados na análise da função de genes ligados à perda auditiva.

Utilizando a técnica de *freeze-fracture* e *deep-etching* e visualizando a ultraestrutura desses filamentos por microscopia eletrônica, as conexões de ponta foram descritas como compostas de um par de filamentos entrelaçados de forma helicoidal, formando um filamento único com um diâmetro de 8 a 10 nm (Figura 1.11).[15] Na extremidade superior podem bifurcar-se, e na extremidade inferior dois ou três ramos conectam a conexão de ponta ao estereocílio mais curto.

O par de filamentos entrelaçados é formado por dois homodímeros: um composto por duas moléculas de caderina 23 (CDH23) e o outro por duas moléculas de protocaderina 15 (PCDH15), que se associam para conectar um estereocílio mais curto ao seu próximo vizinho mais alto. A CDH23 localiza-se na extremidade superior da conexão de ponta e a PCDH15 na extremidade inferior (Figura 1.12).[16] Mutações nos genes que codificam CDH23 e PCDH15 são a causa da síndrome de Usher tipo 1 (ver Figuras 1.9 e 1.12).

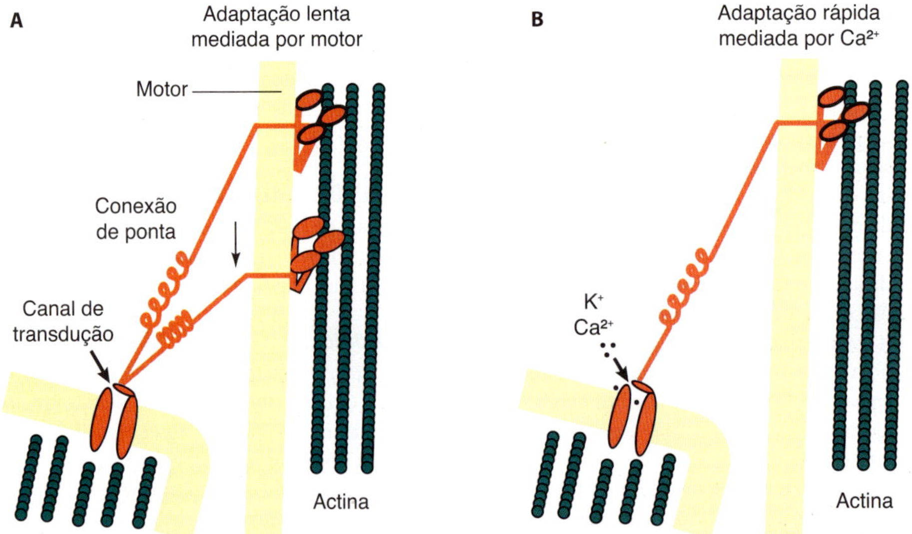

Figura 1.10 Adaptação do canal de transdução. Diagrama representando os dois modelos propostos para explicar a adaptação do canal de transdução. **A.** Processo mais lento mediado por motor, que requer a redefinição da tensão da conexão da ponta feita pelo deslizamento das proteínas que compõem a densidade superior de conexão de ponta ao longo dos filamentos de actina; **B.** Adaptação rápida e direta mediada pelo cálcio que provavelmente resulta da ligação de cálcio diretamente ao canal de transdução ou a proteínas associadas ao canal, aumentando a probabilidade do seu fechamento. (Adaptada de: Holt e Corey, 2000.)

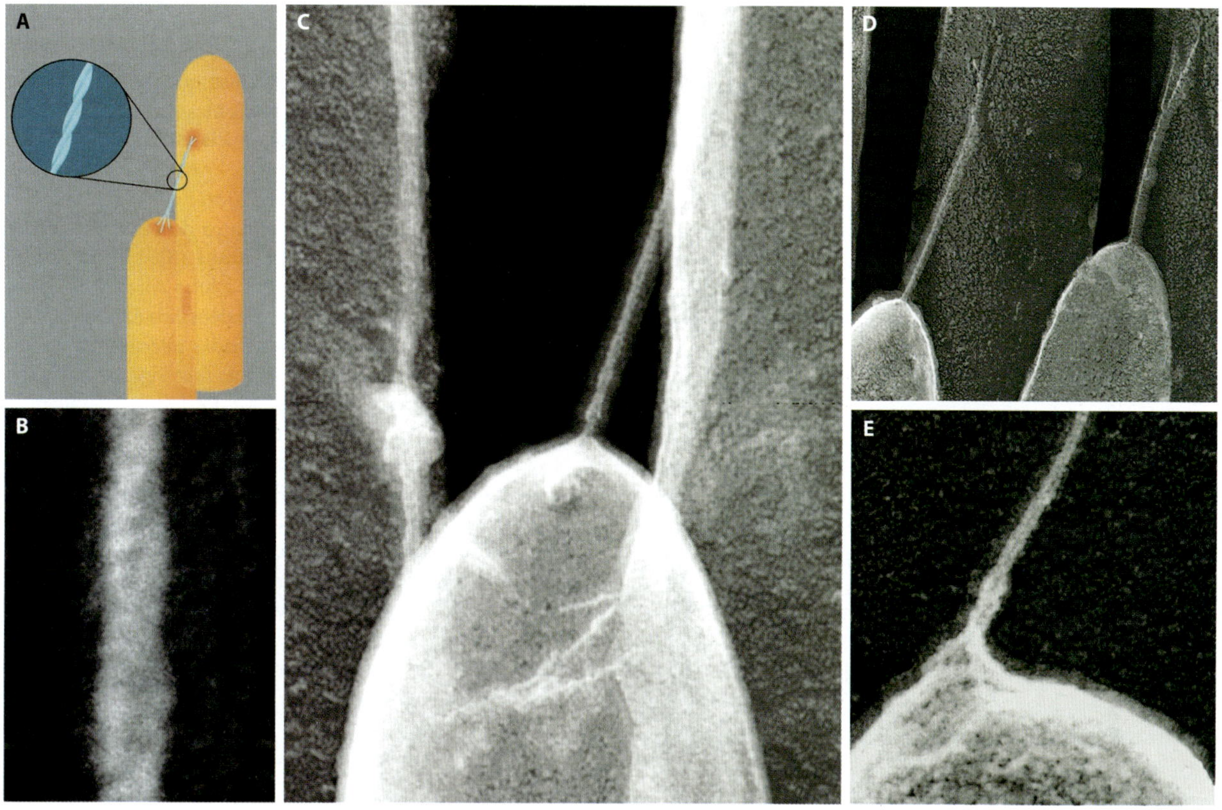

Figura 1.11 Ultraestrutura das conexões de ponta (*tip links*). **A.** Ilustração da provável estrutura da conexão de ponta, como um duplo filamento entrelaçado, que une a ponta de um estereocílio ao seu vizinho mais alto; **B** a **E.** Eletromicrografia de transmissão por *freeze-etching* de células ciliadas de cobaias; **B** e **C.** A conexão de ponta em maior resolução, onde claramente vizualizam-se os dois filamentos entrelaçados; **D.** A conexão de ponta bifurca-se em dois pequenos ramos antes de conectar-se a um estereocílio mais alto; **E.** Na outra extremidade, vários pequenos filamentos estendem-se da conexão de ponta ao estereocílio menor. (Cortesia de: Kachar et al., 2000.)

Na posição de repouso, o canal de transdução oscila entre aberto e fechado aproximadamente mil vezes por segundo, mas está fechado na maior parte do tempo.

Para que uma célula ciliada seja capaz de discriminar entre diferentes intensidades sonoras, deflexões progressivamente maiores do feixe de estereocílios aumentam a probabilidade de abertura dos canais gradativamente. Aumentos no estímulo geram aumento da tensão na conexão de ponta, ampliando a probabilidade de os canais abrirem.

No entanto, essas conexões não têm uma característica elástica como se supunha.[15] A conexão entre PCDH15 e CDH23 lembra a forma de um "aperto de mão". Em simulações, essa região do aperto de mão resiste bastante à tensão, alongando-se apenas alguns nanômetros, indicando ser uma estrutura bastante rígida.[17]

A estrutura que confere elasticidade, como uma mola de portão (ver Figura 1.12), permanece controversa, mas pode incluir as próprias caderinas, moléculas ainda não identificadas conectadas a essas caderinas ou alguma outra combinação.

Em cortes finos de estereocílios, visualizados por microscopia eletrônica, densidades submembranosas, conhecidas como densidades superior e inferior, são observadas nos locais em que as partes superior e inferior das conexões de ponta ligam-se às membranas dos estereocílios (ver Figura 1.6).[18,19]

As moléculas de CDH23 e PCDH15 interagem com várias outras proteínas intracelulares, permitindo a interação com o citoesqueleto de F-actina do estereocílio e com fosfolipídios da membrana celular. Muitas dessas proteínas são também codificadas por genes associados com a síndrome de Usher (ver Figuras 1.9 e 1.12). O domínio citoplasmático da CDH23 interage com as proteínas harmonina (USH1C), SANS (USH1G) e MYO7A (USH1B). Na porção inferior da conexão de ponta, o domínio citoplasmático da PCDH15 interage com pelo menos três proteínas: TMIE (proteína transmembrana da orelha interna), LHFPL5 (lipoma HMGIG *fusion partner-like protein*) e as proteínas transmembrana tipo-canal TMC1e TMC2.

A interação desse complexo da conexão de ponta com o citoesqueleto é ainda modulada por várias outras proteínas. Na porção superior, há um motor de miosina que controla a tensão da conexão de ponta e a adaptação do canal de transdução mecanoelétrica (MYO1C), e na porção inferior, MYO15A, WHRN, ESPN-1 e ESPNL (duas proteínas associadas à actina) e a proteína ligadora de cálcio e integrina (CIB2) (ver Figura 1.12).

Estrutura do canal de transdução mecanoelétrica

A identificação molecular do canal de transdução mecanoelétrica, assim como de qualquer outra estrutura das células ciliadas, tem sido um grande desafio ao longo da história devido à pequena quantidade de tecido disponível no órgão auditivo, ao pequeno número de canais por célula, à complexidade molecular desses canais e à dificuldade de expressar as subunidades do canal em outros sistemas celulares clássicos para provar sua função.[20,21]

Para que uma proteína seja considerada o canal iônico de mecanotransdução, ela deve atender aos seguintes critérios: a proteína deve ser localizada nas pontas dos estereocílios das células ciliadas e ser necessária para a mecanotransdução nessas células, além de ser um canal iônico mecanossensível formador de poros.

As proteínas PIEZO1 e 2 foram as primeiras proteínas postuladas como constituintes do canal de transdução mecanoelétrica das células ciliadas, por atenderem aos pré-requisitos necessários para isso e também por estarem presentes em outros mecanorreceptores, como

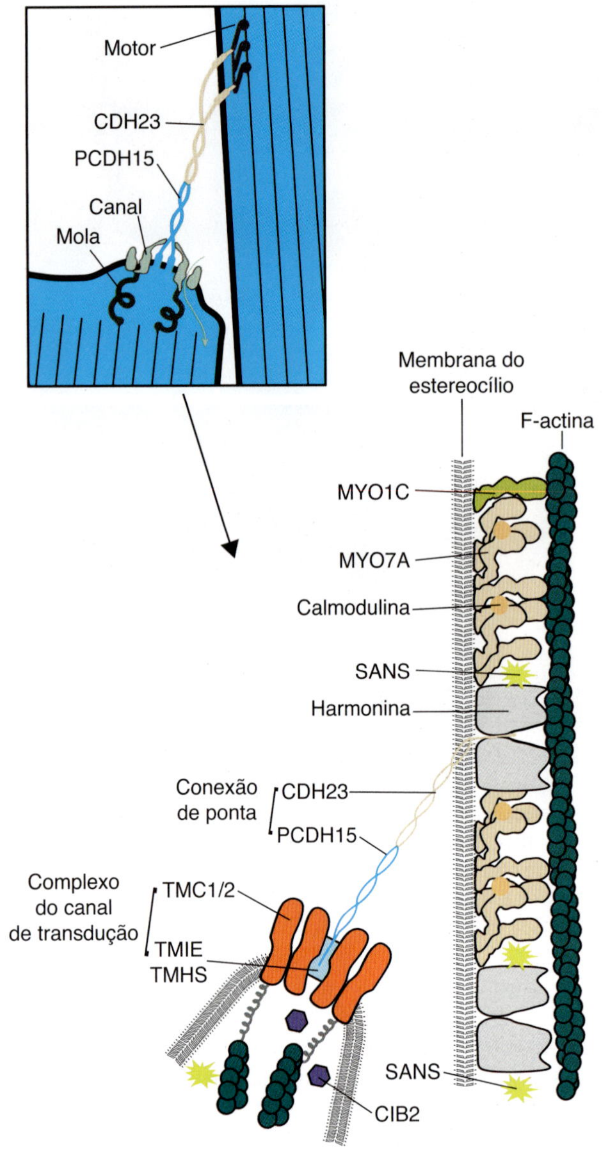

Figura 1.12 Esquema mostra as interações moleculares entre a conexão de ponta e os estereocílios. A conexão de ponta é formada por dois filamentos que se associam para conectar um estereocílio mais curto ao seu vizinho próximo mais alto. O par de filamentos entrelaçados superior é composto de duas moléculas de caderina 23 (CDH23) e o filamento inferior de duas moléculas de protocaderina 15 (PCDH15). CDH23 e PCDH15 interagem com várias outras proteínas intracelulares. O domínio citoplasmático da CDH23 interage com as proteínas harmonina (USH1C), SANS (USH1G) e MYO7A (USH1B). Na porção inferior da conexão de ponta, o domínio citoplasmático da PCDH15 interage com pelo menos três proteínas: TMIE (proteína transmembrana da orelha interna), LHFPL5 (lipoma HMGIG fusion partner-like protein) e as proteínas transmembrana tipo-canal TMC1 e TMC2.

no endotélio, hemácias, pele, proprioceptores musculares, receptores de insuflação pulmonar e barorreceptores na aorta e seio carotídeo.

PIEZO2 também é expressa na porção apical das células ciliadas, porém na base dos estereocílios e não na ponta, onde se localiza o canal de transdução. Sua abertura ocorre por pressão negativa na superfície apical da célula e também por deslocamento do feixe estereociliar em direção aos estereocílios menores (polaridade reversa), independentemente das conexões de ponta. A audição é apenas levemente alterada pelo *knockout* de PIEZO2 e, portanto, ela não é essencial para o funcionamento auditivo.[22] Analisados em conjunto, esses resultados afastaram a possibilidade de que PIEZO1 e 2 sejam as proteínas que formam o canal de transdução. Talvez sejam apenas moléculas presentes no canal das células ciliadas em desenvolvimento inicial ou após insultos em células ciliadas mais maduras.

Muitas evidências apontam para TMC1 e TMC2 como as proteínas formadoras do poro do complexo do canal de transdução mecanoelétrica (ver Figura 1.12 e Figura 1.13).[22-28]

TMC1 e TMC2 são expressas por células ciliadas da orelha interna[23] e localizam-se nas fileiras de estereocílios mais baixos das células ciliadas externas e das células ciliadas internas, na localização correspondente aos canais de transdução (ver Figuras 1.12 e 1.13).[26]

Aminoácidos intracelulares de TMC1 e TMC2 interagem com a PCDH15 na ponta dos estereocílios inferiores tanto das células ciliadas externas como das células ciliadas internas.[29] A mutação dominante causadora da surdez de Beethoven em TMC1 altera a permeabilidade ao cálcio do canal de transdução mecanoelétrica. Além disso, a corrente de transdução mecanoelétrica é totalmente suprimida nos camundongos *knockout* duplo TMC1/TMC2, causando graves déficits auditivos e de equilíbrio, mas pode ser resgatada por vetores virais adenoassociados (AAVs) que expressam TMC1 ou TMC2.[23,24,30] Conjuntamente, essas observações sugerem fortemente que TMC1 e 2 sejam componentes-chave do canal de transdução mecanoelétrica.

O perfil de expressão temporal difere para os dois genes e entre os órgãos auditivos e vestibulares. Na cóclea, TMC2 é expressa nos primeiros dias de vida e depois desaparece, enquanto TMC1 é expressa posteriormente e mantida na idade adulta.[23,31] Nos órgãos vestibulares, os genes *TMC1* e *TMC2* permanecem expressos nas células ciliadas vestibulares maduras.

Além dessa diferença no perfil de expressão espaço-temporal, TMC1 e TMC2 desempenham papéis distintos. Nos canais formados apenas por TMC2, a seletividade para o cálcio é muito maior que nos canais formados somente por TMC1. As correntes de transdução são maiores nas células ciliadas que expressam TMC2 e, portanto, as células que expressam TMC2 podem suportar um influxo de cálcio significativamente maior. Nos órgãos vestibulares, onde não existe um grande potencial endococlear, a força motriz para a entrada do cálcio na célula ciliada é menor, o que pode permitir a expressão persistente de TMC2 na idade adulta. Na cóclea, o grande potencial endococlear deve exigir a mudança de desenvolvimento na expressão do TMC para canais com menor permeabilidade ao cálcio.[32,33]

Como mencionado, a extremidade inferior da conexão de ponta é composta de um homodímero de PCDH15[15,16,34] e cada monômero de PCDH15 se ligaria a cada monômero TMC1 (Figuras 1.12 e 1.13) para regular a abertura de um poro independentemente do outro.[35] Entretanto, não está claro se a abertura desses dois poros é simultânea ou sequencial.

Seletividade de frequências na cóclea

O entendimento de como a cóclea separa a informação auditiva em um espectro de frequências (discriminação de frequências) passou por quatro fases históricas distintas até chegar ao momento atual de compreensão.

Primeira fase (elementos ressonantes de Helmholtz)

Hermann Ludwig Ferdinand von Helmholtz[36,37] foi o primeiro a sugerir, em meados do século XIX, que seria na cóclea que ocorreria a discriminação de frequências e não no cérebro. Influenciado pelas então recentes descrições da anatomia do órgão espiral por Alfonso Corti e outros anatomistas dos séculos XVIII e XIX sugeriu que haveria dentro da cóclea elementos ressonantes independentes e espacialmente ordenados para cada frequência.

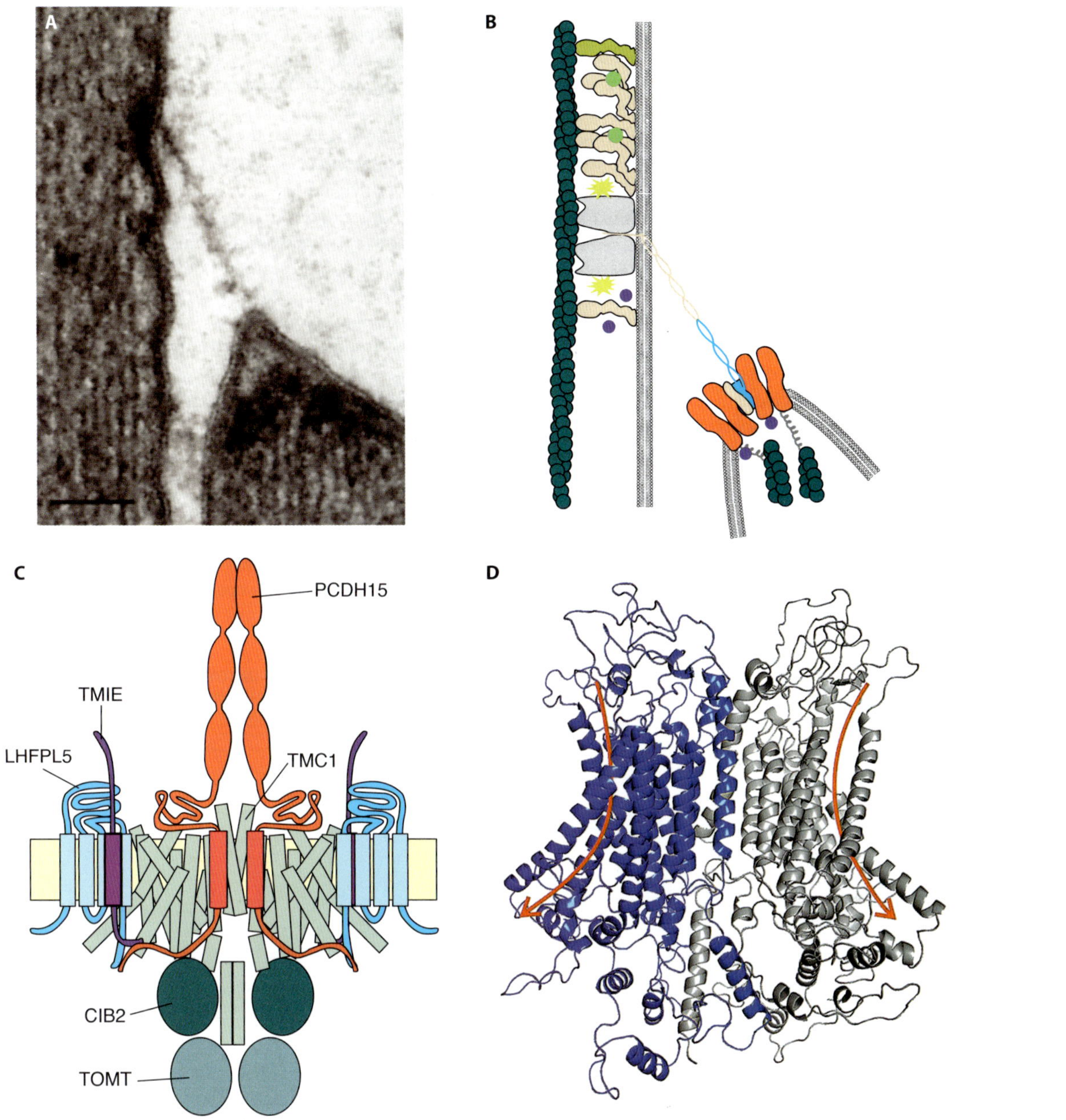

Figura 1.13 Modelo provável do aparelho de mecanotransdução das células ciliadas. **A.** Micrografia eletrônica de transmissão mostra o estiramento pela conexão de ponta e formação de uma tenda na membrana plasmática do estereocílio; **B.** Esquema mostra a localização do complexo de mecanotransdução na ponta do estereocílio; **C.** Possível arranjo de seis proteínas essenciais para a transdução auditiva. TMC1 e PCDH15 são ambos dímeros e, portanto, pode-se supor que haja uma relação um-para-um entre eles, com uma PCDH15 abrindo o poro de uma subunidade TMC em um canal dimérico. Existem poucas informações sobre possíveis combinações para as outras proteínas do complexo, e não se sabe quais são parte do complexo totalmente maduro e que são necessárias apenas para a sua montagem durante o desenvolvimento. Compõem ainda o possível aparelho LHFPL5, CIB2, TOMT e TMIE; **D.** Estrutura terciária do TMC1 dimérico. As duas subunidades são coloridas em azul e cinza. Dentro da subunidade azul, estão as hélices formadoras de poros. As setas vermelhas mostram a via de permeação prevista em cada subunidade.

Apesar de não comprovar cientificamente suas hipóteses, nem ter observado diretamente os movimentos dos fluidos cocleares, Helmholtz postulou que fibras transversas da membrana basilar seriam os minúsculos ressonadores, cada um sintonizado a uma frequência diferente. A sintonia variaria continuamente ao longo da membrana, e o estímulo por um tom específico colocaria em vibração um pequeno grupo de ressonadores em uma determinada região, e somente nessa região as fibras nervosas correspondentes seriam excitadas. Sons de frequências diferentes envolveriam outros grupos de ressonadores, em diferentes regiões e correspondendo a outras fibras nervosas. Helmholtz argumentou que se gritássemos próximo às cordas de um piano, algumas cordas ressonariam em correspondência às frequências da voz. A lâmina basilar responderia similarmente, fazendo, assim, uma análise do espectro de frequências do estímulo sonoro.

Segunda fase (onda viajante)

A primeira metade do século XX foi dominada pelos experimentos do engenheiro húngaro-americano Georg von Békésy que, apesar de considerar a teoria da ressonância de Helmholtz "a mais elegante das teorias da audição", não se contentou apenas com hipóteses teóricas e resolveu abrir a cóclea e observar o padrão vibratório da partição coclear durante o estímulo sonoro.

Ao estudar principalmente ossos temporais de cadáveres humanos, descreveu a teoria da onda viajante, que forma grande parte do que hoje compreende-se sobre o processo de discriminação de frequências na cóclea.[38] Utilizando ossos temporais isolados, von Békésy fez aberturas na cápsula ótica, espalhou micropartículas reflexivas na membrana vestibular intacta (membrana de Reissner), selou as aberturas com cimento e vidro e observou os movimentos dessa membrana em resposta a estímulos sonoros aplicados no meato acústico externo. Assumiu que o padrão de vibração da membrana vestibular assemelha-se ao padrão de vibração da lâmina basilar.

Para poder observar esses movimentos ao microscópio ótico, usou iluminação estroboscópica, como se faz hoje para examinar as vibrações das pregas vocais. Observou que a vibração do estribo não resulta em uma simples ressonância de componentes mecânicos independentes, mas que, na verdade, as diferentes regiões da cóclea estão mecanicamente associadas.

Segundo suas conclusões, em resposta à vibração do estribo, uma onda hidrodinâmica ocorre dentro da cóclea e propaga-se desde a base até o ápice, produzindo movimentos oscilatórios da lâmina basilar. Durante sua propagação, a onda viajante, como denominou, cresce progressivamente em amplitude, atinge um pico e abruptamente decai (Figura 1.14).[39,40] O local de vibração máxima da onda varia com a frequência do estímulo, de tal forma que sons de alta frequência produzem picos de vibração mais próximos à base da cóclea, enquanto tons de frequências baixas produzem picos mais próximos ao ápice.

Essas características vibratórias da lâmina basilar seriam determinadas principalmente por suas propriedades físicas, incluindo massa e rigidez, que variam gradualmente ao longo da cóclea. Na região basal, a lâmina basilar é mais fina e rígida, propiciando melhor vibração com estímulos de alta frequência, enquanto na cúpula é mais espessa e flácida, facilitando a vibração com frequências mais baixas.

O conceito revolucionário da onda viajante é certamente válido ainda hoje e rendeu a von Békésy o prêmio Nobel de Fisiologia ou Medicina de 1961, o único prêmio Nobel agraciado à pesquisa do sistema auditivo até hoje.

Entretanto, várias críticas foram feitas a esses experimentos. Primeiro, para que os movimentos da lâmina basilar fossem visíveis, eram necessários estímulos sonoros de pelo menos 120 dBNA,

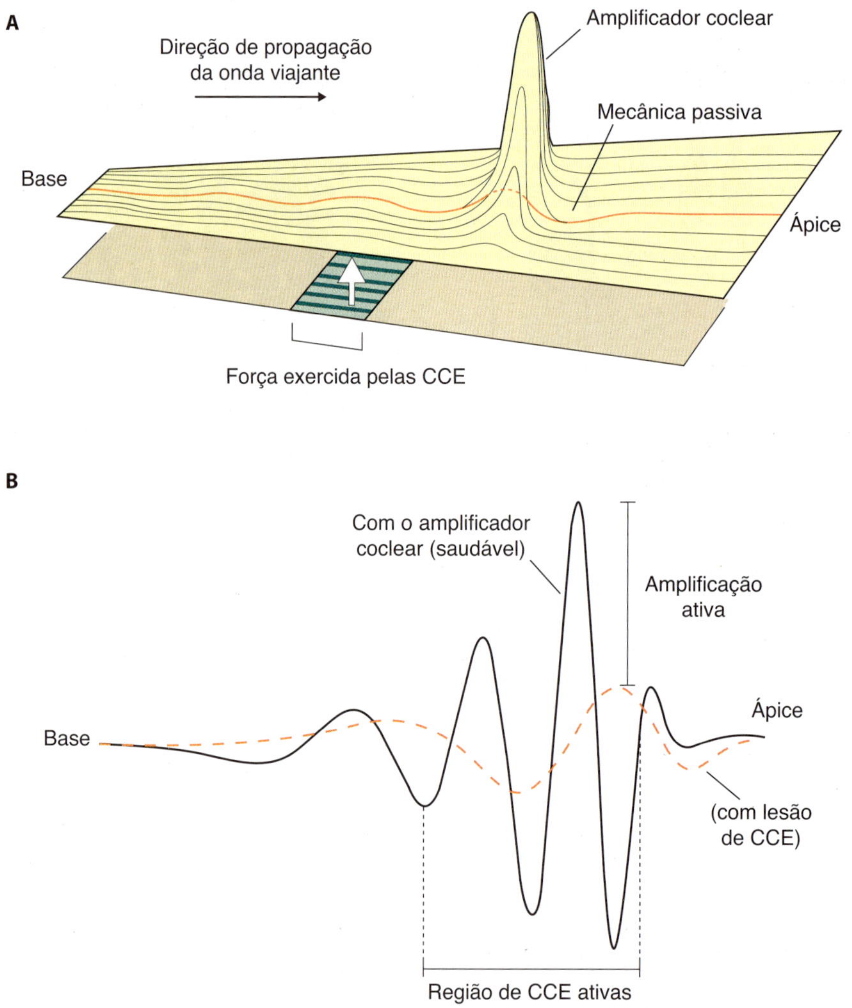

Figura 1.14 A. Esquema ilustrando um instante (seta) da onda viajante que se propaga ao longo da membrana basilar em resposta a um tom puro. A cóclea, que tem a forma de caracol, foi esticada e uma de suas divisões internas, a lâmina basilar, é mostrada como uma fita. Quando o amplificador coclear está funcionando, as células ciliadas externas (CCE) em uma região restrita próxima ao pico da onda exercem uma força que amplifica o movimento da membrana basilar em movimento que ocorreria caso a mecânica coclear fosse passiva ou quando as células ciliadas externas não estão funcionando; **B.** Esquema semelhante; porém, observa-se que o pico da onda viajante é muito mais estreito do que o pico produzido durante a mecânica passiva, estimulando uma área mais restrita da cóclea, o que é importante para a discriminação de frequências. O pico da onda viajante também ocorre em uma região mais basal do que o pico produzido pela mecânica passiva. (A, adaptada de: de Ashmore, 1994; B, adaptada de: Gummer e Preyer, 1997.)

bem acima do limiar auditivo e que na cóclea viva causam lesão do órgão. Estímulos próximos ao limiar não proporcionavam respostas vibratórias da lâmina basilar.

A cóclea seria um sistema linear. O aumento da magnitude das vibrações cocleares seria linearmente proporcional ao aumento do estímulo sonoro. No entanto, os sistemas biológicos não funcionam de forma linear. Von Békésy relata em seu livro *Experiments in Hearing*, de 1960,[38] que, quando a onda viajante foi observada pela primeira vez, ele não estava preocupado com a amplitude dos movimentos. A intensidade do estímulo foi aumentada até que a onda viajante fosse visível. Uma diminuição do estímulo para metade da sua magnitude não alterava o padrão de vibração.

Além disso, os picos de vibração ocorriam em uma região muito extensa da cóclea, o que não explicava o alto grau de discriminação de frequências já observado em experimentos psicofísicos realizados pelo próprio von Békésy[38,41] e nas respostas de núcleos auditivos no SNC. Críticas também foram feitas quanto aos experimentos terem sido realizados em cadáveres e, portanto, não refletirem o funcionamento coclear *in vivo*.

Von Békésy concluiu que a fraca resolução do processo de discriminação de frequências, observada em seus experimentos na cóclea *post-mortem*, seria uma consequência do alto grau de atrito resultante da viscosidade do fluido presente no órgão espiral. Até 1980, tanto ele como a maioria dos fisiologistas auditivos assumiram que a audição dependeria de algum outro mecanismo para a discriminação fina de frequências. Aparentemente, as alterações patológicas, e mesmo a morte, não teriam efeito sobre a onda viajante.

A cóclea faria, então, uma análise espectral inicial e mais grosseira do som. Um processo adicional de discriminação fina de frequências, possivelmente uma análise neural dentro da cóclea ou no SNC, seria necessário para explicar essa discrepância entre a extraordinária sensibilidade e discriminação de frequências observadas nos experimentos psicofísicos e os movimentos oscilatórios pouco sintonizados da lâmina basilar observados em cadáveres e vários outros animais.

Quando demonstrou-se que as respostas das fibras do nervo coclear tinham uma seletividade de frequências muito similar àquela observada psicoacusticamente, ficou claro que a análise deveria ocorrer perifericamente, ou seja, no interior da cóclea.

E. F. Evans criou, então, o termo "segundo filtro",[42] que seria um outro mecanismo para explicar as diferenças na capacidade de discriminação dos movimentos mecânicos observados na lâmina basilar e as respostas altamente sintonizadas do nervo auditivo. Conforme suas palavras, [42] "o mal sintonizado filtro da membrana basilar é seguido por um segundo filtro, fisiologicamente vulnerável, linear, mas bem sintonizado, situado entre a membrana basilar e o não linear processo de geração de potencial de ação neural".

Uma gama de esquemas foi criada para explicar o segundo filtro, incluindo complexas redes neurais, mecanismos bioquímicos e diversos modelos matemáticos de processamento elétrico e mecânico; porém, a existência desse segundo filtro nunca foi demonstrada.

Terceira fase (amplificador coclear)

O relato de que os potenciais intracelulares medidos nas células ciliadas internas após um estímulo auditivo têm a mesma seletividade de frequências que as fibras do nervo coclear encerrou a discussão sobre o segundo filtro.[43] Os resultados mostraram que uma análise completa das frequências auditivas já existe nas células ciliadas internas e, portanto, "antes" do nervo auditivo.

Finalmente, metodologias mais sensíveis do que as empregadas por von Békésy, como a técnica de Mössbauer,[44-46] cujo inventor também ganhou o prêmio Nobel em 1961 (em Física), e a interferometria por *laser*[47] foram capazes de demonstrar que os movimentos da lâmina basilar em um animal vivo diferem tanto quantitativa como qualitativamente dos movimentos anteriormente observados *post mortem*. Para uma frequência específica, a vibração no pico da onda viajante é muito mais localizada e apresenta uma amplitude consideravelmente maior. Além disso, a onda tem um comportamento de compressibilidade não linear, ou seja, com o aumento do estímulo a resposta vibratória da membrana basilar é cada vez menor, sugerindo que o processo funciona melhor com estímulos mais próximos ao limiar auditivo. Com sons de amplitude cada vez maior, a capacidade de discriminação de frequências se deteriora, assemelhando-se aos resultados de von Békésy.

Portanto, na cóclea viva, os movimentos da lâmina basilar são de alguma forma amplificados, especialmente nos estímulos sonoros próximos ao limiar auditivo e são extremamente sintonizados às diversas frequências do estímulo. Esse ganho compensa o alto grau de amortecimento que existe no interior líquido da cóclea viva e é atualmente chamado amplificador coclear, ou também cóclea ativa. Por exemplo, no limiar auditivo, o movimento do pico amplificado da lâmina basilar é aproximadamente 0,3 nm, chegando à excursão máxima de aproximadamente 50 nm. Sem esse amplificador coclear, o movimento máximo seria aproximadamente 100 vezes menor, ou seja, por volta de 0,003 nm (ver Figura 1.14).

Atualmente, sabe-se que von Békésy descreveu o comportamento passivo e linear da lâmina basilar, explicado pelas características físicas dessa membrana e que ocorre na cóclea morta ou danificada. Entretanto, em um ser vivo, a alta capacidade de discriminação de frequências não resulta apenas das propriedades vibratórias da lâmina basilar.

Dos experimentos de von Békésy, dois conceitos permanecem até hoje: a tonotopicidade e a onda viajante. Em ambos está a ideia de local equivalente à frequência, uma vez que uma onda viaja em uma direção específica que é devida à organização de frequências da membrana basilar.

Curiosamente, o próprio von Békésy entendeu melhor o conceito de onda viajante do que muitos que seguiram suas ideias. Dois experimentos mostram fatos extremamente importantes sobre a onda viajante que costumam ser negligenciados em descrições posteriores.

A onda viajar da base ao ápice pode ter sido um resultado inesperado; no entanto, soa lógico. A onda inicia na base da cóclea, pois é onde ocorre a introdução da energia desencadeada pelo movimento da platina do estribo, e daí deve se distribuir ao longo da cóclea. Contudo, essa ideia não parece estar correta. Quando von Békésy estimulou as cócleas a partir da extremidade apical, a onda viajante não foi afetada - ela continuou com o mesmo padrão, viajando da base em direção ao ápice da cóclea!

Em outro experimento, ele fez um corte, uma interrupção, na membrana basilar para examinar o grau em que a energia da onda é realmente transmitida ao longo das estruturas do órgão de Corti. Surpreendentemente, esses cortes não impediram a onda de viajar.

Esses dois experimentos mostram, portanto, que:

- A onda viaja da base ao ápice porque, após o estímulo pressórico no estribo, as regiões mais apicais atrasam seu funcionamento em relação às regiões basais; ou seja, têm latências na resposta ao estímulo sucessivamente maiores em relação à base
- Cada região do órgão espiral de Corti responde independentemente de seus vizinhos e com sua própria latência característica.

Talvez a onda viajante seja um epifenômeno e não a causa do estímulo das células ciliadas. Pode-se observar uma onda "movendo-se", mas a energia é fornecida por uma onda de pressão muito mais rápida, que estimula global e diretamente a membrana basilar e o órgão de Corti. Se a onda viajante é decorrente das propriedades físicas da membrana basilar, como explicar a onda reversa que ocorre após a passagem pelo helicotrema em direção à janela redonda?

Quarta fase (cóclea ativa)

Em 1948, Gold já havia sugerido que, em virtude do alto grau de amortecimento existente no interior líquido da cóclea, a vibração da partição coclear (lâmina basilar mais o órgão espiral) deveria requerer assistência mecânica dependente de energia metabólica, a fim de manter a alta sensibilidade e discriminação subjetiva de frequências.[48] Também imaginou que, se tal processo mecanicamente ativo ocorresse, sons deveriam ser produzidos dentro da cóclea como efeito colateral e poderiam ser captados no meato acústico externo. Essa foi a primeira ideia de que a orelha poderia emitir sons.

Gold tentou, inclusive, captar esses sons, colocando microfones próximos às orelhas, mas não obteve sucesso, principalmente pelas limitações tecnológicas da época. Suas conclusões, arrojadas demais para aquele momento, foram recebidas com descrédito e amplamente ignoradas. Seu trabalho ficou esquecido em meio a inúmeras outras "especulações" teóricas não experimentais sobre o funcionamento auditivo que apareceram naquele período. Gold chegou a visitar von Békésy, esperando que ele tivesse alguma "carta na manga", mas saiu convencido que von Békésy acreditava mesmo no funcionamento passivo da cóclea e na inexistência de algum processo amplificador que compensasse o amortecimento da onda dentro da cóclea. Esse desentendimento atrasou em aproximadamente 40 anos a descoberta das emissões otoacústicas e, consequentemente, da triagem auditiva neonatal iniciada na década de 1990, que tanto contribuiu e vem contribuindo para a identificação precoce das perdas auditivas neonatais.

O papel das células ciliadas externas nesse processo começou a ser esclarecido quando vários grupos perceberam que a lesão dessas células leva à deterioração da amplificação coclear. Assim, o que faz a diferença entre a cóclea ativa ou passiva é justamente a presença das células ciliadas externas (ver Figura 1.14).

Atualmente, o conhecimento do funcionamento da cóclea é caracterizado pelo conceito do amplificador coclear ou cóclea ativa, no qual a onda viajante de von Békésy é localmente amplificada por um processo eletromecânico, em que as células ciliadas externas têm um papel fundamental, exercendo as funções tanto de sensores como de elementos mecânicos de retroalimentação.

Esses conceitos fundamentaram-se na descoberta de David Kemp de que a orelha interna emite sons espontaneamente e na observação de que as células ciliadas externas apresentam motilidade quando eletricamente estimuladas *in vitro*.[49]

Emissões otoacústicas

A descoberta de que sons provenientes da cóclea podiam ser realmente detectados no canal auditivo externo, tanto espontaneamente como em resposta a um estímulo sonoro, como previsto por Gold, confirmou a presença de uma atividade motora dentro da cóclea, pois tudo que se move, e não está no vácuo, produz sons. Esse fenômeno, atualmente referido como emissões otoacústicas, é uma das mais interessantes descobertas que ocorreram nas últimas décadas e revolucionou a compreensão do funcionamento do sistema auditivo periférico.

Essa descoberta foi recebida inicialmente com ceticismo, pois postulou-se que esses sons pudessem se originar de estruturas da orelha média. As primeiras evidências da origem intracoclear das emissões otoacústicas surgiram de experimentos mostrando que agentes que danificam especificamente as células ciliadas externas reduzem ou eliminam as emissões otoacústicas. Exposição a ruído e ototóxicos, como a furosemida e os aminoglicosídeos, são alguns exemplos de agentes que alteram as emissões otoacústicas. Por outro lado, o antineoplásico carboplatina que, em chinchilas, induz uma perda específica de células ciliadas internas, não causa diminuição nas emissões otoacústicas.

A demonstração definitiva da origem intracoclear das emissões otoacústicas veio com os experimentos nos quais as emissões puderam ser modificadas ou mesmo evocadas por meio de estímulo elétrico no interior da cóclea ou sob estímulo eferente contralateral.

Eletromotilidade das células ciliadas externas

As células ciliadas externas foram apontadas como os efetores do mecanismo ativo coclear após a demonstração de que apresentam alterações do seu comprimento em frequências correspondentes às frequências auditivas, quando eletricamente estimuladas *in vitro*. Esses estudos demonstraram que, quando uma célula ciliada externa, isolada em meio de cultura, é despolarizada, ela se encurta e se alarga. Quando é hiperpolarizada, se alonga e fica mais fina. Essas alterações de comprimento podem chegar a 5% do comprimento da célula, o que representa uma enorme alteração em termos biológicos.

Várias técnicas biofísicas têm demonstrado que o mecanismo eletromotor pode ser acionado por toda a faixa de frequências que abrangem a maioria dos órgãos auditivos de mamíferos e, pelo menos, até 80 kHz.

Acredita-se que o movimento conjugado de várias células ciliadas externas acrescente energia mecânica aos movimentos da lâmina basilar desencadeados pelo som, contribuindo para o estímulo das células ciliadas internas. Como abordado anteriormente, o processo ativo da cóclea é responsável pela sensibilidade auditiva e pela alta capacidade de discriminação de frequências apresentada pela orelha. A perda total da função das células ciliadas externas leva a uma perda auditiva de 50 a 60 dB.

Estudos prévios demonstrando a presença de proteínas contráteis, de um complexo citoesqueleto e de um arranjo de cisternas endoplasmáticas dentro dessas células, induziram à ideia de que esse fenômeno fosse uma contração do tipo muscular, dependente de cálcio e de energia metabólica, envolvendo a interação de moléculas de actina e miosina.

Entretanto, a eletromotilidade das células ciliadas externas é independente de cálcio e ATP[50] e a destruição do citoesqueleto e das cisternas endoplasmáticas não a suprime, mostrando que as células ciliadas externas têm um tipo de motilidade distinto da contração muscular. A atividade motora das células ciliadas externas coincide com um denso arranjo de proteínas que se distribui ao longo da membrana plasmática basolateral (Figura 1.15).[50-53]

A forma mais aceita de ação do motor é que essas proteínas integrais de membrana, extensamente presentes na parede lateral das células ciliadas externas, e não nas células ciliadas internas, sejam sensíveis às variações da voltagem da membrana plasmática. O motor das células ciliadas externas é capaz de respostas extremamente rápidas, mais que qualquer outro motor biológico conhecido, e não funciona somente quando se muda artificialmente a voltagem por intermédio da membrana celular, mas também quando se estimula mecanicamente o feixe estereociliar com um jato de água ou com sons.

Um engenhoso trabalho de biologia molecular conseguiu isolar o gene da proteína motora das células ciliadas externas, que foi denominado prestina, em alusão ao movimento *Presto* da música clássica.[54] A estratégia utilizada foi a subtração de genes expressos nas células ciliadas externas dos genes expressos nas células ciliadas internas, uma vez que a célula ciliada interna não tem motilidade e não deve ter esse gene funcionando. Dessa subtração restaram 11 candidatos, sendo a prestina eleita como a provável proteína motora das células ciliadas externas. Quando o gene da prestina foi introduzido por meio de um vetor viral em culturas de células de rim humano, essas células passaram a exibir as mesmas alterações de comprimento induzidas por variações na voltagem da membrana plasmática, característica das células ciliadas externas.

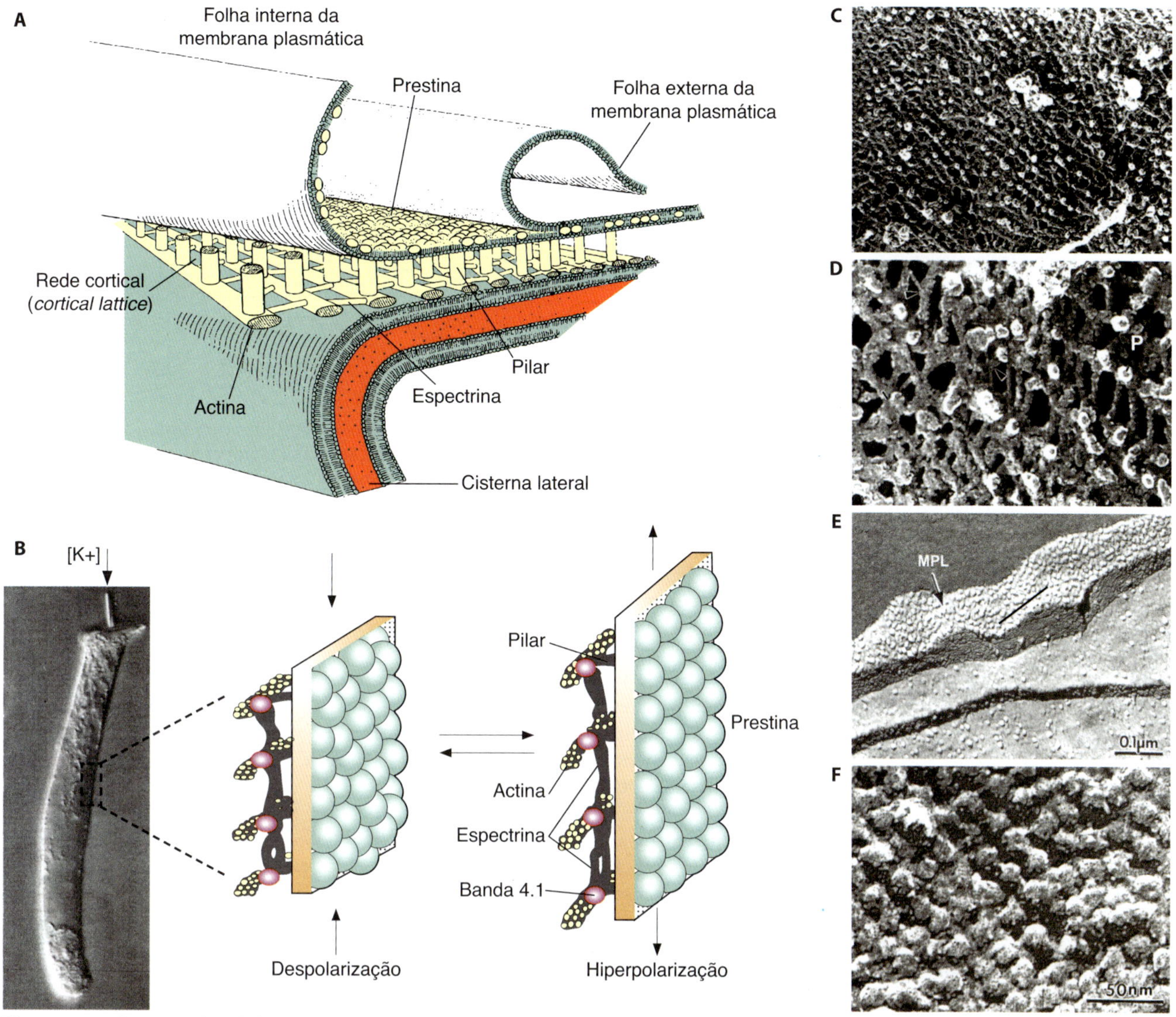

Figura 1.15 O motor da célula ciliada externa. **A.** Diagrama da membrana lateral da célula ciliada externa, no qual os folhetos interno e externo da membrana plasmática foram separados para revelar a alta densidade de partículas de membrana não presentes nas células ciliadas internas, que representam oligômeros da proteína motora prestina. A rede cortical é composta de filamentos de actina paralelos orientados circunferencialmente ao redor da célula e reticulados por espectrina. Os filamentos de actina estão ligados à membrana plasmática por moléculas pilares, e as cisternas laterais ficam dentro da rede cortical; **B.** Diagrama de uma pequena porção da parede lateral da célula ciliada externa com uma placa de oligômeros de prestina, os quais sofrem mudanças conformacionais que alteram a densidade de empacotamento das partículas, em resposta a uma alteração na voltagem da membrana. Durante a despolarização, um empacotamento mais apertado resulta no encurtamento dessa placa e, consequentemente, da própria célula ciliada; durante a hiperpolarização, ocorre o alongamento; **C.** Eletromicrografia de transmissão de réplica de carbono e platina por *freeze-etching*, mostrando a estrutura da rede cortical; **D.** Imagem ampliada, filamentos circunferenciais, pilares (P) e conexões são claramente definidos; **E.** Eletromicrografia de transmissão por criofratura mostra a alta densidade de proteínas integrais de membrana na face lateral da membrana plasmática lateral (MPL) de célula ciliada externa; **F.** Réplicas por *freeze-etching* da membrana plasmática lateral de uma célula ciliada externa, mostrando a superfície mais externa da membrana, com um denso empacotamento de partículas, que posteriormente foram identificadas como prestina. (A, adaptada de: McGee e Walsh, 2010; B, adaptada de: Frolenkov et al., 1998; C e D, adaptadas de: Holley et al.,1992; E e F, adaptadas de: Kalinec et al., 1992.)

A densidade de prestina na membrana lateral da célula ciliada externa é surpreendente. O empacotamento dessas proteínas na membrana plasmática da célula é apertado de tal forma que a densidade de partículas cobre cerca de 60% da superfície da parede lateral (Figura 1.15). Essa aglomeração molecular amplifica qualquer pequena alteração que ocorra na área de superfície de cada proteína individual. Além disso, para atuar como elemento gerador de força, é necessário garantir que a membrana não se dobre, permitindo que toda a força resultante seja gerada ao longo do eixo vertical da célula ciliada externa. Para garantir que a membrana mantenha rigidez e a forma cilíndrica característica, permitindo a distribuição de força no eixo vertical, as células ciliadas externas desenvolveram uma rede cortical submembranosa.[50]

Surpreendentemente, a prestina é membro de uma superfamília de transportadores de membrana SLC26A5, uma família cujos outros membros são trocadores de cloreto-bicarbonato.[55]

A questão de como uma proteína de transporte pode dar origem a um motor foi resolvida com a proposta de que a prestina/SLC26A5 seja um transportador incompleto.[56] A ideia é que a proteína atue como uma mecanoenzima como parte de seu ciclo de transporte, porém sem fazer transporte. Com a ligação de um ânion intracelular (cloreto), ocorre uma mudança conformacional na proteína, suficiente para produzir uma alteração de comprimento no plano da membrana e, portanto, no comprimento da célula ciliada externa (Figura 1.16).[57]

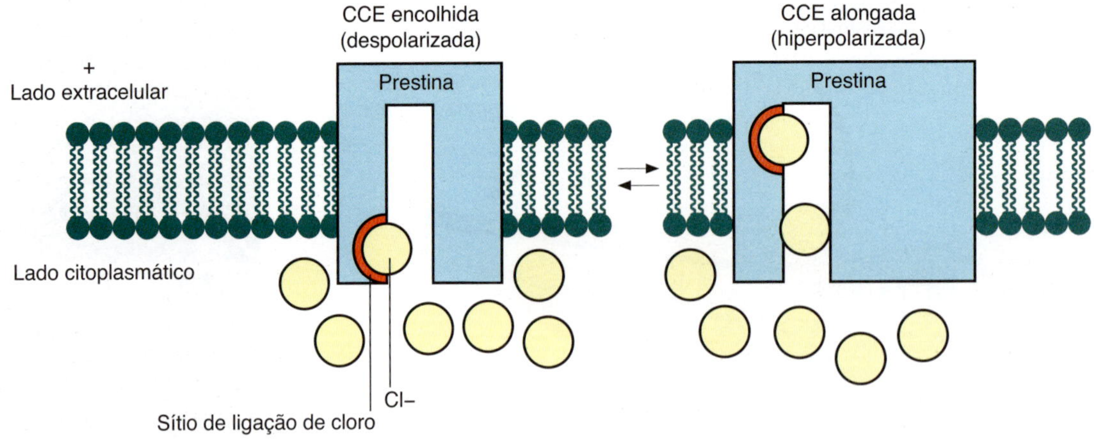

Figura 1.16 Moléculas de prestina localizadas na membrana plasmática que podem alternar entre dois estados conformacionais (alongado ou encurtado), dependendo da voltagem da membrana plasmática; quanto maior a despolarização, maior a probabilidade de que o estado mais encolhido seja adotado, e vice-versa. Como a prestina é originária de uma família de proteínas de transporte iônico, acredita-se que ela seja um transportador incompleto. No modelo de controle de prestina por íons cloro intracelulares, os dois estados conformacionais seriam controlados pela ligação de íons cloro intracelulares. Na ausência de cloro, a molécula está em seu estado "encolhido". Quando a membrana celular é despolarizada, o cloro liga-se à molécula, mas permanece na face citoplasmática da membrana. Quando a membrana celular é hiperpolarizada, o cloro migra através da molécula em direção à face externa. Quando o cloro ligado à molécula está na posição mais externa, a molécula assume sua conformação "alongada". Quando o cloro é deslocado de volta para o citoplasma, a molécula volta ao estado "encurtado". (Adaptada de: Dallos e Fakler, 2002.)

Há alguma controvérsia sobre a prevalência de mutações prestina/SLC26A5 em humanos. Até agora, as mutações da prestina humana parecem bastante raras. Um único relato de caso identifica duas irmãs profundamente surdas com mutações heterozigotas compostas p.W70X e p.R130S.[58]

Em camundongos, há ampla evidência de que a prestina realmente determine a sensibilidade coclear. Os primeiros *knockouts* de prestina mostraram que as células ciliadas externas isoladas desses camundongos não são móveis e que há uma perda de sensibilidade coclear entre 40 e 60 dB *in vivo*.[59] O microfonismo coclear é preservado, mostrando que a transdução mecanoelétrica não é afetada, embora pareça haver apoptose progressiva das células.

Uma observação direta do movimento da membrana basilar na região mais basal da cóclea, correspondente às frequências de 60 a 70 kHz, também mostrou que a alta capacidade de sintonia mecânica de camundongos normais está ausente no camundongo *knockout* de prestina, mas, curiosamente, o limiar auditivo não é significativamente rebaixado.[60] Uma possível explicação é que a prestina contribua para a rigidez das células ciliadas externas, e a sua ausência altera o acoplamento do som à mecânica da membrana basilar.

Essa questão foi contornada usando um camundongo com mutações não desestruturantes da prestina, em que as células ciliadas externas são estrutural e biofisicamente próximas do normal, mas têm propriedades elétricas alteradas.[61] Nesse mutante, de fato, a membrana basilar não está sintonizada e há uma redução na seletividade de frequência e na sensibilidade coclear, mesmo sem esse desacoplamento da mecânica coclear.

Motilidade dos estereocílios

Martin e Hudspeth propuseram a existência de um processo motor localizado nos canais de transdução que serviria para amplificar a transdução da célula ciliada.[62] Essa motilidade ativa nos estereocílios ainda não foi observada nas células ciliadas externas, mas poderia coexistir com a motilidade somática (ciclos de alongamento e encurtamento) observada nos mamíferos. Acredita-se que a entrada de cálcio pelos canais de transdução desencadeie a movimentação ativa dos estereocílios.

Esse amplificador estereociliar explicaria a presença de emissões otoacústicas em animais que não têm células ciliadas externas, como anfíbios, aves e répteis, e cujas células ciliadas não apresentam motilidade somática.

Potenciais cocleares

As interações entre as várias estruturas cocleares durante o processo auditivo geram potenciais elétricos que podem ser captados e estudados. Não se sabe ao certo se esses potenciais são sempre respostas fisiológicas ou simplesmente efeitos colaterais da atividade coclear.

Existem duas classes de potenciais: os que ocorrem após um estímulo acústico, ou dependentes do estímulo, e os de repouso, que são independentes do estímulo. Os potenciais cocleares podem ser medidos nas células do labirinto membranoso e nos espaços cocleares.

Até recentemente, o entendimento do funcionamento coclear baseou-se principalmente no estudo da atividade elétrica dos compartimentos intra e extracelulares do labirinto membranoso. Atualmente, diversas outras técnicas de fisiologia quase suplantaram os estudos dos potenciais cocleares, embora a eletrococleografia ainda seja utilizada na prática clínica.

Potenciais de repouso

Existem dois potenciais de repouso de maior importância, o endococlear e o intracelular.

O potencial endococlear ou endolinfático é medido no interior da rampa média, e é positivo em relação à perilinfa das rampas do tímpano e do vestíbulo. É um potencial de corrente contínua (constante) de aproximadamente +80 mV na base e ligeiramente menor em direção à cúpula da cóclea.

Acredita-se que o potencial endolinfático seja produzido pela estria vascular, pelo transporte ativo de potássio para o interior do ducto coclear em troca de sódio. Essa troca seria realizada pelas células marginais, ricas em sódio-potássio adenosina trifosfatase (Na^+/K^+ ATPase), mantendo, dessa forma, a concentração de potássio no interior da rampa média em torno de 144 mEq/ℓ em comparação aos 4 mEq/ℓ na rampa do vestíbulo. O potencial endolinfático é o potencial mais positivo encontrado em todo o corpo humano, e não é encontrado na endolinfa do sistema vestibular, apesar do fluxo de endolinfa ser comunicante em todo o labirinto. Essa seria uma das evidências de que o potencial endolinfático seja gerado pela estria vascular, que está presente somente nas paredes laterais do ducto coclear.

Outro potencial de repouso é o potencial intracelular, que é o potencial negativo existente no interior das células do órgão espiral. O potencial das células ciliadas externas é, em média, −70 mV, próximo ao das células de suporte, que varia entre −70 e −100 mV. Já as células ciliadas internas possuem potencial na ordem de −45 mV.

Como mencionado anteriormente, a diferença de potencial entre o potencial intracelular de −70 mV nas células ciliadas e o potencial de +80 mV da endolinfa gera uma diferença de potencial de 150 mV, que representa a maior diferença de potencial encontrada em toda natureza.

Além do potencial endolinfático e do potencial de repouso intracelular, há ainda um terceiro potencial de repouso, de importância e origem desconhecidas. É uma pequena diferença de potencial entre 2 e 5 mV entre a rampa do vestíbulo e a rampa do tímpano.

Potenciais dependentes do estímulo acústico

As respostas elétricas desencadeadas pelo estímulo acústico são geradas pelas células ciliadas do órgão espiral. Esses potenciais são medidos por meio de eletrodos posicionados na rampa média e representam a média das respostas de várias células ciliadas ao longo da lâmina basilar.

Os potenciais evocados por um tom puro possuem dois componentes: uma corrente fásica ou alternada, cuja frequência é a mesma do estímulo, e um componente de corrente contínua, que desloca o potencial de base, o potencial endolinfático, em direção negativa, durante o estímulo. A resposta fásica é o microfonismo coclear e a resposta contínua, o potencial de somação. O microfonismo coclear representa a corrente elétrica resultante da entrada de potássio nas células ciliadas pelos canais de transdução. A exata origem do potencial de somação não é conhecida, mas hoje acredita-se que seja o potencial que ocorre na despolarização das células ciliadas internas.

Sistema eferente coclear

Uma rica população de fibras nervosas eferentes, paralela às vias ascendentes, comunica o córtex auditivo com os centros auditivos inferiores e com o órgão espiral.

Esse sistema eferente, descrito inicialmente por Rasmussen, é composto do sistema olivococlear medial e o sistema olivococlear lateral (Figura 1.17).[63,64]

O sistema olivococlear medial origina-se no subnúcleo do complexo olivar medial superior, projeta-se através de fibras mielinizadas predominantemente para a cóclea contralateral e termina diretamente nas células ciliadas externas (ver Figura 1.17 B). O sistema olivococlear lateral origina-se em pequenos neurônios no núcleo olivar superior lateral e é formado por fibras não mielinizadas que se projetam predominantemente para a cóclea ipsilateral, e terminam quase que exclusivamente nos terminais nervosos das células ciliadas internas, e não fazem contato direto com as células.

Os sistemas eferentes medial e lateral têm padrões distintos de inervação ao longo da espiral coclear. A inervação eferente lateral projeta-se de forma uniforme por toda a cóclea, enquanto a inervação eferente medial é maior na base da cóclea, decrescendo em direção à cúpula e maior na primeira fileira de células ciliadas externas.

Embora os resultados sobre a significância fisiológica do sistema eferente sejam conflitantes, várias ações desse sistema têm sido relatadas e indicam um efeito inibitório sobre as respostas cocleares.

Seu efeito mais conhecido é obtido por meio da estimulação elétrica do feixe olivococlear no assoalho do quarto ventrículo, resultando em diminuição da amplitude e aumento na latência do potencial de ação composto do nervo auditivo. Outros efeitos relatados são o aumento do microfonismo coclear, a alteração nas amplitudes e frequências dos produtos de distorção das emissões otoacústicas, além da diminuição na sensibilidade e na discriminação de frequências nas curvas de sintonia do nervo auditivo.

As vias descendentes do feixe olivococlear medial liberam acetilcolina (ACh), e ativam receptores de acetilcolina heteroméricos α9/10 (diferente de todos os receptores de acetilcolina no organismo) nas células ciliadas externas e servem para controlar a condutância da membrana da célula para o potássio, a partir da ativação de canais de potássio cálcio-dependentes. O efeito final é hiperpolarizar as células ciliadas externas e reduzir a amplitude dos potenciais da recepção. Consequentemente, a eletromotilidade da célula ciliada externa é suprimida, reduzindo a amplificação do movimento da membrana basilar e o ganho mecânico coclear geral.

A observação de que as células ciliadas externas da primeira fileira recebem consideravelmente mais contatos eferentes do que as células das duas outras fileiras sugere que a primeira coluna deve contribuir mais para as pontas das curvas de sintonia (discriminação fina de frequências) do que a segunda e terceira fileiras.

Os neurônios do sistema olivococlear lateral também modulam os aferentes do tipo I que saem das células ciliadas internas por mecanismos sinápticos ainda desconhecidos. Os efeitos dessa modulação também não são bem compreendidos. Experimentos *in vivo* produziram resultados mistos, possivelmente refletindo a neuroquímica mais complexa desse sistema, que inclui dopamina e GABA, além da própria acetilcolina.[65]

O papel do sistema eferente é controverso, mas seu efeito sobre o ajuste mecânico[66] e as emissões otoacústicas de produtos de distorção[67] é claro. Há também a sugestão, a partir de estudos em camundongos em que o receptor colinérgico eferente foi excluído, que a atividade do sistema eferente pode retardar o envelhecimento auditivo,[68] além de proteger a cóclea contra trauma acústico. Vários trabalhos sugerem, ainda, que os eferentes podem ser ativados pelo SNC, podendo exercer um papel na atenção seletiva, melhorar a codificação do sinal em ambientes com muito ruído, modular a atenção seletiva aos estímulos sensoriais e influenciar a localização sonora.

Os eferentes olivococleares também desempenham um papel ainda pouco compreendido na maturação da inervação coclear. As sinapses inibitórias do sistema lateral fazem contato direto com as células ciliadas internas apenas na fase embrionária da audição, regulando a atividade espontânea de neurônios aferentes e moldando a conectividade dos núcleos do tronco cerebral.

O papel fisiológico do *feedback* eferente na função auditiva tem se mostrado difícil de compreender. As medidas da sua função mostram, às vezes, efeitos contrários ou nenhum efeito, em diferentes estudos. Isso pode refletir, em parte, a possibilidade de que o *feedback* eferente para a cóclea seja plástico, tornando-se mais forte com o uso e treinamento.

Tem sido difícil associar o mal funcionamento de neurônios olivococleares a doenças. Mesmo assim há algumas evidências de atividade olivococlear anormal em pessoas com zumbido, hiperacusia e distúrbios do processamento auditivo central.[69]

O processamento eferente anormal também foi postulado em uma série de distúrbios neurológicos que cursam com processamento auditivo desregulado: autismo, esquizofrenia, enxaqueca, mutismo seletivo, comprometimento específico da linguagem e dislexia.[70]

Sistema aferente

Enquanto a frequência do som é codificada principalmente pela posição de uma célula ciliada ao longo do comprimento da cóclea, a intensidade e a análise temporal da onda sonora são definidas pelo padrão de disparo do nervo auditivo, controlado pela liberação precisa de neurotransmissores nas sinapses das células ciliadas internas.[71]

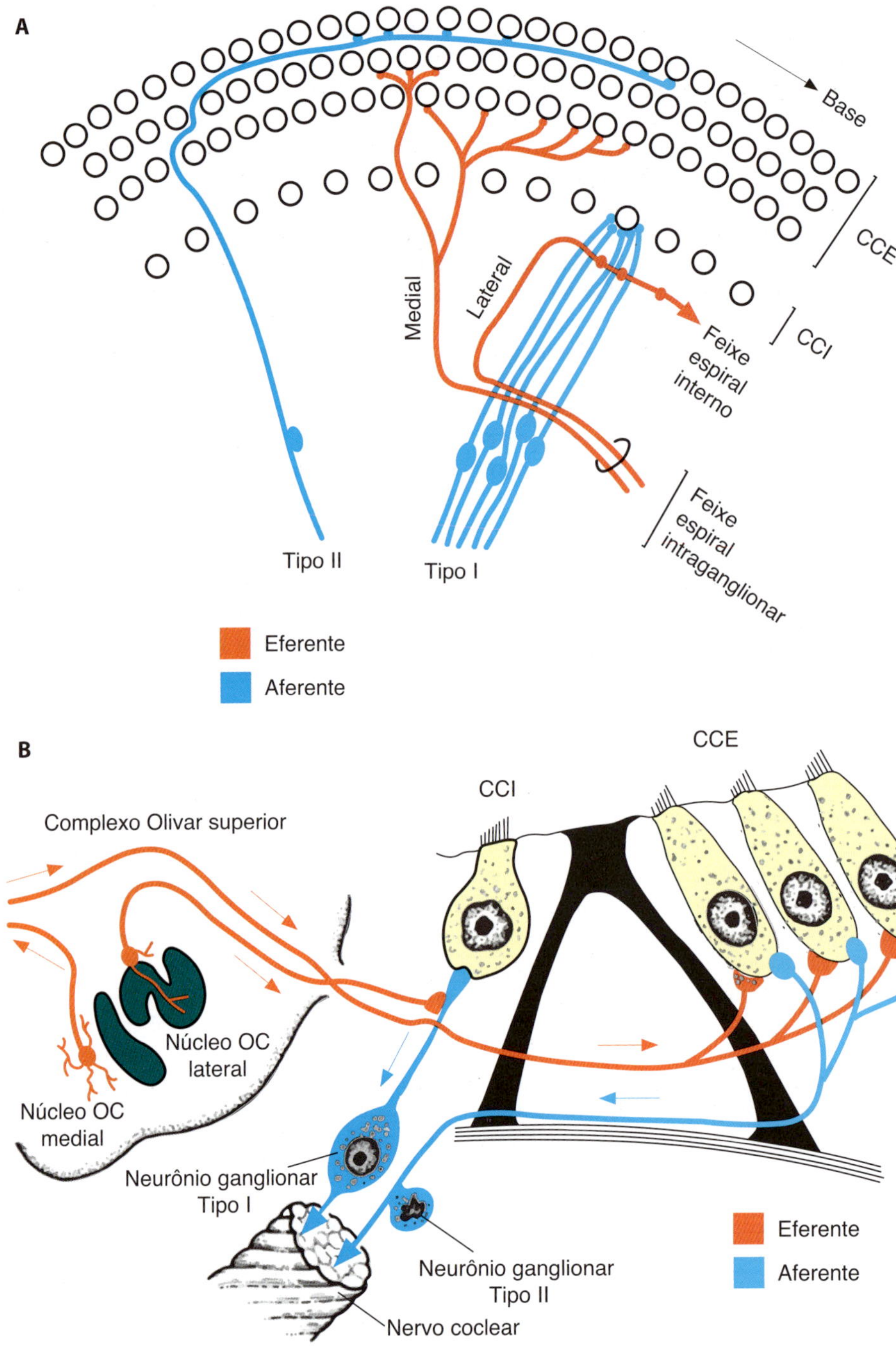

Figura 1.17 Esquema mostrando a inervação aferente (em azul) e eferente (em vermelho) do órgão espiral de Corti. **A.** Distribuição das fibras aferentes do tipo 1 e do tipo 2 dos neurônios do gânglio espiral e os sistemas eferentes medial e lateral. Enquanto 10 a 20 fibras aferentes do tipo 1 fazem conexões diretas com apenas uma célula ciliada interna, uma única fibra aferente do tipo 2 ramifica-se e faz contato com várias células ciliadas externas. Essas ramificações são sempre em direção à base da cóclea; **B.** As linhas vermelhas conectando neurônios do núcleo olivococlear lateral representam fibras finas não mielinizadas; linhas azuis conectando neurônios olivococlear medial representam fibras mielinizadas. O sistema eferente faz terminações diretas com os corpos celulares das células ciliadas externas e faz apenas terminações *en passant* com as fibras aferentes, abaixo das células ciliadas internas, no feixe espiral interno. As fibras originárias do núcleo olivococlear lateral projetam-se predominantemente ipsilateralmente, enquanto as fibras originárias de neurônios do núcleo olivococlear medial projetam-se predominantemente para o lado contralateral. Os aferentes cruzam o túnel de Corti no assoalho, enquanto os eferentes cruzam na porção média do túnel. OC = olivococlear; CCE = células ciliadas externas; CCI = célula ciliada interna. (Adaptada de: Schuknecht, 1993.)

Os dois tipos de células ciliadas têm papéis complementares na transdução sensorial auditiva, mas sua inervação é totalmente distinta. A fileira única de células ciliadas internas retransmite todas as informações sonoras para fibras aferentes tipo I do nervo auditivo por meio da liberação de vesículas sinápticas contendo glutamato. As fibras do tipo I constituem a grande maioria dos neurônios do gânglio espiral (NGE) que inervam a cóclea (aproximadamente 95%).

Por outro lado, as três fileiras de células ciliadas externas aumentam a sensibilidade e as propriedades de ajuste de frequência da partição coclear.

Embora as células ciliadas externas sejam principalmente inervadas por neurônios colinérgicos eferentes, recebem também inervação de neurônios aferentes do tipo II que compõem os 5% restantes dos neurônios aferentes do gânglio espiral.

Em contraste com as fibras do tipo I que fazem contato sináptico com apenas uma célula ciliada interna, os terminais periféricos dos neurônios aferentes do tipo II formam extensas arborizações em espiral com várias células ciliadas externas (ver Figura 17 A). A função das fibras do tipo II ainda é desconhecida, embora pareçam ser ativadas apenas por sons muito altos, o que levou à suposição que funcionem como nociceptores cocleares alertando e evitando a piora da lesão.[72]

Sinapse da célula ciliada interna

Desde a virada do século XXI, tanto o uso de imagens de alta resolução como o desenvolvimento de novas técnicas eletrofisiológicas forneceram muitas informações sobre as sinapses das células ciliadas internas (Figura 1.18). Em paralelo, o estudo das mutações genéticas alavancou o conhecimento da arquitetura molecular e da função dessa sinapse.[73]

A abertura dos canais de transdução mecanoelétrica no polo apical das células ciliadas causa a conversão (transdução) da informação acústica em um potencial de recepção. Esse potencial ativa canais de cálcio do tipo L, dependentes de voltagem (CaV1.3), localizados nas zonas ativas pré-sinápticas no polo basal da célula ciliada. A entrada de cálcio resultante desencadeia a fusão de vesículas sinápticas, liberando glutamato nos botões pós-sinápticos dos neurônios do gânglio espiral.[74]

No citoplasma adjacente à zona de liberação, na base das células ciliadas internas, um grande número de vesículas sinápticas contendo glutamato aparecem ligadas a estruturas elétron densas chamadas corpos pré-sinápticos de formato esférico ou ovoide, com cerca de 400 nm de diâmetro (ver Figura 1.18), e que servem como reservatório de neurotransmissores.[75,76]

A liberação de neurotransmissor da sinapse da célula ciliada interna é desencadeada por variações graduais do potencial de membrana, aumentando com a intensidade do som. A resposta sináptica aos sons de até 3 kHz ocorre em fase com a onda de pressão sonora. Isso implica em uma alta precisão temporal de transmissão sináptica, essencial para a percepção do *pitch* e da localização da fonte sonora.[77]

Parte dos canais de transdução mecanoelétrica está sempre aberta, mesmo sem estímulo sonoro, resultando na liberação espontânea de glutamato. Essa liberação de neurotransmissores em repouso nas células ciliadas internas modula a taxa de potenciais de ação espontâneos (APs) nos NGE aferentes tipo I.

Cada célula ciliada interna é inervada por 10 a 30 neurônios aferentes bipolares do tipo I não ramificados e que formam pequenos contatos ou botões adjacentes a um único corpo pré-sináptico (Figuras 1.17 e 1.18). Em camundongos, o número de sinapses nas

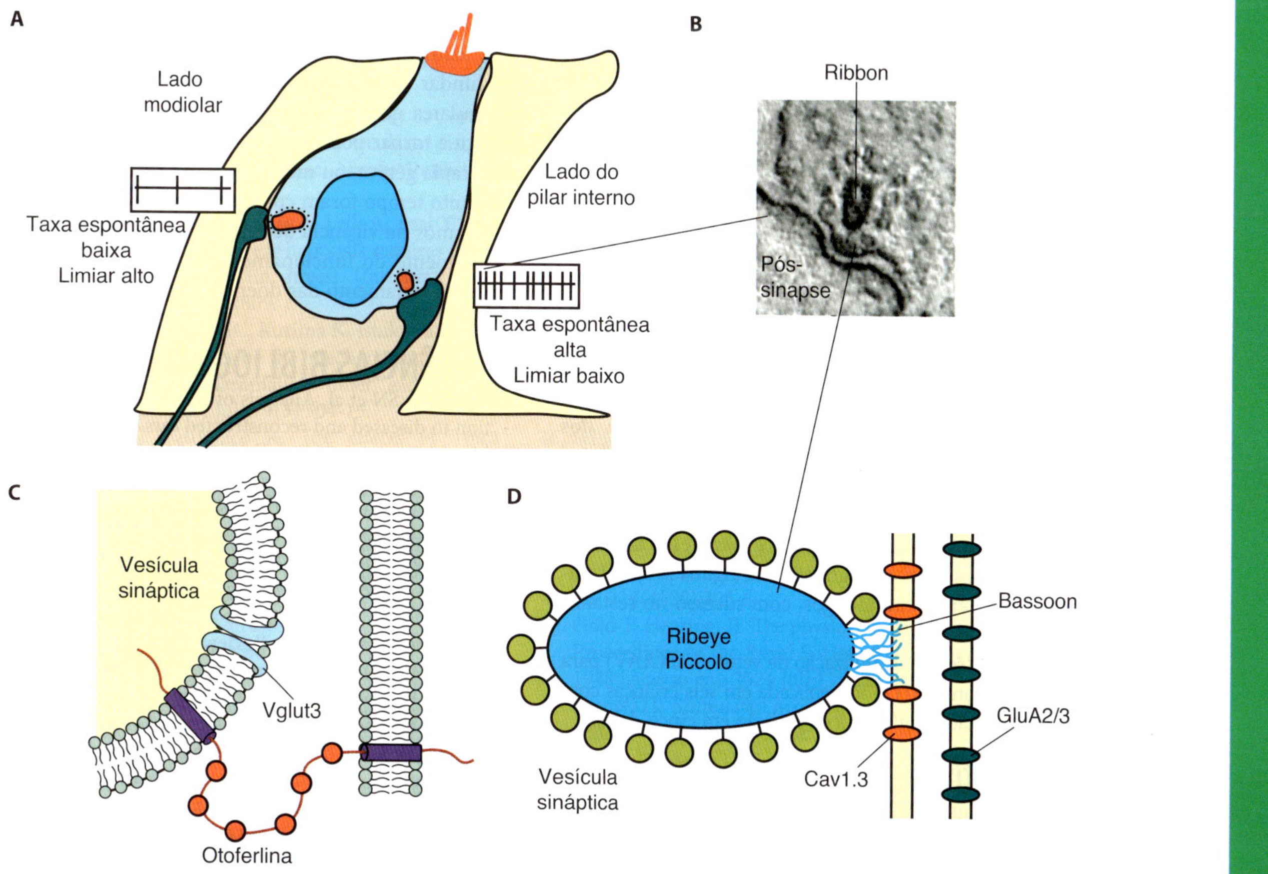

Figura 1.18 Configuração das sinapses entre a célula ciliada interna e a fibra aferente coclear. **A.** Cada sinapse tem um corpo pré-sináptico (ribbon) próximo à área de liberação de neurotransmissores e adjacente à membrana pós-sináptica do neurônio aferente. No lado modiolar, as regiões pré-sinápticas têm corpos pré-sinápticos maiores (vermelho) e exibem entradas de cálcio maiores (azul-claro). Os neurônios aferentes têm diâmetros menores, limiar de sensibilidade maior e taxa de disparos espontâneos menores. No lado do pilar, os ribbons são menores e o influxo de cálcio é menor; os aferentes têm diâmetro maior, limiar mais baixo e maior taxa de disparos espontâneos; **B.** Eletromicrografia de transmissão mostrando o corpo pré-sináptico em grande aumento, circundado por vesículas sinápticas. O corpo pré-sináptico é composto de proteínas Ribeye e Piccolo e ancorada à membrana do local de liberação pela proteína Bassoon. As vesículas circundantes (em amarelo) contêm o neurotransmissor glutamato e são exocitadas pelo influxo de cálcio através dos canais de cálcio Cav1.3 na membrana pré-sináptica. O glutamato se liga aos receptores ionotrópicos AMPA GluA2/3 na membrana pós-sináptica. **C.** Visão em maior detalhe da vesícula sináptica mostrando o transportador de glutamato Vglut3 e o sensor de cálcio otoferlina. (A, adaptada de: Johnson et al., 2019; B, adaptada de: Safieddine et al., 2012; C e D, adaptadas de: Fettiplace, 2017.)

55. a M, Kerkelä E, Saarialho-Kere U, Kestilä M, Kere J. Mapping of five new putative anion transporter genes in human and characterization of SLC26A6, a candidate gene for pancreatic anion exchanger. Genomics [Internet]. 2000 [Acesso em: 2024 Jul].
56. Oliver D, He DZ, Klöcker N, Ludwig J, Schulte U, Waldegger S et al. Intracellular anions as the voltage sensor of prestin, the outer hair cell motor protein. Science [Internet]. 2001 [Acesso em: 2024 Jul]; 292(5525);2340-3.
57. Dallos P, Fakler B. Prestin, a new type of motor protein. Nat Rev Mol Cell Biol [Internet]. 2002 [Acesso em: 2024 Jul];104-11.
58. Matsunaga T, Morimoto N. The auditory phenotype of children harboring mutations in the prestin gene. Acta Otolaryngol [Internet]. 2016 [Acesso em: 2024 Jul];136(4):397-401.
59. Liberman MC, Gao J, He DZ, Wu X, Jia S, Zuo J. Prestin is required for electromotility of the outer hair cell and for the cochlear amplifie. Nature [Internet]. 2002 [Acesso em: 2024 Jul];419(6904):300-4.
60. Lagarde MM, Drexl M, Lukashkin AN, Zuo J, Russell IJ. Prestin's role in cochlear frequency tuning and transmission of mechanical responses to neural excitation. Current Biology [Internet]. 2008 [Acesso em: 2024 Jul]; 18(3); 200-2.
61. Dallos P, Wu X, Cheatham MA, Gao J, Zheng J, Anderson CT et al. Prestin-based outer hair cell motility is necessary for mammalian cochlear amplification. Neuron [Internet]. 2008 [Acesso em: 2024 Jul];58(3):333-39.
62. Martin P, Hudspeth AJ. Active hair-bundle movements can amplify a hair cell's response to oscillatory mechanical stimuli. Proc Natl Acad Sci USA [Internet]. 1999 [Acesso em: 2024 Jul];96(25):14306-311.
63. Rasmussen GL. The olivary peduncle and other fiber projections of the superior olivary complex. J Comp Neurol [Internet]. 1946 [Acesso em: 2024 Jul]; 84; 141-219.
64. Schuknecht HF. Anatomy. In Schuknecht H F (org.). Pathology of the ear. 2nd ed. Philadelphia: Lea & Febiger; 1993. p. 31-75.
65. Ruel J, Wang J, Rebillard G, Eybalin M, Lloyd R, Pujol R et al. Physiology, pharmacology and plasticity at the inner hair cell synaptic complex. Hear Res [Internet]. 2007 [Acesso em: 2024 Jul];227(1–2):19–27.
66. Murugasu E, Russell IJ. The effect of efferent stimulation on basilar membrane displacement in the basal turn of the guinea pig cochlea. J Neurosc [Internet]. 1996 [Acesso em: 2024 Jul];16(1); 325-32.
67. Maison SF, Parker LL, Young L, Adelman JP, Zuo J, Liberman MC. Overexpression of SK2 channels enhances efferent suppression of cochlear responses without enhancing noise resistance. J Neurophysiol [nternet]. 2007 [Acesso em: 2024 Jul];97(4); 2930-36.
68. Liberman MC, Liberman LD, Maison SF. Efferent feedback slows cochlear aging. J Neurosci [Internet]. 2014 [Acesso em: 2024 Jul];34(13); 4599-607.
69. Knudson IM, Shera CA, Melcher JR. Increased contralateral suppression of otoacoustic emissions indicates a hyperresponsive medial olivocochlear system in humans with tinnitus and hyperacusis. J Neurophysiol [Internet]. 2014 [Acessom em: 2024 Jul];112(12); 3197-208.
70. Khalfa S, Bruneau N, Rogé B, Georgieff N, Veuillet E, Adrien JL et al. Peripheral auditory asymmetry in infantile autism. EJN [Internet].2001 [Acesso em: 2024 Jul];13(3):628-32.
71. Johnson SL, Safieddine S, Mustapha M, Marcotti W. Hair cell afferent synapses: Function and dysfunction. Cold Spring Harb Perspect Med [Internet]. Cold Spring Harbor Laboratory Press [Internet]. 2019 [Acesso em: 2024 Jul]; 9(12.
72. Liu C, Glowatzki E, Fuchs PA. Unmyelinated type II afferent neurons report cochlear damage. Proc Natl Acad Sci USA [Internet]. 2015 [Acesso em: 2024 Jul];112(47):14723-27.
73. Leibovici M, Safieddine S, Petit C. Mouse models for human hereditary deafness. Curr Top Dev Biol [Internet]. 2008 [Acesso em: 2024 Jul];:84:385-429.
74. Fettiplace R. Hair cell transduction, tuning, and synaptic transmission in the mammalian cochlea. Compr Physiol [Internet]. 2017 [Acesso em: 2024 Jul];1197-227.
75. Nouvian R, Beutner D, Parsons TD, Moser T. Structure and function of the hair cell ribbon synapse. J Membr Biol [Internet]. 2006 [Acesso em: 2024 Jul];209(2–3):153-65.
76. Safieddine S, El-Amraoui A, Petit C. The auditory hair cell ribbon synapse: From assembly to function. Annu Rev Neurosci [Internet]. 2012 [Acesso em: 2024 Jul];35:509-28.
77. Fuchs PA, Lauer AM. Efferent inhibition of the cochlea. Cold Spring Harbor Perspectives in Medicine. Cold Spring Harb Perspect Med [Internet]. 2019 May [Acesso em: 2024 Jul];9(5):a033530.
78. Roux I, Safieddine S, Nouvian R, Grati M, Simmler MC, Bahloul A et al. Otoferlin, defective in a human deafness form, is essential for exocytosis at the auditory ribbon synapse. Cell [Internet]. 2006 [Acesso em: 2024 Jul];127(2):277-89.
79. Yasunaga S, Grati M, Cohen-Salmon M, El-Amraoui A, Mustapha M, Salem N et al. A mutation in OTOF, encoding otoferlin, a FER-1-like protein, causes DFNB9, a nonsyndromic form of deafness. Nat Genet [Internet]. 2006 [Acesso em: 2024 Jul];127(2):277-89.
80. Zhang L, Wang H, Xun M, Tang H, Wang J, Lv J et al. Preclinical evaluation of the efficacy and safety of AAV1-hOTOF in mice and nonhuman primates. Mol Ther Methods Clin Dev [Internet]. 2023 [Acesso em: 2024 Jul];31:1-12.
81. Lv J, Wang H, Cheng X, Chen Y, Wang D, Zhang L et al. AAV1-hOTOF gene therapy for autosomal recessive deafness 9: a single-arm trial. The Lancet [Internet]. 2024 Jan 24 [Acesso em: 2024 Jul]: 1-9.
82. Starr A, Picton TW, Sininger Y, Hood LJ, Berlin CI. Auditory neuropathy. Brain [Internet]. 1996 [Acesso em: 2024 Jul];119(3):741-53.

CAPÍTULO 2

Anatomia Cirúrgica do Osso Temporal

Silvio da Silva Caldas Neto • Arthur Menino Castilho •
Oswaldo Laercio Mendonça Cruz

INTRODUÇÃO

O temporal é um osso de grande complexidade anatômica, não só por sua posição em relação à base do crânio e múltiplas relações de vizinhança, mas, principalmente, pela anatomia das estruturas nobres que se localizam no seu interior. Além disso, é alvo de inúmeros procedimentos cirúrgicos, tanto para o tratamento de doenças originadas na sua intimidade e/ou circunvizinhança como para acesso a doenças da cavidade craniana. Essas características determinam a necessidade absoluta de se ter um profundo conhecimento da anatomia do osso temporal para que se possa compreender, bem como desenvolver, a prática da cirurgia otológica.

Não é objetivo deste capítulo esgotar o assunto ou servir de roteiro definitivo para procedimentos cirúrgicos. O sucesso de um cirurgião, vale ressaltar, só pode ser alcançado com muito treinamento e compreensão profunda das bases fisiopatológicas das doenças que afetam o osso temporal e suas adjacências. Contudo, o conhecimento adequado da anatomia é condição fundamental para o entendimento pleno dessas afecções e para o aprendizado e a execução das técnicas cirúrgicas empregadas no seu tratamento.

ANATOMIA EXTERNA DO OSSO TEMPORAL

O osso temporal compõe boa parte da base lateral do crânio, articulado anteriormente com o osso esfenoide, anterior e inferiormente com o zigomático (por meio de sutura) e com o côndilo da mandíbula (por meio de uma articulação sinovial). Posteriormente, ele se articula com o osso occipital e superiormente com o parietal. Por fim, medialmente, com os ossos occipital e esfenoide.

Do ponto de vista embriológico, o osso temporal pode ser dividido em quatro segmentos fundamentais: escamoso, petroso, timpânico e estiloide.[1] Esses segmentos, que, ao nascimento, são ossos distintos, fundem-se ao longo dos primeiros anos de vida, mas, ainda assim, podem ser distinguidos. A porção escamosa, como o próprio nome faz supor, tem forma plana e circular, como uma grande escama com leve concavidade medial e convexidade lateral. Da região anteroinferior desse segmento, projeta-se um arco ósseo (o processo zigomático, também conhecido como "raiz do zigoma") que une-se anteriormente com o osso zigomático, formando com ele o "arco zigomático". Na margem posteroinferior da escama, localiza-se a porção petrosa (frequentemente chamada "rochedo"), que tem forma de uma pirâmide com uma base triangular posicionada lateralmente e com seu eixo maior orientado de posterior para anterior e de lateral para medial. A base lateral dessa pirâmide corresponde à região mastóidea, enquanto o ápice da pirâmide ("ápice petroso" ou "ponta do rochedo"), projetado anteromedialmente, estende-se até o clivo. Da região mastóidea, projeta-se uma protuberância para baixo que forma a apófise mastoide, cuja extremidade inferior recebe costumeiramente a denominação "ponta da mastoide". Como a porção petrosa é uma pirâmide de base triangular, possui, consequentemente, três faces. Uma delas fica voltada posteromedialmente (face posteromedial), compondo boa parte da parede lateral da fossa craniana posterior. A face superior (na verdade, anterossuperior) do rochedo serve de leito para o lobo temporal do cérebro, compondo o assoalho da fossa craniana média. Finalmente, a face inferior, bastante acidentada, recebe a inserção de músculos cervicais, bem como permite a passagem de nervos e grandes vasos do ou para o pescoço. A terceira porção do osso temporal, a timpânica (ou osso timpânico), tem a forma aproximada de uma calha que se articula com a face anterior da apófise mastoide e com a margem inferior da porção escamosa, produzindo duas suturas: a timpanomastóidea e a timpanoescamosa. A parede anterior do osso timpânico compõe parte da cavidade glenoide, onde se articula o côndilo da mandíbula. Finalmente, o segmento estiloide consiste de uma apófise em forma de espícula, articulada entre a porção mais medial do osso timpânico e a mastoide, projetando-se inferior e anteriormente em direção ao pescoço.

Como abordado, esses quatro ossos se fundem na primeira infância. No entanto, como a região mastóidea, que, de fato, pertence ao osso petroso, possui aspectos patológicos, clínicos e anatômicos bem particulares, costuma-se separá-la da porção petrosa. Ao mesmo tempo, como a apófise estiloide presta-se mais a funções de movimentação cervical, não tem grande importância para a patologia ou a cirurgia otológica, é também comum suprimi-la como um segmento distinto nos estudos de anatomia cirúrgica do osso temporal. Dessa forma, do ponto de vista didático e com interesse cirúrgico, o osso temporal é dividido em quatro porções: escamosa, timpânica, mastóidea e petrosa. A seguir, cada uma dessas porções será analisada em separado.

Porção escamosa

A porção escamosa tem forma de escama de peixe, fazendo a sua margem superior uma curvatura em arco, com bordo biselado, para articular-se com o osso parietal. Ela tem poucos acidentes anatômicos. Lateralmente, o acidente mais importante é a raiz do arco zigomático e, na face medial, as ranhuras produzidas pelos ramos da artéria meníngea média e suas ramificações. Inferiormente, além da articulação com o osso timpânico (sutura timpanoescamosa) e de contribuir para formar a parede óssea superior do conduto auditivo externo, apresenta uma concavidade pronunciada, logo à frente do conduto, que compõe a porção superior da cavidade glenoide. Na cirurgia otológica, a porção escamosa é particularmente importante para os acessos à fossa média do crânio.

Porção timpânica

O osso timpânico apresenta forma de semicanal com uma protuberância pontiaguda inferior. Juntamente com a margem inferior da porção escamosa, forma o segmento ósseo do conduto auditivo externo, compondo suas paredes anterior, inferior e parte da posterior. Nessa região, os principais acidentes anatômicos de interesse cirúrgico são as suturas timpanoescamosa e timpanomastóidea. É importante, ainda, sua relação com a apófise estiloide (posteroinferiormente), espícula óssea que guarda relação íntima com a porção posterior da projeção do osso timpânico e a face inferior da porção petrosa. Localizada medial e anteriormente à apófise mastóidea, serve como ponto de reparo para a localização do tronco do nervo facial após sua emergência do forame estilomastóideo.

Porção mastóidea

É de enorme importância para a cirurgia do osso temporal, porque é sede de uma série de doenças, por ser via de acesso a doenças da orelha média e também porque é por intermédio dela que se inicia a maior parte das abordagens cirúrgicas transtemporais. Portanto, sua anatomia deve ser estudada à exaustão. Como abordado, pode ser considerada a base da pirâmide petrosa e tem aspecto triangular, com um dos seus vértices voltado para baixo, formando a ponta da apófise mastoide. Seu aspecto lateral apresenta os seguintes acidentes:

- Linha temporal: é uma crista (às vezes uma linha imaginária) que separa a porção mastóidea da escamosa e delimita grosseiramente o plano que separa a mastoide da fossa craniana média, sendo, portanto, um ponto de referência muito importante para o início da dissecção cirúrgica
- Área cribriforme: é uma zona situada na região anterossuperior da mastoide, ou seja, posterior e superior ao conduto auditivo externo, que possui inúmeros poros que comunicam a superfície da mastoide com o sistema de células aéreas
- Espinha suprameatal (de Henle): é uma pequena crista que se situa logo à frente da área cribriforme, já no bordo posterior-superior do conduto auditivo externo, com projeção (tamanho) variável.

Inferiormente, a ponta da mastoide serve de inserção de fibras do músculo esternocleidomastóideo, que são firmemente aderidas a esse osso e oferecem relativa dificuldade para a sua remoção durante a exposição da mastoide. Ainda na visão inferior, mais medialmente à ponta, percebe-se uma calha pronunciada que serve de inserção ao ventre posterior do músculo digástrico (a incisura digástrica). Finalmente, logo à frente da extremidade anterior dessa goteira, em uma região estreita entre a ponta da mastoide e a apófise estiloide, existe um orifício – o forame estilomastóideo – que representa a extremidade inferior da porção mastóidea do canal de Falópio, por onde emerge o nervo facial.

Na face interna da região mastóidea, pode-se ainda divisar o sulco do seio sigmoide que tem um curso em forma semelhante a "S" e que serve de leito para essa importante estrutura venosa.

Porção petrosa (ou rochedo)

É, sem dúvida, a porção mais acidentada quando se estuda a anatomia óssea. Todas as suas três faces apresentam acidentes anatômicos importantes para diversas cirurgias do osso temporal. Para a melhor caracterização da anatomia dessa porção, analisam-se suas faces: posteromedial, que forma boa parte da parede lateral da fossa craniana posterior; face anterossuperior, que forma o assoalho da fossa média; e face inferior, que faz fronteira com o aspecto mais cranial da região cervical.

Face posteromedial

Essa face é contínua com a face medial da mastoide. Partindo da sua extremidade mais posterior, pouco à frente do sulco do seio sigmoide, pode-se identificar uma ligeira concavidade que conflui para um diminuto orifício. A concavidade é a fossa do saco endolinfático, e o orifício, a extremidade interna do aqueduto vestibular, que dá passagem ao ducto endolinfático. A distância entre esse orifício e o sulco do seio sigmoide é muito variável, entre 2 e 22 mm. O saco endolinfático, assim como o seio sigmoide, corresponde a uma divulsão dos dois folhetos de dura-máter, cujo conceito é importante para melhor compreensão do aspecto e da situação do saco endolinfático quando visto através da dissecção lateral do osso temporal. Mais adiante encontra-se o poro acústico interno, início do conduto auditivo interno (CAI), que dá passagem ao sétimo e oitavo nervos cranianos. E um pouco acima e atrás desse poro observa-se um diminuto forame, que é a entrada para o canal petromastóideo, que alberga a artéria subarqueada.

No aspecto mais inferior dessa face, já na aresta entre ela e a face inferior, ou seja, na região da sutura temporo-occipital, está o forame jugular, abertura mais ou menos em forma de asa de borboleta que tem continuidade com o sulco do seio sigmoide e dá passagem aos nervos cranianos IX, X e XI, no seu aspecto mais anterior, e ao bulbo da veia jugular posteriormente. Ainda nessa aresta, anteriormente ao forame jugular, direcionando-se até a região mais superior do ápice medial, encontra-se o sulco do seio petroso inferior. Esse sulco é formado na junção entre o ápice petroso e o osso esfenoidal, superiormente, e o osso occipital, mais inferiormente, demarcando o limite lateral do clivo. E nesse trecho, também logo à frente do forame jugular, está o orifício interno do aqueduto coclear, que comunica o espaço subaracnóideo com o espaço perilinfático na base da cóclea.

Face anterossuperior

É menos irregular, mas seus poucos acidentes têm grande importância cirúrgica. De lateral para medial e de anterior para posterior, os principais acidentes são:

- Forame espinhoso: em geral, a primeira referência anatômica encontrada durante as dissecções e acessos via fossa média, dá passagem à artéria meníngea média
- Hiato do facial: localizado mais medial e discretamente mais posterior ao forame espinhoso; apresenta curso paralelo ao maior eixo da porção petrosa e ao trajeto horizontal da carótida e serve de semicanal para o nervo petroso maior
- Eminência arqueada: saliência de contorno elíptico, situada mais medial e posteriormente ao hiato do facial, orientada perpendicularmente ao maior eixo do rochedo e representa a projeção do domo do canal semicircular superior.

Normalmente, nas abordagens puramente otoneurológicas à fossa média, não se avança anteriormente além do forame espinhoso. Entretanto, na dissecção da face anterossuperior do osso petroso, importante para acessos a tumores petroclivais, podem-se ainda identificar as estruturas relacionadas com o quinto nervo craniano: no limite mais anterior e medial do ápice, reconhece-se uma depressão no bordo ósseo conhecida como cavo de Meckel, que serve de leito para o gânglio trigeminal ou de Gasser. Um pouco mais lateral e anterior ao forame espinhoso, localiza-se o forame oval, por onde passa a terceira divisão do trigêmeo (V3).

Face inferior

Como mostrado, dá passagem a vasos e nervos para a região cervical, além de servir de inserção a músculos dessa região. Anteromedialmente à mastoide, emerge a apófise estiloide e, em contiguidade superior, o osso timpânico, com o qual se articula. Na apófise estiloide se inserem alguns músculos cervicais (pterigoides). Medial e discretamente anterior, pode-se reconhecer o forame jugular, mencionado no estudo da face posteromedial. Visto por baixo, percebe-se que a porção posterolateral desse forame imprime uma concavidade que alberga o bulbo da veia jugular, o qual recebe a drenagem venosa dos seios sigmoide e do petroso inferior e continua como veia jugular interna. Já a parte anteromedial desse forame é a que dá passagem aos nervos IX, X e XI. Imediatamente à frente no golfo da jugular encontra-se o canal carotídeo, por onde penetra a artéria carótida interna para realizar seu trajeto intrapetroso. Entre os dois forma-se uma delgada crista, a crista jugulocarotídea, que possui, em sua espessura, um orifício que dá passagem a um fino ramo do nervo glossofaríngeo, chamado nervo de Jacobson.

Entre a face anterossuperior e a face posteromedial do osso petroso existe uma aresta, onde há um sulco em que repousa o seio petroso superior. Esse seio se estende desde a ponta do rochedo (onde se origina a partir do seio cavernoso) até a transição entre os seios transverso e sigmoide. No seio petroso superior, insere-se a tenda do cerebelo, que representa o limite entre o conteúdo da fossa média e o da fossa posterior do crânio.

As Figuras 2.1 a 2.5 mostram os acidentes anatômicos do osso temporal nas vistas lateral, medial, superior, inferior, anterior e posterior. Esses detalhes, porém, serão melhor visualizados a seguir.

NOÇÕES BÁSICAS SOBRE A ESTRUTURA DA DURA-MÁTER

A dura-máter é constituída de dois folhetos intimamente aderidos entre si que revestem internamente a cavidade craniana e o canal medular. Em algumas localidades esses folhetos se separam, criando entre eles um espaço real para formar estruturas anatômicas bem definidas.[2] Isso acontece, por exemplo, com os seios venosos durais (sagital, transverso, sigmoide, cavernoso etc.) (Figura 2.6) e também com o saco endolinfático (Figura 2.7). No primeiro caso, o espaço entre os folhetos é preenchido por sangue venoso e no segundo, por endolinfa. A dura-máter reveste internamente o osso temporal pela face interna da escama, bem como pelas faces posteromedial e anterossuperior da porção petrosa. Na aresta entre essas duas faces, repousa (como abordado anteriormente) o seio

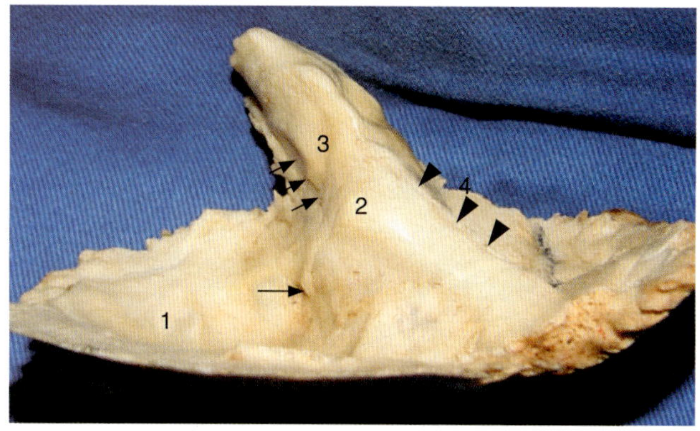

Figura 2.3 Vista superior do osso temporal. 1 = escama; 2 = porção petrosa. No detalhe: 3 = eminência arqueada; 4 = plano meatal; seta longa = forame espinhoso; setas curtas = hiato do facial; pontas de setas = sulco do seio petroso superior.

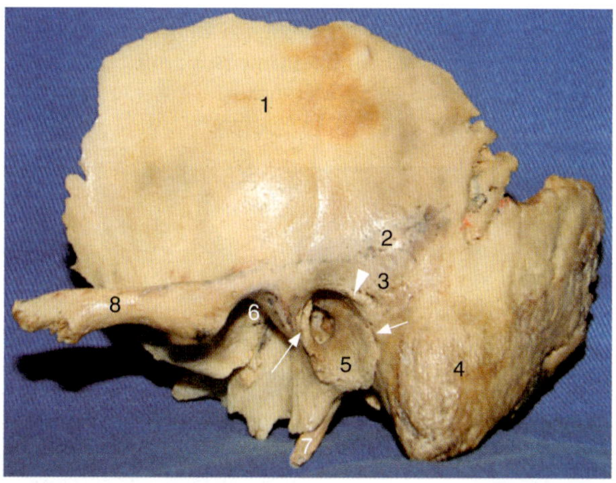

Figura 2.1 Vista lateral do osso temporal. 1 = escama; 2 = linha temporal; 3 = área cribriforme; 4 = apófise mastoide; 5 = osso timpânico; 6 = fossa glenoide; 7 = apófise estiloide; 8 = arco zigomático; ponta de seta = espinha de Henle; seta curta = sutura timpanomastóidea; seta longa = sutura timpanoescamosa.

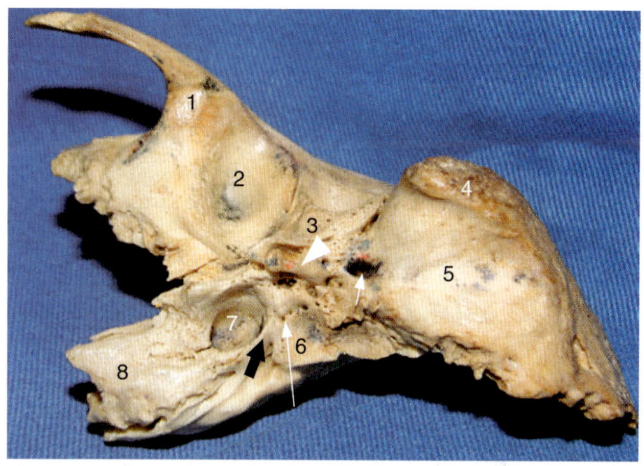

Figura 2.4 Vista inferior do osso temporal. 1 = arco zigomático; 2 = fossa glenoide; 3 = osso timpânico; 4 = apófise mastoide; 5 = goteira digástrica; 6 = forame jugular; 7 = canal carotídeo; 8 = ponta do rochedo; seta curta = forame estilomastóideo; ponta de seta = apófise estiloide; seta larga = crista jugulocarotídea; seta longa = forame do nervo de Jacobson.

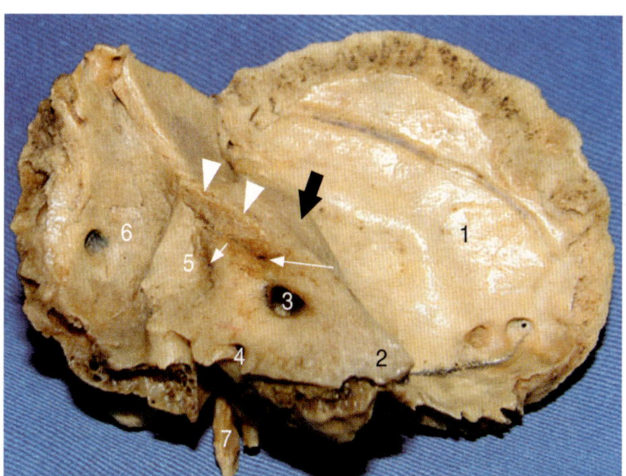

Figura 2.2 Vista medial do osso temporal. 1 = escama; 2 = ponta do rochedo; 3 = conduto auditivo interno; 4 = aqueduto coclear; 5 = fossa do saco endolinfático; 6 = sulco do seio sigmoide; 7 = apófise estiloide; pontas de seta = sulco do seio petroso superior; seta curta = orifício do aqueduto vestibular; seta longa = orifício do canal petromastóideo (artéria subarqueada); seta preta = eminência arqueada.

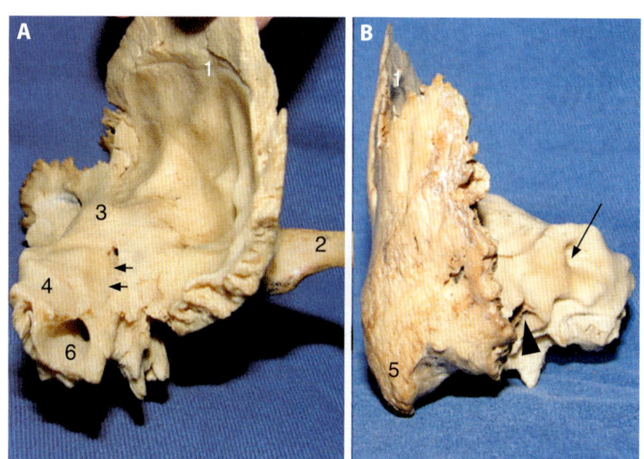

Figura 2.5 **A.** Vista anterior do osso temporal; **B.** Vista posterior do osso temporal. 1 = escama; 2 = arco zigomático; 3 = eminência arqueada; 4 = ponta do rochedo; 5 = apófise mastóidea; 6 = canal carotídeo (forame lácero); setas curtas = hiato do facial; seta longa = meato acústico interno; ponta de seta = aqueduto coclear.

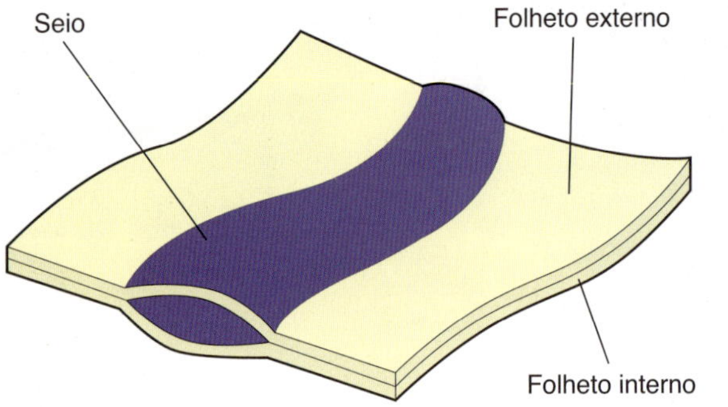

Figura 2.6 Desenho esquemático da estrutura do seio sigmoide pelos folhetos durais.

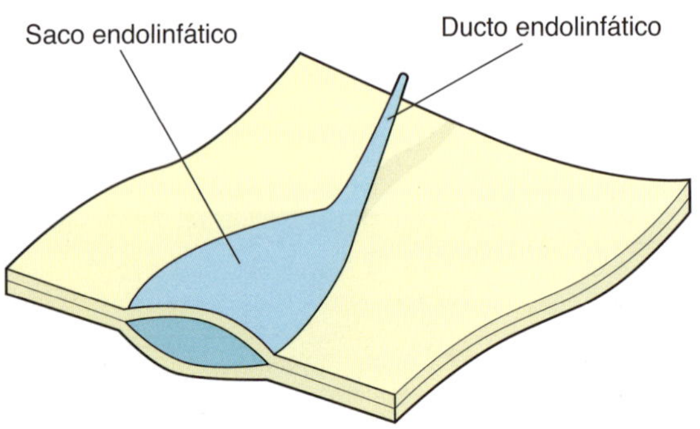

Figura 2.7 Desenho esquemático da estrutura do saco endolinfático pelos folhetos durais.

petroso superior, no qual se insere um outro elemento de dura-máter, a tenda do cerebelo, que divide essa região da cavidade craniana em dois andares, supra e infratentorial (Figura 2.8). Essa disposição em camadas pode ser aproveitada na realização de certos acessos transtemporais à base do crânio, sobretudo ao clivo, por meio da dissecção entre os dois folhetos da tenda do cerebelo, com o objetivo de proteger o cerebelo e o lobo temporal do cérebro durante a abordagem (*peeling* do tentório).[3]

ANATOMIA INTERNA DO OSSO TEMPORAL

Uma vez que este capítulo trata da anatomia cirúrgica, as ilustrações do texto sempre mostram o osso temporal em posição operatória. São descritos os diversos acidentes anatômicos do osso temporal e suas relações, ora como eles se apresentam vistos através da mastoide, ora como são vistos pela fossa média, simulando, dessa forma, a anatomia observada durante as principais vias de acesso cirúrgico.

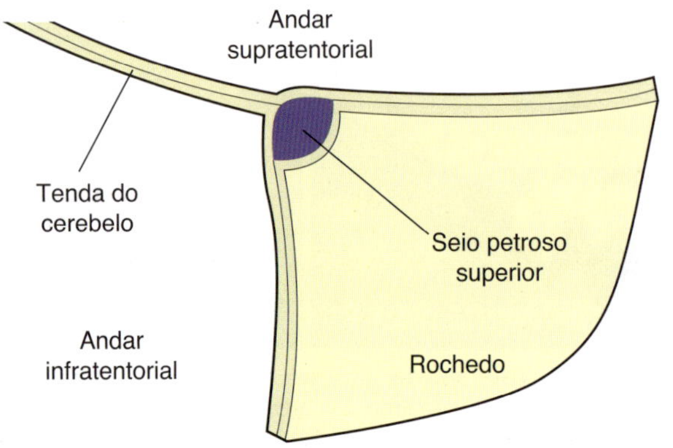

Figura 2.8 Corte coronal esquemático do rochedo com a dura-máter que o reveste e a tenda do cerebelo.

Apófise mastoide

A apófise mastoide é ricamente pneumatizada nos ossos temporais sadios. Assim como todo osso temporal, ela é envolvida por uma camada de osso de origem encondral (córtex) bastante compacto. Logo após essa camada, que tem poucos milímetros de espessura, encontra-se um conjunto de cavidades aéreas (células da mastoide) que se intercomunicam (Figura 2.9). Essas células têm volume variável. A maior e mais constante delas é o antro, que se localiza na porção anterossuperior da cavidade mastóidea (posterossuperior e, portanto, ao conduto auditivo externo) e que se comunica com o andar superior da orelha média, o epitímpano, através do *aditus ad antrum*. A parede medial do antro corresponde ao aspecto mais lateral do bloco labiríntico (Figura 2.10).

Se for removido todo o sistema celular da mastoide, podem-se identificar os limites dessa região. Posteriormente, percebe-se uma saliência que corresponde à impressão do seio sigmoide. A distância entre essa estrutura e a parede posterior do conduto auditivo externo costuma ser proporcional ao tamanho da mastoide e ao seu grau de pneumatização. No limite superior tem-se o plano da fossa craniana média, ou seja, o córtex da face anterossuperior da porção petrosa. Entre o seio sigmoide e o plano da fossa média desenha-se um ângulo chamado de ângulo sinodural ou de Citelli (Figura 2.11). À frente e mais internamente à projeção do seio sigmoide está o córtex da face posteromedial da porção petrosa, que

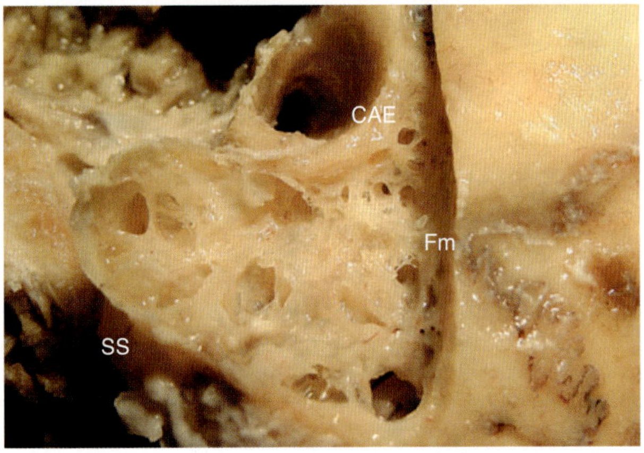

Figura 2.9 Apófise mastoide esquerda. A camada cortical da sua face externa foi removida, expondo a sua natureza ricamente pneumatizada. CAE = conduto auditivo externo; Fm = córtex da fossa média; SS = seio sigmoide.

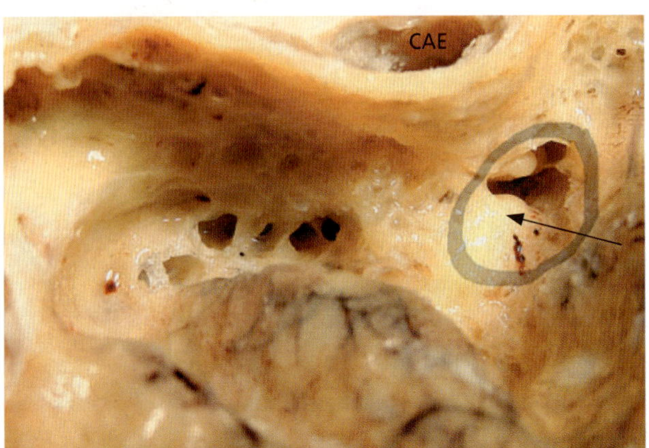

Figura 2.10 Cavidade delineada. A área contornada representa o antro mastóideo. Observa-se localização posterossuperior ao conduto auditivo externo (CAE). A seta indica a parede medial dessa célula, representada pelo bloco labiríntico.

é o plano da fossa craniana posterior. O ângulo formado por esses dois planos (da fossa média e da fossa posterior) corresponde àquela aresta entre as faces anterossuperior e posteromedial do rochedo, na qual repousa o seio petroso superior (Figura 2.12).

Na profundidade, o limite inferior da apófise mastoide é marcado por uma saliência que corresponde à projeção interna da incisura digástrica (Figura 2.13). Nesse mesmo nível de profundidade, seguindo o trajeto da parede posterior do conduto, está a porção mastóidea do canal de Falópio, que comporta o nervo facial. A anatomia desse nervo será detalhada mais adiante, mas vale destacar aqui que um dos seus ramos – o nervo corda do tímpano – tem origem nessa porção mastóidea e toma direção anterossuperior, formando um ângulo agudo com o tronco do nervo facial. O espaço que surge, assim, entre esse ramo e o tronco corresponde ao chamado recesso do nervo facial, importante via de acesso cirúrgico para a orelha média (Figuras 2.13 a 2.15).

Orelha média

Como mencionado anteriormente, o antro mastoideo se comunica com o andar superior da orelha média (epitímpano) por meio do *aditus ad antrum*. A Figura 2.16 mostra o conteúdo da orelha média no epitímpano, onde estão localizados o corpo e a curta apófise

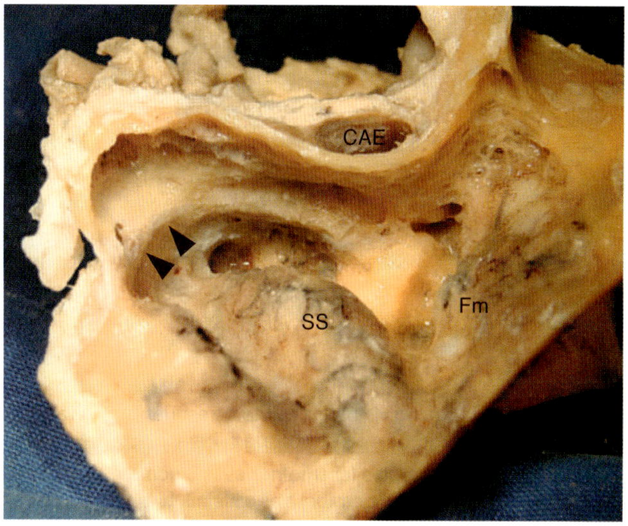

Figura 2.13 Cavidade mastóidea esquerda. As pontas de seta indicam a projeção da goteira digástrica. CAE = conduto auditivo externo; Fm = plano da fossa média; SS = seio sigmoide.

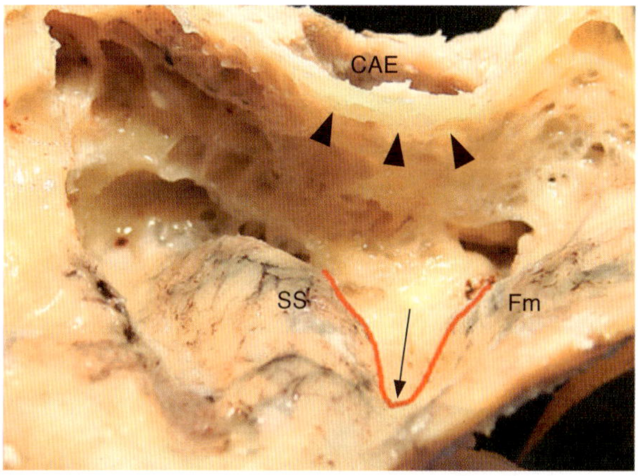

Figura 2.11 Delineamento dos limites da cavidade mastoidea. Observa-se a parede posterior do conduto auditivo externo (pontas de seta). A seta indica o ângulo de Citelli. CAE = conduto auditivo externo; Fm = córtex da fossa média; SS = seio sigmoide.

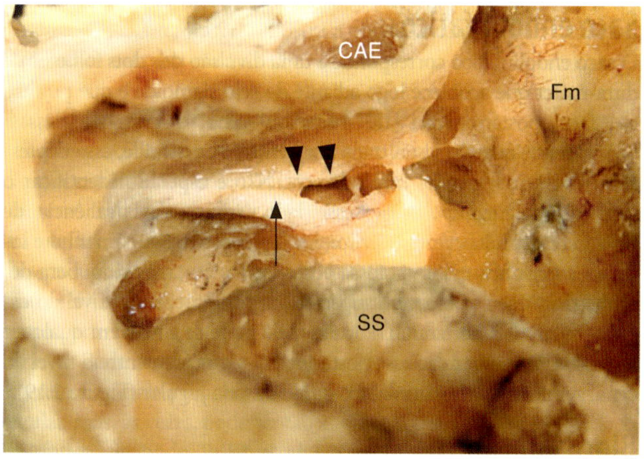

Figura 2.14 Porção mastóidea do nervo facial (seta) e nervo corda do tímpano (pontas de seta). CAE = conduto auditivo externo; Fm = plano da fossa média; SS = seio sigmoide.

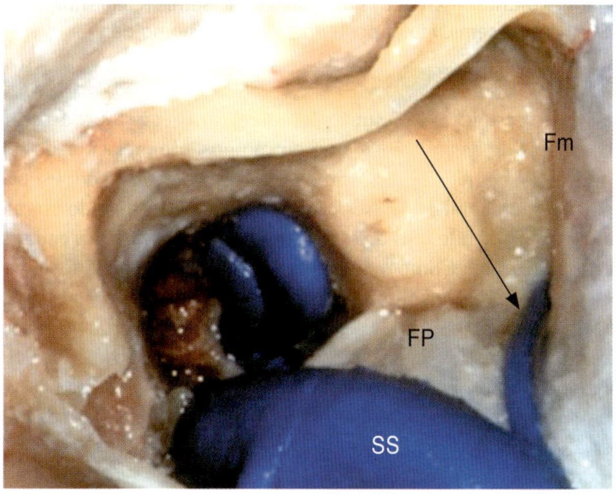

Figura 2.12 Vista interna da apófise mastoide livre das suas células. A seta indica o seio petroso superior identificado por transparência no ângulo formado entre os planos da fossa posterior (FP) e da fossa média (Fm). SS = seio sigmoide.

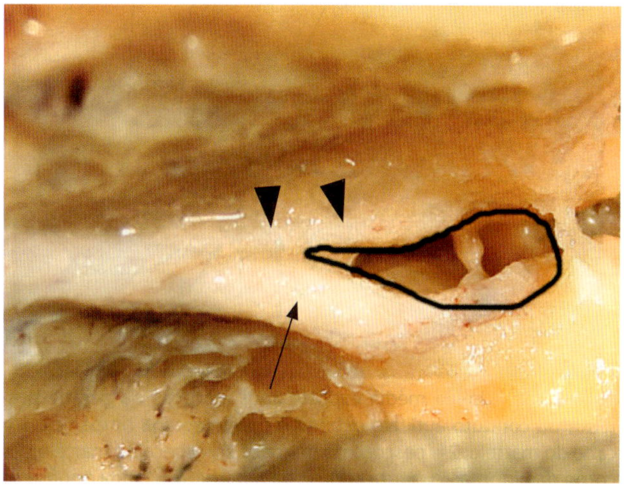

Figura 2.15 Detalhe da figura anterior: a área contornada representa o recesso do nervo facial, por meio do qual se percebe o conteúdo da orelha média. As pontas de seta indicam o nervo corda do tímpano e a seta, a porção mastóidea do nervo facial.

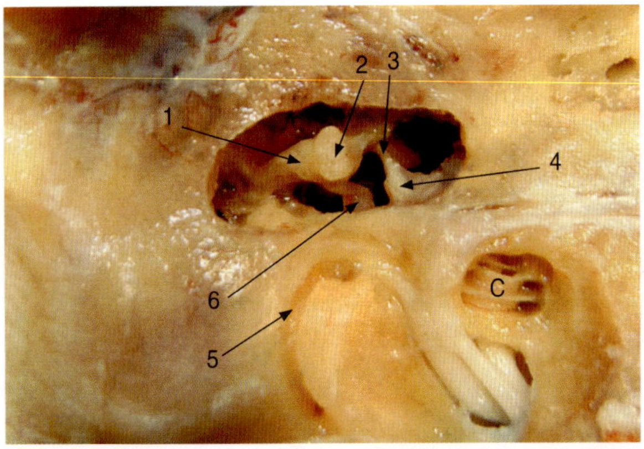

Figura 2.25 Visão superior da cóclea esquerda (via fossa média) e sua relação com a orelha média. 1 = corpo da bigorna; 2 = cabeça do martelo; 3 = tendão do músculo tensor do tímpano; 4 = processo cocleariforme; 5 = canal semicircular superior aberto; 6 = articulação incudoestapediana; C = cóclea (giros basal e médio).

vertical, o canal carotídeo se curva para a frente e para dentro e estende-se até a ponta do rochedo. Esse "joelho" do canal carotídeo está situado imediatamente medial à tuba auditiva e anterior à cóclea. A disposição anatômica do bulbo da jugular e da carótida interna deixa, entre eles, uma crista óssea - a crista jugulocarotídea, também comentada anteriormente. As Figuras 2.26 e 2.27 mostram essas estruturas e suas relações anatômicas em uma visão através da mastoide, enquanto a Figura 2.28 mostra a vista superior da carótida interna.

Conduto auditivo interno

O conduto auditivo interno, como mencionado anteriormente, situa-se na face posteromedial do rochedo. Segundo Schuknecht,[5] esse conduto possui em média 8 mm de comprimento. Sua extremidade interna se abre na fossa posterior do crânio, enquanto seu extremo lateral (o fundo do conduto) acaba em uma situação de grande intimidade com a porção medial do vestíbulo (posteriormente) e a base do modíolo da cóclea (anteriormente). Essa disposição tem grande importância cirúrgica, pois, no acesso através da mastoide, identifica-se o fundo do conduto logo após a remoção completa da parede medial do vestíbulo (Figura 2.29). No acesso pela fossa média, a identificação do trajeto do conduto auditivo interno é mais complicada devido à escassez de referências anatômicas da face anterossuperior do rochedo. Uma das

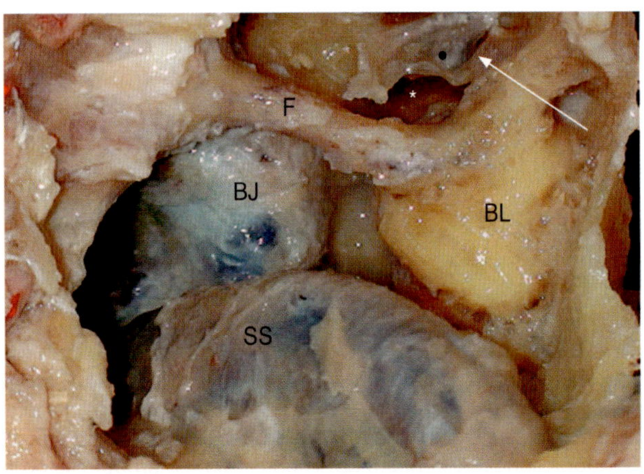

Figura 2.26 Seio sigmoide (SS) e bulbo da jugular (BJ) esquerdos. Observa-se a relação do bulbo com o nervo facial (F) e o bloco labiríntico (BL). Veem-se ainda a orelha média (*), parte da membrana timpânica (•) e o cabo do martelo (seta).

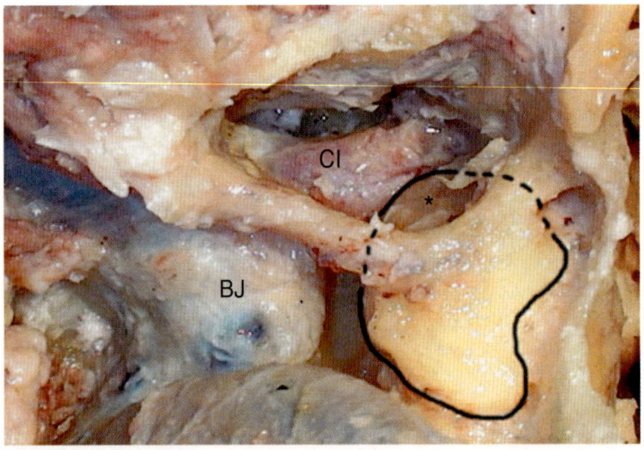

Figura 2.27 O bulbo da jugular (BJ) e o joelho da carótida interna (CI) estão expostos. O promontório (*) está intacto. Todo o bloco labiríntico, incluindo a cóclea, está demarcado pelo contorno preto.

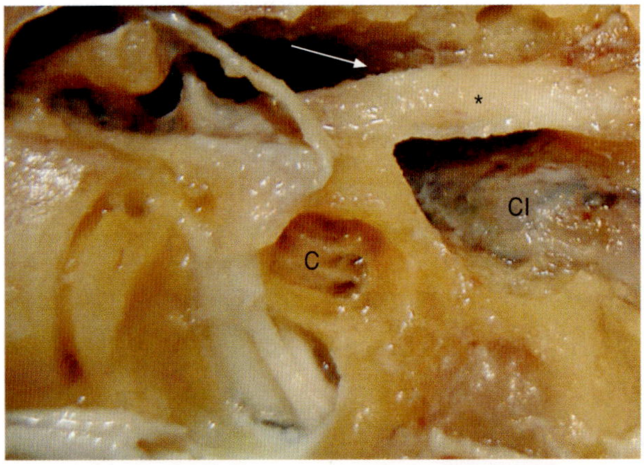

Figura 2.28 Vista superior da carótida interna (CI) na sua porção horizontal, que se dirige para a ponta do rochedo. Observa-se a relação dela com a cóclea (C), o músculo tensor do tímpano (*) e com o orifício interno da tuba auditiva (seta).

formas de identificar o conduto por essa via sustenta que ele tem uma direção que faz um ângulo de aproximadamente 60°, anteriormente, em relação ao canal semicircular superior (Figura 2.30).[4] Outra referência usada, em geral, no acesso via fossa média ao canal auditivo interno é a sua posição em relação ao nervo petroso maior, que seria também em um ângulo de 60°, só que posteriormente a ele.

O conduto contém o sétimo e o oitavo nervos cranianos, sendo o oitavo constituído por três ramos: coclear, vestibular superior e vestibular inferior. Desse modo, existem quatro troncos nervosos no interior do conduto. O fundo do conduto é dividido em dois andares, um superior e um inferior, por uma crista óssea horizontal, a crista falciforme. No andar superior, anteriormente, existe uma abertura menor que dá passagem para outro conduto, o canal de Falópio, por onde trafega o nervo facial. Na porção posterior desse andar existe uma leve concavidade arredondada com inúmeros micro-orifícios que dão passagem às fibras do nervo vestibular superior. Entre a abertura do canal de Falópio (anterior) e a concavidade posterior forma-se uma discreta crista vertical que recebe o nome barra de Bill (*Bill's bar*), em homenagem ao otologista que a descreveu, William (Bill) House. No andar inferior, posteriormente, há outra área semelhante à última, por onde emergem as fibras do nervo vestibular inferior e, anteriormente, há outra área crivada, mas, desta vez, os micro-orifícios se organizam em espiral, constituindo o chamado trato espiral foraminoso, que corresponde

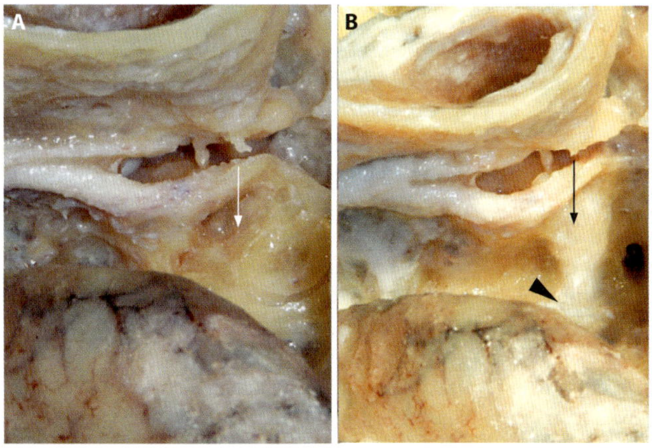

Figura 2.29 Vista transmastóidea. **A.** Mostra a parede medial do vestíbulo ainda presente; **B.** A parede foi removida, assim como todo o osso posterior ao conduto auditivo interno. As setas revelam que o fundo do conduto (em B) corresponde exatamente à área onde existia o vestíbulo (em A). A ponta de seta (B) indica a extremidade interna do conduto (meato acústico interno).

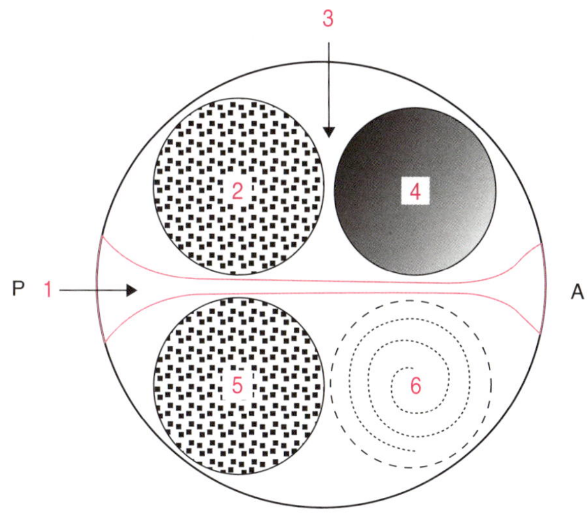

Figura 2.31 Desenho esquemático do fundo do conduto auditivo interno esquerdo. A = anterior; P = posterior; 1 = crista falciforme; 2 = área do nervo vestibular superior; 3 = *Bill's bar*; 4 = canal de Falópio; 5 = área do nervo vestibular inferior; 6 = trato espiral foraminoso.

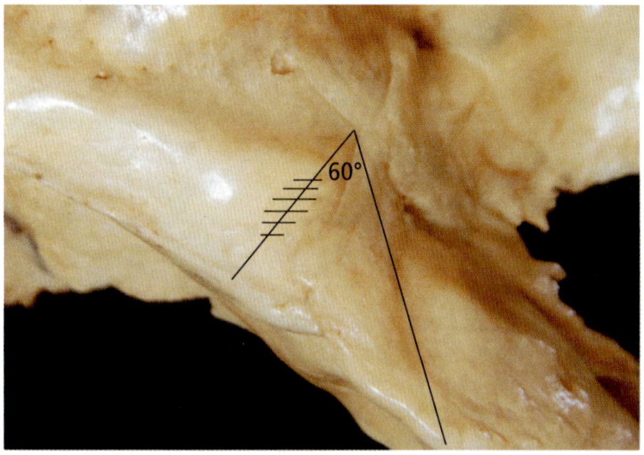

Figura 2.30 A área hachurada representa a eminência arqueada. Os vetores indicam o ângulo entre a direção do canal semicircular superior e do conduto auditivo interno.

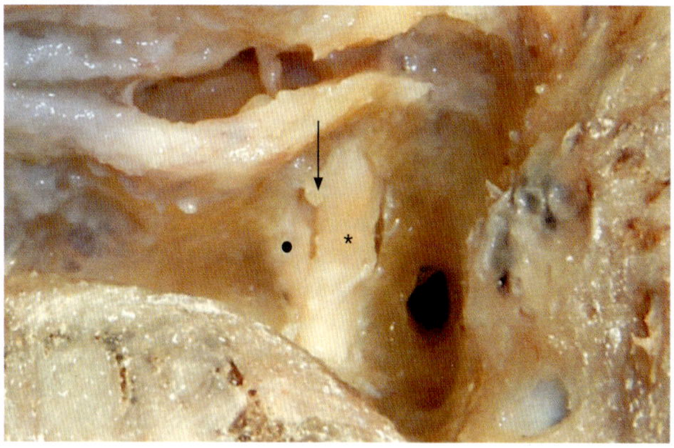

Figura 2.32 Detalhe do conduto auditivo interno visto através da mastoide. Podem ser observados os nervos vestibulares superior (*) e inferior (•). A seta indica a crista falciforme, região do fundo do conduto.

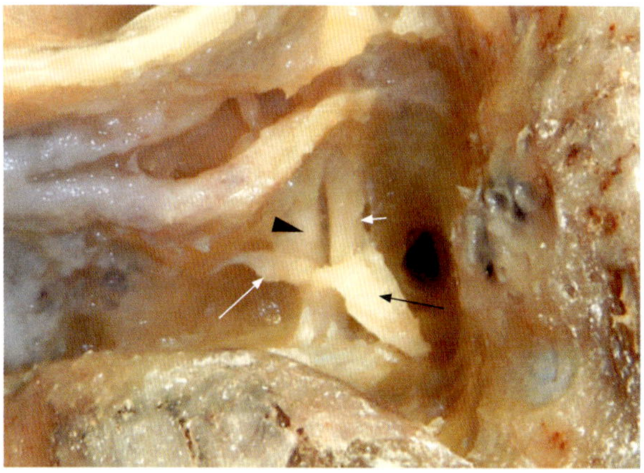

Figura 2.33 Após rebatimento dos nervos vestibulares (setas longas), veem-se os nervos facial (seta curta) e coclear (ponta de seta) no interior do conduto auditivo interno.

à base do modíolo coclear (Figura 2.31), por onde emergem as fibras do nervo coclear. Tão logo as fibras desses nervos emergem, elas se reúnem para formar os troncos nervosos.

Assim, no conduto, os nervos vestibulares (superior e inferior) se localizam posteriormente e os nervos facial e coclear, anteriormente. Através da mastoide observa-se o conduto auditivo interno pela sua parede posterior e, portanto, os nervos vestibulares são vistos em primeiro plano; só após afastá-los é que se pode perceber a disposição do coclear (anterior e inferior) e do facial (anterior e superior) (Figuras 2.32 e 2.33). Já pelo acesso suprapetroso, ou da fossa média, os nervos observados em primeiro plano são o facial e o vestibular superior (Figura 2.34).

Anatomia do nervo facial

O facial é o nervo de maior trajeto intraósseo do corpo humano. Ele trafega na intimidade do osso temporal, e tem relação íntima com todos os setores do aparelho auditivo e vestibular – guarda vizinhança estreita com o conduto auditivo externo, mastoide, orelha média, vestíbulo, cóclea, VIII nervo e fossas cranianas média e posterior. Também chama atenção o fato de que esse trajeto contempla todos os planos ortogonais, como será abordado adiante.

O nervo facial possui, ao todo, seis segmentos. No sentido de suas fibras motoras, o primeiro segmento é o intracraniano (ou cisternal), que é seguido pelos segmentos meatal, labiríntico, timpânico, mastóideo e, por último, o segmento extratemporal (ou parotídeo). Ao longo do seu trajeto, o facial emite quatro ramos: o nervo petroso maior, o nervo estapediano, o nervo corda do

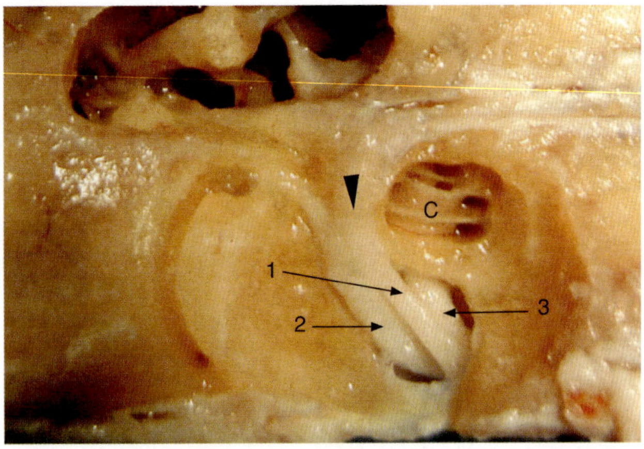

Figura 2.34 Vista superior do conduto auditivo interno. Podem-se perceber os nervos facial (1) e vestibular superior (2) em primeiro plano e o nervo coclear (3) emergindo da cóclea (C) e seguindo por baixo do facial. A ponta de seta indica a *Bill's bar*. O nervo vestibular inferior não está visível, pois está encoberto pelo superior.

tímpano e o ramo auricular posterior (originado já do segmento extratemporal), antes de se ramificar na face. Esses segmentos e ramos estão representados esquematicamente na Figura 2.35.

Focando apenas nos segmentos intratemporais, a porção meatal do facial, como visto, ocupa o andar anterossuperior do CAI e, no fundo desse conduto, encontra a abertura proximal do canal de Falópio, que é o canal próprio do nervo facial dentro do osso temporal. Ele tem início no fundo do CAI e termina no forame estilomastóideo, por onde emerge o nervo facial na face inferior do osso temporal, abordado no começo deste capítulo. O canal de Falópio é dividido, portanto, em três segmentos: labiríntico, timpânico e mastóideo. O segmento labiríntico tem início no fundo do CAI e faz um trajeto de medial para lateral, realizando uma curva em sentido anterior e superior, completando quase um quarto de circunferência em torno da cóclea (situada anteriormente), estando o vestíbulo posteriormente, e terminando no gânglio geniculado, em um plano superior e lateral ao ápice da cóclea. Desse gânglio parte o primeiro ramo do facial, em direção longitudinal ao eixo maior do rochedo – o nervo petroso maior (NPM). Tanto o gânglio como o NPM situam-se em uma posição bem alta no rochedo, em íntima relação com a dura-máter da fossa média. Essas estruturas são apresentadas na Figura 2.36.

A partir do gânglio, o canal de Falópio faz uma curva acentuada para trás, formando um joelho (conhecido como primeiro joelho do facial), após o qual toma uma trajetória posterior e levemente descendente, projetando-se pela parede medial da orelha média, onde faz uma saliência imediatamente acima do processo cocleariforme, da janela oval e do estribo, e logo abaixo da projeção lateral do canal semicircular horizontal. Essa é a porção timpânica, que alberga o segmento homônimo do nervo. Esse segmento tem entre 12 e 13 mm e é retilíneo. Logo após o limite posterior da janela oval, mais uma vez o canal se curva, dessa vez para baixo, realizando um segundo joelho, de ângulo bem mais aberto. A partir daí inicia-se o segmento mastóideo, que descende tangenciando o aspecto mais profundo da parede posterior do conduto auditivo

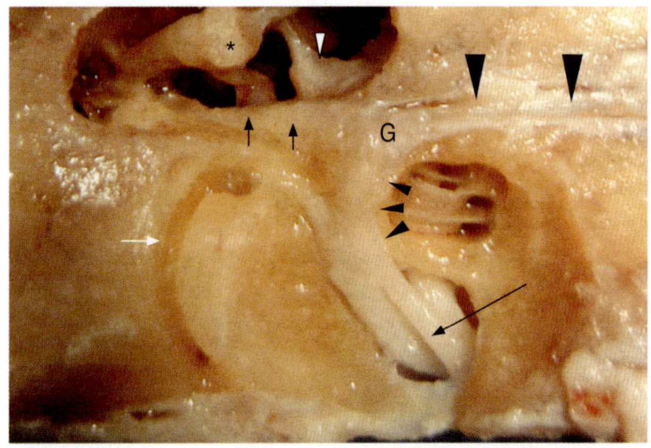

Figura 2.36 Vista superior do rochedo (esquerdo) mostrando o trajeto intratemporal do nervo facial. Destacam-se o segmento meatal (seta longa), o segmento labiríntico contornando a cóclea (pontas de seta pequenas), o gânglio geniculado (G), o nervo petroso superficial maior (pontas de seta grandes), o segmento timpânico (setas curtas), a articulação incudomaleolar (*), o processo cocleariforme (ponta de seta branca) e o canal semicircular superior (seta branca).

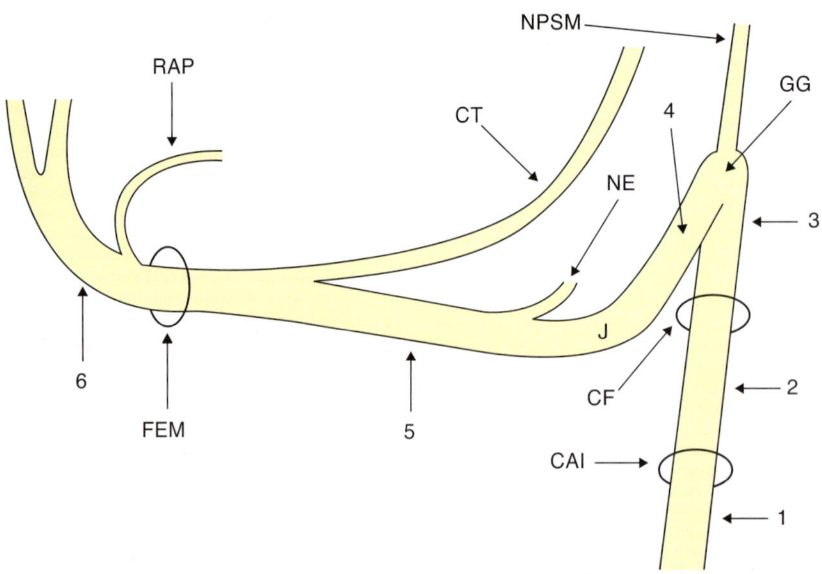

Figura 2.35 Desenho esquemático do nervo facial em posição cirúrgica transmatóidea. 1 = intracraniano; 2 = meatal; 3 = labiríntico; 4 = timpânico; 5 = mastóideo; 6 = extratemporal; CAI = orifício interno do conduto auditivo interno; CF = abertura interna do canal de Falópio; CT = corda do tímpano; FEM = forame estilomastóideo; GG = gânglio geniculado; J = segundo joelho; NE = nervo estapediano; NPSM = nervo petroso superficial maior; RAP = ramo auricular posterior.

externo até o forame estilomastóideo, por onde o nervo emerge (Figura 2.37). Nesse segmento, o nervo facial emite mais dois outros ramos: o nervo estapediano e o nervo corda do tímpano, ambos dirigindo-se anteriormente para a orelha média.[6]

ANATOMIA ENDOSCÓPICA DO OSSO TEMPORAL

A anatomia do sistema auditivo vem sendo descrita em seus vários pormenores há séculos. Porém, a introdução da otoendoscopia, com suas imagens em grande angular, na semiologia e no tratamento cirúrgico de diversas doenças, sobretudo da membrana timpânica e da orelha média, trouxe inquestionável incremento no interesse dos otologistas por esses detalhes anatômicos. O conhecimento minucioso dessa anatomia sob visão endoscópica é de extrema importância para a otologia moderna, que incorpora cada vez mais essa tecnologia no seu dia a dia clínico e cirúrgico.[7] Por isso, foi incluída uma seção dedicada exclusivamente ao tema.

Conduto auditivo externo e membrana timpânica

O conduto auditivo externo é composto de duas partes distintas, sendo uma cartilaginosa na porção lateral e uma óssea na porção medial. A pele que reveste o canal auditivo cartilaginoso é mais espessa e contém glândulas que produzem cerume, enquanto a pele do canal ósseo é muito fina e está firmemente fixada ao periósteo, sendo mais espessa na porção posterossuperior, facilitando a infiltração de anestésicos locais nessa região no intuito de diminuir sangramento intraoperatório.[8]

Membrana timpânica

A membrana timpânica (Figura 2.38) é composta de três camadas distintas: externa, média e interna. A camada externa é formada por epitélio escamoso e é derivada do ectoderma, enquanto a camada interna é constituída por epitélio mucoso cuboide e se origina do endoderma. A camada média, por sua vez, é originada do mesênquima. Com cerca de 8 mm de largura e 10 mm de altura, a membrana timpânica tem formato ovalado e sua parte superior é posicionada lateralmente em relação à inferior. Ela é circundada por um

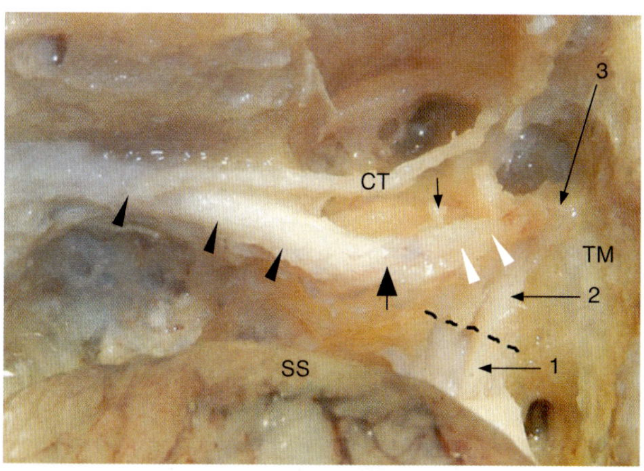

Figura 2.37 Vista transmastóidea do osso temporal esquerdo mostra o trajeto do nervo facial intratemporal. Podem ser observados o segmento meatal (1), o labiríntico (2), o primeiro joelho (3), o segmento timpânico (pontas de seta brancas), o segundo joelho (seta larga), o segmento mastoideo (pontas de seta pretas) e o ramo corda do tímpano (CT). O martelo e a bigorna foram removidos para melhor visão do segmento timpânico, passando logo acima do estribo (seta pequena). A linha pontilhada marca o fundo do conduto auditivo interno e o início do canal de Falópio. TM = teto da mastoide; SS = seio sigmoide.

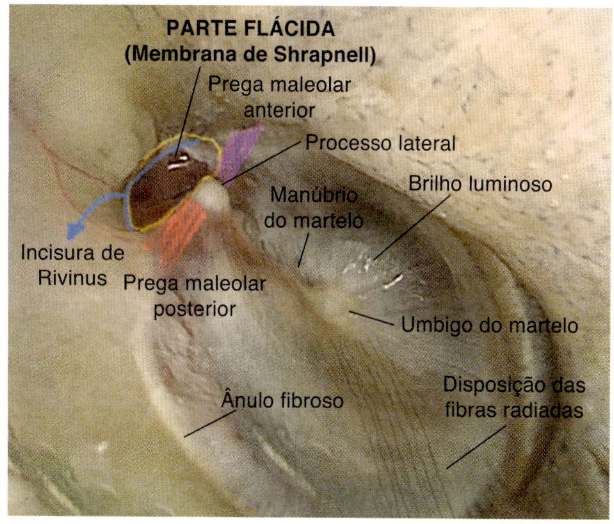

Figura 2.38 Membrana timpânica, posição cirúrgica (orelha direita). Incisura de Rivinus demarcada em azul; *pars flaccida* delimitada em amarelo; manúbrio do martelo; prega maleolar posterior (vermelho) e anterior (roxo); ânulo fibroso; umbigo do martelo; fibras radiadas da membrana timpânica.

anel fibroso (ânulo timpânico), que se encaixa no sulco timpânico localizado na extremidade medial do conduto auditivo externo. O ânulo é incompleto na porção superior, acima das pregas maleares anterior e posterior (incisura de Rivinus). Didaticamente, a membrana timpânica é dividida em *pars flaccida* e *pars tensa*. Anatomicamente, a *pars flaccida* encontra-se superiormente aos ligamentos maleolares anterior e posterior, e a *pars tensa* está inferiormente a essas estruturas. Também conhecida como membrana de Shrapnell, a *pars flaccida* da membrana timpânica possui uma camada fibrosa média mais frágil, o que confere maior vulnerabilidade para o desenvolvimento de retrações (e possível evolução para perfurações ou colesteatomas) devido a um cenário de alteração da pressão ventilatória da orelha média.[8]

Anatomia da orelha média

Com a elevação do retalho timpanomeatal, é possível observar toda anatomia da orelha média. Didaticamente, essa região pode ser subdividida em mesotímpano, retrotímpano, protímpano, hipotímpano e epitímpano.[9]

Mesotímpano

Área central da fenda timpânica, e as principais estruturas anatômicas são o promontório (projeção do giro basal da cóclea), nicho da janela oval, articulação incudo-estapediana e o nervo de Jacobson (ramo timpânico do nervo glossofaríngeo), apresentados na Figura 2.39.

Retrotímpano

Região mais posterior da fenda timpânica e de anatomia bastante variável. As principais estruturas e acidentes anatômicos são: nicho da janela redonda, pontículo, subículo, fíniculo, fustis, seio timpânico (área entre pontículo e subículo), seio subtimpânico (área entre subículo e fíniculo) e ducto subcoclear (Figuras 2.40 e 2.41).[10]

Vale ressaltar a anatomia do seio timpânico, um dos espaços encontrados no retrotímpano. O mais relevante é a sua considerável variabilidade anatômica, tanto em tamanho como em profundidade. Entender isso é fundamental para planejar cirurgias como a do colesteatoma. A profundidade do seio timpânico é classificada em três tipos com base na extensão medial e posterior ao nervo facial. O tipo A é um seio pequeno sem extensão medial e posterior ao nervo facial. Já o tipo B é um seio profundo com extensão

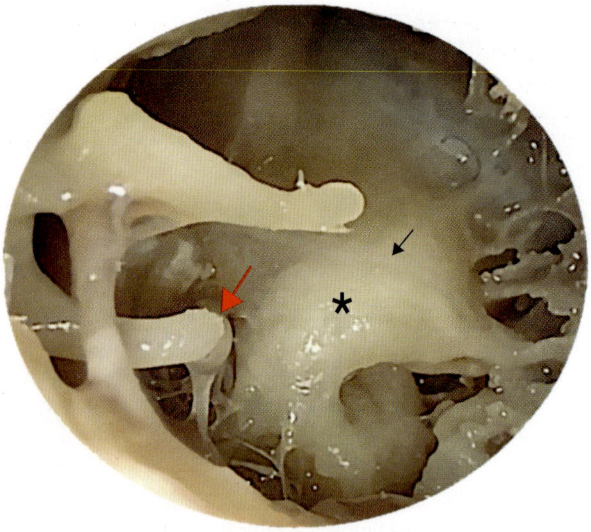

Figura 2.39 Anatomia do mesotímpano (orelha direita). Nervo de Jacobson (flecha preta), articulação incudo-estapediana (flecha vermelha), promontório (*).

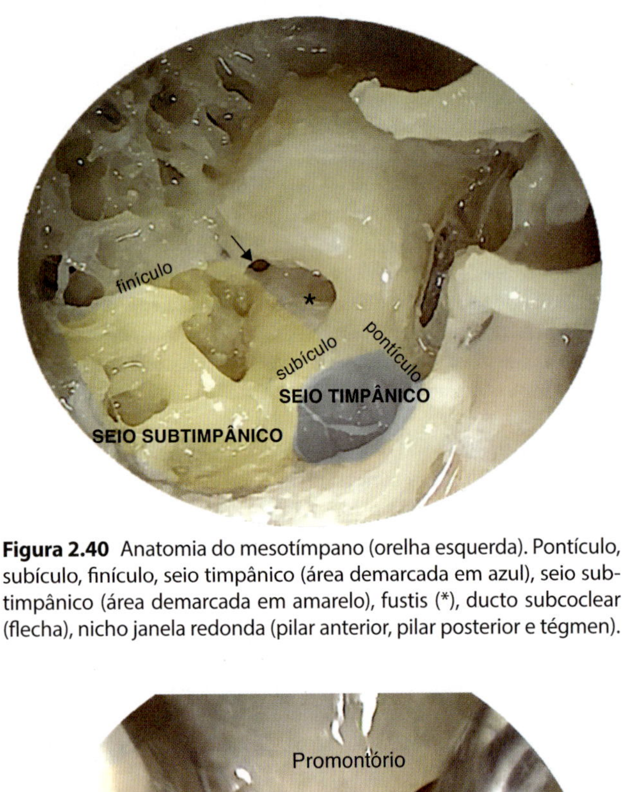

Figura 2.40 Anatomia do mesotímpano (orelha esquerda). Pontículo, subículo, finículo, seio timpânico (área demarcada em azul), seio subtimpânico (área demarcada em amarelo), fustis (*), ducto subcoclear (flecha), nicho janela redonda (pilar anterior, pilar posterior e tégmen).

medial e sem extensão posterior ao nervo facial. Enquanto isso, o tipo C é um seio grande e profundo com extensão medial e posterior ao nervo facial. A presença de uma mastoide bem desenvolvida é comum em pacientes com o tipo C. Diante de um seio timpânico tipos A e B é possível remover doenças com o endoscópio, embora o tipo C geralmente requeira um acesso retrofacial para seu completo acesso e controle.[11]

Algumas vezes pode haver uma pneumatização do retrotímpano formando um recesso medial à eminência piramidal. Anatomicamente, esse espaço é denominado espaço subpiramidal, que é limitado lateralmente pela porção medial da eminência piramidal, inferiormente pelo pontículo, posterior e superiormente pelo canal de Falópio do segmento timpânico do nervo facial (Figura 2.42). Muitas vezes, esse recesso tem uma continuidade com seio timpânico ou com o seio posterior. Pode ser bem formado ou ausente, dependendo do grau de desenvolvimento da eminência piramidal. Entender essa estrutura também é fundamental na remoção de colesteatoma, o qual, em casos de um espaço subpiramidal bem desenvolvido, pode ser de difícil remoção sem o auxílio do endoscópio.[11,12]

Protímpano

Área localizada anterior ao manúbrio do martelo, na qual destacam-se o óstio da tuba auditiva, semicanal do músculo tensor do tímpano e o protinículo (Figura 2.43).

Nessa região, destaca-se a necessidade do entendimento da anatomia do recesso supratubário, que tem graus variados de tamanho de acordo com a inclinação da *tensor fold* (detalhada a seguir), limite superior do protímpano. Quando a *tensor fold* tem uma orientação horizontal em relação ao músculo tensor do tímpano, o recesso supratubário é praticamente ausente. Porém, em outras situações, o recesso supratubário é presente e é maior quanto mais verticalizado estiver a *tensor fold* (Figura 2.44).[13,14]

Epitímpano

Após a remoção da porção superior do *scutum* (epitimpanectomia), é possível visualizar toda anatomia do epitímpano. Destacam-se: articulação incudo-maleolar, nervo facial (segmento timpânico), processo cocleariforme, *cog*, *tegmen tympani*, canal semicircular horizontal e *aditus ad antrum* (Figura 2.45).

O espaço epitimpânico tem variados graus de pneumatização e o seu tamanho depende da conformação da *tensor fold* e do *cog*, que possuem anatomia e orientações variáveis. Esse espaço é dividido em epitímpano anterior e posterior delimitados

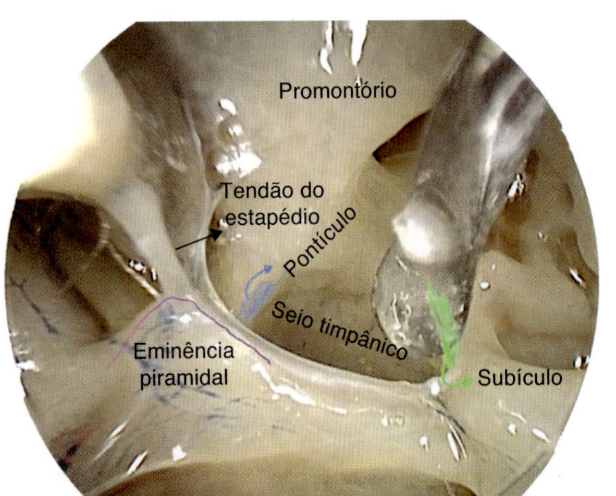

Figura 2.41 Seio timpânico (orelha direita). Pontículo, subículo, eminência piramidal, tendão do estapédio, promontório.

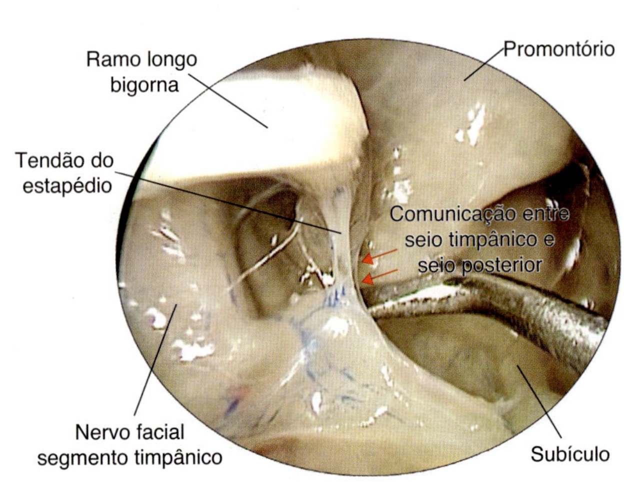

Figura 2.42 Espaço subpiramidal (orelha direita). Nervo facial (segmento timpânico), eminência piramidal, subículo, tendão do estapédio.

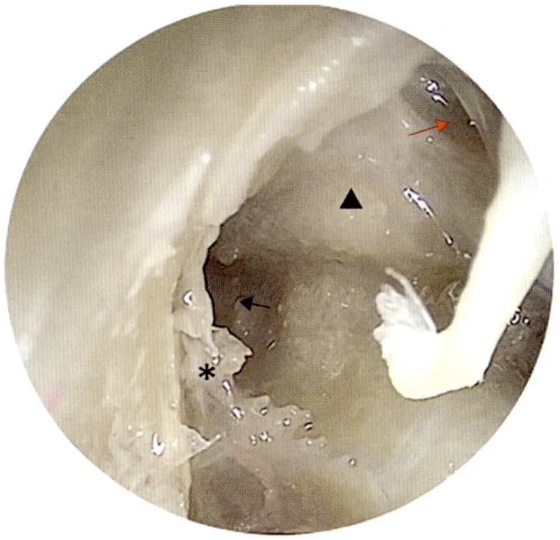

Figura 2.43 Anatomia do protímpano (orelha esquerda). Óstio da tuba auditiva (flecha preta), semicanal do músculo tensor do tímpano (triângulo), protinículo (*), *tensor fold* completa (flecha vermelha).

pela crista transversa/*cog* ou, em alguns casos, quando esse não é bem desenvolvido, por um plano coronal traçado a nível do processo cocleariforme.[15]

O diafragma epitimpânico (Figura 2.46) é uma área localizada no limite inferior do espaço epitimpânico, composto de pregas mucosas, ligamentos e cadeia ossicular. No diafragma epitimpânico há duas aberturas denominadas istmos timpânicos que permitem a ventilação do epitímpano pela tuba auditiva. Compreender essas vias de ventilação é fundamental para o entendimento dos processos fisiopatológicos das doenças inflamatórias da orelha média.

A *tensor fold* é uma prega mucosa que, quando presente, é o limite anterior do espaço epitimpânico (Figura 2.47). Posteriormente, está aderido ao processo cocleariforme e crista transversa, se estendendo anteriormente até a raiz do osso zigomático. Pode ter uma orientação vertical se estiver no plano do *cog* ou horizontal se estiver no plano músculo tensor do tímpano. É completo em 80% dos casos, ou seja, sem qualquer orifício que permita uma ventilação

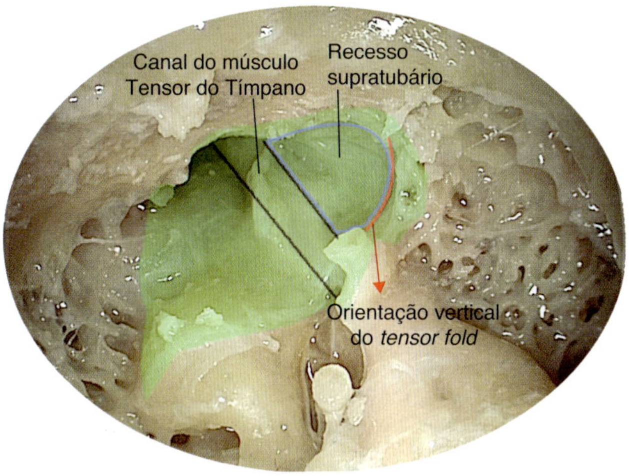

Figura 2.44 Recesso supratubário (orelha esquerda). Protímpano (área em verde), recesso supratubário (demarcação em azul), projeção da *tensor fold* mais verticalizada (tracejado em vermelho), semicanal do músculo tensor do tímpano.

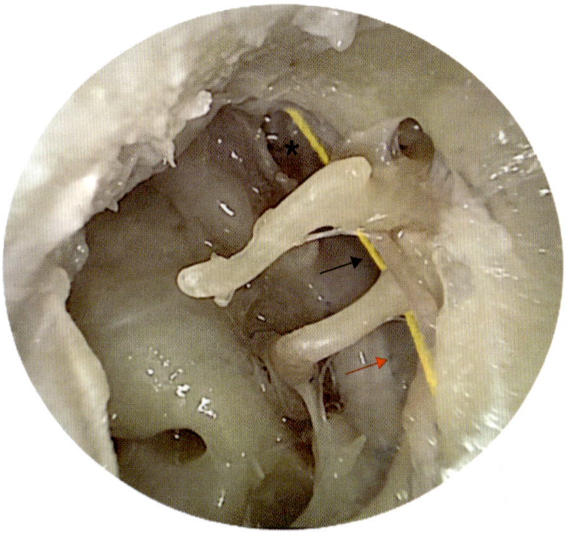

Figura 2.46 Vias de ventilação da orelha média (orelha esquerda). Diafragma epitimpânico (tracejado amarelo); istmo timpânico posterior (seta vermelha); istmo timpânico anterior (seta preta); via ventilatória acessória através de *tensor fold* incompleto (*).

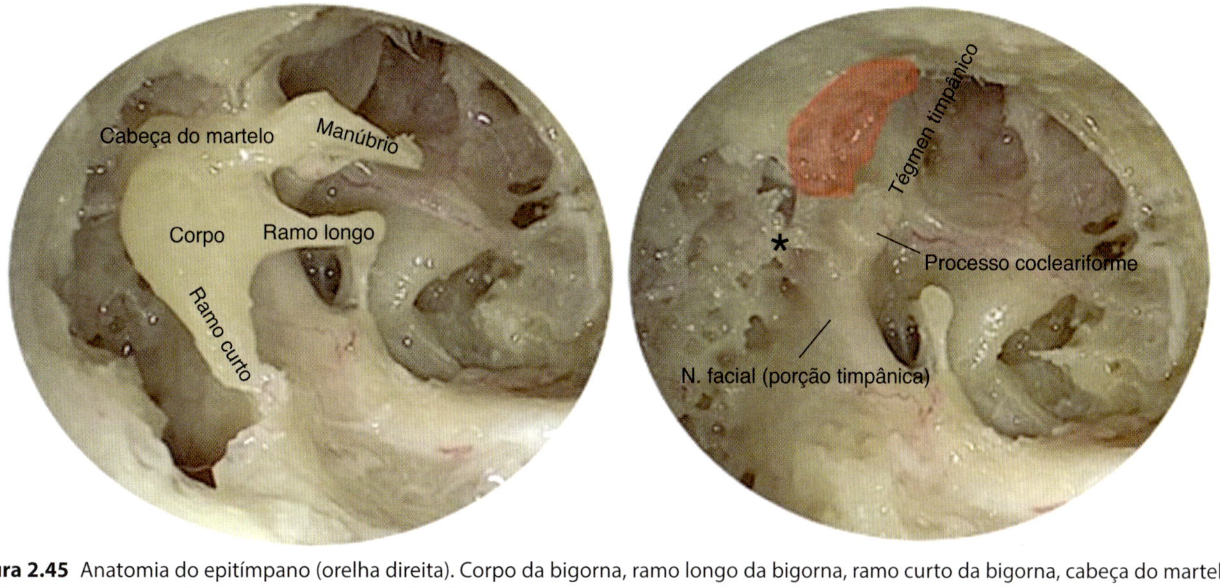

Figura 2.45 Anatomia do epitímpano (orelha direita). Corpo da bigorna, ramo longo da bigorna, ramo curto da bigorna, cabeça do martelo, *cog* (*), processo cocleariforme, recesso supratubário (área demarcada em vermelho), nervo facial (segmento timpânico), tégmen timpânico.

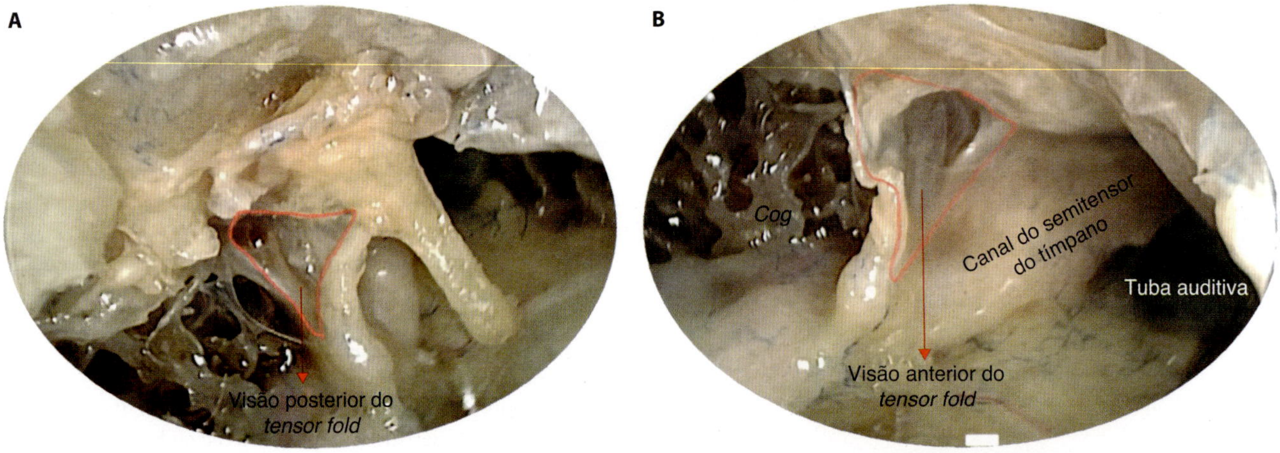

Figura 2.47. Anatomia da *tensor fold* (orelha direita). **A.** *Tensor fold* verticalizada; **B.** *Tensor fold* horizontalizada e completa.

através dele e incompleto nos 20% restantes. Nesse último caso, o diafragma epitimpânico possui uma via de ventilação acessória (além dos istmos timpânicos), permitindo uma rota alternativa para o espaço epitimpânico.[16]

Hipotímpano

Área inferior da fenda timpânica delimitada posteriormente pelo fínículo e anteriormente pelo protinículo. As principais estruturas anatômicas são o bulbo jugular e a artéria carótida interna. Nessa região, é possível delimitar uma área (de forma variável) entre as duas estruturas citadas anteriormente e a cóclea, que permite, em determinados casos, acesso direto ao ápice petroso. Esse acesso cirúrgico é denominado acesso infracoclear ao ápice petroso (Figura 2.48).[17]

Anatomia do nervo facial: visão endoscópica

Os quatro segmentos do nervo facial (meatal, labiríntico, timpânico e mastóideo),[18] exaustivamente descritos anteriormente, podem também ser estudados por visão endoscópica (Figuras 2.49 a 2.51).

Anatomia da orelha interna e conduto auditivo interno

Após toda dissecção da orelha média, é apresentada a dissecção anatômica para a orelha interna e conduto auditivo interno.

Com a remoção do estribo e ampliação da janela oval, é possível observar em detalhes a anatomia do vestíbulo. A porção mais anterior é denominada recesso esférico, relacionado com o sáculo. Posteriormente, há o recesso elíptico, associado ao utrículo. Nas figuras a seguir é possível notar também a crista vestibular e a abertura do canal semicircular posterior no recesso elíptico (Figura 2.52).[18]

Na parte anterior da orelha interna encontra-se a cóclea. Sua anatomia vista pelo acesso transcanal endoscópico (Figura 2.53).

Após a cocleectomia e abertura do vestíbulo, é possível, então, identificar o CAI. Em uma projeção superficial, o fundo do CAI pode ser identificado traçando um espaço triangular entre o processo cocleariforme e os pilares anterior e posterior da janela oval (Figura 2.54). Seguindo-se com a remoção da cóclea e vestíbulo, chega-se ao conduto auditivo interno. A abertura da dura-máter expõe todo o seu conteúdo (Figura 2.55).

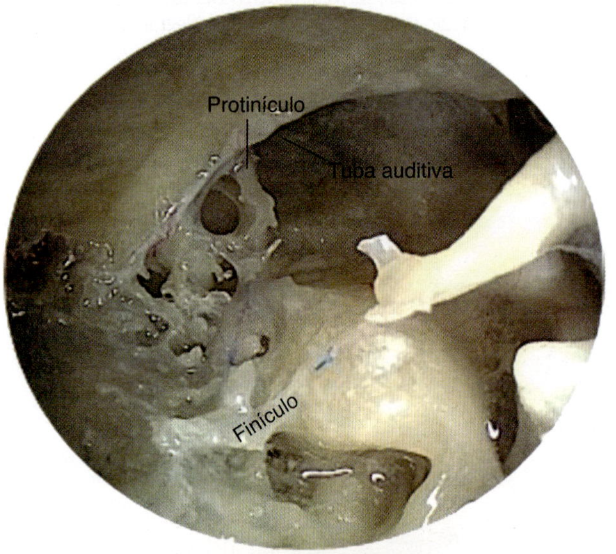

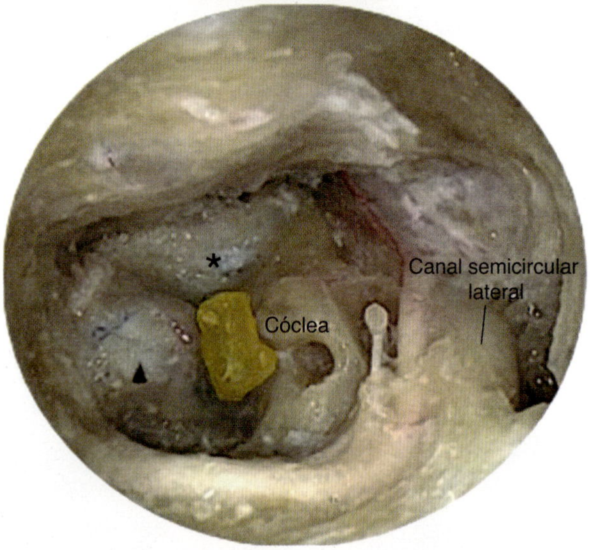

Figura 2.48 Anatomia do hipotímpano (orelha esquerda). Bulbo jugular (triângulo), artéria carótida interna (*), fínículo, protinículo, tuba auditiva, cóclea, canal semicircular lateral, área do acesso infracoclear ao ápice petroso (área demarcada em amarelo).

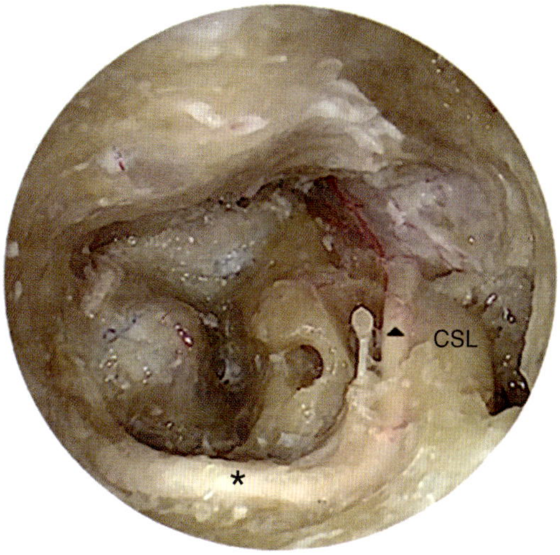

Figura 2.49 Anatomia do nervo facial (orelha esquerda). Segmentos mastóideo (*), timpânico (triângulo) e canal semicircular lateral (CSL).

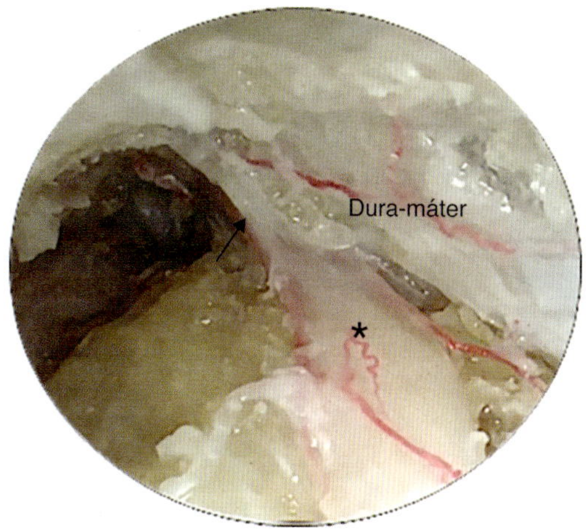

Figura 2.50. Anatomia do nervo facial. Destaque para a região do gânglio geniculado (*) e o nervo petroso superficial maior (flecha preta); dura-máter da fossa média.

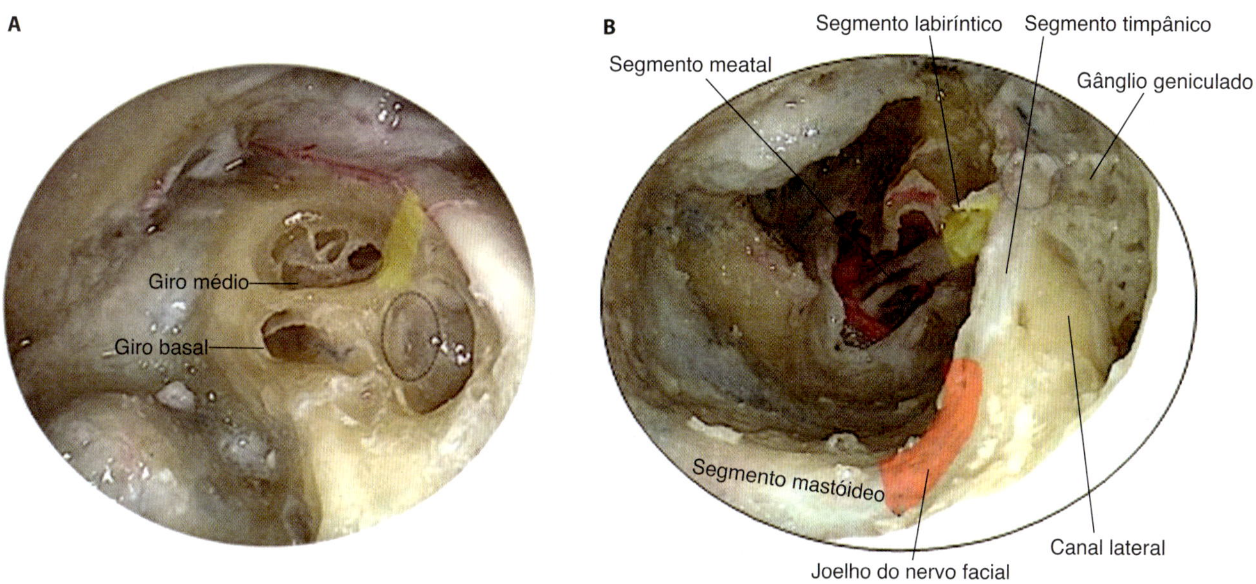

Figura 2.51 Anatomia do nervo facial (orelha esquerda). **A.** Após abertura da cóclea e vestíbulo, pode-se projetar a posição do segmento labiríntico do facial (área em amarelo), entre o giro médio da cóclea e o recesso esférico do vestíbulo (área tracejada); **B.** Anatomia completa do nervo facial intratemoral.

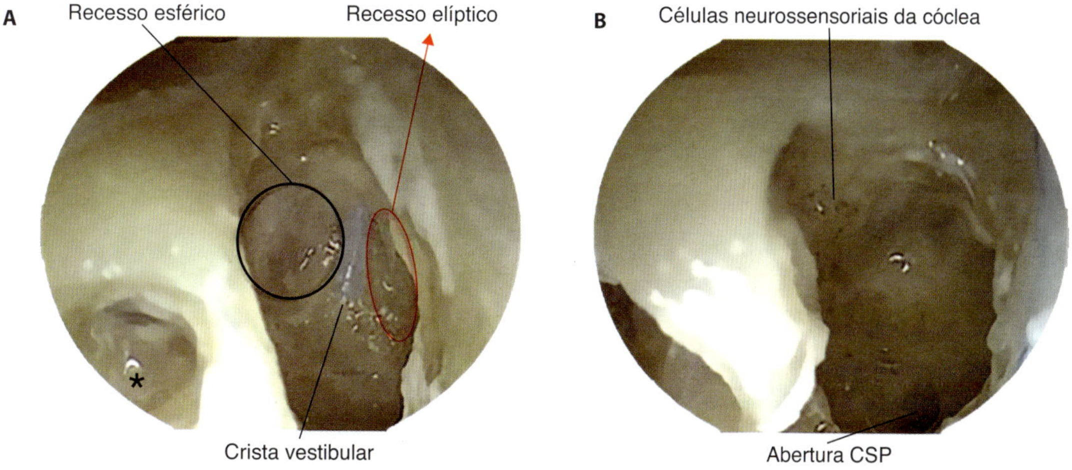

Figura 2.52 Anatomia da orelha interna. **A.** Vestíbulo aberto, onde pode-se notar os recessos esférico, elíptico e a crista vestibular; **B.** Ampliação da janela oval, em que é possível observar a abertura do canal semicircular posterior (CSP) no recesso elíptico; . * = janela redonda.

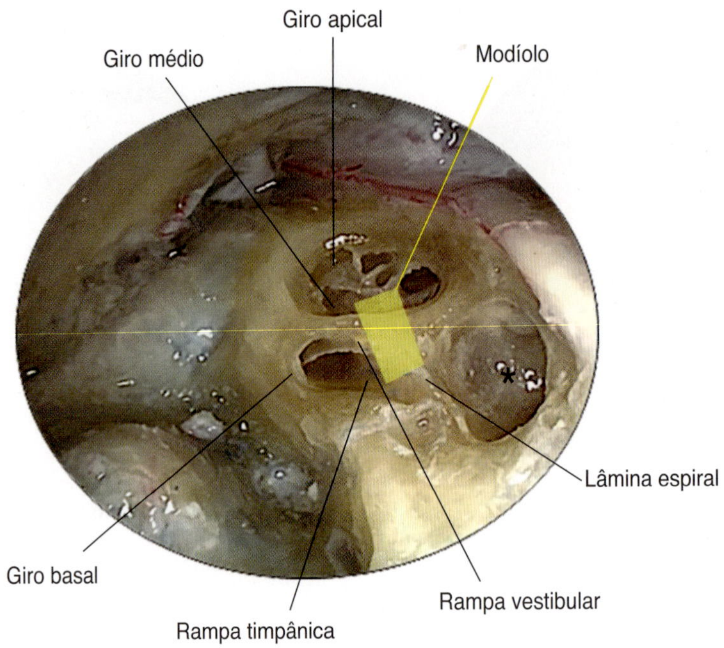

Figura 2.53 Anatomia da cóclea (orelha esquerda). Giro basal, médio e apical da cóclea; rampa timpânica, rampa vestibular, lâmina espiral, modíolo (área em amarelo), vestíbulo (*).

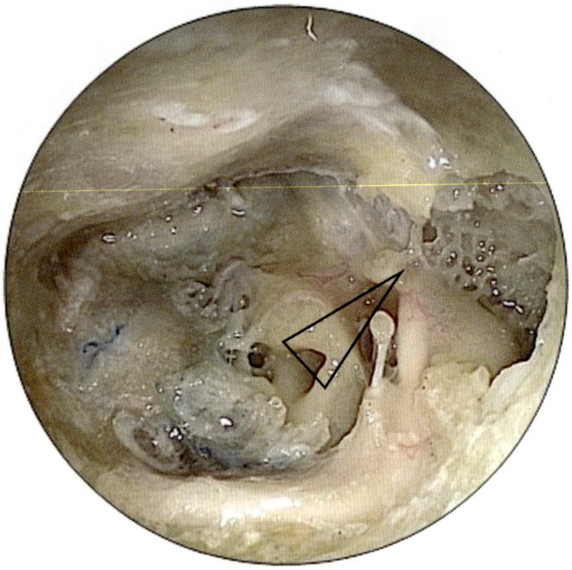

Figura 2.54 Projeção do CAI na orelha média (orelha esquerda). O triângulo demarca os três pontos de referência: pilares anterior e posterior do nicho da janela redonda e processo cocleariforme.

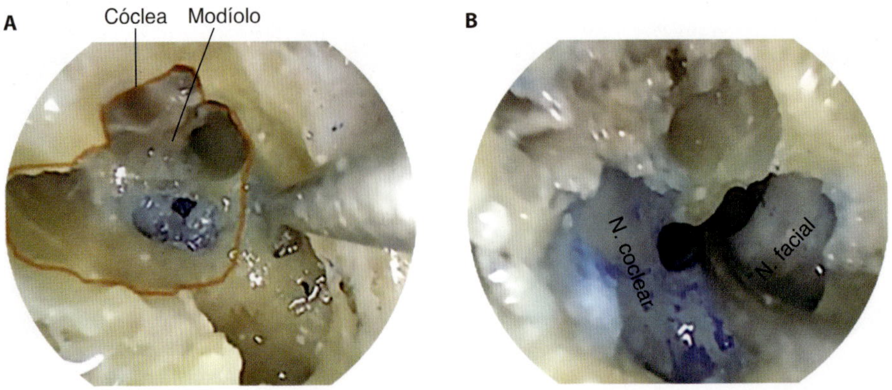

Figura 2.55 Anatomia do CAI (orelha esquerda). **A.** Fundo ou porção lateral do CAI: cóclea, modíolo, dura-máter do CAI; **B.** Abertura da dura-máter com exposição do conteúdo do CAI: nervos coclear e facial em destaque.

REFERÊNCIAS BIBLIOGRÁFICAS

1. Paparella MM et al. Otolaryngology, 3rd ed. v. 1. W. B. Philadelphia: Saunders Co.; 1991. 881 p.
2. Cruz OLM, Caldas S. Manual Tridimensional de disseção cirúrgica do osso temporal. Rio de Janeiro: Revinter; 2011.
3. Vidal CHF, Nicácio JA, Hahn Y, Caldas Neto SS, Coimbra CJ. Tentorial peeling: surgical extradural navigation to protect the temporal lobe in the focused combined transpetrosal approach. Oper Neurosurg (Hagerstown) [Internet]. 2020 Oct 15 [Acesso em: 2024 Jul];19(5):589-98.
4. Pellet W, Cannoni M, Pech A. Otoneurosurgery. Berlin: Springer-Verlag; 1990. 220 p.
5. Schuknecht HF, Gulya AJ. Anatomy of the Temporal Bone With Surgical Implications. Philadelphia: Lea & Febiger; 1986. 350 p.
6. Tedeschi H, Cruz OLM. Anatomia cirúrgica do osso temporal. In: Cruz OLM, Costa SS. Otologia clínica e cirúrgica. Rio de Janeiro: Revinter; 2000.
7. Da Silva VAR, Nogueira Jr. JF, Castilho AM. Manual prático de cirurgia endoscópica de ouvido. Rio de Janeiro: Thieme Revinter; 2024.
8. Marchioni D, Bonali M, Presutti L. Endoscopic middle ear anatomy. Curr Otorhinolaryngol Rep [Internet]. 2015 [Acesso em: 2024 Jul];3(4);200-8.
9. Marchioni D, Molteni G, Presutti L. Endoscopic Anatomy of the Middle Ear. Indian J Otolaryngol Head and Neck Surg [Internet]. 2011 [Acesso em: 2024 Jul];63(2):101-13.
10. Ozturan O, Bauer CA, Miller CC 3rd et al. Dimensions of the sinus tympani and its surgical access via a retrofacial approach. Ann Otol Rhinol Laryngol [Internet]. 1996 Oct [Acesso em: 2024 Jul];105(10):776-83.
11. Marchioni D, Mattioli F, Alicandri-Ciufelli M et al. Transcanal endoscopic approach to the sinus tympani: A clinical report. Otol Neurotol [Internet]. 2009 Sep [Acesso em: 2024 Jul];30(6): 758-65.
12. Burd C, Pai I, Connor S. Imaging anatomy of the retrotympanum: Variants and their surgicali. Br J Radiol [Internet]; 2019 Oct [Acesso em: 2024 Jul];93(1105).
13. Savić D, Djerić D. Anatomical variations and relations in the medial wall of the bony portion of the eustachian tube. Acta Otolaryngol [Internet]. 1985 [Acesso em: 2024 Jul];99(5-6):551-6.
14. Tarabichi M, Marchioni D, Kapadia M. The epitympanum revisited: Endoscopic anatomy. Indian J Otolaryngol Head Neck Surg [Internet]. 2016 [Acesso em: 2024 Jul];68(4):490-5.
15. Marchioni D, Alicandri-Ciufelli M, Grammatica A et al. Pyramidal eminence and subpyramidal space: An endoscopic anatomical study. Laryngoscope [Internet]. 2010 [Acesso em: 2024 Jul];120(3):557-64.
16. Boddepalli R, Boddepalli S. Endoscopic anatomy of hypotympanum surgical implications. Ann Otol Neurotol [Internet]. 2018 [Acesso em: 2024 Jul];01(02): 58-67.
17. Tarabichi M, Marchioni D, Presutti L et al. Endoscopic transcanal ear anatomy and dissection. Otolaryngol Clin North Am [Internet]. 2013 [Acesso em: 2024 Jul];46(2):131-54.
18. Şahin B, Orhan KS, Aslıyüksek H et al. Endoscopic evaluation of middle ear anatomic variations in autopsy series: Analyses of 204 ears. Braz J Otorhinolaryngol [Internet]. 2020 [Acesso em: 2024 Jul];86(1):74-82.

CAPÍTULO 3

Semiologia do Sistema Auditivo

Claudio Marcio Yudi Ikino • Alice Lang Silva • Andre Souza de Albuquerque Maranhão

INTRODUÇÃO

O som é uma vibração audível de moléculas que se propaga como uma onda mecânica em um meio sólido, líquido ou gasoso. É produzido por qualquer objeto que produza oscilação ao seu redor e terá características distintas a depender de diversos aspectos como a amplitude e a frequência de oscilação e o meio de propagação. A vibração da corda de um instrumento musical, a movimentação da mucosa das pregas vocais e a oscilação de folhas de uma planta com o vento, por exemplo, produzem áreas de compressão e rarefação das moléculas de ar que se propagam no ambiente e podem ser identificadas pela orelha humana, orelha animal ou microfones. A percepção dos sons ambientais é importante para a sobrevivência dos seres vivos, como na detecção de um predador ou de uma presa, na sua movimentação pelo ambiente, na localização de membros da mesma espécie e na comunicação entre eles.[1]

O sistema auditivo nos permite ter acesso aos sons. Didaticamente, é dividido em orelha externa, orelha média, orelha interna e via auditiva central. Em resumo, as orelhas externa e média são responsáveis pela captação, amplificação e condução do som até a orelha interna. Na orelha interna, o som, que é uma energia mecânica, sofre transdução para energia elétrica, com informações de intensidade e frequência, gerando potenciais de ação nas fibras neurais que seguem e dão origem a novos potenciais ao longo da via auditiva central. Nas vias centrais, as informações captadas por cada orelha são processadas e somadas, e são analisadas em suas diferenças de intensidade e tempo de percepção, contribuindo para a localização espacial dos sons e ao destaque do sinal frente ao ruído. Contam com a participação de vias eferentes nesse processo que se dirigem à cóclea, modulando a função das células ciliadas, e as sinapses com o nervo coclear.[2,3]

O sistema auditivo pode ter sua estrutura anatômica e/ou sua fisiologia alteradas por diversos fatores, como genéticos, malformações, inflamações, infecções, doenças imunomediadas, neoplasias, doenças degenerativas, traumas, vasculopatias, dentre outros. Essas alterações podem se manifestar por diversos sintomas e sinais cuja análise permite ao otorrinolaringologista formular hipóteses diagnósticas e planejar a necessidade ou não de exames complementares, o tratamento a ser realizado e o prognóstico.[4]

A semiologia é o estudo sistematizado dos sinais e sintomas das doenças humanas que se dá a partir da anamnese e exame físico. Neste capítulo, é abordada a semiologia do sistema auditivo.

ANAMNESE

A anamnese é a conversa com o paciente e/ou seu acompanhante a partir da qual são obtidas informações sobre a identificação do paciente, sua queixa principal e sintomas associados, seus antecedentes pessoais e familiares e informações sobre sintomas e diagnósticos de outros sistemas do corpo humano.

Na identificação, idade, sexo, raça, profissão, local de nascimento, local e condições da moradia atual auxiliam no raciocínio diagnóstico. Nos recém-nascidos e lactentes, as infecções congênitas, prematuridade, baixo peso, hipóxia, sepse e malformações podem estar relacionadas com perdas auditivas e imaturidade das vias auditivas centrais. Nas crianças em idade de creche e ensino fundamental, as infecções de vias aéreas são mais frequentes e, portanto, tem-se mais casos de otite média aguda ou otite média com efusão. Nos adultos, as doenças degenerativas, exposição a ruídos, traumas, exposição a ototóxicos e neoplasias costumam ser mais prevalentes. Com relação ao sexo e raça, observa-se maior ou menor prevalência de determinadas doenças. A otosclerose, por exemplo, é mais frequente no sexo feminino e em caucasianos. A profissão pode expor o paciente a fatores de risco para doenças do sistema auditivo, como a exposição ao ruído em profissionais de academias e músicos ou a exposição a metais pesados em trabalhadores da indústria química. O local de nascimento auxilia com relação a doenças endêmicas de determinada região ou que afetam determinadas etnias, e o local e condições da moradia atual, sobre a exposição a fatores de risco como doenças infecciosas e poluentes.[4-6]

Na avaliação da queixa principal e sintomas associados, que na anamnese são abordados na Queixa e Duração (QD) e História da Moléstia Atual (HMA), obtém-se informação sobre o sintoma que motivou a consulta e o tempo de sua instalação, quando também são levantadas mais características, como sua localização, se é persistente ou recorrente, se progressivo ou flutuante, se unilateral ou bilateral, fatores de melhora ou piora, se já realizou alguma medida terapêutica e se há outros sintomas associados que devem ser explorados.

A hipoacusia é uma das queixas frequentes e deve-se avaliar sua duração, se foi de instalação súbita ou progressiva, se há flutuação na sua percepção, se é unilateral ou bilateral e se há sintomas associados, como plenitude auricular, otalgia, otorreia, zumbido, tontura e paresia facial. História de cirurgia de orelha prévia e o desenvolvimento da linguagem devem ser questionados.[7]

O zumbido pode estar relacionado com perda auditiva ou se queixa isolada. Características como lateralidade, se constante ou intermitente, a sensação sonora percebida, a intensidade, fatores de melhora e piora e alteração na qualidade de vida devem ser pesquisadas. Sintomas associados, como hipoacusia e tontura, histórico de uso de medicações, consumo de xantinas e açúcares e outros tratamentos médicos ou odontológicos, também auxiliam na avaliação.[7,8]

A otalgia é um sintoma que pode ser categorizado como primário ou secundário. Primário ou otológico quando sua origem é em alterações que afetam o sistema auditivo e secundário, ou não otológico, quando se origina em estruturas que não fazem parte do sistema auditivo, sendo assim uma dor referida. A rica inervação do sistema auditivo pelos ramos cervicais C2 e C3 e pelos V, VII, IX e X pares cranianos, que são comuns a outras estruturas anatômicas, é a base fisiopatológica para a compreensão da otalgia primária e secundária. Na otalgia primária encontram-se outros sintomas e sinais relacionados com alterações no sistema auditivo, em geral nas orelhas externa e média, e na secundária, sintomas e sinais relacionados com dentes, articulação temporomandibular, nasofaringe, orofaringe, hipofaringe, laringe, pescoço, coluna cervical ou neuralgias.[8,9]

A tontura também é uma queixa frequente, cujas características devem ser avaliadas, como tempo de início, se persistente ou recorrente, o tempo que dura cada episódio, intensidade, fatores de melhora ou piora, e também sintomas associados, como hipoacusia, zumbido, cefaleia, náuseas e vômitos, diplopia, paresia facial e sintomas neurológicos.[10]

Nos antecedentes pessoais são avaliados, em especial nas crianças, histórico perinatal que pode ter relação com o desenvolvimento de perda auditiva, pesquisando-se sobre o pré-natal e a possibilidade de infecções congênitas como a sífilis, toxoplasmose, rubéola, citomegalovirose, herpes e vírus da imunodeficiência humana (HIV), e o uso de ototóxicos pela mãe durante a gestação. Do nascimento, pesquisar sobre prematuridade, baixo peso, icterícia neonatal com necessidade de tratamento, transfusão sanguínea, infecções, uso de ototóxicos, hipóxia, internação em unidade de terapia intensiva, malformações e realização de triagem auditiva neonatal (emissões otoacústicas e/ou potenciais evocados auditivos de tronco encefálico). Em todos os pacientes deve-se pesquisar sobre vacinação, medicações em uso, doenças e tratamentos em curso ou realizados, como hipertensão arterial sistêmica, diabetes mellitus, neoplasias, traumatismos, doenças reumatológicas, dislipidemias, tuberculose, alergias e imunodeficiências. Alergias a medicações, gravidez, atividades recreacionais com exposição a ruído (academia, apresentações musicais e marcenaria) ou a variação de pressão atmosférica (mergulho e voos), uso de cigarro ou tabagismo passivo, uso de álcool e drogas ilícitas também devem ser questionados.[4,5,11]

Nos antecedentes familiares, questionam-se sobre familiares com histórico de perda auditiva, consanguinidade, doenças genéticas e malformações.[4,5]

Por fim, a avaliação de informações sobre sintomas e diagnósticos de outros sistemas do corpo humano, o chamado interrogatório sobre os diversos aparelhos (ISDA), auxilia no diagnóstico de doenças sistêmicas ou sindrômicas que afetam o sistema auditivo, bem como a extensão de doenças do sistema auditivo para além de seus limites. Por vezes, os pacientes podem achar erroneamente que um sintoma ou sinal em outra área do corpo não tem relação com sua queixa otorrinolaringológica e, então, não relatarem espontaneamente. Pode haver queixas visuais associadas à perda auditiva, como na Síndrome de Usher e Síndrome de Cogan, e disfagia e disfonia quando do comprometimento dos pares cranianos bulbares na otite externa necrotizante. Pacientes com Doença de Behçet, cujo quadro clínico típico é o de uveíte, aftas orais e genitais, podem ter graus variados de perda auditiva e tontura.[11]

EXAME FÍSICO

O exame físico otológico fornece valiosas informações para confirmar ou afastar as hipóteses diagnósticas formuladas durante a anamnese. Envolve basicamente a inspeção visual, palpação e avaliações funcionais.

As áreas a ser examinadas são o pavilhão auricular (pinna), meato auditivo externo e membrana timpânica, além da avaliação da sensibilidade do sistema auditivo.

Pavilhão auricular

O pavilhão auricular e a pele adjacente devem ser inspecionados e palpados. Devem ser observadas a textura, coloração e qualidade da pele. A pele da região pode ser acometida por diversas doenças dermatológicas, incluindo psoríase, dermatite atópica e dermatite seborreica.

Deve-se observar os diversos marcos anatômicos do pavilhão auricular e descrever quaisquer desvios da anatomia normal. Malformações frequentemente observadas incluem as orelhas proeminentes decorrentes, geralmente, de uma anti-hélice pouco desenvolvida ou por excesso de cartilagem da concha, orelha em "couve-flor", deformidade cosmética decorrente de trauma ou episódio infeccioso, resultando na perda da estrutura da cartilagem e no espessamento excessivo do pericôndrio. Outras deformidades comuns incluem as microtias, que são um espectro de deformidades que varia desde um pequeno pavilhão auricular com marcos anatômicos normais até anotia (ausência completa do pavilhão auricular), e costumam estar associadas a malformações do meato auditivo externo e cadeia ossicular devido a mesma origem embriológica. Podem aparecer, menos comumente, no contexto de diversas síndromes, como Treacher-Collins, Síndrome Branquio-oto-renal, Síndrome de Goldenhar. Nesses casos, outros estigmas estão presentes e uma avaliação genética e multidisciplinar é necessária. Os sinus pré-auriculares devem ser pesquisados e descritos, e o paciente deve ser questionado se alguma vez apresentou drenagem e/ou edema na região.[12]

A infecção ou inflamação do pericôndrio se manifesta por eritema e edema difusos do pavilhão auricular, poupando o lóbulo inicialmente. Nesses casos, a palpação do pavilhão auricular fornece informações como calor local, edema ou flutuação.

A palpação da região retroauricular pode identificar tumorações como linfonodos, abscessos ou identificar áreas de flutuação. Caso o paciente tenha sido submetido a alguma cirurgia otológica, é fundamental observar o estado da ferida operatória, presença de hiperemia ou fístulas locais. Se houver implante auditivo, deve-se inspecionar e palpar a região meticulosamente. Importante notar que em pacientes submetidos a timpanomastoidectomia é comum que haja uma depressão no sítio cirúrgico pela perda da camada cortical do osso da mastoide.[5]

A palpação pré-auricular deve ser feita, incluindo a região da articulação temporomandibular, solicitando ao paciente abrir e fechar a boca. Dores e crepitação nessa região são muito comuns em pacientes com otalgia secundária. A região da glândula parótida também deve ser palpada e inspecionada.

Testes com diapasão (acumetria)

"Dois grupos de pessoas criticam o diapasão – aqueles que nunca o usaram e aqueles que não sabem como usá-lo."[13]

Os testes com diapasão, também denominados acumetria, são realizados no consultório, de rápida duração e fácil execução e, apesar de há muito tempo descritos, são ferramentas extremamente atuais e úteis na prática clínica do otorrinolaringologista.

O diapasão é um instrumento de metal em forma de "U" com uma haste inferior central em sua parte inferior e duas hastes livres que produzem a vibração. O diapasão emite tons puros, quando colocado a vibrar, e os mais utilizados são nas frequências de 256 Hz, 512 Hz, 1.024 Hz e 2.048 Hz.

Os testes com diapasão fornecem informações sobre o tipo de perda auditiva e avaliam o lado de maior perda auditiva, além de serem particularmente valiosos na situação de um dilema de mascaramento **"masking dilemma"**. Devem ser realizados no pré-operatório de qualquer paciente submetido a cirurgia otológica para validar os resultados obtidos a partir da audiometria e estabelecer uma linha de base para comparação na avaliação pós-operatória.[14]

Importante:

- Para a correta execução dos testes, certificar-se que o paciente compreendeu como o teste será realizado, pois o resultado depende da informação passada pelo paciente
- Evitar força excessiva ao percutir o diapasão, porque cria frequências ressonantes e pode dificultar o relato do teste pelo paciente, assim como percutir o diapasão sobre superfícies metálicas ou de madeira podem distorcer a frequência do som produzido.[15] Dessa forma, sugere-se a percussão sobre os ossos da articulação metacarpofalangeanas ou interfalangeanas, ou sobre o osso do cotovelo. Ou ainda pressionar as hastes livres entre os dedos indicador e polegar.

Os testes mais comumente utilizados na prática clínica são os testes de Weber e Rinne.

Teste de Weber

Ao realizar o teste de Weber, o diapasão é percutido e colocado na testa ao longo da linha do cabelo, sempre na linha mediana do crânio; assim, o estímulo auditivo chegará nas duas cócleas ao mesmo tempo e com a mesma intensidade. Pede-se para que o paciente sinalize de que lado ouve o som com mais clareza. Quando o som é transmitido por via óssea, ao atingir a cóclea ele leva a vibração dos fluidos cocleares, e parte da energia sonora sofre refração para a cadeia ossicular e parte sofre reflexão na platina de volta para a cóclea. Quanto maior a resistência no conjunto tímpano-ossicular, maior quantidade de onda sonora é refletida e menor refratada.[16] O teste de Weber é útil na determinação da lateralidade da perda auditiva.

Em pacientes normo-ouvintes ou com perdas auditivas simétricas, o paciente irá referir que o som está em ambas as orelhas, na linha mediana ou que não percebeu qual lado é o mais intenso. Nesses casos, diz-se que o teste de Weber é indiferente.

Em pacientes com perda auditiva unilateral condutiva, irá referir que o som é mais intenso na orelha acometida já que nesse lado haverá menor refração de som da cóclea para as orelhas média e externa devido a maior resistência no conjunto tímpano-ossicular.[16] Ao passo que em pacientes com perda auditiva unilateral sensório-neural, a função da cóclea e/ou via auditiva central está afetada, logo, o som será percebido com mais intensidade na orelha saudável ou menos comprometida, no caso de perda sensório-neural assimétrica.

Exemplo 1: um paciente com perda auditiva condutiva à direita, sendo a orelha esquerda normal. O teste de Weber deve lateralizar claramente para a orelha direita. Descreve-se o exame: teste de Weber lateraliza para direita.

Exemplo 2: paciente com perda auditiva sensório-neural à direita e normal à esquerda. O teste de Weber deve lateralizar para orelha esquerda. Descreve-se: teste de Weber lateraliza para a esquerda.

É interessante observar que o teste de Weber é mais sensível para identificar as perdas condutivas e é menos sensível para as perdas sensório-neurais.[14]

Dicas:

- Em pacientes difíceis de testar, o diapasão pode ser posicionado sobre os ossos nasais ou sobre os dentes incisivos superiores gerando um estímulo mais forte[17]
- O diapasão mais útil para esse teste é o de 512 Hz; apesar de o diapasão de 256 Hz ser o mais sensível, produz um número inaceitável de resultados falso-positivos.[18,19]

Teste de Rinne

O teste é realizado posicionando-se o diapasão firmemente na pele sobre a área cribriforme do osso da mastoide (medida de via óssea), na região posterossuperior do meato auditivo externo (MAE). Quando o paciente sinalizar que não escuta mais o som, o diapasão é posicionado lateralmente ao tragus (aproximadamente a 2,5 cm) com as hastes livres orientadas paralelamente ao plano frontal da cabeça. Pede-se ao paciente indicar se escuta ou não o diapasão nessa posição (medida de via aérea).

Em pacientes normo-ouvintes ou aqueles com perda auditiva sensório-neural, a sensação sonora por via aérea ainda vai ser percebida, ou seja, irão referir que ainda escutam o diapasão lateralmente ao tragus. Nessa situação, descreve-se: teste de Rinne positivo (no lado testado). A transmissão do som pela via aérea é mais eficaz que pela via óssea devido a mecanismos fisiológicos de amplificação existentes nas orelhas externa e média.[2]

Em pacientes com perda auditiva condutiva, ao diapasão ser colocado lateralmente ao tragus, irão referir que não escutam qualquer som, ou seja o som é melhor transmitido pela via óssea do que pela via aérea. Nesse caso, descreve-se o exame como: teste de Rinne negativo (no lado testado). Dois fenômenos explicam o resultado: a maior concentração de energia sonora na cóclea na estimulação pela via óssea, como explicado no teste de Weber,[16] e o comprometimento da via aérea reduzindo sua eficiência de transmissão e amplificação.

Ao se utilizar as frequências de 256 Hz, 512 Hz e 1.024 Hz do diapasão, pode-se estimar com certa precisão o grau de acometimento do componente condutivo de uma perda auditiva (Tabela 3.1).[18]

Dicas:

- Evitar o contato das hastes livres do diapasão com o pavilhão auricular ao testar a via óssea. A vibração provocada pode ocasionar resultados incorretos[17]
- Pedir para o paciente retirar os óculos, caso os use, uma vez que as hastes dos óculos interferem no posicionamento adequado do diapasão na área cribiforme da mastoide[17]
- Ao testar a via óssea em um paciente com perda condutiva, caso o diapasão não esteja no local correto ou se aplicado com pressão insuficiente, o paciente pode escutar a via aérea com mais intensidade. Outrossim, em um paciente com perda condutiva, caso o diapasão seja posicionado muito próximo da orelha, a via aérea pode ser falsamente percebida como mais intensa.[17]

Exame do meato auditivo externo e da orelha média

A otoscopia consiste na introdução de um instrumento no MAE para a visualização das suas porções mais mediais e também da membrana timpânica (MT) e das estruturas da orelha média (seja por transparência, quando a membrana está íntegra, seja por visualização direta, nos casos de perfuração timpânica). Na avaliação do MAE, é importante observar a integridade da pele, sua coloração, presença de massas, ulcerações, lesões vesiculares, crostas, deformidades, edemas, estenoses, secreções e dor à manipulação. Na avaliação da MT, observa-se sua integridade, coloração, marcos anatômicos, abaulamento ou retrações, grau de transparência, presença de massas ou secreções sobre a MT ou na orelha média. Na Figura 3.1 é apresentada uma MT normal. Historicamente, os órgãos examinados na otorrinolaringologia dependem de adequada angulação e iluminação para que sejam bem avaliados. Nesse sentido, a otoscopia evoluiu significativamente nos últimos anos.

Até o século XIX, o otoscópio era a única ferramenta disponível para o exame de pacientes com queixas otológicas e contavam com iluminação por luz natural ou lanternas posicionadas externamente, com evidentes limitações.[20] A utilização do microscópio como ferramenta otológica surgiu inicialmente nos centros cirúrgicos[21] por permitir o uso de ambas as mãos na manipulação de pequenos instrumentos em procedimentos otológicos. Com o avanço da tecnologia e com a redução do custo relacionado com a fabricação dos microscópios, esses aparelhos passaram a ser

Tabela 3.1 Grau de perda auditiva estimado pelo teste Rinne.

Resultado do teste Rinne	Perda condutiva estimada
Negativo: 256 Hz Positivo: 512 e 1.024 Hz	Perda condutiva de 20-30 dB
Negativo: 256 e 512 Hz Positivo: 1.024 Hz	Perda condutiva de 30-45 dB
Negativo: 256, 512 e 1.024 Hz	Perda condutiva de 45-60 dB

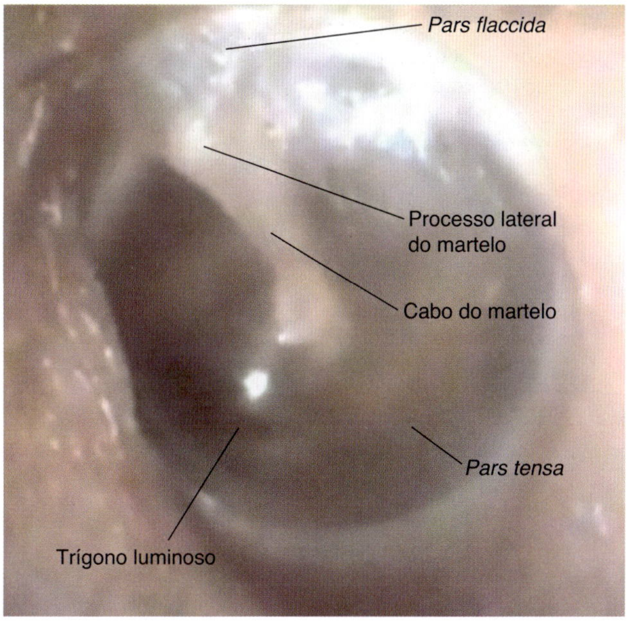

Figura 3.1 Membrana timpânica normal com reparos anatômicos.

utilizados também nos consultórios, e estão amplamente presentes em muitas clínicas otorrinolaringológicas nos dias de hoje. Desde a sua introdução na otologia nos anos 1960, os endoscópios ganharam aceitação cada vez maior para avaliação e tratamento de doenças dos ouvidos. Eles oferecem uma ampla observação de campo, permitindo uma visão angulada em condutos estreitos ou com obstruções. No Vídeo 3.1 é apresentada uma vídeo-otoscopia com endoscópio de uma orelha esquerda normal.

A seguir, descreve-se com maior detalhamento instrumentos para a melhor otoscopia que cada um pode fornecer. É importante destacar, no entanto, que cada instrumento possui sua melhor performance após a adequada preparação do meato auditivo, com remoção de cerume e crostas (especialmente quando na região atical), limpeza de secreções acumuladas e, em muitos casos de otite crônica, com tratamento adequado, que, muitas vezes, envolve a necessidade de cauterizações e tratamento medicamentoso com antibióticos e/ou corticosteroides por alguns dias ou semanas. Portanto, a chave para a melhor otoscopia possível depende mais da dedicação a essa etapa do que ao instrumento utilizado. A Figura 3.2 mostra a importância dessa etapa ao ilustrar a mesma otoscopia em dois momentos evolutivos durante a preparação da orelha média.

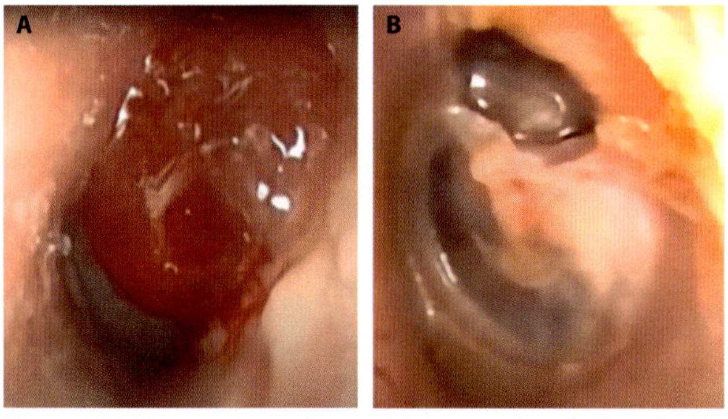

Figura 3.2 Mesma otoscopia em dois momentos. **A.** Na primeira consulta, com pólipo de origem epitimpânica obstruindo a visualização de quase toda a membrana timpânica; **B.** Após cauterizações sucessivas e tratamento com gota otológica com antibiótico e corticosteroide, permitindo a visualização de colesteatoma epitimpânico.

Otoscópio

Os otoscópios atuais evoluíram muito em relação aos utilizados em séculos passados. Nos dias atuais, com melhorias como as lâmpadas de LED e os cabeçotes cirúrgicos (Figura 3.3), que permitem a manipulação do conduto e da membrana timpânica, a maioria dos problemas do dia a dia podem ser resolvidos no consultório. Uma das limitações dessa ferramenta é, no entanto, a sua angulação limitada, que dificulta a iluminação adequada para o diagnóstico em alguns pacientes com condutos tortuosos e/ou estreitos, como no caso de crianças. Outra limitação é a amplificação restrita a pequenas lentes de aumento acopladas aos cabeçotes, sejam eles clínicos ou cirúrgicos. Além disso, alguns procedimentos podem se tornar restritos, devido a esse instrumento permitir o uso de apenas uma mão para a manipulação de regiões mais delicadas.

Microscópio

O microscópio é uma ferramenta muito útil e apreciada pela maioria dos otologistas por permitir a manipulação das orelhas externa e média com ambas as mãos, propiciando maior destreza e, consequentemente, menos desconforto ao paciente em procedimentos sem sedação no consultório. Além disso, é o instrumento que permite a visão tridimensional das estruturas pelo uso de lentes binoculares, com amplificação de 5, 10, 16 ou 25 vezes. Essas características permitem o diagnóstico mais preciso do que o otoscópio para diversas afecções da orelha média. Alguns modelos permitem, inclusive, o acoplamento de câmeras para a visualização das imagens em telas que, consequentemente, também permitem a gravação de imagens e vídeos. O armazenamento de imagens é de extrema utilidade tanto nas atividades assistenciais como nas de pesquisa, para a comparação de otoscopias em diferentes momentos e acompanhamento da patogênese de diversas doenças.

No entanto, o microscópio apresenta a mesma limitação que os otoscópios em relação à possibilidade de angulação, uma vez que também necessita de otocones posicionados no MAE. Em casos de condutos mais tortuosos, o diagnóstico de perfurações timpânicas, por exemplo, pode ficar incompleto, por não permitir a visualização de 360° dos seus bordos.

Endoscópio

Os endoscópios são instrumentos que revolucionaram o exame otoscópico em consultório e também o tratamento cirúrgico de diversas doenças otológicas. O pequeno diâmetro das ópticas permite sua entrada mais medialmente no MAE, ultrapassando tortuosidades e permitindo uma visualização mais próxima e completa de todo o anel timpânico. Isso permite um melhor planejamento cirúrgico e um melhor entendimento sobre a fisiopatologia de diversas doenças otológicas. No passado, perfurações timpânicas, cujos bordos fossem de difícil visualização, hoje são facilmente observadas, podem ser reclassificadas[22] e a escolha da melhor técnica para abordá-las pode ser feita no pré-operatório (Figura 3.4). Da mesma forma, retrações timpânicas em determinadas localizações da orelha média podem ser acompanhadas e gravadas, permitindo o acompanhamento evolutivo dessas alterações e possibilitando a formulação de hipóteses sobre a via de formação de colesteatomas, por exemplo.[23]

Atualmente, diversas possibilidades de angulação e diâmetro de ópticas são encontrados no mercado. Usualmente, as ópticas de 0° e 4 mm são as mais utilizadas pelos autores, pois permitem uma imagem com maior área. Já em crianças ou em pacientes com condutos mais tortuosos, as ópticas de 0° e 2,7 ou 3 mm são preferidas. Para observação de retrações epitimpânicas ou outras alterações que requeiram maior angulação, ópticas anguladas de 30° podem ser de grande valia. No entanto, é importante lembrar que as imagens fornecidas por endoscópios são bidimensionais e requerem treinamento para que possam ser utilizados em procedimentos, pois permitem a manipulação dos instrumentos com apenas uma mão. A Tabela 3.2 compila as principais vantagens e desvantagens de cada instrumento para a otoscopia.

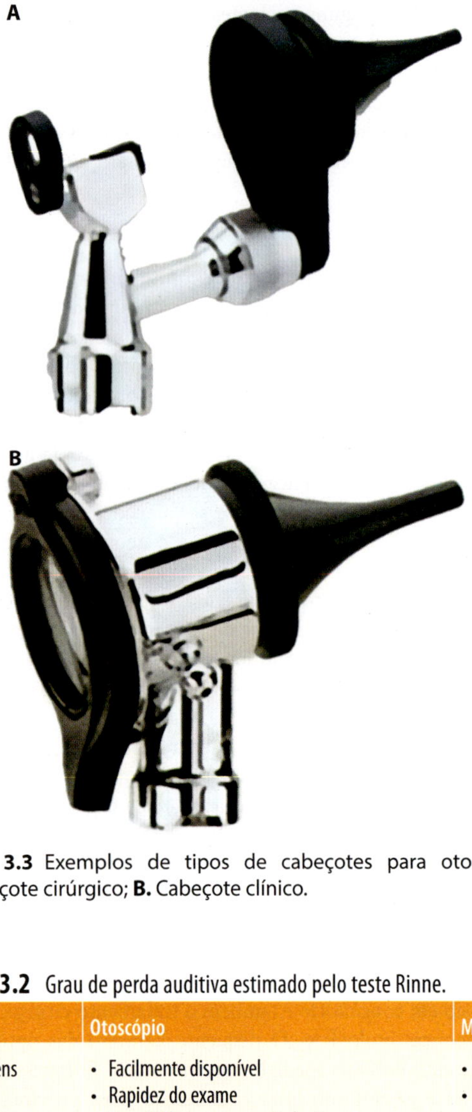

Figura 3.3 Exemplos de tipos de cabeçotes para otoscópios. **A.** Cabeçote cirúrgico; **B.** Cabeçote clínico.

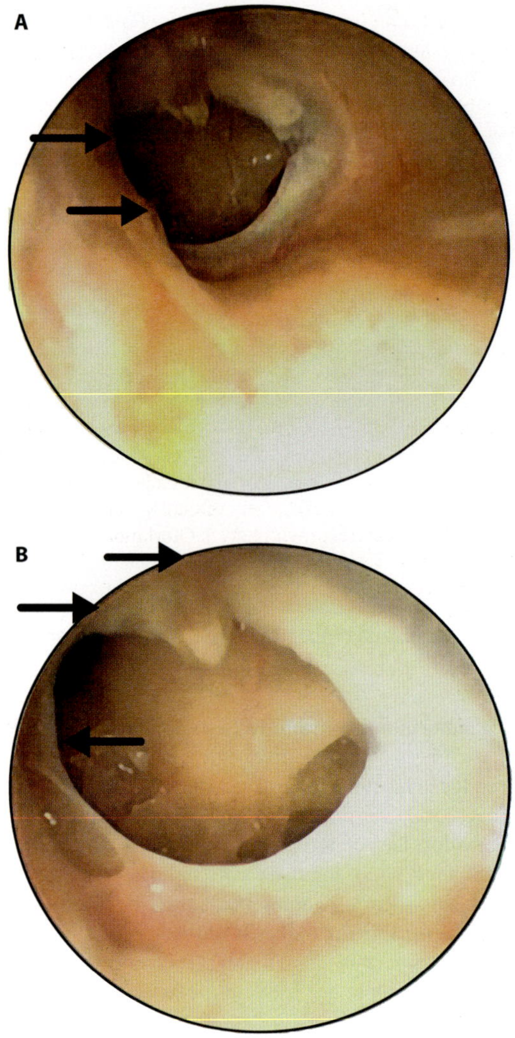

Figura 3.4 Otoscopia com endoscópio. **A.** Com tortuosidade do canal auditivo externo, impedindo a visualização da porção anterior da membrana timpânica; **B.** Angulação e medicalização do endoscópio, permitindo visualização completa dos bordos da perfuração timpânica.

Tabela 3.2 Grau de perda auditiva estimado pelo teste Rinne.

	Otoscópio	Microscópio	Endoscópio
Vantagens	• Facilmente disponível • Rapidez do exame • Versatilidade para manipulação	• Amplificação • Visão tridimensional • Manipulação bimanual	• Angulação • Diferentes diâmetros
Desvantagens	• Pouca amplificação • Angulação limitada • Manipulação com menor precisão	• Mais caro • Angulação limitada	• Mais caro • Manipulação unimanual • Visão bidimensional

REFERÊNCIAS BIBLIOGRÁFICAS

1. Bear MF, Connors BW, Paradiso MA. Os sistemas auditivos e vestibular. In: Bear MF, Connors BW, Paradiso MA, editors. Neurociências: desvendando o sistema nervoso. 4. ed. Porto Alegre: Artmed; 2017, p. 369-414.
2. Kunchur MN. The human auditory system and audio. University of South Carolina: Applied Acoustics [Internet]. 2023 Apr 28 [Acesso em: 2024 Jul];221:109507.
3. Front Neural Circuits [Internet]. 2014 Oct [Acesso em: 2024 Jul];1:8:116.
4. Sindhar S, Lieu JEC. Overview of medical evaluation of unilateral and bilateral hearing loss in children. Otolaryngol Clin North Am [Internet]. 2021 Dec [Acesso em: 2024 Jul];54:1155-69.
5. Dorigueto RS, Mezzalira R, Serra AP. Semiologia dos órgãos da audição e do equilíbrio. In: Caldas Neto S, Mello JFM Júnior, Martins RHG, Costa SS, editors. Tratado de Otorrinolaringologia e Cirurgia Cervicofacial. 2. ed. São Paulo: Roca; 2011. p. 362-79.
6. Silva VAR, Pauna HF, Lavinsky J, Guimarães GC, Abrahão NM, Massuda ET et al. Brazilian Society of Otology task force – otosclerosis: Evaluation and treatment. Braz. J. Otorhinolaryngol [Internet]. 2023 [Acesso em: 2024 Jul];89:101303.
7. Shapiro SB, Noij KS, Naples JG, Samy RN. Hearing loss and tinnitus. Med Clin North Am [Internet]. 2021 Sept [Acesso em: 2024 Jul];105:799-811.
8. Webster G, Ikino CMY, Salles BW, Lino AR, Manoel EM, Carreirão Filho W. Avaliação do efeito do tratamento de distúrbios temporomandibulares sobre o zumbido. Arq. Int. Otorrinolaringol [Internet]. 2011 [Acesso em: 2024 Jul];15:327-32.
9. Hwa TP, Brant JA. Evaluation and management of otalgia. Med Clin North Am [Internet]. 2021 [Acesso em: 2024 Jul];105:813-26.
10. Noij KS, Shapiro SB, Samy RN, Naples JG. Vertigo: streamlining the evaluation through symptom localization. Med Clin North Am [Internet]. 2021 [Acesso em: 2024 Jul];105: 901-16.
11. Lee III E, Badger C, Thakkar PG. Otorhinolaryngology manifestations of systemic illness. Med Clin North Am [Internet]. 2021 [Acesso em: 2024 Jul];105:871-83.
12. Woodson E, Mowry S. In: Cummings Otolaryngology. 7th ed. Flint PW, Haughey BH, Lund VJ, Niparko JK, Lesperance MM, Ro KT, editors. Otologic Symptoms and Syndromes. Elsevier; 2020. p. 2080-92.
13. Doyle PJ, Anderson DW, Pijl S. The tuning fork - an essential instrument in otologic practice. J Otolaryngol [Internet]. 1984 Apr [Acesso em: 2024 Jul];13(2):83-6.
14. Kelly EA, Li B, Adams ME. Diagnostic accuracy of tuning fork tests for hearing loss: A systematic review. Otolaryngol Head Neck Surg [Internet]. 2018 [Acesso em: 2024 Jul]; Aug;159(2):220-30.
15. Stevens JR, Pfannenstiel TJ. The otologist's tuning fork examination—are you striking it correctly? Otolaryngol Head Neck Surg [Internet]. 2015 [Acesso em: 2024 Jul];152:477-9.
16. Blakley BW, Siddique S. A Qualitative explanation of the Weber test. Otolaryngol Head Neck Surg [Internet]. 1999 [Acesso em: 2024 Jul];120(1):1-4.
17. Sheehy JL, Gardner G Jr, Hambley WM. Tuning fork tests in modern otology. Arch Otolaryngol [Internet] 1971 [Acesso em: 2024 Jul]; 94(2):132-8.
18. Miltenburg DM. The validity of tuning fork tests in diagnosing hearing loss. J Otolaryngol [Internet]. 1994 [Acesso em: 2024 Jul];23(4):254-9.
19. Chole RA, Cook GB. The Rinne test for conductive deafness. A critical reappraisal. Arch Otolaryngol Head Neck Surg [Internet]. 1988 [Acesso em: 2024 Jul]; 114(4):399-403.
20. Isaacson G. The evolution of the otoscope. Ear Nose Throat J [Internet]. 2024 May [Acesso em: 2024 Jul];103(5):271-3.
21. Mudry A. The history of the microscope for use in ear surgery. Am J Otol [Internet]. 2000 [Acesso em: 2024 Jul]; 21(6):877-86.
22. Selaimen FA, Rosito LPS, da Silva MNL, Stanham V de S, Sperling N, da Costa SS. Tympanic membrane perforations: a critical analysis of 1003 ears and proposal of a new classification based on pathogenesis. Eur Arch Otorhino Laryngol [Internet]. 2022 Mar [Acesso em: 2024 Jul]; 279(3):1277-83.
23. Rosito LS, Netto LS, Teixeira AR, Costa SS da. Classification of cholesteatoma according to growth patterns. JAMA Otolaryngol Head Neck Surg [Internet]. 2016 Feb [Acesso em: 2024 Jul]; 142(2):168-72.

Tabela 4.1 Graus de perda auditiva para adultos.[4]

Grau	Limiar auditivo no ouvido com melhor audição em decibéis (dB)	Experiência auditiva em um ambiente silencioso para a maioria dos adultos	Experiência auditiva em um ambiente ruidoso para a maioria dos adultos
Audição normal	Menos de 20 dB	Sem problemas para ouvir sons	Nenhum ou mínimo problema para ouvir sons
Perda auditiva leve	20 a < 35 dB	Não tem problemas para ouvir em uma conversa	Pode ter dificuldade para ouvir em uma conversa
Perda auditiva moderada	35 a < 50 dB	Pode ter dificuldade para ouvir durante uma conversa	Dificuldade para ouvir as vozes e participar de conversas
Perda auditiva moderadamente severa	50 a < 65 dB	Dificuldade para ouvir em uma conversa; é capaz de ouvir vozes altas sem dificuldade	Dificuldade para ouvir a maior parte de uma conversa e participar dela
Perda auditiva severa	65 a 80 dB	Não ouve na maioria das conversas; pode ter dificuldade para ouvir e entender vozes altas	Extrema dificuldade para ouvir em uma conversa e participar dela
Perda auditiva profunda	80 a < 95 dB	Extrema dificuldade para ouvir vozes altas	Não é possível ouvir em uma conversa
Perda auditiva/surdez completa ou total	95 dB ou mais	Não consegue ouvir as vozes nem a maioria dos sons ambientais	Não consegue ouvir as vozes nem a maioria dos sons ambientais
Unilateral	< 20 dB na melhor orelha, 35 dB ou mais na pior orelha	Pode não ter problemas, a menos que o som esteja próximo ao ouvido com pior audição. Pode ter dificuldade para localizar sons	Pode ter dificuldade para ouvir e participar de conversas, bem como para localizar sons

A classificação e os graus são para uso epidemiológico e aplicáveis a adultos. Os seguintes aspectos devem ser considerados ao se aplicar essa classificação:

- Embora os descritores audiométricos (p. ex., categoria, média de tons puros) forneçam um resumo útil dos limiares auditivos de um indivíduo, eles não devem ser utilizados como únicos determinantes na avaliação da deficiência ou na proposição de intervenção(ões), incluindo aparelhos auditivos ou implantes cocleares
- A capacidade de detectar tons puros usando fones de ouvido em um ambiente silencioso não é, por si só, um indicador confiável de deficiência auditiva. Os descritores audiométricos, não devem ser usados isoladamente como medida da dificuldade de comunicação com ruído de fundo, a principal queixa dos indivíduos com perda auditiva

A perda auditiva unilateral pode representar um desafio significativo em qualquer nível de assimetria; portanto, demanda atenção e intervenção adequadas com base na dificuldade enfrentada pelo indivíduo.

"Limiar auditivo" refere-se à intensidade mínima de som que um ouvido pode detectar como uma média de valores em 500, 1.000, 2.000, 4.000 Hz no ouvido melhor (148, 156, 157).

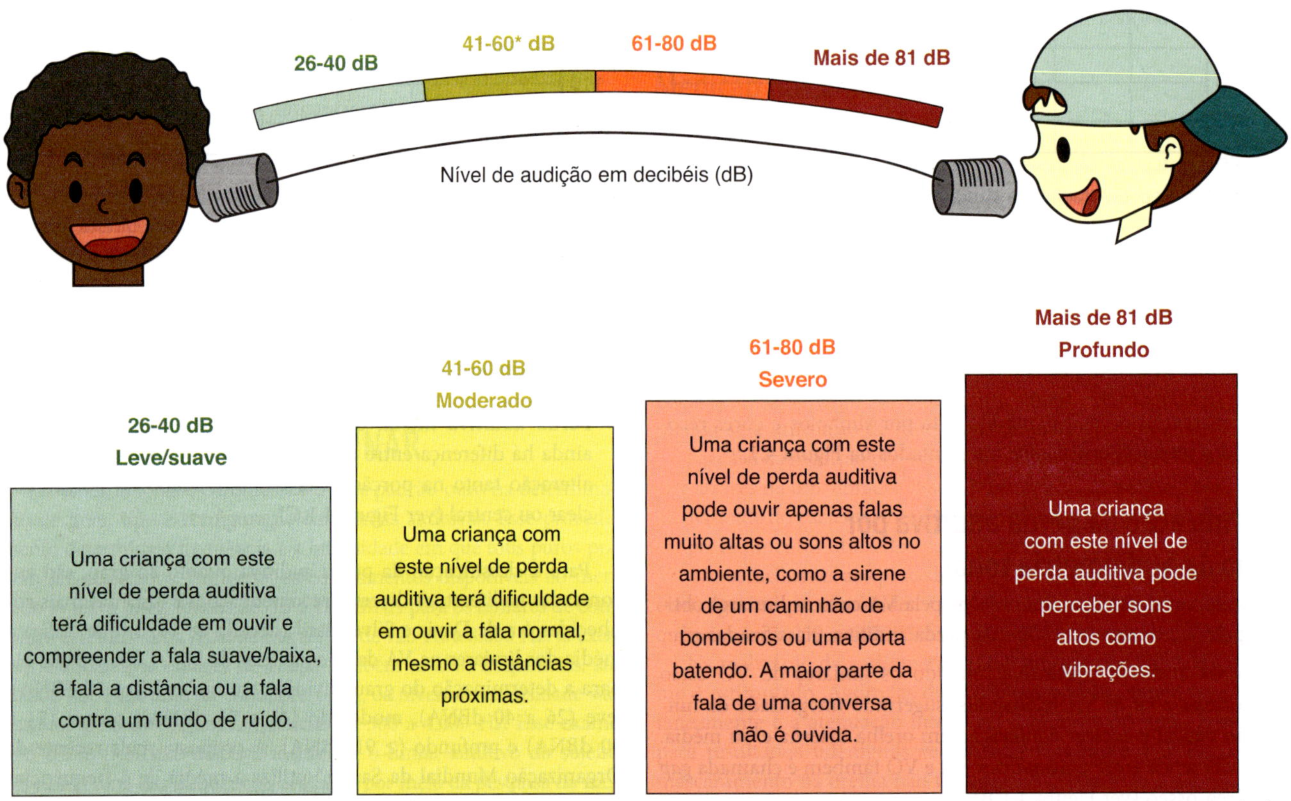

Figura 4.2 Graus de perda auditiva para crianças. *No caso de perda auditiva moderada, a faixa para crianças é de 31 a 60 dB. (Adaptada de: World Health Organization).

Acredita-se que em bebês e crianças em idade pré-escolar a manutenção de limiares até 15 dBNA é um fator importante para o bom desenvolvimento da linguagem oral, diminuindo os riscos no atraso de aquisição e compreensão.

A classificação da perda auditiva quanto a sua configuração, representada pelo padrão da curva, pode ser dividida em ascendente, horizontal ou plana, descendente, em U, em U invertido e com entalhe.

O uso do audiograma de sons familiares é uma ferramenta útil para esclarecer paciente quais sons cotidianos ele não percebe dependendo da configuração da perda auditiva, além de apontar para a importância das consoantes no entendimento da fala (Figura 4.3).

LOGOAUDIOMETRIA

A logoaudiometria, ou audiometria vocal, investiga a capacidade do indivíduo em detectar e/ou reconhecer sons da fala em limiares mínimos da audição e em limiares de conforto. É composta de limiar de reconhecimento de fala (LRF), limiar de detecção de voz (LDV) e o índice percentual de reconhecimento da fala (IPRF). Os resultados da avaliação audiológica básica (audiometrias tonal e vocal e imitanciometria) devem ser coerentes entre si e interpretados em conjunto. Além disso, a história clínica deve ser compatível com os achados. Por exemplo, em simuladores pode ser observada incompatibilidade entre os limiares tonais, LRF ou IPRF e os reflexos acústicos.

Os testes de fala podem ser gravados ou apresentados a viva-voz, sendo a primeira opção a mais recomendada a fim de manter padrão e evitar possíveis distorções causadas pela voz ou postura do examinador. Em geral, são utilizadas listas balanceadas de palavras monossilábicas, dissilábicas e trissilábicas, mas também existem estudos utilizando sentenças com e sem ruído de fundo.

Limiar de reconhecimento de fala

O LRF, também conhecido como SRT (*Speech Recognition Threshold*), é a menor intensidade em que o indivíduo é capaz de reconhecer e repetir corretamente 50% das palavras apresentadas. No Brasil, o mais comum é realizar a pesquisa do LRF com trissílabos e polissílabos. Nas crianças pequenas, recomenda-se o uso de ordens simples, palavras do dia a dia da família ou uso de figuras para facilitar a resposta.

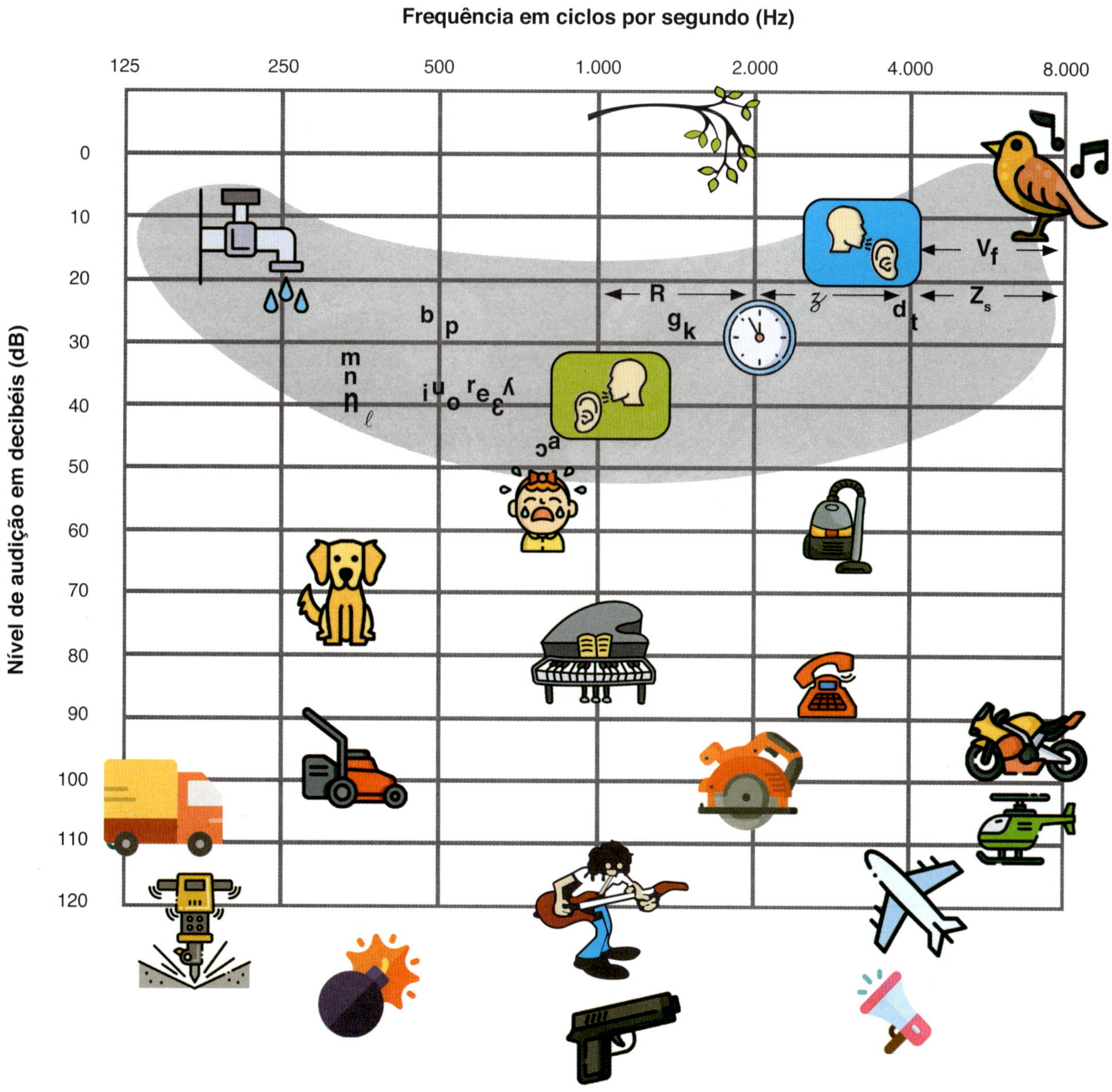

Figura 4.3 Audiograma de sons familiares.[5]

Limiar de detecção de voz

Conhecido pela sigla em inglês, SDT (*Speech Detection Threshold*), o limiar de detecção de fala ou de detecção de voz (LDV) refere-se à menor intensidade na qual um indivíduo detecta a presença do estímulo de fala em pelo menos 50% das apresentações. Deve ser usado apenas quando não é possível a realização do LRF, como em crianças que ainda não desenvolveram a linguagem oral, indivíduos com surdez profunda, crianças ou adultos com dificuldades psicológicas, neurológicas etc.

A técnica para a obtenção do LDV é a mesma da audiometria tonal liminar; porém, utilizam-se estímulos sem sentido como "pá-pá-pá" a viva-voz. Em geral, a intensidade de resposta obtida para o LDV costuma ser a mesma do melhor limiar da audiometria tonal ou da média das frequências testadas.

Índice percentual de reconhecimento de fala

O índice percentual de reconhecimento de fala (IPRF) indica a porcentagem de acertos de um material de fala específico utilizado para avaliar a inteligibilidade de fala em uma intensidade confortável e audível, cerca de 30 a 40 dBNA acima do LRF. Nesse teste, o paciente é orientado a escutar e repetir uma lista de 25 palavras foneticamente balanceadas. No Brasil, é utilizada como primeira opção uma lista de monossílabos e, em alguns casos, dissílabos.

O resultado do IPRF pode ser classificado segundo a porcentagem de reconhecimento, como a mostrado a seguir:

- Normal: 90-100%
- Bom ou dificuldade leve: 78-88%
- Dificuldade moderada: 66-76%
- Pobre ou grande dificuldade: 54-64%
- Muito pobre < 52%.

Em alguns casos, podem ser aplicados testes de fala sensibilizada com ruído de fundo para avaliar queixas específicas dos pacientes. Apesar de não ser parte da bateria básica e da rotina clínica de muitos centros de diagnósticos, os testes de fala com ruído competitivo podem trazer informações valiosas sobre como o indivíduo processa a fala em uma situação não ideal de escuta, como, por exemplo, reuniões de família, igreja, ambientes com ruído de fundo.[1]

AUDIOMETRIA DE ALTAS FREQUÊNCIAS

A complementação da audiometria tonal limiar padrão, que pesquisa os limiares de detecção para tons puros até 8.000 Hz, tem sido recomendada nas literaturas nacional e internacional para um diagnóstico e intervenção mais precoce das perdas auditivas, principalmente para o monitoramento de pacientes expostos a ototóxicos (p. ex., tratamento com cisplatina), ruído ou com queixa de zumbido com audiometria convencional normal. A pesquisa de limiares entre 9.000 e 20.000 Hz pode auxiliar na detecção de uma disfunção antes mesmo do relato de queixa formal.

Apesar de muitos equipamentos já possibilitarem a realização do teste nas altas frequências, ainda não há recomendação formal quanto à calibração e normatização de resultados. Para a realização das medidas, é necessário um fone supra-aural específico.[1]

AUDIOMETRIA EM BEBÊS E CRIANÇAS PEQUENAS

O uso de técnicas adequadas à idade cognitiva e ao comportamento da criança é fator primordial e a chave do sucesso da avaliação. Um dos pontos fundamentais é o conhecimento dos padrões de respostas e das etapas do desenvolvimento neuropsicomotor e da linguagem pelo examinador. A participação de dois profissionais contribui muito na avaliação: um para operar os equipamentos e controlar as variáveis do exame (estímulos, nível de apresentação, lado etc.) e outro para monitorar e observar o comportamento e as respostas da criança, auxiliando no condicionamento e na participação e manutenção da atenção durante os procedimentos.

Algumas crianças podem necessitar de mais de uma sessão para que o exame fique completo e com resultados confiáveis. Quando a criança não permite a colocação de fones, pode se pesquisar a VA em campo livre.

Para garantir a resposta consistente e sistemática ou até mesmo para que a criança entenda e aprenda a atividade, às vezes é necessário utilizar sons mais significativos que o tom puro contínuo em um primeiro momento. Podem ser utilizados desde o tom modulado (*warble*) até ruídos de banda estreita (*narrow band*) e o mais atual *fresh noise*. Sons ambientais filtrados, instrumentos e tons musicais e falas também podem ser usados com essa finalidade.

Técnicas para a pesquisa do limiar tonal descritas na literatura

Audiometria de observação comportamental

Esse exame busca identificar respostas comportamentais aos estímulos sonoros apresentados de forma controlada em bebês. Os estímulos são apresentados em campo livre e podem ser tom puro modulado, ruído calibrado, material de fala ou instrumentos musicais com espectro de frequências conhecido, mostrados na Tabela 4.2. As respostas esperadas são: atenção ao som, levantando os olhos ou a cabeça, procura da fonte sonora, mudança no padrão de sucção, enrugar a testa ou até mesmo cessar ou mudar o padrão do balbucio.

Audiometria com reforço visual

Indicada para crianças com desenvolvimento neuropsicomotor entre 6 meses e 3 anos, capazes de localizar diretamente uma fonte sonora no plano lateral. Por meio desta técnica, baseada no reflexo de orientação descrito por Suzuki e Ogiba[6] em 1961, a criança é treinada e aprende a associar o estímulo auditivo ao estímulo visual, que passa a atuar como reforçador assim que o condicionamento estiver garantido. Pode ser realizado em campo livre ou com fones, caso a criança permita. Um exemplo desta técnica pode ser visto no Vídeo 4.1.

É importante salientar que quando a audiometria é realizada em campo livre, as respostas são analisadas binauralmente e, portanto, podem refletir os limiares da melhor orelha apenas. Sempre que possível, deve-se fazer o procedimento com fones para maior especificidade e avaliação das orelhas separadas.

Audiometria infantil condicionada

Neste caso, a resposta da criança para a apresentação dos estímulos é observada em uma situação mais controlada, e ela aprende a responder para o som por meio de um brinquedo ou brincadeira que pode ser um jogo de encaixes. Para que a brincadeira dê certo e

Tabela 4.2 Faixa de frequência testada pelos instrumentos musicais utilizados na avaliação instrumental.

Instrumento	Fraca	Forte	Faixa de frequência (Hz)
Guizo	60 dB	87 dB	10.000
Sino	65 dB	95 dB	5.000
Reco-reco	60 dB	90 dB	3.000
Agogô	60 dB	103 dB	1.300
Tambor	60 dB	109 dB	400

dure o tempo suficiente para a avaliação das principais frequências em cada uma das frequências, é importante manter o interesse da criança e oferecer reforço positivo.

Um exemplo de audiometria tonal infantil condicionada é apresentado no Vídeo 4.2.[1,6]

IMITÂNCIA ACÚSTICA E IMITANCIOMETRIA

Conceitos básicos e terminologia

Quando uma onda mecânica incide sobre uma superfície de separação, como a membrana timpânica, entre dois meios de propagação diferentes (orelha externa e orelha média), parte da onda é refletida e a outra parte é transmitida. A **impedância acústica** representa a oposição total que o sistema tímpano-ossicular oferece ao fluxo de energia sonora, e a **admitância acústica** expressa a facilitação com que a energia flui através do sistema. A grandeza que representa o comportamento acústico de propagação, englobando a oposição e a facilitação, é, portanto, a **imitância acústica**.

O sistema mecânico da orelha média possui certa quantidade de massa, rigidez e resistência que controlam a transmissão de energia. Se o sistema for eficiente em sua função, pouca quantidade de som é refletida e a maior parte será transmitida para a orelha interna. Caso haja alguma alteração, haverá maior resistência ao movimento e, consequentemente, redução na eficácia da transmissão sonora.

Imitanciometria

Por meio da imitanciometria, pode-se verificar objetivamente se a membrana timpânica possui movimentos normais e se a pressão aérea encontra-se semelhante nos seus dois lados, indicando o bom funcionamento da tuba auditiva e a continuidade da cadeia ossicular. Além de analisar as funções da orelha média, oferece informações importantes como:

- Recrutamento (sugestivo de comprometimento coclear)
- Sugestão de limiares auditivos
- Possível presença de doenças retrococleares
- Topodiagnóstico de lesões do nervo facial
- Estimativa do limiar de conforto ao estímulo elétrico durante o mapeamento de pacientes usuários de Implante Coclear (IC).

Esse método, diferentemente das audiometrias tonal e vocal, não precisa da colaboração do paciente. Trata-se de um exame rápido, indolor, de fácil realização tanto em crianças como em adultos, para obtenção de medidas objetivas sem a necessidade de uma resposta comportamental, e não se altera em estado de sono ou sob sedação. Essas características tornaram a imitanciometria popular também na avaliação audiológica infantil, como complemento da triagem auditiva neonatal.

Os resultados obtidos pela imitanciometria devem ser interpretados em conjunto, acrescentados dos resultados das audiometrias tonal e vocal e da otoscopia. A imitanciometria sozinha não estabelece o diagnóstico.

Para garantir um bom exame, o examinador deve: garantir a vedação do conduto auditivo externo, variar e monitorar a pressão atmosférica no conduto, introduzir um tom-teste e, ao mesmo tempo, monitorar o nível de pressão apresentando os resultados em termos de imitância acústica calibrada (Figura 4.4).

A otoscopia e a limpeza do conduto antes do exame são fundamentais, pois o excesso de cerume pode alterar os resultados e causar o entupimento da sonda. Em indivíduos com perfuração da membrana timpânica, ela é comprometida, já que não há possibilidade de vedação completa do conduto e manutenção da pressão.

Timpanometria

A timpanometria verifica a variação da complacência decorrente da mudança de pressão no conduto auditivo externo, refletindo as mudanças nas propriedades físicas da membrana timpânica, da cadeia ossicular e das condições da orelha média. É representada graficamente por uma curva que mostra a mobilidade da membrana e, para realizá-la, deve-se colocar pressão negativa e positiva no conduto vedado hermeticamente por uma oliva apropriada, medida em milímetros de água (mm de H_2O) ou decapascal (daPa). O gráfico da Figura 4.5 apresenta, no eixo X, a variação de pressão (–400 a +200 daPa) e, no eixo Y, o valor da complacência em cm^3 ou mℓ. O sistema mais popular de classificação das curvas timpanométricas é o de Jerger, que dividiu as curvas em três tipos básicos: A, B e C; seguido das variações As, Ad e D.

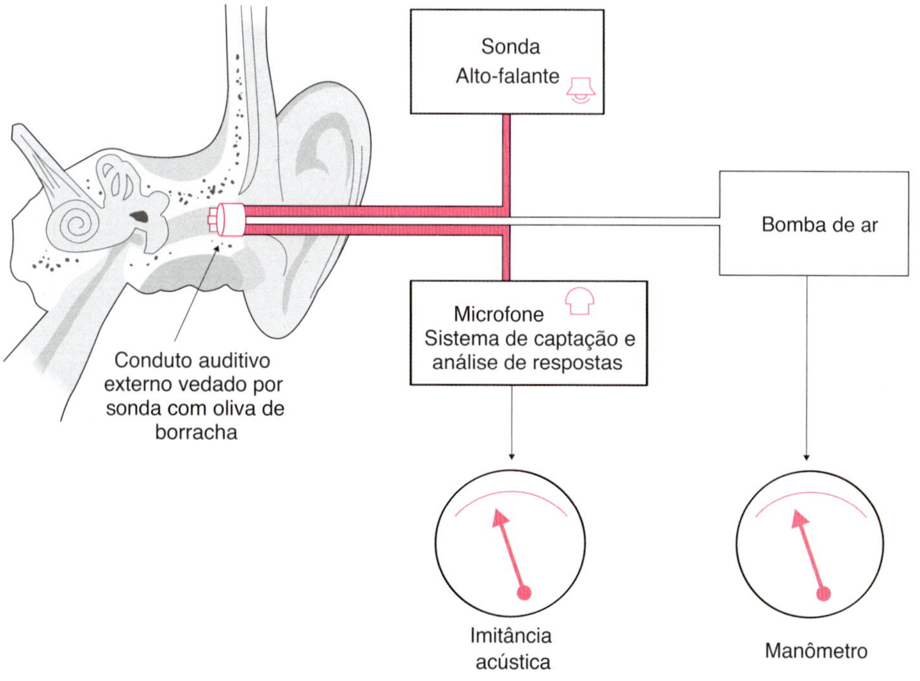

Figura 4.4 Esquema de funcionamento do imitanciômetro.

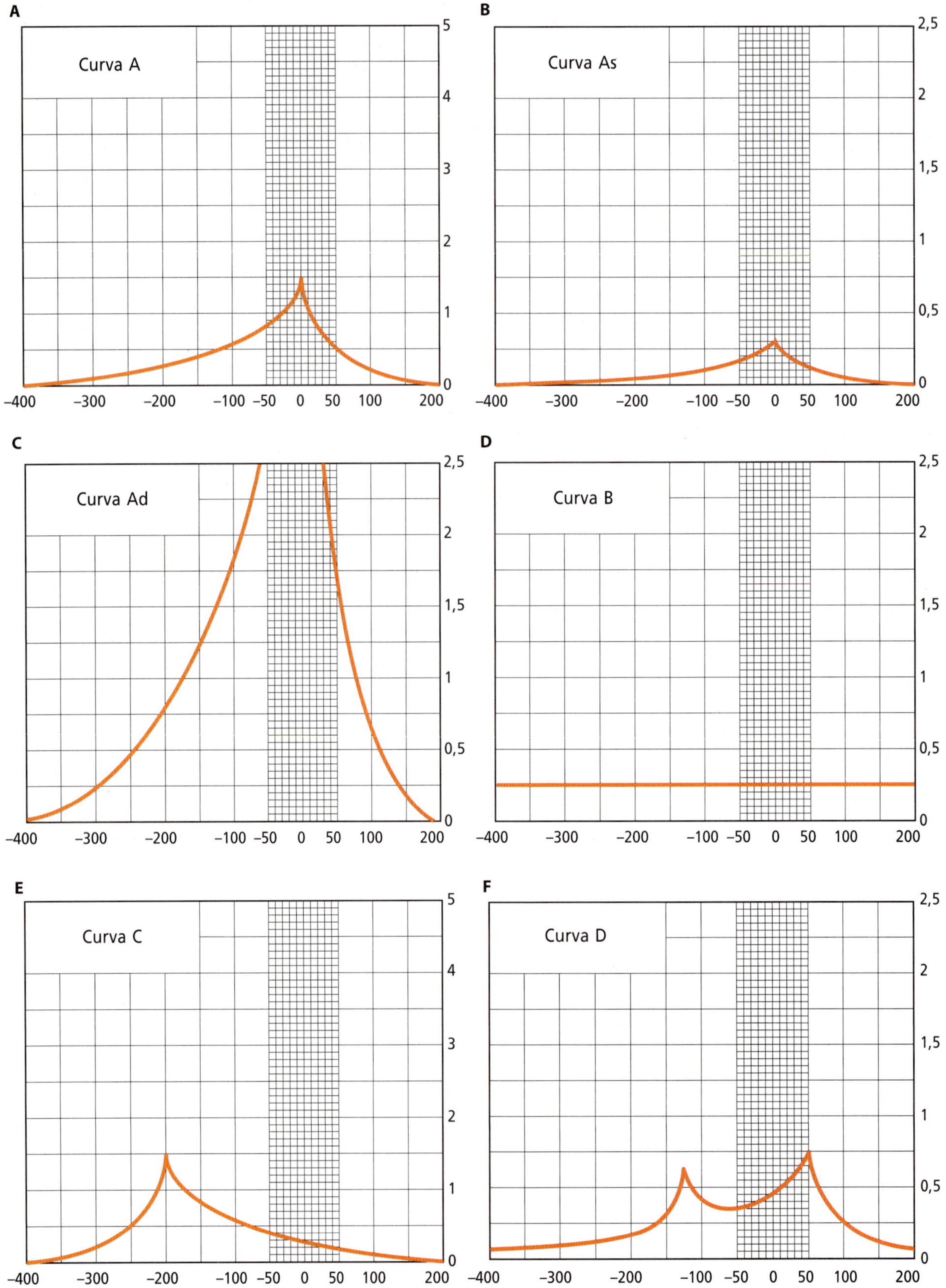

Figura 4.5 **A.** Timpanograma tipo A; **B.** Timpanograma tipo As ou Ar; **C.** Timpanograma tipo Ad; **D.** Timpanograma tipo B; **E.** Timpanograma tipo C; **F.** Timpanograma tipo D. O eixo X representa a variação de pressão em decapascal (daPA) e o eixo Y, o valor da complacência em mℓ.

Timpanograma tipo A

A complacência máxima da membrana timpânica acontece à pressão atmosférica, identificada com o número zero no eixo X do timpanograma. Essa curva é observada em indivíduos com mobilidade normal da membrana timpânica e das estruturas da orelha média, com função tubária normal. Indivíduos com audição normal ou com perda auditiva neurossensorial podem exibir a curva tipo A (ver Figura 4.5 A).

Timpanograma tipo As

A complacência máxima é diminuída, mas acontece à pressão atmosférica. A curva As indica rigidez da membrana timpânica e/ou das estruturas da orelha média. Pode ser observada em fixação da cadeia ossicular, otosclerose, timpanoesclerose ou espessamento da membrana timpânica, mas não é possível fazer o diagnóstico diferencial entre as diversas patologias apenas com esse teste. Também é denominada curva do "tipo Ar" na literatura nacional, sendo a letra "r" representativa de "rigidez" (ver Figura 4.5 B).

Timpanograma tipo Ad

Esse gráfico descreve elevada mobilidade das estruturas da orelha média. A complacência máxima tem valor extremamente elevado e acontece à pressão atmosférica, por vezes a curva é aberta. Costuma estar associado a interrupção da cadeia ossicular ou membrana timpânica flácida (ver Figura 4.5 C).

Timpanograma tipo B

Essa curva ocorre quando há complacência muito reduzida ou nenhuma variação de complacência durante o teste. A curva caracteriza-se pela ausência de pico quando se varia a pressão introduzida no conduto auditivo externo. Apresenta pequena amplitude e pode ser observada em alterações do conduto auditivo externo ou da orelha média, como rolha de cerume, otite média (otite média aguda, otite média com efusão, otite média adesiva, colesteatoma) e algumas malformações congênitas. Não é possível distinguir essas patologias apoiando-se apenas no timpanograma. Deve-se sempre tomar o cuidado de checar a sonda antes do exame, pois uma sonda obstruída pode gerar o artefato de uma curva tipo B (ver Figura 4.5 D).

Timpanograma tipo C

A complacência máxima acontece à pressão negativa igual ou menor que -150 daPA. O pico da curva está deslocado para o lado esquerdo do gráfico, indicando pressão negativa dentro da orelha média. Essa curva pode ser observada durante episódios de disfunção tubária; porém, em casos de otite média com presença de quantidade reduzida de secreção na orelha, pode-se obter o mesmo achado (ver Figura 4.5 E).

Timpanograma tipo D

Raramente pode-se deparar com uma *curva com duplo pico*, denominada "*timpanograma do tipo D*". Essa curva apresenta dois picos de admitância e é caracterizada por duas pontas de picos distintos (padrão W). Em neonatos, a ocorrência desse tipo de curva sugere um sistema controlado por massa e com menor frequência de ressonância. Com exceção dos neonatos, os timpanogramas de duplo pico podem ser sempre considerados anormais quando forem obtidos com uma sonda de baixa frequência (ver Figura. 4.5 F).

Um dado que contribui como parâmetro clinicamente útil é o *gradiente timpanométrico*. Ele auxilia, especialmente, na análise de curvas com pico "arredondado" ou nos casos limítrofes entre curva plana, do tipo B e curva com pico. É calculado automaticamente pelos equipamentos computadorizados de imitância acústica. Valores iguais ou acima de 0,2 mℓ traduzem timpanograma normal.

Timpanometria de frequência ou componente múltiplo

A timpanometria de múltipla frequência permite o estudo da frequência de ressonância em crianças e pode ser indicativo de alterações na orelha média. O sistema tímpano-ossicular de neonatos é controlado principalmente por massa, enquanto o de adultos, por rigidez. O uso de sonda com tom-teste de frequência mais aguda pode facilitar o diagnóstico em neonatos e lactentes.[8,9] Esse teste, também conhecido como *imitanciometria de alta frequência,* é cada vez mais utilizado em programas de triagem auditiva neonatal, como complemento às emissões otoacústicas e/ou potencial evocado auditivo de tronco encefálico automático.

Swanepoel et al.,[10] registraram, em 94% de neonatos saudáveis, o reflexo acústico utilizando sonda com tom-teste de 1.000 Hz. Garcia et al.,[11] encontraram maior correlação entre os dados imitanciométricos com sonda de 1.000 Hz e os achados na otoscopia e no exame de emissões otoacústicas. Assim, o uso da sonda com tom-teste em 1.000 Hz permite uma avaliação mais confiável do funcionamento das estruturas da orelha média em neonatos e lactentes.

É importante pontuar que no Brasil até o presente momento (janeiro de 2024), nem todos os centros diagnósticos dispõem dessa sonda na rotina clínica, devido ao alto custo.

Recomenda-se sempre a realização da imitanciometria quando um recém-nascido mostra ausência de emissões otoacústicas (falha no teste da triagem auditiva neonatal), pois auxilia no diagnóstico diferencial entre alterações neurossensoriais ou problemas de orelha média, comuns nessa faixa etária.

IMITÂNCIA ACÚSTICA DE BANDA LARGA

Recentemente, foi desenvolvida a Imitância Acústica de Banda Larga (do inglês *Wideband Acoustic Immittance*) que permite avaliar a função de transmissão sonora na orelha média de forma mais eficaz. Ela é capaz de detectar até mesmo as disfunções condutivas mais discretas, nem sempre observadas à timpanometria convencional. O termo engloba tanto a avaliação e medidas de absorvância como as de reflectância. As vantagens do novo procedimento em relação ao tradicional são: (a) não é necessário introduzir pressão no conduto auditivo externo, o que diminui ou até elimina uma possível distorção desse canal; (b) menor tempo para realizar uma varredura completa em várias faixas de frequência enquanto que o método tradicional avalia apenas uma única frequência; (c) maior sensibilidade na avaliação da orelha média e das perdas condutivas; (d) maior eficiência na detecção de mudanças que ocorrem durante a maturação da orelha média nos seis primeiros meses de vida.

Os equipamentos disponíveis abrangem uma faixa de frequência de 226 a 8.000 Hz e, assim, múltiplos timpanogramas podem ser visualizados em uma visão tridimensional (Figura 4.6). Dessa forma, cada patologia da orelha média poderá ser identificada individualmente pela forma como cada uma delas afeta a absorvância e/ou a reflectância de energia acústica no sistema tímpano-ossicular.[12] Além disso, estudos mostram que em neonatos a imitância acústica de banda larga é superior na identificação de alterações condutivas, mesmo quando comparada à timpanometria tradicional com sonda de 1.000 Hz.[13]

REFLEXO ACÚSTICO

Corresponde à contração do músculo estapediano mediante estimulação sonora. O músculo estapediano está ligado à porção posterior da cabeça do estribo. Durante sua contração, a platina do estribo movimenta-se para dentro e para fora da janela oval, limitando a movimentação dos ossículos e atenuando a vibração em todo o sistema. Essa ação é considerada um mecanismo que auxilia

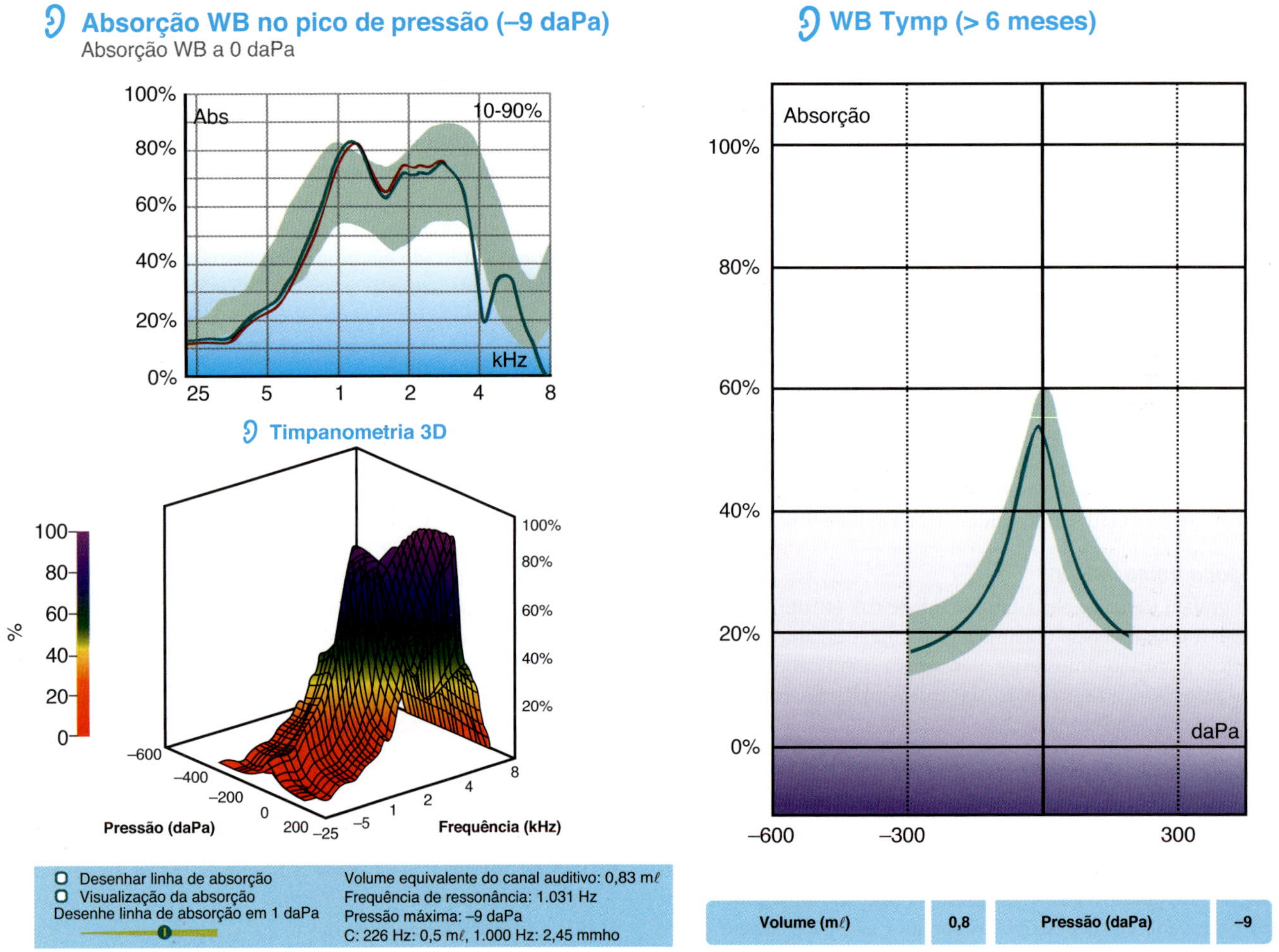

Figura 4.6 Imitância Acústica de Banda Larga.

na proteção da orelha interna aos danos causados por sons intensos, principalmente nas baixas frequências, e, além disso, tem função na discriminação de fala e no processamento auditivo central.

A contração ocorre bilateralmente mediante estimulação sonora em forte intensidade, mesmo quando a apresentação do estímulo é unilateral. Dessa forma, a medida pode ser obtida na mesma orelha em que foi oferecido o estímulo - *reflexo ipsilateral* - (Figura 4.7 A e C), ou na orelha contralateral - *reflexo contralateral* (Figura 4.7 B e D). A orelha na qual é dado o estímulo sonoro é chamada *via aferente* e a orelha na qual a contração muscular é captada pela sonda do equipamento, *via eferente*. O sinal mais fraco capaz de eliciar o reflexo acústico é registrado como limiar do reflexo.[14]

O estímulo é dado com tons puros em diferentes frequências (500 Hz, 1.000 Hz, 2.000 Hz e 4.000 Hz ou para ruídos de banda larga) e intensidades.

Apesar de ser considerado um exame objetivo, a experiência do examinador é necessária para avaliar possíveis artefatos na resposta registrada.

Indivíduos com audição normal apresentam reflexo acústico cerca de 70 a 95 dB acima do seu limiar auditivo na frequência testada. **A presença de reflexos é esperada em todos os casos de audição normal e sem patologias da orelha média.** A integridade dos sistemas sensorial e motor, VIII e VII pares cranianos, é avaliada pelo arco reflexo (Figura 4.7 A a D), permitindo a avaliação da integridade das vias auditivas periférica e central.

As alterações na captação ou ausência do reflexo acústico podem ocorrer por alguns motivos:

- Presença de limitação sensorial na porção aferente do arco reflexo (p. ex., perda auditiva neurossensorial severa/profunda)
- Patologia de orelha média ou lesão na porção eferente do sistema (VII nervo)
- Lesão de tronco cerebral (ausência de reflexos contralaterais e a presença de reflexos ipsilaterais).

As configurações do reflexo acústico ipsi e contralateral, auxiliando no diagnóstico diferencial e na verificação da compatibilidade entre os dados objetivos da imitanciometria a, e os dados subjetivos da audiometria tonal e vocal são apresentads com exemplos na Tabela 4.3.

Na prática clínica, podem-se observar marcações diferentes dos valores do reflexo contralateral por parte dos examinadores, tanto no uso dos símbolos como das cores. Para não deixar margem a interpretações divergentes, muitos serviços optaram por anotar os valores do reflexo acústico em quadros com a especificação das orelhas aferente e eferente, e não junto ao audiograma. Essa apresentação facilita a identificação dos valores obtidos pela pesquisa tanto do reflexo ipsi como contralateral (Tabela 4.4).

Para que o reflexo possa ser observado, tanto a via auditiva aferente como a eferente, assim como o nervo facial de ambos os lados, devem estar funcionando.

Quando o reflexo está presente na intensidade de estimulação esperada (entre 70 e 90 dB acima do limiar tonal), pode-se deduzir função normal das estruturas da orelha média, achado comprovado pelo timpanograma tipo A. Em indivíduos com perda neurossensorial de grau severo a profundo, o reflexo costuma estar ausente.

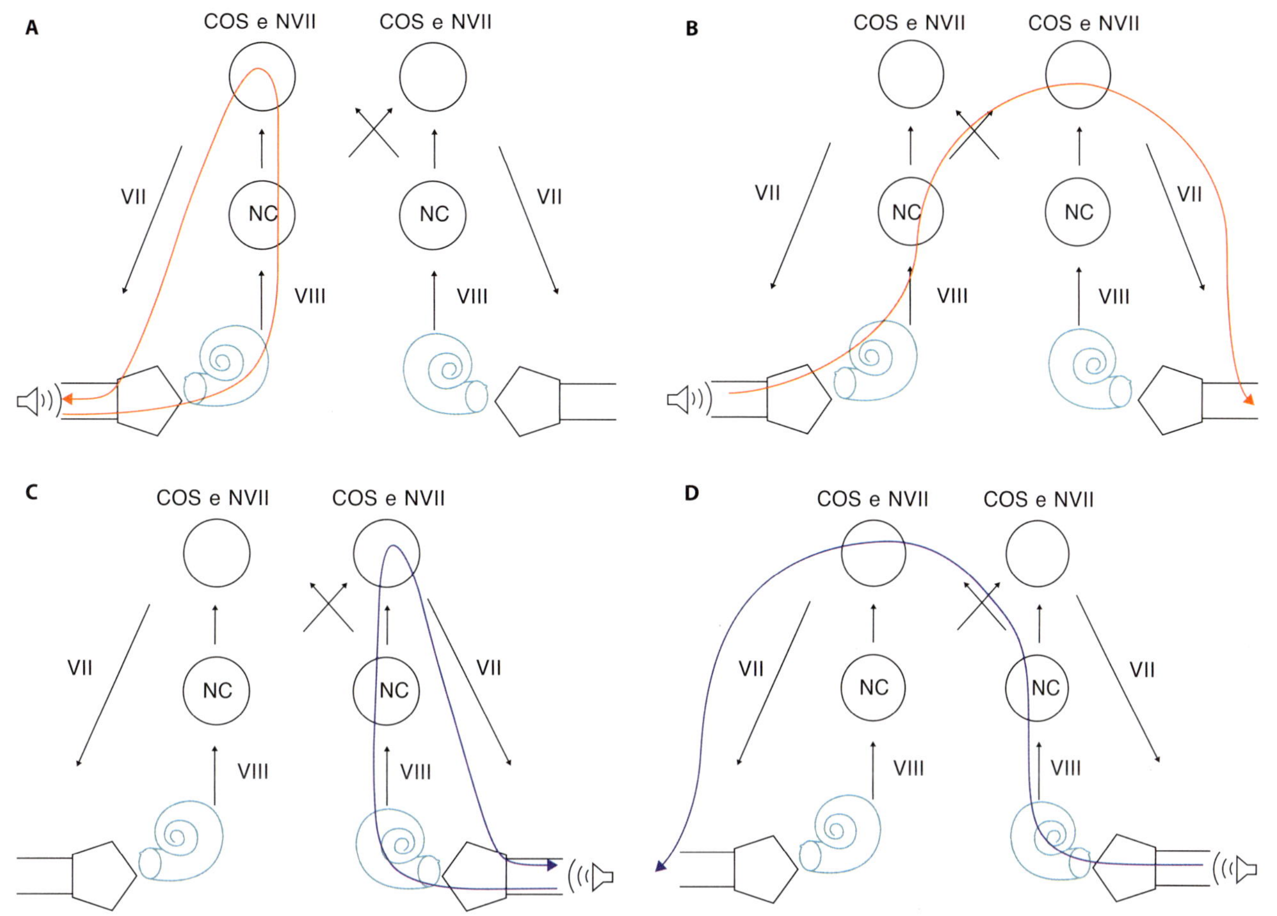

Figura 4.7 Arcos dos reflexos acústicos direito e esquerdo. **A.** Arco do reflexo ipsilateral direito. O estímulo sonoro é dado na mesma orelha em que está a sonda de captação do reflexo. Após estimular as orelhas externa, média e interna, o estímulo ativa a via auditiva aferente, passa pelo núcleo coclear (NC), pelo complexo olivar superior (COS) e atinge o núcleo motor do nervo facial (NVII) do mesmo lado da orelha estimulada. A via eferente passa pelo nervo facial (VII) e, através do ramo do estapédio, provoca a contração do músculo estapediano ipsilateral; **B.** Arco do reflexo contralateral direito. O estímulo é oferecido por um fone colocado na orelha contrária à da sonda de captação do reflexo. O estímulo ativa as orelhas externa, média e interna, o nervo coclear (VIII) e o NC à direita, cruza a linha média e ativa o COS e o NVII contralateral à orelha estimulada. Passa, então, pela via eferente do nervo facial esquerdo (VII) e provoca a contração do músculo estapediano contralateral; **C.** Arco do reflexo ipsilateral esquerdo; **D.** Arco do reflexo contralateral esquerdo.

O **fenômeno de recrutamento (Metz)** está presente quando o limiar do reflexo acústico em indivíduos com perda neurossensorial é observado na mesma intensidade que em indivíduos com audição normal. Dessa forma, a diferença entre o limiar tonal e o limiar do reflexo acústico igual ou menor que 65 dB, sugestivo de lesão coclear.

Se houver ausência ou elevação do limiar de reflexo unilateral, com timpanograma tipo A e limiares tonais normais ou perda auditiva moderada, pode-se suspeitar de *comprometimento da via auditiva de tronco encefálico*. Deve-se, então, realizar a pesquisa do *decay do reflexo*. Em indivíduos normais, não se observa queda significante da contração do músculo estapediano nos primeiros 10 s da estimulação sonora contínua com tom puro de 500 e 1.000 Hz. Quando ocorre queda rápida e significativa (maior que 50%) da contração do músculo nos primeiros 6 s da estimulação contínua, considera-se *decay* positivo (+) do reflexo, o que pode indicar lesão da via auditiva ascendente ipsilateral.

Exemplos das aplicações clínicas do reflexo acústico são apresentados na Tabela 4.5.

Pesquisa do reflexo acústico na adaptação de implantes cocleares

O reflexo estapediano faz parte da avaliação pré-operatória tanto do pré-implante coclear como na cirurgia de próteses implantáveis. Por ser um procedimento objetivo, auxilia na confirmação do grau e tipo de perda (ausência de reflexos na surdez severo-profunda), complementando a audiometria tonal e vocal e, ainda, descarta possíveis casos de simulação, perdas funcionais ou de origem psicogênica.

Nos casos de implante coclear, o reflexo acústico pode ser evocado a partir dos estímulos elétricos gerados pelos eletrodos intra-cocleares, seguindo pelo VIII nervo craniano até o tronco cerebral. A via eferente é a mesma que a do reflexo acústico contralateral (ver Figura 4.7 B).

O Reflexo Estapediano Evocado Eletricamente (ESRT, do inglês Electrically Evoked Stapedius Reflex Threshold) é definido como o menor nível de estimulação elétrica que provoca uma contração mensurável do músculo do estapédio e pode ser realizado mesmo sob a sedação utilizada durante a cirurgia. A estimulação elétrica é feita através do implante coclear por meio de *software* de programação fornecido pela empresa do equipamento.

Atualmente, propõe-se a medição de ESRTs durante o processo de adaptação para evitar a superestimulação através do implante coclear, que é de particular importância no mapeamento de crianças pequenas. Foi demonstrada forte correlação entre as medidas intraoperatórias do ESRT e os limiares comportamentais para o nível máximo de conforto à estimulação elétrica (MCL) em diferentes marcas e modelos de implante, encorajando o uso destes valores já no mapeamento inicial do paciente.

Tabela 4.3 Reflexos acústicos em diferentes quadros clínicos.

Otite média serosa à direita com perda condutiva leve			
	Reflexo ipsilateral	**Reflexo contralateral**	**Observações**
Orelha direita Orelha esquerda	Ausente Normal	Normal ou elevado Ausente	Na orelha comprometida (D), o sinal introduzido sofre alteração. O sinal medido na orelha direita também é afetado (ipsi D, contra E). Não é possível a captação do reflexo quando a sonda está colocada na orelha com alteração condutiva
Otite média secretora à direita com perda condutiva moderada			
	Reflexo ipsilateral	**Reflexo contralateral**	**Observações**
Orelha direita Orelha esquerda	Ausente Normal	Ausente Ausente	Os sinais introduzidos e os medidos na orelha direita são comprometidos. Apenas o reflexo ispilateral esquerdo fica normal
Paralisia facial periférica à direita com audiometria normal			
	Reflexo ipsilateral	**Reflexo contralateral**	**Observações**
Orelha direita Orelha esquerda	Ausente Normal	Normal Ausente	Observar ausência de reflexo toda vez que o reflexo é medido na orelha direita (lado acometido pela paralisia): reflexo ipsilateral direito e contralateral esquerdo
Perda auditiva neurossensorial moderada não recrutante à direita			
	Reflexo ipsilateral	**Reflexo contralateral**	**Observações**
Orelha direita Orelha esquerda	Ausente Normal	Ausente Normal	Na orelha comprometida (D), o sinal introduzido sofre alteração (reflexo ipsi e contra por problema na aferência) Diferentemente da perda auditiva condutiva leve, os reflexos obtidos por estimulação da orelha esquerda (ipsi e contra E) estão presentes
Perda auditiva condutiva ou neurossensorial bilateral de grau moderado a severo			
	Reflexo ipsilateral	**Reflexo contralateral**	**Observações**
Orelha direita Orelha esquerda	Ausente Ausente	Ausente Ausente	Ausência de reflexos tanto por problemas na aferência (perda condutiva, perda neurossensorial) como na eferência (perda condutiva)
Audiometria normal, padrão de reflexos compatível com alteração de tronco encefálico			
	Reflexo ipsilateral	**Reflexo contralateral**	**Observações**
Orelha direita Orelha esquerda	Normal Normal	Ausente Ausente	Os reflexos ipsilaterais estão normais, pois o arco reflexo não ultrapassa a linha média do tronco encefálico, mas a presença de uma massa no centro do tronco encefálico baixo pode comprometer o arco dos reflexos cruzados, que se mostram ausentes

Tabela 4.4 Apresentação dos reflexos ipsi e contralaterais.

Orelha direita				Orelha esquerda		
Limiar	**Ipsi Aferência OD Eferência OD**	**Contra Aferência OD Eferência OE**	**Frequência (em Hz)**	**Limiar**	**Ipsi Aferência OE Eferência OE**	**Contra Aferência OE Eferência OD**
10	90	80	500	10	90	80
10	95	80	1.000	10	90	90
15	90	90	2.000	20	95	90
15	100	90	4.000	15	95	85

Na prática clínica, os valores do reflexo ipsilateral direito e contralateral esquerdo são apresentados na cor vermelha. Os valores do reflexo ipsilateral esquerdo e contralateral direito estão na cor azul. OD = orelha direita; OE = orelha esquerda.

Tabela 4.5 Exemplos de aplicações clínicas do reflexo acústico.

Aplicação clínica	Achado do reflexo
Perda condutiva unilateral > 35 dB	Reflexo ipsilateral e contralateral ausentes (limitação de aferência) Reflexo ipsilateral da orelha normal presente
Paralisia facial periférica unilateral (com limiares normais, sem *gap*, curva A)	Ausência de reflexos indica lesão do nervo facial próximo à emergência do músculo estapédio. Sem relação com etiologia ou prognóstico
Simulação/perda auditiva funcional	Reflexos presentes em intensidades esperadas. Nota-se que perda severo/profunda é incompatível com reflexos presentes
Alterações de processamento auditivo (centrais)	Alterações do reflexo acústico podem estar presentes
Doenças do espectro da neuropatia auditiva	Reflexos ausentes
Reflexo acústico na adaptação de implantes cocleares com estímulo elétrico	Facilita determinar nível máximo de conforto, no intra ou pós-operatório

PROVA DE FUNÇÃO TUBÁRIA

A abertura e o fechamento adequados da tuba auditiva mantêm o equilíbrio entre a pressão atmosférica e a pressão da orelha média. No caso de disfunção desse sistema, o pico do timpanograma estará deslocado, geralmente para o lado negativo (timpanograma do tipo C), com disfunção tubária.

A função normal da tuba também pode ser avaliada com a mudança na posição do pico de complacência à medida que o paciente realiza tarefas como deglutir ou realizar a manobra de Valsalva. Em pacientes com perfuração timpânica ou com tubo de ventilação, o conduto auditivo externo deve ser vedado com a sonda de imitanciometria, introduzindo-se uma pressão de +200 daPa. Não havendo escape de ar, o paciente é orientado a deglutir (a própria saliva ou um gole d'água) e, se houver escape de ar e modificação do nível de pressão provocado pela abertura da tuba, o valor é anotado. Repete-se o procedimento a cada deglutição, com a leitura do manômetro e a marcação das mudanças (Tabela 4.6).

Em indivíduos com tuba auditiva funcionante, após 3 ou 4 goles, as pressões entre orelha média e rinofaringe se igualam em zero. Em paciente com disfunção tubária, após 5 ou 6 goles, a pressão residual permanece em torno de +50 daPa ou +80 daPa. Quando há bloqueio total da tuba, por mais goles que o paciente ingira, a pressão não se altera (+200 daPa).

Esse teste pode ser útil para avaliar a função tubária pré-operatória de pacientes com sequela de otite média crônica e membrana timpânica perfurada, que serão submetidos a timpanoplastia ou timpanomastoidectomia.

Alguns pacientes podem exibir timpanograma normal tipo A; entretanto, esse achado não afasta a possibilidade de disfunção da tuba auditiva. Queixas como autofonia, ouvir a própria respiração ou "eco" dentro da orelha podem ser sinais de tuba patente. Essa condição pode estar associada a grande perda de peso, alterações inflamatórias de orelha média ou disfunção hormonal. Com o imitanciômetro na posição de teste do *decay* do reflexo contralateral, introduz-se um estímulo não auditivo e se observam as alterações de complacência enquanto o paciente inspira e expira, ora pelo nariz, ora pela boca, ora tampando a narina do lado oposto da orelha testada. O paciente com tuba patente exibirá alterações de complacência síncronas com os movimentos respiratórios.[13]

CASOS CLÍNICOS

A seguir, são apresentados alguns casos clínicos a respeito de diversos quadros clínicos (Figuras 4.8 a 4.10).

Importante

- A imitanciometria isolada não faz o diagnóstico
- A timpanometria e o reflexo acústico devem ser considerados em conjunto com os resultados da audiometria e da otoscopia, devendo os resultados ser compatíveis entre si
- Não há indicação de imitanciometria em orelhas perfuradas, a não ser para pesquisa de função tubária
- Apesar de ser um exame objetivo, é necessária a colaboração do paciente, pois movimentos podem levar a resultados errados
- A avaliação de lactentes entre 0 e 6 meses deve ser realizada com sonda de 1.000 Hz
- A triagem auditiva neonatal pode ser complementada pela imitanciometria, principalmente quando a criança falha no primeiro exame
- Ausência de reflexo acústico com audiometria e otoscopia normais merece investigação de afecção central (ver Tabela 4.3).

Tabela 4.6 Prova de função tubária.

Técnica	Interpretação
Primeira deglutição: 200 daPa Segunda deglutição: 150 daPa Terceira deglutição: 100 daPa Quarta deglutição: 0 daPa	Em indivíduo com perfuração de membrana timpânica, o conduto auditivo externo é vedado com sonda, introduzindo-se pressão de +200 daPa. Essa tuba é funcionante, pois, a cada deglutição, diminui a pressão no conduto e na orelha média e, após 4 atos de deglutição, as pressões entre orelha média e rinofaringe se igualam em zero

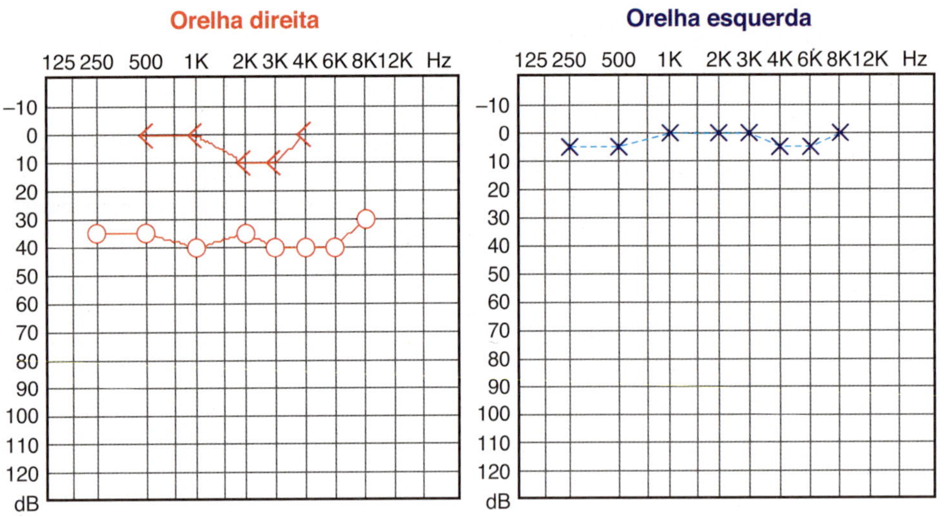

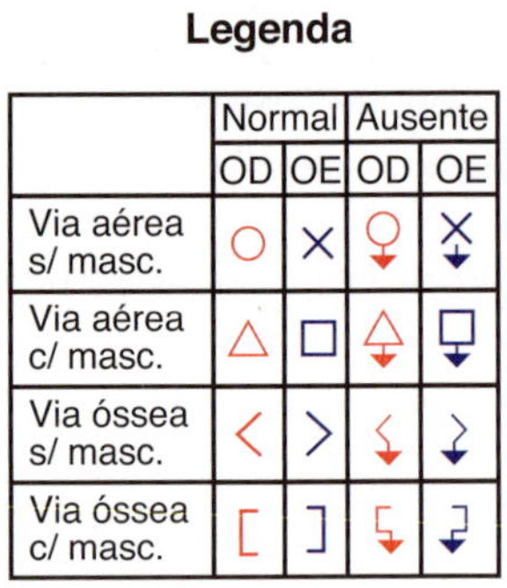

SRT: 50 **dB LDV:** **dB** **SRT: 0** **dB LDV:** **dB**

I.P.R.F

OD	81 dB	% Monossílabos
		% Dissílabos
OE	46 dB	% Monossílabos
		% Dissílabos

Mascaramento

OD	VA: dB	VO: dB	Logo: dB
OE	VA: dB	VO: dB	Logo: dB

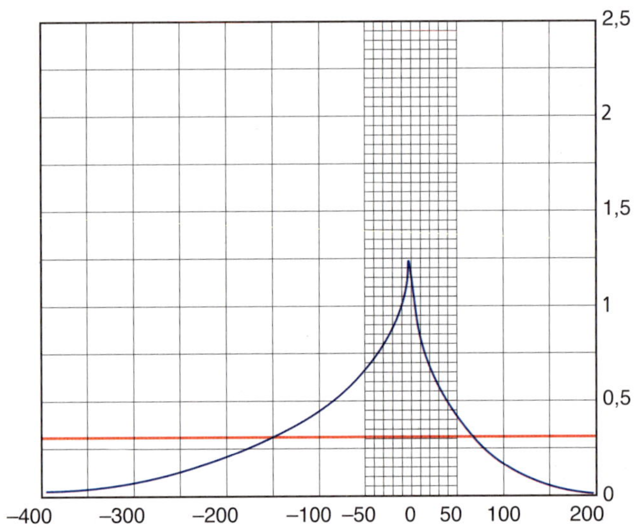

Complacência

	OD	OE
Pressão OM	–400 da Pa	0 da Pa
Max. relaxamento	cc	cc
+200 da Pa	0,3 cc	0 cc
Compl. estática	0 cc	1,2 cc

Pesquisa de função tubária

1ª Deglutição	da Pa
2ª Deglutição	da Pa
3ª Deglutição	da Pa
4ª Deglutição	da Pa

Reflexo acústico

Freq. Hz	Limiar OD	Contra OD	Dif.	IPSI OD	Limiar OE	Contra OE	Dif.	IPSI OE
500	45 dB	↓ dB	dB	↓ db	5 dB	↓ dB	dB	80 dB
1.000	55 dB	↓ dB	dB	↓ db	0 dB	↓ dB	dB	80 dB
2.000	35 dB	↓ dB	dB	↓ db	0 dB	↓ dB	dB	85 dB
4.000	40 dB	↓ dB	dB	↓ db	5 dB	↓ dB	dB	95 dB

Figura 4.8 Otite média secretora à direita. Paciente de 9 anos do sexo masculino apresenta otoscopia com retração importante da membrana timpânica direita e líquido na orelha média. Audiometria: perda condutiva moderada à direita com *gap* aéreo-ósseo de 35 dB e limiares normais na orelha esquerda. Logoaudiometria compatível com os limiares tonais. Timpanograma tipo B na orelha direita. Ausência de reflexos ipsi e contralateral direito (comprometimento da aferência) e contralateral esquerdo (comprometimento da eferência). Diagnóstico: otite média secretora à direita. cc = centímetros cúbicos; daPa = decapascal; Dif. = diferença; IPRF = índice percentual de reconhecimento de fala; IPSI = ipsilateral; LDV = limiar de detecção da voz; logo = logoaudiometria; max. relaxamento = máximo relaxamento; OD = orelha direita; OE = orelha esquerda; OM = orelha média; SRT = limiar de reconhecimento da fala (*Speech Recognition Threshold*); VA = via aérea; VO = via óssea.

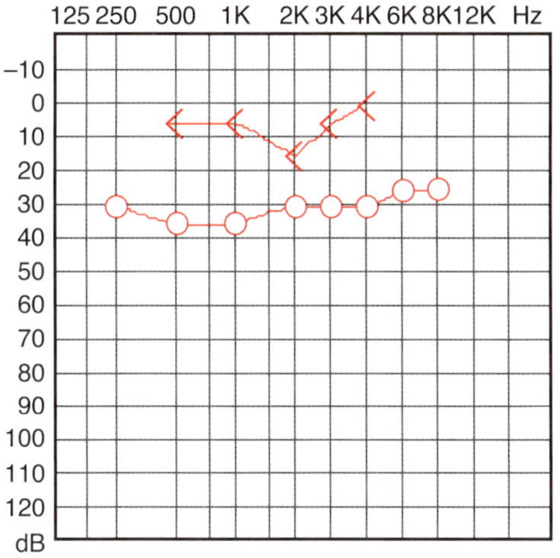

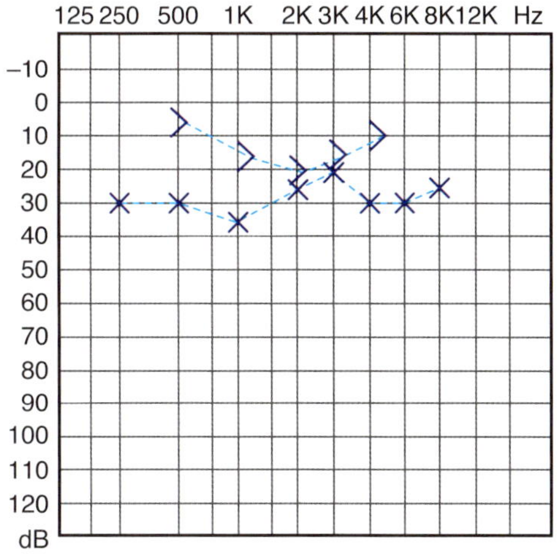

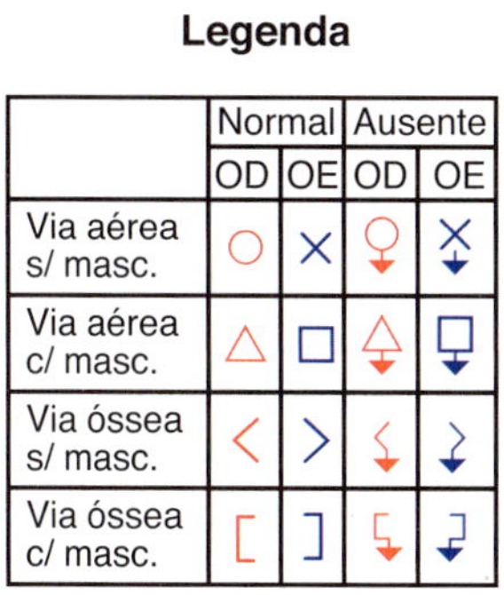

SRT: 25 **dB LDV:** **dB** **SRT:** 0 **dB LDV:** **dB**

I.P.R.F

OD	65 dB	100 % Monossílabos
		% Dissílabos
OE	65 dB	100 % Monossílabos
		% Dissílabos

Mascaramento

OD	VA: dB	VO: dB	Logo: dB
OE	VA: dB	VO: dB	Logo: dB

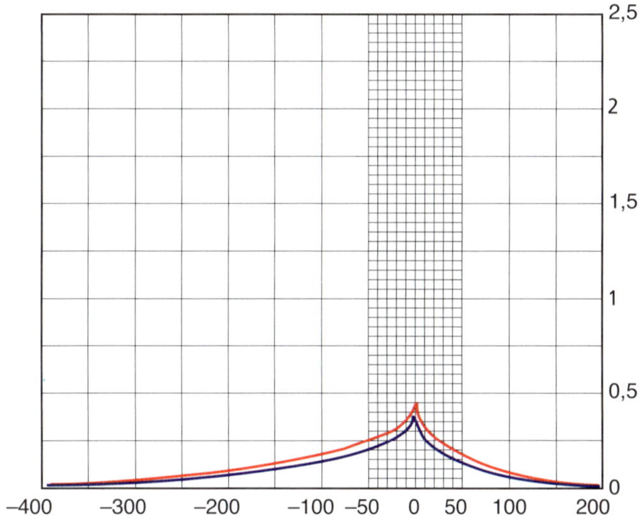

Complacência

	OD	OE
Pressão OM	0 da Pa	0 da Pa
Max. relaxamento	cc	cc
+200 da Pa	0 cc	0 cc
Compl. estática	0,4 cc	0,3 cc

Pesquisa de função tubária

1ª Deglutição	da Pa
2ª Deglutição	da Pa
3ª Deglutição	da Pa
4ª Deglutição	da Pa

Reflexo acústico

Freq. Hz	Limiar OD	Contra OD	Dif.	IPSI OD	Limiar OE	Contra OE	Dif.	IPSI OE
500	35 dB	↓ dB	dB	db	30 dB	↓ dB	dB	dB
1.000	35 dB	↓ dB	dB	db	35 dB	↓ dB	dB	dB
2.000	30 dB	↓ dB	dB	db	25 dB	↓ dB	dB	dB
4.000	30 dB	↓ dB	dB	db	30 dB	↓ dB	dB	dB

Figura 4.9 Otosclerose. Paciente de 35 anos do sexo feminino com perda auditiva progressiva há cerca de 7 anos. Audiometria tonal mostra perda auditiva condutiva leve bilateral, simétrica, com *gap* aéreo-ósseo de 20 a 30 dB e acoplamento das vias aérea e óssea em 2 KHz (entalhe de 2 KHz). Na imitanciometria, observam-se timpanograma tipo A e ausência de reflexos ipsi e contralaterais em ambas as orelhas. Diagnóstico: otosclerose (confirmado por tomografia computadorizada de ossos temporais de alta resolução). cc = centímetros cúbicos; daPa = decapascal; Dif. = diferença; IPRF = índice percentual de reconhecimento de fala; IPSI = ipsilateral; LDV = limiar de detecção da voz; logo = logoaudiometria; max. relaxamento = máximo relaxamento; OD = orelha direita; OE = orelha esquerda; OM = orelha média; SRT = limiar de reconhecimento da fala (*Speech Recognition Threshold*); VA = via aérea; VO = via óssea.

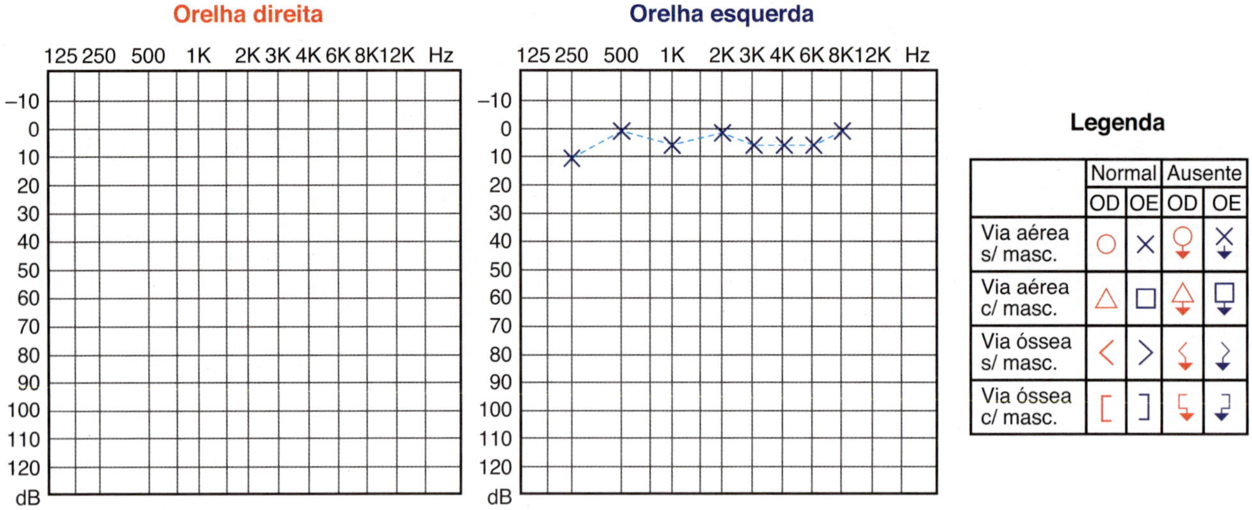

SRT: 10 dB LDV: dB   SRT: 5 dB LDV: dB

I.P.R.F

OD	dB	% Monossílabos
		% Dissílabos
OE	40 dB	100 % Monossílabos
		% Dissílabos

Mascaramento

OD	VA: dB	VO: dB	Logo: dB
OE	VA: dB	VO: dB	Logo: dB

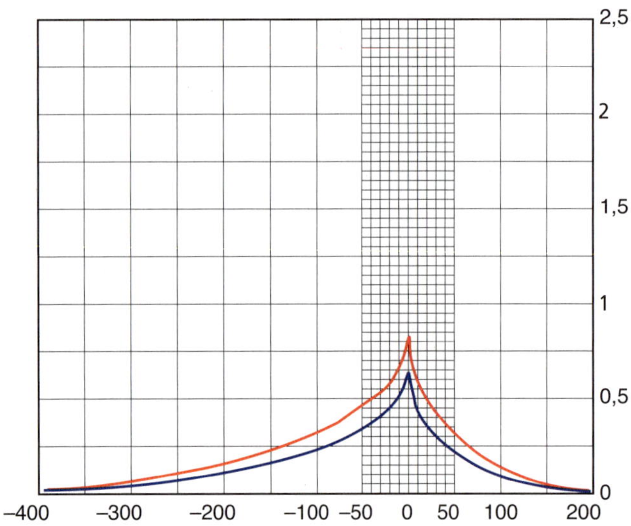

Complacência

	OD	OE
Pressão OM	0 da Pa	0 da Pa
Max. relaxamento	cc	cc
+200 da Pa	0 cc	0 cc
Compl. estática	0,8 cc	0,6 cc

Pesquisa de função tubária

1ª Deglutição	da Pa
2ª Deglutição	da Pa
3ª Deglutição	da Pa
4ª Deglutição	da Pa

Reflexo acústico

Freq. Hz	Limiar OD	Contra OD	Dif.	IPSI OD	Limiar OE	Contra OE	Dif.	IPSI OE
500	dB	90 dB	dB	db	0 dB	90 dB	90 dB	dB
1.000	dB	90 dB	dB	db	5 dB	90 dB	85 dB	dB
2.000	dB	95 dB	dB	db	0 dB	95 dB	95 dB	dB
4.000	dB	100 dB	dB	db	5 dB	95 dB	90 dB	dB

Figura 4.10 Simulação de perda auditiva. Paciente do sexo masculino de 43 anos relata perda auditiva súbita e zumbido à direita após explosão no ambiente de trabalho. As audiometrias tonais seriadas (não exibidas) mostraram resultados divergentes a cada exame na orelha direita. Na avaliação audiológica completa, a fonoaudióloga iniciou o exame pelo limiar de reconhecimento da fala, que mostrou limiar de 10 dB à direita e 5 dB à esquerda, incompatível com a perda auditiva alegada. As respostas para os limiares auditivos tonais à direita eram inconsistentes. Da mesma forma, reflexos acústicos contralaterais com limiares simétricos e timpanograma tipo A, bilateralmente, descartam a possibilidade de perda auditiva profunda. Diagnóstico: provável caso de perda auditiva funcional ou de um simulador, confirmado posteriormente por potenciais evocados auditivos e avaliação frequência-específica por resposta de estado estável (Auditory Steady-State Responses). cc = centímetros cúbicos; daPa = decapascal; Dif. = diferença; IPRF = índice percentual de reconhecimento de fala; IPSI = ipsilateral; LDV = limiar de detecção da voz; logo = logoaudiometria; max. relaxamento = máximo relaxamento; OD = orelha direita; OE = orelha esquerda; OM = orelha média; SRT = limiar de reconhecimento da fala (*Speech Regognition Thereshold*); VA = via aérea; VO = via óssea.

REFERÊNCIAS BIBLIOGRÁFICAS

1. Schochat E, Samelli AG, Couto CM, Teixeira AR, Durante AS, Zanchetta S. Tratado de Audiologia. 3. ed. Santana de Parnaiba: Manole; 2022.
2. Katz J. Tratado de Audiologia Clínica. 4. ed. São Paulo: Manole; 1999.
3. Davis H, Silverman RS. Auditory tests and hearing aids. New York: Holt Rinehart and Winston; 1970. Hearing handicap standards for hearing and medicolegal rules; p. 253-79.
4. World Health Organization. World report on hearing [Internet]. 2021. Disponível em: https://www.who.int/publications/i/item/9789240020481 [Acesso em: 2024 Mar].
5. Russo I, Behlau M. Percepção da fala: análise acústica do português brasileiro [monografia]. LILACS [Internet]. 1993.
6. Suzuki T, Ogiba Y. Conditioned orientation reflex audiometry. Arch Otolaryngol [Internet]. 1961 [Acesso em 2024 Jul];74:192-8.
7. Tharpe AM, Seewald R. Comprehensive handbook of pediatric audiology. 2nd ed. San Diego: Plural Publishing; 2017.
8. Silva K de AL, Novaes B de ACC, Lewis DR, Carvallo RMM. Achados timpanométricos em neonatos com emissões otoacústicas presentes: medidas e interpretações. Rev Bras Otorrinolaringol [Internet]. 2007 [Acesso em: 2024 Jul];73(5):633-9.
9. Mazlan R, Kei J, Hickson L. Test-retest reliability of the acoustic stapedial reflex test in healthy neonates. Ear Hear [Internet]. 2009 Jun [Acesso em: 2024 Jul];30(3):295-301.
10. Wet Swanepoel De, Werner S, Hugo R, Louw B, Owen R, Swanepoel A. High frequency immittance for neonates: a normative study. Acta Otolaryngol [Internet]; 2007 Jan 8 [Acesso em: 2024 Jul]; 127(1):49-56.
11. Garcia MV, Azevedo MF de, Testa JR. Medidas de imitância acústica em lactentes com 226 hz e 1000 hz: correlação com as emissões otoacústicas e o exame otoscópico. Rev Bras Otorrinolaringol [Internet]. 2009 Feb [Acesso em: 2024 Jul];75(1):80-9.
12. Linares AE, Carvallo RMM. Medidas imitanciométricas em crianças com ausência de emissões otoacústicas. Rev Bras Otorrinolaringol [Internet]. 2008 [Acesso em: 2024 Jul];74(3):410-6.
13. Sanford CA, Hunter LL, Feeney MP, Nakajima HH. Wideband Acoustic Immittance. Ear Hear [Internet] 2013 Jul [Acesso em: 2024 Jul];34(Supplement 1):65s–71s.
14. Amaral IR, Carvallo RMM. Limiar e latência do reflexo acústico sob efeito de estimulação contralateral. Rev Soc Bras Fonoaudiol [Internet]. 2008 Mar [Acesso em: 2024 Jul];13(1):1-6.
15. Smith ME, Tysome JR. Tests of Eustachian tube function: a review. Clin Otolaryngol [Internet]. 2015 Aug [Acesso em: 2024 Jul];15;40(4):300-11.

CAPÍTULO 5

Emissões Otoacústicas

Daniela Capra • Felippe Felix • Roberto Miquelino de Oliveira Beck

ASPECTOS HISTÓRICOS

Na década de 1940, Gold e Pumphrey[1,2] propuseram pela primeira vez que havia um mecanismo ativo da cóclea que funcionava como um microfone, ou seja, um mecanismo passivo puramente era insuficiente para explicar a fisiologia da audição.

No final da década de 1970, Kemp[3] conseguiu captar uma energia sonora no meato acústico externo por algumas dezenas de milissegundos após um estímulo acústico externo, o que foi denominado emissões otoacústicas (EOA). Apesar de não saber de onde se originava essa energia, demonstrou-se que havia um mecanismo ativo da cóclea evidenciado pela resposta sonora, a qual apresentava característica não linear e era inibida quando havia danos ao sistema auditivo.

Em 1983, Davis[4] propôs que a origem das EOAs estava relacionada com a atividade das células ciliadas externas. Apesar dos inúmeros estudos que sucederam Kemp, somente a partir de 1995, data em que a Food and Drug Administration (FDA) homologou nos EUA o primeiro equipamento de emissões otoacústicas,[5] foi o momento em que a avaliação auditiva complementar também passou a ser composta pelo exame de EOA.

Aplicações atuais

Em 2010, foi homologada a Lei nº 12.303, que estabeleceu a Triagem Auditiva Neonatal Universal (TANU).[6] As EOAs transientes e os potenciais evocados auditivos são os exames indicados nas avaliações. Trata-se de ferramenta importante para detecção precoce de perdas auditivas e indicação precoce de tratamento.

Segundo levantamentos recentes, estima-se que 20,3% da população tenha perda auditiva e que a perda auditiva induzida por ruído (PAIR) é a segunda principal causa. Nesse contexto, as EOAs são o método de avaliação auditiva a partir do qual é possível avaliar diretamente a função celular da cóclea e até detectar mais precocemente as alterações.

As EOAs com supressão contralateral podem ser usadas para avaliação da via eferente e na avaliação de pacientes com PAIR.

FUNDAMENTOS ANATÔMICOS

A amplificação dos movimentos da membrana basilar se deve à atividade das células ciliadas externas, modulada pela atividade do complexo olivar medial eferente.[1,2] Dessa forma, há um aumento das contrações na zona de maior ressonância (tonotopia) e uma inibição da atividade na periferia dessa zona.

A movimentação da membrana basilar deflete as células ciliadas externas, e consequentemente há um influxo de potássio no meio intracelular, causando uma alteração do potencial elétrico da célula, o que é chamado transdução mecanoelétrica.

Após a alteração do potencial elétrico da membrana celular, ocorre a contração das células ciliadas externas. Esse é o fenômeno de transdução mecanoelétrica, que permite o acoplamento da membrana tectória às células ciliadas internas, que por sua vez desencadeiam despolarização dos neurônios na porção distal do nervo coclear.

As EOAs têm origem na atividade pré-sináptica, e podem estar presentes em casos de disfunção retrococlear, como, por exemplo, na Doença do Espectro da Neuropatia Auditiva (DENA), mesmo com perda auditiva.[7]

TIPOS DE EOA

Existem diferentes tipos de EOA, utilizadas em contextos clínicos para avaliar a função auditiva. Alguns dos principais tipos são:

- **Emissões otoacústicas espontâneas (EOAE):** essas emissões ocorrem sem a presença de um estímulo sonoro externo. São sons espontâneos gerados pela atividade das células ciliadas externas da cóclea. Estão presentes em 50% da população normo-ouvinte e sua detecção é maior em neonatos. Pouca utilizada clinicamente
- **Emissões otoacústicas transientes (EOAT):** são geradas em resposta a estímulos sonoros transientes, como cliques. Essas emissões são usadas para avaliar a função da cóclea em relação a estímulos rápidos e podem ser empregadas em testes de triagem auditiva em recém-nascidos
- **Emissões otoacústicas produto de distorção (EOAPD):** são geradas quando há interação entre duas frequências diferentes, resultando em um produto de distorção. Esse tipo de emissão é útil para avaliar a função da cóclea em relação à distorção de frequência. Elas estão presentes em quase toda população com audição normal. Em pessoas com perda auditiva, podem ser encontradas quando os limiares forem melhores que 45 dB.

Aplicações clínicas

Esses diferentes tipos de EOA são utilizados em contextos clínicos para avaliar a função auditiva em diversas situações, e também fornecer informações importantes sobre a saúde do sistema auditivo. Cabe ressaltar que esses testes são frequentemente empregados em avaliações auditivas pediátricas, triagem auditiva neonatal e diagnóstico de distúrbios auditivos.

As EOAs têm diversas aplicações clínicas em recém-nascidos, crianças e adultos. A seguir, são listadas algumas das principais aplicações em cada grupo.

Recém-nascidos

- TANU: as EOAs são frequentemente usadas como parte da triagem auditiva neonatal para identificar precocemente a presença de perda auditiva em recém-nascidos. A triagem auditiva neonatal é crucial para intervenções precoces, que podem melhorar significativamente os resultados auditivos e de linguagem
- Avaliação da função coclear: as EOAs são utilizadas para avaliar a função da cóclea em recém-nascidos, proporcionando informações sobre a integridade das células ciliadas externas e a resposta do sistema auditivo a estímulos sonoros.

Crianças

- Monitoramento do desenvolvimento auditivo: as EOAs podem ser usadas para monitorar o desenvolvimento auditivo em crianças, identificando possíveis alterações na função coclear ao longo do tempo
- Diagnóstico e avaliação de distúrbios auditivos: as EOAs são valiosas no diagnóstico de distúrbios auditivos em crianças, ajudando a determinar a presença, grau e características desses distúrbios.

Adultos

- Triagem de perda auditiva: as EOAs podem ser usadas como parte de programas de triagem para adultos, especialmente em populações de risco, para identificar precocemente a perda auditiva

- Avaliar pacientes em que as respostas auditivas subjetivas são de difícil realização, como em crianças não colaboradoras e pacientes simuladores
- Monitoramento de exposição a ruído: em ambientes ocupacionais ou em situações de exposição a ruído elevado, as EOAs podem ser usadas para monitorar a integridade da função coclear e identificar possíveis danos auditivos
- Avaliação pré e pós-cirurgia de orelha média: antes e após procedimentos cirúrgicos envolvendo a orelha média, as EOAs podem ser utilizadas para avaliar a função coclear e monitorar possíveis efeitos da cirurgia sobre a audição
- Avaliação de zumbido: as EOAs podem ser empregadas para avaliar a função coclear em pacientes com zumbido, ajudando a determinar se há componente coclear associado ao sintoma
- Acompanhamento de uso de medicações potencialmente ototóxicas.

Em resumo, as EOAs desempenham um papel importante em uma variedade de aplicações clínicas, desde a triagem precoce de perda auditiva em recém-nascidos até o monitoramento da função coclear em adultos em diferentes contextos clínicos. Esses testes são úteis para avaliações audiológicas abrangentes e para a implementação de intervenções precoces quando necessário.

METODOLOGIA DE REGISTRO

Objetivo dos testes

A escolha do tipo de equipamento e do protocolo utilizado está diretamente relacionado com a aplicação clínica e objetivo que se deseja alcançar com os testes.

O equipamento destinado à TANU em maternidades ou ambulatórios deve ser preferencialmente um dispositivo automatizado, portátil e eficiente. Projetado para aquisição precisa de EOA, o sistema deve empregar estímulos acústicos adequados para elucidar respostas cocleares em recém-nascidos. Utilizando tecnologia de processamento de sinal, o equipamento analisa e interpreta as respostas, classificando-as como aprovadas (*passa* ou *pass*) ou reprovadas (*falha* ou *refer*). Sua concepção ergonômica facilita o manuseio não invasivo, assegurando resultados confiáveis e eficientes na TANU.

Esses dispositivos portáteis utilizados na triagem emitem um resultado automático de aprovado ou reprovado. A relevância desse teste está na possibilidade de uma identificação precoce da perda auditiva coclear em crianças reprovadas na TANU; contudo, é essencial ter conhecimento das condições que podem influenciar essa resposta. Os fatores que podem influenciar as EOAs também serão abordados neste capítulo.

O uso das EOAs no contexto do diagnóstico audiológico vai além da informação "passou ou falhou" como ocorre na triagem auditiva. Quando usadas no diagnóstico audiológico, fornecem informações que, em conjunto com outros testes, ajudam a identificar o tipo, a configuração e o local da disfunção auditiva.[8,9]

No âmbito do diagnóstico audiológico clínico, a avaliação eletroacústica deve ser integrada aos resultados dos outros testes da bateria de avaliação auditiva: avaliação auditiva comportamental, imitância acústica, pesquisa do reflexo estapediano, avaliação auditiva eletrofisiológica etc., como recomendado pelo princípio da verificação cruzada (do inglês *Cross Check)*. O poder diagnóstico dos testes auditivos objetivos só é alcançado quando eles são cuidadosamente selecionados e aplicados em uma bateria de testes. A confiança exclusiva em apenas um ou dois testes, muitas vezes resulta em resultados equivocados e um diagnóstico não claro ou talvez incorreto. Com uma bateria de testes completa e criteriosamente escolhida, entretanto, os distúrbios auditivos são invariavelmente diferenciados e descritos com maior precisão.[10]

Equipamentos necessários

Para a captação de EOA, são utilizados equipamentos específicos que permitem medir as respostas da cóclea. A seguir, são descritos os principais componentes dos equipamentos.

Sonda

Dependendo do tipo de EOA, a sonda precisa ser diferente. A Figura 5.1 mostra uma visão esquemática de uma sonda usada para a estimulação e captação das EOATs.[11]

A Figura 5.2 mostra uma visão esquemática de uma sonda usada para a estimulação e captação das EOAPDs.[12]

Emissor de estímulo acústico, amplificador e filtro

Para EOAT, é necessário um emissor de estímulo acústico capaz de gerar cliques de curta duração e com intensidade, normalmente, na faixa de 80 a 100 dB SPL. Para EOAPD, um emissor de estímulo acústico capaz de gerar tons puros de frequências específicas é necessário. Podem ser usados múltiplos tons simultaneamente para elicitar respostas mais complexas.

Tanto para EOAT como para EOAPD, são necessários um amplificador e filtros adequados para processar e amplificar os sinais captados pelo microfone.

Software de análise

Um *software* específico para analisar os dados coletados é essencial para analisar os dados coletados, identificar as respostas e gerar os resultados. O *software* geralmente inclui ferramentas para visualização, análise espectral e interpretação dos dados.

Cabos e conectores

Cabos de alta qualidade e conectores são necessários para garantir uma transmissão de sinal precisa e confiável entre os diferentes componentes do sistema.

A escolha específica dos equipamentos pode variar de acordo com o protocolo de pesquisa, as características da população e as preferências do profissional ou pesquisador envolvido. Certifique-se de seguir as normas e práticas recomendadas na área de EOA ao selecionar e utilizar esses equipamentos.

Procedimentos clínicos

O modo como se determina a aprovação ("passa") ou reprovação ("falha") em triagens auditivas, mediante a captação de respostas das EOAT e EOAPD, é essencialmente influenciado por diversos critérios. Esses critérios abrangem a amplitude mínima das EOAs necessária para a validação de uma resposta, o limite máximo de ruído tolerado para estabelecer condições de teste aceitáveis (conhecido como *noise floor*, medido em dB), a diferença entre as respostas e o ruído, as frequências de teste selecionadas e a proporção de frequências que deve satisfazer os critérios para um resultado de aprovação, considerando o número total de frequências testadas. Além disso, os critérios ocasionalmente englobam parâmetros específicos no protocolo de teste, como o número de estímulos apresentados e o tempo de teste permitido.[13]

O desafio reside na seleção do protocolo mais apropriado, capaz de minimizar a incidência de neonatos com função auditiva normal que apresentam falhas na TANU utilizando EOA.

Alguns critérios podem ser considerados para alcançar esse objetivo durante a escolha do protocolo de TANU:

- Equipe bem treinada e com experiência em TANU utilizando EOAPD e EOAT, realização de exames auditivos para todos os recém-nascidos, assim como a supervisão e o monitoramento do programa de triagem, com treinamento constante da equipe

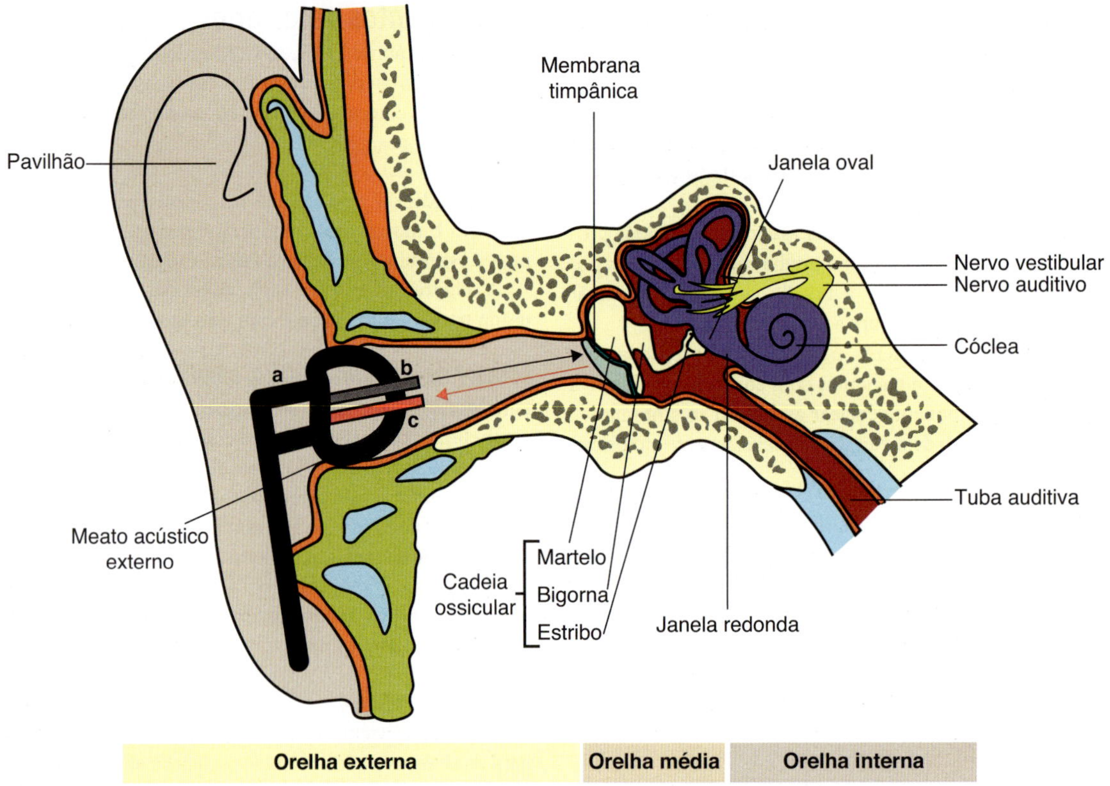

Figura 5.1 Visão esquemática de uma sonda para captação de emissões otoacústicas transientes. A sonda (a) possui um fone (b) e um microfone (c). Estímulos sonoros são emitidos no meato acústico pelo microfone (seta preta). A estimulação é transmitida à cóclea por meio da vibração da membrana timpânica, da cadeia ossicular e da janela oval. O microfone da sonda capta a resposta (seta vermelha) das emissões otoacústicas no meato acústico, gerado a partir da cóclea.

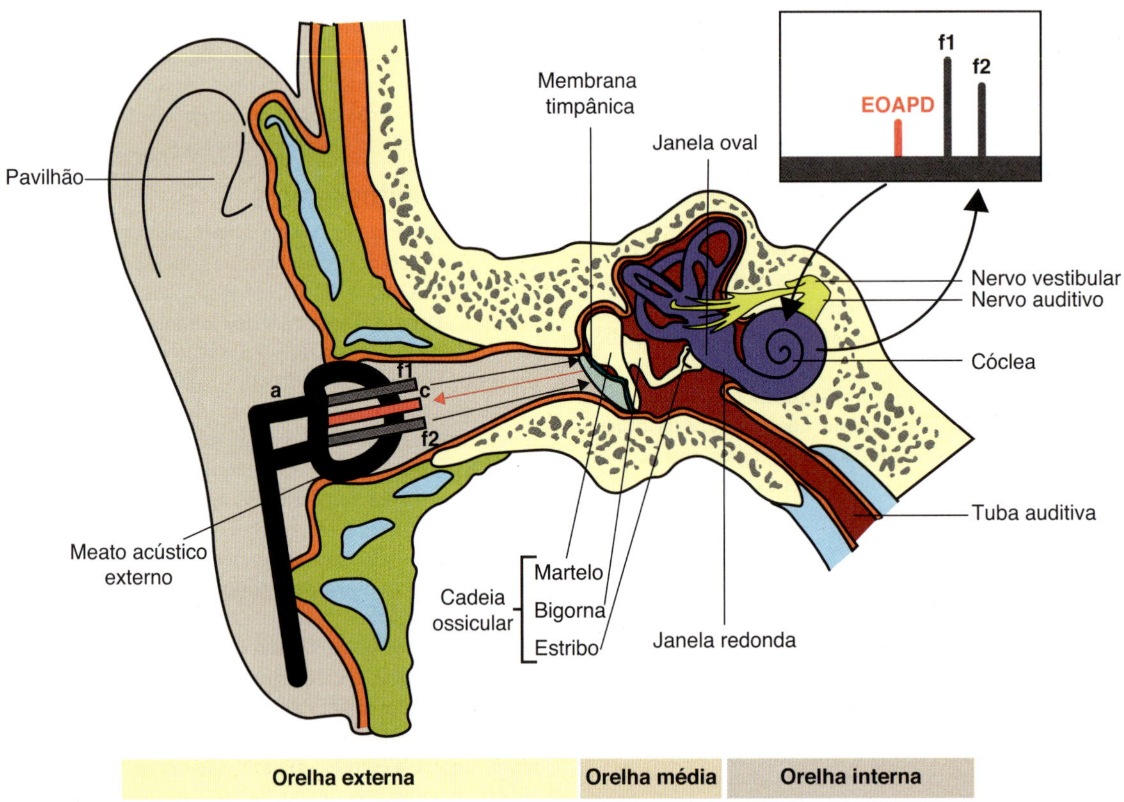

Figura 5.2 Representação esquemática de uma sonda para captação de emissões otoacústicas produto de distorção (EOAPD) (a). Em seu interior existem dois fones independentes (f1 e f2, para que o produto da distorção desses dois tons seja produzido na orelha), e um microfone (c). Dois tons puros primários são emitidos em duas frequências conhecidas. Tem-se como resposta um terceiro tom, produto de distorção dos dois estímulos iniciais, na frequência 2f1-f2, captado como resposta (seta vermelha). (Adaptada de: Roeser, Hosford-Dunn, Valente, 2007.)

- Programa e protocolo de triagem auditiva de acordo com as recomendações nacionais e internacionais relevantes, como, por exemplo, o Comusa,[14] Diretrizes da Atenção da Triagem Auditiva Neonatal do Ministério da Saúde,[6] da Academia Americana de Pediatria[15] e do Joint Committee on Infant Hearing (JCIH)[16]
- Idealmente, a triagem auditiva em recém-nascidos deve ser realizada durante o sono, preferencialmente após a alimentação, em um ambiente com o menor nível de ruído possível. O procedimento deve ser feito no final da estadia na maternidade, preferencialmente antes da alta. Devem ser adotadas medidas para garantir o conforto da criança e facilitar o sono, visando minimizar o ruído fisiológico. Estudo conduzido por Filgueira et al., em 2021[17] analisou as EOATs em neonatos com e sem indicadores de risco para perda auditiva durante o processo de sucção e demonstrou que houve algumas alterações nas respostas; contudo, não foram estatisticamente relevantes para gerar alteração no resultado dos testes. Os autores concluíram que a avaliação das EOATs durante a sucção pode ser executada em neonatos com e sem indicadores de risco para perda auditiva, já que os critérios de presença/ausência são alcançados em pelo menos três frequências analisadas[17]
- Garantir que a sonda tenha o tamanho adequado e se encaixe adequadamente no conduto auditivo externo do recém-nascido
- Para neonatos que não obtêm sucesso na primeira tentativa de captura das EOAs em uma ou ambas as orelhas, é possível realizar alguns procedimentos. Inicialmente, é importante descartar problemas técnicos, verificando a ponta da sonda quanto à obstrução por vérnix ou outros detritos. Além disso, é possível realizar uma massagem delicada do conduto auditivo externo, visando movimentar o vérnix que possa estar prejudicando a captação das respostas[13]
- Analisar a amplitude das EOAs e do nível de ruído em todas as frequências. Iniciar o teste somente após verificar a baixa incidência de ruído e assegurar a reprodutibilidade das respostas.[8,13]

INTERPRETAÇÃO DOS RESULTADOS

A obtenção dos resultados para a aquisição das EOAs está diretamente relacionada com os parâmetros escolhidos e pode variar conforme o equipamento utilizado, protocolo escolhido, objetivo de cada avaliação e a população que será avaliada.

PADRÃO DE NORMALIDADE

Para que as EOAs possam ser usadas na clínica, é necessário ter como base um padrão de normalidade. Os critérios de interpretação empregados para considerar presença ou ausência de respostas nas EOAT e EOAPD estão organizados na Tabela 5.1.

O propósito é analisar os resultados obtidos com o parâmetro de normalidade escolhido e categorizar os resultados das EOAs como "normal", "alterada, porém presente" e "ausente". E, com isso, evitar declarações genéricas, como "exame inconclusivo", por exemplo.[8,9]

Tabela 5.1 Resumo dos critérios empregados para considerar presença de resposta de EOAT e EOAPD, segundo diversos autores.[13,18,19]

	EOAT	EOAPD
Análise	0 a 5.000 Hz$_1$	De 5 ou 8 bandas de frequências, sendo as mais usadas variando entre 500 e 8.000 Hz[1,9]
Reprodutibilidade geral da resposta	Acima de 50% quando há resposta[6,12,13]	50% ou mais[6]
Reprodutibilidade por banda de frequência	> 70% na presença de resposta[14]	
Estabilidade da sonda	> 90%[14] e > 70%[13,12]	
Nível de pressão sonora do estímulo	Entre 75 e 85 dB NPS Entre 80 e 82 dB NPS[5]	Níveis de estímulo em L1 e L2: 65 e 55 dB NPS, respectivamente[5]
Nível de ruído aceitável	Até 40 ou 50 dB SPL.[13] Geralmente, o ruído é maior nos exames dos neonatos (em função da respiração e sucção) e concentrado nas frequências baixas	Valor negativo indica boa condição de teste
Amplitude da resposta (adulto)		Amplitude da resposta entre 0 e 10 dB NPS[13] Valor positivo > 5 dB NPS[15]
Amplitude da resposta (neonato)		Amplitude da resposta entre 10 e 20 dB NPS[13]
Relação sinal/ruído (SNR) por banda de frequência (adulto)	SNR > 3 dB nas bandas de 1.000 Hz (ou 1.500 Hz), 2.000 Hz, 3.000 Hz e 4.000 Hz[13]	SNR > 6 dB[1,15]
Relação sinal/ruído (SNR) por banda de frequência (neonato)	SNR > 3 dB NPS na banda de 1.000 ou 1.500 Hz e SNR > 6 dB NPS nas demais frequências[13] SNR > 6 dB para todas as frequências, com exceção das frequências de 0,5 a 1 kHz, que podem ser omitidas do teste, pois apresentam níveis excessivos de ruído, comprometendo a eficiência da avaliação[2,12] SNR ≥ 6 dB, ou uma resposta geral de amplitude mínima (banda larga) de 6 dB[6]	SRN > 6 dB em todas as bandas de frequência[2] SNR ≥ 6 dB com um nível mínimo de resposta de -5 dB SPL ou pelo menos em três das quatro frequências (2, 3, 4 e 5 kHz). Frequências mais baixas (por exemplo, 0,5 a 1 kHz) são comumente omitidas por serem muito propensas a ter níveis excessivos de ruído que comprometem a eficiência e a confiabilidade do teste[6]
Superposição das ondas A e B	Presença por identificação visual	
Confiabilidade	Reprodutibilidade > 90%[9]	Amplitude ± 2 dB em pelo menos 2 coletas[2,6,9]

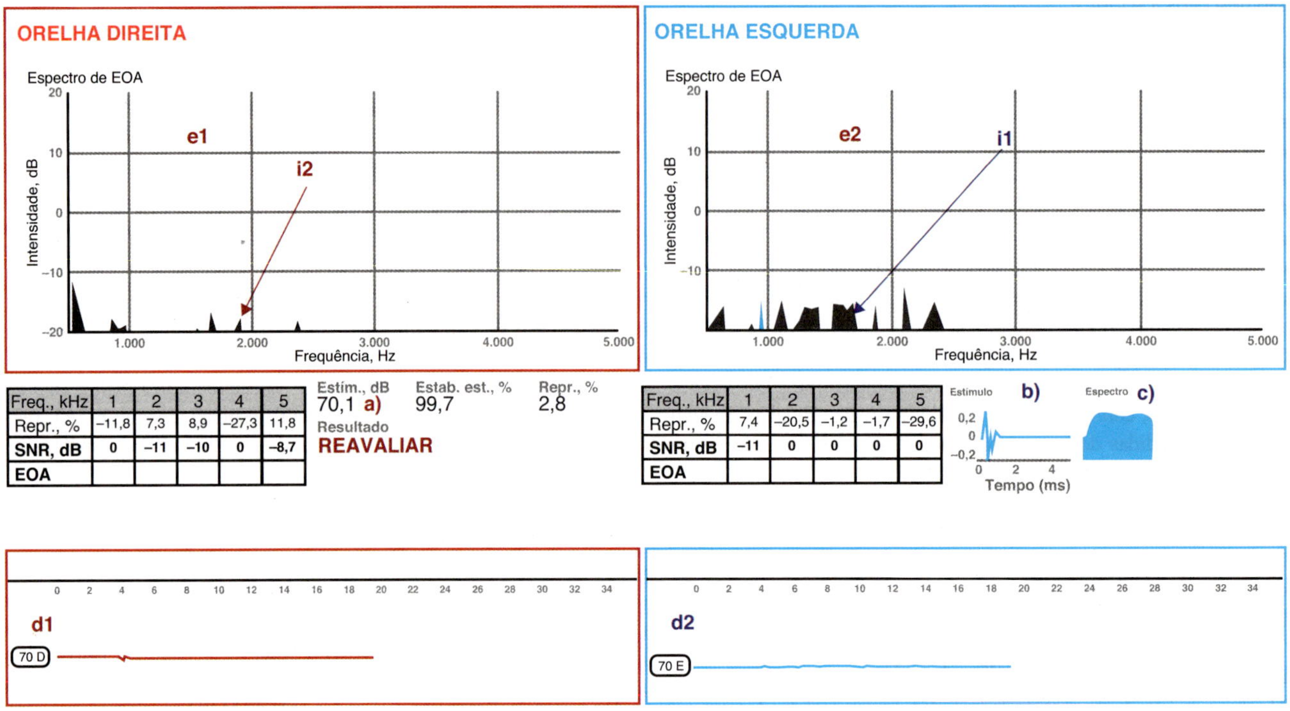

Análise de EOA (orelha direita)

a1)	Estím., dB	70,1
f2)	Estab. est., %	99,7
	Média A&B, db	−6,6
	Média A-B, db	−0,78
	Resposta, dB	−19,2
g2)	Reprodutibilidade, %	2,8
h2)	Nível de ruído, dB SPL	40,0

Análise de EOA (orelha esquerda)

a2)	Estím., dB	69,8
f2)	Estab. est., %	99,4
	Média A&B, db	−5,5
	Média A-B, db	0,53
	Resposta, dB	0,0
g1)	Reprodutibilidade, %	−0,2
h1)	Nível de ruído, dB SPL	40,0

Frequência de EOA (orelha direita)

j2)	**Freq. kHz**	**1**	**2**	**3**	**4**	**5**
j2)	Repr. %	−11,8	7,3	8,9	−27,3	11,8
m2)	Sinal, dB	0	−23	−27	0	−33
i2)	Ruído, dB	−9,1	−11	−16	−18	−24
l2)	**SNR, dB**	**0**	**−11**	**−10**	**0**	**−8,7**
	EOA	×	×	×	×	×

Frequência de EOA (orelha esquerda)

j1)	**Freq. kHz**	**1**	**2**	**3**	**4**	**5**
j1)	Repr. %	7,4	−20,5	−1,2	−1,7	−29,6
m1)	Sinal, dB	−19	0	0	0	0
i1)	Ruído, dB	−7,9	−7,9	−14	−19	−22
l1)	**SNR, dB**	**−11**	**0**	**0**	**0**	**0**
	EOA	×	×	×	×	×

Figura 5.4 Emissões otoacústicas transientes na orelha direita (em vermelho) e na orelha esquerda (em azul) usando o equipamento Neuro-Audio® (v.2010), obtida em um paciente de 14 anos, do sexo feminino, com perda auditiva do tipo neurossensorial, de grau profundo bilateralmente. A parte superior da figura refere-se ao registro de tela durante a coleta das respostas. As tabelas denominadas Análise de emissões otoacústicas (EOA) e Frequência de EOA foram extraídas do laudo impresso das respostas. a, a1 e a2 = intensidade do estímulo; b = configuração do estímulo; c = espectro do estímulo; d1 e d2 = ausência de onda durante a avaliação; e1 e e2 = ausência de EOA mostrado no gráfico frequência × intensidade; f1 e f2 = estabilidade da intensidade do estímulo; g1 e g2 = reprodutibilidade geral das respostas; h1 e h2 = nível de ruído geral; i1 e i2 = nível de ruído nas diferentes bandas de frequências e no gráfico intensidade × frequência; j1 e j2 = reprodutibilidade por banda de frequência; l1 e l2 = relação sinal-ruído por banda de frequência; m1 e m2 = amplitude do sinal.

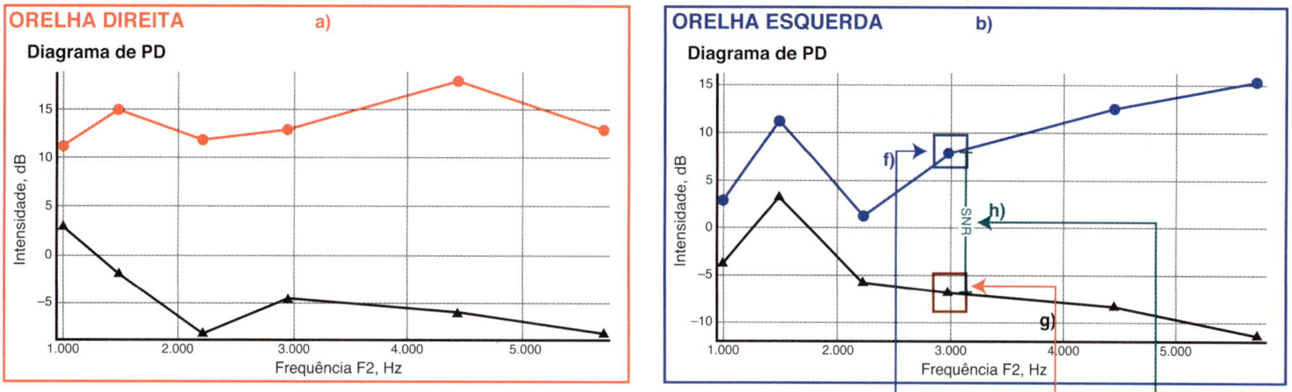

Análise de EOA (orelha direita)

F2, Hz	L1, dB	L2, dB	DP, dB	Ruído, dB	SNR, dB	EOA
988	68,4	58,8	11,04	2,86	8,2	✓
1.481	69,4	59,7	14,83	–1,88	16,7	✓
2.222	70,0	60,3	11,78	–8,08	19,9	✓
2.963	70,3	60,4	12,87	–4,53	17,4	✓
4.444	71,0	61,0	17,94	–5,89	23,8	✓
5.714	70,9	61,0	12,88	–8,00	20,9	✓
Nível de ruído (dB SPL): 60,0			c)	d)	e)	

i)

PRESENÇA DE RESPOSTAS

Análise de EOA (orelha esquerda)

F2, Hz	L1, dB	L2, dB	DP, dB	Ruído, dB	SNR, dB	EOA
988	68,2	58,3	2,98	–3,57	6,6	✓
1.481	69,3	59,3	11,26	3,40	7,9	✓
2.222	70,1	60,0	1,15	–5,52	6,7	✓
2.963	71,1	60,2	7,79	–6,60	14,4	✓
4.444	70,6	60,7	12,56	–8,07	20,6	✓
5.714	70,8	60,9	15,40	–11,20	26,6	✓
Nível de ruído (dB SPL): 60,0						

PRESENÇA DE RESPOSTAS

Figura 5.5 Registro de emissões otoacústicas produto de distorção utilizando o equipamento Neuro-Audio® (v.2010), obtidas em um paciente de 14 anos, do sexo masculino e com limiares auditivos normais. a = respostas na orelha direita; b = respostas na orelha esquerda; c = amplitude das respostas (sinal) por banda de frequência na orelha direita; d = ruído por banda de frequência na orelha direita; e = relação sinal-ruído por banda de frequência na orelha direita; f = resposta (na frequência de 3.000 Hz na orelha esquerda) mostrada no gráfico intensidade × frequência; g = ruído (na frequência de 3.000 Hz na orelha esquerda) mostrado no gráfico intensidade × frequência; h = relação sinal-ruído (na frequência de 3.000 Hz na orelha esquerda) mostrado no gráfico intensidade × frequência; i = presença de resposta em todas as frequências testadas na orelha esquerda.

EOAT e EOAPD, sendo as frequências baixas as mais afetadas. Essa variação afeta mais a resposta do que o estímulo, principalmente pela diminuição da eficiência da transmissão do estímulo da cóclea para a orelha externa.

Anormalidades na orelha média

A otite média com efusão (OME) é a presença de líquido no ouvido médio sem sinais ou sintomas de infecção ativa. A capacidade de medir as EOAs em ouvidos com efusão é limitada porque tanto o estímulo sonoro eliciador quanto a própria EOA têm que ultrapassar o espaço afetado do ouvido médio e são atenuados em ambas as direções de transmissão pela efusão, resultando em redução da amplitude ou, muitas vezes, ausência de EOA.[23]

Boone et al. (2005) descobriram que 64,5% dos neonatos em seu estudo que falharam na triagem auditiva das EOATs tinham evidência de OME, enquanto apenas 0,01 a 0,03% deveriam ter perda auditiva sensorial.[24,25]

Estudos em animais descobriram que, à medida que o volume da efusão na orelha média aumenta, os níveis de EOAPD e EOAT diminuem.

Al-Salim, Tempero e Merchant (2021) estudaram o perfil audiológico de crianças com OME. O grupo de estudo foi composto de 27 crianças com idade entre 8 meses e 11 anos (média de idade de 34 meses). Todas as crianças tinham história de otite média com efusão crônica ou recorrente e tinham sido agendadas para miringotomia com colocação de tubo de ventilação em pelo menos uma orelha. Foram incluídas 51 orelhas no grupo de estudo.[26]

O grupo controle foi composto de dez crianças sem histórico recente (nos últimos 12 meses) de OME ou otite média aguda. Os participantes do grupo controle tinham idades entre 10 meses e 10 anos e 11 meses (média de 44 meses). Essas crianças não tinham histórico de cirurgia no ouvido ou colocação de tubos, tinham timpanogramas tipo A e limiares audiométricos menor ou igual a 20 dBNA entre 500 e 4.000 Hz na orelha estudada. Dezessete orelhas preencheram os critérios para inclusão no grupo controle.

Nesse estudo, a presença de EOA foi dependente do volume de efusão na orelha média. Nas orelhas completamente preenchidas por fluido, poucas EOAPD estavam presentes e à medida que o volume de efusão diminuiu, a presença de EOAPD aumentou. Também observou-se que a amplitude das EOAPDs e a SNR dependem de maneira semelhante do volume de líquido no espaço do ouvido médio. Os padrões de resultados das EOATs foram semelhantes aos resultados das EOAPDs. Os autores encontraram um efeito significativo do volume de efusão na SNR das EOAPD e EOAT ($p < 0{,}001$).[26]

Os autores também demonstraram nesse estudo que a maioria das orelhas com derrame total apresentaram ausência de EOA em todas as frequências testadas. Em contraste, orelhas com derrame parcial ou sem líquido no momento do teste tinham maior probabilidade de apresentar EOAs mensuráveis em mais de uma frequência testada. Os autores destacaram que diferenças significativas foram encontradas entre as orelhas com efusões parciais e as orelhas sem efusão, uma distinção entre os grupos que não foi elucidada pelos outros testes.[26]

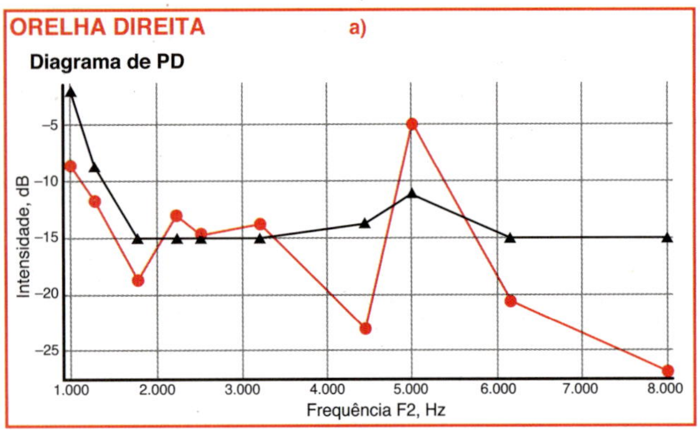

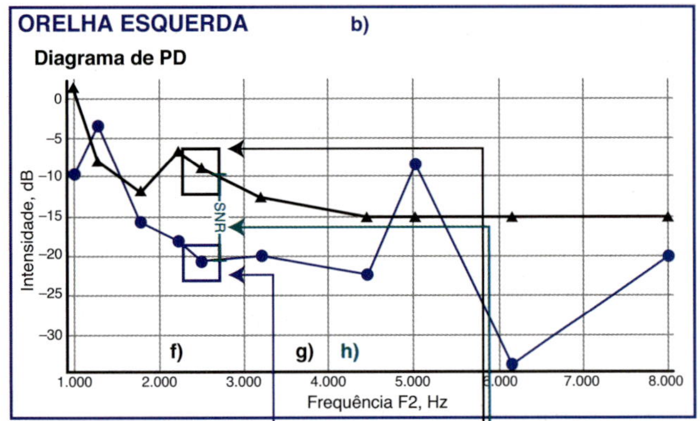

Análise de EOA (orelha direita)

F2, Hz	L1, dB	L2, dB	DP, dB	Ruído, dB	SNR, dB	EOA
988	60,2	68,2	–8,61	–1,96	–6,6	X
1.270	61,0	68,9	–11,76	–8,57	–3,2	X
1.778	64,6	69,5	–18,75	–15,00	–3,7	X
2.222	69,7	69,6	–12,99	–15,00	2,0	X
2.500	72,6	71,2	–14,68	–15,00	0,3	X
3.200	76,5	70,7	–13,83	–15,00	1,2	X
4.444	76,6	70,6	–23,13	–13,64	–9,5	X
5.000	70,1	70,3	–4,94	–11,00	6,1	✓
6.154	62,5	70,9	–20,64	–15,00	–5,6	X
8.000	63,3	70,3	–26,97	–15,00	–12,0	X

Nível de ruído (dB SPL): 60,0 c) d) e) i)

Resultado
REAVALIAR

Análise de EOA (orelha esquerda)

F2, Hz	L1, dB	L2, dB	DP, dB	Ruído, dB	SNR, dB	EOA
988	60,3	68,3	–9,51	1,54	–11,0	X
1.270	61,1	69,0	–3,38	–7,91	4,5	X
1.778	64,9	69,7	–15,77	–11,66	–4,1	X
2.222	70,1	70,0	–18,02	–6,59	–11,4	X
2.500	73,0	70,1	–20,65	–8,64	–12,0	X
3.200	74,6	70,6	–19,91	–12,40	–7,5	X
4.444	77,2	70,7	–22,27	–14,85	–7,4	X
5.000	70,6	70,5	–8,35	–15,00	6,7	✓
6.154	63,0	70,7	–33,81	–15,00	–18,8	X
8.000	63,2	70,8	–19,95	–15,00	–4,9	X

Nível de ruído (dB SPL): 60,0

Resultado
REAVALIAR

Figura 5.6 Registro de emissões otoacústicas produto de distorção utilizando o equipamento Neuro-Audio® (v.2010), obtidas em um paciente de 14 anos, do sexo masculino e com limiares auditivos normais. a = respostas na orelha direita; b = respostas na orelha esquerda; c = amplitude das respostas (sinal) por banda de frequência na orelha direita; d = ruído por banda de frequência na orelha direita; e = relação sinal-ruído por banda de frequência na orelha direita; f = resposta (na frequência de 2.500 Hz na orelha esquerda) mostrada no gráfico intensidade × frequência; g = ruído (na frequência de 2.500 Hz na orelha esquerda) mostrado no gráfico intensidade × frequência; h = relação sinal-ruído (na frequência de 2.500 Hz na orelha esquerda) mostrado no gráfico intensidade × frequência; i = ausência de resposta.

Anteriormente, Jin et al. (2018), estudando 467 orelhas de crianças com timpanometria com padrão tipo B, encontraram ausência de EOAPD em mais de 90% das orelhas com fluido confirmado cirurgicamente.[27]

O nível do estímulo entregue à cóclea pode ser atenuado por condições do ouvido médio, como OME, ou mesmo pela presença de substâncias naturais, como líquido amniótico nas primeiras horas após o nascimento. O fluido na orelha média, assim como a complacência reduzida da membrana timpânica, pode atenuar o estímulo que atinge a cóclea em até 30 dB.

Leves mudanças da pressão na orelha média reduzem significativamente a amplitude das respostas e a reprodutibilidade das EOAT e EOAPD. Trine et al. (1993) avaliaram as respostas de crianças com timpanometrias com picos entre –100 a –310 daPA e observaram redução na amplitude das EOAs, predominantemente nas frequências baixas.[28]

Disfunção coclear

EOAs alteradas ou ausentes são caracteristicamente encontradas em disfunções das células ciliadas externas. Por outro lado, as EOAs não são afetadas por disfunções isoladas nas células ciliadas internas e/ou por disfunções do nervo auditivo que ocorram após a primeira sinapse da via auditiva.[13] As PAIRs e presbiacusia são um bom exemplo de alterações de células ciliadas externas.

Fatores não patológicos

Ruído

O local de teste tem um efeito significativo na SNR, que é um valor de medição utilizado para avaliar a relação entre o sinal de áudio desejado e o ruído de fundo indesejado em uma gravação de áudio. Uma SNR elevada tornará o ruído de fundo menos audível e ajudará o sinal desejado a se destacar na aquisição.[29]

Altos níveis de ruído ambiental influenciam os resultados das EOAs.[30] Os equipamentos rejeitam as médias consideradas “muito barulhentas” e, se os níveis de ruído forem excessivos, o teste não será concluído.[25] Por esse motivo é sempre recomendado uma SNR elevada, pois o objetivo é eliminar o máximo de ruído ambiental possível e, ao mesmo tempo, captar o som do sinal de áudio. Por conseguinte, quanto maior for a potência do sinal em relação à potência do ruído, melhor.[29]

Idade

Um aumento na SNR das EOATs foi demonstrado ao longo do primeiro mês de vida, em estudo conduzido por Sininger et al. [25] Quando calculada a média das orelhas esquerda e direita, os participantes do estudo demonstraram um crescimento na SNR de 3,83 dB no primeiro mês. Prieve et al. (2009) encontraram uma mudança média de 3,3 dB na amplitude geral de neonatos que passaram na triagem auditiva durante o mesmo período de 1 mês.[27]

O aumento da SNR pode ser atribuído ao crescimento da amplitude das EOATs e não à redução do ruído no primeiro mês de vida. Esse aumento na amplitude das EOATs continua provavelmente até 6 semanas.[31] Esse aumento da amplitude das EOATs provavelmente é suficiente para superar o aumento do volume do conduto auditivo externo do recém-nascido. Por esse motivo, não se observa significativa redução das respostas das EOAs nas primeiras semanas de vida. Depois desse período, é possível que alteração no volume do canal seja maior ou igual a qualquer aumento potencial nas EOATs, e esse efeito não mais aconteça.

Lateralidade e sexo

A grande variabilidade na EOAT entre os sexos e orelhas é bem estabelecida. Berninger [32] estudou as EOAT de 21.560 recém-nascidos a termo, analisando os efeitos das diferenças de sexo e orelha. Diferenças significativas entre orelha direita e esquerda e diferenças entre os sexos foram observadas nesse estudo, refletindo diferenças fisiológicas normais ao nascimento, ao nível do órgão de Corti. Orelhas esquerdas revelaram níveis médios de EOAT mais baixos dos níveis obtidos na orelha direita (em cada sexo), em todas as frequências centrais, enquanto indivíduos do sexo masculino demonstraram significativamente níveis de EOAT menores do que os do sexo feminino (em todos os ouvidos), exceto na frequência central de 707 Hz.

Newmark et al.[33] estudaram as respostas de 160 recém-nascidos a termo e com boa saúde e observaram que as EOATs diferiram significativamente em função do sexo e da orelha ($p = 0.010$) e ($p = 0.009$), respectivamente. As respostas do ouvido direito foram maiores em amplitude em quase todas as frequências de teste. Isso foi mais pronunciado para os indivíduos do sexo masculino em que as diferenças foram da ordem de 1 a 2 dB. O nível de resposta geral das EOATs foi significativamente maior no ouvido direito para o sexo masculino e feminino ($p = 0.000$) e ($p = 0.003$), respectivamente, e em 2 kHz para o sexo masculino ($p = 0.006$). A incidência de maiores respostas globais na orelha direita também variou significativamente para ambos, no sexo masculino (74,6%, $p = 0.000$) e no feminino (65,6%, $p = 0.015$).

Estado de consciência do recém-nascido

É recomendado o sono leve ou profundo para a realização da coleta das respostas, pois a criança acordada e/ou se movimentando pode causar o deslocamento da sonda no conduto auditivo externo, prejudicando a captação das respostas.[23]

Posicionamento e tamanho da sonda

Escolher o tamanho adequado da sonda é fundamental para que ela se mantenha corretamente posicionada no conduto auditivo externo da criança e faça o vedamento efetivo do local. Por isso, ter variedade de tamanhos que possam atender lactentes, crianças, adultos e idosos é fundamental. O tamanho adequado também é importante para manter a estabilidade do microfone no conduto auditivo, fator indispensável para a aquisição das EOAs.[8] A Figura 5.7 mostra os diferentes tamanhos de sondas, que podem variar conforme o fabricante e a estabilidade da sonda durante todo o teste.

A profundidade e a qualidade do acoplamento com o canal auditivo externo afetam a estabilidade e a intensidade do estímulo, bem como a quantidade de ruído ambiente no canal auditivo durante a medição das EOAs. Como regra, um ajuste mais profundo, apertado e estável é desejável.[13]

Ruído ambiental

As EOAs compreendem níveis de som de fraca intensidade (geralmente inferiores a 15 dB) captados no conduto auditivo. Portanto, o ruído ambiental tem um grande impacto na detecção das EOAs, particularmente de frequência abaixo de 1.500 Hz. Recomenda-se a implementação de todas as medidas possíveis para reduzir ao máximo o ruído ambiental que atinge o canal auditivo externo no momento do teste.[13]

Experiência do examinador

As taxas de encaminhamento para reteste na triagem auditiva neonatal apresentam uma correlação inversa com a experiência da equipe responsável pela triagem. As taxas de falha na triagem auditiva neonatal diminuem quando a equipe de examinadores é treinada e experiente.[8,13]

Equipamentos

As falhas na aquisição das respostas podem ser influenciadas por diferentes componentes dos aparelhos, como o *design* da sonda (que varia conforme o fabricante), algoritmos e configurações escolhidas para a detecção das EOAs e para a redução de ruído.[8,13]

CASO CLÍNICO

Paciente do sexo feminino, 58 anos, com queixa de zumbido bilateral de início progressivo há 4 anos. Tipo chiado, agudo, intensidade moderada. Refere já ter bastante incômodo no dia a dia e ainda se queixa de privação do sono relacionada com o zumbido.

É solicitada audiometria (Figura 5.8), que mostrou limiares tonais normais, além de IRF e curva timpanométrica tipo A bilateral.

Foi, então, solicitado EOAPD. As emissões nesse paciente auxiliam na avaliação frequência-específica das células ciliadas externas e pode antecipar a presença de mau funcionamento dessas células. Mesmo antes da alteração audiométrica com perda auditiva sensorial nas frequências agudas, as emissões podem já estar alteradas e ser uma possibilidade de diagnóstico precoce.

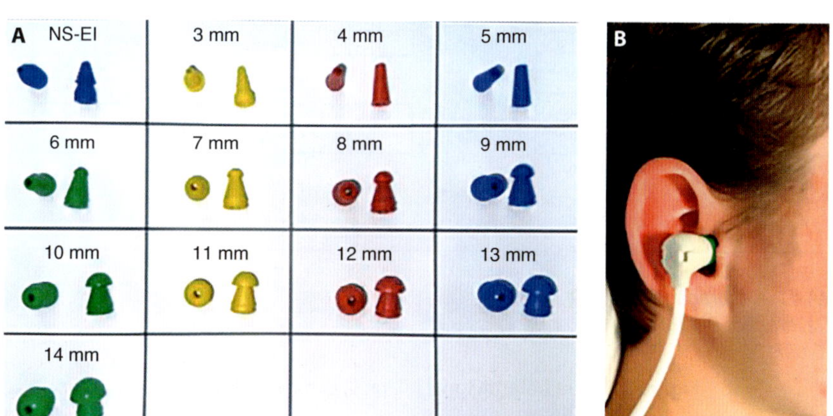

Figura 5.7 A. Conjunto de olivas para emissões otoacústicas de vários tamanhos. Neuro-Audio-Screen, aScreen. Neurosoft; **B.** Sonda posicionada, estável e vedando o conduto auditivo externo do paciente. (A, cortesia do fabricante.)

I M E D Centro de Diagnóstico

PS_AUDI

EXAME AUDIOLÓGICO

Nome:	Natural:	Médico:
Nasc:	Profissão:	Convênio:
Sexo:	Data exame: *12/02/2010*	Controle:

EXAME AUDIOLÓGICO

AUDIÔMETRO ... *MAICO MA 41*

AUDIOMETRIA

OD

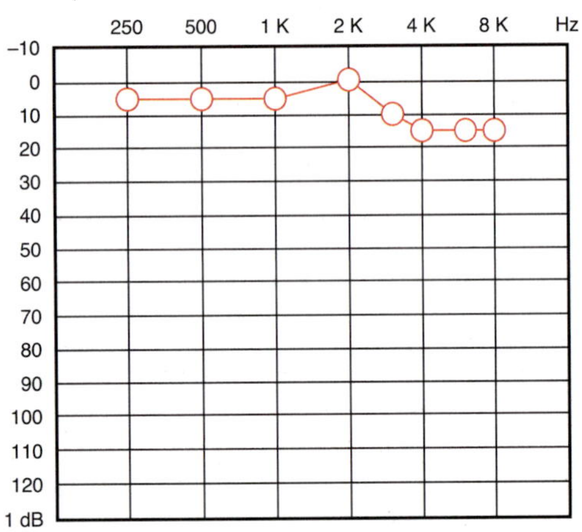

OE

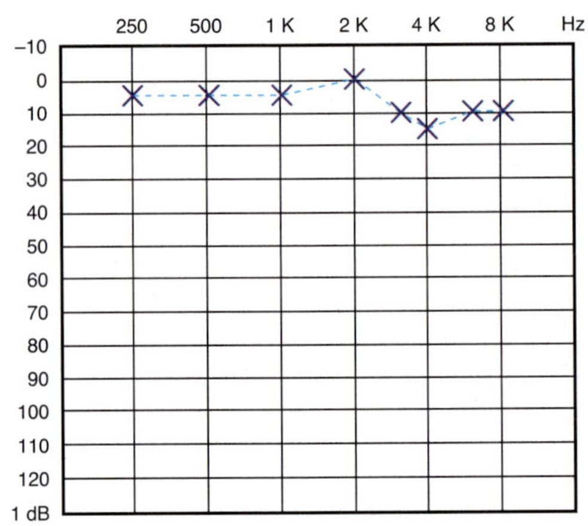

LEGENDA

OD	OE	AUS	
○	X	⋎	VA
<	>	⋎	VO

MASCARAMENTO ()

OD	OE	
		VA
		VO

WN, PN, NB

WEBER

500	1 K	2 K	4 K

LOGOAUDIOMETRIA

IRF

OD	OE	
40	*35*	dBNA
100	*100*	Mono %
		Di %
		Tri %

MASCARAMENTO

WN, PN, NB

SRT

OD	OE	
10	*05*	dBNA

SDT

		dBNA

MASCARAMENTO

WN, PN, NB

TESTES SUPRALIMINARES

TDT
(dBNS)

OD	OE	
		500
		1 K
		2 K
		4 K

SISI
(%)

OD	OE	
		500
		1 K
		2 K
		4 K

IMITÂNCIA ACÚSTICA

IMPEDANCIÔMETRO ... *INTERACOUSTICS AZ 7*

PS_AUDI

OD – TIMPANOMETRIA

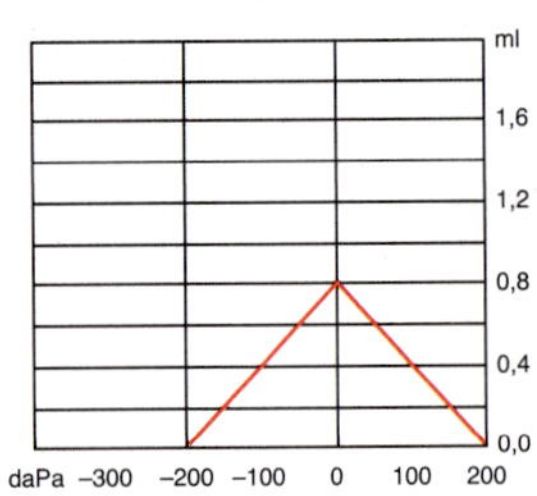

OE – TIMPANOMETRIA

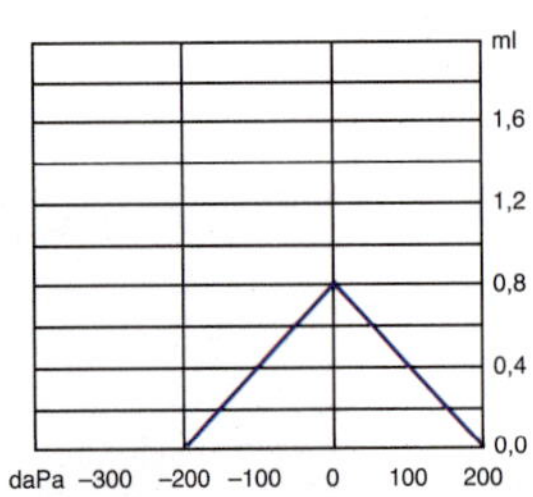

COMPLACÊNCIA ESTÁTICA

	OD	OE	
P. neutra			ml
200 daPa			ml
Complac.			ml
Pressão			daPa

	OD	OE	
TDT			500
(+/–)			1 K

REFLEXO ESTAPÉDICO

VIA AFERENTE DIREITA				VIA AFERENTE ESQUERDA		
LIMIAR dBNA	IPSI dBNPS	CONTRA dbNA	Hz	LIMIAR dBNA	IPSI dBNPS	CONTRA dbNA
05		95	500	05		95
05		95	1 K	05		95
00		95	2 K	00		95
15		95	4 K	15		95

COMENTÁRIOS

Audiômetro MAICO MA 41. Calibração: 06/08/10.
Imitanciômetro AZ7. Calibração: 06/08/10.
Aferição da Cabine: 10/09/10.

Figura 5.8 Audiometria tonal bilateral, com limiares normais.

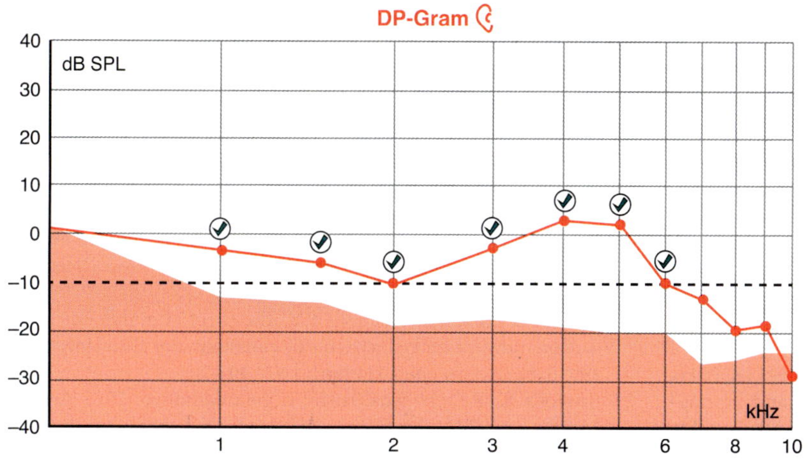

f2 (Hz)	Nível DP (dB SPL)	Ruído (dB SPL)	SNR	Reprodutibilidade (%)	Detectado
500	1,0	1,9	−1,0	44	
1.000	−3,3	−12,9	9,6	100	✓
1.500	−5,8	−13,8	8,1	100	✓
2.000	−9,9	−18,7	8,8	100	✓
3.000	−2,6	−17,3	14,7	100	✓
4.000	3,0	−19,1	22,2	100	✓
5.000	2,2	−20,2	22,4	100	✓
6.000	−9,7	−20,3	10,5	100	✓
7.000	−13,3	−26,4	13,1	100	
8.000	−19,7	−25,6	5,9	98	
9.000	−18,6	−23,9	5,2	94	
10.000	−29,5	−24,2	−5,3	20	

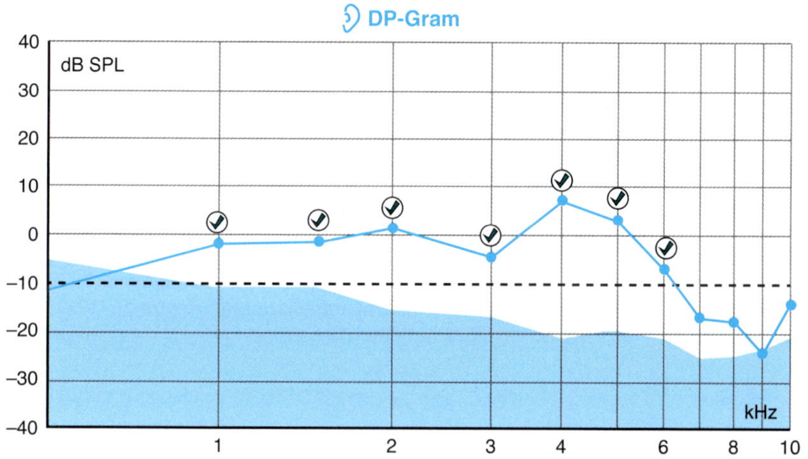

f2 (Hz)	Nível DP (dB SPL)	Ruído (dB SPL)	SNR	Reprodutibilidade (%)	Detectado
500	−12,3	−5,2	−7,1	33	
1.000	−2,1	−11,1	9,0	100	✓
1.500	−1,7	−10,7	8,9	100	✓
2.000	0,8	−15,4	16,2	100	✓
3.000	−4,5	−16,9	12,3	100	✓
4.000	7,2	−21,4	28,5	100	✓
5.000	3,5	−19,8	23,2	100	✓
6.000	−5,8	−20,8	15	100	✓
7.000	−17,3	−25,5	8,2	100	
8.000	−18,0	−25,0	6,9	99	
9.000	−24,2	−23,9	−0,3	47	
10.000	−14,8	−21,6	6,8	100	

Figura 5.9 Emissões otoacústicas produto de distorção (EOAPD) bilateral entre 500 e 10.000 Hz. Exame mostra presença de respostas entre 1.000 e 6.000 Hz bilateralmente. A ausência de respostas nas frequências agudas (7, 8, 9 e 10 KHz) indica a alteração coclear, na base da cóclea, que pode justificar o zumbido. A ausência de respostas em 500 Hz em ambas as orelhas trata-se mais de aspecto técnico, já que é uma frequência de ápice da cóclea e difícil de se obter respostas às EOAPD.

REFERÊNCIAS BIBLIOGRÁFICAS

1. Gold T, Pumphrey RJ, Gray J. Hearing. I. The cochlea as a frequency analyzer. Proceedings of the Royal Society of London. Series B, Biological Sciences. 1948 Dec. 14. p. 462-9
2. Gold T, Gray J. Hearing. II. The physical basis of the action of the cochlea. Proceedings of the Royal Society of London. Series B, Biological Sciences. 1948 Dec 14. p. 492-8.
3. Kemp DT. Stimulated acoustic emissions from within the human auditory system. J Acoust Soc Am [Internet]. 1978 Nov 1 [Acesso em: 2024 Jul];64(5):1386-91.
4. Davis H. An active process in cochlear mechanics. Hear Res [Internet]. 1983 Jan [Acesso em: 2024 Jul]; 9(1):79-90.
5. Munhoz MSL, Silva MLG, Ganança MM, Caovilla HH, Frazza MM. Otoemissões acústicas. In: Munhoz M, Silva M, Caovilla HH, Ganança M, editors. Audiologia clínica. São Paulo: Atheneu; 2001. p. 121-48.
6. Ministério da Saúde. Diretrizes de atenção da triagem auditiva neonatal. DF: Brasília. 2012. Disponível em: https://www.gov.br/saude/pt-br/assuntos/saude-de-a-a-z/s/saude-da-pessoa-com-deficiencia/publicacoes/diretrizes-de-atencao-da-triagem-auditiva-neonatal.pdf/view. Acesso em: 2024 Ju.
7. Lonsbury-Martin BL, Martin GK. The clinical utility of distortion-product otoacoustic emissions. Ear Hear [Internet]. 1990 Apr [Acesso em: 2024 Jun]; 11(2):144-54.
8. Sanfins MD, Colella-Santos MF, Ubiali T, Hein TAD. Emissões otoacústicas transientes e por produto de distorção. In: Menezes PL, editor. Manual de eletrofisiologia e eletroacústica: um guia para clínicos. Ribeirão Preto: Book Toy; 2021. p. 69-82.
9. Dhar S, Hall JW. Otoacoustic emissions: principles, procedures, and protocols. In: Dhar S, Hall JW, editors. Otoacoustic emissions: principles, procedures, and protocols. 2nd ed. San Diego: Plural Publishing; 2018.
10. Hall JW. Crosscheck Principle in pediatric audiology today: A 40-Year perspective. J Audiol Otol [Internet]. 2016 Sep 20 [Acesso em: 2024 Jun] ;20(2):59-67.
11. Wang WL, Bai YR, Zheng Q, Zheng S, Liu XY, Ni GJ. Otoacoustic emission and its application in anesthesia. Eur Rev Med Pharmacol Sci [Internet]. 2022 Aug [Acesso em: 2024 Jun];26(15):5426-35.
12. Roeser RJ, Hosford-Dunn H, Valente M. Otoacoustic Emissions. In: Roeser RJ, Valente M, Hosford-Dunn H, editors. Audiology diagnosis. 2nd ed. New York: Thieme; 2007. p. 478-96.
13. Hall JW, Swaneopoel DW. Otoaccoustic emissions. In: Hall JW, Swanepoel DW, editors. Objective assessment of hearing. 2nd ed. San Diego: Plural Pub; 2010. p. 37-57.
14. Lewis DR, Marone SAM, Mendes BCA, Cruz OLM, Nóbrega M de. Comitê multiprofissional em saúde auditiva: COMUSA. Braz J Otorhinolaryngol [Internet]. 2010 Feb [Acesso em: 2024 Jun]; 76(1):121-8.
15. Hecht JL. Hearing screening for newborns, children & adolescents: AAP policy explained. 2022. Disponível em: https://www.healthychildren.org/English/ages-stages/baby/Pages/Purpose-of-Newborn-Hearing-Screening.aspx. Acesso em: 2024 Jun.
16. American Academy of Audiology. Joint Committee on Infant Hearing. Year 2019 position statement: Principles and guidelines for early hearing detection and intervention programs. Disponível em: https://www.audiology.org/practice-guideline/year-2019-position-statement-principles-and-guidelines-for-early-hearing-detection-and-intervention-programs/. Acesso em: 2024 Jun.

17. Filgueira RA, Sarni ROS. Emissões otoacústicas evocadas transientes em neonatos com e sem indicadores de risco para deficiência auditiva durante o processo de sucção. Braz J Dev [Internet].2021 [Acesso em: 2024 Jun]; 7(3):31289-305.
18. Bassetto MCA, Chiari BM, Azevedo MF. Emissões otoacústicas evocadas transientes (EOAET): amplitude da resposta em recém-nascidos a termo e pré-termo. Rev Bras Otorrinolaringol [Internet]. 2003 Jan [Acesso em: 2024 Jun]; 69(1):84-92.
19. Durant A, Dhar S. Mecanismos fisiológicos subjacentes à geração de emissões otoacústicas. In: Boechat EM, editor. Tratado de audiologia. 2. ed. Rio de Janeiro: Ed. Santos; 2015. p. 95-9.
20. Hall JW. New handbook of auditory evoked responses. Hall JW, editor. Boston: Pearson; 2007.
21. Gorga MP, Neely ST, Bergman B, Beauchaine KL, Kaminski JR, Peters J et al. Otoacoustic emissions from normal-hearing and hearing-impaired subjects: Distortion product responses. J Acoust Soc Am [Internet]. 1993 Apr 1 [Acesso em: 2024 Jun]; 93(4):2050-60.
22. Gorga MP, Stover L, Neely ST, Montoya D. The use of cumulative distributions to determine critical values and levels of confidence for clinical distortion product otoacoustic emission measurements. J Acoust Soc Am [Internet]. 1996 Aug 1 [Acesso em: 2024 Jun];100(2):968-77.
23. Jardim IS. Emissões otoacústicas evocadas por estímulo transientes e potencial evocado auditivo de tronco encefálico automático na triagem auditiva neonatal [Tese de Mestrado] [São Paulo]: Universidade de São Paulo; 2006.
24. Boone RT, Bower CM, Martin PF. Failed newborn hearing screens as presentation for otitis media with effusion in the newborn population. Int J Pediatr Otorhinolaryngol [Internet]. 2005 Mar [Acesso em: 2024 Jun]; 69(3):393-7.
25. Sininger YS, Condon CG, Hoffman HJ, Elliott AJ, Odendaal HJ, Burd L et al. Transient otoacoustic emissions and auditory brainstem responses in low-risk Cohort of Newborn and One-Month-Old Infants: Assessment of Infant Auditory system physiology in the prenatal alcohol in SIDS and stillbirth network safe passage study. J Am Acad Audiol [Internet]. 2018 [Acesso em: 2024 Jun]; 29:748-63.
26. Al-Salim S, Tempero RM, Johnson H, Merchant GR. Audiologic profiles of children with otitis media with effusion. Ear Hear [Internet]. 2021 Sep [Acesso em: 2024 Jun]; 42(5):1195-207.
27. Prieve BA, Hancur-Bucci CA, Preston JL. Changes in transient-evoked otoacoustic emissions in the first month of life. Ear Hear [Internet]. 2009 Jun [Acesso em: 2024 Jul];30(3):330-9.
28. Trine MB, Hirsch JE, Margolis RH. The effect of middle ear pressure on transient evoked otoacoustic emissions. Ear Hear [Internet]. 1993 Dec [Acesso em: 2024 Jun]; 14(6):401-7.
29. Brunotts K. Relação sinal/ruído: o guia definitivo. 2023 Apr 10 [Acesso em: 2024 Jun]. In: e-Mastered. Disponível em: https://emastered.com/pt/blog/signal-to-noise-ratio.
30. Headley GM, Campbell DE, Gravel JS. Effect of neonatal test environment on recording transient-evoked otoacoustic emissions. Pediatrics [Internet]. 2000 Jun 1 [Acesso em: 2024 Jun]; 105(6):1279-85.
31. Sininger YS, Cone-Wesson B, Folsom RC, Gorga MP, Vohr BR, Widen JE et al. Identification of neonatal hearing impairment: auditory brain stem responses in the perinatal period. Ear Hear [Internet]. 2000 Oct [Acesso em: 2024 Jun]; 21(5):383-99.
32. Berninger E. Characteristics of normal newborn transient-evoked otoacoustic emissions: Ear asymmetries and sex effects. Int J Audiol [Internet]. 2007 Jan 7 [Acesso em: 2024 Jun]; 46(11):661-9.
33. Newmark M, Merlob P, Bresloff I, Olsha M, Attias J. Click evoked otoacoustic emissions: Inter-aural and gender differences in newborns. J Basic Clin Physiol Pharmacol [Internet]. 1997 Aug [Acesso em: 2024 Jun]; 8(3):133-40.

CAPÍTULO 6

Exames de Imagem em Otologia

Giulliano Enrico Ruschi e Luchi • Tobias Torres

INTRODUÇÃO

A otologia exige conhecimento amplo da anatomia do osso temporal. O entendimento da sua arquitetura e das estruturas ósseas, vasculares, neurais e membranosas presentes nessa região é de fundamental importância na interpretação dos estudos radiológicos para elaboração do raciocínio diagnóstico. A tomografia computadorizada e a ressonância magnética aparecem como os principais exames de imagem para essa avaliação. De acordo com o segmento do osso temporal de interesse, isolados ou atuando de forma complementar, diante do avanço tecnológico e da qualidade de definição das imagens, eles permitem análise pormenorizada do complexo arranjo que compõe essa região do crânio.

Documentos comprovam que, desde a Antiguidade, o ser humano se interessava pela descrição das estruturas envolvidas na audição humana. Empédocles, filósofo grego que descreveu os quatro elementos básicos (água, ar, terra e fogo), foi o primeiro a descrever a cóclea. Outros gregos como o médico Alcmaeon e o filósofo Aristóteles elaboraram teorias sobre a fisiologia da audição, relacionando a movimentação de ar dentro do ouvido e alguma interação desse fenômeno com o cérebro. Galeno, médico romano, documentou algumas dissecções de ouvido de cachorros e macacos, agregando mais conhecimentos anatômicos dessa região. No período renascentista, Leonardo da Vinci, Michelangelo, Eustáquio, Falópio e outros realizaram descrições que contribuíram para a evolução do conhecimento anatômico do ouvido humano.

No século XVI, Berengario de Capri e Ingrassia de Nápoles descreveram os ossículos da orelha média; Eustáquio descreveu o nervo corda do tímpano e a tuba auditiva; Versálio descreveu as janelas oval e redonda; Falópio explorou e descreveu o canal do nervo facial e a membrana timpânica. No século XVII, o médico francês Du Verney publicou desenhos muito precisos da anatomia das orelhas e descreveu a teoria de que o som é transmitido à orelha interna através da cadeia ossicular, pela janela oval. Já no século XVIII, os italianos Cotugno e Scarpa descreveram a perilinfa e a endolinfa, respectivamente. Cotugno também identificou várias terminações do nervo auditivo no labirinto. No século XIX, o italiano Corti descreveu em detalhes a região da cóclea responsável pela audição. Também nesse século, o francês Menière publicou estudos sobre a surdez e descreveu métodos de avaliação da orelha humana, e o húngaro Politzer, que lecionava em Viena, e o inglês Toynbee realizaram vários estudos sobre a orelha média.

Em 1895, o físico alemão Wilhelm Roentgen demonstrou a utilização do raio X para obtenção da imagem do corpo humano. Inaugurou-se, assim, a era da medicina em que se tornou possível examinar o interior do corpo humano sem a necessidade de abrir o paciente.

Durante muitos anos, a radiografia foi utilizada na avaliação da anatomia do osso temporal humano, demonstrando o contorno e a aeração da cavidade da mastoide, anatomia das orelhas média e interna e dos condutos auditivos externo e interno. Porém, a sobreposição da imagem das várias estruturas anatômicas delicadas dessa região limitava muito a análise das regiões do osso temporal, que não eram muito precisas.

A tomografia computadorizada (TC) foi descrita inicialmente em 1972 por Godfrey Hounsfield, para o estudo específico do encéfalo, em um método de obtenção de imagem por meio da interpretação das medidas de transmissão de fótons de raio X, em múltiplos ângulos a partir da região do crânio do paciente. Com os valores obtidos, um sistema computadorizado calculava os coeficientes de absorção dos diferentes tecidos e os apresentava em uma imagem de uma fatia axial do cérebro, com tonalidades variando do branco ao preto e intermediárias de cinza. Essas imagens podiam ser fotografadas para documentação e análise posterior. O primeiro exame de TC do Brasil foi realizado em São Paulo, em 1977.

A descoberta da ressonância magnética (RM) é atribuída a Felix Bloch e Edward Purcell, que, em estudos independentes, descreveram esse fenômeno em 1946. A primeira aquisição de imagem do corpo humano por RM data de 1977, a partir dos trabalhos de Raymond Damadian, Larry Minkoff e Michael Goldsmith. O primeiro exame de RM da América Latina foi realizado em São Paulo, em 1986.

As imagens obtidas por RM permitem uma avaliação muito precisa das estruturas neurais e vasculares e das cavidades preenchidas por ar e líquido do osso temporal humano, permitindo, por meio de sofisticados programas computadorizados, a análise em cortes extremamente finos ou tridimensionais, e até a individualização de órgãos ou regiões anatômicas. Permite também obter medidas precisas de qualquer região ou estrutura, determinadas pelo examinador. Outra grande vantagem nos dias atuais é que as imagens obtidas podem ser enviadas, com alta resolução, a qualquer ponto do planeta, para análise de qualquer um dos parâmetros possíveis.

Em 1926, o inventor da televisão, John Baird, patenteou a técnica de transmissão de imagem através de fios de vidro flexíveis. Essa mesma tecnologia permitiu levar luz, através de cabos compridos, de maneira que o calor da fonte de luminosidade ficasse longe do local iluminado. Em 1948, Harold Hopkins desenvolveu lentes em prismas montados em tubos rígidos, que permitiam enxergar dentro de cavidades.

Na metade do século XX, Walter Messerklinger e Heinz Stammberger, na Áustria, desenvolveram a utilização desses instrumentos na rinologia, para examinar e operar as cavidades nasais e paranasais. Com os endoscópios nasais muito difundidos na otorrinolaringologia pelo mundo, em 1999 o sírio Muaaz Tarabichi publicou uma série de estudos com 165 pacientes submetidos a cirurgia de orelha média, utilizando o videoendoscópio. Iniciou-se, assim, pelo mundo, a difusão da abordagem cirúrgica da orelha utilizando os endoscópios, que para a otologia são mais curtos e mais finos que os utilizados na rinologia. A partir daí, começou a prática de substituir o otoscópio pelo endoscópio também na otoscopia, originando um exame denominado vídeo-otoscopia.

No Brasil, o primeiro a se dedicar à cirurgia endoscópica da orelha média foi o cearense João Flávio Nogueira.

MÉTODOS DE AQUISIÇÃO DE IMAGEM

Raio X

O raio X utiliza a emissão de um feixe de energia eletromagnética, que atravessa o corpo e é parcialmente absorvida pelos diferentes tecidos em quantidades diferentes. Dessa maneira, os raios que atingem o filme, do outro lado da região radiografada, demonstram o formato das estruturas com precisão, com diferentes tonalidades para ossos, tecidos moles e órgãos.

A imagem revelada mostra com precisão o contorno das estruturas, todas sobrepostas em um único plano, com intensidades de sinal diferentes, de acordo com a capacidade de absorção do raio de cada tecido, conforme sua radiopacidade, que seria a capacidade de absorção da radiação, que aparece em tom branco na imagem, como nos ossos, ou radiolucência, que seria a permeabilidade à radiação, e aparece em tom preto na imagem, como por exemplo os líquidos e ar.

Tomografia computadorizada

A aquisição de imagem na tomografia é realizada a partir da emissão de raio X e recepção desses do outro lado do corpo do paciente. Os emissores de radiação e seus detectores ficam em campos opostos, com o corpo do paciente entre eles. A emissão e detecção ocorre enquanto o aparelho gira em torno do paciente, de maneira que os sinais são emitidos e captados em vários planos e direções diferentes.

Após a recepção do sinal pelos detectores, ele é enviado para um sistema computadorizado que o transforma na imagem, com as mesmas características da imagem resultante do raio X, ou seja, com densidades radiológicas diversas, variando do preto ao branco, com vários tons de cinza intermediários. A grande diferença é que na TC não há a grande sobreposição de imagens do raio X, pois as imagens são reveladas em cortes finos no plano transversal do corpo do paciente. O sistema permite, ainda, a reconstrução e corte da imagem no plano axial, sagital ou oblíquos, a critério do avaliador.

Ressonância magnética

A aquisição de imagem por RM é obtida através de pulsos de radiofrequência aplicados ao corpo do paciente quando exposto a uma variação de campo magnético.

Nos equipamentos de RM há um ímã extremamente potente. Para ser ter uma ideia, o campo magnético da Terra é de 0,5 gauss (G) e a maioria dos equipamentos utilizados hoje em dia tem um magneto de 3 tesla, que equivale a 30.000 G.

Além do magneto principal, extremamente potente, há no equipamento três magnetos gradientes, muito menos potentes, com intensidade de 180 a 270 G que, ao ser ligados e desligados rapidamente e de maneira organizada, alteram o campo magnético principal em pontos localizados, como se criassem "fatias", que podem ter espessuras menores que 1 mm.

Para compreender a aquisição de imagem por RM, é preciso entender que o corpo humano é formado por bilhões de átomos, que têm um núcleo que gira sobre um eixo. Existem muitos tipos de átomos no corpo, que giram em várias direções. Para o exame de RM, o importante são os átomos de hidrogênio, pois seu núcleo tem somente um próton, com um alto momento magnético, ou seja, grande capacidade de se alinhar à direção de um campo magnético quando exposto a ele.

O paciente colocado dentro do equipamento de RM fica exposto ao forte campo magnético presente no centro do tubo. Dessa maneira, os átomos de hidrogênio ficam alinhados em uma das duas direções do eixo craniocaudal. A maioria dos prótons irá se anular, pois para cada próton alinhado na direção cranial, haverá um outro alinhado na direção caudal. Porém, sempre haverá alguns poucos que não serão anulados. É exatamente nesses poucos prótons que o equipamento se baseará para gerar a imagem do tecido.

Além do campo magnético, outro componente utilizado na RM são os pulsos de radiofrequência. Eles são aplicados através de bobinas, específicas para cada parte do corpo a ser examinada, e adaptam-se ao contorno da região a ser examinada, de maneira que fiquem muito próximas a ela no momento do exame.

Os pulsos de radiofrequência, aplicados somente na área a ser examinada, são direcionados somente ao hidrogênio. Dessa maneira, os prótons não anulados dessa área absorvem energia suficiente para fazê-los girar em uma frequência e direção diferentes. A energia necessária de radiofrequência a ser aplicada varia de acordo com o tecido examinado e da intensidade do campo magnético principal.

No momento em que o pulso de radiofrequência é desligado, os prótons de hidrogênio não anulados começam a retornar aos seus alinhamentos naturais dentro do campo magnético, liberando o excesso de energia armazenada. Essa liberação de energia emite um sinal, denominado sinal de eco, captado pela bobina, que o envia a um computador. Os dados captados pela bobina são transformados em imagem, que será visualizada como resultado do exame.

O contraste mais utilizado na RM é o gadolínio, que, injetado na corrente sanguínea, promove uma alteração no campo magnético no local do tecido a ser examinado. Dessa maneira, tecido saudável e doente reagirão de maneira diferente a essa discreta alteração de campo e emitirão sinais diferentes no exame, que serão reproduzidos, também de maneira diferente, na imagem.

O aparelho de RM pode gerar reconstrução de imagens multiplanares ou tridimensionais em qualquer plano de corte, com variações programáveis de intensidade de sinal e riqueza de detalhes teciduais, permitindo uma análise minuciosa da região de interesse. Na otologia, é muito útil na análise da condição anatômica do ducto coclear, canais semicirculares, conduto auditivo interno, aqueduto vestibular, ângulo ponto-cerebelar, vasos sanguíneos e estruturas neurais.

As diferentes combinações de pulso e gradientes de radiofrequência resultam em diferentes aparências dos tecidos na imagem obtida. Essas variações podem ser alteradas, com objetivos específicos, de acordo com a região e a natureza do tecido de interesse na imagem a ser obtida.

Como conceitos básicos nessas configurações, há o Tempo de Repetição (TR), que é o tempo entre as sequências de pulsos sucessivas aplicadas à região estudada, e o Tempo de Eco (TE), que é o tempo entre a aplicação da onda de rádio no tecido e a recepção do sinal de eco.

Existem várias sequências de aquisição de imagem na RM, com variações técnicas e nomes específicos, que podem ser diferentes para cada fabricante do equipamento. As sequências geram imagens ponderadas em T1 e T2 e alguns exemplos utilizados na otologia são as sequências de pulso SpinEco (SE), que gera imagens ponderadas tanto em T1 como em T2; a de pulso de inversão-recuperação (IR), para suprimir o sinal de um tecido específico, como gordura ou líquido cefalorraquidiano; a de pulso Gradiente Eco (GRE), para criar contraste de fase e magnitude, permitindo visualização de vasos sanguíneos e substâncias magnéticas, e a de Recuperação de Inversão Atenuada por Fluidos (FLAIR), com grande capacidade de suprimir seletivamente o sinal de qualquer substância, como, por exemplo, o líquido cefalorraquidiano.

As imagens em T1 são captadas utilizando TR e TE curtos e, portanto, quanto mais rápido o tecido se tornar magnetizado, mais intenso será o sinal na imagem. A imagem ponderada em T1 possui aspecto mais anatômico. Preserva a substância branca isointensa com tonalidade mais clara e o córtex cerebral mais escuro, o tecido gorduroso. Substâncias paramagnéticas (gadolínio) têm sinal elevado, e tecidos ricos em água, como o liquor, têm sinal reduzido.

As imagens ponderadas em T2 são captadas utilizando TR e TE mais longos e, portanto, quanto mais rápido o tecido perder sua magnetização, mais intenso será o sinal na imagem. Na ponderação T2, em comparação ao T1, há uma inversão na intensidade de sinal do cérebro e dos líquidos. A substância branca assume tonalidade mais escura e a substância cinzenta, mais clara. Os líquidos, dentre eles o liquor, a endolinfa e a perilinfa, passam a apresentar hipersinal e brilho. Essas características, associadas a novas sequências volumétricas com forte ponderação em T2, que permitem menor espessura dos cortes e maior detalhamento de imagem, refinam sobremaneira a avaliação radiológica das estruturas relacionadas com o osso temporal.

A sequência com restrição à difusão de líquidos é muito utilizada atualmente para a avaliação da presença de tecido colesteatomatoso no osso temporal, principalmente no seguimento de cirurgias de cavidade fechada. Nessa sequência, a imagem é obtida a partir da diferença de difusão passiva de moléculas de água pelos tecidos, de maneira que, nos tecidos onde a difusão dessas moléculas é mais restringido pela presença numerosa de membranas celulares íntegras, como o tecido tumoral, o sinal fica mais evidente na imagem.

Vídeo-otoscopia

Para realizar a vídeo-otoscopia, utiliza-se um endoscópio rígido curto, com comprimentos que variam entre 5 e 14 cm e diâmetro de 2,7 ou 3mm, ângulo de visão de 0 ou 30º.

O endoscópio é acoplado a uma câmera e a uma fonte de luz, e a imagem é transmitida para um monitor por meio de fios ou através de mecanismos de transmissão sem fio.

A imagem vista no monitor é de alta definição, colorida e ampliada. O que se visualiza é um filme; portanto, a imagem é dinâmica em tempo real, com a possibilidade de movimentar o endoscópio em várias direções para avaliar em detalhes regiões distintas da orelha do paciente. Os equipamentos permitem, inclusive, a gravação do vídeo para documentação ou análise posterior, e seu envio a qualquer lugar do mundo por meio da rede mundial de computadores.

Esse exame também facilita, em muito, a atividade de docência, pois um professor pode ver a mesma imagem que os alunos, em tempo real ou por vídeo gravado, explicando e demonstrando as regiões da orelha e as alterações vistas do exame.

INDICAÇÕES

Raio X

Esse método pode ser utilizado para a avaliação da condição de ventilação da cavidade da mastoide, conformação do conduto auditivo interno e fraturas nas estruturas ósseas das orelhas média e interna.

Trata-se de um exame mais simples e mais barato que a TC, mas com muita limitação de avaliação, devido, principalmente, à sobreposição de várias imagens no mesmo plano.

Na otologia, atualmente, é um método pouco utilizado na prática diária de diagnóstico. Utiliza-se com maior frequência para o controle intraoperatório da posição adequada dos eletrodos do implante coclear, na rampa timpânica do ducto coclear, após a inserção desses pela janela redonda.

Tomografia computadorizada

A TC fornece uma imagem bastante detalhada dos contornos ósseos e das cavidades ventiladas do corpo humano e, portanto, é o exame de primeira escolha para avaliação do osso temporal e seus espaços pneumatizados. Possibilita obter medidas exatas das estruturas e avaliar com detalhes a relação entre elas. Por utilizar radiação, a tomografia deve ser evitada em mulheres grávidas.

Os tomógrafos atuais proporcionam exames rápidos, de alta qualidade, com espessuras submilimétricas e reconstruções multiplanares de alta resolução. Para visualização e análise detalhadas, são indicadas imagens com espessuras de aproximadamente 0,5 mm nos planos axial e coronal. O uso de contraste radiopaco endovenoso fica restrito a situações excepcionais, relacionadas com quadros de complicações infecciosas, tumores ou anomalias vasculares.

O osso temporal é subdividido anatomicamente em porção escamosa, mastóidea, timpânica, petrosa e estilóidea. O estudo radiológico dessas regiões, em virtude das inúmeras e pequenas estruturas, exige sistematização e padronização. Sugere-se a divisão em cinco segmentos na direção lateromedial: conduto auditivo externo, orelha média e mastoide, orelha interna, conduto auditivo interno e trajeto do nervo facial (Figura 6.1).

O conduto auditivo externo, compreendido entre o pavilhão auricular e a membrana timpânica, formado por estrutura fibrocartilaginosa e óssea, deve ser avaliado em relação à sua patência e à integridade óssea de suas paredes.

A orelha média pode ser segmentada em mesotímpano, epitímpano, hipotímpano, protímpano e retrotímpano. Pode-se observar a condição de aeração desses compartimentos e a integridade das estruturas que os compõem. O mesotímpano é a região limitada medialmente pelo promontório e superiormente por uma linha imaginária, entre o scutum e a porção timpânica do nervo facial, que o separa do epitímpano. Inferior, anterior e posteriormente, o sulco timpânico delimita, respectivamente, o hipotímpano, o protímpano e o retrotímpano. O mesotímpano contém quase a totalidade da cadeia ossicular, exceto pela cabeça do martelo e corpo da bigorna. Nessa região, é possível avaliar detalhadamente a membrana timpânica, cabo do martelo, ramo longo da bigorna, estribo, articulação incudoestapediana, nicho da janela oval, promontório coclear e nicho da janela redonda. No epitímpano, detalha-se o tegmen timpânico, o espaço de Prussak, o esporão de Chaussé, a articulação incudomaleolar, o processo cocleariforme, o tendão e o músculo do tensor do tímpano e a porção timpânica do canal do nervo facial. No hipotímpano, é possível a identificação da posição da veia jugular. No protímpano, identifica-se a tuba auditiva e a artéria carótida intrapetrosa. No retrotímpano, o recesso do nervo facial e, mais lateralmente, a eminência piramidal e, medialmente, o seio timpânico. A avaliação da mastoide se inicia pela observação do grau de pneumatização, e pode ser classificada como esclerótica, quando sem pneumatização; diploica, quando parcialmente pneumatizada, com 10 ou menos células de tamanho entre 2 e 5 mm, além de uma área pneumatizada central periantral; e

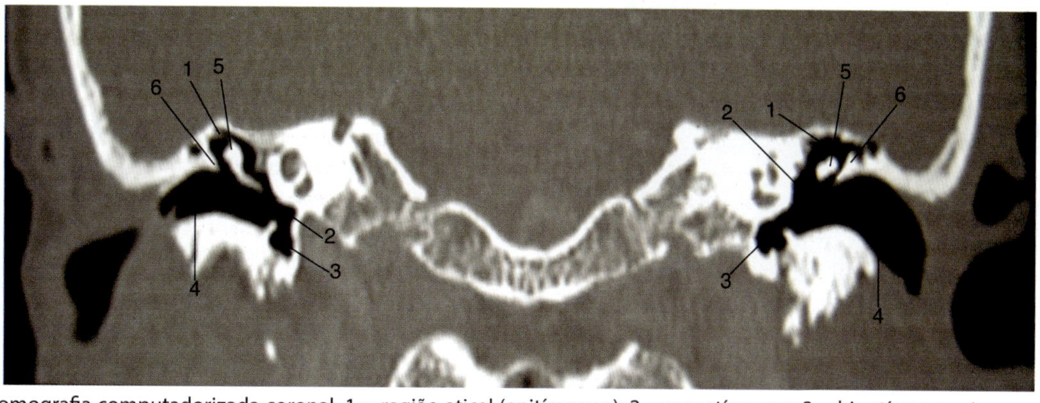

Figura 6.1 Tomografia computadorizada coronal. 1 = região atical (epitímpano); 2 = mesotímpano; 3 = hipotímpano; 4 = conduto auditivo externo; 5 = cadeia ossicular; 6 = esporão de Chaussè.

pneumatizada, quando há mais de 10 células com 2 a 5 mm, além de uma área pneumatizada central periantral. Além disso, pode-se averiguar a integridade e posicionamento dos seus limites anatômicos: córtex da mastoide, tégmen mastóideo, cortical da fossa posterior, seio sigmoide e canais semicirculares. Essas características são critérios relevantes utilizados na decisão do tipo de técnica cirúrgica nas timpanomastoidectomias, por exemplo (Figura 6.2).

A orelha interna é formada pelo labirinto membranoso e o labirinto ósseo (cápsula ótica). Contém a cóclea, o vestíbulo e os canais semicirculares. A cóclea, localizada anteroinferiormente, possui três espiras (basal, média e apical) formando duas voltas e meia, os septos interescalares e o modíolo, no eixo central. O aqueduto coclear é um canal ósseo e estreito que se estende da espiral basal da cóclea, paralela e inferiormente ao conduto auditivo interno, até o forame jugular. Contém o ducto perilinfático e conecta a escala timpânica ao espaço subaracnóideo da fossa posterior. O vestíbulo é uma câmara ovoide no centro do labirinto ósseo, posterossuperior à cóclea, anterior aos canais semicirculares e medial à janela oval. Contém o sáculo, o utrículo e a extremidade basal do ducto coclear. O aqueduto vestibular surge do vestíbulo e faz um trajeto no sentido posterolateral, em direção à fossa craniana posterior. Apresenta largura de aproximadamente 1,5 mm e acomoda o ducto endolinfático, canal do labirinto membranoso que deriva do sáculo e do utrículo e termina em uma dilatação denominada saco endolinfático. Os canais semicirculares formam o labirinto posterior, têm formato de dois terços de círculo, emergem do vestíbulo e estão posicionados em planos espaciais perpendiculares entre si. O canal semicircular lateral está orientado no plano horizontal com inclinação anterodorsal de 30° para cima. Os canais semicirculares anterior e posterior são verticais, em plano sagital oblíquo. O canal semicircular posterior encontra-se em um plano paralelo ao eixo do osso petroso, e o canal semicircular anterior em um plano transversal perpendicular. Todos os canais iniciam e terminam no vestíbulo; no entanto, as extremidades mediais (não ampulares) dos canais posterior e superior unem-se formando uma cruz comum antes de adentrar o vestíbulo. O conduto auditivo interno atravessa a porção petrosa do osso temporal no sentido anterolateral, conectando a fossa posterior (ângulo ponto-cerebelar) ao ouvido interno. Esse conduto tem seu óstio denominado poro acústico e sua extremidade, lateral de fundo. O fundo é fechado por uma lâmina óssea vertical que o separa do vestíbulo e é dividido por uma lâmina óssea horizontal (a crista falciforme) em um compartimento superior e inferior. O compartimento superior, por sua vez, é subdividido em compartimento anterior e posterior por uma lâmina óssea vertical denominada barra de Bill. As estruturas nervosas e vasculares que percorrem o conduto auditivo interno podem ser visualizadas na RM.

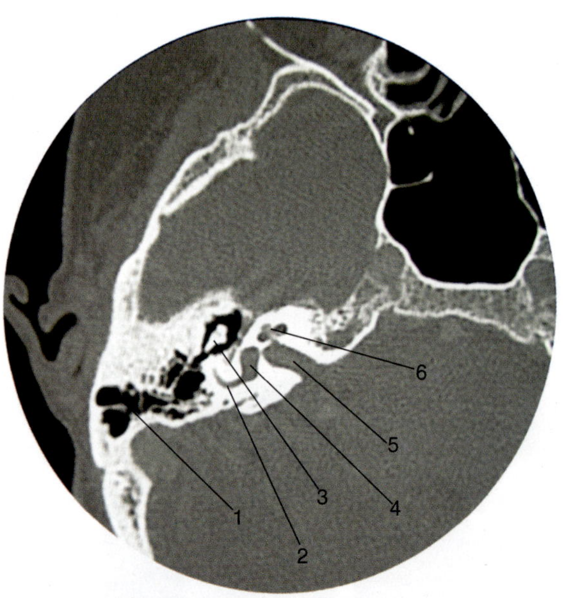

Figura 6.2 Tomografia computadorizada axial, orelha direita. 1 = células da mastoide; 2 = canal semicircular lateral; 3 = articulação incudomaleolar; 4 = vestíbulo; 5 = conduto auditivo interno; 6 = espiral basal da cóclea.

O ápice petroso é o vértice da pirâmide petrosa do osso temporal e tem como limite lateral o ouvido interno. A sua pneumatização é bastante variável e, muitas vezes, pode estar ocupado por medula óssea trabecular. Na sua superfície anterior está o canal carotídeo, por onde trafega a porção petrosa da artéria carótida interna. Esse canal se inicia no forame carotídeo, anterior à fossa jugular, faz pequena ascensão verticalmente e, em seguida, próximo ao processo cocleariforme e à cóclea, faz uma curva de 90° e assume posição horizontal com direção anteromedial por aproximadamente 20 mm. E assim, alcança o ápice petroso, sai do canal carotídeo, margeando a superfície superior do forame lácerum.

O forame jugular, localizado posteriormente ao canal carotídeo, é formado pela porção petrosa do osso temporal e pelo osso occipital. É dividido em dois compartimentos por um septo ósseo, a espinha jugular, e/ou um septo fibroso, o ligamento petro-occipital. A parte posterior, denominada compartimento vascular, contém o bulbo da jugular. A parte anterior, de compartimento nervoso, contém o nervo glossofaríngeo (NCIX), o nervo vago (NCX), o nervo acessório (NCXI) e o seio petroso inferior. O trajeto do nervo facial dentro do osso temporal é complexo. Na tomografia, é possível identificar o canal de Falópio, que o contém, em sua porção labiríntica, timpânica e mastóidea. No corte axial, observa-se a trajetória da porção labiríntica em sentido lateral, superior e posterior à cóclea, fazendo uma curvatura anterior até o gânglio geniculado. Esse segmento é o mais curto, estreito e mais suscetível a comprometimento vascular. A partir desse ponto, muda de direção, curva-se posteriormente em um ângulo de 60° e forma o primeiro joelho do nervo facial. Segue na porção timpânica, em um curso posterior e horizontal pela orelha média, posicionando-se inferiormente ao canal semicircular lateral, até eminência piramidal. Faz uma nova curva, o segundo joelho do nervo facial, e assume rota vertical para baixo na porção mastóidea. O último segmento, denominado temporal, é melhor visualizado nos cortes coronais da tomografia, tem entre 8 e 14 mm de comprimento e termina na emergência do nervo facial pelo forame estilomastóideo.

Tomografia computadorizada em crianças

Os equipamentos de TC modernos são capazes de gerar imagens em cortes extremamente finos, com uma riqueza de detalhes impressionante. Ocorre que toda essa riqueza de detalhes, que muito auxilia nos diagnósticos, é obtida a partir da exposição do paciente a altas doses de radiação.

Várias publicações na literatura médica evidenciam o malefício que pode ser causado pela exposição a altas doses de radiação ionizante, e pode ocorrer um aumento no risco de carcinogênese induzido pela radiação. Especialmente o cérebro e a medula óssea são muito radiossensíveis. Na criança, o problema é ainda maior, pois a cobertura óssea do crânio é mais delgada, e a exposição representa um risco maior.

Existem várias iniciativas para definir parâmetros de aquisição e processamento das imagens de TC específicos para a população pediátrica; porém, as informações ainda estão pouco difundidas e a constante e rápida atualização dos equipamentos de TC dificulta um pouco a parametrização e atualização desses parâmetros.

Há um consenso formal na literatura de que os exames com exposição a altas cargas de radiação ionizante devem ser evitados a todo custo na população pediátrica, em função dos riscos descritos. Portanto, deve-se ter muita cautela e avaliação rigorosa do caso clínico para se indicar a realização de TC em uma criança.

Quando necessário, há uma recomendação de que o exame seja feito em um tomógrafo helicoidal, com maior número de detectores por corte, ou seja, maior número de canais, pois, dessa maneira, o tempo de varredura se torna mais curto.

Ressonância magnética

A RM permite uma avaliação detalhada dos tecidos neurais, musculares e cavidades preenchidas por líquidos. Na otologia, é muito utilizada para avaliar principalmente as estruturas neurais e os líquidos da orelha interna, além das estruturas neurais do ângulo ponto-cerebelar e da toda a via auditiva. Permite, inclusive, avaliar áreas de suspeitas tumorais, com grande riqueza de detalhes, e obter medidas variadas com grande exatidão.

O uso de contraste paramagnético endovenoso permite, ainda, avaliar a condição de vascularização de regiões suspeitas.

A sequência de RM com restrição à difusão de líquidos baseia-se no padrão de movimento dos prótons das moléculas de água. As regiões que apresentam água com livre mobilidade têm baixo sinal e os tecidos hipercelulares, com restrição à difusão da água, como, por exemplo, o colesteatoma, aparecem hiperintensos nas imagens. Essa sequência é muito utilizada na avaliação da presença desse tecido na orelha média ou da recidiva de doença, no seguimento de pacientes submetidos a cirurgia de cavidade fechada.

A RM não utiliza radiação, mas há uma recomendação a não ser feita no primeiro trimestre de gestação, sem evidência de contraindicação de sua realização no segundo e terceiro trimestres da gravidez.

A anatomia do conduto auditivo interno (CAI) é melhor avaliada em T2, nos cortes axiais e nas reformatações sagitais. O liquor brilha e as estruturas nele imersas apresentam sinal baixo, e ganham grande visibilidade. Permite a identificação dos nervos facial e vestibulococlear em seus trajetos dentro do conduto. O nervo vestibulococlear, nas proximidades do poro acústico, apresenta-se como um nervo único e, nas porções mais laterais do CAI, encontra-se subdividido em nervo coclear, vestibular superior e vestibular inferior. O nervo facial ocupa a posição anterossuperior, o nervo coclear inferior assume posição anteroinferior e os nervos vestibulares posteriormente. Essa distribuição permite que, nas reformatações sagitais, cada um dos nervos seja identificado e avaliado morfologicamente. A orelha interna, preenchida por endolinfa e perilinfa, apresenta hipersinal na ponderação T2 e, dessa forma, permite a avaliação detalhada da sua estrutura e perviedade. Nos cortes axiais, é possível analisar a cóclea pela identificação das espiras cocleares (basal, média e apical), dos septos interescalares e do modíolo. Em imagens adquiridas por equipamentos mais potentes, as escalas vestibular e timpânica podem ser vistas individualizadas pela lâmina espiral, que se apresenta como uma linha hipointensa entre elas. O vestíbulo aparece como uma dilatação hiperintensa entre a cóclea e os canais semicirculares (Figuras 6.3 a 6.7).

A RM possui importante papel na identificação e avaliação complementar de afecções relacionadas com o osso temporal. Auxilia na identificação e estadiamento de lesões tumorais e aumenta a acurácia na detecção de pequenos tumores como, por exemplo, schwannomas intracanaliculares ou intracocleares, e de neurites, em casos com paralisia de Bell. Nessa última, em pacientes bem posicionados, com os condutos auditivos internos alinhados, o corte coronal permite a visualização do realce do contraste na porção meatal do nervo facial, possibilitando observar todo o segmento do nervo em uma mesma imagem.

Vídeo-otoscopia

A vídeo-otoscopia permite uma avaliação bem detalhada do conduto auditivo externo e da membrana timpânica em ambiente de consultório, e pode ser feita com o paciente na mesma cadeira em que é realizado o exame físico otorrinolaringológico durante a consulta.

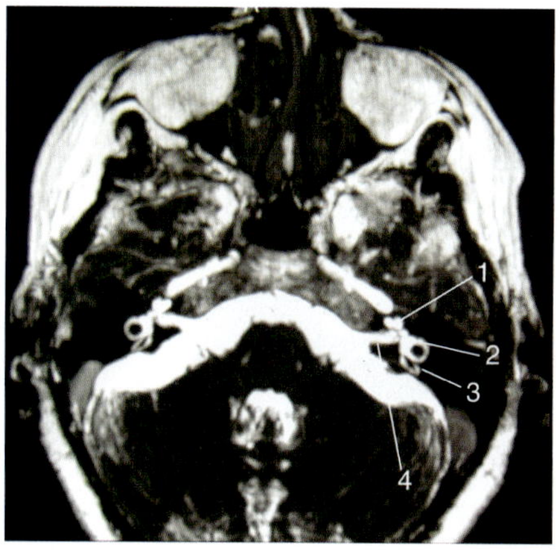

Figura 6.3 Reconstrução axial de ressonância magnética. 1 = ducto coclear; 2 = canal semicircular lateral; 3 = canal semicircular posterior; 4 = conduto auditivo interno.

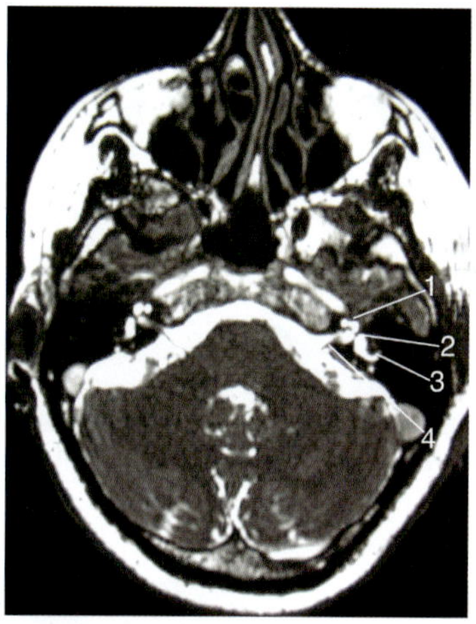

Figura 6.4 Ressonância magnética em T2 volumétrico (FIESTA) no plano axial. 1 = cóclea; 2 = vestíbulo; 3 = canal semicircular lateral; 4 = NC VII e NC VIII no interior do conduto auditivo interno.

No ambiente do centro cirúrgico, pode ser realizado com o mesmo equipamento utilizado em videocirurgias de outras especialidades, necessitando apenas do endoscópio de ouvido, com características descritas neste capítulo. A abordagem cirúrgica da orelha utilizando o endoscópio permite executar praticamente todas as cirurgias otológicas que, até o surgimento dessa ferramenta de visualização cirúrgica, eram realizadas com o microscópio cirúrgico. Trata-se de uma metodologia ainda em desenvolvimento, com vários estudos pontuando vantagens e desvantagens entre a utilização do microscópio ou do endoscópio nas diferentes técnicas cirúrgicas descritas para dissecção da orelha humana. A premissa válida atualmente é de que o cirurgião deve estar habilitado e treinado nas duas ferramentas e as utilizar, a seu critério, de acordo com os equipamentos que tiver à disposição e com o caso a ser operado, considerando em muitos casos a abordagem que utiliza o microscópio cirúrgico e o endoscópio otológico na mesma cirurgia (Figura 6.8 e Vídeo 6.1).

Outra indicação importante desse método de aquisição de imagem é a documentação em prontuário e o ensino da medicina e da otorrinolaringologia, pois esse método permite o armazenamento da imagem no prontuário do paciente, além da visualização por várias pessoas ao mesmo tempo, possibilitando a utilização em discussões de casos clínicos, palestras de congressos e aulas especializadas.

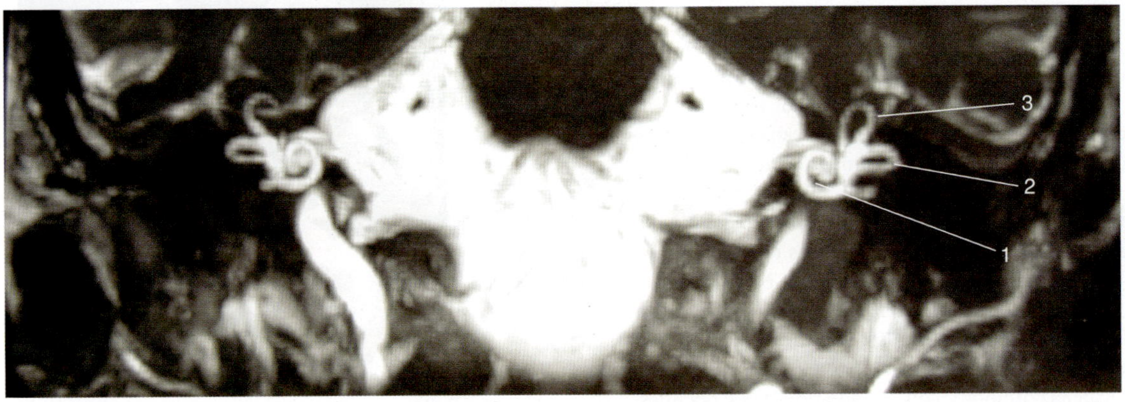

Figura 6.5 Reconstrução coronal de ressonância magnética. 1 = ducto coclear; 2 = canal semicircular lateral; 3 = canal semicircular superior.

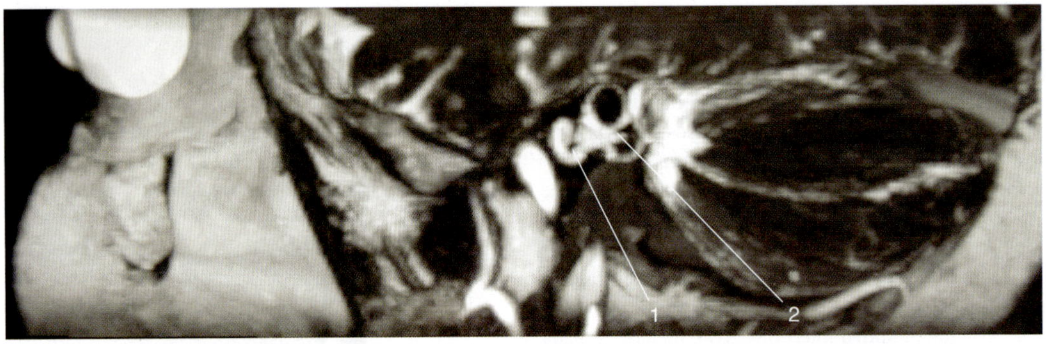

Figura 6.6 Reconstrução sagital de ressonância magnética. 1 = ducto coclear; 2 = canais semicirculares.

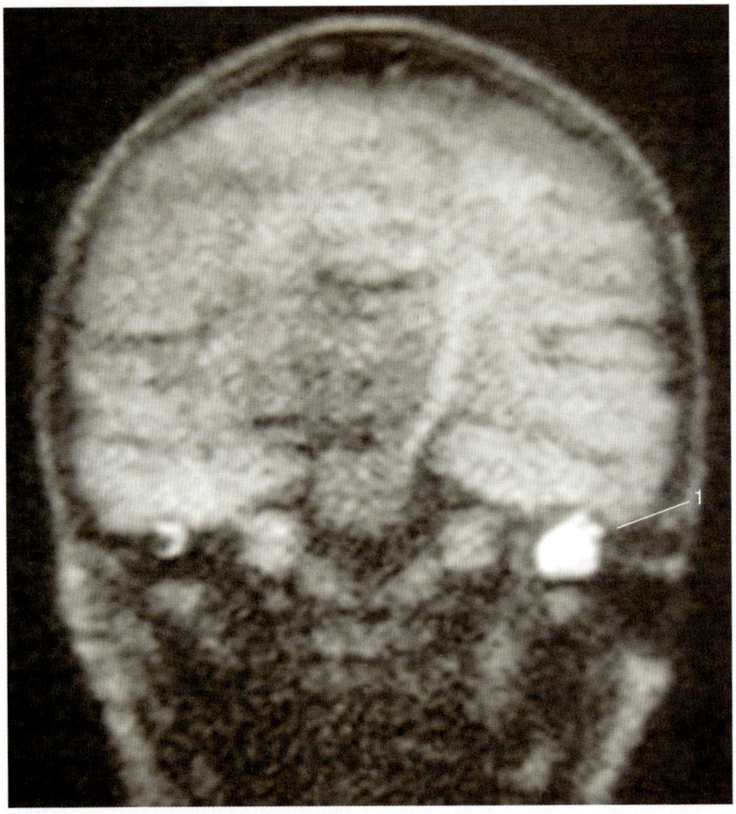

Figura 6.7 Ressonância magnética, sequência de restrição à difusão e líquidos, corte coronal. 1 = área de suspeita de tecido colesteatomatoso em orelha média esquerda.

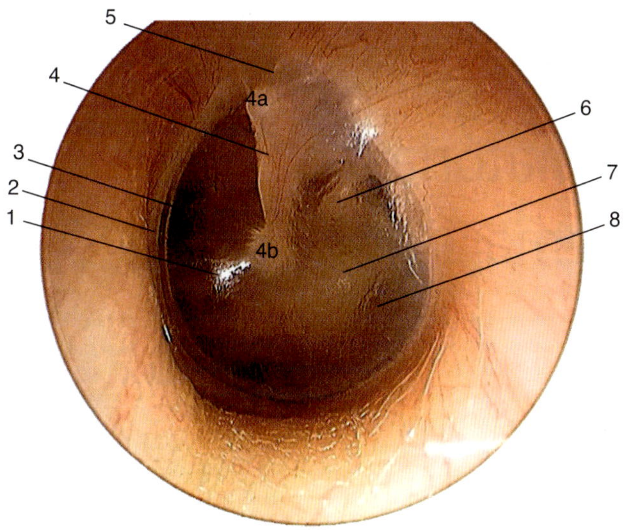

Figura 6.8 Vídeo-otoscopia (ouvido esquerdo). 1 = triângulo luminoso da membrana timpânica; 2 = anel timpânico; 3 = óstio da tuba auditiva (por transparência); 4 = manúbrio do martelo; 4a = processo lateral do martelo; 4b = umbus; 5 = *pars flaccida* da membrana timpânica; 6 = articulação incudoestapediana (por transparência); 7 = promontório coclear (por transparência); 8 = nicho da janela redonda (por transparência).

Vídeo 6.1 Vídeo de orelha média direita de cadáver fresco, evidenciando referências anatômicas da cirurgia videoendoscópica otológica.

BIBLIOGRAFIA

Abele TA, Wiggins RH. 3rd. Imaging of the temporal bone. Radiol Clin North Am [Internet]. 2015 Jan [Acesso em: 2024 Jul];53(1):15-36.

Benson JC, Carlson ML, Lane JI. MRI of the internal auditory canal, labyrinth, and middle ear: How we do it. Radiology [Internet]. 2020 Nov [Acesso em: 2024 Jul]; 297(2):252-265.

Chhabda S, Leger DS, Lingam RK. Imaging the facial nerve: A contemporary review of anatomy and pathology. Eur J Radiol [Internet]. 2020 May [Acesso em: 2024 Jul]; 126:108920.

Davidson HC. Imaging of the temporal bone. Magn Reson Imaging Clin N Am [Internet]. 2002 Nov [Acesso em: 2024 Jul]; 10(4):573-613.

Devesa AC, López RP, González MV, González MMM, Martínez CP, Romeroc FR et al. Lista de verificación para la evaluación de imágenes de ressonancia magnética en patología otológica. Acta Otorrinolaringol Esp [Internet]. 2022 [Acesso em: 2024 Jul]; 73:113-122.

Emre IE, Cingi C, Muluk NB, Nogueira JF. Endoscopic Ear Surgery. J Otol [Internet]. 2020 Mar [Acesso em: 2024 Jul]; 15(1):27-32.

Galanski M, Nagel HD, Stamm G. Paediatric CT exposure practice in the Federal Republic of Germany: Results of a nation-wide durvey in 2005/06. Nagel HD, trad. 2006 Nov 30 [Acesso em: 2024 Jul] MHH.

Jambawalikar S, Liu MZ, Moonis G. Advanced MR imaging of the temporal bone. Neuroimaging Clin N Am [Internet]. 2019 Feb [Acesso em: 2024 Jul]; 29(1):197-202.

Júnior, JFN, Hermann, DR, Américo, RR, Filho ISB, Stamm AEC, Pignatari SSN. Breve história da otorrinolaringologia: otologia, laringologia e rinologia. Rev Bras Otorrinolaringol [Internet] 2007 [Acesso em: 2024 Jul]; 73(5):693-703.

Lingam RK, Connor SEJ, Casselman JW, Beale T. MRI in otology: Applications in cholesteatoma and Menière's disease. Clinical Radiology [Internet]. 2018 Jan [Acesso em: 2024 Jul]; 73(1):35-44.

Miglioretti, DL et at. The use of computed tomography in pediatrics and the associated radiation exposure and estimated cancer risk. JAMA Pediatr [Internet]. 2013 [Acesso em: 2024 Jul]; 167:700-7.

Penido NO, Borin A, Fukuda Y, Lion CN. Microscopic anatomy of the carotid canal and its relations with cochlea and middle ear. Braz J Otorhinolaryngol [Internet]. 2005 Jul-Aug [Acesso em: 2024 Jul]; 71(4):410-4.

Silva MN, Muller JS, Selaimen FA, Oliveira DS, Rosito LP, Costa SS. Tomographic evaluation of the contralateral ear in patients with severe chronic otitis media. Braz J Otorhinolaryngol [Internet]. 2013 Aug [Acesso em: 2024 Jul]; 79(4):475-9.

Souza GS, Lanfredi MP, da Silva AMM. Parâmetros de aquisição em tomografia computadorizada para pacientes pediátricos: uma revisão bibliográfica. Rev Bras Fis Med [Internet]. 2018 [Acesso em: 2024 Jul]; 12(3):30-34.

Tarabichi M. Endoscopic Middle Ear Surgery. Ann Otol Rhinol Laryngol [Internet]. 1999 Jan [Acesso em: 2024 Jul]; 108(1):39-46.

Touska P, Connor SEJ. Imaging of the temporal bone. Clin Radiol [Internet]. 2020 Sep [Acesso em: 2024 Jul]; 75(9):658-674.

Toyama C, Leite CC, Filho ISB, Neto RBB, Bento RF, Cerri GG, Gebrim EMMS. Aplicação da ressonância magnética no acompanhamento da cirurgia do colesteatoma. Rev Bras Otorrinolaringol [Internet]. 2008 [Acesso em: 2024 Jul]; 74(5):693-6.

CAPÍTULO 7

Afecções Inflamatórias da Orelha Externa

Edson Ibrahim Mitre • Antonio Antunes Melo • Julio Freire Peixoto

INTRODUÇÃO

O acometimento da orelha externa apresenta uma alta incidência no dia a dia da otorrinolaringologia, e consome muito do trabalho dos profissionais que se dedicam à especialidade. É preciso realizar o seu diagnóstico e tratamento de maneira adequada, pois, caso contrário, a perpetuação dos erros será potencializada pelo grande número de pacientes atendidos.

O escopo deste capítulo é fazer uma revisão das principais doenças da orelha externa.

OTITE EXTERNA DIFUSA AGUDA

A otite externa aguda (OEA) pode ser definida como uma inflamação difusa do conduto auditivo externo (CAE) que pode atingir também o pavilhão auricular e a membrana timpânica, e geralmente tem início agudo. Também conhecida como orelha do nadador (ou *swimmer's ear*), é bastante comum em regiões tropicais e subtropicais onde o clima é quente e úmido e mais frequente no verão. Em geral, o diagnóstico é simples e está associado a banhos de mar, piscina ou ainda à manipulação do CAE.[1]

Manifestações clínicas

A OEA geralmente começa a partir de prurido no CAE causado por trauma local (instrumentação por cotonetes e unhas). Também pode ser secundária à maceração da pele induzida por imersão, comum em ambientes de altas temperaturas e umidade, que remove a camada lipídica de proteção e permite a entrada de bactérias na unidade apopilosebácea. À medida que continua o processo do prurido, ocorre um ciclo vicioso que torna o ambiente do CAE (naturalmente quente, escuro e úmido) um meio propício para a proliferação bacteriana. Em seguida, ocorre aumento da dor pelo edema da pele que distende a cobertura periosteal do CAE. A otorreia, então, começa e outros tecidos auriculares e pré-auriculares podem ser atingidos. Os sintomas principais são a dor (70%), o prurido (60%), a plenitude auricular (22%) e a perda auditiva (32%). A dor à palpação do trago, comumente bastante intensa e desproporcional ao quadro inflamatório observado pelo examinador, faz o diagnóstico diferencial com a otite média aguda.[2]

Classicamente, há três estágios da otite externa: o pré-inflamatório, o inflamatório agudo (com as formas leve, moderada e grave) e o inflamatório crônico. No estágio pré-inflamatório, a camada lipídica que cobre a pele é retirada pela umidade ou trauma local. No estágio inflamatório leve, aparecem hiperemia e edema da pele do CAE com otorreia clara, inodora e discreta dor no trago. Na fase moderada, o paciente reclama de dor e prurido mais intensos, além do lúmen do CAE diminuir pelo edema e retenção de otorreia seropurulenta. Na fase grave, o CAE fica completamente obstruído e drena secreção cinza-esverdeada e descamação de *debris*, a pele se torna edematosa, há edema periauricular pronunciado e adenopatia. O paciente queixa-se de otalgia intensa, especialmente após mastigação e manipulação do trago. A fase da otite externa crônica é caracterizada por prurido de maior duração associado a um CAE com pele atrófica e frequentemente sem cerume. Essa condição semelhante a uma dermatite, pode apresentar-se como uma secura e espessamento leve do canal a completa obliteração do mesmo por pele hipertrófica cronicamente inflamada.[3]

A bactéria mais frequentemente isolada foi a *Pseudomonas aeruginosa* (38%), seguida do *Staphylococcus epidermidis* (9,1%) e do *Staphylococcus aureus* (7,8%).[4]

Tratamento

Como tratamento, o paracetamol, a dipirona, os opiáceos e anti-inflamatórios não hormonais são opções válidas, pois muitas vezes a OEA pode ser uma condição bastante dolorosa. No tratamento local, devem ser usadas preparações tópicas que, devido à etiologia múltipla, podem incluir o antibiótico de amplo espectro mais potente, em especial contra a *P. aeruginosa*. Considera-se que esses agentes, usados topicamente, são os fármacos de escolha para o tratamento da OEA difusa sem complicações, pois permitem a administração de antibióticos em altas concentrações. Antibióticos de uso oral têm utilidade limitada, geralmente por serem pouco eficazes contra a *P. aeruginosa* e *S. aureus*, e poderem, além de apresentar efeitos colaterais, selecionar bactérias resistentes no organismo. Podem ser usados em casos com extensão da infecção além do CAE (disseminação para o pavilhão auricular e a pele do pescoço e face, osteíte, formação de abscesso e doença da orelha média), no diabetes melito ou na síndrome da imunodeficiência adquirida. Também podem ser usadas gotas que contêm o ácido acético, o ácido bórico, o acetato de alumínio e o nitrato de prata.

Os corticoides tópicos também são eficientes isolados ou associados aos antifúngicos ou ao ácido acético. Não foram encontradas diferenças significativas nas curas clínicas que compararam gotas tópicas contendo antissépticos *versus* antibióticos, assim como antibióticos *versus* antibióticos com corticoides.

Uma revisão sistemática com metanálise recente também observou que monoterapias com antissépticos, corticoides e antibióticos são todas efetivas no tratamento da OEA e que há evidência insuficiente para sugerir que os antissépticos tópicos ou corticoides são superiores ou inferiores aos antibióticos tópicos.[4] A adição de hidrocortisona ao ciprofloxacino e da hidrocortisona ao ácido acético diminui a duração média da otalgia. Treze por cento dos pacientes podem apresentar alergia a neomicina. Considera-se suficiente o uso de 7 dias, 2 vezes ao dia, para as quinolonas e aminoglicosídeos.

A limpeza do CAE em consultório é uma medida importante para que a medicação tópica entre em contato com os tecidos infeccionados. Quando a membrana timpânica não está íntegra por apresentar uma perfuração ou tubo de ventilação patente, devem ser usadas drogas não ototóxicas e que não contenham álcool ou baixo pH devido ao risco de dor e ototoxicidade. O uso limitado de gotas com antibióticos ototóxicos não parece causar perda auditiva, mas casos de hipoacusias graves já foram observados após seu uso excessivo e prolongado. As únicas drogas aprovadas atualmente pela Food and Drug Administration (FDA) nos EUA para uso na orelha média são o ciprofloxacino com a dexametasona e o ofloxacino.

Medidas para evitar a OEA são: remover o cerume obstrutivo, usar gotas auriculares ácidas antes de nadar, após nadar ou à noite, usar protetores auriculares ao nadar e evitar trauma ao CAE. Nos casos em que a OEA está em tratamento, devem ser evitados banhos de imersão durante 7 a 10 dias e o CAE deve ser protegido e seco nos banhos de chuveiro.

OTITE EXTERNA NECROTIZANTE OU NECROSANTE

A otite externa necrotizante ou necrosante (OEN) é uma infecção potencialmente letal que começa em geral no CAE e se estende à base do crânio. Ocorre principalmente em pacientes diabéticos idosos, e apesar da terapia antibiótica prolongada, está associada a morbidade e mortalidade elevadas. Foi descrita por Chandler[5] na sua série original de 13 pacientes em 1968, a maioria constituída por diabéticos, e a denominou otite externa maligna. Já o termo otite externa necrotizante ou necrosante é provavelmente a maneira mais adequada para denominar essa doença que, em última análise, é uma osteomielite de base de crânio.[6]

O agente causador da OEN, em cerca de 96 a 98% dos casos, é a *Pseudomonas aeruginosa*, bactéria Gram-negativa aeróbia obrigatória. As cepas mais virulentas produzem enzimas líticas (colagenase e elastase) e neurotoxinas responsáveis, respectivamente, pela vasculite e neuropatias cranianas periféricas. Outras bactérias (*Proteus mirabilis*, *Staphylococcus aureus*, *Klebsiella* sp. e *Staphylococcus epidermidis*), além de fungos (*Candida albicans* e *Aspergillus fumigatus*), também podem estar presentes e em uma série chegou a 35% dos casos. A *P. aeruginosa* raramente causa infecção em tecidos sadios, mas geralmente progride através de pequenas lesões, e por esse motivo tem sido atribuída importância ao achado de que uma parte dos casos de OEN é precedida de manobras traumáticas e/ou iatrogênicas no CAE.[7]

A patogênese precisa da OEN não é completamente conhecida. Defeitos na quimiotaxia e fagocitose de linfócitos, monócitos e macrófagos, além da microangiopatia e endarterite em diabéticos, talvez sejam fatores predisponentes. A OEN afeta principalmente diabéticos idosos, mas alguns poucos casos são relacionados com outros estados de imunossupressão (leucemia e anemia severa, tratamento com drogas citotóxicas ou imunossupressoras e pacientes HIV positivos).

Manifestações clínicas

Em adultos, o quadro clínico inicial das OENs normalmente não é característico e, frequentemente, inicia-se semelhante a uma OEA, o que normalmente retarda o diagnóstico correto e a instituição de terapia adequada. Observa-se otalgia, em geral lancinante, resistente ao uso de analgésicos, que se irradia para as regiões frontotemporais e parietais com piora à noite, em 90% dos casos, frequentemente acompanhada de uma otorreia fétida e purulenta, além de hipoacusia condutiva leve. Geralmente, não há sinais sistêmicos como febre ou taquicardia. Sensibilidade e edema periauricular são achados comuns, além de tecido de granulação que se localiza na porção posteroinferior do CAE ao nível da junção osteocartilaginosa. Deve ser feita biopsia de rotina para descartar a hipótese de carcinoma espinocelular, que pode ser clinicamente indistinguível da OEN.

A doença pode ser bilateral em cerca de 11% dos casos (Figura 7.1). Encontra-se edema e hiperemia do CAE, mas com membrana timpânica em geral intacta. Rotineiramente, deve ser feita a cultura do material do CAE. A infecção pode passar através das fissuras de Santorini do CAE para a mastoide e parótida. O diagnóstico tem os seguintes pontos cardinais: 1. otalgia persistente por mais de 1 mês; 2. otorreia purulenta persistente associada a tecido de granulação por várias semanas; 3. diabetes melito, idade avançada ou outro estado de imunossupressão; e 4. o envolvimento de pares cranianos. A disseminação pode ocorrer por canais venosos e planos fasciais dentro do osso temporal e pelos seios durais das fossas média e posterior, podendo chegar ao ápice petroso e, eventualmente, afetar os nervos facial (75%), vago (70%) e espinhal (56%), e até os nervos glossofaríngeo e hipoglosso. O nervo facial normalmente é atingido próximo a sua saída no forame estilomastóideo, e nos casos de cura clínica, a função pode não voltar inteiramente ao normal.

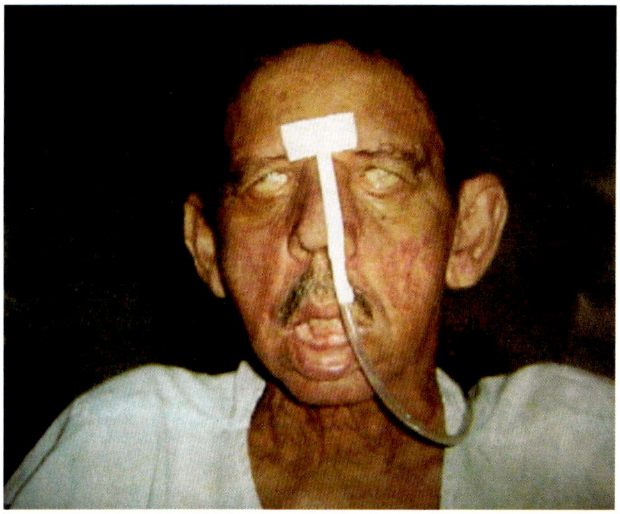

Figura 7.1 Comprometimento bilateral em paciente com otite externa necrotizante.

Há várias complicações que podem sobrevir, como o abscesso cerebral, a sinusite esfenoidal, o aneurisma micótico, a parotidite, a trombose dos seios lateral e sigmoide, todas acompanhadas de alta mortalidade.

A monitorização clínica deve ser feita com a velocidade de eritrossedimentação, o leucograma e a proteína C reativa. A tomografia computadorizada (TC) do osso temporal com contraste é o exame de imagem mais importante para a avaliação da extensão da doença, e pode mostrar erosão do osso timpânico, espessamento de tecidos moles, velamento da mastoide, sequestro no CAE e erosão da base de crânio. Contudo, não auxilia na avaliação da evolução, pois as alterações ósseas são normalmente persistentes. A ressonância magnética (RM) pode ser vantajosa para definir a extensão medial da infecção em direção à base do crânio, espaço parafaríngeo, forames e canais dos nervos cranianos, dura-máter e cérebro. Os tecidos moles e estruturas ósseas afetadas podem ser classificadas na TC e RM de acordo com seu padrão de distribuição (anterior, medial, posterior, intracraniano e contralateral). O comprometimento anterior com envolvimento da gordura retrocondilar é o mais afetado. O padrão de extensão posterior pode ser identificado eventualmente apenas pela TC; já os casos com invasão medial e intracraniana podem ser mais bem identificados com a RM. Dessa forma, a realização desses dois exames talvez seja uma boa alternativa para a avaliação.[8]

A cintilografia com Tecnécio-99 é útil para o diagnóstico da osteíte e tem alta sensibilidade (97,8%) representando a atividade osteoblástica, mas tem baixa especificidade. E as suas alterações são geralmente persistentes. Já a cintilografia com Gálio-67 mostra o foco de infecção aguda, mas não toda a extensão do processo osteomielítico (Figura 7.2). Observa-se que, posteriormente, o exame com Gálio pode voltar ao normal, enquanto com Tecnécio-99 pode demorar a normalizar. Portanto, recomenda-se iniciar o estudo dos pacientes com Tecnécio e depois com Gálio para acompanhamento. Os exames sequenciais com Gálio são indicados para monitorizar a resposta à terapia instituída ao longo dos meses. Contudo, há algumas críticas ao uso da cintilografia como método de diagnóstico devido ao seu alto custo e localização anatômica limitada das lesões.

Tratamento

Em relação ao tratamento, geralmente é necessária a instituição de terapia agressiva com o paciente internado e recebendo antibióticos intravenosos, além de controle estrito do diabetes melito e

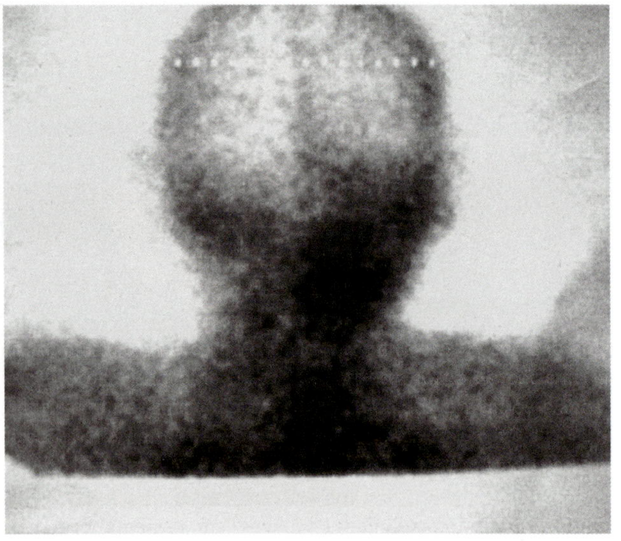

Figura 7.2 Cintilografia com Gálio-67 mostra o foco de infecção aguda em paciente com otite externa necrotizante.

limpeza frequente do CAE. Em casos mais leves, pode ser administrado ciprofloxacino oral, que atua bem contra a *P. aeruginosa* e tem sido usado frequentemente como terapia ambulatorial primária ou seguindo-se os esquemas de antibioticoterapia intravenosa. Pode ser usado por um período longo de até 6 meses após o término da terapia intravenosa, mas tem havido relatos de resistência bacteriana em torno de 20 a 37,5%. O ceftazidime é uma cefalosporina de terceira geração beta-lactamase resistente, bactericida, bastante ativa contra a *P. aeruginosa* e outras bactérias Gram-negativas muita usada no tratamento. É mais eficaz que as penicilinas antipseudomonas e equivalente à associação dessas com aminoglicosídeos. Usa-se isoladamente ou associado a amicacina, tobramicina ou gentamicina por um período de 4 a 6 semanas na dose de 2 g a cada 8 horas, e tem boa penetração no sistema nervoso central. A terapia inicial pode ser alterada dependendo dos resultados das culturas obtidas e devem ser realizadas frequentemente. O tratamento indicado é com antibióticos por um período longo, de 4 a 8 semanas, com média de 6 semanas.[9]

Eventualmente em pacientes que não respondem à terapia antimicrobiana, culturas sequenciais incluindo fungos devem ser feitas, pois tem ocorrido relatos de infecção fúngica associada. No passado, a anfotericina B era a droga de escolha, mas devido a sua toxicidade renal em pacientes já portadores de outra comorbidade, deixou de ser indicada. Atualmente, o voriconazol pode ser usado como droga de primeira escolha devido a sua boa tolerância, penetração e eficácia.[10]

Alguns dos critérios propostos de cura são a cicatrização da pele do CAE, culturas negativas e a normalização da velocidade de eritrossedimentação. A volta ao normal da cintilografia com Gálio-67 talvez seja o exame mais confiável para a interrupção da terapia intravenosa; outro sinal clínico importante é quando a otalgia cessa ou diminui. O uso de gotas tópicas de gentamicina ou ciprofloxacino no CAE é controverso, pois seria uma via inadequada de administração de antibióticos em uma infecção que pode se estender para a base do crânio, bem como pode dificultar a realização de culturas.

O uso de oxigenação hiperbárica tem poucas evidências de que tenha impacto na sobrevida da OEN. A maioria dos pacientes pode ser tratada clinicamente e o papel da cirurgia, principalmente o desbridamento, tem diminuído bastante ao longo dos anos.

A mortalidade continua significante, especialmente no grupo com imunossupressão acentuada. A sobrevida em 3 anos está em torno de 76%. A recorrência está entre 9 e 27% dos pacientes e se manifesta inicialmente por otalgia insidiosa, seguida por cefaleia e dor temporomandibular. O primeiro sinal objetivo é o novo aumento da velocidade de eritrossedimentação. Alguns fatores prognósticos no aumento da mortalidade são a presença da paralisia facial e a infecção mista ou por fungos.

Deve haver um alto índice de suspeição clínica para que a OEN seja diagnosticada precocemente e instituída a terapia adequada com a colaboração do paciente visando o declínio da mortalidade.[11]

COLESTEATOMA DO MEATO ACÚSTICO EXTERNO

As doenças crônicas do meato acústico externo (MAE) são frequentemente confundidas e classificadas sob o mesmo nome. Consequentemente, estudos sobre colesteatoma do MAE podem incluir casos de queratose obliterante e otite externa necrosante benigna, além de retenção de pele em malformações ou estenose traumática do MAE.[12]

O colesteatoma do MAE, embora menos comum do que sua contraparte na orelha média, é uma condição clínica de relevância diagnóstica e terapêutica. Caracteriza-se pela proliferação anormal de tecido epitelial no meato acústico externo, apresentando desafios distintos em sua abordagem clínica.[13]

Etiologia e fatores de risco

A etiologia multifatorial do colesteatoma do MAE não é clara,[14] mas está associada a diversos fatores. Infecções crônicas, especialmente otite externa recorrente, desempenham um papel significativo no desencadeamento dessa patologia.Traumas locais, como lesões causadas por inserção inadequada de objetos, e anomalias congênitas do canal auditivo também são considerados fatores predisponentes.[15]

Manifestações clínicas

Os sintomas clínicos do colesteatoma do MAE podem variar, impactando a qualidade de vida do paciente. A dor, muitas vezes associada a processos inflamatórios decorrentes de infecções recorrentes, é uma queixa comum. Além disso, a presença de secreção auricular purulenta, perda auditiva progressiva e, em estágios avançados, deformidades na orelha externa são manifestações típicas dessa condição.

Na maioria dos casos o colesteatoma espontâneo do MAE apresenta-se como supuração espontânea crônica, às vezes fétida, semelhante aos sintomas do colesteatoma adquirido da orelha média.

Na otoscopia, podem ser visualizadas grandes quantidades de restos de queratina contaminados, de difícil remoção mesmo com lavagem otológica ou uso de pinças, e tecido de granulação também pode estar evidente (Figura 7.3).

A otoscopia revela alargamento significativo do MAE. Em alguns casos, a membrana timpânica pode estar perfurada, com migração de pele para a orelha média, fazendo com que a doença se assemelhe ainda mais ao colesteatoma adquirido da orelha média. Casos mais avançados podem envolver erosão da parede óssea posterior do canal para a cavidade mastóidea e migração da pele para essa cavidade.[16]

No colesteatoma espontâneo do CAE, geralmente são realizadas TC, que revelam alargamento do canal com erosão óssea difusa e irregular, principalmente no osso timpânico, mas também na região mastóidea do canal. Nessa fase inicial, observa-se uma massa com característica de partes moles obliterando a luz do canal, com aeração normal da orelha média e das células mastóideas (Figura 7.4). Em uma fase posterior, a membrana timpânica pode ser perfurada e a parede óssea erodida, levando à migração da pele do CAE para o ouvido médio e cavidade mastóidea (Figura 7.5).[17] O exame de RM não é ideal, sem diferenças após a injeção de contraste paramagnético.

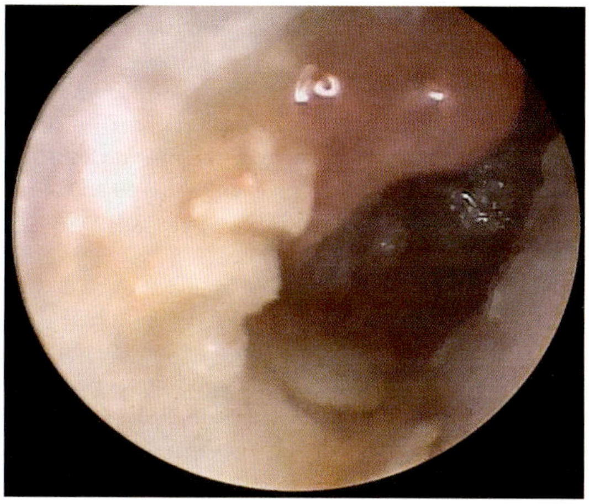

Figura 7.3 Colesteatoma do meato acústico externo com erosão óssea e grande quantidade de debris de queratina contaminados e presença de granulação.

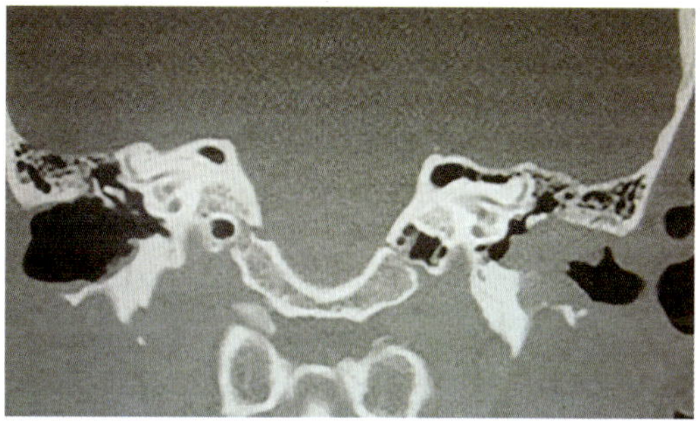

Figura 7.4 Colesteatoma do meato acústico externo da orelha direita, restrito ao meato, sem invadir caixa timpânica ou células da mastoide.

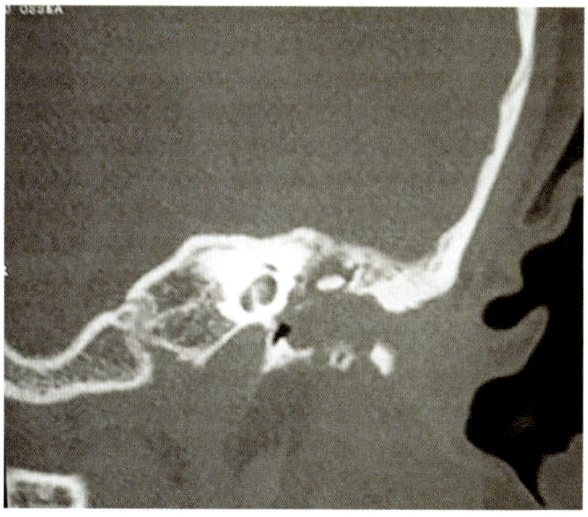

Figura 7.5 Colesteatoma do meato acústico externo da orelha esquerda invadindo caixa timpânica e células da mastoide.

A pele, em áreas de maior atrito, apresenta características de hiperproliferação epitelial, com manifestação das citoqueratinas. No caso do epitélio escamoso estratificado queratinizado, as citoqueratinas 1, 2 e 10 são as que mais se expressam, e no epitélio escamoso estratificado queratinizado ou não, as citoqueratinas 5 e 14. Toda a pele do MAE apresenta as mesmas citoqueratinas, mas a citoqueratina 16 está presente em todo o MAE e membrana timpânica, mais evidente na porção mais próxima ao anel timpânico. No caso do colesteatoma, há um expressivo aumento da expressão da citoqueratina 16, que é característica de células epiteliais em estágio de hiperproliferação.

O exame anatomopatológico (hematoxilina-eosina) e a reação imuno-histoquímica à citoqueratina 16 e Mib 1 revelam pele com as mesmas características do colesteatoma de orelha média (Figura 7.6).[18]

Tratamento

Invariavelmente, os pacientes relatam longa história de insucesso com tratamento clínico local, como limpeza e aplicação de colírios contendo antibióticos, antifúngicos e corticoides.

O tratamento do colesteatoma do MAE é orientado pela gravidade da condição. Em casos leves, abordagens conservadoras, como o uso de antibióticos tópicos e medidas locais, podem ser eficazes para controlar infecções e prevenir recorrências. Em situações mais complexas, intervenções cirúrgicas são indicadas para a remoção completa do tecido afetado e a restauração anatômica do canal auditivo externo.[15]

As abordagens de tratamento clínico utilizadas até o momento e investigadas na literatura, como lavagem com soluções ácidas (vinagre – ácido acético 4%), aplicação de colírios contendo antibióticos e corticoides, antifúngicos e solução de Burow (solução de acetato de alumínio), não conseguem promover o efeito desejado.

O tratamento relatado por todos os autores é habitualmente cirúrgico, que implica na remoção da pele aberrante de todo o canal e das camadas externas da membrana timpânica. A abordagem cirúrgica, nos casos envolvendo apenas o canal, implica na desepitelização do MAE e da membrana timpânica, a fim de remover a pele com características hiperproliferativas. Esse procedimento pode levar à granulação significativa da região, causando muitas vezes, estenose do MAE. No caso de erosão da parede e invasão da mastoide, é realizada timpanomastoidectomia por cavidade aberta.[19,20]

Entretanto, em 2023 colegas brasileiros[21] publicaram excelentes resultados no controle do colesteatoma do MAE com a aplicação tópica do propionato de clobetasol (esteroide corticoide tópico altamente potente, geralmente usado em doenças hiperproliferativas da pele, como a psoríase) diretamente no MAE, para os casos onde não há invasão da mastoide ou perfuração da membrana timpânica. Após a limpeza do MAE, o creme de clobetasol (0,5 mg/g) é aplicado no MAE usando um estilete revestido de algodão ou inoculado com uma seringa e removido por lavagem otológica após 1 semana. O tratamento pode ser repetido se a regressão total da lesão não for alcançada (aparência normal da pele sem detritos ou granulação). Quando a pele atinge uma aparência normal, o tratamento é mantido com solução capilar de propionato de clobetasol 1 vez por semana, para evitar a hiperproliferação da pele característica da doença.

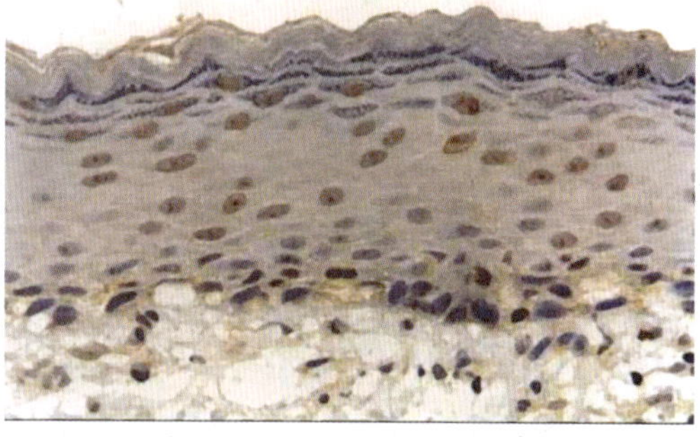

Figura 7.6 Imuno-histoquímica de colesteatoma do meato acústico externo, semelhante a colesteatoma adquirido da orelha média. Nota-se a grande quantidade de queratina. (Fonte: Faculdade de Ciências Médicas da Santa Casa de São Paulo.)

Após o tratamento, os canais geralmente permanecem muito largos, facilitando a visualização da membrana timpânica saudável (Figura 7.7), e o anel timpânico fica bem evidente.

Devido à natureza agressiva da doença, deve ser realizado o controle clínico e radiográfico a longo prazo.

Perspectivas futuras

Avanços na compreensão molecular e nos métodos de imagem continuam a influenciar a abordagem do colesteatoma do MAE. O tratamento clínico com propionato de clobetasol demonstrou controle eficaz do colesteatoma do MAE em grande número de pacientes, evitando o procedimento cirúrgico habitual, em casos restritos ao conduto auditivo, o que pode ser uma futura opção terapêutica. A pesquisa interdisciplinar é fundamental para aprimorar estratégias de diagnóstico precoce e desenvolver modalidades terapêuticas mais eficazes.

QUERATOSE OBLITERANTE DO MEATO ACÚSTICO EXTERNO

A queratose obliterante do MAE é uma condição auditiva rara e complexa, caracterizada pelo acúmulo progressivo de queratina no CAE. Apesar de sua incidência baixa, essa patologia apresenta desafios significativos em termos de diagnóstico e tratamento.

Definição e etiologia

A queratose obliterante do MAE é um distúrbio inflamatório crônico, manifestando-se pela hiperqueratose e formação de cerume espesso, resultando na obstrução progressiva do CAE.[22] A etiologia é multifatorial, envolvendo fatores genéticos, imunológicos e ambientais, com muitos casos de origem idiopática.

A compreensão da queratose obliterante do MAE inicia-se pela análise da queratina, uma proteína estruturalmente complexa produzida pelas células epiteliais do canal auditivo externo. Alterações nos processos de descamação e regeneração celular podem resultar no acúmulo patológico de queratina, desencadeando a obliteração gradual do conduto.[23]

Diagnóstico

A anamnese detalhada é crucial para a identificação de padrões recorrentes de otites externas, perda auditiva progressiva e sintomas relacionados com obstrução do canal auditivo externo. A obtenção de um histórico minucioso permite ao médico traçar um perfil clínico mais preciso, contribuindo para a estratégia diagnóstica. A queixa habitual é a de disacusia ou sensação de plenitude auricular de piora progressiva, frequentemente bilateral, sem dor e sem otorreia, e que não melhora com a lavagem auricular ou a instilação de gotas otológicas, geralmente de início antes dos 40 anos.[24]

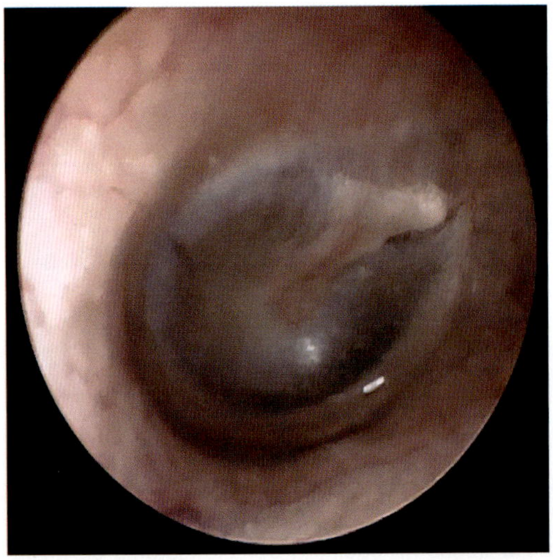

Figura 7.7 Após tratamento com propionato de clobetasol, observa-se o meato alargado, visualizando-se todo anel timpânico, sem debris ou processo inflamatório, e membrana timpânica de aspecto normal.

Exame clínico

A otoscopia desempenha papel central no diagnóstico da queratose obliterante do MAE, revelando a presença de massa espessa e endurecida que obstrui o canal auditivo externo. Como se trata de hiperqueratose, é muito difícil identificar o limite entre a pele do MAE e a massa de queratina descamada e nele acumulada. Adicionalmente, a audiometria é uma ferramenta essencial para quantificar a extensão da perda auditiva associada a essa condição.[22]

Exames complementares

A realização de exames complementares, como a TC do ouvido, é fundamental para fornecer informações detalhadas sobre a obstrução e possíveis complicações, como a osteomielite. Eventualmente, a biopsia da massa obliterativa do MAE pode ser indicada para excluir infecções bacterianas ou fúngicas, contribuindo para um diagnóstico diferencial mais preciso.

A obtenção de imagens radiológicas desempenha um papel crucial na avaliação da queratose obliterante. A TC do ouvido oferece uma visão tridimensional do CAE, permitindo uma análise mais detalhada da obstrução e suas possíveis implicações clínicas.

A localização da queratose obliterante é mais comum na porção inferior do MAE, mais próxima à membrana timpânica, eventualmente com algum remodelamento ósseo do MAE (Figura 7.8). Ao contrário do colesteatoma do MAE, o remodelamento ósseo, quando presente, é bastante regular.[24]

Tratamento

Manejo conservador

O tratamento inicial da queratose obliterante visa a remoção cuidadosa do acúmulo de queratina e cerume, frequentemente realizada sob microscopia otológica. A irrigação auricular com soluções ceruminolíticas suaves pode facilitar a remoção eficaz, minimizando o risco de complicações. Essa abordagem conservadora é, muitas vezes, eficaz em casos iniciais e menos graves da condição.[22]

Terapia farmacológica

Corticosteroides tópicos são frequentemente empregados para reduzir a inflamação e a hiperqueratose associadas a queratose obliterante. Essa modalidade terapêutica visa aliviar os sintomas e melhorar a permeabilidade do CAE. Em casos de infecção secundária, o uso de antibióticos sistêmicos pode ser indicado para controlar o processo inflamatório.[21]

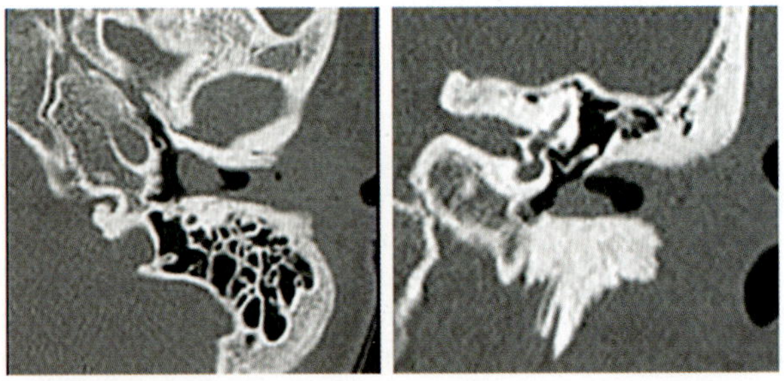

Figura 7.8 Tomografia computadorizada de ossos temporais, nos quais se observa massa no meato acústico externo próxima à membrana timpânica, com mínimo remodelamento ósseo regular no assoalho, sem invasão da orelha média.

Procedimentos cirúrgicos

Nos casos mais graves e refratários ao tratamento conservador, e nos casos de completa obliteração do MAE, procedimentos cirúrgicos como a meatoplastia ou a ressecção parcial do conduto auditivo externo podem ser considerados. Essas intervenções têm o objetivo de restabelecer a permeabilidade e a função auditiva, proporcionando uma abordagem mais definitiva para a queratose obliterante.[20,21]

OSTEOMA E EXOSTOSE

Osteoma e exostose são alterações que provocam estenose óssea no CAE. O estreitamento do CAE pode apresentar-se apenas como um achado incidental no exame físico ou pode causar transtornos como hipoacusia, retenção de cerúmen e otites de repetição. O osteoma (Figura 7.9), conceitualmente, é um tumor ósseo benigno e unilateral. Sua apresentação mais comum é assintomática, e por isso os dados epidemiológicos da sua incidência são conflitantes. Geralmente, apresenta-se como uma massa óssea séssil, ligada à linha de sutura timpanoescamosa ou timpanomastóidea na junção osteocartilaginosa.[26] Não há evidências suficientes para a causa etiológica do osteoma, seja ela genética, hormonal ou infecciosa.

A exostose (Figura 7.10) é um crescimento por deposição óssea na porção timpânica do osso temporal, geralmente bilateral, que acomete pessoas jovens e é mais comum no sexo masculino. O principal fator etiológico é a exposição repetitiva do CAE a banhos de imersão em águas geladas, embora já existam dados descrevendo sua ocorrência também em indivíduos expostos repetidamente à água em temperaturas entre 20,6 e 28,2ºC.[27] A hipótese mais aceita é que essa situação, observada principalmente em surfistas, provoque periosteíte crônica com proliferação dos osteócitos e hiperostose. A prevalência varia de acordo com a literatura, com relatos entre 63,8 e 80% na população exposta, mas apenas 0,6% quando considerada a população geral, com alta predileção pela população caucasiana.[27]

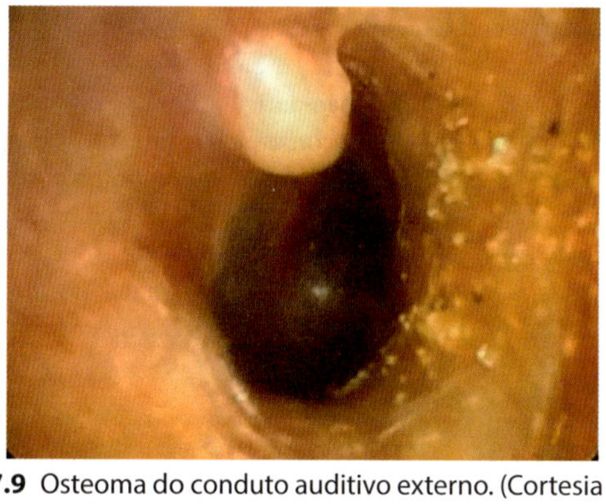

Figura 7.9 Osteoma do conduto auditivo externo. (Cortesia de: Prof. Sady Selaimen da Costa.)

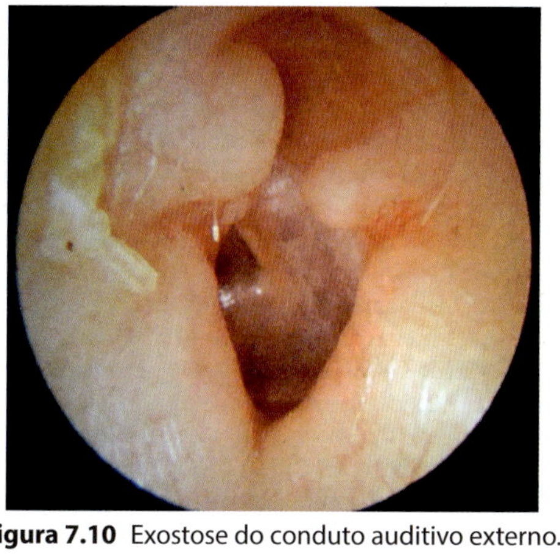

Figura 7.10 Exostose do conduto auditivo externo.

O grau da obstrução do CAE pode ser classificado como grau I quando ocupa menos de um terço da luz do canal, grau II quando ocupa de 1 a 2 terços e grau III quando supera 2 terços.[29] A gravidade da oclusão do CAE está relacionada principalmente com o tempo de exposição à água fria. Quanto maior o tempo de prática do surfe, por exemplo, maior o grau da exostose. O paciente com estreitamento ósseo do CAE geralmente se queixa de perda auditiva ou sensação de ouvido abafado. A perda auditiva é do tipo condutiva com preservação da via óssea. Sintomas como otalgia e otorreia intermitente também são relatados, pois o acúmulo dos *debris* epiteliais torna-se meio de cultura para microrganismos e predispõe à infecção. O estreitamento do canal também impede a penetração das gotas otológicas, o que dificulta ainda mais o tratamento adequado da otite externa. Alguns pacientes também associam zumbido e queixas de otalgia ao quadro clínico. O diagnóstico diferencial do osteoma e da exostose envolve os sintomas, a história clínica do paciente e o estudo histopatológico.

A exostose geralmente é bilateral, com múltiplas lesões, situa-se mais medialmente no canal e o paciente tem história de mergulhos frequentes na água fria. O osteoma é mais raro, unilateral e cresce na porção lateral do canal. A otoscopia é semelhante, com visualização de abaulamento endurecido na luz do canal, sem alteração da pele. No estudo anatomopatológico, o osteoma é uma formação óssea lamelar irregular, com vários canais fibrovasculares e escassos osteócitos. Os canais fibrovasculares são irregulares com vasos sinusoidais e abundante tecido fibroso. Pode ser composto de osso compacto, esponjoso ou misto. A exostose, por outro lado, é formada de lâminas paralelas, concêntricas, de osso subperiosteal recém-formado. Há observação de muitos osteócitos e ausência dos canais fibrovasculares. Contudo, na exostose grave pode-se encontrar canais fibrovasculares, o que dificulta o diagnóstico diferencial, apenas pela histologia.[26] O exame de imagem de eleição é a TC dos ossos temporais, e deve ser solicitada nos casos graves para fins de planejamento cirúrgico. Nesse exame, avalia-se a extensão da lesão e sua proximidade com a membrana timpânica, a articulação temporomandibular (ATM) e o nervo facial.

O tratamento para a correção da estenose óssea é cirúrgico. São indicações da canaloplastia: a otite externa/otorreia de repetição, a perda auditiva que interfira na qualidade de vida do paciente e o acesso cirúrgico a outras patologias do ouvido (p. ex., estapedotomia). A técnica cirúrgica empregada para remover o excesso de osso pode ser via retroauricular, transcanal ou endoaural. O osteoma é uma lesão pediculada com via de acesso preferencialmente transcanal, valendo-se tradicionalmente do microscópio, mas também do endoscópio.[30] Na sua remoção, pode ser utilizado tanto o broqueamento como a osteotomia diretamente no seu pedículo. A recidiva é rara.

Na exostose, a técnica mais utilizada é via retroauricular com uso da broca ou osteótomo. A principal vantagem do broqueamento é a segurança quanto às lesões iatrogênicas na membrana timpânica ou na ATM. O uso do osteótomo está associado a um menor risco de estenose pós-operatória e perda auditiva neurossensorial e uma maior taxa de perfuração timpânica, de acordo com metanálise publicada em 2023,[31] a qual coloca a broca como coadjuvante no tratamento cirúrgico da exostose, deixando mais espaço ao osteótomo dentro de uma estratégia de uso combinado.[32] Instrumentos piezolétricos também têm ganhado espaço no arsenal cirúrgico a ser utilizado.[33] A utilização do endoscópio vem com a proposta de permitir o uso mais seguro do osteótomo, ampliando, magnificando e conferindo mais definição[34] na visão dos marcos anatômicos e, assim, ajudando a evitar complicações indesejáveis.

A desvantagem dessa técnica é a visão monocular e a necessidade de outro cirurgião, ficando um deles a cargo do endoscópio e aspiração, enquanto outro utiliza o osteótomo, sendo uma técnica "a três mãos".[34] Um dos inconvenientes mais comuns da canaloplastia é a dificuldade de cicatrização.

Após a cirurgia, o conduto torna-se mais largo e muitas vezes o retalho cutâneo é insuficiente ou pode ter sido danificado. Alguns autores usam enxerto de pele, fáscia temporal sob o retalho cutâneo[28] e outros deixam cicatrizar por segunda intenção. De qualquer forma, deve-se lembrar de proteger o retalho e raramente pode ocorrer paralisia facial. Apesar disso, é recomendada a monitorização do nervo, pois em alguns casos ele pode passar lateralmente ao ânulo timpânico e aumentar o risco de lesão. A reestenose do canal pode acontecer em cerca de 10% dos casos, e por isso o acompanhamento do paciente deve ser feito a longo prazo. É possível que a reestenose ocorra pela própria cicatrização circunferencial da ferida operatória, a qual, na maioria dos casos, provoca oclusão de grau leve. Uma grande série de casos defende que esse risco pode ser minimizado com incisão longitudinal no conduto e cobertura da área desnuda com fáscia temporal.[28] Na exostose, o paciente pode apresentar nova hiperostose pela continuidade da exposição ao fator de risco, muitas vezes necessitando de nova intervenção cirúrgica. O uso de protetor auricular pode prevenir o surgimento e reincidência da exostose, o que implica na divulgação sobretudo para a população exposta. Um estudo no Reino Unido revela consciência dessa patologia em cerca de 86,1% dos surfistas. O conhecimento da doença é significativamente associado ao uso de tampão de ouvido durante a prática do esporte.[35] Um artigo norte-americano revelou que 58% dos atletas de esportes aquáticos entrevistados nunca haviam usado proteção auricular.[36]

Apesar da exostose ser mais frequente na literatura mundial, devido à temperatura mais amena das águas no Brasil, esses casos são infrequentes e o osteoma torna-se mais comum. Não há acesso à verdadeira incidência, porque, na maioria dos casos, os pacientes são assintomáticos. O tratamento conservador com orientação do paciente e manejo das otites deve ser preconizado, e a cirurgia reservada para os casos de oclusão grave e paciente muito sintomático ou na necessidade de acesso cirúrgico à membrana timpânica e orelha média.

LESÕES TRAUMÁTICAS DA ORELHA EXTERNA

A prática de esportes de contato como artes marciais, a violência urbana e as lesões provocadas pelo uso de *piercing* e brincos têm contribuído para o aumento da incidência das lesões traumáticas da orelha externa, podendo comprometer apenas partes moles (lóbulo) ou as suas cartilagens. Devido às características tridimensionais do pavilhão e à fina camada de pele que reveste suas cartilagens, a reconstrução, às vezes, se torna um desafio ao cirurgião. A orelha externa é ricamente vascularizada e possui grande número de anastomoses, provenientes, principalmente, de ramos da artéria temporal superficial e da artéria auricular posterior.[37]

Normalmente traumático, o oto-hematoma espontâneo é mais raro e pode ocorrer principalmente em usuários de anticoagulantes. A região mais afetada é a face externa do terço superior do pavilhão. O diagnóstico é clínico, com abaulamento local, perda do contorno típico da orelha e dor. Pode evoluir com infecção secundária, condrites e abscessos, seguidos de deformidades a longo prazo, decorrentes da necrose com posterior fibrose e retração cartilaginosa. A deformidade crônica acentuada é classicamente conhecida como "orelha em couve-flor". Não existe consenso sobre qual a melhor forma de tratamento que possa esvaziar o hematoma e prevenir recidiva do mesmo, pois apresenta altos índices de recorrência. Coleções pequenas e de pouco tempo de evolução podem ser aspiradas com uma agulha um pouco mais calibrosa. Hematomas mais volumosos ou já endurecidos precisam ser drenados. Deve-se esvaziar o máximo possível o hematoma e depois realizar um curativo compressivo, que deve contornar o pavilhão e se moldar aos contornos naturais da orelha, de forma a evitar espaços mortos, para prevenir a formação de novas coleções. Pode-se lançar mão de drenos após o procedimento, mas uma pressão excessiva desses sobre a cartilagem pode causar necrose. Alguns autores têm apresentado bons resultados com cola de fibrina após a drenagem, como forma de evitar a recidiva do hematoma. A reavaliação frequente do paciente é fundamental para avaliar possível recidiva precoce.[37]

A técnica utilizada na reconstrução da orelha dependerá da quantidade de tecido perdido e da região da orelha afetada. Lesões muito extensas podem precisar de retalhos, enxertos ou ressecção de parte do pavilhão. A maioria das lacerações que mantiverem a estrutura cartilaginosa preservada apresentará bons resultados com limpeza adequada, regularização, aproximação e sutura dos bordos da lesão.[38] A ferida deve ser fechada em camadas, mas evitando-se suturar a cartilagem. Lacerações decorrentes de mordedura animal devem ser lavadas exaustivamente e, se necessário, a remoção de tecido desvitalizado, antes de ter seus bordos aproximados e o paciente encaminhado para profilaxia antirrábica e antitetânica. Lesões em que o lóbulo é "rasgado" podem ser suturadas primariamente se ainda não estiverem epitelizadas ou, nas lacerações antigas, terem sua superfície desepitelizada e suturada em zetaplastia. A profilaxia antibiótica é preconizada, utilizando-se as cefalosporinas de primeira geração.

Mesmo em grandes lacerações e amputações parciais do pavilhão, a perfusão tecidual geralmente mantém-se satisfatória, facilitando a reconstrução da orelha. Nas amputações parciais, ainda que apenas quando pequenos pedículos estão preservados, é possível sucesso no reparo imediato devido à rica rede de anastomose vasculares. Quando não for viável o reparo imediato, deve-se garantir que não haja cartilagem exposta.[37] Em casos de amputações totais, é fundamental a microcirurgia para revascularização da orelha externa, podendo ser realizada sua reimplantação, desde que ainda esteja viável e nas primeiras 6 horas.[38]

O uso de *piercing* no pavilhão auricular tem se tornado bastante popular nos últimos anos, com consequente aumento nas complicações infecciosas e estéticas. Uma metanálise apontou *Pseudomonas* como o germe mais comumente encontrado nas culturas de infecções pós-*piercing* e um baixo índice de cobertura dos antibióticos (20,7%) inicialmente prescritos pelos profissionais no diagnóstico. Nesse estudo, a escafa mostrou-se a localização anatômica mais associada a deformidades estéticas.[39]

REFERÊNCIAS BIBLIOGRÁFICAS

1. Rosenfeld RM, Brown L, Cannon, CR et al. Clinical practice guideline: acute otitis externa. Otolaryngol Head Neck Surg [Internet]. 2006 [Acesso em: 2024 Jul]; 134;4-23.
2. Jackson EA, Geer K. Acute otitis externa: Rapid evidence review. Am Fam Physician [Internet]. 2023 Feb [Acesso em: 2024 Jul]; 107(2):145-51.
3. Jung TTK, JIN TH. Diseases of the external ear. In: Snow Jr JB, Ballenger JJ, eds. Ballenger´s Otorhinolaryngology Head and Neck Surgery. 16th ed. Hamilton: BC Decker. 2003. p.230-48.
4. Di Traglia R, Tudor-Green B, Muzaffar J, Borsetto D, Smith ME. Antibiotics versus non-antibiotic treatments for acute otitis externa: A systematic review and meta-analysis. Clin Otolaryngol [Internet]. 2023 Nov [Acesso em: 2024 Jul]; 48(6):841-62.
5. Chandler JR. Malignant external otitis. Laryngoscope [Internet]. 1968 Aug [Acesso em: 2024 Jul];78(8):1257-94.
6. Antunes A, Macedo GRM, Leão RS et al. Otite externa necrotizante com paralisia facial periférica bilateral: relato de caso e revisão de literatura. Rev Bras Otorrinolaringol [Internet]. 2004 [Acesso em: 2024 Jul]; 70:137-42.
7. Franco-Vidal V, Blanchet H, Bebear C et al. Necrotizing external otitis: a report of 46 cases. Otol Neurotol [Internet]. 2007 [Acesso em: 2024 Jul]; 28:771-3.

8. van der Meer WL, Waterval JJ, Kunst HPM, Mitea C, Pegge SAH, Postma AA. Diagnosing necrotizing external otitis on CT and MRI: assessment of pattern of extension. Eur Arch Otorhinolaryngol [Internet]. 2022 Mar [Acesso em: 2024 Jul]; 279(3):1323-8.
9. Peled C, El-Seid S, Bahat-Dinur A, Tzvi-Ran LR, Kraus M, Kaplan D. Necrotizing otitis externa-analysis of 83 cases: Clinical findings and course of disease. Otol Neurotol [Internet]. 2019 Jan [Acesso em: 2024 Jul]; 40(1):56-62.
10. Korbi AE, Houas J, Kolsi N, Bouatay R, Ferjaoui M, Toumi A, Harrathi K, Koubaa J. Fungal necrotizing external otitis: diagnosis, management and outcomes of 15 cases. Pan Afr Med J [Internet]. 2022 Aug 24 [Acesso em: 2024 Jul]; 42:306.
11. Glikson E, Sagiv D, Wolf M, Shapira Y. Necrotizing otitis externa: diagnosis, treatment, and outcome in a case series. ScienceDirect. Diagn Microbiol Infect Dis [Internet]. 2017 Jan [Acesso em: 2024 Jul]; 87(1):74-8.
12. Hertz J, Siim C. External auditory canal cholesteatoma and benign necrotising otitis externa: clinical study of 95 cases in the capital region of Denmark. J Laryngol Otol [Internet]. 2018 [Acesso em: 2024 Jul]; 132(6):514-8.
13. Vrabec JT, Chaljub G. External canal cholesteatoma. Am J Otol [Internet]. 2000 [Acesso em: 2024 Jul]; 21(5):608-14.
14. Hn U, Prasad SC, Russo A et al. Cholesteatoma of the external auditory canal: Review of staging and surgical strategy. Otol Neurotol. 2018 [Acesso em: 2024 Jul]; 39(10):e1026-33.
15. Brown C, White D. External auditory canal cholesteatoma: Etiology, diagnosis, and management. Otolaryngol Head Neck Surg [Internet]. 2019 [Acesso em: 2024 Jul]; 160(3):387-95.
16. Naim R, Linthicum F Jr, Shen T et al. Classification of the external auditory canal cholesteatoma. Laryngoscope [Internet]. 2005 [Acesso em: 2024 Jul]; 115(3):455-60.
17. Shin SH, Shim JH, Lee HK. Classification of external auditory canal cholesteatoma by computed tomography. Clin Exp Otorhinolaryngol [Internet]. 2010 [Acesso em: 2024 Jul]; 3(1):24-6
18. Alves AL, Pereira CSB, Ribeiro FAQ et al. Analysis of histopathological aspects in acquired middle ear cholesteatoma. Braz J Otorhinolaryngol [Internet]. 2008 [Acesso em: 2024 Jul]; 74(6):835-41.
19. Konishi M, Iwai H, Tomoda K. Reexamination of etiology and surgical outcome in patient with advanced external auditory canal cholesteatoma. Otol Neurotol [Internet]. 2016 [Acesso em: 2024 Jul]; 37(6):728-34.
20. Dubach P, Mantokoudis G, Caversaccio M. Ear canal cholesteatoma: meta-analysis of clinical characteristics with update on classification, staging and treatment. Curr Opin Otolaryngol Head Neck Surg [Internet]. 2010 [Acesso em: 2024 Jul]; 18(5):369-76.
21. Ribeiro FAQ, Mitre EI, Dobrianskyj FM, Kobayashi AF. Proposal for a new clinical treatment of spontaneous cholesteatoma of the external auditory canal with clobetasol propionate. Am J Otolaryngol Head Neck Surg [Internet]. 2023 [Acesso em: 2024 Jul]; 6(3):1235.
22. Persaud RA, Hajioff D, Thevasagayam MS, Wareing MJ, Wright A. Keratosis obturans and external ear canal cholesteatoma: how and why we should distinguish between these conditions. Clin Otolaryngol Allied Sci [Internet]. 2004 [Acesso em: 2024 Jul]; 29(6):577-81.
23. Munjal T, Kullar PJ, Alyono J. External ear disease: Keratinaceous lesions of the external auditory canal. Otolaryngol Clin North Am [Internet]. 2023 [Acesso em: 2024 Jul]; 56(5):897-908.
24. Park SY, Jung YH, Oh JH. Clinical characteristics of keratosis obturans and external auditory canal cholesteatoma. Otolaryngol Head Neck Surg [Internet]. 2015 [Acesso em: 2024 Jul]; 152(2):326-30.
25. Shinnabe A, Hara M, Hasegawa M, Matsuzawa S, Kanazawa H, Yoshida N, Iino Y. A comparison of patterns of disease extension in keratosis obturans and external auditory canal cholesteatoma. Otol Neurotol [Internet]. 2013 [Acesso em: 2024 Jul]; 34(1):91-4.
26. Carbone PN, Nelson BL. External auditory osteoma. Head and Neck Pathology [Internet]. 2012 [Acesso em: 2024 Jul]; 6(2):244-6.
27. Simas V, Hing W, Furness J, Walsh J, Climstein M. The prevalence and severity of external auditory exostosis in young to quadragenarian-aged warm-water surfers: A preliminary study. Sports (Basel) [Internet]. 2020 Feb 4 [Acesso em: 2024 Jul]; 8(2):17.
28. Grinblat G, Prasad SC, Piras G, He J, Taibah A, Russo A, Sanna M. Outcomes of drill canalplasty in exostoses and osteoma: Analysis of 256 cases and literature review. Otol Neurotol [Internet]. 2016 Dec [Acesso em: 2024 Jul];3 7(10):1565-72.
29. Nakanishi H, Tono T, Kawano H. Incidence of external auditory canal exostoses in competitive surfers in Japan. Otolaryngol Head Neck Surg [Internet]. 2011 Jul [Acesso em: 2024 Jul];145(1):80-5.
30. Chen CK, Chang KP, Chien CY, Hsieh LC. Endoscopic transcanal removal of external auditory canal osteomas. Biomed J [Internet]. 2021 Aug [Acesso em: 2024 Jul]; 44(4):489-94.
31. Swisher AR, Singh P, Debbaneh P, Rivero A. Complication rates in osteotome and drill techniques in external auditory canal exostoses: A systematic review and meta-analysis. Ann Otol Rhinol Laryngol [Internet]. 2023 Oct [Acesso em: 2024 Jul];132(10):1249-60.
32. Barrett G, Ronan N, Cowan E et al. To drill or to chisel? A long-term follow-up study of 92 exostectomy procedures in the UK. Laryngoscope [Internet]. 2015 [Acesso em: 2024 Jul];125:453-56.
33. Lyutenski S, James P, Bloching M. Piezoelectric canalplasty for exostoses and osteoma. Am J Otolaryngol [Internet]. 2021 Nov-Dec [Acesso em: 2024 Jul];42(6):103114.
34. Kozin ED, Remenschneider AK, Shah PV, Reardon E, Lee DJ. Endoscopic transcanal removal of symptomatic external auditory canal exostoses. Am J Otolaryngol [Internet]. 2015 Mar-Apr [Acesso em: 2024 Jul];36(2):283-6.
35. Morris S, Martin T, Mccahon D, Bennett S. Awareness and attitudes towards external auditory canal exostosis and its preventability in surfers in the UK: cross-sectional study. J Laryngol Otol [Internet]. 2016 Jul [Acesso em: 2024 Jul];130(7):628-34.
36. Wille AE, Pazdernik VK, Sassounian N, Glaser K. Prevention of external auditory canal exostosis in the Colorado whitewater community. J Osteopath Med [Internet]. 2022 Mar 31 [Acesso em: 2024 Jul];122(8):431-7.
37. Nojoumi A, Woo BM. Management of Ear Trauma. Oral Maxillofac Surg Clin North Am [Internet]. 2021 Aug [Acesso em: 2024 Jul];33(3):305-15.
38. Wong K, Wong A, Rousso JJ. Reconstructive Options for Auricular Trauma. Facial Plast Surg [Internet]. 2021 Aug [Acesso em: 2024 Jul];37(4):510-515.
39. Sosin M, Weissler JM, Pulcrano M, Rodriguez ED. Transcartilaginous ear piercing and infectious complications: a systematic review and critical analysis of outcomes. Laryngoscope [Internet]. 2015 Aug [Acesso em: 2024 Jul];125(8):1827-34.

CAPÍTULO **8**

Otite Média Crônica

Fábio André Selaimen • Leticia Petersen Schmidt Rosito • Sady Selaimen da Costa

INTRODUÇÃO

A otite média (OM) é definida como um processo inflamatório, infeccioso ou não, localizado de modo focal ou generalizado na fenda auditiva.[1,2] Os primeiros relatos que podemos associar a essa doença datam do final do século XIX, quando os autores descreviam o que hoje conhecemos como sendo as complicações da otite média crônica (OMC). Até os dias atuais, a OMC gera um enorme custo econômico e social, e ainda é um problema de saúde longe de ser equacionado.[3]

Este capítulo visa abordar as principais formas de OMC colesteatomatosa (OMCC), incluindo o colesteatoma congênito, e não colesteatomatosa (OMCNC). São abordados os princípios, ou seja, a base teórica, incluindo definições, classificações e particularidades de cada subtipo da OMC.

DEFINIÇÕES E CLASSIFICAÇÃO

A OMC pode ser definida sob distintos aspectos: clínico, temporal e histopatológico. Clinicamente, é caracterizada como uma condição inflamatória em geral associada a perfurações amplas e persistentes da membrana timpânica (MT) e a otorreia.[3] Cronologicamente, refere-se a um processo inflamatório cuja duração não seja inferior a 3 meses.[4] Histologicamente, talvez a definição mais abrangente refira-se a um processo inflamatório da orelha média, associada a alterações teciduais irreversíveis. Esse processo pode até mesmo prescindir da perfuração timpânica e da otorreia crônica, mas está sempre associado a algum dano tecidual irreversível.[1,3]

A classificação dos processos inflamatórios da orelha média não é consensual, majoritariamente pela falta de compreensão global da doença e, consequentemente, pela ausência de um sistema que contemple todos os aspectos necessários para o otologista. Desde os primeiros relatos que associavam a otite supurativa crônica às complicações intra e extracranianas e à morte dos pacientes, ainda não é possível amadurecer um sistema de classificação que efetivamente ajude na decisão terapêutica e que possa predizer o prognóstico das diversas formas clínicas da doença.

Didaticamente, no entanto, é preciso seguir uma classificação para fins de estudos e pesquisa. Assim, costuma-se dividir a OMC em OMCC e OMCNC, e a primeira se diferencia da segunda principalmente pela presença de epitélio escamoso queratinizado com acúmulo de queratina esfoliada dentro da orelha média ou de qualquer área pneumatizada do osso temporal.[5]

Na verdade, a própria concepção de doenças específicas é questionável, como historicamente debatido. Inicialmente, destaca-se que as diversas formas clínicas da OM foram descritas como entidades isoladas; todavia, Paparella e o grupo de Minnesota propuseram, posteriormente, o modelo do *continuum*. Segundo essa teoria, todas as formas clínicas fariam parte de um espectro de uma mesma doença, mas vistas em estágios distintos ao longo do tempo.[1]

SINTOMAS

Os sintomas cardinais da OMC são a otorreia e a hipoacusia, além de outros menos frequentes, como otalgia, vertigem e paralisia facial, conforme detalhado a seguir. É importante ressaltar que todo paciente com OMC apresenta duas situações distintas, que podem se alternar com frequência relativamente alta: infectada e não infectada. Essa distinção é fundamental para ser reconhecida pelo otorrinolaringologista, pois pode não só requerer tratamento clínico, mas também alterar o planejamento cirúrgico, o aconselhamento e o prognóstico. Talvez a forma clínica em que a diferença seja mais relevante é na perfuração timpânica, a qual, se infectada, poderá trazer consigo a impressão de uma doença mais extensa e de maior acometimento das estruturas da orelha média. A Figura 8.1 ilustra essa situação.

A

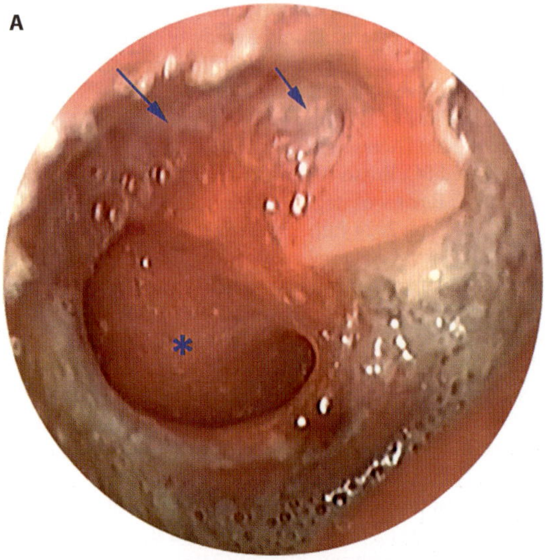

B

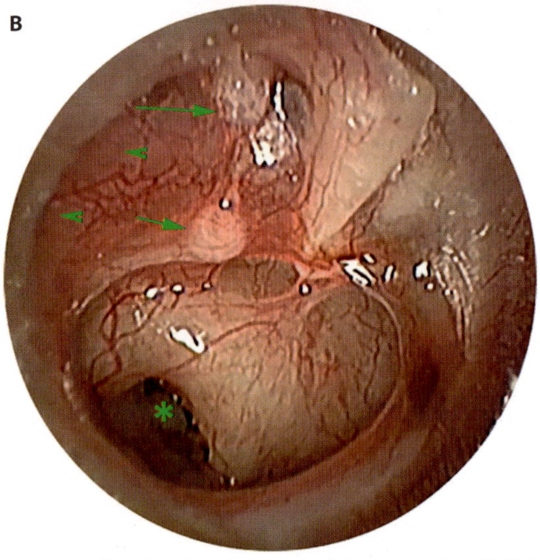

Figura 8.1 Perfuração timpânica em dois momentos distintos. **A.** Quando infectado, com aspecto que pode sugerir um colesteatoma. Observa-se a mucosa hiperplásica e o acúmulo de epitélio em um quadrante posterossuperior (setas azuis), além da mucosa da caixa hiperplásica (asterisco azul); **B.** Após tratamento clínico e já não infectada. A ausência de hiperplasia da mucosa permite a visualização da cadeia ossicular e de toda mucosa do mesotímpano, inclusive possibilitando a visualização da janela redonda (asterisco verde). Ainda, nota-se a erosão do ramo longo da bigorna (seta verde longa) e timpanoestapedopexia (seta verde curta), visualizando-se o fundo da bolsa de retração (pontas de setas verdes), o que permite afastar a presença de colesteatoma. Há nítida medialização do manúbrio do martelo, com ponte mucosa até o promontório.

Otorreia é manifestação mais comum da OMC. Os pacientes portadores de OMCNC costumam apresentar a otorreia intermitente, de curta duração, em geral associada a episódios de contato com água ou de infecções na via aérea superior. Por sua vez, os pacientes com OMCC apresentam mais tipicamente otorreia contínua e malcheirosa, decorrente da atividade inflamatória constante, inerente ao colesteatoma.

Hipoacusia é a segunda manifestação mais comum; é tipicamente condutiva e está intimamente relacionada com o grau de lesão da orelha média. Na ausência de colesteatoma, uma perda condutiva de 20 dB indica integridade da cadeia ossicular. A erosão dos ossículos, particularmente do ramo longo da bigorna, ou a sua fixação, em geral produz perdas condutivas de 30 dB ou mais.

Curiosamente, alguns colesteatomas podem destruir a cadeia ossicular e ainda assim não comprometer de modo significativo a audição. Nessa situação, o colesteatoma pode, por si só, agir como uma ponte sonora, transmitindo o som desde o ouvido externo até a janela oval. Esse fenômeno é conhecido como efeito columelar do colesteatoma, e o paciente deve sempre ser orientado quanto ao risco de piora auditiva pós-operatória.

A cofose não é uma situação comum na OMC e, quando presente, necessitará de avaliação radiológica cautelosa, pois pode indicar acometimento da orelha interna (erosão ou calcificação), bem como patologia retrococlear. A Figura 8.2 apresenta tomografia computadorizada (TC) em paciente pediátrico com erosão coclear.

Otalgia não é uma queixa frequente e requer abordagem cuidadosa quando presente. Deve-se descartar uma otite externa associada, mas o otologista deve ficar atento também à possiblidade de neoplasia como diagnóstico diferencial (ou associado) da OMC. A presença de complicações supurativas também pode ocasionar agudização dos sintomas e consequente otalgia, bem como uma massa colesteatomatosa em rápida expansão; mais raramente, pode ser a responsável pela dor.

Vertigem também é um sintoma menos frequente nos pacientes com OMC. O relato de episódios recentes de vertigem associados à patologia grosseira da orelha média, com ou sem colesteatoma, representa uma irritação química (labirintite serosa) ou invasão piogênica (labirintite purulenta) do labirinto. No paciente com OMCC, a hipótese de fístula labiríntica deve sempre ser considerada. Pela proximidade anatômica, o canal semicircular lateral é o mais acometido nos casos de OMCC, chegando a 90%.[6] A Figura 8.3 ilustra paciente com ampla erosão labiríntica.

Paralisia facial periférica, progressiva ou completa, associada a OMC, indica o envolvimento do nervo no seu segmento tímpanomastóideo até que se prove o contrário. Nessa rara situação, a cirurgia deve ser realizada imediatamente, o processo patológico completamente evacuado e o trajeto do sétimo par craniano explorado minuciosamente, desde o gânglio geniculado até o forame estilomastóideo. Em série de casos brasileira, encontrou-se acometimento do nervo de forma multisegmentar, com a porção timpânica sendo a mais acometida (60% da amostra), seguida pela região do segundo joelho, gânglio geniculado e, por fim, o segmento mastóideo foi o local menos frequentemente lesado.[7]

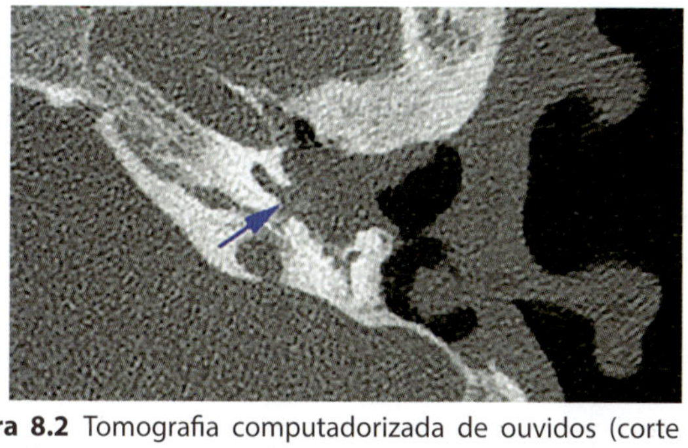

Figura 8.2 Tomografia computadorizada de ouvidos (corte axial) em paciente com otite média crônica colesteatomatosa e erosão coclear importante, lado esquerdo. Seta azul aponta erosão da espira basal da cóclea.

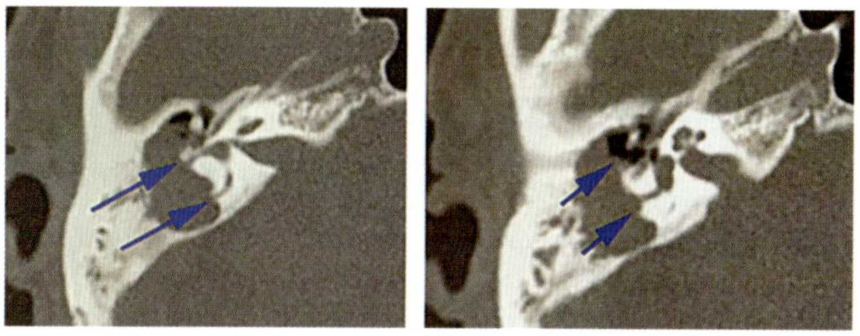

Figura 8.3 Tomografia computadorizada de ouvidos (corte axial) em paciente com otite média crônica colesteatomatosa e erosão de canal lateral importante, lado direito. Seta azul aponta erosão óssea.

AVALIAÇÃO CLÍNICA

Otoscopia

A otoscopia é o primeiro passo na avaliação da OMC, e o otorrinolaringologista deve obter o máximo de informações possível durante esse passo diagnóstico. Portanto, é fundamental o uso de tecnologias como a otomicroscopia e a otoendoscopia, além de preparar adequadamente o paciente para o exame e posterior registro.

A otorreia, quando presente, deve ser cuidadosamente aspirada, bem como detritos epiteliais e descamação removidos do conduto auditivo externo (CAE). O tecido de granulação, presente na MT ou no meato acústico externo (MAE) pode necessitar de cauterização focal, seguida do uso de antibióticos e corticosteroides tópicos.

A coinfecção fúngica deve ser tratada sempre que identificada. Por vezes, a identificação é bastante óbvia, com a presença de hifas no MAE antes da aspiração (Vídeo 8.1 e Figura 8.4). Em outras vezes, os sinais podem ser mais sutis, como otorreia grumosa ou refratária ao tratamento antibacteriano.

Avaliação audiológica

A acumetria deve ser realizada rotineiramente, com diapasão de 512 Hz ou, alternativamente, com 256 Hz. O otologista nunca pode prescindir da acumetria, em especial nas avaliações

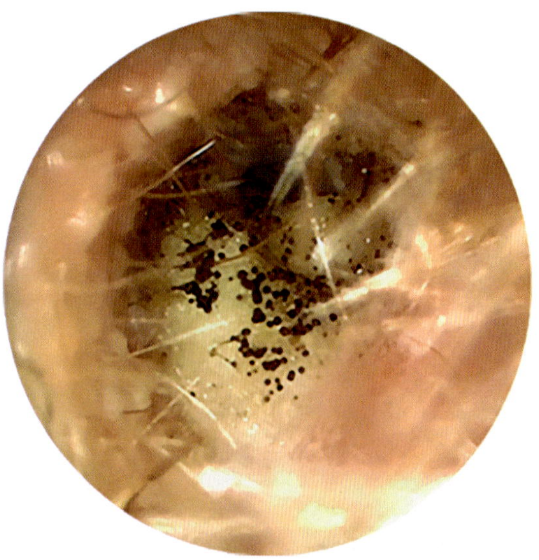

Figura 8.4 Infecção fúngica em otite média crônica, com o meato acústico externo preenchido por hifas impossibilitando visualização da membrana timpânica.

pré-operatórias. O padrão de hipoacusia condutiva é esperado e, às vezes, uma perda auditiva mista pode ser identificada. Se o otologista suspeitar de perda neurossensorial profunda, é importante compartilhar a informação com o fonoaudiólogo.

A audiometria tonal e vocal está indicada em todos os pacientes com OMC. Assim como na otoscopia, é necessária uma preparação adequada do paciente antes de realizar a audiometria. O acúmulo de detritos ou otorreia no MAE, bem como granulação ou hiperplasia da mucosa da orelha média, podem superestimar o componente condutivo do paciente.

A perda auditiva é tipicamente condutiva em pacientes com OMC. O grau de perda é influenciado por fatores como (a) presença ou não de retração timpânica, (b) presença de perfuração timpânica e, se houver, do seu tamanho e localização, (c) presença de timpanosclerose e (d) acometimento da cadeia ossicular, seja por aderências mucosas, erosão ossicular ou timpanosclerose de cadeia.

Com frequência relativamente alta, encontram-se perdas auditivas mistas, com o componente neurossensorial também em grau variável. A etiologia da perda neurossensorial parece estar relacionada com inflamação crônica, que traz mediadores inflamatórios para dentro da orelha interna (através da janela redonda) e a consequente destruição das células cocleares. É um fator importante no aconselhamento do paciente, uma vez que o componente condutivo pode ser melhorado cirurgicamente, com relativa frequência, enquanto o componente neurossensorial não pode. Assimetrias muito acentuadas da via óssea devem ser investigadas para possíveis etiologias retrococleares, como mencionado anteriormente.

Avaliação radiológica

A TC de ouvidos sem contraste é o principal exame de imagem para a avaliação da OMC. É importante ressaltar o ganho de qualidade que a TC obteve nos últimos anos: enquanto a resolução aumentou consideravelmente, a radiação utilizada no exame diminuiu. Hoje, uma imagem com baixa resolução e cortes grosseiros é inaceitável. Além disso, a disponibilização, por parte do radiologista ao otorrinolaringologista, não somente da incidência axial, mas também da coronal e da sagital oblíqua (para avaliação especialmente de cadeia ossicular), é considerado fundamental.

Não recomenda-se TC rotineiramente na avaliação de pacientes com OMC, e é necessário individualizar cada caso. A OMCNC pode prescindir da imagem em alguns casos. Por exemplo, nas retrações rasas, nas quais é possível visualizar o fundo da bolsa, não é necessária a TC para sua avaliação, bastando o controle por otomicroscopia e/ou otoendoscopia.

Da mesma forma, as perfurações sem sinais de retração associada ou outros sinais, como granulação, hiperplasia de mucosa, erosão de cadeia ossicular ou outras complicações, também não demandam de avaliação radiológica. No entanto, várias situações podem exigir TC em OMCNC, como abordado a seguir.

Uma perfuração que sempre permanece infectada, apesar do manejo clínico adequado e dos devidos cuidados do paciente, requer uma avaliação tomográfica para avaliação das células mastóideas. A mastoide velada pode indicar a presença de secreção acumulada, tecido de granulação ou granuloma de colesterol, que pode atuar como reservatório de bactérias e biofilmes, perpetuando a inflamação do mesotímpano. A mastoidectomia associada a timpanoplastia frequentemente é indicada nesses casos.

Perdas auditivas condutivas acima do esperado para a otoscopia do paciente também requerem investigação por imagem. De forma simplificada, pode-se afirmar que um *gap* aero-ósseo maior que 25 dB exige investigação por meio de tomografia de alta resolução. É possível encontrar não só erosões na cadeia ossicular, por vezes não observadas na otoscopia, mas também fixações da cadeia e/ou timpanosclerose.

A presença de um componente neurossensorial também é um sinal de alerta para investigação por meio de exames de imagem. A OMC, mesmo não colesteatomatosa, pode acometer a orelha interna, com calcificação intracoclear e consequente morte celular, levando à perda sensorioneural. Essa rara situação, conhecida como labirintite ossificante, pode ser observada na Figura 8.5.

Por fim, a OMCC tem a indicação da TC em todos os casos, independentemente da via de formação do colesteatoma. Nesses casos, o exame é útil para o planejamento cirúrgico, especialmente na decisão de uma timpanomastoidectomia aberta ou fechada, bem como para o diagnóstico de complicações (erosão ossicular, erosão de tégmen timpânico ou mastóideo).

A rotina de avaliação da TC de ouvidos no paciente com OMC inclui o *checklist* a seguir:

- Grau de pneumatização da mastoide
- Integridade (ou erosão) da parede lateral do ático
- Trajeto do nervo facial
- Integridade da cadeia ossicular
- Integridade do tégmen timpânico e do tégmen mastóideo, bem como possível deiscência dural
- Variações anatômicas
- Integridade do labirinto ósseo (ou a presença de possíveis fístulas)

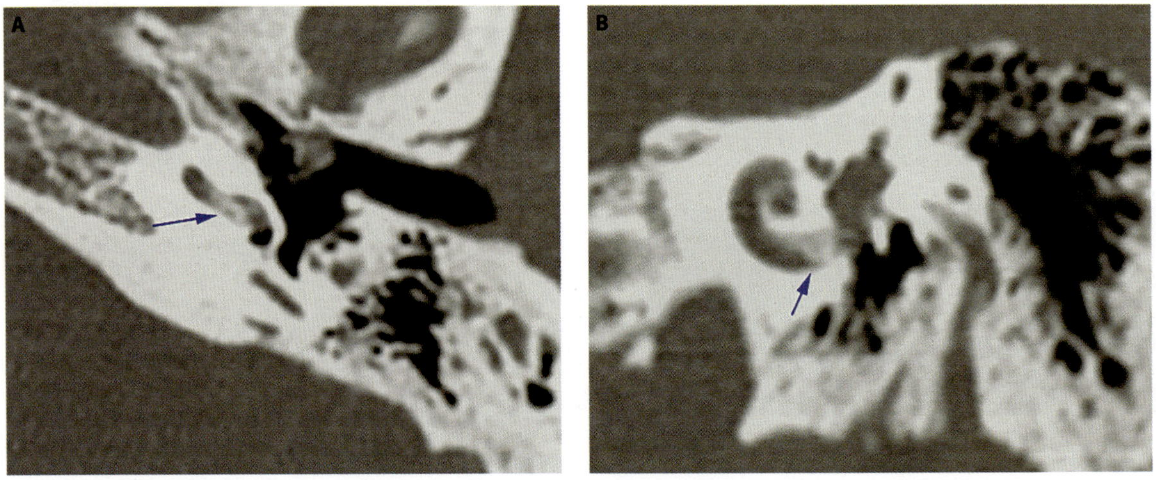

Figura 8.5 Labirintite ossificante. **A.** Corte axial mostrando calcificação da espira basal da cóclea em paciente com otite média crônica não colesteatomatosa (seta azul); **B.** Corte sagital oblíquo, do mesmo paciente, mostra melhor detalhamento da calcificação (seta azul).

- Relação da orelha média com os grandes vasos (bulbo da jugular e artéria carótida)
- Posição do seio venoso lateral
- Aeração do protímpano e relação com a tuba auditiva.

FORMAS CLÍNICAS

Enquanto a OMCC é inequivocamente caracterizada pela presença de epitélio escamoso na orelha média (ou outras áreas pneumatizadas do osso temporal), a OMCNC apresenta uma maior variedade de apresentações clínicas.

Embora seja impossível subdividir com absoluta precisão as fases clínicas de uma doença tão complexa como a OMC, é necessário estabelecer alguns parâmetros didáticos e de pesquisa para organizar o estudo. Assim, as entidades clínicas descritas a seguir como doenças distintas podem, muitas vezes, apresentar pontos de intersecção entre si ou simplesmente coexistir em uma mesma orelha. Por exemplo, uma retração pode cursar com efusão, ou uma perfuração timpânica pode resultar de uma retração.

Otite média crônica não colesteatomatosa

Retrações

Propõe-se que as retrações da MT sejam decorrentes da desventilação da orelha média e da mastoide. Começando em uma trompa de Eustáquio disfuncional, a pressão negativa sustentada na orelha média acabaria por colapsar a parede mais frágil do sistema, ou seja, a MT. As retrações são tradicionalmente classificadas de acordo com sua localização e seu grau; porém, o manejo está longe de um consenso na literatura e na prática do otologista.

Na Figura 8.6, ilustram-se os três tipos de retrações de acordo com a localização: *pars tensa*, *pars flaccida* e retrações de duas vias. Diferentes classificações foram propostas quanto ao grau de severidade das retrações, embora nenhuma conta com ampla aceitação na literatura, sendo frequentemente objeto de discussões e controvérsias.

A avaliação das retrações também deve considerar a presença de efusão, o envolvimento da cadeia ossicular e a identificação de outras erosões ósseas (parede posterossuperior, parede lateral do ático). Assim, é fundamental o registro, desde a primeira consulta, das características da otoscopia (preferencialmente com videotoscopia registrada e armazenada), bem como o estado auditivo e, posteriormente, o acompanhamento da evolução ao longo do tempo. A instabilidade da retração, com granulação recorrente ou otorreia, também é um fator relevante na decisão sobre o manejo da retração.

A ideia de que toda retração deve ser tratada com timpanotomia e inserção de tubos de ventilação é antiquada e deve ser abandonada. Bolsas de retração em que não é possível visualizar o fundo mesmo com o uso de videotoscopia adequada, retrações com recorrência de supuração, erosões de cadeia ossicular ou erosões ósseas mais grosseiras como a parede posterossuperior são exemplos de casos que não devem ser manejados com tubo de ventilação.

Em série de casos do grupo do Hospital de Clínicas de Porto Alegre (HCPA), foi demonstrado que a presença de erosão do ramo longo da bigorna não será acompanhada, necessariamente, de perda condutiva acentuada. A partir da aderência da MT ao capítulo do estribo, denominada timpanoestapedopexia (Vídeo 8.2), ela poderá atuar como uma reconstrução do tipo 3 "natural", permitindo a condução sonora diretamente ao estribo. Nesse estudo, a média da perda condutiva nos pacientes com timpanoestapedopexia foi entre 14,13 e 21,28 dB, de acordo com a frequência estudada, com média tonal de 18,46 dB. Inclusive, uma perda condutiva igual ou menor que 25 dB foi identificada em 53% dos pacientes.[8]

Por outro lado, o estudo da orelha contralateral dos pacientes com timpanoestapedopexia demonstrou a presença significativa de anormalidades. A orelha contralateral foi normal apenas em 19,6% dos casos, enquanto perfurações-retrações foram encontradas em 17,4%, retrações moderadas ou severas em 28,3% e colesteatoma em 28,3% dos casos.[9] Esses achados sugerem que a evolução desses casos pode ser desfavorável, com progressão da retração até o colesteatoma com frequência relativamente alta.

O *check-list* da avaliação nas retrações timpânicas inclui:

- Idade
- Sintomas
- Localização
- Grau
- Erosão ossicular
- Supurações/presença de granulação
- Grau de perda auditiva
- Evolução ao longo do tempo
- Orelha contralateral.

Perfurações timpânicas

As perfurações timpânicas são definidas como uma descontinuidade na membrana timpânica, podendo ter etiologias variadas. Foram historicamente divididas em centrais, ou seja, se houver bordo timpânico ao redor dos 360° da perfuração, e marginais, caso ele esteja ausente em alguma parte da perfuração (Figura 8.7). Essa classificação ganhou relevância na literatura devido ao potencial efeito de

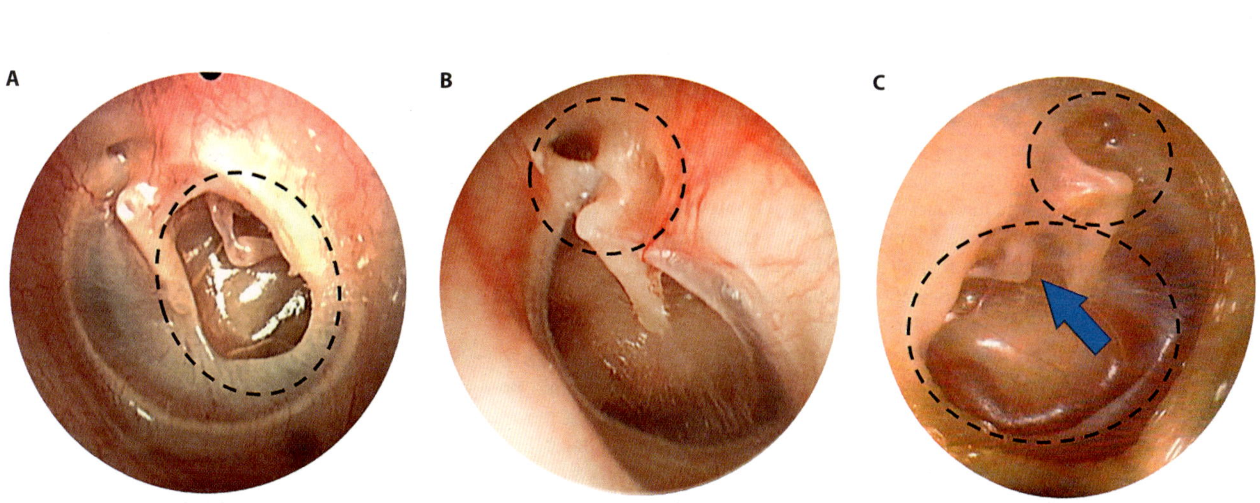

Figura 8.6 Retrações de acordo com a localização. **A.** Retração da *pars tensa*; **B.** Retração da *pars flaccida*; **C.** Retração de duas vias.

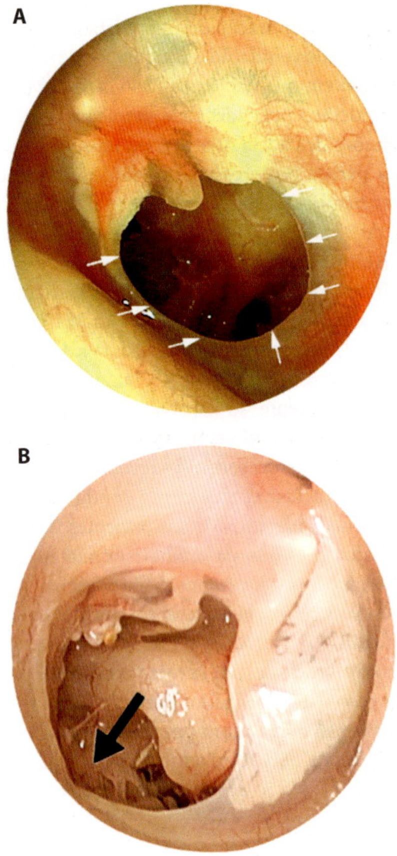

Figura 8.7 Classificação tradicional. **A.** Perfuração central, com bordas 360º (setas brancas); **B.** Perfuração marginal, com ausência de bordas timpânicas em parte da perfuração (seta preta).

formação de um colesteatoma secundário, a partir de uma perfuração marginal. Segundo essa teoria, haveria uma migração do epitélio do MAE para o interior da orelha média, permitida pela ausência de proteção anatômica fornecida pelo anel timpânico. No entanto, essa teoria não é consensual, sendo questionada na prática diária do otologista, bem como já foi mais de uma vez criticada na literatura.[10,11]

Hoje, são avaliados parâmetros que, sem dúvida, consideram-se mais relevantes do que a mera presença (ou ausência) de bordos timpânicos ao redor da perfuração. A anatomia do MAE, o tamanho e a localização da perfuração timpânica, a presença de timpanosclerose e, fundamentalmente, a presença ou ausência de sinais de retração timpânica anteriores à perfuração são os principais parâmetros que devem ser considerados na avaliação da doença.

Portanto, atualmente é preferível classificar as perfurações como *outside-in* (de fora para dentro, a perfuração-retração) ou *inside-out* (de dentro para fora, sem retração associada ou explosiva), como abordado a seguir. A partir da análise detalhada das otoscopias, avaliam-se os achados sugestivos de retração timpânica associada às perfurações. A Figura 8.8 mostra os referidos sinais: (a) medialização do manúbrio do martelo, (b) remanescentes timpânicos no promontório, (c) remanescentes timpânicos na cadeia ossicular e (d) erosão da cadeia ossicular.

Quando encontra-se no máximo uma das características citadas anteriormente, considera-se a perfuração não associada à retração, ou seja, uma perfuração "explosiva". A esse grupo de perfurações, cuja etiologia proposta é o modelo expresso (agudo que leva diretamente ao crônico), convencionalmente denomina-se *inside-out*, ou seja, de dentro para fora. Essas perfurações traduziriam orelhas médias previamente saudáveis, que possivelmente

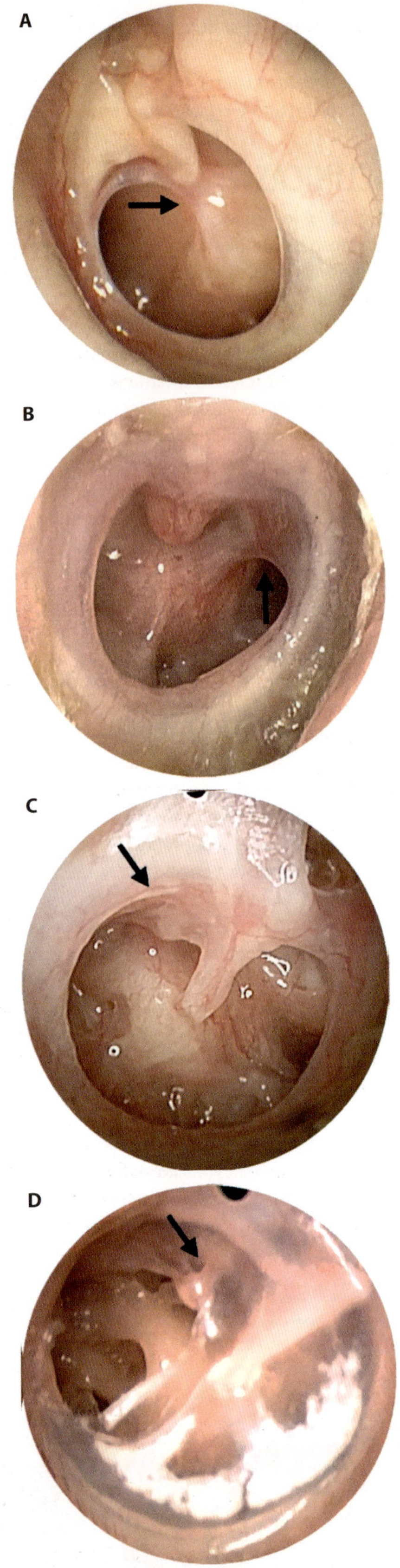

Figura 8.8 Sinais de retração prévia à perfuração. **A.** Medialização do manúbrio do martelo, incluindo contato com o promontório e com ponte mucosa da membrana timpânica (MT) ao promontório (seta preta); **B.** MT aderida ao promontório, incluindo uma ponte mucosa da MT ao promontório (seta preta); **C.** MT aderida à cadeia ossicular (seta preta); **D.** Erosão da cadeia ossicular (seta preta apontando erosão do ramo longo da bigorna).

sofreram um ataque em um momento específico, seja traumático, inflamatório e/ou infeccioso, gerando como sequela permanente a perfuração timpânica. A ausência de sinais de retração prévia seria a marca de um processo "explosivo" ou, em outras palavras, pontual no tempo, caracterizando o inverso do grupo de retração seguido de perfuração, como convencionou-se chamar de avesso.

Em um segundo grupo, estão as perfurações que têm duas ou mais das características de retração associadas à perfuração, as quais são convencionalmente chamadas *outside-in*. Esse seria um modelo alternativo de patogênese, em que a retração progressiva levaria à perfuração. O processo ocorre por meio de isquemia por pressão dos capilares da MT (a qual está pressionada contra as estruturas ósseas da orelha média pela retração), com consequente necrose segmentar da MT, e, por fim, a perfuração. Os sinais de retração anteriormente descritos seriam as marcas deixadas pelo longo processo de retração progressiva, ou seja, um processo de fora para dentro, chamadas *outside-in*.

Em um estudo conduzido no grupo do HCPA,[12] a análise de 1.003 orelhas, divididas de acordo com os critérios *inside-out* e *outside-in,* mostrou parâmetros muito diferentes para cada grupo. A seguir, são apresentados os principais resultados, por meio dos quais pode-se compreender os motivos que levam a considerar a classificação proposta como a mais representativa da patogênese.

Inicialmente, observando os critérios funcionais, notou-se que a média tritonal de via aérea média (VA), de via óssea (VO) e do *gap* aero-ósseo foram todos maiores no grupo *outside-in*, com significância estatística, o que corroborou com a hipótese de que, nesse grupo estão as orelhas funcionalmente mais afetadas. Além disso, a duração dos sintomas foi maior no grupo *outside-in*, o qual também apresentou média de idade maior.

Ao analisar a orelha contralateral (OCL), o grupo *inside-out* apresentou expressiva maioria de OCL normal. Por outro lado, o grupo *outside-in* teve uma taxa muito maior de OCL anormal, uma diferença que ocorreu especialmente à custa de mais retrações e colesteatomas na OCL nesse grupo. A OCL vem sendo estudada há décadas, com ampla evidência de que é um excelente preditor do comportamento da orelha principal. Assim, entendendo a OMC como uma doença bilateral, esses achados corroboram a teoria de que, enquanto orelhas previamente saudáveis foram representadas por um grupo (*inside-out*), as orelhas cronicamente disfuncionais foram agrupadas pelo outro (*outside-in*).

Finalmente, analisando as diferenças entre os grupos em termos de tamanho e localização, o grupo *inside-out* apresentou perfurações menores e anteriores, enquanto o grupo *outside-in* incluiu perfurações maiores e posteriores. Além disso, as perfurações marginais são encontradas quase que exclusivamente no grupo *outside-in*. Esses achados estão de acordo com estudo[13] que sugere as perfurações marginais quase sempre como decorrência de retrações prévias.

Em resumo, com base nesses sinais otoscópicos de retração prévia na perfuração timpânica - ou ausência deles - acredita-se ser possível diferenciar uma orelha previamente sadia de uma orelha cronicamente disfuncional. As perfurações timpânicas, até então consideradas um único grupo de doenças, parecem ser subdivididas para fornecer mais informações sobre a etiopatogenia da doença. A Figura 8.9 ilustra uma perfuração *inside-out* (sem retração prévia) e uma perfuração *outside-in* (com retração prévia).

O esforço em diferenciar a etiopatogênese de cada tipo de perfuração tem como objetivo maior a individualização do tratamento aplicado a cada caso. Se a classificação anterior falhava em não apresentar nenhum tipo de aplicabilidade prática nas condutas, fosse a perfuração central ou marginal, os novos parâmetros visam aprimorar o planejamento e a execução do tratamento. O olhar sobre o passado (etiologia), nos ajuda a entender o presente (tipo de perfuração timpânica), para, fundamentalmente, poder planejar o futuro (tratamento e prognóstico).

O manejo da perfuração *inside-out* parece ser bem mais simplificado. Uma vez que a orelha média era saudável previamente à perfuração timpânica, reestabelecer a normalidade pode ser um processo menos complexo. A timpanoplastia considerada "simples", ou seja, com a interposição de fáscia, pode ser suficiente na maioria das perfurações nesse grupo. O Vídeo 8.3 mostra uma timpanoplastia simples, editada e em passo a passo, realizada para paciente com perfuração timpânica *inside-out*.

Por outro lado, a perfuração *outside-in*, que traduz a fisiologia de uma orelha média previamente disfuncional, certamente irá requerer mais passos cirúrgicos para o reestabelecimento da normalidade. A persistência da pressão negativa na orelha média pode levar à recorrência da retração, com ou sem perfuração, do neotímpano. Dessa forma, alguns passos podem ser necessários nas retrações-perfurações *(outside-in)*:

- Uso de enxertos mais resistentes, como por exemplo a cartilagem associada a fáscia temporal (enxerto duplo), prevenindo, portanto, uma futura retração. O Vídeo 8.4 ilustra a retirada da cartilagem do trágus
- Inserção de tubo de ventilação concomitante, garantindo, assim, a ventilação adequada no pós-operatório imediato e a médio prazo
- Lateralização do martelo, podendo incluir a secção do tendão do tensor do tímpano, permitindo a circulação do ar vindo da tuba auditiva por toda a orelha média

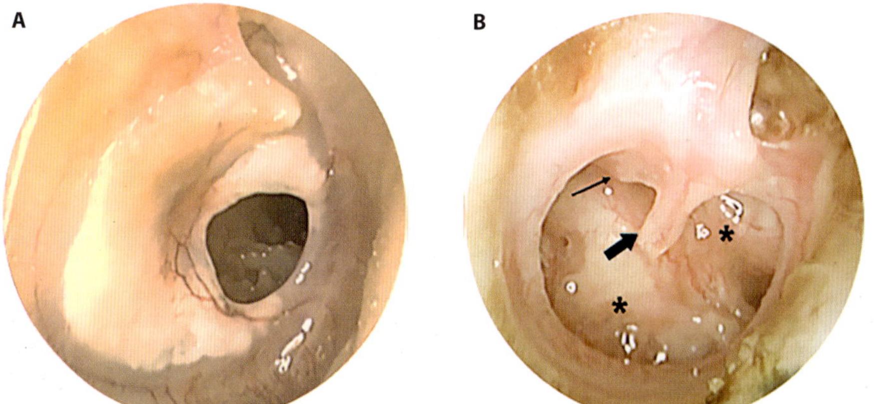

Figura 8.9 Classificação baseada na patogênese. **A.** Perfuração *inside-out*, sem sinais de retração prévia; **B.** Perfuração *outside-in*, com sinais de retração prévia: medialização do cabo do martelo, inclusive tocando o promontório (seta grossa), remanescentes timpânicos no promontório (*) e remanescentes timpânicos aderidos à cadeia ossicular (seta fina).

- Procedimentos visando a melhora da disfunção de tuba auditiva
- Limpeza de epitélio aderido ao promontório e, muitas vezes, ocupando recessos posteriores, evitando a formação de um colesteatoma futuramente
- Uso da ótica angulada para inspeção de recessos posteriores, hipotímpano e recesso supratubário
- Reconstrução de cadeia ossicular, muitas vezes acometida nesse grupo de perfurações.

Essa timpanoplastia, denominada "timpanoplastia complexa", com o nome em oposição à timpanoplastia simples previamente demonstrada, é ilustrada no Vídeo 8.5.

Otite média crônica colesteatomatosa

Schuknecht, em 1974, definiu o colesteatoma como um acúmulo de queratina esfoliada dentro da orelha média, ou de qualquer outra área pneumatizada do osso temporal, originada de epitélio escamoso estratificado queratinizado. Histologicamente, como demonstrado na Figura 8.10, o colesteatoma é dividido em três componentes:[5,14]

- Matriz: epitélio estratificado escamoso queratinizado
- Perimatriz: composta de tecido conjuntivo, fibras colágenas e células inflamatórias
- Conteúdo cístico: restos epiteliais e de queratina.

Colesteatoma congênito

Os colesteatomas podem ser classificados em congênitos ou adquiridos. O colesteatoma congênito é uma patologia rara, responsável por menos de 2% dos casos de OMCC.[15] Pode ser observado como uma massa branca ou perolada, no quadrante anterossuperior de uma membrana timpânica intacta. No entanto, o colesteatoma congênito não é localizado apenas na OM, e pode ser encontrado em cinco áreas diferentes do osso temporal:

- Orelha média/mastoide
- Ápice petroso
- Ângulo pontocerebelar
- Forame jugular
- Intratimpânico.

Os colesteatomas congênitos foram definidos por Derlacki e Clemis[16] (1965) como um conglomerado de remanescentes epiteliais, encontrados em orelhas com MT intactas e, geralmente, sem história prévia de infecções. Segundo Valvassori[17] (1974), podem ser encontrados em quatro regiões do osso temporal: tímpano-mastóideo, ápice petroso, ângulo pontocerebelar e forame jugular. Existe, inclusive, uma quinta localização, descrita por Sobol[18] (1980), que relatou a existência de pequenas pérolas epiteliais entre as camadas da membrana timpânica (intratimpânico).

A patogênese do colesteatoma congênito ainda não foi totalmente compreendida. As principais teorias atualmente aceitas incluem:

- Persistência de formação epidermoide no ouvido médio[19]
- Migração de células epiteliais do CAE para a fenda auditiva próxima ao annulus timpânico[20]
- Proliferação de células da membrana basal do tímpano.[18]

Colesteatoma adquirido

A classificação tradicional dos colesteatomas adquiridos faz a diferenciação entre o colesteatoma primário e o secundário. Segundo a teoria mais aceita, o primário advém de uma retração timpânica, que progrediria até formar uma bolsa de retração, fazendo com que a MT perdesse sua capacidade de autolimpeza e, consequentemente, formando o colesteatoma. O colesteatoma secundário seria aquele que se origina de uma perfuração marginal, a qual, por ausência do anel timpânico, permitiria a migração de epitélio da orelha externa para dentro da orelha média e do osso temporal.

A aceitação resignada dessa classificação implicaria em um fechamento de questão em torno da patogênese dos colesteatomas, assunto que ainda hoje é exaustivamente debatido. Sendo assim, baseando-se nos conhecimentos atuais, ou ainda na falta de unanimidade sobre eles, acredita-se que essa classificação cumpre os seus objetivos didáticos, ainda que esteja longe de ser cientificamente aclamada.

De fato, essa classificação é contestada por diversos autores e se provou de pouca utilidade até o presente momento.[10,11]. Dessa forma, nossa classificação preferencial para a OMCC é de acordo com as vias de formação do colesteatoma, como mostrado a seguir. As vias de formação do colesteatoma adquirido englobam:[11,21,22]

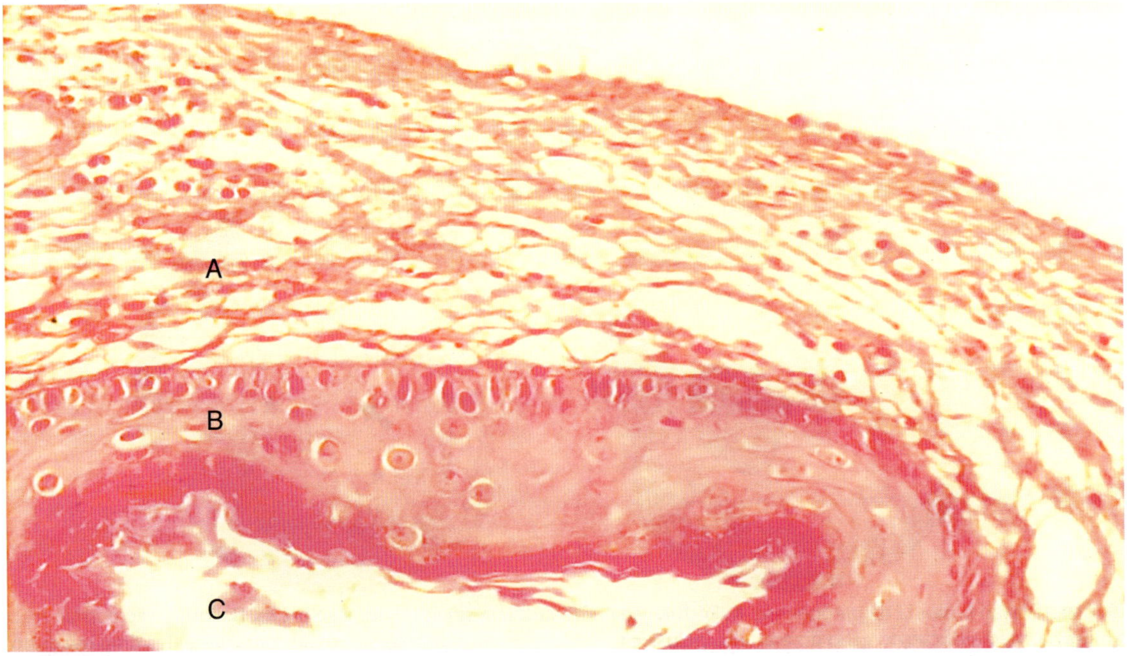

Figura 8.10 Corte histológico do colesteatoma, corado com hematoxilina-eosina. A = perimatriz; B = matriz; C = conteúdo cístico.

- O colesteatoma que se origina no ático, que recebe o nome **epitimpânico posterior** (Figura 8.11 A)
- O colesteatoma originado a partir do mesotímpano, no quadrante posterossuperior, denominado **mesotimpânico posterior** (Figura 8.11 B)
- O raríssimo colesteatoma **epitimpânico anterior**, o qual se desenvolve no epitímpano, mas em sua porção anterior, muitas vezes sendo encontrado sob uma membrana timpânica íntegra e em pacientes jovens. Assim, acredita-se que seja uma formação congênita, a partir de resíduos epiteliais que possam ter permanecido na orelha média durante o período embrionário.

A Tabela 8.1 descreve as rotas de expansão e progressão de cada via de formação de colesteatoma.[22]

Mais recentemente, estudo publicado pelo grupo do HCPA descreveu duas novas vias de formação para o colesteatoma adquirido da orelha média[23] identificadas na literatura:

- O colesteatoma que apresenta, conjuntamente, as vias de formação citadas anteriormente, com acometimento do epitímpano e do mesotímpano, recebendo o nome colesteatoma de **duas vias** (Figura 8.11 C)
- Os colesteatomas em que não é possível identificar a via de formação que o originou (Figura 8.11 D), denominado **aberto** (ou **via indeterminada**). Uma hipótese possível para esses colesteatomas indeterminados é a de que eles tenham se originado a partir de uma atelectasia, ou seja, uma retração de todos os quadrantes do tímpano e, assim, não seria possível classificá-lo em uma das vias de formação.

Tabela 8.1 Rotas de crescimento dos colesteatomas da orelha média conforme a sua via de formação.

EPITIMPÂNICO POSTERIOR
Epitímpano -> espaço de Prussak -> espaço incudal superior - *aditus* -> *antrum* -> MASTOIDE
Espaço de von Tröeltsch -> ORELHA MÉDIA
MESOTIMPÂNICO POSTERIOR
Quadrante posterossuperior -> istmo timpânico posterior -> espaço incudal inferior -> aditus -> antrum -> MASTOIDE
Quadrante posterossuperior -> recesso do facial -> seio timpânico
EPITIMPÂNICO ANTERIOR
Epitímpano -> epitímpano anterior -> recesso supratubário -> espaço anterior de von Tröeltsch -> OUVIDO MÉDIO

O tratamento do colesteatoma é eminentemente cirúrgico. O objetivo primário é a erradicação da doença, permitindo ao paciente obter uma orelha seca e livre de complicações. Como objetivo secundário, mas não menos importante, está a preservação ou melhora da função do sistema tímpano-ossicular sempre que possível.[15] A descrição das técnicas cirúrgicas, bem como a indicação para cada uma, estão além do escopo deste capítulo. Para fins ilustrativos, uma timpanomastoidectomia aberta (*wall down*) é demonstrada passo a passo no Vídeo 8.6.

A B C D

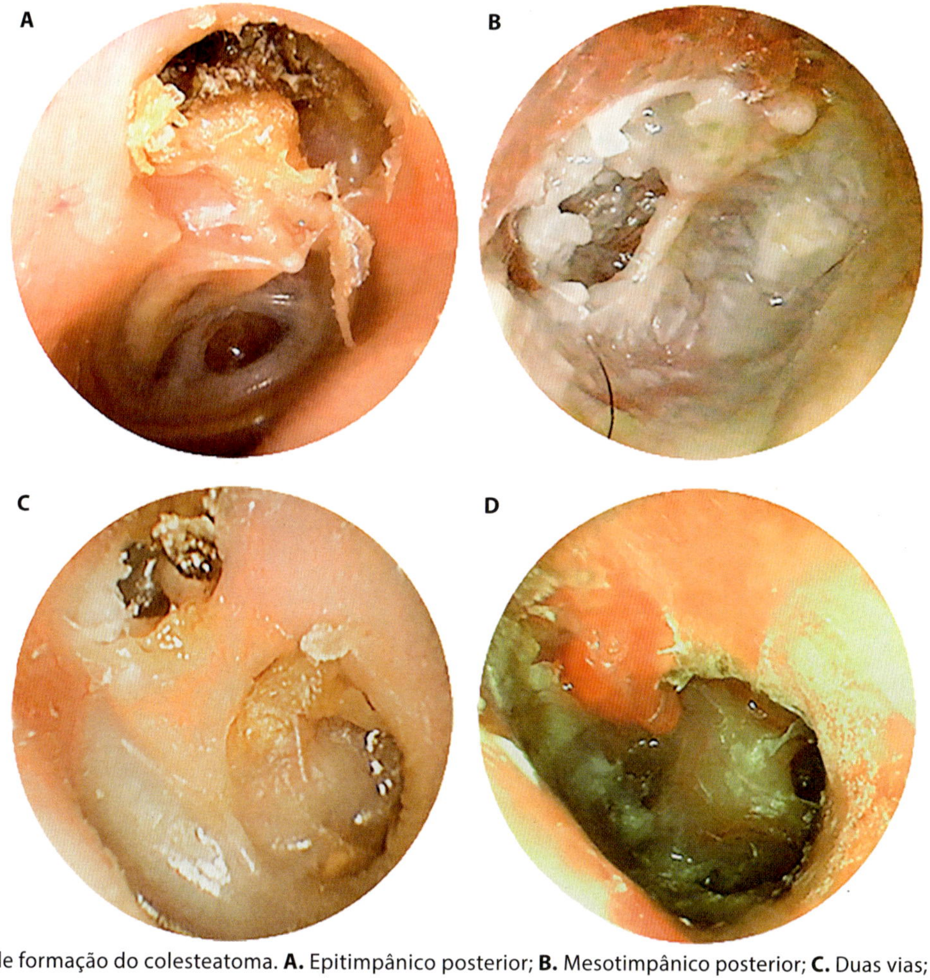

Figura 8.11 Vias de formação do colesteatoma. **A.** Epitimpânico posterior; **B.** Mesotimpânico posterior; **C.** Duas vias; **D.** Indeterminado ou aberto.

REFERÊNCIAS BIBLIOGRÁFICAS

1. Juhn SK, Paparella MM, Goycoolea M V, Kim CS, Giebink S. Pathogenesis of otitis media. Ann Otol Rhinol Laryngol [Internet]. 1977 [Acesso em: 2024 Jul];86(4):481-92.
2. Costa SS. Contribuição ao estudo da otite média crônica. Ribeirão Preto: USP; 1991.
3. Costa SS da, Dornelles C de C. Otite Média Crônica não-colesteatomatosa. In: Costa SS, Cruz OM, Oliveira JA, editors. Otorrinolaringologia: Princípios e Prática. 2. ed. Porto Alegre: Artmed; 2006. p. 289-308.
4. Proctor B. Chronic otitis media and mastoiditis. In: Paparella MM, Shumrick DA, editors. Otolaryngology. Philadelfia: Wb Saunders; 1973. p. 121-52.
5. Schuknecht HF. Surgical pathology. In: Pathology of the ear. Cambridge: Harvard University; 1974.
6. Dornhoffer JL, Milewski C. Management of the open labyrinth. Otolaryngol Head Neck Surg [Internet]. 1995 [Acesso em: 2024 Jul];112(3):410-4.
7. Testa JRG, Vicente AO, Abreu CEC, Benbassat SF, Antunes ML, Barros FA. Colesteatoma causando paralisia facial. Rev Bras Otorrinolaringol [Internet]. 2003 Oct [Acesso em 2024 Jul]; 69(5):657-62.
8. Schmidt VB, Costa SS, Rosito LPS, Canali I, Selaimen FA. Myringostapediopexy : Is it a natural type III tympanoplasty ? Otol Neurotol [Internet]. 2013 [Acesso em: 2024 Jul];34(4):79-82.
9. Schmidt VB, da Costa SS, Rosito LPS, Sperling N, Dias RG. Decision making in patients with natural myringostapediopexy: A study of the contralateral ear. Ear Nose Throat J [Internet]. 2016 Sep [Acesso em: 2024 Jul];95(9):380-8.
10. Olszewska E, Wagner M, Bernal-Sprekelsen M, Ebmeyer J, Dazert S, Hildmann H et al. Etiopathogenesis of cholesteatoma. Eur Arch Otorhinolaryngol [Internet]. 2004 Jan [Acesso em: 2024 Jul];261(1):6-24.
11. Sudhoff H, Tos M. Pathogenesis of sinus cholesteatoma. Eur Arch Otorhinolaryngol [Internet]. 2007 [Acesso em: 2024 Jul];264(10):1137-43.
12. Selaimen FA, Rosito LPS, Silva MNL, Stanham VS, Sperling N, Costa SS. Tympanic membrane perforations: a critical analysis of 1003 ears and proposal of a new classification based on pathogenesis. Eur Arch Otorhinolaryngol [Internet]. 2021 Mar 27 [Acesso em: 2024 Jul]; (279):1277-83
13. Rosito LPS, Canali I, Selaimen FA, Jung YP, Pauletti MGT, Deutsch KM et al. Análise descritiva dos achados otoscópicos em perfurações marginais da membrana timpânica. Braz J Otorhinolaryngol [Internet]. 2013 [Acesso em: 2024 Jul];79(6 s1):2.
14. Schuknecht HF. Pathology of the Ear. Cambridge: Harvard University Press; 1974.
15. Costa SS, Rosito LPS, Silva MNL, Selaimen FA. Temporal Bone Cholesteatoma: The Full Picture. In: Goycoolea MV, Costa SS, Souza C, Paparella MM, editors. Textbook of Otitis Media - The Basics and Beyond. 1st ed. Cham: Springer International Publishing; 2023. p. 407-46.
16. Derlacki EL, Clemis JD. Congenital Cholesteatoma of the Middle Ear and Mastoid. Ann Otol Rhinol Laryngol [Internet]. 1965 Sep 29 [Acesso em: 2024 Jul];74(3):706-27.
17. Valvassori GE. Benign tumors of the temporal bone. Radiol Clin North Am [Internet]. 1974 Dec [Acesso em: 2024 Jul];12(3):533-42.
18. Sobol SM, Stroud MH, Reichert TJ, Spector GJ, Faw KD, Ogura JH. Intramembranous and Mesotympanic Cholesteatomas Associated with an Intact Tympanic Membrane in Children. Ann Otol Rhinol Laryngol [Internet]. 1980 Jul 29 [Acesso em: 2024 Jul];89(4):312-7.
19. Lee TS, Liang JN, Michaels L, Wright A. The epidermoid formation and its affinity to congenital cholesteatoma. Clin Otolaryngol Allied Sci [Internet]. 1998 Oct [Acesso em: 2024 Jul];23(5):449-54.
20. Aimi K. Role of the tympanic ring in the pathogenesis of congenital cholesteatoma. Laryngoscope [Internet]. 1983 Sep 5 [Acesso em: 2024 Jul];93(9):1140-6.
21. Jackler R. The surgical anatomy of cholesteatoma. Otolaryngol Clin North Am [Internet] 1989 Oct [Acesso em: 2024 Jul];22(5):883-96.
22. Costa SS, Roithmann R, Matheus MC. The pathogenesis of cholesteatomas. Braz J Otorhinolaryngol [Internet/. 1992 [Acesso em: 2024 Jul];58(1):30-5.
23. Rosito LS, Netto LS, Teixeira AR, Costa SS. Classification of cholesteatoma according to growth patterns. JAMA Otolaryngol Head Neck Surg [Internet]. 2016 Feb [Acesso em: 2024 Jul];142(2):168-72.

CAPÍTULO 9

Otosclerose e Outras Osteodistrofias

Henrique Furlan Pauna • Eduardo Tanaka Massuda • Marcelo M. Hueb

OTOSCLEROSE

A otosclerose é uma doença caracterizada pela alteração do equilíbrio entre reabsorção e formação óssea (remodelamento ósseo) na cápsula ótica do osso temporal.[1] Existe um desbalanço entre a atividade osteoblástica e a atividade osteoclástica. A doença afeta apenas o osso temporal, principalmente a *fissula ante fenestram*, mas também estruturas como a região pericoclear, perilabiríntica e janela redonda.[1,2]

A idade média da apresentação é entre 15 e 45 anos. Ocorre 2 a 3 vezes mais em mulheres do que em homens. Cerca de 60% dos pacientes com otosclerose têm histórico familiar. Acredita-se que os 40% restantes representem casos hereditários autossômicos dominantes com falha de penetrância, novas mutações, de etiologia viral e raros casos de herança autossômica recessiva.[3]

A apresentação clássica da otosclerose é perda auditiva condutiva progressiva. Entretanto, o tipo de surdez é dependente da localização e extensão do foco esclerótico. Lesões originadas da *fissula ante fenestram* com acometimento do ligamento anular resultarão em perda auditiva condutiva, enquanto a progressão medial causa perda auditiva neurossensorial.[2] Os pacientes podem descrever melhor clareza auditiva em ambientes ruidosos (paracusia de Willis) em que a perda auditiva condutiva reduz o ruído de fundo de tal forma que melhora a relação sinal-ruído para o paciente.

Epidemiologia

A maior prevalência foi encontrada nos hispânicos (43:100.000), seguida por caucasianos (12,6:100.000) e menor em negros americanos (3:100.000). A prevalência em crianças é rara, ocorre em 0,6% dos casos antes dos 5 anos e de 4% entre os 5 e 18 anos.[4,5]

Fatores etiológicos

A otosclerose pode ocorrer em famílias com múltiplos indivíduos acometidos (correlação entre 50 e 60% dos casos). Na maioria das famílias, o padrão de herança é autossômico dominante com penetrância incompleta, mas também pode ter padrão monogênico (uma mutação é suficiente para causar o desenvolvimento da doença). No entanto, também foram propostos outros padrões de herança, como a herança autossômica recessiva e outro padrão ligado ao X.[6]

Vários estudos identificaram fatores genéticos subjacentes, o que levou à localização de oito *loci* para otosclerose monogênica OTOSC: OTSC1 (posição 15q25-26), OTSC2 (posição 7q34-36), OTSC3 (posição 6p21.3-22.3), OTSC4 (posição 16q21-23.2), OTSC5 (posição 3q22-24), OTSC7 (posição 6q13-16.1), OTSC8 (posição 9p13.1-q21.11) e OTSC10 (posição 1q41-44), além de uma região cromossômica (11q13.1) com clara associação com a doença. A implementação do *next-generation sequencing* na pesquisa de otosclerose levou à identificação de variantes patogênicas adicionais nos genes *MEPE*, *ACAN* e *SERPINF1*.[7]

As variantes do gene *COL1A1* foram as primeiras associadas a otosclerose. Está envolvido no metabolismo ósseo e é conhecido pela associação com a osteogênese *imperfecta* e com a osteoporose.[8]

O *TNFRSF11B* codifica osteoprotegerina (OPG), um chamariz para ativar o *receptor activator of nuclear factor kappa B ligand* (RANKL). O RANKL liga-se tanto ao RANK que leva à maturação de osteoclastos e reabsorção óssea, ou ao OPG para regular esse processo. Em comparação com o tecido de estribo normal, a expressão de OPG mRNA é reduzida em pacientes com a otosclerose. Além disso, mutações em homozigose em *TNFRSF11B* desempenham um papel na doença de Paget, que pode ser acompanhada de perda auditiva.[7]

A variação em um aminoácido na posição 263 do TGF-β (I263) mostrou ser protetora, e a sua presença diminuiria a susceptibilidade à otosclerose. Foi identificado um aumento de variantes não sindrômicas no gene do TGF-β1 em indivíduos com otosclerose. As *bone morphogenetic proteins* 2 e 4 (BMP2 e BMP4) são membros da superfamília TGF-β1 e têm importantes papéis em várias etapas do metabolismo ósseo.[9]

Na ausência de um histórico familiar positivo, a doença se comporta de forma complexa, causada por uma combinação de fatores de risco genéticos e fatores ambientais. A ingestão de fluoreto pode influenciar a prevalência de doenças com reabsorção óssea anormal. Estudo epidemiológico sobre otosclerose e fluoreto na água potável mostrou maior prevalência clínica da doença em áreas com baixo teor de fluoreto. O fluoreto de sódio neutraliza enzimas proteolíticas que podem causar metabolismo ósseo anormal, como a *diastrophic dysplasia sulfate transporter* (DTDST ou SLC26A2).[10]

A hipótese de infecção prévia por sarampo pode ser reforçada pelo declínio da otosclerose após a introdução da vacinação contra o sarampo. A maioria dos estudos observacionais detectou o RNA do vírus do sarampo em estribos de pacientes com otosclerose por diferentes métodos. Liktor et al. relacionaram a presença do vírus do sarampo com transformação do gene fator de crescimento beta 1 (TGF-β1).[7]

O estrogênio foi implicado no desenvolvimento da otosclerose porque as mulheres são afetadas com mais frequência do que os homens e a doença frequentemente se manifesta ou progride durante ou logo após a gravidez.[11]

A possibilidade do efeito deletério do estrogênio em pacientes com otosclerose é um contrassenso porque esse hormônio tem efeito protetor na orelha interna conforme alguns estudos: (1) aumenta a expressão dos genes antioxidantes superóxido dismutase (SOD), reduzindo os radicais livres que podem causar apoptose das células ciliadas; (2) regula diretamente os genes antiapoptóticos, como o *Bcl2* e o *Bcl-xL*, podendo ter um papel na proteção e sobrevivência das células ciliadas e do gânglio espiral; (3) regula a neuroglobina, potente catalizador de radicais livres que parece ter um efeito vasodilatador, podendo melhorar a perfusão da orelha interna e da estria vascular preservando as células ciliadas; (4) regula canais de potássio, expressos nas células da estria vascular e que são cruciais para a composição da endolinfa e transdução mecânica; (5) poderia reduzir a inflamação coclear inibindo a expressão NLRP3 ou ativando células residentes cocleares semelhantes a macrófagos e a liberação de citocinas anti-inflamatórias.[11]

Otopatologia

A classificação da otosclerose pode ser baseada na apresentação clínica e em achados histopatológicos:[12]

- Histológica: limitada à cápsula ótica, sem fixação do estribo ou repercussões clínicas. Apenas lesão histopatológica
- Clínica: manifestações auditivas e vestibulares associadas a lesão que causa fixação da platina do estribo (perda auditiva, zumbido, vertigem)

- Coclear: invasão endosteal da cóclea com envolvimento extenso da cápsula ótica, ocasionando perda auditiva neurossensorial, zumbido e sintomas vestibulares.

Durante o desenvolvimento embrionário, ocorre calcificação endocondral da cápsula ótica. Após esse processo, ocorre mínima remodelação óssea ao longo da vida. A OPG é responsável pela formação e ativação de osteoclastos. Assim, baixos níveis de OPG podem estar relacionados com reabsorção e neoformação óssea patológicas.

A cápsula ótica contém regiões de tecido cartilaginoso imaturo (*globuli interossei*), que podem corresponder aos locais iniciais de otosclerose. O foco de otosclerose pode aparecer como osso mineralizado denso (esclerose) ou osso ativo e bem vascularizado, denominado espongiótico. Uma das primeiras manifestações histológicas da otosclerose é conhecida por *blue mantles,* que são compostas de regiões de coloração basofílicas, visualizadas após aplicação de hematoxilina e eosina, e representam provavelmente o osso recém-remodelado da fase espongiótica. Outra característica marcante do processo inicial da otosclerose são os lagos vasculares, devido ao aumento do espaço perivascular. O osso é reabsorvido próximo ao vaso e substituído por tecido conectivo fibroso. Essas regiões de doença ativa mostram osteoclastos de tamanho aumentado e proliferação vascular. Nesses locais, células reticulares e fibroblastos assumem a forma de osteoblastos. Ao mesmo tempo, inicia-se o processo de calcificação na matriz e se forma um osso imaturo de coloração azulada à hematoxilina e eosina. De acordo com a atividade da doença, ela pode ser nomeada otospongiose (doença ativa) ou otosclerose (doença inativa), e ambas as fases podem ser encontradas no mesmo osso temporal (Figura 9.1).

O principal foco otosclerótico é encontrado na região anterior à platina do estribo, *fissula ante fenestram* (96%). Outra região comumente acometida é a região da janela redonda, encontrada entre 30 e 50% dos casos. Outros locais onde é possível encontrar os focos de otosclerose são a porção posterior da janela oval, a parede posterior do conduto auditivo interno, ao redor do aqueduto coclear, envolvendo os canais semicirculares e levando ao espessamento da platina do estribo.[2,12]

Após alcançar o endósteo coclear, ocorre processo de hialinização do ligamento espiral (com deposição de colágeno) e de atrofia da estria vascular. Esse fato tem sido associado ao comprometimento da homeostase iônica causando dano auditivo devido à redução do potencial coclear e consequente disfunção de células ciliadas, levando à perda auditiva neurossensorial.[2]

Outra característica dos casos de otosclerose avançada é a deformidade entorno da cóclea, levando a um aspecto irregular e com estreitamento da região do helicotrema, bem como bloqueio dos aquedutos coclear e vestibular.

Além dos achados descritos, foi verificada a presença de divertículo no conduto auditivo interno em pacientes com otosclerose, que pode estar relacionada com perda auditiva mista. O divertículo de conduto auditivo interno é um achado isolado na maior parte dos pacientes.

O acometimento do ligamento espiral e obstrução do ducto do saco endolinfático pode ocasionar hidropsia endolinfática, provocando sintomas vestibulares.

Diagnóstico audiológico

A otoscopia dos pacientes acometidos pela doença geralmente é normal. Eventualmente, observa-se hiperemia na região do promontório, caracterizada por anastomoses entre o foco de otosclerose (com a superficialização dos lagos vasculares) e vasos da submucosa do promontório, que podem ser vistos através da membrana timpânica (sinal de Schwartze) e evidencia a fase ativa da doença, não sendo patognomônico da doença.[13]

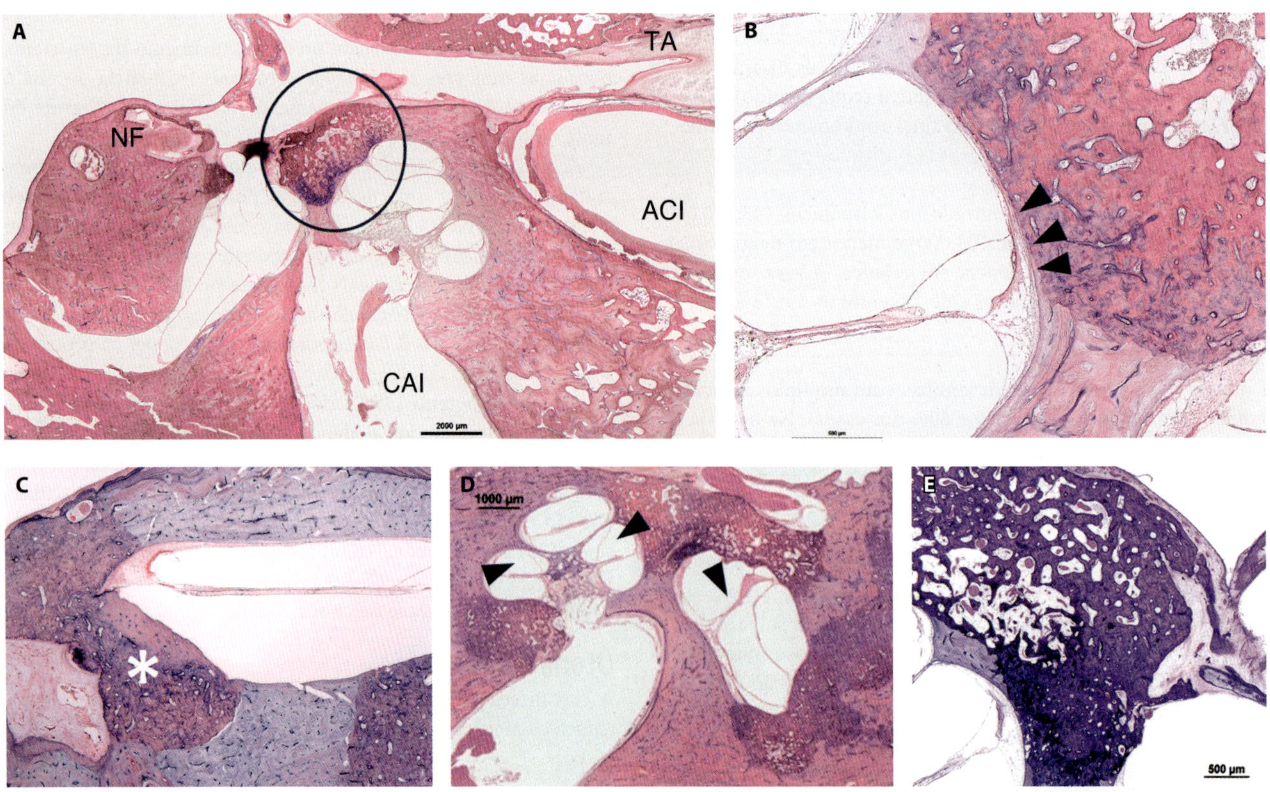

Figura 9.1 Corte histológico axial de ossos temporais de pacientes com diferentes estágios de otosclerose. **A.** Otosclerose fenestral; **B.** Lesão do endósteo coclear, com atrofia da estria vascular (pontas de seta); **C.** Obliteração e ossificação da janela redonda (*); **D.** Sinais de hidropsia na membrana de Reissner e do sáculo (pontas de seta); **E.** *Blue mantles* compostas de regiões de coloração basofílicas, visualizadas após aplicação de hematoxilina e eosina. ACI = artéria carótida interna; CAI = conduto auditivo interno; NF = nervo facial; TA = tuba auditiva.

O uso de diapasão (acumetria) é muito importante na otosclerose. No teste de Weber, o paciente perceberá o som na orelha com perda condutiva. Nos casos bilaterais, perceberá na orelha com maior perda auditiva condutiva. Esse teste tem sensibilidade de 5 dB de diferença entre as orelhas. O teste de Rinne negativo é sugestivo de perda auditiva condutiva. Ocorre quando o paciente percebe o som mais prolongado na transmissão óssea do que pela via aérea no conduto auditivo externo. A audiometria ainda é o melhor exame para o diagnóstico de otosclerose, mas se a acumetria divergir da audiometria, o exame audiométrico deve ser repetido.

Pacientes com otosclerose apresentam perda auditiva progressiva pior em baixas frequências (Figura 9.2).[14] É bilateral em 80% dos pacientes. Entretanto, frequentemente esses pacientes apresentam envolvimento unilateral no início da doença. A perda de condução óssea nas regiões de frequência em torno de 2.000 Hz (entalhe de Carhart) historicamente tem sido considerada um indicador de otosclerose; não é patognomônico da doença. À medida que o estribo fica fixo na janela oval, a perda condutiva piora (aumenta o *gap* aéreo-ósseo) e passa a envolver todas as frequências. Na imitanciometria, o timpanograma apresenta-se baixo, com curva do tipo As ou tipo Ar, com ausência de reflexo estapediano.

Outros exames podem ser realizados para complementar a avaliação em caso de dúvida na audiometria, como o potencial evocado auditivo de tronco encefálico (PEATE); porém, deve-se sempre fazer a parte aérea e óssea para se detectar *gap* aéreo-ósseo. As otoemissões acústicas não têm muita utilidade na otosclerose.

Avaliação radiológica

O diagnóstico da doença é baseado na história, exame físico e achados audiométricos característicos. A realização de exame de imagem é útil na avaliação de pacientes antes da estapedotomia primária, na cirurgia de revisão e antes da cirurgia de implante coclear (IC).

A tomografia computadorizada (TC) de ossos temporais de alta resolução (0,5 mm) sem contraste é o melhor exame para avaliar as cápsulas óticas, labirinto ósseo, cadeia ossicular, janelas redonda e oval, nervo facial, além de demonstrar a relação das estruturas vasculares na fossa posterior (Figura 9.3). Tem sido a modalidade de imagem de escolha, com sensibilidade variando entre 34 e 91%.[15]

Na otosclerose fenestral, ocorre a remodelação óssea principalmente na área da janela oval. Durante o estágio ativo (otospongiótico) da doença podem ser identificados focos hipodensos de osso nessa área. Entre 1 e 10% dos casos, um subtipo retrofenestral ocorre com a doença envolvendo a cápsula ótica, que pode se desmineralizar, levando a *far advanced otosclerosis* com perda auditiva neurossensorial significativa.

Na cirurgia de estapedotomia, a TC se torna essencial para avaliar a área da janela oval e sua espessura, assim como o comprometimento da cóclea. A janela redonda também pode ser vista em alguns casos parcialmente obliterada, podendo ser uma contraindicação para a cirurgia. Certas situações clínicas podem levar o médico a suspeitar que um diagnóstico não é de otosclerose e deve exigir a TC para verificação dos diagnósticos diferenciais (Tabelas 9.1 e 9.2).

A TC pode demonstrar diferentes patologias ósseas temporais que apresentam perda auditiva condutiva e mista, como deiscência do canal semicircular superior, osteogênese imperfeita, doença de Paget, displasia fibrosa e otites crônicas (otite secretora, colesteatoma congênito).

A imagem pré-operatória também pode ser usada para evitar complicações intraoperatórias no caso de algumas malformações de orelha interna, como aqueduto vestibular alargado ou surdez mista ligada a X, com defeitos de fechamento do fundo do conduto auditivo interno, reduzindo o risco de *gusher* intraoperatório. Avaliar a localização do segmento timpânico do nervo facial é outro benefício derivado do pré-operatório, pois pode demonstrar um nervo facial deiscente ou proeminente obstruindo a visualização da janela oval.

A desmineralização de áreas adjacentes do conduto auditivo interno, formando um divertículo, conhecido por *nipple sign*, também é característica de otosclerose retrofenestral, que pode ser um achado associado a perda auditiva neurossensorial isolada nos pacientes com otosclerose.[16]

Exames de imagens na otosclerose avançada e implante coclear

O IC poderá ser necessário em pacientes com alteração importante da cápsula ótica e da janela redonda. Muitas vezes é impossível detectar o lúmen da escala timpânica secundária à labirintite ossificante. Assim, a realização de ressonância magnética (RM) nesses

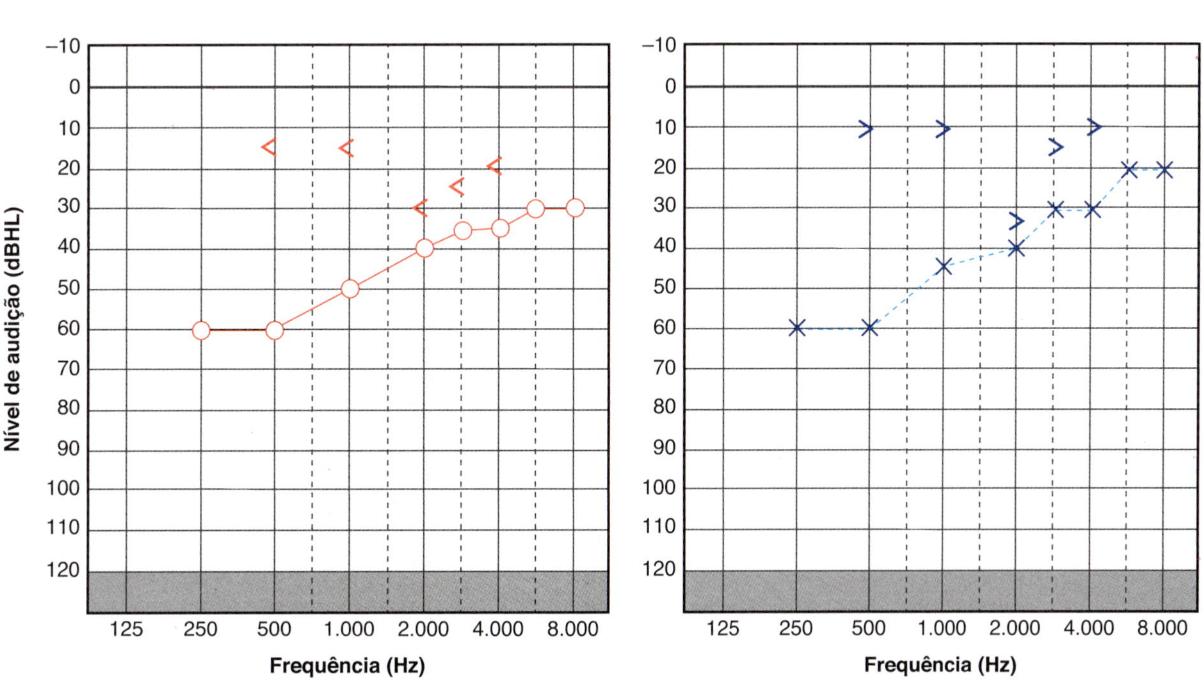

Figura 9.2 Perda auditiva condutiva com entalhe de Carhart bilateral em 2.000 Hz.

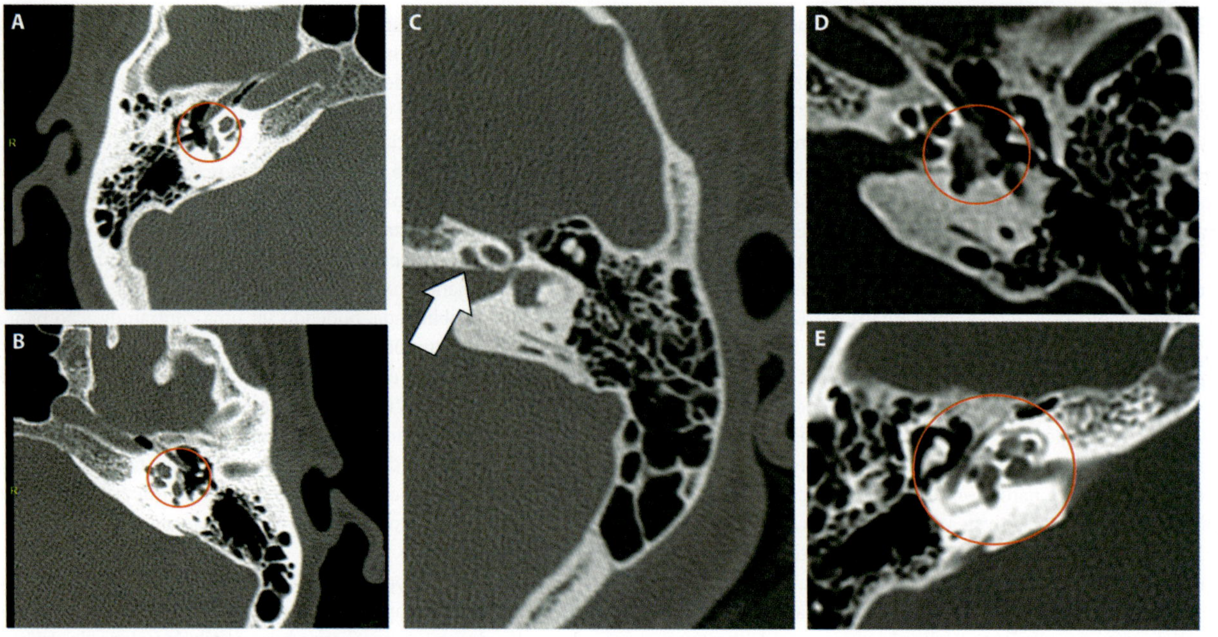

Figura 9.3 Cortes tomográficos, janela óssea, corte axial de ossos temporais de pacientes com diferentes estágios de otosclerose. **A.** Otosclerose fenestral orelha direita; **B.** Otosclerose fenestral orelha esquerda; **C.** Divertículo em conduto auditivo interno (seta); **D.** Espessamento da platina do estribo; **E.** Otosclerose coclear.

Tabela 9.1 Condições clínicas suspeitas para se indicar exame de tomografia computadorizada.

Perda auditiva mista ou perda auditiva bilateral significativa
Perda auditiva neurossensorial
Crianças com perda auditiva mista, especificamente meninos (para excluir a surdez mista ligada a X)
Pacientes com deformidade facial ou malformação
Audição flutuante
História de traumatismo craniano
História de otites de repetição ou de cirurgias na orelha média/externa
Pacientes com queixas vestibulares associadas
Perda condutiva unilateral com membrana timpânica normal
Outras causas de perda auditiva condutiva relacionadas com a cadeia ossicular

casos é essencial para detectar a presença de espaço pérvio na cóclea. Pode ocorrer estenose parcial da escala timpânica caracterizada por calcificação na TC e baixo sinal na RM, que pode ser decorrente de fibrose e/ou ossificação no giro basal da cóclea e janela redonda (via preferencial de inserção dos eletrodos).[15]

Dessa forma, a TC e a RM de mastoide se complementam nos casos de IC, e é importante solicitar ambos os exames para o melhor diagnóstico e planejamento cirúrgico.

Sintomas vestibulares em pacientes com otosclerose

Sintomas vestibulares foram relatados em até 40% dos pacientes com otosclerose. É importante pesquisar queixas vestibulares durante a avaliação clínica, pois o diagnóstico errado pode ter implicações significativas nos desfechos do tratamento, como em pacientes com doença de Ménière, aqueduto vestibular alargado e deiscência de canal semicircular superior. No entanto, o mecanismo fisiopatológico pelo qual a otosclerose causa vertigem permanece obscura. Três mecanismos principais foram postulados: 1) descolamento da otocônia, principalmente do utrículo invadindo a endolinfa do canal semicircular posterior; 2) os focos otoscleróticos comprometendo o sistema vestibular com ou sem degeneração neural; e 3) focos otoscleróticos envolvendo o ducto e o saco endolinfático, resultando em mal funcionamento da reabsorção da endolinfa e, em seguida, formação de hidropsia.[17,18]

Tabela 9.2 Parâmetros que devem ser avaliados no exame de tomografia computadorizada de osso temporal em pacientes com suspeita ou diagnóstico de otosclerose para planejamento cirúrgico.

Fissula ante fenestram
Espessamento da platina do estribo
Posição da porção timpânica do nervo facial
Foco de otosclerose na janela redonda
Deiscência do canal semicircular superior em perda unilateral com *gap*
Aqueduto vestibular alargado
Sinais de desarticulação de cadeia ossicular

Tratamento cirúrgico

Antonio Maria Valsalva descreveu pela primeira vez, em 1704, a fixação do estribo como causa de perda auditiva em dissecção de um paciente surdo. Os cirurgiões começaram a usar técnicas de fenestração, criando uma "terceira janela", porque as cirurgias no estribo eram consideradas perigosas. Julius Lempert simplificou a fenestração que anteriormente era feita em três etapas, sendo realizada em apenas uma etapa. Samuel Rosen foi o primeiro a descrever a mobilização do estribo em meados do século XX.

John Shea, após a remoção do estribo e cobertura da janela oval com veia, utilizou uma prótese de teflon substituindo o estribo pela primeira vez em 1956 com sucesso. No momento da descoberta de Shea, a remoção completa do estribo ainda era considerada muito perigosa. O procedimento foi modificado de modo que apenas uma pequena fenestra fosse criada.[19]

Indicações e contraindicações para cirurgia do estribo são apresentadas nas Tabelas 9.3 e 9.4.

Tabela 9.3 Indicações para cirurgia do estribo.

Diagnóstico de otosclerose
Perda condutiva com a média dos limiares tonais igual ou maior que 25 dB nas frequências de 250 Hz, 500 Hz, 1.000 Hz e 2.000 Hz
Gap aéreo-ósseo igual ou maior a 20 dB
Teste de Rinne negativo a 512 Hz na orelha acometida

Tabela 9.4 Contraindicações para a cirurgia do estribo.

Orelha com evidência de otosclerose, mas lado contralateral com surdez profunda
Infecção ativa da orelha externa e/ou orelha média
Perfuração de membrana timpânica
Doença de Ménière ativa
Condição clínica desfavorável
Condição ocupacional ou recreacional que requer função vestibular intacta
Artéria estapediana persistente

Situações especiais

Idade: a cirurgia do estribo é um procedimento seguro e com bons resultados auditivos em crianças portadoras de otosclerose.

Cozinheiros e *sommeliers*: devem estar atentos para possíveis distúrbios permanentes do paladar após a cirurgia, pelo risco de lesão do nervo corda do tímpano. É recomendável considerar outros métodos de reabilitação auditiva, como aparelho de amplificação sonora individual (AASI).

Aviação: não existe, na literatura internacional atual, contraindicação da estapedotomia entre pilotos comerciais/militares. Se optado por cirurgia, as possíveis complicações (como dano permanente ao sistema vestibular) devem ser detalhadas ao paciente e que ele esteja ciente da possibilidade de perda de função profissional. No Brasil, os pilotos militares são considerados incapazes de exercer a função se submetidos às cirurgias de manipulação do estribo. No âmbito civil, a Agência Nacional de Aviação Civil (ANAC) não especifica a cirurgia de estapedotomia como uma limitação para a habilitação dos profissionais de primeira e segunda classes (pilotos e comissários de voo), mas especifica de forma clara que os transtornos permanentes do labirinto são fatores incapacitantes para o exercício da função.[20]

Mergulho: a prática de *scuba diving* pode representar um risco aumentando de fístula perilinfática e deslocamento da prótese pelo estresse barométrico.

Artéria estapediana persistente: quando presente, é originária da artéria meníngea média, e pode estar relacionada com o suprimento sanguíneo do nervo facial. Apesar dos resultados satisfatórios evidenciados nos estudos, a sua manipulação pode levar a sangramentos intraoperatórios importantes (dificultando a realização do procedimento) e a complicações relacionadas com isquemia do nervo facial e do sistema nervoso central.

Técnica cirúrgica

O tratamento cirúrgico atualmente mais aceito para otosclerose fenestral com boa reserva coclear é a estapedotomia. Alguns cirurgiões preferem anestesia local ou anestesia local com sedação para avaliar a resposta auditiva e vestibular intraoperatória, enquanto outros preferem anestesia geral, devido ao conforto do paciente. Embora qualquer método de anestesia possa ser igualmente aceitável na cirurgia primária, a anestesia local ou anestesia local com sedação tem uma vantagem na cirurgia de revisão. Se um paciente tiver vertigem enquanto o cirurgião estiver manipulando ou removendo a prótese previamente colocada, isso pode ser indicativo de aderências entre a prótese e o sáculo. Sem o *feedback* do paciente, o cirurgião pode continuar a manipular ou remover a prótese, colocando a audição do paciente em risco.[19]

A abordagem para a cirurgia no estribo pode ser transcanal clássica, endaural ou a cirurgia endoscópica. Os defensores do uso dos endoscópios citam melhor visualização, menor necessidade de curetagem do *scutum* e menor manipulação do nervo corda do tímpano. Os proponentes das abordagens endaurais e transcanais apontam as limitações da abordagem endoscópica, que incluem falta de percepção de profundidade, potencial para lesão térmica do nervo corda do tímpano, dificuldade em usar o *microdrill* e ter que colocar a prótese com uma mão. Apesar dessas preocupações, os resultados audiológicos são comparáveis.

Na técnica clássica, a supraestrutura do estribo é removida, seguida pela fenestração e colocação da prótese (Vídeo 9.1). Em 1994, Ugo Fisch descreveu uma variação desses passos na tentativa de minimizar a possibilidade de flutuação da platina, lesão de orelha interna e desarticulação da cadeia ossicular. Foi proposta a fenestração seguida da colocação da prótese, ainda com a articulação incudoestapediana intacta e tendão do estapédio íntegro. Após a colocação, procede-se à desarticulação entre estribo e processo lenticular da bigorna, a fratura das cruras do estribo, secção do tendão do estapédio e consequente remoção da sua supraestrutura. Como vantagem adicional da chamada estapedotomia por técnica reversa de Fisch, tem-se uma maior estabilidade da cadeia ossicular e, com isso, maior facilidade para colocação do pistão no ramo longo da bigorna.[21]

Uma variedade de *lasers* tem sido utilizada em cirurgias no estribo, e incluem argônio, *Erbium-doped yttrium aluminium garnet* (Er-YAG), *potassium-titanyl-phosphate* (KTP), diodo e sistemas *laser* de CO_2. Não se observou diferença nos resultados auditivos ou complicações ao comparar lasers KTP, Er-YAG e CO_2.[22]

A presença de platina obliterante, platina estreita ou deiscência do nervo facial são indicações do uso do *microdrill*. O *microdrill*, que pode ser utilizado nas estapedotomias, possui baixa intensidade de ruído e baixo torque. É utilizada broca diamantada (em geral, de 0,6 ou 0,7 mm) e se mostra segura na perfuração da platina, com possível impacto em altas frequências.

A prótese com diâmetro de até 0,6 mm pode ser aplicada com segurança durante a estapedotomia a uma profundidade de até 0,5 mm dentro do vestíbulo. O local mais seguro para fazer a fenestra da platina do estribo durante a estapedotomia é sua parte central. A menor distância da parte central da platina do estribo e o utrículo é de 1,2 e de 1,4 mm em relação ao sáculo. A menor distância ao ducto coclear foi observada na borda inferior da platina do estribo (0,2 mm). O uso de pistões de 0,6 e 0,8 mm de diâmetro resultou em melhores resultados auditivos em comparação com pistões de menor diâmetro.[23,24]

Além do debate sobre o diâmetro ideal da prótese, o método de determinação do comprimento dela pode variar. O ideal é que a medida resulte na seleção de uma prótese que se estende até o vestíbulo entre 0,25 e 0,5 mm. A não mensuração pode resultar em uma prótese que se estende muito profundamente no vestíbulo, acometendo o sáculo, resultando em vertigem e perda auditiva.[23,24]

Alguns cirurgiões defendem a cobertura da fenestra com um enxerto de tecido conjuntivo ou enxerto venoso antes da colocação da prótese para evitar a perda de fluidos perilinfáticos. Outros cirurgiões defendem a colocação de tecido conjuntivo ao redor do pistão após a colocação na fenestra.

Uma grande variedade de próteses de estapedotomia estão disponíveis atualmente, com algumas exigindo *crimping* manual, algumas que fecham com ativação de calor e outras que não requerem atritos. Independentemente de qual prótese seja selecionada, é importante que haja uma pressão mínima exercida sobre o processo longo da bigorna e que a conexão com a bigorna seja firme para evitar vibração.

O aço inoxidável apresenta maleabilidade adequada para realização da cirurgia, mas não é recomendado devido à dificuldade de realizar RM. A platina foi associada a uma maior ocorrência de necrose do ramo longo da bigorna. O baixo peso do titânio e sua rigidez o tornam um bom material em termos de condução de vibração. Por ser um metal não tóxico e biocompatível, geralmente não desencadeia resposta imune, apresentando menor formação de tecidos de granulação. Próteses de titânio mostram-se seguras em campos magnéticos de até 3 T. Próteses de nitinol (liga de titânio e níquel) também são opções, e têm a característica de ajustarem-se ao formato do ramo longo da bigorna quando submetidas a uma fonte de calor. Por fim, o teflon (um polímero com baixo coeficiente de fricção, quimicamente estável, maleável, resistente à corrosão) tem a vantagem de apresentar efeito de memória, reduzindo a chance de complicações relacionadas com necrose do ramo longo da bigorna secundário à isquemia. O teflon não possui capacidades ferromagnéticas, sendo segura a realização de exames de RM. Não existe diferença significativa entre os materiais utilizados em relação aos resultados audiométricos.

Cuidados pós-operatórios

Uma vez considerada um procedimento com necessidade de internação no passado, a estapedotomia evoluiu para um procedimento ambulatorial. A maioria dos centros continua a tratar seus pacientes com antibióticos profiláticos porque os riscos associados a infecção pós-estapedotomia incluem surdez e labirintite.

Complicações da cirurgia do estribo

Em geral, a cirurgia de estapedotomia é um procedimento seguro, com bons resultados e poucas complicações, com taxa de insucesso de aproximadamente 6%. A taxa de falha cirúrgica geralmente resulta de mal posicionamento ou comprimento inadequado das próteses. Devido à natureza progressiva da doença, 20% dos pacientes precisarão de revisão cirúrgica.[25,26]

Durante a estapedotomia, além de complicações inerentes ao procedimento, também podem ocorrer dificuldades durante a cirurgia, que podem aumentar o risco de insucesso (Tabelas 9.5 e 9.6).

Cirurgia revisional

A cirurgia revisional é indicada em até 20% dos casos de cirurgia primária para otosclerose quando há persistência ou recidiva de um *gap* aéreo-ósseo maior ou igual a 20 dB, vertigem intratável ou perda auditiva neurossensorial com suspeita de fístula perilinfática ou de tecido de granulação. Exceto pela suspeita de fístula perilinfática, cuja abordagem deve ser precoce, recomenda-se um período de observação de 6 semanas a 3 meses. Como os resultados da cirurgia de revisão na literatura são inferiores ao da cirurgia primária, sua indicação deve ser cuidadosamente avaliada.[27]

A persistência do *gap* aéreo-ósseo pode indicar técnica inadequada na cirurgia primária, presença de fixação lateral do martelo ou bigorna no ático ou presença de terceira janela não detectada anteriormente, e costuma apresentar piores resultados na cirurgia revisional. Já a recidiva ou aumento do *gap* aéreo-ósseo pode indicar erosão do ramo longo da bigorna, deslocamento da prótese, aderências cicatriciais, ossificação da fenestra ou granuloma. Aderências e tecido de granulação são removidos e um

Tabela 9.5 Complicações intraoperatórias da estapedotomia.

Sangramento	Elevação da cabeça, infiltração com solução anestésica e vasoconstritora, algodão ou esponja hemostática com adrenalina
Perfuração do tímpano	Se o defeito for pequeno, uma esponja hemostática absorvível auxilia na cicatrização. Defeitos maiores exigem reconstrução
Paralisia facial periférica	Segmento timpânico tem maior risco de deiscência, logo a identificação do nervo é essencial, redobrando o cuidado durante a fenestração
Luxação da bigorna	Cuidado redobrado ao realizar a curetagem do meato acústico externo durante fenestração da platina ou na colocação da prótese na bigorna
Platina obliterante	Aumenta a probabilidade de perda auditiva neurossensorial (4,8%) e fístula perilinfática (2,4%), devido à dificuldade técnica. Sugere-se o uso de *microdrill* ou *laser*
Platina flutuante	Não tentar retirar caso medialize para o vestíbulo
Gusher perilinfático	Associado a malformações, como aqueduto vestibular alargado. Deve-se colocar a prótese e selar a fenestra com enxerto de veia, gordura ou fáscia. Após a cirurgia, caso ocorra saída de líquido pela orelha, orientar repouso, cabeceira elevada e acetazolamida
Lesão no nervo corda do tímpano	É evitada tomando cuidado ao elevar o retalho timpanomeatal
Pneumolabirinto	Evitar aspiração próximo à fenestra

Tabela 9.6 Complicações pós-operatórias da estapedotomia.

Infecção	Utilizar gotas tópicas com antibiótico
Vertigem	Pode ocorrer nos primeiros dias após a cirurgia. Está relacionada com manipulação no intraoperatório, aspiração de endolinfa pela fenestra, prótese longa ou estimulando o sáculo. Utilizar medicação depressora do labirinto e corticoide. Realizar nova tomografia computadorizada (TC) e avaliar reabordagem, se prótese longa ou deslocada
Labirintite	Secundária à manipulação cirúrgica. Iniciar precocemente o corticoide e realizar TC/RM para avaliar labirintite ossificante
Perda auditiva neurossensorial	Podem ser transitórias (entre 0,5 e 2%), relacionadas com o uso de *microdrill*, aspirador ou manipulação excessiva
Perda auditiva condutiva	Se imediatamente após a cirurgia, pode ser pela prótese encurtada, fixação martelo-bigorna, obliteração da janela redonda por foco de otosclerose ou por deiscência de canal semicircular superior. Se houve piora muito tempo após a cirurgia, suspeitar de deslocamento da prótese ou necrose de ramo longo da bigorna. Proceder com TC e avaliar revisão cirúrgica

tamanho adequado de prótese deve ser utilizado. O uso de enxerto de gordura, veia ou sangue são utilizados em torno da prótese para prevenção de fístula.

Na cirurgia revisional, deve-se rotineiramente ser checada a abertura da janela oval, a posição da prótese na janela oval e na bigorna, o tamanho da prótese, a mobilidade do martelo e bigorna e a presença de tecido de granulação e de adesões cicatriciais.[27]

A TC de ossos temporais no pré-operatório pode auxiliar no diagnóstico da causa da alteração. É importante considerar que a tomografia pode superestimar a penetração da prótese no vestíbulo.

Próteses implantáveis

Há poucas indicações para o uso de próteses ativas de orelha média (PAOM) em pacientes com otosclerose por dois motivos: a doença pode piorar os limiares auditivos ósseos do paciente, não mais alcançando a indicação da prótese, além dos pacientes, em geral, se adaptarem satisfatoriamente ao uso de aparelhos auditivos convencionais. Assim, as indicações dessas próteses devem só ocorrer em casos excepcionais (Tabela 9.7).

Próteses auditivas ativas de orelha média

Oferecem ganho funcional com melhora do reconhecimento de fala superior ao uso de AASI, sem o efeito oclusão e sem o *feedback* para a maioria delas. Têm indicação ampla para perdas neurossensoriais, condutivas e mistas.

As PAOMs amplificam o som vibrando mecanicamente os ossículos em que são cirurgicamente afixados. Esses dispositivos requerem movimento da cadeia ossicular, que muitas vezes é limitada em pacientes com otosclerose. Podem ser indicadas em conjunto com a estapedotomia em casos de perda auditiva mista (moderada a severa) ou em pacientes já submetidos à cirurgia de estribo, mas que apresentaram perda auditiva sensorioneural e que não têm benefício com AASI.

Implante coclear

Cerca de 10% dos pacientes com otosclerose com perda auditiva condutiva também desenvolvem perda auditiva neurossensorial. A otosclerose avançada caracteriza-se pela perda auditiva neurossensorial e redução da discriminação de fala (menor que 30% em 70 dB), associado a alterações radiológicas.[28]

Há um consenso na literatura quanto à indicação do IC como tratamento seguro e benéfico para os casos de otosclerose avançada. As dificuldades intraoperatórias variam entre a ossificação, obliteração parcial do giro basal e da janela redonda e falso trajeto dos eletrodos durante a inserção na cóclea.

Independentemente de complicações com a inserção dos eletrodos, isoladamente, a otosclerose é um fator etiológico com correlação negativa para o resultado do desempenho audiológico dos usuários do dispositivo. A remodelação da cápsula ótica altera as propriedades de condução de corrente elétrica na cóclea, podendo causar dificuldades para o uso do implante ao longo do tempo. O aumento da impedância dos eletrodos e a estimulação do nervo facial (causando parestesia, espasmos musculares e dor), exigem alterações nas estratégias de programação e estimulação do dispositivo.[28]

O desligamento dos eletrodos envolvidos na estimulação facial tem sido outro procedimento frequentemente descrito nos estudos como uma alternativa para gerenciar a estimulação facial.

Tabela 9.7 Indicações de próteses implantáveis de orelha média em pacientes com otosclerose.

Otite externa eczematosa que impeça o uso de AASI ou sem ganho adequado com o dispositivo
Anatomia cirúrgica desfavorável (artéria estapediana persistente, obliteração da janela oval pelo nervo facial deiscente)
Focos de otosclerose com obliteração da janela oval
Pacientes com focos de otosclerose na condição de orelha única
Risco de perda de função laboral decorrente de complicações ou realização da cirurgia do estribo

Tratamento não cirúrgico

Aparelho de amplificação sonora individual (AASI): é uma boa alternativa para pacientes que não são candidatos, não desejam ou têm limiares de via óssea que limitam o ganho auditivo da cirurgia do estribo. O AASI permite bom ganho funcional para a maioria dos pacientes, principalmente com limiares de via óssea normais. Entretanto, tem indicações limitadas em pacientes com patologias na orelha externa, como otite externa eczematosa. Os efeitos de oclusão e *feedback* ainda podem dificultar sua adaptação.[14]

Fluoreto de sódio: o mecanismo da inibição da enzima revelado pela redução da absorção do radical sulfato nas culturas celulares demonstra inibição da atividade enzimática nos osteoclastos, embora com baixo potencial terapêutico. O uso crônico do fluoreto de sódio (maior que 6 meses) apresenta sérias limitações do ponto de vista de efeitos colaterais renais, hepáticos e cardiovasculares.[14]

Bisfosfonatos: têm aplicações em doenças ósseas metabólicas e são a primeira linha na terapia da osteoporose. Eles também têm um considerável número de efeitos adversos, como irritação gastroesofágica, febre, mialgia e hipocalcemia, e outros potenciais efeitos a longo prazo, como osteonecrose da mandíbula, fibrilação atrial e fraturas. O uso na otosclerose ainda não é amplamente estabelecido, mas os relatos de casos demonstraram estabilização e até melhoria dos resultados auditivos em indivíduos com a doença. Podem ocasionar osteomielite de mandíbula e insuficiência renal.

Osteoprotegerina recombinante: tem importante ação antiosteoclastogênica e age indiretamente pela sua oposição à ação anti-TNF alfa/RANKL. Os estudos, ainda preliminares, não usados para prática clínica, mas em animais, são promissores, pela perspectiva de atuação na fase inicial da doença otosclerótica e deve ser encorajado com uso somente em pesquisas, inicialmente após sua avaliação de segurança e eficácia em estudos humanos preliminares. No momento, ainda não é recomendada para pesquisa clínica, enquanto aguarda a finalização dos estudos pré-clínicos.[8]

DISPLASIA FIBROSA

É uma doença óssea benigna, inicialmente descrita por von Recklinghausen em 1891, caracterizada por um processo que envolve reabsorção óssea seguida por proliferação de tecido fibroso/ósseo isomorfo composto de células fusiformes circundados pela matriz óssea. Essa reação gera a criação de um osso imaturo, com trabeculado desorganizado. Esse remodelamento ocasiona distorção importante da anatomia normal, podendo resultar em deformidade expansiva do osso acometido.

A displasia fibrosa pode ser classificada em três tipos: 1) monostótica (um único osso acometido); 2) poliostótica sem anormalidades extraesqueléticas; e 3) poliostótica extraesquelética (síndrome de McCune-Albright). O diagnóstico é realizado a partir de achados clínicos e exames de imagem.

Alguns pacientes podem desenvolver colesteatoma secundário por oclusão do meato e aprisionamento de tecido queratinizado. Neuropatia por compressão dos nervos cranianos também pode ocorrer. Menos frequentemente, pode haver transformação sarcomatosa do tumor.

Radiograficamente, a displasia fibrosa pode se manifestar radiologicamente com padrão cístico, esclerótico ou misto. Pode apresentar alteração da densidade óssea com aspecto de "vidro fosco" na maioria dos casos. O osso acometido apresenta comportamento insuflante, a cortical óssea é afilada, ao circunscrever canais neurais e vasculares, e pode progressivamente causar estenose.[29]

O tratamento da displasia fibrosa é complexo. Por se tratar de doença de progressão lenta, as abordagens cirúrgicas devem ser limitadas ao controle de deformidades estéticas, compressão de estruturas neurais e desenvolvimento de cavidades epiteliais (sepultamento de epitélio escamoso), com potencial capacidade de gênese de colesteatoma. Não há tratamento clínico ou medicamentoso para a displasia até o momento. Radioterapia é contraindicada nesses casos devido ao risco de transformação sarcomatosa do tumor.

DOENÇA DE PAGET

É uma desordem crônica do metabolismo ósseo caracterizada por remodelamento ósseo excessivo, afetando pelve, crânio e ossos longos proximais principalmente. A aparência radiológica característica é a expansão óssea com um padrão trabecular grosseiro. É uma doença relativamente comum, podendo afetar até 4% dos indivíduos acima dos 40 anos, e 11% dos indivíduos acima dos 80 anos. Parece existir uma pequena predileção para o sexo masculino. A incidência é maior no Reino Unido, e também é comum na Austrália, Nova Zelândia, leste Europeu e nos EUA.

Cerca de 75% dos pacientes são assintomáticos no momento do diagnóstico. Os sintomas mais comuns incluem dores localizadas, aumento da temperatura focal por conta da hipervascularização óssea, aumento do tamanho ósseo, cifose e redução da amplitude de movimento. A forma poliostótica é mais prevalente do que a monostótica.[29]

Apesar da etiologia não ser completamente compreendida, é uma doença que envolve ativação dos osteoclastos. Assim como a otosclerose, doenças virais parecem ser gatilhos, uma vez que o paramixovírus já foi identificado em pacientes com a doença. Predisposição genética também parece ser um fator importante.

Existem marcadores de *turnover* ósseo que podem ser utilizados para auxiliar o diagnóstico, embora sejam inespecíficos: aumento da fosfatase alcalina sérica e aumento da hidroxiprolina urinária.

O osso temporal é acometido em cerca de 66% dos casos. Há alteração significativa da morfologia e estrutura do osso, podendo resultar em compressão neural e invasão das estruturas da orelha interna. Quando acomete o osso temporal, costuma causar sintomas auditivos como plenitude auricular, autofonia, zumbido e hipoacusia. A perda auditiva é principalmente neurossensorial (40%), seguida por perda auditiva mista (33%). Não há tratamento específico.

OSTEOGÊNESE IMPERFECTA

É uma doença genética do tecido conectivo que envolve anormalidades na produção de colágeno tipo I, com consequente anormalidade da função osteoblástica. Apesar de várias formas da doença terem sido descritas, a característica marcante e comum a todas elas são as fraturas múltiplas decorrentes de pequenos traumas. Além dos ossos, a doença também afeta outros tecidos que necessitam de colágeno (ligamentos, fáscias, pele, vasos sanguíneos e dentes). A incidência varia entre 1:20.000 e 1:50.000, sem predileção para sexo. Classicamente, há a tríade de ossos frágeis, esclera azulada e surdez. A perda auditiva condutiva ocorre por alterações morfológicas e estruturais da cadeia ossicular. Acredita-se que perda auditiva neurossensorial ocorra secundariamente a alterações das estruturas da parede lateral da cóclea envolvidas com a reciclagem de íons.

O tratamento envolve reabilitação auditiva. A estapedotomia é considerada controversa nesses pacientes, já que o prognóstico é desfavorável, e a cirurgia costuma resultar em mais complicações do que em comparação a pacientes com otosclerose.

CONSIDERAÇÕES FINAIS

A otosclerose é a osteodistrofia mais comum do osso temporal, e sua abordagem costuma trazer bons resultados funcionais. As outras osteodistrofias, embora incomuns, possuem tratamento mais desafiador e costumam se associar com resultados funcionais auditivos pobres. A TC de alta resolução é o método de imagem padrão-ouro para diagnosticar e classificar a doença, enquanto a RM tem um papel mais limitado. O conhecimento dos achados radiográficos da otosclerose é importante para o manejo e planejamento cirúrgico.

REFERÊNCIAS BIBLIOGRÁFICAS

1. Assiri M, Khurayzi T, Alshalan A, Alsanosi A. Cochlear implantation among patients with otosclerosis: a systematic review of clinical characteristics and outcomes. Eur Arch Otorhinolaryngol [Internet]. 2022 [Acesso 2024 Jul];279:3327-39.
2. Quesnel AM, Ishai R, McKenna MJ. Otosclerosis: temporal bone pathology. Otolaryngol Clin North Am [Internet]. 2018 [Acesso em: 2024 Jul];51:291-303.
3. Babcock TA, Liu XZ. Otosclerosis: from genetics to molecular biology. Otolaryngol Clin North Am [Internet]. 2018 [Acesso em: 2024 Jul];51:305-18.
4. Tshifularo MI, Joseph CA. Otosclerosis among South African indigenous blacks. East Afr Med J [Internet]. 2005 [Acesso em: 2024 Jul];82:223-5.
5. Ohtani I, Baba Y, Suzuki T, Suzuki C, Kano M, Deka RC. Why is otosclerosis of low prevalence in Japanese? Otol Neurotol [Internet]. 2003 [Acesso em: 2024 Jul];24:377-81.
6. Takahashi N, Udagawa N, Suda T. A new member of tumor necrosis factor ligand family, ODF/OPGL/TRANCE/RANKL, regulates osteoclast differentiation and function. Biochem Biophys Res Commun [Internet]. 1999 [Acesso em: 2024 Jul];256:449-55.
7. Liktor B, Hirschberg A, Karosi T. Otosclerosis. 1st part: pathogenesis. Orv Hetil [Internet]. 2018 [Acesso em: 2024 Jul];159:1215-20.
8. McKenna MJ, Kristiansen AG, Bartley ML, Rogus JJ, Haines HL. Association of COL1A1 and otosclerosis: evidence for a shared genetic etiology with mild osteogenesis imperfecta. Am J Otol [Internet]. 1998 [Acesso em: 2024 Jul];19:604-10.
9. Markou K, Goudakos G. An overview of the etiology of otosclerosis. Eur Arch Otorhinolaryngol [Internet]. 2009 [Acesso em: 2024 Jul];266:25-35.
10. Daniel HJ. Stapedial otosclerosis and fluorine in the drinking water. Arch Otolaryngol [Internet]. 1969 [Acesso em: 2024 Jul];90:585-9.
11. Qian ZJ, Alyono JC. Effects of pregnancy on otosclerosis. Otolaryngol Head Neck Surg [Acesso em: 2024 Jul]. 2020;162:544-7.
12. Cureoglu S, Schachern PA, Ferlito A, Rinaldo A, Tsuprun V, Paparella MM. Otosclerosis: etiopathogenesis and histopathology. Am J Otolaryngol [Internet]. 2006 [Acesso em: 2024 Jul];27:334-40.
13. Foster MF, Backous DD. Clinical evaluation of the patient with otosclerosis. Otolaryngol Clin North Am [Internet]. 2018 [Acesso em: 2024 Jul];51:319-26.
14. Thomas JP, Minovi A, Dazert S. Current aspects of etiology, diagnosis and therapy of otosclerosis. Otolaryngol Pol [Internet]. 2011 [Acesso em: 2024 Jul];65:162-70.
15. Berrettini S, Ravecca F, Volterrani D, Neri E, Forli F. Imaging evaluation in otosclerosis: single photon emission computed tomography and computed tomography. Ann Otol Rhinol Laryngol [Internet]. 2010 [Acesso em: 2024 Jul];119:215-24.
16. Wells D, Knoll RM, Kozin E, Chen JX, Reinshagen KL, Staecker He t al. Otopathologic and computed tomography correlation of internal auditory canal diverticula in otosclerosis. Otol Neurotol [Internet]. 2022 [Acesso em: 2024 Jul];43:e957-e962.

17. Hızlı Ö, Kaya S, Schachern PA, Kwon G, Paparella MM, Cureoglu S. Quantitative assessment of vestibular otopathology in otosclerosis: a temporal bone study. Laryngoscope [Internet]. 2016 [Acesso em: 2024 Jul];126:E118-22.
18. Igarashi M, O-Uchi T, Isago H, Wright WK. Utricular and saccular volumetry in human temporal bones. Acta Otolaryngol [Internet]. 1983 [Acesso em: 2024 Jul];95:75-80.
19. Bakhos D, Rouf CE, Laffont M, Lescanne E. Stapes surgery for otosclerosis under local anaesthesia with sedation. Eur Ann Otorhinolaryngol Head Neck Dis [Internet]. 2021 [Acesso em: 2024 Jul];138:283-5.
20. Brasil. Agência Nacional de Aviação Civil. RBAC Nº 67 Emenda Nº 05, de 29 de setembro de 2021. Requisitos para Concessão de Certificados Médicos Aeronáuticos, para o cadastro e credenciamento de médicos, credenciamento de clínicas e para o convênio com entidades públicas. Disponível em: https://www.anac.gov.br/assuntos/legislacao/legislacao-1/rbha-e-rbac/rbac/rbac-67. Acesso em: 2024 Jul.
21. Malafronte G, Filosa B. Fisch's reversal steps stapedotomy: when to use it? Otol Neurotol [Internet]. 2009 [Acesso em: 2024 Jul];30:1128-30.
22. Kamalski DM, Wegner I, Tange RA, Vincent R, Stegeman I, van der Heijden GJ et al. Outcomes of different laser types in laser-assisted stapedotomy: a systematic review. Otol Neurotol [Internet]. 2014 [Acesso em: 2024 Jul];35:1046-51.
23. Wegner I, Eldaebes MM, Landry TG, Grolman W, Bance ML. The effect of piston diameter in stapedotomy for otosclerosis: a temporal bone model. Otol Neurotol [Internet]. 2016 [Acesso em: 2024 Jul];37:1497-502.
24. Odat H, Kanaan Y, Alali M, Al-Qudah M. Hearing results after stapedotomy for otosclerosis: comparison of prosthesis variables. J Laryngol Otol [Internet]. 2021 [Acesso em: 2024 Jul];135:28-32.
25. Antonelli PJ. Prevention and management of complications in otosclerosis surgery. Otolaryngol Clin North Am [Internet]. 2018 [Acesso em: 2024 Jul];51:453-62.
26. Shiao AS, Kuo CL, Wang MC, Chu CH. Minimally traumatic stapes surgery for otosclerosis: risk reduction of post-operative vertigo. J Chin Med Assoc [Internet]. 2018 [Acesso em: 2024 Jul];81:559-64.
27. Ramaswamy AT, Lustig LR. Revision surgery for otosclerosis. Otolaryngol Clin North Am [Internet]. 2018 [Acesso em: 2024 Jul];51:463-74.
28. Marshall AH, Fanning N, Symons S, Shipp D, Chen JM, Nedzelski JM. Cochlear implantation in cochlear otosclerosis. Laryngoscope [Internet]. 2005 [Acesso em: 2024 Jul];115:1728-33.
29. Andreu-Arasa VC, Sung EK, Fujite A, Saito N, Sakai O. Otosclerosis and Dysplasias of the Temporal Bone. Neuroimaging Clin N Am [Internet]. 2019 [Acesso em: 2024 Jul];29(1):29-47.

CAPÍTULO 10

Surdez Neurossensorial de Origem Infecciosa

Mariana de Carvalho Leal • Pauliana Lamounier • Thaís Gomes Abrahão Elias

INTRODUÇÃO

A perda auditiva é um dos distúrbios sensoriais mais comuns em humanos. De acordo com o Relatório Mundial de Audição, divulgado pela Organização Mundial da Saúde (OMS), 1,5 bilhão de pessoas em todo o mundo sofrem de vários graus de perda auditiva.[1]

Diferentes agentes estão relacionados com a etiologia da perda auditiva, como causas genéticas, medicamentos, fatores ambientais e causas infeciosas. As causas infeciosas representam em torno de 30% das perdas auditivas congênitas.[1]

Os mecanismos relacionados com a perda auditiva por agentes infecciosos são diversos. Quanto às infecções virais, acredita-se que três mecanismos principais estão envolvidos na perda auditiva: a neurite causada por envolvimento viral dos nervos cocleares, a inflamação coclear causada pelo próprio vírus e a resposta ao estresse causado pela reação cruzada de antígenos do ouvido interno com o agente viral. Sem esquecer que as infecções virais congênitas podem levar a sérios danos do desenvolvimento do sistema nervoso central, podendo acometer as vias auditivas e suas representações corticais.

PERDAS AUDITIVAS CONGÊNITAS

A prevalência mundial da perda auditiva congênita é de 1/1000 nascidos vivos, sendo mais elevada (2 a 4%) em crianças que apresentam algum fator de risco.[2] Está associada a causas genéticas e ambientais, mas em um número ainda significativo de crianças a etiologia é desconhecida. Dentre os fatores de risco para perda auditiva, destacam-se as infecções maternas, as quais são detalhadas neste capítulo, especialmente as TORCHS e, mais recentemente, a infecção pelo Zika vírus.[3] A sigla TORCHS compreende toxoplasmose, rubéola, citomegalovírus (CMV), herpes simples (HSV), sífilis. Esses agentes podem causar quadro clínico semelhante tanto na fase gestacional como no nascimento, crescimento intrauterino retardado, microcefalia, retardo mental, convulsões, alterações visuais, auditivas e paralisia cerebral. A transmissão dos patógenos pode ocorrer no período pré-natal, perinatal ou pós-natal, através, respectivamente, da passagem transplacentária de organismos, de contato com sangue ou secreções vaginais ou da exposição ao leite materno. A identificação da infecção congênita, bem como da perda auditiva, pode se dar no nascimento, na infância ou até mesmo anos mais tarde.

O mecanismo envolvido na gênese da perda auditiva relacionada com agentes infecciosos é bastante variado, envolvendo desde o dano às estruturas do órgão de Corti até as vias auditivas centrais, como mostrado na Figura 10.1.

Citomegalovírus

O citomegalovírus (CMV), que pertence à família *Herpesviridae*, é a principal causa de infecção congênita ao redor do mundo, ocorrendo entre 0,2 e 6,1% dos nascidos vivos. A infecção no recém-nascido pode ser adquirida por meio de contato próximo (via sangue, urina e secreções contaminadas), verticalmente, através de transmissão placentária, e pós-natal, através do aleitamento materno. CMV congênito (cCMV) é a principal causa de perda auditiva neurossensorial não genética na infância.[4,5]

A soroprevalência estimada de CMV em mulheres em idade fértil é de 86%, sendo que a maior parte dos indivíduos não apresenta sintomatologia significativa após infecção pelo CMV.[6]

O risco de transmissão de uma primoinfecção aumenta de acordo com o passar da gestação; de 14%, nas semanas próximas à concepção, para 68% no terceiro trimestre, no qual o risco de transmissão de uma infecção não primária é baixo (< 1%), com uma maior taxa de transmissão vertical em mães com idade gestacional mais avançada no momento da infecção,[7] e mães que tiveram contato com CMV, anteriormente à gestação, podem desenvolver infecção não primária pelo CMV, por reativação do vírus latente em diferentes sítios do organismo (glândulas salivares principalmente) ou reinfecção por uma cepa diferente.[8]

Aproximadamente entre 85 e 90% dos neonatos que nascem com CMV não apresentam sinais visíveis da infecção ao nascimento. E mesmo esses aqueles assintomáticos apresentam um risco em torno de 10 a 15% de desenvolverem perda auditiva de aparecimento tardio na infância.[9]

Quadro clínico

O risco de efeitos fetais adversos aumenta significativamente se a infecção fetal ocorrer durante a primeira metade da gravidez. Aproximadamente 10% dos neonatos são sintomáticos, podendo ter diversos tipos de manifestações, como trombocitopenia, petéquias, hepatomegalia, esplenomegalia, restrição de crescimento intrauterino e hepatite. CMV é uma das principais causas de atraso do neurodesenvolvimento na infância. O envolvimento do sistema nervoso central pode se manifestar como microcefalia, ventriculomegalia, calcificações intracranianas periventriculares, alterações do desenvolvimento cortical (lisencefalia, paquigiria, polimicrogiria), entre outros.[6,7,10]

Características da perda auditiva

Perda auditiva é a sequela mais comum tanto no cCMV sintomático como no assintomático. Nas crianças sintomáticas, a estatística é de que entre 30 e 40% terão perda auditiva neurossensorial no período neonatal ou nos primeiros anos de vida. Perda auditiva de aparecimento tardio é comum em 18 a 27% e a progressão da perda auditiva, ao longo do tempo, ocorre em 20 a 54% nos neonatos sintomáticos, sendo a perda auditiva neurossensorial uni ou bilateral, de leve a profunda. Nos casos de perda auditiva unilateral, existe a possibilidade de progressão da perda para a bilateralidade, e nos casos de leve a moderada a progressão é severa/profunda.[8,11]

As crianças assintomáticas com CMV também correm risco aumentado de perda auditiva, principalmente de aparecimento tardio e perda auditiva progressiva. Aproximadamente 10% terão perda auditiva no nascimento ou desenvolverão dentro dos primeiros anos de vida, e quase 50% dentro do primeiro ano de vida.[7]

Em um estudo prospectivo de 22 anos, 157 crianças com infecção comprovada por cCMV foram avaliadas quanto à perda auditiva neurossensorial. O desenvolvimento de perda auditiva foi correlacionado com o tipo de infecção materna (primária *versus* não primária), a idade gestacional da infecção primária materna, os achados de imagem relacionados com o nascimento e a presença de infecção sintomática ou assintomática no recém-nascido.

De todas as crianças, 12,7% apresentaram perda auditiva e 5,7% necessitaram de tratamento com amplificação auditiva. Melhora,

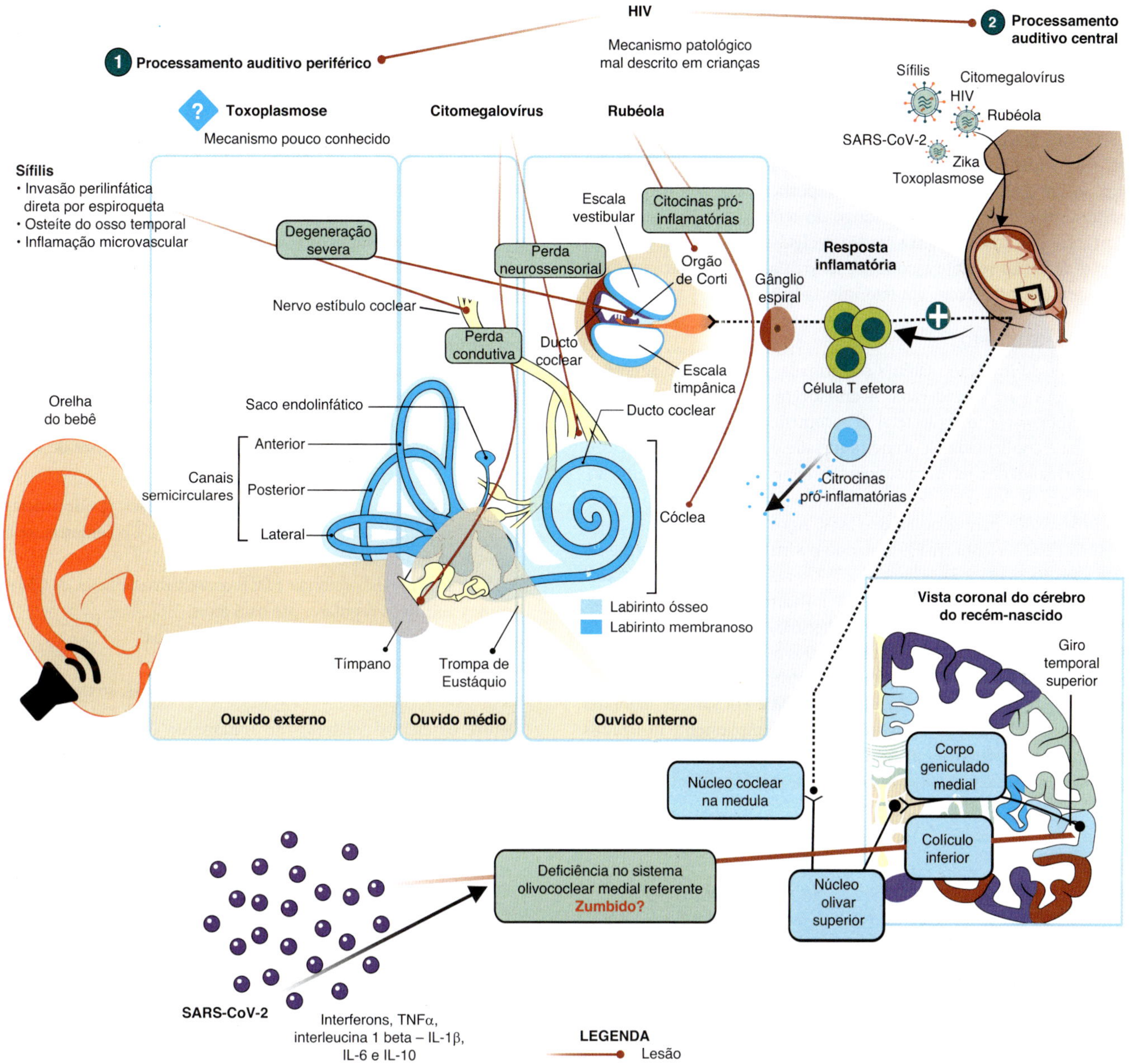

Figura 10.1 Mecanismos envolvidos na perda auditiva relacionada com infecções neonatais. (Adaptada de: Capra et al., 2023, cortesia de: Dra. Daniela Capra.)

progressão e flutuações dos limiares auditivos foram observadas em 45%; sendo 53,8 e 5,7% das crianças, respectivamente. A perda auditiva foi mais comum no caso de infecção sintomática ao nascimento, após uma infecção primária materna, no primeiro trimestre de gravidez e na presença de anormalidades em uma ultrassonografia cerebral neonatal e/ou ressonância magnética.[6]

Fisiopatologia da perda auditiva

O mecanismo da perda auditiva causada pela infecção por cCMV ainda não foi totalmente esclarecido. O vírus já foi isolado tanto na endolinfa como na perilinfa de modelos animais, e foi encontrado o antígeno viral no gânglio espiral e na estria vascular do ouvido interno de modelos animais. Camundongos infectados apresentaram diminuição na densidade dos neurônios do gânglio espiral. Estudos mostram que a perda auditiva associada a infecção por cCMV pode ser causada pela ação direta do vírus, danificando a estrutura do ouvido interno ou pelo processo inflamatório do ouvido interno que leva ao dano coclear.[12]

A infecção por CMV pode induzir uma resposta inflamatória e diminuição na densidade das células neuronais do gânglio espiral, com alguns estudos demonstrando melhora de limiares auditivos com tratamento precoce com metilprednisolona.[7]

A infecção por CMV pode levar ao atraso da maturação da via auditiva, com diminuição da expressão de conexina 43 e impedir a diferenciação de células progenitoras em células ciliadas, levando a uma expansão anormal do órgão de Corti. Depois que o CMV migra para o ouvido interno através da corrente sanguínea ou do líquido cefalorraquidiano, infecta principalmente a estria vascular. Alguns estudos sugerem que a deficiência auditiva pode ser relacionada com a manutenção inadequada do potencial da orelha interna causada pela disfunção da estria vascular.[7,12]

Diagnóstico

Diagnóstico na gestante

Evidência de soroconversão materna é considerada quando a conversão de IgM negativo para IgM positivo ou um aumento de 4 vezes nos títulos de IgG ao longo de 4 a 6 semanas. Anticorpos IgM podem persistir positivos por meses ou até mesmo por anos após infecção primária, assim como são encontrados nos casos de reativação ou reinfecção por uma cepa diferente, sendo, portanto, difícil distinguir infecção primária da reinfecção ou reativação.[6,10]

Outro método de determinar a época da infecção materna é o teste de avidez de IgG, que se refere à força com que o anticorpo se liga ao antígeno. À medida que a resposta imune a um determinado antígeno amadurece ao longo do tempo, a avidez aumenta. Portanto, detecção de baixa avidez de IgG anti-CMV na gestação sugere infecção recente e pode ser usada para identificar gestantes com alto risco de terem um feto infectado.[6,10,13]

Diagnóstico no feto

Nos casos de infecção materna confirmada, a avaliação diagnóstica no feto deve ser considerada. A amniocentese pode ser necessária para confirmar a infecção fetal. É recomendada quando a infecção materna é confirmada na primeira metade da gestação ou em casos de anormalidades na ultrassonografia fetal sugestivas da infecção. Fluido amniótico é enviado para cultura viral e PCR (*polymerase chain reaction*) para genoma de CMV. Após o nascimento, o diagnóstico deve ser confirmado isolando o vírus, preferencialmente na saliva ou na urina, nas primeiras 2 a 3 semanas de vida. PCR também pode detectar o genoma viral no sangue do recém-nascido. Após esse período, as infecções intrauterinas e perinatais não podem ser diferenciadas daquelas adquiridas após o nascimento.[14]

Os testes de DNA viral têm se mostrado um meio válido de diagnóstico de infecção congênita por CMV em sangue neonatal seco em papel, ou *dried blood spots* (DBS), amplamente utilizados na triagem de doenças metabólicas e genéticas. Essas amostras podem ser armazenadas com segurança por longos períodos, de modo que o diagnóstico pode ser feito mesmo após vários anos. Foi relatado que a sensibilidade e a especificidade do teste DBS, em comparação com o método de referência (PCR), variam entre 71 e 100% e 99 e 100%, respectivamente. Apesar de menor especificidade, pode ser bastante útil quando há necessidade de diagnóstico retrospectivo, especialmente nos casos das perdas auditivas de aparecimento tardio.[12]

Tratamento

Recém-nascidos sintomáticos com risco de morte são inicialmente tratados com ganciclovir (GCV) intravenoso, por 2 a 6 semanas, e depois substituído por valganciclovir oral, enquanto aqueles sem sintomas de risco são tratados com valganciclovir oral durante todo o período de 6 meses. Nos casos dos recém-nascidos assintomáticos com perda auditiva e diagnóstico dentro de 21 dias, o tratamento pode ser considerado. O fluxograma de tratamento é demonstrado na Figura 10.2.

Iniciar o tratamento medicamentoso, no primeiro mês de vida, se possível:

- Valganciclovir oral 16 mg/kg BID por 6 meses (pode iniciar GCV IV 6 mg/kg a cada 12 horas, dentro de 2 a 6 semanas, se a medicação oral não for possível)
- Periódicos exames laboratoriais e PCR quantitativo de DNA de CMV
- Exames auditivos regulares até os 6 anos
- Exames oftalmológicos regulares até os 5 anos
- Vigilância regular do desenvolvimento
- Terapias fonoaudiológicas, ocupacionais e físicas, se necessário.

Dentre os efeitos colaterais do tratamento estão neutropenia, trombocitopenia, toxicidade renal, hepatotoxicidade e problemas associados a cateteres intravenosos.[15]

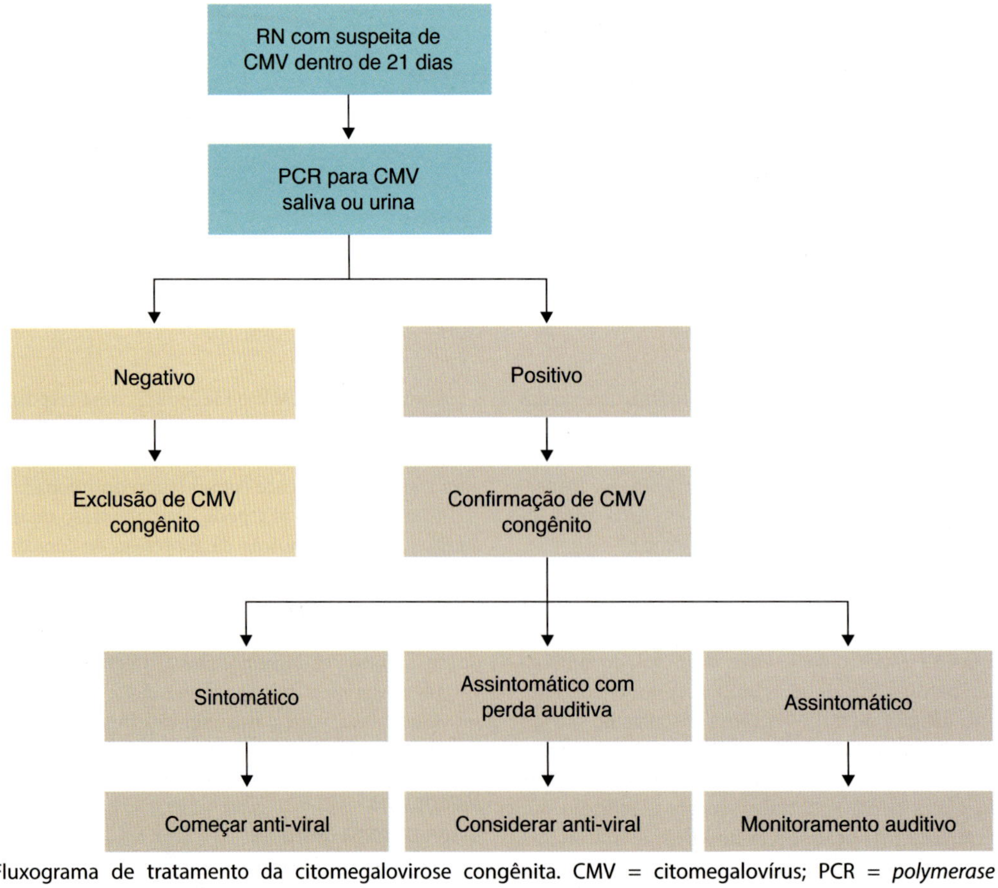

Figura 10.2 Fluxograma de tratamento da citomegalovirose congênita. CMV = citomegalovírus; PCR = *polymerase chain reaction*; RN = recém-nascido. (Adaptada de: Shim, 2024.)

Ensaios clínicos em andamento

Diversas instituições estão atualmente conduzindo estudos sobre o tratamento de infecções congênitas por CMV: um ensaio clínico randomizado de fase 2, de terapia oral com valganciclovir, em crianças de até 4 anos com infecção congênita por CMV e perda auditiva como única manifestação clínica; outro ensaio clínico para saber se o valganciclovir oral, por 6 meses, pode prevenir a progressão da perda auditiva em crianças com deficiência auditiva.[8,13,14]

Prevenção

Aproximadamente 80% das crianças que frequentam creches e escolas terão contato com CMV até os 2 anos. Apesar de serem normalmente assintomáticas, elas continuarão a disseminar o vírus por anos. Muitas mulheres que convivem com crianças irão adquirir CMV e, no caso das gestantes, podem transmitir o vírus para o feto.[13] Cuidados comportamentais simples podem diminuir o contágio por CMV nas gestantes (Tabela 10.1). Atualmente, não existe vacina licenciada para prevenir a infecção por CMV. A vacina de glicoproteína B recombinante e a vacina de mRNA contra CMV para a prevenção da infecção por cCMV estão em desenvolvimento e sendo testadas em ensaios clínicos.[16]

Triagem para CMV

Como aproximadamente metade dos casos de perda auditiva em cCMV assintomáticos tem diagnóstico tardio, a triagem para CMV, no período neonatal, assegura um diagnóstico e intervenção em tempo hábil para melhores resultados audiológicos nas crianças com perda auditiva.

Para diagnóstico, o exame de escolha é o PCR. Como altas cargas virais são eliminadas, tanto na urina como na saliva de bebês com cCMV, a coleta de material para o PCR pode ser feita em ambos; entretanto, como a saliva é mais facilmente obtida, esse é o teste diagnóstico preferencial para triagem para CMV. A recomendação é aguardar 1 hora após a amamentação. O PCR deve ser realizado dentro das primeiras 3 semanas de vida, porque a avaliação após esse período não diferencia infecção intrauterina de perinatal.[8]

Sífilis congênita

A sífilis congênita é uma infecção causada pelo *Treponema pallidum* que atinge o feto através da placenta ou no momento do parto, quando a infecção na gestante não é adequadamente tratada.

Em todo o mundo, estima-se que a sífilis ocorra em aproximadamente 1 milhão de gestações por ano, resultando em mais de 350 mil intercorrências na gestação. Em relação à sífilis congênita, pode-se destacar o Brasil como um dos países com mais casos em todo o mundo, com aproximadamente 896 casos por 100 mil nascidos vivos.[17]

Quadro clínico

O aparecimento precoce (*early onset*) dos sintomas na sífilis congênita surge até o segundo ano de vida, apesar de mais da metade dessas crianças serem assintomáticas no nascimento. Nos sintomáticos, pode haver prematuridade, baixo peso, icterícia e perda auditiva.

Tabela 10.1 Orientações comportamentais para diminuir o risco de infecção pelo citomegalovírus na gestação.

Evitar beijar crianças pequenas nos lábios (mesmo que sejam seus filhos)
Não colocar na boca objetos que estiveram na boca de crianças, como talheres, copos e brinquedos
Após limpar o nariz ou a boca de uma criança ou trocar fraldas, lave bem as mãos com água e sabão

No aparecimento tardio (*late onset*), sintomas surgem após o segundo ano de vida, em geral associadas a tríade de Hutchinson (dentes malformados, ceratite intersticial e acometimento de VIII par), molares em amora, fronte olímpica e nariz em sela. Entretanto, com o advento dos antibióticos, perda auditiva tem sido o único sintoma.[18]

A neurossífilis congênita é a infecção do sistema nervoso central associado a *Treponema pallidum*, que pode causar, além da perda auditiva, acometimento neurológico.

Características da perda auditiva

Recém-nascidos com sífilis congênita têm por volta de 3,25 vezes mais chances de falhar na triagem do que bebês sem a doença. A perda auditiva relacionada com sífilis congênita tardia na infância, na maior parte das vezes, é súbita, bilateral, profunda e simétrica; entretanto, sua manifestação pode ser de aparecimento precoce ou tardio. A apresentação da perda auditiva em adultos com sífilis congênita de aparecimento tardio também é relatada como súbita, mas tipicamente assimétrica, flutuante, com progressão variável e muitas vezes acompanhada de zumbido e vertigem. Diferenciação de sífilis congênita de aparecimento tardio *versus* sífilis adquirida em adultos pode ser difícil de determinar, pois a perda auditiva neurossensorial também é uma consequência clínica da sífilis adquirida.[16]

Fisiopatologia da perda auditiva

O comprometimento da orelha interna, causado pela sífilis congênita, começa como uma meningo-neuro labirintite, com processo inflamatório significativo e aumento da expressão de mediados inflamatórios, como IFN-γ, TNF-α e de citocinas IL-2, podendo causar atrofia do órgão de Corti, hidropsia endolinfática, afetando o gânglio espiral e fibras do VIII par, causando perda auditiva progressiva de aparecimento tardio.[12]

Diagnóstico

São divididos em testes não treponêmicos (VDRL, do inglês Venereal Disease Research Laboratory, e RPR, do inglês Rapid Plasma Reagin) e treponêmicos (FTA-Abs, do inglês Fluorescent Treponemal Antibody Absorption Test, e ELISA, do inglês Enzyme Linked Immuno Sorbent Assay). O significado de testes positivos, treponêmicos ou não, no soro dos recém-nascidos é limitado em razão da transferência passiva de anticorpos IgG maternos, que, no entanto, tendem progressivamente a declinar até a sua negativação ao fim de alguns meses. Na ocorrência de sífilis congênita, ao contrário, os títulos se mantêm ou ascendem, caracterizando uma infecção ativa.[19]

Como muitas vezes é assintomática, a detecção da sífilis congênita em crianças depende de exames realizados na maternidade e da triagem auditiva neonatal. O monitoramento auditivo até os 2 anos de vida é fundamental pelo risco maior de perda auditiva de aparecimento tardio.

Tratamento

Sífilis não tratada ou inadequadamente tratada na gestante pode levar à sífilis congênita. A intervenção na grávida infectada impede que ela transmita a doença ao feto. O tratamento consiste em penicilina benzatina, e a dose varia de acordo com a fase da gestação que a mulher foi infectada e com observação da diminuição dos títulos dos testes não treponêmicos durante o acompanhamento. A intervenção deve ser conduzida em até 30 dias antes do nascimento.[20]

Para crianças nascidas de mãe não tratadas ou tratadas de forma inadequada, com exame físico normal, exames complementares normais e teste não treponêmico não reagente ao nascimento, é recomendado tratamento com penicilina benzatina dose única IM. Para todas as outras formas em que a criança é diagnosticada com sífilis congênita será indicado penicilina cristalina por 10 dias

EV ou penicilina procaína IM, também por 10 dias. No caso da neurossífilis, obrigatoriamente deve ser realizado tratamento com penicilina cristalina EV por 10 dias.[20]

Herpes simplex virus

A infecção por *herpes simplex vírus* (HSV) é uma das doenças sexualmente transmissíveis mais prevalentes. O subtipo HSV-1 é a causa comum de ulcerações nos lábios (herpes labial) e de ulcerações nas córneas (ceratite por herpes simples). O subtipo HSV-2 é a causa comum do herpes genital. Ambos são encapsulados, de DNA dupla fita, da família dos herpes vírus.[21,22]

A infecção é transmitida pelo contato direto com ulcerações, e os vírus podem ficar em estado latente nas células nervosas que inervam o tecido inicialmente infectado. Meses ou anos depois, os vírus podem reativar, sem provocar sintomas ou levando a doenças recorrentes. A infecção genital assintomática por HSV (predominantemente HSV-2) é altamente prevalente em mulheres sexualmente ativas e é subdiagnosticada. Apesar da frequência da infecção materna, a infecção neonatal pelo HSV é incomum.[22,23]

A infecção congênita por herpes geralmente surge devido à exposição ao HSV-1 ou HSV-2 durante o parto. Infecção neonatal é mais frequente em mulheres que desenvolvem infecção no final da gravidez ou que apresentam lesões herpéticas ativas no canal do parto. No entanto, 30% das mulheres grávidas sem história prévia de HSV-2 podem estar sorologicamente positivas e com eliminação viral assintomática, o que pode levar à infecção neonatal. Mais de 60% das mães infectadas com HSV-2 também são positivas para HSV-1.[23]

Características da perda auditiva

Os subtipos 1 e 2 do HSV foram implicados como causas de perda auditiva. A infecção inicial pode ser assintomática ou não e pode resultar de primo-infecção ou reativação de infecção latente. A infecção por HSV-1, apesar de rara, está muito mais frequentemente associada a encefalite e perda auditiva em comparação com HSV-2.[21]

A perda auditiva pode ter aparecimento súbito ou progressivo e ser uni ou bilateral; quando associada a manifestações neurológicas, como meningo-encefalite, normalmente é de grau severo a profundo.[12,21]

Fisiopatologia da perda auditiva

Estudos em animais confirmaram que o HSV pode causar perda auditiva e sintomas vestibulares. Após infecção por HSV-1 ou HSV-2, podem ocorrer fibrose da escala timpânica e vestibular, perda de células ciliadas e atrofia da estria vascular e membrana tectória.[7,12]

Diagnóstico

A infecção neonatal pelo HVS é, geralmente, transmitida durante o parto. As manifestações em geral ocorrem entre e a primeira e terceira semanas de vida. Um sinal típico é a erupção vesicular, que ocorre em aproximadamente 70% dos casos e pode progredir para a doença disseminada. O diagnóstico é feito por cultura do vírus, PCR, imunofluorescência das lesões ou microscopia eletrônica.[22]

Tratamento

Mulheres que contraíram HSV-1 ou HSV-2 primário, durante a gravidez, devem ser tratadas com 400 mg de aciclovir VO, 3 vezes/dia, durante 7 a 10 dias, independentemente do momento da ocorrência. Da mesma forma, as mulheres com herpes recorrente devem receber terapia supressora a partir de 36 semanas até o parto. Cesariana é o parto recomendado para mulheres com lesões de herpes ativo no momento do parto.[23]

O tratamento da perda auditiva associada a HSV inclui agentes anti-herpéticos e esteroides. No cenário de encefalite e perda auditiva, a terapia padrão é de 10 a 15 mg/kg de aciclovir, 3 vezes/dia; no caso de meningite e perda auditiva, a terapia é de 5 a 10 mg/kg de aciclovir ou valaciclovir 1.000 mg.[22,23]

Prevenção

Atualmente, não existem vacinas aprovadas para HSV-1 ou HSV-2. A prevenção da infecção neonatal por HSV pode ser alcançada evitando a transmissão do *herpes simplex* de mães infectadas para seus recém-nascidos durante o parto.

Rubéola

A rubéola é uma doença aguda altamente contagiosa transmitida pelo vírus do gênero Rubivirus, da família Togaviridae.

A rubéola é mais comumente transmitida por secreções respiratórias superiores, contaminadas durante tosse, espirro e gotículas de saliva. Depois de ser inalado, o vírus se replica na mucosa respiratória e linfonodos cervicais, antes de atingir os órgãos-alvo através de circulação sistêmica.[24,25]

Quadro clínico

Em adultos imunocompetentes, o vírus tem um curso autolimitado, marcado por febre baixa, dor ocular na movimentação, conjuntivite, dor de garganta, mal-estar, dor de cabeça, náusea, artrite transitória e linfadenopatia. No entanto, quando adquirida durante a gravidez, pode estar associada a perda auditiva fetal, catarata congênita, microcefalia, deficiência intelectual, trombocitopenia, anomalias cardíacas e erupção cutânea.[21]

Características da perda auditiva

A perda auditiva neurossensorial é a sequela mais comum da infecção congênita por rubéola, ocorrendo em aproximadamente 58% dos casos. É mais frequente quando a infecção materna ocorre no primeiro trimestre de gravidez. A perda auditiva geralmente se manifesta nos primeiros 6 a 12 meses de vida, embora possa se manifestar no nascimento. Audiogramas muitas vezes mostram uma perda auditiva neurossensorial, bilateral, plana, simétrica, de leve a severa, mas perda auditiva isolada de altas frequências foi relatada. O Índice Percentual de Reconhecimento de Fala (IPRF) pode ser baixo e, em algumas vezes, desproporcional aos limiares auditivos pelo comprometimento neuronal causado pela doença.[21,26]

Fisiopatologia da perda auditiva

Embora os mecanismos de ação dos vírus na cóclea não sejam completamente definidos, estudos demonstram que o vírus causa danos coclear direto e morte celular no órgão de Corti e estria vascular, podendo gerar alteração na composição da endolinfa.[12]

Diagnóstico

Exames de sorologia rotineiros são realizados em gestantes no início da gravidez para confirmar que são imunes à rubéola. O teste é repetido em mulheres que não possuem anticorpos contra o vírus da rubéola e que desenvolvem sintomas sugestivos da doença.

Diagnóstico na gestante

O diagnóstico pré-natal da rubéola nem sempre é fácil. Mais de 50% dos casos são assintomáticos. O diagnóstico clínico é pouco confiável devido aos seus sintomas clínicos inconsistentes e inespecíficos. O diagnóstico laboratorial é essencial para confirmar uma infecção recente por rubéola e baseia-se na observação de uma soroconversão na cinética da avidez de RV-IgG e RV-IgM e na detecção do vírus da rubéola em secreções nasofaríngeas por PCR.[24-26]

Se a gestante teve contato com caso suspeito de rubéola, uma amostra de soro deve ser testada para RV-IgG o mais rápido possível (< 12 dias) para determinar o estado imunológico. Um resultado positivo para RV-IgG pode tranquilizar a paciente. Se ela for suscetível, uma determinação dos títulos de RV-IgG e RV-IgM é recomendado, 3 semanas depois, para excluir uma infecção primária assintomática por rubéola.[24-26]

Diagnóstico no recém-nascido

Rubéola congênita pode ser diagnosticada a partir do isolamento do vírus da rubéola ou detecção do RNA específico da rubéola na urina. Cultura de orofaringe durante as primeiras duas semanas de vida também pode ser realizada e a identificação de anticorpos IgM contra a rubéola no sangue de neonatos. Títulos aumentados de anticorpos antirrubéola em uma criança não vacinada durante os primeiros meses de vida também são critérios diagnósticos.[21,25]

Tratamento

O tratamento restringe-se ao manejo das sequelas da rubéola congênita, dentre eles a reabilitação da perda auditiva.

Prevenção

O Ministério da Saúde recomenda a vacinação contra a rubéola na idade de 12 a 15 meses, com reforço aos 4 a 6 anos, constando no calendário vacinal e disponibilizada pelo Sistema Único de Saúde (SUS). A vacinação contra a rubéola de todas as garotas e mulheres em idade fértil, antes da gravidez, pode prevenir a infecção. Já as gestantes que não são imunes à rubéola devem evitar o contato com qualquer pessoa que tenha rubéola e, então, receber a vacina imediatamente depois do nascimento para que estejam imunes em eventuais gestações futuras. Mulheres não podem ser vacinadas durante a gravidez porque a vacina contém vírus vivos capazes de infectar o feto. Portanto, todas as mulheres que recebem a vacina contra a rubéola devem ter o cuidado para não engravidar por pelo menos 28 dias depois da vacinação. Caso uma gestante não imunizada entre em contato próximo com uma pessoa infectada na fase inicial da gravidez, ela deve receber uma injeção de imunoglobulina para tentar ajudar a prevenir a infecção.[21,24]

Toxoplasmose

Doença zoonótica cujo agente etiológico é um parasita protozoário intracelular obrigatório, *Toxoplasma gondii*.[27] Normalmente, os felinos são os hospedeiros definitivos para o *T. gondii*, mas o parasita encistado pode sobreviver por longos períodos (hospedeiros intermediários) nos tecidos dos hospedeiros, como aves, seres humanos e outros mamíferos.[27]

A transmissão pode acontecer das três formas do ciclo de vida do parasita: ingestão de alimentos e água contaminados com oocistos eliminados nas fezes de gatos; ingestão de carne crua ou malcozida infectada por cistos; transmissão transplacentária de taquizoítos. A transmissão também ocorre a partir de transfusão sanguínea e transplante de órgãos.[27]

Características da perda auditiva

A perda auditiva pode ser encontrada em casos de toxoplasmose congênita, normalmente associada a comprometimento neurológico.[28] A incidência de perda auditiva, em crianças sem outros fatores de risco com sorologia positiva para toxoplasmose, é de 5,1% de perda auditiva sensorioneural, variando de moderada para profunda bilateral.[28]

Estudos evidenciam que o toxoplasma pode causar perdas de moderadas a profundas, estável ou progressiva, e sabe-se que o tratamento está associado a uma diminuição da prevalência de déficits.[28]

Diagnóstico

As Figuras 10.3 e 10.4 e a Tabela 10.2 apresentam a interpretação de resultados e os critérios para notificação.

Tratamento de toxoplasmose gestacional

O tratamento de toxoplasmose gestacional deve ser instituído o mais precocemente possível (logo após a confirmação laboratorial). A espiramicina (2 comprimidos de 8 em 8 horas) é indicada no primeiro trimestre da gestação para o tratamento de gestantes com infecção aguda, tendo em vista que esse medicamento não atravessa a barreira transplacentária.[29] A partir de 18 semanas de gestação, é possível iniciar tratamento com o esquema tríplice, combinação de sulfadiazina (2 comprimidos de 8 em 8 horas), pirimetamina (dose de ataque de 2 comprimidos de 12 em 12 horas por 2 dias; a partir do terceiro dia, fazendo uso de 2 comprimidos/dia) e ácido folínico (1 comprimido/dia durante todo o período de uso da pirimetamina até uma semana após sua interrupção).[29] Essa combinação deve ser evitada no primeiro trimestre devido ao efeito potencialmente teratogênico da pirimetamina.

Tratamento de toxoplasmose congênita

Recém-nascidos sintomáticos ou assintomáticoas com exames laboratoriais confirmatórios de toxoplasmose devem ser tratados a partir da primeira semana de vida. Utiliza-se sulfadiazina (100 mg/kg/dia de 12 em 12 horas, durante 6 meses), pirimetamina (2 mg/kg/dia por 2 dias, a cada 12 horas e, posteriormente, 1 mg/kg/dia a cada 24 horas, durante 6 meses) e ácido folínico (5 a 10 mg, 3 vezes na semana, e mantido após uma semana da retirada de pirimetamina).[29]

Tratamento de toxoplasmose adquirida

Casos de toxoplasmose adquirida com comprometimento visceral, sintomas graves ou persistentes devem ser tratados durante 4 semanas com: sulfadiazina, (1.000 mg se o peso for < 60 kg; 1.500 mg se o peso for ≥ a 60 kg a cada 6 horas), pirimetamina (200 mg no primeiro dia, seguido de 50 mg/dia se o peso < 60 kg; 75 mg/dia se o peso for ≥ 60 kg) e ácido folínico 15mg/dia.[29]

Zika vírus

O agente mais recentemente relacionado com perda auditiva sensorioneural congênita é o Zika vírus (ZIKV). Trata-se de um arbovírus, da família *Flaviviridae*, assim como o vírus da Dengue e Chikungunya.

Em novembro de 2015, o Ministério da Saúde confirmou a relação entre esse agente e um surto de microcefalia no Brasil, notadamente na região Nordeste.[30] Desde então, a infecção pelo ZIKV em mulheres grávidas tem sido associada a um risco aumentado de defeitos congênitos, inicialmente reconhecida pela presença da microcefalia, manifestação clínica mais evidente e grave do que se conhece hoje como síndrome congênita do Zika vírus (SCZV) (Figura 10.5).

Quadro clínico

Embora muitas das características observadas como parte da síndrome congênita do Zika sejam comuns a outras infecções congênitas, durante a gravidez, as cinco características listadas a seguir raramente são observadas com outros patógenos:[31]

- Microcefalia grave, na qual o crânio entrou em colapso parcial
- Diminuição do tecido cerebral com um padrão específico de dano cerebral, incluindo calcificações subcorticais
- Danos na parte posterior do olho, incluindo cicatrizes maculares e manchas pigmentares focais da retina
- Contraturas congênitas, como pé torto ou artrogripose
- Hipertonia restringindo o movimento corporal logo após o nascimento.

A infecção congênita pelo ZIKV também tem sido associada a outras anormalidades, incluindo atrofia e assimetria cerebral, estruturas cerebrais formadas anormalmente ou ausentes,

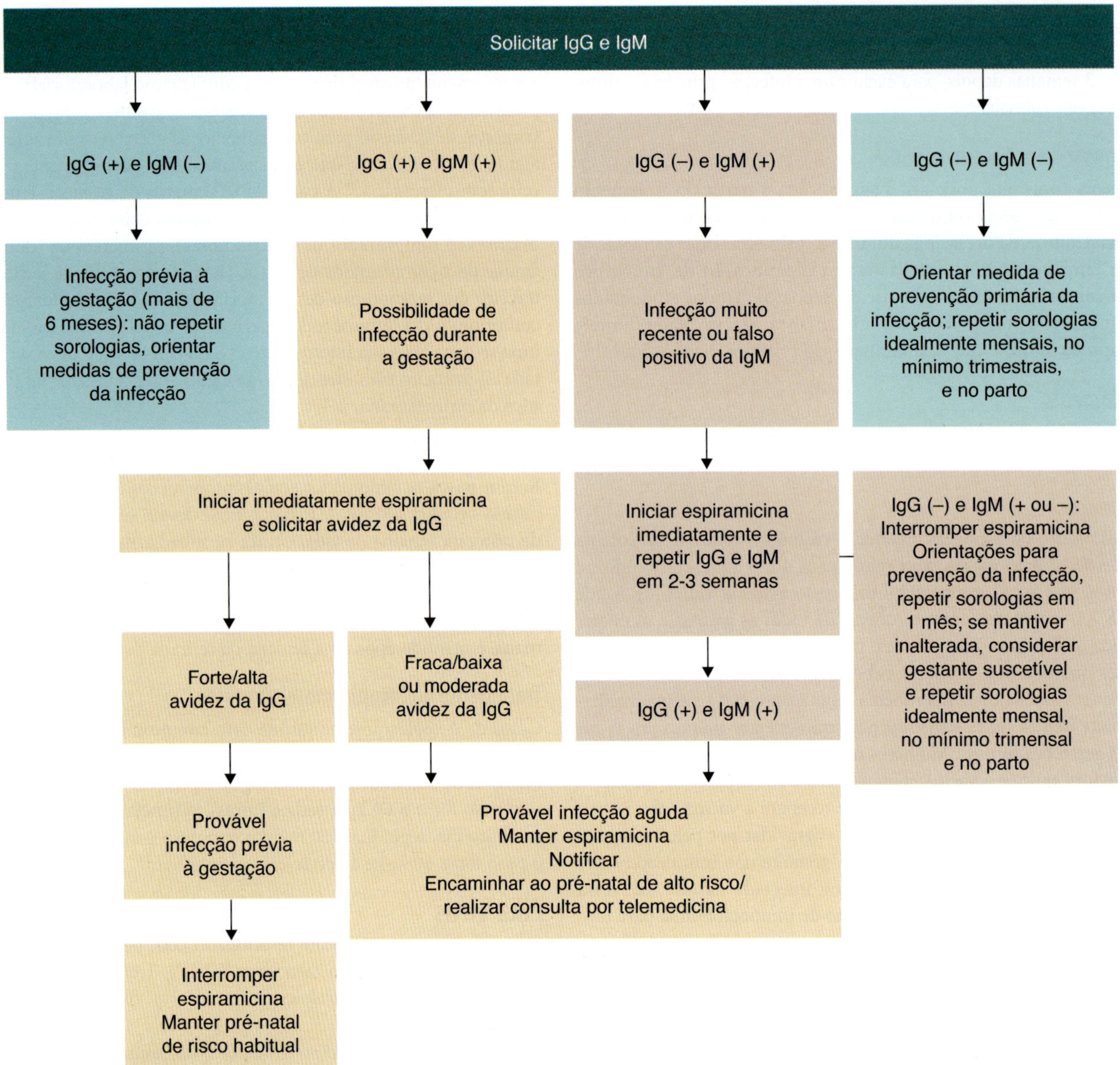

Figura 10.3 Fluxograma com interpretação de resultados e condutas para gestantes com até 16 semanas de gestação. (Fonte: Governo de Santa Catarina, 2022.)

hidrocefalia e distúrbios de migração neuronal. Outras anomalias incluem pele excessiva e redundante do couro cabeludo. Os achados neurológicos relatados incluem hiperreflexia, irritabilidade, tremores, convulsões, disfunção do tronco cerebral, também com muita prevalência da disfagia.

O risco de desenvolvimento da síndrome guarda relação com o período gestacional da infecção maternal, sendo de 6,9, 1,2 e 0,9% para infecções maternas no primeiro, segundo e terceiro trimestres, respectivamente.[32]

O Brasil foi um dos países mais afetados pela infecção congênita do ZIKV e, em 2023, foi publicada uma metanálise reunindo 13 coortes realizadas no país sobre os efeitos do ZIKV em filhos de mulheres infectadas durante a gestação (com confirmação laboratorial), reunindo dados de 1.548 gestantes. O estudo aponta que quase um terço das crianças apresenta alguma anormalidade em decorrência da infecção e 4% manifestam microcefalia propriamente. Segundo a metanálise, 2,6% dos filhos de mães infectadas apresentaram microcefalia logo na primeira avaliação médica. No entanto, outras crianças receberam o mesmo diagnóstico com o passar do tempo, no total, 4% manifestaram o quadro ao longo dos primeiros anos de vida. A chance de microcefalia foi 7 vezes maior em filhos de mães infectadas, no primeiro trimestre, em comparação com infecção no terceiro trimestre.[33]

Característica da perda auditiva

A relação da perda auditiva com a infecção congênita pelo vírus da Zika foi identificada, inicialmente, a partir de estudos avaliando crianças durante o surto de microcefalia (2015) e com o espectro mais grave da doença. Leal et al., em 2016,[3] avaliaram 70 crianças com infecção congênita pelo ZIKV, confirmada por detecção de IgM para ZIKV, em amostra de líquido cefaloraquidiano (LCR) e com SCZV. Foi identificada perda auditiva em 5,8% (4/69) das crianças. Em 2022, o mesmo grupo de pesquisadores avaliou um número maior de crianças com SCZV (107), acompanhadas ao longo de 3 anos, e identificou-se uma incidência cumulativa de perda auditiva neurossensorial nos primeiros 3 anos de vida de 9,3% (10/107). Não foi identificado um padrão definido para a perda auditiva, e encontrou-se uma perda auditiva unilateral, bilateral e de diferentes graus. Durante o acompanhamento de 3 anos, não foi identificada perda auditiva tardia ou progressiva.[34]

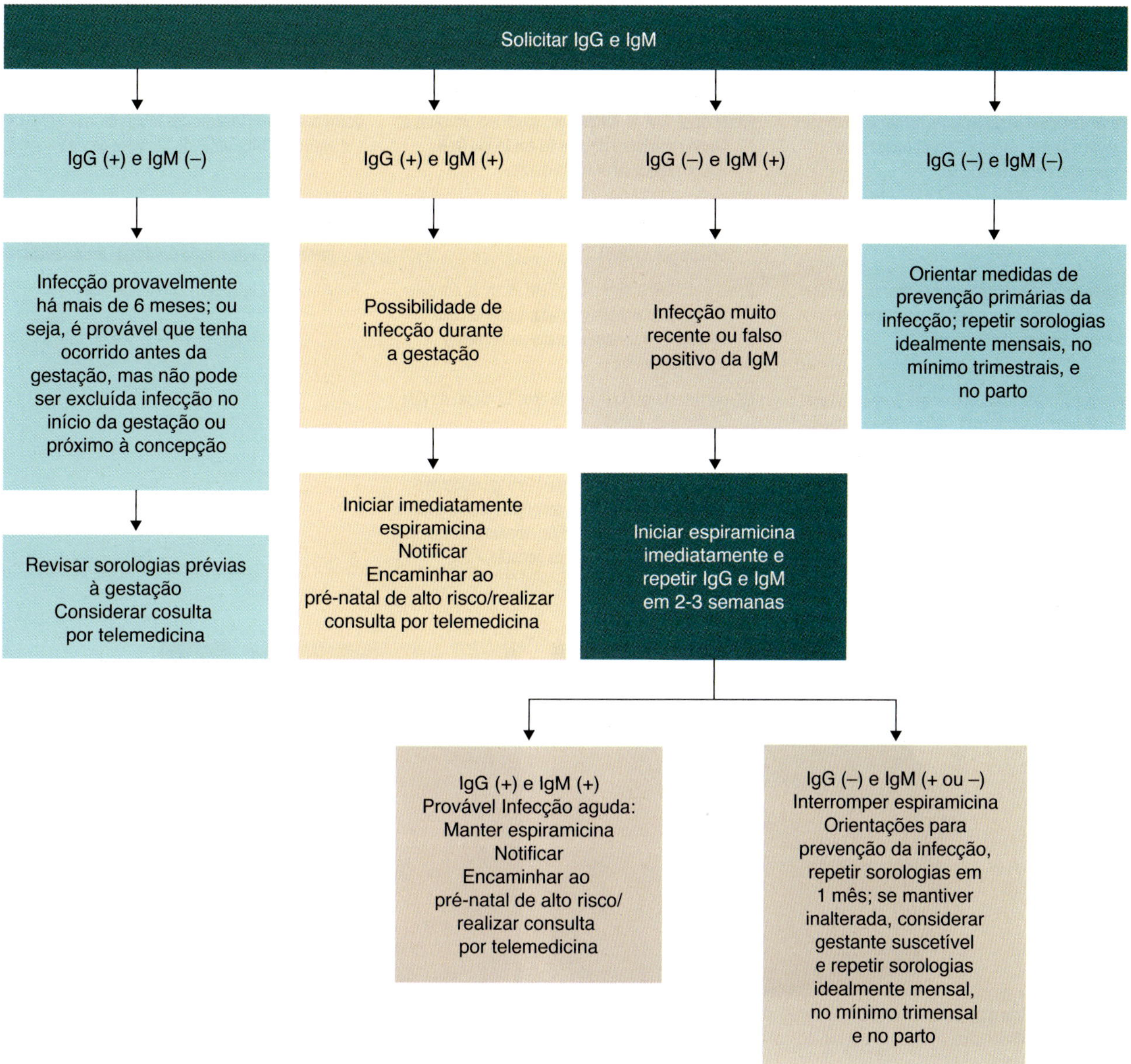

Figura 10.4 Fluxograma com interpretação de resultados e condutas para gestantes a partir de 16 semanas de gestação. (Fonte: Governo de Santa Catarina, 2022.)

Já o acometimento auditivo em crianças que não apresentam o espectro mais grave da síndrome é bem menos frequente. Uma coorte realizada em Pernambuco que acompanhou gestantes que tiveram exantema e confirmação laboratorial da infeção pelo ZIKV, 253 crianças foram avaliadas e não houve nenhuma identificação de perda auditiva sensorioneural diagnosticada.[23]

Visando uma melhor compreensão do comportamento auditivo de forma global das crianças com a SCZV, estudos foram realizados com o objetivo de avaliar as habilidades auditivas e de comunicação em crianças com audição periférica normal no primeiro ano de vida, sendo evidenciado atraso dessas habilidades em 44,3 e 87,5%, respectivamente, o que denota um provável comprometimento central que compromete a comunicação mesmo com função periférica normal.[35] Dado que foi corroborado pelo estudo prospectivo de Da Silva et al. em 2023, que avaliaram 83 crianças selecionadas com SCZV. Eles relataram que as habilidades auditivas visuais, expressivas e receptivas dos pacientes estavam abaixo do esperado para a idade. Os autores acompanharam as crianças por pelo menos 4 anos e relataram que não houve evolução nos parâmetros de linguagem, as quais estagnaram nas habilidades linguísticas correspondentes aos 3 meses de vida.[36]

Ainda que não haja dano coclear, a própria condição de comprometimento das regiões subcortical e cortical cerebrais pode resultar em desordens centrais e déficit no processamento auditivo central. Dessa forma, é possível haver comprometimento auditivo em indivíduos com a porção periférica da via auditiva normal, uma vez que o dano pode estar situado, primariamente, nas regiões auditivas do cérebro, córtex auditivo, no lobo temporal e outras regiões relacionadas com as habilidades auditivas.[37] Como a SCZV é caracterizada por um comprometimento cortical e subcortical, alguns estudos foram realizados também para avaliação das vias auditivas a partir de potenciais de longa latência, evidenciando as alterações de amplitude e latência dos potenciais corticais, sugerindo comprometimento das vias auditivas corticais nessa população.[38,39]

Diagnóstico

Exames para detecção de RNA viral por reação da transcriptase reversa (RT-PCR ou RT-PCR em tempo real), em amostras de sangue ou liquor, não têm se mostrado úteis para o diagnóstico em recém-nascidos, provavelmente porque a infecção materna ocorreu pelo menos 6 meses antes do nascimento.

Tabela 10.2 Critérios de classificação para notificação dos casos suspeitos, confirmados e descartados de toxoplasmose congênita.[29]

Suspeita	Confirmado (suspeito que apresente uma das seguintes situações)	Descartado (suspeito que apresente uma das seguintes situações)
Recém-nascido (RN) ou lactente menor que 6 meses cuja mãe era suspeita ou confirmada para toxoplasmose gestacional	Presença de DNA de *Toxoplasma gondii* em amostras de líquido amniótico da mãe ou em tecido fetais, liquor, sangue ou urina da criança	Ocorrência de negativação dos títulos de IgG antitoxoplasma antes de 12 meses de vida
RN ou lactente menor que 6 meses com clínica compatível para toxoplasmose e IgG reagente	Resultados de anticorpos IgM coletados após o 5º dia de vida (antes disso, há a possibilidade de escape placentário)	Nas crianças que receberam tratamento, a soronegativação só deve ser considerada definitiva no mínimo dois meses após a suspensão das drogas antiparasitárias
RN ou lactente menor que 6 meses com exames de imagem fetal ou pós-parto compatível com toxoplasmose e IgG reagente	Níveis séricos de anticorpos IgG em ascensão em pelo menos duas amostras seriadas com intervalo mínimo de 3 semanas durante os primeiros 12 meses de vida	Negativação de IgG após 12 meses de vida
Sorologia(s) indeterminada(s) ou não reagente(s) para IgM até 6 meses de vida e IgG em títulos estáveis	IgG persistentemente reagente após 12 meses de vida	
Manifestações clínicas ou exames de imagem compatíveis com toxoplasmose congênita e IgG reagente com IgM não reagentes e sem coleta de exames laboratoriais que excluam outras infecções congênitas antes de completar 12 meses de vida	Retinocoroidite ou hidrocefalia ou calcificação cerebral (ou associações entre os sinais) com IgG reagente e afastadas outras infecções congênitas (citomegalovirus, herpes simples, rubéola, sífilis, arboviroses) e mãe com toxoplasmose confirmada na gestação	

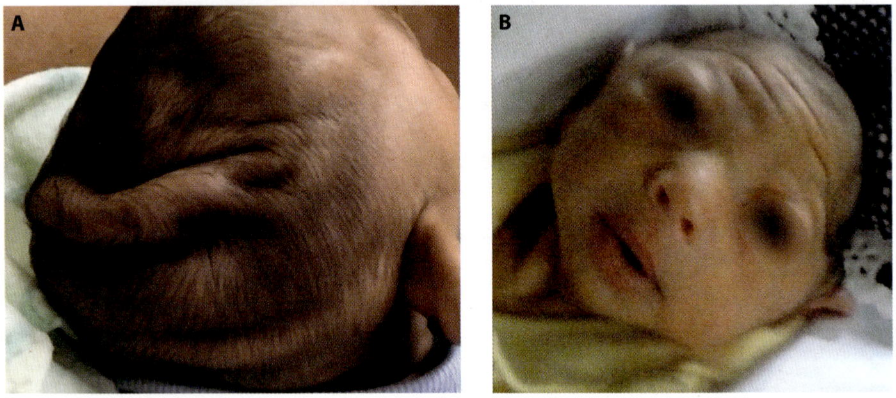

Figura 10.5 Criança com síndrome congênita do Zika vírus apresentando microcefalia grave. **A.** Visão posterior (redundância do couro cabeludo); **B.** Visão anterior (evidenciando colapso do crânio).

O teste que tem se mostrado eficaz para detecção da infecção congênita pelo ZIKV é o de detecção de IgM no LCR, específico para o Zika virus, utilizando o ELISA de captura, baseado no protocolo do Centers for Disease Control and Prevention (CDC), com testes simultâneos para Dengue para excluir reação cruzada entre esses dois flavivírus.[40]

Tratamento

Ainda não existe um tratamento clínico preconizado especificamente para a infecção congênita pelo ZIKV. O reconhecimento da infecção materna pelo ZIKV como fator de risco para perda auditiva torna fundamental uma atenção especial, desde a triagem auditiva, passando pelo acompanhamento até a reabilitação. O Joint Committee on Infant Hearing (JCIH) publicou em 2019 as recomendações de avaliação com potencial evocado auditivo de tronco encefálico (PEATE) até 1 mês de vida, e monitorização com PEATE a cada 4 a 6 meses, ou audiometria de reforço visual com 9 meses para as crianças que nasceram com infecção congênita (com confirmação laboratorial), com ou sem manifestação clínica. As crianças nascidas de mães expostas, mas sem evidência laboratorial da infecção congênita, devem seguir o acompanhamento recomendado para as crianças, em geral, sem fator de risco.[41]

PERDAS AUDITIVAS ADQUIRIDAS

As doenças infecciosas são as causas mais frequentes de perda auditiva adquirida e são responsáveis por mais de 25% das perdas auditivas profundas diagnosticadas na população. Agentes infecciosos, principalmente vírus e bactérias, são reconhecidos como causadores de alterações na orelha interna, comparados com o isolamento do agente em perilinfa e endolinfa da orelha interna em estudos. A dificuldade de estabelecer o diagnóstico etiológico, nesses casos infecciosos, é que o estudo sorológico periférico nesses pacientes pode determinar se um indivíduo foi infectado por um determinado vírus, mas não é possível comprovar que o vírus em questão é o responsável por causar danos na orelha interna.

Sífilis adquirida

A sífilis é uma doença sexualmente transmissível, causada pelo *Treponema pallidum*. Sua forma primária manifesta-se entre 9 dias e 3 meses a partir da infecção, e é caracterizada pela presença de um "cancro" no local da inoculação treponêmica. Sífilis secundária ocorre entre 2 e 6 semanas após o desaparecimento do cancro e representa a fase de disseminação hematogênica, que é comumente seguida por um período latente ou assintomático. Seguindo nessa fase latente, os pacientes podem evoluir para sífilis terciária, que ocorre anos ou mesmo décadas após a infecção.[18]

A sífilis terciária pode afetar o sistema nervoso (neurossífilis), o sistema cardiovascular (sífilis cardiovascular) ou a pele (Figura 10.6). Isso pode ocorrer em cerca de 40% dos pacientes não tratados e normalmente após 2 anos da infecção inicial.[18]

Quadro clínico

A otossífilis é uma forma menos comum de neurossífilis, na qual o acometimento e inflamação do ouvido interno e do nervo vestibulococlear podem causar danos neurossensoriais, como a perda auditiva e vertigem. Em pacientes com infecção concomitante por HIV, o curso da otossífilis é acelerado.[18]

Características da perda auditiva

A perda auditiva é do tipo neurossensorial, pode ser uni ou bilateral, súbita ou progressiva. A perda auditiva na otossífilis é variável, com início em altas frequências (Figura 10.7) e progredir para perda bilateral e completa das funções cocleares e vestibulares, mas também pode acometer frequências graves. Os sintomas clássicos incluem perda auditiva inexplicável com zumbido flutuante e vertigem episódica.[18,42]

Fisiopatologia

Vários mecanismos fisiopatológicos, incluindo invasão perilinfática direta por espiroquetas, osteíte do osso temporal e inflamação microvascular foram propostos.[18]

Tratamento

A otossífilis é frequentemente difícil de diagnosticar porque pode se apresentar sem outros sintomas classicamente associados a sífilis. O regime de tratamento recomendado para neurossífilis é penicilina G cristalina intravenosa (IV) entre 10 e 14 dias.

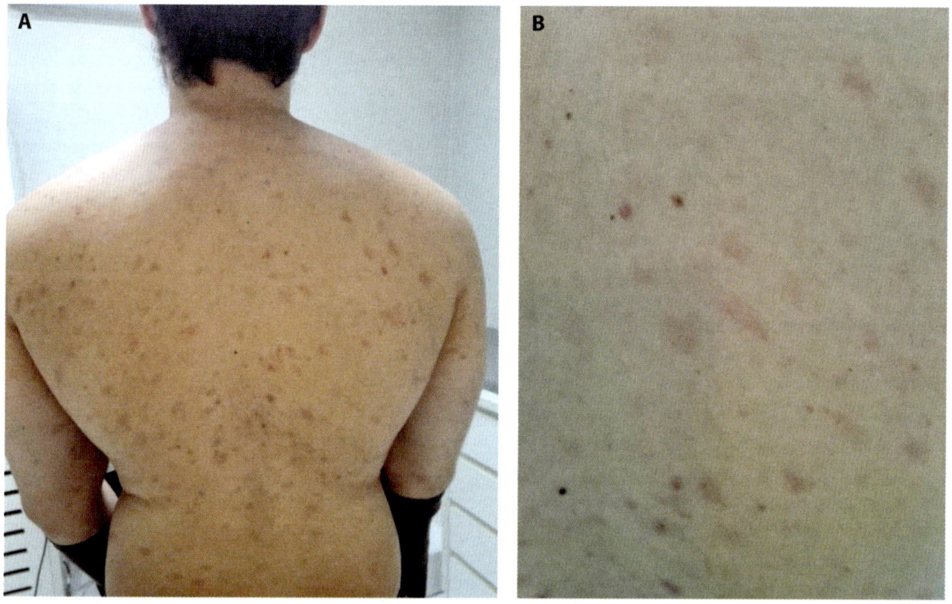

Figura 10.6 A. Paciente com sífilis terciária e máculas hiperemiadas e acastanhadas na região de tórax e membros superiores; **B.** Imagem ampliada da região dorsal com as lesões.

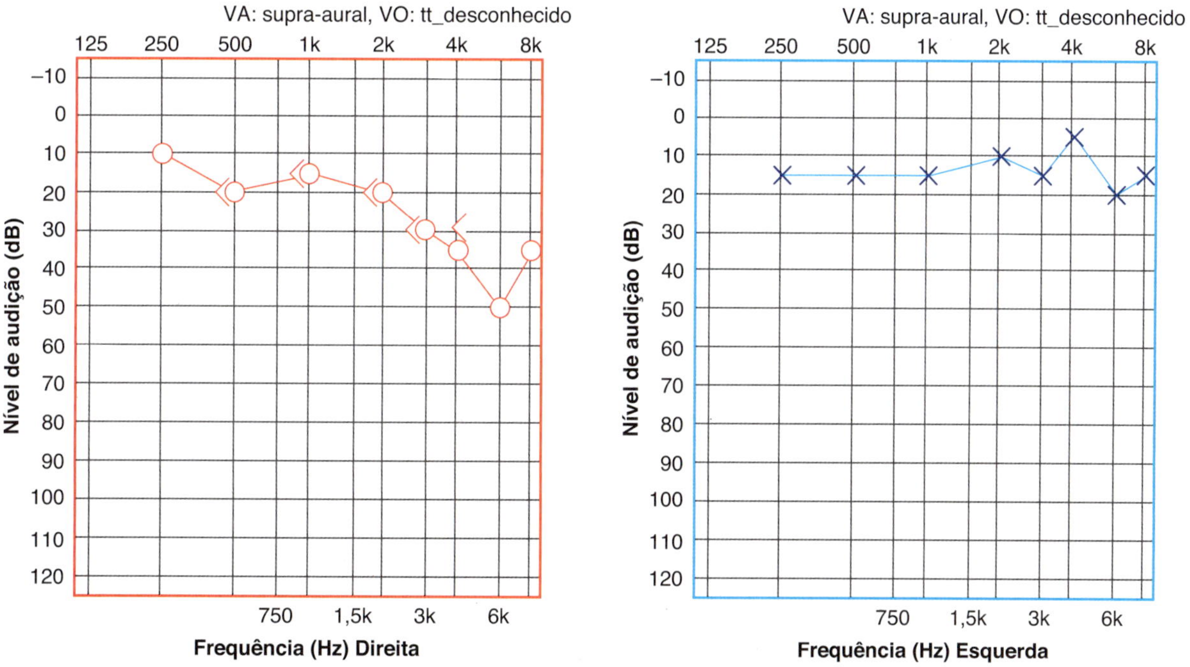

Figura 10.7 Surdez súbita em caso de sífilis terciária. Perda auditiva neurossensorial nas frequências agudas na orelha direita.

Uma alternativa é o uso de ceftriaxone, cefalosporina com atividade contra o *Treponema pallidum*, penetração em sistema nervoso central e com administração em dose única diária. O tratamento da otossífilis pode melhorar e até mesmo normalizar os limiares auditivos, principalmente nos casos de surdez súbita com tratamento precoce. A Figura 10.6 mostra um caso de sífilis adquirida, manifestando-se com máculas hiperemiadas e acastanhadas em região de tórax e membros superiores e surdez súbita em orelha direita. A ressonância nuclear magnética apresentou captação do meio de contraste na cóclea e no nervo auditivo. O paciente foi tratado com ceftriaxone 2 g IV por 10 dias e corticoterapia intratimpânica, apresentando normalização dos limiares auditivos (Figura 10.8).[42,43]

Covid-19

A covid-19 é causada pelo SARS-CoV-2 (coronavírus 2 da síndrome respiratória aguda grave), um coronavírus altamente transmissível e patogênico que pode afetar múltiplos sistemas. No dia 30 de janeiro de 2020, a OMS declarou oficialmente a epidemia causada pelo SARS-CoV-2.[44,45]

Quadro clínico

Muitos infectados são assintomáticos (e podem ser portadores) ou apresentam sintomas leves a moderados, semelhantes ao estado gripal. O quadro clínico da covid-19 na forma mais severa é caracterizado por insuficiência respiratória aguda e uma tempestade inflamatória de citocinas, com alterações hematológicas e de coagulação que podem levar ao dano tecidual e à morte.[46,47]

Características da perda auditiva

Estudos ao redor do mundo avaliaram de forma independente a relação entre covid-19 e a incidência de surdez súbita. A apresentação mais comum é a perda auditiva neurossensorial unilateral. Revisões sistemáticas evidenciaram que o SARS-CoV-2 tem o potencial de causar dano ao sistema cócleo-vestibular, com dados estatisticamente significativos, resultando em perda auditiva neurossensorial de aparecimento súbito, com uma ocorrência ao redor de 3,1% para perda auditiva, em casos confirmados de covid-19, sendo que zumbidos e tontura também são sintomas encontrados (4,5 e 12,2% respectivamente).[48-51] Entretanto, a maioria dos estudos tem nível de evidência baixo (ausência de grupo controle) com grande heterogeneidade.

Fisiopatologia da perda auditiva

Em relação aos mecanismos fisiopatológicos da perda auditiva, tem-se o dano neural, que pode afetar toda a via auditiva até o córtex auditivo.[52] Mecanismos inflamatórios com aumento de citocinas inflamatórias e mecanismos de estresse oxidativo causam lesão na orelha interna.[47,53]

Evidências demonstram que o SARS-CoV-2 pode se disseminar através da via hematogênica, invadindo as estruturas do ouvido interno através de monócitos infectados e ativados.[46,47] A ototoxicidade por tratamentos antivirais também pode fazer parte da fisiopatologia da perda auditiva, levando a danos nas células ciliadas externas, gânglio espiral, fibras neurais e atrofia da estria vascular.[54]

Tratamento

O tratamento de escolha da surdez de característica súbita pela covid-19 são os corticosteroides.[45] A taxa de recuperação, de acordo com os 23 casos de uma revisão sistemática de 2022, é de 2 pacientes (8,7%) que se recuperaram completamente, 12 pacientes (52,2%) com recuperação parcial, 1 (4,3%) com caso de leve e recuperação dos limiares, 6 (26,1%) pacientes sem melhora, 1 paciente (4,3%) recuperado completamente de um lado e parcialmente do outro, e 1 paciente (4,3%) com evolução desconhecida.[45]

Arboviroses

Dengue (DENV), Chikungunya (CHIKV) e Zika (ZIKV) são arbovírus de cocirculação endêmica no Brasil. São considerados um problema de saúde pública em todo o mundo devido ao seu histórico de ressurgimento associado a fatores ambientais e sociais que favorecem sua ocorrência, especialmente situações de vulnerabilidade sanitária e econômica. A infecção causada por esses patógenos tem sido relatada associada ao envolvimento neurológico central e periférico com diferentes manifestações, como Guillain-Barré, mielite, encefalite,[55] além de potencial dano envolvendo sequelas auditivas imediatas ou tardias que afetam diferentes faixas etárias nas estruturas ou funções da orelha interna.[56,57]

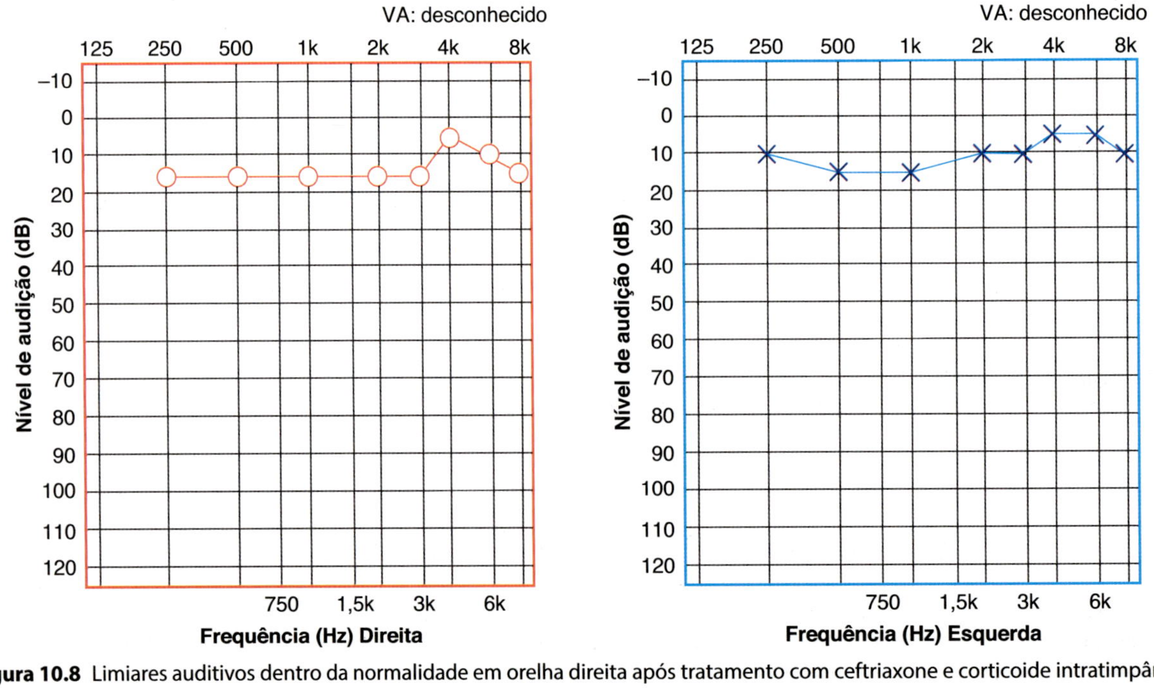

Figura 10.8 Limiares auditivos dentro da normalidade em orelha direita após tratamento com ceftriaxone e corticoide intratimpânico.

A relação da perda auditiva com as infecções adquiridas das arboviroses ainda não está bem estabelecida, e na literatura existem publicações restritas, em sua maioria relatos de casos com diferentes tipos de apresentação permanente ou transitória; porém, é necessária evidência mais robusta para compreender melhor a real relação desses vírus com o dano auditivo.[57,58]

Uma revisão de escopo sobre o tema[59] identificou apenas relatos de casos e séries de casos pequenos com perda auditiva em pacientes com infecção por DENV, ZIKV e CHIKV, os de maior casuística com 227 pacientes acompanhados por 2 anos, considerando a queixa da perda auditiva por questionário sem a confirmação de exames audiológicos.[60]

Os mecanismos potenciais relacionados com o dano coclear passam pela ação do próprio vírus, a reação imunomediada, além do comprometimento da permeabilidade vascular da artéria terminal que irriga a cóclea, nos casos especialmente mais graves de infecção por DENV, devido à gravidade e à evolução da doença com possibilidade de choque hemorrágico.[61]

Característica da perda auditiva

A apresentação da perda auditiva nas infecções pelos arbovírus tem sido relatada de forma muito heterogênea, e pode ocorrer com graus distintos de gravidade de instalação súbita ou progressiva, ser transitória ou permanente.[59]

Diagnóstico

O diagnóstico da infeção pelos arbovírus deve ser preferencialmente realizado na fase aguda da doença. Nessa fase, tanto a proteína viral NS1 é detectável por teste rápido (teste NS1) como na pesquisa do RNA viral é positiva por PCR (RT-PCR). O antígeno NS1 é detectado nos primeiros dias de sintoma até por volta do sexto dia, podendo o RT-PCR persistir um pouco mais. As sorologias, pesquisa de anticorpos IgM, geralmente devem ser realizadas do quinto ao trigésimo dia. O NS1 pode ser pesquisado apenas em caso de suspeita de DENV ou ZIKV.[62]

O conhecimento a respeito de danos auditivos potenciais relacionados com as infecções pelos flavivírus é de grande importância, uma vez que a prevalência no Brasil é bastante elevada. Além disso, surtos recorrentes de novos tipos virais muitas vezes apresentam-se com quadro clínico mais exuberante, sendo a orelha interna um dos potenciais sítios de afecção do vírus.

HIV

A síndrome da imunodeficiência adquirida (AIDS) foi reconhecida pela primeira vez em 1981, causada pelo vírus da imunodeficiência humana (HIV), que pertence à família *Retroviridae*.[63] O HIV é um retrovírus com capacidade de infectar linfócitos através do receptor CD4, fazendo com que os pacientes fiquem mais suscetíveis a infecções oportunistas.[64]

Características da perda auditiva

Apesar das manifestações otológicas em pacientes com HIV não serem tão frequentes, elas podem ser encontradas em adultos e crianças.[65] Quando são diagnosticadas infecções otológicas em pacientes com HIV, o agente etiológico é similar ao encontrado em outros pacientes sem comorbidades, e por isso é necessário acrescentar a possibilidade de infecções oportunistas, como fungos e *Mycobacterium tuberculosis*.[66] A gravidade da infecção e a presença de complicações dependerão do estado imunológico do paciente.[66]

Adultos com HIV e manifestações otológicas podem apresentar zumbido (26%), vertigem (25%), perda auditiva (27,5%) e alterações de orelha média (41%).[67] Acredita-se que a perda auditiva possa ser consequência do neurotropismo do vírus da imunodeficiência humana, geralmente manifestando-se por perda sensorioneural.[67] No entanto, outros autores associam perda auditiva à presença de infecções oportunistas, como otossífilis, tuberculose, meningite e toxoplasmose. Ainda hoje não se tem consenso na literatura sobre a etiopatogenia da perda auditiva em pacientes com HIV.[66]

Já em crianças, é mais frequente encontrar perfuração de membrana timpânica (17%) e a secreção em orelha média manifestando-se por otorreia crônica (8%).[68] A prevalência de perda auditiva é entre 4 e 85%, sendo a perda auditiva condutiva mais comumente encontrada em crianças.[68]

Apesar das queixas vestibulares serem mais raras, quando presentes, deve-se pesquisar otossífilis concomitante ao vírus HIV.[65]

Diagnóstico

Os métodos diagnósticos são divididos em diretos (detecta-se o vírus ou partes do vírus) e indiretos (presença de anticorpos específicos para os antígenos virais).[69]

No grupo de métodos diagnósticos diretos, ocorrem isolamento e cultura viral, detecção do antígeno p24 e detecção do genoma viral (RNA e DNA) por RT-PCR e PCR, respectivamente.[69]

Para detectar os anticorpos, pode-se utilizar ELISA e Western blot. Os anticorpos só são detectados entre 6 e 12 semanas após a infecção pelo vírus HIV.[69] Por esse motivo, recomenda-se a repetição do teste em todos os indivíduos cujo resultado seja negativo e haja suspeita de transmissão recente.[69]

Tuberculose

Doença infecciosa causada pelo *Mycobacterium tuberculosis* ou bacilo de Koch. A infecção primária normalmente é assintomática, diagnosticada por exames de imagem, evidenciando lesão no lobo inferior do pulmão.[63] A tuberculose secundária manifesta-se por sudorese noturna, febre, perda de peso e tosse crônica.[63]

Houve um recrudescimento da tuberculose em consequência da infecção pelo HIV, resultando em maior letalidade e aumento dos casos de tuberculose resistentes aos medicamentos.[63]

Características da perda auditiva

Normalmente, a infecção otológica causada pelo bacilo de Koch começa com edema e infiltrado inflamatório da mucosa da membrana timpânica. Com a progressão da infecção, formam-se numerosos tubérculos.[70] Evolui-se, em geral, para a liquefação e ulceração com eliminação de material necrótico.[70] Os espaços são ocupados por tecido de granulação e exsudato purulento, provocando reabsorção óssea.[70]

Deve-se investigar a tuberculose quando o paciente tem queixa de otorreia recorrente, história de tuberculose pulmonar e presença de múltiplas perfurações da membrana timpânica ou grande quantidade de tecido inflamatório na orelha média, principalmente quando acomete crianças.[70,71] Na fase de reabsorção óssea, o paciente pode evoluir com perda auditiva sensorioneural e paralisia facial.[71]

Diagnóstico

A pesquisa do bacilo álcool-ácido resistente (BAAR) pelo método de Ziehl-Nielsen é a técnica mais utilizada para o diagnóstico. A baciloscopia direta deve ser solicitada aos pacientes que apresentarem critérios de definição de sintomático respiratório (exame de escarro), suspeita clínica e/ou radiológica de tuberculose pulmonar, independentemente do tempo de tosse (exame de escarro) ou suspeita de tuberculose extrapulmonar (exame em materiais biológicos diversos).[72]

A cultura para micobactéria é um método com elevada sensibilidade e especificidade.[72] Esse exame é solicitado quando há suspeita clínica e/ou radiológica de tuberculose com baciloscopia repetidamente negativa, suspeita de tuberculose com amostras com poucos bacilos, de tuberculose com dificuldade de obtenção de amostra, de tuberculose extrapulmonar e casos suspeitos de infecções causadas por micobactérias não tuberculosas.[72]

Tratamento

A associação medicamentosa adequada com dose correta e por tempo suficiente são os pontos necessários para se obter a cura. Todos os casos com baciloscopia negativa e suspeita clínica de tuberculose devem ter cultura solicitada e serem encaminhados para investigação etiológica em um serviço de referência.

Varicela-zóster

O vírus varicela-zóster é também conhecido como herpes-vírus tipo 3, cuja transmissão pode ocorrer por meio da inalação de partículas virais (aerossóis) ou contato direto com o conteúdo das vesículas.[73] Também pode ocorrer infecção do feto por via transplacentária.

Após 2 e 3 dias da exposição, o vírus se replica nos linfonodos regionais, circulam e disseminam pelos linfócitos T, causando viremia entre 10 e 21 dias após a infecção, coincidindo com o aparecimento do exantema vesicular característico da doença.[74]

Após a infecção primária, o vírus varicela-zóster fica em estado latente, e pode ser reativado espontaneamente ou devido a múltiplos fatores, como idade superior a 50 anos, imunossupressão, diabetes e predisposição genética.[73]

Características da perda auditiva

A reativação do vírus varicela-zóster causa inflamação no gânglio geniculado e nervo facial, causando a síndrome de Ramsay Hunt, cujos sintomas são paralisia facial ipsilateral, lesões vesiculares dolorosas em pavilhão auricular e meato acústico externo, perda auditiva sensorioneural, zumbido e vertigem.[74]

A perda auditiva está presente entre 7 e 85% dos pacientes com infecção pelo vírus varicela-zóster, e pode afetar todas as frequências na audiometria; no entanto, é mais prevalente nas frequências agudas.[75] Alguns pacientes podem apresentar perda auditiva sensorioneural súbita.[75]

Diagnóstico

O diagnóstico é feito com base na anamnese (queixa álgica importante), exame físico (evidência de vesículas) e teste de sorologia ou PCR para o vírus varicela-zóster no sangue ou líquido cefalorraquidiano.[76]

A ressonância magnética de orelha interna com gadolíneo tem realce na topografia do gânglio geniculado e nervo facial.

Tratamento

O tratamento de referência para herpes-zóster é o uso de aciclovir e seus similares, como fanciclovir e valaciclovir. Recomenda-se o uso de altas doses de antivirais: aciclovir (800 mg via oral, 5 vezes/dia, durante 7 dias) ou fanciclovir (3 vezes/dia, durante 7 dias) ou valaciclovir (1 g via oral, 3 vezes/dia, durante 7 dias),[77] associados a corticosteroides com dose de 1 mg/kg/dia.

O aciclovir e valaciclovir são análogos do nucleotídeo, ocasionando bloqueio da replicação do DNA viral nas células afetadas.[77]

Quanto mais cedo se inicia o tratamento, melhor o prognóstico do paciente.

Um raro caso de efeito adverso do tratamento com antivirais é a nefrotoxicidade, e é necessário, em alguns pacientes com doença renal crônica, fazer redução da dose do medicamento.

Prevenção

A vacina para o vírus varicela-zóster objetiva evitar a ativação do vírus e a neuralgia pós-herpética. Existem duas vacinas para herpes-zóster atualmente, uma de vírus vivo atenuado, Varivax® (Merck Sharp & Dohme, Rahway, EUA), e a outra é uma vacina recombinante, Shingrix® (GlaxoSmithKline plc, Londres, UK). Uma preparação de imunoglobulinas, VariZIG® (Kamada, Rehovot, Israel), pode ser utilizada como profilaxia nos grupos de alto risco com comorbidades que impedem o uso de vacinas para varicela-zóster.[78,79]

Caxumba

A caxumba ou parotidite infecciosa é uma doença viral aguda causada por um RNA vírus da família *Paramyxoviridae*, transmitido por via aérea através de gotículas de saliva.[80]

O período de incubação é de 12 a 25 dias e o de transmissibilidade, normalmente, ocorre 7 dias antes das manifestações clínicas e até 9 dias após o surgimento dos sintomas.[80]

Características da perda auditiva

A perda auditiva associada a caxumba geralmente se desenvolve em crianças no final do quadro de parotidite, mas pode ocorrer também em infecções subclínicas na ausência de parotidite.[81]

Estima-se que haja incidência de perda auditiva em 1 para 1.000 a 1 para 20 mil casos de caxumba.[80] Em 80% dos pacientes, a perda auditiva é rápida e unilateral. Em geral, a perda auditiva é profunda e de difícil recuperação.[80] Mesmo nos pacientes com perda auditiva profunda, nos quais usam-se corticosteroides em altas doses, como recomendado para o tratamento de perda auditiva súbita, a recuperação auditiva é muito baixa.[80]

Diagnóstico

O diagnóstico é feito com o isolamento do vírus da caxumba na saliva ou liquor ou detecção do RNA viral.

Pode-se fazer o diagnóstico também a partir da elevação dos títulos séricos de anticorpos para caxumba, maior ou superior a 4 vezes, entre amostras da fase aguda e do período de convalescença.

Tratamento

Não há nenhum tratamento antiviral específico para caxumba. Nos casos em que se evidencia perda auditiva, recomenda-se o tratamento com altas doses de corticosteroide, conforme protocolos para perda auditiva sensorioneural súbita.[81]

Prevenção

A vacina já tem sua eficácia comprovada, e a OMS recomenda uma cobertura vacinal de 90% da população para evitar novos surtos de caxumba.[81] A vacina para caxumba é apresentada na forma combinada com a vacina para sarampo e rubéola (vacina tríplice viral).

Recomenda-se a aplicação a partir dos 12 meses de idade e uma segunda dose aos 4 ou 5 anos, com o objetivo de imunizar principalmente as crianças que apresentaram falha primária após a aplicação da primeira dose.[82]

Sarampo

O sarampo é uma das doenças exantemáticas mais contagiosas da infância. O vírus do sarampo é um RNA vírus que pertence à família Paramyxoviridae.[83] Sua forma de contaminação é a partir de gotículas de saliva.[83] A viremia causada pela infecção provoca vasculite generalizada, responsável pelo aparecimento das diversas manifestações clínicas.[83]

Características da perda auditiva

A perda auditiva é uma possível complicação da rubéola, normalmente de aparecimento concomitante ao rash cutâneo.[84] O mais frequente é que esses pacientes apresentem perda auditiva sensorioneural severa à profunda bilateral.[84] Aproximadamente 55% dos pacientes apresentarão perda auditiva de leve a moderada.

Pode-se ter audiometria com perda auditiva bilateral assimétrica, sendo mais comum o acometimento em frequências agudas.[67]

Perda auditiva normalmente é irreversível e pode estar acompanhada de vertigem e zumbido.

Alguns estudos relatam que o vírus do sarampo pode ser uma possível causa de otosclerose, provocando fixação do estribo e, consequentemente, perda auditiva condutiva e/ou mista.[85] No entanto, as tentativas de cultivar o vírus do sarampo a partir de focos de otosclerose falharam.[85]

Diagnóstico

O diagnóstico pode ser feito por meio do isolamento do vírus em cultura de secreção de orofaringe ou detecção do RNA viral em tecido afetado. Além disso, pode-se ter o diagnóstico laboratorial específico de sarampo sorologicamente por meio de ELISA para detectar a presença de imunoglobulina M, específica para o vírus, no plasma do paciente, (maior sensibilidade após aproximadamente 4 dias do início do exantema). Os níveis de IgM decrescem durante o período de convalescença, que dura entre 1 e 2 dias, e a imunoglobulina G, específica para o vírus se eleva, com aumento de cerca de 4 vezes sua titulação após a fase aguda, e pode ser usada como diagnóstico laboratorial ou para verificar a soroconversão.

Tratamento

Não há tratamento específico para o sarampo, nem mesmo medicamentos capazes de prevenir ou interromper os sintomas depois que se inicia o quadro clínico.

Prevenção

A vacina para sarampo é uma vacina de vírus vivo e atenuado, usada na forma de tríplice viral (sarampo, caxumba e rubéola) ou tetraviral (sarampo, caxumba, rubéola e varicela). Normalmente, a vacina é feita a partir dos 12 meses de vida e a segunda dose aos 15 meses.

Labirintite

A labirintite consiste na inflamação da orelha interna. Essa inflamação decorre principalmente de infecções bacterianas de áreas vizinhas anatomicamente, como a orelha média e o sistema nervoso central, através do LCR. Como extensão da infecção da orelha média e da mastoide, pode ocorrer a propagação por meio de uma via natural (janela redonda principalmente) ou anormal (deiscências ou fístulas labirínticas). Essa segunda via é praticamente exclusiva da otite média crônica colesteatomatosa, sendo o canal semicircular horizontal à região mais acometida.

A labirintite pode ocorrer pela presença de mediadores ou células inflamatórias (labirintite serosa) ou pela contaminação dos espaços labirínticos pelo microrganismo propriamente dito (labirintite purulenta). No caso da labirintite purulenta, a invasão pela bactéria causa uma cascata progressiva de alterações teciduais, que começam com um infiltrado polimorfonuclear intenso e passam por hidropsia endolinfática, necrose do labirinto membranoso e pode chegar à fibrose e à ossificação dos espaços da orelha interna (labirintite ossificante).[86] Ao chegar a esse estágio, principalmente com envolvimento da cóclea, o dano auditivo é grande, gerando perda auditiva profunda. A sintomatologia da labirintite serosa ou purulenta é marcada por vertigem, desequilíbrio, geralmente com sintomas vagais associados, e por perda auditiva.

O dano funcional é permanente e completo na purulenta e na serosa, e pode ser totalmente reversível. Como não é possível diferenciar clinicamente na fase aguda as duas formas, o diagnóstico costuma ser feito retrospectivamente. Na prática, ambas devem ser tratadas de forma agressiva, visando o controle da infecção.

Quando a labirintite ocorre por meningite, deve-se dar especial atenção à etiologia. O *Streptococcus pneumoniae* apresenta um risco significativamente maior para perda auditiva profunda, em comparação a *Neisseria meningitidis* e outros agentes.[87]

Diagnóstico

A suspeita do diagnóstico ocorre principalmente pela história clínica. Quadro de perda auditiva associado e sintomas vestibulares de forma aguda com a identificação de infecção associada, seja da orelha média ou do LCR (meningite).

Os exames de imagem, apesar de não serem fundamentais para o diagnóstico, geralmente são solicitados para afastar complicações intracranianas e avaliar, posteriormente, a sequela para a orelha interna, como a presença de fibrose ou ossificação, o que é de grande importância para o planejamento da reabilitação, especialmente nos casos que têm indicação de implante coclear.

A tomografia computadorizada costuma ser normal (salvo pelas alterações próprias da otite), a não ser quando já existe ossificação, quando ocorre hiperdensidade no interior da orelha interna (Figura 10.9).

A ressonância nuclear magnética pode mostrar alterações em qualquer fase evolutiva. No estágio inflamatório agudo, pode haver redução do sinal da orelha interna no T2 e seu realce no T1 contrastado. Já nos estágios mais avançados de ossificação, pode haver desaparecimento do sinal de parte ou de toda a orelha interna, tanto em T2 como no T1.

CONSIDERAÇÕES FINAIS

A prevenção continua sendo uma das principais armas para redução da surdez de origem infecciosa e de suas consequências.

A surdez de origem infecciosa é uma das únicas causas preveníveis de surdez, sabendo o impacto que essa limitação pode trazer para a vida do indivíduo, seja desde a aquisição da linguagem, na infância, até mesmo o impacto no declínio cognitivo nos idosos, passando por várias outras repercussões biológicas e sociais relacionadas com a surdez.

É importante que o otorrinolaringologista esteja atento para identificação, não só da perda auditiva na criança, mas também para a sua etiologia, especialmente nos casos relacionados com as infecções congênitas. Algumas delas, como a infecção pelo CMV e a toxoplasmose, a instituição do tratamento clínico no período ideal pode modificar o curso da doença, reduzindo a chance de desenvolver a perda auditiva ou mesmo recuperar os limiares auditivos.

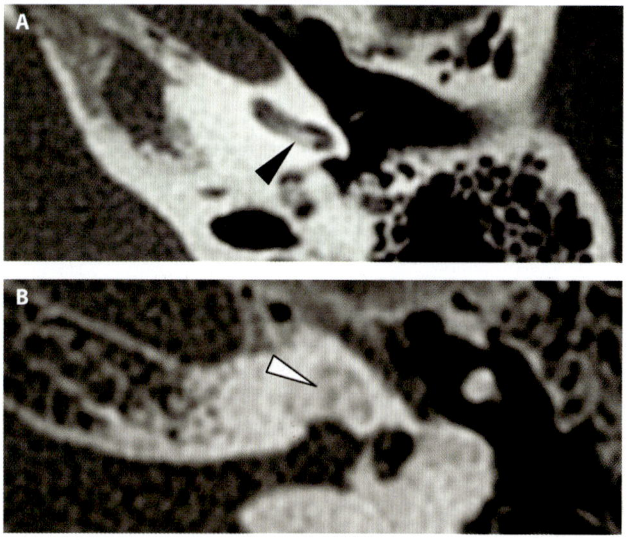

Figura 10.9 Tomografia computadorizada: janela óssea, corte axial, ossos temporais esquerdos. **A.** Ossificação parcial do giro basal da cóclea (seta preta); **B.** Cóclea totalmente ossificada (seta branca) por labirintite ossificante.

As vacinas são de importância inquestionável para o controle das infecções. Além de seguras e efetivas, ao longo do tempo têm mostrado o impacto positivo na redução das causas infecciosas de surdez em países com maior cobertura, tanto para as infecções maternas (surdez congênitas) como para as causas adquiridas virais e bacterianas.

REFERÊNCIAS BIBLIOGRÁFICAS

1. World Health Organization. World Report on Hearing. World Health Organization. 2021. p. 1-272.
2. Robertson CMT, Howarth TM, Bork DLR, Dinu IA. Permanent bilateral sensory and neural hearing loss of children after neonatal intensive care because of extreme pPrematurity: A thirty-year study. Pediatrics [Internet]. 2009 May 1 [Acesso em: 2024 Jul];123(5):e797-807.
3. Leal MC, Muniz LF, Ferreira TSA, Santos CM, Almeida LC, Van Der Linden V et al. Hearing loss in infants with microcephaly and evidence of congenital Zika virus infection - Brazil. CDC - MMWR Morb Mortal Wkly Rep [Internet]. 2016 Sep 2 [Acesso em: 2024 Jul];65(34):917-9.
4. Kabani N, Ross SA. Congenital Cytomegalovirus Infection. J Infect Dis [Internet. 2020 Mar 5 [Acesso em: 2024 Jul];221(Suppl 1):S9-14.
5. Lanzieri TM, Dollard SC, Bialek SR, Grosse SD. Systematic review of the birth prevalence of congenital cytomegalovirus infection in developing countries. Int J Infect Dis [Internet]. 2014 May [Acesso em: 2024 Jul];22:44-8.
6. Choodinatha HK, Jeon MR, Choi BY, Lee KN, Kim HJ, Park JY. Cytomegalovirus infection during pregnancy. Obstet Gynecol Sci [Internet]. 2023 Nov [Acesso em: 2024 Jul];66(6):463-76.
7. Shi X, Liu X, Sun Y. The Pathogenesis of Cytomegalovirus and Other Viruses Associated with Hearing Loss: Recent Updates. Viruses [Internet]. 2023 Jun 16 [Acesso em Jul];15(6).
8. Goderis J, De Leenheer E, Smets K, Van Hoecke H, Keymeulen A, Dhooge I. Hearing loss and congenital CMV infection: a systematic review. Pediatrics [Internet]. 2014 Nov [Acesso em: 2024 Jul];134(5):972-82.
9. Foulon I, De Brucker Y, Buyl R, Lichtert E, Verbruggen K, Piérard D et al. Hearing loss with congenital cytomegalovirus infection. Pediatrics [Internet]. 2019 Aug [Acesso em: 2024 Jul];144(2).
10. Pesch MH, Saunders NA, Abdelnabi S. Cytomegalovirus Infection in Pregnancy: Prevention, Presentation, Management and Neonatal Outcomes. J Midwifery Womens Health [Internet]. 2021 May [Acesso em: 2024 Jul];66(3):397-402.
11. Dahle AJ, Fowler KB, Wright JD, Boppana SB, Britt WJ, Pass RF. Longitudinal investigation of hearing disorders in children with congenital cytomegalovirus. J Am Acad Audiol [Internet] 2000 May [Acesso em: 2024 Jul];11(5):283-90.
12. Capra D, DosSantos MF, Sanz CK, Acosta Filha LG, Nunes P, Heringer M et al. Pathophysiology and mechanisms of hearing impairment related to neonatal infection diseases. Front Microbiol [Internet] 2023 [Acesso em: 2024 Jul];14:1162554.
13. Rawlinson WD, Boppana SB, Fowler KB, Kimberlin DW, Lazzarotto T, Alain S et al. Congenital cytomegalovirus infection in pregnancy and the neonate: consensus recommendations for prevention, diagnosis, and therapy. Lancet Infect Dis [Internet]. 2017 Jun [Acesso em: 2024 Jul];17(6):e177-88.
14. Carlson A, Norwitz ER, Stiller RJ. Cytomegalovirus infection in pregnancy: should all women be screened? Rev Obstet Gynecol [Internet] 2010 [Acesso em: 2024 Jul];3(4):172-9.
15. Shim GH. Treatment of congenital cytomegalovirus infection. Clin Exp Pediatr [Internet]. 2023 Sep [Acesso em: 2024 Jul];66(9):384-94.
16. Permar SR, Schleiss MR, Plotkin SA. Advancing Our Understanding of Protective Maternal Immunity as a Guide for Development of Vaccines To Reduce Congenital Cytomegalovirus Infections. J Virol [Internet]. 2018 Apr 1 [Acesso em: 2024 Jul];92(7).
17. Besen E, Paiva KM, Hillesheim D, Cigana LB, Haas P. Congenital syphilis associated with hearing screening failure in southern Brazilian newborns. Braz J Otorhinolaryngol [Internet]. 2022 [Acesso em: 2024 Jul];88 Suppl 3(Suppl 3):S20-4.
18. Pletcher SD, Cheung SW. Syphilis and otolaryngology. Otolaryngol Clin North Am [Internet]. 2003 Aug [Acesso em: 2024 Jul];36(4):595-605.
19. Ribeiro GE, Silva DPC da, Montovani JC, Martins RHG. Impacto da exposição à sífilis materna no sistema auditivo de recém-nascidos. Audiol Communic Res[Internet]. 2021 Mar [Acesso em: 2024 Jul];26.
20. Gomez GB, Kamb ML, Newman LM, Mark J, Broutet N, Hawkes SJ. Untreated maternal syphilis and adverse outcomes of pregnancy: a systematic review and meta-analysis. Bull World Health Organ [Internet]. 2013 Mar 1 [Acesso em: 2024 Jul];91(3):217-26.
21. Cohen BE, Durstenfeld A, Roehm PC. Viral causes of hearing loss: a review for hearing health professionals. Trends Hear [Internet]. 2014 Jul 29 [Acesso em: 2024 Jul];18.
22. Westerberg BD, Atashband S, Kozak FK. A systematic review of the incidence of sensorineural hearing loss in neonates exposed to Herpes simplex virus (HSV). Int J Pediatr Otorhinolaryngol [Internet] 2008 Jul [Acesso em: 2024 Jul];72(7):931-7.
23. Carvalho AL, Anchieta LM, Romanelli RC. Congenital herpes virus infections. Rev Med Minas Gerais. 2014 May 28;24(2).
24. Centers for Disease Control and Prevention. Rubella Virus. Epidemiol Prev Vaccine Preventable Disease; 13th ed. 2015.
25. Gayretli Aydın ZG, Arısoy AE, Demmler-Harrison GJ. Congenital rubella infection and hearing loss. In: Arısoy AE, Arısoy ES, Muluk BN, Cingi C, Correa, AG, editors. Hearing loss in congenital, neonatal and childhood infections. Comprehensive ENT. Springer, Cham [Internet]. 2023 Nov [Acesso em: 2024 Jul];117-29.
26. Pandey M, Dudeja A, Datta V, Singla B, Saili A. Congenital rubella syndrome. Indian J Pediatr [Internet]. 2013 Jul 5 [Acesso em: 2024 Jul];80(7):613-4.
27. Aguirre AA, Longcore T, Barbieri M, Dabritz H, Hill D, Klein PN et al. The One health approach to toxoplasmosis: Epidemiology, control, and prevention strategies. Ecohealth [Internet]. 2019 Jun [Acesso em: 2024 Jul];16(2):378-90.
28. Corrêa CC, Maximino LP, Weber SAT. Hearing disorders in congenital toxoplasmosis: A literature review. Int Arch Otorhinolaryngol [Internet]. 2018 Jul 1 [Acesso em: 2024 Jul];22(3):330-3.
29. Governo de Santa Catarina. Secretaria de Estado da Saúde. Manual técnico de orientações sobre o manejo da toxoplasmose. Orienta sobre a notificação, investigação e tratamento da toxoplasmose gestacional, congênita e sobre o tratamento da toxoplasmose adquirida. 2022.
30. Lam BC. Newborn hearing screening in Hong Kong. Hong Kong Med J [Internet]. 2006 Jun [Acesso em: 2024 Jul];12(3):212-8.
31. Moore CA, Staples JE, Dobyns WB, Pessoa A, Ventura CV, da Fonseca EB et al. Characterizing the pattern of anomalies in congenital Zika syndrome for pediatric Clinicians. JAMA Pediatr [Internet]. 2017 [Acesso em: 2024 Jul];171(3):288-95.
32. Hoen B, Schaub B, Funk AL, Ardillon V, Boullard M, Cabié A et al. Pregnancy outcomes after ZIKV infection in french territories in the Americas. N Engl J Med [Internet]. 2018 Mar 15 [Acesso em: 2024 Jul];378(11):985-94.
33. Ximenes RA, Miranda-Filho DB, Montarroyos UR, Martelli CMT, Araújo TVBe, Brickley E et al. Zika-related adverse outcomes in a cohort of pregnant women with rash in Pernambuco, Brazil. PLoS Negl Trop Dis [Internet]. 2021 [Acesso em: 2024 Jul];15(3):1-20.
34. Muniz LF, Maciel RJF, Ramos DS, Albuquerque KMG, Leão AC, Van Der Linden V et al. Audiological follow-up of children with congenital Zika syndrome. Heliyon [Internet]. 2022 [Acesso em: 2024 Jul];8(1):e08720.
35. Almeida LC de, Muniz LF, Maciel RJ, Ramos DS, Albuquerque KMG de, Leão AC et al. Hearing and communicative skills in the first years of life in children with congenital Zika syndrome. Braz J Otorhinolaryngol [Internet]. 2022 [Acesso em: 2024 JUl];88(1):112-17.
36. Silva NC, Pinato L, Ribeiro EM, Giacheti CM. Language skills development in children with congenital Zika virus syndrome. Early Hum Dev [Internet]. 2023 [Acesso em: 2024 Jul];184:105842.
37. Boscariol M, Guimarães CA, Hage SV, Garcia VL, Schmutzler KMR, Cendes F et al. Auditory processing disorder in patients with language-learning impairment and correlation with malformation of cortical development. Brain Dev [Internet]. 2011 Nov [Acesso em: 2024 Jul];33(10):824-31.

38. Freitas LV, Salvador B. UFBA. Universidade Federal da Bahia Instituto de Ciências da Saúde. 2020.
39. Hora LD, Muniz LF, Venâncio LA, Advíncula KP, Silva JD, Albuquerque Britto DL et al. Cortical auditory evoked potentials in children with prenatal exposure to Zika virus. Viruses [Internet]. 2022 [Acesso em: 2024 Jul];14(9):1-11.
40. Cordeiro MT, Pena LJ, Brito CA, Gil LH, Marques ET. Positive IgM for Zika virus in the cerebrospinal fluid of 30 neonates with microcephaly in Brazil Lancet [Internet] 2016 Apr 30 [Acesso em: 2024 Jul];387(10030):1811-2.
41. Johnson AN. Update on newborn hearing screening programs. Pediatr Nurs [Internet]. 2002 [Acesso em: 2024 Jul];28(3):267-70.
42. Witt LS, Wendy Fujita A, Ho J, Shin YM, Kobaidze K, Workowski K. Otosyphilis. Open Forum Infect Dis [Internet]. 2023 Feb [Acesso em: 2024 Jul];10(2):ofac685.
43. Macêdo CL, Lamounier P, Ramos HVL, Daher VB, Maldi IG, Braz LS et al. Otossífilis e surdez súbita: um relato de caso. Braz J Health Rev [Internet]. 2023 May 17 [Acesso em: 2024 Jul];6(3):9822-8.
44. Jafari Z, Kolb BE, Mohajerani MH. Hearing loss, tinnitus, and dizziness in Covid-19: A systematic review and meta-analysis. Can J Neurol Sci [Internet]. 2022 Mar [Acesso em: 2024 Jul];49(2):184-95.
45. Meng X, Wang J, Sun J, Zhu K. Covid-19 and sudden sensorineural hearing loss: A systematic review. Front Neurol [Internet]. 2022 [Acesso em: 2024 Jul];13:883749.
46. Baig AM, Khaleeq A, Ali U, Syeda H. Evidence of the Covid-19 virus targeting the CNS: Tissue distribution, host-virus interaction, and proposed neurotropic mechanisms. ACS Chem Neurosci [Internet]. 2020 Apr 1 [Acesso em: 2024 Jul];11(7):995-8.
47. Lamounier P, Gonçalves VF, Ramos HL, Gobbo DA, Teixeira RP, Reis PC et al. A 67-year-old woman with sudden hearing loss associated with SARS-CoV-2 infection. Am J Case Rep [Internet]. 2020 Nov 3 [Acesso em: 2024 Jul];21:e927519.
48. Özçelik Korkmaz M, Eğilmez OK, Özçelik MA, Güven M. Otolaryngological manifestations of hospitalised patients with confirmed Covid-19 infection. Eur Arch Otorhinolaryngol [Internet]. 2021 May [Acesso em: 2024 Jul];278(5):1675-85.
49. Elibol E. Otolaryngological symptoms in Covid-19. Eur Arch Otorhinolaryngol [Internet]. 2021 Apr [Acesso em: 2024 Jul];278(4):1233-6.
50. Freni F, Meduri A, Gazia F, Nicastro V, Galletti C, Aragona P et al. Symptomatology in head and neck district in coronavirus disease (Covid-19): A possible neuroinvasive action of SARS-CoV-2. Am J Otolaryngol [Internet]. 2020 [Acesso em: 2024 Jul];41(5):102612.
51. Viola P, Ralli M, Pisani D, Malanga D, Sculco D, Messina L et al. Tinnitus and equilibrium disorders in Covid-19 patients: preliminary results. Eur Arch Otorhinolaryngol [Internet]. 2021 Oct [Acesso em: 2024 Jul];278(10):3725-30.
52. Benghanem S, Mazeraud A, Azabou E, Chhor V, Shinotsuka CR, Claassen J et al. Brainstem dysfunction in critically ill patients. Crit Care [Internet]. 2020 Jan 6 [Acesso em: 2024 Jul];24(1):5.
53. Delgado-Roche L, Mesta F. Oxidative stress as key player in severe acute respiratory syndrome coronavirus (SARS-CoV) infection. Arch Med Res [Internet]. 2020 Jul [Acesso em: 2024 Jul];51(5):384-7.
54. Saniasiaya J, Kulasegarah J. Auditory Cinchonism in Covid Era. Ear Nose Throat J [Internet]. 2020 Nov [Acesso em: 2024 Jul];99(9):597-8.
55. Ferreira MB, Albuquerque MFP, Brito CAA, França RO, Moreira AJ, Machado MM et al. Neurological disease in adults with Zika and chikungunya virus infection in Northeast Brazil: A prospective observational study. Lancet Neurol [Internet]. 2020 Oct [Acesso em: 2024 Jul];19(10):826-39.
56. Thawani A, Sammudin NH, Reygaerts HS, Wozniak AN, Munnamalai V, Kuhn RJ et al. Zika virus can directly infect and damage the auditory and vestibular components of the embryonic chicken inner ear. Dev Din [Internet]. 2020 Jul [Acesso em: 2024 Jul];249(7):867-83.
57. Natália B, Ribeiro F, Guimarães AC, Yazawa F, Fumiko T, Takara M et al. Case report: Open acess sensorineural hearing loss in hemorrhagic dengue? Int J Surg Case Rep [Internet]. 2015 [Acesso em: 2024 Jul];8:38-41.
58. Vinhaes ES, Santos LA, Dias L, Andrade NA, Bezerra VH, de Carvalho AT et al. Transient hearing loss in adults associated with Zika virus infection. Clin Infec Dis [Internet]. 2017 [Acesso em: 2024 Jul];64(5):675-7.
59. Venâncio LA, Muniz LF, Hora LCD, Silva JD, Cavalcanti GST, Leal MC et al. Does a patient with acquired arbovirus infection have a hearing impairment? A scoping review of hearing changes in an adult with Dengue, Chikungunya, and Zika. Braz J Otorhinolaryngol [Internet]. 2024 [Acesso em: 2024 Jul];90(1).
60. Couturier E, Guillemin F, Mura M, Léon L, Virion JM, Letort MJ et al. Impaired quality of life after chikungunya virus infection: a 2-year follow-up study. Rheumatology (Oxford) [Internet]. 2012 Jul [Acesso em: 2024 Jul];51(7):1315-22.
61. Witayathawornwong P, Jirachanchai O, Kasemsut P, Mahawijit N, Srisakkwa R. Severe perinatal dengue hemorrhagic fever in a low birth weight infant. Southeast Asian J Trop Med Public Health [Internet]. 2012 Jan [Acesso em: 2024 Jul];43(1):62-7.
62. Brennan-Jones CG, Taljaard DS, Brennan-Jones SEF, Bennett RJ, Swanepoel DW, Eikelboom RH. Self-reported hearing loss and manual audiometry: A rural versus urban comparison. Aust J Rural Health [Internet]. 2016 Apr [Acesso em: 2024 Jul];24(2):130-5.
63. Ministério da Saúde. Boletim Epidemiológico. Secretaria de Vigilância em Saúde e Ambiente. Brasília. Coinfecção TB-HIV. 2022 [Internet]. Disponível em: www.gov.br/saude. Acesso em: 2024 Jul.
64. Matas CG, Marcon BA, Silva SM, Gonçalves IC. Rev Soc Bras Fonoaudiol. Vol. 15. São Paulo; 2010.
65. Maro II, Moshi N, Clavier OH, Mackenzie TA, Kline-Schoder RJ, Wilbur JC et al. Auditory impairments in hiv-infected individuals in tanzania. Ear Hear [Internet]. 2014 [Acesso em: 2024 Jul];35(3):306-17.
66. Hrapcak S, Kuper H, Bartlett P, Devendra A, Makawa A, Kim M et al. Hearing loss in HIV-infected children in Lilongwe, Malawi. PLoS One [Internet]. 2016 Aug 1 [Acesso em: 2024 Jul];11(8).
67. Westhuizen Y van der, De Wet Swanepoel W, Heinze B, Louis Murray Hofmeyr LM. Auditory and otological manifestations in adults with HIV:AIDS. Int J Audiol [Internet]. 2013 Jan [Acesso em: 2024 Jul];52(1):37-43.
68. Ensink RJH, Kuper H. Is hearing impairment associated with HIV? A systematic review of data from low- and middle-income countries. Trop Med Inter Health [Internet]. 2017 Dec 1 [Acesso em: 2024 Jul];22(12):1493–504.
69. Machado AA, Costa JC. Métodos laboratoriais para o diagnóstico da infecção pelo vírus da imunodeficiência humana (HIV). Revistas da USP [Internet]. 1998 Jun;32(2). Disponível em: https://doi.org/10.11606/issn.2176-7262.v32i2p138-146. Acesso em: 2024 Jul.
70. Seddon JA, Godfrey-Faussett P, Jacobs K, Ebrahim A, Hesseling AC, Schaaf HS. Hearing loss in patients on treatment for drug-resistant tuberculosis. European Respiratory Journal [Internet]. 2012 [Acesso em: 2024 Jul]; 40:1277-86.
71. Seddon JA, Thee S, Jacobs K, Ebrahim A, Hesseling AC, Schaaf HS. Hearing loss in children treated for multidrug-resistant tuberculosis. J Infection [Internet]. 2013 Apr [Acesso em: 2024 Jul];66(4):320-9.
72. Schito M, Migliori GB, Fletcher HA, McNerney R, Centis R, D'Ambrosio L et al. Perspectives on advances in tuberculosis diagnostics, drugs, and vaccines. Clin Infec Dis [Internet]. 2015 Oct 15 [Acesso em: 2024 Jul];61:S102-18.
73. Gershon AA, Breuer J, Cohen JI, Cohrs RJ, Gershon MD, Gilden D et al. Varicella zoster virus infection. Nat Rev Dis Primers [Internet]. 2015 Jul 2 [Acesso em: 2024 Jul];1:15016.
74. Shim JH, Park JW, Kwon BS, Ryu KH, Lee HJ, Lim WH et al. Dysphagia in Ramsay Hunt's syndrome: A case report. Ann Rehabil Med [Internet]. 2011 [Acesso em: 2024 Jul];35(5):738.
75. Zhang J, Wei X. Ramsay Hunt syndrome affecting the vagus nerve with epiglottic ulcers as the first manifestation: a case report. J Inter Med Res [Internet]. 2020 Sep 1 [Acesso em: 2024 Jul];48(9).
76. De Jong MD, Weel JF, van Oers MHJ, Boom R, Wertheim-van Dillen PM. Molecular diagnosis of visceral herpes zoster. Lancet [Internet]. 2001 Jun 30 [Acesso em: 2024 Jul];357(9274):2101-2.
77. Brunnemann AK, Bohn-Wippert K, Zell R, Henke A, Walther M, Braum O et al. Drug resistance of clinical varicella-zoster virus strains confirmed by recombinant thymidine kinase expression and by targeted resistance mutagenesis of a cloned wild-type

isolate. Antimicrob Agents Chemother [Internet]. 2015 May 1 [Acesso em: 2024 Jul];59(5):2726-34.
78. Harbecke R, Cohen JI, Oxman MN. Herpes Zoster Vaccines. J Infec Dis [Internet]. 2021 Oct 1 [Acesso em: 2024 Jul];224:S429-42.
79. Gupta S, Arasaratnam R, Solow EB, Bajaj P. A medical records review study assessing safety of zoster vaccine recombinant, adjuvanted in patients with rheumatic disease. J Clin Rheumatol [Internet]. 2022 Mar 1 [Acesso em: 2024 Jul];28(2):e528-e531.
80. Gupta RK, Best J, Macmahon E. Clinical review mumps and the UK epidemic 2005. BMJ [Internet]. 2005 May 14 [Acesso em: 2024 Jul];330(7500):1132-35.
81. Kawashima Y, Ihara K, Nakamura M, Nakashima T, Fukuda S, Kitamura K. Epidemiological study of mumps deafness in Japan. Auris Nasus Larynx [Internet]. 2005 Jun [Acesso em: 2024 Jul];32(2):125-8.
82. Atkinson WL, Pickering LK, Schwartz B, Weniger BG, Iskander JK, Watson JC et al. Recommendations and reports general recommendations on immunization recommendations of the Advisory Committee on Immunization Practices (ACIP) and the American Academy of Family Physicians (AAFP). CDC. MMWR Recomm Rep [Internet]. 2002 Feb 8 [Acesso em: 2024 Jul];51(RR-2):1-35.
83. Zonin JM, Bortoli VF, Oliveira GA, Silva LNA, Sinhorin YN, Lima TE et al. Sarampo - Uma revisão de literatura/Measles - A review of the literature. Braz J Health Rev [Internet]. 2021 Aug 5 [Acesso em: 2024 Jul];4(4):16467-75.
84. Cohen BE, Durstenfeld A, Roehm PC. Viral causes of hearing loss: A review for hearing health professionals. Trends Hear [Internet]. 2014 Jan [Acesso em: 2024 Jul];1:18.
85. Sagar PR, Shah P, Bollampally VC, Alhumaidi N, Malik BH. Otosclerosis and measles: Do beasles have a role in otosclerosis? A review article. Cureus [Internet]. 2020 Aug [Acesso em: 2024 Jul];12(8):e9908.
86. HF S. Pathology of ear. 2nd ed. Philadelphia: Lea & Febiger; 1993.
87. Douglas SA, Sanli H, Gibson WPR. Meningitis resulting in hearing loss and labyrinthitis ossificans: Does the causative organism matter? Cochlear Implants Int [Internet]. 2008 Jun 1 [Acesso em: 2024 Jul/;9(2):90-6.

CAPÍTULO

11

Ototoxicidade e Otoproteção

Miguel Angelo Hyppolito • Isabela Carvalho de Queiroz • Fabiana Danieli Hyppolito

INTRODUÇÃO

Ototoxicidade ou ototoxicose são termos que se referem aos danos às estruturas da orelha interna devido à exposição a certos produtos farmacêuticos, produtos químicos e/ou radiação ionizante, levando à perda auditiva funcional e/ou distúrbios vestibulares. As ototoxinas também podem afetar as vias auditivas centrais, sendo, portanto, consideradas neurotóxicas.[1]

A perda da função auditiva e vestibular pode ser parcial ou total, simétrica ou não, temporária ou permanente, e é dependente da composição química da substância, da dose, do tempo de exposição, da via de administração e, de grande importância a considerar, da característica genética do indivíduo exposto. Outros fatores podem contribuir para o agravamento dos sintomas, como insuficiência renal, uso concomitante de várias drogas ototóxicas, idade (crianças e idosos), lesão prévia da orelha interna (com sintomas auditivos e vestibulares) e condição clínica e nutricional do paciente. A inflamação que ocorre em resposta à infecção bacteriana também pode exacerbar o grau de perda auditiva induzida por aminoglicosídeos e cisplatina, por mecanismos que ainda precisam ser estabelecidos. Dessa forma, os pacientes com infecções bacterianas (e, portanto, inflamação) tratados com aminoglicosídeos provavelmente apresentam maior risco de perda auditiva induzida por ototoxinas.[2]

A ototoxicose pode ter origem iatrogênica ou ocupacional, e o número exato de ototoxinas não é conhecido, e pode variar de 200 a mais de 600.[3] Apesar da etiologia iatrogênica estar relacionada com a falta de conhecimento dos profissionais médicos sobre os efeitos colaterais das medicações, os fatores agravantes e as interações químicas entre várias drogas com potencial ototóxico usadas simultaneamente, muitos tratamentos não podem ser substituídos, e por isso, seus efeitos danosos frequentemente não podem ser evitados.

A ototoxicidade é uma das reações adversas a medicamentos mais comumente relatadas, com sintomas que impactam profundamente a qualidade de vida dos pacientes. Por exemplo, a disfunção vestibular aumenta o risco de quedas, e tanto os distúrbios auditivos como os vestibulares estão associados ao declínio cognitivo.[4]

INCIDÊNCIA DA OTOTOXICIDADE

A incidência de perda auditiva e de disfunções vestibulares em humanos após a exposição a agentes ototóxicos permanece obscura. A utilização de doses variáveis das medicações ototóxicas, a limitação dos exames audiométricos de tons puros, que muitas vezes não incluem frequências acima de 8 kHz, e a ausência generalizada de equipamentos para determinar a função vestibular são alguns dos fatores que provavelmente levam à subnotificação e dificultam a determinação precisa dessa incidência. No entanto, alguns estudos estimam que a incidência de perda auditiva pode ocorrer entre 20 e 63% naqueles pacientes que recebem aminoglicosídeos por vários dias, e os pacientes frequentemente relatam sintomas vestibulares (e zumbidos) antes de qualquer conhecimento da perda auditiva.[5]

A incidência de perda auditiva induzida pela cisplatina é cumulativamente dependente da dose, e pode variar entre 20 e 70%, e geralmente se manifesta como uma perda auditiva progressiva, bilateral e irreversível.[6] Há poucos relatos de disfunção vestibular induzida por cisplatina, mas modelos pré-clínicos identificaram que a cisplatina induz, de forma dose-dependente, a perda de células ciliadas vestibulares e da função vestibular.[7]

Além dos aminoglicosídeos, as principais classes de antibióticos que foram associadas a perda auditiva incluem capreomicina, um antibiótico polipeptídico que tem sido utilizado para tratar pacientes com tuberculose multirresistente, os macrolídeos, incluindo eritromicina, azitromicina e claritromicina, e vancomicina. No geral, a incidência de perda auditiva devido à capreomicina varia entre 0,7 e 25%.[8] Em alguns estudos, o tratamento com vancomicina foi associado a um aumento estatisticamente significativo na incidência de ototoxicidade, enquanto aquela causada por macrolídeos parece bastante baixa, mas podem aparecer casos esporádicos.[8]

FISIOPATOLOGIA: MECANISMO DE OTOTOXICIDADE

Os antibióticos aminoglicosídeos e a cisplatina são os agentes mais importantes e também os mais estudados. Foi demonstrado que as drogas ototóxicas são capazes de se ligarem a receptores das membranas das células ciliadas do órgão de Corti, da mácula sacular e utricular e das cristas ampulares do sistema canalar, além das células da *stria vascularis*.[9] Esses receptores são os polifosfoinositídeos, lípides componentes da membrana celular com papel importante nos eventos bioelétricos e na permeabilidade da membrana por interação com íon cálcio. Os aminoglicosídeos formam complexos com os polifosfoinositídeos, modificando a fisiologia e a permeabilidade celular e ciliar, afetando a estrutura e função dos cílios, em primeiro lugar, e depois da própria membrana e, finalmente, podendo causar destruição das células ciliadas.[10]

O mecanismo fisiopatológico da lesão celular pela cisplatina é o mais aceito atualmente, inclusive como mecanismo de lesão de outras drogas ototóxicas. A base dos mecanismos de ototoxicidade é a produção de radicais livres e seus efeitos sobre o sistema de defesa antioxidante das células do órgão de Corti. A produção excessiva de radicais livres que não são eliminados do meio intracelular leva à produção de proteínas relacionadas com o gene *bcl-2*, importantes no desencadeamento da apoptose celular.[11]

Os radicais livres são moléculas com elétrons não pareados, portanto, quimicamente muito instáveis e extremamente tóxicos para as células. São produzidos por fosforilação ativa durante o processo de respiração mitocondrial e também durante a ionização, exposição à radiação ultravioleta, hipoperfusão e isquemia com reperfusão. Estudos experimentais e clínicos em infarto do miocárdio, acidente vascular cerebral, envelhecimento e hipoperfusão prolongada demonstraram a produção aumentada de radicais livres.[12]

Os radicais livres comprometem o DNA mitocondrial, alterando seu genoma, tornando o mesmo ineficiente para a produção de energia intracelular. Os radicais livres interagem com proteínas, ácidos nucleicos, carboidratos, lipídios da membrana celular, pequenas moléculas insaturadas e aminoácidos contendo tióis, cofatores, neurotransmissores, proteínas e o DNA celular.[12]

As lesões são estabelecidas de acordo com o tempo de exposição ao agente ototóxico, tendo maior efeito para a porção basal da cóclea. Sequencialmente, as lesões abrangem todos os giros, e as lesões se iniciam nas células de sustentação (Hensen, Deiters) e células de suporte, evoluindo para a completa degeneração das células ciliadas externas (CCEs), seguida de um colapso da membrana de Reissner sobre o órgão de Corti e vários graus de degeneração das células ciliadas internas, com alteração importante da estria vascular, principalmente na porção basal, com um tendência de preservação das células neuronais do gânglio espiral.[12]

AGENTES ETIOLÓGICOS: MEDICAMENTOS OTOTÓXICOS

A quantidade exata de ototoxinas é desconhecida, com variação de 200 a mais de 600 substâncias.[3] Os medicamentos mais extensamente estudados são os antibióticos aminoglicosídeos e o anticancerígeno cisplatina.[13] Alguns medicamentos clinicamente relevantes incluem outras classes de antibióticos, como eritromicina e vancomicina, antivirais, betabloqueadores, diuréticos de alça, anti-inflamatórios, listados na Tabela 11.1.

Aminoglicosídeos

São antimicrobianos usados no tratamento de infecções por microorganismos Gram-negativos e micobactérias, incluindo gentamicina para meningite e sepse, tobramicina ou amicacina para infecções respiratórias em indivíduos com fibrose cística, e canamicina para tuberculose.[8] Além de sua potente eficácia antimicrobiana, todos os aminoglicosídeos podem causar efeitos colaterais tóxicos nos rins e no ouvido interno. Enquanto a nefrotoxicidade causada pelos aminoglicosídeos é geralmente reversível, os danos ao ouvido interno são normalmente irreversíveis.[14] Embora todos os aminoglicosídeos possam danificar tanto as estruturas cocleares quanto as vestibulares, os medicamentos deste grupo diferem na sua propensão em produzir toxicidade coclear ou vestibular. A gentamicina, a estreptomicina e a tobramicina são predominantemente vestibulotóxicas, enquanto a neomicina, a canamicina e a amicacina são principalmente cocleotóxicas.[14]

Além da existência prévia de função renal anormal, da dose cumulativa da medicação e do uso por tempo prolongado e/ou em alta dose, um importante fator de suscetibilidade à ototoxicidade por aminoglicosídeos é a predisposição genética do indivíduo, que parece ter envolvimento mitocondrial. A prevalência das mutações mitocondriais mais comuns em diversas origens étnicas é de 0,9 a 1,8%, das quais entre 5 e 6% são esporádicas.[14] Em indivíduos geneticamente predispostos, postula-se que uma única injeção de aminoglicosídeo pode causar danos ototóxicos, implicando que fatores genéticos podem reduzir a concentração limite na qual os aminoglicosídeos causam prejuízo. Em maiores concentrações ou em doses mais frequentes, a incidência de danos ototóxicos excede a prevalência de suscetibilidade genética.[15]

Cisplatina

A cisplatina é uma potente droga antineoplásica utilizada no tratamento de diversos tumores sólidos (p. ex., testiculares e ovarianos), câncer de cabeça e pescoço e glioblastomas, tanto em adultos como em crianças. O seu efeito terapêutico aumenta significativamente com o aumento da dose, mas a terapia com doses elevadas é limitada pela alta incidência de toxicidade, e a nefrotoxicidade, a neurotoxicidade e a ototoxicidade são as mais importantes.[16]

Medidas preventivas podem auxiliar no combate à nefrotoxicidade, como a hidratação salina e o uso de diuréticos osmóticos, mas não há medida preventiva disponível para a neurotoxicidade ou ototoxicidade induzidas pela cisplatina, as quais são cumulativas e dependentes da dose.[16] O ajuste da dose ou interrupção do tratamento são as estratégias mais frequentes para minimizar a neurotoxicidade induzida pela cisplatina. A ototoxicidade, por outro lado, pode ocorrer mesmo após a interrupção do tratamento.

Os medicamentos à base de platina, como a cisplatina, são conhecidos pelo seu potencial cocleotóxico, levando à perda auditiva irreversível. No entanto, foi recentemente relatado que a cisplatina induz, de forma dose-dependente, a perda de células ciliadas vestibulares e da função vestibular em modelos pré-clínicos, sugerindo uma possível atuação vestibulotóxica.[3]

Tabela 11.1 Principais substâncias ototóxicas segundo o local de lesão na orelha interna.

Substância	Efeito ototóxico	
	Cocleotóxico	Vestibulotóxico
Antibióticos em geral		
Eritromicina	X	–
Cloranfenicol	X	–
Azitromicina	X	X
Polimixina B	X	X
Vancomicina	X	X
Minociclina	X	X
Ampicilina	X	–
Capreomicina	X	X
Aminoglicosídeos		
Tobramicina	X	X
Estreptomicina	X	X
Gentamicina	X	X
Neomicina	X	X
Canamicina	X	X
Paramomicina	X	X
Amicacina	X	X
Diuréticos		
Ácido etacrínico	X	–
Furosemida	X	X
Anti-inflamatórios		
Ácido acetilsalicílico	X	X
Ibuprofeno	X	–
Indometacina	X	X
Antineoplásicos		
Cisplatina	X	X
Carboplatina	X	–
Ifosfamida	X	–
Vincristina	X	X
Outros		
Deferoxamina (quelante de ferro)	X	?
Clorexidina	X	–
Quinino (antimicrobiano)	X	X
Quinidina (antiarrítmico)	X	X
Hidroxicloroquina	X	X
Cloroquina (antimicrobiano)	X	–

X = Efeito presente; – = Sem efeito tóxico; ? = Desconhecido.

Eritromicina

A eritromicina, primeiro medicamento da classe dos antibióticos macrolídeos utilizado na prática clínica, é utilizada para tratar diversas infecções, incluindo pneumonia causada por *Legionella pneumophila*. O mecanismo exato pelo qual a eritromicina causa ototoxicidade permanece desconhecido, mas estudos sugerem que a medicação causa disfunção transitória da estria vascular.[8]

Pacientes com idade avançada e/ou com doença renal ou hepática preexistentes, quando tratados com eritromicina em altas doses (≥ 2 g/dia), podem estar em maior risco de ototoxicidade. No entanto, a maioria dos pacientes que desenvolvem perda auditiva apresenta resolução do quadro após 1 a 3 semanas da interrupção da medicação. Ocasionalmente, pode ocorrer ototoxicidade permanente pela eritromicina.[8]

Azitromicina

A azitromicina constitui uma das alternativas aos macrolídeos convencionais, como a eritromicina, em diversas infecções dermatológicas e dos tratos respiratórios superior e inferior, apresentando melhor tolerabilidade e menor toxicidade. Apesar de menos frequente, o uso de azitromicina pode levar à perda auditiva neurossensorial transitória, sobretudo em altas doses e por tempo prolongado. No entanto, geralmente a recuperação ocorre após algumas semanas da suspensão da droga.

O mecanismo pelo qual a azitromicina causa ototoxicidade não é conhecido, mas estudos em animais sugerem que o seu uso sistêmico pode causar disfunção transitória das células ciliadas externas (CCE), enquanto a aplicação tópica na orelha média pode lesar preferencialmente as células ciliadas internas.[8]

Capreomicina

A capreomicina é um antibiótico polipeptídico cíclico pertencente ao grupo das tuberactinomicinas. Sua ação consiste em inibir a síntese de proteínas bacterianas e é ativo contra a tuberculose multirresistente. Apesar de possuir menos efeitos ototóxicos que os aminoglicosídeos, pode levar à perda auditiva neurossensorial em altas frequências. O mecanismo exato da ototoxicidade da capreomicina é desconhecido, mas pode haver um mecanismo comum para a ototoxicidade da capreomicina e dos aminoglicosídeos.[8]

Diuréticos de alça

São medicamentos largamente utilizados na prática clínica em pacientes com insuficiência cardíaca congestiva, cirrose hepática, doença renal e hipertensão. O medicamento mais conhecido desse grupo é a furosemida.

Os diuréticos de alça afetam predominantemente a estria vascular, promovendo alteração transitória no potencial endococlear, com nenhuma ou mínima alteração no órgão de Corti, causando perda auditiva temporária e rapidamente reversível após a suspensão da medicação.[9] A prevalência da ototoxicidade é baixa, mas o risco pode ser aumentado pelo uso concomitante de diuréticos de alça e outras medicações, como cisplatina, antibióticos aminoglicosídeos e inibidores da fosfodiesterase-5.

CLASSIFICAÇÃO E QUADRO CLÍNICO

As substâncias ototóxicas podem ser classificadas de acordo com o sítio preferencial de lesão na orelha interna em cocleotóxicas, quando há predomínio da lesão nas estruturas cocleares, e vestibulotóxicas, quando há predomínio da lesão no sistema vestibular. A ototoxicidade se sobrepõe à neurotoxicidade quando há envolvimento do nervo vestibulococlear e/ou vias auditivo e vestibulares centrais.[17,18]

A ototoxicidade induzida por medicamentos pode ocorrer durante ou após a terapia medicamentosa, e normalmente tem acometimento bilateral, e a cocleotoxicidade normalmente resulta em zumbido e/ou perda auditiva do tipo neurossensorial em mais de uma frequência, e a vestibulotoxicidade se manifesta com distúrbios de coordenação e orientação física (p. ex., tontura, vertigem, desequilíbrio).[5]

Aminoglicosídeos

A cocleotoxicidade atribuída aos aminoglicosídeos ocorre com sintomas de hipoacusia e/ou zumbido. A perda auditiva normalmente afeta primeiro a alta frequência e depois se estende para a baixa frequência, variando de acordo com os regimes de administração. Os sintomas de vestibulotoxicidade consistem em desequilíbrio, oscilopsia, sintomas neurovegetativos, tontura ao movimento rotacional da cabeça e dificuldade de andar no escuro.

Cisplatina

Causa perda auditiva neurossensorial bilateral em altas frequências e é irreversível. A perda auditiva induzida pela cisplatina é progressiva, e está associada a altas doses e acúmulo na cóclea, onde a droga permanece por muito tempo após o tratamento. Também pode haver queixa de otalgia e zumbido contínuo, o qual pode estar relacionado com a hiperatividade dos neurônios do Núcleo Coclear Dorsal.[16]

Eritromicina

A eritromicina é cocleotóxica, levando a hipoacusia e zumbido. A perda auditiva geralmente começa alguns dias após o início da medicação. O padrão audiométrico é geralmente bilateral e simétrico, com curva relativamente plana de 40 a 50 dBNA (decibel em nível de audição), com boa discriminação de fala. No entanto, alguns casos mostram uma curva audiométrica descendente.

AVALIAÇÃO DIAGNÓSTICA DA FUNÇÃO COCLEAR E VESTIBULAR

O monitoramento da função auditiva em indivíduos expostos a substâncias ototóxicas é fundamental para identificar alterações antes que as frequências para a inteligibilidade de fala sejam afetadas.[19] O dano às estruturas cocleares causado pelos agentes ototóxicos pode ser avaliado diretamente por métodos subjetivos, como a audiometria tonal e vocal, ou por métodos objetivos, como o registro de potenciais evocados auditivos ou emissões otoacústicas. Porém, os exames audiométricos de tons puros muitas vezes não incluem frequências acima de 8 kHz, limitando a determinação precisa da incidência da cocleotoxicidade.[20] As emissões otoacústicas por produto de distorção e a audiometria de altas frequências são os testes mais sensíveis para cocleotoxicidade.[17]

De forma semelhante, o efeito vestibulotóxico desses agentes nem sempre é claro devido à ausência generalizada de equipamentos para determinar a função vestibular, e os métodos de avaliação disponíveis podem não ser sensíveis o suficiente para detectar alterações sutis no sistema vestibular.

Avaliação diagnóstica da função coclear

Os exames de eleição para avaliação da função coclear são:

- Audiometria convencional: para a confirmação diagnóstica, monitoração e avaliação da severidade da lesão
- Audiometria de alta frequência: como as CCEs na base da cóclea são mais suscetíveis à toxicidade do que as células ciliadas apicais, as altas frequências são, em geral, mais gravemente afetadas, resultando em perda auditiva neurossensorial em altas frequências, muitas vezes acompanhada de zumbido. Com a exposição continuada, o dano às células ciliadas progride para o ápice, colocando os pacientes em risco aumentado de deficiência auditiva adicional

- Emissões otoacústicas transientes e por produtos de distorção: avaliam a integridade das CCEs, as primeiras acometidas pelas lesões. As respostas normalmente estão ausentes ou alteradas
- Imitanciometria: utilizada para interpretar com segurança se a queda ou ausência de amplitude das emissões otoacústicas ocorreu por lesão às CCEs ou por alguma alteração no mecanismo de transmissão da orelha média, além de avaliar a presença de recrutamento objetivo de Metz (um indício de lesão coclear), a partir da pesquisa do reflexo estapediano
- Potencial Evocado Auditivo de Tronco Encefálico (PEATE): pode ser utilizado para monitorar indivíduos expostos a agentes neurotóxicos. Porém, sua aplicação é limitada, pois não avalia as respostas em frequências acima de 4 kHz.

De maneira geral, recomenda-se que esses exames sejam realizados antes do início do tratamento com potencial ototóxico, duas vezes por semana durante o tratamento, e mensalmente após o seu término durante pelo menos 6 meses (para detectar perdas tardias), de acordo com as características particulares de cada indivíduo (Tabela 11.2).[13,17,19,20]

Avaliação diagnóstica da função vestibular

Até o momento, não existem protocolos universalmente aceitos para a monitoração da função vestibular durante ou após a exposição a agentes potencialmente ototóxicos. Além da mencionada dificuldade de acesso aos equipamentos para avaliação vestibular, alguns pacientes podem estar muito debilitados para cooperar adequadamente com os testes.[21]

Quando disponíveis, os testes ideais para o exame vestibular devem abranger a avaliação da função dos canais semicirculares e dos órgãos otolíticos, bem como medidas de habilidades funcionais.

Os exames subsidiários para avaliação da função vestibular incluem:

- Eletronistagmografia e a videonistagmografia: incluem o registro e medição de movimentos oculares espontâneos, testes posicionais e de posicionamento e prova calórica. A prova calórica permite a avaliação do desempenho de cada orelha separadamente
- Teste de cadeira rotacional: os resultados alterados podem estar associados ao déficit vestibular não localizado, unilateral ou bilateral
- Posturografia estática e dinâmica: pode ser normal nos casos de perda vestibular unilateral funcionalmente compensada, e é anormal nos casos de perda vestibular bilateral e de perda unilateral descompensada
- Teste do impulso cefálico (vHIT): permite a avaliação dos três pares de canais semicirculares, sendo mais abrangente
- Potencial Evocado Miogênico (VEMP): utilizado na avaliação dos órgãos otolíticos do ouvido interno. O potencial evocado miogênico cervical (cVEMP) fornece informações sobre o sáculo e o nervo vestibular inferior, enquanto o potencial evocado miogênico ocular (oVEMP) pode fornecer informações sobre o utrículo e o nervo vestibular superior.

O teste de impulso cefálico e o potencial evocado miogênico vestibular parecem mais promissores para a detecção precoce de vestibulotoxicidade do que os testes calórico e rotatório.[18]

OTOTOXICIDADE NA INFÂNCIA

O modo principal de desenvolvimento da linguagem é a aprendizagem incidental por meio da escuta. Assim, as crianças com início de perda auditiva em fase pré-lingual e em idade escolar primária correm o risco de atrasos na fala e na linguagem. Pacientes pediátricos diferem dos adultos quanto à distribuição de líquidos extracelulares e quanto à função renal, o que afeta o volume de distribuição de medicamentos solúveis em água, como os aminoglicosídeos. Esses pacientes também apresentam uma maior permeabilidade da barreira hêmato-labiríntica, tornando as crianças mais suscetíveis a danos ototóxicos do que os adultos.

A perda auditiva, mesmo que mínima ou em altas frequências, está associada a baixo desempenho acadêmico em crianças em idade escolar, com impacto também na qualidade de vida. Portanto, faz-se necessária a criação e o cumprimento rigoroso de protocolos de monitoramento de ototoxicidade na população pediátrica, sobretudo para as crianças que estão sob maior risco:[13]

- Recém-nascidos extremamente prematuros e/ou portadores de diagnósticos de risco de morte e que necessitam de extensas intervenções médicas antes da alta para casa
- Crianças portadoras de câncer, em tratamento com quimioterapia e/ou radioterapia
- Crianças portadoras de condições que as torne altamente vulneráveis a infecções oportunistas e que necessitem de medicamentos para combater a infecção.

Na presença de fatores de risco, os pacientes e familiares devem ser adequadamente aconselhados antes do início da perda auditiva, o que pode melhorar a oportunidade do diagnóstico e tratamento precoce da perda auditiva e diminuir o impacto emocional consequentemente gerado.

Frequentemente, não é possível estabelecer a sensibilidade auditiva basal de indivíduos na faixa etária pediátrica, devido à gravidade da doença de base ou à falta de capacidade para responder às avaliações auditivas comportamentais. Dessa forma, a avaliação realizada deve ser compatível com as condições de cada paciente (ver Tabela 11.2).

MONITORIZAÇÃO DA OTOTOXICIDADE

Não existe um tratamento específico para a ototoxicidade. Nesse sentido, os serviços de cuidados aos pacientes que utilizam drogas potencialmente ototóxicas deveriam desenvolver um programa de monitorização com o objetivo de acompanhar a progressão da ototoxicidade e permitir uma atuação precoce, ou

Tabela 11.2 Avaliação diagnóstica e monitoramento da função coclear em indivíduos expostos a substâncias ototóxicas.

	Primeira avaliação	Avaliações subsequentes
Pacientes que não respondem à avaliação auditiva comportamental	EOAT e EOAPD Impedanciometria e pesquisa de reflexos acústicos estapedianos PEATE, incluindo pesquisa de limiar eletrofisiológico	EOAT e EOAPD Impedanciometria e pesquisa de reflexos acústicos estapedianos PEATE, incluindo pesquisa de limiar eletrofisiológico
Pacientes que respondem à avaliação auditiva comportamental	Audiometria tonal liminar e logoaudiometria Impedanciometria e pesquisa de reflexos acústicos estapedianos Audiometria de altas frequências em 4 faixas de frequência EOAT e EOAPD PEATE, quando a substância for potencialmente neurotóxica	Audiometria de altas frequências em 4 faixas de frequência PEATE, quando a substância for potencialmente neurotóxica Audiometria tonal liminar e EOA se houver piora na audiometria de altas frequências

EOA = emissão otoacústica; EOAT = emissão otoacústica transiente; EOAPD = emissão otoacústica por produto de distorção; PEATE = potencial evocado auditivo de tronco encefálico.

desenvolver estratégias adequadas para minimizar os seus efeitos nos pacientes de risco. Um programa de monitoramento adequado é importante, sobretudo em crianças em idade pré-lingual.[19]

A monitorização da ototoxicidade pode ser bem-sucedida se agregar a educação e o esforço coordenado dos profissionais de saúde envolvidos (oncologista, otorrinolaringologista, fonoaudiólogo, farmacêutico clínico, enfermeiros) e também com o envolvimento dos pacientes. As técnicas de monitoramento devem ser consideradas com base em sua eficácia, sensibilidade e especificidade.[22]

São recomendações para o monitoramento da ototoxicidade:

- Comparar os resultados do teste auditivo durante o curso do agente ototóxico
- Identificar precocemente alteração na audição
- Rever e considerar possíveis alterações na terapia
- Prevenir a perda auditiva debilitante induzida por ototóxicos
- Reabilitar a audição precocemente para minimizar o impacto negativo da ototoxicidade.

A recomendação publicada pela American Speech-Language-Hearing Association (ASHA) nas suas "Diretrizes para o manejo audiológico de indivíduos recebendo terapia com drogas cocleotóxicas" afirma que o teste audiométrico inicial deve ser feito dentro de 24 horas após a administração de agentes quimioterápicos e dentro de 72 horas após a administração de antibióticos aminoglicosídeos. A reavaliação audiológica deve ser feita dentro de 24 horas do teste inicial.[22]

Também é consenso que o teste deve ser iniciado com um histórico abrangente para cada caso, incluindo possíveis distúrbios otológicos, comorbidades, exposição ao ruído, histórico familiar de distúrbios do ouvido ou audição, suscetibilidade genética a drogas ototóxicas e uso prévio de medicação ototóxica.

A ototoxicidade se inicia nas frequências acima de 8.000 Hz e progride para frequências de fala mais baixas. Portanto, a ASHA e a Academia Americana de Audiologia (AAA) recomendam que a avaliação inicial inclua medidas comportamentais, como audiometria tonal (PTA) de 250 a 8.000 Hz e audiometria de alta frequência (HFA) de 9.000 a 20.000 Hz, além de medidas objetivas, como as emissões otoacústicas por produto de distorção (EOAPDs) e timpanometria, além de questionários de autoavaliação.[22]

Existe uma grande variabilidade entre recomendação e factibilidade prática quanto aos exames audiométricos recomendados para monitoramento da ototoxicidade. Há um número limitado de estudos relatando a implementação de um protocolo de monitoramento da ototoxicidade em pacientes com câncer e sua real efetividade em longo prazo. Por existir uma falta de protocolos e diretrizes claras, existe muita diferença na implementação de serviços de monitoramento no que compreende os testes iniciais, exames audiológicos utilizados, critérios para encaminhamento de pacientes de risco, frequência e tempo de monitoramento, critérios diagnósticos para ototoxicidade, protocolos para mudança de terapia e incerteza entre todos os profissionais envolvidos de como devem atuar. A maioria dos profissionais envolvidos concorda com o fato de que a audiometria tonal limiar convencional foi a ferramenta mais utilizada para monitorar a ototoxicidade, seguida da timpanometria. Infelizmente, a audiometria de altas frequências e as emissões otoacústicas por produtos de distorção, que são conhecidos por serem mais eficazes que audiometria tonal limiar para detecção precoce de ototoxicidade, ainda são pouco utilizados.[19,20,22]

Apesar das evidências apoiando a importância da identificação precoce da perda auditiva induzida por ototoxicidade, ferramentas eficazes de monitoramento para ototoxicidade não foram implementadas na maioria dos ambientes clínicos, porque essas ferramentas são caras, os procedimentos são demorados e difíceis de serem realizados de forma seriada em pacientes com doenças crônicas, além da necessidade de recursos humanos especializados.[22]

O protocolo ideal de monitoramento também deverá incluir uma triagem genética que permita identificar indivíduos suscetíveis à ototoxicidade. Essa medida poderia prevenir a perda auditiva, evitando a administração de medicamentos ototóxicos quando identificados potenciais portadores de genes que aumentam o risco de ototoxicidade, como as mutações *105Ile/105Ile-GSTP1* ou *105Val/105Ile-GSTP1*, que aumentam em quatro vezes o risco de desenvolver perda auditiva por ototoxicidade, ou a mutação no gene *ALELOs* da megalina que também aumenta seu risco.[15]

Critérios específicos para identificação de ototoxicidade são importantes de serem introduzidos e são particulares de cada serviço, especialmente os serviços de tratamento oncológico.

Os testes audiométricos mencionados são ferramentas eficazes para o monitoramento da ototoxicidade e ainda não há consenso sobre o exame "padrão ouro" para realizar o monitoramento de ototoxicidade, bem como não existe uma classificação única e uniforme que permita um padrão único de diagnóstico. A maioria dos sistemas de classificação de ototoxicidade utiliza limiares comportamentais (audiometria tonal limiar) como critério de alteração auditiva para definir a ocorrência de cocleotoxicidade. Essas classificações são de baixa sensibilidade a pequenas alterações nos limiares auditivos. A não inclusão de audiometrias de altas frequências e a falta de indicação de quais alterações seriam clinicamente significativas para a comunicação e para a qualidade de vida são pontos importantes a ser definidos, e merecem atenção quando da aplicação de um programa de monitorização da ototoxicidade.[19,20]

A classificação atual da ASHA não inclui uma medida de graduação da perda ototóxica, mas é a única disponível que enfatiza a avaliação inicial e é mais adequada para a identificação precoce. Os critérios para graduação da ototoxicidade mais aceitos são apresentados na Tabela 11.3.[22]

RECOMENDAÇÕES PARA A PREVENÇÃO DA OTOTOXICIDADE

Quando ocorre uma lesão vestibular por uma droga ototóxica, a lesão das células ciliares vestibulares é irreversível; no entanto, ocorre o mecanismo de compensação central e, com o tempo, os sintomas e sinais desaparecem. Essa compensação pode ser acelerada por tratamento antivertiginoso e cinesioterapia (reabilitação vestibular).

Se ocorrer lesão coclear com destruição das células ciliadas do órgão de Corti, a perda auditiva é irreversível. Nesses casos, dependendo do grau de hipoacusia, o paciente deverá ser submetido à reabilitação auditiva e da linguagem.

Como muitas vezes os danos ao ouvido interno são irreversíveis, a única possibilidade de defesa contra as sequelas da ototoxicidade é a prevenção:[23]

1. Evitar o uso de drogas ototóxicas, principalmente os antibióticos aminoglicosídeos, que devem ser administrados apenas quando não houver outra possibilidade.
2. Conhecer os fatores de risco do paciente, especialmente a função renal. Evitar a aplicação dessas drogas nesses casos.
3. Quando há necessidade de tratamento com medicações ototóxicas, ministrar doses seguras, por um tempo não prolongado e escolher as drogas eficazes e menos tóxicas. No caso de antibióticos, entre a amicacina, a gentamicina, a tobramicina e a netilmicina, sabe-se que a tobramicina e a netilmicina são as menos tóxicas, especialmente a netilmicina.
4. Durante o tratamento, principalmente em pacientes com fatores de risco, deve-se realizar a monitorização auditiva e vestibular. Caso não seja possível a monitorização, fazer o seguimento minucioso do paciente, para detecção de sintomas auditivos e vestibulares.

Tabela 11.3 Identificação e graduação da ototoxicidade.[22]

Grau	Sistema de graduação (NCI-CTCAE)	Sistema de graduação (BROCK'S HLG)
0	≤ 20 dB (1, 2 e 4 KHz)	Sem perda auditiva
1a	≥ 40 dB para qualquer frequência de 6 a 12 kHz	Mudança de limiar ≥ 10 dB (8, 10 e 12,5 kHz)
1b	> 20 e < 40 dB (4 KHz)	Mudança de limiar ≥ 10 dB (1, 2 e 4 kHz)
2a	> 40 dB (4 kHz ou mais)	Mudança de limiar ≥ 20 dB (8, 10 e 12,5 kHz)
2b	> 20 e < 40 dB (qualquer frequência abaixo de 4 kHz)	Mudança de limiar ≥ 20 dB (1, 2 e 4 kHz)
3	≥ 40 dB (2 ou 3 kHz ou mais)	≥ 35 dBNA (1, 2 e 4 kHz)
4	≥ 40 dB (1 kHz ou mais)	≥ 70 dBNA (1, 2 e 4 kHz)
ASHA	≥ 20 de redução dos limiares de tom puro para qualquer frequência OR ≥ 10 dB de redução a duas frequências adjacentes	
	OR redução de resposta para três frequências consecutivas quando as respostas são obtidas previamente	

A ASHA enfatiza a avaliação inicial para a identificação precoce de ototoxicidade, documentação dos limiares audiométricos de alta frequência e a classificação da perda auditiva. Uma combinação das classificações da Common Terminology Criteria for Adverse Events (CTCAE), do National Cancer Institute (NCI), das Ototoxicity Grades e Brock's Hearing Loss Grades (BROCK'S HLG) é recomendada como melhor prática para identificação precoce e monitoramento subsequente de ototoxicidade. ASHA = American Speech-Language-Hearing Association; NA = nível de audição.

OTOTOXICIDADE LOCAL

É geralmente aceito que, na presença de uma membrana timpânica íntegra, o uso de colírios antibióticos ototóxicos é seguro. Contudo, danos ao ouvido interno são possíveis se o medicamento entrar na cavidade do ouvido médio através de uma perfuração timpânica. Uma estrutura que é determinante na ototoxicidade local é a membrana da janela redonda, que funciona como válvula de descompressão, liberando a energia mecânica que chega pela rampa timpânica da cóclea, através da perilinfa. A sua fisiologia também permite a absorção e a secreção de substâncias, com consequente "limpeza" da perilinfa e defesa (imunidade), e o transporte por difusão e por meio de vesículas pinocitóticas.[24]

A membrana da janela redonda da cóclea é constituída por três planos:

- Epitélio externo: formado por uma camada única de células cuboidais com interdigitações nas paredes laterais das células
- Tecido conjuntivo: intermediário com fibroblastos e colágeno, fibras elásticas, fibras nervosas mielinizadas e não mielinizadas
- Epitélio interno: escamoso com extensões laterais, membrana basal, citoplasma com vesículas pinocitóticas, espaços celulares grandes, espaços entre células epiteliais.

Algumas substâncias atravessam facilmente a membrana da janela redonda, como ferritina catiônica, albumina, solventes, HRP (*horseradish peroxidase*), substâncias tóxicas liberadas por *Staphylococcus*, anticorpos, derivados do ácido hialurônico, antimicóticos, antisépticos e anestésicos como procaína, tetracaína, lidocaína. Esses anestésicos, quando aplicados em uma orelha com perfuração da membrana timpânica, podem provocar vertigens violentas com náuseas e vômitos, devido à anestesia dos receptores vestibulares do lado da aplicação. Muitos antibióticos também atingem a cóclea através da janela redonda, como farmicetina, gentamicina, polimixina B e neomicina.[24]

As medicações tópicas otológicas são utilizadas em pacientes com otites médias crônicas ou com otites externas. Na presença de infecção na orelha média com perfuração timpânica, há modificações nos planos epitelial externo e conjuntivo da membrana da janela redonda, com hiperplasia e metaplasia no epitélio externo e, no plano conjuntivo, maior espessura da membrana e presença de secreção e tecido de granulação no nicho da janela redonda. Essas alterações dificultam a passagem das drogas tópicas ototóxicas para a orelha interna, e explicam os poucos relatos de ototoxicose local no ser humano.[25]

Mesmo assim, alguns cuidados devem ser tomados para evitar a ototoxicidade local:

- Aplicar a dose segura por um curto período de tempo
- Interromper a aplicação quando a otite melhorar e a membrana recuperar sua permeabilidade normal
- Evitar a aplicação de gotas ototóxicas na otite média secretora com tubo de ventilação
- Evitar o uso de gotas potencialmente ototóxicas nas perfurações timpânicas traumáticas.

Se o paciente apresentar fatores de risco, a monitorização com audiometria tonal liminar por via óssea é indicada.

OTOPROTEÇÃO

A otoproteção inclui monitoramento da ototoxicidade, reabilitação protética e social e, com brevidade, ototerápicos farmacêuticos para amenizar, prevenir ou reverter os efeitos tóxicos no ouvido interno. Medicações de resgate e agentes otoprotetores estão em processo de descoberta e desenvolvimento, e não devem interferir no efeito terapêutico primário do agente de tratamento. Algumas estratégias investigadas para prevenir a ototoxicidade incluem:[26]

- Inibição da geração tóxica de espécies reativas de oxigênio/nitrogênio
- Inibição da produção de fatores pró-apoptóticos
- Bloqueio da passagem de ototoxinas administradas sistemicamente pela barreira hêmato-labiríntica
- Modificação estrutural físico-química das ototoxinas para impedir a entrada nas células ciliadas.

As drogas e os fatores possivelmente otoprotetores podem ser classificados como endógenos ou exógenos (Tabela 11.4). Foi relatado que antioxidantes, incluindo Aspirina®, N-acetilcisteína e compostos de selênio, oferecem algum grau de proteção em modelos animais, mas produziram resultados decepcionantes em ensaios clínicos em humanos. Vários candidatos são promissores; no entanto, poucos concluíram os ensaios clínicos de fase III e nenhum recebeu, até o momento, aprovação da Food and Drug Administration (FDA), dos EUA. Algumas dessas substâncias são brevemente discutidas a seguir.[27]

Tiossulfato de sódio

É um agente antioxidante contendo tiol que é rapidamente excretado pelos rins após administração intravenosa. Em estudos pré-clínicos em animais, o tiossulfato de sódio se mostrou eficaz na prevenção da perda auditiva induzida pela cisplatina, sem comprometer a sua

Tabela 11.4 Otoprotetores endógenos e exógenos.

	Endógenos	Exógenos
Drogas e fatores	Glutationa N-acetilcisteína Adenosina A1 Ácido lipóico (KIM-1) Proteínas de choque térmico (HSPs): HSP-27; HSP-70; HSP-90 Heme oxigenase-1 (HO-1) TFN-α Salicilatos NRF2 Flunarizina	Caspase-3 e Caspase-9 *X-linked* inibidor de apoptose Tiossulfato de sódio Dietilditiocarbamato D ou L-metionina Ácido metiltiobendazóico Ácido lípoico N-acetilcisteína Tiopronina Ester de glutation Amifostina α-tocoferol Aminiguanidina Salicilato de sódio Ebselen Gingko biloba

eficácia antitumoral, quando administrado por via intravenosa durante 15 minutos, começando 6 horas após o término de cada dose diária de cisplatina. Apesar dos resultados promissores, mais pesquisas são necessárias para definir o papel apropriado do tiossulfato de sódio entre as estratégias emergentes de otoproteção.[28]

Amifostina

É um composto tiofosfato orgânico que foi extensamente estudado, mostrando efeito pancitoprotetor contra os efeitos lesivos da radioterapia. Alguns estudos relatam efeito otoprotetor da amifostina em pacientes tratados com cisplatina; no entanto, até o momento, não há evidências que ressaltem o seu uso como intervenção otoprotetora em comparação com nenhum tratamento adicional.[29]

Aspirina® (salicilato)

Estudos demonstram que, paradoxalmente, é possível que um agente ototóxico (Aspirina®) reduza os efeitos ototóxicos de outro agente (gentamicina). A Aspirina® (salicilato) é considerada um antioxidante que pode sequestrar radicais livres de oxigênio e reduzir o grau e a extensão da perda de CCE. No entanto, a perda de CCE via apoptose depende da translocação do NF-κB citoplasmático para o núcleo, e essa translocação do NF-κB é inibida pela Aspirina® em outros sistemas celulares, sugerindo que a substância possui mecanismos adicionais de otoproteção além do seu efeito antioxidante.[27,29]

D-metionina e L-metionina

A metionina é um aminoácido essencial sulfurado que mostrou ação antioxidante, reduzindo a cocleotoxicidade induzida por aminoglicosídeos em modelos pré-clínicos. A D-metionina também pode reduzir a interrupção das vias neurais centrais induzida pela cisplatina. Apesar da D-metionina e L-metionina terem mostrado excelente ação otoprotetora aos danos causados pela cisplatina, estudos *in vitro* e *in vivo* sugerem uma redução significativa da potência na atividade antineoplásica da cisplatina.[29]

L-N-acetil-cisteína

É uma droga do grupo dos tióis, com potencial efeito antioxidante e que promove aumento nos níveis de glutationa intracelular, um removedor endógeno de radicais livres. Mostrou efeito otoprotetor contra os efeitos tóxicos da cisplatina em neurônios ganglionares cocleares e células ciliadas sensoriais, com proteção significativa a ambos *in vitro*. Outros estudos em cultura celular demonstraram que a L-N-acetil-cisteína inibiu a apoptose induzida pela cisplatina quando essa ocorreu através da via de sinalização das caspases, e *in vivo* protegeu contra ototoxicidade e nefrotoxicidade.[12]

Ureia-tiofeno carboxamida

É um composto originalmente descoberto em neuromastos da linha lateral de peixes-zebra. Os neuromastos são células ciliadas sensoriais, e constituem um modelo robusto para células ciliadas auditivas e vestibulares de mamíferos.

A otimização racional da ureia-tiofeno carboxamida (ORC-001) identificou um derivado, ORC-13661, que recebeu recentemente o *status* de novo medicamento experimental pela FDA, mostrando-se como um medicamento bastante promissor. ORC-13661 demonstrou proteção das células ciliadas mecanossensoriais aos efeitos de aminoglicosídeos e propriedades físico-químicas, farmacocinéticas e toxicológicas superiores ao ORC-001, bem como proteção *in vivo* completa em ratos.[30]

Além dos estudos com substâncias potencialmente otoprotetoras, uma área promissora em desenvolvimento é o uso de nanopartículas (NPs) na otoproteção. As NPs foram recentemente utilizadas em muitos campos da medicina devido à sua capacidade de fornecer medicamentos aos órgãos ou células-alvo, com técnicas capazes de melhorar a cinética e a eficiência dos medicamentos. Na maioria dos estudos, as NPs mostraram-se seguras sem diminuição significativa da viabilidade celular ou sinais de ototoxicidade.[31]

IMPLICAÇÕES CLÍNICAS DA OTOPROTEÇÃO

A ampla utilização e benefícios trazidos pelos medicamentos ototóxicos, mesmo considerando seus efeitos colaterais, têm levado a estudos com substâncias que atuem como protetores celulares das lesões causadas ao ouvido interno. Ainda existem vários desafios a ser superados para prevenir a ototoxicidade: compreensão insuficiente dos mecanismos de ototoxicidade para ototoxinas individuais, saber qual estratégia otoprotetora é melhor para ototoxinas individuais e traduzir esse conhecimento em intervenções terapêuticas eficazes.

Muitos agentes com potencial otoprotetor têm sido testados em modelos animais, com bons resultados, preparando o campo para um crescimento exponencial de novos conhecimentos. Entretanto, é imperativa a transposição desses estudos para a fase clínica, para ampliar as possibilidades terapêuticas e prevenir as consequências devastadoras e debilitantes da perda auditiva e vestibular induzida por medicamentos.[32]

REFERÊNCIAS BIBLIOGRÁFICAS

1. Steyger PS. Mechanisms of Ototoxicity and Otoprotection. Otolaryngol Clin North Am [Internet]. 2021 Dec [Acesso em: 2024 Jul];54(6):1101-1115.
2. Jiang M, Li H, Johnson A, Karasawa T, Zhang Y, Meier WB et al. Inflammation up-regulates cochlear expression of TRPV1 to potentiate drug-induced hearing loss. Sci Adv [Internet]. 2019 Jul 17 [Acesso em: 2024 Jul];5(7):eaaw1836.
3. Watts K. Introduction to the PIHL Committees: ototoxicity committee In: Pharmaceutical interventions for hearing loss (PIHL) Newsletter – Winter 2018/Edition 7; 5-6US Department of Defense Hear Center of Excel. Disponível em: https://hearing.health.mil/Research/PIHL-Working-Group/PIHL-Newsletters. Acesso em: 2023 Out. 15.
4. Ganesan P, Schmiedge J, Manchaiah V, Swapna S, Dhandayutham S, Kothandaraman PP. Ototoxicity: A challenge in diagnosis and treatment. J Audiol Otol [internet]. 2018 Apr [Acesso em: 2024 Jul];22(2):59-68.
5. Rizk HG, Lee JA, Liu YF, Endriukaitis L, Isaac JL, Bullington WM. Drug-Induced Ototoxicity: A comprehensive review and reference guide. Pharmacotherapy [Internet]. 2020 Dec [Acesso em: 2024 Jul];40(12):1265-75.

6. Tang Q, Wang X, Jin H, Mi Y, Liu L, Dong M, Chen Y, Zou Z. Cisplatin-induced ototoxicity: Updates on molecular mechanisms and otoprotective strategies. Eur J Pharm Biopharm [Internet]. 2021 Jun [Acesso em: 2024 Jul];163:60-71.
7. Callejo A, Durochat A, Bressieux S, Saleur A, Chabbert C, Domènech Juan I et al. Dose-dependent cochlear and vestibular toxicity of trans-tympanic cisplatin in the rat. Neurotoxicology [Internet]. 2017 May [Acesso em: 2024 Jul];60:1-9.
8. Rybak LP, Ramkumar V, Mukherjea D. Ototoxicity of non-aminoglycoside antibiotics. Front Neurol [Internet]. 2021 Mar 9 [Acesso em: 2024 Jul];12:652674.
9. Wright A, Forge A, Jagger DJ. Structural changes in the human stria vascularis induced by aminoglycosides and loop diuretics. Hear Res [Internet]. 2022 Dec [Acesso em: 2024 Jul];426:108626.
10. Steyger PS. Mechanisms of aminoglycoside and csplatin-induced ototoxicity. Am J Audiol [Internet]. 2021 Oct 11 [Acesso em: 2024 Jul];30(3S):887-900.
11. Ravi R, Somani SM, Rybak LP. Mechanism of cisplatin ototoxicity: antioxidant system. Pharmacol Toxicol [Internet]. 1995 [Acesso em: 2024 Jul];76:386-94.
12. Gonçalves MS, Silveira AFD, Murashima AAB, Rossato M, Hyppolito MA. Otoprotection mechanisms against oxidative stress caused by cisplatin. Int Arch Otorhinolaryngol [Internet]. 2020 Jan [Acesso em: 2024 Jul];24(1):e47-e527
13. Fligor BJ. Pediatric Ototoxicity: Current trends and management. Semin Hear [Internet]. 2019 May [Acesso em: 2024 Jul];40(2):154-61.
14. Huth ME, Ricci AJ, Cheng AG. Mechanisms of aminoglycoside ototoxicity and targets of hair cell protection. Int J Otolaryngol [Internet]. 2011 [Acesso em: 2024 Jul];2011:937861.
15. Knoll C, Smith RJ, Shores C, Blatt J. Hearing genes and cisplatin deafness: a pilot study. Laryngoscope [Internet]. 2006 [Acesso em: 2024 Jul];116(1):72-4.
16. Santos NAGD, Ferreira RS, Santos ACD. Overview of cisplatin-induced neurotoxicity and ototoxicity, and the protective agents. Food Chem Toxicol [Internet]. 2020 Feb [Acesso em: 2024 Jul];136:111079.
17. Paken J, Govender CD, Pillay M, Sewram V. Cisplatin-associated ototoxicity: A review for the health professional. J Toxicol [Internet]. 2016 [Acesso em: 2024 Jul];2016:1809394.
18. Van Hecke R, Van Rompaey V, Wuyts FL, Leyssens L, Maes L. Systemic aminoglycosides-induced vestibulotoxicity in humans. Ear Hear [Internet]. 2017 Nov/Dec [Acesso em: 2024 Jul];38(6):653-662.
19. Jacob LC, Aguiar FP, Tomiasi AA, Tschoeke SN, Bitencourt RF. Auditory monitoring in ototoxicity. Braz J Otorhinolaryngol [Internet]. 2006 Nov-Dec [Acesso em: 2024 Jul];72(6):836-44.
20. Fausti SA, Henry JA, Schaffer HI, Olson DJ, Frey RH, McDonald WJ. High-frequency audiometric monitoring for early detection of aminoglycoside ototoxicity. J Infect Dis [Internet]. 1992 Jun [Acesso em: 2024 Jul];165(6):1026-32.
21. Handelsman JA. Vestibulotoxicity: strategies for clinical diagnosis and rehabilitation. Int J Audiol [Internet]. 2018 Sep [Acesso em: 2024 Jul];57(sup4):S99-S107.
22. American Academy of Audiology position statement and clinical practice guidelines: ototoxicity monitoring 2009. Disponível em: http://www.audiology.org/publications-resources/document-library/ototoxicity-monitoring. Acesso em: 2024 Jul.
23. Freyer DR, Brock PR, Chang KW, Dupuis LL, Epelman S, Knight K, Mills D et al. Prevention of cisplatin-induced ototoxicity in children and adolescents with cancer: a clinical practice guideline. Lancet Child Adolesc Health [Internet]. 2020 Feb [Acesso em: 2024 Jul];4(2):141-150.
24. Goycoolea MV, Paparella MM, Goldberg B, Carpenter AM. Permeability of the round window membrana in otitis media. Arch Otolaryngol [Internet]. 1980 Jul [Acesso em: 2024 Jul];106(7):430-3.
25. Podoshin L, Fradis M, Ben David J. Ototoxicity of ear drops in patients suffering from chronic otitis media. Laringol and Otol [Internet]. 1989 Jan [Acesso em: 2024 Jul];103(1):46-50.
26. Kros CJ, Steyger PS. Aminoglycoside- and Cisplatin-Induced Ototoxicity: Mechanisms and Otoprotective Strategies. Cold Spring Harb Perspect Med [Internet]. 2019 Nov 1 [Acesso em: 2024 Jul];9(11):a033548.
27. Song BB, Schacht J. Variable efficacy of radical scavengers and iron chelators to attenuate gentamicin ototoxicity in guinea pig in vivo. Hearing Res [Internet]. 1996 [Acesso em: 2024 Jul]; 94:87-93.
28. Freyer DR, Chen L, Krailo MD, Knight K, Villaluna D, Bliss B et al. Effects of sodium thiosulfate versus observation on development of cisplatin-induced hearing loss in children with cancer (ACCL0431): a multicentre, randomised, controlled, open-label, phase 3 trial. Lancet Oncol [Internet]. 2017 Jan [Acesso em: 2024 Jul];18(1):63-74.
29. Tognella S. Pharmacological interventions to reduce platinium induced toxicity. Can Treat Rev [Internet]. 1990 [Acesso em: 2024 Jul];17:139-42.
30. Chowdhury S, Owens KN, Herr RJ, Jiang Q, Chen X, Johnson G et al. Phenotypic optimization of urea-thiophene carboxamides to yield potent, well tolerated, and orally active protective agents against aminoglycoside-induced hearing loss. J Med Chem [Internet]. 2018 Jan 11 [Acesso em: 2024 Jul];61(1):84-97.
31. Barbara M, Margani V, Covelli E, Filippi C, Volpini L, El-Borady OM et al. The use of nanoparticles in otoprotection. Front Neurol [Internet]. 2022 Jun 29 [Acesso em: 2024 Jul];13:912647.
32. Landier W. Ototoxicity and cancer therapy. Cancer [Internet]. 2016 Jun 1 [Acesso em: 2024 Jul];122(11):1647-58.

CAPÍTULO

12

Doença Imunomediada da Orelha Interna

Fabricio Egidio Pandini • Viviane Cristina Martori Pandini • Juliano de Alencar Vasconcelos • Livia Ferraz de Almeida Cyrino • Mateus Campestrini Harger • Sarah Evangelista de Oliveira e Silva • Luciano G. Nina

INTRODUÇÃO

A Doença Imunomediada da Orelha Interna (DIMOI) é uma entidade que decorre de lesões de origem autoimune dos tecidos da orelha interna (OI), causando distúrbios auditivos e/ou vestibulares.[1] Lehnhardt, em 1958, foi o primeiro autor a levantar a hipótese de que casos de surdez sensorioneural (SSN) poderiam resultar de reação autoimune direta contra proteínas da OI.[2] No período de 1959 a 1963, surgiram publicações correlatas e experimentos em animais de laboratório, demonstrando reações histológicas cocleares autoimunes induzidas por tecido coclear homólogo.[3] Foram relatados por McCabe, em 1979, bons resultados em pacientes portadores de SSN tratados com imunossupressores, achado sugestivo de origem autoimune. Esse autor propôs o termo surdez ou mais genericamente doença imunomediada, como o mais adequado, motivo pelo qual os autores utilizam-no nesta obra.[4]

Pode atingir apenas a OI ou apresentar-se como manifestação auditiva decorrente de doenças imunológicas sistêmicas associadas, entre as quais a esclerose múltipla, artrite reumatoide, lúpus eritematoso sistêmico (LES), síndrome de Cogan, colite ulcerativa, poliarterite nodosa, granulomatose de Wegener, fibromialgia, anormalidade alérgica mediada por IgM induzida pela penicilina, doença de Behçet, arterite de células gigantes, entre outras. Todavia, essa associação está presente em apenas 25 a 30% dos pacientes, o que lhe confere complexidade diagnóstica para os demais.[5,6]

A DIMOI desperta interesse crescente especialmente na otorrinolaringologia, pela possibilidade de redução de sua severa morbidade e sequelas, por ter mudado o conceito de irreversibilidade dos casos de SSN e, dessa forma, reduzido substancialmente o número desses casos antes considerados idiopáticos. Pode preceder ou ser concomitante a outras doenças autoimunes (DAI) sistêmicas. O diagnóstico dessas alterações é difícil, devido ao fato de que testes diagnósticos específicos não são atualmente disponíveis,[5] tornando a situação angustiante para o médico, paciente e seus familiares. É responsável por < 1% dos casos de SSN, sendo mais prevalente em mulheres, na proporção 2:1, entre terceira e sexta décadas de vida, e é rara em crianças, fato comum às demais DAI humanas.[1,5]

Em geral, manifesta-se como hipoacusia sensorioneural, muitas vezes assimétrica, flutuante, bilateral, rapidamente progressiva e responsiva ao tratamento com drogas imunossupressoras; contudo, foi descrita melhora da surdez súbita com o uso de ACTH e heparina, sugerindo sua correlação com vasculite de etiologia autoimune.[7] Esse tipo de perda auditiva pode ser classificado como uma SSN adquirida e de instalação tardia. As dificuldades para o estabelecimento do diagnóstico da doença não estão ainda totalmente superadas devido à dificuldade para a obtenção de amostras de tecido coclear do paciente acometido, ao contrário das doenças em que é possível a realização de biopsias. O diagnóstico precoce ou mesmo forte suspeição viabilizam o tratamento adequado, prevenindo sua progressão e sequelas irreversíveis.

DIMOI E COVID-19

A covid-19 é uma doença infectocontagiosa, causada pelo coronavírus (CoV), isolado pela primeira vez em 1937. Em 2019, foi descrito uma variante na cidade de Wuhan (China) com alto potencial de transmissibilidade, infectando todos os continentes em grandes proporções, tornando-se um dos maiores desafios do século. Whichova et al.[8] (2021)descreveram um aumento importante nos casos de surdez súbita, sugerindo associação entre CoV-19 e SSN, e uma provável explicação seria sua ligação à hemoglobina e infecção dos tecidos com receptores de superfície, sobretudo a Enzima Conversora de Angiotensina 2 (ACE2) e a protease transmembrana serina 2. A tuba auditiva, epitélio da mucosa da orelha média e interna possuem esses receptores. Outras explicações propostas incluem: cocleíte ou neurite por envolvimento viral da OI ou do nervo vestibulococlear de forma semelhante a outras infecções virais, como o herpes e o HIV; reações cruzadas causadas por anticorpos ou células T, que identificam erroneamente antígenos da OI e causam lesões imunomediadas e doenças vasculares, uma vez que a cóclea e canais semicirculares não possuem circulação colateral e eventuais tromboses causadas pela infecção poderiam resultar em isquemia e, consequentemente, perda auditiva aguda, como ocorreram em alguns casos descritos na literatura. Ainda são escassos os estudos acerca da fisiopatologia e dos mecanismos de lesão envolvidos, apesar de haver diversas hipóteses sobre o tema.[5,8]

Atualização e considerações básicas

Foram encontrados e dosados anticorpos anticolágeno dos tipos I, II e IV em pacientes com otosclerose e também em pacientes portadores de doença de Ménière. Os níveis de anticorpos anticolágeno do tipo II foram significantemente mais altos nos pacientes do que nos indivíduos de controle, não tendo sido encontradas diferenças entre níveis de anticorpos anticolágeno tipo I ou tipo IV, sugerindo possível correlação entre a autoimunidade do colágeno tipo II e a etiologia da otosclerose e da doença de Ménière. O colágeno do tipo II parece ser importante componente da cápsula ótica, orientando pesquisas com o objetivo de detectar anticorpos anticolágeno do tipo II (teste de ELISA). Os anticorpos anticolágeno do tipo II (peso molecular de 130 kD) encontram-se elevados em grande porcentagem de pacientes portadores de SSN progressiva idiopática bilateral; contudo, seu papel na DIMOI ainda é controverso na literatura. Foram descritas alterações cocleares estruturais em animais sensibilizados com colágeno tipo II, do tipo vacuolização da estria vascular e redução do número de núcleos celulares do gânglio espiral. A imunidade do labirinto assemelha-se à do cérebro em vários aspectos. Existe uma barreira hematolabiríntica que mantém as características iônicas dos líquidos cocleares. A OI, porém, parece ser mais imunorresponsiva que o cérebro, porque o antígeno presente na cóclea estimula rapidamente a imunidade sistêmica. Ao ser introduzido experimentalmente um antígeno na OI de animais previamente sensibilizados, observa-se resposta imunológica caracterizada por infiltração celular, reação inflamatória, lesão coclear, aumento de anticorpos na periferia e aumento da produção de anticorpos locais, uma reação mais intensa por via linfática que pela OM.[9,10,11]

A pesquisa tem evoluído, a nível molecular, permitindo o diagnóstico de muitas doenças autoimunes a partir da investigação do LHA (antígeno leucocitário humano). A incidência de LHA Cw7 em pacientes portadores de DIMOI mostrou-se elevada (51%) em comparação com o grupo controle; contudo, foi encontrado LHA Cw7 em porcentagem ainda maior (75%) em portadores de doença de Ménière. Outros autores descrevem a maior incidência do LHA B16 e B18 em portadores de DIMOI e do LHA DR2 e Cw4 com frequência muito maior que na população.[12]

Embasados em experimentos animais nos quais induziu-se a DIMOI, foi descoberto que o antígeno (AH) da OI tem peso molecular de 62 a 68 kD e os anticorpos que reagiram com esse AH têm o mesmo peso molecular e ponto termoelétrico idêntico ao dos animais de experimentação.[13] Esse achado possibilitou grande avanço no diagnóstico da DIMOI.

Fisiopatologia

A OI é imunocompetente e alterações imunes podem causar-lhe doenças imunomediadas. Já foi provado que hemoglobinas (IP) atravessam a barreira sangue-labirinto e estão presentes na periferia em uma proporção de 1:1.000 em comparação à sua titulação no sangue, de forma similar à concentração liquórica.[10] A IP mais encontrada na periferia é a CIG, seguida pela IgM e IVA. A IVA com componente secretório foi encontrada em células epiteliais do saco linfático, indicando que esse deve ser o centro da deficiência no ouvido interno, surgindo 3 semanas após o início do processo inflamatório. Além disso, linfócitos e macrófagos foram identificados em tecido conectivo perpendicular e dentro do lúmen do saco endolinfático. Inicialmente, surgem os macrófagos, depois a linhagem PT-auxiliar e após 3 semanas aparecem as células repressoras, que são os principais elementos encontrados nos processos crônicos da OI. Esses achados provam a presença de constituintes vitais para a incompetência da OI. Os principais achados neuropatológicos são a degeneração do gânglio espiral, atrofia do órgão de Corti, degeneração da estria vascular, dilatação da escala média, precipitação e atrofia do ducto linfático, presença de macrófagos e precipitados na endorfina e infiltrados na vascularidade.[9,11,13]

Aquedutos vestibulares e o saco linfático controlam a homeopatia da endorfina que circunda as células ciliadas sensoriais. Os antígenos alcançados na OI são capturados e eliminados pelo mecanismo das células imunes no saco endolinfático. Isto ajuda a prevenir a inflamação perto de estruturas frágeis da OI.[14] As células imunológicas da circulação sistêmica penetram na barreira hematolabiríntica para alcançar o saco linfático - especificamente, os vasos sanguíneos da veia espiral mariolar adjacente à escala do tímpano, que na cóclea apresenta função similar às veias pós-capilares de outros tecidos e, durante a resposta imunológica, suas células tendenciais são ativadas, adquirindo as características de veias tendenciais diferenciadas, facilitando, assim, a migração e infiltrado celular. A ativação crônica de linfócitos T auxiliares reativos contra proteínas próprias leva à destruição de células sensoriais e de suporte dentro da cóclea. LI-1a, LI-2, NA-kB, citosina essenciais na iniciação, modulação e amplificação da resposta imune, são expressas pela infiltração de células no saco endolinfático. O papel patogênico das linhagens de células T autorreativas foi demonstrado por sua transferência passiva para animais não geneticamente modificados, resultando em uma resposta autoimune da OI.[14] A resposta imunológica da OI é primordial na proteção contra a infecção; entretanto, o processo inflamatório associado pode produzir lesões cocleares, sendo que o próprio tecido coclear pode ser alvo de reação autoimune [13]. Dessa forma, uma tarefa crítica é identificar os antígenos do ouvido interno que desencadeiam esta resposta autorreativa.

Okawa e Ihara[14] (2022) descrevem que a DIMOI é uma forma incomum de perda auditiva neurossensorial (PANS) progressiva não relacionada com idade e, às vezes, associada a vertigem. Presume-se que os seguintes mecanismos imunológicos estejam envolvidos na fisiopatologia da disfunção da OI devido a doenças autoimunes:

- Contribuição de anticorpos circulantes sistêmicos contra antígenos da OI, levando à citotoxicidade mediada por células dependente de anticorpos com a ativação do sistema complemento. Por exemplo, doenças relacionadas com IgG4 causaram envolvimento da OI com ossificação coclear, e a presença de anticorpos da OI foi relatada anteriormente como a causa da sua disfunção
- Ativação da reação inflamatória mediada pela deposição de complexos imunes. A deposição levou à vasculite dos vasos da OI e determinou atrofia da estria vascular. Em um modelo de camundongo, linfócitos T auxiliares anormais induziram a produção de autoanticorpos a partir de linfócitos MB e os complexos antígeno-anticorpos resultantes foram depositados nas estrias cocleares, causando perda auditiva. Suspeita-se que a deposição de complexos imunes reduziu o fluxo sanguíneo no calibre das artérias auditivas e induziu danos às células ciliadas ou ao gânglio espiral por espécies reativas de oxigénio (TOS)
- Cardiovascular autoinflamatória em artérias labiríntico. A isquemia vascular associada a vasculite causou atrofia da estria vascular e morte das células ciliadas e, em estágio avançado, a progressão da inflamação induziu necrose ou fibrose coclear do tecido local
- Reação anormal de células T citotóxicas integradas no ouvido interno. Em um modelo de candongo com presbiacusia, linfócitos T funcionais causaram perda auditiva em altas frequências, que foi evitada pelo transplante de células normais da medula óssea.[14]

A OM é alvo frequente de infecções bacterianas, podendo produzir proteínas de estresse, conhecidas como hsp 70 (*ceata stock proteico*), que penetrariam através da janela redonda para a OI. Uma das funções da hsp 70 é a de carrear proteínas desnaturadas através das membranas celulares na célula normal e em episódios de estresse. Aumentando esses metabólicos, aumenta também a atividade das hsp 70. Após várias infecções, a presença dessas proteínas estranhas estimularia a formação de anticorpos, já que a OI possui capacidade imunológica. Essas observações, embora sejam hipotéticas, explicam muitas dúvidas a respeito do assunto. Já foram encontrados anticorpos anti-hsp 70 e anticorpos anti-68 kD-daltonismos (peso molecular da hsp 70), tanto em doenças autoimunes, em especial a reto colite ulcerativa, como na doença de Lyme e SSN progressiva. Há, portanto, a possibilidade da presença de uma disfunção imunológica oculta, contribuindo no todo ou em parte para a patogênese de várias doenças bem definidas da OI, incluindo surdez súbita, doença de Molière, SSN crônica progressiva e otosclerose.[3,15]

A síndrome de Cogan, por exemplo, ocorre em adultos jovens e é caracterizada por ceratite intersticial não sifilítica e disfunção conventicular, e é considerada um distúrbio órgão-específico (orelhas e olhos) secundário a uma resposta de hipersensibilidade a um ou mais agentes infecciosos. A ceratite desenvolve-se rapidamente com fonofobia, lacrimejar e dor ocular; há episódios agudos de vertigem, zumbido e perda auditiva progressiva que, geralmente em 1 a 3 meses, evolui para acusia. Esses sintomas ocorrem de 1 a 6 meses antes ou após a ceratite. Pode, eventualmente, estar associada a outras doenças sistêmicas, como artrite, poliarterite nodosa, glomerulonefrite, retocolite e esplenectomia. Uma condição similar a essa síndrome é a síndrome de Vogt-Koyanagi-Harada caracterizada por acusia extrassensorial, tontura, granuloma, despigmentação da pele, cabelo ao redor dos olhos e meningite asséptica. A fisiopatologia dessa doença envolve autoimunidade aos linfócitos e aos tecidos que contenham essas células, como úvea, pele, meninge e OI. Foram descritos casos de aparecimento de perda auditiva contralateral à orelha que sofreu a ressecção de um schwannoma vestibular. Uma das teorias mais aceitas para explicar esse fato é a da "cocleolabirintite simpática", na qual a exposição aos antígenos da orelha operada poderia causar uma resposta autoimune sistêmica aos antígenos da OI, resultando em acometimento da orelha não operada. Foram detectados anticorpos antifosfolipídeos em pacientes com DIMOI, que podem estar envolvidos na patogênese dessa doença por formação de microtrombos na vasculatura labiríntica.[16]

A OI não possui tecido linfóide, mas tem uma barreira sanguínea, o que antes fazia da OI um órgão imunologicamente único. No entanto, estudos mostraram que as células responsáveis pela resposta imune local são, em grande parte, macrófagos residentes envolvidos na manutenção da homeostase e imunidade da OI. Essas células imunológicas desempenham um papel fundamental na perda auditiva autoimune ou relacionada com idade; portanto, espera-se que os macrófagos da OI sejam alvos terapêuticos importantes.[14]

Quadro clínico

O acometimento auditivo e vestibular associado a uma história clínica de processo reumático autoimune sistêmico sugere fortemente a concomitância do quadro, mas essa associação é encontrada em apenas 25 a 30% dos casos, conforme descrito anteriormente. Os complexos imunes circulantes acometem a OI causando vasculites, geralmente resultando em disacusias bilaterais severas e com frequente redução da discriminação vocal. Na presença exclusiva de processo autoimune local, a história já não é tão comum.[17] O quadro clínico típico inclui otoscopia normal, e raramente pode apresentar hiperemia do cabo do martelo. A expressão clínica pode ser heterogênea, mas na maioria dos casos apresenta com hipoacusia de início rápido e progressão em semanas a meses.[5]

No início, pode ser unilateral, mas atinge a orelha contralateral em semanas ou meses, podendo ter caráter isolado, estável ou progressivo, até levar à surdez total.[18] Durante sua evolução, a audição cai progressivamente acometendo a orelha contralateral de maneira assimétrica, com elevação de sua morbidade, momento em que geralmente se suspeita do diagnóstico.[13]

A presença de zumbidos e plenitude auricular que ocorre em 25 a 50% dos casos leva à suspeita diagnóstica de doença de Ménière. Cerca de 50% dos pacientes queixam-se inicialmente de tontura intermitente e cabeça leve, ataxia, se a doença está avançada, raramente vertigem, ocorrendo mais em casos unilaterais. Muitos casos não apresentam sintomas vestibulares e grande parte dos sintomas iniciais desaparece com o tempo, devido ao fenômeno da habituação. Muitas doenças autoimunes têm predileção racial e familiar conhecida. Dessa forma, o antecedente familiar de doença imunomediada ou perda auditiva sensorioneural deve sempre ser insistentemente investigado. Há, contudo, autores que contrariam relatos sobre a DIMOI como definida originalmente, com surdez progressiva, com ou sem vertigem, resposta positiva ao tratamento com corticosteroide, obrigatoriedade de terapia imunossupressora ou a possibilidade de perda auditiva total, afirmando que a evolução clínica pode ser muito variável e a maioria dos pacientes apresenta evolução benigna.

Procedimentos para o diagnóstico

Os fatores de causa autoimune, embora estejam em minoria, são facilmente presumidos quando a surdez e os sintomas correlatos apresentam-se associados a doenças sistêmicas. Quando não, são necessários testes laboratoriais. Não existe teste diagnóstico para DIMOI universalmente aceito e muitos testes mediados por células e outros visando a pesquisa de anticorpos humorais têm sido desenvolvidos para diagnosticá-la.[1,10,11,18]

Os critérios diagnósticos clínicos são definidos da seguinte forma: (a) PANS bilateral progressiva de ≥ 30 dB em pelo menos uma frequência; e (b) PANS determinada da seguinte forma: (b1) PASN progressiva e bilateral de ≥ 30 dB em pelo menos uma frequência; e (b2) PANS determinada como idiopática com base em avaliação clínica, exames de sangue e resultados de imagens magnéticas (RM) ou tomografia computadorizada (TC). Os pesquisadores também especularam uma relação entre a presença de anticorpos anticardiolipina e PASN, que é frequentemente observada em pacientes com LES, e perda auditiva súbita.[14]

A investigação laboratorial inicia-se com testes imunológicos antígeno-específicos na fase ativa da doença, antes da introdução de imunossupressores. Testes antígenos-inespecíficos são menos úteis. Foi necessária a purificação dos antígenos da OI para que fossem desenvolvidos testes específicos para a detecção das DIMOIs. Inicialmente, as proteínas eram extraídas de macerados de tecido labiríntico e usadas como antígenos, mas são necessárias a extração e o fracionamento dessas proteínas de cada componente da OI, pois com sua histologia e fisiologia específicas, devem possuir antigenicidade peculiar. Igualmente importante seria identificar em quais componentes da OI os sítios antigênicos estariam localizados e quais interações antígeno-anticorpo seriam as mais importantes na patogênese e no desenvolvimento da doença. O teste que mais se associa com perdas auditivas rapidamente progressivas, bilaterais e idiopáticas é a pesquisa de anticorpos que podem ser chamados de anticorpos anticóclea, contra antígenos de OI bovina. São anticorpos antiproteína 68 kD (proteína denominada *heat shock protein* 70 ou hsp 70), que está presente na cóclea e em células renais. Esse teste diagnóstico também norteia a atividade da doença, bem como a resposta positiva à corticoterapia; contudo, é um procedimento de difícil acesso no Brasil e apresenta custo elevado. Esse método, denominado Western blotting ou *immunoblotting* determina, através da imunoeletroforese em gel com o soro diluído a 1:400, a reatividade exclusiva do soro dos pacientes contra a proteína 68 kD ou hsp 70, extraída dos rins de bovinos, mais fácil de ser obtido. O aquecimento das células efetuado durante o teste de pesquisa de anticorpos anti-68 kD libera mais o antígeno hsp 70, disponível comercialmente. Com o tratamento clínico, essa coloração se atenua. O teste anti-hsp70 constitui-se, ainda, no único marcador diagnóstico disponível para identificar a origem autoimune de uma perda auditiva. Em um estudo prospectivo recente, foi confirmada a presença dos anticorpos anti-hsp70 em pacientes afetados por DIMOI. Os pacientes do grupo estudo (n=67) foram divididos em três grupos: (1) surdez idiopática, (2) associada à inflamação ocular (p. ex., síndrome de Cogan) e (3) associados a doença autoimune sistêmica (DAIS). O grupo controle (n=21) incluiu: (1) indivíduos sadios (n=21) e (2) pacientes acometidos por DAIS, sem qualquer doença ocular ou audiovestibular. Foram encontrados anticorpos anti-hsp70 em 52% do grupo estudo e em 4% do grupo controle (qui^2 = 13.009, $p < 0,01$). Nos pacientes DIMOI, a positividade para anticorpos anti-hsp 70 foi de 59,5%, comprovando-a como uma ferramenta diagnóstica acurada. Cerca de 50% dos pacientes acometidos por síndrome de Cogan e 37,5% dos acometidos por DAIS com SSN foram positivos. No grupo controle, foram encontrados anticorpos anti-hsp70 em 8,3% dos indivíduos sadios e em nenhum dos pacientes com DAIS e sem perda auditiva. Outro trabalho mostrou que 33% dos pacientes com doença de Ménière e 5% da população normal apresentam teste positivo para anti-68 kD.[18,19]

Pacientes com hidropsia endolinfática tardia mostraram reação mais evidente contra 28 kD, enquanto 28% dos pacientes com perda auditiva juvenil unilateral apresentaram reação positiva e exclusiva para 69 kD. Trabalhos mostram dados conflitantes entre DIMOI e o tipo de proteínas relacionadas com os anticorpos detectados. Danos na OI podem expor o sistema imunológico a uma infinidade de proteínas, que por sua vez vão desencadear reações variáveis, produzindo anticorpos diferentes. O soro de pacientes com doença de Ménière mostrou reatividade para antígenos da OI (peso molecular 44 e 53 kD). Essa reatividade não foi detectada em pacientes sadios. Não está claro se os anticorpos contra proteínas 44 e 53 kD têm papel importante na patogênese da doença ou se representam apenas resultado da inflamação ou destruição tecidual. Em testes realizados em ossos temporais de cobaias, pacientes com SSN progressiva, doença de Ménière e surdez súbita apresentaram reações positivas para anticorpos anti 30, 42 e 68 kD.[20]

A triagem hematológica inespecífica pode incluir hemograma, velocidade de hemossedimentação (VHS), proteína C reativa, fator reumatoide, mucoproteínas, pesquisa do fator antinúcleo (pouco utilizada), pesquisa de imunocomplexos circulantes, dosagem do complemento total e frações, pesquisa de anticorpos anticolágeno tipo II, teste ELISA para anticardiolipina, teste de imunofluorescência para anticorpo citoplasmático neutrofílico, teste de micro-hemaglutinina para *T. pallidum* e teste ELISA para doença de Lyme. A fração de complemento sérico C1q tem afinidade especial pelos imunocomplexos circulantes e seus níveis sanguíneos caem nos casos de DIMOI. O teste específico para DIMOI é a pesquisa de anticorpos contra hsp 70. A presença da proteína hsp 70, também chamada proteína de estresse, considerada importante antígeno na reação autoimune, pode ser primária ou secundária a algum estímulo, e já foram encontrados anticorpos anti-68 kD, cujo peso molecular é o mesmo da hsp 70, em outras doenças autoimunes, como a retocolite ulcerativa, e também na doença de Lyme. Na população geral, entretanto, esse teste foi positivo em 32% de 279 pacientes estudados, portadores de SSN de rápida progressão, mostrando alta especificidade e baixa sensibilidade. A pesquisa de anticorpo anti-hsp 70 de 68 kD pelo Western blotting é o único exame laboratorial específico para seu diagnóstico, possuindo sensibilidade de 42% e especificidade de 90%.[10,21] É ferramenta diagnóstica acurada, indica doença ativa e maior probabilidade de resposta adequada ao tratamento.

Foi observado que o soro de pacientes portadores de DIMOI e surdez súbita reagiam com antígenos da estria vascular de *hamsters*. As proteínas que reagiam ao soro foram depois purificadas e identificadas por seu peso molecular, e alguns dos sítios reagentes dessas proteínas foram também isolados em nervos cranianos, rim e cérebro. As reações de Western blotting também foram realizadas com tecidos de outros órgãos, como cérebro, rim, fígado e músculo esquelético. Os testes positivos indicam que as reações contra proteínas de 68 kD não são específicas para os tecidos da OI, sugerindo uma reação autoimune global ou sistêmica dos pacientes estudados; todavia, de 70 a 87% dos pacientes que apresentaram anticorpos anti-68 kD responderam melhor à corticoterapia do que os pacientes sem positividade, e a positividade do teste ocorre em cerca de 89% dos pacientes na fase ativa da doença. A faixa etária mais frequentemente positiva ao anti-68 kD foi de 31 a 50 anos. A busca de anticorpos específicos contra tecidos da OI revela reações positivas contra proteínas de 32 kD extraídas da parede lateral da cóclea, órgão de Corti e órgãos vestibulares. O rim parece compartilhar a antigenicidade tecidual com a OI, tendo em vista que foram descritas reações contra proteínas de 58, 60 e 220 kD encontradas no rim e na parede lateral da cóclea.[10,22]

Os testes inespecíficos mostram 72% de sensibilidade e 94% de especificidade para DIMOI, reforçando sua utilidade na impossibilidade de se realizar o teste anti-68 kD. Pacientes com surdez súbita, submetidos ao teste anti-68 kD em proteína bovina (positividade de 31%) e submetidos a corticoterapia mostraram resultados positivos também nos testes inespecíficos para distúrbios autoimunes e responderam melhor à terapia nos casos positivos para 68 kD.[23]

Autores brasileiros descreveram a ocorrência de uma diminuição significativa do número de linfócitos CD4+ e CD8+ em pacientes com surdez súbita (diminuição de CD4 e CD8 citotóxico), sugerindo a existência de resposta imunomediada na OI como fator etiopatogênico possível na SSN aguda. Esses pacientes foram, então, submetidos a tratamento com corticoides e observou-se que nos casos em que ocorreu uma boa recuperação auditiva, houve uma tendência à normalização desses linfócitos, enquanto nos casos com má recuperação auditiva não se constatou essa tendência.[24]

Foram estudados os soros de pacientes pelo método de Western blotting, 15 dos quais com SSN idiopática rapidamente progressiva e 31 com surdez súbita; 73% dos casos do primeiro grupo apresentaram anticorpos de reação cruzada (27, 45, 50 e 68 kD). A resposta global à terapia imunossupressora foi efetiva em 50% dos casos. Sessenta e cinco por cento dos casos de surdez súbita também apresentaram anticorpos de reação cruzada (27, 45, 50 e 80 kD) e, nesses casos, a terapia corticosteroide foi mais eficaz em restabelecer a audição do que sem tratamento. Ocorreu recuperação espontânea em cerca de 50% dos casos, mas apenas nos pacientes com teste positivo. Os antígenos detectados com *immunoblotting* não foram cocleoespecíficos, mas também encontrados em extratos proteicos de outros órgãos, como nervos cranianos, rins e cérebro.[25]

O uso do ensaio imunoenzimático (ELISPOT) para avaliar as frequências de células T do sangue periférico capazes de produzir IFN-g em resposta a homogenatos de tecido da OI humana em pacientes com DIMOI foi testado em um pequeno estudo incluindo 12 pacientes. Esse estudo mostrou que 25% dos pacientes com DIMOI apresentam frequências aumentadas de células T produtoras de IFN-g específicas do ouvido interno no sangue periférico. Da mesma forma que os ensaios celulares, os testes sorológicos para detectar anticorpos contra antígenos da OI carecem de especificidade suficiente para serem usados como ferramentas de diagnóstico. O ensaio OtoBlot, um ensaio Western blotting disponível comercialmente para anticorpos anti-hsp 70, tem baixa sensibilidade (50%). Mais recentemente, foram demonstrados anticorpos anti-CTL-2 em 50% dos soros DIMOI; no entanto, esse teste não está disponível comercialmente e seu valor diagnóstico precisa ser confirmado em estudos maiores. A utilidade do PET para avaliar doença ativa é controversa.[14]

A audiometria tonal é do tipo sensorioneural, em geral sem alteração retrococlear ou componente condutivo, flutuante, bilateral e assimétrica em 79% dos casos, mostra geralmente um formato de curva descendente, mas algumas vezes pode ser plana ou afetar mais as frequências baixas que as altas, com formato ascendente.[18] A discriminação vocal pode apresentar comportamento imprevisível, mostrando-se desproporcionalmente boa ou ruim em relação ao limiar tonal puro, semelhante a lues ou neurinoma. Na eletronistagmografia, pode-se observar redução da resposta calórica na orelha afetada. É recomendável a realização de ressonância magnética contrastada e/ou audiometria do tronco encefálico para estabelecer diagnóstico diferencial com schwannoma. Há ainda a possibilidade de detecção de atividade inflamatória no labirinto membranoso por meio da ressonância magnética com o uso de contraste paramagnético.[1,10]

Em resumo, o diagnóstico de presunção pode ser feito quando o quadro clínico sugere DIMOI, quando há doença imunológica sistêmica associada e/ou testes inespecíficos apresentam-se alterados. Persistindo a suspeita clínica de DIMOI sem confirmação laboratorial, realiza-se o teste terapêutico com corticosteroide que será descrito a seguir; contudo, essa terapia de prova poderá interferir nos testes diagnósticos, justificando que se evite a realização desses testes após o início do tratamento e não se deve esquecer que doença inativa pode resultar também em exames negativos.[13,22]

Diagnóstico diferencial

É possível a presença de uma reação imunológica oculta contribuindo no todo ou em parte para a patogênese de várias doenças bem definidas da OI, incluindo surdez súbita, doença de Ménière, SSN crônica ou idiopática rapidamente progressiva e otosclerose, que podem, então, estar relacionadas com etiologia autoimune, tendo em vista que alguns casos dessas doenças têm origem em distúrbios imunomediados,[26] e por isso o diagnóstico diferencial da SSN progressiva ainda é um verdadeiro dilema. Todas essas doenças devem, portanto, ser incluídas no diagnóstico diferencial da DIMOI. A surdez súbita causada por processos autoimunes tem adquirido maior importância desde que o conceito foi introduzido por McCabe (1979), e muitos estudos afirmam esse fato.

Outras doenças que podem ser incluídas no diagnóstico diferencial das perdas auditivas de etiologia autoimune são: perda auditiva heredodegenerativa, insuficiência vascular, síndrome do aqueduto vestibular alargado, hipercoagulabilidade atribuível à síndrome antifosfolípide, formação de complexo imune circulante, granulomatose de Wegener, doença de Behçet, síndrome de Cogan, síndrome de Koyanagi-Harada, síndrome de Susac, doenças inflamatórias intestinais, schwannoma vestibular, cirurgia prévia de schwannoma, lues com manifestação otológica e doença de Lyme (borreliose que, às vezes, evolui com distúrbios otológicos e paralisia facial). Doenças autoimunes como LES, vitiligo, poliarterite nodosa e policondrite recidivante, podem cursar com perdas auditivas de mesma origem. Além disso, infecções virais, irradiação prévia, doença de Charcot-Marie-Tooth e acidentes vasculares cerebrais. etiologias genéticas como mutação de *GJB2*, síndrome de Usher, síndrome de Goldenhar e síndrome de Muckle Wells também devem ser consideradas no raciocínio diagnóstico.[6,16,27]

Abordagem terapêutica

Na ausência de diagnóstico confirmado, pode ser realizado teste terapêutico, que consiste em observar a resposta audiométrica com o uso de prednisona na dose de 1 a 2 mg/kg/dia durante 15 a 20 dias. A positividade é dada pela melhora dos limiares tonais no final do teste, sugerindo o diagnóstico. O tratamento da DIMOI deve ser sempre imunossupressor, inicialmente com corticosteroides, em geral 60 mg/dia (dose total), durante 4 semanas, período geralmente suficiente para a estabilização do quadro. Como alternativa à prednisona, indica-se dexametasona (0,1 mg/kg/dia, máximo de 8 mg/dia) ou deflazacort (30 mg/dia; 1,5 mg para cada 1 mg de prednisona). Cerca de 70% dos pacientes com positividade no teste de pesquisa de anticorpos anti-68 kD (hsp 70) respondem bem ao tratamento corticosteroide. Para os pacientes com boa resposta clínica, deve ser mantida a dose de manutenção de 10-20 mg/dia durante no mínimo 3 meses, com realização de audiometria tonal mensal.[10,24]

O critério para considerar-se melhora auditiva deve ser a presença de incremento maior que 10 dB nos limiares tonais em duas frequências consecutivas e/ou melhora da discriminação vocal.[22] Outros autores consideram como critérios de melhora em 4 semanas durante a corticoterapia no audiograma semanal: 1) aumento de 15 dB ou mais na média para tons puros, 2) melhora de 20% ou mais na discriminação vocal e 3) estabilização da audição com completa regressão da vertigem. Na presença de flutuações na audição, os pacientes foram considerados como não responsivos. A retirada do corticosteroide deve ser gradualmente decrescente. Há outros esquemas de tratamento, como por exemplo, após o primeiro mês com dose de 1 mg/kg/dia, reduzir para 20 mg/dia no adulto e reduzir lentamente a partir dessa dose.[13] No paciente tratado durante 4 semanas, com boa resposta clínica, o tratamento deve ser reduzido lentamente em mais 8 semanas. Se o paciente recair, durante ou após o período de redução da dose, deve ser repetido novo curso de tratamento. Caso não haja resposta até o final das primeiras 4 semanas, deve-se reduzir rapidamente a dose em 2 a 3 semanas.[22] Não há estudos sobre o tempo ideal de manutenção da corticoterapia. São as principais contraindicações ao uso dos corticosteroides a hipertensão arterial sistêmica, diabetes mellitus, úlcera péptica ativa, hiperssensibilidade ao medicamento, tuberculose, glaucoma, início de gestação, vacinação recente. As reações adversas à prednisona incluem euforia, agitação, insônia, taquicardia, sudorese, aumento do apetite com consequente ganho ponderal, poliúria, alterações hidroeletrolíticas, osteomusculares, gastrointestinais (úlcera péptica, pancreatite), alterações dermatológicas, neurológicas, psiquiátricas e hormonais (estado cushingoide por retenção de sais e líquidos, diabetes mellitus e insuficiência suprarrenal) e mais raramente a necrose asséptica da cabeça do fêmur. Esses efeitos podem ser atenuados com a ingestão de dose única total pela manhã ou em dias alternados.

Quando não se obtém resposta satisfatória ou quando o paciente apresenta contraindicações à corticoterapia, está indicada a substituição por outras drogas citotóxicas e imunossupressoras, como a ciclofosfamida e o metotrexate, além de alguns estudos sugerirem o corticoide intratimpânico ou alguns imunobiológicos na tentativa de terapia adjuvante ou em casos refratários. Durante o período de administração dessas drogas, deve-se monitorizar os eventuais efeitos colaterais e avaliar a relação custo-benefício do tratamento, devendo-se informar ao paciente os riscos do uso desses medicamentos. A ciclofosfamida, na dose de 2 a 5 mg/kg/dia, em dose única diária, pela manhã, deve ser ingerida com grande quantidade de líquidos devido à sua nefrotoxicidade e tem sido associada ao desenvolvimento de cistite hemorrágica e doenças malignas do trato urinário. Possui como principais efeitos colaterais a mielossupressão, alterações nas funções reprodutivas, náuseas e vômitos, flebites e tromboses. O metotrexate possui como principais efeitos tóxicos a mielossupressão, alterações gastrointestinais e seu uso prolongado pode causar toxicidade hepática crônica. Outra droga usada é a azatioprina, também com atividade leucopênica. Deve ser feita a monitorização do número de leucócitos, evitando-se contagem de linfócitos inferior a 3.000 células/mm^3 e neutrófilos abaixo de 1.000 a 1.500 células/mm^3.[10,13] É citada na literatura a possibilidade de melhora mais rápida com a associação de prednisona com ciclofosfamida durante 3 meses, interrompendo-se a ciclofosfamida e diminuindo-se progressivamente a prednisona.[10]

A injeção de corticosteroide intratimpânico tem sido feita em pacientes não responsivos ao corticoide ou que não podem tolerar longos períodos de tratamento, sendo a metilprednisolona a escolha com efeitos colaterais menores, incluindo tontura transitória, dor, dormência na língua e perfurações pequenas de membrana timpânica. Faz parte de alguns protocolos como alternativa logo após o uso do corticoide oral. Existe uma segurança relativa em terapia adjunta ao corticoide ou como segunda linha mostrando melhora na audição em 54% dos refratários e 50% dos pacientes como um todo.[28] Na presença de anticorpos antifosfolipídeos em pacientes com DIMOI, o uso de anticoagulantes merece ser aventado e melhor estudado.[16]

Para os casos ainda não responsivos, pode-se considerar a opção da plasmaferese, que consiste na remoção do plasma sanguíneo e nova infusão dos elementos figurados com albumina ou plasma fresco de banco. Esse tratamento permite a redução de imunocomplexos circulantes. Durante a plasmaferese, devem ser continuados os tratamentos com corticosteroide e a ciclofosfamida para potencializar o efeito imunossupressor, prevenindo a produção contínua de anticorpos.[17]

É importante lembrar que existe pouca correlação entre a positividade dos exames e a resposta ao tratamento, e que a relação risco-benefício deve ser amplamente explicada e discutida com o paciente e seus familiares. Novos agentes terapêuticos têm sido estudados em pequenas coortes, nas quais os corticoides são contraindicados ou não tiveram sucesso, o que inclui os inibidores de TNF-alfa e de anticorpos monoclonais como Infliximabe, Golimumabe e Etanercepte com aumento significativo dos níveis de audição, mas com resultados variáveis com o Etanercepte. A literatura recomenda que essa classe não deve ser usada em

CAPÍTULO

13

Perda Auditiva Induzida por Pressão Sonora Elevada e Trauma Acústico

Vagner Rodrigues • Eduardo Tanaka Massuda • Arthur Menino Castilho

INTRODUÇÃO

A perda auditiva induzida por ruído (PAIR) é consequência de lesões multifatoriais na orelha interna após exposição a fontes sonoras intensas no ambiente, no trabalho (ocupacionais) ou em atividades recreativas. Atualmente, o termo mais utilizado na medicina ocupacional é PAINPSE (perda auditiva induzida por níveis de pressão sonora elevados); entretanto, PAIR é historicamente consagrado e não é incorreto. O conceito de ruído é muito amplo e pode ser utilizado como sinônimo de som de alta intensidade. Como este Capítulo não trata apenas de perda auditiva causada pela exposição ocupacional, será utilizado o termo PAIR.

É importante diferenciar a perda auditiva causada pela exposição crônica ao ruído do trauma acústico. Pode-se diferenciá-los a partir de duas variáveis: intensidade ou pressão sonora (medida em decibéis [dB]) e tempo de exposição. Normalmente, o trauma acústico ocorre após a exposição a uma fonte sonora de alta intensidade e em um curto espaço de tempo (tiro, explosão de bomba ou fogos de artifício são as principais causas). Em casos de bombas, as lesões em órgãos e tecidos são causadas também pelo grande deslocamento de ar e detritos. Mas considerando apenas o ruído, um nível de pressão sonora acima de 110 dB é considerado limiar de desconforto. A partir de 120 dB pode causar perda auditiva imediata. Acima de 130 dB é o limiar de dor.

A duração e a gravidade da PAIR dependem da extensão e localização do dano celular. Como o epitélio auditivo de mamíferos – o órgão de Corti – não se regenera, quando as células sensoriais são perdidas, a degeneração neural ou das células ciliadas induzidas por ruído pode resultar em perda auditiva permanente, principalmente com a exposição repetida. A PAIR é a segunda causa mais comum de perda auditiva neurossensorial, atrás apenas da presbiacusia.[1] Tem características específicas,[2,3] abordadas na Tabela 13.1 e exemplificadas na Figura 13.1.

A PAIR pode ter um impacto negativo na qualidade de vida de um indivíduo, na economia e na sociedade. Para cada decibel de perda auditiva, há um aumento estatisticamente significativo no risco de lesões e acidentes relacionados com o trabalho que podem levar à internação.[5] No entanto, é uma condição evitável se houver precauções apropriadas com redução da exposição ao ruído. A implementação de medidas para detectar e atenuar os fatores causais, a conscientização sobre a condição, o uso de estratégias de proteção e o desenvolvimento de terapias que protejam ou atenuem os danos da exposição ao ruído podem auxiliar na prevenção dessa condição comum. A Tabela 13.2 coloca os principais fatores de risco para PAIR.[6]

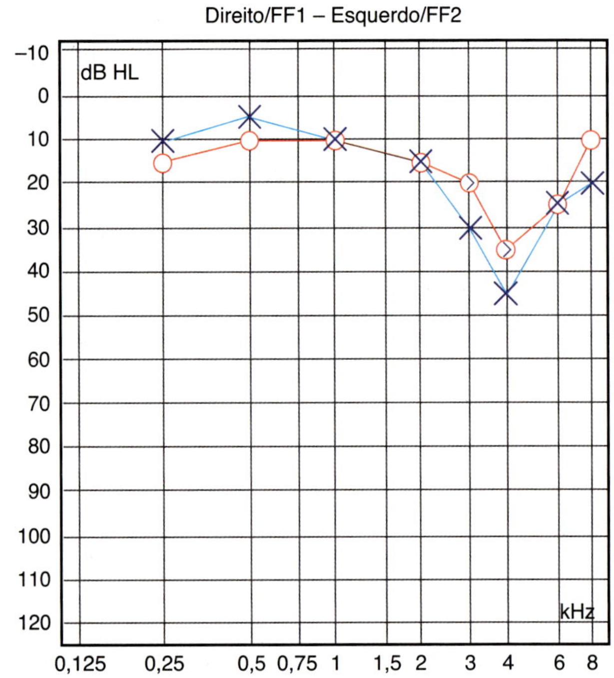

Figura 13.1 Exame característico de exposição crônica ao ruído com entalhe em 4 kHz bilateralmente.

Tabela 13.1 Características da perda auditiva induzida por ruido (PAIR).

- Manifesta-se, inicialmente, nas frequências de 3, 4 e 6 kHz, estendendo-se às frequências adjacentes à medida que progride
- As frequências de 0,25, 0,5, 1, 2 e 8 kHz levam mais tempo para serem comprometidas
- Raramente leva à perda auditiva profunda. Geralmente, não ultrapassa os 40 dBNA nas baixas frequências e os 75 dBNA nas frequências altas
- Cessada a exposição ao ruído, a PAIR não progride
- As orelhas normalmente são afetadas simetricamente, a menos que o indivíduo seja exposto a fontes de ruído unilaterais*

*A lateralidade da fonte sonora e o efeito sombra da cabeça podem explicar algumas causas de assimetria como em motoristas que viajam com o vidro aberto do automóvel e atiradores de rifle que posicionam uma orelha mais próxima ao gatilho.[4]

Tabela 13.2 Fatores de risco para perda auditiva induzida por ruido.

- Idosos
- Exposição ao ruído ocupacional (construção, oficina/fábrica de máquinas, mineração, transporte, músico)
- Exposição repetida ao ruído recreativo (música alta em festas, academias, shows de música e volume alto em fones de ouvido)
- Exposição a explosões
- Disparar armas de fogo (recreativas ou militares)
- Hipertensão, tabagismo e diabetes
- Falta de proteção auditiva
- Exposição a solventes orgânicos, metais pesados, pesticidas, asfixiantes
- Uso constante de relaxantes musculares, porque inibem a proteção natural da orelha média pelo reflexo do músculo estapediano

EPIDEMIOLOGIA

O relatório Global Burden of Disease (2019) estimou que 1,57 bilhão de pessoas, ou 20,3% da população mundial, são afetadas por algum tipo de perda auditiva, sendo 62% acima dos 50 anos.[7]

Estima-se que a PAIR afete aproximadamente 5% da população mundial e seja mais comum em homens adultos. No entanto, isso pode estar subestimado, uma vez que a prevalência de PAIR varia amplamente entre populações e grupos etários. Aproximadamente 16% das perdas auditivas incapacitantes em adultos em todo o mundo são atribuídas ao ruído ocupacional, variando de 7 a 21% em várias regiões geográficas.[8] As taxas são mais baixas na Austrália, Japão, Nova Zelândia e Cingapura, e as mais altas estão na região que inclue Camboja, Laos, Malásia, Filipinas e Vietnã.[8]

Fatores ambientais, incluindo o ruído ambiente urbano, também desempenham um papel importante no desenvolvimento da PAIR. Um estudo observacional de ruído ambiental em Bangkok (Tailândia) constatou que as populações urbanas têm maior perda auditiva na média do que as populações rurais.[9] De acordo com um relatório da Organização Mundial da Saúde (OMS) de 2011, cerca de 1,5 milhão de anos de vida saudável são perdidos devido ao ruído relacionado com o tráfego apenas na Europa Ocidental.[10]

EXPOSIÇÃO RECREACIONAL

Segundo a OMS, 1,1 bilhão de jovens entre 12 e 35 anos têm risco de perda auditiva devido à exposição prolongada e excessiva a sons altos.[11] Crianças, adolescentes e adultos jovens têm maior risco de desenvolver perda auditiva por causa de sua exposição frequente à música alta durante as atividades de lazer, nos transportes e durante atividades desportivas. Fones de orelha melhoram a experiência auditiva, mas também aumentam o risco de PAIR. Ao longo do tempo, o uso de MP3, iPods, smartphones e dispositivos similares têm aumentado em todo o mundo.[12] É recente a preocupação com exposição ao ruído na recreação.

A música em alta intensidade apresenta três elementos principais de substâncias viciantes: causa mudanças rápidas e intensas no humor e no nível de excitação, reduz o humor negativo e provoca desejo de ouvi-la novamente.[13] A música durante atividades esportivas melhora a atenção, reduz a fadiga e aumenta o estado de alerta.[13,14] Quanto mais agradável for uma música, mais alto se deseja ouvi-la.[15] Ouvir música durante atividade física está associada ao risco de perda auditiva, principalmente quando a atividade é realizada *indoor.*[16] Exemplo de perda auditiva na Figura 13.2.

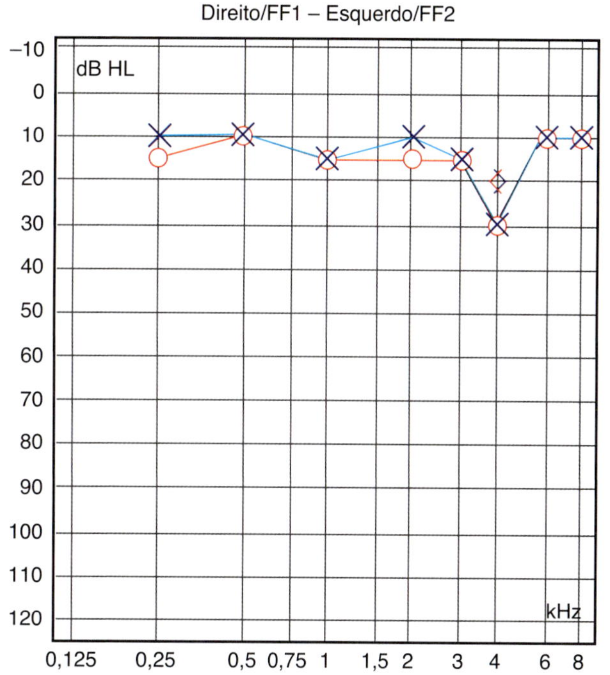

Figura 13.2 Paciente com 13 anos abusa do uso de fone de ouvido. Apresenta pequeno entalhe bilateral em 4 kHz, mas já é o suficiente para causar zumbido bilateral, pior à esquerda.

Os praticantes de exercícios percebem a música alta como mais prazerosa em comparação com sons menos intensos e não a consideram como um perigo, sendo um risco para PAIR.[17,18] Profissionais de educação física que trabalham em academias têm apresentado perda auditiva e zumbido.[13,16] Campanhas de prevenção e alerta com foco nos riscos de música alta em academias de ginástica e para atletas raramente existem.[19]

Os fones podem produzir pressão sonora de até 126 dBA.[20] O uso desses dispositivos tem sido associado a um aumento de 70% no risco de perda auditiva leve a moderada.[21] Adolescentes e adultos jovens têm apresentado queixa de zumbido pelo abuso dos fones de ouvido.[22,23] Casas noturnas e concertos são outra fonte comum de ruído que varia de 104,3 a 112,4 dBA com um nível médio de 97,9 dBA.[13]

Tiro recreativo

O número de indivíduos que participam de esportes relacionados com armas de fogo varia em função do tipo de esporte, região geográfica, tradição e cultura. Os níveis máximos de pressão sonora das armas de fogo variam entre 140 e 175 dB. A maioria das armas de fogo recreativas (excluindo as de pequeno calibre) gera entre 150 e 165 dB de pressão sonora. A faixa geral de pressão sonora de pico medido na orelha esquerda de um atirador destro varia entre as categorias de armas de fogo. Tiros de calibre .22 por um atirador destro podem causar diferença entre as orelhas direita e esquerda de 9,8 dB. Isso ocorre pela difração do impulso da cabeça para a orelha esquerda e sombra pela cabeça e ombro para a orelha direita, sem considerar quaisquer efeitos potenciais de atenuação protetora auditiva.[24] Essas medidas apoiam claramente uma diferença de exposição entre as duas orelhas que pode se traduzir em perda auditiva assimétrica. No entanto, o grau de assimetria pode variar com o tipo de arma, o uso de proteção auditiva e outras exposições de ruído direcional e não direcional ao longo do tempo, como mostra o gráfico da audiometria na Figura 13.3.

Militares

A perda auditiva é comum nas forças armadas. Os militares são expostos a níveis perigosos contínuos e intermitentes de ruído, incluindo tiros e explosões. O aumento da perda auditiva está associado à exposição e ao tempo de serviço. A combinação das energias acústicas e das ondas de pressão pode resultar em ruptura do órgão de Corti, separação da membrana basilar e fratura e deslocamento dos estereocílios. Desde 2021, o zumbido é a deficiência relacionada com o serviço mais prevalente para veteranos dos EUA, enquanto a perda auditiva é a terceira mais prevalente, afetando 2,5 e 1,4 milhão de veteranos, respectivamente.[25]

Indivíduos com audiogramas com perda auditiva no momento da solicitação de serviço no Exército e Corpo de Fuzileiros Navais dos EUA tiveram entre 8 e 4 vezes mais chances de ter uma avaliação da incapacidade auditiva em comparação com controles pareados. Assim, a identificação precoce de alistados em risco de perda auditiva e o aconselhamento sobre medidas de proteção auditiva podem reduzir a carga de PAIR nos militares. Atualmente, o protocolo pós-exposição ao trauma acústico agudo em militares norte-americanos inclui a retirada do indivíduo do risco de ruído e a manutenção do indivíduo em ambiente efetivamente silencioso (níveis ambientais de ≤ 70 dB) por 21 dias.[26,27]

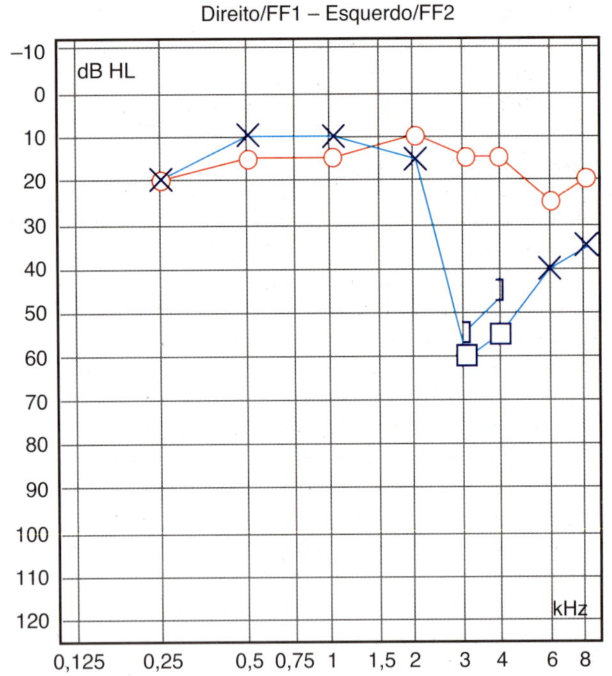

Figura 13.3 Exame característico de exposição aguda ao ruído ou trauma acústico. Paciente atirou sem a devida proteção com a orelha esquerda mais próxima ao cano do rifle, resultando em uma perda auditiva neurossensorial assimétrica.

FISIOPATOLOGIA

Há vários mecanismos envolvidos na fisiopatologia da PAIR - dano mecânico das estruturas cocleares, redução do fluxo sanguíneo, inflamação, estresse oxidativo e excitotoxicidade do glutamato devido à superestimulação de células ciliadas internas e nervo coclear. A perda de células ciliadas via apoptose é, em última instância, a lesão mais grave e contribui para a perda auditiva permanente.

As variáveis que impactam a gravidade do dano incluem fatores atribuíveis ao estímulo sonoro (intensidade, espectro da frequência e duração) e às características físicas, mecânicas e químicas das orelhas externa, média e interna. Os danos causados pelo ruído podem ser temporários ou permanentes. O tempo prolongado de exposição ao ruído ou uma exposição única a níveis sonoros de alta intensidade podem causar mudanças permanentes nos limiares ou *permanent threshold shifts* (PTS). O PTS ocorre quando o limiar padrão é estabilizado em um nível elevado devido à destruição das células ciliadas da cóclea, feixes mecanossensoriais dos cílios ou fibras nervosas. A persistência da perda auditiva 14 dias após a exposição ao ruído, sendo o limite superior de recuperação de 30 dias, é indicativa de PTS. A atenuação transitória da audição com recuperação dentro de 24 a 48 horas é chamada de mudança temporária do limiar ou *temporary threshold shift* (TTS) e resulta de danos sonoros mais moderados.[28] TTS e PTS mostram padrões histopatológicos distintos, descritos a seguir.

Danos mecânicos

Como as células ciliadas externas (CCE) ficam no topo da membrana basilar e porque seus estereocílios estão presos na membrana tectória, elas estão sujeitas a forças mecânicas de cisalhamento em resposta às vibrações sonoras. Esse estresse mecânico contínuo causa danos ao longo do tempo e é uma característica da perda auditiva típica relacionada com idade. No entanto, com o ruído intenso ou persistente, as forças de cisalhamento podem causar quebra do núcleo dos estereocílios, levando à morte prematura das células ciliadas.[29]

A perda das ligações de ponta ou *tip-links* dos estereocílios devido à força excessiva, desacoplando o canal de transdução mecanoelétrico, impede a mecanotransdução pela célula ciliada. No entanto, os *tip-links* têm alguma capacidade de reparo a partir da substituição das proteínas PCDH15 e CDH23. Em mamíferos, observou-se reparo *in vitro* dos *tip-links* quebrados em 24 horas, seguido de restauração da mecanotransdução. Sugere-se que esse fenômeno ocorra no TTS após a exposição ao ruído, embora o PTS possa ocorrer se os *tip-links* forem muito danificados, impedindo o reparo.[30]

As células de suporte também podem ser fisicamente danificadas pelo ruído. Danos às células pilares têm sido observados tanto após impulso de alto nível (160 dB) como ruído contínuo (100 a 120 dB NPS). As células de Deiters e de Hensen também têm efeito protetor sobre as CCEs. O trauma acústico pode deslocá-las em direção ao centro do giro coclear, resultando em perda da sensibilidade auditiva. A perda das células de suporte, particularmente as pilares, resulta em um desacoplamento dos estereocílios das CCEs da membrana tectória em um modelo de chinchila de PAIR. Isso diminui a estimulação das células ciliadas e resulta em um TTS.[31]

Estresse oxidativo e redução do fluxo sanguíneo

As mitocôndrias desempenham um papel essencial no apoptose e no estresse oxidativo. Após infecção, trauma e, nesse contexto, trauma induzido por ruído, dano celular ou degradação das conexões celulares podem levar à ativação de vias apoptóticas pelas células ciliadas. Espécies reativas de oxigênio ou *reactive oxygen species* (ROS) (superóxido, íon hidroxila, peróxido de hidrogênio) podem adquirir um número instável de elétrons que também desencadeiam vias pró-apoptóticas.[32]

Ao receber sinais apoptóticos, há um desbalanço entre proteínas pró-apoptóticas, como BAX ou BAD, e proteínas antiapoptóticas, como as da família BCL. A permeabilidade da membrana mitocondrial externa aumenta, levando ao transporte do citocromo C da membrana mitocondrial interna para o citoplasma. As enzimas tipo caspase no citoplasma são ativadas, resultando em degradação celular. Foi demonstrado estagnação do fluxo sanguíneo com distúrbio da circulação estrial após trauma acústico e o aparecimento de radicais livres, como o íon superóxido, na superfície luminal das células marginais da estria vascular. O estresse e a isquemia ativam as quinases MAP3, que, por sua vez, ativam a via c-Jun-N-terminal kinase (JNK). A JNK fosforilada entra no núcleo e ativa vias pró-apoptóticas. Os produtos a jusante levam à expressão de fatores de transcrição e efetores celulares do apoptose.[33]

O peroxinitrito (ONOO–), uma espécie reativa de nitrogênio ou *reactive nitrogen species* (RNS) altamente reativa, derivada do óxido nítrico e do superóxido, é um dos radicais livres mais nocivos às células ciliadas. A geração induzida pelo ruído de RNS e ROS continua como um processo bioquímico ativo, não apenas no momento da exposição, mas progride ao longo de mais de 10 dias pós-exposição, podendo causar danos subsequentes às estruturas cocleares. Enzimas antioxidantes, como a superóxido dismutase, desempenham um papel importante no combate aos radicais livres, catalisando em peróxido de hidrogênio. Outras enzimas, como glutationa, peróxido de glutationa e catalase, então, se equilibram com a *Sod1* para fornecer defesa celular. A perda de *Sod1* em camundongos *knockout* aumentou a suscetibilidade à PTS induzida por ruído.[34]

A estria vascular forma a parede lateral do ducto coclear e compreende três camadas celulares: marginal, intermediária e basal. É responsável pela manutenção do potencial endococlear e possui rico suprimento sanguíneo. A exposição ao ruído pode causar danos, levando a alterações temporárias ou permanentes do potencial endococlear e comprometimento da mecanotransdução das células ciliadas. Além disso, a interrupção do fluxo sanguíneo pode induzir hipóxia celular ou alterações do equilíbrio iônico na orelha interna. A elevação dos níveis de K^+ na endolinfa e dos níveis de Na^+ na perilinfa resultam em edema celular e dano estrutural.[35]

A formação de radicais livres em resposta a ruídos de alta intensidade também pode levar à vasoconstrição e reperfusão das células cocleares, com subsequente morte celular. A relação cálcio-magnésio desempenha um papel vital no controle da permeabilidade da membrana, dos canais de cálcio e potássio dependentes da voltagem e da polarização. O magnésio, potente vasodilatador, liga-se cooperativamente ao potássio e tem um efeito mimético bloqueador dos canais de cálcio. A diminuição do magnésio resulta em aumento da permeabilidade da membrana, influxo de cálcio e sódio para a célula ciliada e efluxo de potássio via difusão passiva.[36] Em modelos animais, a deficiência de magnésio tem sido relatada como exacerbadora do trauma coclear em resposta ao ruído. Um aumento sustentado do cálcio intracelular pode esgotar a energia celular e levar à morte celular. Além disso, estados baixos de magnésio têm sido associados ao aumento de catecolaminas e prostaglandinas induzindo vasoconstrição. Assim, a diminuição do magnésio e o aumento da relação cálcio-magnésio podem aumentar a viscosidade sanguínea, reduzir o fluxo sanguíneo coclear e exacerbar os efeitos vasoconstritores do trauma acústico.[37]

Inflamação

A neuroinflamação, um componente crítico da manutenção da homeostase no sistema nervoso central e periférico, tem sido implicada em uma ampla gama de processos patológicos, incluindo PAIR. Há extensas evidências mostrando que citocinas pró-inflamatórias, como o fator de necrose tumoral alfa (TNF-α), interleucinas e quimiocinas, são induzidas na cóclea de mamíferos após trauma por ruído. Além disso, a exposição ao ruído resulta no recrutamento de células inflamatórias, como macrófagos, para a cóclea. Atualmente, não está claro se esses processos inflamatórios causam ou exacerbam os desvios de limiar associados a PAIR, embora algumas dessas moléculas tenham demonstrado ototoxicidade. Por exemplo, a perfusão do TNF-α na cóclea de cobaias resultou em degeneração sináptica e redução dos potenciais de ação compostos do nervo auditivo, que poderiam ser protegidos pelo bloqueio do TNF-α.[33]

Perda auditiva subclínica

Sons de alta intensidade fazem com que mais células ciliadas se despolarizem, causando maior liberação de glutamato nas sinapses e aumento do estímulo das células ciliadas internas. A exposição ao ruído provoca uma rápida redução no número de sinapses. Além disso, a liberação excessiva de glutamato leva à excitotoxicidade do glutamato, caracterizada por um aumento do influxo de íons nos terminais nervosos cocleares pós-sinápticos, levando a edema dos corpos celulares pós-sinápticos e dendritos. Essa superestimulação pode causar a perda das células do gânglio espiral, mesmo após vários meses, e o dano pode progredir ao longo de anos. As consequências a longo prazo da perda neuronal primária são progressivas e presentes apesar da recuperação da sensibilidade do limiar. A exposição prolongada ao ruído, mesmo abaixo dos níveis para induzir trauma coclear, pode resultar em aumento das taxas de disparo espontâneo e reorganização dos mapas tonotópicos corticais em mamíferos.[38]

As sinapses e os dendritos periféricos dos neurônios aferentes podem ser lesados por níveis de ruído que não são tão altos quanto os necessários para efetuar mudanças de limiar na audiometria. Denominada "sinaptopatia", pode não resultar em mudanças de limiar detectáveis. No entanto, à medida que menos neurônios se conectam às células ciliadas, a amplitude de crescimento da excitação neural é reduzida e a audição pode ser afetada. Esse fenômeno ocorre em níveis de ruído antes considerados pouco prejudiciais. A lesão é permanente e não é tipicamente detectada em um audiograma, daí o termo "perda auditiva subclínica ou oculta".[39]

GENÉTICA

Estudos constataram que determinadas características genéticas e epigenéticas aumentam a suscetibilidade ao trauma acústico em modelos animais de perda auditiva.[40,41] Camundongos transgênicos que expressam genes que modelam a perda auditiva relacionada como idade, como *Ahl1* (*CDH23*$^{735A>G}$) em camundongos C57BL/6J, são mais suscetíveis à deterioração auditiva adicional causada pela exposição ao ruído. Por outro lado, camundongos sem *Ahl1* (i.e., 129/SvEv, Cast/Ei e MOLF/Ei) são menos vulneráveis à lesão acústica. Estudos em camundongos *knockout* detectaram vias envolvendo estruturas cocleares, estresse oxidativo, reciclagem de potássio (vital para a transdução sensorial) e proteínas de choque térmico ou *heat shock proteins* (HSPs) que aumentam a suscetibilidade da orelha interna à PAIR.[42]

Evidências de fatores de risco genéticos na PAIR humana ainda estão surgindo, embora estudos tenham sugerido herdabilidade da perda auditiva. Genes em vias envolvendo estresse oxidativo, reciclagem de potássio e HSPs também têm sido associados a PAIR em humanos. Entre os genes da via do estresse oxidativo, polimorfismos de *GSTM1*, *PON2*, *SOD2* e CAT foram associados a PAIR, e a *CAT* foi validada independentemente em populações suecas e polonesas.[42] Uma análise de 35 pequenos polimorfismos nucleares nesses genes de uma população sueca mostrou associações entre *KCNE1*, *KCNQ1* e *KCNQ4* com PAIR, e um estudo polonês replicando o estudo encontrou associações entre polimorfismos em *GJB1*, *GJB2*, *GJB4*, *KCNJ10* e *KCNQ1* com PAIR.[43,44]

As HSPs estão envolvidas na síntese, enovelamento, montagem e transporte intracelular de muitas outras proteínas. A expressão de HSP aumenta durante estresse oxidativo ou outro, incluindo aquele causado pela exposição ao ruído, o que pode ter um efeito protetor contra danos cocleares via estabilização dos estereocílios ou regulação enzimática.[45] Três polimorfismos nos genes *HSP70* têm sido associados à suscetibilidade a PAIR: *HSP70-1*, *HSP70-2* e *HSP70-hom*.[45] As caderinas são responsáveis pela transdução mecânica e formam os elos da ponta entre as células ciliadas, enquanto a miosina regula a citocinese, a motilidade celular e a polaridade celular nas células ciliadas. Além disso, a exposição ao ruído pode resultar em efeitos epigenéticos (i.e., alterações na transcrição gênica) via alterações na metilação do DNA, modificações de histonas e alterações em microRNAs não codificantes (miRNAs).[46]

A orelha interna possui muitos receptores de glicocorticoides (RG) que são afetados por trauma acústico ou estresse de contenção em nível transcricional. Em modelos animais, o trauma acústico aumentou a corticosterona endógena e diminuiu a expressão do RNAm do RG coclear. Isso levou a uma redução na translocação nuclear de RG nos neurônios do gânglio espiral e aumento da atividade do NF-κB. O pré-tratamento com um agonista glicocorticoide (dexametasona) resultou em uma diminuição do limiar auditivo. Por outro lado, o pré-tratamento com um inibidor da síntese de glicocorticoides (metirapona) em combinação com um antagonista do RG (RU 486) exacerbou os deslocamentos dos limiares auditivos (25 a 60 dB) após trauma acústico.[47]

EFEITOS AUDITIVOS DO RUÍDO

Zumbido

O zumbido é a percepção consciente do som sem estímulo auditivo externo. É autorreferido e subjetivo. A exposição a ruídos ocupacionais intensos, de lazer e de arma de fogo tem sido associada a maior prevalência de zumbido. Embora o mecanismo preciso do zumbido seja área de pesquisas, acredita-se que a perda das aferências na coclear é causada pela superexposição ao ruído ambiental. Assim como a PAIR, a neuroinflamação no córtex auditivo também pode contribuir para o zumbido, com elevação de citocinas pró-inflamatórias e ativação microglial demonstrada em modelos murinos. A perda auditiva está presente em aproximadamente 60% das pessoas com zumbido, sugerindo processos patológicos semelhantes após exposição a ruído nocivo. A variabilidade entre zumbido e perda auditiva em indivíduos expostos ao ruído pode ser devida à vulnerabilidade diferencial dos componentes coclear e central à duração e intensidade da exposição ao ruído.[8,39,48]

Tontura

O sistema vestibular é composto de utrículo e sáculo, que detectam forças gravitacionais e movimentos nos planos horizontal e vertical, respectivamente, além de três canais semicirculares perpendiculares. A função primária do sistema vestibular é a manutenção do olhar e da estabilidade postural, informando a posição da cabeça e a orientação espacial, que são cruciais para o equilíbrio. O labirinto vestibular está próximo e interligado com o sistema auditivo, sendo que os fluidos do sistema vestibular apresentam um grau de permeabilidade com a cóclea. As células ciliadas da cóclea e vestibular têm estrutura semelhante. Compartilham o labirinto membranoso e um suprimento sanguíneo arterial comum. Esses fatores aumentam a probabilidade de trauma vestibular na concordância com a PAIR.

Vários exames podem ser utilizados para avaliar a função vestibular, como a prova calórica, o potencial evocado miogênico vestibular cervical (cVEMP), o potencial evocado miogênico ocular (oVEMP), cadeira rotatória e o *video head impulse test* (vHIT).[49] O cVEMP é considerado uma manifestação eletrofisiológica do reflexo vestibulocólico, parte do reflexo vestíbulo espinhal (RVE). O oVEMP avalia o reflexo vestibulo-ocular (RVO). Ambos os VEMPs avaliam o arco reflexo deflagrado após a estimulação do labirinto posterior, respectivamente as máculas sacular e utricular.

A exposição crônica ao ruído produz danos subclínicos no sáculo, evidenciados pelo aumento da latência e pela redução na amplitude p13-n23 observados no cVEMP. A sensibilidade do sáculo e algumas condições anatômicas particulares tornam essa parte do labirinto posterior suscetível aos danos causados pelo ruído. A vulnerabilidade da parte superior do labirinto difere daquela da parte inferior, talvez pela existência de membranas que atuam como verdadeiras barreiras protegendo a parte superior de traumas mecânicos em decorrência de alterações de pressão de fluido e retardando a passagem de substâncias tóxicas. Essa condição torna o sáculo e a cóclea mais vulneráveis à exposição ao ruído que o utrículo e os canais semicirculares.[50] A partir da realização de oVEMP, cVEMP e prova calórica, observaram que o ruído afeta primeiramente a cóclea, seguida pelo sáculo, utrículo e canais semicirculares, quando comparado com indivíduos sem antecedentes de exposição ao ruído.

A prova calórica é considerada o principal teste para avaliação da função vestibular. Analisa e registra a função de cada labirinto separadamente, possibilitando definir qual lado está comprometido; porém, avalia apenas o canal semicircular lateral. Tseng & Young[50] incluíram a prova calórica em seu estudo e encontraram alteração apenas em 25% dos sujeitos, demonstrando baixa sensibilidade do exame em relação ao cVEMP, que demonstrou alteração em 50%. Esse achado é mais uma evidência de lesão sacular em decorrência à exposição ao ruído.

EFEITOS NÃO AUDITIVOS DO RUÍDO

A queixa mais comum dos trabalhadores expostos ao ruído é a irritabilidade.[51] Pode interferir na maioria das atividades diárias, no emocional e no sono. Os trabalhadores geralmente apresentam raiva, descontentamento, fadiga e estresse. O ruído também interfere na qualidade do sono porque reduz o sono REM e aumenta o sono superficial, além de causar dificuldade para o início do sono e promover o despertar precoce.[52] Idosos, crianças, trabalhadores noturnos e pessoas com outros distúrbios de sono preexistentes são grupos de risco para distúrbio do sono induzido por ruído.[53] Efeitos de curto prazo na alteração do sono causado pelo ruído incluem mau humor, sonolência diurna e redução do desempenho cognitivo.[54]

A exposição a longo prazo ao ruído ambiental afeta o sistema cardiovascular. Hipertensão arterial sistêmica, miocardiopatia isquêmica e acidente vascular cerebral são as doenças mais comuns. Exposição a diferentes tipos de ruído está associada à liberação de catecolaminas e glicocorticoides, dislipidemia, aumento da viscosidade sanguínea e hiperglicemia. Há maior mortalidade em grupos expostos ao ruído.[55] As estimativas de risco para ruídos ocupacionais em intensidades prejudiciais à orelha tendem a ser maiores do que as de ruído ambiental (em níveis de ruído mais baixos).[56] Para cada aumento de 10 dB no nível de ruído, há crescimento entre 7 e 17% da mortalidade, independentemente de outros fatores.[51]

A exposição ao ruído ambiental (ruas com intenso trânsito de carros, locais próximos a aeroportos e a linhas ferroviárias) tem efeito negativo na aprendizagem e no desempenho cognitivo de crianças. Elas apresentam menor capacidade de leitura, memória e desempenho quando comparadas a crianças não expostas ao ruído.[57,58] Em um estudo com 2.844 crianças que estudam em áreas próximas a aeroportos mostrou que o aumento de 5 dB na exposição ao ruído ambiental foi associado a um atraso de até 2 meses no desenvolvimento da leitura.[58]

Os principais efeitos não auditivos do ruído estão na Tabela 13.3.

Tabela 13.3 Efeitos não auditivos do ruído.

• Irritabilidade
• Redução do desempenho congnitivo
• Distúrbios do sono
• Doenças cardiovasculares

DIAGNÓSTICO

A audiometria tonal é o exame padrão-ouro para diagnóstico de PAIR. Os outros exames disponíveis, como emissões otoacústicas (EOA) e o potencial evocado auditivo de tronco encefálico (PEATE) e exames de imagem, podem auxiliar o médico a fazer diagnóstico diferencial.

Audiometria

Os testes de condução aérea são realizados em uma faixa de frequências de 0,25 a 8 kHz.[59] A PAIR produz exames característicos em que a audição é normal nas frequências baixas e médias, com queda brusca para além de 3 kHz, mais pronunciada em 4 kHz e discreta recuperação nas frequências altas.[60] Múltiplos fatores contribuem para esse padrão característico, incluindo o comprimento e volume do meato acústico externo e a frequência de ressonância da orelha externa. À medida que a duração da exposição ao ruído aumenta, o entalhe se aprofunda para envolver frequências mais altas e mais baixas. Quando se considera a audiometria ocupacional, cada país tem sua legislação específica. No início de 2023, houve algumas alterações na Lei brasileira em relação à periodicidade dos exames sequenciais. Até aquele momento, o Brasil era o único país do mundo que exigia que o primeiro exame periódico ocorresse em 6 meses de trabalho,[59] mas atualmente é anual. Há pontos importantes destacados a seguir que normalmente são desconhecidos pelo médico otorrinolaringologista.

Legislação brasileira

O Programa de Controle Médico e Saúde Ocupacional (PCMSO) especifica procedimentos e condutas a ser adotados pelas empresas em função dos riscos aos quais os empregados se expõem no ambiente de trabalho. Todos os empregados que exercem suas atividades em ambientes com níveis de pressão sonora elevado, conforme informado no PGR (Programa de Gerenciamento de Riscos da empresa), independentemente do uso de protetor auditivo, devem ser submetidos a exames audiométricos de referência e sequenciais (periódicos). O diagnóstico conclusivo, diagnóstico diferencial e a definição da aptidão para a função ou atividade, na suspeita de PAIR, são atribuições do **médico do trabalho** responsável pelo PCMSO. Devem ser motivo de especial atenção empregados expostos a substâncias ototóxicas e/ou vibração, de forma isolada ou simultânea à exposição a ruído potencialmente nocivo à audição.[61-63]

Há algumas regras que devem ser obedecidas para a realização dos exames audiométricos,[62-64] mostradas na Tabela 13.4.

O exame audiométrico de referência é aquele em que os exames sequenciais serão comparados. Normalmente, é o exame admissional, mas pode mudar em algumas ocasiões:

- Quando não houver registro um exame audiométrico de referência prévio
- Quando algum exame audiométrico sequencial apresentar alteração significativa em relação ao exame de referência.

O exame audiométrico de referência deve permanecer até que algum dos exames audiométricos sequenciais demonstre desencadeamento ou agravamento de PAIR (Tabelas 13.5 e 13.6). O exame audiométrico sequencial que demonstra desencadeamento ou agravamento de PAIR passará a ser, a partir de então, o novo exame audiométrico de referência. O exame audiométrico sequencial (periódico) é aquele que será comparado com o exame de referência e se aplica a todo empregado que já possua um exame audiométrico de referência prévio.

Tabela 13.4 Condições estabelecidas para realização do exame audiométrico ocupacional.

- Podem ser realizados em cabina audiométrica ou em ambiente acusticamente tratado que atenda à norma técnica ISO 8253-1
- O audiômetro deve ser submetido à verificação e controle periódico do seu funcionamento, quando houver recomendação de prazo pelo fabricante, ou a cada 5 anos, se não houver indicação do fabricante
- O empregado deve permanecer em repouso auditivo por um período mínimo de 14 horas até a realização do exame
- Em relação à periodicidade, o exame deve ser realizado, no mínimo:
  - Na admissão
  - Anualmente (tendo como referência o exame admissional)
  - Na demissão
- O intervalo entre os exames audiométricos pode ser reduzido a critério do médico do trabalho responsável pelo PCMSO
- Na demissão, pode ser aceito exame audiométrico realizado até 120 dias antes da data de finalização do contrato de trabalho

Tabela 13.5 Critérios de normalidade e os sugestivos de perda auditiva induzida por ruido (PAIR).

Exames dentro da normalidade	Limiares auditivos menores ou iguais a 25 dB (NA) em todas as frequências examinadas
Sugestivos de PAIR	Nas frequências de 3 e/ou 4 e/ou 6 kHz, apresentem limiares auditivos acima de 25 dB (NA) e mais elevados do que nas outras frequências testadas, estando comprometidas ou não, tanto no teste da via aérea como da via óssea, em um ou em ambos os lados

Tabela 13.6 Sugestivos de desencadeamento de perda auditiva induzida por ruido (PAIR).[62]

- Limiares auditivos em todas as frequências testadas no exame audiométrico de referência e no sequencial permanecem menores ou iguais a 25 dB (NA), mas a comparação do audiograma sequencial com o de referência mostra evolução que preencha um dos seguintes critérios:
  - Diferença entre as médias aritméticas dos limiares auditivos no grupo de frequências de 3, 4 e 6 kHz ≥ 10 dB (NA)
  - Piora em pelo menos uma das frequências de 3, 4 e 6 kHz ≥ 15 dB (NA)
- Apenas o exame audiométrico de referência apresenta limiares auditivos em todas as frequências testadas menores ou iguais a 25 dB (NA) e a comparação do audiograma sequencial com o de referência preencha um dos seguintes critérios:
  - Diferença entre as médias aritméticas dos limiares auditivos no grupo de frequências de 3, 4 e 6 kHz ≥ 10 dB (NA)
  - Piora em pelo menos uma das frequências de 3, 4 e 6 kHz ≥ 15 dB (NA)
- Casos já confirmados em exame audiométrico de referência e nos quais a comparação de exame audiométrico sequencial com o de referência mostra evolução que preenche um dos seguintes critérios:
  - Diferença entre as médias aritméticas dos limiares auditivos no grupo de frequências de 0,5, 1 e 2 kHz, ou no grupo de frequências de 3, 4 e 6 kHz ≥ 10 dB (NA)
  - Piora em uma frequência isolada igual ou que ultrapassa 15 dB (NA). O exame audiométrico de referência deve permanecer até que algum dos exames audiométricos sequenciais demonstre desencadeamento ou agravamento de PAIR. O exame audiométrico sequencial que venha a demonstrar desencadeamento ou agravamento de PAIR passará a ser, a partir de então, o novo exame audiométrico de referência

Emissões otoacústicas

As CCEs amplificam a intensidade e aumentam o pico da onda sonora na cóclea. As EOAs são sons originados das propriedades micromecânicas das CCEs normais na cóclea. Podem ser espontâneas ou evocadas por estimulação sonora. As EOAs espontâneas (EOAE) têm pouca aplicabilidade clínica. As EOAs evocadas transitoriamente (EOAT) são geradas por cliques em banda larga e refletem a atividade das CCEs em toda a extensão da membrana basilar na cóclea. As EOAs estímulo por frequência (EOAEF) são emitidas em resposta a um tom contínuo. As EOAs produto de distorção (EOAPD) são evocadas por dois estímulos tonais apresentados simultaneamente e refletem a atividade das CCEs em posições específicas da membrana basilar e são muito utilizadas no diagnóstico de perda auditiva.

Ao longo dos anos, tem havido muito interesse em um suposto papel das EOAs em detectar a perda auditiva em uma fase mais precoce do que a audiometria. Um estudo demonstrou em análises histopatológicas que danos de CCE em animais podem ocorrer sem aumento dos limiares auditivos.[65] Esses achados levaram ao termo redundância das CCEs, implicando que a perda das CCEs não leva diretamente à perda da sensibilidade de detecção. Estudos transversais encontraram diferenças nos níveis de emissão entre expostos e não expostos ao ruído enquanto os limiares audiométricos estavam dentro dos mesmos limites.[66,67] Os achados levaram à hipótese de que as EOAs poderiam ser um teste mais sensível para a função coclear e que poderiam ser capazes de detectar o chamado dano pré-clínico.

Há dois aspectos que devem ser levados em consideração antes que se possa chegar a uma conclusão a partir desses estudos. Pode haver diferença entre dois grupos de indivíduos nos limiares audiométricos mesmo quando ambos estão dentro dos padrões de normalidade, dependendo da definição (geralmente ≤ 25 ou 20 dBNA). A segunda limitação é que as diferenças em nível de grupo detectadas por estudos transversais nem sempre podem ser consideradas como sinais de perda auditiva futura. Para um valor preditivo real, estudos longitudinais são necessários. Isso ocorre quando o objetivo é identificar sujeitos mais vulneráveis que os demais. Assim, falta consistência nos estudos longitudinais.

Em estudo de revisão sistemática avaliando estudos longitudinais, detectou-se que aqueles encontrados são heterogêneos por vários fatores como as populações estudadas em termos de número de sujeitos, idade, estado auditivo inicial e exposição ao ruído (nível e duração).[68] As propriedades das EOAs constituíram outro fator responsável pelas diferenças entre os estudos (p. ex., nível de primários, método de inclusão de emissões). Ao analisar os resultados gerais, tanto a audiometria como as EOAs mostraram pequenas alterações desde o início do estudo em direção à deterioração da audição. No entanto, não houve comportamento claramente congruente na ocorrência combinada de desvios audiométricos e otoacústicos em nenhum dos estudos. Não há consenso nem evidências claras de que as EOAs sejam capazes de predizer futuras mudanças nos limiares induzidos por ruído.

Potencial evocado auditivo de tronco encefálico

O potencial evocado auditivo de tronco encefálico (PEATE) são sinais elétricos produzidos pelo sistema nervoso nos primeiros 10 a 15 ms após um estímulo acústico transiente. Em humanos, as ondas I e II se originam das fibras dos nervos auditivos distal e proximal, respectivamente; a onda III é gerada pelo núcleo coclear; IV reflete atividade no complexo olivar superior; e a onda V está associada ao lemnisco lateral. Não é utilizado rotineiramente na triagem clínica da PAIR.

A superexposição ao ruído no camundongo pode danificar as sinapses (sinaptopatia) entre as CCIs e os neurônios de gânglio espiral tipo I (NGE), com degeneração do nervo auditivo. A sinaptopatia coclear pode ocorrer mesmo nos casos em que os limiares auditivos se recuperam e as células ciliadas são poupadas. O número de células sobreviventes no gânglio espiral está correlacionado com a amplitude da onda I do PEATE.[69] Entretanto, a amplitude da onda I, em humanos, é influenciada por diversos de fatores: idade, tamanho da cabeça, sexo e limiares audiométricos.[70]

Estudos que tentam vincular o histórico de exposição ao ruído e a morfologia das ondas do PEATE em humanos têm produzido resultados mistos. Alguns autores indicam redução na amplitude da onda I e aumento na latência da onda V no PEATE como sugestiva de sinaptopatia coclear induzida por ruído em populações que são expostas ao ruído ocupacional ou recreativo, mas com limiares tonais normais.[38,70] No entanto, outros estudos não observaram associação entre amplitude da onda I e exposição ao ruído.[71,72]

Skoe *et al.*[39] dividiram 73 adultos jovens, entre 18 e 24 anos e com audiometria normal, em dois grupos: baixa exposição e alta exposição ao ruído. O grupo de baixa exposição teve dose média diária de exposição ao ruído de 11% do limite de exposição recomendado. O grupo de alta exposição tinha média de 500% acima do recomendado. Em comparação com o grupo de baixa exposição, o grupo de alta exposição apresentou atraso nos estímulos de clique do PEATE nas ondas I, III e V (mais evidente na onda V), sugerindo ineficiências de condução neural no tronco encefálico. A exposição ao ruído pode afetar estruturas auditivas periféricas e centrais mesmo antes das mudanças serem evidentes na audiometria tonal.

PREVENÇÃO

A PAIR é, em sua maioria, evitável, e medidas tangíveis para reduzir a carga do distúrbio podem ser tomadas por meio da implementação de programas educacionais, regulamentação e legislação para aumentar a conscientização e mitigar preventivamente os danos causados pelo ruído. A Norma Regulamentadora Nº 15 estabelece, até a atualidade, os limites de exposição ao ruído (Tabela 13.7). No Brasil, em relação ao ruído ocupacional, a Lei estabelece um limite de exposição admissível de 85 dBA com taxa de correção de 1 dBA. Os níveis de exposição contínua devem ser medidos usando a resposta lenta de um medidor de nível de som. Para indivíduos sem proteção auditiva, não são permitidas exposições acima de 115 dBA.

Em 2022, sob o tema *To hear for life, listen with care!*,[73] a OMS emitiu um novo padrão internacional para sons seguros em locais e eventos. A norma se aplica a locais e atividades em que a música amplificada é tocada (Tabela 13.8).

Outra iniciativa da OMS chamada de *Make Listening Safe*[74] busca melhorar as práticas de escuta, especialmente entre os jovens, com base nas evidências mais recentes e consultas com uma série de partes interessadas, incluindo especialistas da OMS, governo, indústria, consumidores e sociedade civil, colocadas na Tabela 13.9.

TRATAMENTO CLÍNICO

Não há cura para a PAIR e, até o momento, não há tratamento farmacológico aprovado. Embora atualmente não existam diretrizes de prática clínica específicas para o manejo da PAIR, devem ser seguidas as diretrizes para perda auditiva neurossensorial em adultos, principalmente no trauma acústico. A PAIR é tratada clinicamente com próteses auditivas e/ou uso de protetores auditivos durante a exposição. Dificilmente essa patologia será a única responsável por

Tabela 13.7 Limites de tolerância para o ruído contínuo ou intermitente.

Nível de ruído db (A)	Máxima exposição diária permitida
85	8 h
86	7 h
87	6 h
88	5 h
90	4 h
91	3h30min
92	3 h
93	2h40min
94	2h15min
95	2 h
96	1h45min
98	1h15min
100	1 h
102	45 min
104	35 min
105	30 min
106	25 min
108	20 min
110	15 min
112	10 min
114	8 min
115	7 min

dB = decibéis.

Tabela 13.8 Recomendações da Organização Mundial da Saúde para limitar o risco de perda auditiva.

- Nível de pressão sonora média de no máximo de 100 dB
- Monitoramento e registro ao vivo dos níveis sonoros usando equipamentos calibrados por pessoal designado
- Otimizar a acústica do local e os sistemas de som para garantir uma qualidade de som agradável e uma audição segura
- Disponibilização de proteção auditiva individual ao público, incluindo as instruções de uso
- Acesso a zonas de silêncio para as pessoas descansarem os ouvidos e diminuir o risco de danos auditivos
- Fornecimento de formação e informação ao pessoal que trabalha nesses eventos

Tabela 13.9 Recomendações da Organização Mundial da Saúde para melhorar as práticas de escuta de sons.

- Manter o volume baixo em dispositivos de áudio pessoais
- Usar fones de ouvido/fones bem ajustados na orelha e, se possível, com cancelamento de ruído
- Usar protetores auriculares em locais barulhentos
- Fazer avaliações auditivas regulares

perda auditiva profunda bilateral e seja indicada cirurgia de implante coclear. Em alguns casos de TTS aguda induzida por ruído, pode ser considerado o uso de esteroides via oral ou intratimpânicos, como a dexametasona. Não há evidências de eficácia de alta qualidade e longo prazo em humanos, e isso não é considerado para exposição crônica ao ruído ocupacional.

REFERÊNCIAS BIBLIOGRÁFICAS

1. Silva VR, Mitre EI, Crespo AN. Is noise-induced hearing loss still a public health problem after decades of legislation? Braz J Otorhinolaryngol [Internet]. 2020 Nov-Dec [Acesso em: 2024 Jul];86(6):665-6. [Internet] 04 2020 Apr [Acesso em: 2024 Jul];doi:10.1016/j.bjorl.2020.04.001.
2. Coles RR, Lutman ME, Buffin JT. Guidelines on the diagnosis of noise-induced hearing loss for medicolegal purposes. Clin Otolaryngol Allied Sci [Internet]. 2000 Aug [Acesso em: 2024 Jul];25(4):264-73.
3. Kirchner DB, Evenson E, Dobie RA et al. Occupational noise-induced hearing loss: ACOEM Task Force on occupational hearing loss. J Occup Environ Med [Internet]. 2012 Jan [Acesso em: 2024 Jul];54(1):106-8.
4. Nageris BI, Raveh E, Zilberberg M, Attias J. Asymmetry in noise-induced hearing loss: relevance of acoustic reflex and left or right handedness. Otol Neurotol [Internet]. 2007 Jun [Acesso em: 2024 Jul];28(4):434-7.
5. Girard SA, Leroux T, Courteau M, Picard M, Turcotte F, Richer O. Occupational noise exposure and noise-induced hearing loss are associated with work-related injuries leading to admission to hospital. Inj Prev [Internet]. 2015 Apr [Acesso em: 2024 Jul];21(e1):e88-92.
6. Silva VR, Lavinsky J, Castilho AM. Audição e ruído: bases científicas até a prática clínica. São Paulo: Thieme Revinter; 2023. 115 p.
7. GBD 2019 Hearing Loss Collaborators. Hearing loss prevalence and years lived with disability, 1990-2019: findings from the Global Burden of Disease Study 2019. Lancet [Internet]. 2021 Mar 13 [Acesso em: 2024 Jul];397(10278):996-1009.
8. Lie A, Skogstad M, Johannessen HA *et al.* Occupational noise exposure and hearing: a systematic review. Int Arch Occup Environ Health [Internet]. 2016 Apr [Acesso em: 2024 Jul];89(3):351-72.
9. Leong ST, Laortanakul P. Monitoring and assessment of daily exposure of roadside workers to traffic noise levels in an Asian city: a case study of Bangkok streets. Environ Monit Assess [Internet]. 2003 Jun [Acesso em: 2024 Jul];85(1):69-85.
10. World Health Organization. Regional Office for Europe. (2011). Burden of disease from environmental noise: quantification of healthy life years lost in Europe. World Health Organization. Regional Office for Europe. Disponível em: https://iris.who.int/handle/10665/326424. Acesso em: 2024 Jul.
11. Wang D, Li C, Wang Y et al. Health Education Intervention on Hearing Health Risk Behaviors in College Students. Int J Environ Res Public Health [Internet]. 2021 Feb [Acesso em: 2024 Jul];18(4).
12. le Clercq CP, van Ingen G, Ruytjens L, van der Schroeff MP. Music-induced hearing loss in children, Adolescents, and young adults: A systematic review and meta-analysis. Otol Neurotol [Internet]. 2016 Oct [Acesso em: 2024 Jul];37(9):1208-16.
13. Van Dyck E. Corrigendum: musical intensity applied in the sports and exercise domain: An effective strategy to boost eerformance? Front Psychol [Internet]. 2019 Jun 20 [Acesso em: 2024 Jul];10:1434.
14. Yamashita S, Iwai K, Akimoto T, Sugawara J, Kono I. Effects of music during exercise on RPE, heart rate and the autonomic nervous system. J Sports Med Phys Fitness [Internet]. 2006 Sep [Acesso em: 2024 Jul];46(3):425-30.
15. Cullari S, Semanchick O. Music preferences and perception of loudness. Percept Mot Skills [Internet]. 1989 Feb [Acesso em: 2024 Jul];68(1):186.
16. Beach EF, Nie V. Noise levels in fitness classes are still too high: evidence from 1997-1998 and 2009-2011. Arch Environ Occup Health [Internet]. 2014 [Acesso em: 2024 Jul];69(4):223-30.
17. Nassar G. The human temporary threshold shift after exposure to 60 minutes' noise in an aerobics class. Br J Audiol [Internet]. 2001 Feb [Acesso em: 2024 Jul];35(1):99-101.
18. Wilsont WJ, Herbstein N. The role of music intensity in aerobics: implications for hearing conservation. J Am Acad Audiol [Internet]. 2003 [Acesso em: 2024 Jul];14(1):29-38.
19. Gilles A, Paul VeH. Effectiveness of a preventive campaign for noise-induced hearing damage in adolescents. Int J Pediatr Otorhinolaryngol [Internet]. 2014 Apr [Acesso em: 2024 Jul];78(4):604-9.
20. Sulaiman AH, Husain R, Seluakumaran K. Hearing risk among young personal listening device users: Effects at high-frequency and extended high-frequency audiogram thresholds. J Int Adv Otol [Internet]. 2015 Aug [Acesso em: 2024 Jul];11(2):104-9.
21. Cone BK, Wake M, Tobin S, Poulakis Z, Rickards FW. Slight-mild sensorineural hearing loss in children: audiometric, clinical, and risk factor profiles. Ear Hear [Internet]. 2010 Apr [Acesso em: 2024 Jul];31(2):202-12.
22. Twardella D, Raab U, Perez-Alvarez C, Steffens T, Bolte G, Fromme H. Usage of personal music players in adolescents and its association with noise-induced hearing loss: A cross-sectional analysis of Ohrkan cohort study data. Int J Audiol [Internet]. 2017 Jan [Acesso em: 2024 Jul];56(1):38-45.
23. Jiang W, Zhao F, Guderley N, Manchaiah V. Daily music exposure dose and hearing problems using personal listening devices in adolescents and young adults: A systematic review. Int J Audiol [Internet]. 2016 [Acesso em: 2024 Jul];55(4):197-205.
24. Sataloff J, Hawkshaw MJ, Sataloff RT. "Gun-shooting hearing loss": A pilot study. Ear Nose Throat J [Internet]. 2010 Jan [Acesso em: 2024 Jul];89(1):E15-9.

25. Henselman LW, Henderson D, Shadoan J, Subramaniam M, Saunders S, Ohlin D. Effects of noise exposure, race, and years of service on hearing in U.S. Army soldiers. Ear Hear [Internet].. 1995 Aug [Acesso em: 2024 Jul];16(4):382-91.
26. Yong JS, Wang DY. Impact of noise on hearing in the military. Mil Med Res [Internet]. 2015 [Acesso em: 2024 Jul];2:6.
27. Yehudai N, Fink N, Shpriz M, Marom T. Acute Acoustic Trauma among Soldiers during an Intense Combat. J Am Acad Audiol [Internet]. 2017 May [Acesso em: 2024 Jul];28(5):436-443.
28. Campbell K, Hammill T, Hoffer M, Kil J, Le Prell C. Guidelines for auditory threshold measurement for significant threshold shift. Otol Neurotol [Internet]. 2016 Sep [Acesso em: 2024 Jul];37(8):e263-70.
29. Wagner EL, Shin JB. Mechanisms of Hair Cell Damage and Repair. Trends Neurosci [Internet]. 2019 Jun [Acesso em: 2024 Jul];42(6):414-24.
30. Indzhykulian AA, Stepanyan R, Nelina A *et al.* Molecular remodeling of tip links underlies mechanosensory regeneration in auditory hair cells. PLoS Biol [Internet]. 2013 [Acesso em: 2024 Jul];11(6):e1001583.
31. Nordmann AS, Bohne BA, Harding GW. Histopathological differences between temporary and permanent threshold shift. Hear Res [Internet]. 2000 Jan [Acesso em: 2024 Jul];139(1-2):13-30.
32. Wu F, Xiong H, Sha S. Noise-induced loss of sensory hair cells is mediated by ROS/AMPKα pathway. Redox Biol [Internet]. 2020 Jan [Acesso em: 2024 Jul];29:101406.
33. Frye MD, Ryan AF, Kurabi A. Inflammation associated with noise-induced hearing loss. J Acoust Soc Am [Internet]. 2019 Nov [Acesso em: 2024 Jul];146(5):4020.
34. Ahmad R, Hussain A, Ahsan H. Peroxynitrite: cellular pathology and implications in autoimmunity. J Immunoassay Immunochem [Internet]. 2019 [Acesso em: 2024 Jul];40(2):123-38.
35. Hirose K, Liberman MC. Lateral wall histopathology and endocochlear potential in the noise-damaged mouse cochlea. J Assoc Res Otolaryngol [Internet]. 2003 Sep [Acesso em: 2024 Jul];4(3):339-52.
36. Yamashita D, Jiang HY, Schacht J, Miller JM. Delayed production of free radicals following noise exposure. Brain Res [Internet]. 2004 Sep [Acesso em: 2024 Jul];1019(1-2):201-9.
37. Attias J, Sapir S, Bresloff I, Reshef-Haran I, Ising H. Reduction in noise-induced temporary threshold shift in humans following oral magnesium intake. Clin Otolaryngol Allied Sci [Internet]. 2004 Dec [Acesso em: 2024 Jul];29(6):635-41.
38. Liberman MC, Kujawa SG. Cochlear synaptopathy in acquired sensorineural hearing loss: Manifestations and mechanisms. Hear Res [Internet]. 2017 Jun [Acesso em: 2024 Jul];349:138-147.
39. Skoe E, Tufts J. Evidence of noise-induced subclinical hearing loss using auditory brainstem responses and objective measures of noise exposure in humans. Hear Res [Internet]. 2018 Apr [Acesso em: 2024 Jul];361:80-91.
40. Lavinsky J, Mendonça A, Bressan M et al. Large-scale phenotyping of ABR P1-N1 amplitudes before and after exposure to noise in 69 strains of mice. Mamm Genome [Internet]. 2021 Dec [Acesso em: 2024 Jul];32(6):427-434.
41. Myint A, White CH, Ohmen JD, Li X, Wang J, Lavinsky J et al. Large-scale phenotyping of noise-induced hearing loss in 100 strains of mice. Hear Res [Internet]. 2016 Feb [Acesso em: 2024 Jul];332:113-120.
42. Lei S, Huang L, Liu Y, Xu L, Wang D, Yang L. Association between polymorphisms of heat-shock protein 70 genes and noise-induced hearing loss: A meta-analysis. PLoS One [Internet]. 2017 [Acesso em: 2024 Jul];12(11):e0188539.
43. Pawelczyk M, Van Laer L, Fransen E, Rajkowska E, Konings A, Carlson PI et al. Analysis of gene polymorphisms associated with K ion circulation in the inner ear of patients susceptible and resistant to noise-induced hearing loss. Ann Hum Genet [Internet]. 2009 Jul [Acesso em: 2024 Jul];73(Pt 4):411-21.
44. Sliwinska-Kowalska M, Pawelczyk M. Contribution of genetic factors to noise-induced hearing loss: a human studies review. Mutat Res [Internet]. 2013 Jan-Mar [Acesso em: 2024 Jul];752(1):61-5.
45. Yang M, Tan H, Yang Q, Wang F, Yao H, Wei Q et al. Association of hsp70 polymorphisms with risk of noise-induced hearing loss in Chinese automobile workers. Cell Stress Chaperones [Internet]. 2006 [Acesso em: 2024 Jul];11(3):233-9.
46. Holme RH, Steel KP. Progressive hearing loss and increased susceptibility to noise-induced hearing loss in mice carrying a Cdh23 but not a Myo7a mutation. J Assoc Res Otolaryngol [Internet]. 2004 Mar [Acesso em: 2024 Jul];5(1):66-79.
47. Tahera Y, Meltser I, Johansson P, Bian Z, Stierna P, Hansson A et al. NF-kappaB mediated glucocorticoid response in the inner ear after acoustic trauma. J Neurosci Res [Internet]. 2006 May 01 [Acesso em: 2024 Jul];83(6):1066-76.
48. da Silva VR, Kruchewsc MM, Lavinsky J, Pauna HF, Guimarães AC, Castilho AM et al. Progressive asymmetry in occupational noise-induced hearing loss: A large population-based cohort study with a 15-year follow-up. J Int Adv Otol [Internet]. Nov 2021 [Acesso em: 2024 Jul];17(6):520-25.
49. Yilmaz N, Ila K, Soylemez E, Ozdek A. Evaluation of vestibular system with vHIT in industrial workers with noise-induced hearing loss. Eur Arch Otorhinolaryngol [Internet]. 2018 Nov [Acesso em: 2024 Jul];275(11):2659-65.
50. Tseng CC, Young YH. Sequence of vestibular deficits in patients with noise-induced hearing loss. Eur Arch Otorhinolaryngol [Internet]. 2013 Jul [Acesso em: 2024 Jul];270(7):2021-6.
51. Basner M, Babisch W, Davis A, Brink M, Clark C, Janssen S et al. Auditory and non-auditory effects of noise on health. Lancet [Internet]. 2014 Apr [Acesso em: 2024 Jul];383(9925):1325-32.
52. Basner M, Müller U, Elmenhorst EM. Single and combined effects of air, road, and rail traffic noise on sleep and recuperation. Sleep [Internet]. 2011 Jan [Acesso em: 2024 Jul];34(1):11-23.
53. Muzet A. Environmental noise, sleep and health. Sleep Med Rev [Internet]. 2007 Apr [Acesso em: 2024 Jul];11(2):135-42.
54. Elmenhorst EM, Elmenhorst D, Wenzel J, Quehl J, Mueller U, Maass H et al. Effects of nocturnal aircraft noise on cognitive performance in the following morning: dose-response relationships in laboratory and field. Int Arch Occup Environ Health [Internet]. 2010 Oct [Acesso em: 2024 Jul];83(7):743-51.
55. van Kempen EE, Kruize H, Boshuizen HC, Ameling CB, Staatsen BA, de Hollander AE. The association between noise exposure and blood pressure and ischemic heart disease: a meta-analysis. Environ Health Perspect [Internet]. 2002 Mar [Acesso em: 2024 Jul];110(3):307-17.
56. Gan WQ, Davies HW, Koehoorn M, Brauer M. Association of long-term exposure to community noise and traffic-related air pollution with coronary heart disease mortality. Am J Epidemiol [Internet]. 2012 May [Acesso em: 2024 Jul];175(9):898-906.
57. Lercher P, Evans GW, Meis M, Kofler WW. Ambient neighbourhood noise and children's mental health. Occup Environ Med [Internet]. 2002 Jun [Acesso em: 2024 Jul];59(6):380-6.
58. Stansfeld SA, Berglund B, Clark C, Lopez-Barrio I, Fischer P, Ohrström E et al. Aircraft and road traffic noise and children's cognition and health: a cross-national study. Lancet [Internet]. 2005 Jun [Acesso em: 2024 Jul];365(9475):1942-9.
59. Silva VD, Guimarães AC, Duarte AM, Lavinsky J, Castilho AM, Chone CT et al. Is it necessary to perform occupational audiometric testing at 6-months of employment? Braz J Otorhinolaryngol [Internet]. 2022 Nov-Dec [Acesso em: 2024 Jul];88(6):891-895.
60. Silva VR, Guimarães AC, Lavinsky J, Pauna HF, Duarte AM, Castilho AM et al. Five-year longitudinal cohort study determines the critical intervals for periodic audiometric testing based on 5070 tests of metallurgical workers exposed and nonexposed to noise. Ear Hear [Internet]. 2022 Jan/Feb [Acesso em: 2024 Jul];43(1):81-9.
61. Brasil. Norma Regulamentadora Nº 29, de 22 de outubro de 2020. Norma Regulamentadora de Segurança e Saúde no Trabalho Portuário. Brasília: Ministério do Trabalho e Emprego.
62. Brasil. Norma Regulamentadora Nº 7, de 22 de outubro de 2020. Dispõe sobre o Programa de Controle Médico de Saúde Ocupacional PCMSO. Brasília: Ministério do Trabalho e Emprego.
63. Brasil. Norma Regulamentadora Nº 9, de 22 de outubro de 2020. Estabelece a obrigatoriedade de elaboração e implementação do PPRA, considerando a antecipação, reconhecimento, avaliação e controle dos riscos ambientais, decorrentes dos agentes químicos, físicos e biológicos. Brasília: Ministério do Trabalho e Emprego.
64. Brasil. Portaria Nº 19, de 9 de abril de 1998. Diretrizes e parâmetros mínimos para a avaliação e acompanhamento da audição em

trabalhadores expostos a níveis de pressão sonora elevados. Brasília: Ministério do Trabalho e Emprego.
65. Hamernik RP, Patterson JH, Turrentine GA, Ahroon WA. The quantitative relation between sensory cell loss and hearing thresholds. Hear Res [Internet]. 1989 Apr [Acesso em: 2024 Jul];38(3):199-211.
66. Marshall L, Lapsley Miller JA, Heller LM. Distortion-product otoacoustic emissions as a screening tool for noise-induced hearing loss. Noise Health [Internet]. 2001 [Acesso em: 2024 Jul];3(12):43-60.
67. Attias J, Bresloff I, Reshef I, Horowitz G, Furman V. Evaluating noise induced hearing loss with distortion product otoacoustic emissions. Br J Audiol [Internet]. 1998 Feb [Acesso em: 2024 Jul];32(1):39-46.
68. Helleman HW, Eising H, Limpens J, Dreschler WA. Otoacoustic emissions versus audiometry in monitoring hearing loss after long-term noise exposure - a systematic review. Scand J Work Environ Health [Internet]. 2018 Nov 1 [Acesso em: 2024 JUl];44(6):585-600.
69. Helleman HW, Dreschler WA. Overall versus individual changes for otoacoustic emissions and audiometry in a noise-exposed cohort. Int J Audiol [Internet]. 2012 May [Acesso em: 2024 Jul];51(5):362-72.
70. Grose JH, Buss E, Hall JW. Loud Mmsic exposure and cochlear synaptopathy in young adults: Isolated auditory brainstem response effects but no perceptual consequences. Trends Hear [Internet]. 2017 Jan-Dec [Acesso em: 2024 Jul];21:2331216517737417.
71. Grinn SK, Wiseman KB, Baker JA, Le Prell CG. Hidden hearing loss? No effect of common recreational noise exposure on cochlear nerve response amplitude in humans. Front Neurosci [Internet]. 2017 [Acesso em: 2024 Jul];11:465.
72. Prendergast G, Millman RE, Guest H, Guest H, Munro KJ, Kluk K et al. Effects of noise exposure on young adults with normal audiograms II: Behavioral measures. Hear Res [Internet]. 2017 Dec [Acesso em: 2024 Jul];356:74-86.
73. WHO. World Hearing Day 2022: To hear for life, listen with care!! Disponível em: www.who.int/campaigns/world-hearing-day/2022. Acesso em: 2023 Oct 14.
74. Organization WH. Acesso em: 14 out. 2023.

CAPÍTULO

14 Presbiacusia

Fatima Regina Abreu Alves • Fernando Balsalobre •
Mara Edwirges Rocha Gândara

INTRODUÇÃO

O termo "presbiacusia" deriva do grego, é a expressão biológica que descreve a condição auditiva associada ao envelhecimento. Originado *deprébys* (idoso) e *ákousis* (ouvir), engloba a redução da acuidade e capacidade auditiva, resultando na perda da sensibilidade para perceber e entender os sons. Processo multifatorial que evolui em diferentes graus ao longo do envelhecimento, manifestando-se como uma alteração na transdução coclear do sinal acústico. O envelhecimento, por sua vez, é marcado por modificações morfológicas e fisiológicas, influenciadas por fatores intrínsecos (genética, condições cardiovasculares e metabólicas) e extrínsecos (exposição a ruído), afetando a orelha interna de forma cumulativa.

A presbiacusia representa um fenômeno biológico inevitável, comumente manifestando-se a partir dos 20 a 30 anos, com potencial de tornar-se uma questão socialmente incômoda a partir dos 40 a 50 anos.[1]

Esse amplo processo de envelhecimento não se restringe apenas a perdas físicas, mas também abrange aspectos mentais, cognitivos e sociais, variando conforme sexo, idade, grupo social, raça e região geográfica. As implicações estendem-se à vida dos indivíduos, às estruturas familiares, à sociedade e demandam a atenção de políticas públicas e alocação de recursos na área da saúde.

Segundo os dados do Censo Demográfico de 2022,[2] houve um aumento significativo de 57,4% no número de indivíduos com 65 anos ou mais no país ao longo de 12 anos. Em 2022, a população nessa faixa etária atingiu aproximadamente 22,2 milhões de pessoas, representando 10,9% do total, em comparação com os 14 milhões (7,4%) registrados em 2010.

Contrastando com esse crescimento, observou-se uma redução de 12,6% no número total de crianças com até 14 anos. Esse contingente diminuiu de 45,9 milhões (24,1%) em 2010 para 40,1 milhões (19,8%) em 2022 (Figura 14.1).

Na década de 1980, a parcela da população brasileira composta de indivíduos com 65 anos ou mais era de 4%. No entanto, em 2022, esse grupo alcançou a marca de 10,9%, registrando o maior índice nos Censos Demográficos. Em contraste, a proporção de crianças com até 14 anos, que representava 38,2% em 1980, decresceu para 19,8% em 2022 (Figura 14.2).

No Brasil, um indivíduo nascido em 2019 tinha uma expectativa de vida média de 76,6 anos, evidenciando um acréscimo de 3 meses em comparação ao ano anterior (76,3 anos em 2018). Houve um aumento na expectativa de vida dos homens, passando de 72,8 para 73,1 anos, enquanto as mulheres experimentaram um incremento de 79,9 para 80,1 anos, de acordo com o Instituto Brasileiro de Geografia e Estatística (IBGE), em 2019.

Devido à natureza vinculada à idade da presbiacusia, é imperativo compreender as características demográficas e etárias da população para avaliar os impactos dessa condição específica.

EPIDEMIOLOGIA

Até o presente momento, poucas investigações no Brasil abordaram a prevalência da presbiacusia, e mesmo aquelas identificadas não empregaram amostras populacionais abrangentes. Essa lacuna de estudos é notável, especialmente diante do aumento da longevidade e do crescimento da população idosa, destacando a necessidade de estudos adicionais, randomizados controlados nesse campo.

A presbiacusia destaca-se como a principal causa de surdez progressiva, sendo uma das doenças crônicas mais prevalentes em adultos com mais de 65 anos. Seu predomínio aumenta com a idade, atingindo entre 40 e 66% de indivíduos com mais de 75 anos. Estimativas revelam que nos EUA 36 milhões de adultos apresentam algum grau de perda auditiva, sendo a deficiência auditiva a terceira maior no Brasil, afetando 5,1% da população e 25,6% daqueles com mais de 65 anos.[2]

A Organização Mundial da Saúde (OMS) adota critérios específicos para definir a população idosa, destacando que o envelhecimento populacional é uma tendência global. Com cerca de 600 milhões de pessoas com 60 anos ou mais no mundo, espera-se que esse número duplique até 2025, chegando a quase 2 bilhões em 2050. No Brasil, a população idosa está em ascensão e estimativas indicam um crescimento para 32 milhões em 2025.

É fundamental considerar a expectativa de vida, que, apesar do impacto da pandemia de covid-19, apresentou recuperação a partir de 2022. Segundo o IBGE,[3] a expectativa de vida em 2022 era de 75,5 anos, com as mulheres vivendo em média 7,2 anos a mais que os homens. Em 2030, a participação dos idosos na população se equiparará à dos jovens, e até 2040, o Brasil alcançará uma expectativa de vida de cerca de 80 anos. Estando a presbiacusia ligada diretamente ao envelhecimento da população, pode-se esperar um crescimento gradual do número de indivíduos com deficiência auditiva.

ETIOPATOGENIA

O modelo concebido por Schuknecht com base nas evidências histológicas e traçados audiométricos, classifica a presbiacusia em quatro tipos (Figura 14.3):

- Estrial (metabólica): degeneração da estria vascular. Todas as frequências são afetadas, sendo observado traçado audiométrico plano com elevação dos limiares tonais que não ultrapassam 60 a 70 dB e Índice Percentual de Reconhecimento da Fala (IPRF) muito bom, ou seja, a capacidade de discernir a fala permanece elevada
- Sensorial: atrofia do órgão de Corti em decorrência da degeneração sensorial das células ciliadas e das células de sustentação na base da cóclea, com degeneração subsequente das fibras cocleares. Observado no traçado audiométrico queda abrupta em altas frequências, sem comprometimento das baixas e médias frequências, e raramente afeta o IPRF
- Mecânica ou presbiacusia condutiva coclear: o enrijecimento da membrana basilar, produzida por mudanças de massa/rigidez ou atrofia do ligamento espiral resulta em alterações na mecânica coclear. Esse processo é hipotético sem evidências histopatológicas. Observado traçado audiométrico descendente, com lenta progressão nas baixas frequências. Bom IPRF compatível com os limiares tonais
- Neural: atrofia dos neurônios cocleares responsáveis pela transmissão das informações das células ciliadas cocleares e sistema auditivo central. Manifesta-se audiometricamente por uma perda auditiva decrescente semelhante à que ocorre na presbiacusia mecânica, com grande comprometimento do IPRF, proporcionalmente mais baixo do que o esperado pelos limiares tonais.

Esses achados contribuíram em muito para o entendimento da evolução da presbiacusia e são referenciados por vários autores até os dias de hoje.

Não se observa tão claramente na prática clínica distinção entre as configurações audiométricas e os correlatos histológicos conforme o apresentado na classificação anteriormente, podendo ocorrer um ou mais desses tipos de presbiacusia em um determinado indivíduo.

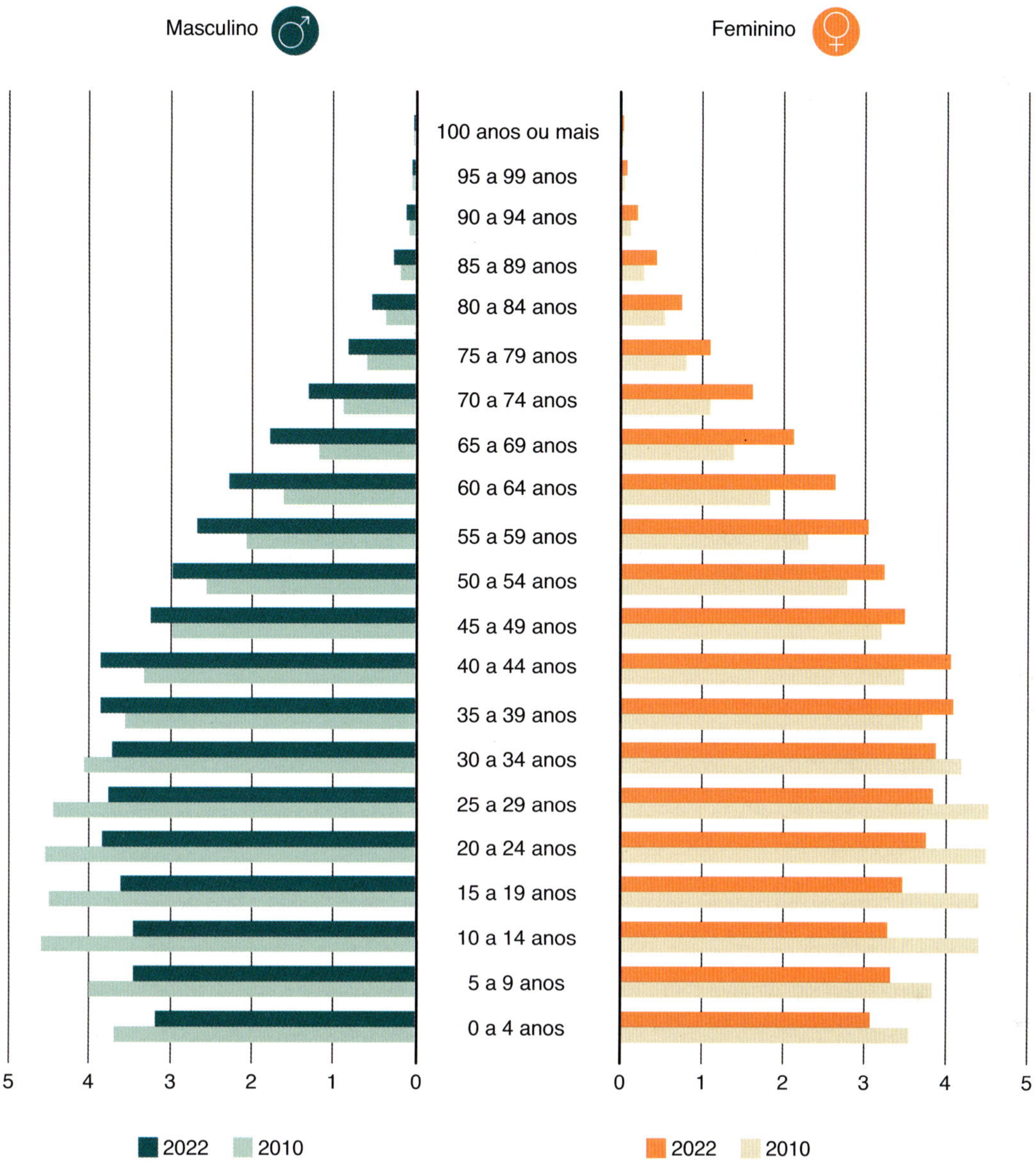

Figura 14.1 População residente no Brasil (%), por sexo e grupos de idade. (Fonte: Agência IBGE Notícias, 2023.)

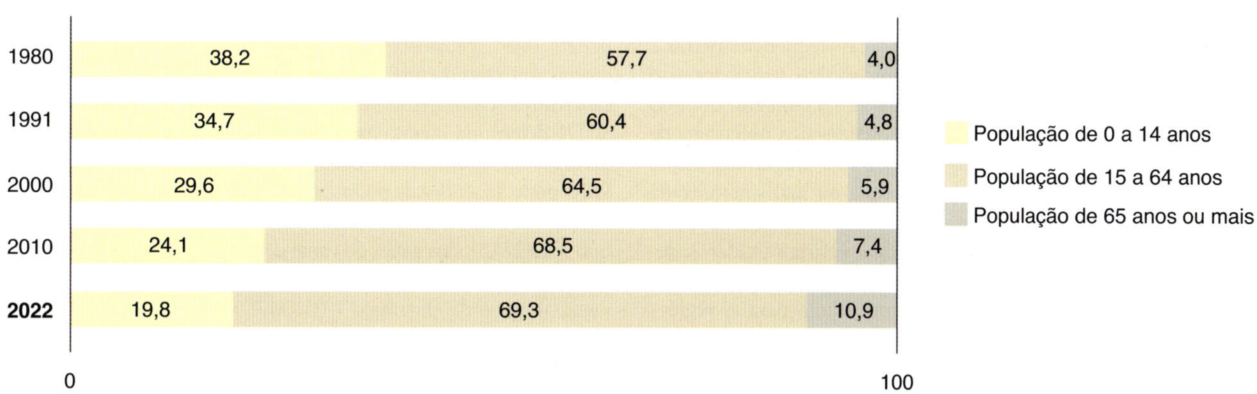

Figura 14.2 Proporção da população residente no Brasil (%), por grupos etários específicos, de 1980 a 2022. (Fonte: Agência IBGE Notícias, 2023.)

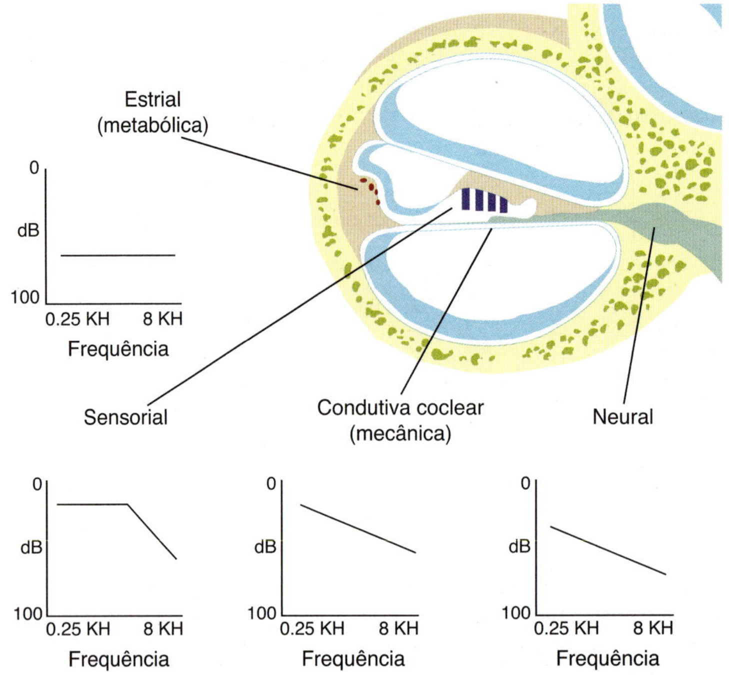

Figura 14.3 Correlação histopatológica e audiométrica baseada no modelo de Schuknecht. (Adaptada de: Danner e Harris, 2003.)

A presbiacusia central por degeneração das células retrococleares está associada à perda lentamente progressiva nas frequências altas com IPRF pior do que o esperado.

A presbiacusia decorre do comprometimento combinado da função das vias auditivas centrais e periféricas, não havendo apenas o envolvimento coclear. Foram, ainda, observadas alterações no corpo geniculado medial e no córtex auditivo nos indivíduos com presbiacusia, demonstrando a participação do sistema nervoso central (SNC) no desenvolvimento da perda auditiva relacionada à idade (PARI). A produção de ácido gama-aminobutírico (GABA) no núcleo central do colículo inferior também diminui com a idade.[4]

A apresentação clínica da presbiacusia, a taxa de progressão, a idade de início e a severidade final da perda auditiva variam de paciente para paciente. Resulta de fatores intrínsecos (predisposição genética, fatores epigenéticos e envelhecimento) e extrínsecos (p. ex., exposição a níveis de pressão sonora elevados [NPSE] e/ou drogas ototóxicas, traumatismo cranioencefálico, tabagismo), podendo a fisiopatologia da presbiacusia decorrer de uma etiologia isolada ou da atuação de diversos fatores em sinergia.

Animais de laboratório crescendo em ambientes silenciosos mostram vários graus de mudanças de limiar com a idade. O perfil observado foi uma perda relativamente plana nas frequências baixas e médias, com as maiores perdas nas frequências altas semelhantes ao encontrado na presbiacusia humana. Observa-se, também, declínio do potencial endococlear e amplitudes reduzidas dos potenciais de ação compostos do nervo auditivo. A redução nas amplitudes desses potenciais sugere atividade neural assíncrona ou mal sincronizada no nervo auditivo, e o exame morfológico coclear demonstra que o local de degeneração relacionada com idade é a estria vascular. A degeneração das células marginais e intermediárias da estria vascular começa na base e no ápice da cóclea, progredindo para as regiões médio-cocleares à medida que a idade aumenta.[5]

Envelhecimento biológico da audição

Os estudos da presbiacusia em humanos são limitados pela heterogeneidade genética e pela dificuldade em controlar as exposições auditivas deletérias ao longo do tempo. Apesar dessas limitações, foi relatado que em uma coorte não controlada para exposição ao NPSE, a drogas ototóxicas e histórico de doenças otológicas, a presbiacusia se desenvolve mais cedo e em maior grau do que em uma coorte altamente selecionada (sem história de exposição significativa ao NPSE ou doenças que afetam o ouvido), sugerindo que o início da perda auditiva induzida pelo envelhecimento biológico é muito tardio.

Estudos mais recentes demonstram que os limiares auditivos diminuem com a idade e a taxa de declínio acelera com o envelhecer em pacientes com presbiacusia e sem exposição a NPSE ou doenças que possam afetar o ouvido. Esses resultados apoiam a crença de que a idade é um dos principais fatores causais da PARI.[5]

Predisposições genéticas

A presbiacusia mostra uma clara associação familiar. Estudos de hereditariedade em humanos estimam que entre 25 e 75% da variância nessa patologia tenha um componente genético. Polimorfismos genéticos nos genes que codificam enzimas de desintoxicação, como a glutationa S-transferase e N-acetiltransferase 2, estão vinculados a PARI. Variantes promotoras da superóxido dismutase mitocondrial (SOD2) do gene *SOD2* (presente na maioria das células do corpo) que codificam a enzima superóxido dismutase mitocondrial (MnSOD) podem estar ligadas ao risco de PARI em homens. A SOD2 é um componente importante da maquinaria metabólica que regula espécies reativas de oxigênio na matriz mitocondrial. Especificamente, a SOD2 determina quanto ânion radical superóxido é convertido em peróxido de hidrogênio.[5] Uma maior suscetibilidade individual a PARI pode depender de polimorfismos de nucleotídeo único do gene *Grainyhead-like* 2 (GRHL2; surdez neurossensorial não sindrômica tipo 5; DFNA5), dos genes do canal de potássio voltagem dependente subfamília q, membro 4 (KCNQ4) e também do gene de receptor metabotrópico de glutamato 7 (GRM7). O GRHL2 é fator de transcrição associado a composição do órgão de Corti e membro da família de fatores de transcrição GRHL, que controla o desenvolvimento de epitélios multicelulares através da regulação da formação de junção celular e genes de proliferação, sendo que as proteínas de junção e os canais iônicos desempenham um papel crítico nas células epiteliais otológicas no desenvolvimento da orelha interna e na manutenção da homeostase.[6]

Os canais de potássio voltagem dependente, KCNQ4, cujas mutações são responsáveis pela DFNA28, DFNA2 e DFNA5, respectivamente, estão presentes no ouvido interno e na via auditiva, contribuindo para a manutenção de níveis adequados de íons de potássio no ouvido interno. O produto do gene de receptor metabotrópico de glutamato 7 (GRM7) é a proteína mGluR7 do grupo III, amplamente distribuída nas células ciliadas internas e externas, e, na célula nervosa do gânglio espiral, desempenha papel regulador para atenuar os efeitos de níveis excessivos de glutamato. Finalmente, a deleção do DNA mitocondrial '4977 pb' foi frequentemente encontrada em pacientes presbiacúsicos, deleção comum no DNA mitocondrial humano, associada a defeitos no mecanismo metabólico adquirido durante o envelhecimento, como sinal de um fenótipo degenerativo.[5]

Fatores epigenéticos

A genética e o estilo de vida dos adultos são considerados os principais determinantes de condições patológicas associadas ao envelhecimento. Evidências, no entanto, sugerem que fatores epigenéticos podem contribuir para essas condições. O termo epigenética é definido como uma alteração no fenótipo que não é causada por uma modificação na sequência do DNA. A regulação epigenética da expressão do gene pode alterar-se ao longo do tempo devido a exposições ambientais em características complexas comuns. Os dois mecanismos mais bem compreendidos de alterações epigenéticas que conduzem a essas mudanças fenotípicas são a metilação do DNA e modificações das histonas.

Metilação do DNA

As alterações relacionadas com idade na metilação do DNA incluem hipometilação global e hipermetilação região-específica. Na cóclea, a primeira evidência mostrando o envolvimento de metilação de DNA aberrante na presbiacusia veio de um estudo focado na proteína beta-2 na junção comunicante da cóclea de ratos idosos. Nesse estudo,[6] os autores mostraram que a hipermetilação da região promotora do gene *GJB2* resultou na regulação negativa da conexina 26 e em um risco aumentado de presbiacusia.

Em outro estudo, os autores relataram que a hipermetilação de genes de perda auditiva, como a família 26 de transportadores de soluto, membro 4 (SLC26A4/PSD – pendrina – proteína de troca aniônica, DFNB4) e receptor purinérgico P2X 2 (P2RX2, pertence à família dos purinoreceptores de ATP, DFNA41) resultaram em um risco aumentado de presbiacusia em homens.[7] Além disso, a expressão reduzida dos genes *P2RX2*, *KCNQ5* (canais de potássio dependentes de voltagem/canais transmembranares específicos para potássio e sensíveis a mudanças de voltagem, que desempenham papel crucial em restabelecer a célula despolarizada para o estado de repouso), *ERBB3* (receptor tirosina-proteína quinase erbB-3 /receptor 3 do fator de crescimento epidérmico humano; uma proteína ligada à membrana que em humanos é codificada pelo gene *ERBB3*) e *SOCS3* (supressor da sinalização da citocina 3), por meio da hipermetilação do DNA, em mulheres idosas, estava associada a presbiacusia. Recentemente, outros autores demonstraram que a hipermetilação do sítio CpG no gene da caderina-23 (*CDH23*) está provavelmente associada a presbiacusia em mulheres idosas. Esses resultados implicam mecanismos patogênicos complexos subjacentes à PARI.[5]

Modificação da histona

Proteínas histonas, incluindo H1/H5, H2A, H2B, H3 e H4, são as principais proteínas da cromatina e desempenham um papel importante na manutenção da forma e estrutura de um nucleossomo. Nos últimos anos, compreendeu-se o papel das modificações das histonas no envelhecimento e nas doenças relacionadas com idade. Alguns autores investigaram a modificação de histonas na cóclea envelhecida de ratos por meio de imunohistoquímica. A histona H3 acetilada foi detectada nas células do gânglio espiral e no órgão de Corti da cóclea jovem, mas não nas cócleas envelhecidas. Por outro lado, a histona H3 dimetilada foi detectada no grupo idoso, mas não no grupo jovem. A degeneração foi mais severa nas células do gânglio espiral e na espira basal do órgão de Corti. Esses resultados sugerem que modificações de histonas podem estar envolvidas na regulação do envelhecimento coclear.[6]

Fatores ambientais

Existem inúmeros fatores de risco ambientais, como exposição a NPSE ocupacional ou de lazer, medicação ototóxica (aminoglicosídeo, cisplatina, salicilato, diuréticos de alça), tabagismo e abuso de álcool. Contudo, até o momento, não está claro se esses fatores ambientais contribuem para o início precoce e/ou rápida progressão do envelhecimento coclear ou se atuam em mecanismos fisiopatológicos específicos. Serão abordados os dois fatores ambientais mais estudados: exposição a NPSE e medicação ototóxica.

Exposição a NPSE

Estudo clínico retrospectivo de uma grande coorte de homens do Framingham Heart Study observou que nas orelhas com presumível lesão coclear devido à exposição prévia a NPSE, a progressão subsequente da PARI era mais acentuada em frequências fora daquelas originalmente comprometidas por ela. Essas observações sugerem que a interação idade e NPSE exacerbam a PARI em orelhas previamente danificadas pelo ruído.

Modelos animais indicam que a exposição precoce a NPSE torna os ouvidos internos significativamente mais vulneráveis ao envelhecimento, podendo impactar no início e/ou na progressão da PARI. De fato, autores descobriram que a exposição a NPSE em ratos CBA/CaJ jovens, uma linhagem de raça pura utilizada como modelo de "boa audição", poderia desencadear uma perda neuronal progressiva e exacerbar a PARI. Além disso, a exposição repetida a um som de curta duração (1 h/110 dB SPL) durante um longo período também levou a um início precoce de PARI (aos 6 meses de vida) em ratos Wistar, quando comparados a ratos não expostos, nos quais o início da PARI foi por volta dos 12 meses de idade. Embora os efeitos a longo prazo da exposição precoce a NPSE no envelhecimento da orelha sejam pouco conhecidos, os resultados dos estudos clínicos e experimentais indicam que essa pode modificar o início e/ou a progressão da PARI, particularmente na presbiacusia neural.[6]

Medicações ototóxicas

Recentemente, um grande estudo de coorte longitudinal (n = 3.753) com objetivo de elucidar a associação da exposição a medicamentos ototóxicos com o risco de desenvolver perda auditiva durante o período de acompanhamento de 10 anos, demonstrou que as interações ototoxicidade-idade também podem exacerbar a PARI em adultos mais velhos.[8]

Mecanismos moleculares da presbiacusia

A compreensão dos mecanismos moleculares associados a degeneração das células cocleares relacionada com idade e perda auditiva tem evoluído nos últimos anos. Há uma série de processos fisiopatológicos correlacionados com alterações do envelhecimento nos componentes funcionais da orelha interna. Os avanços recentes na identificação dos diversos mecanismos envolvidos no processo "pró ou antienvelhecimento" da cóclea serão apresentados a seguir (Figura 14.4).

Mecanismos pró-envelhecimento identificados na cóclea

Estresse oxidativo

A teoria do estresse oxidativo do envelhecimento baseia-se na hipótese de que as perdas funcionais relacionadas com a idade são devidas ao acúmulo de DNA induzido por espécies reativas de

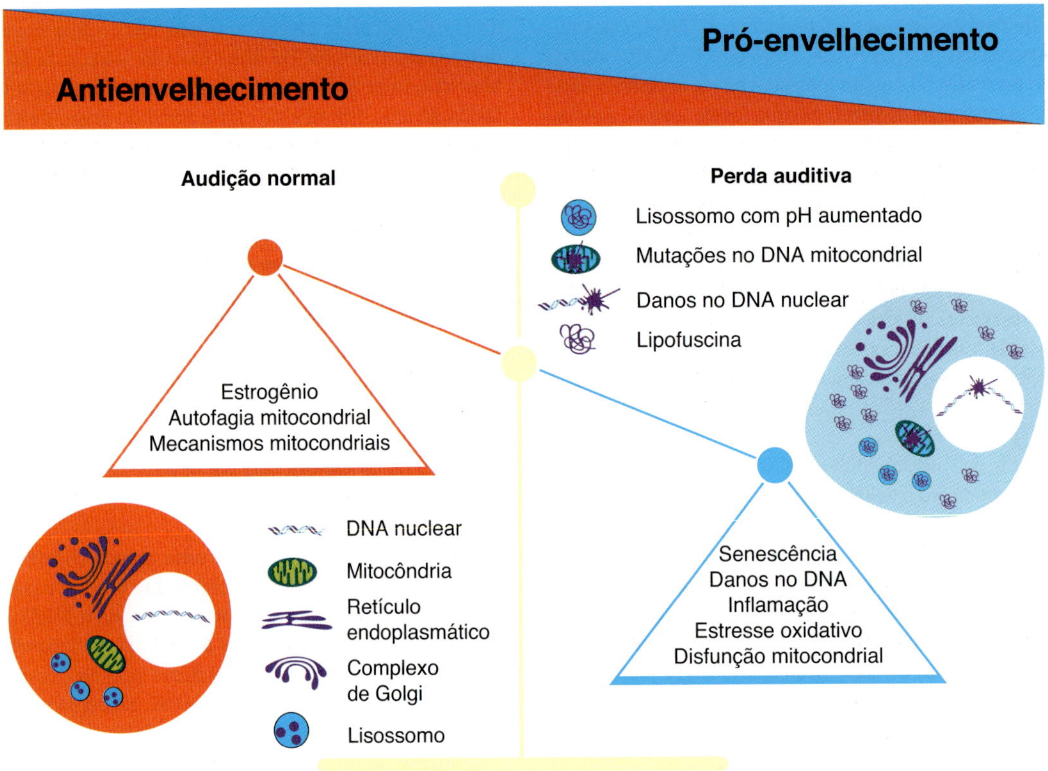

Figura 14.4 Mecanismos antienvelhecimento e pró-envelhecimento identificados na cóclea. Os mecanismos antienvelhecimento incluem o estrogênio, autofagia mitocondrial e mecanismos mitocondriais. Os mecanismos pró-envelhecimento incluem fenótipo semelhante a senescência, danos no DNA, inflamação, estresse oxidativo e disfunção mitocondrial. Durante o processo de envelhecimento, a diminuição da atividade das moléculas antienvelhecimento e o aumento da atividade das propriedades pró-envelhecimento podem levar à acumulação de mutações no DNA mitocondrial, ao aumento do pH lisossomal com a consequente acumulação de lipofuscina e agregados, e a danos no DNA nuclear, levando à degeneração das células cocleares e à perda de audição relacionada com o envelhecimento. (Adaptada de: Wang e Puel, 2020.)

oxigênio[7] e nitrogênio (RNS), lipídios e/ou proteínas danificados.[9] ROS e RNS são gerados por diversos processos bioquímicos e fisiológicos do metabolismo celular. São produzidos principalmente pelas mitocôndrias, retículo endoplasmático e peroxissomos (organela ligada à membrana, organelas oxidativas; desempenham papéis fundamentais no metabolismo lipídico e na redução de espécies reativas de oxigênio) sob condições fisiológicas e patológicas. As células são capazes de neutralizar a produção excessiva de ROS/RNS a partir da atividade de enzimas antioxidantes, como a superóxido dismutase (SODs), a superóxido dismutase de cobre/zinco (Cu/Zn SOD), a catalase, a GPX (glutationa peroxidase) e GSR (glutationa redutase), bem como uma variedade de antioxidantes de moléculas pequenas, como glutationa (GSH) e tioredoxina. Evidências crescentes vinculam o estresse oxidativo à PARI. Baixos níveis séricos de melatonina eliminadora de espécies reativas de oxigênio estão significativamente associados à ocorrência de perda auditiva nas altas frequências em idosos. Evidências experimentais indicam que a peroxidação lipídica, o dano oxidativo ao DNA e proteínas glutationa-conjugadas, a expressão reduzida de enzimas antioxidantes como catalase, e MnSOD e SOD citosólica estavam associadas ao envelhecimento coclear em ratos. Além disso, ratos sem SOD1 apresentaram aumento da perda de células ciliadas cocleares relacionada com idade, espessura reduzida da estria vascular e severa degeneração dos neurônios do gânglio espiral.[10] Em conjunto, essas evidências experimentais e clínicas indicam o envolvimento potencial do estresse oxidativo na PARI.

Danos no DNA e respostas a danos no DNA

O estresse oxidativo pode causar danos irreversíveis ao DNA, incluindo adutos (formados quando ocorre uma ligação covalente de determinadas substâncias com as bases nitrogenadas do DNA), quebras de cadeia simples (SSBs) e quebras de fita dupla (DSBs) por excisão de base.

Foi observado aumento precoce de biomarcador-chave de lesões oxidativas induzidas por radicais livres no DNA mitocondrial e nuclear danificados, no citoplasma das células ciliadas sensoriais, células de suporte e neurônios ganglionares espirais na cóclea de ratos SAMP8 (um modelo de envelhecimento coclear prematuro), sugerindo danos ao DNA mitocondrial.

Recentemente, foi descrito que uma resposta de dano ao DNA poderia ser ativada em células pós-mitóticas do ouvido interno, sob o estresse induzido pela cisplatina. E uma curta exposição ao peróxido de hidrogênio (H_2O_2) foi capaz de induzir um fenótipo de senescência prematura nas células auditivas do órgão de Corti de ratos, no House Ear Institute (HEI-OC1).[11] Eles exibiram danos na morfologia mitocondrial, potenciais de membrana mitocondrial reduzidos, um desequilíbrio de fusão/fissão mitocondrial e comprometimento da capacidade respiratória mitocondrial. Além disso, usando um explante coclear (cultura de amostra de células cocleares) exposto a peróxido de hidrogênio em cultura e ratos adultos SAMP8 *in vivo*, demonstrou-se que as respostas de dano ao DNA induzidas por ROS impulsionam a senescência das células cocleares e contribuem para acelerar a PARI.[12]

Mutações e disfunção do DNA mitocondrial

A incidência e frequência de mutações pontuais e deleções do mtDNA aumentam exponencialmente com a idade e contribuem para a senescência celular em humanos, macacos e roedores, proporcionando, assim, uma ligação causal entre mutações no mtDNA e fenótipos de envelhecimento em mamíferos. Na cóclea, foi levantada a hipótese de que desequilíbrio no sistema redox mitocondrial coclear, mutação no DNA mitocondrial e deleção podem estar envolvidos colaborativamente na PARI. Uma deleção comum mitocondrial específica (mtDNA4977) é frequentemente observada no osso temporal de pacientes com PARI, e seus níveis medidos estão fortemente correlacionados com a sua gravidade. Deleções e mutações no mtDNA estão aumentadas nas cócleas de pacientes com PARI em comparação com aqueles com audição normal. Além disso, foi observada uma atividade reduzida do complexo mitocondrial IV *post-mortem* em neurônios do gânglio espiral em ossos temporais de pacientes idosos com PARI.[13,14]

Dessa forma, o acúmulo de mutações e deleções do mtDNA pode promover disfunção mitocondrial e desequilíbrio no sistema redox mitocondrial, levando ao envelhecimento das células cocleares.

Biogênese mitocondrial deficiente

A biogênese mitocondrial é o processo no qual as células aumentam a massa mitocondrial individual e o número de cópias para elevar a produção de ATP, em resposta a um maior gasto de energia ou durante períodos de estresse celular. Alguns autores[13,14] mostraram uma biogênese mitocondrial hiperativa na cóclea do rato cepa 8 propenso a senescência acelerada (SAMP8) em uma idade jovem e que diminuiu na velhice; o oposto foi observado no rato cepa 1 resistente à senescência acelerada.

O coativador do receptor gama ativado por proliferador de peroxissoma 1 alfa (PGC-1α) é um regulador-chave da biogênese mitocondrial. A hiperexpressão de PGC-1α, com o consequente aumento dos fatores de transcrição fator 1 respiratório nuclear e fator A de transcrição mitocondrial, diminuiu significativamente a acumulação de mtDNA danificado e o número de células apoptóticas no modelo de senescência das células marginais estriais.[10]

Fenótipo semelhante a senescência

Nas células mitóticas, a senescência celular é uma parada permanente do G1 que é desencadeada em resposta a diferentes estresses. A persistência e o acúmulo de células senescentes demonstram desempenhar um papel na fisiopatologia do envelhecimento e das doenças relacionadas com idade.

Estudos recentes sugerem que as células pós-mitóticas também são capazes de entrar em um estado de senescência, exibindo diversas propriedades associadas a essa condição, incluindo heterocromatização, síntese de interleucinas pró-inflamatórias e alta atividade de beta-galactosidase,[15] fatores também relacionados com o envelhecimento do cérebro e da retina.

A senescência celular pós-mitótica pode ser um fenômeno mais amplo e o fenótipo secretor inflamatório associado à condição pode ter um impacto negativo na funcionalidade das células cocleares durante o processo de envelhecimento.[5]

Citocinas pró-inflamatórias

Reconhece-se que a inflamação crônica de grau leve está correlacionada com as principais doenças degenerativas dos idosos.[15] Foram identificadas diversas vias moleculares associadas ao envelhecimento e à inflamação de baixo nível. O estresse oxidativo e o acúmulo de células senescentes relacionados com idade, o fenótipo secretor associado à senescência e ao declínio de atividade autofágica podem desencadear o inflamassoma (complexo multiproteico intracelular que atua na ativação de enzimas da família cisteína-aspartato proteases (caspases), implicado no sistema imunitário inato).

Foram observados altos níveis de Interleucina 1-beta (IL-1) e fator de necrose tumoral (TNF) em cócleas envelhecidas. Além disso, uma associação entre inflamação sistêmica e PARI foi constatada em estudos humanos.

Apoptose

A apoptose pode desempenhar papéis críticos no envelhecimento coclear e na PARI. No modelo de envelhecimento coclear de ratos CBA, vários genes relacionados com apoptose mudam a expressão com a idade e com a perda auditiva. A apoptose e mutações no genoma mitocondrial estão implicadas na PARI e na perda de células ciliadas sensoriais.

A deleção do gene *BAK* pró-apoptótico mitocondrial evitou a perda relacionada com idade dos neurônios ganglionares espirais e das células ciliadas, e também PARI em camundongos c57BL/6J. Por fim, a proporção do gene *BAK1* pró-apoptótico/gene *BCL2* antiapoptótico estava bastante aumentada em amostras de sangue periférico sob PARI e também se correlacionou positivamente com os resultados dos testes audiométricos.[5]

Mecanismos antienvelhecimento

Controle de qualidade mitocondrial e autofagia

O controle de qualidade e o *turnover* mitocondrial são de particular importância para as células sensoriais e neurais da cóclea devido à necessidade constante delas por elevados níveis de suprimento de energia.

A funcionalidade e a integridade mitocondriais são alcançadas pelos mecanismos de controle de qualidade da dinâmica mitocondrial (eventos de fissão e fusão) e da autofagia mitocondrial (mitofagia). A autofagia é um processo de autodegradação que desempenha um papel de manutenção na remoção de proteínas mal dobradas ou agregadas e organelas danificadas, bem como de patógenos intracelulares.[10] As proteínas autofáticas Atg5, Atg4b, Atg9a, Beclin-1 e LC3B são expressadas na cóclea do rato e da galinha desde os estágios de desenvolvimento até a idade adulta.

Vários estudos sugerem que a autofagia pode ser um mecanismo de manutenção necessário para a sobrevivência da célula coclear durante o envelhecimento.

Estrogênio

Os estrogênios são os principais hormônios sexuais femininos e desempenham papéis importantes tanto na reprodução como nos sistemas não reprodutivos. Foi relatado que os estrogênios possuem potentes propriedades antioxidantes e exercem ações neuroprotetoras. A menopausa natural ou cirúrgica está associada a disfunção mitocondrial, neuroinflamação, declínio sináptico, déficit cognitivo e risco aumentado de distúrbios relacionados com idade.

Mulheres com síndrome de Turner (45, X) têm deficiência de estrogênio, bem como presbiacusia de início precoce. Finalmente, as mulheres na menopausa que estão em reposição hormonal têm uma audição ligeiramente melhor do que aquelas que não fazem a terapia. Foi observada em ratos e camundongos idosos diferença similar entre os sexos, nos quais o surgimento da PARI é mais precoce nos machos do que nas fêmeas. Em conjunto, esses dados clínicos e experimentais sugerem que o estrogênio pode desempenhar um papel protetor contra a PARI.

Hábitos

Dieta

A dieta tem mostrado alguma influência na audição dos idosos. Evidências epidemiológicas sugerem uma associação entre os baixos níveis de folato, hiperhomocisteinemia e declínio de audição. A suplementação a longo prazo de ácido fólico parece retardar o declínio da audição nas baixas frequências em idosos com deficiência de folato e não afetar os limiares auditivos nas altas frequências.[16] Esses achados sugerem que novas pesquisas são necessárias para a confirmação do verdadeiro benefício do ácido fólico na orelha interna. Pesquisas em animais mostram que a depleção da vitamina C pode acelerar a perda auditiva decorrente da idade, mas a suplementação não aumenta seus níveis na orelha interna nem retarda sua evolução.[16]

O zinco está envolvido na formação da anidrase carbônica que desempenha importante papel no combate aos radicais livres na estria vascular da cóclea. Níveis reduzidos da zinco superóxido-dismutase podem estar relacionados com a presbiacusia, assim como com a perda auditiva induzida por NPSE e ototoxicidade.[17]

Tabagismo

O hábito de fumar está associado a maior chance de perda auditiva,[18] mas não existem fortes evidências do efeito dose dependente.

Sedentarismo e alcoolismo

O sedentarismo é fator contributivo para a obesidade, distúrbios metabólicos e doenças vasculares, e a hiperhomocisteinemia tem sido associada a fator de risco nessa doenças, ocupando papel importante na microcirculação coclear. O alcoolismo, assim como o sedentarismo, pode afetar a função auditiva periférica e central.[18]

Doenças relacionadas

Diabetes

Diabetes está associada a PARI19

Tanto o tipo I como o tipo II aceleram as alterações metabólicas e afetam as vias auditivas, órgãos sensoriais e vias de processamento neural central.[18]

Indivíduos com diabetes tipo II (DMII) apresentam incapacidade das células em utilizar insulina e também secreção pancreática de insulina desregulada. Os processos fisiológicos anormais como oxidação aumentada, glicação e formação de subprodutos metabólicos durante o metabolismo oxidativo parecem evoluir mais rapidamente nos diabéticos. A restrição dietética pode atrasar a evolução ou prevenir alguns dos problemas metabólicos relacionados e pode proteger os neurônios do prejuízo oxidativo e da apoptose. Muitos estudos contribuíram para a compreensão detalhada dos efeitos adversos da hiperglicemia prolongada na doença arterial coronariana, doença vascular periférica, retinopatia, neuropatia e nefropatia. Os testes de percepção auditiva que medem o processamento auditivo central e periférico mostram diferenças entre idosos diabéticos e os controles não diabéticos, sugerindo que a orelha interna seja suscetível aos efeitos da condição hiperglicêmica dos diabéticos. O diabetes tipo II pode ter um efeito aditivo no processo de envelhecimento da função auditiva (Figura 14.5). Diabetes e presbiacusia são processos que podem progredir paralela ou sinergicamente um com o outro, conferindo à orelha interna maior susceptibilidade.[19]

Dislipidemia

A hipercolesterolemia está associada a presbiacusia possivelmente pela aterosclerose.[20]

A hiperlipidemia e arterosclerose podem induzir alterações na morfologia e na função coclear. Como achados morfológicos observam-se redução das células ciliadas na espira basal, espessamento da camada íntima dos vasos, estenose do lúmen da artéria espiral do modíolo, causando isquemia ou hipóxia, disfunção endotelial e redução da óxido nítrico sintetase endotelial, o que contribui para a perda auditiva.[20]

Doenças cardiovasculares

Relatos da literatura associam doenças vasculares periféricas, coronarianas e história clínica de infarto do miocardio com padrões audiométricos de perdas auditivas em frequências baixas.[21]

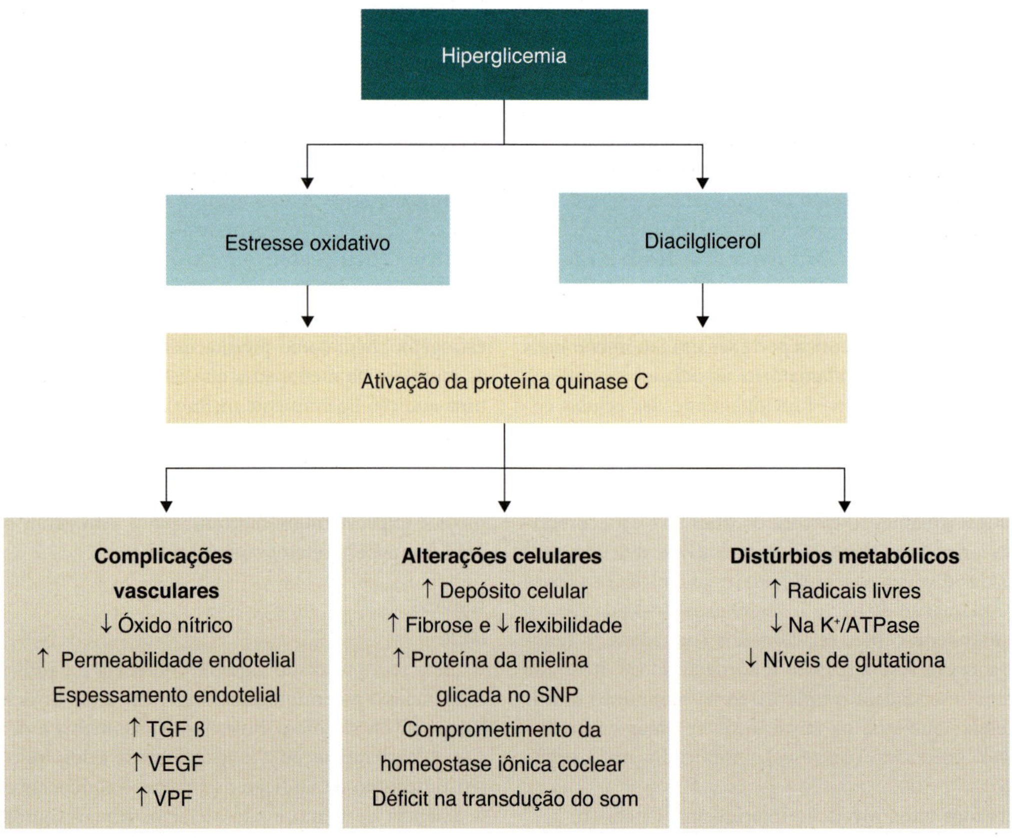

Figura 14.5 Diagrama dos efeitos do DMII na cóclea. NaK+/ATPase = ATPase trocadora de sódio potássio; SNP = sistema nervoso periférico; TGFß = fator transformador de crescimento beta; VEGF = fator de crescimento do endotélio vascular; VPF = fator de permeabilidade vascular. (Adaptada de: Frisina et al., 2006.)

Outros não consideram a hipertensão arterial como um fator de risco agravante para a PARI.[18]

A hiperhomocisteinemia é fator de risco para doenças cardiovasculares e predispõe a doenças tromboembólicas. A cada década, a partir dos 40 anos, ocorre aumento dos níveis séricos de homocisteína, que encontram-se mais elevados nos homens em relação às mulheres e maiores nas menopausadas.[22]

Distúrbios hormonais

Estrógeno

A literatura descreve uma relação entre perda auditiva e queda do estrógeno na idade avançada. As alterações hormonais como a diminuição dos estrógenos, que ocorre na mulher menopausada, aumentam os níveis de homocisteína, favorecendo a perda auditiva nesse grupo.[18]

Doenças da tireoide

O hipotiroidismo instalado e mesmo o subclínico pode levar a alterações das vias auditivas centrais e periféricas, observadas em testes eletrofisiológicos realizados em adultos hipotireoidianos que apresentavam aumento da latência e dos intervalos interpicos das ondas, comparados aos controles normais.[23]

Apesar de não estabelecida na literatura a relação entre presbiacusia e hipotireoidismo, uma hipótese possível pode ser atribuída à hiperhomocisteinemia, uma vez que os hormônios da tireoide alteram a homocisteína. Indivíduos com hipotireoidismo apresentam níveis elevados de homocisteína, enquanto naqueles com hipertireoidismo os níveis são normais.[22,23]

Obesidade

A obesidade pode aumentar o risco metabólico com possibilidade de doenças coronariana e cerebrovascular. Uma vez que vários componentes da síndrome metabólica também são fatores de risco para a perda auditiva sensorioneural, o aumento do índice de massa corpórea e da circunferência abdominal podem ser considerados indicadores para monitoramento da audição.[24]

Distúrbio cognitivo

A presença da perda auditiva no idoso, além do efeito da própria privação sensorial, pode agravar os efeitos de um déficit cognitivo. Há uma relação entre perda auditiva, depressão e declínio funcional, especialmente em pacientes com limiar auditivo maior do que 35 dB. A audição e cognição estão intimamente relacionadas e deficiências em uma área afetam o desempenho da outra. Consequentemente, perdas auditivas em pacientes com transtorno cognitivo leve podem representar um marcador de gravidade.[25]

DIAGNÓSTICO

As entrevistas em ambientes silenciosos favorecem a leitura orofacial e podem dar uma "falsa" ideia da condição auditiva daquele paciente. Ele pode pensar que escuta bem, protelando a aceitação da deficiência.

História clínica

As queixas são escassas de forma geral, podendo a anamnese ser dirigida a partir da frase "eu escuto e não entendo". Há diminuição da audição ou não, dificuldade na compreensão da fala agravada pela presença do ruído competitivo ou ruído de fundo, intolerância a sons altos, acompanhada ou não de zumbido e de queixas vestibulares. Dificuldade de entender a voz das mulheres e crianças, de conversar ao telefone, de localizar a fonte sonora e de escutar a campainha. Necessidade de aumentar o som da TV e do rádio e de pedir para as pessoas falarem mais alto ou repetir a fala. Situações de constrangimento por dar respostas erradas ou inadequadas e por não entender bem em ambientes ruidosos ou com mais de uma pessoa falando.

As queixas podem vir do parente ou do cuidador e serem negadas pelo paciente, que diz "eu escuto bem, são os outros que falam baixo", para não assumir socialmente a surdez.

Geralmente, a perda auditiva é progressiva, insidiosa, lenta, bilateral e simétrica, iniciando nas frequências altas, a partir dos 40 anos.

Interrogatório de doenças pregressas

Além das queixas auditivas, investigar outros sintomas e sinais, levantar a história de doenças crônicas associadas (principalmente diabetes, hipertensão arterial, hipercolesterolemia e doença cardiovascular) e uso de medicamentos (Figura 14.6). Esses pacientes podem apresentar quadros de ansiedade ou depressão relacionados com privação auditiva, podendo culminar com uma tendência ao isolamento.[26]

Antecedentes pessoais

História de doenças e cirurgia otológica prévia, e também histórico de doenças sistêmicas como meningite, tuberculose, pneumonias, infecções intestinais, acidente vascular cerebral, trauma acústico e traumatismo craniano, quimioterapia, uso de ototóxicos, histórico profissional e do ambiente de trabalho, exposição a ruídos, produtos químicos e vibrações.

Hábitos

Alcoolismo, tabagismo, prática regular de atividade física.

Histórico familiar

Presença de membros da família com perda auditiva (pais, irmãos, avós) e consanguinidade.

Entrevista do familiar ou do cuidador: investigar sobre a repercussão da perda auditiva na dinâmica familiar, participação em atividades sociais, recreativas e profissionais.

Exame físico

Exame físico geral e otorrinolaringológico. A otoscopia geralmente é normal, mas podem ser observadas alterações próprias do envelhecimento, como membrana timpânica espessada, opaca e discretamente retraída. Quanto às alterações do meato acústico externo, podem ser observadas menor sustentação da porção cartilaginosa, presença de maior descamação, atrofia da pele e alteração da elasticidade e sensibilidade, presença de pelos mais longos e grossos e prurido. Podem ocorrer estreitamento do diâmetro do conduto e colabamento do tragus em alguns casos de cirurgias estéticas da face.

Deve-se dar especial atenção às disfunções da articulação temporomandibular, ao déficit visual, às limitações motoras e ao declínio cognitivo.

Exames complementares

Acumetria

A utilização dos diapasões permite uma avaliação rápida da audição e contribui para o diagnóstico diferencial quanto à lateralidade e tipo da perda auditiva. As provas mais utilizadas são Weber, Rinne e Schwabach.

Audiometria tonal

A realização dos testes depende do estado de saúde física e mental do indivíduo para a obtenção de respostas mais consistentes para seleção e programação dos aparelhos. Além do tipo, grau e a configuração do traçado pesquisar o limiar de desconforto, define o campo dinâmico, área de atuação da amplificação.

Na presbiacusia a perda auditiva é do tipo sensorioneural bilateral e simétrica, com queda além de 20 dBNA nos limiares

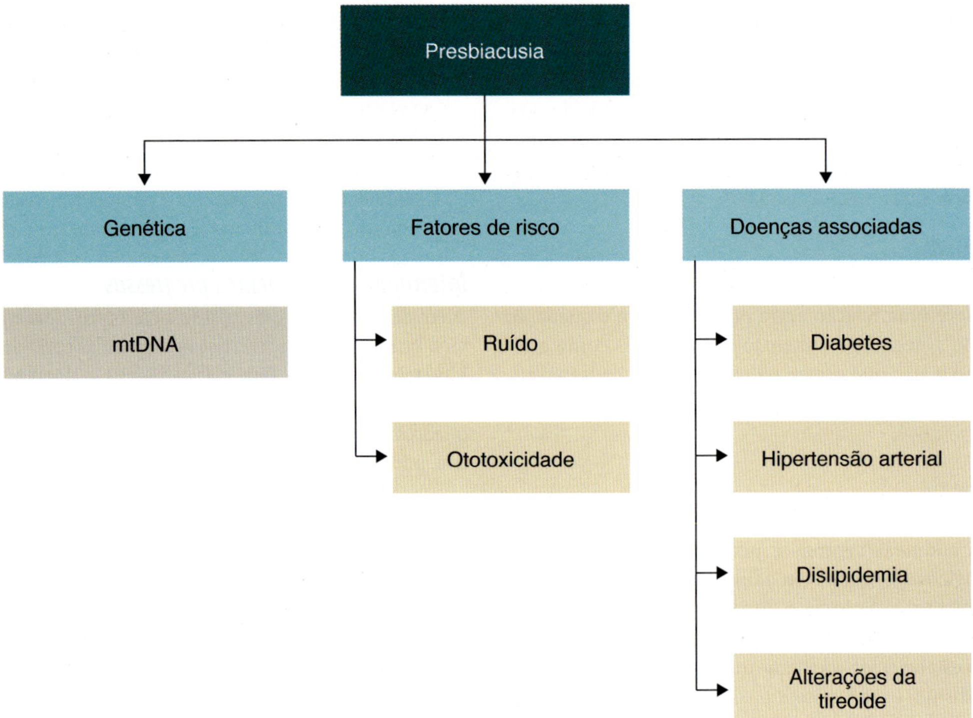

Figura 14.6 Bases da presbiacusia.

tonais,[27] e em geral inicia na frequência de 8 kHz, evoluindo lenta e progressivamente para as frequências médias e baixas, e determinando configurações descendentes ou planas.[28]

Audiometria vocal

Representa importante ferramenta na avaliação das habilidades auditivas para a fala, do topodiagnóstico, da simulação e confirmação dos limiares tonais. Limiar de Reconhecimento de Fala (LRF), ou Speech Recognition Threshold (SRT), é útil na confirmação dos limiares tonais, ou seja, sempre que seu valor estiver em desacordo, acima ou abaixo da média das três frequências, é indicada nova pesquisa dos limiares tonais.

IPRF analisa a habilidade do indivíduo para detectar, entender e repetir corretamente uma lista de palavras. O comprometimento das frequências altas torna difícil a percepção das consoantes, especialmente quando a velocidade da fala é rápida ou quando o ambiente é ruidoso. Pacientes com lesão retrococlear ou comprometimento central apresentam porcentagens de reconhecimento da fala inferiores àqueles encontrados em pacientes com lesão coclear (Tabela 14.1).

Imitanciometria

Em geral dentro da normalidade, sendo a curva tipo A de Jerger. A pesquisa dos limiares do reflexo estapediano auxilia no diagnóstico diferencial de comprometimento coclear (recrutamento objetivo de Metz) ou retrococlear (decay do reflexo).

Tabela 14.1 Relação entre Índice Percentual de Reconhecimento da Fala e tipo de perda auditiva.

IPRF	Em geral
92 a 100%	Normal/condutiva
60 a 88%	Coclear
Menor de 60%	Retro-coclear

Processamento auditivo

A disfunção do processamento auditivo aumenta com o envelhecimento.[29] O idoso requer mais tempo para processar e interpretar os sinais, contribuindo para o agravamento do problema e tornando o reconhecimento da fala mais difícil. Em situações de ruído, o desempenho dos idosos é pior do que dos jovens devido a disfunção auditiva associada a mecanismos cocleares, deterioração da memória imediata, alterações no SNC e a combinação de deficiência auditiva central e periférica.

EOA

Nos casos de perda auditiva sensorioneurais decorrentes de distúrbios da audição retrococleares ou centrais, as EOAs presentes confirmam a integridade da cóclea.

BERA

Em presbiacúsicos, pode ser encontrado um aumento da latência em todas as ondas e as alterações possivelmente mais relacionadas com a configuração do traçado audiométrico do que com a idade. Conforme decresce a sensibilidade auditiva nas altas frequências, a morfologia da onda torna-se mais pobre, diminui a amplitude das ondas e aumenta a latência absoluta de cada onda. Nas perdas auditivas sensoriais em altas frequências, observa-se maior aumento da latência da onda I, em relação à onda V, provavelmente por ativação das porções basais da cóclea. As alterações nas latências associadas a intervalos interpicos I-III, I-V e III-V mantidos sugerem uma origem coclear para a presbiacusia.

Potenciais evocados auditivos corticais (P300)

Os processos de atenção, memória e discriminação auditivas parecem estar envolvidos na geração do P300. O aumento da latência de P300 e a diminuição da amplitude são encontrados em indivíduos idosos hígidos durante o processo de envelhecimento, com grande variabilidade intersujeitos.

A latência de P3 (P300) correlaciona-se com o declínio cognitivo evidenciado pelos resultados dos testes neuropsicológicos seletivos em idosos, e é valioso instrumento na monitorização da progressão e avaliação de respostas ao tratamento de doenças que comprometem a cognição.[29]

Exames de imagem

Tomografia computadorizada nos casos de outras doenças otológicas associadas a presbiacusia para elucidação do diagnóstico.

Os casos de perda auditiva sensorioneural unilateral, de início abrupto ou rapidamente progressivo, devem ser investigados com exames de imagem, sendo a ressonância magnética o padrão ouro para afastar acometimento retrococlear.

DIAGNÓSTICO DIFERENCIAL

Outras doenças otológicas devem ser investigadas, assim como as doenças crônicas associadas. Muitas vezes, o idoso atribui a perda auditiva ao trabalho e subestima a sua condição auditiva. A exposição ao ruído é fator agravante, e a presbiacusia pode atingir níveis auditivos que se superpõem, não permitindo atribuir o quanto cada um contribuiu para a perda auditiva.

O diagnóstico diferencial é fundamental, requer uma ampla base de conhecimento e capacidade de interpretar adequadamente a história do paciente, as queixas otológicas, presença de zumbidos, otalgias, muitas vezes por disfunção da articulação temporomandibular, as características clínicas da perda auditiva neurossensorial, as habilidades auditivas, cognição em decorrência à privação auditiva, condições da orelha externa, desde presença de cerume, descamação, exostoses e outras anormalidades do canal auditivo externo e da membrana timpânica (perfuração, retração, timpanosclerose) e doenças associadas.

A presbiacusia muitas vezes é subvalorizada e não autorreconhecida, e são os familiares que percebem alterações comportamentais, como aumentar o volume da televisão, dificuldades em compreender as conversas, principalmente em ambientes ruidosos, e tendência ao isolamento, ansiedade ou depressão.

TRATAMENTO

A reabilitação auditiva com aparelhos de amplificação sonora individual (AASI) é a melhor opção na prática clínica atual, embora com baixa adesão, necessitando que outras modalidades sejam exploradas, uma vez que não existem medicamentos para prevenir ou retardar a presbiacusia.

É fundamental manter o controle medicamentoso das doenças associadas e reforçar as orientações quanto à relação dos medicamentos com a audição, e também abordar as necessidades de mudanças de estilo de vida na presença de sedentarismo, obesidade, tabagismo e correção de hábitos alimentares inadequados. Na intervenção nutricional, estimular a introdução de nutrientes essenciais ao organismo conforme achados do perfil laboratorial, propondo suplementação dietética com ácido fólico, correção de ácido graxos N3 polinsaturado na dieta ou suplementação na alimentação com Ômega 3, combinação de vários antioxidantes, incluindo vitaminas A, C, B12 e E.

O sedentarismo no envelhecimento contribui para a piora de algumas capacidades motoras, como força, velocidade, flexibilidade, equilíbrio, compromete as habilidades manuais, dificultando a manipulação dos aparelhos auditivos e perda de autonomia, culminando com a necessidade de ajuda de terceiros e desestimulando o uso de aparelhos auditivos.

Portadores de distúrbios da ATM podem se queixar de otalgia, incômodo e barulho pela crepitação com a abertura da boca e mastigação; esses ruídos podem ser captados pelo microfone do aparelho e com inserção do molde na orelha piora os sintomas.

Tratar clinicamente consiste primeiro na aceitação da surdez e posteriormente a indicação, seleção e adaptação do AASI. O estímulo auditivo pode reduzir a deterioração da função auditiva e a intervenção deve ser o mais precoce possível com a intenção de reduzir as consequências da privação auditiva, como a degradação do processamento auditivo, o comprometimento da cognição e os efeitos aditivos nos estados psicossociais.

As cirurgias otológicas, seja o implante coclear e/ou as próteses osteoancoradas, possuem critérios bem definidos e contraindicações, muitas vezes devido às condições clínicas e risco cirúrgico próprios do idoso.

Transplante de células exógenas nas orelhas internas adultas envelhecidas representa um desafio para as taxas de sobrevivência das células tronco transplantadas no microambiente das cócleas.

Os resultados da terapia gênica podem enfatizar diversos ramos do tratamento para mitigar a PARI.

O mundo da inteligência artificial está expandindo rapidamente e os aparelhos auditivos serão capazes de aprender com a nossa experiência a lidar com problemas complexos. O acúmulo de biomarcadores genéticos e biológicos juntamente com dados clínicos clássicos gerará um volume de dados sem precedente.

Esses novos domínios do Big Data mudarão o entendimento da presbiacusia, levando a tratamentos moleculares individualizados e orientados ao paciente, substituindo as abordagens terapêuticas tradicionais baseadas em sintomas clínicos, marcadores laboratoriais ou de imagem.

Reabilitação auditiva

O otorrino, ao diagnosticar a presbiacusia e indicar a protetização, deve evitar criar muitas expectativas, situações que o aparelho não vai oferecer, em relação ao tamanho do aparelho, limitação de amplificação, o aparelho oferece amplificação e não entendimento nos casos de baixo IPRF.

Há vários protocolos fundamentais a considerar como situações distintas que influenciam na escolha e adaptação dos aparelhos auditivos:

- Características da perda auditiva (grau e tipo), IPRF, campo dinâmico e tempo de privação auditiva são determinantes para a proposição do modelo do aparelho auditivo a ser indicado (retroauricular, intra-aural, intracanal, microcanal)
- Quanto maior o tempo de privação auditiva, menor IPRF, menor campo dinâmico, limiar de desconforto muito próximo ao limiar auditivo e distúrbio do processamento auditivo, menor desempenho com as próteses auditivas, necessitando de melhores estratégias, próteses de tamanho maior e com mais recursos e treinamento auditivo
- Anatomia da orelha externa, flacidez da musculatura de sustentação da cartilagem da concha e tragus, mudanças de curvatura que ocorrem com o envelhecimento, diâmetro do terço externo do CAE e se há maior ou menor produção de cerume. A orelha externa é uma importante estrutura onde será alocado o molde com receptor canal ou a prótese intracanal
- Recursos pessoais para necessidades de comunicação de acordo com as atividades profissionais e sociais, estilo de vida, ambientes frequentados, motivação, características de personalidade, condições gerais de saúde, capacidades sensoriais e cognitivas, habilidade motora, expectativas, fatores estéticos e financeiros. Muitos pacientes demoram em procurar ajuda pelo estigma da perda auditiva e dos aparelhos de audição, por terem conceitos antigos e desconhecerem as opções de tratamento. Outros por dificuldades no acesso aos serviços médicos
- Situações de escuta no contexto social, espacial e auditivo, situações de silêncio e de fala no silêncio, situações de ruído e de fala no ruído, orelha externa sem obstáculos à passagem do som e em condições para a adaptação do molde

- Demandas do aparelho auditivo além do ganho de amplificação, qualidade do som e condições de manuseio dos aparelhos, destreza para colocar e tirar das orelhas, troca de pilhas, limpeza do molde, condições do tubo e da ventilação, conservação e manutenção dos aparelhos auditivos
- Leitura orofacial é importante estratégia de comunicação e auxilia o processo de adaptação dos aparelhos auditivos para resgatar o entendimento
- Treinamento auditivo personalizado pode acelerar o processo de adaptação, permitindo maior capacidade de separar a fala do ruído de fundo e melhorar as habilidades do reconhecimento de fala
- Aconselhamento para o paciente e familiares com esclarecimentos, orientações de como falar com o deficiente auditivo, lucidar dúvidas e estimular o uso dos AASIs para proporcionar maior independência, diminuir o isolamento, facilitar a comunicação e o treinamento auditivo personalizado
- Tecnologias avançadas com recursos de conectividade com televisão e telefone, principalmente nas perdas auditivas mais elevadas e com maior dificuldade de entender a fala em ambientes ruidosos. Testes de seleção com diversidade de aparelhos, experiência domiciliar, testes de avaliação do desempenho com aplicação de questionários antes da seleção com os obtidos após a aclimatização comparando os resultados, medidas do ganho funcional em campo livre, mensuração *in sito* com fone de inserção (ganho de inserção).

As preocupações estéticas quanto à visibilidade do aparelho mostrando a surdez são comuns e buscam-se aparelhos cada vez menores. As inabilidades motoras e deficiência visual de difícil correção são fatores limitantes para a manipulação dos aparelhos auditivos, como colocar e tirar, limpar, trocar pilhas e controlar o volume. Esses pacientes precisam da ajuda de terceiros devidamente orientados para o sucesso da adaptação. Usar e gostar de usar os AASIs. Lembrando que os aparelhos auditivos têm limitações.

ACOMPANHAMENTO OTORRINOLARINGOLÓGICO

A adaptação adequada do conjunto, aparelho, molde auricular ou olivas e interação com a orelha externa deve proporcionar conforto físico, com o objetivo de maximizar o seu uso.

O otorrinolaringologista e o fonoaudiólogo devem manter acompanhamento vitalício do paciente presbiacúsico e protetizado para monitorar a perda auditiva com audiometrias anuais e consultas a cada 6 meses e manter as orelhas desobstruídas por cerume ou descamações.

As causas de rejeição dos AASIs podem ser por informação inadequada dos profissionais, estigma e aparência, má orientação médica, não entender a importância de ouvir, ter crença errada de que os aparelhos não funcionam, não confiar no profissional que prescreveu o aparelho, ou por serem pouco valorizados como recurso de reabilitação e custo alto.

CONSIDERAÇÕES FINAIS

O aumento populacional dos idosos e a crescente expectativa de vida requerem investimentos na avaliação do diagnóstico, tratamento e pesquisa na PARI, o que constitui uma campo desafiador e promissor. Vivenciamos uma revolução demográfica que demandará esforços e políticas públicas objetivando o envelhecimento ativo, com proteção, segurança e cuidados adequados, percebendo os idosos como participantes da sociedade e beneficiários do desenvolvimento do conhecimento. Avanços em tecnologias de edição de genoma como CRISPR/Cas9 permitem obter modelos animais, contribuindo para o diagnóstico genético da PARI, e adicionalmente o estudo das alterações na cóclea serão a base do planejamento de futuras intervenções terapêuticas.[9]

REFERÊNCIAS BIBLIOGRÁFICAS

1. Portmann M, Portmann C. Tratado de Audiometria Clínica. 6. ed. São Paulo: Roca; 1993.
2. Agência IBGE Notícias. Censo 2022: número de pessoas com 65 anos ou mais de idade cresceu 57,4% em 12 anos [Internet]. 2023 Out 27. Disponível em: https://agenciadenoticias.ibge.gov.br/agencia-noticias/2012-agencia-de-noticias/noticias/38186-censo-2022-numero-de-pessoas-com-65-anos-ou-mais-de-idade-cresceu-57-4-em-12- anos. Acesso em: 2024 Jul;.
3. Agência IBGE Notícias. Em 2022, expectativa de vida era de 75,5 anos [Internet]. 2023 Nov 29. Disponível em:https://agenciadenoticias.ibge.gov.br/agencia-sala-de-imprensa/2013-agencia-de-noticias/releases/38455-em-2022-expectativa-de-vida-era-de-75-5-anos. Acesso em: 2024 Jul.
4. Danner CJ, Harris JP. Hearing loss and the aging ear. Geriatr Aging [Internet] 2003 Jan [Acesso em: 2024 Jul];(6)5:40-3.
5. Wang J, Puel J-L. Presbycusis: An update on ochlear mechanisms and therapies. J Clin Med [Internet]. 2020 Jan 14 [Acesso em: 2024 Jul];9(1):218.
6. Li X, Zhu Z, Li W, Wei L, Zhao B, Hao Z. Polymorphism in GRHL2 gene may contribute to noise-induced hearing loss susceptibility: a meta-analysis. Braz J Otorhinolaryngol [Internet]. 2020 [Acesso em: 2024 Jul];86:370-5.
7. Nonose RW. Molecular studies in autosomal recessive deafness: the role of SLC26A4 gene [Master thesis Biotechnology]. São Paulo: Instituto de Ciências Biomédicas, Universidade de São Paulo; 2013.
8. Joo Y, Cruickshanks KJ, Klein BEK, Klein R, Hong O, Wallhagen MI. The contribution of ototoxic medications to hearing loss among older adults. J Gerontol A Biol Sci Med Sci [Internet]. 2020 Feb 14 [Acesso em: 2024 Jul];75(3):561-566.
9. Pacher P, Beckman JS, Liaudet L. Nitric oxide and peroxynitrite in health and disease. Physiol Rev [Internt]. 2007 [Acesso em: 2024 Jul];87:315-424.
10. Menardo J, Tang Y, Ladrech S, Lenoir M, Casas F, Michel C et al. Oxidative stress, inflammation, and autophagic stress as the key mechanisms of premature age-related hearing loss in SAMP8 mouse cochlea. Antioxid Redox Signal [Internet]. 2012 Feb 1 [Acesso em: 2024 Jul];16(3):263-74.
11. Benkafadar N, Menardo J, Bourien J, Nouvian R, Francois F, Decaudin D et al. Reversible p53 inhibition prevents cisplatin ototoxicity without blocking chemotherapeutic efficacy. EMBO Mol Med [Internet]. 2017 Jan [Acesso em: 2024 Jul];9(1):7-26.
12. Benkafadar N, Francois F, Affortit C, Casas F, Ceccato JC, Menardo J et al. ROS-induced activation of DNA damage responses drives senescence-like state in postmitotic cochlear cells: Implication for hearing preservation. Mol Neurobiol [Internet]. 2019 Aug [Acesso em: 2024 Jul];56(8):5950-69.
13. Trifunovic A, Wredenberg A, Falkenberg M, Spelbrink JN, Rovio AT, Bruder CE et al. Premature ageing in mice expressing defective mitochondrial DNA polymerase. Nature [Internet]. 2004 May 27 [Acesso em: 2024 Jul];429(6990):417-23
14. Markaryan A, Nelson EG, Hinojosa R. Major arc mitochondrial DNA deletions in cytochrome c oxidase-deficient human cochlear spiral ganglion cells. Acta Oto-Laryngol [Internet]. 2010 Jul [Acesso em: 2024 Jul];130(7):780-7.
15. Howcroft TK, Campisi J, Louis GB, Smith MT, Wise B, Wyss-Coray T et al. The role of inflammation in age-related disease. Aging (Albany NY) [Internet]. 2013 Jan [Acesso em: 2024 Jul];5(1):84-93.
16. Durga J; Verhoef P, Anteunis LJ, Schouten E, Kok FJ. Effects of folic acid supplementation on hearing in older adults: a randomized, controlled trial. Ann Intern Med [Internet]. 2007 Jan 2 [Acesso em: 2024 Jul];146(1):1-9.
17. Botti AS, Féres MCC. Íon zinco: presença no sistema auditivo. Braz J Otorhinolaryngol [Internet]. 2003 [Acesso em: 2024 Jul];69(1):111-5.

18. Sousa CS, Castro Castro N Júnior, Larsson EJ Ching TH. Estudo de fatores de risco para presbiacusia em indivíduos de classe sócio-econômica média. Braz J Otorhinolaryngol [Internet]. 2009 Jul-Ago [Acesso em: 2024 Jul];75(4):530-6.
19. Frisina ST, Mapes F, Kim SH, Frisina RD. Characterization of hearing loss in aged type II diabetics. Hear Res [Internet]. 2006 Jan [Acesso em: 2024 Jul];211(1-2):103-13.
20. Guo Y, Zhang C, Du X, Nair U, Tai-June Y. Morphological and functional alterations of the cochlea in apolipoprotein E gene deficient mice. Hear Res [Internet. 2005 Oct [Acesso em: 2024 Jul];208(1-2):54-67.
21. Friedland DR, Cederberg C, Tarima S. Audiometric pattern as a predictor of cardiovascular status: development of a model for assessment of risk. Laryngoscope [Internet]. 2009 Mar [Acesso em: 2024 Jul]. 119(3):473-86.
22. J Bras Patol Med Lab [Internet]. Out 2004 [Acesso em: 2024 Jul];40(5):311-20.
23. Kherdr EM, Toony LF, Tarkhan MN, Abdella G. Peripheral and central nervous system alterations in hypothyroidism: Electrophysiological findings. Neuropsychobiology [Internet]. 2000 Jan [Acesso em: 2024 Jul];41(2):88-94.
24. Hwang JH, Wu CC, Hsu CJ, Hsu CJ, Liu TC, Yang WS. Association of central obesity with the severity and audiometric configurations of age-related hearing impairment.Obesity (Silver Spring) [Internet]. 2009 Sep [Acesso em: 2024 Jul];17(9):1796-801
25. Lopes LC, Magaldi RM, Gândara M, Reis AC, Jacob-Filho W. Prevalence of hearing impairment in patients with mild cognitive impairment. Dement Neuropsychol [Internet]. 2007 Jul-Sept [Acesso em: 2024 Jul];1(3): 253-9.
26. Mohlman J. Cognitive self-consciousness – a predictor of increased anxiety following first-time diagnosis of age-related hearing loss. Aging Ment Health [Internet]. 2009 [Acesso em: 2024 Jul];13(2): 246-54.
27. WHO. Deafness and hearing loss. Disponível em: https://www.who.int/health-topics/hearing-loss. Acesso em: 2024 Jul.
28. Parving A, Newton V. Guidelines for description of inherited hearing loss. J Audiol Med [Internet]. 1995 [Acesso em: 2024 Jul]; 4:2-5.
29. Gates GA, Anderson ML, Feeney MP, McCurry SM, Larson EB. Central auditory dysfunction in older persons with memory impairment or Alzheimer dementia. Otolaryngol Head Neck Surg [Internet]. 2008 Jul [Acesso em: 2024 Jul];134(7):771-7.

- Falta de acesso ao ambiente intracoclear por meio de exames laboratoriais ou de imagem
- Ausência de um modelo animal que emule categoricamente os eventos que levam a PASNS. O avançar do conhecimento nesse campo inexoravelmente levará a uma maior individualização da abordagem dos casos, com definição mais clara de subgrupos de pacientes e direcionamentos terapêuticos e prognósticos mais acurados.

AVALIAÇÃO INICIAL DO PACIENTE

História clínica e exame físico

Exames clínicos criteriosos e investigações complementares bem fundamentadas são ferramentas impactantes na redução dos casos considerados "idiopáticos". Por meio deles, é possível assegurar a ocorrência de doenças tipicamente relacionadas com surdez súbita ou situações fisiopatológicas nem sempre tão evidentes, mas que poderiam justificar o quadro.

O paciente com surdez súbita, por definição, apresenta perda auditiva de instalação e evolução agudas. Assim, costuma queixar-se, em uma primeira avaliação, de redução da acuidade auditiva - geralmente, unilateral -, prejuízo nas habilidades de localização e discriminação sonoras e surgimento de zumbido ou piora de zumbido preexistente. Além desse espectro clínico característico, é fundamental que o médico se atente para outros aspectos semiológicos reportados e que podem sugerir etiologias e mecanismos fisiopatológicos envolvidos naquele caso em particular. Um erro habitual é contentar-se unicamente com a identificação de uma situação de PASNS e ignorar particularidades que apontam para etiologias específicas/determinadas.

Portanto, torna-se essencial a realização de anamnese completa, que inclua sintomas associados, situações relacionadas com o evento, comorbidades e medicações em uso, entre outros (Tabela 15.2). Nesse momento, queixas associadas - em especial, otológicas ou neurológicas - podem compor síndromes típicas de determinadas morbidades. Merecem destaque a manifestação de cefaleias, tonturas, déficits de pares cranianos, sintomas das vias respiratórias altas, febre e outras manifestações sistêmicas. Até 40% dos pacientes reportam queixas vestibulares, que apontam um acometimento mais extenso da orelha interna e/ou vias neurológicas associadas. Ademais, o surgimento da PASNS pode relacionar-se temporalmente com eventos de importância singular em sua fisiopatologia, os quais devem ser buscados em uma anamnese detalhada. Dessa forma, deve-se pontuar, por exemplo, a ocorrência de traumas cranioencefálicos ou acústicos, infecções intercorrentes, uso de medicações ou drogas e piora de doenças preexistentes.

Do mesmo modo, as condições basais de saúde do indivíduo acometido podem predizer riscos particulares a determinados fenômenos fisiopatológicos na orelha interna. Por isso, uma apuração minuciosa de suas doenças e tratamentos prévios é primordial. Enfatizam-se as vulnerabilidades trazidas por morbidades circulatórias, hematológicas, autoimunes, metabólicas, neurológicas ou otológicas pregressas. Desse modo, a depender do espectro de manifestações de um caso em particular, é possível que ele envolva a exacerbação ou recaída de doenças precedentes. É o caso, por exemplo, de pacientes com múltiplos fatores de risco cardiovasculares e com histórico de eventos isquêmicos anteriores, em que a predição de uma PASNS de causa vascular deve ser maior. Por outro lado, em um paciente com vestibulopatia episódica recorrente ou esclerose múltipla prévia, o quadro de surdez súbita poderia indicar o recrudescimento dessas doenças de base.

Tal qual a anamnese, o exame físico do paciente que se apresenta com PASNS deve almejar não apenas a confirmação da suspeita diagnóstica, como a verificação de possíveis etiologias para o quadro (Tabela 15.3). É essencial uma inspeção auricular e otoscopia cuidadosas. Durante o exame otológico, devem ser identificados fatores que eventualmente estariam atrapalhando a transmissão sonora e incorrendo em perdas auditivas condutivas - situações para as quais o conceito de PASNS deixaria de se aplicar. São os casos de rolhas de cerúmen ou outras afecções obstrutivas do meato acústico externo (MAE).

Perdas condutivas com prejuízo súbito da acuidade auditiva podem também advir de afecções da orelha média. Exemplos abrangem os casos de descontinuidades da membrana timpânica decorrentes de traumas, e situações de velamentos agudos da fenda auditiva - mais comumente por otite média com efusão, mas também presentes nos hemotímpanos traumáticos. Nessas situações, sinais de infecção, bolsas de retração, perdas na integridade ou mudanças da coloração da membrana timpânica podem estar presentes. Deve-se ressaltar que tipicamente a otoscopia na PASNS é inocente, um demonstrativo do acometimento primordial de estruturas mais internas (i.e., cóclea e/ou vias auditivas). Todavia, há situações específicas que fogem à regra, como no caso da presença de vesículas dolorosas no MAE e/ou no pavilhão auricular - indicativos fortes de herpes-zóster ótico.

Tabela 15.2 Aspectos fundamentais da anamnese do paciente com surdez súbita, exemplos de informações importantes a ser colhidas e contextos clínicos em que podem ser úteis como preditores de determinada etiologia.

Aspecto da anamnese	Dados importantes	Contexto clínico
Queixas associadas	Cefaleia, tontura, déficits neurológicos focais, otalgia, sintomas oculares, sintomas respiratórios ou sistêmicos	Transtornos vasculares isquêmicos ou hemorrágicos, doença de Ménière, herpes-zóster ótico, meningite, quadros virais, agudizações de doenças imunomediadas
Situações temporalmente relacionadas com ocorrência da surdez súbita	Ocorrência de trauma cranioencefálico, manobra de Valsalva, exposição a medicações ou drogas, infecções prévias ou concomitantes, realização de cirurgias otológicas	Eventos traumáticos, síndromes de terceira janela, iatrogenia, ototoxicidade, quadros infecciosos
Hábitos	Prática de mergulhos, uso de drogas recreativas	Exposição a ototóxicos ou situações de risco de barotrauma
Antecedentes pessoais e comorbidades	Histórico de morbidades que aumentam o risco cardiovascular, histórico de eventos isquêmicos/doenças arteriais, doenças que impactam a coagulabilidade sanguínea, presença de crises episódicas de tontura e/ou perda auditiva prévias, diagnósticos neurológicos e otológicos prévios	Doenças autoimunes, predição de risco para eventos isquêmicos e hemorrágicos, doenças da orelha interna (p. ex., síndrome de Ménière), transtornos metabólicos, doenças neurológicas como esclerose múltipla, otites médias crônicas
Medicações em uso	Medicações de uso contínuo e esporádico	Uso de anticoagulantes, medicações vasoativas (p. ex., inibidores de fosfodiesterase-5 para disfunção erétil) exposição a ototóxicos

Tabela 15.3 Etapas principais do exame físico do paciente com surdez súbita, exemplos de achados significativos e contextos clínicos em que podem ser úteis como preditores de determinada etiologia.

Etapa do exame físico	Achados significativos	Contexto clínico
Inspeção auricular e otoscopia	Obstrução do meato acústico por debris/cerúmen, alterações da membrana timpânica, visualização de conteúdo líquido retrotimpânico, presença de lesões na orelha externa e/ou região periauricular	Exclusão de causas condutivas para a perda auditiva (rolha de cerúmen, otite serosa, hemotímpano etc.); herpes ótico
Acumetria	Teste de Weber lateralizado para o lado contrário à perda na PASNS (se unilateral), com teste de Rinne positivo do lado da perda é o achado típico Lateralização ipsilateral de Weber com Rinne negativo são típicos de causas condutivas	Confirmação à beira de leito da suspeita de PASNS e exclusão de causas condutivas para as queixas auditivas do paciente
Exame otorrinolaringológico completo	Sinais de infecções de vias aéreas superiores intercorrentes, sinais de otites médias agudas ou crônicas	Diagnóstico de complicação de otites ou predição de causas infecciosas para o sintoma
Exame vestibular	Presença de nistagmo espontâneo ou semiespontâneo, alterações da oculomotricidade, assimetria do tônus vestibular dinâmico no teste da agitação cefálica, teste do impulso cefálico com presença de sacadas no impulso para o lado da perda auditiva, distúrbios do equilíbrio estático e dinâmico com lateralização do teste de Romberg e da marcha para o lado afetado, incapacidade de manter-se em pé ou de sentar-se sem auxílio	Determinação de comprometimento vestibular associado e determinação da topografia do problema, se central (infarto da AICA, dissecção vertebral, esclerose múltipla, tumores do ângulo ponto-cerebelar) ou periférico (labirintite aguda, síndrome de Ménière), conforme os achados dessas avaliações
Exame dos demais pares cranianos	Paralisia facial periférica ou central, distúrbios da oculomotricidade, déficits neurológicos focais	Diagnóstico de doenças neurológicas como os acidentes vasculares encefálicos de fossa posterior e a esclerose múltipla

AICA = artéria cerebelar anteroinferior; PASNS = perda auditiva sensorioneural súbita.

A acumetria permite que, durante o exame clínico, com auxílio de um diapasão, o médico confirme a origem condutiva ou sensorioneural de perdas auditivas relatadas pelo paciente. Em geral, são utilizados os testes de Rinne e Weber, os quais apresentam acurácia especialmente na determinação do mecanismo de perdas auditivas unilaterais – como costuma ser o caso na maioria das PASNS. No teste de Weber, comparam-se as vias ósseas de ambos os lados. Nele, um diapasão – geralmente de 256 ou 512 Hz – é vibrado e colocado na linha média do crânio. Pede-se ao paciente que informe se a percepção sonora é igual em ambas as orelhas ou mais forte em uma delas. Em uma situação de redução da acuidade auditiva unilateral abrupta de origem condutiva, o paciente perceberá o estímulo com maior intensidade no lado afetado. Já nos casos de PASNS unilateral, espera-se a lateralização da percepção sonora para o lado de melhor audição, contrário à lesão. O teste de Rinne, por sua vez, avalia cada lado isoladamente. Nele, é comparada a percepção do som pelas vias aérea e óssea. Após vibrar o diapasão, ele é colocado na mastoide do paciente e, então, pede-se que ele informe quando o som não é mais escutado. Nesse momento, coloca-se o instrumento paralelamente próximo ao meato acústico externo e pergunta-se ao paciente se ele percebe novamente o estímulo sonoro. Em casos de audição normal ou perdas neurossensoriais, o paciente volta a perceber o som produzido pelo diapasão e o teste de Rinne é denominado positivo. No Rinne negativo, característico das perdas condutivas, o som é percebido apenas durante a colocação do diapasão na mastoide. Em resumo, diante de uma PASNS unilateral, espera-se um teste de Weber lateralizado para o lado contrário ao sintoma e um teste de Rinne positivo.

Além do exame físico otológico e auditivo, procede-se também o exame otorrinolaringológico completo, abrangendo uma atenciosa avaliação dos pares cranianos e do sistema vestibular. É salutar reforçar que o exame clínico do aparato vestibular é de suma necessidade em casos de perdas auditivas súbitas com tontura e/ou desequilíbrio associados. Nessas situações, o médico deve observar a ocorrência e características de eventuais nistagmos espontâneos e semiespontâneos, além de empregar testes de avaliação da oculomotricidade, do reflexo vestíbulo-ocular (teste do impulso cefálico), da assimetria do tônus vestibular (teste da agitação cefálica) e do equilíbrio estático e dinâmico do paciente (testes de Romberg e Fukuda e avaliação da marcha). O conjunto de achados do exame clínico em pacientes com tontura aguda associada a PASNS constituem o eixo da determinação da topografia do problema, se periférico ou central, e determinação de prováveis etiologias. Em contextos em que um quadro audiovestibular agudo nunca antes experimentado corre espontaneamente, é imperativo o uso do protocolo HINTS plus, que utiliza essencialmente dados da anamnese e exame físico para a tomada de condutas.[18] Apesar de não ser parte do escopo deste capítulo, destaca-se que, nessa situação específica, a perda auditiva é um preditivo de lesões agudas vasculares centrais, mais comumente justificadas pelo infarto da artéria cerebelar anteroinferior (AICA). Isso porque, no protótipo das vestibulopatias agudas espontâneas periféricas, a neurite vestibular, não se encontra perda auditiva associada. Em casos de vestibulopatia episódica recorrente, contudo, sintomas audiológicos podem sobrevir durante as crises e apontar etiologias – como é o caso da doença de Ménière.

Exames audiológicos

Os avanços na compreensão, diagnóstico e tratamento da PASNS têm sido limitados nas últimas décadas. A AAO-HNS publicou recentemente diretrizes para avaliação, diagnóstico e tratamento da PASNS com base na literatura disponível.[7] Recomenda-se avaliação audiológica imediata, a fim de se certificar o quadro de PASNS, estabelecer seu grau e características e instituir condutas terapêuticas mais céleres. Por outro lado, os demais exames devem ser solicitados com o intuito de se investigar causas subjacentes e guiar o manejo subsequente.

O teste padrão-ouro para a confirmação do diagnóstico e, por isso imprescindível, é a audiometria tonal padrão (250-8.000 Hz). Nela, devem-se encontrar perdas auditivas neurossensoriais, ou seja, igualmente nas avaliações por vias aérea e óssea, abarcando – se usados os critérios mais difundidos – ao menos três frequências consecutivas e de ao menos 30 dBNA. É importante que o exame seja feito por profissional capacitado, evitando-se erros crassos e bastante prejudiciais no contexto da PASNS advindos, por exemplo, de falhas de mascaramento da orelha com melhor audição. Conforme a distribuição dos limiares tonais na audiometria, podemos ter configurações distintas, com perdas auditivas limitadas a frequências graves (ascendentes), planas, limitadas a frequências agudas (descendentes) ou totais (anacusia). De modo análogo, é possível classificar as perdas conforme sua intensidade em graus leve (até 40 dBNA), moderado (40 a 70 dBNA), severo (70 a 90 dBNA) e profundo (> 90 dBNA) (Figura 15.1).

A avaliação audiológica mais ampliada da PASNS inclui não apenas a obtenção de limiares tonais de condução aérea e óssea específicos de cada orelha para a faixa de frequência de 250 a 8.000 Hz, como também a logoaudiometria, timpanometria e emissões otoacústicas. Esses últimos testes podem auxiliar na obtenção de uma imagem melhor da extensão da deficiência auditiva, como é o caso de pacientes com reconhecimento de fala muito reduzidos e na definição de topografia de lesões, como nas cocleopatias, em que são esperadas curvas timpanométricas normais com alterações nas emissões otoacústicas. Em situações de perdas auditivas condutivas – fora do rol da PASNS –, a audiometria tonal confirma a presença de intervalos aéreo-ósseos e as alterações na timpanometria são frequentes, como nas otites médias com efusão, em que se observa curva timpanométrica do tipo B. Se solicitadas nessa situação, as emissões otoacústicas também estarão ausentes.

A pesquisa dos reflexos estapedianos deve ser preferencialmente realizada apenas com o estímulo contralateral a PASNS em sua fase aguda, devido ao risco de trauma acústico. A pesquisa do potencial evocado auditivo de tronco encefálico (PEATE) pode auxiliar em alguns casos na determinação dos limiares auditivos, como em pacientes pouco colaborativos. Também permite o estudo neurodiagnóstico da via auditiva, o qual pode ser útil em certos pacientes na definição de lesões de topografia retrococlear, como o schwannoma vestibular e a esclerose múltipla.

Exames complementares

Ressonância magnética

Muitos testes diagnósticos foram explorados na PASNS com utilidade clínica variada. A maioria, entretanto, terá valor para subgrupos específicos de pacientes. Uma exceção é a RM com contraste, que classicamente deve ser realizada para descartar doença retrococlear, presente em até 10% dos pacientes que apresentam PASNS (Figura 15.2).[19] Considera-se a RM o padrão ouro para o diagnóstico radiológico de schwannoma vestibular, a lesão retrococlear mais comumente encontrada na PASNS. Imagens do meato acústico interno (MAI) e ângulo ponto cerebelar (APC) em sequências ponderadas em T2 (p. ex., FIESTA, CISS) fornecem anatomia detalhada dos nervos vestibulococleares e são úteis para descartar a presença de lesões focais. Seu valor diagnóstico, entretanto, é muito mais amplo que a exclusão de patologia retrococlear, sobretudo quando efetuada em tempo hábil.[20] No caso de herpes-zóster ótico, pode ser observada uma impregnação do contraste nos nervos afetados no MAI (Figura 15.3). Processos inflamatórios e infecciosos intralabirínticos também podem apresentar achados na RM, com alteração do sinal no lado afetado (Figuras 15.3 e 15.4).

A RM ponderada em T1 tem também grande valor para diagnosticar a hemorragia intralabiríntica, que pode ocorrer em pacientes com discrasia sanguínea, anemia (aplásica e falciforme), leucemia, trauma cranioencefálico e após ressecção cirúrgica de tumores localizados na região de APC. Em exames normais, a perilinfa e a endolinfa aparecem isointensas em relação ao liquor; entretanto, a presença de gordura, baixo fluxo sanguíneo, altas concentrações proteicas e presença de metahemoglobina geram imagens hiperintensas em T1. Deve-se lembrar também a possibilidade de o exame revelar alterações isquêmicas do tronco encefálico e cerebelo nas sequências ponderadas por difusão, que aparecem como áreas de restrição à difusão (Figura 15.5).

Outras anormalidades como doenças desmielinizantes, paquimeningite e alterações vasculares também podem ser detectadas pelo método. Contudo, a RM pode ter aplicações que vão além de seu uso atual para PASNS. Assim, análises dos efeitos tardios de agentes de contraste à base de gadolínio podem auxiliar na avaliação da orelha interna, sítio presumido de injúrias em parcela considerável dos casos. Após várias horas de administração, esses agentes se difundem preferencialmente pelo espaço perilinfático. Após essa penetração, é possível demarcar o compartimento preenchido pela endolinfa, localizado mais internamente. Em última análise, torna-se possível a identificação de distorções anatômicas compatíveis com hidropsia coclear e/ou vestibular.[21] Dessa forma, a RM tardia, após 4 horas da administração do contraste, é uma ferramenta útil para apontar quais casos de PASNS evoluíram com hidropsia endolinfática (Figura 15.6). Também foi levantada a hipótese de que a taxa de captação de contraste na orelha interna indicaria a permeabilidade da barreira sangue-labiríntica e vários estudos mostraram taxas aumentadas de realce de contraste na PASNS.[22] Alguns subgrupos de pacientes podem apresentar esse tipo de achado com maior frequência e, futuramente, talvez ele possa ser empregado na estratificação dos casos e estabelecimento de condutas diagnóstico-terapêuticas mais direcionadas.

Exames laboratoriais

A busca de marcadores ou testes sorológicos tem sido limitada pela compreensão restrita da etiologia da doença. Apesar de os marcadores sorológicos na PASNS serem uma área de investigação há muito tempo, os testes atualmente disponíveis persistem com baixo rendimento na ausência de uma história clínica sugestiva. O uso de testes sorológicos de triagem para rastrear causas infecciosas, incluindo enterovírus, citomegalovírus, vírus Epstein-Barr, herpes simples, varicela-zóster, doença de Lyme, sífilis e HIV, mostrou taxas baixas (0,6 a 10%) de positividade e nenhuma utilidade clínica rotineira.[23] Por outro lado, até o momento, nenhum estudo logrou efetuar testes virais *in loco,* na orelha interna. Assim, exames sorológicos não devem ser solicitados rotineiramente, mas possuem uso legítimo diante de história clínica compatível. Isso porque, se alterados, podem ajudar a elucidar etiologias com terapêuticas próprias. É o caso, por exemplo, de neurossífilis, ainda bastante prevalente em países em desenvolvimento, ou da doença de Lyme em áreas endêmicas.

Marcadores reumatológicos, como fator reumatoide, anticorpo antinuclear e anticorpos citoplasmáticos antinucleares, também mostraram pouca utilidade e baixas taxas de rendimento. Seu uso deve ser limitado a cenários bem específicos. São os casos em que há alta predição para doenças imunomediadas, em que a pesquisa de autoanticorpos e a dosagem de imunocomplexos podem contribuir para o diagnóstico presuntivo. Os marcadores inflamatórios gerais podem estar elevados na PASNS e estudos identificaram a alteração de certos parâmetros, como a relação neutrófilos/linfócitos. Não está claro, contudo, se isso indicaria um desfecho comum ao dano a orelha interna secundária a vias fisiopatológicas diversas ou se haveria utilidade prática em termos diagnósticos ou prognósticos para determinados pacientes. Por conseguinte, sua requisição indiscriminada tampouco está justificada.

Outros exames laboratoriais, como hemograma, coagulograma, eletrólitos, função renal, lipidograma e glicemia de jejum, devem ser considerados apenas para os pacientes com PASNS potencialmente relacionada com distúrbios microvasculares ou descompensações metabólicas graves.

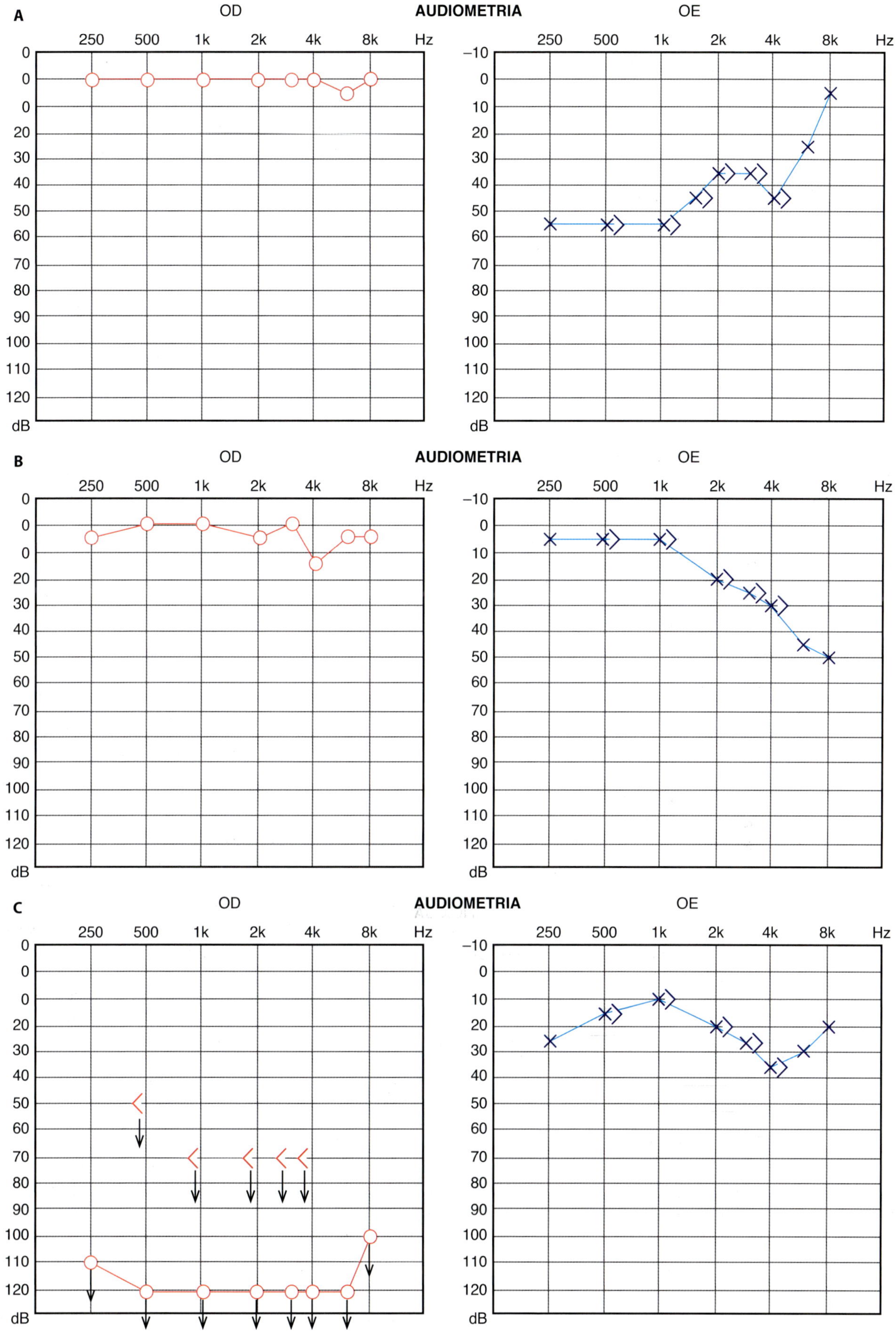

Figura 15.1 Audiometria tonal de pacientes com surdez súbita, com diferentes graus e configurações. **A.** Perda auditiva à esquerda é de grau moderado e adquire aspecto ascendente; **B.** Perda auditiva, também à esquerda, é leve a moderada e há preservação dos limiares auditivos nas frequências graves, com aspecto descendente ou em rampa; **C.** Perda auditiva é à direita e completa, sem presença de limiares detectáveis nas frequências testadas.

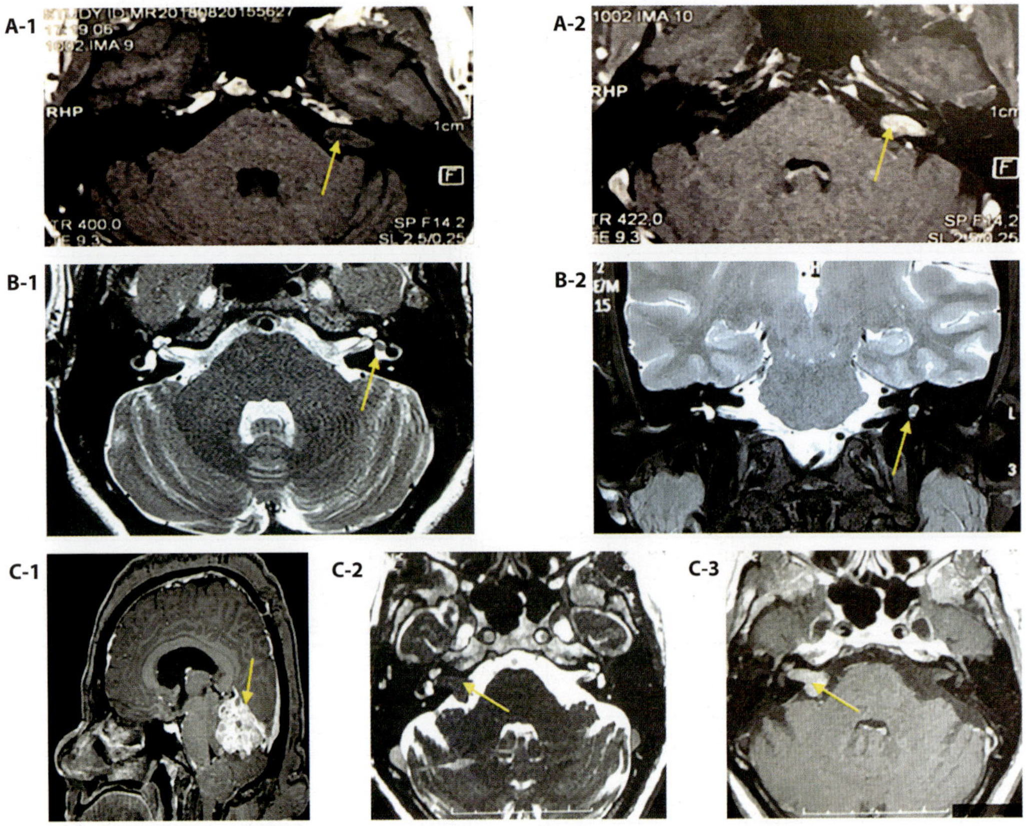

Figura 15.2 Cortes de ressonância magnética em pacientes com surdez súbita cuja investigação determinou etiologia tumoral (setas amarelas). Em **A-1**, observa-se, em corte axial na altura do meato acústico interno, lesão expansiva intrameatal à esquerda em T1, com marcado realce (**A-2**), que revelou-se tratar de schwannoma vestibular. Em **B-1** e **B-2**, a aquisição em T2 demonstra lesão ovalada intralabiríntica na altura do vestíbulo à esquerda, nos cortes axial e coronal, respectivamente. Em **C-1**, nota-se em corte sagital e aquisição em T1, extensa lesão expansiva com marcada e irregular captação do contraste. Nesse caso, o seguimento pós-operatório do caso revelou tratar-se de meningioma anaplásico grau IV. Em **C-2** e **C-3** observam-se imagens em corte axial de metástase de tumor de ovário ocupando o meato acústico interno direito em T2 (**C-2**) e T1 (**C-3**) após captação de contraste, respectivamente.

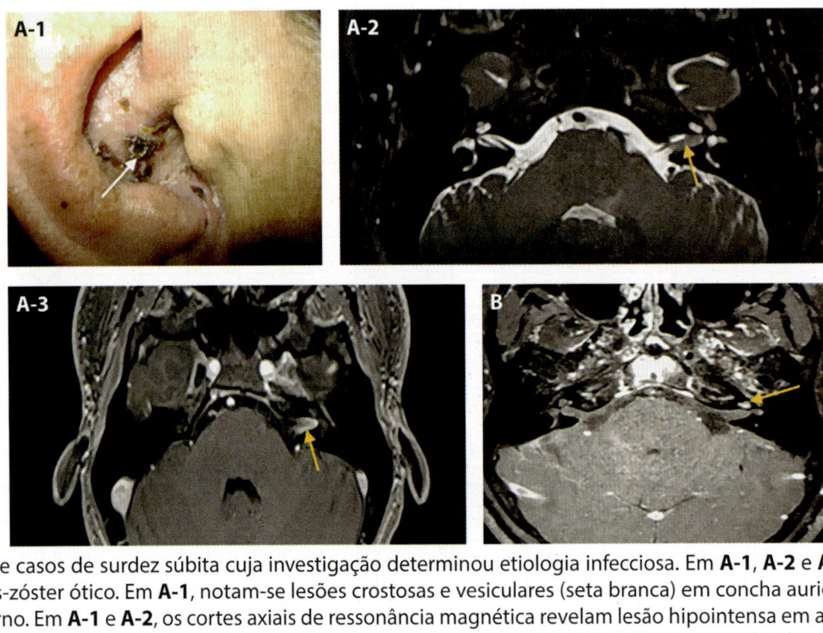

Figura 15.3 Imagens de casos de surdez súbita cuja investigação determinou etiologia infecciosa. Em **A-1**, **A-2** e **A-3** observam-se achados de paciente com herpes-zóster ótico. Em **A-1**, notam-se lesões crostosas e vesiculares (seta branca) em concha auricular e próximo à entrada do meato acústico externo. Em **A-1** e **A-2**, os cortes axiais de ressonância magnética revelam lesão hipointensa em aquisição T2 no interior do meato acústico interno (**A-2**, seta amarela), a qual é realçada pelo contraste na aquisição T1 (**A-3**, seta amarela), compatíveis com edema inflamatório do nervo facial. Em **B**, o corte axial da ressonância magnética revela realce pelo contraste em aquisição T1 na região da cóclea (seta amarela), condizente com processo inflamatório/infeccioso local. A complementação diagnóstica desse caso determinou quadro de surdez súbita secundária a sífilis.

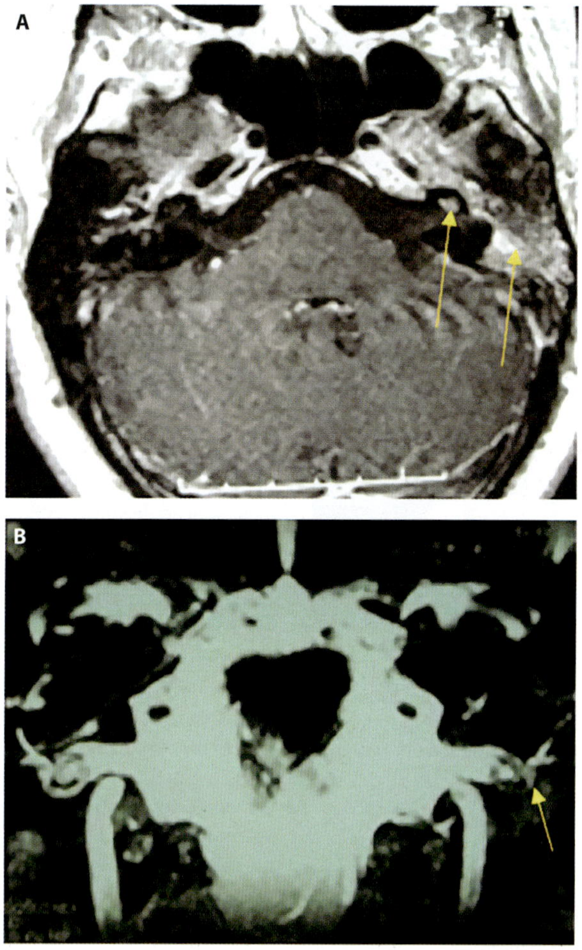

Figura 15.4 Cortes axial T1 pós-contraste (**A**) e imagem em T2 (3D Fiesta) do mesmo paciente (**B**) de ressonância magnética de ossos temporais, na altura da orelha interna, demonstrando lesão com realce marcado em região de mastoide e labirinto esquerdos (setas amarelas). Há clara alteração do sinal da orelha interna em relação ao lado direito. Exame realizado durante investigação de surdez súbita de paciente, cuja complementação diagnóstica confirmou quadro de granulomatose com poliangiite.

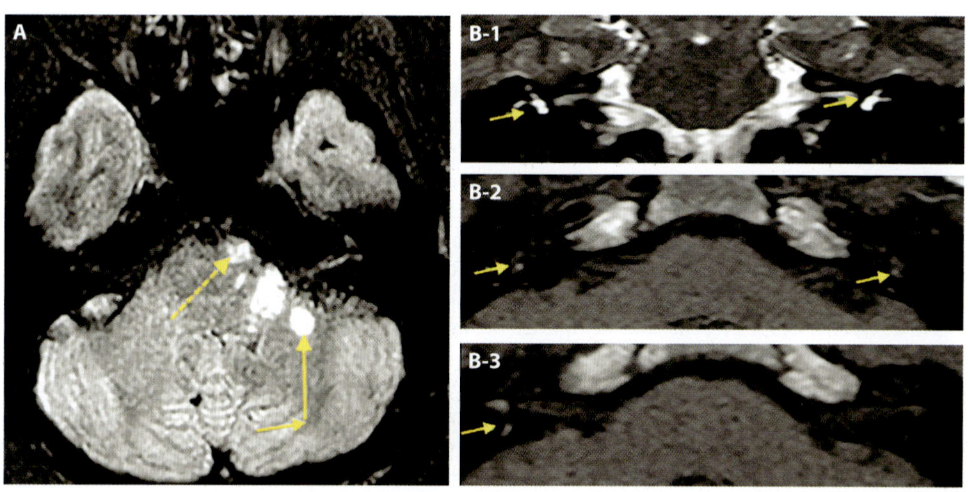

Figura 15.5 Imagens de casos de surdez súbita cuja investigação determinou etiologia vascular. Em **A**, observam-se na ressonância magnética lesões com restrição à difusão em cerebelo (seta amarela contínua) e tronco encefálico (seta amarela pontilhada), condizentes com infarto do território da artéria cerebelar anteroinferior. Em **B-1**, **B-2** e **B-3**, os cortes de ressonância magnética sugerem hemorragia intralabiríntica bilateral, secundário à dengue no caso em questão. Em **B-1**, o corte coronal em aquisição T2 revela hiperintensidade do sinal bilateralmente. Em **B-2**, a imagem em corte axial ponderada em T1 pré-contraste demonstra aumento do sinal em região do labirinto (setas amarelas). Após o contraste, não há aumento apreciável da intensidade do sinal já observada (**B-3**, seta amarela). Normalmente, espera-se que tais estruturas apresentem-se isointensas ao liquor.

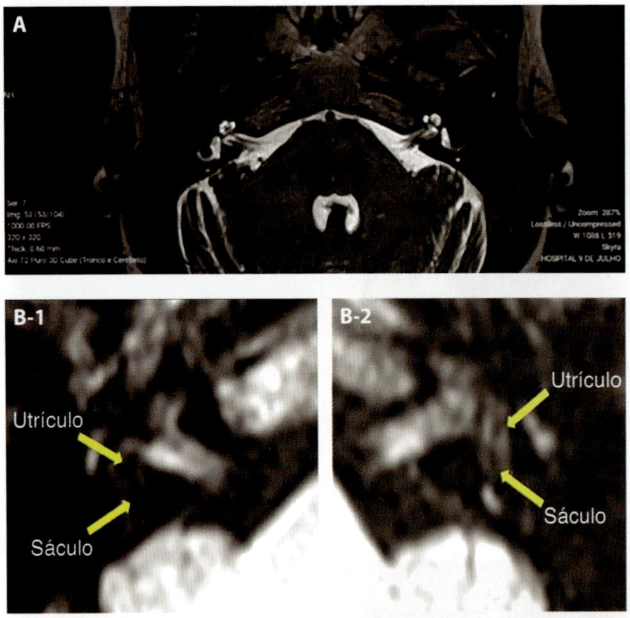

Figura 15.6 Cortes axiais de ressonância magnética em sequência T2 obtidas antes (**A**) e após (**B-1** e **B-2**) 4 horas da infusão de dose dobrada de gadolínio, na altura da orelha interna. Nas imagens **B-1** e **B-2** observa-se a dilatação do espaço endolinfático do sáculo e do utrículo bilateralmente (setas amarelas), os quais são delimitados por pequena área de captação preferencial do contraste correspondente à perilinfa. Exame compatível com hidropsia endolinfática em paciente cuja apresentação inicial foi de surdez súbita.

Provas vestibulares

Faltam estudos que realizem uma bateria exaustiva e sistemática de testes audiométricos e vestibulares para localizar com precisão o local da lesão e eventuais etiologias da PASNS. Por isso, os testes de função vestibular, como o *video head impulse test* (vHIT), prova calórica ou potenciais evocados miogênicos vestibulares (VEMPs), são normalmente limitados a pacientes com sintomas vestibulares e sua indicação deverá ser guiada de acordo com os dados do exame clínico. Rotinas protocolares, com uso excessivo de exames sem apoio de predições formuladas pela anamnese e exame físico, implicam em elevado índice de resultados falso-positivos e falso-negativos, prejuízos no raciocínio clínico, elevação dos custos assistenciais e aumento da ansiedade com eventuais resultados por parte de pacientes e familiares.

Outras investigações

Outras investigações complementares também não encontraram validação para uso indiscriminado ou rotineiro, mas podem ser utilizadas diante de contextos singulares. É o caso da tomografia computadorizada de ossos temporais e mastoide. Apesar de não ser o exame de imagem de escolha na PASNS, em situações que envolvam traumas cranioencefálicos, sua solicitação pode auxiliar na determinação de causas subjacentes, como fraturas e pneumolabirinto (Figura 15.7) ou fatores constitucionais predisponentes, como a presença de aqueduto vestibular alargado (Figura 15.8).

Do mesmo modo, ainda que apenas para subgrupos específicos, exames de imagem vascular mais detalhados, como angiotomografia de crânio e cervical (Figura 15.9) ou ultrassonografia com Doppler de carótidas, vertebrais e vasos intracranianos, podem ser úteis na investigação de pacientes com clínica sugestiva ou pertencentes a grupos de risco para aterosclerose ou fenômenos tromboembólicos.

A Tabela 15.4 resume as investigações complementares mais comumente utilizadas no seguimento de PASNS e os contextos clínicos em que costumam ter validade.

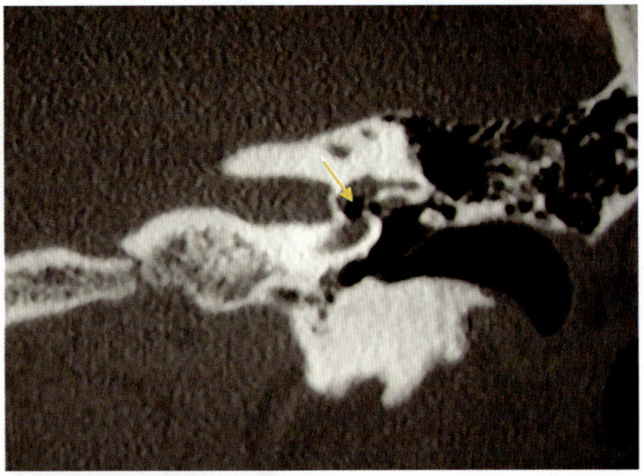

Figura 15.7 Corte coronal de tomografia computadorizada de ossos temporais e mastoides de orelha direita, na altura da janela oval demonstrando pneumolabirinto (seta amarela). Exame realizado em investigação de surdez súbita após trauma.

ESTRATÉGIA GERAL DE ABORDAGEM

Pacientes com suspeita de surdez súbita devem ser atendidos de maneira a garantir o cumprimento de quatro aspectos básicos: (1) confirmação do quadro; (2) avaliação e oferecimento de tratamento precoce na tentativa de reduzir a sequela auditiva; (3) investigação e definição de etiologias mais específicas que redirecionem o manejo terapêutico inicial; e (4) reabilitação de sequelas auditivas porventura existentes (Figura 15.10). Nesse sentido, diante da queixa sugestiva, é obrigatória a avaliação clínica pormenorizada do paciente, que inclua anamnese completa (antecedentes pessoais, hábitos, comorbidades, medicações em uso, antecedentes hereditários, sintomas associados, eventos relacionados com o início da queixa) e exame físico atento e detalhado.

Cumpre reiterar a necessidade de se excluir a ocorrência de perdas auditivas condutivas, como, por exemplo, obstrução por cerúmen e otite média com efusão – as quais costumam ser facilmente determinadas no exame clínico a partir de dados da anamnese, da otoscopia e da acumetria. A confirmação da PASNS se dá pela audiometria tonal padrão, com determinação dos limiares auditivos para tons puros entre 250 e 8 mil Hz, por vias aérea e óssea. É fundamental o aconselhamento do paciente durante o processo, incluindo explicações sobre o quadro, orientações prognósticas, retirada de dúvidas e manejo de expectativas. A instituição de terapêuticas para a surdez súbita não deve ser postergada com a justificativa de se aguardar exames complementares que definam possíveis causas, tampouco pode ensejar o término das investigações etiológicas que venham possivelmente guiar condutas futuras. Dessa forma, ao mesmo passo em que terapias imediatas para recuperação auditiva são avaliadas e implementadas, é preconizado manter o ímpeto investigativo de causas subjacentes. Nesse sentido, deve-se incluir rotineiramente a RM e, guiados pelo raciocínio clínico pertinente, solicitar os demais exames, sejam aqueles de natureza audiológica, laboratorial, de imagem ou de função vestibular. Conforme se acompanha o paciente, o resultado da terapia inicial instituída e os resultados das avaliações complementares requeridas, deve-se ajustar o plano terapêutico com a finalidade de individualizá-lo. Paralelamente, é preciso o seguimento objetivo seriado da audição. Por fim, encerradas as condutas terapêuticas cabíveis e diante de sequelas auditivas residuais persistentes, advoga-se pela avaliação e adoção de estratégias de reabilitação auditiva conforme o caso.

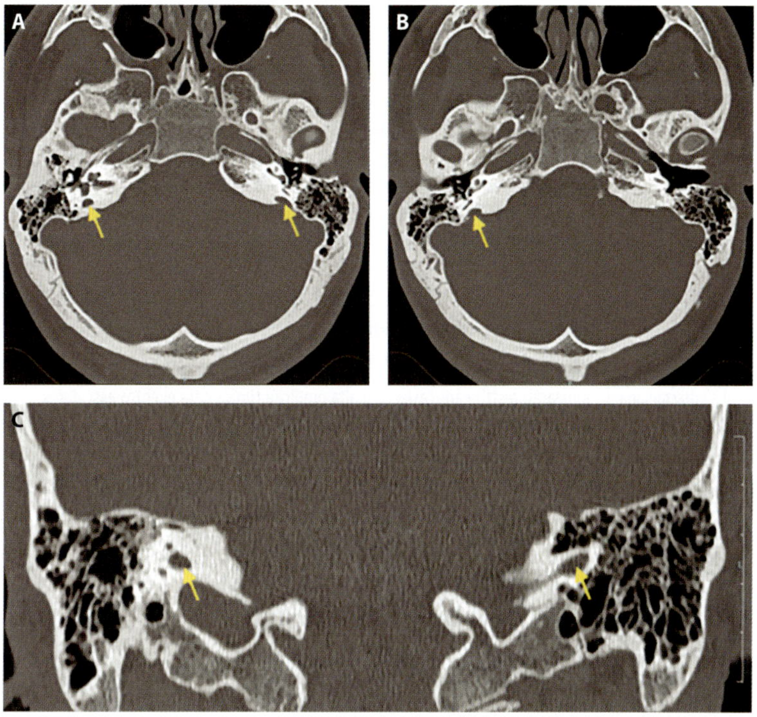

Figura 15.8 Cortes de tomografia computadorizada de ossos temporais e mastoides, na altura do aqueduto vestibular (setas amarelas). Em **A** e **B**, os cortes axiais demonstram alargamento do aqueduto no plano axial, enquanto em **C** se observa a dilatação em plano coronal. Exame realizado em investigação de surdez súbita bilateral após impacto de baixa energia em paciente jovem.

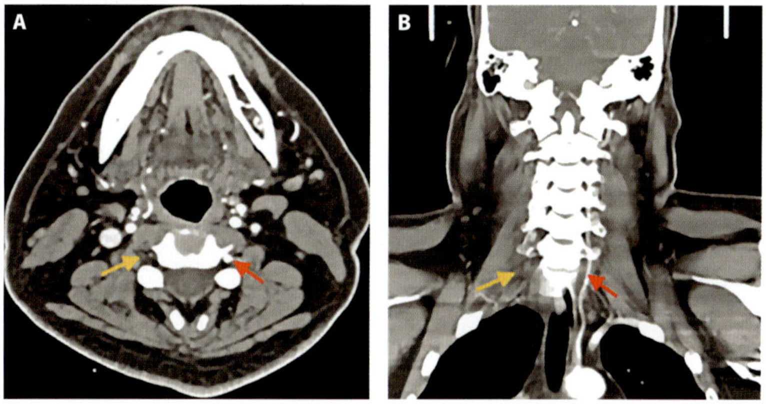

Figura 15.9 Imagens de angiotomografia de crânio e pescoço solicitadas durante investigação de surdez súbita com suspeita de origem vascular. Em **A** e **B**, respectivamente, os cortes axial e coronal demonstram oclusão da artéria vertebral direita (setas amarelas), compatível com o quadro agudo de dissecção desse caso apresentado pelo paciente. Comparativamente, a artéria vertebral esquerda demonstra-se pérvia nas imagens (setas vermelhas).

Tabela 15.4 Principais exames complementares não audiológicos solicitados na investigação etiológica da surdez súbita e suas principais indicações.

Exame complementar	Principais indicações
Ressonância magnética	Sempre necessária para exclusão de causas retrococleares, mais comumente o schwannoma vestibular
Sorologias virais e outros rastreios infecciosos (p. ex., VDRL, testes treponêmicos)	Sem indicação rotineira. Pode ter valor em contextos sugestivos, com presença de sintomas ou sinais de infecção, histórico condizente e/ou risco aumentado de exposição aos agentes infecciosos
Marcadores de autoimunidade	Sem indicação rotineira. Pode auxiliar se predição pré-teste for elevada, como em situações epidemiológicas e clínicas específicas, com sintomas e sinais característicos de doenças imunomediadas. Perdas bilaterais, flutuantes e comumente assimétricas é um padrão típico. Contudo, não é exclusivo ou acurado o suficiente quando considerado isoladamente
Provas inflamatórias	Sem indicação rotineira. Podem se elevar em número elevado de condições que levariam à surdez súbita. Pode ter valor no seguimento do tratamento de condições infecciosas ou imunomediadas
Rotina laboratorial (hemograma, coagulograma, eletrólitos, função renal, função tireoideana, lipidograma e glicemia de jejum)	Sem indicação rotineira. Auxiliam na determinação de risco de eventos vasculares e, diante de uma história mórbida compatível, podem confirmar descompensações metabólicas intercorrentes. Também podem ajudar quando há predição clínica ou risco para eventos hemorrágicos

(continua)

Tabela 15.4 Principais exames complementares não audiológicos solicitados na investigação etiológica da surdez súbita e suas principais indicações. (*Continuação*)

Exame complementar	Principais indicações
Provas vestibulares	Sem indicação rotineira. Devem ser solicitados para pacientes com sintomas vestibulares associados. O poder diagnóstico do exame depende da clínica apresentada, de modo que sua solicitação deve ser guiada pelo raciocínio clínico. Por exemplo, os potenciais evocados miogênicos vestibulares são interessantes na suspeita de síndromes de terceira janela e podem contribuir na avaliação de doenças retrolabirínticas. A prova calórica auxilia no diagnóstico de síndromes vestibulares episódicas e confirma situações de perda de função vestibular periférica, como a labirintite aguda, o herpes ótico, a ototoxicidade e o schwannoma vestibular. De maneira semelhante, o *video head impulse test* se altera nas condições com prejuízo do reflexo vestíbulo-ocular de alta frequência e pode auxiliar no acompanhamento da compensação vestibular nesses casos
Tomografia computadorizada de ouvidos e mastoide	Sem indicação rotineira. Em casos traumáticos, com otites médias concomitantes ou na suspeita de alterações anatômicas, como aqueduto vestibular alargado ou deiscência dos canais semicirculares, pode trazer informações interessantes
Investigação vascular da circulação cervical e intracraniana: angiotomografia e ultrassonografia com Doppler	Indicação restrita aos casos com alta predição clínica para eventos vasculares, como na suspeita de dissecção de artéria vertebral ou isquemias vértebro-basilares

VDRL = *Veneral Disease Research Laboratory*, teste não treponêmico utilizado na investigação da sífilis.

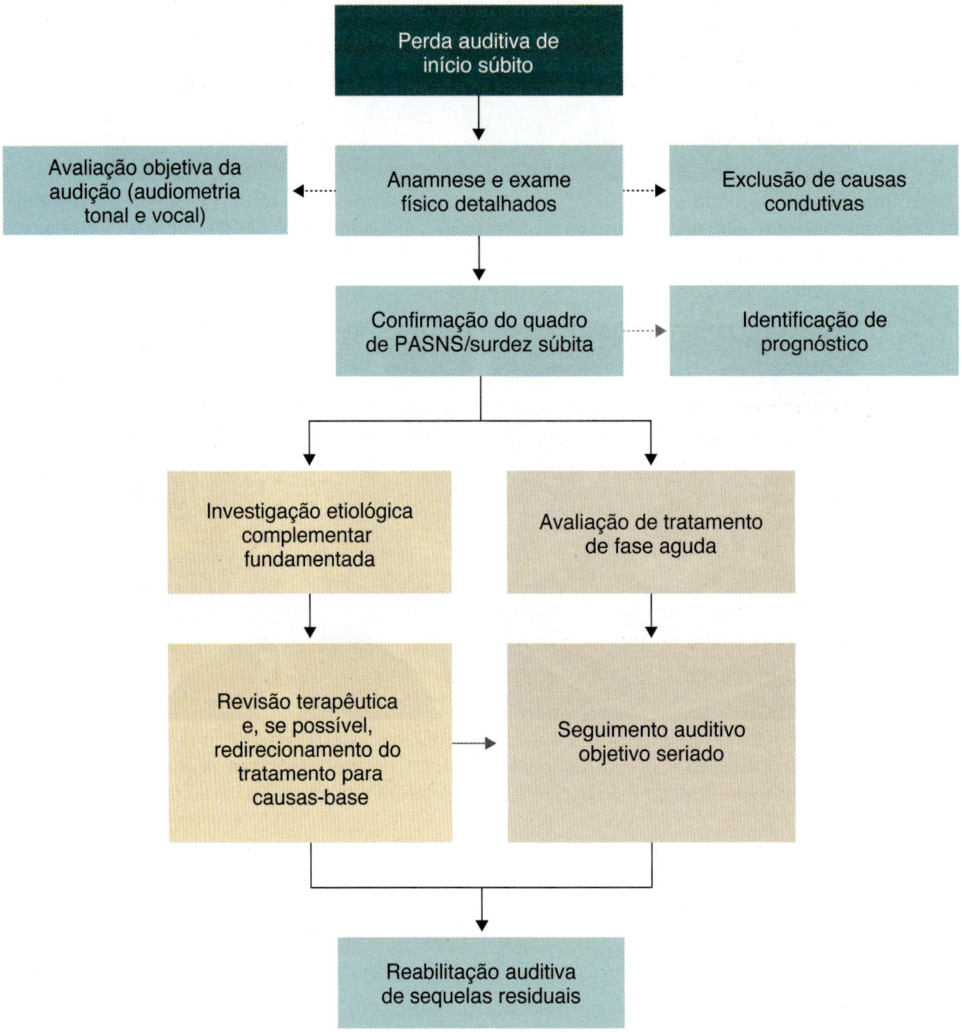

Figura 15.10 Fluxograma de atendimento de casos suspeitos de surdez súbita. PASNS = perda auditiva neurossensorial súbita.

TRATAMENTO E REABILITAÇÃO DA SURDEZ SÚBITA

Apesar do prejuízo significativo trazido pelo comprometimento auditivo e da piora de qualidade de vida dos pacientes com surdez súbita, os tratamentos mais eficazes, a melhor janela terapêutica para seu emprego e seus mecanismos de ação, ainda pouco esclarecidos, não possuem evidências científicas comprovadas.

As últimas diretrizes da AAO-HNS não foram capazes de recomendar tratamentos para PASNS e destacam a limitada compreensão desse sintoma.[7] Portanto, é imperativo que, a despeito de terapêuticas gerais "de fase aguda", as ferramentas investigativas existentes sejam utilizadas criteriosamente pelo médico examinador para caracterizar a PASNS e individualizar os processos fisiopatogênicos envolvidos. Essa atitude possibilitará um diagnóstico mais preciso, com o devido redirecionamento terapêutico específico.

Faltam dados conclusivos para apoiar assertivamente qualquer tratamento para PASNS. À luz do conhecimento atual, o tratamento de fase aguda pode consistir principalmente da terapia com corticosteroides orais ou intratimpânico (IT) e oxigenoterapia hiperbárica (OHB). As diretrizes da AAO-HNS para PASNS recomendam corticosteroides orais e OHB como opções para os médicos dentro de 2 semanas do início da doença.[7] Para terapia de resgate, a OHB é uma opção dentro de 1 mês e corticosteroides IT são recomendados dentro de 2 e 6 semanas do início da PASNS. Outras terapias farmacológicas, como antivirais, trombolíticos e vasodilatadores, não são recomendadas com base em análises dos seus benefícios e danos potenciais. Embora os corticosteroides e a OHB continuem a ser os pilares do tratamento da PASNS em um futuro próximo, a incapacidade do comitê de diretrizes da AAO-HNS de recomendar a sua utilização realça a falta de evidências que garantam o devido lastro à sua utilização. Esse conceito é fundamental a fim de se alinhar expectativas e prognósticos juntamente ao paciente e deve ser considerado ao se ponderar os riscos incutidos em cada uma delas e as taxas expressivas de recuperação espontânea. Estão em desenvolvimento novas terapias, mas nenhuma delas foi aprovada e introduzida até o momento, e continua a existir uma necessidade crítica de desenvolver tratamentos que modifiquem o curso dessa afecção.

A terapia primária com corticosteroides para PASNS inclui compostos sintéticos comuns administrados sistemicamente (oral, intravenoso ou intramuscular), mas inexiste consenso sobre o tipo, dose ou via de administração ideal da medicação a ser utilizada.[7] Acredita-se que tais medicações teriam efeitos positivos em distúrbios circulatórios, processos inflamatórios e fenômenos imunomediados, os quais, em diferentes níveis e combinações, estariam envolvidos na PASNS. Deve-se atentar ao seu risco em grupos específicos, que podem contraindicar sua administração. É o caso de pacientes com glaucoma, insuficiência cardíaca congestiva, úlcera péptica, hipertensão arterial sistêmica e/ou diabetes melito descontrolados, insuficiência renal, osteoporose, tuberculose ativa, doenças neuropsiquiátricas com psicose e epilepsia. A medicação mais comumente empregada é a prednisona via oral, na dose de 1 mg/kg/dia e máximo de 60 mg/dia, por pelo menos 10 dias. Doses equivalentes de outros corticosteroides são opções. O seguimento clínico e audiométrico é indispensável, visando o controle e manejo de eventos adversos e a titulação da dose. Não há unanimidade, e diante de uma resposta parcial positiva, seu uso poderia ser estendido por mais tempo. Em casos de uso prolongado, contudo, é fundamental manter a devida vigilância clínica e o desmame cuidadoso da medicação de forma que se evite insuficiência adrenal.

Apesar do seu uso disseminado, ainda faltam evidências que suportem o uso de corticosteroides e reafirmem seus efeitos frente ao placebo. Por exemplo, uma revisão da rede de colaboradores científicos Cochrane, de 2013, encontrou apenas três ensaios clínicos randomizados que atendiam aos critérios de inclusão e todos apresentaram alto risco de viés. Os autores dessa revisão concluíram que o efeito dos corticosteroides não estaria claro.[24] Na mesma linha de raciocínio, outra revisão sistemática e metanálise, em 2015, não encontrou diferença de benefício com os corticosteroides.[25]

A infiltração IT de corticosteroides tem sido muito discutida nos últimos anos como opção de tratamento na fase aguda da PASNS. Sua utilização é alicerçada, sobretudo, pela ideia de que a medicação, quando colocada diretamente na fenda timpânica, difundiria pela janela redonda para a orelha interna, onde alcançaria os fluidos intracocleares em concentrações superiores àquelas obtidas por via oral nas doses preconizadas. E pela administração local, os riscos e efeitos colaterais seriam notadamente atenuados. Assim, seu emprego foi apregoado para casos em que a administração por via sistêmica estaria impossibilitada – em virtude de efeitos adversos ou contraindicações. Além disso, devido às potenciais vantagens trazidas pelas titulações intracocleares dos corticosteroides mais elevadas, ela passou a ser opção também como terapia de resgate, em situações em que o uso primário via oral não obteve resultado satisfatório, ou mesmo como terapia inicial.

Contudo, quando confrontada pelos mais elevados padrões científicos estipulados pela *medicina baseada em evidências*, a infiltração de corticoide IT não se mostra claramente superior à administração sistêmica. Contudo, estudos sugeriram que os corticosteroides IT são equivalentes aos corticosteroides orais para o tratamento primário ou de resgate da PASNS.[26,27]

O procedimento é feito geralmente sob anestesia local, o que permite – garantidas as corretas condições de antissepsia e assepsia – sua realização em contextos ambulatoriais. Abundam-se os protocolos de infiltração de corticosteroides IT e não há quaisquer consensos quanto à superioridade de algum deles em relação aos demais. No entanto, é fundamental que se utilizem formulações que permitam o alcance de níveis adequados da substância no ambiente intracoclear. No caso do uso da dexametasona, por exemplo, exigem-se concentrações superiores a 12 mg/mℓ. No Brasil, uma opção é o uso do acetato de metilprednisona 40 mg/mℓ. Além disso, preferem-se formulações sem excipiente alcoólico, a fim de se reduzir sintomas de dor durante a administração.

Com o paciente deitado, relaxado e com a orelha a ser tratada voltada para cima e inclinada em direção ao médico, realiza-se a desinfecção do meato acústico externo, pavilhão e adjacências, por exemplo, com produto alcoólico iodado. O procedimento pode ser feito sob a visão de um microscópio ou de um endoscópio. Efetua-se a anestesia local, que pode ser feita com técnicas diferentes empregando desde infiltrações de tecidos periauriculares até o uso de fenol tópico aplicado nos quadrantes inferiores com o auxílio de um algodão embebido. Uma pequena punção da membrana timpânica deve ser efetuada mais anteriormente com o objetivo de permitir a saída de ar durante a infiltração. O frasco da medicação deve, então, ser aquecido friccionando-o contra as mãos para que se minimize a ocorrência de vertigens. A medicação é então aspirada na seringa de insulina de 1 mℓ. Deve ser infiltrado, sob visão direta e lentamente, de 0,4 a 0,7 mℓ do conteúdo, no quadrante posteroinferior da membrana timpânica, até que se observe a saída do líquido pela abertura anterior realizada previamente. Durante e nos 15 minutos seguintes à infiltração, o paciente é instruído a não deglutir para evitar a depuração rápida da medicação na fenda timpânica. Recomenda-se que o paciente permaneça deitado na posição inicial por ao menos 30 minutos. O procedimento pode ser repetido 1 ou 2 vezes por semana, em geral por até 4 aplicações. É unânime a necessidade do acompanhamento audiométrico seriado antes das aplicações e após o último procedimento.

A OHB tem um papel pouco claro no tratamento da PASNS, mas às vezes é usada como adjuvante do tratamento com corticosteroides, tanto durante o tratamento inicial quanto como terapia de resgate. A OHB consiste na exposição do indivíduo à inalação de oxigênio puro (concentração 100%), estando ele submetido a uma pressão maior que a atmosférica (normalmente de 1,5 a 2 atmosferas absolutas [atm]). Além da sua menor disponibilidade, muitas variações no tempo de exposição e na pressão utilizados são descritos e não há acordo sobre o protocolo ideal. Acredita-se que o aumento da pressão parcial de oxigênio aumentaria a oxigenação da orelha interna, o que poderia minimizar a extensão de insultos isquêmicos e possivelmente alterar a atividade imune e aspectos hemodinâmicos.[28] Uma revisão Cochrane de 2012 encontrou benefício significativo para a OHB quando o critério de 25% de melhora auditiva foi utilizado. Contudo, esse resultado não foi replicado quando a medida de resultado foi estabelecida em 50% de melhora.[29]

Ao se investigar seu uso adjuvante, um estudo clínico randomizado (ECR) prospectivo mais recente pontuou que a adição da

OHB não melhorou os resultados auditivos em comparação aos corticosteroides isoladamente.[30] Já no contexto da terapia de resgate, sugere-se que a OHB possa melhorar os resultados quando adicionada ao tratamento com esteroides. Não está claro se a monoterapia com OHB é superior ao tratamento com corticosteroides para terapia de resgate. A ambiguidade em relação à eficácia da OHB deve ser pesada em relação aos elevados custos e seus riscos potenciais. Apesar de raros, esses riscos podem incluir lesões por barotrauma, as quais podem acometer as orelhas, seios da face e pulmões. Seu uso deve ser evitado em situações pós-trauma, na suspeita de deiscência do canal semicircular superior ou de fístulas perilinfáticas ou após cirurgias do estribo.

A literatura médica é farta de tentativas para uma ampla gama de terapias para PASNS além dos corticosteroides e OHB, as quais decepcionaram e não são recomendadas para uso rotineiro primário ou de resgate. O tratamento antiviral foi proposto com base em uma etiologia viral predominante, mas seus resultados frustraram em vários ECRs. Fisch propôs o carbogênio (mistura de 95% de oxigênio e 5% de gás carbônico) como tratamento para PASNS sob a justificativa de que aumentaria a tensão de oxigênio na perilinfa[31] e poderia, desse modo, melhorar um quadro isquêmico. Além do carbogênio, foram cogitados diversos agentes vasoativos e hemorreológicos, os quais poderiam potencialmente otimizar a irrigação coclear. Entre eles, citam-se drogas de diferentes mecanismos de ação, incluindo vasodilatadores, antiagregantes e anticoagulantes, como a prostaglandina E1, piracetam, pentoxifilina, Aspirina®, antagonistas do cálcio e Ginkgo biloba (EGB 761). Uma revisão Cochrane, de 2009, sobre vasodilatadores e substâncias vasoativas para PASNS, encontrou apenas três ECRs que atendiam aos critérios de inclusão, com alto risco de viés, e que não conseguiram concluir qualquer benefício.[32] Terapias adicionais, como altas doses de vitamina C, zinco, N-acetil-cisteína, fator de crescimento semelhante à insulina 1 (IGF-1), expansores plasmáticos e acupuntura, foram tentados sem evidências suficientes para sugerir benefício.[7]

Independentemente do tratamento inicial empregado, é essencial o acompanhamento evolutivo da audição do paciente. Recomenda-se o uso seriado de dados objetivos, como os limiares audiométricos, para demarcar efetivamente os resultados terapêuticos. Quando a causa é conhecida, a qualquer momento do seguimento, o tratamento deve ser direcionado. Esse é o caso de terapêuticas antimicrobianas para morbidades infecciosas, correções metabólicas, suspensão de ototóxicos, medidas de controle de crises de hidropsia endolinfática, fechamento cirúrgico de fístulas, terapias específicas para agudizações de doenças reumatológicas, entre outros. Salienta-se que o alinhamento de prognósticos e expectativas e a prevenção secundária de outros agravos clínicos futuros são benefícios adicionais inegáveis do estabelecimento da causa para a PASNS. Essas vantagens devem justificar a criteriosa investigação etiológica, a despeito da existência de eventuais tratamentos específicos para a causa encontrada. É o caso, por exemplo, de alguns transtornos vasculares isquêmicos e hemorrágicos, causas genéticas e lesões expansivas do MAI e APC.

Uma vez esgotadas as possibilidades terapêuticas cabíveis para reversão do dano auditivo súbito e restando prejuízos auditivos quantificáveis à avaliação auditiva, o paciente deve ser aconselhado quanto às modalidades de reabilitação auditiva pertinentes. Mais comumente, na presença de resíduos auditivos, deve-se orientá-lo quanto à possibilidade de uso de aparelhos de amplificação sonora individual (AASI). Os AASIs permitem um ganho de funcionalidade auditiva e apresentam efeitos benéficos não apenas para a redução da perda auditiva, como melhoram a discriminação sonora, dificuldade na localização do som e queda no rendimento auditivo em ambientes ruidosos ou desafiadores para a audição. A amplificação sonora que eles asseguram é capaz, ainda, de dirimir o impacto do zumbido resultante da deaferentação sonora e, em dispositivos mais modernos, terapias sonoras específicas para manejo desse sintoma podem trazer efeitos adicionais. Mais raramente, casos de surdez bilateral simultânea ou assíncrona podem requerer avaliação para reabilitação com implantes cocleares. Há estudos crescentes no campo da recuperação funcional do órgão sensorial coclear lesionado, muitos dos quais utilizando fatores de crescimento ou células-tronco. Ainda que indisponíveis até o momento, essas terapêuticas são profundamente promissoras e certamente irão revolucionar o manejo tardio dos casos de PASNS.

FATORES PROGNÓSTICOS

Diante de uma situação que envolve cenários tão diversos em termos de apresentação, causas subjacentes e respostas terapêuticas, é importante determinar, no início e ao longo do seguimento clínico do paciente, indicativos de melhor ou pior prognóstico no que tange a recuperação auditiva. Esse tipo de informação auxilia o médico a aconselhar o paciente e a estabelecer expectativas realistas. Vários estudos contribuíram para se estabelecer os achados clínicos e obtidos na investigação propedêutica capazes de predizer o melhor ou pior resultado auditivo após um insulto gerado pela PASNS (Tabela 15.5).

Nesse sentido, consistem em indicativos de mau prognóstico entre pacientes com PASNS: curvas descendentes, em formato de "U invertido" ou planas, má discriminação sonora a logoaudiometria, perdas severas, profundas ou anacusia, acometimento em extremos da idade, demora ou ausência de recuperação dos potenciais auditivos e vestibulares evocados, início de tratamento após 15 dias da instalação da perda auditiva e crises vertiginosas e/ou zumbido intensos associados.

Por outro lado, são sinais de bom prognóstico: pacientes jovens, sexo masculino, perda maior em frequências graves (curva

Tabela 15.5 Principais fatores clínicos e complementares com valor prognóstico no contexto da surdez súbita.

Significado prognóstico	Achado clínico	Achado complementar
Melhor prognóstico	Precocidade do tratamento (< 15 dias)*	Perdas leves e moderadas* Perda maior em frequências graves (curva ascendente) Detecção da onda V na pesquisa de potenciais auditivos de tronco encefálico na primeira semana Respostas preservadas na pesquisa dos potenciais miogênicos vestibulares evocados
Pior prognóstico	Acometimento em extremos da idade Crises vertiginosas e/ou zumbido intensos associados Início de tratamento após 15 dias da instalação da perda*	Perdas severas, profundas ou anacusia* Curvas audiométricas descendentes, em formato de "U invertido" ou planas Má discriminação sonora à logoaudiometria Ausência de recuperação dos potenciais auditivos e vestibulares evocados

*Achados independentemente relacionados com o prognóstico após análise multivariada.

ascendente), precocidade do tratamento (< 15 dias), detecção da onda V na pesquisa de potenciais auditivos de tronco encefálico na primeira semana e respostas preservadas na pesquisa dos potenciais miogênicos vestibulares evocados.

Em estudo recente, análises multivariadas destacaram que, desses fatores prognósticos, a ocorrência de perda severa ou profunda e o início do tratamento após 14 dias da abertura do quadro apresentaram-se independentemente relacionados com pior prognóstico.[30]

CONSIDERAÇÕES FINAIS

A PASNS é uma afecção caracterizada pela redução da capacidade auditiva, do tipo sensorioneural e com início abrupto. Pode estar presente na evolução de uma enorme gama de doenças, de fisiopatologias, manifestações e abordagens muito particulares. Nos casos em que não se encontram causas óbvias, diversos mecanismos fisiopatológicos podem ser aventados e os dados da anamnese e exame físico costumam direcionar o raciocínio para cada um deles. Dessa maneira, é fundamental que, diante da suspeita de surdez súbita, uma história e exame clínicos minuciosos sejam efetuados. Parte indispensável dessa etapa é a exclusão de perdas auditivas de natureza condutiva. Exames auditivos objetivos, mais comumente a audiometria, devem ser solicitados com o intuito de se confirmar o quadro de PASNS. A RM está indicada para a exclusão de lesões retrococleares, e outros exames devem ser solicitados conforme as características e suspeitas levantadas para cada caso. A requisição indiscriminada de exames deve ser evitada, sob os riscos de se aumentar desnecessariamente a ansiedade do paciente e de seus familiares, de provocar confusões diagnósticas e prejuízos ao raciocínio clínico, e de levar ao aumento inescrupuloso dos gastos em saúde. Mesmo que tenha taxas consideráveis de recuperação espontânea, o tratamento de fase aguda da surdez súbita deve ser ponderado na tentativa de se reduzir a sequela auditiva ou de reverter o quadro. As terapêuticas atualmente empregadas nessa fase, por exemplo, o uso de corticosteroides ou a oxigenoterapia hiperbárica, apresentam frágil lastro científico. Outras terapias não devem ser utilizadas rotineiramente, pois carecem de qualquer embasamento técnico-científico nesse sentido. Enquanto se realiza o tratamento na fase aguda, é essencial a pesquisa etiológica e, uma vez estabelecidas relações causais, o plano terapêutico deve ser redirecionado à causa-base. Pacientes com sequelas auditivas residuais devem ser oportunamente aconselhados e encaminhados a modalidades de reabilitação auditiva de modo individualizado.

REFERÊNCIAS BIBLIOGRÁFICAS

1. Dallan I, Fortunato S, Casani AP, Bernardini E, Sellari-Franceschini S, Berrettini S et al. Long-term follow up of sudden sensorineural hearing loss patients treated with intratympanic steroids: audiological and quality of life evaluation. J Laryngol Otol [Internet]. 2014 Aug [Acesso em: 2024 Jul];128(8):669-73.
2. Alexander TH, Harris JP. Incidence of sudden sensorineural hearing loss. Otol Neurotol [Internet]. 2013 [Acesso em: 2024 Jul]; 34:1586-9.
3. Lake R. Effect of treatment in a case of sudden deafness occurring whilst the patient was under treatment for tertiary syphilis. Proc R Soc Med [Internet]. 1908 [Acesso em: 2024 Jul];1(Otol Sect):7-10.
4. Kleyn AD. Sudden complete or partial loss of function of the octavus-system in apparently normal persons. Acta Oto-Laryngol 1944 [Internet]. 2009 Jul 8 [Acesso em: 2024 Jul]. 32(5-6):407-29.
5. Debain JJ. Les surdités brusques. L'année otorhinolaryngologique. Paris: Masson; 1957.
6. Ren J, Li H, Lu Y. Determination of tumor necrosis factor and interleukin 6 in serum of patients with sudden sensorineural hearing loss. Lin Chuang Er Bi Yan Hou Ke Za Zhi [Internet]. 1998 Jul [Acesso em: 2024 Jul];12(7):311-3.
7. Chandrasekhar SS, Tsai Do BS, Schwartz SR, Bontempo LJ, Faucett EA, Finestone SA et al. Clinical practice guideline: Sudden hearing loss (update). Otolaryngol Head Neck Surg [Internet]. 2019 Aug [Acesso em: 2024 Jul];161(1_suppl):S1-S45.
8. Chen N, Karpeta N, Ma X, Ning X, Ning X, Liu X et al. Diagnosis, diferential diagnosis, and treatment for sudden sensorineural hearing loss: Current otolaryngology practices in China. Front Neurol [Internet]. 2023 Feb 23 [Acesso em: 2024 Jul];14:1121324.
9. Mattox DE, Simmons FB. Natural history of sudden sensorineural hearing loss. Ann Otol Rhinol Laryngol [Internet]. 1977 [Acesso em: 2024 Jul]; 86:463-80.
10. Shaia FT, Sheehy JL. Sudden sensorineural hearing impairment: a report of 1,220 cases. Laryngoscope [Internet]. 1976 [Acesso em: 2024 Jul]; 86:389-398.
11. Capaccio P, Cuccarini V, Ottaviani F, Fracchiolla NS, Bossi A, Pignataro L. Prothrombotic gene mutations in patients with sudden sensorineural hearing loss and cardiovascular thrombotic disease. Ann Otol Rhinol Laryngol [Internet]. 2009 [Acesso em: 2024 Jul]; 118:205-210.
12. Saba ES, Swisher AR, Ansari GN, Rivero A. Cardiovascular risk factors in patients with sudden sensorineural hearing loss: A systematic review and meta-analysis. Otolaryngol Head Neck Surg [Internet]. 2023 May [Acesso em: 2024 Jul];168(5):907-921.
13. Oussoren FK, van Leeuwen RB, Schermer TR, Poulsen LNF, Kardux JJ, Bruintjes TD. Cerebral small vessel disease in elderly patients with sudden sensorineural hearing loss. Otol Neurotol [Internet]. 2023 Mar 1 [Acesso em: 2024 Jul];44(3):e171-e177.
14. Linthicum FH, Doherty J, Berliner KI. Idiopathic sudden sensorineural hearing loss: vascular or viral? Otolaryngol Head Neck Surg [Internet]. 2013 [Acesso em: 2024 Jul]; 149:914-917.
15. Stokroos RJ, Albers FW, Schirm J. The etiology of idiopathic sudden sensorineural hearing loss. Experimental herpes simplex virus infection of the inner ear. Am J Otol [Internet/. 1998 [Acesso em: 2024 Jul]; 19:447-52.
16. Chau JK, Lin JR, Atashband S, Irvine RA, Westerberg BD. Systematic review of the evidence for the etiology of adult sudden sensorineural hearing loss. Laryngoscope [Internet]. 2010 [Acesso em: 2024 Jul]; 120:1011-1021.
17. Meng X, Wang J, Sun J, Zhu K. COVID-19 and sudden sensorineural hearing loss: A systematic review. Front Neurol [Internet] 2022 Apr 28 [Acesso em: 2024 Jul];13:883749.
18. Kattah JC. Update on HINTS Plus, with discussion of pitfalls and pearls. J Neurol Phys Ther [Internet]. 2019 Apr [Acesso em: 2024 Jul];43 Suppl 2:S42-S45.
19. Penido N De O, Ramos HV, Barros FA, Cruz OL, Toledo RN. Clinical, etiological and progression factors of hearing in sudden deafness. Braz J Otorhinolaryngol [Internet]. 2005 [Acesso em: 2024 Jul]; 71:633-8.
20. Ramos HL, Barros FA, Yamashita H, Penido NO, Souza AV, Souza AV, Yamaoka WY. Magnetic resonance imaging in sudden deafness. Braz J Otorhinolaryngol [Internet]. 2005 Jul-Aug [Acesso em: 2024 Jul];71(4):422-6.
21. Lopez-Escamez JA, Attyé A. Systematic review of magnetic resonance imaging for diagnosis of Meniere disease. J Vestib Res [Internet]. 2019 [Acesso em: 2024 Jul]; 29:121-129.
22. Song CI, Pogson JM, Andresen NS, Ward BK. MRI with gadolinium as a measure of blood-labyrinth barrier integrity in patients with inner ear symptoms: A scoping review. Front Neurol [Internet]. 2021 [Acesso em: 2024 Jul]; 12:662264.
23. Gagnebin J, Maire R. Infection screening in sudden and progressive idiopathic sensorineural hearing loss: a retrospective study of 182 cases. Otol Neurotol [Internet]. 2002 [Acesso em: 2024 Jul]; 23:160-2.
24. Wei BP, Stathopoulos D, O'Leary S. Steroids for idiopathic sudden sensorineural hearing loss. Cochrane Database Syst Rev [Internet]. 2013 Jul 2 [Acesso em: 2024 Jul]; 2013(7):CD003998.
25. Crane RA, Camilon M, Nguyen S, Meyer TA. Steroids for treatment of sudden sensorineural hearing loss: a meta-analysis of randomized controlled trials. Laryngoscope [Internet]. 2015 [Acesso em: 2024 Jul]; 125:209-17.

26. Plontke SK, Meisner C, Agrawal S, Cayé-Thomasen P, Galbraith K, Mikulec AA et al. Intratympanic corticosteroids for sudden sensorineural hearing loss. Cochrane Database Syst Rev [Internet]. 2022 Jul 22 [Acesso em: 2024 Jul];7(7):CD008080.
27. Devantier L, Callesen HE, Jensen LR, Mirian C, Ovesen T. Intratympanic corticosteroid as salvage therapy in treatment of idiopathic sudden sensorineural hearing loss: A systematic review and meta-analysis. Heliyon [Internet]. 2022 [Acesso em: 2024 Jul]; 8:e08955.
28. Gill AL, Bell CN. Hyperbaric oxygen: its uses, mechanisms of action and outcomes. QJM [Internet]. 2004 Jul [Acesso em: 2024 Jul];97(7):385-95.
29. Bennett MH, Kertesz T, Perleth M, Yeung P, Lehm JP. Hyperbaric oxygen for idiopathic sudden sensorineural hearing loss and tinnitus. Cochrane Database Syst Rev [Internet]. 2012 [Acesso em: 2024 Jul]; 10:CD004739.
30. Yildirim E, Murat Özcan K, Palalı M, Cetin MA, Ensari S, Dere H. Prognostic effect of hyperbaric oxygen therapy starting time for sudden sensorineural hearing loss. Eur Arch Otorhinolaryngol [Internet] 2015 [Acesso em: 2024 Jul]; 272:23-28.
31. Fisch U, Nagahara K, Pollak A. Sudden hearing loss: circulatory. Am J Otol [Internet]. 1984 Oct [Acesso em: 2024 Jul];5(6):488-91.
32. Agarwal L, Pothier DD. Vasodilators and vasoactive substances for idiopathic sudden sensorineural hearing loss. Cochrane Database Syst Rev [Internet]. 2009 [Acesso em: 2024 Jul]; 2009:CD003422.
33. Perez Ferreira Neto A, Costa Monsanto R, Dore Saint Jean L, Sonzzini RL, Penido NO. Clinical profile of patients with unilateral sudden sensorineural hearing loss: Correlation with hearing prognosis. Otolaryngol Head Neck Surg [Internet]. 2021 Oct [Acesso em: 2024 Jul];165(4):563-70.

CAPÍTULO 16

Paralisia Facial Periférica

Paulo Roberto Lazarini • Álvaro Muiños de Andrade • Morena Morais Rezende

INTRODUÇÃO

A paralisia facial periférica (PFP) é uma afecção clínica decorrente de uma lesão do nervo facial em seu trajeto a partir do tronco encefálico até a sua chegada nos músculos da mímica facial.

Essa doença pode causar uma deformidade facial, em maior ou menor grau, o que compromete o ser humano em sua capacidade de transmitir suas emoções por meio de expressões faciais. Atos simples como sorrir, chorar, piscar ou elevar a sobrancelha podem ser afetados, o que deforma sensivelmente sua expressão facial (Figura 16.1).[1]

O impacto que essas alterações geram na vida da pessoa com a doença é enorme. Repentinamente ou em uma evolução de poucos dias, o indivíduo olha-se no espelho e não se reconhece; tenta expressar emoções por mímica facial e frustra-se; além de ter dificuldade em atividades rotineiras, como falar e alimentar-se. Observa-se, com frequência, repercussões na esfera psíquica, como tristeza, desespero, ansiedade ou vergonha, entre outras, bem como transtornos sociais, como confinamento e restrição ao convívio familiar, social, escolar ou profissional.

Diante do impacto que a PFP causa ao paciente, o médico deve atuar rapidamente, ainda na fase aguda da doença, para estabelecer o tratamento mais adequado e evitar possíveis sequelas.

Por essas razões, o estudo da PFP é fundamental para a prática médica. Conhecer mais sobre a doença poderá auxiliar em um melhor diagnóstico etiológico, em medidas terapêuticas instituídas o mais precoce possível e em uma melhor e mais rápida recuperação.

ANATOMOFISIOLOGIA DO NERVO FACIAL

O longo trajeto do nervo facial, desde o tronco cerebral até a musculatura da mímica facial, passando por dentro de um canal ósseo no osso temporal, além da diversidade de fatores etiológicos, faz com que essa doença se apresente em variadas situações na prática otorrinolaringológica.

O nervo facial, sétimo nervo craniano, é responsável pela atividade motora dos músculos da mímica facial e de algumas outras funções. Primordialmente motor, ele propicia estímulos elétricos para geração dos movimentos musculares faciais voluntários, para a manutenção do tônus da musculatura e para os movimentos involuntários da expressão facial. Ao nervo facial motor, propriamente dito, associam-se diferentes tipos de fibras neurais que executam diversificadas funções: aferentes viscerais especiais, responsáveis pela gustação dos 2/3 anteriores da língua (via nervo corda do tímpano, aferentes viscerais gerais, sensibilidade da mucosa nasal posterior e parte do palato mole e aferentes somáticas gerais), sensibilidade da concha auricular, parte do pavilhão auricular e meato acústico externo, e eferentes viscerais gerais - inervação das glândulas submandibular e sublingual (via nervo corda do tímpano) e glândulas lacrimais (via nervo petroso maior).[2]

Os estímulos elétricos neurais motores são originários do córtex motor cerebral, os quais percorrem um longo e complexo trajeto que pode ser dividido em três segmentos principais: um segmento supranuclear, que leva os impulsos elétricos do córtex, no giro pré-central do lobo frontal, até o núcleo facial, um segmento nuclear, no tronco encefálico, e um segmento infranuclear, caracterizado como o nervo facial propriamente dito, que chega até as fibras musculares dos músculos da mímica facial.

Já o nervo facial pode ter seu trajeto dividido em: segmento pontino (do núcleo do facial, passando pelo ângulo ponto-cerebelar); segmento meatal (interior do meato acústico interno); segmento labiríntico (de onde se origina o nervo petroso maior); segmento timpânico (de onde se origina o nervo estapédio para o músculo do estribo); segmento mastóideo (de onde se origina o nervo corda do tímpano); e segmento extratemporal (a partir do forame estilomastóideo), penetrando na glândula parótida em direção à musculatura facial (Figura 16.2).

O nervo facial possui um diferencial anatômico único se comparado aos outros nervos cranianos: um longo trajeto pelo interior do osso temporal. Esse fator influencia na origem de diversas doenças que o acometem, pois, em casos traumáticos e inflamatórios, há condições para a formação de uma síndrome compartimental com danos ao tecido neural nesse local.

O nervo facial extratemporal tem ampla divisão a partir de sua origem no forame estilomastóideo até chegar nas fibras musculares de diversos músculos relacionados com mímica facial. Há uma variação grande nessas subdivisões do nervo de um indivíduo para outro.

CORRELAÇÕES ANATOMOCLÍNICAS

No atendimento de urgência, é comum receber pacientes com queixa de paralisia súbita de toda uma hemiface, com dificuldades para sorrir e para fechar o olho, como também outros com paralisia apenas da porção inferior de uma hemiface associada a déficit motores de membros. Nas duas situações, há uma paralisia facial, muito embora sejam condições clínicas diversas e de gravidade distintas.

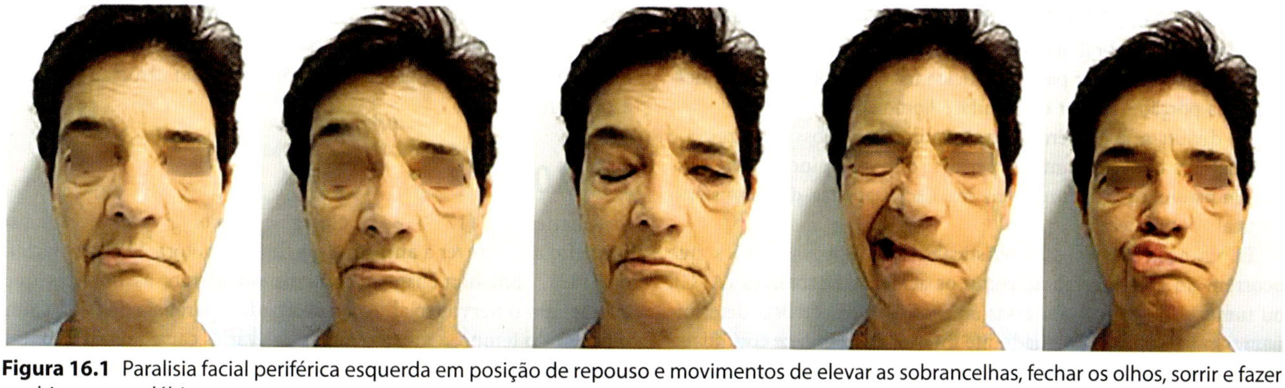

Figura 16.1 Paralisia facial periférica esquerda em posição de repouso e movimentos de elevar as sobrancelhas, fechar os olhos, sorrir e fazer um bico com os lábios.

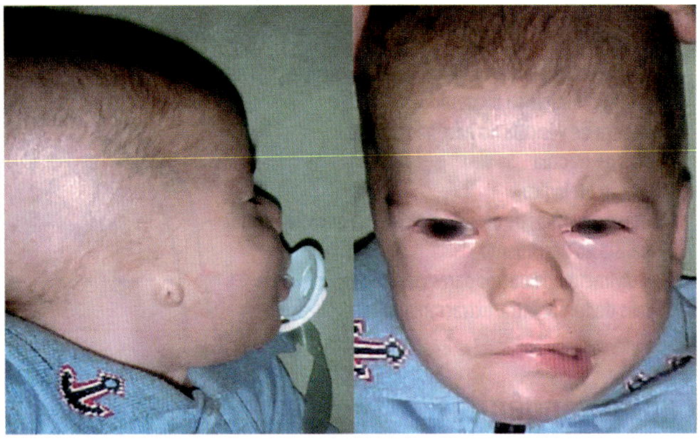

Figura 16.3 Síndrome com malformação de orelha externa direita, paralisia facial periférica ipsilateral e alterações cardíaca e renal associadas.

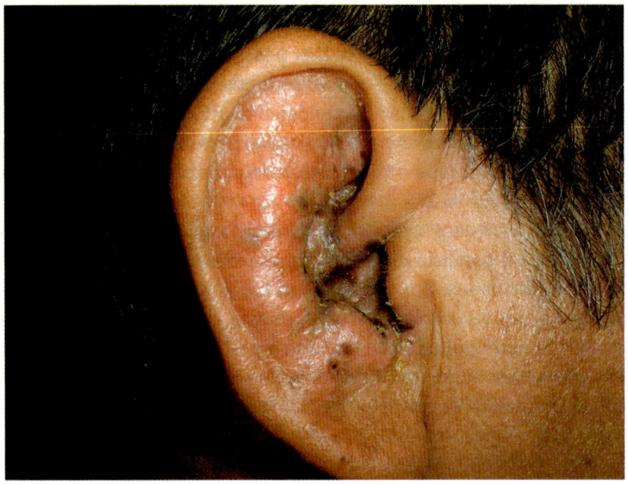

Figura 16.4 Síndrome de Ramsay Hunt com lesões tipo vesículas em pavilhão auricular.

A agenesia do nervo facial é uma condição rara que pode apresentar-se isolada ou associada a outras alterações.

A paralisia do lábio inferior é uma afecção do desenvolvimento do nervo facial, em que há comprometimento da inervação da musculatura do lábio inferior, com preservação da mobilidade facial no restante da hemiface.

Infecciosas

Viral

Diversos vírus têm sido relacionados com PFP, dentre eles, herpes simples tipo I (VHS),[5] varicela-zóster (VVZ), Epstein-Barr (mononucleose infecciosa), citomegalovírus, vírus da caxumba, do sarampo e vírus da imunodeficiência adquirida.

Os vírus da família herpes apresentam uma dinâmica de manifestação segundo o conceito da reativação viral.[6] Após um contágio inicial, desencadeado um quadro clínico de varicela (VVZ) ou uma gengivoestomatite (VHS), o vírus seguiria por via sanguínea ou axonal retrógrada até os gânglios sensitivos (entre eles o gânglio geniculado do nervo facial) e permaneceria latente neles. A reativação viral ocorreria por uma diminuição da atividade imune, que poderia ser desencadeada por alterações metabólicas, procedimentos cirúrgicos ou odontológicos, ou mesmo situações de estresse ou imunossupressão. A reativação ocasionaria um processo inflamatório no nervo facial e, consequentemente, a PFP.[7,8]

Credita-se ao VHS tipo I a etiologia da paralisia de Bell, principal causa de PFP, considerada por muitos anos como de origem idiopática. A paralisia de Bell é a causa mais comum de paralisia em todo o mundo. A incidência da doença é entre 20 e 30 casos para cada 100 mil pessoas. Caracteriza-se por ser uma forma de paralisia da hemiface, aguda, não contagiosa, isolada ou acompanhada, eventualmente de dor retroauricular, disgeusia, cefaleia, alteração da sensibilidade da faringe, redução ou aumento do lacrimejamento e hiperacusia. Observa-se uma distribuição semelhante entre homens e mulheres, uma ampla distribuição por idade, sendo mais frequente entre 20 e 60 anos e não há predominância de lateralidade. História anterior de PFP aparece em 9% dos casos avaliados. Peitersen (2002) acompanhou 1.701 casos de PFP de Bell ao longo de 25 anos e observou que: 71% dos pacientes voltaram ao normal (85% deles nas três primeiras semanas e 15% após 3 a 5 meses); 12% tiveram sequelas leves, 13% foram moderadas e apenas 4% severas. Sincinesias e contraturas musculares apareceram como sequelas em 17% dos pacientes.[4]

A síndrome de Ramsay Hunt, causada pelo VVZ, corresponde a PFP com lesões cutâneas (vesículas e bolhas na concha auricular) (Figura 16.4) podendo ainda estar associada a zumbido e vertigem. Essa forma clínica tem frequência em torno de 5 a 10% de todos os casos de PFP. Apresenta-se de forma clínica mais grave nos idosos e pode deixar sequela facial em torno de 50% dos casos avaliados.

O zóster sine herpete é a infecção pelo VVZ com PFP sem lesões cutâneas, o que simularia um quadro de paralisia de Bell. Estudos demonstram que 1,7% dos pacientes com diagnóstico de paralisia de Bell apresentam infecção pelo VVZ detectada por pesquisa de PCR em saliva.

Na síndrome de imunodeficiência adquirida, a PFP pode surgir nas diversas fases da doença, ocorrendo como forma isolada (neurite viral), em função do desenvolvimento de tumores (linfoma não Hodgkin) ou ainda relacionada com doenças infecciosas oportunistas como herpes-zóster, mastoidite por aspergilos, tuberculose, lues, criptococose ou mucormicose. A neuropatia periférica na vigência da doença corresponde entre 5 e 20% das complicações neurológicas e a PFP é causa incomum.

Monucleose infecciosa, citomegalovirose, parotidite epidêmica bem como a covid-19 podem em raras ocasiões desencadear a PFP.

Bacteriana

A otite média aguda pode eventualmente determinar a ocorrência de PFP, principalmente em crianças, não só pela maior frequência de otites nessa faixa etária, mas também pela maior possibilidade de disseminação da infecção na segunda porção do nervo facial (segmento timpânico), onde a parede do canal ósseo é mais delgada, ou até mesmo ausente (ainda não ossificada).

A otite externa necrotizante é uma infecção causada na maioria das vezes por *Pseudomonas aeruginosa* (cerca de 96 a 98% de todos os casos). Essa doença surge em determinadas condições clínicas com alteração imunológica, mais comum em pacientes diabéticos descompensados ou pacientes com neoplasias, usuários de medicação imunossupressora ou quimioterápicos.

A otite média crônica supurada (com ou sem colesteatoma) leva a processo de osteíte temporal, com consequente reabsorção óssea. Essa reabsorção pode ocorrer na região do canal ósseo do nervo facial, levando à formação de microabscessos, com granulação local e compressão nervosa por edema. Pode haver, ainda, uma neurite infecciosa determinada pela agressão direta do agente infeccioso presente no local.

A doença de Lyme é causada por espiroquetas do gênero *Borrelia* sp., que são inoculadas nos seres humanos por picadas de carrapatos infectados, do gênero Ixodes, hospedeiros habituais de animais silvestres (roedores, coelhos etc.) e domésticos (cães, gatos, cavalos e vacas, entre outros). Em uma fase intermediária, semanas após a inoculação, fenômenos neurológicos como meningite linfocitária, neurites de nervos cranianos (entre elas a PFP) e radiculoneurite podem ocorrer. A PFP frequentemente é bilateral e pode estar associada a outras manifestações neurológicas.

Na lues, causada pelo *Treponema pallidum*, a PFP pode se manifestar na fase aguda ou tardia da infecção, geralmente com manifestações neurológicas como a meningite (neurolues).

Na hanseníase, causada pelo *Mycobacterium leprae*, pode desencadear uma neurite no nervo facial e levar a um quadro de PFP.

A otite média tuberculosa é uma das formas de apresentação da tuberculose, doença causada pelo *Mycobacterium tuberculosis*. A presença de otorreia fétida contínua acompanhada de PFP, febre, emagrecimento e comprometimento pulmonar caracterizam a doença.

Causas traumáticas

As causas traumáticas correspondem a 30% dos casos de PFP. Diversos ferimentos podem lesar o nervo facial diretamente (fraturas do osso temporal e da mandíbula, lesões por arma de fogo ou arma branca e iatrogênicas) ou indiretamente por calor (queimaduras) ou radiação nuclear.

Os traumatismos cranioencefálicos decorrentes, em geral, de acidentes automobilísticos, agressão física ou quedas podem determinar lesões do nervo facial intratemporal, por contusão ou secção parcial ou total. Nessa situação, a evolução clínica é variável e dependente do grau de injúria neural. As fraturas longitudinais do osso temporal (Figura 16.5) comumente ocasionam lesão no segmento timpânico ou mastóideo do nervo, enquanto as fraturas transversas (Figura 16.6) geralmente causam lesão no segmento labiríntico do nervo. Eventual fratura do osso temporal durante o parto fórceps pode levar a PFP no recém-nascido.

O projétil de arma de fogo pode afetar o nervo facial tanto intratemporal (comum nas tentativas de suicídio) como extratemporal. O acometimento do nervo decorre dos mecanismos de compressão, torsão, estiramento, esmagamento ou secção neural e, ainda, por lesão térmica. Já os ferimentos por arma branca afetam basicamente o nervo facial extratemporal, quando secção parcial ou total do nervo ou de ramos extratemporais dele podem ocorrer.

As lesões iatrogênicas do nervo facial podem ocorrer em diversos tipos de cirurgia, em decorrência do longo trajeto do nervo, e assumem grande importância porque o agente causal é o próprio médico. Uma PFP imediata e desfigurante após uma cirurgia é um desastre cirúrgico e uma emergência médica. Alguns aspectos aumentam a incidência dessas lesões e devem ser lembrados: a pouca experiência do cirurgião na abordagem cirúrgica proposta, campo cirúrgico com sangramento abundante, cirurgias prévias no local a ser abordado e tração excessiva dos tecidos pelo auxiliar de cirurgia.

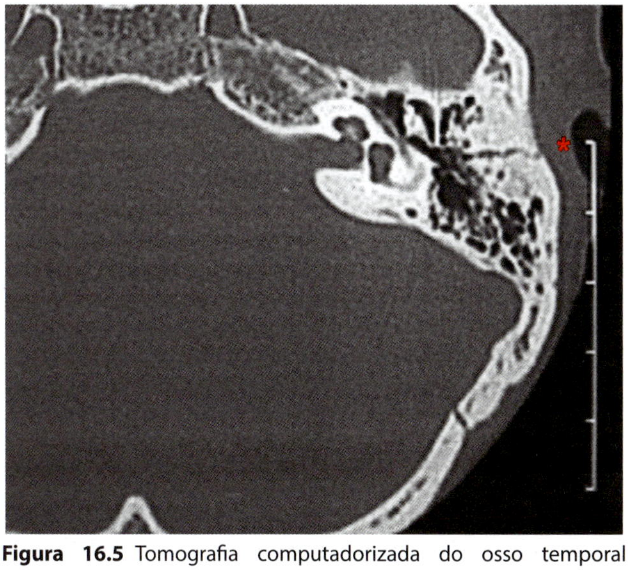

Figura 16.5 Tomografia computadorizada do osso temporal esquerdo em corte axial com fratura longitudinal (*) em paciente com paralisia facial periférica.

Algumas cirurgias compõem um grupo de risco para a lesão do nervo facial, entre elas as cirurgias otológicas (Figura 16.7), parotídeas, as ritidoplastias, as cirurgias buco-maxilo-faciais (abordagem da ATM e das fraturas de mandíbula), as neurocirurgias (abordagem dos tumores e afecções vasculares no ângulo ponto-cerebelar), a embolização de tumores intracranianos e do osso temporal, o parto fórceps (fratura do osso temporal do recém-nascido ou lesão segmentar no ramo mandibular por tração), o bloqueio anestésico para tratamento odontológico e cirurgia otológica e a radioterapia estereotáxica para tumores intracranianos. Além do conhecimento anatômico e experiência do cirurgião otológico, nas cirurgias com abertura da mastoide a monitorização intraoperatória do nervo facial auxilia na prevenção de lesões iatrogênicas.

Em algumas ocasiões, o cirurgião é obrigado a ressecar parte do nervo facial em tumores malignos que o envolva como nos casos de tumores malignos de parótida. A orientação pré-operatória ao paciente é fundamental nessas circunstâncias. A reconstrução neural ou outras técnicas reparadoras devem ser feitas o quanto antes e, se possível, no mesmo ato cirúrgico com o objetivo de minimizar possíveis sequelas.

Diversos ferimentos podem lesar o nervo facial diretamente, como lacerações traumáticas da face, lesões penetrantes por corpos estranhos colocados no interior da orelha média ou, ainda, por trauma indireto por calor (queimaduras) ou radiação nuclear na face.

Causas vasculares

Alguns casos de PFP podem ocorrer devido a uma inflamação dos vasos sanguíneos que nutrem o nervo facial. Podem ocorrer na granulomatose de Wegener (vasculite necrosante) e na poliarterite nodosa (inflamação segmentar e necrosante da camada média e adventícia das artérias).

Há casos de PFP relacionados com crise de hipertensão arterial, provavelmente pelo desenvolvimento de doença arteriolar, com espessamento vascular e menor fluxo sanguíneo local.

Causas metabólicas

A mais importante causa metabólica é o diabetes mellitus, pois devido às alterações microangiopáticas, leva a desmielinização segmentar e degeneração das células de Schwann. Já no hipotireoidismo, a PFP ocorre devido ao mixedema, e na gestação, embora não seja uma doença, principalmente no último trimestre de gravidez pode ocorrer importante edema do corpo e facilitar a isquemia do nervo facial intratemporal.

A ocorrência de PFP durante a gestação é 3 vezes mais frequente que na população. Atribui-se a ocorrência principalmente ao importante edema que ocorre no último trimestre da gestação por retenção de líquidos, muito embora outras causas também possam estar relacionadas com sua etiologia, como a grande variação hormonal (que também determina edema), alterações vasculares sistêmicas, carência vitamínica e hipercoagulabilidade. Deve-se lembrar que a variabilidade individual no diâmetro do canal ósseo do nervo facial pode determinar maior ou menor susceptibilidade a PFP nessas condições.

Causas neurológicas

A síndrome de Guillain-Barré, caracterizada por uma poliradiculoneuropatia inflamatória, é uma das principais causas de paralisia facial bilateral.

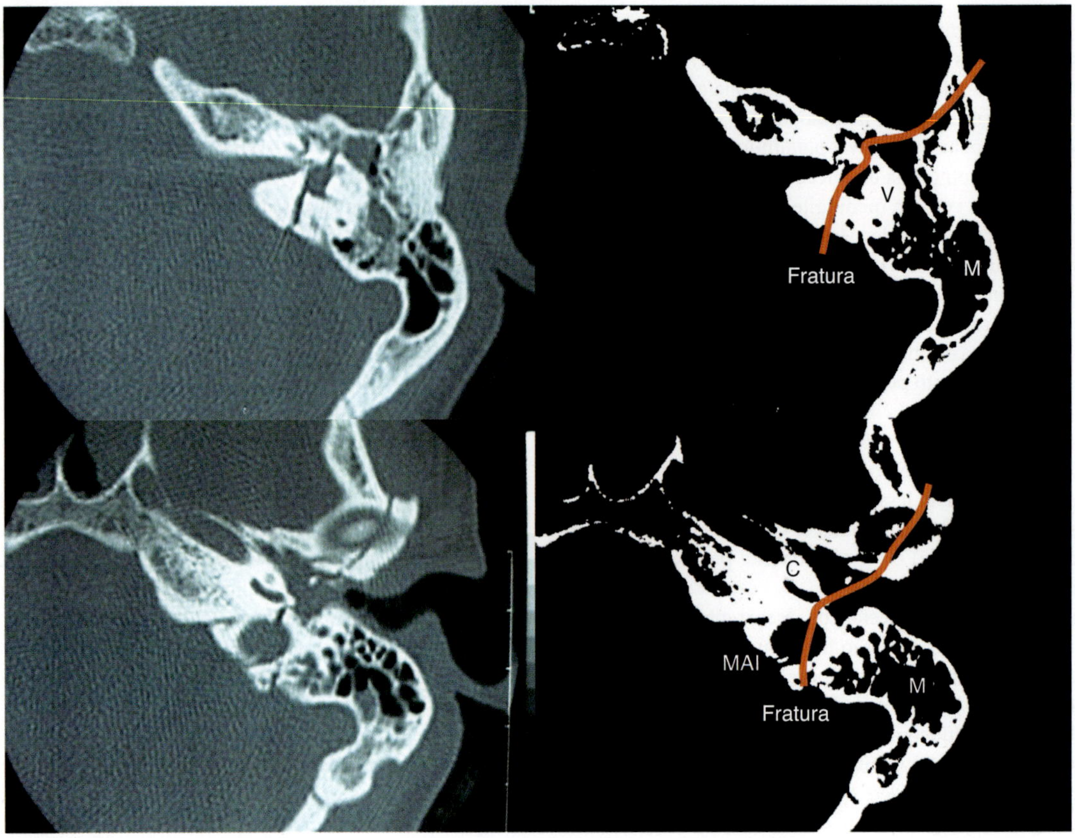

Figura 16.6 Tomografia computadorizada do osso temporal esquerdo em corte axial com fratura transversa em paciente com paralisia facial periférica. C = cóclea; M = mastoide; MAI = meato acústico interno; V = vestíbulo.

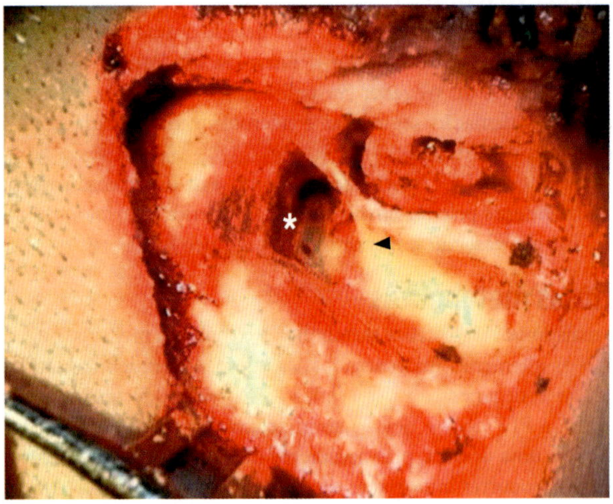

Figura 16.7 Mastoidectomia em orelha direita com lesão iatrogênica do nervo facial no seu segundo joelho (ponta de seta) e do canal semicircular lateral (asterisco).

A miastenia *gravis* e a esclerose múltipla também são possíveis etiologias neurológicas para a PFP. Deve-se lembrar que a PFP pode ser uma das primeiras manifestações da doença.

Causas neoplásicas

O nervo facial, em função de seu longo trajeto, pode ser afetado por diversas neoplasias do próprio nervo ou de estruturas anatômicas vizinhas a ele. Algumas características clínicas sugerem a possibilidade de etiologia neoplásica para a PFP como uma manifestação insidiosa, comprometimento de outros nervos cranianos, manifestações otológicas ou doenças sistêmicas associadas.

Pode-se didaticamente relacionar como as principais causas de tumores em:

- Orelha externa: o carcinoma espinocelular (correspondendo a 90% dos casos de tumores malignos dessa região), o adenocarcinoma e o melanoma, mesmo em fase inicial, podem causar um quadro de PFP por infiltração tumoral no nervo facial
- Orelha média: os tumores glômicos, principalmente os jugulares, podem determinar PFP em torno de 35% dos casos; os carcinomas espinocelulares e adenocarcinomas da orelha média estão entre as neoplasias malignas da região que podem afetar o nervo facial
- Extratemporais: os tumores malignos de parótida (geralmente, carcinoma adenoide cístico, carcinoma indiferenciado, carcinoma ex-adenoma pleomórfico e tumor mucoepidermoide) constituem a principal causa de PFP na região extratemporal. Nos tumores benignos, como o adenoma pleomórfico, mesmo naqueles de tamanho muito grande, raramente o nervo facial é acometido. Tumores malignos de pele da face, dos ossos ou dos músculos faciais podem envolver o nervo facial na região atingida pela doença
- Intracranianos: entre os tumores encontram-se o meningeoma, o schwannoma vestibular, a neurofibromatose tipo II (associada a neuromas múltiplos e meningeomas), o colesteatoma congênito (com maior frequência no segmento labiríntico do nervo facial), o cisto aracnóideo, o hemangioma cavernoso (geralmente no segmento meatal e labiríntico) e as metástases tumorais de origem pulmonar, renal, mama, tireoide, ovário e próstata (Tabela 16.3)
- Nervo facial: o tumor originário do nervo facial é o schwannoma (Figura 16.8), afecção benigna, de crescimento lento, com paralisia facial lenta e progressiva associada a sintomas variados em função do local em que o tumor aparece

Tabela 16.3 Características clínicas da paralisia facial de origem neoplásica.

- Paresia facial de evolução lenta que excede o período de 3 semanas
- Comprometimento de múltiplos pares cranianos
- Ausência de remissão após 3 a 6 meses
- Hipercinesia facial, principalmente espasmo facial
- Coexistência de contratura muscular
- Paralisia facial recorrente homolateral
- Dor persistente
- Massa cervical ou parotídea

- Outros: linfoma, rabdomiossarcoma, hemangioma cavernoso, displasia fibrosa do osso temporal e leucemias agudas (entre elas, a leucemia linfoide aguda é a que mais comumente cursa com paralisia facial, frequentemente bilateral).

Outras causas

A síndrome de Melkersson-Rosenthal apresenta etiologia possivelmente genética. Caracteriza-se por PFP de instalação súbita e recidivante, pode ser acompanhada de edema na hemiface paralisada ou nos lábios e a presença de língua plicata ou fissurada. É mais frequente em jovens e pacientes do sexo feminino. O histórico familiar de PFP colabora com o diagnóstico.

A osteopetrose é uma doença sistêmica rara e que acomete os ossos de todo o corpo, inclusive o osso petroso. O crescimento ósseo estreita o canal do nervo facial e comprime o nervo. As neuropatias cranianas surgem entre 7 e 15% dos pacientes, expressando-se como paresias ou paralisias devido ao estreitamento dos forames na base do crânio. O nervo óptico é o mais comumente afetado; o nervo facial fica em segundo lugar. Perdas auditivas são comuns e podem ser condutivas (devido ao envolvimento dos ossos da orelha média) ou neurossensoriais (pelo estreitamento do meato acústico interno), sendo a última a forma mais comum.

AVALIAÇÃO CLÍNICA

A anamnese, o exame clínico e complementar de um paciente portador de PFP aguda, deve ser direcionado para o diagnóstico etiológico diferencial e topográfico da paralisia, o que possibilita uma melhor avaliação do comprometimento do nervo facial. A partir daí, pode-se instituir uma terapêutica mais adequada a cada paciente, o que favorece a recuperação da função motora facial.

História clínica

A paralisia da movimentação da face é o que chama a atenção do indivíduo para o surgimento da doença. A paralisia pode ocorrer de forma súbita, com evolução em poucas horas e piorando em alguns dias, o que assusta o paciente, pois ele associa o sintoma a alguma doença neurológica, como AVC. Desse modo, o paciente costuma procurar imediatamente um serviço de emergência para atendimento. Em alguns casos, a paralisia é de instalação insidiosa e está frequentemente relacionada com lesões tumorais benignas ou doenças degenerativas.

Além das fibras neurais motoras do nervo facial estarem acometidas, outras fibras podem ser afetadas e gerar sintomas como sensação de olho seco e irritado devido à redução da produção lacrimal e pela incapacidade de oclusão ocular, redução da gustação, dor retroauricular e algiacusia, entre outros sintomas.

Deve-se estar atento aos sintomas adicionais decorrentes da doença que desencadeia a PFP. O questionamento muito detalhado sobre outros sintomas é de fundamental importância na investigação etiológica da PFP. Como exemplo, podem ocorrer sintomas auditivos como a perda da audição, tonturas e zumbidos, em casos de tumores de orelha interna e média, sintomas gerais como perda de peso e fraqueza na leucemia e cefaleia, nos casos de tumores cerebrais de ângulo ponto-cerebelar.

O antecedente de PFP prévia é um dado importante para se estabelecer o diagnóstico de algumas doenças e pode indicar como será o comportamento evolutivo da paralisia naquele paciente.

Relato de traumatismos (como traumas cranianos, ferimentos por armas de fogo ou branca, entre outros) devem ser pesquisados, pois um número significativo de pacientes apresenta a PFP decorrente de um trauma. Nessa situação, é importante saber, se possível, se a paralisia se estabeleceu logo após o trauma ou após alguns dias. Essa informação é útil para se estabelecer o prognóstico. Lesões imediatas ao trauma indicam maior gravidade do que aquelas que se estabelecem após alguns dias.

Exame clínico e otorrinolaringológico

Após avaliação clínica geral, o primeiro passo é determinar se a paralisia é periférica ou central, lembrando que a metade superior da hemiface tem inervação a partir de ambos os córtex cerebrais. Assim, as paralisias centrais determinam paralisia apenas na parte inferior da hemiface contralateral à lesão; nas periféricas, toda a hemiface homolateral à lesão é afetada.

A avaliação clínica da movimentação da musculatura facial na PFP é realizada em dois momentos: no repouso e em movimento. No repouso, observa-se: abolição das rugas frontais da testa; rebaixamento

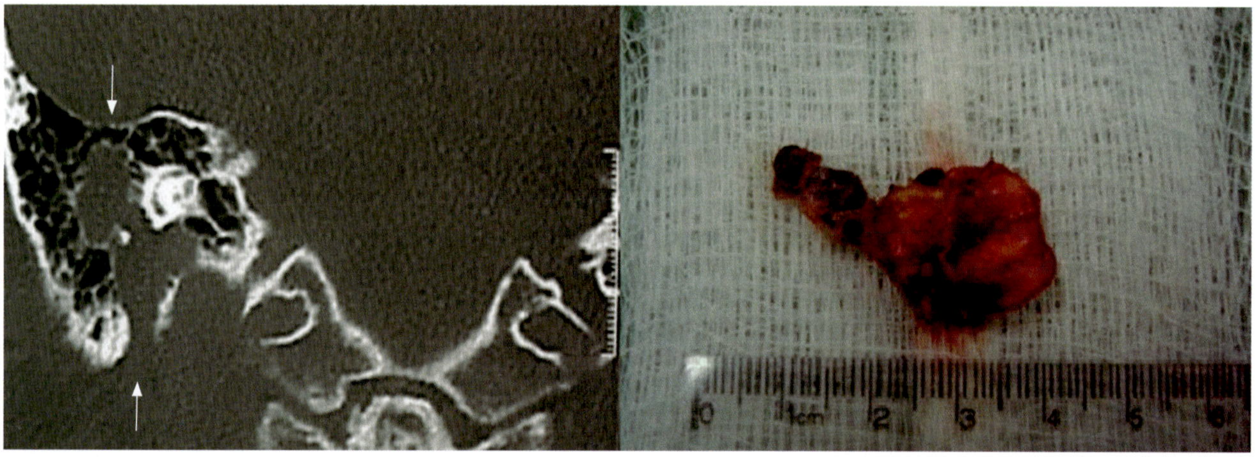

Figura 16.8 Corte coronal de tomografia computadorizada com abaulamento no trajeto do nervo facial em mastoide. Lesão caracterizada com schwannoma de nervo facial.

da ponta da sobrancelha; olho mais aberto ou pálpebra inferior caída do lado afetado; nariz desviado em vírgula para o lado são; abolição do sulco nasolabial; desvio e depressão da comissura labial; lábio superior e inferior desabados e bochecha flácida pendendo em saco (ver Figura 16.1).

Em movimento, avalia-se a contração de cada músculo da mímica facial, isolando a movimentação do lado sem PFP com uma leve pressão digital no sentido inverso ao da contração do músculo observado. Basicamente, solicita-se que o paciente tente elevar as sobrancelhas, fechar os olhos, sorrir e fazer um bico com os lábios.

Tradicionalmente, uma série de sinais foram descritos para caracterizar a PFP, e o principal deles é o sinal de Bell, que aparece quando o examinador pede para o paciente fechar os olhos e, como há uma redução na oclusão palpebral, nota-se a rotação do globo ocular para cima, ação motora comandada por outros nervos cranianos.

Na evolução de uma PFP, alguns pacientes passam a apresentar sinais de contratura muscular e/ou sincinesias. A contratura muscular é facilmente identificada, pois há uma tensa contração muscular na hemiface que teve a paralisia, mesmo em repouso. A sincinesia se caracteriza pela contração muscular de um músculo não envolvido com a ação motora a ser executada. Exemplo disso é o paciente que ao ser instruído para fechar as pálpebras, realiza uma contração muscular na boca e sorri. Ou, ao contrário, ao sorrir desencadeia um piscar de olho. Essas alterações ocorrem em casos em que houve intenso desarranjo anatômico do nervo lesado, e durante a regeneração das fibras axonais, elas podem progredir para um grupo muscular em maior número (contraturas) ou seguir para um grupo muscular diferente daquele que antes inervava (sincinesia).

Em uma lesão mais grave do nervo facial pode ocorrer, durante a regeneração neural, a migração de fibras axonais eferentes da glândula salivar (nervo corda do tímpano) para a glândula lacrimal via nervo petroso maior. Nessa situação, o indivíduo, ao se alimentar, apresenta intenso lacrimejamento. É o chamado sinal de lágrima de crocodilo.

Ao se avaliar pacientes com PFP, observa-se que existem indivíduos com um déficit motor facial mais acentuado que outros. Alguns não conseguem movimentar as pálpebras, enquanto outros a fazem parcialmente. A mesma situação é observada em relação ao desvio da rima bucal, que pode ser variável em função do grau de flacidez dos músculos da boca. Estes fatos decorrem de um maior ou menor número de fibras axonais afetadas.

Para se estabelecer o grau de comprometimento na função motora facial, vários autores têm sugerido formas de classificação do grau da paralisia. Entre elas, a mais utilizada no meio acadêmico e profissional é a definida por House e Brackmann[9] (1985) que classificam a função normal em grau I, enquanto a paralisia mais acentuada em grau VI. Mais recentemente, Lazarini et al. (2006) (Figura 16.9) adequaram a classificação para figuras com o objetivo de facilitar a sua utilização.[10]

A documentação fotográfica da face dos pacientes com PFP em cinco situações da mímica facial é recomendada, sendo a primeira em repouso e as demais em esforço máximo como elevação dos supercílios, fechamento ocular, sorriso e movimento de assobiar (ver Figura 16.1). A documentação permite uma diferenciação mais precisa das alterações que o paciente sofre durante a evolução da sua doença, permitindo também a mensuração objetiva das alterações observadas, além de ser um importante respaldo ético-médico-legal.

Avaliação topográfica

Em um número muito grande de casos, as lesões do nervo facial acontecem no seu trajeto intratemporal. É possível definir o local da lesão sabendo-se que, ao longo desse seu trajeto, o nervo facial emite três ramos com funções diferentes e que podem ser avaliadas.

Grau	Em repouso	Em movimento	Esforço
I	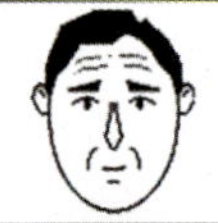	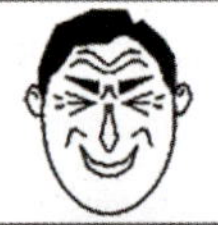	Leve
II	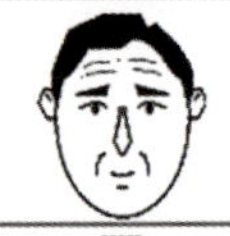	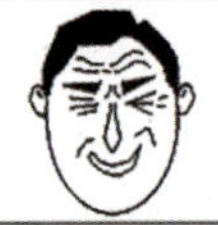	Leve
III	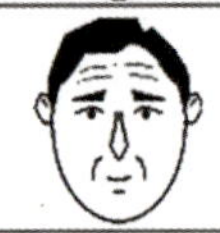	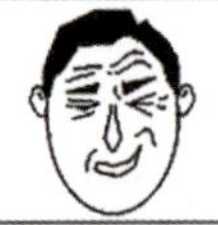	Máximo
IV	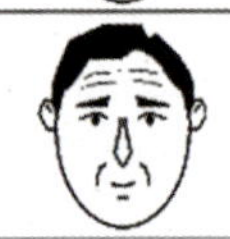	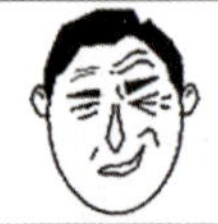	Máximo
V	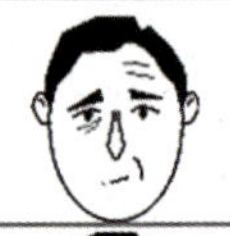	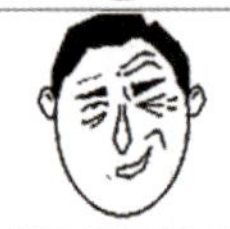	Máximo
VI	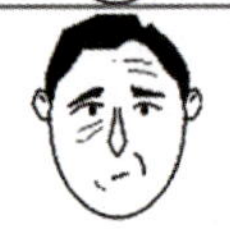	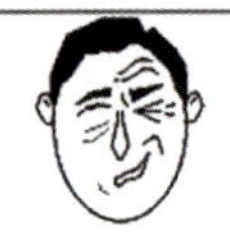	Máximo

Figura 16.9 Modificação da classificação de House e Brackmann (1985) por Lazarini et al. (2006) para avaliação da fase aguda da paralisia facial periférica.

Na investigação topográfica, deve-se fazer a pesquisa do lacrimejamento (teste de Schirmer), na qual a diminuição maior do que 30% da produção lacrimal, quando comparada com o lado normal, indica que a lesão do nervo está acima da emergência do nervo petroso maior; a pesquisa do reflexo do músculo estapédio, indicando se a lesão está acima ou abaixo da emergência do nervo estapédio; e a avaliação da gustação dos 2/3 anteriores da língua, com a aplicação de sal ou açúcar, indicando lesão acima da emergência do nervo corda do tímpano, quando diminuída.

Com os estudos de imagem como a tomografia computadorizada e a ressonância magnética, a identificação do local de acometimento do nervo facial, principalmente nessa última, pela impregnação do contraste de gadolíneo (Figura 16.10) em áreas do nervo com inflamação ou tumor, tornou-se mais objetiva se comparada com os resultados dos testes anteriormente citados.

Exames otorrinolaringológicos complementares

A audiometria tonal e vocal avalia a função auditiva que pode estar afetada quando a orelha interna ou o nervo vestibulococlear também são acometidos. A perda auditiva neurossensorial pode ocorrer nos tumores como o schwannoma do nervo vestibular, meningeoma e fratura transversa de osso temporal. Esses exames também se alteram quando a orelha média ou a externa são afetadas, o que causa perda auditiva condutiva, como em casos de otite média crônica colesteatomatosa, tumor glômico e fratura longitudinal do osso temporal.

A imitanciometria permite a pesquisa do reflexo do músculo estapédio, inervado pelo ramo estapédio do nervo facial. Esse exame apresenta-se como um dos testes para avaliação topográfica e como teste prognóstico da PFP aguda. Pacientes com reflexo presente apresentam melhor recuperação, ou, ainda, nos casos em que não é observada a melhora clínica, o seu retorno durante a evolução indica a recuperação da função elétrica do nervo e um melhor prognóstico.

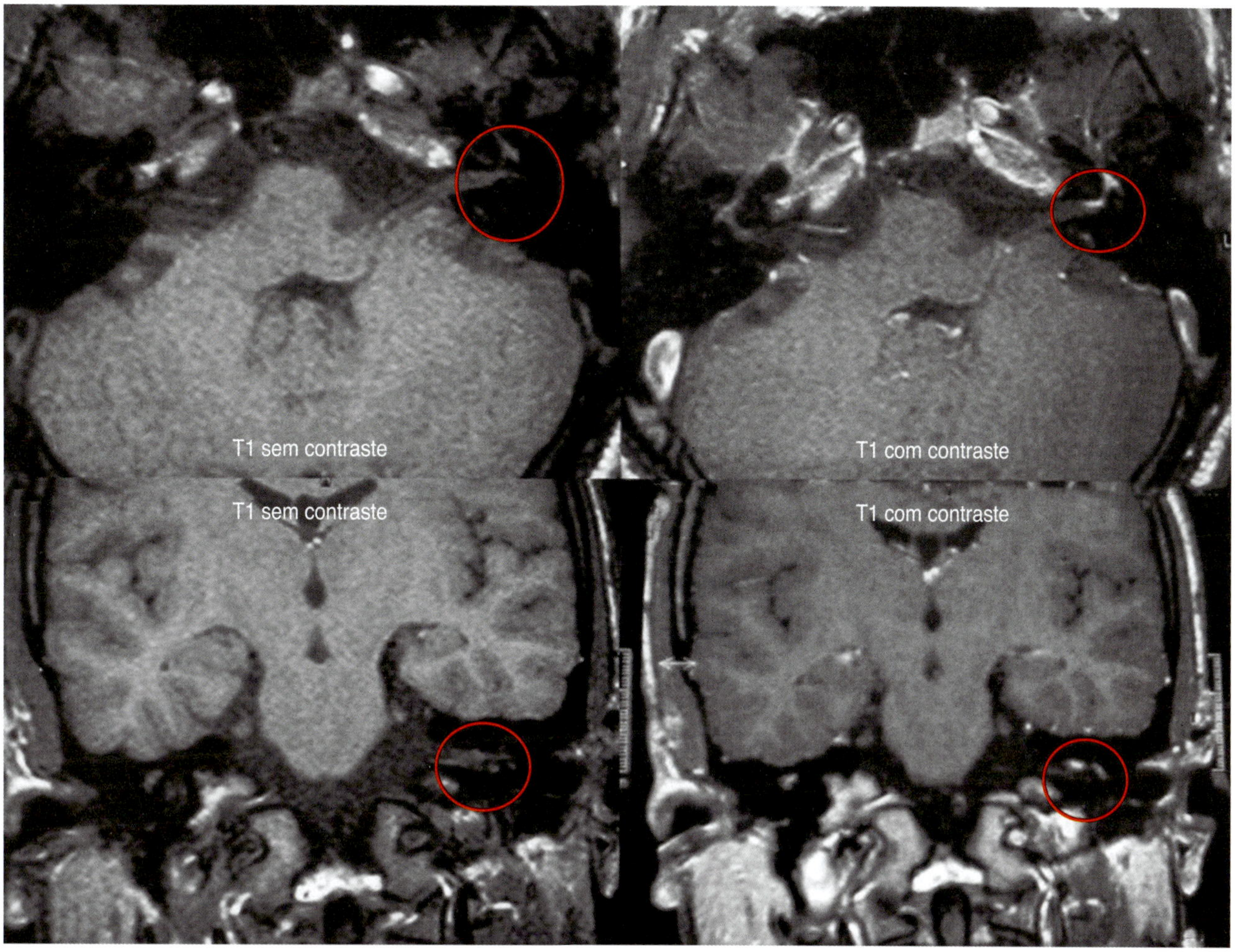

Figura 16.10 Cortes axiais e coronais em ponderação T1 na ressonância magnética de osso temporal mostra impregnação de gadolíneo no segmento meatal e labiríntico do nervo facial após a sua administração.

O exame vestibular contribui na avaliação da função do aparelho vestibular, identificando acometimento dessa estrutura nas causas de PFP citadas anteriormente. A avaliação dos potenciais evocados de tronco encefálico (PEATE) e a avaliação das emissões otoacústicas também podem ser úteis na avaliação da função auditiva nos casos de PFP. Estudos revelam que pacientes com paralisia de Bell também podem apresentar alterações na função vestibular.

Exames clínicos laboratoriais

De acordo com o Guia de Paralisia Facial, publicado em 2013, os exames complementares devem ser solicitados apenas em quadros suspeitos, e por isso são tão importantes a anamnese e o exame físico na suspeita do diagnóstico etiológico.[11] Entre os exames que podem ser utilizados estão:

- Hemograma pode apresentar alterações em algumas das causas de PFP, entre elas a leucemia, as causas infecciosas como a mononucleose e a otite média aguda
- Sorologias específicas para mononucleose, doença de Lyme, Lues e HIV
- Pesquisa do DNA viral na saliva, pela técnica de PCR, para os vírus herpes simples tipo I (HSV-1), varicela-zóster, HHV-6 e HHV-7, usados principalmente para estudos. Furuta et al. (1998) indicam positividade acima de 50% nos casos com paralisia de Bell para o HSV-1 durante a primeira semana de evolução,[6] enquanto o trabalho de Lazarini et al. (2006) mostra 29% dos casos como positivos para HSV-1[8]
- Estudo metabólico de glicemia de jejum, dosagem de hemoglobina glicosilada e dosagens de hormônios tireoidianos podem ser necessários na investigação laboratorial quando há suspeita clínica
- Estudo do líquido cefalorraquiano na suspeita de afecções como a síndrome de Guillain-Barré, tumores intracranianos, infecções de sistema nervoso central e metástases.

Exames de imagem

Assim como a recomendação para exames laboratoriais, o Guia de Paralisia Facial, de 2013,[11] também considera a solicitação de exames de imagem, indicada apenas para os casos de suspeita clínica ou casos considerados inicialmente como idiopáticos sem melhora clínica. Entre os exames que podem ser solicitados estão:

- Radiografia convencional de osso temporal: utilizada na avaliação das afecções traumáticas e em alguns tumores do osso temporal. Pouco utilizados atualmente, outros exames fornecem informações mais detalhadas das estruturas a ser avaliadas
- Tomografia computadorizada: tem grande importância na avaliação da PFP no trauma cranioencefálico, na otite média crônica colesteatomatosa e nos tumores do osso temporal. Seu uso assume relevância nas alterações do osso temporal, como erosões ósseas, sinais de fraturas e modificações de imagem mediante aplicação de contraste iodado. Além disso, projeções axiais e coronais permitem uma visualização do canal ósseo do nervo facial, nos diversos segmentos de seu trajeto intratemporal

- Ressonância magnética: tem sua melhor indicação na investigação dos casos suspeitos de afecção tumoral que se estendem para fora do osso temporal e/ou atinjam a região do ângulo ponto-cerebelar, ou, ainda, o sistema nervoso central. Processos inflamatórios e degenerativos do sistema nervoso central também podem ser identificados. A impregnação do nervo facial pelo contraste de gadolíneo é um importante dado em casos de paralisia de Bell e síndrome de Ramsay Hunt (ver Figura 16.10). A possibilidade de variações na captação das imagens (T1 e T2) pode fornecer dados complementares para o diagnóstico etiológico de uma lesão, indicando a presença ou não de componentes líquidos e sólidos
- Ultrassonografia de parótida: de utilização menos eficaz que a tomografia e a ressonância magnética
- Angioressonância e angiografia digital: úteis nos casos de lesões vascularizadas, como aneurismas e tumores glômicos, além dos casos de espasmos faciais
- Radiografia simples de tórax: na avaliação da tuberculose e da sarcoidose.

Testes eletrofisiológicos

A eletroneurografia é um teste de estimulação elétrica objetivo, indicado até a terceira semana de evolução da doença, que compara o número de fibras nervosas funcionantes do lado normal com o lado alterado da face. Na paralisia de Bell, valores abaixo de 10% são indicativos de mau prognóstico.

O teste de Excitabilidade do Nervo (TEN), conhecido como teste de Hilger, também avalia a resposta neural; porém, seus resultados apresentam pouco valor prognóstico na PFP aguda.

A eletromiografia avalia indiretamente a resposta do nervo analisando a atividade elétrica da musculatura facial. É um teste bastante útil em fases mais tardias da paralisia, nas quais a eletroneurografia deixa de ter indicação. A presença de fibrilação ou ausência de sinais de atividade elétrica na placa mioneural são dados evidentes de degeneração neural, enquanto a presença de potenciais polifásicos indica que o processo de regeneração axonal está ocorrendo. O tempo mais adequado aos exames são apresentados na Figura 16.11.

TRATAMENTO

A escolha do tipo de tratamento para um paciente com PFP depende de uma série de fatores:[12]

- Grau de paralisia facial: um paciente com uma PFP em fase aguda e com grau de acometimento motor da musculatura da hemiface em menor intensidade terá uma evolução mais favorável do que o paciente com a mesma doença embora com um grau de paralisia maior. Esse fato é influenciado pela evolução do processo degenerativo neural que se estabelece nas primeiras semanas após o início da doença. O grau de paralisia é proporcional ao número de axônios acometidos. Quanto maior a agressão ao nervo, maior a possibilidade de degeneração de suas fibras axonais e, consequentemente, maior probabilidade de sequelas
- Tempo de aparecimento da paralisia: é importante determinar quanto tempo depois do trauma cranioencefálico apareceu a PFP. Em geral, uma paralisia imediata ao trauma indica que houve uma agressão direta ao nervo facial enquanto o aparecimento após mais de 72 horas sugere que a lesão neural foi indireta e decorrente de um processo inflamatório local. Nem sempre é possível identificar o momento do aparecimento da PFP porque, muitas vezes o paciente está inconsciente no momento da avaliação inicial; somente após vários dias do acidente haverá condições clínicas para se avaliar a mobilidade facial
- Evolução clínica da paralisia: deve-se saber há quantos dias a paralisia apareceu e como tem evoluído no decorrer do tempo. Dessa forma, na fase aguda da doença, é importante o seguimento do paciente em intervalos curtos para avaliar se o grau de paralisia se modifica ao longo dos dias e semanas subsequentes ao seu aparecimento. A manutenção ou a piora da paralisia denota uma maior gravidade da doença em comparação com outra que vem melhorando progressivamente. Já na fase crônica, pode-se considerar que a paralisia motora da musculatura da face, contraturas e as sincinesias apresentam-se como uma sequela da lesão neural. Em geral, após 6 meses do início da PFP, não observa-se modificação significativa no grau de paralisia, à exceção dos casos desencadeados por tumores benignos do próprio nervo ou de estrutura próxima, onde pode haver lesão progressiva do nervo facial e, com isso, paralisia progressiva da musculatura da face de acordo com o crescimento tumoral
- Causa da paralisia facial: estabelecer qual a causa da PFP é fundamental tanto para o tratamento como para se definir o prognóstico do paciente. As neoplasias malignas que envolvam o nervo facial certamente têm um método terapêutico diferente das causas inflamatórias. Entre as últimas, uma PFP viral tem abordagem terapêutica diferente de uma PFP por uma otite média aguda bacteriana. A doença de Melkersson-Rosenthal, diante das recidivas de paralisia facial, tem seu tratamento diferenciado diante de um primeiro episódio ou de uma terceira ou quarta recidiva. As paralisias traumáticas, após acidente automobilístico com fratura do osso, ou por acidentes com arma de fogo, e também as lesões iatrogênicas do nervo facial, após cirurgia de parótida ou *lifting* facial, têm abordagem diferenciada. A paralisia de Bell é, certamente, a etiologia da PFP que mais suscita dúvidas em relação ao tratamento. Questiona-se até hoje se algum procedimento terapêutico pode realmente influenciar a evolução natural da doença
- Condições clínicas do paciente: nem sempre o paciente apresenta-se com condições clínicas favoráveis para receber o tratamento ideal para seu problema. Dessa forma, por exemplo, em uma neoplasia maligna de osso temporal em um paciente idoso e com condições clínicas desfavoráveis para um procedimento cirúrgico de longa duração deve-se estabelecer uma alternativa terapêutica para a doença e tentar amenizar a paralisia. Inclusive, pode-se enfrentar situação semelhante nos casos de TCE em que as condições neurológicas do paciente sejam graves e impeçam a abordagem cirúrgica do nervo facial acometido

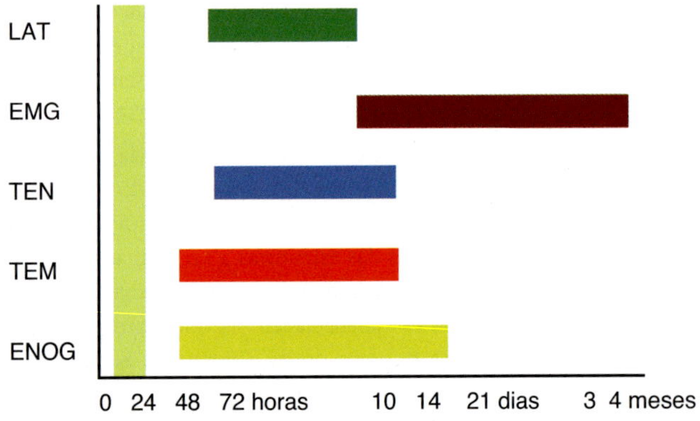

Figura 16.11 Linha do tempo de evolução da paralisia facial periférica e o período de indicação de cada exame eltrodiagnóstico. EMG = eletromiografia; ENOG = eletroneurografia; LAT = latência; TEM = teste de estimulação máxima; TEN = teste de excitabilidade.

- Localização da lesão do nervo: é importante nos casos tumorais e traumáticos. Estabelecer o tamanho do tumor que envolve o nervo facial por meio de exames de imagem, ou nos casos traumáticos, qual segmento do nervo facial foi afetado é fundamental para se definir a estratégia terapêutica. Caso haja necessidade de cirurgia, a via de abordagem é determinante para o sucesso do tratamento. Entre elas destacam-se as vias por fossa craniana média ou posterior, transmastóidea, translabiríntica e abordagem do nervo facial extratemporal.

É possível dividir o tratamento da PFP em farmacológico, cirúrgico, fisioterápico e psicológico. A associação de diversas técnicas de tratamento cirúrgico, das diferentes drogas para o tratamento clínico e do apoio da terapêutica fisioterápica e psicológica são fundamentais para o sucesso na recuperação da função motora facial. Desse modo, a atuação de diversos especialistas (otorrinolaringologista, neurologista, cirurgião de cabeça e pescoço, oftalmologista, cirurgião plástico, fisiatra, fonoaudiólogo, psicólogo e fisioterapeuta, entre outros) permite que todos os aspectos da PFP sejam efetivamente abordados.

Tratamento farmacológico

O tratamento da fase aguda da PFP deve atuar, sempre que possível, na causa da paralisia, ou no processo degenerativo neural que se instala durante uma agressão ao nervo ou ainda, como complementares ao tratamento para evitar sequelas.[13]

Entre as que são utilizadas no tratamento das doenças que podem acometer o nervo facial estão:

- Antibióticos: devem ser utilizados nas PFPs causadas pela otite média aguda ou crônica, na otite externa necrotizante, na doença de Lyme, nos ferimentos corto-contusos da face, na lues e na tuberculose
- Anti-hipertensivos: utilizados nos pacientes com quadro de hipertensão arterial sistêmica
- Hormônios: na reposição de hormônios tireoideanos nos pacientes com hipotireoidismo ou de insulina (ou outras drogas hipoglicemiantes) nos pacientes diabéticos
- Drogas quimioterápicas: utilizadas para tratamento de algumas neoplasias malignas envolvendo o nervo facial
- Drogas antivirais: usadas nos pacientes com diagnóstico de infecção viral como causa da PFP, como na síndrome de Ramsay Hunt e nos pacientes com paralisia de Bell, uma vez que há evidências de que seja causada por reativação viral. Entretanto, nos casos de paralisia de Bell, o uso de terapia isolada com antiviral não mostra maior efetividade nos pacientes tratados com monoterapia ou placebo. Já a terapia combinada de antiviral com corticosteroide na paralisia de Bell mostra resultados melhores. O aciclovir foi o primeiro agente antiviral aprovado para o tratamento das infecções por vírus herpes simples e varicela-zóster; seu uso é recomendado na dose de 200 a 400 mg via oral a cada 4 horas/5 vezes/dia, com retirada da administração durante a madrugada, por 7 a 10 dias, e dose dobrada nos casos de suspeita de infecção pelo VVZ. Todavia, o aciclovir tem uma biodisponibilidade baixa (15 a 30%), necessitando de administrações frequentes e de altas doses para obtenção de concentrações séricas adequadas, ou mesmo seu uso por via endovenosa na dosagem de 1 ampola (250 mg) a cada 8 horas. Isso levou à procura por novas drogas antivirais para o tratamento da PFP, entre eles o valaciclovir e o famciclovir, de posologia mais cômoda, com resultados semelhantes, mas com custo mais alto. O valaciclovir é utilizado na dose de 500 mg via oral a cada 8 ou 12 horas, dependendo da gravidade do quadro da paralisia de Bell, enquanto na síndrome de Ramsay Hunt, a dose é entre 2 e 3 g/dia.
- Anti-inflamatórios: os corticosteroides são amplamente utilizados, e fortemente recomendados para o tratamento da fase aguda da PFP, pela redução do tempo da doença e melhor recuperação funcional do nervo, principalmente se utilizados até 72 horas da instalação da paralisia. O uso desse potente anti-inflamatório visa reduzir o edema neural, que ocorre dentro de um canal ósseo não complacente, determinando um bloqueio na circulação sanguínea da vasa nervorum e consequente isquemia que leva à degeneração neural. A prednisona, forma mais comumente utilizada, tem seu uso recomendado na dose de 1 mg/kg/dia em adultos, até uma dose máxima de 60 mg/dia. Deve ser administrada via oral em dose única diária pela manhã e a redução da dose deve ser gradativa a cada 5 dias.

Entre as drogas complementares no tratamento estão:

- Proteção ocular: colírios à base de metil-celulose ou hialuronato de sódio 0,15% e as pomadas protetoras do olho à base de retinol. No paciente com PFP, a paralisia do músculo orbicular do olho e a consequente dificuldade de fechamento palpebral, comprometem a fisiologia ocular. A perda do tônus da pálpebra inferior leva ao lagoftalmo, ectrópio paralítico e epífora, dificultando a drenagem da lágrima. A paralisia da pálpebra superior, com perda do movimento de piscar, dificulta a troca do filme lacrimal, diminuindo a lubrificação da córnea. O ressecamento da córnea aumenta o risco de úlcera de córnea, conjuntivites e comprometimento da acuidade visual. Além disso, nas lesões do nervo facial acima da emergência do nervo petroso superficial maior, há uma perda do estímulo para a glândula lacrimal e, portanto, uma redução da secreção lacrimal. Assim, o olho do lado da face paralisada fica mais exposto e sujeito a diversas complicações. O uso do colírio durante o dia e, à noite, a aplicação de pomada e a oclusão ocular com fita médica adesiva impedem essas complicações. Deve-se tomar o cuidado de usar fita adesiva adequada para que não ocorra o descolamento e possível atrito dela com a córnea durante o sono
- Toxina botulínica: outra substância aplicada em alguns casos específicos nas sequelas tardias da PFP. Pode ser utilizada para melhorar assimetrias, sincinesias ou contratura. Como essa droga tem efeito temporário, pode-se reaplicá-la com intervalos de 4 a 6 meses.

Tratamento cirúrgico

O tratamento cirúrgico da PFP envolve procedimentos em que o cirurgião atua no próprio nervo facial ou em seus ramos, ou na musculatura da hemiface paralisada. A técnica a ser escolhida varia de acordo com o tempo de paralisia, a etiologia, a idade do paciente e o prognóstico da doença, além da gravidade dos defeitos estéticos e funcionais instalados. O grau de paralisia e o tempo de instalação da paralisia são os pontos mais importantes na escolha da técnica cirúrgica a ser empregada.

Entre as técnicas que atuam diretamente no nervo facial estão a descompressão do nervo facial, as reparações e derivações nervosas, os enxertos neuromiovasculares e as neurectomias seletivas. Todas essas técnicas procuram reabilitar os movimentos faciais perdidos, e são técnicas de reabilitação dinâmica da face.

A maior dificuldade no tratamento cirúrgico da PFP ocorre nos casos tardios, nos quais as sequelas motoras são importantes. Nesses casos, deve-se atuar considerando os vários tipos de procedimentos cirúrgicos possíveis e, em certas ocasiões, utilizá-los associados, simultaneamente ou em diferentes tempos cirúrgicos. Assim, em um único caso, é possível lançar mão de duas ou mais técnicas, que são apresentadas com o objetivo da reabilitação facial.

Os tipos de intervenção cirúrgica relacionados com o tempo de PFP podem ser separados em:

- Fase aguda: visa reestabelecer a função do nervo facial lesado; ainda não há atrofia muscular importante e a placa mioneural ainda está íntegra
- De 6 a 18 meses: não foi possível reestabelecer a função do nervo facial, mas a placa mioneural ainda pode ser estimulada, com recuperação de alguma contração muscular
- Após 18 meses: há atrofia muscular e perda da integridade da placa mioneural.

Tratamento cirúrgico da fase aguda

Descompressão do nervo facial

Descrito por Balance e Duel em 1932, esse procedimento é indicado quando o paciente, na vigência de uma paralisia aguda inflamatória ou traumática, apresenta sinais importantes de degeneração neural. Cirurgia controversa desde seu princípio, até hoje ainda não existem estudos que comprovem efetivamente seu benefício, não havendo recomendação contra ou a favor pelo último Guia de PFP. O procedimento cirúrgico se baseia no princípio que o nervo facial, na vigência de um processo inflamatório, que leva a edema, está comprimido no interior do canal ósseo. Essa compressão determina a redução da circulação sanguínea local e favorece a degeneração neural. Uma vez aliviada a compressão, por meio da cirurgia, a circulação sanguínea do nervo melhoraria e os axônios teriam condições para se regenerar e, com isso, haveria recuperação dos movimentos faciais. Assim, essa cirurgia visa expor a superfície do canal ósseo do nervo facial (em pelo menos 2/3 de seu diâmetro), em seu trajeto no interior do osso temporal, e abrir sua bainha epineural com uma faca de Beaver.

Alguns aspectos sobre a indicação e a técnica da cirurgia são bastante polêmicos e geram uma série de questionamentos, principalmente quanto ao tratamento da paralisia de Bell:

- Indicação cirúrgica: como os estudos de descompressão de nervo facial são poucos e com pequeno número de pacientes, ainda não há consenso sobre a indicação cirúrgica. Metanálises recentes indicam melhora da recuperação dos pacientes tratados com a descompressão cirúrgica quando comparados a grupo controle. A indicação cirúrgica deve ser feita com base no grau de paralisia (classificação House-Brackmann V ou VI), ausência de melhora na evolução clínica, e, quando disponíveis exames eletrofisiológicos, a eletroneurografia (ENOG) com mais de 90% de fibras acometidas e/ou eletromiografia (EMG) com sinais de degeneração neural, auxiliam na indicação precoce do tratamento cirúrgico
- Momento da cirurgia: período de evolução da doença em que a cirurgia poderia ser realizada (chamado período crítico). O uso de testes eletrofisiológicos possibilita a indicação cirúrgica precoce dentro das duas primeiras semanas de evolução, assim que a ENOG demonstre sinais de comprometimento de 90% ou mais dos axônios. Após 2 meses da PFP idiopática, a melhora da paralisia de pacientes operados não difere daquela de pacientes controle, sugerindo que a cirurgia, quando indicada, deve ser realizada entre 15 e 60 dias do início da PFP. Nos casos de PFP traumática, esse período pode ser prolongado
- Local de descompressão do nervo: a descompressão do nervo facial pode ser realizada por via fossa média craniana, onde os segmentos meatal, labiríntico e gânglio geniculado do nervo facial seriam acessados; via transmastóidea, com acesso ao segmento timpânico, mastóideo e gânglio geniculado; via combinada (fossa média e transmastóidea), abordando todos os segmentos citados do nervo, e via translabiríntica, que permite o acesso a todo o nervo facial intracraniano, nos casos em que a função auditiva e a vestibular estão total e previamente afetadas. A via de acesso para a descompressão do nervo facial é, ainda hoje, objeto de muita discussão, com autores que defendem o acesso ao nervo facial intratemporal por via fossa média, com descompressão do segmento labiríntico e porção proximal do segmento timpânico, e outros por via transmastóidea, com acesso aos segmentos timpânico e mastóideo. A maioria desses estudos baseia-se em resultados empíricos, visto que na maioria dos casos de paralisia de Bell a recuperação funcional é satisfatória apenas com tratamento clínico.

A indicação de descompressão do nervo facial na síndrome de Ramsay Hunt sofre uma série de questionamentos sobre sua efetividade na recuperação da função motora facial nesses casos, uma vez que o VVZ é nucleotrópico. Entretanto, nota-se melhora da evolução dos pacientes tratados cirurgicamente na prática clínica. A presença de sequelas motoras nessa doença é mais frequente que na paralisia de Bell.

Enquanto a descompressão cirúrgica na paralisia de Bell e na síndrome de Ramsay Hunt permanece sob dúvidas, a sua prática na PFP imediata após trauma do osso temporal é imperativa. Nas fraturas do osso temporal, o nervo facial pode ser acometido em grau variado por mecanismos de compressão, torsão, estiramento, esmagamento e secção neural. Dessa maneira, pode-se observar edema neural, hematoma, secção parcial ou, até mesmo, total do nervo facial. É frequente que espículas ósseas do osso temporal traumatizem o nervo. Outro fato relevante é a multiplicidade do sítio de lesão, uma vez que o nervo facial, por ter um trajeto sinuoso, pode ser afetado em dois ou mais pontos por um traço de fratura. A indicação cirúrgica dependerá da evolução clínica, da gravidade do trauma, dos exames de imagem e dos testes elétricos do nervo facial – ENoG e EMG. A via de abordagem do nervo dependerá do segmento do nervo lesado. Deve-se lembrar que para essa definição é necessária uma boa avaliação clínica, com definição do grau de acometimento e do comprometimento da audição, além de uma investigação por exame de imagem pormenorizada do paciente.

A tomografia computadorizada tem sido útil para programar a via cirúrgica nos casos de TCE. Em geral, nas situações de trauma do nervo facial, a via transmastóidea tem sido empregada nos casos de fraturas temporais longitudinais, enquanto a via fossa média craniana associada a transmastóidea é utilizada nas fraturas transversais (desde que a audição esteja normal). Na presença de anacusia, a via translabiríntica pode ser usada independentemente do tipo de fratura.

A descompressão do nervo facial nos casos de otite média crônica colesteatomatosa envolve uma preocupação adicional: a possível contaminação do nervo facial por bactérias provenientes da infecção local. Na presença de PFP por colesteatoma, deve-se fazer a cirurgia para sua remoção e o canal ósseo do nervo facial removido em sua superfície, expondo o nervo no segmento afetado. A bainha neural não deve ser aberta porque sua manipulação e uma maior exposição dos axônios podem gerar uma neurite bacteriana e o agravamento do quadro.

Na síndrome de Melkersson-Rosenthal, a indicação cirúrgica passa por duas situações distintas. A primeira refere-se ao paciente em fase aguda da doença, que deve ser acompanhado com testes eletrofisiológicos do mesmo modo que na paralisia de Bell. Caso haja sinais de degeneração acentuada de fibras neurais (mais de 90% de fibras na ENoG), indica-se cirurgia, dando-se preferência à descompressão total do nervo facial intratemporal. Felizmente, a maioria dos pacientes apresenta evolução favorável, deixando eventualmente discretas sequelas funcionais. A segunda situação ocorre com o paciente que tem paralisias de repetição. À medida em que os episódios se sucedem, as sequelas motoras vão se ampliando além do desconforto de estar sempre com a preocupação de que é possível ter uma nova crise a qualquer momento. Nessa situação, a cirurgia de descompressão está indicada e deve ser feita na vigência de um novo episódio do lado com maior número de recidivas ou maior sequela. Os resultados clínicos mostram uma boa evolução após o tratamento cirúrgico.

Anastomose do nervo facial

A anastomose do nervo facial é realizada em circunstâncias em que há perda de substância do nervo facial, na fase aguda da paralisia. Isso ocorre com mais frequência nos traumas do nervo por ferimento por arma de fogo ou branca, iatrogenia, TCE, bem como após remoção de tumores que envolvam o nervo tanto na região intra como extratemporal. Em função da alta densidade e resistência do osso temporal, o nervo facial intratemporal encontra-se mais protegido nos casos de TCE e a secção neural é infrequente.

Diferentes técnicas cirúrgicas permitem que se restabeleça a ligação entre o coto proximal e o distal do nervo facial por meio da anastomose término-terminal ou por interposição de enxerto neural, em geral nervo sural ou nervo auricular posterior, quando não for possível a união dos cotos sem tensão. Quando a perda de tecido neural é pequena, deve-se tentar o reposicionamento do nervo facial para anastomose término-terminal, evitando-se a utilização de um neuroenxerto. A anastomose permite o direcionamento do crescimento das fibras axonais do nervo facial em direção à musculatura facial. O resultado dessas técnicas operatórias é variável e diretamente proporcional ao tempo decorrido após a lesão, pois as alterações histológicas neurais começam a partir de 48 horas. A perda de tecido neural, o uso ou não de enxerto, o comprimento do neuroenxerto, quando utilizado, e as condições locais como a vigência de infecção e exposição à radioterapia, entre outras, também interferem no resultado da cirurgia.

A perda de contato entre o coto proximal e distal ao local da lesão determina, com frequência, sincinesias (movimentação involuntária de um grupo muscular durante a movimentação de outro grupo na hemiface comprometida). Essas serão maiores na mesma proporção da perda de tecido neural. Assim, o resultado funcional na anastomose término-terminal será melhor do que na anastomose com o uso de enxertos neurais.

O procedimento cirúrgico deve ser feito sob microscopia e a aproximação dos cotos neurais ou do enxerto pode ser feita com fios de sutura ou colas biológicas. A sutura ou enxerto não devem estar tensos, pois há retração neural durante a cicatrização. A cola biológica pode ser usada nas lesões intratemporais, onde o ponto de anastomose permanece apoiado em um leito estável como o osso temporal. Nas lesões extratemporais, principalmente em região parotídea, associa-se a sutura epineural com fio mononylon 10-0 com o uso da cola biológica. Em função do lento crescimento neural (1 mm/dia), os resultados geralmente aparecem após um período prolongado, dependendo das situações expostas. Nos casos de lesão intratemporal, pode levar de 1 e 6 meses a 2 anos para que seja observada a reabilitação motora facial.

Tratamento cirúrgico de 6 a 18 meses

Derivação hipoglosso-facial

Desde que a primeira descrição do uso do nervo hipoglosso para reinervação do nervo facial foi proposta, em 1901, variações dessa técnica cirúrgica têm sido publicadas. É indicada na vigência de uma PFP com quadro clínico desfavorável e quando a placa mioneural ainda pode ser estimulada. Nesse período, a musculatura facial encontra-se apta a ser inervada. Outra indicação está nos casos em que, após remoção de tumor intracraniano (geralmente naqueles próximos à ponte), a possibilidade de anastomose neural seja tecnicamente inviável. Nessas circunstâncias, o procedimento pode ser realizado no mesmo tempo cirúrgico com o objetivo de minimizar o período em que o paciente permanecerá com a face paralisada.

A técnica consiste no deslocamento no sentido cranial do nervo hipoglosso identificado e seccionado na região cervical, e sua sutura direta no nervo facial. Deve-se lembrar que o paciente, nessas circunstâncias, apresenta atrofia da hemilíngua do lado operado. A sequela pode ser minimizada com o uso de técnicas de neurotização e com a utilização de apenas um grupo de fibras neurais do nervo hipoglosso para a anastomose. Outro ponto a ser lembrado é a possibilidade do enxerto do nervo sural interposto entre os nervos devido à distância entre os nervos facial e hipoglosso. A presença de dois pontos de anastomose certamente dificulta a reinervação. Nos casos em que o nervo facial está íntegro no interior da mastoide, pode-se dissecá-lo e, assim, estender o nervo até o hipoglosso, evitando-se, dessa forma, a interposição de um enxerto. O fato de se interligar diretamente os dois nervos proporciona melhor resultado na regeneração neural.

Essa derivação apresenta resultados satisfatórios, com melhora na função motora facial, embora aquém do desejável. Geralmente, há melhora do tônus da musculatura facial após 6 meses da cirurgia, e a movimentação dos músculos da mímica facial depende de um estímulo para o nervo hipoglosso, o qual será feito pela compressão da língua contra a arcada dentária homolateral. O apoio fisioterápico é fundamental na reabilitação desses pacientes.

Derivação massetérico facial

Descrita em 1925 por Escat e Viela,[14] a técnica consiste na identificação e dissecção retrógrada dos ramos extraparotídeos e periféricos do nervo facial. Os ramos zigomático e bucal, separados ou unidos em um tronco, são seccionados. O ramo massetérico do nervo trigêmeo deve ser exposto e seccionado o mais distalmente possível para facilitar a aproximação ao nervo facial. A anastomose término-terminal deve ser feita com sutura contínua do epineuro. Assim como na derivação hipoglosso-facial, o apoio fisioterápico é essencial para o sucesso do procedimento.

Derivação neural contralateral

A utilização do nervo facial da hemiface normal é uma alternativa no tratamento da face paralisada. Um enxerto de nervo sural pode ser interposto entre ramos do nervo facial da hemiface normal com ramos do nervo facial da hemiface paralisada. Essa técnica é pouco utilizada isoladamente para PFP, mas ganha espaço nos tratamentos combinados de derivação neural associada a transplante muscular nas paralisias tardias.

Tratamento cirúrgico após 18 meses

Transposição muscular

O músculo temporal é o mais usado para transposição na reabilitação da face com paralisia, devido a sua capacidade de reabilitar tanto os olhos como a região da boca. O músculo temporal é desinserido e separado em quatro segmentos que serão transpostos. Nas pálpebras superior e inferior, dois túneis subcutâneos acomodam os dois primeiros segmentos musculares, que são suturados ao ligamento cantal medial. Túneis são criados no lábio superior, comissura e lábio inferior, e os outros segmentos são suturados, alongados com a sutura de faixa de fáscia temporal para alcançar a região. A transposição do músculo temporal, que é inervado pelo nervo trigêmeo, permite que se tenha uma menor assimetria entre as hemifaces. A transposição muscular determina a melhora do tônus muscular, embora a atividade motora durante a mímica facial continue alterada, uma vez que essa musculatura apresenta contração potente, mas com pouco encurtamento da fibra muscular.

Transplante de enxerto livre microneuromiovascular

Técnica introduzida partir dos anos 1970, ganhou maior projeção com Terzis et al.,[15] em 1997, com uma padronização do método. Hoje, a técnica é o procedimento de escolha nas paralisias faciais tardias. Após 18 meses da paralisia facial, as técnicas de reparação nervosa não podem ser realizadas por incapacidade de os músculos responderem a uma reinervação. Nessa fase, a reanimação facial dinâmica pode ser feita por meio de transplantes musculares. Em um primeiro momento, deve ser realizada a derivação neural contralateral (*cross face nerve graft*). Um ou dois enxertos de nervo sural são utilizados para conectar um ou mais ramos do nervo facial normal contralateral. O coto distal do enxerto é levado por via subcutânea para a hemiface paralisada e posicionado próximo à área que receberá o enxerto composto neuromiovascular. Após 1 ano, tempo necessário para o crescimento axonal no interior do enxerto de nervo sural, realiza-se a transposição de um enxerto livre neuromiovascular. Esses enxertos musculares livres podem ser obtidos a partir do músculo gracil, peitoral menor ou grande dorsal. O enxerto é fixo na região do zigoma e no músculo orbicular da boca da hemiface paralisada, e os cotos neurais e vasculares unidos com técnicas de microanastomose ao nervo sural e artéria facial.

Tratamento cirúrgico palpebral

Na PFP, a incapacidade de fechar os olhos e piscar leva à exposição da córnea e perda da capacidade de lubrificação do olho do lado afetado, o que aumenta as chances de ceratite, úlcera de córnea e, em casos extremos, perfuração e cegueira. Para evitar essas complicações, além do uso de colírios durante o dia e pomada ou gel para dormir, alguns procedimentos cirúrgicos podem ser empregados. Entre eles, colocação de peso de ouro na pálpebra superior, cantorrafia, tarsorrafia, transposição muscular e derivação neural contralateral.

Neurectomias e miectomias parciais

Procedimentos indicados como último passo do planejamento terapêutico e podem ser simulados com a aplicação de toxina botulínica na região que se pretende intervir, para melhorar tanto a assimetria estática como a dinâmica. Esse tipo de tratamento cirúrgico segue a melhora incompleta da PFP ou as cirurgias de reanimação facial com enxertos, transposições ou anastomoses. Nos casos de sincinesia, a neurectomia também pode ser indicada e, nos casos mais graves, até mesmo a miectomia.

Técnicas de reabilitação estática da face

São técnicas que atuam na pele e na musculatura da hemiface paralisada e procuram reposicionar as estruturas como sobrancelhas, pálpebras e lábios, buscando a simetria facial, sem a restauração da mobilidade. Incluem as suspensões e plicaturas musculares e a ritidoplastia. São mais usadas na paralisia facial parcial, quando ainda existe alguma função muscular.

Na ritidoplastia, com o decorrer do tempo e com a flacidez muscular, a pele da hemiface paralisada pode ser parcialmente removida e suspensa, principalmente em idosos. Esse procedimento melhora o aspecto assimétrico da face em repouso. Como não atua sobre a musculatura facial, os resultados estéticos diminuem ao longo do tempo.

O encurtamento e a plicatura muscular procuram corrigir a assimetria da musculatura da hemiface paralisada a partir das técnicas de encurtamento e plicatura dos músculos faciais enfraquecidos (sobretudo do músculo zigomático maior, principal envolvido na elevação do ângulo da boca). A musculatura facial parcialmente atrofiada está muito estirada pela força muscular gerada no lado normal da face. Como existem muitas fibras musculares no lado paralisado sem junção mioneural, o estímulo neural falha em promover contração satisfatória. O encurtamento dessa musculatura reduz a tensão de estiramento, produzindo uma melhor força de contração muscular. Inicialmente, é criada uma prega nasolabial no lado afetado com a paralisia, simétrica ao lado normal. A incisão da pele é feita na região da nova prega nasolabial, com exposição da musculatura facial afetada. A elevação do lábio até a posição desejada determina o quanto da musculatura deve ser plicada ou excisada. As suturas são feitas com fios não absorvíveis e a suspensão da musculatura pode ser auxiliada pela fixação com parafusos no zigoma ou com fitas de fáscia. Essas técnicas podem ser utilizadas nas paralisias tardias.

Reabilitação motora

A reabilitação fisioterápica da face deve ser realizada desde o início da doença e objetiva manter o tônus normal da musculatura facial até que se tenha o retorno da atividade neural. É importante também nas fases mais tardias, com objetivo de diminuir a sincinesia, a contratura muscular e colaborar na reabilitação da atividade motora da musculatura da face no pós-operatório das cirurgias anteriormente descritas. Essa terapia deve ser feita por profissional habilitado e especializado no tratamento da PFP, porque deve-se ter em mente que não é uma alteração muscular, e sim neural, e que afeta expressões faciais especialmente ligadas a emoções.

Tratamento psicológico

A PFP traz alterações graves estéticas e funcionais ao paciente, o que leva a um prejuízo social e psicológico importante em todo o curso da doença, desde o primeiro dia até a fase tardia, principalmente quando há sequelas. Na fase aguda, o apoio e orientação psicológica ao paciente são fundamentais. Fazer com que o paciente entenda o que se passa com ele, o porquê da paralisia e qual o prognóstico de sua doença são pontos fundamentais na assistência ao paciente. O ideal é que se tenha no grupo de trabalho um profissional especializado na área e, quando isso não for possível, é importante que sejam dadas respostas aos principais questionamentos que o paciente apresente durante a evolução de sua doença. A preocupação de que a paralisia seja um "derrame" é a primeira de tantas outras que surgem com a doença. A possibilidade de permanecer com as alterações estéticas é outro ponto que aflige o paciente. Cabe aos profissionais entenderem a situação e procurarem transmitir a segurança necessária para que o paciente realize o tratamento com todo empenho. Fazer com que o paciente aceite as mudanças que ocorreram com seu corpo e tentar amenizar as repercussões decorrentes da paralisia são os objetivos a ser alcançados pelo paciente e pela equipe que o assiste.

PROGNÓSTICO

O prognóstico da PFP, principalmente nas formas agudas, está intimamente relacionado com os fenômenos fisiopatológicos que ocorrem com o nervo facial em seu longo trajeto pelo interior do osso temporal. Esse fato torna a avaliação desses fenômenos ainda mais difícil.

A observação clínica é o dado mais importante na avaliação do paciente. À medida que se nota a melhora da função motora facial, pode-se dizer que está ocorrendo uma recuperação da transmissão elétrica pelos axônios, indicando um melhor prognóstico. Mas, infelizmente, a recuperação clínica geralmente se faz após algumas semanas de evolução da doença, mesmo nos casos com menor agressão ao nervo facial. Encontrar na fase aguda da doença aqueles pacientes que possam apresentar uma degeneração mais grave e com maior chance de apresentar sequelas é o maior desafio. Dessa forma, o uso de exames eletrofisiológicos pode ajudar a definir estratégias terapêuticas diante de casos clínicos com evolução adversa.

CONSIDERAÇÕES FINAIS

Cada vez menos o diagnóstico de PFP idiopática deve ser feito. Deve ser exceção no atendimento ao paciente com a afecção. À medida que os meios diagnósticos se aprimoram, o tratamento pode ser instituído de forma mais adequada e direcionado para a etiologia, com melhor recuperação da função motora facial. Da mesma forma, um diagnóstico precoce é também um ponto primordial no atendimento ao paciente com PFP, e pode ser o fator determinante na melhor recuperação da paralisia.

REFERÊNCIAS BIBLIOGRÁFICAS

1. Lazarini P, Mitre EI, Szajubok A. Paralisia facial periférica. Tratado de Otorrinolaringologia. Sociedade Brasileira de Otorrinolaringologia. 1. ed. São Paulo: Editora Roca. 2003. p. 395-415.
2. May M. Microanatomy and pathophysiology of the facial nerve. The facial nerve. Thiemi Inc. 1986. p. 63-73.
3. ell C. On the nerves: giving an account of some experiments on their structure and functions which leads to a new arrangement of the systems. London: The Royal Society. Philos Trans [Internet]. 1821 Jan 1 [Acesso em: 2024 Jul]. p. 398-424. Disponível em: https://royalsocietypublishing.org/doi/10.1098/rstl.1821.0029.
4. Peitersen E. Bell's palsy: the spontaneous course of 2,500 peripheral facial nerve palsies of different etiologies. Acta Otolaryngol Suppl [Internet]. 2002 [Acesso em: 2024 Jul];(549):4-30.
5. McCormick DP. Herpes-simplex virus as a cause of Bell's palsy. Lancet [Internet]. 1972 [Acesso em: 2024 Jul];1:937-9.
6. Furuta Y, Ohtani F, Chida E, Mesuda Y, Fukuda S, Inuyama Y. Herpes simplex virus type 1 reactivation and antiviral therapy in patients with acute peripheral facial palsy. Auris Nasus Larynx [Internet]. 2001 [Acesso em: 2024 Jul];28 Suppl:S13-7.
7. Murakami S, Mizobuchi M, Nakashiro Y, Doi T, Hato N, Yanagihara N. Bell palsy and herpes simplex virus: identification of viral DNA in endoneurial fluid and muscle. Ann Intern Med [Internet]. 1996 [Acesso em: 2024 Jul];124:27-30.
8. Lazarini PR, Vianna MF, Alcantara MP, Scalia RA, Caiaffa Filho HH. Herpes simplex virus in the saliva of peripheral Bell's palsy patients. Braz J Otorhinolaryngol [Internet]. 2006 Jan-Feb [Acesso em: 2024 Jul];72(1):7-11.
9. House JW, Brackmann DE. Facial nerve grading system. Otolaryngol Head Neck Surg [Internet]. 1985 Apr [Acesso em: 2024 Jul];93(2):146-7.
10. Lazarini P, Mitre E, Takatu E, Tidei R. Graphic-visual adaptation of House-Brackmann facial nerve grading for peripheral facial palsy. Clin Otolaryngol [Internet]. 2006 Jun [Acesso em: 2024 Jul];31(3):192-7.
11. Baugh RF, Basura GJ, Ishii LE, Schwartz SR, Drumheller CM, Burkholder R et al. Clinical practice guideline: Bell's palsy. Otolaryngol Head Neck Surg [Internet]. 2013 Nov [Acesso em: 2024 Jul];149(3 Suppl):S1-27.
12. Lazarini PR. Paralisia facial periférica. In: Golin V, Sprovieri SRS (organizators). Conduta em urgências e emergências para o clínico. 1. ed. São Paulo: Editora Atheneu. 2008. p. 927-34.
13. Lazarini PR, Fouquet ML. Paralisia Facial - Avaliação, Tratamento e Reabilitação. 1. ed. São Paulo: Editora Lovise. 2006. p. 1-190.
14. Escat E, Viela A. Manuel operatoire de l'anastomose du nerf facial avec le nerf masseterin. Ann Mal Oreille Larynx [Internet]. 1925 [Acesso em: 2024 Jul];77:1149-59.
15. Terzis JK. Babysitters': An exciting new concept in facial reanimation. In: Proceedings of the sixth international symposium on the facial nerve. Rio de Janeiro: Brazil; 1988. p. 525.

CAPÍTULO 17

Traumatismo do Osso Temporal

Ricardo Bento • Rubens de Brito

IINTRODUÇÃO

Fraturas do osso temporal são situações ainda bastante comuns em populações de grandes centros urbanos. A alta incidência de acidentes de trânsito, domésticos e profissionais, e também crimes com arma de fogo nas grandes cidades, é a responsável por manter as fraturas temporais uma constante preocupação nas unidades de pronto atendimento.[1]

Conceitualmente, existem dois tipos de trauma do osso temporal. O mais comum é o traumatismo fechado (não penetrante), enquanto o mais grave e que mais sequelas oferece é o trauma por arma de fogo (penetrante). Podem ser lesões exclusivas ou fazerem parte de um politraumatismo, no qual lesões em regiões distintas são prioritárias no atendimento emergencial. O trauma do osso temporal apresenta uma variabilidade extensa de sintomas, desde a leve concussão, cuja repercussão pode ser transitória e simples, como pequenas hemorragias de conduto auditivo externo e hipoacusias de condução, como fraturas extensas, com comprometimento de estruturas intracranianas (carótida interna e nervos cranianos), assim como causar fístulas liquóricas e meningite potencial.[2]

Não é infrequente que a lesão de osso temporal e suas consequências sejam deixadas para um tempo eletivo após a estabilização neurológica e clínica do paciente, o que acarreta na impossibilidade de intervir dentro do melhor momento na prevenção de sequelas. Deve-se lembrar que o osso temporal forma a base lateral do crânio e apresenta relação anatômica com diversas estruturas neurais e vasculares importantes. A artéria carótida interna tem parte de seu trajeto intrapetroso, assim como a veia jugular interna se forma no forame jugular como junção de seios venosos (petroso inferior e sigmoide), e também apresentam trajetos relacionados com o temporal. Os nervos cranianos, do V ao XII, têm posição adjacente ou trajeto pelo osso temporal, em especial o VII nervo, cuja grande extensão intratemporal (canal de Falópio) o torna sensível aos traumas dessa região.

Neste capítulo, é descrita a experiência do Grupo de Otologia do Hospital das Clínicas da Faculdade de Medicina da Universidade de São Paulo no trauma do osso temporal, com base no atendimento de 4.675 pacientes nos últimos 25 anos, com ênfase na correta conduta diante dessa situação.

EPIDEMIOLOGIA

Acidentes automobilísticos, em especial aqueles envolvendo motocicletas, respondem por mais da metade dos traumas temporais. Atropelamentos, quedas e acidentes de trabalho completam as principais causas de traumas fechados, sendo essa última, por ser normalmente mais branda em relação ao politrauma, a que precocemente permite avaliação otorrinolaringológica. O trauma por arma de fogo envolve a região cefálica entre 20 e 50% dos casos, mas a letalidade diminui quando o osso temporal é envolvido, devido a sua alta densidade. A violência urbana, o terrorismo e as guerras são os fatores que mantêm esse tipo de trauma ainda comum, principalmente no adulto jovem do sexo masculino.

FISIOPATOLOGIA

O osso temporal é composto de ossos com densidades heterogêneas, formando uma pirâmide de ápice medial e base lateral na base do crânio humano (Figuras 17.1 e 17.2). Entender sua peculiaridade anatômica é fundamental para compreender as linhas de fratura possíveis após um trauma, seja aberto ou fechado. É composto de uma escama diploica adjacente ao lobo temporal, pelo osso timpânico, compacto, com íntima relação com a articulação temporomandibular, pela mastoide, osso esponjoso que apresenta pouca resistência ao impacto, absorvendo, porém, ondas de choque lateral, e, finalmente, por um osso petroso extremamente denso em seu ápice, que, além de conter a cápsula ótica, mantém adjacência com a artéria carótida interna.[3]

Os traumas dessa região são divididos conforme a orientação das linhas de fraturas ao eixo piramidal do osso temporal. Elas podem ser longitudinais, transversais, mistas ou cominutivas e fragmentadas (arma de fogo).[4]

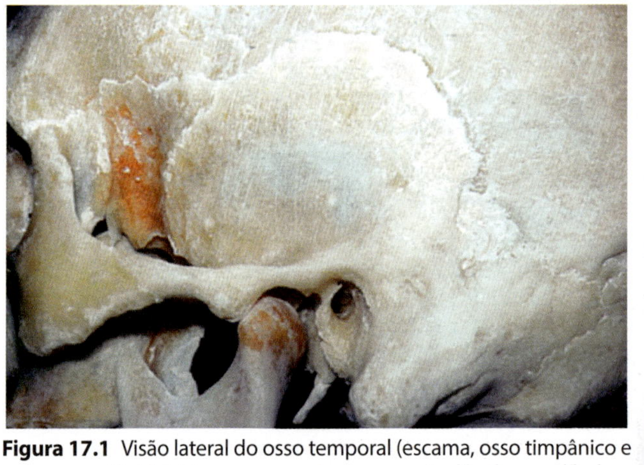

Figura 17.1 Visão lateral do osso temporal (escama, osso timpânico e processo estiloide). Observa-se a relação com côndilo da mandíbula.

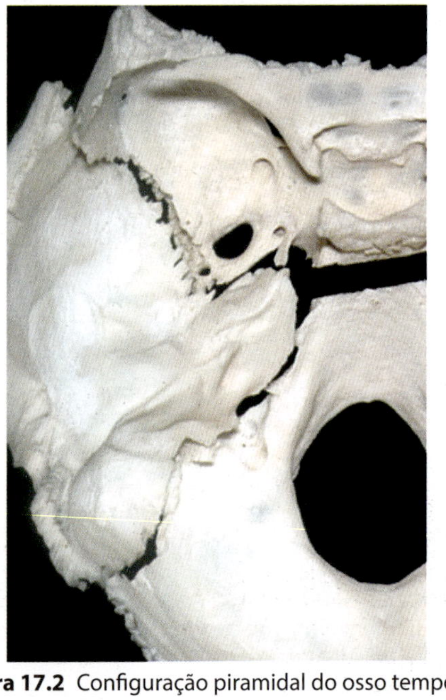

Figura 17.2 Configuração piramidal do osso temporal.

Fraturas longitudinais

Também denominadas extralabirínticas por normalmente preservarem a cápsula ótica, são as mais comuns após trauma fechado, ocorrendo entre 70 e 80% dos casos (Figura 17.3). São causadas por impacto lateral (temporoparietal), fraturando a porção escamosa e estendendo-se à mastoide e ao osso timpânico. A onda de choque normalmente é insuficiente para fraturar o osso petroso e, portanto, o bloco labiríntico é preservado. Pode-se subdividi-las em três tipos:

- *Tipo I*: a linha de fratura acomete a escama vertical e segue para a porção escamosa do meato acústico externo (MAE) e região posterior da cavidade timpânica. Pode acometer o gânglio geniculado do nervo facial e estender-se anteriormente à articulação temporomandibular
- *Tipo II*: a linha de fratura acomete a escama vertical e segue para a região suprameatal do MAE e parede anterior da cavidade timpânica, podendo igualmente estender-se ao gânglio geniculado
- *Tipo III*: a linha de fratura acomete a escama vertical e segue para a região superior e posterior do MAE, estendendo-se para a mastoide, cruzando a parede posterior do meato e a sutura petroescamosa, até a região anterior da membrana timpânica. Essa fratura está relacionada com lesões do nervo facial em sua porção timpânica ou mastóidea. Pode se estender ao canal carotídeo, causando ruptura da artéria carótida interna e hemorragia severa.

Fraturas transversais

Menos comuns, acometem cerca de 10% dos traumas fechados, são causadas por impacto occipital (Figura 17.4). A linha de fratura estende-se transversalmente ao eixo da pirâmide temporal. Inicia-se na base occipital e cruza o forame jugular, projetando-se anteriormente. Afeta a porção posterior do osso petroso, normalmente fraturando o labirinto no nível do canal semicircular posterior e aqueduto vestibular. A cóclea e o meato auditivo interno são fraturados quando a linha de fratura se anterioriza. O nervo facial é acometido em mais da metade dos casos ou em sua porção labiríntica ou em sua porção timpânica. O acometimento do meato auditivo interno e do vestíbulo pode acarretar fístula liquórica, muitas vezes despercebida em razão do sangramento do trauma.

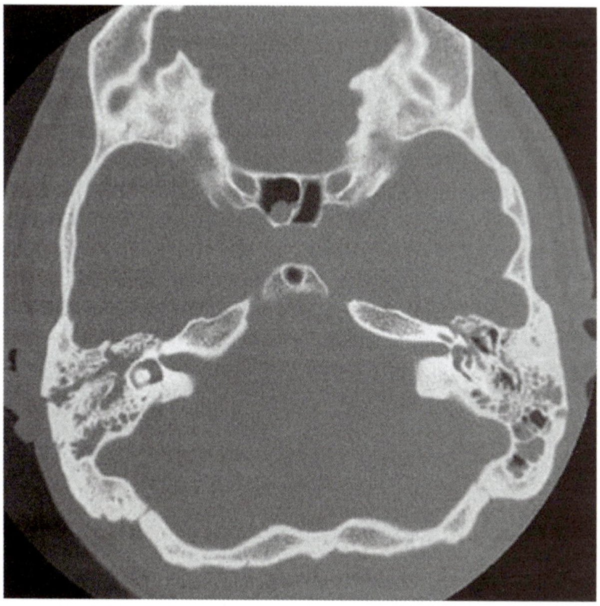

Figura 17.3 Tomografia computadorizada de ossos temporais mostra linha de fratura longitudinal à direita, com velamento parcial das células mastóideas (à esquerda).

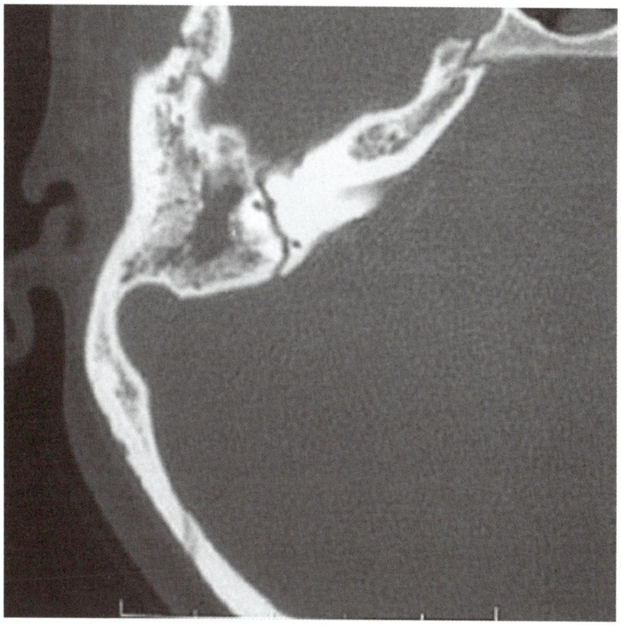

Figura 17.4 Tomografia computadorizada de ossos temporais mostra linha de fratura transversal envolvendo o bloco labiríntico.

Fraturas mistas (cominutivas)

Associação de linhas de fraturas longitudinais ou transversais que ocorrem após trauma fechado severo, não havendo um padrão (Figura 17.5). Raras, podem acometer quaisquer das situações descritas nas fraturas longitudinais e transversais. Normalmente associadas a traumatismo craniano severo, não permitem a avaliação das sequelas até que a situação neurológica do paciente se estabilize.

Fraturas fragmentadas (arma de fogo)

Sempre severas e com destruição fragmentada do osso temporal e com fragmentos de projétil e lesão térmica, esse tipo de trauma aberto não apresenta linha de fratura identificável. Apresenta, normalmente, característica interessante, identificada comumente em nossos casos: independentemente do orifício de entrada do projétil, ele quase sempre se aloja na eminência mastóidea adjacente ao processo estilomastóideo (Figura 17.6). Isso se explica pela densidade do osso petroso, que desvia o projétil em direção lateroinferior. Sequelas são a regra, principalmente a cofose por ruptura da cápsula ótica e a lesão completa do nervo facial, que é sempre severa, não só pela extensão do trauma (secção do nervo), como também pela lesão térmica que danifica grande extensão de tecido

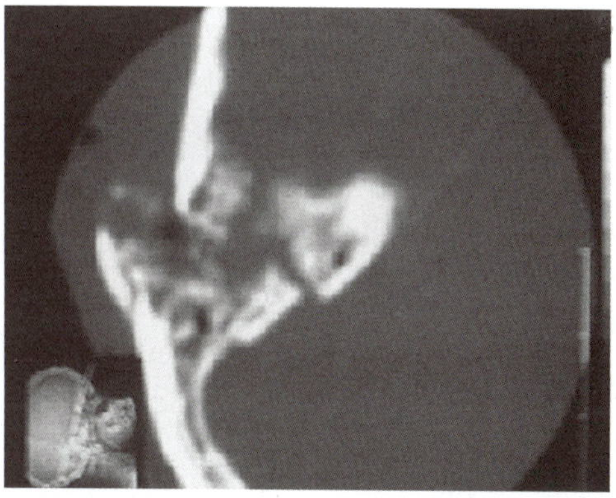

Figura 17.5 Tomografia computadorizada de ossos temporais mostra as múltiplas linhas de fratura cominutiva.

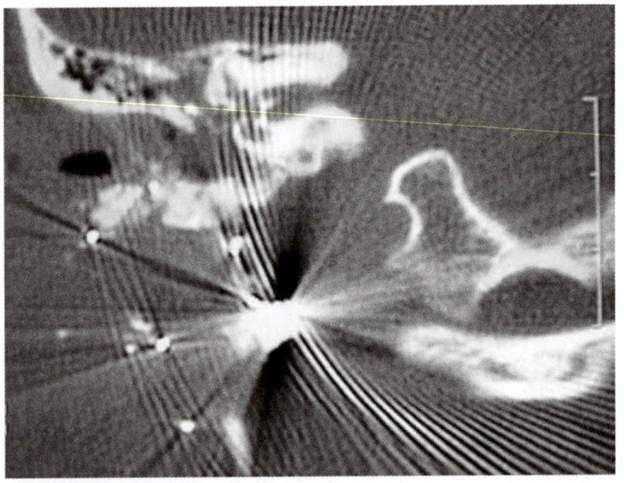

Figura 17.6 Tomografia computadorizada de ossos temporais mostra projétil na ponta da mastoide.

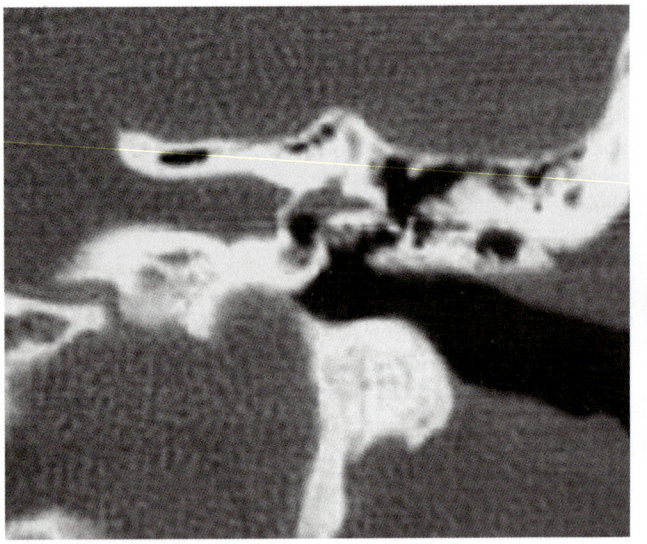

Figura 17.8 Ar dentro do vestíbulo pós-contusão temporal (pneumolabirinto).

neural. Fístula liquórica e hemorragias severas são mais frequentes que em traumas fechados, e o tratamento cirúrgico se impõe sempre que o paciente sobrevive.

QUADRO CLÍNICO

Após a estabilização neurológica do paciente e tratamento de possíveis lesões de órgãos vitais em pacientes politraumatizados, a avaliação otorrinolaringológica deve se concentrar na identificação de possíveis sequelas causadas pelas fraturas temporais. Ocorre hipoacusia em praticamente todos os casos, normalmente pela presença de sangue no MAE ou na cavidade timpânica.[5] Desarticulação da cadeia ossicular ou fraturas de ossículos (principalmente na junção estribo-bigorna) só podem ser diagnosticadas eletivamente após o paciente receber alta da unidade de emergência, assim como perfurações timpânicas (Figura 17.7). Disacusia neurossensorial é menos frequente e não reversível, e também é alvo de melhor avaliação eletivamente, fora de ambiente emergencial. Desequilíbrios ou vertigens são incomuns e podem ser reflexos tanto de concussão do labirinto posterior como de sua ruptura (Figura 17.8). Como os traumas que levam ao acometimento labiríntico são normalmente mais severos, o tratamento neurológico provavelmente encobre esses sintomas, tornando-os raros em nossas avaliações nos primeiros momentos do trauma.

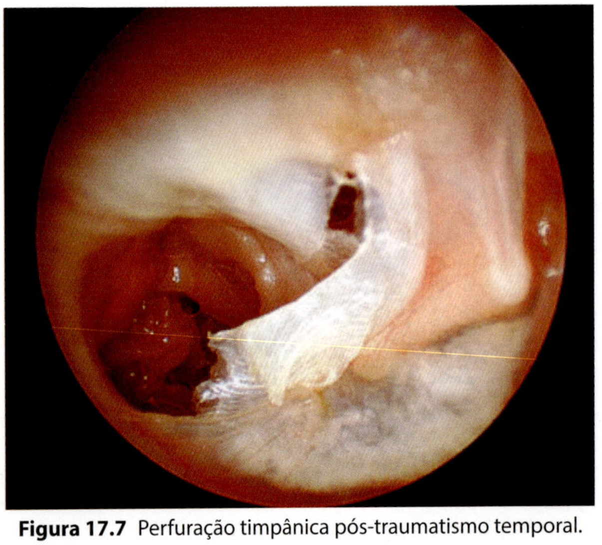

Figura 17.7 Perfuração timpânica pós-traumatismo temporal.

Mais importante, a paralisia facial é sequela que merece atenção principal do examinador, devido a, além de ser um evento trágico, algumas características de sua evolução ditarem a melhor conduta a ser tomada e, portanto, impactarem no seu prognóstico. Nessa situação, o médico deve perceber quais os casos que terão bom prognóstico e recebem tratamento clínico e quais devem ser submetidos a algum tipo de cirurgia para o nervo facial. Quando possível, é fundamental observar o tempo de início da paralisia: se imediato ou tardio em relação ao trauma. Quando tardio, pode-se supor que não houve secção do nervo e, portanto, a paralisia é consequência de edema por concussão. Sua gravidade, se há plegia completa, ou seja, ausência de movimentos, ou se há paresia de maior ou menor grau com presença de pequenos movimentos ou esboços de contrações. A progressão deve ser acompanhada cuidadosamente, pois a primeira avaliação pode mostrar paresia leve e alguns dias após se estabelecer plegia completa, modificando o prognóstico do paciente.[6]

Quando presente, a fístula liquórica pode ser difícil de ser observada, pois o sangue no MAE confunde o examinador. Pode se exteriorizar como otoliquorreia ou rinoliquorreia e normalmente tem resolução espontânea. Hemorragia grave por ruptura de carótida interna normalmente leva ao óbito, e são eventos trágicos que antecedem a avaliação do especialista.

PROPEDÊUTICA ARMADA

São abordados os exames específicos de nossa especialidade, excluindo os de ordem neurológica. Os principais exames na avaliação inicial do trauma de osso temporal são a tomografia de ossos temporais e a audiometria tonal. A tomografia deve ser realizada em janela óssea com cortes axiais e coronais finos (1 mm), com ênfase em cápsula ótica, canal de Falópio e cadeia ossicular. É um exame que define conduta e, portanto, deve ser realizado por radiologista experiente e ter boa qualidade. A identificação de fratura em canal de Falópio ou presença de fragmentos ósseos sobre o nervo facial são indicativos de tratamento cirúrgico da paralisia facial, podendo ser dispensados os exames eletrofisiológicos quando o exame clínico indicar paralisia ou acometimento motor importante. Fratura de labirinto indica cofose não reversível, e por isso possibilita o acesso ao nervo facial em sua porção labiríntica diretamente por mastoidectomia e labirintectomia. As disjunções ou fraturas da cadeia ossicular são difíceis de serem diagnosticadas mesmo em tomografias muito bem realizadas e com reconstruções de planos, tanto pelo tamanho das lesões como pela presença de sangue ou fibrose ao redor da cadeia ossicular. Existe um sinal radiológico da luxação incudomaleolar, visível em tomografia, conhecido como "sinal da bola de sorvete de casquinha", que é a visualização, em corte sagital da imagem, que simula um sorvete de casquinha com a bola do sorvete deslocada da casquinha (Figura 17.9).

Na avaliação inicial da audição, a audiometria tonal é exame suficiente para determinar se há lesão coclear ou se a hipoacusia é condutiva pura. Deve ser sempre precedida pelo teste com diapasão (Weber) realizado pelo examinador. A importância desse exame na fase de internação inicial é documentar a audição antes de qualquer procedimento cirúrgico otológico e determinar se há necessidade de se preservar o labirinto durante a cirurgia. Avaliações completas da audição podem ser realizadas em tempo eletivo posterior, e se resumem à audiometria tonal, vocal e imitanciometria.

A avaliação eletrofisiológica do nervo facial é indicada em situações muito precisas. Em princípio, o paciente deve apresentar plegia completa. Se for imediata ao trauma e a tomografia identificar as situações descritas anteriormente, a abordagem cirúrgica do nervo é indicada. Se a plegia for tardia, ou seja, evolução de um quadro de paralisia leve no decorrer de dias e não houver nada que indique compressão do canal de Falópio no exame de imagem, há necessidade de um outro exame para definir mau prognóstico, a eletroneurografia (ENOG). Se houver mais de 90% de degeneração em relação ao lado normal, o exame é sugestivo de mau prognóstico, sendo indicada a abordagem cirúrgica do nervo facial. Completando a avaliação funcional do nervo facial, podem ser realizados exames de topodiagnóstico da lesão. O principal deles é o teste de Schirmer ou lacrimejamento, que identifica lesão supra ou infragenicular. Controverso, principalmente em lesões traumáticas ou quando o tempo de lesão é longo, serve para orientar o médico em sua conduta cirúrgica, mas não é absoluto.

TRATAMENTO

Divide-se em emergencial e eletivo. O tratamento emergencial inicia-se com a estabilização clínica e neurológica do paciente traumatizado e a identificação de situações que colocam sua vida em risco ou levam a sequelas permanentes se não tratadas precocemente. A otorragia severa é a única situação otorrinolaringológica realmente emergencial, devendo ser tratada com tamponamento pelo MAE e ligadura de carótida interna. A angiotomografia deve ser realizada para identificar corretamente o sítio da lesão, mas nem sempre há tempo disponível.

A paralisia facial é a sequela que maior impacto traz à vida do paciente e deve ser tratada precocemente, embora de maneira eletiva. Quando há sinais clínicos e laboratoriais de mau prognóstico, a conduta cirúrgica é recomendada. O tipo de cirurgia depende do diagnóstico da lesão e do achado intraoperatório. A descompressão do nervo deve ser realizada dentro de 21 dias do início da plegia e, de preferência, ser completa (todos os segmentos do nervo). É indicada nos traumas fechados quando há evidências de fraturas do canal de Falópio ou espículas ósseas sobre o nervo, ou quando a evolução clínica e eletrofisiológica indica mau prognóstico (90% de degeneração na ENOG). Quando há ruptura neural completa ou em mais da metade do diâmetro neural, a sutura do nervo ou enxerto (sural ou auricular magno) é o procedimento de escolha. Em traumas por arma de fogo, esse é sempre o procedimento a ser feito, desde que seja possível utilizar os cotos distais e proximais à lesão. Em casos de perda do coto proximal, a alternativa é a anastomose hipoglossofacial. Esse procedimento pode ser realizado dentro dos 2 primeiros anos da lesão e deve ser amplamente discutido com o paciente e os familiares. Deve-se lembrar que em nenhum caso de enxerto a função facial retorna à normalidade, fato esse que deve ser de conhecimento do paciente.[7-9]

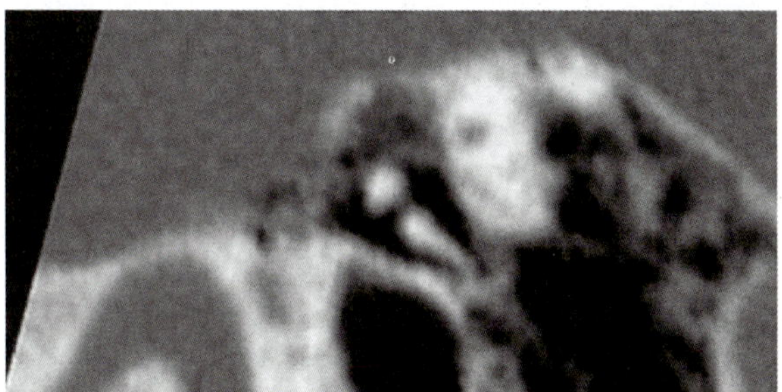

Figura 17.9 Desarticulação incudomalear.

O tratamento de vertigens agudas é realizado da mesma maneira que em neuronites vestibulares, com sedativos labirínticos e esteroides. O desequilíbrio pode se cronificar e algum tipo de exercício para reabilitação vestibular ser necessário por tempo variável.

A disacusia neurossensorial unilateral é irreversível, e a conduta diante dessa situação depende do estado da orelha contralateral. Esse conceito também é válido para as hipoacusias condutivas. Podem ser abordadas quando o paciente sente desconforto muito grande ou a orelha contralateral é deficiente. Aparelhos de amplificação sonora individual (AASI) na orelha acometida ou contralateral e cirurgias para reconstrução de cadeia ou implantação de próteses eletrônicas de orelha média ou de condução óssea são opções a ser discutidas eletivamente.

A fístula liquórica traumática normalmente é tratada com repouso e elevação da cabeceira, além de antibioticoterapia profilática para meningite. Em situações em que há necessidade de correção cirúrgica, normalmente indica-se a petrosectomia com obliteração da tuba auditiva, com preenchimento da cavidade com gordura abdominal. O MAE deve ser evertido e suturado, completando a obliteração.

REFERÊNCIAS BIBLIOGRÁFICAS

1. Bogar P, Bento RF. Paralisia facial de origem traumática. Arquivos da Fundação Otorrinolaringologia. 1997. v. 1, Nº 2; p. 23-5.
2. Bento RF, Lessa MM, Chung D et al. Condutas Práticas em Otologia. São Paulo: Fundação Otorrinolaringologia, H. Máxima Produtora Editora e Gráfica. 2002.
3. Bento RF, Miniti A, Marone S. Tratado de Otologia. São Paulo: Edusp. 1998.
4. Bento RF, Brinto Neto RV. Gunshot wounds to the facial nerve. Otol Neurotol [Internet]. 2004 Nov [Acesso em: 2024 Jul];25(6):1009-13.
5. Bogar P, Sennes LU, Busch GHC, Marone SAM, Miriti A, Bento RF. Perfurações traumáticas de membrana timpânica. Rev Bras Otorrinolaringol [Internet]. 1993 [Acesso em: 2024 Jul];59(4):276-8.
6. Bento RF, Voegels RL, Brito RV, Sanchez T. Traumatic intratemporal facial nerve paralysis: analysis of 23 cases. Otol Neurotol [Internet]. 2002 [Acesso em: 2024 Jul];23(3):S59.
7. Bento RF, Sanches TG, Brito Neto RV. A rapid and safe middle fossa approach to the geniculate ganglion and labyrintine segment of the facial nerve. Ear Nose Throat J [Internet]. 2002 May [Acesso em: 2024 Jul];81(5):320-6.
8. Bento RF, Pirana S, Sweet RC, Castillo A, Brito Neto RV. The role of the middle fossa approach in the management of traumatic facial paralysis. Ear Nose Throat J [Internet]. 2004 Dec [Acesso em: 2024 Jul];83(12):817-23.
9. Bento RF, Salomone R, Brito Neto RV, Tsuji RK, Hausen M. Lesões parciais no segmento intratemporal do nervo facial. Enxerto total ou reconstrução parcial? Arq Int Otorrinolaringol [Internet]. 2007 [Acesso em: 2024 Jul];11(4): 459-64. Disponível em: www.arquivosdeorl.org.br/468.

LEITURA COMPLEMENTAR

Bogar P, Schuster S, Ramos AH, Chagas Ramos AH, Padula FM, Bento RF. Achados audiológicos e radiológicos em pacientes com otorragia após trauma crânio-encefálico. BJORL [Internet]. 1992 Apr-Jun [Acesso em: 2024 Jul];58(2):120-3. Disponível em: http://oldfiles.bjorl.org/conteudo/acervo/acervo.asp?id=2688.

CAPÍTULO

18

Aparelho de Amplificação Sonora Individual: Aspectos de Ordem Prática para o Otorrinolaringologista

Marcelo Ribeiro de Toledo Piza • Aline G. Bittencourt • Fernando Balsalobre

INTRODUÇÃO

Hoje, mais do que nunca, vivemos na era da comunicação. Desta maneira, ouvir bem e de forma adequada é primordial. Não obstante as inovações tecnológicas, a perda auditiva afeta uma parcela significativa da população, demandando uma abordagem especializada por parte dos profissionais de saúde. Segundo a Organização Mundial de Saúde (OMS), mais de 5% da população mundial, aproximadamente 432 milhões de adultos e 34 milhões de crianças, necessitam de reabilitação para lidar com a perda auditiva. Estima-se que até 2050 mais de 700 milhões de pessoas - ou 1 em cada 10 pessoas - terão perda auditiva "incapacitante", descrita como perda superior a 35 dB no ouvido com melhor audição.[1,2] Quase 80% dessas pessoas vivem em países de baixa e média renda, como o Brasil. A prevalência da perda auditiva aumenta com a idade e mais de 25% das pessoas com mais de 60 anos sofrem com esse problema.

O período de instalação da perda auditiva é importante para a condução da intervenção. A habilitação é realizada nos casos de perdas auditivas congênitas ou que surgem antes da aquisição da linguagem, também denominadas deficiências auditivas pré-linguais. Já a reabilitação é necessária para restabelecer as habilidades auditivas prévias à perda auditiva pós-lingual.

O aparelho auditivo, também conhecido como prótese auditiva ou aparelho de amplificação sonora individual (AASI) é um dispositivo que altera e amplifica o som nas frequências afetadas pela perda auditiva, transmitindo-o para a orelha média. Seu propósito é corrigir ou reduzir as limitações causadas pela perda auditiva, permitindo que o paciente se reintegre ao ambiente social com o menor desconforto possível em relação à audição e à aparência estética do dispositivo.

Um dos principais desafios enfrentados pela indústria na fabricação desses dispositivos é a amplificação eficiente dos sons desejados, como a voz de uma pessoa durante uma conversa, enquanto minimiza os ruídos de fundo. Essa é uma reclamação comum entre os usuários de AASI. Para lidar com isso, o processamento digital do som tem sido cada vez mais utilizado, proporcionando maior conforto ao usuário e melhorando a qualidade sonora.

É de responsabilidade do otorrinolaringologista o diagnóstico clínico e etiológico da perda auditiva, tendo um papel fundamental na indicação, orientação e incentivo que deverá ser dado ao paciente e/ou família de quem necessita utilizar esse dispositivo eletrônico.

Após a confirmação da perda auditiva, o otorrinolaringologista deve explicar ao paciente as vantagens do uso do aparelho auditivo, considerando também suas limitações. Na infância, é importante incluir o processo terapêutico e orientar a família. Na fase adulta e idosa, é comum a relutância em aceitar a perda auditiva, mas é necessário explicar que o aparelho auditivo pode melhorar a audição comprometida.

Deve-se ter em mente, além de mostrar ao paciente e seus familiares, que a perda auditiva é um processo lento e progressivo. Na maioria das vezes, o deficiente auditivo não tem consciência do quanto sua perda auditiva limita sua percepção de inúmeros sons do dia a dia. Com o passar do tempo, as limitações auditivas influenciam negativamente na autoestima, e o paciente desenvolve diversos sentimentos, como vergonha, negação, depressão, estresse, nervosismo e inferioridade, acarretando dificuldades em relacionamentos e levando, por vezes, ao isolamento familiar e social. Há uma tendência de não admitir a perda por diversas razões. Alguns indivíduos têm medo de parecer velhos, não querendo mostrar sua deficiência ao usar um aparelho auditivo ou acham que não precisam usá-lo. É comum a transferência da culpa da perda auditiva para outras pessoas ("ela fala para dentro") ou coisas ("essa TV está com problemas e o som é baixo"). O deficiente auditivo gradualmente diminui o contato social, porque, assim, não precisa lidar com situações embaraçosas de não escutar e não compreender.

Experiências negativas em relação ao uso de aparelhos auditivos por pais, avós, familiares ou amigos, em épocas em que não havia a tecnologia atual, também contribuem para que o paciente tenha uma visão pessimista da utilização do aparelho, e é nosso dever e responsabilidade esclarecer e motivá-lo a testar e utilizar o aparelho auditivo. Grande parte do sucesso da intervenção por meio do AASI inicia-se com uma boa conversa e com a confiança transmitida pelo otorrinolaringologista sobre a possibilidade de melhora da audição e, muitas vezes, do zumbido associado à perda auditiva. Também é importante a orientação de que a utilização do AASI requer treinamento e acompanhamento, os quais são realizados primordialmente pelo fonoaudiólogo, necessitando, no início, de ajustes para melhor adequar o dispositivo eletrônico às necessidades e queixas do paciente.

HISTÓRICO

A deficiência auditiva acompanha o homem desde seus primórdios e vários instrumentos já foram criados e desenvolvidos para melhorar a audição. Livros antigos, que podem ser encontrados na internet, mostram cadeiras, tronos, pentes femininos e outros adornos que tentavam disfarçar a aparência do instrumento para melhorar a audição. James A. Campbell, em seu livro *Helps to Hear*, de 1882, escreveu que "os surdos geralmente são muito sensíveis sobre a sua enfermidade e opõem-se a utilizar qualquer instrumento que seja perceptível ou que faça essa enfermidade mais aparente; por este motivo muitos dispositivos têm sido inventados, que procuram esconder esse fato...". Também disse que "como os óculos são para os olhos, o trompete deve ser para a orelha; mas enquanto a adaptação de óculos para corrigir os defeitos ópticos do olho pode ser considerada como uma das ciências completas com pouco mais a evoluir, a ciência da acústica ainda está muito longe de suprir a ajuda necessária na aplicação dos seus princípios para auxiliar a audição defeituosa". Nota-se que, apesar da evolução tecnológica atual, a queixa do paciente em relação à estética continua, mesmo com a miniaturização dos aparelhos.

O desenvolvimento da eletrônica no final do século XIX possibilitou a criação de aparelhos auditivos com microfones de carbono e baterias de curta duração. A invenção da válvula a vácuo, entre as décadas de 1920 e 1930, permitiu a fabricação de equipamentos com maior capacidade de amplificação, mas também com maior custo, pela necessidade de duas baterias. A partir da década de 1950, o uso do transistor reduziu o preço e o tamanho dos aparelhos auditivos, possibilitando que fossem colocados sob as roupas ou no bolso da camisa, aumentando a discrição dos usuários. Nos anos 1960, surgiram os modelos retroauriculares, que integravam o circuito transistorizado, o microfone, o receptor e a bateria em uma única peça, que podia ser usada atrás da orelha, melhorando o conforto e a estética dos aparelhos.

Uma das inovações que marcaram a história dos aparelhos auditivos foi a introdução do circuito integrado na década de 1970, que permitiu reduzir o tamanho dos dispositivos e inseri-los no canal auditivo externo (aparelho intra-aural, intracanal e microcanal). Além disso, o circuito integrado melhorou a qualidade do som, permitindo ao usuário distinguir com mais facilidade a fala e o ruído de fundo. Outro avanço significativo ocorreu na década de 1980, com o desenvolvimento dos aparelhos digitalmente programáveis e, posteriormente, dos aparelhos digitais. Esses aparelhos funcionam como microcomputadores que processam o som digitalmente, oferecendo maior capacidade de adaptação e personalização do sinal acústico para o usuário.

Nos últimos anos, as empresas de aparelhos auditivos têm investido em equipamentos cada vez menores e mais discretos, potentes, com alta qualidade sonora e tecnologia assistiva, como conectividade com aparelhos de celular, televisores e dispositivos FM, redefinindo a experiência auditiva. O entendimento dessa jornada histórica é crucial para contextualizar as considerações práticas na prescrição de AASI pelos otorrinolaringologistas.

CANDIDATOS AO USO DE APARELHO DE AMPLIFICAÇÃO SONORA INDIVIDUAL

Teoricamente, todos os pacientes com perda auditiva são candidatos potenciais ao uso de AASI. No entanto, a complexidade dessa decisão reside nas distintas características das perdas auditivas, influenciando a eficácia e a facilidade de adaptação às próteses auditivas. Perdas auditivas condutivas são frequentemente mais suscetíveis à protetização, respondendo bem até mesmo a dispositivos mais simples, proporcionando melhorias significativas na audição, especialmente em ambientes ruidosos.

As perdas auditivas condutivas, como não envolvem danos à cóclea, tendem a ser melhor tratadas por aparelhos auditivos; o aparelho auditivo é capaz de amplificar suficientemente o som para compensar a atenuação causada pelo componente condutivo. Uma vez que o som consegue alcançar a cóclea em níveis normais ou quase normais, a cóclea e o nervo auditivo conseguem transmitir normalmente os sinais sonoros para o cérebro.

Por outro lado, perdas sensorioneurais apresentam desafios adicionais, como decrementos na percepção de fala causados pelo processamento espectral e temporal anormais, e ainda pelo fenômeno do recrutamento. A protetização dessas perdas requer cuidados específicos, pois, mesmo atingindo limiares auditivos ideais, a baixa discriminação pode persistir. A dificuldade na compreensão é proporcional à intensidade da perda, sendo mais desafiadora em perdas severas ou profundas.[3]

Pacientes com perdas sensorioneurais leves a moderadas são geralmente mais facilmente protetizados em comparação aos casos severos ou profundos. A utilização de AASI em ambientes silenciosos resulta em compreensão da fala normal ou próxima do normal, e inovações tecnológicas estão aprimorando o entendimento em condições de ruído de fundo competitivo. Contudo, em perdas severas, em que a discriminação é fortemente comprometida, técnicas como leitura orofacial são essenciais para a melhoria da compreensão.[4]

Questões comuns no ajuste e uso de aparelhos auditivos incluem o efeito de oclusão, recrutamento de volume e compreensão da fala em ambientes ruidosos. Antigamente um problema frequente, a retroalimentação agora é, em geral, bem controlada por meio do uso de algoritmos de gerenciamento de *feedback*.

Além disso, diferenças significativas na protetização de crianças e adultos devem ser consideradas, ressaltando a importância de intervenções precoces em crianças na fase pré-lingual para minimizar privação sensorial e potencialmente protetizar perdas pequenas que, embora tenham impacto limitado em adultos, podem afetar o desenvolvimento da linguagem e aprendizado infantil.

PERDAS AUDITIVAS E DOENÇAS COGNITIVAS

Compreendemos que a eficácia do funcionamento cortical, ou seja, do sistema nervoso central, está intrinsecamente ligada à presença de estímulos sensoriais. Assim, a ausência ou a carência de estímulos auditivos pode impactar negativamente o funcionamento cortical, frequentemente associando-o a doenças demenciais de maneira precoce ou mais intensa.[5-7]

Em uma análise de 34 estudos com 48.017 participantes, 23 identificaram uma associação significativa entre perda auditiva e comprometimento cognitivo leve, que é um estado intermediário entre o funcionamento cognitivo normal e o desenvolvimento da demência.

A perda auditiva associada a idade emerge como um potencial biomarcador e fator de risco modificável para declínio cognitivo, comprometimento cognitivo e demência.[8] A necessidade de pesquisas adicionais e ensaios clínicos randomizados é evidente para investigar as implicações do tratamento na cognição e para explorar possíveis mecanismos causais que fundamentem essa conexão.

Dessa forma, ao atuar na melhora da audição por meio dos aparelhos auditivos ou outros dispositivos, pode-se também promover uma prevenção no aparecimento de doenças cognitivas, retardando sua manifestação ou contribuindo para que ocorra de maneira mais branda.

CIRCUITOS E COMPONENTES BÁSICOS

Os aparelhos auditivos são construídos com circuitos e componentes intrincados que desempenham papéis cruciais em seu funcionamento. Do ponto de vista básico, todos os aparelhos auditivos compartilham alguns componentes essenciais, independentemente de serem analógicos ou digitais.

Os componentes básicos de um aparelho auditivo consistem em microfone, amplificador, receptor e bateria. O microfone converte a energia acústica externa em energia elétrica, que é amplificada pelo amplificador. O receptor, que é um alto-falante miniaturizado, converte os sinais elétricos amplificados em ondas sonoras (energia acústica), novamente projetando o som no canal auditivo. A amplificação é impulsionada pela bateria, que pode ser feita de pilhas de zinco-ar, mercúrio, alcalinas ou recarregáveis. Esse é o esquema básico de um aparelho analógico (Figura 18.1).

Os aparelhos auditivos operam de maneira distinta, dependendo da tecnologia eletrônica empregada, sendo os dois principais tipos os analógicos e os digitais. A distinção crucial entre eles

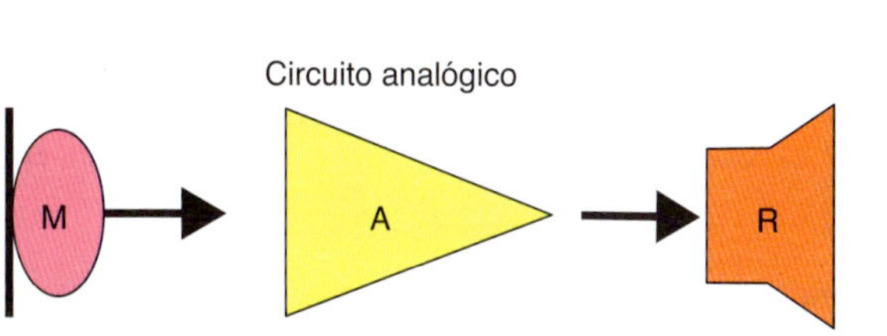

Figura 18.1 Representação esquemática dos componentes do circuito analógico: A = amplificador; M = microfone; R = receptor (alto-falante).

reside no processamento do sinal. Os aparelhos auditivos analógicos amplificam todo o sinal sonoro de maneira contínua, o que pode resultar em uma amplificação uniforme de sons desejáveis e indesejáveis. Atualmente, são cada vez menos utilizados em decorrência dos aparelhos digitais, que oferecem inúmeras melhorias e avanços tecnológicos.

Aparelhos digitais

Os aparelhos digitais são constituídos pelos mesmos componentes do aparelho analógico acrescentando mais três componentes alojados em um *chip*: o conversor analógico/digital (A/D), que transforma a onda sonora (sinal analógico) em código binário (digital), formados por 0 ou 1; uma unidade de processamento digital do sinal (DSP, do inglês *digital signal processing*), que trabalha o som de acordo com vários algoritmos e estratégias da empresa fabricante do AASI; e, finalmente, o conversor digital-analógico, que transforma o código binário em sinais elétricos que são repassados ao receptor (Figura 18.2). Essa tecnologia transformou o aparelho auditivo em um computador que analisa o som de maneira a trabalhá-lo, melhorando a relação sinal/ruído e proporcionando uma qualidade sonora superior, principalmente da fala humana. Essa tecnologia digital oferece ao audiologista uma maior flexibilidade para personalizar o aparelho de acordo com as necessidades específicas do usuário e os diferentes ambientes auditivos, proporcionando uma experiência auditiva mais nítida e confortável. Além disso, muitos modelos digitais vêm com recursos avançados, como conectividade sem fio e controle remoto.

O circuito digital é mais adaptável às perdas auditivas de configuração não usual e permite a utilização de inúmeros recursos não disponíveis nos circuitos analógicos. Por exemplo, podem apresentar diversas memórias de programação com ajustes personalizados predefinidos para o usuário. Além disso, são ligados manual e automaticamente ou de forma adaptativa, melhorando a qualidade acústica e o conforto do paciente. Existem programações para locais silenciosos, com ruído competitivo (restaurantes, festas) e para dar ênfase a sons de música, entre outros. Os circuitos digitais também possuem algoritmos que reduzem a microfonia (apito produzido pelo próprio aparelho em algumas situações) e o som do vento, selecionam os microfones unidirecionais ou direcionais, melhorando a qualidade e localização sonora, respectivamente.

Tipos de aparelho de amplificação sonora individual

Existem diversos tipos de aparelhos auditivos, cada um com suas vantagens e limitações, e a escolha não segue uma abordagem única para todos. A escolha do AASI é influenciada pelo perfil auditivo (lateralidade, frequência e grau de perda), estética, estilo de vida e preferências individuais do paciente. Os diversos modelos de AASI são demonstrados nas Figuras 18.3 e 18.4.

Aparelhos auditivos retroauriculares

Colocados atrás da orelha externa, os aparelhos auditivos retroauriculares (BTE, do inglês *behind-the-ear*) possuem um tubo que se conecta a um molde auricular ou ponta auricular de silicone "aberta". As partes eletrônicas são mantidas na caixa atrás da orelha. Os aparelhos retroauriculares são utilizados por pessoas de todas as idades para perda auditiva leve a profunda. São robustos, oferecem vários níveis de amplificação e são indicados para diversas faixas de perda auditiva, sendo mais fáceis de manusear e limpar, acessíveis e adequados para pacientes com destreza reduzida. Esse estilo é frequentemente escolhido para crianças pequenas porque pode acomodar vários tipos de moldes auriculares, que precisam ser substituídos à medida que a criança cresce.

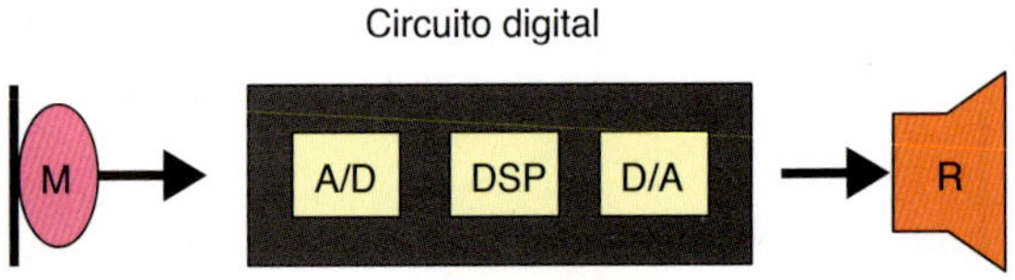

Figura 18.2 Representação esquemática dos componentes básicos do circuito digital. A/D = conversor analógico/digital; D/A = conversor digital/analógico; DSP = processamento digital do sinal; M = microfone; R = receptor (alto-falante).

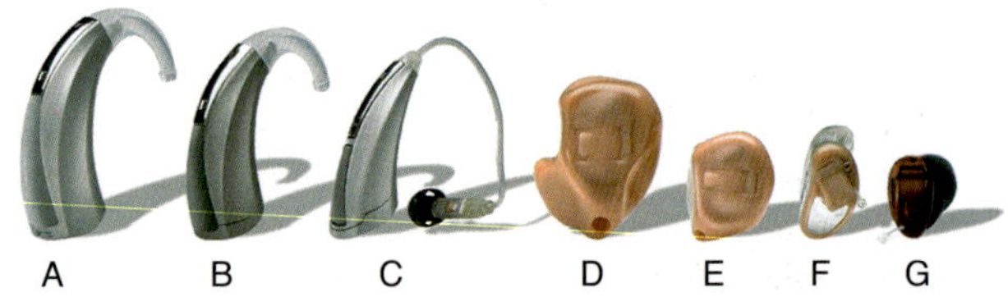

Figura 18.3 Modelos de aparelhos auditivos disponíveis atualmente. A e B = retroauriculares (BTE); C = retroauricular com receptor no canal (RIC); D = intra-auricular (ITE); E = intracanal (ITC); F = microcanal (CIC); G = invisível no canal (IIC).

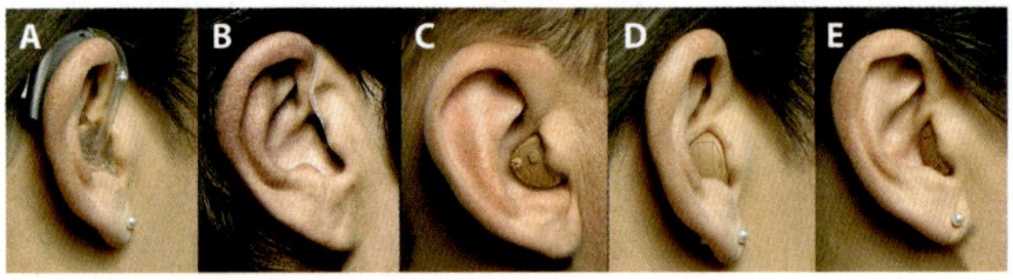

Figura 18.4 Aspecto dos aparelhos de amplificação sonora individual em orelhas de pacientes. **A.** Retroauricular; **B.** Retroauricular com receptor no canal; **C.** Intra-auricular; **D.** Intracanal; **E.** Microcanal.

Aparelhos auditivos retroauriculares com receptor no canal ou "mini" BTE

Os aparelhos auditivos "mini' BTE, ou aparelhos com receptor no canal (RIC), são um tipo de aparelho retroauricular que se encaixa atrás da orelha, mas geralmente é menor em tamanho. Um tubo estreito é usado para conectar o aparelho ao canal auditivo. Os "mini" BTEs podem ter uma peça auricular menor para inserção, mas também podem usar um molde auricular tradicional. Essas peças auriculares menores podem reduzir o "efeito de oclusão" no canal auditivo (uma sensação de entupimento que faz com que a voz do usuário do aparelho auditivo soe mais alta dentro da cabeça) e, com isso, aumentam o conforto, reduzem o *feedback* e oferecem uma opção esteticamente mais atraente.

Aparelhos auditivos na orelha, no canal e completamente no canal

Agrupados como aparelhos auditivos moldados sob medida, esses dispositivos são discretos e ideais para quem prioriza a estética. Oferecem boa amplificação de frequências altas, são úteis em ambientes ruidosos, mas podem não ser adequados para grandes necessidades de amplificação devido ao uso de baterias menores.

Os aparelhos auditivos inseridos completamente na orelha externa (ITE) são indicados para perda auditiva leve a severa. Alguns modelos de ITE podem incorporar recursos adicionais, como uma bobina telefônica. Essa bobina magnética permite que os usuários recebam o som através do circuito do aparelho auditivo, em vez do microfone, facilitando a comunicação telefônica. Além disso, a bobina telefônica auxilia na audição em ambientes públicos equipados com sistemas de *loop* de indução, encontrados em diversas instalações, como igrejas, escolas, aeroportos e auditórios. Vale destacar que os aparelhos ITE geralmente não são recomendados para crianças pequenas devido à necessidade frequente de substituição das carcaças conforme o crescimento da orelha.

Os aparelhos auditivos de canal são projetados para se inserirem no conduto auditivo externo e estão disponíveis em dois estilos distintos. O modelo intra-auricular (ITC) é personalizado para se adaptar ao tamanho e formato específico do conduto auditivo externo de cada pessoa. O modelo completamente no canal (CIC) é praticamente imperceptível quando inserido no conduto auditivo, pois se encaixa mais profundamente no conduto auditivo externo. Além disso, exigem profissional capacitado para serem colocados e retirados. Ambos os aparelhos auditivos de canal (ITC e CIC) são indicados para casos de perda auditiva leve a moderada, pois geralmente não têm potência suficiente para pessoas com perda auditiva severa a profunda.

Roteamento contralateral de sinais e roteamento bilateral contralateral de sinais

Os aparelhos auditivos CROS (do inglês *contralateral routing of signals*) e BiCROS (do inglês *bilateral contralateral routing of signals*) são dispositivos projetados para abordar desafios específicos relacionados com a perda auditiva unilateral ou assimétrica. No caso do CROS, destina-se a pessoas com um ouvido com surdez profunda e outro com normoacusia, enquanto o BiCROS é direcionado a indivíduos que possuem um ouvido com surdez profunda e outro com perda auditiva leve ou moderada. Esses aparelhos podem ser particularmente úteis em ambientes ruidosos, nos quais a audição direcional pode ser desafiadora.

O funcionamento básico desses dispositivos envolve a captação de sons pelo microfone do lado anacúsico e a transmissão sem fio para um aparelho auditivo posicionado no ouvido com melhor acuidade auditiva. Esse aparelho auditivo, então, reproduzirá esses sons (sem amplificação) no ouvido com audição normal. Essa abordagem permite que o usuário perceba sons provenientes de ambos os lados do corpo, melhorando a localização e a identificação de fontes sonoras. Esses aparelhos podem ser particularmente úteis em ambientes ruidosos, nos quais a audição direcional pode ser desafiadora.

Um sistema BiCROS funciona exatamente como um sistema CROS, com uma pequena diferença. Com um sistema BiCROS, o aparelho auditivo usado no ouvido com melhor audição terá os microfones ativados, amplificando, assim, os sons para o ouvido com melhor audição. Portanto, com um BiCROS, o paciente pode ouvir os sons não apenas do ouvido anacúsico, mas também sons amplificados do lado do ouvido com melhor audição.

RECURSOS E ACESSÓRIOS DOS APARELHOS AUDITIVOS ATUAIS

Com a integração da tecnologia digital nos dispositivos auditivos, emergiu a necessidade de uma plataforma de comunicação entre o fonoaudiólogo, responsável pelos ajustes, e o *chip* do AASI. Os fabricantes desenvolveram *softwares* específicos que programam esses dispositivos, utilizando o limiar auditivo do paciente como ponto de referência. Após a inserção de informações no programa de computador, o *software* analisa um banco de dados para determinar a configuração ideal em relação à perda auditiva apresentada pelo paciente, programando o AASI. Posteriormente, pequenos ajustes manuais são efetuados pelo fonoaudiólogo para otimizar o conforto auditivo, levando em consideração as queixas e necessidades do paciente.

Controle de volume

A capacidade de ajustar o volume do som amplificado sempre foi uma característica fundamental para os usuários de AASI, permitindo a adaptação às variações na intensidade do som ambiente. Esse ajuste era particularmente crucial quando os aparelhos auditivos não possuíam a tecnologia de compressão, que modula a amplificação para evitar níveis desconfortáveis para o usuário. Com o avanço das estratégias de compressão nos AASIs, o uso do controle manual de volume tem diminuído, tornando-se mais automatizado.

A maioria dos dispositivos modernos incorpora algoritmos de compressão que analisam o ambiente sonoro, ajustando automaticamente a intensidade do som oferecido à orelha média para atender às necessidades de amplificação do usuário da melhor maneira possível. Pacientes que migraram de aparelhos mais antigos (analógicos) para dispositivos digitais, sem o botão de volume, frequentemente expressam dificuldades em se adaptar a essa mudança. Alguns aparelhos oferecem a opção de o controle de volume ser liberado ou não pelo fonoaudiólogo, a fim de atender às preferências do paciente. No entanto, a tendência é deixá-lo desativado, permitindo ajustes automáticos pelo *chip* do aparelho auditivo.

Bobina telefônica

Conhecida também como bobina de indução ou telebobina, a bobina telefônica é construída com um fio extremamente fino enrolado ao redor de uma haste metálica. Quando próxima de um campo magnético, essa bobina induz uma corrente elétrica alternada, possibilitando a conexão direta de algumas fontes de áudio aos aparelhos auditivos. Isso resulta na redução do ruído de fundo. Sua aplicação é amplamente adotada para aprimorar a funcionalidade de telefones convencionais e alguns modelos de telefones celulares, com resultados notáveis. Ao aproximar o telefone do aparelho auditivo, a bobina identifica o campo magnético e converte as ondas eletromagnéticas em sinais elétricos, os quais, por sua vez, são transformados em energia acústica no AASI. Essa abordagem permite uma transmissão direta do sinal elétrico para o dispositivo, onde é convertido em som perceptível.

Tecnologias sem fio (*wi-fi* e *bluetooth*)

A comunicação via tecnologias sem fio, como *wi-fi* e *bluetooth*, presentes em diversos dispositivos como equipamentos eletrônicos, *notebooks* e telefones celulares, também está incorporada em muitos aparelhos auditivos modernos. Esses sistemas possibilitam a interconexão entre uma variedade de dispositivos, como telefones celulares e televisões, com os aparelhos auditivos. Essa integração permite que o som seja direcionado diretamente ao processador de som, eliminando a necessidade de passar pelo microfone dos aparelhos auditivos. Essa funcionalidade é facilitada por meio de um controle remoto, permitindo ao usuário especificar a quantidade desejada de captação pelos microfones convencionais do aparelho, podendo reduzir o ruído ambiente e realçar o som proveniente do sistema sem fio. Além disso, em casos de adaptação binaural, o circuito de um AASI se comunica com o circuito contralateral, aprimorando a percepção auditiva espacial de forma natural e qualitativa.

Controle de *feedback* (microfonia)

A microfonia, conhecida como realimentação ou *feedback*, ocorre quando o som amplificado pelo aparelho retorna ao microfone devido a vazamentos no conduto auditivo externo, sendo amplificado novamente. Esse ciclo de amplificação e reamplificação resulta no som característico de apito, desconfortável tanto para o usuário como para os que o rodeiam. Geralmente causada por moldes que não vedam completamente o canal auditivo, permitindo o retorno do som amplificado ao microfone, pequenos ajustes no molde podem resolver o problema. Em alguns casos, a substituição do tubo plástico que conecta o molde ao aparelho auditivo por um de espessura maior pode modificar as características acústicas e evitar a microfonia. Felizmente, nos aparelhos auditivos digitais atuais, a microfonia é significativamente reduzida devido ao processamento digital e algoritmos especializados em cancelamento de microfonia. O circuito analisa a situação e aplica um filtro digital para reduzir ou eliminar o som indesejado, adaptando-se rapidamente a situações em que a microfonia pode ocorrer, como mudanças na posição do molde ou aproximação da mão à orelha.

Atualmente, a presença reduzida da microfonia em dispositivos auditivos digitais é um avanço notável, alcançado por meio do processamento digital de som e algoritmos especializados em eliminar ou minimizar esse fenômeno. O circuito desses aparelhos analisa a presença de microfonia e aplica um filtro digital que reduz ou cancela o som indesejado. Além disso, alguns dispositivos têm a capacidade de aprender e se adaptar rapidamente a situações específicas em que a microfonia pode ocorrer, como mudanças leves na posição do molde, a aproximação da mão à orelha com o aparelho ou a proximidade de um telefone.

O controle eficaz da microfonia desempenhou um papel crucial no desenvolvimento dos aparelhos de adaptação aberta (*open fit*), permitindo uma maior amplificação em pacientes que requeriam uma ventilação mais ampla no molde. Esse avanço foi essencial para atender às necessidades específicas de indivíduos que demandam uma amplificação mais intensa, especialmente nas frequências médias e agudas, ao mesmo tempo em que assegura uma experiência auditiva confortável e livre de microfonia.

Gerador de som para zumbido

A maioria dos pacientes com zumbido apresenta algum grau de perda auditiva. Nesses pacientes, após tentativas de se melhorar o zumbido por meio de diversos tratamentos, que são discutidos em outros capítulos, uma opção é o teste de aparelho auditivo para se avaliar a eficácia da amplificação na atenuação ou eliminação do zumbido. A estratégia aqui é direcionar a atenção do paciente para os sons ambientais, em vez de se concentrar nos ruídos internos, ou seja, no próprio zumbido. Quando a amplificação para correção da perda auditiva não consegue suficientemente aliviar o zumbido, a utilização de um gerador de som integrado ao aparelho auditivo é uma alternativa. Esse gerador emite um som constante de ampla faixa de frequências, desviando a atenção do cérebro do paciente do zumbido para esse novo som. Diversos fabricantes de aparelhos auditivos já incorporaram essa tecnologia, oferecendo não apenas sons do tipo *white noise,* mas também opções relaxantes como chuva, fogo e ondas do mar, proporcionando alívio ao desviar a atenção do paciente do zumbido.

Sistemas de frequência modulada

O sistema de frequência modulada (FM) é um acessório em que um interlocutor, usando um microfone especial, transmite sua voz via ondas de FM diretamente para um receptor especial, acoplado ao aparelho auditivo. Essa transmissão direta do microfone ao AASI minimiza a contaminação da voz pelo ruído ambiente, resultando em uma relação sinal/ruído significativamente melhor do que a transmissão pelo ar. Isso promove foco e atenção do ouvinte à mensagem sonora. O mesmo sistema pode ser utilizado com usuários de implante coclear. Além disso, fontes de som como televisões, celulares e computadores podem ser conectadas ao sistema FM usando acessórios específicos.

Os *kits* dos sistemas FM incluem um microfone e um transmissor de frequência modulada utilizado pelo interlocutor, bem como um receptor acoplado ao aparelho auditivo (ou ao processador de fala do implante coclear), ambos sintonizados na mesma frequência do microfone. Vários aparelhos auditivos com receptores de FM podem ser ajustados para receber a transmissão de um único microfone. Um exemplo prático é a utilização em salas de aula, onde a voz do professor é transmitida com clareza aos estudantes usuários de aparelhos auditivos ou implantes cocleares. O sistema FM possibilita uma audição mais nítida, reduzindo a interferência do ruído ambiental. Durante as aulas, os microfones dos aparelhos auditivos podem ser desligados, direcionando a atenção exclusivamente à voz do professor transmitida via FM.

Hoje, existem novos sistemas que em vez de utilizar ondas de FM passaram a usar sinais de *bluetooth*, possibilitando uma transmissão bem mais rápida do sinal entre o orador e o usuário do aparelho auditivo, resultando em uma melhor qualidade do som transmitido.

Além de sua principal utilização ser em salas de aula, atualmente esses equipamentos também estão sendo usados em pacientes com dificuldades de ouvir em ambientes ruidosos ou que tenham dificuldade em processar os sons da fala, como, por exemplo, pacientes com distúrbios do processamento auditivo, com espectro do transtorno autista e em pacientes com surdez unilateral.

USO DO APARELHO: MONOAURAL OU BINAURAL?

Quanto ao uso dos aparelhos auditivos, a opção binaural é preferível sempre que possível. Embora cerca de 80% dos pacientes que usam AASI em perdas bilaterais nos EUA usem aparelhos binaurais, a resistência inicial dos pacientes em aceitar sua deficiência pode dificultar essa recomendação. No entanto, a adaptação binaural oferece diversas vantagens, como melhor localização da fonte sonora, equilíbrio espacial, redução do efeito sombra causado pela cabeça e melhor relação sinal/ruído em ambientes barulhentos. A analogia com a visão, em que perdas visuais bilaterais são tratadas bilateralmente, destaca a importância da audição binaural para uma experiência auditiva mais completa. Citando Pascoe: "Aparelhos auditivos devem ser escolhidos para se ajudar a restaurar a audição binaural. Eles deveriam, na verdade, ser vendidos em pares, como os óculos".[9]

ASPECTOS ESTÉTICOS

No que diz respeito aos aspectos estéticos, a evolução dos aparelhos auditivos tem sido significativa, superando a era dos dispositivos retroauriculares grandes e visíveis. Os aparelhos atuais são pequenos (Figura 18.5), discretos e até oferecem opções de cores para melhor se adaptarem ao tom de pele e cabelo do usuário (Figura 18.6). Essa mudança tem contribuído para uma maior aceitação por parte dos pacientes.

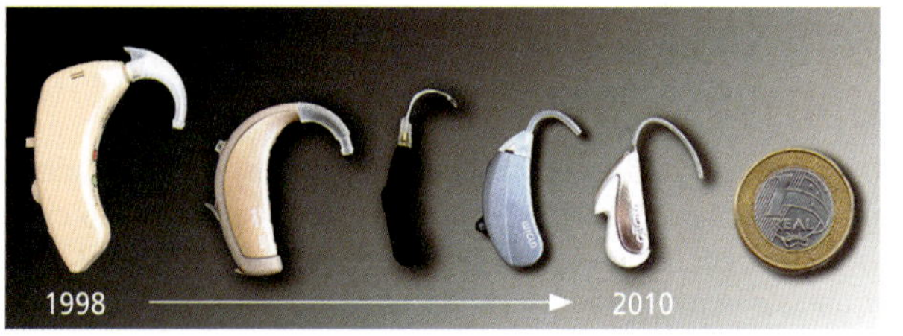

Figura 18.5 Evolução do tamanho dos aparelhos retroauriculares, mostrando desde o modelo do final do século XX até 2010. A moeda de R$ 1 serve para comparar o tamanho dos equipamentos.

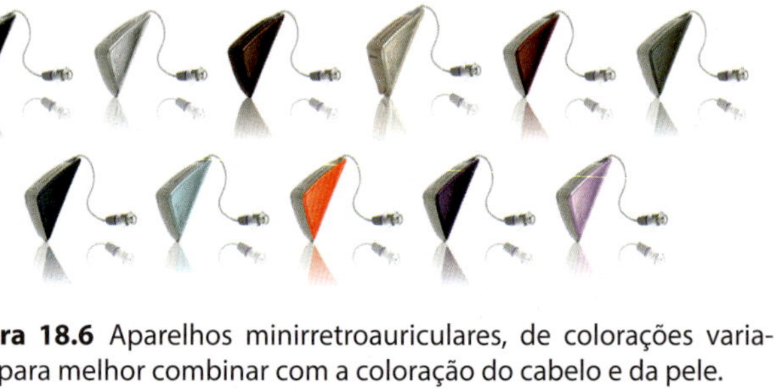

Figura 18.6 Aparelhos minirretroauriculares, de colorações variadas, para melhor combinar com a coloração do cabelo e da pele.

Contudo, é crucial proporcionar ao paciente o dispositivo que promova a melhor performance auditiva, ainda que essa escolha nem sempre coincida com aquele que possui características estéticas mais atraentes.

CONSIDERAÇÕES FINAIS

Apesar do contínuo aprimoramento dos aparelhos auditivos em termos de tamanho, acessórios, conforto e qualidade sonora, a relutância dos pacientes em utilizá-los persiste por diversos motivos. Nesse contexto, é fundamental que o otorrinolaringologista desempenhe um papel ativo na reabilitação, conscientizando e incentivando os pacientes. A colaboração com fonoaudiólogos e intervenção familiar, quando necessário, é essencial para alcançar os melhores resultados na recuperação da função auditiva.

REFERÊNCIAS BIBLIOGRÁFICAS

1. WHO. Deafness and hearing loss. 2024. Disponível em: https://www.who.int/news-room/fact-sheets/detail/deafness-and-hearing-loss. Acesso em: 2024 Jul.
2. Hearing Loss Association of America. Hearing loss: How to get help. 2010. Disponível em: https://www.deafwest.org/. Acesso em: 2024 Jul.
3. Moore BCJ. Cochlear hearing loss. Londres: Whurr. 1998.
4. Moore BCJ. Cochlear hearing loss: Physiological, psychological and technical issues. 2nd ed. Londres: John Wiley & Sons Ltd. 2007; p. 339.
5. DeCarli C. Mild cognitive impairment: prevalence, prognosis, aetiology, and treatment. Lancet Neurol [Internet]. 2003 [Acesso em: 2024 Jul/;2(1):15-21.
6. Loughrey DG, Kelly ME, Kelley GA, Brennan S, Lawlor BA. Association of age-related hearing loss with cognitive function, cognitive impairment, and dementia: A systematic review and meta-analysis. JAMA Otolaryngol Head Neck Surg [Internet]. 2018 [Acesso em: 2024 Jul];144(2):115-26.
7. Petersen RC, Smith GE, Waring SC, Ivnik RJ, Tangalos EG, Kokmen E. Mild cognitive impairment: clinical characterization and outcome. Arch Neurol [Internet]. 1999 [Acesso em: 2024 Jul];56(3):303-8.
8. Lau K, Dimitriadis PA, Mitchell C, Martyn-St-James M, Hind D, Ray J. Age-related hearing loss and mild cognitive impairment: a meta-analysis and systematic review of population-based studies. J Laryngol Otol [Internet]. 2022 [Acesso em: 2024 Jul];136(2):103-18.
9. Pascoe DP. In: Mueller HG, Hall JW (editors). The audiologists' desk reference. Audiologic management, rehabilitation and terminology. v. II. San Diego: Singular Publishing Group; 1998.

Tabela 19.2 Testes de processamento auditivo.

Categoria	Teste e descrição	Critério de normalidade
1. Testes monóticos	1.1 FR: avalia a habilidade de ouvir em ambiente ruidoso, reconhecendo monossílabos com ruído	Acerto > 70% em ambas as orelhas
	1.2 FC: avalia o fechamento auditivo com distorção proposital do sinal acústico	Acerto > 90% em ambas as orelhas
	1.3 SSI: apresentação de sentenças não contextualizadas para avaliar a capacidade auditiva figura-fundo	Não especificado
2. Testes de baixa redundância	2.1 FF: apresentação de monossílabos com distorção de frequência acústica	Identificação correta > 52%
	2.2 FB: palavras distorcidas são apresentadas simultaneamente em ambas as orelhas	Acerto ≥ 80%
3. Testes dicóticos	3.1 SSW: apresentação simultânea de diferentes estímulos para cada orelha	Acerto > 90%
	3.2 TDD: apresentação simultânea de dígitos para cada orelha	Acerto 78% (ouvidos saudáveis) / 60% (se perda auditiva)
	3.3 TDCV: avalia figura-fundo para sons verbais com apresentação de sílabas pares	Melhor desempenho orelha direita
	3.4 TDNV: avalia figura-fundo para sons não verbais (onomatopeicos)	Não especificado
4. Testes de interação binaural	4.1 Localização sonora: avaliação da localização da fonte sonora em campo livre em 5 direções	Identificação de ≥ 4 posições
	4.2 MLD: determinação do limiar com um tom puro ou sinal verbal e um ruído mascarador	Bom preditivo para reconhecimento de fala em ruído
5. Testes de processamento auditivo temporal	5.1 TPF/TPD: avaliação do processamento temporal na habilidade de ordenamento temporal	TPD: acerto > 83% TPF: acerto > 76%
	5.2 GIN: avalia a habilidade de resolução temporal, determinando o limiar de detecção de gaps entre dois sons	Detecção de intervalos de ≤ 12 ms

FB= teste de fusão binaural; FC = teste de fala comprimida; FF = teste de fala filtrada; FR = teste de fala com ruído; GIN = teste *gaps-in-noise*; MLD = limiar diferencial de mascaramento; SSI = *synthetic sentence identification* (teste de escuta monótica com sentenças); SSW = *staggered spondaic words* (teste dicótico de dissílabos alternados); TDCV = teste dicótico consoante-vogal; TDD = teste dicótico de dígitos; TDNV = teste dicótico não verbal; TPD = teste de padrão de duração; TPF = teste de padrão de frequência.

com reabilitação sensorial usando aparelhos auditivos, podem ser benéficos para melhorar as habilidades de comunicação auditiva em indivíduos com deficiência auditiva.

Os modelos de TA são personalizáveis, destinados a superar desafios específicos de cada indivíduo, podendo contemplar distintas particularidades em relação à frequência, duração e complexidade das tarefas, visando uma combinação equilibrada entre os componentes auditivos e cognitivos. Utiliza recursos que vão desde o uso de tons puros a protocolos musicais. Alguns métodos se concentram no aperfeiçoamento da percepção de sons, capacitando o indivíduo a diferenciar entre tonalidades e padrões fonéticos semelhantes, o que pode abranger exercícios focados no reconhecimento de diferenças sutis em fonemas ou na cadência da fala. A capacidade de identificar a origem dos sons, ou localização espacial, também constitui um elemento crucial, auxiliando os usuários a discernir a direção e a origem das fontes de som. Adicionalmente, o TA pode incorporar métodos para fortalecer a memória auditiva, intensificando a habilidade de armazenar e manipular informações sonoras, como sequências de notas ou palavras.[11]

Dessa forma, o propósito é facilitar a comunicação e melhorar as habilidades auditivas em pessoas com deficiência auditiva, particularmente quando associadas ao uso de aparelhos auditivos ou outras tecnologias como implante coclear.

PERDA AUDITIVA E COGNIÇÃO EM IDOSOS

O papel das intervenções auditivas na prevenção da demência é uma temática complexa e de grande relevância na comunidade científica. Essas intervenções, incluindo o uso de aparelhos auditivos e implantes cocleares, são postuladas como benéficas na melhoria da capacidade de comunicação, na preservação da independência e possivelmente no retardamento do declínio cognitivo, atuando como um possível mecanismo preventivo contra a demência.

Estudos indicam que a perda auditiva representa um fator de risco modificável para a demência, sugerindo que o tratamento da deficiência auditiva possa ter um efeito positivo na preservação das funções cognitivas e na prevenção do comprometimento cognitivo. Embora o conjunto de evidências sobre os efeitos cognitivos das intervenções auditivas ainda apresente variabilidade, é notável que diversos estudos apontem para melhorias significativas na cognição como resultado dessas intervenções. Isso sugere que a reabilitação auditiva pode desempenhar um papel crucial na prevenção do declínio cognitivo e, potencialmente, na prevenção da demência. Enquanto alguns estudos não detectam alterações marcantes ou relatam resultados menos favoráveis, o saldo geral das pesquisas inclina-se positivamente para o impacto benéfico da correção da perda auditiva. Essas descobertas promissoras fortalecem a hipótese de que, ao melhorar a capacidade auditiva, pode-se oferecer uma estratégia efetiva para proteger e promover a saúde cognitiva ao longo do envelhecimento.

Um dos principais desafios na pesquisa dessa área é a variabilidade dos resultados e a necessidade de estudos de longa duração para observar os efeitos duradouros das intervenções auditivas. Além disso, a diversidade dos subtipos de demência, cada um com suas próprias patologias subjacentes, exige grandes amostras para análises detalhadas e conclusivas, o que ainda é escasso na literatura atual.

A confiabilidade dos testes de avaliação cognitiva também é afetada pela deficiência auditiva, o que pode resultar em uma superestimação dos benefícios das intervenções auditivas. A falta de padronização nessas avaliações cognitivas para pessoas com perda auditiva dificulta ainda mais a comparação entre estudos e uma avaliação precisa dos impactos dessas intervenções.

Apesar dessas barreiras, o potencial significativo das intervenções auditivas para contribuir na prevenção da demência não pode ser ignorado. Ao aprimorar a comunicação, essas intervenções podem ajudar a retardar a evolução de dificuldades cognitivas para demência, preservando a independência e a qualidade de vida dos indivíduos. A crescente evidência aponta que abordar a perda auditiva pode ser uma estratégia valiosa para promover o envelhecimento saudável e o bem-estar mental.[12,13]

Buchman et al. (2020) evidenciaram, inclusive, que indivíduos com comprometimento cognitivo leve podem apresentar melhorias notáveis na percepção da fala após a cirurgia de implante coclear, com níveis de aprimoramento no reconhecimento da fala em ambientes silenciosos e com ruído comparáveis aos de pessoas sem comprometimento cognitivo. Desse modo, o declínio cognitivo não deve ser, de forma isolada, um impedimento para a possibilidade do implante coclear.[14]

Para um entendimento mais aprofundado dos impactos cognitivos das intervenções auditivas e seu papel na prevenção da demência, pesquisas robustas e de longo prazo são essenciais. Somente assim será possível superar os desafios metodológicos e obter conclusões mais sólidas que orientem as práticas clínicas e as políticas de saúde pública voltadas para a população idosa.

NUANCES DA REABILITAÇÃO AUDITIVA EM DIFERENTES TECNOLOGIAS

Implante coclear e mapeamento

O processo de reabilitação auditiva para usuários de implante coclear é essencial para facilitar a adaptação ao dispositivo e melhorar a comunicação. Esse procedimento inicia-se logo após a cirurgia e ativação do implante, e se estende por um longo período, necessitando de acompanhamento regular. Durante esse tempo, o cérebro do indivíduo é treinado para interpretar os novos estímulos elétricos como sons, um desafio considerável, porque esses sinais diferem bastante das experiências auditivas anteriores.

Como descrito anteriormente neste capítulo, o progresso vai muito além da cirurgia propriamente dita. É imprescindível o suporte emocional e psicossocial, assim como treinamento auditivo para aprimorar habilidades cognitivas e do processamento auditivo, como atenção, memória e discriminação. A reabilitação oferece um espaço para os usuários lidarem com as mudanças na percepção auditiva e ajustarem-se às novas maneiras de interagir em seus contextos sociais.

Portanto, neste tópico, destaca-se, em particular, como funciona umas das etapas mais importantes de todo esse processo, realizado pelo fonoaudiólogo e pouco entendido pela maioria dos otorrinolaringologistas: a programação do processador de fala ou mapeamento. Entender o básico desse assunto é fundamental para o médico, permitindo compreender e orientar melhor alguns detalhes para o paciente.

O chamado mapeamento é a programação realizada pelo fonoaudiólogo que objetiva codificar o som captado pelo processador de fala em um sinal elétrico da forma mais original e natural possível, ou seja, com limiares esperados entre 20 e 30 dBNA em todas as frequências entre 250 e 6.000 ou 8.000 Hz. Cada modelo de implante coclear possui um *software* particular que oferece diferentes parâmetros para a programação. A tarefa mais importante na programação do processador de fala é a medida dos níveis mínimos e máximos de corrente necessários para gerar sensação auditiva para cada eletrodo, sem gerar desconforto. Essas medidas são influenciadas pelas características do implante (posição do eletrodo em relação às células ganglionares, impedância de cada eletrodo etc.), pelos parâmetros escolhidos do mapa e por características individuais do usuário de implante (aporte neural e experiência auditiva). Cada paciente tem uma programação personalizada e específica que deve ser continuamente atualizada, para otimizar o resultado pós-operatório.[15] Por esse motivo, é comum dizer que a cirurgia propriamente dita é apenas um pequeno passo frente ao processo de reabilitação auditiva.

A primeira programação do processador de fala é conhecida como ativação do implante. Na ativação, realizada cerca de 30 dias de pós-operatório, é fundamental que o cirurgião já tenha previamente informado à equipe de fonoaudiologia como foi a inserção do implante (se total ou se há algum eletrodo de fora), pois o número do eletrodo mais basal ou apical varia de acordo com a marca do aparelho (Tabela 19.3). Os eletrodos com impedâncias inadequadas ou sabidamente fora da cóclea são, por motivos óbvios, inativados. Os outros serão ativados, nessa etapa inicial, com objetivo de fornecer um primeiro contato do organismo do paciente com a estimulação elétrica, sem gerar desconforto, dando tempo para o sistema nervoso central se adaptar aos novos estímulos. Por isso, caso o paciente não discrimine a fala nesse primeiro momento, não é motivo de preocupação. É fundamental adequar bem as expectativas do paciente nesse sentido, para evitar frustrações e abandono da reabilitação.[16]

Nessa etapa também é realizada a confirmação da força do ímã, além da entrega do *kit* de acessórios com as instruções relacionadas com o cuidado e a manutenção. A Tabela 19.4 resume os principais cuidados das peças do implante coclear.[17]

Em relação aos métodos de programação, pode-se diferenciá-los em dois tipos:

- Método subjetivo (comportamental): para encontrar o *estímulo mínimo* necessário são feitos estímulos em diferentes intensidades em cada eletrodo individualmente ou de forma interpolada até o momento em que o paciente identifique (ainda que fraco e distante) 100% dos estímulos apresentados. Para encontrar o estímulo máximo, o paciente irá referir a intensidade máxima que não gera desconforto. Somente depois é ligada a opção viva-voz e o paciente passa a escutar o som ambiente por meio do microfone, procedendo a mais algumas modificações de acordo com as queixas do paciente

Tabela 19.3 O número de eletrodos e a posição do eletrodo mais apical e mais basal varia conforme as diferentes marcas de implante coclear.[16]

Marca	Número de eletrodos	Eletrodo mais apical	Eletrodo mais basal
Advanced Bionics®	1 a 16	1 (sons graves)	16 (sons agudos)
Cochlea®	1 a 22	22 (sons graves)	1 (sons agudos)
MED-EL®	1 a 12	1 (sons graves)	12 (sons agudos)
Oticon®	1 a 20	20 (sons graves)	1 (sons agudos)

Tabela 19.4 Principais orientações para o uso adequado e manutenção dos componentes do implante coclear.

Atentar para	Orientações
Processadores de áudio	Instruir como ligar e desligar/trocar programações, volume e sensibilidade
Fios, cabos e antena	Evitar torcer, girar, clipar os fios; higienizar periodicamente com álcool isopropílico
Ímã	Alertar sobre vermelhidão e ferida na pele se o ímã estiver forte; se estiver caindo com frequência pode estar fraco
Baterias	Adquirir preferencialmente pilhas exclusivas para implantes cocleares (implante Plus); atentar para sinais sonoros/luminosos que indicam a necessidade de troca de bateria
Desumidificador elétrico	Imprescindível utilizar diariamente para desumidificar a unidade externa e evitar oxidacão dos componentes
Equipamentos que geram interferência	Ao passar por equipamentos de radiofrequência em shoppings ou aeroportos é preferível desligar o dispositivo para evitar possíveis desconfortos; estar sempre munido da carteira de identificação do implante coclear
Esportes	Evitar modalidades com alto risco de impacto na cabeça, como artes marciais e rugby; verificar com o fabricante a possibilidade de acessório para esportes aquáticos
Restrições gerais	Se for necessário realizar ressonância nuclear magnética, sempre contactar o fabricante e otorrinolaringologista para orientações que podem variar de acordo com a marca; não usar bisturis elétricos monopolares sob risco de dano irreversível da unidade interna (preferir o bisturi bipolar)

- Método objetivo: destacam-se os limiares de resposta neural intraoperatória (que pode estar ausente em até 18% dos casos) e os limiares do reflexo estapediano (no qual são feitos estímulos ascendentes a um eletrodo até a mínima resposta no imitanciômetro).

É fundamental que o paciente se mantenha empenhado e motivado no processo de reabilitação, devendo comparecer para nova programação cerca de 4 vezes no primeiro ano, 2 vezes no segundo ano e, depois, anualmente (essa frequência pode variar a depender das demandas do paciente e do protocolo de cada serviço).[16]

Prótese auditiva ancorada ao osso

A prótese auditiva ancorada ao osso (PAAO) representa um avanço significativo na tecnologia de reabilitação auditiva. Esse dispositivo capta sons por meio de um processador externo, que depois são transmitidos para um componente implantado no osso. A partir daí, o som é conduzido através da vibração óssea para estimular diretamente a cóclea, permitindo que indivíduos com certos tipos de perda auditiva possam perceber sons.

O processo de reabilitação após a instalação de uma prótese auditiva ancorada ao osso inclui o treinamento para uso e manutenção do dispositivo, além de terapia auditiva para ajudar o cérebro a se adaptar ao novo tipo de som. Isso envolve aprender a identificar a localização do som e a compreender a fala em ambientes ruidosos.

Para assegurar uma utilização eficaz e segura da PAAO é fundamental que os pacientes e suas famílias recebam instruções detalhadas e didáticas. Essa formação deve abranger aspectos cruciais como o funcionamento do componente externo do dispositivo, incluindo o processo de ligar e desligar, o ajuste do volume e a substituição das baterias. Além disso, é essencial transmitir conhecimentos sobre a manutenção adequada para preservar a funcionalidade do aparelho. Nos casos de próteses percutâneas, deve-se ainda orientar o paciente em relação à limpeza correta do *abutment*.[18]

Orientar pacientes e familiares de forma abrangente não apenas fortalece o conhecimento e a confiança no uso dos dispositivos, mas também maximiza os benefícios do tratamento, promovendo uma melhor qualidade de vida para aqueles com perda auditiva.[19]

Aparelho de amplificação sonora individual

Atualmente, são muitas as opções de aparelhos auditivos, desde os de alta tecnologia até os mais básicos. É importante frisar que cada paciente terá uma indicação personalizada de acordo com diversos fatores. A seleção adequada de aparelhos de amplificação sonora depende de uma análise criteriosa das necessidades auditivas do usuário, ajustes anatômicos, facilidade de manuseio, conforto e preferências estéticas. Há uma variedade de dispositivos auditivos, como os intra-aurais e os retroauriculares, que se tornaram mais compactos e visualmente discretos devido aos avanços em *design* e funcionalidade.

Os modelos retroauriculares modernos destacam-se por sua leveza e por tubos finos que podem ter um receptor interno ou externo. Nesse último, um pequeno fio passado pelo tubo conecta o receptor à caixa do aparelho, que é inserido no meato acústico externo, apresentando uma configuração que oferece uma resposta de frequência mais abrangente e uma melhor experiência sonora. Para perdas auditivas mais significativas, moldes oclusivos com ou sem ventilação são recomendados para proporcionar o ganho acústico necessário, especialmente nas frequências mais baixas.[20]

O progresso tecnológico tem permitido um processamento de sinal mais avançado, facilitando a remoção de ruídos externos, aprimorando a captação da fala e proporcionando maior conforto em ambientes ruidosos. Além disso, a tecnologia atual permite um ajuste mais preciso das próteses auditivas e conectividade sem fio com outros dispositivos.[21]

CONSIDERAÇÕES FINAIS

A reabilitação auditiva transcende a mera recuperação de uma função sensorial. Trata-se de um processo transformador que devolve ao indivíduo a capacidade de interagir com o ambiente, fortalece laços sociais e impulsiona uma melhoria substancial na qualidade de vida. Esse percurso não se limita à adaptação tecnológica e é uma jornada que abrange as esferas física, emocional e social do ser, exigindo uma abordagem que seja tão diversificada quanto as experiências auditivas e de vida de cada paciente.

O sucesso desse processo depende de uma série de fatores, incluindo a tecnologia utilizada, a habilidade e a experiência da equipe de profissionais de saúde, e o comprometimento e a motivação do paciente.

A tecnologia de próteses auditivas, incluindo aparelhos auditivos convencionais, implantes cocleares e dispositivos de condução óssea, continua a avançar rapidamente. Esses avanços prometem melhorar ainda mais a experiência auditiva dos usuários, mas também trazem novos desafios e a necessidade de atualização contínua dos profissionais da área.

É imprescindível que a reabilitação auditiva seja considerada um processo contínuo e dinâmico, que não se encerra na adaptação do dispositivo. A educação continuada do paciente, o acompanhamento regular e a reavaliação das estratégias de reabilitação são fundamentais para adaptar-se às mudanças na vida do paciente e às inovações tecnológicas.

Por fim, deve-se enfatizar a importância da pesquisa constante para otimizar as estratégias de reabilitação auditiva para entender ainda melhor e mais profundamente os mecanismos de adaptação ao som dos dispositivos, a eficácia das intervenções terapêuticas e o impacto psicossocial da perda auditiva e sua reabilitação.

REFERÊNCIAS BIBLIOGRÁFICAS

1. Freire K.M. Estratégias de avaliação e reabilitação em deficientes auditivos adultos. In: Boéchat EM, Schochat E, Samilli AG, Couto CM, Teixeira AR, Durante AS, Zanchett S, editors. Tratado de audiologia. 2. ed. Rio de Janeiro: Guanabara Koogan; 2015. p. 788; p. 503-9
2. Sweetow R. Counseling for hearing aid fittings. San Diego: Singular Pub-lishing, 1999.
3. Schuster LC Costa MJ, Menegotto IH. Expectation as a factor of influence on the success of use of hearing aids in elderly individuals. Int Arch Otorhinolaryngol [Internet]. 2012 [Acesso em: 2024 Jul]. 16(2), 201-8.
4. Boéchat EM et al. Reabilitação do adulto deficiente auditivo. In: Almeida K et al. Próteses auditivas: fundamentos teóricos e aplicações clínicas. São Paulo: Lovise, 2003; p. 437-46.
5. Pinsonnault-Skvarenina A Hotton M, Sharp A, Chauvette L, Tremblay É, Choquette R, Ansaldo AI et al. Communication during the COVID-19 pandemic: the hearing-impaired perspective. Int J Audiol [Internet]. 2023 Dec [Acesso em: 2024 Jul];62(12):1155-65.
6. Dell´Aringa AHB, Adachi ES, Dell´Aringa AR. Lip reading role in the hearing aid fitting process. Braz J Otorhinolaryngol [Internet]. 2007 [Acesso em: 2024 Jul];73(1), 101-5.
7. Davidson A, Souza P. Relationships between auditory processing and cognitive abilities in adults: A systematic review. J Speech Lang Hear Res [Internet]. 2024 Jan 8 [Acesso em: 2024 Jul];67(1):296-345.
8. Aristidou IL, Hohman MH. Central auditory processing disorder. In: StatPearls [Internet] 2023 Mar 1. Treasure Island (FL): StatPearls Publishing; 2024 Jan [Acesso em: 2024 Jul].
9. Polanski JF, Soares AD, Pereira LD, Cruz OLM. Testes de processamento auditivo central em adultos. In: Pinna FR, Bezerra TFP, Abrahão M, Caldas Neto SS, organizadores. Associação Brasileira de Otorrinolaringologia e Cirurgia Cérvico-Facial; PRO-ORL Programa de Atualização em Otorrinolaringologia: Ciclo 13. Porto Alegre: Artmed Panamericana. Sistema de Educação Continuada a Distância. 2019. v. 2; p. 111-29.
10. Musiek FE, Chermak GD, Weihing]. Auditory training. In: Musiek FE, Chermak GD, editors. Handbook of (central) auditory processing disorder - Comprehensive intervention. San Diego: Plural Publishing; 2007. p. 77-106.
11. Stropahl M, Chen Y, Debener S. State-of-the-art Review: Auditory training in age-related hearing impairment. Ear Hear [Internet]. 2018 [Acesso em: 2024 Jul];39(4):602-18.
12. Dawes P, Völter C. Do hearing loss interventions prevent dementia? Z Gerontol Geriatr [Internet]. 2023 Jul [Acesso em: 2024 Jul];56(4):261-8.
13. Lin FR, Metter EJ, O'Brien RJ, Resnick SM, Zonderman AB, Ferrucci L. Hearing loss and incident dementia. Arch Neurol [Internet]. 2011 [Acesso em: 2024 Jul];68(2), 214-20.
14. Buchman CA, Herzog JA, McJunkin JL, Wick CC, Durakovic N, Firszt JB, Kallogjeri D. Assessment of Speech Understanding After Cochlear Implantation in Adult Hearing Aid Users. JAMA Otolaryngol Head Neck Surg [Internet]. 2020 [Acesso em: 2024 Jul];146(10):916-24.
15. Choi J, Payne MR, Campbell LJ, Bester CW, Newbold C, Eastwood H et al. Electrode impedance fluctuations as a biomarker for inner ear pathology after cochlear implantation. Otol Neurotol [Internet]. 2017 Dec [Acesso em: 2024 Jul];38(10):1433-39.
16. Goffi-Gomez MVS, Magalhães ATM. Ativação e programação do implante coclear. In: Bento RF, Lima Júnior LRP, Tsuji RK, Goffi-Gomez MVS, Lima DVSP, Brito R. Tratado de implante coclear e próteses auditivas implantáveis. Rio de Janeiro: Thieme Revinter; 2021. p. 451-64.
17. Lima DVP, Paiva SF. Orientação quanto ao uso de manuseio aos usuários de próteses auditivas implantáveis. In: Bento RF, Lima Júnior LRP, Tsuji RK, Goffi-Gomez MVS, Lima DVSP, Brito R. Tratado de implante coclear e próteses auditivas implantáveis. Rio de Janeiro: Thieme Revinter; 2021. p. 494-99.
18. Ueda CY, Soares RM, Jardim I, Bento RF. Assessment protocol for candidates for none-anchored hearing devices. Int Arch Otorhinolaryngol [Internet]. 2022 [Acesso em: 2024 Jul];26(1):e1-e7.
19. Fuchsmann C, Tringali S, Disant F. Hearing rehabilitation in congenital aural atresia using the bone-anchored hearing aid: audiological and satisfaction results. Acta Otolaryngol [Internet]. 2010 [Acesso em: 2024 Jul];130(12):1343-51.
20. Almeida K. Processo de Reabilitação Auditiva em Adultos. In: Pignatari SSN, Anselmo-Lima WT. Tratado de otorrinolaringologia. 3. ed. Rio de Janeiro: Elsevier, 2018.
21. Cox RM, Johnson JA, Xu J. Impact of advanced hearing aid technology on speech understanding for older listeners with mild to moderate, adult-onset, sensorineural hearing loss. Gerontology [Internet]. 2014 [Acesso em: 2024 Jul];60:557-68.

CAPÍTULO 20

Avaliação para Indicação de Implante Coclear no Adulto

Fayez Bahmad Jr • Lucas Bevilacqua Alves da Costa • Luiz Fernando Manzoni Lourençone

INTRODUÇÃO

Os implantes cocleares (ICs) são as próteses sensoriais mais bem-sucedidas do mundo e têm sido objeto de intensa pesquisa e desenvolvimento nas últimas décadas.[1] A introdução desses dispositivos permitiu restaurar o *input* auditivo em pacientes adultos e pediátricos com perda auditiva neurossensorial severa a profunda. De uma perspectiva social, o IC oferece aos pacientes surdos a oportunidade de (re)adentrar no mundo dos sons, facilitando sua adaptação social e introduzindo opções para perda auditiva neurossensorial além da amplificação sonora. No caso das crianças, abre as portas para que, após a reabilitação, se integrem no sistema educacional regular.[2]

Em 1978, foi realizada a primeira cirurgia de IC multicanal em um adulto pós-lingual com surdez neurossensorial de grau profundo. Foi observada melhora significativa na percepção da fala. Em 1985, iniciou-se a indicação desse dispositivo para a reabilitação auditiva de adultos com perda auditiva neurossensorial de grau severo a profundo bilateral. Com o passar dos anos, a indicação do IC multicanal foi ampliada para a população infantil.[1]

Em 1990, foi constituído o programa de IC do Centro de Pesquisas Audiológicas (CPA) do Hospital de Reabilitação de Anomalias Craniofaciais (HRAC), da Universidade de São Paulo em Bauru. Esse foi o primeiro serviço a realizar a indicação do IC multicanal no Brasil. Inicialmente, o programa implantava apenas em adultos e, em 1992, iniciou-se a indicação do dispositivo em crianças.[2]

Os critérios-padrão de indicação de IC comtemplam pessoas portadoras de perda auditiva neurossensorial severa a profunda bilateral, que possuam adequação psicológica e motivação familiar, bem como acesso e adesão à terapia fonoaudiológica e compromisso de zelar com o componente externo do IC.

Além disso, para pacientes até 4 anos incompletos, é necessário uso de aparelhos de amplificação sonora individuais (AASI) por 3 meses (exceto na meningite e na surdez genética) e falta de acesso aos sons de fala em ambas as orelhas com os AASIs. De 4 a 7 anos incompletos, além desses critérios, é necessária a presença de indicadores favoráveis para o desenvolvimento da linguagem oral.[3]

A partir de 7 anos, deve haver presença de código linguístico oral em desenvolvimento e comportamento linguístico predominantemente oral, com uso de AASI contínuo e efetivo desde, no mínimo, os 2 anos, sugerindo a estimulação das vias auditivas centrais desde a infância. Acima de 12 anos, com perda pré-lingual, é necessário código linguístico oral estabelecido e ser adequadamente reabilitado pelo método oral.[3]

Atualmente no Brasil, a indicação do IC segue as diretrizes estabelecidas por meio da Portaria GM/MS Nº 2776 de dezembro de 2014.[3] Com o avanço da tecnologia e a perspectiva de melhores resultados, a ampliação desses critérios tem sido discutida na comunidade científica nacional.

Nos pacientes que se encaixam nos critérios de indicação clássicos e que não apresentam risco cirúrgico elevado, a indicação de cirurgia é rotineira. Por outro lado, caso haja comorbidades que tornem proibitivas a realização do ato cirúrgico-anestésico, deve-se prezar pela vida em primeiro lugar, sendo o implante contraindicado. No entanto, algumas condições clínicas ainda se mostram como desafios na decisão entre realizar ou não o implante coclear. Para esses casos na "zona cinzenta", individualiza-se a conduta e ponderam-se aspectos éticos em cada tomada de decisão.

A equipe envolvida na avaliação dos candidatos ao IC deve ter domínio dos critérios estabelecidos e aprovados pela comunidade científica na indicação do procedimento. Além disso, é importante conhecer os casos denominados *off label*, nos quais ainda não há consenso científico sobre o benefício da intervenção. Com os avanços das pesquisas e da tecnologia, esses casos poderão, no futuro, compor os critérios de indicação.

O processo de indicação do IC em adultos envolve uma bateria de avaliações. No momento pré-operatório, o médico obtém todo o histórico de saúde do paciente, etapa importante para determinar se o indivíduo possui condição clínica para o procedimento cirúrgico. São necessários, inclusive, exames de tomografia computadorizada e ressonância magnética de ossos temporais. Esses exames verificam as condições anatômicas, e são cruciais no processo de indicação e planejamento cirúrgico, uma vez que por meio deles é possível identificar prováveis anomalias na região temporal. Esses exames auxiliam o cirurgião na escolha do lado a ser implantado, bem como o dispositivo interno mais adequado ao caso.

A avaliação audiológica deve ser completa, com audiometria tonal/vocal, exames eletroacústicos, eletrofisiológicos e avaliação da percepção da fala com e sem o uso dos AASIs.

A avaliação otoneurológica também é importante para evitarem-se problemas pós-operatórios de equilíbrio, podendo ser decisiva em relação à escolha do lado a ser implantado. E, ainda, se o procedimento será unilateral, bilateral, simultâneo ou sequencial.[4]

A terapia fonoaudiológica voltada à reabilitação auditiva é uma grande aliada no processo de avaliação do adulto candidato ao IC. O fonoaudiólogo responsável informa sobre a evolução do caso e os benefícios que o indivíduo possui com o uso do AASI.

É importante mencionar que, além de preencher os critérios de indicação em relação à avaliação médica e audiológica, o candidato adulto ao IC deve ter adequação psicológica para realizar o procedimento. Além disso, a equipe poderá encaminhar o paciente para outras especialidades de acordo com a complexidade e necessidade do caso.

Portanto, a indicação do IC em adultos é complexa e exige envolvimento da equipe multidisciplinar, bem como o aconselhamento do paciente e familiares. O prognóstico do usuário de IC sofrerá a influência de diversas variáveis, como a etiologia da perda auditiva, aspectos cognitivos, idade no momento da intervenção, comorbidades de saúde, envolvimento familiar, condição social e aspectos psicológicos. Compreender o prognóstico é de suma importância no processo de aconselhamento, para que o paciente e a equipe envolvida tenham expectativas reais acerca do procedimento.

Além dos critérios-padrão, novas indicações para o implante coclear têm surgido a cada dia. Por se tratar de um procedimento cirúrgico, deve-se sempre pesar os riscos, benefícios e as limitações em cada caso.

IMPLANTE COCLEAR TARDIO EM PACIENTES COM PERDA AUDITIVA PRÉ-LINGUAL

A indicação do IC tardio nos pacientes com perdas pré-linguais é controversa. Originalmente, a cirurgia apenas deveria ser indicada caso houvesse código linguístico oral estabelecido, porque o principal desfecho medido com indicador de sucesso nos pacientes pré-linguais é aquisição de linguagem oral. Existem, de fato, muitas limitações dessa tecnologia para esses pacientes, pois é sabido que há um período de maior neuroplasticidade cerebral. A plasticidade cerebral pode ser definida como a capacidade de o sistema nervoso central se adaptar, tendo habilidade para modificar sua organização estrutural e funcional.[4]

Com efeito, essa compreensão de que há uma "janela de oportunidade ótima" foi o que determinou que os critérios tradicionais para realização do IC ficassem mais rigorosos quanto maior o tempo de privação auditiva. Estudos apontam resultados limitados nos escores de percepção de fala nos pré-linguais e que muitos tendem a continuar usando a linguagem de sinais ou a leitura orofacial (LOF) como seu principal meio de comunicação, e o implante apenas como suporte.[5] Mas, embora desenvolvimento de linguagem oral e índice de reconhecimento de fala sejam indicadores importantes na avaliação dos benefícios pós-implante, outros fatores que contribuem para a qualidade de vida também devem ser considerados, como detecção sonora, otimização da LOF, satisfação pessoal, bem-estar geral, aumento da autoconfiança, autoestima e inserção social e profissional, melhora na cognição, no grau de participação social e na qualidade das relações familiares. Todos esses fatores evidenciam o custo-benefício positivo que a intervenção traz.[5]

Dessa forma, é evidente que o IC nesses pacientes não deve ser sempre contraindicado. Resta ao profissional reabilitador trabalhar as expectativas sobre o ganho esperado em cada caso e orientar com cuidado seus pacientes, individualizando a conduta.

IMPLANTE COCLEAR NAS PERDAS UNILATERAIS

Originalmente, apenas pacientes com perdas bilaterais eram considerados candidatos à cirurgia de implante.

Hoje, já é bem aceita a indicação de IC para aqueles com perdas unilaterais e zumbido incapacitante, e há, inclusive, cobertura por planos de saúde mediante relatório médico. Isso porque estudos recentes mostram benefícios do IC na redução da percepção do zumbido e melhora da qualidade de vida em pacientes com perda auditiva severa a profunda, mesmo que unilateral, que experimentam zumbido catastrófico.[6,7]

Em se tratando, todavia, de pacientes sem zumbido, com o que chamamos *single side deafness* (SSD), a surdez unilateral, a indicação de IC fica ainda mais controversa.

A estratégia-padrão para reabilitação auditiva na SSD era um aparelho auditivo com roteamento de sinal contralateral (CROS) ou uma prótese auditiva ancorada ao osso (PAAO). Ambas as opções podem proporcionar "consciência sonora" para o lado surdo, ao que chamamos bilateralidade, mas não conseguem reproduzir os benefícios audiológicos da binauralidade, que só podem ser alcançados por meio do implante coclear.[8]

Muito tem sido estudado na atualidade sobre os benefícios da binauralidade. Dentre eles, destacam-se o efeito de sombra da cabeça, a redundância binaural e o silenciador binaural. Cada uma das duas orelhas contribui substancialmente para os potenciais de ação que atingem o tronco cerebral, conhecidos como *loudness* binaural. Em um sujeito com audição binaural, o número de potenciais de ação pode dobrar quando os dois ouvidos são usados em vez de um. O tratamento da informação também é mais sensível, pois discretíssimas diferenças podem ser detectadas quando há redundância do sinal. Portanto, o reconhecimento de fala no ruído é melhorado.[9]

Quando o discurso e o ruído são separados espacialmente, há uma melhora na relação sinal-ruído (SNR) devido à sombra acústica gerada pela cabeça, beneficiando o lado mais próximo do sinal. O efeito de sombra da cabeça não só é útil em ruídos, mas também melhora a localização do som. A redundância binaural ocorre quando ambas as orelhas recebem o mesmo sinal, o córtex auditivo central compara sinais monoaurais com sinais binaurais, melhorando a percepção do *loudness*. O silenciador binaural é a integração do sinal que chega nas duas orelhas no córtex auditivo central, comparando os diferentes SNR e destacando o sinal de interesse. Consequentemente, proporciona uma percepção de melhoria do som na presença de ruído de fundo.[10-12]

Tendo isso em vista, a proposta de um futuro no qual os pacientes tenham a oportunidade de optar pelo IC quando possuírem perdas unilaterais mesmo quando não sofrem de zumbido parece estar no horizonte.

IMPLANTE COCLEAR EM IDOSOS

O IC em idosos é outro tema que vem ganhando importância. Com o aumento da expectativa de vida e autonomia dos idosos, bem como a alta prevalência de deficiência auditiva nessa faixa etária, indicações de cirurgia em idosos têm sido cada vez mais comuns. A dúvida nesses casos advém de uma crença ultrapassada de que a perda auditiva é algo "normal da idade" e um certo descaso com as limitações que a perda não reabilitada pode gerar nesse grupo de pacientes.

Como benefícios da intervenção nesses indivíduos, além das vantagens para comunicação e redução do isolamento social, também destaca-se a correlação entre IC e melhora de parâmetros cognitivos em idosos, sugerindo que os dispositivos poderiam reduzir as chances de doenças demenciais, como o mal de Alzheimer.[13]

Considerando-se ainda os avanços que ocorreram na tecnologia do IC e na técnica cirúrgica e anestésica, hoje se pode considerar essa intervenção como segura e rápida, sendo uma opção para pacientes que possuírem condições clínicas, mesmo que sejam idosos.

IMPLANTE COCLEAR EM PACIENTES COM COMPROMETIMENTO NEUROLÓGICO OU PORTADORES DE MÚLTIPLAS DEFICIÊNCIAS

Vários aspectos devem ser ponderados quando, além da deficiência auditiva, outras condições neurológicas estão presentes no paciente. Cada desabilidade adicional à surdez caracteriza um quadro clínico distinto, que influenciará desde a conduta diagnóstica até a (re)habilitação da deficiência auditiva. Os resultados esperados dependem, além do sucesso do procedimento em si, do potencial do paciente no que se refere ao seu desenvolvimento global e neuropsicomotor. Ter uma deficiência adicional foi associado a um pior prognóstico de linguagem em crianças com IC.[14] Pacientes surdocegos congênitos e autistas apresentaram desenvolvimento limitado na percepção auditiva no pós-IC.[15] A capacidade cognitiva não verbal mostra-se como um preditor significativo de resultados de linguagem receptiva e expressiva em crianças com deficiência que receberam implantes cocleares.[14]

É o caso, por exemplo, de crianças com paralisia cerebral (PC). Trata-se do transtorno motor mais frequente na infância, e pode apresentar outras deficiências associadas, inclusive a deficiência auditiva. Estudos sobre a indicação IC em crianças com PC e deficiência auditiva são restritos.[16] Há uma tendência geral de se considerar que esses pacientes, devido ao seu comprometimento neurológico, não devem ser submetidos ao implante, pois mesmo com restabelecimento da audição, é possível que não desenvolvam a linguagem oral. Mas embora o uso dos implantes nessas crianças seja tema polêmico, estudos recentes têm demonstrado benefícios para o desenvolvimento das habilidades auditivas e de linguagem nesse subgrupo de pacientes.[17]

O IC tem sido uma opção terapêutica viável para crianças com deficiência auditiva associada a um quadro de PC, pois possibilita, mesmo que de forma mais gradual, que as crianças alcancem etapas mais avançadas no que se refere às habilidades auditivas e de linguagem, e permite uma melhoria no vínculo afetivo entre elas e seus familiares e cuidadores.[17]

O protocolo pré-cirúrgico deve contemplar avaliações fonoaudiológica, neurológica, otorrinolaringológica e psicológica, por meio de observações clínicas, questionários, exames radiológicos e audiológicos. Ressalta-se a importância de uma etapa pré-cirúrgica ampla e estruturada para crianças com PC candidatas ao IC, por meio de instrumentos de avaliação direcionados aos aspectos globais do desenvolvimento. Assim, é possível obter informações específicas que enriquecem as orientações dadas aos pais sobre o prognóstico da criança e possibilitam traçar metas reais de reabilitação auditiva.[16]

Esse protocolo vale também para outros tipos de comprometimento neurológico. As crianças com deficiência intelectual no geral podem não se beneficiar do IC com base em ferramentas de avaliação tradicionais, mas o reestabelecimento do *input* auditivo melhora a sua consciência ambiental e a sua qualidade de vida.[18] A comunicação é uma necessidade vital ao ser humano, e é determinante nos relacionamentos interpessoais e na qualidade das interações sociais diárias.[5] A reabilitação adequada da surdez pode diminuir o impacto das dificuldades que a deficiência sensorial ocasiona à sua funcionalidade, mesmo em pacientes que enfrentam outras desabilidades. Deve-se, portanto, adaptar as ferramentas de medida de benefícios para esse grupo especialmente vulnerável.

Dessa forma, não cabe ao médico otorrinolaringologista julgar inapto e privar o paciente da oportunidade de ouvir. A pergunta ética que fica é: "Quem somos nós para definir limites de até onde cada paciente pode chegar?". Ao contrário, o que é de responsabilidade de toda a equipe reabilitadora é trabalhar com a família as expectativas de desfecho em cada caso, em especial nesse subgrupo de pacientes com outras limitações. Ademais, o acesso à reabilitação precoce e o papel das equipes multidisciplinares de atendimento se mostraram extremamente importantes para garantir resultados favoráveis nessa população.[14]

DISCUSSÕES ÉTICAS SOBRE A CULTURA SURDA E O CAPACITISMO

Quando se discute a ética do implante coclear, é imprescindível falar também sobre o capacitismo. O termo "capacitismo" significa a discriminação de pessoas com deficiência, e é pautado na construção social de um corpo-padrão, sem deficiência, referido como "normal" e na subestimação da capacidade e aptidão de pessoas em virtude de suas deficiências. É, portanto, a leitura que se faz a respeito de pessoas com deficiência, assumindo que a condição corporal delas é algo que as define como menos capazes.[19] Quando se enxerga a deficiência auditiva como uma doença a ser corrigida ou uma dificuldade a ser superada, pode-se incorrer em um discurso capacitista.

Grande parte da controvérsia ética sobre implantes cocleares reflete um debate que vem ocorrendo há mais de 100 anos sobre a melhor maneira de educar crianças surdas para maximizar suas oportunidades na vida. Pensadores de opiniões contrárias por décadas debateram o "manualismo" *versus* o "oralismo". Os manualistas eram da opinião de que todas as crianças surdas deveriam aprender a língua de sinais e serem educadas por professores que as conhecessem; já os oralistas acreditavam que era preferível educar as crianças surdas a falar e fazer LOF.[20]

Esses dilemas surgem da existência de uma minoria linguística e cultural chamada Mundo Surdo, que se organiza local e mundialmente para defender os interesses do seu povo.[21] No Brasil, os debates têm menos força do que em alguns outros países, mas, ainda assim, algumas questões merecem ser discutidas.

Até hoje, o IC é considerado controverso na comunidade surda, pois muitos culturalistas surdos ficam profundamente ofendidos com o que consideram ser a implicação negativa inerente aos ICs: uma concepção de que a surdez seria uma deficiência médica a ser curada em vez de uma identidade cultural que deve ser celebrada e respeitada.[22] Certos líderes da comunidade surda tentam gerar oposição aos ICs em crianças, contrapondo os direitos das crianças surdas e das suas famílias às necessidades de uma comunidade. Muitos já rotularam os médicos como antiéticos e os ICs, como "abuso infantil", resultando em mal-entendidos e debates fervorosos. Contudo, os argumentos desses líderes são, por vezes, contraditórios entre si: defendem que a surdez não é uma deficiência, mas apoiam benefícios de invalidez para os surdos; afirmam que os ICs não funcionam, mas que funcionam tão bem que seriam capazes de eliminar a surdez.[23] A verdade é que a reabilitação por meio do IC não faz com que o surdo deixe de ser surdo; ela apenas torna-se uma ferramenta de auxílio na comunicação.

Por outro lado, desde a sua invenção em 1982, muitas pessoas têm visto a tecnologia do IC como um importante avanço que cria oportunidades para os surdos. Por isso, muitos críticos dessas tendências de pensamento advogam que a oposição surda aos dispositivos valorizaria os interesses de uma cultura sobre os interesses do indivíduo,[22] e, ainda, que essas posições se contrapõem aos princípios éticos da beneficência e da autonomia. As determinações éticas sustentam que os melhores interesses da criança precedem os de um grupo de interesses especiais e que os pais têm a responsabilidade de determinar os melhores interesses para seus filhos.[23]

Resta saber se os pais surdos devem poder escolher ter um filho surdo. Alguns defensores da comunidade surda insistem que essa opção deve estar disponível para os pais que desejam uma criança surda. Outros insistem que é antiético, embora compreensível, que os pais escolham a surdez para uma criança.[20]

DISCUSSÕES ÉTICAS SOBRE O ESTIGMA DO IMPLANTE COCLEAR

O estigma associado a perda auditiva também desempenha um papel fundamental na dificuldade de aceitação do IC. Muitos pacientes não querem ser identificados como pessoas com deficiência e o IC torna a surdez visível. As características físicas e cosméticas foram sinalizadas como uma barreira significativa para a aceitação de dispositivos de reabilitação auditiva. Nesses casos, a estética do IC muitas vezes foi percebida como algo que os usuários devem aceitar ou usar estratégias de ocultação, como esconder os componentes externos atrás do cabelo, por exemplo. Isso tem se tornado mais fácil com os novos processadores de peça única, usados inteiramente fora da orelha.[24]

Quando se fala sobre a realização da cirurgia em crianças, deve-se pensar também nos estigmas que elas enfrentarão, sem que tenham tido a oportunidade de optar por si mesmas sobre a realização da cirurgia. Estudos mostram, no entanto, que a maioria dos pacientes implantados consideram que embora as questões estéticas sejam uma preocupação, elas são menos prioritárias em comparação com as considerações cirúrgicas e de reabilitação e o desejo de melhorar a comunicação.[24]

CONSIDERAÇÕES FINAIS

Nos últimos 50 anos, novas tecnologias tornaram-se extremamente importantes na comunidade surda e ajudaram significativamente a melhorar a vida das pessoas surdas em um mundo ouvinte.[25] O IC é o primeiro estimulador de nervo craniano eficaz e revolucionou o tratamento da perda auditiva neurossensorial permanente em adultos e crianças.[2] As indicações para IC dependem de avaliação audiológica detalhada e estão evoluindo para oferecer benefícios para o maior número de pacientes.

Os resultados para pacientes adultos e pediátricos com o IC são, de forma geral, favoráveis, mas dependem de vários fatores em relação ao paciente e ao procedimento.[2] Por isso, nos casos controversos, deve-se individualizar a tomada de decisão. Todavia, apesar dos avanços, a tecnologia do IC não pretende "curar" e "erradicar" a surdez, e, sim, ser ferramenta auxiliar para os pacientes portadores de perda auditiva na comunicação e na melhora da qualidade de vida. Não podemos categorizar as perspectivas sobre a controvérsia do IC como eticamente "certas" ou "erradas", mas podemos aceitar a ambiguidade moral e cultivar a mente aberta e a empatia.[22]

REFERÊNCIAS BIBLIOGRÁFICAS

1. Carlyon RP, Goehring T. Cochlear implant research and development in the twenty-first century: a critical update. J Assoc Res Otolaryngol [Internet]. 2021 [Acesso em: 2024 Jul];22(5):481-508.
2. Naples JG, Ruckenstein MJ. Cochlear implant. Otolaryngol Clin North Am [Internet]. 2020 Feb [Acesso em: 2024 Jul];53(1):87-102.
3. Brasil. Ministério da Saúde. Portaria Nº 2.776/GM, de 18 dezembro de 2014. Diretrizes gerais para a atenção especializada às pessoas com deficiência auditiva no Sistema Único de Saúde. Disponível em: http://bvsms.saude.gov.br/bvs/saudelegis/gm/2014/prt2776_18_12_2014.html. Acesso em: 2021 Mar 1.
4. Kappel V, Moreno ACDP, Buss CH. Plasticity of the auditory system: theoretical considerations. Braz J Otorhinolaryngol [Internet]. 2011 Oct [Acesso em: 2024 Jul];77(5).
5. Vieira SDS, Dupas G, Chiari BM. Repercussões do implante coclear na vida adulta. In: CoDAS [Internet]. 2018 Nov 29 [Acesso em: 2024 Jul];30(6).
6. Bahmad Jr F, Carasek N, Lamounier P. Cochlear implant in tinnitus management. Curr Opin Otolaryngol Head Neck Surg [Internet]. 2023 Ap 1 [Acesso em: 2024 Jul];31(2):155-7.
7. Borges AF, Silva Duarte PL, Almeida RD, Ledesma AL, Azevedo YJ, Pereira LV et al. Cochlear implant and tinnitus-a meta-analysis. Braz J Otorhinolaryngol [Internet]. 2021 May-Jun [Acesso em: 2024 Jul];87(3):353-65.
8. Wick CC, Butler MJ; Yeager LH, Kallogjeri D, Durakovic N, McJunkin JL et al. Cochlear implant outcomes following vestibular schwannoma resection: systematic review. Otol. Neurotol [Internet]. 2020 [Acesso em: 2024 Jul];41(9):1190-7.
9. Avan P, Giraudet F, Büki B. Importance of binaural hearing. Audiol Neurotol [Internet]. 2015 [Acesso em: 2024 Jul]; 2015:20 Suppl 1:3-6.
10. Zeitler D, Dorman M. Cochlear implantation for single-sided deafness: A new treatment paradigm. J Neurol Surg. Part B Skull Base [Internet]. 2019 Apr [Acesso em: 2024 Jul];80(2):178-86.
11. Snapp HA, Ausili SA. Hearing with one ear: Consequences and treatments for profound unilateral hearing loss. J Clin Med [Internet]. 2020 Apr [Acesso em: 2024 Jul];9(4):1010.
12. De Graaff F, Eikelboom RH, Sucher C, Kramer SE, Smits Binaural summation, binaural unmasking and fluctuating masker benefit in bimodal and bilateral adult cochlear implant users. Cochlear Implants Int [Internet]. 2021 Sep [Acesso em: 2024 Jul];22(5):245-56.
13. Carasek N, Lamounier P, Maldi IG, Bernardes MND, Ramos HVL, Costa CC et al. Is there benefit from the use of cochlear implants and hearing aids in cognition for older adults? A systematic review. Front Epidemiol [Internet]. 2022 [Acesso em: 2024 Jul];2;934750.
14. McGregor S, Goldman RD. Language outcomes after cochlear implant. Can Fam Physician [Internet]. 2022 Oct [Acesso em: 2024 Jul];68(10):737-8.
15. Daneshi A, Hassanzadeh S. Cochlear implantation in prelingually deaf persons with additional disability. J Laryngol Otol [Internet]. 2007 [Acesso em: 2024 Jul];121(7):635-8.
16. Santos MD, Bevilacqua MC, Moret AM, Lamônica DC, Costa OA, Yamaguti EH. Processo de indicação do implante coclear em uma criança com paralisia cerebral: estudo de caso. Rev Soc Bras Fonoaudiol [Internet]. 2011 [Acesso em: 2024 Jul];16:474-8.
17. Hilgenberg AMDS, Cardoso CC, Caldas FF, Tschiedel RDS, Deperon TM, Bahmad Jr F. Reabilitação auditiva na paralisia cerebral: desenvolvimento da audição e linguagem após implante coclear. Braz J Otorhinolaryngol [Internet]. 2015 [Acesso em: 2024 Jul];81:240-7.
18. Eze N, Ofo E, Jiang D, O'Connor AF. Systematic review of cochlear implantation in children with developmental disability. Otol Neurotol [Internet]. 2013 [Acesso em: 2024 Jul];34(8):1385-93.
19. Vendramin C. Repensando mitos contemporâneos: o capacitismo. In: Simpósio Internacional Repensando Mitos Contemporâneos; 2019. Campinas: Unicamp. p. 16-25.
20. Lantos JD. Ethics for the pediatrician: The evolving ethics of cochlear implants in children. Pediatr Rev [Internet]. 2012 Jul [Acesso em: 2024 Jul];33(7):323-6.
21. Lane H, Bahan B. Ethics of cochlear implantation in young children: A review and reply from a deaf-world perspective. Otolaryngol Head Neck Surg [Internet]. 1998 Oct [Acesso em: 2024 Jul];119(4):297-13.
22. Cooper A. Hear me out: Hearing each other for the first time: The implications of cochlear implant activation. Mo Med [Internet]. 2019 [Acesso em: 2024 Jul];116(6):469.
23. Balkany T, Hodges AV, Goodman KW. Ethics of cochlear implantation in young children. Otolaryngol Head Neck Surg [Internet]. 1996 [Acesso em: 2024 Jul];114(6):748-55.
24. Rapport F, Lo CY, Elks B, Warren C, Clay-Williams R. Cochlear implant aesthetics and its impact on stigma, social interaction and quality of life: a mixed-methods study protocol. BMJ Open [Internet]. 2022 Mar 23 [Acesso em: 2024 Jul];12(3):e058406.
25. Hintermair M, Albertini JA. Ethics, deafness, and new medical technologies. J Deaf Stud Deaf Educ [Internet]. 2005 [Acesso em: 2024 Jul];10(2):184-92.

CAPÍTULO **21**

Implante Coclear em Adultos e Implante Auditivo de Tronco Encefálico

Ricardo Bento • Robinson Koji Tsuji • M. Valeria Schmidt Goffi-Gomez

IMPLANTE COCLEAR EM ADULTOS

O implante coclear é uma prótese eletrônica parcialmente implantável, composta de uma unidade interna, colocada no osso temporal e na cóclea, e outra externa, representada pelo processador de fala. É o tratamento de escolha na reabilitação auditiva de pacientes com surdez severa e profunda que não se beneficiam ou se beneficiam muito pouco de próteses auditivas convencionais.[1,2]

Essa prótese cirurgicamente implantável funciona substituindo a função do órgão de Corti, estimulando eletricamente as células ganglionares e terminações nervosas do nervo auditivo. O som é transmitido através da pele por ondas de rádio para o receptor interno, que decodifica os sinais e estimula as diferentes regiões de frequência desde a cóclea até o cérebro. Desse modo, é possível que pacientes que não possuíam audição útil com uso de próteses convencionais tenham acesso ao reconhecimento de sons da fala, melhorando significativamente o desenvolvimento auditivo e cognitivo, a comunicação e as relações sociais.[3-5]

O primeiro implante coclear foi descrito por Djourno, na França, em 1957. A primeira cirurgia de implante coclear que obteve sucesso foi realizada por Doyle em 1962, e o paciente obteve audição útil por mais de 1 ano. Em 1973, House e Urban relataram que já haviam realizado uma cirurgia de implante coclear em 1961. Na Universidade de Melbourne, o professor Graeme Clark iniciou os estudos dos implantes cocleares multicanais no final da década de 1960, acreditando nos múltiplos pontos de estimulação tonotópica da cóclea para oferecer a faixa de frequências e de sensação de intensidade necessárias para a compreensão da fala (Clark, 2015).[2] Assim nasceu a Cochlear, em 1981, com base em Sydney (Austrália). Ingeborg e Erwin Hochmair começaram a desenvolver implantes cocleares na Universidade Técnica de Viena e, em 1986, fundaram a MED EL, sediada em Innsbruck (Áustria).

A primeira cirurgia de implante coclear no Brasil foi realizada por Albernaz em 1977. Na Faculdade de Medicina da Universidade de São Paulo (FMUSP) foi criado, em 1989, um grupo multidisciplinar coordenado pelo Prof. Dr. Ricardo Ferreira Bento com o objetivo de introduzir um programa de implante coclear em nosso meio. Inicialmente, foi desenvolvido um implante brasileiro, o FMUSP1, que era um modelo monocanal e analógico.[6] Posteriormente, optou-se pela utilização do implante coclear multicanal digital, e hoje, 100% dos implantes cocleares que são realizados por esse grupo utilizam-se dessa tecnologia. Atualmente, o Grupo de Implante Coclear do Hospital das Clínicas da FMUSP já realizou mais de 2.600 cirurgias.

Equipe de implante coclear

A (re)habilitação do paciente com uso do implante coclear é um procedimento de alta complexidade e deve ser obrigatoriamente realizada dentro de uma equipe multidisciplinar com formação específica para implante coclear. A equipe mínima deve contar com médico otorrinolaringologista com formação em cirurgia otológica, fonoaudiólogo com formação em audiologia clínica e capacitação em implante coclear, e psicólogo com formação em distúrbios da comunicação. A equipe deve contar sempre com mais de um profissional de cada área, e de preferência dentro de uma instituição (hospitais, fundações, serviços universitários) para que haja garantia de continuidade do tratamento desse paciente que necessitará de cuidados da equipe pelo resto de sua vida.

Critérios de indicação em pacientes adultos

A indicação correta do implante coclear, em relação a outros procedimentos cirúrgicos, é comparativamente considerada bastante complexa. A indicação do implante coclear não se baseia apenas no limiar auditivo e na discriminação auditiva do paciente, mas também em outros importantes fatores, como o desenvolvimento das vias auditivas, a linguagem, o desenvolvimento cognitivo, os aspectos psicológicos e as expectativas do paciente e da família.

O implante coclear é um procedimento cirúrgico que possui riscos, com complicações que podem ocorrer mesmo após vários anos da cirurgia. É muito importante lembrar-se sempre que o implante coclear é um procedimento irreversível do ponto de vista auditivo. Uma vez implantado, o indivíduo pode perder a sua audição residual, passando a escutar exclusivamente por meio do implante coclear, sem a opção de retirar o implante e voltar a utilizar os seus aparelhos de amplificação sonora individuais (AASI).

A equipe de implante coclear, ao avaliar um paciente, deve considerar qual seria o objetivo e o prognóstico do implante coclear nesse indivíduo, com sua história auditiva e etiologia. Os critérios de indicação podem variar bastante de acordo com o resultado que a equipe prevê para cada paciente. Se o objetivo do implante coclear for apenas dar ao paciente a detecção de sons, os critérios de indicação seriam amplos, mas, se o objetivo for melhorar a sua comunicação e a linguagem oral, certamente será muito menor o número de pacientes que atingirá esse objetivo. Os protocolos de avaliação e indicação de implante coclear visam selecionar pacientes que têm potencial de desenvolver ou melhorar a sua linguagem oral com o uso do implante coclear.

Fatores importantes na avaliação do candidato ao implante coclear

Por que as próteses auditivas convencionais não conseguem oferecer acesso a todos os sons de fala aos indivíduos com surdez severa a profunda?

A tecnologia das próteses auditivas convencionais, os AASIs, avançam extraordinariamente e conseguem oferecer resultados cada vez mais surpreendentes. Entretanto, a tecnologia funciona amplificando o som antes dele alcançar as células ciliadas na cóclea. E na maioria dos casos com surdez severa e profunda, justamente o que faltam são suficientes células ciliadas. Por maior que seja a potência de amplificação, as células sensoriais ausentes não transmitem ao nervo auditivo as informações auditivas.

Tipo e grau da perda auditiva

O implante coclear é indicado nos pacientes com surdez neurossensorial de grau severo e/ou profundo, com benefícios limitados com o uso de próteses auditivas convencionais.

Entretanto, os indivíduos que tenham a audição residual significativa nas frequências baixas podem se beneficiar do uso do implante coclear em sua forma de estimulação híbrida, também chamada eletroacústica (EEA). A entrada auditiva é fornecida pela associação da amplificação sonora e da estimulação elétrica. Nessa abordagem, o objetivo é preservar a audição residual do ápice da cóclea para a amplificação acústica, e oferecer a audição elétrica adicional através do implante coclear para as regiões medial e basal da cóclea. O sistema combina a amplificação dada por um circuito integrado no próprio processador de fala e a estimulação elétrica dada pelos eletrodos do implante coclear.[7]

Experiência prévia com uso de AASI

É essencial que durante o processo de avaliação estejamos certos de que o implante coclear realmente trará mais benefícios ao paciente que o AASI. Entende-se como benefício limitado com AASI os pacientes que apresentam reconhecimento auditivo de sentenças em conjunto aberto no silêncio menor que 50% na orelha a ser implantada, para adultos com surdez de instalação pós-lingual.

O fator a ser considerado é que o implante coclear atua estimulando as terminações nervosas do nervo auditivo, substituindo a função das células sensoriais da cóclea. Portanto, para a percepção sonora, é imprescindível que o nervo auditivo e as vias auditivas centrais estejam anatomicamente presentes, desenvolvidos e funcionantes.

Idade de aquisição da surdez

Pacientes com surdez bilateral de instalação pré e pós-lingual possuem critérios de indicação e resultados bastante distintos.

Pacientes com surdez pós-lingual são aqueles que adquiram a surdez após período crítico de desenvolvimento da linguagem, que é por volta de 3,5 anos. Pacientes com surdez pré-lingual são aqueles com surdez congênita ou adquirida nos primeiros anos de vida.

Os pacientes adultos com surdez pós-lingual, por já terem código linguístico estabelecido, ou seja, apresentarem desenvolvimento de vias auditivas e suas associações representativas dos sons, apresentarão maior facilidade para adquirir o reconhecimento de fala com uso do implante coclear, desde que a dificuldade de reconhecimento de fala seja por alteração no sistema auditivo periférico, e que não haja alteração no processamento auditivo central.

Os pacientes adultos com surdez pré-lingual apresentam prognóstico reservado quanto ao reconhecimento de fala, pois dependem das habilidades auditivas e linguísticas adquiridas durante o desenvolvimento. A indicação do implante coclear nesse grupo é bastante limitada e deve ser indicada apenas nos pacientes que possuem comunicação oral.

Quanto maior o tempo de surdez, devido ao maior tempo de privação auditiva nos indivíduos com surdez bilateral pré-lingual, pior é o resultado (Figura 21.1). Porém, não existe um tempo máximo de surdez que permita a indicação do procedimento nos indivíduos com surdez pós-lingual.

Anatomia da cóclea e das vias auditivas

O dispositivo é implantado cirurgicamente com a introdução do feixe de eletrodos no interior da rampa timpânica na cóclea. Desse modo, a visualização da janela redonda, a presença ou não de uma cóclea anatomicamente bem formada e com a permeabilidade preservada é importante para o funcionamento do implante coclear.

Expectativas adequadas do paciente e da família

Adequar as expectativas é essencial para o sucesso do procedimento, pois, na maioria das vezes, o paciente e a família apresentam expectativas bastante irreais quanto ao prognóstico. Desse modo, não importa o quanto os resultados sejam bons para determinado caso, se eles forem abaixo das expectativas do paciente e sua família trará frustração com um prejuízo muito grande no processo de reabilitação.[8]

Síntese dos critérios de indicação em adultos (acima de 18 anos)

Os critérios de seleção de pacientes e indicação do implante coclear foram desenvolvidos com base nas recomendações do Protocolo Latino-Americano para Implante Coclear, no protocolo da comissão de implante coclear da Associação Brasileira de Otorrinolaringologia e Cirurgia Cérvico-Facial (ABORL-CCF), em estudos publicados por centros internacionais e nacionais e na experiência do próprio grupo adquirida ao longo dos últimos 20 anos.[1-8]

Pacientes com surdez pós-lingual geralmente apresentam bom prognóstico auditivo e, na grande maioria dos casos, conseguem reconhecimento de sentenças em formato aberto. Os critérios de indicação para pacientes adultos com surdez pós-lingual estão sintetizados na Tabela 21.1.

Indivíduos adultos com surdez pré-lingual bilateral, ainda que tenham feito uso do AASI desde o diagnóstico, poderão ter benefício inferior com uso do implante coclear, pois o acesso limitado aos sons de fala durante o período crítico para o desenvolvimento da linguagem pode ter impactado as habilidades auditivas e a construção do arsenal linguístico. Nessa faixa etária, deve-se levar em consideração a forma de comunicação já estabelecida e considerar os pacientes reabilitados pelo método oral aqueles que realmente poderão obter melhor benefício auditivo com o uso do implante coclear. Nos

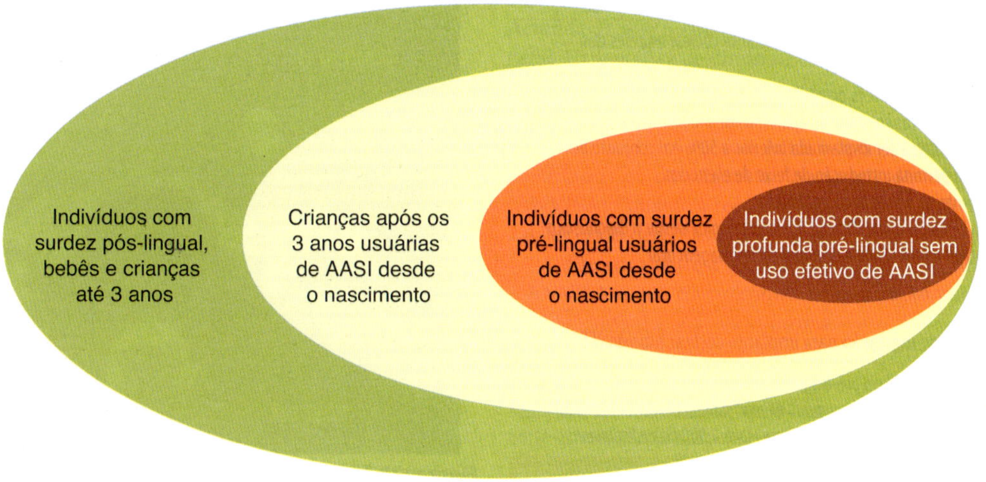

Figura 21.1 Prognóstico auditivo com implante coclear em função da privação auditiva e da idade cronológica. AASI = aparelhos de amplificação sonora individuais.

Tabela 21.6 Recomendações do Ministério da Saúde do Brasil para pacientes maiores de 5 anos.

Idade	Microrganismo	Vacina
> 5 anos	*S. Pneumoniae*	Vacina polissacarídea 23-valente (pneumo 23)
	N. meningitidis tipo B	Vacina contra meningococo conjugada C
	Virus *influenza*	Vacina contra *influenza*

Procedimento cirúrgico

A implantação do eletrodo é feita por mastoidectomia com timpanotomia posterior, sob anestesia geral.[14]

Marcação da pele

A antena e o receptor/estimulador da unidade interna serão posicionados na região parietal sob o couro cabeludo logo abaixo do pericrânio. Para o correto posicionamento da unidade interna, marca-se a pele com o auxílio de instrumentos específicos de cada modelo de implante coclear. Deve-se tomar o cuidado de posicionar a unidade interna a uma distância adequada do pavilhão auricular.

Incisão da pele e exposição da cortical da mastoide

Diversos tipos de incisão podem ser utilizados e a escolha depende de cada cirurgião. As incisões mais utilizadas atualmente são a incisão linear e a incisão em "C".

Após a incisão da pele, procede-se à exposição da escama do osso temporal e parte posterior do osso parietal, a partir do afastamento dos músculos temporal e parietal e elevação do periósteo da região.

Mastoidectomia e timpanotomia posterior

Inicia-se, então, a mastoidectomia, brocando-se a cortical da mastoide com motor de alta rotação, com retirada de suas células até esqueletização do seio sigmoide, assoalho da fossa média, ângulo sino-dural, parede posterior do conduto auditivo externo e bloco labiríntico.

O acesso à orelha média é feito por meio de uma timpanotomia posterior, ampliando-se o *aditus ad antrum*, realiza-se uma comunicação entre o antro e a cavidade timpânica, cujo limite superior é o anel timpânico e o nervo corda do tímpano e o limite inferior o canal do nervo facial. Deve-se tomar o cuidado de não lesar o anel timpânico e não expor o nervo facial. Através da timpanotomia posterior (Figura 21.4) é possível visualizar a articulação incudoestapediana, o promontório e o nicho da janela redonda. O nicho da janela redonda é a referência anatômica para a abertura da cóclea.

Confecção do nicho da unidade interna e fixação

Para acomodar a unidade interna na escama do osso temporal, procede-se à confecção do nicho da unidade interna. É feita, por meio de broqueamento do osso, uma depressão arredondada no osso parietal, a 4 cm posteriormente ao conduto auditivo externo, medindo cerca de 3 cm de diâmetro, onde será fixada a unidade receptora interna. O formato e o tamanho exato desse nicho variam de acordo com o modelo de implante coclear. Dessa forma, cada fabricante fornece um molde com as mesmas medidas da referida unidade, de modo a poder-se realizar o nicho do tamanho necessário para encaixe perfeito do receptor. A profundidade desse nicho varia de acordo com a espessura do osso parietal de cada doente. Vai-se brocando a depressão até o aparecimento, por transparência, da dura-máter, sempre procurando deixar uma fina camada óssea por sobre ela. Esse reconhecimento da dura-máter ocorre a partir da visualização de uma coloração vermelho-azulada, característica de dura-máter. Broca-se também um sulco de comunicação entre o nicho e a cavidade mastóidea que acomodará o fio condutor.

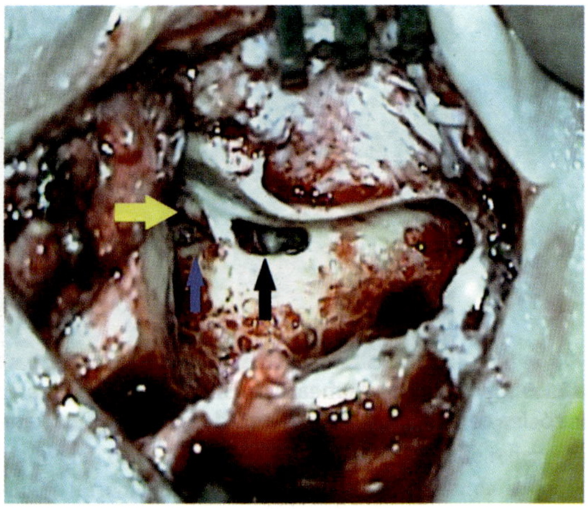

Figura 21.4 Etapa cirúrgica mostrando mastoidectomia ampla, identificação de canal semicircular lateral (seta azul), bigorna (seta amarela) e timpanotomia posterior (seta preta). Orelha direita.

Atualmente, existe uma tendência de não realização do nicho da unidade interna, com o objetivo de simplificar e diminuir o tempo cirúrgico. Novos modelos de implantes cocleares mais finos têm sido desenvolvidos para esse fim.

A unidade interna então é posicionada na região temporal sob o pericrânio e deve se encaixar perfeitamente no nicho (Figura 21.5).

Uma perfeita hemostasia é importante para evitar que a formação de hematomas desloque o implante ou aumente o risco de complicações do retalho.

Abertura da janela ou da cóclea e inserção do feixe de eletrodos

O feixe de eletrodos deve ser inserido no interior da cóclea e posicionado na escala timpânica. A inserção do feixe de eletrodos pode ser feita através da janela redonda, ou de uma cocleostomia.

Para inserção através da janela redonda, é importante que o nicho da janela redonda esteja bem visível pela timpanotomia posterior (Figura 21.6). Broca-se cuidadosamente as bordas da janela redonda com broca diamantada até a visualização completa de sua membrana, que é facilmente reconhecível pela sua coloração azulada. Com o uso de uma faca delicada, faz-se um orifício da membrana da janela redonda para acessar a escala timpânica do giro basal da cóclea.

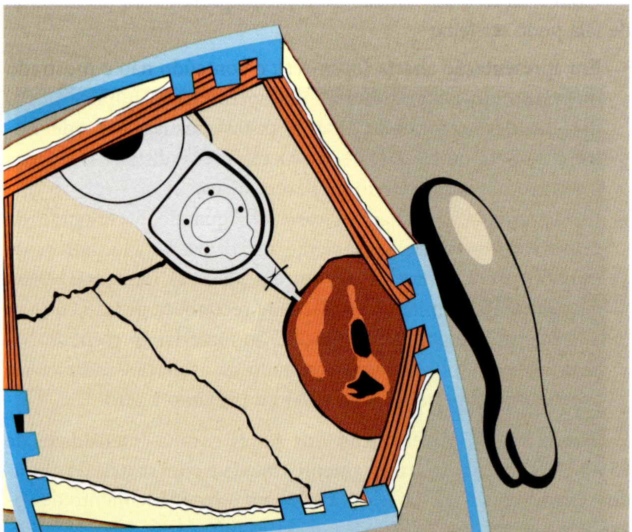

Figura 21.5 Desenho esquemático mostrando posição da unidade interna.

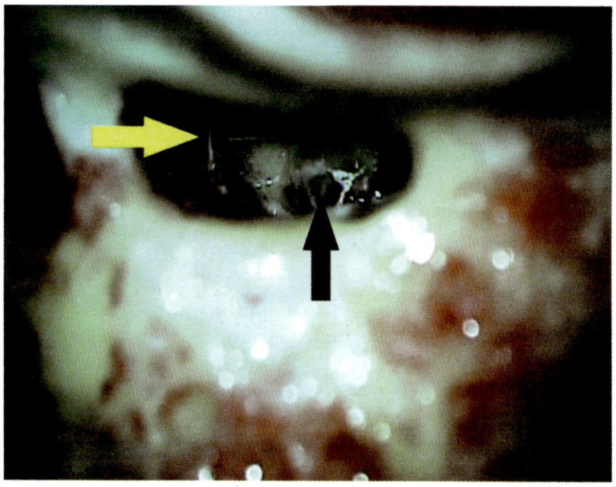

Figura 21.6 Etapa cirúrgica mostrando exposição da janela redonda (seta preta). Nota-se detalhe da relação da janela redonda com o estribo (seta amarela). Orelha direita.

Nos casos em que não há uma visualização parcial da janela redonda, a abertura da cóclea pode ser feita através de uma cocleostomia. Com uso de uma broca diamantada de 1 mm perfura-se a região anterior à janela redonda, acessando diretamente a escala timpânica do giro basal da coclear.

O feixe de eletrodos é inserido na escala timpânica e, dependendo do modelo do implante, há uma forma específica de fazê-lo (Figura 21.7). Cada modelo possui um instrumental específico para auxiliar na introdução dos eletrodos. O posicionamento e a presença de dobras dos eletrodos devem ser avaliados com método de imagem intraoperatório (Figura 21.8).

Avaliação intraoperatória

A avaliação intraoperatória é realizada ao final da inserção do feixe de eletrodos, antes ou durante a sutura, para avaliar a integridade eletrônica do sistema que está sendo implantado, assim como a integridade fisiológica do primeiro neurônio da via auditiva, usando as medidas de telemetria de impedâncias dos eletrodos (Figura 21.9) e telemetria de resposta neural, respectivamente.

Por meio da telemetria de resposta neural, avalia-se a excitabilidade nervosa de várias regiões do gânglio espiral usando o registro do potencial de ação composto do nervo auditivo. É uma medida rápida, não invasiva e objetiva da função neural periférica, correspondente ao registro intracoclear da onda I do potencial auditivo de tronco encefálico (PEATE ou ABR). *Softwares* específicos

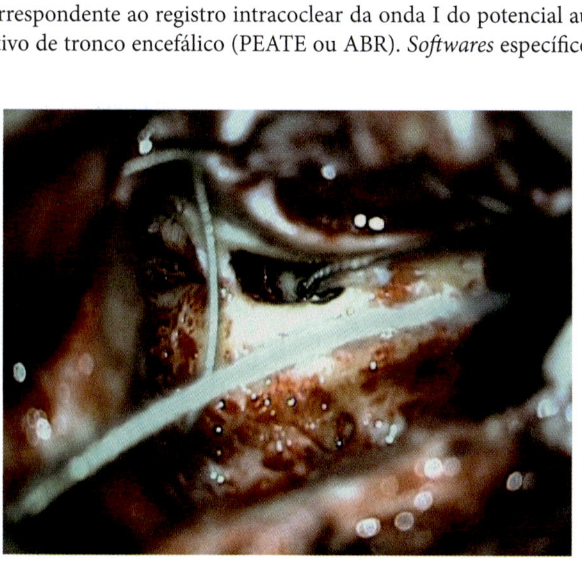

Figura 21.7 Etapa cirúrgica mostrando implante coclear posicionado e feixe de eletrodos inserido através da janela redonda. Orelha direita.

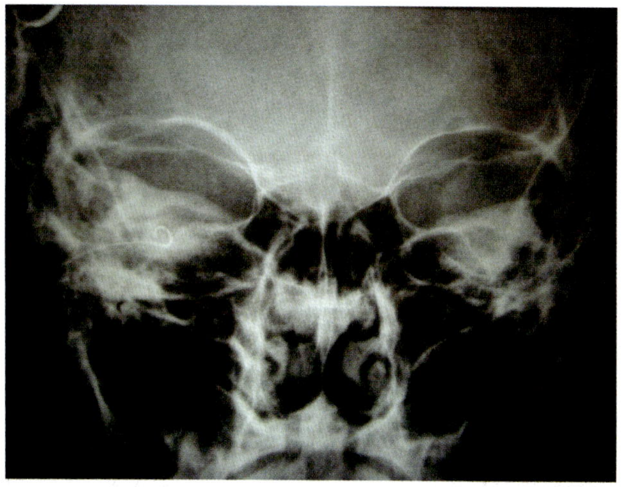

Figura 21.8 Radiografia de crânio, incidência transorbitária mostrando implante coclear posicionado corretamente.

de cada fabricante de implante coclear recebem esse sinal de telemetria e mostra na tela do computador.[15] Cada região da cóclea responde com intensidades de corrente diferentes, considerando que a corrente necessária para essa estimulação depende não só da densidade neural em cada local, mas da distância do eletrodo às células ganglionares e das propriedades físicas do eletrodo (p. ex., da impedância) (Figura 21.10).

É importante lembrar que durante os testes intraoperatórios, o monitor do facial esteja ligado, porque, dependendo da etiologia e morfologia da cóclea, podem acontecer escapes de corrente durante a estimulação que provoquem respostas no nervo facial. Quando ocorrer, essa estimulação deve ser anotada e comunicada ao audiologista responsável pela ativação e programação do processador de fala.

Mais detalhes sobre os testes intraoperatórios são abordados em outro Capítulo nesta obra.

Sutura

Antes de fechar o acesso cirúrgico, deve-se realizar um raio X de crânio transorbitário para verificar a posição do feixe de eletrodos, que pode ser feito com aparelho convencional ou com aparelho de escopia.

O fechamento da incisão é feito em três planos, com vicryl 3-0 para o retalho músculo periosteal e subcutâneo e nylon 4-0 para a pele, sendo que o retalho não deve ter mais do que 8 mm de espessura em cima do receptor, para não prejudicar a transmissão externa/interna.

Faz-se um curativo compressivo com atadura e gaze que deve ser trocado diariamente por um período de 3 dias. Os pontos são retirados em 10 a 14 dias após o procedimento.

Complicações

As complicações da cirurgia de implante coclear podem ser divididas em complicações menores e maiores.[16-18]

As complicações menores são aquelas que podem ser tratadas conservadoramente, como infecções limitadas de retalho e pequenas deiscências de sutura.

Segundo Lander et al.,[18] 55% (n = 47/86) das complicações pediátricas ocorreram dentro de 180 dias após a implantação, em comparação com 43% (n = 56/131) das complicações em adultos. Das 64 crianças com complicações infecciosas, 22% (n = 14) desenvolveram complicações infecciosas recorrentes, enquanto 14% (n = 15) dos 110 adultos com complicações infecciosas desenvolveram infecções recorrentes. Inflamação/infecção protética

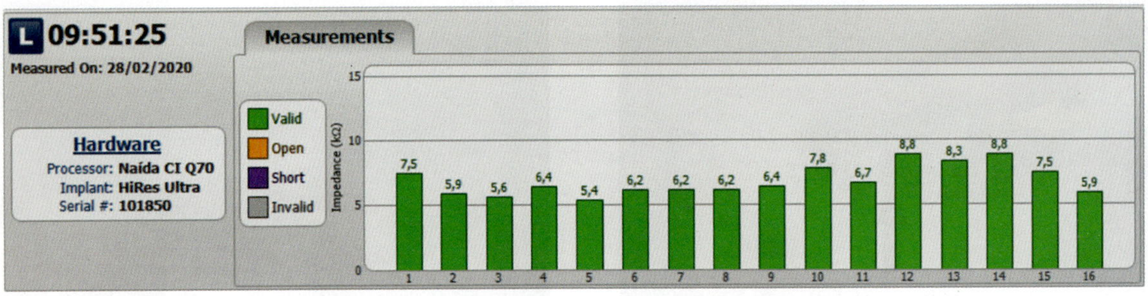

Figura 21.9 Tela da telemetria de impedâncias no *software* da Advanced Bionics mostrando valores normais para todos os eletrodos segundo as referências do fabricante.

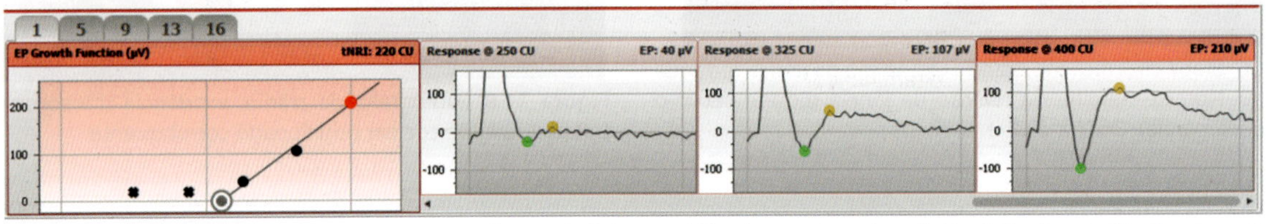

Figura 21.10 Tela da telemetria de resposta neural no *software* da Advanced Bionics mostrando a diminuição de amplitude com a diminuição da corrente de estimulação permitindo a determinação do limiar da resposta neural, ou seja, a menor corrente capaz de provocar o potencial de ação composto no nervo auditivo. No exemplo, 220 unidades de corrente (CU) no eletrodo 1.

(n = 86 [40%]) foi a complicação infecciosa mais comum, seguida por mastoidite (n = 56 [26%]) e celulite (n = 32 [15%]). Foram observados menos de 11 casos de meningite.

As complicações maiores são aquelas de maior gravidade e as mais comuns são:

- Paralisia facial
- Meningite
- Infecção e necrose do retalho
- Perda do implante
- Perfuração permanente de membrana timpânica
- Colesteatoma secundário.

Cuidados pós-operatórios

Os principais cuidados pós-operatórios são:

- Curativo compressivo por 72 horas
- Uso de antibioticoterapia por 5 dias com cefalosporina de primeira geração
- Retirada dos pontos entre 10 e 14 dias
- Orientação quanto ao risco de traumatismo na região do implante
- Proibido uso de bisturi elétrico ou cautério monopolar
- Cuidados especiais quanto à realização de ressonância magnética.

Ativação e programação do implante coclear

Com a cicatrização e regressão do edema, deve ser feita a ativação do processador de fala. Embora a literatura tenha impulsionado a ativação precoce, ela geralmente é realizada cerca de 30 dias após a implantação. Somente nesse momento, com a utilização conjunta das unidades interna e externa, é que o implante coclear passa a funcionar. Com o uso de um computador, o audiologista observará/solicitará respostas do paciente aos estímulos elétricos para programar níveis mínimos e máximos do mapa do processador de fala, usando técnicas semelhantes ao procedimento para determinação de limiares auditivos à audiometria. Inicia-se o processo com a busca dos níveis de corrente que provocam sensação auditiva mínima (limiar – ou nível T) e os mais confortáveis (C, MCL ou M) para cada eletrodo, ou para cada par de eletrodos, e constrói a partir de parâmetros escolhidos no mapa (Figura 21.11). Detalhes sobre os métodos e os parâmetros envolvidos no processo de programação são abordados em outro Capítulo nesta obra.

A corrente elétrica que gera uma sensação auditiva em cada cóclea e cada região varia de acordo com a experiência auditiva, com a impedância de cada eletrodo, com o aporte neural de cada região da cóclea e com as distâncias de cada eletrodo das células neurais do gânglio espiral. Por isso, as programações devem ser periódicas para o resto da vida, e implicam na construção de um "mapa" que ofereça audibilidade e, progressivamente, será mais bem alcançada a qualidade do som com a mudança de inúmeros parâmetros. A experiência auditiva, somada à adequação dos parâmetros e à plasticidade do sistema nervoso auditivo central, contribui para a melhora do desempenho e da percepção auditiva.

A nova "sensação auditiva" pode tanto surpreender como frustrar! Não há como prever. O audiologista deve estar preparado para explicar e entender as diferentes reações.

Eventualmente, na programação, há necessidade de desativar eletrodos quando houver impedâncias alteradas (curto-circuito ou circuito aberto), estimulação do facial ou aparecimento de sensação extra-auditiva.[19]

Os retornos para reprogramações seguem um protocolo de intervalos frequentes, geralmente bimensais ou trimestrais, até a estabilização dos níveis de estimulação e mapa com audibilidade adequada, e passam a ser semestrais nas crianças até a adolescência e anuais nos adultos, ou mediante qualquer mudança de qualidade auditiva.

Resultados

Pacientes adultos com surdez pós-lingual normalmente possuem bons resultados auditivos, atingindo limiares auditivos que permitem o reconhecimento de fala excelentes tanto no silêncio como no ruído na maioria dos pacientes.

No Grupo de Implante Coclear do Hospital das Clínicas de São Paulo da FMUSP, o estudo de 156 pacientes adultos com surdez pós-lingual de diferentes etiologias (exceto meningite) atingiram limiares auditivos após 1 ano de ativação do implante coclear entre 25 e 35 dB (Figura 21.12).

Esse mesmo grupo de pacientes atingiu índice de reconhecimento de sentenças em apresentação aberta próximo a 90% após

Name: Map (3)
Created: 17/11/2009 09:57:12
Creator:
Software Version: Maestro 3.0 Build 3034.37830
Processor: O P U S 2
Comment:

Strategy: F S P
Desired Stim. Rate: Maximum
Frequency Bands: Logarithmic F S 100-8500 (Hz)
Band Assingnment: 1 2 3 4 5 6 7 8 9 10 11 12
Volume Mode: IBK 0-100%
Maplaw: Logartithmic Maplaw c = 500
Auto Adjust: ☑ Compliance Factor: 0,00
Default Volume: 75%
AGC Compression: 3:1
Default Sensitivity: 50%

Frequency Limit: Maximum
LED Signal:
☑ Battery Empty
☑ Fine Tuner
☐ Status

Private Alert:
☑ Warnings
☑ Confirmation
Alert Loudness: 4

Channel No	Channel Status	MCL [qu]	THR [qu]	Effective Duration [us]	Min. Duration [us]	Center Freq. [Hz]	Stimul. Rate [pps]	Comp. Limite [cu]	Channel Type
1	Enabled	6,83	0,00	13,75	0,00	149	1.796	578	C S S S
2	Enabled	7,69	0,00	13,75	0,00	262	1.796	633	C S S S
3	Enabled	7,69	0,00	13,75	0,00	409	1.796	676	
4	Enabled	8,40	0,00	13,75	0,00	602	1.796	644	
5	Enabled	9,45	0,00	13,75	0,00	851	1.796	700	
6	Enabled	8,91	0,00	17,08	0,00	1.183	1.796	587	
7	Enabled	8,40	0,00	13,75	0,00	1.632	1.796	633	
8	Enabled	8,16	0,00	17,08	0,00	2.228	1.796	578	
9	Enabled	8,91	0,00	20,42	0,00	3.064	1.796	499	
10	Enabled	9,18	0,00	20,42	0,00	4.085	1.796	469	
11	Enabled	9,45	0,00	20,42	0,00	5.656	1.796	512	
12	Enabled	13,09	0,00	27,08	0,00	7.352	1.796	525	

Figura 21.11 Dados constantes do mapa da programação de um processador de fala Opus 2 (Medel) mostrando os níveis de corrente mínimos (THR) e máximos (MCL) em carga de corrente (qu) determinados em forma comportamental, para cada canal (de 1 a 12), assim como as bandas de frequências assignadas a cada canal, a estratégia de codificação de fala (HDCIS com FSP nos canais 1 e 2) e a taxa/velocidade de estimulação em cada canal (1.796 pps).

3 anos de uso do implante coclear. O grupo dos pacientes com surdez por meningite é uma exceção, pois, embora atinjam limiares auditivos próximos à média geral, apresentam resultados de reconhecimento de fala inferiores à observada em outras etiologias (Figura 21.13).

Acima de 90% dos pacientes conseguem falar ao telefone após 3 anos do uso do implante coclear. Quando são considerados apenas os pacientes com surdez por meningite, o índice poderia cair para 40%. O implante coclear também tem papel importante no tratamento do zumbido associado a surdez, com o uso do implante coclear, acima de 80% dos pacientes que apresentam zumbido referem melhora dos seus sintomas.[20]

Binauralidade: estimulação bimodal ou implante bilateral

A importância da binauralidade tem sido objeto de diversos estudos sobre usuários de implante coclear.[21] Acredita-se que do mesmo modo que nos casos dos AASIs, no qual o uso bilateral já é consagrado, no implante coclear o paciente apresentará os mesmos benefícios que são: melhora da localização sonora e melhora da discriminação sonora em ambientes ruidosos.

A estimulação bimodal é indicada para o paciente que possui resíduo auditivo útil na orelha não implantada, ou seja, que a amplificação com aparelhos convencionais ofereçam acesso aos sons de fala.

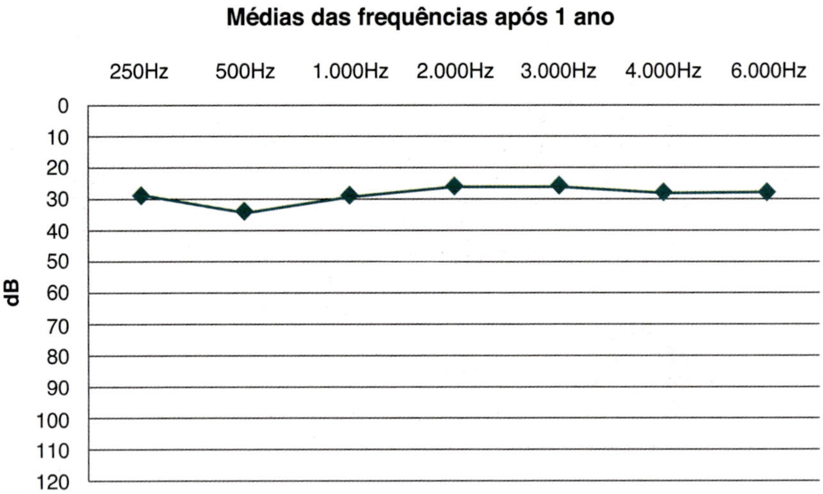

Figura 21.12 Média dos limiares auditivos em pacientes adultos pós-linguais (exceto meningite) com 1 ano de uso do implante coclear.

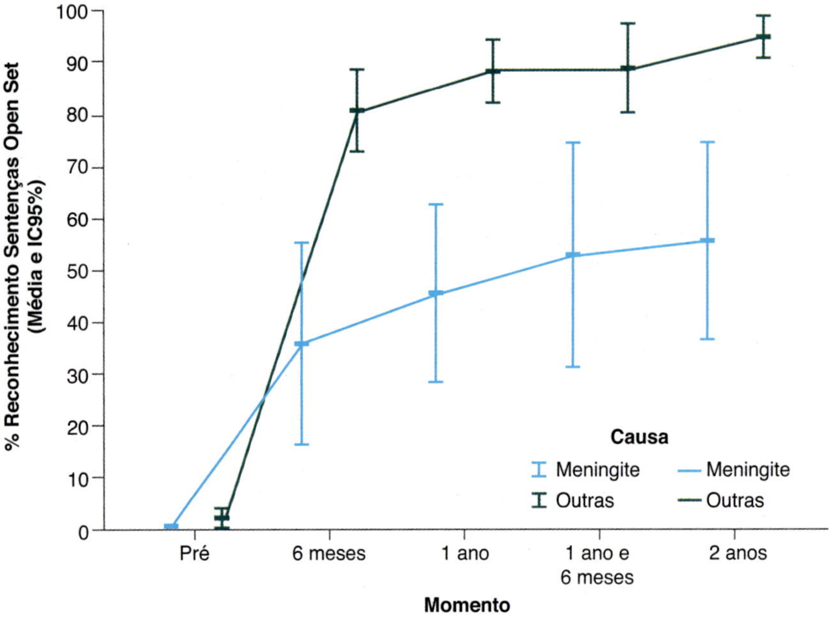

Figura 21.13 Evolução da discriminação auditiva de sentenças em formato aberto em função do tempo em pacientes adultos portadores de surdez pós-lingual. Comparação entre meningite e outras etiologias.

Além disso, a manutenção da estimulação auditiva na orelha não implantada ajuda a evitar a deterioração do reconhecimento de fala e mantém a utilização do processamento binaural dos sons.[22]

Quando não houver resíduo auditivo útil em ambas as orelhas (quando as próteses não ofereçam acesso aos sons de fala) o implante bilateral está indicado. Estudos mais recentes já demonstram que os benefícios da protetização binaural com AASI também ocorre nos pacientes usuários de implante coclear, como melhora da localização sonora e da discriminação em situação com ruído competitivo e da estimulação cortical.[21-24]

IMPLANTE AUDITIVO DE TRONCO ENCEFÁLICO

O implante auditivo de tronco encefálico, ou *auditory brainstem implant* (ABI), é uma prótese semi-implantável que permite restaurar algum grau de função auditiva em pessoas surdas por lesões nos nervos auditivos bilateralmente, ou em pessoas com malformações ou ossificações cocleares que impeçam a inserção cirúrgica dos eletrodos do implante coclear.

O ABI é colocado diretamente nos núcleos cocleares no IV ventrículo (Figura 21.14), e nos casos de neurofibromatose tipo 2 pode ser realizado durante as cirurgias para a exérese de um dos tumores do nervo auditivo.[25-27]

O ABI começou a ser desenvolvido em 1979 pela equipe do professor Hitzelberger, do House Ear Institute. Hitzelberger et al. (1984) relataram a aplicação da estimulação elétrica direta sobre os núcleos cocleares no recesso lateral do IV ventrículo, restabelecendo algum grau de sensação auditiva com sucesso pela primeira vez em 1984.[25] Esse dispositivo foi aprovado em 2000 pela Food and Drug Administration (FDA), dos EUA, como um equipamento médico seguro para uso em adultos.[28] Em 2 de setembro de 2005, o Prof. Dr. Ricardo Ferreira Bento e sua equipe realizam o primeiro implante de tronco encefálico do Brasil. Em 2008, esse mesmo grupo iniciou as pesquisas em implantes de tronco encefálico em crianças e, no dia 18 de agosto de 2008, realizou a primeira cirurgia em uma criança de 3 anos com agenesia coclear bilateral.

O ABI é similar ao implante coclear, diferindo na posição e disposição dos eletrodos, também com componentes internos e externos.

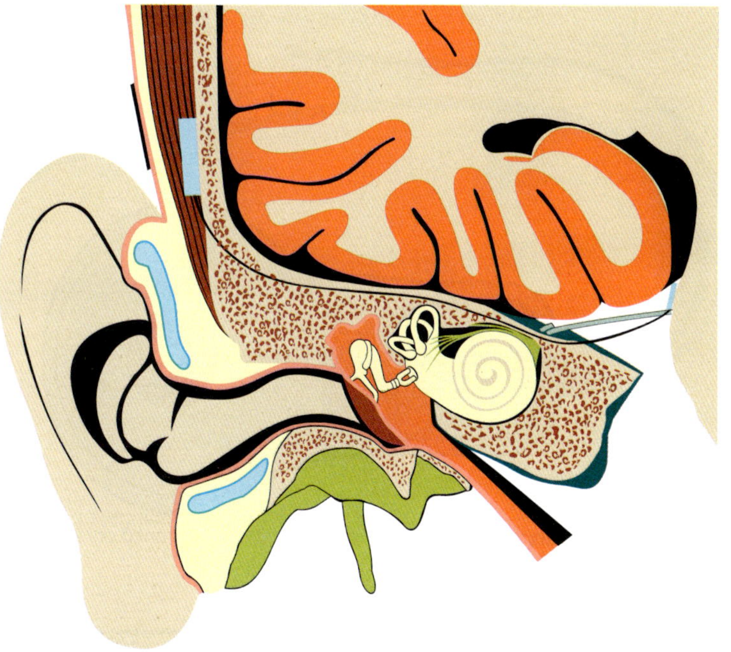

Figura 21.14 Desenho esquemático do implante auditivo de tronco encefálico posicionado.

A unidade interna é chamada receptor/estimulador e, juntamente com o conjunto de eletrodos, é implantado cirurgicamente (Figura 21.15). Na Cochlear®, o conjunto de eletrodos consiste em 21 contatos em uma placa de silicone de 3 × 8,5 mm (Figura 21.16), enquanto na MED EL® são 12 contatos em uma placa de 3 × 5 mm.

O processador de fala, o microfone e a antena transmissora ficam na parte externa da cabeça, tal qual no implante coclear:

1. Os sons são captados pelo microfone localizado no processador de fala.
2. O processador de fala digitaliza os sons em sinais codificados.
3. Os sinais codificados são enviados para a antena transmissora, fixada por meio de um ímã, exatamente sobre a unidade interna (receptor estimulador) implantada.
4. A antena transmissora envia os sinais codificados ao receptor estimulador sob a pele, por sinais de radiofrequência.
5. O receptor estimulador envia os sinais para os eletrodos que estão fixados no tronco cerebral, sobre os núcleos cocleares.
6. Os eletrodos estimulam o núcleo coclear, produzindo respostas que são interpretadas pelo cérebro como sons.

Avaliação e critérios de indicação do ABI

A indicação mais comum do ABI é para pacientes que sofrem de neurofibromatose tipo 2 (NF2), uma doença hereditária que pode levar à perda de audição pelo crescimento bilateralmente de tumores nos nervos vestibulares. Pelo fato de os nervos vestibulares serem adjacentes aos nervos auditivos, a remoção do tumor frequentemente exige sacrificar o nervo auditivo.[26,29]

A indicação do implante de tronco encefálico se estendeu para pacientes com surdez de etiologia não tumoral, como aplasia de nervo auditivo, ossificação da cóclea e lesões traumáticas do nervo.[30]

A equipe de próteses auditivas implantáveis do HCFMUSP já realizou 31 cirurgias de ABI, sendo 18 em adultos e 13 em crianças menores de 11 anos, com resultados variados, sem a ocorrência de complicações graves (Figura 21.17).

Avaliação médica

A indicação para a colocação de um implante auditivo de tronco encefálico é baseada na avaliação médica da anatomia, função e viabilidade do nervo auditivo. Nos casos tumorais, o ABI será indicado quando houver impossibilidade de preservação anatômica e funcional do nervo coclear, e a colocação do dispositivo pode ser realizada na mesma cirurgia de remoção do tumor.

Nos casos de surdez de etiologia não tumoral, é indicado nos casos de aplasia congênita do nervo auditivo, lesões traumáticas do nervo bilateral e nas situações em que não há possibilidade de introdução correta do feixe de eletrodos, como nos casos de ossificação e má formação congênita da cóclea.

É fundamental a realização de uma detalhada propedêutica otorrinolaringológica e otoneurológica, com atenção especial ao exame dos pares cranianos bulbares que podem ser lesados durante a cirurgia de colocação do ABI.

Do mesmo modo que no implante coclear, é essencial que seja feito um preciso diagnóstico audiológico para se identificar os restos auditivos, inclusive para o planejamento cirúrgico, principalmente nos casos de NF2. Peng et al. (2018)[31] já haviam mencionado que quando o nervo coclear puder ser mantido intacto, o implante coclear pode ser uma opção efetiva na reabilitação auditiva na NF2. Entretanto, na série estudada pelos autores de 10 pacientes implantados com ambos os dispositivos (um em cada orelha), quatro pacientes com implante coclear apresentaram declínio do desempenho auditivo pelo crescimento do tumor e avanço da doença, enquanto nenhum deles mostrou declínio com o ABI. De fato, Dornhoffer et al. (2024) [32] estudaram as diferenças de resultados do implante coclear e ABI, implante auditivo de tronco cerebral em pacientes com neurofibromatose tipo 2, e encontraram que aqueles que receberam ABI tinham tumores maiores, mas o desempenho foi superior naqueles que puderam ser implantados com implante coclear. Apesar de contraindicado em casos de tumores, os autores recomendaram que quando a anatomia e a técnica cirúrgica permitirem, pode ser tentado o implante coclear como opção de reabilitação auditiva para esses pacientes.

O estudo da anatomia cirúrgica do osso temporal e do tronco encefálico deve ser feito com exames de imagem. Nos casos de NF2, o estudo radiológico do tumor é muito importante para decidir qual o lado a ser implantado. Casos previamente irradiados têm pior prognóstico e cirurgia mais difícil.

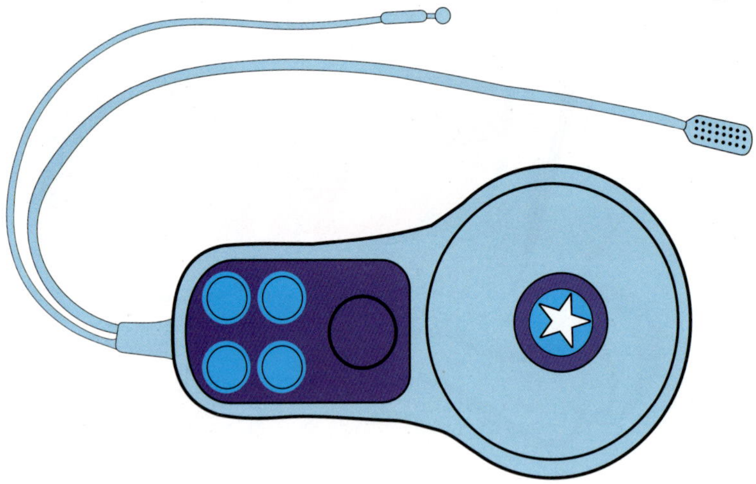

Figura 21.15 Unidade interna do implante auditivo de tronco encefálico.

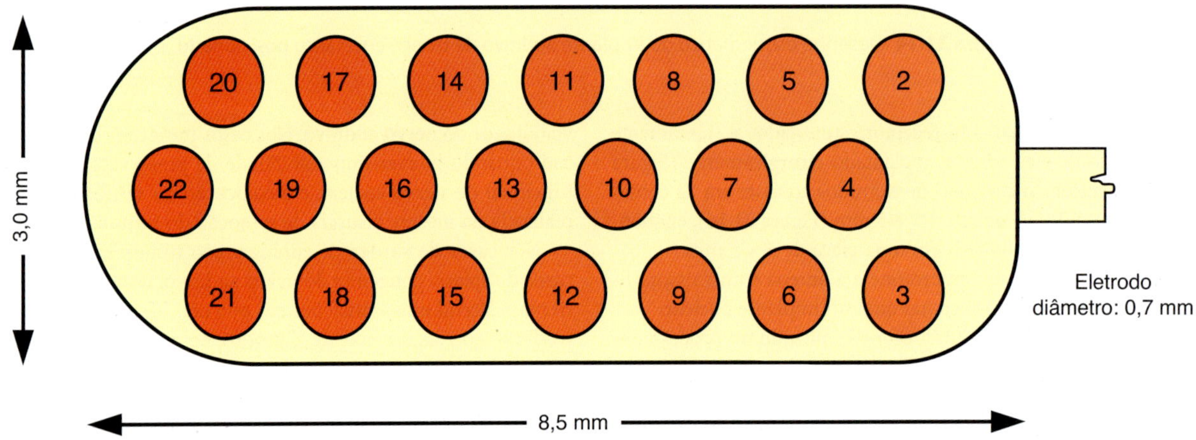

Figura 21.16 Desenho esquemático mostrando a disposição dos 21 eletrodos na placa do implante auditivo de tronco encefálico.

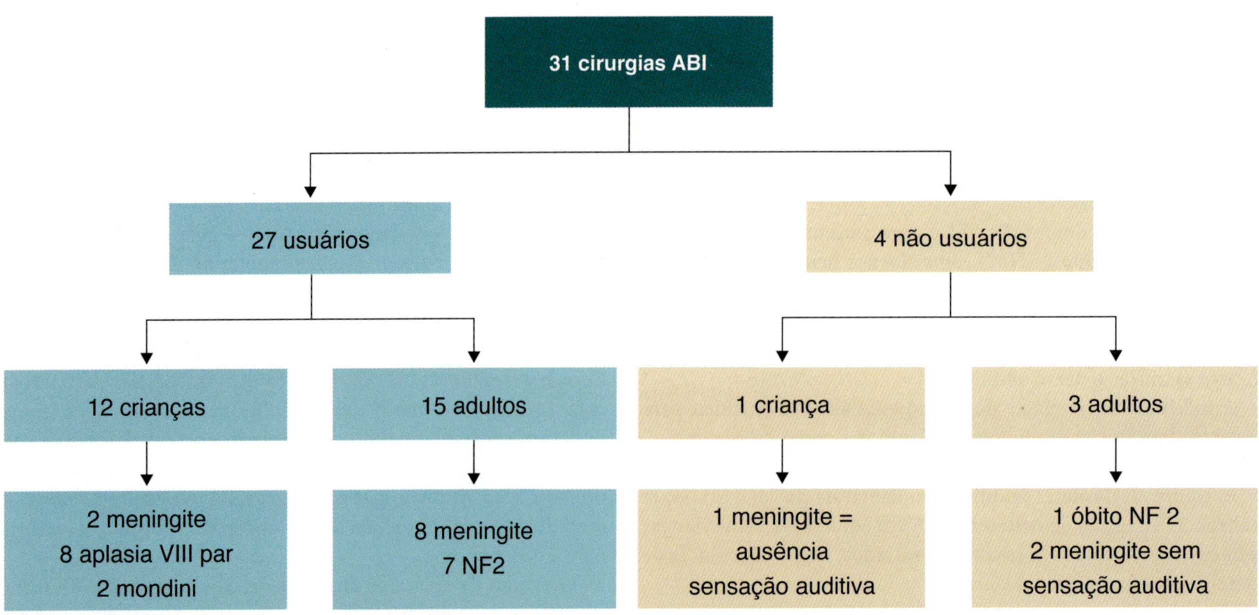

Figura 21.17 Distribuição das etiologias dos pacientes que receberam implante auditivo de tronco encefálico (ABI) no programa do Grupo de Implante Coclear do Hospital das Clínicas da Faculdade de Medicina da Universidade de São Paulo. NF2 = neurofibromatose tipo 2.

Os exames necessários para avaliação do paciente são:

- Audiometria tonal limiar, limiar de fala, índice de reconhecimento de fala
- Potenciais evocados auditivos de tronco encefálico, complementando com potenciais de latência média e tardia quando possível
- Emissões otoacústicas
- Tomografia computadorizada de ossos temporais
- Ressonância magnética de ossos temporais e encéfalo.

Avaliação fonoaudiológica dos candidatos ao ABI

O processo de avaliação fonoaudiológica abrange a avaliação da função auditiva com e sem uso de AASI, por meio de testes comportamentais, avaliação da comunicação e da LOF, acompanhadas de aconselhamento e de orientação pré-cirúrgica, seguindo protocolo semelhante ao utilizado em pacientes candidatos ao implante coclear.

Nos casos de NF2, quando houver audição útil no pré-operatório, o paciente deve estar ciente que a qualidade auditiva poderá ser inferior ao do pré-operatório.

Avaliação da leitura orofacial

Testes de reconhecimento de fala são realizados usando somente a pista visual. Nos casos de ausência de limiares bilateralmente essa condição é alcançada sem o uso de próteses auditivas. Entretanto, naqueles casos com resíduo auditivo que permita a percepção da voz mesmo sem AASI (limiares auditivos melhores do que 60 dBNA), faz-se necessário o uso de vídeos (sem som) ou de ruído mascarador ou tampões de ouvido. O teste mais usado é o *speech tracking*.[33] O paciente deve repetir um discurso contínuo lido pelo examinador. O desempenho é avaliado calculando-se a velocidade de fala em palavras por minuto (ppm), ou seja, quantas palavras o paciente repetiu corretamente em um período de tempo.

Nos casos de LOF insatisfatória (menos de 15 ppm), o candidato é encaminhado para um treinamento intensivo de LOF. O treinamento torna-se imprescindível considerando que o maior objetivo do ABI é a contribuição das pistas auditivas para a LOF. Além disso, quando o paciente não tem restos auditivos, a LOF constitui o principal meio para garantir a comunicação e a compreensão de todas as orientações dadas durante o procedimento pré-cirúrgico.

Aconselhamento e orientação pré-cirúrgica

Nos casos de NF2, os pacientes são orientados em relação ao prognóstico auditivo, adequando as suas expectativas quanto ao procedimento. O processo de estimulação auditiva por meio do ABI é explicado de forma simples para que o paciente possa compreender que as estruturas adjacentes aos núcleos cocleares (núcleos de outros pares cranianos) e outras sensações podem ser percebidas com a passagem de corrente elétrica na região. Por esse motivo, faz-se necessária a ativação com monitoramento cardíaco, e durante as programações subsequentes, e com o aumento da corrente podem aparecer sensações extra-auditivas que levem à desativação de alguns eletrodos.[34,35]

O processo de decisão que leva à indicação do ABI em crianças é mais complexo pelas questões clínicas, diagnósticas, cirúrgicas, eletrofisiológicas, e de reabilitação. Todas as equipes envolvidas nesse procedimento concordam que a decisão somente deve ser tomada após exaustivas discussões com os familiares sobre os riscos de uma cirurgia intracraniana, assim como os benefícios a longo prazo na programação de uma criança com ABI,[33] embora complicações na literatura sejam meningite, infecção local e contusão cerebelar.[35]

Procedimento cirúrgico

A cirurgia para colocação do ABI deve ser feita por equipe habituada a acessos à base lateral do crânio. A via de acesso utilizada depende da experiência da equipe cirúrgica e pode ser retrosigmóidea ou translabiríntica. Em nosso serviço, preferimos a última.

O complexo do núcleo coclear, composto por núcleo coclear ventral e dorsal é o local para a colocação do eletrodo.[18] O núcleo coclear ventral é o principal núcleo de transmissão de impulsos neurais do VIII par e seus axônios formam a principal via ascendente do nervo coclear. Tanto o núcleo ventral como o dorsal não são visíveis durante a cirurgia, e sua localização depende da identificação de estruturas anatômicas adjacentes. A terminação lateral do quarto ventrículo, o forame de Luschka, se situa entre as saídas dos nervos glossofaríngeo e facial. Afastando-se o flóculus, o cirurgião visualiza uma depressão entre os pares cranianos mencionados, local onde se deve inserir o eletrodo (Figura 21.18). Normalmente, apenas um coto do nervo coclear é identificado, podendo também ser usado como referência ao recesso lateral.

Os pares cranianos VII, IX, X e XI são monitorizados por eletrofisiologia contínua durante a cirurgia, e audiometria de tronco cerebral por respostas elétricas é utilizada para verificar-se a correta disposição dos eletrodos. Nos casos de neufibromatose tipo 2, o ABI pode ser implantado durante a remoção cirúrgica do neurinoma do acústico; entretanto, também pode ser implantado em pessoas que já tenham realizado a retirada do tumor anteriormente.[26,27]

A colocação do ABI é somente um dos passos para o reestabelecimento da audição. Após a cirurgia, o paciente retorna para inúmeras sessões com o audiologista para testar e ajustar a programação do processador de fala, e paralelamente é acompanhado em reabilitação para aprender a interpretar e dar sentido aos novos sons. Esse processo pode levar um longo período, pois as pistas acústicas geradas pelo ABI são diferentes daquelas da audição normal ou mesmo diferentes daquelas do implante coclear, pois a tonotopia dos núcleos cocleares não está disposta na superfície, e, sim, em camadas mais profundas, fazendo com que cada região do núcleo possa desencadear diferentes sensações de frequência.[36]

Potencial evocado auditivo eletricamente evocado intraoperatório (electrical auditory brainstem response [EABR])

A resposta do potencial evocado auditivo evocado pela estimulação elétrica sobre os núcleos cocleares é semelhante à resposta do potencial auditivo evocado por estímulo acústico (Figura 21.19), mas não contém os componentes correspondentes aos picos das ondas I e II.

As latências das ondas ao EABR ao estimular diretamente os núcleos cocleares entre 0,2 e 4 ms[37] são mais curtas, pois o estímulo inicia já no sítio de geração, a partir dos núcleos cocleares e no lemnisco lateral:[34,37]

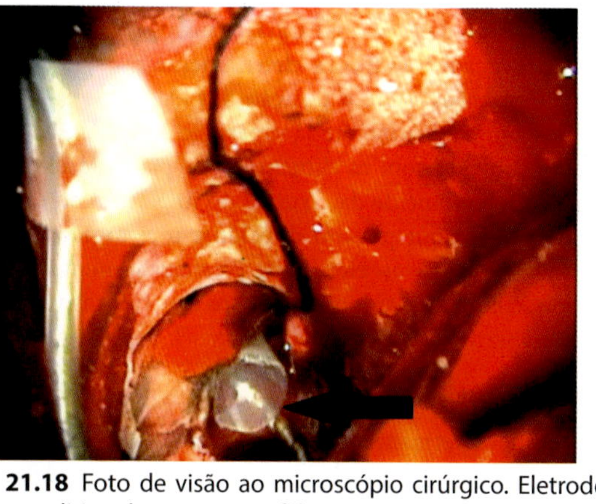

Figura 21.18 Foto de visão ao microscópio cirúrgico. Eletrodo do implante auditivo de tronco encefálico posicionado no tronco encefálico (seta preta).

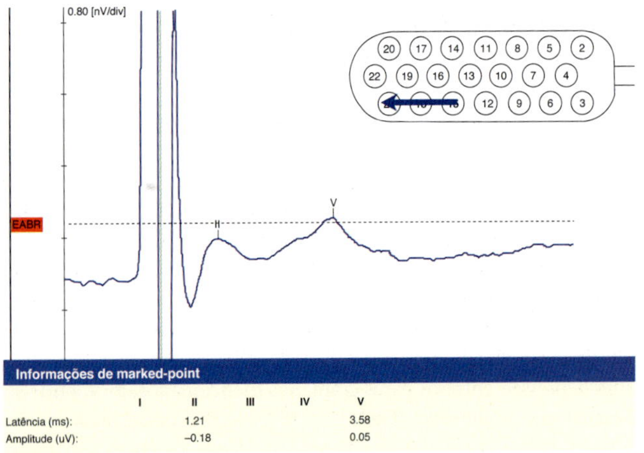

Figura 21.19 Potencial eletricamente evocado pela estimulação do eletrodo 21 (eletrodo de referência 2).

- A primeira onda tem sua origem nos núcleos cocleares, e é esperada entre 0,4 e 0,6 ms
- A segunda onda provavelmente representa a descarga axonal de vias diretas do complexo olivar superior, e é esperada entre 1,2 e 1,9 ms
- A terceira onda pode ser da descarga indireta através do lemnisco lateral ao colículo inferior, e quando presente é esperada entre 2,1 e 3,4 ms
- A quarta onda, entre 3,4 e 4 ms, muito provavelmente tem sua origem no corpo geniculado medial, mas é raramente registrada.

Mais de 90% dos pacientes com ABI apresentam alguma sensação extra-auditiva durante a testagem psicofísica da programação do processador de fala, pela estimulação dos núcleos de outros pares cranianos vizinhos. O objetivo da programação do processador de fala é dar ao paciente um mapa que o estimule somente auditivamente. Isso é alcançado com a mudança de parâmetros do estímulo, como largura de pulso ou modo de estimulação, ou a desativação daqueles eletrodos que não estejam sobre os núcleos cocleares e que geram somente sensações extra-auditivas.[38] O número de eletrodos que geram sensação auditiva pode variar entre 0 a todos os disponíveis.[36] Nos eventuais casos em que todos os eletrodos geram sensação auditiva, pode-se acreditar que o resultado alcançado será o melhor possível. Essa situação sugere que o implante ocupou toda a área do núcleo coclear. Na eventualidade de somente um quarto dos eletrodos fornecerem sensação auditiva, é de se supor que uma posição diferente dos eletrodos poderia ter modificado o resultado para o paciente. Se essa situação é encontrada na ativação, nada pode ser feito. Entretanto, durante a cirurgia, é possível a colaboração dos potenciais evocados auditivos eletricamente evocados para adicionar informações sobre a posição dos eletrodos para o cirurgião. O tamanho aproximado da superfície do núcleo coclear praticamente coincide com as dimensões da placa de eletrodos do ABI, mas diferentemente da cirurgia do implante coclear, não há estruturas sólidas que possam direcionar o cirurgião na posição exata desejável para os eletrodos. Existem somente estruturas vasculares, colorações, troncos nervosos e estruturas vizinhas que o levam à abertura do recesso lateral.[26,27,29]

Pós-operatório

O paciente deve permanecer em observação em UTI nas primeiras 24 horas. Curativo compressivo e repouso absoluto no leito por 72 horas seguido de 48 horas de repouso relativo, podendo receber alta 7 dias após o procedimento.

Durante a internação, medidas antifístula devem ser tomadas, como dieta laxativa, elevação do decúbito dorsal e evitar manobras de Valsalva.

Antibioticoterapia com ceftriaxone deve ser mantida por 5 dias.

Ativação do implante e programação do processador de fala

A primeira ativação do implante poderá ocorrer entre 6 e 8 semanas após o procedimento cirúrgico, com a regressão do edema local e a estabilização do implante. É realizada pela equipe médica em conjunto com o audiologista, em ambiente cirúrgico, com monitor cardíaco, de pressão arterial e oximetria de pulso. Além disso, deve haver material para reverter parada cardiorrespiratória e para intubação orotraqueal, pois se trata de estimulação do tronco cerebral, embora não haja na literatura descrição de intercorrências graves durante a ativação.

Dependendo do fabricante do ABI, nos casos de NF2, o ímã do receptor pode ser retirado durante a cirurgia para permitir a monitorização da doença com ressonância nuclear magnética periódica. Por isso, na ativação, o audiologista precisa identificar o local exato do receptor interno para o posicionamento da antena externa. Para isso, pode ser usado o *software* de programação que apontará a comunicação com a unidade interna pela propriedade de telemetria, e a antena pode ser fixada com adesivo imantado específico ou cola de peruca.

A programação do processador de fala envolve a determinação dos níveis de corrente que oferecem sensação auditiva ao paciente em cada canal. Os pacientes trabalham juntamente com os audiologistas na programação do processador de fala. Essa tarefa pode ser cansativa, envolvendo a elevação cautelosa da corrente, considerando-se que antes da primeira programação, não se conhecem as eventuais sensações extra-auditivas que poderão ser provacadas pela estimulação de estruturas adjacentes aos núcleos cocleares no tronco cerebral.

No caso de crianças, a determinação dos níveis de corrente faz-se usando técnicas de audiologia pediátrica com observação comportamental e condicionamento. A programação de crianças é mais complexa e exige habilidades de uma equipe com experiência na reabilitação de crianças com implante coclear e com ABI em adultos. Não é fácil diferenciar entre respostas auditivas e não auditivas. A resposta não auditiva que não causa desconforto pode eventualmente gerar uma reação prazerosa em alguma parte da criança.[39]

Quando a estimulação de qualquer eletrodo gerar sensações extra-auditivas durante a programação pela estimulação de áreas vizinhas aos núcleos cocleares, o audiologista pode optar por desativar o eletrodo ou mudar parâmetros para diminuir o nível de corrente para observar se o efeito colateral desaparece.[39]

Como o cérebro no início precisa de um período para se adaptar e interpretar os sinais enviados pelos eletrodos, uma série de consultas com o fonoaudiólogo é necessária, até que se obtenha um ajuste mais adequado para o usuário. Após um período de adaptação, as consultas tornam-se menos frequentes, e prossegue a reabilitação fonoaudiológica como fundamental.

Benefícios em potencial do ABI

Diversos estudos têm demonstrado que o desempenho alcançado com o ABI nos pacientes com surdez por neurofibromatose tipo 1 (NF1) é inferior àquele alcançado por pessoas com o implante coclear com NF2 ou com outras etiologias.[27,30] Embora seja possível conseguir índice de reconhecimento de fala em formato aberto (sem conhecimento do material de fala a ser usado e sem pistas visuais) superior a 50%, esse índice é alcançado em menos da metade dos pacientes com NF2.[31,32] Portanto, o uso da LOF será necessário para a comunicação do paciente, sendo o uso combinado do ABI com a LOF, a situação com melhor benefício.[33]

Behr et al. (2022)[33] publicaram seus resultados em 38 crianças e os compararam com revisão da literatura de estudos que publicaram pelo menos o resultado de 10 crianças implantadas com ABI e acompanhamento de pelo menos 1 ano. Pelos resultados encontrados, sugeriram que a implantação do ABI deve ocorrer antes ou durante o terceiro ano de vida, e que a categoria de percepção auditiva média foi 3,57, ou seja, que as crianças conseguem alcançar em média o reconhecimento de sons ambientais e discriminar pelo menos dois sons de fala. Também relataram que 38,24% das crianças alcançaram a categoria 5 (CAP ≥ 5) de habilidade de entender a fala sem leitura orofacial.

Os resultados dos pacientes do programa de implantes do Hospital das Clínicas da FMUSP mostram que os pacientes têm limiares que permitem acesso aos sons de fala (Figura 21.20). Alguns mostraram melhor desempenho nos testes de fala (Figura 21.21), provavelmente por fatores associados às vias auditivas centrais (eventualmente comprometidas pela compressão do tronco pelo tumor), fatores cognitivos e de reabilitação.[26]

CONSIDERAÇÕES FINAIS

A reabilitação auditiva é fundamental e deve enfatizar todas as habilidades auditivas, com ênfase na percepção de aspectos suprassegmentais da fala e em alguns casos pode ousar a percepção de suprassegmentos.

Após a programação do processador de fala, com o treinamento auditivo e o uso contínuo, os novos sinais terão cada vez mais seu próprio sentido, poderão ser melhor interpretados e, assim, auxiliar em diferentes situações de vida diária. Na rua e em casa auxilia a percepção de sons de alerta, como a eminência de um carro, uma buzina, a campainha, o cachorro que late, uma panela que cai ou o telefone que toca.

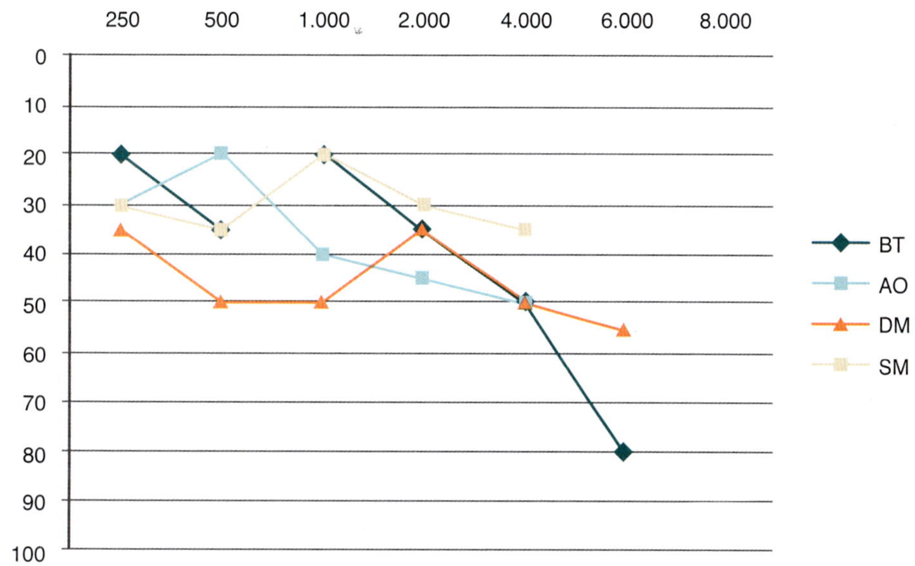

Figura 21.20 Limiares auditivos em campo livre com implante auditivo de tronco encefálico. nos quatro pacientes adultos (BT, AO, DM e SM) do programa do Hospital das Clínicas da Faculdade de Medicina da Universidade de São Paulo após 12 meses de uso do dispositivo.

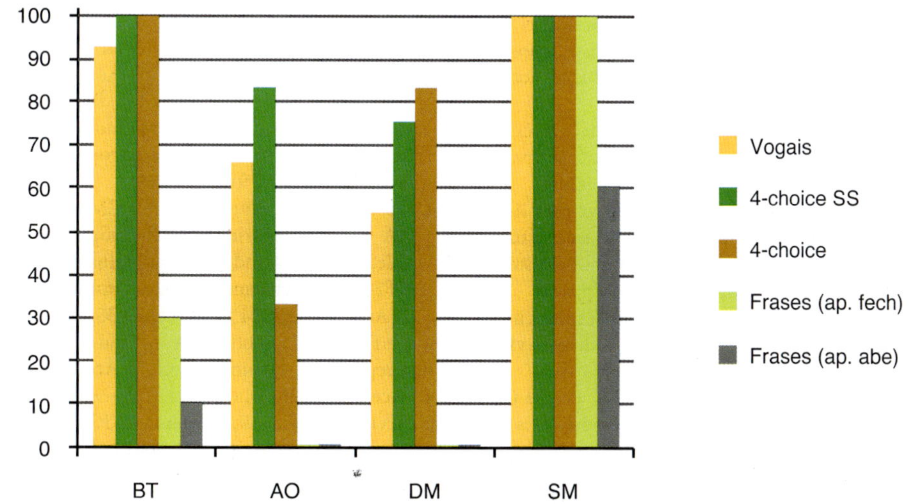

Figura 21.21 Resultados auditivos de percepção de fala (vogais, palavras em apresentação fechada com pista suprasegmental – 4-choice SS, palavras em apresentação fechada, frases em apresentação fechada e frases em apresentação aberta) após 24 meses de uso do ABI nos primeiros quatro pacientes (BT, AO, DM e SM) do Hospital das Clínicas da Faculdade de Medicina da Universidade de São Paulo.

O implante de tronco pode não devolver a percepção de fala em apresentação aberta, mas pode ajudar a (re)integrar o indivíduo ao mundo sonoro.

REFERÊNCIAS BIBLIOGRÁFICAS

7. Bento RF, Sanchez TG, Brito N, RV. Critérios de indicação de implante coclear [Internet]. São Paulo: Arquivos da Fundação Otorrinolaringologia, [1997] 1(2):66-7. Acesso em: 2024 Jul.
8. Clark GM. The multi-channel cochlear implant: multi-disciplinary development of electrical stimulation of the cochlea and the resulting clinical benefit. Hear Res [Internet]. 2015 Apr [Acesso em: 2024 Jul];322:4-13.
9. Bento RF, Brito Neto RV, Castilho AM, Gomez MVSG, Sant'anna SBG, Guedes MC. Resultados auditivos com o implante coclear multicanal em pacientes submetidos à cirurgia no Hospital das Clínicas da Faculdade de Medicina da Universidade de São Paulo. Rev Brasil Otorrinolaringol [Internet]. 2004 [Acesso em: 2024 Jul];70(5):632-7.
10. Zwolan TA, Basura G. Determining cochlear implant candidacy in adults: limitations, expansions, and opportunities for improvement. Semin Hear [Internet]. 2021 Dec 9 [Acesso em: 2024 Jul] 9];42(4):331-41.
11. Spitzer ER, Waltzman SB. Cochlear implants: the effects of age on outcomes. Expert Rev Med Devices [Internet]. 2023 Jul-Dec [Acesso em: 2024 Jul];20(12):1131-41.
12. Bento RF, Miniti A, Leiner A, Sanchez TG, Oshiro MS, Campos MIM et al. O implante coclear FMUSP-1: apresentação de um programa brasileiro e seus resultados preliminares. Rev Brasil Otorrinolaringol [Internet]. 1994 [Acesso em: 2024 Jul]; 60(4):1-16.
13. Helbig S, Adel Y, Rader T, Stöver T, Baumann U. Long-term hearing preservation outcomes after cochlear implantation for electric-acoustic stimulation. Otol Neurotol [Internet]. 2016 [Acesso em: 2024 Jul];37(9):e353-e359.
14. Gomez MVSG, Guedes MC, Sant'Anna SBG, Peralta CGO, Tsuji RK, Castilho AM, Brito Neto RV, Bento RF. Critérios de seleção e avaliação médica e audiológica dos candidatos ao implante coclear: protocolo HC-FMUSP. Arquivos de Otorrinolaringologia [Internet]. 2004 [Acesso em: 2024 Jul];8(4):303-23.
15. Souza IP, Brito Rd, Bento RF, Gomez MV, Tsuji RK, Hausen-Pinna M. Speech perception in adolescents with pre-lingual hearing impairment with cochlear implants. Braz J Otorhinolaryngol [Internet]. 2011 [Acesso em: 2024 Jul];77(2):153-7.
16. Ministério da Saúde. Portaria GM/MS Nº 2.776. Aprova diretrizes gerais, amplia e incorpora procedimentos para a Atenção Especializada às Pessoas com Deficiência Auditiva no Sistema Único de Saúde (SUS) [Internet]. Brasília: Ministério da Saúde; 2014 [Acesso em: 2024 Jul]. Disponível em: https://bvsms.saude.gov.br/bvs/saudelegis/gm/2014/prt2776_18_12_2014.html
17. Nasralla HR, Montefusco AM, Hoshino ACH et al. Benefit of cochlear implantation in children with multiple-handicaps: parent's perspective. Int Arch Otorhinolaryngol [Internet]. 2018 [Acesso em: 2024 Jul];22(4):415-27.
18. Center for Disease Control and Prevention [Internet]. EUA: CDC;c2024 [Acesso em: 2024 Jun 26]. Disponível em: https://www.cdc.gov/pneumococcal/hcp/vaccine-recommendations/cochlear-implants.html
19. Ministério da Saúde. Manual dos centros de referência para imunobiológicos especiais. Secretaria de Vigilância em Saúde. Departamento de Vigilância Epidemiológica. Brasília: Ministério da Saúde; 2006. Série A. Normas e Manuais Técnicos; p. 188.
20. Bento RF, Brito Neto RV, Sanchez TG, Castilho AM. Técnica cirúrgica para implante coclear [Internet]. Int Arc Otorhinolarylgol [Internet]. 2002 Abr-Jun [Acesso em: 2024 Jul];6(2):131-8.
21. Guedes MC, Britto Neto RV, Gomez MG, Sant'anna SG, Peralta CO, Castilho AM et al. Telemetria de resposta neural intra-operatória em usuários de implante coclear. Rev Bras Otorrinolaringol [Internet]. 2005 Out [Acesso em: 2024 Jul];71(5):660-7.
22. Bento RF, Brito Neto RV, Sanchez TG. Complicações da cirurgia do implante coclear [Internet]. São Paulo: Arquivos da Fundação Otorrinolaringologia [Internet]. 2001 [Acesso em: 2024 Jul];5(3):130-5. Disponível em: arquivosdeorl.org.br.
23. Goycoolea MV; Latin American Cochlear Implant Group. Latin American experience with the cochlear implant. Acta Otolaryngol [Internet]. 2005 May [Acesso em: 2024 Jul];125(5):468-73.
24. Lander DP, Durakovic N, Kallogjeri D, Jiramongkolchai P, Olsen MA, Picirillo JF et al. Incidence of infectious complications following cochlear implantation in children and adults. JAMA [Internet]. 2020 Jan 14 [Acesso em: 2024 Jul];323(2):182-3.
25. Rocha LV, Goffi-Gomez MS, Hoshino AC, Tsuji RK, Bento RF. Hearing performance in cochlear implant users who have facial nerve stimulation. Int Arch Otorhinolaryngol [Internet]. 2024 Apr [Acesso em: 2024 Jul];28(2):e301–e306.
26. Di Nardo W, Di Cesare T, Tizio A, Paludetti G, Fetoni AR. The effectiveness of targeted electrical stimulation via cochlear implant on tinnitus-perceived loudness. Front Neurosci [Internet]. 2022 Jun 24 [Acesso em: 2024 Jul];16:885263.
27. Arndt S, Findeis L, Wesarg T, Aschendorff A, Speck I, Ketterer MC et al. Long-term outcome of cochlear implantation in children with congenital, perilingual, and postlingual single-sided deafness. Ear Hear [Internet]. 2024 Mar-Apr [Acesso em: 2024 Jul];45(2):316-28.
28. Offeciers E, Morera C, Müller J, Huarte A, Shallop J, Cavallé L. International consensus on bilateral cochlear implants and bimodal stimulation. Acta Otolaryngol [Internet]. 2005 [Acesso em: 2024 Jul];125(9):918-9.
29. Balkany T, Hodges A, Telischi F, Hoffman R, Madell J, Parisier S et al. William House Cochlear Implant Study Group: position statement on bilateral cochlear implantation. Otol Neurotol [Internet]. 2008 Feb [Acesso em: 2024 Jul]; 29(2):107-8.
30. Polonenko MJ, Vicente LC, Papsin BC, Gordon KA. Longitudinal effects of simultaneous and sequential bilateral cochlear implantation on cortical auditory-evoked potentials recorded at Cz in a large cohort of children. Ear Hear [Internet]. 2023 Jan-Feb [Acesso em: 2024 Jul];44(1):92-108.
31. Hitselberger WE, House WF, Edgerton BJ, Whitaker S. Cochlear nucleus implants. Otolaryngol Head Neck Surg [Internet]. 1984 [Acesso em: 2024 Jul];92(1):52-4.
32. Bento RF, Brito Neto RV, Tsuji RK, Gomes MQ, Goffi-Gomez MVS. Implante auditivo de tronco cerebral: técnica cirúrgica e resultados precoces em pacientes com neurofibromatose tipo 2. Rev Bras de Otorrinolaringol [Internet]. 2008 [Acesso em: 2024 Jul];74(5): 647-51.
33. Fayad JN, Otto SR, Brackmann DE. Auditory brainstem implants: surgical aspects. *Adv. Otorhinolaryngol* [Internet]. 2006;64: 144-53.
34. Food and Drug Administration. EUA: FDA; c2000. ABI approval order. Disponível em: http://www.fda.gov/cdrh/pdf/p000015.html.
35. Brito Neto RV, Bento RF, Yasuda A, Ribas GC, Rodrigues Júnior AJ. Referências anatômicas na cirurgia do implante auditivo de tronco cerebral. Rev Bras Otorrinolaringol [Internet]. 2005 May-Jun [Acesso em: 2024 Jun];71(3):282-6.
36. Carner M, Colletti L, Shannon R, Cerini R, Barillari M, Mucelli RP et al. Imaging in 28 children with cochlear nerve aplasia. Acta Otolaryngol. [Internet]. 2009 Apr [Acesso em: 2024 Jul];129(4):458-61.
37. Peng KA, Lorenz MB, Otto SR, Brackmann DE, Wilkinson EP. Cochlear implantation and auditory brainstem implantation in neurofibromatosis type 2. Laryngoscope [Internet]. 2018 [Acesso em: 2024 Jul];128(9):2163-2169.
38. Dornhoffer JR, Plitt AR, Lohse CM, Driscoll CW, Neff BA, Saoji AA et al. Comparing speech recognition outcomes between cochlear implants and auditory brainstem implants in patients with NF2-related schwannomatosis. Otol Neurotol [Internet]. 2024 Jan 1 [Acesso em: 2024 Jul];45(1):29-35.
39. De Filippo CL, Scott BL. A method for training and evaluating the reception of ongoing speech. J Acoust Soc Am [Internet]. 1978 [Acesso em: 2024 Jul]];63(4):1186-92
40. Nevison B, Laszig R, Sollmann W-P, Lenarz T, Sterkers O, Rmasden R *et al.* Results from a european clinical investigation of the nucleus multichannel auditory brainstem implant. Ear Hear [Internet]. 2002 [Acesso em: 2024 Jul];23: 170-83.
41. Behr R, Schwager K, Hofmann E. Auditory brainstem implants-hearing restoration in congenitally deaf children. *Dtsch Arztebl Int* [Internet]. 2022 [Acesso em: 2024 Jul];119(9):135-41.

42. Kuchta J, Otto SR, Shannon RV, Hitselberger WE, Brackmann DE. The multichannel auditory brainstem implant: how many electrodes make sense? J Neurosurg [Internet]. 2004 [Acesso em: 2024 Jul];100(1):16-23.
43. Matthies C, Zeller L, Kurz A, Rak K, Hagen R, Shehata-Dieler W. Electrically evoked auditory responses: A classification for brainstem implant placement in Neurofibromatosis Type 2. Clin Neurophysiol [Internet]. 2023 [Acesso em: 2024 Jul];155:16-28.
44. Goffi-Gomez MV, Magalhães AT, Brito Neto R, Tsuji RK, Gomes Mde Q, Bento RF. Auditory brainstem implant outcomes and MAP parameters: report of experiences in adults and children. *Int J Pediatr Otorhinolaryngol* [Internet]. 2012 [Acesso em: 2024 Jul];76(2):257-64.
45. Pallares de Garcia N, Goffi-Gomez MVS. Ativação e programação no implante auditivo de tronco cerebral. In: Bento RF, Penna Lima Jr LR, Tsuji RK, Goffi-Gomez MVS, Penna Lima DVS, Brito R. Tratado de implante coclear e próteses auditivas implantáveis. 2. ed. São Paulo: Thieme-Revinter; 2021.

CAPÍTULO

22

Princípios da Atuação Fonoaudiológica com Implante Coclear

M. Valeria Schmidt Goffi-Gomez • Lilian Ferreira Muniz • Fernanda Ferreira Caldas

INTRODUÇÃO

Reconhecendo o impacto das perdas auditivas para o desenvolvimento da linguagem, para a comunicação e para o desempenho cognitivo, a identificação, diagnóstico e adequada escolha do tratamento das perdas auditivas devem ser feitos por uma equipe multiprofissional.[1]

No programa de implante coclear, o fonoaudiólogo atua acompanhando a equipe multiprofissional e a sua atuação abrange:

- Diagnóstico audiológico da perda auditiva
- Adaptação e verificação das próteses auditivas na etapa inicial da intervenção
- Avaliação pré-implante com o uso do aparelho de amplificação sonora individual (AASI) verificando o benefício do uso deste dispositivo:
    - Avaliação audiológica (monitoria da função auditiva e ganho funcional)
    - Avaliação de linguagem e fala nas crianças
    - Avaliação do reconhecimento de fala em uso do AASI
    - Adequação de expectativas e preparo do paciente e da família
- Testes intraoperatórios
- Ativação do processador e reprogramações
- Reabilitação auditiva, de fala, voz e de linguagem.

Nas crianças, o diagnóstico de qualquer alteração auditiva logo ao nascimento ou no primeiro mês de vida é muito importante para que as ações necessárias para a intervenção sejam tomadas a tempo, ou seja, antes dos 3 a 6 meses.[2,3] Tão importante quanto a identificação na triagem ou o diagnóstico precoce é o acolhimento e aconselhamento das famílias. Famílias que não são bem acolhidas e orientadas correm o risco de ficarem "paralisadas" no diagnóstico, sem saber como lidar com as suas crianças surdas e, com isso, inconscientemente se tornam "famílias mudas".[4]

A importância da família orientada e envolvida no processo de reabilitação da criança é reforçada e comprovada em inúmeros estudos.[5-8] Lind-Combs & Holt[9] realizaram um estudo com 62 díades de crianças com audição típica e com perda auditiva usuárias de próteses convencionais ou implante coclear entre 3 e 8 anos. Encontraram o vocabulário usado pela família associado a um estado mental (p. ex., eu penso que, eu sinto que) que afetou positivamente o controle inibitório das crianças usuárias de dispositivos auditivos.

Ou seja, além da idade ao diagnóstico e a intervenção com AASI ser antes dos 6 meses de vida, o desenvolvimento da linguagem oral adequado e desejado após o implante coclear pode ocorrer dependendo de alguns pré-requisitos:

- Se houver envolvimento familiar
- O resíduo auditivo prévio pôde ser aproveitado com uso efetivo de próteses auditivas antes do implante coclear (quanto maior o grau da perda auditiva, menor deve ser o tempo de privação)
- Aspectos médico-cirúrgicos (inserção satisfatória dos eletrodos na rampa timpânica e sem traumas que provoquem fibroses locais)
- Etiologia que permita a inserção adequada dos eletrodos e densidade neural de células ganglionares suficiente e adequada para a estimulação elétrica
- A programação (mapa) no processador de fala estiver adequada e otimizada
- Não houver outras deficiências associadas
- Se houver inteligência não-verbal
- Houver habilidades de linguagem pragmática (comunicação da e com a família)
- A inserção adequada na escola
- Boa qualidade da reabilitação.

Nos adultos, o diagnóstico audiológico também deve acompanhar o acolhimento e compreensão das "perdas vividas" após a perda auditiva.

Em todos os casos, a adaptação dos AASIs adequados com a apropriada verificação deve sempre acompanhar os candidatos ao implante coclear, considerando que os critérios de indicação do implante coclear supõem a realização de testes com o uso do AASI separadamente em cada orelha avaliada, como citado anteriormente.[10]

AVALIAÇÃO DOS CANDIDATOS AO IMPLANTE COCLEAR

A avaliação fonoaudiológica pré-implante coclear tem como objetivos identificar os candidatos que podem se beneficiar do implante coclear para a percepção e reconhecimento de fala, o lado ou os lados que têm indicação para receber o implante e preparar e adequar expectativas para cada caso. O processo de avaliação deve responder se o candidato terá resultados audiológicos melhores com implante coclear em relação ao AASI que justifiquem o procedimento cirúrgico.

Por isso, para iniciar a avaliação o paciente deve ser usuário ou ter feito uso efetivo recente de AASIs adequados e com tecnologia atual. Por uso efetivo entende-se mais do que 10 horas diárias de uso, inclusive e sobretudo as crianças.

Os testes que identificam o benefício dos AASI devem ser realizados em campo livre em sala acusticamente tratada com intensidade controlada, geralmente a 60 dBNPS ou 65 dBNPS. Também é possível usar barreira visual para evitar a leitura orofacial (Figura 22.1). Os testes incluem:

- Audiometria em campo livre com AASI
- Testes de percepção e reconhecimento da fala, escolhidos com base na idade do indivíduo, no resíduo auditivo e no acesso aos sons da fala.

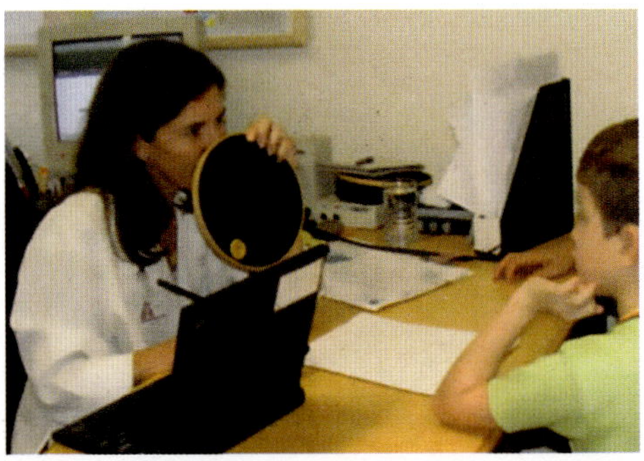

Figura 22.1 Uso do bastidor como recurso para evitar a pista visual (leitura orofacial) permeável ao som (sem representar uma barreira acústica).

Na avaliação do aproveitamento dos AASIs é usada a condição monoaural, um lado por vez, visando determinar as diferenças no aproveitamento auditivo, que influenciarão na escolha da orelha a ser implantada.

Para adultos os testes válidos para identificação dos critérios de indicação audiológica do implante coclear podem ser frases ou palavras. Em crianças pequenas, são usados inventários com os pais (IT-MAIS, MAIS) ou testes de percepção auditiva segundo a idade auditiva e cronológica da criança (TACAM, GASP, sentenças).[11]

TESTES INTRAOPERATÓRIOS

Os testes intraoperatórios na cirurgia de implante coclear são realizados após a introdução (inserção) do feixe de eletrodos, geralmente antes da sutura final. Mensurações pela telemetria intraoperatória propiciam informações imprescindíveis.

Na cirurgia do implante coclear as mensurações têm um papel importante para verificar a integridade eletrônica do dispositivo e identificar a integridade fisiológica das células ganglionares. Isso é possível porque os implantes cocleares possuem eletrodos terra extracocleares que permitem canais independentes de estimulação e registro, pela propriedade de telemetria. Por telemetria, entende-se qualquer comunicação bidirecional que permite a captação de eventos a distância.

No caso de implante coclear, existem três tipos de telemetria cujas mensurações oferecem informações sobre o que está acontecendo na ponta dos eletrodos: telemetria de impedâncias, telemetria de compliância e telemetria da resposta neural. O estímulo e o registro da resposta são transmitidos por radiofrequência, da antena externa para a interna, e vice-versa, e as informações são visualizadas por meio de *software* próprio de cada fabricante (Figura 22.2).

Telemetria de impedâncias

Pela telemetria de impedâncias dos eletrodos é possível medir a oposição à passagem do fluxo da corrente elétrica. É determinada usando a lei de Ohm: I = voltagem/resistência que sofre influência de (Figura 22.3):

- Tipo de metal (contatos e fios dos eletrodos)
- Tecido envolvendo os contatos (perilinfa, tecido fibroso, neoformação óssea etc.).

Ela mostra se a corrente elétrica está sendo enviada adequadamente por todos os eletrodos. É preciso lembrar que cada um dos eletrodos está soldado em um *chip* no receptor. A antena interna está soldada no *chip* que tem tantas soldas quanto eletrodos inseridos na cóclea. As soldas estão ligadas a microfios de platina soldados, por sua vez, nos anéis no feixe que será inserido na cóclea (ver Figura 22.3).

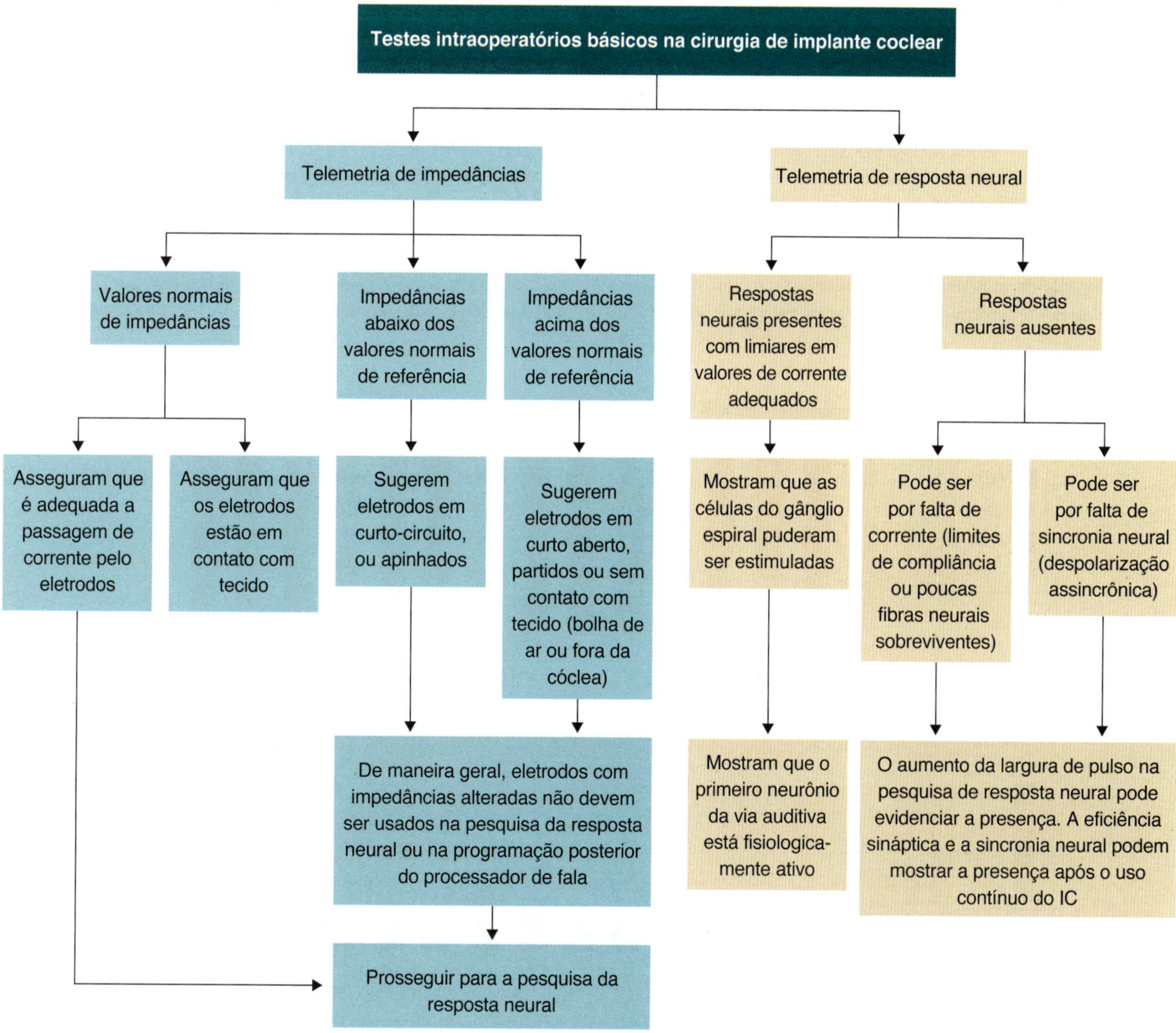

Figura 22.2 Fluxograma dos testes intraoperatórios na cirurgia de implante coclear.

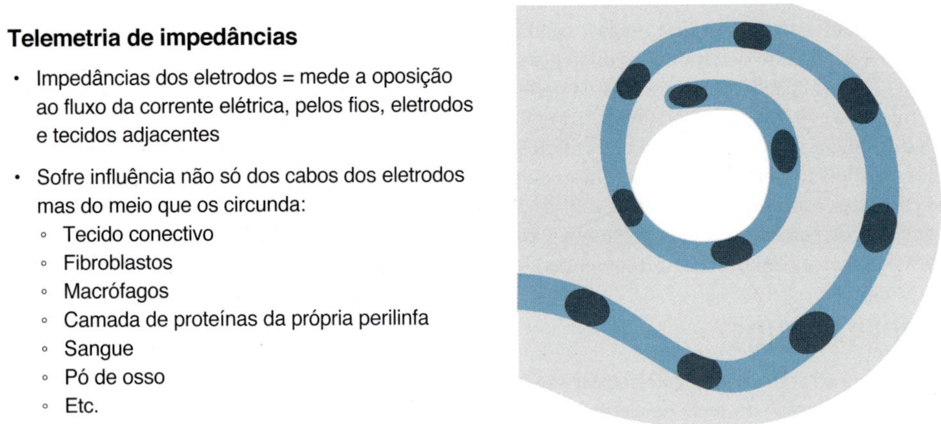

Figura 22.3 Cabo (feixe de eletrodos) da MED-EL™ inserido na cóclea embebido por perilinfa, para ilustrar que a medida das impedâncias não somente reflete a integridade eletrônica e a condução da corrente em cada eletrodo, mas sofre influência do meio no qual os eletrodos estão embebidos, no caso a perilinfa.

Valores normais de referência são definidos pelo fabricante de implante coclear. Não basta estar todos adequados, mas também estarem homogêneos ao longo do feixe de eletrodos (Figura 22.4).

Valores normais asseguram que a passagem de corrente pelos eletrodos está adequada e que os eletrodos estão em contato com tecido. Embora cada fabricante apresente um valor de impedância como referência normal, há várias situações clínicas ou até problemas na fabricação que podem produzir impedâncias alteradas.

Impedâncias com valores acima dos valores de referência sugerem eletrodos em circuito aberto, partidos ou sem contato com tecido (bolha de ar ou fora da cóclea). Por isso, as impedâncias medidas com os eletrodos ainda na caixa mostrarão todos os valores dos eletrodos em circuito aberto. Enquanto forem medidos no soro fisiológico estéril poderão estar normais, ainda que fora da cóclea.

Impedâncias abaixo dos valores normais de referência sugerem eletrodos em curto-circuito, tocando-se ou apinhados.

A telemetria de impedâncias não substitui o exame de imagem (raio X), somente mostra se os eletrodos estão adequadamente conduzindo corrente. Porém, eletrodos com valores anormalmente altos de impedância podem sugerir eletrodos "fora da cóclea" e eletrodos com impedâncias anormalmente baixos podem sugerir eletrodos apinhados. No caso, o exame de imagem possibilitará a recolocação no mesmo momento. Ao longo do tempo, é possível e necessário avaliar em todas as sessões de programação se as impedâncias continuam normais ou se aparecem modificações dos valores, o que pode ocorrer por causa de situações patológicas, fibroses ou falta de uso.

O que fazer quando as impedâncias estão alteradas no intraoperatório?

O fonoaudiólogo deve sempre avisar a equipe médica que decidirá a conduta segundo a dificuldade cirúrgica. Se a posição dos eletrodos for confirmada pela imagem, não necessariamente haverá detrimento no resultado com a desativação dos eletrodos na programação.

Tanto na pesquisa da resposta neural intraoperatória como na programação serão ativados somente os eletrodos que tiverem

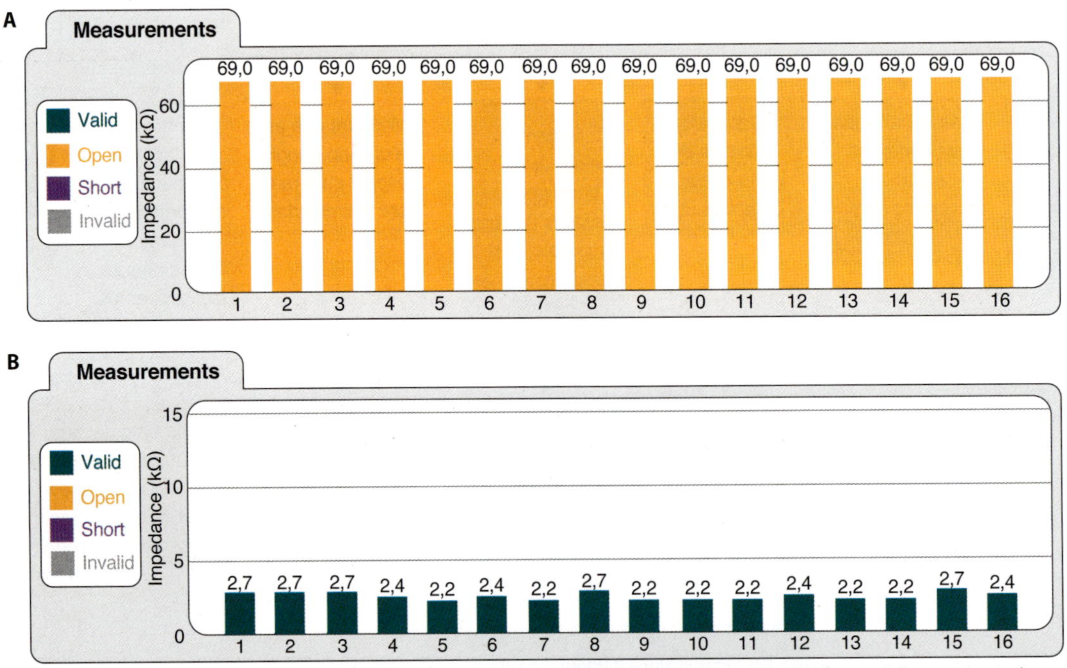

Figura 22.4 Exemplo de medida de impedâncias (em kOhms – kΩ) na "caixa" (**A**) e após a inserção (**B**). As medidas em amarelo mostram valores que excedem os valores de referência, enquanto as medidas em verde mostram valores adequados. Observar que além de adequados, os valores estão homogêneos ao longo dos 16 eletrodos do feixe do dispositivo da Advanced Bionics.

valores de impedâncias adequadas. Vale ressaltar que é possível desativar eletrodos sem que seja necessariamente em detrimento das capacidades auditivas do paciente.

É importante lembrar que as impedâncias costumam abaixar com o uso e desprendimento eletroquímico que ocorra na cirurgia do implante coclear.[12] Ao contrário, a falta de uso do implante pode provocar a elevação do valor das impedâncias.[13] Variações nos valores das impedâncias ao longo da vida devem receber toda a atenção, pois podem refletir alterações patológicas da orelha interna ou sugerir falha no componente interno[14-16] (Figura 22.5).

A telemetria de compliância é uma informação – e não uma medida –, automaticamente medida pelo *software*, que indica se o dispositivo produz a voltagem necessária para gerar a corrente elétrica esperada nos canais de estimulação. Quando acontecer a identificação de algum eletrodo que esteja "fora de compliância" ou fora de conformidade, são necessárias medidas como aumento de largura de pulso para diminuir a corrente e manter a carga necessária dentro dos limites.

Telemetria de resposta neural

O potencial de ação composto eletricamente evocado (ECAP) representa o registro intracoclear da onda I do PEATE (potenciais de ação compostos gerados por populações neurais específicas na cóclea), ou seja, permite verificar o potencial do primeiro neurônio. A resposta é uma onda negativa, como a da eletrococleografia, com latência esperada do pico negativo entre 0,2 e 0,4 ms (ou entre 200 e 400 μs). A precocidade da latência se deve ao fato de tanto o estímulo como a captação da resposta estarem muito próximos do sítio gerador do potencial. Os próprios eletrodos que estimulam as fibras do nervo e registram o ECAP. O registro pode ser feito no intraoperatório, mas também a qualquer momento no pós-operatório.

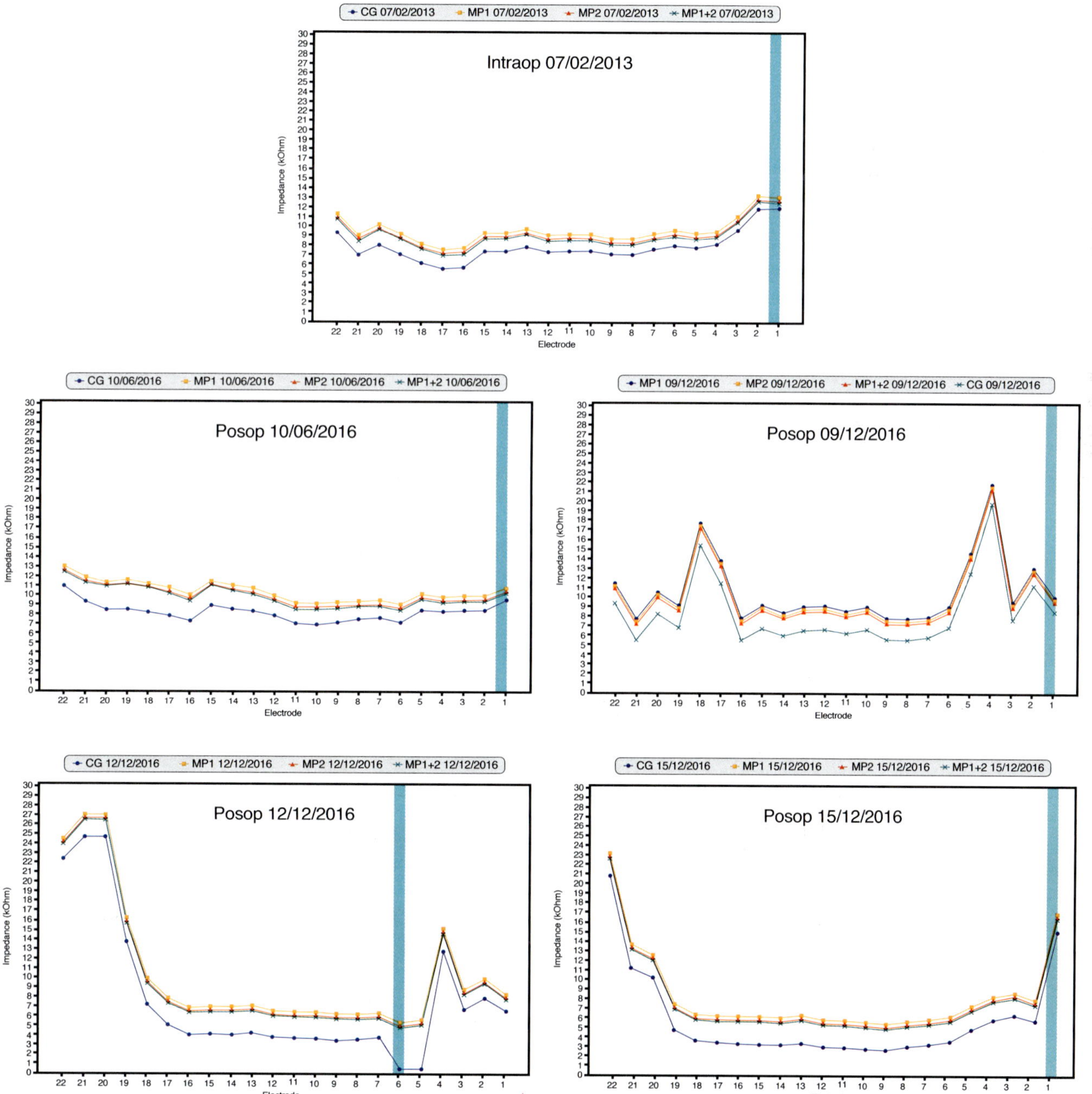

Figura 22.5 Impedâncias seriadas ilustrando um caso de variação por processo inflamatório (otomastoidite). A queixa foi declínio de desempenho auditivo, identificada a variação de impedâncias e confirmado o quadro pela tomografia computadorizada.

Independentemente da lesão completa tanto das células ciliadas como das células de sustentação, existem populações neurais disponíveis remanescentes. O número de células ganglionares varia de acordo com a etiologia e com as pessoas.[17] Esse dado mostra que mesmo pessoas com ausência total de limiares audiométricos pré-operatórios podem mostrar resposta neural mensurável com a estimulação do implante coclear.[18]

É possível medir a amplitude dessa resposta a partir da diferença de potencial entre o primeiro pico negativo (N1) e o primeiro pico positivo (P1 ou P2). A diminuição dessa amplitude acompanha a diminuição da corrente e, com isso, permite a determinação do limiar dessa resposta neural, ou seja, a menor corrente capaz de gerar um potencial visível.

A presença da resposta neural revela se as células ganglionares estão fisiologicamente ativas. Por exemplo, nos casos de neuropatias auditivas, elas podem estar presentes, mas que despolarizam assincronicamente, não sendo possível a obtenção do potencial de ação composto (Figura 22.6).

Para o fonoaudiólogo, o conceito de que o limiar da resposta neural é 100% audível é valioso na programação de bebês ou crianças cuja resposta e experiência auditivas não sejam consistentes ou sistemáticas. Em alguns modelos de implante coclear, os limiares da resposta neural são úteis na programação do processador de fala, e podem ser usados como limites dos níveis de estimulação até que essas adquiram habilidades auditivas suficientes para possibilitar uma resposta comportamental e ajudar mais eficientemente na programação.

Embora a literatura mostre que a correlação entre o limiar de telemetria neural e os limiares de estimulação mínimos e máximos de cada programa não é exatamente igual à configuração ao limiar de telemetria neural, é muito próximo (essa correlação é independente do tipo de tecnologia, recente ou mais antiga). Apesar desse resultado, o mapa programado a partir da telemetria neural não deve ser tomado como dado definitivo, mas usado segundo as sugestões da literatura como uma base inicial até que o paciente tenha experiência auditiva suficiente para dar uma resposta comportamental mais precisa.

Quando não houver uma boa resposta neural, o fonoaudiólogo deve comunicar o cirurgião. Porém, a ausência de resposta neural intraoperatória não implica que não haverá estimulação, ainda que o prognóstico possa ser reservado. Estudos relatam que a telemetria de resposta neural pode ser ausente no intraoperatório para os pacientes com etiologias relacionadas com meningite, ou hipoplasia de nervo, sugerindo pior prognóstico, o que não significa necessariamente que não conseguirão escutar.

Outra aplicação clínica da telemetria de resposta neural é o monitoramento das respostas fisiológicas ao longo do tempo, sejam elas melhorando ou piorando e até desaparecendo. Nesse último caso, a perda pode ser a consequência de algum evento hormonal ou fisiológico (doenças desmielinizantes), ou falha no dispositivo. Um estudo sobre as mudanças da telemetria neural durante o primeiro ano de implante em crianças pequenas concluiu que parâmetros como a função de recuperação, a latência e a inclinação desse limiar não se modificam ao longo do tempo, somente a amplitude. Esse dado pode ser traduzido como um sinal da melhoria da eficiência sináptica. O que leva a observar que, com a estimulação, não surgem novas fibras, mas essas podem se tornar mais eficientes e com despolarização sincrônica. Portanto, é possível a recuperação ou o aparecimento da resposta neural com estimulação elétrica continua.[19]

TIM – Transimpedance Matrix

A TIM mede impedâncias em modo bipolar entre todos os pares de eletrodos e emprega uma normalização com base nas medidas de impedâncias em *common ground* para identificar fluxos de corrente anormais entre os eletrodos.

A maior contribuição da TIM é a identificação de dobra da ponta do feixe de eletrodos (*tip foldover*) (Figura 22.7).

A TIM está atualmente disponível no *software* do SMARTNAV®, ferramenta da Cochlear®, que inclui a medida automática das impedâncias e da resposta neural em todos os eletrodos, além da informação sobre o posicionamento dos eletrodos.

Outras medidas podem ser realizadas no intraoperatório, como a função de recuperação do nervo, para avaliar as propriedades de condutibilidade do nervo pela medida do período refratário.[20,21] Além disso, a medida da dispersão da corrente na cóclea a partir de cada eletrodo também pode detectar dobras do feixe de eletrodos (*tip foldover*),[22] e pode influenciar o prognóstico e a quantidade de fibras recrutadas, com impacto direto na sensação de intensidade e nos níveis de programação do processador de fala.[23]

Ademais, a eletrococleografia tem sido amplamente usada nas cirurgias de implante coclear em que há considerável resíduo auditivo, principalmente no ápice da cóclea, para auxiliar o cirurgião no cuidado e na identificação da perda do microfonismo coclear em tempo real, durante a inserção dos eletrodos. A técnica é promissora e tem sido aperfeiçoada com uso de estímulo multifrequencial.[24]

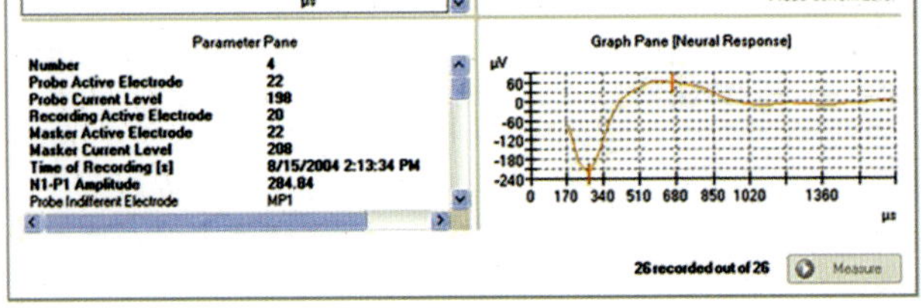

Figura 22.6 Figura da tela do *software* Custom Sound EP ilustrando a diminuição da amplitude da resposta neural com a diminuição da corrente. No exemplo, podem ser observadas a morfologia das respostas dos eletrodos 1 e 22, e os limiares dos eletrodos 1, 11 e 22 no gráfico.

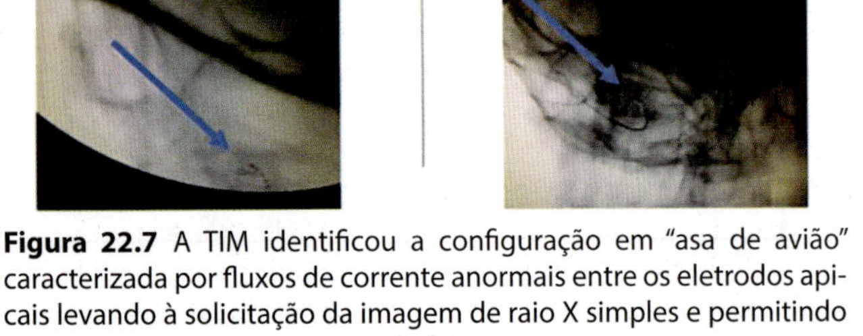

Figura 22.7 A TIM identificou a configuração em "asa de avião" caracterizada por fluxos de corrente anormais entre os eletrodos apicais levando à solicitação da imagem de raio X simples e permitindo a correção do posicionamento do feixe.

Durante os testes intraoperatórios, é importante que o monitor do facial esteja ligado, pois a depender da morfologia da cóclea, em etiologias traumáticas, na otosclerose ou meningite podem acontecer escapes de corrente durante a estimulação que provoquem respostas no nervo facial. Quando ocorrer, essa estimulação deve ser anotada e comunicada ao audiologista que é responsável pela ativação e programação do processador de fala.

AVALIAÇÕES PARA VALIDAR A PROGRAMAÇÃO DO IMPLANTE COCLEAR

Para avaliar e validar o desempenho auditivo na programação do implance coclear, é de grande relevância que esses indivíduos sejam submetidos às avaliações do reconhecimento de fala e de tons puros. A audiometria em campo livre avalia o menor nível de detecção dos sons, e os testes de reconhecimento da fala envolvem o processamento linguístico em toda a via auditiva. Esses limiares em campo livre são frequentemente avaliados para determinar a audibilidade de sons suaves com limiares geralmente esperados entre 20 e 30 dBNA.[25]

Para pesquisar o nível de intensidade mais fraco e para induzir uma forma consistente de sensação auditiva em crianças ou pacientes com grande período de privação auditiva, é necessária a apresentação do aumento dos níveis de estimulação até que eles desenvolvam essa percepção e condicionamento; já em crianças menores também é requerido o uso de técnicas comportamentais.[26]

Para os implantes da Cochlear Ltd, os limiares estão relacionados com a resposta do paciente no *threshold-sound pressure level* - T-SPL (o padrão é definido em 25 dB *sound pressure level* - SPL) que seria o nível mínimo de entrada da intensidade com a estimulação elétrica no nível mínimo e a sensibilidade do microfone no processador de fala.[27] Tanto o implante coclear da Advanced Bionics como o da MED-EL têm recursos para calcular automaticamente os níveis mínimos ou limiar auditivo (T/THR - *threshold*) com base nos níveis máximos de conforto (M/MCL - *maximum comfort level*), que são medidas realizadas durante a programação. No aparelho da Advanced Bionics, é comum que o *software* calcule automaticamente o nível mínimo em torno de 10% do nível máximo, enquanto no da MED-EL, esse cálculo geralmente é configurado em torno de 8%. Nos casos especiais, em que há queixas específicas sobre o sinal de entrada do microfone ou em situações mais incomuns, os profissionais podem optar por realizar medições manuais para ajustar os níveis de forma mais precisa.

Com relação ao reconhecimento da fala, a perda auditiva impacta significativamente a inteligibilidade da fala no ruído, especialmente nas altas frequências, resultando na perda de aspectos espectrais e temporais.[28] Na avaliação da rotina clínica, os testes de reconhecimento de fala podem ser realizados no silêncio e no ruído, quanto maior a relação sinal/ruído (S/R), menor é o efeito de ruído de fundo sobre a percepção do sinal. Pessoas com perda auditiva necessitam de uma relação S/R entre +15 e +20 dB para compreender a fala, enquanto pessoas com audição normal precisam de uma relação S/R de +6 dB para a mesma tarefa.[28]

Entre 2009 e 2018, foram identificados 7.238 beneficiados com pelo menos uma cirurgia de implante coclear nos 33 serviços habilitados para a saúde auditiva no Brasil. Nesses serviços, o número de equipamentos de audiologia era composto de 114 audiômetros, 101 cabines acústicas e 44 sistemas de campo livre.[29,30]

As avaliações dos testes de reconhecimento de fala e de tom puro são tradicionalmente realizadas em cabine acústica com campo livre e, dessa maneira, podem resultar em certas barreiras ao acesso à saúde auditiva, como por exemplo com relação à distância, limitações ao transporte, impossibilidades por problemas de saúde/locomoção, financeiros entre outros. Essas barreiras aos programas de implante coclear, e após a pandemia da covid-19, foram um dos motivos para a consolidação da programação do processador de fala de forma remota e no desenvolvimento de novas ferramentas para avaliar o teste de tom puro e de reconhecimento de fala sem a necessidade da cabine acústica.[31] Alguns estudos sobre a programação remota apresentaram resultados com valores de limiares de tom puro similares à avaliação presencial, confirmando ser um procedimento viável, seguro e efetivo.[32,33]

Uma das primeiras avaliações desenvolvidas para a análise do implante coclear no reconhecimento da fala no silêncio e no ruído, sem a necessidade da utilização da cabine acústica, refere-se ao uso por Direct Audio Input (DAI). Nesse método, o cabo de áudio realiza a transmissão direta da fala ao processador de fala, excluindo, assim, os ruídos externos durante a realização do teste.[34]

Outra forma de avaliação, atualmente mais utilizada, seria com o recurso de *streaming* sem fio para sistemas de implante coclear. A vantagem do Digital Audio Streaming (DAS) em comparação com o DAI analógico é que o sinal de áudio não é sensível ao ruído, à modelagem de frequência ou à atenuação de amplitude. Além disso, nenhuma calibração é necessária clinicamente, a relação depende do *firmware* do fabricante do implante coclear para uma determinada plataforma de produto, do protocolo de transmissão digital, bem como do ambiente de *software* da entrega do som (computador, sistema de iOS ou Android).[35]

ENVOLVIMENTO E PARTICIPAÇÃO DA FAMÍLIA

Após o diagnóstico da perda auditiva, é crucial que os pacientes recebam acompanhamento em serviços de (re)habilitação auditiva. Crianças matriculadas nesses serviços antes dos 6 meses de vida apresentaram desempenho significativamente superior em linguagem receptiva e expressiva, em comparação com seus pares identificados posteriormente. A vantagem da identificação precoce foi observada em crianças com habilidades cognitivas normais, independentemente do modo de comunicação, grau da perda auditiva, *status* socioeconômico, sexo, condição de minoria ou presença de deficiências adicionais. Crianças com diagnóstico antes dos 6 meses de vida alcançaram um desempenho comparável ao de seus pares ouvintes no desenvolvimento típico da linguagem, indicando uma contribuição substancial das famílias para os resultados nas habilidades auditivas e linguísticas dessas crianças após o implante coclear. Os resultados desses estudos afirmam que os melhores desempenhos são alcançados quando as famílias estão envolvidas desde o início da intervenção. O início precoce da mediação nos serviços de (re)habilitação pode proporcionar às famílias o suporte necessário para participar ativamente na promoção do desenvolvimento linguístico da criança e no acesso a modelos fluentes de linguagem.[36,37]

A terapia auditiva verbal (TAV) representa uma abordagem de intervenção destinada a crianças com perda auditiva, na qual a família escolhe proporcionar-lhes a oportunidade de aprender a ouvir e falar. Nesse contexto, os pais e outros membros da família são incentivados a se comunicar de maneira rotineira e incidental com essas crianças. A função principal do terapeuta é guiar os pais e cuidadores, colaborando com eles na incorporação de estratégias que facilitem a aquisição da linguagem e da fala, bem como no desenvolvimento da audição; dessa forma, a terapia amplia o crescimento das habilidades no âmbito das rotinas diárias da família.[38]

Ambrose et al.[39] investigaram a quantidade e a qualidade das interações de cuidadores na comunicação dirigida a crianças com perda auditiva em comparação com crianças com audição típica, no período entre 18 meses e 3 anos. A pesquisa revelou que as crianças com perda auditiva foram expostas a uma quantidade menor de palavras e a informações de qualidade inferior por parte de seus cuidadores em comparação com as crianças com audição típica aos 3 anos.

Um painel internacional em 2012[40] composto de especialistas da área, na Áustria, chegou a um consenso sobre os princípios de melhores práticas que guiam a implementação da intervenção precoce centrada na família. Eles promovem simultaneamente:

- Alegria nas interações comunicativas lúdicas e prazer geral dos papéis parentais
- Bem-estar familiar, incluindo o prazer da criança, relações familiares estáveis, disponibilidade emocional e otimismo quanto ao futuro da criança
- Envolvimento ativo dos pais no programa, escolha informada, tomada de decisão e defesa da criança
- Autoeficácia dos pais, destacando competência e confiança na parentalidade e na promoção do desenvolvimento da criança.

Os 10 princípios para a intervenção precoce centrada na família são fundamentais para guiar práticas e políticas que visam apoiar famílias com crianças em idade precoce que possam apresentar necessidades especiais ou que estão em risco de desenvolver essas necessidades.[40] Os três primeiros princípios, muitas vezes considerados o alicerce dessas intervenções, são:

1. Triagem auditiva e o diagnóstico da perda auditiva serão eficazes na medida em que estejam vinculados ao acesso imediato, oportuno e equitativo às intervenções apropriadas.
2. Condições equilibradas e parcerias entre famílias e profissionais, caracterizadas por reciprocidade, confiança mútua, respeito, honestidade, tarefas compartilhadas e comunicação aberta.
3. Profissionais promovem o processo em que as famílias adquirem o conhecimento, informações e experiências necessárias para tomar decisões totalmente informadas, incluindo educação sobre Leis de educação especial e direitos das famílias.

ATIVAÇÃO DO IMPLANTE COCLEAR

A ativação do implante coclear é a primeira vez na qual o dispositivo externo é programado, e antes que esse passo seja executado, alguns cuidados são necessários. O primeiro deles é a verificação da cicatrização e redução do edema, ou seja, a liberação pela equipe médica.

Além do acesso aos dados da avaliação intraoperatória, como os resultados das telemetrias e achados de avaliações de exames de imagem quando realizados no intraoperatório ou mesmo no pós-operatório imediato, o resgate de informações pré-operatórias que tenham relação com o prognóstico da intervenção com implante coclear são de grande valor. A etiologia da perda auditiva, resultados das avaliações por imagem, de outros testes audiológicos (tonal e vocal), a adaptação ao processo terapêutico fonoaudiológico e uso de aparelho de amplificação individual são alguns exemplos.

Outros fatores a ser considerados e registrados são as dificuldades que podem ocorrer durante a inserção do feixe de eletrodos intracoclear, não tão incomuns em algumas patologias como a otosclerose, podendo prejudicar a completa inserção do feixe de eletrodos, ou ainda a obtenção de padrões inesperados de respostas para a telemetria de impedâncias ou ausência de respostas para a telemetria de resposta neural.

A razão da obtenção dessas informações consiste no fato de que pode ter havido danos à integridade da unidade interna ou alteração de seu posicionamento que determinem a necessidade de desativação de eletrodos, evitando possíveis desconfortos para o implantado como, por exemplo, sensações extra-auditivas.

A inspeção visual da região da incisão e da área onde ficará acoplada a antena/processador de unidade única, bem como a realização da otoscopia, é importante nesse momento e em todos os encontros que se seguirão para detectar processos inflamatórios e/ou infecciosos que possam estar em curso. Em caso de alteração dessas regiões, faz-se necessário o encaminhamento para a equipe médica, evitando piores repercussões.[41]

Com as mudanças dos critérios de indicação para esse procedimento na última década, a utilização de técnicas cirúrgicas menos invasivas, que têm como objetivo preservar resíduos auditivos que podem ser utilizados em conjunto com a estimulação elétrica (estimulação híbrida), tem sido frequente. Esse é um fator que aumenta a necessidade de conhecer os limiares audiológicos pós-operatórios.[42]

A obtenção dos limiares auditivos deve ocorrer antes de ligação da unidade externa do implante coclear, mostrando o impacto da colocação da unidade interna sobre a função auditiva e estabelecendo uma linha de base para comparações futuras pós-estimulação elétrica. Outro ponto a ser considerado é que, em função do ato cirúrgico, fluidos e/ou sangue ainda podem estar presentes na orelha média, e é preciso obter limiares auditivos por condução aérea e óssea, bem como a complementação de dados audiológicos com a realização da timpanometria, principalmente nas ativações que ocorrem mais próximas do momento cirúrgico.[43]

A obtenção de limiares auditivos e/ou a descrição da performance auditiva nem sempre é tarefa fácil quando se tratam de crianças. Para essa população em especial, recomenda-se o uso adicional de inventários/questionários padronizados aplicados aos pais, na maioria dos casos, e especialmente em bebês e crianças muito pequenas. É importante que sejam utilizados antes da realização da cirurgia e após a ativação, ao longo do tempo, para que se possa acompanhar a evolução da performance auditiva e de linguagem oral.[44]

Com relação ao momento de realização da ativação, é importante dizer que a recomendação clássica é que ocorra entre 2 e 4 semanas a contar do ato cirúrgico;[45,46] no entanto, pode ser realizada em período mais precoce.[47]

Nos casos de implante unilateral, ou bilaterais sequenciais, é importante avaliar a orelha contralateral ao implante, pois a estimulação acústica agora irá ocorrer em conjunto com a estimulação elétrica e essa nova situação pode ocasionar mudanças na percepção auditiva. Considerando este fato, a realização da audiometria tonal e vocal, da imitanciometria, do ganho funcional e da verificação objetiva do dispositivo auditivo de amplificação sonora individual no lado que irá conservar a estimulação acústica é importante para que ajustes possam ser realizados visando o melhor balanceamento binaural possível.[43]

Seja qual for a forma de estimulação ou a idade do implantado, há sempre uma grade expectativa envolvendo o momento da ativação da unidade externa, e é importante o acolhimento com explicação detalhada de todos os componentes envolvidos, das limitações que o uso de um dispositivo eletrônico possui (de acordo com cada fabricante), bem como dos cuidados com a sua manutenção e manuseio.

Os primeiros programas são geralmente feitos usando parâmetros recomendados pelos fabricantes (estratégia de codificação, velocidade de estimulação e modo de estimulação), e têm como objetivo dar acesso aos sons de maneira confortável visando audibilidade. Esses parâmetros são abordados detalhadamente a seguir, uma vez que a ativação/programação deve ser realizada considerando as particularidades de cada indivíduo, ou seja, de maneira personalizada.

Em alguns casos, pode haver, mesmo que incialmente, mais dificuldade em se obter respostas do paciente de forma voluntária, ou seja, com a manifestação comportamental. Nesses casos, as medidas objetivas, mencionadas anteriormente, podem ser utilizadas como base para a criação dos programas iniciais, mesmo que tenham sido realizadas no intraoperatório, até que a criança ou o paciente alcance experiência auditiva suficiente para oferecer respostas mais precisas e confiáveis.

A Tabela 22.1 detalha os procedimentos realizados rotineiramente em uma ativação e estão descritos em ordem de execução sugerida.

A telemetria de impedâncias, associada a resultados de exames de imagem, indica a necessidade de desligar eletrodos e a telemetria de resposta neural irá mostrar a intensidade em que, garantidamente, o nervo auditivo conduz ao córtex auditivo o estímulo sonoro para que, com a vivência diária, possa ir ganhando sentido.

Os programas realizados na ativação têm as características de oferecerem sons gradativamente mais intensos e devem ser mudados de acordo com a recomendação da equipe assistente, até que se chegue ao último deles, quando deve ser realizado um novo encontro para uma nova programação do dispositivo.

Programação do implante coclear

Considera-se que o implantado teve algum contato com o mundo sonoro e está apto, ou o seu responsável, para dar informações sobre essa experiência que auxiliarão a programação. Esse levantamento pode ser realizado com o auxílio de questionários padronizados.

Apesar da ainda reduzida experiência, sempre que possível, é interessante realizar a audiometria em campo livre com o programa em uso, para verificar o nível mínimo de audibilidade alcançado. O fonoaudiólogo pode fazer uso da avaliação em campo livre (tonal e vocal) adequada à idade e à capacidade cognitiva do implantado, usando a faixa de frequência na qual os estímulos estão sendo enviados; atentar para que o processador esteja no programa/volume usado no dia a dia, pois servirá para nortear as necessidades dos novos programas.

A partir da garantia da audibilidade com o implante coclear em todas as frequências até 6 ou 8 kHz, em torno de 25 a 30 dBNA, o objetivo é melhorar a qualidade da percepção auditiva e preservar ao máximo as características do sinal acústico na sua transformação para sinal elétrico.

A Tabela 22.2 descreve os parâmetros que podem ser escolhidos ou manipulados na criação dos programas subsequentes à ativação, e os seus impactos sobre a percepção auditiva, mas deve-se lembrar que podem ter diferentes nomenclaturas e estar ou não disponíveis, a depender do fabricante.

Após o levantamento das necessidades para direcionar a programação, pela anamnese/questionários e avaliações, medidos os níveis mínimos de audibilidade, e com o conhecimento sobre os recursos disponíveis em cada *software* citados na Tabela 22.2, bem como das relações desses com o processo de transformação do som em energia elétrica, é hora de extrair o máximo da tecnologia.

A própria captação do som pelo microfone pode oferecer a possibilidade de captar sons em diferentes direções (omnidirecional × direcionalidade) ou quando em ambientes ruidosos detectam a necessidade de se adaptar automaticamente para dar mais conforto ao usuário. Alguns recursos considerados como pré-processamento do sinal são utilizados na entrada do sinal acústico no microfone do processador de fala e podem trazer melhora para a qualidade do som em ambientes desfavoráveis.

É possível fazer diferentes programas para diferentes ambientes, fazer uso da conectividade, dos aplicativos e dispositivos para proteção contra exposição à água.

Os programas novos e em uso precisam ser validados, o que pode ser realizado de maneira informal (audiometria comportamental, conversas, questionários e observações) ou por meio do uso de ferramentas que fornecem dados de maneira objetiva (*data logging*, telemetrias, reflexo elétrico e potenciais evocados eletricamente).

A monitoria da percepção auditiva e do desempenho de linguagem oral também é importante para a verificação da efetividade do implante coclear, bem como de seu uso diário.

A frequência desse acompanhamento é maior no primeiro ano e decresce ao longo do tempo; no entanto, é importante ao menos uma visita anual, mesmo que não haja queixas específicas. As crianças devem ser acompanhadas com maior frequência, uma vez que estão em processo de aquisição de linguagem e não expressam com facilidade seus desconfortos. A periodicidade desses encontros pode variar em casos individuais, mas em geral segue o recomendado pelas normativas em vigor.[46]

Tabela 22.1 Procedimentos realizados na ativação do implante coclear.

Procedimento	Objetivo
Acolhimento	Esclarecimentos sobre expectativas, dúvidas e demandas
Apresentação do dispositivo e acessórios	Conhecer cada item e sua funcionalidade, dar ciência dos períodos de garantia, escolher a força do ímã e explicar detalhadamente os cuidados de manuseio e manutenção
Medidas de telemetria	**Telemetria de impedâncias:** é a primeira das telemetrias a ser executada, em todas as sessões de programações. Mostra a integridade do dispositivo, registrando se a corrente elétrica pode ser enviada de forma adequada por todos os eletrodos **Telemetria de resposta neural:** pode ser usada incialmente para direcionar a determinação dos níveis mínimos e máximos de estimulação e para detectar mudanças ao longo do tempo
Escolha dos parâmetros de processamento de sinal (geralmente, são aqueles sugeridos pelos fabricantes de IC)	Parâmetros escolhidos no *software* de cada fabricante de IC: • Estratégia de codificação • Modo de estimulação • Largura de pulso
Medida e determinação dos níveis mínimos/máximos de estimulação	Parâmetros medidos com o paciente: **Nível mínimo:** como nível mínimo é considerada a menor corrente capaz de gerar sensação auditiva. Para alguns fabricantes, esse nível não é medido, mas determinado pelo *software* de forma proporcional à corrente designada como máxima[48] **Nível de conforto:** a intensidade máxima de estimulação corresponde ao nível mais forte de corrente utilizado sem causar desconforto.[48] Quando não pode ser obtido com a colaboração do implantado, pode ser estimado com uso de medida objetiva, como a pesquisa do reflexo estapediano eletricamente evocado A faixa compreendida entre esses dois níveis define a chamada de campo dinâmico elétrico e seu valor pode variar de um fabricante para outro (de 40 a 80 dB)[48]
Orientações e preenchimento da documentação	Recomendar cuidado com a manutenção e utilização. Fazer o preenchimento dos formulários de garantia e do *checklist* dos componentes, além do envio ao representante, necessário para que haja a garantia em caso de quebra ou mal funcionamento

Tabela 22.2 Parâmetros utilizados na programação do implante coclear.

Sensibilidade do microfone	Quanto mais elevado o valor da sensibilidade, menor será a energia necessária para a estimulação, e vice-versa.[48] De maneira geral, é mantido fixo; no entanto, é possível ser modificado quando necessário, até mesmo de maneira automática, levando em consideração o ruído presente no ambiente
Volume do processador de fala	Pode ser manipulado pelo usuário e tem efeito sobre o nível máximo de estimulação, dentro de um percentual predeterminado durante a programação
Pulso, corrente e carga elétrica	O pulso elétrico geralmente usado é o bifásico, apesar de alguns fabricantes trazerem outras opções A carga enviada ao nervo é resultado da amplitude do pulso *versus* a duração (largura) do pulso. Para o aumento da carga, pode ser modificada ao se manipular a amplitude e/ou a largura (expressa em microssegundos [µs]) O aumento da largura do pulso se faz necessário, por exemplo, quando os níveis máximos de estimulação (amplitude) atingem os limites de conformidade (compliância)
Taxa de estimulação	É caracterizada pela repetição dos pulsos enviados (número de pulso enviados por segundo [pps]) e determina a velocidade de estimulação[48]
Modo de estimulação	Para que a energia que alimenta o sistema se propague, faz-se necessário o envolvimento de mais de 1 eletrodo na formação de um canal (circuito) ou até de mais de 1 eletrodo. É preciso contar com 1 eletrodo ativo (responsável pela estimulação) e 1 eletrodo indiferente (terra ou referência para a passagem da corrente) O modo de estimulação é dado pela posição e maneira como estão dispostos os eletrodos do canal, e devem ser escolhidos de acordo com o recomendado pelo fabricante, pois raramente precisam ser manipulados. Os mais comuns são assim chamados: • Monopolar (MP): eletrodos ativos dentro da cóclea e terra fora da cóclea. Pelo campo elétrico mais amplo, permite a estimulação com corrente elétrica mais baixa, gerando menor consumo de energia, promove uma estimulação mais homogênea ao longo do feixe (área) de eletrodo estimulado e velocidades de estimulação mais rápidas • Bipolar (BP): eletrodos ativos e terra dentro da cóclea, dispostos lado a lado e, algumas vezes, com um ou mais eletrodos entre eles • *Common ground* (CG): eletrodos ativos e terra dentro da cóclea, dispostos lado a lado da cóclea; no entanto, 1 eletrodo apenas é ativo e os demais funcionam como terra
Estratégia de codificação do sinal	É a forma como o sinal acústico é convertido para sinal elétrico e entregue à unidade interna (via rádio frequência). O ideal é que envolva parâmetros temporais, de frequência e de intensidade. Tem o intuito de preservar da melhor maneira a informação original (acústica). Cada fabricante de implante coclear propõe uma estratégia
Níveis de energia do processador	Possui diferentes nomenclaturas entre os fabricantes, mas a sua função é assegurar que todos os canais estejam enviando corrente elétrica em níveis ideais (reais), ou seja, de acordo com o que o sistema acomoda (dentro dos limites de compliância ou conformidade). Essa verificação é feita pelo sistema, checando a capacidade do processador de transmitir a informação para a unidade interna via radiofrequência. É realizada quando é confeccionado um novo mapa ou quando há queixa de mudança na qualidade do som, consumo rápido de bateria, além de mudanças inerentes ao próprio implantado, a exemplo ganho de peso[48]
Níveis de estimulação	Já descritos no quadro anterior, são sempre medidos a cada encontro
Campo dinâmico	Os sons fracos, não audíveis pelos usuários, são amplificados e os desconfortáveis são comprimidos, de maneira que possam transitar dentro da área chamada campo dinâmico, fornecendo audibilidade e conforto
Ganho	Pode ser aplicado a cada canal do mapa e tem o objetivo de melhorar a qualidade do som.[48] É uma forma de promover a melhora da sensação do som correspondente, sem o aumento da energia
Tabela de frequências	Mostra as frequências alocadas em cada canal. Quando 1 eletrodo ou mais precisam ser desativados, os *softwares* já fazem o ajuste para que as frequências relativas a esses eletrodos sejam incluídas em outros canais. A tabela de frequência depende do fabricante, e varia de 70 Hz a 250 Hz como frequência mínima, e entre 79.838 Hz e 8.500 Hz, mas para um adulto deve ir até pelo menos 6.000 Hz, e em crianças até pelo menos 7.000 Hz para um reconhecimento de fala satisfatório[49]
Máximas	Nas estratégias que usam a estimulação dinâmica das frequências de maior amplitude no espectro acústico, o número de máximas determina quantos canais são estimulados ao mesmo tempo e os canais escolhidos. Um número de 9 máximas ou acima são referidos como necessários para uma melhor *performance*[45]

REFERÊNCIAS BIBLIOGRÁFICAS

4. WHO. World report on hearing. Geneva: WHO; 2021. Disponível em: https://www.who.int/publications/i/item/9789240020481. Acesso em: 2024 Jul.
5. Bevilacqua MC, Alvarenga Kde F, Costa OA, Moret AL. The universal newborn hearing screening in Brazil: from identification to intervention. Int J Pediatr Otorhinolaryngol [Internet]. 2010 [Acesso em: 2024 Jul];74(5):510-515.
6. Year 2019 Position Statement: Principles and Guidelines for Early Hearing Detection and Intervention Programs (2019). Journal of Early Hearing Detection and Intervention [Internet]. 2019 [Acesso em: 2024 Jul];4(2):1-44.
7. Goffi-Gomez MVS. When may cochlear implant not work even at a very young age? Int Arch Otorhinolaryngol [Internet]. 2023 [Acesso em: 2024 Jul];27(2):e179–e182.
8. McConkey Robbins A, Koch DB, Osberger MJ, Zimmerman-Phillips S, Kishon-Rabin L. Effect of age at cochlear implantation on auditory skill development in infants and toddlers. Arch Otolaryngol Head Neck Surg [Internet]. 2004 [Acesso em: 2024 Jul];130(5):570-574.
9. Moeller MP. Early intervention and language development in children who are deaf and hard of hearing. Pediatrics [Internet]. 2000 [Acesso em: 2024 Jul];106(3):E43.
10. Ching TYC, Dillon H, Leigh G, Cupples L. Learning from the longitudinal outcomes of children with hearing impairment (LOCHI) study: summary of 5-year findings and implications. Int J Audiol [Internet]. 2018 [Acesso em: 2024 Jul];57(sup2):S105-S111.
11. Yoshinaga-Itano C, Sedey AL, Mason CA, Wiggin M, Chung W. Early Intervention, Parent Talk, and Pragmatic Language in Children With Hearing Loss. Pediatrics [Internet]. 2020 [Acesso em: 2024 Jul];146(Suppl 3):S270-S277.
12. Lind-Combs HC, Holt RF. Associations between parent mental state language and child inhibitory control in children who are deaf or hard of hearing. J Speech Lang Hear Res [Internet]. 2022 [Acesso em: 2024 Jul];65(8):3129-3145.

13. Figueiredo RSL, Mendes B, Cavanaugh MCV, Deperon TM, Novaes B. Índice de inteligibilidade (SII) e variação da intensidade do sinal de fala em crianças com deficiência de audição. Audiol Commun Res [Internet]. 2019 [Acesso em: 2024 Jul];24:e1733.
14. Goffi-Gomez MVS, Guedes MC, Sant.Anna SG, Peralta CGO, Tsuji RK, Castilho AM, Brito Neto RV, Bento RF. Critérios de seleção e avaliação médica e audiológica dos candidatos ao implante coclear: Protocolo HCFMUSP. *Int* Arch Otorhinol [Internet]. 2004 [Acesso em: 2024 Jul]; 8(4):303-13.
15. Christov F, Gluth MB, Lahti SJ, Ludwig S, Hans S, Holtmann LC et al. Electric compound action potentials (ECAPs) and impedances in an open and closed operative site during cochlear implantation. Cochlear Implants Int [Internet]. 2019 Jan [Acesso em: 2024 Jul];20(1):23-30.
16. Hughes ML, Vander Werff KR, Brown CJ, Abbas PJ, Kelsay DM, Teagle HF et al. A longitudinal study of electrode impedance, the electrically evoked compound action potential, and behavioral measures in nucleus 24 cochlear implant users. Ear Hear [Internet]. 2001 Dec [Acesso em: 2024 Jul];22(6):471-486.
17. Zeitler DM, Lalwani AK, Roland JT Jr, Habib MG, Gudis D, Waltzman SB. The effects of cochlear implant electrode deactivation on speech perception and in predicting device failure. Otol Neurotol [Internet]. 2009 [Acesso em: 2024 Jul];30(1):7-13.
18. Newbold C, Richardson R, Millard R, Huang C, Milojevic D, Shepherd R et al. Changes in biphasic electrode impedance with protein adsorption and cell growth. J Neural Eng [Internet]. 2010 Oct [Acesso em: 2024 Jul];7(5):056011.
19. Bittencourt AG, Goffi-Gomez MV, Pinna MH, Bento RF, de Brito R, Tsuji RK. Programming peculiarities in two cochlear implant users with superficial siderosis of the central nervous system. Eur Arch Otorhinolaryngol [Internet]. 2012 [Acesso em: 2024 Jul];269(5):1555-63.
20. Khan AM, Handzel O, Burgess BJ, Damian D, Eddington DK, Nadol JB Jr. Is word recognition correlated with the number of surviving spiral ganglion cells and electrode insertion depth in human subjects with cochlear implants?. Laryngoscope [Internet]. 2005 [Acesso em: 2024 Jul];115(4):672-77.
21. Ribeiro GE, Goffi-Gomez MVS, Hoshino ACH, Magalhães ATM, Tsuji RK, Bento RF. Is the presence of ECAP intraoperatively a predictor for the prognosis in of cochlear implants outcomes in adults? Int Arch Otorhinoralaryngol [Internet]. Submetido.
22. Moura AC, Goffi-Gomez MV, Couto MI, Brito R, Tsuji RK, Befi-Lopes DM et al. Longitudinal analysis of the absence of intraoperative neural response telemetry in children using cochlear implants. Int Arch Otorhinolaryngol [Internet]. 2014 Oct [Acesso em: 2024 Jul];18(4):362-8.
23. Kutscher K, Goffi-Gomez MVS, Befi-Lopes DM, Tsuji RK, Bento RF. Implante coclear: correlação da recuperação neural, privação auditiva e etiologia. Pró-Fono R Atual Cient [Internet]. 2010 Dec [Acesso em: 2024 Jul]22(4):473-8.
24. Wiemes GR, Hamerschmidt R, Moreira AT, de Fraga R, Tenório SB, Carvalho B. Auditory nerve recovery function in cochlear implant surgery with local anesthesia and sedation versus general anesthesia. Audiol Neurotol [Internet]. 2016 [Acesso em: 2024 Jul];21(3):150-157.
25. Grolman W, Maat A, Verdam F, Simis Y, Carelsen B, Freling N et al. Spread of excitation measurements for the detection of electrode array foldovers: a prospective study comparing 3-dimensional rotational x-ray and intraoperative spread of excitation measurements. Otol Neurotol [Internet]. 2009 Jan [Acesso em: 2024 Jul];30(1):27-33.
26. Coutinho da Silva J, Schmidt Goffi-Gomez MV, Tsuji RK, Bento R, Brito Neto R. Is there any correlation between spread of excitation width and the refractory properties of the auditory nerve in cochlear implant users? Audiol Neurotol [Internet]. 2021 [Acesso em: 2024 Jul];26(2):85-94.
27. Saoji AA, Graham MK, Adkins WJ, Koka K, Carlson M, Neff B et al. Multi-frequency electrocochleography and electrode scan to identify electrode insertion trauma during cochlear implantation. Brain Sci [Internet]. 2023 Feb 15 [Acesso em: 2024 Jul];13(2):330.
28. Govaerts PJ. Vaerenberg B, de Ceulaer G, Daemers K, Beukelaer C, Schauwers K. Development of a software tool using deterministic logic for the optimization of cochlear implant processor programming. Otol Neurotol [Internet]. 2010 [Acesso em: 2024 Jul];31(6):908-18.
29. Thai-Van H, Truy E, Charasse B, Boutitie F, Chanal JM, Cochard N et al. Modeling the relationship between psychophysical perception and electrically evoked compound action potential threshold in young cochlear implant recipients: clinical implications for implant fitting Clin Neurophysiol [Internet]. 2004 Dec [Acesso em: 2024 Jul];115;2811-24.
30. de Graaff F, Lissenberg-Witte BI, Kaandorp MW, Merkus P, Goverts ST, Kramer SE et al. Relationship between speech recognition in quiet and noise and fitting parameters, impedances and ECAP thresholds in adult cochlear implant users. Ear Hear [Internet]. 2020 Jul-Aug [Acesso em: 2024 Jul];41(4):935-47.
31. Plomp R. A signal-to-noise ratio model for the speech-reception threshold of the hearing impaired. J Speech Hear Res [Internet]. 1986 [Acesso em: 2024 Jul];29:146-54
32. Daher CV, Bahmad Junior F. Cochlear implants in a low-income country: brazilian public health system (SUS) - a longitudinal analysis since the beginning. Braz J Otorhinolaryngol [Internet]. 2021 May-Jun [Acesso em: 2024 Jul];87(3):245-6.
33. Daher CV. Análise da assistência dos beneficiados com a cirurgia de implante coclear pelo Sistema Único de Saúde (SUS), nos últimos 10 anos [mestrado em Ciências da Saúde]. Brasília: Faculdade de Ciências da Saúde da Universidade de Brasília (UnB); 2021.
34. Chen C, Stein AL, Hughes ML, Morris HR, Litvak L, Wiemes DM. Testing speech perception with cochlear implants through digital audio streaming in a virtual sound booth: a feasibility study. J Am Acad Audiol [Internet]. 2021 Apr [Acesso em: 2024 Jul];32(4):219-28.
35. McElveen JTJ, Blackburn EL, Green JDJ, McLear PW, Thimsen DJ, Wilson BS. Remote programming of cochlear implants: a telecommunications model. Otol Neurotol [Internet]. 2010 [Acesso em: 2024 Jul];31(7):1035-40.
36. Samuel PA, Goffi-Gomez MV, Bittencourt AG, Tsuji RK, Brito RD. Remote programming of cochlear implants. Codas [Internet]. 2014 [Acesso em: 2024 Jul];26(6):481-6.
37. Caldas FF, Buzo BC, Masiero BS, Takeuti AA, Cardoso CC, Elias TGA, Bahmad F Jr. Novel cochlear implant assessment tool: comparative analysis of children and adults. Front Neurol [Internet]. 2023 Apr 27 [Acesso em: 2024 Jul];14:1090184.
38. Goehring JL, Hughes ML, Baudhuin JL, Valente DL, McCreery RW, Diaz GR et al. The effect of technology and testing environment on speech perception using telehealth with cochlear implant recipients. J Speech Lang Hear Res [Internet]. 2012 Oct [Acesso em: 2024 Jul];55(5):1373-86.
39. Yoshinaga-Itano PJ, Vaerenberg B, de Ceulaer G, Daemers K, de Beukelaer C, Schauwers K. Development of a software tool using deterministic logic for the optimization of cochlear implant processor programming. Otol Neurotol [Internet]. 2010 [Acesso em: 2024 Jul];31(6):908-18.
40. Stredler-Brown A, Yoshinaga-Itano C. F.A.M.I.L.Y. assessment: a multidisciplinary evaluation tool. In: Roush J, Matkin N (eds.) Infants and toddlers with hearing loss. Baltimore, MD: York Press; 1994. p. 133-61.
41. Rosenzweig EA. Auditory verbal therapy: a family-centered listening and spoken language intervention for children with hearing loss and their families. J Perspectives of the ASHA Special Interest Groups [Internet]. 2017 [Acesso em: 2024 Jul];2(9):54-65.
42. Ambrose SE, Walker E, Unflat-Berry L, Oleson J, Moeller MP. Quantity and quality of caregivers' linguistic input to 18-month and 3-year old children who are hard of hearing. Ear Hear [Internet]. 2015 [Acesso em: 2024 Jul];36(suppl 1):48S-59S.
43. Moeller MP, Carr G, Seaver L, Stredler-Brown A, Holzinger D. Best practices in family-centered early intervention for children who are deaf or hard of hearing: an international consensus statement. J Deaf Stud Deaf Educ [Internet]. 2013 Oct [Acesso em: 2024 Jul];18(4):429-45.
44. Wolfe J, Scharfer EC. Clinical consideration: putting all the pieces together. In: Programing cochlear implants. Plural Publishing Inc.; 2010. p. 89-113.

45. Carlson MC, Driscoll CLW, Gifford RH, Service GJ,Tombers NM, Hughes-Borst BJ et al. Implication of minimizing trauma during conventional length cochlear implantation. Otol Neurotol [Internet]. 2011 Aug [Acesso em: 2024 Jul];32(6):962-8.
46. Gifford RH. Elements of postoperative assessment: adult implant recipients. In: Cochlear Implant Patient Assessment. Plural Publishing Inc.; 2013. p. 85-96.
47. Silva-Comerlatto MP. Habilidades auditivas e de linguagem de crianças usuárias de implante coclear: análise dos marcadores clínicos de desenvolvimento [tese de doutorado]. São Paulo: Faculdade de Medicina da Universidade de São Paulo; 2015 [Acesso em: 2024 Jul]. Disponível em: www.teses.usp.br
48. Wolfe J, Scharfer EC. Clinical consideration: putting all the pieces together. In: Programing Cochlear Implants. Plural Publishing Inc.; 2010. p. 89-113.
49. Brasil. Portaria Nº 2.776, de 18 de dezembro de 2014. Aprova as diretrizes gerais para a atenção especializada às pessoas com deficiência auditiva no Sistema Único de Saúde - SUS e altera a Lei Nº 8.080, de 19 de setembro de 1990.
50. Wiemes GM, Govaerts NRM, Carcalho B, Hamerschmidt R. Perspective chapter: cochlear implant activation in the immediate postoperative period at the operating room. In: Hatzopoulos S, Ciorba A, Piotr H. Skarzynski PH, editors. Latest advances in cochlear implant technologies and related clinical applications. IntechOpen [Internet]; 2023 [Acesso em: 2024 Jul]. Disponível em: http://dx.doi.org/10.5772/intechopen.105308
51. Goffi-Gomez MVS, Magalhães ATM. Ativação e programação do implante coclear. In: Bento RF et al. Tratado de implante coclear e próteses auditivas implantáveis. Editora Thieme Revinter Publicações Ltda, 2021; p.451-64.
52. Stelmachowiccz PG, Pittman AL, Hoover BM, Lewis DE. Effect of stimulus bandwidth on perception of/s/in normal and hearing – impaired children and adults. J Acoust Soc Am [Internet]. 2001 Oct [Acesso em: 2024 Jul];110(4):2183-90.

CAPÍTULO 23

Células-Tronco e Terapia Gênica: Perspectivas Futuras no Tratamento da Surdez

Jeanne Oiticica

INTRODUÇÃO

A audição, um dos cinco sentidos primordiais, depende de um sistema complexo e altamente desenvolvido, capaz de assimilar e responder aos mais diversos estímulos ambientais. Viabiliza nossa interação com o meio, e é responsável por uma das mais importantes, únicas e complexas características da espécie humana, a comunicação. Esse sistema depende de estruturas sensoriais altamente especializadas, com características similares a neurônios, e capazes de converter a onda sonora mecânica em estímulo elétrico, transmitindo-o aos circuitos neurais centrais e interpretando-o do ponto de vista cognitivo como estímulo auditivo específico. Segundo estimativas da Organização Mundial da Saúde, a prevalência de perda auditiva aumentará de aproximadamente 460 milhões de indivíduos em 2019 para mais de 900 milhões até 2050. A perda auditiva neurossensorial progressiva de início tardio não sindrômica, a perda auditiva relacionada com idade, a perda auditiva induzida por ruído (PAIR), a perda auditiva por ototoxicidade por drogas e a perda auditiva autossômica dominante constituem as causas mais comuns.

Os custos com desordens da comunicação encarecem economias em todo mundo, consumindo bilhões de dólares por ano. A maioria dos casos de déficit auditivo decorre da perda das células sensoriais da audição ou dos neurônios acoplados a elas, e quando instalada costuma ser irreversível. Até pouco tempo, acreditava-se que se nascia com um estoque limitado de células ciliadas, e por isso sua lesão era sempre permanente. Esse conceito sofreu reviravolta na década de 1980, com a descoberta que a maioria dos vertebrados, incluindo aves, peixes e anfíbios, era capaz de regenerar as células ciliadas do epitélio sensorial auditivo, tanto após lesão celular ou como parte do processo fisiológico de crescimento e manutenção tecidual, chamado reparo constante (*constant turnover*). Nessas espécies, a lesão das células ciliadas não é definitiva, mas, sim, seguida por reparo espontâneo e funcional; fato oposto ao usualmente observado em mamíferos, incluindo a espécie humana.[1] Uma característica marcante das células altamente diferenciadas e especializadas, incluindo as células ciliadas do epitélio sensorial auditivo de mamíferos, é que normalmente encontram-se ativamente bloqueadas e impedidas de entrar em divisão celular; como consequência, sua lesão é definitiva e não seguida de reparo como ocorre com muitas das demais células do corpo. Uma complexa rede de proteínas e ciclinas interage regulando e inibindo a expressão de genes necessários para entrada e saída do ciclo celular, mantendo essas células em quiescência mitótica.[2]

Recentemente, foi demonstrado que células de suporte do epitélio sensorial vestibular de mamíferos adultos, cobaias e humanos, são capazes de auto-reparo após lesão das células ciliadas induzida por aminoglicosídeos.[3] Ao que parece, o surgimento das novas células ciliadas seria proveniente das células de suporte adjacentes, através de re-entrada no ciclo celular e subsequente divisão assimétrica, gerando novas células ciliadas e novas células de suporte; ou através do fenômeno de conversão fenotípica, também conhecido como transdiferenciação, no qual células de suporte são convertidas em células ciliadas sem que haja mitose.[4] A existência de outros sistemas sensoriais no corpo humano com capacidade regenerativa e contendo população de células-tronco adultas quiescentes, capazes de reparo após lesão aguda, entre esses o neuroepitélio olfativo, levantou a questão. Será que o órgão de Corti de mamíferos seria a única exceção à regra? A evidência veio quando alguns autores conseguiram isolar e demonstrar a presença de células-tronco na cóclea e no vestíbulo de camundongos, e no nervo auditivo humano.[5] Entretanto, ainda faltam evidências da existência de células-tronco na cóclea humana. Devido à extrema relevância do tema, pesquisadores do mundo inteiro saíram em busca do elo perdido, quais seriam os principais mecanismos reguladores do reparo das células da audição e por que esse fenômeno seria diferente em mamíferos? A resposta parece estar na maturidade e no grau de desenvolvimento do sistema responsável pela audição, e em fatores intrínsecos relacionados com o número de células-tronco e a sua capacidade de proliferação. Por isso, estratégias para terapias com células-tronco ou para modulação da expressão de genes reguladores negativos do ciclo celular do epitélio sensorial do órgão de Corti vêm sendo testadas de maneira sistemática, ainda que sendo a nível experimental.

O cultivo dessas células em laboratório representa passo fundamental,[6] não só para transplantes futuros na orelha afetada, mas porque abre uma gama de possibilidades para identificação e manipulação dos fatores reguladores do funcionamento das células da audição e para o desenvolvimento de estratégias com novas drogas que possam atuar neles. Em ensaio clínico inovador, cócleas foram removidas de pacientes submetidos à ressecção de schwannoma vestibular e de doadores de órgãos com morte cerebral. O tecido coletado foi dissociado para análise por citometria de fluxo e pesquisa de marcador de células-tronco (ABCG2); além de ensaio de formação de esferas (amplamente utilizado para testar a capacidade de pluripotência, formação dos tipos celulares do tecido da orelha interna). Esferas foram identificadas após 2 a 5 dias *in vitro*, e o marcador de células-tronco ABCG2 foi detectado por análise citométrica de fluxo após dissociação coclear, o que sugere a presença de células progenitoras na cóclea humana adulta.[7]

MECANISMOS DE REGENERAÇÃO DAS CÉLULAS CILIADAS

Em inúmeros órgãos e tecidos, incluindo a pele, o epitélio intestinal e a medula óssea, existe uma renovação celular constante ao longo da vida. Alguns tecidos sensoriais também apresentam reposição cíclica de seus estoques de células sensoriais, como é o caso dos epitélios olfatório e gustativo. Contudo, o epitélio sensorial auditivo de mamíferos parece ser refratário, e frente ao dano nenhuma proliferação celular pode ser observada; já o sistema vestibular parece apresentar algum grau de proliferação, mas com muito poucas células ciliadas formadas e sem repercussão funcional significante.[3] Talvez a chave para se entender por que a regeneração das células ciliadas não ocorre em mamíferos esteja na maior compreensão dos mecanismos de reparo que ocorrem em outras espécies, incluindo aves. A perda das células ciliadas em aves é o gatilho que ativa a célula de suporte adjacente. Inicialmente, essa célula sofre transdiferenciação direta, convertendo-se em células ciliadas, sem que ocorra divisão celular, processo que tem início antes que a célula ciliada danificada sofra extrusão do epitélio sensorial.[8] Após 3 a 4 dias, algumas células de suporte entram no ciclo celular, dando origem tanto a novas células ciliadas como a novas células de suporte. Essa regeneração coincide temporal e espacialmente com a expressão de marcadores específicos do desenvolvimento de células ciliadas e com o aumento progressivo de sua maturação morfológica, quando as novas células formadas passam a apresentar adequado comprimento e orientação de seus estereocílios.[8] Esse processo de divisão e diferenciação assimétrica, somado ao fato de que o epitélio sensorial vestibular de aves repõe de modo constante suas células ciliadas usando mecanismo similar, indicam comportamento compatível com células-tronco (Figura 23.1). Até o momento, entretanto, não está claro se essa capacidade de se dividir e diferenciar em células ciliadas é uma propriedade comum a todas as células de suporte de aves ou restrita a uma subpopulação específica. Outra pergunta que continua sem resposta é por que a capacidade de regeneração de células ciliadas, presentes em outros vertebrados, está ausente em mamíferos? A resposta pode estar no processo evolucionário ao longo de centenas de milhões de anos que culminou com o elevado grau de especialização do órgão de Corti de mamíferos, capacitado para percepção auditiva em altas frequências. Tal fato deve ter contribuído para a redução no número de células ciliadas, o surgimento de subtipos morfologicamente distintos de células de suporte e o aumento na sensibilidade mecânica da membrana basilar. Possivelmente, o desenvolvimento de mudanças estruturais no arranjo citoarquitetônico de células ciliadas internas e externas, e na especialização das células de suporte, contribuiu para a restrição efetiva na habilidade de diferenciação e de reparo desse epitélio sensorial.

MECANISMOS REGULADORES DO FENÓTIPO CELULAR NA ORELHA INTERNA

Uma variedade de mecanismos é responsável por manter o estado pós-mitótico do órgão de Corti de mamíferos adultos. Para entendê-los, é preciso conhecer bem os fatores reguladores que atuam desde o período embrionário ao pós-natal de desenvolvimento da orelha interna. As informações a seguir são baseadas em estudos experimentais em animais, e apesar de complexas, são de extrema relevância científica já que servem para guiar as estratégias futuras para o desenvolvimento de novas formas de tratamento para a surdez. Durante o desenvolvimento da orelha interna, as células precursoras que dão origem ao órgão de Corti saem do ciclo celular, tornando-se pós-mitóticas, e constituem a zona de células não proliferantes (*zone of non-proliferating cells* [ZNPC]), inicialmente identificada no ápice do ducto coclear.

A saída do ciclo celular na ZNPC propaga-se gradualmente, em uma onda relativamente sincrônica ao longo do ducto coclear, migrando do ápice para a base da cóclea.[9] Nesse momento, células da região basal da cóclea passam a expressar os primeiros marcadores de diferenciação de células ciliadas, incluindo o fator de transcrição hélice-alça-hélice básico (*basic helix-loop-helix* [bHLH]), conhecido como *Atoh-1* ou *Math-1*, e as miosinas, como a miosina VI e a miosina VIIa. Um fator de transcrição é uma proteína que se liga a sequências específicas do DNA e controla a transferência da informação genética do DNA para o RNA mensageiro, ativando ou bloqueando a transcrição dessa informação. Essa onda de diferenciação propaga-se pelo ducto coclear até atingir seu ápice; logo, as primeiras células da base da cóclea a saírem do ciclo celular serão as últimas a se diferenciar, entre 4 e 5 dias depois. A onda que propaga a saída do ciclo celular coincide temporalmente com o aumento progressivo do gradiente de expressão do p27^{Kip1}, um inibidor de quinase dependente de ciclina (*cyclin-dependent kinase inhibitors* [CKI]).[2]

O p27^{Kip1} mantém sua expressão nas células de suporte à medida que estas progridem para diferenciação, e sofre redução gradativa de sua expressão nas células ciliadas em diferenciação. Apesar das células de suporte serem pós-mitóticas e usualmente não se dividirem no período pós-natal, ainda assim mantêm habilidade transitória de reentrada no ciclo celular e de diferenciação em células ciliadas no período pós-natal, até haver maturação funcional completa do epitélio sensorial auditivo.[10] Diferentemente das células de suporte, as células ciliadas expressam um CKI diferente à medida que sofrem diferenciação, o p19^{Ink4d}, que existe não para regular o número de células do órgão de Corti e, sim, para manter o estado pós-mitótico dessas células.

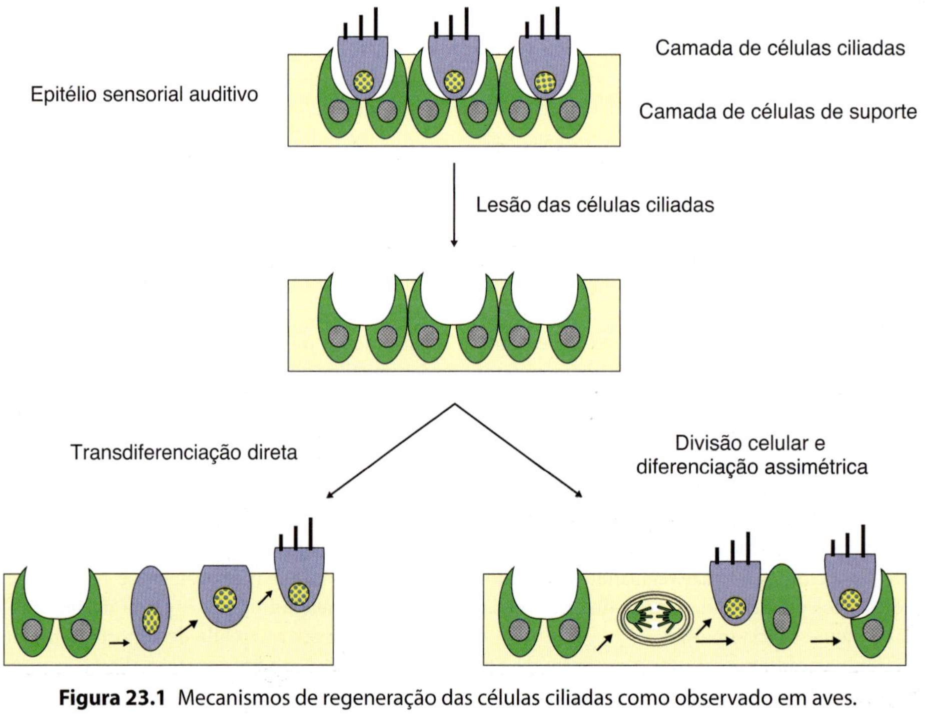

Figura 23.1 Mecanismos de regeneração das células ciliadas como observado em aves.

Outra classe de reguladores do ciclo celular que atuam na cóclea são os membros da família das *pocket protein*, incluindo o gene *Rb* supressor tumoral do retinoblastoma (*product of the retinoblastoma susceptibility gene* [pRb]). A Rb é uma proteína nuclear que se liga a membros da família de fatores de transcrição E2f e reprime a expressão de genes necessários para entrada na fase S do ciclo celular. A Rb é alvo de ciclinas, e sua fosforilação permite a progressão do ciclo celular, está expressa nas células ciliadas e ausente nas células de suporte do órgão de Corti. Após o surgimento dos primeiros sinais de diferenciação na cóclea em desenvolvimento, e com o início da expressão do *Atoh-1* nas células precursoras, as células ciliadas sofrem mudanças morfológicas e bioquímicas, incluindo a polarização dos estereocílios em suas superfícies apicais, o aprimoramento mecânico ciliar e a formação da rede de sinapses com os neurônios do gânglio espiral.[9] À medida que as células ciliadas amadurecem, a expressão do *Atoh-1* diminui, indicando ser o regulador primário da diferenciação dessas células. Alguns estudos sugerem, ainda, que o *Atoh-1* pode vir a ser usado na regeneração coclear após lesão das células ciliadas. Recentemente, a eletropolarização *in utero* do *Atoh-1* em embriões de camundongos foi capaz de gerar grande número de células ciliadas ectópicas nas diversas regiões da cóclea, incluindo órgão de Corti.[11] Em aves, observa-se aumento da expressão *Atoh-1* durante a regeneração das células ciliadas, o que mimetiza parcialmente o processo observado durante o desenvolvimento embrionário da orelha interna de mamíferos. A expressão do *Atoh-1* em regiões não sensoriais da cóclea leva à formação de células ciliadas ectópicas capazes de atrair inervação do gânglio espiral.[12]

Um dos estudos experimentais mais relevantes na área usou o adenovírus para induzir a expressão de *Atoh-1* no órgão de Corti maduro de cobaias com surdez induzida por ototóxicos.[13] Apesar dos resultados variáveis de animal para animal, em alguns observou-se a recuperação significante das células ciliadas e a melhora funcional das respostas elétricas auditivas de tronco cerebral. Em alguns animais, observou-se a formação de citoarquitetura usual, com morfologia celular bem definida de células ciliadas internas e externas, polaridade normal dos estereocílios, arranjo habitual das fileiras de células ciliadas e de suporte. A origem das novas células ciliadas formadas usando a terapia com *Atoh-1* não ficou bem definida; é provável que a maioria tenha tido origem em células de suporte transfectadas pelo vetor viral. Os sinais que desencadeiam a expressão do *Atoh-1* durante o desenvolvimento embrionário do órgão de Corti nas diversas espécies, e durante a regeneração das células ciliadas em aves, ainda estão para ser definidos. Contudo, evidências recentes sugerem que células ciliadas em diferenciação são capazes de suprimir ativamente a expressão do fenótipo "células ciliadas" nas células de suporte adjacentes, através da via Notch de sinalização.[9]

A via Notch de sinalização constitui um sistema antigo evolucionário de comunicação célula a célula frequentemente usado para estabelecer padrões interativos de diferenciação celular. Os receptores transmembrana Notch, incluindo Notch-1 e Notch-3, presentes nas células de suporte, são ativados pela ligação com membros de famílias de ligantes Notch, Delta-1 ou Jagged-2, presentes nas células ciliadas. Essa ligação resulta em uma cascata de eventos proteolíticos do receptor, que culmina com a internalização de fragmento do receptor, o domínio intracelular Notch (Figura 23.2). Esse fragmento migra para o núcleo e em combinação com cofatores transcricionais ativa genes-alvos. Uma variedade de genes-alvos do Notch já foi identificada, incluindo a família Hes (*Hairy Enhancer of Split*) de fatores de transcrição. As células de suporte expressam inúmeros membros da família de genes *Hes*, esses efetores Notch suprimem a transcrição do *Atoh-1*, prevenindo o aparecimento do fenótipo "célula ciliada" por ele determinado. A célula que recebe o sinal Notch, célula de suporte, reduz a expressão de ligantes Notch. Já a célula que produz ligantes Notch, célula ciliada, induz as vizinhas a produzirem menos desses ligantes, o que permite à célula sinalizadora produzir ainda mais ligantes. Essa alça de retroalimentação, conhecida como inibição lateral, guia as células vizinhas por vias de desenvolvimento diferentes, gerando arranjos em mosaico de células ciliadas e células de suporte.

A inibição lateral mediada via Notch é o mecanismo usado pelas células ciliadas para suprimir o fenótipo "células ciliadas" nas células de suporte em diferenciação. Portanto, o fenótipo de células de suporte é sinalizado pela via Notch. Já foi demonstrado, em modelo experimental, que células ciliadas extras são produzidas após

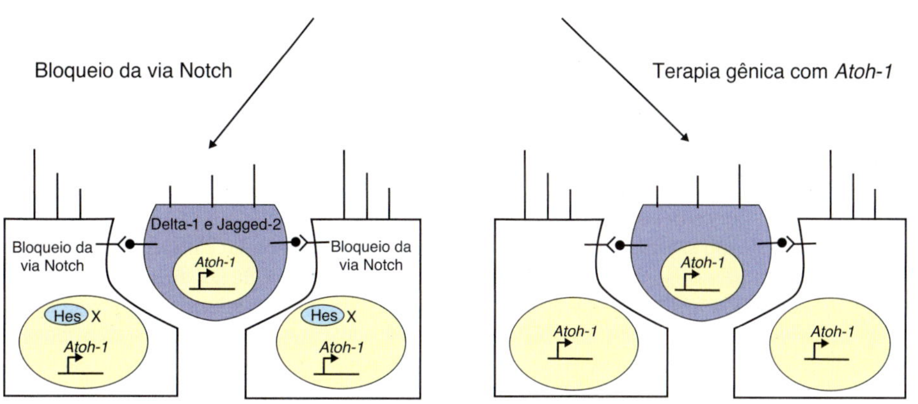

Figura 23.2 Provável mecanismo de como a via de sinalização Notch mantém os fenótipos de célula ciliada e célula de suporte.

inativação genética da via Notch de sinalização por meio da deleção de ligantes Notch como Delta-1 e Jagged-2, e de efetores Notch como Hes-1 e Hes-5, e de receptores Notch. Além disso, a inativação farmacológica da via Notch de sinalização, por meio de inibidores da gama secretase, é capaz de aumentar a expressão do *Atoh-1* e produzir células ciliadas.[14] Essas células ciliadas parecem ser produzidas à custa da transdiferenciação das células de suporte que deixaram de receber os sinais inibitórios Notch provenientes das células ciliadas. Contudo, ainda não está muito claro se a via Notch de sinalização persiste ativa no órgão de Corti adulto; aparentemente, genes *Notch*, como membros da família Hes, apresentam baixa expressão na cóclea adulta. É possível que alguns componentes da via *Notch* de sinalização sejam hiper-regulados após dano coclear. Entretanto, em estudo recente, a tentativa de bloquear farmacologicamente a via para gerar novas células ciliadas, usando modelo experimental de surdez, não foi capaz de produzir um número adequado de novas células.[15] Esses resultados sugerem que mudanças dependentes da idade ocorrem no órgão de Corti adulto, estando associadas à limitada capacidade de regeneração de células ciliadas em mamíferos.

ESTRATÉGIAS POSSÍVEIS PARA RESTAURAÇÃO DA AUDIÇÃO

Diversas estratégias têm sido desenvolvidas ao longo das últimas décadas baseadas nos avanços científicos celulares e moleculares na área. Duas principais estratégias se destacam: (1) a reativação da proliferação celular, a nível molecular, no epitélio auditivo previamente programado para ser mitoticamente quiescente; (2) o transplante de células com potencial para se diferenciar em células sensoriais altamente especializadas. A manipulação gênica, também chamada terapia gênica, e a terapia com células-tronco representam hoje as estratégias futuras no tratamento da perda auditiva sensorioneural.

TRANSPLANTE DE CÉLULAS-TRONCO

Existem vários tipos de células-tronco, e o que as diferencia são sua origem e potência. A presença de células-tronco no epitélio sensorial da orelha interna de mamíferos encontra-se respaldada por uma série de evidências: a formação de esferas a partir do epitélio sensorial coclear e vestibular, a capacidade que possuem de proliferação e de autorreparo e a habilidade de diferenciação em neurônios e células ciliadas.[16] A maioria dos tecidos adultos apresenta uma população intrínseca de células-tronco capaz de se diferenciar em dois ou mais tipos celulares.[7,18] Essas células-tronco são tecido-específicas e sua habilidade intrínseca em produzir células de outros tecidos é a princípio limitada. Teorias recentes sugerem que as células-tronco tecido-específicas são mais flexíveis do que inicialmente pensado; e ao ser transferidas para um tecido diferente, reconhecem a mudança, alteram sua programação genética, dando origem a novos fenótipos celulares de acordo com o novo microambiente hospedeiro.[17] Essa teoria emergente prega que todas as células-tronco do animal adulto derivam de uma população comum, e tornam-se especializadas na diferenciação de determinados tipos celulares a depender do microambiente tecidual em que se encontram.

O transplante eficiente de células-tronco na cóclea e seu sucesso terapêutico dependem diretamente de um sistema que permita infusões repetidas de pequenas quantidades de solução, aplicadas diretamente na escala timpânica ou escala média; da sobrevida das células transplantadas após a infusão; da integração estrutural adequada das células transplantadas ao tecido presente na escala média; da diferenciação das células transplantadas em novas células ciliadas com restauração da citoarquitetura coclear usual; da integração funcional dessas células ao sistema elétrico neuronal adjacente com melhora substancial do limiar auditivo; da ausência de rejeição imunológica e de reação inflamatória tecidual contra as células transplantadas. Inúmeros estudos exploraram a estratégia experimental de transplante de células-tronco na cóclea previamente danificada, em sua maioria com sobrevida limitada das células transplantadas, discreta integração dessas ao tecido hospedeiro, mínima diferenciação em células especializadas e pouquíssimas novas células ciliadas formadas. Além das preocupações básicas com a prevenção de formação de tumores e reação imunomediada enxerto-hospedeiro, alguns tópicos precisam ser esclarecidos. Primeiro, não está claro como as células transplantadas serão capazes de se distribuir por toda extensão coclear, e repovoar o órgão de Corti após injeção local única. Segundo, o compartimento alvo, a escala média, é composta de fluido extracelular rico em potássio, possivelmente deletério para as células transplantadas. Terceiro, a integração celular ao órgão de Corti lesado depende da quebra das junções aderentes célula a célula; tal integração pôde ser documentada em estudo experimental prévio em que células progenitoras da orelha interna de camundongos foram transplantadas na cóclea de cobaias surdas.[18] Quarto, as células transplantadas precisam ser integradas eficientemente, e na posição correta, para que possam ser ativadas pela membrana basilar; células integradas ectopicamente podem comprometer a função coclear.

Células-tronco embrionárias

As primeiras células-tronco a ser descritas e usadas em pesquisas foram as células-tronco embrionárias (CTE), coletadas do blastocisto pré-implantação (5 dias). As CTEs têm como principal vantagem o potencial de se diferenciar em qualquer célula do corpo; no entanto, sua principal limitação é a escassez, bem como preocupações éticas sobre a destruição de embriões para fins de pesquisa.[19] Além disso, qualquer terapia desenvolvida a partir de CTE seria não autóloga e, como tal, enfrenta o risco de rejeição se implantadas em pacientes.

Células-tronco embrionárias humanas são pluripotentes (não totipotentes) e mantêm a capacidade de diferenciação em qualquer tipo celular de uma das três camadas germinativas: ectoderma (pele, nervo), mesoderma (músculo, osso, sangue) e endoderma (fígado, pâncreas, pulmão, trato gastrointestinal). Todas as células-tronco detêm habilidade de autorregeneração e proliferação, e expressam genes críticos para manutenção de sua pluripotência, incluindo *Oct4*, *NANOG*, *Sox2*.[20] A ausência ou deleção desses genes críticos determina a perda da pluripotência e da capacidade de diferenciação dessas células. *Oct4* é um fator de transcrição essencial para a pluripotência dessas células no período embrionário precoce; *NANOG* é uma proteína envolvida na morfogênese; *Sox2* é um fator de transcrição expresso em células pluipotentes e multipotentes, essencial para as células-tronco neuronais e para a formação das células ciliadas na orelha interna. A maioria dos experimentos feitos até o momento envolve células-tronco embrionárias de camundongos, mas já existem alguns estudos usando células-tronco embrionárias humanas com protocolos de diferenciação padronizados para cardiomiócitos, hepatócitos, células hematopoiéticas, neurônios e células endoteliais.[20]

Um dos problemas de se trabalhar com células-tronco embrionárias é sua elevada versatilidade, tornando-se mais difícil o direcionamento da diferenciação para tecidos específicos. Células-tronco embrionárias transplantadas diretamente na escala média de cobaias surdas migram para o ligamento espiral, a estria vascular e as adjacências do órgão de Corti, sobrevivem por pelo menos 9 semanas; entretanto, não apresentam integração ao tecido hospedeiro.[21] Segundo os autores, a taxa de sobrevida das células transplantadas é inversamente proporcional à duração do transplante e ao grau de diferenciação das células transplantadas.[21] Células-tronco embrionárias transplantadas na orelha interna de animais surdos apresentaram diferenciação para células de origem ectodérmica (células epidérmicas e neurônios); porém, sem potencial suficiente para induzir a expressão de células sensoriais da orelha interna. O papel das células-tronco embrionárias na recuperação dos neurônios do gânglio espiral foi investigado experimentalmente após injeção na janela redonda de cobaias surdas. Houve dispersão satisfatória das células transplantadas na cóclea, parte delas expressou marcadores para neurofilamentos, e nenhuma resposta tecidual inflamatória foi observada; entretanto, a redução significante na sobrevida celular 1 mês após o procedimento ainda constitui fator limitante desse tipo de estratégia. Em publicação recente, foi descrito protocolo em que células-tronco embrionárias e células-tronco de pluripotência induzida de camundongos foram transformadas em ectoderma, capaz de produzir células progenitoras da orelha interna, que sob determinadas condições de diferenciação originaram células com marcadores específicos para células ciliadas.[22]

Apesar do progresso recente, alguns obstáculos precisam ser superados, incluindo o risco de desenvolvimento de tumor e a rejeição imunomediada às células implantadas. Uma das fontes de imunogenicidade das células-tronco vem dos produtos animais usados no cultivo, que introduzem não só o risco de transmissão de infecções, mas também a possibilidade das células-tronco embrionárias humanas incorporarem os antígenos animais exógenos à sua linhagem celular.[20] Outra dificuldade a ser superada é a rejeição das células-tronco transplantadas pelo hospedeiro, e uma das soluções para reduzir a imunogenicidade do hospedeiro seria o uso de terapia imunosupressiva com todos os seus efeitos colaterais; a segunda opção seria a clonagem com transferência do núcleo da célula em questão para uma célula somática do doador. Esse processo já foi testado em células animais, mas nunca antes em células humanas, e esbarra em uma série de questões éticas.

Células-tronco neurais

O uso de células-tronco neurais também foi testado como estratégia terapêutica. Em experimentos *in vitro*, células-tronco neurais coletadas do cérebro de embriões e submetidas a protocolo específico de diferenciação foram capazes de se diferenciar em tipos celulares com fenótipos de células ciliadas.[23] Células-tronco neurais adultas, transplantadas na escala timpânica de cobaias, migraram para regiões importantes da cóclea, incluindo o epitélio sensorial e o gânglio espiral; entretanto, desaparecem e não mais podem ser identificadas após 4 semanas.[24]

Apesar da boa integração tecidual inicial observada e de algumas dessas células expressarem marcadores para células ciliadas externas e internas, aparentemente nenhuma mudança morfológica robusta pôde ser observada na citoarquitetura da cóclea transplantada. Células-tronco neurais fetais foram testadas como possíveis candidatas ao reparo dos neurônios do gânglio espiral; as mesmas apresentaram integração ao modíolo e atividade migratória ao longo dele; contudo, houve pouca diferenciação neuronal das células transplantadas, a grande maioria assumiu fenótipo de células da glia.[25] Células progenitoras da orelha interna de camundongos pós-natais (mIESC) foram transplantadas em cobaias adultas com surdez por ototoxicidade, divididas em grupos de estudo e controle. Apesar de não se observar mudança dos limiares auditivos após transplante das mIESCs, independentemente do grupo analisado; elas foram localizadas em todas as escalas das espiras basais das cócleas, e uma proporção delas expressou o marcador de células ciliadas (miosina VIIa). Observou-se integração de algumas mIESCs transplantadas na membrana basilar da cóclea, demonstrando que as células foram capazes de sobreviver e se integrar ao órgão de Corti após a cocleostomia.[18]

Células-tronco de medula óssea

Está demonstrado que células-tronco mesenquimais de medula óssea são capazes de se diferenciar em linhagens celulares das três camadas germinativas, e quando transplantadas em outros tecidos são capazes de se diferenciar nos tipos celulares do tecido hospedeiro. Essas células, quando em cultura e sob estímulo gênico específico do *Atoh-1*, são capazes de se diferenciar em células com marcadores sensoriais específicos da orelha interna.[26] Experimentalmente, o transplante de células-tronco mesenquimais de medula óssea na orelha interna de animais surdos mostrou grande número de células transplantadas, em toda extensão da cóclea, semanas após a injeção via janela redonda. Entretanto, a maioria das células ocupou o espaço perilinfático, com pouca celularidade na escala média, e se diferenciaram em células com marcadores de expressão para neurônios e glia.[27] Portanto, duas estratégias precisam ser aprimoradas antes que essas células possam ser adotadas do ponto de vista terapêutico. A técnica de transferência deve ser adequada para aumentar a celularidade na escala média, e os fatores que possibilitem a diferenciação dessas células em células sensoriais da orelha interna devem ser ajustados à técnica.

Células-tronco de pluripotência induzida

As células-tronco de pluripotência induzida (*induced pluripotent stem cells* [iPSC]) estão entre as grandes novidades do momento, em especial em relação aos estudos com células pluripotentes, porque possuem potencial de proliferação quase similar às células-tronco embrionárias, e não exigem a destruição de embriões humanos para sua obtenção, o que neutraliza uma série de questionamentos éticos sobre esse tipo de pesquisa.

A tecnologia de reprogramação genética, na qual a célula adulta diferenciada pode ser reprogramada para se tornar pluripotente e volte a se comportar como se fosse uma célula embrionária, foi desenvolvida em 2006 pelo pesquisador japonês Shinya Yamanaka.[28] O experimento foi realizado primeiro em fibroblastos adultos de camundongos e logo em seguida, em células humanas, a partir da indução da expressão de quatro fatores de transcrição (*Oct4*, *Sox2*, *c-Myc* e *Klf4*) sabidamente relacionados com o fenótipo de pluripotência e introduzidos nas células por meio de vetores retrovirais. O potencial das iPSC foi testado experimentalmente no reparo dos neurônios do gânglio espiral.[29] As células transplantadas localizaram-se predominantemente na escala timpânica, poucas foram observadas no modíolo, 50% das iPSCs expressaram marcadores neuronais e os neurônios formados desenvolveram prolongamentos neurais em direção às células ciliadas.[29]

Em estudo recente, células-tronco embrionárias e iPSCs foram submetidas a protocolo específico para induzir sua transformação em células progenitoras de linhagem ótica, e em seguida expostas às condições necessárias para promover a diferenciação desses progenitores em células expressando marcadores e morfologia compatível com células ciliadas.[22] As novas células formadas, com fenótipo de células ciliadas, responderam à estimulação mecânica e apresentaram correntes de transdução.[22] Dentre os principais inconvenientes associados ao uso desse tipo de terapia celular em ensaios clínicos incluem-se: a incompatibilidade imunohistoquímica, o número restrito de células iPSCs formadas a partir do tecido adulto e o risco de transformação tumoral.[20] Recentemente, pesquisadores brasileiros conseguiram desenvolver células pluripotentes, similares às iPSCs, capazes de se diferenciar nas três camadas embrionárias, com expressão gênica global, mas aparentemente sem o inconveniente de formação tumoral. Uma armadilha dessa técnica é que retrovírus e vetores virais foram usados para induzir a geração de iPSC, com o risco inerente desses vetores se inserirem aleatoriamente no genoma do hospedeiro, e abrirem a porta para mutagênese insercional e transformação oncogênica.[19] Esse problema foi contornado com a produção de iPSCs usando métodos de indução livres de vírus. Esses métodos introduzem as moléculas de reprogramação na forma de ácido ribonucleico mensageiro (mRNA), proteínas recombinantes ou micro ácido ribonucleico (miRNA). Outra limitação seria a origem das iPSCs, ou seja, fibroblastos da pele, cuja biopsia cirúrgica de pele trata-se de método invasivo. No entanto, estudos posteriores mostraram que as iPSCs podem ser obtidas com sucesso usando células somáticas derivadas de amostras de sangue ou urina, o que expandiu ainda mais seu uso clínico.

Recentemente, Tang et al. cultivaram iPSCs de um paciente surdo com uma mutação genética, no gene *MYO7A*, associada à perda auditiva. Os autores corrigiram o defeito genético nas células usando a tecnologia CRISPR/Cas9.[30] Eles foram capazes de demonstrar que essa correção genética levou à recuperação funcional e morfológica de células, semelhantes a células ciliadas, geradas a partir de linhagens de iPSC desse paciente. Esse estudo demonstra o poder da edição e modificação genética do genoma, como solução para variantes genéticas patogênicas associadas à perda auditiva. Diversos outros estudos conseguiram demonstrar a mesma coisa, e usaram iPSCs para modelar uma etiologia genética específica de perda auditiva, como mutações dos genes *Barhl1*,[31] *pendrin*[32] e *MYO15A*.[33]

O CRISPR/Cas9 é uma espécie de "tesoura genética", que permite mudar parte do código genético de uma célula. Com essa "tesoura", é possível, por exemplo, "cortar" uma parte específica do DNA, fazendo com que a célula produza ou não determinadas proteínas. Em 2020, o Prêmio Nobel de Química foi para as duas cientistas que desenvolveram o CRISPR, uma ferramenta que consegue editar o DNA, o código genético de seres vivos. Usando o CRISPR, cientistas podem alterar o DNA de animais, plantas e microrganismos com extrema precisão. Como o CRISPR é bastante fácil de usar, ele foi amplamente difundido na pesquisa básica. Ele é usado para alterar o DNA de células e de animais de laboratório (Figura 22.3).

Em um estudo recente, células progenitoras iPSCs derivadas de linhagem epitelial ótica rastreáveis foram transplantadas na orelha de camundongos com mutação completa do gene *Slc26a4*. Após 4 semanas de transplante, as células transplantadas rastreáveis passaram a expressar marcadores positivos para *MYO7A*, em áreas antes desprovidas de células ciliadas internas. Além disso, fibras de neurônios do gânglio espiral, nas adjacências das novas células similares às células ciliadas, passaram a expressar "sinaptofisina", sugerindo fortemente a formação sináptica nas células transplantadas.[34] Esse estudo sugere a possibilidade de utilizar iPSC em terapias clínicas futuras. Recentemente, quatro linhagens de células progenitoras iPSCs foram geradas a partir de pacientes com surdez por *DFNA58* (duplicação genômica envolvendo três genes codificadores das proteínas *CNRIP1*, *PLEK* e *exon 1* do *PPP3R1*), estratégia que permite investigar e estudar, *in vitro*, o papel desses genes na audição e perda auditiva.[35]

Sinopse da terapia com células-tronco para surdez

A diferenciação de células-tronco em células ciliadas e neurônios auditivos tem uma alta taxa de sucesso, chegando entre 82 e 100%, respectivamente. Notavelmente, essas células diferenciadas são capazes de interagir com células ciliadas e neurônios auditivos de explantes cocleares, através da formação de novas sinapses. Quando transplantado para a cóclea de animais surdos, há restauração da audição documentada; entretanto, nada disso foi testado em humanos até o momento. Os avanços têm sido mais proeminentes nos casos de neuropatia auditiva, uma vez que a melhora parcial das condições do nervo auditivo, por meio da terapia celular, pode aprimorar, no futuro, os resultados, por exemplo, de pacientes candidatos aos implantes cocleares.[36]

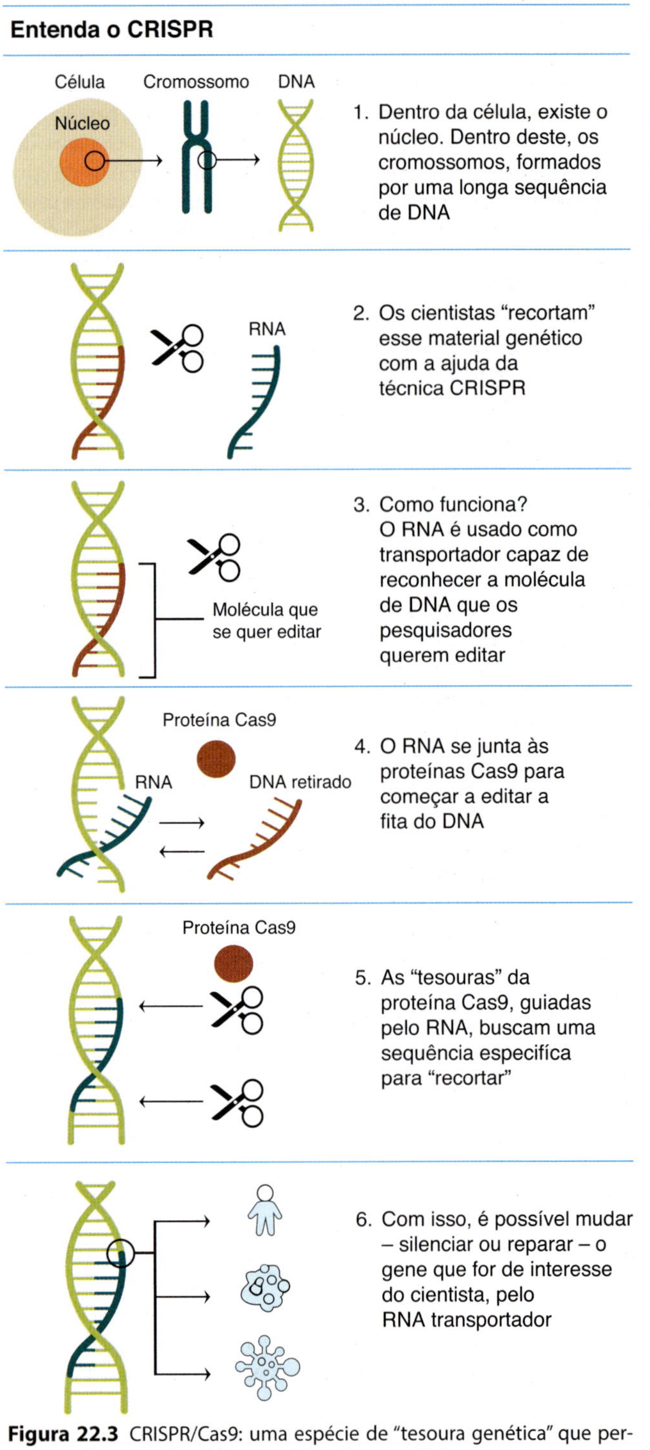

Figura 22.3 CRISPR/Cas9: uma espécie de "tesoura genética" que permite mudar parte do código genético de uma célula.

TERAPIA GÊNICA

A cóclea mantém uma assimetria iônica entre endolinfa e perilinfa, essencial para seu mecanismo de transdução mecanoelétrica. Terapias efetivas para o tratamento da perda auditiva de origem neurosensorial, a partir da manipulação de genes-alvos, dependem do desenvolvimento de uma estratégia adequada. O acesso ao labirinto membranoso para transferência de reagentes bioativos ao epitélio sensorial do órgão de Corti deve garantir que não haja comprometimento permanente de sua delicada homeostase iônica. Os vetores virais usados para a terapia gênica variam amplamente de acordo com o tipo celular a ser infectado, com o tamanho da região promotora e codificadora que albergam e com o potencial de precipitar respostas imunes indesejáveis. Até o momento, não existe vetor viral ou sistema de transferência considerado ideal para a terapia gênica na orelha interna.

Indução da expressão do *Atoh-1*

Atoh-1 é um gene essencial para o desenvolvimento das células ciliadas, tanto no epitélio sensorial auditivo como no vestibular, e seu bloqueio resulta na ausência de formação dessas células. Em culturas de cóclea embrionária e pós-natal, a expressão ectópica do *Atoh-1* em regiões não sensoriais foi capaz de induzir a formação de aglomerados sensoriais contendo células morfologicamente compatíveis com células ciliadas. Esses estudos embasaram os demais que se seguiram para testar o potencial terapêutico do *Atoh-1* na produção de células ciliadas *in vivo*.

A transferência gênica do *Atoh-1*, mediada por adenovírus, em cobaias adultas, foi testada através da infusão das partículas virais no espaço endolinfático; a lesão hidrodinâmica resultante danificou as células ciliadas ao mesmo tempo em que inoculou o vírus no epitélio sensorial do órgão de Corti.[37] A expressão do *Atoh-1* foi detectada nas células não sensoriais do órgão de Corti 4 dias após a inoculação; enquanto a miosina VIIa, marcador específico para célula ciliada, estava presente em algumas das células infectadas após 60 dias.[37] As novas células formadas atraíram neurofilamentos e foram capazes de desenvolver estereocílios imaturos. Em estudo experimental subsequente, a expressão do *Atoh-1* mediada por adenovírus no órgão de Corti de cobaias surdas, além de gerar novas células ciliadas, contribuiu para a melhora do limiar eletrofisiológico medido pela audiometria de tronco cerebral.[13]

O mecanismo celular por trás da geração das novas células ainda é desconhecido, e a melhora auditiva funcional foi observada em um número limitado de animais com efeitos diversos. Apesar disso, os resultados apontam ser possível manipular o fenótipo de células não sensoriais para produzir células sensoriais na orelha interna, com potencial de melhora da função auditiva associada. Recentemente, foi descrita técnica de transfecção gênica, *in utero*, na orelha interna de embriões de camundongos, o que permitiu a análise do ganho funcional no período pós-natal (Gubbels, Woessner et al., 2008).[11] Os embriões foram submetidos à injeção de plasmídeo, contendo *Atoh-1*, em suas vesículas óticas, seguida pela transfecção, *in vivo*, por eletropolarização.

Células ciliadas ectópicas e supranumerárias foram geradas com marcação positiva para miosina VIIa, desenvolvimento de estereocílios e de neurofilamentos associados.[11] Apesar da análise eletrofisiológica pós-natal ter confirmado correntes de transdução eletromecânicas nas células transfectadas, demonstrando formalmente a possibilidade de gerar células ciliadas funcionantes, os limiares eletrofisiológicos obtidos entre 28 e 35 dias após o nascimento são consistentes com limiares auditivos elevados e função elétrica distorcida, provavelmente pela produção de colunas extras de células ciliadas nos animais mutantes.[11] Os resultados experimentais promissores alcançados até então uniram dois gigantes da indústria farmacêutica, que recentemente adquiriram direitos globais exclusivos para dar início aos primeiros ensaios pré-clínicos no tratamento da surdez e dos distúrbios de equilíbrio por meio da terapia gênica, investindo na expressão do *Atoh-1* na orelha interna para gerar novas células ciliadas sensoriais. As estratégias para o reparo da função auditiva com o *Atoh-1* esbarram em algumas limitações. Primeiro, perdas auditivas neurosensoriais causadas por mutação genética não podem ser reparadas pela terapia gênica com *Atoh-1*, já que isso resultaria em novas células ciliadas portadoras do mesmo defeito genético que originou a surdez. Segundo, imaginando que o *Atoh-1* provavelmente gere novas células ciliadas por transdiferenciação das células de suporte, a depleção delas poderia desestabilizar estruturalmente a intricada citoarquitetura do órgão de Corti.

Inibição da via de sinalização Notch

Durante o desenvolvimento, a ativação do receptor Notch suprime a diferenciação das células ciliadas através da hiperregulação de genes *Hes*, que são potentes inibidores do *Atoh-1*. A interferência na função Notch, através do bloqueio da sua via de sinalização, resulta na formação de células ciliadas extranumerárias. Experimentos usando inibidores da gama secretase, que atuam inibindo a cascata de ativação intracelular da via Notch, em culturas do órgão de Corti embrionário e pós-natal de camundongos, resultaram em produção considerável de células ciliadas extranumerárias;[14] efeito também observado quando da redução da expressão gênica do *Notch-1* e *Jagged-1*.[38]

A inibição farmacológica prolongada, a partir da gama secretase, também parece induzir à proliferação mitogênica de células de suporte em culturas embrionárias do órgão de Corti. Contudo, experimentos recentes em cobaias adultas surdas são menos encorajadores; a aplicação coclear de inibidores da gama secretase resultou na formação de poucas células ciliadas ectópicas, o que sugere uma possível perda da habilidade do órgão de Corti adulto em responder à estratégia de interferência na via de sinalização Notch.[15] Antes que a estratégia de regeneração das células ciliadas possa ser descartada por completo, outros experimentos de interferência na via de sinalização Notch precisam ser conduzidos.

Os efeitos da expressão gênica, em células ciliadas e células de suporte, foi investigado após a transdução de lentivírus *Hes1-shRNA*, em culturas organotípicas do órgão de Corti de camundongos do terceiro dia pós-natal. Quarenta e oito horas após o *knockdown* (redução da expressão do gene *Hes1*), *in vitro*, observou-se que os níveis de mRNA e proteína de *MYIO7A* (marcador de células ciliadas) e *Sox2* (marcador de células progenitoras) aumentaram significativamente, confirmando a viabilidade de modulação da expressão gênica no órgão de Corti.[3]

Interferência sobre os inibidores do ciclo celular

Uma questão essencial que ainda permanece em aberto é se as células de suporte de mamíferos estão definitivamente em mitose terminal e perderam por completo a capacidade de reentrada no ciclo celular, ou a manipulação de genes que regulam a progressão do ciclo celular nessas células poderia induzir as mesmas à mitose? A resposta pode estar no $p27^{Kip1}$, um CKI presente no órgão de Corti em desenvolvimento e cuja expressão se correlaciona com a saída do ciclo celular dos progenitores que darão origem às células ciliadas e de suporte. Na orelha interna já desenvolvida, o $p27^{Kip1}$ tem sua expressão reduzida nas células ciliadas, mas persiste em todos os subtipos de células de suporte.[2] Na tentativa de identificar melhor a capacidade regenerativa das células de suporte em mamíferos, elas foram isoladas da cóclea de camundongos neonatos, e cultivadas em meio contendo os fatores tróficos necessários para o crescimento e a diferenciação de progenitores cocleares sensoriais embrionários.[10] Cerca de 60% das células de suporte em cultura reduziram a expressão do $p27^{Kip1}$ e 40% delas incorporaram um análogo da timidina, chamado BrdU, indicando que estavam em proliferação. Após 6 dias em cultura, 3% das células expressavam miosina VIIa, marcador específico para células ciliadas.[10]

Esses dados sugerem que células de suporte de mamíferos, no período neonatal, são capazes de originar células ciliadas pela redução da expressão do $p27^{Kip1}$. Entretanto, o mesmo não parece ser observado para mamíferos adultos, já que as células de suporte perdem a capacidade de redução do $p27^{Kip1}$ e de entrada no ciclo celular, e a expressão de marcadores para células-tronco reduz progressivamente em 3 semanas após o nascimento, sinalizando a queda na capacidade regenerativa coclear.[10] A ativação da capacidade mitótica coclear surge como uma modalidade terapêutica interessante, pois a recuperação da função auditiva na cóclea danificada depende não só de novas células ciliadas, mas também de novas células de suporte. O p27^{Kip1} surge como um fator de regulação atrativo, desde que sua inativação farmacológica não seja permanente, e, sim, temporal e espacialmente restrita a áreas específicas da cóclea, pelo risco de proliferação celular descontrolada e efeitos deletérios sobre tecidos adjacentes. A possibilidade de manipular fatores reguladores da progressão do ciclo celular também foi testada em estudos com o Rb; sua inativação no epitélio sensorial auditivo de camundongos durante o período embrionário determina a reentrada das células ciliadas no ciclo celular, resultando na superprodução dessas células na cóclea e no vestíbulo.[40] As novas células formadas apresentaram correntes de transdução eletromecânica, sugerindo função auditiva presente logo após o nascimento.[40] Entretanto, alterações morfológicas celulares e desorganização da citoarquitetura coclear progridem nos primeiros meses de vida, com apoptose, epitélio sensorial hiperplásico, proliferação aberrante e células multinucleares.[40] Isso culmina com lesão total das células ciliadas e perda auditiva profunda, detectada pela audiometria de tronco cerebral; achados que confirmam que a via de sinalização Rb é essencial para manter a quiescência das células ciliadas, e que a manipulação da maquinaria do ciclo celular compromete o desenvolvimento coordenado do epitélio sensorial da orelha interna.[40] A inativação da Rb induzida nas células ciliadas após o nascimento faz com que 40% dessas células entrem no ciclo celular; contudo, nenhuma progressão ou divisão celular ocorre, células extras não são geradas e os testes eletrofisiológicos auditivos indicam surdez profunda, o que sinaliza que a inativação permanente da função Rb no período pós-natal não permite regeneração funcional auditiva associada.

Terapia gênica CRISPR/Cas9

Uma desvantagem potencial da terapia genética CRISPR é a possibilidade de efeitos fora do alvo. A tecnologia tem melhorado a tal ponto que as possibilidades são cada vez mais incomuns. Estudo mostrou que a injeção de reagentes CRISPR/Cas9 em uma célula de embriões de camundongos foi capaz de corrigir com sucesso uma mutação na proteína caderina-23 (Cdh23) que predispõe os camundongos à perda auditiva relacionada com idade. A caderina-23 é uma proteína que em humanos é codificada pelo gene *CDH23*. Esse gene é um membro da superfamília da caderina, que codifica glicoproteínas de adesão célula-célula dependentes de cálcio. Trata-se de uma grande proteína transmembrana de passagem única, expressa no epitélio neurossensorial, envolvida na organização dos estereocílios e na formação do feixe capilar. A injeção de reagentes CRISPR/Cas9 foi capaz de promover reversão do fenótipo, sem detecção de quaisquer efeitos fora do alvo por todo sequenciamento do genoma.[41]

Terapia gênica com edição não genômica

A entrega de material genético exógeno ou moléculas terapêuticas, como um fator neurotrófico, são exemplos de estratégias terapêuticas sem edição de genoma. A interferência de ácido ribonucleico (RNAi) também pode ser usada para corrigir mutações de ganho de função, sem alterar o genoma de forma alguma. Isso é conseguido por interferência de ácido ribonucleico curto (siRNA) ou miRNA que se ligam de forma complementar, ácido ribunucleico mensageiro (mRNAs) alvo, ou mRNA indutor de degradação. Oligonucleotídeos antisense (OAS) funcionam de forma semelhante, mas são bases de DNA modificadas que se ligam e regulam a tradução do mRNA. A natureza transitória dessas modalidades de tratamentos os torna úteis em casos em que um efeito temporário é satisfatório, como, por exemplo, o tratamento de perdas auditivas decorrentes de drogas ototóxicas ou trauma acústico.

Fatores neurotróficos (FNT, do inglês *neurotrophic factors*) são uma família de biomoléculas – quase todos sendo peptídeos ou pequenas proteínas – que apoiam o crescimento, sobrevivência e diferenciação dos neurônios tanto em desenvolvimento como maduros. A maioria dos FNTs exercem os seus efeitos tróficos nos neurônios através da sinalização de tirosina quinases. No sistema nervoso maduro, promovem a sobrevivência neuronal, induzem plasticidade sináptica e modulam a formação de memórias de longo prazo. Também promovem o crescimento inicial e o desenvolvimento dos neurônios no sistema nervoso central e sistema nervoso periférico. São capazes de fazer crescer novamente neurônios danificados em tubos de ensaio e modelos animais. Alguns fatores neurotróficos são também liberados pelo tecido-alvo, a fim de orientar o crescimento dos axônios em desenvolvimento.

Terapia gênica mediada por vírus

Um método popular de terapia gênica trata-se do vetor viral, como o adenovírus associado (AVA). Os AVAs, diferentemente dos lentivírus, não se incorporam ao DNA do genoma do hospedeiro, mitigando, assim, riscos de interrupção genética e efeitos fora do alvo. A terapia gênica com AVA já se mostrou bem-sucedida em inúmeros modelos de perda auditiva. O AAV1, vetor contendo Vglut3, foi introduzido à cóclea de camundongos com mutação completa para Vglut3, que é um modelo de DFNA25, o que resultou na restauração dos limiares no PEATE.[42] Usando outro tipo de vetor viral, AAV8, um cDNA único de Ush1g foi introduzido à cóclea de camundongos mutantes recém-nascidos, tendo restabelecido a expressão e o direcionamento normal da proteína tipo 1G da síndrome de Usher, o que levou à restauração da arquitetura e da sensibilidade mecanoelétrica dos cílios das células ciliadas, melhorando, assim, os limiares auditivos e recuperando de forma duradoura e completa os déficits de equilíbrio dos camundongos defeituosos tratados.[43]

O transportador vesicular de glutamato 3 (Vglut3) é uma proteína que em humanos é codificada pelo gene *SLC17A8*. Esse gene codifica um transportador vesicular de glutamato. A proteína codificada transporta o neurotransmissor glutamato para as vesículas sinápticas, antes de ser liberado na fenda sináptica. Mutações nesse gene são causa de surdez não sindrômica autossômica dominante tipo 25 (DFNA25).

A proteína tipo 1G da síndrome de Usher é uma proteína que em humanos é codificada pelo gene *USH1G*, o qual codifica uma proteína que interage com a harmonina, que está associada a síndrome de Usher tipo 1C. Essa proteína desempenha um papel no desenvolvimento e manutenção dos sistemas auditivo e visual, e funciona na coesão dos feixes de cílios formados pelas células ciliadas do ouvido interno. Mutações nesse gene estão associadas a síndrome de Usher tipo 1G (USH1G) = perda auditiva e cegueira.

Um AVA sintético denominado ouvido interno AAV (AAV-ie) demonstrou transdução eficientemente em células da orelha interna. Descobriu-se que o AAV-ie tem um tropismo particular por células de suporte da orelha interna, transduzindo até 77% delas, *in vivo*, quando administrado por injeção na janela redonda de ratos. Os autores usaram o AAV-ie para introduzir o gene *Atoh-1* – conhecido por fazer com que as células de suporte se transdiferenciem em células ciliadas – e observou o crescimento de até 82 novas células ciliadas por 100 µm.[44] O RNAi tem sido usado na cóclea através de um vetor viral. Na mutação de ganho de função DNFA36 em *TMC1*, carinhosamente conhecido como rato Beethoven, uma única injeção de um vetor viral carregando um siRNA levou à restauração significativa da audição.[45]

A proteína 1 semelhante ao canal transmembrana é uma proteína que em humanos é codificada pelo gene *TMC1*, que contém seis domínios transmembrana semelhante à dos canais de potencial receptor transitório (TRPs); trata-se de uma família de proteínas envolvidas na percepção de sentidos como temperatura, paladar, pressão e visão. O *TMC1* foi localizado na cóclea pós-natal do camundongo, e animais nocautes (com mutação completa nos genes *TMC1* e *TMC2*) apresentam déficits auditivos (DNFA36) e vestibulares (perda auditiva e problemas de equilíbrio), indicando que o *TMC1* faz parte molecular da transdução auditiva.

DESAFIOS FUTUROS

Aparentemente, o epitélio sensorial da cóclea de mamíferos perde sua capacidade regenerativa logo após sua formação e maturação. Um dos principais motivos para esse fenômeno seria a ativação de inúmeros genes antiproliferativos, tanto nas células ciliadas como nas células de suporte do órgão de Corti. Esses genes, chamados oncogenes, estão presentes em todas as células do corpo e previnem que a divisão celular ocorra descontroladamente, evitando o aparecimento de tumores. Na cóclea, os oncogenes inibem a divisão celular nas células de suporte em resposta à lesão das células ciliadas, impossibilitando a proliferação após o trauma.

Quais os grandes desafios que as possíveis estratégias de regeneração, apontadas até o momento, precisam superar antes que se tornem terapias viáveis?

Nos últimos 20 anos, houve um crescimento fenomenal das descobertas e do conhecimento dos fatores moduladores e sinalizadores envolvidos na cascata de eventos gatilhos da diferenciação das células ciliadas e da proliferação dos progenitores do epitélio sensorial auditivo; das razões para as diferenças existentes entre mamíferos e vertebrados quanto à capacidade regenerativa da orelha interna; e das estratégias pelas quais a terapia gênica e o transplante de células-tronco podem ser aplicados na terapia da surdez. Os avanços em biologia molecular e celular viabilizaram a manipulação da função celular, e mudanças nos fenótipos e na habilidade das células de mamíferos. Tentativas preliminares de induzir a regeneração na cóclea de mamíferos incluíram manipulação genética, terapia gênica e transplante de células-tronco com sucesso limitado. Essas estratégias também foram adotadas, nas últimas décadas, no tratamento das mais diversas condições degenerativas, e é questão de tempo para que o reparo das células ciliadas e a cura da surdez sejam possíveis via regeneração ou transplante.

REFERÊNCIAS BIBLIOGRÁFICAS

1. Corwin JT, DA Cotanche. Regeneration of sensory hair cells after acoustic trauma. Science [Internet]. 1988 Jun 24 [Acesso em: 2024 Jul];240(4860):1772-4.
2. Chen P, Segil N. p27(Kip1) links cell proliferation to morphogenesis in the developing organ of Corti. Development [Internet]. 1999 Apr [Acesso em: 2024 Jul];126(8):1581-90.
3. Warchol ME, Lambert PR et al. Regenerative proliferation in inner ear sensory epithelia from adult guinea pigs and humans. Science [Internet]. 1993 Mar 12 [Acesso em: 2024 Jul];259(5101):1619-22.
4. Forge A, Li L et al. Hair cell recovery in the vestibular sensory epithelia of mature guinea pigs. J Comp Neurol [Internet]. 1988 Dec 6 [Acesso em: 2024 Jul]397(1):69-88.
5. Rask-Andersen H, Boström M et al. Regeneration of human auditory nerve. In vitro/in video demonstration of neural progenitor cells in adult human and guinea pig spiral ganglion. Hear Res [Internet]. 2005 May [Acesso em: 2024 Jul];203(1-2):180-91.
6. Oiticica J, Batissoco AC et al. Organ of Corti culture for functional analysis of precursor, support and hair cells. Arq Int Otorrinolaringol [Internet]. 2007 [Acesso em: 2024 Jul];11(4):433-7.
7. Massucci-Bissoli M, Lezirovitz K, Oiticica J, Bento RF. Evidence of progenitor cells in the adult human cochlea: sphere formation and identification of ABCG2. Clinics (São Paulo) [Internet]. 2017 Nov [Acesso em: 2024 Jul];72(11):714-17.
8. Roberson DW, Alosi JA, Cotanche DA. Direct transdifferentiation gives rise to the earliest new hair cells in regenerating avian auditory epithelium. J Neurosci Res [Internet]. 2004 Nov 15 [Acesso em: 2024 Jul];78(4):461-71.
9. Kelley MW. Regulation of cell fate in the sensory epithelia of the inner ear. Nat Rev Neurosci [Internet]. 2006 [Acesso em: 2024 Jul];7(11):837-49.
10. White PM, Doetzlhofer, Lee YS, Groves AK, Segil N. Mammalian cochlear supporting cells can divide and trans-differentiate into hair cells. Nature [Internet]. 2006 Jun 22 [Acesso em: 2024 Jul];441:984-7.
11. Gubbels SP, Woessner DW, Mitchell JC, Ricci AJ, Brigande JV. Functional auditory hair cells produced in the mammalian cochlea by in utero gene transfer. Nature [Internet]. 2008 Sept [Acesso em: 2024 Jul];455(7212):537-41.
12. Zheng JL, Gao WQ. Overexpression of Math1 induces robust production of extra hair cells in postnatal rat inner ears. Nat Neurosci [Internet]. 2000 [Acesso em: 2024 Jul];3(6):580-6.
13. Izumikawa M, Minoda R, Kawamoto K, Abrashkin KA, Swiderski DL, Dolan DF et al. Auditory hair cell replacement and hearing improvement by Atoh1 gene therapy in deaf mammals. Nat Med [Internet]. 2005 Mar [Acesso em: 2024 Jul];11(3):271-6.
14. Yamamoto N, Tanigaki K, Tsuji M, Yabe D, Ito J, Honjo T. Inhibition of Notch/RBP-J signaling induces hair cell formation in neonate mouse cochleas. J Mol Med (Berl) [Internet]. 2006 Jan [Acesso em: 2024 Jul];84(1):37-45.
15. Hori R, Nakagawa T, Sakamoto T, Matsuoka Y, Takebayashi S, Ito J. Pharmacological inhibition of Notch signaling in the mature guinea pig cochlea. Neuroreport [Internet]. 2007 Dec [Acesso em: 2024 Jul];(18):1911-14.
16. Li H, Liu H, Heller S. Pluripotent stem cells from the adult mouse inner ear. Nat Med [Internet]. 2003 Oct [Acesso em: 2024 Jul];9(10):1293-9.
17. Cotanche DA. Genetic and pharmacological intervention for treatment/prevention of hearing loss. J Commun Disord [Internet]. 2008 [Acesso em: 2024 Jul];41(5): 421-43.
18. Barboza Jr LC, Lezirovitz K, Zanatta DB, Strauss BE, Mingroni--Netto RC, Oiticica J et al. Transplantation and survival of mouse inner ear progenitor/stem cells in the organ of Corti after cochleostomy of hearing-impaired guinea pigs: preliminary results. Braz J Med Biol Res [Internet]. 2016 [Acesso em: 2024 Jul];49(4):e5064.
19. Nourbakhsh A, Colbert BM, Nisenbaum E, El-Amraoui A, Dykxhoorn DM, Koehler KR et al. Stem cells and gene therapy in progressive hearing loss: the state of the art. *J* Assoc Res Otolaryngol [Internet]. 2021 Apr [Acesso em: 2024 Jul];22(2):95-105.
20. Pauley S, Kopecky B, Beisel K, Soukup G, Fritzsch B. Stem cells and molecular strategies to restore hearing. Panminerva Med [Internet]. 2008 Mar [Acesso em: 2024 Jul];50(1):41-53.
21. Hildebrand MS, Hans-Henrik MD, Hardman J, Coleman B, Shpherd RK, Silva MG. Survival of partially differentiated mouse embryonic stem cells in the scala media of the guinea pig cochlea. J Assoc Res Otolaryngol [Internet]. 2005 Dec [Acesso em: 2024 Jul];6(4):341-54.
22. Oshima K, Shin K, Diensthuber M, Peng AW, Ricci AJ, Heller S. Mechanosensitive hair cell-like cells from embryonic and induced pluripotent stem cells. Cell [Internet] 2010 May [Acesso em: 2024 Jul];141(4):704-16.
23. Kojima K, Tamura S, Nishida AT, Ito J. Generation of inner ear hair cell immunophenotypes from neurospheres obtained from fetal rat central nervous system in vitro. Acta Otolaryngol Suppl [Internet]. 2004 Mar [Acesso em: 2024 Jul];(551):26-30.
24. Hu Z, Wei D, Johansson CB, Holmström N, Duan M, Frisén J et al. Survival and neural differentiation of adult neural stem cells transplanted into the mature inner ear. Exp Cell Res [Internet]. 2005 Jan 1 [Acesso em: 2024 Jul];302(1):40-7.
25. Tamura T, Nakagawa T, Iguchi F, Tateya I, Endo T, Kim T-S et al. Transplantation of neural stem cells into the modiolus of mouse cochleae injured by cisplatin. Acta Otolaryngol Suppl [Internet]. 2004 Mar [Acesso em: 2024 Jul];(551):65-8.
26. Jeon SJ, Oshima K, Heller S, Edge AB. Bone marrow mesenchymal stem cells are progenitors in vitro for inner ear hair cells. Mol Cell Neurosci [Internet]. 2007 Jan [Acesso em: 2024 Jul];34(1):59-68.
27. Naito Y, Nakamura T, Nakagawa T, Iguchi F, Endo T, Fujino K et al. Transplantation of bone marrow stromal cells into the cochlea of

chinchillas. Neuroreport [Internet]. 2004 Jan 19 [Acesso em: 2024 Jul];15(1):1-4.
28. Takahashi K Yamanaka S. Induction of pluripotent stem cells from mouse embryonic and adult fibroblast cultures by defined factors. Cell [Internet]. 2006 [Acesso em: 2024 Jul];126(4):663-76.
29. Nishimura K, Nakagawa T, Ono K, Ogita H, Sakamoto T, Yamamoto N et al. Transplantation of mouse induced pluripotent stem cells into the cochlea. Neuroreport [Internet]. 2009 Sep 23 [Acesso em: 2024 Jul];20(14):1250-4.
30. Tang ZH, Chen JR, Zheng J, Shi HS, Ding J, Qian XD et al. Genetic correction of induced pluripotent stem cells from a deaf patient with MYO7A mutation results in morphologic and functional recovery of the derived hair cell-like cells. Stem Cells Transl Med [Internet]. 2016 [Acesso em: 2024 Jul];5:561-71.
31. Zhong C, Chen Z, Luo X, Wang C, Jiang H, Shao J et al. Barhl1 is required for the differentiation of inner ear hair cell-like cells from mouse embryonic stem cells. J Biochem Cell Biol [Internet] 2018 Mar [Acesso em: 2024 Jul]:96:79-89.
32. Hosoya M, Saeki T, Saegusa C, Matsunaga T, Okano H, Fujioka M et al. Estimating the concentration of therapeutic range using disease--specific iPS cells: low-dose rapamycin therapy for Pendred syndrome. Regen Ther [Internet]. 2018 Dec 17 [Acesso em: 2024 Jul];10:54-63.
33. Chen J, Tang Z, Zheng J, Shi H, Ding J, Qian X et al. Effects of genetic correction on the differentiation of hair cell-like cells from iPSCs with MYO15A mutation. Cell Death Differ [Internet]. 2016 [Acesso em: 2024 Jul];23:1347-57.
34. Chen J, Hong F, Zhang C, Li L, Wang C, Shi H et al. Differentiation and transplantation of human induced pluripotent stem cell--derived otic epithelial progenitors in mouse cochlea. Stem Cell Res Ther [Internet]. 2018 [Acesso em: 2024 Jul];9(1):230.
35. Kobayashi GS, Vieira-Silva GA, Varella-Branco E, Moreira DP, Kitajima JPFW, Hemza CRML et al. Generation of four induced pluripotent stem cells lines from PBMC of the DFNA58 family members: Two hearing-impaired duplication carriers (USPi006-A e USPi007-A) and two normal-hearing noncarriers (USPi004-A and USPi005-A). Stem Cell Res [Internet]. 2023 Sep [Acesso em: 2024 Jul];71:103181.
36. Dufner-Almeida LG, Cruz DBD, Mingroni Netto RC, Batissoco AC, Oiticica J, Salazar-Silva R. Stem-cell therapy for hearing loss: are we there yet? Braz J Otorhinolaryngol [Internet]. 2019 Jul-Aug [Acesso em: 2024 Jul];85(4):520-9.
37. Kawamoto K, Ishimoto S, Minoda R, Brough DE, Raphael Y. Math1 gene transfer generates new cochlear hair cells in mature guinea pigs in vivo. J Neurosci [Internet]. 2003 Jun 1 [Acesso em: 2024 Jul];23(11):4395-400.
38. Zine A, Van De Water TR, Ribaupierre F de. Notch signaling regulates the pattern of auditory hair cell differentiation in mammals. Development [Internet]. 2000 Aug [Acesso em: 2024 Jul];127(15):3373-83.
39. Batissoco AC, Lezirovitz K, Zanatta DB, Hemza CRML, Vasques LR, Strauss BE et al. Cochlea cell-specific marker expression upon in vitro Hes1 knockdown. Braz J Med Biol Res [Internet]. 2021 May 17 [Acesso em: 2024 Jul];54(7):e10579.
40. Sage C, Huang M, Vollrath MA, Brown MC, Hinds, PW. Essential role of retinoblastoma protein in mammalian hair cell development and hearing. Proc Natl Acad Sci USA [Internet]. 2006 May [Acesso em: 2024 Jul];103(19): 7345-50.
41. Mianné J, Chessum L, Kumar S, Aguilar C, Codner G, Hutchison M et al. Correction of the auditory phenotype in C57BL/6N mice via CRISPR/Cas9- mediated homology directed repair. Genome Med [Internet]. 2016 [Acesso em: 2024 Jul];8(1):16.
42. Akil O, Seal RP, Burke K, Wang C, Alemi A, During M et al. Restoration of hearing in the VGLUT3 knockout mouse using virally mediated gene therapy. Neuron [Internet]. 2012 [Acesso em: 2024 Jul];75:283-93.
43. Emptoz A, Michel V, Lelli A, Akil O, De Monvel JB, Lahlou G et al. Local gene therapy durably restores vestibular function in a mouse model of usher syndrome type 1G. Proc Natl Acad Sci USA [Internet]. 2017 [Acesso em: 2024 Jul];114:9695-700.
44. Tan F, Chu C, Qi J, Li W, You D, Li K et al. AAV-ie enables safe and efficient gene transfer to inner ear cells. Nat Commun [Internet]. 2019 [Acesso em: 2024 Jul];10:1-10.
45. Shibata SB, Ranum PT, Moteki H, Pan B, Goodwin AT, Goodman SS et al. RNA interference prevents autosomal-dominant hearing loss. Am J Hum Genet [Internet]. 2016 [Acesso em: 2024 Jul];98:1101-13.

CAPÍTULO 24

Zumbido Rítmico Pulsátil de Origem Vascular

Rita de Cássia Cassou Guimarães

INTRODUÇÃO

Este capítulo discorrerá sobre zumbido rítmico pulsátil de etiologia vascular (ZRPv), aqui definido como percepção consciente de um som nos ouvidos ou na região da cabeça e pescoço, não gerado no meio externo, de padrão rítmico e síncrono com os batimentos cardíacos. É um sintoma otológico relevante na sua etiologia e no impacto que pode provocar na vida do paciente. A elucidação diagnóstica, por sua vez, direciona a conduta, seja para o aconselhamento do paciente, seja para intervenções cirúrgicas.

EPIDEMIOLOGIA

A literatura cita a prevalência de zumbido persistente na população entre 5,1 e 42,7%, dos quais cerca de 10% queixam-se de zumbido de característica rítmica e desses, em 80% o zumbido tem caraterística pulsátil e síncrona com a frequência cardíaca. Acomete a faixa etária entre 20 e 40 anos, predominando no sexo feminino.

CLASSIFICAÇÃO E CARACTERÍSTICAS

O zumbido pode ser classificado como subjetivo quando percebido apenas pelo paciente e objetivo quando representado por uma atividade acústica vibratória, gerada mecanicamente dentro do corpo, que pode ser percebida pelo paciente e identificada pelo examinador.

Segundo Levine (2023), se a fonte de percepção do som for identificada com sua origem no próprio corpo, o zumbido pulsátil será indicado como um somatossom, e quando nenhuma fonte acústica for atribuída à percepção do zumbido, infere-se a origem física por um neurossom como, por exemplo, a compressão vascular sobre o nervo auditivo. ZRP síncrono com os batimentos cardíacos gerados por um somatossom é denominado ZRP vascular acústico, e quando gerado por um neurossom é chamado ZRP vascular neural ou neuropulsátil.

ORIGEM DO ZRP VASCULAR

O ZRPv em sincronicidade com os batimentos cardíacos origina-se, geralmente, em estruturas vasculares (artérias, veias, capilares ou na transição arteriovenosa das regiões de cabeça, pescoço ou até da cavidade torácica).

O ZRPv apresenta dois mecanismos fisiopatológicos principais:

- Alterações da volemia, estenose do vaso sanguíneo e mudanças do fluxo sanguíneo de laminar para turbilhonado captado pela cóclea e auditivamente percebido
- Fluxo sanguíneo sonoro corporal normal percebido com maior intensidade pela condução óssea da orelha interna ou por proximidade da via aditiva.

ETIOLOGIA

O sintoma de ZRPv pode advir de condições desde variações anatômicas vasculares próprias do paciente até doenças intracranianas graves, e o diagnóstico etiológico é fundamental para o manejo apropriado desses pacientes. Algumas etiologias são mais prevalentes na origem do ZRPv, entre elas o bulbo jugular alto, a hipertensão intracraniana idiopática, tumores glômicos e a aterosclerose do sistema carotídeo. Pacientes com hipertensão arterial sistêmica não controlada ou em início da medicação anti-hipertensiva também podem referir zumbido pulsátil intermitente. É recomendado, nesses casos, a adequação do tratamento antes de seguir com a investigação de outras etiologias vasculares.

DIAGNÓSTICO

A pluralidade de etiologias do ZRPv faz com que o diagnóstico deva ser escalonado e abrangente, uma vez que fatores como tipo, localização, extensão, riscos e incapacidades advindas das doenças e da própria percepção do ritmo do zumbido conduzam ao tratamento apropriado para cada caso.

História clínica

A história clínica é fundamental e o primeiro passo para o diagnóstico de um paciente com queixa de zumbido pulsátil é caracterizar a sincronização do zumbido com os batimentos cardíacos do paciente, sua localização uni ou bilateral, início, fatores de melhora e piora, duração e mudanças na característica e severidade do zumbido. Sintomas associados, como perda auditiva, vertigem, sintomas neurológicos, exacerbação do zumbido com atividade física ou quando deitado, podem auxiliar no diagnóstico do ZRPv.

Exame físico

Na suspeita de ZRPv de origem vascular o exame físico otorrinolaringológico deve ser complementado com o exame da cabeça e pescoço.

Atenção especial à otoscopia ou vídeo-otoscopia, que, apesar de com frequência estar dentro da normalidade, quando alterada pode sinalizar a etiologia vascular do ZRP. Identificação de massa violácea e pulsátil retrotimpânica pode sugerir tumor glômico timpânico, artéria carótida aberrante na orelha média, bulbo jugular deiscente. Diante da queixa de ZRPv, a otoscopia dentro do normal não descarta etiologia vascular do zumbido. Fístulas arteriovenosas (FAV), anastomoses arterioarteriais, irregularidades intraluminais no sistema arterial carotídeo, murmúrios venosos cervicais, débito cardíaco elevado, anormalidades do bulbo da jugular, pressão intracraniana elevada, assim como neoplasias vasculares e menigioma intratemporal, estão normalmente associadas com otoscopia normal.

A palpação cervical pode ajudar a diferenciar o ZRPv de etiologia arterial e venosa. Quando a leve compressão de estruturas arteriais ipsilaterais alivia a percepção do zumbido, sugere causa arterial. O paciente com ZRPv de etiologia vascular venosa como bulbo jugular proeminente refere diminuição do zumbido com a compressão de estruturas venosas cervicais ipsilaterais ao zumbido e aumento com a compressão contralateral. Ainda no exame físico cervical, manobras de rotação da cabeça para o lado do zumbido pode diminuir o ritmo pulsátil e indicar uma patologia vascular venosa, assim como a redução do zumbido com a manobra de Valsalva.

Seguindo o exame físico no paciente com ZRPv, a ausculta de murmúrios, sopros e turbulências no conduto auditivo externo, região periauricular, periorbital e cervical, em ambiente silencioso, no repouso e na manobra de rotação cefálica pode ser valiosa, sinalizando malformações vasculares, fístulas arteriovenosas, murmúrio venoso, identificando, assim, um ZRP vascular objetivo.

O paciente com ZRPv com ou sem queixa de perda auditiva deve proceder à audiometria tonal com 250 Hz e imitanciometria, e no caso de assimetria entre as orelhas, indica-se a solicitação dos potenciais evocados auditivos de tronco encefálico pensando em alças vasculares em contato com o nervo coclear.

ZRPv causado por patologias vasculares próximas da cóclea podem cursar com falsa perda auditiva mista, em frequências graves, devido à turbulência secundária ao aumento de fluxo sanguíneo ou diminuição do diâmetro vascular. A melhora audiométrica após intervenção cirúrgica pode ser considerada um sinal objetivo de etiologia vascular do ZRP, sugerindo ampliar a investigação por imagem nesses casos.

O exame dos pares cranianos e de fundo de olho para papiledema pode complementar o exame físico na suspeita de hipertensão liquórica intracraniana.

Exames de imagem

O próximo passo na avaliação diagnóstica etiológica do ZRPv, habitualmente sem alterações nos exames físico e audiométricas, será a investigação radiológica para anormalidades vasculares e estruturais da orelha, áreas adjacentes e região cervical. O alcance dos exames de imagem para o diagnóstico do ZRPv varia de 40 a 70%, dependendo do método radiológico utilizado. Na suspeita clínica de ZRPv, estudos indicam uma avaliação radiológica escalonada com um protocolo otimizado. O manejo diagnóstico por imagem do ZRPv está baseado na suspeita etiológica com valores diferentes para cada exame radiológico. A tomografia computadorizada (TC) e a ressonância magnética (RM) são complementares entre si na confirmação diagnóstica de etiologias vasculares específicas e contribuem para a programação neurocirúrgica.

De acordo com Peggue et al. (2017) e Sá Breda et al. (2018), a RM e a angiorressonância (AR) são indicadas para início da investigação de patologias intracranianas com possível lesão em tecidos de partes moles e patologias venosas, incluindo as FAVs. Quando normais, a angiotomografia (ATC) será o próximo passo como complementação às imagens de RM, principalmente pensando em etiologias arteriais em pacientes com ZRPv e otoscopia normal. Na presença de otoscopia alterada com massa violácea retrotimpânica (diagnósticos possíveis de tumor glômico, bulbo jugular proeminente e artéria carótida ectópica), podem ser diagnósticos pela ATC. A TC auxilia a busca de detalhes do osso temporal. A angiografia digital está indicada quando angiorressonância magnética (ARM) normal e alta suspeição de FAV, assim como a angiografia tem o propósito de auxiliar no planejamento terapêutico determinando a angioarquitetura do problema e o pré-operatório de embolizações e cirurgias. De modo geral, a ARM com fase venosa pode ser eleita como primeiro exame neurorradiológico em pacientes com ZRP de provável causa vascular.

O ecodoppler é um exame de imagem de uso limitado que pode ser indicado como método inicial para rastreio de alterações com baixos índices de resistência da circulação extra e intracraniana em pacientes com ZRP de provável etiologia vascular.

ETIOLOGIAS VASCULARES ARTERIAIS

Zumbido rítmico pulsátil vascular arterial

Consiste na perturbação do fluxo arterial de laminar para turbilhonado que o paciente pode perceber como zumbido pulsátil síncrono com os batimentos cardíacos.

Estenose no sistema arterial carotídeo e vértebro-basilar

Estenose por aterosclerose do sistema carotídeo e vértebro-basilar

O processo aterosclerótico consiste em um acometimento inflamatório crônico relacionado com o metabolismo lipídico, com acúmulo de células que contêm colesterol na parede arterial evoluindo com irregularidades intraluminais. É a causa mais prevalente de estenose do sistema carotídeo e vértebro-basilar. A redução da luz vascular, mudanças no fluxo e na velocidade do sangue oriundas das placas ateroscleróticas são causas frequentes de zumbido pulsátil, principalmente nos idosos, e estão relacionadas com hipertensão, hiperlipidemia, diabetes mellitus, angina e tabagismo.

Estenose ATC da artéria braquiocefálica e estenose ATC da artéria carótida comum

A redução significativa ou a oclusão da luz da artéria carótida comum (ACC) produz fluxo sanguíneo turbilhonado compensatório e percepção do ZRPv contralateral ao lado obstruído.

Estenose ATC da artéria carótida externa

O fluxo turbulento através da artéria carótida externa (ACE) é percebido pelo paciente como um ZRPv ipsilateral e a sua leve compressão suprime o zumbido.

Estenose ATC da artéria subclávia

Lachmann et al. (2018) descreveram um caso de zumbido pulsátil flutuante com percepção de um murmúrio sistólico na região superior esquerda do tórax por oclusão total da porção proximal da artéria subclávia (ASc) identificada por ARM e a supressão completa do zumbido após a intervenção endovascular.

Estenose ATC da artéria vertebral

O segmento proximal (V1) e o intracraniano (V4) são os locais mais prevalentes para a ocorrência de estenose da artéria vertebral (AV) por lesões ateroscleróticas. Manifesta-se com sintomas neurológicos (síncopes, cefaleia, alterações sensoriais, piramidais e cerebelares) e ZRPv com menos frequência.

Estenose ATC da artéria basilar é muito pouco frequente.

O ZRPv relacionado com condições arteriais estenóticas pode ser diagnosticado com exames de imagem (Figuras 24.1 e 24.2), como ecodoppler extracraniano (DEC) e transcraniano (DTC); TC de alta

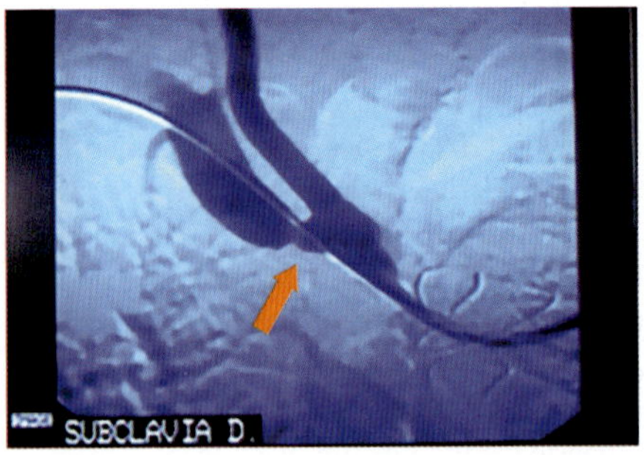

Figura 24.1 Estenose da artéria vertebral proximal.

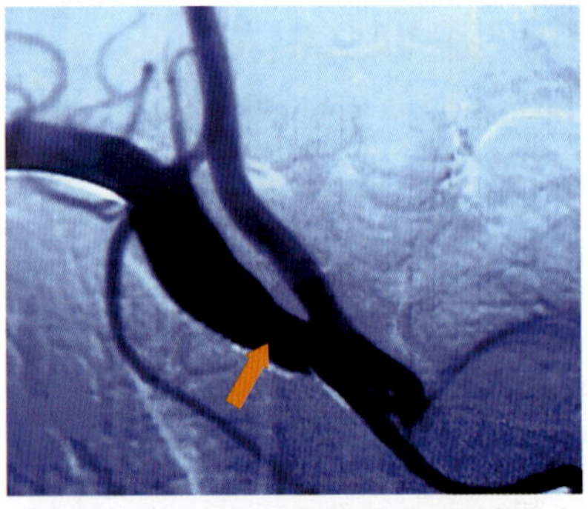

Figura 24.2 Estenose artéria vertebral esquerda pós-angioplastia transluminal com colocação de *stent* autoexpansivo.

resolução, ATC, RM, ARM e angiografia digital podem auxiliar no diagnóstico das patologias arteriais cervical e intracraniana relacionadas com ZRPv. A conduta nos casos de ZRPv por estenose vascular arterial no sistema carotídeo e vértebro-basilar tende a ser conservadora e o tratamento cirúrgico indicado de acordo com o risco de complicações cerebrovasculares, e reservado para os pacientes que apresentam sinais e sintomas neurológicos como perda de consciência e déficits neurológicos.

Estenose por displasia fibromuscular do sistema carotídeo e vértebro-basilar

Ao contrário do processo ateromatoso do idoso, a displasia fibromuscular é doença hereditária que acomete jovens predominantemente do sexo feminino. Depósitos de fibras de colágeno na parede arterial geram constrições múltiplas e dilatações aneurismáticas, com estreitamento da luz arterial favorecendo tromboembolismo e hipoperfusão cerebral. A localização cervical alta da estenose carotídea faz com que a turbulência do fluxo sanguíneo seja transmitida para o osso temporal e a percepção de um ZRPv. Cefaleia e vertigem podem ocorrer e quando se manifesta de modo sistêmico, com histórico familiar de autoimunidade e hipertensão arterial de difícil controle, sugere displasia fibromuscular de Takayasu.

Exames de imagem são utilizados no diagnóstico da displasia fibromuscular, e a ausência de alterações na RM e ARM em pacientes com clínica relevante justifica a realização de angiografia com padrão clássico de imagem em colar de miçangas (Figura 24.3). O tratamento endovascular é indicado na dependência do grau de sintomatologia.

Estenose por dissecção arterial

A dissecção arterial após uma lesão intraluminal com penetração de sangue no espaço entre a íntima e a camada média vascular evoluindo para um hematoma. A estenose provocada pelo hematoma converge para aceleração e turbulência de fluxo percebidas como ZRPv. Kellert et al. (2016), em análise de 778 pacientes com acidente vascular cerebral (AVC) por dissecção de artérias cervicais, encontraram 8% dos casos com queixa de zumbido pulsátil.

Dissecção da artéria carótida externa/interna intrapetrosa

A dissecção vascular começa logo acima da bifurcação da artéria carótida (AC) e se estende ao forâmen lácero. Esses pacientes frequentemente apresentam paresia oculossimpática, cefaleia e ZRP sincrônico com o pulso arterial. O diagnóstico é baseado na evidência do trombo na parede da artéria carótida de aspecto brilhante circulando a luz da artéria nas imagens de RM e ARM.

Dissecção da artéria vertebral

A dissecção da AV pode ocorrer por trauma físico, geralmente em indivíduos jovens, por arteriopatias e em idosos, até mesmo de forma espontânea. A ausculta pode revelar um murmúrio leve na região cervical e o comprometimento da circulação intracraniana posterior pode levar à hipoperfusão, tromboembolismo e infartos de tronco encefálico e cerebelo.

O fluxo acelerado na AV pode ser observado nos exames de ecodoppler cervical e transcraniano e as imagens de ATC e a ARM podem identificar o ponto ectásico de origem e a confirmação pela angiografia digital (Figura 24.4).

Estenose por compressão extrínseca do sistema carotídeo

Estenose por compressão extrínseca da artéria carótida interna

O alongamento da artéria carótida interna (ACI) pode modificar o seu trajeto e propiciar contato mecânico com o osso hioide, o processo estiloide alongado ou com o músculo estilofaríngeo na região cervical. A sua compressão pode provocar lesão arterial estenótica ou oclusiva pela compressão arterial e pode ter o ZRPv como um dos sintomas. O tratamento por cirurgia aberta sobrepõe-se aos métodos endovasculares.

Estenose por compressão extrínseca do sistema vértebro-basilar

A AV origina-se da ASc e divide-se em quatro segmentos (V1-V4). No segmento V4 intracraniano, as vertebrais se unem para formar a artéria basilar (AB). Variações da posição, comprimento, diâmetro e direção da AB podem causar variações de fluxo sanguíneo e queixa de ZRPv mesmo em pacientes sem doença hipertensiva ou aterosclerótica. A compressão mecânica óssea da AV também pode causar estenose e se associar a eventos neurológicos.

Estenose por compressão extrínseca da artéria subclávia

A inversão do fluxo sanguíneo da AV ipsilateral, por uma estenose ou oclusão da ASc, é conhecida como síndrome do roubo da subclávia. A percepção do ZRPv e o sopro à ausculta cervical resultam das anastomoses compensatórias de ramos da artéria occipital com a vertebral que transmitem a pulsatilidade para a orelha. A inversão de fluxo nas artérias vertebrais captada pelo ecodoppler pode indicar o fenômeno do roubo subclávia e a intervenção por angioplastia está indicada para os casos sintomáticos.

Variações e anomalias vasculares arteriais no osso temporal

A percepção do ZRPv advém da transmissão do fluxo sanguíneo para a cóclea por condução óssea.

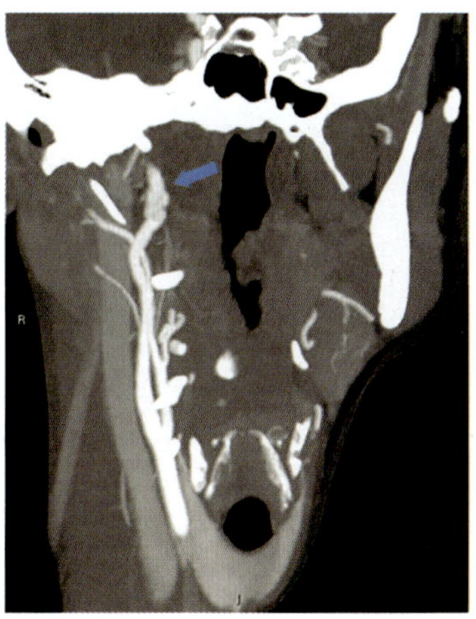

Figura 24.3 Displasia fibrosa com dissecção da artéria carótida interna.

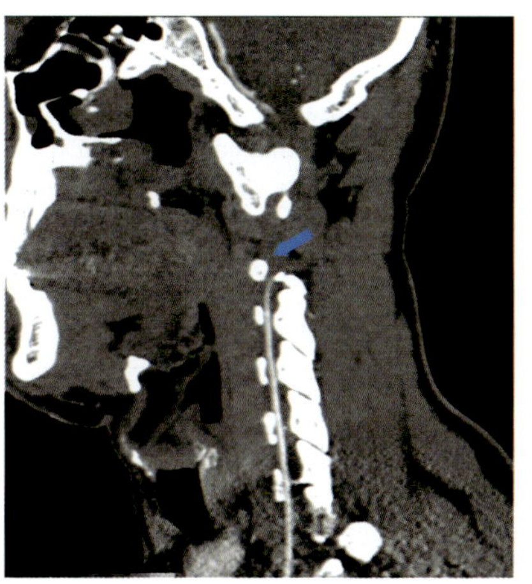

Figura 24.4 Dissecção da artéria vertebral.

Artéria carótida interna aberrante/ectópica/deiscente

O trajeto aberrante da AC na caixa timpânica ocorre pela ausência de parede óssea entre o canal carotídeo e a cavidade timpânica, e sua incidência é de cerca de 1% na população. O paciente pode referir ZRP, hipoacusia, plenitude auricular, otalgia ou, na maioria dos casos, ser assintomático . À otoscopia, observa-se uma massa vermelha pulsátil no mesotímpano que não muda de coloração sob pneumo-otoscopia. Às imagens de TC, RM e ARM, visualizam-se variações anatômicas como ausência da porção ascendente do canal carotídeo, protrusão da ACI na cavidade timpânica e ectasia da porção intrapetrosa da carótida. A maioria dos casos tem tratamento conservador.

Persistência da artéria estapediana

A artéria estapediana deve regredir durante o desenvolvimento fetal. A sua persistência vem da falha no desenvolvimento da artéria meníngea média. A ausência do forame espinhoso e o alargamento do segmento timpânico do canal do nervo facial nas imagens de TC e ATC sugerem persistência da artéria estapediana.

Artéria aberrante na estria vascular

O ouvido humano tem capacidade de ouvir sons ambientais de baixa frequência e muito fracos, ao nível de -10dB NPS, os quais podem ativar as células ciliadas da cóclea através de um mecanismo que minimiza os ruídos internos, como a pulsação cardiovascular. A vasculatura da estria vascular da cóclea é adaptada para não haver percepção constante da pulsação cardíaca. A presença de uma artéria aberrante na estria vascular rompe esse mecanismo e favorece a percepção de um fluxo pulsátil referido como ZRPv síncrono com os batimentos cardíacos.

Fístula artério-arterial intracraniana entre a artéria carótida externa e a artéria occipital

O fluxo arterial surge de ramos durais da ACE e a artéria occipital. O ZRPv pode ser um sintoma e ao exame físico pode-se auscultar ruído na região da mastoide, assim como a compressão da artéria occipital no processo mastóideo pode reduzir a percepção do zumbido.

Alterações de fluxo sanguíneo arterial sem anomalias vasculares

Estados de alto débito cardíaco

Apesar de não serem de etiologia primária vascular, gestação, anemia e tireotoxicose podem ser condições clínicas de origem de zumbido rítmico pulsátil.

Variações e anomalias do sistema vértebro-basilar

As variações anatômicas das artérias são comuns, principalmente de AV esquerda. As assimetrias ocorrem por agenesia, atresia ou hipoplasia de uma das AVs. Queixa de ZRP unilateral sem perda auditiva, com piora no silêncio, ao deitar-se, situações de ansiedade ou variações da pressão arterial e do posicionamento da cabeça. A agenesia da AV pode causar zumbido contralateral e as imagens de ARM e ATC confirmam o diagnóstico. Evitar ou minimizar os efeitos de doença aterosclerótica com o controle cardiovascular associado ao esclarecimento sobre a condição geradora do zumbido podem auxiliar a conduta para o ZRPv.

Compressão vascular do oitavo par craniano

O ZRP síncrono com batimento cardíaco de acordo com Levine (2023) é um neural ou neurossom ou neuropulsátil. Alças vasculares, tortuosidades arteriais particulares dos idosos e, mais raramente, alguns tumores podem causar ZRV pelo contato das pulsações arteriais sobre o nervo coclear. As artérias mais envolvidas são a artéria cerebelar anteroinferior (ACAI), artéria cerebelar posteroinferior (ACPI) e AB.

A dolicoectasia da AB pode ser um mecanismo compressivo que desloca os tecidos ao seu redor, incluindo nervos cranianos e tronco encefálico. Sinais e sintomas similares aos conflitos neurovasculares do ângulo ponto cerebelar incluindo ZRPv. Considerando a presença de contatos neurovasculares em pacientes assintomáticos, deve-se ampliar a investigação da causa do zumbido pulsátil . A descompressão microvascular neurocirúrgica pode ser indicada no contexto do quadro clínico otoneurológico do paciente.

ETIOLOGIAS VASCULARES DA TRANSIÇÃO ARTERIOVENOSA

Malformações arteriovenosas intracranianas e extracranianas

Consistem na formação de uma rede de canalículos microscópicos de artérias e veias dilatadas e tortuosas sem um leito capilar. Rapidamente se comunicam, provocando hiperfluxo sanguíneo, e quando localizadas na região de cabeça e pescoço podem causar ZRPv (Figuras 24.5 e 24.6). As malformações arteriovenosas (MAV) ocorrem predominantemente em jovens e podem permanecer assintomáticas por longo tempo.

As MAVs durais localizam-se principalmente na fossa posterior, entre ramos da ACE e o seio transverso, a ACI com veias vertebrais, a artéria meníngea média com o seio petroso superficial e malformações mandibulares. Entre as manifestações clínicas de cefaleia e sinais de hipertensão intracraniana pode aparecer o zumbido pulsátil.

O aspecto de ninho da MAV pode ser visualizado pela RM e ARM e a precisão da arquitetura pela angiografia digital. O tratamento varia de acordo com o tipo e a severidade da malformação e da intensidade de incômodo do zumbido.

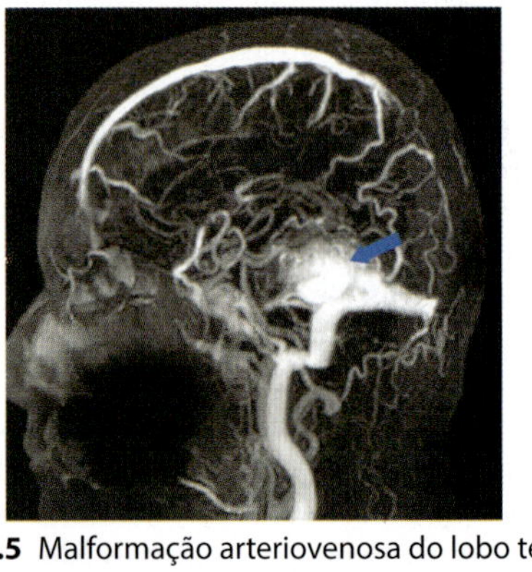

Figura 24.5 Malformação arteriovenosa do lobo temporal.

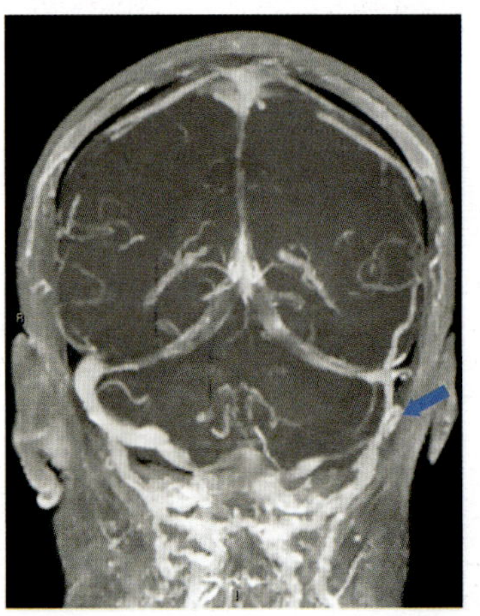

Figura 24.6 Malformação arteriovenosa do lobo temporal.

Fístulas arteriovenosas intracranianas durais

As FAVs durais surgem de conexões anormais entre ramos de uma artéria (ACE, ACI e/ou AV) e uma veia ao longo da dura-máter ou dentro de um seio dural, com mais frequência em torno dos seios transverso e sigmoide (Figura 24.7). A trombose do seio dural altera a drenagem venosa, aumenta a pressão no seu interior e favorece curtos-circuitos entre o seio trombosado e as artérias extracranianas.

Fístula entre a artéria faríngea ascendente e o seio sigmoide

A queixa de zumbido pulsátil é unilateral e a ausculta realça um ruído na região da mastoide (Figura 24.7). Diagnóstico por angiografia e o tratamento pode ser de observação com regressão espontânea.

Fístula carotídeo-cavernosa

Conexão espontânea ou adquirida entre ramos da artéria carótida interna e o seio cavernoso. Alguns fatores estão associados ao seu aparecimento, como gravidez, sinusite, hipertensão arterial sistêmica, trauma craniano fechado ou penetrante (arma de fogo), trombose do seio cavernoso, aneurisma roto de carótida no segmento intracavernoso e procedimento cirúrgico, entre outros.

As fístulas carotídeo-cavernosas são classificadas de acordo com o fluxo sanguíneo, tamanho e padrões de drenagem, o que explica a variedade de sintomas, como diplopia, dor ocular, oftalmoplegia, cefaleia unilateral, hipertensão intracraniana e a percepção sonora do ZRPv de forte intensidade, subjetivo e objetivo, que precede os sintomas oculares.

Imagens de ATC e ARM arterial e venosa podem sugerir a presença da FAV dural; porém, a angiografia digital carotídea/cerebral é o padrão ouro de diagnóstico. O diagnóstico diferencial é com malformações artério-venosas. FAVs de baixo fluxo podem se resolver espontaneamente, não necessitando de neurointervenção cirúrgica ou endovascular.

ETIOLOGIAS VASCULARES VENOSAS

Zumbido rítmico pulsátil vascular venoso

O ZRPv de origem venosa é classificado como zumbido acústico – somatossom. Surge a partir de patologias venosas primárias ou de condições que alterem a pressão liquórica intracraniana. Entre elas, a hipertensão intracraniana, anomalias venosas do osso temporal, murmúrios venosos e tumores.

Hipertensão intracraniana idiopática

A hipertensão intracraniana idiopática (HII), também conhecida como pseudotumor cerebral, é a causa mais comum de ZRP síncrono com batimentos cardíacos de origem venosa. É uma condição

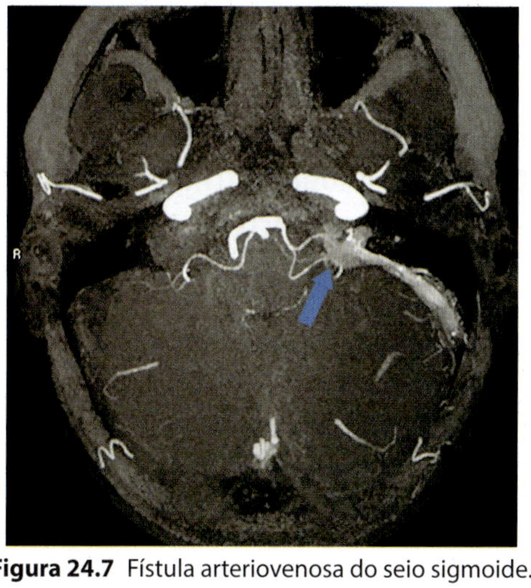

Figura 24.7 Fístula arteriovenosa do seio sigmoide.

clínica de alta pressão liquórica. Situações de quantidade aumentada de liquor (p. ex., falta de absorção, bloqueio do fluxo liquórico entre o cérebro e a veia jugular) faz com que aumente a pressão intracraniana no entorno encefálico, pois o fluido está contido em um espaço não passível de distensão.

São causas de HII: irregularidades menstruais, gravidez e pós-parto, hipo e hipertireoidismo, doença de Cushing, deficiência ou uso excessivo de vitamina A, deficiência de vitamina D, lúpus eritematoso sistêmico, uso de contraceptivos orais sem a presença de trombose de seio venoso, anemia ferropriva, uso de nitrofurantoina, indometacina, tetraciclina e ácido nalidixico. Presença de granulações da aracnoide com ou sem estenose do seio transverso e alteração nas veias de drenagem cerebral são condições associadas a HII.

Predomina em mulheres jovens e a obesidade é um fator de risco. O ZRPv está presentte entre 40 e 60% dos casos de HII. Pode ser bilateral inclusive, percebido pelas mudanças rítmicas da pressão liquórica associado a perda visual, cefaleia, dor atrás da orelha, dor com movimentação ocular, perda auditiva, sensação de plenitude auricular, tonturas. A compressão da veia jugular interna pode reduzir o zumbido, único sintoma em muitos casos de HII.

O diagnóstico é feito pelo achado de papiledema à fundosopia e pela verificação do aumento da pressão liquórica a partir da raquimanometria (até 20 cmH_2O normal). Ainda podem contribuir a TAC e a ARM com fase venosa.

O tratamento clínico com diurético (Acetazolamida®), perda de peso, punções lombares de repetição geralmente resolvem o quadro. Pacientes refratários às medidas clínicas ou ZRP debilitante podem ser indicados para tratamento cirúrgico com derivações ventrículo-peritonial ou lombar-peritonial. Segundo Abdalkader et al. (2021), a colocação de *stent* pode ser efetiva e segura nos pacientes com HII e estenose do seio transverso, mostrando resolução de 80% da cefaleia, 90% do ZRPv e 93% no papiledema.

Variantes e anomalias vasculares venosas do osso temporal

Anormalidades do bulbo da jugular

As anormalias estruturais do bulbo jugular (alto ou proeminente, deiscente, com divertículo) são tipos de anormalidades presentes em 10 a 15% dos indivíduos e podem estar associadas a ZRPv unilateral.

Bulbo jugular proeminente ou megabulbo jugular e bulbo jugular deiscente

O bulbo jugular é a região anatômica correspondente à união do seio sigmoide e da veia jugular interna, e é denominado bulbo jugular alto ou proeminente quando há protusão da veia jugular interna para o interior da cavidade timpânica superando o anel timpânico. Geralmente, o bulbo jugular direito é maior que o esquerdo.

O bulbo jugular é considerado deiscente quando a placa óssea sigmoide entre o bulbo proeminente e a orelha média é inexistente, e permite que a parede do bulbo jugular seja protruído para dentro da cavidade da caixa timpânica (Figuras 24.8 e 24.9).

As anomalias do bulbo da veia jugular são as malformações venosas intracranianas mais frequentes. Quando próximas do osso temporal, podem manifestar-se com fluxo sanguíneo turbulento e transmitido acusticamente para a cóclea. Tanto o bulbo jugular proeminente (alto) como a sua deiscência podem causar ZRPv unilateral de aparecimento súbito. O principal diagnóstico diferencial é com tumor glômico jugulotimpânico. Divertículo ou obstrução do fluxo de saída da jugular são anomalias venosas raras e que podem cursar com ZRPv.

As imagens de TAC do osso temporal buscam identificar a placa sigmoide e o diagnóstico do tipo de anomalia do bulbo jugular. O tratamento endovascular com embolização pode ser efetivo para divertículo e bulbo jugular proeminente com ou sem deiscência (ver Figura 24.9).

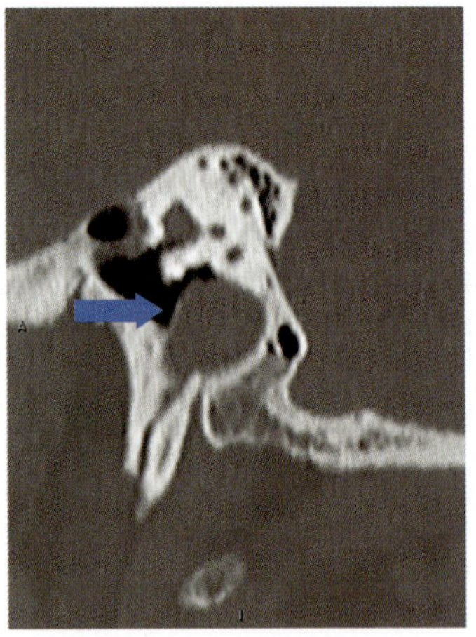

Figura 24.8 Bulbo jugular proeminente e deiscente.

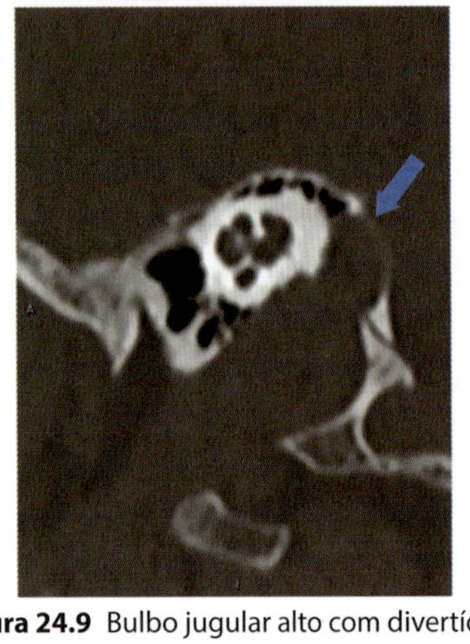

Figura 24.9 Bulbo jugular alto com divertículo.

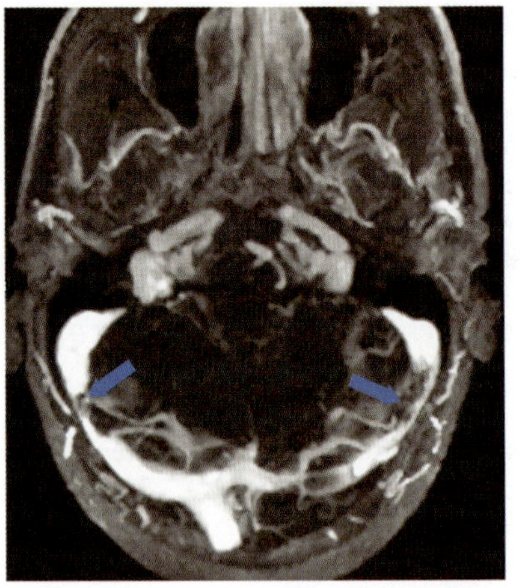

Figura 24.10 Estenose do seio transverso.

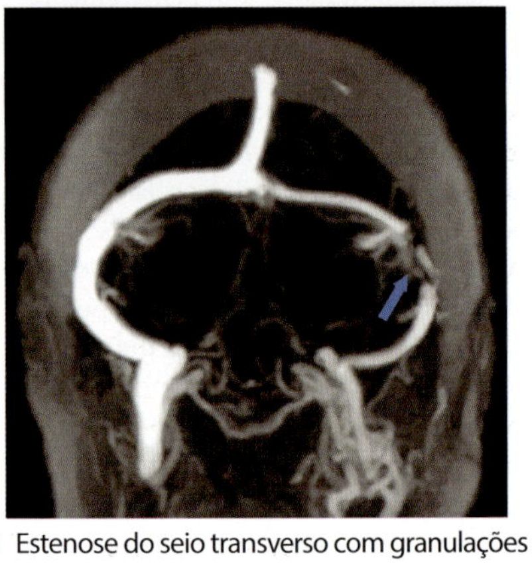

Figura 24.11 Estenose do seio transverso com granulações aracnoides.

Anormalidades dos seios venosos laterais

Os seios venosos da dura-máter são canais venosos, sem tecido muscular, que drenam sangue e líquido cefalorraquidiano do cérebro em direção às veias jugulares internas. Os seios venosos transverso e sigmoide recebem drenagem de veias provenientes do escalpo e da região cervical profunda pelos ramos trans-ósseos: veias emissárias e veias diploicas e podem ser assimétricos.

Estenose do seio transverso

A estenose do seio transverso favorece maior velocidade e turbulência do fluxo sanguíneo próximo à orelha interna e à mastoide (Figura 24.10). A transmissão da pulsação normal sistólica-diastólica pelo parênquima encefálico é responsável pelo ritmo do ZRPv. Estudo de Abdalkader et al., de 2021, relaciona o aumento de granulações aracnoides (Figura 24.11) como origem da estenose do seio transverso em pacientes com HII.

Anomalias das paredes do seio sigmoide

A lateralização e a presença de divertículo do seio sigmoide, com ou sem deiscência da placa sigmoide, acometem entre 4 e 20% dos pacientes com ZRPv.

A deiscência da placa sigmoide é o afilamento ou ausência da cortical óssea normal que recobre o seio sigmoide, colocando a parede do seio venoso em contato direto com as células da mastoide. O divertículo da placa sigmoide se forma na junção dos seios sigmoide e transverso, com sua protrusão incrustrada no osso circundante. Um seio venoso aberrante e trombose de anastomoses venosas levam ao turbilhonamento do fluxo sanguíneo, podendo ser a causa de zumbido pulsátil. A tortuosidade e a lateralização do SS são comumente identificadas na TAC e na ARM. Intervenções para a reconstrução da parede do seio ou o procedimento endovascular costumam ser efetivos para os pacientes com ZRPv.

Anormalidade das veias emissárias

Dilatação da veia emissária mastóidea

As veias emissárias da mastoide conectam o seio sigmoide com as veias auricular posterior e occipital (Figuras 24.12 e 24.13). Não possuem válvulas permitindo fluxo sanguíneo em ambas as direções.

A dilatação e o fluxo turbulento das veias emissárias da mastoide, transmitidos para a cadeia ossicular na orelha média, são responsáveis pela percepção do ZRPv. A TAC contrastada demonstra o canal alargado com a veia cruzando o osso mastóideo e a ARM com fase venosa realça a dilatação venosa. A embolização da veia emissária da mastoide pode ser efetiva em pacientes com ZRPv.

Zumbido venoso idiopático (murmúrios venosos, zumbido essencial)

O murmúrio venoso (MV) caracteriza-se por um som contínuo do tipo crescendo-decrescendo resultante do fluxo turbulento na veia jugular, podendo aparecer e desaparecer espontaneamente várias vezes durante a vida. Cerca de 52% dos adultos normais apresentam murmúrio venoso cervical à ausculta cervical e periauricular. Não mostra predileção de faixa etária para o seu aparecimento, e é predominante no sexo feminino. Na ausência de outros sintomas auditivos, ele pode ser considerado um som corpóreo normal, que pode ser ouvido na maioria das crianças ou em adultos com condições circulatórias hiperdinâmicas.

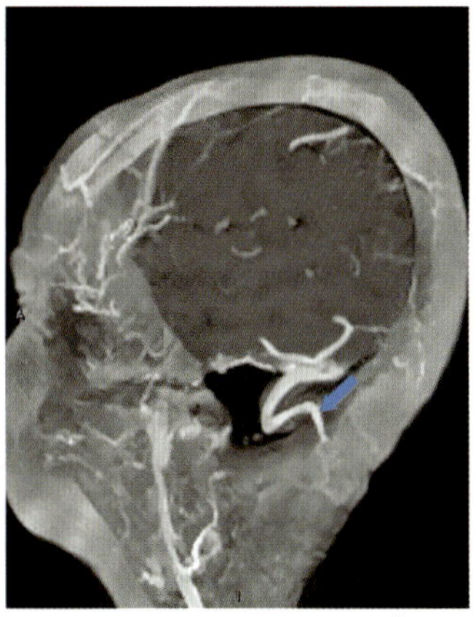

Figura 24.12 Veia emissária da mastoide.

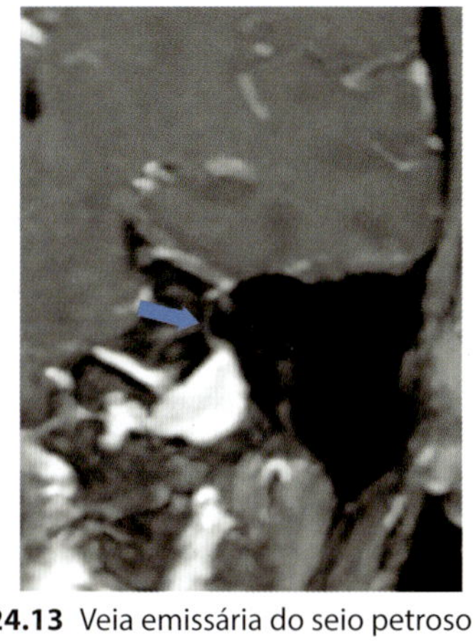

Figura 24.13 Veia emissária do seio petroso superior.

O MV é um tipo de ZRPv consequente de anormalidades da veia jugular, como aumento do diâmetro da sua luz, bulbo jugular alto, seio sigmoide largo com bulbo jugular estreito, compressão da veia jugular na região cervical alta pelo processo transverso da segunda vértebra cervical, e, ainda, ser secundário a alterações sistêmicas, como aumento da pressão intracraniana e estados de alto débito cardíaco, como anemia, gestação, tireotoxicose e febre.

O diagnóstico é pela história clínica e exame físico. Audiometria costuma estar normal. O MV é reforçado pela transmissão das pulsações arteriais, se exacerba na sístole cardíaca e pode ser percebido como uma pulsação subjetiva e/ou objetiva, intensificado pela inspiração profunda e reduzido pela manobra de Valsalva. Leve pressão na região da veia jugular interna ipsilateral ou a rotação cervical ipsilateral ao zumbido diminui ou até suprime o murmúrio, e, ao contrário, a compressão digital da jugular CL ou a rotação cervical CL (compressão da veia jugular sobre o processo transverso da segunda vértebra cervical) aumenta a sua percepção caracterizando um ZRPv A TAC, ARM, DEC/DTC auxiliam no diagnóstico.

Muitas vezes, o tratamento do ZRPv por MV consiste na adequada orientação quanto ao prognóstico favorável do paciente, pois o zumbido pode desaparecer espontaneamente, e deve-se tratar as condições relacionadas com as causas sistêmicas, como a anemia, a hipertensão intracraniana e a tireotoxicose. O tratamento cirúrgico é reservado para os casos extremos de incapacidade, em que não há melhora com as abordagens anteriores.

Tumores

Tumor glômico (paraganglioma)

O tumor glômico ou paraganglioma é uma neoplasia altamente vascularizada, constituída de células paragangliônicas e pode comprometer o bulbo jugular (glomus jugular), orelha média ou mastoide (glomus timpânico) ou ambos (glomus jugulotimpânico). É a etiologia neoplásica mais comum de ZRPv, e entre 7 e 10% dos casos apresentam herança genética autossômica dominante e acomete mais as mulheres. O ZRPv e a perda auditiva unilateral são sintomas frequentes nos tumores glômicos, principalmente aqueles localizados no osso temporal.

À otoscopia, os tumores glômicos timpânicos podem ser observados através da membrana timpânica como uma massa com coloração vinhosa pulsátil na caixa timpânica. Observa-se um embranquecimento do tumor sob pneumo-otoscopia (sinal de Brown), que é diagnóstico diferencial do sinal de Schwartze, cuja mancha vermelha sobre o promontório e estribo, nos casos de otosclerose ativa, não se modifica com a pneumo-otoscopia (Figura 24.14). O ZRPv pode ser percebido pelo examinador na ausculta do pescoço e da orelha.

Os exames de imagem apontam a localização e a extensão do tumor. A TAC demonstra a presença de tecido "mole" realçado pelo contraste e possível área de erosão óssea adjacente, e a RM tem padrão característico chamado "sal e pimenta". A angiografia sinaliza a hipervascularização do tumor e auxilia a análise para embolização pré-cirúrgica. Pacientes jovens são em geral tratados com cirurgia e pacientes idosos podem necessitar apenas de acompanhamento, pois são tumores de crescimento muito lento.

Patologias do osso temporal

Otosclerose

Infiltrado idiopático no osso petroso que causa perda auditiva sensorioneural e condutiva que podem justificar a percepção de um ZRPv como um som latejante, síncrono com o batimento cardíaco e percebido na orelha. A TAC pode evidenciar o halo de atenuação óssea ao redor da cóclea.

Deiscência do canal semicircular

A total ou parcial falta de cobertura do canal semicircular configura a deiscência do canal, comumente o anterior. Presença do fenômeno de Túlio (vertigem e nistagmo causados por sons intensos), perda de audição condutiva pelo escape de ondas sonoras na região da deiscência e o aumento da condução óssea que intensifica a percepção dos sons do corpo (somatossons), como, por exemplo, sons de fluxo sanguíneo, movimentos dos olhos e dos próprios passos são características para a suspeita de deiscência de canal semicircular, incluindo a percepção de ZRPv.

Neoplasias hipervascularizadas

O hemangioma ósseo, meningioma intratemporal, tumor de células gigantes (histiocitose de Langerhans), hemangiopericitoma, plasmacitoma, metástases ósseas hipervascularizadas (renal e tireoide) podem originar ZRPv, e sua intensidade depende da complexidade do leito vascular nutriente, da pressão e do fluxo sanguíneo do tumor, além da proximidade da neoplasia em relação ao ouvido. A frequência desse ZRPv varia de acordo com a frequência

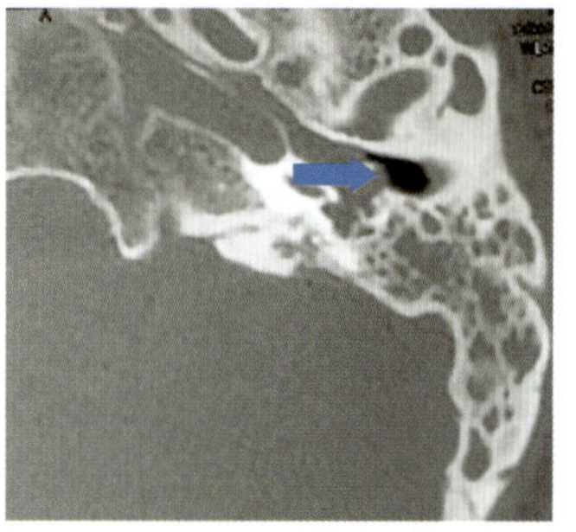

Figura 24.14 Paraganglioma jugulotimpânico.

cardíaca e não se altera com a compressão no pescoço, nem com mudança de posição da cabeça ou com manobra de Valsalva. A otoscopia e os exames de imagem definem o diagnóstico.

Doença de Paget

Doença primária do esqueleto ósseo, incluindo o osso temporal que pode originar ZRPv pelo aumento do número e tamanho dos vasos sanguíneos. As imagens de TAC mostram áreas óssea líticas ou escleróticas, e a RM, as características vasculares da doença.

TRATAMENTO

Após a confirmação da etiologia vascular do ZRP, as recomendações de tratamento são de acordo com a história clínica da doença e os riscos e eficácia dos tratamentos.

A abordagem do paciente exige colaboração e comunicação entre a equipe para que o paciente alcance o maior benefício por meio do aconselhamento detalhado sobre o sintoma e a estratégia de tratamento para o zumbido rítmico pulsátil vascular.

Devido à inviabilidade do tratamento cirúrgico em alguns casos, como murmúrio venoso cervical ou bulbo jugular proeminente, o controle desse tipo de ZRPv pode ser feito com medicamentos que diminuam a percepção do zumbido, facilitando o sono e as atividades diárias, como os ansiolíticos, além do esclarecimento sobre a benignidade da condição geradora do zumbido. A abordagem intervencionista endovascular e a cirurgia aberta extravascular são opções de tratamento para ZRPv, de acordo com a localização das lesões vasculares e a incapacidade gerada pelo zumbido.

Casos em que após investigação minuciosa sejam excluídas causas perigosas do ZRPv, ou mesmo que não sejam encontradas, ou ainda condições que não apresentem segurança ou benefício para uma abordagem clínica ou cirúrgica, podem ser abordados com estratégias comportamentais. A terapia de retreinamento do zumbido (*tinnitus retraining therapy* [TRT]) e a terapia cognitivo comportamental (TCC) mostraram evidência científica robusta em relação à aceitação e reforço das habilidades para lidar com o zumbido e habituá-lo como percepção de ruído de fundo. Interferem positivamente na severidade, autocuidado de saúde, emoções negativas, pensamentos catastrofizantes e medo do zumbido.

CONSIDERAÇÕES FINAIS

O ZRPv pode levar à significativa morbidade e apesar da relativa restrição de tratamento a elucidação diagnóstica precoce e a abordagem terapêutica apropriada promovem os melhores desfechos para o paciente. A estratégia interprofissional coordenada pode estabelecer a indicação de neurointervenções vasculares seguras ou esclarecer e reforçar que a alteração vascular encontrada não trará consequência ou complicação mesmo que persista a percepção do zumbido.

BIBLIOGRAFIA

Barros CGC, Santos MA. Zumbido objetivo. In: Zumbido, Oiticica J, Mezzalira R, Guimarães RCC, Bittar RS, editors. 1. ed. Rio de Janeiro: Thieme Revinter Publicações Ltda; 2023. p. 237-41.

Bickle I, Gaillard F. Dehiscent jugular bulb. RadiopaediaOrg [Internet]. 2008 May. Disponível em: https://doi.org/10.53347/RID-1205.

Burle SV, Panjwani A, Mandalaneni K, Kollu S, Gorantla VR. Vertebral artery stenosis: a narrative review. Curreus [Internet]. 2022 [Acesso em: 2024 Jul]; 14(8):e28068.

Carraro M, Negandhi J, Kuthubutheen J, Propst EJ, Kus L, Vicent Y W Lin et al. Attenuating cardiac pulsations within the cochlea: structure and function of tortuous vessels feeding stria vascularis. Internat Schol Res Not [Internet]. 2013 May [Acesso em: 2024 Jul];19:2013:941757.

Cassandro E, Cassandro C, Sequino G, Scarpa A, Petrolo C, Chiarella G. Inner ear conductive rearing loss and unilateral pulsatile tinnitus associated with a dural arteriovenous fistula: case based review and analysis of relationship between intracranial vascular abnormalities and inner ear fluids. Case Rep Otolaryngol [Internet]. 2015 [Acesso em: 2024 Jul]:2015:817313.

Damme JP van, Gilain C, Heylen G, Gilain C, Garin P. Tinnitus sssociated with fehiscent internal carotid artery: an irremediable condition? Auris Nasus Larynx [Internet]. 2017 [Acesso em: 2024 Jul];44 (5):612-15.

Dib GC, Onishi E, Penido NO. 2004. O "hum" venoso como causa de zumbido pulsátil de origem vascular." Rev Bras Otorrinolaringol [Internet]. 2004 Ab [Acessp em: 2024 Jul];70(2):178-81.

Frosolini A, Fantin F, Caragli V, Franz L, Fermo S, Inches I et al. Vertebrobasilar and basilar dolichoectasia causing audio-vestibular manifestations: a case series with a brief literature review. Diagnostics [Internet]. 2023 [Acesso em: 2024 Jul];13(10).

Galvão IFG, Barbosa da Silva MA, Pacífico FA. Variações anatômicas do seio transverso e suas repercussões clínico-cirúrgicas: uma revisão integrativa da literatura [Internet], Olinda: Anais da Faculdade de Medicina de Olinda; 2023.

Hofmann E, Behr R, Neumann-Haefelin T, Schwager K. 2013. Pulsatile tinnitus: imaging and differential diagnosis. Dtsch Arztebl Int [Internet]. 2013 Jun [Acesso em: 2024 Jul];110(26):451-8.

Hui FK, Abruzzo T, Ansari SA. Endovascular interventions for idiopathic intracranial hypertension and venous tinnitus New Horizons. Neuroimaging Clinics of North America [Internet]. 2016 [Acesso em: 2024 Jul];26 (2): 28999.

Jeng JS, Yip PK. Evaluation of vertebral artery hypoplasia and asymmetry by color-coded duplex ultrasonography. Ultrasound in Med and Biol [Internet]. 2004 [Acesso em: 2024 Jul];30 (5): 605-9.

Jeon HW, Kim SY, Choi BS, Bae YJ, Koo JW, Song JJ. Pseudo-low frequency hearing loss and its improvement after treatment may be objective signs of significant vascular pathology in patients with pulsatile tinnitus Otol Neurotol [Internet]. 2016 [Acesso em: 2024 Jul];37(9):1344-49.

Karampelias AR, Samolis A, Chrysikos D, Antonopoulos I, Spanidis Y, Protogerou V et al. Anatomical variations of human vertebral and basilar arteries:a current review of the literature. Morphologie [Internet]. 2023 [Acesso em: 2024 Jul];107(357):169-75.

Kaufmann R, Zech CJ, Deutschmann M, Scharinger B, Hecht S, Hergan K et al. Endovascular embolization techniques in acute thoracic and abdominal bleedings can be technically reproduced and trained in a standardized simulation setting using SLA 3D printing: a 1-year single-center sudy. Insights into Imaging [Internet]. 2022 [Acesso em: 2024 Jul];13(1).

Kim LK, Ahn CS, Fernandes AE. Mastoid emissary vein: anatomy and clinical relevance in plastic & reconstructive surgery. J Plast Reconstr Aesthet Surg [Internet]. 2014 [Acesso em: 2024 Jul];67(6):775-80.

Kohli GS, Patel BC. Carotid Cavernous Fistula. 2023 Apr 3. In: StatPearls [Internet]. Treasure Island (FL): StatPearls Publishing; 2024 Jan. Acesso em: 2024 Jul.

Kotzias S, Onishi E, Guimarães RCC. 2017. Zumbido pulsátil. In: Caldas S, Neto, Ferreira de Mello Junior Neto, Martins RHG, Selaimen da Costa S, editors. Tratado de Otorrinolaringologia. Rio de Janeiro: Guanabara Koogan. 2017; 2. ed.; p.468-78.

Lachmann M, Pfeiffer D, Ibrahim T. An unexpected origin of fluctuating pulsatile iinnitus. JACC: Cardiovascular Interventions [Internet]. 2018 [Acesso em: 2024 Jul];11(23): e189-90.

Lasak JM, Kryser TC, Walker M, Berger R. Extracranial internal carotid Artery dissection. Otology Neurotology [Internet]. 2005 [Acesso em: 2024 Jul];26:131-2.

Lee SH, Kim SS, Sung KY, Nam EC. Pulsatile tinnitus xaused by a silated mastoid emissary vein. Journal of Korean Medical Science [Internet]. 2013;28(4):628. Disponível em: https://doi.org/10.3346/JKMS.2013.28.4.628.

Lehmann MF, Mounayer C, Benndorf G, Piotin M, Moret J. Pulsatile tinnitus: a symptom of chronic subclavian artery occlusion. AJNR Am J Neuroradiol [Internet]. 2005 [Acesso em: 2024 Jul];26(8):1960-63.

Lenkeit CP, Al Khalili Y. Pulsatile tinnitus. Sang Thrombose Vaisseaux [Internet]. 2023 [Acesso em: 2024 Jul];32(4):148-54.

Levine RA. Zumbido pulsátil - um somatossom ou um neurossom? In: Oiticica J, Mezzalira R, Guimarães R, Bittar RS, editors. Zumbido. 1. ed. Rio de Janeiro: Thieme Medical Publishers; 2023. p. 273-77.

Lin CM, Chang CH, Wong HF. Management of intracranial vertebral artery stenosis with ipsilateral vertebral artery hypoplasia and contralateral vertebral artery ccclusion via type 2 proatlantal intersegmental artery. Biomed J [Internet]. 2021 [Acesso em: 2024 Jul];44(3):369-72.

Lv S, Yuan J, Xie Q, Tang S, Wang Y. Analysis of etiology, diagnosis, and treatment strategy and efficacy of pulsatile tinnitus caused by abnormal vascular anatomy. Curr Med Sci [Internet]. 2023 [Acesso em: 2024 Jul];43(1):173-83.

Martinelli O, Fresilli M, Jabbour J, Di Girolamo A, Irace L. Internal cCarotid stenosis associated with compression by hyoid bone. Annals of Vascular Surgery [Internet]. 2019 [Acesso em: 2024 Jul];58:379.e1-379.e3.

Mohamad A, Nguyen TN, Norbash AM, Raz E, Shapiro M, Lenck S et al. State of the art: venous causes of pulsatile tinnitus and diagnostic considerations guiding endovascular therapy. Radiol [Internet]. 2021 Jul [Acesso em: 2024 Jul];300(1):2-16.

Narsinh KH, Hui F, Duvvuri M, Meisel K, Amans M. Management of vascular causes of pulsatile tinnitus head and neck. J NeuroIntervent Surg [Internet]. 2022 [Acesso em: 2024 Jul];14:1151-57.

Onishi E, de Barros Coelho CC, Oiticica J, Figueiredo RR, Guimarães RCC, Sanchez TG et al. Tinnitus and sound intolerance: evidence and experience of a brazilian group. Braz J of Otorhinolaryngol [Internet]. 2018 [Acesso em: 2024 Jul];84(2):135-49.

Passos M, Alves LM, de Jesus PC, Junqueira LF Jr, Vasconcelos DF. Artigo de revisão atualização sobre ultrassom doppler das artérias vertebrais: síndrome do roubo da subclávia. Arq Bras Cardiol [Internet]. 2016 [Acesso em: 2024 Jul];29(2):58-62. Disponível em: departamentos.cardiol.br

Pegge SH, Steens SA, Kunst HM, Meijer FA. Pulsatile tinnitus: Differential diagnosis and radiological work-up. Curr Radiol Rep [Internet]. 2017 [Acesso em: 2024 Jul];5(1):5.

Reardon MA, Raghavan P. Venous abnormalities leading to tinnitus: imaging evaluation. Neuroimaging Clinics of North America [Internet]. 2016 [Acesso em: 2024 Jul];26(2): 237-45.

Wolfgang R, Kettner M. Diagnosis and treatment of glomus tumors of the skull base and neck. Der Radiologe [Internet]. 2019 [Acesso em: 2024 Jul];59(12):1051-7. BMJ Case Rep [Internet]. BMJ Case Rep [Internet]. 2018 Feb 5 [Acesso em: 2024 Jul];2018:bcr2017222815.

Saccomanno S, Greco F, De Corso E, Lucidi D, Deli R, D'Addona A et al. Eagle's syndrome, from clinical presentation to diagnosis and surgical treatment: a case report. Acta Otorhinolaryngol Italica: Organo Ufficiale Della Societa Italiana Di Otorinolaringologia e Chirurgia Cervico-Facciale [Internet]. 2018 [Acesso em> 2024 Jul];38(2):166-9.

Sanchez TS, Ferrari GMS. O que é o zumbido? In: Mores JT, Bozza A, Magni C, Casali RL, Amaral MR. Zumbido: avaliação, diagnóstico e reabilitação (abordagens atuais). São Paulo: Thieme Revinter. 2005; 1. ed. p. 686-91.

Souza MNP, Leite Costa BA, Santos FR, Fortini I. Update on idiopathic intracranial hypertension management. Arq Neuropsiquiatr [Internet]. 2022 [Acesso em: 2024 Jul];80(5 suppl 1):227-31.

Sumere M, Defreyne L, VandeVyver V. Dural arteriovenous fistula presenting as pulsatile tinnitus. J Belg Soc Radiol [Internet]. 2021 [Acesso em: 2024 Jul];105(1):64.

Tubbs R, Shane ML, Dixon J, Aaron A. Compression of the cervical internal carotid artery by the stylopharyngeus muscle: an anatomical study with potential clinical significance [Laboratory Investigation]. J Neurosurg [Internet]. 2010 [Acesso em: 2024 Jul];113(4):881-84.

Viana C, Coelho F, Caldas S Neto, Oliveira K, Caldas N. Artéria carótida interna Aberrante na orelha média. Rev Bras Otorrinolaringol [Internet]. 2003 [Acesso em: 2024 Jul];69(6):846-49.

Wang AC, Avery NN, Pino C, Svider PF, Hong RS, Chan E. Management of sigmoid sinus associated pulsatile tinnitus: a systematic review of the literature. Otol Neurotol [Internet]. 2017 [Acesso em: 2024 Jul];38(10):1390-6.

Weerakkody Y, Sharma R, Smith D, Baba Y. Pulsatile tinnitus. Reference article, Radiopaedia.org [Internet].2023 [Acesso em: 2023 Dec 14]. Disponível em: https://doi.org/10.53347/rID-9789.

Yang G, Li C, Chen X, Liu Y, Han D, Gao X et al. Rge capillary hemangioma of the temporal bone with a dural tail sign: a case report. Oncol Lett [Internet]. 2014 [Acesso em: 2024 Jul];8(1):183-6.

Yeo WX, Xu SH, Tan TY, Low YM, Yuen HW. Surgical management of pulsatile tinnitus secondary to jugular bulb or sigmoid sinus diverticulum with review of literature. Am J Otolaryngol [Internet]. 2018 [Acesso em: 2024 Jul];39(2):247-52.

Zhang J, Wang L, Chen Y, Wang S, Xing Y, Cui L. Color doppler ultrasonography for the evaluation of subclavian artery stenosis. Frontiers in Neurology [Internet]. 2022 Feb [Acesso em: 2024 Jul];17:13:804039.

Tabela 25.2 Classificações dos schwannomas vestibulares mais utilizadas.

Tamanho do tumor	Bento	Sterkers	House	Koos	Samii	Descrição do tumor
0	Grupo I Tumor intracanalicular < 9mm	Intracanalicular	Intracanalicular	Grau 1	T1	Confinado ao CAI
≤ 10 mm		Pequeno	Grau 1	Grau 2	T2	Fora do CAI
≤ 15 mm	Grupo II Tumor médio sem sinais neurológicos		Grau 2		T3a	Tumor ocupando APC
≤ 20 mm						
≤ 30 mm	Grupo III Tumor volumoso (2 a 3,5 cm) Sinais neurológicos positivos Tangencia o tronco cerebral sem deslocá-lo da linha média	Médio	Grau 3	Grau 3	T3b	Tumor em contato com tronco encefálico, sem compressão
≤ 40 mm		Grande	Grau 4		T4a	Tumor comprimindo o tronco encefálico
> 40 mm	Grupo IV Tumor > 3,5 cm Desloca o tronco cerebral e sinais neurológicos positivos	Gigante	Grau 5	Grau 4	T4b	Deslocamento severo do tronco encefálico e compressão do quarto ventrículo

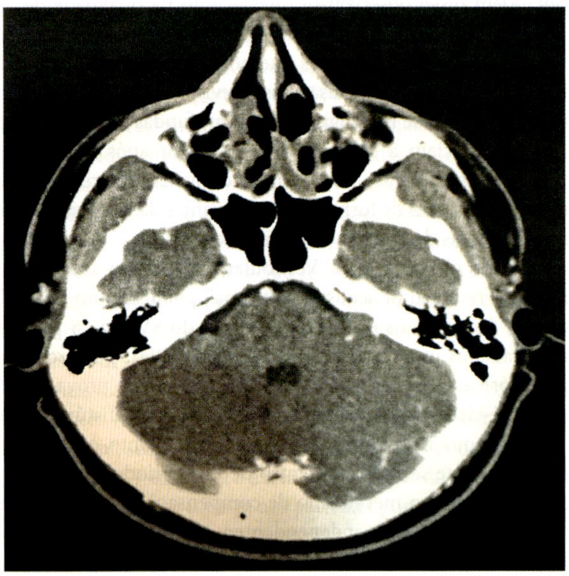

Figura 25.1 Demonstra o alargamento do meato acústico interno esquerdo na tomografia de osso temporal.

Ressonância nuclear magnética

A RM é o método de escolha para detecção, estadiamento e acompanhamento do SV. O exame deve ser realizado com sistemas de RM de alto campo (força de campo de 1,5 a 3 Tesla). Um protocolo de varredura típico consiste em FLAIR (recuperação de inversão atenuada de fluido), *spin* eco (SE) ponderado em T1 antes e depois da aplicação de meio de contraste e cortes finos (1 mm) e ponderado em T2. Uma sequência ponderada por difusão pode ser realizada opcionalmente para excluir/confirmar isquemia aguda ou diagnóstico diferencial com colesteatoma.

A sequência T1-w de alta resolução, antes e após a aplicação do contraste, facilita a detecção de tumores muito pequenos e a avaliação pós-operatória, especialmente a diferenciação entre cicatrizes e tecido tumoral residual ou recidivas. A sequência FLAIR, que cobre todo o neurocrânio, é usada como uma sequência geral para excluir outras patologias. As imagens mostram isointensidade em T1 e alta intensidade do sinal em T2, com realce após injeção de gadolíneo. Três diferentes padrões de realce tumoral são descritos: homogêneo (50 a 60%), heterogêneos (30 a 40%) e císticos (5 a 15%). Tumores a partir de 25 mm se apresentam comumente como heterogêneos devido a componentes de necrose no seu interior.

TRATAMENTO

Ao longo do último século, a abordagem para o gerenciamento dos SVs avançou significativamente oferecendo aos pacientes uma variedade de opções de tratamento viáveis: acompanhamento clínico com exames periódicos, microcirurgia e radiocirurgia.

Essas opções, atualmente, apresentam complicações mínimas e baixo risco de mortalidade, sendo possível, inclusive, realizar a combinação de mais de uma modalidade de tratamento.[11]

A conduta para cada um dos casos deve ser individualizada, considerando as condições clínicas dos pacientes, o tamanho, tipo histológico provável, evolução e morbidade. As diferentes vias de acesso cirúrgico serão abordadas ao final, servindo como orientação para a definição da melhor conduta terapêutica.

O objetivo dos manejos modernos para SV é melhorar a qualidade de vida com menor mortalidade, menor morbidade e melhor preservação da função neurológica. O tratamento cirúrgico geralmente é a modalidade terapêutica de escolha para SVs; porém, o manejo do tumor não é mais simplesmente limitado à ressecção cirúrgica.[12]

A concepção de "esperar e escanear" é aceita mundialmente, em especial para tumores pequenos, primários e esporádicos. A radioterapia é aceita para pacientes com contraindicação cirúrgica.

A melhor estratégia torna-se individual, dependendo principalmente dos fatores a seguir:

- Características radiológicas (císticas ou não, tamanho e extensão do tumor)
- Característica biológica (taxa de crescimento do tumor)
- Gravidade dos sintomas (audição ipsilateral e contralateral, função facial e outras complicações)
- Expectativas do paciente.

Por muito tempo, a ressecção completa do tumor foi considerada o procedimento mais importante para evitar recidivas tumorais e, às vezes, até mesmo à custa da preservação funcional.

As técnicas atuais permitem uma abordagem com pequena taxa de morbidade e aceitável taxa de manutenção da função dos nervos facial e coclear.

O tratamento do SV deve ser sempre individualizado e discutido em conjunto com o paciente, com exposição clara dos riscos inerentes ao acesso e à remoção de lesões nessa região. Alguns critérios são relevantes para a decisão final, como:

- Tamanho do tumor
- Idade do paciente
- Estado geral

- Anatomia do APC
- Envolvimento do tronco encefálico e facial
- Extensão/envolvimento do CAI.

Tratamento cirúrgico

O tratamento cirúrgico é uma das modalidades de opções terapêuticas para o SV. Quando se detecta (pelos exames periódicos de imagem) que o tumor vem apresentando crescimento ativo, indica-se a ressecção cirúrgica associada ou não a radioterapia pós-operatória (em casos de ressecção tumoral subtotal) ou a radioterapia/radiocirurgia somente como única modalidade terapêutica.

A cirurgia é o único método para extração do SV, uma vez que o tratamento radioterápico pode apenas fazer cessar o crescimento neoplásico ou no máximo reduzir seu tamanho.

Quando o SV é maior ou igual a 2,5 cm em sua extensão extrameatal, o tratamento cirúrgico é o mais indicado, pois a resposta à radioterapia é mais limitada em neuromas dessa magnitude e acima dela. Uma pequena porcentagem dos schwannomas irradiados pode apresentar crescimento tumoral pós-radioterapia e, quando isso ocorre, a cirurgia pode se tornar tecnicamente mais complexa, tanto para a ressecção tumoral como para a preservação anatômica e funcional do nervo facial, pois o schwannoma irradiado pode ficar mais sangrante e mais aderido às estruturas adjacentes, como tronco cerebral e o próprio nervo facial, tornando a preservação deste último ainda mais difícil.

As condições clínicas e a idade de cada paciente também devem sempre ser levadas em consideração para a escolha da melhor opção terapêutica. Os prós e contras de cada modalidade de tratamento devem ser meticulosamente apresentadas e discutidas com o paciente e seus familiares para que a escolha mais adequada para cada indivíduo seja alcançada. A ordem de prioridade para a escolha da melhor opção terapêutica é: preservação da vida do paciente com a melhor qualidade funcional pós-tratamento possível, preservação anatômica e funcional do nervo facial e preservação dos melhores níveis de audição possíveis.

Uma equipe multidisciplinar composta de neurotologista e neurocirurgião é recomendada para a ressecção cirúrgica de neoplasias localizadas na base lateral do crânio, como o SV.

Alguns dos acessos cirúrgicos mais utilizados e suas particularidades, vantagens, desvantagens, indicações e técnicas são apresentadas a seguir.

Acesso translabiríntico

Os acessos translabiríntico e translabiríntico alargado para a ressecção cirúrgica dos SVs constituem ótimas vias de acesso à região do MAI, APC e estruturas adjacentes. Por essa via, o corredor de acesso ao APC é deslocado anteriormente e a necessidade de retração do cerebelo para acesso ao tumor é minimizada.[11]

A retração cerebelar (no acesso retrossigmóideo) ou do lobo temporal (no acesso via fossa craniana média) para se acessar o tumor pode levar a um edema do cerebelo ou do lobo temporal, respectivamente, no intra ou no pós-operatório, o que representa uma complicação potencialmente bastante grave. Além disso, a abordagem translabiríntica possibilita uma melhor visualização do nervo facial e do fundo do MAI. Ademais, o índice de cefaleia pós-operatória é menor em relação ao acesso retrossigmóideo, já que o broqueamento para exposição do MAI é extradural.

A principal desvantagem desse tipo de acesso é a perda da audição ipsilateral, uma vez que, por essa via, é realizada uma labirintectoma total como um dos passos técnicos. Portanto, sua indicação se restringe a pacientes que não tenham audição ipsilateral útil (independentemente da magnitude tumoral).

O critério para definição de audição pré-operatória útil pode ser o de Sanna et al., que usa o limiar de reconhecimento da fala (SRT) menor ou igual a 50 dB e discriminação maior ou igual a 50%, ou o de Shelton et al., que estabelece como audição útil um SRT menor ou igual a 30 dB e discriminação maior ou igual a 50%. Outra indicação é para a ressecção de schwannomas com extensão maior que 2 cm em sua porção extrameatal (na cisterna do APC), já que a preservação auditiva ipsilateral nesses casos é bastante improvável. Em casos de pacientes que apresentem audição útil apenas no lado do tumor, essa técnica é contraindicada.[12,13]

Alguns cirurgiões contraindicam essa via para pacientes com cavidades mastóideas contraídas, tumores grandes, tégmen timpânico baixo, presença de um seio sigmoide procidente (muito anteriorizado) e/ou um bulbo da veia jugular interna alto, pois essas alterações anatômicas restringiriam o acesso à região do MAI. Todavia, Friedman et al. utilizam o acesso translabiríntico como via de acesso única também em pacientes com as alterações anatômicas descritas acima isoladamente ou combinadas.[14]

Em caso de seio lateral procidente, pode-se também optar por um acesso retrossigmóideo como única via de acesso ou combinado com um acesso pré-sigmóideo (translabiríntico alargado). Em casos de bulbo da jugular alto, o cirurgião pode expor cuidadosamente essa estrutura e gentilmente retraí-la inferiormente para melhor acesso e visualização da região do MAI.

No acesso translabiríntico alargado, são removidos os ossos que estão localizados sobre a dura-máter da fossa craniana média, seio sigmoide e fossa posterior. Essas estruturas podem ser delicadamente retraídas, propiciando ao cirurgião um maior campo cirúrgico para a dissecção da neoplasia. Portanto, o acesso translabiríntico alargado é mais indicado para exérese de tumores de maior magnitude (T3 e T4 pela classificação de Samii [Hannover]) e tumores com extensão para o forame jugular e fossa média, podendo ser, inclusive, combinado com outros tipos de acesso, como o retrossigmóideo ou transótico, em casos de neoplasias grandes que se estendam posteriormente para a fossa posterior ou anteriormente para o ápice petroso, respectivamente.

O acesso translabiríntico clássico deve ser reservado para SV de menor magnitude (T1 e T2 em pacientes sem audição ipsilateral útil), e nesse tipo de acesso as duras das fossas cranianas média e posterior e dura sobre o seio sigmoide são apenas esqueletizadas, mas não expostas totalmente.

Passos técnicos para a realização do acesso translabiríntico

1. Após o paciente estar anestesiado (anestesia geral), realizam-se as tricotomias supra e retroauriculares.
2. Colocação de eletrodos em hemiface ipsilateral à neoplasia para monitoramento do nervo facial ipsilateral. Pode-se realizar também a monitorização dos nervos cranianos baixos, caso o schwannoma se estenda inferiormente para a região do forame jugular.
3. Posicionamento do paciente em decúbito dorsal com a cabeça em rotação para o lado contralateral ao tumor. Caso o cirurgião julgue necessário, pode ser feita a fixação da cabeça do paciente com o Mayfield para se evitar movimentos mínimos durante a cirurgia.
4. Marcação da incisão reatroauricular em "C", cerca de 5 a 6 cm posteriormente ao sulco reatroauricular, e 3 a 4 cm superiormente ao sulco.
5. Assepsia e antissepsia cuidadosas do sítio operatório e do abdome (geralmente da fossa ilíaca esquerda) para obtenção de gordura abdominal para fechamento do defeito dural.
6. Colocação dos campos operatórios estéreis.
7. Incisão retroauricular conforme a marcação realizada.
8. Incisão da camada musculoperiosteal, descolamento do retalho musculoperiosteal e rebatimento anterior do mesmo.

9. Mastoidectomia ampla (Figura 25.2), com antrostomia, aticotomia e esqueletização do nervo facial em sua porção vertical até a região do ventre posterior do músculo digástrico.
10. Broqueamento das células retrofaciais.
11. Esqueletização do seio sigmoide, da dura-máter da fossa craniana posterior e da dura-máter da fossa craniana média. Em caso de opção pelo acesso translabiríntico alargado, deve-se remover cautelosamente a fina camada óssea esqueletizada que recobre a dura da fossa média, com bastante cuidado para se evitar lesão do seio petroso superior (o que pode levar a um sangramento acentuado nesse sítio). Além disso, no acesso translabiríntico alargado, realiza-se a remoção da delgada camada óssea sobre a dura do seio sigmoide e sobre a dura da fossa posterior, a fim de que essas estruturas possam ser gentilmente retraídas para maior exposição tumoral nos casos de schwannomas de maior magnitude.
12. Labirintectomia total, iniciando-se com o broqueamento do canal semicircular posterior, em seguida do canal semicircular lateral (deixando-se uma fina camada de osso anteriormente para proteção do nervo facial), e por último, abre-se o canal semicircular superior.
13. Identificação da projeção do MAI e seus limites (poro acústico e fundo), drillagem (broqueamento) cuidadosa, sempre paralela ao meato. Esqueletização da dura sobre o MAI. Abertura cautelosa da dura do MAI, exposição tumoral, secção do nervo vestibular no fundo do MAI (posteriormente à *Bill's bar*), identificação do nervo facial e seu plano de clivagem com o schwannoma. Em tumores maiores, a incisão pode ser feita na dura da fossa posterior; realiza-se a descompressão intracapsular da neoplasia e, em seguida, a ressecção intracapsular do mesmo (ou seja, o *debulking* tumoral; Figura 25.3). A dissecção intracapsular pode ser realizada com dissectores, descoladores e pinças específicas, *laser*, pinça microbipolar (para cauterização de vasos da cápsula tumoral) em baixíssima intensidade e aspirador ultrassônico. Cotonoides são colocados sobre as duras das fossas média e posterior e seio sigmoide para proteção dessas estruturas.
14. Não se deve exercer pressão sobre a neoplasia no sentido do APC durante a sua dissecção, a fim de se evitarem lesões sobre o nervo facial e tronco encefálico (Figura 25.4). Deve-se ter bastante cuidado para não lesar ou manipular a artéria cerebelar anteroinferior (AICA), uma vez que a lesão desse vaso pode levar a infarto de tronco cerebral. As aderências do schwannoma com o nervo facial e com o tronco cerebral são cuidadosamente desfeitas para a liberação do tumor e ressecção do mesmo. O objetivo é sempre a ressecção total do schwannoma (Figuras 25.5 a 25.7); todavia, em alguns casos (neoplasia muito aderida ao tronco cerebral ou ao nervo facial), a exérese total não é possível, optando-se pela ressecção subtotal, a fim de se evitar danos maiores às estruturas e complicações intra e pós-operatórias.

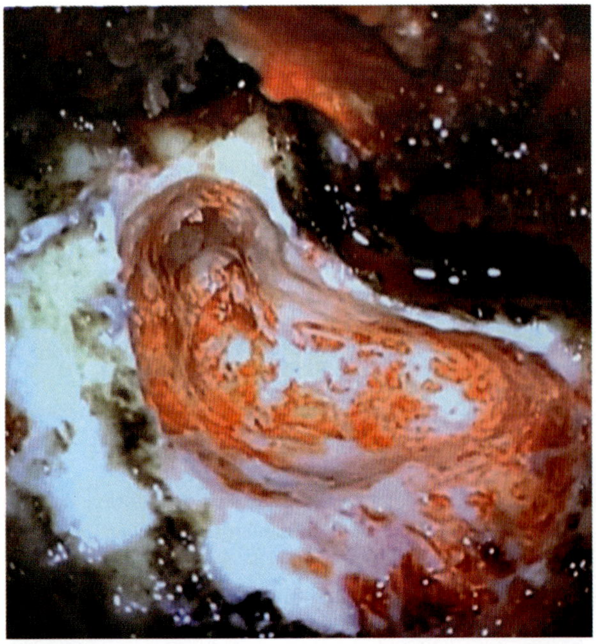

Figura 25.2 Mastoidectomia ampla com esqueletização do seio sigmoide e dura da fossa craniana média (lado direito).

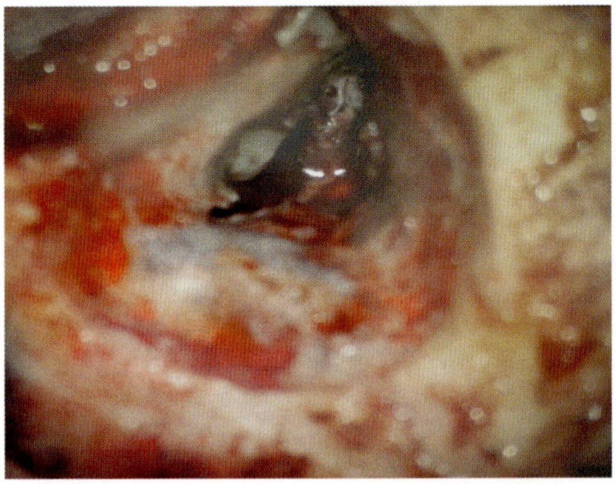

Figura 25.3 Exposição do tumor e início de seu *debulking* (lado esquerdo).

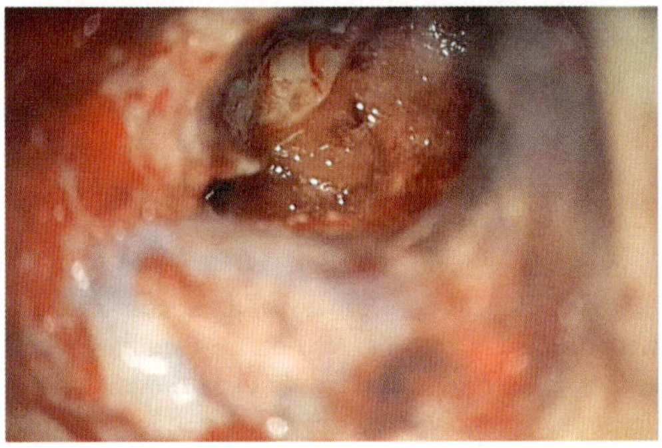

Figura 25.4 Neoplasia adjacente e aderida ao tronco cerebral (lado esquerdo).

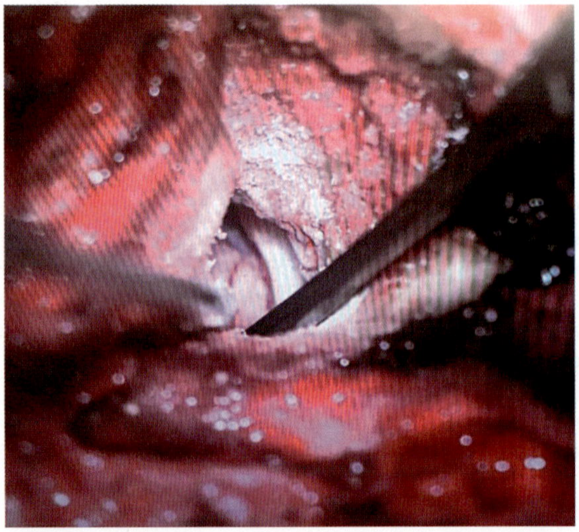

Figura 25.5 Neoplasia removida totalmente com preservação anatômica do nervo facial (lado esquerdo).

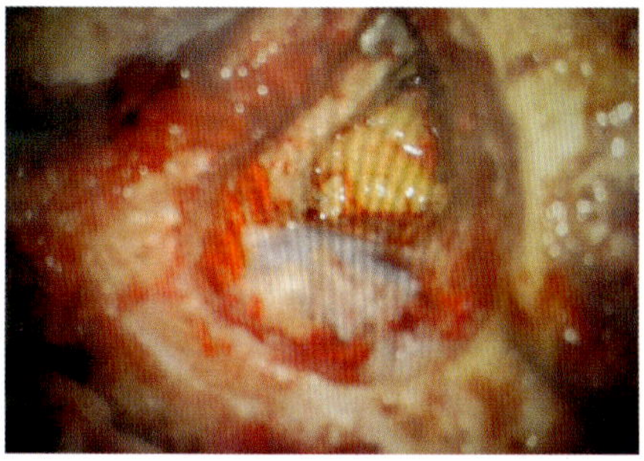

Figura 25.6 Colocação de camadas de gordura abdominal para fechamento do defeito dural (após exérese do tumor; lado esquerdo).

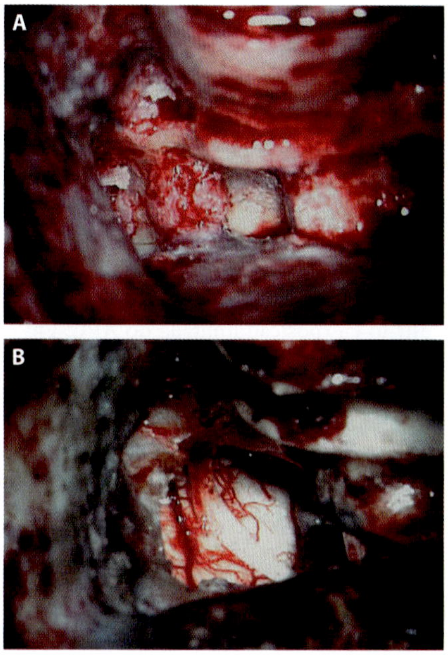

Figura 25.7 **A.** Schwannoma vestibular (lado direito); **B.** Schwannoma vestibular (lado direito), após a ressecção tumoral total (observa-se o nervo facial preservado e junto ao tronco cerebral).

15. Após a remoção do tumor (ver Figuras 25.5 e 25.7 B), realiza-se a hemostasia e revisão da hemostasia na região do APC. Colocam-se pequenos pedaços de músculo temporal na região da tuba auditiva e orelha média ipsilateral para minimizar as chances de ocorrência de fístulas rinoliquóricas. As células mastóideas devem ser ocluídas com cera para osso, também a fim de evitar fístulas liquóricas no pós-operatório. O defeito dural é fechado com pedaços (estrias) de gordura abdominal (ver Figura 25.6). Pode-se colocar também substituto de dura-máter sobre as estrias de gordura e selante dural. O defeito ósseo é fechado com cimento ósseo, o qual pode ou não ser fixado com placas e parafusos. O retalho do músculo periosteal é, então, fechado e, em seguida, é realizada a sutura subcutânea e da pele. O enfaixamento compressivo é feito e permanece por no mínimo 48 horas (sendo trocado nos dias subsequentes). Após a reversão da anestesia na sala de cirurgia, o paciente é levado à unidade de terapia intensiva (UTI) para monitoramento, recuperação e cuidados pós-operatórios. O paciente geralmente fica entre 1 e 2 dias na UTI, e em seguida vai para o quarto (onde permanece entre 1 e 3 dias) até a alta hospitalar.

Acesso retrossigmóideo (suboccipital)

O acesso retrossigmóideo é também uma abordagem muito utilizada para a exérese de SVs e neoplasias na região do APC. Há ainda o acesso retrossigmóideo alargado que, além da craniotomia suboccipital clássica, inclui a esqueletização dos seios transverso e sigmoide e uma mastoidectomia posterior (opcional) para exposição do bulbo da veia jugular interna.[15] A abordagem retrossigmóidea permite a remoção de neoplasias de quaisquer magnitudes na região petroclival e APC. Trata-se de uma via de acesso em que a audição ipsilateral do paciente pode ser potencialmente preservada, uma vez que não é realizada uma labirintectomia, como no acesso translabiríntico. Esse acesso, portanto, pode ser indicado para exérese de SVs de quaisquer tamanhos, em que o paciente apresenta uma boa audição ou pelo menos uma audição ipsilateral útil.

As principais desvantagens do acesso retrossigmóideo são: necessidade de retração do cerebelo para acesso à neoplasia (o que pode levar a um edema cerebelar e até a hidrocefalia); maior dificuldade em acessar a região mais lateral (fundo) do MAI (o que pode deixar restos tumorais não ressecados); maior tempo para uma eventual reabordagem de urgência no pós-operatório em casos de complicações como hematomas, lesões vasculares ou fístulas liquóricas; maior incidência de cefaleia no pós-operatório (porque a brocagem do MAI é intradural, o que pode levar pó de osso ou fragmentos de osso ao tronco encefálico).

Principais passos técnicos do acesso retrossigmóideo

1. Posicionamento do paciente, o qual pode ser em decúbito dorsal com a cabeça fletida em sentido contralateral à neoplasia ou posição semi-sentada (cuja indicação seria para tentar proporcionar um campo operatório com menor sangramento). Recomenda-se a primeira posição, pois existe maior risco de embolia gasosa na posição semi-sentada.
2. Colocação da cabeceira de Mayfield para evitar movimentos mínimos da cabeça do paciente.
3. Inserção dos eletrodos em hemiface ipsilateral para monitoramento do nervo facial. Pode-se também monitorar nervos cranianos baixos (em casos de tumores grandes com extensão inferior para a região desses nervos) e o nervo coclear (potenciais evocados auditivos de tronco encefálico [PEATE] intraoperatório, se necessário).
4. Incisão retroauricular arciforme de modo a expor a região do ângulo entre os seios transverso e sigmoide.
5. Descolamento do retalho musculoperiosteal.
6. Craniotomia retrossigmóidea (Figura 25.8), com a remoção do osso occipital inferiormente ao seio transverso, e posteriormente ao seio sigmoide.

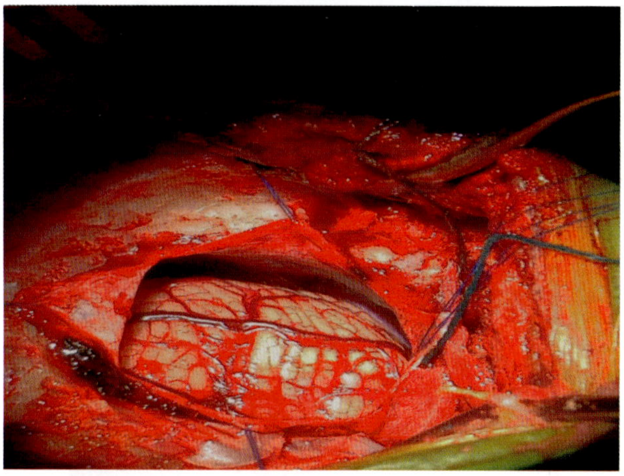

Figura 25.8 Craniotomia retrossigmóidea realizada e dura da fossa craniana posterior exposta (lado direito). Incisão em "C" na dura-máter da fossa posterior e exposição cerebelar (neoplasia do lado direito).

7. Exposição da dura-máter e incisão cautelosa na mesma em forma de "C".
8. É realizada a retração do cerebelo com bastante cuidado e cautela. Para esse passo, geralmente se usa o afastador Leyla (Figura 25.9).
9. Drenagem de liquor da cisterna cerebelopontina.
10. O schwannoma é, então, exposto. Realiza-se o *debulking* do tumor, ou seja, a dissecção e remoção intracapsular do mesmo. À medida em que se faz o *debulking* tumoral, a neoplasia vai encolhendo, a cápsula tumoral e os nervos facial e coclear podem ser identificados, geralmente anterossuperior e anteroinferiormente, nessa ordem. Todavia, é bom frisar que esses nervos podem estar localizados em outras posições, e o cirurgião deve estar preparado para as mais diversas situações em relação à localização dos nervos (principalmente o nervo facial). Pode-se recorrer à neuroestimulação do nervo facial para auxiliar na sua localização antes e durante a dissecção do schwannoma. O plano da aracnoide sobre o tumor deve ser identificado e a dissecção tumoral deve respeitar e preservar esse plano, uma vez que contém uma barreira de proteção para os nervos cranianos e os vasos sanguíneos que os irrigam.
11. Após a remoção da porção cisternal do tumor, realiza-se a brocagem do MAI para dissecar e remover a porção intracanalicular da neoplasia. Nesse passo, o cirurgião pode, inclusive, utilizar o endoscópio para melhor visualização do tumor e dos nervos facial e coclear dentro do MAI.
12. Após a exérese tumoral, a hemostasia da região do ACP é revisada, pequenos pedaços de músculo temporal ou gordura abdominal podem ser colocados na região do MAI para a prevenção de fístula liquórica, as células mastóideas abertas são obliteradas com cera para osso e a incisão dural é cuidadosamente fechada (Figura 25.10).
13. O osso occipital removido durante a craniotomia retrossigmóidea é, então, recolocado, e pode ser fixado com placas e parafusos.

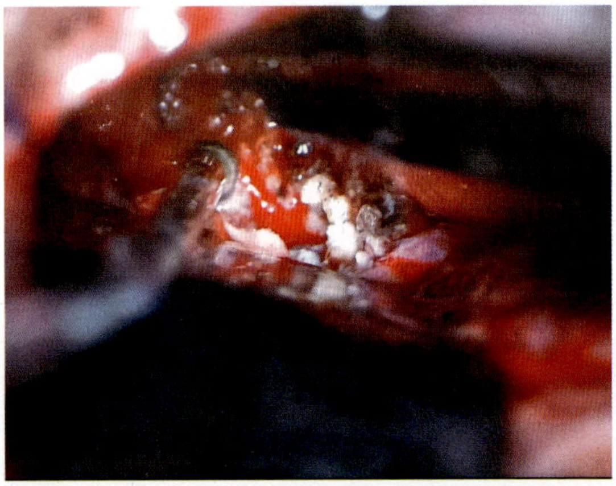

Figura 25.9 Retração cuidadosa do cerebelo com o afastador Leyla para a exposição do schwannoma (lado direito).

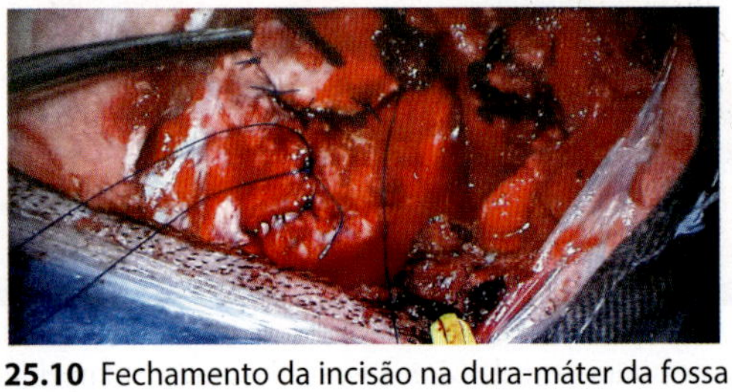

Figura 25.10 Fechamento da incisão na dura-máter da fossa posterior (lado direito).

14. O retalho musculoperiosteal é suturado, e o subcutâneo e a pele são fechados.
15. São removidos a cabeceira de Mayfield e eletrodos de monitorização neural, e realizado o enfaixamento.
16. Após a reversão da anestesia na sala de cirurgia, o paciente é enviado à UTI.

Acesso via fossa craniana média

O acesso via fossa média é indicado para a ressecção de SVs intracanaliculares ou com uma extensão de até 1,5 cm no APC,[16] quando se deseja tentar a preservação auditiva ipsilateral. Essa abordagem é a mais segura em termos de preservação de audição ipsilateral em pacientes com tumores pequenos.[17] No caso do acesso via fossa média alargado (onde há uma maior remoção óssea anterior e posteriormente ao MAI), tumores um pouco maiores podem ser removidos.

As principais vantagens desse acesso são: possibilidade de preservação auditiva, exposição de toda a extensão do MAI, visualização do nervo facial em sua origem no tronco cerebral e entrada no MAI e incidência de fístula liquórica pós-operatória extremamente baixa.

As desvantagens são: necessidade de retração do lobo temporal (o que pode levar a uma isquemia do lobo temporal e aumento do risco de lesão da veia de Labbé), campo operatório profundo, acesso restrito e exposição limitada do APC. Em caso de hematoma pós-operatório, a reabordagem cirúrgica é mais difícil em relação ao acesso translabiríntico. Além disso, o acesso via fossa craniana média é tecnicamente mais difícil, uma vez que os pontos de referência podem não ser claramente visíveis em alguns casos. Esse acesso é contraindicado para pacientes idosos (com mais de 65 anos) devido à maior chance de aderência acentuada da dura-máter com o osso temporal e com o osso do assoalho da fossa craniana média.

Para a exérese de SVs por essa via, os principais passos técnicos são descritos a seguir.

Principais passos técnicos para exérese de schwannomas vestibulares via fossa craniana

1. Posicionamento do paciente em posição supina com rotação da cabeça para o lado contralateral à neoplasia. O cirurgião se posiciona sentado atrás da cabeceira da mesa cirúrgica.
2. Os nervos facial e coclear devem ser monitorados. A incisão é supra auricular com extensão superior e pode ser em forma de "C", retilínea, curvilínea ou em forma de "U" invertido.
3. Após a retração do retalho musculoperiosteal, é realizada uma craniotomia quadrangular (de 5 × 5 cm) na porção escamosa do osso temporal (superiormente ao assoalho da fossa craniana média). A dura-máter do lobo temporal é cuidadosamente descolada e elevada do assoalho da fossa média (em sentido posterior para anterior) e o lobo temporal vai sendo gentilmente retraído.
4. O limite anterior da dissecção é a artéria meníngea média, a qual deve ser preservada. A dissecção e retração do lobo temporal devem se estender medialmente até a região do seio petroso superior. Identifica-se o nervo petroso superficial maior e a eminência arqueada. O gânglio geniculado pode estar deiscente em alguns casos, e deve-se ter cuidado para não lesá-lo durante a dissecção.
5. O retrator de lobo temporal (retratores de House-Urban, de Zini ou de Yasargil podem ser usados) é, então, posicionado para manter o lobo temporal retraído. A linha da bissetriz do ângulo formado entre a eminência arqueada e o nervo petroso superficial maior indica a direção aproximada do MAI (o qual está localizado aproximadamente em um ângulo de 60° anterior em relação ao canal semicircular superior).

6. Realiza-se, em seguida, o broqueamento para a remoção do osso sobre o MAI, identificando-se primeiramente o poro acústico (medialmente) e lateralmente o fundo do MAI (onde se faz a identificação do nervo vestibular superior e a *Bill's bar*).
7. Após a exposição da dura-máter do MAI, faz-se a abertura da mesma na parte posterior do MAI (para evitar manipulação e lesão dos nervos facial e coclear) e a neoplasia é exposta (Figura 25.11).
8. O tumor e o nervo vestibular superior são cuidadosamente separados dos nervos facial e coclear para, em seguida, efetuar-se a remoção tumoral.
9. O nervo vestibular inferior geralmente está bem aderido ao SV e é removido juntamente com a neoplasia.
10. A preservação da artéria labiríntica é importante para a preservação auditiva. Realiza-se, então, a hemostasia local, as células mastóideas abertas são obliteradas com cera para osso, e coloca-se gordura abdominal ou um pequeno pedaço de músculo sobre o meato acústico interno.
11. A placa óssea é recolocada, o retalho musculoperiosteal é suturado em camadas e a pele da ferida operatória é fechada.
12. Um curativo compressivo é colocado e o paciente é transferido para a UTI.
13. Geralmente, a alta hospitalar ocorre por volta do quinto dia de pós-operatório.

Acesso transótico

O acesso transótico para a ressecção de SVs é uma boa via de acesso à base lateral do crânio e ao APC.

É indicado em casos de neoplasias grandes, localizadas mais anteriormente em direção ao ápice petroso, seio sigmoide muito anteriorizado (seio sigmoide procidente) e/ou de bulbo da veia jugular interna alto.

Essa via tem as seguintes vantagens: um acesso mais amplo com uma exposição mais circunferencial do MAI e do poro acústico, visualização mais anterior da região do APC, fechamento permanente do conduto auditivo externo e da tuba auditiva com a completa obliteração da cavidade cirúrgica (minimizando a incidência de fístulas liquóricas).[18]

A desvantagem é a perda auditiva ipsilateral total e, portanto, não deve ser indicado em pacientes com audição útil apenas no lado do tumor.

Trata-se da extensão de um acesso translabiríntico, em que o conduto auditivo externo é removido (broqueado) e fechado em fundo-de-saco. A diferença do acesso transótico em relação ao transcoclear é que no primeiro o nervo facial permanece intacto e com uma fina camada de osso sobre ele, e no acesso transcoclear o nervo facial é transposto e removido de seu canal ósseo, podendo ser mobilizado para melhorar o acesso e a dissecção tumoral.

A membrana timpânica e a pele do conduto auditivo externo são ressecadas. O conduto auditivo externo é fechado. Uma mastoidectomia tipo cavidade aberta (radical) é realizada, e o nervo facial é esqueletizado em seus segmentos timpânico e mastóideo. O bulbo da jugular, seio sigmoide e dura-máter da fossa craniana média são esqueletizados (Figura 25.12).

Em seguida, faz-se o broqueamento da cóclea e a artéria carótida interna é identificada anteriormente. A dura medial à cóclea é exposta. A labirintectomia é, então, realizada e o MAI é exposto e esqueletizado. O osso entre o MAI e o bulbo da jugular inferiormente é, então, brocado.

O tumor é exposto, faz-se o *debulking* tumoral, dissecção bastante cautelosa do mesmo com descolamento da neoplasia em relação às estruturas adjacentes (como nervo facial e tronco cerebral). Após a ressecção tumoral, a tuba auditiva deve ser obliterada com pedaços de músculo e/ou cartilagem, para evitar fístula liquórica. O defeito dural (anterior e posterior aos segmentos timpânico e mastóideo do nervo facial) é fechado com camadas de gordura abdominal.

O retalho musculoperiosteal é suturado e a pele fechada. Faz-se o curativo e o enfaixamento compressivo, o qual deve ser trocado após 48 horas e mantido por alguns dias.

Outros acessos

Existem outros acessos cirúrgicos para a ressecção de SVs, como, por exemplo, os acessos retrolabiríntico e transcrusal. Ambos são variações do acesso translabiríntico, mas permitem a possibilidade de preservação auditiva ipsilateral.

Pelo acesso retrolabiríntico, o bloco labiríntico permanece intacto, e seu limite anterior é o canal semicircular posterior, e o limite posterior é o seio sigmoide. Essa via de acesso para remoção de SVs foi primeiramente descrita por Bento et al., em 2002, como uma abordagem que oferecia segurança ao nervo facial e uma boa porcentagem de preservação auditiva ipsilateral nos níveis pré-operatórios. Além disso, o acesso retrolabiríntico pode ser facilmente convertido em um acesso translabiríntico em caso de necessidade de uma maior exposição do tumor e da região do ângulo pontocerebelar.[19]

O acesso transcrusal é uma via de abordagem ao APC, meato acústico interno e região petroclival menos destrutiva que o acesso

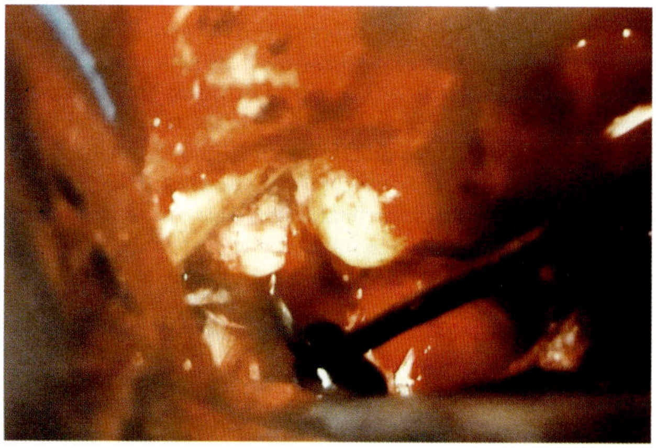

Figura 25.11 Neoplasia do lado direito. Eminência arqueada posteriormente ao tumor e nervo petroso superficial maior anteriormente.

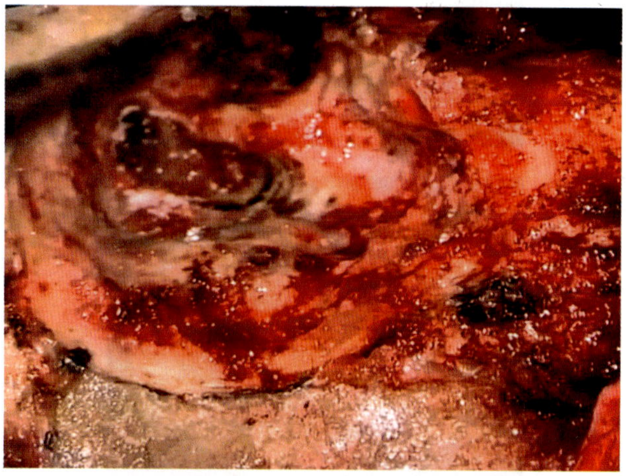

Figura 25.12 Acesso transótico (lado direito). Nervo facial esqueletizado em suas partes timpânica e mastóidea. Bulbo da jugular e seio sigmoide também esqueletizados. Cóclea brocada e removida para a exposição tumoral anterior.

translabiríntico, com ângulo de ataque ao MAI maior que no acesso retrolabiríntico e que também oferece a possibilidade de preservação de audição útil ipsilateral.

Nessa via de acesso, realiza-se uma labirintectomia parcial, na qual é feito o broqueamento do canal semicircular posterior do labirinto e a oclusão do labirinto membranoso para selar a endolinfa.

As desvantagens do acesso transcrusal em relação ao acesso translabiríntico são: menor ângulo de acesso ao MAI e menor exposição do nervo facial em seus segmentos meatal distal e labiríntico.[20]

Acesso combinado: retrossigmóideo associado a retrolabiríntico

O acesso retrolabiríntico combinado com o acesso retrossigmóideo (Figura 25.13) é uma via de acesso que permite a abordagem de SVs de grande magnitude (T3 e T4) (Figura 25.14) e gigantes, com a possibilidade de preservação de audição ipsilateral útil e menor ou pouca retração do cerebelo para acessar a região do APC, o que representa uma vantagem em relação ao acesso retrossigmóideo clássico (em que a retração do cerebelo faz-se necessária para a exposição do SV).

A exposição completa do seio sigmoide permite sua mobilização posterior (sentido fossa craniana posterior) e anteriormente (sentido região retrolabiríntica), o que pode aumentar o espaço de exposição tumoral e da região do APC.

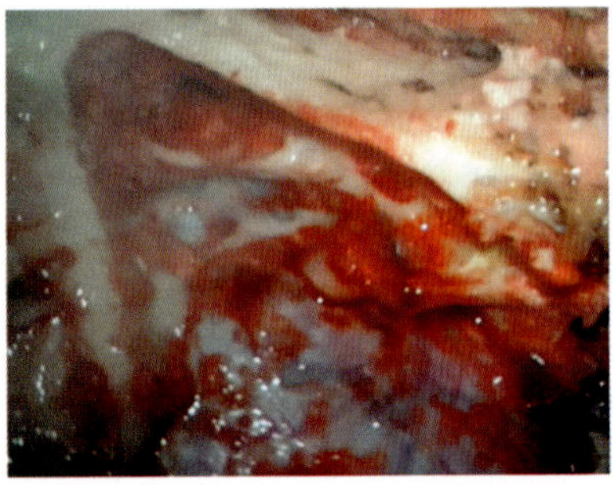

Figura 25.13 Acesso retrolabiríntico combinado com retrossigmóideo (lado direito).

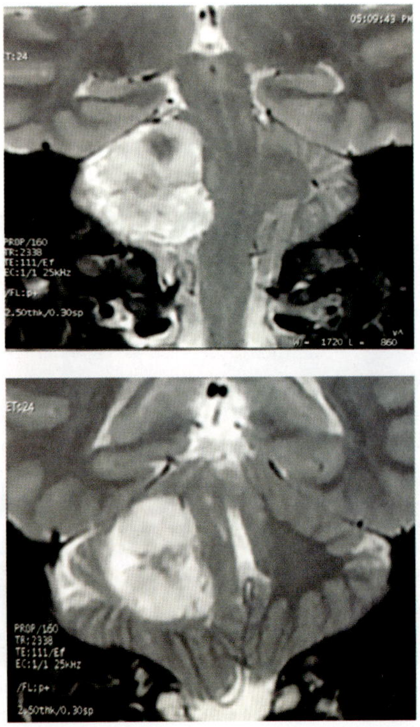

Figura 25.14 Schwannoma vestibular à direita que foi abordado por acesso combinado (retrolabiríntico e retrossigmóideo).

COMPLICAÇÕES

Após a introdução de microscópios cirúrgicos cada vez mais avançados, endoscópios, neuronavegação, monitorização de nervo facial e nervos cranianos baixos, PEATE no intraoperatório e instrumental e técnicas cirúrgicas cada vez mais modernas, o índice de complicações intra e pós-operatórias da cirurgia do SV tem diminuído com o passar dos anos. Todavia, as complicações ainda existem e são descritas a seguir.

Hemorragia

Sangramentos no sítio operatório podem ocorrer no intra e no pós-operatório. A formação de hematomas pode ocorrer no período pós-operatório imediato. Essas situações constituem uma emergência médica e exigem tratamento cirúrgico imediato, uma vez que uma hemorragia ou um hematoma na região do APC pode levar a uma hidrocefalia obstrutiva, a qual pode ser potencialmente fatal. Uma mudança nos sinais vitais e alterações no estado de consciência do paciente podem ser sinais de hemorragia ou hematoma. O ideal nessa situação seria fazer uma TC de crânio para verificar o local do sangramento e/ou hematoma e sinais de hidrocefalia obstrutiva. Todavia, se não houver tempo hábil e praticidade para a realização de uma tomografia de crânio, o paciente deve ser levado imediatamente para o centro cirúrgico para reabordagem e tratamento do sangramento e/ou hematoma. Em situações extremas em casos de deterioração súbita dos sinais vitais, uma intervenção à beira do leito deve ser realizada para descompressão. Lembrando que o acesso translabiríntico é o único que permite uma reabordagem cirúrgica e acesso mais rápido à região do APC. Um controle adequado de sangramentos deve ser feito durante toda a cirurgia e também em seu final. Após a remoção tumoral, a hemostasia deve ser assegurada, elevando-se a pressão arterial do paciente para averiguar possíveis pontos de sangramento, removendo-se eventuais coágulos e usando o cautério bipolar em baixa intensidade (se houver pontos de sangramento detectados).

Fístula liquórica

Representa uma das mais frequentes complicações da cirurgia do SV e pode ocorrer tanto no pós-operatório imediato como no pós-operatório tardio. A saída de líquido do espaço subaracnóideo pode ocorrer pela ferida operatória, pelo conduto auditivo externo e pelo nariz via tuba auditiva (rinoliquorreia). O tratamento conservador pode ser eficaz em grande parte dos casos. Repouso absoluto no leito, curativo compressivo, cabeceira elevada e colocação de dreno lombar (associado a uso de antibióticos até a remoção do dreno) são exemplos de medidas conservadoras e que podem ser eficazes. Caso não haja melhora com essas medidas, a reabordagem cirúrgica deve ser realizada para fechamento da fístula liquórica.

A prevenção da ocorrência de fístulas liquóricas é um ponto muito importante para uma cirurgia de SV segura.[21] No caso de um acesso translabiríntico, algumas medidas podem ser tomadas para minimizar os riscos de ocorrência de fístula liquórica, como fechamento de todas as células mastóideas abertas com cera para osso, obliteração da tuba auditiva, fechamento da orelha média com pedaços de músculo temporal e pó de osso, fechamento do defeito dural com tiras de gordura abdominal colocadas em camadas, uso de selante dural e/ou substituto de dura-máter sobre as tiras de gordura abdominal, sutura muito bem feita do retalho musculoperiosteal por planos e enfaixamento compressivo pós-operatório por 3 a 5 dias.

Edema cerebral e cerebelar

São complicações graves e potencialmente fatais. O edema cerebelar geralmente está associado a retração do cerebelo no acesso retrossigmóideo. Em caso de hidrocefalia aguda decorrente de edema cerebelar, a intervenção cirúrgica deve ser imediata. O edema cerebral pode ser decorrente da retração do lobo temporal por tempo prolongado e ser realizada no acesso via fossa craniana média. Os edemas cerebral e cerebelar são complicações bem mais raras com o acesso translabiríntico, uma vez que nesse tipo de abordagem, via de regra, não se realizam retrações do lobo temporal e do cerebelo, respectivamente.

Artéria cerebelar anteroinferior (AICA)

A manipulação cirúrgica para exérese do SV na região do tronco cerebral pode resultar em espasmo ou até mesmo lesão da AICA, levando a isquemia ou até mesmo infarto no território irrigado pela artéria. Essa situação pode levar a um infarto de tronco cerebral (na região da ponte) e ocasionar hemiparesia, hemiplegia e até mesmo levar o paciente a óbito. Portanto, deve-se evitar tocar e manipular a AICA durante a cirurgia de SV.

Meningite

É também uma possível complicação pós-operatória e geralmente está associada a presença de fístula liquórica. Antibioticoprofilaxia, assepsia e antissepsia do sítio operatório muito bem realizadas, tratamento cirúrgico (reabordagem quando indicada) de eventual fístula liquórica o mais rapidamente possível e uso infrequente de drenos lombares são medidas que podem minimizar a ocorrência de meningite. Suspeita-se de meningite no pós-operatório se o paciente iniciar os seguintes sinais e sintomas: rigidez de nuca, febre, cefaleia intensa, náuseas e vômitos. TC de crânio e punção liquórica devem ser feitas o mais breve possível. Antibioticoterapia de largo espectro de ação deve ser iniciada. Em uma minoria dos casos, a meningite pode ser asséptica (quando os achados da análise liquórica vêm normais e a cultura é negativa), e nessa situação deve-se introduzir corticoterapia endovenosa para diminuição da inflamação meníngea.

Paralisia facial

Pode ocorrer devido à secção ou manipulação do VII nervo durante a dissecção e remoção tumoral. Em caso de ruptura do nervo facial durante o ato cirúrgico, realiza-se, ao final da remoção da neoplasia, uma anastomose primária término-terminal (se for possível) ou uma interposição de enxerto neural, que pode ser de nervo sural ou auricular magno (em caso de não ser possível fazer uma anastomose término-terminal). Em casos de preservação anatômica do nervo facial durante o ato cirúrgico, mas com função com pouca ou nenhuma melhora em até 1 ano de pós-operatório, indicam-se as cirurgias de anastomose hipoglosso-facial ou de anastomose massetérico-facial. Após 2 anos de paralisia facial (devido à deterioração da placa mioneural), pode-se recorrer a outros procedimentos microcirúrgicos para reanimação facial, como transplante de músculo temporal ou transplante de músculo grácil.

Quando ocorre paralisia facial associada à insensibilidade da córnea, pode haver lesão corneana e risco à acuidade visual. Nesses casos, deve-se fazer uma avaliação oftalmológica o mais breve possível para cuidados de proteção ocular (como uso de colírios e oclusão ocular), e em casos mais extremos, quando há menor probabilidade de recuperação neural, pode-se recorrer a procedimentos cirúrgicos oculoplásticos (como implantes de cartilagem ou de peso de ouro na pálpebra superior do paciente, associados ou não a tarsorrafia parcial).

Disfunção vestibular

Desequilíbrio, instabilidade e vertigens (associadas a náuseas e vômitos) são comuns no pós-operatório imediato da cirurgia para exérese do SV. A disfunção vestibular é decorrente do sacrifício do nervo vestibular após a remoção tumoral. A compensação vestibular contralateral geralmente ocorre em uma questão de semanas a meses após a cirurgia, e é gradativa. Após a alta hospitalar, o paciente deve iniciar uma rotina de exercícios de reabilitação vestibular, que usualmente deve permanecer por no mínimo 3 meses.

Outras complicações

Infecção e/ou hematoma na ferida operatória, trombose venosa profunda, embolia pulmonar, embolia gasosa (deve-se evitar usar a posição semi-sentada no acesso retrossigmóideo), cefaleia intensa, pneumonia, ataxia (devido à retração cerebelar no acesso retrossigmóideo).

REABILITAÇÃO AUDITIVA NO SCHWANNOMA VESTIBULAR

A reabilitação auditiva é extremamente importante para todos os pacientes com SV melhorarem sua qualidade de vida. No entanto, é especialmente importante para pacientes com SV associado a NF2, porque podem desenvolver distúrbios visuais progressivos, bem como perda auditiva. A única opção de tratamento disponível historicamente foi um implante auditivo de tronco cerebral (ABI). Hoje, diversas opções de reabilitação auditiva, além do ITB, podem ser oferecidas aos pacientes com SV que sofrem de perda auditiva devido à história natural do tumor ou em decorrência das modalidades de tratamento. Isso inclui aparelhos auditivos convencionais, aparelhos auditivos com roteamento contralateral de sinal (CROS), sistemas auditivos ancorados no osso (BAHSs) e implantes cocleares (ICs).[22]

Opções não cirúrgicas para reabilitação auditiva

Pacientes com SV unilateral geralmente apresentam perda auditiva neurossensorial assimétrica na orelha afetada, com limiares auditivos normais na orelha não afetada, discriminação de fala deficiente e zumbido.[18]

Aparelhos auditivos convencionais

São oferecidos a pacientes com SV se eles apresentarem perda auditiva neurossensorial leve a moderadamente grave. No entanto, os aparelhos auditivos convencionais oferecem pouco ou nenhum benefício aos pacientes com perda auditiva unilateral severa a profunda. Para esses pacientes, os aparelhos auditivos CROS são melhores opções para reabilitação auditiva.

Aparelhos auditivos CROS

São usados para direcionar o som do ouvido com pior audição para o ouvido com melhor audição e são típicos para pacientes com surdez unilateral. Dois dispositivos internos diferentes dentro dos próprios aparelhos auditivos são usados para executar esse processo de roteamento contralateral. O primeiro dispositivo fica dentro do aparelho auditivo, que é colocado no ouvido com pior audição. Possui um microfone que detecta o som daquele lado com pior audição; no entanto, em vez de encaminhar esse sinal para o ouvido com pior audição, semelhante ao que um aparelho auditivo tradicional faria, o sinal é encaminhado para o ouvido oposto (com melhor audição) usando um transmissor. Assim, os sons e as informações provenientes do ouvido com pior audição são processados através do ouvido com melhor audição.

BiCROS

É recomendado para pacientes com perda auditiva leve a moderada na orelha contralateral, em comparação com uma orelha contralateral com audição normal para CROS. Historicamente, apenas uma pequena porcentagem de pacientes com surdez unilateral (SSD) relatou melhora na qualidade de vida com o uso de CROS ou BiCROS.[22] Isso pode ser devido às limitações inerentes à transferência de som/informação por condução aérea em comparação com sistemas de condução óssea ou sistemas de condução de sinais elétricos, ambos com maior capacidade de enviar um sinal mais forte aos centros auditivos para interpretação.

Os avanços na tecnologia do sistema de aparelhos auditivos CROS abordaram limitações anteriores, como curta duração da bateria, baixa qualidade de som, desconforto e estética devido ao seu grande tamanho. A adição de *streaming* sem fio permite que o sinal sonoro seja transmitido para o ouvido com melhor audição sem atrasos ou interferência audível. Algoritmos avançados permitiram uma melhor redução de ruído, e microfones direcionais com direcionalidade adaptativa automática melhoraram a relação sinal-ruído para os usuários. Isso fez com que os pacientes com SV aceitassem e aumentassem o uso de dispositivos CROS e BiCROS em comparação com adaptações anteriores desses dispositivos. No entanto, CROS e BiCROS não fornecem audição binaural e podem até atrapalhar o uso de sinais espectrais monoaurais pelo indivíduo. Pesquisas com pacientes com SV relataram que entre 30 e 32% dos pacientes usavam aparelhos auditivos convencionais, entre 23 e 30% usavam dispositivos CROS e 21,7% usavam BAHS.[22]

Sistema auditivo de ancoragem óssea (BAHS)

Aparelhos auditivos ancorados no osso são soluções cirúrgicas utilizadas para mitigar a perda auditiva unilateral em pacientes com SV. Consiste em um parafuso ou placa de titânio fixado ao osso atrás da orelha e se conecta percutânea ou transcutaneamente a um oscilador ósseo externo. O microfone, que recebe o sinal sonoro, está integrado no oscilador ósseo. O processador sonoro transforma o sinal em um sinal oscilatório, que é transmitido por meio da placa/parafuso, que por sua vez faz com que o osso vibre em uma determinada frequência e envie um sinal para a cóclea do lado com melhor audição. Ao contrário do aparelho auditivo CROS, que utiliza condução aérea, o BAHS utiliza condução óssea para transmissão de som.

BAHS funciona melhor para pacientes com SV que apresentam boa audição contralateral. Além disso, semelhante aos aparelhos auditivos CROS, o BAHS é limitado pela sua incapacidade de fornecer audição binaural, o que é importante para a localização do som e para melhorar a compreensão da fala no ruído.[19] No entanto, é digno de nota que, devido à natureza da condução óssea em relação à condução aérea, os dispositivos BAHS de alta potência são capazes de fornecer entrada de sinal de potência através da condução óssea. A cirurgia é globalmente segura e confere menos risco do que a implantação de dispositivos elétricos, como IC ou ABI, uma vez que nenhuma estrutura do ouvido interno é aberta durante a cirurgia BAHS. Além disso, existem opções de tratamento cirúrgico e não cirúrgico para BAHS, que são opções de tratamento interessantes para todos os tipos de pacientes com SV.

A grande variedade de dispositivos BAHS pode ser categorizada em percutânea ou transcutânea e, dentro da categoria transcutânea, existem opções cirúrgicas e não cirúrgicas. A variedade de dispositivos BAHS disponíveis oferece muitas opções de reabilitação diferentes para pacientes pediátricos e adultos com SV, bem como para aqueles que não podem ser submetidos a cirurgia.

Implante auditivo de tronco encefálico (ABI)

ABI é um dispositivo implantado cirurgicamente que contorna o nervo coclear para estimular eletricamente os neurônios no núcleo coclear dorsal do tronco cerebral. Durante muito tempo, o ITB foi o único tratamento para reabilitação auditiva de pacientes com perda auditiva causada por SV. Os eletrodos ABI são incorporados em uma pá de silástico e colocados no quarto ventrículo.

O dispositivo possui uma bateria externa, um microfone, um processador de fala, uma bobina transmissora e um ímã que é usado atrás da orelha. O ABI foi aprovado pela Food and Drug Administration (FDA) dos EUA para uso em pacientes com 12 anos ou mais com NF2 para reabilitação auditiva. Pacientes com ITB normalmente apresentam consciência sonora, mas os resultados com ITB têm sido modestos, e a fala aberta (fala coloquial na vida diária) após ITB é uma exceção.[22]

Menos de 5% dos pacientes com NF2 apresentam fala aberta. Pode auxiliar a leitura labial, possibilitar a identificação de sons ambientais e pode melhorar drasticamente a qualidade de vida do paciente.

O ITB é uma ótima opção de tratamento quando o nervo coclear está ausente ou não funciona; no entanto, determinar o estado do nervo coclear continua a ser um desafio. Deve-se estabelecer um método padronizado para testar a integridade funcional do nervo coclear durante e/ou após a observação ou tratamento para SV. Isso permitirá que um algoritmo de tratamento melhor seja estabelecido e auxilia a determinar exatamente quem pode se beneficiar do IC em vez do ITB. Como a cirurgia de ITB é mais invasiva que a cirurgia de IC, ela só deve ser considerada em pacientes apropriados que não se beneficiariam com o IC. Atualmente, porém, a nossa capacidade de tomar essa decisão de forma consistente permanece um tanto limitada.

Implante coclear (IC)

Cueva et al. relataram, em 1992, dados de seis pacientes com nervos cocleares grosseiramente intactos e anacusia após ressecção de SV que foram capazes de perceber o som após a estimulação elétrica do promontório. Eles postularam que esses pacientes poderiam potencialmente se beneficiar do implante coclear.[23] Posteriormente, Hoffman et al. relataram o caso de um paciente jovem com NF2 que perdeu a audição apesar da preservação auditiva com ressecção retrossigmóide do SV com preservação do nervo coclear. O paciente foi submetido a implante coclear 3 meses após a ressecção do SV e obteve fala aberta.[24]

Desde então, vários estudos demonstraram que o IC é um meio eficaz para a reabilitação auditiva em pacientes com SV unilateral esporádico, bem como em pacientes com NF2 após ressecção microcirúrgica ou radioterapia.

Existem também estudos que demonstram que o IC é uma opção eficaz para reabilitação auditiva em pacientes com SV pequeno/estável que são acompanhados com exames de imagem seriados.[25]

O IC estimula eletricamente o nervo coclear no ouvido interno para permitir a identificação, interpretação e associação de significado ao som (percepção auditiva), e é diferente do ABI, que estimula os neurônios do núcleo coclear dorsal no tronco cerebral. IC é um dispositivo que consiste em um conjunto de eletrodos implantado cirurgicamente com um receptor-estimulador acoplado a um processador sonoro externo. O microfone no processador externo recebe o som e o converte em um sinal elétrico, que é transportado para as células ganglionares espirais do nervo coclear por meio de um conjunto de múltiplos eletrodos.

Os conjuntos de eletrodos do implante coclear utilizam a organização tonotópica da cóclea para maximizar a inteligibilidade do som, cobrindo quase todo o espectro de frequências auditivas perceptíveis. Para que um IC seja eficaz, a integridade do nervo coclear é essencial e pode desempenhar um papel nos resultados auditivos posteriores em pacientes com SV. Isso significa que qualquer modalidade terapêutica oferecida para tratar a SV também deve ser capaz de preservar a integridade do nervo coclear. Mesmo que o nervo coclear seja preservado durante a ressecção cirúrgica, foi demonstrado que a maioria desses pacientes pode perder a audição. Vários fatores, como comprometimento vascular, trauma ao nervo e fibrose coclear, podem influenciar a condução ao longo do nervo coclear após a ressecção cirúrgica e a capacidade do paciente de se beneficiar de um implante coclear.[26]

Determinar a integridade funcional do nervo coclear sempre representou um desafio. O teste de estimulação elétrica do promontório (EPS) é um teste que tem sido tradicionalmente utilizado para determinar a funcionalidade do nervo coclear. É realizado colocando um eletrodo de agulha transtimpânico na superfície da cóclea, e o nervo coclear é estimulado eletricamente por meio do monitoramento de respostas auditivas de tronco encefálico subjetivas e evocadas eletricamente. Uma perda de integridade neural no nível do gânglio espiral ou do nervo coclear é indicada pela ausência de resposta à estimulação. Por outro lado, a presença de resposta é indicativa de comprometimento vascular da cóclea com preservação do gânglio espiral e do nervo coclear.

Esse teste tem suas desvantagens, pois alguns pacientes com bom EEF não se beneficiam de um IC, enquanto alguns com baixo EEF alcançaram fala aberta com um IC.[26]

Em uma grande revisão sistemática, descobriu-se que 65% dos pacientes com NF2 submetidos a ressecção cirúrgica com implante coclear ipsilateral desenvolveram fala aberta com o IC. Curiosamente, não foram observadas diferenças nos resultados após o IC ao comparar-se a ressecção e implantação simultânea e sequencial do tumor.[27] Em outra revisão sistemática, realizada por Wick et al., o desempenho do IC não foi influenciado pelo momento do implante coclear, seja durante ou após a ressecção do tumor.[26]

Em um ensaio clínico em andamento aprovado pela FDA, um dispositivo que monitora o nervo auditivo durante a ressecção do SV, chamado sistema de teste do nervo auditivo (ANTS), está ajudando os cirurgiões-investigadores a preservar o nervo durante a ressecção do SV e a reabilitar pacientes com implantes cocleares simultâneos.[28]

REFERÊNCIAS BIBLIOGRÁFICAS

1. Link MJ, Carlson ML. Vestibular schwannomas. N Engl J Med [Internet]. 2021 [Acesso em: 2024 Jul]; 384(14):1335-48.
2. Tos M, Stangerup S-E, Cayé-Thomasen P, Tos T, Thomsen J. What is the real incidence of vestibular schwannoma? Arch Otolaryngol Head Neck Surg [Internet]. 2004 Feb [Acesso em: 2024 Jul];130(2):216-20.
3. Marinelli JP, Lohse CM, Carlson ML. Incidence of vestibular schwannoma over the past half-century: A population-based study of Olmsted County, Minnesota. Otolaryngol Head Neck Surg [Internet]. 2018 Oct [Acesso em: 2024 Jul];159(4):717-23.
4. Lloyd SK, Kasbekar AV, Baguley DM, Moffat DA. Audiovestibular factors influencing quality of life in patients with conservatively managed sporadic vestibular schwannoma. Otol Neurotol [Internet]. 2010 Aug [Acesso em: 2024 Jul];31(6):968-76.
5. Myrseth E, Møller P, Wentzel-Larsen T, Goplen F, Lund-Johansen M. Untreated vestibular schwannomas: vertigo is a powerful predictor for health-related quality of life. Neurosurgery [Internet]. 2006 Jul [Acesso em: 2024 Jul];59(1):67-76.
6. Carlson ML, Tveiten ØV, Driscoll CL, Neff BA, Shepard NT, Eggers SD et al. Long-term dizziness handicap in 35 patients with vestibular schwannoma: a multicenter cross-sectional study. Otolaryngol Head Neck Surg [Internet]. 2014 Dec [Acesso em: 2024 Jul];151(6):1028-37.
7. Breivik CN, Varughese JK, Wentzel-Larsen T, Vassbotn F, Lund-Johansen M. Conservative management of vestibular schwannoma - a prospective cohort study: Treatment, symptoms, and quality of life. Neurosurgery [Internet]. 2012 May [Acesso em: 2024 Jul];70(5):1072-80; discussion 1080.
8. Ojha S, Clamp PJ. A systematic review of interventions for balance dysfunction in patients with vestibular schwannoma. Otol Neurotol [Internet]. 2020 Mar [Acesso em: 2024 Jul];41(3):e295-e303.
9. Saman Y, Bamiou DE, Gleeson M. A contemporary review of balance dysfunction following vestibular schwannoma surgery. Laryngoscope [Internet]. 2009 Nov [Acesso em: 2024 Jul];119(11):2085-93.
10. Uehara N, Tanimoto H, Nishikawa T, Doi K, Katsunuma S, Kimura H et al. Vestibular dysfunction and compensation after removal of acoustic neuroma. J Vestib Res [Internet]. 2011 [Acesso em: 2024 Jul];21(5):289-95.
11. Day JD, Chen DA, Arriaga M. Translabyrinthine approach for acoustic neuroma. Neurosurgery [Internet]. 2004 Feb [Acesso em: 20024 Jul];54(2):391-5; discussion 395-6.
12. Sanna M, Zini C, Mazzoni A, Gandolfi A, Pareschi R, Pasanisi E et al. Hearing preservation in acoustic neuroma surgery: Middle fossa versus suboccipital approach. Am J Otol [Internet]. 1987 Nov [Acesso em: 2024 Jul];8(6):500-6.
13. Shelton C, Brackmann DE, House WF, Hitselberger WE. Acoustic tumor surgery. Prognostic factors in hearing conservation. Arch Otolaryngol Head Neck Surg [Internet]. 1989 Oct [Acesso em: 2024 Jul];115(10):1213-6.
14. Friedman RA, Brackmann DE, van Loveren HR, Hitselberger WE. Management of the contracted mastoid in the translabyrinthine removal of acoustic neuroma. Arch Otolaryngol Head Neck Surg [Internet]. 1997 Mar [Acesso em: 2024 Jul];123(3):342-4.
15. Raza SM, Quiñones-Hinojosa A. The extended retrosigmoid approach for neoplastic lesions in the posterior fossa: Technique modification. Neurosurg Rev [Internet]. 2011 [Acesso em: 2024 Jul];34(1):123-9.
16. Netto AATC, Meluzzi A, Homa MNO, Amaral MSA. Acoustic neuroma microsurgery: An overview of the three main surgical approaches. Glob J Otolaryngol [Internet]. 2017 [Acesso em: 2024 Jul];11(5):1-5.
17. Ansari SF, Terry C, Cohen-Gadol AA. Surgery for vestibular schwannomas: A systematic review of complications by approach. Neurosurg Focus [Internet]. 2012 Sep [Acesso em: 2024 Jul];33(3):E14.
18. Chen JM, Fisch U. The transotic approach in acoustic neuroma surgery. J Otolaryngol. 1993 Oct [Acesso em: 2024 Jul];22(5):331-6.
19. Bento RF, Brito Neto RV, Miniti A, Sanchez TG. The transmastoid retrolabyrinthine approach in vestibular schwannoma surgery. Otolaryngol Head Neck Surg [Internet]. 2002 [Acesso em: 2024 Jul];127(5):437-41.
20. Zador Z, de Carpentier J. Comparative analysis of transpetrosal approaches to the internal acoustic meatus using three-dimensional radio-anatomical models. J Neurol Surg B Skull Base [Internet]. 2015 Aug [Acesso em: 2024 Jul];76(4):310-5.
21. Netto AATC, Colafêmina JF, Centeno RS. Dural defect repair in translabyrinthine acoustic neuroma surgery and its implications in cerebrospinal fluid leak occurrence. J Neurol Surg B Skull Base [Internet]. 2012 [Acesso em: 2024 Jul];73:327-30.
22. Mankekar G, Holmes S. Hearing Rehabilitation in Vestibular Schwannoma. Audiol Res [Internet]. 2023 [Acesso em: 2024 Jul];13(3):357-366.
23. Cueva RA, Thedinger BA, Harris JP, Glasscock ME. Electrical promontory stimulation in patients with intact cochlear nerve and anacusis following acoustic neuroma surgery. Laryngoscope [Internet].1992 [Acesso em: 2024 Jul];102:1220-4.
24. Hoffman RA, Kohan D, Cohen NL. Cochlear implants in the management of bilateral acoustic neuromas. Am. J. Otol [Internet]. 1992 [Acesso em: 2024 Jul];13:525-8.
25. Bartindale MR, Tadokoro KS, Kircher ML. Cochlear implantation in sporadic vestibular schwannoma: a systematic literature review. J. Neurol. Surg. B Skull Base [Internet]. 2019 [Acesso em: 2024 Jul];80:632–639.
26. Wick CC, Butler MJ, Yeager LH, Kallogjeri D, Durakovic N, McJunkin JL et al. Cochlear implant outcomes following vestibular schwannoma resection: systematic review. Otol. Neurotol [Internet]. 2020 [Acesso em: 2024 Jul];41:1190-7.
27. Carlson ML, Breen JT, Driscoll CL, Link MJ, Neff BA, Gifford RH et al. Cochlear implantation in patients with neurofibromatosis type 2: variables affecting auditory performance. Otol. Neurotol [Internet]. 2012 [Acesso em: 2024 Jul];33:853-62.
28. Hearing Health & Technology Matters. Auditory Nerve Test System (ANTS). 2020. Disponível em: https://hearinghealthmatters.org/hearingnewswatch/2020/acoustic-neuroma-surgery-hearing. Acesso em: 2022 Nov 1.

CAPÍTULO 26

Tumores do Forame Jugular

Otávio Pereira Lima Zanini • André Ataide • Oswaldo Laercio Mendonça Cruz

INTRODUÇÃO

A região do forame jugular representa uma das áreas mais complexas da base do crânio. Por muitos anos, as lesões nessa topografia foram consideradas problemas sem solução,[1] e o território era considerado por otologistas e neurocirurgiões como "terra de ninguém".[2] Tumores do forame jugular são lesões relativamente raras, e o diagnóstico e o manejo, desafiadores.[3,4]

O tratamento dos tumores que acometem o forame jugular é bastante complexo e demanda exímio conhecimento anatômico. As lesões nessa topografia são peculiares. Podem ser infiltrativas, apesar da histologia benigna predominante, costumam possuir abundante vascularização e estão justapostas a nervos cranianos e estruturas neurovasculares importantes. Além disso, o sítio operatório a ser abordado é profundo, e, na perspectiva lateral, a exposição é limitada pelo trajeto do nervo facial (Figura 26.1).

Ao longo dos anos, os avanços nos métodos de diagnóstico por imagem, neurorradiologia intervencionista, monitorização intraoperatória, técnica microcirúrgica, instrumentação adequada e cooperação interdisciplinar foram fundamentais para o manejo dessas lesões, transpondo o *status* de "problema sem solução" para o de doença estadiada[3] com estratégias terapêuticas normatizadas e de resultados previsíveis.[1]

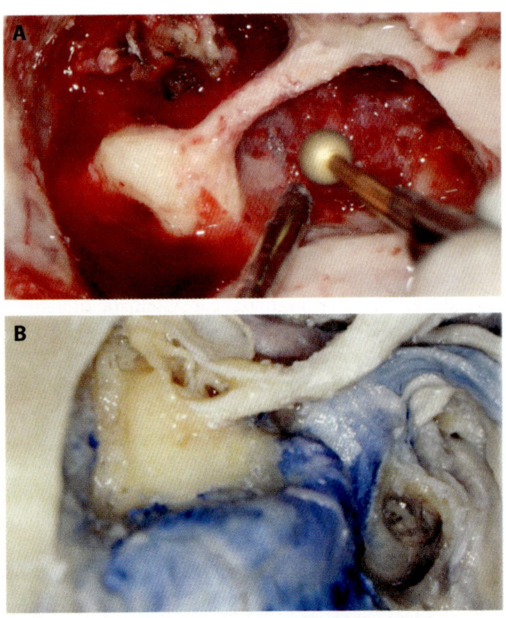

Figura 26.1 A. Paraganglioma C1, visão intraoperatória, antes da transposição do nervo facial; **B.** Imagem anatômica do forame jugular e sua relação com o nervo facial. (Cortesia de: Prof. Dr. Oswaldo Laércio M. Cruz.)

Analisando a complexidade dos cenários enfrentados, é compreensível que ainda exista debate quanto às diferentes estratégias de tratamento. Os pacientes podem ter características clínicas diferentes, com graus variados de morbidade e comorbidades. É aceitável considerar estratégias que vão além do tratamento curativo, como a radioterapia/radiocirurgia ou a observação clínica, em especial quando considerados pacientes com estado de saúde debilitado ou quando a abordagem cirúrgica está contraindicada.

ANATOMIA

A compreensão anatômica do forame jugular é fundamental para o entendimento tanto dos sintomas relacionados com as lesões nele instaladas como do desafio cirúrgico que consiste abordar tumores nessa localização.[5]

O forame jugular se encontra na junção entre a base dos ossos temporal e occipital. Com dimensões variáveis, é divido em dois compartimentos: *pars venosa* (*pars vascularis*) posterolateralmente, contendo o bulbo jugular, nervo vago e nervo acessório espinhal; e a *pars nervosa* anteromedialmente, contendo o nervo glossofaríngeo e a abertura do seio petroso inferior.[6] Todos esses nervos cranianos (IX e XI) ocupam posição medial ao bulbo jugular na região do forame.[7]

Ramos meníngeos da artéria faríngea ascendente e ramos da artéria occipital transitam na região do forame jugular, e costumam nutrir tumores nessa topografia.[7]

Além das estruturas neurovasculares contidas no próprio forame jugular, outras estruturas vitais o circundam. Superior e medialmente está o ângulo pontocerebelar. Superior e intrinsecamente ao osso temporal, estão o conduto auditivo interno, a região inferobasal da cápsula ótica e a orelha média. Anterior e inferiormente, encontram-se a bainha carotídea e a cadeia simpática cervical. Anteriormente, a crista carotídea o separa do canal carotídeo, que abriga a artéria carótida interna. Medialmente, há uma porção óssea separando o forame jugular do canal do nervo hipoglosso. Lateralmente, está o forame estilomastóideo, assim como a porção mastóidea e a região proximal extratemporal do nervo facial.[8]

No forame jugular, situam-se os gânglios superior e inferior, tanto do nervo glossofaríngeo como do nervo vago. Do gânglio inferior do glossofaríngeo, surge seu ramo timpânico (o nervo de Jacobson), para adentrar o canalículo timpânico inferior e formar o plexo timpânico.[7] Já o ramo auricular do nervo vago (nervo de Arnold) surge de fibras advindas do gânglio superior do vago e inferior do glossofaríngeo, transitando no canalículo mastóideo e formando, junto com fibras do nervo facial, o ramo sensitivo do nervo facial.[9]

Paragânglios geralmente estão presentes na adventícia da cúpula do bulbo jugular e ao longo dos ramos dos nervos glossofaríngeo e vago.[8] Os paragânglios são formados por grupos de células neuroendócrinas originadas da crista neural, e na topografia do forame jugular estão predominantemente relacionados com o sistema parassimpático, com funções quimiorreceptoras.[10]

PRINCIPAIS TUMORES DO FORAME JUGULAR

Os tumores do forame jugular são lesões raras da base do crânio.[4] Os paragangliomas, derivados dos paragânglios, representam a maioria das lesões nessa topografia.[11] Além desses, com apresentação menos frequente e bastante rara, schwannomas advindos da bainha de mielina dos nervos cranianos IX e XI, meningiomas, tumores do saco endolinfático, cordomas e condrossarcomas podem acometer a região.[12] As metástases cerebrais advindas de neoplasias malignas também podem afetar a base do crânio, sobretudo secundárias ao câncer de mama, pulmão e próstata.[13]

QUADRO CLÍNICO

As lesões do forame jugular geralmente crescem de forma silenciosa, passando a manifestar sintomas quando perturbam as estruturas que transitam na região. Apesar de distintas, as lesões costumam produzir sinais e sintomas semelhantes.[12] No entanto, por terem, em sua maioria, crescimento lento, essas lesões podem permanecer oligossintomáticas por longo período.

Os tumores do forame jugular podem gerar disfunção audiovestibular. A extensão para orelha média induz perda auditiva condutiva, o fluxo vascular tumoral aumentado e a perturbação do fluxo vascular ao redor da cápsula ótica podem gerar zumbido pulsátil; a infiltração tumoral ou o comprometimento vascular da orelha interna[14] induz perda auditiva neurossensorial ou mista, zumbido e disfunção vestibular.

A otoscopia pode evidenciar massa retrotimpânica (Figura 26.2).

Déficits neurológicos podem ocorrer pelo comprometimento variável dos nervos cranianos, especialmente IX e XI. Em lesões mais extensas, o quadro clínico pode envolver sintomas relacionados com os nervos cranianos V e XII.[12] O conjunto de sintomas dependerá das diferentes estruturas acometidas.

Por transitar em proximidade ao forame jugular, o nervo facial (VII nervo craniano) pode ser acometido, resultando em paresia/paralisia na hemiface ipsilateral ao tumor.

A síndrome do forame jugular (síndrome de Vernet)[15] é resultante do comprometimento unilateral dos nervos glossofaríngeo, vago e acessório espinhal (nervos cranianos IX e XI), resultando em: alteração do paladar (disgeusia) no terço posterior da língua, ipsilateral à lesão; hemianestesia do palato, faringe e laringe, comprometendo o reflexo nauseoso; paresia/paralisia de prega vocal ipsilateral, gerando disfonia; déficit motor na musculatura do palato/faringe, gerando disfagia; e déficit motor nos músculos trapézio e esternocleidomastóideo (pelo comprometimento do XI nervo craniano), gerando hipotrofia muscular com alteração no contorno do pescoço, assim como dificuldade para estabilizar o ombro, gerando discinesia (escápula alada). O fluxo salivar na glândula parótida ipsilateral pode ficar comprometido (quando afeta o IX nervo craniano). A perda de função motora e sensitiva pelo comprometimento dos nervos glossofaríngeo e vago, ao gerar disfagia e reduzir a proteção da via aérea, pode ocasionar tendência à aspiração.

Quando a lesão se estende e compromete o nervo hipoglosso (XII nervo craniano), soma-se a hemiparesia/hemiparalisia da língua ipsilateralmente, com subsequente hipotrofia unilateral. Ao protruir, a língua desvia para o mesmo lado da lesão, pois a musculatura contralateral não encontra oposição. Esses sintomas, quando manifestados em conjunto pelo comprometimento dos nervos cranianos IX e XII, compõem a síndrome de Collet-Sicard.[15]

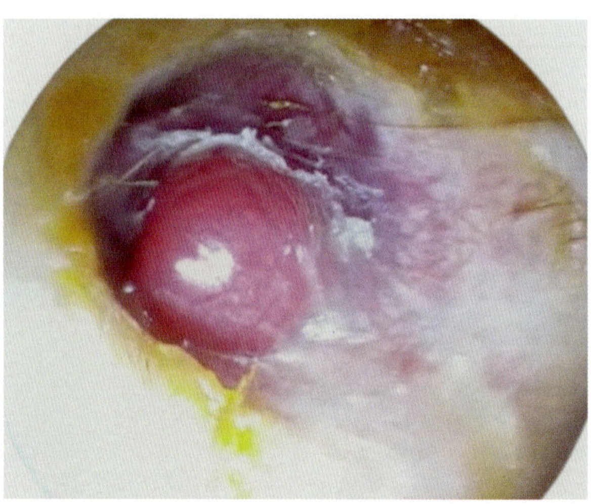

Figura 26.2 Lesão retrotimpânica, também erodindo e infiltrando parede inferior do conduto auditivo externo.

Além dessas alterações, podem estar associados sintomas relacionados com o comprometimento do sistema simpático cervical, especialmente em lesões com extensão retroparotídea e que envolvem a parte petrosa da artéria carótida interna. O comprometimento gera a síndrome de Horner, com redução da rima palpebral por ptose, miose, enoftalmia e anidrose ipsilateral à lesão. Esses sintomas, associados aos déficits dos nervos cranianos IX e XII, compõem a síndrome de Villaret.[15]

Nas lesões muito extensas, os nervos cranianos V e VI também podem ser afetados. Neuralgia ou hipoestesia podem se manifestar no território comprometido do nervo trigêmeo, no caso de acometimento do V nervo craniano. Nas lesões com extensão intracraniana, especialmente quando há invasão do seio cavernoso, o nervo abducente (VI nervo craniano) pode sofrer déficit, gerando diplopia.

A extensão intracraniana das lesões do forame jugular pode produzir sintomas pelo efeito massa ou por distorcer a anatomia do tronco encefálico, manifestados como disfunção cerebelar ou hidrocefalia.[8] Hipertensão intracraniana é uma manifestação rara, que pode ocorrer quando as vias venosas compensatórias forem insuficientes para desviar o fluxo comprometido pelo crescimento tumoral.[16]

PARAGANGLIOMAS

O forame jugular pode ser acometido pelos paragangliomas do osso temporal e pelo paraganglioma vagal.[8] Essas entidades compõem subtipos de paraganglioma, contextualizadas a seguir.

Paragangliomas são tumores neuroendócrinos raros, de crescimento lento, hipervascularizados, que surgem do tecido paragangliônico extra-adrenal, podendo acometer cabeça e pescoço, mediastino, abdômen e/ou pelve.[17-19] São diferenciados dos feocromocitomas adrenais pela distinta localização anatômica, mas apresentam padrão histológico semelhante.[20] O padrão mais notável nesses tumores é composto de células-chefe, com citoplasma abundante, organizadas em pequenos lóbulos (arranjo alveolar) ou Zellballen (bolas celulares), cercados por células sustentaculares microscopicamente discretas.[21] Entre os lóbulos há rica trama de pequenos vasos.

A incidência dos paragangliomas é difícil de ser estimada, por serem lesões raras. O conjunto paraganglioma/feocromocitoma tem incidência aproximada entre 2 e 8 casos para cada 1 milhão de pessoas.[22]

Paragangliomas não são tumores glômicos, motivo pelo qual a terminologia é incorreta e está em desuso.[8,22,23] "Tumor glômico" em si faz referência a lesões originadas no corpo glômico arteriovenoso na derme, que atua na termorregulação.[22] Apesar disso, é importante mencionar que grande parte da literatura pregressa sobre paragangliomas utilizara termos como "glomus" ou "tumores glômicos".

Nos paragangliomas, a análise das lesões não permite prever o comportamento das mesmas ou diferenciar tumores benignos de malignos.[24] Da mesma forma, lesões múltiplas nem sempre irão representar metástases, sendo que tumores primários multifocais podem ocorrer.

Os paragangliomas podem se apresentar isolados ou múltiplos. Quando múltiplos, podem ocorrer simultaneamente (sincrônicos) ou em diferentes períodos do tempo (metacrônicos).[17] Costumam ser diagnosticados na forma esporádica ou como padrão de herança familiar. Podem estar relacionados com síndromes, como a doença de von Hippel-Lindau, a neoplasia endócrina múltipla tipo II (NEM II), a neurofibromatose tipo I, a síndrome de Carney e os paragangliomas familiares.[5,17]

Os paragangliomas, por serem tumores neuroendócrinos, pertencem à classe das neoplasias com o maior grau de herança genética. No caso dos paragangliomas, mais de um terço das lesões são determinadas geneticamente.

As alterações mais frequentemente identificadas envolvem mutações nos genes que codificam as subunidades (*SDHA, SDHB, SDHC, SDHD*) e um cofator (*SDHAF2*) da succinato desidrogenase (*SDHx*), enzima catalisadora do ciclo de Krebs. Dessa forma, a via patogênica predominante nos paragangliomas pode envolver o estabelecimento de um ambiente de pseudo-hipóxia intracelular, com elevação de succinato e de espécies reativas do oxigênio.[25]

Existem diferentes correlações genotípica-fenotípicas, e alguns genes de suscetibilidade estão associados a doença multifocal ou metástase. Os portadores de *SDHB* têm alto risco para metástases (entre 23 a 25%) e as mutações em *SDHD* e *SDHAF2* apresentam alto risco para lesão multifocal. Assim sendo, a testagem genética de rotina para pacientes acometidos e familiares de primeiro grau é recomendada e pode auxiliar no rastreamento, diagnóstico de lesões primárias, lesões sincrônicas e/ou metástases.[19,22] Essa recomendação se sobressai quando a doença é observada em pacientes jovens (< 45 anos), pois o risco de mutação *SDHB* ou *SDHD* é maior. Mutações também podem ocorrer nos genes von Hippel-Lindau (entre 4 e 10%), *RET* (entre 1 e 5%), *NF1* (entre 1 e 5%), dentre outros.

Paragangliomas de cabeça e pescoço

Os paragangliomas da cabeça e pescoço geralmente derivam dos paragânglios do sistema parassimpático, e raramente são secretores de catecolaminas (< 1%). Essa característica os distingue dos feocromocitomas e paragangliomas extra-adrenais abdominais, em sua maioria tumores secretores vinculados ao sistema simpático.[21]

Na cabeça e pescoço surgem predominantemente do corpo carotídeo (paraganglioma de corpo carotídeo), seguido do bulbo jugular (paraganglioma jugulotimpânico), do nervo vago (paraganglioma vagal), do ramo timpânico do nervo glossofaríngeo/Jacobson, do ramo auricular do nervo vago/Arnold (paragangliomas timpanomastóideos) e da cadeia simpática cervical.[18] Fato é que podem surgir de mais de 20 locais distintos na cabeça e pescoço, mas as localizações atípicas são muito raras.[26]

Na topografia da cabeça e do pescoço, são classificados como paragangliomas do osso temporal (paraganglioma jugulotimpânico e timpanomastóideo) e paragangliomas cervicais (paraganglioma do corpo carotídeo e paraganglioma vagal).[8]

Paraganglioma do osso temporal

Os paragangliomas do osso temporal constituem a maioria dos tumores do forame jugular (cerca de 60%) e são as lesões neoplásicas mais frequentemente encontradas na orelha média. Quando considerado o osso temporal como um todo, perdem apenas para os schwannomas vestibulares, e são a segunda lesão neoplásica mais frequente nessa topografia. Representam 15% das lesões da base do crânio, e entre 20 e 30% são paragangliomas da cabeça e pescoço,[24] predominando no sexo feminino.[21] A incidência desse tumor é de 1:1.300.000, e a idade de manifestação dos sintomas é ao redor da quinta década de vida, mas é bastante variável, sem predileção racial ou étnica.[8]

A maioria dos paragangliomas do osso temporal tem apresentação esporádica, mas o padrão hereditário também pode ocorrer. A forma familiar se difere da esporádica por não haver preponderância do sexo feminino e pelo maior risco de lesões multicêntricas. Nesse cenário, a lesão mais comumente associada é o paraganglioma de corpo carotídeo.[8,21] Nas mutações de *SDHB* podem ocorrer metástases ósseas e pulmonares.

Estadiamento

A classificação mais utilizada atualmente[24] para paragangliomas do osso temporal foi proposta por Fisch.[3]

As lesões em estágio A são limitadas ao mesotímpano. As de estágio B acometem o conjunto mesotímpano, hipotímpano e mastoide. Ambas compreendem o grupo dos paragangliomas timpanomastóideos, em que não há comprometimento (erosão) na superfície cortical do bulbo jugular. Não são propriamente lesões do forame jugular (Figura 26.3).

As lesões em estágio C compreendem os paragangliomas jugulotimpânicos, comprometendo o forame jugular e erodindo o osso cortical suprajacente. O bulbo jugular estará sempre comprometido pelo tumor, uma vez que a origem advém dos paragânglios em

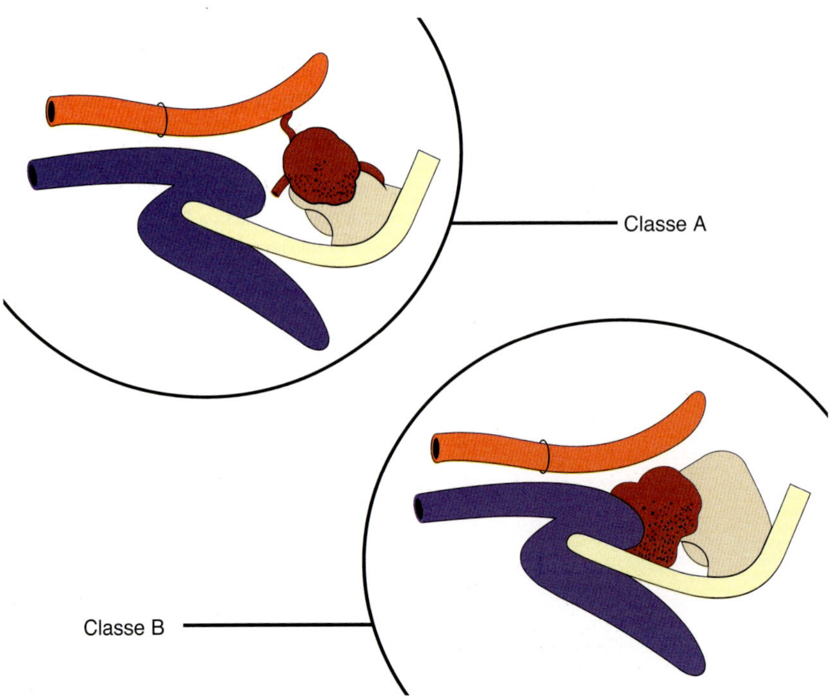

Figura 26.3 Classificação dos paragangliomas de acordo com Fisch: paragangliomas classe A e B.

sua adventícia. A extensão tumoral pode ocorrer inclusive no sentido intraluminal, comprometendo a luz do seio sigmoide e as aberturas do seio petroso inferior.

As lesões em estágio C são subdivididas em C1 a C4, conforme o grau de comprometimento do canal carotídeo. Lesões C1 apresentam contato apenas com a região do forame carotídeo. Tumores classe C2 comprometem a porção vertical do canal. As lesões C3 se estendem ao longo da porção horizontal do canal carotídeo, ao passo que nas lesões C4 também há invasão ao forame lacerado e seio cavernoso (Figura 26.4). Os paragangliomas costumam infiltrar o periósteo do canal carotídeo, mas comumente não infiltram a adventícia da artéria em si, permitindo plano de clivagem para dissecção tumoral identificado na região de seu forame.[2]

A classificação D é adicional e se refere à extensão intracraniana dos tumores. Sua utilização é somada aos estágios previamente citados. A classificação D subdivide-se em *De*, como referência à extensão extradural, e *Di*, representando o componente intradural. Essas subdivisões são somadas na descrição dos tumores (p. ex., paraganglioma *C3De2Di1*)[3] (Tabela 26.1).

Tabela 26.1 Classificação dos paragangliomas conforme Fisch: a classificação D é adicional, e se refere ao componente intracraniano dos tumores.

Paragangliomas do osso temporal segundo Fisch – Classe D	
Classe D	**Tumor com extensão intracraniana (De, extradural; Di, intradural)**
De1	Até 2 cm de deslocamento dural
De2	Mais de 2 cm de deslocamento dural
Di1	Até 2 cm de extensão intradural
Di2	Mais de 2 cm de extensão intradural
Di3	Tumor com extensão intracraniana irressecável

Manifestações clínicas

O quadro clínico dos paragangliomas que acometem o forame jugular dependerá das estruturas anatômicas afetadas, como exposto anteriormente.

O início dos sintomas é insidioso, e a progressão, lenta. Como sintomas iniciais mais comuns estão a perda auditiva e o zumbido pulsátil.[5,8] A perda auditiva costuma ser inicialmente condutiva, progredindo com componente neurossensorial conforme a lesão avança e compromete a vascularização da cápsula ótica[14] ou a infiltra.[8]

Neuropatias relacionadas com o acometimento dos nervos cranianos baixos indicam comprometimento significativo do forame jugular, podendo gerar disfonia, disfagia e fraqueza nos ombros. Na maioria das vezes, como o acometimento é lento, ao longo de anos, excelente compensação é observada já ao diagnóstico.[8] É possível haver perda de função oligossintomática, "silenciosa" em 10% dos casos.[26]

Alterações de motricidade facial podem ocorrer, indicando provável infiltração neural, geralmente ocorrida na porção mastóidea.[8]

Na otoscopia, pode-se observar lesão retrotimpânica com coloração avermelhada ou vermelho-azulada, por vezes pulsátil (Vídeo 26.1). A intensidade da pulsação pode variar durante a otoscopia pneumática, e, sob maior pressão positiva, a lesão tende a branquear, conferindo o sinal de Brown.[27] A otoscopia, no entanto, não permite estimar o grau de extensão do tumor.[26]

Paragangliomas podem mimetizar pólipos inflamatórios e, ocasionalmente, gerar otorragia.

O pescoço deve ser avaliado em busca de possíveis sopros ou massas cervicais (pulsáteis ou não), que podem acusar a presença de lesões sincrônicas ou outras neoplasias (no corpo carotídeo, nervo vago, tireoide ou paratireoides), assim como linfonodomegalias que, raramente, poderiam sugerir tumor com malignidade.

A avaliação endoscópica das vias aéreas (aerodigestivas) superiores é fundamental na avaliação dos paragangliomas.[26] Especial atenção é destinada à inspeção da motricidade palatal e de pregas vocais, e na avaliação sensorial da faringe e laringe. Em relação ao nervo vago, atestar sua função preservada reitera a necessidade de cuidado adequado na abordagem cirúrgica do tumor, pois sua

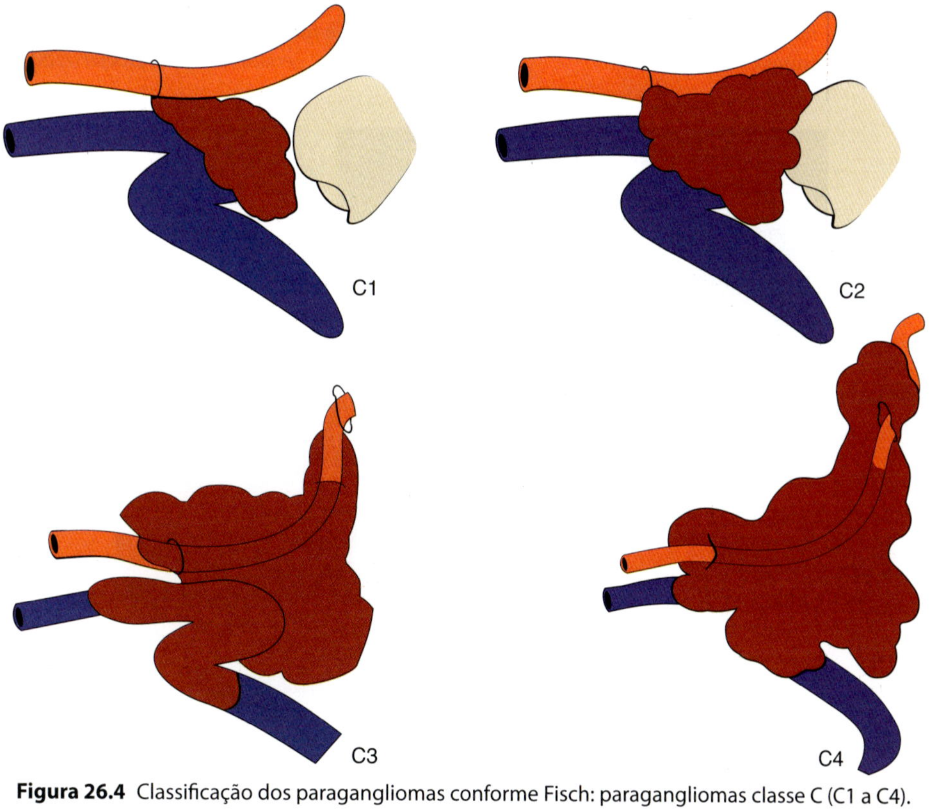

Figura 26.4 Classificação dos paragangliomas conforme Fisch: paragangliomas classe C (C1 a C4).

depleção súbita, além do risco intraoperatório aumentado, gera sintomatologia importante no seguimento pós-operatório. Avaliar a função contralateral também deve ser realizada, uma vez que paragangliomas sincrônicos bilaterais podem ocorrer, o que na paralisia do nervo vago contralateral contraindicaria abordagens tumorais maiores, oferecendo risco de disfunção ao único nervo ativo.

Apesar de lesões secretantes serem de baixa prevalência nessa topografia, sugere-se a avaliação sorológica e/ou urinária de metanefrinas. O adequado manejo medicamentoso no pré-operatório de tumores secretantes é essencial, pois essas lesões, quando manipuladas cirurgicamente, podem desencadear crises hipertensivas com risco de morte.[8] Nesse cenário, o uso de alfa-bloqueadores por 7 a 14 dias previamente à cirurgia é indicado. A suspeita de lesões multicêntricas também é levantada no caso de valores elevados de metanefrinas.

Os paragangliomas do osso temporal apresentam baixa chance de malignidade. No entanto, essa diferenciação não é possível pelas características histológicas do tumor.[8,24] A presença de malignidade nesses tumores é identificada a partir do achado de metástases, sobretudo em linfonodos cervicais, pulmão, ossos e fígado. A diferenciação de lesões multicêntricas é feita devido às metástases ocorrerem em locais com ausência de paragânglios.[22,24]

Investigação

O diagnóstico dos paragangliomas do osso temporal é baseado na apresentação clínica sugestiva corroborada pelos exames de imagem. A biopsia nesses casos é dispensável e desnecessária, uma vez que pode produzir sangramento excessivo (lesões altamente vascularizadas).[5,8,24,26]

Além do estudo audiométrico, dosagem de metanefrinas e testagem genética, a avaliação dos paragangliomas do osso temporal exige exames de imagem apropriados.

Nos paragangliomas do osso temporal que acometem o forame jugular (paragangliomas jugulotimpânicos/lesões classe C de Fisch), estudo radiológico pormenorizado deve ser realizado, compreendendo tomografia computadorizada de alta resolução, ressonância nuclear magnética, e, em momento oportuno, adequado estudo angiográfico (idealmente no pré-operatório imediato, já com a proposta de embolização do tumor).

A tomografia computadorizada de alta resolução é mandatória na avaliação e manejo dos paragangliomas do osso temporal.[26] Esses tumores tendem a gerar erosão/infiltração óssea de aspecto irregular, com aspecto "comido por traça".[24,26] As margens da fossa jugular podem estar expandidas. Erosão irregular na crista carotídea demonstra a extensão tumoral ao forame carotídeo, e erosão da espinha jugular sugere acometimento da *pars nervosa*.[26]

Nesse estudo, é imperativa a necessidade de diferenciação entre tumores timpanomastóideos (classes A e B de Fisch) e tumores que acometem o forame jugular (tumores classe C), pois o manejo tende a ser distinto. Assim sendo, atenção especial é dada à análise de possíveis erosões acometendo a cortical óssea da superfície jugular[8,26] (Figura 26.5).

Na tomografia computadorizada de alta resolução também é possível analisar o tamanho e a presença do forame jugular e seio sigmóide contralateral. Evidência de erosões pericocleares ou infralabirínticas também permitem antecipar e discutir risco aumentado de perda auditiva neurossensorial no pós-operatório.[8,14]

A ressonância nuclear magnética com gadolínio permite avaliar a lesão de forma pormenorizada. Com sua melhor resolução e capacidade de diferenciar tecidos moles, o exame possibilita estimar a extensão da doença, sobretudo nas regiões cervical e intracraniana (extra e intradural).[8,26] A lesão costuma apresentar sinal isointenso na sequência T1 e hiperintenso em T2, sendo o padrão em "sal e pimenta" aspecto típico dessas lesões[8] (Figura 26.6).

A angiografia tem importância nos paragangliomas tanto para fins diagnósticos como para planejamento terapêutico. Deve ser realizada nas lesões que comprometem o forame jugular. A lesão típica geralmente sofre *blush* característico, seguido de rápida difusão venosa. O exame permite estudar a vascularização da lesão e ramos nutridores, avaliar a integridade e o grau de envolvimento da artéria carótida interna, realizar o estudo da circulação cerebral colateral, e avaliação do retorno venoso[8,26] (Vídeo 26.2).

A embolização pré-operatória de ramos nutridores pode ser realizada no estudo angiográfico, geralmente entre 24 e 48 horas antes da cirurgia,[24,28] tendo por objetivo reduzir sangramento intraoperatório e volume tumoral, facilitando, assim, a identificação de margens e reduzindo o tempo cirúrgico.[8] Os paragangliomas do forame jugular geralmente são vascularizados por ramos da artéria

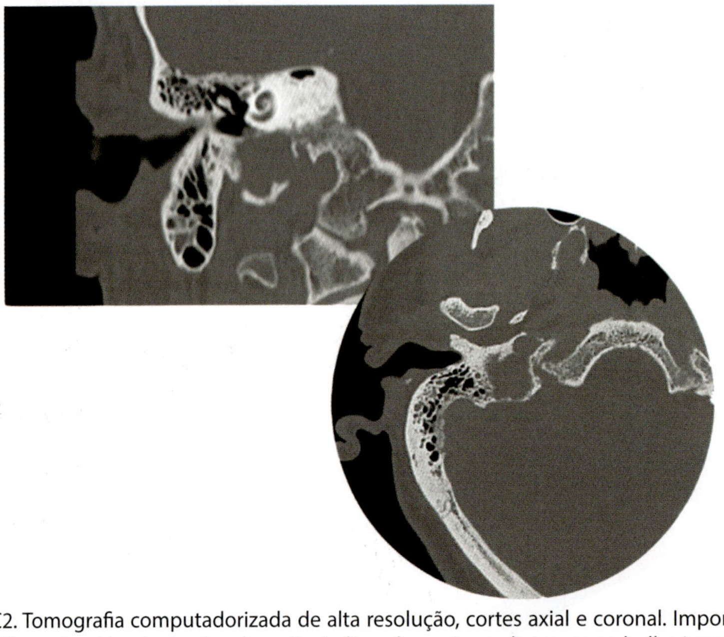

Figura 26.5 Paraganglioma C2. Tomografia computadorizada de alta resolução, cortes axial e coronal. Importante observar a erosão óssea cortical da superfície jugular, diferenciando-a das lesões classe B e indicando a origem do tumor no bulbo jugular. O acometimento da porção vertical do canal carotídeo, como observado neste caso, define o tumor como classe C2 de Fisch.

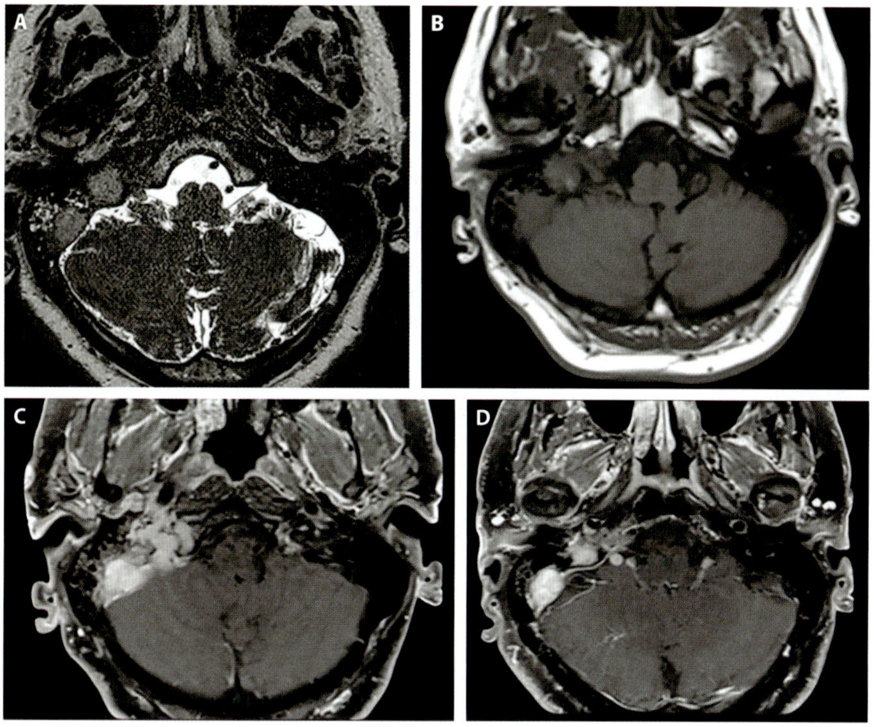

Figura 26.6 Paraganglioma C2De1. Ressonância nuclear magnética de ossos temporais, pré e pós-contraste paramagnético, demonstrando padrão levemente hiperintenso em T2 (**A**) e isointenso em T1 (**B**); sequência T1 pós-gadolínio demonstrando realce intenso da lesão com *flow-voids* melhor definidos (**C**). Atentar para a infiltração infralabiríntica, o envolvimento da porção vertical do canal carotídeo (C2...) e extensão intracraniana extradural (...De1). Nota-se também extensão intraluminal do tumor, ocupando e expandindo o trajeto do seio sigmoide (**D**).

carótida externa, predominantemente da artéria faríngea ascendente, auricular posterior e occipital. Nas lesões maiores, somam-se ramos nutridores advindos da artéria carótida interna (caroticotimpânico) e do sistema vertebrobasilar.[8]

Nos paragangliomas extensos, a região tumoral pode circundar a artéria carótida interna, necessitando maior mobilização da mesma. Apesar de o tumor raramente infiltrar a adventícia, ramos nutridores advindos da própria artéria podem romper e gerar sangramento profuso no intraoperatório.[2] Ao estimar esse cenário adverso, durante o estudo angiográfico é possível estudar a circulação cerebral colateral, a partir de teste de oclusão temporária com balão. Durante o teste, a monitorização de possíveis sintomas neurológicos, assim como a avaliação da circulação na artéria carótida interna contralateral (através de um segundo cateter diagnóstico), podem garantir a tolerância tanto angiográfica como clínica para oclusão definitiva.[28]

Em tumores muito extensos, conforme programação terapêutica, a abordagem cirúrgica da lesão pode exigir o preparo da artéria carótida interna, que pode ser realizado com oclusão definitiva por balão (quando a circulação colateral é suficiente),[8] ou com colocação de *stent* na porção da artéria envolvida pelo tumor.[26]

Tratamento

A ressecção cirúrgica dos paragangliomas que acometem o forame jugular é o único método de tratamento capaz de oferecer chance de cura.[8,26] No entanto, mesmo nos dias atuais, ainda não há um algoritmo amplamente aceito como forma correta para o manejo dessas lesões.

Além da abordagem cirúrgica, outras opções de tratamento incluem observação com acompanhamento por imagem (*wait and scan*), radioterapia/radiocirurgia, assim como ressecções parciais seguidas de radiocirurgia.

Abordagem cirúrgica

Paragangliomas classe A e B, como mencionado anteriormente, não são propriamente tumores do forame jugular. A abordagem dos mesmos envolverá os acessos clássicos à orelha média e/ou mastoide (transcanal, endaural ou retroauricular), a depender do tamanho e necessidade de exposição do tumor. Lesões classe B podem ser maiores que o estimado a partir de exames pré-operatórios, podendo envolver região retrofacial profunda e infratemporal, necessitando de vias de acesso maiores como a petrosectomia subtotal. Especialmente quando houver dúvida se existe ou não erosão da cortical óssea da superfície jugular (diferenciação entre tumores classes B e C de Fisch), deve-se estar sempre preparado para uma possível necessidade de conversão à técnica de acesso à fossa infratemporal do tipo A.[8]

Nos tumores envolvendo o forame jugular (paragangliomas classe C), quando a ressecção curativa for a estratégia de tratamento objetivada, o acesso cirúrgico deve oferecer exposição adequada ao tumor, com controle do forame jugular, das regiões infralabiríntica e apical do osso temporal, do pescoço e da artéria carótida interna. Por esse motivo, a técnica de acesso à fossa infratemporal tipo A proposta por Fisch[3] é recomendada.[26] A técnica envolve a transposição anterior permanente do nervo facial, que passa a se alojar no tecido parotídeo (ricamente vascularizado), e abre acesso às regiões previamente mencionadas. A transposição permite expor e remover cuidadosamente o processo estiloide. Assim, ganha-se acesso à artéria carótida interna justaposta, para posterior dissecção tumoral (Vídeo 26.3).

Os passos da técnica envolvem:[2]

- Incisão retroauricular-cervico-temporal
- Fechamento do conduto auditivo externo em fundo cego
- Exposição do nervo facial na parótida
- Exposição de grandes vasos e nervos cranianos no pescoço
- Petrosectomia subtotal
- Transposição anterior permanente do nervo facial
- Ligadura do seio sigmoide
- Obliteração da tuba auditiva

- Deslocamento anterior da mandíbula
- Exposição da artéria carótida interna
- Exposição do forame jugular e espaço infralabiríntico com remoção tumoral programada
- Obliteração da orelha média com gordura abdominal e rotação de retalho do músculo temporal durante fechamento.

O acesso à fossa infratemporal tipo A invariavelmente resulta em perda auditiva condutiva. Déficit associado à transposição do nervo facial pode ocorrer, de forma temporária ou permanente. Nas lesões que apresentam pequeno ou mínimo contato com o canal carotídeo, demais abordagens que não necessitam de transposição do nervo facial podem ser consideradas.

Em lesões de estágio avançado, sobretudo acometendo a porção horizontal da artéria carótida interna (paragangliomas C3 e C4), os acessos à fossa infratemporal tipo A + tipo B podem ser combinados. Neste último, o côndilo é separado da cavidade glenoide e retraído em direção inferior, permitindo esqueletização ampla da base do crânio e acesso à região acometida.

Nos paragangliomas com extensão intracraniana intradural, especiamente se a porção intradural for maior que 2 cm (componente Di2), pode ser estratégico programar a ressecção para dois estágios. Inicialmente, é abordado o tumor em seu sítio primário e componente extradural. Isso, por sua vez, provocará marcante desvascularização do tumor intradural, que pode regredir ou permanecer sem crescimento durante o *follow up*. Caso haja crescimento do tumor residual, realizar o segundo estágio neurocirúrgico ou a radioterapia da lesão podem ser opções.[8]

Alguns pacientes no estágio Di3 (tumor irressecável) podem se beneficiar de ressecções parciais, com fins de descompressão da fossa craniana posterior e desvascularização da lesão, para posterior irradiação.[8]

Na abordagem dos tumores do forame jugular, a monitorização eletrofisiológica intraoperatória do nervo facial e dos nervos cranianos baixos é indicada, atuando de forma estratégica na tentativa de minimizar o risco para possível déficit neurológico permanente.

Radioterapia

A radioterapia pode ser utilizada na forma de radiocirurgia estereotáxica, radioterapia de intensidade modulada, terapia de prótons ou no método convencional fracionado. É considerada paliativa e não curativa nos paragangliomas.[5] A maioria desses tumores apresenta baixa atividade mitótica em suas "células-chefe", e essas células mantêm vitalidade mesmo anos após doses terapêuticas de irradiação.[8]

No entanto, a radioterapia pode ser considerada quando os objetivos forem limitar o crescimento tumoral e manter a funcionalidade de nervos cranianos.[18,24]

As principais indicações incluem recusa para cirurgia, comorbidades significativas, pacientes idosos sem déficits de nervos cranianos baixos, após ressecção parcial de lesões extensas (em que o seguimento demonstrou progressão), e em tumores com envolvimento amplo da artéria carótida interna associado a circulação colateral insuficiente (quando não for possível a colocação de *stent*).[24] Ao longo dos anos, houve evolução nas estratégias de radioterapia e radiocirurgia. Adequado controle do crescimento tumoral tem sido obtido, mesmo com tempo de seguimento prolongado. Em vista disso, na ausência de déficits neurológicos, alguns centros têm proposto para pacientes jovens ressecção parcial associada a radioterapia, ou mesmo radioterapia isolada, como estratégia de tratamento.

De modo geral, evita-se a radioterapia em pacientes jovens. Em casos de lesões grandes, secretantes e/ou sintomáticas, irradiação não é recomendada. Além disso, não é indicada em casos de lesões com importante extensão intracraniana, uma vez que há risco para edema cerebral e hipertensão intracraniana.[24]

Acompanhamento por imagem

Paragangliomas da cabeça e pescoço apresentam taxa de crescimento lenta, de aproximadamente entre 0,8 e 2 mm por ano, que tende a ser menor nos pacientes com idade acima de 50 anos.[24] Mesmo em paragangliomas com estágio avançado, o crescimento pode ser lento ou ainda haver decréscimo no volume tumoral.[29] Portanto, observação e vigilância ativa podem ser uma opção de seguimento para pacientes com comorbidades médicas importantes. Nos pacientes idosos com tumores avançados, considera-se o acompanhamento por imagem. Nesse cenário, apenas em lesões com crescimento significativo se consideraria irradiar ou abordar cirurgicamente (para ressecção parcial associada a radioterapia).[29]

Controle pós-operatório

Recomenda-se seguimento de todos pacientes por período mínimo de 10 anos. A ressonância nuclear magnética é o exame de imagem mais comumente empregado para controle de possíveis recidivas. Deve ser realizada anualmente nos primeiros 3 anos após o tratamento, com espaçamento subsequente maior. O exame clínico deve incluir avaliação dos nervos cranianos (à procura de possíveis novos déficits) e acompanhamento audiométrico.[24]

Como comentado anteriormente, todos os pacientes com paragangliomas ou feocromocitomas devem idealmente realizar testagem genética. Caso seja encontrada mutação com genótipo de alto risco, a monitorização deve ser pormenorizada, incluindo exames laboratoriais anuais e busca ativa de lesões multicêntricas ou metástases. Especificamente, alterações em *SDHB* também podem ser estudadas na imuno-histoquímica das lesões. Nos casos de mutação, a expressão da subunidade é alterada e se torna *SDHB(-)*, com pior prognóstico evolutivo.[30] Por isso, o período de acompanhamento se estende durante toda a vida.

Paraganglioma vagal

Os paragangliomas do nervo vago são caracterizados como paragangliomas cervicais, e representam 10% das lesões que acometem o forame jugular.[8] Como os demais paragangliomas, constituem lesões ricamente vascularizadas derivadas de paragânglios, na maior parte das vezes ao longo do gânglio vagal inferior (gânglio nodoso).[23] Mais raramente, podem se originar no paragânglio relacionado com o gânglio superior (ou jugular), com íntimo contato ao forame, gerando sintomatologia típica dessa localidade, já previamente discutida.

Paragangliomas vagais são tumores raros e contam por menos de 5% dos paragangliomas da cabeça e pescoço.[23] Manifestam-se como massas cervicais na região anterolateral superior do pescoço, não dolorosas à palpação. Em tumores avançados, podem gerar protrusão para a orofaringe.[17] As massas pulsáteis tendem a ter menor mobilidade superoinferior que anteroposterior (sinal de Fontaine).

A investigação inclui tomografia computadorizada de alta resolução e ressonância nuclear magnética, complementares entre si, ambas com contraste. O padrão em "sal e pimenta" observado na ressonância é crucial para diagnóstico diferencial das lesões na topografia cervical.[23] Paragangliomas vagais ocupam região posterior à artéria carótida interna, obtendo diferenciação dos paragangliomas de corpo carotídeo, que surgem na bifurcação entre as artérias carótida interna e externa (Figura 26.7).

Angiografia é recomendada e permite, além da avaliação tumoral, estimar o grau de infiltração na artéria carótida interna, estudar ramos nutridores ao tumor e a circulação cerebral contralateral. Em lesões maiores (3 a 5 cm), embolização pré-operatória pode ser realizada.[23]

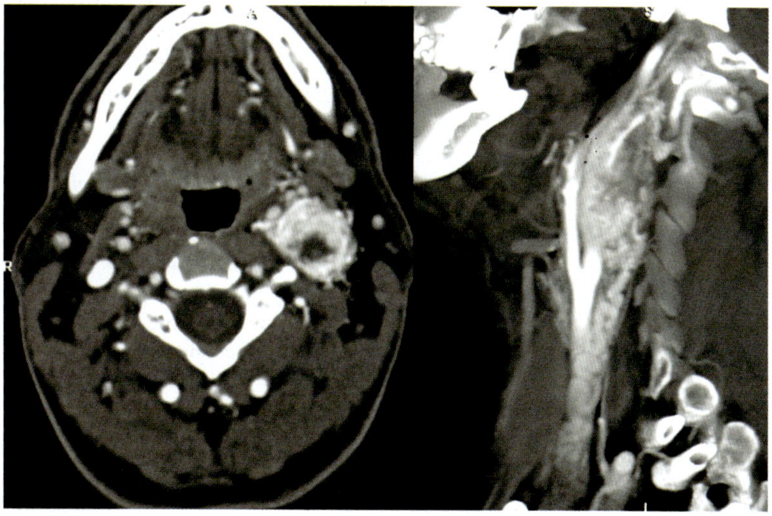

Figura 26.7 Paraganglioma de nervo vago. Tomografia computadorizada de alta resolução com contraste/angiotomografia computadorizada. Observa-se que a lesão ocupa região posterior à artéria carótida interna. (Cortesia de: Dr. Luiz Otávio Coelho.)

Paragangliomas vagais podem estar associados a doença bilateral ou multicêntrica. Podem ser esporádicos ou hereditários e, como todos paragangliomas, recomenda-se investigação genética.[23] Apresentam comportamento invasivo, porém indolente.

O tratamento cirúrgico do paraganglioma vagal, com objetivo de ressecção total da lesão, é a abordagem de escolha para pacientes jovens, em que se pode esperar tolerância adequada à perda de função de nervos cranianos baixos. Do contrário, acompanhamento com imagem (*wait and scan*) ou radioterapia podem ser opções de tratamento.

Paragangliomas do nervo vago que se estendem ao forame jugular tendem a representar lesões maiores, exigindo adequado controle da artéria carótida interna com *stent* intra-arterial.[23] A abordagem cirúrgica dessas lesões também envolve a técnica de acesso à fossa infratemporal tipo A, previamente descrita,[2] com transposição anterior do nervo facial para acesso ao forame jugular, exigindo cuidadosa manipulação da região cervical acometida pela lesão.

TUMORES NEUROGÊNICOS DO FORAME JUGULAR

Os tumores neurogênicos do forame jugular compreendem os schwannomas e os neurofibromas, com padrões de crescimento e apresentação variáveis.[8] Os schwannomas são geralmente lesões isoladas, bem encapsuladas, que empurram os axônios sem invadi-los. Em contrapartida, neurofibromas são geralmente múltiplos, lesões não encapsuladas e infiltrativas, que incorporam os axônios na substância do tumor, e frequentemente são vistos na doença de von Recklinghausen.[8]

Schwannomas são lesões benignas, derivadas das células de Schwann, que compõem a bainha de mielina.[5] No forame jugular são tumores bastante raros. Mesmo assim, são considerados o segundo tumor mais frequente nessa topografia. Correspondem a 10% das lesões tumorais nesse local, atrás apenas dos paragangliomas. Representam aproximadamente 3% dos schwannomas intracranianos.[8,12]

Os schwannomas do forame jugular, assim como schwannomas vestibulares, tendem a surgir na zona de transição entre a bainha de mielina central e a periférica.[8] Schwannomas do forame jugular podem ter origem no nervo glossofaríngeo, vago, acessório espinhal ou na cadeia simpática cervical. No entanto, em 90% dos casos provêm dos nervos glossofaríngeo ou vago.[31]

A incidência parece ser maior no sexo feminino, e geralmente se manifestam na quarta década de vida. Não costumam acometer o público jovem, e, nesses casos, deve-se suspeitar de neurofibromatose tipo 2.[12]

Apresentam padrão de crescimento variável, provavelmente relacionado com o local de origem. Tumores originados na porção distal em relação ao forame jugular tendem a se expandir extracranianamente. Já na região proximal, intracranianamente em direção à fossa posterior. Quando na região intermediária, tendem a alargar e comprimir o forame jugular, apresentando padrão bilobado.

A classificação mais utilizada é baseada no local de origem, proposta por Kaye-Pellet.[32,33] Tumores tipo A seriam primariamente intracranianos. Tumores tipo B, primariamente localizados no forame jugular (com ou sem componente intracraniano). As lesões tipo C primariamente extracranianas com mínima extensão ao forame jugular/fossa posterior. Nas lesões tipo D, componentes intra e extracranianos estariam ligados pela região do forame jugular, conferindo aparência em "alforje" (*saddlebag*) (Figura 26.8).

A apresentação clínica é variável. Lesões mais proximais (p. ex., tipo A) crescem em direção à fossa posterior e costumam manifestar sintomas relacionados com o ângulo pontocerebelar. Mesmo com tamanho considerável, podem não manifestar déficits de IX e XI nervos cranianos. Os sintomas mais comuns seriam perda auditiva neurossensorial, vertigem e ataxia.[8]

Lesões centradas no forame jugular tendem a manifestar sintomatologia relacionada com a síndrome do forame jugular, previamente discutida. Lesões de origem mais distais (extracranianas) podem também manifestar sinais e sintomas pelo efeito massa na região da parafaringe.[8]

A investigação das lesões com exames de imagem é fundamental e deve incluir a fossa posterior, a base do crânio e a região cervical alta.

Na tomografia computadorizada de alta resolução, schwannomas se apresentam como lesões expansivas que determinam alargamento ovoide do forame jugular, com margens escleróticas lisas.[8,12] Na ressonância nuclear magnética, manifestam-se como lesões isointensas em T1 e hiperintensas em T2. Obviamente, não apresentam aspecto em "sal e pimenta", e sim realce homogêneo pelo contraste[8,12] (Figura 26.8). Em caso de dúvida quanto ao diagnóstico diferencial, especialmente com paragangliomas, o estudo angiográfico pode ser executado.[8]

Nos schwannomas do forame jugular, o tratamento cirúrgico é o único que oferece a chance de cura.[5] Abordagem cervicoparotídea, associada com o acesso à fossa infratemporal do tipo A de Fisch, permite a remoção do tumor com visualização adequada da base do crânio e da artéria carótida interna.[8] Mesmo nos tumores com extensão intracraniana maior, geralmente há plano de clivagem com as

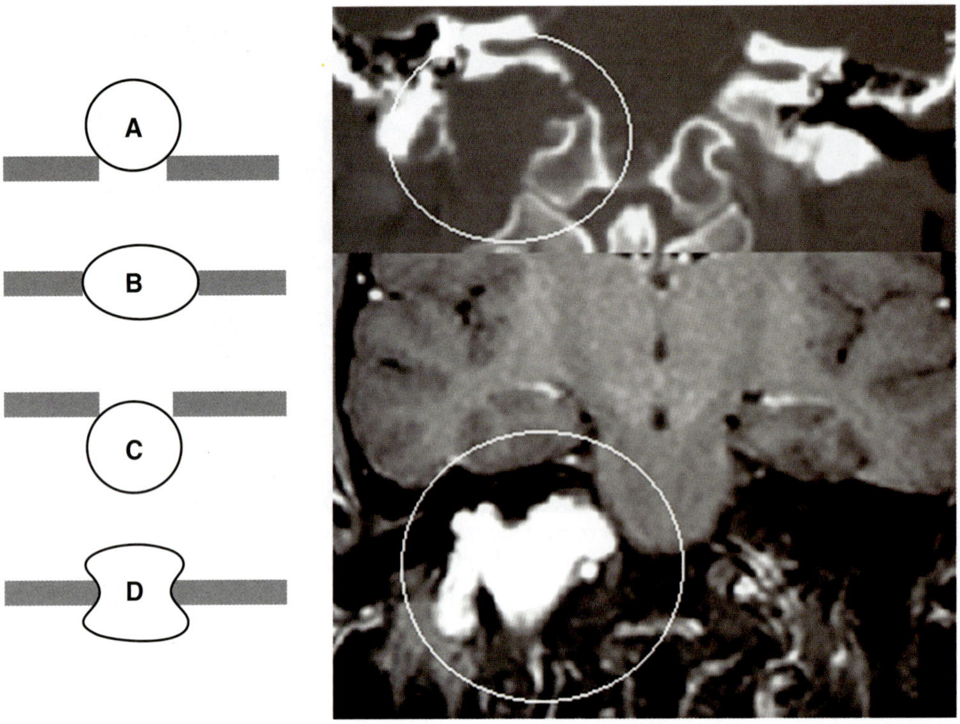

Figura 26.8 Schwannoma do forame jugular. À esquerda, desenho esquemático ilustrando a classificação de Kaye-Pellet. À direita, estudo de imagem em corte coronal: tomografia computadorizada (acima) e ressonância nuclear magnética (abaixo). (Cortesia de: Prof. Dr. Oswaldo Laércio M. Cruz.)

demais estruturas do sistema nervoso central, uma vez que o líquido cefalorraquidiano os separa pelo tecido aracnóideo íntegro.[8] A abordagem cirúrgica ao tumor depende de seu tamanho e localização, e técnicas diferentes foram descritas para o manejo sob as perspectivas anterior, lateral, posterior ou combinadas.[34]

Por se tratarem de tumores benignos e de crescimento lento, tratamento paliativo com observação assistida, ressecção parcial da lesão para preservação de estruturas nobres ou radioterapia (primária ou coadjuvante) podem ser considerados em pacientes idosos ou assintomáticos.[5,33]

MENINGIOMAS DO FORAME JUGULAR

Meningiomas são tumores geralmente benignos que se originam de células da camada superficial da aracnoide (*cap-cells*). No forame jugular, são tumores muito raros. Representam < 4% dos meningiomas de fossa craniana posterior, os quais já são um grupo raro de tumores (9 a 10% das lesões intracranianas). Apesar disso, são a terceira lesão mais comum que pode acometer o forame jugular.[12]

Os meningiomas do forame jugular podem se manifestar por perda auditiva (condutiva, mista ou neurossensorial), zumbido e/ou massa retrotimpânica. Déficit funcional em um único nervo craniano baixo pode ocorrer de forma mais comum que déficits múltiplos.[12] Cefaleia, vertigem e paresia facial podem estar presentes, assim como massa cervical ou parafaríngea. Em situações delicadas, com componente intracraniano significativo, sintomas cerebelares e hipertensão intracraniana podem se manifestar.[8]

Há maior acometimento no sexo feminino nessa localidade, com apresentação geralmente nas quarta e quinta décadas de vida.[12] Pacientes com meningiomas extracranianos, meningiomas múltiplos ou jovens (< 30 anos) devem levantar suspeita para neurofibromatose tipo 2.[8]

Os meningiomas do forame jugular são lesões que, apesar de benignas, apresentam-se localmente agressivas, infiltrando o osso temporal e a fossa craniana posterior.[4]

Na tomografia computadorizada de alta resolução, geralmente demonstram hiperostose, calcificações intralesionais e erosão óssea, obtendo realce moderado pelo contraste. A ressonância nuclear magnética demonstra lesão isointensa tanto em T1 como em T2, com realce uniforme pelo gadolíneo[8] (Figura 26.9).

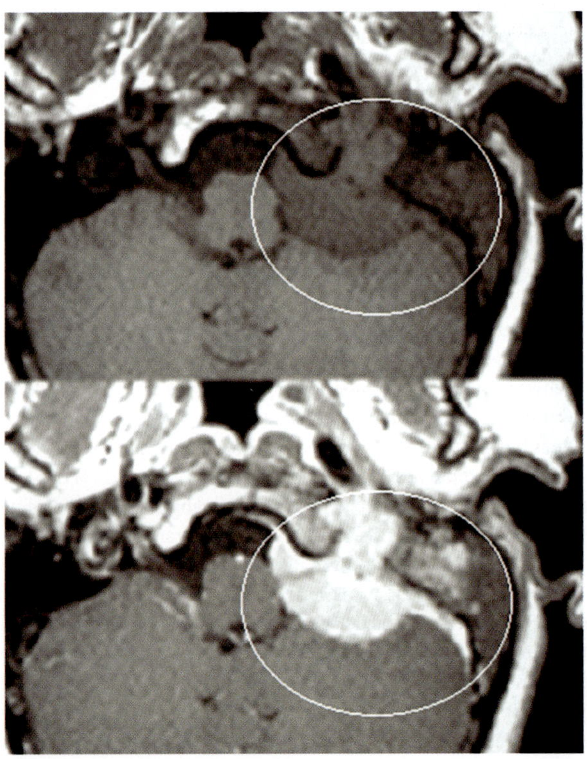

Figura 26.9 Meningioma do forame jugular. Ressonância nuclear magnética em sequência T1, pré (acima) e pós-contraste (abaixo). (Cortesia de: Prof. Dr. Oswaldo Laério M. Cruz.)

Meningiomas no forame jugular representam situações distintas: extensão extracraniana de tumores intracranianos, tumores primários do forame jugular, tumores primários advindos de células aracnóideas na bainha dos nervos cranianos baixos, ou ainda metástase nos linfonodos cervicais, provindas de tumores intracranianos primários.[8]

O meningioma geralmente se manifesta como lesão solitária de crescimento lento. Na região do forame jugular, em geral comprime, ao invés de invadir, os nervos cranianos baixos e a veia jugular interna.[8] No entanto, quando provocam infiltração óssea difusa ao redor das estruturas neurais, a abordagem cirúrgica traz alto risco de déficit funcional,[4,8] maior que em casos de paraganglioma ou schwannoma. A cirurgia é indicada quando houver claro crescimento tumoral ou sintomas significativos.

TUMORES DO SACO ENDOLINFÁTICO

Tumores do saco endolinfático são raros, representando adenocarcinomas de baixo grau. Podem se estender ao forame jugular por sua forma de crescimento infiltrativa. Na maioria das vezes, ocorrem de forma esporádica, mas podem aparecer na doença de von Hippel-Lindau (herança autossômica dominante). Nesses casos, os tumores podem se manifestar bilateralmente e podem ocorrer em idade mais jovem (terceira década de vida), quando comparado aos casos esporádicos (unilaterais).

Manifestam sintomatologia bastante variável e inespecífica, como perda auditiva, zumbido e/ou vertigem. Na ressonância nuclear magnética, as lesões podem ter características semelhantes aos paragangliomas jugulotimpânicos, sobretudo em lesões extensas. Da mesma forma, na tomografia computadorizada de alta resolução, aspecto semelhante ao padrão infiltrativo do tipo "comido por traça" está presente (Figura 26.10). Diferenciam-se dos paragangliomas por estarem centrados na topografia do saco endolinfático e por produzirem calcificação intralesional e em seu bordo posterior.[12]

Ressecção completa das lesões é recomendada, sobretudo tendo em vista sua natureza maligna[12] (Vídeo 26.4).

CORDOMA E CONDROSARCOMA

Tratam-se de lesões neoplásicas cartilaginosas, localmente agressivas apesar de terem crescimento lento, raramente produzindo metástases. Apesar de entidades distintas, são agrupadas em conjunto pela semelhante apresentação clínica, característica radiológica e localização,[12] muitas vezes sendo diferenciados apenas por estudo imunohistoquímico.[35]

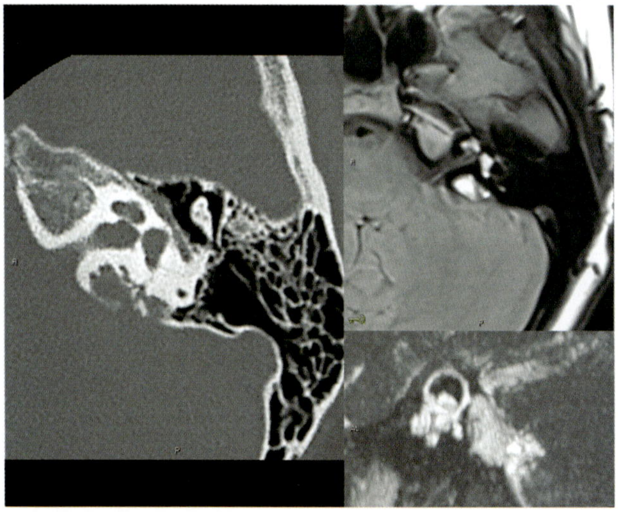

Figura 26.10 Tumor do saco endolinfático. Estudo de imagem com tomografia de alta resolução e ressonância nuclear magnética. Pela proximidade, as lesões podem se estender ao forame jugular. (Cortesia de: Dr. Luiz Otávio Coelho.)

Acometem frequentemente ossos longos e, em 10% dos casos, a base do crânio. Cordomas comumente se originam na linha média (*clivus*), enquanto condrossarcomas surgem das estruturas laterais à linha média.[35] Podem acometer o forame jugular de forma bastante rara.

Nos exames de imagem, provocam erosão óssea irregular e eventual calcificação intralesional, observados na tomografia computadorizada de alta resolução. A ressonância nuclear magnética demonstra lesão hipo/isointensa em T1 e hiperintensa em T2, podendo ter realce homogêneo ou heterogêneo ao gadolíneo. Angiograficamente, manifestam-se como lesões de muito baixa vascularização.[12,35]

O tratamento idealmente consiste na ressecção cirúrgica total da lesão,[35] sendo a radioterapia reservada para uso adjuvante em casos de recidiva, ressecção subtotal ou tumores histologicamente agressivos.[35] O seguimento clínico deve ser longo, pois recidivas tumorais tardias podem ocorrer.[12]

REFERÊNCIAS BIBLIOGRÁFICAS

1. Samii M, Tatagiba M. Tumors of the jugular foramen. Neurosurg Q [Internet]. 1996 [Acesso em: 2024 Jul] ;6(3):176-93.
2. Fisch U, Mattox D. Microsurgery of the skull base. Rio de Janeiro: Thieme Medical Pub; 1988. 669 p.
3. Moe KS, Li D, Linder TE, Schmid S, Fisch U. An update on the surgical treatment of temporal bone paraganglioma. Skull Base [Internet]. 1999 [Acesso em: 2024 Jul];9(03):185-94.
4. Fayad JN, Keles B, Brackmann DE. Jugular Foramen Tumors. Otol Neurotol [Internet]. 2010 [Acesso em: 2024 Jul];31(2):299-305.
5. Borin A, Cruz OLM. Tumores do forame jugular. In: Pignatari SSN, Anselmo-Lima WT, editors. Tratado de Otorrinolaringologia. 3. ed. Rio de Janeiro: Elsevier; 2017.
6. Inserra MM, Pfister M, Jackler RK. Anatomy involved in the jugular foramen approach for jugulotympanic paraganglioma resection. Neurosurg Focus [Internet]. 2004 [Acesso em: 2024 Jul];17(2):41-4.
7. Constanzo F, Coelho M Neto, Nogueira GF, Ramina R. Microsurgical anatomy of the jugular foramen applied to surgery of glomus jugulare via craniocervical approach. Front Surg [Internet]. 2020 [Acesso em: 2024 Jul];7.
8. Fisch U, Linder T, Chang P. Jugular foramen tumors. In: Pensak ML, editor. Controversies in Otolaryngology. Stuttgart: Georg Thieme Verlag KG; 2001.
9. Mulazimoglu S, Flury R, Kapila S, Linder T. Effects of a sensory branch to the posterior external ear canal: coughing, pain, Ramsay Hunt's syndrome and Hitselberger's sign. J Laryngol Otol [Internet]. 2017 [Acesso em: 2024 Jul];131(4):329-333.
10. La Perle KM, Dintzis SM. Endocrine system. In: Treuting PM, Dintzis SM, Montine KS, editors. Comparative anatomy and histology: A mouse, rat, and human atlas. 2nd ed. Elsevier Inc.; 2017:251-73.
11. Gilbert ME, Shelton C, McDonald A, Salzman KL, Harnsberger HR, Sharma PK et al. Meningioma of the jugular foramen: glomus jugulare mimic and surgical challenge. Laryngoscope [Internet]. 2004 Jan [Acesso em: 2024 Jul];114(1):25-32.
12. Thomas AJ, Wiggins RH, Gurgel RK. Nonparaganglioma jugular foramen tumors. Otolaryngol Clin North Am [Internet]. 2015 [Acesso em: 2024 Jul];48(2):343-59.
13. Hayward DM, Morgan C, Biller J, Emami B, Prabhu VC. Jugular foramen syndrome as initial presentation of metastatic lung cancer. J Neurol Surg Part B Skull Base [Internet]. 2012 [Acesso em: 2024 Jul];73(S 01):14-18.
14. Isaacson B, Wick CC, Perez C, Cantrell SC, Killeen DE. Pathophysiology of sensorineural hearing loss in jugular foramen paraganglioma. Laryngoscope [Internet]. 2019 [Acesso em: 2024 Jul];129(1):67-75.

15. Kryzanski JT, Heilman CB. Clinicopathologic features of jugular foramen tumors. Oper Tech Neurosurg [Internet]. 2005 [Acesso em: 2024 Jul];8(1):6-12.
16. Tran Ba Huy P, Duet M, Abulizi M, Crassard I, Guichard JP, Herman P. Skull base paraganglioma and intracranial hypertension. Arch Otolaryngol Head Neck Surg [Internet]. 2010 [Acesso em: 2024 Jul];136(1):91-4.
17. Szymańska A, Szymański M, Czekajska-Chehab E, Gołąbek W, Szczerbo-Trojanowska M. Diagnosis and management of multiple paragangliomas of the head and neck. Eur Arch Oto-Rhino-Laryngol [Internet]. 2015 [Acesso em: 2024 Jul];272(8):1991-99.
18. Smith JD, Harvey RN, Darr OA, Prince ME, Bradford CR, Wolf GT et al. Head and neck paragangliomas: A two-decade institutional experience and algorithm for management. Laryngoscope Investig Otolaryngol [Internet]. 2017 Nov 11 [Acesso em: 2024 Jul];2(6):380-9.
19. Majewska A, Budny B, Ziemnicka K, Ruchała M, Wierzbicka M. Head and neck paragangliomas-genetic overview. Int J Mol Sci [Internet]. 2020 [Acesso em: 2024 Jul];21(20):7669.
20. Neumann HPH, Young WF, Eng C. Pheochromocytoma and paraganglioma. In: Longo DL editor. N Engl J Med [Internet]. 2019 [Acesso em: 2024 Jul];381(6):552-565.
21. Williams MD. Paragangliomas of the head and neck: An overview from diagnosis to genetics. Head Neck Pathol [Internet]. 2017 [Acesso em: 2024 Jul];11(3):278-287.
22. Lin EP, Chin BB, Fishbein L et al. Head and neck paragangliomas: An update on the molecular classification, sate-of-the-art imaging, and management recommendations. Radiol Imaging Cancer [Internet]. 2022 [Acesso em: 2024 Jul];4(3).
23. Prasad SC, Paties CT, Pantalone MR, Mariani-Costantini R, Sanna M. Carotid body and vagal paragangliomas: Epidemiology, genetics, clinicopathological features, imaging, and surgical management. In: Mariani-Costantini R, editor. Paraganglioma: A multidisciplinary approach [Internet]. Brisbane (AU): Codon Publications; 2019 Jul 2. Chapter 5. p. 81-98. Acesso em: 2024 Jul.
24. Zhong S, Zuo W. An update on temporal bone paragangliomas. Curr Treat Options Oncol [Internet]. 2023 [Acesso em: 2024 Jul];24(10):1392-407.
25. Martins R, Bugalho MJ. Paragangliomas/pheochromocytomas: Clinically oriented genetic testing. Int J Endocrinol [Internet]. 2014 [Acesso em: 2024 Jul];2014(2):1-14.
26. Prasad SC, Paties CT, Schiavi F, Esposito DL, Lotti LV, Mariani-Costantini R et al. Tympanojugular paragangliomas: surgical management and clinicopathological features. In: Mariani-Costantini R, editor. Paraganglioma: A multidisciplinary approach [Internet]. Brisbane (AU): Codon Publications; 2019 Jul 2. Chapter 6. [Acesso em: 2024 Jul].
27. Brown LA. Glomus jugulare tumor of the middle ear. Clinical aspects. Laryngoscope [Internet]. 1953 [Acesso em: 2024 Jul];63(4):281-292.
28. Helal A, Vakharia K, Brinjikji W et al. Preoperative embolization of jugular paraganglioma tumors using particles is safe and effective. Interv Neuroradiol [Internet]. 2022 [Acesso em: 2024 Jul];28(2):145-51.
29. Prasad SC, Mimoune HA, D'Orazio F et al. The role of wait-and-scan and the efficacy of radiotherapy in the treatment of temporal bone paragangliomas. Otol Neurotol [Internet]. 2014 [Acesso em: 2024 Jul];35(5):922-31.
30. Su T, Yang Y, Jiang L et al. SDHB immunohistochemistry for prognosis of pheochromocytoma and paraganglioma: A retrospective and prospective analysis. Front Endocrinol (Lausanne) [Internet]. 2023 [Acesso em: 2023 Mar 14];1-9.
31. Song MH, Lee HY, Jeon JS, Lee JD, Lee HK, Lee WS. Jugular foramen schwannoma. Otol Neurotol [Internet]. 2008 [Acesso em: 2024 Jul];29(3):387-91.
32. Kaye AH, Hahn JF, Kinney SE, Hardy RW, Bay JW. Jugular foramen schwannomas. J Neurosurg [Internet]. 1984 [Acesso em: 2024 Jul];60(5):1045-53.
33. Pellet W, Cannoni M, Pech A. The widened transcochlear approach to jugular foramen tumors. J Neurosurg [Internet]. 1988 [Acesso em: 2024 Jul];69(6):887-94.
34. Komune N, Matsushima K, Matsushima T, Komune S, Rhoton AL. Surgical approaches to jugular foramen schwannomas: An anatomic study. Head Neck [Internet]. 2016 [Acesso em: 2024 Jul];38(S1):E1041-E1053.
35. Sanna M, Bacciu A, Pasanisi E, Piazza P, Fois P, Falcioni M. Chondrosarcomas of the jugular foramen. Laryngoscope [Internet]. 2008 [Acesso em: 2024 Jul];118(10):1719-28.

CAPÍTULO

27

Lesões do Ápice Petroso

Maurício Noschang Lopes da Silva • Fábio André Selaimen • Sady Selaimen da Costa

INTRODUÇÃO

A presença de estruturas anatômicas nobilíssimas, pertencentes aos sistemas vascular e nervoso, na intimidade e adjacências do osso mais resistente do corpo humano, faz do estudo dessa região um capítulo importante dentro das disciplinas de neurocirurgia e otorrinolaringologia. Este estudo era fundamental para aqueles que se propunham a trabalhar na tradicional otoneurologia, há muitas décadas, e ganhou evidência especial com o desenvolvimento da cirurgia da base do crânio.

As inovações nas técnicas cirúrgicas propiciaram um maior conhecimento dos limites operatórios e a possibilidade de tratamento mais precoce de diversas doenças. O dínamo gerador de toda essa revolução foi, sem dúvida, o aperfeiçoamento por House[1] da abordagem à fossa média craniana, ao descrever com minúcia a anatomia dessa região e sistematizar a abertura do meato acústico interno. Esse acesso foi originalmente descrito por Frank Hartley,[2] em 1891, para o tratamento da neuralgia do trigêmeo, e posteriormente foi modificado por Fedor Krause,[3] em 1895, e Harvey Cushing,[4] em 1905. Originalmente, House empregou a via fossa média para a descompressão do meato acústico interno em casos avançados de otosclerose, reproduzindo os acessos descritos por Perry[5] e por Panse em 1904. Curiosamente, essa indicação está praticamente abandonada nos dias de hoje, mas os princípios desse procedimento abriram as portas da base do crânio a otologistas e neurocirurgiões com a consequente expansão das suas indicações. Como exemplo, Glasscock[6] (1969) já empregava o acesso via fossa média para o tratamento de doenças da artéria carótida intrapetrosa, House[7] (1968) e Garcia-Ibañez (1980) utilizavam a mesma via para a secção do nervo vestibular superior, Gacek[8] (1975), Brackmann[9] (1979) e Graham et al.[10] (1985) para a ressecção de granulomas de colesterol e colesteatomas do ápice petroso (AP).

Antes do surgimento das tomografias computadorizadas (TC) de alta resolução e da ressonância magnética nuclear (RMN), a avaliação com a demonstração, localização e extensão dos tumores do AP era praticamente impossível. Entretanto, os avanços notáveis nas técnicas de rádio-imagem verificadas nas últimas décadas revolucionaram o diagnóstico dessas neoplasias, não somente revelando-as precocemente, como também localizando-as espacialmente com altíssima precisão. Da mesma forma, a partir do estudo radiológico minimamente invasivo e técnicas de reconstrução, pode-se avaliar o envolvimento de estruturas vitais adjacentes a esses tumores, o que foi essencial no planejamento de abordagens cirúrgicas individualizadas. Hoje, lesões de dimensões milimétricas já podem ser consistentemente demonstradas e tratadas, principalmente se estiverem associadas a quadros clínicos mais ou menos característicos.

Sem dúvida, a cirurgia da base do crânio contemporânea representa uma vitória da genialidade médica, da persistência, da tecnologia e, principalmente, da atenção ao detalhe. Aqui, os limites entre o sucesso e o fracasso são demarcados por linhas bastante tênues. O seu resultado representa o somatório de uma série de cuidados que devem ser observados nos períodos pré, trans e pós-operatórios.

TOPOGRAFIA E ANATOMIA

O AP é uma estrutura em forma de pirâmide, situada na porção mais medial do osso petroso (Figura 27.1). Está posicionado de maneira oblíqua na base do crânio, com o ápice em posição anteromedial, enquanto a base encontra-se na posição posterolateral. A base da pirâmide representa a cápsula ótica, primariamente a cóclea. O semicanal do tensor do tímpano e a porção intrapetrosa da artéria carótida interna formam o aspecto mais lateral da pirâmide.[11] A superfície superior da porção petrosa do temporal forma o assoalho da fossa média e sua porção medial contribui na formação da parede lateral e anterior da fossa posterior. Essa face está em íntima relação com o ângulo ponto-cerebelar, o conduto auditivo interno (CAI) e com o aqueduto vestibular. Na face inferior do AP situam-se a fossa jugular e o seio petroso inferior (Figuras 27.2 e 27.3).

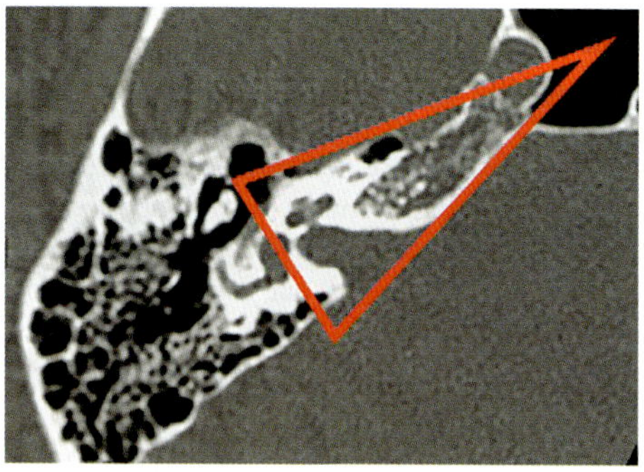

Figura 27.1 Tomografia computadorizada em corte axial, com triângulo vermelho representando o ápice petroso do lado direito.

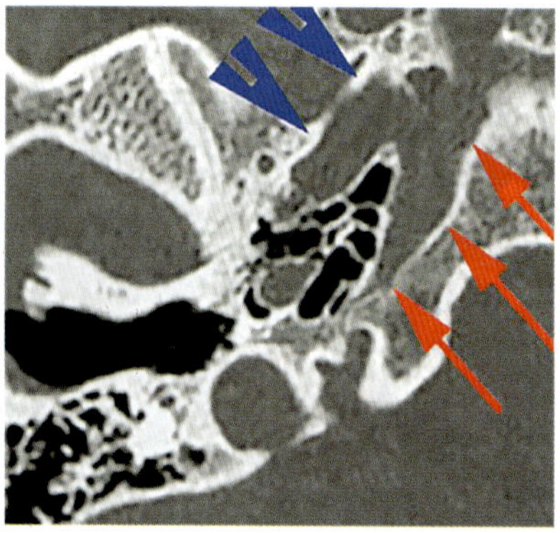

Figura 27.2 Tomografia computadorizada em corte axial, com os limites do ápice petroso em osso temporal direito – fissura petro-occipital medialmente (setas vermelhas), fissura petro-esfenoidal anteriormente (cabeças de setas azuis).

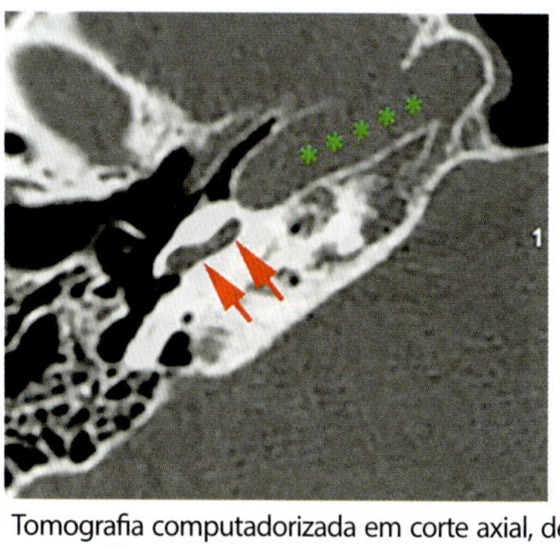

Figura 27.3 Tomografia computadorizada em corte axial, de osso temporal direito, mostrando estruturas do ápice petroso espira basal da cóclea (setas vermelhas) e canal carotídeo intrapetroso (asteriscos verdes).

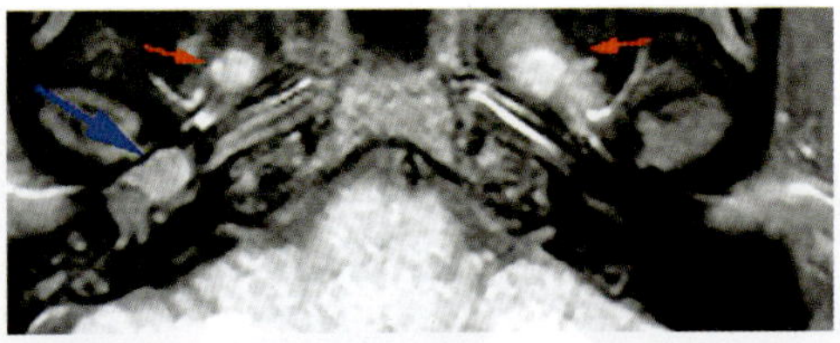

Figura 27.9 Ressonância magnética nuclear de osso temporal direito, em T1 com hipossinal compatível com colesteatoma de região supracoclear e fossa média (seta azul). Medula em ápices petrosos anteriores (setas vermelhas).

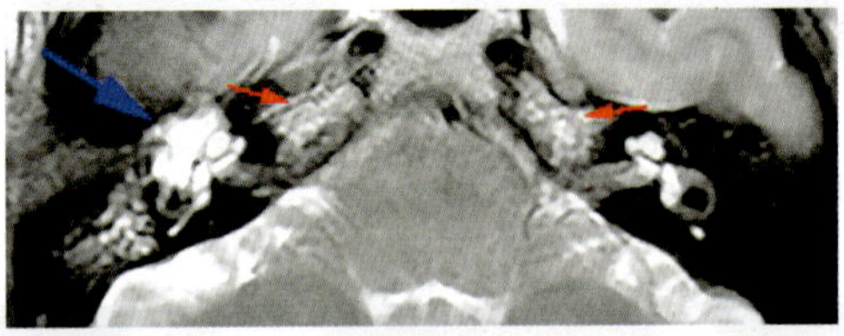

Figura 27.10 Ressonância magnética nuclear de osso temporal direito, em T2 com hipersinal compatível com colesteatoma de região supracoclear e fossa média (seta azul). Medula em ápices petrosos anteriores (setas vermelhas).

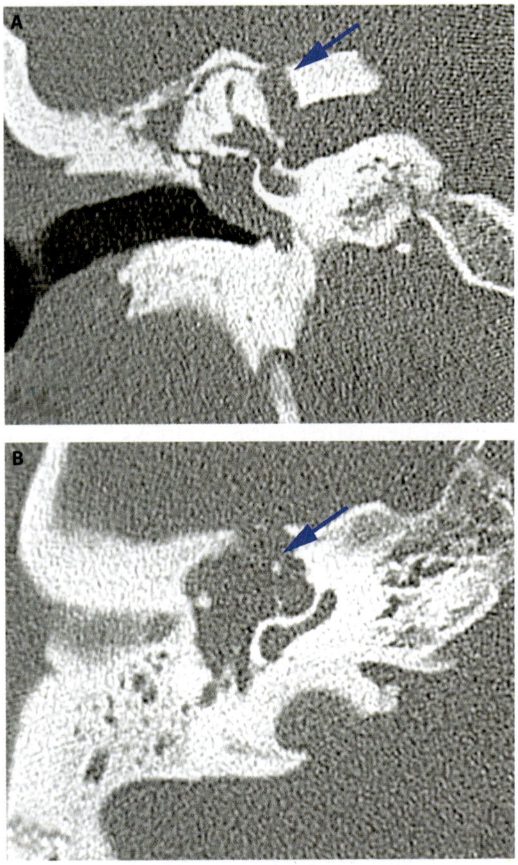

Figura 27.11 Tomografia computadorizada de osso temporal direito demonstrando erosão óssea no ápice petroso, cortes coronal (**A**) e axial (**B**), compatível com colesteatoma.

Para diferenciar, em FLAIR o colesteatoma aparece como uma lesão hiperintensa, ao contrário das outras lesões. A impregnação por gadolínio deve levantar a hipótese de carcinoma (Tabela 27.2).

A excisão ou exteriorização cirúrgica é o tratamento de escolha, dependendo da localização e dos sintomas. A aderência a estruturas adjacentes torna a excisão difícil mesmo em mãos experientes e a recorrência é um problema considerável, especialmente quando o colesteatoma envolve a artéria carótida.[19]

Mucocele

Apesar de muito mais frequentes nos seios paranasais, podem ser encontradas no AP. Formam-se quando o espaço aerado fica obstruído por muco das células secretoras. Clinicamente, apresenta perda auditiva, vertigem, cefaleia, plenitude aural, dor e espasmo facial.

A TC mostra erosão com perda das septações ósseas. A RMN mostra sinal isointenso em T1 e hipersinal em T2, sem impregnação por gadolínio (Figuras 27.12, 27.13 e Tabela 27.3).[15]

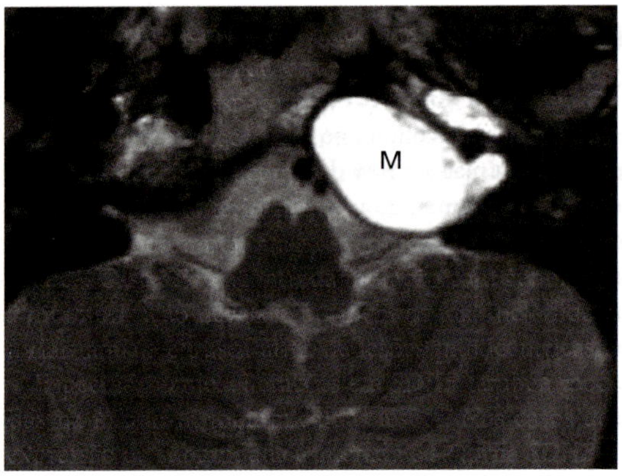

Figura 27.12 Ressonância magnética nuclear em T2 mostrando lesão expansiva com hipersinal, em ápice petroso esquerdo, compatível com mucocele (M).

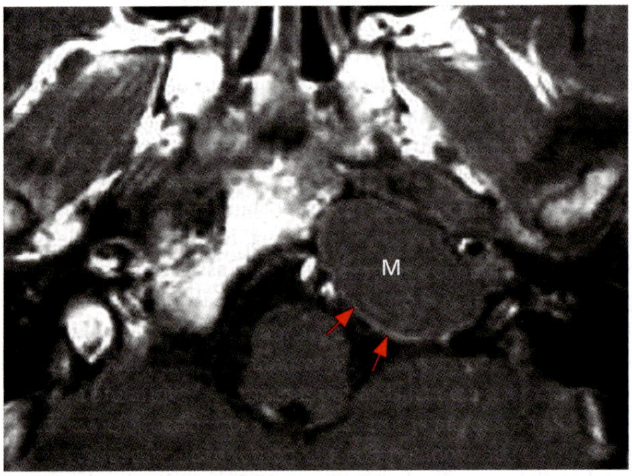

Figura 27.13 Ressonância magnética nuclear da mesma lesão (setas vermelhas) da figura anterior, mostrando ausência de realce no T1 com contraste.

Tabela 27.2 Resumo das características do colesteatoma no ápice petroso.

Lesão	Tipo de lesão	Característica	Clínica	RMN	TC
Colesteatoma	Inflamatória ou congênita	Adquirido ou congênito	Perda auditiva, otorreia, paralisia facial	T1 hipointenso T2 hiperintenso Sem realce ao contraste	Erosão com bordos lisos, material com densidade de partes moles

Tabela 27.3 Resumo das características da mucocele no ápice petroso.

Lesão	Tipo de lesão	Característica	Clínica	RMN	TC
Mucocele	Cística	Mais comum nos seios paranasais Pode ser drenada sem remoção completa	Perda auditiva, vertigem e plenitude aural	T1 isointenso T2 hiperintenso Não impregnada por gadolínio	Destruição das septações

Lesões sintomáticas podem ser drenadas, conforme a localização. Os pacientes assintomáticos devem ser observados com imagens seriadas, uma vez que a ressecção intradural pode aumentar o risco de meningites.

Encefaloceles e cistos liquóricos

Os cistos liquóricos, ou de aracnoide, são lesões congênitas da membrana aracnoide que se expandem com as secreções do líquido cefalorraquidiano (LCR). Correspondem aproximadamente a 1% de todas as lesões intracranianas dos adultos e a 3% nas crianças.[12,15] São mais comuns na fossa média, região supra-selar e fossa posterior. Essas lesões podem erodir a parte posterior do AP, e ser sintomáticas (hipoacusia, vertigem, zumbido, cefaleia e desequilíbrio), mas frequentemente são achados incidentais. A compressão dos NCs, tronco cerebral, cerebelo e obstrução do fluxo de LCR causam os sintomas.

Na RMN, apresentam as mesmas características do LCR. Pacientes sintomáticos devem ser operados, com procedimentos por *shunt* ou craniotomia retrossigmoide com ampla marsupialização.

As encefaloceles apresentam, além de protusão da aracnoide ou da dura-máter, conteúdo cerebral. Pode ser causada por elevação na pressão intracraniana. São mais frequentes na parte anterior do AP, mas podem erosar para a cápsula ótica ou canal auditivo interno.

Os sintomas incluem cefaleia e oto/rinorreia de LCR. As características na RMN são semelhantes aos cistos de LCR, exceto na localização: AP anterior e em contiguidade com o cavo de Meckel. A TC mostra extensiva erosão óssea (Figuras 27.14 e 27.15). Os pacientes sintomáticos devem ser submetidos a cirurgia via fossa média extradural, com obliteração da cavidade com gordura ou músculo.

Petrosite/abscesso

A infecção do AP, ou petrosite, é uma entidade cada vez mais rara após a era dos antibióticos. Ocorre em 2 a cada 100 mil pacientes com otite média aguda. No passado, apresentava grande mortalidade e morbidade, pois a única abordagem era a cirúrgica. A petrosite resulta de um prolongamento da infecção, da orelha média, através das células aeradas, até o AP. Os patógenos mais comuns são *Haemophilus influenzae*, *Streptococcus pneumoniae* e *Streptococcus* beta-hemolítico. Por outro lado, nos pacientes com otite média crônica e nos pacientes com osteomielite de base do crânio, os microrganismos mais frequentes são o *Staphylococcus* e a *Pseudomonas.*

A manifestação clássica da petrosite é a síndrome de Gradenigo, a qual inclui dor retro-orbital, otorreia e paralisia do músculo reto lateral (causada por inflamação do nervo abducente).[20] A TC mostra opacificação e destruição das células aeradas do AP (Figura 27.16). A RMN mostra hipossinal com reforço das bordas em T1 e hipersinal em T2. Para os casos originados de otite média aguda, o tratamento é realizado com antibióticos intravenosos, acrescido de miringotomia com aspiração e cultura da orelha média. Apesar de boa resposta, alguns pacientes podem precisar de cirurgia para drenagem da infecção. Já os pacientes com petrosite como complicação de otite média crônica são eminentemente cirúrgicos, sem dispensar, é claro, o uso da antibioticoterapia.

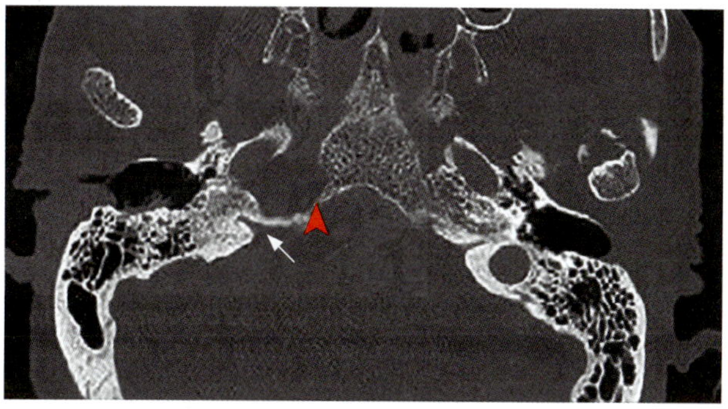

Figura 27.15 Tomografia computadorizada em corte axial, com encefalocele em ápice petroso direito (ponta de seta vermelha) próximo ao aqueduto coclear (seta branca).

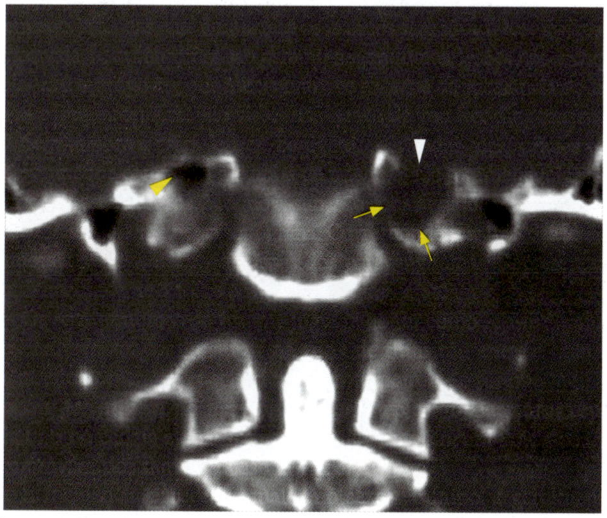

Figura 27.14 Tomografia computadorizada em corte coronal mostrando deiscência óssea (ponta de seta branca) no ápice petroso esquerdo, formando encefalocele (setas amarelas).

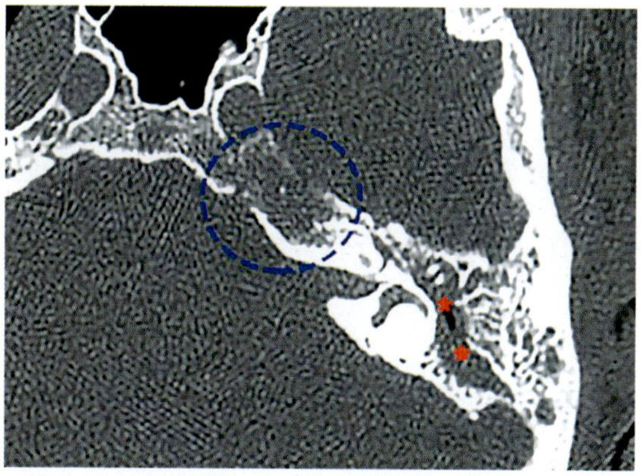

Figura 27.16 Tomografia computadorizada em corte axial de paciente com petrosite no osso temporal esquerdo. Petrosite com destruição das células do ápice petroso (pontilhado azul), com velamento da mastoide e da orelha média (asteriscos vermelhos).

Neoplasias do ápice petroso

Condrossarcoma

É raro e deriva de restos de cartilagem ao longo da fissura esfenoclival.[21] Corresponde a 0,15% dos tumores intracranianos e 6% dos de base de crânio. A maioria é espontânea, mas pode estar associado a doença de Ollier (transtorno não hereditário esporádico, no qual há múltiplos endocondromas que geralmente se desenvolvem na infância), síndrome de Maffucci (doença esporádica caracterizada pela presença de encondromas múltiplos associados a hemangiomas múltiplos), doença de Paget e osteocondroma.

Os pacientes acometidos apresentam diplopia, cefaleia e rouquidão, mas também podem ter perda auditiva, tontura, plenitude aural, disfagia, paralisias ou parestesias faciais e perda visual.

O diagnóstico é tardio pelo seu lento crescimento. A radiologia auxilia a diminuir as possibilidades diagnósticas. Na TC, em geral, há áreas de calcificação, com padrão característico de arcos e anéis. Na RMN em T1, apresenta hipo ou isossinal, em T2 hipersinal e há impregnação heterogênea com gadolínio (Figuras 27.17 e 27.18).

Há cinco tipos histológicos:[22] convencional, células claras, mixoide, mesenquimal e indiferenciado. O prognóstico é dividido histologicamente em três níveis, sendo que em 5 anos a taxa de sobrevivência é de 90% para o grau I, 81% para o grau II e 43% para o grau III.[22] A imunohistoquímica (IHQ) é importante para diferenciar do condroma condroide, e os condrossarcomas não coram para antígeno epitelial ou citoqueratina.

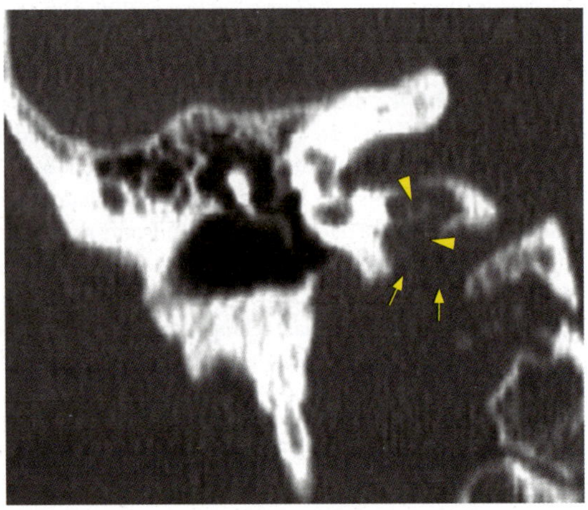

Figura 27.17 Tomografia computadorizada em corte coronal de condrossarcoma em osso temporal direito: lesão destrutiva no ápice petroso inferior demonstrando a imagem clássica de "arcos e anéis" (setas e cabeças de setas amarelas).

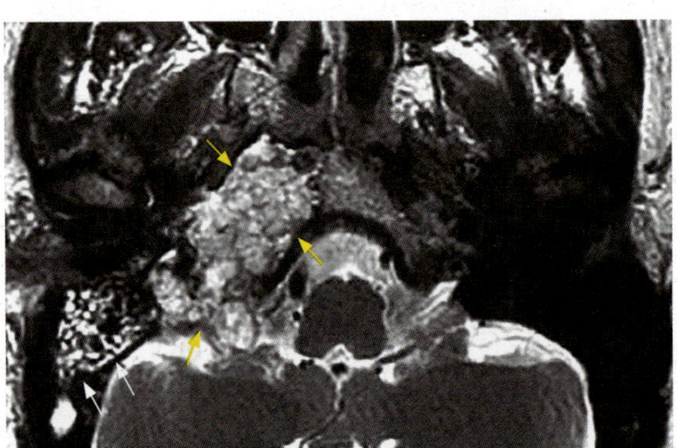

Figura 27.18 Ressonância magnética nuclear com condrossarcoma em ápice petroso direito, apresentando sinal hiperintenso em T2 (setas amarelas) e líquido preenchendo células mastóideas (setas brancas).

O tratamento é essencialmente cirúrgico, e a técnica deve ser escolhida conforme a localização e a experiência do cirurgião. A artéria carótida petrosa e o seio cavernoso frequentemente estão envolvidos. Prefere-se a preservação de estruturas vitais à ressecção completa do tumor, devido a sua baixa taxa de metastatização e lento crescimento. A radioterapia parece ter papel adjuvante na terapia, diminuindo as taxas de recorrência. A radiocirurgia tem papel importante, especialmente quando há ressecção incompleta.

Cordoma

São tumores raros que se originam de remanescentes da notocorda, que foram os núcleos pulposos dos discos intervertebrais. São lesões da linha média que podem ocorrer em qualquer local do *clivus* ao sacro (aproximadamente, um terço no *clivus*). Ocorrem em 0,08 a cada 100 mil pessoas, mais em homens e raramente após os 40 anos. Mulheres e pacientes mais jovens tendem a ter o cordoma na base do crânio.[23]

Os sintomas são diplopia, cefaleia e déficit de pares cranianos baixos. O crescimento lento e curso insidioso tornam os tumores grandes no diagnóstico, sendo 81% maiores que 2 cm e 37,8% maiores que 4 cm. Nos pacientes pediátricos, tentem a ser mais agressivos, com morfologia atípica e maior taxa de metástases.

Na TC, há uma lesão destrutiva centrada no *clivus* (Figura 27.19). As trabéculas ósseas podem ser vistas e calcificações podem ocorrer na variante condroide. Há de moderada a alta impregnação por contraste, bem como áreas de baixo sinal podem estar presentes, mostrando material gelatinoso. A RMN mostra se há envolvimento de seio cavernoso ou intracraniano. Em T1, apresenta hipossinal, ao contrário da gordura hipointensa da medula óssea e a clival. Com contraste, mostra impregnação variável pelo gadolínio, em padrão de "colmeia", e hiperintenso em T2 (Figura 27.20).

Macroscopicamente, são acinzentados, semitransparentes e multilobulados. Na imunohistoquímica, condromas são positivos para S-100 (antígeno epitelial) e citoqueratina, o que os diferencia dos condrossarcomas.

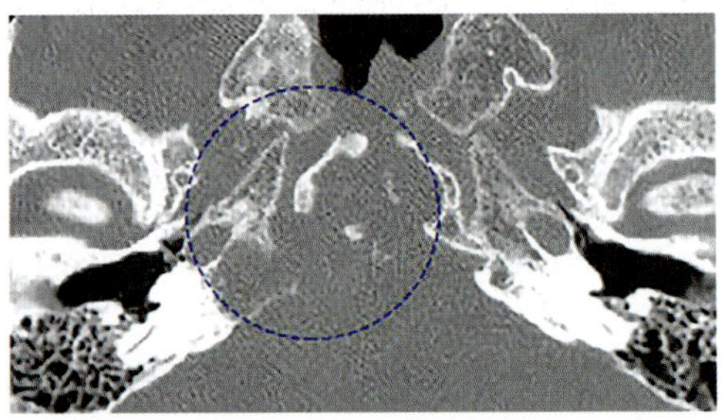

Figura 27.19 Tomografia computadorizada em corte axial, com lesão lítica (pontilhado azul) no *clivus*, com extensão ao ápice petroso direito, compatível com cordoma.

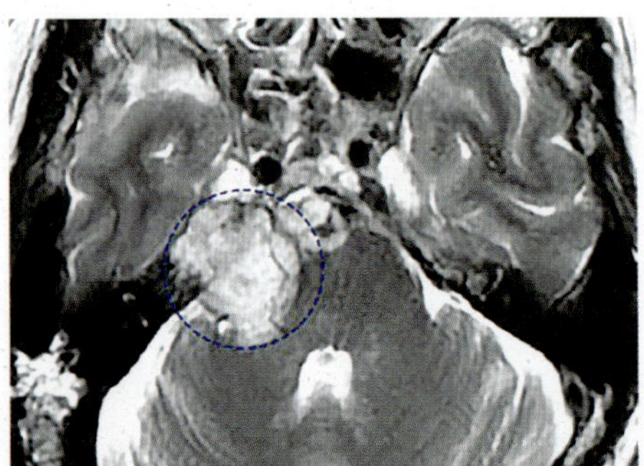

Figura 27.20 Ressonância magnética nuclear de paciente com cordoma em *clivus* e ápice petroso direito (pontilhado azul) – sinal hiperintenso em T2.

O tratamento, em geral, envolve cirurgia e radioterapia, pois circunda estruturas vitais. De acordo com a localização, podem ser usadas técnicas de craniotomias, mas, recentemente, o acesso endoscópico transnasal tem sido utilizado para ressecção da maioria dos cordomas do *clivus*.

A ressecção total é atingida em menos de 50%. Sendo assim, recorrências são comuns e o seguimento a longo prazo é necessário. Os que necessitam de outra cirurgia têm prognóstico pior.[24]

Meningiomas

Correspondem entre 13 e 26% dos tumores intracranianos, ocorrendo mais em mulheres de meia-idade e idosas. Raro em crianças, porém mais agressivo nessa faixa etária. O único fator de risco conhecido é a exposição à radiação. A maioria é esporádica, e 2% são relacionados com síndromes (neurofibromatose tipo 2). Esses tumores são relacionados com hiperostose da base do crânio e estão amplamente fixados na dura. São classificados em três graus, de acordo com a diferenciação, taxa proliferativa e agressividade.

Os meningiomas petroclivais podem se apresentar com muitos sintomas, incluindo cefaleia, dor facial, hipoacusia, perda de equilíbrio e vômitos. Os pares cranianos mais afetados são o V, VII e VIII.

A RMN com gadolínio pode detectar lesões de até 3 mm (Figura 27.21). Aparecem como massas sésseis, extra-axiais, com contiguidade dural. Apresentam iso ou levemente hipersinal em T1 e contrastam com gadolínio. Em T2, apresentam iso ou hipossinal.

A excisão desses tumores é complicada pela invasão e aderência a estruturas nobres. Já foi considerado irressecável pela alta taxa de morbidade e mortalidade (50%). Recentemente, ocorreram séries com 10% de mortalidade. Fatores que podem dificultar a excisão completa: aderência ao tronco, NC, vasos e hipervascularidade, e em cerca de 68% consegue-se a excisão completa. Nos casos de excisão incompleta, a radioterapia adjuvante pode ser realizada.[25]

Metástases

Metástases cranianas são mais prevalentes entre 50 e 70 anos. O AP é o sítio mais comumente envolvido do osso temporal (82,9%).

A manifestação clínica mais comum é a hipoacusia. Frequentemente, desencadeia sintomas neurológicos. Podem ocorrer, ainda, vertigem, paresia facial, zumbido, otalgia, otorreia, massa no conduto auditivo externo (CAE) e nistagmo.

Os mecanismos incluem via hematogênica para tumores distantes, leucemia e linfoma ou extensão direta para neoplasia intra ou extracraniana e leptomeníngea. O câncer de mama é o mais comum, seguido por pulmão, próstata, melanoma e rim. Não há casos reportados em que o osso temporal fosse o único sítio de disseminação hematogênica.

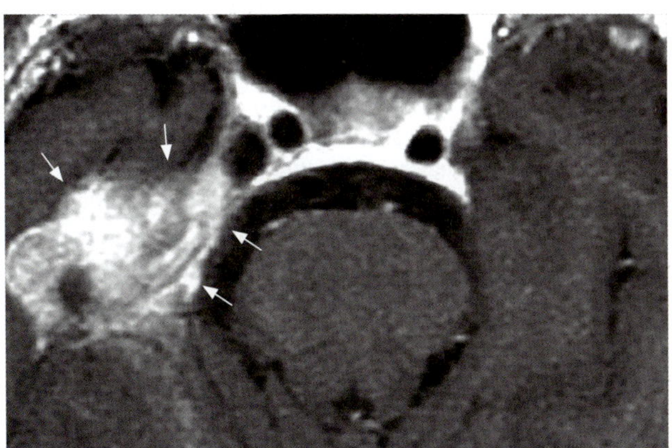

Figura 27.21 Ressonância magnética nuclear de paciente com meningioma em ápice petroso direito – T1 com hipersinal.

A imagem característica depende do tumor primário, mas frequentemente há erosão óssea e impregnação por contraste. A cirurgia não é indicada e na maioria das vezes o tratamento consiste em quimioterapia e cuidados paliativos.

Lesões "leave me alone"

Algumas alterações no AP podem ocasionalmente ser encontradas em exames de imagem cerebrais. Essas imagens muitas vezes podem causar dúvidas quanto ao real significado clínico e necessidade de tratamento. A dúvida existe porque, radiologicamente, essas alterações são semelhantes a patologias potencialmente destrutivas ao osso temporal.[26,27]

Pneumatização e medula óssea assimétricas

Nos indivíduos em que houve pneumatização assimétrica entre os APs, avaliando-se o lado não pneumatizado, a medula óssea amarela aparece em RMN como uma "lesão".[26] Em T1, apresenta intermediário ou alto sinal e em T2 sinal menos intenso (Figuras 27.22 e 27.23). Em caso de dúvida, a TC mostra a presença de medula óssea normal. É importante a percepção de que se trata de uma situação "leave me alone", para evitar intervenções desnecessárias.

Efusão

É chamada de líquido "retido" ou "sequestrado",[27] e ocorre em 1% de todas as RMNs de crânio, e parece ser a alteração radiológica mais comum do AP. Pode ser resultado de infecção do ouvido médio ou mastoide. Na maioria das vezes, é assintomático. Porém, pode apresentar perda auditiva, vertigem posicional, cefaleia, pressão aural, dor e espasmo facial. Em muitos casos, existe dificuldade em determinar com clareza se os sintomas do paciente são causados pela efusão. Aparece com hipersinal em T2 e hipo ou isossinal

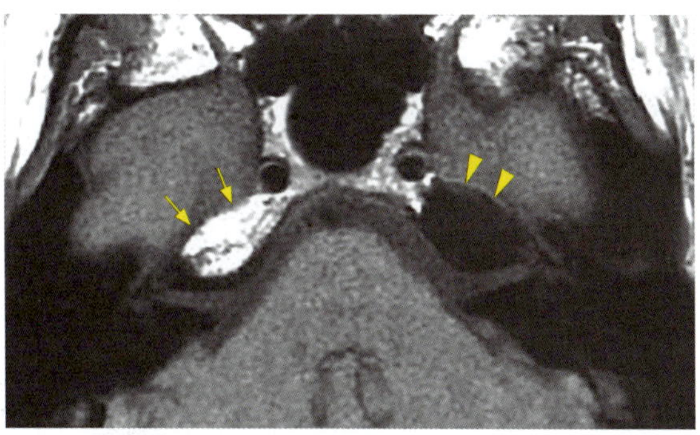

Figura 27.22 Ressonância magnética nuclear com hipersinal em T1 sem contraste no ápice petroso (AP) direito (setas amarelas) e sem a "lesão" no AP esquerdo (cabeças de setas amarelas). Pode-se confundir com granuloma de colesterol.

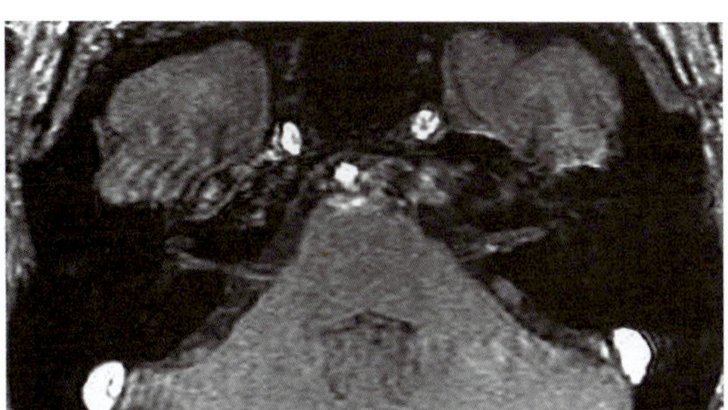

Figura 27.23 Mesmo paciente da figura anterior, após contraste em T1 e supressão de gordura, confirmando não haver lesão no ápice petroso direito, e, sim, pneumatização assimétrica (mais pronunciada à esquerda).

em T1, sem impregnação por gadolínio (Figura 27.24). A TC mostra opacificação nas células aeradas, sem evidência de coalescência (Figuras 27.25 e 27.26).

Aos pacientes sintomáticos que necessitem de tratamento, deve ser prescrito um curso com 20 dias de antimicrobianos (ATB) e 14 dias de corticoide. Os que não responderem devem ser submetidos a cirurgia por uma das diversas abordagens (infracoclear, retrolabiríntica, fossa média, infratemporal), dependendo da localização. Casos assintomáticos devem ser apenas acompanhados.

Lesões raras

São consideradas lesões raras do AP as citadas a seguir. Não são o foco deste Capítulo, mas dispõem de literatura específica para seu estudo:

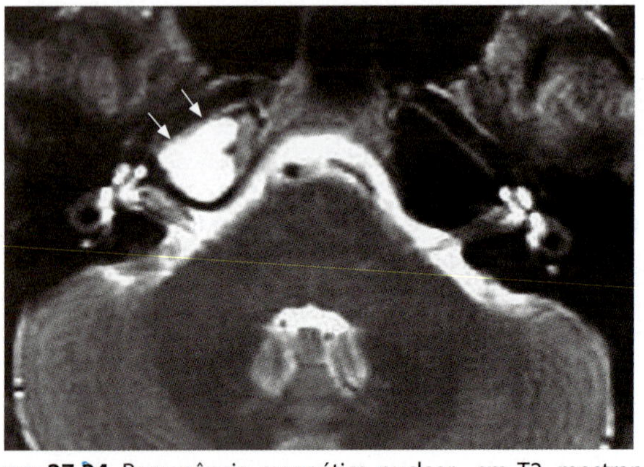

Figura 27.24 Ressonância magnética nuclear em T2, mostrando líquido com hipersinal no ápice petroso direito (setas brancas), sem efeito de massa.

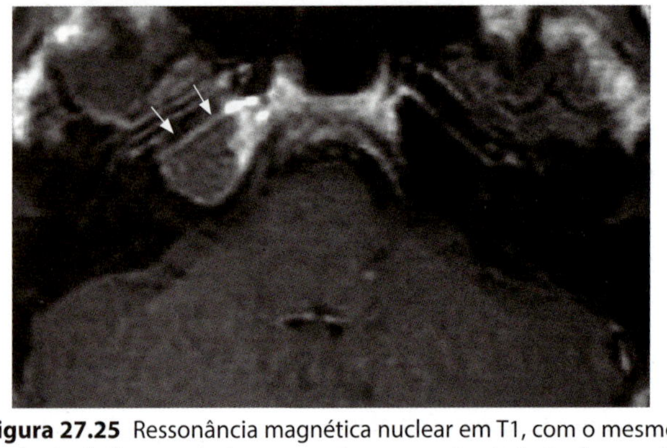

Figura 27.25 Ressonância magnética nuclear em T1, com o mesmo paciente da figura anterior, sem realce por contraste (setas brancas).

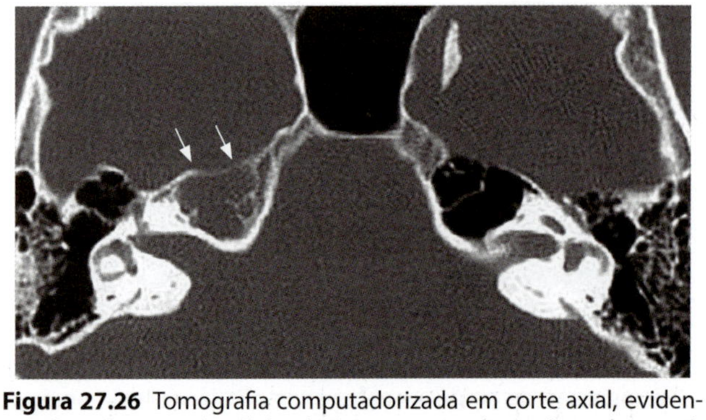

Figura 27.26 Tomografia computadorizada em corte axial, evidenciando velamento de células de ápice petroso direito (setas brancas), com preservação de septações ósseas.

- Aneurisma carotídeo
- Schwannomas
- Paragangliomas
- Tumores de saco endolinfático.

DIAGNÓSTICO DIFERENCIAL

A Tabela 27.4 relaciona o diagnóstico diferencial clínico-radiológico das principais lesões do AP.

PRINCÍPIOS DO TRATAMENTO CIRÚRGICO

Os graus de invasividade e de morbidade aceitos em cada cirurgia dependem da agressividade da doença. Portanto, como mencionado anteriormente, é fundamental o máximo esforço para o diagnóstico pré-operatório, a partir do uso dos exames radiológicos disponíveis. Além disso, em algumas situações, o diagnóstico confirmatório será apenas no trans ou no pós-operatório, com exames anatomopatológico e imunohistoquímico.

A variabilidade de diferentes doenças que envolvem o AP e a complexidade da anatomia são responsáveis pelo desenvolvimento de diversas técnicas cirúrgicas para abordagem dessa região. As técnicas partem de uma invasividade consideravelmente alta, motivo pelo qual há de se fazer o máximo esforço para evitar uma abordagem que posteriormente venha a se mostrar desnecessária.

Alguns acessos descritos a seguir são suficientes para remover grandes tumores, embora possam requerer sacrifício da audição ou do nervo facial. Outros são mais conservadores, mas apenas possibilitam drenagens restritas do AP (Tabela 27.5).

Acesso via fossa média

É uma técnica que possibilita uma visão da região superior do AP. Sua principal vantagem é a capacidade de preservar a orelha interna e suas funções. Contudo, o cirurgião precisa de treinamento específico nessa abordagem menos familiar ao otologista. Cabe ressaltar o risco de lesões no parênquima cerebral decorrentes da retração necessária do lobo temporal e fístulas liquóricas, sobretudo em idosos.

Acessos infracoclear e infralabiríntico

A ressecção das células infracocleares, quando esse trato é bem desenvolvido, cria uma rota direta ao ápice. Essa técnica preserva a cóclea e permite algum grau de instrumentalização do AP. Entretanto, a exposição é reduzida e as indicações se resumem a doenças que demandem apenas drenagens. A disseminação das técnicas de cirurgia endoscópica impulsionou a retomada dessa abordagem, visto que as ópticas conferem uma visualização distal mais ampla mesmo através de acessos com passagens ou canais estreitos.

O acesso infralabiríntico, por sua vez, permite a remoção de doenças no aspecto mais posterior do ápice. Ele também visa preservar a função da orelha interna. Sua principal limitação é em pacientes cuja anatomia apresenta o bulbo jugular alto e seio sigmoide saliente. Nesses casos, a manipulação da doença fica muito restrita.

Acesso endoscópico transesfenoidal

Esse acesso endoscópico transnasal requer muita familiaridade com a anatomia da base anterior e lateral do crânio. O desenvolvimento das cirurgias transesfenoidais de hipófise e sua grande prevalência levou alguns centros a escolherem essa técnica como preferencial para abordar o AP. Doenças como colesteatomas congênitos e granulomas de colesterol podem ser operadas quando a artéria carótida percorre em um trajeto favorável.

Tabela 27.4 Diagnóstico diferencial das lesões do ápice petroso.

Lesão	RMN	TC	Clínica
Granuloma de colesterol	T1 hiperintenso T2 hiperintenso Gadolínio – sem realce	Erosão com bordos lisos	Cefaleia retro-orbitária, hipoacusia NS
Colesteatoma	T1 hipointenso T2 hiperintenso Gadolínio – sem realce	Erosão com bordos lisos, material com densidade de partes moles	Perda auditiva, otorreia, paralisia facial
Petrosite/abscesso	T1 hipointenso T2 hiperintenso Gadolínio – sem realce	Destruição das septações	Dor, otorreia, diplopia, febre
Efusão	T1 iso ou hipointenso T2 hiperintenso Gadolínio – sem realce	Septações intactas	Perda auditiva, vertigem ou assintomática
Mucocele	T1 isointenso T2 hiperintenso Gadolínio – sem realce	Destruição das septações	Perda auditiva, vertigem, plenitude aural
Pneumatização assimétrica	T1 hiperintenso T2 hipointenso Gadolínio – sem realce	Medula óssea no lado afetado e células aeradas no contralateral	Assintomática
Condrossarcoma/Condroma	T1 hipo ou isointenso T2 hiperintenso Gadolínio – realce	Destruição óssea: lobulada ou infiltrativa	Cefaleia, diplopia, rouquidão
Metástases	Dependente do tumor primário	Dependente do primário	Perda auditiva, tontura, sinais neurológicos focais
Meningioma/Schwannoma	T1 hiperintenso T2 hipointenso Gadolínio - realce	Hiperostose e calcificações/ Dilatação do CAI	Cefaleia, dor facial, perda auditiva

Acesso translabiríntico

Fornece ampla exposição do AP, especialmente do segmento posterior. Elimina a função auditiva e vestibular.

Acesso transcoclear

Confere melhor exposição da parte anterior do ângulo pontocerebelar. Sacrifica a audição e pode causar alterações funcionais no nervo facial devido à transposição do VII nervo.

Acesso transótico

Seguramente, este acesso é o maior ao AP e permite a remoção das doenças mais agressivas, inclusive neoplasias extensas. Essa técnica associa o acesso translabiríntico e o transcoclear. Por definição, ela acaba com a função auditiva e vestibular quando presentes. Após a remoção da cóclea e labirinto, abre-se uma ampla passagem ao AP e a instrumentalização da doença fica facilitada. Contudo, ainda há a limitação do nervo facial. Os segmentos timpânico e mastóideo cruzam exatamente no meio do campo cirúrgico. Quando o paciente apresenta previamente paralisia facial completa, pode-se seccionar o nervo e a cirurgia torna-se mais simples. Entretanto, se há a intenção de preservar a estrutura e a função do VII nervo, pode-se mantê-lo no local cruzando o campo ou realizar a translocação posterior. Por ser o acesso mais amplo, mais familiar ao cirurgião otológico e da preferência dos autores deste capítulo, será detalhado a seguir. E também poderá ser visualizado em passo a passo editado no Vídeo 27.1.

Descrição passo a passo do acesso transótico ao ápice petroso

Preparo, posicionamento e incisão

O paciente é submetido a anestesia geral com intubação orotraqueal em decúbito dorsal, com cabeça rotada 45° para o lado contralateral. Deve-se proceder tricotomia ampla de pelo menos 5 cm da região retroauricular e, em seguida, a degermação com sabão antisséptico. Realiza-se a infiltração de anestésico local com vasoconstritor no sítio da incisão. A incisão é retroauricular em "C" ampliada a 3 cm da implantação do pavilhão auricular, e deve-se estender da ponta da mastoide ao nível do polo superior da hélice (Figura 27.27).

Tabela 27.5 Relação da preservação auditiva *versus* via de acesso ao ápice petroso.

Preservam a audição	Destroem a audição
Infracoclear	Translabiríntico
Infralabiríntico Subtemporal Retrossigmoide	Transcoclear
Fossa média	
Transesfenoidal/endoscópico	
Transtemporal/pré-auricular	

Retalhos e partes moles

Após a incisão na pele, realiza-se o descolamento do retalho de pele e subcutâneo para exposição do plano muscular. Procede-se, então, à confecção do retalho musculoperiosteal com uma incisão em "T" e exposição do osso da mastoide (Figura 27.28). Nesse momento, realiza-se um passo de suma importância: a obliteração do CAE. Após seccionar em 360° o CAE, deve-se descolar a pele da cartilagem, evertê-la e suturá-la. Um segundo plano de fechamento deve ser realizado com a cartilagem do CAE (Figura 27.29). Esse tempo cirúrgico não deve ser menosprezado, visto que se for inadequadamente realizado pode induzir a formação de colesteatoma posteriormente.

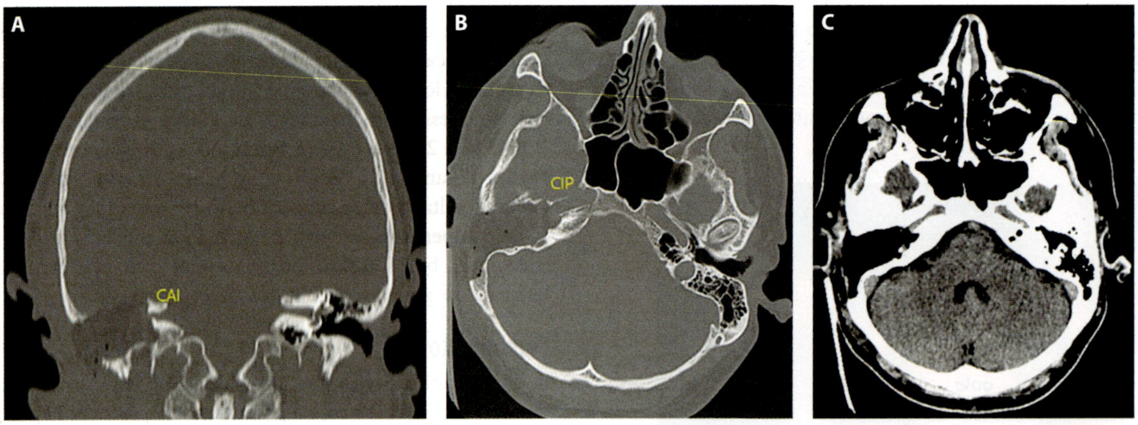

Figura 27.36 Aspecto tomográfico após abordagem do ápice petroso. **A.** Corte coronal evidenciando remoção completa da cápsula ótica até o fundo do conduto auditivo interno (CAI); **B.** Corte axial mostrando ressecção até a artéria carótida intrapetrosa (CIP); **C.** Corte axial em janela de partes moles demonstrando a remoção completa da doença no ápice petroso.

CONSIDERAÇÕES FINAIS

A abordagem cirúrgica do AP é sempre um desafio ao cirurgião otológico. A complexa anatomia da região e a íntima relação com estruturas nobres e vitais agregam dificuldade e exigem do médico conhecimento e treinamento. Existem diferentes possíveis acessos ao AP e a escolha depende de qual é a doença envolvida, do tamanho da exposição necessária, da morbidade e sequelas aceitas, além da experiência do cirurgião.

REFERÊNCIAS BIBLIOGRÁFICAS

1. House WF. Middle cranial fossa approach to the petrous pyramid: Report of 50 Cases. Arch Otolaryngol [Internet]. 1963 [Acesso em: 2024 Jul];78(4):74-83.
2. Hartley FI. Intracranial neurectomy of the fifth nerve. Ann Surg [Internet]. 1893 May [Acesso em: 2024 Jul];17(5):511-526.1.
3. Krause F. (1893). Entfernung des Ganglion Gasseri und des central davon gelegenen Trigeminusstammes1). Deutsche Medizinische Wochenschrift [Internet]. 1893 Apr 1 [Acesso em: 2024 Jul];19(15):341-4.
4. Cushing H (1900). A method of total extirpation of the gasserian ganglion for trigeminal neuralgia by a route through the temporal fossa and beneath the middle meningeal artery. JAMA [Internet]. 1983 Jul 22 [Acesso em: 2024 Jul];250(4):519-28.
5. Parry Rh. A case of tinnitus and vertigo treated by division of the auditory nerve. 1904. J Laryngol Otol [Internet]. 1991 Dec [Acesso em: 2024 Jul];105(12):1099-100.
6. Glasscock ME 3rd. Middle fossa approach to the temporal bone. An otologic frontier. Arch Otolaryngol [Internet]. 1969 Jul [Acesso em: 2024 Jul];90(1):15-27.
7. House WF, Gardner G, Hughes RL. Middle cranial fossa approach to acoustic tumor surgery: Unilateral acoustic tumors confined to internal auditory canal. Arch Otolaryngol [Internet]. 1968 [Acesso em: 2024 Jul];88(6):631-41.
8. Gacek RR. Schwannoma of the jugular foramen. Ann Otol Rhinol Laryngol [Internet]. 1975 [Acesso em: 2024 Jul];85:215-24.
9. Brackmann D. Middle cranial fossa approach. In: House W, Luetje C, editors. Acoustic tumors management. Baltimore: University Park Press; 1979.
10. Graham MD, Kemink JL, Latack JT, Kartush JM. The giant cholesterol cyst of the petrous apex: A distinct clinical entity. Laryngoscope [Internet]. 1985 Nov [Acesso em: 2024 Jul];95(11):1401-6.
11. Da Costa SS, Colli BO, Fonseca N, Kluwe L. Anatomia cirúrgica da artéria carótida intrapetrosa. J Bras Neurocir [Internet]. 2017; Dec 27];7(3):30-43.
12. Muckle RP, De la Cruz A, Lo WM. Petrous apex lesions. Am J Otol [Internet]. 1998 Mar;19(2):219-25.
13. Isaacson B, Kutz JW, Roland PS. Lesions of the petrous apex: diagnosis and management. Otolaryngol Clin North Am [Internet]. 2007 Jun;40(3):479-519.
14. Jackler RK, Cho M. A new theory to explain the genesis of petrous apex cholesterol granuloma. Otol Neurotol [Internet]. 2003;24:96-106.
15. Schmalfuss IM. Petrous apex. Neuroimaging Clin N Am [Internet]. 2009 Aug;19(3):367-91.
16. M Lo WW, Solti-Bohman LG, Brackmann DE, Gruskin P. Cholesterol granuloma of the petrous apex: CT diagnosis. Radiology [Internet]. 1984;153(3):705-11.
17. King TT, Benjamin JC, Morrison AW. Epidermoid and cholesterol cysts in the apex of the petrous bone. Br J Neurosurg [Internet]. 1989 Jan 6;3(4):451–61.
18. De Souza CE, Sperling NM, da Costa SS, Yoon TH, Abdel Hamid M, de Souza RA. Congenital cholesteatomas of the cerebellopontine angle. Am J Otol [Internet]. 1989 Sep;10(5):358-63.
19. Axon PR, Fergie N, Saeed SR, Temple RH, Ramsden RT. Petrosal cholesteatoma: management considerations for minimizing morbidity. Am J Otol [Internet]. 1999 Jul;20(4):505-10.
20. Tornabene S, Vilke GM. Gradenigo's Syndrome. J Emerg Med [Internet]. 2010 May;38(4):449-51.
21. Cianfriglia F, Pompili A, Occhipinti E. Intracranial Malignant Cartilaginous Tumours. Report of two cases and review of literature. Acta Neurochir (Wien) [Internet]. 1978;45:163-75.
22. Evans HL, Ayala AG, Romsdahl MM. Prognostic factors in chondrosarcoma of bone: a clinicopathologic analysis with emphasis on histologic grading. Cancer [Internet]. 1977;40(2):818-31.
23. Mcmaster ML, Goldstein AM, Bromley CM, Ishibe N, Parry DM. Chordoma: incidence and survival patterns in the United States, 1973-1995. Cancer Causes and Control 12 [Internet]. 2001 [cited 2001 Jan];12:1-11.
24. Tzortzidis F, Elahi F, Wright D, Natarajan SK, Sekhar LN. Patient outcome at long-term follow-up after aggressive microsurgical resection of cranial base chordomas. Neurosurgery [Internet]. 2006 Aug;59(2):230-6.
25. Selesnick S, Nguyen T, Gutin P, Lavyne M. Posterior petrous face meningiomas. Otolaryngol Head Neck Surg [Internet]. 2001 Apr;124(4):408-13.
26. Palacios E, Valvassori G, D'Antonio M. "Don't touch me" lesions of the petrous apex. Ear Nose Throat J [Internet]. 2001 Mar;80(3):140.
27. Moore KR, Harnsberger HR, Shelton C, Davidson HC. "Leave me alone" lesions of the petrous apex. AJNR Am J Neuroradiol [Internet]. 1998 Apr;19(4):733-8.

CAPÍTULO

28

Acessos Cirúrgicos à Fossa Posterior

Eduardo de Arnaldo Silva Vellutini • Matheus Fernandes De Oliveira • Aldo Stamm

INTRODUÇÃO

A fossa craniana posterior tem seus limites ósseos determinados lateralmente pelo osso temporal em sua face cerebelar, posteriormente pelo osso occipital e anteriormente pela junção esfeno-occipital que delimita o *clivus*. Superiormente, é separada das fossas média e anterior pela tenda do cerebelo.[1-9,10]

Apesar de seu pequeno volume, a fossa craniana posterior comporta importantes estruturas neurais e vasculares. Em seu interior encontram-se o cerebelo e o tronco cerebral.[1-9,10] Deste último, emergem os nervos cranianos troclear (IV), trigêmeo (V), abducente (VI), facial (VII), vestibulococlear (VIII) e bulbares (IX, X, XI, XII) (Figura 28.1).

A fossa craniana contém, ainda, estruturas vasculares importantes que são responsáveis pela irrigação do tronco encefálico e cerebelo: duas artérias vertebrais que formam a artéria basilar junto à transição bulbopontina.[1-9,10] Delas se originam ramos inferiores (artéria cerebelar posteroinferior [PICA, *posterior inferior cerebellar artery*]), relacionada com os nervos bulbares e pedúnculo cerebelar inferior, ramos médios (artéria cerebelar inferior anterior [AICA]) relacionada com o VII e VIII e pedúnculo cerebelar médio e artéria cerebelar superior, relacionada com o V nervo e superfície tentorial do cerebelo (Figura 28.2).

Essa diversidade de estruturas anatômicas importantes determina a necessidade de diferentes tipos de acessos cirúrgicos à região. Os critérios são dependentes do tipo histológico, topografia em relação à dura-máter, origem e direção de crescimento do tumor.

As lesões observadas com mais frequência na fossa posterior, dentro do âmbito da neuro-otologia, são os meningiomas e os schwannomas. Os acessos mais comumente utilizados para a remoção cirúrgica dessas lesões são posteriores e podem ser classificados didaticamente, de acordo com sua relação com o osso temporal e o seio sigmoide: acessos mediais ou retrossigmóideos e acessos laterais ou pré-sigmóideos.[1-9] No primeiro grupo, encontra-se a craniotomia retrossigmóidea e suas variações, enquanto no segundo grupo, a via translabiríntica e suas variações. O acesso via fossa média apresenta limitações para exposição da fossa posterior, sendo mais utilizado em lesões do assoalho da fossa média ou do teto do segmento timpânico, incluindo o conduto auditivo interno (CAI).[1-9] Lesões ventrais medianas de origem intradural e/ou extradural na fossa posterior podem, em alguns casos selecionados, serem abordados por via transnasal transclival.[10-12]

Este capítulo pretende demonstrar as técnicas adequadas para cada acesso, assim como suas vantagens, desvantagens e indicações. Deve-se lembrar sempre que, para cada tipo e tamanho de tumor, as indicações de cada acesso são individualizadas. Deve-se basear não só nas características da lesão (topografia, direção de crescimento, relação com as estruturas anatômicas e riscos de disfunções), mas também na experiência pessoal do cirurgião ou do grupo.

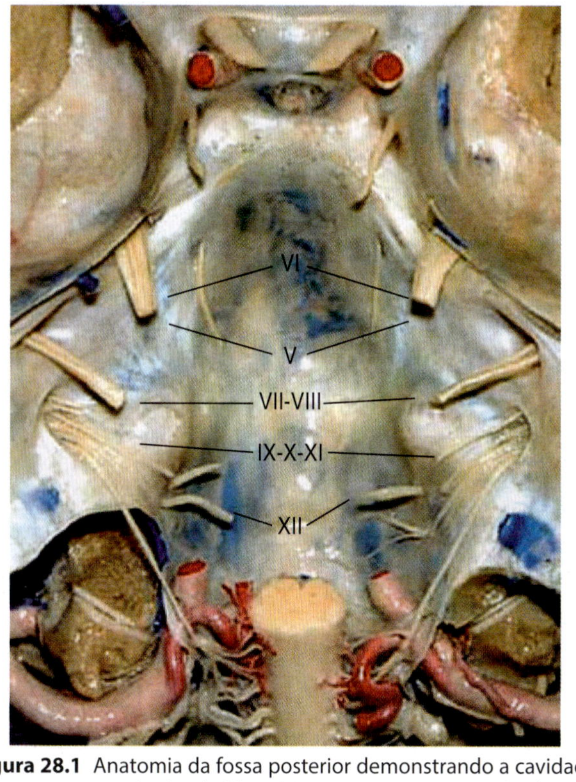

Figura 28.1 Anatomia da fossa posterior demonstrando a cavidade óssea e as emergências do VI ao XII nervo craniano através de seus respectivos forames.

ACESSOS RETROSSIGMÓIDEOS

O acesso retrossigmóideo clássico é, para o neurocirurgião, o acesso mais familiar à fossa posterior.[1,2,3,9,10] É comumente utilizado para remoção de schwannomas e meningiomas do ângulo pontocerebelar (APC), independentemente de seu volume. Apresenta a vantagem de propiciar ampla exposição das estruturas neurovasculares dessa região, assim como a face lateral do tronco encefálico, sem provocar perda auditiva, pois mantém intacta a estrutura do labirinto e da orelha interna.[1,2,3,9,10]

Geralmente em decúbito dorsal, inicia-se com uma incisão arciforme, que acompanha o pavilhão auricular a 2 cm de distância, de forma a permitir exposição da ponta da mastoide inferiormente, astério superiormente e sutura occipitomastóidea lateralmente.

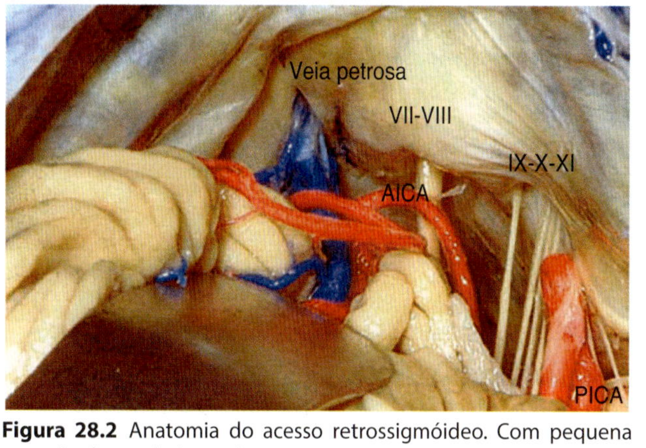

Figura 28.2 Anatomia do acesso retrossigmóideo. Com pequena retração do cerebelo, pode-se expor os nervos VII, VIII e bulbares (IX, X, XI), além da veia petrosa. AICA = artéria cerebelar inferior anterior; PICA = artéria cerebelar posteroinferior.

Inicialmente, realiza-se a esqueletização do seio sigmoide a partir do astério, de forma a expor seu limite posterior. Após essa delimitação, realiza-se a craniotomia de 2,5 cm de forma a expor os limites dos seios transverso e sigmoide (Figura 28.3). A abertura da dura-máter acompanha esses seios venosos. Após a remoção de liquor da cisterna inferior, é possível expor todas as estruturas do APC, desde o V nervo até os pares baixos, apenas com leve retração do cerebelo (Figuras 28.2 e 28.4). Além da ampla exposição, a vantagem desse acesso posterior é permitir a remoção intracapsular segura dos schwannomas vestibulares, pois, devido à sua origem, deslocam anteriormente os nervos facial e coclear. Diferentemente, os meningiomas não possuem uma topografia homogênea em relação aos nervos cranianos porque podem originar-se em qualquer ponto da dura-máter da face cerebelar do osso temporal.[1,2,3,9,10]

A abertura do conduto auditivo interno é uma das etapas importantes desse acesso, pois permite a exposição e remoção da porção mais lateral do tumor (Figuras 28.5 e 28.6). Essa abertura é feita com brocas cortantes e diamantadas, de forma a preservar inicialmente a dura-máter do conduto. A extensão da abertura depende da extensão do tumor dentro do CAI. Para uma boa visualização, deve-se abrir o conduto até o final do tumor, se necessário até a exposição da crista transversa (Figura 28.7). Esse procedimento, no entanto, poderia causar a abertura incidental do vestíbulo, levando à perda auditiva. Atualmente, o uso do endoscópio angulado para inspeção e remoção de tumor residual no fundo do conduto permite uma abertura mais criteriosa e segura, com menor risco de resíduos tumorais (Figura 28.8). Outro risco dessa brocagem é provocar a abertura de células mastóideas e propiciar uma fístula liquórica paradoxal no pós-operatório (fístula na mastoide que se exterioriza na cavidade nasal através da tuba auditiva). Para evitar essa complicação, ao final do procedimento, tampona-se essa abertura com músculo ou gordura e fixa-se com cola de fibrina.[1,2,3,9,10]

Deve-se também atentar, nessa exposição, para o bulbo da jugular que, se posicionado mais superiormente, poderia ser aberto durante a exposição da porção inferior do conduto.

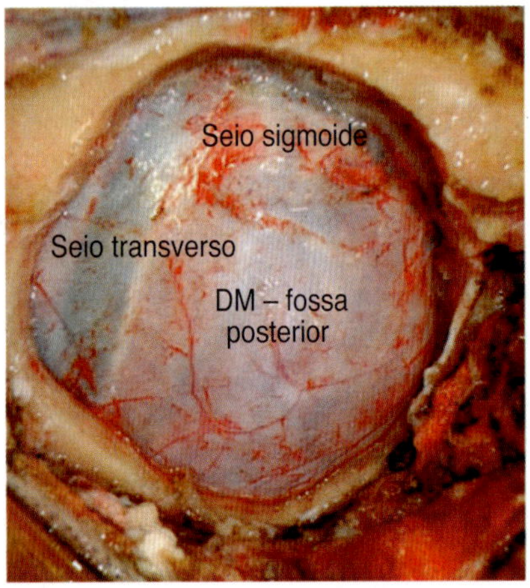

Figura 28.3 Craniotomia retrossigmóidea destacando os limites dos seios transverso e sigmoide e a dura-máter (DM) da fossa posterior.

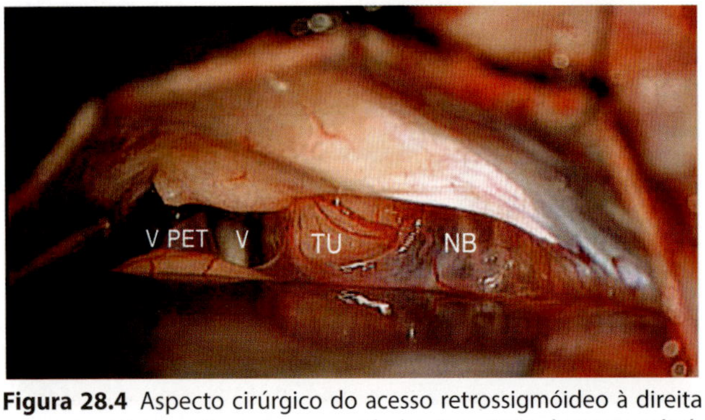

Figura 28.4 Aspecto cirúrgico do acesso retrossigmóideo à direita para remoção de schwannoma vestibular. Exposição dos nervos bulbares atrás da aracnoide (NB), tumor (TU) protraindo-se do conduto auditivo interno para o ângulo pontocerebelar, veia petrosa (V PET) e nervo trigêmeo (V) no polo superior do tumor. NB = nervos bulbares.

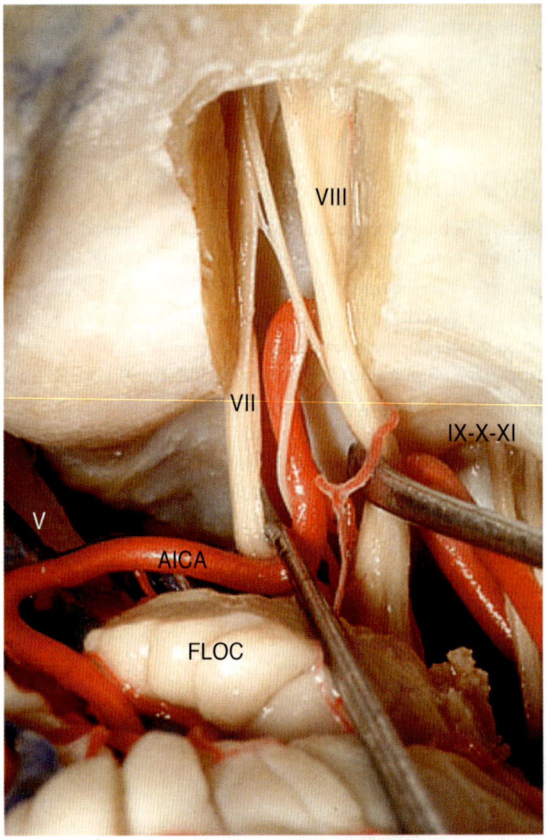

Figura 28.5 Anatomia da abertura do conduto auditivo interno à direita no acesso retrossigmóideo. Nota-se a posição relativa dos nervos VII e VIII no interior do conduto e a posição da AICA junto ao poro acústico interno. AICA = artéria cerebelar inferior anterior; FLOC = flóculo.

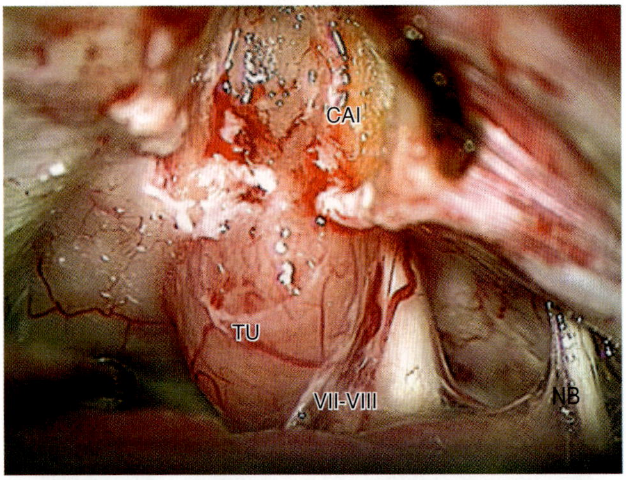

Figura 28.6 Aspecto cirúrgico da abertura do conduto auditivo interno à direita no acesso retrossigmóideo. Nota-se os nervos facial e coclear deslocados inferiormente pelo tumor. CAI = conduto auditivo interno; NB = nervos bulbares; TU = tumor; VII-VII = nervos facial e coclear.

Após a exposição da porção lateral do tumor e seu esvaziamento intracapsular, procede-se à sua remoção de forma a preservar o plano de aracnoide que o envolve, propiciando proteção aos nervos cranianos envolvidos (Figura 28.9).

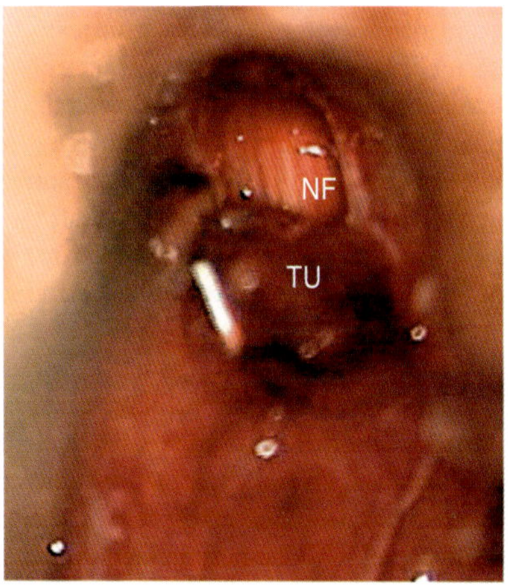

Figura 28.7 Aspecto cirúrgico da remoção do tumor (TU) do conduto auditivo interno à esquerda. Ao fundo, identifica-se o nervo facial (NF) em sua posição anterossuperior.

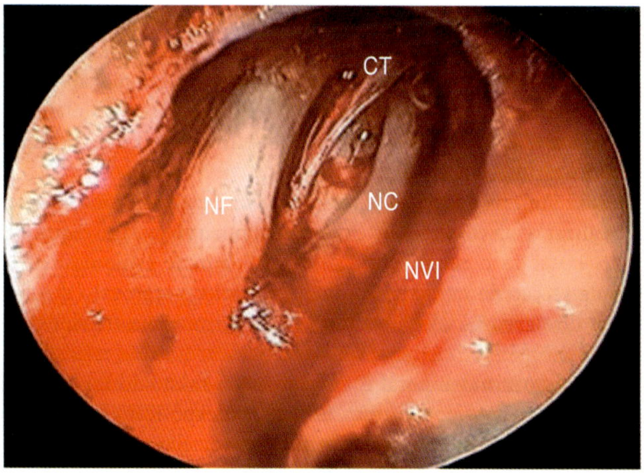

Figura 28.8 Visão endoscópica do fundo do conduto auditivo interno direito após a remoção de schwannoma vestibular. Nota-se a crista transversa (CT) e o nervo facial (NF) em localização anterossuperior, o nervo coclear (NC) em topografia anteroinferior e o nervo vestibular inferior (NVI), posteroinferior.

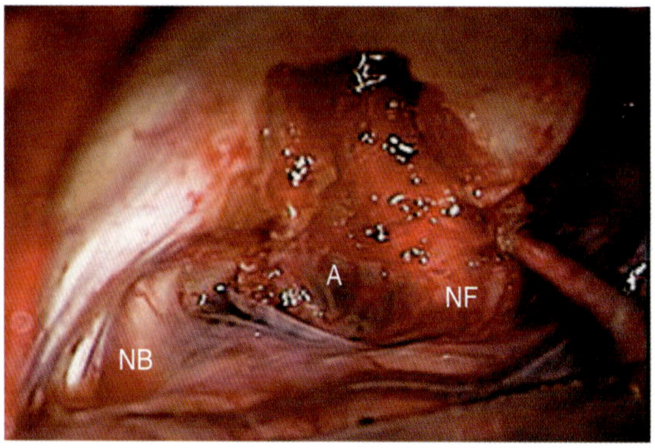

Figura 28.9 Aspecto cirúrgico final após a remoção de schwannoma vestibular à esquerda por acesso retrossigmóideo. Nota-se a preservação da membrana de aracnoide (A) que protege o nervo facial (NF) durante a dissecção. NB = nervos bulbares.

Quando existe extensão do tumor para a porção inferior do APC e transição bulbomedular, esse acesso pode ser ampliado com a laminectomia do arco de C1 (Figura 28.10). Extensões que atingem a medula cervical alta devem ser removidas associando-se à laminectomia lateral ampla das vértebras C1 e C2, configurando o que se denomina acesso lateral extremo (Figura 28.11). Nesse acesso, é fundamental uma dissecção criteriosa dos planos musculares e identificação do arco de C1 e da ponta da mastoide, referências anatômicas importantes para a identificação da artéria vertebral extracraniana, que representa o limite lateral da exposição. O limite anterior é representado pelo côndilo occipital, podendo até dois terços de seu volume serem removidos para exposição adequada da porção anterior do forame magno.[1,2,3,9,10]

ACESSOS PRÉ-SIGMÓIDEOS E EXTENSÕES

O mais utilizado é o acesso translabiríntico. É a via cirúrgica indicada pelos otologistas para remoção dos tumores da fossa posterior, em especial do APC. Sua vantagem é a melhor exposição do fundo do conduto auditivo interno, facilitando a dissecção do

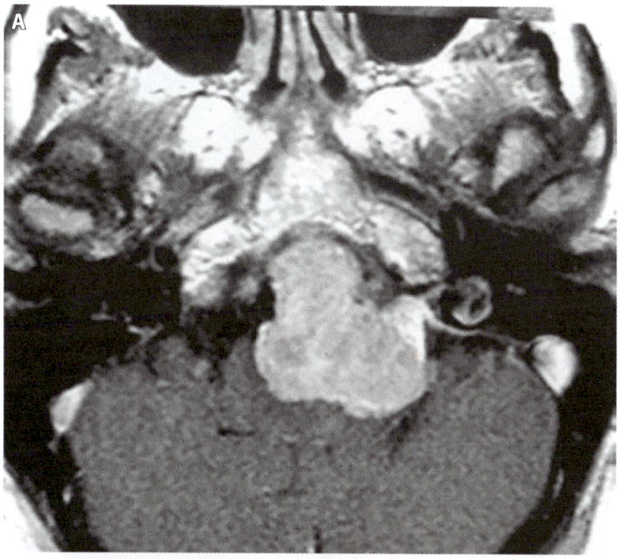

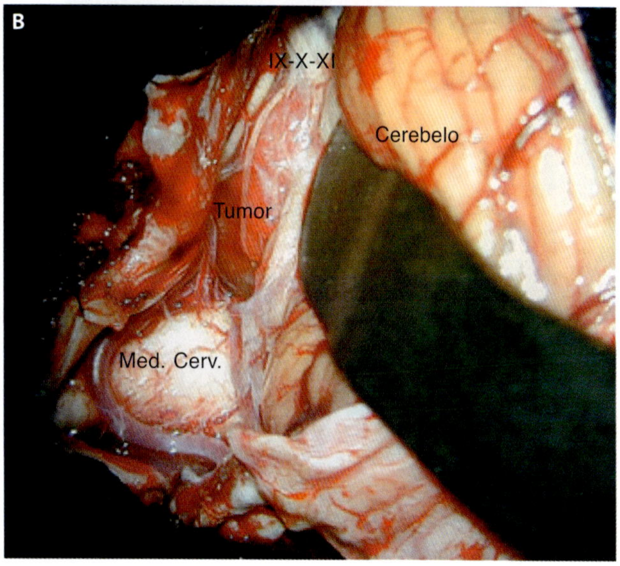

Figura 28.10 **A.** Meningioma de tubérculo jugular; **B.** Aspecto cirúrgico demonstrando a possibilidade de extensão inferior do acesso retrossigmóideo para remoção de tumores que se estendem até o forame magno e medula cervical alta.

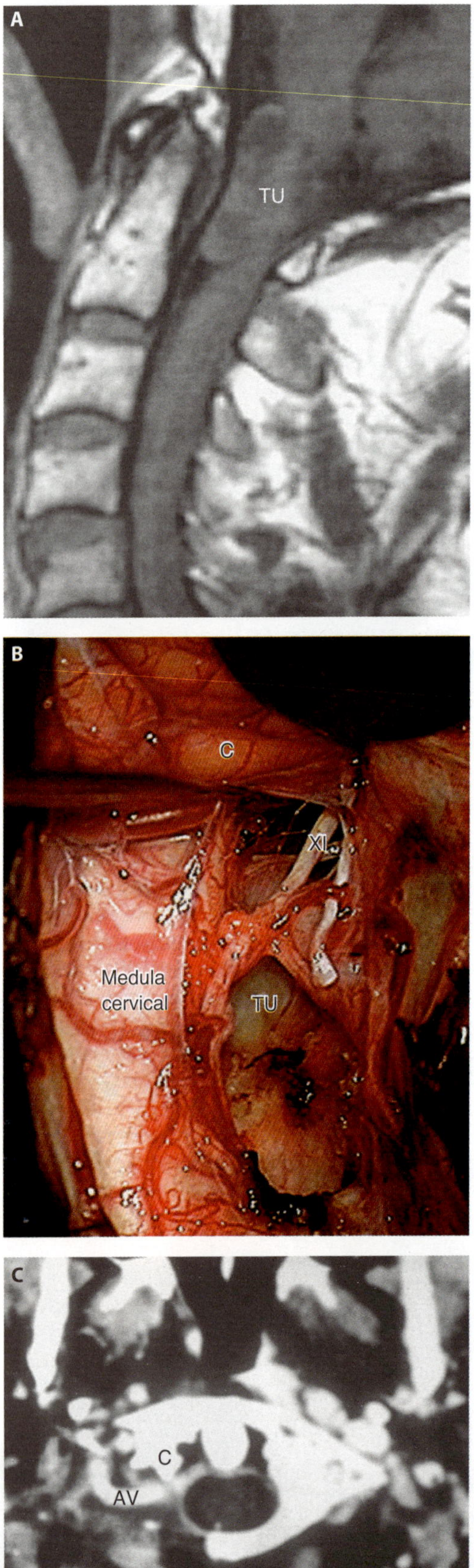

Figura 28.11 A. Ressonância nuclear magnética demonstrando schwannoma da transição craniocervical; **B.** Aspecto cirúrgico da exposição dessa região por um acesso lateral extremo. Observa-se a exposição do cerebelo (C), medula cervical, da raiz espinal do nervo acessório (XI) e do tumor (TU); **C.** Tomografia computadorizada pós-operatória demonstrando a extensão da remoção óssea. AV = artéria vertebral; C = côndilo-occipital.

nervo facial nesse ponto e, devido à incisão cutânea necessitar menor manuseio muscular, apresenta menor índice de cefaleia no pós-operatório. Como limitação importante, apresenta maior dificuldade na exposição da porção medial do tumor junto ao tronco encefálico (o que dificulta a remoção de tumores volumosos) e provoca a perda auditiva pela remoção do bloco labiríntico.[1,2,4,5,6-8]

Inicia-se com mastoidectomia ampla, com exposição da dura-máter da fossa média e da fossa posterior, anterior e posterior ao seio sigmoide, o qual deve ser totalmente esqueletizado até o início do bulbo jugular para ser retraído, caso seja necessário, principalmente em pacientes nos quais o triângulo de Trautmann é pequeno. Esse triângulo é o espaço de dura-máter localizado entre o seio sigmoide posteriormente, bulbo da jugular inferiormente, seio petroso superior superiormente e bloco labiríntico anteriormente. Em seguida, procede-se à remoção do bloco labiríntico até exposição do conduto auditivo interno em toda a sua extensão. Nesse ínterim, deve-se atentar para as relações dos canais semicirculares: canal superior com a dura-máter da fossa média, canal posterior com dura-máter da fossa posterior e canal lateral com o joelho externo do nervo facial. O vestíbulo é a referência anatômica mais importante para essa etapa. Sua abertura revela os nervos das ampolas lateral, inferior e superior. A ampola superior representa a parede lateral do fundo do CAI, sendo a remoção óssea realizada até a esqueletização do mesmo. Uma vez aberto o CAI, o nervo vestibular superior é visualizado, primeiramente na porção posterossuperior do conduto e separado do nervo facial por uma fina lâmina óssea transversal.[1,2,4,5,6-8]

A abertura da dura-máter é feita desde o seio sigmoide até a dura própria do conduto auditivo interno. Após a remoção do tumor, seguindo os mesmos princípios da preservação do plano de aracnoide que o envolve, o fechamento dural é feito com gordura e cola de fibrina (Figura 28.12).

Para tumores localizados mais anteriormente ao tronco, pode-se realizar o acesso transcoclear, no qual o nervo facial é esqueletizado em todo o seu trajeto do CAI ao forame estilomastóideo. Com a secção do nervo da corda do tímpano, o segmento descendente do nervo facial é liberado, o que permite sua transposição posterior.[1,2,4,5,6-8,10].

O acesso infratemporal é a extensão da mastoidectomia, com ou sem a remoção do labirinto, associada à exposição do bulbo da jugular e abertura do forame jugular. É indicada em tumores do osso temporal que acometem o bulbo da jugular, sendo o paraganglioma o seu exemplo mais característico. Para a adequada identificação anatômica e controle vascular proximal, deve estar associada a uma cervicotomia alta com identificação das estruturas neurovasculares mais importantes, como veia jugular, artéria carótida interna e nervos vago acessório, glossofaríngeo e hipoglosso (Figura 28.13). Conforme a direção de crescimento e volume do tumor, faz-se necessária, eventualmente, a transposição do nervo facial nesse acesso. Em casos de tumores do glomo jugular, deve-se realizar a ligadura do seio sigmoide em sua porção proximal. Essa ligadura pode ser realizada de forma extradural, delaminando a dura-máter da fossa posterior, de maneira a não provocar fístula liquórica intraoperatória (Figura 28.14). Quando necessário, pode-se estender anteriormente esse acesso, com a remoção da cóclea e labirinto, até o ápice petroso e seio cavernoso, caracterizando a petrosectomia total, com exposição de todas as estruturas do APC e de seu trajeto no osso temporal.[1,2,4,5,6-8,10]

O acesso petroso ou pré-sigmóideo é o resultado da mastoidectomia com preservação do bloco labiríntico associada a craniotomia têmporo-occipital. A abertura da dura-máter pré-sigmóidea e da base da fossa média com ligadura do seio petroso superior e da tenda do cerebelo permite a exposição de todas estruturas da fossa posterior desde o IV nervo até os nervos bulbares. Apesar da

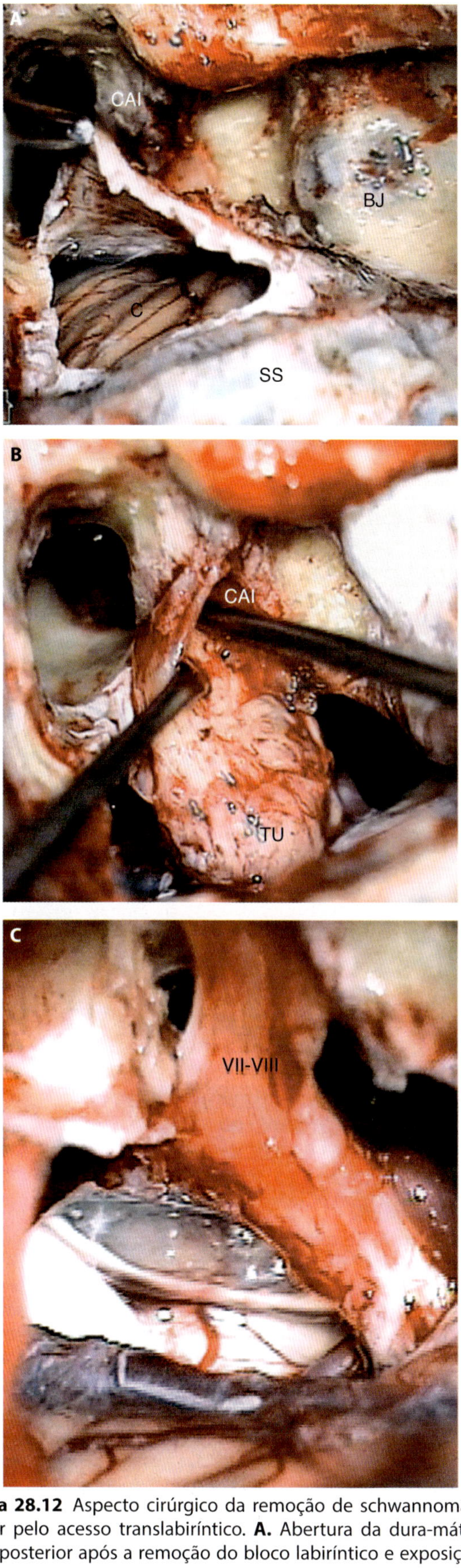

Figura 28.12 Aspecto cirúrgico da remoção de schwannoma vestibular pelo acesso translabiríntico. **A.** Abertura da dura-máter da fossa posterior após a remoção do bloco labiríntico e exposição do conduto auditivo interno; **B.** Exposição do tumor e remoção de sua porção mais lateral no fundo do conduto auditivo interno; **C.** Após remoção total com preservação dos nervos VII e VIII. BJ = bulbo jugular; C = cerebelo; CAI = conduto auditivo interno; SS = seio sigmoide; TU = tumor; VII-VIII = nervos facial e coclear.

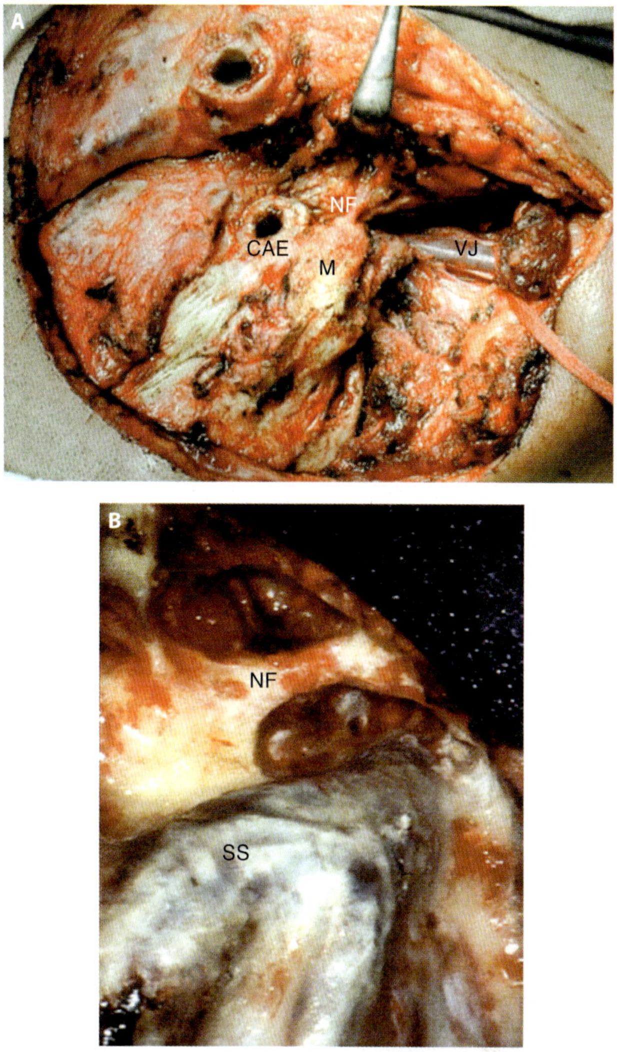

Figura 28.13 Acesso infratemporal. **A.** Exposição da região da mastoide (M) e cervical alta. Nota-se a abertura do conduto auditivo externo (CAE) e exposição do nervo facial (NF) junto ao forame estilomastóideo. Dissecção dos vasos cervicais; **B.** Após a mastoidectomia, notar o seio sigmoide (SS) e a preservação do nervo facial em seu canal ósseo. VJ = veia jugular interna.

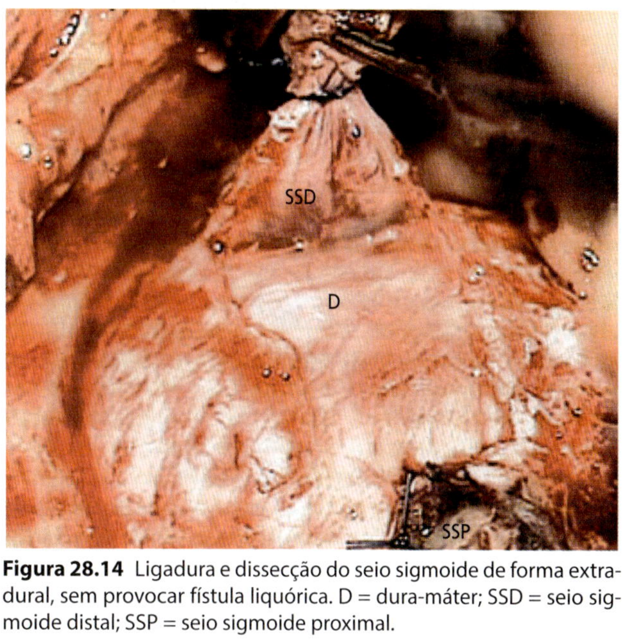

Figura 28.14 Ligadura e dissecção do seio sigmoide de forma extradural, sem provocar fístula liquórica. D = dura-máter; SSD = seio sigmoide distal; SSP = seio sigmoide proximal.

exposição craniocaudal ser ampla e proporcionar maior proximidade em relação à lesão, a visão laterolateral é restrita, principalmente em situações em que se faz necessário a abertura do conduto auditivo interno (Figuras 28.15 e 28.16). Em meningiomas com expansão supratentorial, esse acesso permite a coagulação dos vasos durais da tenda logo no início da cirurgia, facilitando a remoção do tumor. Um dos aspectos desfavoráveis do acesso petroso é a necessidade de manuseio e retração do lobo temporal posterior junto ao complexo venoso de Labbé, fato que aumenta o risco de infarto venoso dessa estrutura.[1,2,4,5,6-8,10]

Eventualmente, pode-se estender a remoção óssea através de labirintectomia parcial com oclusão dos canais semicirculares superior e posterior, sem que necessariamente ocorra perda auditiva severa.

ACESSO VIA FOSSA MÉDIA

Eventualmente, pode-se remover tumores da fossa posterior através do assoalho da fossa média.[2,5,9,10] Esse acesso tem sido utilizado no tratamento cirúrgico de schwannomas vestibulares intracanaliculares com possibilidade de preservação da audição, pois preserva as estruturas labirínticas. Em tumores com expansão para o APC, a remoção torna-se difícil pelo risco de retração excessiva do lobo temporal. Além da necessidade de um perfeito conhecimento anatômico dessa região, a abertura do conduto oferece maior risco de disfunção do nervo facial devido à sua topografia anterossuperior em relação ao tumor. É realizado com craniotomia temporal, com exposição extradural do teto do osso temporal. Estruturas anatômicas, como a eminência arqueada, são as referências visíveis para que se possa identificar o CAI sem risco de abertura da cóclea ou dos canais semicirculares. Quando for necessária maior exposição da fossa posterior, o acesso pode ser ampliado pela remoção da porção medial do ápice da pirâmide. Os limites dessa área, denominada triângulo de Kawase, são a artéria carótida interna (porção petrosa horizontal) lateralmente, terceiro ramo do nervo trigêmeo (V3) anteriormente, CAI e cóclea posteriormente, e seio petroso superior medialmente (Figura 28.17).[2,5,9,10]

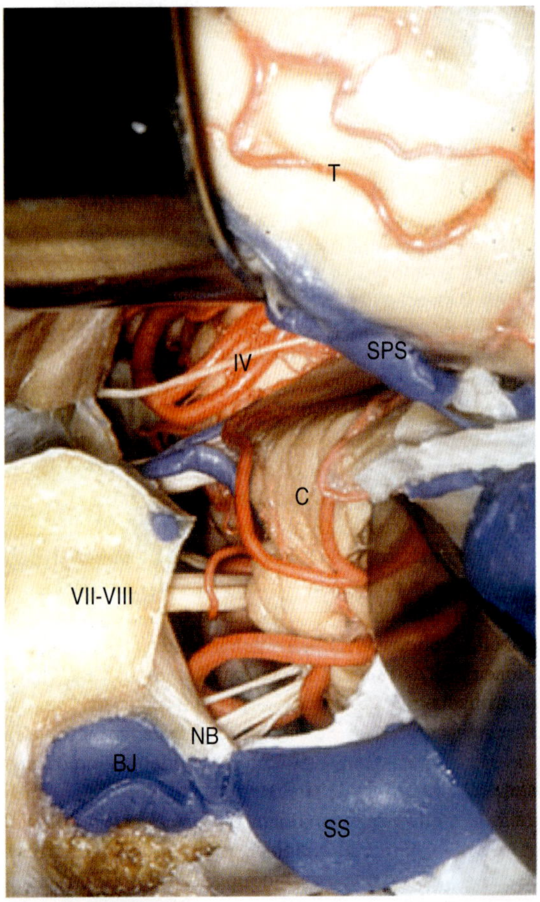

Figura 28.15 Anatomia do acesso pré-sigmóideo, à esquerda. Nota-se a exposição dos nervos troclear (IV) a bulbares (NB) com pequena retração do lobo temporal (T) e do cerebelo (C) e ligadura do seio petroso superior (SPS). BJ = bulbo jugular; SS = seio sigmoide; VII-VII = nervos facial e coclear.

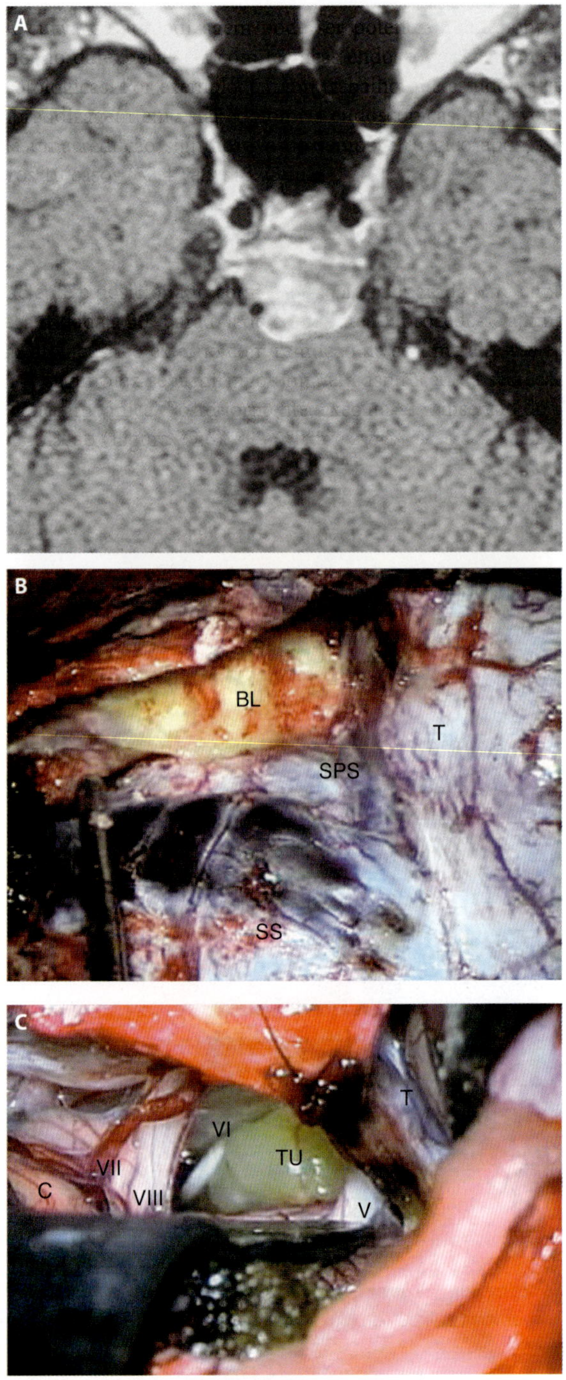

Figura 28.16 A. Ressonância nuclear magnética de crânio demonstrando lesão clival pequena compatível com cordoma; **B.** Aspecto cirúrgico do acesso pré-sigmóideo à esquerda, antes da abertura dural. Bloco labiríntico (BL) preservado; **C.** Exposição intradural do mesmo acesso. Nervos VII e VIII deslocados inferiormente e nervo trigêmeo (V) superiormente. C = cerebelo; SPS = seio petroso superior; SS = seio sigmoide; T = lobo temporal; TU = tumor; VI = nervo abducente.

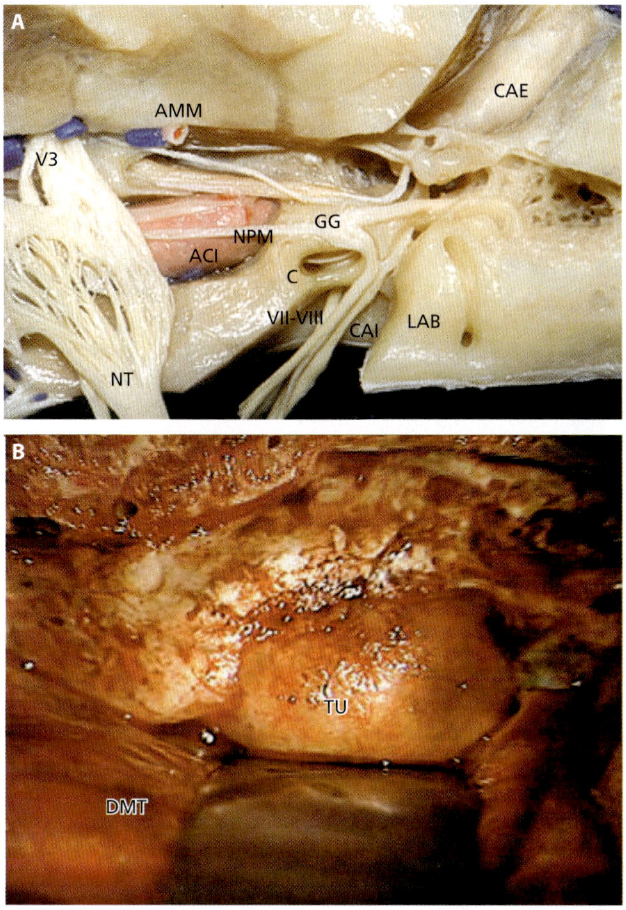

Figura 28.17 A. Anatomia do acesso à fossa média; **B.** Exposição cirúrgica de schwannoma do gânglio geniculado (TU) através de acesso pela fossa média. ACI = artéria carótida interna; AMM = artéria meníngea média no forame espinhoso; C = cóclea; CAE = conduto auditivo externo; CAI = conduto auditivo interno; DMT = dura-máter temporal; GG = gânglio geniculado; LAB = labirinto; NPM = nervo petroso superficial maior; NT = nervo trigêmeo; V3 = ramo mandibular do nervo trigêmeo.

ACESSOS ENDOSCÓPICOS À FOSSA POSTERIOR

O acesso endoscópico transnasal permite manipulação de toda a junção esfenoide, *clivus* e região craniovertebral.[10] Diversas enfermidades que acometem a região anterior e anterolateral da fossa posterior podem ser tratadas, desde o espaço retrosselar até a junção craniovertebral. Esse espaço é geralmente dividido em três partes: retrosselar (até clinoides posteriores), nível médio (até canal do hipoglosso) e junção craniovertebral. Alguns autores preferem dividir em duas porções: uma porção clival alta (retroesfenoidal; Figura 28.18) e uma porção clival baixa (caudal ao seio esfenoide; Figura 28.19). Para realizar esse tipo de acesso, é fundamental haver cooperação multidisciplinar, conhecimento anatômico, treinamento e material apropriado. Também se faz necessária a familiaridade com técnicas de imagem pré e transoperatórias.[10]

O acesso transnasal endoscópico para fossa posterior segue os seguintes passos:

- Acesso transseptal/transnasal com retalho pediculado nasoseptal
- Se necessário, realiza-se a remoção do corneto médio para ampliar canal de trabalho
- Esfenotomia e, se necessário, remoção do *clivus*.

O seio esfenoide serve como ponto de reparo, permitindo acesso à região selar e retrosselar na porção superior, e abaixo dele é possível fazer um corredor para rinofaringe do *clivus*, forame magno e até junção craniovertebral.[2,10]

A exposição da área selar depende da enfermidade envolvida, e pode consistir em abertura e remoção de tubérculo selar, abertura do assoalho, dorso da sela e clinoides posteriores, com manipulação da glândula e vizinhanças. A exposição da porção esfenoidal e rinofaríngea do *clivus* dá acesso ao nível médio da fossa posterior, por meio da remoção do vômer e abertura da parede inferior do seio esfenoidal. O limite lateral é o canal pterigóideo, nervo abducente e segmento paraclival da ACI. Após dissecção da mucosa e musculatura rinofaríngea, é possível remover o *clivus* e ter acesso à porção anterior do tronco encefálico. O nível inferior (junção craniovertebral) é exposto após redução do vômer até o palato duro, incisão da mucosa da rinofaringe, deslocamento lateral dos músculos *longus colli* e *longus capitis* e identificação da extremidade caudal do *clivus* e desinserção da membrana atlantoccipital de C1. Em seguida, é necessário remover a borda anterior de forame magno, arco anterior de C1, cortar ligamentos apical e alar e, se indicado, remover processo odontoide após brocagem interior do mesmo.[2,10]

INDICAÇÕES DOS DIFERENTES ACESSOS

Como mencionado anteriormente, as indicações de acessos para os diversos tipos de tumor são baseadas não só nas características anatômicas da lesão, mas também na experiência pessoal do cirurgião. O mesmo tumor pode ser abordado a partir de diferentes acessos, todos com bons resultados

A seguir, é abordado qual tem sido a conduta de nosso grupo de cirurgia da base do crânio para a abordagem dos tumores da fossa posterior.

Pacientes portadores de schwannomas vestibulares de qualquer tamanho, com audição útil (discriminação maior que 50% e limiar de recepção de fala < 50 dB), assim como pacientes anacúsicos, portadores de tumores volumosos, são operados pela via retrossigmóidea. A via translabiríntica é reservada aos pacientes anacúsicos com tumores pequenos e que ocupam o fundo do CAI. Não costumamos utilizar a via fossa média para remoção de schwannomas vestibulares. É indicada com mais frequência em pacientes portadores de schwannomas do nervo facial junto a gânglio geniculado.[1,2,9,10]

Nas grandes séries de schwannomas vestibulares, com exceção da preservação da audição em alguns pacientes, não existe diferença significativa entre o acesso retrossigmóideo e o translabiríntico, quando comparamos os resultados relacionados com o nervo facial, às complicações, como fístula liquórica, ou à possibilidade de remoção total do tumor.[1,2,9,10]

Meningiomas podem ser removidos por diversos acessos. De maneira geral, quanto maior o tumor, menor é a necessidade de acessos complexos, pois o próprio tumor cria espaço para sua remoção ao deslocar as estruturas neurais durante seu crescimento. Utilizamos o acesso retrossigmóideo para a maioria dos meningiomas de fossa posterior, incluindo os meningiomas de APC e petroclivais. Devido ao risco de comprometimento do lobo temporal no acesso petroso, reservamos essa via para casos selecionados, principalmente tumores ou lesões vasculares anteriormente situadas e de pequeno volume, que por isso não deslocam as estruturas contíguas, dificultando sua exposição pelo acesso retrossigmóideo. Meningiomas com expansão inferior até medula cervical alta são removidos pelo acesso lateral extremo, sem que seja necessária a remoção do côndilo occipital.[1,2,9,10]

Meningiomas e schwannomas não vestibulares podem apresentar recuperação da função auditiva após sua remoção, sendo a restituição do fluxo neural pós-descompressão o mecanismo mais provável desse fato. Por isso, nesses tipos de tumores, nunca indicamos vias de acesso que comprometam primariamente a orelha interna[1,2,9,10] (Figura 28.20).

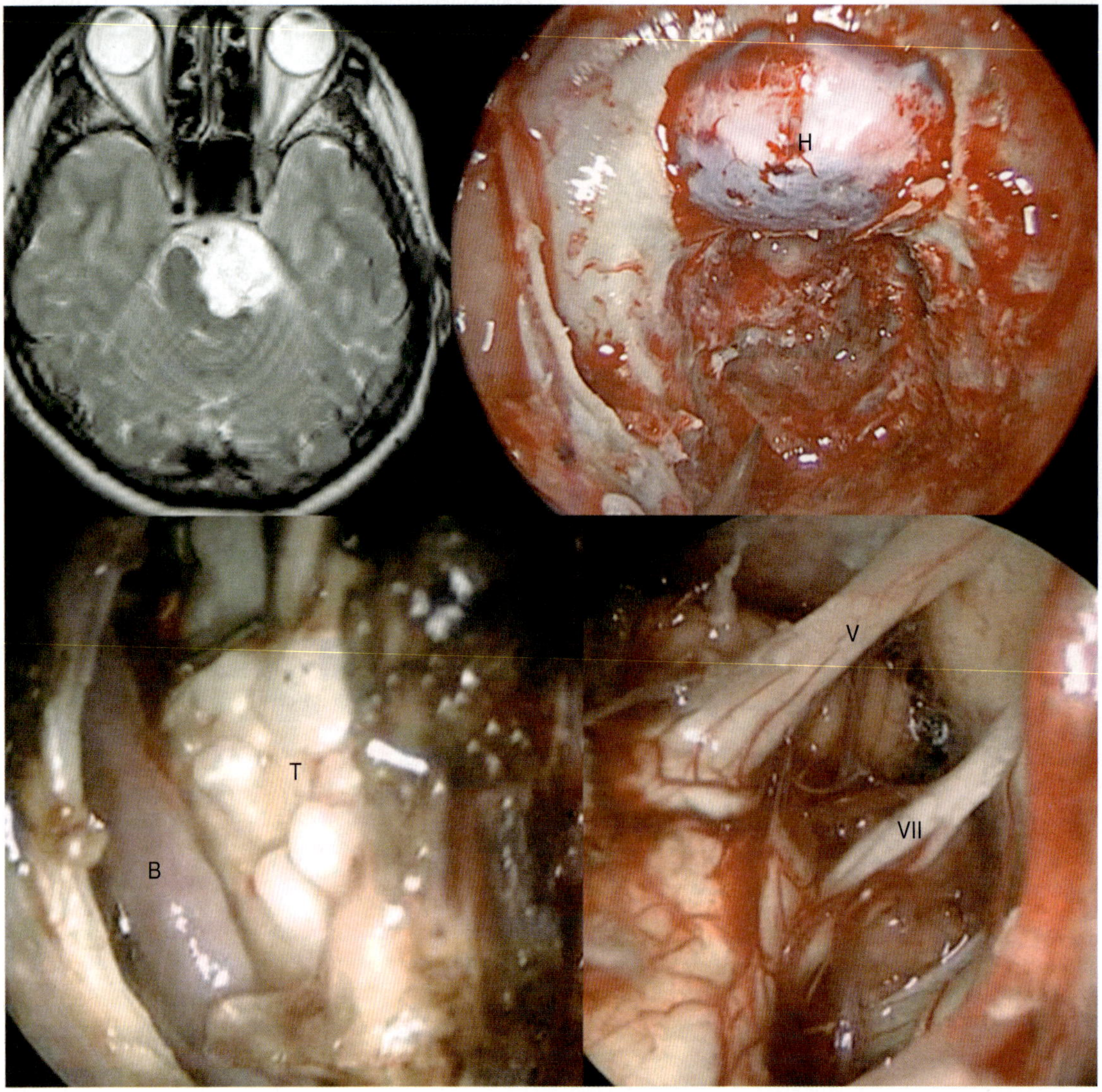

Figura 28.18 Tumor epidermoide em região clival alta. Acesso endoscópico retrosselar com exérese de tumor (T). Visualização da artéria basilar (B) e nervos cranianos após exérese da lesão, incluindo trigêmeo (V) e facial (VII). H = dura-máter.

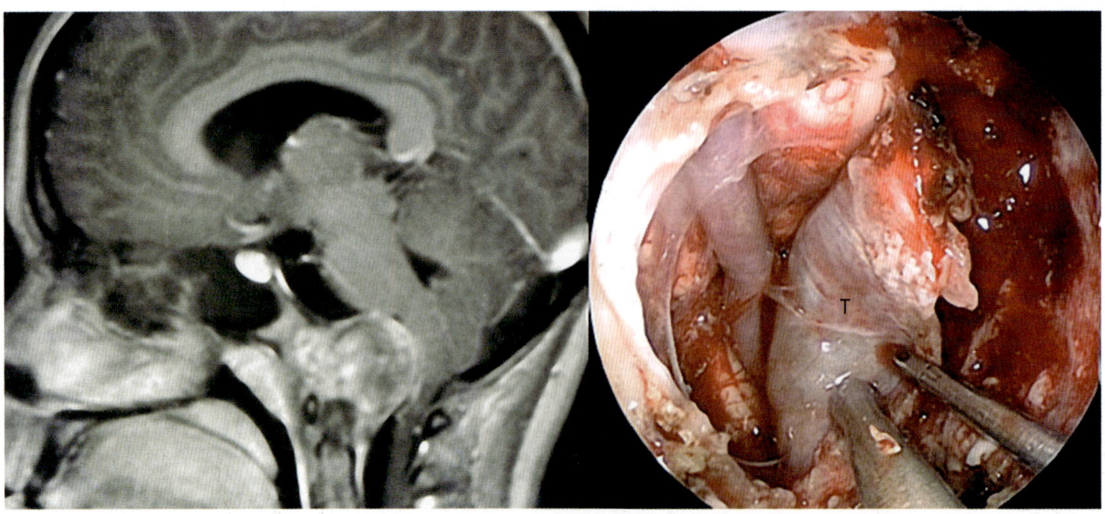

Figura 28.19 Cordoma de *clivus* baixo. Acesso endoscópico transclival com exérese de tumor (T).

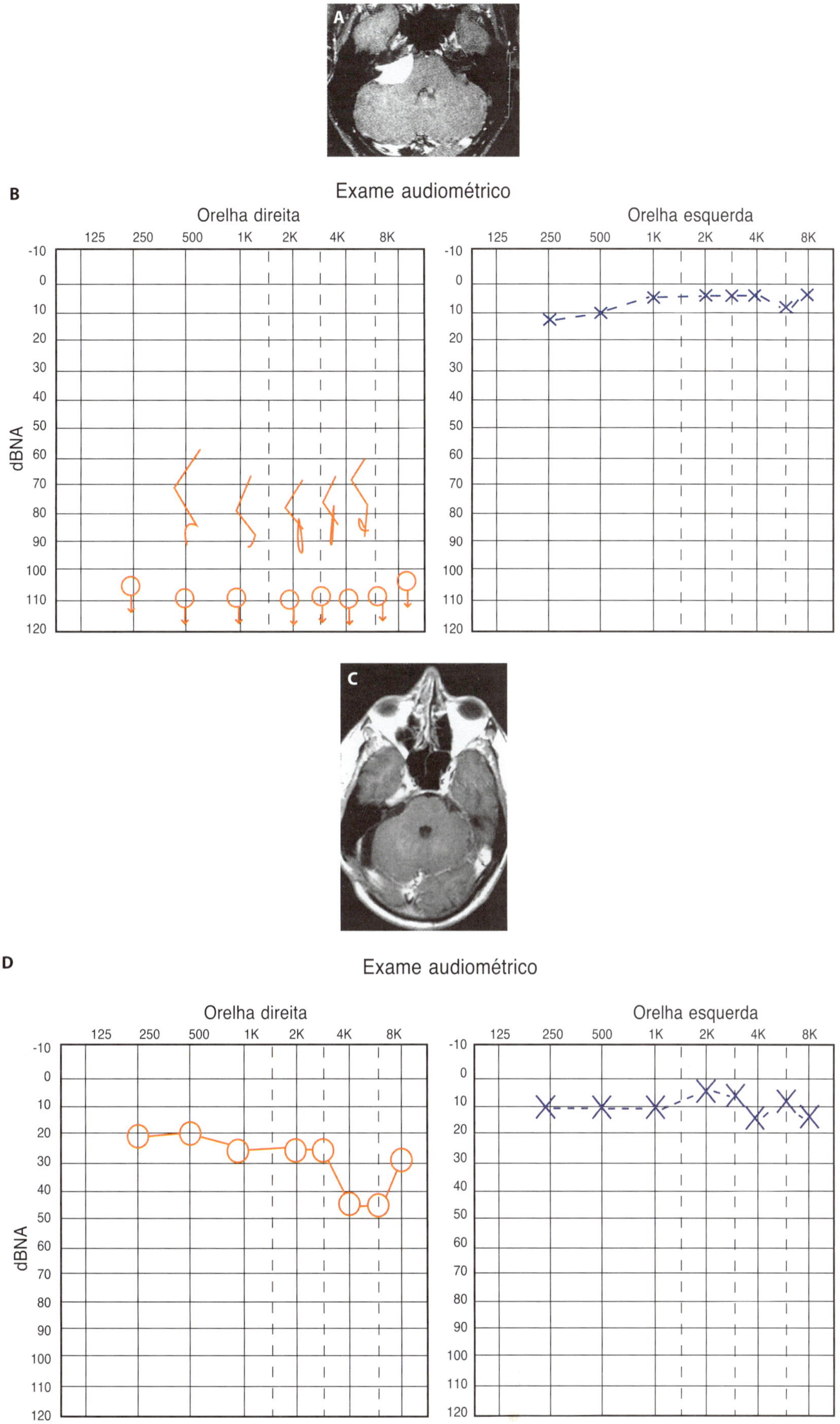

Figura 28.20 **A.** Ressonância nuclear magnética de crânio demonstrando meningioma de fossa posterior; **B.** Audiometria pré-operatória demonstrando perda auditiva severa, à direita; **C.** Imagem pós-operatória demonstrando a remoção total do tumor através de acesso retrossigmóideo; **D.** Audiometria pós-operatória demonstrando recuperação total da função auditiva. dBNA = decibel em nível de audição.

A via endoscópica tem boa indicação em lesões de linha média em toda a porção anterior da fossa posterior, principalmente em doenças extradurais e com interface óssea importante, como meningiomas e cordomas. Lesões com pequeno componente anterolateral também podem, em casos selecionados, ser exploradas e removidas. Enfermidades intradurais, porém medianas e bem delimitadas, podem ser ressecadas com segurança. Lesões que estejam laterais ao nervo abducente, tenham extensão lateral com aderência óssea ou que sejam intradurais e extensas são limitações desse procedimento.[1,2,9,10]

REFERÊNCIAS BIBLIOGRÁFICAS

1. Baldwin HZ, Miller CG, Van Loveren HR, Keller JT, Daspit CP, Spetzler RF. The far lateral/combined supra and infratentorial approach. A human cadaveric prosection model for routes of access to the petroclival region and ventral brain stem. J. Neurosurg [Internet]. 1994 Jul [Acesso em: 2024 Jul];81(1):60-8.
2. Bambakidis NC, Gonzalez LF, Amin-Hanjani S. Combined skull base approaches to the posterior fossa – technical note. Neurosurg [Internet]. 2005 Aug 15 [Acesso em: 2024 Jul];19(2):E8.
3. Bento RF, Brito RV, Sanchez TG, Miniti A. The transmastoid retrolabyrinthine approach in vestibular schwannoma surgery. Otolaryngol. Head Neck Surg [Internet]. 2002 Nov [Acesso em: 2024 Jul];127(5):437-41.
4. Horgan MA, Anderson GJ, Kellogg et al. Classification and quantification of the petrosal approach to the petroclival region. J Neurosurg [Internet]. 2000 Jul Acesso em: 2024 Jul];93(1):108-12.
5. House WF. Middle cranial fossa approach to the petrous pyramid. Report of 50 cases. Arch Otolaryngol [Internet]. 1963 Oct [Acesso em: 2024 Jul]:78:460-9.
6. Kartush JM, Kemink JL, Graham MD. The arcuate eminence, topographic orientation in middle cranial fossa surgery. Ann Otol Rhinol Laryngol [Internet]. 1985 Jan-Feb [Acesso em: 2024 Jul];94(1 Pt 1):25-8.
7. K Kawase T, Toya S, Shiobara R, Mine T. Transpetrosal approach for aneurysms of the lower basilar artery. J Neurosurg [Internet]. 1985 Dec [Acesso em: 2024 Jul];63(6):857-61.
8. Laing RJ, Smielewski P, Czosnyka M, Quaranta N, Moffat DA. A study of perioperative lumbar cerebrospinal fluid pressure in patient undergoing acoustic neuroma surgery. Skull Base Surg [Internet]. 2000 [Acesso em: 2024 Jul];10(4):179-85.
9. Rhoton AL Jr. The temporal bone and transtemporal approaches. Neurosurgery [Internet]. 2000 Sep [Acesso em: 2024 Jul];47(3 Suppl):S211-65.
10. Stamm AC. Transnasal endoscopic skull base and brain surgery: Tips and pearls. 1st ed. Thieme Medical Publishers; 2011.
11. Thompson BG, Spetzler RF. Far lateral suboccipital approach to the craniovertebral junction. In: Dickman CA, Spetzler RF, Sonntag VS. Surgery of the Craniovertebral Junction. New York: Thieme; 1997.
12. Tummala RP, Coscarella E, Morcos JJ. Transpetrosal approaches to the posterior fossa. Neurosurg Focus [Internet]. 2005 Aug 15 [Acesso em: 2024 Jul];19(2):E6.

CAPÍTULO

29

Cirurgia Endoscópica da Orelha

José Ricardo Gurgel Testa • João Flávio Nogueira • Janaina Gonçalves da Silva Leite • João Paulo Valente

INTRODUÇÃO

A cirurgia das orelhas vem sendo realizada há muito tempo e os objetivos são erradicação da doença e correção anatômica e funcional. Nos últimos 150 anos, aconteceu um fantástico desenvolvimento dos instrumentais e equipamentos, melhora dos exames subsidiários, com evidente melhora dos diagnósticos, permitindo o tratamento mais minucioso com benefícios efetivos para os pacientes.

O primeiro cirurgião a propor uma trepanação da mastoide foi Louis Petit, no século XVIII, mas apesar de sua iniciativa, essa técnica trouxe poucos resultados positivos, e desencadeava muitas complicações. Na segunda metade do século XIX, Schwartze[1] introduziu o cinzel e o martelo para realizar acessos na mastoide, e já referia que era importante acessar o antro (maior célula da mastoide). No final do século XIX, foi introduzido o microscópio cirúrgico monocular e no século XX o binocular. Já na década de 1950, a introdução do motor elétrico e da irrigação e aspiração facilitaram a realização desses procedimentos. Os avanços alcançados com o uso de microscópios cirúrgicos binoculares foram concomitantes ao desenvolvimento das timpanoplastias e ossiculoplastias, por Wullstein[2] e Zöllner nos anos 1950. Nos primórdios, o uso do microscópio ficou restrito a pequenos detalhes finais das cirurgias otológicas (mobilização do estribo, fenestrações, exploração do nervo facial etc.), e inicialmente eram realizadas com o auxílio de lupas cirúrgicas.[3]

O uso do microscópio na cirurgia otológica trouxe uma perspectiva surpreendente ao campo cirúrgico, sob uma visão binocular, que permite uma apurada noção de profundidade das estruturas, bem como o uso de instrumentais em ambas as mãos, permitindo melhor controle da dissecção e hemostasia. Entretanto, a visão de partes profundas da orelha média fica restrita. Além disso, é necessário a retração de tecidos moles e broqueamento ósseo, por vezes, normal para uma melhor visualização dos tecidos doentes.[3]

Em 1987, Thomassin[4] iniciou, na França, o uso dos endoscópios em otologia para a documentação e exames ambulatoriais (Figura 29.1). Nos anos 1990, Tarabichi[5] difundiu a ideia do uso de endoscópios para a cirurgia otológica da orelha média, o que disseminou essas técnicas que, hoje, são realizadas por muitos profissionais em diversas partes do mundo.[5]

O endoscópio, entretanto, tem a fonte da luz na sua porção distal que garante imagens aprimoradas, com visualização ótima. As lentes anguladas permitem um campo cirúrgico mais amplo. A cirurgia endoscópica transcanal utiliza o meato acústico externo como porta de entrada e, dessa forma, considerando a proporção do diâmetro da ótica que ocupa o meato, é necessário o uso de apenas uma mão. Isso torna a dissecção menos produtiva e mais desafiadora, particularmente quando há sangue no campo cirúrgico. Alguns suportes para a fibra ótica foram desenvolvidos para permitir o uso das duas mãos. Entretanto, até o momento, nenhum dispositivo se mostrou satisfatório, e a principal preocupação é o calor gerado pelo endoscópio e sua segurança a longo prazo.[6]

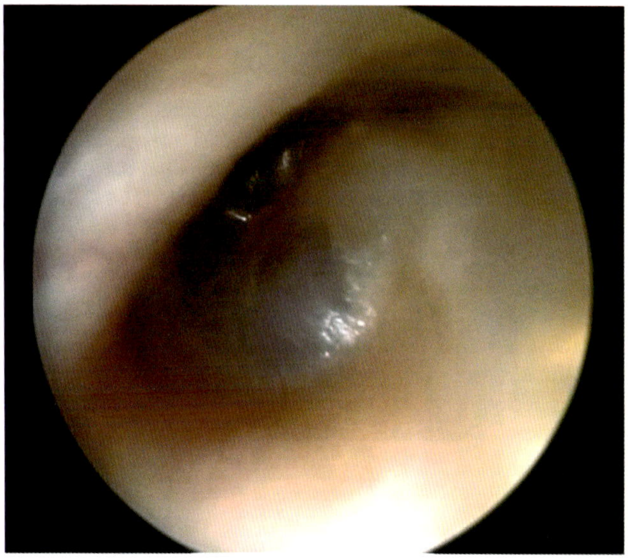

Figura 29.1 Otoscopia em exame ambulatorial.

Inicialmente, a ótica rígida foi utilizada durante a cirurgia otológica como um auxiliar ao microscópio para diagnóstico. A maior nitidez e a amplitude da imagem, bem como a melhor iluminação oferecida pelo endoscópio, permitiram visualizar a orelha média facilmente a partir de abordagens transmastóidea ou transtimpânica. Portanto, os estudos iniciais sobre o uso do endoscópio na cirurgia otológica se concentraram nas estruturas da orelha média. Nos anos 1990, após estudos anatômicos, avaliou-se também o emprego do endoscópio em cirurgias revisionais para colesteatoma, no intuito de estabelecer sua eficácia na detecção de doença residual ou recorrente. Contudo, nos últimos 15 anos, ocorreu um crescimento exponencial do uso do endoscópio na cirurgia otológica, o dispositivo mais adequado para visualizar e dissecar a orelha média. Dessa forma, na cirurgia otológica atual, o endoscópio é utilizado para avaliar e realizar intervenções cirúrgicas (cirurgia endoscópica da orelha).[7]

O cirurgião otológico deve ter em mente que as orelhas devem suprir suas funções básicas para a audição e equilíbrio. Para cumprir esses preceitos, o cirurgião deve ter conhecimentos aprofundados da anatomia, da função das estruturas e da patogênese das doenças para poder fazer a escolha do tratamento mais adequado. Não existe uma única técnica para resolver cada problema em cirurgia otológica, e para obter o resultado mais seguro é preciso usar vários tipos de magnificação e iluminação, com uso de microscópios ou endoscópios cirúrgicos.

INSTRUMENTAIS

A cirurgia endoscópica otológica usa instrumentais similares aos da cirurgia microscópica, e também alguns instrumentos, como estiletes com pontas anguladas ou curvas, micropinças e microtesouras anguladas, aspiradores angulados, com o objetivo de atingir os recessos da orelha média (seios timpânicos, recesso do facial, hipotímpano, tuba auditiva).

A técnica endoscópica transcanal convencional faz basicamente a elevação do retalho timpanomeatal, ou seja, o meato acústico externo é a porta de entrada para a orelha média. A vantagem desse procedimento é evitar outras incisões desnecessárias e dissecações de tecidos moles. Além disso, áreas que normalmente não são de fácil acesso em abordagens retroauriculares com microscópio têm maior visibilidade com a técnica transcanal endoscópica. Essas regiões incluem os recessos epitimpânicos anterior e posterior, o recesso facial, o seio timpânico e o hipotímpano.[4]

Os endoscópios usados devem ser de 2,7, 3 ou 4 mm de diâmetro rígidos, porque quanto maior o calibre, melhor a qualidade da imagem e da iluminação. Pode-se usar endoscópios de 11, 14 ou 18 cm. Na maioria das vezes, são utilizados endoscópios de 14 cm de comprimento, 3 mm de diâmetro e 0° (em meatos acústicos externos, podem-se usar mais largos, com fibras de 18 cm de comprimento e 4 mm de diâmetro, que são de uso comum em diversos hospitais). Algumas vezes, são necessários endoscópios angulados de 30 ou 45° para avaliar os recessos, como o seio timpânico e os espaços retrotimpânicos. Em casos especiais, principalmente na otoneurocirurgia, o uso de endoscópios com angulação de 70° são úteis. A vantagem do uso de óticas mais longas é que, durante a cirurgia, a mão do cirurgião que segura o endoscópio fica alguns centímetros acima da mão que segura o instrumento cirúrgico, fazendo com que haja espaço suficiente para a manipulação. Deve-se ressaltar que para os iniciantes, em treinamento, o ideal é iniciar com um endoscópio de 0°.

Os sistemas de câmera, vídeo e monitor devem ser digitais e de alta resolução para se obter as melhores imagens possíveis. As câmeras de três *chips* e as de alta definição (Full HD) produzem imagens de excelente qualidade e têm controles automáticos de cor, luminosidade, contraste e controle de branco (*white balance*). A introdução do sistema de câmera (*chip*) 3-CCD (*charge-coupled devices*) e de telas digitais de grande formato permitiram uma experiência visual de alta fidelidade para o cirurgião e outros observadores. A câmera 3-CCD produz uma imagem de alta definição e clara, pois depende de dispositivos diferentes para cada tipo de luz (vermelho, verde e azul). As câmeras com CCD único tornam a imagem avermelhada e saturada em campos cirúrgicos com sangue. Portanto, a imagem endoscópica pode garantir uma melhor oportunidade de aprendizado aos alunos, residentes e médicos iniciantes nessa prática.

Os cirurgiões que iniciarão nessa nova modalidade de cirurgia devem, primeiramente, fazer um treinamento em cadáveres e em animais para posteriormente iniciar os procedimentos em pacientes. Todos os cirurgiões, mesmo os mais experientes, começam com cirurgias mais simples até uma boa adaptação à técnica, fazendo, no princípio, procedimentos no ambulatório ou no consultório, como remoção de cerume, remoção de descamação do meato acústico, colocação de tubos de ventilação, miringoplastia, timpanoplastias, pequenos colesteatomas aticais, colesteatomas mais invasivos, e somente um pequeno número de cirurgiões irá realizar estapedectomias ou otoneurocirurgias.

DISSECÇÃO OTOLÓGICA ENDOSCÓPICA EM CADÁVERES HUMANOS OU EM ANIMAIS

A dissecção otológica endoscópica representa uma importante etapa no treinamento do cirurgião, do mesmo modo que com o uso do microscópio cirúrgico. Nos cadáveres, a ausência de sangramento facilita a visualização das estruturas e permite que se façam treinamentos de cirurgia para posterior aplicação nos pacientes. Após uma limpeza delicada do meato acústico externo, são feitas as incisões para a confecção do retalho timpanomeatal. A pele é incisada as 12 horas. e as 6 horas do relógio com um estilete bisturi vertical, e em seguida as duas incisões são unidas com uma incisão semicircular na porção posterior do meato acústico externo, usando-se um estilete bisturi horizontal. No momento seguinte, o retalho de pele é elevado, separando-o delicadamente do osso para não lacerar. Identifica-se, então, o anel timpânico. Com um estilete de ponta fina, eleva-se o anel timpânico, quando avaliam-se os ligamentos posteriores do martelo e o espaço de Prussak. Após a abertura da mucosa da orelha média, observam-se as estruturas do promontório e a janela redonda. Para se elevar totalmente o retalho tímpano meatal, é necessário o descolamento da membrana timpânica do cabo do martelo, que deve ser realizada de forma superior para inferior. Nessa etapa da dissecção, já é possível identificar o nervo corda do tímpano. Continuando a dissecção, a membrana timpânica é desinserida do umbigo do martelo, deixando o retalho na parede inferior do meato acústico externo. Nesse momento, tem-se uma completa visão de todas as estruturas da orelha média, e em sentido horário começando as 12 horas com o martelo e seus ligamentos a 1 hora com o nervo corda do tímpano, as 2 horas com a supra estrutura do estribo e apófise longa da bigorna, as 3 horas a janela redonda e, posteriormente a ela, os recessos timpânicos e do facial, as 6 horas o hipotímpano e as 9 horas a tuba auditiva, e por fim as 11 horas os espaços do tímpano. No promontório, é possível identificar o giro basal da cóclea e o processo cocleariforme. Os espaços retrotimpânicos são mais bem avaliados com o uso de ópticas anguladas de 30 ou 45°. A dissecção pode avançar procedendo-se uma curetagem ou broqueamento do rebordo timpânico posterior para melhor visão do seio timpânico da eminência piramidal e do espaço subpiramidal, que pode ser de três tipos: tipo A, com formação do espaço completo, tipo B, com espaço parcial e raso, e o tipo C, que não apresenta o espaço. O seio timpânico tem, no seu limite superior, o pontículo e a eminência piramidal, e no inferior o subículo. Abaixo do subículo fica o seio subtimpânico. A dissecção pode continuar removendo-se o estribo e entrando na orelha interna, onde observam-se as regiões sacular e utricular. Pode-se também fazer uma descompressão do nervo facial timpânico e identificação das estruturas do gânglio geniculado, avaliando-se, nesse momento, a sua relação com o músculo tensor do tímpano. Após a remoção da fina camada de osso do recesso esférico, há um acesso direto ao meato acústico interno (Figuras 29.2 a 29.4).[4,8]

PREPARO DA SALA E DO PACIENTE

O preparo da sala cirúrgica segue praticamente a mesma forma da cirurgia otológica convencional com o uso do microscópio cirúrgico. A mesa cirúrgica deve estar posicionada no centro da sala, o cirurgião fica geralmente sentado do lado da orelha a ser operada e o seu auxiliar e instrumentadores ficam próximos à cabeceira da mesa. A torre

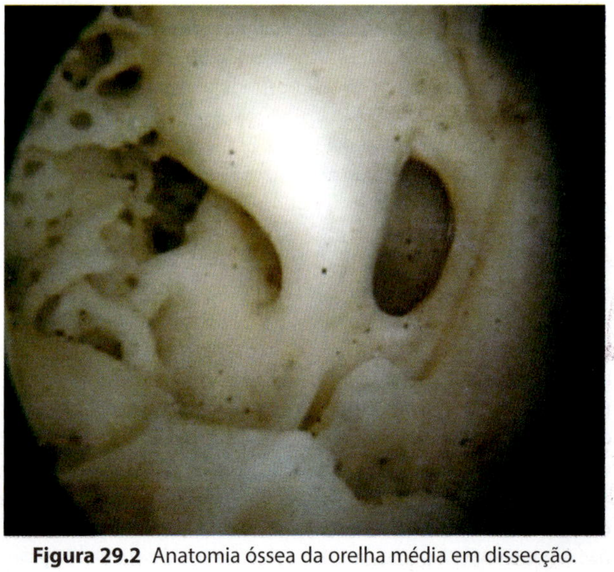

Figura 29.2 Anatomia óssea da orelha média em dissecção.

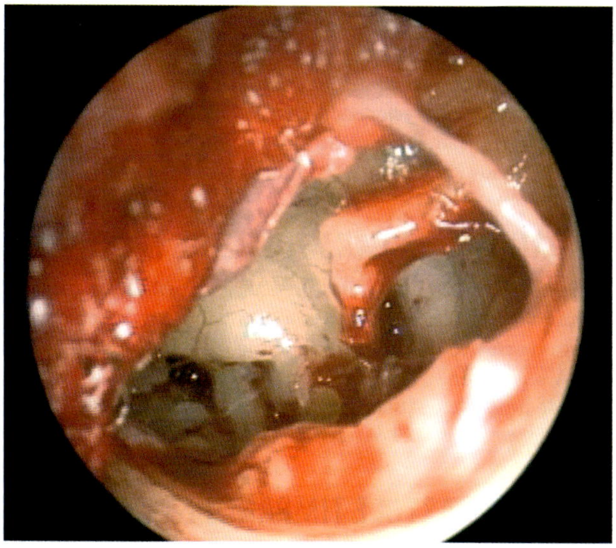

Figura 29.3 Anatomia da orelha média: corda do tímpano, ramo longo da bigorna, supraestrutura do estribo, nervo facial, janela oval, nicho de janela redonda, parte do seio timpânico.

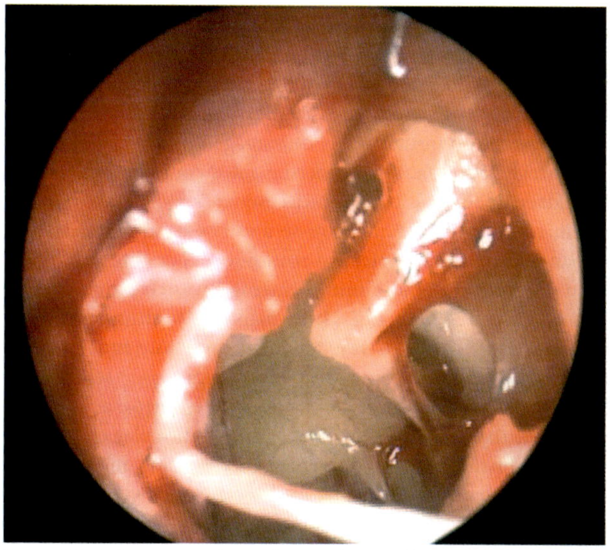

Figura 29.4 Anatomia da orelha média: retalho da membrana timpânica, ramo longo da bigorna, supraestrutura do estribo, nervo facial, tendão do estapédio, processo piramidal, promontório, nervo corda do tímpano.

do monitor, do sistema de vídeo e fontes de luz ficam à frente do cirurgião. A tela do monitor deve ficar na altura da visão do cirurgião para que ele não faça esforços em sua região cervical (Figura 29.5).[7]

Após a antissepsia da área a ser operada e colocação de campos cirúrgicos, a cabeça do paciente deve ser posicionada aproximadamente a 30º do plano sagital, com o ombro levemente retraído para baixo. Antes de iniciar o procedimento cirúrgico, pode-se fazer a tricotomia dos pelos da região do vestíbulo do meato acústico externo, pois eles podem atrapalhar a imagem durante a cirurgia, sujando a extremidade da fibra óptica com sangue.

As fontes de iluminação podem ser calibradas a 50% da sua potência, porque a imagem será adequada e o aquecimento da ponta da fibra será menor.[7]

O embaçamento da imagem pode ser evitado com o preaquecimento da fibra óptica, evitando-se que ela, geralmente fria, entre em contato com o meato acústico quente. Também podem ser usadas soluções antiembaçantes.

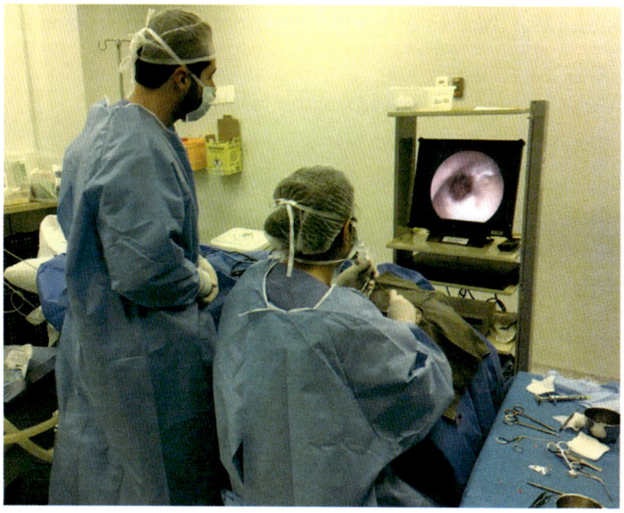

Figura 29.5 Posicionamento de equipe cirúrgica e equipamentos.

Hemostasia

A maioria dos cirurgiões que fazem cirurgia endoscópica das orelhas prefere iniciar o procedimento com a infiltração de substâncias anestésicas locais e vasoconstritoras para melhorar o sangramento intraoperatório; entretanto, outros preferem somente a colocação de mechas de algodão embebido em solução vasoconstritora, aguardando alguns minutos para iniciar cirurgia com evidente redução do sangramento. Na maioria dos procedimentos é usada a anestesia geral, e o papel do anestesista é manter a pressão arterial do paciente baixa, a frequência cardíaca adequada e a temperatura da sala adequada, fundamentais para que o sangramento fique sob controle. Algumas vezes, em pequenos procedimentos em adultos, realiza-se a cirurgia sob anestesia local ou associada a sedativos. Durante a cirurgia, a hemostasia pode ser obtida de várias maneiras, mas principalmente com o uso de mechas de algodão embebido em adrenalina, tamponando a área operatória durante alguns segundos, deixando o campo cirúrgico mais seco. Também pode-se deixar pequenas mechas de algodão com adrenalina nos vértices das incisões para captar o sangramento e não deixar que vá para a área operatória. O uso de irrigação com soro fisiológico e aspiração durante o procedimento é muito importante para manter o campo operatório limpo e com pouco sangue. No início da cirurgia, após a realização das incisões do retalho timpanomeatal, às vezes é preciso esperar alguns minutos com o meato acústico tamponado com mechas de algodão com adrenalina para se ter um campo sem sangramento.[7]

VANTAGENS E DESVANTAGENS DA CIRURGIA OTOLÓGICA ENDOSCÓPICA

As vantagens da cirurgia otológica endoscópica são campo de visão cirúrgica mais amplo, melhor visão da região anterior do meato acústico externo, visão total da membrana timpânica em um só campo, visão dos recessos timpânicos, visão melhor do hipotímpano, melhor visão do ático sem remoção de paredes ósseas, uso de um acesso natural para a orelha média, e também o fator econômico, uma vez que em alguns locais o custo do equipamento de endoscopia pode chegar a 10% do equipamento para a microscopia (Tabela 29.1).[5,7]

A técnica endoscópica tem sido empregada em timpanoplastia para viabilizar uma cirurgia minimamente invasiva. A ótica contemporânea, com sua lente grande angular e a saída da luz por sua ponta distal, permite uma imagem aprimorada da totalidade da membrana timpânica.

Tabela 29.1 Principais vantagens descritas da cirurgia endoscópica de orelha.

Principais vantages
Campo de visão cirúrgico mais amplo e imagem aprimorada
Melhor visão da região anterior do meato acústico externo
Visão total da membrana timpânica em um só campo
Melhor visão dos recessos timpânicos, do hipotímpano e do ático, sem remoção de paredes ósseas
Método menos invasivo, de menor tempo e de menor morbidade que a via retroauricular em timpanoplastias
Menor taxa de colesteatoma residual ou recorrente

Colesteatoma residual ou recorrente pode ser reduzido com a sua remoção sob cirurgia endoscópica da orelha. Inclusive, o sucesso do uso do endoscópio como auxiliar na remoção do colesteatoma sob microscopia está bem documentado na literatura.

A cirurgia endoscópica tem certas desvantagens, como a perda da percepção de profundidade e da visão estereoscópica, o trabalho com apenas uma mão, a necessidade de um campo cirúrgico sem sangramento e o embaçamento da ponta do endoscópio (Tabela 29.2).[5,7]

A abordagem com apenas uma mão pode se tornar um obstáculo em algumas circunstâncias de hemorragia extensa. O sangue pode obscurecer a imagem e, portanto, continuar o procedimento é problemático e desafiador. No entanto, com a prática, essa restrição pode ser reduzida. Inclusive, a adaptação à cirurgia endoscópica com uma só mão pode ser fácil para cirurgiões otológicos experientes.

Os endoscópios têm uma imagem de alta resolução da anatomia da orelha média, mas ela é projetada em 2D. O movimento da câmera por meio do efeito parallax auxilia na noção de profundidade. Geralmente, as estruturas são gentilmente palpadas com a ponta dos instrumentos para determinar a profundidade antes de iniciar a dissecção. Novas tecnologias, como óticas 3D de menor diâmetro e câmeras 3D mais leves, bem como telas 3D que não exijam óculos especiais, podem ser necessários para suplantar as dificuldades.[5,7]

Como cuidados especiais, estão atentar para o calor na ponta do endoscópio e os movimentos acidentais, que podem afetar as estruturas das orelhas externa e média. Lee et al.,[9] em 2014, estudaram os efeitos térmicos da endoscopia em modelo de osso temporal e sua implicação da cirurgia otológica endoscópica. As temperaturas podem chegar até a 46ºC e ocorrem até 8 mm de distância da ponta do endoscópio. Foi observado que durante os procedimentos a temperatura baixava significativamente com o uso da aspiração, e que as lâmpadas de xênon apresentavam picos de aumento de temperatura mais intensas que as de lâmpadas de LED (*light-emitting diode*, ou diodo emissor de luz).[5,7]

Portanto, recomenda-se manter a intensidade da fonte de luz a 50% da sua potência, retirar frequentemente o endoscópio da cavidade ou realizar sucção do ar do meato acústico externo para reduzir a temperatura na orelha média.[5,7]

Tabela 29.2 Principais desvantagens descritas da cirurgia endoscópica de orelha.

Principais desvantages
Técnica utiliza apenas uma mão
Lesão térmica
Curva de aprendizagem longa
Falta de percepção de profundidade

A curva de aprendizagem pode ser potencialmente longa dependendo da experiência com técnicas endoscópicas e com cirurgias otológicas. Por exemplo, em um trabalho que estudou a curva de aprendizagem em estapedotomias endoscópicas, observou que havia uma redução significativa do tempo cirúrgico após os primeiros 10 casos (52,4 *versus* 37,5 min).[9]

TIMPANOTOMIA PARA TUBOS DE VENTILAÇÃO

O paciente é posicionado com a orelha a ser operada para cima e a cabeça rodada a 30º para o lado contralateral; procede-se a limpeza do meato acústico externo com remoção de cerume e restos epiteliais. A seguir, faz-se a miringotomia e a aspiração da secreção da cavidade timpânica. Posteriormente, executa-se a inserção do tubo de ventilação (Figura 29.6).

MIRINGOPLASTIA E TIMPANOPLASTIAS

As miringoplastia e as timpanoplastias têm como objetivo a reconstituição do sistema timpânico e ossicular tanto anatômico como funcional, controlando os processos infecciosos e melhorando a audição. A cirurgia por via endoscópica é realizada de forma semelhante ao método usado por via microscópica, com uso de espéculos auriculares e sem incisões retro ou intra-auriculares. As vantagens do método endoscópico são: visão completa da membrana timpânica, visão mais fácil do rebordo anterior da perfuração e do anel timpânico anterior, raramente necessita de canaloplastias, mesmo em meatos estreitos e tortuosos. As desvantagens são a longa curva de aprendizagem, realização de procedimentos com uma única mão e dificuldade de realização de técnicas *overlay*.[5,7,10-12]

Em estudo de 2016, avaliou-se a curva de aprendizagem da timpanoplastia endoscópica em cirurgiões experientes e concluiu-se que o procedimento é minimamente invasivo e que para um bom desempenho são necessárias mais de 60 cirurgias. Nas diversas séries de casos, os resultados anatômicos e funcionais entre técnicas endoscópicas e microscópicas são semelhantes. Tradicionalmente, usam-se alguns tipos de enxertos: a fáscia temporal, a cartilagem do tragus ou da concha auricular e o pericôndrio. Geralmente, são usados enxertos de tecido mais maleável em procedimentos *underlay* ou *overlay* e enxertos mais rígidos em procedimentos *inlay*. Os retalhos de pedículo anterior ou superior podem ser usados. Geralmente, fragmentos de esponja de gelatina absorvível são colocados para a sustentação do enxerto

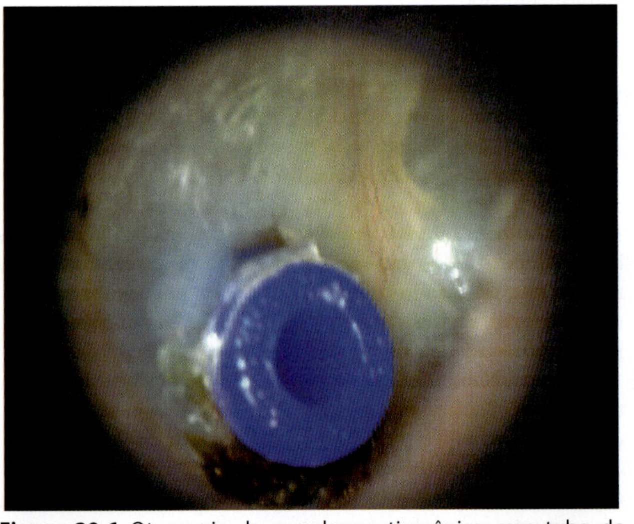

Figura 29.6 Otoscopia de membrana timpânica com tubo de ventilação.

medialmente e o tamponamento do meato acústico externo com o mesmo material para fixação dos retalhos em posição (Figura 29.7; Vídeos 29.1 e 29.2).[5,7,8,10-12]

MASTOIDECTOMIA PARA O TRATAMENTO DE COLESTEATOMAS

Os colesteatomas são divididos em três tipos: congênito, adquirido primário e adquirido secundário. Todos têm características histológicas semelhantes com matriz de epitélio queratinizado associado a descamação epitelial e tecido inflamatório.

O colesteatoma congênito deriva de restos epiteliais embrionários, e geralmente se apresenta com complicações como surdez, tontura e paralisia facial. Na otoscopia, por vezes, identifica-se uma membrana timpânica íntegra com imagem perolácea retrotimpânica. Uma avaliação por imagens com tomografia computadorizada e ressonância magnética pode topografar bem a lesão e identificar sua extensão. Em muitos casos, é possível a remoção da lesão por via cirurgia otológica endoscópica transmeatal (*transcanal endoscopic ear surgery* [TEES]). O uso das fibras ópticas de 0 e 30° facilitam a identificação da lesão e sua extensão nos recessos escondidos. Em alguns pacientes com extensões da lesão colesteatomatosa para o antro, pode ser necessária a cirurgia combinada com endoscopia na orelha média e ático e microscopia na mastoide.[13-15]

O uso da TEES nos colesteatomas primários, principalmente em casos iniciais, tem ajudado (e muito) a realização de procedimentos menos invasivos, sem incisões externas e com tempo de recuperação e cicatrização menores. Os colesteatomas primários mais frequentemente são aticais e se originam de retração da porção flácida da membrana timpânica. Alguns casos têm origem na parte tensa da membrana timpânica, gerando aderências na orelha média na porção mesotimpânica. Em casos avançados no Brasil, o número de casos adquiridos secundários é muito frequente e deriva de perfurações amplas e marginais da membrana timpânica, com consequente migração epitelial (Figura 29.8).[13-15]

Os procedimentos de TEES têm indicação exclusiva em colesteatomas primários ou secundários adquiridos que estejam na cavidade timpânica e sem envolvimento do antro mastóideo, colesteatomas aticais também sem envolvimento da mastoide, bolsas de retração aticais, retrações importantes da parte tensa da membrana timpânica e colesteatomas congênitos, que também não tenham extensão para o antro mastóideo ou células da mastoide. As contraindicações são colesteatoma mastóideo, fístula dos canais semicirculares, deiscência ou fístula liquórica ou meatos acústicos muito estreitos. Os limites de segurança para o acesso exclusivo do endoscópico são as lesões exclusivas de orelha média sem extensão para o antro e mastoide; entretanto, pode-se realizar o procedimento com broqueamento ou curetagem das porções posterior e superior do meato acústico em mastoides extremamente pequenas e pouco pneumatizadas, com acessos subcorticais. Nos demais casos, pode-se recorrer ao acesso combinado endoscópico e microscópico, para o qual se dá preferências na manipulação da orelha média com o endoscópio e na mastoide com o microscópio. Os procedimentos combinados têm como vantagens um melhor controle da doença na orelha média e melhor possibilidade de cavidades fechadas. Em todos os casos, quando são feitos acessos aticais, é importante a reconstrução da região com fragmentos ósseos ou de cartilagem, impedindo uma nova retração e recorrência da doença (Figura 29.9; Vídeo 29.3).[11-13-15]

ESTAPEDECTOMIAS

Os primeiros relatos de estapedectomias ou estapedotomias por via endoscópica são do início dos anos 2000. Relatos de casos de vários países, e também do Brasil, mostraram ótimos resultados.

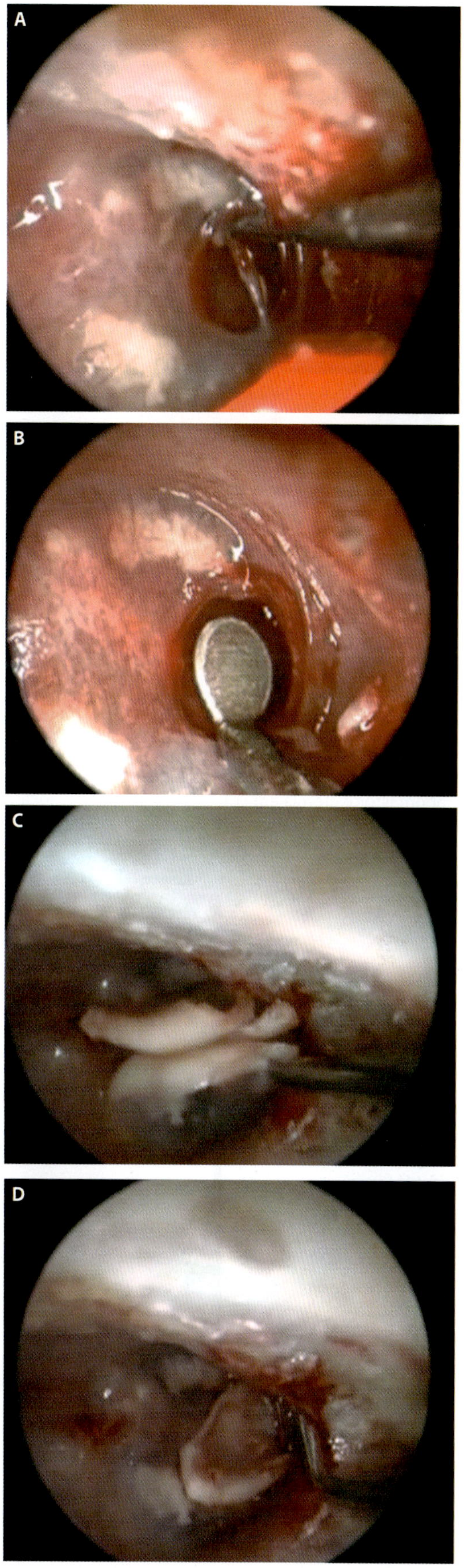

Figura 29.7 A. Timpanoplastia com cartilagem tragal: remoção do anel fibroso da perfuração; **B.** Timpanoplastia com cartilagem tragal: medida da perfuração da membrana timpânica; **C.** Timpanoplastia com cartilagem tragal: enxerto em asa de borboleta; **D.** Timpanoplastia com cartilagem tragal: enxerto posicionado.

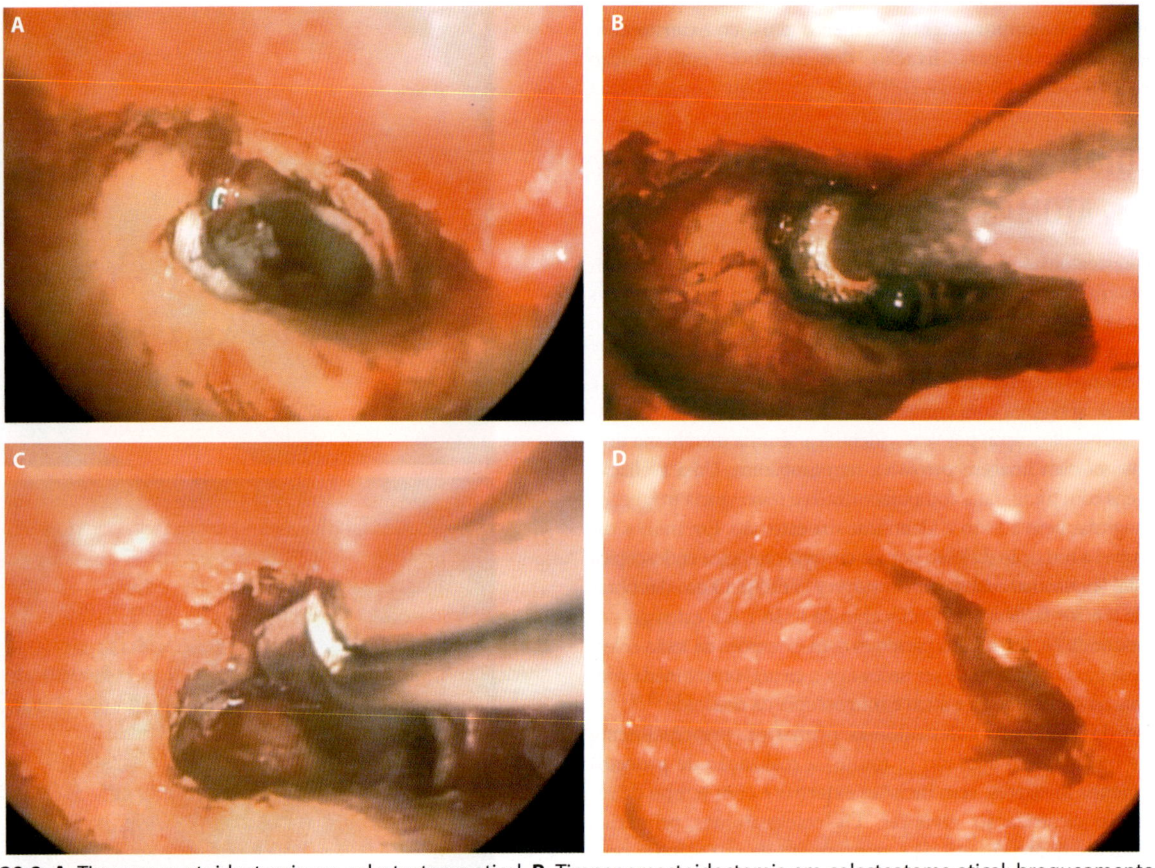

Figura 29.8 **A.** Timpanomastoidectomia em colesteatoma atical; **B.** Timpanomastoidectomia em colesteatoma atical: broqueamento atical; **C.** Timpanomastoidectomia em colesteatoma atical: remoção da cabeça do martelo com maleotomo; **D.** Timpanomastoidectomia em colesteatoma atical: enxerto de fáscia temporal.

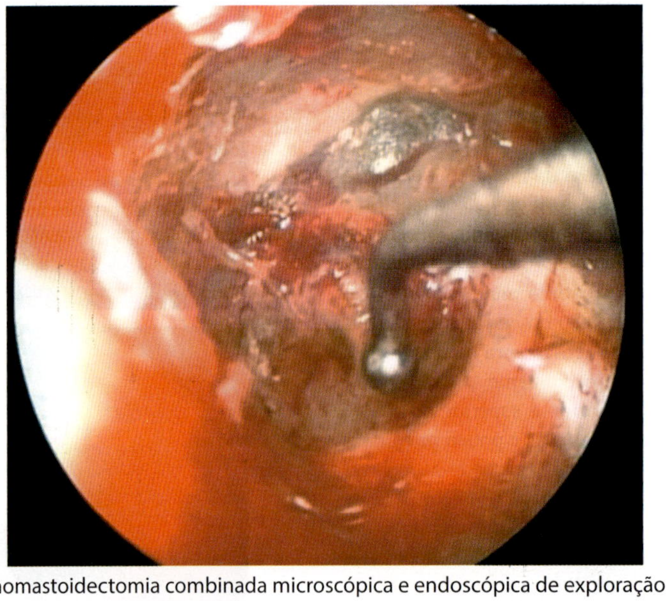

Figura 29.9 Timpanomastoidectomia combinada microscópica e endoscópica de exploração do seio timpânico.

As vantagens desse procedimento são a pouca ou nenhuma manipulação do nervo corda do tímpano, manutenção da parede posterossuperior do meato acústico externo intacta, para evitar retrações, e visualização detalhada do nicho da janela oval e estruturas adjacentes. O endoscópio pode ser muito útil em casos de nervo facial deiscente, em casos de malformação do estribo ou em casos revisionais. As desvantagens do procedimento endoscópico são a perda da visão estereoscópica e a impossibilidade do trabalho bimanual, além de uma curva de aprendizagem mais longa. Como indicações estão as mesmas da cirurgia por microscopia em pacientes com perda auditiva uni ou bilateral com *gap* aéreo ósseo maior que 30 dB, boa reserva coclear e boa discriminação vocal. As contraindicações são as mesmas para a microscopia: condições ruins de saúde do paciente, orelha única (relativa), reserva coclear ruim e má discriminação vocal. Apesar de não ser uma contraindicação, são necessários cuidados especiais nos pacientes com meatos acústicos externos muito estreitos e em casos de platinas muito espessas ou obliterantes, para as quais indica-se o uso de brocas para o seu adelgaçamento.[16,17]

A realização da cirurgia pode ser feita de diversas maneiras, mas algumas diferenças são notadas entre diversos cirurgiões, como a secção ou não do tendão do estapédio, a remoção da supraestrutura do estribo antes de realizar a perfuração da platina, colocação da prótese e a técnica reversa, quando se perfura a platina e coloca-se a prótese para posteriormente remover a supraestrutura do estribo, e, por fim, o tipo de prótese usada e o tipo de fechamento ou selamento da perfuração da platina.

Costumamos fazer a técnica reversa de Fisch pela maior estabilidade da cadeia ossicular e maior facilidade de boa fixação da prótese pistão de teflon, com fechamento espontâneo. Em quase todos os casos, usa-se a prótese de 4,5 e 0,6 mm de diâmetro (Figura 29.10; Vídeo 29.4). Os cuidados pós-operatórios são os mesmos utilizados em técnicas microscópicas.

USO DO ENDOSCÓPIO NA CIRURGIA DA BASE LATERAL DO CRÂNIO

De maneira simplificada, o endoscópio vem sendo utilizado em duas situações principais:[5,7,18]

- Acessos endoscópicos exclusivos
- Acessos endoscópicos combinados. Basicamente, o endoscópio é utilizado como ferramenta complementar ao microscópio para realização mais adequada de um determinado passo cirúrgico.

Acessos endoscópicos exclusivos

Dentre as abordagens endoscópicas exclusivas, destaca-se o acesso transcanal transpromontorial (TTP) ao meato acústico interno, que utiliza o meato acústico externo como um corredor cirúrgico natural. Essa via é uma abordagem relativamente recente, minimamente invasiva para o tratamento de tumores limitados à orelha interna, meato acústico interno e com mínima extensão ao ângulo ponto cerebelar (Vídeo 29.5).

São descritos na literatura dois acessos complementares:

- Acesso endoscópico transcanal transpromontorial: procedimento totalmente endoscópico indicado para a remoção de pequenas lesões localizadas na orelha interna e no meato acústico interno
- Acesso transcanal transpromontorial estendido: recomendado para o tratamento cirúrgico de lesões maiores, envolvendo o meato acústico interno e o ângulo ponto cerebelar.[18]

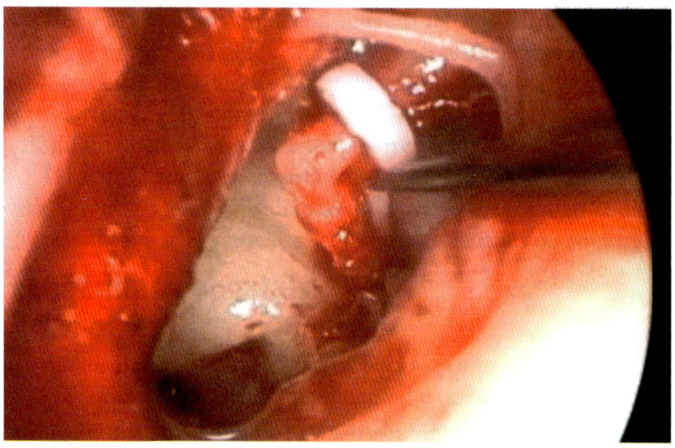

Figura 29.10 Estapedotomia endoscópica com prótese pistão de teflon.

Para a execução desse tipo de cirurgia, o cirurgião deve ter conhecimento dos pontos de estreitamento anatômico e modos de reduzir as dificuldades:

- Meato acústico externo: o alargamento do campo cirúrgico pode ser feito com canaloplastias
- Orelha média: lateral ao meato acústico interno; o acesso é limitado por uma área delimitada pelos segmentos timpânico e mastóideo do nervo facial, nervo petroso superficial maior, dura-máter da fossa média, artéria carótida interna e bulbo da jugular
- Meato acústico interno: área mais medial do acesso; em geral, é mais estreita que nos acessos tradicionais. Esse tipo de acesso expõe melhor a face inferior do meato acústico interno, ao contrário dos acessos mais posteriores.

A abordagem endoscópica transcanal suprageniculada é uma cirurgia minimamente invasiva que reduz a manipulação cerebral e da dura-máter. As principais indicações para essa abordagem são os tumores que envolvem o ápice petroso supralabiríntico, colesteatomas limitados à fossa suprageniculada ou colesteatomas aticais com envolvimento da área do gânglio suprageniculado.[2,4,16]

O acesso transcanal infracoclear é indicado para a remoção de lesões localizadas no ápice petroso abaixo do meato acústico interno, com extensão limitada.[18]

Acessos endoscópicos combinados

Nas cirurgias com uso de microscópio através da fossa média, fossa posterior ou petrosectomia anterior, o endoscópio pode ser usado após o procedimento inicial com microscópico para contornar as estruturas anatômicas, remover lesões remanescentes e minimizar a manipulação de estruturas neurovasculares. São vias comumente usadas:

- Via retrossigmóidea (fossa posterior) assistida por endoscopia (principais indicações): remoção de tumores da fossa craniana posterior ou ângulo ponto cerebelar (schwannoma vestibular, meningeoma, cisto epidermoide e conflitos neurovasculares sintomáticos, como zumbido pulsátil, espasmos faciais ou tonturas incapacitantes)
- Acessos à fossa craniana média assistidas por endoscopia; as principais indicações são: tratamento de colesteatoma supralabiríntico, granuloma de colesterol, schwannoma vestibular, correção da deiscência canal semicircular superior.[5,7,18]

PRINCIPAIS INDICAÇÕES DA CIRURGIA ENDOSCÓPICA

1. Orelha externa: canaloplastias, reparo de exostose, colesteatoma de conduto, derribamento e biopsia.
2. Orelha média: miringotomia, miringoplastia, timpanoplastia com enxertos medial e lateral, retração de membrana timpânica, colesteatoma adquirido, colesteatoma congênito, tumores da orelha média (p. ex., glomus timpânico), ossiculoplastia, cirurgia do estapédio.
3. Orelha interna e base do crânio: schwannoma intracoclear, pequenas neoplasias sintomáticas do nervo facial no fundo do meato acústico interno, cisto de ápice petroso, reparo de fístulas perilinfáticas (congênitas ou traumáticas).
4. Fossa craniana média: reparo de canal semicircular superior deiscente.
5. Fossa craniana posterior e ângulo ponto cerebelar: estabelecer a existência de schwannoma no fundo do meato acústico interno, localização e obliteração de células expostas durante a descompressão do meato acústico interno para reduzir o risco de fístula.
6. O endoscópio pode ser utilizado também no reparo da deiscência do canal semicircular superior (CSCS). Alguns defeitos

- Prematuridade
- Permanência em unidade de terapia intensiva por mais de 5 dias
- Hipóxia ou anóxia neonatal
- Hiperbilirrubinemia
- Uso de drogas ototóxicas.

Adquiridas

Surdez súbita idiopática

A surdez súbita idiopática é a causa mais frequente de perda auditiva unilateral em adultos, responsável por 54% dos casos.[6] O tratamento precoce dessa condição conhecida como uma urgência otorrinolaringológica pode minimizar as sequelas, evitando a surdez unilateral nesses casos.

Otite média crônica

A otite média crônica é a segunda causa mais comum da surdez unilateral e pode levar à perda auditiva tanto pelo quadro infeccioso (labirintite serosa ou purulenta) como pela erosão de estruturas da orelha interna causada por colesteatoma.

Infecciosas

Os quadros infeciosos podem causar perda auditiva unilateral por infecção neural ou de estrutura da orelha interna. Entre as mais frequentes relacionadas com a perda auditiva unilateral estão:

- Caxumba: nos países onde a vacinação é ampla, os casos de perda auditiva por caxumba são raros; entretanto, em países como o Japão, onde a vacina não é obrigatória, esses casos correspondem a 26,2% do total das perdas unilaterais[6]
- Meningite: é mais comum em crianças e em meningite bacteriana causada por *S. Pneumoniae*. Pode levar à labirintite ossificante e, portanto, os casos de surdez relacionados com meningite devem ser tratados, quando indicado o implante coclear, com brevidade.[12]

Tumores

Os tumores, em especial do ângulo pontocerebelar podem levar à perda auditiva unilateral por invasão neural, compressão vascular ou compressão neural. Um dos diagnósticos diferenciais mais importantes em adultos com perda unilateral é o schwannoma vestibular (Figura 30.2), responsável por aproximadamente 5% dos casos de surdez unilateral;[6] entretanto, outros tumores, como meningeomas e metástases, também podem cursar com perda auditiva unilateral.

Nos casos desses tumores, também é importante enfatizar a possibilidade de perda auditiva em consequência do procedimento cirúrgico para retirada do tumor.

Trauma

Os traumas podem levar à perda unilateral pelo extravasamento de perilinfa nos casos de fístula, lesão de células ciliadas ou ainda por fratura de estruturas da orelha interna ou lesão neural:

- Fístula perilinfática
- Barotrauma
- Trauma acústico
- Trauma cranioencefálico (TCE).

Doença de Ménière

A hidropsia, característica da doença de Ménière, em geral leva à perda auditiva uni ou bilateral de piora progressiva, em crises acompanhadas de tontura e zumbido. Entretanto, não é incomum a apresentação inicial com perda auditiva súbita, por vezes irreversível, devendo ser lembrada com diagnóstico diferencial da surdez unilateral.

Ototoxicidade

Algumas drogas podem levar à perda auditiva, que pode ser permanente ou reversível, e em alguns casos pode ter predisposição genética, como já demonstrado com aminoglicosídeos.[13] No caso dos salicilatos e macrolídeos, a perda auditiva pode ser reversível, devendo ser feito o acompanhamento dos pacientes em uso dessas medicações.[14] Drogas que levam à perda auditiva:

- Aminoglicosídeos
- Quimioterapia
- Radioterapia
- Diuréticos de alça
- Salicilatos
- Macrolídeos.

ALTERAÇÕES DECORRENTES DA SURDEZ UNILATERAL

Na surdez unilateral, quando há perda auditiva em apenas uma orelha, podem ocorrer algumas alterações nas condições fisiológicas da audição, incluindo o efeito *squelch*, a soma binaural e o efeito sombra. A seguir, cada um desses fenômenos é abordado.

Efeito *squelch*

O efeito *squelch* refere-se à capacidade do sistema auditivo em detectar e compreender sinais sonoros fracos em ambientes ruidosos. Em indivíduos com surdez unilateral, pode ocorrer uma redução na capacidade de *squelch*, pois a informação auditiva de apenas

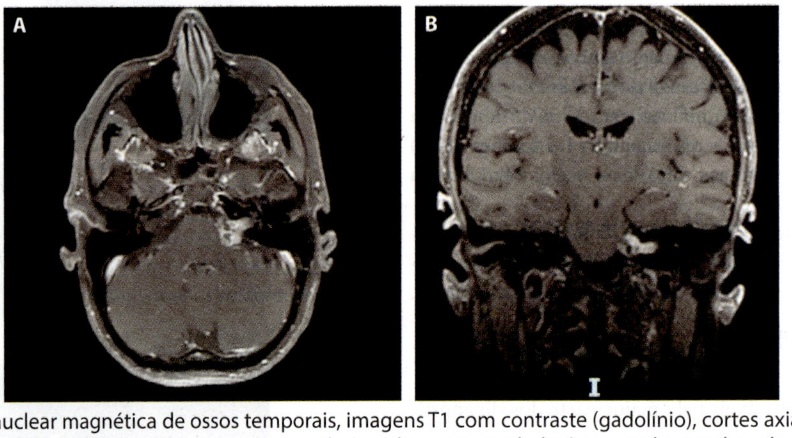

Figura 30.2 Ressonância nuclear magnética de ossos temporais, imagens T1 com contraste (gadolínio), cortes axial (**A**) e coronal (**B**) evidenciam lesão expansiva no conduto auditivo interno e na cisterna do ângulo ponto cerebelar à esquerda, envolvendo os nervos vestibulococlear e facial. Apresentam ainda sinal heterogêneo e com realce predominantemente sólido como um todo, notadamente no componente intracanalicular, e o componente cisternal ainda contém áreas liquefeitas ou de degeneração cística. O aspecto da lesão sugere o diagnóstico de schwannoma vestibular à esquerda.

uma orelha é utilizada para discriminar entre o sinal desejado e o ruído de fundo. A capacidade de separar o sinal desejado do ruído pode ser comprometida, especialmente em situações auditivamente desafiadoras.

Soma binaural

A soma binaural refere-se à capacidade do sistema auditivo em combinar informações sonoras provenientes de ambas as orelhas para criar uma percepção mais forte e precisa do som. Em indivíduos com surdez unilateral, a soma binaural pode ser afetada, resultando em uma redução na intensidade percebida dos sons. Isso ocorre porque apenas uma orelha está contribuindo ativamente para a percepção auditiva.

Efeito sombra

O efeito sombra, ou *head shadow effect*, é um fenômeno relacionado com a capacidade do corpo humano em criar uma "sombra" acústica que atenua sons do lado oposto à orelha em que a fonte sonora está localizada. Em indivíduos com surdez unilateral, a orelha afetada cria uma sombra acústica que pode prejudicar a percepção de sons provenientes do lado deficitário. Isso pode ser particularmente notável em situações em que a fonte sonora está localizada no lado da orelha surda.

Em resumo, a surdez unilateral pode influenciar a capacidade do sistema auditivo em lidar com sinais sonoros em ambientes desafiadores. O efeito *squelch* pode resultar em dificuldade para discernir o sinal desejado do ruído de fundo, a soma binaural pode ser reduzida devido à contribuição de apenas uma orelha, e o efeito sombra pode afetar a percepção de sons provenientes do lado da orelha surda. Estratégias de adaptação e intervenções, como o uso de aparelhos auditivos ou dispositivos de condução óssea, podem ser consideradas para mitigar esses desafios auditivos associados a surdez unilateral.

A surdez unilateral pode ter várias alterações e impactos na vida cotidiana das pessoas. A seguir, estão algumas das possíveis alterações decorrentes da surdez unilateral.

Dificuldade na localização do som

A audição binaural (usar ambas as orelhas) é essencial para determinar a direção de onde um som está vindo. Com a perda de audição em uma orelha, a capacidade de localizar sons no espaço pode ser comprometida.

Problemas de compreensão em ambientes ruidosos

Em ambientes barulhentos, a capacidade de filtrar e compreender os sons pode ser prejudicada. A perda de audição unilateral torna mais difícil distinguir entre diferentes fontes de som.

Impacto nas interações sociais

A surdez unilateral pode afetar as interações sociais, pois a pessoa pode ter dificuldade em participar de conversas em grupo, especialmente se o ruído ambiente for alto.

Problemas de segurança

A capacidade de ouvir alertas sonoros, como buzinas de carros ou alarmes, pode ser reduzida, afetando a segurança em ambientes urbanos.

Fadiga auditiva

Pessoas com surdez unilateral muitas vezes precisam se esforçar mais para ouvir e entender as conversas. Isso pode levar à fadiga auditiva, especialmente em situações desafiadoras de audição.

Impacto no desempenho acadêmico e profissional

Em ambientes de aprendizado ou de trabalho, a surdez unilateral pode impactar o desempenho, especialmente se a comunicação oral for predominante.

Questões psicológicas

A perda de audição pode ter impacto psicológico, incluindo sentimentos de isolamento, ansiedade social e baixa autoestima. O suporte emocional pode ser necessário.

Adaptações e estratégias de comunicação

Algumas pessoas com surdez unilateral desenvolvem estratégias de comunicação, como posicionar-se de modo a favorecer a audição na orelha funcional, ou pedir para que as pessoas se posicionem do lado "bom".

Tratamentos e intervenções

Dependendo da causa da surdez unilateral, intervenções como aparelhos auditivos ou dispositivos de condução óssea podem ser considerados para melhorar a capacidade auditiva.

Consulta profissional

É fundamental procurar a orientação de profissionais de saúde auditiva para avaliação, aconselhamento e sugestões sobre como lidar com os desafios específicos associados a surdez unilateral.

Cada pessoa é única, e os efeitos da surdez unilateral podem variar. A abordagem para lidar com esses desafios dependerá da causa da perda auditiva, das preferências individuais e do suporte disponível.

REABILITAÇÃO AUDITIVA NA SURDEZ UNILATERAL

Intervenções não cirúrgicas

Adaptações dos espaços e sala de aula

Em ambiente de sala de aula, o indivíduo com perda auditiva unilateral deve ter preferência para ocupar posições mais próximas ao professor. Recomendação concomitante que deve ser feita é a de que o professor evite ficar se deslocando excessivamente na sala de aula. Os ambientes devem, preferencialmente, ter tratamento acústico e antirruído. Essas recomendações devem vir acompanhadas de outras intervenções e tratamentos, sempre levando em consideração as particularidades e necessidades de cada indivíduo.

Aparelhos de amplificação sonora individual

É comum que o indivíduo que apresenta perda auditiva unilateral tenha algum nível auditivo útil no lado acometido. Nesses casos, é indicado o teste de adaptação com aparelhos de amplificação sonora individual (AASI). Uma vez que um aparelho tenha sido adequadamente indicado, a satisfação com a reabilitação se mostra adequada, em condições da vida social e também acadêmica, tanto entre adultos como em crianças.[15,16] Resultados mais objetivos também podem ser observados com a reabilitação auditiva, tanto de melhora do desempenho auditivo em condições de ruído como de localização da fonte sonora.[17,18]

Além disso, em algumas situações específicas, como em sala de aula, a performance pode ser melhorada com o uso de alguns dispositivos acessórios, como o sistema FM, no qual o professor usa um microfone específico, que transmite o sinal da fala diretamente para o AASI do ouvinte. Esse equipamento aumenta a proximidade com a fonte sonora, além de minimizar os efeitos competitivos dos sons e ruídos ambientais. Assim, traz benefícios ao reconhecimento da fala tanto em condições de silêncio como de ruído.[19]

Sistema CROS

O termo CROS (acrônimo de *contralateral routing of sound*) é um sistema de aparelhos em que há a captação do som que chega pelo lado com perda auditiva, seguida de transmissão para o lado com audição normal, onde o sinal sonoro será transmitido para o meato acústico externo, atrás do ar. A transmissão de um aparelho para o outro é feita através de um fio ou sem fio (*wireless*). O BiCROS (acrônimo de *bilateral contralateral routing of signals*) é aquele indicado para indivíduos que requeiram também amplificação do lado com melhor audição e, portanto, não é objeto deste Capítulo.

Uma das queixas principais dos indivíduos com surdez unilateral é a dificuldade com os sons que chegam pelo lado com a perda auditiva. Essa dificuldade se torna maior em ambientes ruidosos, o que dificulta principalmente a compreensão dos sons da fala. Assim, um dos principais objetivos dos sistemas CROS seria minimizar o efeito sombra da cabeça, além de melhorar o reconhecimento da fala.[20] Porém, o CROS demonstra resultados limitados na melhora na localização da fonte sonora, e também na melhora na percepção da fala em ruído; no entanto, demonstra uma melhora subjetiva na comunicação.[21] Alguns estudos parecem demonstrar melhora da percepção da fala em ruído em algumas situações específicas, como quando o som da fala chega no lado com pior audição.[22,23] Além disso, é uma opção mais barata e não invasiva, o que o torna uma boa opção, principalmente em uma primeira avaliação do paciente com surdez unilateral.

Intervenções cirúrgicas

Próteses auditivas ancoradas no osso

A primeira indicação para as próteses auditivas ancoradas no osso (PAAO) foi para perdas condutivas ou mistas, principalmente nos casos de atresias e malformações. Progressivamente, essas próteses passaram a ser indicadas também para situações de surdez neurossensorial unilateral. Nesse caso, o seu princípio de funcionamento é: o aparelho é implantado do lado da orelha com perda profunda, onde capta as ondas sonoras e as transmite, por vibração, para o crânio. Essa vibração óssea é transmitida também para o lado contralateral, onde é percebida, então, pela cóclea com reserva auditiva.

Os dois tipos principais de PAAO são os percutâneos e os transcutâneos. Os percutâneos têm um componente metálico que transfixa a pele, enquanto os transcutâneos transmitem o sinal através da pele íntegra. Há vantagens e desvantagens em cada um dos tipos. Os implantes percutâneos têm uma transmissão eficaz do sinal sonoro, mas eventualmente apresentam problemas relacionados com a pele ao redor do implante, como dificuldades de cicatrização ou crescimento de pele sobre o pilar ou *abutment*, além de infecções secundárias e limitações estéticas. Já os modelos transcutâneos têm menos rejeição estética, por não terem nenhum componente que transfixa a pele, apesar de possuírem um processador externo, que é aderido à pele, porém removível. Esses modelos têm alguma perda de energia de vibração, além de eventualmente haver queixa de pressão sobre a pele, já que eles funcionam através de uma pele íntegra. Uma modalidade mais recente de implantes transcutâneos são as próteses ativas, que possuem um processador externo e um transdutor implantado, abaixo da pele, que estimula o osso diretamente por vibração (Figura 30.3).[24]

Uma vantagem desses sistemas é que eles podem ser testados previamente, antes do procedimento cirúrgico. O próprio equipamento a ser implantado ou outro semelhante pode ser acoplado a uma faixa elástica colocada na cabeça do paciente. Essa faixa, ou *softband*, bem ajustada ao crânio, é capaz de simular, com boa acurácia, qual será a sensação e o desempenho que o indivíduo terá com o equipamento implantado.[25] O *softband* também pode ser útil para uso temporário em crianças que ainda não possam ser submetidas ao procedimento definitivo, geralmente por baixa espessura da calota craniana.

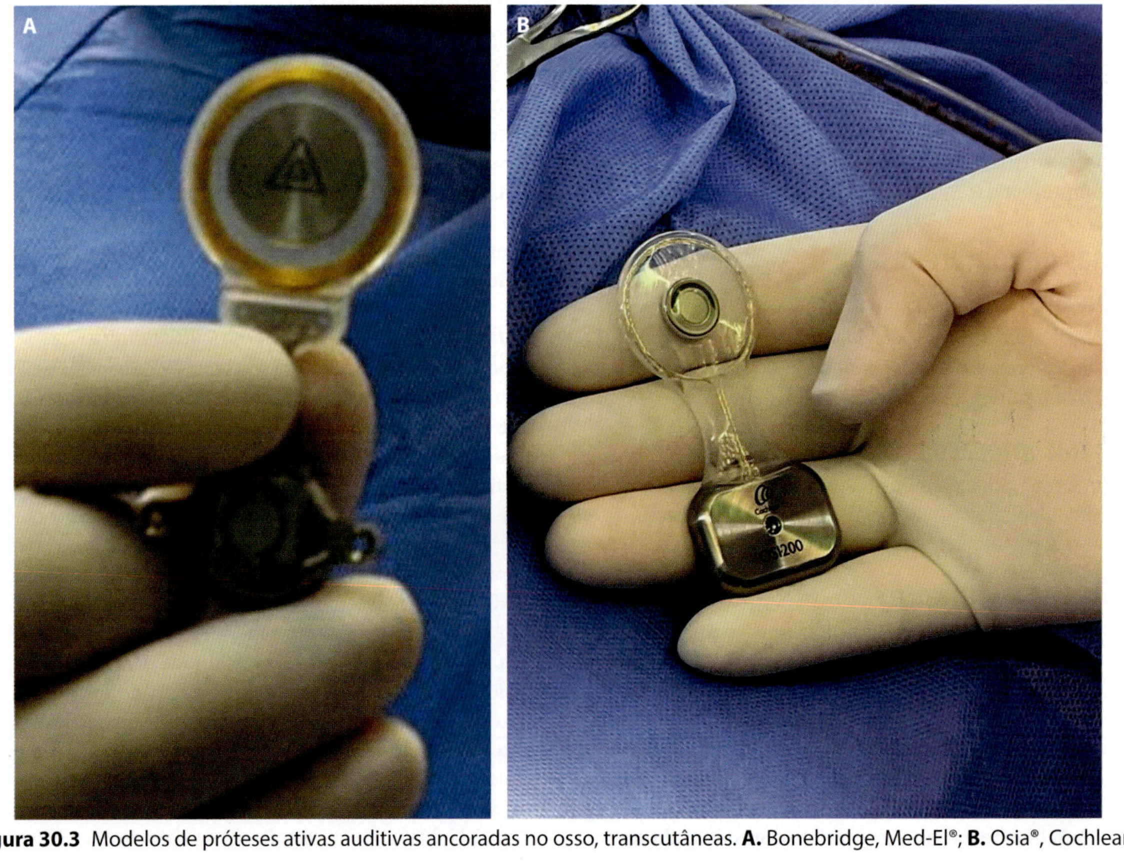

Figura 30.3 Modelos de próteses ativas auditivas ancoradas no osso, transcutâneas. **A.** Bonebridge, Med-El®; **B.** Osia®, Cochlear®.

Sobre a sua performance auditiva em pacientes com surdez unilateral, uma revisão sistemática comparou o uso de PAAO com o CROS, em pacientes adultos. Não foi observado nenhum benefício com ambos os métodos, no que diz respeito à localização da fonte sonora e nem na percepção da fala em condições de ruído. Porém, os pacientes relataram um benefício subjetivo na comunicação com ambos os sistemas.[21]

Outra revisão sistemática, avaliando a eficácia de uma prótese auditiva ancorada no osso no tratamento da surdez unilateral, concluiu que esse método não traz benefício na localização da fonte sonora, mas há benefícios no reconhecimento da fala em circunstâncias de ruído. Além disso, há também melhora na qualidade de vida, pelo alívio da deficiência auditiva.[26]

Implante coclear

O implante coclear (IC) passou a ser uma tecnologia formalmente indicada pela Food and Drug Administration (FDA), nos EUA, como forma de tratamento da surdez unilateral em 2019. Anteriormente, ele só era considerado, de forma geral, como uma opção de tratamento em casos de pacientes com perda neurossensorial de grau severo a profundo, bilateralmente.

O IC é a única opção terapêutica capaz de restaurar a binauralidade do indivíduo com surdez unilateral. Por esse motivo, normalmente não se recomenda o teste prévio com alguma tecnologia CROS antes da indicação do IC, porque elas não são capazes de promover a binauralidade, além de poder retardar o processo de reabilitação.

O IC demonstra resultados favoráveis na percepção da fala em ruído, bem como melhora da localização da fonte sonora.[27,28] Em relação à localização da fonte sonora, aliás, ele parece ser a única opção terapêutica capaz de trazer melhora significativa nessa funcionalidade. O IC também tem efeito sobre a percepção espacial da audição, que melhora subjetivamente após 12 meses.[21,29]

Outra vantagem muitas vezes observada com o IC é sobre o controle do zumbido, nos pacientes portadores dessa queixa, quando associada a surdez unilateral. Os mecanismos pelos quais esse efeito ocorre não são ainda claros; no entanto, esse benefício mostra-se bastante consistente na literatura.[30] As avaliações sobre o impacto do procedimento na qualidade de vida também se mostram bastante favoráveis, principalmente quando se leva em consideração o seu efeito sobre o zumbido.[30]

Por dificuldades metodológicas, há poucas pesquisas comparando o CROS, as PAAOs e o IC no mesmo grupo de pacientes. No entanto, uma pesquisa conseguiu avaliar os mesmos indivíduos submetidos aos métodos descritos anteriormente, sucessivamente. Foi demonstrado que o IC se mostrou superior no que diz respeito à localização da fonte sonora e também ao reconhecimento da fala em ruído, quando a fala foi apresentada à orelha pior.[27]

O campo da reabilitação auditiva, e principalmente aquele relacionado com a surdez unilateral, é extremamente dinâmico, com as tecnologias e suas indicações variando muito rapidamente, o que impõe aos profissionais envolvidos nesses processos se manterem sempre atentos à sua constante evolução.

REFERÊNCIAS BIBLIOGRÁFICAS

1. Häußler SM, Köpke V, Knopke S, Gräbel S, Olze H. Multifactorial positive influence of cochlear implantation on patients with single-sided deafness. Laryngoscope [Internet]. 2020 [Acesso em: 2024 Jul];130(2):500-6.
2. Kitoh R, Moteki H, Nishio S, Shinden S, Kanzaki S, Iwasaki S et al. The effects of cochlear implantation in Japanese single-sided deafness patients: Five case reports. Acta Otolaryngol [Internet]. 2016 [Acesso em: 2024 Jul];136(5):460-4.
3. Zeitler DM, Sladen DP, DeJong MD, Torres JH, Dorman MF, Carlson ML. Cochlear implantation for single-sided deafness in children and adolescents. Int J Pediatr Otorhinolaryngol [Internet]. 2019 Mar [Acesso em: 2024 Jul];118:128-133.
4. Dornhoffer JR, Dornhoffer JL. Pediatric unilateral sensorineural hearing loss: implications and management. Curr Opin Otolaryngol Head Neck Surg [Internet]. 2016 Dec [Acesso em: 2024 Jul];24(6):522-8.
5. van Beeck Calkoen EA, Engel MSD, van de Kamp JM, Yntema HG, Goverts ST, Mulder MF et al. The etiological evaluation of sensorineural hearing loss in children. Eur J Pediatr [Internet]. 2019 Aug [Acesso em: 2024 Jul];178(8):1195-205.
6. Usami SI, Kitoh R, Moteki H, Nishio SY, Kitano T, Kobayashi M et al. Etiology of single-sided deafness and asymmetrical hearing loss. Acta Otolaryngol [Internet]. 2017 [Acesso em: 2024 Jul];137(sup565):S2-s7.
7. Dewyer NA, Smith S, Herrmann B, Reinshagen KL, Lee DJ. Pediatric single-sided deafness: A review of prevalence, radiologic findings, and cochlear implant candidacy. Ann Otol Rhinol Laryngol [Internet]. 2022 Mar [Acesso em: 2024 Jul];131(3):233-8.
8. Grosse SD, Ross DS, Dollard SC. Congenital cytomegalovirus (CMV) infection as a cause of permanent bilateral hearing loss: A quantitative assessment. J Clin Virol [Internet]. 2008 Feb [Acesso em: 2024 Jul];41(2):57-62.
9. Furutate S, Iwasaki S, Nishio SY, Moteki H, Usami S. Clinical profile of hearing loss in children with congenital cytomegalovirus (CMV) infection: CMV DNA diagnosis using preserved umbilical cord. Acta Otolaryngol [Internet]. 2011 Sep [Acesso em: 2024 Jul];131(9):976-82.
10. James SH, Kimberlin DW. Advances in the prevention and treatment of congenital cytomegalovirus infection. Curr Opin Pediatr [Internet]. 2016 Fev [Acesso em: 2024 Jul];28(1):81-5.
11. Kılıç S, Bouzaher MH, Cohen MS, Lieu JEC, Kenna M, Anne S. Comprehensive medical evaluation of pediatric bilateral sensorineural hearing loss. Laryngoscope Investig Otolaryngol [Internet]. 2021 [Acesso em: 2024 Jul];6(5):1196-207.
12. Douglas SA, Sanli H, Gibson WP. Meningitis resulting in hearing loss and labyrinthitis ossificans – does the causative organism matter? Cochlear implants Int [Internet]. 2008 Jun [Acesso em: 2024 Jul];9(2):90-6.
13. Nguyen T, Jeyakumar A. Genetic susceptibility to aminoglycoside ototoxicity. Int J Pediatr Otorhinolaryngol [Internet]. 2019 May [Acesso em: 2024 Jul];120:15-19.
14. Mick P, Westerberg BD. Sensorineural hearing loss as a probable serious adverse drug reaction associated with low-dose oral azithromycin. J Otolaryngol [Internet]. 2007 Oct [Acesso em: 2024 Jul];36(5):257-63.
15. Lee DH, Noh H. Prediction of the use of conventional hearing aids in Korean adults with unilateral hearing impairment. Int J Audiol [Internet]. 2015 [Acesso em: 2024 Jul];54(9):613-9.
16. Briggs L, Davidson L, Lieu JE. Outcomes of conventional amplification for pediatric unilateral hearing loss. Ann Otol Rhinol Laryngol [Internet]. 2011 Jul [Acesso em: 2024 Jul];120(7):448-54.
17. Johnstone PM, Nábělek AK, Robertson VS. Sound localization acuity in children with unilateral hearing loss who wear a hearing aid in the impaired ear. J Am Acad Audiol [Internet]. 2010 Sep [Acesso em: 2024 Jul];21(8):522-34.
18. Priwin C, Jönsson R, Hultcrantz M, Granström G. BAHA in children and adolescents with unilateral or bilateral conductive hearing loss: a study of outcome. Int J Pediatr Otorhinolaryngol [Internet]. 2007 Jan [Acesso em: 2024 Jul];71(1):135-45.
19. Updike CD. Comparison of FM auditory trainers, CROS aids, and personal amplification in unilaterally hearing impaired children. J Am Acad Audiol [Internet]. 1994 May [Acesso em: 2024 Jul];5(3):204-9.
20. Agterberg MJ, Hol MK, Van Wanrooij MM, Van Opstal AJ, Snik AF. Single-sided deafness and directional hearing: Contribution of spectral cues and high-frequency hearing loss in the hearing ear. Front Neurosci [Internet]. 2014 Jul 4 [Acesso em: 2024 Jul];8:188.
21. Peters JP, Smit AL, Stegeman I, Grolman W. Review: Bone conduction devices and contralateral routing of sound systems in single--sided deafness. Laryngoscope [Internet]. 2015 Jan [Acesso em: 2024 Jul];125(1):218-26.

Tabela 31.1 Capacidade de amplificação máxima das próteses ancoradas no osso temporal para pacientes com perda condutiva/mista, segundo os fabricantes.

	Prótese	Amplificação | Via Óssea*
Não cirúrgica	ADHEAR	≤ 25 dB
	BAHA® SoundArc	≤ 55 dB
	BAHA® Softband	≤ 55 dB
Transcutânea ativa	Bonebridge	≤ 45 dB
	Osia® 2	≤ 55 dB
	Sentio	≤ 45 dB
Transcutânea passiva	BAHA® 6 Max Attract	≤ 55 dB
Percutânea	Ponto 4	≤ 45 dB
	Ponto 5 Mini	≤ 45 dB
	Ponto 5 SuperPower	≤ 65 dB
	BAHA® 6 Max	≤ 55 dB

*Considerando a média entre as frequências 0,5, 1, 2 e 4 kHz.

(2020)[4] avaliaram o ADHEAR com o Softband (BAHA® 5 e Cochlear Bone Anchored Solutions) e descreveram um ganho de PTA4 de 22 dB (13,0-29,9 dB) com o ADHEAR e 23 dB (13,6-32,9 dB). Skarzynski et al. (2019)[5] compararam o ADHEAR até mesmo com o BAHA® Attract e não houve diferença estatisticamente significativa entre os usuários. Kuthubutheen et al. (2020),[6] em um estudo comparando o ADHEAR com o Headband, mostraram ganho funcional equivalente nos limiares em todas as frequências testadas (p= 0,83).

Em relação ao tempo médio de uso diário, Zernotti et al. (2021)[7] mostraram que em 15 crianças com o ADHEAR, após 1 ano, tinha média de uso de 12 horas/dia. Dahm et al. (2019),[8] em estudo randomizado, mostraram que o tempo de uso médio diário do ADHEAR foi em torno de 8,1 horas/dia, sendo significativamente maior quando comparado com o uso diário do Softband e Headband (4,3 horas/dia), devido ao desconforto causado pela compressão da pele causado pelo Softband e Headband.

A realização de audiometrias tonal e vocal também são importantes na avaliação de candidatos a um processador de som de condução óssea. Para um paciente candidato com surdez neurossensorial unilateral, recomenda-se que o paciente use o aparelho em situações diárias durante, pelo menos, 1 semana para garantir que o processador de som proporcione os benefícios esperados. Todos os pacientes devem ter suas expectativas plenamente trabalhadas com a equipe médica.

AVALIAÇÃO PRÉ-OPERATÓRIA

Aconselhamento dos pacientes

Pacientes com indicação de implantação de PAAOs devem ser orientados sobre os diversos aspectos dessa alternativa. O aconselhamento é importante sempre que se propõe qualquer cirurgia ao paciente, mas no caso específico das PAAOs, que é uma tecnologia relativamente nova e pouco conhecida pelas pessoas, é ainda mais necessário. Deve-se explicar ao paciente o que é feito durante a cirurgia e orientar possíveis complicações intraoperatórias e pós-operatórias imediatas e tardias. A demonstração de um modelo de implante "dummy" pode ajudar o paciente a entender o impacto estético que a cirurgia pode ocasionar (Figura 31.1).

É imprescindível que o paciente faça o teste com algum dispositivo em *softband*, tiara ou com uso de adesivo e, de preferência, use o dispositivo por alguns dias para poder entender o real benefício da cirurgia. É comum o cirurgião se entusiasmar com a possibilidade do procedimento, e é natural que parte de seu entusiasmo passe ao paciente. Sendo assim, o teste se torna uma ferramenta insubstituível na avaliação do caso, evitando, assim, insucessos por baixa satisfação do paciente.

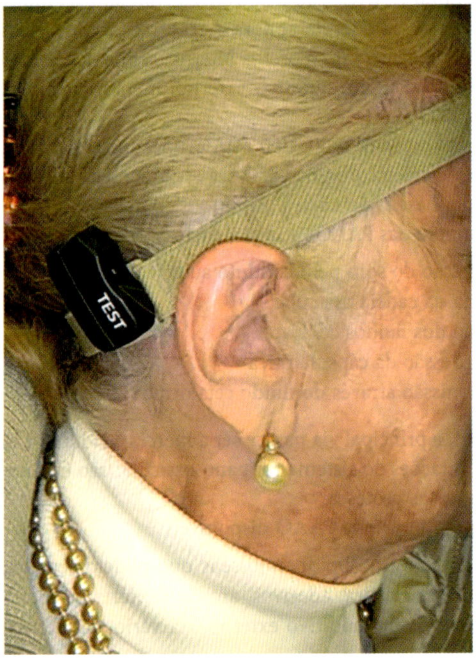

Figura 31.1 Faixa teste para BAHA®.

A realização de audiometrias tonal e vocal (com e sem o dispositivo para o teste) também são importantes na avaliação de candidatos a um processador de som de condução óssea. Para o paciente com surdez neurossensorial unilateral é necessário recomendar o uso do aparelho em situações diárias durante, pelo menos, 1 semana para garantir que o processador de som proporcione os benefícios esperados. Todos os pacientes devem ter suas expectativas plenamente trabalhadas com a equipe médica.

PRÓTESES PERCUTÂNEAS

As PAAOs percutâneas têm a maior capacidade de amplificação, considerando o limiar de via óssea, e são mais efetivas por contornarem a atenuação da pele e do tecido subcutâneo, principalmente nas frequências médias e agudas.[9] O Ponto 5 SuperPower pode atingir até 65 dB. Os procedimentos cirúrgicos são rápidos e relativamente simples, e são ótimas opções em pacientes com malformações de orelha externa que desejam reconstrução. Entretanto, todos os passos do procedimento devem ser realizados de forma minuciosa para reduzir o risco de complicações. Dependendo da idade e colaboração do paciente, pode ser realizada sob anestesia local ou geral.

Em pacientes com espessamento do osso menor do que 3 mm e com ossos com baixa capacidade de osteointegração (osteogênese imperfeita e osso irradiado), a cirurgia deve ser indicada de forma reservada, ou mesmo contraindicada.

O implante pode ser colocado em estágio único ou em dois estágios. Ambas as próteses podem ser implantadas com a técnica descrita a seguir. O procedimento cirúrgico de estágio único é contraindicado em pacientes com má qualidade óssea ou com uma profundidade do osso ≤ 3 mm.

Cirurgia para implante das PAAOs percutâneas

Técnica de incisão linear em estágio único

Devem ser identificados marcos anatômicos, especialmente no caso de pacientes com malformação congênita ou cirurgia anterior. O processador de som não deve tocar no pavilhão auditivo pelo risco de *feedback* acústico e desconforto, mas também não deve ser colocado em posição muito distante da orelha para otimizar a posição dos microfones (Figuras 31.2 e 31.3; Vídeo 31.1).

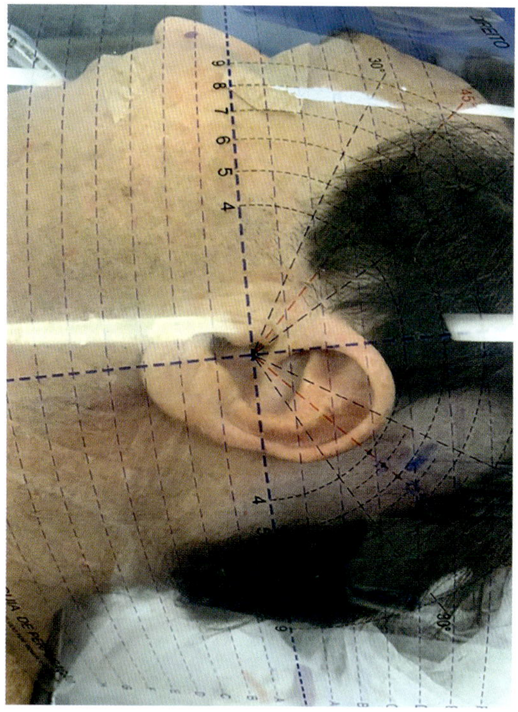

Figura 31.3 Escolha do ponto para marcação.

Incisão

A incisão é marcada no couro cabeludo, sendo linear e vertical, embora outras variantes tenham sido relatadas. Pode ser feita com até 4 cm de comprimento e posicionada entre 5,0 e 5,5 cm do centro do conduto auditivo externo, posterior ao pavilhão auricular.

O local do implante deve ser marcado a 1 cm posterior ou anterior da linha de incisão. A posição do implante pode ser ajustada para uso de óculos. A assepsia da pele é fundamental. Antes da injeção de anestésico local, uma agulha estéril é inserida para verificar a espessura do couro cabeludo e determinar o comprimento adequado do pilar ou *abutment*, (2 a 3 mm mais longo do que a espessura medida). Essa medida pode ser realizada também com auxílio de ultrassonografia. A seleção do pilar ou *abutment* adequado varia de acordo com espessura da pele e fabricante, descritos nas Tabelas 31.2 e 31.3 e mostrado na Figura 31.4.

A lâmina de bisturi é utilizada para fazer a incisão até o periósteo. Não há mais necessidade de remoção de tecido subcutâneo. Durante o procedimento, evita-se a eletrocoagulação, especialmente em pacientes que tenham sido submetidos a radiação, para reduzir trauma tecidual.

Pode ser utilizada lâmina de bisturi para fazer 4 incisões pequenas, em direção radial a partir do orifício marcado para empurrar o periósteo mais lateralmente à posição planejada do implante.

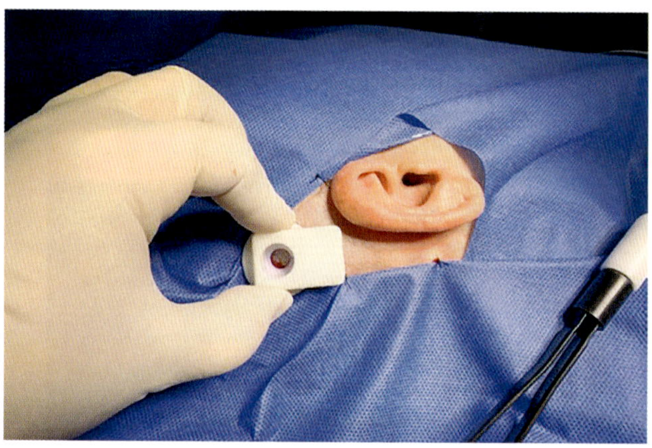

Figura 31.2 Marcação para BAHA® Connect.

Tabela 31.2 Espessura de pele e comprimento do pilar ou *abutment* indicado pelo fabricante (Oticon Medical AB).

Espessura da pele	*Abutment* ponto
0,5 a 3 mm	6 mm
3 a 6 mm	9 mm
6 a 9 mm	12 mm
9 a 12 mm	14 mm

Tabela 31.3 Espessura de pele e comprimento do pilar ou *abutment* indicado pelo fabricante (Cochlear BAS).

Espessura da pele	*Abutment* BAHA® Connect
≤ 3 mm	6 mm
4 a 5 mm	8 mm
6 a 7 mm	10 mm
8 a 9 mm	12 mm
10 a 11 mm	14 mm
≥ 12	14 mm (com afinamento da pele)

Perfuração

É iniciada utilizando-se a broca de guia com o espaçador que limita a profundidade da broca para 3 mm. Durante a perfuração inicial, deve-se observar a qualidade e a quantidade de osso cortical. A qualidade óssea determinará o torque a ser utilizado ao inserir o implante e o tempo que se deve deixar para a osteointegração. A espessura do osso também determinará se deve ser colocado um implante de 3 ou 4 mm. Se a espessura do osso for suficiente, o espaçador pode ser removido e a broca-guia permitirá perfurar até a profundidade de 4 mm (Figuras 31.5 e 31.6).

Os seguintes aspectos relacionados com a perfuração são muito importantes:

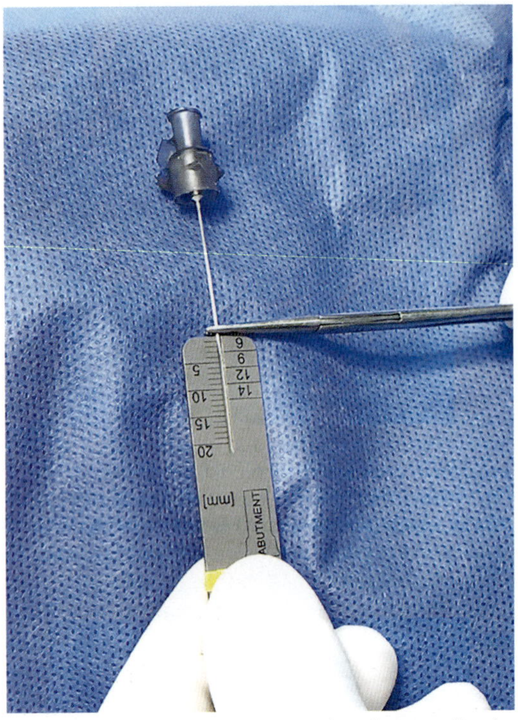

Figura 31.4 Marcação para a espessura da pele e escolha do tamanho do pilar.

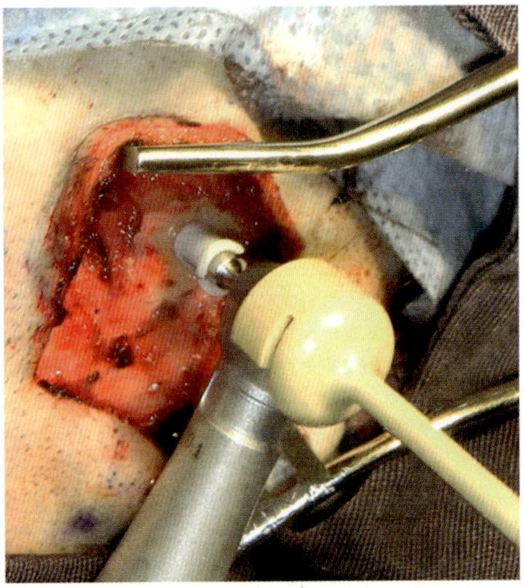

Figura 31.5 BAHA® com incisão *in-line* e perfuração para o implante de titânio.

- Resfriamento adequado da broca e do osso para evitar trauma de tecido ósseo induzido pelo calor (que pode impedir a osteointegração). A broca deve ser movida para cima e para baixo para facilitar o resfriamento. Utilizar velocidade de perfuração de 1.500 a 2.000 rpm
- A posição e orientação da perfuração determiná a posição permanente do processador de som no paciente. Deve ser sempre na angulação de 90º com o osso temporal
- Avaliação contínua da qualidade e da espessura do osso durante a perfuração, para determinar a possibilidade da osteointegração.

Instalação do pilar ou abutment

É executada com o equipamento em baixa velocidade (15 rpm). O ajuste do torque é regulado para se adequar à qualidade do osso, de acordo com a avaliação do cirurgião durante a perfuração. É recomendável entre 30 e 40 Ncm em osso compacto e 10 e 20 Ncm em osso macio.

O pilar ou *abutment* com o suporte pré-montado deve permanecer estéril até a inserção no osso para evitar contaminação, o que poderia prejudicar o sucesso da osteointegração. O conjunto pré-montado é retirado usando o instalador do suporte conectado à peça de mão, e o implante é inserido (Figura 31.7).

É importante certificar-se que o implante se encaixe no orifício corretamente, antes de iniciar a instalação. Se ele entrar no orifício erroneamente, o equipamento deve ser colocado em reverso, o implante desenroscado, o ângulo corrigido e, então, reinserido. Quando o flange do implante tiver atingido a superfície do osso, ele para automaticamente.

Se o flange não alcançar a superfície do osso, o ajuste do torque pode ser aumentado. Como alternativa, pode-se utilizar a chave de torque contrário, com muito cuidado, para inserir o implante manualmente até o flange alcançar a superfície do osso.

Para a cirurgia em estágio único, o implante e o pilar ou *abutment* são protegidos usando a broca em torque mais baixo e irrigação após as primeiras duas voltas para evitar calor na área. O pilar ou *abutment* é trazido através do couro cabeludo. A linha de incisão é fechada, e um curativo de pressão é aplicado (Figura 31.8).

O pilar DermaLock (Cochlear™ BAHA® DermaLock™ Surgical Procedure Surgery Guide) é revestido com uma camada de hidroxiapatita que se destina a entrar em contato com o tecido. O revestimento é aplicado 3 mm abaixo da superfície superior (2 mm abaixo da superfície superior em pilares de 6 mm) (Figura 31.9).

Curativo

Uma cápsula de curativo é fixada ao suporte, antes ou depois da colocação do curativo, dependendo do tipo utilizado. A cápsula do curativo o mantém no lugar e evita hematoma (Figura 31.10).

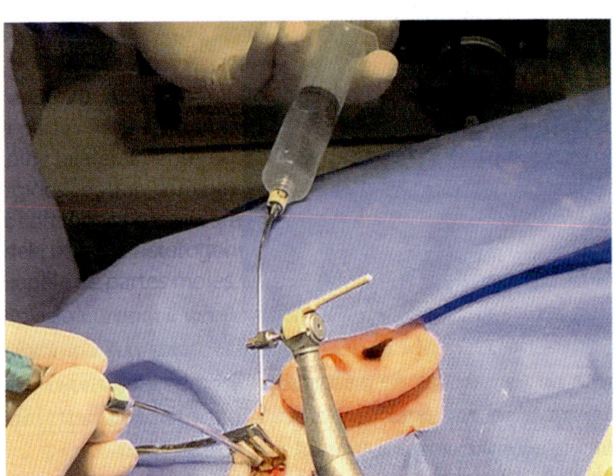

Figura 31.6 Perfuração do osso para BAHA® Connect com incisão linear.

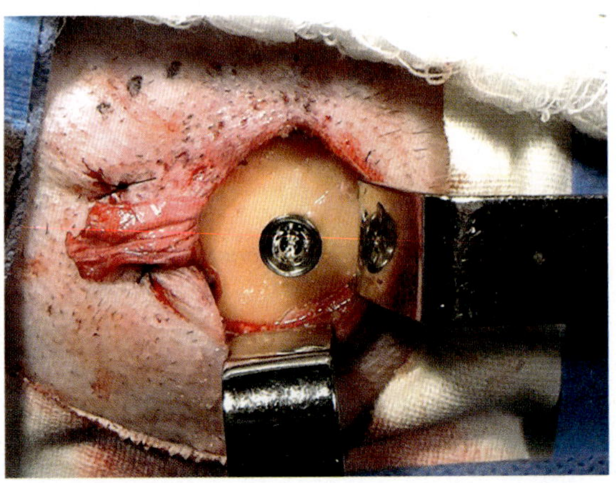

Figura 31.7 Pilar do BAHA® Connect com incisão linear.

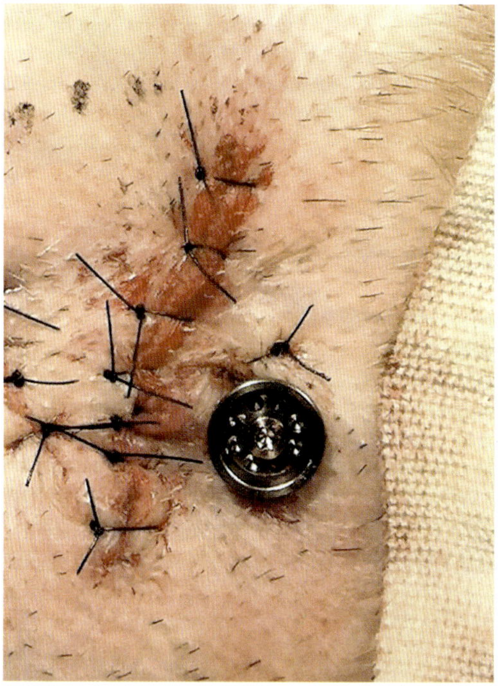

Figura 31.8 BAHA® Connect com incisão linear.

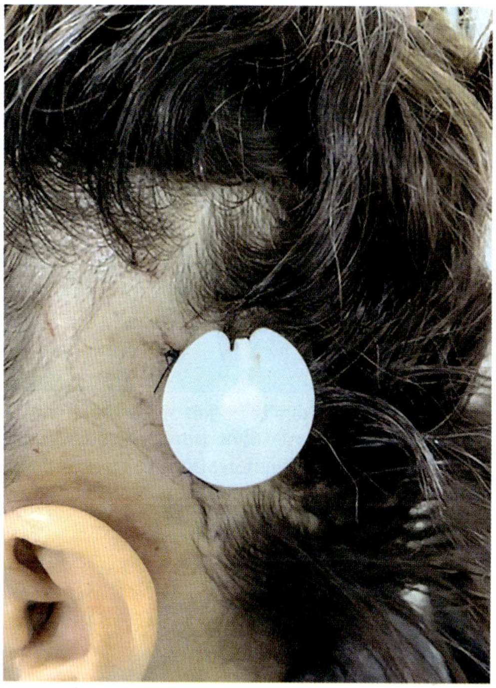

Figura 31.10 Protetor de pilar do BAHA® Connect.

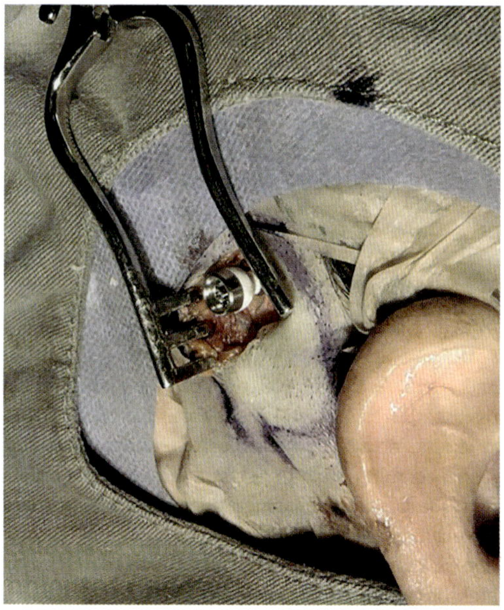

Figura 31.9 BAHA com incisão *in-line* e pilar de titânio e hidroxiapatita.

Pode ser utilizada uma faixa de gaze embebida em pomada com antibiótico envolvida ao redor do suporte. A gaze deve ser aplicada uniformemente e em quantidades adequadas para não comprometer o suprimento sanguíneo. Uma bandagem de compressão da mastoide é colocada sobre a gaze e a cápsula do curativo.

É importante que a pressão do curativo não seja muito forte, visto que pode interromper o suprimento sanguíneo e retardar a cicatrização da ferida ou causar necrose.

Cicatrização e reabilitação

O curativo e os pontos são retirados após 1 a 2 semanas, quando o tecido mole estiver cicatrizado. A remoção do curativo é facilitada se estiver molhado. A cápsula do curativo e o curativo são retirados com cuidado e a ferida é limpa suavemente, utilizando soro fisiológico e gaze. O local da ferida é examinado e tratado, se necessário. Nessa etapa, o paciente deve ser informado sobre como cuidar do suporte e da pele à sua volta para manter uma higiene adequada e evitar problemas de irritação e infecção cutâneas.

Se a pele ainda não estiver completamente cicatrizada, deve-se marcar uma nova consulta para remoção da cápsula do curativo e do curativo, aproximadamente 1 semana depois. A colocação do módulo de reabilitação é feita após cicatrização e avaliação da osteointegração do implante com exame de raio X (Figuras 31.11 e 31.12).

Cirurgias em duas etapas

Indicadas para crianças mais jovens e pacientes cuja espessura óssea craniana é menor que 3 mm ou cujo crânio tenha sido irradiado.

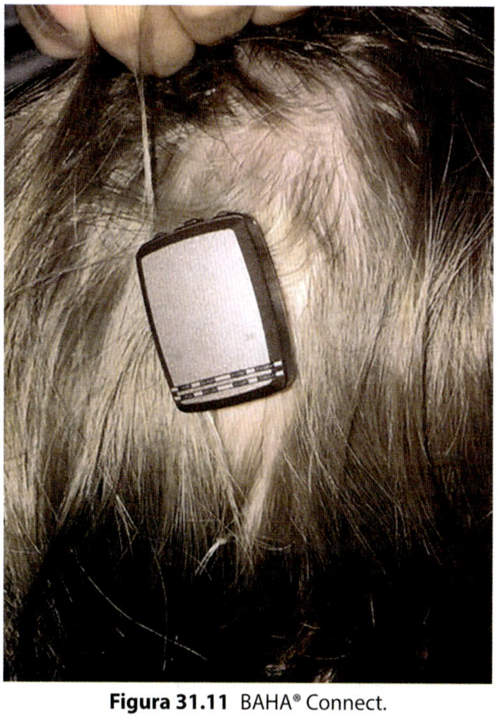

Figura 31.11 BAHA® Connect.

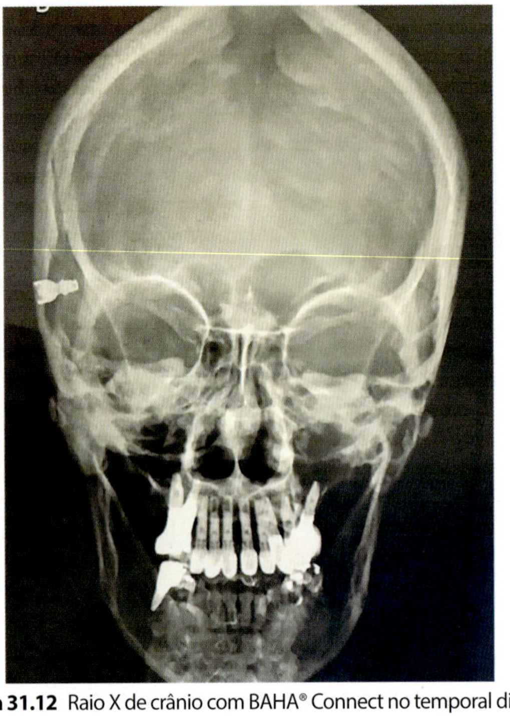

Figura 31.12 Raio X de crânio com BAHA® Connect no temporal direito.

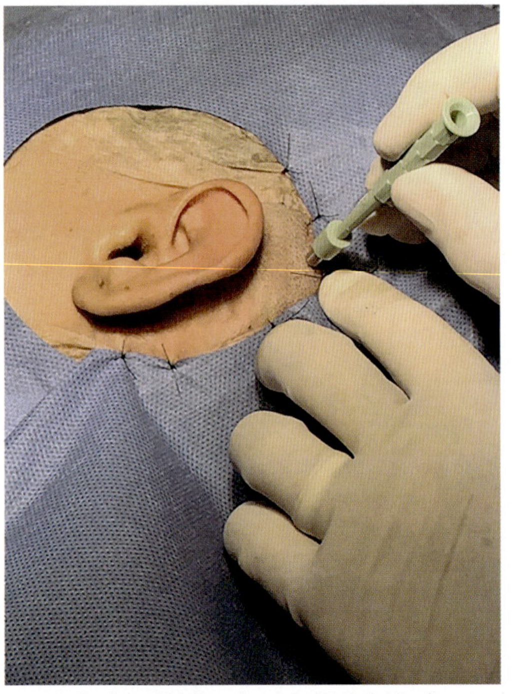

Figura 31.13 Perfuração da pele com bisturi circular para ponto MIPS ou Mono.

Para esses pacientes, o implante é fixado na profundidade disponível. Um parafuso de cobertura, que previne o crescimento do tecido mole, é colocado sobre o implante. A segunda etapa é realizada entre 3 e 6 meses depois. Nesse momento, a pele sobre o implante é incisada usando um *punch* de biopsia de 5 mm. A tampa é removida. O pilar ou *abutment* é anexado ao implante e apertado a 25 Ncm.

Técnica minimamente invasiva com punch – MIPS (minimally invasive ponto surgery) ou mono

A cirurgia minimamente invasiva por *punch* foi descrita para os implantes da Oticon Medical.[10] A empresa comercializa um *kit* com instrumentais específicos para o procedimento. A preparação, marcação e verificação da espessura da pele seguem os mesmos parâmetros da técnica convencional (Vídeo 31.2). Antes do cirurgião se decidir por essa técnica, deve dominar a técnica de incisão linear porque, em alguns casos, pode ser necessária a conversão (Vídeo 31.3). A técnica segue os passos descritos a seguir (Figuras 31.13 a 31.19).

Incisão

Remoção da pele e tecido subcutâneo até o periósteo com um *punch* de biopsia de 5 mm de diâmetro. Nessa etapa, também é realizada a remoção do periósteo no local da perfuração.

Perfuração

Nesse momento, a cânula é acoplada ao orifício, protegendo os tecidos circunjacentes, e realizado o broqueamento com a broca-guia. O uso da broca-guia serve para determinar a espessura de osso que será removido. Depois, é, então, realizada a perfuração com a broca escareadora. A perfuração deve ser realizada sob irrigação contínua, para evitar lesão térmica do osso circundante. No caso do método Mono, somente é usada uma broca que realiza todo o processo de perfuração e escareação.

Instalação do implante e curativo

É semelhante à técnica clássica. A cirurgia é de rápida execução, em média 12,2 minutos. Apresenta custo-efetividade superior às técnicas tradicionais. Um estudo multicêntrico publicado em 2018[11] mostrou que foram observadas diferenças significativas

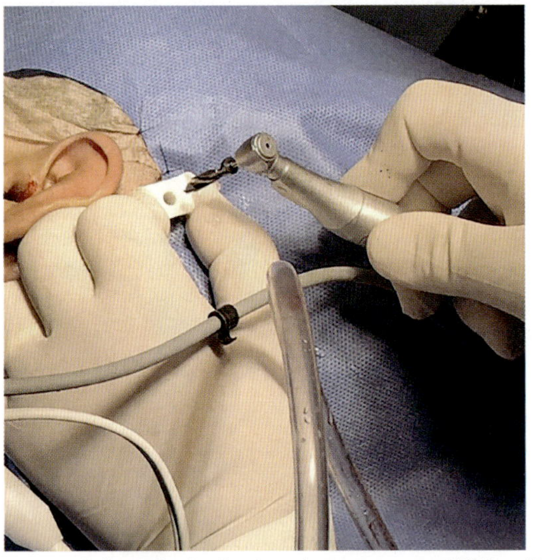

Figura 31.14 Colocação da cânula-guia para o ponto MIPS ou Mono, e perfuração do osso do crânio.

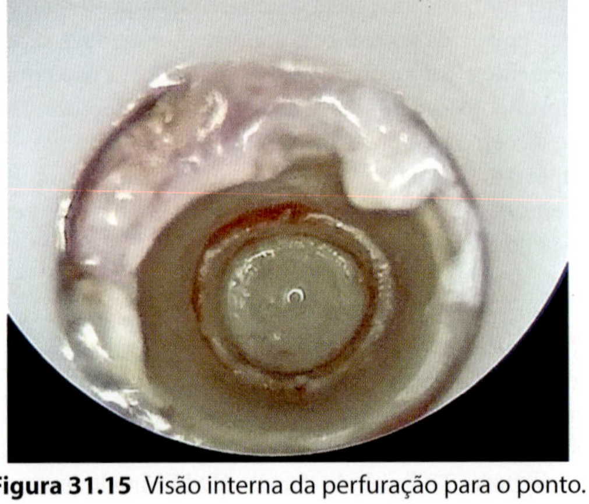

Figura 31.15 Visão interna da perfuração para o ponto.

entre o MIPS e a técnica de incisão linear em termos de inflamação cutânea nos primeiros 3 meses. Mas o uso da técnica de MIPS mostrou redução estatisticamente significativa na perda de sensibilidade da pele, menos flacidez da pele, melhores resultados cosméticos e redução do tempo cirúrgico (Figuras 31.16 a 31.19).

Complicações cirúrgicas

Complicações intraoperatórias

As complicações das PAAOs percutâneas intraoperatórias podem ocorrer em:

- Exposição de dura-máter e perfuração do seio sigmoide: geralmente, o próprio implante pode selar o defeito e resolver o problema, mas se houver grande volume, escolher novo local e ocluar o defeito com pequeno fragmento de hemostático, músculo, cera para osso etc.
- Implante preso durante a inserção: ocorre por erro durante a colocação do implante. Utilizar a função reversa do motor
- Implante continua a rodar quando atinge o nível mínimo: o osso deve estar comprometido. Procurar outra região e utilizar um torque mais baixo

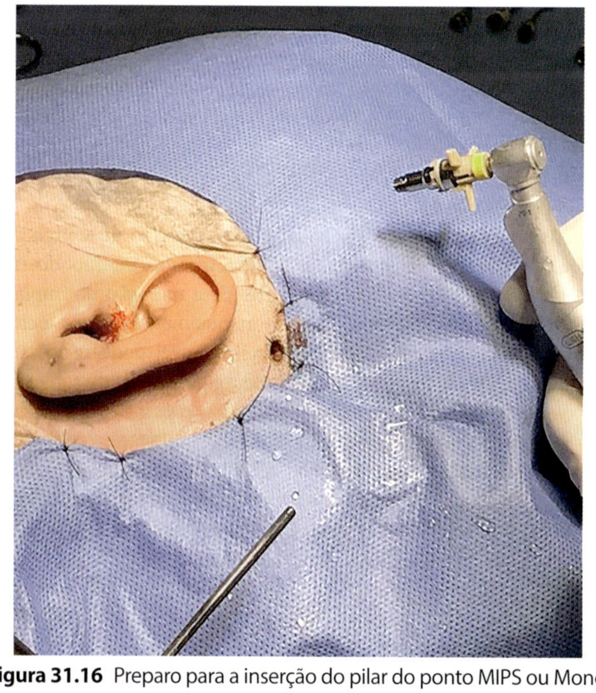

Figura 31.16 Preparo para a inserção do pilar do ponto MIPS ou Mono.

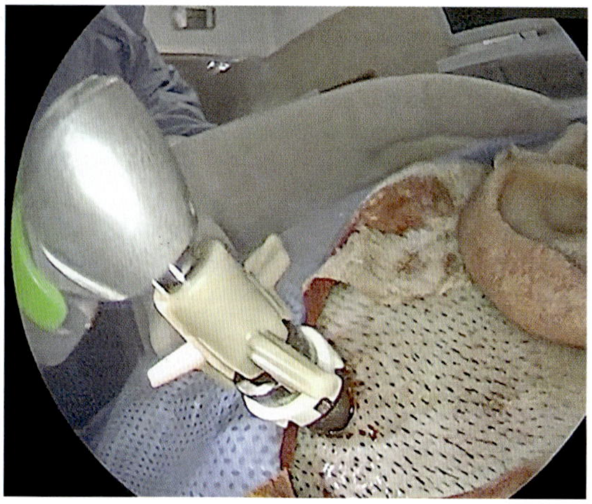

Figura 31.17 Inserção do ponto MIPS ou Mono.

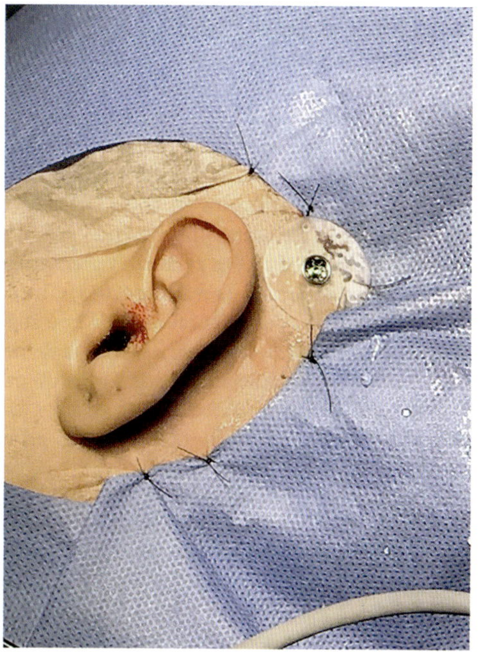

Figura 31.18 Capa protetora para o ponto MIPS ou Mono.

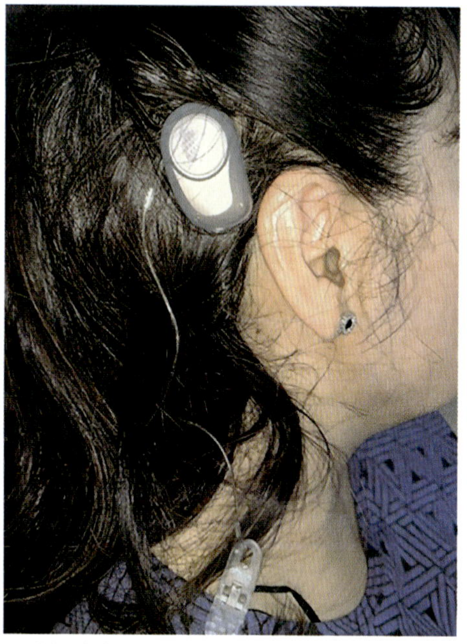

Figura 31.19 Ponto em posição com cabo de segurança.

- Enxerto danificado não pode ser colocado de volta no lugar: utilizar um enxerto de pele próximo à dobra da orelha para cobrir
- Osso duro: pode ser utilizada uma chave para terminar a fixação
- Bolsas de ar: evento raro, mas pode ocorrer durante a perfuração. Geralmente é reabsorvido
- Hematoma subdural: pouco comum, mas pode ocorrer se o osso for muito fino e houver lesão significativa da dura-máter. Nesse caso, chamar a equipe da neurocirurgia para avaliação
- Mobilidade do implante: selecionar outro local para fixação do implante.

Complicações pós-operatórias de tecidos moles

A principal desvantagem das PAAOs percutâneas é o maior risco de problemas na pele, extrusão e necessidade de cirurgia de revisão. A taxa de complicações varia amplamente, e é influenciada pela técnica cirúrgica, experiência do cirurgião, modelo de prótese, idade do paciente e fatores predisponentes à infecção ou má cicatrização da ferida (Figura 31.20). A pele ao redor do *abutment* deve ser rigorosamente cuidada. Em 1988, Holgers et al.[12] publicaram artigo sobre o acompanhamento de 60 pacientes com PAAO percutânea e criaram um índice para avaliar as complicações de pele e sugerir tratamento que são utilizados até hoje (Tabela 31.4). Mohamad et al. (2016)[13] publicaram uma revisão sistemática com 30 estudos em que as complicações cutâneas variaram entre 9,4 e 84%. Uma metanálise de Kiringoda e Lustig (2013)[14] incluiu 2.310 implantes com as complicações cutâneas de grau 2 ou superior variando entre 2,4 e 38,1% e a necessidade de cirurgia de revisão variou de 1,7 a 34,5% na população adulta e de 0 a 44,4% na população pediátrica.

As reações cutâneas ocorrem precocemente nos primeiros 12 meses de pós-operatório e até 46 meses (3,3 anos). A pontuação de Holgers ≥ 2 justifica o tratamento. As reações classificadas como Holgers 2 ou superiores ocorrem entre 5 e 15% dos pacientes. Em média, 0,4% dos pacientes apresentam Holgers 4 (geralmente mais tardias) e necessitam de tratamento com antibiótico sistêmico. As taxas de complicações são variáveis na literatura por experiência da equipe médica com procedimento e pela

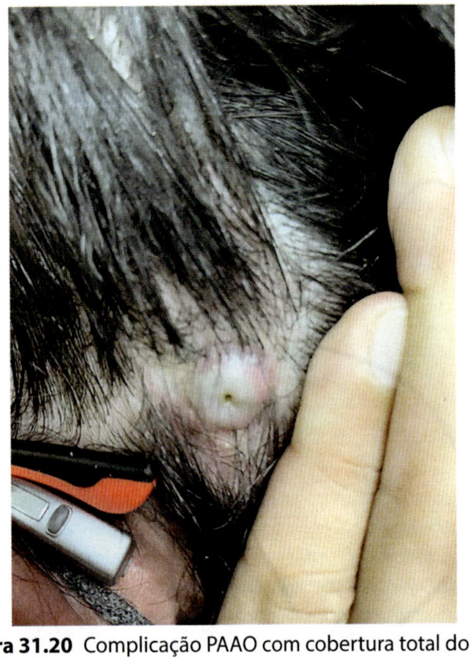

Figura 31.20 Complicação PAAO com cobertura total do pilar.

Tabela 31.4 Índice de Holgers, com tratamento das lesões cutâneas em pacientes com prótese de ancoramento no osso temporal percutânea.

Grau	Pele	Tratamento
0	Normal	Detritos epiteliais removidos, se presentes
1	Leve vermelhidão	Tratamento local temporário
2	Tecido vermelho e ligeiramente úmido, nenhuma formação de granuloma	Tratamento local, controles extras
3	Avermelhado e úmido, às vezes tecido de granulação	Revisão – remoção do tecido e curativo
4	–	Remoção do implante penetrante da pele, necessário devido à infecção

Nota: Holgers et al. também sugeriram um *score* chamado de "R" – remoção do implante por razões não relacionadas com problemas de pele.

empresa que oferece o dispositivo. No Vídeo 31.4 é apresentado um manejo de complicação de tecido de partes moles em um paciente com uma prótese percutânea.

A perda de implante foi registrada em 8,3% dos pacientes em um estudo com mais de 1.000 pacientes usuários de próteses percutâneas,[15] com uma metanálise relatando taxas variáveis de 2% a 17%.[14] Taxas mais altas são observadas na população pediátrica e pacientes com mais de 60 anos, devido a menor espessura e densidade do osso (osteoporose), menor vascularidade óssea, deficiência nutricional, tabagismo, insuficiência renal, radioterapia e maior possibilidade de trauma no pós-operatório, além de técnica cirúrgica inadequada (falta de irrigação durante a perfuração, excesso de calor e velocidade da broca).[16]

A osteoporose está associada a osteointegração mais lenta e maior taxa de falhas de implante. Afeta a proliferação de células mesenquimais, síntese proteica e reatividade celular para fatores locais.[17] A radioterapia leva a atraso na remodelação óssea e na osteointegração.[18,19] Entretanto, a osteointegração pode ser bem-sucedida em áreas que recebem doses de irradiação, mas há taxas mais altas de falha do implante. Se o paciente sentir dor ao tocar o pilar ou *abutment*, o risco de perda do implante aumenta. Na maioria dos casos, o implante pode ser removido e outro colocado no osso adjacente.

Shapiro et al. (2018)[20] publicaram uma metanálise comparando as complicações das PAAOs transcutâneas com as percutâneas (tBCIs *vs.* pBCIs) e mostraram uma taxa geral de complicações cutâneas de 6,3% nas transcutâneas *versus* 30% das percutâneas, e necessidade de reoperação entre 3 e 6,2%, respectivamente. Em países de clima quente e úmido como o Brasil, deve ser sempre considerado com o paciente.

Complicações ósseas pós-operatórias

Perda de implante

As causas potenciais para a falha da osteointegração incluem a falta de quantidade óssea adequada, qualidade, trauma, infeção, doenças generalizadas e complicações cirúrgicas. Se a remoção do implante for necessária, deve-se desparafusá-lo manualmente usando a chave adequada, mas se a remoção não for mais possível, pode-se broquear o osso ao redor do implante com a broca-guia.

Supercrescimento ósseo

O potencial de crescimento ósseo excessivo ao redor do implante é maior em crianças implantadas muito precocemente. A remoção de quaisquer ossos permitirá espaço suficiente entre a pele e o processador de som da PAAO.

Dor

Se o paciente sentir dor ao tocar no pilar, existe o risco de perder o implante, que aumenta significativamente. Na maioria dos casos, o implante perdido pode ser removido e outro colocado no osso adjacente. Em outros, o implante deve ser removido e o local da perfuração deve ser cuidadosamente curetada e preenchida com coágulos sanguíneos. Na maioria dos casos, o osso adjacente é adequado para a colocação de outro implante. Se o paciente persistir com dor mesmo sem tocar no pilar, a remoção do pilar e do implante pode ser considerada.

Infeção óssea levando à osteonecrose

A infecção foi exclusivamente em pacientes com locais de implantes previamente irradiados, e pode ser evitado usando-se terapia com oxigênio hiperbárico antes e após a cirurgia.

PRÓTESES TRANSCUTÂNEAS

Bonebridge

A Bonebridge (Med-El) é uma prótese transcutânea ativa. A energia não é transmitida pela pele como ocorre nas transcutâneas passivas. O sistema BB-BCI (Bonebridge – Bone Conduction

Implant) consiste em dois componentes: um implante interno com o ímã, a bobina e o atuador, também conhecido como Bone-Conduction Floating-Mass Transducer (BC-FMT) e um processador externo.

O BB-BCI é comumente implantado na mastoide, retrossigmoide ou fossa média. Há ainda dois modelos disponíveis no mercado brasileiro: BCI-601 e BCI-602. Eles se diferem no tamanho do nicho necessário para colocar o BC-FMT. No modelo 601, o nicho deve ser mais profundo, cerca de 8,7 mm, e no 602 é 4,5 mm. O modelo BCI-602 tem parafusos autoperfurantes incluídos no *kit* de implante. Além disso, nos casos em que o crânio não é espesso o suficiente para abrigar o implante, os *lifts* ou elevadores são colocados nas aletas de fixação do FMT.

A grande variabilidade de possibilidades de posicionamento e uso de *lifts* poderia gerar questionamento a respeito de possíveis perdas de ganho. Em estudo publicado por Rohani et al. (2020)[21], foram avaliados seis ossos temporais de cadáveres e, em cada amostra, um orifício foi perfurado em cada um dos três locais de implante para abrigar o transdutor do implante – fossa média, retrossigmoide e mastoide –, além de uso ou não de elevadores ou *lifts* de diversos tamanhos (entre 1 e 4 mm). O estudo mediu a vibração do som transmitido para a cóclea por meio da técnica de vibrometria *laser* Doppler. As medidas foram realizadas no promontório coclear em oito frequências (0,5, 0,75, 1, 1,5, 2, 3, 4 e 6 kHz). A velocidade de vibração da parede coclear foi medida em todas as amostras. Não foram encontradas diferenças significativas relacionadas com o tipo de parafuso, espessura de elevação ou localização do implante.

A pele deve ser marcada preferencialmente antes da incisão para que seja possível ter uma ideia do posicionamento do componente interno antes do início do procedimento. A escolha do melhor posicionamento deve ser realizada sempre com o auxílio da tomografia computadorizada. Independentemente da posição do FMT, a antena sempre deve ficar posicionada na mesma posição.

Cirurgia

Mastoide

O BC-FMT é posicionado, preferencialmente, na região da mastoide, pelo menor risco de lesão da dura-máter e do seio sigmoide (Figura 31.21). No Vídeo 31.5 apresenta-se uma cirurgia do modelo BCI-601, e no Vídeo 31.6, cirurgia do modelo BCI-602.

1. A incisão deve ser feita na região retroauricular, conforme o padrão da mastoidectomia tradicional (Figura 31.21 A).
2. Após a exposição do cortical da mastoide, ele é marcado com auxílio do "T-sizer" que vem no *kit* para medição do tamanho e da profundidade do nicho (Figura 31.21 B).
3. O broqueamento do nicho se inicia com brocas cortantes (Figura 31.21 C).
4. Após o perfeito encaixe do "T-sizer", o BCI deve ser aberto e colocada a antena abaixo do músculo temporal (Figura 31.21 D).
5. A espessura da pele, do tecido subcutâneo e do músculo temporal não deve ultrapassar 7 mm. Caso seja maior, deve ser realizado emagrecimento do tecido subcutâneo.

Fossa média

A técnica de posicionamento na fossa média pode ser utilizada em pacientes pós-operatório de mastoidectomias e em malformações de orelha média. No caso de pacientes com malformações, é importante conversar com a equipe que fará a reconstrução. Dependendo do retalho utilizado, o posicionamento na fossa média pode dificultar ou inviabilizar a reconstrução. A marcação da incisão deve ser feita acima da linha temporal. A incisão horizontal

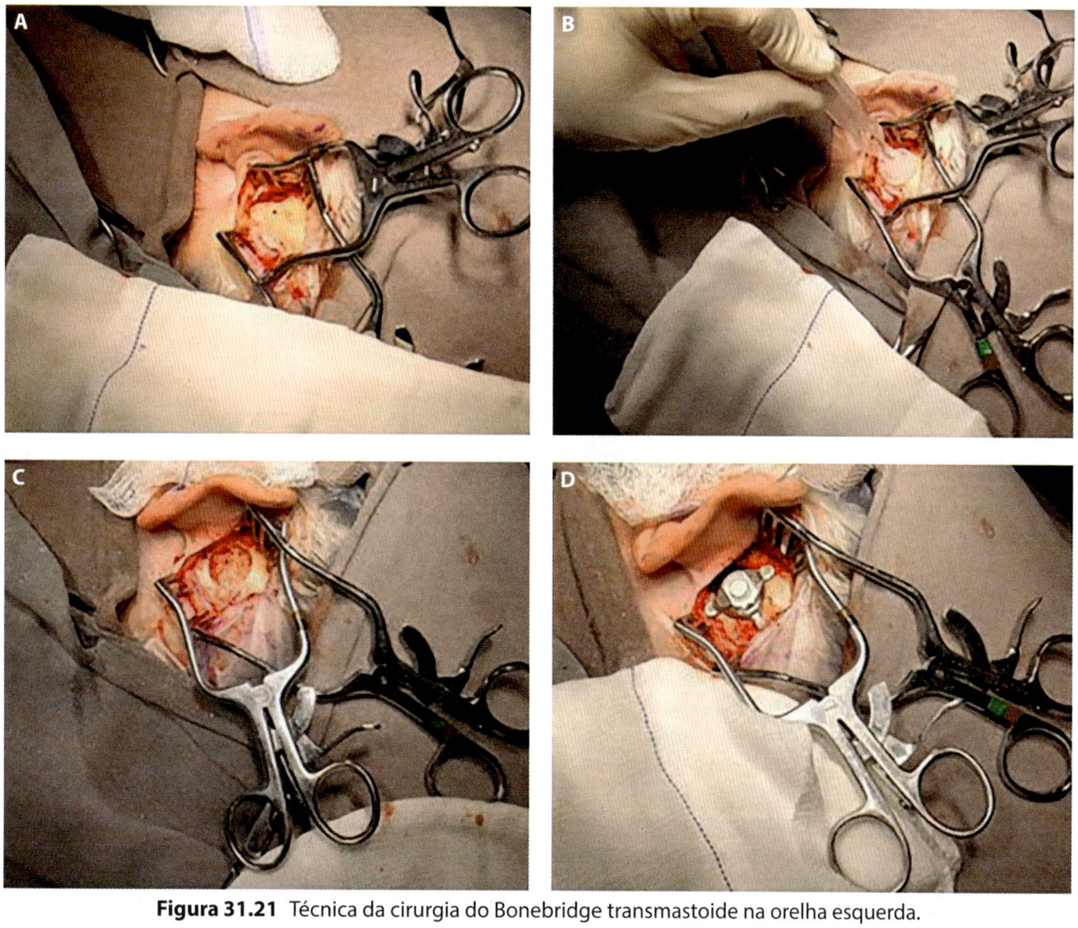

Figura 31.21 Técnica da cirurgia do Bonebridge transmastoide na orelha esquerda.

tem melhor resultado estético; entretanto, deve-se ter cuidado para não estender essa incisão até a altura do tragus pelo risco de lesão da artéria temporal (Figura 31.22, Vídeo 31.7).

1. Marcação do FMT para acesso na região da fossa média com o T-sizer (Figura 31.22 A e B).
2. Após a incisão na pele, o músculo temporal é identificado e também incisado para se ter acesso à porção escamosa do osso temporal (Figura 31.22 C).
3. O broqueamento deve ser realizado de forma muito cautelosa para não ocorrer lesão da dura-máter, que normalmente é exposta (Figura 31.22 C).
4. Após a colocação da prótese abaixo do músculo temporal, o BC-FMT é fixado com parafusos autoperfurantes e o retalho é fechado (Figura 31.22 D).

Retrossigmoide

As indicações deste acesso são as mesmas do posicionamento em fossa média. Muitos cirurgiões preferem o acesso retrossigmoide porque o osso é mais espesso, com menor risco de lesão da dura-máter quando comparado com a fossa média; entretanto, a pele dessa região é mais espessa e normalmente tem maior risco de sangramento. Sempre deve ser avaliada a veia emissária da mastoide. Em alguns casos, ela pode ser quase do mesmo calibre do seio sigmoide, devendo ser evitada (Figura 31.23, Vídeo 31.8).

1. A marcação deve levar em consideração a posição da ponta da mastoide e a projeção do seio sigmoide (Figura 31.23 A).
2. Após a incisão e dissecção do plano muscular, localizar a veia emissária (Figura 31.23 B).
3. Marcar o local do nicho e iniciar o broqueamento, geralmente até a exposição da dura-máter da fossa posterior (Figura 31.23 C e D).
4. Colocar a antena e fixar o FMT no nicho.

Exames de imagem pós-operatório e processador de fala

A Figura 31.24 apresenta exames de imagens pós-operatórios.

Osia® 2

O Osia® 2 (Cochlear™) é indicado para perda auditiva condutiva, mista ou neurossensorial profunda unilateral. O ganho máximoé de 55 dB nas frequências de 0,5, 1, 2 e 4 kHz. O implante estimula diretamente o osso com seu transdutor piezoelétrico. Tem um processador e dispositivo interno, lançado no final de 2020. Há poucos estudos citando complicações; entretanto, em metanálise que incluiu 314 pacientes, publicada por Key et al. (2023),[22] identificou taxas de complicações precoces semelhantes aos de outros implantes transcutâneos, com baixa taxa de explante (0,11%) e infecção de ferida operatória (1,92%), mas obviamente não há estudos de longo prazo. Outro dado importante dessa metanálise é a média global do ganho de 35 dB NPS (nível de pressão sonora) para todos os tipos de perda auditiva, em comparação com o ouvido não protetizado. Em pacientes com perda auditiva condutiva/mista, o ganho foi de 37,7 dB NPS.

Cirurgia

Marcação e incisão

A posição ideal do dispositivo interno é em linha horizontal com o conduto auditivo externo ou ligeiramente superior sem tocar no pavilhão auricular. O processador de som deve estar em uma posição ligeiramente acima do pavilhão auricular (Figura 31.25).

A incisão deve ser mantida a uma distância de 10 a 15 mm entre a incisão e a borda do implante para evitar tensão na pele e complicações tardias. Deve ser criado um "pocket" ou bolsão subperiosteal para o implante O periósteo em torno do local do implante deve ser removido com uma pequena incisão cruzada.

Deve-se localizar a marcação para o local do implante feita anteriormente. Ao abrir o local, pode ser necessário mudar a posição do implante devido à mudança de preferência do local ou da qualidade óssea.

Perfuração

Comece a perfurar com a broca de guia cônica com o espaçador de 3 mm a 2.000 rpm, perpendicular à superfície do osso. Durante a

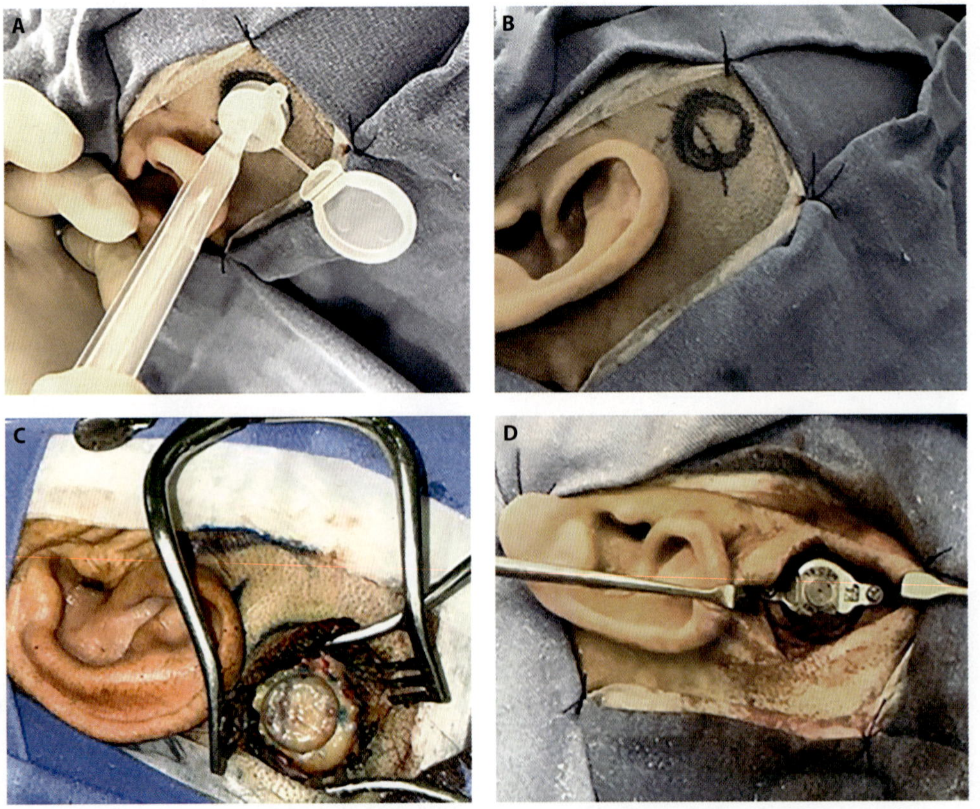

Figura 31.22 Técnica da cirurgia do Bonebridge na região da fossa média na orelha esquerda.

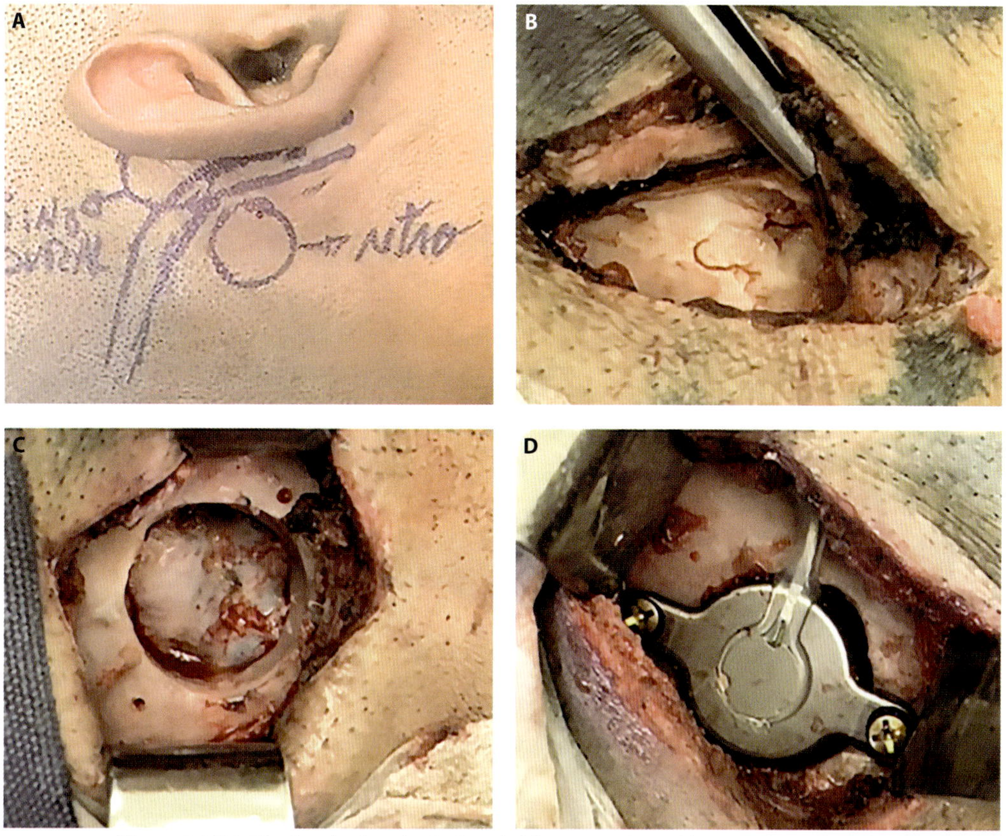

Figura 31.23 Técnica da cirurgia do Bonebridge retrossigmoide na orelha esquerda.

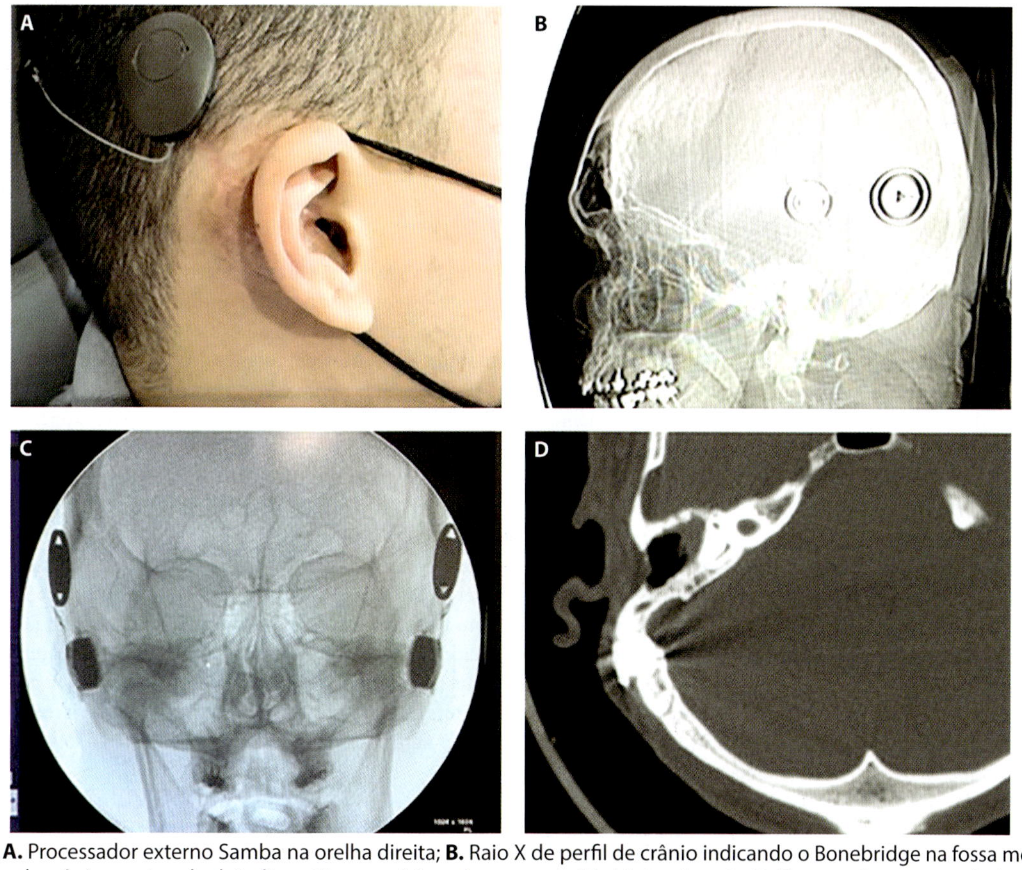

Figura 31.24 **A.** Processador externo Samba na orelha direita; **B.** Raio X de perfil de crânio indicando o Bonebridge na fossa média; **C.** Raio X anteroposterior de crânio mostrando dois dispositivos posicionados na mastoide bilateralmente; **D.** Tomografia computadorizada de crânio – corte axial – BC-FMT posicionado atrás do seio sigmoide. (Cortesia de: Vanessa Mazanek Santos.)

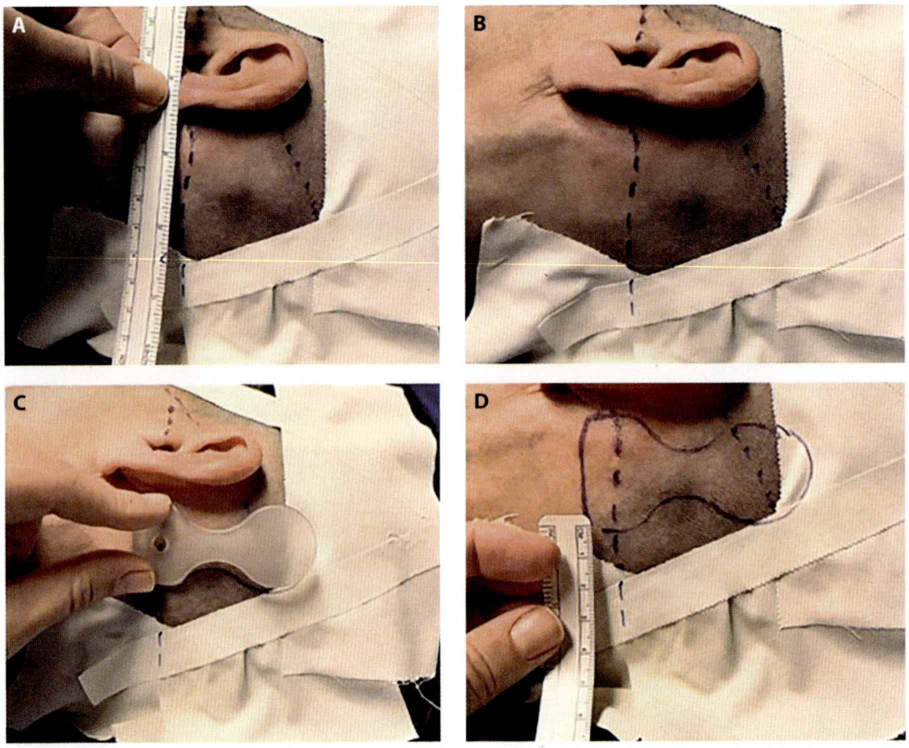

Figura 31.25 Marcação da pele para cirurgia de Osia® 2. (Cortesia de: João Paulo Valente.)

perfuração, a broca deve ser movida para cima e para baixo para garantir que a irrigação atinja a ponta da broca. Se houver espessura óssea adequada, remova o espaçador na broca-guia e continue a perfurar a uma profundidade de 4 mm. Perfure com a broca de alargamento. Troque a broca-guia pela broca de alargamento na peça de mão. Amplie o local com a broca de alargamento relevante de 3 ou 4 mm a 2.000 rpm.

Inserção do implante

O implante não deve entrar em contato com outra coisa que não a ampola antes de ser colocado no osso. A superfície deve ser mantida livre de contaminação para uma osteointegração bem-sucedida. Trocar a broca de alargamento da peça de mão para o inseridor do implante. Ajustar a unidade de perfuração para uma configuração de torque que se adapte à qualidade do osso. Se não tiver certeza da qualidade óssea, iniciar com uma configuração de torque mais baixa, aumentando gradualmente.

Remover cuidadosamente o inseridor de implante verticalmente. Colocar *bone bed* (leito ósseo) no implante e aperte-o suavemente à mão nas roscas do implante, girando o botão superior. Certificar-se que está devidamente apertado. Girar o indicador *bone bed* (leito ósseo) no sentido horário para verificar se há contato ósseo.

Se o indicador *bone bed* tocar apenas o periósteo, retirar o periósteo. Se o indicador do leito ósseo tocar o osso, remover o excesso de osso usando uma broca otológica padrão de alta velocidade. Verificar repetidamente se foi removido osso suficiente, usando o indicador do leito ósseo até que possa ser girado a 360° no sentido horário, sem aplicar força.

Caso seja necessário, afinar os tecidos moles e diluir cuidadosamente o tecido em toda a área da bobina. Deve-se alcançar uma espessura de pele uniforme sobre a área da bobina para melhor contato com o processador de som. Como alternativa ao afinamento dos tecidos moles, considerar colocar a bobina no topo do periósteo e/ou camada muscular para alcançar a espessura desejada da lâmina da pele.

Deve-se proceder a uma verificação final com o modelo para garantir que a bobina fique bem no bolsão e possa ser posicionada corretamente, removendo o modelo em seguida. Utilizar a chave de fenda para recolher o parafuso de ligação do blister do implante, utilizando uma força mínima. Ainda no blister, aparafusar cuidadosamente o parafuso de ligação no atuador até que esteja totalmente encaixado. Retirar com cuidado o implante do blister, colocando-o com a bobina primeiro no bolsão. Colocar o centro do atuador em cima do implante e apertar suavemente o parafuso de ligação com a chave de fenda, mantendo o atuador no lugar com os fios. Continue a apertar até 25 Ncm com a chave de fenda Unigrip e a chave Multi com o adaptador ISO, mantendo o atuador estável.

BAHA® Attract

O BAHA® Attract utiliza os mesmos processadores de som e o implante osteointegrado de titânio que o BAHA® Connect. Um implante de titânio é colocado diretamente no crânio da mesma forma que as PAAOs percutâneas. O ímã é acoplado ao implante e a pele é suturada sobre esse conjunto. Uma vez cicatrizada a incisão e ocorrida a osteointegração, o dispositivo externo é ativado.

O processador é mantido por um ímã e vibra em resposta ao som. A força vibratória passa através da pele e dos tecidos moles para alcançar o ímã interno e o implante que permitem a transmissão da vibração para o crânio. O acoplamento magnético deve garantir uma boa retenção para permitir a transmissão de som eficaz apesar de não causar desconforto e/ou complicações relacionadas com o tecido mole de pressão. Recomenda-se que a espessura dos tecidos moles esteja entre 3 e 6 mm para o aparelho funcionar de maneira ideal. Caso seja maior do que 6 mm, há risco de o magneto cair, e se for menor que 3 mm, existe o risco do magneto ficar fortemente aderido, podendo causar lesão e desconforto na pele.

Cirurgia

Marcação e incisão

Assim como as outras próteses, é importante realizar a marcação adequada e se certificar de que o processador não irá tocar na orelha do paciente (Figura 31.26).

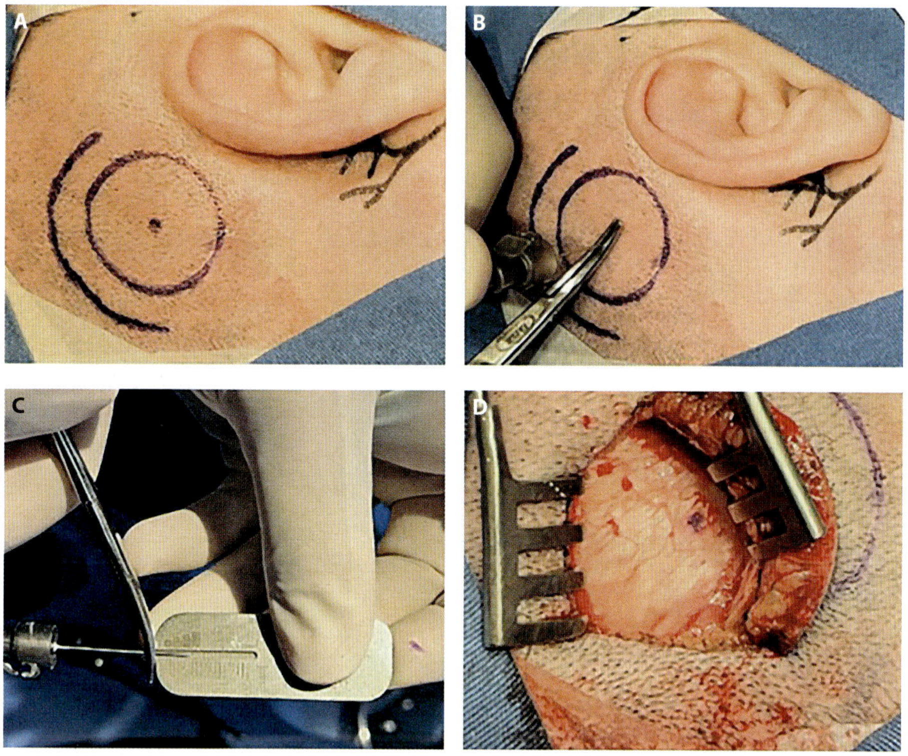

Figura 31.26 **A.** Marcação da pele-posicionamento do ímã, região de fixação e incisão (posterior ao ímã); **B.** Utilização de agulha para determinar a espessura das partes moles, que não deve exceder 6 mm; **C.** Medicação da espessura das partes moles; **D.** Incisão da pele e subcutâneo com exposição músculo temporal e marcação da região da perfuração. (Cortesia de: João Paulo Valente.)

A verificação da espessura das partes moles (pele, tecido celular subcutâneo e músculo) deve ser feita antes de realizar infiltração local com anestésico.

Perfuração e fixação do pilar

A Figura 31.27 mostra a perfuração.

Fixação do magneto e sutura da pele

A Figura 31.28 mostra a fixação.

Embora as complicações cutâneas sejam menos comuns do que as observadas nas PAAOs percutâneas, a força magnética necessária para manter o processador no lugar e transmitir efetivamente o som pode causar dor e irritação da pele e dos tecidos

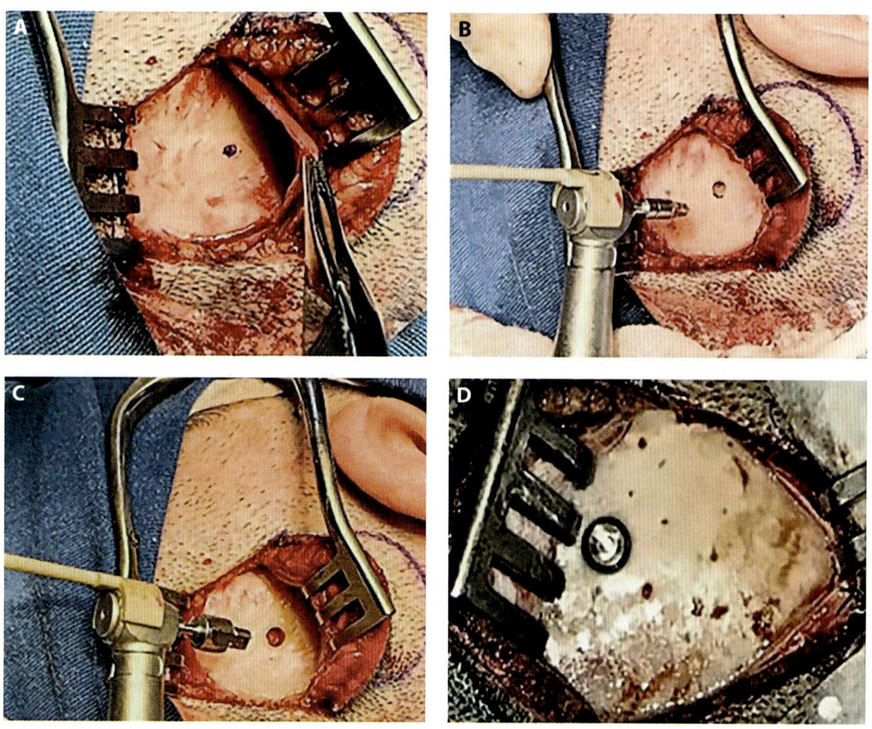

Figura 31.27 **A.** Incisão no músculo e exposição do osso; **B.** Perfuração do osso com broca de 3 ou 4 mm a 2.000 rpm, lento, com boa irrigação e sempre perpendicular ao osso temporal; **C.** Alargamento da perfuração de até 0,5 mm; **D.** Implante fixado. (Cortesia de: João Paulo Valente.)

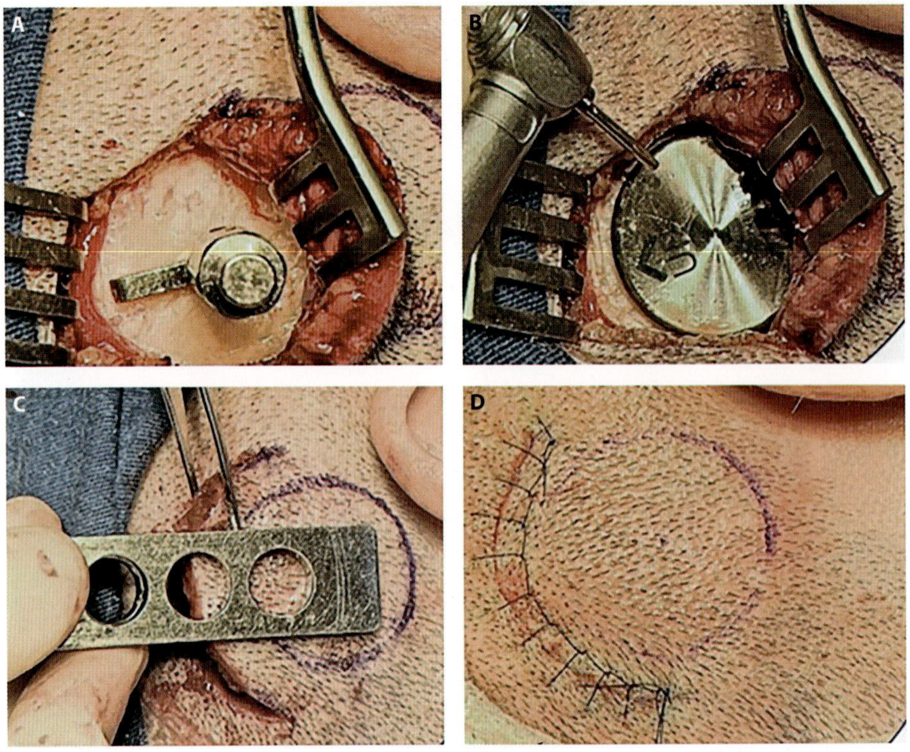

Figura 31.28 A. Utilização do *bone bed indicator* (indicador de leito ósseo), a haste de metal gira e serve para checar se o magneto irá tocar em tecido mole e se o osso está totalmente livre. No caso de a haste de metal tocar o tecido mole, remover o tecido antes de instalar o magneto; **B.** Ímã colocado e fixado; **C.** Checagem da espessura da pele; **D.** Sutura da pele.

moles. Quando isso ocorre, a força do ímã pode ser reduzida para diminuir a quantidade de pressão aplicada na pele e anti-inflamatórios podem ser utilizados por um curto período. Se não melhorar, os usuários devem ser orientados a reduzir o tempo de uso diário ou evitar o uso do dispositivo completamente até que os sintomas melhorem.

Em estudo multicêntrico com 54 adultos de cinco serviços de saúde diferentes, mostrou que 20% dos pacientes relataram sensação de parestesia na pele que fica em contato com o ímã e 38% tiveram dores e desconforto com o uso do dispositivo.[23] Os pacientes devem ser seguidos rigorosamente no pós-operatório para evitar complicações graves, como deiscência da pele.

A cirurgia pode ser realizada em estágio único ou em dois estágios. O primeiro caso está reservado para pacientes com espessura óssea maior que 3 mm. A cirurgia em dois estágios é indicada em pacientes com osso mais fino do que 3 mm, osso irradiado ou comprometido. O tempo médio entre o primeiro e o segundo estágio pode levar de 3 a 6 meses (quando se espera que a osteointegração esteja completa). A ativação do aparelho ocorre em torno de 4 semanas após a cirurgia, quando realizada em estágio único ou após o segundo estágio.

As complicações que podem ocorrer na colocação do implante são as mesmas das PAAOs percutâneas (hematoma subdural, exposição da dura-máter, perfuração do seio sigmoide, dificuldade de fixação do implante, perda do implante, dor no implante) e não serão novamente detalhadas.

Se a inflamação persistir e a pele se romper, o ímã deve ser removido e um parafuso de cobertura deve ser usado para permitir que a área se cure. Em seguida, a implantação de um novo ímã deve ser considerada. Apesar de a montagem do processador de som e do seu ímã ser tipicamente realizada 4 semanas após a cirurgia, esse processo deve ser adiado se houver inflamação da pele ou se a área de incisão não estiver completamente curada.

CONSIDERAÇÕES NA ESCOLHA DA PAAO

Não há contraindicações absolutas para a realização das PAAOs. No caso dos implantes que necessitam do processo de osteointegração, uma baixa qualidade do osso (doenças ósseas, irradiação, osteoporose, osteogênese imperfeita) pode aumentar a incidência de perda de implantes, sendo preferível o uso de PAAO que não necessitem de osteointegração. No caso das próteses percutâneas, indivíduos com histórico de má cicatrização também têm maior chance de apresentarem complicações pós-operatórias relacionadas com o crescimento e com inflamação da pele ao redor do pilar, sendo preferível, nesses casos, o uso de próteses transcutâneas. Em pacientes que necessitarão fazer exames de ressonância magnética seriadas para acompanhamento de alguma estrutura intracraniana, o uso de próteses percutâneas é mais indicado, pois a "sombra" gerada pelo implante e pilar no exame é menor em relação à "sombra" gerada pela presença de um ímã subcutâneo.

A Tabela 31.5 resume as melhores indicações entre as próteses percutâneas e as transcutâneas conforme a patologia.

Compatibilidade com ressonância magnética

Um ponto importante a ser considerado pelo cirurgião e paciente é a compatibilidade da PAAO selecionada com a RM, além do artefato causado por esses dispositivos. No caso de pacientes que necessitarão realizar RM de controle no crânio, devem ser escolhidas as percutâneas. A Tabela 31.6 cita a compatibilidade com RM, considerando o campo produzido e o artefato gerado.

CONSIDERAÇÕES ESPECIAIS

Ressonância magnética e campos magnéticos

Certifique-se de alertar os pacientes sobre procedimentos que podem ser prejudiciais ao processador de som, como ressonância magnética e qualquer outro dispositivo que envolva campos magnéticos.

Tabela 31.5 Melhores indicações entre as próteses percutâneas e as transcutâneas conforme a patologia.

Patologia/condição	Prótese indicada	Motivo
Pós-operatório de ressecção de tumores	Percutânea	Menor artefato na RM de controle
Pós-petrosectomia subtotal	Percutânea	Menor artefato na RM de controle
Otosclerose	Percutânea	Risco de piora da via óssea Maior capacidade de amplificação
Malformação da orelha média/externa	Percutânea/transcutânea	Indiferente
Perda auditiva unilateral profunda	Percutânea/transcutânea	Indiferente
Pós-operatório de cirurgias de orelha média – colesteatoma	Percutânea/transcutânea	Depende do limiar da via óssea
Osso irradiado	Transcutânea/percutânea	Utilizar menor torque durante a fixação dos implantes. Fazer a cirurgia em dois estágios
Osteogênese imperfeita	Transcutânea (BB)	Prótese percutânea/BAHA® Attract e Osia® 2 tem maior risco de não ocorrer osteointegração*

*Não há literatura disponível a respeito dessa indicação. Foi indicado o Bonebridge porque não requer osteointegração. BB = Bonebridge; RM = ressonância magnética.

Tabela 31.6 Compatibilidade das próteses auditivas ancoradas no osso cirúrgicas (sem o processador) com ressonância magnética (RM) e o artefato produzido por cada uma no crânio. +1/+4 (artefato pequeno) +4/+4 (artefato significativo).

	Prótese	Compatibilidade com RM	Artefato
Transcutânea ativa	Bonebridge	≤ 1,5 Tesla	+4/+4
	Osia® 2	≤ 1,5 Tesla	+4/+4
Transcutânea passiva	BAHA® Attract	≤ 1,5 Tesla	+4/+4
Percutânea	Ponto	≤ 3,0 Tesla	+1/+4
	BAHA®	≤ 3,0 Tesla	+1/+4

Sempre remova o processador antes de um procedimento de RM. O implante em si e o pilar não são considerados por serem metais não magnéticos, e a RM pode ser realizada com segurança dentro de condições definidas entre 1,5 e 3,0 Tesla.

Radioterapia

Se um paciente tiver um implante e necessitar de radioterapia na área do implante, o pilar deve ser removido, mas o implante pode ser deixado no lugar. Para permitir que a área cicatrize antes de realizar a radiação, uma cobertura do parafuso do implante pode ser usada para a proteção do implante, até que o pilar possa ser recolocado.

Atividades esportivas

É importante educar os pais e os cuidadores sobre a necessidade do uso de capacetes e precauções adicionais de segurança durante as atividades esportivas para minimizar eventos traumáticos. A perda traumática do implante pode ocorrer em todas as faixas etárias.

REFERÊNCIAS BIBLIOGRÁFICAS

1. Stenfelt S, Goode RL. Bone-conducted sound: physiological and clinical aspects. Otol Neurotol [Internet]. 2005 Nov [Acesso em: 2024 Jul];26(6):1245-61.
2. Prejban DA, Hamzavi JS, Arnoldner C, Liepins R, Honeder C, Kaider A et al. Single sided deaf cochlear implant users in the difficult listening situation: speech perception and subjective benefit. Otol Neurotol [Internet]. 2018 Oct [Acesso em: 2024 Jul];39(9):e803-e809.
3. Hodgetts WE, Scollie SD, Swain R. Effects of applied contact force and volume control setting on output force levels of the BAHA® Softband. Int J Audiol [Internet]. 2006 May [Acesso em: 2024 Jul];45(5):301-8.
4. Favoreel A, Heuninck E, Mansbach AL. Audiological benefit and subjective satisfaction of children with the ADHEAR audio processor and adhesive adapter. Int J Pediatr Otorhinolaryngol [Internet]. 2020 Feb [Acesso em: 2024 Jul];129:109729.
5. Skarzynski PH, Ratuszniak A, Osinska K, Koziel M, Krol B, Cywka K et al. A comparative study of a novel adhesive bone conduction device and conventional treatment options for conductive hearing loss. Otol Neurotol [Internet] 2019 Aug [Acesso em: 2024 Jul];40(7):858-64.
6. Kuthubutheen J, Broadbent C, Marino R, Távora-Vieira D. The use of a novel, nonsurgical bone conduction hearing aid system for the treatment of conductive hearing loss. Otol Neurotol [Internet]. 2020 Aug [Acesso em: 2024 Jul];41(7):948-955.
7. Zernotti ME, Alvarado E, Zernotti M, Claveria N, Di Gregorio MF. One-year follow-up in children with conductive hearing loss using ADHEAR. Audiol Neurootol [Internet]. 2021 [Acesso em: 2024 Jul];26(6):435-444.
8. Dahm V, Auinger AB, Liepins R, Baumgartner WD, Riss D, Arnoldner C. A randomized cross-over trial comparing a pressure-free, adhesive to a conventional bone conduction hearing device. Otol Neurotol [Internet]. 2019 Jun [Acesso em: 2024 Jul];40(5):571-577.
9. Badran K, Arya AK, Bunstone D, Mackinnon N. Long-term complications of bone-anchored hearing aids: a 14-year experience. J Laryngol Otol [Internet]. 2009 Feb [Acesso em: 2024 Jul];123(2):170-6.
10. Kim HS, Kari E, Copeland BJ, Moore GF, Shaia WT, Cosetti MK et al. Standardization of the punch technique for the implantation of bone anchored auditory devices: evaluation of the MIPS surgical set. Otol Neurotol [Internet]. 2019 Jul [Acesso em: 2024 Jul];40(6):e631-e635.
11. Calon TA, Johansson ML, Bruijn AG, van der Berge H, Wagenaar M, Eichhorn E et al. Minimally invasive ponto Surgery Versus the Linear Incision Technique With Soft Tissue Preservation for bone conduction hearing implants: A multicenter randomized controlled trial. Otol Neurotol [Internet]. 2018 Aug [Acesso em: 2024 Jul];39(7):882-93.

12. Holgers KM, Tjellström A, Bjursten LM, Erlandsson BE. Soft tissue reactions around percutaneous implants: A clinical study of soft tissue conditions around skin-penetrating titanium implants for bone-anchored hearing aids. Am J Otol. Jan 1988 [Acesso em: 2024 Jul];9(1):56-9.
13. Mohamad S, Khan I, Hey SY, Hussain SS. A systematic review on skin complications of bone-anchored hearing aids in relation to surgical techniques. Eur Arch Otorhinolaryngol [Internet]. 2016 Mar [Acesso em: 2024 Jul];273(3):559-65.
14. Kiringoda R, Lustig LR. A meta-analysis of the complications associated with osseointegrated hearing aids. Otol Neurotol [Internet]. 2013 Jul [Acesso em: 2024 Jul];34(5):790-4.
15. Dun CA, Faber HT, de Wolf MJ, Mylanus EA, Cremers CW, Hol MK. Assessment of more than 1,000 implanted percutaneous bone conduction devices: skin reactions and implant survival. Otol Neurotol [Internet]. 2012 Feb [Acesso em: 2024 Jul];33(2):192-8.
16. Lee JWY, Bance ML. Physiology of osseointegration. Otolaryngol Clin North Am [Internet]. 2019 Apr [Acesso em: 2024 Jul];52(2):231-242.
17. Fini M, Giavaresi G, Torricelli P, Krajewski A, Ravaglioli A, Belmonte MM et al. Biocompatibility and osseointegration in osteoporotic bone. J Bone Joint Surg Br [Internet]. 2001 Jan [Acesso em: 2024 Jul];83(1):139-43.
18. Sumner DR, Turner TM, Pierson RH, Kienapfel H, Urban RM, Liebner EJ et al. Effects of radiation on fixation of non-cemented porous-coated implants in a canine model. J Bone Joint Surg Am [Internet]. 1990 Dec [Acesso em: 2024 Jul];72(10):1527-33.
19. Bolind P, Johansson CB, Johansson P, Granström G, Albrektsson T. Retrieved implants from irradiated sites in humans: A histologic/histomorphometric investigation of oral and craniofacial implants. Clin Implant Dent Relat Res [Internet]. 2006 [Acesso em: 2024 Jul];8(3):142-50.
20. Shapiro S, Ramadan J, Cassis A. BAHA® skin complications in the pediatric population: systematic review with meta-analysis. Otol Neurotol [Internet]. 2018 Aug [Acesso em: 2024 Jul];39(7):865-873.
21. Rohani SA, Bartling ML, Ladak HM, Agrawal SK. The bonebridge active transcutaneous bone conduction implant: effects of location, lifts and screws on sound transmission. J Otolaryngol Head Neck Surg [Internet]. 2020 Aug [Acesso em: 2024 Jul];49(1):58.
22. Key S, Mohamed N, da Cruz M, Kong K, Hasan Z. Systematic review and meta-Analysis of a new active transcutaneous bone conduction implant. Laryngoscope [Internet]. 2023 [Acesso em: 2023 Sep 18].
23. den Besten CA, Monksfield P, Bosman A, Skarzynski PH, Green K, Runge C et al. Audiological and clinical outcomes of a transcutaneous bone conduction hearing implant: six-month results from a multicentre study. Clin Otolaryngol [Internet]. 2019 Mar [Acesso em: 2024 Jul];44(2):144-57.

PARTE 2

Rinologia

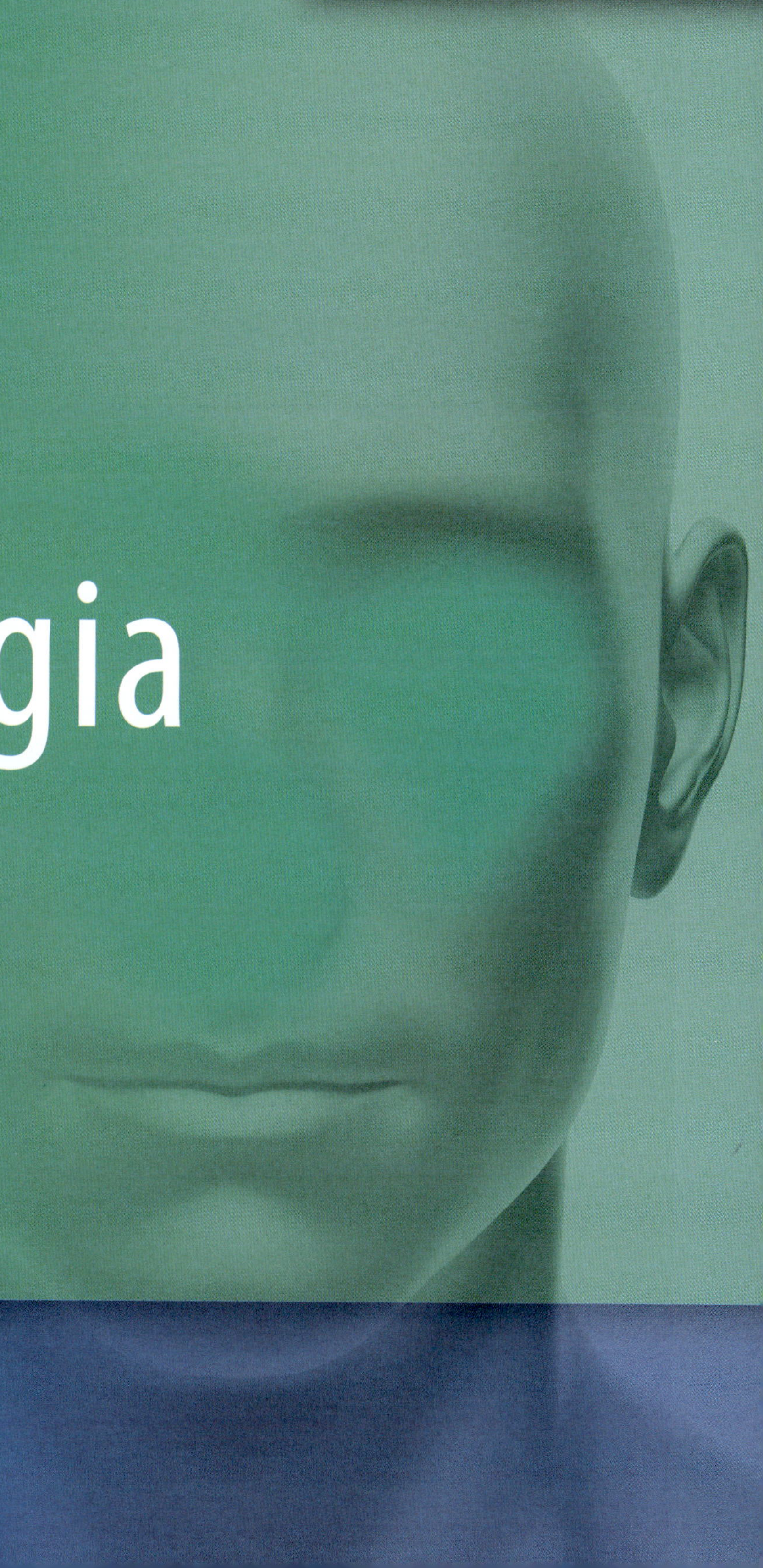

CAPÍTULO

32

Radiologia do Nariz e dos Seios Paranasais

André Wady Debes Felippu • Gustavo Santos Boasquevisque

INTRODUÇÃO

O conhecimento da radiologia nasossinusal pelo otorrinolaringologista tornou-se uma ferramenta diagnóstica indispensável nas últimas décadas e faz parte da formação atual do especialista. Com a digitalização precisa das imagens, a modernização e a ampla disponibilidade dos *softwares* DICOM (do inglês *Digital Imaging and Communications in Medicine*) disponíveis, pode-se estudar a fundo as patologias e deixar de depender apenas da leitura do laudo feito pelo médico radiologista, uma prática que inibe o raciocínio do profissional.

Atualmente, a radiologia convencional (radiografias) é de pouca valia para o otorrinolaringologista, principalmente considerando-se o amplo acesso à tomografia computadorizada (TC) inclusive nos serviços públicos.

Este capítulo aborda, particularmente, o estudo anatômico da radiologia do nariz e dos seios paranasais, tendo em vista que o presente tratado já inclui um capítulo específico dedicado à radiologia voltada para as patologias nasais e nasossinusais. As imagens que utilizaremos pertencem ao acervo pessoal dos autores.

TOMOGRAFIA COMPUTADORIZADA

Os exames de TC são os mais indicados para a análise das estruturas do nariz e dos seios paranasais. Hoje, os *softwares* disponíveis para realizá-los permitem construções tridimensionais mesmo com poucos cortes, o que possibilita, tanto ao profissional solicitante como ao médico radiologista, um estudo detalhado de todos os seus casos. Dessa maneira, torna-se cada vez mais comum o acesso ao exame digital que, disponibilizando as imagens DICOM, permite a avaliação completa do estudo em questão.

Seguindo essa tendência, os laboratórios e centros radiológicos costumam permitir que o médico solicitante e o paciente acessem as imagens *online* do exame sem necessidade de recurso a qualquer *software*. Contudo, é claro que, para estudos mais detalhados, exigindo reconstruções tridimensionais de alta fidelidade, são recomendados *softwares* específicos, na maioria das vezes pagos.

Nesse contexto, convém, ainda, assinalar a importância adquirida para o otorrinolaringologista do domínio de uma grande quantidade de exames "normais" que lhe permitirá comparar e identificar as diferentes variações anatômicas e patologias próprias da especialidade. O conhecimento da anatomia radiológica exige tempo e tem sua curva de aprendizado, mas, apesar disso, hoje a tecnologia possibilita introduzi-lo muito mais facilmente. Sugere-se que o especialista habitue-se aos *softwares* DICOM e ao trabalho com as imagens em computador, utilizando, simultaneamente, as três incidências para estudo anatômico detalhado (Figuras 32.1 e 32.2). Tais *softwares* estão amplamente disponíveis em todas as plataformas de computador.

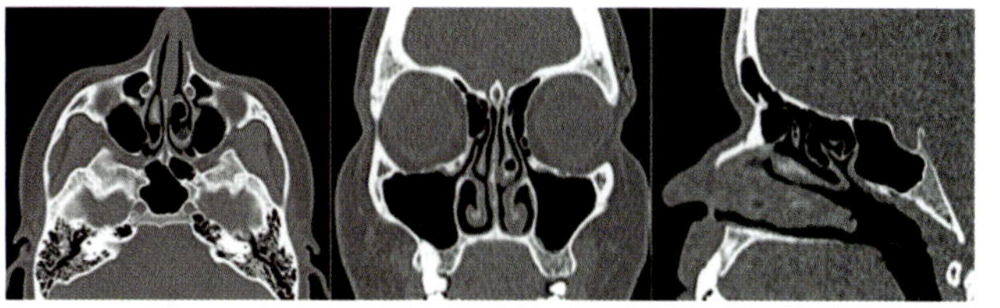

Figura 32.1 Exemplo de tomografia computadorizada com janela de parte óssea, estudada em *software* DICOM, utilizando os três cortes simultaneamente: axial, coronal e sagital. Nota-se que a estimativa da profundidade do seio frontal e sua relação com a base anterior do crânio pode ser avaliada com clareza por meio do corte sagital.

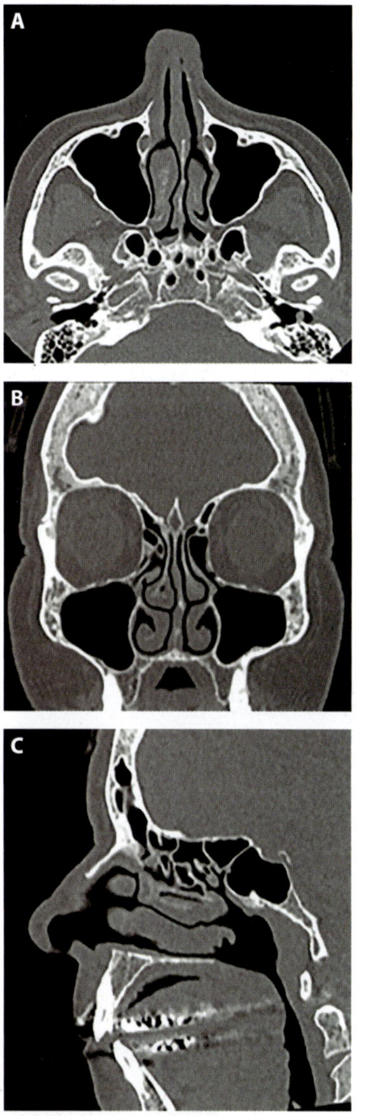

Figura 32.2 Outro exemplo de tomografia computadorizada com janela de parte óssea, estudada em *software* DICOM, utilizando os três cortes simultaneamente: axial, coronal e sagital. Nota-se como o corte axial pode ser útil na avaliação da válvula nasal e de sua eventual insuficiência. Destaca-se também que a estimativa da profundidade do seio frontal e sua relação com a base anterior do crânio pode ser avaliada com clareza por meio do corte sagital.

RESSONÂNCIA MAGNÉTICA

O desempenho da ressonância magnética (RM) é superior ao da TC na capacidade de diferenciação entre processo inflamatório ou neoplásico, acrescendo-se que ela também é utilizada na investigação complementar de possíveis complicações. Finalmente, na avaliação das estruturas de partes moles como musculatura e gordura, por exemplo, também oferecem maior acurácia diagnóstica.

As sequências ponderadas em T1 apresentam tempo de eco (TE) e tempo de repetição (TR) de sinal curtos, e oferecem melhor contraposição para agentes de contraste paramagnético endovenoso. Na prática, identificam-se as sequências T1 da seguinte forma (Figura 32.3 A):

- Hipersinal: gordura, como no tecido subcutâneo e medula óssea
- Isossinal: músculo
- Hipossinal: líquido, como no liquor e humor vítreo do globo ocular.

A sequência ponderada em T2 apresenta TE e TR longos. Nela, ao contrário da sequência em T1, o uso do gadolíneo não resulta em boa contrastação e, por isso, não é usado. Na prática, identificam-se as sequências T2 da seguinte forma (Figura 32.3 B):

- Hipersinal: líquido e gordura
- Hipossinal: músculo.

As sequências em alta resolução permitem a avaliação da periórbita, que é o periósteo orbitário, apresentado em todas elas, como uma linha de hipossinal, revestindo a parede orbitária, indissociável da cortical óssea (Figura 32.4).

A RM apresenta limitação na avaliação de estruturas ósseas e em alguns processos inflamatórios crônicos, e é discutida mais detalhadamente em capítulo específico nesta mesma obra.

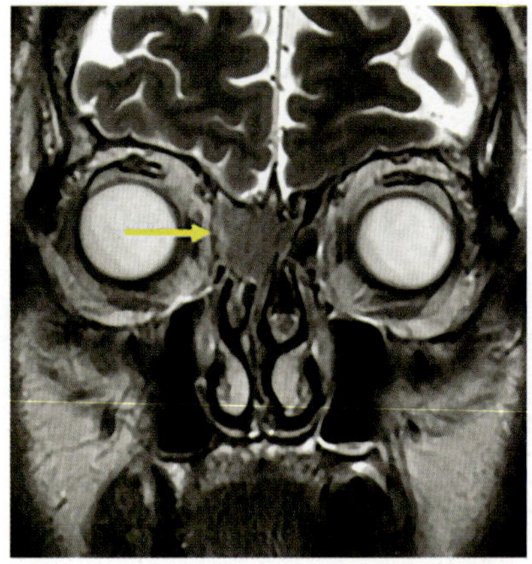

Figura 32.4 Ressonância magnética T2: periórbita. Lesão expansiva no etmoide anterior, com sinal intermediário em T2 mostrando a periórbita íntegra (seta amarela).

ANATOMIA E VARIANTES ANATÔMICAS

Nariz

O nariz divide-se em nariz externo e cavidade nasal; porém, o termo é mais comumente utilizado para referir-se somente à porção externa, que se projeta na face. O nariz tem a função do olfato e serve como órgão de filtragem, aquecimento e umidificação do ar externo inspirado. Além disso, o nariz atua como economizador de energia.

O nariz externo apresenta uma raiz (ou ponte), um dorso e uma ponta livre ou vértice.

As duas aberturas inferiores são as narinas, delimitadas lateralmente pelas abas e medialmente pelo septo nasal. A parte superior do nariz é apoiada pelos ossos nasais, que consistem nos processos nasais do frontal e ossos maxilares. A parte inferior contém várias cartilagens, sendo as maiores, a cartilagem lateral e a alar (Figura 32.5).

Cavidade nasal

A cavidade nasal estende-se posteriormente até as coanas, que são as aberturas posteriores do nariz. Cada coana é delimitada, medialmente, pelo osso vômer; inferiormente, pelo osso palatino; lateralmente, pela placa pterigoide medial; e superiormente, pelo corpo do osso esfenoide.

Posteriormente, a cavidade nasal comunica-se com a nasofaringe. A cavidade nasal também está relacionada com as fossas anterior e média do crânio, órbita e seios paranasais, e é separada da cavidade oral pelo palato duro. Além das narinas e das coanas, a cavidade nasal se relaciona com os seios paranasais e com o ducto nasolacrimal.

A cavidade nasal é dividida, pelo septo nasal, em fossas nasais direita e esquerda. O teto da cavidade nasal é formado pela cartilagem nasal e vários ossos, principalmente os ossos nasais e frontais, a lâmina crivosa do etmoide e o corpo do esfenoide.

O assoalho do nariz é formado pelo processo palatino da maxila e pela placa horizontal do osso palatino. A parede lateral do nariz é uma estrutura irregular formada por vários ossos: nasal, maxila, concha lacrimal e etmoide, nasal inferior, placa perpendicular do palatino e processos pterigóideos mediais do esfenoide. A parede lateral apresenta três ou quatro projeções mediais chamadas cornetos nasais. A concha inferior é um osso separado, enquanto as conchas médias, superiores e, quando presentes, supremas, pertencem ao etmoide.

Seios paranasais

Os seios da face são espaços aéreos situados dentro dos ossos faciais e próximos ao nariz, comunicando-se com a fossa nasal através de um orifício (óstio), e fazendo com que o fluxo aéreo entre e saia obrigatoriamente por uma única passagem, exigindo baixos

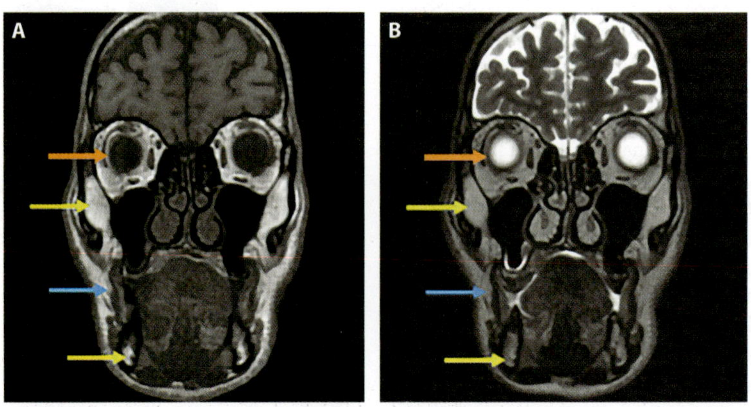

Figura 32.3 A. Ressonância magnética (RM) sequência T1 plano coronal; **B.** RM sequência T2 plano coronal. Seta amarela = gordura; seta azul = músculo; seta laranja = líquido. Nota-se a mudança de sinal da mucosa nasal de T1 para T2, assim como acontece, por exemplo, com qualquer espessamento mucoso ou secreção.

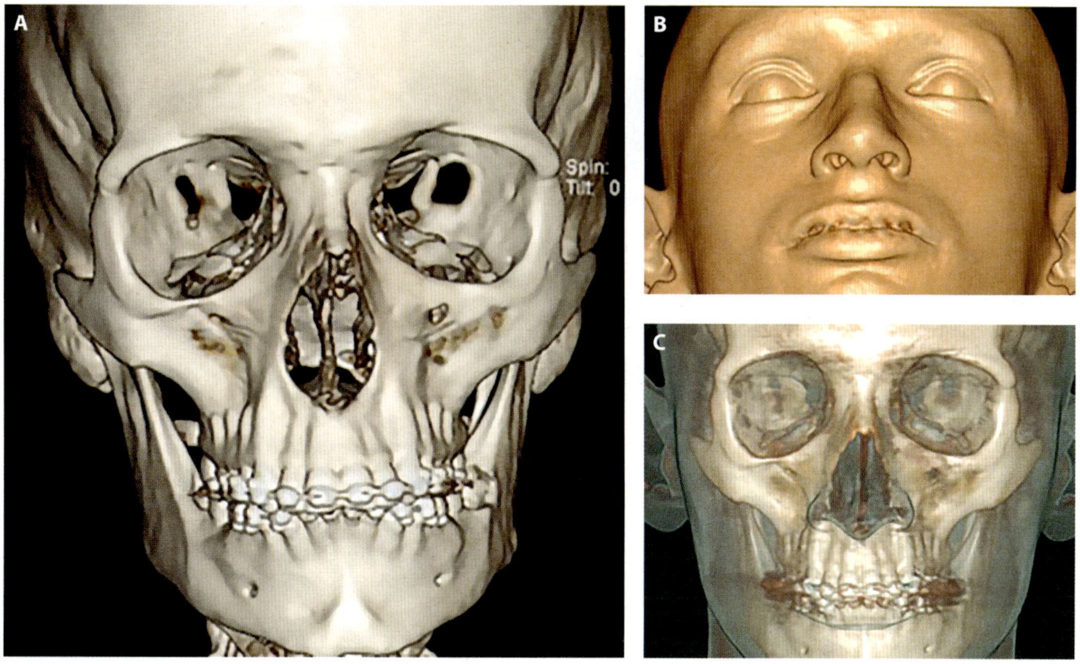

Figura 32.5 Tomografia computadorizada com reconstrução 3D. Diferentes protocolos de renderização 3D mostrando o nariz externo. Observa-se a qualidade da reconstrução tridimensional feita em computador, possibilitando desde o estudo da deformidade septal, a abertura piriforme e até a estética do nariz.

níveis de pressão e fluxo aerodinâmico. Trata-se de uma condição fisiológica muito vulnerável que explica, parcialmente, por que as sinusites são tão comuns no ser humano.

Existem três grandes cavidades faciais com essas características anatômicas relativas à fossa nasal: o seio frontal (anterossuperiormente), o seio maxilar (lateralmente) e o seio esfenoidal (posteriormente), que são únicos e semelhantes em vários aspectos, tendo forma levemente ovalada e apresentando geralmente um só orifício (óstio).

A anatomia dos seios paranasais é extremamente variável quanto à sua forma e pneumatização, sendo determinada de acordo com a respiração do indivíduo durante seu crescimento e desenvolvimento craniofacial (Figura 32.6).

O desenvolvimento dos seios paranasais inicia-se no período fetal por meio da invaginação da cavidade nasal. No nascimento, há somente pneumatização dos seios maxilares e etmoidais. No seio esfenoidal, a pneumatização inicia-se aos 6 meses de vida, enquanto no seio frontal, o processo começa entre os 2 e 4 anos. Eles expandem-se progressivamente, atingindo o tamanho adulto entre 12 e 14 anos. Os seios maxilares, frontais e esfenoidais são chamados de paranasais porque estão fora da cavidade nasal; porém, na mesma estrutura facial, existe um grupo de cavidades aéreas com característica anatômica particular e muito diferente dos seios paranasais descritos. Esse grupo de células constitui uma unidade fisiológica situada dentro da cavidade nasal que é o seio etmoidal. O seio etmoidal é a estrutura anatomofuncional mais importante dos seios da face.

VARIANTES ANATÔMICAS

Por tratar-se de uma das anatomias mais variáveis de todo o corpo humano, o conhecimento das diversas variações anatômicas presentes na rinologia é de extrema importância para o cirurgião, tendo em vista que podem estar relacionadas com pior prognóstico e maior dificuldade cirúrgica em diversas situações. Desde que não haja repercussão clínica por obstrução de algum óstio natural ou complexo osteomeatal, as variações anatômicas descritas a seguir podem ser inofensivas. As variantes anatômicas mais encontradas no nariz e seios paranasais usualmente são: desvio do septo nasal, agger nasi, concha média bullosa ou bolhosa, concha média paradoxal, célula de Haller, célula de Onoddi e Crista Galli pneumatizada.

Buscou-se as mais recentes publicações para descrever a prevalência dessas variações na literatura mundial. Uma importante revisão sistemática das variações mais comuns mostrou diferença expressiva entre autores de diferentes centros.

Septo nasal

O septo nasal conta com uma porção anterior cartilaginosa (cartilagem quadrangular) e outra posterior óssea (vômer e placa perpendicular do etmoide) (Figura 32.7). O desvio do septo nasal pode ser definido como qualquer desvio da linha média, podendo ser ósseo, cartilaginoso ou osteocartilaginoso. Presente maciçamente no dia a dia do otorrinolaringologista geral, é uma das causas mais comuns de obstrução nasal. A prevalência do desvio do septo nasal ainda varia bastante entre populações, cerca de 26 a 88%.

Deformidades septais podem eventualmente causar compressão das estruturas adjacentes como conchas média e/ou inferior, ou ainda do complexo osteomeatal, prejudicando a drenagem mucosa, predispondo a processos inflamatórios e até a cefaleias rinogênicas, segundo alguns autores (Figuras 32.8 e 32.9). Além disso, o septo nasal pode ser utilizado por cirurgiões como via de acesso para os seios da linha média, como frontal e esfenoide, por meio da septoplastia.

Concha média

A estrutura complexa chamada de "concha média" é constituída por um segmento vertical e um horizontal ou oblíquo. Com pouco parênquima funcional, a concha média é o limite medial do seio etmoidal. Atua aerodinamicamente para impedir que o fluxo inspiratório (rápido, frio e seco) penetre nas câmaras de baixa pressão, além de fechar medialmente esses espaços para que o fluxo expiratório possa ser retido tempo suficiente e permitir ação funcional adequada para os seios frontal, maxilar e esfenoidal. Importante, então, pelo seu íntimo envolvimento com o funcionamento dos seios paranasais, mas também pela sua relação vertical com a base do crânio e fossa olfatória.

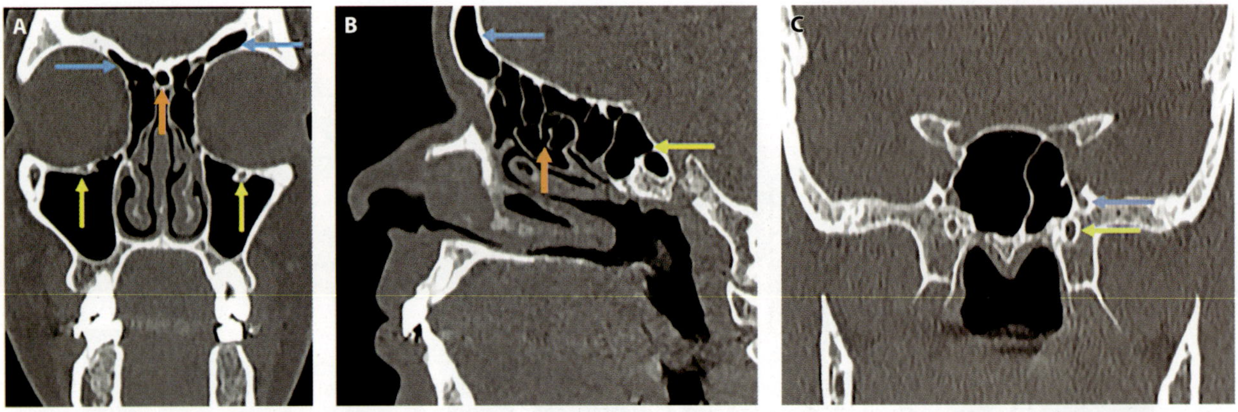

Figura 32.6 Mesmo caso estudado sob diferentes pontos de vista. **A.** Tomografia computadorizada (TC), corte coronal, mostrando ambos os seios maxilares com passagem do nervo infraorbitário. Setas amarelas = ramo do nervo maxilar, no assoalho da órbita. Observa-se também célula interfrontal (seta laranja) e pneumatização etmoidal supra orbitária bilateral (setas azuis); **B.** TC, corte sagital, mostrando o seio frontal (seta azul), labirinto etmoidal (seta laranja) e seio esfenoidal (seta amarela); **C.** TC, corte coronal, estudando seio esfenoidal. Nota-se a pneumatização do seio esfenoidal. Na imagem, é possível localizar no assoalho do seio esfenoidal, medialmente, o canal pterigóideo (canal vidiano; seta amarela), abrigando artéria e nervo vidiano, predominantemente parassimpático e aferente ao gânglio esfenopalatino. Lateralmente ao canal vidiano, é possível localizar o forame redondo (seta azul), abrigando o nervo maxilar superior (V2).

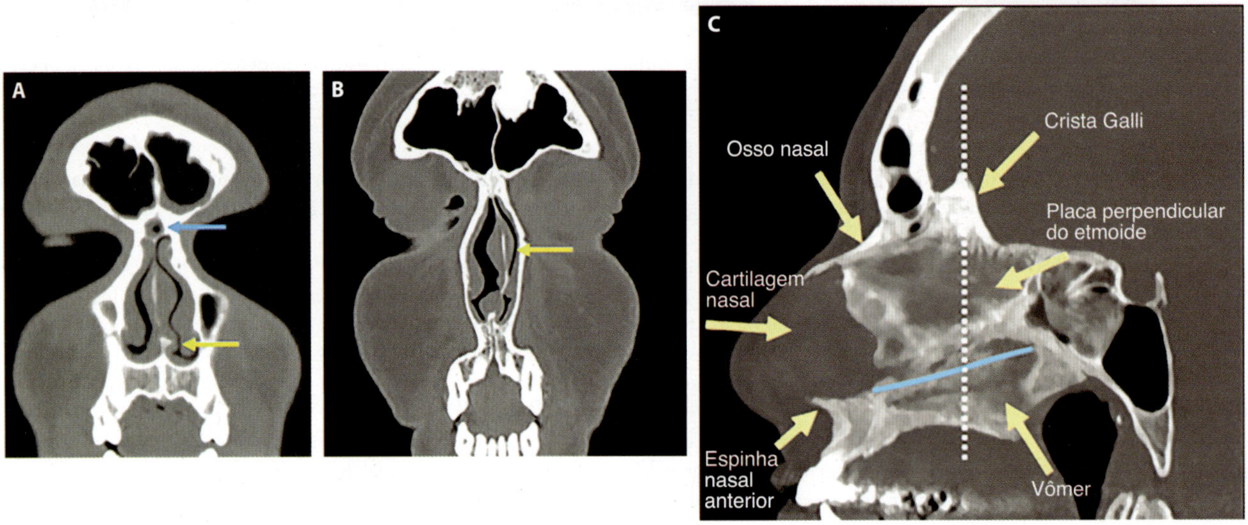

Figura 32.7 Tomografia computadorizada: anatomia do septo nasal. **A.** Corte coronal mostrando deformidade septal anteroinferior tocando a concha inferior esquerda (seta amarela). Observa-se também célula interfrontal (seta azul) superiormente ao septo nasal, podendo servir como via de acesso transeptal para ambos os seios frontais; **B.** Deformidade septal anterior para a esquerda, tocando a cabeça da concha inferior ipsilateral (seta), com sinais de insuficiência da válvula nasal interna. Percebe-se como a lâmina perpendicular do etmoide desviada promove redução importante da fossa nasal esquerda; **C.** Corte sagital esquematizando as principais estruturas do septo nasal e linha média. É importante salientar que, no estudo sagital, a linha média é encontrada com a caracterização da Crista Galli, conforme mostrado na figura.

Muitos procedimentos cirúrgicos envolvem a remoção parcial dessa estrutura, sendo assim, o amplo entendimento de sua anatomia radiológica e variações anatômicas parece fundamental.

Concha bullosa

A concha média bullosa ou bolhosa ocorre pela pneumatização medial de sua placa óssea. É descrita como uma das variantes anatômicas mais comuns. Embora costume ser bilateral, pode apresentar-se unilateralmente em alguns casos (figura 32.10). Pode comprometer ou não o funcionamento do complexo osteomeatal e a estimativa de sua prevalência varia muito entre os autores, de 18 a 76%.

Concha média paradoxal

Usualmente, as conchas nasais apresentam uma curvatura com convexidade medial em direção ao septo nasal. Ocasionalmente, apresenta curvatura oposta, com convexidade lateral, e é chamada concha paradoxal (Figura 32.11). Pode ocorrer na concha superior, média e inferior, mais frequentemente, na média. Não costuma manifestar repercussões clínicas. Sua prevalência também é variável, entre 1 e 41%.

Agger nasi

Agger nasi é o nome dado à célula etmoidal mais anterior. Frequentemente utilizada como reparo anatômico para acesso ao seio frontal, seu entendimento é de suma importância para o cirurgião de nariz. Localizada anterossuperiormente à inserção da concha média, tem relação com os ossos lacrimal, nasal, frontal, etmoidal e maxilar (Figuras 32.12 a 32.14). Autores diferem muito quanto a sua prevalência, que pode variar entre 7 e 96%.

Célula de Haller (célula etmoidal infraorbital)

A célula de Haller ou célula infraorbitária é definida como uma célula etmoidal infraorbitária ou câmara pneumatizada na região do infundíbulo do seio maxilar, lateralmente ao processo unciforme,

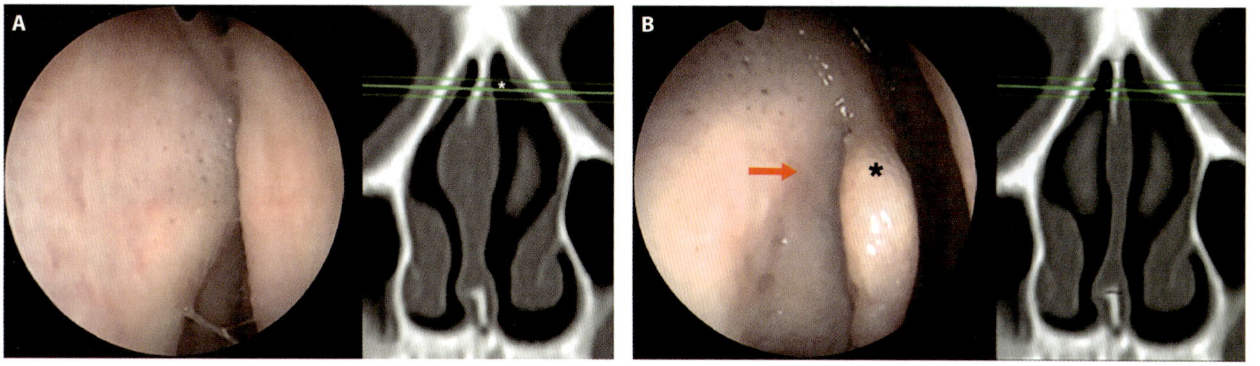

Figura 32.8 **A.** Deformidade septal alta para o lado direito(*), impedindo visualização da concha média e agger nasi; **B.** Correção da deformidade osteocartilaginosa permitindo visualização total do agger nasi (seta) e concha média (*).

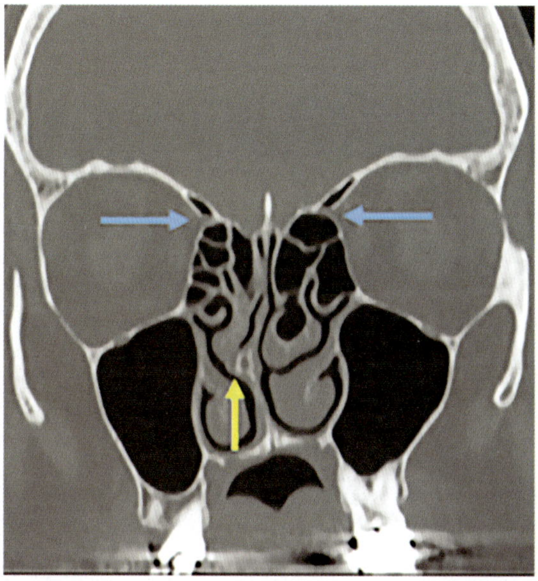

Figura 32.9 Tomografia computadorizada, corte coronal, mostrando mesmo paciente com deformidade septal óssea tocando concha média direita (seta amarela). Observa-se a entrada das artérias etmoidais anteriores (setas azuis) medialmente às órbitas e inferior à base do crânio.

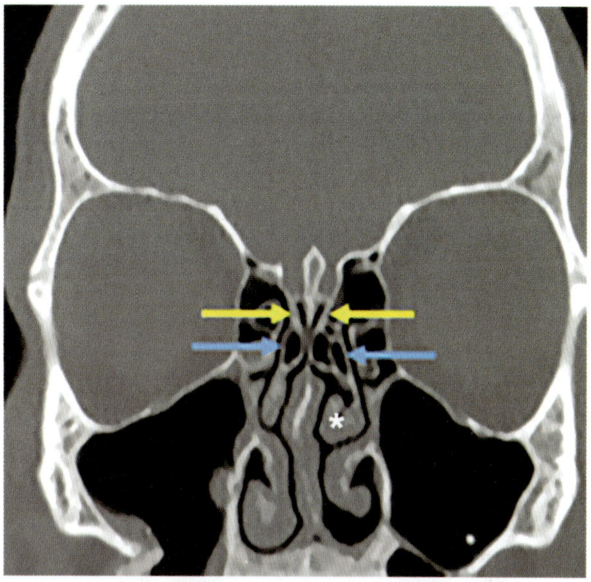

Figura 32.11 Tomografia computadorizada, corte coronal. Observa-se concha média paradoxal à esquerda (*) e pneumatização de ambas as placas verticais das conchas médias (setas azuis), promovendo estreitamento da fossa olfatória bilateralmente (setas amarelas). Observa-se também goteira olfatória baixa (keros III).

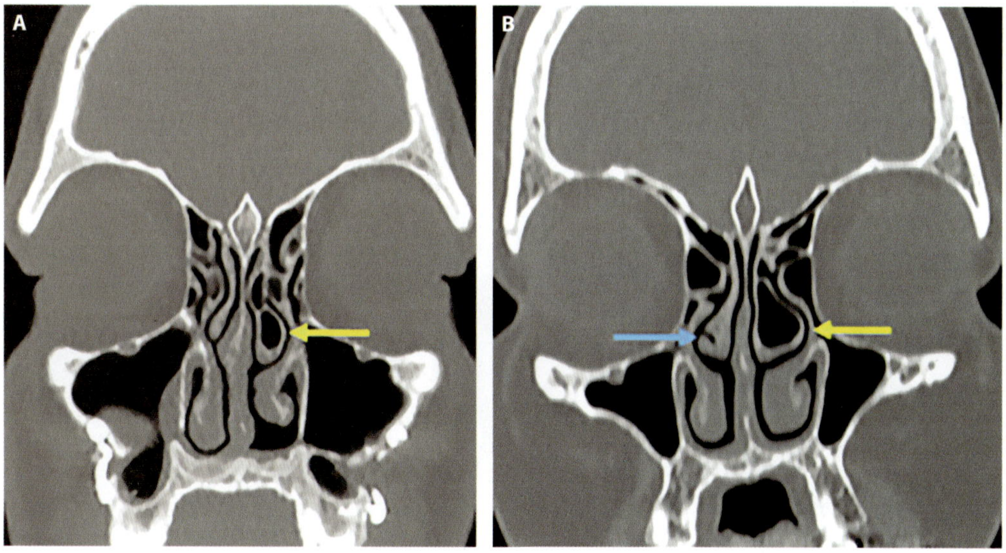

Figura 32.10 **A.** Tomografia computadorizada, corte coronal. Observa-se concha média bolhosa apenas à esquerda. **B.** Concha média bolhosa à esquerda associada a bifidez da concha média direita.

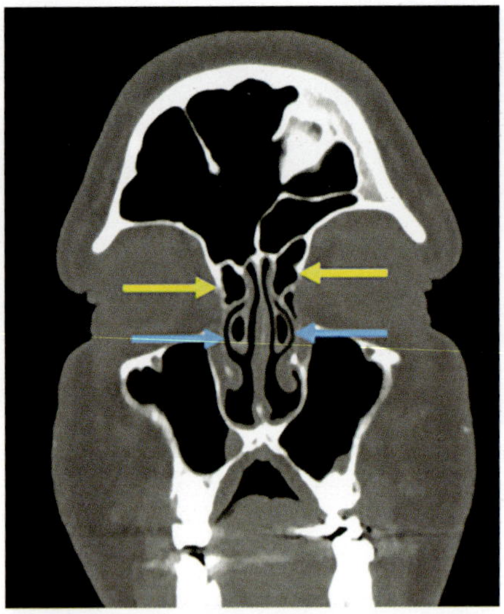

Figura 32.12 Tomografia computadorizada com janela de parte óssea. Corte coronal mostrando concha média bolhosa bilateral (setas azuis) e agger nasi bilateral (porção posterior; setas amarelas). Percebe-se como o acesso ao seio frontal, nesse caso, pode ser facilitado pela presença do agger nasi.

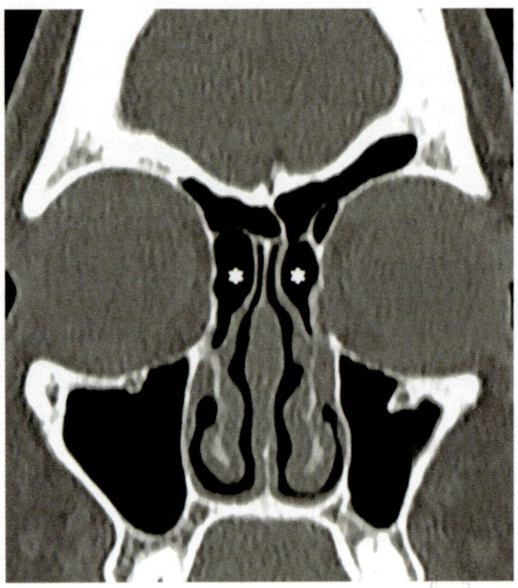

Figura 32.13 Tomografia computadorizada, corte coronal. Observa-se a amplitude de ambas as células do agger nasi (*). Ressalta-se que o corte evidenciado acima é anterior à concha média.

inferiormente à bulha etmoidal, abaixo do assoalho orbitário e medial à lâmina papirácea. Essa variante pode causar estreitamento do óstio natural do seio maxilar e, quando não estudada adequadamente, pode confundir o cirurgião durante o acesso endoscópico ao seio maxilar. Sua prevalência varia entre 9 e 56% (Figura 32.15).

Célula de Onodi (célula esfenoetmoidal)

Nome dado quando uma célula etmoidal posterior atinge o interior do seio esfenoidal lateralmente até o nervo ótico (Figura 32.16). Em tais casos, a visualização endoscópica do recesso carótido-óptico é mais difícil e os autores relatam maior risco de lesão de nervo óptico ou artéria carótida interna. Sua prevalência na literatura varia entre 2 e 56%.

Processo unciforme

O processo unciforme (PU) ou uncinado é uma extensão da parede lateral da cavidade nasal. Insere-se anteriormente no osso lacrimal e inferiormente no processo perpendicular do osso palatino. O PU pode apresentar variações quanto à sua forma, e sua inserção

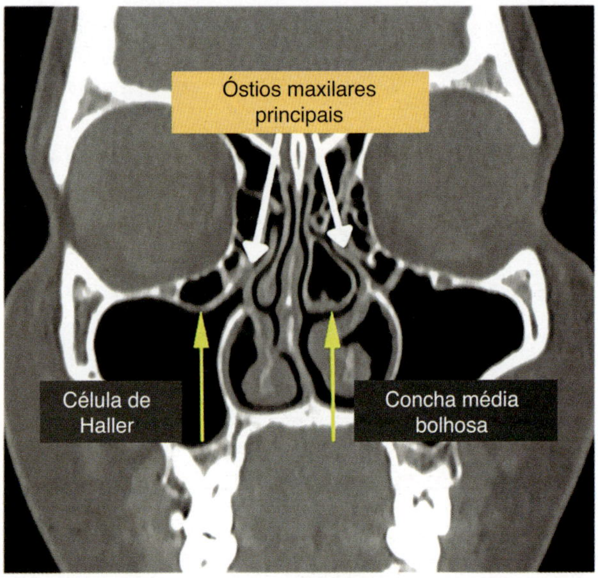

Figura 32.15 Tomografia computadorizada, plano coronal. Célula de Haller, à direita, causando estreitamento do óstio maxilar principal e consequentemente do complexo osteomeatal. Concha média esquerda bolhosa promovendo leve estreitamento do infundíbulo.

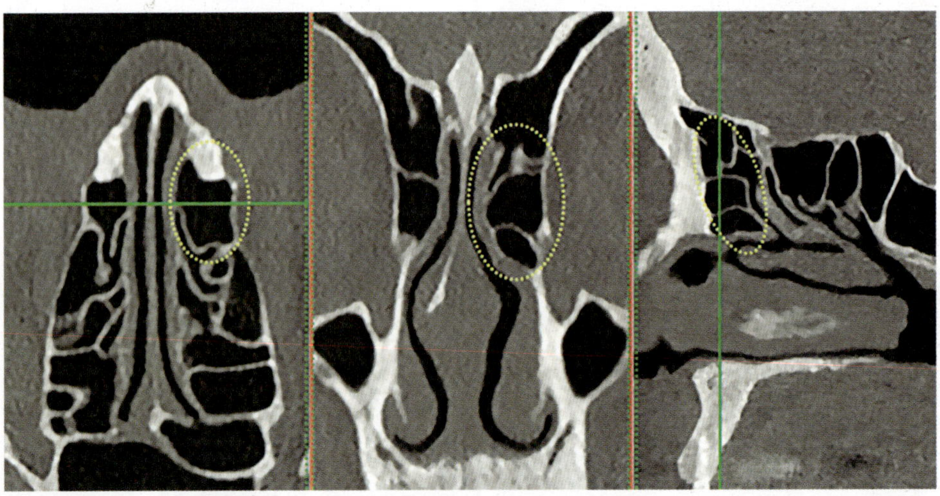

Figura 32.14 Tomografia computadorizada, cortes axial, coronal e sagital mostrando célula do agger nasi com pontilhado amarelo anterior à concha média. Percebe-se como, no corte sagital, podem ser observadas as vias de drenagem, assim como a porção vertical da concha média, que se insere na base do crânio.

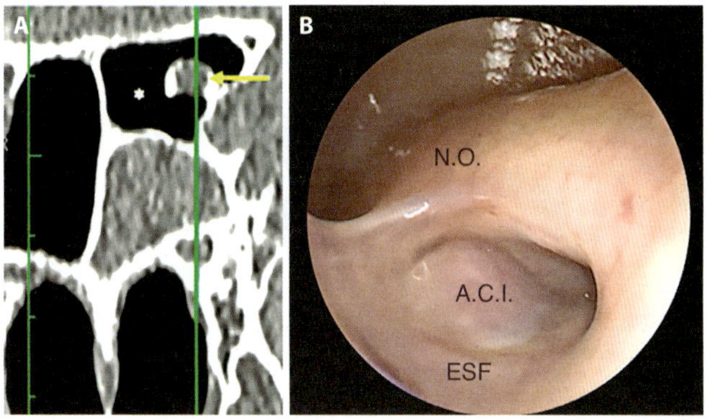

Figura 32.16 Célula de Onodi em tomografia computadorizada (TC) e visão endoscópica. **A.** TC com corte coronal demonstrando célula de Onodi do lado esquerdo (*) com o canal do nervo óptico (seta) dentro do etmoide posterior; **B.** Mesmo caso, agora sob visão endoscópica, mostrando: A.C.I. = artéria carótida interna; ESF = esfenoide inferiormente; N.O. = nervo óptico.

superior pode se dar na lâmina papirácea, na base anterior do crânio, no corneto médio ou em múltiplas inserções (Figura 32.17). Como abordado a seguir, o PU contribui para o funcionamento adequado do complexo osteomeatal.

Bulla etmoidal

A bulla etmoidal lembra a forma de uma meia-lua e encaixa-se na parede medial da órbita (lâmina papirácea) criando, posterossuperiormente (em sua relação com a porção vertical da lamela basal), um recesso chamado, algumas vezes, de seio lateral, e outras, de recesso suprabulhar, onde se abrem a própria bulha e cavidades etmoidais vizinhas (Figura 32.18).

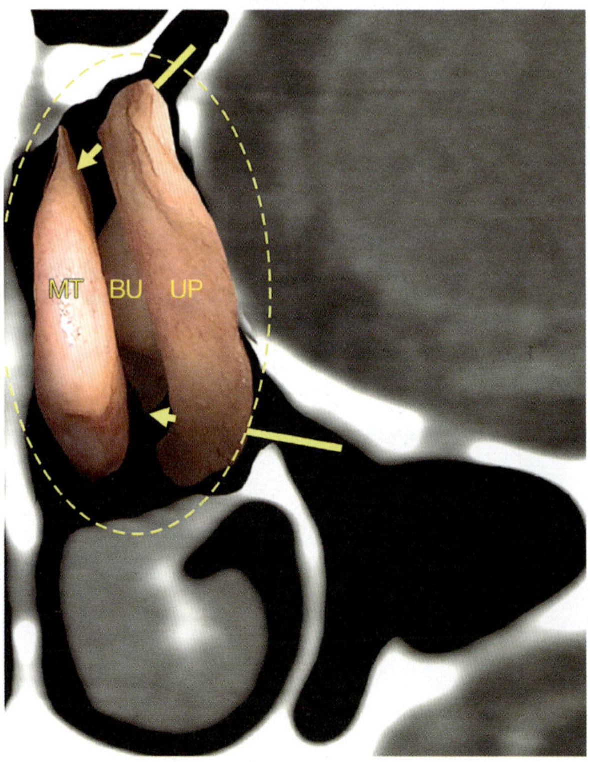

Figura 32.17 Esquema misturando visão endoscópica e tomográfica do infundíbulo etmoidal contendo o complexo osteomeatal envolvido por concha média (MT), bulla etmoidal (BU) e processo uncinado (PU). As flechas indicam a direção em que ocorre a drenagem dos seios frontal e maxilar dentro desse complexo.

A bulla etmoidal é uma célula etmoidal anterior localizada posteriormente à borda livre do processo unciforme. A literatura não tem consenso sobre qual o valor ou a medida de uma bulla etmoidal aumentada. Sua relação anatômica com o hiato semilunar e o complexo ostiomeatal (COM) pode causar obstrução de drenagem nessa região.

Complexo osteomeatal

O processo uncinado e a bulla etmoidal limitam entre si um espaço vazio em forma de meia-lua (hiato semilunar) que se prolonga em uma profunda depressão (infundíbulo), recebendo, superiormente, a drenagem do seio frontal e, inferiormente, do seio maxilar. O complexo osteomeatal é um espaço tridimensional responsável pela drenagem de um ou mais seios. Deve ser identificado sempre que possível tendo em vista que diversas patologias podem obstruí-lo de diferentes formas. Pode ser bem estudado a partir das Figuras 32.13, 32.15 e 32.16.

Teto etmoidal/goteira olfatória

A goteira olfatória, contendo bulbo e sistemas olfatórios, é formada pela Crista Galli, medialmente, pelas lamelas mediais das placas cribriforme inferior e lateralmente, e pela lamela lateral da placa cribriforme (Figura 32.19). Existem três tipos de fossas olfatórias descritas por Keros com base na altura da lamela lateral. A lamela lateral, ou placa vertical da cribriforme, é o osso mais fino da placa cribriforme e, quando deiscente, pode sugerir maior dificuldade cirúrgica ou maior risco iatrogênico, segundo alguns autores. As Figuras 32.10 e 32.17 auxiliam a entender melhor essas estruturas.

Classificação Keros da fossa olfatória:

- Tipo 1: altura da lamela lateral 1 a 3 mm
- Tipo 2: altura da lamela lateral 4 a 7 mm
- Tipo 3: altura da lamela lateral 8 a 16 mm.

Artérias etmoidais e base do crânio

O estudo anatômico das artérias etmoidais, assim como da anatomia óssea da base do crânio, pode ser realizado por meio de exame tomográfico. Cascio et al. constataram a usabilidade da renderização 3D de tomografias computadorizadas dos seios da face para estudo pré-operatório detalhado das artérias etmoidais anteriores, como exemplifica a Figura 32.20. Para entendimento anatômico da base anterior do crânio e sua relação com o seio frontal, o corte sagital torna-se especialmente útil.

CONSIDERAÇÕES FINAIS

Como referido no início deste capítulo, o domínio da anatomia radiológica do nariz e seios paranasais exige tempo e tem sua curva de aprendizado, apesar disso, as gerações atuais, naturalmente habituadas à informática, podem adaptar-se a essa tecnologia específica desde o início de sua trajetória profissional. Por isso, procuramos enfatizar a utilização dos *softwares* para estudo das imagens em oposição à avaliação crua das "fotos" impressas trazidas pelo paciente, como era de praxe anos atrás. O trabalho exclusivo com essas imagens deixa muita informação para trás e leva a um raciocínio automatizado, incapaz de individualizar cada caso. Hoje, quando a alta tecnologia tornou-se tão familiar, é preciso utilizá-la sempre que possível.

Certamente, o maior domínio da anatomia radiológica pode diminuir o número de complicações na carreira do cirurgião, contribuir imensamente para sistematização e programação cirúrgica adequada, além de facilitar o diagnóstico preciso de diversas patologias.

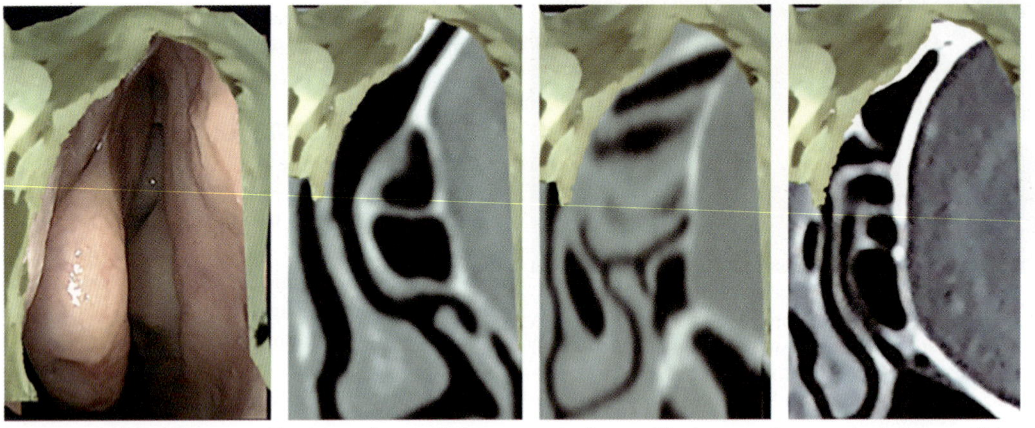

Figura 32.18 Aspectos endoscópicos semelhantes podem ter inúmeras variações anatômicas; por isso, o estudo tomográfico pré-operatório é tão importante. Percebe-se a amplitude variada de cada seio etmoidal e arquitetura diferente de cada meato médio.

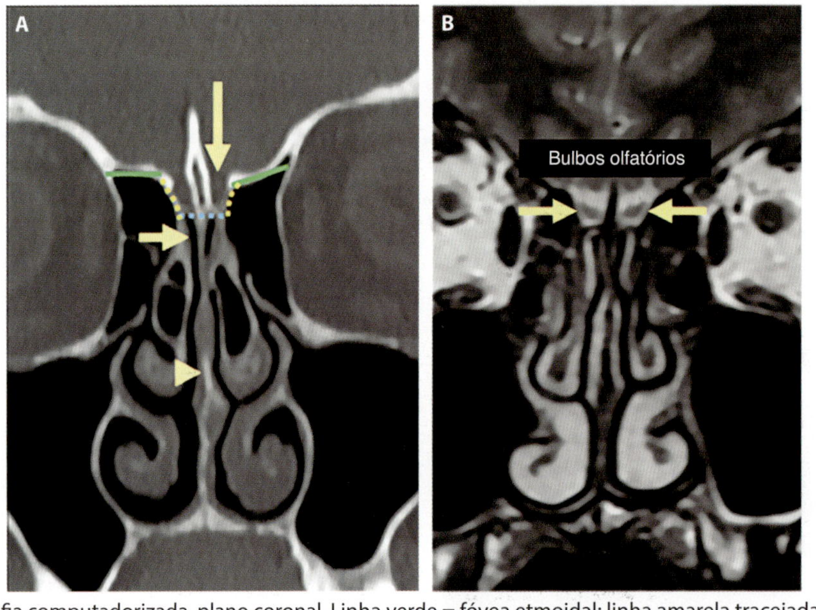

Figura 32.19 **A.** Tomografia computadorizada, plano coronal. Linha verde = fóvea etmoidal; linha amarela tracejada = lamela lateral da placa cribriforme; linha azul tracejada = lamela horizontal da placa cribriforme; seta longa = goteira olfatória; seta curta = recesso olfatório da cavidade nasal; ponta de seta = septo nasal; **B.** Ressonância magnética T2, plano coronal. Bulbos olfatórios.

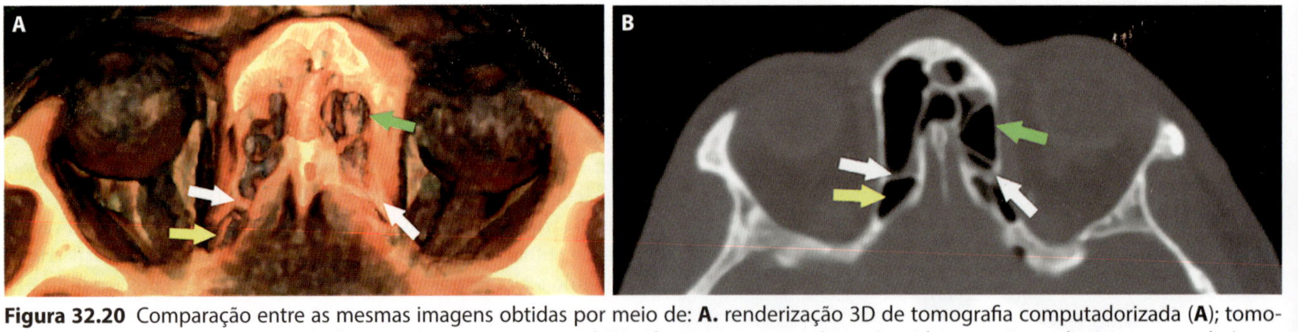

Figura 32.20 Comparação entre as mesmas imagens obtidas por meio de: **A.** renderização 3D de tomografia computadorizada (**A**); tomografia computadorizada com janela de parte óssea em corte axial (**B**). Observam-se as artérias etmoidais anteriores direita e esquerda (setas brancas), seio frontal (setas verdes) e recesso supraorbitário (setas amarelas).

BIBLIOGRAFIA

Beale TJ, Madani G, Morley SJ. Imaging of the paranasal sinuses and nasal cavity: normal anatomy and clinically relevant anatomical variants. Semin Ultrasound CT MR, 2009 Feb [Acesso em: 2024 Jul];30(1):2-16.

Bezerra TFP, Stamm A, Anselmo-Lima WT, Fornazieri MA, Melo ND, Balsalobre L et al. Anatomical terminology of the internal nose and paranasal sinuses: cross-cultural adaptation to Portuguese. Braz J Otorhinolaryngol [Internet]. 2018 Nov-Dec [Acesso em: 2024 Jul];84(6):677-686.

Bolger WE, Butzin CA, Parsons DS. Paranasal sinus bony anatomic variations and mucosal abnormalities: CT analysis for endoscopic sinus surgery. Laryngoscope [Internet].1991 Jan [Acesso em: 2024 Jul];101(1 Pt 1):56-64.

Cascio F, Cacciola A, Portaro S Basile GA, Rizzo G, Felippu AD et al. In vivo computed tomography direct volume rendering of the anterior ethmoidal artery: A descriptive anatomical study. Int Arch Otorhinolaryngol [Internet]. 2020 Jan [Acesso em: 2024 Jul];24(1):e38-e46.

Felippu A. Nasal centripetal endoscopic sinus surgery. Ann Otol Rhinol Laryngol [Internet]. 2011 [Acesso em: 2024 Jul];120(09):581-585.

Papadopoulou AM, Chrysikos D, Samolis A, Tsakotos G, Troupis T. Anatomical variations of the nasal cavities and paranasal sinuses: a systematic review. Cureus [Internet]. 2021 Jan 15 [Acesso em: 2024 Jul];13(1):e12727.

Som PM, Curtin HD. Head and neck imaging. St. Louis: Mosby; 2003. p. 1.950.

Tonai A, Baba S. Anatomic variations of the bone in sinonasal CT. Acta Otolaryngol (Suppl.) [Internet]. 1996 [Acesso em: 2024 Jul];525:9-13.

Mafee MF, Valvassori GE, Becker M. Imaging of the head and neck. Stuttgart: Thieme Medical Publishers; 2005. p. 866

CAPÍTULO 33

Histologia e Fisiologia da Mucosa Nasossinusal

Luisa Robalinho de Faria • Carlos Augusto Correia de Campos • Ricardo Cassiano Demarco

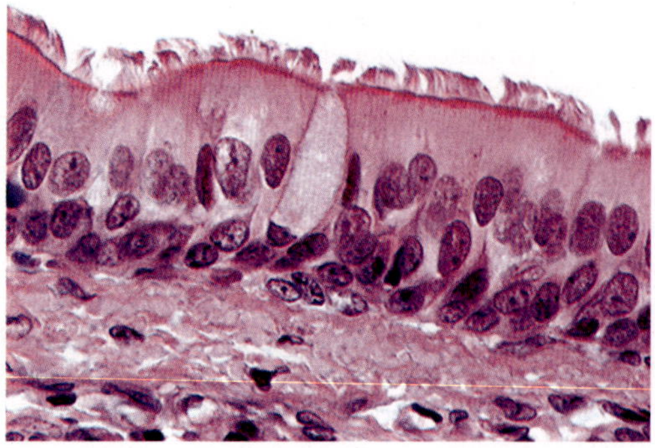

Figura 33.1 Epitélio pseudoestratificado colunar ciliado com células caliciformes (epitélio respiratório). Núcleos em várias alturas da camada epitelial, porém não se distribuem em camadas distintas. Entre as células ciliadas estão as células caliciformes, que têm forma mais arredondada e citoplasma pouco corado, já os núcleos são muito corados e ficam na base da célula. Abaixo dos núcleos das células basais, encontra-se o tecido conjuntivo. (Cortesia de: Paulo Abrahamsohn.)

HISTOLOGIA DO NARIZ E SEIOS PARANASAIS

A mucosa do trato respiratório superior varia ao longo das fases da vida. Ao nascimento estamos diante de um epitélio que nunca entrou em contato com o ar, com seus fatores irritantes, seus potenciais alérgenos e patógenos e com variações de temperatura e umidade.[1] Esse tecido, que estava imerso em meio líquido, passará a se modificar quando em contato com esses elementos.

Dessa forma, o nariz e os seios paranasais têm, entre suas funções, a manutenção da qualidade do ar que chega ao trato respiratório inferior, sendo responsáveis por sua limpeza, aquecimento e umidificação.

Observa-se, ainda, que o tecido mucoso nasossinusal não é uniforme nas diversas regiões, variando desde o vestíbulo nasal até a nasofaringe e também entre os seios da face.[2] De forma geral, pode-se classificar o tecido de revestimento das vias aéreas superiores como epitélio respiratório, composto principalmente por epitélio pseudoestratificado cilíndrico/colunar ciliado com muitas células caliciformes;[3] porém, a metaplasia tecidual é comum, especialmente na cavidade nasal[1]. Para facilitar a compreensão desta seção, serão abordadas separadamente a histologia da cavidade nasal (vestíbulo, área respiratória e área olfatória) e a dos seios paranasais.

Cavidade nasal

Epitélio

Quatro tipos de epitélio predominam na mucosa nasal, cuja composição pode variar ao longo da vida e de acordo com o fluxo aéreo e a qualidade do ar a que está exposta.[1] São eles: epitélio estratificado pavimentoso queratinizado, epitélio estratificado pavimentoso não queratinizado, epitélio estratificado cuboide e epitélio pseudoestratificado cilíndrico ciliado com células caliciformes, esse último também conhecido como epitélio respiratório (Figuras 33.1 a 33.3).

As principais células encontradas no epitélio respiratório são as *células cilíndricas ciliadas*, *células cilíndricas não ciliadas*, *células caliciformes* e *células basais*.[3] Nas regiões de maior fluxo aéreo ocorrem aumento das células não ciliadas e redução das células caliciformes, já nas regiões de menor fluxo ocorrem aumentos das células ciliadas e caliciformes.[1]

As *células cilíndricas ciliadas* contam com cerca de 200 cílios na sua superfície apical e cerca de 200 a 400 microvilos. Logo abaixo dos cílios encontram-se seus corpúsculos basais e, para garantir o batimento ciliar, numerosas mitocôndrias.

As *células cilíndricas não ciliadas* são similares às ciliadas, mas dispõem apenas de microvilos, entre 300 e 400 por célula.

As *células caliciformes* são também cilíndricas, mas de tamanho variável de acordo com a quantidade de muco em seu interior. Na fase inicial de secreção, apresentam-se completamente recobertas por microvilos. Com o acúmulo de muco, que se coalesce em direção à parte apical, pequenas protrusões surgem em sua superfície. Esse processo é acompanhado de diminuição no número de microvilos, que chegam a desaparecer quando a célula está totalmente repleta de muco.

As *células basais* são pequenas, de aspecto triangular a poliédrico e apresentam núcleos ovais posicionados paralelamente a elas. Apoiam-se diretamente sobre a membrana basal, não se estendem até a superfície livre do epitélio. São células-tronco e se multiplicam continuamente por mitose, originando os outros três tipos celulares.

É possível ainda encontrar as *células granulares*, parecidas com as células basais, exceto por seus numerosos grânulos. Sua função exata ainda não é bem conhecida, possivelmente modulam respostas inflamatórias e imunológicas.

Na porção anterior da cavidade nasal de embriões e fetos, o tecido é do tipo pseudoestratificado ciliado. Já em indivíduos adultos, esse tecido é substituído por epitélio estratificado pavimentoso, que também é encontrado na região anterior das conchas inferior e média, pelo maior fluxo aéreo e possibilidade de trauma.

Existem dois tipos de metaplasias na cavidade nasal. A *metaplasia imatura* ocorre pela transformação de epitélio pseudoestratificado cilíndrico ciliado (epitélio respiratório) em epitélio estratificado cuboide. Já a *metaplasia madura* ocorre pela substituição por epitélio estratificado pavimentoso (com ou sem queratina) em uma região que deveria ser recoberta por epitélio respiratório. A metaplasia é inerente ao tecido nasal considerado normal, e retrata uma adaptação a fatores agressivos à mucosa.[4]

Algumas situações, como as que se caracterizam nas regiões de desvio septal, inclinam à metaplasia. Um estudo avaliando pacientes com desvio septal apontou que, em áreas de maior fluxo aéreo e com maior possibilidade de abrasão, o epitélio mucoso transformou-se em estratificado pavimentoso. A mucosa do lado côncavo do desvio apresentou consistentemente alteração hipertrófica em sua altura, em sua área glandular e na espessura do muco-periósteo. Ocorreu também metaplasia para o epitélio escamoso na porção média do desvio, e aumento de células caliciformes no epitélio, predominantemente nas porções posterior e inferior do desvio septal.[5]

Outra importante alteração metaplásica ocorre em indivíduos tabagistas, levando a aumento de células caliciformes na mucosa, provavelmente para intensificar a retenção de substâncias nocivas. Em contrapartida, o aumento de CO_2 inalado provoca diminuição do movimento da camada de muco por redução dos batimentos ciliares e retenção de secreção (Figura 33.4).[6]

Membrana basal

Todas as células epiteliais citadas anteriormente encontram-se apoiadas na membrana basal. Ela é constituída por uma densa rede de fibras reticulares e fibras colágenas delgadas com escassos fibroblastos.

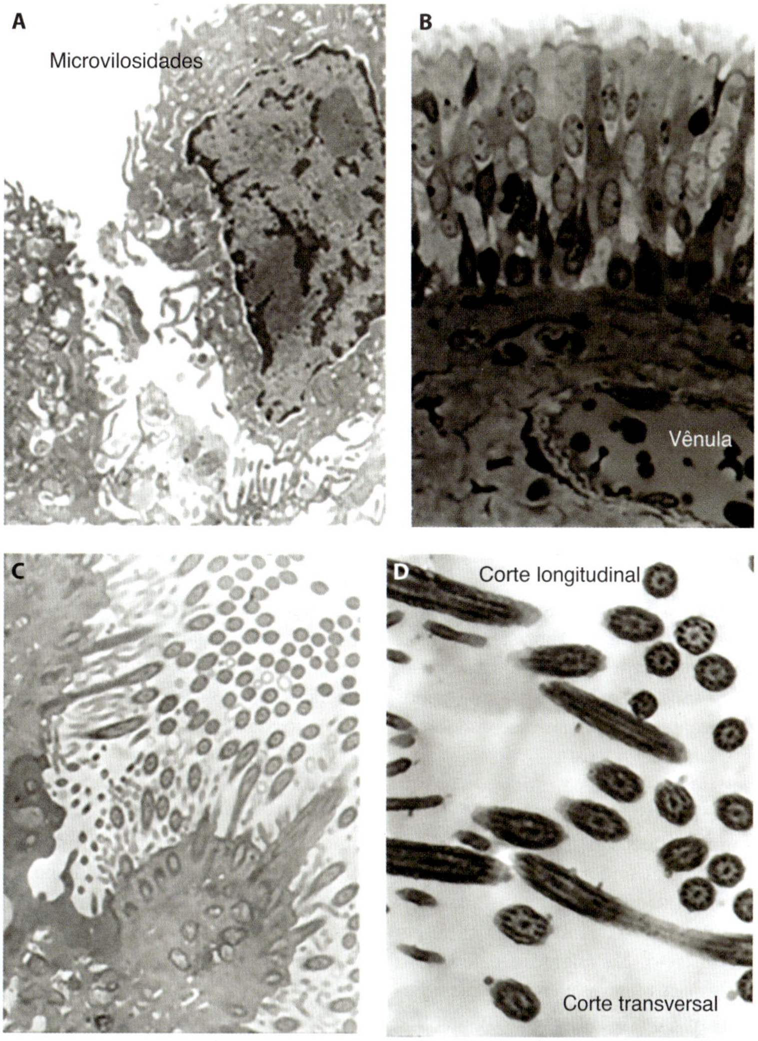

Figura 33.2 A. MET (microscopia eletrônica de transmissão): detalhe de célula com microvilos e ausência de cílios; **B.** MO (microscopia ótica): epitélio pseudoestratificado cilíndrico ciliado com vênula na lâmina própria (63x); **C.** MET: superfície de epitélio pseudoestratificado cilíndrico ciliado (20.000x); **D.** MET: detalhe dos cílios em cortes transversais e longitudinais normais (30.000x).

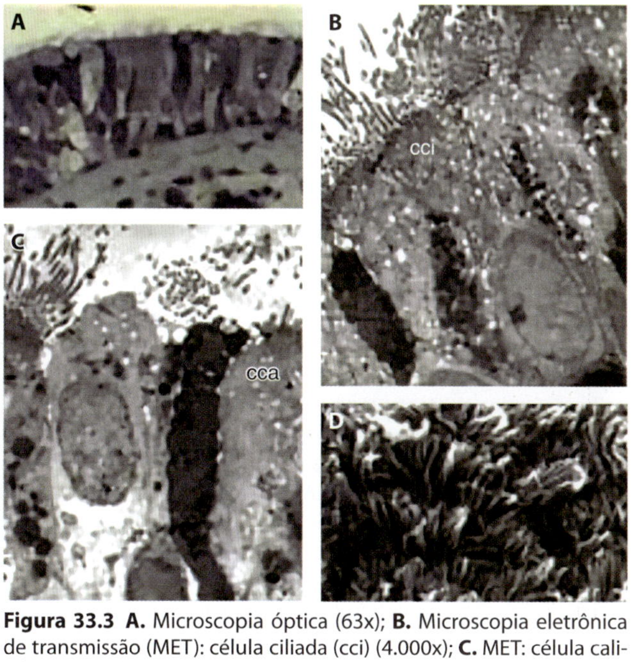

Figura 33.3 A. Microscopia óptica (63x); **B.** Microscopia eletrônica de transmissão (MET): célula ciliada (cci) (4.000x); **C.** MET: célula caliciforme (cca) (4.000x); **D.** Microscopia eletrônica de varredura com superfície ciliada normal (3.500x).

Sua espessura é variável, sendo mais densa no epitélio respiratório e menos densa no epitélio pavimentoso estratificado. Ela constitui uma barreira de proteção da mucosa nasal e, por isso, provavelmente encontra-se mais espessada no epitélio respiratório, que é mais sensível a fatores agressivos, do que em outros epitélios do corpo.[3]

Lâmina própria

A lâmina própria ou córion é composta de tecido conjuntivo e nela encontram-se glândulas serosas e mucosas, vasos sanguíneos e leucócitos, além de componentes do sistema de defesa imunológica. Ela é rica em linfócitos isolados ou em nódulos linfáticos, plasmócitos e macrófagos, já que essa é uma região muito exposta a patógenos. A região de nódulos linfáticos é recoberta de células M, responsáveis pela captação e transferência dos antígenos aos macrófagos e linfócitos.[3]

Trata-se de uma região ricamente vascularizada com numerosos capilares de paredes finas e vênulas (normalmente colapsadas). A parede desses vasos apresenta fibras musculares lisas em sentido circular e longitudinal, formando um leito de tecido cavernoso. Acresce-se que estudo com ressonância magnética mostrou efeito importante de turgescência em topografia de todo corneto inferior, porção média e posterior do corneto médio e região anterior do septo nasal. Na porção média e superior do septo, essa mudança de turgescência foi pequena e, na região septal da válvula nasal, insignificante.[7]

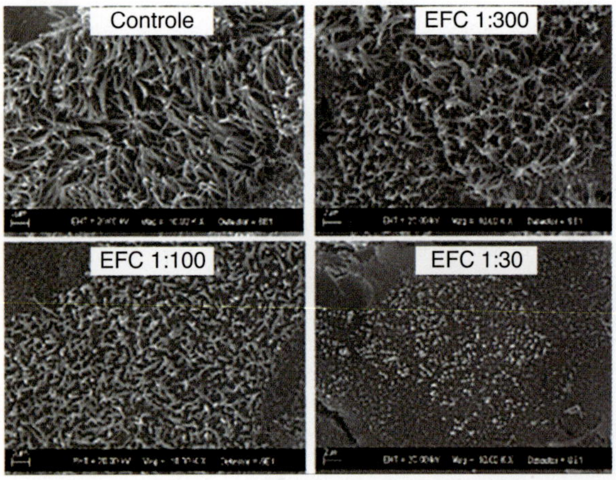

Figura 33.4 Fotografias de microscopia de varredura demonstrando efeito dose-dependente da fumaça de cigarro após exposição a diluições decrescentes de extrato de fumaça de cigarro (EFC).

Na área de epitélio respiratório, a lâmina própria é um tecido conjuntivo frouxo, enquanto que, nas áreas metaplásicas, principalmente as maduras, apresenta-se como tecido conjuntivo denso. Estão também presentes vasos sanguíneos venosos, em maior quantidade, e arteriais, em menor quantidade, mas esses valores se igualam nas regiões com tecido conjuntivo denso.

É comum encontrar células inflamatórias na mucosa nasal de indivíduos assintomáticos, o que parece mostrar que o estado inflamatório crônico leve é comum na mucosa nasal normal.

Na região posterior da cavidade nasal, onde predomina o epitélio respiratório, encontra-se maior quantidade de infiltrados inflamatórios, relacionada com resposta imunológica da mucosa. Já na região anterior, esse infiltrado é mais discreto. Na migração pelos vasos sanguíneos subepiteliais para os espaços intercelulares epiteliais, entra em contato com os antígenos de superfície e retornam à lâmina própria para prover informação antigênica aos agregados linfoides.

As glândulas dessa região são serosas e mucosas e estão distribuídas por toda a cavidade, principalmente nas áreas de epitélio respiratório da cavidade nasal, mudando sua distribuição nos seios paranasais, como mostrado a seguir. Observa-se, também, a ocorrência de aumento dessas glândulas, com a idade do indivíduo, principalmente das serosas.

Vestíbulo nasal

É a região mais anterior da cavidade nasal, uma área mais exposta a fatores externos e variações de temperatura e umidade. Apresenta um tecido diferente das demais regiões do nariz, similar à pele, sendo continuação da pele do nariz. O epitélio é do tipo pavimentoso queratinizado com glândulas sebáceas, sudoríparas e vibrissas (pelos curtos característicos dessa região). Participa do primeiro processo de filtragem, e retém as partículas grosseiras do ar inspirado. Ele perde a camada de queratina à medida que adentra na cavidade nasal e se transforma gradualmente de pavimentoso a cuboide e, na região da válvula nasal, pseudoestratificado cilíndrico ciliado. O tecido conjuntivo da derme torna-se a lâmina própria da mucosa.

Área respiratória

Maior componente da cavidade nasal, é revestido por epitélio respiratório (epitélio pseudoestratificado cilíndrico ciliado com células caliciformes). Em sua lâmina própria podem ser encontradas muitas glândulas mistas (serosas e mucosas) que secretam para a luz do trato respiratório. O muco produzido tem como principal função aderir aos microrganismos e substâncias que penetram na cavidade nasal e expeli-los através dos batimentos ciliares em ondas metacrônicas sincronizadas que se propagam em direção à rinofaringe.

A região dos cornetos nasais, principalmente inferior e médio, apresenta uma rica rede venosa para aquecer e umidificar o ar inspirado, que deve atingir o trato respiratório inferior em uma temperatura adequada e constante.

Área olfatória

Situada na parte superior da fossa nasal, dispõe de quimiorreceptores responsáveis pelo olfato. O epitélio olfatório é um neuroepitélio do tipo pseudoestratificado colunar e composto por três tipos celulares.

As células de sustentação apresentam ápice largo e base estreita, com microvilos projetados para a área de muco, que dão uma coloração acastanhada à mucosa por conterem pigmentos marrons.

As células basais situam-se na região basal, entre as células olfatórias e as células de sustentação e são células-tronco desse epitélio.

As células olfatórias são os neurônios bipolares com dendritos localizados na porção mais externa do epitélio e composta de 6 a 8 cílios imóveis que se projetam e ampliam a área de percepção das substâncias odoríferas, seus núcleos encontram-se entre as células de sustentação e as células basais e seus axônios são organizados em feixes que se projetam para o sistema nervoso central.

Outra estrutura importante desse epitélio e que tem como função a produção de substância serosa para limpar os receptores das células olfatórias são as glândulas de Bowman, estruturas túbulo-alveolares que liberam secreção continuamente para remover as substâncias odoríferas dos cílios dos dendritos e permitir a chegada de novas substâncias.[3]

Seios paranasais

O epitélio que recobre os seios paranasais é pseudoestratificado cilíndrico ciliado (epitélio respiratório) com poucas células caliciformes. É mais delgado que o epitélio encontrado na cavidade nasal e apresenta membrana basal mal definida. A seguir, serão descritas as características específicas de cada um deles.[1]

Seio frontal

Nesse seio, a membrana basal é delgada, assim como a lâmina própria que contém as glândulas seromucosas. As células ciliadas estão em uma proporção de 3:1 em comparação com as células caliciformes. Na região mais inferior do seio, pode-se perceber que a lâmina própria é mais espessa e que ocorre uma concentração maior de glândulas, entretanto, ela ainda é responsável apenas por uma baixíssima produção de muco.[1]

Seio maxilar

Manifestando mucosa em continuidade com a mucosa nasal, para além das características gerais já citadas, apresenta lâmina própria menos espessada que a da cavidade nasal, dispondo de sistema vascular pouco desenvolvido. Suas glândulas são pequenas, seromucosas, e distribuídas principalmente na parede medial.[1]

Seio etmoidal

Apresenta uma razão de células ciladas/células caliciformes de 4:1, com glândulas planas, arredondadas ou ovaladas, de distribuição irregular, e, em maior quantidade, próximas ao óstio de drenagem, exibindo maior concentração nas células etmoidais anteriores que nas posteriores. As glândulas podem estar ausentes nas porções mais superiores. É o seio com maior quantidade de glândulas, mas sua produção glandular é muito inferior que a da cavidade nasal. A maior parte do muco é produzida pelas células caliciformes.

Seio esfenoidal

Conta com a mucosa mais fina do trato respiratório, frouxamente aderida ao periósteo. Suas glândulas estão distribuídas difusamente, mas sua maior concentração está na parede anterior do seio. A produção glandular de muco é irrelevante comparada à das células caliciformes.[1]

FISIOLOGIA DO NARIZ E DOS SEIOS PARANASAIS

As fossas nasais apresentam uma extensa superfície mucosa com saliências e reentrâncias conferidas pelas conchas nasais e septo nasal, cuja função principal é equilibrar a temperatura e a umidade do ar inspirado, além de filtrar as partículas em suspensão. Para além da função respiratória, dispõem de estruturas olfativas, e atuam, além disso, como cavidade de ressonância vocal. Acrescente-se que os processos fisiológicos nasais são extremamente dinâmicos, variando de acordo com mecanismos autônomos e respostas a estímulos externos.

Respiração

A função básica do nariz é levar o ar às condições ideiais que o alvéolo pulmonar necessita para realizar a hematose. Assim, o nariz é uma estrutura respiratória importante, que não atua somente como passagem de ar, mas modula o fluxo aéreo. A respiração nasal permite maior tempo para difusão dos gases nos alvéolos em relação à oral, porque é mais lenta e profunda. Nos primeiros meses pós-nascimento, a respiração nasal é obrigatória, e facilitadora do movimento de sucção. O indivíduo normal em repouso realiza entre 12-24 movimentos respiratórios por minuto, o que corresponde à circulação de aproximadamente 30 ℓ de ar nesse limite de tempo. As cavidades nasais ajustam ainda o fluxo aéreo e a resistência nasal. A válvula nasal interna (região limitada, lateralmente, pelo bordo caudal da cartilagem lateral superior; medialmente, pelo septo; e, inferiormente, pelo rebordo inferior da abertura piriforme, ou cabeça da concha inferior) é responsável por aproximadamente 50 e 75% do total da resistência do fluxo de ar inspirado, desde o meio ambiente até o alvéolo pulmonar. A válvula nasal direciona o ar inspirado para cima, em direção à concha média, a partir de onde o fluxo aéreo torna-se horizontal no restante da cavidade nasal. Durante a inspiração, a baixa pressão no interior das cavidades nasais em relação ao ambiente faz o ar penetrar nas cavidades nasais com pressões negativas variando entre -6 mm H_2O (na respiração normal) e -200 mm H_2O (no esforço).[8]

Entre as atribuições das cavidades nasais, a respiração é a mais predisposta à disfunção. A obstrução nasal leva o indivíduo a realizar respiração oral, de maneira não fisiológica. Esse *bypas* faz com que se despenda mais energia para respirar, ocasionando sensação de desconforto respiratório.

Filtragem

É realizada pelas vibrissas (pelos localizados no vestíbulo das cavidades nasais), pelo reflexo esternutatório, pela ação de adesão e bactericida do muco e pelos cílios do epitélio de revestimento da mucosa nasal. Esses mecanismos permitem reter com eficiência partículas de até 10 mm, posteriormente removidas pela atividade mucociliar. A ação desses elementos purifica o ar inspirado e, dessa forma, protege as vias aéreas. As vibrissas retêm as impurezas maiores, e o reflexo esternutatório, ou do espirro, também auxilia nessa função, quando desencadeado pela excitação da mucosa nasal.

Aquecimento

O aquecimento do ar é feito por meio da vascularização da mucosa nasal. Um rico plexo sanguíneo capilar e sinusoidal venoso está presente em toda a submucosa das vias aéreas superiores. Essa rede vascular rapidamente conduz calor à coluna aérea assim que essa atravessa a cavidade nasal, permitindo que o ar inspirado adquira a temperatura corporal ao atingir o trato respiratório inferior.

Os sinusoides cavernosos estão interpostos entre os capilares e as vênulas. A regulação do tônus desses sinusoides por meio de nervos simpáticos determina a área transversa do nariz e, consequentemente, a patência nasal. A irrigação varia ainda na intensidade, conforme a temperatura do ar inspirado. Essa vasomotricidade é controlada pela inervação trigêmeo-simpática.

Os seios paranasais enchem-se de oxigênio durante o movimento respiratório, aquecendo o ar que se junta ao ar inspirado do exterior, o que denota sua importância no processo de regulação térmica do ar respirado. Dessa forma, o ar inspirado é aquecido ou resfriado da temperatura ambiente para até 33 e 34°C, na nasofaringe, e 37°C, na laringe. Em caso de temperatura ambiente variando entre 0 e 25°C, haverá repercussão menor que 1°C da temperatura do ar ao atingir a laringe. Estima-se que, em clima temperado, esse aquecimento despenda diariamente cerca de 10% do calor total do corpo.

Umidificação

A umidificação do ar é outra importante função do nariz, permitindo, inclusive, maior eficiência na oxigenação pulmonar. Uma ótima taxa de trocas gasosas ocorre a 85% de umidade relativa. A umidificação somente nas cavidades nasais atingirá entre 75 e 95%, dependendo da umidade ambiente, assegurando não apenas uma eficiente hematose, mas também prevenindo a desidratação das vias aéreas inferiores. A anatomia interna nasal promove ampla superfície de contato ar-mucosa, permitindo rápida transferência de umidade da mucosa ao fluxo aéreo. A umidificação do ar que entra em contato com a mucosa nasal é feita por meio das secreções nasais, da transudação serosa dos vasos da mucosa e da secreção lacrimal. Estima-se que as cavidades nasais secretem e transudem cerca de 1.000 mℓ diariamente, sendo 75% desse total utilizado para umedecer o ar inspirado e 25% para transporte mucociliar. A falta de umidade e o frio atuam sobre a mucosa normal, podendo levar à lesão irreversível dos cílios e à metaplasia do epitélio ciliado em epitélio pavimentoso. O ar expirado, ao retornar à cavidade nasal com sua alta umidade, também previne o ressecamento da mucosa. A sensação subjetiva de conforto nasal é relacionada com umidificação das cavidades nasais.[9]

Regulação do fluxo aéreo

Assim como a umidade e a temperatura, o fluxo de ar inspirado também é alterado pelo nariz. As saliências e reentrâncias das cavidades nasais servem para aumentar a superfície de contato com o ar e atuam imprimindo certa direção ao fluxo aéreo. Essa anatomia faz com que o fluxo de ar seja inicialmente turbulento, proporcionando contato com a mucosa nasal. O ar inspirado penetra nas cavidades nasais, seguindo o eixo do vestíbulo, de baixo para cima, e de frente para trás. Durante a inspiração em repouso, o ar atravessa verticalmente o vestíbulo a uma velocidade entre 2 e 3 m/s. Atinge entre 12 e 18 m/s na região da válvula, ponto de maior estreitamento, importante para a limpeza e o condicionamento do ar. Assim que atravessa esse segmento estreito, o fluxo de ar acelera e muda de laminar para turbulento, permitindo máximo aquecimento e umidificação. Descreve, então, uma curva de concavidade inferior com ápice na região do meato médio, dirigindo-se para baixo e para trás em direção à nasofaringe. Esse jato principal não permite que o ar seco, frio e contaminado penetre nos recessos meatais. Ao seu lado, existe ainda um outro fluxo acessório inferior, que segue a concha nasal inferior, além de outro superior, que entra em contato com a parede superior das cavidades nasais, onde está a fossa olfativa. Assim que o ar se aproxima da nasofaringe, aumenta de velocidade (3 a 4 m/s) e muda novamente de direção. Pequenas deformidades anatômicas, principalmente na região da válvula, podem produzir sintomas obstrutivos importantes. O ar expirado percorre a mesma trajetória, porém, em sentido inverso e de maneira mais turbulenta, ao longo da cavidade nasal.

A contribuição do nariz na resistência ao fluxo aéreo do trato respiratório é de considerável importância. Estudos sugerem que entre 50 e 60% da resistência total da respiração normal esteja no nariz, caindo para 20% em caso de respiração bucal exclusiva. Entretanto, embora a via oral seja considerada mais fácil, o ser humano é um respirador nasal por excelência e utiliza a via oral ou oronasal fisiologicamente apenas em situações de maior demanda, como durante a prática de exercícios.

Em relação às mudanças da resistência aérea, pode-se dividir o nariz em três áreas: vestíbulo, região da válvula nasal interna e parede nasal lateral turbinal.

O vestíbulo contribui com cerca de um terço da resistência aérea durante a inspiração. Essa região é sustentada pelas cartilagens laterais inferiores, que colapsam durante a inspiração forçada, quando o fluxo aéreo é superior a 30 ℓ/min. A válvula nasal externa é essencialmente a via aérea dentro do vestíbulo e é delimitada pelo lóbulo alar, crus medial da cartilagem lateral inferior, septo caudal e borda nasal. Ela é suscetível ao colapso dinâmico devido à falta de suporte rígido. Esse colapso pode ser explicado pelo princípio de Bernoulli, segundo qual, quando o fluxo aéreo aumenta, a pressão nessa área diminui.

A região da válvula nasal interna é delimitada pela margem caudal da cartilagem lateral superior, a cabeça da concha nasal inferior e o septo nasal. Essa área contribui com a maior parte da resistência nasal ao ar inspirado. A avaliação cuidadosa da válvula nasal interna pode revelar deformidades da cartilagem lateral superior, septo, assoalho nasal ou cabeça da concha inferior, explicando a incapacidade do paciente de respirar confortavelmente.

Outra válvula que controla a passagem aérea é a septal, formada pela relação entre os tecidos eréteis do septo nasal e a concha média. Ao contrário da nasal, que é primariamente um regulador de fluxo nasal, a válvula septal serve para dispersar o fluxo de ar pela cavidade nasal, permitindo que funções como umidificação, aquecimento e filtração ocorram com maior eficiência.[10]

Posteriormente, a parede nasal lateral contribui muito pouco para a resistência nasal. Correções cirúrgicas de esporões septais posteriores à porção anterior da concha inferior têm valor mais limitado para alterar a resistência aérea.

O músculo dilatador do nariz também auxilia na modificação da passagem do ar e da resistência nasal. Estudos demonstraram que sua contração voluntária dilatando a asa nasal pode reduzir, em cerca de um terço, a resistência nasal. Na presença de hipoxia e hipercapnia, o músculo dilatador do nariz contrai-se, dilatando a asa nasal. Entretanto, durante fluxos inspiratórios elevados (maiores que 30 ℓ/min), como durante a inspiração forçada, a pressão negativa intraluminal gerada pela coluna aérea suplementa a sustentação dada pelas cartilagens laterais inferiores, com consequente colapso da asa nasal.

Controle da resistência nasal e receptores neuroquímicos

Uma vez transpostas a asa e a válvula nasal, mudanças na resistência respiratória nasal são primariamente resultados da resposta dos tecidos eréteis da mucosa. Uma estrutura vascular complexa é encontrada na cavidade nasal, compreendendo, no mínimo, cinco grupos de vasos sanguíneos: vasos de resistência pré-capilar, capilares, veias e tecido erétil venoso ou sinusoides e anastomoses arteriovenosas. Uma rica rede de capilares é composta de sinusoides venosos capazes de represar quantidades significativas de sangue, permitindo à mucosa ingurgitar e, por consequência, aumentar a resistência nasal. Os sinusoides venosos formam um tecido erétil e são principalmente encontrados na parte anterior à concha nasal inferior e septo nasal adjacente. O tônus vascular na capacitância e resistência dos vasos é influenciado por substâncias vasoativas e metabólicas locais, pela temperatura e por neurotransmissores adrenérgicos e colinérgicos. Além desses, sabe-se que outros mediadores podem estar presentes, entre os quais, substâncias não adrenérgicas e não colinérgicas, que afetam o tônus dos vasos sanguíneos, a permeabilidade e a secreção seromucinosa. A regulação do fluxo sanguíneo por essa rede vascular, na mucosa nasal, é mediada principalmente pelo sistema simpático, que controla a capacitância do tecido venoso erétil das conchas inferiores, médias e do septo nasal. A estimulação adrenérgica dos receptores alfa-adrenérgicos causa vasoconstrição e redução do volume sanguíneo com subsequente redução da resistência aérea. Isso é reproduzido por meio da aplicação de drogas simpatomiméticas no tratamento da obstrução nasal. Entretanto, parece haver um estado continuado de tônus simpático vasoconstritor, pois a simpatectomia cervical acarreta aumento da congestão nasal e da resistência.

O sistema parassimpático está principalmente relacionado com as glândulas, e sua estimulação resulta em aumento da secreção nasal aquosa, com poucos efeitos no tecido erétil vascular. O uso de atropina reduz a hipersecreção após estimulação colinérgica, mas não bloqueia completamente a vasodilatação, indicando que outros mediadores podem ser mais importantes na regulação da vasodilatação da mucosa nasal. Eles atuariam como esfíncteres pré-capilares na camada muscular que circunda os sinusoides venosos, controlando o fluxo sanguíneo. Os principais são o polipeptídeo intestinal vasoativo (VIP, do inglês *vasoactive intestinal polypeptide*) e a substância P, que induzem vasodilatação e hipersecreção por aumento da permeabilidade da mucosa nasal, resultando em congestão nasal. O VIP tem a capacidade de intensificar a produção de secreção nasal histamino-evocada, potencializando, dessa forma, a rinorreia alérgica. Por outro lado, a inibição da liberação do VIP bloquearia tanto a produção de secreção nasal como os batimentos ciliares. Além disso, a substância P aumenta a atividade mucociliar, bem como a frequência do batimento ciliar. Ela é liberada central e localmente por fibras axonais desmielinizadas por meio de reflexo axonal em resposta a estímulos nasais térmicos, químicos ou mecânicos. Desse modo, a inalação de irritantes ativaria um arco reflexo local que liberaria a substância P, assim como a acetilcolina, de terminações nervosas locais, resultando em congestão nasal, hipersecreção mucosa e aumento do *clearance* mucociliar do nariz e das cavidades sinusais. Esses efeitos servem para eliminar os irritantes do trato respiratório superior. Além disso, a liberação central de vesículas da substância P determina a percepção de dor. Essas conexões centrais podem estar relacionadas clinicamente com algias craniofaciais rinogênicas. A substância P é frequentemente acompanhada de neuroamina A e pode mediar vasodilatação e permeabilidade vascular aumentada, particularmente na inflamação.[11]

Nas rinites alérgicas e não alérgicas o aumento de congestão venosa e de permeabilidade capilar são importantes características patológicas. A congestão nasal pode resultar dos efeitos mediadores locais por ação direta dos vasos sanguíneos locais, ação reflexa dos mesmos vasos e efeito em nervos simpáticos terminais. É bem conhecido que, durante a resposta alérgica, mediadores como histamina, prostaglandinas, aminas e leucotrienos podem ser liberados ou sintetizados localmente. Em geral, o efeito direto incide no vaso sanguíneo, acarretando vasodilatação ou vasoconstrição. Em contrapartida, parece provável que a ação reflexa dos mediadores exerça-se nos nervos parassimpáticos suprindo glândulas seromucinosas e ocasionando aumento de secreção.[12,13]

Existem quimiorreceptores trigeminais na mucosa nasal. Irritantes como dióxido de carbono, solução salina hipertônica e agentes nociceptivos desencadeiam uma resposta nasal trigeminal, que leva a um aumento da secreção glandular sem componente vascular significante. Assim, essa inflamação neurogênica da mucosa nasal é um rápido mecanismo de defesa da mucosa, organizado para estimular a secreção glandular, bem como a liberação de proteínas antimicrobianas no muco que reveste a cavidade nasal, facilitando a absorção dos irritantes e partículas inaladas e a neutralização ou destruição de microorganismos e suas toxinas.

Fatores influenciadores da resistência nasal

A mucosa nasal é sensível a uma ampla variedade de estímulos e situações fisiológicas que podem alterar a resistência nasal.

Ciclo nasal

As cavidades nasais apresentam um ciclo espontâneo, caracterizado por congestão e descongestão alternantes, que ocorrem em cada lado do nariz e resultam de mudanças do tônus simpático, possivelmente controladas por áreas respiratórias do tronco associadas à atividade respiratória. A duração do ciclo varia entre 2 e 7 horas, com média de 3 a 4 horas. Embora esteja presente em qualquer posição corporal, a amplitude do ciclo é menor na posição ortostática e maior no decúbito. O ciclo nasal persiste durante a respiração bucal, oclusão nasal, anestesia tópica, mas é abolido temporariamente por substâncias vasoativas, exercício e hiperventilação. Está ausente em pacientes traqueostomizados, retornando após o restabelecimento da respiração nasal. Entretanto, para que ocorra o ciclo nasal, é necessária a presença de septo nasal intacto. O septo funciona como um anteparo com o qual o tecido congesto da parede lateral entra em contato.

A existência de um ciclo nasal de reciprocidade espontânea, com o total de fluxo aéreo permanecendo constante (forma clássica; Figura 33.5), foi descrita inicialmente por Kaiser, em 1895. Entretanto, outros padrões são possíveis: *in concert* (congestão e descongestão paralelas); irregular (características de ambos os padrões ou sem um padrão claro definido) ou nenhum (quando não ocorrem flutuações significantes).[14]

A periodicidade do ciclo nasal varia de indivíduo para indivíduo e no mesmo indivíduo, atuando o hipotálamo como centro regulatório. Bloqueios parassimpáticos ou simpáticos afetam o ciclo no lado tratado, mas deixam o lado contralateral intacto. Emoções, exercícios, alergia, infecção, estímulo sexual, postura e afecções nasais exercem efeito sobre o ciclo. Idade e consequente maturação do sistema nervoso autonômico explicam ciclos mais curtos nas crianças e mais longos nos adultos mais velhos.

Idade

A resistência nasal diminui conforme a idade. Na infância, encontra-se resistência máxima (cerca de 12 cmH2O/L.S.), reduzindo-se até atingir a resistência média do adulto ao redor dos 16 anos de idade. Mais tarde, há redução mais discreta, possivelmente decorrente da atrofia dos tecidos nasais.[15]

Exercício

Com o aumento da atividade física, há redução da resistência nasal, possivelmente decorrente de aumento do tônus simpático sobre o tecido erétil. Isso permite maior fluxo nasal, em virtude da maior demanda de oxigênio. A relação é proporcional. Entretanto, esse efeito não persiste por longo tempo, retornando ao normal entre 15 e 30 minutos depois de cessado o estímulo.

Respiração

Há discreta oscilação da resistência nasal durante os movimentos respiratórios, com pequena redução durante a inspiração. A taxa de pressão de gás carbônico (PCO_2) arterial influencia a resistência nasal. Em caso de queda durante hiperventilação, ocorre aumento da resistência por vasodilatação. O aumento da PCO_2 causa vasoconstrição e queda da resistência. Esses mecanismos parecem ser mediados pela estimulação do plexo simpático cervical, em resposta a variações da PCO_2 em quimiorreceptores.[16]

Postura

Alterações marcantes na resistência nasal resultam de mudanças posturais, provavelmente associadas a alterações da pressão venosa jugular, somada a modificações reflexas no tônus simpático. A resistência nasal aumenta no decúbito dorsal, bem como no lado do decúbito lateral. Essas mudanças são decorrentes de reflexos mediados por pressão cutânea por determinado período, principalmente nas regiões axilar e lateral torácica.

Reflexos nasais

Espirros são resultados de estímulos químicos e mecânicos à mucosa nasal e estão associados a fenômenos congestivos e secretórios. São mediados por nervo trigêmeo, sistema nervoso autônomo e músculos respiratórios.

Pele e temperatura do ar

Mudanças na temperatura da pele podem trazer alterações do fluxo sanguíneo da mucosa nasal, em efeito termorregulatório. O efeito de ar frio inspirado é a congestão dos tecidos eréteis e aumento da secreção.

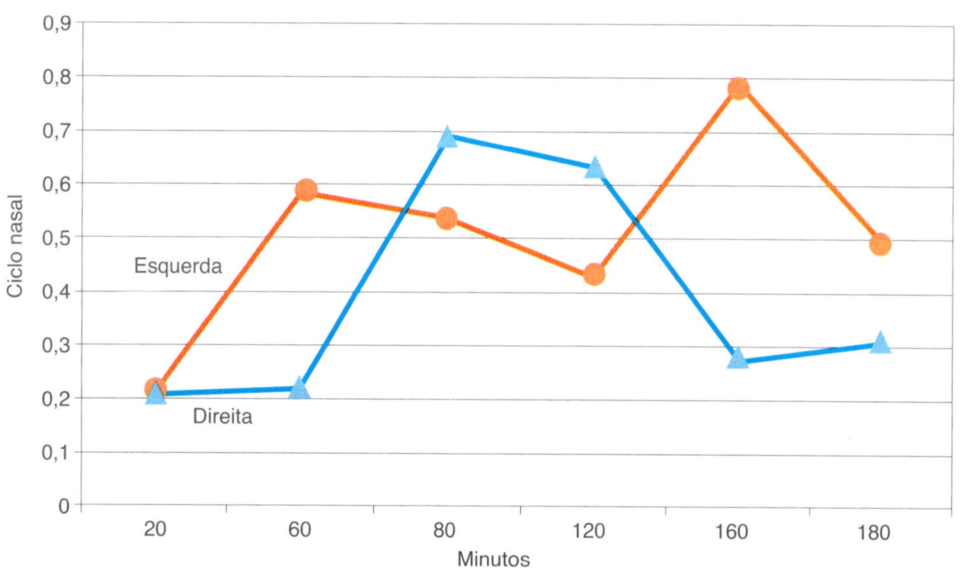

Figura 33.5 Demonstração do padrão clássico do ciclo nasal à rinometria acústica.

REFERÊNCIAS BIBLIOGRÁFICAS

1. Augusto AG, Bussoloti Filho I, Dolci JE, Konig B. Structural and ultrastructural study of the nasal septum and the inferior turbinate. Rev Bras Otorrinolaringol [Internet]. 1999;65(6):472-81.
2. Baraniuk JN, Merck SJ. Neuroregulation of human nasal mucosa. Ann N Y Acad Sci [Internet]. 2009;1170:604-9.
3. Bussoloti Filho I. Estudo morfológico estrutural e ultra-estrutural da mucosa de septo nasal: comparação entre regiões anterior e posterior em indivíduos adultos [PhD thesis]. São Paulo: Unifesp/EPM; 1994.
4. Cole P. Nasal Airflow Resistance. In: Respiratory Function of the Upper Airway. O. P. Mathew and G. Sant'Ambrogio, editors. New York: Marcel Dekker, Inc., pp. 391–414, 1988.
5. Davis RJ. Mast cells in the nose. Cambridge: Proceedings of the British Society for Allergy and Clinical Immunology; 1988..
6. Dorgam JV, Souza BB, Sarreta SMC, Ferreira MDS, Melo VR, Anselmo-Lima WT. Histology and ultrastructural study of the mucosa of the maxillary sinus in patients with chronic rhinosinusitis and nasosinusal polyposis. Rev. Bras. Otorrinolaringol [Internet]. 2004;70(1).
7. Drettner B, Brain DJ. Tests for nasal resistance-are they worthwhile? In: Harrison DFN (editor). Dilemmas in otorhinolaryngology. Nova York: Churchill Livingstone; 1988. p. 193-208.
8. Eccles R. Rhinometry and nasal challenge. In: Mackay IS, Bull TR, editors. Scott Brown's Otolaryngology. London: Butterworth; 1989. p. 41.
9. Greenstone M, Stanley P, Cole P et al. Upper airway manifestation of primary ciliary dyskinesia. JLaryngol Otol [Internet].1985;99:985-991.
10. Inagi K. Histological study of mucous membranes in the human nasal septum. Nihon Jibiinkoka Gakkai Kaiho [Internet]. 1992 Aug;95(8):1174-89. PMID: 1403311.
11. Junqueira LC, Carneiro J. Aparelho respiratório. In: Junqueira LC, Carneiro J (editors). Histologia básica. 12. ed. Rio de Janeiro: Guanabara Koogan; 2023. p. 353-358.
12. Lee RJ, Chen B, Lee RJ et al. Vasoactive intestinal peptide regulates sinonasal mucociliary clearance and synergizes with histamine in stimulating sinonasal fluid secretion. Faseb J [Internet]. 2013;27:5094-103.
13. Lund VJ. Objective assessment of nasal obstruction. Otolaryngol Clin North Am [Internet]. 1989; 22:279-290.
14. Maran A, Lund VJ. A clinical rhinology. London: Thieme; 1990.
15. Mygind N. Essential allergy. Oxford: Blackwell; 1986.
16. Ng BA, Ramsey RG, Corey JP. The distribution of nasal erectile mucosa as visualized by Magnetic Resonance Imaging. Ear, Nose Throat J [Internet]. 1999;78(3):159-66.
17. Sahin-Yilmaz A, Naclerio RM. Anatomy and physiology of the upper way. Proc Am Thorac Soc [Internet]. 2011;8:31-9.
18. Stanley PJ, Corbo G, Cole PJ. Serum IgG subclasses in chronic and recurrent respiratory infections. Clin Exp Immunol [Internet]. 1984;58:703-8.
19. Starzemski Júnior A et al. Histologia e fisiologia da mucosa nasossinusal e olfação. In: Tratado de otorrinolaringologia. 3. ed. Rio de Janeiro: Guanabara Koogan; 2017.
20. Tamashiro E, Cohen NA, Palmer JN, Anselmo-Lima WT. Effects of cigarette smoking on the respiratory epithelium and its role in the pathogenesis of chronic rhinosinusitis. Braz J Otorhinolaryngol [Internet]. 2009;75:903-7.
21. Wilson R, Sykes DA, Currie D *et al.* Beat frequency of cilia from sites of purulent infection. Thorax [Internet]. 1986; 41:453-8.

CAPÍTULO 34

Fisiologia do Olfato

Deusdedit Brandão Neto • Fabio de Rezende Pinna • Marco Aurélio Fornazieri

INTRODUÇÃO

Como todos os sentidos humanos, a fisiologia do sistema olfatório, um dos sentidos químicos junto à gustação, na sua complexidade e perfeito funcionamento, reflete a beleza e uma sabedoria sem igual. Iniciando pelo contato das moléculas odoríferas no teto da cavidade nasal onde se localiza um muco especializado sobre o epitélio olfatório, a despolarização dos neurônios bipolares olfatórios gera uma cascata de reações até o bulbo olfatório e córtices cerebrais olfatórios primário e secundário.

A ideia de que o olfato humano é inferior ao de outros mamíferos é um mito ultrapassado. Ao contrário do aventado no século XIX, de que houve uma diminuição da capacidade olfativa ao longo da evolução, o tamanho dos nossos bulbos olfatórios é grande e apresenta a mesma quantidade de neurônios de outros mamíferos.[1] O sistema olfatório humano conta com menos genes de receptores olfatórios em comparação ao dos roedores, por exemplo, mas os humanos apresentam bulbos olfatórios e córtices orbitofrontais mais complexos para interpretar os cerca de 400 tipos de receptores olfatórios expressos no epitélio olfatório.[1]

Nas cavidades oral e nasal, há células quimiossensoriais solitárias que fazem sinapse com fibras aferentes trigeminais. Essas células detectam calor, frio e irritação, podendo desencadear reflexos protetores como redução na frequência respiratória, aumento da secreção nasal, vasodilatação e espirros. Além disso, há, em muitas espécies, a participação de um sistema olfatório acessório, que é rudimentar em humanos e compõe-se de estruturas como o órgão vomeronasal, órgão septal de Masera e gânglio de Gruneberg.[2] Os seres humanos não dispõem do "sistema olfatório acessório" de muitos outros mamíferos, contudo, na região inferior do septo nasal, apresentam um vestígio não-funcionante de seu elemento periférico, o órgão vomeronasal (Figura 34.1).[3]

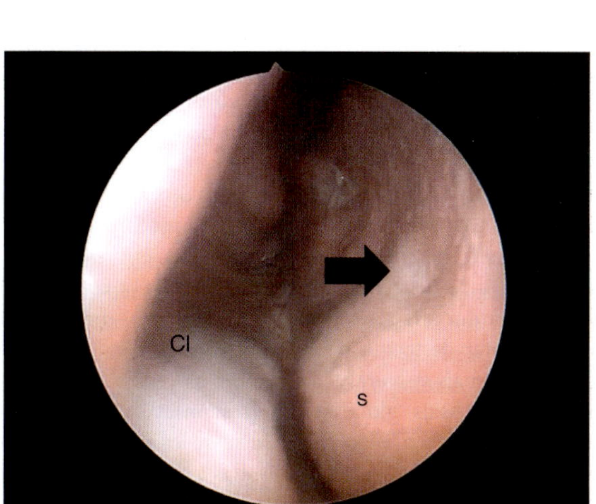

Figura 34.1. Ducto de vestígio não-funcionante do sistema olfatório auxiliar em humanos chamado órgão vomeronasal, em cavidade nasal direita, localizado no septo, funcionante em outros mamíferos. CI = concha inferior; seta = ducto do órgão vomeronasal, S = septo.

O sistema olfatório humano é altamente dinâmico, sujeito a mudanças pela exposição a odores ambientais e associação de odores com estímulos em laboratório. A base neurobiológica dessa plasticidade, incluindo regulação de receptores de odor periféricos e influência de estados emocionais e cognitivos, está sendo explorada. Além disso, pesquisas investigam o papel da comunicação olfativa nas interações sociais e sua conexão com a transmissão de emoções. A perda de olfato também pode ser um indicador precoce de doenças neurodegenerativas, como Parkinson e Alzheimer, sugerindo a necessidade de pesquisas sobre alterações no olfato como reflexo de problemas em outras áreas do sistema nervoso.

A olfação se inicia por via ortonasal ou por via retronasal (Figura 34.2). As conchas nasais não servem somente para filtrar, aquecer e umedecer o ar que inspiramos, mas também proveem a base para o fluxo de ar carregado de moléculas odoríferas atingir o teto da cavidade nasal. A entrada dos odorantes através das narinas caracteriza a via ortonasal, e a retronasal, através das coanas. Exemplos de sensações odoríferas ortonasais são a apreciação de um perfume, a detecção de um vazamento de gás e a percepção materna dos reflexos gastrocólicos do recém-nascido. Entre as retronasais, estão a degustação de um bom vinho ou café, o retrogosto de uma medicação desagradável ao paladar e o prazer em desfrutar uma refeição dileta. Ao respirar, de 5 a 10% do ar atinge nosso órgão olfatório localizado no teto da cavidade nasal. Quando fungamos, mais moléculas atingem a região do epitélio olfatório.

O olfato também é influenciado pelas funções trigeminais, entre as quais vale a pena ressaltar a quimestesia, mais conhecida após a identificação do SARS-CoV-2, responsável pela pandemia de covid-19.[4] A quimestesia é a sensação de ardência causada pela pimenta, o refrescamento causado pelo mentol, o formigamento produzido por uma bebida gaseificada, entre outras impressões geradas pelo nervo trigeminal. Além disso, a gustação, sentido quimiossensorial presente na boca para a percepção do amargo, doce, salgado, azedo e umami (glutamato monossódico), potencializa a percepção olfatória.[5]

Diversos elementos afetam a capacidade de percepção do olfato, incluindo a idade, sexo, aspectos cognitivos, situação socioeconômica e até a ocupação.[6] Indivíduos que trabalham na indústria de fragrâncias e especialistas em degustação, como *sommeliers*, por exemplo, demonstram um desempenho superior em avaliações do olfato.[7,8]

Cabe também ressaltar, nesta introdução, as diferenças entre gosto, sabor e paladar, em que o olfato desempenha um papel primordial. O gosto se refere ao amargo, azedo, salgado, doce e ao umami detectados na cavidade oral, ao sentido chamado gustação e majoritariamente localizado nas papilas gustativas presentes na língua. O sabor envolve tanto o gosto como o olfato. O bom sabor de uma pera madura e suculenta provém tanto da doçura sentida na língua como do contato de substâncias presentes nessa fruta ao epitélio olfatório. Já o paladar agrega mais sentidos além da gustação e olfação, como o tato, a visão e a audição. Por exemplo, o paladar perfeito de uma pipoca é decorrente de seu formato, textura, odor, sabor e crocância.

Este capítulo foi estruturado em três subtópicos referentes à fisiologia no epitélio, bulbo e córtex olfatórios, seguida da conclusão do tema. A Figura 34.3 ilustra os componentes anatômicos da fisiologia da sensação olfatória.

FISIOLOGIA DO EPITÉLIO OLFATÓRIO

O tecido conhecido como epitélio olfatório preenche uma superfície de 3 a 5 cm^2 na região da placa cribiforme, nas partes superiores do septo nasal e nas conchas média e superior, tendo uma espessura de 60 a 80 micrômetros.[9,10] Com a idade, o epitélio olfatório diminui em extensão e é substituído por tecido metaplásico ou

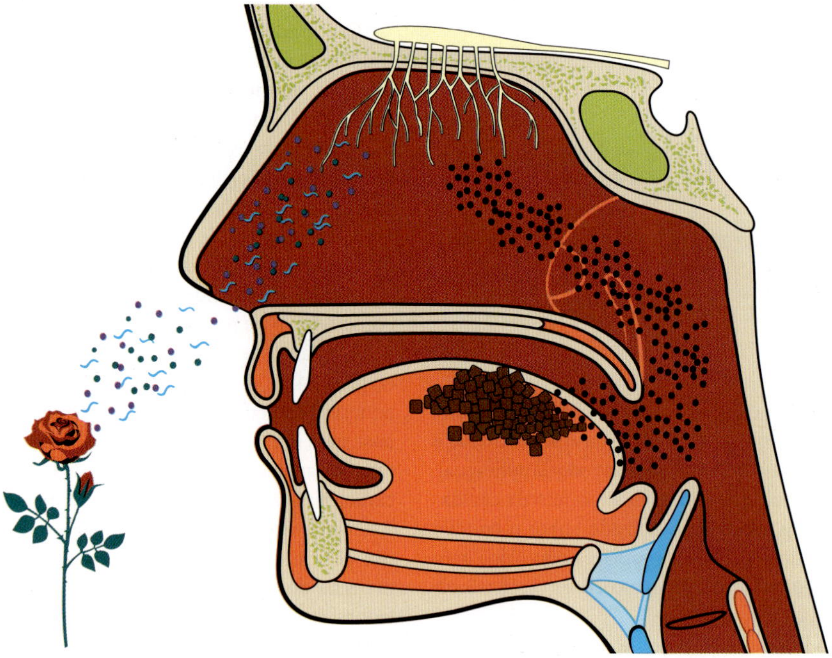

Figura 34.2 Olfação ortonasal representada por rosa, e retronasal, por flocos de chocolate. Na ortonasal, as moléculas odoríferas chegam ao epitélio olfatório através da narina, enquanto na retronasal ele é atingido através das coanas.

respiratório.[11] Esse último, segundo descreveram alguns anatomistas, apresenta coloração mais amarelada que o epitélio respiratório (Figura 34.4). A área[12] é alcançada por cerca de 10% do ar que passa pelo nariz, fluxo que aumenta quando fungamos (Figura 34.5). O tecido é composto principalmente por um tipo de epitélio pseudoestratificado colunar. Próxima à superfície, encontra-se uma única camada de células sustentaculares – que promovem sustentação e exercem prováveis funções protetivas do epitélio – e as células microvilares – de função desconhecida até o momento –, enquanto na extremidade oposta, as células progenitoras (células basais horizontais e globosas) repousam sobre a membrana basal (Figura 34.3). No meio delas, estão os neurônios olfatórios, que se caracterizam por um grande corpo celular, dendritos que se estendem até a superfície do epitélio e axônios desmielinizados que atravessam a membrana basal para se unirem a outros axônios vizinhos, formando feixes distintos no tecido conjuntivo subepitelial. Esses feixes atravessam a lâmina cribiforme e fazem sinapses no bulbo olfatório, formando o nervo olfatório. As glândulas de Bowman produzem um muco que é secretado na superfície externa do epitélio através de ductos. Essa secreção, provavelmente também misturada com o líquido produzido pelas células caliciformes presentes no epitélio respiratório adjacente, ajuda a capturar e remover os odorantes, contribuindo tanto para a otimização do funcionamento como para a limpeza do sistema.[13] Os neurônios bipolares do epitélio enviam múltiplos dendritos com esse muco especializado, formando uma extensa área para captação de moléculas odoríferas.[14]

A lâmina própria do epitélio olfatório é grossa e contém tecido conjuntivo com estruturas glandulares, vasos sanguíneos e linfáticos, além de nervos autonômicos e terminais. É notável a maior espessura do epitélio olfatório quando comparado ao epitélio respiratório.

A utilização da microscopia eletrônica oferece uma visão mais detalhada do epitélio olfatório humano que, em sua essência, assemelha-se ao de outras espécies de vertebrados. Os corpos celulares neuronais adotam uma forma esférica, abrigando um núcleo circular envolto por uma fina camada de citoplasma. Os neurônios olfatórios apresentam dendritos não ramificados que se estendem em direção à superfície apical do epitélio, enquanto seus axônios alcançam a porção basal, penetrando na lâmina própria. Notavelmente, as mitocôndrias se concentram no citoplasma desses dendritos. Os dendritos culminam em proeminentes alargamentos de 1 a 2 mm conhecidos como botões olfatórios, que podem se estender além da borda apical para a cavidade nasal. A partir de cada botão olfatório, um agrupamento de 10 a 25 cílios olfatórios se estende ainda mais, formando uma intrincada rede de projeções celulares envoltas por uma camada de muco. Embora esses processos contenham alguns microtúbulos, são extensões não-móveis equipadas com receptores de odor transmembrana.[15] Curiosamente, cada neurônio olfatório expressa apenas um tipo dos numerosos receptores de odor.[16]

O epitélio olfatório apresenta características distintas que o diferenciam de outras estruturas neurais do corpo. Os neurônios olfatórios e suas células progenitoras residem na mucosa olfatória, ficando em contato direto com o ambiente externo. Isso os torna particularmente vulneráveis a mediadores imunológicos gerados em processos inflamatórios crônicos, bem como a agentes externos, como toxinas e agentes biológicos. Além disso, são os únicos neurônios que estão em contato tanto com o ambiente quanto com o sistema nervoso central, o que os torna uma possível via de entrada para substâncias estranhas. No epitélio olfatório, encontram-se os únicos neurônios conhecidos que se regeneram a partir de células-tronco em mamíferos. Estudos em animais mostram que essa renovação ocorre tanto como parte de um processo natural, com ciclos que variam de 30 a 120 dias, quanto em resposta à perda significativa de neurônios olfatórios. É notável que essa neurogênese ocorra durante a fase adulta, o que pode ser atribuído ao fato de se tratar de tecido neuronal diretamente exposto ao ambiente e, logo, mais vulnerável a agressões externas.[17]

As células basais globosas são responsáveis por substituir neurônios olfatórios, mesmo na ausência de lesões. Por outro lado, as células basais horizontais são ativadas exclusivamente em resposta a danos extensos no epitélio e podem se diferenciar em células sustentaculares, glândulas de Bowman ou em células basais globosas. Isso permite concluir que problemas no sentido do olfato podem resultar da destruição extensiva ou da perda de uma adequada capacidade regenerativa dessas células progenitoras, como

A

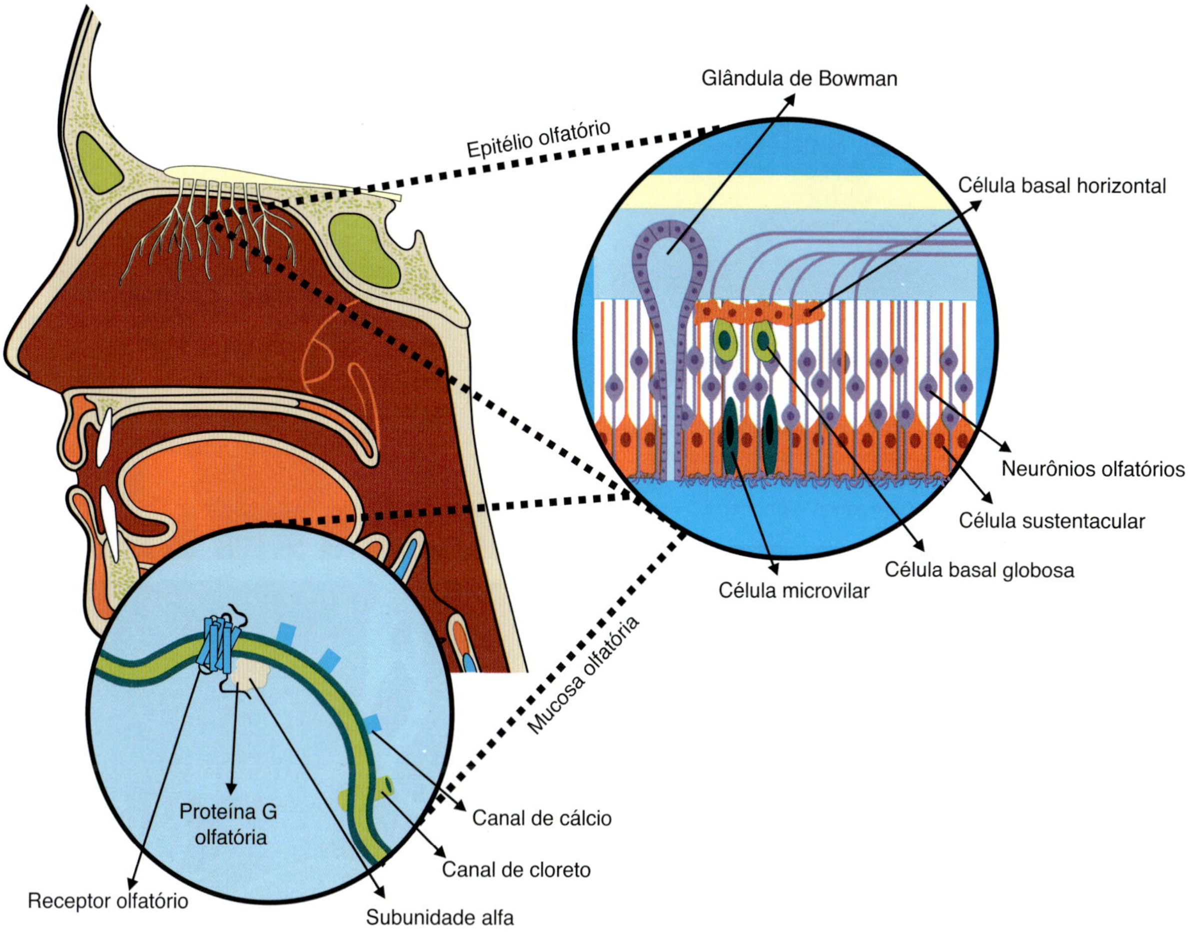

B

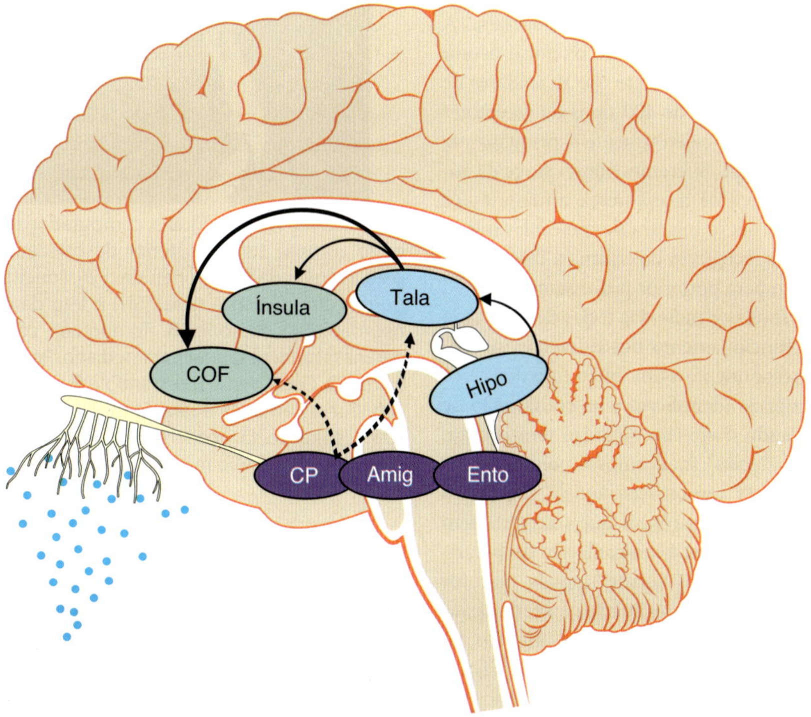

Figura 34.3 **A.** O olfato tem início pelo contato imprimido à molécula odorífera no receptor olfatório presente nos dendritos dos neurônios bipolares, por sua vez, encontrados no epitélio olfatório, prolongando-se através das diversas camadas do bulbo olfatório e, posteriormente, dos córtices olfatórios primário e secundário; **B.** Em azul, está o córtex olfatório primário (córtex piriforme, amígdala e córtex entorrinal). Esse córtex se direciona para o hipotálamo, tálamo e depois para ínsula e córtex orbitofrontal (córtex olfatório secundário, em azul-claro). O córtex primário está localizado na parte ventrolateral do hemisfério cerebral, parte medial do lobo temporal. Especula-se que a consciência do cheiro ocorra no tálamo, cujas conexões são complexas. Estima-se que a memória olfativa pertença à amígdala e ao hipocampo. Amig = amígdala; COF = córtex orbitofrontal; CP = córtex piriforme; Ento = córtex entorrinal; Hipo = hipotálamo; Tala = tálamo.

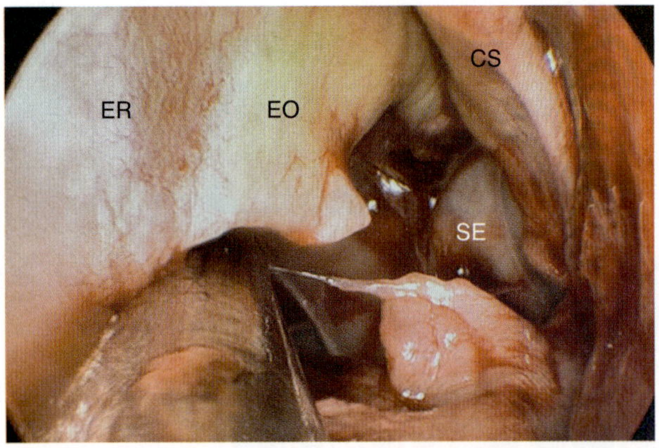

Figura 34.4 Acesso cirúrgico à hipófise, evidenciando a coloração mais amarelada da região septal posterossuperior, uma das regiões aventadas como a de maior concentração de epitélio olfatório, conjuntamente, concha superior, mucosa inferior à placa cribiforme e parte mais alta da concha média. CS = concha superior; EO = epitélio olfatório; ER = epitélio respiratório; SE = seio esfenoidal.

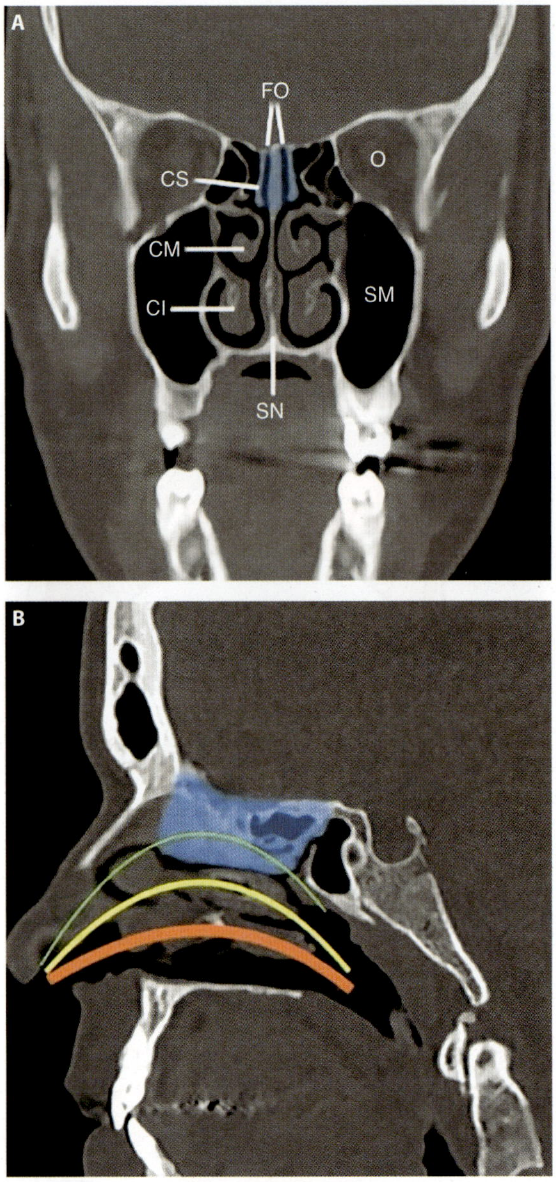

Figura 34.5 A. Tomografia computadorizada de seios paranasais, corte coronal, terço posterior da cavidade nasal. Realce em azul para a região da fenda olfatória (FO), conchas nasais superiores (CS), porção alta do septo nasal (SN) e teto da cavidade nasal, ricos em neuroepitélio olfatório; **B.** Tomografia computadorizada de seios paranasais, corte sagital paramediano. Realce em azul para topografia da FO. Curva verde mostrando o fluxo de ar relacionado com olfação. Curvas amarela e laranja mostrando o fluxo de ar relacionado com respiração. CI = concha nasal inferior; CM = concha nasal média; O = órbita; SM = seio maxilar.

ocorre, por exemplo, no envelhecimento ou em casos de inflamação crônica no epitélio. Além disso, as células basais horizontais não conseguem reparar todas as formas de patologia no olfato, o que é evidenciado pelo surgimento de uma transformação em células respiratórias, chamada metaplasia, após lesões graves.

Para que os odores alcancem a parte superior da cavidade nasal, é necessário que a função respiratória esteja adequada e que não haja obstruções significativas nas narinas. Os compostos voláteis chegam à área olfatória e se dissolvem no muco que reveste o epitélio olfatório. Após essa dissolução, os odores se unem aos receptores nas células sensoriais do olfato.

Cada célula olfatória dispõe de um único tipo de receptor, cada um deles específico para uma determinada molécula odorífera. A distribuição desses receptores ao longo do epitélio olfatório ocorre de forma aleatória. Estima-se que existam entre 6 e 30 milhões de neurônios olfatórios, que abrigam cerca de 400 tipos de receptores funcionais, cujos axônios constituem coletivamente o primeiro par craniano.[18] A capacidade de distinguir diferentes odores surge da ativação seletiva de grupos específicos de receptores, e a maioria dos odores é composta por uma complexa mistura de moléculas odoríferas. O padrão de ativação dos receptores determina a informação que será transmitida ao cérebro para posterior processamento.

A produção de diferentes sons por meio das teclas de um piano é uma boa analogia para o funcionamento dos diferentes neurônios olfatórios, cada um correspondente a um único tipo dos cerca de 350 a 400 receptores olfatórios identificados na codificação de um determinado cheiro. Quando o epitélio olfatório tem contato com uma molécula, algumas "teclas" (neurônios bipolares) associadas a determinados receptores responsivos àquela substância são ativadas. Dessa forma, todos os neurônios que compartilham esses receptores e entraram contato com a molécula são despolarizados, ativando os glomérulos relativos àquele tipo de receptor presente no bulbo. Os córtices olfatórios primários e secundários fazem, então, suas ativações segundo os glomérulos ativados no bulbo. Para fins didáticos, pode-se imaginar, a partir da Figura 34.6, uma das moléculas do odor de café ativando os neurônios rosas e verdes. Assim estimulados, os glomérulos rosas e verdes "acenderiam" e essa informação seria decodificada e enriquecida pelas conexões cerebrais mais centrais.

Quando uma quantidade suficiente de moléculas odoríferas se liga aos receptores olfatórios acoplados à proteína G, isso desencadeia uma sequência de reações intracelulares que culminam na produção de monofosfato cíclico de adenosina (AMPc).[16] O aumento dos níveis intracelulares de AMPc provoca a entrada de sódio e cálcio nas células, resultando na geração de potenciais de ação que conduzem os impulsos nervosos. O cálcio desempenha um papel importante, aumentando a magnitude da resposta e participando dos mecanismos que regulam a adaptação sensorial, já que reduz a sensibilidade dos canais iônicos ao AMPc. Além disso, o aumento de cálcio no muco externo diminui a sensibilidade ao estímulo odorífero. Em indivíduos com olfato normal, esse mecanismo contribui para a adaptação a odores ao longo do tempo. Entre as medicações propostas para os distúrbios olfatórios está o citrato de sódio, um tampão do cálcio. Ao diminuir o cálcio no muco olfatório, o mecanismo de adaptação olfatória é reduzido a potencializar a capacidade olfatória do indivíduo com hiposmia.

Os potenciais de ação resultantes percorrem os axônios dos neurônios sensoriais olfatórios em direção ao bulbo olfatório e às redes olfativas centrais. Cada neurônio sensorial olfatório maduro geralmente expressa apenas um gene intacto de receptor de odor a partir de um conjunto de cerca de 400 genes ativos.[16] Apesar desse número limitado de receptores, os humanos podem detectar milhares de odores distintos por meio de uma codificação complexa e combinatória, na qual moléculas odoríferas são reconhecidas por várias associações de receptores de odor, atuando como agonistas e antagonistas.[20-22] Além disso, outros tipos de quimiorreceptores provavelmente estão envolvidos na quimiorrecepção humana.[23]

Cada neurônio olfatório projeta um único axônio através da membrana basal dentro da lâmina própria, onde são envolvidos por uma bainha de mielina de células gliais especializadas, também presentes no bulbo olfatório.[24] Essas células derivadas da crista neural provavelmente promovem a axoniogênese após injúria.[25] Em seguida, os axônios e as células que formam a bainha de mielina unem-se formando fascículos envolvidos por fibroblastos perineurais dos nervos olfatórios, que atravessam a placa cribiforme, uma fina camada do osso etmoide perfurada por numerosos forâmens olfatórios, por onde passam os nervos olfatórios. Com a idade, há um decréscimo no número desses forâmens.[26]

FISIOLOGIA DO BULBO OLFATÓRIO

Os bulbos são estruturas bilaterais ovaladas localizadas na fossa craniana anterior e medem cerca de 11 mm de comprimento (Figura 34.6).[27] Sendo uma estrutura filogeneticamente conservada na estrutura cerebral, é o primeiro relé do sistema olfatório, ou seja, recebe os estímulos do epitélio olfatório e direciona os mesmos para outras regiões cerebrais. Dentro do bulbo ocorre a primeira sinapse dos neurônios sensoriais olfatórios com as células glomerulares bulbares, encontradas na primeira camada do bulbo. Os neurônios olfatórios presentes no epitélio olfatório emitem seus axônios através da placa cribiforme e se conectam ao bulbo olfatório em sua parte anterior. Os estudos relacionados com o bulbo olfatório remontam ao século XIX, e o trabalho de mais de 150 anos de pesquisa levou a vários conhecimentos.

Após fascículos dos nervos olfatórios alcançarem o bulbo olfatório, ele é dividido em cinco camadas (ver Figura 34.6 de todo o sistema olfatório), de inferior para superior:

1. Camada glomerular, onde estão os glomérulos, formações em forma esférica, a receber sinais aferentes e eferentes das células do epitélio olfatório, mitrais e tufosas.
2. Camada plexiforme externa, contendo dendritos primários e secundários das células mitrais e tufosas.
3. Camada de células mitrais, que emitem seu dendrito principal para o glomérulo, dendritos secundários para a camada plexiforme externa e um axônio para o trato olfatório.
4. Camada plexiforme interna, formada por axônios de células mitrais.
5. Camada de células granulosas, as mais numerosas no bulbo olfatório.

Na região externa do bulbo olfatório, existem formações conhecidas como glomérulos, onde os axônios dos neurônios olfatórios estabelecem conexões sinápticas com os neurônios de segunda ordem, incluindo as células mitrais e as células tufosas. Os axônios dessas células se estendem ventralmente para as regiões límbicas e cervicais pelos tratos olfatórios, que são a continuação dos bulbos (Figura 34.7). Apesar da distribuição heterogênea dos receptores no epitélio olfatório, cada glomérulo recebe sinapses de neurônios olfatórios que compartilham o mesmo tipo de receptor. Adicionalmente, interneurônios intrínsecos fornecem inervação a cada glomérulo.

As células do bulbo olfatório funcionam transmitindo ou modulando os impulsos gerados, refinando a percepção olfatória. Por exemplo, pode haver uma inibição lateral na camada glomerular pelas células periglomerulares de um glomérulo específico.[3] Pensa-se que, em concentrações altas, um particular odorante pode desencadear essa resposta e facilitar sua detecção ao diminuir a razão de sinal e ruído. Neurônios no córtex olfatório e no núcleo olfatório anterior projetam-se de forma centrífuga para o bulbo olfatório. Além disso, outras contribuições para essa região provêm de neurônios, na banda diagonal de Broca, que se direcionam para a camada de células granulares e a camada glomerular.

Curiosamente, algumas pessoas podem apresentar função olfatória normal mesmo na ausência de bulbos olfatórios evidentes nos exames de imagem.[28] Outro dado relevante, é que já foi reportado que o número de neurônios dentro do bulbo olfatório decresce.

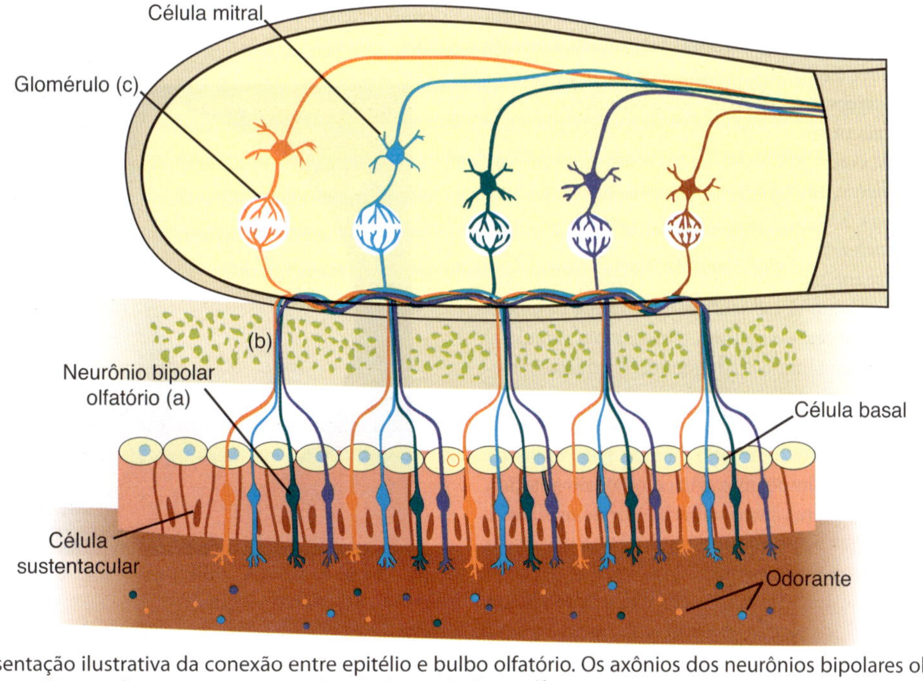

Figura 34.6 Representação ilustrativa da conexão entre epitélio e bulbo olfatório. Os axônios dos neurônios bipolares olfatórios (a) atravessam a lâmina cribiforme (b) para fazerem sinapse nos glomérulos no bulbo (c).[19]

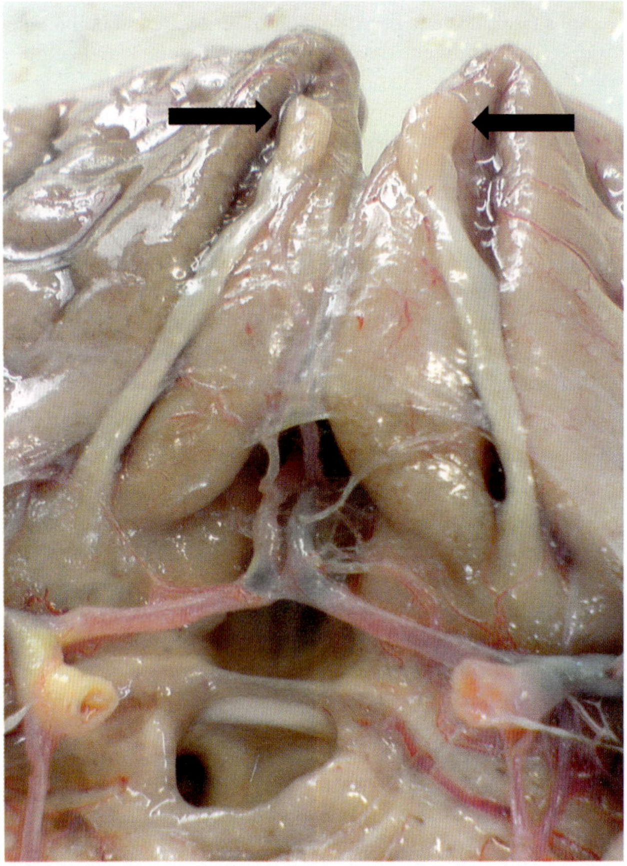

Figura 34.7 Bulbos olfatórios localizados inferiormente ao lobo frontal e recobertos pelas camadas meníngeas pia e aracnoide (setas pretas). Acompanhando ventralmente os bulbos, há continuações chamadas tratos olfatórios.

FISIOLOGIA DO CÓRTEX OLFATÓRIO

A partir do bulbo olfatório, o impulso nervoso se encaminha pelo trato olfatório em direção às áreas corticais primárias associadas ao olfato. Essas áreas incluem o núcleo olfatório anterior, o córtex piriforme, o córtex periamigdaloide, o núcleo cortical anterior da amígdala e o córtex entorrinal rostral, algumas vezes chamados em conjunto "rinencéfalo" (ver Figura 34.3). Análises da neuroanatomia e atividade elétrica cerebral revelam que os estímulos que chegam a essas áreas corticais primárias são subsequentemente transmitidos a outras regiões, como o hipocampo, parahipocampo, hipotálamo, tálamo, cerebelo e, principalmente, o córtex orbitofrontal, que são considerados córtices olfatórios secundário e terciário, ainda a serem melhor desvendados.[29] Essa ligação estreita do olfato com estruturas que formam também o sistema límbico, como a amígdala e o hipocampo, fazem desse sentido um grande desencadeador de emoções, motivações e memória. No sistema olfatório, as fibras nervosas desviam do tálamo e atingem diretamente o córtex, fato que não ocorre nos outros sistemas sensoriais.

O trato olfatório, continuação do bulbo olfatório, percorre o sulco olfatório na superfície orbital do lobo frontal. Neurônios da camada de células granulares compõem o núcleo olfatório anterior, estendendo-se pelas regiões lateral, intermediária, estrias mediais, e o trígono olfatório até o córtex pré-piriforme, a substância perfurada anterior e as regiões septais pré-comissurais. Ocasionalmente, uma estria intermediária pode se formar, resultando em um tubérculo olfatório. Essas estrias são delicadamente revestidas pela substância cinzenta dos giros olfatórios correspondentes. A maior área cortical olfativa é o córtex piriforme. Outras áreas, como o núcleo olfatório anterior, entorrinal, o córtex insular, a amígdala e áreas do lobo límbico, também recebem entradas diretas do bulbo olfatório, sem passar pelo tálamo. A conectividade além do bulbo olfatório ainda não é completamente compreendida, e estudos desse tipo em humanos são escassos. Técnicas modernas de imagem estão apenas começando a fornecer informações funcionais sobre comunicações em níveis superiores.[30]

As áreas olfatórias secundárias desempenham um papel importante na interpretação dos odores, influenciando o humor, as emoções e a memória do indivíduo. Em outras palavras, quando ocorre uma estimulação do sentido do olfato, várias áreas cerebrais participam na formação da percepção do cheiro. Além disso, existem conexões neuronais que retornam ao bulbo olfatório, o que significa que a percepção do olfato depende da interação entre vias de comunicação que vão do bulbo para o cérebro e do cérebro para o bulbo. Esse sistema complexo permite que o bulbo olfatório filtre odores de fundo e amplifique a transmissão de odores específicos, contribuindo para melhor capacidade de discriminação olfativa.

CONSIDERAÇÕES FINAIS

A fisiologia do sistema olfatório, assim como os demais sentidos humanos, é uma demonstração notável de complexidade e eficiência. O processo começa com a chegada das moléculas odoríferas à parte superior da cavidade nasal, onde interagem com um muco especializado no epitélio olfatório (Figura 34.8). A despolarização dos neurônios olfatórios inicia uma cascata de eventos que se estende desde o bulbo olfatório até as áreas corticais olfatórias primárias e secundárias. A olfação pode ocorrer através de duas vias: a ortonasal, com a entrada de odorantes pelas narinas, e a retronasal, através das coanas. Essas vias são responsáveis por diferentes experiências olfativas, desde apreciar aromas a detectar o gosto de alimentos. Além disso, o olfato desempenha um papel fundamental na interação entre gosto, sabor e paladar, pois é crucial para a percepção de sabores complexos. Todo esse sistema é um testemunho da maravilha da biologia, permitindo uma notável capacidade de discriminação olfativa e influenciando as emoções e memória, demonstrando a complexidade do sistema sensorial humano.

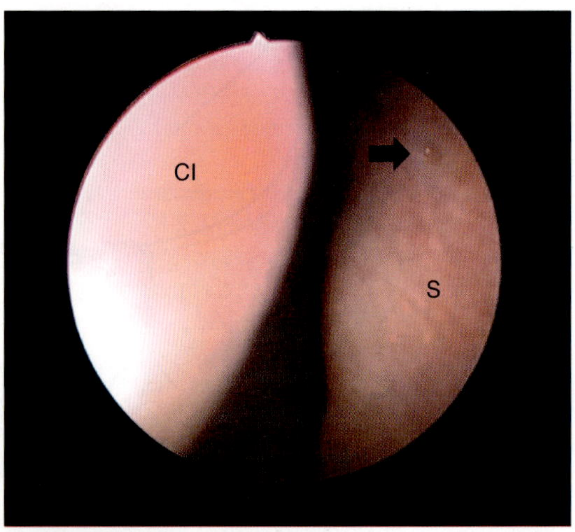

Figura 34.8 Anatomia bulbo-olfatória. CI = corneto inferior; S = septo; seta = área olfatória.

REFERÊNCIAS BIBLIOGRÁFICAS

1. McGann JP. Poor human olfaction is a 19th-century myth. Science [Internet]. 2017 May 12 [Acesso em: 2022 Sep];356(6338):eaam7263.
2. Pinto JM. Olfaction. Proc Am Thorac Soc [Internet]. 2011 Mar [Acesso em: 2023 Apr];8(1):46-52.
3. Smith TD, Bhatnagar KP. Anatomy of the olfactory system. Handb Clin Neurol [Internet]. 2019 [Acesso em: 2022 Oct];164:17-28.
4. Parma V, Ohla K, Veldhuizen MG, Niv MY, Kelly CE, Bakke AJ et al. More than smell – COVID-19 is associated with severe impairment of smell, taste, and chemesthesis. Chem Senses [Internet]. 2020 Oct 9 [Acesso em: 2023 Oct];45(7):609-622.
5. Prescott J, Johnstone V, Francis J. Odor-taste interactions: effects of attentional strategies during exposure. Chem Senses [Internet]. 2004 May [Acesso em: 2023 Aug];29(4):331-40.
6. Fornazieri MA, Doty RL, Bezerra TFP, de Rezende Pinna F, Costa FO, Voegels RL et al. Relationship of socioeconomic status to olfactory function. Physiol Behav [Internet]. 2019 Jan 1 [Acesso em: 2022 Jan];198:84-89.
7. Royet JP, Plailly J, Saive AL, Veyrac A, Delon-Martin C. The impact of expertise in olfaction. Front Psychol [Internet]. 2013 Dec 13 [Acesso em: 2024 Feb];4:928.
8. Hadley K, Orlandi RR, Fong KJ. Basic anatomy and physiology of olfaction and taste. Otolaryngol Clin North Am [Internet]. 2004 Dec [Acesso em: 2023 Nov];37(6):1115-26.
9. Driscoll P. Gray's Anatomy. 39th Edition. Emerg Med J [Internet]. 2006 Jun [Acesso em: 2024 Jul];23(6):492.
10. Morrison EE, Costanzo RM. Morphology of olfactory epithelium in humans and other vertebrates. Microsc Res Tech [Internet]. 1992 Oct 1[Acesso em: 2023 Nov];23(1):49-61.
11. Fitzek M, Patel PK, Solomon PD, Lin B, Hummel T, Schwob JE et al. Integrated age-related immunohistological changes occur in human olfactory epithelium and olfactory bulb. J Comp Neurol [Internet]. 2022 Aug [Acesso em: 2024 Jan];530(12):2154-2175.
12. Kelly JT, Prasad AK, Wexler AS. Detailed flow patterns in the nasal cavity. J Appl Physiol [Internet]. 2000 Jul [Acesso em: 2024 Mar];89(1):323-37.
13. Rawson NE. Cell and molecular biology of olfaction. Quintessence Int [Internet]. 1999 May [Acesso em: 2023 Sep];30(5):335-41.
14. Whitcroft KL, Hummel T. Olfactory function and dysfunction. In: Flint P, Francis H, Haughey B et al., editors. Cummings Otolaryngology. 7th ed. Philadelphia: Elsevier; 2021.
15. Dennis JC, Aono S, Vodyanoy VJ, Morrison EE. Development, morphology and functional anatomy of the olfactory epithelium. 3rd ed. Hoboken (NJ):John Wiley and Sons, Inc;2015. pp. 93-107.
16. Buck L, Axel R. A novel multigene family may encode odorant receptors: a molecular basis for odor recognition. Cell [Internet]. 1991 Apr 5 [Acesso em 2024 Jul];65(1):175-87.
17. Brann JH, Firestein SJ. A lifetime of neurogenesis in the olfactory system. Front Neurosci [Internet]. Jun [Acesso em: 2024 Jan];8:182.
18. Jafek BW. Ultrastructure of human nasal mucosa. Laryngoscope [Internet]. 1983 [Acesso em: 2024 Jul];93(12):1576-99.
19. Silva JB. Distúrbios olfatórios quantitativos e qualitativos em pacientes com câncer de cabeça e pescoço. Londrina: Universidade Estadual de Londrina, Departamento de Clínica Cirúrgica; 2022.
20. Bushdid C, Magnasco MO, Vosshall LB, Keller A. Humans can discriminate more than 1 trillion olfactory stimuli. Science [Internet]. 2014 [Acesso em: 2024 Feb];343(6177):1370-2.
21. Firestein S. How the olfactory system makes sense of scents. Nature. 2001;413(6852):211-8.
22. Axel R. The molecular logic of smell. Sci Am [Internet]. 1995 [Acesso em: 2024 Jul];273(4):154-9.
23. Wallrabenstein I, Kuklan J, Weber L, Zborala S, Werner M, Altmüller J et al. Human trace amine-associated receptor TAAR5 can be activated by trimethylamine. PLoS One [Internet]. 2013 [Acesso em: 2024 Apr];8(2):e54950.
24. Crespo C, Liberia T, Blasco-Ibáñez JM, Nácher J, Varea E. Cranial pair I: The olfactory nerve. Anat Rec (Hoboken) [Internet]. 2019 Mar [Acesso em: 2024 Mai];302(3):405-427.
25. Forni PE, Taylor-Burds C, Melvin VS, Williams T, Wray S. Neural crest and ectodermal cells intermix in the nasal placode to give rise to GnRH-1 neurons, sensory neurons, and olfactory ensheathing cells. J Neurosci [Internet]. 2011 May 4 [Acesso em: 2024 Jan];31(18):6915-27.
26. Doty RL, Kamath V. The influences of age on olfaction: A review. Front Psychol [Internet]. 2014 Feb 7 [Acesso em: 2023 Oct];5:20.
27. Bhatnagar KP, Kennedy RC, Baron G, Greenberg RA. Number of mitral cells and the bulb volume in the aging human olfactory bulb: A quantitative morphological study. Anat Rec [Internet]. 1987 May [Acesso em: 2024 Jul];218(1):73-87.
28. Faria V, Joshi A, Mignot C, Thaploo D, Weise S, Hummel T. Neuroimaging the development of olfactory function in a woman with no olfactory bulbs. JAMA Otolaryngol Head Neck Surg [Internet]. 2024 Jan 1 [Acesso em: 2024 Jul];150(1):81-83. Disponível em: doi: 10.1001/jamaoto.2023.3667. Errata em: JAMA Otolaryngol Head Neck Surg. 2024 Mar 1;150(3):278.
29. Rolls ET. Taste and smell processing in the brain. Handb Clin Neurol [Internet]. 2019 [Acesso em: 2024 Feb];164:97-118.
30. Savic I. Brain imaging studies of the functional organization of human olfaction. Chem Senses [Internet]. 2005 Jan[Acesso em: 2022 Dec];30 Suppl 1:i222-3.

CAPÍTULO 35

Semiologia do Nariz e dos Seios Paranasais

Roberto Campos Meirelles • Priscila Novaes Ferraiolo

INTRODUÇÃO

Este capítulo aborda a Semiologia do nariz e dos seios paranasais, incluindo a anamnese, o exame físico e alguns métodos complementares. Os exames de imagem e a avaliação do olfato serão descritos em outro capítulo.

ANAMNESE

As principais queixas relacionadas ao nariz e aos seios paranasais são obstrução nasal, voz anasalada, coriza, rinorreia, dor, espirros, prurido, alteração do olfato, cefaleia e hemorragia nasal. É importante averiguar o tempo de evolução e qual o impacto causado na vida do paciente, no trabalho e na família. Alguns sintomas podem se manifestar com queixas secundárias como, por exemplo, a obstrução nasal que muitas vezes pode ser acompanhada de cansaço, fadiga, pigarro e boca seca. Alguns dados da anamnese sugerem determinados diagnósticos como a história de rinorreia clara, líquida, com aspecto de água de rocha, unilateral e, após trauma, faz pensar em fístula liquórica (Vídeo 35.1); enquanto o histórico de rinorreia purulenta e unilateral em crianças indica presença de corpo estranho.

A anamnese pode ser mensurada pela frase de Sir William Osler (1849-1919): "A arte de ouvir é de suma importância, talvez a mais valorosa de todas na prática médica".[1] Essa citação continua atual e é muito necessária no cotidiano de consultas rápidas em tempo curto. O mercado de trabalho altamente competitivo leva ao desinteresse por uma anamnese bem realizada, em geral substituída por exames complementares. Cada vez mais é necessária a compreensão do doente e não apenas da doença.

Os sintomas orientam a elaboração das hipóteses diagnósticas. Em muitos pacientes podem-se aventar tais hipóteses baseadas apenas na anamnese. O exame físico visa a confirmação ou exclusão dessas hipóteses previamente formuladas. Os sinais confirmados com dados objetivos permitem diagnosticar doenças ou alterações funcionais, direcionando a conduta posterior.

O primeiro contato com o paciente é exercido na anamnese, quando deve-se ter em mente citações importantes: "Não é o diploma médico, mas a qualidade humana, o decisivo", de Carl Gustav Jung,[2] e "A medicina é mais do que diagnósticos e tratamentos; é também compreensão e comunicação", de Atul Gawande.[3]

INSPEÇÃO

A finalidade da inspeção externa é observar alterações anatômicas, cor da pele, sequelas de traumas, malformações congênitas, edemas ou processos inflamatórios.[4] Realiza-se a inspeção da pirâmide nasal, prestando especial atenção ao contorno externo do nariz. A existência de um traço semelhante a uma ruga sobre o dorso nasal constitui a "saudação alérgica". Formatos como um nariz fino e estreito ou com alguma depressão no dorso, podem levar à má respiração. Na pirâmide nasal, verifica-se a ocorrência de diferentes deformidades, a presença de assimetrias, abaulamentos e fenômenos inflamatórios com sinais flogísticos locais como hiperemia e coleções purulentas com flutuação. Na base nasal, observa-se o vestíbulo, a columela e a abertura anteroinferior com os orifícios narinários, podendo ocorrer alterações discretas até lesões extensas (Figura 35.1) . Em seguida, é preciso avaliar se existe colabamento nasal anterior, pedindo ao paciente que inspire fortemente e verificando se ocorre o colabamento da parte lateral da cavidade nasal, que denota obstrução nasal inspiratória e fragilidade das cartilagens nasais sugerindo uma insuficiência de válvula nasal interna ou externa (Vídeo 35.1).[5]

PALPAÇÃO

Na palpação do nariz, pesquisa-se os pontos sensitivos, pontos dolorosos e as alterações das formas dos ossos nasais e das cartilagens, como escolioses, selas, assimetrias e ulcerações. Nos distúrbios motores e sensitivos, procuram-se as alterações da motilidade e da sensibilidade. Vale notar que algumas pessoas conseguem mexer discretamente com o nariz. A sensibilidade é investigada pedindo ao paciente que feche os olhos e avise caso esteja sentindo o examinador passar uma fina mecha de algodão no nariz e na face, o que é feito separadamente em cada lado.

Deve-se realizar a palpação superficial e delicada sem pressionar as estruturas e, em seguida, a compressão digital do nariz e da face. Com essas manobras, pode-se identificar sinais flogísticos como calor local, rubor, dor e flutuações. Em histórico de trauma nasal ou facial, atenta-se para crepitações, dor, deformidades e eventual traço de fratura, caracterizando o sinal do degrau.

A palpação septal é necessária, após trauma, para que se saiba se houve formação de hematoma ou abscesso. Comprime-se a mucosa, normalmente rígida, com algodão enrolado em estilete. Se for depressível, existe coleção líquida entre a mucosa e a cartilagem ou o osso, dependendo da localização.

Muito importante estender essa palpação à face, incluindo as projeções dos seios paranasais, órbitas e estruturas subjacentes. A palpação da face na topografia dos diferentes seios paranasais, assim como dos dentes, que apresentam íntima relação com os seios maxilares (segundo pré-molar, primeiro e segundo molares), oferece alguma informação sobre processos inflamatórios sinusais.

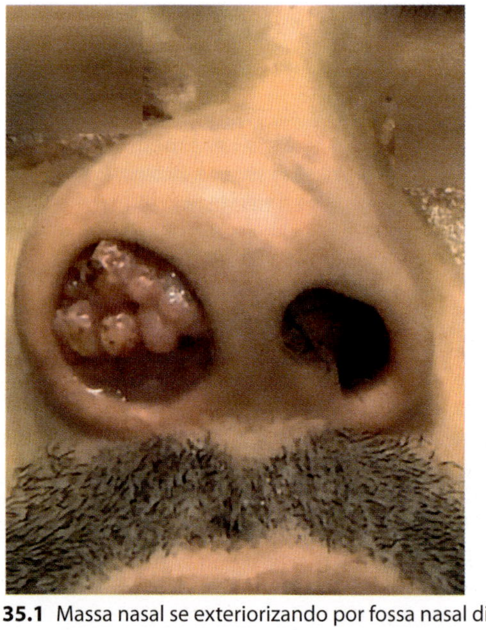

Figura 35.1 Massa nasal se exteriorizando por fossa nasal direita.

EXAME DA CAVIDADE NASAL

Esse exame deve ser realizado sob condições favoráveis de iluminação. Seja feita uma referência histórica ao espelho frontal que durante anos perdurou como o método de escolha e hoje foi praticamente abolido do exame (Figura 35.2). Atualmente os fotóforos de luz fria ou de LED proporcionam uma boa iluminação. Para o diagnóstico de detalhes e estruturas posteriores, os endoscópios rígidos ou flexíveis representaram avanço considerável na semiologia nasal, mudando o padrão do diagnóstico ao permitirem ver alterações antes imperceptíveis ao exame habitual (Figura 35.3). A endoscopia nasal facilita o exame da metade posterior das fossas nasais, dos meatos médio e superior, do recesso esfenoetmoidal, do teto da cavidade nasal e da rinofaringe.

Esse exame tem a grande vantagem de proporcionar visão com magnificação da imagem e gravação em vídeo para posterior estudo.

Estudo interessante[6] propõe e avalia seis métodos de rinoscopia, a saber:

- Rinoscopia anterior com espéculo nasal
- Rinoscopia anterior com otoscópio
- Rinoscopia anterior com espéculo nasal após aplicação de xilocaína e/ou efedrina
- Rinoscopia anterior com otoscópio após aplicação de xilocaína e/ou efedrina
- Rinoscopia posterior com espelho
- Rinoscopia com endoscópio nasal rígido.

Concluiu-se que todos os métodos demonstraram excelente especificidade. No entanto, a sensibilidade foi média, indicando que podem não ser adequados para triagem. Não recomendou-se o uso rotineiro de anestesia tópica e descongestionantes, pois a aplicação desses agentes não melhorou a sensibilidade clínica ou a especificidade das ferramentas tradicionais. Dos métodos de rinoscopia estudados, o espelho de rinoscopia posterior teve a menor sensibilidade. Portanto, não foi recomendado seu uso para descartar doenças da cavidade nasal posterior. Quanto ao incômodo, a endoscopia nasal teve o pior desempenho, causando dor, sangramentos leves e desconforto, respectivamente em 39%, 4% e 75% dos pacientes, não se distinguindo entre os que usaram e os que não usaram anestésico tópico.

Rinoscopia anterior

O vestíbulo é delimitado por dois orifícios, um superior e outro inferior denominado orifício narinário. A face externa é recoberta por pelos (vibrissas). O orifício superior marca a entrada na fossa nasal. Tem forma ovalar, larga embaixo e estreita em cima. Essa fenda é delimitada pela borda caudal da cartilagem triangular que se aplica contra a cartilagem quadrangular do septo nasal. Para examinar o vestíbulo nasal, observa-se o mesmo durante várias inspirações e expirações, à procura de colabamentos. Em seguida, levanta-se a ponta e, caso necessário, afasta-se lateralmente a asa do nariz. Em alguns casos de obstrução nasal, pode-se ver o colabamento da asa nasal durante a fase inspiratória da respiração (Vídeo 35.2).

Alguns autores utilizam a manobra de Cottle[7] (Figura 35.4), na qual, com os dedos, o examinador eleva e lateraliza a pele e estruturas adjacentes da região geniana, diminuindo o impacto das partes moles e podendo melhorar artificialmente a obstrução nasal (sinal de Cottle positivo). A manobra de Cottle tradicional expande

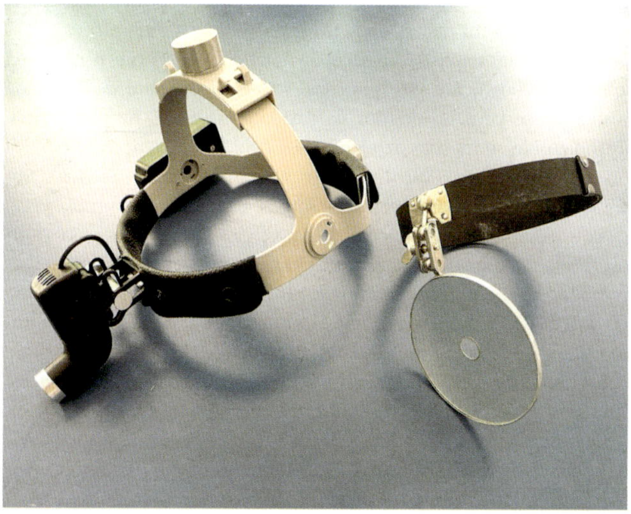

Figura 35.2 Instrumental utilizado para iluminação durante exame da cavidade nasal. À esquerda, fotóforo e, à direita, espelho frontal.

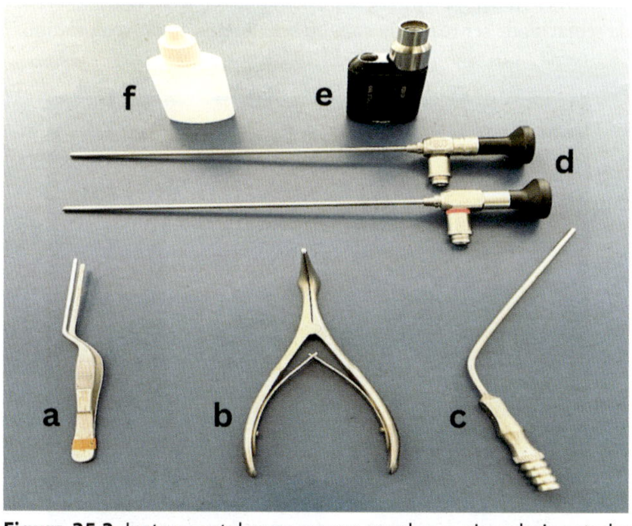

Figura 35.3 Instrumental para exame nasal. a = pinça baionetada; b = espéculo nasal; c = aspirador nasal; d = óticas rígidas de diferentes angulações; e = fonte de luz portátil; f = vasoconstritor nasal.

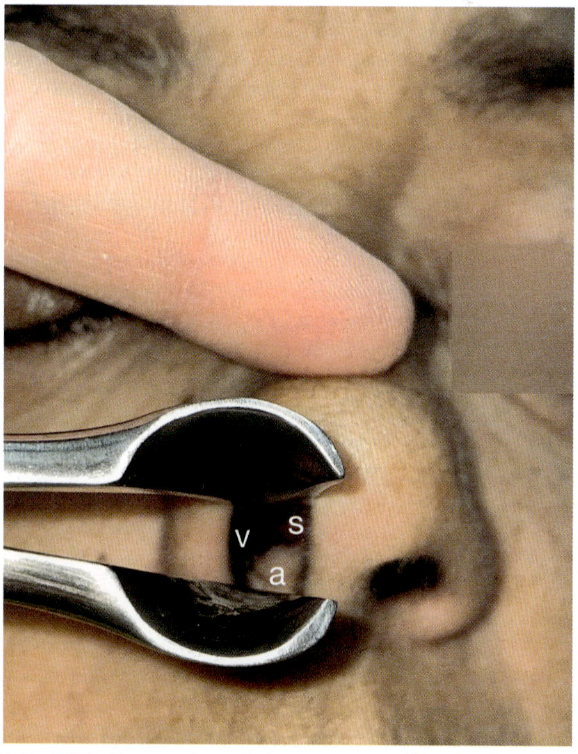

Figura 35.4 Rinoscopia anterior. a = assoalho da fossa nasal; s = septo nasal; v = vibrissas nasais.

as áreas das válvulas nasais interna e externa, portanto, quando é positiva, indica presença de insuficiência de válvula nasal interna ou externa. Mais recentemente, foi descrita a manobra de Cottle modificada com o objetivo de diferenciar a insuficiência de válvula nasal interna da insuficiência de válvula nasal externa. Nessa manobra, usa-se um estilete de metal, ou mesmo uma cureta otológica, para empurrar lateralmente a região da cartilagem lateral superior, ou da cartilagem lateral inferior, e verifica-se em qual situação ocorre melhora da obstrução nasal, dessa forma, é possível a avaliação isolada de cada região. Alguns estudos mostraram que a manobra de Cottle positiva não se relaciona com melhores resultados após septoplastias, mas poderia direcionar o tratamento cirúrgico das insuficiências das válvulas nasais.[8] Entretanto, é comum pacientes sem queixa de obstrução nasal relatarem melhora da respiração após a realização da manobra de Cottle.

A válvula nasal é frequentemente esquecida pela precipitação do uso do espéculo nasal, razão porque pode passar desapercebido um certo número de obstruções nasais.

A rinoscopia anterior (Figura 35.5) permanece como exame inicial de rotina em todos os pacientes de primeira vez. Jamais indica-se uma endoscopia nasal sem antes realizar uma rinoscopia anterior com espéculo. Assim, tem-se noção da anatomia intranasal do paciente e da presença eventual de fatores anatômicos obstrutivos que possam levar a cuidados na técnica de realização da endoscopia nasal. A rinoscopia anterior permite, ainda, avaliar indiretamente os seios pela presença e pelo aspecto das secreções oriundas dos meatos médio e/ou superior. O exame tem pouca utilidade na identificação das porções posteriores da cavidade nasal.

Para a realização, seleciona-se um espéculo nasal de acordo com o tamanho do nariz, e introduz-se o instrumento no vestíbulo, com as lâminas fechadas, e sua porção superior levemente lateralizada. A seguir, as lâminas são abertas suavemente, para se ter visão das estruturas do interior da fossa nasal como septo nasal, conchas nasais, assoalho nasal, válvula e, em alguns casos, meato médio e concha média. Evita-se comprimir demais o septo nasal, pois isso causa incômodo doloroso. Na técnica, deve-se fixar a asa do nariz ou apoiar o dedo indicador no dorso nasal, com o espéculo aberto, impedindo que movimentos bruscos da cabeça do paciente causem traumatismo intranasal. Da mesma forma, evita-se pressão sobre a parede lateral, a concha inferior e a parte anterior do septo, para não causar dor e lacerações da mucosa com eventual sangramento.

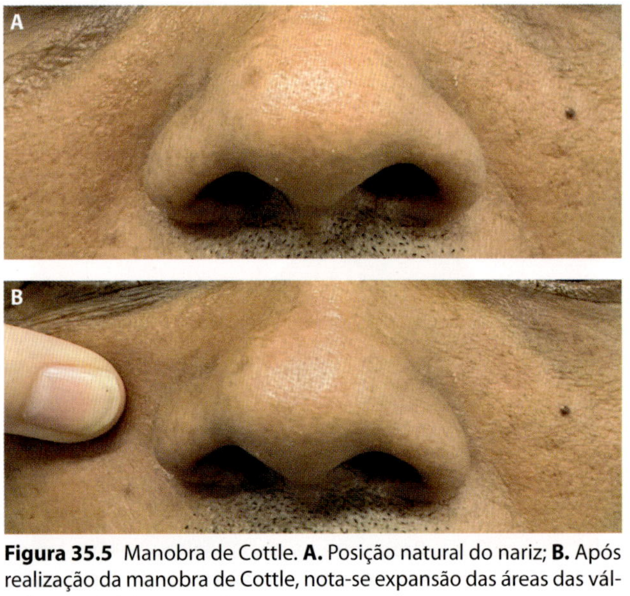

Figura 35.5 Manobra de Cottle. **A.** Posição natural do nariz; **B.** Após realização da manobra de Cottle, nota-se expansão das áreas das válvulas nasais interna e externa.

Existem duas posições básicas de rinoscopia anterior: a primeira, com a cabeça em posição normal, permite ver a parte baixa da fossa nasal, em que introduz-se o espéculo voltado para o assoalho, detalhando as conchas inferiores, meato inferior, parte anterior do vômer e da cartilagem quadrangular; e a outra, com a cabeça hiperextendida e o espéculo voltado para cima, oferece a visão do alto da fossa nasal, concha média, porção septal alta e zona olfativa (Vídeo 35.3). Em crianças menores, é mais conveniente usar o espéculo otológico, pois o nasal é grande, dificulta o exame e, muitas vezes, incomoda e assusta os pequenos pacientes. Recém-nascidos ou crianças não colaborativas devem estar previamente imobilizados, fixando-se bem a cabeça para evitar manipulações traumáticas. Pode-se ter uma ideia das estruturas intranasais levantando a ponta do nariz com o dedo polegar; porém, essa técnica é limitada, servindo apenas para fossas nasais muito exíguas. O otoscópio é um bom instrumento para a rinoscopia anterior em crianças pequenas.

O septo nasal reto e centralizado é a regra na criança de pouca idade e no recém-nascido. É exceção no adulto, no qual raramente se vê um septo sem alguma sinuosidade.

Lesões nasais anteriores bem evidentes são facilmente diagnosticadas pelo método, não exigindo maior esforço por parte do paciente e do examinador. Desvios septais anteriores e coleções intrasseptais como hematoma ou abscesso também podem ser vistos, muitas vezes, sem necessidade do uso do espéculo nasal.

A segunda etapa da rinoscopia, quando necessária, é realizada após vasoconstrição das conchas nasais. Essa última é obtida instilando-se jatos no interior da cavidade nasal ou, de preferência, introduzindo-se mechas de algodão embebido em solução fisiológica ou anestésica, com vasoconstritor na concentração de 1:80.000-1:200.000, retiradas após alguns minutos, o que permite ampla visão da cavidade nasal, inclusive da parte posterior e, em fossas nasais amplas e grandes, até das coanas e da rinofaringe. Atenção aos pacientes portadores de hipertensão arterial, cardiopatias, arritmias, glaucoma ou outras afecções, casos em que é perigoso o uso de vasoconstritores tópicos. As alterações importantes a serem verificadas são: aspecto e cor da mucosa, vascularização, presença de secreção, aspecto e características da secreção, desvios anteriores do septo nasal (Figura 35.6), hipertrofia das conchas nasais (Figura 35.7), presença de vasos dilatados na área de Kiesselbach ou Little, presença de pólipos, tumores (ver Figura 35.1), ulcerações, perfurações e corpos estranhos.

Rinoscopia posterior

Tem por objetivo observar a nasofaringe, tecido linfoide do teto, coanas, orifício tubário e a projeção posterior das conchas nasais e da borda septal. Pode ser realizada com ou sem a retração do véu palatino.

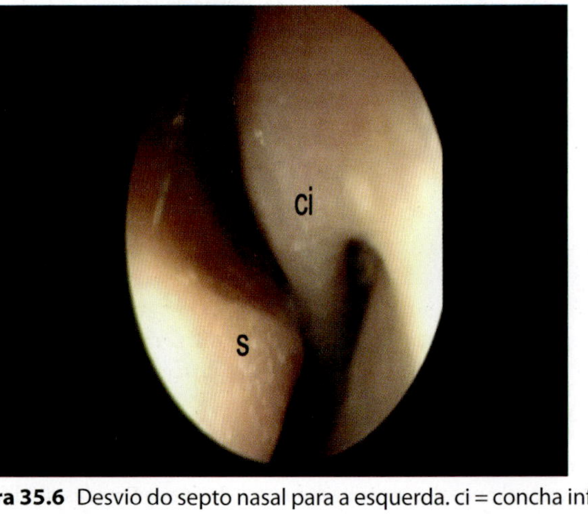

Figura 35.6 Desvio do septo nasal para a esquerda. ci = concha inferior; s = septo nasal.

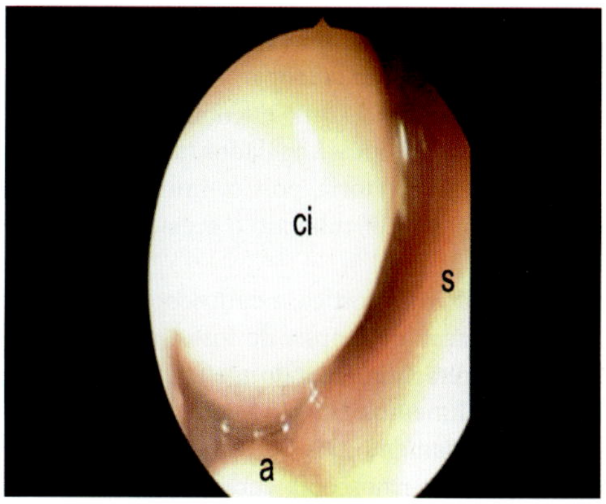

Figura 35.7 Hipertrofia de corneto inferior esquerdo. a = assoalho nasal; ci = concha inferior; s = septo nasal.

O exame da rinofaringe, com o auxílio do espelho via cavidade oral, pode revelar sinais de alterações sinusais que, por contiguidade ou drenagem, possam atingi-la, como filete de pus sobre a cauda da concha inferior e paredes do cavum e massas tumorais.

Para a rinoscopia posterior sem retração do véu do paladar, é conveniente anestesiar a parede posterior da orofaringe com um anestésico tópico em *spray* como neotutocaína a 4% ou lidocaína a 1%. Com a mão esquerda, comprime-se e abaixa-se a língua com o auxílio de uma espátula. A mão direita é usada para introduzir espelho pequeno, Nº 1 a 3, contra a parede posterior da orofaringe, com inclinação de 45°.

A retração do palato é obtida passando-se uma sonda de polietileno fina, Nº 6 a 8, por uma das fossas nasais (geralmente, a menos obstruída), previamente anestesiada com mechas de algodão embebidas em solução de anestésico, e, depois, apreendendo a sonda com pinça hemostática longa na orofaringe. Faz-se a tração das duas extremidades da sonda, de modo a se produzir boa retração do palato, fixando-as, em seguida, com uma pinça hemostática. Logo após, posiciona-se o espelho e observa-se a nasofaringe, tamanho, forma e simetria das coanas, aspecto da borda caudal do septo e das conchas inferiores, torus tubário, óstio da tuba auditiva, tonsila faríngea e úvula. Observa-se, ainda, a existência de pólipos, tumores, secreções, ulcerações e crostas.

Esse exame, muito utilizado no passado, deixou de ser aplicado rotineiramente na prática clínica, com o advento dos endoscópios. É um método bem incômodo para o paciente e a sua visão é muito inferior à proporcionada pelos telescópios, que praticamente acabaram com a rinoscopia posterior ambulatorial. O mesmo não ocorre com a rinoscopia anterior, talvez, ainda hoje, o melhor método para apreciação de algumas alterações, como desvio septal e afecções da porção anteroinferior da fossa nasal. A técnica da rinoscopia posterior com retração do palato por meio da passagem de sonda de nelaton serve para realizar a etapa inicial de um tamponamento posterior, em local onde não houver recursos para algo mais moderno.

Cabe aqui comentário histórico do exame nasal feito com auxílio do microscópio, precursor do telescópio rígido. Muito utilizado até alguns anos atrás, no momento atual, praticamente caiu em desuso, pois fornece visão em eixo da cavidade, não facilitando a avaliação mais importante, que é a da parede lateral. Além disso, tem pouca profundidade de campo, distorcendo a imagem e desfocando a visão de diversas estruturas. Sua única vantagem é deixar livres as mãos do médico para pequenos procedimentos.

Endoscopia nasal

É utilizada como complemento da rinoscopia anterior. Pode ser realizada com endoscópios rígidos ou flexíveis. Embora a rinoscopia anterior persista ainda como o método mais praticado para a avaliação das condições nasais,[9] a endoscopia é superior para avaliar as estruturas mais profundas, como a região do complexo óstio-meatal e coanal. A avaliação endoscópica das cavidades nasais foi aprimorada a partir dos trabalhos de Messerklinger, em 1978,[10] e propiciou considerável avanço na rinologia.

A rinoscopia endoscópica permite uma visualização mais ampla e completa das cavidades nasais e suas estruturas (Vídeo 35.4). Utilizam-se os telescópios rígidos, que apresentam diferentes ângulos visuais, variando de 0 a 70°, o que possibilita exame de diferentes regiões das fossas nasais a partir de um único eixo ou ponto de introdução. Os endoscópios flexíveis apresentam a desvantagem de uma qualidade de imagem inferior aos telescópios rígidos e a necessidade de fletir sua extremidade dentro das fossas nasais, que, em geral, são estreitas e não permitem essa manobra. A excelente qualidade de imagem faz com que os telescópios rígidos tenham grande aplicabilidade. Os endoscópios rígidos mais utilizados são os telescópios nasais do tipo Hopkins, cujos sistemas óptico e de condição luminosa são constituídos, respectivamente, por lentes e fibras ópticas. Os telescópios existentes para uso nasal apresentam diâmetros variáveis de 2,7 a 4 mm, com ângulos visuais de 0, 30, 45 e 70°. Os mais utilizados são os de 0 e 30° para a avaliação global da cavidade nasal e da rinofaringe. O exame com telescópios mais finos facilita a passagem por certos obstáculos e a entrada no meato médio. O fibroscópio permite estender o exame ao cavum, faringe e laringe, porém, a imagem é nitidamente inferior. A fonte pode ser luz fria com potência entre 150 e 250 W ou mais moderna, de LED. Luzes mais fortes como a de xenônio são úteis para documentação em filme; porém, às vezes, falseiam o diagnóstico, pois clareiam muito, principalmente quando próximas ou encostadas na mucosa.

As principais indicações clínicas da endoscopia nasal são: rinorreia, obstrução nasal, investigação de cefaleia, disfunção tubária, hemorragia nasal, traumatismos, avaliação de massas nasais bem como avaliações pré-operatórias.

O exame endoscópico de rotina pode ser realizado, preferencialmente, com o paciente sentado ou, quando a situação não permitir, deitado. As fossas nasais devem ser, antes, avaliadas pela rinoscopia anterior. Embora o exame possa ser realizado sem anestesia ou vasoconstritor, é preferível usar anestesia tópica na maioria dos casos. A utilização de vasoconstritor e de um eficiente anestésico local constituem medidas muito importantes para o conforto do paciente e permitem uma minuciosa avaliação. Para a anestesia, lança-se mão da vaporização com xilocaína 2% e nafazolina ou outro vasoconstritor similar em cada fossa nasal. Podem ser aplicados, ainda, algodões ou cotonoides neurocirúrgicos, embebidos com essa solução, na face medial da concha inferior e no meato médio. Deixa-se agir por cerca de 3 a 5 minutos antes de iniciar o exame. O uso de sedação é indicado em alguns poucos casos de pacientes ansiosos ou por dificuldade técnica.

Técnica do exame

Antes do exame propriamente dito, observa-se o vestíbulo nasal, rastreando-se possíveis assimetrias, lesões inflamatórias ou infecciosas e observando-se a posição e a permeabilidade das válvulas nasais externas e internas durante algumas inspirações e expirações.

O primeiro exame de um paciente deve seguir a sistemática e compõe-se de três fases ou passagens: a primeira, no meato inferior e cavum; depois, no meato médio; e, por fim, no superior, alcançando, dessa forma, todas as estruturas da fossa nasal (Figura 35.8). Exames subsequentes de acompanhamento são adaptados de acordo com o caso e a doença.

Na primeira passagem, desliza-se o endoscópio de 0 ou 30° ao longo do meato inferior até a coana, permitindo ver cor, aspecto, tamanho e ondulações da concha inferior bem como alterações do

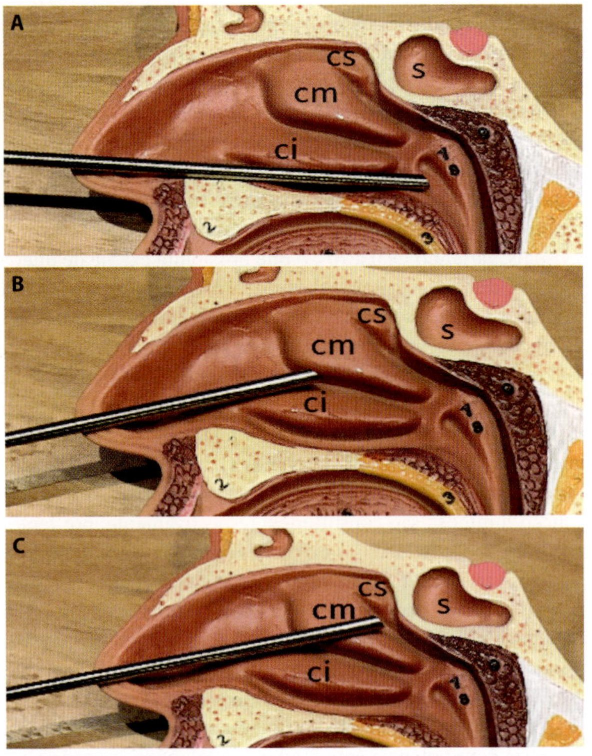

Figura 35.8 As três fases ou passagens da endoscopia nasal. ci = concha inferior; cm = concha média; cs = concha superior; s = seio esfenoidal. **A.** Primeira passagem no meato inferior e cavum; **B.** Segunda passagem no meato médio; **C.** Terceira passagem no meato superior.

septo nasal. Junto ao assoalho, observa-se ainda a carúncula do canal nasofrontal, localizada entre a cabeça da concha inferior e a parede lateral. No cavum, pede-se ao paciente para emitir a letra "K" ou "Q", para avaliar a mobilidade palatal e o fechamento velofaríngeo. Na rinofaringe, deve-se observar o torus tubário, o óstio da tuba auditiva, a presença ou não de vegetações adenoideanas e de eventuais aderências.

Nessa etapa, a avaliação de uma eventual antrostomia no meato inferior é possível com o endoscópio de 45 ou de 70°. Vale ressaltar que alterações anatômicas, como desvios septais e hipertrofia de conchas, podem eventualmente dificultar a introdução do telescópio e a visão das estruturas pretendidas. Nessas situações, o exame da rinofaringe pode ser feito com o uso de endoscópio flexível de 2,7 a 3,2 mm, que é capaz de contornar o local de estreitamento.

Após a avaliação das estruturas inferiores, o endoscópio de 0 ou 30° é introduzido em direção ao meato médio, até se observar a cabeça da concha média. Em seguida acompanha-se o corpo da concha média até a coana. Girando a ponta do endoscópio para cima, vê-se a área olfativa, a concha superior e o meato superior. Entre a concha média e a parede lateral, o endoscópio poderá revelar óstios e possíveis aumentos da bula etmoidal. Em alguns casos, pode-se luxar suavemente a concha média, facilitando a introdução do endoscópio no meato médio e a visão do meato médio, do hiato semilunar, da bula etmoidal, da região da fontanela maxilar, de eventuais óstios acessórios do seio maxilar, e possíveis alterações anatômicas ou patológicas.

Pacientes portadores de rinossinusites maxilares e frontais, crônicas ou recorrentes, podem ter alterações na região do meato médio. Não raramente, o exame endoscópico desses pacientes revela a presença de pólipos, edema de mucosa ou concha média pneumatizada, que podem interferir na drenagem e aeração dessas cavidades.

A presença de secreção mucopurulenta e a sua drenagem posterior pode confirmar o diagnóstico de uma rinossinusite despercebida durante a rinoscopia anterior. Embora nem sempre seja possível, a introdução mais profunda do endoscópio pode permitir a visualização do recesso esfenoetmoidal e do óstio esfenoidal.

A utilização de endoscópios angulados favorece a visão do meato superior e da região olfatória, pois comumente a concha média fica junto ao septo nasal, dificultando o acesso a essas áreas com o endoscópio rígido.

Além da avaliação diagnóstica, a endoscopia com material rígido permite a realização de biopsia da fossa nasal e da rinofaringe sob visualização direta, aumentando a eficiência e diminuindo os riscos desses procedimentos. Ela também é largamente usada para curativos e no debridamento pós-operatório.

As desvantagens da rinoscopia endoscópica são: a dificuldade de realização do exame em indivíduos com desvio septal acentuado ou com qualquer outra causa obstrutiva que possa impedir a passagem do endoscópio, a necessidade de anestesia tópica e o desconforto doloroso causado principalmente pelo endoscópio rígido.

Métodos especiais

Transiluminação

A transiluminação das cavidades paranasais, conhecida como diafanoscopia, funcionou, durante muitos anos, como recurso semiótico importante, principalmente antes do desenvolvimento das técnicas radiológicas. É um método clássico que consiste em utilizar a difusão da luz através dos seios paranasais anteriores (maxilar, etmoidal anterior e frontal). Servia para verificar o conteúdo dos seios paranasais anteriores. Consistia em usar um aparelho denominado diafanoscópio, constituído de uma lâmpada elétrica forte montada em dispositivo específico. Essa fonte de luz potente era introduzida na boca e colocada sob o palato duro. Escurecia-se o consultório e, então, observando-se a pele, avaliava-se a quantidade de luz que atingia os seios maxilares por transparência. O recurso possibilitava inferências sobre níveis hidroaéreos ou opacificações dessas cavidades. De forma semelhante, analisava-se o conteúdo dos seios frontais posicionando essa fonte luminosa nos ângulos internos das órbitas. Contudo, como não fornecia dados precisos, essa técnica foi progressivamente abandonada. Sua maior deficiência relacionava-se com os casos de agenesia ou hipoplasia dos seios maxilares e frontais.

Imagem

As imagens do nariz e das cavidades paranasais podem ser obtidas pela radiologia convencional, ultrassonografia, tomografia computadorizada e ressonância magnética. Constam de outro capítulo específico sobre o tema neste Tratado.

Estudo do movimento ciliar

O movimento ciliar pode ser estudado utilizando-se gotas de corante ou sacarina colocadas na cabeça da concha inferior e no septo nasal e cronometrando-se o tempo de seu escoamento até a nasofaringe. A função ciliar é medida indiretamente pela determinação do tempo que o muco leva para passar do início da cavidade nasal para a nasofaringe. O corante ou a sacarina são colocados na face medial e a pelo menos 1 cm da cabeça da concha inferior, e o paciente é orientado a se manter sentado com a cabeça levemente inclinada para a frente durante todo o período do teste. O resultado é considerado normal quando o corante for visto na rinofaringe ou o paciente relatar a sensação de sabor doce na boca em até 30 minutos.[11] Se, após 60 minutos, o paciente não relatar sabor doce, a sacarina deve ser colocada sobre sua língua para confirmar se o paladar está normal. Esse teste é particularmente utilizado em casos de suspeita de discinesias ciliares primárias. Alguns indivíduos normais podem ter esse tempo aumentado, possivelmente em associação a maior frequência de infecções de vias aéreas superiores. Trata-se de um teste de valor limitado na prática diária, e é feito apenas em casos específicos.

Citologia nasal

O exame microscópico das células presentes no muco é útil na avaliação da função nasal. A presença de grande número de eosinófilos pode indicar um estado alérgico, enquanto a presença de neutrófilos faz pensar em processo inflamatório ou infeccioso.[12] É um exame eficaz na diferenciação das rinites. Pode ser repetido várias vezes e aplicado a gestantes e crianças. É de fácil realização e interpretação, sendo um procedimento confiável e útil. No entanto, ainda é pouco disponível no sistema de saúde.

Cultura e biopsia

A cultura de secreções nasossinusais é necessária em alguns pacientes sem resposta clínica adequada ao tratamento antimicrobiano, em pacientes imunossuprimidos ou transplantados, e em idosos com má resposta aos tratamentos clínicos. O uso indiscriminado de antibióticos e a falta de surgimento e lançamento de novos antimicrobianos para infecções respiratórias altas faz com que esses pacientes se tornem frequentes na clínica.

Realiza-se a técnica de coleta especial, diretamente no meato médio ou no óstio do seio maxilar, com cateteres finos e acoplados ao aspirador. É importante evitar a contaminação com secreções do vestíbulo nasal, pele ou das fossas nasais. O material deve ser levado o mais rapidamente possível ao laboratório. O ideal é que o paciente esteja há pelo menos 48 horas sem antibiótico, mas essa situação nem sempre é possível. Algumas vezes é necessária a punção do seio maxilar via fossa canina ou meato inferior.

A biopsia nasal ambulatorial tem indicação em suspeita de lesões granulomatosas e na presença de tumores nasossinusais. Nessa última eventualidade, a biopsia somente será realizada após a investigação excluir tumores vasculares ou encefaloceles, assim como lesões menores em que a biopsia será excisionada em sala cirúrgica.

Avaliação da obstrução nasal

O espelho de Glatzel (Vídeo 35.5) é um antigo método de medição do fluxo nasal, mas ainda muito aplicado, que mede somente o fluxo expiratório. O espelho utilizado é uma placa de metal polido, colocada imediatamente abaixo do nariz do paciente, que respira tranquilamente com a boca fechada. O ar quente expirado condensa-se na placa fria, produzindo uma área oval de condensação em frente a cada narina. O espelho pode ser marcado com linhas circulares para que a quantidade de condensação seja rotulada quantitativamente. É possível comparar direita e esquerda, bem como avaliar a taxa objetiva do efeito de vasoconstritores tópicos. O método tem restrições porque os sintomas de obstrução nasal são mais frequentemente inspiratórios e as medidas não são válidas em casos de colapso valvular.

A medição do fluxo aéreo nasal é útil no diagnóstico da obstrução nasal porque permite comprovar a queixa do paciente e as informações sobre o grau e o local da obstrução. Pode ser usada também para a comparação objetiva do resultado terapêutico. A medida do fluxo nasal isolado tem a desvantagem de não mostrar a quantidade de pressão positiva ou negativa necessária na nasofaringe para produzir tal fluxo. Portanto, simultaneamente, deve ser medida a pressão da nasofaringe.

Uma variedade de fluxômetros disponível no mercado para a medição do pico expiratório pulmonar pode ser adaptada para a medição do fluxo nasal (Figura 35.9). O recurso consiste em uma máscara aplicada sobre o nariz e a boca enquanto se realiza uma inspiração profunda e uma única inspiração forçada, com a boca fechada (Vídeo 35.6). O pico de fluxo é registrado em litros por minuto. Medidas do pico de fluxo inspiratório nasal devem ser relacionadas com o pico de fluxo oral para afastar as variações pulmonares. Medidas unilaterais são obtidas pela oclusão de uma das narinas. As medidas do pico de fluxo inspiratório nasal são mais úteis para avaliar a mudança no fluxo aéreo nasal após algum tratamento clínico ou cirúrgico.[13] Seus resultados normalmente se correlacionam com outros métodos de avaliação objetiva do fluxo nasal, no entanto, frequentemente não se associam à avaliação subjetiva relatada pelo paciente.[14] É um aparelho barato e de fácil acesso, utilizável na prática clínica ambulatorial.

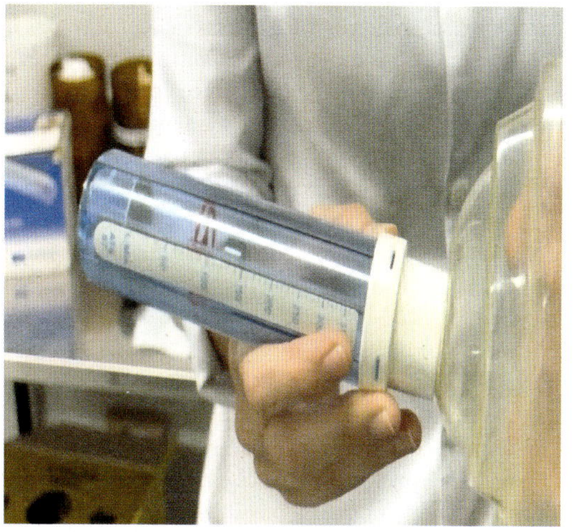

Figura 35.9 *Peak flow* nasal.

Rinomanometria

Pode-se ter ideia da resistência da respiração nasal, da permeabilidade das cavidades nasais e da importância ou não das alterações estruturais observadas nos diversos tipos de exames por meio da rinomanometria, que mede de forma independente o fluxo e a pressão do ar em cada fossa nasal.

Existem dois tipos de rinomanometria.[15] A rinomanometria anterior mede o fluxo aéreo por meio de um pneumotacômetro encaixado a uma narina, usando-se uma oliva. Com um manômetro conectado à outra narina, determina-se a pressão na nasofaringe. O fluxo nasal e a curva de pressão obtida durante uma respiração tranquila com a boca fechada são gravados em forma de gráfico. Como esse método mede o fluxo de um único lado do nariz de cada vez, o lado em avaliação deve ser alternado para que as variáveis de ambos sejam medidas.

Na rinomanometria posterior, uma máscara bem ajustada aplicada sobre ambas as narinas contém um pneumotacômetro que mede o fluxo nasal. Um pequeno tubo seguro entre os lábios é conectado a um manômetro e mede a pressão da nasofaringe. Esse método avalia a pressão e o fluxo de ambos os lados do nariz simultaneamente. Para medir um lado em separado, é preciso bloquear o outro com um tampão. Uma vantagem desse método sobre a rinomanometria anterior é que ele não altera a forma da narina durante a medição. Isso é particularmente importante no diagnóstico da insuficiência alar.

A relação do fluxo com a pressão pode ser expressada em termos de resistência nasal. Medidas de fluxo durante a inspiração são mais importantes, desde que a obstrução inspiratória seja a maior queixa. O resultado de várias respirações deve ser registrado. Mais de uma medição deve ser obtida, com um intervalo de 2 a 3 horas, para que a variação produzida pelo ciclo nasal possa ser abolida.

Na prática clínica, é comum achar pacientes cuja percepção subjetiva de obstrução nasal é inconsistente com o resultado objetivo da resistência aérea nasal medida pela rinomanometria, reforçando a característica multifatorial da obstrução nasal. Melhores correlações entre os resultados objetivos da rinomanometria e subjetivos da sensação de obstrução nasal são encontradas quando o mesmo paciente é acompanhado evolutivamente antes e após uma intervenção, como tratamentos clínicos ou cirúrgicos.[16]

Por esse motivo e por ser um equipamento caro, a rinomanometria é mais usada em pesquisas clínicas, não sendo nada rotineira na prática clínica diária, mas é particularmente útil na avaliação objetiva da patência nasal assim como do efeito de medicações sobre a patência nasal, em casos médico-legais, na documentação pré e pós-operatória de cirurgias nasais bem como em testes de provocação nasal.

Rinometria acústica

É um método objetivo que determina a geometria da cavidade nasal.[16] Em termos comparativos, pode-se dizer que a rinometria acústica possibilita a avaliação estática e anatômica da cavidade nasal, enquanto a rinomanometria possibilita a avaliação dinâmica e fisiológica da mesma.

O exame consiste no teste de reflexão acústico, adaptado para as cavidades nasais, descrito em 1989,[17] baseado na reflexão de uma onda acústica e oferecendo informações sobre as dimensões da cavidade nasal. O princípio físico da técnica é que o som em um tubo, nesse caso as vias aéreas, é refletido por mudanças na impedância acústica causada por variações nas dimensões do tubo. Clinicamente, a rinometria acústica serve para medir as dimensões da cavidade nasal a partir de uma curva, descrevendo a área transversa em função da distância. O equipamento consiste em um computador com conversor digital, fonte sonora, tubo condutor de ondas, adaptador nasal, microfone, amplificador e filtro.

Para a execução, coloca-se o adaptador nasal na narina do paciente sem deformá-la. A fonte sonora emite pulsos de som audíveis, com duração e frequência conhecidas e controladas, que são transportados pelo tubo condutor e atingem a cavidade nasal. O som é refletido de volta em direção ao tubo condutor pelas alterações das áreas transversais da cavidade nasal e é captado por um microfone. O resultado é fornecido por um gráfico denominado rinograma.

O exame é bastante eficaz para comparar as dimensões das fossas nasais antes e depois de determinado estímulo, é utilizado no estudo da fisiologia nasal, com destaque para os estudos do ciclo nasal, da influência de medicamentos tópicos e sistêmicos na mucosa nasal, da resposta da mucosa nasal a testes de provocação alérgica, da válvula nasal e do crescimento e desenvolvimento das fossas nasais, assim como é útil para avaliar objetivamente a resposta a tratamentos clínicos e cirúrgicos.

Ainda não existe padronização internacional dos valores encontrados na rinometria acústica nem do princípio de interpretação deles conforme as diferentes populações estudadas. As pesquisas ainda são contraditórias quanto à relação dos valores de área de secção transversal mínima nasal e a sensação subjetiva de obstrução nasal.[18]

Teste do olfato

Esse tema, historicamente pouco valorizado pelos médicos, tornou-se de extrema importância após a epidemia de covid-19. Atualmente tem abrangência maior em doenças neurológicas e outras que não somente das cavidades nasossinusais. Será abordado em capítulo especial.

Particularidades do exame na criança

Alguns itens são importantes e peculiares ao exame nasal feito em uma criança pequena. Antes mesmo do exame nasal propriamente dito, convém interrogar sobre a ocorrência de doença nasal, trauma prévio, dor, obstrução nasal, rinorreia, alergia, distúrbios da olfação, qualidade do sono e presença de roncos ou apneia.

No exame externo, procurar indícios de lesões congênitas como deformidades visíveis, lesões na pele, presença de fístulas e edemas.

Método simples de avaliar a respiração consiste em aferir o fluxo nasal por meio de testes já citados como o uso do espelho de Glatzel (ver Vídeo 35.5).

Inicia-se o exame da cavidade nasal observando a porção anterior sem o espéculo nasal, podendo levantar a ponta nasal com o dedo (Figura 35.10). O espéculo, mesmo pouco introduzido, oculta de 1 a 1,5 cm da fossa nasal na criança. O exame cavitário pode ser feito de várias formas, sendo mais comum o recurso ao otoscópio ou ao espéculo nasal.

Caso apresentem crostas, essas devem ser removidas, pois podem ocultar tumores, perfuração septal, rinolito ou infecção.

Para o recém-nascido, na suspeita de atresia coanal, está indicada a passagem de sonda de nelaton fina, através da fossa nasal até a cavidade oral, a fim testar a permeabilidade rinofaríngea.

CONSIDERAÇÕES FINAIS

Podemos concluir que a realização de semiologia adequada é imprescindível na prática clínica diária, auxiliando no diagnóstico e no tratamento dos pacientes. Vale ressaltar, ainda, que a semiologia do nariz e da cavidade nasal deve ser individualizada e personalizada para cada paciente.

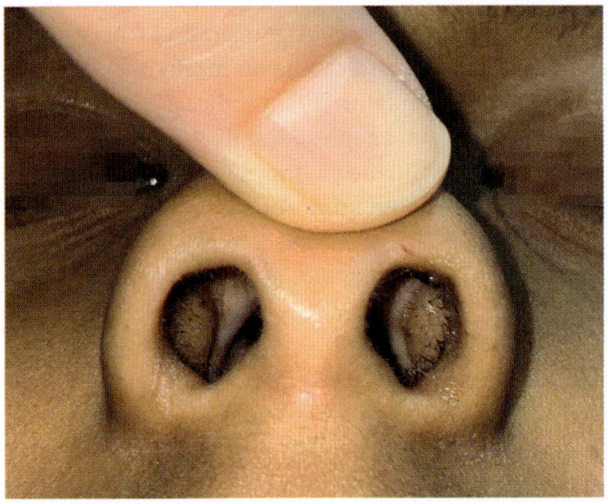

Figura 35.10 Elevação da ponta nasal mostrando massa em fossa nasal esquerda.

REFERÊNCIAS BIBLIOGRÁFICAS

1. Prado F, Diehl L. William Osler: O pai da medicina moderna. 1. ed. Londrina: Raciocínio Clínico (Medicina e Educação Cursos Profissionais Ltda.); 2021. 136 p.
2. Dawnay G. What does the future hold for the relationship between a patient and their GP in the UK? Br J Gen Pract [Internet]. 2022 [Acesso em: 2024 Jul];72(721):388-9.
3. Gawande A. Mortais: nós, a medicina e o que realmente importa no final. Rio de Janeiro: Editora Objetiva; 2015. 259 p.
4. Meirelles RC, Atherino CC (editors). Semiologia em Otorrinolaringologia. 2. ed. Rio de Janeiro: Editora Rubio; 2010. 304 p.
5. Raithatha R, Del Signore A. Prevalence and identification of nasal airway obstruction in patients presenting to otolaryngology clinics: Results from a large descriptive practice survey. Ear Nose Throat J [Internet]. 2023 Sep [Acesso em: 2024 Jul];13:1455613231196670. [Epub ahead of print].
6. Chainansamit S, Chit-Uea-Ophat C, Reechaipichitkul W, Piromchai P. The diagnostic value of traditional nasal examination tools in an endoscopic era. Ear Nose Throat J [Internet]. 2021 Mar [Acesso em: 2024 Jul];100(3):167-71.
7. Das A, Spiegel JH. Evaluation of validity and specificity of the cottle maneuver in diagnosis of nasal valve collapse. Plast Reconstr Surg [Internet]. 2020 Aug [Acesso em: 2024 Jul];146(2):277-80.

8. Dolci ELL, Dolci JEL. Algorithm for the treatment of external nasal valve insufficiency. Braz J Otorhinolaryngol [Internet]. 2020 [Acesso em: 2024 Jul];86(5):579-86.
9. Murrell GL. Components of the nasal examination. Aesthet Surg J [Internet]. 2013 [Acesso em: 2024 Jul];33(1):38-42.
10. Messerklinger W. Uber die Drainage der menschlichen Nasennebenhöhlen unter normalen und pathologischen Bedingungen. Monatsschr Ohrenheilkd Laryngorhinol. 1966 [Acesso em: 2024 Jul];100(1-2):56-68. German.
11. Austero RM, Gelera JE. Evaluation of nasal mucociliary clearance using saccharin test versus charcoal test among filipinos in a tertiary government hospital. Cureus [Internet]. 2022 Feb 9 [Acesso em: 2024 Jul];14(2):e22065.
12. Gelardi M, Fiore V, Giancaspro R, Di Canio FM, Fiorentino C, Patruno S et al. General classification of rhinopaties: the need for standardization according to etiology and nasal cytology. Eur Arch Otorhinolaryngol [Internet]. 2023 Nov [Acesso em: 2024 Jul];280(11):4751-4758.
13. Fuller JC, Bernstein CH, Levesque PA, Lindsay RW. Peak nasal inspiratory flow as an objective measure of nasal obstruction and functional septorhinoplasty outcomes. JAMA Facial Plast Surg [Internet]. 2018 [Acesso em: 2018 Mar 1];20(2):175-6.
14. Xavier R. Peak nasal inspiratory flow (PNIF) for nasal breathing evaluation. Facial Plast Surg [Internet]. 2023 [Acesso em: 2023 Dec 29].
15. Naito K, Horibe S, Tanabe Y, Kato H, Yoshioka S, Tateya I. Objective assessment of nasal obstruction. Fujita Med J [Internet]. 2023 May [Acesso em: 2024 Jul];9(2):53-64.
16. Nigro JF, Mion O, Mello JF Júnior, Voegels RL, Nigro CE. Avaliação objetiva da permeabilidade nasal por meio da rinometria acústica. Arq Otorrinolaringol [Internet]. 2003 [Acesso em: 2024 Jul];7(4):310-5.
17. Hilberg O, Jackson A, Swift D, Pedersen OF. Acoustic rhinometry: Evaluation of nasal cavity geometry by acoustic reflections. J Appl Physiol (1985) [Internet]. 1989 Jan [Acesso em: 2024 Jul];66(1):295-303.
18. Ottaviano G. Nasal patency measurement: State of the art of acoustic rhinometry. Facial Plast Surg [Internet]. Thieme Medical Publishers, Inc.2024 [cited 2024 Jan 10]; 40(03): 304-9.

CAPÍTULO **36**

Diagnóstico por Imagem da Cavidade Nasal e dos Seios Paranasais

Gustavo Santos Boasquevisque • Camila Degen Meotti

INTRODUÇÃO

Os avanços apresentados no diagnóstico e tratamento das doenças nasossinusais nas últimas décadas foram acompanhados pelo desenvolvimento importante da radiologia e do diagnóstico por imagem, que possibilitou incremento na qualidade dos exames e maior acesso aos mesmos.

Paralelamente ao estabelecimento da cirurgia endoscópica como principal meio de tratamento das doenças nasossinusais, os exames radiológicos emergiram como tecnologia incipiente de imagem clínica e foram rapidamente reconhecidos como importantes ferramentas de planejamento para cirurgia endoscópica.

MODALIDADES UTILIZADAS EM RINOLOGIA

Tomografia computadorizada

O nariz e os seios da face são cavidades de ar envoltos por estruturas ósseas e mucosas. Dessa forma, por apresentar alta resolução espacial e capacidade de retratar detalhes ósseos finos, a tomografia computadorizada (TC) é o exame de imagem de escolha tanto para o diagnóstico da maioria das doenças quanto para o planejamento da cirurgia endoscópica. A TC permite observar facilmente a presença de secreção, grau de espessamento da mucosa e presença de deiscência óssea, além de propiciar estudo anatômico detalhado, incluindo importantes variantes anatômicas nasossinusais.[1]

As aquisições da face são realizadas no plano axial, idealmente com espessura máxima de 1 mm e reconstruções em planos ortogonais (coronal e sagital). Para a interpretação adequada do exame, as reconstruções devem ser realizadas em janelas óssea e de partes moles. A janela de partes moles detalha o conteúdo nasossinusal e demais estruturas regionais, como planos gordurosos, músculos e órbitas, e a janela óssea permite melhor visualização anatômica das cavidades nasossinusais e delimitação da base do crânio, fundamental para o planejamento cirúrgico.

A TC de múltiplos detectores com reconstruções multiplanares nos planos coronal, axial e sagital é essencial para a avaliação adequada. As imagens no plano sagital são particularmente úteis para avaliar a via de saída do seio frontal.[2] Com a possibilidade de reconstrução das imagens, não é mais necessário que o paciente seja exposto à radiação adicional para aquisição de diferentes planos.

O plano coronal é geralmente a orientação preferida para visualizar o complexo osteomeatal (COM) (Figura 36.1) e outros pontos de referência, como a base do crânio, lâminas papiráceas e assoalhos orbitários, enquanto o plano axial fornece melhor caracterização das paredes anterior e posterior dos seios frontais, dos óstios esfenoidais (Figura 36.2) e das relações anatômicas entre os seios etmoidal posterior e esfenoidal.

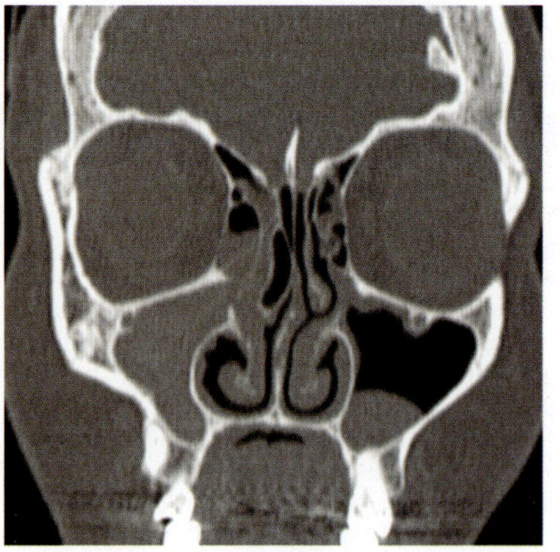

Figura 36.1 Tomografia computadorizada em corte coronal, janela óssea, demonstrando lesão de partes moles obliterando o complexo osteomeatal (seio maxilar direito, infundíbulo e região do meato médio).

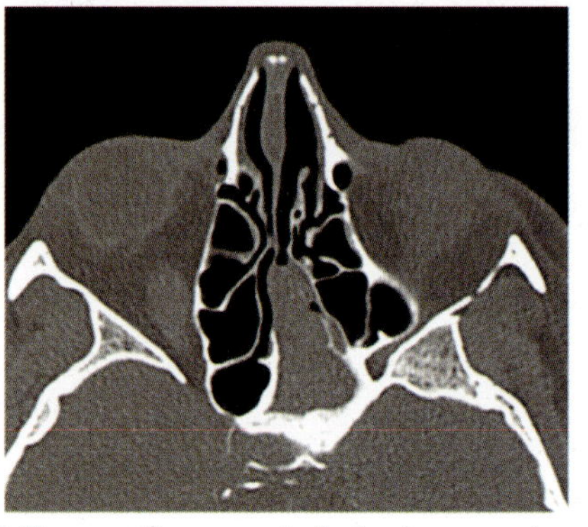

Figura 36.2 Tomografia computadorizada em corte axial, janela óssea, demonstrando lesão em seio esfenoidal esquerdo com alargamento do óstio de drenagem e comprometimento do recesso esfenoetmoidal.

As principais indicações para TC dos seios paranasais incluem rinossinusite crônica refratária à terapia médica otimizada, rinossinusite aguda ou crônica recorrente, complicações de cirurgia ou rinossinusites, fístula liquórica, suspeita de sinusite fúngica invasiva em pacientes imunocomprometidos, vigilância tumoral ou planejamento cirúrgico para cirurgia nasossinusal.[2]

Tomografia computadorizada cone beam

A TC *cone beam* está se tornando cada vez mais popular para imagens dos seios da face, tanto ambulatorialmente quanto para imagens intraoperatórias, pois apesar de apresentar qualidade de imagem inferior, produz imagens de alta resolução em uma dose substancialmente reduzida de radiação em comparação com a TC com múltiplos canais.[2]

Ressonância magnética

A ressonância magnética (RM) continua sendo uma ferramenta de imagem complementar à TC para doença nasossinusal, indicada principalmente para caracterizar tumores nasossinusais e para suspeita de complicações intracranianas e orbitárias de rinossinusites.[2]

Por ser um exame sem exposição à radiação, a RM é cada vez mais usada para avaliação do nariz e seios paranasais, especialmente em casos envolvendo crianças ou quando são necessários exames repetidos.[3]

As sequências de RM devem ser feitas com alta resolução. Saber reconhecê-las e interpretá-las é fundamental para a avaliação das lesões nasossinusais.

A sequência ponderada em T2 apresenta hipersinal para líquidos (como no liquor e humor vítreo do globo ocular) e hipossinal para músculo.

As sequências T1 apresentam hipersinal para gordura (como no tecido subcutâneo e medula óssea), isossinal para músculo e hipossinal para líquido. Auxiliam também na avaliação de condições inflamatórias crônicas. O conteúdo líquido desidratado ou com altas concentrações de proteína apresenta hipersinal T1, como visto nas mucoceles e cistos de retenção mucosos desidratados. O exame de RM, após a injeção endovenosa do contraste, é realizado com sequências T1, idealmente com supressão de gordura.

A difusão é uma técnica funcional, com baixa resolução espacial e deve ser interpretada em correlação com as sequências anatômicas de alta resolução. São úteis para diferenciar lesões benignas de malignas através da avaliação da movimentação da água entre os meios intra e extracelulares, como indicador indireto da celularidade tumoral:

- Tecidos com alta celularidade: restrição à movimentação (difusão) da água – hipersinal na difusão confirmada pelo baixo sinal no mapa de coeficiente de difusão aparente (ADC), usualmente vistas em neoplasias malignas (Figura 36.3) e infecções fúngicas crônicas
- Tecidos com baixa celularidade: livre movimentação da água – hipossinal na difusão confirmado pelo hipersinal no mapa de ADC, usualmente vistas em neoplasias benignas e alterações inflamatórias.

Semiologia radiológica

Diante de uma lesão nasossinusal, a interpretação do exame de imagem deve ser direcionada à identificação de sinais que diferenciam doenças benignas e malignas. Os principais detalhes observados são:

- Doença unilateral ou bilateral
- Alteração óssea: remodelamento, erosão, destruição
- Conteúdo da lesão: necrose/liquefação, calcificações, líquido desidratado
- Envolvimento de espaços e compartimentos perissinusais
- Disseminação perineural
- Linfadenopatia.

É de extrema importância que o solicitante do exame forneça o máximo de dados possível, como tempo de evolução da doença, principais sintomas e dados endoscópicos (aspecto da lesão), que norteiam o radiologista durante a análise das imagens.

Doenças inflamatórias

As lesões inflamatórias nasossinusais podem ter etiologia viral, bacteriana, fúngica, alérgica, entre outras, e geralmente acometem mais de uma cavidade nasossinusal.

A utilização dos métodos de imagem não é necessária para todos os pacientes com sintomas ou diagnóstico clínico de rinossinusite. A realização de exames de imagem no contexto de rinossinusite aguda não complicada não altera desfechos clínicos. Dessa forma, os exames de imagem aumentam os custos de saúde e podem expor os pacientes à radiação e contraste intravenoso desnecessariamente.[4,5]

A Academia Americana de Otorrinolaringologia e Cirurgia de Cabeça e Pescoço e o Colégio Americano de Radiologia estabeleceram critérios para utilização racional dos métodos de imagem que estão sumarizados na Tabela 36.1.[6,7]

Rinossinusite aguda não complicada

Os achados de imagem são inespecíficos e incluem espessamento mucoso, edema submucoso, nível líquido-aéreo ou secreção espessa com bolhas gasosas de permeio (Joshi e Sansi, 2015)[8] (Figura 36.4).

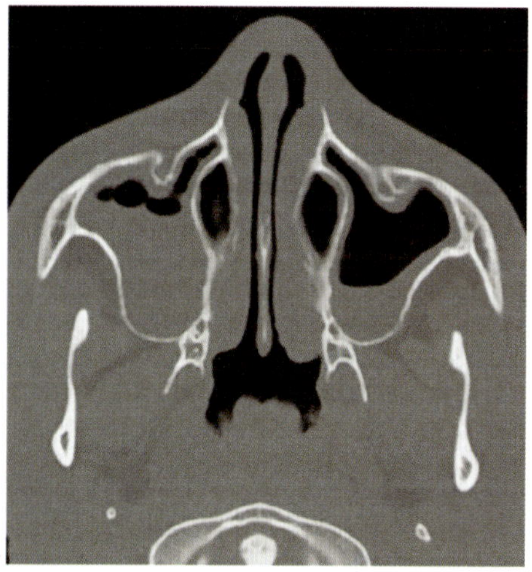

Figura 36.4 Tomografia computadorizada em corte axial, janela óssea, demonstrando espessamento mucoso dos seios maxilares, com nível hidroaéreo bilateral e bolhas gasosas à direita.

Tabela 36.1 Sinusite: indicações para utilização dos métodos de imagem.

Indicação	Método recomendado
Rinossinusite aguda	Diagnóstico clínico, imagem geralmente não indicada
Rinossinusite aguda complicada	TC com contraste venoso e/ou RM de seios da face incluindo órbitas e crânio
Rinossinusite crônica	TC sem contraste
Rinossinusite recorrente	TC sem contraste

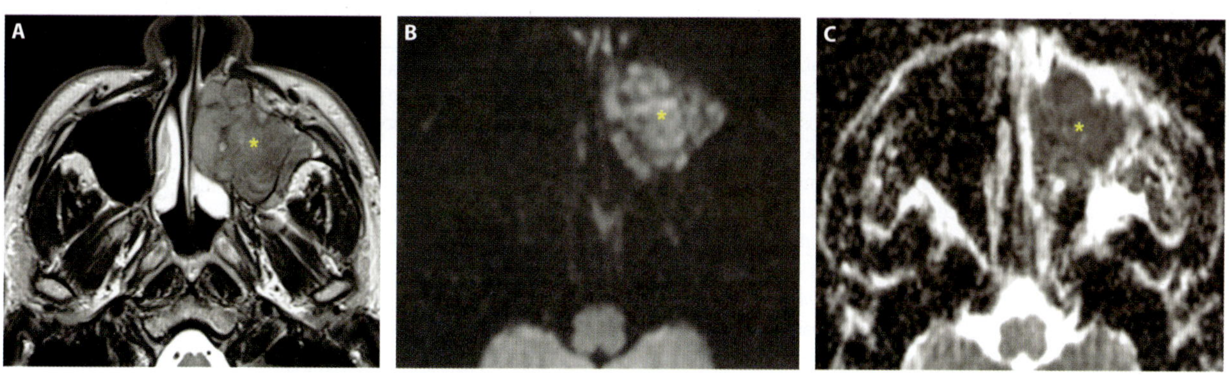

Figura 36.3 **A.** Ressonância magnética em corte axial. Lesão comprometendo o seio maxilar esquerdo (*), com extensão para cavidade nasal e espaço retroantral; **B.** Hipersinal na difusão (*); **C.** Baixo sinal no mapa ADC (*).

As secreções e conteúdo mucoso geralmente são hipodensos na TC, com atenuação entre -10 e +25 uH, e na RM apresentam hipossinal em T1 e hipersinal em T2.

Rinossinusite aguda complicada

As complicações da rinossinusite aguda (RSA) ocorrem quando o processo infeccioso ultrapassa as paredes sinusais e se estende para os espaços adjacentes, normalmente para o tecido subcutâneo e gordura retroantral (Figura 36.5), órbita e crânio.

As complicações orbitárias são as mais frequentes, sendo mais comuns em crianças e geralmente associadas às sinusites etmoidais e frontais.[8] Elas podem ser divididas em duas grandes categorias: pré-septal (superficialmente ao septo orbital) e pós-septal (profundamente ao septo orbital) (Figura 36.6). A classificação de Chandler divide as complicações orbitárias em cinco tipos[9] (Tabela 36.2):

- Celulite pré-septal: caracterizada por edema periorbitário com envolvimento palpebral sem extensão além do septo orbital. Na TC, há espessamento e densificação das pálpebras e demais partes moles periorbitárias (Figura 36.7 A). Na RM, o edema aparece como hipossinal T1, hipersinal T2 FS (T2 com supressão de gordura) e realce difuso pós-contraste (Figura 36.7 B). O abscesso palpebral é caracterizado por coleção líquida com realce periférico pós-contraste e restrição à difusão de moléculas de água na RM (Figura 36.7 C e D)
- Celulite orbitária: representa a extensão do processo inflamatório profundamente ao septo orbital. Clinicamente, pode haver proptose e restrição à mobilidade ocular, além dos sinais de celulite periorbitária. A TC mostra borramento difuso dos planos gordurosos intra e/ou extraconais (Figura 36.8 A) e a RM, a infiltração edematosa aparece como área mal delimitada de hipossinal T1, hipersinal T2 e realce difuso pós-contraste (Figura 36.8 B e C)
- Abscesso subperiosteal: a periórbita representa o periósteo orbitário, apresenta hipossinal na RM e é de difícil distinção do osso cortical subjacente. O abscesso subperiosteal representa formação de coleção purulenta entre o osso e a periórbita. A localização mais comum é junto à parede medial da órbita, relacionado com sinusite etmoidal, ou ao longo do teto orbitário em associação com sinusite frontal. Os métodos de imagem mostram coleção líquida justacortical com realce periférico pós-contraste (Figura 36.9 A) e restrição à difusão de moléculas de água na RM, causando deslocamento da musculatura extrínseca e proptose. Se a proptose for severa, pode cursar com aspecto "em tenda" da margem posterior do globo ocular (Figura 36.9 B) com estiramento do nervo óptico e isquemia do nervo, por isso, esse achado é considerado uma emergência oftalmológica
- Abscesso orbitário: formação de abscesso na gordura intra ou extraconal. Os sintomas clínicos são semelhantes aos da celulite orbitária e podem cursar com complicações do nervo óptico como estiramento e isquemia, neurite óptica e compressão do nervo óptico no ápice orbitário, com perda visual importante. Os métodos de imagem mostram coleção líquida com realce periférico pós-contraste (Figura 36.10) e restrição à difusão na RM, associada a infiltração edematosa adjacente
- Trombose de veia oftálmica e seio cavernoso: o terço médio da face, seios paranasais e as órbitas drenam para as veias oftálmicas superior e inferior e daí para os seios cavernosos. Os sintomas oftalmológicos decorrem de congestão venosa e incluem edema periorbitário, proptose, quemose, ingurgitamento das veias retinianas e papiledema. O envolvimento dos nervos cranianos que cruzam lateralmente ao seio cavernoso (III, IV, V1 e V2) ou no seio cavernoso (VI) é responsável por paresia ou paralisia da musculatura extrínseca. Na imagem, a trombose do seio cavernoso pode mostrar abaulamento da sua parede lateral com falha de enchimento parcial ou total do seio; a angiorressonância magnética

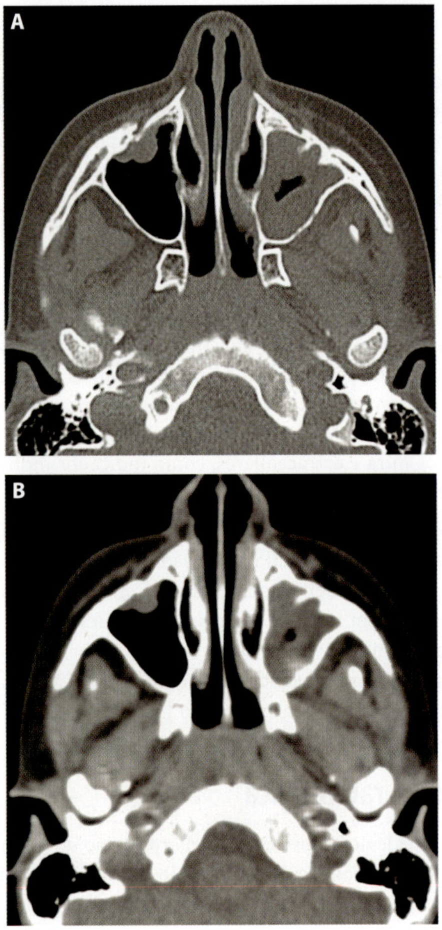

Figura 36.5 A. Tomografia computadorizada (TC) em corte axial, janela óssea, demonstrando espessamento grosseiro do seio maxilar esquerdo, com assimetria da gordura retroantral, comparando com o lado contralateral; **B.** TC em corte axial, janela partes moles, evidenciando assimetria na gordura retroantral.

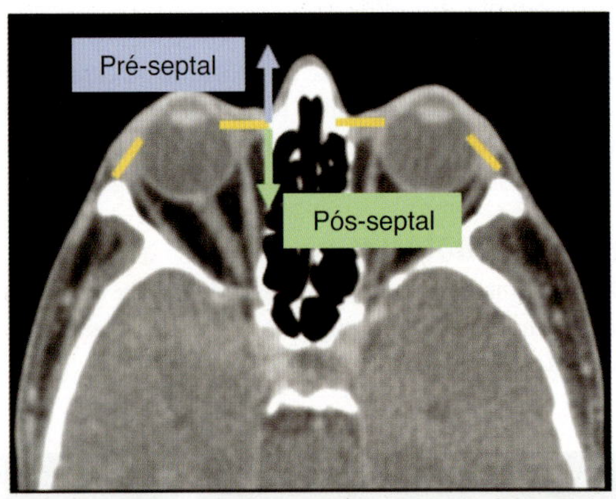

Figura 36.6 Tomografia computadorizada em corte axial mostrando a região do septo orbitário (linhas amarelas), que divide a região pré-septal (anterior ao septo; seta azul) e pós-septal (posterior ao septo; seta verde).

Tabela 36.2 Classificação de Chandler.

I	Celulite pré-septal (inflamação periorbitária)
II	Celulite orbitária (sem abscesso)
III	Abscesso subperiosteal
IV	Abscesso orbitário (não subperiosteal)
V	Trombose do seio cavernoso

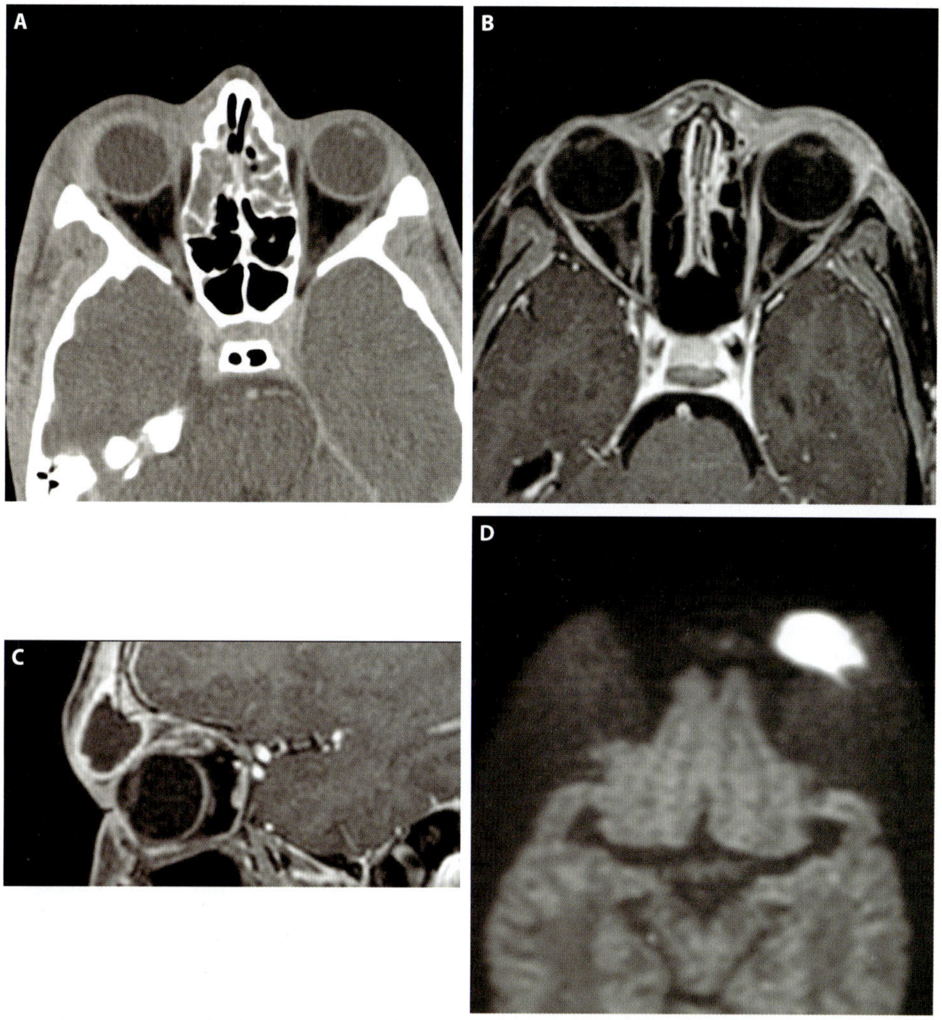

Figura 36.7 A. Tomografia computadorizada em corte axial, janela partes moles. Observa-se velamento do etmoide anterior bilateral e espessamento de partes moles periorbitárias à direita; **B.** Ressonância magnética (RM) em corte axial, T1 com contraste. Há espessamento da região pré-septal esquerda, com realce difuso pós-contraste; **C.** RM em corte sagital, T1 com contraste. Observa-se coleção líquida com realce periférico pós-contraste, caracterizando o abscesso palpebral; **D.** RM demonstrando restrição à difusão de moléculas de água, característica de abscesso.

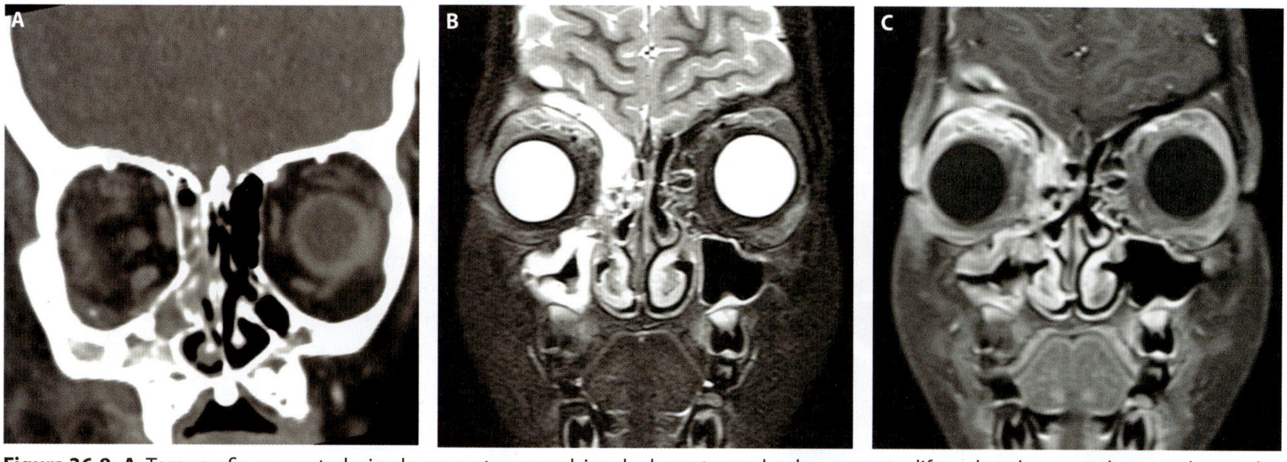

Figura 36.8 A. Tomografia computadorizada em corte coronal, janela de partes moles, borramento difuso dos planos gordurosos observados lateralmente; **B.** Ressonância magnética (RM) em corte coronal, sequência T2, área com hipersinal T2 sugestivo de infiltração edematosa na região orbitária superior. Observa-se também espessamento mucoso do maxilar direito e velamento com hipersinal em T2 que podem corresponder à secreção ou edema inflamatório no seio frontal direito; **C.** RM em corte coronal, sequência T1 com contraste demonstrando realce difuso na região orbitária superior direita.

venosa é considerada o método de escolha, superior à angiotomografia venosa (Figura 36.11 A). A trombose da veia oftálmica aparece como falha de enchimento e aumento do calibre da veia associados a borramento da gordura adjacente (Figura 36.11 B e C).

Pott's Puffy Tumor

A infecção do seio frontal pode causar osteíte e osteomielite das paredes do seio frontal e pode evoluir para um abscesso subperiosteal com inchaço dos tecidos moles e edema na parede anterior, podendo evoluir raramente com fístula sino-cutânea.[4]

Pode haver extensão intracraniana com meningite, empiema epidural e subdural e abscesso cerebral. A TC mostra destruição óssea da parede externa, podendo também comprometer a parede interna do seio frontal; e a RM caracteriza a osteomielite por edema na medula óssea com realce pós-contraste. O abscesso subgaleal se caracteriza por lesão com conteúdo cístico e realce periférico pós-contraste na TC e na RM, com restrição na sequência de difusão.

Outras complicações intracranianas incluem meningite, empiemas epidurais e subdurais, cerebrite, abscesso cerebral e trombose venosa dural.[4]

Rinossinusite crônica

Os achados de imagem da rinossinusite crônica (RSC) são variáveis, assim como os diferentes fenótipos da doença. Cada subgrupo pode apresentar característica mais típicas, mas os achados que indicam cronicidade de um modo geral são espessamento mucoso, geralmente lobulado e que pode estar associado a nível líquido-aéreo e

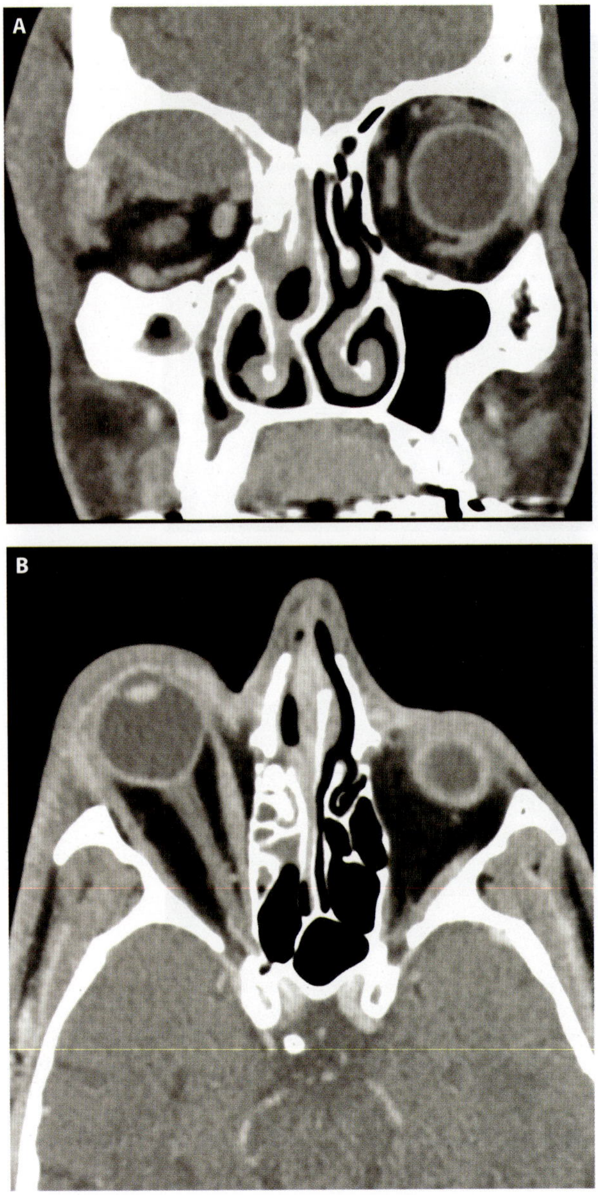

Figura 36.9 A. Tomografia computadorizada (TC) em corte coronal, janela de partes moles, demonstrando coleção líquida justacortical com realce periférico pós-contraste; **B.** TC em corte axial, janela partes moles, demonstrando proptose intensa e estiramento do nervo óptico.

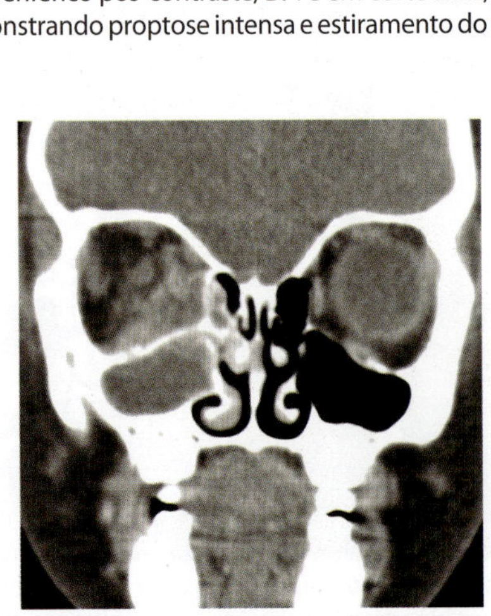

Figura 36.10 Tomografia computadorizada em corte coronal, janela partes moles, apresentando coleção líquida com realce periférico pós-contraste em regiões medial e inferior da órbita direita. Também observa-se velamento do seio maxilar direito e de algumas células etmoidais ipsilaterais.

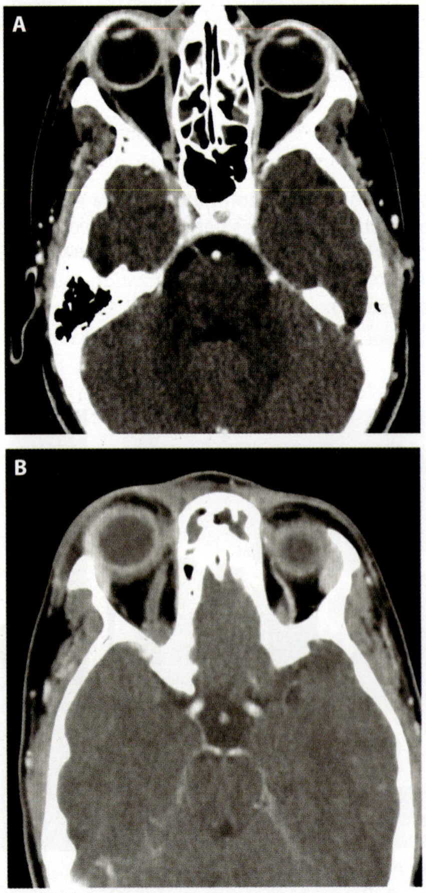

Figura 36.11 A. Angiotomografia venosa em corte axial, demonstrando falha de enchimento do seio cavernoso direito, sugestiva de trombose; **B.** Angiotomografia venosa em corte axial, demonstrando falha de enchimento e aumento do calibre da veia oftálmica superior direita, achado típico de trombose da veia oftálmica.

secreção espessa com bolhas gasosas de permeio, calcificações mucoperiosteais e espessamento com esclerose das paredes sinusais (Figura 36.12 A).

O grau de hidratação das secreções interfere no aspecto da imagem. Secreções desidratadas são mais espessas e viscosas e apresentam maior concentração de proteínas – na TC são mais hiperdensas e na RM apresentam aumento do sinal em T1 e redução do sinal em T2 (Figura 36.12 B).

As calcificações mucoperiosteais são periféricas, alongadas ou arredondadas, e devem ser diferenciadas das calcificações centrais da bola fúngica e da neoformação óssea vistas em tumores de matriz osteocondral, como osteossarcomas e condrossarcomas. A esclerose óssea parietal é característica da RSC, mas não é vista na maioria dos pacientes.

O espessamento mucoso lobulado da RSC pode ser atribuído a cistos de retenção e/ou pólipos. Os cistos de retenção se caracterizam por espessamento circunscrito de baixa densidade na TC, hipossinal T1 e hipersinal T2 na RM. Os pólipos inflamatórios apresentam a mesma morfologia e características de densidade e sinal dos cistos de retenção, podem ser únicos ou múltiplos, e, quando maiores, podem estar associados a áreas internas hiperdensas, compatíveis com secreção desidratada, e rarefação óssea adjacente. Ambos não exibem realce pós-contraste.

Na RSC eosinofílica, classicamente há opacificação de todos os seios paranasais e alterações sugestivas de osteoneogênese, mesmo em pacientes que não foram operados. Esses pacientes geralmente apresentam comprometimento importante das fendas olfatórias[11] (Figura 36.13).

Na doença atópica do compartimento central (DACC), subgrupo de RSC do tipo 2 (padrão inflamatório), associada à sensibilização a alérgenos inalatórios, há um padrão de doença de mucosa predominante na região central do nariz, mais especificamente na região das conchas médias, conchas superiores e septo, com poucos achados na mucosa dos seios paranasais.[12] Dessa forma, os seios encontram-se geralmente bem arejados na TC, com imagem polipoide isolada no centro do nariz, levando Lund et al. a chamarem esses achados de "sinal do halo preto", do inglês *black halo sign*.[13] Embora as alterações apareçam principalmente na cavidade nasal, a progressão medial para lateral envolvendo os seios da face pode ocorrer por conta de um fenômeno obstrutivo (Figura 36.14).[14]

A sinusite odontogênica é uma causa importante de sinusite maxilar unilateral crônica decorrente de contaminação devido a infecções dentárias, procedimentos ou fístula oroantral (Figura 36.15). Pode cursar com complicações como sinusite fúngica crônica não invasiva (bola fúngica).[15]

Existem algumas patologias que apresentam achados radiológicos clássicos e são diagnósticos diferenciais importantes da RSC:

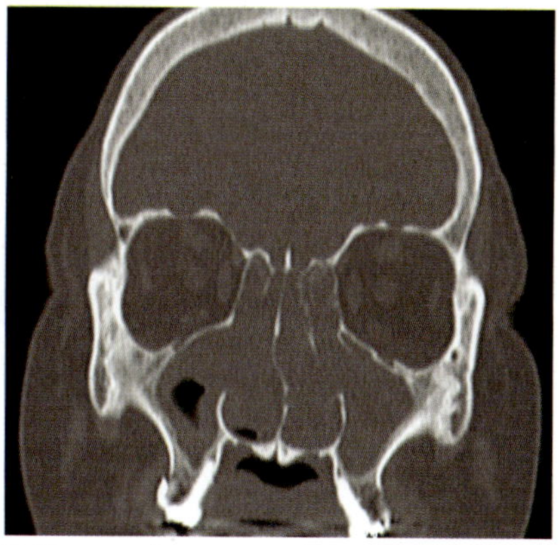

Figura 36.13 Tomografia computadorizada em corte coronal, janela óssea, demonstrando velamento difuso de todos os seios paranasais, com comprometimento importante do terço superior da cavidade nasal (região olfatória).

- Mucocele: lesão expansiva mais comum dos seios paranasais. É mais frequente nos seios frontais (60%), células etmoidais (25%) e seios maxilares (10%), sendo raramente vista nos seios esfenoidais.[8] Há obstrução da via de drenagem sinusal ou, mais raramente, do compartimento de um seio septado, com opacificação desse seio por conteúdo mucoso e expansão sinusal com remodelamento ósseo, levando ao abaulamento com rarefação da parede sinusal (Figura 36.16 A). O conteúdo da mucocele pode ser homogêneo ou heterogêneo em função da presença de secreção com diferentes graus de hidratação – a secreção mais hidratada é mais hipodensa na TC, e, na RM, tem hipossinal T1 e hipersinal T2; e a secreção mais espessa e desidratada exibe maior densidade na TC, com aumento do sinal T1 e redução do sinal T2 na RM (Figura 36.16 B e C)
- Pólipo antrocoanal: tipo específico de pólipo inflamatório que se origina no seio maxilar e se estende à cavidade nasal, geralmente através de óstio acessório que se encontra alargado (Figura 36.17), e pode alcançar a nasofaringe e orofaringe através da coana. Mais raramente, ele pode se originar de outros seios paranasais. Apresenta as mesmas características de densidade e de sinal do pólipo inflamatório
- Pólipo angiomatoso: tipo de pólipo inflamatório com maior neovascularização e hemorragia, que pode assumir grandes dimensões com extensas áreas de absorção óssea e remodelamento, simulando lesões mais agressivas aos métodos radiológicos (Figura 36.18 A e B). Na TC, manifesta densidade heterogênea

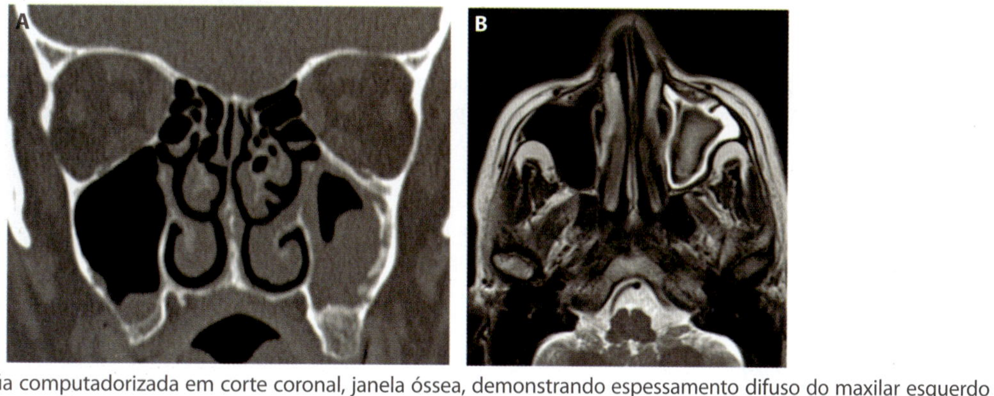

Figura 36.12 A. Tomografia computadorizada em corte coronal, janela óssea, demonstrando espessamento difuso do maxilar esquerdo com esclerose das paredes sinusais laterais. Observa-se também obstrução do complexo osteomeatal; **B.** Ressonância magnética em corte axial, sequência T2. Observa-se hipossinal no interior do maxilar, indicando presença de secreção desidratada, com hipersinal periférico, indicando área de espessamento mucoso pelo processo inflamatório.

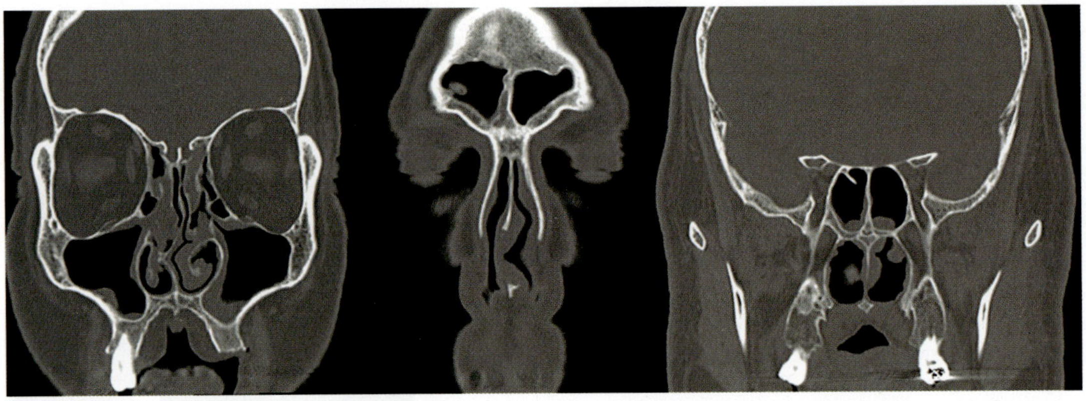

Figura 36.14 Tomografia computadorizada em cortes coronais, janela óssea, demonstrando lesões de partes moles predominantes na região das conchas médias. Observa-se menor acometimento dos seios paranasais (maxilares, frontais e esfenoidais).

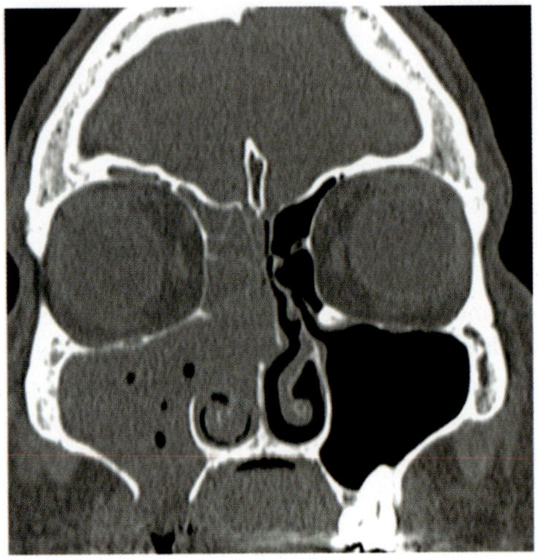

Figura 36.15 Tomografia computadorizada em corte coronal, janela óssea, demonstrando velamento dos seios maxilar, etmoidal e frontal direitos, com defeito ósseo importante no assoalho do maxilar.

com áreas hiperdensas, representando hemorragia, e áreas hipodensas de realce pós-contraste. A RM consegue caracterizar imagens lobuladas na região mais central com hipossinal T1 e hipersinal T2 representando a parte mais vascularizada e que exibe realce pós-contraste, circundadas por halo de hipossinal, sobretudo em T2, sem realce (Figura 36.18 C e D)

- Síndrome do seio silente: decorrente de oclusão da região ostioinfundibular com opacificação completa e atelectasia do seio maxilar (Figura 36.19), ocorrendo em pacientes entre a terceira e quinta décadas de vida. A TC é o método de escolha para diagnóstico e mostra, além das alterações citadas, abaulamento interno das paredes sinusais com rebaixamento do assoalho orbitário ocasionando hipoglobo e enoftalmia, além de aumento das dimensões do meato médio, devido à lateralização da parede medial do maxilar.

Rinossinusite fúngica

A rinossinusite fúngica (RSF) pode ser dividida em invasiva e não invasiva. Entre as não invasivas, há a RSF alérgica e a bola fúngica. As RSF invasivas são classificadas como RSF aguda invasiva, RSF crônica invasiva e granulomatosa.

Rinossinusite fúngica alérgica

É a mais comum e pode estar associada à asma e hipersensibilidade tipo I, sendo mais frequente em pacientes jovens. Na histopatologia, o achado típico são os cristais de Charcot-Leyden que representam

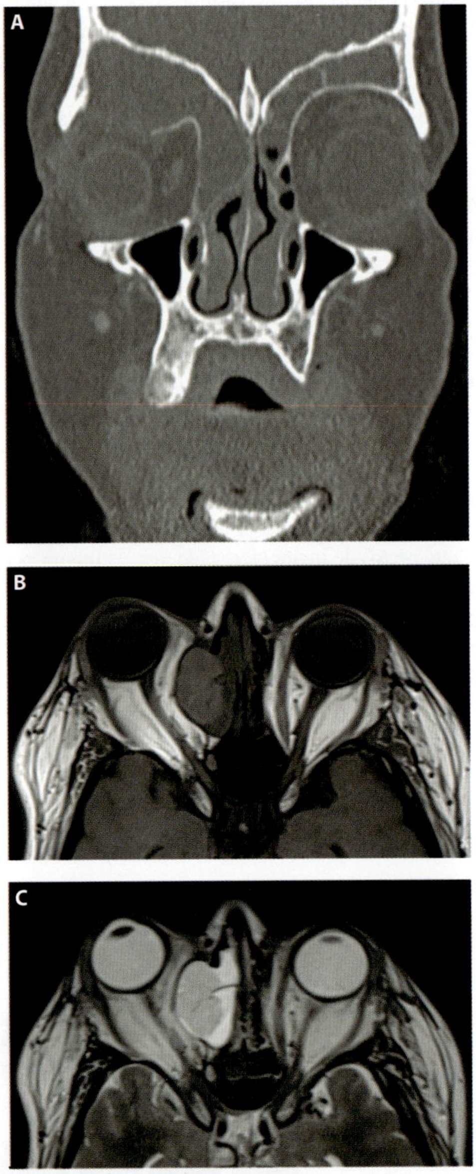

Figura 36.16 A. Tomografia computadorizada em corte coronal, janela óssea, demonstrando opacificação do seio frontal e recesso frontal à direita, expansivos, com erosão do teto superior da órbita por rarefação óssea; **B.** Ressonância magnética (RM) em corte axial, demonstrando lesão compatível com mucocele etmoidal à direita, com hipossinal em T1, característica de secreção mais hidratada; **C.** RM em corte axial, demonstrando aumento do sinal em T2, sugestivo de mucocele com secreção hidratada.

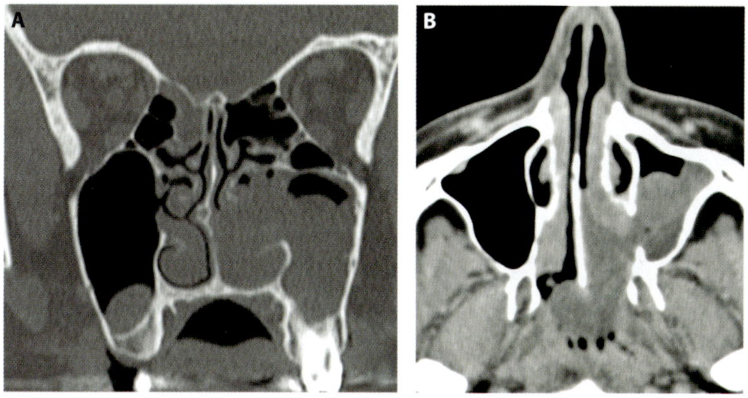

Figura 36.17 A. Tomografia computadorizada (TC) em corte coronal, janela óssea, demonstrando alargamento do óstio acessório do maxilar esquerdo, com lesão de seio interior protruindo em direção à cavidade nasal; **B.** TC em corte axial, janela partes moles, demonstrando lesão no seio maxilar esquerdo, que protrui para a cavidade nasal e coana através do óstio acessório do seio maxilar.

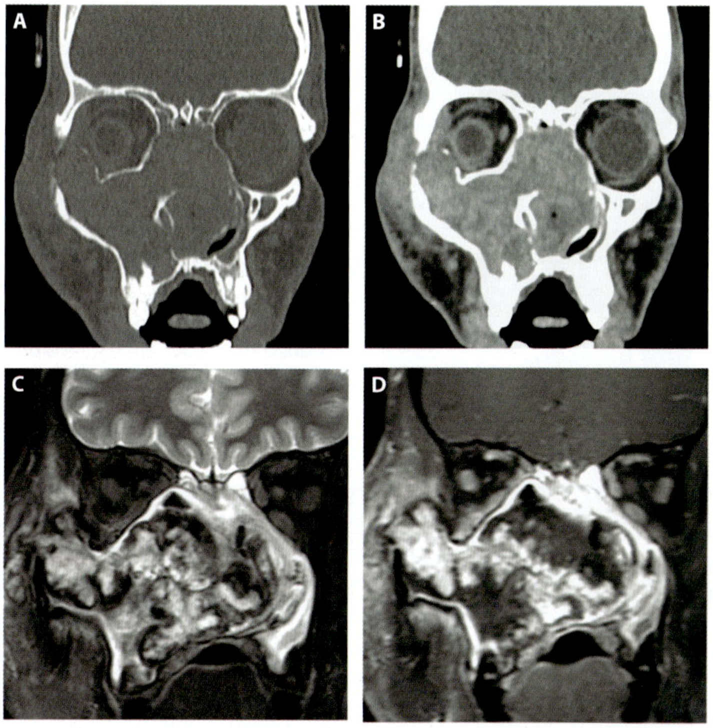

Figura 36.18 A. Tomografia computadorizada (TC) em corte coronal, janela óssea, com lesão expansiva ocupando seios maxilar direito e etmoide direito e cavidade nasal, com lateralização do septo para o lado esquerdo. Observa-se remodelamento da porção lateral do assoalho da órtbita à direita, bem como alargamento do óstio maxilar direito; **B.** TC em corte coronal, janela partes moles, demonstrando mesmas características da figura A; **C.** Ressonância magnética (RM) em corte coronal, T2, demonstrando imagem lobulada heterogênea com hipersinal representando a parte mais vascularizada dos pólipos angiomatosos; **D.** RM em corte coronal, T1 com contraste. Observa-se intenso realce pós-contraste nas regiões vascularizadas.

produtos da degradação dos eosinófilos. Na imagem, vemos o acometimento de múltiplas cavidades nasossinusais, que se manifesta de forma uni ou bilateral, associado à expansão das cavidades acometidas com sinais de remodelamento e rarefação ósseos. Na TC, é característica a presença de conteúdo central hiperdenso, por secreção desidratada ou presença de metais, como ferro e manganês, circundados por halo hipodenso devido à edema mucoso e submucoso (Figura 36.20). Na RM, as áreas centrais apresentam acentuado hipossinal T2, com sinal variável em T1, e exibem realce periférico.

Bola fúngica

É caracterizada por um aglomerado de detritos fúngicos, que não invadem a mucosa do seio. Acomete classicamente pacientes imunocompetentes, sendo mais comum nos seios maxilares. Os achados são de rinossinusite crônica – velamento do seio acometido associado à hiperostose das suas paredes –; porém, com algumas características que a diferenciam dos outros tipos de RSC: presença de calcificações centrais puntiformes e agrupadas, alargamento do óstio de drenagem/erosão da parede medial (se for do seio maxilar) e irregularidade da superfície da lesão, melhor caracterizadas na TC[16] (Figura 36.21 A). Na RM, as calcificações manifestam hipossinal em T1 e T2 e a secreção desidratada ao redor exibe sinal variável em T1 e hipossinal em T2, com realce periférico da mucosa espessada (Figura 36.21 B).

Rinossinusite fúngica aguda invasiva

Infecção causada pelo grupo dos Zigomicetos, como a mucormicose que causa um quadro típico de comprometimento rino-órbito-cerebral, e dos Aspergillus, sendo mais comuns em pacientes

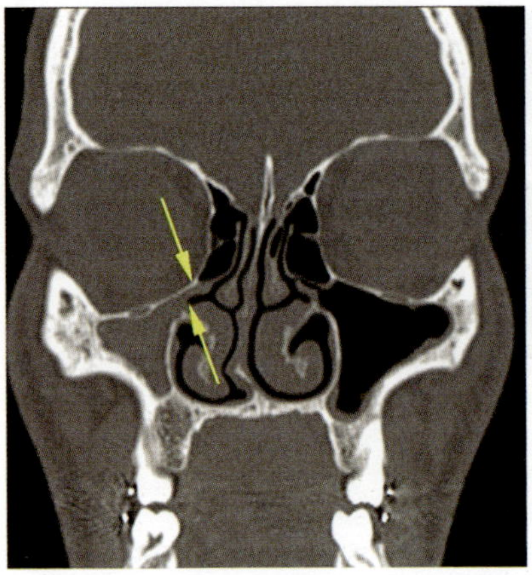

Figura 36.19 Tomografia computadorizada em corte coronal, janela óssea. Observa-se seio maxilar direito de menores dimensões (comparar com o esquerdo), com rebaixamento do assoalho da órbita, oclusão da região infundibular (setas amarelas) e opacificação completa do seio.

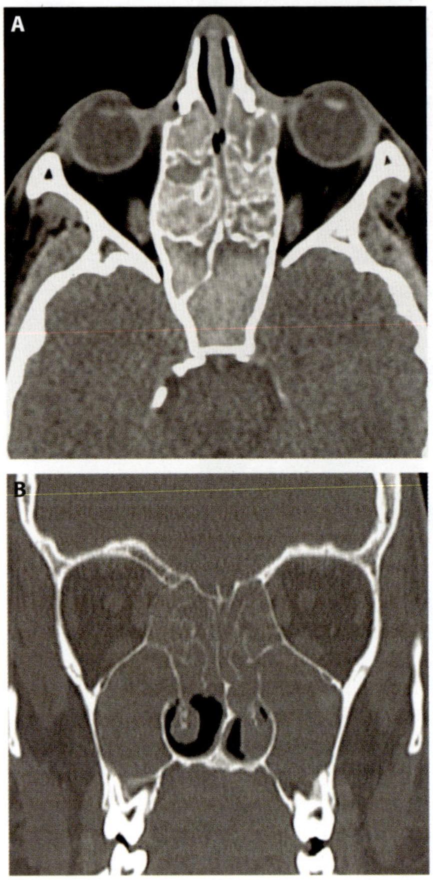

Figura 36.20 A. Tomografia computadorizada (TC) em corte axial, janela partes moles, com opacificação do etmoide anterior, posterior e esfenoide bilateralmente. O conteúdo é caracteristicamente hiperdenso nas regiões centrais com halo hipodenso; **B.** TC em corte coronal, janela óssea, com opacificação completa dos seios etmoide e maxilar bilateral. Na janela óssea, a heterogeneidade da lesão é menos evidente em relação à janela de partes moles.

imunossuprimidos, como diabéticos e neutropênicos, com taxas de mortalidade de até 80%.[17] Na imagem, observam-se espessamento mucoso com destruição óssea e invasão dos espaços adjacentes associados à obliteração dos planos gordurosos ao redor dos seios – atenção ao espaço retroantral, fossa pterigopalatina e órbita.

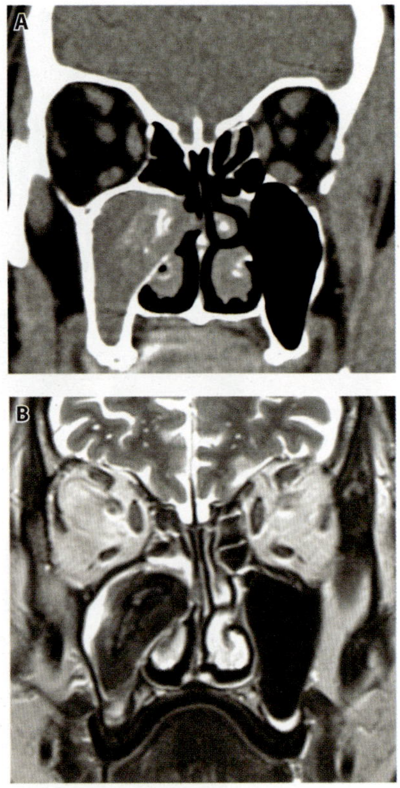

Figura 36.21 A. Tomografia computadorizada em corte coronal, janela partes moles, com presença de opacificação completa do seio, calcificações centrais e alargamento importante do óstio de drenagem; **B.** Ressonância magnética em corte coronal, T2. Observam-se as áreas, com hipossinal em T2, que correspondem às calcificações e secreção desidratada, com realce periférico correspondente à mucosa espessada.

A destruição óssea da concha média e do septo nasal é característica. Na TC, apresentam conteúdo hipo ou hiperdenso sem realce significativo pós-contraste (Figura 36.22 A e B); e, na RM, exibem sinal variável em T2, com áreas de hipersinal e outras de sinal intermediário a hipointenso, achado típico das RSF invasivas, sem realce nas áreas de necrose – o *black turbinate sign* representa a necrose da mucosa da concha nasal, visto na RM (Figura 36.22 C).

Rinossinusite fúngica crônica invasiva

Infecção de progressão insidiosa, durando mais de 4 a 12 semanas e causada por aspergilose ou mucormicose em pacientes imunocompetentes ou com grau leve de imunocomprometimento.[18] Nos métodos de imagem, há velamento nasossinusal associado à destruição e necrose óssea, infiltração dos espaços adjacentes com obliteração dos planos gordurosos ao redor dos seios, exibindo, eventualmente, aspecto pseudotumoral.[19] Na TC, apresentam conteúdo hipo ou hiperdenso sem realce significativo pós-contraste, e na RM exibem sinal T2 intermediário a hipointenso, sem realce nas áreas de necrose (Figura 36.23).

Rinossinusite fúngica granulomatosa

Mesmo padrão radiológico da RSF crônica invasiva, porém, em pacientes imunocompetentes.[18]

Neoplasias

O nariz e os seios paranasais podem ser acometidos por uma grande variedade de neoplasias. Além de serem raras, as lesões tumorais nessa localização geralmente apresentam os mesmos sintomas das doenças inflamatórias (rinorreia purulenta, obstrução nasal, epistaxe, cefaleia, perda de olfato etc.), levando muitas vezes ao atraso no diagnóstico.[20,21] As neoplasias se originam em uma única cavidade

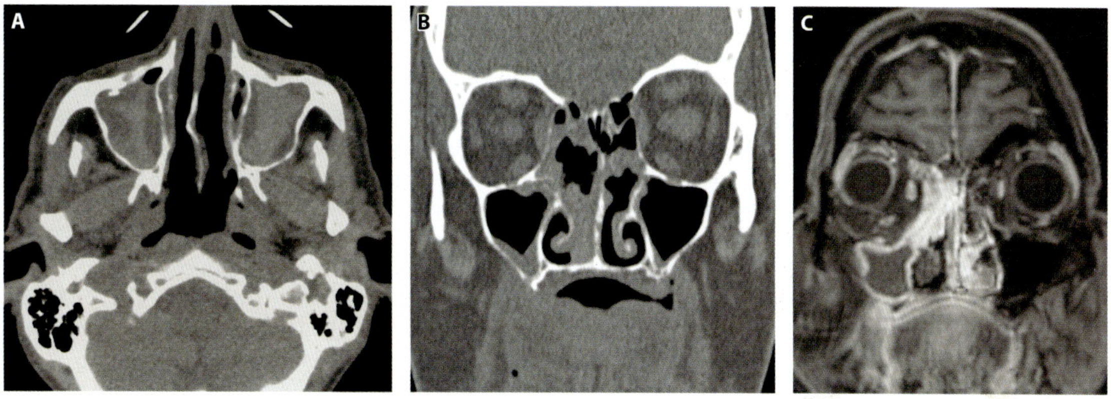

Figura 36.22 A. Tomografia computadorizada (TC) em corte axial, partes moles, com opacificação dos seios maxilares, demonstrando áreas hiperdensas centrais e hipodensas na periferia (mucosa); **B.** TC em corte coronal, janela óssea, demonstrando espessamento discreto de maxilares, opacificação parcial de etmoide bilateral e imagem hipodensa sugestiva de partes moles entre corneto inferior e septo. Observa-se que os achados de tomografia são muito inespecíficos na rinossinusite fúngica invasiva; **C.** Ressonância magnética em corte coronal, T1 com contraste, demonstrando diminuição intensa de sinal em corneto inferior direito, sugestivo de necrose tecidual.

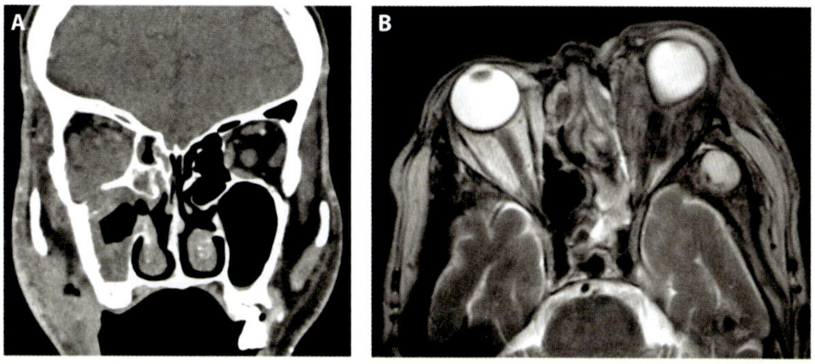

Figura 36.23 A. Tomografia computadorizada em corte coronal, janela partes moles. Observa-se espessamento grosseiro do maxilar e etmoide direito. Erosão da porção lateral do assoalho da órbita direita; **B.** Ressonância magnética em corte axilar, T2. Lesão hipointensa em T2 na região orbitária esquerda, com proptose.

nasal ou sinusal e se estendem para as regiões adjacentes. Avaliando um exame de imagem, as características suspeitas para lesão maligna são unilateralidade, destruição óssea, presença de necrose, extensão aos espaços adjacentes, disseminação perineural e linfadenopatia.

É imprescindível que cirurgiões e radiologistas estejam familiarizados com os achados de imagem que levantam a suspeita de um tumor nasossinusal, dada a apresentação clínica inespecífica das lesões tumorais, que geralmente mimetizam as doenças inflamatórias. Embora não existam características de imagem patognomônicas para cada tipo de tumor, é importante que o radiologista e o otorrinolaringologista tenham um amplo conhecimento dos achados de imagem que pode auxiliar no diagnóstico diferencial e no mapeamento do tumor para o planejamento do tratamento.

A erosão e a destruição óssea são típicas das lesões mais agressivas (Figura 36.24), associadas à invasão de áreas críticas adjacentes. Além das neoplasias malignas, as sinusites invasivas também apresentam destruição óssea e invasão de estruturas nobres. A esclerose associada à neoformação óssea pode ser vista em osteossarcomas e condrossarcomas. A associação de esclerose com expansão óssea pode ser encontrada na displasia fibrosa e doença de Paget, mais facilmente diagnosticadas pela TC.

A TC, a RM e o PET-CT são os principais exames de imagem utilizados na avaliação das neoplasias nasossinusais e, usualmente, a TC é o primeiro exame de imagem a ser solicitado. Ela é um bom método para identificação e localização das lesões tumorais, fornece informações detalhadas sobre as alterações ósseas, que têm relação direta com a agressividade das neoplasias, além de ser padrão-ouro para caracterização de matriz óssea e cartilaginosa.[20] A realização combinada de TC sem

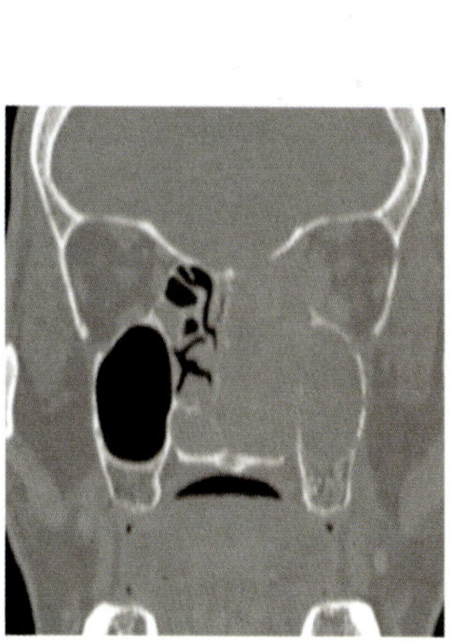

Figura 36.24 Tomografia computadorizada em corte coronal, janela óssea, demonstrando lesão unilateral à esquerda, ocupando seios maxilar, etmoide e cavidade nasal. Presença de erosão da base do crânio e lâmina papirácea, sugestivas de lesões agressivas, como as neoplasias malignas.

contraste e RM com contraste fornece as melhores informações para diagnóstico e estadiamento das neoplasias nasossinusais. Caso a RM não esteja disponível, a TC com contraste venoso é indicada. O estudo adicional do pescoço deve ser realizado para estadiamento linfonodal.

A TC apresenta limitações para identificar pequenos tumores, para diferenciar as neoplasias das alterações inflamatórias peritumorais, o que ocorre pela sobreposição de valores de atenuação semelhantes entre eles, e para avaliação de invasão intracraniana, invasão orbitária e disseminação perineural.

A RM é o método isolado mais indicado para o diagnóstico e estadiamento dos tumores nasossinusais, pois apresenta caracterização tecidual superior à TC.[20,21] A maioria das neoplasias malignas exibe hipossinal T1 e sinal T2 intermediário devido à alta celularidade e baixo teor de água intratumoral. As sequências T1 ajudam na distinção das estruturas ósseas, cuja medula óssea é preenchida por gordura, bem como dos demais planos gordurosos adjacentes, já que a gordura apresenta hipersinal T1. As sequências T2 auxiliam na distinção com alterações inflamatórias peritumorais (Figura 36.25), que manifestam hipersinal devido ao conteúdo mais hidratado. Alguns tumores podem exibir hipersinal T2, como os adenomas pleomórficos de glândulas salivares menores e schwannomas, mas representam apenas 5% das neoplasias nasossinusais.

PET/TC é uma ferramenta útil na detecção de doença linfonodal e disseminação metastática à distância no cenário de malignidades agressivas, avaliação da resposta à terapia e detecção de tumor residual ou recorrente.[22]

As calcificações tumorais são facilmente identificadas na TC. Na RM, apresentam hipossinal T1 e T2. Elas são raras e normalmente associadas a neoplasias de matriz osteocartilaginosa, estesioneuroblastoma, hemangioma intraósseo e papiloma invertido, com as seguintes características:

- Osteossarcoma: reação periosteal com padrão em raio de sol (Figura 36.26)
- Condrossarcoma: calcificações em pipoca e em anel
- Hemangioma intraósseo: padrão ósseo trabecular com distribuição radial[23]
- Estesioneuroblastoma: calcificações amorfas
- Papilomas invertidos: as calcificações são focos de osso residual decorrentes da erosão óssea.

A captação do contraste permite distinguir tecidos sólidos de coleções fluidas e identificar áreas de degeneração necrótica. O padrão de realce é importante – o reforço heterogêneo é esperado nas neoplasias epiteliais e glandulares (Figura 36.27 A) e o realce homogêneo é mais comum nos linfomas (Figura 36.27 B), melanomas e alguns sarcomas de partes moles, bem como em lesões de pequenas dimensões.

A restrição à difusão de moléculas de água pode ser encontrada em tecidos com alta celularidade, como as neoplasias indiferenciadas, linfomas (Figura 36.28), carcinomas espinocelulares e neuroendócrinos.

A avaliação radiológica pré-tratamento tem como principal objetivo o estadiamento tumoral para planejamento terapêutico, cirúrgico ou não. Os exames realizados precisam definir a presença ou ausência e quatro pontos principais: invasão orbitária, extensão intracraniana, disseminação perineural e linfonodal.

Extensão extracompartimental

A identificação da extensão tumoral é crítica para o planejamento cirúrgico. As neoplasias nasossinusais podem infiltrar regiões nobres como as órbitas, palato duro, fossas pterigopalatina e infratemporal e as fossas cranianas anterior e média.

O envolvimento orbitário segue algumas rotas principais:

- Extensão direta, geralmente dos seios maxilares e etmoidais
- Ducto nasolacrimal, originando neoplasias da cavidade nasal
- Fissura orbitária inferior via fossas pterigopalatina e infratemporal
- Nervo infraorbitário com origem no seio maxilar.

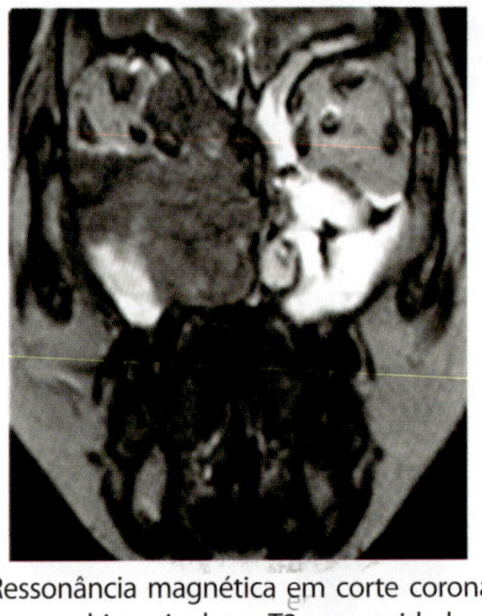

Figura 36.25 Ressonância magnética em corte coronal, T2. Observa-se lesão extensa com hipossinal em T2 em cavidade nasal esquerda, etmoide esquerdo e maxilar esquerdo, com comprometimento orbitário. Em porção lateroinferior do maxilar direito, bem como na cavidade nasal e seios à direita, há lesão com hipersinal em T2, com característica de tecido inflamatório.

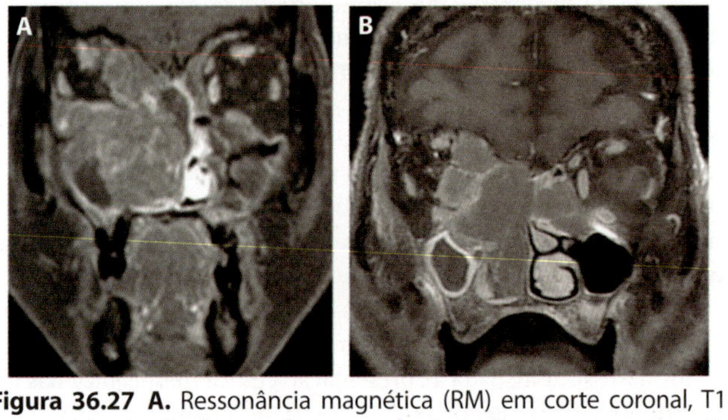

Figura 36.27 A. Ressonância magnética (RM) em corte coronal, T1 com contraste. Lesão em fossa nasal esquerda, com comprometimento de maxilar, etmoide e órbita. O reforço heterogêneo visto na imagem é encontrado nas neoplasias epiteliais e glandulares; **B.** RM em corte coronal, T1 com contraste. Lesão em fossa nasal esquerda, com comprometimento de maxilar, etmoide e órbita. Observa-se reforço homogêneo, que é característico de neoplasias como linfoma.

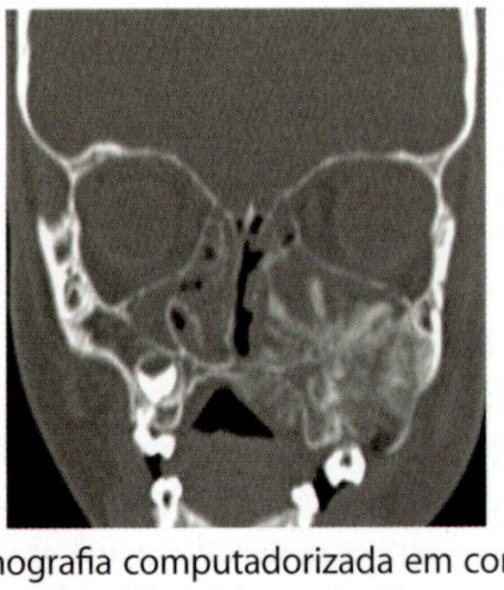

Figura 36.26 Tomografia computadorizada em corte coronal, janela óssea. Opacificação difusa bilateral, com lesão em assoalho de maxilar esquerdo, com reação periosteal com padrão em raio de sol, característica de osteossarcoma.

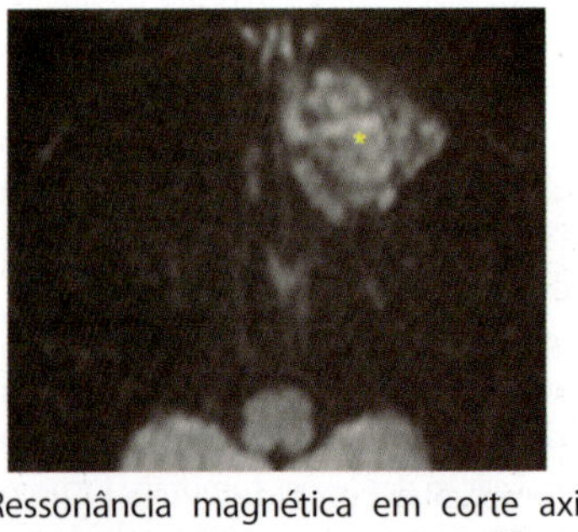

Figura 36.28 Ressonância magnética em corte axial. Observa-se lesão em seio maxilar esquerdo, com restrição à difusão de moléculas de água, achado característico de tecidos com alta celularidade, como linfomas.

A periórbita age como barreira às invasões neoplásicas. Sua integridade é fator determinante para a decisão de preservação orbitária ou exenteração. Ela pode ser identificada pela RM como uma linha de hipossinal em todas as ponderações e a perda do hipossinal indica invasão da periórbita.

Conforme a evolução da doença, a órbita pode estar envolvida em diferentes graus (Figura 36.29): infiltração da periórbita, obliteração da gordura orbitária e comprometimento da musculatura extrínseca ocular (realce, alteração de sinal, deslocamento).

A fossa pterigopalatina está localizada posteriormente aos seios maxilares; limitada, anteriormente, pelo osso palatino; e, posteriormente, pelo processo pterigoide do osso esfenoidal. Seu conteúdo é basicamente gorduroso e a obliteração da gordura, melhor caracterizada na TC e nas sequências T1 sem contraste, indica acometimento tumoral (Figura 36.30). A partir da invasão da fossa pterigopalatina, um tumor pode se estender para outros espaços como a fossa infratemporal – através da fissura pterigomaxilar; órbita – através da fissura orbitária inferior; palato e cavidade oral – através da fossa pterigopalatina e pelos forames palatinos maior e menor; base central do crânio e fossa média – através do canal vidiano e forame redondo.

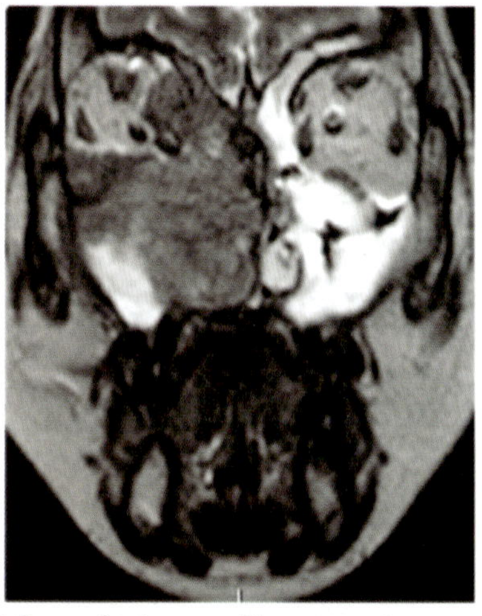

Figura 36.29 Ressonância magnética em corte coronal, T2. Observa-se lesão infiltrativa hipointensa em T2 comprometendo região orbitária inferior e medial.

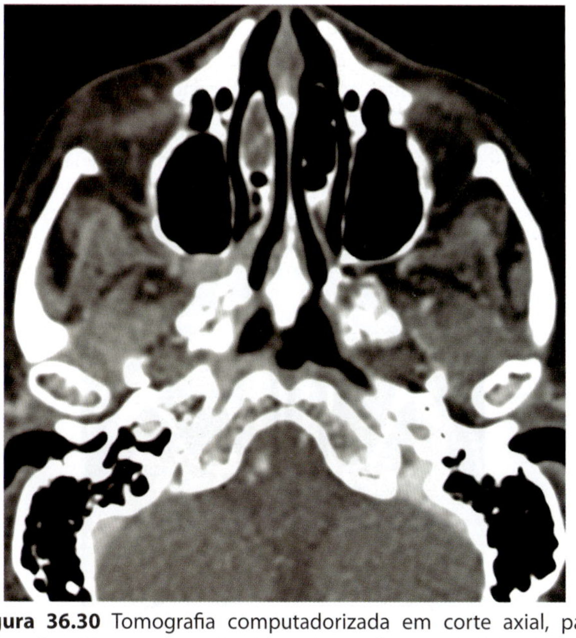

Figura 36.30 Tomografia computadorizada em corte axial, partes moles. Observa-se assimetria entre as fossas pterigopalatinas. À direita, há aumento das dimensões e imagem hiperdensa sugerindo obliteração da gordura, sugestiva de acometimento tumoral.

A extensão tumoral ao palato ocorre por tumores originados da cavidade nasal e/ou seios maxilares. A invasão do palato aumenta a chance de disseminação perineural através do ramo maxilar do nervo trigêmeo (V2).

Neoplasias agressivas das cavidades nasossinusais podem se estender superiormente e invadir as fossas cranianas anterior e média. Nesses casos, é preciso diferenciar entre infiltração meníngea e parenquimatosa e a RM é o método de escolha. O realce dural fino e linear geralmente é reacional e não indica envolvimento neoplásico. A infiltração meníngea pode aparecer como realce dural nodular, espessamento e realce dural superior a 5 mm e realce da pia-máter.

Há suspeita de infiltração do parênquima cerebral quando se identifica obliteração do espaço liquórico subaracnoide e reforço pós-contraste do parênquima cerebral (Figura 36.31).

Disseminação perineural

A disseminação perineural é outra forma de extensão dos tumores nasossinusais e os exames de imagem são centrais para o diagnóstico. É um achado característico do carcinoma adenoide cístico, mas também pode ser encontrada nos carcinomas espinocelulares e, mais raramente, no linfoma e melanoma, e está relacionada com pior prognóstico pois dificulta a ressecção completa dos tumores e cursa com altas taxas de recorrência local. O ramo maxilar do nervo trigêmeo (V2) é o nervo mais comumente acometido pois conta com ramos em grande parte dos seios paranasais e palato. Os achados de imagem são (Figura 36.32):

- Alargamento dos forames neurais
- Espessamento e realce do nervo, melhor caracterizados na RM do que na TC
- Obliteração da gordura perineural.

Em casos mais avançados, há envolvimento do seio cavernoso, ocupação do cavum de Meckel e espessamento do segmento intracraniano dos nervos envolvidos. A denervação dos músculos é sinal indireto de DPN e é caracterizada por edema e lipossubstituição.

Acometimento linfonodal

O comprometimento linfonodal está presente em cerca de 15% dos tumores malignos nasossinusais, sendo um dos piores fatores

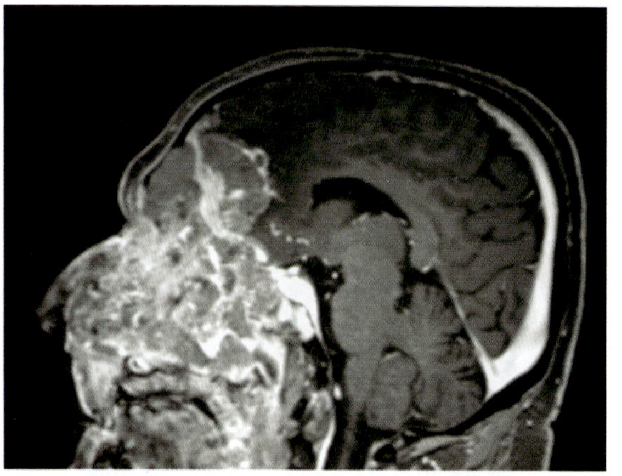

Figura 36.31 Ressonância magnética em corte sagital, T1 com contraste. Extensa lesão nasal com realce heterogêneo pelo contraste, com acometimento intracraniano. Há obliteração do espaço liquórico subaracnoide e reforço pós-contraste do parênquima, indicando comprometimento tumoral cerebral.

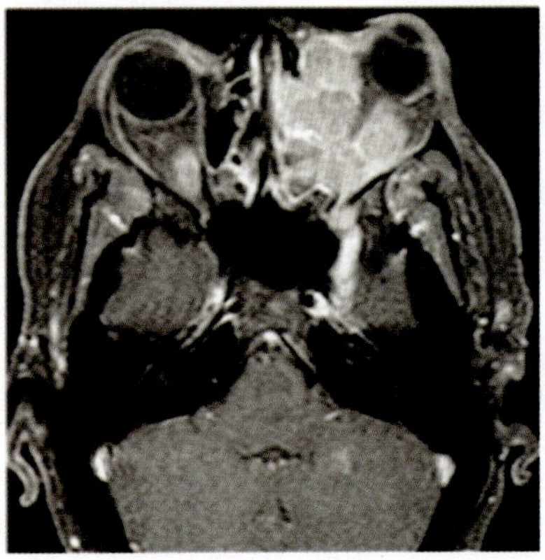

Figura 36.32 Ressonância magnética corte axial, T1 com contraste. Lesão expansiva de seio etmoidal esquerdo, ocupando grande parte da órbita esquerda, com realce pelo contraste, envolvimento do nervo óptico e proptose.

prognósticos. A principal cadeia linfonodal acometida é a retrofaríngea, pois é a principal via de drenagem da maioria dos tumores nasossinusais, detectados por exames de imagem, e sua avaliação clínica é bastante limitada. Os níveis I e II também podem ser acometidos (Figura 36.33). As características radiológicas sugestivas de linfonodos patológicos são:

- Dimensão superior a 0,5 cm na cadeia retrofaríngea
- Dimensão superior a 1,0 cm no menor eixo para as cadeias laterais
- Perda do hilo gorduroso
- Morfologia arredondada
- Necrose: sinal mais específico de comprometimento neoplásico.

A extensão extranodal está relacionada a pior prognóstico e pode ser sugerida pela radiologia, quando há perda da definição da cápsula linfonodal, borramento dos planos gordurosos perinodais, linfonodos confluentes e invasão das estruturas adjacentes. Conhecer as vias de drenagem linfonodal ajuda na avaliação dos tumores nasossinusais. As principais vias podem ser vistas na Tabela 36.3.

Diagnósticos diferenciais

Apesar dos benefícios da TC e da RM, as características de densidade e de sinal não são suficientes para distinguir a maioria dos tipos histológicos tumorais, que apresentam grande sobreposição de achados, e a definição final depende sempre do anatomopatológico. No entanto, algumas neoplasias nasossinusais apresentam características

Tabela 36.3 Drenagem linfonodal de acordo com a localização de tumor.

Região	Drenagem linfonodal
Metade anterior da cavidade nasal	Nível Ib
Metade posterior da cavidade nasal	Retrofaringe, níveis II, III, IV e V
Células etmoidais anteriores e seio frontal	Nível Ib
Seios esfenoidais e células etmoidais posteriores	Retrofaringe
Seio maxilar	Níveis Ib, II, III e IV

típicas e seu diagnóstico pode ser sugerido nos relatórios radiológicos. A seguir, destacam-se as características de algumas neoplasias que podem sugerir seu diagnóstico e contribuir com o patologista.

Granuloma piogênico

Massa hipervascular no vestíbulo nasal (Figura 36.34).

Papiloma invertido

Na TC, é visto como uma massa lobulada de tecido mole centrada ao longo da parede nasal lateral e do meato médio (local mais comum). Um foco de hiperostose em forma de cone é frequentemente observado e aponta a origem da lesão. Na RM, foi descrito um padrão cerebriforme, visto como linhas alternadas de alta e baixa intensidade de sinal em imagens ponderadas em T2 e pós-contraste em T1, lembrando giros cerebrais.[24] (Figura 36.35). A perda do padrão cerebriforme, a presença de necrose no interior da lesão, destruição óssea ou extensão extrassinusal, assim como restrição à difusão, são sinais radiológicos de malignização da lesão, ou seja, sugestivas de carcinoma espinocelular (CEC).[24,25]

Carcinoma espinocelular

Representa 80% das neoplasias nasossinusais e o sítio mais frequente é o seio maxilar, seguido pelo etmoide e cavidade nasal. Manifesta as características típicas das neoplasias malignas – destruição óssea, margens invasivas, densidade heterogênea na TC, sinal T2 intermediário, realce heterogêneo e restrição à difusão das moléculas de água (Figura 36.36).

Carcinoma adenoide cístico

Neoplasia salivar mais comum das cavidades nasossinusais, origina-se, usualmente, no etmoide e cavidade nasal. Apresenta áreas de hipersinal T2 com realce pós-contraste e a DPN está presente em 60% dos casos (Figura 36.37; ver Figura 36.32).

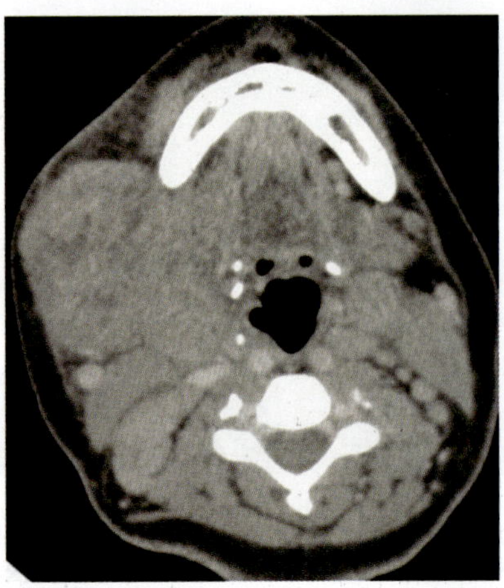

Figura 36.33 Tomografia computadorizada cervical, corte axial, partes moles. Presença de linfonodomegalia cervical extensa à direita.

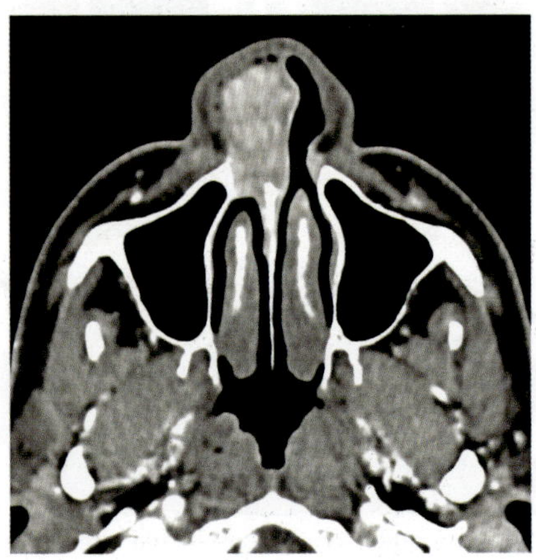

Figura 36.34 Tomografia computadorizada em corte axial, janela de partes moles, com contraste. Lesão comprometendo porção anterior da fossa nasal direita, com realce pós-contraste.

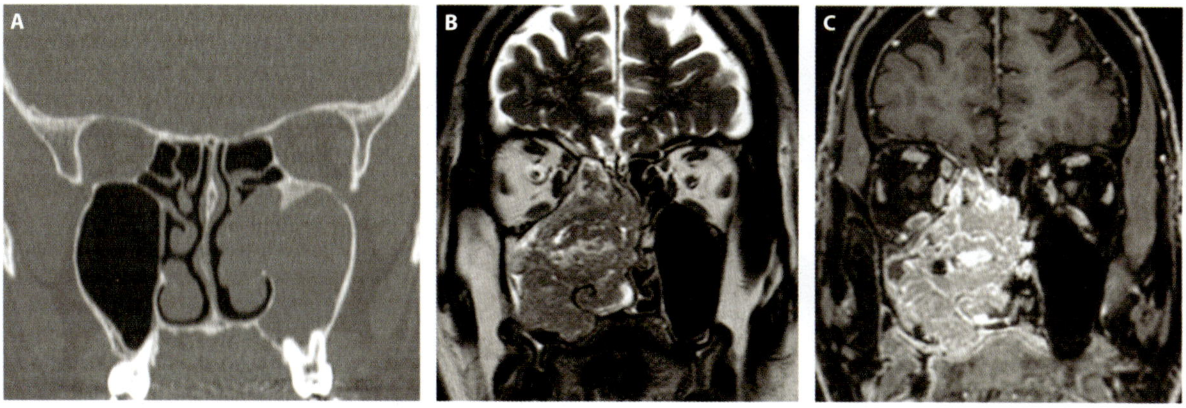

Figura 36.35 **A.** Tomografia computadorizada em corte coronal, janela óssea. Lesão ocupando todo o seio maxilar esquerdo, causando alargamento do óstio de drenagem e comprometimento da fossa nasal. O provável diagnóstico é papiloma invertido, devido à presença de foco de hiperostose em forma de cone no assoalho medial da órbita, que geralmente sinaliza o local de origem da lesão; **B.** Ressonância magnética (RM) em corte coronal, T2. Lesão em fossa nasal direita, comprometendo maxilar, etmoide, cavidade nasal, com abaulamento do septo para o lado esquerdo. Observa-se padrão cerebriforme da lesão, que sugere o diagnóstico de papiloma invertido; **C.** RM em corte coronal, T1 com contraste. A lesão com padrão cerebriforme sugere diagnóstico de papiloma invertido.

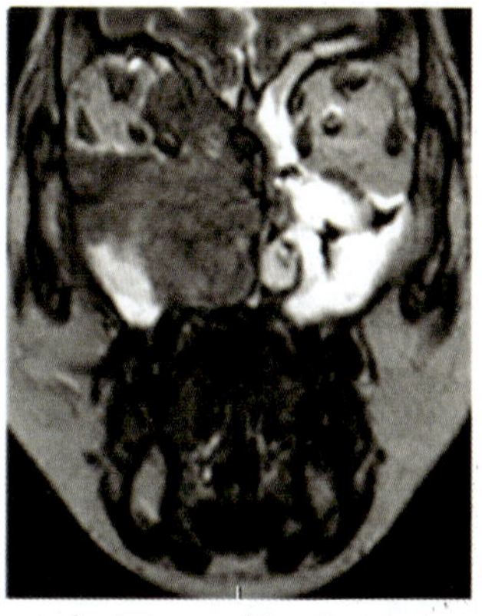

Figura 36.36 Ressonância magnética em corte coronal, T2. Carcinoma espinocelular comprometendo fossa nasal direita, com invasão de órbita e septo nasal. Apresenta hipossinal em T2.

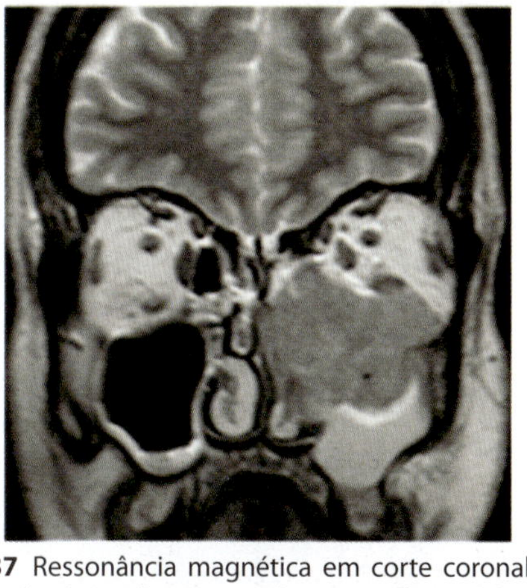

Figura 36.37 Ressonância magnética em corte coronal, T2. Carcinoma adenoide cístico de seio maxilar esquerdo, com hipossinal em T2; porém, com algumas áreas de hipersinal, apresentando invasão da porção inferior da órbita e septo nasal.

Estesioneuroblastoma

Também conhecido como neuroblastoma olfatório, é uma neoplasia maligna rara de origem neuroendócrina que se origina do neuroepitélio olfatório, na fenda olfatória da cavidade nasal.[26] Tumores pequenos geralmente se apresentam como lesões polipoides intranasais circunscritas unilaterais, com epicentro na fenda olfatória. Com o crescimento, causam assimetria, remodelação óssea e alargamento da fenda olfatória, com extensão para a placa cribriforme. Tumores localmente avançados podem se estender para outras regiões da cavidade nasal e seios paranasais, base do crânio, órbita e região intracraniana. Na TC sem contraste, as lesões vão tipicamente de isodensas a ligeiramente hiperdensas, homogêneas, ocasionalmente com calcificações tumorais. Na ressonância magnética, a maioria das lesões demonstra sinal T2 intermediário e sinal ADC baixo devido à alta celularidade, realce variável com áreas ocasionais de necrose e hemorragia e, raramente, a presença de vazios de fluxo devido à alta vascularização. Quando há extensão intracraniana, podem haver cistos peritumorais ao longo das margens intracranianas da lesão (Figura 36.38).[27]

Linfoma

Lesões com alta celularidade caracterizadas por sinal T2 hipointenso, restrição à difusão e realce homogêneo e discreto (ver Figura 36.1). Os linfomas *natural-killer* podem se diferenciar pela presença de extensa necrose. Outras neoplasias com restrição à difusão são os carcinomas indiferenciado e neuroendócrino bem como o CEC.

Melanoma

Os tumores melanocíticos exibem hipersinal T1 e hipossinal T2 secundário ao efeito paramagnético da melanina (Figura 36.39). As metástases cervicais também podem exibir hipersinal T1.

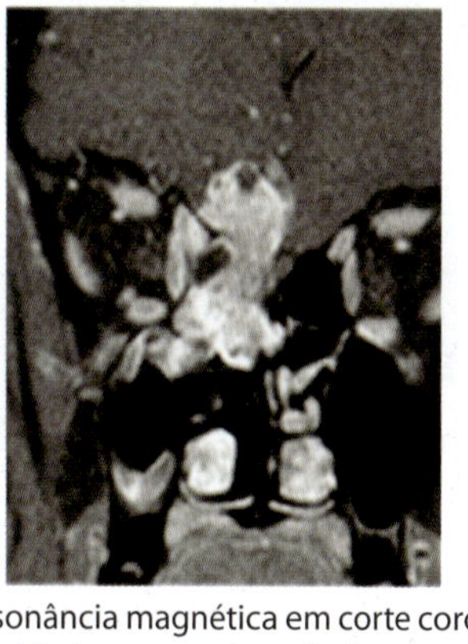

Figura 36.38 Ressonância magnética em corte coronal, T1 com contraste. Estesioneuroblastoma com invasão intracraniana. Observa-se realce pós-contraste e cisto peritumoral na porção superior, característico da extensão intracraniana da lesão.

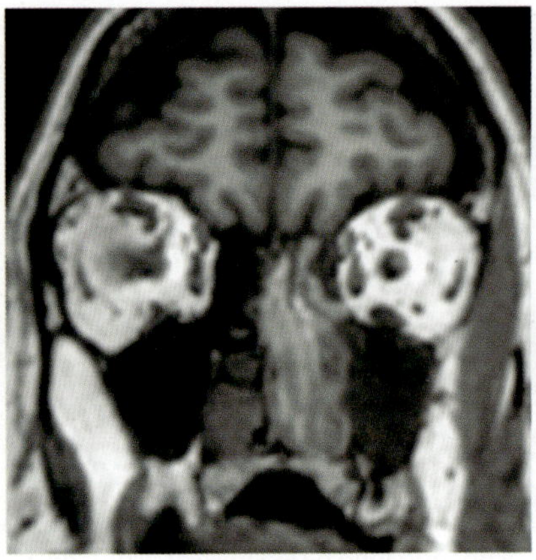

Figura 36.39 Ressonância magnética em corte coronal, T1. Melanoma de fossa nasal esquerda, com hipersinal em T1.

Nasoangiofibroma juvenil

O nasoangiofibroma juvenil (NAJ) é um tumor benigno, localmente agressivo, que acomete quase exclusivamente pacientes masculinos jovens, causando obstrução nasal e epistaxe volumosa.[28] A sua origem mais aceita é na fissura esfenopalatina com extensão à fossa pterigopalatina, apresentando extensa reabsorção óssea local, melhor caracterizada na TC. O abaulamento anterior da parede posterior do seio maxilar é característico, conhecido como sinal de Holman-Miller ou sinal do arco.[29] São lesões ricamente vascularizadas, com densidade semelhante à dos vasos na TC com contraste venoso e com *flow-voids* na sequência T2, que representam os vasos calibrosos de alto fluxo intratumorais (Figura 36.40), sem restrição à difusão. Podem se estender a espaço mastigador, cavidade nasal, seio cavernoso e fossa média.

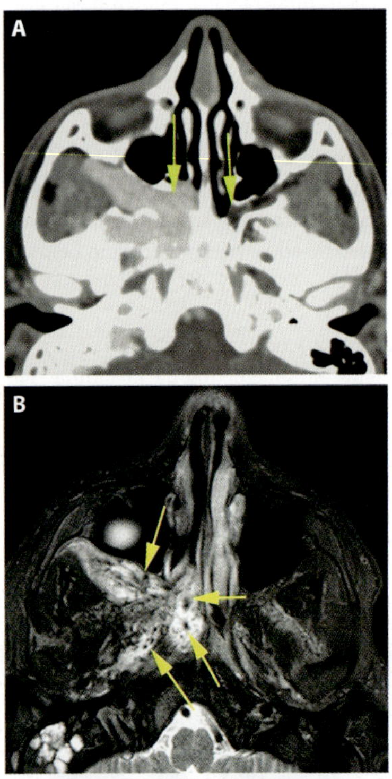

Figura 36.40 A. Tomografia computadorizada em corte axial, janela de partes moles. Lesão muito característica de nasoangiofibroma juvenil (NAJ), com alargamento da fossa pterigopalatina direita. Lesão hiperdensa que se estende para região posterior da cavidade nasal, fossa infratemporal e seio esfenoidal; **B.** Ressonância magnética em corte axial, T2. Observam-se vasos calibrosos (setas) de alto fluxo no interior da lesão, característicos de NAJ.

Displasia fibrosa

Na cabeça e pescoço, são mais comumente poliostóticas que monostóticas. A TC é o método de escolha e exibe padrão em vidro fosco com preservação da cortical óssea (Figura 36.41). Na RM, apresenta hipossinal T1 e T2 com realce intenso pós-contraste e é possível identificar áreas císticas em pacientes mais jovens.

Osteossarcoma

Tumor com matriz óssea e reação periosteal do tipo raio de sol, melhor caracterizada na TC (Figura 36.42). Na RM, apresenta hipossinal T2 com realce pós-contraste.

Condrossarcoma

Origem mais comum no septo nasal. Usualmente são lesões bem diferenciadas e bem delimitadas, com matriz condral representada por calcificações em pipoca e em arco de permeio, melhor caracterizadas na TC (Figura 36.43). Na RM, usualmente apresentam hipersinal T2.

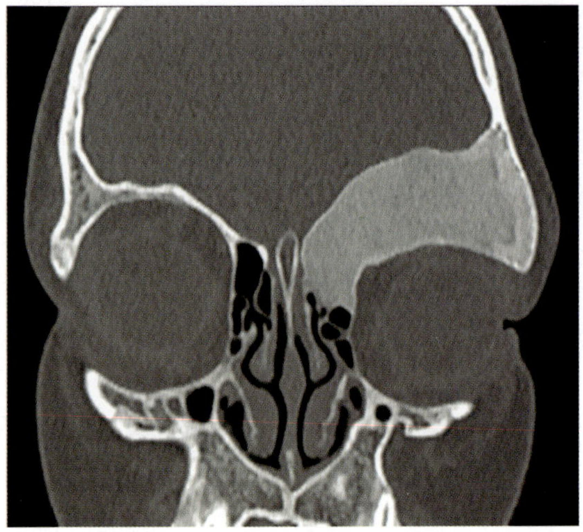

Figura 36.41 Tomografia computadorizada em corte coronal, janela óssea. Lesão óssea com aspecto de vidro fosco e preservação da cortical óssea, característica de displasia fibrosa. A lesão compromete etmoide, recesso frontal e região superior da órbita esquerda, com rebaixamento do globo ocular.

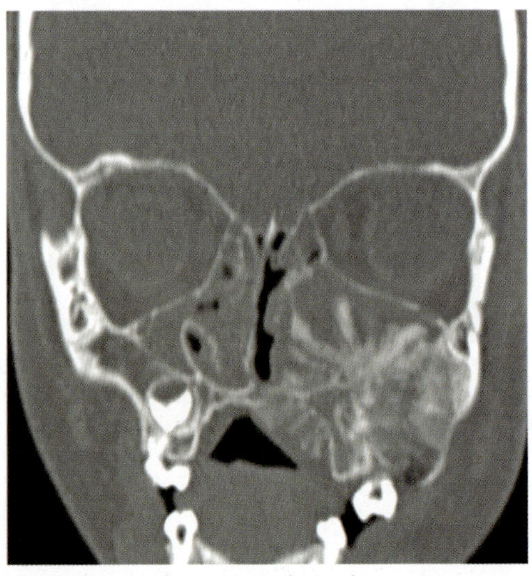

Figura 36.42 Tomografia computadorizada em corte coronal, janela óssea. Opacificação difusa de todos os seios, com lesão centrada em maxilar esquerdo (porção inferior). A lesão tem matriz óssea e reação periosteal do tipo raio de sol, característica de osteossarcoma.

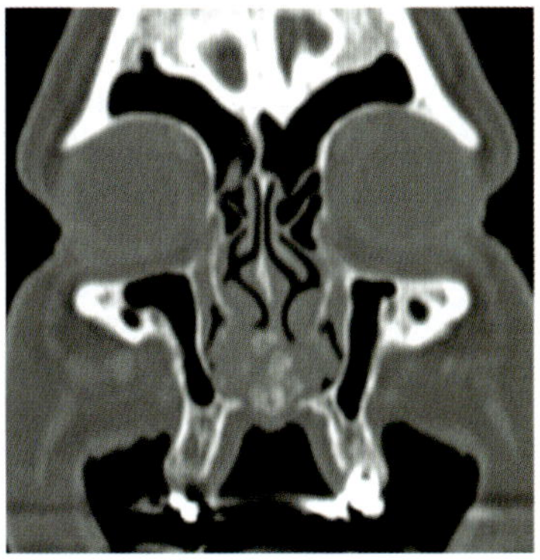

Figura 36.43 Tomografia computadorizada em corte coronal, janela óssea, demonstrando lesão centrada em septo nasal, delimitada, com calcificações em pipoca e arco de permeio. Observa-se erosão do assoalho da fossa nasal e abaulamento do palato.

REFERÊNCIAS BIBLIOGRÁFICAS

1. Vaid S, Vaid N. Sinonasal anatomy. Neuroimaging Clin N Am [Internet]. 2022 Nov [Acesso em: 2024 Jul];32(4):713-34.
2. Huang BY, Senior BA, Castillo M. Current trends in sinonasal imaging. Neuroimaging Clin N Am [Internet]. 2015 Nov [Acesso em: 2024 Jul];25(4):507-25.
3. Wucherpfennig L, Wuennemann F, Eichinger M, Schmitt N, Seitz A, Baumann I et al. Longitudinal magnetic resonance imaging detects onset and progression of chronic rhinosinusitis from infancy to school age in cystic fibrosis. Ann Am Thorac Soc [Internet]. 2023 May [Acesso em: 2024 Jul];20(5):687-97.
4. Fokkens WJ, Lund VJ, Hopkins C, Hellings PW, Kern R, Reitsma S et al. European position paper on rhinosinusitis and nasal polyps 2020. Rhinology [Internet]. 2020 Feb 20 [Acesso em: 2024 Jul];58(Suppl S29):1-464.
5. Frerichs N, Brateanu A. Rhinosinusitis and the role of imaging. Cleve Clin J Med [Internet]. 2020 Jul 31 [Acesso em: 2024 Jul];87(8):485-92.
6. Rosenfeld RM, Piccirillo JF, Chandrasekhar SS et al. Clinical practice guideline (update): Adult sinusitis. Otolaryngol Head Neck Surg [Internet]. 2015 [Acesso em: 2024 Jul];152(2_suppl):S1-S39.
7. Expert Panel on Neurologic Imaging: Kirsch CE, Bykowski J, Aulino JM, Berger KL, Choudhri AF, Conley DB et al. ACR Appropriateness Criteria® Sinonasal Disease. J Am Coll Radiol [Internet]. 2017 Nov [Acesso em: 2024 Jul];14(11S):S550-S559.
8. Joshi VM, Sansi R. Imaging in sinonasal inflammatory disease. Neuroimaging Clin N Am [Internet]. 2015 Nov [Acesso em: 2024 Jul];25(4):549-68.
9. Velayudhan V, Chaudhry ZA, Smoker WR, Shinder R, Reede DL. Imaging of intracranial and orbital complications of sinusitis and atypical sinus infection: what the radiologist needs to know. Curr Probl Diagn Radiol [Internet]. 2017 Nov-Dec [Acesso em: 2024 Jul];46(6):441-51.
10. Chandler JR, Langenbrunner DJ, Stevens ER. The pathogenesis of orbital complications in acute sinusitis. Laryngoscope [Internet]. 1970 Sep [Acesso em: 2024 Jul];80(9):1414-28.
11. Grayson JW, Cavada M, Harvey RJ. Correction to: Clinically relevant phenotypes in chronic rhinosinusitis. J Otolaryngol Head Neck Surg [Internet]. 2019 Jul 11 [Acesso em: 2024 Jul];48(1):31.
12. Hamizan AW, Loftus PA, Alvarado R, Ho J, Kalish L, Sacks R et al. Allergic phenotype of chronic rhinosinusitis based on radiologic pattern of disease. Laryngoscope [Internet]. 2018 Sep [Acesso em: 2024 Jul];128(9):2015-21.
13. Scadding GK, Lund VJ. Investigative rhinology [Internet]. 2nd ed. London: CRC Press;2004. 208 p.
14. Del Gaudio JM, Loftus PA, Hamizan AW, Harvey RJ, Wise SK. Central compartment atopic disease. Am J Rhinol Allergy [Internet]. 2017 Jul 1 [Acesso em: 2024 Jul];31(4):228-34.
15. Tomazic PV, Dostal E, Magyar M, Lang-Loidolt D, Wolf A, Koele W et al. Potential correlations of dentogenic factors to the development of clinically verified fungus balls: A retrospective computed tomography-based analysis. Laryngoscope [Internet]. 2016 Jan [Acesso em: 2024 Jul];126(1):39-43.
16. Ho CF, Lee TJ, Wu PW, Huang CC, Chang PH, Huang YL et al. Diagnosis of a maxillary sinus fungus ball without intralesional hyperdensity on computed tomography. Laryngoscope [Internet]. 2019 May [Acesso em: 2024 Jul];129(5):1041-1045.
17. Aribandi M, McCoy VA, Bazan C 3rd. Imaging features of invasive and noninvasive fungal sinusitis: A review. Radiographics [Internet]. 2007 Sep-Oc [Acesso em: 2024 Jul]t;27(5):1283-96.
18. Cho SJ, Choi YJ, Cho KJ, Kim JH, Chung SR, Lee JH et al. Image findings in patients with chronic invasive fungal infection of paranasal sinuses. J Neuroradiol [Internet]. 2021 Sep [Acesso em: 2024 Jul];48(5):325-30.
19. Pai V, Sansi R, Kharche R, Bandili SC, Pai B. Rhino-orbito-cerebral mucormycosis: Pictorial review. Insights Imaging [Internet]. 2021 Nov [Acesso em: 2024 Jul];12(1):167.
20. Nagornaya N, Saigal G, Bhatia R. Malignant and nonmalignant sinonasal tumors. Oral Maxillofac Surg Clin North Am [Internet]. 2023 Aug [Acesso em: 2024 Jul];35(3):377-98.
21. Famuyide A, Juliano A, Moonis G. MRI of sinonasal malignancies. Top Magn Reson Imaging [Internet]. 2021 Jun 1 [Acesso em: 2024 Jul];30(3):139-49.
22. Zlochower AB, Steinklein JM. Doing great with DOTATATE: Update on GA-68 DOTATATE positron emission tomography/computed tomography and magnetic resonance imaging for evaluation of sinonasal tumors. Top Magn Reson Imaging [Internet]. 2021 Jun 1 [Acesso em: 2024 Jul];30(3):151-8.
23. Gonçalves FG, Rojas JP, Hanagandi PB, Valente R, Torres CI, Chankwosky J et al. Case report: Periorbital intraosseous hemangiomas. Indian J Radiol Imaging [Internet]. 2011 Oct-Dec [Acesso em: 2024 Jul];21(4):287-90.
24. Ojiri H, Ujita M, Tada S, Fukuda K. Potentially distinctive features of sinonasal inverted papilloma on MR imaging. AJR Am J Roentgenol [Internet]. 2000 Aug [Acesso em: 2024 Jul];175(2):465-8.
25. Jeon TY, Kim HJ, Chung SK, Dhong HJ, Kim HY, Yim YJ et al. Sinonasal inverted papilloma: value of convoluted cerebriform pattern on MR imaging. AJNR Am J Neuroradiol [Internet]. 2008 Sep [Acesso em: 2024 Jul];29(8):1556-60.
26. Thompson LR, Bishop JA. Update from the 5th edition of the World Health Organization classification of head and neck tumors: Nasal cavity, paranasal sinuses and skull base. Head Neck Pathol [Internet]. 2022 Mar [Acesso em: 2024 Jul];16(1):1-18.
27. Peckham ME, Wiggins RH 3rd, Orlandi RR, Anzai Y, Finke W, Harnsberger HR. Intranasal esthesioneuroblastoma: CT patterns aid in preventing routine nasal polypectomy. AJNR Am J Neuroradiol [Internet]. 2018 Feb [Acesso em: 2024 Jul];39(2):344-9.
28. López F, Triantafyllou A, Snyderman CH, Hunt JL, Suárez C, Lund VJ et al. Nasal juvenile angiofibroma: Current perspectives with emphasis on management. Head Neck [Internet]. 2017 May [Acesso em: 2024 Jul];39(5):1033-45.
29. Koontz NA, Seltman TA, Kralik SF, Mosier KM, Harnsberger HR. Classic signs in head and neck imaging. Clin Radiol [Internet]. 2016 Dec [Acesso em: 2024 Jul];71(12):1211-22.

CAPÍTULO 37

Epistaxe

Henrique Faria Ramos • Leonardo Lopes • Nilvano Andrade

INTRODUÇÃO

A epistaxe (do grego *epi* = de cima e *stazein* = pingar) é uma alteração da hemostasia da cavidade nasal, causada por comprometimento da integridade da mucosa. Comum na prática médica, estima-se que ocorra em 60% das pessoas durante a vida[1], entretanto, apenas 6% desses sangramentos merecem formalmente tratamento médico.[2] Mesmo entre os pacientes atendidos, a maioria dos quadros é branda, já que apenas de 1 a 2% requerem intervenção cirúrgica.[3]

Apresenta predomínio masculino e distribuição etária bimodal, com a maioria dos casos ocorrendo antes dos 10 anos ou acima de 65 anos de idade.[1] Em relação à sazonalidade, os episódios de epistaxe espontânea são mais frequentes em clima frio e seco, correspondendo aos meses de outono e inverno.[4]

CLASSIFICAÇÃO

As epistaxes anteriores são as que ocorrem na área de Little, que abriga o plexo de Kiesselbach, formado pela anastomose do ramo septal da artéria labial superior, ramo incisivo da artéria palatina maior, ramos terminais da artéria nasosseptal e ramos da artéria etmoidal anterior. As paredes dos vasos dessa região são mais finas e há pouco tecido conjuntivo entre os vasos e a mucosa, o que os torna mais frágeis e suscetíveis a sangramentos.[5] Esses sangramentos são os mais frequentes e normalmente são de pequeno volume e autolimitados, com exteriorização anterior e sem repercussão hemodinâmica.

Por outro lado, as epistaxes oriundas da região posterior, do território da artéria esfenopalatina, são sangramentos de grande volume, que habitualmente se apresentam com fluxo ativo de difícil controle, exteriorização anterior e posterior e, em geral, com repercussão hemodinâmica.[6]

Por fim, os sangramentos superiores ocorrem na porção superior do septo nasal, na região irrigada pelas artérias etmoidais anteriores e posteriores.[7] Assim como os sangramentos posteriores, costumam ser de grande volume, difícil controle, com exteriorização anterior e/ou posterior e com possível repercussão hemodinâmica, mas podem apresentar-se com fluxo intermitente no atendimento inicial em decorrência do vasoespasmo das artérias etmoidais[8] (Figura 37.1; Vídeo 37.1).

CAUSAS

O trauma digital pode causar ou agravar sangramentos na região anterior do septo nasal, principalmente em crianças. Edema da mucosa nasal por doenças alérgicas, inflamatórias ou infecciosas, ressecamento da mucosa nasal gerado por baixa umidade ou por fluxo aéreo turbulento (em geral decorrente de desvio do septo ou perfuração septal), corpos estranhos, uso de drogas ilícitas, aplicação incorreta de corticosteroide nasal, fraturas nasais, pós-operatório recente e tumores também são causas locais de epistaxe. Sangramento nasal recorrente, principalmente unilateral e associado à obstrução nasal, é um dos principais sintomas de apresentação dos tumores nasais como angiofibroma nasofaríngeo juvenil, papiloma invertido, hemangioma, estesioneuroblastoma, carcinoma espinocelular e adenocarcinoma.[6]

Embora a epistaxe geralmente seja espontânea e sem causa aparente, alguns sangramentos podem estar associados a fatores sistêmicos. Cerca de 50% dos pacientes hospitalizados por epistaxe apresentam fatores sistêmicos que podem contribuir para o sangramento.[9] Coagulopatias hereditárias (como hemofilia e doença de von Willebrand), disfunções plaquetárias e trombocitopenia podem cursar com epistaxe, assim como insuficiência hepática, doença renal crônica, neoplasias hematológicas e síndromes paraneoplásicas. Os antiagregantes plaquetários (antinflamatórios não esteroidais, ácido acetilsalicílico, clopidogrel e ticlopidina) e anticoagulantes (varfarina, enoxaparina, heparina, rivaroxabana e apixabana) apresentam correlação com a necessidade de tamponamento nasal, admissão hospitalar, tempo de internação e intervenção cirúrgica para

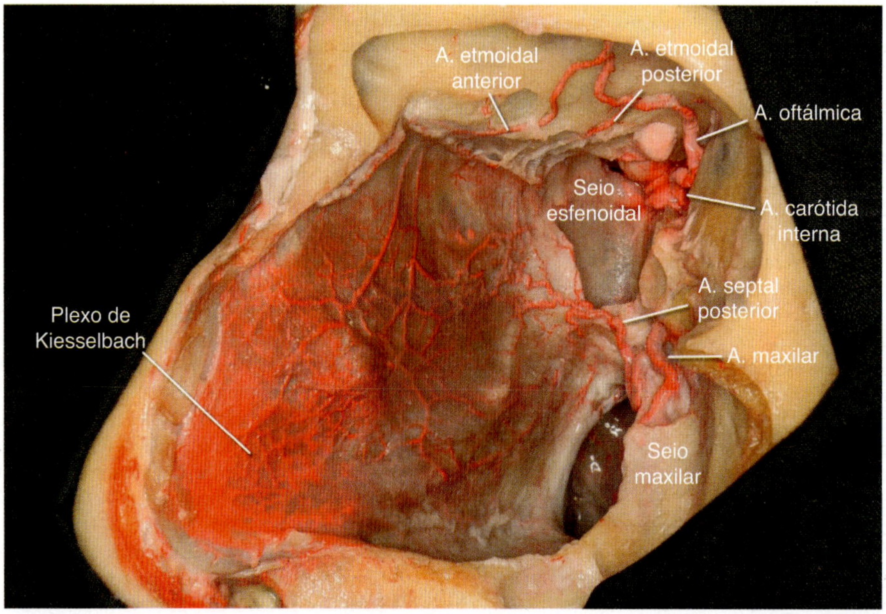

Figura 37.1 Visão lateral do septo nasal demonstrando a vascularização da cavidade nasal. A. = artéria. (Cortesia de: Dra. Natália Cerqueira Rezende.)

epistaxe.[10] A telangiectasia hemorrágica hereditária (doença de Rendu-Osler-Weber) é uma doença autossômica dominante com penetrância variável que resulta em telangiectasias e malformações arteriovenosas, levando a episódios recorrentes de epistaxe.

A hipertensão arterial sistêmica de longa data pode estar associada a aumento do risco de epistaxe devido a arterioesclerose dos vasos sanguíneos nasais, entretanto, não há clara correlação de nexo causal.[6,11] Ademais, o aumento da pressão arterial na epistaxe aguda parece ser secundário à ansiedade e desconforto do episódio, desse modo seria consequência e não causa.[11]

ABORDAGEM INICIAL

No atendimento inicial de um paciente com epistaxe, é importante garantir a permeabilidade da via aérea e pronta estabilização das condições hemodinâmicas. Inspecionar coloração e hidratação da mucosa, frequências cardíaca e respiratória e pressão arterial é fundamental, além de hidratação venosa em pacientes com repercussão hemodinâmica. Exames laboratoriais, tais como hematócrito, hemoglobina e tipagem sanguínea, são solicitados em sangramentos intensos ou prolongados. O estudo da coagulação não está indicado rotineiramente, sendo reservado aos pacientes que fazem uso de anticoagulantes ou na suspeita de discrasias sanguíneas.

O otorrinolaringologista deve estar devidamente paramentado (luvas, avental, máscara e óculos de proteção) e munido de instrumental adequado e específico para o exame da cavidade nasal, além de ter boa iluminação e aspirador para a remoção de coágulos. Deve-se avaliar a presença de sangramento ativo, inspecionando a saída de sangue anteriormente pelas narinas e/ou posteriormente pela orofaringe.[6] Localizar o ponto sangrante é um fator crucial no tratamento da epistaxe.[12]

Sentando-se o paciente para evitar a deglutição de coágulos, deve-se realizar aspiração cuidadosa das cavidades nasais e aplicações de algodão embebido em solução vasoconstritora (adrenalina, nafazolina ou oximetazolina) e anestésica (lidocaína ou neotutocaína). A rinoscopia anterior permite localizar a maioria das epistaxes anteriores. Porém, o uso do endoscópio nasal é imprescindível em sangramentos posteriores e superiores, além da detecção de alterações anatômicas, tumores nasais, corpos estranhos e telangiectasias. A identificação do ponto sangrante pode ser dificultada por lesões causadas por tamponamentos nasais repetidos, deformidades anatômicas, tumores, espasmo arterial fisiológico ou induzido por vasoconstritores.[13]

A aplicação tópica de ácido tranexâmico está associada à maior probabilidade de interrupção do sangramento durante a admissão hospitalar e redução de ressangramento nos três primeiros dias.[14] Não há evidência para a utilização do ácido tranexâmico intravenoso ou oral na epistaxe ativa. Entretanto, após uso prolongado da medicação via oral, houve redução da duração, magnitude e frequência do sangramento nasal em pacientes com telangiectasia hemorrágica hereditária.[15]

Caso a origem nasal do sangramento não seja evidente, outras fontes de hemorragia devem ser investigadas, como cavidade oral, orofaringe (oroscopia), hipofaringe, laringe (videolaringoscopia), esôfago, estômago (endoscopia digestiva alta) e pulmão (broncoscopia).

AVALIAÇÃO ENDOSCÓPICA SOB ANESTESIA GERAL

A avaliação endoscópica da cavidade nasal é obrigatória para o adequado topodiagnóstico da epistaxe grave, pois os estudos demonstram altas taxas de localização do ponto de sangramento (70 a 94%).[16,17] Está indicada nas seguintes condições:

- Epistaxe grave, considerada como episódio ativo ou referido de sangramento com potencial risco à vida
- Necessidade de tamponamento posterior para controle do sangramento
- Queda dos níveis de hemoglobina maior que 2 g/dℓ e/ou necessidade de transfusão sanguínea
- Episódios recorrentes de epistaxe que requerem atendimento médico e/ou tamponamento recorrente.[17]

A avaliação é realizada com o endoscópio nasal rígido de 0 ou 30°, e sistematizada para avaliar toda a cavidade nasal, de superior para inferior e de anterior para posterior à procura de uma área de sangramento ativo ou pedículo vascular proeminente (ver Vídeo 37.1). Recomenda-se evitar redução da pressão arterial e uso de vasoconstritor tópico no septo nasal e nos meatos médio e superior, pois podem dificultar a localização do ponto sangrante[8,17,18] (Figura 37.2). A maioria dos sangramentos origina-se do septo nasal, embora a parede lateral da cavidade nasal também tenha suprimento vascular abundante (Vídeo 37.2). Recentemente foi descrito o ponto de Stamm (*S-point*), um pedículo vascular arterial proveniente dos ramos septais das artérias etmoidais na região superior do septo, na projeção da axila da concha média e posterior ao tubérculo septal (Figura 37.3).[8,19] Pode corresponder a cerca de 30% da fonte de sangramento nas epistaxes graves.[17,20,21]

Além de permitir o topodiagnóstico, a endoscopia nasal possibilita a eletrocauterização seletiva do pedículo vascular sangrante,[22] reservando a ligadura ou cauterização da artéria esfenopalatina para os casos em que o ponto de sangramento não foi identificado.[13,21]

TRATAMENTO ESPECÍFICO

Cauterização química

A cauterização química é utilizada quando existe um sangramento inativo ou em pequena quantidade em local precisamente identificado, geralmente envolvendo a região anterior do septo nasal. O procedimento é realizado após aplicação tópica de anestesia e vasoconstritor. O nitrato de prata e o ácido tricloroacético (ATA) são as substâncias mais utilizadas. Como efeito adverso da técnica, podem surgir rinorreia e crosta na região da cauterização. É prudente não cauterizar o septo nasal anterior bilateralmente na mesma oportunidade, ou em demasia, evitando ulceração de mucosa ou perfuração septal. São outras complicações descritas: lesões de pele na região do vestíbulo e ruptura do vaso cauterizado com piora do sangramento.

Eletrocauterização

A cauterização elétrica é realizada com eletrocautério mono ou bipolar ou com aspiradores-coaguladores e é mais eficaz do que a cauterização química.[23] Além da aplicação tópica de anestesia e vasoconstritor, deve-se injetar anestésicos locais na mucosa septal bilateralmente, em virtude da corrente elétrica transmitida. O endoscópio possibilita a visualização de áreas de difícil acesso, principalmente na região posterior e superior das cavidades nasais. A identificação e cauterização exclusiva do ponto sangrante apresenta baixa recorrência do sangramento.[21,22]

Tamponamento nasal

O tamponamento nasal é largamente utilizado para tratamento da epistaxe com sangramento difuso ou não localizado. Reduz o sangramento por meio de compressão direta, estimulação da agregação plaquetária ou ativação da cascata de coagulação. A taxa de controle do sangramento é em torno de 90 a 95%.

Tampões anteriores podem ser absorvíveis ou não absorvíveis. Os tampões não absorvíveis mais utilizados são gazes embebidas

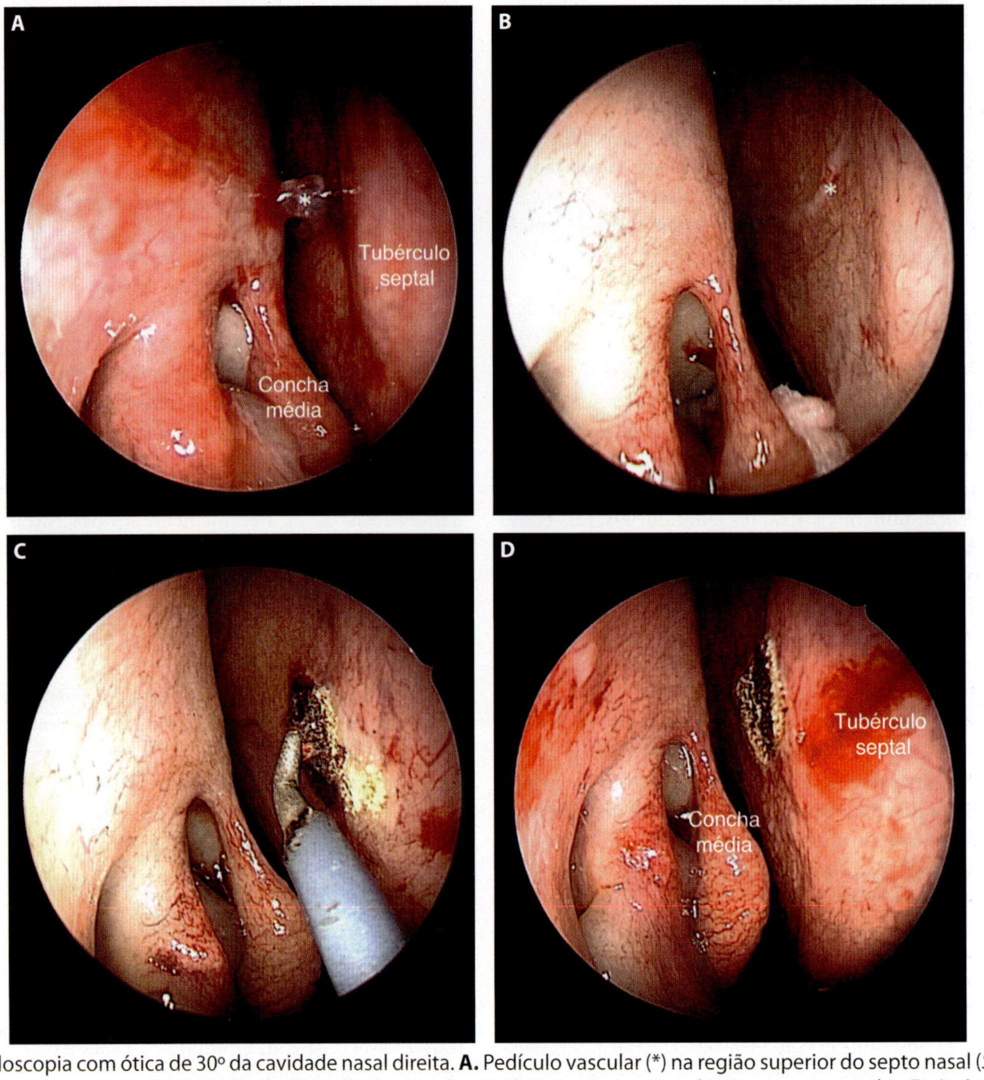

Figura 37.2 Endoscopia com ótica de 30º da cavidade nasal direita. **A.** Pedículo vascular (*) na região superior do septo nasal (*S-point*); **B.** Após vasoconstrição, observa-se redução importante do pedículo vascular; **C.** Eletrocauterização seletiva com monopolar; **D.** Após eletrocauterização. (Cortesia de: Prof. Dr. Miguel Soares Tepedino.)

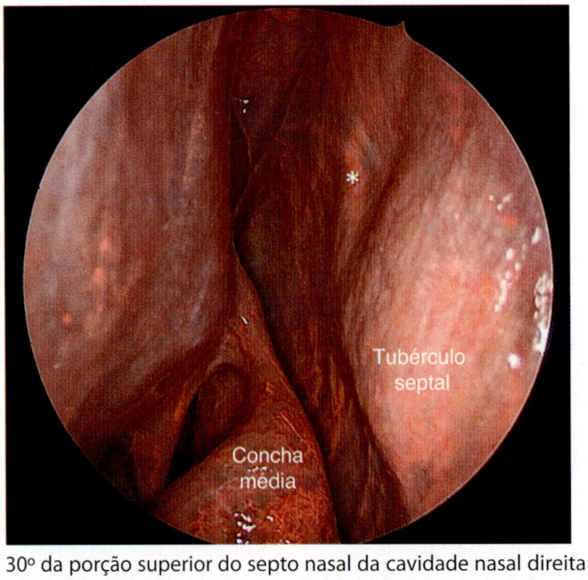

Figura 37.3 Endoscopia com ótica de 30º da porção superior do septo nasal da cavidade nasal direita evidenciando a relação do *S-point* (*) com a axila da concha média e o tubérculo septal. (Cortesia de: Dra. Natália Cerqueira Rezende.)

em vaselina; tampão dedo de luva, que consiste em dedo de luva cortado e preenchido com gaze, ancorado por um fio e lubrificado com vaselina; tampão expansível de acetato de polivinila; e balão insuflável revestido de carboximetilcelulose (Rapid Rhino®). Os tampões não absorvíveis devem ser removidos após 48 ou 72 horas. Já os tampões absorvíveis incluem a celulose oxidada regenerada, gelatina de colágeno, espuma de gelatina associada a trombina e polímeros sintéticos. Os tampões absorvíveis são preferíveis em pacientes com suspeita de distúrbios da coagulação ou em uso de medicamentos anticoagulantes ou antiplaquetários, pois evitam o trauma de remoção.

Apesar de apresentar bons resultados, o tamponamento é desconfortável para o paciente e pode causar diversas complicações como deslocamento posterior, aspiração, disfunção da tuba auditiva, reflexo vagal e síndrome do choque tóxico. O procedimento em si pode traumatizar a mucosa nasal e gerar focos potencialmente sangrantes, em especial em portadores de coagulopatias e alterações anatômicas locais.

Para sangramentos que não cessam com tampão anterior, assim como aqueles de maior intensidade e os localizados posteriormente, o tamponamento posterior pode ser necessário para se exercer compressão direta na coana. Pode ser realizado com gaze ancorada na rinofaringe, sonda vesical de Foley insuflada na rinofaringe ou balão insuflável revestido de carboximetilcelulose. Após o posicionamento do tampão posterior na rinofaringe, procede-se com o tamponamento anterior. Em seguida, o tampão posterior deve ser tracionado anteriormente e fixado externamente ao tampão anterior para evitar o deslocamento inferior. Também devem ser removidos após 48 ou 72 horas. É mais desconfortável e está associado a mais complicações do que o tamponamento nasal anterior, como dor, otite média, rinossinusite, sinéquia, necrose alar, necrose columelar, necrose palatal, obstrução da via aérea, síndrome do choque tóxico e hipóxia por estimulação do reflexo nasopulmonar.[24] Por conta das possíveis complicações, pacientes submetidos ao tamponamento posterior devem ser hospitalizados para monitorização e suplementação de oxigênio se necessário.

Não há evidência que justifique a utilização de antibióticos sistêmicos durante a permanência do tamponamento para prevenção de infecção e síndrome do choque tóxico.[25]

Em comparação com o tamponamento nasal, o tratamento cirúrgico nas epistaxes graves apresenta maior taxa de sucesso, além de menor custo, menor tempo de internação e menor necessidade de transfusão sanguínea, desse modo, recomenda-se a intervenção cirúrgica precoce.[17,18,26]

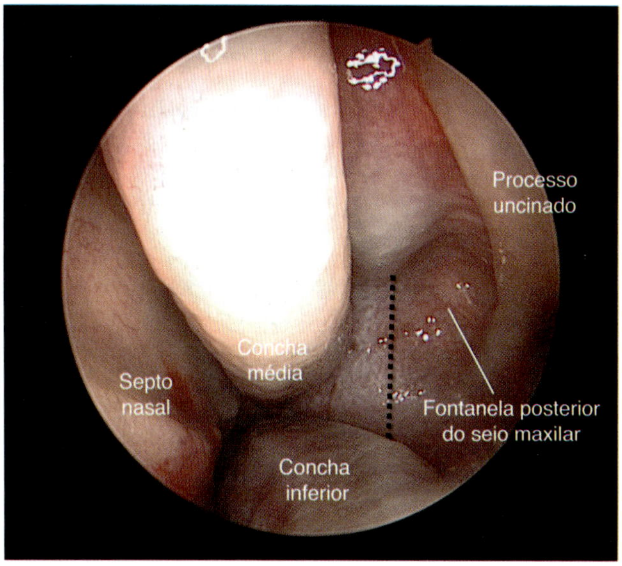

Figura 37.4 Endoscopia com ótica de 0° da cavidade nasal esquerda indicando o local da incisão para confecção do retalho para a identificação do forame esfenopalatino.

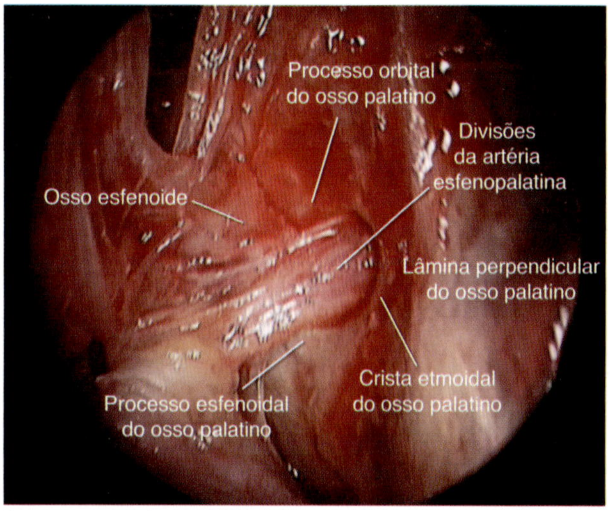

Figura 37.5 Endoscopia com ótica de 0° da cavidade nasal esquerda indicando a osteologia do forame esfenopalatino.

Ligadura ou cauterização da artéria esfenopalatina

A cirurgia consiste na identificação e cauterização ou ligadura com clipe vascular dos ramos intranasais da artéria esfenopalatina (Vídeo 37.3). O procedimento é realizado sob anestesia geral.

Após a identificação da fontanela posterior do seio maxilar, uma incisão vertical é realizada na mucosa sobre a lâmina perpendicular do osso palatino com descolador de Cottle ou eletrocautério com ponta delicada. A incisão pode se estender do terço posterior da concha inferior à porção horizontal da concha média (Figura 37.4). Na sequência, eleva-se o retalho posteriormente em plano subperiosteal até a identificação da crista etmoidal do osso palatino e a(s) artéria(s) que se projeta(m) do forame esfenopalatino (Figura 37.5).

A artéria esfenopalatina passa pelo forame como ramo único na maioria dos casos, mas pode estar dividida em 2 ou 3 ramos em 20 a 30%.[27] Os seus ramos terminais são a artéria septal posterior e a nasal lateral posterior, que ocupam a porção posterossuperior e anteroinferior do forame, respectivamente. Em vista disso, é importante uma dissecção cuidadosa visando à identificação de todos os ramos arteriais emergentes do forame (Vídeo 37.4). Recomenda-se estender a dissecção em direção à parede anterior do seio esfenoidal para localização adequada da artéria septal posterior e identificação de eventual forame acessório, presente em cerca de 10% dos pacientes. Em seguida, os vasos isolados podem ser ligados com clipe ou cauterizados com mono ou bipolar. Após a cauterização, realiza-se a secção dos ramos para evitar recanalização. O retalho é então reposicionado.

A taxa de recorrência de sangramento é cerca de 10%[28] e pode ocorrer pelos seguintes motivos:

- Dissecção incompleta de todas as artérias do forame
- Falha na localização da artéria septal posterior
- Não identificação de forame acessório
- Equívocos no topodiagnóstico, como nos sangramentos provenientes do ponto de Stamm.

O tratamento cirúrgico da epistaxe grave com ligadura endonasal endoscópica da artéria esfenopalatina é uma técnica simples, segura e efetiva em casos selecionados.

Ligadura ou cauterização da artéria etmoidal anterior

Os sangramentos provenientes da artéria etmoidal anterior estão relacionados a trauma, osteotomias, complicação de cirurgia endonasal ou espontaneamente (ponto de Stamm).

A técnica externa por incisão de Lynch é realizada com uma incisão curva de 2 a 3 cm, entre o epicanto medial e o dorso nasal. Realiza-se dissecção em plano subperiosteal no osso nasal até a identificação das cristas lacrimais anterior e posterior e da sutura frontoetmoidal. A artéria etmoidal anterior localiza-se cerca de 24 mm após a crista lacrimal anterior, no nível da sutura frontoetmoidal e em direção à parede medial da órbita. Pode-se utilizar um clipe vascular e/ou cautério bipolar para a ligadura da artéria.

Na abordagem endonasal endoscópica, realiza-se a etmoidectomia completa e a remoção parcial da parede medial da órbita. O deslocamento lateral da periórbita facilita a identificação do ponto de entrada da artéria na órbita, local onde o vaso pode ser ocluído com clipe ou cauterizado com bipolar.[29]

Embolização

Embolização arterial consiste em oclusão do fluxo sanguíneo nos ramos terminais da artéria carótida externa. Apresenta resultados semelhantes à ligadura da artéria esfenopalatina, entretanto, as complicações são potencialmente graves e o custo é mais elevado.[30] Além disso, não permite a embolização das artérias etmoidais. Complicações transitórias menores incluem dor facial, parestesia facial, trismo e confusão mental, podendo ocorrer em pelo menos 25% dos casos. Complicações graves são incomuns, mas incluem necrose de pele ou tecidos moles, amaurose, oftalmoplegia, paralisia facial periférica, hemiplegia e acidente vascular encefálico. Por esses motivos, a embolização arterial deve ficar reservada para casos refratários ao tratamento cirúrgico ou quando há contraindicação para procedimentos sob anestesia geral.

CONSIDERAÇÕES FINAIS

As epistaxes podem ser anteriores, posteriores ou superiores e podem variar de quadros leves autolimitados até sangramentos graves que requerem tratamento cirúrgico ou transfusão sanguínea. Para o tratamento adequado é importante a identificação precisa do local de sangramento.

O tratamento cirúrgico da epistaxe grave com ligadura ou eletrocauterização endonasal endoscópica da artéria esfenopalatina é uma técnica simples, segura e efetiva, entretanto, apresenta uma taxa de recorrência de sangramento de 10%. Identificação e cauterização exclusiva de pontos sangrantes evidentes têm alta taxa de sucesso, reservando-se as eletrocauterizações arteriais para os casos em que os pontos sangrantes não são identificados.

REFERÊNCIAS BIBLIOGRÁFICAS

1. Chaaban MR, Zhang D, Resto V, Goodwin JS. Demographic, seasonal, and geographic differences in emergency department visits for epistaxis. Otolaryngol Head Neck Surg [Internet]. 2017 Jan [Acesso em: 2024 Jul];156(1):81-6.
2. Cooper SE, Ramakrishnan VR. Direct cauterization of the nasal septal artery for epistaxis. Laryngoscope [Internet]. 2012 Apr [Acesso em: 2024 Jul];122(4):738-40.
3. Andrade JS, Albuquerque AM, Matos RC, Godofredo VR, Penido NO. Profile of otorhinolaryngology emergency unit care in a high complexity public hospital. Braz J Otorhinolaryngol. [Internet]. 2013 May-Jun [Acesso em: 2024 Jul];79(3):312-6.
4. Mangussi-Gomes J, Enout MJ, Castro TC, de Andrade JS, Penido NO, Kosugi EM. Is the occurrence of spontaneous epistaxis related to climatic variables? A retrospective clinical, epidemiological and meteorological study. Acta Otolaryngol [Internet]. 2016 Nov [Acesso em: 2024 Jul];136(11):1184-9.
5. Chiu T, Dunn JS. An anatomical study of the arteries of the anterior nasal septum. Otolaryngol Head Neck Surg [Internet]. 2006 Jan [Acesso em: 2024 Jul];134(1):33-6.
6. Schlosser RJ. Clinical practice. Epistaxis. N Engl J Med. [Internet]. 2009 Feb 19 [Acesso em: 2024 Jul];360(8):784-9.
7. Rezende NC, Leonel LC, Kosugi EM, Pinheiro-Neto CD, Peris-Celda M. The arterial pattern of the upper nasal septum (S-Point) and potential role in severe epistaxis. Laryngoscope [Internet]. 2023 Sep [Acesso em: 2024 Jul];133(9):2075-80.
8. Kosugi EM, Balsalobre L, Mangussi-Gomes J, Tepedino MS, Sanda-Silva DM, Cabernite EM et al. Breaking paradigms in severe epistaxis: The importance of looking for the S-point. Braz J Otorhinolaryngol [Internet]. 2018 May-Jun [Acesso em: 2024 Jul];84(3):290-7.
9. Awan MS, Iqbal M, Imam SZ. Epistaxis: When are coagulation studies justified? Emerg Med J [Internet]. 2008 Mar [Acesso em: 2024 Jul];25(3):156-7.
10. Smith J, Siddiq S, Dyer C, Rainsbury J, Kim D. Epistaxis in patients taking oral anticoagulant and antiplatelet medication: Prospective cohort study. J Laryngol Otol [Internet]. 2011 Jan [Acesso em: 2024 Jul];125(1):38-42.
11. Min HJ, Kang H, Choi GJ, Kim KS. Association between hypertension and epistaxis: Systematic review and meta-analysis. Otolaryngol Head Neck Surg [Internet]. 2017 Dec [Acesso em: 2024 Jul];157(6):921-7.
12. Almeida GS, Diógenes CA, Pinheiro SD. Nasal endoscopy and localization of the bleeding source in epistaxis: last decade's revolution. Braz J Otorhinolaryngol [Internet]. 2005 Mar-Apr [Acesso em: 2024 Jul];71(2):146-8.
13. Andrade JC, Andrade NA. Epistaxe. In: Pignatari SN, Anselmo-Lima WT (orgs). Tratado de otorrinolaringologia. 3. ed. Rio de Janeiro: GEN Guanabara Koogan; 2017. p. 418-25.
14. Janapala RN, Tran QK, Patel J, Mehta E, Pourmand A. Efficacy of topical tranexamic acid in epistaxis: A systematic review and meta-analysis. Am J Emerg Med [Internet]. 2022 Jan [Acesso em: 2024 Jul];51:169-75.
15. Kamhieh Y, Fox H. Tranexamic acid in epistaxis: A systematic review. Clin Otolaryngol [Internet]. 2016 Dec [Acesso em: 2024 Jul];41(6):771-6.
16. Kumar MV, Prasad KR, Gowda PB, Manohar S, Chennaveerappa P. Rigid nasal endoscopy in the diagnosis and treatment of epistaxis. J Clin Diagnostic Res [Internet]. 2013 May [Acesso em: 2024 Jul];7(5):831-3.
17. Loures CN, Castro TC, Luz-Matsumoto GR, Siebert VS, Lacerda LS, Miranda MV et al. Systematic endoscopic assessment of bleeding sites in severe epistaxis: the role of the S-point and the superior epistaxis. Rhinology [Internet]. 2020 Oct 1 [Acesso em: 2024 Jul];58(5):477-81.
18. Kosugi EM, Matsumoto GL; Tepedino MS. Epistaxe. In: Balsalobre L, Tepedino MS (editors). Rinologia 360º: aspectos clínicos e cirúrgicos. Rio de Janeiro: Editora Thieme Revinter; 2021. p. 329-36.
19. Turri-Zanoni M, Arosio AD, Stamm AC, Battaglia P, Salzano G, Romano A et al. Septal branches of the anterior ethmoidal artery: anatomical considerations and clinical implications in the management of refractory epistaxis. Eur Arch Otorhinolaryngol [Internet]. 2018 Jun [Acesso em: 2024 Jul];275(6):1449-56.
20. Chiu TW, McGarry G. Prospective clinical study of bleeding sites in idiopathic adult posterior epistaxis. Otolaryngol Head Neck Surg [Internet]. 2007 Sep [Acesso em: 2024 Jul];137(3):390-3.
21. Iimura J, Hatano A, Ando Y, Arai C, Arai S, Shigeta Y et al. Study of hemostasis procedures for posterior epistaxis. Auris Nasus Larynx [Internet]. 2016 Jun [Acesso em: 2024 Jul];43(3):298-303.
22. Kosugi EM, Balsalobre L, Stamm AC. Refractory epistaxis and Stamm's S-point. Curr Opin Otolaryngol Head Neck Surg [Internet]. 2022 Feb 1 [Acesso em: 2024 Jul];30(1):13-18.
23. Mcleod RW, Price A, Williams RJ, Smith ME, Smith M, Owens D. Intranasal cautery for the management of adult epistaxis: Systematic review. J Laryngol Otol [Internet]. 2017 Dec [Acesso em: 2024 Jul];131(12):1056-64.

24. Seikaly H. Epistaxis. N Engl J Med [Internet]. 2021 Mar 11 [Acesso em: 2024 Jul];384(10):944-51.
25. Lange JL, Peeden EH, Stringer SP. Are prophylactic systemic antibiotics necessary with nasal packing? A systematic review. Am J Rhinol Allergy [Internet]. 2017 Jul 1 [Acesso em: 2024 Jul];31(4):240-7.
26. Swords C, Patel A, Smith ME, Williams RJ, Kuhn I, Hopkins C. Surgical and interventional radiological management of adult epistaxis: Systematic review. J Laryngol Otol [Internet]. 2017 Dec [Acesso em: 2024 Jul];131(12):1108-30.
27. Gras-Cabrerizo JR, Adema-Alcover JM, Gras-Albert JR, Kolanczak K, Montserrat-Gili JR, Mirapeix-Lucas R et al. Anatomical and surgical study of the sphenopalatine artery branches. Eur Arch Otorhinolaryngol [Internet]. 2014 Jul [Acesso em: 2024 Jul];271(7):1947-51.
28. Kitamura T, Takenaka Y, Takeda K, Oya R, Ashida N, Shimizu K et al. Sphenopalatine artery surgery for refractory idiopathic epistaxis: systematic review and meta-analysis. Laryngoscope [Internet]. 2019 Aug [Acesso em: 2024 Jul];129(8):1731-6.
29. Araujo Filho BC, Pinheiro-Neto CD, Ramos HF, Voegels RL, Sennes LU. [Endoscopic ligation of the anterior ethmoidal artery: A cadaver dissection study]. Braz J Otorhinolaryngol [Internet]. 2011 Jan-Feb [Acesso em: 2024 Jul];77(1):33-8.
30. de Bonnecaze G, Gallois Y, Bonneville F, Vergez S, Chaput B, Serrano E. Transnasal endoscopic sphenopalatine artery ligation compared with embolization for intractable epistaxis: a long-term analysis. Am J Rhinol Allergy [Internet]. 2018 May [Acesso em: 2024 Jul];32(3):188-93.

CAPÍTULO 38

Rinite Alérgica

João Ferreira de Mello Júnior • Olavo Mion • Eduardo Baptistella

INTRODUÇÃO

Rinite é uma inflamação da mucosa nasal e dos seios paranasais que pode ocasionar os seguintes sintomas: obstrução nasal, rinorreia, espirros e prurido. Existem vários tipos de rinite divididos em dois grandes grupos, infecciosas e não infecciosas, as quais se subdividem em alérgicas e não alérgicas. Excetuando-se as infecciosas virais, a rinite alérgica corresponde ao maior grupo.[1]

Trata-se de uma inflamação eosinofílica da mucosa nasal e dos seios paranasais resultante de uma reação mediada por IgE após exposição ao antígeno.[1]

Clinicamente, a rinite é definida como a somatória dos seguintes sintomas: rinorreia, obstrução nasal, prurido e/ou espirros, que ocorrem por mais de dois dias consecutivos e por mais de uma hora na maior parte dos dias. As rinites alérgicas classicamente são divididas em sazonais, quando os sintomas estão presentes apenas em determinada época do ano e relacionam-se aos antígenos sazonais (pólens), ou perenes, com sintomas mais duradouros e relacionados a antígenos perenes, como por exemplo, ácaros.[2] Segundo a iniciativa Allergic Rhinitis and Its Impact on Asthma (ARIA), a rinite alérgica ainda deve ser classificada quanto à duração e à gravidade dos sintomas, incluindo o impacto na qualidade de vida do paciente, independentemente dos antígenos envolvidos (Tabela 38.1).[1,2]

Atualmente, utilizamos o conceito de doença controlada e não controlada baseado em uma escala visual analógica de 0 a 10. Para fins terapêuticos, devemos utilizar a classificação ARIA (persistente/intermitente) associada à avaliação da gravidade pela escala visual analógica (Figura 38.1).[2,3]

Segundo a pesquisa Allergies in Latin America (AILA), realizada em oito países da América Latina, em 2008, a prevalência da rinite alérgica no Brasil era de 8,8%, equivalendo a 17 milhões de brasileiros. O custo socioeconômico é muito alto, o custo direto e indireto é estimado em 11 bilhões de dólares por ano nos EUA.[4]

A prevalência de rinite alérgica tem aumentado mundialmente. O estudo *International Study of Asthma and Allergic Diseases in Childhood*, realizado em diversas localidades no

Tabela 38.1 Classificação da rinite alérgica segundo a Allergic Rhinitis and its Impact on Asthma (ARIA).

Quanto à duração dos sintomas
- Intermitente: sintomas estão presentes por menos de 4 dias por semana ou menos de 4 semanas por ano
- Persistente: sintomas estão presentes por mais de 4 dias por semana e mais de 4 semanas por ano

Quanto à intensidade dos sintomas
- Leve: nenhum dos seguintes itens está presente
- Moderada/grave: um ou mais dos seguintes itens presentes
  - Distúrbio do sono
  - Impacto em atividades diárias, lazer ou esporte
  - Impacto na escola ou no trabalho
  - Sintomas presentes incomodam

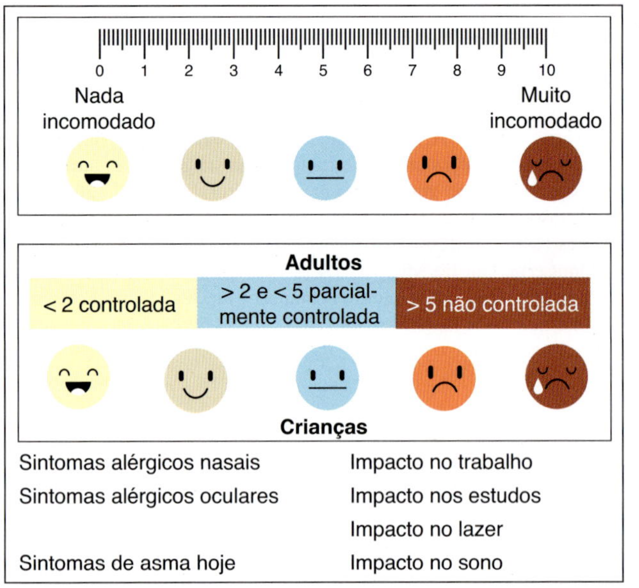

Figura 38.1 Avaliação da gravidade e do impacto da rinite alérgica. Questionar o paciente quanto à gravidade de cada sintoma e ao impacto da doença nas atividades e no sono. As avaliações são somadas e divididas pelo número de parâmetros avaliados, resultando em uma nota na escala de 0 a 10.

Brasil e em diferentes períodos, demonstrou que, em crianças e adolescentes, essa elevação chega a 37,2% para rinite e 16,2% para rinoconjuntivite.[1]

Contudo, um estudo realizado no Rio Grande do Sul observou uma redução na prevalência da rinite alérgica. Entre 2011 e 2018, as taxas de rinite alérgica caíram de 63,3 para 50,5% e as de rinoconjuntivite, de 48,9 para 38,8%.[5]

FISIOPATOLOGIA

A reação de hipersensibilidade mediada por IgE a alérgenos específicos ocorre em indivíduos geneticamente predispostos e sensibilizados.[1,2,3] Os alérgenos são proteínas solúveis de baixo peso molecular, o que facilita sua dispersão aérea e penetração no epitélio respiratório. Os alérgenos de maior relevância clínica são os provenientes de ácaros, animais domésticos, insetos, fungos e pólens. Raramente, os antígenos alimentares estão associados à rinite alérgica.[2]

O processo tem início quando os alérgenos depositados na mucosa nasal são processados pelas células de Langerhans e outras células que apresentam o antígeno. Os alérgenos são, então, transformados em peptídeos de 7 a 14 aminoácidos que se ligam a receptores denominados moléculas de complexo de histocompatibilidade maior classe II (MHC II, *major histocompatibility complex II*). O antígeno é apresentado aos linfócitos TH0 por receptores específicos e com o auxílio de mediadores se diferencia em TH2, que produzem as seguintes citocinas: interleucina-3 (IL-3), IL-4, IL-5, IL-9, IL-10, IL-13 e fator estimulante de colônias de granulócitos-macrófagos (GM-CSF, *granulocyte-macrophage colony-stimulating factor*). Sob ação das citocinas IL-4 e IL-13, os linfócitos B diferenciam-se em plasmócitos produtores de IgE, que se ligam aos receptores de alta afinidade existentes nos mastócitos (Figura 38.2).[2]

Os primeiros sintomas após o contato com o alérgeno são pruridos, espirros e rinorreia, seguidos de obstrução nasal, sinais indicativos de liberação mastocitária, conhecida como resposta imediata, que não ultrapassa 30 minutos. São consequências de um aumento nos níveis de histamina, triptase, prostaglandina D2, leucotrienos (LTB4, LTC4, LTD4) e bradicinina, entre outros (Figura 38.3).[2]

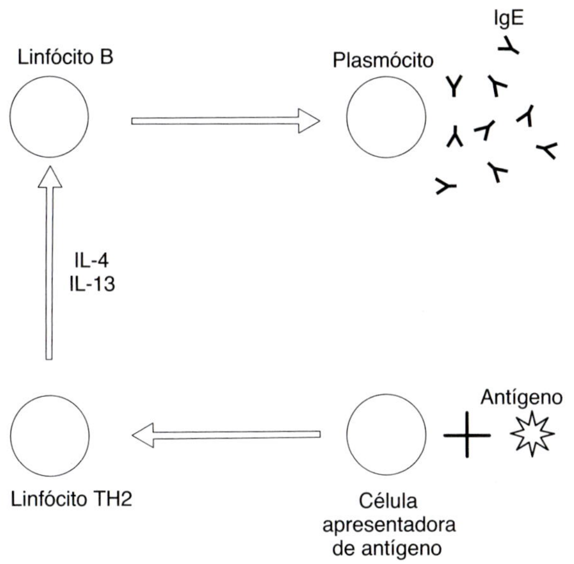

Figura 38.2 Fase de sensibilização e produção de imunoglobulina E (IgE). IL = interleucina; TH2 = T auxiliador 2.

Cerca de 4 a 12 horas depois, mesmo sem estimulação antigênica, ocorre um segundo aumento nos níveis dos mediadores, a chamada resposta tardia, marcada pelo aumento da histamina, acúmulo e ativação de eosinófilos.[2]

A fase do recrutamento celular inicia-se com a ativação das moléculas de adesão leucócito-endoteliais (LECAM, *leukocyte-endothelial cell adhesion molecules*). Os primeiros eventos correspondem à expressão de P-selectina e E-selectina nas células endoteliais, desencadeada pelo estímulo de mediadores como histamina, IL-1 e fator de necrose tumoral alfa (TNF-a, *tumor necrosis factor alpha*), liberados pelos mastócitos e macrófagos. A seguir, as moléculas de adesão intercelular 1 (ICAM-1, *intercellular cell adhesion molecule 1*) e vascular 1 (VCAM-1, *vascular cell adhesion molecule 1*) (específica para eosinófilos) são expressas no endotélio pela estimulação de citocinas, em particular IL-4 e IL-13, liberadas pelos mastócitos e linfócitos TH2. Nesse momento, os eosinófilos aderem firmemente ao endotélio e fazem sua diapedese (Figura 38.4).[2]

A liberação das quimiocinas IL-8 e RANTES (do inglês *regulated on activation, normal T-cell expressed and secreted)* do epitélio respiratório e mastócitos irá promover a migração e o acúmulo de eosinófilos na mucosa nasal. As citocinas IL-3, IL-5 e GM-CSF, provenientes de mastócitos, células epiteliais e linfócitos TH2 têm relevância para a manutenção da eosinofilia tecidual. Por essa razão, tal inflamação é conhecida como inflamação eosinofílica (Figura 38.5).[2]

Uma característica de grande relevância é a inflamação mínima persistente. Os pacientes portadores de rinite alérgica persistente, mesmo quando sem sintomas, apresentam na mucosa nasal um processo inflamatório basal caracterizado pela expressão de moléculas de adesão, liberação de alguns mediadores e outros marcadores inflamatórios. Tal inflamação, por ser pequena, não é capaz de gerar sintomas, contudo, quando o paciente entra em contato com os alérgenos aos quais é sensível, a resposta nasal é rápida e intensa.[2]

Além desses fenômenos alérgicos, existe um envolvimento neural na rinite alérgica, não somente como o componente da rinorreia colinérgica, mas como resposta primária. Mediadores liberados localmente foram descritos como indutores de vasodilatação com posterior aumento da saída de líquido pela microvasculatura, consequente a uma estimulação reflexa axonal. Os neurotransmissores são neuropeptídeos, como substância P, neurocinina A e peptídeo relacionado com o gene da calcitonina (CGRP, *calcitonin gene related peptide*). Esses reflexos parecem ser predominantemente vasodilatadores, causando obstrução nasal por ajuste intrínseco do tônus simpático. A substância P e o CGRP são liberados até 3 minutos após a provocação nasal, quando a substância P provoca obstrução nasal e aumento da permeabilidade vascular. Indiretamente, isso produz o recrutamento de eosinófilos e aumento da expressão dos genes das citocinas, impulsionando o *priming* de eosinófilos. Tal reação é denominada inflamação neurogênica.[2]

A reação alérgica envolve, portanto, uma resposta imediata e outra tardia, além do envolvimento neural. Clinicamente, no dia a dia, os pacientes apresentam sintomas como consequência do evento simultâneo dos três fenômenos (ver Figura 38.5).[2,3]

Doenças inflamatórias crônicas, como a rinite alérgica, estão associadas a um processo dinâmico de deposição e degradação da matriz extracelular em resposta ao trauma, provocando a reconstrução do tecido danificado ou a formação de tecido patológico. Essa característica denomina-se remodelamento. Nas vias aéreas inferiores, o remodelamento foi extensamente estudado na asma e ocasiona alterações no epitélio, na lâmina própria e na submucosa. Já na mucosa nasal, alguns autores discordam de sua ocorrência, embora alguns estudos mostrem evidências de que esse processo ocorra em menor intensidade, caracterizando-se pelo espessamento da membrana basal em decorrência da deposição de colágeno tipo I e III.[6]

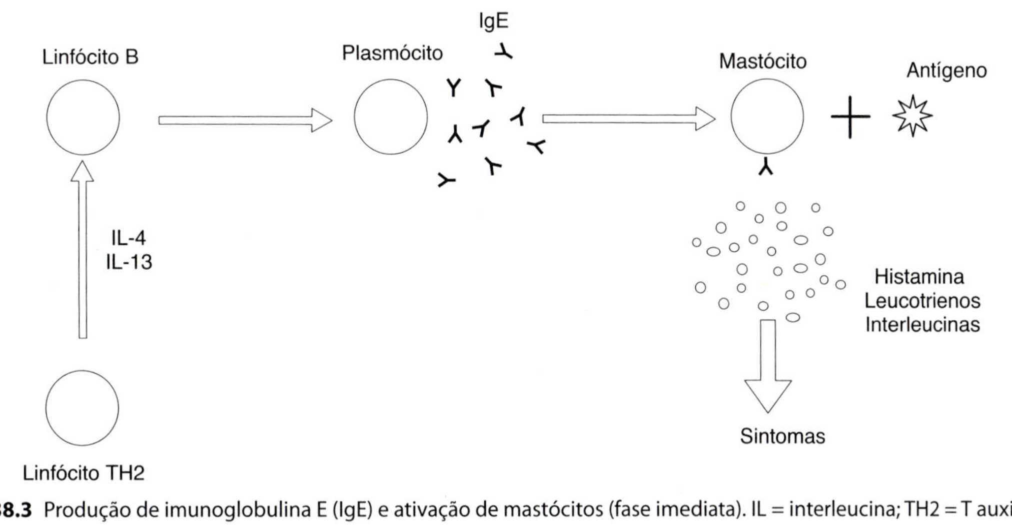

Figura 38.3 Produção de imunoglobulina E (IgE) e ativação de mastócitos (fase imediata). IL = interleucina; TH2 = T auxiliador 2.

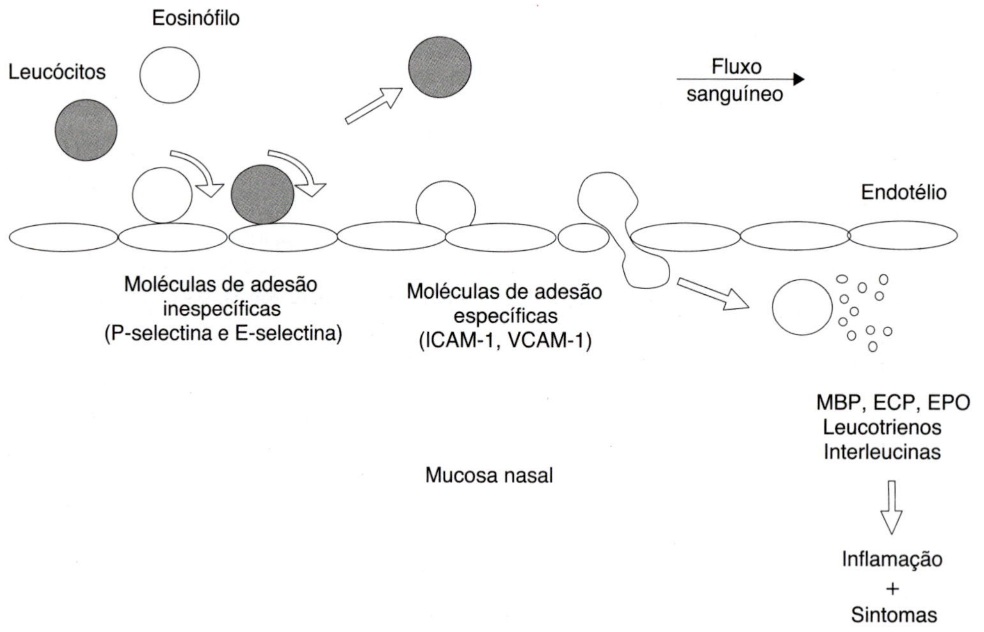

Figura 38.4 Atração e ativação de eosinófilos (fase tardia). ECP = proteína catiônica eosinofílica; EPO = peroxidase derivada do eosinófilo; ICAM-1 = moléculas de adesão intercelular 1; MBP = proteína básica principal; VCAM-1 = moléculas de adesão vascular 1.

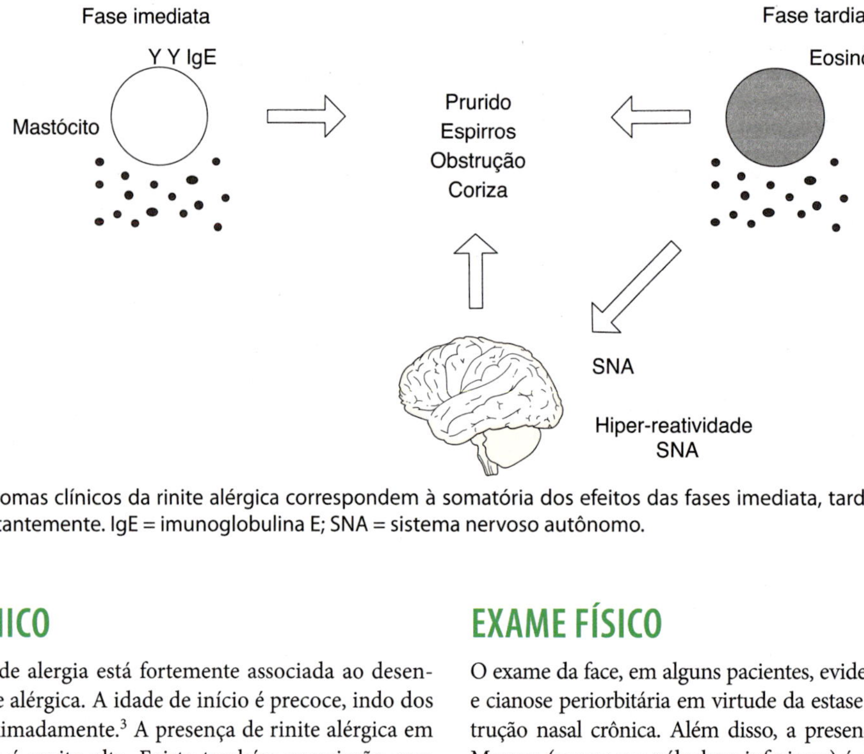

Figura 38.5 Os sintomas clínicos da rinite alérgica correspondem à somatória dos efeitos das fases imediata, tardia e da hiper-reatividade, ocorrendo concomitantemente. IgE = imunoglobulina E; SNA = sistema nervoso autônomo.

QUADRO CLÍNICO

A história familiar de alergia está fortemente associada ao desenvolvimento de rinite alérgica. A idade de início é precoce, indo dos 4 aos 20 anos aproximadamente.[3] A presença de rinite alérgica em pacientes asmáticos é muito alta. Existe também associação com dermatite atópica, urticária e alergias do sistema digestivo.[1,3]

Os sintomas clássicos podem apresentar-se de várias maneiras. O prurido não se limita ao nariz, em alguns casos envolvendo palato, olhos, faringe, laringe e ouvidos. A rinorreia é normalmente clara, sendo anterior, posterior ou ambas. A obstrução nasal pode ser bilateral ou apresentar-se como um aumento exagerado do ciclo fisiológico nasal, com obstrução intermitente, alternando as cavidades nasais. Quando a congestão é intensa, pode associar-se à anosmia ou hiposmia e à perda do paladar. Os sintomas oculares incluem prurido, lacrimejamento e hiperemia conjuntival, sendo consequências de reflexos neurais. A disfunção tubária é manifestação ocasional. Os sintomas sistêmicos mais associados são mal-estar geral, cansaço, irritabilidade e insônia.[1,3]

EXAME FÍSICO

O exame da face, em alguns pacientes, evidencia edema das pálpebras e cianose periorbitária em virtude da estase venosa secundária à obstrução nasal crônica. Além disso, a presença das linhas de Dennie-Morgan (pregas nas pálpebras inferiores) é característica dos atópicos. Anormalidades no crescimento craniofacial associadas à obstrução nasal crônica podem ser identificadas, como fácies alongada, boca sem fechamento dos lábios, eminências malares planas, narinas estreitas e mandíbulas retraídas, a chamada fácies adenoideana. Na pirâmide nasal, encontra-se uma prega acima da ponta nasal, resultado de frequentes movimentos no ato de coçar, o que se tornou conhecido como saudação do alérgico. A rinoscopia revela a mucosa das conchas hiperemiada ou pálida, edematosa, coberta por fina secreção hialina. A nasofibroscopia auxilia na avaliação das áreas não visualizadas pela rinoscopia. A cavidade oral pode apresentar dentição alterada, palato em ogiva e presença de grânulos hiperemiados na orofaringe.[1,3]

Os últimos consensos têm utilizado a escala visual analógica (EVA) para avaliar a gravidade e impacto da rinite alérgica. O paciente aponta em uma escala de 0 a 10 (0 nenhum incômodo e 10 extremo incômodo) qual a intensidade de cada um dos sintomas (espirros, coriza, congestão, prurido nasal, ocular e lacrimejamento), assim como o impacto no sono, no trabalho, estudos e lazer. Caso apresente asma, ela também deve ser avaliada. Soma-se as notas e divide-se pelo número de parâmetros avaliados. Dessa forma teremos sempre uma escala de 0 a 10. Valores acima de 5 significam que a doença não está controlada, de 3 a 5, parcialmente controlada, e de 0 a 2, controlada. Para as crianças pode-se utilizar Emojis (ver Figura 38.1). O último consenso da iniciativa ARIA e da European Forum for Research and Education in Allergy and Airway Diseases (EUFOREA) baseiam seus algoritmos de tratamento nessa escala.[3,7]

DIAGNÓSTICO

O diagnóstico da rinite alérgica é essencialmente clínico e deve-se avaliar: idade de início, sintomas, tempo de evolução, fatores desencadeantes (alérgenos e irritantes inespecíficos), características dos ambientes de habitação e trabalho, história pessoal e/ou familiar de doenças atópicas e uso de medicamentos. Os exames laboratoriais são usados para confirmar as hipóteses diagnósticas.[1]

DIAGNÓSTICO ETIOLÓGICO

A pesquisa de IgE específica complementa o diagnóstico clínico e direciona a prevenção contra os alérgenos específicos, a farmacoterapia e a imunoterapia quando necessária. O resultado positivo desses testes mostra a existência de sensibilização a um determinado alérgeno, porém, não chega a determinar se esse alérgeno é a causa dos sintomas. Portanto, os resultados devem sempre ser correlacionados à história clínica e exposição.[1]

TESTES CUTÂNEOS

São os testes *in vivo*, realizados com a estimulação direta do antígeno sobre a pele do paciente. Os antígenos mais utilizados devem ser os mais comuns no meio em que o paciente vive. O teste pode ser intracutâneo (intradérmico) ou epicutâneo (punctura ou *prick-test*). A verificação intradérmica tem maior sensibilidade, porém, é mais dolorosa e apresenta maior possibilidade de reação adversa. A epicutânea, como o *prick-test*, é de fácil realização e leitura, apresenta pequeno índice de reações adversas, sendo pouco dolorosa e possibilitando o teste de várias substâncias simultaneamente.[1]

Alguns medicamentos bloqueiam os testes cutâneos como, por exemplo, os anti-histamínicos. Portanto, deve-se suspender o seu uso por um período de 5 a 15 dias antes do teste.[1]

DETERMINAÇÃO SÉRICA DA IgE ESPECÍFICA

São os testes *in vitro*, realizados por meio de ensaios imunoenzimáticos (ImmunoCAP), radioimunoensaios (RAST), entre outras técnicas. Apesar dos resultados mais específicos, não fornecem qualquer informação adicional aos testes cutâneos e têm maior custo. Estão indicados nos casos em que não se possa realizar os testes cutâneos, tais como: presença de doença dermatológica como dermografismo, impossibilidade de suspender o uso de medicações que influenciam na resposta cutânea e risco de reação adversa grave. Recentemente, a aplicação da tecnologia de microensaio de proteínas e de alérgenos recombinantes tornou possível o desenvolvimento de novas formas de testar diversos alérgenos, colaborando para a melhor caracterização da etiologia alérgica. Importante ressaltar que a presença de IgE específica elevada não significa necessariamente doença, mas sim sensibilização do paciente.[1]

EXAME CITOLÓGICO NASAL

A citologia nasal tem como vantagem ser de fácil realização e a desvantagem da pouca especificidade. Auxilia na diferenciação entre rinite alérgica, não alérgica e infecciosa. A avaliação das células na secreção nasal pode também orientar o prognóstico de uma doença e sua resposta ao tratamento. O método de coleta mais empregado aplica-se à região do meato médio. Em indivíduos sem rinite, observam-se numerosas células epiteliais, incluindo colunares ciliadas e não ciliadas, globosas e basais. Alguns neutrófilos, eosinófilos e poucas bactérias podem ser vistos. Em pacientes com rinite alérgica ativa ou rinite eosinofílica não alérgica existe aumento de eosinófilos. Na rinite irritativa, não há alteração significativa do citológico nasal. Na infecciosa bacteriana, observam-se células ciliadas em número diminuído e anormais, aumento de células inflamatórias como linfócitos, neutrófilos, mastócitos e bactérias. Nas infecções virais, as células epiteliais ciliadas têm sua estrutura destruída.[1]

TESTES OBJETIVOS DE PERMEABILIDADE NASAL

A rinometria acústica e a rinomanometria computadorizada são úteis na avaliação e monitoração da resposta ao tratamento clínico ou cirúrgico, mas não no diagnóstico da etiologia alérgica, a menos que utilizadas como parâmetro de avaliação da resposta à provocação nasal com antígenos. A rinometria acústica é um exame estático que calcula a área de secção transversal e o volume da cavidade nasal; já a rinomanometria é um exame dinâmico, em que é medida a resistência nasal.[1]

EXAMES LABORATORIAIS

O aumento de eosinófilos séricos é comum nas doenças tipo 2, incluindo a rinite alérgica. Nesse caso, embora a dosagem de IgE sérica total seja um método bastante sensível, é pouco específica. Tal aumento pode estar associado às parasitoses intestinais, pois essa imunoglobulina é um dos principais fatores humorais da defesa do hospedeiro contra os helmintos.[1]

EXAMES DE IMAGEM

Os exames de imagem são utilizados apenas para confirmar suspeitas que não foram sanadas após o exame físico e a nasofibroscopia.[1]

TRATAMENTO

O tratamento da rinite alérgica baseia-se em três pilares: higiene ambiental, tratamento medicamentoso e imunoterapia.[1]

PREVENÇÃO

A prevenção é o primeiro passo no tratamento da rinite alérgica. Não existindo contato entre o alérgeno e o paciente alérgico, os sintomas melhoram, ocasionando redução ou até mesmo a suspensão do uso de medicações.[1,8]

Entre os fatores alérgenos domésticos a serem evitados estão os ácaros, fungos, baratas assim como os animais domésticos. Outro aspecto importante é a retirada dos agentes irritantes, principalmente a fumaça e os agentes poluidores do ambiente.[1]

As medidas para higiene ambiental podem ser primárias, e seu objetivo é prevenir a sensibilização do paciente (Tabela 38.2), ou secundárias, para reduzir os sintomas quando a sensibilização já ocorreu (Tabela 38.3).[8,9]

Tabela 38.2 Medidas a ser adotadas para reduzir a chance de sensibilização (prevenção primária).

- Evitar o tabagismo durante a gravidez e a infância
- Aleitamento materno exclusivo até 6 meses de vida
- Evitar ambientes úmidos e com poluentes internos
- Eliminar substâncias irritantes do meio ambiente

Tabela 38.3 Medidas a ser adotadas para prevenir ou minimizar as crises (prevenção secundária).

- Redução de poeira doméstica e ácaros: lavar a roupa de cama semanalmente; encapar travesseiros e colchões; usar aspiradores de pó com filtro HEPA (*high efficiency particulate air filter*); usar pano úmido para limpeza; remover carpetes e brinquedos de pelúcia; colocar colchões, tapetes e travesseiros ao sol (por pelo menos 3 h)
- Medidas para reduzir antígenos de animais domésticos: não permitir a entrada de animais domésticos em casa. Se possível, encontrar um novo lar para eles
- Medidas para evitar contato com bolor: utilizar desumidificadores; fazer a manutenção frequente de equipamentos de ar-condicionado; consertar vazamentos de água

A atividade física melhora os sintomas da rinite alérgica. Existe apenas uma pequena parcela de pacientes que piora com a prática esportiva. A natação não é contraindicada a menos que o cloro irrite a mucosa do indivíduo.[1,8]

O tratamento não farmacológico, além da prevenção, envolve a lavagem nasal com solução salina, com o objetivo de limpar e diluir o muco nasal. Existem soluções isotônicas e hipertônicas, porém, ainda não há consenso de qual é a mais eficaz. Não utilizar soluções geladas ou quentes, que devem estar à temperatura ambiente.[1]

TRATAMENTO MEDICAMENTOSO

Anti-histamínicos

A histamina é o principal mediador liberado na degranulação dos mastócitos, ocasionando vasodilatação, edema, aumento da secreção e prurido. A principal classe de medicamentos orais para o tratamento dos sintomas é a dos anti-histamínicos anti-H1, que atuam como agonistas inversos do receptor da histamina.[1]

Clinicamente, os anti-histamínicos são divididos em: clássicos ou de primeira geração, e os não clássicos ou de segunda geração. Os anti-histamínicos clássicos incluem o cetotifeno, clemastina, dexclorfeniramina, hidroxizina e prometazina. São moléculas pequenas, que facilmente atravessam a barreira hematoencefálica, caracterizando-se por efeito sedativo. Além disso, são altamente lipofílicos e têm efeitos anticolinérgicos. Causam fadiga e sonolência em 10 a 25% dos pacientes e diminuem a capacidade de realizar tarefas que exigem habilidade motora. São cada vez menos usados no dia a dia, a não ser em casos em que se desejam efeitos sedativos.[1,10]

Os anti-histamínicos não clássicos ou de segunda geração incluem cetirizina, desloratadina, ebastina, fexofenadina, levocetirizina, loratadina, rupatadina, bilastina (para uso sistêmico) e azelastina (para uso tópico nasal). São moléculas grandes e pouco lipofílicas e embora sejam bastante seguras e não causem sedação nas doses habituais, podem provocar quadros de depressão do sistema nervoso central quando ocorre superdosagem.[1]

Os anti-histamínicos são considerados padrão ouro no tratamento e apresentam rápido início de ação, sendo indicados para aliviar prurido, espirros e rinorreia, porém, exercem pequeno efeito sobre a obstrução nasal (Tabela 38.4). Para o alívio desse sintoma, podem ser administrados associados a descongestionantes orais.[1,10]

Descongestionantes

Provocam alívio da congestão nasal. Atuam como estimulantes adrenérgicos, cuja ação principal é a vasoconstrição (ver Tabela 38.1). De acordo com a via de aplicação, são divididos em dois grupos, orais e tópicos, e ambos apresentam efeitos sistêmicos. Os descongestionantes de uso tópico (efedrina, fenilefrina, tuaminoeptano, nafazolina, oximetazolina, xilometazolina e fenoxazolina) têm efeito rápido, devendo ser administrados somente em situações particulares como, por exemplo, no início de infecções nasais. Não devem ser utilizados por mais de 7 a 10 dias, sob pena de desencadeamento de rinite medicamentosa (efeito rebote).[1,2,11]

Os descongestionantes sistêmicos (pseudoefedrina e fenilefrina) não têm efeito rebote. Seu início de ação é ao redor de 30 minutos e os efeitos colaterais mais comuns são nervosismo, tremores, cefaleia, insônia, aumento da pressão sanguínea e retenção urinária em pacientes com hipertrofia prostática.[1]

Anticolinérgicos

O brometo de ipratrópio compete com a acetilcolina pelos receptores muscarínicos. É pouco absorvido pela mucosa nasal e tem efeito apenas local. Nas doses usuais reduz a rinorreia, com pequeno efeito sobre a obstrução. Seus efeitos colaterais mais frequentes são secura e irritação da mucosa nasal, epistaxes e cefaleia. A apresentação tópica nasal não está disponível no Brasil.[1,10]

Cromoglicato dissódico

O cromoglicato dissódico estabiliza a membrana dos mastócitos, reduzindo sua degranulação. Clinicamente, controla espirros, rinorreia e prurido, tendo pouca ação sobre a obstrução (ver Tabela 38.1). Seu efeito pleno surge em aproximadamente 2-4 semanas, devendo ser usado de forma profilática. Por apresentar grande segurança clínica, pode ser indicado para crianças pequenas. Os principais efeitos colaterais são irritação local, gosto amargo e espirros.[1] Sua maior eficácia é obtida quando administrado antes do contato com os alérgenos, por esse motivo é considerado uma medicação de segunda linha.[10]

Tabela 38.4 Efeito dos medicamentos sobre os sintomas de rinite alérgica.

	Espirros	Rinorreia	Obstrução nasal	Prurido nasal
Anti-histamínico oral	++	++	+	+++
Anti-histamínico intranasal	++	++	+	++
Corticosteroide tópico intranasal	+++	+++	+++	++
Cromoglicato dissódico	+	+	+	+
Descongestionante intranasal	0	0	++++	0
Descongestionante oral	0	0	+++	0
Antileucotrienos	0	+	++	0

Corticosteroides

Os corticosteroides promovem redução local do número de mastócitos assim como diminuição do influxo de basófilos e eosinófilos. Além disso, inibem a ação da fosfolipase A2 sobre o ácido araquidônico, diminuindo a liberação de prostaglandinas e leucotrienos.[1]

Os corticosteroides podem ser administrados de forma sistêmica ou tópica. No caso da rinite alérgica, a via sistêmica oral é muito pouco utilizada, sendo reservada para quadros graves e por curto espaço de tempo. Injeções de depósito devem ser evitadas, pois podem acarretar efeitos colaterais graves, algumas vezes irreversíveis. Além disso, podem causar alterações no crescimento na população pediátrica.[1,10] A recomendação do último consenso americano é contra a sua utilização.[10]

Diferentemente de anti-histamínicos, descongestionantes e anticolinérgicos, os corticosteroides tópicos nasais são empregados como medicamentos preventivos e considerados padrão ouro. Sua ação plena demora alguns dias para ser alcançada. Seu uso diminui os espirros, a rinorreia, o edema das conchas nasais e, consequentemente, obstrução nasal (ver Tabela 38.1).[1,10]

Atualmente, existem diversos corticosteroides tópicos nasais disponíveis: beclometasona, budesonida, ciclesonida, propionato de fluticasona, furoato de fluticasona, furoato de mometasona e triancinolona. Constituem opção terapêutica efetiva e segura para o tratamento da rinite alérgica. A grande vantagem da aplicação tópica é a menor probabilidade de efeitos adversos sistêmicos. A dose plena é empregada até que se consiga um controle eficaz dos sintomas, quando então deve ser reduzida para o mínimo possível. Os efeitos colaterais mais frequentemente encontrados com a utilização dos corticosteroides nasais são irritação, mucosa seca, sabor desagradável e epistaxe.[12]

Nas doses recomendadas, aparentemente não há impacto sobre o eixo hipotálamo-hipófise adrenal, contudo, pode haver efeito a curto prazo sobre o crescimento estatural em crianças.[10] Quanto a complicações oculares, as revisões sistemáticas não demonstram impacto clinicamente relevante na pressão ocular, glaucoma ou catarata.[10]

Antileucotrienos

Os leucotrienos são mediadores da resposta alérgica, causando vasodilatação e congestão nasal. Existem dois grandes grupos de antileucotrienos, os inibidores de síntese e os antagonistas de receptores como montelucaste. O montelucaste reduz os sintomas nasais de forma consistente e melhora a qualidade de vida, contudo, devido às possíveis alterações neuropsiquiátricas, não devem ser utilizados como monoterapia, a não ser em casos em que há contraindicação às outras possíveis terapias.[10]

Combinações de drogas

Atualmente, associações de medicações tópicas (fluticasona e azelastina) ou orais (montelucaste e levocetirizina) estão disponíveis para o tratamento da rinite alérgica.[1]

A combinação anti-histamínico e montelucaste controla os sintomas da rinite alérgica de forma mais eficaz que o placebo e que as drogas isoladas. Atualmente considera-se que não deve ser prescrita como primeira opção pela possibilidade de alterações neuropsiquiátricas, mas é uma alternativa no caso de contraindicações aos outros tratamentos.[10]

A combinação de anti-histamínico tópico com corticosteroide tópico apresenta um rápido e eficaz início de ação assim como adequado efeito preventivo, inclusive quando comparado às drogas isoladas. Alguns pacientes queixam-se de gosto amargo após seu uso. É fortemente recomendada, mas o tratamento inicial deve ser feito com monoterapia.[10]

IMUNOTERAPIA

A imunoterapia específica com alérgenos tem como finalidade reduzir o grau de sensibilização e a reatividade aos antígenos, diminuindo a dose ou até mesmo retirando a medicação utilizada. É a única terapia capaz de alterar a história natural da doença alérgica, reduzindo a produção de IgE específica. A imunoterapia alérgeno-específica está indicada para o tratamento da rinite quando os seguintes critérios são preenchidos: doença mediada por IgE, falha da higiene ambiental no controle dos sintomas, falha da farmacoterapia (ausência de efeito, desenvolvimento de efeitos colaterais ou não adesão) e disponibilidade de extratos de boa qualidade.[1]

Está indicada apenas em pacientes portadores de rinite do tipo alérgica, comprovada por testes cutâneos ou IgE sérica específica. Além disso, é fundamental a confirmação da relação causal entre a exposição ao alérgeno e a manifestação clínica do paciente. Outro aspecto importante é a informação ao paciente de que se trata de uma terapia longa (com duração de 2 a 5 anos) e que, inicialmente, não substitui o uso dos medicamentos.[1]

BIOLÓGICOS

Recentemente, nota-se o uso das terapias biológicas em diversas doenças, inclusive do tipo 2 como as rinossinusites. Embora os estudos mostrem resultados promissores, ainda não há aprovação de nenhuma delas para uso comercial na rinite alérgica.[10]

COMORBIDADES

A rinite alérgica, além de alterar de forma significativa a qualidade de vida, está relacionada a distúrbios do sono e infecções virais. A ICAM-1 é uma das moléculas de adesão relacionadas à atração de eosinófilos na mucosa nasal de alérgicos, mas também é o receptor de cerca de 90% dos rinovírus. Essa é uma das explicações para a maior suscetibilidade às infecções de indivíduos com rinite alérgica.[13]

DISFUNÇÃO TUBÁRIA E OTITE MÉDIA SEROSA

O edema inflamatório alérgico atingindo a tuba auditiva ou seu óstio pode gerar sua disfunção. Pacientes com rinite alérgica apresentam maior risco de disfunção da tuba auditiva quando comparados com não alérgicos, por meio da timpanometria, principalmente durante a infância. Além disso, a secreção da orelha média de pacientes alérgicos com otite média serosa apresenta maior quantidade de eosinófilos, IL-4 e IL-5, quando comparada com a secreção de pacientes não alérgicos, sugerindo a participação da alergia na sua gênese.[1]

RINOSSINUSITE

O papel da alergia nas doenças rinossinusais permanece indefinido. Especula-se que a inflamação alérgica nasal favoreça o desenvolvimento da rinossinusite aguda ou crônica, por causa da produção de edema e hipersecreção da mucosa nasossinusal e consequente estase do muco nos seios paranasais. Apesar de ser uma hipótese atrativa, faltam estudos prospectivos que comprovem que a rinite alérgica seja um fator de risco para as rinossinusites.[1]

A relação da rinite alérgica com polipose continua em discussão, permanecendo indefinida, apesar de existirem algumas similaridades na resposta inflamatória do tipo 2. Estima-se que apenas 1,5% dos pacientes com rinite alérgica apresente pólipos nasais. Alguns estudos apontam uma relação entre a doença atópica do compartimento central e a rinite alérgica.[14]

ASMA

A rinite está associada ao forte risco de desenvolvimento de asma. A prevalência de asma em pacientes sem rinite é menor que 2%, já a prevalência em pacientes com rinite varia de 10 a 40%, dependendo do estudo. Entre os asmáticos, os sintomas de rinite podem estar presentes em cerca de 100% dos pacientes, sugerindo o conceito de vias aéreas unidas, cujo princípio básico é que as duas condições são manifestações de uma síndrome em duas partes do trato respiratório e quanto mais graves os sintomas da rinite, mais graves os da asma. Além da associação epidemiológica, a semelhança do processo inflamatório nas mucosas nasal e brônquica são fatores que fortalecem esse conceito. A presença da rinite alérgica comumente exacerba os sintomas da asma e, quando tratada, reduz pela metade o risco de crises com hospitalizações pelo quadro pulmonar.[1]

ALTERAÇÕES DO CRESCIMENTO CRANIOFACIAL

A maior parte do crescimento da cabeça de uma criança está na face. A respiração bucal gera sinais diferentes ativando sistemas distintos para o estímulo do crescimento, podendo resultar em uma variação morfológica da face. Entre as causas mais frequentes de respiração bucal encontram-se a rinite alérgica e a hipertrofia adenoideana, estando presente na maioria das crianças com alterações dentárias que necessitam de correção ortodôntica.[1]

Além das alterações do crescimento craniofacial, a rinite alérgica pode acarretar alterações funcionais no sistema estomatognático, ocasionado mudanças nas funções de respiração, mastigação e deglutição.[1]

RINITES NÃO ALÉRGICAS

As rinites não alérgicas são diagnósticos de exceção em relação à rinite alérgica. Apresentam os mesmos sintomas, porém, não são mediadas por reação de hipersensibilidade do tipo 1 (IgE). A fisiopatologia de cada rinite é distinta, sendo algumas bem conhecidas e outras não, apenas supostas. Os dados epidemiológicos sobre as rinites não alérgicas são escassos.[15]

RINITE IDIOPÁTICA

Antigamente conhecida como rinite vasomotora, a rinite idiopática recebeu esse nome porque seus fatores desencadeantes são inespecíficos e sua fisiopatologia ainda não é elucidada. Os pacientes apresentam uma hiper-reatividade nasal neural, caracterizada por obstrução nasal e rinorreia, desencadeada pelo contato com substâncias ambientais inespecíficas, como mudanças de temperatura e umidade, exposição a odores fortes (perfumes, cloro) e irritantes (poluição ambiental, fumaça de cigarro). A dosagem de IgE é normal e o citológico nasal mostra pouco ou nenhum eosinófilo. Geralmente acomete adultos, na maioria do sexo feminino, por volta dos 40 aos 60 anos. O tratamento é feito com corticosteroide tópico nasal.[1,15]

RINITE EOSINOFÍLICA NÃO ALÉRGICA

A rinite eosinofílica não alérgica (RENA) caracteriza-se pela presença de eosinofilia nasal, associada a testes alérgicos cutâneos e níveis de IgE normais. Acomete indivíduos acima dos 20 anos. Os sintomas perenes de espirros, rinorreia e prurido nasal são desencadeados por irritantes inespecíficos.[1]

A fisiopatologia da RENA não está definida. Sabe-se que aproximadamente 30% dos pacientes apresentam pólipos nasais e alguns evoluem para intolerância ao ácido acetilsalicílico (doença respiratória exacerbada por aspirina, DREA). Existe ainda uma associação com hiper-reatividade brônquica inespecífica em 50% dos casos. O tratamento é baseado no uso de corticosteroides nasais, sendo ainda recomendado evitar o uso de ácido acetilsalicílico e de anti-inflamatórios não hormonais.[14]

RINITE HORMONAL E GESTACIONAL

A rinite hormonal é descrita na gravidez, durante a menstruação, com o uso de contraceptivos orais e hipotireoidismo. Algumas mulheres têm obstrução nasal durante a menstruação ou por uso de contraceptivos hormonais com dosagens elevadas de estrógenos. Os hormônios estrógenos e fatores de crescimento placentários atuam sobre o trofismo da mucosa nasal, por meio dos receptores estrogênicos nas terminações nervosas. Atuam, ainda, ativando o sistema nervoso parassimpático, desencadeando congestão, espirros e rinorreia.[1,15]

A rinite gestacional é caracterizada por obstrução nasal que ocorre mais comumente durante o segundo e terceiro trimestres de gestação e termina após o parto. Atinge cerca de 30 a 40% das gestantes, sendo pior em multíparas. Durante a gestação, a progesterona relaxa a musculatura lisa dos vasos nasais e o estrógeno provoca predomínio do parassimpático, ocasionando edema da mucosa nasal. As gestantes devem evitar o consumo de medicamentos sem prescrição médica. Além da lavagem nasal com soro fisiológico, o corticosteroide tópico nasal é um método seguro de tratamento.[15]

RINITE INDUZIDA POR DROGAS E MEDICAMENTOSA

Rinite induzida por drogas é caracterizada por congestão nasal ocasionada pelo uso de drogas sistêmicas, especialmente os anti-hipertensivos (reserpina, guanitidina, fentolamina, metildopa, inibidores da enzima conversora de angiotensina [ECA] e betabloqueadores), anti-inflamatórios não hormonais, sildenafila e clorpromazina.[10,15]

Já a rinite medicamentosa ocorre devido ao uso prolongado de descongestionantes tópicos nasais e consequente efeito rebote de vasodilatação. Os vasoconstritores tópicos não devem ser utilizados por mais de 5 a 7 dias, pois reduzem de 30 a 40% o fluxo sanguíneo na mucosa nasal, o que a longo prazo pode gerar destruição do epitélio e perfuração septal. Deve-se investigar as alterações anatômicas nasais que ocasionaram o uso do descongestionante tópico, que deve ser suspenso. Lavagem nasal, corticosteroides tópicos, descongestionantes sistêmicos e a cirurgia nasal, quando indicada, são possibilidades de tratamento.[1,11,15]

RINITE POR IRRITANTES

É aquela causada exclusivamente por um ou mais agentes irritantes, em que está excluído o mecanismo alérgico. Quando ocorre em ambientes de trabalho, constitui a rinite ocupacional, sendo comum em locais de trabalho onde os irritantes ambientais são abundantes.[16]

Os agentes irritantes atuam sobre as terminações nervosas da mucosa, provocando vasodilatação e consequentemente obstrução e sensação de irritação nasal. Geralmente, os sintomas diminuem quando o paciente se afasta do agente indutor. Necessita de tratamento com corticoterapia tópica e sintomáticos, como descongestionantes orais.[16]

RINITE GUSTATIVA

A rinite gustativa é relativamente rara que, entretanto, causa grande desconforto ao paciente. Geralmente acomete indivíduos idosos, que manifestam uma rinorreia aquosa ao entrar em contato com alimentos condimentados e quentes. A capsaicina, presente na pimenta, parece ter importância nesse processo.[10,15]

O tratamento é realizado com anticolinérgicos tópicos diariamente, ou antes das refeições nos pacientes mais reativos.[10,15]

RINITE DO IDOSO

Com o avanço da idade, ocorrem mudanças fisiológicas na vasculatura e nos tecidos conectivos do nariz que podem predispor o indivíduo a sintomas de rinite. A rinite nos idosos raramente tem causa alérgica, sendo geralmente provocada por mecanismos não alérgicos, como o desequilíbrio autonômico. Os sintomas de secreção nasal e retronasal tornam-se comuns, causando desconforto, principalmente ao se ingerir alimentos quentes e ao deitar à noite. Além disso, muitas drogas comumente usadas por idosos, como betabloqueadores e inibidores da ECA, podem causar rinite, cujo sintoma costuma ser normalmente a obstrução nasal.[15]

O tratamento com anticolinérgicos tópicos controla a rinorreia e costuma ser satisfatório. Os anti-histamínicos de segunda geração são seguros nos idosos, já os clássicos podem causar retenção urinária. Descongestionantes frequentemente promovem efeitos colaterais cardiovasculares, devendo ser evitados. É importante observar que a incidência de tumores malignos aumenta na terceira idade, por esse motivo o exame minucioso da cavidade nasal é imprescindível nessa faixa etária.[10,15]

RINITE NO ESPORTE

A rinite do atleta é uma entidade pouco frequente. Embora o exercício seja um potente vasoconstritor, pois o aumento da pulsação diminui a resistência nasal por cerca de até uma hora após o exercício, em atletas é detectável um efeito rebote, especialmente em corredores de longa distância e ciclistas.[1]

RINITE ATRÓFICA

São classificadas como primária, secundária e ozenosa.[1] A forma primária apresenta atrofia moderada da mucosa nasal assintomática, sem comprometimento ósseo ou cartilaginoso e sem formação de crostas. Pode representar o estágio inicial das formas secundária ou ozenosa. A forma secundária decorre de doença infecciosa local ou sistêmica, habitualmente granulomatosa, de cirurgia prévia (p. ex., turbinectomias amplas) ou trauma nasal. Apresenta formação de crostas, porém sem fetidez.[1]

Já a rinite ozenosa é caracterizada pela atrofia osteomucosa das conchas nasais, ocorrendo a formação de crostas e secreção fétida. Hiposmia, obstrução nasal e epistaxe podem estar presentes. A causa é desconhecida, sendo atribuída à infecção causada pela *Klebsiella ozenae*.[1]

O tratamento clínico é realizado com lavagem nasal com antibióticos ou estrógenos, porém geralmente é ineficaz. Cirurgias que visam estreitar a cavidade do nariz oferecem resultados mais satisfatórios, porém ainda limitados.[1]

RINITES INFECCIOSAS

Correspondem ao maior grupo de rinites e são divididas em agudas ou crônicas.

Rinites infecciosas agudas

São causadas pelos seguintes vírus: rinovírus, doronavírus, parainfluenza vírus, adenovírus, enterovírus, *influenza* e vírus sincicial respiratório. A infecção ocorre por contato pessoal e não é acompanhada de febre ou complicações. Apresenta resolução espontânea e o tratamento deve ser sintomático. A rinite causada pelo vírus *influenza* provoca sintomas de maior gravidade, sendo acompanhada de febre, mal-estar e cefaleia. Campanhas anuais de vacinação minimizam as infecções pelo *influenza* tipo A, sendo direcionadas para pacientes com imunodeficiência.[1]

Já as rinites bacterianas agudas geralmente iniciam-se após uma rinite viral, e seus principais agentes são: *Staphylococcus aureus, Streptococcus pneumoniae, Streptococcus pyogenes, Neisseria meningitidis e Haemophilus influenzae*.[1]

Rinites infecciosas crônicas

São divididas em: específicas, decorrentes das chamadas doenças ulcerosas e granulomatosas (leishmaniose, hanseníase, paracoccidioidomicose, tuberculose e sífilis), e inespecíficas (extremamente raras).[1]

RINITE ALÉRGICA LOCAL

Alguns pacientes diagnosticados com rinite não alérgica desenvolvem sintomas após exposição a alérgenos, com produção local de IgE específica. Esses indivíduos são portadores do que se denomina rinite alérgica local (RAL). Estudos observaram que mais de 47% dos casos de rinites não alérgicas podem ser consequência da produção de IgE específica apenas na mucosa nasal.[17]

O diagnóstico é baseado na demonstração da presença de IgE específica nasal pelo teste de provocação nasal com alérgenos sem a presença de atopia sistêmica, ou seja, com resultado negativo para testes cutâneos e IgE específica. O lavado da secreção nasal é muito útil para avaliação da celularidade, presença de mediadores inflamatórios e da IgE específica. A provocação nasal é considerada como padrão ouro para o diagnóstico da RAL, contudo, não é um teste de rotina, necessitando de equipe treinada e consumindo muito tempo. Logo, é importante o desenvolvimento de um método barato de dosagem de IgE específica na secreção nasal para facilitar o diagnóstico desse grupo de pacientes.[18]

Pacientes com RAL apresentam os mesmos sintomas clássicos da rinite alérgica, cujos antígenos envolvidos são ácaros, pólens e fungos, afetando tanto crianças quanto adultos. O tratamento não difere da rinite alérgica, os medicamentos disponíveis alcançam boa resposta e a imunoterapia específica produz melhora.[17,18]

Recentemente foi descrita uma nova variante da rinite alérgica local, chamada de rinite alérgica dual. Os pacientes caracterizam-se por apresentar um quadro de sensibilização local para alguns antígenos e sensibilização "sistêmica" para outros.[19]

CONSIDERAÇÕES SOBRE O TRATAMENTO EM CRIANÇAS COM RINITE ALÉRGICA

A rinite alérgica é menos prevalente nas crianças com menos de 2 anos de idade. Elas, entretanto, podem apresentar episódios frequentes de sintomas semelhantes aos de alérgicos, incluindo rinorreia, espirros, olhos coçando etc., os quais, eventualmente, se devem a outros gatilhos mais comuns, como doenças virais recorrentes.[1,10]

As opções farmacológicas para crianças com menos de 2 anos são limitadas. Anti-histamínicos de segunda, como cetirizina, levocetirizina e desloratadina, têm indicações a partir de 6 meses de idade e são uma opção no tratamento. Anti-histamínicos de primeira geração (difenidramina, clorfeniramina) têm a desvantagem de serem lipofílicos e atravessarem a barreira hematoencefálica. Os efeitos colaterais indesejados desses medicamentos tornam seu uso difícil e perigoso, não sendo indicados.[10]

Para a crianças acima de 2 anos, o tratamento da rinite alérgica é muito semelhante ao do paciente adulto e depende principalmente da frequência e gravidade dos sintomas.[10]

Sintomas leves ou episódicos podem ser tratados com medicamentos destinados a abordar o(s) sintoma(s) específico(s). Um anti-histamínico de segunda geração pode ser utilizado conforme

Finalmente, distúrbios da tireoide podem estar correlacionados com formas de rinite hormonal, mas sem evidência.[11]

O corticoide nasal é o tratamento mais recomendado para rinite hormonal seguido de anti-histamínico de segunda geração.[11]

RINITE GESTACIONAL

A rinite alérgica é tão prevalente que está presente em cerca de 20 a 40% das mulheres em idade fértil. Porém, a sua evolução clínica durante a gravidez é completamente imprevisível, pois tanto pode permanecer estável, como pode melhorar ou agravar-se. De fato, cerca de 10 a 30% das mulheres relata um agravamento da rinite durante a gravidez.[12]

A rinite gestacional, na prática clínica, pode caracterizar-se como uma congestão nasal limitada ao período gestacional, com sintomas mais proeminentes durante o segundo e terceiro trimestres. Com uma duração de pelo menos seis semanas, sem outros sinais de infecção respiratória e sem causa alérgica conhecida, desaparece completamente dentro de duas semanas após o parto. Apresenta entre 22 e 30% de incidências.[12]

A progesterona e o estrogênio aumentam significativamente a expressão de receptores de histamina nas células epiteliais nasais.[10] Esse aumento pode explicar parcialmente o agravamento dos sintomas durante a gravidez, uma vez que um número mais elevado de receptores de histamina levará a maior edema e maior hiperreatividade da mucosa nasal, desencadeando uma resposta alérgica mais intensa e contribuindo para a instalação da rinite.[13]

Para além dessa ação na mucosa nasal, a progesterona é ainda responsável por vasodilatação e consequente aumento do fluxo sanguíneo, que pode ser 40% superior relativamente a uma mulher não grávida. Assim, poderia existir um extravasamento de plasma sanguíneo para o estroma da mucosa nasal, que seria levada ao edema, explicando o surgimento de obstrução nasal na rinite gravídica.[11,13]

Por outro lado, o estrogênio inibe a acetilcolinesterase, a enzima responsável por degradar a acetilcolina, o principal neurotransmissor do sistema nervoso parassimpático. Esse aumento da atividade colinérgica com predomínio do sistema nervoso parassimpático provoca o edema da mucosa nasal e a consequente obstrução.[13]

A principal consequência dessa obstrução nasal é a dificuldade de respirar pelo nariz, levando a aumento da tendência de respiração pela boca bem como de roncopatia, sono não restaurador e irritabilidade. No espectro das complicações perinatais, a roncopatia tem uma associação comprovada com diversas patologias, entre as principais delas, a hipertensão gestacional que, por sua, vez pode levar à pré-eclâmpsia, restrição do crescimento fetal, com índices de Apgar mais baixos e diabetes gestacional.[14]

As intervenções não farmacológicas podem e devem ser os primeiros cuidados considerados. É de se mencionar a elevação da cabeceira da cama de 30 a 45º, obtida tanto por meio de objetos que calcem os pés da cama, como pela utilização de almofadas extras, de modo a evitar a obstrução nasal;[11] o controle ambiental e lavagem nasal com solução salina, principalmente antes de comer e dormir, além de outras medidas como dilatador nasal e exercício físico.[13]

Os anti-histamínicos não-clássicos, ou de segunda e terceira geração são tratamentos farmacológicos indicados. Entre os anti-histamínicos de segunda geração, a loratadina e a cetirizina podem ser a primeira opção em caso de gravidez, apoiada pelas evidências científicas, que atribuem a categoria "B" a ambos.[14]

Os corticosteroides tópicos nasais, os fármacos mais eficazes para o tratamento dos sintomas da rinite, devem ser considerados como primeira linha no tratamento sintomático.[13,14] Ao contrário dos corticosteroides orais, eles têm sido muito usados pela população grávidica, sem relatos de teratogenicidade em humanos.[14]

RINITE INDUZIDA POR MEDICAMENTOS

Uma notícia estarrecedora: "os principais prescritores de medicamentos são indivíduos que não possuem domínio acerca do tema". Esse dado alarmante divulgado pelo Instituto de Ciência, Tecnologia e Qualidade (ICTQ), em 2018, mostra que as recomendações de medicamentos de terceiros, como familiares, amigos e vizinhos, compreendendo respectivamente 68, 41 e 27%, e de balconistas de farmácia somam cerca de 48% das vendas.[15,16] A "cultura da automedicação" está enraizada no Brasil por diversas razões como, por exemplo, dificuldade de acesso a consultas médicas em certas regiões do país, pesquisa na internet por leigos, facilidade de acesso às farmácias pela grande quantidade de lojas, venda sem prescrições e até grupos em redes sociais orientando tratamento.[17]

Porém, o uso indiscriminado de fármacos pode causar problemas à saúde, como a rinite medicamentosa. A rinite secundária ao uso de medicamentos é dividida em dois subgrupos conforme seja causada por efeitos adversos de tratamentos com fármacos sistêmicos ou por abuso de descongestionante tópico nasal, essa última mais conhecida como rinite medicamentosa, rebote ou química.[18,19] Outra situação a se considerar é o uso de drogas ilícitas.

A fisiopatologia das rinites induzidas por medicamentos é múltipla e complexa. Ela pode ser classificada como inflamatória local, neurogênica e idiopática. O tipo inflamatório local ocorre quando o uso de um medicamento causa alteração direta nos mediadores inflamatórios da mucosa nasal (p. ex., anti-inflamatórios não esteroidais). O tipo neurogênico ocorre após o uso de uma droga que modula sistemicamente a estimulação neural, levando a alterações posteriores na mucosa nasal (p. ex., anti-hipertensivos, alfa/beta-agonistas e psicotrópicos). A idiopática acontece quando um mecanismo bem definido não foi elucidado.[20,21]

De forma didática, são citadas a seguir e nas Tabelas 39.1 e 39.2 as principais drogas que podem estar relacionadas com esse tipo de rinite.

Às vezes, é importante perguntar se o paciente está usando algum remédio para tratamento, pois algumas medicações não são de uso contínuo, mas podem causar rinite medicamentosa. Medicamentos como: inibidores seletivos da fosfodiesterase-5 (sildenafil, tadalafil e vardenafil) podem provocar vasodilatação dos tecidos dos cornetos nasais e causar obstrução nasal.[20]

O primeiro critério diagnóstico para rinite medicamentosa foi proposto em 1952.[22] Muitos critérios diagnósticos têm sido usados desde então, embora nenhum tenha sido validado até o momento. Ainda não há consenso sequer sobre o tempo de uso de medicamentos capaz de levar a rinite medicamentosa.[19] Embora inconclusivos, estudos sugerem que o uso de descongestionantes intranasais devem ser interrompidos após 3 dias para evitar congestão rebote.[23]

O quadro clínico da rinite medicamentosa é caracterizado por congestão nasal, geralmente sem rinorreia, gotejamento pós-nasal ou espirros,[24] além de história de uso de medicamentos que possam estar relacionados com a doença. Alguns autores assim descrevem casos de dependência psicológica e abstinência: consistem em dores de cabeça, inquietação e ansiedade após descontinuação dos descongestionantes nasais.[18,25]

No exame físico, somente pelo aspecto da mucosa, é difícil diferenciar a rinite medicamentosa da alérgica e da infecciosa. Indicativamente, podem haver áreas de hiperemia com pontos de sangramento e sem muco.[22,26,27]

Em geral, o tratamento para a rinite induzida por drogas é a cessação do uso do medicamento utilizado, quando possível.[23] É imprescindível descobrir os fatores que levaram o paciente a utilizar os descongestionantes tópicos: rinite alérgica, rinite não alérgica, infecção de vias aéreas superiores, rinossinusite crônica, desvio de septo etc.

Corticoides tópicos e até mesmo os corticoides orais por alguns dias podem ajudar a reduzir o edema da mucosa nasal e melhorar os sintomas congestivos.[28] Atualmente, propionato de fluticasona e

Tabela 39.1 Medicações associadas com rinite induzida por drogas.[19]

Anti-hipertensivos
• Amilorida • Inibidores da enzima conversora de angiotensina • Betabloqueadores • Doxazosina • Clorotiazida • Clonidina • Guanetidina • Hidralazina • Hidroclorotiazida • Metildopa • Fentolamina • Prazosina • Reserpina
Inibidores da fosfodiesterase-5
• Sildenafil • Tadalafil • Vardenafil
Hormônios
• Estrógenos exógenos • Contraceptivos orais
Analgésicos
• Aspirina® • Anti-inflamatórios
Psicotrópicos
• Clordiazepóxido-amitriptilina • Clorpromazina • Risperidona • Tioridazina
Outros
• Cocaína • Gabapentina

Tabela 39.2 Descongestionantes causadores de rinite medicamentosa.[19]

Descongestionantes nasais
Simpaticomiméticos
Anfetamina
Benzedrina
Cafeína
Efedrina
Mescalina
Fenilefrina
Fenilpropanolamina
Pseudoefedrina
Imidazolina
Clonidina
Nafazolina
Oximetazolina
Xilometazolina

beclometasona são os únicos corticoides nasais aprovados pela Food and Drug Administration (FDA), nos EUA, para o tratamento de rinite não alérgica.[29] Quando o corticoide tópico isoladamente não for efetivo, pode-se associar anti-histamínico tópico.[20,30] Os anti-histamínicos intranasais são eficazes para rinite não alérgica, provavelmente devido às suas ações como anti-inflamatórios e bloqueadores neuro inflamatórios. Somente a azelastina é aprovada pela FDA para tratamento de rinite não alérgica.[29]

Uma revisão sistemática sobre manejo em rinite medicamentosa, publicada em 2018, resume bem o que sofrem os especialistas: "é uma condição generalizada e frustrante para pacientes e médicos, sem consenso sobre tipo de tratamento ou duração do tratamento. A falta de regime de padrão está diretamente ligada à incerteza do mecanismo fisiopatológico".[31]

RINITE IDIOPÁTICA

A rinite não alérgica não é uma doença única com um mecanismo subjacente, mas é, em vez disso, uma coleção de múltiplas condições distintas que causam sintomas nasais semelhantes.[32] A forma clinicamente mais prevalente desse tipo de rinite é a idiopática (conhecida como vasomotora), caracterizada por sintomas nasais perenes esporádicos ou persistentes que são desencadeados, por exemplo, por condições ambientais como cheiros fortes e mudança climática, graves alterações emocionais e ingestão de bebidas alcoólicas. Esses gatilhos não envolvem participação da imunoglobulina E (IgE) ou liberação de histamina.[32] Apesar do mecanismo exato da causa da rinite idiopática não estar bem esclarecido, estudos sugerem que o mecanismo fisiopatológico envolve vias neurogênicas que levam a uma resposta hipercolinérgica.[33] Esse desequilíbrio do sistema nervoso autônomo é um achado consistente em pacientes com rinite idiopática.[34] A ativação de fibras nervosas aferentes leva à despolarização e liberação de neuropeptídeos (p. ex., substância P e neurocinina A) e, em resposta, o sistema nervoso central autônomo envia sinais eferentes para a mucosa (respostas glandulares e/ou vasculares) resultando em rinorreia e congestão.[34] A liberação local de neuropeptídeos pode provocar prurido, tosse e dor sinusal.[12,35]

O diagnóstico de rinite idiopática é feito principalmente pela história clínica. Se um paciente manifestar sintomas (geralmente rinorreia, congestão, gotejamento pós-nasal, dores de cabeça, pigarro e tosse) desencadeados por um ou mais irritantes ambientais é provável que ele tenha esse tipo de rinite. Deve-se prestar atenção aos sintomas oculares concomitantes, pois tendem a ser mínimos, já coceira nasal e palatina, bem como crises de espirros não são comuns (esses sintomas costumam estar mais presentes no caso de rinite alérgica). Também é preciso atentar para a idade em que iniciaram os sintomas do paciente, considerando-se que a rinite idiopática geralmente tem início na idade adulta, mas difere da rinite alérgica porque não é um agravamento resultante de exposição a alérgenos clássicos como pólen, ácaro ou contato com cachorro ou gato.[34]

O tratamento medicamentoso dessa rinite não alérgica inclui *sprays* nasais que têm respostas variáveis. São usados isoladamente ou em combinação: corticoides tópicos, azelastina tópica (anti-histamínico) e brometo de ipratropio (não disponível no Brasil na formulação nasal). Além disso, os tratamentos adjuvantes incluem *sprays* salinos nasais ou lavagem.[23]

A azelastina também é aprovada pela FDA para tratamento de rinite idiopática não alérgica e rinite alérgica. A sua eficácia na rinite idiopática, supostamente se deve a ações anti-inflamatórias e anti-neuroinflamatórias. Foi demonstrado que a azelastina esgota os neuropeptídeos inflamatórios na mucosa nasal, reduz os níveis de citocinas pró-inflamatórias, leucotrienos e moléculas de adesão celular, e inibe a degranulação dos mastócitos.[32]

Em pacientes gravemente sintomáticos refratários à terapia medicamentosa, foi demonstrado que abordagens cirúrgicas direcionadas ao nervo vidiano e seus ramos resultam no controle dos sintomas. Tais abordagens incluem injeções de toxina botulínica que resultam em melhora temporária dos sintomas, neurectomia vidiana endoscópica, neurectomia nasal posterior endoscópica e crioablação do nervo nasal posterior (nem todos os procedimentos estão autorizados no rol de procedimento da Agência Nacional de Saúde [ANS] até o presente momento). A neurectomia nasal posterior supostamente resulta em taxas mais baixas de complicações de olho seco do que a neurectomia vidiana. Estudos recentes mostram que a crioterapia em consultório com anestesia local pode alcançar melhora da rinorreia e congestão por até 1 ano.[23]

Pacientes com rinite idiopática podem se beneficiar de tratamento realizado com capsaicina *spray*[12] (principal componente picante da pimenta vermelha/malagueta, mas ainda não disponível no Brasil).

RINITE EOSINOFÍLICA NÃO ALÉRGICA

Em 1981, Jacob et al.[36] descreveram pela primeira vez a rinite eosinofílica não alérgica (RENA) como uma condição associada a sintomas como anosmia, espirros, coriza e prurido nasal, cujos testes alérgicos, entretanto, são negativos. Nem imunoglobulina E total elevada (IgE) nem IgE específica são observadas nas secreções das vias nasais desses pacientes.[36]

Trata-se de rinite crônica com infiltração eosinofílica na mucosa nasal, embora sem sensibilização de IgE específica. Apesar de existirem diferentes critérios para o diagnóstico de RENA, parte-se da necessidade da presença de pelo menos 20 a 25% de eosinófilos nasais.[23,34] Resumindo, trata-se de rinite perene sem atopia, apesar da presença de eosinófilos na citologia nasal. O perfil epidemiológico do paciente encontra-se acima da faixa dos 20 a 30 anos de idade.[18]

A fisiopatologia dessa rinite ainda não está bem compreendida, mas baseia-se em uma inflamação eosinofílica localizada estritamente na mucosa nasal e autoperpetuada, com liberação local inespecífica de histamina.[23] Esse conjunto é interessante porque biopsias nasais desses pacientes mostram aumento de mastócitos com degranulação.[23]

O quadro clínico de RENA se assemelha com o de rinite alérgica perene: congestão, coriza, prurido, espirros e sintomas oculares.[23] A patologia pode ocorrer isoladamente, mas pode estar associada a (e pode ser uma precursora de) DREA (doença respiratória exacerbada por aspirina).[23] Outro dado interessante é que aproximadamente 30% dos pacientes com RENA têm pólipos nasais.[18]

Para efeito de diagnóstico, a história clínica e o exame físico a correlacionam com a rinite alérgica perene, exceto pelos testes alérgicos negativos (IgE sérico ou teste cutâneo) e a presença de eosinófilos no exame de citologia nasal.

O tratamento desse tipo de rinite é realizado principalmente com corticoide tópico nasal. Além disso, o anti-histamínico nasal (azelastina) e os antagonistas dos receptores de leucotrienos (montelucaste) demonstraram reduzir os sintomas de rinite, incluindo drenagem pós-nasal, espirros, rinorreia e congestão.[23]

RINITE IRRITATIVA

A rinite irritativa ocorre após exposição a um ou mais agentes irritantes, dos quais está excluído o mecanismo de hipersensibilidade do tipo I, mediado por IgE.[37]

Após um intenso contato de determinado agente com a mucosa nasal, acontece uma irritação direta celular e neural, gerando os sintomas de hiper-reatividade como obstrução nasal, prurido nasal, rinorreia ou ressecamento nasal. Geralmente, os sintomas diminuem quando o paciente se afasta do agente irritante. Por muitas vezes, a lesão tecidual pode ser maior, necessitando de tratamento específico com corticoterapia tópica e também sintomático.[37]

RINITE OCUPACIONAL

A classificação da rinite ocupacional é complexa e atualmente não existe um consenso. A rinite relacionada ao trabalho é essencialmente um fenótipo que inclui a rinite ocupacional, causada por fatores no ambiente de trabalho, e a rinite exacerbada pelo trabalho, na qual uma rinite preexistente ou concomitante é agravada por fatores ocupacionais.[38]

É caracterizada pelos seguintes sintomas intermitentes ou persistentes: congestão nasal, espirros, rinorreia, prurido e/ou limitação variável do fluxo aéreo nasal e/ou hipersecreção em razão de causas e condições atribuíveis a um ambiente de trabalho específico e a nenhum outro estímulo encontrado fora do local de trabalho.[39,40]

A rinite ocupacional é classificada em três grupos:

- Irritativa: resulta da exposição a gases (cloro, anidrido sulfuroso, ácido sulfídrico, dióxido de nitrogênio, amoníaco), fumo de tabaco, formalina ou capsaína. Trata-se de uma inflamação inespecífica da mucosa nasal (não dependente de mecanismo imunológico) por resposta inflamatória neurogênica ativada por substância P. A sintomatologia é habitualmente transitória[41]
- Corrosiva: resulta de exposição a elevadas concentrações de gases solúveis e irritativos, de que é exemplo a amônia. A inflamação nasal caracteriza-se por ulcerações resultando em alterações irreversíveis da função nasal, particularmente do olfato. Os agentes corrosivos incluem ácidos e bases fortes, oxidantes e desidratantes, caracterizam-se pela sua elevada reatividade e, consequentemente, têm capacidade de induzir lesões irreversíveis por contato químico[37]
- Alérgica: IgE-mediada são as mais documentadas, comprovando-se a sensibilização (testes cutâneos e/ou IgE específica) e a sua relevância clínica por prova de provocação nasal.[42]

A rinite ocupacional não alérgica, também chamada síndrome de disfunção reativa das vias aéreas superiores, é causada por uma única exposição a altas concentrações de irritantes químicos ou múltiplas exposições a concentrações mais baixas de irritantes químicos ao longo do tempo. Quando desencadeada dessa segunda forma é também denominada rinite induzida por irritantes.[37]

O tratamento mais recomendado para a rinite ocupacional é o afastamento da substância nociva. No entanto, em grande parte dos casos isso não é possível, pois implica consideráveis mudanças profissionais e traz consequências socioeconômicas substanciais. Há, então, algumas alternativas que podem ajudar a controlar essa doença.[42]

A utilização de anti-histamínicos orais e corticoides nasais pode ajudar em alguns dos sintomas, além de diminuir o risco de progressão da doença para asma.[42]

Em rinite ocupacional imunológica, se os alergênios estiverem disponíveis comercialmente, a imunoterapia deve ser considerada, no caso de falha a terapêuticas mais convencionais.[41,42]

RINITE DO ATLETA

Existe um termo denominado nariz do corredor, ou rinite do atleta, que pode acarretar obstrução nasal e rinorreia durante a atividade física. O exercício físico é, por si só, um potente vasoconstritor.[43] A resistência nasal decresce gradualmente com o aumento do ritmo cardíaco, em virtude, principalmente, da liberação de noradrenalina. Em circunstâncias normais, não ocorre efeito rebote, e a vasoconstrição tem duração de cerca de 30 minutos após o fim do exercício.[44]

Em alguns atletas, como corredores de longas distâncias ou ciclistas, o efeito rebote pode ocorrer após um curto período de aumento da patência nasal. O nariz, então, permanece congestionado por um tempo longo, o que pode afetar o desempenho do atleta no esporte.[43]

A rinite desencadeada por exercício tem como principal manifestação a rinorreia, sendo esta mais intensa e com maior potencial de interferir sobre o desempenho nos exercícios entre os indivíduos com doença alérgica de base.[45]

Os efeitos agudos no nariz resultantes do exercício foram bem delineados e sabe-se que a vasoconstrição dos vasos de capacitância resulta em um aumento mensurável do volume nasal. No exercício aeróbico, a ventilação minuto nasal aumenta absolutamente, mas, proporcionalmente, contribui menos do que em repouso, uma vez que a via aérea oral de baixa resistência é usada preferencialmente.[46] O impacto do treinamento físico repetido na fisiologia nasal não está tão bem estabelecido. Muitos dos ambientes e atividades atléticas têm potencial para causar danos à mucosa nasal. Por exemplo, um exercício realizado ao ar frio (esquiadores, *snowboarders* e hóquei no gelo) ou em água clorada (nadadores, mergulhadores e pólo aquático) sujeita a mucosa nasal a irritantes locais.[47] O exercício aeróbico realizado ao ar livre pode resultar na inalação de volumes acima da média de aeroalérgenos, óxido nitroso ou poluição em virtude do aumento da ventilação por minuto necessária para sustentar a atividade.[46,47]

Durante a prática de atividade física, a ventilação, no atleta, pode chegar até 200 ℓ/min, um valor quase seis vezes maior do que o normal. Esse aumento da ventilação por minuto coloca a mucosa nasal em maior contato com aeroalérgenos. O ambiente onde o atleta treina, a época do ano e o tipo de esporte fazem diferença na prevalência, sintomas e gravidade da rinite. [45,48]

Os praticantes de atletismo não sofrem de rinite muito mais do que a população em geral, independentemente de serem especialistas em resistência ou *sprint*.[42] Entretanto, quando passam horas de treino em ambiente frio e seco relatam rinite com obstrução nasal e rinorreia, muitas vezes grave.[49] Em virtude da irritação pelo cloro, o ambiente aquático gera um padrão de rinite de natureza não alérgica, que pode, inclusive, coexistir com a RA, provavelmente exibindo maior prevalência em comparação à população em geral. Sabe-se também que os atletas sofrem de rinite induzida por exercício, caracterizada por sintomas de rinite de curto prazo.[50] Curiosamente, a prevalência de rinite provocada por exercício é semelhante entre nadadores e corredores.[50,51]

O desempenho esportivo máximo requer níveis ideais de saúde e condicionamento físico. A rinite, que é comprovadamente prejudicial ao sono e ao humor, e está, além disso, associada à asma, tem um claro potencial para comprometer a capacidade atlética.[51]

Os vasoconstritores efedrina e pseudoefedrina oral e nasal assim como os corticosteroides sistêmicos (a não ser que o atleta tenha uma declaração médica para sua utilização) são contraindicados. Os anti-histamínicos de primeira geração, com efeito colinérgico e sedativo, tampouco são indicados.[46] Em casos com associação de rinite alérgica, se a opção for a imunoterapia, ela deve ser iniciada 3 meses antes da temporada esportiva, lembrando-se que é preciso informar o paciente sobre a possibilidade de desconforto na região a ser submetida à aplicação subcutânea e também adverti-lo para não realizar treinos intensos no dia do procedimento. Corticosteroides nasais tópicos são liberados da mesma forma que anti-histamínicos de segunda geração, porém devem ser reportados.[51]

REFERÊNCIAS BIBLIOGRÁFICAS

1. Sacre Hazouri JA. Non-allergic chronic rhinitis. Rev Alerg Mex. 2010;57:85-95..
2. Scadding GK, Kariyawasam HH, Scadding G, Mirakian R, Buckley RJ, Dixon T et al. BSACI guideline for the diagnosis and management of allergic and non-allergic rhinitis. (Revised Edition 2017, First edition 2007). Clin Exp Allergy [Internet]. 2017 Jul [Acesso em: 2024 Jul];47(7):856-89.
3. Papadopoulos NG, Guibas GV. Rhinitis subtypes, endotypes, and definitions. Immunol Allergy Clin North Am [Internet]. 2016 May [Acesso em: 2024 Jul];36(2):215-33.
4. Mion O, Mello JF Jr. Rinites não alérgicas. In: Pignatari SN, Anselmo-Lima WT (orgs). Tratado de Otorrinolaringologia e Cirurgia Cervicofacial. 2. ed. Rio de Janeiro: GEN Guanabara Koogan. p. 45-64.
5. Van Gerven L, Boeckxstaens G, Hellings O. Up-date on neuro-immune mechanisms involved in allergic and non-alergic rhinitis. Rhinology [Internet]. 2012 Sep [Acesso em: 2024 Jul];50(3):227-35.
6. Chawes BK, Kreiner-Møller E, Bisgaard H. Objective assessments of allergic and nonallergic rhinitis in young children. Allergy [Internet]. 2009 Oct [Acesso em: 2024 Jul];64(10):1547-53. Disponível em: doi: 10.1111/j.1398-9995.2009.02085.x.
7. Cruz A. Nonallergic rhinit. In: EAACI, WAC World Allergic Congress. 2013 Jun; Milan.
8. Sousa R. Alterações rinológicas na idade avançada [trabalho final de mestrado integrado]. Lisboa: Faculdade de Medicina da Universidade de Lisboa; 2017. Disponível em: https://repositorio.ul.pt/handle/10451/35223. Acesso em: 2024 Jul.
9. Baptist AP, Nyenhuis S. Rhinitis in the elderly. Immunol Allergy Clin North Am [Internet]. 2016 May [Acesso em: 2024 Jul];36(2):343-57.
10. Papadopoulos NG, Guibas GV. Rhinitis subtypes, endotypes, and definitions. Immunol Allergy Clin North Am [Internet]. 2016 May [Acesso em: 2024 Jul];36(2):215-33.
11. De Gennaro MS, Serrano FS, Máspero JF. Pharmacologic management of allergic rhinitis during pregnancy. Curr Treat Options Allergy [Internet]. 2017 [Acesso em: 2024 Jul];4(1),54-61.
12. Van Gerven L, Alpizar YA, Wouters MM, Hox V, Hauben E, Jorissen M et al. Capsaicin treatment reduces nasal hyperreactivity and transient receptor potential cátion channel subfamily V, receptor 1 (TRPV1) overexpression in patients with idiopathic rhinitis. J Allergy Clin Immunol [Internet]. 2014 May [Acesso em: 2024 Jul];133(5):1332-9, 1339.e1-3.
13. Caparroz FA, Gregorio LL, Bongiovanni G, Izu SC, Kosugi EM. Rhinitis and pregnancy: Literature review. Braz J Otorhinolaryngol [Internet]. 2016 Jan-Feb [Acesso em: 2024 Jul];82(1):105-11.
14. Namazy JA, Schatz M. The safety of intranasal steroids during pregnancy: A good start. J Allergy Clin Immunol [Internet]. 2016 Jul [Acesso em: 2024 Jul];138(1):105-6.
15. Administração Instituto de Ciência Tecnologia e Qualidade. Pesquisa: Automedicação no Brasil. 2018.. Disponível em: https://www.ictq.com.br/pesquisa-do-ictq/871-pesquisa-automedicacao-no-brasil-2018. Acesso em: 2023 Nov 24.
16. Uso indiscriminado de medicamentos e automedicação no Brasil. Disponível em: https://www.ufpb.br/cim/contents/menu/cimforma/uso-indiscriminado-de-medicamentos-e-automedicacao-no-brasil. Acesso em: 2023 Nov 24.
17. BVS. Ministério da Saúde.Dicas em Saúde [Internet]. 2024 [Acesso em: 2024 Feb 13]. Disponível em: https://bvsms.saude.gov.br/bvs/dicas/255_automedicacao.html
18. Sakano E, Sarinho ES, Cruz AA, Pastorino AC, Tamashiro E, Kuschnir F et al. IV Brazilian Consensus on Rhinitis: An update on allergic rhinitis. Braz J Otorhinolaryngol [Internet]. 2018 Jan [Acesso em: 2021 Mar 27];84(1):3-14.
19. Ramey JT, Bailen E, Lockey RF. Rhinitis medicamentosa. J Investig Allergol Clin Immunol [Internet]. 2006 [Acesso em: 2024 Jul];16(3):148-55.
20. Varghese M, Glaum MC, Lockey RF. Drug-induced rhinitis. Clin Exp Allergy. [Internet]. 2010 Mar [Acesso em: 2024 Jul];40(3):381-4.
21. Agnihotri NT, McGrath KG. Allergic and nonallergic rhinitis. Allergy Asthma Proc [Internet]. 2019 Nov 1 [Acesso em: 2024 Jul];40(6):376-79.
22. Walker JS. Rhinitis medicamentosa. J Allergy [Internet]. 1952 Mar [Acesso em: 2024 Jul];23(2):183-6.
23. Wise SK, Damask C, Roland LT, Ebert C, Levy JM, Lin S et al. International consensus statement on allergy and rhinology: Allergic rhinitis. Int Forum Allergy Rhinol. 2023 Apr [Acesso em: 2024 Jul];13(4):293-859.
24. Dykewicz MS, Fineman S, Skoner DP, Nicklas R, Lee R, Blessing-Moore J et al. Diagnosis and management of rhinitis: Complete guidelines of the Joint Task Force on Practice Parameters in Allergy, Asthma and Immunology. American Academy of Allergy, Asthma, and Immunology. Ann Allergy Asthma Immunol. [Internet]. 1998 Nov [Acesso em: 2024 Jul];81(5 Pt 2):478-518.
25. Snow SS, Logan TP, Hollender MH. Nasal spray 'addiction' and psychosis: a case report. Br J Psychiatry [Internet]. 1980 Mar [Acesso em: 2024 Jul];136:297-9.
26. Graf P. Rhinitis medicamentosa: A review of causes and treatment. Treat Respir Med. [Internet]. 2005 [Acesso em: 2024 Jul];4(1):21-9.
27. Kully BM. The use and abuse of nasal vasoconstrictor medications. JAMA [Internet]. 1945 [Acesso em: 2024 Jul];127(6):307-10.

28. Lockey R. Rhinitis medicamentosa and the stuffy nose. J Allergy Clin Immunol [Internet]. 2006 Nov [Acesso em: 2024 Jul];118(5):1017-8.
29. Sur DK, Plesa ML. Chronic nonallergic rhinitis. Am Fam Physician. [Internet]. 2018 Aug 1 [Acesso em: 2024 Jul];98(3):171-6.
30. Karatzanis A, Chatzidakis A, Milioni A, Vlaminck S, Kawauchi H, Velegrakis S et al. Contemporary use of corticosteroids in rhinology. Curr Allergy Asthma Rep [Internet]. 2017 Feb [Acesso em: 2024 Jul];17(2):11.
31. Zucker SM, Barton BM, McCoul ED. Management of rhinitis medicamentosa: A systematic review. Otolaryngol Head Neck Surg [Internet]. 2019 Mar [Acesso em: 2024 Jul];160(3):429-38.
32. Scarupa MD, Kaliner MA. Nonallergic rhinitis, with a focus on vasomotor rhinitis clinical importance, differential diagnosis, and effective treatment recommendations. World Allergy Organ J [Internet]. 2009 Mar [Acesso em: 2024 Jul];2(3):20-5.
33. Greiwe JC, Bernstein JA. Allergic and mixed rhinitis: diagnosis and natural evolution. J Clin Med [Internet]. 2019 Nov [Acesso em: 2024 Jul]; 8(11).
34. Yum HY, Ha EK, Shin YH, Han MY. Prevalence, comorbidities, diagnosis, and treatment of nonallergic rhinitis: Real-world comparison with allergic rhinitis. Clin Exp Pediatr [Internet]. 2021 Aug [Acesso em: 2024 Jul];64(8):373-83.
35. Singh U, Bernstein JA, Luther K, Haar L, Jones WK. Anti-histaminergic responses on TRPV1 channels. J Allergy Clin Immunol [Internet]. 2013 Feb [Acesso em: 2024 Jul];131(2):AB134.
36. Meng Y, Yan B, Wang Y, Wu D, Zhang L, Wang C. Diagnosis and management of nonallergic rhinitis with eosinophilia syndrome using cystatin SN together with symptoms. World Allergy Organ J [Internet]. 2020 Jun 17 [Acesso em: 2024 Jul];13(7):100134.
37. Mjon O, Mello Jr JF. Rinites não-alérgicas. ln: Costa SS, Cruz OLM, de Oliveira JAA. Orrinolaringologia: princípios e prática. 2. ed. 2006. Porto Alegre: Artes Médicas. p. 632-42.
38. EAACI Task Force on Occupational Rhinitis; Moscato G, Vandenplas O et al. Occupational rhinitis. Allergy [Internet]. 2008 [Acesso em: 2024 Jul];63(8):969-80.
39. Wallace DV, Dykewicz MS, Bernstein DI, Blessing-Moore J, Cox L, Khan DA et al. The diagnosis and management of rhinitis: An updated practice parameter. J Allergy Clin Immunol [Internet]. 2008 Aug [Acesso em: 2024 Jul];122(2 Suppl):S1-84.
40. Slavin RG. Occupational rhinitis. Ann Allergy Asthma Immunol [Internet]. 2003 May [Acesso em: 2024 Jul];90(5).
41. Castano R, Thériault G, Gautrin D. Categorizing nasal septal perforations of occupational rhinitis origin as cases of corrosive rhinitis. Am J Ind Med [Internet]. 2007 Feb [Acesso em: 2024 Jul];50(2):150-3. Disponível em: doi: 10.1002/ajim.20419.
42. Endre L. Occupational rhinitis and allergic conjunctivitis. Orvosi Hetilap [Internet]. 2014 Jan [Acesso em: 2024 Jul];155(5):170-5.
43. Solé D, Sakano E. (coords.). III Consenso brasileiro sobre rinites. Braz J Otorhinolaryngol [Internet]. 2012 Nov-Dec [Acesso em: 2024 Jul];75(5):1-51.
44. Bonini M, Braido F, Baiardini I, Del Giacco S, Gramiccioni C, Manara M et al. AQUA: Allergy Questionnaire for Athlets. Developmnet and validation. Med Sci Sports Exerc [Internet]. 2009 May [Acesso em: 2024 Jul];41(5):1034-41.
45. Bachert C, van Cauwenberge P, Khaltaev N, World Health Organization. Allergic rhinitis and its impact on asthma. In collaboration with the World Health Organization. Executive summary of the workshop report. 7-10. Dec 1999. [Geneva, Switzerland] Allergy. 2002 Sep [Acesso em: 2024 Jul];57(9):841-55.
46. Bonini S, Bonini M, Bousquet J, Brusasco V, Canonica GW, Carlsen KH et al. Rhinitis and asthma in athletes: An ARIA document in collaboration with GA2LEN. Allergy [Internet]. 2006 Jun [Acesso em: 2024 Jul];61(6):681-92.
47. Walker A, Surda P, Rossiter M, Little S. Nasal function and dysfunction in exercise. J Laryngol Otol [Internet]. 2016 May [Acesso em: 2024 Jul];130(5):431-4.
48. Kurowski M, Jurczyk J, Krysztofiak H, Kowalski ML. Exercise-induced respiratory symptoms and allergy in elite athletes: allergy and asthma in polish olympic athletes (A(2)POLO) project within GA(2)LEN initiative. Clin Resp J [Internet]. 2016 Mar [Acesso em: 2024 Jul];10(2):231-8.
49. Baraniuk J, Merck S. Nasal reflexes: Implications for exercise, breathing, and sex. Curr Allergy Asthma Rep [Internet]. 2008 Apr [Acesso em: 2024 Jul];8(2):147-53.
50. Ogretmenoglu O, Yilmaz T, Rahimi K, Aksoyek S. The effect on arterial blood gases and heart rate of bilateral nasal packing. Eur Arch Otorhinolaryngol [Internet]. 2002 Feb [Acesso em: 2024 Jul];259(2):63-6.
51. Walker A, Surda P, Rossiter M, Little S. Rhinitis in elite and non-elite field hockey players. Int J Sports Med [Internet]. 2017 Jan [Acesso em: 2024 Jul];38(1):65-70.

CAPÍTULO **40**

Tratamento das Deformidades Septais

Maria Júlia Abrão Issa • Eduardo Landini Lutaif Dolci • Michelle Lavinsky

INTRODUÇÃO

O septo nasal é a estrutura anatômica que divide a cavidade nasal em duas metades. Formado por uma porção óssea e outra cartilaginosa revestidas pela mucosa nasal respiratória, ele atua na orientação do fluxo aéreo e auxilia o nariz em suas funções de aquecer, umidificar e filtrar o ar inspirado.[1] Alterações da função nasal têm um impacto importante na qualidade de vida do paciente e não podem ser menosprezadas pelo otorrinolaringologista. Além disso, o funcionamento apropriado de órgãos vizinhos como a orelha média, a orofaringe e a laringe também está relacionado, em parte, com a permeabilidade adequada e à boa função nasal. Diante disso, diversos outros sintomas como odinofagia, ressecamento da orofaringe, disfonia, ronco, alterações de fala, déficit de aprendizagem, alterações do crescimento orofacial, alterações da deglutição, alterações de comportamento e outras alterações sistêmicas podem se manifestar, associadas, em maior ou menor grau, às alterações da função nasal.[2]

Os desvios do septo nasal são alterações anatômicas caracterizadas por tortuosidades das suas porções óssea e/ou cartilaginosa, cursando com comprometimento da função nasal. São muito frequentes na população brasileira e, juntamente à hipertrofia das conchas inferiores e insuficiência de válvula nasal interna e/ou externa, são responsáveis pela grande maioria das queixas de obstrução nasal dos pacientes.[3]

A septoplastia é a cirurgia que possibilita a correção das alterações anatômicas do septo nasal, restabelecendo sua função na estruturação do nariz e na respiração. É uma das cirurgias mais realizadas pelo otorrinolaringologista devido à alta prevalência dos desvios de septo obstrutivos. A septoplastia é necessária não apenas para tratamento da obstrução nasal e melhora da qualidade de vida, mas em diversas situações, podendo associar-se, inclusive, a outras cirurgias endonasais.

AVALIAÇÃO DA FUNÇÃO RESPIRATÓRIA

Nariz respiratório

O nariz respiratório é composto essencialmente do septo nasal e pelas conchas inferiores. Sua função primordial é o acondicionamento do ar durante a inspiração. Ao passar pelas fossas nasais, o ar inspirado é umedecido, aquecido e purificado pela mucosa respiratória que reveste a cavidade nasal. As células caliciformes da mucosa secretam um muco que hidrata o ar inspirado, e o contato com a rica rede vascular presente nas conchas inferiores provoca o seu aquecimento.[4-6]

A principal queixa relacionada com o nariz respiratório é a obstrução nasal, cujas causas podem ser primárias ou secundárias. Quanto às causas primárias, há as alterações anatômicas do septo nasal e conchas (Figura 40.1), como os desvios de septo e hipertrofia de conchas inferiores, as doenças inflamatórias da mucosa respiratória, como a rinite alérgica, e as alterações congênitas, como a imperfuração coanal. Já as causas secundárias são decorrentes da disfunção do nariz olfatório ou dos seios paranasais, como a polipose nasal e os tumores.

O otorrinolaringologista deve conhecer as diversas causas de obstrução nasal para poder realizar uma investigação diagnóstica orientada e precisa. Deve ter em mente, também, que não é incomum observar a coexistência de mais de um fator obstrutivo ao mesmo tempo.[7]

Avaliação clínica do nariz respiratório

Um diagnóstico preciso é fundamental, em qualquer patologia, para se propor o tratamento adequado. Para tal, realizar uma avaliação clínica completa do nariz é de suma importância. Essa avaliação clínica é fundamentada na anamnese, exame físico, endoscopia nasal, e tomografia computadorizada da face.

Anamnese

A anamnese é o primeiro passo na avaliação do paciente, e a obstrução nasal é a queixa mais frequente. Esse sintoma é objetivamente entendido pelo otorrinolaringologista como o impedimento parcial ou total do livre trânsito de ar por uma ou ambas as fossas nasais. Contudo, essa manifestação clínica é bastante subjetiva, podendo ser referida como entupimento ou bloqueio nasal, ou mesmo indicando inúmeros outros problemas como falta de ar (dispneia), alterações de ordem emocional (ansiedade, depressão), ronco e apneia, entre outros, de maneira que o ponto de partida é procurar entender exatamente o que o paciente deseja expressar com a queixa.

As deformidades septais (desvios do septo nasal) são as principais causas locais de obstrução nasal. A intensidade e as características dos sintomas dependem do grau de deformidade e da sua localização nas fossas nasais. Sabe-se que o impacto do desvio é maior quando ocorre na região mais estreita da cavidade nasal: a área da válvula nasal; enquanto os desvios mais anteriores, mesmo que menores, tendem a causar mais sintomas que grandes desvios posteriores.[8]

Processos inflamatórios crônicos da mucosa nasal, como as rinites, e a hipertrofia de conchas inferiores representam também importantes causas de obstrução nasal. Por isso, é importante investigar a presença de sintomas associados como rinorreia anterior e/ou posterior, dor e/ou pressão facial, prurido, espirros e alterações do olfato. Alterações estruturais da pirâmide nasal, das narinas, do vestíbulo e da válvula nasal também devem ser avaliadas de maneira completa e específica.

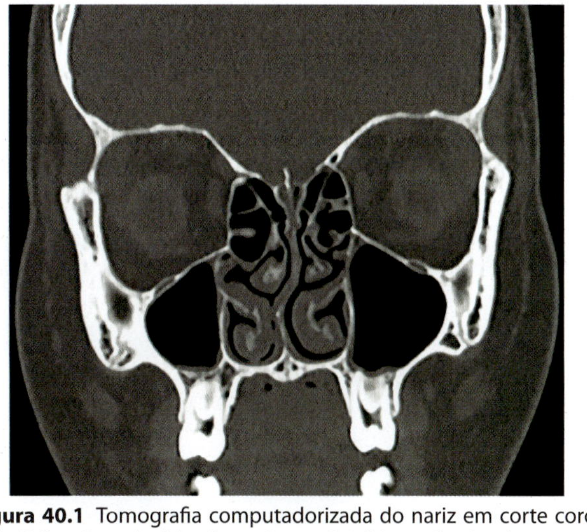

Figura 40.1 Tomografia computadorizada do nariz em corte coronal: disfunção primária do nariz respiratório – desvio de septo e hipertrofia de conchas inferiores.

Exame físico

Após uma história clínica bem detalhada, o próximo passo é o exame físico, que consiste na inspeção, palpação, avaliação da válvula nasal e rinoscopia anterior. É necessário lembrar que a avaliação e a conduta diante de um paciente com queixa de obstrução nasal devem considerar que o nariz é um órgão dinâmico.[7]

Durante a inspeção e palpação é importante observar se há a predominância de uma respiração nasal ou oral, a existência de algum esforço respiratório durante a fala e a presença de voz anasalada. É possível identificar alterações estruturais da porção externa do nariz, como desvios da pirâmide nasal e laterorrinia, bem como assimetrias faciais, pinçamento das cartilagens alares (Figura 40.2) e estigmas alérgicos.

A avaliação das válvulas nasais compreende a região que se estende da abertura das narinas até o bordo caudal das cartilagens laterais superiores. É o ponto mais estreito da via aérea, que gera mais da metade de toda a sua resistência, quebrando parte do fluxo laminar e transformando-o em turbilhonado.[9,10] Pequenas alterações na área transversal no nível da válvula nasal (septo anterior, abertura piriforme, cartilagens laterais e seus revestimentos mucocutâneos, e cabeça da concha inferior) resultam em grandes alterações no fluxo aéreo. Sendo assim, a área da válvula costuma ser o sítio mais comum de obstrução nasal. A avaliação da válvula nasal deve ser feita de forma dinâmica, e compreende a observação da respiração no repouso e durante a inspiração forçada, medindo a capacidade de sustentação do arcabouço cartilaginoso em inibir o seu colapso e fragilidades e/ou colabamentos presentes (Figura 40.3).

A rinoscopia anterior inicia-se com a elevação delicada da ponta nasal, utilizando o polegar, antes da introdução do espéculo nasal. Isso permite a avaliação da posição do septo caudal. Permite também a avaliação de obstruções causadas por projeções das cartilagens laterais inferiores na região do vestíbulo nasal (Figura 40.4).[11]

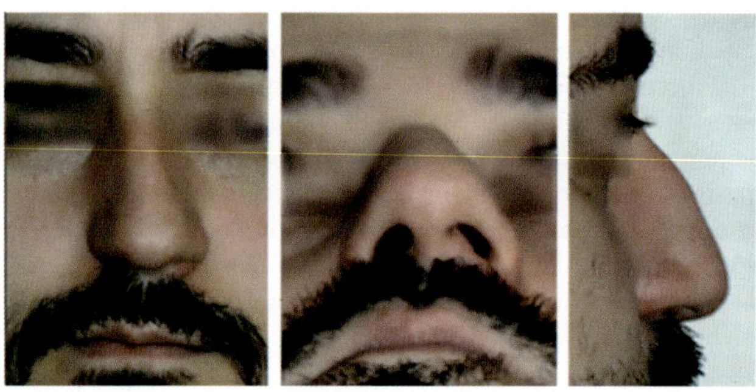

Figura 40.2 Alterações estruturais do nariz externo – laterorrinia, desvio e ptose da ponta nasal.

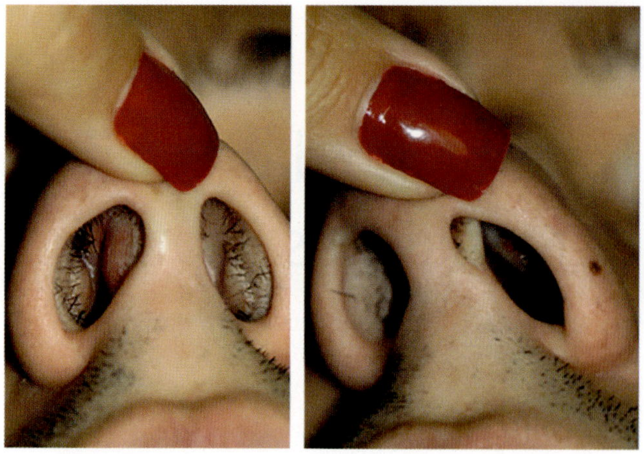

Figura 40.4 Inspeção do vestíbulo nasal e septo caudal.

A rinoscopia anterior com o espéculo nasal evidencia aspecto, coloração e turgescência da mucosa nasal. É importante observar a diferença de perviedade entre as duas fossas nasais e perguntar ao paciente se, naquele momento, ele nota diferença na passagem de ar entre os dois lados, e qual ele considera mais pérvio. Dessa forma é possível correlacionar mais precisamente a queixa do paciente com as alterações encontradas no exame. Após observar bem as estruturas da cavidade nasal *in natura*, deve-se realizar a vasoconstrição tópica da mucosa nasal para que toda a cavidade possa ser avaliada de forma mais detalhada. Assim o septo nasal pode ser visualizado desde a porção caudal até a porção mais posterior, na transição para a coana. Pode-se observar ainda o grau de retração das conchas inferiores.[11]

Endoscopia nasal

A endoscopia nasal é uma extensão da rinoscopia anterior e deve ser realizada em sua complementação pois, nem sempre, a avaliação completa da cavidade nasal é possível por meio da rinoscopia. O exame propicia uma inspeção mais detalhada de toda a cavidade, teto, fendas olfatórias, meatos e recessos. Permite avaliar o tipo e a localização exata dos desvios septais posteriores, além do aspecto da mucosa, presença e características do muco nasal, presença de massas, pólipos, tumores e tecido adenoideano (Figura 40.5).

Tomografia computadorizada

A tomografia computadorizada da face e seios paranasais é o padrão ouro em imagem para dissecção anatômica da cavidade nasal

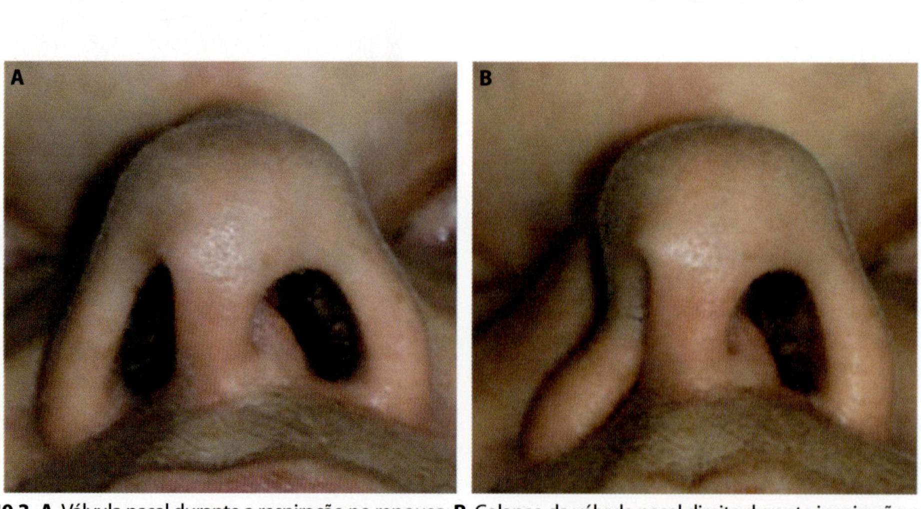

Figura 40.3 **A.** Válvula nasal durante a respiração no repouso; **B.** Colapso da válvula nasal direita durante inspiração profunda.

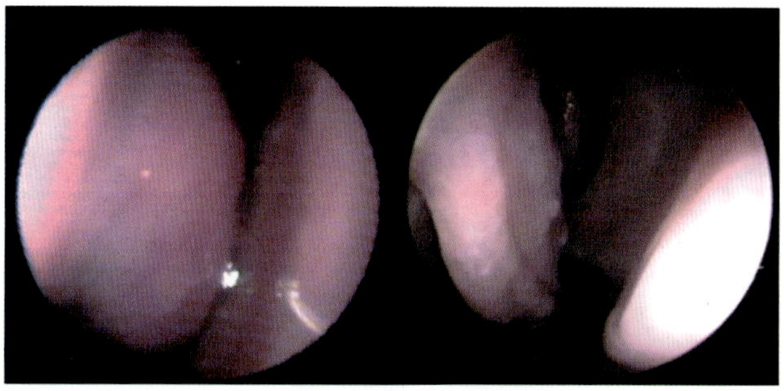

Figura 40.5 Exame da cavidade nasal por endoscopia nasal. Videoendoscopia antes e após vasoconstrição tópica.

e órgãos vizinhos. Ela permite o estudo adequado da área de desvio septal bem como suas relações com a parede lateral do nariz, porções óssea e mucosa das conchas inferiores, conchas médias e suas relações com os meatos e os seios. Evidencia ainda processos inflamatórios agudo e crônico, espessamentos de mucosa e fibrose. Não se pode esquecer que esse é um exame estático, ou seja, não permite a avaliação do comportamento dinâmico da mucosa nasal e válvula nasal.[11]

Uma vez definido que o desvio de septo é uma causa importante na obstrução nasal do paciente, o tratamento cirúrgico – septoplastia – está indicado.

É importante conhecer a anatomia cirúrgica para entender as técnicas disponíveis e realizar o planejamento do procedimento de forma adequada.

ANATOMIA DO NARIZ E DO SEPTO NASAL

O septo nasal é uma estrutura extremamente importante tanto para a função como para a forma do nariz. Além de regular o fluxo de ar e dividir o nariz em duas cavidades, o septo nasal é a principal estrutura de sustentação para o nariz externo, dando suporte ao dorso e à ponta nasal. O conhecimento de sua anatomia e das estruturas adjacentes é fundamental para o entendimento e sucesso na realização da septoplastia.[12]

O septo nasal é composto pelas porções membranosa, cartilaginosa e óssea. O septo membranoso consiste em um tecido fibrogorduroso que compõe a porção septal mais anterior. Hoje sabemos que essa porção equivale ao ligamento profundo de Pitanguy que, juntamente à porção caudal do ligamento intercrural, conecta o bordo caudal do septo cartilaginoso às cruras mediais das cartilagens laterais inferiores.[13]

Posteriormente ao septo membranoso, inicia-se a porção cartilaginosa, composta principalmente pela cartilagem quadrangular. A cartilagem quadrangular se relaciona com a lâmina perpendicular do etmoide superiormente; com o vômer, posteriormente; e com a crista maxilar e espinha nasal anterior anteroinferiormente. Ela é contínua, superiormente, às cartilagens laterais superiores, não havendo nenhum ligamento ou tecido conjuntivo conectando-as (Figura 40.6).[13]

O componente ósseo do septo inclui o vômer, a lâmina perpendicular do etmoide, a crista nasal (do osso maxilar e palatino) e a espinha nasal anterior, formada pela fusão medial dos processos palatinos das maxilas.[14] A lâmina perpendicular do etmoide forma a porção mais superior do septo nasal, tendo relação com a base anterior do crânio e o rostro do esfenoide, já o vômer une-se inferiormente às cristas maxilares e palatinas[15] (Figura 40.7).

Área K (ou área de Keystone) é um termo usado para o local de encontro entre a cartilagem quadrangular, a lâmina perpendicular do etmoide, as cartilagens laterais superiores e os ossos próprios do nariz (Figura 40.8). Desestabilizações dessa área podem comprometer a integridade do dorso nasal, causando deformidades como nariz "em sela".[16] Outro ponto de sustentação nasal é a junção do septo caudal com a espinha nasal anterior. Tais locais do septo nasal, bem como o caminho que os une, englobam uma área em forma de "L", que confere sustentação e forma o dorso nasal cartilaginoso e ponta, chamada de "L" estrutural ou "*L-strut*".

Participando do fluxo aéreo nasal, a região mais anterior do septo forma a porção medial das válvulas nasais interna e externa, pontos mais estreitos da via aérea superior, responsável por 40% da resistência do ar até a sua chegada aos alvéolos pulmonares. Diante disso, desvios septais localizados nessa região têm grande potencial de serem sintomáticos e desvios residuais mínimos podem ser responsáveis por insucessos cirúrgicos.[14]

Divisão do septo nasal

Considerando a anatomia descrita, a função nasal será afetada de forma diferente a depender da área septal acometida pelo desvio. Assim sendo, utilizaremos a conhecida Classificação de Cottle para subdividir o septo em regiões anatomofisiológicas (Figura 40.9):

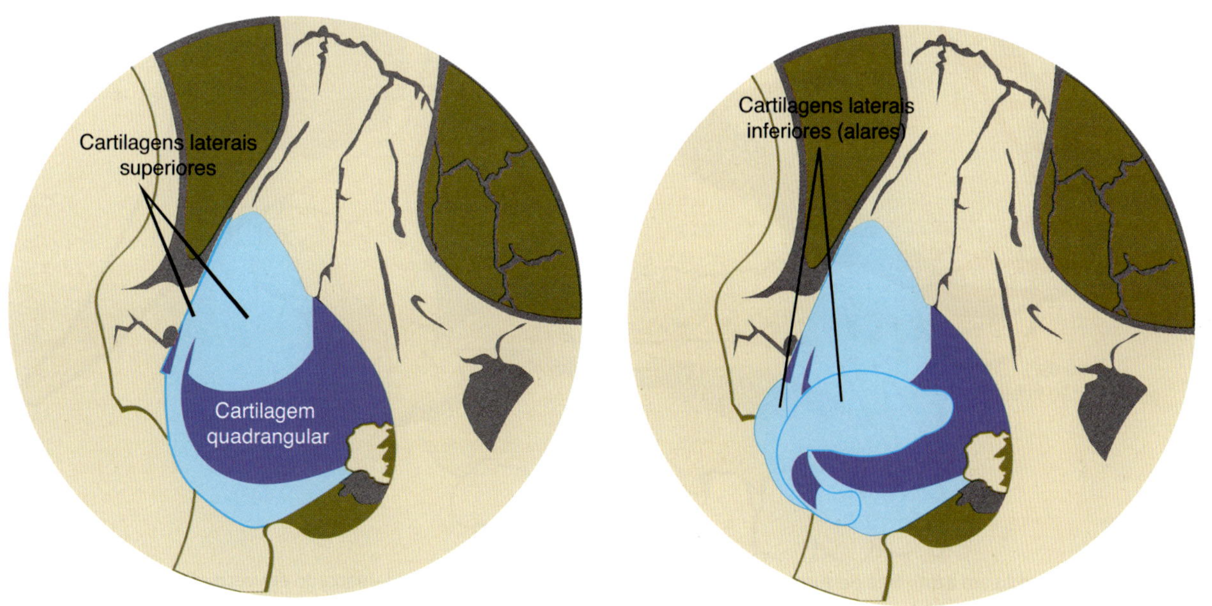

Figura 40.6 Relação do septo nasal com as cartilagens laterais superiores e inferiores.

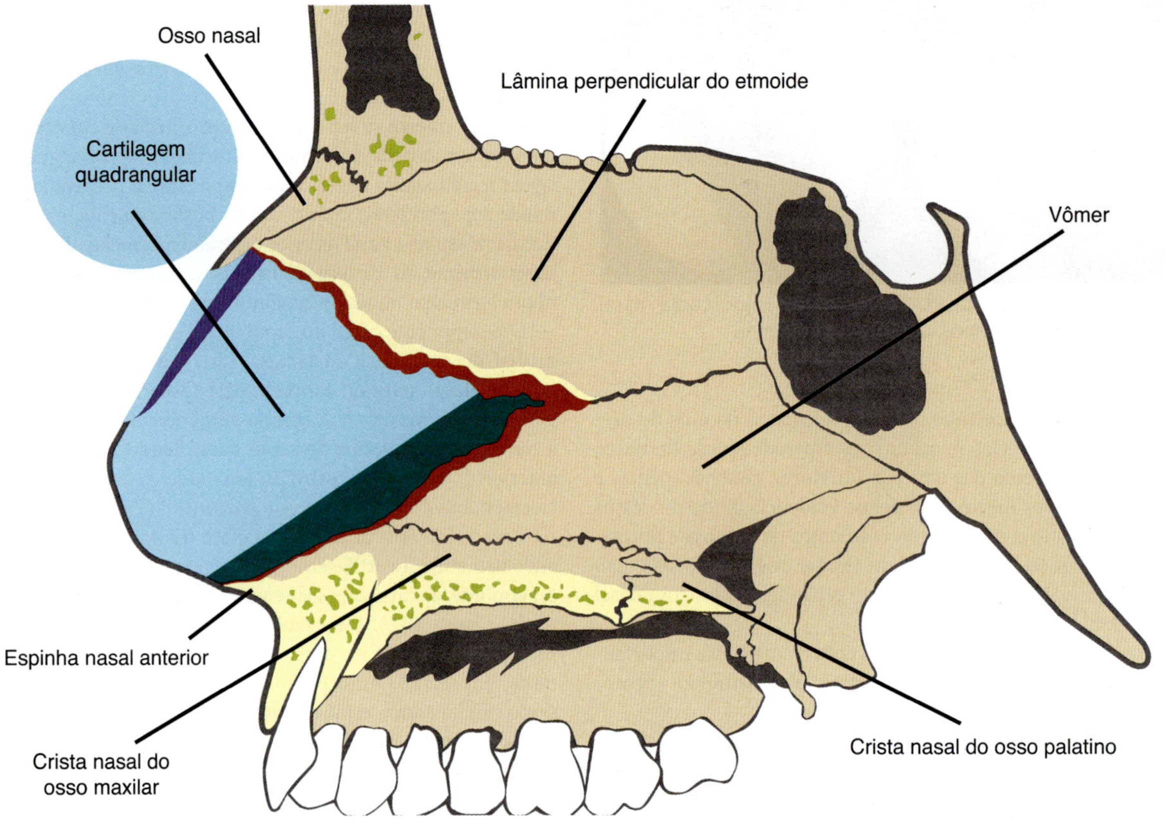

Figura 40.7 Anatomia do septo nasal. (Adaptada de: Netter Frank H. Atlas de anatomia humana.)

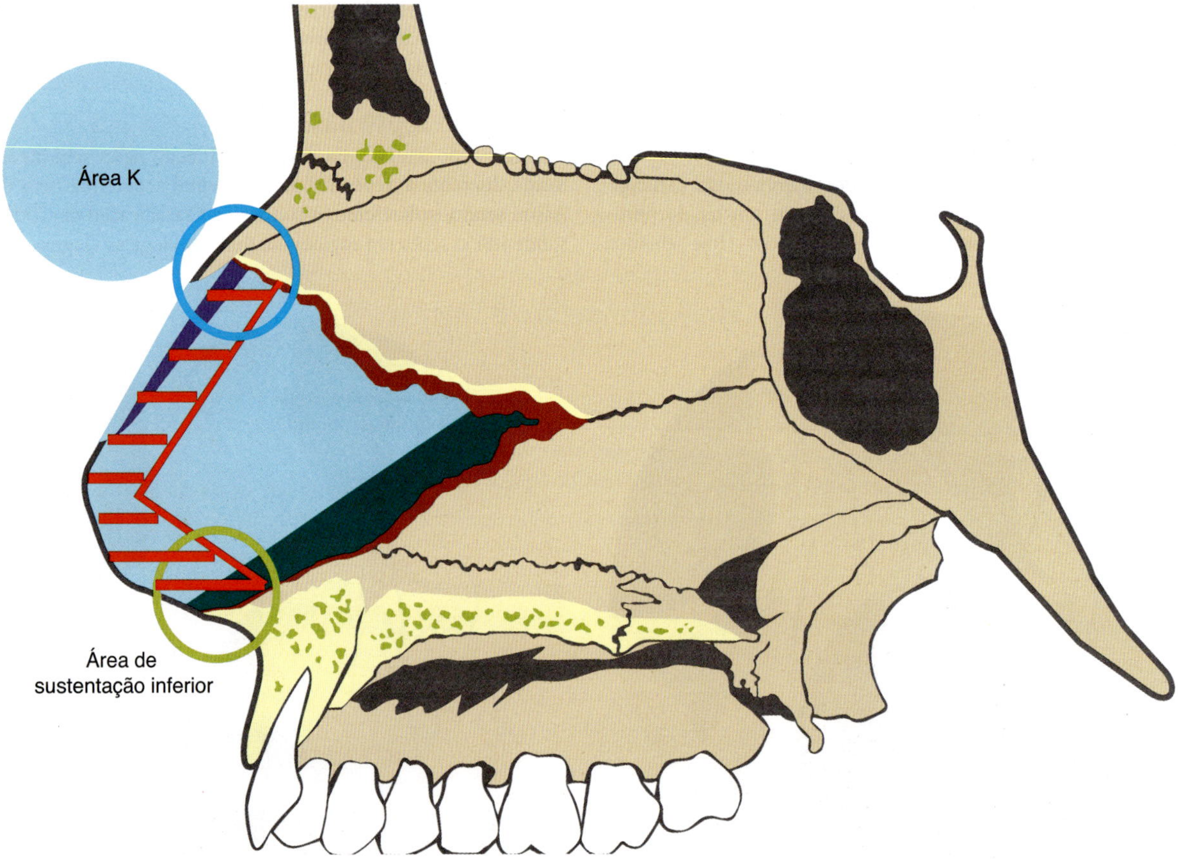

Figura 40.8 Área K (círculo em azul), área de sustentação inferior (círculo em verde) e *L-strut* (demarcado em vermelho). (Adaptada de: Netter Frank H. Atlas de anatomia humana.)

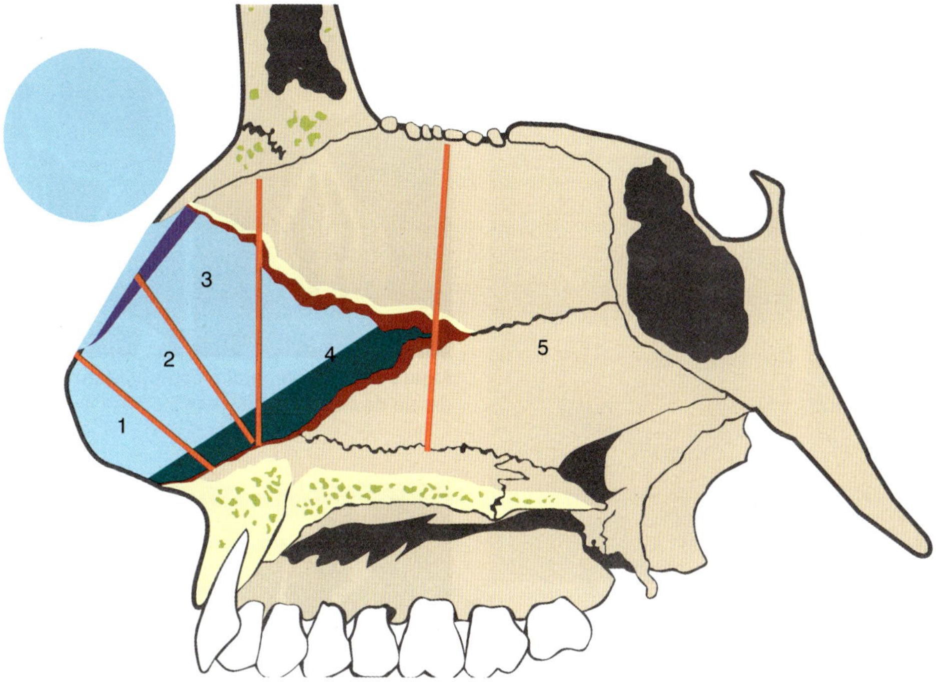

Figura 40.9 Divisão do septo conforme classificação de Cottle. (Adaptada de: Netter Frank H. Atlas de anatomia humana.)

- Área 1 – Vestíbulo nasal: porção mais anterior do septo que está conectada à columela e forma a parede medial da válvula nasal externa (zona de resistência), estendendo-se da narina anterior à válvula nasal interna
- Área 2 – Válvula nasal: porção do septo que compõe a parede medial da válvula nasal interna, em conjunto com o bordo caudal das cartilagens laterais superiores e cabeça das conchas inferiores
- Área 3 – Átrio: correspondente ao teto da pirâmide nasal, atrás e acima da válvula nasal interna, sob os ossos próprios do nariz
- Área 4 – Conchas: área da projeção da metade anterior das conchas nasais
- Área 5 – Coanas: correspondem à região das metades posteriores das conchas nasais e das coanas.

Classificação dos desvios de septo

Conhecendo bem a anatomia do septo nasal, é possível classificar seus defeitos anatômicos mais comuns, de acordo com o tipo de desvio e sua localização:

- Desvios do septo caudal – área 1 de Cottle: vestíbulo nasal e válvula nasal externa:
  - Desvio caudal: deslocamento do bordo caudal do septo nasal que se encontra projetado no vestíbulo, lateralmente à columela, causando estreitamento da área da válvula nasal externa (Figura 40.10)
  - Septo caudal longo: projeção excessiva do bordo caudal do septo nasal deslocando a columela inferiormente e causando o chamado "nariz de tensão", típico do nariz caucasiano, que normalmente se acompanha de fraqueza das estruturas laterais do nariz. Muitas vezes o bordo caudal, além de longo, encontra-se desviado da linha média (Figura 40.11)
  - Septo caudal curto: ausência ou insuficiência do bordo caudal do septo, congênita ou causada por hematoma, abscesso ou cirurgia nasal prévia, cursando com deficiência na sustentação da ponta nasal e até mesmo ptose da mesma, o que leva à alteração da direção do fluxo aéreo, possível colapso de válvula nasal externa e consequente sensação de obstrução nasal (Figura 40.12)
  - Septo caudal largo: espessamento na região do bordo caudal do septo por superposição das cruras mediais das cartilagens laterais inferiores, causando alargamento da columela e estreitamento das narinas/válvula nasal externa (Figura 40.13)
  - Alterações na espinha nasal: tamanho ou projeções excessivas, hipoplasia ou desvio da espinha nasal, interferindo na posição e sustentação da ponta nasal e, consequentemente, direção do fluxo aéreo (Figura 40.14)

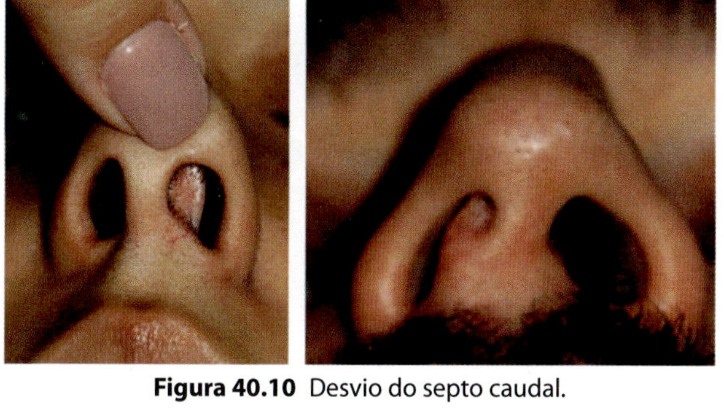

Figura 40.10 Desvio do septo caudal.

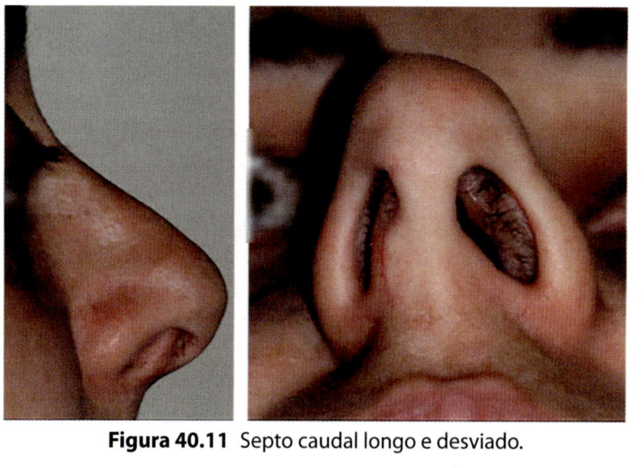

Figura 40.11 Septo caudal longo e desviado.

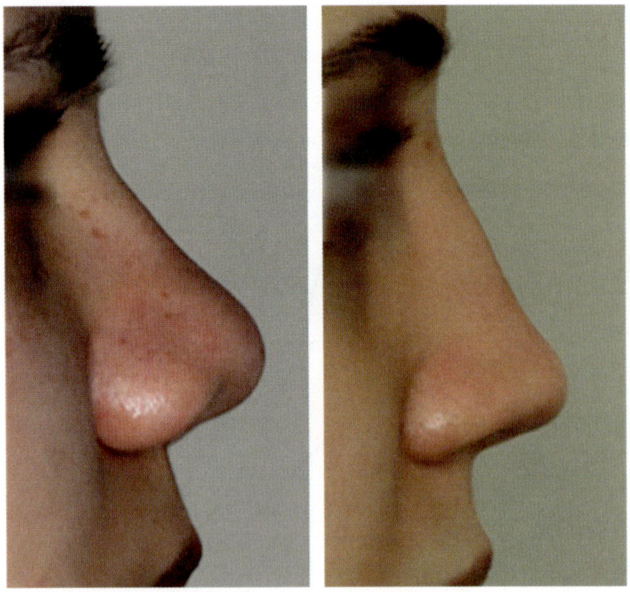

Figura 40.12 Septo caudal curto.

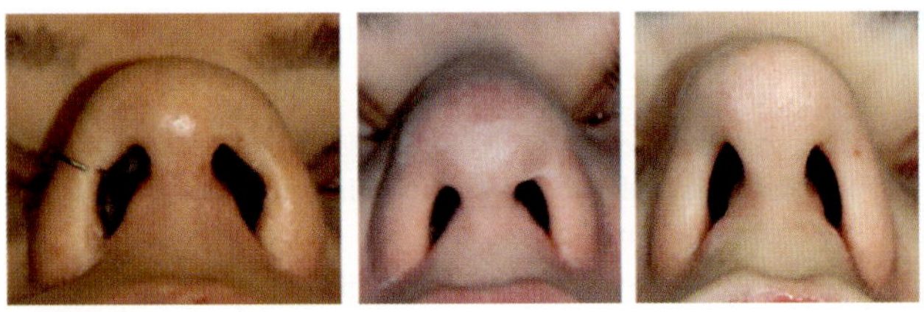

Figura 40.13 Septo caudal largo, com alargamento da columela e estreitamento das narinas.

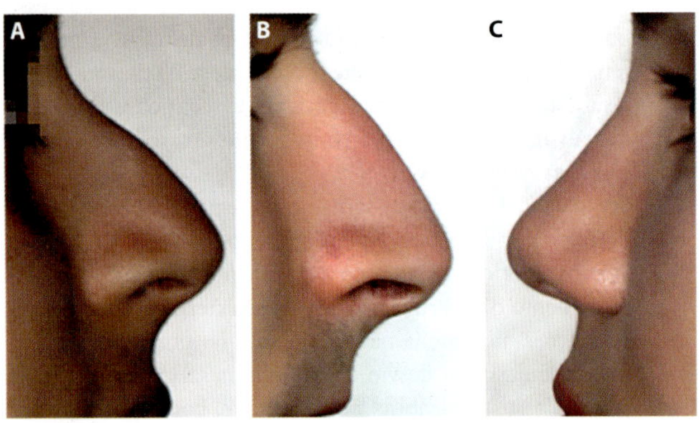

Figura 40.14 Espinha nasal hiperprojetada (**A** e **B**) e hipoplasia da espinha nasal (**C**).

- Desvios da cartilagem quadrangular na área 2 de Cottle – válvula nasal
  - Interna:
  - Curvaturas da cartilagem quadrangular em forma de "C" ou "S" que causam obstrução nasal do lado para o qual se projeta a sua convexidade (Figura 40.15)
- Desvios na área 3 de Cottle – átrio (Figura 40.16):
  - Alargamento do septo em sua porção média/alta, na articulação com a lâmina perpendicular do etmoide, causando estreitamento no início das fendas olfatórias
- Desvios nas áreas 4 e 5 de Cottle:
  - Crista septal: consequência do deslizamento/luxação da articulação condrovomeriana, causando obstrução no nível do corredor inferior das fossas nasais

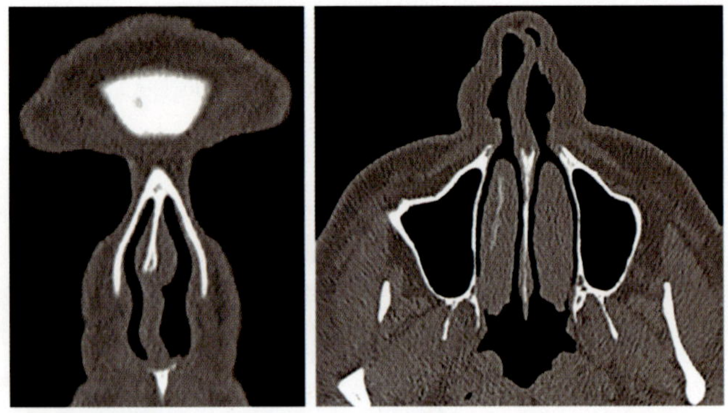

Figura 40.15 Tomografia computadorizada de face evidenciando desvio de área 2 em "C" e em "S".

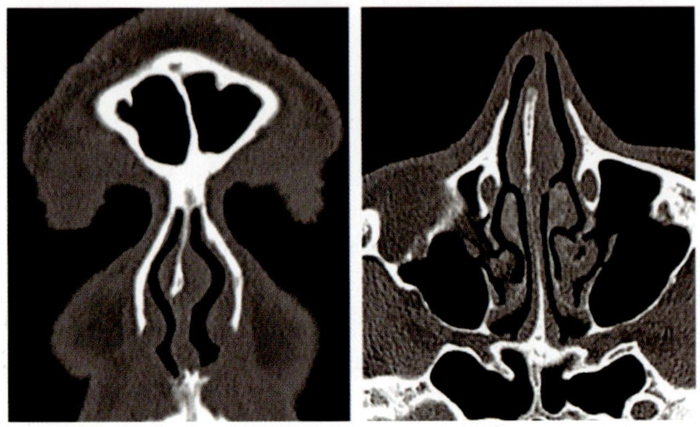

Figura 40.16 Tomografia computadorizada em cortes coronal e axial mostrando desvio do septo na área 3.

  - Esporão septal (Figura 40.17): projeção osteocartilaginosa pontiaguda que ocorre principalmente na junção entre a cartilagem quadrangular, vômer e lâmina perpendicular do etmoide.

Para cada tipo e localização de desvio, existe uma técnica cirúrgica mais adequada. É muito frequente a associação de mais de um tipo de desvio em um mesmo paciente, sendo necessária, nesses casos, a combinação de técnicas cirúrgicas para se obter um melhor resultado.

AVALIAÇÃO E CUIDADOS PRÉ-OPERATÓRIOS

Assim como em todo procedimento cirúrgico, a avaliação pré-operatória cuidadosa visa conhecer as condições clínicas do paciente que será submetido a uma cirurgia, bem como alinhar as expectativas quanto ao resultado final.

Nesse momento, são conferidos os resultados de exames pré-operatórios, avaliação de risco cirúrgico e avaliação pré-anestésica,

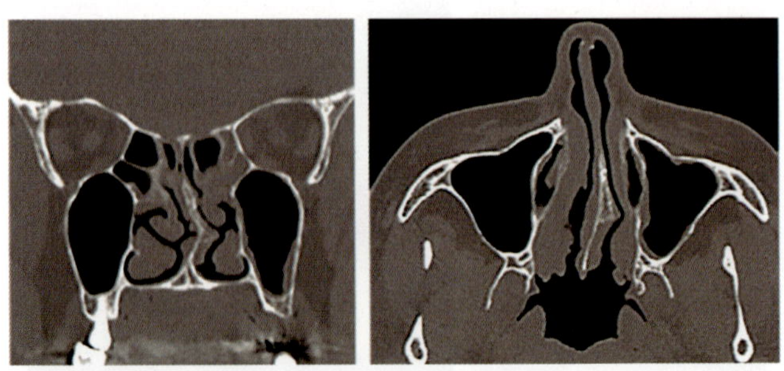

Figura 40.17 Tomografia computadorizada em cortes coronal e axial mostrando esporão septal posterior.

preconizados para uma cirurgia segura. É importante atentar para o uso crônico de medicação nasal (como os vasoconstritores nasais) e sistêmica (como os anticoagulantes) que devem ser suspensas ou substituídas antes do procedimento, e identificar comorbidades e uso regular de medicamentos que possam interferir na segurança do procedimento.

Uma revisão do exame físico e dos exames de imagem permitem um planejamento cirúrgico adequado, com a escolha da melhor técnica para cada paciente, aumentando assim o sucesso cirúrgico. As imagens da tomografia devem estar disponíveis na sala cirúrgica, durante o procedimento, para consulta do cirurgião.

Alinhar novamente as expectativas quanto ao resultado, tanto funcional quanto estético, é fundamental para a satisfação do paciente. Muitos apresentam deformidades nasais estéticas pré-existentes (laterorrinias, gibas nasais, assimetrias, entre outras) que não serão corrigidas pelo procedimento proposto. É fundamental apontar essas deformidades antes da cirurgia, para que o paciente compreenda bem as limitações do tratamento escolhido.

As alterações do septo caudal, por sua vez, além de comprometerem a área das válvulas nasais interna e externa, podem causar deformidades estéticas da ponta nasal passíveis de correção parcial ou total, de acordo com a técnica adotada.[17] O paciente deve estar ciente das mudanças estéticas que ocorrerão nessa região após o procedimento cirúrgico destinado a aumentar a perviedade da região da válvula nasal externa. Da mesma forma é preciso conhecer o desejo do paciente em relação a outras possibilidades de alterações estéticas, considerando-se que uma cirurgia funcional não tem como objetivo a melhora estética nasal (Figura 40.18).

Nessas duas situações, a documentação fotográfica pré-operatória nas incidências de frente, perfil direito, perfil esquerdo e base é altamente recomendada para comparações futuras.

Na avaliação pré-operatória também deve-se ressaltar para o paciente a importância das consultas pós-operatórias para a realização dos curativos nasais, muitas vezes com exames endoscópicos associados, assim como a interferência desses cuidados no resultado final. É o momento de orientar sobre o repouso, a medicação que será utilizada nos dias subsequentes à cirurgia e outros cuidados. Por fim, assegurar a assinatura do termo de consentimento para a realização do procedimento específico.

TÉCNICA CIRÚRGICA

Desvios septais inferiores, posteriores

A septoplastia é a cirurgia indicada em casos de obstrução nasal secundária a desvios septais. No entanto, nem todo os casos de desvios septais cursam com obstrução nasal, o que equivale a dizer que desvio de septo nasal não é igual a septoplastia.[12]

Considerando os diferentes tipos de desvios septais e suas diversas localizações, variações das técnicas cirúrgicas podem ser empregadas. O cirurgião precisa ser capaz de manejar o septo nasal e posicioná-lo na linha média, preservando a estrutura nasal externa e a integridade da mucosa septal. Para tal, são importantes a habilidade do cirurgião e o conhecimento das diversas técnicas que possibilitam uma abordagem diferente para cada paciente, de acordo com sua anatomia particular.[17]

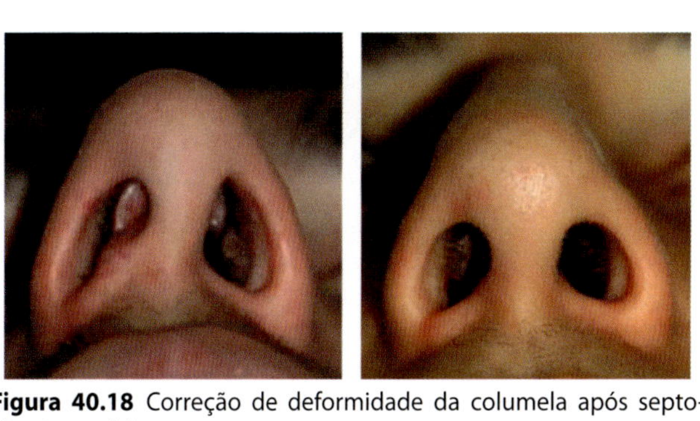

Figura 40.18 Correção de deformidade da columela após septoplastia caudal.

Atualmente, as abordagens cirúrgicas mais utilizadas são resultado da associação de técnicas clássicas já descritas, incluindo adaptações pessoais de cada cirurgião. Não existe uma única técnica que seja eficiente para tratar todos os tipos de desvios. O arsenal de técnicas de um cirurgião deve contemplar manobras para o tratamento adequado de diferentes tipos e localizações dos desvios septais, e da concomitância dos mesmos. A habilidade e a experiência do cirurgião irão direcionar a escolha da melhor técnica para cada paciente. O diagnóstico preciso e a indicação adequada são a chave determinante para a qualidade do resultado.[12]

A associação de manobras e o conhecimento da rinosseptoplastia funcional muitas vezes são necessários para o reposicionamento do septo caudal na columela, o tratamento das alterações do vestíbulo e para complementar o tratamento das válvulas nasais, otimizando assim o resultado.

Instrumental cirúrgico adequado e equipe bem alinhada minimizam o risco de intercorrências durante o procedimento.

O posicionamento do paciente na maca cirúrgica e a disposição dos equipamentos na sala garantem o conforto de toda a equipe e otimizam o procedimento.

A septoplastia pode ser realizada sob anestesia local associada à sedação venosa leve, muito embora a maioria dos cirurgiões prefira o emprego de anestesia geral, que proporciona maior conforto ao paciente e evita a deglutição de sangue durante a cirurgia. A escolha do tipo da anestesia vai depender da preferência e experiência da equipe cirúrgica e anestésica.

O procedimento cirúrgico sempre se inicia com uma vasoconstrição tópica da mucosa nasal e conchas inferiores por meio da colocação de cotonoides, embebidos em solução de adrenalina ou oximetazolina, posicionados entre o septo nasal e as conchas médias e inferiores, e deixados por alguns minutos. Isso reduz o fluxo sanguíneo na mucosa nasal e provoca uma diminuição do tamanho das conchas, facilitando a visualização de toda a cavidade nasal e septo.

A anestesia regional pode ser realizada pelo bloqueio do nervo nasociliar, que inerva o dorso nasal e porção anterior do septo, e infraorbitário, responsável pela sensibilidade de toda a asa do nariz. É possibilitada por solução anestésica com vasoconstritor para diminuir o sangramento intraoperatório. Realiza-se também a infiltração de toda a região onde será realizada a incisão e segue-se infiltrando toda a mucosa septal no plano subpericondral e subperiosteal bilateralmente, promovendo-se uma hidrodissecção que vai auxiliar no levantamento do retalho mucoso. É fundamental que o tempo de ação da solução seja respeitado para se conseguir uma boa vasoconstrição e redução do fluxo sanguíneo na mucosa, o que irá otimizar os passos cirúrgicos seguintes.

Enquanto aguarda-se alguns minutos para o efeito vasoconstritor da infiltração, pode-se realizar a tricotomia das vibrissas a fim de melhorar a visualização das cavidades nasais e evitar que o endoscópio se impregne de sangue ao ser introduzido na cavidade.

Incisão

A escolha do lado a realizar-se a incisão pode basear-se na localização do desvio ou na habilidade do cirurgião. O posicionamento da incisão no lado côncavo do septo (contralateral ao desvio) é mais indicado, pois facilita o levantamento do retalho mucoso com menor tensão e menor risco de laceração da mucosa. Com uma lâmina de bisturi número 15 e auxílio de um espéculo nasal pequeno realiza-se uma incisão septo-columelar hemitransfixante de 2 mm, posteriormente ao bordo caudal do septo, na transição entre a pele do vestíbulo e a mucosa septal. A incisão deve atingir o pericôndrio, sem incisar a cartilagem. Para a confecção de um retalho amplo, é importante que a incisão se estenda desde o assoalho próximo à espinha nasal anterior até o ângulo septal anterior, passando anteriormente à válvula nasal interna.[17]

Descolamento do retalho mucoso

Após a incisão, inicia-se o descolamento do retalho mucoso com auxílio de um descolador de Cottle, nos planos subpericondral e subperiosteal, com o cuidado de manter a sua integridade. O descolamento deve ser amplo, estendendo-se desde a incisão até o rostro do esfenoide no sentido anteroposterior e da transição entre o septo e o assoalho nasal até a sua transição com a cartilagem lateral superior no sentido inferossuperior. Se realizada no plano correto, essa manobra causa um sangramento mínimo e não necessita de aspiração contínua durante sua realização.[17]

Condrotomias e ressecção do desvio ósteo-cartilaginoso

Após a confecção de um amplo retalho, com um bisturi de condrotomia, lâmina 15 ou descolador de Cottle, realiza-se uma incisão na cartilagem quadrangular, no local do desvio, sem incisar a mucosa contralateral. A condrotomia anterior deve ser realizada no mínimo a 1 cm do bordo caudal do septo, paralela a ele. A condrotomia superior, paralela ao dorso nasal, deve preservar no mínimo 1 cm dessa região (Figura 40.19). Deve-se sempre remover apenas a porção desviada da cartilagem quadrangular, mantendo o máximo de cartilagem preservada. Dependendo da extensão do desvio, pode-se realizar uma resseção mais ampla do septo cartilaginoso, mantendo-se obrigatoriamente o *L-strut* com pelo menos 1,5 cm anterior e 1,5 cm superior, ressaltando-se que essa ressecção não deve ser a rotina em um septoplastia convencional, para a qual basta a remoção da porção inferior.[17]

Com o descolador de Cottle, realiza-se o descolamento entre a porção cartilaginosa desviada e a mucosa contralateral e, em seguida, realiza-se sua desarticulação com a lâmina perpendicular do etmoide, posteriormente, e da crista maxilar e vômer, inferiormente. Com uma pinça de Adson-Brown remove-se a porção cartilaginosa que contém o desvio.[17]

Com a ressecção do desvio cartilaginoso, forma-se uma janela no septo que permite o descolamento entre a porção óssea e a mucosa contralateral. O descolamento das cristas ósseas mais proeminentes não precisa ser realizado de imediato, evitando-se laceração da mucosa. Após o descolamento da porção mais alta, realiza-se a secção da lâmina perpendicular do etmoide, com uma tesoura de Middleton-Jansen, na mesma altura da condrotomia superior. A secção superior da lâmina perpendicular é o primeiro passo para a ressecção do desvio ósseo pois a manipulação intempestiva da porção óssea pode ocasionar fraturas na lâmina cribriforme e consequente fístula liquórica. Com a lâmina perpendicular do etmoide solta da base do crânio, pode-se proceder ao descolamento das áreas mais proeminentes do desvio, fazendo uma leve pressão sobre a porção óssea em direção contrária à mucosa. Essa manobra provoca fraturas no esporão, o que diminui a tensão no descolamento do retalho, evitando lacerações extensas. Lâmina perpendicular e vômer são removidos com pinça Bruenings. Desvios da crista maxilar e palatina podem ser removidos com osteótomo.[17]

Essas manobras permitem o tratamento/ressecção dos desvios das áreas 3, 4 e 5 de Cottle.

Desvios septais complexos (caudais ou superiores, em regiões de válvula nasal)

Para o tratamento dos desvios das áreas 1 e 2 de Cottle, técnicas mais específicas precisam ser utilizadas.

Acesso e reposicionamento do septo caudal

Quando a cartilagem do bordo caudal não apresenta irregularidades, tortuosidades ou fraturas em sua extensão, ela habitualmente apresenta uma convexidade que obstrui a região da válvula nasal. Isso ocorre devido a uma sobreposição da cartilagem quadrangular na crista maxilar e espinha nasal anterior, impossibilitando que ela se acomode de forma linear.

Para o tratamento desse tipo de desvio, é necessária uma incisão septo-columelar transfixante completa, separando-se o bordo caudal da columela. Realiza-se a ressecção de uma fita de cartilagem na

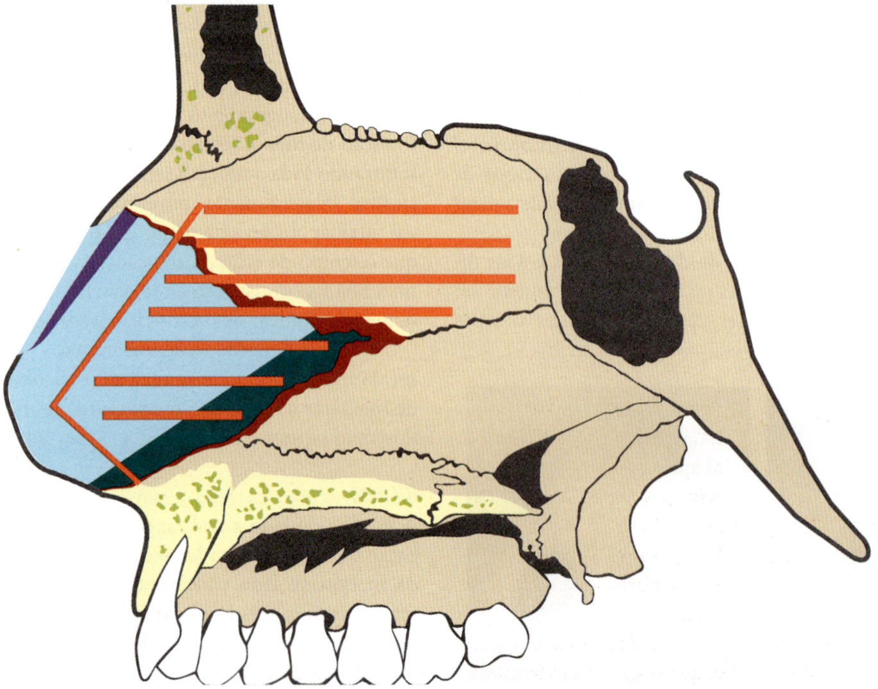

Figura 40.19 Área de ressecção de cartilagem e osso contendo o desvio septal e preservando o *L-strut*. (Adaptada de: Netter Frank H. Atlas de anatomia humana.)

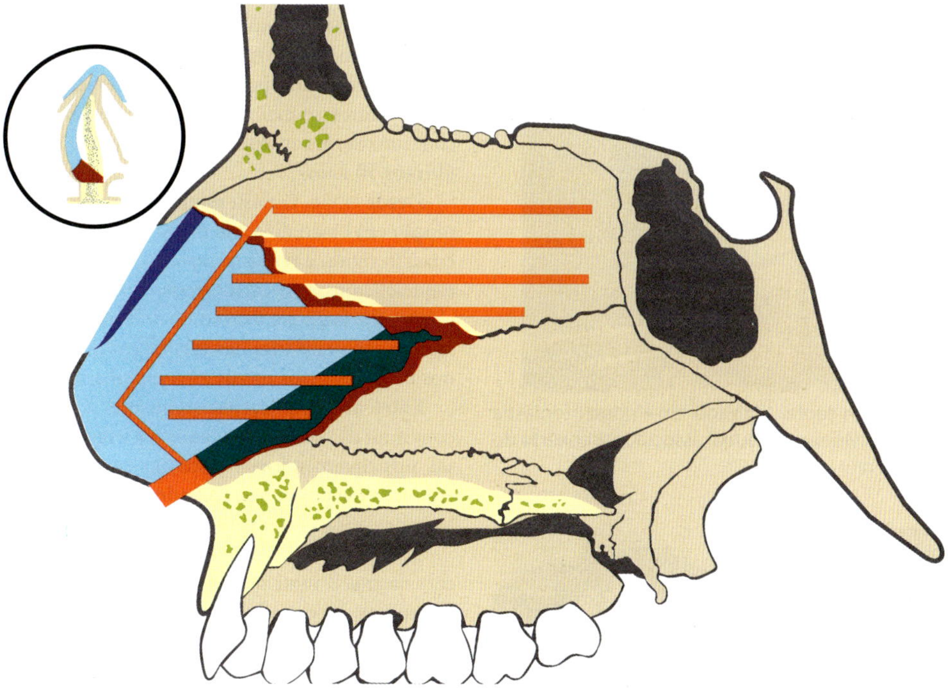

Figura 40.20 Ressecção de fita de cartilagem na base do septo caudal para alinhá-lo à espinha nasal anterior. (Adaptada de: Netter Frank H. Atlas de anatomia humana.)

base do septo caudal (Figura 40.20), de tamanho suficiente para que o septo anterior se apoie na espinha nasal de forma linear. Uma sutura de fixação do septo caudal na espinha nasal anterior, em forma de oito, é realizada com fio absorvível de longa duração ou fio inabsorvível (PDS ou Prolene 4-0). Essa sutura mantém a cartilagem caudal alinhada à espinha nasal anterior sem deixar que ela se desloque para um dos lados.[17] É comum que a mucosa septal aderida à cartilagem caudal mantenha uma tensão em direção à sua antiga posição após o seu reposicionamento sobre a espinha nasal. Para aliviar essa tensão e evitar um desvio residual, é importante seccionar essa mucosa inferiormente, próxima ao assoalho, enquanto o retalho contralateral se mantém íntegro.[17,18]

Pela mesma incisão transfixante, realiza-se a dissecção retrógrada entre as cruras mediais na columela, confecciona-se um bolsão para encaixar o septo caudal. Suturas septo-columelares transfixantes com fio absorvível são realizadas para o fechamento (Figura 40.21). Para correção estético-funcional de algumas assimetrias narinárias, deformidades da columela e alargamento de sua base podem ser utilizadas suturas no *footplate* e suturas de *tongue-in-groove*, descritas por R. Kridel,[19] em 1999, que fixam e reposicionam a columela no septo caudal.[17]

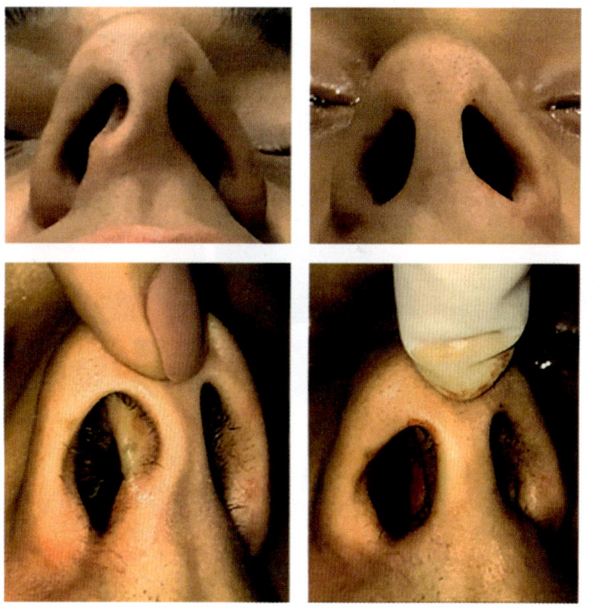

Figura 40.21 Pré e pós-operatório de septoplastia caudal com reposicionamento do septo na columela e sutura de estreitamento da base columelar.

Batten septal

Quando a cartilagem do bordo caudal apresenta irregularidades, tortuosidades ou fraturas em sua extensão que impossibilitam o seu reposicionamento de forma a desobstruir a válvula nasal satisfatoriamente, técnicas de rinosseptoplastia devem ser associadas.

O manejo cirúrgico do septo caudal apresenta algumas opções descritas na literatura, como suturas, *swing door*, paliçada ou compartimentalização. Porém, frequentemente os cirurgiões observam insucesso com essas técnicas, ocorrendo hiper ou hipo correção do septo caudal e consequente fragilidade do suporte caudal do septo bem como subsequente deformidade nasal.[20]

Uma opção extremamente eficaz, por meio de técnica cirúrgica relativamente simples, é o *batten* septal, que pode ser confeccionado com a própria cartilagem septal, ou com enxerto ósseo, que é a preferência (Figuras 40.22 e 40.23).

Descrito pela primeira vez em 1966, por Dupont et al.,[21] o *batten* septal é uma excelente alternativa para correção dos desvios septais anteriores, pois permite de maneira pouco invasiva e altamente eficaz a resolução desses desvios anteriores obstrutivos.[22]

Ele pode ser confeccionado com a cartilagem septal, conchal, costal ou óssea, por meio de uso de lâmina perpendicular do etmoide ou vômer. Com a incorporação de novas tecnologias às cirurgias nasais, hoje é possível, com o uso de motor e brocas, modelar com rapidez e eficácia um enxerto ósseo septal para que seja utilizado como *batten* septal. É necessário que ele seja rígido, não muito espesso e tenha perfurações para nutrição da cartilagem septal e realização das suturas.

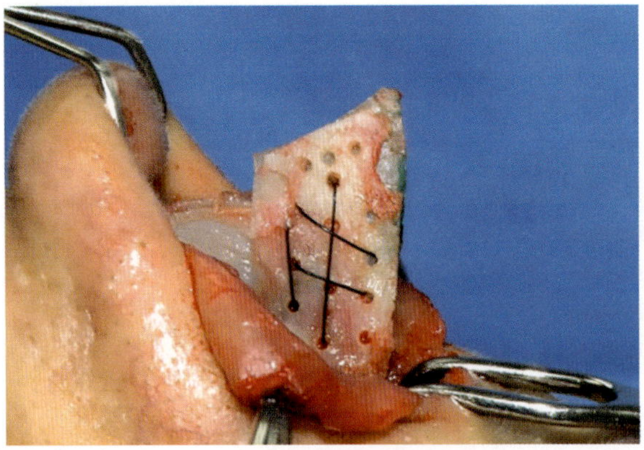

Figura 40.22 Enxerto *batten* septal utilizado em rinosseptoplastia aberta para correção de desvio septal caudal associado a enxerto de extensão septal contralateral.

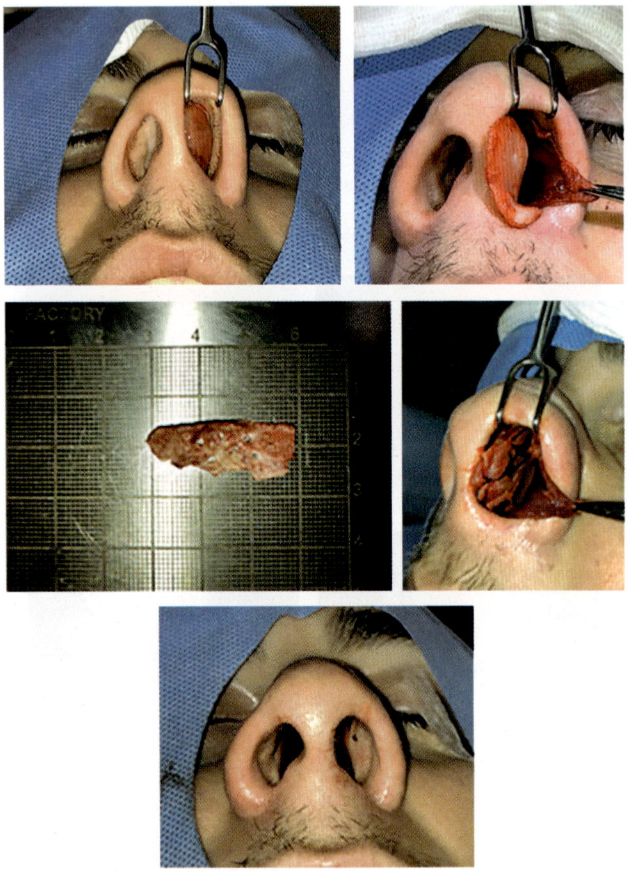

Figura 40.23 Confecção do enxerto de *batten* septal posicionado em rinosseptoplastia fechada.

Estudos mostram, ainda, que o enxerto ósseo apresenta baixas taxas de complicações relacionadas,[23] tais como a redução do fluxo de ar no lado em que ele é fixado,[24] além de apresentar baixas taxas de reabsorção. Estudo realizado por Kayabasoglu evidenciou taxa de reabsorção menor que 50% nos 21 pacientes acompanhados por pelo menos 12 meses de pós-operatório utilizando tomografia computadorizada.[25]

Septoplastia extracorpórea

Tendo em vista que desvios septais complexos que comprometem o *L-strut* são geralmente impossíveis de serem eliminados com técnicas de septoplastias convencionais, são propostas técnicas avançadas que incluam o reposicionamento ou reconstrução do *L-strut*.

A ideia da remoção do septo extremamente desviado, reconstrução na mesa cirúrgica e reposicionamento no nariz foi primeiramente divulgada por King e Ashley em 1951.[26] A consolidação dessa técnica se deu no início da década de 1990, especialmente com uma série consistente de casos publicada por Gubish et al. nos últimos 30 anos.[27]

Desde então, Gubish refinou a técnica original para incluir a remoção em bloco do septo ósseo-cartilaginoso, confeccionando um enxerto rígido e reto (*neoseptum*), fixo de forma segura à estrutura esquelética óssea e cartilaginosa do nariz. O autor utiliza o acesso aberto que facilita a fixação no arcabouço nasal. As suturas do *neoseptum* são realizadas nas cartilagens alares maiores, e diretamente nos próprios ossos nasais e na espinha nasal anterior.[27]

Entre as complicações frequentes descritas em série de casos com mais de 3 mil pacientes está a irregularidade do contorno dorsal, principalmente nos casos em que a septoplastia extracorpórea era realizada por acesso fechado, problema reduzido quando se optou por fixação do *neoseptum* por técnica aberta.

A ocorrência desse tipo de complicação envolvendo desestabilizações da área K motivou Most a descrever uma modificação da técnica de septoplastia extracorpórea que chamou de reconstrução septal anterior. Essa variação permite a preservação dorsal do septo nasal e de seu suporte. Por meio dessa técnica, grande parte da cartilagem quadrangular é removida, porém preserva-se pelo menos 1,5 cm anteroposteriormente e 1 cm verticalmente na topografia da área K.[28]

A preservação dessa junção ósteo-cartilaginosa confere maior estabilidade ao dorso e suporte para o enxerto de reconstrução septal anterior, o qual é posicionado no côncavo do desvio do terço médio. O enxerto atua como um *spreader graft* e *splint* para o remanescente dorsal. A sutura é realizada entre o remanescente dorsal e a cartilagem alar maior remanescente. *Splints* de plástico são posicionados bilateralmente por 1 semana.

Após a ressecção de todo o desvio e tratamento da cartilagem remanescente, deve-se realizar uma rinoscopia anterior com espéculo nasal pequeno, em uma posição que suas pás não desloquem o septo para o lado oposto, a fim de identificar a presença de algum desvio residual. Os parâmetros anatômicos para uma boa septoplastia são a visualização simultânea, através da rinoscopia anterior, da inserção da concha média, em um ângulo de 90º entre o septo e o assoalho da cavidade nasal, e do rebordo da coana[17] (Figura 40.24).

Certificando-se que os desvios foram tratados adequadamente, uma revisão dos retalhos mucosos deve ser realizada. Lacerações mais restritas e lineares da mucosa podem ocorrer nas porções mais salientes dos desvios ósseos, possibilitando a drenagem de eventuais coleções, além de facilitarem a acomodação da mucosa redundante. Nos casos em que ocorre laceração da mucosa bilateralmente, deve-se observar se ambas estão sobrepostas pois, nesse caso, poderão

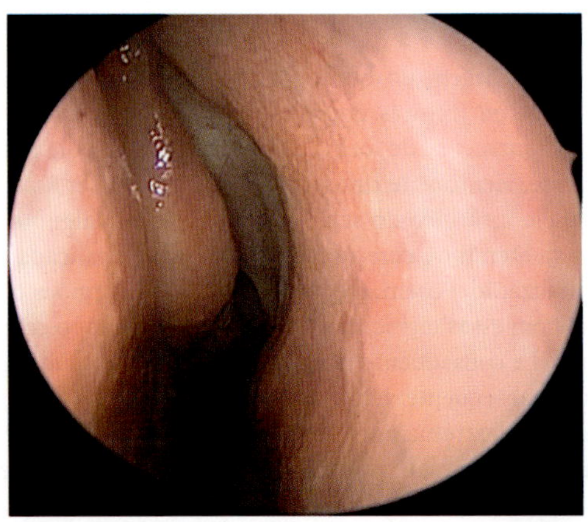

Figura 40.24 Visão endoscópica após septoplastia.

cursar com perfuração septal. Para prevenir essa complicação, deve-se realizar suturas de aproximação das bordas e/ou interposição de cartilagem septal. Quando a mucosa se mantém íntegra bilateralmente, uma incisão de drenagem pode ser realizada no retalho, junto ao assoalho, para evitar a formação de hematomas septais.[17]

A hemostasia com algodão embebido em solução vasoconstritora e eletrocoagulação geralmente são suficientes para a prevenção de sangramentos e hematomas. Os principais pontos de sangramento que devem ser observados são a crista maxilar, o rostro do esfenoide e a mucosa septal superior, onde normalmente ocorrem lacerações decorrentes do uso da Middleton-Jansen, exatamente na região dos ramos mais calibrosos da artéria etmoidal anterior. Está indicada também a eletrocauterização das bordas das lacerações ou da incisão de drenagem na mucosa septal para evitar sangramento pós-operatório.[17]

O fechamento da incisão deve ser realizado com fio absorvível de curta ou média duração (*catgut*, *monocryl* ou PDS 4-0 ou 5-0) em pontos simples separados ou sutura contínua.

Suturas de reposicionamento das cruras mediais ou de estreitamento da base da columela podem ser realizadas para melhorar os resultados funcional e estético.

Suturas transfixantes na mucosa septal, as suturas de colchoeiro, podem ser realizadas com fio absorvível de curta ou média duração para aproximar os retalhos mucosos, diminuir o espaço morto e prevenir hematomas. Em substituição à sutura de colchoeiro e com a mesma finalidade, *splints* nasais podem ser posicionados em ambas as cavidades nasais, fixados à mucosa septal com fio inabsorvível (*mononylon* 3-0) e mantidos por 7 a 10 dias. Os *splints* também ajudam, de certa forma, na prevenção de sinéquias.

CUIDADOS PÓS-OPERATÓRIOS

Os cuidados pós-septoplastia são semelhantes aos das demais cirurgias endonasais e visam prevenir complicações, otimizar o resultado cirúrgico e evitar desconfortos ao paciente.

Nas primeiras 24 horas, recomenda-se manter a cabeceira elevada a 30º. Lavagem nasal frequente, com soro fisiológico 0,9% ou solução hipertônica (cloreto de sódio 2 ou 3%) por meio de seringas de 20 mℓ, *squeeze bottle* ou dispositivos de jato contínuo, ajuda a diminuir o acúmulo de secreção e formação de crostas. O uso de vasoconstritor tópico pode ser empregado em caso de sangramento nasal. Deve-se evitar alimentos, banho e ambientes muito quentes. Nas primeiras 4 semanas, deve-se evitar assoar o nariz, permanecer exposto ao calor excessivo e realizar esforço físico vigoroso.

A primeira revisão ambulatorial ocorre entre 7 e 10 dias, quando se realiza a primeira limpeza das cavidades com remoção dos *splints* e de crostas. A aspiração das cavidades nasais para remover a secreção excessiva acumulada na primeira semana proporciona um conforto respiratório muito grande ao paciente, além de melhorar o processo de cicatrização e evitar sinéquias. Posteriormente, é recomendado o seguimento ambulatorial a cada uma ou duas semanas para aspiração, remoção de crostas não aderidas, liberação de eventuais sinéquias e monitoramento da evolução até a cicatrização completa da cavidade cirúrgica criada, que geralmente ocorre em torno de 30 a 40 dias. Recomenda-se que esses curativos sejam realizados com o paciente deitado pois o reflexo vagal é comum durante a realização do procedimento no consultório.

COMPLICAÇÕES

Além de complicações decorrentes de outros procedimentos nasossinusais associados ou da própria sedação necessária para o procedimento, complicações relacionadas especificamente com septoplastia podem ocorrer apesar do uso de técnica adequada e dos cuidados preventivos.

Sangramento

O sangramento intra e pós-operatório é uma grande preocupação em virtude da alta vascularização da mucosa nasal, e está entre as complicações mais frequentes em cirurgias nasossinusais. A prevenção inicia-se no pré-operatório mediante providências como indagar ao paciente se apresenta histórico de sangramento acentuado em cirurgias prévias ou cortes acidentais; suspender medicamentos anticoagulantes; e avaliar adequadamente os exames laboratoriais. Durante o ato operatório, o correto posicionamento do paciente na maca cirúrgica, a anestesia balanceada com manutenção de baixos níveis pressóricos e frequência cardíaca, além de uma boa vasoconstrição tópica, infiltração local e descolamento da mucosa em plano avascular garantem um mínimo sangramento durante todo o ato cirúrgico. Revisão da hemostasia ao término do procedimento, com cauterização dos pontos de sangramento ou uso de hemostáticos, garante um pós-operatório tranquilo. A observação pelo paciente das recomendações pós-operatórias previne os sangramentos tardios.

Hematoma septal

O descolamento mucopericondral provoca ruptura de microcapilares e a ressecção do desvio ósseo, principalmente da crista maxilar anterior, assim como produz ruptura de ramos da artéria palatina maior, as quais, se não observadas e tratadas no intraoperatório, podem causar sangramento entre os retalhos mucosos, evoluindo com hematoma septal. A incisão de drenagem na mucosa, o uso de *splint* nasal e realização de suturas de colchoeiro ajudam na prevenção do hematoma. O hematoma septal pode causar obstrução nasal uni ou bilateral, dor e pressão nasal. Se não tratado prontamente, pode evoluir para infecção secundária e abscesso septal, com reabsorção da cartilagem septal remanescente. Sua drenagem deve ser realizada de imediato, e pode ser feita no consultório sob anestesia local. Por vezes, é necessário colocar um pequeno tampão nasal para manter os retalhos mucosos coaptados e evitar recidiva do hematoma.

Perfuração septal

A perfuração septal pode decorrer de lacerações bilaterais e contíguas dos retalhos mucosos, cauterizações excessivas da mucosa, suturas de colchoeiro muito apertadas causando isquemia e necrose das áreas circundantes, bem como uso de tampões apertados e por tempo prolongado. O descolamento cuidadoso e delicado da mucosa, no plano correto, mantendo a sua integridade, é a melhor forma de prevenir a perfuração septal. Suturas de aproximação das bordas das lacerações facilitam a sua cicatrização e evitam uma perfuração no pós-operatório.

Sinéquias

Sinéquias são aderências cicatriciais que podem ocorrer entre a mucosa septal e as estruturas da parede lateral do nariz, cursando com obstrução nasal. A associação de septoplastia com abordagens às conchas nasais médias e inferiores predispõe ao contato entre áreas cruentas, favorecendo a formação delas. A lavagem nasal com solução fisiológica abundante, reduzindo crostas, associada a consultas pós-operatórias frequentes para limpeza ajudam a minimizar seu aparecimento. O uso de *splint* nasal é controverso, porém é outra ferramenta útil na sua prevenção.

Alterações estéticas

As alterações estéticas que podem ocorrer após a septoplastia são a perda da projeção da ponta, depressão no *supratip* (nariz em sela) e retração da columela. Essas alterações decorrem de um suporte dorsal fraco ou deslocamento do septo caudal. Ressecção excessiva das estruturas de sustentação do dorso nasal, em especial o *L-strut* e a sua transição com a lâmina perpendicular do etmoide – área K –, sem a adequada reconstrução, pode levar a essas complicações. O manuseio cuidadoso dessa área, respeitando a preservação de 1 cm da cartilagem do dorso e mantendo a área K intacta contribui para evitá-las.[14] É muito importante observar as características nasais externas pré-operatórias pois, muitas vezes, o suporte nasal do paciente já não é adequado mesmo antes do procedimento. Isso justifica a documentação fotográfica pré-operatória, principalmente em pacientes que apresentam desvios nas áreas de suporte nasal e septo caudal.

Obstrução nasal refratária

Obstrução nasal refratária é a complicação mais comum após septoplastia, geralmente associada a técnicas cirúrgicas mais conservadoras ou desvios septais complexos que resultam na presença de desvios residuais. Outra causa importante de persistência da queixa de obstrução nasal após a cirurgia são as insuficiências valvares que não são diagnosticadas no pré-operatório e, portanto, não são tratadas no mesmo procedimento. A avaliação pré-operatória e o diagnóstico preciso, seleção adequada da técnica para cada paciente e execução cirúrgica primorosa são os fatores determinantes para o sucesso da cirurgia.

Alterações do olfato, denervação do palato e rinorreia

Alterações do olfato, denervação do palato e rinorreia gustativa podem ocorrer após a cirurgia do septo nasal. Anosmia ou hiposmia transitórias são causadas pelo edema e acúmulo de secreção e coágulos nas cavidades nasais, e melhoram completamente em algumas semanas. Alterações persistentes do olfato são mais raras e decorrem de cicatrização ou lesões diretas de pequenas fibras olfatórias. Sempre atentar para disfunções olfatórias preexistentes. Anestesia e hipoestesia transitórias do palato e incisivos centrais são decorrentes da lesão do nervo nasopalatino durante a remoção da crista maxilar. A rinorreia gustativa é secundária à lesão inadvertida do nervo nasopalatino dentro das camadas septais durante a remoção de desvios da lâmina perpendicular e vômer.[14]

Fístula liquórica

Apesar de mais rara, a fístula liquórica não pode ser esquecida em pacientes que evoluem com rinorreia aquosa unilateral após a cirurgia. Ela é decorrente de fratura da lâmina cribriforme durante a ressecção da lâmina perpendicular do etmoide.

CONSIDERAÇÕES FINAIS

Para se alcançar melhores resultados em uma septoplastia, é importante dominar diversas técnicas cirúrgicas que possam ser combinadas de acordo com a necessidade de cada paciente.

O diagnóstico preciso das causas da obstrução nasal é determinante para a escolha das técnicas a serem utilizadas.

A associação de manobras de rinosseptoplastia como suturas da columela e colocação de *strut* columelar pode ajudar a melhorar tanto o resultado funcional quanto o resultado estético do procedimento em casos selecionados.

REFERÊNCIAS BIBLIOGRÁFICAS

1. Roithmann R. Estudos de estrutura e função da área da válvula nasal [dissertação]. Porto Alegre (RS): Universidade Federal do Rio Grande do Sul; 1997.
2. Costa SS da, Cruz OL, de Oliveira JA. Otorrinolaringologia: princípios e prática. 2. ed. Porto Alegre: Artmed; 2006. 1216 p.
3. Oliveira AP, Mocelim M, Elias E Jr , Santos LV, Bettega SG. Prevalence of deviated nasal septum in Curitiba, Brasil. Int Arch Otorhinolaryngol [Internet]. 2005 Oct-Dec [Acesso em: 2024 Jul];9(4).
4. Jankowski R. The evo-devo origin of the nose, anterior skull base and midface. Paris: Springer; 2013. 210 p.
5. Jankowski R, Nguyen DT, Russel A, Toussaint B, Gallet P, Rumeau C. Chronic nasal dysfunction Eur Ann Otorhinolaryngol Head Neck Dis [Internet]. 2018 Feb [Acesso em: 2024 Jul];135(1):41-9.)
6. Jankowski R, Bouchoua F, Coffinet L, Vignaud J. Clinical factors influencing the eosinophil infiltration of nasal polyps. Rhinology [Internet]. 2002 [Acesso em: 2024 Jul];40:173-8.
7. Stamm A, Simmen D, Nick J. Otimização do diagnóstico, Tratamento clínico e cronologia da cirurgia. In: Cirurgia endoscópica nasossinusal: básica e avançada. Rio de Janeiro: Thieme Revinter; 2006. Vol. 3; p. 22-39.
8. Haight JS, Cole P. The site and function of the nasal valve. Laryngoscope [Internet]. 1983 Jan [Acesso em: 2024 Jul];93(1):49-55.
9. Cole P, Roithmann R. The nasal valve and current technology. Am J of Rhinol [Internet]. 1996 [Acesso em: 2024 Jul];10(1):23-38.
10. Cole P, Haight JS, Love L. Dynamic components of nasal resistance. Am Rev Respir Dis [Internet]. 1985 [Acesso em: 2024 Jul];132:1229-32.
11. Issa MJ, Gomes MC Guimarães RE. Avaliação clínica da obstrução nasal. In: Balsalobre L, Tepedino MS. Rinologia 360º aspectos clínicos e cirúrgicos. Rio de Janeiro: Thieme Revinter; 2021. 574 p.
12. Filho ACNN, Berger C, Caminha GP, Maniglia JJ, Pasinato R. Septoplastia. In: Gomes GA, Jorge RBB, editores. Tratado de rinoplastia: Academia Brasileira de Cirurgia Plástica da Face da ABORL-CCF. Rio de Janeiro: Thieme Revinter; 2021. p.61-72.
13. Cakir B, Saban Y, Daniel R, Palhazi P (eds). Preservation rhinoplasty, 3rd ed. Septum Ed, Turkey; 2018.
14. Shah J, Roxbury CR, Sindwani R. Techniques in septoplasty: traditional versus endoscopic approaches. Otolaryngol Clin North Am [Internet]. 2018 Oct [Acesso em: 2024 Jul];51(5):909-17.
15. Gomes JM, Miranda JF, Tepedino MS. Anatomia da região nasossinusal. In: Balsalobre L, Tepedino MS, editores. Rinologia 360º: aspectos clínicos e cirúrgicos. Rio de Janeiro: Thieme Revinter; 2022. p. 3-5.
16. Most SP, Rudy SF. Septoplasty: basic and advanced techniques. Facial Plast Surg Clin North Am [Internet]. 2017 May [Acesso em: 2024 Jul];25(2):161-9.
17. Issa MA, Abdo TT, Ribeiro SV. Septoplastia. In: Roithmann R, Kosugi, EM, Tamashiro E, editores. Técnicas cirúrgicas básicas em otorrinolaringologia e cirurgia cervicofacial. Rio de Janeiro: Thieme Revinter; 2022. p. 178-93.
18. Garcia LB, Oliveira PW, Vidigal TA, Magalhães Suguri VM, Santos RP, Gregório LC. Caudal septoplasty: efficacy of a surgical technique - preliminnary report. Braz J Otorhinolaryngol [Internet]. 2011 [Acesso em: 2024 Jul];77(2):178-84.
19. Kridel RW, Scott BA, Foda HM. The tongue-in-groove technique in septorhinoplasty. A 10-year experience. Arch Facial Plast Surg [Internet]. 1999 Oct-Dec [Acesso em: 2024 Jul];1(4):246-56; discussion 257-8.
20. Lee BJ, Chung YS, Jang YJ. Overcorrected septum as a complication of septoplasty. Am J Rhinol [Internet]. 2004 [Acesso em: 2024 Jul];18:393-6.
21. Dupont C, Cloutier GE, Prevost Y. Autogenous vomer bone graft for permanent correction of the cartilaginous septal deviations. Plast Reconstr Surg [Internet]. 1966 [Acesso em: 2024 Jul];9.38(3):243-7.
22. Lee JW, Baker SR. Correction of caudal septal deviation and deformity using nasal septal bone grafts. JAMA Facial Plast Surg [Internet]. 2013 Mar 1 [Acesso em: 2024 Jul];15(2):96-100.
23. Kim SA, Jang Y. Caudal septal division and interposition batten graft: a novel technique to correct caudal septal deviation in septoplasty. Ann Otol, Rhinol Laryngol [Internet]. 2019 [Acesso em: 2024 Jul];128(12):1158-64.
24. Wee JH, Lee JE, Cho SW, Jin HR. Septal batten graft to correct cartilaginous deformities in endonasal septoplasty. Arch Otolaryngol Head Neck Surg [Internet]. 2012 [Acesso em: 2024 Jul];138:457-61.
25. Kayabasoglu G, Yilmaz MS, Altundag A, Cayonu M, Varlı AF, Guven M. Bone grafts as a recyclable material in nasal surgeries. Auris Nasus Larynx [Internet]. 2015 Feb [Acesso em: 2024 Jul];42(1):24-8.
26. King ED, Ashley FL. The correction of the internally and externally deviated nose. Plast Reconstr Surg [Internet]. 1946. 1952 Aug [Acesso em: 2024 Jul];10(2):116–20.
27. Wolfgang G. Treatment of the scoliotic nose with extracorporeal septoplasty. Facial Plast Surg Clin N Am [Internet]. 2015 [Acesso em: 2024 Jul];(23):11-22.
28. Most S. Anterior septal reconstruction: outcomes after a modified extracorporeal septoplasty technique. Arch Facial Plast Surg [Internet]. 2006 [Acesso em: 2024 Jul];8(3):202-7.

CAPÍTULO

41

Intervenções Cirúrgicas para Hipertrofia das Conchas Nasais

Ian Selonke • Debora Emi Shibukawa

INTRODUÇÃO

A obstrução nasal crônica pode ser causada por alterações do septo, hipertrofia adenoideana, hipertrofia das conchas nasais médias ou inferiores. Essa última ocorre em inúmeras condições, como rinite infecciosa, alérgica, inflamatória ou vasomotora, além de alterações hormonais.[1]

Tais condições, isoladas ou associadas a outras doenças, costumam ser manejadas com uso de corticoides tópicos, anti-histamínicos e descongestionantes tópicos, entretanto, alguns pacientes não respondem bem ao tratamento conservador. A cirurgia da redução das conchas nasais inferiores baseia-se na ideia de que, aumentando o volume do fluxo aéreo, favorece-se o fluxo nasal mais funcional, com melhora dos sintomas de obstrução. Tal procedimento pode ser realizado em adultos e crianças, por meio das diversas técnicas que surgiram ao longo dos anos.[2]

Em relação à anatomia, sabe-se que a área mais estreita do fluxo aéreo se dá pela válvula nasal interna, formada pelo septo nasal, pelo bordo inferior da cartilagem lateral superior e pela extremidade anterior da concha inferior.[3] No contexto da válvula, a concha nasal inferior é a estrutura da cavidade nasal localizada em posição inferolateral e é facilmente visualizada por meio da rinoscopia anterior. É a concha nasal mais caudal, longa e larga, que se fixa na parede lateral do nariz. É recoberta por túnica mucosa que contém grandes espaços vasculares, o que justifica o aumento de seu volume em determinadas situações.[4]

O volume da concha inferior varia em função do ciclo nasal, em que a mucosa, ao longo dia, manifesta congestão de um lado e descongestão no lado contralateral, em virtude do controle do sistema nervoso autônomo.[5] Quando em decúbito lateral direito, a concha esquerda descongestiona e a direita congestiona aumentando de volume, e vice-versa.

A concha nasal inferior é composta pelo osso próprio da concha inferior, mucoperiósteo, tecidos moles eréteis e mucosa. O plexo cavernoso submucoso é especialmente bem desenvolvido na porção anterior. Sua vascularização se dá pela artéria da concha inferior (ramo da artéria nasal lateral posterior). Ela entra na concha em sua porção posterossuperior, e se ramifica em 2 ou 3 ramos.

AVALIAÇÃO DA HIPERTROFIA DAS CONCHAS INFERIORES

Existem alguns sistemas de classificação para a hipertrofia das conchas baseados em exame clínico ou tomografia computadorizada. Não existe consenso entre as classificações, fato que dificulta a padronização (Figuras 41.1 a 41.6).

Friedman et al.[6] classificaram esse crescimento excessivo em três graus:

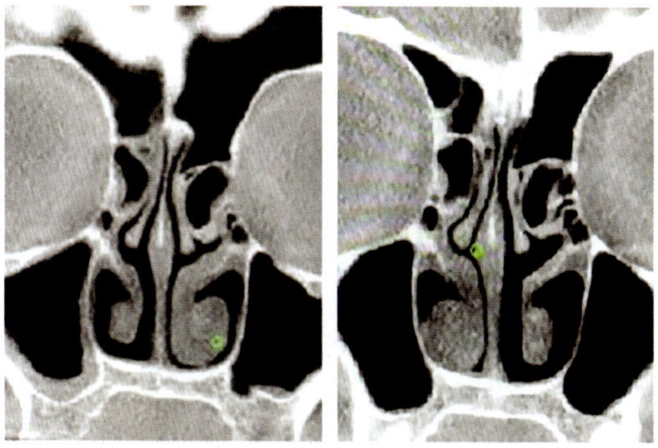

Figura 41.1 Imagens de tomografia computadorizada de seios da face em corte coronal evidenciando o ciclo nasal da concha inferior, observando-se vasodilatação e vasoconstrição alternadas em exames realizados em datas diferentes.

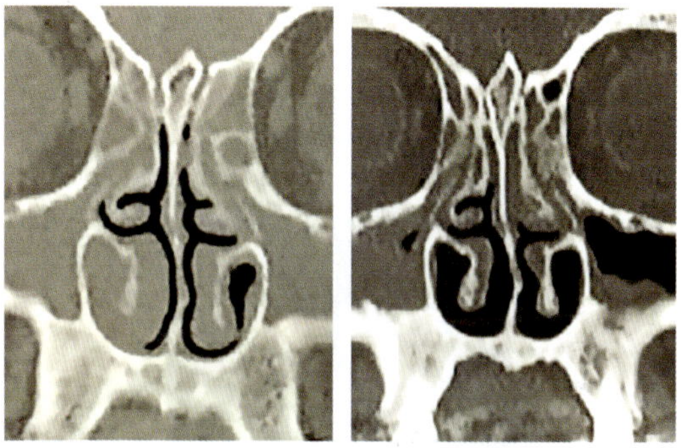

Figura 41.2 Imagens de tomografia computadorizada de seios da face em corte coronal evidenciando conchas inferiores com e sem vasodilatação, respectivamente, antes e depois de tratamento clínico.

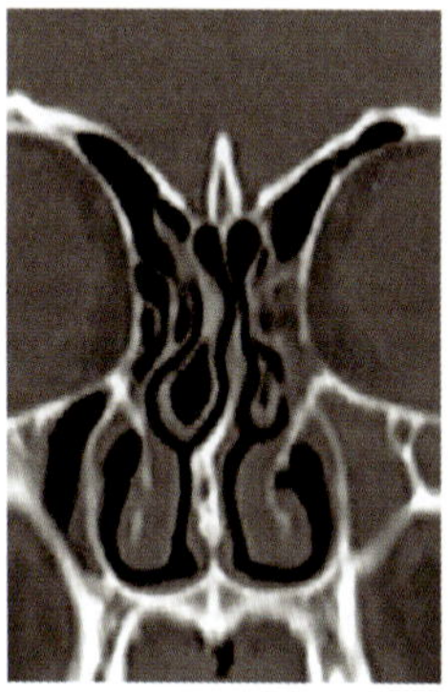

Figura 41.3 Tomografia computadorizada de seios da face em corte coronal demonstrando concha tipo 1 (lamelar).

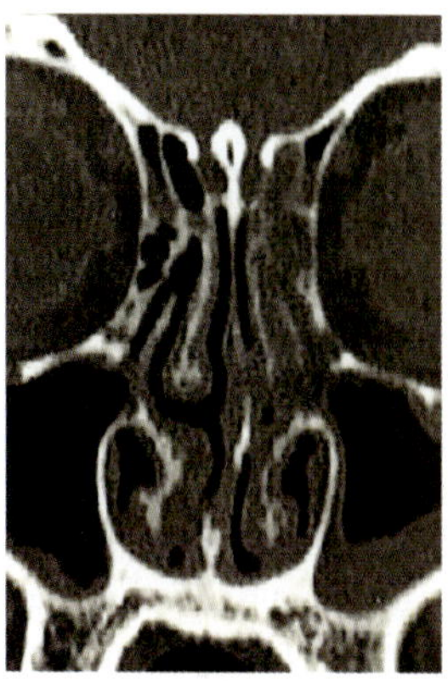

Figura 41.4 Tomografia computadorizada de seios da face em corte coronal demonstrando concha tipo 2 (compacto).

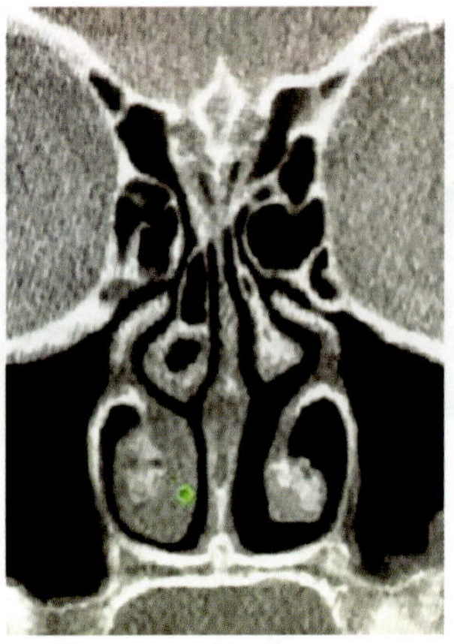

Figura 41.5 Tomografia computadorizada de seios da face em corte coronal demonstrando concha tipo 3 (combinado, com componente compacto e esponjoso).

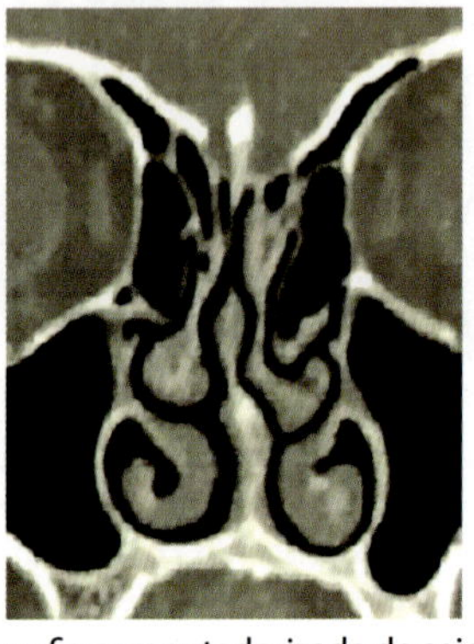

Figura 41.6 Tomografia computadorizada de seios da face em corte coronal demonstrando concha tipo 4 (buloso).

- Grau 1: leve hipertrofia, sem obstrução óbvia
- Grau 2: obstrução presente, porém incompleta
- Grau 3: obstrução completa da cavidade nasal.

Já Camacho et al.[7] utilizaram uma classificação baseada na visualização endoscópica:

- Grau 1: concha inferior ocupando entre 0 e 25% da cavidade nasal
- Grau 2: concha inferior ocupando entre 26 e 50% da cavidade nasal
- Grau 3: concha inferior ocupando entre 51 e 75% da cavidade nasal
- Grau 4: concha inferior ocupando entre 76 e 100% da cavidade nasal.

Por fim, Uzun et al.[8] classificaram a hipertrofia de conchas inferiores baseados na tomografia computadorizada:

- Tipo 1, lamelar: osso de fina espessura
- Tipo 2, osso compacto: osso compacto e volumoso
- Tipo 3, combinado: componentes compacto e esponjoso (concha de aspecto volumoso, em que a porção central do osso apresenta-se com menor densidade se comparada com a periferia do osso, que se apresenta de forma mais compacta)
- Tipo 4, buloso: osso pneumatizado.

Além do exame físico, da nasofibrolaringoscopia e da tomografia computadorizada, a obstrução nasal pode ser avaliada de forma objetiva usando a rinometria acústica. Tal exame emite ondas sonoras na cavidade nasal e registra quais ondas são refletidas de volta, correlacionando com a área seção transversal com a distância da cavidade nasal.[9] A rinometria já foi validada por meio de exames como tomografia computadorizada, ressonância magnética e a endoscopia nasal. Pode ser usada em crianças, requer baixa instrução, porém trata-se de uma análise estática da via aérea, não levando em consideração alterações dinâmicas relacionadas com congestão e ciclo nasal. Sugere-se que a rinometria seja realizada antes e depois do uso de vasoconstritores tópicos, para determinar a diferença entre alterações estruturais mucosas e ósseas.

Já a rinomanometria afere a pressão transnasal e fluxo aéreo para determinar a resistência aérea durante a inspiração. Ela avalia a diferença de pressão entre as porções mais anteriores e posteriores do nariz. Tal exame não fornece a topografia exata da obstrução nasal.[9]

Sabe-se que nem sempre os valores objetivos demonstrados na rinomanometria e na rinometria acústica são compatíveis com o que é relatado pelo próprio paciente de maneira subjetiva.[10] Além disso, são exames pouco disponíveis comercialmente, mais frequentemente utilizados em protocolos de pesquisa.

A avaliação objetiva do médico do efeito do uso de vasoconstritor e a percepção subjetiva de mudança no fluxo nasal pelo paciente são de grande ajuda na avaliação e programação de uma cirurgia.

INDICAÇÕES PARA CIRURGIA

O Guideline Prático de Rinite Alérgica, publicado pela American Academy of Otolaryngology – Head and Neck Surgery,[11] indica a cirurgia para redução das conchas inferiores em pacientes com falha na terapia medicamentosa. Em uma revisão publicada por Abdullah et al.,[1] aborda-se o consenso de intervenção cirúrgica após falha no tratamento clínico durante cerca de 3 meses. Em presença de rinossinusite concomitante, o tratamento conservador pode ser estendido em até 6 meses.

BENEFÍCIOS DA CIRURGIA

A cirurgia para redução das conchas inferiores, além de promover a melhora da obstrução nasal, também pode diminuir os sintomas de rinorreia e espirros em pacientes com rinite alérgica.[12]

TIPOS DE CIRURGIA

A cirurgia pode ser realizada por meio de anestesia local com sedação ou anestesia geral. Na experiência dos autores, a anestesia geral é o método de escolha na maioria das vezes, tratando-se de um procedimento seguro com garantia de via aérea.

Existe uma variedade de técnicas para redução das conchas inferiores. Abdullah et al.,[1] em revisão publicada em 2021, classificaram-nas em dois grupos: cirurgia sem preservar a mucosa e cirurgia com preservação da mucosa.

Entende-se que uma turbinectomia com ressecção da mucosa tradicional por meio de tesoura, ou mesmo de eletrocautério, *laser* ou crioturbinectomia tende a não preservar a mucosa. Já em uma turbinoplastia convencional ou reversa procura-se preservar a mucosa medial, pois atua-se diretamente no osso da concha somente após descolamento de retalho de mucosa medial. Pode ser admitido o uso de bisturis de radiofrequência, microdebridadores, ou mesmo um bisturi ultrassônico em uma turbinoplastia submucosa conservadora, destinada a preservar a mucosa, porém, se a aplicação for muito agressiva, há risco de destruição da mucosa medial da concha inferior.

TÉCNICAS PARA REDUÇÃO DA CONCHA INFERIOR

Turbinectomia convencional

A turbinectomia convencional consiste na remoção de toda ou apenas uma porção da concha inferior, usualmente por meio de tesoura angulada ao longo de sua inserção na parede lateral. Em 1900, muitos cirurgiões preconizaram a turbinectomia total, com a remoção de toda a estrutura do corneto inferior. Após anos de experiência, demonstrou-se um procedimento com excesso de sangramento, crostas e podendo evoluir para rinite atrófica. Atualmente a turbinectomia total é uma técnica não recomendada. Em ensaio clínico randomizado realizado por Passali et al.,[13] evidenciou-se maior obstrução nasal, crostas e sangramento em pacientes submetidos a turbinectomia. Porém, em estudo realizado por Elwany et al.[14] comparando a turbinectomia parcial com outras três técnicas, tanto a turbinectomia parcial convencional quanto a *laser* superaram a crioturbinectomia e turbinoplastia em termos de alívio da obstrução nasal e melhora do olfato. Nenhuma delas alterou o *clearance* mucociliar.

A turbinectomia parcial é uma técnica amplamente utilizada. Ela se diferencia pela quantidade de tecido a ser retirado, almejando principalmente a remoção da porção mais inferior e lateral da mucosa para preservar sua face medial e superior da concha inferior.

Utiliza-se a tesoura angulada e o prensor de concha inferior, além de um eletrocautério para hemostasia. Os autores utilizam frequentemente o cautério bipolar baionetado, tanto para hemostasia quanto para demarcação do trajeto prensado antes de ser cortado pela tesoura. O cautério é inserido na região demarcada pelo prensor de concha, realizando a cauterização, de forma retrógrada, da cauda para a cabeça da concha (Figura 41.7). Ressalta-se que a cauterização isolada já provoca lesão tecidual, devendo ser realizada de forma parcimoniosa devido à posterior retração e remodelação da mucosa. Além disso, o paciente deve usar pomadas no pós-operatório para diminuir a formação de crostas (Vídeos 41.1 a 41.3).

Turbinectomia a *laser*

Os *lasers* mais comumente utilizados são o *laser* de diodo e CO_2. Já foram relatados, ainda, outros tipos: *Neodymium-doped: yttrium aluminum garnet* (Nd-YAG), Holmium: YAG, *potassium titanyl phosphate* (KTP), e *laser* de argon plasma.

O *laser* de diodo é o *laser* de escolha para redução de concha inferior, por proporcionar um corte com precisão e hemostasia adequada. Sua desvantagem é a alteração do *clearance* mucociliar, além de manipulação dificultosa do próprio aparelho de *laser*.[1]

Crioturbinectomia

Trata-se de procedimento minimamente invasivo que usa óxido nitroso ou nitrogênio líquido como agente indutor de necrose por resfriamento da concha inferior. Tal método induz à cicatrização e destruição direta da mucosa e submucosa. Os resultados a curto prazo são satisfatórios, mas o benefício a longo prazo não é sustentável. A quantidade de redução do volume é difícil de predizer. Foi abandonada em função do avanço de novas técnicas.[1]

Turbinoplastia convencional

A turbinoplastia, também chamada de ressecção submucosa, consiste na remoção da parte obstrutiva não funcional da concha, preservando a mucosa medial funcional, que atua no aquecimento e umidificação da passagem aérea.

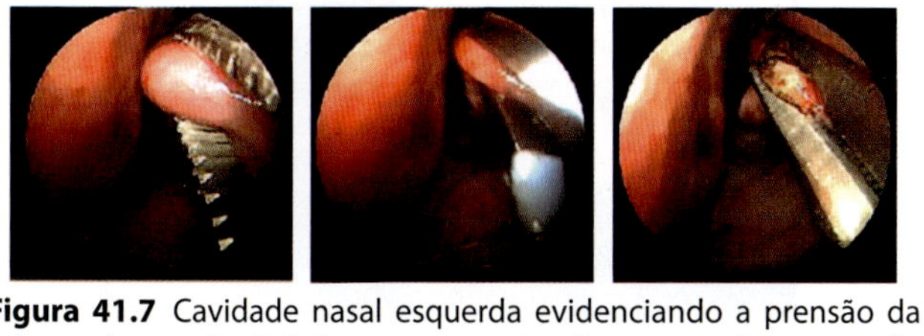

Figura 41.7 Cavidade nasal esquerda evidenciando a prensão da cabeça da concha inferior, sua cauterização e posterior ressecção com tesoura.

Existem dois tipos de turbinoplastias:

- Intraturbinoplastia: confecciona-se um túnel dentro da concha, remove-se o tecido erétil submucoso, deixando para trás o osso da concha. Pode ser realizada com microdebridador, *coblation*, radiofrequência e ultrassom
- Extraturbinoplastia: tanto o tecido erétil submucoso como o osso são removidos, podendo ser realizada por meio de microinstrumentos (Figuras 41.8 a 41.11), *coblation* e microdebridador
  - Mabry et al.[15] evidenciaram 30% de falha na melhora da rinorreia em seus pacientes submetidos à extraturbinoplastia sem uso do endoscópio em 1 ano de acompanhamento, provavelmente em virtude da preservação excessiva de mucosa
  - Hamerschmidt et al.[16] reportaram melhora da obstrução nasal em 94% dos pacientes submetidos à turbinoplastia, além de melhora nos roncos noturnos, hiposmia, pressão nasal e sintomas alérgicos (Vídeo 41.4).

Turbinoplastia com acesso reverso ou lateralização da parede lateral do nariz

Realiza-se incisão linear da cabeça da concha em direção ao processo unciforme em sua transição vertical para horizontal. Descola-se um

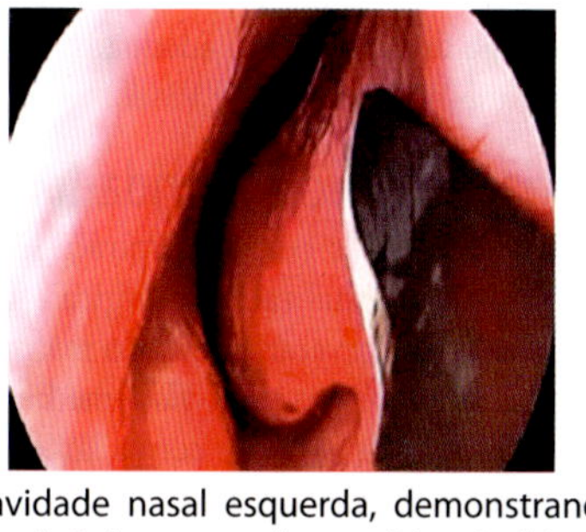

Figura 41.8 Cavidade nasal esquerda, demonstrando acesso em cabeça de concha inferior esquerda com bisturi a frio.

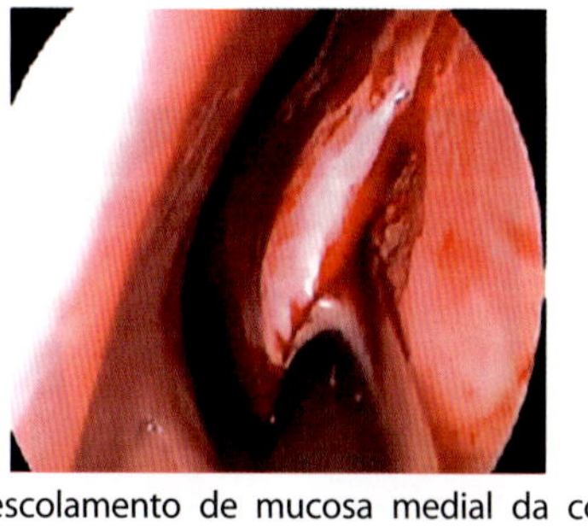

Figura 41.9 Descolamento de mucosa medial da concha inferior esquerda com aspirador descolador em direção anteroposterior com posterior ressecção inferior com tesoura para confecção de *flap* medial.

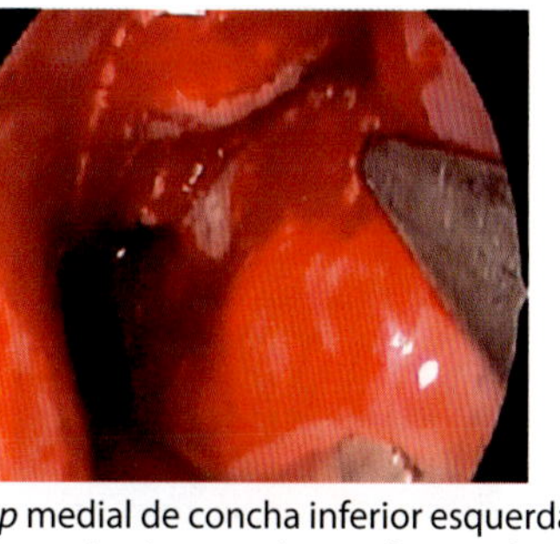

Figura 41.10 *Flap* medial de concha inferior esquerda rotacionando para cima para ressecção de osso de concha nasal junto da mucosa lateral com auxílio de tesoura de concha inferior.

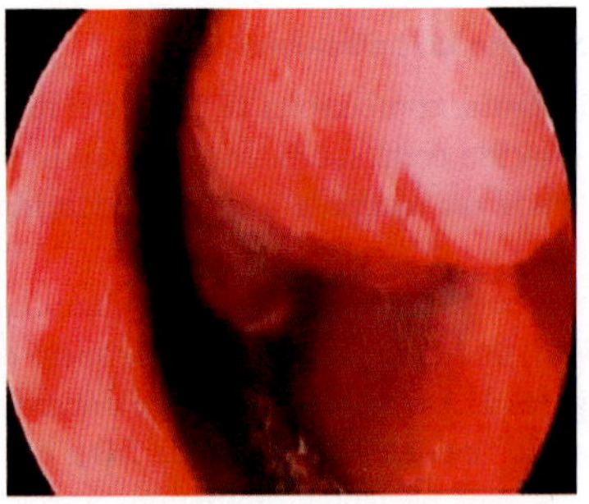

Figura 41.11 Reposicionamento do *flap* de mucosa medial de concha inferior esquerda após ressecção óssea com a mucosa lateral.

retalho de mucoperiósteo, elevando o mesmo em direção inferior e posterior com exposição do osso, da cabeça até a cauda. Quanto mais anterior e baixa a incisão, melhor a exposição óssea para sua posterior ressecção em pacientes com hipertrofia óssea significativa. Tal técnica permite, ainda, acessar a parede lateral da cavidade nasal de forma submucosa com maior exposição do seio maxilar, principalmente em pacientes com cavidade nasal estreita. Realiza-se ressecção da parede medial da maxila via pré lacrimal ou para reposicionar a mucosa da concha inferior de forma mais lateral, muitas vezes com sutura da incisão prévia. Esse método preserva a mucosa medial e permite uma fisiologia nasal adequada, com menor formação de crostas (Figuras 41.12 e 41.13 e Vídeos 41.5 e 41.6).

Turbinoplastia com microdebridador

O auxílio do microdebridador permite aspiração contínua no sítio de operação, com melhor visualização cirúrgica e remoção tecidual precisa. Barham et al.[17] descreveram o uso do microdebridador para realização da extraturbinoplastia com *flap* medial. Nesse método, uma janela é criada na porção anterior com a lâmina do microdebridador e retira-se toda a porção lateral de mucosa e tecido erétil de anterior para posterior. O osso é dissecado com Cottle e removido. Joniau et al.[18] compararam o uso do microdebridador com o uso de eletrocautério em obstrução crônica secundária à hipertrofia de concha inferior. O microdebridador foi superior após um ano de acompanhamento, com menor incidência de crostas. Apesar dos benefícios, ainda trata-se de método um pouco mais caro e menos disponível no Brasil (Figura 41.14 e Vídeo 41.7).

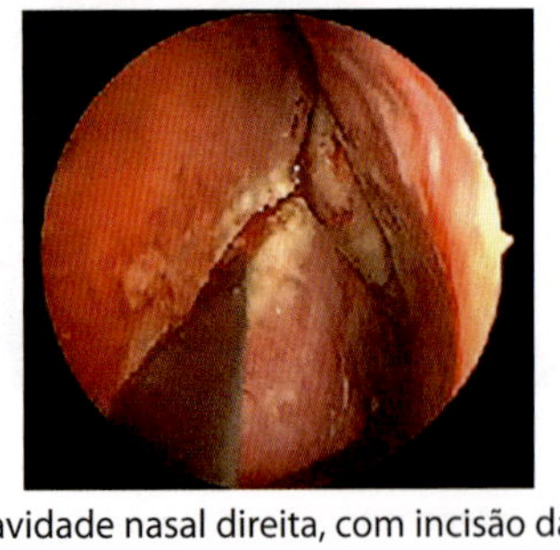

Figura 41.12 Cavidade nasal direita, com incisão da cabeça da concha inferior direita em direção ao processo uncinado.

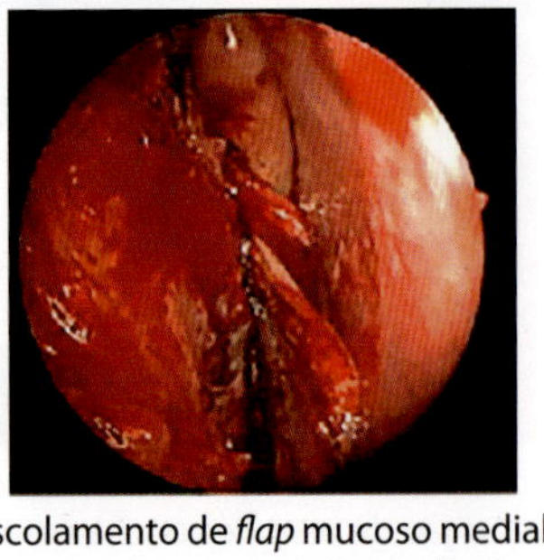

Figura 41.13 Descolamento de *flap* mucoso medial em direção inferior com incisão superior de concha inferior direita.

Turbinoplastia por coblation

O *coblation* corresponde à energia de radiofrequência em modo bipolar, produzindo um campo de plasma para vaporizar e destruir tecido erétil submucoso, porém com menor efeito térmico, o que leva à menor dor pós-operatória e recuperação mais rápida. Ele pode ser utilizado de forma intra ou extra turbinoplastia. Injeta-se solução salina na concha e depois introduz-se o dispositivo na porção anterior, criando um túnel de anterior para posterior.

Em estudo comparando radiofrequência e *coblation*[19], ambos apresentaram resultados positivos e melhores do que a turbinoplastia convencional, mas se equiparam à turbinectomia convencional, com mínimas complicações. Apesar dos benefícios, ainda se trata de método caro e pouco disponível no Brasil.

Turbinoplastia com radiofrequência

Técnica que tende a ser minimamente invasiva, com mínimo impacto nos tecidos adjacentes, desde que aplicada com baixa energia. Emite-se energia que varia entre 60 e 90°, não é necessária solução salina e a dissipação de calor é limitada. Houve melhora da obstrução em 85,5% dos pacientes.[20] Pequenas reações adversas foram relatadas, como crostas, adesão, secura nasal e sangramento. Apesar dos benefícios, ainda é um método caro e pouco disponível no Brasil.

Turbinoplastia com cautério monopolar ou bipolar

A corrente elétrica que é produzida por um gerador chega ao corpo do paciente por um eletrodo ativo, agindo nos tecidos-alvo (no caso, a concha inferior), e sai através do eletrodo neutro. Essa corrente, ao encontrar a resistência do tecido, é transformada em calor, que determina seus efeitos terapêuticos de corte ou coagulação. A ponta do eletrodo ativo não sofre aquecimento. Quando o eletrodo neutro está distante do eletrodo ativo, sob a forma de uma placa, tem-se o sistema monopolar. Já no sistema bipolar, o eletrodo positivo e o eletrodo neutro estão separados por uma pequena distância, limitando o fluxo da corrente elétrica.

Assim, a preservação ou lesão da mucosa dependerá também do manuseio do cirurgião, e seu uso por mais tempo e com energias maiores proporcionará mudanças mais agressivas, não sendo recomendado cauterizar cada área por mais de 1 a 2 segundos para evitar queimaduras profundas e reduzir a formação de crostas. Deve-se preservar o máximo de mucosa da parede medial, optando por cauterizar a parte mais inferior da concha (Figuras 41.15 e 41.16 e Vídeos 41.8 e 41.9).

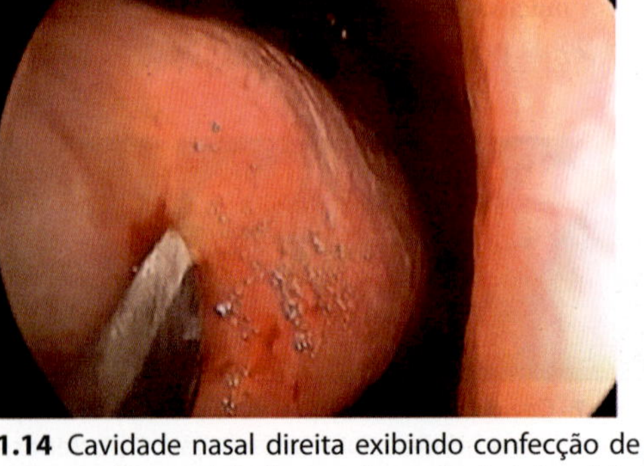

Figura 41.14 Cavidade nasal direita exibindo confecção de janela em cabeça da concha nasal direita para inserção do microdebridador.

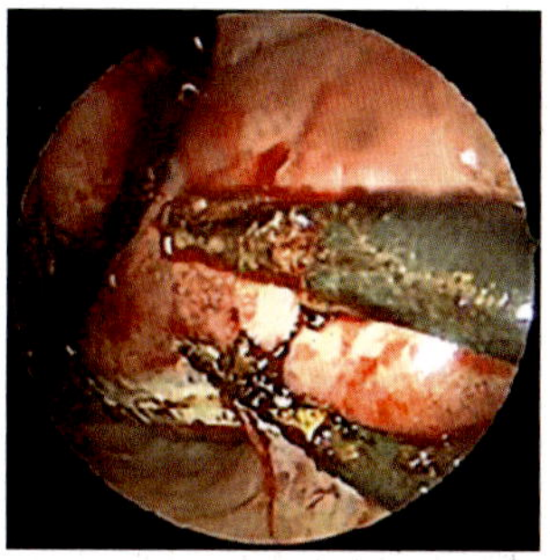

Figura 41.15 Cavidade nasal esquerda evidenciando cauterização de porção inferior e cabeça da concha nasal esquerda.

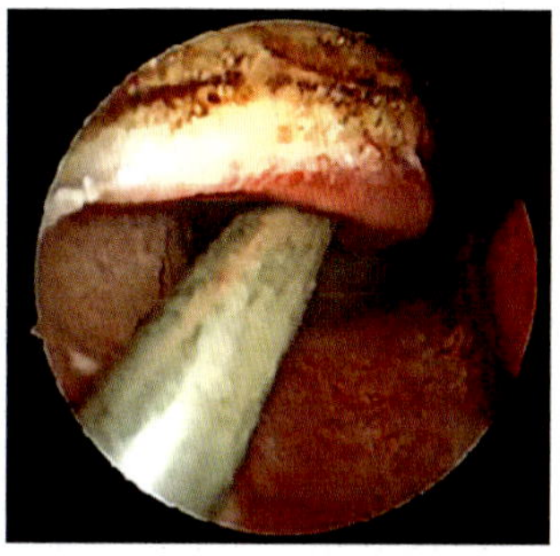

Figura 41.16 Luxação de concha nasal direita, inicialmente em direção medial e, posteriormente, em direção lateral com auxílio da pinça Cottle.

Turbinoplastia por ultrassom

Consiste na inserção de probe submucoso ultrassônico através da concha inferior, avançando através de seu comprimento com a confecção de túneis, fato que promove a destruição dos tecidos cavernosos, sem a ressecção da mucosa medial da concha, levando, portanto, à menor formação de crostas.

QUAL A MELHOR TÉCNICA?

Em uma revisão sistemática publicada no American Journal of Rhinology and Allergy,[21] que incluiu 62 artigos prospectivos abordando cirurgias para hipertrofia da concha inferior em adultos, todas as técnicas apresentaram melhora subjetiva da obstrução constatada pela Escala Visual Analógica.

Em outra metanálise incluindo apenas a população pediátrica,[22] tanto a turbinoplastia quanto a turbinectomia apresentaram melhora significativa da patência nasal após a cirurgia.

De forma conceitual, a cirurgia da concha inferior deve ser sempre conservadora, independentemente da técnica (ressecar, cauterizar, transformar menos tecido, o mínimo possível, levando sempre em consideração a sintomatologia do paciente associada à identificação das causas da obstrução nasal). Em paciente com assimetria de conchas e septo, a abordagem também deve ser assimétrica, mais conservadora no lado cuja concha é menor.

Neurectomia nasal posterior

A neurectomia do nervo vidiano é uma alternativa no caso de rinite não alérgica refratária ao tratamento clínico.

O nervo vidiano, também chamado de nervo do canal pterigóideo, é formado pela união de fibras parassimpáticas pré-ganglionares do nervo petroso maior com fibras simpáticas pós-ganglionares do nervo petroso profundo. As suas fibras eferentes promovem estímulo secretor na glândula lacrimal e na mucosa nasal. A rinite não alérgica ocorre devido ao desequilíbrio entre a inervação simpática e parassimpática evoluindo para rinorreia. A neurectomia do nervo vidiano por cauterização objetiva diminui a secreção nasal. O nervo vidiano é encontrado percorrendo-se o assoalho do seio esfenoidal lateral em direção posteroanterior. A maneira mais fácil de visualizar o nervo é expor primeiro o forame esfenopalatino associado a sinusotomia esfenoidal para determinar o nível do assoalho do seio esfenoidal. O forame vidiano pode ser encontrado ao longo da face óssea inferior do esfenoide, imediatamente posterior e perpendicular ao forame esfenopalatino. Um pequeno canal que contém a artéria faríngea ou palatovaginal também pode ser rastreado imediatamente medial ao canal do vidiano. Após a identificação do nervo, realiza-se a neurectomia com cautério ou instrumentos a frio.

Em uma revisão sistemática publicada por Marshak et al.[23] incluindo 529 pacientes, houve melhora estatisticamente significante da rinorreia de pacientes com rinite não alérgica submetidos a neurectomia do nervo vidiano. Dos efeitos colaterais, os mais descritos foram olho seco e parestesia palatal, de forma transiente.

Cirurgia para abordagem da concha média

A abordagem da concha média na cirurgia endoscópica nasal permanece controversa. Enquanto diversos autores recomendam a preservação da concha média para evitar o risco de evolução para anosmia, rinite atrófica e até mesmo síndrome do nariz vazio, outros autores advogam que sua ressecção parcial não evolui para tais efeitos adversos, muitas vezes sendo necessária em situações de cornetos degenerados e para melhor *delivery* de medicações no pós-operatório. Por outro lado, a manipulação inadvertida pode evoluir com instabilidade de sua inserção e possível sinéquia da parede lateral, contribuindo para piora da rinossinusite.

Law et al.[24] publicaram 95 casos de pacientes submetidos à ressecção da concha média bilateral, acompanhados durante 19 meses, apresentando mínimas incidências de síndrome do nariz vazio.

Brescia et al.[25] documentaram a realização proposital de sinéquia entre a concha média e o septo nasal com o auxílio de microdebridador, evoluindo com bons resultados para medialização da concha média e sua estabilização.

Em relação à sutura da concha média no septo nasal, também chamada de bolgerização, Chen et al.[26] realizaram ensaio clínico randomizado comparando a sutura da concha média em relação à colocação de materiais absorvíveis nasais nas cavidades etmoidais. O grupo com a sutura da concha, após 3 meses, evoluiu com menores taxas de lateralização e sinéquia.

CUIDADOS PÓS-OPERATÓRIOS

A cirurgia para ressecção de conchas requer cuidados com sangramento. Muito raramente o paciente necessita de tampão nasal se uma hemostasia adequada for realizada. A isso acrescente-se o cuidado com a formação de sinéquias entre a concha inferior e o septo nasal, além da formação de crostas. Para tanto, retornos pós-operatórios devem ser realizados ao longo de meses para limpeza e higiene, muitas vezes sob visualização endoscópica, tratando-se de passo quase tão importante quanto o próprio ato operatório.

Complicações

A complicação mais comum é o sangramento por hemostasia inadequada da concha inferior. A síndrome do nariz vazio, também chamada de rinite atrófica, pode ocorrer em virtude da ressecção excessiva de tecido na turbinectomia total, hoje em desuso.

CONSIDERAÇÕES FINAIS

O objetivo principal para a cirurgia de redução das conchas nasais é o alívio da obstrução nasal. Até o momento, nenhuma técnica demonstrou ser categoricamente superior à outra, devendo a experiência do cirurgião guiar a escolha do método. Técnicas com ressecção da mucosa da concha inferior conseguem remover maior quantidade de tecido, porém, apresentam maior formação de crostas e riscos de sangramento. Já as técnicas com preservação da mucosa formam menos crosta e apresentam menor risco de formar sinéquias. Em relação à população pediátrica, tanto a turbinectomia quanto a turbinoplastia mostraram bons resultados.

Em casos de refratariedade na melhora da queixa de obstrução nasal após o procedimento, considerar insuficiência de válvula, hipertrofia adenoideana e desvios septais residuais como diagnósticos diferenciais.

REFERÊNCIAS BIBLIOGRÁFICAS

1. Abdullah B, Singh S. Surgical interventions for inferior turbinate hypertrophy: A comprehensive review of current techniques and technologies. Int J Environ Res Public Health [Internet]. 2021 Mar 26 [Acesso em: 2024 Jul];18(7):3441.
2. Clement WA, White PS. Trends in turbinate surgery literature: A 35-year review. Clin Otolaryngol Allied Sci [Internet]. 2001 Apr [Acesso em: 2024 Jul];26(2):124-8.
3. Jose J, Coatesworth AP. Inferior turbinate surgery for nasal obstruction in allergic rhinitis after failed medical treatment. Cochrane Database Syst Rev. 2010 Dec 8 [Acesso em: 2024 Jul];(12):CD005235.
4. Moore KL, Dalley AF, Agur AM. Anatomia orientada para a clínica. 7. ed. Rio de Janeiro: Guanabara Koogan; 2014. 1136 p.
5. Pendolino AL, Scarpa B, Ottaviano G. Relationship between nasal cycle, nasal symptoms and nasal cytology. Am J Rhinol Allergy [Internet]. 2019 Nov [Acesso em: 2024 Jul];33(6):644-9.
6. Friedman M, Tanyeri H, Lim J, Landsberg R, Caldarelli D. A safe, alternative technique for inferior turbinate reduction. Laryngoscope [Internet]. 1999 Nov [Acesso em: 2024 Jul];109(11):1834-7.
7. Camacho M, Zaghi S, Certal V, Abdullatif J, Means C, Acevedo J et al. Inferior turbinate classification system, grades 1 to 4: Development and validation study. Laryngoscope [Internet]. 2015 Feb [Acesso em: 2024 Jul];125(2):296-302.
8. Uzun L, Ugur MB, Savranlar A, Mahmutyazicioglu K, Ozdemir H, Beder LB. Classification of the inferior turbinate bones: A computed tomography study. Eur J Radiol [Internet]. 2004 Sep [Acesso em: 2024 Jul];51(3):241-5.
9. Spataro E, Most SP. Measuring nasal obstruction outcomes. Otolaryngol Clin North Am [Internet]. 2018 [Acesso em: 2024 Jul];51(5):883-95.
10. Mendes AIS, Wandalsen GF, Sole D. Objective and subjective assessments of nasal obstruction in children and adolescents with allergic rhinitis. J Pediatr (Rio J) [Internet]. 2012 Sep-Oct [Acesso em: 2024 Jul];88(5):389-95.
11. Seidman MD, Gurgel RK, Lin SY, Schwartz SR, Baroody FM, Bonner JR et al. Clinical practice guideline: Allergic rhinitis. Otolaryngol Head Neck Surg [Internet]. 2015 Feb [Acesso em: 2024 Jul];152(1 Suppl):S1-43.
12. Mori S, Fujieda S, Yamada T, Kimura Y, Takahashi N, Saito H. Long-term effect of submucous turbinectomy in patients with perennial allergic rhinitis. Laryngoscope [Internet]. 2002 May [Acesso em: 2024 Jul];112(5):865-9.
13. Passali D, Passali FM, Damiani V, Passali GC, Bellussi L. Treatment of inferior turbinate hypertrophy: A randomized clinical trial. Ann Otol Rhinol Laryngol [Internet]. 2003 Aug [Acesso em: 2024 Jul];112(8):683-8.
14. Elwany S, Harrison R. Inferior turbinectomy: Comparison of four techniques. J Laryngol Otol [Internet]. 1990 Mar [Acesso em: 2024 Jul];104(3):206-9.
15. Mabry RL. Inferior turbinoplasty: Patient selection, technique, and long-term consequences. Otolaryngol Head Neck Surg [Internet]. 1988 Jan [Acesso em: 2024 Jul];98(1):60-6.
16. Hamerschmidt R, Hamerschmidt R, Moreira AT, Tenorio SB, Timi JR. Comparison of turbinoplasty surgery efficacy in patients with and without allergic rhinitis. Braz J Otorhinolaryngol [Internet]. 2016 [Acesso em: 2024 Jul];82(2):131-9.
17. Barham HP, Knisely A, Harvey RJ, Sacks R. How I do it: Medial flap inferior turbinoplasty with illustration and video. Am J Rhinol Allergy [Internet]. 2015 [Acesso em: 2024 Jul];29(4):314-5.
18. Joniau S, Wong I, Rajapaksa S, Carney SA, Wormald PJ. Long-term comparison between submucosal cauterization and powered reduction of the inferior turbinates. Laryngoscope [Internet]. 2006 Sep [Acesso em: 2024 Jul];116(9):1612-6.
19. Passali D, Loglisci M, Politi L, Passali GC, Kern E. Managing turbinate hypertrophy: Coblation vs. radiofrequency treatment. Eur Arch Otorhinolaryngol [Internet]. 2016 [Acesso em: 2024 Jul];273(6):1449-53.
20. Bakshi SS, Shankar Manoharan K, Gopalakrishnan S. Comparison of the long term efficacy of radiofrequency ablation and surgical turbinoplasty in inferior turbinate hypertrophy: a randomized clinical study. Acta Otolaryngol [Internet]. 2017 [Acesso em: 2024 Jul];137(8):856-61.
21. Zhang K, Pipaliya RM, Miglani A, Nguyen SA, Schlosser RJ. Systematic review of surgical interventions for inferior turbinate hypertrophy. Am J Rhinol Allergy [Internet]. 2023 [Acesso em: 2024 Jul];37(1):110-22.
22. de Sousa FA, Santos M, Casanova M, Pinto AN, Ferreira MG, Meireles L et al. Pediatric inferior turbinate surgery: A review and meta-analysis of midterm nasal patency. Int J Pediatr Otorhinolaryngol [Internet]. 2023 Sep [Acesso em: 2024 Jul];172:111661.
23. Marshak T, Yun WK, Hazout C, Sacks R, Harvey RJ. A systematic review of the evidence base for vidian neurectomy in managing rhinitis. J Laryngol Otol [Internet]. 2016 [Acesso em: 2024 Jul];130(S4):S7-28.
24. Law RH, Ahmed AM, Van Harn M, Craig JR. Middle turbinate resection is unlikely to cause empty nose syndrome in first year postoperatively. Am J Otolaryngol [Internet]. 2021 [Acesso em: 2024 Jul];42(4):102931.
25. Brescia G, Contro G, Frasconi S, Marioni G. Middle turbinate handling during ESS. Our experience. Am J Otolaryngol [Internet]. 2021 [Acesso em: 2024 Jul];42(4):102980.
26. Chen W, Wang Y, Bi Y, Chen W. Turbinate-septal suture for middle turbinate medialization: A prospective randomized trial. Laryngoscope [Internet]. 2015 [Acesso em: 2024 Jul];125(1):33-5.

CAPÍTULO

42

Rinossinusites Agudas

Fabrizio Ricci Romano • Thiago Bezerra • Francini Pádua

INTRODUÇÃO

A rinossinusite aguda (RSA) é uma condição muito frequente.[1] Todos os anos, nove em cada cem pessoas terão algum episódio de rinossinusite aguda.[2] A incidência é maior em mulheres do que em homens e, entre todos os adultos, a incidência é maior entre aqueles com idade entre 45 e 64 anos.[1]

Os fatores de risco para RSA incluem idade avançada, tabagismo, viagens aéreas, exposição a mudanças na pressão atmosférica (p. ex., mergulho em alto mar), natação, asma e alergias, doenças dentárias e imunodeficiência.[3]

DEFINIÇÃO E CLASSIFICAÇÃO

A RSA refere-se à inflamação sintomática aguda nas cavidades nasais (fossas nasais) e nas cavidades paranasais (seios da face) (CPN). A etiologia mais comum da RSA é uma infecção viral associada ao resfriado comum. Distinguir a rinossinusite aguda viral (RSAV), relacionada a resfriados e doenças semelhantes, de infecção bacteriana é um desafio.[4]

O termo rinossinusite (RS) é preferível à sinusite, uma vez que a inflamação das CPN raramente ocorre sem inflamação concomitante da mucosa nasal.[1,4]

A classificação temporal da RS conforme a *Clinical practice guideline (update): adult sinusitis* é baseada na duração dos sintomas:[2,5]

- RSA: sintomas por menos de 4 semanas
- RS subaguda: sintomas por 4 a 12 semanas
- RS crônica: sintomas persistem por mais de 12 semanas
- RSA recorrente: 4 ou mais episódios/ano, com resolução dos sintomas entre as crises.

Já a classificação conforme a *European Position Paper on Rhinosinusitis and Nasal Polyps*[6] divide em rinossinusite crônica (de forma semelhante à classificação americana[5]) quando os sintomas persistem por mais de 12 semanas; e rinossinusite aguda quando duram menos de 12 semanas.[6]

A RSA é ainda classificada com base na etiologia e manifestações clínicas.[5]

ETIOLOGIA/MANIFESTAÇÕES CLÍNICAS

Rinossinusite aguda viral

Na maioria dos casos,[7] inicia-se com a inoculação por contato direto com a conjuntiva ou a mucosa nasal. A rinite viral se difunde para as CPN por via sistêmica ou direta.

Assoar o nariz pode ser um mecanismo importante; pressões intranasais positivas podem impulsionar fluido contaminado para as CPN. Segue-se a inflamação, resultando em hipersecreção e aumento da permeabilidade vascular, levando à transudação de líquido para a cavidade nasal e CPN. Os vírus também podem exercer efeito tóxico direto nos cílios nasais, prejudicando a depuração mucociliar. Uma combinação de edema da mucosa, secreções abundantes espessadas e discinesia ciliar resulta em obstrução sinusal e perpetua o processo.[8] Os sintomas, caso se desenvolvam, geralmente se apresentam no primeiro dia após a inoculação. Os vírus que mais comumente causam RSAV são rinovírus, *influenza* e parainfluenza.[8,9]

Rinossinusite aguda bacteriana não complicada

Sem evidência clínica de extensão fora das CPN e fossas nasais (p. ex., sem envolvimento neurológico, oftalmológico ou de tecidos moles).

A rinossinusite aguda bacteriana (RSAB) ocorre em apenas 0,5 a 2,0% dos episódios de RSA.[6] É uma complicação de infecção viral, mas também pode estar associada a outras condições que obstruem o nariz ou prejudicam a função imunológica local ou sistêmica: rinite (alérgica ou não alérgica), obstrução mecânica, infecção dentária, depuração mucociliar prejudicada (p. ex., fibrose cística, disfunção ciliar), imunodeficiência e outros fatores que prejudicam a drenagem sinusal.[10]

As bactérias que habitualmente (conforme as culturas) causam RSAB são:

- *Streptococcus pneumoniae* (entre 20 e 43%), *Haemophilus influenzae* (entre 22 e 36%); e *Moraxella catarrhalis* (entre 2 e 16%). As primeiras representando 75% dos casos
- Bactérias microaerófilas e anaeróbias são encontradas quando existe extensão da infecção da raiz dentária para a cavidade sinusal.

Recentemente, evidenciou-se que os resultados da cultura não se correlacionam bem com a análise do microbioma sinusal por PCR na rinossinusite crônica (RSC). Ocorre que diferentes bactérias crescem de forma variável em meios de cultura, e o equilíbrio entre esses diferentes organismos pode ser mais importante do que o organismo de cultura dominante.[11] Isso foi investigado na RSC, e mais dados são necessários para entender se chega a afetar o tratamento na rinossinusite aguda.

A sinusite bacteriana nosocomial pode se desenvolver em pacientes internados em unidade de terapia intensiva, particularmente naqueles com intubação ou presença de sonda nasal prolongada.

Rinossinusite aguda bacteriana complicada

Há evidência clínica de extensão fora das CPN e fossas nasais.

QUADRO CLÍNICO

Sintomas

Congestão e obstrução nasal, secreção nasal purulenta, desconforto nos dentes maxilares e dor ou pressão facial (pior ou localizada nos seios da face ao se inclinar para frente).[2,6]

Outros sinais e sintomas incluem febre, fadiga, tosse, hiposmia ou anosmia, pressão ou plenitude nos ouvidos, dor de cabeça e halitose. Os pacientes também podem apresentar sinais e sintomas de disfunção da tuba auditiva (p. ex., dor de ouvido, plenitude ou pressão, perda auditiva ou zumbido).

Segundo a diretriz europeia,[6] considera-se que o paciente apresenta sintomas compatíveis com rinossinusite aguda quando ele apresentar, por um período inferior a 12 semanas, dois dos sintomas abaixo, e um deles deve estar entre os dois primeiros:

- Rinorreia mucoide ou mucopurulenta, anterior ou posterior
- Obstrução/congestão nasal
- Dor ou pressão na face ou na fronte
- Anosmia e hiposmia.

Os sintomas da RSAV e RSAB se sobrepõem e não existem critérios clínicos validados para distingui-los.[2,6] No entanto, RSAV e RSAB têm cursos clínicos diferentes:

- RSAV: como ocorre em outras infecções virais das vias aéreas superiores, os pacientes apresentam resolução parcial ou completa dos sintomas dentro de 7 a 10 dias.[2,6] Embora os sintomas possam persistir por mais de 10 dias (o que a diretriz europeia chama de rinossinusite pós-viral), normalmente há uma melhora até o dia 10.[9] Na maioria dos casos, os sintomas atingem o pico de gravidade entre os dias 3 e 6 e melhoram. Se houver febre, está presente no início da doença e desaparece nas primeiras 24 a 48 horas, quando os sintomas respiratórios se tornam mais proeminentes.[12] Lembrar que um paciente com infecção viral pode apresentar secreção nasal purulenta e mucoide próximo ao fim do curso da doença

- RSAB: sintomas duram mais (> 10 dias)[5,12] ou apresentam um padrão bifásico ("dupla piora"), caracterizada pela piora dos sintomas após um período inicial de melhora.[2,6] Sintomas individuais, como secreção nasal purulenta ou dor facial, não podem ser usados para diferenciar com precisão um quadro bacteriano de um viral.[13,14] O conjunto completo de sintomas e seu padrão temporal devem ser levados em consideração ao fazer o diagnóstico.[2,6]

Exame físico

Aumento da dor ou pressão facial com a percussão dos seios da face não tem sensibilidade, e a especificidade não é diagnóstico isoladamente.[15]

O exame das fossas nasais pode mostrar edema difuso da mucosa, bloqueio do meato médio, hipertrofia da concha inferior, rinorreia copiosa ou secreção purulenta. Pólipos ou desvio septal podem ser notados incidentalmente e poderiam indicar fatores de riscos anatômicos preexistentes. Contudo, as evidências na literatura médica são conflitantes e não se pode confirmar esse fato. À oroscopia, pode ser visualizada secreção purulenta na orofaringe.[2,6]

A otoscopia pode evidenciar sinais de disfunção da tuba auditiva em pacientes que começaram a referir dor de ouvido, plenitude ou pressão, perda auditiva ou zumbido.[2,6]

Exames de imagem

Exames de imagem não são indicados em pacientes com rinossinusite não complicada diagnosticada clinicamente,[16,17] mas são indicados na avaliação de pacientes com sinais ou sintomas que sugerem rinossinusite complicada.

As radiografias simples são inúteis devido à baixa sensibilidade e especificidade. Na tomografia computadorizada (TC) com contraste, pode-se evidenciar, além dos achados de RSA (níveis hidroaéreos, edema da mucosa e bolhas de ar), também os sinais de complicação como inflamação orbitária, presença de abcessos etc. Em caso de suspeita de complicação de sistema nervoso central a ressonância magnética também pode auxiliar no diagnóstico.[2,6]

DIAGNÓSTICO E AVALIAÇÃO

Rinossinusite aguda não complicada

O diagnóstico de RSA é baseado em sinais e sintomas clínicos. Segundo a diretriz americana,[5] ela é verificada quando os pacientes apresentam:[2]

- Menos de 4 semanas de drenagem nasal purulenta
- Obstrução nasal grave, dor/pressão/plenitude facial.

O diagnóstico é ainda apoiado pela presença de sintomas secundários, incluindo anosmia, plenitude auricular, tosse e dor de cabeça. Os pacientes são diagnosticados com RSA viral ou bacteriana, dependendo da qualidade, duração e progressão dos sintomas.[18]

Rinossinusite viral aguda

Apresenta menos de 10 dias de sintomas consistentes com RSA que não estão piorando.[2]

Rinossinusite bacteriana aguda[2,5,12]

- Sintomas ou sinais persistentes por 10 ou mais dias sem evidência de melhora clínica ou
- Padrão bifásico de doença: sinais e sintomas que inicialmente começam a melhorar, mas pioram cinco a seis dias depois ("dupla piora")
- Início de sintomas ou sinais de doença grave (p. ex., febre alta – > 39°C –, secreção nasal purulenta, dor facial) durante 3 a 4 dias consecutivos no início da doença. No entanto, a gravidade da doença por si só não é critério suficiente para iniciar antibióticos.

Imagens, culturas nasais, aspirados sinusais e outros testes microbiológicos são indicados apenas para RSAB complicada clinicamente ou que não responderam adequadamente ao tratamento.[2,5,6]

Rinossinusite bacteriana aguda complicada

Requer avaliação e tratamento urgentes, e os sintomas são:

- Dor de cabeça intensa e persistente
- Edema periorbital, inflamação ou eritema
- Alterações na visão (visão dupla ou visão reduzida)
- Movimentos extraoculares alterados
- Proptose
- Dor ao movimento dos olhos
- Paralisias de nervos cranianos
- Estado mental alterado
- Rigidez do pescoço ou outros sinais meníngeos
- Papiledema ou outro sinal de aumento da pressão intracraniana.

A avaliação é realizada no pronto-socorro, onde a consulta de imagem e avaliação do otorrino deve ser obtida rapidamente de acordo com a complicação suspeita, embora a maioria dos pacientes necessite de exames de imagem e microbiológicos.

Imagens

São selecionadas com base na suspeita de complicação,[18] gravidade da doença, contraindicações e tipos de exame de imagem disponíveis.

É importante evitar radiação, custos, atraso no diagnóstico pela espera dos resultados, evitar achados radiográficos incidentais, e exame adicionais desnecessários que podem ou não ser justificados (grau de recomendação B).[2]

Os pacientes com suspeita de celulite orbitária, abscesso subperiosteal, abscesso intracraniano, osteomielite e trombose séptica de seio cavernoso devem ser submetidos à tomografia ou ressonância com contraste do crânio, órbita e cavidades paranasais. Quando houver suspeita de meningite, é importante discutir com a neurologia a necessidade de uma tomografia de crânio antes de realizar uma punção lombar.

A TC é preferida para avaliação da erosão óssea, enquanto a RM pode diferenciar melhor os abscessos do tecido inflamado. A TC sem contraste raramente é usada se houver suspeita de complicações, mas pode ser útil para excluir o diagnóstico de sinusite se a possibilidade de RSA for incerto com base em critérios clínicos.

Testes microbiológicos

Culturas nasais de esfregaços cegos ou secreções nasais purulentas "expelidas ativamente" não são confiáveis e não são úteis no diagnóstico de RSA.

É razoável obter culturas endoscópicas ou aspirado sinusal de pacientes sem resposta prévia aos antibióticos empíricos, quando há suspeita de extensão intracraniana da infecção ou outras complicações graves. Essas culturas geralmente são solicitadas por um otorrinolaringologista.

As culturas endoscópicas do meato médio são melhor toleradas do que a aspiração do seio maxilar com morbidade mínima e se correlacionam com as culturas do seio maxilar.[2,6,12]

Exames laboratoriais

Não são solicitados rotineiramente. A dosagem sérica elevada de proteína C reativa, a velocidade de hemossedimentação e a procalcitonina também podem auxiliar os critérios clínicos para diferenciar entre RSAV e RSAB.[2]

DIAGNÓSTICO DIFERENCIAL

Resfriado comum

Os sintomas geralmente se sobrepõem. O resfriado comum geralmente não apresenta dor facial, mas sintomas principalmente de rinite (espirros e rinorreia anterior ou posterior) com dor de garganta ou tosse.

Rinite não infecciosa

A rinite alérgica e a rinite vasomotora não alérgica são causas comuns de rinorreia e congestão nasal e podem ser diferenciadas pela predominância sintomática de espirros, rinorreia, congestão e prurido nasal. Geralmente não apresentam dor/pressão facial, cefaleia ou drenagem nasal purulenta.

Dor de cabeça

A dor no seio frontal pode resultar de uma variedade de etiologias, incluindo enxaquecas, dores de cabeça tensionais e dores de cabeça em salvas.

Dor facial

Múltiplas condições podem causar dor facial, incluindo neuralgias, distúrbio da articulação temporomandibular, dor oncológica ou dor carotídea. Os pacientes não apresentam os demais sintomas da RSA.

Dor dentária

Embora a infecção dentária possa ser uma fonte direta de envolvimento bacteriano dos seios maxilares, os pacientes com infecção ou inflamação dentária podem referir dor nos seios paranasais sem infecção real nos seios. Os pacientes devem ser questionados sobre procedimentos odontológicos anteriores ou sensibilidade ao calor ou ao frio nos dentes. Esses pacientes não apresentam os demais sintomas da RSA (drenagem nasal purulenta, congestão/obstrução nasal). Os pacientes com dor dentária associada a sintomas de RSAB devem ser avaliados quanto à possibilidade de RSC odontogênica.

TRATAMENTO

Rinossinusite aguda viral

O tratamento da RSAV concentra-se no manejo sintomático, pois normalmente o quadro remite em 7 a 10 dias. Não existem tratamentos para encurtar o curso clínico da doença.[19] A RSAV pode não desaparecer completamente em 10 dias, mas espera-se que melhore. Quando não melhora após 7 dias de tratamento sintomático ou piora de forma intensa em qualquer momento, há maior probabilidade de ter evoluído para uma RSAB.[2]

Sempre é importante recordar que a RSAB ocorre apenas entre 0,5 e 2% dos episódios de RSA.[6] Ainda assim, mesmo a RSAB pode ser uma doença autolimitada e admite-se que uma parte desses pacientes possa ser tratada sintomaticamente e observada e a outra, tratada com antibióticos. Raramente, os pacientes com RSAB desenvolvem complicações graves.

Manejo sintomático

O manejo sintomático é igual na RSAV e na RSAB e visa aliviar sintomas nasossinusais, como obstrução nasal e rinorreia, por exemplo; bem como os sistêmicos, como febre e fadiga.

Analgésicos e antitérmicos

Analgésicos e antitérmicos de venda livre, assim como anti-inflamatórios não esteroides (AINEs), podem ser usados para aliviar a dor e a febre.[5,12] Os AINEs devem ser limitados ou evitados em pacientes com doença hepática em estágio avançado, em doença cardiovascular, doença renal crônica ou doença hepática.

Lavagem com solução salina

A solução salina tamponada, fisiológica ou hipertônica pode auxiliar a reduzir a congestão nasal e obstrução nasal, melhorar o conforto geral do paciente e também reduzir a necessidade de analgésicos. Embora as evidências sejam limitadas, indicam possíveis benefícios para o alívio dos sintomas e efeitos adversos menores.[19] É importante orientar o uso de água fervida ou filtrada ou engarrafada, pois há relatos de encefalite amebiana.[20] O uso deve ser adequado para evitar a otalgia e sensação de ouvido cheio.[2,6]

Spray intranasal de cloreto de sódio

Embora teoricamente útil, não foi evidenciado benefício que justifique sua prescrição, diferentemente da irrigação nasal. Ele poderia melhorar temporariamente a permeabilidade da passagem nasal, hidratando e auxiliando a limpar as secreções, e pode ser útil em combinação com corticoides intranasais.[6]

Corticoides intranasais

Reduzem a inflamação da mucosa nasal e meatal e auxiliam a restaurar a aeração dos seios da face e permitir o *clearence* mucociliar natural.[2] As diretrizes europeia[6] e americana[5] recomendam fortemente sua prescrição pra RSA. Ensaios clínicos mostram que, nos casos de sintomas leves ou moderados, os CIN funcionam melhor que os antibióticos, como monoterapia,[21] e são úteis como adjuvantes em pacientes com RSAB em uso de antibióticos.[22]Em comparação com o uso de doses menores, doses maiores minimizam a intensidade e encurtam a duração dos sintomas, particularmente a congestão e a rinorreia, embora essa vantagem seja modesta.

Estudos mostraram pequenos benefícios sintomáticos e efeitos adversos mínimos com o uso de curto prazo de corticoides intranasais para RSAV e RSAB em função da diminuição da inflamação da mucosa que permite melhor drenagem sinusal.[5,12] Provavelmente, os corticoides intranasais são mais benéficos para pacientes com rinite alérgica. Usando-os como complemento à terapia antibiótica no tratamento da RSAB, uma metanálise de ensaios controlados por placebo evidenciou um NNT = 15 (15 pacientes precisam ser tratados para melhorar os sintomas em 1 paciente).[6]

Corticosteroides sistêmicos

Embora com grau de Evidência D, a *Clinical practice guideline*[5] sugere os corticoteroides sistêmicos apenas para pacientes com dor facial ou cefaleia intensas secundárias a RSA, sem lhes conferir um papel na monoterapia. A diretriz europeia também advoga contra o seu uso, mesmo que demonstrem um pequeno benefício depois de 4 a 7 dias de tratamento.[6]

Descongestionantes intranasais

São frequentemente ministrados como terapias sintomáticas porque poderiam proporcionar um efeito modesto na melhora da permeabilidade nasal e da patência dos óstios das CPN como nos pacientes com rinite alérgica, embora não haja evidências que apoiem seu uso para RSA.[2,5,6,12] Devem ser usados com moderação por no máximo três dias consecutivos para evitar congestão rebote, rinite medicamentosa e dano às mucosas associados ao uso a longo prazo.[2,6]

Descongestionantes orais

Por 3 a 5 dias, podem ser úteis quando a disfunção da tuba auditiva é um agravante para pacientes com RSAV. Devem ser usados com cautela em doenças cardiovasculares, hipertensão, glaucoma de ângulo fechado ou obstrução urinária.[23] Em outros casos, não há evidências de que sejam eficazes e podem apresentar muitos efeitos colaterais adversos.[2,5,6]

Anti-histamínicos

São frequentemente usados para alívio dos sintomas devido aos seus efeitos "secantes"; no entanto, não há estudos que investiguem sua eficácia. O ressecamento excessivo da mucosa pode causar mais desconforto e a estase de muco poderia favorecer o desenvolvimento de rinossinusite aguda bacteriana. Além disso, alguns anti-histamínicos (particularmente de primeira geração) são frequentemente associados a efeitos adversos (sonolência, xerostomia).[2,5,6] Um ensaio clínico demonstrou melhora nos sintomas dos pacientes quando a loratadina foi adicionada a antibióticos para o tratamento de ARS.[24]

Mucolíticos

Não existem ensaios publicados na RSA que endossem o uso dessas medicações.[2,6]

Inalação de vapor ou "tenda"

A inalação de ar quente e umidificado (vapor) pode proporcionar aos pacientes uma sensação transitória de alívio da congestão, mas não há evidências de que isso encurte a duração ou a gravidade dos sintomas.[25]

Pelargonium sidoides

A existência de evidência sugerindo eficácia em apenas um ensaio clínico duplo-cego, controlado por placebo, ao lado de algumas falhas metodológicas e possíveis conflitos de interesse, dificulta fazer quaisquer recomendações úteis sobre seu uso, além de apontar a necessidade de mais ensaios bem projetados com amostras mais representativas da população.[2]

Rinossinusite bacteriana aguda

Observação e manejo sintomático

Existe a possibilidade de observação ("watchful waiting") por 7 dias após o diagnóstico com sintomáticos da mesma forma que a RSAV em pacientes imunocompetentes com RSAB que tenham bom acompanhamento (garantia de que a terapia antibiótica pode ser iniciada se o paciente não melhorar ou piorar) (Figura 42.1).[2,5] Como um número substancial de pacientes com RSAB melhora apenas com sintomáticos, pode-se optar por observar os pacientes por 7 dias sem iniciar o uso de antibióticos na ausência de sintomas graves, quando os sintomas não estão piorando (e continuam melhorando) e que podem retornar de forma confiável para acompanhamento após os 7 dias. Revisões sistemáticas e metanálises evidenciaram que muitos pacientes com RSAB melhoram sem terapia antibiótica dentro de duas semanas.[2]

Os pacientes tratados com antibióticos podem ter um curso mais curto da doença; no entanto, eles também experimentam mais eventos adversos e não há uma redução da evolução para RSAB complicada.

As estimativas do NNT com antibióticos para demonstrar benefício variam de 13 a 18 pacientes, enquanto o número necessário para demonstrar efeitos danosos (NNH) é de aproximadamente 8 pacientes.[2,5,12,26]

A decisão sobre a estratégia de tratamento para pacientes imunocomprometidos deve ser tomada de forma individualizada. Eles podem necessitar de tratamento antibiótico imediato e/ou encaminhamento para um especialista. Para outras comorbidades que podem afetar a função imunológica (p. ex., diabetes) também deve haver conduta individualizada, pois não há dados suficientes para determinar quais pacientes se beneficiarão mais com o início precoce dos antibióticos.[7]

Terapia antimicrobiana inicial para adultos

A maioria dos pacientes com RSAB não conta com dados de cultura para orientar a antibioticoterapia e o tratamento é iniciado empiricamente (Figura 42.1). A escolha do antibiótico é baseada nas bactérias mais comuns associadas à RSAB, pois há evidências limitadas para orientar a terapia.[2,6,27] A cobertura de rotina para *Staphylococcus aureus* resistente à meticilina (MRSA) não está indicada nesse momento. Apesar da prevalência de colonização estafilocócica no meato médio em adultos saudáveis, o *S. aureus* continua sendo uma causa incomum de RSAB.[28]

Sugere-se tratamento empírico inicial com amoxicilina (500 mg por via oral 3 vezes/dia ou 875 mg por via oral 2 vezes/dia para adultos) ou amoxicilina-clavulanato (500 mg/125 mg via oral 3 vezes/dia ou 875 mg/125 mg via oral 2 vezes/dia).[29] A adição de clavulanato à amoxicilina melhora a cobertura para *Haemophilus influenzae* resistente à ampicilina, bem como para *Moraxella catarrhalis*; pacientes com fatores de risco de resistência pneumocócica (Tabela 42.1) podem se beneficiar de doses aumentadas de amoxicilina.

Importante reconhecer que a evidência para apoiar o uso de amoxicilina-clavulanato em vez de amoxicilina é mais forte em crianças do que em adultos. Contudo, há um surgimento crescente de resistência antimicrobiana entre patógenos respiratórios, incluindo *Streptococcus pneumoniae* e *H. influenzae*. As taxas estimadas variam regionalmente, com prevalência da resistência *ao H. influenzae* variando de 27 a 43% nos EUA. Além disso, a introdução da vacinação pneumocócica conjugada de rotina em crianças alterou o espectro da infecção bacteriana. Tanto em adultos como em crianças, a percentagem de RSAB causada por *S. pneumoniae* diminuiu, enquanto a proporção atribuída a *H. influenzae* aumentou.

Pacientes com alergia à penicilina

Para pacientes com alergia à penicilina, a escolha da terapia inicial depende da gravidade da alergia e mudou ao longo dos anos.

- Para qualquer paciente com alergia à penicilina, a doxiciclina (100 mg por via oral 2 vezes/dia ou 200 mg/dia por via oral) é uma alternativa razoável para terapia inicial[5,12] (ver Figura 42.1)
- Outra opção para alérgicos é uma cefalosporina oral, caso sejam tolerantes à ela. Cefalosporinas de primeira geração têm boa ação contra o *S. pneumoniae*, e as de segunda geração, contra *S. pneumoniae, H. influenzae* e *M. catarrhalis*
- Uma fluoroquinolona respiratória (levofloxacina 750 ou 500 mg por via oral 1 vez/dia ou moxifloxacina 400 mg por via oral 1 vez/dia) também é uma alternativa para pacientes alérgicos à penicilina. No entanto, as fluoroquinolonas devem ser reservadas para aqueles que não têm opções de tratamento, pois o risco de efeitos adversos graves associados às fluoroquinolonas geralmente supera os benefícios para pacientes com rinossinusite aguda.[2,6,26-30]

Macrolídeos (claritromicina ou azitromicina) e sulfametoxazol-trimetoprima devem ser usados com reserva devido às altas taxas de resistência de *S. pneumoniae*.[2,5,6,12]

Terapia antimicrobiana inicial para crianças

De acordo com o Guia Prático Clínico de Diagnóstico e Manejo da Rinossinusite Aguda Bacteriana em Crianças,[31] a amoxicilina na dose de 45 mg/kg/dia é o antibiótico de escolha para RSA bacteriana não complicada. Quando há suspeita de resistência bacteriana, é sugerida a dose de 80 a 90 mg/kg/dia ou amoxicilina com clavulanato na dose habitual (45 mg/kg/dia). Se a criança tem menos de dois anos, frequenta creche, foi tratada com antibiótico nas últimas quatro semanas ou apresenta doença moderada a grave, deve ser tratada com amoxicilina-clavulanato na dose de 80 a 90 mg/kg/dia (amoxicilina) e 6,4 mg/kg/dia (clavulanato) dividido em duas doses. Se a criança estiver intolerante à terapia oral, ceftriaxona

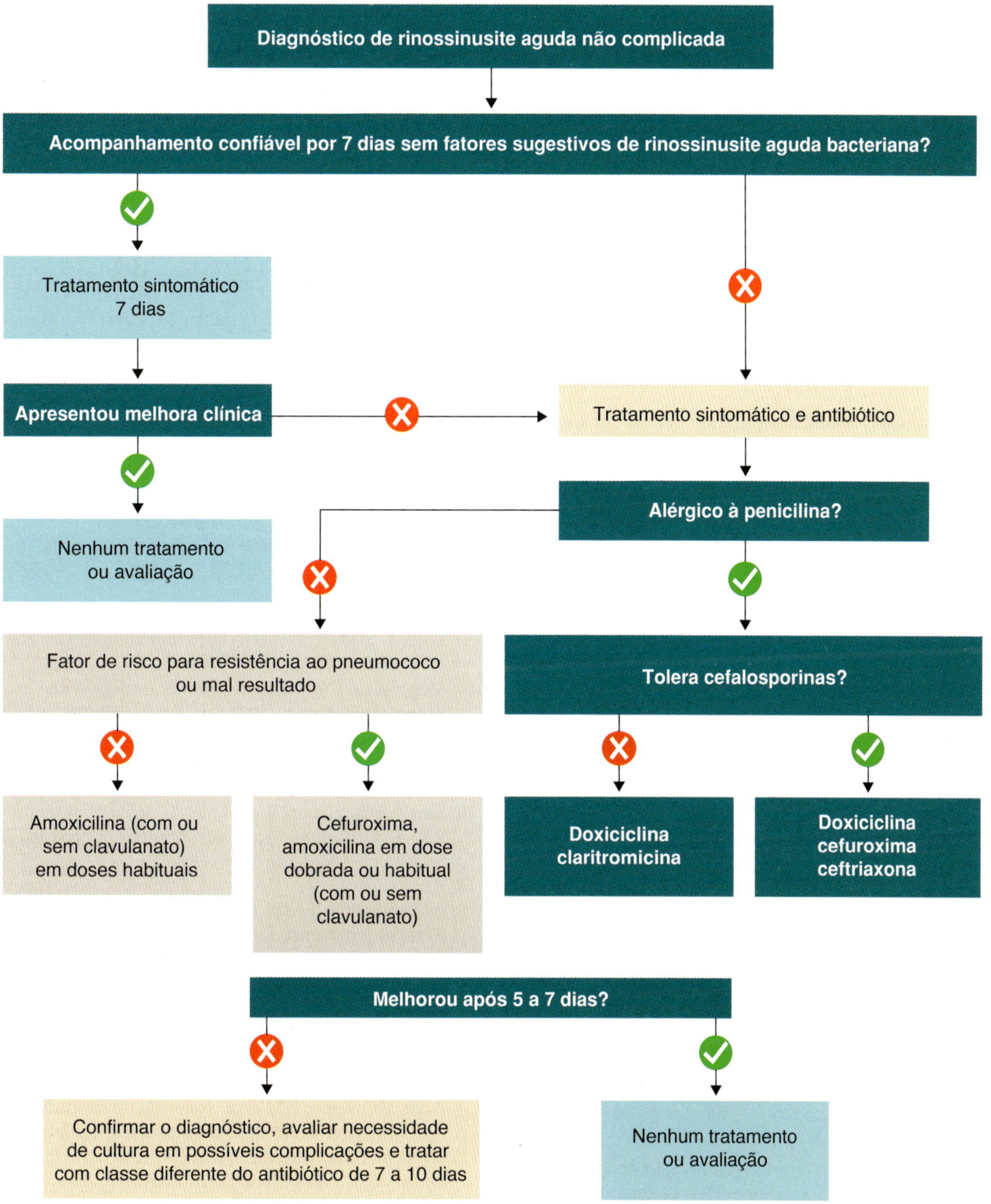

Figura 42.1 Fluxograma de tratamento de rinossinusite aguda.

intramuscular ou endovenosa na dose de 50 mg/kg/dia pode ser usada até melhora para que a terapia possa ser transicionada para a via oral novamente.[6]

Em pacientes com alergia não anafilática ou anafilática à penicilina, as cefalosporinas (cefdinir, cefpodoxime e cefuroxima) podem ser utilizadas; porém, é importante informar ao imunologista para que possa medir a tolerância à penicilina e/ou cefalosporina, por meio de teste cutâneo, antes de se iniciar a terapia. Crianças pequenas (menores de 2 anos), com infecção moderada a grave e com alergia anafilática à penicilina, podem ser tratadas com clindamicina ou linezolida associada a cefixima, ou com quinolonas como a levofloxacina, ainda que seja evitada devido ao custo, ao risco de resistência e à toxicidade; nesse caso, potencialmente grave, seu uso pode ser justificado. Já azitromicina ou sulfametoxazol-trimetropim não são indicados porque essas drogas encontram alta resistência bacteriana, principalmente do *S. pneumoniae e H. influenzae*.[6,31]

Se a criança está sendo tratada com amoxicilina e apresenta piora do quadro em 72 horas, o antibiótico deve ser transicionado para alta dose de amoxicilina com clavulanato (80 a 90 mg/kg/dia e 6,4 mg/kg/dia, respectivamente). Se está sendo tratada com alta dose de amoxicilina com clavulanato e piora em 72 horas, o antibiótico deve ser transicionado para clindamicina ou linezolida associada à cefixima, ou para quinolonas como a levofloxacina.[6]

DURAÇÃO DO TRATAMENTO ANTIBIÓTICO

A duração do tratamento para os pacientes que estão melhorando com a terapia antibiótica inicial deve ser de 5 a 7 dias. As evidências disponíveis sugerem que as taxas de resposta são semelhantes e associadas a menos eventos adversos do que cursos mais longos.[5,12] Em uma metanálise de 12 ensaios randomizados de RSAB em adultos, nenhuma diferença foi observada nas taxas

Tabela 42.1 Fatores de risco para resistência pneumocócica em adultos com RSAB.[2]

Viver em regiões geográficas com taxas de *S. pneumoniae* não suscetível à penicilina superiores a 10%
Idade ≥ 65 anos
Hospitalização nos últimos 5 dias
Uso de antibióticos no mês anterior
Imunocomprometido
Múltiplas comorbidades (p. ex., diabetes ou doença cardíaca, hepática ou renal crônica)
Infecção grave (p. ex., evidência de toxicidade sistêmica com temperatura ≥ 38ºC, ameaça de complicações supurativas)

de resposta ou taxas de recaída comparando cursos curtos (3 a 7 dias) e cursos mais longos (6 a 10 dias) de antibióticos.[30] As taxas de eventos adversos foram mais baixas nos cursos de 5 dias em comparação com os cursos de 10 dias.

FALHA NA TERAPIA INICIAL

Uma estratégia de tratamento alternativa é indicada em caso de desacerto na terapia. O diagnóstico da falha pode ser confirmado se os sintomas continuarem consistentes com RSAB. Embora exames de imagem não sejam indicados para a maioria dos pacientes, são considerados razoáveis quando ocorre falha na terapia inicial (particularmente se o agente inicial for uma fluoroquinolona respiratória) e os sintomas não são completamente consistentes com RSAB ou são preocupantes quanto a possíveis complicações, para confirmar a rinossinusite e/ou avaliar diagnóstico alternativo.[2,5]

Existem dados limitados para orientar a seleção de antibióticos para os pacientes desse tipo de caso. Em geral, devem ter um espectro de atividade mais amplo e/ou pertencer a uma classe de medicamentos diferente da antibioticoterapia inicial.

As razões para a falha do tratamento incluem patógenos resistentes, dosagem inadequada, anormalidades estruturais ou uma etiologia não infecciosa.

FALHA EM MÚLTIPLOS CICLOS DE ANTIBIÓTICOS ORAIS

Os pacientes devem responder a um segundo ciclo de terapia antibiótica apropriada dentro de 7 dias após o início. Quando há falha em um segundo curso de tratamento, são necessários exames de imagem bem como avaliação adicional (ver Figura 42.1). Uma TC sem contraste é indicada para a avaliação de bloqueio anatômico na sinusite resistente ao tratamento. Anomalias anatômicas podem exigir cirurgia. Os pacientes devem ser encaminhados para culturas por aspirado direto ou endoscopia do meato médio.

RECAÍDA APÓS TERAPIA ANTIMICROBIANA ORAL

A recorrência dos sintomas dentro de 2 semanas após a resposta ao tratamento oral inicial, geralmente representa a erradicação inadequada da infecção e pode ser superada com um ciclo mais longo do mesmo antibiótico. Pacientes com recidiva devem ser tratados com antibióticos por pelo menos 7 a 10 dias. Se os sintomas persistirem apesar de um ciclo repetido de antibióticos de 7 a 10 dias, é necessário aprofundar a avaliação.

REFERÊNCIAS BIBLIOGRÁFICAS

1. Blackwell DL, Lucas JW, Clarke TC. Summary health statistics for U.S. adults: national health interview survey, 2012. Vital Health Stat 10 [Internet]. 2014 Feb [Acesso em: 2024 Jul]; (260):1-161.
2. Orlandi RR, Kingdom TT, Smith TL, Bleier B, DeConde A, Luong AU et al. International consensus statement on allergy and rhinology: rhinosinusitis 2021. Int Forum Allergy Rhinol [Internet]. 2021 Mar [Acesso em: 2024 Jul];11(3):213-739.
3. Wilson JF. In the clinic: acute sinusitis. Ann Intern Med [Internet]. 2010 Sep 7 [Acesso em: 2024 Jul];153(5):ITC31-15; quiz ITC316. Disponível em: doi: 10.7326/0003-4819-153-5-201009070-01003. Erratum in: Ann Intern Med. 2010 Dec 21;153(12):851.
4. Meltzer EO, Hamilos DL, Hadley JA, Lanza DC, Marple BF, Nicklas RA et al. Rhinosinusitis: Establishing definitions for clinical research and patient care. Otolaryngol Head Neck Surg [Internet]. 2004 Dec [Acesso em: 2024 Jul];131(6 Suppl):S1-62.
5. Rosenfeld RM, Piccirillo JF, Chandrasekhar SS, Brook I, Ashok Kumar K, Kramper M et al. Clinical practice guideline (update): Adult sinusitis. Otolaryngol Head Neck Surg [Internet]. 2015 Apr [Acesso em: 2024 Jul];152(2 Suppl):S1-S39.
6. Fokkens WJ, Lund VJ, Hopkins C, Hellings PW, Kern R, Reitsma S et al. European Position Paper on Rhinosinusitis and Nasal Polyps 2020. Rhinology [Internet]. 2020 Feb 20 [Acesso em: 2024 Jul];58(Suppl S29):1-464.
7. Rosenfeld RM. Clinical practice: Acute sinusitis in adults. N Engl J Med [Internet]. 2016 Sep 8 [Acesso em: 2024 Jul]; 375(10):962-70.
8. Mogensen C, Tos M. Quantitative histology of the maxillary sinus. Rhinology [Internet]. 1977 Sep [Acesso em: 2024 Jul];15(3):129-40.
9. Gwaltney JM Jr. Acute community-acquired sinusitis. Clin Infect Dis [Internet]. 1996 Dec [Acesso em: 2024 Jul];23(6):1209-23; quiz 1224-5.
10. Scheid DC, Hamm RM. Acute bacterial rhinosinusitis in adults: Part I. Evaluation. Am Fam Physician [Internet]. 2004 Nov 1 [Acesso em: 2024 Jul];70(9):1685-92.
11. Ramakrishnan VR, Hauser LJ, Frank DN. The sinonasal bacterial microbiome in health and disease. Curr Opin Otolaryngol Head Neck Surg [Internet]. 2016 Feb [Acesso em: 2024 Jul];24(1):20-5.
12. Chow AW, Benninger MS, Brook I, Brozek JL, Goldstein EJ, Hicks LA et al. Infectious Diseases Society of America. IDSA clinical practice guideline for acute bacterial rhinosinusitis in children and adults. Clin Infect Dis [Internet]. 2012 Apr [Acesso em: 2024 Jul];54(8):e72-e112.
13. van den Broek MF, Gudden C, Kluijfhout WP, Stam-Slob MC, Aarts MC, Kaper NM et al. No evidence for distinguishing bacterial from viral acute rhinosinusitis using symptom duration and purulent rhinorrhea: A systematic review of the evidence base. Otolaryngol Head Neck Surg [Internet]. 2014 Apr [Acesso em: 2024 Jul];150(4):533-7.
14. Hauer AJ, Luiten EL, van Erp NF, Blase PE, Aarts MC, Kaper NM et al. No evidence for distinguishing bacterial from viral acute rhinosinusitis using fever and facial/dental pain: A systematic review of the evidence base. Otolaryngol Head Neck Surg [Internet]. 2014 Jan [Acesso em: 2024 Jul];150(1):28-33.
15. Bird J, Biggs TC, Thomas M, Salib RJ. Adult acute rhinosinusitis. BMJ [Internet]. 2013 May 10 [Acesso em: 2024 Jul];346:f2687.
16. Hagiwara M, Policeni B, Juliano AF, Agarwal M, Burns J, Dubey P et al. Expert Panel on Neurological Imaging; ACR Appropriateness Criteria® Sinonasal Disease: 2021 Update. J Am Coll Radiol [Internet]. 2022 May [Acesso em: 2024 Jul];19(5S):S175-S193
17. Berger G, Steinberg DM, Popovtzer A, Ophir D. Endoscopy versus radiography for the diagnosis of acute bacterial rhinosinusitis. Eur Arch Otorhinolaryngol [Internet]. 2005 May [Acesso em: 2024 Jul];262(5):416-22.
18. Fokkens WJ, Hoffmans R, Thomas M. Avoid prescribing antibiotics in acute rhinosinusitis. BMJ [Internet]. 2014 Oct 17 [Acesso em: 2024 Jul];349:g5703.

19. Tan T, Little P, Stokes T, Guideline Development Group. Antibiotic prescribing for self limiting respiratory tract infections in primary care: Summary of NICE guidance. BMJ [Internet]. 2008 [Acesso em: 2024 Jul]; 337:a437
20. King D, Mitchell B, Williams CP, Spurling GK. Saline nasal irrigation for acute upper respiratory tract infections. Cochrane Database Syst Rev [Internet]. 2015 [Acesso em: 2024 Jul];(4):CD006821.
21. Louisiana Department of Health and Hospitals. North Louisiana woman dies from rar e ameba infection. EUA; 2011 Dec 6 [Acesso em: 2012 Jan 22]. Disponível em: http://new.dhh.louisiana.gov/index.cfm/newsroom/detail/2332.
22. Meltzer EO, Bachert C, Staudinger H. Treating acute rhinosinusitis: Comparing efficacy and safety of mometasone furoate nasal spray, amoxicillin, and placebo. J Allergy Clin Immunol [Internet]. 2005 [Acesso em: 2024 Jul];116(6):1289-95.
23. Dolor RJ, Witsell DL, Hellkamp AS, Williams JW Jr, Califf RM, Simel DL. Comparison of cefuroxime with or without intranasal fluticasone for the treatment of rhinosinusitis. The CAFFS trial: A randomized controlled trial. JAMA [Internet]. 2001 [Acesso em: 2024 Jul];286(24):3097-105.
24. Ziment I. Management of respiratory problems in the aged. J Am Geriatr Soc [Internet]. 1982 Nov [Acesso em: 2024 Jul];30(11 Suppl):S36-44.
25. Braun JJ, Alabert JP, Michel FB, Quiniou M, Rat C, Cougnard J et al. Adjunct effect of loratadine in the treatment of acute sinusitis in patients with allergic rhinitis. Allergy [Internet]. 1997 [Acesso em: 2024 Jul];52(6):650-5.
26. Little P, Stuart B, Mullee M, Thomas T, Johnson S, Leydon G et al. Effectiveness of steam inhalation and nasal irrigation for chronic or recurrent sinus symptoms in primary care: A pragmatic randomized controlled trial. CMAJ [Internet]. 2016 Sep 20 [Acesso em: 2024 Jul];188(13):940-9.
27. Lemiengre MB, van Driel ML, Merenstein D, Young J, De Sutter AI. Antibiotics for clinically diagnosed acute rhinosinusitis in adults. Cochrane Database Syst Rev [Internet]. 2012 Oct 17 [Acesso em: 2024 Jul];10:CD006089.
28. Karageorgopoulos DE, Giannopoulou KP, Grammatikos AP, Dimopoulos G, Falagas ME. Fluoroquinolones compared with beta-lactam antibiotics for the treatment of acute bacterial sinusitis: A meta-analysis of randomized controlled trials. CMAJ [Internet]. 2008 Mar 25 [Acesso em: 2024 Jul];178(7):845-54.
29. Gregory J, Huynh B, Tayler B, Korgaonkar-Cherala C, Garrison G, Ata A et al. High-dose vs standard-dose amoxicillin plus clavulanate for adults with acute ainusitis: A randomized clinical trial. JAMA Netw Open. 2021 [Acesso em: 2024 Jul];4:e212713.
30. Wald ER. Staphylococcus aureus: Is it a pathogen of acute bacterial sinusitis in children and adults? Clin Infect Dis [Internet]. 2012 Mar [Acesso em: 2024 Jul];54(6):826-31.
31. Falagas ME, Karageorgopoulos DE, Grammatikos AP, Matthaiou DK. Effectiveness and safety of short vs. long duration of antibiotic therapy for acute bacterial sinusitis: A meta-analysis of randomized trials. Br J Clin Pharmacol [Internet]. 2009 Feb [Acesso em: 2024 Jul];67(2):161-71.
32. Wald ER, Applegate KE, Bordley C, Darrow DH, Glode MP, Marcy SM et al. Clinical practice guideline for the diagnosis and management of acute bacterial sinusitis in children aged 1 to 18 years. Pediatrics [Internet]. 2013 [Acesso em: 2024 Jul];132(1):e262-80.

e imunológicos. Posteriormente essa RSC é subdividida de acordo com os fenótipos clínicos, que são: rinossinusite crônica odontogênica, bola fúngica, tumor, discinesia ciliar primária, fibrose cística, granulomatose com poliangeíte (GPA), granulomatose eosinofílica com poliangeíte (GEPA) e imunodeficiência seletiva (Figura 43.3).[3]

CONSIDERAÇÕES FINAIS

As rinossinusites apresentam grande impacto na saúde mundial, com custo financeiro elevado para os países. Constituem uma das afecções mais prevalentes das vias aéreas superiores e podem ser classificadas como agudas e crônicas de acordo com sua duração. As rinossinusites agudas podem ter etiologia viral ou bacteriana, sendo a viral mais comum. Já as rinossinusites crônicas tiveram sua classificação atualizada em virtude de constituírem uma forma de doença complexa e heterogênea, apresentando diferentes fenótipos e endótipos; e objetivando, certamente, a melhor compreensão e evolução do tratamento específico para cada fenótipo e endótipo. Mesmo assim, os estudos e as pesquisas continuam avançando no intuito de entender melhor essa doença.

REFERÊNCIAS BIBLIOGRÁFICAS

1. Saltagi MZ, Comer BT, Hughes S, Ting JY, Higgins TS. Management of recurrent acute rhinosinusitis: A systematic review. Am J Rhinol Allergy [Internet]. 2021 Nov [Acesso em: 2024 Jul];35(6):902-9.
2. Piatt JH Jr. Intracranial suppuration complicating, sinusitis among children: An epidemiological and clinical study. J Neurosurg Pediatr [Internet]. 2011 [Acesso em: 2024 Jul];7:567-74.
3. Fokkens WJ, Lund VJ, Mullol J, Bachert C, Alobid I, Baroody F et al. EPOS 2012: European position paper on rhinosinusitis and nasal polyps 2012. A summary for otorhinolaryngologists. Rhinology [Internet]. 2012 [Acesso em: 2024 Jul];50:1-12.
4. Fokkens WJ, Lund VJ, Hopkins C, Hellings PW, Kern R, Reitsma S et al. European position paper on rhinosinusitis and nasal polyps 2020. Rhinology [Internet]. 2020 [Acesso em: 2024 Jul];58(Suppl S29):1-464.
5. Rosenfeld RM, Piccirillo JF, Chandrasekhar SS, Brook I, Ashok Kumar K, Kramper M et al. Clinical practice guideline (update): Adult sinusitis. Otolaryngol Head Neck Surg [Internet]. 2015 [Acesso em: 2024 Jul];152:S1-S39.
6. Orlandi RR, Kingdom TT, Hwang PH, Smith TL, Alt JA, Baroody FM et al. International consensus statement on allergy and rhinology: Rhinosinusitis. Int Forum Allergy Rhinol [Internet]. 2016 [Acesso em: 2024 Jul];6 Suppl 1:S22-S209.
7. Smith SS, Ference EH, Evans CT, Tan BK, Kern RC, Chandra RK. The prevalence of bacterial infection in acute rhinosinusitis: A systematic review and meta-analysis. Laryngoscope [Internet]. 2015 [Acesso em: 2024 Jul];125:57-69.
8. Anselmo-Lima WT, Sakano E. Rinossinusites: evidências e experiências. Braz J Otorhinolaryngol [Internet]. 2015 [Acesso em: 2024 Jul];81(1 Supl.1):S1-S49.
9. European Academy of Allergology and Clinical Immunology. European position paper on rhinosinusitis and nasal polyps. Rhinol Suppl. 2005 [Acesso em: 2024 Jul];18:1-87.
10. Annunziato F, Romagnani C, Romagnani S. The 3 major types of innate and adaptive cell-mediated effector immunity. J Allergy Clin Immunol [Internet]. 2015 [Acesso em: 2024 Jul];135(3):626-35.
11. Liu J, Li YY, Andiappan AK, Yan Y, Tan KS, Ong HH et al. Role of IL-13 Ralpha2 in modulating IL-13-induced MUC5AC and ciliary changes in healthy and CRSwNP mucosa. Allergy [Internet]. 2018 [Acesso em: 2024 Jul];73(8):1673-85.
12. Staudacher AG, Peters AT, Kato A, Stevens WW. Use of endotypes, phenotypes, and inflammatory markers to guide treatment decisions in chronic rhinosinusitis. Ann Allergy Asthma Immunol [Internet]. 2020 [Acesso em: 2024 Jul];124(4):318-25.

CAPÍTULO

44

Rinossinusite Crônica Primária

Fabiana Cardoso Pereira Valera • Vanessa Ramos Pires Dinarte • Eduardo Macoto Kosugi

INTRODUÇÃO

Como já mencionado em capítulo anterior, o EPOS 2020 (Position Paper Europeu sobre Rinossinusite e Pólipos Nasais 2020) classificou a rinossinusite crônica (RSC) em primária e secundária.[1] A RSC primária é definida como aquela que não apresenta fator etiopatogênico evidente. Em contrapartida, fibrose cística, discinesia ciliar, doenças granulomatosas e outras seriam classificadas como RSC secundárias.

A RSC primária é subdividida ainda conforme a distribuição anatômica e pela dominância endotípica, de acordo com a classificação de Grayson et al.[2] Casos unilaterais são considerados localizados, enquanto os bilaterais são classificados como difusos; e a dominância endotípica é baseada na presença de resposta imune do tipo 2. Para realizar essa classificação endotípica, o EPOS 2020 definiu a biopsia histológica do pólipo/mucosa nasal, considerando RSC do tipo 2 quando houver 10 ou mais eosinófilos por campo de grande aumento (400x). São exemplos de RSC primária: RSC eosinofílica (RSCe) ou RSC com pólipos nasais (RSCcPN), RSC não eosinofílica (RSCne), rinossinusite fúngica alérgica (RSFA), doença atópica do compartimento central (DACC) e sinusite isolada (Figura 44.1).

Essa classificação traz um grande avanço às anteriores porque, além dos fenótipos, inclui os endótipos na definição da RSC, cuja endotipagem, por sua vez, consegue caracterizar melhor os mecanismos fisiopatogênicos, promovendo o direcionamento dos recursos terapêuticos e aumentando o poder de acerto do prognóstico da doença. Por exemplo, a RSC primária, com dominância endotípica do tipo 2, tem alta associação com asma e intolerância a ácido acetilsalicílico (AAS) ou anti-inflamatórios não esteroidais (AINE). A associação das três, inclusive, é denominada doença respiratória exacerbada por anti-inflamatórios não esteroidais (DREA), a qual será abordada em capítulo específico. Já a associação entre RSC e alergia respiratória está mais presente em fenótipos específicos, caracteristicamente a RSFA e a DACC.

MECANISMOS

Tem sido cada vez mais consensual que a fisiopatogenia da RSC ocorre por interação entre hospedeiro e ambiente. Nesse sentido, o epitélio respiratório nasossinusal é um agente essencial para garantir a homeostase entre ambos.

Em relação aos agentes ambientais, os patógenos foram os mais estudados, sejam fungos, bactérias ou vírus, embora não tenha sido comprovada uma relação direta entre a presença de um agente específico e a RSC.[3] Esses agentes são capazes de produzir toxinas que lesam o epitélio respiratório, o que pode induzir um processo inflamatório exacerbado. Na RSFA, por exemplo, a presença dos fungos faz parte do critério de diagnóstico,[4] mas essa relação não é tão óbvia para os outros fenótipos de RSC primária.

As bactérias mais estudadas na RSC são o *Staphylococcus aureus*, a *Pseudomonas aeruginosa* e as bactérias anaeróbias. Entre elas, o *S. aureus* merece destaque pela intensa lesão epitelial que produz, associada a uma reação inflamatória, comprometendo consideravelmente a barreira epitelial[5] e prejudicando a cicatrização.[6] Além disso, o *S. aureus* e a *P. aeruginosa* são produtoras de biofilme,[5] uma colonização (no geral, polimicrobiana) aderida externamente ao epitélio respiratório, com exoesqueleto próprio, onde as bactérias e fungos permanecem em estado latente, mas são capazes de induzir um processo inflamatório crônico. Alguns estudos mostram que o agente predominante do biofilme é mais importante do que a simples presença do biofilme em si no epitélio

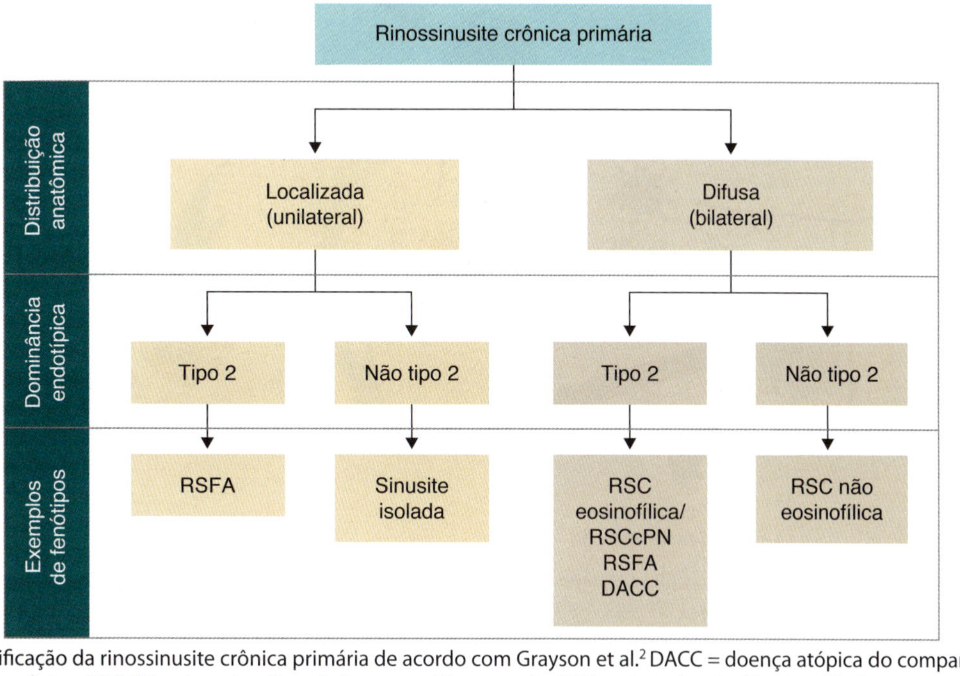

Figura 44.1 Classificação da rinossinusite crônica primária de acordo com Grayson et al.[2] DACC = doença atópica do compartimento central; RSC = rinossinusite crônica; RSCcPN = rinossinusite crônica com pólipos nasais; RSFA = rinossinusite fúngica alérgica.

nasossinusal, com sintomas mais intensos e pior prognóstico nos pacientes portadores de biofilmes, caso o principal agente seja o *S. aureus*.[7]

Alterações no *clearance* mucociliar podem estar associadas à RSC, a exemplo da deficiência ciliar (observada nas discinesias ciliares) e do espessamento excessivo do muco (presente na fibrose cística).[1] Essas alterações serão mais bem descritas no capítulo sobre RSC secundárias.

Uma vez que as partículas entram em contato com o epitélio nasossinusal, são reconhecidas por receptores que desencadeiam resposta de imunidade inata.[1,5,8] Entre os fatores de imunidade inata mais alterados na RSC eosinofílica, estão as alarminas TSLP (*thymic stromal lymphopoietin*), interleucina IL-25 e IL-33, que são produzidas pelas células epiteliais e células ILC2 (*innate lymphoid cells-2*), e ativam a imunidade adaptativa na produção de citocinas como IL-4, IL-5 e IL-13 bem como auxiliam no recrutamento de células inflamatórias, como os eosinófilos.[1,5,8] No entanto, a expressão das alarminas não tem sido muito explorada na RSC não eosinofílica.

A imunidade adaptativa, por sua vez, foi amplamente estudada na literatura, em ambos os subtipos de RSC. Na RSC não eosinofílica, existe um aumento de padrão inflamatório do tipo T1 (como aumento de IFN-γ – interferon gama), e consequente recrutamento de neutrófilos.[8] Por outro lado, na RSC eosinofílica, a resposta do tipo T2 é muito mais evidente, com aumento de IL-4, IL-5, IL-13 e eotaxinas, e consequente aumento de eosinófilos (Figura 44.2).[1,8] A predominância do tipo T2 também está associada à presença de asma e intolerância a AAS.[1,8] Importante ressaltar que vários estudos já demonstraram não haver relação direta entre atopia e presença de pólipos nasais na RSC eosinofílica não DACC e não RSFA.[1]

Apesar de haver aumento do perfil T2 em pacientes com RSC eosinofílica, principalmente na população europeia e americana, pólipos de pacientes asiáticos são predominantemente de perfil T1 e neutrofílicos.[1] No Brasil, estudo recente multicêntrico tem indicado o padrão inflamatório misto, com aumento tanto de citocinas T1 como T2 (dados ainda não publicados). Assim, ainda existe a necessidade de melhor caracterização e melhor avaliação do papel da inflamação na RSC.

A RSC caracteriza-se por alterar também a integridade epitelial, que é essencial para impedir o contato de partículas e patógenos com o estroma e, assim, prevenir um processo inflamatório local exacerbado. Vários fatores, entre eles a infecção aguda, ativam algumas moléculas como metaloproteinases e degradam outras como as *tight junctions*, junções aderentes e desmossomas, promovendo a permeabilidade de células inflamatórias por entre o epitélio.[5,8] Em pacientes com RSC há comprovada alteração da integridade epitelial, facilitando o contato de fatores externos com o estroma e deflagrando uma inflamação intensa.[5]

Por fim, está alterado, na RSC, o processo de remodelação, que é a fase de reparo do tecido, após um processo inflamatório, para restabelecer a conformação de um epitélio normal. Para que isso aconteça, o TGF-ß é uma molécula determinante. No entanto, existe um desequilíbrio desse fator na RSC, seja eosinofílica ou não eosinofílica, levando à transformação no reparo do epitélio.[8] Isso poderá favorecer a disseminação de inflamação local, o que representa maior dificuldade de controle dos sintomas e também maior recorrência.

DIAGNÓSTICO

Rinossinusite fúngica alérgica

A rinossinusite fúngica alérgica (RSFA) é um fenótipo especial da RSC, descrita desde 1983 por Katzenstein[9] como uma entidade clínica distinta que denominou "mucina alérgica", mais tarde definida como "mucina eosinofílica". Trata-se de uma forma mais agressiva que se manifesta mais precocemente (entre 25 e 40 anos de idade)

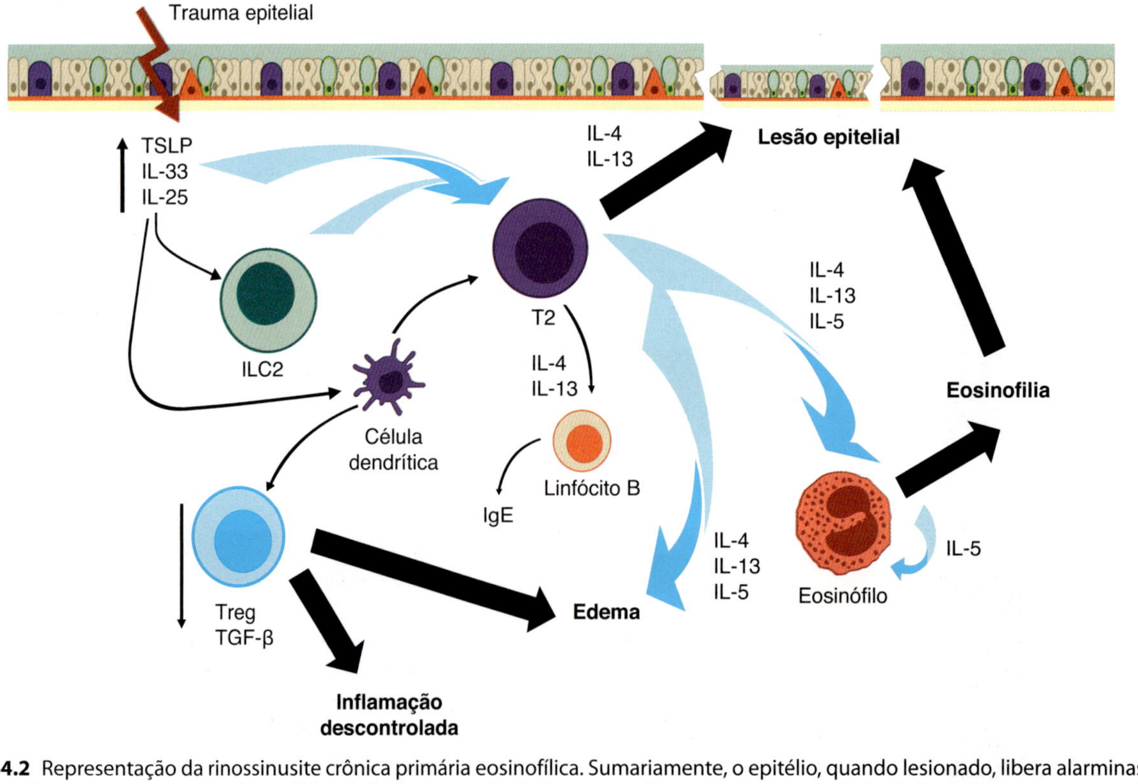

Figura 44.2 Representação da rinossinusite crônica primária eosinofílica. Sumariamente, o epitélio, quando lesionado, libera alarminas (TSLP, IL-33 e IL-25), que vão recrutar e ativar células linfoides inatas (ILC) do tipo 2, células dendríticas e células T do tipo 2, entre outras, além de inibir a ação de células T reguladoras (Treg). Essa mudança termina por aumentar as citocinas pró-inflamatórias T2 (entre elas, IL-4, IL-13 e IL-4, que são responsáveis, entre outras funções, pelo recrutamento, reverberação e ativação de eosinófilos, lesão epitelial, descontrole do processo inflamatório e edema em mucosa nasossinusal. (Cortesia de: Dra. Fabiana CP Valera, executada no BioRender®.)

que a média das rinossinusites crônicas com pólipos, acometendo mais homens e não caucasianos. Classicamente, os Critérios de Bent-Kuhn são utilizados para o diagnóstico da RSFA,[4] exigindo-se a satisfação dos cinco critérios maiores para conclusão do diagnóstico; entretanto, mesmo sem satisfazê-los inteiramente, é possível diagnosticar pacientes, especialmente porque a detecção do fungo pode apresentar falso-negativo por questões metodológicas.

Os Critérios Maiores de Bent-Kuhn para rinossinusite fúngica alérgica compreendem:[4]

- Três critérios para rinossinusite: pólipos nasais, mucina eosinofílica sem invasão fúngica na mucosa nasossinusal e tomografia característica
- Um critério para fúngica: detecção do fungo nas secreções sinusais sem invasão fúngica na mucosa nasossinusal
- Um critério para alérgica: hipersensibilidade tipo I a fungos confirmada por história, testes cutâneos ou séricos.

Além dos critérios maiores, Bent e Kuhn definiram critérios menores que poderiam auxiliar no diagnóstico da RSFA, que são: predomínio unilateral da doença, erosão óssea radiográfica, cultura positiva para fungos na secreção sinusal, asma, cristais de Charcot-Leyden na mucina eosinofílica e eosinofilia sérica.[4] Nenhum dos cinco critérios maiores são específicos da RSFA, podendo ocorrer em outras RSC, mas a sua combinação eleva bastante a especificidade do diagnóstico. Por outro lado, preencher os cinco critérios maiores de Bent-Kuhn pode dificultar bastante seu uso na prática clínica e em estudos científicos, pois a RSFA pode se apresentar como um espectro e, em algumas formas, não satisfazer totalmente os critérios maiores.[10]

Entre os critérios maiores, mucina eosinofílica e achados tomográficos característicos são claramente os mais importantes. A mucina eosinofílica é descrita como secreção bem espessa e pegajosa, ou ainda como semelhante à manteiga de amendoim, com coloração variando de verde, passando por marrom, até preto, contendo eosinófilos degradados e cristais de Charcot-Leyden (produtos da degradação eosinofílica), além de fungos, sem invadir a mucosa (Figura 44.3). A mucina ocupa os seios acometidos e exerce pressão que pode levar à remodelação e rarefação óssea, inclusive em direção à órbita e à base do crânio, promovendo as seguintes alterações tomográficas características: conteúdo heterogêneo típico de presença fúngica nos seios, com remodelação sinusal simulando várias mucoceles. A ressonância magnética pode confirmar esses achados apresentando o característico sinal negativo do conteúdo sinusal em T2 acompanhado de hipersinal da mucosa inflamada, devido ao alto conteúdo proteico e pouca água presente (Figura 44.4).[10]

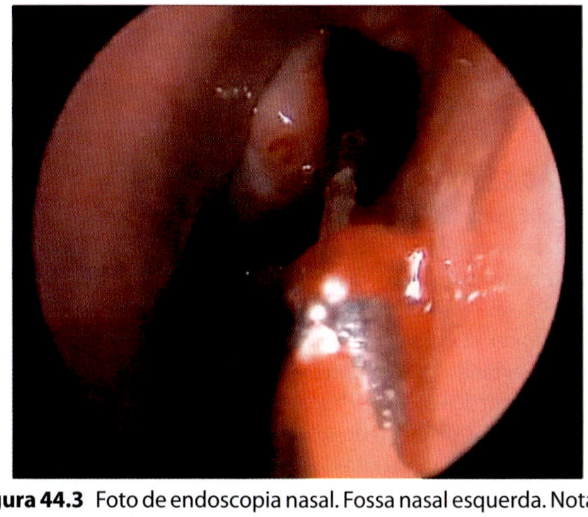

Figura 44.3 Foto de endoscopia nasal. Fossa nasal esquerda. Nota-se a mucina eosinofílica sendo aspirada. Secreção amarelo-esverdeada, espessa e pegajosa. (Cortesia de: Dr. Eduardo Macoto Kosugi.)

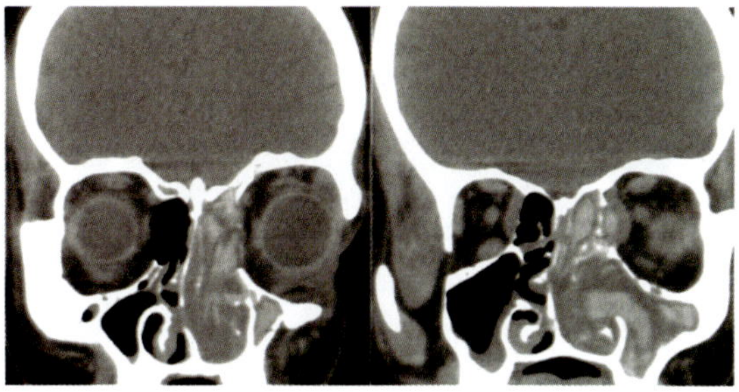

Figura 44.4 Características tomográficas da rinossinusite fúngica alérgica. Cortes coronais, em janela para partes moles. Nota-se a heterogeneidade do conteúdo sinusal, associada à remodelação óssea no seio etmoidal bem como rarefação com invasão para órbita. (Cortesia de: Dr. Eduardo Macoto Kosugi.)

Rinossinusite crônica eosinofílica ou rinossinusite crônica com pólipos nasais

A rinossinusite crônica eosinofílica (RSCe) ou rinossinusite crônica com pólipos nasais (RSCcPN) não são sinônimos: a primeira corresponde a um endofenótipo específico das RSC com predomínio tecidual eosinofílico, já a última são todas as RSC com presença de pólipos nasais. Grande parcela das RSCe apresenta pólipos, assim como a maioria das RSCcPN é eosinofílica, embora sejam conceitos distintos. O EPOS2020[1] utiliza o conceito da RSCe em sua diretriz, enquanto o ICAR-RS-2021[11] permaneceu com o conceito de RSCcPN, pois considerou que não havia evidência suficiente dos novos fenótipos para basear uma diretriz.

A RSCe é um endofenótipo específico da RSC com perfil clínico, radiológico e histológico específicos, devido à inflamação eosinofílica com resposta do tipo 2. O início dos sintomas costuma se dar entre 30 e 50 anos, abrangendo tanto um paciente previamente hígido que apresentou um resfriado e que nunca mais se recuperou, ou ainda um paciente com sintomas alérgicos e/ou sinusais durante a infância, cujos sintomas melhoraram e retornaram depois dos 30 anos. A hiposmia costuma surgir precocemente com os demais sintomas. Antibióticos e corticosteroides orais funcionam bem e os pacientes os utilizam regularmente. Asma de início tardio costuma estar presente, normalmente próximo ao início dos sintomas nasossinusais ou depois. Doença respiratória exacerbada por anti-inflamatórios não esteroidais (DREA) e intolerância ao álcool são frequentes. Consumo de alimentos com salicilatos e álcool também podem desencadear os sintomas.[2]

A endoscopia nasal pode confirmar a presença de mucina eosinofílica, como ocorre na RSFA. Vários graus de pólipos nasais podem existir, desde edema polipoide até pólipos ocupando toda a cavidade nasal, inclusive com edema de conchas médias. O exame de tomografia costuma apresentar acometimento pansinusal, além de sinais de neo-osteogênese, mesmo em pacientes não operados (Figura 44.5). Testes alérgicos habitualmente apresentam resultados negativos, mas podem ser multissensibilizados também.[2]

Apesar da apresentação bem detalhada, há necessidade de confirmação histopatológica. A inflamação sinusal é considerada eosinofílica quando há presença de mais de dez eosinófilos por campo de grande aumento, portanto a biopsia é fundamental para a elucidação diagnóstica. Eosinofilia sérica também costuma estar presente.[2] A Diretriz Brasileira para o Uso de Imunobiológicos em Rinossinusite Crônica com Pólipos Nasais[12] considera como eosinofilia sérica valores ≥ 250 cel/$\mu\ell$.

Doença atópica do compartimento central

Alterações polipoides isoladas das conchas médias foram anteriormente relacionadas com alergia a inalantes, levando a um padrão

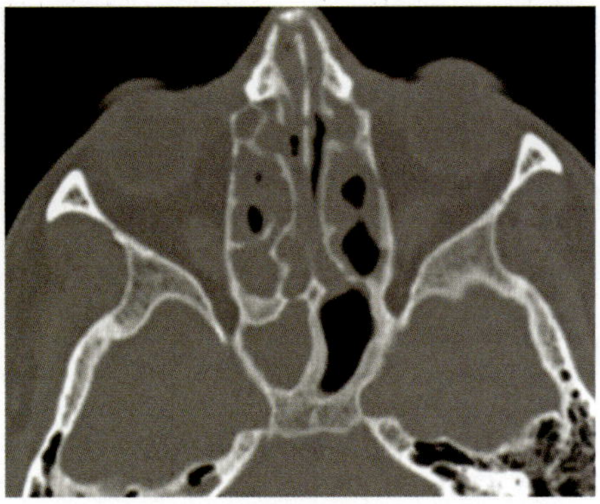

Figura 44.5 Características tomográficas da rinossinusite crônica eosinofílica. Corte axial, janela para osso. Nota-se o comprometimento difuso e a neo-osteogênese nas paredes sinusais, em especial nos seios esfenoidais. (Cortesia de: Dr. Eduardo Macoto Kosugi.)

de RSC que se diferenciava das doenças inflamatórias mais difusas (como a RSCe), baseado em resposta alérgica para promover a inflamação crônica. A doença atópica do compartimento central (DACC) representa um processo alérgico local contra inalantes que afetam as estruturas centrais do nariz com origem no etmoide.[13]

Os pacientes com DACC manifestam a doença em idade precoce (< 20 anos), o que é típico das doenças alérgicas. Caracteristicamente, apresentam rinoconjuntivite alérgica, dermatite e asma ainda na infância. Apesar da presença de pólipos, não costumam apresentar hiposmia. Assim como na RSCe, os sintomas são corticorresponsivos.

Na endoscopia nasal, sinal característico é o edema de conchas médias, bastante relacionado à alergia por inalantes. Em casos mais graves, o edema progride até as conchas superiores e septo nasal posterior, podendo também obstruir mais seios, sem apresentar, entretanto, mucina eosinofílica, ao contrário do que ocorre nas outras RSC mais graves, assim como também não costuma manifestar infecções nasossinusais recorrentes. O edema polipoide geralmente está restrito a conchas médias, processo uncinado e complexo ostiomeatal, mantendo-se a mucosa dos seios periféricos praticamente normal. A chave do diagnóstico da DACC consiste na verificação por tomografia computadorizada de acometimento central das conchas médias e septo sem alteração da mucosa dos seios periféricos, chamado de sinal do halo preto (Figura 44.6).[2]

Os pacientes com DACC costumam apresentar alergia confirmada por história e testes cutâneos/séricos positivos. IgE sérica

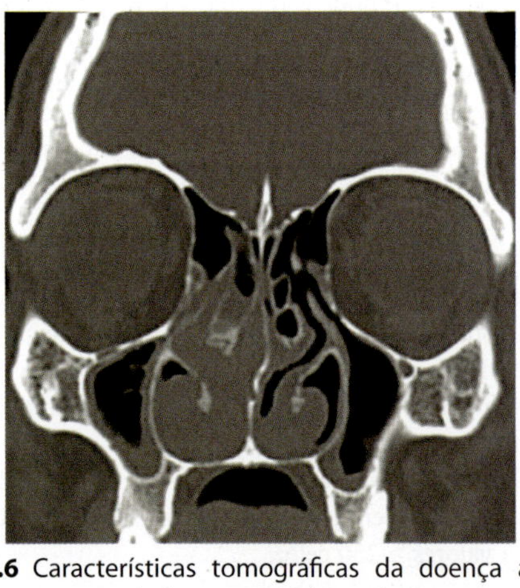

Figura 44.6 Características tomográficas da doença atópica do compartimento central. Corte coronal, janela para osso. Nota-se o comprometimento central, com edema na concha média, principalmente à direita, edema de conchas inferiores e bloqueio etmoidal. (Cortesia de: Dr. Eduardo Macoto Kosugi.)

total e específicas, em geral, elevadas, mas sem eosinofilia sérica. A eosinofilia tecidual está presente assim como na RSCe, mas raramente com eosinófilos ativados ou cristais de Charcot-Leyden.[2]

Rinossinusite crônica não eosinofílica

Os pacientes com rinossinusite crônica não eosinofílica (RSCne), em geral, exibem um perfil clínico bem distinto do que caracteriza a DACC e a RSCe, nos quais a enfermidade se inicia em torno dos 60 anos, é mais comum em mulheres, está relacionada à obesidade, e não se associa a histórico de doença alérgica. Em caso de histórico de asma na infância, os pacientes não apresentam mais os sintomas típicos de alergia, e podem manifestar sintomas de asma sem resposta aos corticosteroides inalatórios. Raramente associa-se com hiposmia, a qual, quando presente, não melhora com corticosteroides orais.[2]

Endoscopia nasal apresenta pólipos nasais, como na RSCe, mas sem a presença de mucina eosinofílica. Radiologicamente, também são indistinguíveis da RSCe com acometimento pansinusal. Por outro lado, a histopatologia é bastante diferente, sem eosinofilia tecidual (< 10 eosinófilos por campo de grande aumento), podendo apresentar neutrofilia tecidual com aumento de citocinas não-T2. Testes alérgicos costumam ser negativos.[2]

TRATAMENTOS

Na era da medicina personalizada e de precisão, é importante considerar os distintos endofenótipos para uma terapia médica apropriada. As possibilidades terapêuticas devem ser oferecidas ao paciente, adotando-se uma decisão compartilhada que concorrerá para aumentar a adesão ao tratamento. Segundo o EPOS 2020, o objetivo do tratamento é proporcionar melhora ao paciente, eliminando todos os sintomas ou impedindo que comprometam sua qualidade de vida, e assegurando-lhe uma mucosa nasal saudável, preferencialmente apenas com o uso de medicação tópica. Por meio do melhor conhecimento dos mecanismos da doença anteriormente referidos, o arsenal terapêutico relativo à RSC apresentou, nos últimos anos, grandes avanços, principalmente na extensão da cirurgia e no advento dos biológicos.[1] As indicações dos biológicos e a terapia de dessensibilização com AAS para DREA não serão abordadas aqui, pois dispõem de capítulos específicos neste Tratado.

O conceito da intervenção cirúrgica se modificou com o tempo, passando-se da minimamente invasiva para uma abertura ampla das cavidades sinusais que facilite o acesso à medicação tópica (soluções salinas com ou sem corticosteroide). Em relação ao momento cirúrgico adequado, a literatura atual recomenda não retardar o procedimento, para evitar danos futuros irreversíveis.[14] Para um direcionamento da indicação cirúrgica, pode ser considerado o escore tomográfico de Lund-Mackay ≥ 1, após ciclo curto de corticosteroide sistêmico, com SNOT 22 ≥ 20, após o tratamento clínico.[15]

As recomendações atuais para o tratamento da RSC são apresentadas a seguir.

Solução salina nasal

As soluções salinas apresentam efeito benéfico na RSC, auxiliando a remoção mecânica de secreção, poluentes e patógenos, melhorando o batimento mucociliar e da camada sol do muco, e contribuindo, dessa forma, para otimizar o *clearance* mucociliar.[1,16] Servem como veículo para transportar medicações tópicas para as cavidades paranasais, como no caso das lavagens nasais em alto volume, com corticosteroide (budesonida ou mometasona). Há vários dispositivos para uso de solução salina, como conta-gotas, seringa, *squeeze bottle* (garrafa de alto volume) e lota. A indicação é individualizada, dependendo da idade, condições socioeconômicas e da necessidade do paciente. Quanto à concentração, pode ser isotônica ou hipertônica, entre as quais, comparativamente, a segunda apresenta melhora mais significativa dos sintomas nasais e do movimento ciliar, apesar de adesão pior devido ao ardor, sem diferença no quesito olfato.[16]

Xilitol

O xilitol é um álcool de açúcar, com cinco carbonos, que atua beneficamente na mucosa nasossinusal reduzindo sintomas mesmo em pacientes sem cirurgia prévia.[17] Há indícios de que seu uso pode inibir a produção de biofilme, com ação no crescimento e adesão bacteriana. Estudos sugerem que o xilitol potencializa a recuperação da mucosa após procedimento cirúrgico, com melhora do batimento, do *clearance* mucociliar e remoção de crostas.[18]

Atualmente existem no mercado formulações com xilitol em *spray* ou sachê para lavagem em alto volume, sendo somente esse último recomendado para o tratamento da RSC, devido à penetração nas cavidades nasossinusais, especialmente após cirurgia, na concentração de 5%. Como alternativa, pode ser utilizada a apresentação comercialmente vendida para uso culinário, dissolvendo-se três sachês (equivalente a 12 g) em 240 mℓ de água filtrada ou fervida.

Corticosteroides intranasais

Os corticosteroides intranasais promovem melhora nos sintomas, aferidos pelos questionários de qualidade de vida (SNOT-22) e Escala Visual Analógica (EVA); na redução do tamanho dos pólipos, através do escore de pólipos nasais (EPN); e ajudam a reduzir a recorrência quando indicados após cirurgia endoscópica nasossinusal.[1,11,19] De forma geral, seu uso a longo prazo é considerado seguro e eficaz, com efeitos colaterais leves a moderados.[20,21]

Uma recente revisão sistemática, utilizando o método Grades of Recommendation, Assessment, Development and Evaluation (GRADE), indicou que o uso do corticosteroide intranasal é seguro mesmo a longo prazo, relacionando-o a uma baixa taxa de eventos adversos, em sua grande maioria de leve intensidade, não obrigando à suspensão da medicação.[22]

O corticosteroide intranasal pode ser aplicado de diversas maneiras, tais como *spray*, irrigação em alto volume e sistema de distribuição na expiração (EDS, *exhalation delivery system*). Esse último promove o acesso do corticosteroide, no caso fluticasona, de uma forma distinta da nebulização por *sprays*: a abertura rígida do EDS veda uma narina e a flexível é colocada na boca; ao se assoprar nesse bocal, o palato mole é elevado, vedando a cavidade nasal da faringe; o ar entra pela narina vedada promovendo efeito semelhante a um *stent*, dilatando as cavidades nasais; a medicação consegue entrar nas cavidades nasais e se depositar alto e profundamente dentro do nariz (Figura 44.7). Apresenta potencial de ação importante para a qualidade de vida, a desobstrução nasal, a função do olfato, tamanho do pólipo e redução da necessidade de cirurgias revisionais.[22] Não deve ser utilizado em pós-operatório recente, e, entre os efeitos colaterais, destacam-se epistaxe, erosão de mucosa nasal, perfuração septal e infecção secundária por *Candida albicans*. É indicado para pacientes com RSCcPN, maiores de 18 anos, todavia ainda não está disponível no Brasil.

O implante com liberação lenta de corticosteroide intranasal (*stent*), indisponível no Brasil, é considerado uma opção para o tratamento em pacientes com RSCcPN recorrente, reduzindo significativamente a necessidade de cirurgias revisionais bem como a obstrução nasal e o comprometimento do olfato.[1,11,22] Pode ser aplicado no ato cirúrgico, com melhora significativa de cicatrização e edema pós-operatórios, ou em consultório, com dispositivos próprios, para controle dos sintomas. Um evento adverso desse recurso é a formação de crostas próximas ao implante.

Conforme preconizado por Kosugi et al.,[23] a utilização da budesonida a 1% diluída em solução fisiológica para lavagem nasal em alto volume tem se apresentado como boa opção terapêutica para controle da doença após a abertura cirúrgica das cavidades paranasais.[24]

Corticosteroide oral

Ciclos curtos de corticosteroide sistêmico (7 a 21 dias), com ou sem tratamento com corticosteroide local, apresentam resultados positivos na melhora do olfato bem como dos sintomas e redução no tamanho dos pólipos nasais. Porém, devido aos efeitos adversos, são restritos em até dois ciclos ao ano.[11] De acordo com o

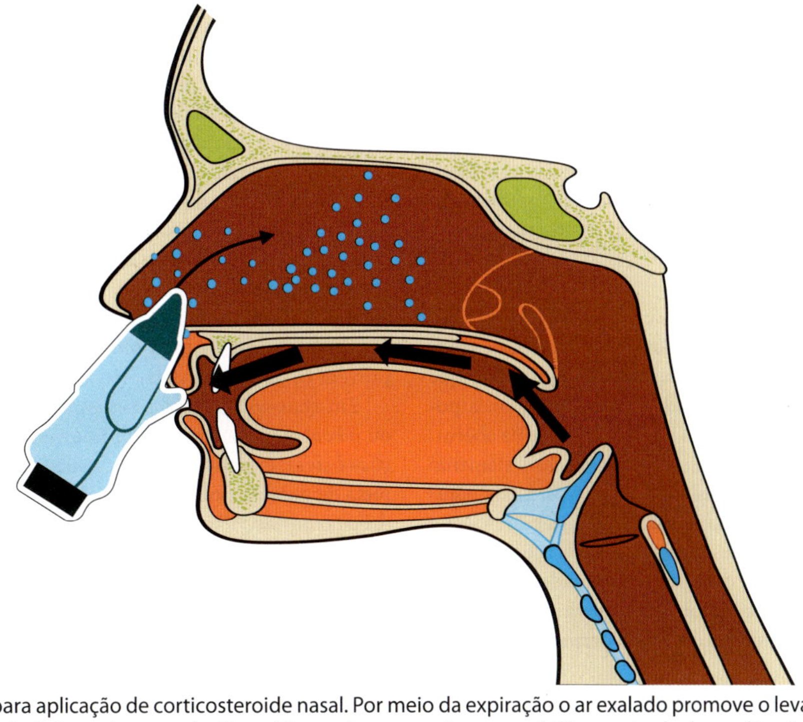

Figura 44.7 Dispositivo para aplicação de corticosteroide nasal. Por meio da expiração o ar exalado promove o levantamento do palato mole, isolando a cavidade nasal da faringe. A ponta do dispositivo veda uma narina e possibilita a entrada da medicação de forma alta e profunda, saindo pela narina contralateral. (Cortesia de: Dra. Vanessa Pires Dinarte, executada no BioRender®.)

Consenso sobre Uso de Corticosteroides Sistêmicos para Doenças Eosinofílicas (2023), seu uso tem indicação nos pacientes com RSCcPN apenas nas exacerbações, para controle clínico dos sintomas, e quando nenhum outro medicamento foi eficaz.[25] A droga preconizada é a prednisona, na dose de 40 a 50 mg/dia, por um período de 7 a 21 dias. Não há indicação formal para a prescrição de doses de manutenção para a RSCcPN, pois a melhora relacionada ao uso do corticosteroide sistêmico é de curto tempo. Mesmo o uso eventual deve ser seguido de rigorosa observação sobre possíveis eventos adversos (aumento de peso, glicemia, pressão arterial sistêmica e intraocular ou aumento de riscos cardiovasculares), ressaltando-se que o risco é substancialmente maior com a dose acumulada de 2,5 g/ano quando comparada à dose de 1 g/ano. O uso recorrente do corticosteroide sistêmico para controle dos sintomas é um dos critérios para indicação de uso de biológicos, sobre os quais há um capítulo à parte neste Tratado.

Antibiótico

O uso de antibiótico oral em curto prazo, ou seja, em um curso inferior a quatro semanas, apresenta resultado incerto quanto à eficácia. Sua ação pode ter maior benefício nas exacerbações, quando identificada secreção purulenta na endoscopia nasal e guiada por cultura.[1]

Macrolídeo em longo prazo e baixa dosagem podem atuar como anti-inflamatório e imunomodulador, melhorando os sintomas nos casos que tenham IgE baixa. Acredita-se que as propriedades imunomoduladoras dos macrolídeos estejam relacionadas com a regulação de citocinas, ativação de linfócitos, diminuição de secreção de muco, melhora da função mucociliar e ação no biofilme bacteriano, e *quorum sensing*. Há estudos destacando a claritromicina e a azitromicina, porém há risco significativo de eventos cardiovasculares, assim como ocorre com o antibiótico da classe das tetraciclinas, doxiciclina, também utilizada como opção terapêutica.[1] As recomendações diferem entre os *guidelines*: no ICAR-RS-2021,[11] os macrolídeos são considerados opção tanto para RSCcPN quanto nos casos sem pólipo nasal, mas sem especificação de dosagem e tempo de uso, e rejeita-se o uso de não macrolídeos em longo prazo somente em exacerbações; já o EPOS 2020,[1] não considera consistente a recomendação de antibióticos em longo prazo.

Anti-histamínicos, antileucotrienos, descongestionantes nasais

Os benefícios dos anti-histamínicos estão bem estabelecidos para sintomas alérgicos associados, todavia, não há evidências semelhantes para recomendar o uso na RSC; da mesma forma, também não são preconizados montelucaste nem descongestionantes nasais.[1]

Cirurgia

A decisão cirúrgica deve ser compartilhada com o paciente, uma vez que o objetivo principal reside na melhora dos sintomas considerando-se os riscos e benefícios do procedimento. Importante ressaltar que se trata de doença crônica e muitas vezes cirurgias revisionais podem ser necessárias. A principal meta da cirurgia consiste na abertura das cavidades paranasais para o adequado aporte do tratamento tópico. A cirurgia endoscópica nasossinusal amplia os óstios naturais dos seios, promovendo melhora na sua ventilação e drenagem, facilitando o *clearance* mucociliar, e o acesso às medicações tópicas. Na sinusectomia, o óstio natural deve ser incorporado à abertura, uma vez que a drenagem mucociliar orienta-se para o orifício primordial, evitando recirculação de muco, o que perpetuaria a sintomatologia pós-operatória.[11]

Quanto à extensão do procedimento, não há consenso, mas estudos sugerem que depende da gravidade da doença e do perfil inflamatório. Na RSC sem pólipos, a cirurgia funcional endoscópica está preconizada com abertura dos óstios naturais obstruídos e remoção somente da mucosa doente. Há recomendação de que cirurgias mais extensas sejam reservadas aos casos mais graves, revisionais e/ou com maior acometimento em parâmetros clínicos, como ocorre nos pacientes com inflamação tipo 2.[26,27] Quanto ao tamanho da abertura dos óstios, alguns estudos mostram não haver benefícios na sintomatologia clínica para óstios maiores, em comparação à abertura mínima. Todavia, há diferença no aporte de medicação para as cavidades, por isso recomendam-se aberturas amplas quando houver necessidade de tratamento tópico no pós-operatório.[26] Pode haver melhora do olfato com a remoção cirúrgica dos pólipos nasais, todavia, considerando fatores diversos para origem da disosmia, nem sempre essa meta pode ser contemplada, muitas vezes por já haver lesão de neuroepitélio prévia ou em consequência do ato cirúrgico. Os pacientes cujo olfato se beneficia com ciclos de corticosteroide oral podem ter um melhor resultado cirúrgico na recuperação do mesmo.[1]

Nos pacientes com doença grave e recalcitrante, como ocorre na DREA, indica-se como abordagem primordial cirúrgica completa (*Full House*) – que pode ser definida como remoção de todas as partições ósseas, dentro de uma unidade sinusal funcional –, incorporação dos óstios naturais na cavidade cirúrgica, criando uma unidade neo-sinusal e remoção completa da mucosa doente ou do tecido polipoide.[26]

A abordagem do seio frontal continua sendo um desafio, tanto por causa das variações anatômicas do mesmo, como em virtude da complexidade cirúrgica, visto que há possibilidade de estenose e sinéquias no pós-operatório. O EPOS 2020[1] considera que em uma abordagem inicial, em pacientes com doença polipoide difusa, seja realizada a *Full House*, todavia com recomendação de *Draf* 2A para o frontal, que cria uma abertura entre a lâmina papirácea e a inserção da concha média. Já o *Draf* 3 ou *Lothrop* modificado realiza a comunicação entre os dois seios frontais, e está indicado nos casos graves, recidivantes. Esse segundo procedimento pode ser indicado como primeira cirurgia nos casos de alto risco de recorrência, com associação com asma, óstio frontal estreito (4 mm) e escore tomográfico de Lund-Mackay > 16. As técnicas da nasalização atuais e *reboot surgery* implicam em abertura das cavidades dos seios, com remoção de mucosa, sendo completa na segunda técnica e parcial na nasalização, que preserva a mucosa da face medial da concha média e também dos óstios de cada seio. Recentemente, tem-se difundido a técnica da mucoplastia para os casos de RSCcPN grave, em que se realizou esfenoetmoidectomia completa com ressecção de mucosa doente, da base de crânio e lâmina papirácea. Consiste na realização de enxerto de mucosa aparentemente não polipoide, como do assoalho da fossa nasal, na região do ângulo entre a lâmina papirácea e o teto etmoidal, com possível redução do edema e secreção, promovendo melhor controle pós-operatório e menor neo-osteogênese.[26] Ainda são necessários mais estudos que comprovem os benefícios dessa técnica.

Em resumo, as técnicas estendidas, nasalização, *reboot surgery* ou *reboot* com mucoplastia promovem a retirada de todas as septações ósseas, criando uma concavidade sinusal, com remoção completa de mucosa doente e polipoide, e estão indicadas para RSC de difícil controle.[26,28]

CONSIDERAÇÕES FINAIS

O maior conhecimento da RSC primária, com endofenotipagem, tem gerado grande modificação em condutas, seja para diagnóstico mais preciso, ou para melhor definição de tratamento. Ainda assim, novas pesquisas são essenciais para aperfeiçoamento do diagnóstico e desenvolvimento de novas terapêuticas.

REFERÊNCIAS BIBLIOGRÁFICAS

1. Fokkens WJ, Lund VJ, Hopkins C, Hellings PW, Kern R, Reitsma S et al. European position paper on rhinosinusitis and nasal polyps 2020. Rhinology [Internet]. 2020 Feb 20 [Acesso em: 2024 Jul]; 58(Suppl S29): 1-464.
2. Grayson JW, Cavada M, Harvey RJ. Clinically relevant phenotypes in chronic rhinosinusitis. J Otolaryngol Head Neck Surg [Internet]. 2019 [Acesso em: 2024 Jul]; 48(1):23.
3. Kumar N, Brar T, Kita H, Marks LA, Miglani A, Marino MJ et al. Viruses in chronic rhinosinusitis: a systematic review. Front Allergy [Internet]. 2023 Dec 5 [Acesso em: 2024 Jul]; 4:1237068.
4. Bent JP, Kuhn FA. Diagnosis of allergic fungal sinusitis. Otolaryngol Head Neck Surg [Internet]. 1994 Nov [Acesso em: 2024 Jul]; 111(5):580-8.
5. Chegini Z, Noei M, Hemmati J, Arabestani MR, Shariati A. The destruction of mucosal barriers, epithelial remodeling, and impaired mucociliary clearance: possible pathogenic mechanisms of Pseudomonas aeruginosa and Staphylococcus aureus in chronic rhinosinusitis. Cell Commun Signal [Internet]. 2023 Oct 30 [Acesso em: 2024 Jul];21(1):306.
6. Valera FCP, Ruffin M, Adam D, Maillé É, Ibrahim B, Berube J et al. Staphylococcus aureus impairs sinonasal epithelial repair: effects in patients with chronic rhinosinusitis with nasal polyps and control subjects. J Allergy Clin Immunol [Internet]. 2019 Feb [Acesso em: 2024 Jul];143(2):591-603.e3.
7. Singhal D, Foreman A, Bardy JJ, Wormald PJ. Staphylococcus aureus biofilms: Nemesis of endoscopic sinus surgery. Laryngoscope [Internet]. 2011 Jul [Acesso em: 2024 Jul]; 121(7):1578-83.
8. Bachert C, Marple B, Schlosser RJ, Hopkins C, Schleimer RP, Lambrecht BN et al. Adult chronic rhinosinusitis. Nat Rev Dis Primers [Internet]. 2020 Oct 29 [Acesso em: 2024 Jul]; 6(1):86.
9. Katzenstein ALA, Sale SR, Greenberger PA. Allergic Aspergillus sinusitis: a newly recognized form of sinusitis. J Allergy Clin Immunol [Internet]. 1983 Jul; 72(1):89-93.
10. Chua AJ, Jafar A, Luong AU. Update on allergic fungal rhinosinusitis. Ann Allergy Asthma Immunol [Internet]. 2023 Sept [Acesso em: 2024 Jul]; 131(3):300-6.
11. Orlandi RR, Kingdom TT, Smith TL, Bleier B, DeConde A, Luong AU et al. International consensus statement on allergy and rhinology: rhinosinusitis 2021. Int Forum Allergy Rhinol [Internet]. 2021 Mar [Acesso em: 2024 Jul]; 11(3): 213-739.
12. Anselmo-Lima WT, Tamashiro E, Romano FR, Miyake MM, Roithmann R, Kosugi EM et al. Diretriz para o uso dos imunobiológicos em rinossinusite crônica com pólipo nasal (RSCcPN) no Brasil. Braz J Otorhinolaryngol [Internet]. 2022 May-Jun [Acesso em: 2024 Jul]; 88(3):471-80.
13. DelGaudio JM, Loftus PA, Hamizan AW, Harvey RJ, Wise SK. Central compartment atopic disease. Am J Rhinol Allergy [Internet]. 2017 Jul 1 [Acesso em: 2024 Jul]; 31(4):228-34.
14. Hopkins C, Rimmer J, Lund VJ. Does time to endoscopic sinus surgery impact outcomes in chronic rhinosinusitis? Prospective findings from the National Comparative Audit of Surgery for Nasal Polyposis and Chronic Rhinosinusitis. Rhinology [Internet]. 2015 Mar [Acesso em: 2024 Jul]; 53(1):10-17.
15. Rudmik L, Soler ZM, Hopkins C, Schlosser RJ, Peters A, White AA et al. Defining appropriateness criteria for endoscopic sinus surgery during management of uncomplicated adult chronic rhinosinusitis: a RAND/UCLA appropriateness study. Int Forum Allergy Rhinol [Internet]. 2016 Jun [Acesso em: 2024 Jul]; 6(6):557-67.
16. Liu L, Pan M, Li Y, Tan G, Yang Y. Efficacy of nasal irrigation with hypertonic saline on chronic rhinosinusitis: systematic review and meta-analysis. Braz J Otorhinolaryngol [Internet]. 2020 Sept-Oct [Acesso em: 2024 Jul]; 86(5):639-46.
17. Kim DH, Kim Y, Lim IG, Cho JH, Park YJ, Kim SW et al. Effect of postoperative xylitol nasal irrigation on patients with sinonasal diseases. Otolaryngol Head Neck Surg [Internet]. 2019 Mar [Acesso em: 2024 Jul]; 160(3):550-5.
18. Silva CS, Silva FR, Pauna HF, Hurtado JM, Santos MJ. Symptom assessment after nasal irrigation with xylitol in the postoperative period of endonasal endoscopic surgery. Braz J Otorhinolaryngol [Internet]. 2022 Mar-Apr [Acesso em: 2024 Jul]; 88(2):243-50.
19. Bernstein JA, White AA, Han JK, Lang DM, Elkayam D, Baroody FM. Review of evidence supporting the use of nasal corticosteroid irrigation for chronic rhinosinusitis. Ann Allergy Asthma Immunol [Internet]. 2023 Jan [Acesso em: 2024 Jul]; 130(1):46-57.
20. Silva BRC, Tyler MA, Ma Y, Wang J, Nayak JV, Patel ZM et al. Incidence of hypocortisolism with long-term budesonide irrigation for chronic rhinosinusitis. Int Forum Allergy Rhinol [Internet]. 2024 Jan [Acesso em: 2024 Jul];14(1):78-85.
21. Jung SM, Kwak JH, Kim MK, Tae K, Cho SH, Jeong JH. The Long-term effects of budesonide nasal irrigation in chronic rhinosinusitis with asthma. J Clin Med [Internet]. 2022 May 10; 11(10):2690.
22. Bognanni A, Chu DK, Rank MA, Bernstein J, Ellis AK, Golden D et al. Topical corticosteroids for chronic rhinosinusitis with nasal polyposis: GRADE systematic review and network meta-analysis. J Allergy Clin Immunol [Internet]. 2022 Dec [Acesso em: 2024 Jul]; 150(6):1447-59.
23. Kosugi EM, Moussalem GF, Simões JC, Souza RPS, Chen VG, Saraceni P Neto et al. Topical therapy with high-volume budesonide nasal irrigations in difficult-to-treat chronic rhinosinusitis. Braz J Otorhinolaryngol [Internet]. 2016 Mar-Apr [Acesso em: 2024 Jul]; 82(2):191-7.
24. Luz-Matsumoto GR, Marchetti EC, Sasaki LSK, Marquez GJ, Lacerda LS, Almeida TR et al. Nasal irrigation with corticosteroids in Brazil: the clinical response of 1% compounded budesonide drops and betamethasone cream. Braz J Otorhinolaryngol [Internet]. 2022 Nov-Dec [Acesso em: 2024 Jul]; 88(Suppl 5):S32-S41.
25. Del Pozo V, Bobolea I, Rial MJ, Espigol-Frigolé G, Laqué RS, Hernández-Rivas JM et al. Expert consensus on the use of systemic glucocorticoids for managing eosinophil-related diseases. Front Immunol [Internet]. 2024 Jan 5 [Acesso em: 2024 Jul]; 14:1310211.
26. Blauwblomme M, Gevaert P, van Zele T. Chronic rhinosinusitis: matching the extend of surgery with pathology or does the extend of surgery matter? Curr Otorhinolaryngol Rep [Internet]. 2023 [Acesso em: 2024 Jul]; 11:273-85.
27. Alsharif S, Jonstam K, van Zele T, Gevaert P, Holtappels G, Bachert C. Endoscopic sinus surgery for type-2 CRS wNP: an endotype-based retrospective study. Laryngoscope [Internet]. 2019 Jun [Acesso em: 2024 Jul]; 129(6):1286-92.
28. Martin-Jimenez D, Moreno-Luna R, Cuvillo A, Gonzalez-Garcia J, Maza-Solano J, Sanchez-Gomez S. Endoscopic extended inus surgery for patients with severe chronic rhinosinusitis with nasal polyps,the choice of mucoplasty: a systematic review. Curr Allergy Asthma Rep [Internet]. 2023 Dec [Acesso em: 2024 Jul]; 23(12):733-46.

CAPÍTULO

45

Doença Respiratória Exacerbada por Aspirina® e Anti-Inflamatórios Não Esteroidais

Wilma Terezinha Anselmo Lima • Márcio Nakanishi • Luisa Karla Arruda

INTRODUÇÃO

A doença respiratória exacerbada por Aspirina® e anti-inflamatórios não esteroidais (DREA) ou, em inglês, AERD (*Aspirin exacerbated respiratory disease*) ou ainda N-ERD (*nonsteroidal antiinflammatory drug* [NSAID] – *exacerbated respiratory disease*),[1] é uma síndrome que consiste em rinossinusite crônica com pólipos nasais, asma e reações a inibidores da ciclooxigenase 1 (COX-1) incluindo Aspirina® (ácido acetilsalicílico, AAS) e outros anti-inflamatórios não esteroidais (AINEs), com manifestações principalmente no trato respiratório superior e inferior.[2] Durante muito tempo conhecida como Tríade de Samter, foi Wildal[3] quem primeiro a descreveu como uma doença que originalmente apresentava polipose nasal, asma e intolerância a AINEs mas, apenas em 1968, Samter e Beers chamaram a atenção para a doença.[4,5]

Hoje é definida como uma tríade clássica: asma em geral moderada a grave, rinossinusite crônica com pólipos nasais e hipersensibilidade à Aspirina® e outros AINEs inibidores da COX-1, em que predomina uma resposta imune do tipo 2, com marcante eosinofilia tecidual e no sangue periférico.[1]

Segundo os principais *guidelines*, DREA é um dos fenótipos de pior prognóstico da rinossinusite crônica com pólipo nasal (RSCcPN),[6-8] na qual o paciente requer tratamento para múltiplos cursos de corticoide oral, várias cirurgias, muitas vezes sem o sucesso esperado. Habitualmente, são altas as taxas de recidiva, sendo muito difícil o controle dos sintomas. O impacto negativo na qualidade de vida desses pacientes é muito significativo e envolve muitos prejuízos financeiros.[2]

A prevalência é desconhecida, variando entre 1,8 e 44%, dependendo da população e dos critérios diagnósticos utilizados.[1] Em pacientes com asma, entre 5,5 e 12,4% têm DREA, sendo 21% diagnosticados apenas após teste de provocação oral;[9] em pacientes com RSCcPN, 9,7% têm DREA.[1,4]

A asma, em geral moderada a grave, pode surgir antes, durante ou mesmo depois das queixas nasais. Esses pacientes têm alta prevalência de atopia. Segundo Roland et al. (2019),[9] a sequência de diagnóstico pode ter a seguinte prevalência:

- Asma, pólipos nasais (PN), hipersensibilidade à Aspirina®/AINEs: 36%
- Asma, hipersensibilidade à Aspirina®/AINEs, PN: 23%
- PN, asma, hipersensibilidade à Aspirina®/AINEs:17%
- Hipersensibilidade à Aspirina®/AINEs, asma, PN:10%
- PN, hipersensibilidade à Aspirina®/AINEs, asma: 8%
- Hipersensibilidade à Aspirina®/AINEs, PN, asma: 6%.

FISIOPATOLOGIA

Nos últimos anos, produziram-se novos *insights* sobre os mecanismos de desregulação imunológica que levam a sintomas respiratórios na DREA. A fisiopatologia da DREA inclui altos níveis de ativação de mastócitos, produção de cisteinil leucotrienos (cysLTs), ativação plaquetária, e inflamação do tipo 2 grave das vias aéreas.[10]

Papel dos mediadores lipídicos derivados do metabolismo do ácido araquidônico

A inibição COX-1 leva a alterações em produtos derivados do metabolismo do ácido araquidônico, particularmente diminuição da prostaglandina E2 (PGE2), e aumento dos cysLTs e prostaglandina D2. Essas alterações já estão presentes em pacientes com DREA em seu estado basal, e são amplificadas de forma aguda durante as reações induzidas por AINEs.[11] Os mediadores lipídicos derivados do ácido araquidônico são atualmente conhecidos por regularem características da imunidade inata e adaptativa dentro de um contexto mais amplo de inflamação tipo 2 subjacente na DREA. A PGE2 estabiliza e previne a ativação de mastócitos e células linfoides inatas do grupo 2 (ILC2s), assim como previne a formação de cysLTs, atuando, portanto, como um anti-inflamatório. Vários estudos mostram que, na DREA, há produção diminuída (ou catabolismo aumentado) de PGE2 no trato respiratório. CysLTs se formam a partir da conversão de ácido araquidônico em LTA4 pela 5-lipoxigenase, o qual é, então, conjugado pela LTC4 sintase para formar LTC4. Mastócitos, basófilos, eosinófilos, células epiteliais e plaquetas aderentes a granulócitos têm a capacidade de gerar LTC4, que é convertido no potente broncoconstrictor LTD4 e seu metabólito LTE4. Níveis de LTE4 urinário mostram-se caracteristicamente elevados em pacientes com DREA em relação a controles tolerantes à Aspirina® e aumentam ainda mais durante reações induzidas por AINEs. Esses achados mostram a importância dos cysLTs tanto na doença contínua das vias aéreas quanto em sua forma aguda induzida pela Aspirina®.[12,13]

A prostaglandina D2 (PGD2) é produzida por mastócitos e células epiteliais, e em menores quantidades por eosinófilos, células TH2 e ILC2. Os níveis de metabólitos urinários de PGD2 em pacientes com DREA excedem os que se verificam em controles tolerantes à Aspirina®, e aumentam em paralelo ao LTE4 durante reações à Aspirina®. PGD2 induz quimiotaxia de células TH2 e ILC2, induz a produção de citocinas por essas células, e promove quimiotaxia de eosinófilos e basófilos, em mecanismo dependente do receptor CRTH2. Entretanto, estudos com bloqueador de CRTH2 não mostraram efeito no escore de pólipos nasais, medidas de olfato ou medidas de sintomas de doença sinusal em comparação com o placebo.[10]

Inflamação tipo 2

Inflamação tipo 2 grave do trato respiratório superior e inferior é típica da DREA, e é responsável pela gravidade clínica da asma e RSCcPN na síndrome. Esse tipo de resposta imune é caracterizado pela expansão e recrutamento de linfócitos Th2 e células linfoides da imunidade inata tipo 2 (ILC2), que produzem um perfil de citocinas caracterizado por IL-4, IL,5 e IL-13, responsáveis por vários eventos relevantes na patogênese da doença como eosinofilia tecidual e em sangue periférico (IL-5), aumento da IgE (IL-4 e IL-13), hiperprodução de muco (IL-13) e remodelamento das vias aéreas (IL-13).[14]

As ILC2 são células efetoras residentes no tecido, capazes de gerar grandes quantidades de IL-5, IL-13 e outras citocinas em resposta a citocinas da imunidade inata (IL-33, TSLP linfopoietina do estroma tímico e IL-25) e mediadores lipídicos. Testes de provocação nasal com Aspirina® em pacientes com DREA levam a uma redução de ILC2 circulantes, acompanhada por aumento de ILC2 no tecido nasal, que é paralelo ao pico dos metabólitos urinários LTE4 e PGD2.[12]

Citocinas epiteliais têm um papel relevante no desencadeamento da inflamação tipo 2. IL-25, IL-33 e TSLP são citocinas do tipo alarmina que são produzidas e liberadas pelas células da barreira epitelial em resposta a lesão ou estímulos nocivos. Essas citocinas atuam diretamente nas células Th2, ILC2 e mastócitos para conduzir a uma resposta do tipo 2. Tecidos nasossinusais de pacientes com DREA contêm altas concentrações de TSLP e IL-33, ambos expressos principalmente por células basais epiteliais.[14]

A IL-5, produzida por células Th2 ativadas, ILC2 e mastócitos, mostra-se elevada nos tecidos respiratórios de pacientes com DREA em relação à dos controles, sendo necessária para o desenvolvimento de eosinofilia tecidual. Eosinofilia é uma característica histológica proeminente da RSCcPN e asma, especialmente na DREA.[14,15]

A concentração de IL-4 e IL-13 é crítica para a patogênese da inflamação tipo 2, mostrando-se elevada no fluido nasal de pacientes com DREA em comparação aos controles. Os efeitos celulares dessas substâncias são sinalizados através de uma subunidade do receptor comum compartilhado, IL-4Ra. O tratamento com dupilumabe, um anticorpo humanizado contra IL-4Ra, diminui acentuadamente os níveis nasais e urinários de LTE4, enquanto aumenta as concentrações de PGE2 no fluido nasal, sugerindo que o bloqueio de IL-4Ra poderia restaurar, pelo menos parcialmente, a homeostase dependente de PGE2. Dada a ampla distribuição da expressão de IL-4Ra, a eficácia clínica do dupilumabe na DREA provavelmente reflete sua capacidade de bloquear IL-4Ra em múltiplos tipos de células, incluindo mastócitos, granulócitos, células epiteliais, células endoteliais, células Th2 e células B/plasmócitos.[16]

Várias linhas de evidência indicam que os mastócitos também desempenham um papel central na DREA. Eles se acumulam na mucosa nasal e brônquica de pacientes com DREA em concentrações mais altas do que em controles tolerantes à Aspirina®; além disso, há aumento nos níveis de produtos de mastócitos na urina e fluido nasal de pacientes com DREA.[17]

Alguns estudos apontam para um potencial papel significativo da IgE na patogênese da DREA, particularmente a IgE produzida localmente por plasmócitos do trato respiratório, embora a DREA não seja classicamente reconhecida como uma doença mediada por vias envolvendo IgE alérgeno-específica.[18,19]

Mais recentemente, tem-se conferido ao *Staphylococcus aureus* um papel essencial na fisiopatologia da asma e RSCcPN.[20-23] Com múltiplos fatores de virulência, o *S. aureus* pode romper a barreira epitelial da mucosa nasal e desencadear respostas imunes inatas e adaptativas que levam à formação de inflamação e ao crescimento de pólipos nasais. Em particular, enterotoxinas de *S. aureus* podem atuar como superantígenos, estimulando o sistema imune diretamente, sem o processamento normal por células apresentadoras de antígeno, induzindo proliferação de células T independentemente da especificidade ao antígeno, com liberação maciça de citocinas do tipo 2 (IL-4, IL-5, IL-13). Além disso, pode ocorrer a produção de IgE específica policlonal contra as enterotoxinas de *S. aureus* (SE), com subsequente ativação de mastócitos e eosinófilos, produção essa que pode levar ao surgimento ou exacerbação de inflamação tipo 2. SEs foram encontradas no tecido do pólipo nasal e são o alvo de uma resposta específica de IgE local e sistêmica em cerca de um terço dos pacientes com RSCcPN. Na verdade, muitos pacientes com RSCcPN apresentam anticorpos IgE específicos para SEs (SE-IgE) na mucosa sinusal e em sangue periférico. A presença de SE-IgE é um fator de risco independente para asma associada, e é observada em 20% dos pacientes com DREA. Além disso, a sensibilização IgE à SE foi associada a maior gravidade da asma (particularmente em pacientes idosos com asma de início tardio), a exacerbações agudas, ao uso de corticosteroide oral, à diminuição da função pulmonar e à presença de RSCcPN, frequentemente associada a asma mais grave. Estudo recente sugeriu que especialistas em asma deveriam incluir medida de IgE específica para SE durante o processo de fenotipagem da asma, o que permitiria a identificação de um subgrupo de pacientes com mais exacerbações, polipose e intensa inflamação tipo 2.[23]

Em resumo, a patogênese da inflamação crônica no tecido respiratório na DREA envolve vários elementos: IL-33 e TSLP derivados de células basais epiteliais displásicas ativam células Th2 e ILC2 para produzirem IL-4, IL-13 e IL-5, além de ativarem mastócitos. As citocinas em questão, por sua vez, ativam e recrutam células B, plasmócitos, mastócitos e eosinófilos, e também desencadeiam um *feedback* do epitélio. Lipídios pró-inflamatórios cysLTs e PGD2 são superexpressos e agem em conjunto com IL-33 para ativarem ILC2; o lipídio anti-inflamatório PGE2 é subproduzido, contribuindo para a expansão das células ILC2 e ativação descontrolada de mastócitos. Embora patógenos virais e bacterianos, particularmente *S. aureus*, tenham sido implicados na patogênese da RSCcPN, nenhum tem causalidade comprovada e nenhum é específico para DREA. A importância das citocinas tipo 2 para a persistência da doença crônica é bem estabelecida.[14] No entanto, muitas questões permanecem não respondidas, particularmente em relação aos desencadeantes iniciais da doença, às causas da inflamação persistente, bem como ao mecanismo da alta taxa de recorrência dos pólipos nasais, e da disfunção profunda do olfato,[24] que, frequentemente, deixa os pacientes em completa anosmia por décadas.

QUADRO CLÍNICO

Pacientes com DREA costumam apresentar os primeiros sintomas na vida adulta, geralmente após os 30 anos de idade: sempre estiveram bem mas, após uma virose complicada com rinossinusite aguda, nunca mais voltaram ao normal. Relatam vários episódios de infecções agudas dos seios paranasais, e piora dos sintomas provocada por álcool ou alimentos. As principais queixas costumam ser obstrução ou congestão nasal, secreção nasal (anterior e/ou posterior), cacosmia, tosse crônica, pressão ou dor na região da face, perda do olfato progressiva, asma tardia. Acrescente-se que os pacientes respondem muito bem ao corticoide oral, mesmo que por pouco tempo.

A asma pode ser moderada a grave. O risco de asma não controlada em pacientes com DREA dobra. Asma grave ou exacerbações de asma aumentam em 60%, visitas ao pronto-socorro aumentam em 80%, e hospitalização por asma, em 40%.[25] É sempre muito importante, ao se fazer a anamnese, perguntar ao paciente se tem ou já teve alguma crise de asma ou algum tipo de reação ao tomar Aspirina® ou AINEs. Também relevante é investigar se o paciente apresenta, na sua história clínica, queixas sugestivas ou diagnóstico confirmado de rinite alérgica, dermatite atópica ou esofagite eosinofílica.

DIAGNÓSTICO CLÍNICO

O ideal é que esses pacientes sempre sejam avaliados por uma equipe multidisciplinar para evitar retardo no diagnóstico e no tratamento correto. Cabe ao otorrino preocupar-se com o diagnóstico da RSCcPN. Os sintomas podem ser avaliados por meio de escala visual analógica, mostrando a percepção do paciente relativamente à gravidade do total dos sintomas ou de cada um, observando-se que uma pontuação acima ou igual a 5 pode significar gravidade e doença não controlada. Um sintoma extremamente importante nos pacientes com DREA é a perda progressiva do olfato, que geralmente apresenta melhora não sustentada com o uso do corticoide oral. Fundamental é fazer o teste psicofísico do olfato para que o paciente entenda que essa perda pode ser mais grave do que ele percebe. Vale ressaltar que a anosmia é um dos cinco critérios estabelecidos pelo principais *guidelines* para indicação do tratamento com biológicos.[6,8] No Brasil há três testes já validados para essa avaliação: o UPSIT *test*, o Connecticut *test* e o *Noar Multiscent 20 Digital Scent Device*.[26-28]

A sequência ideal é fazer o teste do olfato, o questionário SNOT-22, no qual o paciente tem que responder a uma série de 22 questões sobre sintomas, qualidade do sono, alterações no humor, descrevendo se existe o problema, se ele é muito leve, moderado, grave ou muito grave, pontuando de 0 a 110. O resultado mostra claramente quanto a doença está interferindo na qualidade de vida do paciente.[6,8]

Em seguida, está indicada a nasofibroscopia que revela a presença de edema, secreção e pólipos nasais. Pode-se, portanto, avaliar o escore de pólipos nasais (EPN) que tem sido muito utilizado (pontuação: 0, quando não existem pólipos; 1, pólipo pequeno no meato médio que não ultrapassa o bordo inferior da concha média; 2, pólipo que ultrapassa o bordo inferior da concha média; 3, pólipo grande que chega ao bordo inferior da concha inferior ou pólipo medial à concha média, e 4, pólipo grande que causa obstrução completa da cavidade nasal inferior).[6,7]

É possível, ainda pela nasofibroscopia, avaliar o escore de Lund-Kennedy.[29] Ele é mais completo porque avalia edema da mucosa nasal, presença de secreção e de pólipos. A pontuação é dada bilateralmente, variando de 0 a 12. Para a presença de pólipos: 0, se ausente; 1, se restrita ao meato médio; 2, quando se estende para cavidade nasal. Para avaliação do edema de mucosa: 0, se ausente; 1, leve/moderado; 2, degeneração polipoide. Para a secreção nasal: 0, ausente; 1, se hialina; e 2, se espessa e/ou mucopurulenta. Esses escores são importantes para avaliação da gravidade e falta de controle da doença, assim como ajudam na indicação dos diferentes tratamentos.

Durante a realização da nasofibroscopia, pode-se proceder à biopsia do pólipo nasal, exceto se o paciente estiver há 30 dias ou mais sob uso de corticoide oral, tópico ou inalatório. Deve utilizar-se sempre pinça fenestrada para não esmagar a amostra, que será encaminhada ao patologista, explicando-se a necessidade da contagem do número de eosinófilos por campo de grande aumento, estimando-se a média de pelo menos três campos de grande aumento. Um resultado acima de 10 por campo de grande aumento já significa eosinofilia tecidual, caracterizando doença com resposta imune do tipo 2.[6]

Para a confirmação da doença e avaliação da extensão nos seios paranasais, a tomografia computadorizada sem contraste deve realizar-se nos pacientes sem exacerbação aguda, nos cortes axiais, coronais e sagitais. O método mais utilizado para esse estudo é a escala de Lund-Mackay.[30] Cada seio paranasal é graduado de 0 a 2, conforme a opacificação: 0, sem anormalidades; 1, opacificação parcial; 2, opacificação total. Para o complexo ostiomeatal: 0, sem obstrução; e 2, obstruído, pontuando-se de 0 a 12 para cada lado.

O cuidado multidisciplinar é fundamental para o manejo de pacientes com DREA. O alergista e o imunologista podem ajudar a investigar a presença de sensibilização alérgica, particularmente aos alérgenos inalantes como ácaros da poeira domiciliar, alérgenos de animais como gato e cachorro, ou ainda baratas, pólens e fungos. Em nosso meio, destaca-se a alergia a ácaros como a mais frequente em pacientes com asma e rinite alérgica. Essa investigação é feita por testes cutâneos de hipersensibilidade imediata (testes de puntura ou, mais raramente, testes intradérmicos) e/ou dosagem de IgE específica para os alérgenos inalantes mais comuns em uma determinada área. Valores iguais ou maiores que 3,5 kU/ℓ, no sistema ImmunoCAP, são considerados altos. A dosagem da IgE total também dá informações úteis para definir mecanismo IgE-mediado como parte da patogênese da doença, e valores iguais ou maiores que 100 UI/mℓ são considerados elevados. Por fim, a eosinofilia em sangue periférico obtida pelo hemograma pode informar também sobre uma resposta imune do tipo 2. Contagem absoluta de eosinófilos acima de 300/mm^3 é considerada eosinofilia periférica, mas alguns consensos consideram o valor de 150/mm^3 como elevado em pacientes com asma grave. Outros biomarcadores têm sido estudados, incluindo a dosagem de periostina sérica, IgE específica para enterotoxinas de *Staphylococcus aureus*, e dosagem de citocinas, mas ainda não estão incorporados à prática clínica.[6,7]

O alergista e imunologista ou o pneumologista podem auxiliar no diagnóstico e tratamento da asma. História clínica, exame físico, e prova de função pulmonar (espirometria) com medida de parâmetros pré e pós-broncodilatador, havendo critérios específicos sugestivos de asma, além da resposta clínica a tratamento com broncodilatadores e corticoide inalatório, são elementos essenciais para o diagnóstico e manejo da asma. Quando disponível, a quantificação da fração do óxido nítrico no ar exalado (FeNO) é também um marcador útil de inflamação do tipo 2 nas vias aéreas. Esse parâmetro aumenta principalmente na dependência de IL-13. No acompanhamento da asma, são usadas ferramentas objetivas, como o Teste de Controle da Asma (*Asthma Control Test* [ACT]), e o AQLQ (*Asthma Quality of Life Questionnaire*) ou mini-AQLQ, para avaliar a qualidade de vida dos pacientes, bem como medidas periódicas do Pico de Fluxo Expiratório (*Peak Flow*). A asma é um componente muito importante da DREA, e é fundamental que seja diagnosticada e tratada de forma apropriada por especialistas. Segundo os estudos de Sella et al. (2019)[31] e Gill et al. (2021),[32] a asma foi o único fator relacionado com pior prognóstico após tratamento clínico, levando a cirurgias revisionais, com um impacto negativo muito maior em pacientes com RSCcPN do que naqueles com RSCsPN.

Para a confirmação do diagnóstico de DREA, há ainda a necessidade de se documentar as reações à Aspirina® e/ou AINEs. A história clínica é fundamental e, muitas vezes, não deixa dúvida quanto ao desencadeamento dos sintomas após o uso dos AINEs. Em geral, os pacientes são reatores múltiplos, ou seja, têm história de reações a múltiplos AINEs, particularmente aqueles fortes inibidores da COX-1, como dipirona, diclofenaco, ibuprofeno, cetoprofeno, e em geral toleram paracetamol (inibidor fraco da COX-1) e inibidores da COX-2, como o celecoxibe e o etoricoxibe. Os sintomas mais frequentes são os respiratórios, com surgimento súbito de sintomas de vias aéreas superiores ou inferiores, podendo ocorrer crise grave de asma. Ocasionalmente, os pacientes podem relatar reações cutâneas como urticária e angioedema (o qual pode ocorrer também de forma isolada), e, mais raramente ainda, anafilaxia após o uso dos AINEs. As reações em geral acontecem de 30 a 90 minutos após a ingestão por via oral ou após 15 minutos, se por via endovenosa (p. ex., cetoprofeno). Os sintomas respiratórios mais comuns são: aumento súbito da congestão nasal e rinorreia, espirros, dispneia, tosse, chiado no peito, aperto no peito e queda da função pulmonar.[11,33,34]

Quando a história clínica não é clara, incluindo situações em que o paciente não lembra se já teve reação com AINEs, ou teve reações quando em uso de múltiplas medicações incluindo AINEs, ou mesmo no caso de pacientes que raramente usam AINEs e usaram há muito tempo, está indicado o teste de provocação oral com Aspirina®, a fim de excluir ou confirmar a doença.[6] Esse teste deve ser aplicado por alergista e imunologista treinado e familiarizado com o procedimento, sempre em ambiente hospitalar, devido aos riscos de uma reação grave, havendo protocolos bem estabelecidos para essa finalidade. O teste de provocação oral pode ser indicado também para identificar alternativas aos AINEs, como paracetamol ou inibidores da COX-2, com os mesmos cuidados citados anteriormente..

Um aspecto interessante da história clínica é que os sintomas pioram com ingestão de bebidas alcoólicas em alguns pacientes com DREA.

TRATAMENTO CLÍNICO APROPRIADO

O tratamento da DREA deve ser personalizado e multidisciplinar, abordando os diversos componentes da doença: controle da asma, manejo da RSCcPN, desensibilização à Aspirina® quando indicada, e terapia com biológicos. O objetivo é melhorar a qualidade de vida do paciente, reduzir os sintomas, prevenir exacerbações e limitar a necessidade de cirurgias futuras.

Tratamento da asma

O tratamento da asma é feito de acordo com as recomendações da Global Initiative for Asthma atualizadas a cada ano por *experts* em asma. De forma geral, a primeira linha de tratamento a longo prazo da asma, preventivo de crises, é o corticoide inalatório. Pode-se iniciar com dose baixa do medicamento, e, se não houver controle, associar um beta-2 agonista de ação prolongada (p. ex., formoterol, salmeterol, vilanterol). Se não houver controle, o próximo passo é aumentar a dose do corticoide inalatório até uma dose alta, se necessária. Não havendo controle, pode ser associada uma terceira droga controladora (antileucotrieno, antimuscarínico de ação prolongada como o tiotrópio). Os antileucotrienos, incluindo zileuton (inibidor da 5-lipoxigenase, não disponível no Brasil) e montelucaste (bloqueador de receptor de LTD4 e LTE4), são frequentemente prescritos para pacientes com DREA, com o objetivo de bloquear a síntese ou minimizar os efeitos da produção elevada de leucotrienos, que é característica da doença. Embora nem todos os pacientes obtenham benefício, é recomendada a tentativa de tratamento com antileucotrienos na DREA.

Em todas as etapas, é preciso verificar adesão e técnica do uso das medicações inalatórias. Falhas na adesão e técnica incorreta são causas frequentes de insucesso terapêutico. Além disso, é essencial para o manejo diagnosticar e tratar comorbidades que, com frequência, podem dificultar o controle da asma, como rinossinusite crônica, doença do refluxo gastresofágico, obesidade, uso de certas medicações como betabloqueadores e inibidores da enzima conversora da angiotensina (iECA), tabagismo, exposições ambientais e ocupacionais, bem como reavaliar o diagnóstico diferencial. Pacientes diagnosticados com asma grave não controlada, mesmo após manejo correto em todas as etapas, são elegíveis para biológicos. Atualmente são licenciados para o tratamento de pacientes com asma grave: omalizumabe (anti-IgE); mepolizumabe e reslizumabe (anti-IL5); benralizumabe (anti-receptor de IL-5); dupilumabe (anti-receptor de IL-4 que bloqueia também a sinalização de IL-13); e tezepelumabe (anti-TSLP, *Thymic Stromal Lymphopoietin*), cada um deles com critérios de indicação específicos. Em particular, omalizumabe, mepolizumabe e dupilumabe são também indicados para o tratamento da rinossinusite crônica com pólipos nasais, havendo a oportunidade de tratar as duas condições clínicas concomitantes na DREA com o mesmo biológico.

Medidas de controle ambiental e imunoterapia alérgeno-específica (por via subcutânea ou sublingual) podem ser adotadas como tratamento adjuvante da asma e rinite alérgica. Embora seja indicado no tratamento da crise aguda de asma por período curto, o corticoide sistêmico não deve ser utilizado a longo prazo na asma ou na RSCcPN, devido ao perfil limitado de segurança, com chances elevadas de efeitos adversos graves, e considerando-se a disponibilidade de novas estratégias de tratamento altamente eficazes atualmente.

Tratamento clínico da RSCcPN

O tratamento clínico não difere do tratamento de qualquer paciente com RSCcPN e está convenientemente descrito em outro capítulo.

Tratamento cirúrgico

A DREA representa um fenótipo grave de RSCcPN, composto por inflamação nasossinusal aumentada, asma grave, anosmia e pior qualidade de vida relacionada com a saúde em comparação com a RSC sem DREA. Estratégias de tratamento convencionais frequentemente falham em controlar essa forma recalcitrante de inflamação das vias aéreas, levando, em 37% dos casos, à necessidade de cirurgia endoscópica de seios paranasais de revisão, cinco anos após o primeiro procedimento.[35] O tratamento cirúrgico da RSCcPN associada à DREA representa um desafio significativo devido ao alto índice de recorrência em virtude da inflamação crônica persistente.

Indicação da cirurgia

As indicações para a cirurgia endoscópica dos seios paranasais, na RSCcPN, são delineadas após uma avaliação cuidadosa da resposta do paciente ao tratamento medicamentoso. No consenso delineado por Rudmik et al. (2016),[36] a cirurgia é considerada apropriada para pacientes que não mostram benefício sintomático significativo após um regime de tratamento medicamentoso, de pelo menos 8 semanas, com corticosteroides tópicos intranasais; e, de 1 a 3 semanas, com corticosteroides sistêmicos, na ausência de contraindicações. Um escore SNOT-22 pós-tratamento, com valor de 20 ou mais e uma intensidade de sintomas pelo menos moderada, também orienta pela decisão cirúrgica.

Objetivos da cirurgia

Os principais objetivos da cirurgia endoscópica dos seios paranasais na RSCcPN são: primeiro, remover os pólipos nasais obstrutivos e, segundo, realizar o procedimento de abertura dos seios paranasais, facilitando assim o acesso para terapias tópicas contínuas. Essa abordagem cirúrgica não apenas almeja a resolução imediata dos sintomas, mas também potencializa a eficácia dos corticoides intranasais, melhorando o manejo a longo prazo da doença.

Técnica cirúrgica

A técnica cirúrgica envolve a remoção cuidadosa dos pólipos nasais e a abertura dos seios paranasais afetados. A cirurgia é geralmente realizada sob anestesia geral, empregando-se a técnica endoscópica.

A extensão da cirurgia é determinada pelo processo da doença de cada indivíduo e pelo julgamento clínico intraoperatório. Os procedimentos podem envolver casos primários ou de revisão, incluindo uma variedade de técnicas, e serão descritos em capítulos à parte.

Em geral, na DREA, procura-se realizar a intervenção "completa" que é definida pela realização de antrostomias maxilares bilaterais, etmoidectomias totais bilaterais, esfenoidotomias bilaterais e sinusotomias frontais bilaterais (*Draf* IIa, IIb, ou III).[37]

Cuidados pós-operatórios e desafios

O manejo pós-operatório da RSCcPN, em pacientes com DREA, é crítico para o sucesso a longo prazo. É o mesmo para todos os casos pós-operatórios de pacientes com RSCcPN e será descrito em capítulo à parte. O uso contínuo de corticosteroides intranasais (tópico, adicionado à irrigação nasal em alto volume com solução salina, na forma de *stents* intranasais, entre outros) é um pilar central para prevenir a recorrência de pólipos e controlar a inflamação. Além disso, a dessensibilização à Aspirina® pode ser considerada em pacientes selecionados para reduzir o risco de recorrência de pólipos e melhorar a tolerância a AINEs, apesar de desafios relacionados com adesão e efeitos colaterais.

Para pacientes com doença refratária, podem ser uma opção as terapias com biológicos que visam as vias inflamatórias específicas envolvidas na patogênese dos pólipos nasais.

TERAPIA A LONGO PRAZO COM ASPIRINA® APÓS DESSENSIBILIZAÇÃO

Após uma reação à Aspirina® ou qualquer AINE inibidor da COX-1, pacientes com DREA são transitoriamente refratários aos efeitos da Aspirina® e podem ser dessensibilizados com Aspirina®, tipicamente com aumento para uma dose diária de 650 mg, 2 vezes/dia (1.300 mg/dia).[33,38,39] Para cerca de 60 a 70% dos pacientes com DREA, essa dose diária de Aspirina® causa melhora significativa dos sintomas de disfunção nasossinusal e asma, e pode reduzir a taxa de recidiva de pólipos. Essa terapia com altas doses de Aspirina® leva à melhora nos resultados sinusais, principalmente se realizada logo após a cirurgia. Apesar de décadas de uso, ainda não está claro como Aspirina® em altas doses leva a tais benefícios clínicos. Várias teorias propuseram uma perda de efeito dos mediadores de leucotrienos, particularmente perda da reatividade dos órgãos-alvo aos cysLTs e, mais recentemente, a inibição da prostaglandina D2 emergiu como uma explicação promissora. Apesar da incerteza do mecanismo, não há dúvida de que a Aspirina® em altas doses tem um efeito benéfico sobre a doença das vias aéreas superiores na DREA, bem como um provável efeito secundário no componente das vias aéreas inferiores, e que esses efeitos são específicos para a DREA. O benefício terapêutico não ocorre em pacientes sem DREA.

Apesar do benefício clínico e do baixo custo da terapia com Aspirina®, existem muitos pacientes para os quais ela está contraindicada devido a potenciais efeitos adversos de altas doses da droga.[40] Pacientes em terapia anticoagulante ou com história prévia de úlcera gastrointestinal não seriam candidatos; além disso, aqueles com história de *bypass* gástrico geralmente são orientados a evitar todos os AINEs. Os efeitos adversos gastrointestinais são, em geral, os motivos que levam os pacientes à descontinuidade da terapia com Aspirina®, o que ocorre em cerca de 50% dos casos. Risco mais elevado de sangramento e de lesões renais são outros motivos para preocupação com o tratamento. Além disso, a adesão cuidadosa à terapia diária com Aspirina® é extremamente importante e precisa ser considerada e discutida com o paciente antes da dessensibilização, pois uma vez iniciada, ele não poderá interromper a administração de Aspirina® por mais que 48 a 72 horas, sob o risco de perder o estado de dessensibilização. Isso é particularmente preocupante para pacientes que têm história de não adesão à medicação, que possam precisar de procedimentos cirúrgicos adicionais ou apresentar condições clínicas que exijam a interrupção completa da Aspirina®.[38]

Considerando-se que a maioria dos pacientes com DREA pode ser considerada elegível para agente biológico, mesmo sem antecedentes de cirurgia sinusal, o médico hoje se depara com várias opções, que incluem cirurgia, terapia com Aspirina® após-dessensibilização e terapias biológicas, que podem ser combinadas no tratamento de um mesmo paciente.[10,39] Essas opções devem ser discutidas com ele, e avaliadas de acordo com uma série de fatores, tais como gastos, disponibilidade, acesso a medicações de alto custo, eficácia de acordo com o endótipo do paciente, e fatores de risco para efeitos adversos. A terapia com Aspirina®, por exemplo, pode ser realizada a custo muito baixo, entretanto, apresenta mais eficácia logo em seguida à cirurgia para abordagem de RSCcPN, e pode causar efeitos adversos, como sintomas gastrointestinais incômodos e maior risco de sangramento, que levam à suspensão do tratamento em até 50% dos casos. Apresenta a vantagem de dessensibilizar o paciente não só para Aspirina®, mas também para os outros AINEs. Por outro lado, embora a cirurgia seja bastante eficaz na maioria dos casos, há alta taxa de recorrência dos pólipos nasais, sendo frequentemente necessárias múltiplas cirurgias. Os agentes biológicos têm grande eficácia, mas custo elevado, o que pode limitar o acesso. Estudos sugerem que pacientes em uso apenas de omalizumabe e dupilumabe, excluindo-se mepolizumabe, manifestam proteção para reações com Aspirina® ou AINEs, as quais podem ser atenuadas ou mesmo abolidas por esses tratamentos.[39]

TRATAMENTO COM BIOLÓGICOS

O tratamento com biológicos representa uma evolução significativa da abordagem terapêutica da RSCcPN e DREA, direcionando-se à modulação específica das vias inflamatórias da inflamação tipo 2.

Mecanismos de ação dos biológicos

Os biológicos utilizados no tratamento da RSCcPN são anticorpos monoclonais que visam específicos mediadores inflamatórios envolvidos na patogênese da inflamação tipo 2. Eles constituem um método direcionado à interrupção da cascata inflamatória, diferentemente dos corticosteroides que apresentam um espectro de ação mais genérico.[41]

1. Dupilumabe: é um anticorpo monoclonal que bloqueia a subunidade alfa do receptor de interleucina 4 (IL-4Ra), inibindo as ações das interleucinas IL-4 e IL-13, cruciais na inflamação tipo 2. Sua administração resulta na diminuição dos níveis de LTE4 e no aumento de PGE2, sugerindo uma restauração parcial da homeostase dessa última.
2. Omalizumabe: direciona-se contra a IgE, reduzindo a ativação de mastócitos e eosinófilos. Embora a DREA não seja classicamente mediada por IgE específica a alérgenos, a IgE local pode ter um papel significativo na patogênese.
3. Mepolizumabe e reslizumabe: esses biológicos visam a interleucina-5 (IL-5), reduzindo a eosinofilia tecidual e em sangue periférico, característica marcante tanto da RSCcPN quanto da DREA.
4. Benralizumabe: bloqueia o receptor de IL-5, levando à depleção de eosinófilos, similarmente aos efeitos do mepolizumabe e do reslizumabe, mas por um mecanismo que envolve a citotoxicidade celular mediada por anticorpos.
5. Tezepelumabe: um biológico mais recente que inibe a TSLP (linfopoietina do estroma tímico), uma citocina *upstream* que desencadeia a cascata inflamatória tipo 2. Oferece uma abordagem promissora ao interromper a inflamação em seu início.

Eficácia clínica

A eficácia clínica desses biológicos na RSCcPN e DREA reflete a capacidade de bloquear mediadores-chave na patogênese da inflamação tipo 2. Pacientes tratados com tais biológicos demonstram melhora significativa nos sintomas, na qualidade de vida, e em parâmetros objetivos de doença, como redução no tamanho dos pólipos nasais e melhoria da função pulmonar em casos de asma associada.

O dupilumabe, em particular, demonstrou melhorias significativas em pacientes com DREA, conforme evidenciado pelos estudos SINUS-24 e SINUS-52, destacando-se pela eficácia e boa tolerabilidade.[42] Adicionalmente, o omalizumabe tem se mostrado eficaz em promover tolerância à Aspirina® em pacientes com DREA, reduzindo a superprodução de leucotrieno E4 urinário e melhorando os sintomas respiratórios durante desafios orais com Aspirina®.[43]

Considerações para a escolha do biológico

A escolha do tratamento biológico específico deve ser personalizada, baseando-se em uma análise minuciosa da fenotipagem do paciente, conforme as diretrizes atualizadas,[8] levando em conta fatores como a presença de eosinofilia, os níveis de IgE, e a gravidade dos sintomas tanto nasais quanto pulmonares. A capacidade de tratar simultaneamente a RSCcPN e a DREA com um único agente biológico marca um progresso significativo, permitindo um tratamento mais eficaz de comorbidades associadas, como asma, dermatite, rinite e esofagite eosinofílica.

REFERÊNCIAS BIBLIOGRÁFICAS

1. Kowalski ML, Agache I, Bavbek S, Bakirtas A, Blanca M, Bochenek G et al. Diagnosis and management of NSAID-Exacerbated Respiratory Disease (N-ERD)-a EAACI position paper. Allergy [Internet]. 2018 Sept 14 [Acesso em: 2024 Jul]. 74(1)28-39.
2. Chang JE, White A, Simon RA, Stevenson DD. Aspirin-exacerbated respiratory disease: burden of disease. Allergy and Asthma Proc [Internet]. 2012 Mar-Apr [Acesso em: 2024 Jul];33(2):117-21.
3. Widal F, Abrami P, Lermoyez J. Anaphylaxie et idiosyncrasie. 1992 [Anaphylaxis and idiosyncrasy. 1992]. Allergy Proc [Internet]. 1993 Sep-Oct [Acesso em: 2024 Jul];14(5):373-6; discussion 371-2.
4. Samter M, Beers RF. Intolerance to aspirin. Clinical studies and consideration of its pathogenesis. Ann Intern Med [Internet]. 1968 [Acesso em: 2024 Jul];68(5).
5. Berges-Gimeno MP, Simon RA, Stevenson DD. The natural history and clinical characteristics of aspirin-exacerbated respiratory disease. Ann Allergy, Asthma Immunol [Internet]. 2002 [Acesso em: 2024 Jul];89(5).
6. Fokkens WJ, Lund VJ, Hopkins C, Hellings PW, Kern R, Reitsma S et al. European Position Paper on Rhinosinusitis and Nasal Polyps 2020. Rhinology [Internet]. 2020 Feb [Acesso em: 2024 Jul];58(Suppl S29).
7. Fokkens WJ, Viskens AS, Backer V, Conti D, De Corso E, Gevaert P et al. EPOS/EUFOREA update on indication and evaluation of biologics in chronic rhinosinusitis with nasal polyps 2023. Rhinology [Internet]. 2023 Jun 1 [Acesso em: 2024 Jul];61(3):194-202.
8. Anselmo-Lima WT, Tamashiro E, Romano FR, Miyake MM, Roithmann R, Kosugi EM et al. Guideline for the use of immunobiologicals in chronic rhinosinusitis with nasal polyps (CRSwNP) in Brazil. Braz J Otorhinolaryngol [Internet] 2022 May-Jun [Acesso em: 2024 Jul];88(3):471-480.
9. Roland LT, Wang H, Mehta CC, Cahill KN, Laidlaw TM, DelGaudio JM et al. Longitudinal progression of aspirin-exacerbated respiratory disease: analysis of a national insurance claims database. Int Forum Allergy Rhinol [Internet]. 2019 [Acesso em: 2024 Jul];9(12).
10. Laidlaw TM, Boyce JA. Updates on immune mechanisms in aspirin-exacerbated respiratory disease: HHS Public Access. J Allergy Clin Immunol [Internet]. 2023 [Acesso em: 2024 Jul];151(2):301-9.
11. White A, Stevenson D. Aspirin-exacerbated respiratory disease. N Engl J Med [Internet]. 2018 Sep 13 [Acesso em: 2024 Jul];379(11):1060-70.
12. Stevens WW, Cahill KN. Mechanistic and clinical updates in AERD: 2021-2022. J Allergy Clin Immunol [Internet]. 2023 [Acesso em: 2024 Jul];151(6).
13. Lyly A, Laidlaw TM, Lundberg M. Pathomechanisms of AERD – Recent Advances. Front Allergy [Internet]. 2021 Sep 10 [Acesso em: 2024 Jul]:2:734733.
14. Kolkhir P, Akdis CA, Akdis M, Bachert C, Bieber T, Canonica GW et al. Type 2 chronic inflammatory diseases: targets, therapies and unmet needs. Nat Rev Drug Discov [Internet]. 2023 Sep [Acesso em: 2024 Jul];22(9):743-767.
15. Supron AD, Omilabu V, Bailey L, Buchheit KM, Laidlaw TM. Absolute eosinophil counts in aspirin-exacerbated respiratory disease are distinctly elevated and correlate inversely with respiratory function. J Allergy Clin Immunol Pract [Internet]. 2024 May [Acesso em: 2024 Jul];12(5):1372-1373.
16. Buchheit KM, Sohail A, Hacker J, Maurer R, Gakpo D, Bensko JC et al. Rapid and sustained effect of dupilumab on clinical and mechanistic outcomes in aspirin-exacerbated respiratory disease. J Allergy Clin Immunol [Internet]. 2022 [Acesso em: 2024 Jul];150(2).
17. Abud EM, White AA. Mast cells in aspirin-exacerbated respiratory disease. Curr Allergy Asthma Rep [Internet]. 2023 [Acesso em: 2024 Jul];24:73-80.
18. Bachert C, Maurer M, Palomares O, Busse WW. What is the contribution of IgE to nasal polyposis? J Allergy Clin Immunol [Internet]. 2021 [Acesso em: 2024 Jul];147(6).
19. Shen Y, Zhang N, Yang Y, Hong S, Bachert C. Local immunoglobulin E in nasal polyps: role and modulation. Front Immunol [Internet]. 2022 [Acesso em: 2024 Jul];13.
20. Xu Z, Yan J, Wen W, Zhang N, Bachert C. Pathophysiology and management of *Staphylococcus aureus* in nasal polyp disease. Expert Rev Clin Immunol [Internet]. 2023 [Acesso em: 2024 Jul];19(8).
21. Du K, Zhao Y, Zhang X, Li C, Hao Y, Du X et al. *Staphylococcus aureus* lysate induces an IgE response via memory B cells in nasal polyps. J Allergy Clin Immunol [Internet]. Epub: 2023 Dec 4 [Acesso em: 2024 Feb 18];0(0).
22. Won HK, Song WJ, Moon S Do, Sohn KH, Kim JY, Kim BK et al. Staphylococcal enterotoxin-specific IgE sensitization: a potential predictor of fixed airflow obstruction in elderly asthma. Allergy Asthma Immunol Res [Internet]. 2023 [Acesso em: 2024 Jul];15(2).
23. Schleich F, Moermans C, Gerday S, Ziant S, Louis G, Bougard N et al. Patients with asthma only sensitized to *Staphylococcus aureus* enterotoxins have more exacerbations, airflow limitation, and higher levels of sputum IL-5 and IgE. Allergy Clin Immunol Pract [Internet]. 2023 [Acesso em: 2024 Jul];11(10).
24. Tchekmedyian R, Lundberg M, Buchheit KM, Maurer R, Gakpo D, Mullur J et al. Loss of smell in patients with aspirin-exacerbated respiratory disease impacts mental health and quality of life. Clin Exp Allergy [Internet]. 2022 Dec [Acesso em: 2024 Jul];52(12):1414-21.
25. Morales DR, Guthrie B, Lipworth BJ, Jackson C, Donnan PT, Santiago VH. NSAID-exacerbated respiratory disease: meta-analysis evaluating prevalence, mean provocative dose of aspirin and increased asthma morbidity. Allergy [Internet]. 2015 [Acesso em: 2024 Jul];70(7).
26. Fornazieri MA, Santos CA dos, Bezerra TFP, Rezende Pinna F de, Voegels RL, Doty RL. Development of normative data for the brazilian adaptation of the University of Pennsylvania smell identification test. Chem Senses [Internet]. 2015 Feb 1 [Acesso em: 2024 Jul];40(2):141-9.
27. Nakanishi M, Fornazieri MA, Lança Gomes P, Dias LM, Freire GM, Vinha LG et al. The digital scent device as a new concept for olfactory assessment. Wiley: Int Forum Allergy Rhinol [Internet]. 2022 Feb 27 [Acesso em: 2024 Jul];12(10)1263-72.
28. Fenólio GHM, Anselmo-Lima WT, Tomazini GC, Compagnoni IM, Amaral MSA do, Fantucci MZ et al. Validation of the Connecticut olfactory test (CCCRC) adapted to Brazil. Braz J Otorhinolaryngol [Internet]. 2022 Sep-Oct [Acesso em: 2024 Jul];88(5):725-32.
29. Lund VJ, Kennedy DW. Quantification for staging sinusitis: the staging and therapy group. Ann Otol Rhinol Laryngol Suppl [Internet]. 1995 Oct [Acesso em: 2024 Jul];167:17-21.
30. Lund VJ, Mackay IS. Staging in Rhinosinusitis. Rhinology [Internet]. 1993 [Acesso em: 2024 Jul];31:183-4.
31. Sella GCP, Tamashiro E, Sella JA, Aragon DC, Mendonça TN, Arruda LKP et al. Asthma is the dominant factor for recurrence in chronic rhinosinusitis. J Allergy Clin Immunol Pract [Internet]. 2020 Jan 1 [Acesso em: 2024 Feb 18];8(1):302-9.
32. Gill AS, Pulsipher A, Sumsion JS, Howe H, Alt JA. Comorbid asthma may be associated with local inflammatory profile switching among patients with chronic rhinosinusitis without nasal polyposis. Int Forum Allergy Rhinol [Internet]. 2022 May [Acesso em: 2024 Jul];12(5):784-7.
33. Bachert C, Marple B, Schlosser RJ, Hopkins C, Schleimer RP, Lambrecht BN et al. Adult chronic rhinosinusitis. Nat Rev Dis Primers [Internet]. 2020 Oct 29 [Acesso em: 2024 Jul];6(1):86.
34. Laidlaw TM, Levy JM. NSAID-ERD Syndrome: The new hope from prevention, early diagnosis, and new therapeutic targets. Curr Allergy Asthma Rep [Internet]. 2020 Mar 14 [Acesso em: 2024 Jul];20(4):10.
35. Levy JM, Smith TL. Is aspirin desensitization indicated for the treatment recalcitrant chronic rhinosinusitis with nasal polyposis in aspirin-exacerbated respiratory disease? Laryngoscope [Internet]. 2017 Apr [Acesso em: 2024 Jul];127(4):776-77.
36. Rudmik L, Soler ZM, Hopkins C, Schlosser RJ, Peters A, White AA et al. Defining appropriateness criteria for endoscopic sinus surgery during management of uncomplicated adult chronic rhinosinusitis: A RAND/UCLA appropriateness study. Int Forum Allergy Rhinol [Internet]. 2016 [Acesso em: 2024 Jul];6(6).
37. Deconde AS, Suh JD, Mace JC, Alt JA, Smith TL. Outcomes of complete vs targeted approaches to endoscopic sinus surgery. Int Forum Allergy Rhinol [Internet]. 2015 [Acesso em: 2024 Jul];5(8).
38. Stevens WW, Jerschow E, Baptist AP, Borish L, Bosso J V, Buchheit KM et al. The role of aspirin desensitization followed by oral aspirin therapy in managing patients with aspirin-exacerbated

respiratory disease: A work group report from the Rhinitis, Rhinosinusitis and Ocular Allergy Committee of the American Academy of Allergy, Asthma & Immunology. Allergy Clin Immunol [Internet]. 2021 Mar [Acesso em: 2024 Jul];147(3):827-44.

39. Mullur J, Steger C, Gakpo D, Benko J, Maurer R, Laidlaw T et al. Aspirin desensitization and biologics in aspirin-exacerbated respiratory disease: Efficacy, tolerability, and patient experience. Ann Allergy Asthma Immunol [Internet]. 2022 [Acesso em: 2024 Jul];128(5):575-82.
40. Cook KA, Stevenson DD. Current complications and treatment of aspirin-exacerbated respiratory disease. Expert Rev Respir Med [Internet]. 2016 Dec [Acesso em: 2024 Jul];10(12):1305-16.
41. Iqbal IZ, Kao SST, Ooi EH. The role of biologics in chronic rhinosinusitis: A systematic review. Int Forum Allergy Rhinol [Internet]. 2020 Feb 1 [Acesso em: 2024 Jul];10(2):165-74.
42. Mullol J, Laidlaw TM, Bachert C, Mannent LP, Canonica GW, Han JK et al. Efficacy and safety of dupilumab in patients with uncontrolled severe chronic rhinosinusitis with nasal polyps and a clinical diagnosis of NSAID-ERD: Results from two randomized placebo-controlled phase 3 trials. Allergy [Internet]. 2022 [Acesso em: 2024 Jul];77(4).
43. Hayashi H, Fukutomi Y, Mitsui C, Kajiwara K, Watai K, Kamide Y et al. Omalizumab for aspirin hypersensitivity and leukotriene overproduction in aspirin-exacerbated respiratory disease. Am J Respir Crit Care Med [Internet]. 2020 [Acesso em: 2024 Jul];201(12).

CAPÍTULO

46

Rinossinusites Crônicas Secundárias

Edwin Tamashiro • Eulália Sakano • Tatiana Abdo

INTRODUÇÃO

As rinossinusites crônicas (RSC) secundárias englobam todas as formas de RSC que apresentam mecanismos etiológicos e patogênicos bem estabelecidos, que levam à inflamação nasossinusal decorrente de uma outra condição subjacente e precedente. Entre essas causas, existem condições locais, como alterações odontogênicas e tumorais, ou mesmo alterações sistêmicas, como fibrose cística, discinesias ciliares primárias e imunodeficiências. Neste capítulo, serão abordadas apenas condições sistêmicas que habitualmente estão associadas a ocorrência de RSC concomitante. Outras condições, como as RSCs odontogênicas e tumorais, serão abordadas em outros capítulos.

FIBROSE CÍSTICA

A fibrose cística (FC) é uma doença genética autossômica recessiva, multissistêmica, causada por mutações no gene *CFTR* (*Cystic Fibrosis Transmembrane Regulator*), localizado no braço longo do cromossomo 7 e que codifica uma proteína também denominada CFTR.[1]

Foram descritas, até o momento, mais de duas mil variantes (mutações) no gene *CFTR*, responsáveis por múltiplas manifestações clínicas. Entretanto, apenas 15% delas causam FC. A deleção F508del é a mais prevalente, sendo observada em cerca de 50% dos pacientes caucasianos no Brasil.[2]

A proteína CFTR se situa na parte apical das células de vários órgãos e funciona como canal epitelial de cloro. Os órgãos mais acometidos na FC são os do sistema respiratório e digestório ocasionando, na maioria dos casos, infecção respiratória crônica, insuficiência pancreática e desnutrição. Com a evolução da doença, ao longo da vida, numerosos outros órgãos podem apresentar alterações estruturais e funcionais, frequentemente no pâncreas, fígado, músculos, ossos, sistema urinário e reprodutor. Ansiedade e depressão são frequentes na adolescência e aumentam na vida adulta.

As mutações no gene *CFTR* podem causar ausência ou deficiência quantitativa e/ou qualitativa da proteína CFTR, distribuídas em seis classes:

- Classe I: ausência total de síntese por falta de RNA ou por ausência de síntese proteica
- Classe II: bloqueio no processamento da CFTR, causando degradação da proteína e não ancoragem no epitélio
- Classe III: bloqueio na regulação da proteína que está presente na superfície celular
- Classe IV: condutância alterada por variantes que modificam a translocação do cloro pelo poro da proteína
- Classe V: síntese da CFTR reduzida
- Classe VI: degradação precoce da proteína por instabilidade na superfície celular.

As classes de variantes I, II e III são associadas às manifestações graves da FC (doença clássica), enquanto as classes IV, V e VI resultam em fenótipos de menor gravidade.[3]

Alterações da proteína CFTR resultam na desidratação da superfície das vias aéreas (VA), espessamento do muco e consequências no *clearance* mucociliar, resultando em inflamação crônica e colonização bacteriana nas vias aéreas superiores (VAS) e inferiores (VAI).[4,5] Nas VAS, a prevalência da doença sinusal está entre 92 e 100% dos casos com acometimento difuso dos seios paranasais, principalmente etmoidais e maxilares, que pode ser explicado por obstrução mecânica dos óstios sinusais, decorrente de alterações no muco sinusal.[6]

A rinossinusite crônica com pólipos (RSCcPN) ocorre em aproximadamente dois terços dos pacientes com FC, acrescendo-se que a prevalência de pólipos nasais entre adolescentes varia de 6 a 57%. Em crianças menores de 6 anos com pólipos nasais, principalmente associados a manifestações de VAI ou pancreáticas, a FC deverá sempre ser descartada.[6,7]

A razão para existência de pólipos nasais em fibrose cística ainda é desconhecida. Diferente da característica eosinofílica da polipose nasal na população geral, em FC, a predominância é neutrofílica com resposta inflamatória tipo 1.[7]

Manifestações clínicas da FC são determinadas pelo tipo de mutação do gene *CFTR*. O genótipo também parece ter influência na gravidade da doença sinusal assim como no grau de desenvolvimento da cavidade sinusal.[7]

Poucos estudos têm relacionado genótipo e polipose nasal em fibrose cística. Entretanto, pacientes com doença extrapulmonar mais grave parecem estar associados a taxas mais elevadas de RSC com polipose recorrente.[8]

A análise das características clínicas e o genótipo de pacientes com fibrose cística com pólipos nasais não mostrou correlação significativa com nenhum genótipo isolado e pólipos nasais, sugerindo que a presença de polipose nasal não deve estar relacionada somente com a mutação *CFTR*. Outros fatores (genéticos e ambientais) devem exercer um papel importante no seu desenvolvimento.

Em fibrose cística, o *clearance* mucociliar está reduzido, embora a ultraestrutura ciliar seja normal. Isso pode ser explicado pelas modificações nas propriedades viscoelásticas do muco, secundárias a uma alteração na condutância do íon cloro, e também pela colonização bacteriana crônica, principalmente por *P. aeruginosa*, a qual tem uma afinidade particular pela mucosa respiratória nesses pacientes. Enzimas diversas produzidas pelas bactérias parecem diminuir os batimentos ciliares, quando em altas concentrações, resultando em ciliostase e ruptura epitelial.[7]

A rinossinusite crônica tem sido relacionada com infecções bacterianas endobrônquicas, além de afetar a reatividade pulmonar e quase sempre contribuir para a cronicidade da doença no sistema sinusobrônquico. Entretanto, se a sinusite e a infecção das vias aéreas inferiores fazem parte da mesma entidade, ainda é motivo de discussão.[6]

Presença de bactérias genotipicamente semelhantes nas culturas dos seios paranasais e dos pulmões, irrigação sinusal pós-transplante levando à redução na contagem bacteriana, diminuindo o risco de infecção de vias aéreas inferiores, ou culturas de escarro induzido semelhantes às culturas obtidas nos seios paranasais durante cirurgia endoscópica sinusal parecem apontar para a referida associação.[9] Uma questão importante, que permanece sem resposta, é se a atuação precoce na doença dos seios paranasais poderia melhorar a evolução das manifestações pulmonares em FC.

Embora a grande maioria dos pacientes com fibrose cística desenvolva doença nasossinusal, poucos apresentam sintomas, os quais, quando presentes, são inespecíficos.[9] Alterações nos exames de imagem dos pacientes com FC são observadas em quase 100%, enquanto sintomas nasossinusais ocorrem entre 10 e 15%. Isso poderia ser justificado pela adaptação crônica às alterações nasossinusais ou à maior gravidade da doença em outros órgãos, com sintomas importantes.[7] Dessa maneira, a endoscopia nasal e a tomografia computadorizada dos seios paranasais são exames importantes na avaliação da doença sinusal em fibrose cística, identificando características específicas encontradas nesses pacientes.

Endoscopia nasossinusal

Além da visualização de alterações no meato médio (polipose, secreção), a avaliação endoscópica nasal permite visualizar variações anatômicas encontradas na RSC da FC.

Achado relativamente frequente é o abaulamento da parede medial dos seios maxilares, que poderia ser explicado por uma aparente desmineralização bilateral do processo unciforme, com deslocamento da parede lateral do nariz, na região do meato médio, por osteíte da parede lateral ou pressão exercida pelo muco espesso do seio maxilar contra a parede medial.[6,10]

Tomografia computadorizada dos seios paranasais

A tomografia computadorizada (TC) é um instrumento valioso para diagnóstico e seguimento das alterações nas vias aéreas superiores em FC, apresentando-se alterada em praticamente 100% desses pacientes. As principais modificações descritas são medialização da parede lateral do nariz, opacificação sinusal com ou sem remodelamento de paredes e hipoplasia sinusal.[11]

A desmineralização do processo unciforme e o muco espesso podem resultar em remodelamento e afinamento das paredes ósseas, com aspecto semelhante a mucocele, mais comumente descritos como pseudomucocele. Na TC dos seios paranasais, observa-se velamento sinusal com densidades de atenuações diferentes (hiperdensidade no centro com halo de hipodensidade ao redor) e remodelamento das paredes, com abaulamento da parede medial para o meato médio. Descritas com frequência, essas alterações tomográficas parecem ser sugestivas da fibrose cística. Entretanto, essas características, assim como os achados endoscópicos, não se correlacionam com sintomas da doença nasossinusal em FC e, portanto, não deverão ser o único fator determinante para indicação cirúrgica. Da mesma maneira, para se evitar excesso de radiação, a solicitação tomográfica deve ser feita como avaliação pré-operatória ou na avaliação de complicações.[9]

A agenesia do seio frontal é o outro achado radiológico que pode distinguir o paciente fibrocístico de pacientes com sinusite crônica sem fibrose cística. Há agenesia ou hipoplasia do seio frontal entre 5 e 9% da população saudável e, nos fibrocísticos com mais de 10 anos, são significativamente mais prevalentes (38 a 40%).[12]

TRATAMENTOS CLÍNICO E CIRÚRGICO

O tratamento clínico é, em geral, simultâneo ao tratamento da via aérea inferior. A utilização de antimicrobianos sistêmicos específicos para contaminação sinusal por *P. aeruginosa* ou *S. aureus* deve ser baseada na sintomatologia do paciente com FC e não no achado tomográfico, já que a maioria desses pacientes apresenta tomografias alteradas.

De acordo com as diretrizes de 2023 da Cystic Fibrosis Foundation,[13] recomenda-se:

- Higienização nasal com soluções fisiológicas iso ou hipertônicas quando se observa secreção na cavidade nasal. Embora bem tolerada e com benefícios na RSC, as conclusões em relação à população com FC ainda não são claras. Da mesma forma, dispositivos, métodos de irrigação, concentração salina, volume e frequência não estão definidos
- Utilização de corticoide tópico nasal em pacientes com FC e rinite alérgica concomitante quando apresentarem sintomas nasais
- Cirurgia endoscópica sinusal em crianças e adultos com RSC sintomática, refratária a tratamento clínico adequado. Sabe-se que a cirurgia não é curativa, com índice de recidiva importante, podendo ser realizada com segurança, sem complicações pulmonares, apesar de eventual intubação prolongada. Entretanto, não se recomenda a realização de cirurgia endoscópica sinusal de rotina na RSC em pacientes com FC pela única indicação do declínio da função pulmonar
- Não utilizar corticoide sistêmico de rotina no tratamento da RSC da FC. Embora o uso criterioso de corticoide sistêmico em curto prazo, para tratamento da RSC de não FC, seja prescrito com o intuito de reduzir o tamanho dos pólipos e os sintomas nasais, não há evidências de efeitos semelhantes na RSC de pacientes com FC.

Novos medicamentos, atuando no plano molecular, surgiram nos últimos anos, para corrigir o defeito da proteína CFTR na FC. Esses moduladores da CFTR têm a capacidade de incrementar a atividade dessa proteína na superfície celular ou restaurar sua função, permitindo que a CFTR alcance a superfície celular.

Quatro moduladores foram aprovados até o momento; o primeiro deles é o Ivacaftor, um potencializador da proteína CFTR, que pode ser administrado isoladamente ou em combinação com corretivos como Lumacaftor (Orkambi), Tezacaftor (Symkevi ou Symdeko) ou Elexacaftor (associado a Tezacaftor como Trikafta).

Os moduladores da CFTR representam uma revolução significativa no tratamento da FC por tratarem a base da doença e não apenas os sintomas ou as complicações, resultando em aumento da expectativa de vida dos pacientes fibrocísticos.

Pouco se conhece sobre a ação dos moduladores na doença sinusal em pacientes com FC. Entretanto, a eficácia desses medicamentos sobre a doença pulmonar e a prevalência da RSC na FC sugerem a necessidade de investigação sobre os resultados desse tratamento nos seios paranasais.[11]

DISCINESIA CILIAR PRIMÁRIA

A discinesia ciliar primária (DCP) representa um conjunto heterogêneo de doenças ciliares, geneticamente herdadas, que cursam com alterações permanentes nos cílios móveis, incluindo tanto os cílios nodais, presentes de modo transitório, no período fetal, no nodo ventral da gástrula (responsável pelo posicionamento esquerdo-direito das vísceras em humanos), como também os cílios motores, presentes nos espermatozoides, tuba uterina, epêndima e especialmente no epitélio das vias aéreas superiores e inferiores.[14]

Estima-se que a prevalência das DCPs seja em torno de 1:4.000 a 1:50.000 habitantes, ou entre 1:10.000 e 20.000 nascidos vivos. A incerteza de prevalência é atribuída à heterogeneidade de apresentação clínica da doença, aliada à dificuldade em se estabelecer o diagnóstico definitivo, tanto pela falta de acesso aos exames complementares como pela complexidade de padronização e interpretação dos testes diagnósticos.[15,16]

Qualquer alteração genética que curse com alterações proteicas envolvidas na motilidade ciliar pode gerar quadro clínico compatível com DCP. Atualmente, cerca de cinquenta genes já são reconhecidos como causadores de alterações estruturais ou funcionais de cílios móveis, a maioria deles de herança autossômica recessiva. Curiosamente, cerca de um terço das alterações genéticas conhecidas cursam com dismotilidade ciliar, apesar de apresentarem morfologia ultraestrutural ciliar normal ou com alterações imperceptíveis à microscopia eletrônica de transmissão.[17] Algumas dessas alterações promovem batimento ciliar descoordenado ou errático, sem propulsão e direcionamento adequado do muco sobre a superfície do epitélio respiratório, o que levou à substituição do antigo termo "síndrome dos cílios imóveis" por DCP, uma vez que essa ocorrência de batimento refutou a hipótese de que a imotilidade ciliar aparecia necessariamente em todos os casos.

Entre as diversas alterações genômicas conhecidas de DCP, a maioria delas incide estruturalmente em ambos os braços externos e internos de dineína, transformando a motilidade ciliar. Mutações como DNAH5, DNAI11, DNAI2 e AMRC4, que atingem os braços externos de dineína, estão associadas à movimentação ciliar mínima. Outras alterações genéticas apresentam associação fenotípica característica, entre elas: DNAH11, codificadora de proteínas do braço externo de dineína, cursa com ultraestrutura normal, entretanto, apresenta batimento ciliar aumentado e desordenado; NEK10, codificadora de quinase específica de célula ciliada, gera cílios curtos e alterações no transporte mucociliar; mutação no gene *GAS2L2* promove desorientação ciliar e batimento ciliar assíncrono; mutação bialélica nos genes *CCNO* e *MCIDAS* altera a produção de centríolos, produzindo cílios com ultraestrutura normal e, não obstante, menor densidade. Diante da grande diversidade e heterogeneidade de alterações genéticas e funcionais, a apresentação clínica também é bastante variada, exibindo diferentes graus de comprometimento pulmonar, de vias aéreas superiores e de outros órgãos viscerais.[14]

Quadro clínico

A apresentação clínica característica de pacientes com suspeita de DCP geralmente envolve sintomas relacionados às vias aéreas superiores e inferiores. Quase que universalmente, pacientes com DCP apresentam queixas típicas de rinossinusite crônica, incluindo obstrução e congestão nasal, secreção nasal viscosa e diminuição do olfato. De modo semelhante às rinites perenes, as queixas nasais na DCP são constantes ao longo do ano e não melhoram entre as estações ou entre as infecções virais. O reconhecimento de tal diagnóstico diferencial é importante para que os médicos otorrinolaringologistas não se vejam restritos ao diagnóstico de RSC de natureza idiopática ou mesmo rinite persistente. Um sinal da importância de se considerar a DCP no diagnóstico etiológico da RSC é que, na maioria dos casos de DCP, a suspeita ocorre em consultórios de médicos otorrinolaringologistas (50% dos casos), primeiramente, e, em segundo lugar, de médicos pneumologistas e pediatras (25% cada).

A avaliação do histórico médico pregresso pode também fornecer importantes pistas do diagnóstico. Tipicamente, a manifestação clínica de DCP acontece de forma prematura. Em cerca de 80% dos casos, crianças a termo com DCP apresentam desconforto respiratório logo ao nascer, taquipneia e congestão nasal logo nas primeiras 24 horas de vida, em virtude da dificuldade de depurar o muco das vias aéreas. Muitas vezes, inclusive, são admitidas em unidades de terapia intensiva pediátrica devido à necessidade de oxigênio suplementar ou ventilação mecânica durante dias ou até semanas. Com o passar dos meses e anos, estabelece-se tosse produtiva crônica ou recorrente, que frequentemente evolui para bronquiectasia e atelectasia pulmonar.[14]

Pacientes com DCP frequentemente apresentam sintomas nasais crônicos, com rinorreia mucoide persistente e períodos de agudização, havendo, algumas vezes, associação com a formação de pólipos nasais (15%). Diferentemente da fibrose cística, quase todos os pacientes com DCP apresentam disfunções ciliares na tuba auditiva, levando a otites de repetição, otite média serosa ou mesmo otite média crônica. Alterações auditivas são comuns nas crianças, das quais cerca de 75% apresenta perda auditiva condutiva.[18]

Em virtude dos defeitos nos cílios nodais embrionários, cerca de metade dos pacientes com DCP apresenta *situs inversus* (síndrome de Kartagener) e uma alta incidência de defeitos cardíacos congênitos. Em consequência de defeitos similares nos flagelos presentes nos espermatozoides, homens também podem apresentar infertilidade (síndrome de Young). Mulheres com DCP manifestam maior incidência de gravidez ectópica em função de alterações ciliares presentes nas tubas de falópio. Outras alterações ciliares com repercussão clínica incluem alterações em células ciliares ependimárias, levando a hidrocefalia, ou em células ciliadas sensoriais, com consequente doença renal policística ou retinite pigmentosa.

Diagnóstico

Atualmente não existe nenhum exame diagnóstico considerado padrão-ouro para DCP. Além da suspeita clínica, hoje, a DCP pode ser diagnosticada por uma combinação de diversos métodos diagnósticos distintos, incluindo: a) dosagem de óxido nítrico nasal exalado, b) avaliação por videomicroscopia de alta velocidade para avaliação do batimento ciliar, c) avaliação ultraestrutural dos cílios por microscopia eletrônica de transmissão, e d) testes genéticos.[19-21] Historicamente, o teste da sacarina foi um exame bastante utilizado para se triar a presença de discinesias ciliares primárias mas, em virtude da grande variabilidade desse exame por questões técnicas, ele não é mais indicado para avaliação diagnóstica. Outros exames, como imunofluorescência de proteínas ciliares específicas e tomografia de microscopia eletrônica, têm se tornado progressivamente disponíveis para execução, embora seus papéis no diagnóstico ainda não estejam bem definidos (Figura 46.1).

Qualquer indivíduo com quadro clínico suspeito de DCP tem indicação formal de investigação. Para suspeição diagnóstica, pelo menos duas das características abaixo devem estar presentes (sensibilidade de 80%, especificidade de 72%):

- Desconforto respiratório neonatal de causa inexplicada em recém-nascidos a termo
- Tosse produtiva contínua com início antes dos 6 meses de idade
- Congestão nasal contínua iniciada antes dos 6 meses de idade
- Alteração de lateralidade de algum órgão visceral.

Atualmente, exames apresentados a seguir são os mais utilizados e indicados para confirmação diagnóstica de DCP.

Dosagem de óxido nítrico nasal

O óxido nítrico nasal (NO nasal) exalado por pacientes com DCP é extremamente baixo quando comparado com o exalado por pessoas sadias. Não se sabe exatamente os motivos pelos quais a produção de NO nasal é baixa nesses indivíduos.

A determinação dos níveis de NO nasal consiste em um método relativamente simples de se realizar, não invasivo e de custo acessível. A acurácia das medidas e, consequentemente, o valor do diagnóstico dependem muito do analisador utilizado, do método de amostragem e da idade do paciente. Por esse motivo, é indicado especialmente para crianças maiores de 6 anos ou adultos com suspeita de DCP, preferencialmente usando-se a técnica de medida com o véu palatino fechado e o método de quimiluminescência (técnica padrão-ouro, sensibilidade > 90%, especificidade > 75%). Em crianças menores de 6 anos, é recomendado o método de dosagem de óxido nítrico pelo volume corrente devido à dificuldade de cooperação ao se realizar manobras com o véu palatino vedado. Em função de sua alta sensibilidade, o método tem sido recomendado como teste de triagem para investigação diagnóstica, tanto pela diretriz europeia como americana.[19,20] Em pacientes com história altamente sugestiva de DCP, deve-se proceder a investigação adicional mesmo se as dosagens de óxido nítrico estiverem normais, pois algumas mutações genéticas causadoras de DCP estão associadas a alterações sutis no batimento ciliar e a níveis de NO nasal dentro da normalidade. Não existe ainda consenso sobre o ponto de corte de normalidade porque diversos estudos trazem números distintos em virtude das diferentes técnicas utilizadas.

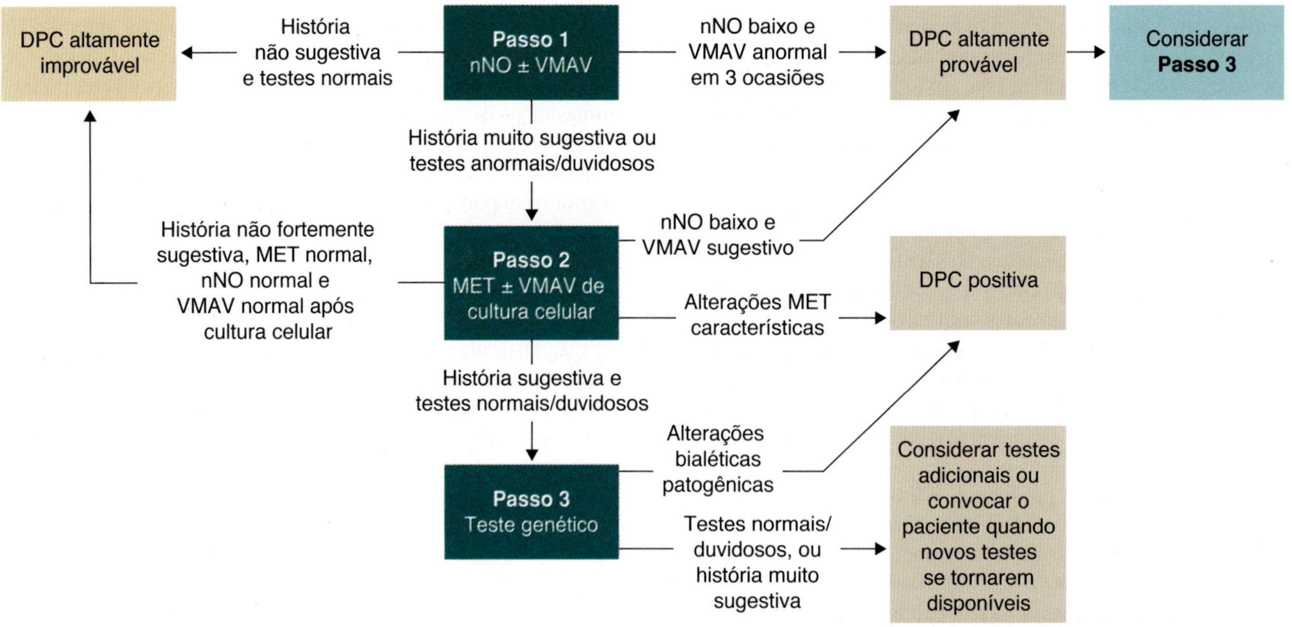

Figura 46.1 Algoritmo diagnóstico adaptado da Sociedade Respiratória Europeia (2017), segundo Lucas et al.[19] DCP = discinesia ciliar primária; MET = microscopia eletrônica de transmissão; nNO = óxido nítrico nasal; VMAV = análise por videomicroscopia de alta velocidade.

Análise de frequência e padrão de batimento ciliar (análise por videomicroscopia de alta velocidade)

Indivíduos com DCP podem apresentar ausência, diminuição ou mesmo aumento da frequência de batimento ciliar, mas sempre com alterações no padrão de batimento, que podem ocorrer de forma não sincronizada (não metacrônica) ou desorganizada. O exame que permite essa avaliação pode ser realizado imediatamente após a coleta de biopsias de mucosa respiratória (nariz ou brônquios), *ex-vivo*, ou tardiamente por meio de culturas epiteliais em interface ar-líquido *in vitro*. A avaliação tardia em cultura tem a finalidade de diferenciar alterações funcionais da discinesia ciliar primária (DCP) das discinesias ciliares secundárias que poderiam ocorrer, por exemplo, em consequência do ambiente inflamatório crônico. A análise consiste na captura, por microscópios, de imagens em alta frequência (120-500 fps), reproduzidas, em seguida, em baixa frequência (30-60 fps) para avaliação do padrão e frequência do batimento ciliar. A análise isolada da frequência de batimento não permite diferenciar a DCP de outras alterações ciliares secundárias, sendo necessário combinar a análise da frequência e do padrão do batimento ciliar.[22]

Análise ultraestrutural por meio de microscopia eletrônica de transmissão

A amostra de epitélio respiratório pode ser coletada por esfregaço ou biopsia das conchas nasais ou de brônquios, fixada em glutaraldeído, emblocada e seccionada em ultramicrótomos para posterior análise em microscopia eletrônica de transmissão. Por muitos anos a análise ultraestrutural ciliar em microscopia eletrônica de transmissão (MET) foi considerada o exame padrão-ouro para diagnóstico (Figura 46.2). Entretanto, estudos genéticos recentes têm demonstrado que algumas alterações, como a mutação no gene *DNAH11*, são imperceptíveis à MET, que, por esse motivo, não pode ser utilizada para descartar DCP. Além disso, algumas alterações genéticas podem levar a defeitos intermitentes e não necessariamente detectáveis durante a análise. Entretanto, apesar da chance de produzir resultados falso-negativos ou falso-positivos, ela permanece um exame altamente recomendado para diagnóstico de DCP. Em situações em que haja a presença de alterações estruturais típicas de DCP na maioria dos cílios avaliados, como ausência de braços externos de dineína, ausência combinada de braços externos e internos de

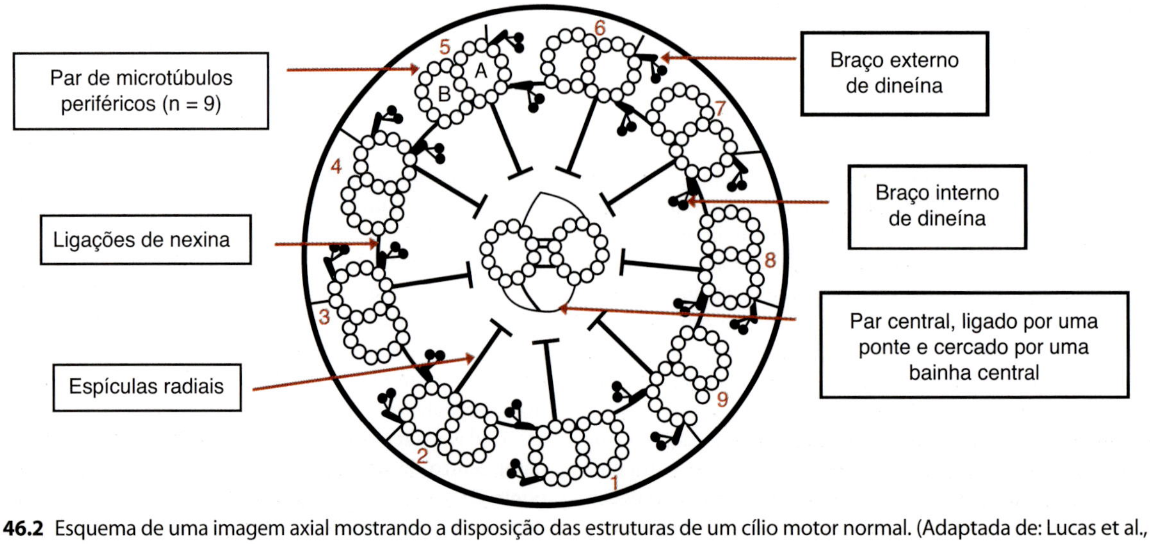

Figura 46.2 Esquema de uma imagem axial mostrando a disposição das estruturas de um cílio motor normal. (Adaptada de: Lucas et al., 2017.)

dineína ou ausência dos braços internos de dineína associada a desarranjo microtubular, não há recomendação formal para investigação adicional. Com limitações, é um exame que requer experiência em processar e analisar amostras em MET, além dos gastos com equipamentos e tempo elevado de processamento e análise.[23,24]

Testes genéticos

Por se tratar de uma doença genética heterogênea, em geral de padrão autossômico recessivo, é comum encontrar pacientes com história de consanguinidade familiar. Para o estabelecimento do diagnóstico por meio genético, deve haver a presença de mutações bialélicas não ambíguas em DCP de padrão autossômico recessivo, ou de mutações hemizigóticas nas DCPs ligadas ao cromossomo X. Embora qualquer tecnologia de sequenciamento de DNA possa ser utilizada para confirmação de mutações em pacientes suspeitos, em virtude do grande número e do grande tamanho dos genes relacionados à DCP, técnicas de alto rendimento (*high-throughput*) são preferíveis em relação às técnicas convencionais.

Tratamento

No momento não existem dados de manejo de pacientes com DCP baseados em evidência, especialmente em virtude da dificuldade de estabelecimento diagnóstico e da ampla heterogeneidade de apresentação fenotípica da doença. A maioria das terapias são extrapoladas de outras doenças que cursam com alterações no transporte mucociliar, especialmente a fibrose cística e as bronquiectasias não-fibrose císticas. No entanto, a fisiopatogenia da DCP e das demais doenças é totalmente distinta e, portanto, são urgentemente necessárias evidências específicas para o tratamento dessa doença. De modo geral, o manejo dos pacientes inclui medidas para facilitar a limpeza de secreções das vias aéreas superiores e inferiores, o uso de antibióticos para controle das infecções agudas, medidas para minimizar a inflamação das vias aéreas, assim como medidas profiláticas tais como abstenção de tabagismo e imunizações periódicas (*pneumococo*, *influenza*, coronavírus).[25-27]

Em relação às terapias para facilitar a limpeza das secreções, medidas como fisioterapia respiratória e lavagem nasal são altamente recomendáveis. A utilização de mucolíticos, como alfa-dornase ou N-acetil-cisteína, não tem recomendação de uso em DCP. No entanto, algumas evidências apontam que o uso de soluções hipertônicas (3 a 7%) ou de manitol pode ser útil em casos específicos.

Quanto à parte otorrinolaringológica, é essencial a realização do exame físico completo, incluindo endoscopia nasal. Quanto às queixas nasossinusais, a rinorreia crônica deve ser tratada com lavagens nasais e, quando houver sinais de agudização, com antibióticos, segundo o perfil de sensibilidade do antibiograma. De modo geral, é recomendado o uso de antibióticos quando o paciente apresenta aumento da quantidade de secreção nasal ou mudança na viscosidade e coloração da secreção. Em caso de necessidade de uso de antibióticos, não existem evidências a respeito do melhor antibiótico ou tempo ideal de uso.[26,27]

Em pacientes com rinossinusite crônica de maneira geral, o uso de corticoide tópico é amplamente indicado para reduzir a inflamação. No entanto, em pacientes com RSC associada à DCP, não se sabe o real papel do uso tópico nasal de corticoides no controle das queixas nasossinusais. Essa população peculiar de DCP, que se apresenta com RSC, ainda necessita de estudos específicos para resolução de dúvidas como essa. Em pacientes com pneumopatias associadas às DCP, por exemplo, o uso de corticoide inalatório não é recomendado para tratamento da inflamação de vias aéreas inferiores.

Em virtude do frequente acometimento da orelha média, é importante a realização de audiometria a cada 6 meses em crianças, e anualmente em adultos. A colocação de tubos de ventilação em pacientes com perda auditiva condutiva ainda é um assunto de controvérsia, visto que eles apresentam maior risco de desenvolver otorreia persistente mesmo após a colocação de tubo de ventilação (de 10 a 50% dos casos, em crianças). Na ocorrência de perda auditiva condutiva, a reabilitação com aparelhos auditivos parece ser a melhor opção de manejo.

O uso de macrolídeos em longo prazo tem sido utilizado para controlar a inflamação e infecção pulmonar de pacientes com DCP. No entanto, para RSC em indivíduos com DCP, ainda não existem evidências de que essa medida seja benéfica.[26,27]

Para pacientes com sintomas nasais crônicos acentuados, a realização de cirurgia endoscópica nasal com abertura ampla dos seios paranasais pode facilitar a drenagem de modo gravitacional e o acesso para lavagens tópicas.

Além disso, como pacientes com DCP apresentam risco maior de desenvolver apneia obstrutiva do sono, é fundamental a investigação de distúrbios respiratórios do sono quando houver qualquer suspeita.

Por fim, indivíduos com DCP, idealmente, deveriam realizar monitorização periódica multidisciplinar (entre 3 e 6 meses), incluindo nasofibroscopia, espirometria e exames microbiológicos de vias aéreas. Tomografia computadorizada de alta resolução dos pulmões deve ser realizada periodicamente em intervalos mais longos para monitorização do estado pulmonar.

Prognóstico

Dados de coortes de crianças e adultos têm mostrado que pacientes com DCP devem ser tratados de forma agressiva e intensa, pois pacientes mal manejados evoluem para piora progressiva da função respiratória (~ 40% casos), metade dos quais apresenta gravidade para se considerar transplante pulmonar. No entanto, quando tratados apropriadamente após diagnóstico correto, alcançam estabilização da função respiratória.[26,27]

Com o avanço de terapias gênicas direcionadas às mutações genéticas específicas, como a fibrose cística, é provável que surjam futuras alternativas terapêuticas para pacientes com DCP.

IMUNODEFICIÊNCIAS (TABELA 46.1)

A rinossinusite crônica, assim como as rinossinusites agudas complicadas e as rinossinusites agudas de repetição, é uma manifestação clínica de pacientes com imunodeficiências, cuja cura pode representar um enorme desafio na medida em que a doença é capaz de se tornar refratária aos tratamentos clínico e cirúrgico.[28-30]

As imunodeficiências podem ser classificadas em primárias ou secundárias. As primárias são doenças hereditárias caracterizadas pela ausência ou função prejudicada de elementos do sistema imune (células B, células T, fagócitos ou complemento) e a mais comum é a deficiência de imunoglobulinas. Em contraste, as imunodeficiências secundárias são alterações do sistema imune causadas por algum fator externo (infecções, desnutrição, tratamento quimioterápico, uso de medicamentos e transplante de órgãos).[28-33]

Imunodeficiências primárias

As deficiências de anticorpos representam 65% das imunodeficiências primárias. As imunoglobulinas agem primariamente opsonizando as bactérias encapsuladas e, em virtude disso, pacientes com hipogamaglobulinemia tendem a ser suscetíveis a infecções por espécies de estreptococos, *Haemophilus influenzae* e *Moraxella catarrhalis* e, consequentemente, a rinossinusites, pneumonias, bronquiectasia e otite média.[28-33]

As principais causas de hipogamaglobulinemia primária são:

- Imunodeficiência comum variável (ICV): é a mais frequente deficiência de anticorpos que se apresenta de maneira sintomática. É um grupo heterogêneo de alterações que envolve as funções

Tabela 46.1 Tipos de imunodeficiências associadas com rinossinusite crônica (RSC).

Tipo de imunodeficiências	Características	Associação com RSC
Imunodeficiência comum variável (ICV)	Redução da resposta humoral em consequência de baixos níveis de IgG e IgA ou IgM	Alta prevalência de RSC (36 a 52% dos pacientes com ICV)
Deficiência de IgA	Redução dos níveis de IgA (<0,07g/ℓ) na presença de níveis normais de IgG e IgM	Associação variável na literatura (6% a nenhuma associação)
Deficiência de subclasses de IgG	Deficiência em alguma das subclasses (IgG1, IgG2, IgG3, IgG4) na presença de níveis de IgG normais	Alta prevalência de deficiência de subclasses em pacientes com RSC (5 a 50%)
Deficiência de anticorpo específico (SAD)	Reduzida resposta à imunização na presença de níveis normais de imunoglobulinas	Alta prevalência de SAD em pacientes com RSC refratária (12 a 67%)
Hipogamaglobulinemia ligada ao X	Ausência de células B maduras, consequentemente com baixos níveis de imunoglobulinas	Alta prevalência de RSC (42 a 48% dos pacientes)
HIV	Reduzida imunidade celular em virtude da destruição de células CD4 pelo HIV	Alta prevalência de RSC (12 a 54% dos pacientes com HIV)
Doenças hematológicas malignas e transplantados de medula óssea	Neutropenia em consequência de doenças hematológicas malignas	Alta prevalência de RSC em pacientes com leucemia, linfoma e mieloma. Prevalência pode ser ainda mais alta em pacientes transplantados (5 a 44%)
Uso de drogas imunossupressoras	Variável dependendo do tipo de droga imunossupressora, mais frequentemente afeta a imunidade celular	Alta prevalência de RSC
Anti-CD 20 (reumatologia, hematologia, oncologia)	Redução de células B, neutropenia de início tardio	
Diabetes Mellitus	Redução da função fagocitária em consequência de exposição crônica a hipoglicemia	Sem aumento da prevalência da RSC. Nos pacientes com RSC e DM, observam-se pólipos, cultura positiva para *Pseudomonas aeruginosa* e outros Gram-negativos, e melhora menos acentuada dos sintomas no pós-operatório

Adaptada de: Samargandy S, Grose E, Chan Y, Monteiro E, Lee JM, Yip J. [31]

imunológicas das células B e T, assim chamada por ser uma forma frequente e variável por apresentar quadro clínico variável. Inicia-se geralmente na idade adulta e cursa com rinossinusites, otites, pneumonias de repetição, infecções intestinais, urinárias, doenças autoimunes e neoplasias[30]

- Deficiência de IgA: é a deficiência de imunoglobulina mais comum na população em geral. A prevalência relatada varia entre 1:400 e 1:3.000. A maioria dos pacientes é assintomática, mas uma deficiência de IgA parece predispor a infecções sinopulmonares e gastrintestinais[30]
- Deficiência de subclasses de IgG: a IgG apresenta quatro variantes ou subclasses, cada uma com funções ligeiramente diferentes. As deficiências das subclasses são diagnosticadas quando o nível sérico de IgG é normal, mas uma ou mais das subclasses são deficientes. A deficiência da subclasse de IgG é um diagnóstico controverso e os especialistas discordam cada vez mais acerca da importância desse achado como causa de infecções repetidas[29,30]
- Deficiência seletiva de anticorpos: a deficiência seletiva de anticorpos (SAD) é diagnosticada quando os pacientes apresentam níveis séricos normais de IgG, mas reduzidos níveis de IgG específica para pneumococo. Infecções respiratórias recorrentes por vírus e bactérias são características clínicas desses pacientes[29,30]
- Agamaglobulinemia ligada ao X: apresenta infecções recorrentes no trato respiratório de meninos. Os sintomas se desenvolvem após os 6 meses de idade, quando a proteção passiva contra imunoglobulinas maternas se perde.[29,30]

Diagnóstico

A história clínica dos pacientes com suspeita de ID primária deve conter dados sobre: início do quadro clínico, história familiar, infecções de repetição (otites, rinossinusites, pneumonias), infecções por germes encapsulados (deficiência de anticorpos), infecção por cândida (deficiência de células T), infecções por germes atípicos, quadros de difícil tratamento, uso de medicamentos, doenças autoimunes, histórico de neoplasias, transplante de órgãos e bronquiectasias.[30,32]

A avaliação laboratorial inicial pode ser feita pelo otorrinolaringologista por meio do hemograma completo, da sorologia para HIV, da dosagem quantitativa das imunoglobulinas (IgA, IgG, IgM, IgE), da dosagem de subclasses de IgG e da análise da resposta de anticorpos a antígenos vacinais proteicos como o tétano, o sarampo e a rubéola e polissacarídicos como o pneumococo que revelam a integridade funcional desse setor.[30,32]

A avaliação laboratorial dos pacientes que apresentam RSC não é recomendada incondicionalmente, pois é provável que produza mais resultados falso-positivos do que positivos reais. No entanto, recomenda-se que, na presença das características clínicas descritas anteriormente e nas rinossinusites refratárias ao tratamento, essa investigação imunológica seja realizada.[29,30,32]

Tratamento

Para muitos pacientes com RSC que apresentam deficiências humorais leves em testes laboratoriais, opções específicas de tratamento não estão disponíveis (como deficiência de IgA) ou podem não ser indicadas (como nas deficiências de subclasses de IgG). É de suma importância que o diagnóstico e suas implicações sejam estabelecidos em colaboração com um imunologista clínico.[29,30,32]

Reposição de imunoglobulina

A base do tratamento da hipogamaglobulinemia é a terapia de reposição de imunoglobulina intravenosa ou subcutânea. No entanto, a decisão de iniciar a reposição de imunoglobulina intravenosa e da supervisão contínua desse tratamento deve ser feita por um imunologista clínico.[28,30-32]

O benefício da reposição de imunoglobulina no tratamento da RSC crônica refratária é ainda controverso. Uma série de 31 pacientes de uma única instituição, a maioria com ICV, teve menos infecções sinopulmonares e uma redução significativa nos escores de Lund-Mackay ao receber terapia de reposição de imunoglobulina. No entanto, um estudo europeu anterior não encontrou um impacto tão favorável da terapia.[29,31]

Antibióticos profiláticos

Vários antibióticos e esquemas têm sido utilizados, e muitas vezes na metade da dose usual. Podem ser usados os beta-lactâmicos, sulfametoxazol-trimetoprima e azitromicina. Ensaios controlados são poucos no contexto de hipogamaglobulinemia. Não há consenso no uso de antibioticoterapia profilática na RSC refratária.[29,31]

Vacinação

Pacientes com baixos níveis de anticorpos para sorotipos pneumocócicos responderam favoravelmente às vacinações pneumocócicas conjugadas, reduzindo a necessidade de antibióticos.[28,30,33]

Cirurgia

A eficácia da cirurgia no contexto de hipogamaglobulinemia comparada à RSC idiopática não foi ainda estabelecida. Um estudo de caso-controle comparando o resultado da cirurgia endoscópica funcional dos seios paranasais (FESS) em pacientes com RSC imunodeficiências (principalmente secundárias) e RSC controle constatou que os pacientes imunodeficientes apresentavam a mesma taxa de sucesso que os controles.[29]

Imunodeficiências secundárias

O surgimento de técnicas e drogas mais avançadas tem proporcionado maior sucesso aos transplantes, assim como as descobertas de novos medicamentos para tratamento de uma série de doenças reumatológicas e hematológicas levaram também ao aumento da incidência de imunodeficiências secundárias e, consequentemente, das infecções a elas associadas, entre as quais são mais prováveis as que afetam o aparelho respiratório. Em especial, as rinossinusites, comuns em pacientes imunossuprimidos, podem piorar a qualidade de vida ou mesmo levar ao insucesso do transplante.[34-38]

O transplantado de células-tronco hematopoéticas tem maior risco de rinossinusites agudas bacterianas, estimado em 36,9%, bem como de apresentar rinossinusite fúngica invasiva, cuja prevalência varia entre 0,5 e 14%.[38-41] A doença do enxerto *versus* hospedeiro (GVHD, *graft-versus-host disease*) é uma complicação do transplante de células-tronco hematopoéticas.

Nos pacientes com GVHD crônica, existe um aparente aumento da incidência de rinossinusite (58 a 72%). Em GVHD, ocorre destruição celular nos órgãos acometidos do receptor por meio de substâncias inflamatórias e do efeito citotóxico das células T (CD8) ativadas. Estudos recentes demonstraram alterações histológicas na ultraestrutura da mucosa nasal dos transplantados, bem como nos pacientes com GVHD. Enquanto um indivíduo hígido pode apresentar até 9% de alterações na ultraestrutura da mucosa nasossinusal, o paciente imunocompetente com rinossinusite apresenta 28% de alterações e o transplantado de células-tronco hematopoéticas, 50%. Isso contribui para um prejuízo no *clearance* mucociliar que, associado também à imunossupressão, propicia a recorrência de rinossinusites.[39,41-45]

A síndrome da imunodeficiência adquirida (AIDS) é causada pelo vírus da imunodeficiência humana (HIV-1 e HIV-2, *human immunodeficiency virus types 1 and 2*). Esses vírus infectam os linfócitos T (CD4), macrófagos e células dendríticas, provocando diminuição na contagem de células CD4. Assim, o paciente com AIDS apresenta infecções por bactérias intracelulares, fungos e tumores.[13]

A microbiologia encontrada nos pacientes imunodeficientes mostra predomínio de bactérias Gram-negativas, entre elas, *Pseudomonas aeruginosa, Xanthomonas maltophilia, Burkholderia cepacia, Proteus mirabilis, Enterobacter cloacae, Escherichia coli, Neisseria* sp. e *Haemophilus*. Os fungos são mais encontrados em pacientes com maior imunossupressão, principalmente quando apresentam neutropenia grave.[46,47]

Diagnóstico

De forma geral, os pacientes imunossuprimidos sofrem infecções recorrentes e por microrganismos pouco frequentes na comunidade, podendo apresentar formas invasivas ou complicadas.

Segundo as Diretrizes Brasileiras em Rinossinusite, de 2008,[37] o diagnóstico da doença baseia-se no conjunto de sintomas sugestivos, no tempo de evolução e no exame físico. Dos sintomas relacionados à rinossinusite nos pacientes imunodeficientes, a febre é importante e quase sempre o único sintoma. A rinorreia pode ser citrina, em vez de purulenta, devido à diminuição ou ausência de neutrófilos no sangue. A cefaleia frontal ou dor maxilar, quando presente, pode ser mais intensa e frequente. Não existem dados científicos suficientes para estimar o tempo de evolução da rinossinusite viral para rinossinusite bacteriana aguda nesses pacientes, mas possivelmente é inferior aos parâmetros de 5 a 10 dias observados no indivíduo imunocompetente.

Para o diagnóstico da imunossupressão, os exames laboratoriais iniciais são: hemograma completo, sorologia para HIV e vírus Epstein-Barr (EBV, *Epstein-Barr virus*), dosagem de complementos e imunoglobulinas.

Exame físico

É obrigatória a realização do exame otorrinolaringológico assim que houver suspeita de infecção nasossinusal, principalmente se existir neutropenia grave (neutrófilos < 500/mm^3), devido ao maior risco, nesses pacientes, de rinossinusite fúngica invasiva, que cursa com evolução muito rápida. Na rinossinusite fúngica invasiva, com aproximadamente 3 dias de evolução, o paciente pode apresentar coloração pálida ou enegrecida de columela, vestíbulo ou dorso nasal, sinalizando necrose tecidual.[39,48-50]

Exames complementares

O exame complementar padrão-ouro para avaliação de rinossinusite em paciente imunodeficiente é a endoscopia nasal, que pode ser feita com nasofibroscópio flexível ou endoscópio rígido. Esse exame permite a avaliação da coloração da mucosa, do tipo de edema, da rinorreia e sua origem, e de eventuais tumores. A localização da secreção nasal em paciente com suspeita de rinossinusite bacteriana auxilia na decisão do tipo de tratamento, como, por exemplo, punção de seios maxilares ou abordagem cirúrgica. Coloração parda, acinzentada ou enegrecida, principalmente em cabeça de concha média e septo nasal anterior, pode ser observada como sinal muito sugestivo de rinossinusite fúngica invasiva.[39,42,43,48-49]

A TC de seios paranasais é um exame necessário para rinossinusite recorrente e persistência de febre após o segundo dia de antibioticoterapia. A TC verifica quais os seios acometidos e o bloqueio nos respectivos óstios de drenagem assim como possível complicação da rinossinusite, direcionando o tipo de abordagem conforme o sítio acometido. Entretanto, Neves (2007) demonstrou que aproximadamente 40% das tomografias em pacientes graves de unidade de terapia intensiva mostraram alterações tomográficas falso-positivas.[51]

Não existe consenso sobre a necessidade de TC antes do procedimento imunossupressor, principalmente em casos de transplante. Alguns autores defendem a obtenção de tomografia computadorizada de seios paranasais de todo paciente antes do transplante, pois demonstraram que a gravidade de alterações tomográficas encontradas no pré-transplante de medula óssea (TMO) estava relacionada à ocorrência de rinossinusite no pós-TMO.[36] Entretanto, alguns estudos mostraram 77% de exames normais pré-transplante, ausência de correlação com alteração anatômica como predisponente para rinossinusite no pós-transplante, e que somente 50% dos pacientes que apresentaram alterações na TC pré-transplante evoluíram com rinossinusite pós-transplante.

A variação anatômica correlacionou-se somente com a maior gravidade da rinossinusite no pós-transplante. Portanto, preconiza-se TC prévia ao transplante somente se o paciente tiver sinais ou sintomas clínicos sugestivos de patologias nasossinusais.[52,53]

A punção de seios maxilares via fossa canina ou meato inferior pode ser realizada para diagnóstico do agente patogênico, auxiliando secundariamente na higiene e na drenagem da secreção. O envio da secreção para cultura deve ser imediato, assim como é necessário solicitar pesquisa de bactérias atípicas e fungos.[48,49,51]

Tratamento

Em imunossupressão secundária, como no transplante de células-tronco hematopoéticas, os pacientes recebem tratamento profilático com antivirais, antibióticos e/ou antifúngicos, conforme o risco de desenvolvimento de infecções, estabelecido por intermédio de diretrizes com base em evidências para prevenção de infecções após o transplante. Entre os antivirais, utiliza-se ganciclovir semanal para pacientes pós-TCTH alogênico com sorologia ou antigenemia ou reação em cadeia da polimerase (PCR, *polymerase chain reaction*), positivos para citomegalovírus (CMV), do primeiro até o centésimo dia pós-TCTH. Doses elevadas de aciclovir podem ser utilizadas, embora tenham menor eficiência, para controle da infecção por CMV. O aciclovir deve ser administrado do condicionamento até o trigésimo dia pós-TCTH alogênico para prevenção de infecção por herpes-vírus. A vacinação para o vírus *influenza* deve ser realizada somente após seis meses de transplante. Fluconazol (400 mg/dia) pode ser empregado do momento do transplante até a pega do enxerto.[54]

Em relação às infecções bacterianas, a vacinação contra *Haemophilus influenzae* deve ocorrer nos meses 12, 14 e 24 após o transplante. A penicilina é usada contra bactérias encapsuladas (*Streptococcus* sp.) em transplantados com hipogamaglobulinemia e em GVHD crônica. Emprega-se sulfametoxazol-trimetoprima para a prevenção de infecções por *Pneumocystis carinii* até 6 meses após o transplante.[54]

As rinossinusites bacterianas nos pacientes imunodeprimidos devem ser tratadas com antibioticoterapia de amplo espectro. O tempo de tratamento preconizado é de 21 dias, com exceção das fluoroquinolonas, que podem ser utilizadas por menor período, porém, no mínimo por 8 dias. Para pacientes ambulatoriais, sugerem-se os antibióticos listados na Tabela 46.2.[37,38]

As Diretrizes Brasileiras em Rinossinusite, de 2008, sugerem um esquema de antibioticoterapia descrito na Tabela 46.2. Entretanto, o esquema de antibioticoterapia intra-hospitalar depende da exigência do Centro de Controle de Infecção Hospitalar relacionado ao hospital em que o paciente estiver internado.[37,38]

Medicações coadjuvantes, como corticoide tópico nasal, solução salina isotônica (a 0,9%) e hipertônica (a 3%) são úteis para diminuir o edema da mucosa nasal e podem ser ministradas com segurança.

Para rinossinusites fúngicas invasivas são utilizados anfotericina B lipossomal, caspofungina ou voriconazol.

Pode-se puncionar o seio maxilar de pacientes com acometimento de seios maxilares, a fim de identificar o patógeno, o que é fundamental para a escolha do antibiótico adequado. Além disso, a punção pode auxiliar na higiene e no desbloqueio do seio acometido quando o paciente não apresentar melhora após 48 horas de antibioticoterapia adequada. A via de acesso mais confortável para os pacientes é a fossa canina, com a vantagem de ser possível realizar o procedimento sob anestesia local.[42,43,46,47]

Tabela 46.2 Antibioticoterapia para adultos imunossuprimidos com rinossinusite crônica, para tratamento ambulatorial.

Antibiótico	Dose
Amoxicilina + ácido clavulânico	1.750 mg/dia
Levofloxacino	1 g/dia
Moxifloxacino	400 mg/dia
Gemifloxacino	320 mg/dia
Axetilcefuroxima	1 g/dia

Embora não exista um consenso, as cirurgias nasossinusais podem ser indicadas quando o paciente imunossuprimido, em antibioticoterapia endovenosa adequada, não apresentar melhora, mantendo febre e quadro clínico inalterado durante pelo menos 72 horas. Para transplantados de células-tronco hematopoéticas com GVHD, sugere-se cirurgia nasossinusal conservadora já no segundo episódio de rinossinusite, devido a maior recorrência do quadro sinusal.[41]

Antes de qualquer procedimento cirúrgico, deve-se verificar minuciosamente o hemograma e o coagulograma desses pacientes, em virtude das frequentes plaquetopenia e anemia. A contagem mínima adequada de plaquetas para um procedimento cirúrgico é de 60.000/mm^3; porém, é possível um procedimento com contagem entre 20.000 e 40.000/mm^3. Reservas de hemácias e plaquetas sempre devem ser requisitadas.[34]

A abordagem dos seios da face por via endoscópica é preferencial, e os pacientes imunodeficientes provavelmente se beneficiam de maneira semelhante aos pacientes imunocompetentes.[31]

CONSIDERAÇÕES FINAIS

A determinação da origem etiopatogênica das RSCs deve ser um objetivo a se alcançar em qualquer caso de RSC. Entretanto, infelizmente a maioria das formas da doença ainda não apresenta uma única causa bem estabelecida, como ocorre nas RSCs secundárias. Deve-se proceder à identificação de condições subjacentes que podem levar à ocorrência de RSC, como a fibrose cística, DCP e imunodeficiências, sempre que houver uma suspeita diagnóstica. O correto estabelecimento diagnóstico pode oferecer um melhor suporte terapêutico aos pacientes, bem como orientar medidas mais precisas e assertivas para cada caso, incluindo melhor orientação prognóstica de modo individualizado.

REFERÊNCIAS BIBLIOGRÁFICAS

1. Ribeiro JD, Ribeiro MA, Ribeiro AF. Controversies in cystic fibrosis: from pediatrician to specialist. J Pediat [Internet]. 2002 [Acesso em: 2024 Jul];78(2):171-186.
2. Bacalhau M, Camargo M, Magalhães-Ghiotto GAV, Drumond S, Castelletti CHM, Lopes-Pacheco M. Elexacaftor-tezacaftor-ivacaftor: A life-changing triple combination of CFTR modulator drugs for cystic fibrosis. Pharmaceuticals (Basel) [Internet]. 2023 [Acesso em: 2024 Jul];16(3):410.
3. Marson FAL, Bertuzzo CS, Ribeiro JD. Classification of CFTR mutation classes. Lancet Respir Med [Internet]. 2016 Aug [Acesso em: 2024 Jul];4(8):e37-e38.
4. Strand M, Vladar EK, Lynch DA, Taylor-Cousar JL. Impact of cystic fibrosis transmembrane conductance regulator therapy on

chronic rhinosinusitis and health status: deep learning CT analysis and patient-reported outcomes. Ann Am Thorac Soc [Internet]. 2022 Jan [Acesso em: 2024 Jul];19(1):12-19.
5. Kos R, Neerincx AH, Fenn DW, Brinkman P, Lub R, Vonk SM et. al. Real-life efficacy and safety of elexacaftor/tezacaftor/ivacaftor on severe cystic fibrosis lung disease patients. Pharmacol Res Perspect [Internet]. 2022 [Acesso em: 2024 Jul];10(e01015).
6. Sakano E, Ribeiro AF, Barth L, Condino Neto A, Ribeiro JD. Nasal and paranasal sinus endoscopy, computed tomography and microbiology of upper airways and the correlations with genotype and severity of cystic fibrosis. Int J Pediatr Otorhinolaryngol [Internet]. 2007 [Acesso em: 2024 Jul];71(1):41-50.
7. Krajewska J, Zub K, Slowikowski A, Zatonski T. Chronic rhinosinusitis in cystic fibrosis: a review of therapeutic options. Eur Arch Otorhinolaryngol [Internet]. 2022 [Acesso em: 2024 Jul];279:1-24.
8. Weinstock MS, Shaffer AD, Stapleton AL. Predictors of sinonasal onset, progression and severity in pediatric cystic fibrosis patients. Am J Otolaryngol [Internet]. 2021 [Acesso em: 2024 Jul];42(5):103016.
9. Cho DY, Grayson JW, Woodworth BAQ. Unified airway: cystic fibrosis. Otolaryngol Clin N Am [Internet]. 2023 [Acesso em: 2024 Jul]; 56:125-136.
10. Safi C, Zheng Z, Dimango E, Keating C, Gudis DA. Chronic rhinosinusitis in cystic fibrosis: diagnosis and medical management. Med Sci (Basel) [Internet]. 2019 [Acesso em: 2024 Jul];7(2):32.
11. Johson BJ, Choby GW, O'Brien EK. Chronic rhinosinusitis in patients with cystic fibrosis: current management and new treatments. Laryngoscope Investig Otolaryngol [Internet]. 2020 [Acesso em: 2024 Jul];5:368-374
12. Kang SH, Dalcin PT, Piltcher OB, Migliavacca RO. Chronic rhinosinusitis and nasal polyposis in cystic fibrosis: update on diagnosis and treatment. J Bras Pneumol [Internet]. 2015 [Acesso em: 2024 Jul];41(1):65-76.
13. Kimple AJ, Senior BA, Naureckas ET, Gudis DA, Meyer T, Hempstead SE et al. Cystic Fibrosis Foundation otolaryngology care multidisciplinary consensus recommendations. Int Forum Allergy Rhinol [Internet]. 2022 Sep [Acesso em: 2024 Jul];12(9):1089-1103.
14. Horani A, Ferkol TW. Understanding primary ciliary dyskinesia and other ciliopathies. J Pediatr [Internet]. 2021 Mar [Acesso em: 2024 Jul];230:15-22.e1.
15. Leigh MW, Horani A, Kinghorn B, O'Connor MG, Zariwala MA, Knowles MR. Primary ciliary dyskinesia (PCD): a genetic disorder of motile cilia. Transl Sci Rare Dis [Internet]. 2019 [Acesso em: 2024 Jul];4(1-2):51-75.
16. Chapelin C, Coste A, Reinert P, Boucherat M, Millepied MC, Poron F et al. Incidence of primary ciliary dyskinesia in children with recurrent respiratory diseases. Ann Otol Rhinol Laryngol [Internet]. 1997 [Acesso em: 2024 Jul];106:854-8.
17. Pifferi M, Michelucci A, Conidi ME, Cangiotti AM, Simi P, Macchia P et al. New DNAH11 mutations in primary ciliary dyskinesia with normal axonemal ultrastructure. Eur Respir J [Internet]. 2010 [Acesso em: 2024 Jul];35:1413-6.
18. Kreicher KL, Schopper HK, Naik AN, Hatch JL, Meyer TA. Hearing loss in children with primary ciliary dyskinesia. Int J Pediatr Otorhinolaryngol [Internet]. 2018 [Acesso em: 2024 Jul];104:161-5.
19. Lucas JS, Barbato A, Collins SA, Goutaki M, Behan L, Caudri D et al. European Respiratory Society guidelines for the diagnosis of primary ciliary dyskinesia. Eur Respir J [Internet]. 2017 Jan [Acesso em: 2024 Jul];49(1):1601090.
20. Shapiro AJ, Davis SD, Polineni D, Manion M, Rosenfeld M, Dell SD et al. American Thoracic Society Assembly on Pediatrics. Diagnosis of primary ciliary dyskinesia: An official American Thoracic Society clinical practice guideline. Am J Respir Crit Care Med [Internet]. 2018 Jun [Acesso em: 2024 Jul];197(12):e24-e39.
21. Shoemark A, Dell S, Shapiro A, Lucas JS. ERS and ATS diagnostic guidelines for primary ciliary dyskinesia: similarities and differences in approach to diagnosis. Eur Respir J [Internet]. 2019 Sep [Acesso em: 2024 Jul];54(3):1901066.
22. Werner C, Onnebrink JG, Omran H. Diagnosis and management of primary ciliary dyskinesia. Cilia [Internet]. 2015 Jan [Acesso em: 2024 Jul];4(1):2.
23. Shoemark A, Rubbo B, Legendre M, Fassad MR, Haarman EG, Best S et al. Topological data analysis reveals genotype-phenotype relationships in primary ciliary dyskinesia. Eur Respir J [Internet]. 2021 Aug [Acesso em: 2024 Jul];58(2):2002359.
24. Shoemark A, Boon M, Brochhausen C, Bukowy-Bieryllo Z, De Santi MM, Goggin P et al. Representing the BEAT-PCD Network Guideline Development Group. International consensus guideline for reporting transmission electron microscopy results in the diagnosis of primary ciliary dyskinesia (BEAT PCD TEM criteria). Eur Respir J [Internet]. 2020 Apr [Acesso em: 2024 Jul];55(4):1900725.
25. Lucas JS, Burgess A, Mitchison HM, Moya E, Williamson M, Hogg C; National PCD Service, UK. Diagnosis and management of primary ciliary dyskinesia. Arch Dis Child [Internet]. 2014 Sep [Acesso em: 2024 Jul];99(9):850-6.
26. Abitbul R, Amirav I, Blau H, Alkrinawi S, Aviram M, Shoseyov D et al. Primary ciliary dyskinesia in Israel: prevalence, clinical features, current diagnosis and management practices. Respir Med [Internet]. 2016 Oct [Acesso em: 2024 Jul];119:41-47.
27. Castillo M, Freire E, Romero VI. Primary ciliary dyskinesia diagnosis and management and its implications in America: a mini review. Front Pediatr [Internet]. 2023 Sep [Acesso em: 2024 Jul];11:1091173.
28. Schwitzguébel AJ, Jandus P, Lacroix JS, Seebach JD, Harr T. Immunoglobulin deficiency in patients with chronic rhinosinusitis: systematic review of the literature and meta-analysis. J Allergy Clin Immunol [Internet]. 2015 Dec [Acesso em: 2024 Jul];136(6):1523-31.
29. Fokkens WJ, Lund VJ, Hopkins C, Hellings PW, Kern R, Reltsma S et al. European position paper on rhinosinusitis and nasal polyps 2020. Rhinology [Internet]. 2020 [Acesso em: 2024 Jul]; 29(Suppl.):1-464.
30. Chiarella SE, Grammer LC. Immune deficiency in chronic rhinosinusitis: screening and treatment. Expert Rev Clin Immunol [Internet]. 2017 Feb [Acesso em: 2024 Jul];13(2):117-23.
31. Samargandy S, Grose E, Chan Y, Monteiro E, Lee JM, Yip J. Medical and surgical treatment outcomes in patients with chronic rhinosinusitis and immunodeficiency: a systematic review. Int Forum Allergy Rhinol [Internet]. 2021 Feb [Acesso em: 2024 Jul];11(2):162-73.
32. Halderman A, Lane AP. Genetic and immune dysregulation in chronic rhinosinusitis. Otolaryngol Clin NAm [Internet]. 2017 Jun [Acesso em: 2024 Jul];50(3):521-32.
33. Huwyler C, Lin SY, Liang J. Primary immunodeficiency and rhinosinusitis. Immunol Allergy Clin N Am [Internet]. 2020 May [Acesso em: 2024 Jul];40(2):233-49.
34. Pasquini, R. Fundamentos e biologia do transplante de células hematopoiéticas. In: Falcão RP, Zago MA, editors. Hematologia: fundamentos e prática. Rio de Janeiro: Atheneu; 2001. p. 913-34.
35. Thompson AM, Couch M, Zahurak ML, Johnson C, Vogelsang GB. Risk factors for post-stem cell transplant sinusitis. Bone Marrow Transplant [Internet]. 2002 Feb [Acesso em: 2024 Jul];29(3):257-61.
36. Savage DG, Taylor P, Blackwell J, Chen F, Szydlo RM, Rule SA et al. Paranasal sinusitis following allogenic bone marrow transplant. Bone Marrow Transplant [Internet]. 1997 Jan [Acesso em: 2024 Jul];19(1):55-9.
37. Diretrizes Brasileiras de Rinossinusites. Rev Bras Otorrinolaringol [Internet]. 2008;74(2)supl.
38. Fokkens WJ, Lund VJ, Hopkins C, Hellings PW, Kern R, Reitsma S et al. European position paper on rhinosinusitis and nasal polyps 2020. Rhinology [Internet]. 2020 Feb [Acesso em: 2024 Jul];58(Suppl S29):1-464.
39. Ortiz E. Caracterização histopatológica da mucosa nasossinusal em pacientes transplantados de células-tronco hematopoiéticas (TCTH) sem e com doença do enxerto contra o hospedeiro (DECH) [tese]. Campinas: Unicamp, 2009.
40. Dvorak CC, Steinbach WJ, Brown JM, Agarwal R. Risks and outcome of invasive fungal infections in pediatric patients undergoing allogeneic hematopoietic cell transplantation. Bone Marrow Transplant [Internet]. 2005 [Acesso em: 2024 Jul];36(7):621-629.
41. Ortiz E, Sakano E, Souza CA, Vogirto A, Eid KB. Chronic GVHD: predictive feature factor for rhinosinusitis in bone marrow transplant. Braz J Otorhinolaryngol [Internet]. 2006 May-Jun [Acesso em: 2024 Jul]:72(3):328-32.
42. Martin PJ, Weisdorf D, Przepiorka D, Horowitz MM, Koreth J, Vogelsang GB et al. National Institutes of Health consensus

development project on criteria for clinical trials in chronic graft-*versus*-host disease, VI: Design of clinical trials working group report. Biol Blood Marrow Transplant [Internet]. 2006 [Acesso em: 2024 Jul];12:491-505.

43. Filipovich AH, Weisdorf D, Pavletic S et al. National Institutes of Health consensus development project on criteria for clinical trials in chronic graft-*versus*-host disease, I: diagnosis and staging working group report. Biol Blood Marrow Transplant [Internet]. 2005 [Acesso em: 2024 Jul];11:945-56.
44. Junghanss C, Marr KA, Carter RA et al. Incidence and outcome of bacterial and fungal infections following nonmyeloablative compared with myeloablative allogeneic hematopoietic stem cell transplantation: a matched control study. Biol Blood Marrow Transplant [Internet]. 2002 [Acesso em: 2024 Jul];8(9):512-520.
45. Imamura R, Voegels R, Sperandio F, Sennes LU, Butugan O, Miniti A. Microbiology of sinusitis in patients undergoing bone marrow transplantation. Otolaryngol Head Neck Surg [Internet]. 1999 Fev [Acesso em: 2024 Jul];120(2):279-82.
46. Mirza N, Montone KT, Stadtmauer EA, Lanza DC. A schematic approach to preexisting sinus disease for the immunocompromised individual. Am J Rhinol [Internet]. 1998 [Acesso em: 2024 Jul];12:93-98.
47. Gillespie MB, O'Malley BW. An algorithmic approach to the diagnosis and management of invasive fungal rhinosinusitis in the immunocompromised patient. Otolaryngol Clin North Am [Internet]. 2000 [Acesso em: 2024 Jul];33(2):323-32.
48. Bellinger N. Sinusitis in immunodeficient and immunosuppressed patients. Laryngoscope [Internet]. 1985 [Acesso em: 2024 Jul];95:29-33.
49. Rizzieri DA, Koh LP, Long, GD, Gasparetto C, Sullivan KM, Horwitz M et al. Partially matched, nonmyeloablative allogeneic transplantation: clinical outcomes and immune reconstitution. J C Oncol [Internet]. 2007 [Acesso em: 2024 Jul];25(6):690-697.
50. Cordonnier C, Gilain L, Ricolfi F, Deforges L, Girard-Pipau F, Poron F et al. Acquired ciliary abnormalities of nasal mucosa in marrow recipients. Bone Marrow Transplant [Internet]. 1996 [Acesso em: 2024 Jul];17(4):611-16.
51. Neves MC. Eficácia da endoscopia nasal no diagnóstico da rinossinusite aguda em pacientes de terapia intensiva [tese]. São Paulo: Universidade de São Paulo; 2007.
52. Billings KR, Lowe LH, Aquino VM, Biavati MJ. Screening sinus CT scans in pediatric bone marrow transplant patients. Int J Pediatr. Otorhinolaryngol [Internet]. 2000 [Acesso em: 2024 Jul];52(3):253-60.
53. Freeman AF, Holland SM. Antimicrobial prophylaxis for primary immunodeficiencies. Curr Opin Allergy Clin Immunol [Internet]. 2009 [Acesso em: 2024 Jul];9(6):525-30.
54. Sullivan KM, Dykewicz CA, Longworth DL, Boeckh M, Baden LR, Rubin RH et al. Preventing opportunistic infections after hematopoietic stem cell transplantation: The Centers for Disease Control and Prevention, Infectious Diseases Society of America, and American Society for Blood and Marrow Transplantation Practice Guidelines and beyond. Hematology Am Soc Hematol Edu Program [Internet]. 2001 [Acesso em: 2024 Jul]:392-421.

CAPÍTULO 47

Rinossinusite Fúngica

Elisabeth Araújo • Erika Cabernite Marchetti • Marcel Menon Miyake

INTRODUÇÃO

Os fungos são encontrados em abundância em nosso meio ambiente. São mais de 100 mil espécies descritas, mas somente uma pequena parcela destas são responsáveis por gerar enfermidades em humanos.[1]

Existem vários tipos de rinossinusite fúngica (RSF). A classificação depende do grau de invasão dos seios da face. As categorias abrangentes são sinusite fúngica não invasiva e invasiva.

Existem dois subtipos de RSF não invasiva: bola fúngica (BF) e rinossinusite fúngica alérgica (RSFA). Da mesma forma, existem dois subtipos de rinossinusite fúngica invasiva (RSFI): rinossinusite invasiva aguda (RSFIA) e rinossinusite invasiva crônica (RSFIC) (Tabela 47.1).[1,2]

Os fungos estão presentes no muco da cavidade nasossinusal de mais de 90% da população, incluindo pacientes saudáveis ou com alguma doença nesta localidade.[1] No entanto, existem doenças nasossinusais em que o fungo é o patógeno responsável e o maior determinante para que isto ocorra é o estado do sistema imunológico do hospedeiro.[2]

Para diagnosticar com precisão a RSF, o médico deve levar em consideração diversas variáveis, incluindo histórico do paciente e apresentação clínica, exames de imagem, biopsia endoscópica com histopatologia e exames laboratoriais.

A outra categorização da RSF baseia-se no perfil de competência imunológica dos pacientes. O amplo entendimento é que os pacientes imunocomprometidos são as principais vítimas da rinossinusite fúngica. A RSF não invasiva tende a ocorrer principalmente em indivíduos imunocompetentes, em oposição à sinusite invasiva, que é mais prevalente na imunodeficiência. A RSFI pode ser fatal porque a infecção pode se espalhar para o espaço intracerebral; isso se correlaciona com um aumento na mortalidade e morbidade das vítimas. Pacientes imunocomprometidos devem tomar precauções especiais e devem ser tratados agressivamente caso haja qualquer suspeita de RSF.

A maior parte da literatura publicada sugere que a etiologia da RSF não é bem compreendida. No entanto, tem havido casos crescentes de RSF relatados nos últimos anos, possivelmente devido ao uso crescente de imunossupressores e antibióticos, ou simplesmente ao crescente número de doenças crônicas que suprimem o sistema imunológico. Um exemplo é a mucormicose, uma doença rara, mas com risco de morte, mais comum em pacientes diabéticos.

Tabela 47.1 Classificação das rinossinusites fúngicas.

Rinossinusite fúngica não invasiva
Bola fúngica
Alérgica
Rinossinusite fúngica invasiva
Aguda
Crônica

As duas principais categorias de fungos responsáveis por causar doenças em humanos são bolores e leveduras, embora a RSF seja mais atribuída a bolores do que a leveduras. Os bolores possuem hifas e são multicelulares, mas a levedura é unicelular. Existem vários tipos de fungos aos quais os humanos estão expostos no ar, uma vez que são onipresentes e geralmente não têm efeitos adversos no trato nasossinusal e não causam doenças ou enfermidades. A colonização dos seios da face por fungos não é um fenômeno raro e não confirma infecção. A aptidão imunológica do indivíduo muitas vezes desempenha um papel mais central na determinação se esses fungos atmosféricos levam à patologia dos seios da face ou não.[1,2]

A causa mais frequente de RSFA e RSFI é *Aspergillus*. Os outros organismos comuns responsáveis pela sinusite fúngica são Mucor e Rhizopus, também conhecidos como mucormicose. Uma característica importante da mucormicose é a necrose dos cornetos (Tabela 47.2).

A localização geográfica é uma diferença fundamental na prevalência da RSF em todo o mundo. No Brasil, nos poucos estudos de prevalência de RSF em pacientes com rinossinusite crônica (RSC) submetidos a procedimentos cirúrgicos, foi observado de 4,4 a 6,7% de culturas positivas para fungos.[3,4] Já nos EUA, a prevalência de RSF relatada por um estudo realizado em 400 pacientes com RSC foi de 15%.[5] A rinossinusite fúngica invasiva granulomatosa (RSFIG) costuma ser uma complicação da RSFIC e é mais comum na Índia, no Sudão e no Paquistão.[6] Um estudo relata que o trauma é a causa mais comum de mucormicose em países asiáticos, enquanto a imunossupressão é responsável pela maioria dos casos em países desenvolvidos.[6]

Este capítulo discute cada uma delas, com exceção da rinossinusite fúngica alérgica que será abordada no capítulo das rinossinusites crônicas primárias.

RINOSSINUSITE FÚNGICA NÃO INVASIVA

Bola fúngica

A BF é constituída por um emaranhado de hifas acompanhada de uma maior ou menor reação inflamatória da mucosa, mas sem invasão desta ou do arcabouço ósseo do seio paranasal pelos fungos. O fungo se caracteriza por ser saprófito e geralmente acomete apenas um seio paranasal. Na maioria dos casos, os pacientes não apresentam atopias ou deficiência imunológica. Os termos micetoma ou aspergiloma, como sinônimos de BF, são inadequados, porque se referem a patologias que invadem a mucosa.[1,2]

Epidemiologia e fatores predisponentes

A fisiopatologia da BF ainda não é totalmente compreendida, existindo várias teorias para tentar explicar seu aparecimento. A teoria aerogênica postula que os esporos inalados de fungo se depositam

Tabela 47.2 Espécies de fungos mais encontradas nos seios da face.

Categoria	Gênero
Zigomicetes	*Absidia Cunninnghamella Mucor Rhozomurcor Rhizopus*
Hifas hialinas	*Aspergillus Blastomidermatites Chrysosporium Fusarium Paecilomyces Penicillium Pseudallescheria boydii Scedosporium Scopulariopsis*
Dematiáceos	*Alternatia Bipolaris Cladosporium Curvularia Exserohilum*
Ascomicetos	*Candida*
Basidomicetos	*Coprinus Ustilago Cryptococcus neoformans Schizophylium*

nos seios paranasais, tornando-se patogênicos quando as condições no interior dos seios se tornam relativamente anaeróbicas. Outra teoria propõe que esta condição de anaerobiose seria mais especificamente causada pela obstrução funcional do óstio sinusal. Além disso, esta condição mecânica diminuiria o pH no interior do seio, favorecendo assim o crescimento das hifas. A proliferação das hifas pode se estender por um longo período de tempo, alternando períodos de maior atividade com outros mais longos de inatividade, o que pode dificultar o diagnóstico. Outra teoria relaciona que superinfecções levariam a episódios de rinossinusite crônica reagudizada; e a secreção purulenta resultante consistiria em um meio nutritivo ideal para potencializar o crescimento fúngico.[6]

A BF acomete mais frequentemente indivíduos idosos e há predominância no sexo feminino. A idade média de apresentação relatada na literatura é de 49 a 61 anos, com mulheres respondendo por 60 a 76,7% dos casos.[7]

Em um estudo retrospectivo de 400 pacientes com RSF, os seios da face mais atingidos na BF são os maxilares, seguidos pelos esfenoidais. A doença foi localizada em apenas um seio em 97% dos casos. Setenta por cento dos casos envolviam o seio maxilar e 27% envolviam os seios esfenoidal/etmoidal.[5]

Apesar de que um mecanismo obstrutivo possa se constituir em fator predisponente para o desenvolvimento da BF, algumas condições clínicas como desvio de septo, concha bolhosa ou alterações de infundíbulo não parecem estar envolvidas na fisiopatologia. Por outro lado, outras condições como a elevação do assoalho do seio maxilar inferior após procedimentos de enxerto ósseo, infecções periapicais, posicionamento inadequado de implante dentário, assim como a extrusão de material dentário no seio de face, podem ser consideradas como cofatores para o crescimento fúngico.

Um estudo de caso-controle demonstrou a associação de fungos maxilares em 89,2% dos pacientes submetidos a procedimentos endodônticos. Isso provavelmente se deve a certos ingredientes dos selantes, como o óxido de zinco, que podem facilitar o crescimento de fungos. Além disso, o risco de bola fúngica maxilar é quatorze vezes maior em comparação com pacientes sem tratamento endodôntico dos dentes superiores.[7,8]

Apresentação clínica

A bola fúngica ocorre em pacientes imunocompetentes, sendo predominantemente observada em mulheres (2:1) com idades variando de 18 a 86 anos. O quadro clínico é semelhante ao da RSC secundária à infecção bacteriana: obstrução nasal, rinorreia purulenta, cacosmia e dor facial persistentes por meses ou anos. Um histórico de procedimentos dentários prévios está associado a uma maior prevalência dessa condição. Alguns casos são oligossintomáticos e apenas identificados como achado incidental em exames radiológicos solicitados por outros motivos. Os achados do exame endoscópico da cavidade nasal variam de normalidade da mucosa e cavidade nasal à mucosa edemaciada, com crostas e secreção purulenta.

Diagnóstico

O seio maxilar é a localização mais frequente seguido do seio esfenoidal, mas a bola fúngica pode se manifestar em todos os seios. A endoscopia nasal pode não apresentar alterações, ou apresentar sinais sugestivos de rinossinusite crônica no meato médio do seio acometido, como edema, hiperemia, pólipos e, principalmente, secreção mucopurulenta.[8,9]

Achados radiológicos

Os achados tomográficos comuns da BF são a opacificação heterogênea parcial ou completa do seio envolvido e esclerose ou adelgaçamento da parede óssea. A BF sinusal geralmente aparece como uma hiperatenuação em tomografia computadorizada (TC) sem contraste devido à presença das hifas fúngicas densas e depósitos metabólicos como o fosfato de cálcio e o sulfato de cálcio, especialmente no centro necrótico da massa fúngica. Vários elementos metálicos pesados, incluindo cobre, zinco, ferro e cálcio são essenciais para o crescimento fúngico e ativação metabólica. A presença de elementos metálicos, embora não seja um achado patognomônico, sugere fortemente o diagnóstico de BF. A sensibilidade e a especificidade da TC, considerando a opacificação do seio e a presença de áreas com hiperatenuação como critério diagnóstico para bola fúngica, foram de 62 e 99%, respectivamente. A ausência dos pontos de calcificação nas imagens de TC dos seios pode dificultar a suspeita diagnóstica de BF.[7,10]

A maior parte das calcificações localizam-se na área central do seio envolvido, enquanto as calcificações na sinusite não fúngica estão localizadas na periferia. A localização central da calcificação pode ser explicada pelo fato dela se desenvolver dentro da massa de micélios fúngicos onde ocorre a área de necrose. Na tomografia de feixe cônico, as hiperdensidades são mais difíceis de serem visualizadas (Figura 47.1).[11] Neoplasias malignas devem ser consideradas no diagnóstico diferencial da BF. Os achados radiológicos de opacificação isolada do seio maxilar ou esfenoidal podem ser um sinal de neoplasia em 18% e de malignidade em 7 a 10% dos pacientes (Figura 47.2; Vídeos 47.1 A e B).

Na ressonância magnética, existem achados específicos para o centro da lesão (que contém os elementos fúngicos) e para a mucosa do seio acometido. Nas imagens ponderadas em T2, o centro da lesão aparece hipointenso ou mesmo com apagamento de sinal (sinal de seio escuro). Já a mucosa do seio (periferia) aparece com espessamento difuso e hipersinal (por conta da inflamação) no T2. No T1, mais comumente se apresenta com algumas porções de hiperintensidade de sinal no meio da massa fúngica (Figura 47.3).[12]

Histopatologia e microbiologia

A aparência macroscópica do material encontrado dentro do seio é denso, calcário ou friável, de coloração variando do verde, amarelo, marrom ao preto, e facilmente separado da mucosa subjacente. O diagnóstico definitivo de BF muitas vezes só pode ser confirmado através do aspecto macroscópico e pelo exame histopatológico do material retirado na cirurgia (Figura 47.4).[13] Para o diagnóstico histopatológico, várias técnicas de laboratório podem ser empregadas: exame microscópico, culturas e biopsias, além de métodos de detecção do DNA: *polymerase chain reaction* (PCR).

O meio comumente usado em laboratório para cultivo é o de Sabouraud-ágar (pH 5,0). As características morfológicas dos fungos usadas na identificação são tradicionalmente as descritas no crescimento no meio de Sabouraud-ágar a 30°C. Técnicas para aumentar

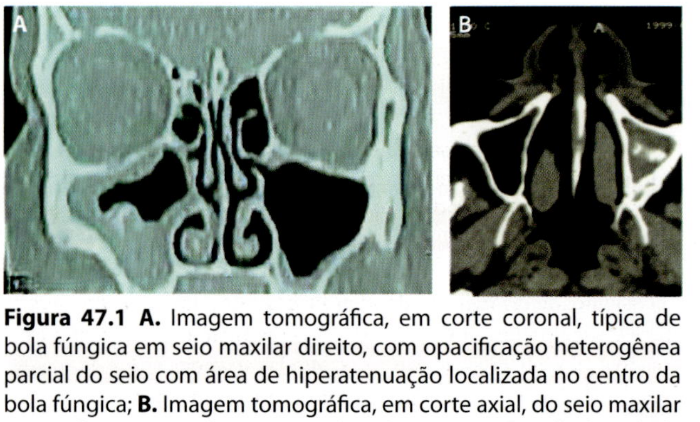

Figura 47.1 A. Imagem tomográfica, em corte coronal, típica de bola fúngica em seio maxilar direito, com opacificação heterogênea parcial do seio com área de hiperatenuação localizada no centro da bola fúngica; **B.** Imagem tomográfica, em corte axial, do seio maxilar esquerdo com opacificação completa do seio com área de densidade metalizada central associada a esclerose da parede maxilar esquerda.

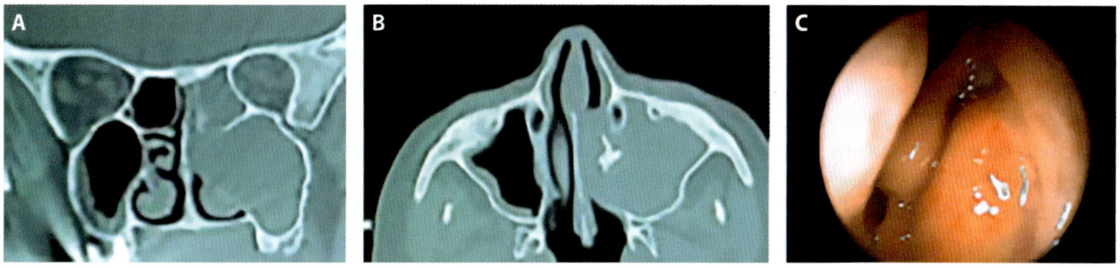

Figura 47.2 Bola fúngica, diagnóstico diferencial de tumores. **A.** Tomografia computadorizada (TC) em corte coronal evidencia opacificação maxilar e etmoidal esquerda com abaulamento para dentro da cavidade nasal; **B.** TC em axial com imagem metálica. Essas microcalcificações ocorrem devido ao alto teor de magnésio, zinco, ferro e cálcio nas hifas fúngicas; **C.** Endoscopia nasal da fossa nasal esquerda com abaulamento do processo unciforme e parede lateral do seio maxilar acompanhado de deslocamento medial da concha média.

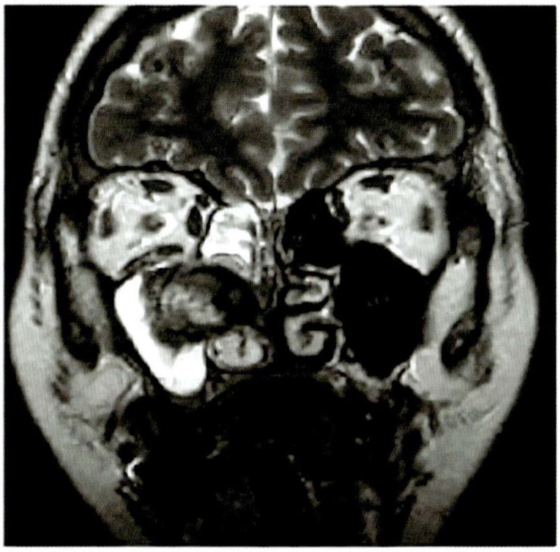

Figura 47.3 Ressonância magnética de um paciente portador de rinossinusite fúngica no seio maxilar e etmoidal direito. Nas imagens ponderadas em T2, o centro da lesão aparece hipointenso e a mucosa dos seios maxilar e etmoidal direito com espessamento difuso e hipersinal.

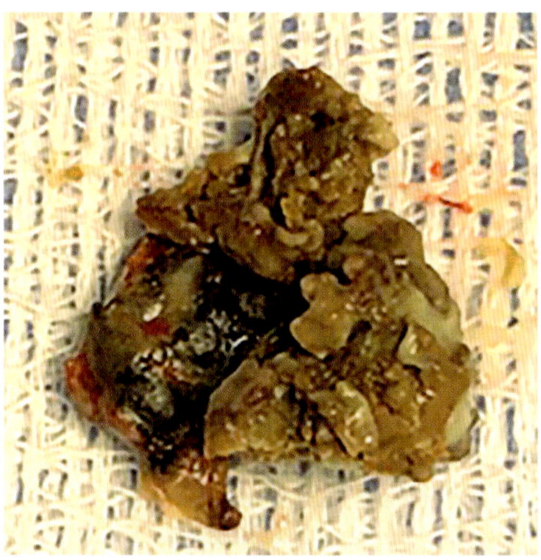

Figura 47.4 Aspecto macroscópico do material fúngico com conglomerados de material marrom ou preto associado à secreção mucopurulenta. Resultado da cultura: *Aspergillus* sp.

a sensibilidade do método de identificação das amostras incluem o uso de medicações antibacterianas (gentamicina ou cloranfenicol, por exemplo) ou cicloexamida adicionadas ao meio, inibindo o crescimento de bactérias e fungos saprófitas, respectivamente.

As culturas são positivas em aproximadamente metade dos casos, embora positividade possa variar entre 10 a 30% das culturas. As dificuldades para a obtenção de material para culturas podem ser atribuídas ao uso de técnicas inadequadas ou à falta de viabilidade dos fungos.[1]

A cultura fúngica é tipicamente demorada e apresenta sensibilidade diagnóstica muito baixa, enquanto a histopatologia geralmente fornece um diagnóstico presuntivo rápido.[14]

As amostras da mucosa e o material removido do interior das cavidades devem ser encaminhados para exame anatomopatológico. A mucosa subjacente pode parecer normal ou inflamada. O exame microscópico da mucosa pode demonstrar alterações inflamatórias crônicas inespecíficas sem invasão tecidual pelos fungos (Figura 47.5).

A principal ferramenta diagnóstica para detectar infecção fúngica é o exame histopatológico dos tecidos afetados. Exsudatos e tecidos devem ser preparados com as colorações habituais, como a hematoxilina-eosina (H&E), *Gomori mataramina silver* (GMS) ou o ácido periódico de Schiff (PAS), existindo cores diversas para a

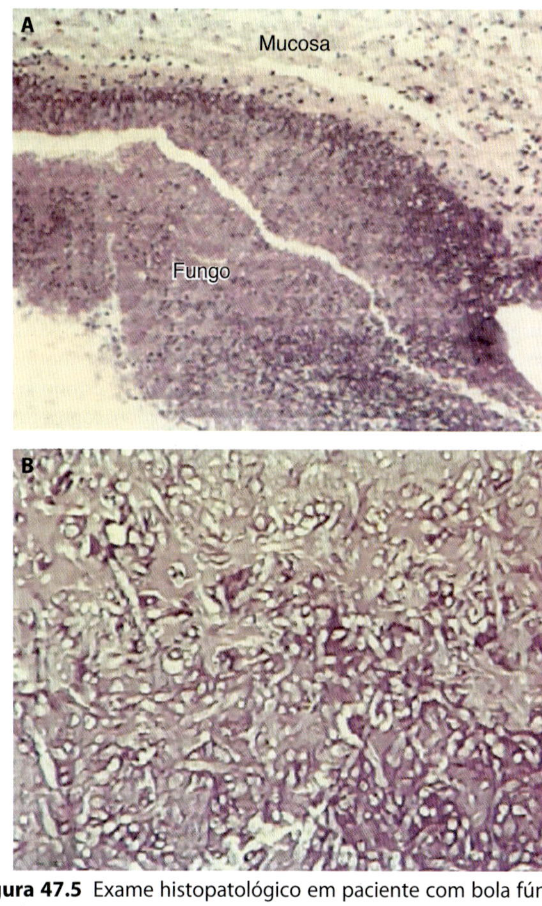

Figura 47.5 Exame histopatológico em paciente com bola fúngica. **A.** Colônias não invasivas; **B.** Fungos em enovelados de hifas.

parede celular e facilitando a identificação de melanina das paredes fúngicas. Elementos fúngicos possuem uma característica única de absorverem prata. Essa propriedade é a base para diversas colorações de prata, tais como a coloração de Grocott ou de GMS, que tornam o fungo preto ou marrom escuro. O uso das colorações de prata para fungos complementa os achados iniciais da H&E e é extremamente importante na identificação fúngica·

Os fungos estão presentes na forma de hifas, leveduras ou combinados. Na RSF identificam-se agregados de hifas compactadas exibindo zonas densas e menos densas alternadas de crescimento fúngico apresentando aparência de casca de cebola concêntrica sob ampliação de baixa potência.

As dificuldades de identificação dos fungos surgem quando não são encontrados esporos, suas formas são polimórficas ou produzem estruturas reprodutoras atípicas. A identificação de alguns tipos específicos pode ser auxiliada com a utilização de exoantígenos específicos para a espécie. A PCR baseia-se no estudo da variabilidade de regiões do DNA ribossômico específicas para cada espécie. Outras técnicas associam a PCR ao polimorfismo de outros genes e a provas com oligonucleotídeos específicos. Os fungos que contaminam o ar ambiente são um fator limitante para o diagnóstico por PCR em espécimes da cavidade nasal. Como esse fator não pode ser excluído, a PCR é de uso limitado para a detecção de RSF. Portanto, métodos moleculares e métodos de cultura convencionais devem ser usados como complementares.[14] Os critérios de diagnóstico clínico-patológicos da BF são:[15]

- Evidência radiológica de opacificação do seio com ou sem calcificações
- Material mucopurulento com aspecto de queijo ou argila dentro do seio paranasal
- Denso conglomerado de hifas (=BF) separado da mucosa do seio paranasal
- Inflamação crônica inespecífica (linfócitos, plasmócitos, eosinófilos) da mucosa, sem predominância de eosinófilos, sem granuloma e sem mucina alérgica no exame histopatológico
- Nenhuma evidência histológica de invasão fúngica da mucosa, vasos sanguíneos ou osso visualizado microscopicamente após colorações especiais para fungos.

Tratamento

O tratamento da bola fúngica é cirúrgico com o objetivo de remoção completa da BF e restauração da ventilação do seio envolvido. A cirurgia endoscópica funcional dos seios da face (FESS) é a abordagem definitiva com alta taxas de sucesso e baixa morbidade. Existem diferentes abordagens cirúrgicas. Em um estudo retrospectivo de 81 pacientes submetidos à cirurgia endoscópica funcional dos seios da face, 66% foram submetidos à sinusoscopia via fossa canina. Vinte pacientes apresentavam BF esfenoidal. Metade dos pacientes teve uma esfenoidotomia transnasal e outra metade teve uma abordagem transetmoidal.[16]

A extensão do procedimento cirúrgico é congruente com os estudos de imagem pré-operatórios e os achados intraoperatórios. Classicamente, é necessária uma abertura ampla do seio ou seios envolvidos e a remoção completa de todos os elementos fúngicos com o uso de lavagens com soro fisiológico, sucções curvas e pinças. Recomenda-se a execução de uncifectomia e ampla antrostomia maxilar com auxílio de endoscópios de 0° e/ou 30 e 45°, que permitam visualizar todas as paredes do seio envolvido.[4]

Nos casos de BF esfenoidal, a opção da esfenoidectomia transnasal ou da abordagem transetmoidal depende da experiência do cirurgião. As coinfecções bacterianas são frequentemente causadas por espécies de *Staphylococcus* e *Pseudomonas aeruginosa*.[17] Segundo Litzistorf et al. nos casos de BF, o uso do endoscópio flexível transoperatório permite uma ampla visualização do seio maxilar, principalmente da parede anterior onde em 22,7% dos casos observaram a presença de resíduo fúngico.[18]

A doença assintomática não significa que a cirurgia deva ser evitada. Fungos não tratados dos seios paranasais podem resultar em uma variedade de complicações. A rinossinusite bacteriana recorrente é a complicação mais frequente, onde o material fúngico atua como corpo estranho.

Pela localização anatômica, a BF esfenoidal é associada a complicações infecciosas cerebrais e/ou orbitais. Raramente são descritas complicações neurológicas, incluindo neurite óptica, oftalmoplegia e convulsão. Se um paciente se tornar imunodeficiente, a colonização não invasiva pode se transformar em infecção fúngica invasiva.[19]

Nenhum dado ou estudo sugeriu um papel para os corticosteroides orais ou tópicos embora frequentemente sejam utilizados como parte dos cuidados perioperatórios iniciais e após a remoção cirúrgica.[4]

A imunoterapia não tem indicação no tratamento da BF e sua indicação não foi validada por nenhum estudo devido a alergia não estar entre os fatores predisponentes da BF.[4]

Para obter a limpeza completa dos seios da face, os pacientes devem ser orientados a usar irrigação nasal de alto volume com solução salina no pós-operatório.[4,20]

A terapia antifúngica é de pouca utilidade nos pacientes com BF. Não há estudos controlados para apoiar o uso de antifúngicos na BF pela ausência de invasão da mucosa.[4]

O acompanhamento dos pacientes com BF, tanto clínica quanto endoscopicamente, é essencial, especialmente os casos que apresentam sintomas ou achados endoscópicos nasais anormais.

Caso clínico 1

G.G.N, 74 anos, feminina, foi ao consultório por hipoacusia unilateral, zumbido e história de neurinoma vestibular à direita, diagnosticado há 7 anos. Referia obstrução nasal à direita e negava infecções nasossinusais recorrentes ou sintomas alérgicos. Relatava episódios de tosse persistente durante o inverno e referia episódios de cefaleia intensa de localização occipital atribuídos à enxaqueca. Trazia consigo várias ressonâncias magnéticas que evidenciavam, além do neurinoma de crescimento lento, uma opacificação esfenoidal esquerda não descritas nos laudos dos exames. Na endoscopia nasal visualizava-se desvio de septo à direita, e na fossa nasal esquerda, presença de pouca quantidade de secreção mucopurulenta drenando para a rinofaringe. Foi solicitada uma TC de seios de face com os achados conforme Figuras 47.6 A e B. TC axial evidenciando desvio de septo para a direita, opacificação de seio esfenoidal esquerdo com hiperostose e área heterogênea central; TC sagital com evidência de opacificação esfenoidal, hiperostose da parede óssea e recesso esfenoetmoidal permeável, imagens sugestivas de RSF.

Indicado tratamento cirúrgico: correção do desvio de septo à direita e abordagem direta do seio esfenoidal esquerdo. O seio esfenoidal encontrava-se preenchido por material grumoso preto que foi completamente retirado com aspiração e lavagem de alto fluxo. Material grumoso enviado para exame histológico de coloração para fungos e cultura de fungos. Fragmento de mucosa encaminhado para exame anatomopatológico. A cultura foi negativa, anatomopatológico com predomínio de neutrófilos e ausência de invasão fúngica. O diagnóstico de BF esfenoidal baseou-se no resultado histopatológico da secreção onde houve identificação de inúmeras hifas fúngicas na coloração de Grocott, assim como no aspecto macroscópico e tomográfico. Pós-operatório sem intercorrências com a utilização de lavagem nasal e analgésicos leves (Figura 47.6 C a F).

Caso clínico 2

E.V., 65 anos, comparece à consulta com queixas de secreção nasal e pós-nasal purulenta constante há 8 anos, tosse produtiva e

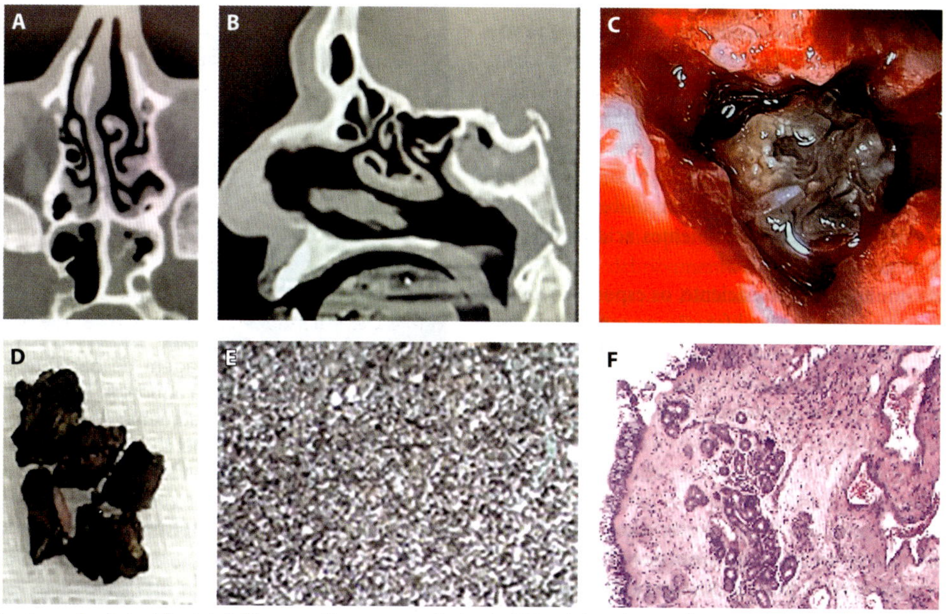

Figura 47.6 Bola fúngica, achado incidental. **A.** Tomografia computadorizada (TC) axial evidencia desvio de septo para a direita, opacificação de seio esfenoidal esquerdo com hiperostose e área heterogênea central; **B.** TC sagital com evidência de opacificação esfenoidal, hiperostose da parede óssea e recesso esfenoetmoidal permeável, imagens sugestivas de RSF; **C.** Visão endoscópica transoperatória do seio esfenoidal esquerdo com imagem de conglomerado de material preto; **D.** Aspecto macroscópico dos resíduos presentes do seio esfenoidal; **E.** Exame histopatológico. Coloração *gomori mataramina silver* conglomerado de fungos sugestivos de *Aspergillus* sp.; **F.** Anatomopatológico: inflamação crônica com predomínio de neutrófilos.

cefaleia eventual. Fez uso de inúmeros cursos de antibióticos de curta e longa durações com pouca melhora dos sintomas. Deprimida e sem esperança pelos resultados cirúrgicos prévios. Submetida à rinoseptoplastia em 2010 com bom resultado estético, mas com perfuração septal como sequela. Realizou implantes dentários em 2011. Septoplastia para correção de perfuração septal em 2012 sem sucesso. Começou com o quadro de RSC no mesmo ano, iniciando o uso de antibióticos de repetição. Em 2018, nova septoplastia e cirurgia endoscópica da RSC para exérese de provável RSF. A endoscopia nasal apontou presença de abundante secreção purulenta espessa na fossa nasal esquerda, perfuração septal anterior, turbinectomia inferior parcial bilateral. Coleta de secreção do meato médio para cultura. TC com opacificação maxilar esquerda com imagem de densidade metálica. Crescimento de *Staphylococcus aureus* resistente à clindamicina e eritromicina, sensível a ciprofloxacino. Foi recomendado à paciente a utilização de ciprofloxacino 500 mg em 12/12h por 21 dias em função de viagem marcada. No retorno, foi submetida à cirurgia endoscópica maxilar esquerda para retirada do enxerto ósseo e material fúngico. Cultura negativa. Aspecto macroscópico e histológico compatível com BF por *Aspergillus* sp. Após 30 dias da cirurgia endoscópica maxilar, o cirurgião buco maxilar procedeu à retirada do implante dentário. Paciente apresentou excelente evolução e permanece assintomática (Figura 47.7 B e F, Vídeo 47.2).

RINOSSINUSITE FÚNGICA INVASIVA AGUDA

A rinossinusite fúngica invasiva aguda (RSFIA) é uma infecção fúngica com invasão tecidual das cavidades nasossinusais de rápida progressão (menor que 4 semanas), com possível extensão extranasal e potencialmente fatal.[21]

Fisiopatologia

Os indivíduos acometidos, quase em sua totalidade, apresentam algum grau de imunossupressão. Particularmente devido a neutropenia grave das neoplasias hematológicas, uso de drogas imunossupressoras e quimioterápicos, uso prolongado de corticosteroides sistêmicos, diabetes mellitus mal controlada e a Síndrome da Imunodeficiência Adquirida.[8,21]

Durante a pandemia de covid-19 foi reportado, em alguns centros, um aumento de casos de RSFIA. No entanto, os estudos

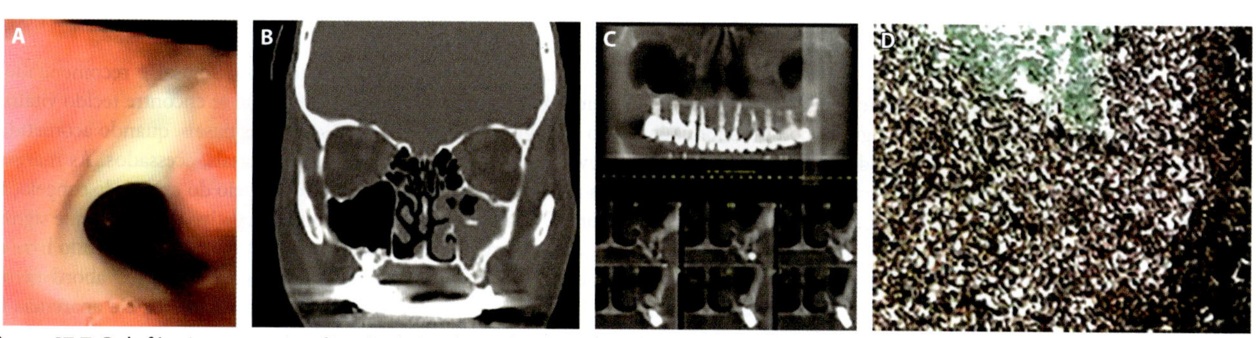

Figura 47.7 Bola fúngica como complicação de implante dentário. **A.** Endoscopia nasal esquerda com secreção purulenta espessa; **B.** Tomografia computadorizada mostra opacificação maxilar esquerda, área de hiperdensidade metálica central e hiperostose da parede maxilar esquerda e perfuração septal pós rinoseptoplastia prévia; **C.** Deslocamento de implante dentário à esquerda e edema de mucosa do assoalho do seio maxilar esquerdo, perfuração do assoalho por colocação inadequada do implante; **D.** Coloração *gomori mataramina silver* com pigmentação da melanina presente na parede fúngica de preto ou marrom escuro. Diagnóstico histopatológico: bola fúngica (provável *Aspergillus* sp.).

Crônica

A RSFIC é uma condição clínica complexa caracterizada por uma infecção fúngica invasiva persistente que perdura por mais de 12 semanas. Neste contexto, tanto a RSFIG quanto a RSFIC são consideradas manifestações da mesma doença, apresentando variações em sua apresentação clínica e histológica.

A RSFIG, uma forma mais gradual e frequentemente descrita em hospedeiros imunocompetentes, tem sido observada com maior incidência no Sudão, Índia, Paquistão e Arábia Saudita. Seu agente causador principal é o *Aspergillus flavus*. Caracteriza-se por um curso clínico que ultrapassa as 12 semanas, com a formação de uma massa expansiva nas bochechas, órbita, nariz e seios paranasais. A proptose é frequentemente um achado proeminente. A histopatologia revela uma resposta granulomatosa com considerável fibrose, granulomas não caseosos ou células gigantes do tipo de Langhans, vasculite ocasional e hifas escassas.

Por outro lado, a RSFIC é uma forma mais rara e de evolução lenta, com duração superior a 12 semanas. Embora acometa predominantemente pacientes imunocompetentes, a condição também pode ocorrer em indivíduos com sutis anormalidades no sistema imunológico, como diabetes mellitus, uso crônico de corticosteroides em baixas doses e AIDS. O *Aspergillus fumigatus* é o fungo mais comumente associado à RSFIC. A apresentação clínica é semelhante à RSFIG, com uma massa nos seios paranasais, podendo causar erosão óssea e envolvimento de estruturas adjacentes como órbita, cérebro e hipófise. A histologia da RSFIC revela invasão de fungos na mucosa sino-nasal, densa acumulação de hifas fúngicas, invasão vascular ocasional e reação inflamatória crônica ou esparsa.

Tanto na RSFIG quanto na RSFIC, a tomografia evidencia um espessamento do tecido mole, com possíveis alterações no osso adjacente. O processo invasivo pode se manifestar como uma massa, simulando características malignas, com destruição óssea e extensão para além dos seios paranasais. Recomenda-se a realização de ressonância magnética quando há suspeita de invasão iminente da órbita e/ou comprometimento intracraniano.

O tratamento para ambas as doenças é semelhante, envolvendo a ressecção cirúrgica completa do tecido afetado, seguida de terapia antifúngica. No caso de espécies de *Aspergillus*, o voriconazol é a opção preferencial, embora itraconazol e posaconazol sejam alternativas. Para espécies não *Aspergillus*, a anfotericina B é a principal opção. Apesar da terapia antifúngica sistêmica após a cirurgia, a recorrência não é incomum.

REFERÊNCIAS BIBLIOGRÁFICAS

1. Buzina W, Braun H, Freudenschuss K, Lackner A, Habermann W, Stammberger H. Fungal biodiversity - as found in nasal mucus. Med Mycol [Internet]. 2003 [Acesso em: 2024 Jul];41:149-61.
2. Fokkens WJ, Lund VJ, Hopkins C, Hellings PW, Kern R, Reitsma S et al. European position paper on rhinosinusitis and nasal polyps 2020. Rhinology [Internet]. 2020 [Acesso em: 2024 Jul];58(Suppl S29):1-464.
3. Lessa MM, Goto EY, Marcondes RA, Romano F, Voegels RL, Butugan O. Cirurgia endóscopica endonasal experiência em 706 casos. Rev Bras Otorrinolaringol [Internet]. 2002 [Acesso em: 2024 Jul];67(4):213-7.
4. Dall'Igna C, Palombini BC, Anselmi F, Araújo E, Dall'Igna DP. Fungal rhinosinusitis in patients with chronic sinusal disease. Braz J Otorhinolaryngol [Internet]. 2005 Nov-Dec [Acesso em: 2024 Jul];71(6):712-20.
5. Montone KT, Livolsi VA, Feldman MD, Palmer J, Chiu AG, Lanza DC et al. Fungal rhinosinusitis: a retrospective microbiologic and pathologic review of 400 patients at a single university medical center. Int J Otolaryngol [Internet]. 2012 [Acesso em: 2024 Jul];2012:18.
6. Singh V. Fungal rhinosinusitis: unravelling the disease spectrum. J Maxillofac Oral Surg [Internet]. 2019 Jun [Acesso em: 2024 Jul];18(2):164-79.
7. Wu PW, Lee TJ, Yang SW, Huang Y, Lee YS, Ho CF et al. Differences in clinical and imaging presentation of maxillary sinus fungus ball with and without intralesional hyperdensity. Sci Rep [Internet]. 2021 Dec 14 [Acesso em: 2024 Jul];11(1):23945.
8. Deutsch PG, Whittaker J, Prasad S. Invasive and non-invasive fungal rhinosinusitis-a review and update of the evidence. Medicina (Kaunas) [Internet]. 2019 [Acesso em: 2024 Jul];55(7):319.
9. Almomen A, Albaharna H, AlGhuneem AA, AlZahir BZ. The endonasal endoscopic approach to different sinonasal fungal balls. Int J Otolaryngol [Internet]. 2022 Mar 22 [Acesso em: 2024 Jul]:2022:6721896.
10. Zhang X, Zhang N, Huang Q, Cui S, Liu L, Zhou B et al. Analysis of metabolites of fungal balls in the paranasal sinuses. BMC Infect Dis [Internet]. 2022 [Acesso em: 2024 Jul]; 733.
11. Lee JH, Lee BD. Characteristic features of fungus ball in the maxillary sinus and the location of intralesional calcifications on computed tomographic images: a report of 2 cases. Imaging Sci Dent [Internet]. 2020 Dec [Acesso em: 2024 Jul];50(4):377-84
12. Kim SC, Ryoo I, Shin JM, Suh S, Jung HN, Shin SU. MR findings of fungus ball: significance of high signal intensity on T1-weighted images. J Korean Med Sci [Internet]. 2020 Jan 20 [Acesso em: 2024 Jul];35(3):e22
13. Alshaikh NA, Alshiha KS, Yeak S, Lo S. Fungal rhinosinusitis: prevalence and spectrum in Singapore. Cureus [Internet]. 2020 Apr 8 [Acesso em: 2024 Jul];12(4):e7587.
14. Jiang RS, Huang WC, Liang KL. Characteristics of sinus fungus ball: a unique form of rhinosinusitis. Clin Med Insights Ear Nose Throat [Internet]. 2018 Aug 3 [Acesso em: 2024 Jul];11:1179550618792254.
15. deShazo RD, O'Brien M, Chapin K, Soto-Aguilar M, Swain R, Lyons M et al. Criteria for the diagnosis of sinus mycetoma. J Allergy Clin Immunol [Internet]. 1997 [Acesso em: 2024 Jul];99(4):475-85.
16. Şahin B, Çomoğlu S, Sönmez S, Değer K, Türel MN. Paranasal sınus fungus balls: our experıence of 19 cases and revıew of lıterature. Medical Research Archives. [Internet]. 2018 [Acesso em: 2024 Jul];6(3).
17. Fadda GL, Succo G, Moretto P, Veltri A, Castelnuovo P, Bignami M et al. Endoscopic endonasal surgery for sinus fungus balls: clinical, radiological, histopathological, and microbiological analysis of 40 cases and review of the literature. Iran J Otorhinolaryngol [Internet]. 2019 Jan [Acesso em: 2024 Jul];31(102):35-44.
18. Litzistorf Y, Gorostidi F, Lambercy K, Reinhard A. Utility of flexible interventional endoscopy in endoscopic sinus surgery: a case series. Eur Arch Otorhinolaryngol [Internet]. 2023 Mar [Acesso em: 2024 Jul];280(3):1231-1239.
19. Grosjean P, Weber R. Fungus balls of the paranasal sinuses: a review. Eur Arch Otorhinolaryngol [Internet]. 2007 May [Acesso em: 2024 Jul];264(5):461-70.
20. Roithmann R, Lessa MM, Schweiger C. Manual de lavagem nasal na criança e no adulto [Internet]. [Acesso em: 2023 Mar 21].
21. Raz E, Win W, Hagiwara M, Lui YW, Cohen B, Fatterpekar GM. Fungal sinusitis. Neuroimaging Clin N Am [Internet]. 2015 [Acesso em: 2024 Jul];25(4):569-76.
22. Sen M, Honavar SG, Bansal R, Sengupta S, Rao R, Kim U et al. Epidemiology, clinical profile, management, and outcome of COVID-19-associated rhino-orbital-cerebral mucormycosis in 2826 patients in India - Collaborative OPAI-IJO study on mucormycosis in COVID-19 (COSMIC), Report 1. Indian J Ophthalmol [Internet]. 2021 [Acesso em: 2024 Jul];69(7):1670-92.
23. Payne SJ, Mitzner R, Kunchala S, Roland L, McGinn JD. Acute invasive fungal rhinosinusitis: a 15-year experience with 41 patients. Otolaryngol Head Neck Surg [Internet]. 2016 [Acesso em: 2024 Jul];154(4):759-64.
24. Araujo E, Miyake MM, Migliavacca RO. Rinossinusite fúngica. In: Pignatari SN, Anselmo-Lima WT. 3. ed. Tratado de Otorrinolaringologia. Rio de Janeiro: Elsevier; 2017.

25. Cho HJ, Hong SD, Kim HY, Chung SK, Dhong HJ. Clinical implications of serum galactomannan measurement in patients with acute invasive fungal rhinosinusitis. Rhinology [Internet]. 2016 [Acesso em: 2024 Jul];54(4):336-41.
26. Slonimsky G, Slonimsky E, Yakirevitch A, Sagiv D, Duvdevani S, Talmi YP 1 et al. The significance of computed tomography in invasive paranasal mucormycosis. Rhinology [Internet]. 2018 [Acesso em: 2024 Jul];56(1):54-8.
27. Craig JR. Updates in management of acute invasive fungal rhinosinusitis. Curr Opin Otolaryngol Head Neck Surg [Internet]. 2019 [Acesso em: 2024 Jul];27(1):29-36.
28. Turner JH, Soudry E, Nayak JV, Hwang PH. Survival outcomes in acute invasive fungal sinusitis: a systematic review and quantitative synthesis of published evidence. Laryngoscope [Internet]. 2013 [Acesso em: 2024 Jul];123(5):1112-8.

CAPÍTULO

48

Granulomatoses Nasais

Carolina Cincurá Barreto • Clara Mônica Figueredo de Lima • Marcus Miranda Lessa

INTRODUÇÃO

As granulomatoses nasais são doenças inflamatórias crônicas específicas nas quais a principal característica histológica é a formação de granulomas, acometendo os tecidos do nariz e seios paranasais. O granuloma é tipicamente uma lesão focal em que se encontra uma concentração de macrófagos, transformados em células epitelioides, rodeados por linfócitos (Figura 48.1). Essas células se agrupam em massa ou se aglutinam formando uma célula gigante multinucleada, a célula gigante de Langhans ou célula gigante de corpo estranho. O granuloma pode se formar como uma reação de defesa do organismo à presença de um agente inanimado (corpo estranho) ou um agente de baixa virulência e grande resistência. Esse processo inflamatório granulomatoso pode evoluir para uma reabsorção completa ou para uma fibrose que estabiliza ou se torna muito intensa podendo ser a principal responsável pela disfunção orgânica.

CLASSIFICAÇÃO

De acordo com a etiologia, as granulomatoses nasais podem ser divididas em:

- Infecciosa
  - Bacterianas: actinomicose, hanseníase, rinoscleroma, sífilis e tuberculose
  - Fúngicas: histoplasmose, paracoccidioidomicose e rinosporidiose
  - Parasitária: leishmaniose
- Autoimune
  - Granulomatose com poliangiite (GPA)
  - Granulomatose eosinofílica com poliangiite (GEPA)
  - Lúpus eritematoso sistêmico
  - Policondrite recorrente
- Desconhecidas
  - Sarcoidose
- Induzida por trauma
  - Granuloma por uso de cocaína.

MANIFESTAÇÕES CLÍNICAS

As manifestações clínicas das granulomatoses costumam ser bastante inespecíficas. Os achados mais comuns são obstrução nasal, formação de crostas, rinorreia e epistaxe. Ao exame físico, podem-se encontrar irregularidades da mucosa como nodulações, granulações e ulcerações. Perfuração septal e destruição da pirâmide nasal também podem ser encontradas. Não existem achados patognomônicos ou exclusivos de uma patologia específica, mas alguns achados podem direcionar o diagnóstico. A ponta nasal arroxeada e nódulos amarelados submucosos podem sugerir sarcoidose, enquanto perfuração septal é mais frequente na GPA, uso de cocaína e nos casos mais severos de leishmaniose mucosa.

DIAGNÓSTICO

Muitas vezes o diagnóstico das granulomatoses nasais é difícil. Uma adequada história clínica associada ao exame físico ajuda a guiar o diagnóstico. A biopsia é fundamental durante a investigação etiológica e deve ser feita no local adequado da lesão, tendo o cuidado para remover as crostas antes de realizar a biopsia da mucosa ou tecido subjacente. Muitas dessas patologias apresentam envolvimento de outros órgãos, como acometimento ocular, renal, articular ou pulmonar. Por isso, a investigação desses pacientes precisa ser do ponto de vista sistêmico.[1]

GRANULOMATOSES INFECCIOSAS BACTERIANAS

Actinomicose

A actinomicose é uma infecção bacteriana anaeróbia causada principalmente pelo *Actinomyces israelii* mas também por outras espécies de

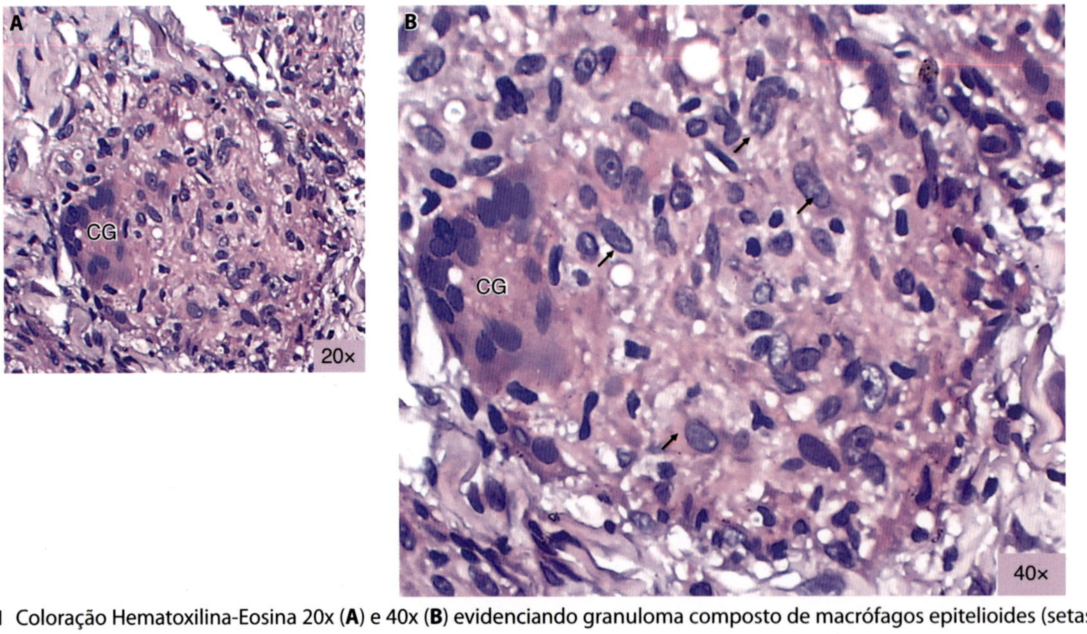

Figura 48.1 Coloração Hematoxilina-Eosina 20x (**A**) e 40x (**B**) evidenciando granuloma composto de macrófagos epitelioides (setas) e célula gigante multinucleada.

Actinomyces. Essas bactérias são comensais da cavidade oral (gengivas, tonsilas e dentes) e podem estar presentes no trato intestinal e vagina. A actinomicose ocorre com mais frequência em adultos do sexo masculino, entre 15 e 35 anos. Apresenta-se nas formas cervicofacial, torácica, abdominal e mais raramente pélvica, em mulheres.[2]

Embora mais da metade (50 a 75%) de todos os casos relatados de actinomicose envolvam a região cervicofacial, o envolvimento da cavidade nasal é extremamente raro. Os *Actinomyces* são patógenos não virulentos, por isso, para gerarem uma doença, é necessário que o paciente apresente uma alteração na integridade da mucosa, tipicamente após cirurgias orais ou em pacientes com má higiene oral.[2,3]

A lesão característica da actinomicose é uma área endurecida formada por vários abscessos que se comunicam, envoltos em tecido de granulação. As lesões tendem a fistulizar para a pele e drenam uma secreção purulenta contendo grânulos de "enxofre", que, apesar do nome, não contêm enxofre. Essa nomenclatura foi concebida por sua coloração amarelada. Os grânulos são massas arredondadas formadas por filamentos ramificados de *Actinomyces*. Na forma cervicofacial, pode-se observar inicialmente um edema endurecido e doloroso na região perimandibular, com posterior disseminação direta para os tecidos adjacentes (Figura 48.2). Caso não haja tratamento adequado, pode acontecer disseminação hematogênica e extensão da disseminação com invasão do crânio. O acometimento nasossinusal é bem raro, com poucos casos relatados na literatura. Nesses casos, o paciente pode apresentar sintomas de rinossinusites com necrose de maxila, fístulas orosinusais e destruição da pirâmide nasal.[3]

O diagnóstico baseia-se na história clínica associada ao exame histopatológico, com visualização de bacilos Gram-positivos ramificados ou em contas, não formadores de esporos, coloração álcool-ácido resistente negativa, em grânulos de enxofre (Figura 48.3). Culturas em meios anaeróbios seletivos confirmam o diagnóstico, mas o patógeno pode demorar até 3 semanas para ser isolado. Sabe-se, porém, que as técnicas de cultura podem não ser conclusivas, pois ocorrem contaminações com outros microorganismos. O teste de reação em cadeia de polimerase (PCR) pode ser realizado, sendo um dos métodos mais sensíveis para a detecção do *Actinomyces*.[2-4]

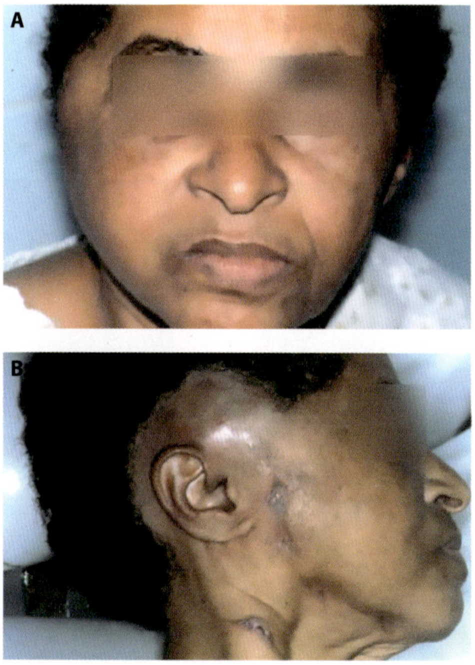

Figura 48.2 A. Imagem evidencia aumento de volume em tecido mole na hemiface direita; **B.** Presença de fístulas cutâneas nas regiões cervical, submandibular, pré-auricular e temporal à direita com drenagem de secreção purulenta. (Cortesia de: Gleicy Falcão.)

O tratamento da actinomicose consiste no debridamento cirúrgico da lesão associada à antibioticoterapia prolongada. Os *Actinomyces* são susceptíveis a diversos antibióticos, como penicilinas, cloranfenicol, tetraciclinas, eritromicina, clindamicina, esteptomicina e cefalosporina. Uma opção inicial é a penicilina G endovenosa, 12 a 24 milhões de unidades por dia, durante 1 a 2 semanas, continuado o tratamento por via oral com antibióticos como a penicilina, amoxicilina, doxiciclina ou tetraciclina por até 6 a 12 meses.[2-4]

Hanseníase

A hanseníase é uma doença infecciosa, contagiosa, de evolução crônica, causada pela bactéria *Mycobacterium leprae*. É uma doença de distribuição mundial, endêmica em países como Índia, Nepal, Congo e Brasil. O Brasil ocupa a segunda posição do mundo entre os países que registram casos novos, sendo considerado importante problema de saúde pública no país. Na última década, a luta global contra a hanseníase alcançou resultados significativos. Em 2019, pouco mais de 200 mil casos foram detectados em 116 países. Cerca de 5% dos casos apresentavam deformidades físicas visíveis no momento do diagnóstico, o que equivale a 1,4 por milhão de habitantes – uma redução de 40% em relação a 2014. Globalmente, a nova taxa de detecção de casos infantis foi de 7,9 por milhão de crianças, marcando uma melhoria significativa em relação à taxa de 2014, que era de 10,1. A Estratégia Global da Organização Mundial da Saúde (OMS) para a Hanseníase 2021-2030, visa a interrupção da transmissão e na obtenção de zero casos autóctones.[5]

O *Mycobacterium leprae*, ou bacilo de Hansen, é um bacilo álcool-ácido resistente, parasita intracelular obrigatório e possui afinidade com células cutâneas e nervos periféricos. A hanseníase acomete pessoas de ambos os sexos, sendo mais comum no sexo masculino, e de qualquer idade. É necessário um longo período de exposição à bactéria, 2 a 5 anos em média, sendo habitualmente proveniente entre o contato de um paciente multibacilar não tratado com indivíduos não infectados. As lesões neurais decorrentes conferem à doença um alto poder de gerar deficiências físicas e configuram-se como principal responsável pelo estigma e discriminação às pessoas acometidas pela doença. O muco nasal é considerado o principal fator na transmissão e disseminação da infecção. A mucosa nasal é considerada a principal porta de entrada e saída para *M. leprae*, por ser facilmente vulnerável e oferecer livre acesso aos bacilos.[6]

A hanseníase possui quatro formas principais de apresentação clínica, que ocorrem de acordo com a resposta imune do hospedeiro: forma tuberculoide (HT), virchowiana (HV), dimorfa (HD) e indeterminada (HI).

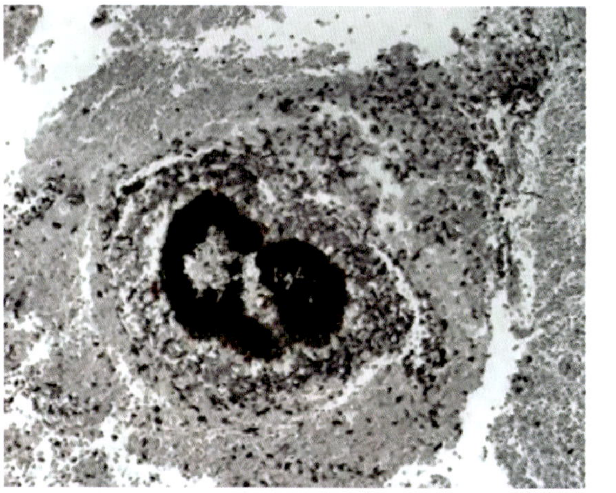

Figura 48.3 Lâmina com coloração Grocott (aumento de 200x). Observa-se área central com grande quantidade de colônias emaranhadas e enegrecidas. (Cortesia de: Gleicy Falcão.)

- Hanseníase indeterminada: estágio inicial da doença, com um número de até cinco manchas de contornos mal definidos e sem comprometimento neural. Costuma ser paucibacilar, com difícil identificação do bacilo. Pode apresentar regressão espontânea ou evoluir para um dos polos tuberculoide ou virchowiano
- Hanseníase tuberculoide: manchas ou placas de até cinco lesões, bem definidas, com um nervo comprometido, podendo ocorrer neurite (inflamação do nervo). É considerada paucibacilar com alta resposta imunológica celular
- Hanseníase *borderline* ou dimorfa: manchas e placas, acima de cinco lesões, com bordos às vezes bem ou pouco definidos, com comprometimento de dois ou mais nervos, e ocorrência de quadros reacionais com maior frequência
- Hanseníase virchowiana: forma mais disseminada da doença. Há dificuldade para separar a pele normal da danificada, podendo comprometer nariz, rins e órgãos reprodutivos masculinos. Pode haver a ocorrência de neurite e eritema nodoso (nódulos dolorosos) na pele. É considerada uma forma multibacilar com baixa resposta imunológica celular. Pacientes com essa forma de hanseníase podem apresentar características faciais típicas como o nariz em sela (Figura 48.4), madarose (perda de cílios e ou sobrancelha), megalóbulo e atrofia cutânea.[7]

O acometimento das mucosas nasofaríngeas são frequentes. O nariz é considerado local inicial das lesões na hanseníase, podendo preceder o acometimento cutâneo e neurológico. Acredita-se que 95% dos pacientes MHV (com hanseníase virchowiana) terão envolvimento nasal precoce. Mesmo sem lesões mucosas visíveis, há alterações histopatológicas específicas da doença. No estágio de invasão bacilar, observam-se muitas células produtoras de muco, edema e aumento da vascularização da submucosa infiltrada por plasmócitos e linfócitos. Esta grande quantidade de muco explicaria a congestão nasal e rinorreia características neste estágio inicial. Posteriormente, no estágio de proliferação, ocorre uma exacerbação dos achados anteriores, conferindo à mucosa aspecto granuloso; neste estágio, a presença de macrófagos no infiltrado inflamatório é predominante. O estágio a seguir é o de destruição e ulceração da mucosa, com infiltrado inflamatório constituído por macrófagos com numerosos bacilos, além de linfócitos e plasmócitos. Já o último estágio, o de resolução e fibrose, a fibrose é marcante e raramente são encontrados bacilos.[8]

As manifestações clínicas apresentam-se de acordo com os estágios da doença:[4]

- Rinite congestiva (fase inicial): rinorreia, obstrução nasal, epistaxe, lesões ulceradas e lepromas nodulares. A baciloscopia pode ser positiva
- Fase granulomatosa: infiltração de cor rósea pálida na região do septo e conchas nasais. Nesta fase, a baciloscopia é sempre positiva
- Fase atrófica: ulceração, infecção secundária, diminuição da irrigação sanguínea do pericôndrio, podendo produzir perfuração do septo nasal, alteração da sensibilidade e perturbações do olfato. A destruição septal predispõe à formação do nariz em sela. As conchas nasais se atrofiam, predispondo à formação de crostas (Figura 48.5).

O diagnóstico da hanseníase deve ser feito por uma combinação de uma adequada anamnese, exame dermatoneurológico e exames complementares. Realiza-se exame baciloscópico do esfregaço dérmico de todos os pacientes com suspeita clínica de hanseníase. Os sítios de coleta de material são áreas com alterações da sensibilidade ou lesões ativas. Não existindo lesões ou áreas dormentes, a coleta é realizada nos dois lóbulos auriculares e nos dois cotovelos, utilizando-se posteriormente a coloração de Ziehl-Neelsen. O exame histopatológico tem grande valia na confirmação diagnóstica. A biopsia deve ser processada e fixada em formol a 10% ou Millonig (formol tamponado), sendo utilizadas as colorações de Hematoxilina-Eosina, Ziehl-Wade-Klingmuller ou Fite Faraco. Para o diagnóstico na mucosa nasal, o método de amplificação do DNA pela técnica da PCR parece ser o mais específico e sensível para a detecção do bacilo nesta região.[9,10]

O tratamento é baseado na poliquimioterapia com rifampicina, dapsona e clofazimina. O tempo do tratamento depende da forma clínica da doença e varia de 6 meses, para as formas paucibacilares, a 1 ano para as multibacilares. Após duas semanas do início do tratamento, o paciente deixa de ser infectante. Trata-se de uma doença de notificação compulsória. As deformidades nasais podem ser tratadas cirurgicamente após, em média, 2 anos de cura da doença.[10]

Rinoscleroma

Doença granulomatosa rara e crônica, com progressão insidiosa lenta. Seu agente causador é *Klebsiella rhinoscleromatis*, um bacilo Gram-negativo com afinidade pelas vias aéreas superiores. O rinoscleroma ainda é considerado condição endêmica em regiões da África, como Egito, e zonas tropicais, Sudeste Asiático, México, América Central e do Sul, bem como na Europa Central e Oriental.

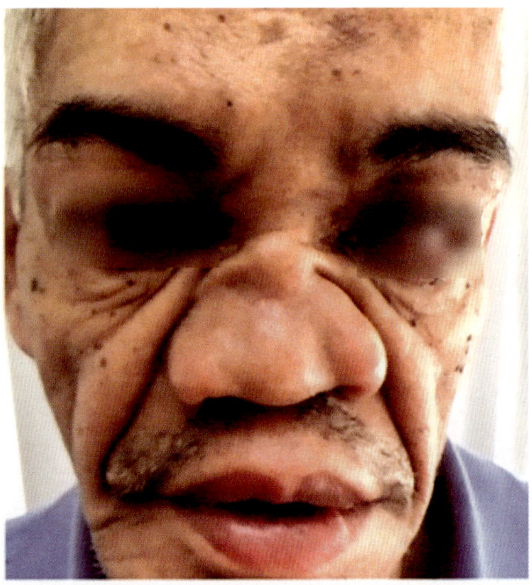

Figura 48.4 Paciente portador de hanseníase virchowiana apresentando nariz em sela. (Cortesia de: Paulo Machado.)

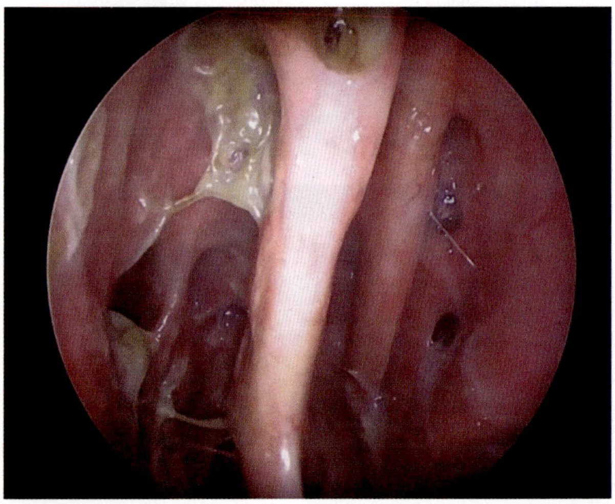

Figura 48.5 Videoendoscopia nasal de um paciente com hanseníase virchowiana evidencia perfuração septal ampla e importante rinite atrófica secundária com formação de crostas. (Cortesia de: Edwin Tamashiro.)

A maior prevalência em locais com nível socioeconômico menor tem relação com a higiene inadequada, deficiências nutricionais e presença de alterações no sistema imunológico. A forma de transmissão ainda não é bem definida, mas a ocorrência de múltiplos casos dentro da mesma família pode embasar a hipótese de transmissão por meio de contato direto próximo e prolongado. O rinoscleroma acomete principalmente adultos jovens na terceira e quarta décadas de vida (85% dos casos), com predominância no sexo feminino (60%).[1,11]

A doença localiza-se na cavidade nasal em 95% dos casos, mas também pode localizar-se em outros sítios da via respiratória. É caracterizada clinicamente por um granuloma com evolução pseudotumoral. Três fases caracterizam a evolução do rinoscleroma:

- Rinite crônica ou catarral: formação de crostas de odor fétido e obstrução nasal que duram de semanas a meses
- Granulomatosa: formação de granuloma, nódulos ou infiltração da mucosa na parte anterior da cavidade nasal durando meses a anos. Pode levar à destruição do septo nasal ou alargamento da pirâmide nasal
- Cicatricial: fibrose que pode levar à estenose das narinas, podendo se estender até a laringe.

É uma doença com evolução muito lenta que pode levar a estágios avançados com deformidades nasais, alteração do olfato, disfonia, disfagia e até estridor. O diagnóstico por vezes é desafiador, sendo confirmado pelo exame histopatológico. Deve-se considerar a possibilidade diagnóstica quando se está diante de qualquer granuloma centrofacial em área endêmica. No exame anatomopatológico observa-se um infiltrado inflamatório rico em histiócitos, com presença de células de Mikulicz (histiócitos contendo o bacilo) e plasmócitos com numerosos corpúsculos de Russell. A identificação do bacilo pode ser feita pela coloração de Warthin-Starry, e a cultura para isolar o agente em meio de ágar MacConkey.[11]

A avaliação radiológica é essencial no diagnóstico do rinoscleroma e diferenciação com outras doenças granulomatosas e neoplásicas, além de ajudar na avaliação da extensão e complicações da doença. A tomografia computadorizada e a ressonância magnética são os exames radiológicos recomendados. Na tomografia computadorizada, observa-se a expansão nasal bi ou unilateral e presença de massas de tamanhos variáveis. As lesões características são homogêneas, bem delimitadas, hiperdensas e sem realce. O acometimento do seio maxilar é frequente, podendo estender-se para os seios etmoidais e esfenoide. Habitualmente encontra-se esclerose óssea ou adelgaçamento ósseo, secundário à atrofia por pressão, sem destruição óssea, o que ajuda a diferenciar de lesões malignas.[12]

O tratamento do rinoscleroma é baseado na antibioticoterapia prolongada e em cirurgia, a depender do estágio do acometimento. Atualmente, a rifampicina e fluoroquinolonas são os antibióticos mais utilizados devido a sua alta concentração dentro dos macrófagos. Ciprofloxacino na dose de 500 mg, 2 a 3 vezes/dia, tem sido a escolha de primeira linha. A duração do tratamento varia de 6 semanas a 6 meses. Outros antibióticos como estreptomicina, cotrimoxazol, oxitetraciclina e sulfonamidas são também eficazes, mas devido à toxicidade cócleo-vestibular e/ou hematológica, são usados com menos frequência. Corticosteroides podem ser associados para reduzir o processo inflamatório. A terapia com ferro é ocasionalmente administrada em casos de anemia. Recorrência é comum, verificando-se em 41% dos casos entre 1 e 3 anos. A cirurgia deve ser considerada em pacientes com lesões fibroescleróticas nasais ou laríngeas, visando restaurar a permeabilidade das vias aéreas.[11,13]

Sífilis

A sífilis é uma infecção bacteriana sistêmica causada pela espiroqueta *Treponema pallidum*. A doença é transmitida habitualmente por contato sexual e por isso é considerada uma doença sexualmente transmissível, mas a contaminação também pode ser por qualquer contato próximo com a lesão sifilítica, por via transplacentária, transfusional ou acidental. O *Treponema* tem tropismo por diversos órgãos, podendo causar problemas clínicos diversos.

Os casos notificados de sífilis primária e secundária atingiram os menores números no ano de 2000, com 2,1 casos por 100 mil habitantes, nos EUA. Em 2018, houve um aumento de 14,9% em relação ao ano anterior e mais de cinco vezes a taxa de 2000. Essa mudança no padrão epidemiológico da sífilis pode ser atribuída a um aumento no número de parceiros sexuais, à diminuição do uso de métodos contraceptivos de barreira e à falta de conhecimento em relação às DSTs.[14] A sífilis é dividida em três estágios: primário, secundário e terciário. As manifestações da sífilis na mucosa da cabeça e pescoço podem ser observadas em todas as três etapas.[14,15] Mais comumente aparecem na forma secundária, e até 22% de todos os casos de sífilis secundária apresentam algum envolvimento da mucosa oral (Figura 48.6).

- Sífilis primária: a lesão da sífilis primária é conhecida como cancro, que se desenvolve no local da inoculação do patógeno. Pode haver uma lesão ou múltiplas, que aparecem inicialmente como uma lesão semelhante a uma pápula, cerca de 2 a 3 semanas após a inoculação e eventualmente ulceram, produzindo uma lesão ulcerosa bastante infecciosa que dura de 3 a 7 semanas
- Sífilis secundária: os pacientes progridem para esse estágio em 2 a 12 semanas após o aparecimento do cancro. Lesões disseminadas, muitas vezes uma erupção cutânea não pruriginosa no tronco e nas extremidades, e sintomas sistêmicos de mal-estar, perda de peso e febre indicam progressão para o segundo estágio da infecção
- Sífilis terciária: aparece muitos anos depois nos casos de sífilis não tratada. Caracterizada pela formação de gomas sifilíticas, lesões com bordas elevadas e centro amolecido que acometem principalmente o sistema neurológico e cardiovascular.

Na sífilis congênita, as crianças apresentam dentes de Hutchinson, incisivos centrais superiores espaçados e com entalhe central, "molares em amora" (ao sexto ano, os molares ainda têm suas raízes malformadas), deformidade do nariz em sela, rinite persistente, maxilares subdesenvolvidos, surdez, ceratite intersticial, bossa frontal, hepatomegalia, esplenomegalia, anemia e linfonodomegalia.

Para o diagnóstico de sífilis, a sorologia é fundamental na investigação etiológica. O rastreio inicial é feito tradicionalmente com testes não treponêmicos, como o Venereal Disease Research Laboratory (VDRL) e o teste Rapid Plasma Reagin (RPR). Esses

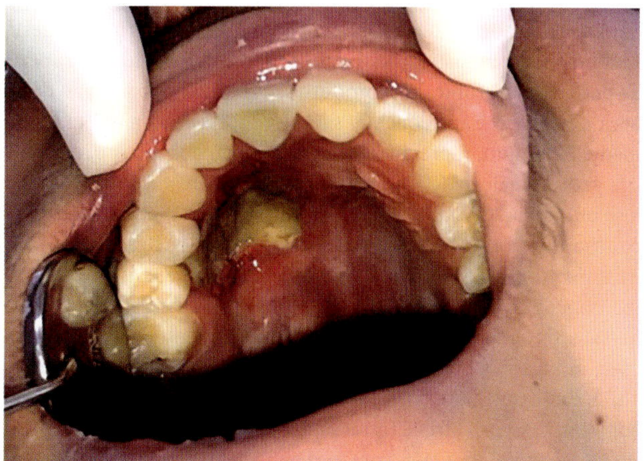

Figura 48.6 Paciente com sífilis e ulceração em palato.

testes detectam anticorpos para antígenos treponêmicos inespecíficos e têm uma sensibilidade de 70%. Para confirmação, deve-se solicitar testes específicos, que incluem ensaio de hemaglutinação de *T. pallidum* (TPHA), ensaio de absorção de anticorpo treponêmico fluorescente (FTA.Abs) e ensaio de microhemaglutinação para *Treponema pallidum* (MHA-TP). O diagnóstico também pode ser feito por meio da pesquisa em campo escuro. O exame de campo escuro é positivo em cancro ou lesões úmidas na forma secundária. Quanto aos achados histopatológicos, três principais achados têm sido associados à sífilis na mucosa: alterações epiteliais macroscópicas e microscópicas, infiltrado de células plasmáticas e presença de *T. pallidum* na mucosa avaliada por imuno-histoquímica. Uma coloração imuno-histoquímica positiva para treponema é o padrão para o diagnóstico tecidual da sífilis, porém a maioria dos serviços não dispõe dessas colorações.[4,14-16]

O tratamento com penicilina continua sendo o padrão-ouro para tratamento da sífilis e depende da forma clínica:[17]

- Sífilis primária: penicilina benzatina, 2,4 milhões UI, via intramuscular, dose única
- Sífilis recente secundária e latente: penicilina benzatina, 2,4 milhões UI, via intramuscular, repetida após uma semana
- Sífilis terciária: penicilina benzatina, 2,4 milhões UI, intramuscular, semanal, por 3 semanas. Dose total de 7,2 milhões UI, ou penicilina por via venosa a cada 4 horas, por 2 semanas. Indivíduos alérgicos podem ser tratados com tetraciclina, doxiciclina, eritromicina ou ceftriaxone por 15 dias.

Tuberculose

A tuberculose (TB) é uma importante doença infecto-contagiosa crônica, causada pelo *Mycobacterium tuberculosis*. É considerada a principal causa infecciosa de morbidade e mortalidade globalmente. Trata-se da causa mais comum de mortalidade por doença infecciosa no mundo. O atraso no diagnóstico é uma grande preocupação global no controle da TB. Em 2017, houve uma diferença de 3,6 milhões entre notificações de novos casos e o número estimado de casos incidentes, indicando uma enorme subnotificação e subdiagnóstico de casos de TB. Em contrapartida, a OMS lançou uma iniciativa para otimizar os diagnósticos de TB nos próximos anos. Aproximadamente 23% da população mundial está infectada com bactérias da TB e 5 a 15% terão sintomas relacionados com a patologia ao longo da vida. A incidência é maior no sexo feminino e em pessoas de meia-idade e idosos.[18]

A transmissão acontece principalmente pela inalação do bacilo. A mucosa nasal tem ação bacteriostática, porém, em situações de baixa imunidade, o bacilo pode proliferar na região da cavidade nasal. A infecção primária é tipicamente uma lesão assintomática em lobo inferior do pulmão. Envolvimento secundário manifesta-se com sintomas sistêmicos como sudorese noturna, febre, perda de peso e tosse crônica não produtiva. Tuberculose na região de cabeça e pescoço é infrequente, sendo a localização nasal extremamente incomum, representando apenas 0,1% dos casos e sendo em sua grande maioria (75%) secundária a uma evolução da tuberculose pulmonar. O septo nasal é a região mais acometida, seguida da concha inferior. O sintoma mais comum nos pacientes com acometimento nasal é a obstrução nasal, seguida de epistaxe e rinorreia mucopurulenta. Odor fétido e formação de crostas são outras queixas frequentes. Ao exame físico, podem-se observar nodulações, infiltrações ou ulcerações do septo ou conchas nasais (Figura 48.7). Em casos mais avançados, pode-se observar destruição óssea com extensão orbitária e intracraniana.[19]

Os critérios da OMS para o diagnóstico de TB pulmonar incluem sintomas e isolamento de *M. tuberculosis* do escarro por cultura ou por ensaios moleculares como os ensaios de sonda de linha ou detecção de bacilos álcool-ácido resistentes por baciloscopia de escarro, se cultura ou exames moleculares não estiverem disponíveis. Pacientes com baciloscopia negativa podem ser diagnosticados se radiografia de tórax (RXT) mostrar anormalidades consistentes com TB pulmonar ativa. Já nos casos de TB extrapulmonar, o diagnóstico é baseado em pelo menos uma amostra com *M. tuberculosis* confirmado ou histológico sugestivo.[20] O achado histopatológico sugestivo é a presença de infiltrado inflamatório granulomatoso juntamente com células gigantes de Langhans e necrose caseosa. Tanto o isolamento de bacilos ácido-resistentes quanto a cultura de *M. tuberculosis* podem ser encontrados, porém são de alta dificuldade, principalmente na mucosa. A amplificação por PCR, chamada GeneXpert, pode ser utilizada como ferramenta para aumentar a precisão diagnóstica em pacientes onde há uma dúvida diagnóstica ao detectar o DNA do *M. tuberculosis*.[21] O tratamento da TB nasal é semelhante ao tratamento da TB pulmonar clássica. Atualmente no Brasil, o Ministério da Saúde recomenda para os casos novos em adultos e adolescentes (> 10 anos), a rifampicina, isoniazida, pirazinamida e etambutol por 2 meses, seguido da rifampicina e isoniazida por mais 4 meses. Deve-se fazer a notificação compulsória da doença.[22]

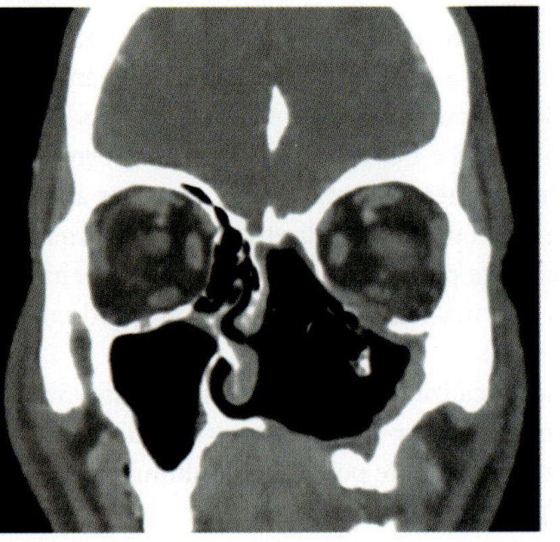

Figura 48.7 Tomografia computadorizada dos seios paranasais de um paciente com tuberculose e HIV, evidenciando acometimento nasal. (Cortesia de: Renata Pilan.)

GRANULOMATOSES INFECCIOSAS FÚNGICAS

Histoplasmose

A histoplasmose é uma micose sistêmica profunda associada que acomete principalmente pacientes imunocomprometidos, sobretudo indivíduos com imunodeficiência celular. O *Histoplasma capsulatum* é um fungo dimórfico encontrado em cavernas habitadas por morcegos ou regiões ricas em pombos ou galinheiros. A infecção humana acontece pela inalação dos esporos do fungo. A doença é endêmica nos EUA, África, Sudeste Asiático e na América do Sul, incluindo o Brasil. Na maioria dos casos, a infecção é subclínica (90%). O envolvimento da cabeça e pescoço geralmente ocorre como parte da micose disseminada em pacientes imunodeprimidos. Nessa região, os locais mais comuns envolvidos são a cavidade oral, a faringe e a laringe. O acometimento do nariz é raro, sendo secundário a uma lesão mucocutânea destrutiva. Especialmente em áreas não endêmicas, pode-se ter um dilema diagnóstico, visto que apresentação clínica pode simular outras doenças infecciosas, inflamatórias e neoplásicas.[19,23,24]

A alta suspeição clínica é fundamental para um diagnóstico definitivo em tempo hábil, resultando em um tratamento curativo, com redução das sequelas e da fatalidade da doença disseminada progressiva. O diagnóstico é feito por meio da identificação das leveduras nos macrófagos, sendo a coloração de Grocott-Gomori a mais empregada. Essa visualização pode ser feita em amostras de expectoração ou biopsia dos tecidos acometidos. A cultura em meio de Saborraud do sangue, escarro ou de fragmentos das lesões também confirma o diagnóstico. Sorologia e radiografia de tórax são úteis.[23]

O tratamento para os casos mais graves e disseminados deve ser feito com anfotericina B. Outros antifúngicos como o cetoconazol, fluconazol ou itraconazol podem ser utilizados em casos selecionados mais brandos.[19,23]

Paracoccidioidomicose

O primeiro caso inquestionável de paracoccidioidomicose (PCM) foi relatado em 1908 na cidade de São Paulo, pelo médico Adolpho Lutz. A PCM é uma micose tropical negligenciada, causada pelo fungo dimórfico *Paracoccidioides brasiliensis*, de grande importância nos países latino-americanos, afetando principalmente os trabalhadores rurais. No Brasil, a incidência anual da PCM é estimada em 3 a 4 novos casos/milhão de habitantes, e nas principais áreas de endemicidade, estima-se que haja até 10 a 30 novos casos/milhão de habitantes por ano. O Brasil destaca-se por notificar 80% dos casos de PCM na América Latina. Infelizmente a PCM não é uma doença de notificação obrigatória, o que contribui para sua subnotificação. No Brasil, a maior incidência é nos Estados de São Paulo, Rio de Janeiro e Minas Gerais.[25]

A infecção é ocasionada pela inalação dos esporos e costuma acontecer nas duas primeiras décadas de vida, com o pico de incidência entre 10 e 20 anos. A evolução para doença é incomum nessas décadas, ocorrendo mais em adultos entre 30 e 50 anos, como reativação de foco endógeno latente e depende de fatores relacionados tanto com o agente infeccioso quanto com o hospedeiro. A maioria dos casos de paracoccidioidomicose acomete indivíduos do sexo masculino, fumantes e etilistas crônicos, cujas condições de higiene, nutricionais e socioeconômicas são precárias.

O acometimento da via aérea superior incluindo cavidades nasais, cavidade oral, orofaringe, hipofaringe e laringe são de extrema importância na PCM devido a sua prevalência e possibilidade de sequelas (Figura 48.8). Os principais sintomas são disfonia, odinofagia, disfagia e dispneia. As lesões mucosas podem ser dolorosas. São comuns o amolecimento dentário e a presença de lesões periodontais. Este tecido é muito rico em fungos, sugerindo que o periodonto é um excelente ambiente para proliferação do paracoco. Os estudos revelam que habitualmente mais de um sítio está atingido, sendo o de maior acometimento a laringe, seguida pela orofaringe, hipofaringe e cavidade oral. Na cavidade oral as lesões são encontradas com maior frequência no palato duro e região gengival superior, sendo notada sua presença em regiões contíguas. Na orofaringe predomina o envolvimento do palato mole, muitas vezes seguido pelo pilar amigdaliano e paredes laterais. Na laringe, as lesões são encontradas mais frequentemente na banda ventricular, cordas vocais e aritenoides. As lesões apresentam morfologias bastante variadas. A estomatite moriforme, descrita por Aguiar Pupo, é uma lesão de evolução lenta com um fundo granuloso fino, semelhante à uma amora (Figura 48.9). Essa lesão é a mais comum na cavidade oral e, apesar de não ser patognomônica, sua presença é altamente sugestiva de PCM.[25,26]

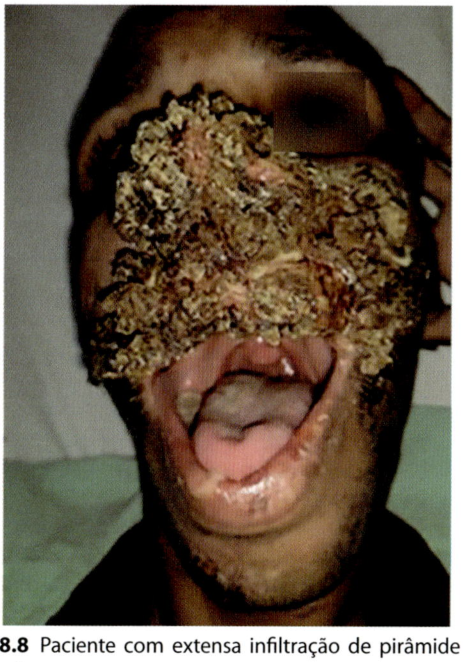

Figura 48.8 Paciente com extensa infiltração de pirâmide nasal e lábio superior.

O diagnóstico da PCM é feito por meio da microscopia direta baseada em cultura, com exames químicos e imunológicos complementares. O achado direto do fungo em aspecto de "roda de leme" ou com aspecto "Mickey Mouse", caracterizando o *P. brasiliensis* em exame de citologia ou histopatologia, confirma o diagnóstico (Figuras 48.10 e 11). A cultura microbiana em meio de Saborraud também fecha diagnóstico. Exames indiretos, como reação de precipitação, reação de fixação de complemento, eletroforese de proteínas e intradermorreação com a paracoccidioidina também podem ser realizados.[27]

Do ponto de vista clínico, todos os casos prováveis e os confirmados devem ser tratados. A escolha do tratamento e sua duração devem ser considerados juntamente com os órgãos afetados, com a gravidade do processo, história de tratamento anterior, falha no tratamento, possibilidade de administração de medicação oral, doenças associadas, gravidez e adesão do paciente à terapêutica proposta. Contudo, mesmo depois do tratamento adequado pode haver recidivas, que geralmente ocorrem 5 anos após o final do tratamento. A droga de escolha para a terapêutica da doença é o itraconazol (200 mg/dia, por 6 meses). A anfotericina B (1 a 1,5 mg/kg, em dias alternados, até dose total de 1 a 2 g) deve ser usada em casos mais graves.[25]

Rinosporiodiose

A rinosporidiose é uma doença granulomatosa crônica causada pelo protista aquático *Rhinosporidium seeberi*. É uma infecção geralmente indolor, que acomete as mucosas do nariz e seios paranasais, orofaringe, conjuntiva, uretra e reto. É endêmica na Índia e no Sri Lanka, embora também ocorra em outras partes do mundo, incluindo África e América do Sul. É transmitido aos seres humanos a partir de animais (gatos, cavalos pastando livremente) ou possivelmente fômites, identificados em águas ou solos contaminados por resíduos. Homens são mais afetados, com pico de incidência entre 30 e 40 anos.[28]

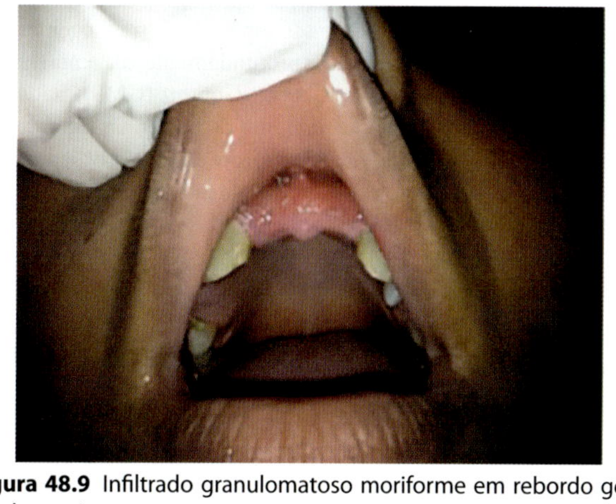

Figura 48.9 Infiltrado granulomatoso moriforme em rebordo gengival superior.

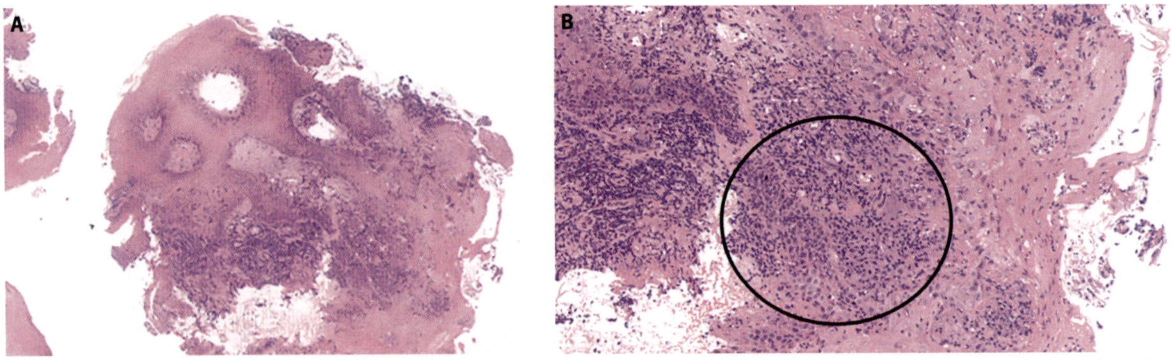

Figura 48.10 Histopatologia pela Hematoxilina-Eosina. **A.** Pequeno aumento; **B.** Grande aumento (círculo), evidenciando inflamação granulomatosa.

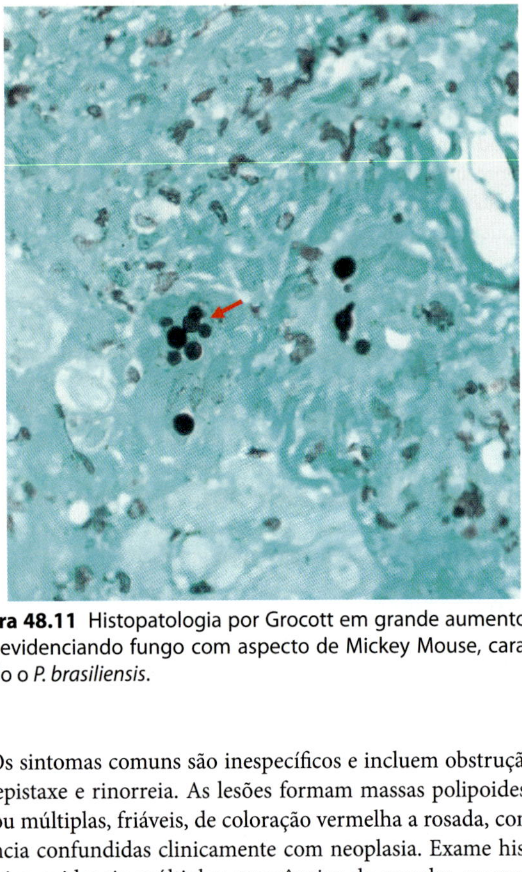

Figura 48.11 Histopatologia por Grocott em grande aumento com seta evidenciando fungo com aspecto de Mickey Mouse, caracterizando o *P. brasiliensis*.

Os sintomas comuns são inespecíficos e incluem obstrução nasal, epistaxe e rinorreia. As lesões formam massas polipoides únicas ou múltiplas, friáveis, de coloração vermelha a rosada, com frequência confundidas clinicamente com neoplasia. Exame histopatológico evidencia múltiplos esporângios de paredes espessas em vários estágios de maturação, cercada por inflamação densa. Pode haver hiperplasia superficial sobrejacente (hiperplasia pseudoepiteliomatosa). As paredes do cisto são espessas e birrefringentes, coradas com Hematoxilina-Eosina (profundamente magenta), coloração de prata metenamina de Grocott-Gomori (GMS), ácido periódico digerido de Schiff e mucicarmim de Mayer. Os esporângios estão abaixo da superfície, não dentro do epitélio. O diagnóstico diferencial clínico e anatomopatológico inclui papiloma escamoso e outras granulomatoses.[29] O tratamento cirúrgico é a base da terapia, mas há uma taxa de recorrência de 10%. Embora a dapsona possa ser útil, os antibióticos são habitualmente ineficazes.[28]

GRANULOMATOSES INFECCIOSAS FÚNGICAS

Leishmaniose mucosa

As leishmanioses são antropozoonoses causadas por protozoários do gênero *Leishmania* com grande impacto na saúde pública, principalmente em países em desenvolvimento. É considerada pela OMS uma entre as seis mais importantes doenças infecciosas no mundo e ainda é considerada uma doença negligenciada em diversos países. Há duas formas principais de apresentação da leishmaniose: a visceral e a tegumentar. A leishmaniose tegumentar que acontece no Novo Mundo é conhecida como leishmaniose tegumentar americana (LTA). Cerca de 90% dos casos de leishmaniose mucosa (LM) ocorrem em países como Bolívia, Brasil, Peru e Etiópia. Nas Américas, a LM representa 4% de todos os casos de LTA. Em 2018, 1.942 casos de LM foram reportados nas Américas, sendo 800 deles no Brasil.[30] A *Leishmania* é transmitida pela picada de fêmeas de flebotomíneos, pertencentes aos gêneros *Phlebotomus*, no Velho Mundo e Lutzomyia no Novo Mundo.

A LTA pode acometer pele e mucosas, sendo que suas diferentes formas clínicas se manifestam na dependência da espécie da *Leishmania* envolvida, da interação parasito-hospedeiro e também do vetor. Existem quatro principais tipos de manifestações da LTA: leishmaniose cutânea (LC), leishmaniose mucosa (LM), leishmaniose disseminada (LD) e leishmaniose cutânea difusa (LCD). No Brasil, as três principais espécies de *Leishmania* associadas a LTA são: *L. braziliensis, L. amazonensis* e *L. guyanensis*, sendo a *Leishmania (Viannia) braziliensis* o principal agente etiológico no país. A LM tem sido predominantemente associada a infecções causadas pela *L. braziliensis.* No Brasil, observou-se uma expansão geográfica da LTA, sendo que desde 2003 todos os estados apresentam casos autóctones da doença. No entanto, no período entre 2000 a 2013, a LTA apresentou média anual de 24.694 casos registrados e coeficiente médio de detecção de 13,5 casos por 100 mil habitantes, sendo observado uma redução da endemia ao longo desse período, visto que o coeficiente de detecção em 2000 foi de 20,3 casos por 100 mil habitantes para 9,1, em 2013.[31] A faixa etária mais acometida são os maiores de 10 anos (aproximadamente 90% dos casos); os indivíduos do sexo masculino representaram 60% dos casos e a forma mucosa gira em torno de 4,71% do total de casos de LTA registrados.[32]

A LM é uma forma agressiva de apresentação da LTA podendo cursar com importante deformidade facial e repercussões funcionais, como alteração da deglutição, fonação e até mesmo respiração. A LM clássica manifesta-se habitualmente secundária a lesões cutâneas, ocorrendo meses ou até mesmo anos após uma lesão cutânea primária, ou concomitante a ela. Em alguns casos a LM pode ser primária, sem antecedente de lesão prévia ou lesão cutânea concomitante. A maioria dos pacientes com LC (90%) que evoluem para LM, desenvolvem as lesões mucosas dentro de 10 anos. Destes, 50% ocorrem nos primeiros dois anos após a cicatrização das lesões cutâneas. Os principais fatores de risco para o desenvolvimento da LM em pacientes com lesões cutâneas são: presença de lesões acima da cintura pélvica, principalmente na face, úlceras cutâneas de grande tamanho e tratamento inadequado da leishmaniose cutânea. As lesões mucosas ocorrem por contiguidade às lesões cutâneas, ou possivelmente através de disseminação hematogênica ou linfática.[33]

A LM acomete principalmente a mucosa nasal (90% dos pacientes), seguida da mucosa faríngea, laringe e boca (Figuras 48.12 a 14). Outros sítios mais raros de envolvimento mucoso são olhos e os órgãos genitais. O acometimento da mucosa nasal ocorre preferencialmente na região cartilaginosa do septo nasal e nas porções mais anteriores das fossas nasais, como o vestíbulo, as conchas inferiores e por contiguidade o próprio assoalho nasal. A gravidade do acometimento mucoso pode variar desde lesões mais superficiais com edema e nodulações, até lesões mais graves com infiltração e destruição da pirâmide nasal. Em 2012, Lessa et al. propuseram um estadiamento clínico na LM, permitindo a classificação do envolvimento da mucosa nasal na leishmaniose em 5 estágios (I-V) (Figura 48.15):[34]

- Estágio I: envolvimento mucoso superficial, com nodulações sem ulceração
- Estágio II: granulações finais e/ou ulcerações superficiais
- Estágio III: granulações grosseiras com ulceração profunda
- Estágio IV: acometimento mucoso mais profundo culminando com a perfuração septal. Esse estágio pode ser ativo ou inativo a depender da presença da doença mucosa em atividade
- Estágio V: importante comprometimento com deformidade da estrutura externa da pirâmide nasal. Esse estágio também pode ser ativo ou inativo a depender da presença da doença mucosa em atividade.

O diagnóstico da leishmaniose é baseado em dados epidemiológicos, exame clínico e resultados de exames laboratoriais. O diagnóstico parasitológico pode ser realizado por meio de métodos diretos ou indiretos. A pesquisa direta das formas amastigotas em material obtido da biopsia ou aspirado das lesões é realizada por meio da coloração Giemsa ou Leishman (Figura 48.16).

Os fragmentos cutâneos obtidos por biopsia ou por punção podem ser inoculados em meios de cultivo NNN – Neal, Novy e Nicolle (ágar sangue modificado). A pesquisa direta através da microscopia e a cultura isoladamente apresentam relativa baixa sensibilidade; porém, a combinação dos métodos aumenta a sensibilidade diagnóstica em até 85%. A reação em cadeia de polimerase (PCR) é

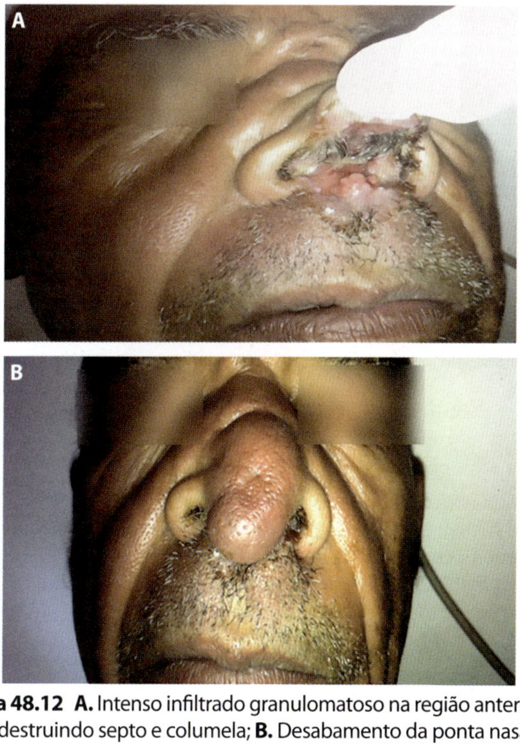

Figura 48.12 A. Intenso infiltrado granulomatoso na região anterior no nariz, destruindo septo e columela; **B.** Desabamento da ponta nasal.

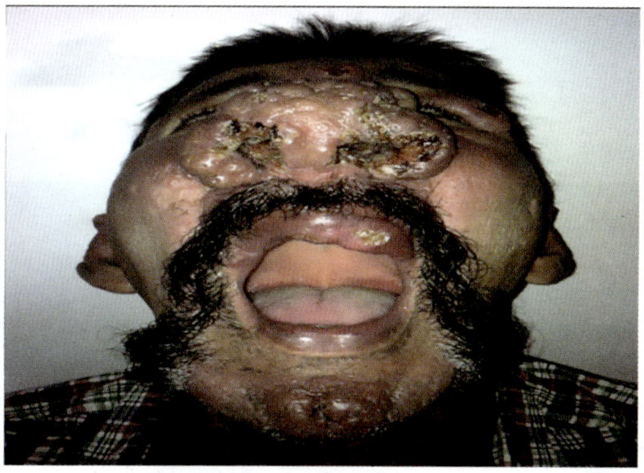

Figura 48.13 Paciente com intenso infiltrado em toda a pirâmide nasal, apresentando lesões também no lábio superior e no mento.

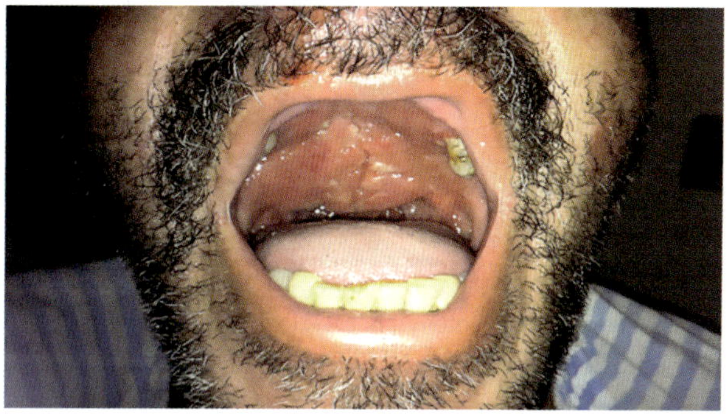

Figura 48.14 Paciente com acometimento granulomatoso em todo o palato.

um método molecular com boa sensibilidade para os diagnósticos de LM e detecta o DNA da *Leishmania* mesmo com a carga parasitária baixa, permitindo também a identificação da espécie da *Leishmania*.[35] Por serem exames laboratoriais tecnicamente mais difíceis, cultura e PCR não são utilizados rotineiramente na prática clínica de países em desenvolvimento. Na avaliação indireta, métodos imunológicos são utilizados. A intradermoreação de Montenegro (IDRM) fundamenta-se na visualização da resposta de hipersensibilidade celular retardada. É realizada através da aplicação intradérmica do antígeno da *Leishmania* (0,1 a 0,2 mℓ) e a leitura é feita após 48 a 72 horas. Caracteriza-se positivo quando há formação de pápula maior que 5 mm. Não diferencia infecção prévia de atual, e pode ser positiva em quase 100% dos pacientes com LM.[36] Os testes sorológicos detectam anticorpos anti-*Leishmania* circulantes no soro dos pacientes com títulos geralmente baixos. As técnicas de ELISA e a imunofluorescência indireta não são rotineiramente utilizadas devido à variável e relativa baixa sensibilidade e a possibilidade de reação cruzada com outras infecções. As lesões mucosas apresentam títulos mais altos e persistentes que as lesões cutâneas.

O antimonial pentavalente (Glucantime®) é a droga de escolha no Brasil para o tratamento das leishmanioses por *L. braziliensis*. É administrado por via parenteral, endovenoso ou intramuscular, na dose de 20 mg/kg/dia por 30 dias. Desde 2017, a recomendação do Ministério da Saúde é a associação do antimonial com a pentoxifilina, na dose de 400 mg, via oral, 8/8 horas, por 30 dias, para pacientes acima de 12 anos.[31] A pentoxifilina é uma droga imunomoduladora e sua associação com o antimonial mostrou melhor eficácia no tratamento, reduzindo tempo de cura e curando pacientes refratários ao antimonial isoladamente.[37-40] O antimonial apresenta potenciais efeitos cardiotóxicos, toxicidade renal e comprometimento osteoarticular. Dessa forma, para pacientes acima de 50 anos ou com comorbidades, deve-se pedir antes do início do tratamento um ECG

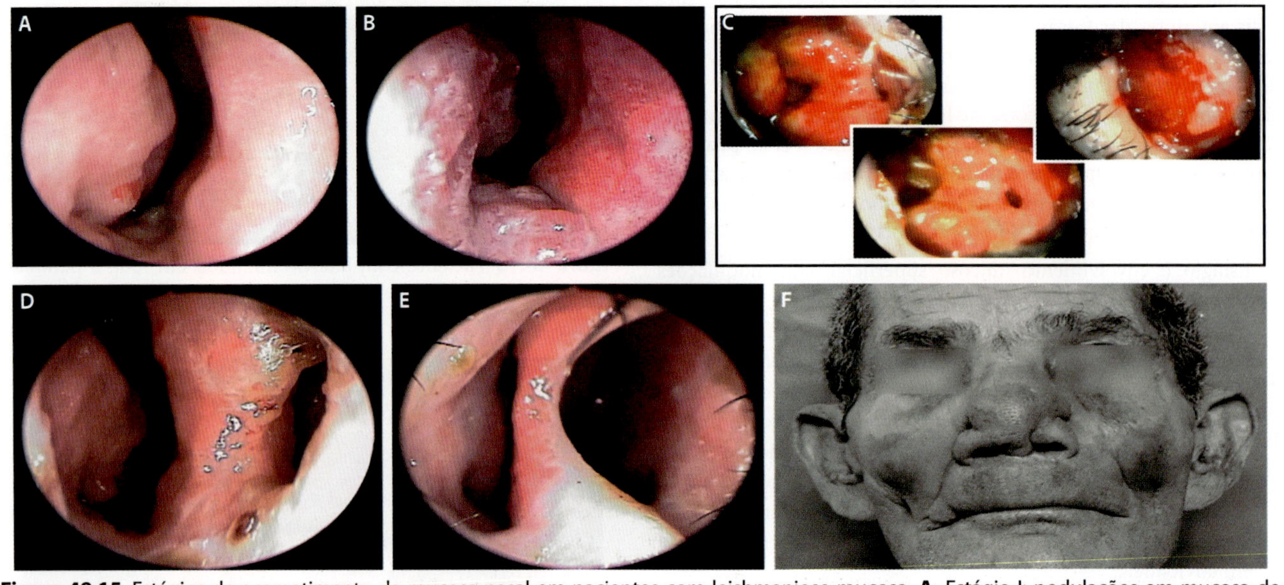

Figura 48.15 Estágios de acometimento da mucosa nasal em pacientes com leishmaniose mucosa. **A.** Estágio I: nodulações em mucosa de corneto inferior e septo anterior; **B.** Estágio II: granulações finas; **C.** Estágio III: granulações grosseiras; **D.** Estágio IV ativo: perfuração septal com granulações ativas ao redor; **E.** Estágio IV inativo: perfuração septal sem doença ativa de mucosa; **F.** Estágio V: destruição da pirâmide nasal.

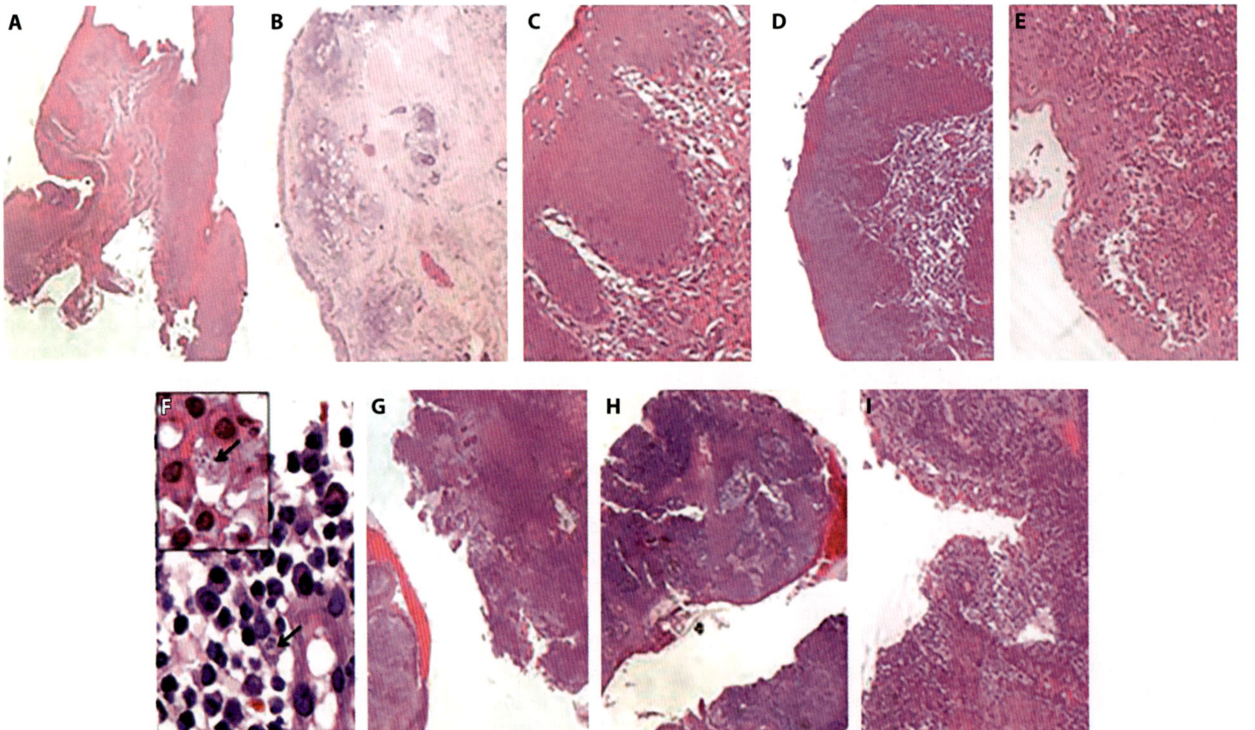

Figura 48.16 Análise histopatológica de pacientes com leishmaniose mucosa. **A.** (4x); **B.** (4x) e **C.** (20x), amostras de paciente em estágio I; **D**. (10x) e **E.** (20x), amostras de paciente em estágio II; **F.** (100x) infiltrado inflamatório composto de linfócitos, plasmócitos e macrófagos contendo amastigotas da Leishmania (seta); **G.** (4x), **H.** (4x) e **I.** (10x), pacientes em estágio IV.

e exames laboratoriais incluindo avaliação de função renal, hepática e pancreática.[41] A anfotericina B é considerada a melhor opção terapêutica, mas pelo seu alto custo e necessidade de administração hospitalar, é considerada droga alternativa no Brasil para os casos de resistência, contraindicação ou intolerância ao antimonial.[31]

GRANULOMATOSES NASAIS AUTOIMUNES

Granulomatose com poliangiite

A granulomatose com poliangiite (GPA) é uma doença sistêmica pouco comum, autoimune, de etiologia desconhecida. É caracterizada por inflamação granulomatosa e vasculite que acomete o sistema respiratório superior, inferior e os rins, sendo que 90% dos indivíduos acometidos apresentarão envolvimento nasossinusal durante o curso da doença.[42]

A GPA é definida como uma vasculite multissistêmica de pequenos vasos, autoimune, caracterizada pela presença de autoanticorpos anticitoplasma de neutrófilos (ANCA), especialmente o padrão c-ANCA. Foi descrita pela primeira vez como uma síndrome por Friedrich Wegener em 1936. Em 1954, Godman e Churg denominaram como "granulomatose de Wegener" e descreveram as características clínicas e patológicas e os critérios para diagnosticar a doença: (1) granuloma nas vias aéreas superiores; (2) vasculite necrosante; e (3) glomerulonefrite.[42,43]Até então, a doença era conhecida como granulomatose de Wegener, mas recentemente foi renomeada como granulomatose com poliangiite. A etiologia exata da GPA é desconhecida, mas é considerada uma doença autoimune complexa com influência de fatores genéticos, infecciosos e ambientais. Acredita-se que envolva uma resposta imunológica desregulada, levando a danos aos pequenos vasos sanguíneos, inflamação tecidual e necrose. A ativação anormal de células do sistema imunológico, como neutrófilos, resulta em inflamação crônica e consequentemente formação de granulomas.[43,44] A prevalência da GPA na Europa é de cinco casos por 100 mil habitantes. Pode ocorrer em todos os grupos raciais, mas afeta predominantemente os caucasianos. Ambos os sexos são igualmente afetados. A GPA acomete principalmente adultos de meia-idade, mas pode ocorrer em qualquer faixa etária.[44] Os sintomas iniciais da GPA são geralmente inespecíficos e podem incluir febre, perda de peso, mialgia, astenia e sudorese. À medida que a doença progride, surgem sintomas mais específicos relacionados com os órgãos envolvidos. Os sintomas otorrinolaringológicos clássicos podem ser a primeira manifestação clínica da doença, pois normalmente o trato respiratório superior está envolvido entre 70 e 100% dos casos. A cavidade nasal e os seios paranasais são os locais mais comuns de envolvimento na região da cabeça e pescoço (85 a 100%), enquanto a doença otológica é encontrada em aproximadamente 35% dos casos. O quadro clínico geralmente é compatível com uma rinossinusite crônica, sendo que os principais sintomas nasossinusais são: obstrução nasal, epistaxe, rinorreia serosanguinolenta, cacosmia e eliminação de crostas hemáticas. Os principais sinais encontrados são: presença de úlceras na mucosa nasal, perfuração septal, acometendo tanto o septo cartilaginoso quanto o septo ósseo, e nariz em sela (Figuras 48.17 a 48.19).[45,46]

No trato respiratório inferior, pode ocorrer tosse, dispneia e hemoptise. A inflamação renal é comum e pode resultar em insuficiência renal. Os olhos, pele, articulações e sistema nervoso também podem ser afetados.[46] O diagnóstico de GPA é feito por meio da combinação de achados clínicos, testes sorológicos ANCA e avaliação histológica compatíveis com vasculite necrosante, ou por meio de achados de inflamação granulomatosa de uma biopsia de órgão relevante, como pele, pulmão ou rim.[46] No caso da biopsia nasal, é um desafio fazer o diagnóstico histológico de GPA, pois a maioria apresenta resultados inespecíficos. Muitas vezes é necessário realizar a

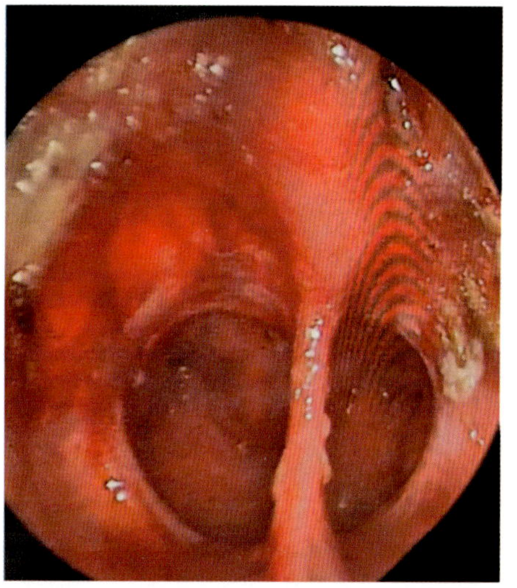

Figura 48.17 Foto de videoendoscopia nasal de paciente com granulomatose com poliangiite evidenciando destruição de todo septo cartilaginoso e ósseo.

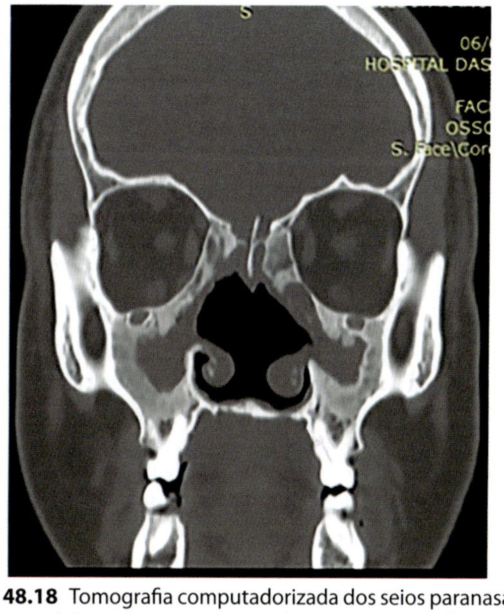

Figura 48.18 Tomografia computadorizada dos seios paranasais em corte coronal de paciente com granulomatose com poliangiite evidenciando ausência de septo anterior e posterior, além de presença de sinusopatia com áreas de exostose em seios maxilares.

biopsia em centro cirúrgico, para coleta de mais material, principalmente quando o paciente abre o quadro apenas com manifestações nasossinusais.

É importante lembrar que no teste sorológico ANCA podem ser detectados os autoanticorpos citoplasmáticos de neutrófilos das seguintes formas: por meio de um ensaio de imunofluorescência indireta (IFI), a técnica mais sensível, e ELISA para proteinase 3 (PR3) e mieloperoxidase (MPO), sendo considerados como componentes essenciais para o teste.[45,46] O tratamento da GPA envolve uma abordagem multidisciplinar e pode variar com base na gravidade da doença e nos órgãos afetados. As principais formas de tratamento incluem: o uso dos corticosteroides, mais comumente a prednisona e predinisolona, frequentemente prescritos inicialmente para controlar a inflamação e suprimir o sistema imunológico. Eles são eficazes para reduzir os sintomas agudos, mas geralmente são usados a curto prazo devido aos efeitos colaterais associados ao uso prolongado.

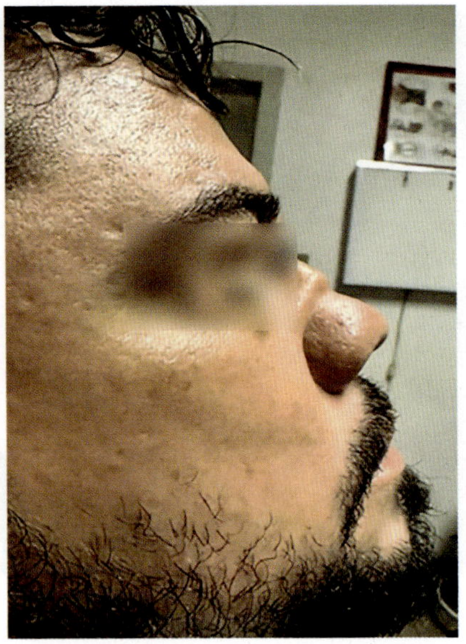

Figura 48.19 Paciente com granulomatose eosinofílica com poliangiite apresentando nariz em sela.

Os imunossupressores convencionais, como a ciclofosfamida e o metotrexato, são frequentemente adicionados ao tratamento para controlar a resposta inflamatória e evitar a recorrência da doença.

Outra forma de tratamento são as terapias com imunobiológicos como o rituximabe (anti-CD20), sendo uma opção de tratamento cada vez mais utilizada na GPA. Esse imunobiológico parece ajudar a reduzir a inflamação e prevenir danos em alguns órgãos.[47]

Em casos graves e refratários, o transplante de células-tronco hematopoéticas pode ser considerado. Essa opção terapêutica envolve a substituição do sistema imunológico defeituoso do paciente por meio do transplante de células-tronco saudáveis.[48] Em relação à cavidade nasal é importante a lavagem com solução salina diária, podendo associar pomada de mupirocina 2% para ajudar a minimizar crostas e infecções estafilocócicas secundárias.

Como mencionado, é essencial trabalhar com uma equipe multidisciplinar, como reumatologistas, pneumologistas, nefrologistas e o otorrinolaringologista, que tem um papel fundamental, pois pode ser o primeiro especialista a ser procurado pelo paciente com essa doença.

O diagnóstico preciso e precoce da GPA é de suma importância para melhorar o prognóstico. A taxa de sobrevivência em 10 anos é estimada em 40% quando há envolvimento renal e aumenta para 60 a 70% quando não há acometimento dos rins. É muito importante reconhecer a doença precocemente, pois a forma limitada da doença é passível de tratamento.[46]

Granulomatose eosinofílica com poliangiite

A granulomatose eosinofílica com poliangiite (GEPA), antigamente denominada de síndrome de Churg Strauss, é caracterizada por asma, granulomas necrosantes extravasculares (geralmente ricos em eosinófilos) e eosinofilia periférica e tecidual, entretanto, essas anormalidades nem sempre coexistem. Geralmente a vasculite afeta pequenas e médias artérias. Qualquer órgão pode ser afetado, mas os mais afetados são pulmões, pele, seios paranasais, sistema cardiovascular, rins, sistema nervoso central, articulações e trato gastrintestinal. É considerada uma vasculite associada a anticorpo anticitoplasma de neutrófilo.[49]

A incidência anual é estimada em 1 a 3 casos em 1 milhão de pessoas. Pode ocorrer em qualquer faixa etária, sendo menos comum em lactentes. A idade média de início é de 48 anos, com predileção pelo sexo feminino (1,2:1). A causa da GEPA permanece desconhecida, porém trata-se de uma doença autoimune, em que um mecanismo alérgico, com tecido diretamente afetado por produtos de degranulação por eosinófilos e neutrófilos, pode estar envolvido. A ativação dos linfócitos T parece ajudar a manter a inflamação.[49,50] Trata-se de uma vasculite que acomete vasos de pequeno e médio calibres, capilares, veias e vênulas. Caracteriza-se histologicamente por reações granulomatosas que podem estar presentes nos tecidos ou dentro das paredes dos vasos, associadas à infiltração eosinofílica que pode acometer qualquer parte do corpo. Tem predileção pelo trato respiratório, pele, sistema cardiovascular, sistema nervoso periférico, rins e trato gastrintestinal.

A doença apresenta três fases:

- Fase prodrômica: é marcada pela alergia com aparecimento de asma ou rinite ou polipose nasal, que pode perdurar por meses ou anos
- Fase de eosinofilia/infiltração tecidual: há presença de eosinofilia periférica e infiltração tecidual por eosinófilos no pulmão e trato gastrintestinal, podendo simular a síndrome de Loffler. Tecidos de outros orgãos podem ser acometidos
- Fase vasculítica: caracterizada por uma vasculite necrosante sistêmica potencialmente letal. Com acometimento de múltiplos órgãos.[51,52]

Essas fases acontecem consecutivamente, tendo intervalo de tempo variável.

Geralmente, no quadro clínico inicial ocorrem sintomas sistêmicos, como febre, anorexia, perda de peso, mialgia e poliartralgia. Um dos primeiros sistemas afetados é o respiratório, sendo que os pacientes abrem o quadro com crises asmáticas graves e infiltrados pulmonares. A rinossinusite é comum, mas sem inflamação necrosante grave.

O quadro clínico otorrinolaringológico é caracterizado por um quadro compatível com rinossinusite crônica com pólipos nasais (Figura 48.20) ou por um quadro sugestivo de rinite alérgica, com obstrução nasal associada a espirros, prurido nasal e coriza, com palidez de mucosa no exame da cavidade nasal.

A segunda manifestação mais comum é a mononeurite múltipla (72% dos casos), seguido de rinite alérgica e rinossinusite (61% dos casos). A pele é afetada por púrpura, nódulos cutâneos e subcutâneos que aparecem nas superfícies extensoras das extremidades (51% dos casos). O acometimento cardíaco (15 a 60% dos casos) é considerado uma importante causa de mortalidade. O acometimento dos rins é raro, geralmente associado à positividade do

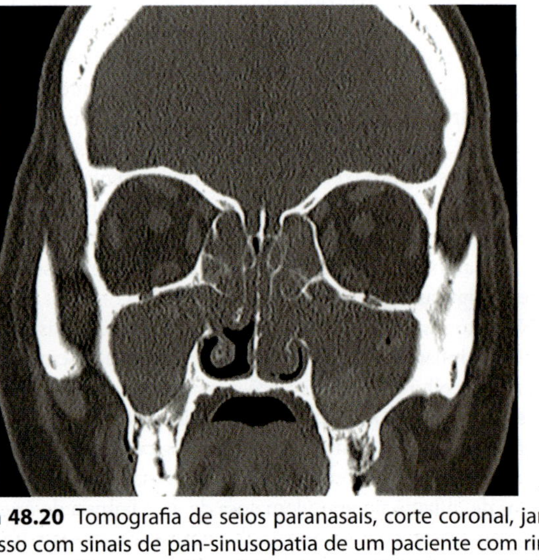

Figura 48.20 Tomografia de seios paranasais, corte coronal, janela para osso com sinais de pan-sinusopatia de um paciente com rinossinusite com pólipos com diagnóstico de granulomatose eosinofílica com poliangiite.

ANCA na maioria dos pacientes. O acometimento renal, cardíaco ou neurológico indica um prognóstico ruim.[51] O diagnóstico de GEPA é baseado nos critérios clínicos, exames laboratoriais, ecocardiograma e biopsia do órgão afetado. A Chapel Hill Consensus Conference de 2012 definiu GEPA como sendo uma inflamação granulomatosa e necrosante eosinofílica, comprometendo o trato respiratório com vasculite necrosante dos pequenos e médios vasos associada a asma e eosinofilia. Os critérios para diagnóstico de GEPA pela American College of Rheumatology são: presença de asma, eosinofilia > 10% no sangue periférico, rinossinusite, infiltrados pulmonares às vezes transitórios, evidência histológica de vasculite com eosinófilos através de biopsia do órgão afetado e polineuropatia. Na presença de quatro ou mais critérios, a sensibilidade é de 85% e a especificidade é de 99,7%.[51,52] Na investigação de GEPA, alguns exames laboratoriais são importantes, como o hemograma completo com diferencial para avaliar eosinofilia. Devem ser realizados também periodicamente provas inflamatórias como proteína C reativa, velocidade de hemossedimentação, fibrinogênio e alfa-2-globulina para avaliar atividade inflamatória da doença, além de sumário de urina e função renal para monitorizar a atividade renal.

O teste sorológico deve ser feito e detecta ANCA em até 40% dos pacientes, e se for positivo, deverá ser realizado o ELISA, que serve para detectar anticorpos específicos principalmente ANCA perinuclear (p-ANCA). Entretanto, é importante lembrar que o ANCA não é um teste sensível e específico para GEPA. Outros exames, como raio X de tórax e ecocardiograma, também devem ser realizados. Vale ressaltar que o exame mais importante para confirmação diagnóstica é a biopsia do órgão afetado com estudo histopatológico, se possível.

O tratamento da GEPA é feito à base de corticoide sistêmico associado a imunossupressor porque o uso isolado de corticoide não costuma sustentar a remissão da doença, mesmo sem fatores prognósticos ruins. Alguns imunossupressores como ciclofosfamida, rituximabe, metotrexato, azatioprina podem ser utilizados, dependendo da gravidade e do tipo de comprometimento do órgão.[52] Os imunobiológicos mais estudados para GEPA são os que atuam na IL-5, seja diretamente (mepolizumabe) ou através do seu receptor (benralizumabe). O mepolizumabe até o momento é o único que tem aprovação das agências regulatórias (FDA, EMA e Anvisa) para o tratamento da GEPA. Benralizumabe, um anticorpo antirreceptor alfa da IL-5, também está sendo estudado em pacientes com GEPA, mas ainda está em estudos iniciais.[53]

Policondrite recidivante

A policondrite recidivante é uma doença sistêmica rara, descrita pela primeira vez em 1923 por Jaksch Wartenhorst. Trata-se de uma doença autoimune, caracterizada por inflamação recorrente que leva à destruição dos tecidos cartilaginosos e ricos em proteoglicanos resultante de lesão inflamatória da cartilagem, que gera a formação de tecido de granulação e a fibrose. Acomete, principalmente, cartilagem auricular, nasal e articular.[54]

É uma doença que apresenta um pico de incidência na quarta década de vida, sem predomínio de sexo ou raça. Parece haver uma predisposição genética e forte associação com HLA-DR4.[54,55]

O diagnóstico é iminentemente clínico e baseia-se em dois critérios maiores (condrite auricular; nasal; do trato respiratório), ou um critério maior e dois menores (hipoacusia; inflamação ocular; disfunção vestibular; poliartrite seronegativa). Na maioria dos casos, cerca de 80% manifestam-se por condrite auricular e poliartrite. As alterações laboratoriais são inespecíficas. A biopsia da condrite auricular ou nasal pode demonstrar presença de células mononucleares e algumas polimorfonucleares, com fibrose na junção fibrocondral.[55,56] A condrite auricular é o achado clínico mais encontrado, que pode ser tanto uni como bilateral, sendo a bilateral mais comum. Apresenta sinais flogísticos no pavilhão auricular, poupando os lobos. Como se trata de uma doença redicivante, o edema contínuo do meato acústico externo pode levar à perda auditiva condutiva. A vasculite da artéria auditiva interna pode causar acometimento coclear e/ou vestibular. Com essas alterações, o paciente pode apresentar hipoacusia, zumbido e vertigem.

O acometimento da cartilagem nasal de forma repetida pode resultar em deformidade levando ao nariz em sela, além de obstrução nasal e infecções secundárias.

A artrite é do tipo poliartrite assimétrica, episódica e não erosiva, com predomínio de grandes articulações das extremidades. Outros sistemas podem ser acometidos, como o cardiovascular, o respiratório e o ocular.[55,56] Em relação ao tratamento não existe consenso. As principais formas terapêuticas utilizadas são os anti-inflamatórios não esteroides (AINES), corticoide sistêmico, colchicina, dapsona, ciclofosfamida, azatioprina, ciclosporina, metotrexato e biológicos (infliximabe, etanercept, adalimumabe, rituximabe). Entretanto, são necessários mais estudos para considerar os biológicos uma verdadeira opção de tratamento em caso de falência das terapêuticas imunossupressoras convencionais.[56]

Lúpus eritematoso sistêmico

O lúpus eritematoso sistêmico é uma doença inflamatória crônica e progressiva que afeta vários sistemas do organismo, de causa desconhecida e de natureza autoimune, caracterizada pela presença de inúmeros autoanticorpos. Evolui com múltiplas manifestações clínicas na dependência do órgão acometido, com períodos de exacerbações e melhora. Com etiologia ainda não completamente esclarecida, parece que o desenvolvimento da doença está ligado à predisposição genética, fatores hormonais, fatores ambientais e drogas medicamentosas.[57]

É uma doença rara, incidindo mais frequentemente em mulheres jovens e em fase reprodutiva, na proporção de 9 a 10 mulheres para um homem. Não apresenta predileção por raça. Apresenta manifestações clínicas variáveis e o diagnóstico se fundamenta na presença de, pelo menos, quatro dos 11 critérios propostos pelo American College of Rheumatology (ACR) em 1982, que são:

- Eritema malar
- Lesão discoide
- Fotossensibilidade
- Úlceras orais/nasais
- Artrite não-erosiva
- Serosite: pleuris ou pericardite
- Comprometimento renal: proteinúria persistente ou cilindrúria anormal
- Alterações neurológicas
- Alterações hematológicas
- Alterações imunológicas: anticorpo anti-DNA nativo ou anti-Sm ou presença de anticorpo antifosfolípide com base em
  - Níveis anormais de IgG ou IgM anticardiolipina
  - Teste positivo para anticoagulante lúpico
  - Teste falso-positivo para sífilis por, no mínimo, seis meses
- Anticorpos antinucleares: título anormal de anticorpo antinuclear, em qualquer época, e na ausência de drogas conhecidas por estarem associadas ao lúpus induzido por drogas.[58]

O acometimento da mucosa nasal no lúpus eritematoso sistêmico (LES) está relacionado com inflamação crônica e à vasculopatia característica dessa doença autoimune. Acredita-se que a deposição de complexos imunes nas paredes dos vasos sanguíneos, juntamente com a ativação celular e liberação de citocinas inflamatórias, resulte em dano tecidual da mucosa nasal. Além disso, os autoanticorpos presentes no LES, como o anti-DNA e o anti-Ro/La, podem estar envolvidos no desenvolvimento do acometimento nasal. Esses autoanticorpos

das outras formas de RS. A inflamação maxilar inicial na SO é reativa à infecção dentária maxilar ou doença odontogênica do osso maxilar, extrações dentárias, colocações de implantes, tratamento endodôntico ou qualquer outra alteração que possa violar a integridade da membrana Schneideriana. Após o comprometimento da membrana, a resposta inicial costuma ser o espessamento do revestimento mucoso do seio maxilar.

A formação de biofilmes parece ter um importante papel neste cenário.[18] Assim, é apropriado considerar as complicações nasossinusais da doença ou tratamento dentário como uma classe diferente da sinusite rinogênica, devido à extensão da contaminação microbiológica oral dentro deste seio.[19]

Na RSC não odontogênica, o papel das bactérias ainda não é bem compreendido.[20] Estudos antigos já mostravam que as bactérias comumente encontradas nas RS agudas não odontogênicas (*Streptococcus pneumoniae*, *Haemophilus influenzae* e *Moraxella catarrhalis*) estão quase sempre ausentes nas SOs,[21] o que explica, em parte, a falha do tratamento clínico com antibióticos de primeira linha para RS não odontogênica.

Por outro lado, a flora observada na SO é muito semelhante à da cavidade oral,[13] com uma população polimicrobiana e preponderância de bactérias anaeróbias.[3,19,22] Troeltzsch et al., em estudo de pacientes com sinusite maxilar isolada, encontraram flora mista oral em 86,8% dos pacientes. Nesta série, a infecção fúngica foi encontrada em apenas 3,4% dos casos.[14] Uma possível explicação seria a contaminação da borda inferior dos seios maxilares por estreptococos alfa-hemolíticos (bactéria aeróbia, responsável pela cárie dentária), gerando inflamação. Após o início da inflamação e consumo de oxigênio por esta flora aeróbia, a continuidade e manutenção da inflamação da mucosa pode ser desempenhada pelos anaeróbios.

A relação entre doença fúngica nasossinusal e tratamentos dentários tem sido reconhecida. No entanto, suas características microbiológicas e interação com o complexo nasossinusal permanecem incertas.[23] Amostras de lesões fúngicas (p. ex., bola fúngica) comumente apresentam viabilidade diminuída para cultura, prejudicando o diagnóstico correto do tipo de agente. Saibene et al. estudaram indivíduos com SO dividindo os grupos entre pacientes com complicações bacterianas e complicações fúngicas (segundo achados clínicos e radiológicos), encontrando bactérias muito semelhantes entre os grupos. Além disso, observaram aumento de bactérias Gram-negativas nos pacientes com RS fúngica de causa odontogênica. Desta forma, os autores sugerem que, além do tratamento cirúrgico, está indicado o uso de antibióticos mesmo nos casos de lesão tipicamente fúngica, nos pacientes com causa odontogênica.[19]

ABORDAGEM DIAGNÓSTICA

O diagnóstico da SO é baseado na história, nos achados clínicos e nos exames de imagem. Os sintomas e os achados do exame na SO não odontogênica são semelhantes,[5,22] como gotejamento pós-nasal, dor e/ou pressão facial, alteração no olfato ou paladar, rinorreia e obstrução nasal, mas existem algumas características que servem de sinais de alerta para a suspeição diagnóstica.[5]

A queixa de mau cheiro e secreção purulenta pelo seio maxilar são frequentes, em torno de 40% dos pacientes. Hiposmia e alteração do paladar também podem ser relatadas.[14]

Nos pacientes com histórico extenso de doenças e tratamentos dentários, especialmente se os sintomas nasossinusais são compatíveis temporalmente, a suspeita de causa odontogênica ocorre de forma rápida e natural. Entretanto, dor ou hipersensibilidade dentária são frequentemente ausentes,[5,22] o que pode levar muitos profissionais a não incluírem a SO nas possibilidades diagnósticas.[22] Lembrando que a falta de suspeição de origem odontogênica da sinusite resulta na persistência dos sintomas e falha do tratamento.[4,22] Sinusites maxilares isoladas sugerem fortemente uma causa local; portanto, a etiologia dentária deve ser sempre pesquisada,[22] além de pólipos, papilomas, tumores etc. Contudo, é inadmissível não suspeitar de SO em qualquer paciente com sinusite maxilar unilateral.[24] Por outro lado, a suspeita de causa dentária em sinusites com acometimento etmoidal e frontal ipsilaterais, ou mesmo sinusites bilaterais, não deve ser esquecida, pois a extensão extra maxilar é frequente (Figura 49.1).[25] Segundo Crovetto-Martinez et al., o seio etmoidal apresenta alteração em 52,7% dos casos de SO (Vídeo 49.1).[26]

Existem poucos estudos sobre o envolvimento do seio frontal nas SO. Ungar et al. encontraram extensão frontal em 17% dos pacientes em um estudo prospectivo. Esta prevalência provavelmente é subestimada, visto que foram analisados apenas pacientes referenciados por sintomas nasossinusais após procedimentos dentários que não responderam ao tratamento clínico. Além disso, o tempo médio entre o início dos sintomas e o exame de imagem foi de 14 meses. Desta forma, não foram computados os pacientes com resolução do processo infeccioso (espontaneamente ou com antibioticoterapia) e aqueles que não foram diagnosticados corretamente (p. ex., falta de acesso médico).[27]

Exames de imagem

As avaliações dentárias com radiografias simples, como RX panorâmico por exemplo, que fornecem imagens bidimensionais, frequentemente não diagnosticam doença dentária em pacientes com SO maxilar e não são adequadas para avaliação da cortical óssea e suas relações.[5,19] A tomografia computadorizada (TC) *multi slice* ou *cone beam*, exames que possibilitam imagens tridimensionais, são os exames padrão-ouro para o diagnóstico.[28] Além disso, são exames de grande utilidade para o estudo adequado das relações anatômicas antes dos procedimentos dentários. A TC *cone beam*, pela menor exposição à radiação ionizante, tem sido cada vez mais utilizada para estes propósitos.

É importante salientar que a TC *cone beam* deve abranger o seio maxilar, pelo menos até a região do complexo osteomeatal, mesmo quando realizada para fins odontológicos, pois o conhecimento da perviedade desta região é fundamental para a decisão de liberação ou não para procedimento dentário na presença de lesões do seio maxilar (Figura 49.2). É frequente o otorrino receber um

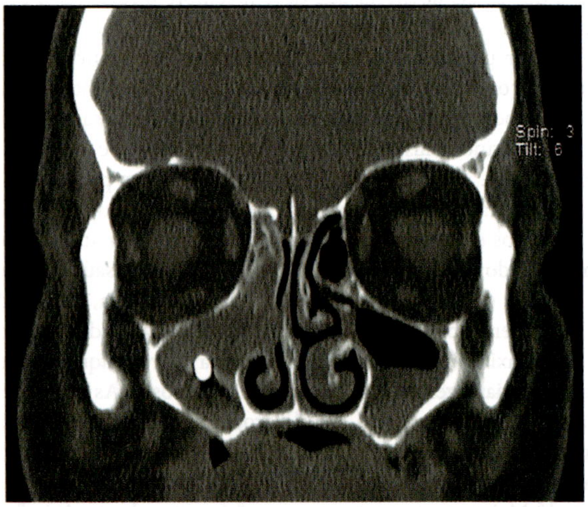

Figura 49.1 Tomografia computadorizada de seios da face, corte coronal. Presença de implante metálico e velamento do seio maxilar direito, com comprometimento do complexo osteomeatal e seio etmoidal ipsilateral.

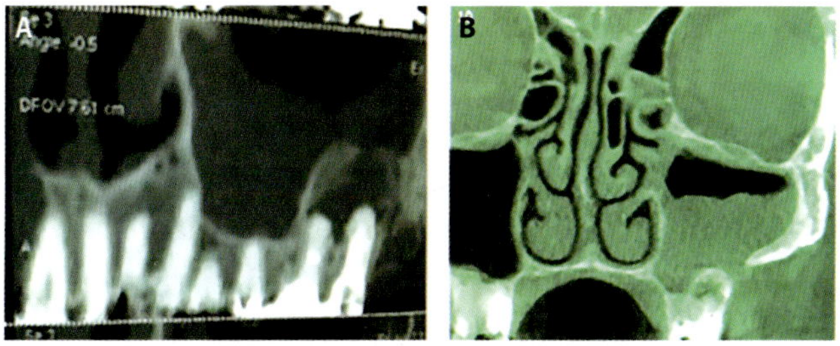

Figura 49.2 Dois exemplos de tomografia *cone beam*. **A.** Seio maxilar, com visualização das raízes dentárias com comprometimento periapical e grande espessamento do seio maxilar; portanto, sem visualização adequada do complexo osteomeatal; **B.** Área de fistulização no assoalho do maxilar; neste caso, pode-se avaliar, além do complexo osteomeatal, o seio etmoidal e o recesso frontal.

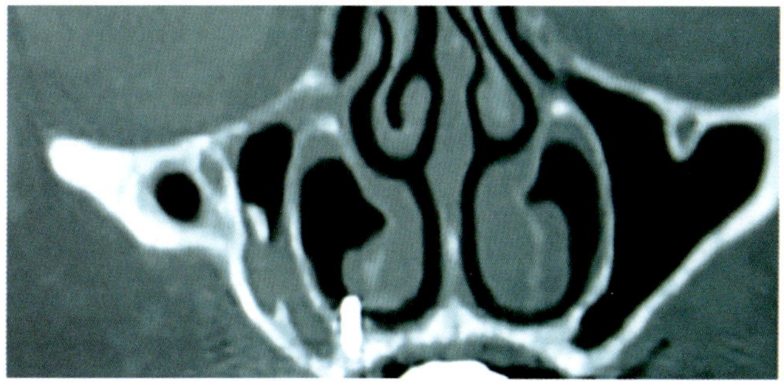

Figura 49.3 Tomografia computadorizada demonstra implante na fossa nasal direita e material não definido dentro do seio maxilar ipsilateral com espessamento de mucosa e secreção.

paciente com lesão em assoalho maxilar, por exemplo, e não ter imagem da região medial do seio para adequada avaliação, levando à solicitação de novo exame de imagem.

O primeiro sinal tomográfico de alterações sinusais de origem dentária é espessamento da mucosa.[3] Não há consenso sobre valores de espessamento como critérios diagnósticos, mas a maioria dos autores concorda que espessamentos de até 2 mm são considerados normais, enquanto espessamentos maiores são indicativos de doença sinusal, especialmente em pacientes com queixas nasossinusais.

A revisão das imagens de TC deve incluir uma visão geral cuidadosa da dentição maxilar, comunicações com o seio maxilar e a presença de radioluscências periapicais. Na sinusite maxilar aguda, em que a origem odontogênica é altamente prevalente, as radioluscências periapicais têm sido associadas com nível líquido sinusal ipsilateral, facilitando o reconhecimento da fonte potencial da sinusite maxilar.[29] É importante que o otorrinolaringologista esteja atento e saiba identificar os principais tipos de lesões dentárias aos exames de imagem, pois comumente estes achados não são descritos em laudos radiológicos de exames dos seios paranasais. Além disso, é interessante colocar nas informações clínicas do pedido do exame a suspeita de causa odontogênica, para que o exame seja avaliado com mais detalhamento pelo radiologista neste sentido.

AVALIAÇÃO DE PRÉ-IMPLANTES DENTÁRIOS

Os implantes dentários superiores têm estreita relação com o seio maxilar, pois são materiais metálicos (parafuso e coroa), geralmente feitos de titânio, colocados cirurgicamente no osso maxilar. O osso deve ter uma espessura adequada para que o implante seja posicionado e ocorra a integração óssea. A implantodontia teve grande evolução nas últimas décadas devido ao refinamento dos métodos de aumento da altura do osso alveolar, que possibilitam a colocação de implantes superiores mesmo em pacientes com espessura óssea pequena, o que gerou um aumento significativo no número de procedimentos.

As possíveis complicações relacionadas aos implantes são infecção, deslocamento e reação de corpo estranho ao enxerto, perfuração da membrana Schneideriana com ou sem penetração do implante (ou materiais ósseos) no seio maxilar, formação de fístula oroantral, entre outros (Figuras 49.3 e 49.4). Os implantes podem apresentar complicações tardias relacionadas com infecção do material metálico, tecidos moles e osso adjacente, chamada de peri-implantite. Estudo demonstrou que este tipo de infecção pode levar até quatro anos para que tenha manifestação clínica, sendo aconselhável acompanhar estes pacientes a longo prazo para detecção precoce do processo infeccioso. Nos casos de *sinus lift* (enxerto

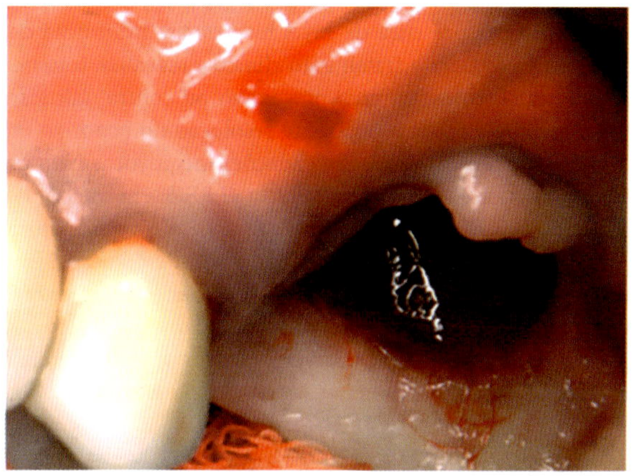

Figura 49.4 Fístula bucossinusal após extração dentária com sinusopatia.

ósseo para levantamento do seio maxilar), a sinusite costuma se manifestar até o primeiro ano, indicando provável infecção do enxerto durante o procedimento cirúrgico.[14]

A antibioticoprofilaxia utilizada na grande maioria dos procedimentos dentários, incluindo os implantes, não parece impedir complicações oriundas de alguns tipos de comunicação ou entrada de materiais dentro do seio. Estudo sistemático concluiu que são necessários 33 pacientes tratados com antibióticos denominados profiláticos para que 1 paciente apresente maior chance de sucesso.[30] Quanto à antibioticoprofilaxia nos procedimentos de levantamento de seio maxilar, não há evidências suficientes disponíveis para apoiar ou não o uso de antibióticos, ou mesmo para apoiar a superioridade de qualquer protocolo sobre outros.[31] O risco de RS pós-implante é mais comum nos pacientes com RSC prévia.[32] Nesse contexto, a participação do rinologista tem fundamental importância não apenas no tratamento das complicações, mas também no pré-operatório.

A TC ou radiografia panorâmica são solicitadas no pré-operatório para avaliar a altura do osso alveolar e a necessidade de realizar a elevação do assoalho do maxilar (*sinus lift*), bem como as condições gerais do seio maxilar. Desta forma, os pacientes são encaminhados quando o exame mostra alteração maxilar (ou sintomas que façam o dentista suspeitar de sinusopatia), para que o otorrino avalie o risco de complicação sinusal com o procedimento dentário. A prevalência de seios maxilares normais (ou com alterações mínimas) em pacientes candidatos a implante varia na literatura entre 43,7 e 53,2%,[33] ou seja, o restante dos pacientes irá necessitar de avaliação especializada antes do procedimento.

Chen et al. desenvolveram um protocolo de avaliação por meio de um estudo prospectivo com 84 pacientes submetidos a implante, com ou sem *sinus lift*. O objetivo do estudo foi demonstrar quais pacientes devem ser tratados (clínica ou cirurgicamente) antes do implante e quais devem ser submetidos à conduta expectante. Os autores concluíram que há necessidade de cirurgia endoscópica nasossinusal antes do implante nos casos de opacificação do seio maxilar (que representa principalmente sinusite crônica) e de presença de pontos de calcificação ou alterações escleróticas na parede do seio (que sugerem bola fúngica). Os achados radiológicos mais comuns no seio maxilar são cistos ou pólipos pequenos e espessamento da mucosa. Em uma população saudável, o risco de RSC relacionada com o implante dentário com estes achados é insignificante, permitindo que o procedimento seja prontamente realizado (sem necessidade de tratamento prévio). Já nos casos de cistos grandes (que ultrapassam a metade da altura do maxilar), a cirurgia deve ser realizada, pois há maior risco de obliteração do complexo osteomeatal após a elevação do assoalho maxilar com o enxerto ósseo. Na presença de nível hidroaéreo, indicativo de RS aguda, orienta-se fazer o tratamento clínico e reavaliar, sem necessidade de tratamento cirúrgico preventivo ou contraindicação ao implante, já que a maioria apresenta resolução do processo infeccioso. Assim, a relação das recomendações inequívocas para cirurgia endoscópica nasossinusal preventiva é: RSC sem melhora com tratamento clínico apropriado, sinusite fúngica e grandes pólipos ou cistos.[34]Os elevados custos envolvidos com esse tipo de tratamento odontológico permitem estimar que a prevenção com adequadas avaliações do ponto de vista otorrinolaringológico pode representar economia significativa em relação aos gastos com as complicações nasossinusais.[16]

TRATAMENTO

O tratamento da SO requer uma abordagem interdisciplinar, pois consiste em eliminar a infecção dentária e manejar a sinusite (com tratamento clínico e/ou cirúrgico).[35] Dessa forma, na suspeita de causa dentária, é imprescindível a avaliação minuciosa com o dentista.

As taxas de cicatrização e resolução do processo infeccioso em pacientes tratados com cirurgia nasossinusal e correção da causa dentária são altas, demonstrando ótimo prognóstico com tratamento adequado.[14] Portanto, a intervenção odontológica imediata é mandatória, já que trata-se da causa da doença.

Em relação à sinusite, não existe consenso estabelecido. Na maioria das vezes, o tratamento conservador é o de escolha inicialmente, com manejo clínico (antibioticoterapia e irrigações nasais) concomitante ao tratamento dentário, reservando a abordagem cirúrgica para os casos de falha com tratamento clínico. Entretanto, existem casos nos quais evidentemente a correção cirúrgica dentária isolada não será efetiva para a resolução do processo infeccioso, como sinusite maxilar com fístula oroantral extensa causada por extração dentária, ou casos de comprometimento extenso dos seios paranasais com tecido de granulação e obliteração importante do complexo osteomeatal, por exemplo. Nesses casos, a cirurgia nasossinusal conjunta com a odontológica é indicada.

Mas quais são os casos que permitem uma abordagem conservadora e em quais deve-se indicar cirurgia precocemente? Mattos et al. avaliaram retrospectivamente pacientes com SO e observaram que 48% foram submetidos à cirurgia endoscópica nasossinusal para controle dos sintomas e prevenção de complicações. Os autores encontraram os seguintes fatores como preditivos para cirurgia: envolvimento do complexo osteomeatal e tratamento dentário prévio. Todos os pacientes com fístula oroantral foram submetidos à cirurgia imediata (sem aguardar evolução, portanto não foram considerados como fatores preditivos no estudo).[2]

Outra dúvida frequente é o momento certo de intervenção cirúrgica quando há materiais (enxertos ósseos, implantes deslocados etc.) no interior do seio maxilar. Nesses casos, o implante deslocado deve ser removido sem tardar e outra alternativa de reabilitação deve ser considerada. Se a remoção imediata do implante não for possível, a sinusite maxilar deve ser manejada na hora (clinicamente), antes da cirurgia odontológica. Posteriormente, a remoção e a colocação de novo implante com enxerto ósseo sinusal podem ser realizadas através de uma janela óssea estendida a critério do implantodontista.[36] Caso o implante esteja fixo, mas protruindo no interior do seio maxilar, pode-se realizar a abertura do antro maxilar e fazer tratamento clínico posterior como tentativa de preservar a viabilidade do implante (Figura 49.5).

A remoção da infecção dentária isolada é suficiente para resolver alguns casos de sinusite maxilar odontogênica, porém a cirurgia endoscópica sinusal concomitante ou o acesso externo são necessários eventualmente para resolução completa da doença.[35] Existem relatos de que o tratamento concomitante do problema dental associado à abordagem endoscópica maxilar seja a opção de maior chance de sucesso.[7]

O procedimento historicamente conhecido para o tratamento da sinusite maxilar crônica de origem dentária é o Caldwell-Luc, no qual uma abertura do seio maxilar via fossa canina possibilita a remoção de toda a mucosa do seu interior. Nas últimas décadas, a cirurgia endoscópica nasossinusal, por ser menos traumática, apresentar menor taxa de complicações e preservar o revestimento antral, ganhou popularidade e é a técnica de escolha na maioria dos casos. Embora sejam cada vez menos comuns, algumas situações ainda exigem abordagem externa, como necessidade de um acesso ampliado e presença de corpos estranhos extensos (p. ex., enxertos ósseos).[5] Logo, o manejo da SO consiste em tratamento de precisão, adaptado a cada paciente, e envolve combinações variadas de tratamento clínico, cirurgia odontológica e cirurgia endoscópica nasossinusal(Figura 49.6).[37]

Embora a SO acometa classicamente o seio maxilar por questões anatômicas, pode haver extensão do processo inflamatório/infeccioso aos seios adjacentes. Quando o etmoide é acometido, a etmoidectomia anterior associada à sinusectomia maxilar é o tratamento de escolha.[26]

Ungar et al. avaliaram a resposta da sinusectomia maxilar em pacientes com envolvimento do seio frontal que falharam com tratamento clínico para SO. Todos os pacientes apresentaram resolução da sinusite frontal, mesmo sem intervenção específica neste seio, mostrando que o envolvimento do seio frontal é autolimitado após a drenagem do seio maxilar em pacientes sem doença sinusal prévia à SO.[27]A fístula bucossinusal geralmente está associada à sinusite maxilar. Desta forma, a drenagem da infecção sinusal é um passo obrigatório durante o fechamento da mesma.[9] Ao diagnosticar a sinusite maxilar odontogênica, o foco dentário deve ser prontamente tratado, com remoção de secreções e corpos estranhos no

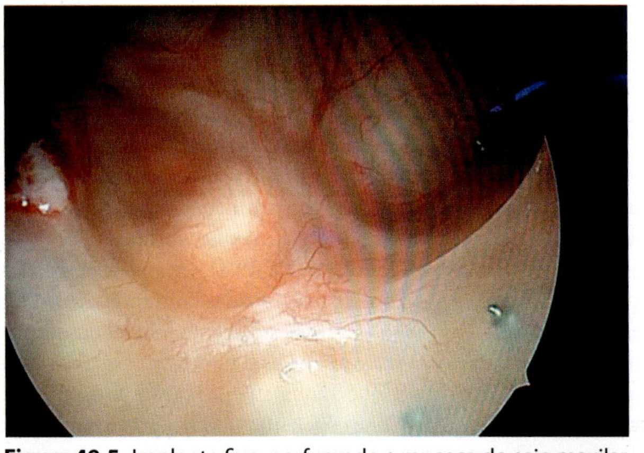

Figura 49.5 Implante fixo, perfurando a mucosa do seio maxilar.

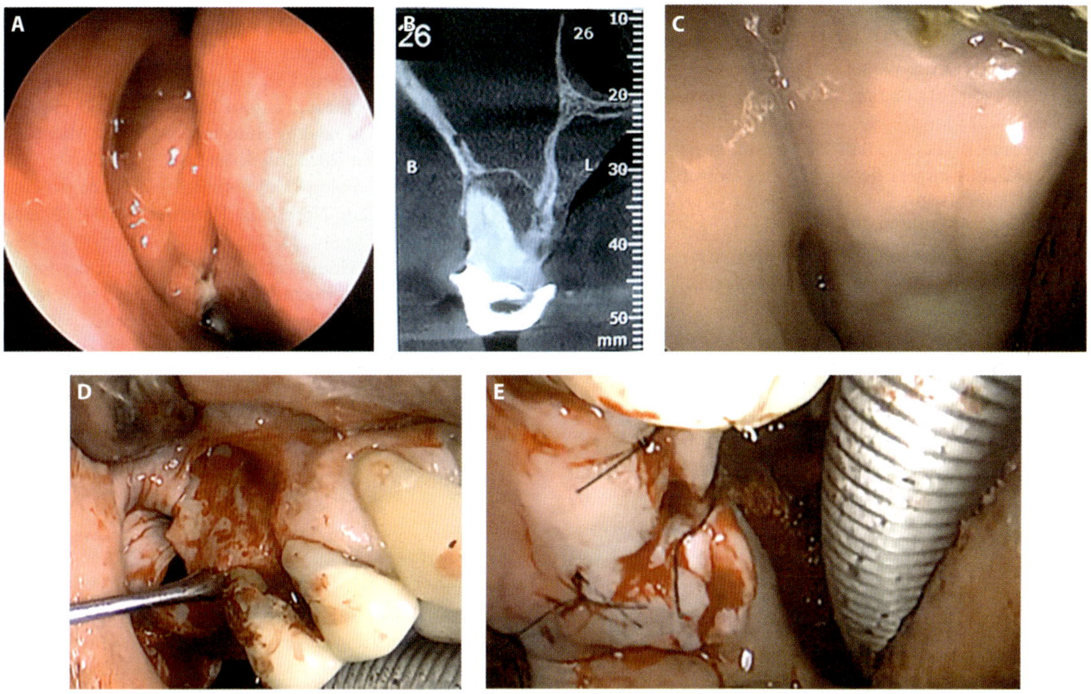

Figura 49.6 Exemplo de tratamento concomitante (extração dentária e abordagem endonasal para abertura maxilo etmoidal). Paciente com quadro de rinossinusite aguda, dor intensa e diagnóstico de doença periapical com fístula orossinusal. **A.** Endoscopia nasal demonstra edema polipoide e pus franco; **B.** Tomografia *cone beam* com doença periapical significativa e fístula; **C.** Visualização de pus drenando pela fístula para a cavidade oral; **D.** Extração dentária; **E.** Área de sutura na cavidade oral.

interior do seio (Figura 49.7) e das peças dentárias mal posicionadas, além da antibioticoterapia direcionada pelo padrão microbiológico, preferencialmente guiada por cultura. Na população pediátrica, o tratamento das sinusites maxilares odontogênicas segue o mesmo princípio.[38]

O fechamento da fístula pode ser realizado por diferentes técnicas cirúrgicas,[10] sendo o manejo conservador uma opção em alguns casos selecionados. A dimensão das comunicações oroantrais em que a conduta conservadora pode ser adotada ainda é controversa na literatura.[39,40] Alguns autores defendem que comunicações menores que 2[40] ou 5 milímetros[39] podem ser resolvidas espontaneamente, mas as maiores devem ser fechadas com brevidade por diferentes técnicas de retalhos.[39,40] Por outro lado, a literatura apresenta que o fechamento primário por sutura de uma pequena fístula bucosinusal menor de 5 mm de diâmetro pode ser um tratamento imediato viável e efetivo. Se não houver fechamento completo com esta técnica, um procedimento com rotação de retalho é indicado. Assim, a FBS pode ser tratada cirurgicamente através de diversos métodos e materiais, sendo que as principais modalidades de tratamento para reparo destes defeitos incluem retalhos de tecidos moles locais ou livres, com ou sem autoenxertos ou materiais aloplásticos.[11] O retalho bucal é adequado para o fechamento de fístulas pequenas e mesiais; já o retalho palatino é uma opção viável para o reparo de defeitos na área dos pré-molares. A gordura bucal de Bichat é adequada para o fechamento de grandes fístulas[39,40] e das fístulas localizadas posteriormente.[40]

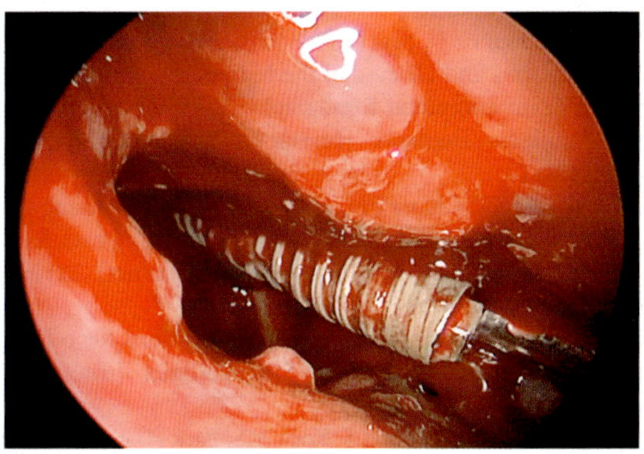

Figura 49.7 Remoção de implante dentário do seio maxilar direito.

Ainda é obscuro o mecanismo da infecção odontogênica maxilar no seio contralateral, podendo ser associada ou corresponder a uma infecção odontogênica subclínica ipsilateral contralateral.[25]

Em suma, o tratamento da SO é mais frequentemente uma combinação de terapia antibiótica, cirurgia dentária e cirurgia endoscópica nasossinusal. Portanto, é essencial uma abordagem interdisciplinar para eliminar as fontes de infecção e atenuar as áreas de inflamação, delineando um tratamento personalizado.[22]

CONSIDERAÇÕES FINAIS

As complicações decorrentes de doença ou tratamento dentário representam um grupo de doenças de grande importância na rotina do otorrinolaringologista. A abordagem interdisciplinar, em conjunto com o dentista, é a peça-chave no diagnóstico e manejo terapêutico. Cada vez mais pacientes com indicação de procedimento odontológico são encaminhados para avaliação otorrinolaringológica por alterações clínicas ou achados em exames de imagem que possam desencadear ou contribuir com alguma complicação pós-operatória. Tal fato tem aumentado progressivamente, pela expansão em larga escala da implantodontia e por haver íntima relação do assoalho do seio maxilar com as raízes dentárias, principalmente, dos molares e pré-molares superiores. Por isso, é substancial a importância do otorrinolaringologista em reconhecer as complicações decorrentes de doença ou tratamento dentário e considerar suas particularidades durante seu manejo.

REFERÊNCIAS BIBLIOGRÁFICAS

1. Craig JR, Dai X, Bellemore S, Woodcroft KJ, Wilson C, Keller C et al. Inflammatory endotype of odontogenic sinusitis. Int Forum Allergy Rhinol [Internet]. 2023 Jun [Acesso em: 2024 Jul];13(6):998-1006.
2. Mattos JL, Ferguson BJ, Lee S. Predictive factors in patients undergoing endoscopic sinus surgery for odontogenic sinusitis. Int Forum Allergy Rhinol [Internet]. 2016 [Acesso em: 2024 Jul];6:697-700.
3. Vidal F, Coutinho TM, Carvalho Ferreira D de, Souza RC, Gonçalves LS. Odontogenic sinusitis: a comprehensive review. Acta Odontol Scand [Internet]. 2017 [Acesso em: 2024 Jul];75(8):623-33.
4. Fadda GL, Berrone M, Crosetti E, Succo G. Monolateral sinonasal complications of dental disease or treatment: when does endoscopic endonasal surgery require an intraoral approach? Acta Otorhinolaryngol Ital [Internet]. 2016 Aug [Acesso em: 2024 Jul];36(4):300-9.
5. Simuntis R, Kubilius R, Vaitkus S. Odontogenic maxillary sinusitis: A review. Stomatologija [Internet]. 2014 [Acesso em: 2024 Jul];16(2):39-43.
6. Bomeli SR, Branstetter BF, Ferguson BJ. Frequency of a dental source for acute maxillary sinusitis. Laringoscope [Internet]. 2009 [Acesso em: 2024 Jul];119:580-4.
7. Saibene AM, Collurà F, Pipolo C, Bulfamante AM, Lozza P, Maccari A et al. Odontogenic rhinosinusitis and sinonasal complications of dental disease or treatment: prospective validation of a classification and treatment protocol. Eur Arch Otorhinolaryngol [Internet]. 2019 Feb [Acesso em: 2024 Jul];276(2):401-6.
8. Felisati G, Chiapasco M, Lozza P, Saibene AM, Pipolo C, Zaniboni M et al. Sinonasal complications resulting from dental treatment: outcome-oriented proposal of classification and surgical protocol. Am J Rhinol Allergy [Internet]. 2013 [Acesso em: 2024 Jul];27(4).
9. Abdel-Aziz M, Fawaz M, Kamel M, Kamel A, Aljeraisi T. Closure of oroantral fistula with buccal fat pad flap and endoscopic drainage of the maxillary sinus. J Craniofac Surg [Internet]. 2018 Nov [Acesso em: 2024 Jul];29(8):p 2153-55.
10. Parvini P, Obreja K, Sader R, Becker J, Schwarz F, Salti L. Surgical options in oroantral fistula management: a narrative review. Int J Implant Dent [Internet]. 2018 Dec 27 [Acesso em: 2024 Jul];4(1):40.
11. Sumanth KN, Naresh S, Krishanappa SKK, Moe S, Aggarwal H, Mathew RJ et al. Interventions for treating oro-antral communications and fistulae due to dental procedures. Cochrane Database Syst Rev [Internet]. 2016 May 27 [Acesso em: 2024 Jul];(5). Nº: CD011784.
12. Khomutova EY, Ignat'ev YT, Demyanchuk AN, Demyanchuk AB. Modern clinical and radiological approach to diagnostics of odontogenic sinusitis. Stomatologiya [Internet]. 2016 [Acesso em: 2024 Jul];94(5):25.
13. Akhlaghi F, Esmaeelinejad M, Safai P. Etiologies and treatments of odontogenic maxillary sinusitis: A systematic review. Iran Red Crescent Med J [Internet]. 2015 [Acesso em: 2024 Jul];17(12).
14. Troeltzsch M, Pache C, Troeltzsch M, Kaeppler G, Ehrenfeld M, Otto S et al. Etiology and clinical characteristics of symptomatic unilateral maxillary sinusitis: A review of 174 cases. J Craniomaxillofac Surg [Internet]. 2015 Oct [Acesso em: 2024 Jul];43(8):1522-9.
15. Vitali FC, Santos PS, Massignan C, Maia LC, Cardoso M, Teixeira CS. Global prevalence of maxillary sinusitis of odontogenic origin and associated factors: a systematic review and meta-analysis. J Endod [Internet]. 2023 Apr [Acesseo em: 2024 Jul];49(4):369-81.e11.
16. Nurchis MC, Pascucci D, Lopez MA, Moffa A, Passarelli PC, Bressi F et al. Epidemiology of odontogenic sinusitis: an old, underestimated disease, even today. A narrative literature review. J Biol Regul Homeost Agents [Internet]. 2020 Sep-Oct [Acesso em: 2024 Jul];34(5 Suppl. 3):195-200.
17. Maillet M, Bowles WR, McClanahan SL, John MT, Ahmad M. Cone-beam computed tomography evaluation of maxillary sinusitis. J Endod [Internet]. 2011 Jun [Acesso em: 2024 Jul];37(6):753-7.
18. Taschieri S, Torretta S, Corbella S, Del Fabbro M, Francetti L, Lolato A et al. Pathophysiology of sinusitis of odontogenic origin. J Investig Clin Dent [Internet]. 2017 [Acesso em: 2024 Jul];8(2):1-7.
19. Saibene AM, Vassena C, Pipolo C, Trimboli M, De Vecchi E, Felisati G et al. Odontogenic and rhinogenic chronic sinusitis: a modern microbiological comparison. Int Forum Allergy Rhinol [Internet]. 2016 [Acesso em: 2024 Jul];6(1):41-5.
20. Koeller K, Herlemann DR, Schuldt T, Ovari A, Guder E, Podbielski A et al. Microbiome and culture based analysis of chronic rhinosinusitis compared to healthy sinus mucosa. Front Microbiol [Internet]. 2018 [Acesso em: 2024 Jul];9(Apr):1-12.
21. Brook I. Microbiology and antimicrobial management of sinusitis. Otolaryngol Clin Noth Am [Internet]. 2004 [Acesso em: 2024 Jul];37:253-66.
22. Workman AD, Granquist EJ, Adappa ND. Odontogenic sinusitis: developments in diagnosis, microbiology, and treatment. Curr Opin Otolaryngol Head Neck Surg [Internet]. 2018 [Acesso em: 2024 Jul];26(1):27-33.
23. Montone KT, Livolsi VA, Feldman MD, Palmer J, Chiu AG, Lanza DC et al. Fungal rhinosinusitis: a retrospective microbiologic and pathologic review of 400 patients at a single university medical center. Int J Otolaryngol [Internet]. [Internet]. 2012 [Acesso em: 2024 Jul];2012:1-9.
24. Kuan EC, Suh JD. Systemic and odontogenic etiologies in chronic rhinosinusitis. Otolaryngol Clin North Am [Internet]. 2017 [Acesso em: 2024 Jul];50(1):95-111.
25. Saibene AM, Pipolo GC, Lozza P, Maccari A, Portaleone SM, Scotti A et al. Redefining boundaries in odontogenic sinusitis: A retrospective evaluation of extramaxillary involvement in 315 patients. Int Forum Allergy Rhinol [Internet]. 2014 [Acesso em: 2024 Jul];4(12):10203.
26. Crovetto-Martinez R, Martin-Arregui FJ, Zabala-Lopez-de-Maturana A, Tudela-Cabello K, Torre MC de la. Frequency of the odontogenic maxillary sinusitis extended to the anterior ethmoid sinus and response to surgical treatment. Med Oral Patol Oral Cir Bucal [Internet]. 2014 [Acesso em: 2024 Jul];e409-13.
27. Ungar OJ, Yafit D, Kleinman S, Raiser V, Safadi A. Odontogenic sinusitis involving the frontal sinus: is middle meatal antrostomy enough? Eur Arch Otorhinolaryngol [Internet]. 2018 Sep [Acesso em: 2024 Jul];275(9):2291-5.
28. Serova NS, Evseeva EV. Radiodiagnostics of odontogenic maxillary sinusitis. Vestn Otorinolaringol [Internet]. 2017 [Acesso em: 2024 Jul];82(2):46.
29. McCarty JL, David RM, Lensing SY, Samant RS, Kumar M, Van Hemert RL et al. Root cause analysis: An examination of odontogenic origins of acute maxillary sinusitis in both immunocompetent & immunocompromised patients. J Comput Assist Tomogr [Internet]. 2017 May-Jun [Acesso em: 2024 Jul];41(3):484-8.
30. Singh Gill A, Morrissey H, Rahman A. A systematic review and meta-analysis evaluating antibiotic prophylaxis in dental implants and extraction procedures. Medicina [Internet]. 2018 Dec 1 [Acesso em: 2024 Jul];54(6).
31. Salgado-Peralvo ÁO, Garcia-Sanchez A, Kewalramani N, Romandini M, Velasco-Ortega E. Preventive antibiotic therapy in sinus elevation procedures: A systematic review. Int J Oral Maxillofac Implants [Internet]. 2023 Jan-Feb [Acesso em: 2024 Jul];38(1):19-28.
32. Kayabasoglu G, Nacar A, Altundag A, Cayonu M, Muhtarogullari M, Cingi C. A retrospective analysis of the relationship between rhinosinusitis and sinus lift dental implantation. Head Face Med [Internet]. 2014 Dec 15 [Acesso em: 2024 Jul];10:53.
33. Vogiatzi T, Kloukos D, Scarfe W, Bornstein M. Incidence of anatomical Variations and Disease of the Maxillary Sinuses as Identified by Cone beam computed tomography: A systematic review. Int J Oral Maxillofac Implants [Internet]. 2014 [Acesso em: 2024 Jul];29:1301-14.
34. Chen YW, Lee FY, Chang PH, Huang CC, Fu CH, Huang CC et al. A paradigm for evaluation and management of the maxillary sinus before dental implantation. Laryngoscope [Internet]. 2018 [Acesso em: 2024 Jul];128(6):1261-7.
35. Aukštakalnis R Simonavičiūtė. Treatment options for odontogenic maxillary sinusitis: A review. Stomatologija [Internet]. 2018 [Acesso em: 2024 Jul];1(20):22-6.
36. An JH, Park SH, Han JJ, Jung S, Kook MS, Park HJ et al. Treatment of dental implant displacement into the maxillary sinus. Maxillofac Plast Reconstr Surg [Internet]. 2017 Nov 27 [Acesso em: 2024 Jul];39(35).

37. Wang KL, Nichols BG, Poetker DM, Loehrl TA. Odontogenic sinusitis: A case series studying diagnosis and management. Int Forum Allergy Rhinol [Internet]. 2015 [Acesso em: 2024 Jul];5:597-601.
38. Brook I. The role of antibiotics in pediatric chronic rhinosinusitis. Laryngoscope Investig Otolaryngol [Internet]. 2017 [Acesso em: 2024 Jul];2:104-8.
39. Bravo Cordero G, Minzer Ferrer S, Fernández L. Sinusitis odontogénica, fístula oroantral y su reparación quirúrgica mediante colgajo de bolsa de Bichat: Revisión de la literatura. Acta Otorrinolaringol Esp [Internet]. 2016 [Acesso em: 2024 Jul];67(2):107-13.
40. Khandelwal P, Hajira N. Management of oro-antral communication and fistula: Various surgical options. World J Plast Surg [Internet]. 2017 [Acesso em: 2024 Jul];6(1):3-8.

CAPÍTULO 50

Doenças do Olfato: Diagnóstico e Tratamento

Fabio de Rezende Pinna • Márcio Nakanishi • Marco Aurélio Fornazieri

INTRODUÇÃO

As doenças relacionadas ao olfato demandam uma identificação precisa e intervenções terapêuticas direcionadas. Este capítulo aborda de maneira abrangente os aspectos relacionados ao diagnóstico, processos fisiopatogênicos subjacentes e tratamento das doenças do olfato, destacando a avaliação e abordagens contemporâneas que buscam restaurar não apenas a função olfativa, mas também a qualidade de vida dos pacientes.

A prevalência dessas condições é notável, como revelado por uma metanálise recente. Combinando diversos estudos, a prevalência global ponderada de disfunção olfativa foi de 22,2%, evidenciando a relevância clínica desse tema.[1]

Distúrbios olfatórios podem causar grande morbidade ao indivíduo, por estarem implicados nas sensações de prazer, na prevenção de acidentes e intoxicações e, consequentemente, na qualidade de vida. Destaca-se ainda a relação intrínseca entre a diminuição da capacidade olfatória com as doenças neurodegenerativas, em especial o Parkinson e Alzheimer.[2]

Além disso, a investigação da disfunção olfatória é útil na diferenciação diagnóstica entre depressão, demência, alteração do humor, esclerose múltipla e esquizofrenia, entre outras alterações neurodegenerativas e psiquiátricas.[3-5]

DIAGNÓSTICO

O diagnóstico dos distúrbios olfativos inicia-se com a coleta minuciosa da história do paciente seguida da mensuração da capacidade olfativa por um teste olfatório, exame endoscópico da cavidade nasal, avaliação neurológica e, quando indicado, exames de imagem.

História clínica

Para realizar uma anamnese acurada que direcione o raciocínio clínico para um diagnóstico topográfico, etiológico e fisiopatológico, é necessário conhecer:

- A terminologia e tipos de disfunções olfatórias (Tabela 50.1)
- As principais causas das perdas do olfato (Tabela 50.2)
- A classificação segundo a localização anatômica da lesão.

Terminologia

A terminologia das desordens olfatórias é bastante específica e reflete as diversas maneiras pelas quais nossa capacidade de perceber odores pode ser alterada ou distorcida (ver Tabela 50.1).

Além disso, as desordens do olfato (DO) podem ser classificadas como quantitativas, envolvendo alteração na intensidade, mas não na qualidade dos odores, ou qualitativas, em que a qualidade dos odores é alterada ou há percepção de cheiro na ausência de um estímulo olfativo. Parosmia e fantosmia são exemplos de desordens qualitativas, frequentemente associadas a percepções negativas de cheiro. Essas alterações qualitativas muitas vezes ocorrem em combinação com alterações quantitativas, mas é menos comum encontrar alterações qualitativas sozinhas. Anosmia específica é considerada uma característica fisiológica normal com pouca ou nenhuma significância clínica.[6]

Tabela 50.1 Terminologia utilizada nas alterações do olfato e suas definições.

Terminologia	Definição
Normosmia	Capacidade normal de sentir odores
Hiposmia ou microsmia	Perda parcial da capacidade de sentir odores, que pode ser leve, moderada ou severa
Anosmia	Perda total da função olfatória
Anosmia específica ou seletiva	Incapacidade de sentir um odor específico
Hiperosmia	Capacidade referida de maior sensibilidade a odores, ainda que não haja instrumentos concretos para sua mensuração
Parosmia ou disosmia	Distorção da percepção olfatória na presença de um odorante
Fantosmia	Percepção olfatória na ausência de odores externos
Cacosmia	Sensação de odor desagradável
Olfato ortonasal	Percepção de odorantes através do fluxo de ar do nariz para as fendas olfatórias, como durante a inalação
Olfato retronasal	Percepção de odorantes localizados dentro da orofaringe, causada pelo fluxo de ar para as fendas olfatórias via nasofaringe, durante a deglutição ou exalação nasal

Classificação etiológica

Trata-se da disfunção olfatória de acordo com as causas subjacentes (ver Tabela 50.2).

As causas das disfunções olfatórias são diversas, refletindo a complexidade e a variedade de fatores que podem afetar a nossa capacidade olfativa.[6,7] A seguir estão detalhadas as principais causas da disfunção olfatória:

- Disfunção olfatória secundária à doença nasossinusal
  - Comprometimento da função olfatória devido a condições inflamatórias ou obstrutivas das vias nasais e dos seios paranasais, como rinossinusite crônica, pólipos nasais ou outras patologias que afetam as estruturas nasais
- Disfunção olfatória pós-infecciosa
  - Perda ou alteração do olfato após uma infecção viral ou bacteriana. Inclui DO associada a covid-19 e causada por outros patógenos virais
- Disfunção olfatória pós-traumática
  - Alteração da percepção olfatória após um traumatismo craniano, que pode danificar o neuroepitélio olfativo, o nervo olfatório, ou as estruturas cerebrais relacionadas à percepção de odores
- Disfunção olfatória associada a doenças neurológicas
  - Comprometimento do olfato devido a doenças que afetam o sistema nervoso, como a doença de Alzheimer, doença de Parkinson, esclerose múltipla, entre outras
- Disfunção olfatória associada à exposição a drogas/toxinas
  - Alteração do olfato resultante da exposição a substâncias químicas, medicamentos ou toxinas ambientais que podem afetar diretamente o sistema olfatório ou causar danos neurológicos indiretos

Tabela 50.2 Principais causas relacionadas com queixas olfatórias, agrupadas pelo mecanismo fisiopatológico e sintomas clínicos.

Mecanismo fisiopatológico	Diagnóstico etiológico	Sintomas clínicos e epidemiologia
Inflamatório	Rinossinusites Rinites Doenças autoimunes	Início gradual Congestão nasal, secreção ou dor facial Flutuação na gravidade Componente sazonal
Infeccioso	Infecções virais do trato respiratório superior (SARS-CoV2, parainfluenza, sincicial respiratório, adenovírus, enterovírus, herpes, coxsackievirus, poliovírus etc.)	Início súbito Sintomas de gripe/resfriado Temporário Pacientes tendem a ser mais jovens
Traumático	Trauma craniano Cirurgias nasais	Início súbito Grave (anosmia) +/– Parosmia ou fantosmia Sem flutuação na gravidade
Neurodegenerativo	Doença de Parkinson Doença de Alzheimer	Início gradual Pacientes muitas vezes não percebem alterações no olfato ou paladar Sem flutuação na gravidade Pacientes tendem a ser mais velhos Alteração da memória ou características neurológicas
Medicamentoso	Vasoconstritores nasais Antibióticos (aminoglicosídeos) Antidepressivos Imunossupressores	Nexo causal com uso crônico de vasoconstrictor, antidepressivos, imunossupressores Uso endovenoso de antibióticos e outras medicações neurotóxicas
Exposição à toxina ambiental	Formaldeído, benzeno Compostos orgânicos voláteis Tabagismo	Exposição ambiental
Congênita	Síndrome de Kallmann ou anormalidades do desenvolvimento craniofacial	Diagnóstico 12 a 16 anos Hipogonadismo hipogonadotrófico
Tumor nasal, intracraniano	Tumores nasais na fenda olfatória e tumores cranianos de fossa anterior (estesioneuroblastoma, meningioma)	Obstrução nasal Sangramento nasal Cefaleia
Doenças sistêmicas	Diabetes mellitus, pseudo-hipoparatireoidismo, déficit de vitamina A, hipotireoidismo, hepatite, insuficiência renal crônica, lúpus e outras doenças autoimunes	Início gradual Associada a doença sistêmica específica
Fisiológico	Envelhecimento após quinta década de vida	Redução da capacidade olfativa com o envelhecimento
Outros/idiopático*	Depressão, índice de massa corporal (IMC) alto ou baixo, infecções orais, glossodinia, pós-laringectomia, pós-radioterapia	

*Disfunção olfatória idiopática: quando uma avaliação exaustiva não revelou uma etiologia subjacente clara, a disfunção olfatória pode ser classificada como idiopática (Figura 50.1). Estudos sugerem que 16 a 22% dos pacientes examinados em centros de olfato e paladar se enquadram nessa categoria.[8,9]

- Disfunção olfatória congênita
  - Deficiência no olfato presente desde o nascimento, que pode ser devido a fatores genéticos, malformações congênitas ou intercorrências durante a gestação e o parto
- Disfunção olfatória associada ao envelhecimento (presbiosmia)
  - Declínio gradual da capacidade olfatória como parte do processo natural de envelhecimento, frequentemente acompanhado pela redução da regeneração de células olfatórias e alterações no processamento neural dos odores
- Outras causas
  - Incluem fatores iatrogênicos como complicações decorrentes de cirurgias nasais ou da base do crânio, consequências de procedimentos como laringectomias, além de tumores nas estruturas relacionadas ao olfato e doenças sistêmicas que podem secundariamente afetar a função olfatória
- Disfunção olfatória idiopática (Figura 50.1)
  - Perda ou alteração do olfato sem uma causa identificável, mesmo após uma avaliação clínica e diagnóstica abrangente.

Classificação segundo a localização anatômica da lesão

A classificação da disfunção olfatória segundo a anatomia pode ser resumida nos seguintes pontos:

- Disfunção condutiva
  - Resulta do bloqueio da transmissão de odorantes para o neuroepitélio olfativo
  - Pode ser causada por obstruções físicas como pólipos, tumores, ou edema da mucosa nasal
- Disfunção sensorioneural
  - Ocorre devido a danos ou perda do neuroepitélio olfativo ou do nervo olfativo
  - Pode ser resultado de doenças degenerativas, exposição a toxinas, ou lesões diretas
- Disfunção central
  - Resulta de danos ou perda das vias de processamento olfatório no sistema nervoso central
  - Pode ser associada a condições neurológicas como Alzheimer, traumatismo craniano, ou infecções que afetam o cérebro.

Anamnese

Durante a anamnese de pacientes com distúrbios olfatórios, é essencial realizar perguntas direcionadas, baseadas na prevalência das causas de perda olfatória. As perguntas devem cobrir as seguintes áreas:

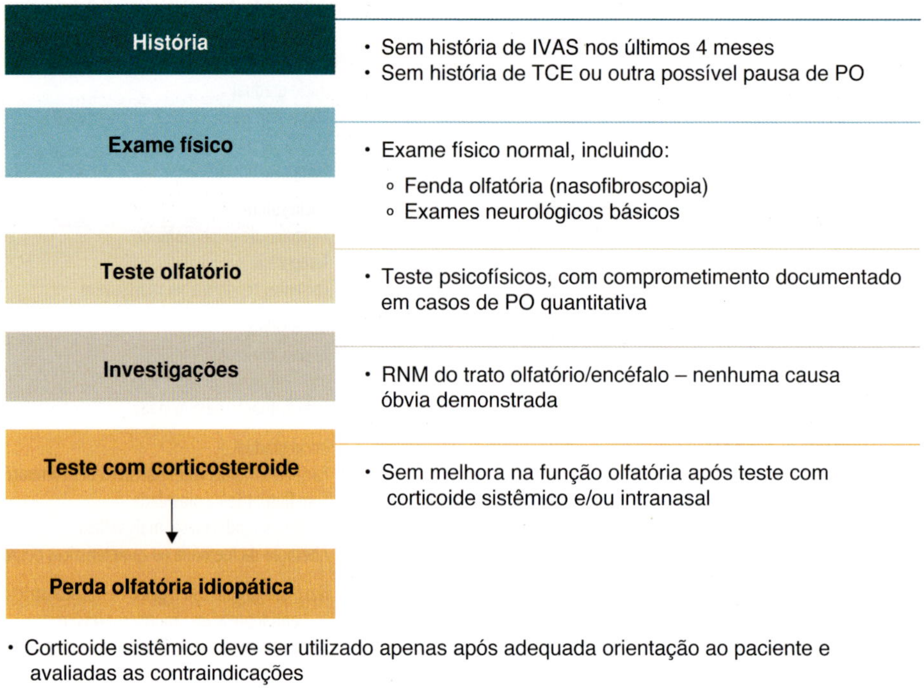

Figura 50.1 Critérios para o diagnóstico de disfunção olfatória idiopática.

- Rinossinusites
  - "Você tem alguma doença nasal, como rinossinusite crônica? Pode descrever seus sintomas, como rinorreia, obstrução nasal ou dor facial?" Perguntar também sobre a presença de pólipos nasais e se há flutuação na perda olfatória associada a infecções agudas ou exposição a alérgenos[10]
- Infecções virais
  - "Sua perda olfatória ocorreu após uma gripe, resfriado ou trauma? Houve alguma infecção das vias aéreas superiores ou exposição a vírus específicos como o SARS-CoV-2?"[11,12]
  - Discutir a duração da perda e se houve recuperação parcial ou completa
- Traumáticas
  - "Você sofreu algum trauma na cabeça recentemente? Em caso afirmativo, pode descrever as circunstâncias e a localização do trauma?"
  - Abordar a relação temporal entre o trauma e o início dos sintomas olfatórios
- Neurodegenerativas
  - "Há histórico de doenças neurológicas ou psiquiátricas na sua família, como Parkinson ou Alzheimer?"[3]
  - Investigar a relação entre o início dos sintomas olfatórios e quaisquer sinais de doenças neurológicas ou psiquiátricas
- Outras (envelhecimento, doenças sistêmicas, congênita, ocupacional)
  - "Você foi exposto a substâncias que possam afetar seu olfato, como medicamentos tópicos, drogas inalatórias, produtos químicos voláteis ou passou por tratamentos como quimioterapia ou radioterapia?" Discutir também o impacto do envelhecimento no olfato e se há outros fatores ocupacionais ou sistêmicos que possam influenciar a função olfatória.[7,13,14]

Para aprofundar a compreensão do quadro clínico, podem-se acrescentar os seguintes tópicos:[6]

- Especificidade do comprometimento
  - Diferenciar problemas com o olfato, sabor em relação ao sabor ou atributos gustativos básicos (doce/salgado/amargo/azedo/umami)
  - Determinar se a disfunção é quantitativa, qualitativa ou ambos
  - Se qualitativa, é parosmia (estímulo presente; ausente quando as narinas estão fechadas) ou fantosmia (estímulo ausente) ou, possivelmente, um estímulo interno (por exemplo, dos seios paranasais)
  - Se quantitativa, determinar a severidade e frequência da disfunção (diária ou menos) e intensidade (anosmia ou hiposmia)
  - Histórico de tratamento e sua eficácia
- Início
  - Início súbito é mais comum em disfunção olfatória pós-infecciosa ou pós-traumática, embora na pós-traumática, frequentemente há um intervalo entre o trauma e o reconhecimento do déficit
  - Início gradual é mais visto em doenças sinonasais, causas neurodegenerativas e envelhecimento
- Duração
  - Disfunção desde a infância indica provável anosmia congênita. Questões sobre outras características sindrômicas devem ser consideradas
  - Duração mais longa pode ser um sinal prognóstico ruim, especialmente em casos de RSC e pós-traumática
- Flutuação
  - A função olfatória flutua acentuadamente em casos devido a doenças inflamatórias (RSC ou alergia). Flutuação também pode ocorrer em alguns, mas não todos os casos de pós-infecciosa
- Outros sintomas: sinonasais
  - Avaliar sintomas comuns de doenças nasossinusais (p. ex., RSC, alergia) incluindo obstrução nasal, rinorreia, gotejamento pós-nasal, dor facial, espirros e prurido
- Outros sintomas: não sinonasais
  - Avaliar sintomas da variante localmente prevalente da covid-19, incluindo associação temporal com início da disfunção olfatória. Sintomas sugestivos de outras doenças sistêmicas também devem ser considerados

- Comprometimentos específicos e qualidade de vida
  - Verificar se o paciente depende profissionalmente do olfato (p. ex., chefe de cozinha, *sommelier*)
  - Avaliar se a disfunção está causando problemas com comunicação interpessoal ou nutrição (incluindo mudança de peso quantificada)
  - Verificar se o paciente descreve ansiedade ou depressão como resultado de sua disfunção
  - Avaliar se o paciente vive sozinho e se sofreu acidentes domésticos (p. ex., incêndios, vazamentos de gás). Pacientes nessas condições devem ser aconselhados sobre alarmes de fumaça e gás e aderência às datas de validade dos alimentos
- História médica passada
  - Incluir lesões na cabeça anteriores, infecções do trato respiratório superior, cirurgia sinonasal ou neurocirurgia e outras doenças crônicas que podem afetar o olfato
  - Avaliar sintomas de doença neurodegenerativa não diagnosticada em pacientes mais velhos com suspeita clínica. Encaminhar para serviços neurológicos conforme apropriado
  - Avaliar sintomas e contatos para covid-19, se ainda não feito
- Medicações
  - Obter histórico de medicamentos atuais e anteriores (incluindo quimioterapias), bem como aderência, especialmente importante para controle de condições crônicas
  - Se o paciente foi tratado anteriormente com corticosteroides e houve melhora no olfato, é provável que sofra de doença sinonasal
- Alergias
  - Avaliar alergias a medicamentos, ambientais, sazonais, perenes e ocupacionais, bem como tratamento para elas
- Tabagismo e álcool
  - Avaliar o tabagismo atual e o consumo de álcool, que podem estar associados à olfação e paladar reduzidos
- Toxinas e exposição ocupacional
  - Avaliar exposição a toxinas conhecidas por causar disfunção olfatória e substâncias que aumentam o risco de carcinoma sinonasal e nasofaríngeo
- História familiar
  - Avaliar história familiar de disfunção olfatória para auxiliar no diagnóstico de disfunção congênita. Em pacientes mais velhos, avaliar história familiar de doenças neurodegenerativas (incluindo Parkinson e Alzheimer).

Essa abordagem abrangente garante uma avaliação detalhada e uma base sólida para a gestão subsequente e decisões terapêuticas para pacientes com distúrbios olfatórios.

Avaliação subjetiva

A mensuração da função olfativa pode ser feita utilizando uma escala visual analógica clássica ou uma forma modificada, questionando o paciente em uma escala de 0 a 10, onde 0 representa ausência de olfato e 10 indica olfato normal.[15] Essa avaliação deve ser feita tanto no momento do diagnóstico quanto nas consultas de seguimento. Juntamente com essa medição, a avaliação subjetiva fornece *insights* valiosos, mas deve ser complementada com testes objetivos para superar sua variabilidade de precisão. Questionários e testes psicofísicos formam uma abordagem holística essencial para um diagnóstico e tratamento eficazes da disfunção olfatória.[16,17]

Testes olfatórios

Na avaliação da função olfativa, diversos testes validados no Brasil são empregados, tanto para adultos quanto para crianças, utilizando protocolos específicos:

- University of Pennsylvania Smell Identification Test (UPSIT)[18] (Figura 50.2)
  - Descrição e material: o UPSIT é um teste autoadministrado composto por um cartão de estímulos com 40 tiras, cada uma contendo um odor diferente, além de um roteiro de aplicação
  - Como é realizado: o paciente raspa cada tira com um lápis para liberar o odor, cheira a uma distância de aproximadamente 1 cm, e responde às questões de múltipla escolha correspondentes a cada odor. A pontuação varia de 0 a 40, com valores de referência para categorizar o desempenho olfatório
- Connecticut Chemosensory Clinical Research Center Test (CCCRC)[19] (Figura 50.3)
  - Descrição e material: composto de duas avaliações, uma quantitativa, utilizando álcool butanol em sete concentrações diferentes, e outra qualitativa, com oito substâncias comuns
  - Como é realizado: na parte quantitativa, o paciente tenta identificar a presença do odor comparando frascos com água destilada e butanol. A concentração de butanol aumenta até o paciente conseguir diferenciar. Na parte qualitativa, o paciente deve identificar as substâncias comuns de uma lista fornecida. A pontuação final é a média aritmética das respostas corretas das duas partes, permitindo classificar a função olfatória
- Teste Digital de Identificação Olfativa Multiscent-20[20,21]
  - Descrição e material: realizado por meio de um dispositivo digital portátil semelhante a um *tablet* que possui um sistema integrado de entrega digital de odores (Figura 50.4)

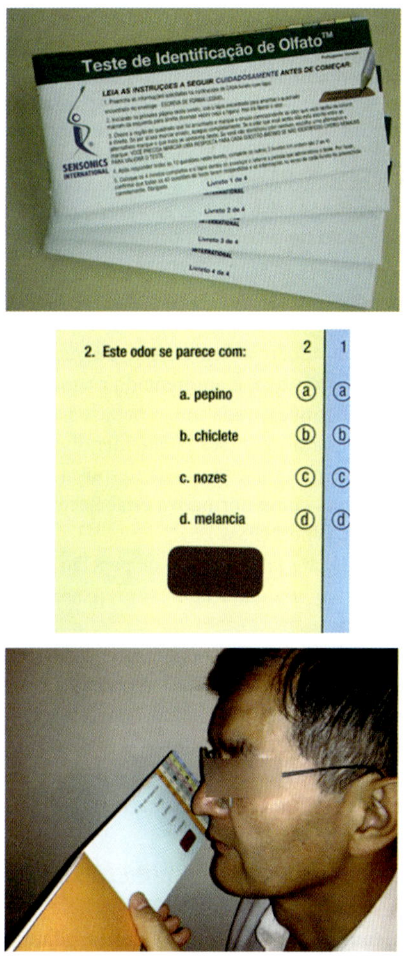

Figura 50.2 Teste de Identificação de Olfato™ da Universidade da Pensilvânia e sua realização por um paciente.

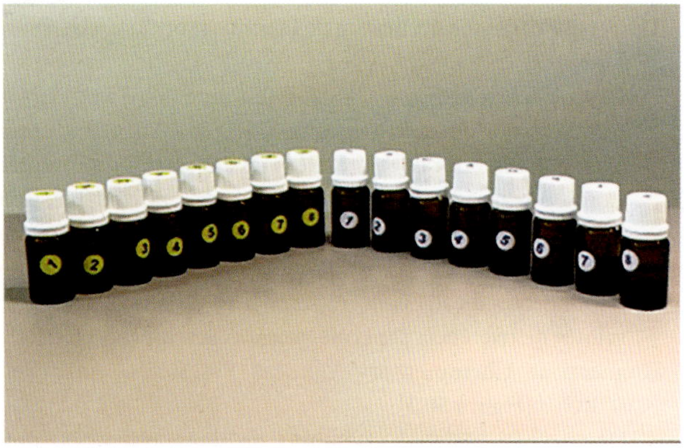

Figura 50.3 Connecticut Chemosensory Clinical Research Center Test (CCCRC). Teste de Identificação de Substâncias (frascos de 1 a 8, da esquerda para a direita) e Teste de Limiar Olfativo.

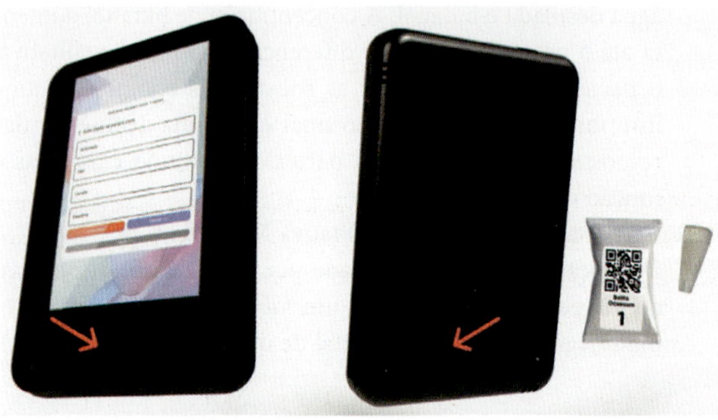

Figura 50.4 Teste Digital de Identificação Olfativa Multiscent-20. Visões frontal (esquerda) e traseira (direita) do Multiscent-20. Trata-se de um *tablet*, com uma tela de 7 polegadas e sensível ao toque, utilizado para apresentar aromas e registrar respostas de forma digital. A abertura para liberação do odor é indicada por uma seta na parte frontal do dispositivo. A cápsula de fragrância também é mostrada. O dispositivo pode ser carregado com até 20 cápsulas, nas quais os estímulos olfativos são armazenados. As cápsulas são carregadas por meio de uma porta de inserção (seta) na parte traseira do dispositivo.

  - Como é realizado: o paciente segue instruções passo a passo na tela do dispositivo. É apresentado a uma série de 20 odores e deve identificar cada um com base nas opções fornecidas. A pontuação é baseada na identificação correta dos odores, validada com a Teoria da Resposta ao Item e comparada com uma curva normativa estabelecida
- Pediatric Smell Wheel (PSW)[22]
  - Descrição e material: um disco de papelão com microcápsulas de plástico contendo odores, projetado especificamente para crianças
  - Como é realizado: o examinador raspa a tira com a ponta de um lápis para liberar o odor e a apresenta à criança. A criança gira o disco para o próximo odor e identifica cada um com base em quatro alternativas ilustradas. A pontuação é baseada no número total de respostas corretas, permitindo classificar a função olfatória da criança.

Exame físico e nasofibroscopia em distúrbios olfatórios

- Preparação e sequência de avaliação
  - Recomenda-se a realização de testes olfatórios antes do exame físico e da nasofibroscopia, pois alterações na mucosa nasal podem influenciar a sensibilidade desses testes. O exame físico deve iniciar pela avaliação das cavidades nasais, utilizando a rinoscopia anterior e a endoscopia nasal para examinar minuciosamente a região
- Avaliação das cavidades nasais
  - O foco inicial está na inspeção da mucosa olfatória, procurando por anormalidades como pólipos, edema ou outras lesões que possam comprometer a interação entre as partículas odoríferas e os receptores sensoriais do nervo olfatório. Além disso, é importante avaliar outras alterações nasais, como desvio ou perfuração do septo nasal, hipertrofia, sinais inflamatórios das conchas nasais inferiores, sinais de rinossinusite e a presença de tumores nasossinusais
- Oroscopia e exame neurológico
  - A oroscopia é realizada em todos os casos para entender a contribuição da olfação retronasal na percepção do paladar. Além disso, um exame neurológico completo é necessário para descartar outras doenças do sistema nervoso central, como tumores ou condições neurodegenerativas, que podem estar associadas à perda do olfato
- Exame físico geral ou específico de outros sistemas
  - Dependendo das hipóteses diagnósticas sugeridas pela anamnese, exames físicos adicionais de outros sistemas podem ser realizados para uma avaliação abrangente
- Nasofibroscopia
  - Realizada após o teste olfatório, a nasofibroscopia é crucial para avaliar a fossa olfatória e outras estruturas nasais. É fundamental para identificar sinais de inflamação crônica, como pólipos, secreção, edema e estreitamentos na fossa olfatória. Também é usada para avaliar a presença de lesões, como hamartomas adenomatoides e estesioneuroblastoma, ou neuroblastoma olfatório. A nasofibroscopia permite uma visualização direta, como exemplificado na Figura 50.5, que mostra a fossa olfatória do lado esquerdo livre de obstruções.

A combinação do exame físico cuidadoso e da nasofibroscopia fornece uma visão abrangente do estado das cavidades nasais e das áreas associadas, permitindo um diagnóstico mais preciso e um plano de tratamento mais eficaz para pacientes com distúrbios olfatórios. A avaliação detalhada é indispensável para o entendimento completo das condições que afetam a função olfatória e para a escolha das intervenções terapêuticas mais apropriadas.

Exames de imagem

A avaliação estrutural por meio de exames de imagem é uma etapa fundamental no diagnóstico e prognóstico de distúrbios olfatórios.

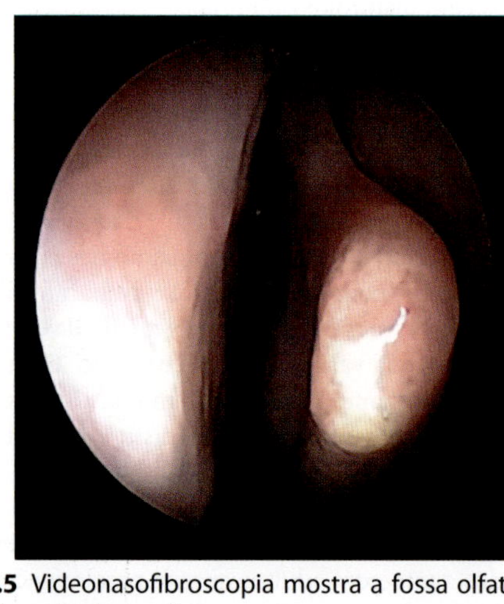

Figura 50.5 Videonasofibroscopia mostra a fossa olfatória do lado esquerdo livre de obstruções.

Embora a prática clínica varie consideravelmente entre os profissionais e não haja um consenso claro sobre a indicação específica de cada modalidade de imagem, a tomografia computadorizada (TC) e a ressonância magnética (RM) são ferramentas diagnósticas valiosas que fornecem *insights* detalhados sobre a estrutura anatômica e possíveis patologias relacionadas ao sistema olfatório. Este segmento visa elucidar as principais indicações, benefícios e limitações da TC e da RM, juntamente com recomendações específicas para o uso de exames de imagem, baseadas na etiologia suspeita dos distúrbios olfatórios:[6]

- TC dos seios paranasais
  - Indicações: avaliação de patologias inflamatórias nasossinusais, investigação de tumores na fossa olfatória, e exame pós-trauma cranioencefálico para identificar fraturas na placa olfatória
  - Benefícios: oferece detalhes sobre a estrutura óssea e a presença de patologias inflamatórias
  - Limitações: menor sensibilidade na visualização de tecidos moles comparado à RM
- RM de crânio e seios paranasais
  - Indicações: casos idiopáticos com mais de três meses de alteração olfatória sem resposta ao tratamento, investigação de tumores, malformações arteriovenosas, hemorragias intracranianas pós-trauma, isquemia, e avaliação da aplasia do bulbo olfatório
  - Benefícios: superior na visualização de tecidos moles e capaz de oferecer informações prognósticas, especialmente em casos de perda olfatória pós-infecciosa ou congênita, em que dimensões reduzidas ou ausência do bulbo olfatório podem indicar um prognóstico desfavorável
  - Considerações especiais: o volume normal do bulbo olfatório é superior a 40 mm^3, visível em sequências T2 FLAIR e T1 com supressão de gordura
- Recomendações para a utilização de exames de imagem
  - Conforme etiologia: os exames devem ser realizados de acordo com a etiologia suspeita
  - Disfunção olfatória idiopática: a TC dos seios paranasais é opcional e pode revelar inflamação não diagnosticada por outros meios; a RM do cérebro é recomendada para um diagnóstico mais abrangente
  - Linha de exame de primeira escolha: a TC é o exame de primeira linha para investigar inflamação sinonasal ou anormalidades ósseas. A RM é preferida quando se suspeitam de anormalidades intracranianas ou para a morfometria do bulbo olfatório. A TC e a RM devem ser interpretadas dentro do contexto do sistema de saúde local, encargos econômicos mais amplos, e preferência individual do clínico.

Avaliação laboratorial em distúrbios olfatórios

As avaliações séricas são fundamentais para identificar e tratar possíveis causas subjacentes em pacientes com distúrbios olfatórios, contribuindo assim para um manejo clínico mais eficaz. Incluem:

- Vitamina B12
  - Indicação: avaliação em pacientes com perda olfatória
  - Associação: deficiência de vitamina B12 pode diminuir a função olfatória, afetando a identificação, discriminação e limiar olfatório[23]
- Hipotireoidismo subclínico
  - Indicação: avaliação em pacientes com alterações olfatórias e suspeita de disfunção tireoidiana
  - Impacto e tratamento: afeta negativamente a sensibilidade olfatória; tratamento com levotiroxina pode melhorar a função olfatória em 3 meses[24]
- Diabetes
  - Indicação: avaliação em diabéticos com queixas olfatórias
  - Associação: sugere-se que a disfunção olfatória pode ser uma complicação neurológica degenerativa do diabetes[25]
- Anemia por deficiência de ferro (IDA)
  - Indicação: avaliação em pacientes com anemia e perda olfatória
  - Associação: IDA afeta negativamente a função olfatória; reduções nos níveis de hemoglobina resultam em diminuição da função olfatória.[26]

TRATAMENTO

Na busca por compreender e mitigar os desafios impostos pelos distúrbios olfatórios, observa-se uma variedade de terapias. Embora nenhum tratamento tenha recebido aprovação oficial da Food and Drug Administration (FDA), dos EUA, até o momento, e a falta de estudos controlados duplo-cego com resultados promissores seja uma realidade, a necessidade de alívio para aqueles que sofrem dessas condições impulsiona a contínua pesquisa e aplicação clínica de diversas abordagens terapêuticas.

Destacam-se os pilares do tratamento medicamentoso, incluindo corticosteroides, antioxidantes, medicações tópicas como o citrato de sódio e a vitamina A, além de drogas anticonvulsivantes em casos específicos de distorções ou alucinações olfatórias. Não menos importante, aborda-se a relevância de compreender as interações medicamentosas, especialmente considerando o uso concomitante de neurolépticos e antidepressivos pelo paciente.

Além disso, enfatiza-se a importância do treinamento olfatório, uma prática recomendada universalmente e que tem demonstrado resultados positivos na reabilitação olfativa. Embora o horizonte de tratamentos eficazes ainda esteja em expansão, com novas descobertas e avanços no entendimento da fisiopatologia dos distúrbios olfatórios, este capítulo busca oferecer um panorama das terapias mais promissoras e das considerações práticas para sua aplicação clínica, mirando um futuro onde a recuperação e a melhoria da qualidade de vida dos pacientes seja uma realidade palpável.

Tratamento tópico para perda olfatória

Iniciar o tratamento o mais rápido possível após confirmação da perda olfatória por teste. Mesmo perdas antigas podem ter bons resultados.[27]

É realizado com:

- *Spray* nasal de corticoide
  - Tradicionalmente usado, mas com eficácia questionada devido à baixa entrega de medicação ao epitélio olfatório[7,10,28]
  - Estudos, incluindo um clínico randomizado, duplo-cego, placebo controlado, não mostraram diferença significativa na melhora da capacidade olfatória entre os grupos tratados com propionato de fluticasona e placebo[29]
- Lavagem nasal com corticoide
  - Recomendada pelas principais diretrizes, principalmente pós-pandemia da covid-19, e indicada para pacientes que melhoraram sua função olfatória com um ciclo de corticosteroides sistêmicos[7,10,28]
  - Fortes evidências sugerem que a inflamação é chave na perda olfatória desses pacientes, com estudos apontando melhora dos resultados comparando com grupo placebo[30-32]
  - Menos efeitos colaterais do que corticoides orais[31]
  - O perfil de segurança da lavagem com alto volume de corticoide não parece ter efeito significativo na pressão intraocular e apresenta um baixo risco de supressão do eixo hipotálamo-hipofisário quando usado em longo prazo[33-36]
  - Como realizar a lavagem
    - Budesonida ou mometasona recomendadas, 120 mℓ/narina, 2x/dia

- Budesonida manipulada: 2 gotas de budesonida 1% em glicerina 5% misturadas em 240 mℓ de soro fisiológico
- Mometasona 400 mcg: 2 cápsulas em 240 mℓ de soro
- Iniciar o mais rápido possível e reavaliar após 30 dias, mantendo por mais 3 meses
- Associar a treinamento olfatório
- Utilizar garrafa compressível de alto volume para aplicação

- Citrato de sódio
  - Reduz níveis de cálcio no muco, melhorando a capacidade de sentir cheiros
  - Prescrito em concentração de 9%, usado em gotas 30 a 60 minutos antes das refeições até três vezes por dia
  - Eficácia controversa, mas útil em casos de fantosmia[27,37,38]
- Vitamina A
  - Importante na regeneração neuronal, melhora função olfatória em combinação com treinamento olfatório
  - Prescrita como 10.000 UI por dia, 5.000 UI em cada narina, por 3 meses, na forma de gotas[27,39]
- Administração de medicações com conta-gotas
  - Opcional para perda olfatória de mais de 2 semanas com sintomas nasais[40]
  - Posição de Kaiteki recomendada para entrega correta e completa de medicamento na fossa olfatória[40]
  - Paciente deita de lado, cabeça levemente levantada, aplica gotas na narina superior, permanece assim por 3 minutos, e repete do outro lado.

É crucial que o tratamento tópico seja sempre supervisionado por um especialista em otorrinolaringologia para assegurar a correta administração e monitoramento dos resultados (Vídeo 50.1).

Tratamento medicamentoso

1. Corticosteroide sistêmico

- Reduz a transcrição de mediadores inflamatórios, melhorando a função olfatória por facilitar o acesso de moléculas odoríferas ao epitélio olfatório e promover um ambiente propício para a despolarização dos neurônios olfativos[41]
- Uso não consensual para todas as etiologias das alterações olfativas, mas útil para descartar inflamação local como causa da disfunção
- Corticoide intranasal geralmente utilizado após resposta ao corticoide oral

2. Antioxidantes

- Agem otimizando a regeneração neuronal e diminuindo o estresse oxidativo na região do epitélio olfatório
- Cuidados especiais ao prescrever para gestantes

3. Ácido alfa-lipóico

- Evidências de eficácia em estudos de menor rigor científico[42]
- Utilizado também em neuropatia diabética, potencialmente promovendo o crescimento dos nervos periféricos
- Recomendado na dose de 300 mg 2 vezes/dia ou 600 mg 1 vez/dia, por 3 meses

4. Polivitamínicos

- Os polivitamínicos atuariam tornando o epitélio olfatório um meio mais propício para regeneração neuronal, aumentando fatores de crescimento e diminuindo os radicais livres causadores de estresse oxidativo local

5. Ômega 3

- Ácido graxo poli-insaturado essencial com influência significativa na expressão gênica
- Uso mostrou maior recuperação das habilidades quimiossensoriais em pacientes submetidos a cirurgias de base do crânio[43]
- Dose recomendada de 1.200 mg 2 vezes/dia por 3 meses

6. Melatonina

- Utilizada para regulação do sono e neuroproteção em doenças neurodegenerativas[44,45]
- Dose recomendada de 5 mg 30 minutos antes de dormir, por 3 meses

7. Ginkgo biloba

- Antioxidante que pode otimizar a regeneração neuronal[46]
- Evidências de melhora em pacientes quando usado com corticosteroides[47]

8. Caroverina

- Antioxidante com potencial para reparo neuronal[48,49]
- Uso prévio em pacientes com disfunção olfatória na dose de 120 mg por dia por 4 semanas

9. Outras medicações orais

- Incluem teofilina, pentoxifilina, nimodipina, sulfato de zinco, e Danggui-shaoyao-san, com diferentes graus de evidência científica e indicações específicas[50-55]

10. Terapias alternativas

- Incluem acupuntura, fotobiomodulação por laserterapia de baixa potência vermelha, e plasma rico em plaquetas (PRP)[56-60]

11. Tratamento de parosmia e fantosmia

- Abordagem inicial com corticosteroide sistêmico seguido de outras medicações em casos persistentes, como gabapentina, haloperidol, pregabalina, valproato de sódio e oximetazolina.

Treinamento olfatório

O treinamento olfatório (TO) é uma abordagem reconhecida para tratar disfunções olfatórias, especialmente útil devido à plasticidade neural do sistema olfatório. Os neurônios sensoriais olfatórios (NSO) possuem capacidade de regeneração constante, o que fundamenta a eficácia do TO ao estimular essa regeneração por meio de estimulação sensorial repetitiva.

Princípios do treinamento olfatório[61-65]

Base neurobiológica

A regeneração dos NSO ocorre ao longo da vida, sendo ainda estimulada por lesões na mucosa olfatória.

Estudos demonstram que a exposição a odores pode influenciar a regeneração dos NSO, alterando a sensibilidade periférica e induzindo áreas específicas de atividade diferencial no cérebro.

Eficácia

O TO tem mostrado resultados promissores no tratamento de disfunções olfatórias resultantes de várias causas, como infecções, traumas cranianos, causas idiopáticas e doenças neurodegenerativas.

As melhorias são mais prováveis em casos pós-infecção, comparativamente a casos pós-traumáticos e idiopáticos.

Técnica

O TO envolve a inalação estruturada de um conjunto definido de odores (geralmente quatro), 2 vezes/dia, por 20 a 30 segundos cada, durante um período de 4 a 6 meses ou mais.

Os odores são selecionados com base nas categorias de odor: frutado (limão), floral (rosa), aromático (cravo) e resinoso (eucalipto).

Modificações na técnica, como variação dos odores e uso de concentrações mais altas, podem influenciar positivamente os resultados.

Observações importantes

A recuperação olfatória pode variar conforme a extensão do dano, com alguns pacientes mostrando regeneração e outros tendo redução no número de células receptoras.

A recuperação pode ocorrer espontaneamente, especialmente em casos pós-infecciosos.

Implicações clínicas e científicas

O TO demonstra que a exposição repetitiva a odores pode modular a capacidade regenerativa dos NSO, com observações de recuperação quase perfeita em estudos com animais.

Alterações eletrofisiológicas e melhorias na sensibilidade aos odores têm sido demonstradas em pacientes com perda olfatória pós-infecção.

CONSIDERAÇÕES FINAIS

O TO é um tratamento promissor que explora a capacidade regenerativa e a plasticidade do sistema olfatório.

A abordagem requer persistência e consistência, com resultados potencialmente influenciados pela seleção de odores, intensidade e frequência do treinamento.

REFERÊNCIAS BIBLIOGRÁFICAS

1. Desiato VM, Levy DA, Byun YJ, Nguyen SA, Soler ZM, Schlosser RJ. The prevalence of olfactory dysfunction in the general population: a systematic review and meta-analysis. Am J Rhinol Allergy [Internet]. 2021 Mar 1 [Acesso em: 2024 Jul];35(2):195-205.
2. Doty RL. Olfactory dysfunction in neurodegenerative diseases: is there a common pathological substrate? Lancet Neurol [Internet]. 2017 Jun 1 [Acesso em: 2024 Jul];16(6):478-88.
3. Croy I, Hummel T. Olfaction as a marker for depression. J Neurol [Internet]. 2017 Apr [Acesso em: 2024 Jul];264(4):631-638.
4. Kopala LC, Good KP. Olfactory identification ability in patients with panic disorder. J Psychiatry Neurosc [Internet]. 1996 [Acesso em: 2024 Jul];21(5).
5. Moberg PJ, Kamath V, Marchetto DM, Calkins ME, Doty RL, Hahn CG et al. Meta-analysis of olfactory function in schizophrenia, first-degree family members, and youths at-risk for psychosis. Schizophr Bull [Internet]. 2014 [Acesso em: 2024 Jul];40(1).
6. Whitcroft KL, Altundag A, Balungwe P, Boscolo-Rizzo P, Douglas R, Enecilla MB et al. Position paper on olfactory dysfunction: 2023 Executive Summary. Rhinology [Internet]. 2023 Oct 1 [Acesso em: 2024 Jul];61(33):1-108.
7. Patel ZM, Holbrook EH, Turner JH, Adappa ND, Albers MW, Altundag A et al. International consensus statement on allergy and rhinology: Olfaction. Int Forum Allergy Rhinol [Internet]. 2022 Apr 3 [Acesso em: 2024 Jul];12(4):327-680.
8. Deems DA, Doty RL, Settle RG, Moore-Gillon V, Shaman P, Mester AF et al. Smell and taste disorders, a study of 750 patients from the University of Pennsylvania Smell and Taste Center the study population. Arch Otolaryngol Head Neck Surg [Internet]. 1991 May [Acesso em: 2024 Jul];117(5):519-28.
9. Fonteyn S, Huart C, Deggouj N, Collet S, Eloy P, Rombaux P. Non-sinonasal-related olfactory dysfunction: A cohort of 496 patients. Eur Ann Otorhinolaryngol Head Neck Dis [Internet]. 2014 [Acesso em: 2024 Jul];131(2):87-91.
10. Fokkens WJ, Lund VJ, Hopkins C, Hellings PW, Kern R, Reitsma S et al. European position paper on rhinosinusitis and nasal polyps 2020. Rhinology [Internet]. 2020 Feb 20 [Acesso em: 2024 Jul];58(Suppl S29):1-464.
11. Fornazieri MA, Borges BP, Bezerra TP, Pinna FR, Voegels RL. Main causes and diagnostic evaluation in patients with primary complaint of olfactory disturbances. Braz J Otorhinolaryngol [Internet]. 2014 [Acesso em: 2024 Jul];80(3):202-7.
12. Suzuki M, Saito K, Min WP, Vladau C, Toida K, Itoh H et al. Identification of viruses in patients with postviral olfactory dysfunction. Laryngoscope [Internet]. 2007 [Acesso em: 2024 Jul];117(2).
13. Hummel T, Whitcroft KL, Andrews P, Altundag A, Cinghi C, Costanzo RM et al. Position paper on olfactory dysfunction. Rhinology [Internet]. 2017 [Acesso em: 2024 Jul];54:1-30.
14. Upadhyay UD, Holbrook EH. Olfactory loss as a result of toxic exposure. Otolaryngol Clin North Am [Internet]. 2004 [Acesso em: 2024 Jul];37(6 SPEC.ISS.):1185-207.
15. De Sousa Machado A, Sousa F, Silva A, Meireles L. Visual analog scale and olfactory objective tests in hyposmia patients: Is there a link? Cureus [Internet]. 2023 Feb 7 [Acesso em: 2024 Jul];15(2):e34712.
16. Lechien JR, Chiesa-Estomba CM, De Siati DR, Horoi M, Le Bon SD, Rodriguez A et al. Olfactory and gustatory dysfunctions as a clinical presentation of mild-to-moderate forms of the coronavirus disease (covid-19): a multicenter European study. Eur Arch Otorhinolaryngol [Internet]. 2020 Aug 1;277(8):2251-61.
17. Devanand DP. Olfactory identification deficits, cognitive decline, and dementia in older adults. Am J Geriatr Psychiatry[Internet]. 2016 [Acesso em: 2024 Jul];24(12).
18. Fornazieri MA, Dos Santos CA, Bezerra TP, De Rezende Pinna F, Voegels RL, Doty RL. Development of normative data for the Brazilian adaptation of the University of Pennsylvania smell identification test. Chem Senses [Internet]. 2015 Feb 1 [Acesso em: 2024 Jul];40(2):141-9.
19. Fenólio GM, Anselmo-Lima WT, Tomazini GC, Compagnoni IM, Amaral MA do, Fantucci MZ et al. Validation of the Connecticut olfactory test (CCCRC) adapted to Brazil. Braz J Otorhinolaryngol [Internet]. 2022 Sep-Oct [Acesso em: 2024 Jul];88(5):725-32.
20. Nakanishi M, Fornazieri MA, Lança Gomes P, Dias LA de M, Freire GM, Vinha LG do A, et al. The digital scent device as a new concept for olfactory assessment. Int Forum Allergy Rhinol [Internet]. 2022 Feb 27 [Acesso em: 2024 Jul]; 12(10):1263-1272.
21. Nakanishi M, Brandão PP, Freire GM, Vinha LG do A, Fornazieri MA, Lima WTA, et al. The Multiscent-20: A digital odour identication test developed with item response theory. 27 July 2023, Preprint (Version 1) available at Research Square [https://doi.org/10.21203/rs.3.rs-3136718/v1]. Acesso em: 2024 Jul.
22. Fornazieri MA, Ebara LK, Araújo RG, Lima JF, Favareto FB, Pinna FR et al. Adaptation of the pediatric amell Wheel™ to evaluate olfactory function in Brazilian children. Braz J Otorhinolaryngol [Internet]. 2022 Nov-Dec [Acesso em: 2024 Jul];88 Suppl 5(Suppl 5):S47-S51.
23. Derin S, Koseoglu S, Sahin C, Sahan M. Effect of vitamin B12 deficiency on olfactory function. Int Forum Allergy Rhinol [Internet]. 2016 [Acesso em: 2024 Jul];6(10).
24. Baskoy K, Ay SA, Altundag A, Kurt O, Salihoglu M, Deniz F et al. Is there any effect on smell and taste functions with levothyroxine treatment in subclinical hypothyroidism? PLoS One [Internet]. 2016 [Acesso em: 2024 Jul];11(2).
25. Kim SJ, Windon MJ, Lin SY. The association between diabetes and olfactory impairment in adults: A systematic review and meta-analysis. Laryngoscope Investig Otolaryngol [Internet]. 2019 Aug 7 [Acesso em: 2024 Jul]; 4(5):465-75.
26. Dinc ME, Dalgic A, Ulusoy S, Dizdar D, Develioglu O, Topak M. Does iron deficiency anemia affect olfactory function? Acta Otolaryngol. 2016 [Acesso em: 2024 Jul];136(7).
27. Romano F, Lima W, Fornazieri M. Olfato e paladar: Da anatomofisiologia ao diagnóstico e tratamento. vol. 1. Rio de Janeiro: Thieme Revinter; 2021.
28. Orlandi RR, Kingdom TT, Smith TL, Bleier B, DeConde A, Luong AU et al. International consensus statement on allergy and rhinology: Rhinosinusitis 2021. Int Forum Allergy Rhinol [Internet]. 2021 Mar [Acesso em: 2024 Jul];11(3):213-739.
29. Blomqvist EH, Lundblad L, Bergstedt H, Stjarne P. Placebo-controlled, randomized, double-blind study evaluating the efficacy of fluticasone propionate nasal spray for the treatment of patients with hyposmia/anosmia. Acta Otolaryngol [Internet]. 2003 [Acesso em: 2024 Jul];123(7).
30. Nguyen TP, Patel ZM. Budesonide irrigation with olfactory training improves outcomes compared with olfactory training alone in patients with olfactory loss. Int Forum Allergy Rhinol. 2018 Sep 1 [Acesso em: 2024 Jul];8(9):977-81.

31. Addison AB, Wong B, Ahmed T, Macchi A, Konstantinidis I, Huart C et al. Clinical Olfactory Working Group consensus statement on the treatment of postinfectious olfactory dysfunction. J Allergy Clin Immunol [Internet]. 2021 [Acesso em: 2024 Jul];147(5).
32. Hura N, Xie DX, Choby GW, Schlosser RJ, Orlov CP, Seal SM et al. Treatment of post-viral olfactory dysfunction: an evidence-based review with recommendations. Int Forum Allergy Rhinol [Internet]. 2020 Sep [Acesso em: 2024 Jul];10(9):1065-86.
33. Bhalla RK, Payton K, Wright ED. Safety of budesonide in saline sinonasal irrigations in the management of chronic rhinosinusitis with polyposis: lack of significant adrenal suppression. J Otolaryngol Head Neck Surg [Internet]. 2008 [Acesso em: 2024 Jul];37(6).
34. Seiberling KA, Chang DF, Nyirady J, Park F, Church CA. Effect of intranasal budesonide irrigations on intraocular pressure. Int Forum Allerg Rhinol [Internet]. 2013 [Acesso em: 2024 Jul];3(9).
35. Smith KA, French G, Mechor B, Rudmik L. Safety of long-term high-volume sinonasal budesonide irrigations for chronic rhinosinusitis. Int Forum Allerg Rhinol [Internet]. 2016 [Acesso em: 2024 Jul];6(3).
36. Cai Y, Gudis DA. Is topical high-volume budesonide sinus irrigation safe? Laryngoscope [Internet]. 2018 Apr [Acesso em: 2024 Jul];128(4):781-2.
37. Philpott CM, Erskine SE, Clark A, Leeper A, Salam M, Sharma R et al. A randomised controlled trial of sodium citrate spray for non-conductive olfactory disorders. Clin Otolaryngol [Internet]. 2017 Dec [Acesso em: 2024 Jul];42(6):1295-1302.
38. Whitcroft KL, Gunder N, Cuevas M, Andrews P, Menzel S, Haehner A et al. Intranasal sodium citrate in quantitative and qualitative olfactory dysfunction: Results from a prospective, controlled trial of prolonged use in 60 patients. Eur Arch Otorhinolaryngol [Internet]. 2021 Aug 1 [Acesso em: 2024 Jul];278(8):2891-7.
39. Hummel T, Whitcroft KL, Rueter G, Haehner A. Intranasal vitamin A is beneficial in post-infectious olfactory loss. Eur Arch Otorhinolaryngol [Internet]. 2017 Jul 1 [Acesso em: 2024 Jul];274(7):2819-25.
40. Hopkins C, Alanin M, Philpott C, Harries P, Whitcroft K, Qureishi A, et al. Management of new onset loss of sense of smell during the covid-19 pandemic - BRS Consensus Guidelines. Clin Otolaryngol [Internet]. 2021 [Acesso em: 2024 Jul];46(1).
41. Hadley K, Orlandi RR, Fong KJ. Basic anatomy and physiology of olfaction and taste. Otolaryngol Clin North Am [Internet]. 2004 Dec [Acesso em: 2024 Jul];37(6):1115-26.
42. Hummel T, Heilmann S, Hü KB. Lipoic acid in the treatment of smell dysfunction following viral infection of the upper respiratory tract. Laryngoscope [Internet]. 2002 [Acesso em: 2024 Jul];112:2076-80.
43. Yan C, Rathor A, Krook K, Ma Y, Rotella M, Dodd R et al. Effect of omega-3 supplementation in patients with olfactory dysfunction following endoscopic sellar and parasellar tumor resection. In: 29th Annual Meeting North American Skull Base Society. J Neurol Surg Part B: Skull Base [Internet]. 2019 Feb 17 [Acesso em: 2024 Jul]. S01(80).
44. Nous A, Engelborghs S, Smolders I. Melatonin levels in the Alzheimer's disease continuum: A systematic review. Alzheimers Res Ther [Internet]. 2021 Feb 23 [Acesso em: 2024 Jul];13(1):52.
45. Srinivasan V, Pandi-Perumal SR, Maestroni GM, Esquifino AI, Hardeland R, Cardinali DP. Role of melatonin in neurodegenerative diseases. Neurotox Res [Internet]. 2005 [Acesso em: 2024 Jul];7(4).
46. Lee CH, Mo JH, Shim SH, Ahn JM, Kim JW. Effect of ginkgo biloba and dexamethasone in the treatment of 3-methylindole-induced anosmia mouse model. Am J Rhinol [Internet]. 2008 [Acesso em: 2024 Jul];22(3).
47. Seo BS, Lee HJ, Mo JH, Lee CH, Rhee CS, Kim JW. Treatment of postviral olfactory loss with glucocorticoids, Ginkgo biloba, and mometasone nasal spray. Arch Otolaryngol Head Neck Surg [Internet]. 2009 [Acesso em: 2024 Jul];135(10).
48. Nohl H, Bieberschulte W, Dietrich B, Udilova N, Kozlov AV. Caroverine, a multifunctional drug with antioxidant functions. Biofactors [Internet]. 2003 [Acesso em: 2024 Jul];19(1-2):79-85.
49. Duan M, Chen Z, Qiu J, Ulfendahl M, Laurell G, Borg E et al. Low-dose, long-term caroverine administration attenuates impulse noise-induced hearing loss in the rat. Acta Otolaryngol [Internet]. 2006 [Acesso em: 2024 Jul];126(11).
50. Quint C, Temmel AP, Hummel T, Ehrenberger K. The quinoxaline derivative caroverine in the treatment of sensorineural smell disorders: a proof-of-concept study. Acta Otolaryngol [Internet]. 2002 [Acesso em: 2024 Jul];122(8).
51. Henkin RI, Velicu I, Schmidt L. An open-label controlled trial of theophylline for treatment of patients with hyposmia. Am J Med Scien [Internet]. 2009 [Acesso em: 2024 Jul];337(6).
52. Gudziol V, Hummel T. Effects of pentoxifylline on olfactory sensitivity: a postmarketing surveillance study. Arch Otolaryngol Head Neck Surg [Internet]. 2009 [Acesso em: 2024 Jul];135(3).
53. Lin RJ, Klein-Fedyshin M, Rosen CA. Nimodipine improves vocal fold and facial motion recovery after injury: a systematic review and meta-analysis. Laryngoscope [Internet]. 2019 [Acesso em: 2024 Jul];129.
54. Aiba T, Sugiura M, Mori J, Matsumoto K, Tomiyama K, Okuda F et al. Effect of zinc sulfate on sensorineural olfactory disorder. Acta Oto Laryngol Suppl [Internet] 1998 [Acesso em: 2024 Jul];(538).
55. Kitabayashi Y, Shibata K, Nakamae T, Narumoto J, Fukui K. Effect of traditional Japanese herbal medicine toki-shakuyaku-san for mild cognitive impairment: SPECT study. Psychiatry Clin Neurosci [Internet]. 2007 Aug [Acesso em: 2024 Jul];61(4):447-8.
56. Michael W. Anosmia treated with acupuncture. Acupunct Med [Internet]. 2003 Dec [Acesso em: 2024 Jul];21(4):153-4.
57. Vent J, Wang DW, Damm M. Effects of traditional Chinese acupuncture in post-viral olfactory dysfunction. Otolaryngol Head Neck Surg [Internet]. 2010 [Acesso em: 2024 Jul];142(4).
58. Avci P, Gupta A, Sadasivam M, Vecchio D, Pam Z, Pam N et al. Low-level laser (light) therapy (LLLT) in skin: Stimulating, healing, restoring. Semin Cutan Med Surg [Internet]. 2013 [Acesso em: 2024 Jul];32(1).
59. Yan CH, Mundy DC, Patel ZM. The use of platelet-rich plasma in treatment of olfactory dysfunction: a pilot study. Laryngoscope Investig Otolaryngol [Internet]. 2020 [Acesso em: 2024 Jul];5(2).
60. Hawkes C. Parosmia: treatment, mechanism, and types. The BMJ [Internet]. 2020 [Acesso em: 2024 Jul];371.
61. Turner JH. Olfactory training: what is the evidence? Int Forum Allergy Rhinol [Internet]. 2020 Nov 1 [Acesso em: 2024 Jul];10(11):1199-200.
62. Oleszkiewicz A, Bottesi L, Pieniak M, Fujita S, Krasteva N, Nelles G et al. Olfactory training with aromastics: olfactory and cognitive effects. Eur Arch Otorhinolaryngol [Internet]. 2022 [Acesso em: 2024 Jul];279(1).
63. Al Aïn S, Poupon D, Hétu S, Mercier N, Steffener J, Frasnelli J. Smell training improves olfactory function and alters brain structure. Neuroimage [Internet]. 2019 Apr 1 [Acesso em: 2024 Jul];189:45-54.
64. Hummel T, Reden KJ, Hähner A, Weidenbecher M, Hüttenbrink KB. Effects of olfactory training in patients with olfactory loss. Laryngoscope [Internet]. 2009 Mar [Acesso em: 2024 Jul];119(3):496-9.
65. Pekala K, Chandra RK, Turner JH. Efficacy of olfactory training in patients with olfactory loss: a systematic review and meta-analysis. Int Forum Allergy Rhinol [Internet]. 2016 Mar 1 [Acesso em: 2024 Jul];6(3):299-307.

CAPÍTULO 51

Imunobiológicos em Rinossinusites Crônicas

Wilma Terezinha Anselmo Lima • Renato Roithmann • Edwin Tamashiro

INTRODUÇÃO

Os medicamentos imunobiológicos, ou abreviadamente biológicos, são anticorpos monoclonais desenvolvidos para modular moléculas específicas do sistema imunológico, envolvidos diretamente na fisiopatogenia da doença.

A evolução do conhecimento envolvendo biológicos em rinossinusite crônica (RSC) tem acontecido de maneira extremamente rápida e vultosa nos últimos anos, de modo que o leitor deste capítulo deverá se atentar às constantes atualizações neste assunto.

Atualmente, existem três categorias de biológicos testados e autorizados para uso em RSC, todos eles direcionados contra mediadores inflamatórios pertencentes à resposta do tipo 2: a) anti-IL-4/IL-13 (dupilumabe), b) anti-IL-5 (antagonistas IL-5: mepolizumabe e reslizumabe; antagonista do receptor de IL-5: benralizumabe) e c) anti-Ig-E (omalizumabe). Outros biológicos direcionados contra outras moléculas, como anti-TSLP (p. ex., tezepelumabe) e anti-IL-33 (p. ex., itepekimabe, tozorakimabe) e anti-IL-25, são potenciais candidatos a serem utilizados em um futuro breve para pacientes com RSC com inflamação do tipo 2.[1,2] No Brasil, até o presente momento, há apenas três biológicos liberados para uso em pacientes com RSC com polipose nasal (RSCcPN) (Figura 51.1, Tabela 51.1).

OMALIZUMABE (ANTI-IGE)

Omalizumabe é um anticorpo monoclonal humanizado (IgG1 kappa) anti-IgE aprovado desde 2003 pela Food and Drug Administration (FDA), dos EUA, para o tratamento de asma alérgica moderada-persistente não controlada com corticosteroides inalatórios, sendo o primeiro biológico usado para doenças inflamatórias do tipo 2.[1] Foi aprovado pela Agência Nacional de Vigilância Sanitária (Anvisa) em janeiro de 2021 para pacientes com RSCcPN como tratamento complementar aos corticosteroides intranasais, em pacientes adultos acima de 18 anos.[2,3]

O omalizumabe se liga à porção Fc da IgE circulante, inibindo a sua ligação com receptores de alta afinidade de IgE presente na superfície de células inflamatórias como basófilos, mastócitos e células dendríticas. Sem a IgE ligada à superfície, essas células são incapazes de reconhecer alérgenos, evitando assim a ativação celular por antígenos e, consequentemente, os sintomas alérgicos/asmáticos subsequentes. Além de bloquear a cascata inflamatória mediada por IgE, também reduz as concentrações séricas de IgE livre de maneira dose-dependente.[1] A redução na densidade do receptor de IgE nas células efetoras resulta na melhora significativa dos parâmetros de inflamação das vias aéreas.[4]

Eficácia do omalizumabe na RSCcPN

Dadas as altas concentrações de IgE na mucosa no tecido do pólipo nasal e sua relevância para a gravidade da doença e comorbidade, as estratégias para antagonizar a IgE podem ser relevantes em pacientes com RSCcPN.[5]

Muitos ensaios clínicos mostram a eficácia desse medicamento nos pacientes. Pinto et al.[6] em 2010 estudaram uma amostra pequena de pacientes com RSCcPN e RSCsPN comparado com placebo. Usaram o omalizumabe 150 mg a cada 4 semanas por 24 semanas (n=7) e para os placebos na mesma dosagem por 24 semanas. Não encontraram alterações estatisticamente significativas em nenhum dos desfechos, exceto para a melhora no SNOT-20 em vários intervalos de tempo no grupo omalizumabe. Em 2013, Gevaert et al.[7] estudaram 24 pacientes com RSCcPN e asma comparando com controles. Usaram omalizumabe dose máxima de 375 mg por

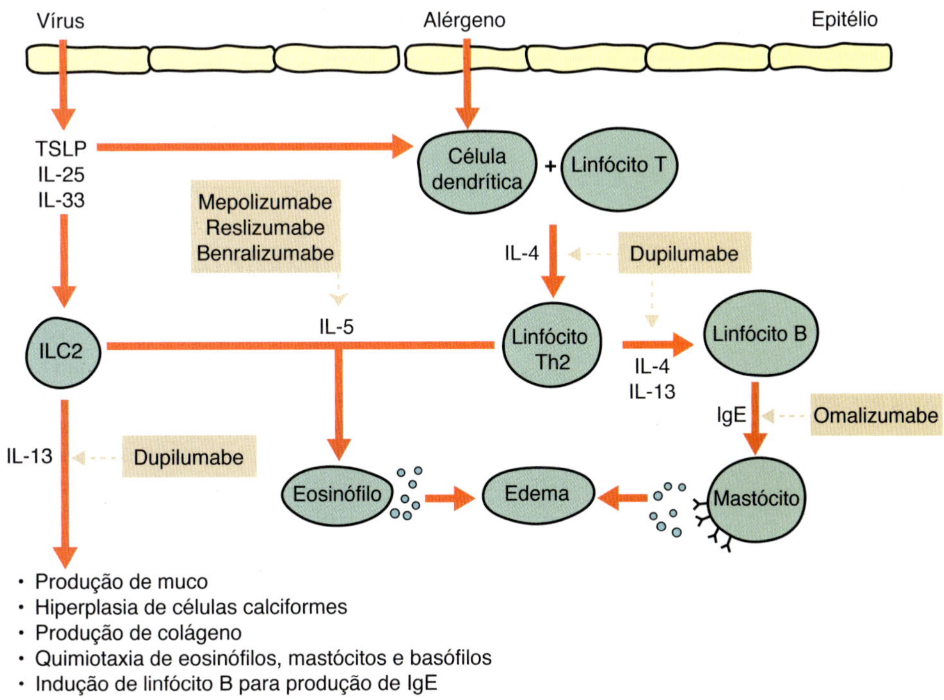

Figura 51.1 Esquema da reação tipo 2 na mucosa nasossinusal e potencial local de ação das terapias com imunobiológicos (ou anticorpos monoclonais). (Adaptada de: Fokkens e Damask.)

Tabela 51.1 Critérios de elegibilidade.

Variáveis	Escore
Gravidade dos sintomas	
SNOT-22 (validado para o Português)	
< 20	0
20 a 50	1
> 50	2
Escala visual analógica para obstrução/congestão nasal ou rinorreia (considerar o pior)	
< 3	0
3 a 7	1
> 7	2
Teste olfatório (UPSIT ou Connecticut)	
< 3 (normosmia ou hiposmia leve)	0
3 a 7 (hiposmia moderada)	1
> 7 (hiposmia grave ou anosmia)	2
Número de cirurgias prévias	
0	0
1	1
2	2
≥ 3 ou contraindicação para cirurgia	3
Uso de corticoide sistêmico por ano	
0	0
1 a 2	1
> 2	2
Extensão da doença	
Escore de pólipo nasal bilateral	
0	0
1 a 2	1
3 a 4	2
≥ 5	3
Opacificação nasossinusal (escore tomográfico de Lund-Mackay)	
0 a 4	
5 a 8	1
9 a 16	2
> 16	3
Comorbidades	
Asma	
Não	0
Leve	1
Moderada/grave	2
Intolerância a AINE (anti-inflamatórios não esteroides)	
Sim	2
Não	0
Biomarcadores	
Eosinofilia sérica	
< 150	0
150 a 300	1
> 300	2
Eosinofilia tecidual (campo de maior aumento)	
< 10	0
10 a 43	1
> 43	2

via subcutânea, 4 a 8 doses subcutâneas por 16 semanas (n=16), e para os placebos por 16 semanas (n=8). Encontraram melhora significativa em todos os desfechos no grupo omalizumabe, exceto para fluxo de ar nasal e olfato. Gevaert et al. em 2020[8] publicaram um estudo fase 3, POLYP1 em 138 pacientes com RSCcPN e 127 pacientes com RSCsPN. Utilizaram omalizumabe 75 a 600 mg por injeção subcutânea a cada 2 ou 4 semanas, dependendo do nível sérico de IgE total pré-tratamento e peso corporal por 24 semanas (n=134), e no grupo placebo por 24 semanas (n=138). Omalizumabe foi bem tolerado e melhorou significativamente os resultados endoscópicos e clínicos dos pacientes com RSCcPN com resposta inadequada aos corticosteroides intranasais em comparação ao grupo placebo.

Rivero e Liang,[9] em uma revisão sistemática na qual estudos de terapia anti-IgE foram avaliados, não encontraram redução estatisticamente significativa no escore de pólipo nasal em comparação com o grupo placebo, embora houvesse tendência de melhora. A análise *post hoc* dos estudos nos quais os pacientes apresentavam asma grave concomitante como critério de inclusão formal, evidenciou redução estatisticamente significativa no escore de pólipo nasal. Os autores concluíram que a terapia anti-IgE reduz a pontuação no escore dos pólipos nasais em pacientes com asma grave associada.

Gevaert et al.[10] realizaram um estudo aberto para avaliar a continuidade da eficácia, segurança e durabilidade da resposta do omalizumabe em adultos com RSCcPN que completaram as fases POLYP 1 ou 2. Após 24 semanas de tratamento com omalizumabe ou placebo nos POLYP 1 e 2, os pacientes (n=249) receberam a medicação em regime aberto associado ao uso de *spray* de corticosteroide nasal (mometasona) por 28 semanas, e foram subsequentemente acompanhados por 24 semanas após a descontinuação do omalizumabe. Os pacientes que continuaram com o medicamento experimentaram melhorias adicionais nos desfechos primários e secundários ao longo de 52 semanas. Aqueles que mudaram de placebo para omalizumabe apresentaram respostas favoráveis nos desfechos até a semana 52, que foram semelhantes aos POLYP 1 e 2 na semana 24. Após a descontinuação do omalizumabe, os escores pioraram gradualmente ao longo das 24 semanas de acompanhamento, mas permaneceram melhores em relação aos níveis pré-tratamento para ambos os grupos. Os autores concluíram que o perfil de eficácia e segurança desse estudo apoiou o tratamento prolongado com omalizumabe até um ano para pacientes com RSCcPN com resposta inadequada aos corticosteroides nasais.

O efeito da terapia biológica anti-IgE também foi explorado em subconjuntos de pacientes com poliangeíte com granulomatose eosinofílica (GEPA).[10] Relatórios observacionais mostraram que esses pacientes se beneficiam da terapia com omalizumabe no contexto de asma e doença sinusal associada. O mecanismo de ação do omalizumabe não tem como alvo a vasculite subjacente da GEPA. No entanto, acredita-se que o efeito secundário deste medicamento, que leva à apoptose indireta dos eosinófilos, ajude a melhorar os sintomas clínicos em pacientes com manifestações clínicas específicas.

MEPOLIZUMABE (ANTI-IL-5)

A IL-5 é uma citocina que exerce papel fundamental na ativação, diferenciação, quimiotaxia e sobrevivência dos eosinófilos.[11] Assim como as citocinas IL-4 e IL-13, a IL-5 é um típico marcador de resposta inflamatória do tipo 2, e encontra-se aumentada em grande parte dos pacientes com RSCcPN. Entretanto, em algumas populações, como a chinesa, seus níveis não se encontram elevados.[12]

No Brasil, dentre as alternativas de biológicos voltados a interromper a ação da IL-5, somente o mepolizumabe tem indicação para RSCcPN. Foi aprovado pela FDA nos EUA para tratamento de RSCcPN em 2019, e pela Anvisa no Brasil em 2020, na dose de 300 mg administrada por via subcutânea a cada duas semanas.[13]

Mepolizumabe é um anticorpo monoclonal antagonista da IL-5. Ele se liga à IL-5 e inibe a sua sinalização, reduzindo, consequentemente, a produção, maturação e sobrevivência de eosinófilos. Mepolizumabe inibe a bioatividade da IL-5 com potência nanomolar ao bloquear a ligação da IL-5 à cadeia alfa do complexo receptor dessa citocina expressa na superfície celular do eosinófilo, de maneira a inibir a sinalização da IL-5 e reduzir a produção e sobrevivência dos eosinófilos.[12,14] O receptor IL-5 se expressa especificamente na superfície dos eosinófilos e basófilos. A ausência da fucose no domínio Fc de benralizumabe resulta em alta afinidade (45,5 nM) aos receptores FcγRIII das células imunológicas efetoras como as células *natural killer* levando à apoptose dos eosinófilos e basófilos, por meio do aumento da citotoxicidade celular dependente do anticorpo.[15]

Outros anti-IL-5, como o reslizumabe (antagonista de IL-5) e o benralizumabe (antagonista de receptor de IL-5) já têm sido testados para pacientes com RSCcPN, entretanto ainda não estão disponíveis comercialmente no Brasil.

Eficácia do mepolizumabe na RSCcPN

As primeiras evidências sobre o potencial efeito desse tipo de medicamento na RSC advindas de estudos *in vitro* realizados com injeção de anti-IL-5 em pólipos nasais mostraram aumento da apoptose dos eosinófilos e diminuição de sua concentração tecidual.[16]

Gevaert et al., em 2011,[12] publicaram um estudo realizado em 30 pacientes com RSCcPN, sendo que 20 foram tratados com mepolizumabe 750 mg, duas injeções com intervalo de 28 dias, e 10 pacientes foram tratados com placebo. Relataram ter encontrado melhora significativa do escore de pólipos nasais e escore tomográfico comparado com placebo.

A partir de 2017, alguns ensaios clínicos randomizados que estavam sendo realizados especificamente para avaliar as drogas anti-IL-5 para RSC foram publicados. Todos demonstraram que os diferentes imunobiológicos anti-IL-5 promoveram melhora em relação ao grupo placebo, nos diversos parâmetros avaliados, entre eles: qualidade de vida, obstrução nasal, necessidade de uso de corticosteroide sistêmico para aliviar sintomas nasais, olfato, tamanho dos pólipos, opacificação na tomografia computadorizada e necessidade de cirurgia de resgate.[17,18]

Embora a terapia com mepolizumabe também mostre benefícios significativos estatísticos de modo global, a melhora do tamanho do pólipo e da extensão tomográfica não ultrapassaram 60% dos pacientes tratados.[12]

Bachert et al.,[19] investigando terapia anti-IL-5 baseado em critérios clínicos pré-estabelecidos, identificaram redução significativa da necessidade de novos tratamentos cirúrgicos no grupo tratado com mepolizumabe em relação ao grupo placebo. Em números absolutos, o grupo de tratamento com mepolizumabe apresentou a redução de necessidade cirúrgica de 30% em relação a 10% dos pacientes no braço placebo, no período de 9 semanas de avaliação. Um aspecto importante que esse e outros estudos ainda não conseguiram demonstrar é a duração dos benefícios conferidos pelo mepolizumabe após a interrupção do tratamento.

Ensaios clínicos iniciais e revisões sistemáticas anteriores demonstraram que o bloqueio da resposta inflamatória relacionada com IL-5 promove substancial diminuição da eosinofilia sistêmica e nasal.[19,20] No entanto, estudos adicionais ainda precisam ser realizados, especialmente para definir quais subgrupos de pacientes com RSC apresentarão melhores respostas com terapia anti-IL-5.

O mepolizumabe, único anti-IL-5 com indicação estabelecida e aprovado para tratamento da RSC, foi avaliado pelo estudo SYNAPSE, no qual 407 pacientes foram randomizados para receber mepolizumabe (n=206) ou placebo (n=201), ao longo de 52 semanas. Entre as características da população avaliada, o diferencial em relação aos outros estudos foi o fato de todos os pacientes terem tido pelo menos uma intervenção cirúrgica prévia, o que, segundo os autores, determinou uma amostra com doença nasossinusal mais grave. Foram avaliados o escore total de pólipos e a escala visual analógica (EVA) da obstrução nasal, como desfechos primários. O grupo que recebeu mepolizumabe apresentou melhora estatisticamente significante em relação ao escore de pólipo nasal (60% de redução ≥ 3 pontos *vs.* 36% no grupo placebo) e no SNOT-22 (30 *vs.* 14 pontos). Além disso, o grupo mepolizumabe não apresentou eventos adversos distintos em relação ao grupo placebo. Desse modo, os autores concluíram que o mepolizumabe é efetivo no tratamento da RSCcPN, devendo ser considerado como uma opção no manejo desses pacientes.[17]

Como a durabilidade da eficácia do mepolizumabe após a descontinuação é pouco compreendida na RSCcPN, a eficácia do mepolizumabe após a descontinuação foi analisada na RSCcPN grave, durante um acompanhamento de 24 semanas.[21] As alterações desde o início do SYNAPSE até o final do tratamento (semana 52) e final do acompanhamento (semana 76) foram analisadas para avaliação do escore de pólipo nasal, obstrução nasal e sintomas gerais, pontuações da escala visual analógica e SNOT-22. O tempo até a primeira cirurgia nasossinusal, o tempo até o primeiro uso de corticosteroide e a média da contagem de eosinófilos no sangue também foram avaliados. Entre os 134 pacientes acompanhados, as melhorias clínicas observadas com mepolizumabe *versus* placebo foram parcialmente evidentes 24 semanas após a descontinuação. A alteração média em relação ao valor basal na pontuação do pólipo e a proporção de pacientes submetidos à cirurgia sinusal (semana 52: 4 *vs.* 25%; semana 76: 9 *vs.* 31%) permaneceu substancialmente melhor com mepolizumabe em relação ao placebo. As melhorias associadas ao mepolizumabe nos sintomas gerais, na qualidade de vida e no uso de corticosteroides *versus* placebo foram parcialmente mantidas na semana 76. Para os autores, 52 semanas de tratamento com mepolizumabe estão associadas a benefícios clínicos sustentados até 24 semanas após a descontinuação em pacientes com RSCcPN grave, o que deve ser considerado pelos médicos na tomada de decisões de tratamento.

Estudos mais recentes têm avaliado os resultados da prática em vida real, verificando o impacto do tratamento com anti-IL-5 da RSC.[22,23] Eles averiguaram que o uso de corticoide oral foi menor em todas a coortes avaliadas, após uso de mepolizumabe em asma grave e RSC. Além disso, houve benefícios ao paciente com comorbidades, com impacto maior naqueles com asma grave associada a RSC (comorbidade) e cirurgia nasossinusal.

DUPILUMABE: ANTI-IL4 E ANTI-IL-13

O dupilumabe é um anticorpo monoclonal direcionado à subunidade alfa do receptor IL-4 (anti-IL4-alfa), bloqueando a ação tanto da IL-4 como da IL-13. Sua primeira aprovação de uso se deu em março de 2017, pela FDA, para dermatite atópica moderada à grave,[24] em outubro de 2017 foi aprovado pela EMA (European Medicines Agency).[25] Para o tratamento da RSCcPN, foi aprovado primeiramente como adjuvante em adultos sem controle com as terapias apropriadas: pela FDA em junho de 2019; e pela EMA em setembro de 2019. Também foi aprovado para os pacientes intolerantes ao corticoide sistêmico e/ou impossibilitados de tratamento cirúrgico. No Brasil, está autorizado pela Anvisa desde 2017 para dermatite atópica e desde 2020 para pacientes com asma. O dupilumabe foi o primeiro biológico com indicação de uso específico para RSCcPN, autorizado pelas principais agências regulatórias internacionais e no Brasil, onde essa aprovação ocorreu em julho de 2020.

O dupilumabe propicia importante efeito nos biomarcadores inflamatórios locais e sistêmicos tipo 2: reduz a eotaxina-3, TARC/CCL17 (do inglês *thymus and activation regulated chemokine*), a periostina sérica, a IgE sérica total, a IL-5, a proteína catiônica eosinofílica e o leucotrieno E4 na urina. A redução desses biomarcadores é semelhante ou maior nos subgrupos com asma e DREA (doença respiratória exacerbada por Aspirina®) como evidenciado em análise *post hoc* do estudo SINUS-24.[26,27]

Eficácia do dupilumabe na RSCcPN

O primeiro ensaio clínico que avaliou o dupilumabe na RSCcPN foi realizado por Bachert et al.,[28] que randomizaram 60 adultos com a doença em dois grupos por 16 semanas: dupilumabe subcutâneo (dose inicial de 600 mg seguida de 15 doses semanais de 300 mg), ou placebo correspondente. O dupilumabe resultou em melhora significativa na qualidade de vida, obstrução nasal, no olfato, tamanho do pólipo nasal, nos escores tomográficos e na asma (controle clínico e função pulmonar). O estudo LIBERTY NP SINUS-24 randomizou os pacientes em dois grupos iguais por 24 semanas, com dupilumabe 300 mg ou placebo a cada duas semanas; o LIBERTY NP SINUS-52, em três grupos iguais por 52 semanas: Grupo 1, 52 semanas com dupilumabe 300 mg a cada duas semanas; Grupo 2, 24 semanas com dupilumabe 300 mg a cada duas semanas e depois 28 semanas com 300 mg a cada quatro semanas; Grupo 3, 52 semanas com placebo a cada duas semanas. Em ambos os estudos, os autores evidenciaram em relação ao placebo melhora significativa da qualidade de vida, na obstrução nasal, no tamanho dos pólipos, na endoscopia nasal e função pulmonar, independentemente de o paciente ter sido submetido à cirurgia endoscópica nasossinusal prévia.[27,28]

Várias análises *post hoc* desses estudos foram publicadas[29,30] e evidenciaram melhora da qualidade de vida, congestão/obstrução nasal, redução da necessidade de cirurgia e uso de corticosteroide oral, tamanho dos pólipos, aspecto tomográfico, função pulmonar e olfato, este último independentemente de cirurgia prévia.[31]

Vários "estudos de vida real" evidenciaram o impacto do dupilumabe, posteriormente. Um estudo observacional multicêntrico Fase IV de vida real (DUPIREAL) avaliando pacientes com RSCcPN não controlada grave (n=648), evidenciou resposta moderada ou excelente em 96,9% dos pacientes aos 12 meses com base nos critérios do EPOS 2020.[32]

Uma análise comparativa entre a cirurgia endoscópica *versus* biológico evidenciou que a cirurgia endoscópica nasal (ESS) promoveu melhorias comparáveis ao dupilumabe: na qualidade de vida pelo SNOT-22, após 24 semanas e 52 semanas; e na identificação do olfato com 24 semanas. Em comparação com outro biológico, o omalizumabe, a ESS ofereceria melhoras superiores na qualidade de vida pelo SNOT-22. No entanto, a ESS promove reduções significativamente maiores no tamanho do pólipo em comparação com as terapias com omalizumabe, dupilumabe e mepolizumabe.[33] Hopkins et al.[34] avaliaram a eficácia do dupilumabe em pacientes com cirurgia prévia, evidenciando que o medicamento melhorou os pacientes com RSCcPN, diminuiu o uso de corticoide oral e a necessidade de novas cirurgias; independentemente do histórico de cirurgias, com maior magnitude nos resultados endoscópicos para aqueles com menor intervalo entre a última cirurgia e o início do medicamento. Os melhores resultados em relação ao tamanho do pólipo nasal e à tomografia computadorizada dos seios da face ocorreram em pacientes submetidos à última cirurgia há menos de 3 anos em comparação com aqueles operados há 5 anos ou mais.[34]

Contudo, devido ao alto custo dos biológicos, um modelo econômico de árvore de decisão de Markov no estilo de coorte, realizado nos EUA, evidenciou menor custo-efetividade do dupilumabe (SINUS-24/SINUS-52) *versus* uma coorte de pacientes submetidos à FESS (considerando os custos da cirurgia naquele país). No entanto, uma análise mais profunda será necessária dos custos envolvidos, uma vez que se acredita que esse estudo possa ter subestimado alguns custos envolvidos na realização da cirurgia, nas taxas de cirurgia de revisão, bem como custos indiretos relacionados com absenteísmo, presenteísmo e tratamento da asma coexistente.[35]

Um estudo do tipo análise de rede (sete ensaios clínicos, n=1913) visou comparar a eficácia e segurança entre os diferentes biológicos no tratamento da RSCcPN, uma vez que não existem estudos comparativos ainda entre eles. Os desfechos primários foram grau de pólipos nasais, congestão nasal e graves eventos adversos; os secundários, qualidade de vida pelo SNOT-22, gravidade da queixa olfatória, UPSIT e Lund-Mackay. O dupilumabe apresentou melhores efeitos em diminuir os pólipos nasais e melhorar a congestão nasal.[36]

O anti-IL4/13 e o anti-IgE parecem ser mais eficazes do que as terapias anti-eosinofílicas nos pacientes com DREA.[37,38]

Uma metanálise de rede evidenciou que o dupilumabe foi um entre os mais benéficos dentre oito tratamentos (29 ensaios clínicos, n=53461; diferentes biológicos e dessensibilização) com biológicos para os pacientes com DREA. Evidenciou-se que houve melhora dos seguintes parâmetros: a) sintomas de rinossinusite, b) qualidade de vida (SNOT-22), c) olfato; d) diminuição na frequência do uso de corticosteroides orais; e) cirurgias de resgate; f) tamanho dos pólipos e g) pontuação na tomografia pelo Lund-Mackay. Comparações entre agentes mostram que o dupilumabe está entre os mais benéficos para todos os desfechos avaliados, omalizumabe para dois de sete, mepolizumabe para um de sete, e dessensibilização com aspirina para um de sete.[38,39]

Apesar de não estar descrito em bula, um estudo exploratório verificou que a FESS combinada com o biológico foi melhor que o uso isolado do imunobiológico e resultou em diminuição significativa e sustentada na carga de pólipos em comparação com a terapia biológica isoladamente. Os pacientes foram submetidos à cirurgia cerca de 30 dias após o início da terapia biológica e acompanhados por 12 meses. A diminuição do impacto da polipose foi maior no grupo submetido à cirurgia (4,73 para 0,09 *vs.* 5,22 para 3,38).[40] Estudos futuros com maior amostragem poderão comprovar esse resultado.

INDICAÇÕES DO USO DE BIOLÓGICOS EM RSC

Até o presente momento, apenas biológicos que atuam em mediadores da resposta do tipo 2 foram avaliados em pacientes com RSC, todos eles conduzidos em pacientes com RSCcPN. Dessa forma, os pacientes com RSC elegíveis para o uso de biológicos devem apresentar características endofenotípicas de inflamação tipo 2 e com pólipo nasal.

Diferentes diretrizes internacionais têm recomendado critérios objetivos para a indicação de biológicos, que variam de acordo com a realidade local, características regionais da doença, disponibilidade de recursos e financiamento do sistema de saúde.[41] Em virtude dos altos custos relacionados com essas medicações para a realidade brasileira, é imperativo que sejam prescritas de modo custo-efetiva, apresentando uma boa previsibilidade de resposta e que não sobreponha a indicações de outras alternativas com melhor segurança e custo-efetividade. Dessa forma, os atuais consensos recomendam que, para considerar o uso de biológicos, todos os pacientes devem apresentar obrigatoriamente RSCcPN e que tenham sido submetidos a pelo menos uma cirurgia nasossinusal apropriada (ou que tenham contraindicação absoluta à cirurgia).[41] Além dessas duas condições indispensáveis, outras quatro características são fundamentais para a indicação de biológicos, segundo as Diretrizes Brasileiras de uso de imunobiológicos em RSC:[2] 1) impacto na qualidade de vida, seja de sintomas gerais ou específicos nasossinusais, 2) extensão da doença nasossinusal, 3) presença de comorbidades do tipo 2 (como asma ou doença respiratória exacerbada por anti-inflamatórios) e 4) presença de biomarcadores de inflamação tipo 2.

Dentre essas variáveis, podem-se destacar:

- Escores do Sinonasal Outcome Test-22 (SNOT-22)
- Escala visual analógica para congestão/obstrução nasal ou rinorreia
- *Status* olfatório
- Número de cirurgias prévias
- Uso de corticoide sistêmico por ano
- Escore de pólipo nasal
- Opacificação sinusal (escore de Lund-Mackay)
- Presença de asma

- Presença de intolerância a AINE
- Eosinofilia sérica
- Eosinofilia tecidual.

Recentemente, membros da Academia Brasileira de Rinologia publicaram atualizações na *Diretriz para o uso de imunobiológicos em rinossinusite crônica com pólipo nasal (RSCcPN)*, e criaram um escore para distinguir pacientes com potencial indicação (escore ≥ 14), daqueles que não possuem indicação do uso de biológicos (escore < 14), conforme Tabela 51.2.[2] Vale destacar que, quanto maior a pontuação atingida, maior é a probabilidade de benefício com biológicos e, portanto, mais forte a indicação.

MODO DE UTILIZAÇÃO DOS PRINCIPAIS IMUNOBIOLÓGICOS

Os biológicos disponíveis e aprovados para o uso em RSCcPN são utilizados por injeção via subcutânea e liberados para pacientes adultos a partir dos 18 anos. As dosagens e frequência variam de acordo com a droga utilizada. O mepolizumabe é utilizado usualmente uma vez por mês, enquanto o dupilumabe duas vezes por mês, a cada 15 dias. O omalizumabe é utilizado uma ou duas vezes por mês. Recomenda-se que a primeira injeção seja realizada sob supervisão médica e não pelo próprio paciente em sua residência.[3]

Não se sabe com os estudos disponíveis até o presente momento por quanto tempo devem ser utilizados. Nos pacientes que apresentam resposta favorável, se preconiza o uso continuado para manter o efeito.[42] Contudo, estudos avaliaram e seguem testando a possibilidade de, após a obtenção do controle da doença, espaçar as injeções.[3,4,27,43] Isto pode ser importante também para a melhora do custo-efetividade do tratamento com os imunobiológicos.[5]

O omalizumabe apresenta meia-vida média de eliminação de 26 dias após a administração subcutânea.[4,6] É aplicado por injeção subcutânea a cada 2 ou 4 semanas, com dosagem baseada no nível sérico basal de IgE (UI/mℓ), medido antes do início do tratamento, e pelo peso corpóreo (kg).[1,7]

O mepolizumabe é utilizado na rinossinusite crônica na mesma dosagem que para asma, ou seja, em adultos, 100 mg a cada 4 semanas. Para GEPA, a dosagem é de 300 mg, a cada 4 semanas.

O dupilumabe é administrado na RSCcPN por injeção via subcutânea como os demais, na dosagem de 300 mg a cada 2 semanas. Não é necessária uma dose de ataque maior como no caso da asma ou da dermatite atópica.

MONITORIZAÇÃO CLÍNICA APÓS INTRODUÇÃO DO IMUNOBIOLÓGICO

É fundamental avaliar a resposta ao tratamento em 6 meses do início do mesmo.[1,2,8,41] Isto porque a resposta aos biológicos na RSCcPN não ocorre em 100% dos casos. Pode ser necessária a troca de medicamento, pois um paciente pode não responder a um determinado biológico, e responder a outro. Mais ainda, o custo alto do tratamento exige que se monitore o resultado por meio do controle ou não da doença. Assim sendo, o biológico poderá ou não ser descontinuado, trocado por outro, ou mesmo ser instituído outro tratamento (p. ex., nova cirurgia nasossinusal).

A avaliação da resposta clínica ao biológico exige a avaliação do controle da doença. Os critérios considerados, segundo a diretriz brasileira de uso de imunobiológicos em RSC, são citados na Tabela 51.3: qualidade de vida e/ou obstrução nasal, olfato, controle da asma, uso de corticoide oral e redução dos pólipos nasais pela endoscopia.[2]

Se o paciente apresentar melhora em pelo menos quatro dos cinco critérios, a resposta é considerada boa. Obtendo-se resposta em até três itens, é considerada resposta moderada. Tanto para bons respondedores como para respondedores moderados, recomenda-se a manutenção do tratamento em ambos os casos. Entretanto, quando nenhum critério for atingido, o paciente é considerado como não respondedor, e a opção é a troca do biológico ou nova cirurgia.[1,2]

A definição da remissão da doença no caso da RSCcPN não está bem estabelecida ainda, pois não há parâmetros bem estabelecidos que caracterizem remissão da RSCcPN.[9] Assim sendo, utiliza-se a ausência de sintomas (SNOT-22, EVA para sintomas específicos, status olfatório, uso de corticoide, controle de comorbidades como a asma) e sinais (escore de pólipo nasal, aspecto da mucosa nasossinusal por meio da endoscopia) como critérios. Novas pesquisas com biomarcadores mais objetivos e precisos devem definir o melhor entendimento do controle e da remissão ou não da doença, assim como orientar o uso de um ou outro biológico.

Tabela 51.3 Avaliação da resposta clínica inicial aos biológicos.

1. Melhora da qualidade de vida (SNOT-22): redução ≥ 9 pontos e/ou melhora da congestão nasal (EVA – escala visual analógica): melhora de pelo menos 2 pontos
2. Redução no uso de corticoides orais (até um ciclo por semestre)
3. Melhora do olfato (documentado por testes olfatórios como UPSIT/Connecticut): em pelo menos um grau (p. ex., mudança de hiposmia moderada para hiposmia leve)
4. Melhora do escore de pólipo nasal (0 = sem pólipos, 1 = pólipos restritos ao meato médio, 2 = ultrapassa o meato médio, 3 = atinge assoalho nasal): diminuição ≥ 2 pontos do escore endoscópico, somando-se os lados direito e esquerdo
5. Controle da asma: ausência de exacerbações

Tipos de respostas

4 a 5: boa
1 a 3: moderada
Nenhuma: não respondedor

Tabela 51.2 Resumo dos biológicos aprovados atualmente no Brasil para rinossinusite crônica com pólipo nasal.

Biológicos aprovados pela Anvisa	Mecanismo de ação principal	Via de administração	Dose	Frequência	Comorbidades aprovadas	Efeitos colaterais
Omalizumabe	Anti-IgE	Subcutânea	Ajustado pelo peso do paciente e nível sérico de IgE	1 aplicação a cada 2 ou 4 semanas	Asma, urticária crônica, níveis de IgE elevados	Anafilaxia
Mepolizumabe	Anti-IL5	Subcutânea	100 mg	1 aplicação a cada 4 semanas	Asma, síndromes hipereosinofílicas, GEPA	Infecções parasitárias
Dupilumabe	Anti-IL-4 e IL-13	Subcutânea	300 mg	1 aplicação a cada 2 semanas	Asma, dermatite atópica	Conjuntivite, eosinofilia sérica

25. Dupixent [Internet]. European Medicines Agency. Sciente Medicine Health; 2017 [Acesso em: 2024 Mar 11]. Disponível em: https://www.ema.europa.eu/en/medicines/human/EPAR/dupixent
26. Bachert C, Laidlaw TM, Cho SH, Mullol J, Swanson BN, Naimi S et al. Effect of dupilumab on type 2 biomarkers in chronic rhinosinusitis with nasal polyps: SINUS-52 study results. Ann Otol Rhinol Laryngol [Internet]. 2023 Dec [Acesso em: 2024 Jul];132(12):1649-61.
27. Bachert C, Zinreich SJ, Hellings PW, Mullol J, Hamilos DL, Gevaert P et al. Dupilumab reduces opacification across all sinuses and related symptoms in patients with CRSwNP. Rhinology [Internet]. 2020 Feb 1 [Acesso em: 2024 Jul];58(1):10-7.
28. Bachert C, Han JK, Desrosiers M, Hellings PW, Amin N, Lee SE et al. Efficacy and safety of dupilumab in patients with severe chronic rhinosinusitis with nasal polyps (LIBERTY NP SINUS-24 and LIBERTY NP SINUS-52): Results from two multicentre, randomised, double-blind, placebo-controlled, parallel-group phase 3 trials. Lancet [Internet]. 2019 Nov 2 [Acesso em: 2024 Jul];394(10209):1638-50.
29. Laidlaw TM, Mullol J, Fan C, Zhang D, Amin N, Khan A et al. Dupilumab improves nasal polyp burden and asthma control in patients with CRSwNP and AERD. J Allergy Clin Immunol Pract [Internet]. 2019 Apr 4 [Acesso em: 2024 Jul];7(7):2462-5.e1.
30. Bachert C, Hellings PW, Mullol J, Hamilos DL, Gevaert P, Naclerio RM, et al. Dupilumab improves health-related quality of life in patients with chronic rhinosinusitis with nasal polyposis. Allergy [Internet]. 2020 Jan [Acesso em: 2024 Jul];75(1):148-57.
31. Chong LY, Piromchai P, Sharp S, Snidvongs K, Webster KE, Philpott C et al. Biologics for chronic rhinosinusitis. Cochrane Database Syst Rev [Internet]. 2021 Mar 12 [Acesso em: 2024 Jul];3(3):CD013513.
32. De Corso E, Pasquini E, Trimarchi M, La Mantia I, Pagella F, Ottaviano G, et al. Dupilumab in the treatment of severe uncontrolled chronic rhinosinusitis with nasal polyps (CRSwNP): A multicentric observational Phase IV real-life study (Dupireal). Allergy [Internet]. 2023 Oct [Acesso em: 2024 Jul];78(10):2669-83.
33. Miglani A, Soler ZM, Smith TL, Mace JC, Schlosser RJ. A comparative analysis of endoscopic sinus surgery versus biologics for treatment of chronic rhinosinusitis with nasal polyposis. Int Forum Allergy Rhinol [Internet]. 2023 Feb [Acesso em: 2024 Jul];13(2):116-28.
34. Hopkins C, Wagenmann M, Bachert C, Desrosiers M, Han JK, Hellings PW et al. Efficacy of dupilumab in patients with a history of prior sinus surgery for chronic rhinosinusitis with nasal polyps. Int Forum Allergy Rhinol [Internet]. 2021 Jul [Acesso em: 2024 Jul];11(7):1087-101.
35. Scangas GA, Wu AW, Ting JY, Metson R, Walgama E, Shrime MG et al. Cost utility analysis of dupilumab versus endoscopic sinus surgery for chronic rhinosinusitis with nasal polyps. Laryngoscope [Internet]. 2021 Jan [Acesso em: 2024 Jul];131(1):E26-33.
36. Cai S, Xu S, Lou H, Zhang L. Comparison of different biologics for treating chronic rhinosinusitis with nasal polyps: a network analysis. J Allergy Clin Immunol Pract [Internet]. 2022 Jul [Acesso em: 2024 Jul];10(7):1876-86.e7.
37. Wangberg H, Spierling Bagsic SR, Osuna L, White AA. Appraisal of the real-world effectiveness of biologic therapies in aspirin-exacerbated respiratory disease. J Allergy Clin Immunol Pract [Internet]. 2022 Feb [Acesso em: 2024 Jul];10(2):478-84.e3.
38. Oykhman P, Paramo FA, Bousquet J, Kennedy DW, Brignardello-Petersen R, Chu DK. Comparative efficacy and safety of monoclonal antibodies and aspirin desensitization for chronic rhinosinusitis with nasal polyposis: A systematic review and network meta-analysis. J Allergy Clin Immunol [Internet]. 2022 Apr [Acesso em: 2024 Jul];149(4):1286-95.
39. Gomez LP, Khan AH, Peters AT, Bachert C, Wagenmann M, Heffler E et al. Efficacy and safety of dupilumab versus omalizumab in chronic rhinosinusitis with nasal polyps and asthma: Everest trial design. Am J Rhinol Allergy [Internet]. 2022 Nov [Acesso em: 2024 Jul];36(6):788-95.
40. Garvey E, Naimi B, Duffy A, Hannikainen P, Kahn C, Farquhar D et al. Optimizing the timing of biologic and surgical therapy for patients with refractory chronic rhinosinusitis with nasal polyposis (CRSwNP). Int Forum Allergy Rhinol [Internet]. 2024 Mar [Acesso em: 2024 Jul];14(3):651-9.
41. Fokkens WJ, Viskens AS, Backer V, Conti D, De Corso E, Gevaert P et al. EPOS/EUFOREA update on indication and evaluation of biologics in chronic rhinosinusitis with nasal polyps 2023. Rhinology [Internet]. 2023 Jun 1 [Acesso em: 2024 Jul];61(3):194-202.
42. Thamboo AV, Lee M, Bhutani M, Chan C, Chan Y, Chapman KR et al. Canadian multidisciplinary expert consensus on the use of biologics in upper airways: a Delphi study. J Otolaryngol Head Neck Surg [Internet]. 2023 Apr 24 [Acesso em: 2024 Jul];52(1):30.
43. van der Lans RL, Otten JJ, Adriaensen GM, Hoven DR, Benoist LB, Fokkens WJ et al. Two-year results of tapered dupilumab for CRSwNP demonstrates enduring efficacy established in the first 6 months. Allergy [Internet]. 2023 Oct [Acesso em: 2024 Jul];78(10):2684-97.
44. Aldajani A, Alroqi A, Alromaih S, Aloulah MO, Alsaleh S. Adverse events of biological therapy in chronic rhinosinusitis with nasal polyps: A systematic review. Am J Otolaryngol [Internet]. 2022 Aug 28 [Acesso em: 2024 Jul];43(6):103615.
45. Stack TJ, Kim S, Lamb MM, Mohammad I, Zeatoun A, Lopez E et al. Characterizing adverse events of biologic treatment of T2 disease: a disproportionality analysis of the FDA adverse event reporting system. ORL J Otorhinolaryngol Relat Spec [Internet]. 2023 Nov [Acesso em: 2024 Jul] 14;85(6):329-39.
46. Shen Y, Ke X, Hong S, Yang Y. Adverse events for biologics in patients with CRSwNP: A meta-analysis. Clin Transl Allergy [Internet]. 2022 Jun [Acesso em: 2024 Jul];12(6):e12169.
47. Wechsler ME, Klion AD, Paggiaro P, Nair P, Staumont-Salle D, Radwan A et al. Effect of dupilumab on blood eosinophil counts in patients with asthma, chronic rhinosinusitis with nasal polyps, atopic dermatitis, or eosinophilic esophagitis. J Allergy Clin Immunol Pract [Internet]. 2022 Oct [Acesso em: 2024 Jul];10(10):2695-709.
48. Caminati M, Olivieri B, Dama A, Micheletto C, Paggiaro P, Pinter P, et al. Dupilumab-induced hypereosinophilia: review of the literature and algorithm proposal for clinical management. Expert Rev Respir Med [Internet]. 2022 Jul [Acesso em: 2024 Jul];16(7):713-21.
49. Sakamoto K, Matsuki S, Irie S, Uchida N, Hayashi N, Horiuchi M et al. A phase 1, randomized, placebo-controlled study to evaluate the safety, tolerability, pharmacokinetics, and immunogenicity of subcutaneous tezepelumab in healthy Jjpanese men. Clin Pharmacol Drug Dev [Internet]. 2020 Oct [Acesso em: 2024 Jul];9(7):833-40.
50. Corren J, Karpefors M, Hellqvist Å, Parnes JR, Colice G. Tezepelumab reduces exacerbations across all seasons in patients with severe, uncontrolled asthma: a post hoc analysis of the Pathway Phase 2b study. J Asthma Allergy [Internet]. 2021 Jan 11 [Acesso em: 2024 Jul];14:1-11.
51. Corren J, Parnes JR, Wang L, Mo M, Roseti SL, Griffiths JM, et al. Tezepelumab in adults with uncontrolled asthma. N Engl J Med [Internet]. 2017 Sep 7 [Acesso em: 2024 Jul];377(10):936-46.
52. Menzies-Gow A, Corren J, Bourdin A, Chupp G, Israel E, Wechsler ME et al. Tezepelumab in adults and adolescents with severe, uncontrolled asthma. N Engl J Med [Internet]. 2021 May 13 [Acesso em: 2024 Jul];384(19):1800-9.
53. Pavord ID, Hoyte FCL, Lindsley AW, Ambrose CS, Spahn JD, Roseti SL et al. Tezepelumab reduces exacerbations across all seasons in patients with severe, uncontrolled asthma (NAVIGATOR). Ann Allergy Asthma Immunol [Internet]. 2023 Nov [Acesso em: 2024 Jul];131(5):587-97.e3.
54. Zoumot Z, Al Busaidi N, Tashkandi W, Aljohaney AA, Isse S, Vidyasagar K et al. Tezepelumab for patients with severe uncontrolled asthma: A systematic review and meta-Analysis. J Asthma Allergy [Internet]. 2022 Nov 18 [Acesso em: 2024 Jul];15:1665-79.
55. Shaban Abdelgalil M, Ahmed Elrashedy A, Awad AK, Reda Gad E, Ali MM, Abdelmoez Farahat R et al. Safety and efficacy of tezepelumab vs. placebo in adult patients with severe uncontrolled asthma: A systematic review and meta-analysis. Sci Rep [Internet]. 2022 Dec 3 [Acesso em: 2024 Jul];12(1):20905.
56. Corren J, Menzies-Gow A, Chupp G, Israel E, Korn S, Cook B et al. Efficacy of tezepelumab in severe, uncontrolled asthma: pooled analysis of the Pathway and NavigatorR clinical trials. Am J Respir Crit Care Med [Internet]. 2023 Jul 1 [Acesso em: 2024 Jul];208(1):13-24.
57. Chagas GL, Xavier D, Gomes L, Ferri-Guerra J, Oquet RH. Effects of tezepelumab on quality of life of patients with moderate-to-severe,

uncontrolled asthma: S review and meta-Analysis. Curr Allergy Asthma Rep [Internet]. 2023 Jun [Acesso em: 2024 Jul];23(6):287-98.

58. Corren J, Menzies-Gow A, Bimmel J, McGuinness A, Almqvist G, Bowen K et al. Tezepelumab for the treatment of severe asthma: a plain language summary of the Pathway and Navigator studies. Immunotherapy [Internet]. 2023 Nov [Acesso em: 2024 Jul];15(16):1327-40.
59. Emson C, Corren J, Sałapa K, Hellqvist Å, Parnes JR, Colice G. Efficacy of tezepelumab in patients with severe, uncontrolled asthma with and without nasal polyposis: A post hoc analysis of the Phase 2b Pathway study. J Asthma Allergy [Internet]. 2021 Feb 3 [Acesso em: 2024 Jul];14:91-9.
60. Laidlaw TM, Menzies-Gow A, Caveney S, Han JK, Martin N, Israel E et al. Tezepelumab efficacy in patients with severe, uncontrolled asthma with comorbid nasal polyps in Navigator. J Asthma Allergy [Internet]. 2023 Sep 4 [Acesso em: 2024 Jul];16:915-32.
61. Delemarre T, Holtappels G, De Ruyck N, Zhang N, Nauwynck H, Bachert C et al. Type 2 inflammation in chronic rhinosinusitis without nasal polyps: another relevant endotype. J Allergy Clin Immunol [Internet]. 2020 Aug [Acesso em: 2024 Jul];146(2):337-43.e6.
62. Tomassen P, Vandeplas G, Van Zele T, Cardell LO, Arebro J, Olze H et al. Inflammatory endotypes of chronic rhinosinusitis based on cluster analysis of biomarkers. J Allergy Clin Immunol [Internet]. 2016 May [Acesso em: 2024 Jul];137(5):1449–56.e4.
63. Chiang S, Lee SE. New concepts in barrier dysfunction in CRSwNP and emerging roles of tezepelumab and dupilumab. Am J Rhinol Allergy [Internet]. 2023 Mar [Acesso em: 2024 Jul];37(2):193-7.
64. Striz I, Golebski K, Strizova Z, Loukides S, Bakakos P, Hanania NA et al. New insights into the pathophysiology and therapeutic targets of asthma and comorbid chronic rhinosinusitis with or without nasal polyposis. Clin Sci [Internet]. 2023 May 18 [Acesso em: 2024 Jul];137(9):727-53.
65. Ramkumar SP, Lal D, Miglani A. Considerations for shared decision-making in treatment of chronic rhinosinusitis with nasal polyps. Front Allergy [Internet]. 2023 Mar 10 [Acesso em: 2024 Jul];4:1137907.

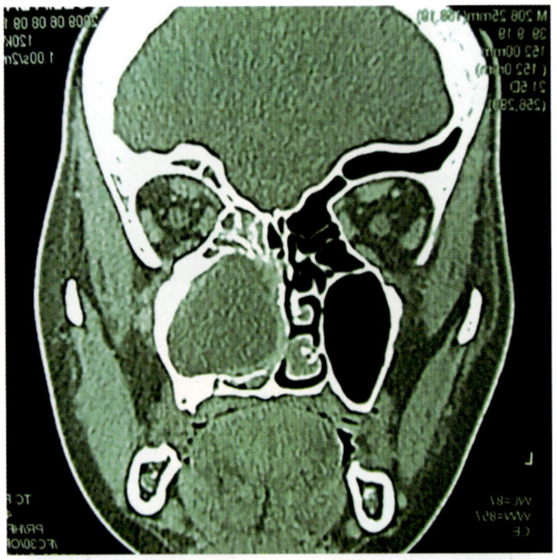

Figura 52.6 Tomografia computadorizada em corte coronal com janela para partes moles evidenciando mucocele em seio maxilar direito, com evidente abaulamento de sua parede medial, que se projeta para o interior da fossa nasal direita.

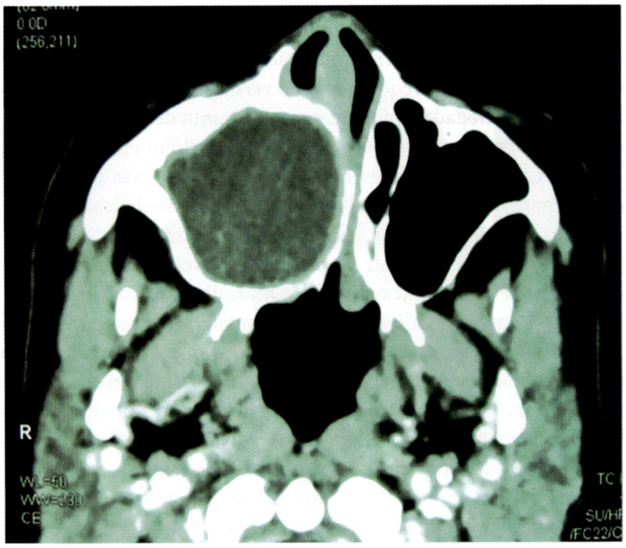

Figura 52.8 Tomografia computadorizada em corte axial em janela para partes moles evidenciando lesão insuflativa em seio maxilar direito, homogênea e hipodensa, compatível com mucocele maxilar.

estruturas nobres, incluindo a dura-máter, glândula hipófise, nervo óptico, artéria carótida interna e nervos cranianos. Os sintomas mais comuns da mucocele esfenoidal são a cefaleia, distúrbios visuais e paralisias dos nervos cranianos III, IV e VI.

O crescimento da mucocele é lento, e foi abordado sobre o tempo muitas vezes longo entre um trauma, por exemplo, e o desenvolvimento da mucocele. Quando uma mucocele apresenta um crescimento mais rápido deve-se suspeitar de uma mucopiocele. A mucopiocele é um processo infeccioso bacteriano na cavidade bloqueada. Na maioria desses casos, a dor é um sintoma frequente e pode haver associação com o desenvolvimento de empiema subdural, meningite, abscesso cerebral, abscesso orbitário subperiostial e tumor subcutâneo de Pott.[11] A presença de crescimento rápido ou dor local deve chamar a atenção para a mucopiocele e exige medidas mais precoces.

Um subtipo descrito na literatura são as chamadas mucoceles gigantes. Não há critérios bem estabelecidos para se definir uma mucocele como "gigante". Alguns autores argumentam que o termo deveria ser usado quando há grande destruição óssea ou grande comprometimento de estruturas adjacentes. Bosmans et al.[12] sugerem que se chame de mucocele gigante aquelas lesões com diâmetro maior que 5 cm. Tais lesões muitas vezes causam destruição óssea que simula neoplasias malignas.

QUADRO CLÍNICO

A maioria dos pacientes com mucocele apresenta cefaleia.[10] Scangas et al.[4] encontraram em uma série de 102 pacientes, em ordem decrescente de aparecimento: cefaleia (42,1%), pressão facial (28,6%), seguidos por congestão nasal (26,3%) e aumento da drenagem nasal (15,8%). Talvez pelo crescimento lento já referido, cerca de 8,3% dos pacientes estavam assintomáticos no momento do diagnóstico.

A cefaleia é um sintoma muito presente no consultório do otorrinolaringologista. Considera-se que, para os pacientes com cefaleia, mesmo aqueles em que a endoscopia não mostrar alterações, é necessário solicitar uma tomografia computadorizada da face. Essa conduta se torna ainda mais importante nos pacientes com história de cirurgia nasossinusal prévia.

Existem ainda alguns pacientes previamente hígidos que procuram atendimento apenas quando notam alguma alteração estética na face, sem necessariamente apresentarem sintomas nasossinusais. Alterações como abaulamentos na região maxilar, intraoral, proptose ou flutuação frontal levam o paciente a procurar atendimento, normalmente com mais brevidade. Alguns autores relatam que até 70% dos pacientes com mucocele podem se apresentar inicialmente a um oftalmologista para avaliação.[13] Isso se deve à relação íntima da órbita com os seios frontais, etmoide e maxilar,

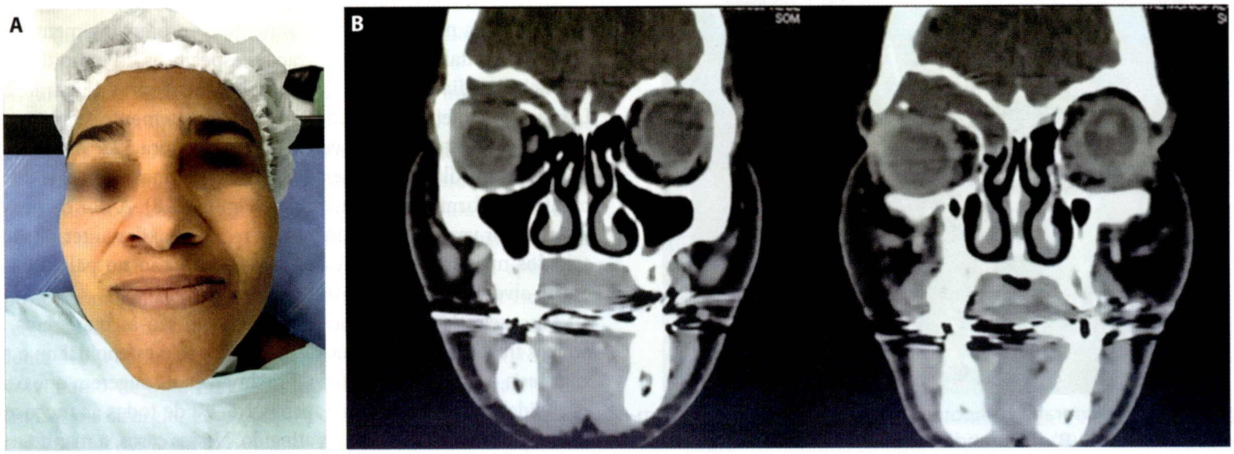

Figura 52.7 Evidente alteração estética facial decorrente de mucocele frontoetmoidal direita.

inclinando a deformidades como proptoses e abaulamentos e também, à relação do seio esfenoidal com o nervo óptico, expondo à diminuição da acuidade visual e até cegueira, geralmente irreversível. Distúrbios da motricidade ocular, com o acometimento do III, IV e VI pares cranianos, também podem ocorrer.

A preexistência de rinossinusite crônica é prevalente nos pacientes com mucoceles, ultrapassando 75% na maioria das séries.[3] O histórico de cirurgia endoscópica nasossinusal prévia é o achado mais comum na anamnese. Existem ainda as cirurgias de acesso externo e os traumas nasossinusais não cirúrgicos. É preciso lembrar que podem ocorrer mucoceles também em pacientes previamente hígidos, sem qualquer história anterior de injúria local. Nesses casos, talvez a devida consideração do papel da lembrança e também do fato de que as mucoceles podem demorar muitos anos entre a injúria e o seu desenvolvimento, possam explicar essa história negativa.

Estima-se que o tempo entre a cirurgia nasossinusal e o aparecimento da mucocele seja, em média, de 5 anos, e, nos pacientes com história de trauma nasossinusal prévio, de até 17 anos. Isso reforça a importância de fazer um acompanhamento dos pacientes operados por um longo período e utilizar a endoscopia nasossinusal para garantir que os seios paranasais continuem patentes.

As complicações causadas pelas mucoceles associam-se à progressão da lesão e sua repercussão nas estruturas adjacentes. Logicamente, além da repercussão direta e o efeito de massa da lesão em tecidos adjacentes, essa ação pode dificultar a drenagem de secreções, quebrar barreiras anatômicas e criar vias de infecção, por exemplo, para o sistema nervoso central. A literatura classifica as complicações das mucoceles em neurológicas, orbitárias e cutâneas. As neurológicas são decorrentes da comunicação com a cavidade craniana, por erosão da parede posterior do seio frontal e/ou teto etmoidal, podendo acarretar fístulas, meningite e compressão de estruturas. Na maioria das vezes, ocorre apenas a erosão óssea e a mucosa de revestimento do seio acometido se funde à dura-máter.[8]

As complicações orbitárias são frequentemente decorrentes da reabsorção óssea da lâmina papirácea e consequente deslocamento do globo ocular, causando a proptose. Dependendo da extensão da erosão óssea, o nervo óptico é comprimido ou distendido acometendo a visão.[8]

As complicações cutâneas podem estar presentes nos casos de infecção, mucopioceles, quando a erosão leva a um abaulamento cutâneo, mais comumente observado na região frontal e maxilar.

DIAGNÓSTICO

O diagnóstico das mucoceles não é necessariamente imediato em uma primeira consulta. A história, sobretudo nas lesões menores, não se distingue dos casos de rinossinusite crônica.[1]

Lesões maiores podem se apresentar associadas a danos estéticos muito evidentes (Figura 52.9). O exame da face pode revelar lateralizações do globo ocular, abaulamentos moles de paredes ósseas na face ou dentro da boca. Por isso, até mesmo a palpação de possíveis abaulamentos no exame do consultório pode ser útil na avaliação desses pacientes.

A endoscopia nasal deve fazer parte da avaliação dos pacientes com doenças nasossinusais, porém, nem sempre, nos casos de mucocele, é definidora do diagnóstico.

O diagnóstico definitivo das mucoceles nasossinusais passa invariavelmente por exames de imagem do nariz e dos seios paranasais. A tomografia computadorizada sem contraste é suficiente na maioria dos casos. Nela podemos ver normalmente uma imagem arredondada, de forma concêntrica (aspecto insuflado), homogênea, com densidade de partes moles, causando um remodelamento ósseo adjacente à lesão do seio afetado (Figura 52.10). A opacificação total do seio afetado é típica, juntamente com fino realce periférico e o adelgaçamento das paredes ósseas adjacentes. Esse processo leva à deiscência completa da parede óssea e à extensão da lesão para tecidos circundantes. A utilização do contraste iodado pode ajudar a delimitar melhor a lesão, sobretudo quando há erosão óssea e comunicação da mucocele com os conteúdos da órbita ou mesmo a cavidade intracraniana.[14]

A ressonância nuclear magnética tem indicação nas lesões grandes, com acometimento de estruturas adjacentes ou para fazer diagnóstico diferencial com outras lesões dos seios paranasais. Normalmente, as mucoceles apresentam hipointensidade ou hiperintensidade em imagens ponderadas em T1 e T2 que variam de acordo com o tipo de conteúdo das lesões. Esses padrões parecem

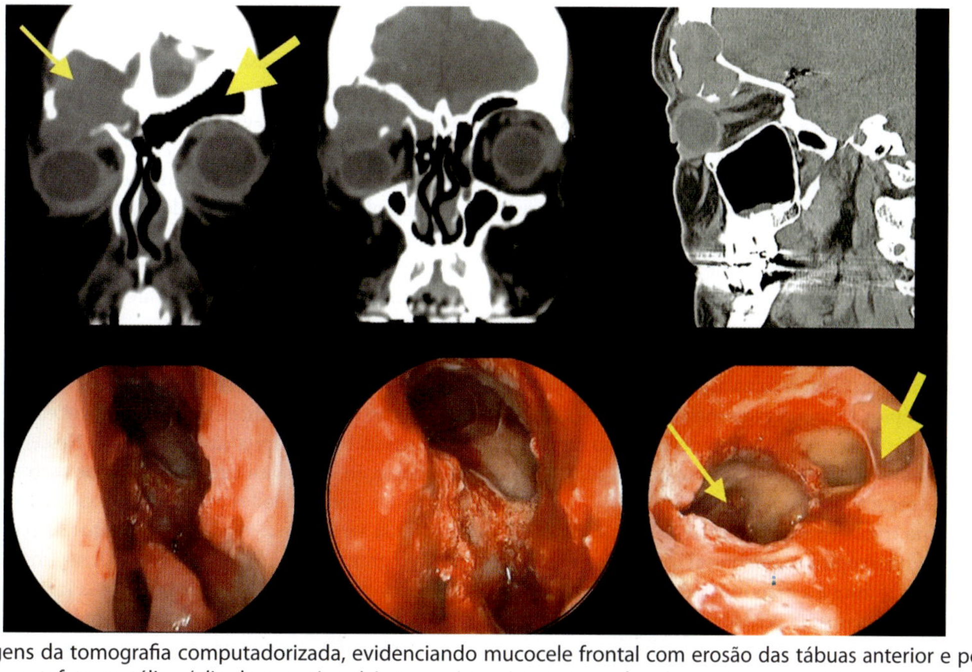

Figura 52.9 Imagens da tomografia computadorizada, evidenciando mucocele frontal com erosão das tábuas anterior e posterior do seio frontal direito, com artefato metálico (*clip* de aneurisma) intracraniano. Imagens endoscópicas transoperatórias do acesso via fossa nasal esquerda, contralateral à mucocele (seta menor = mucocele; seta maior = seio frontal esquerdo).

A

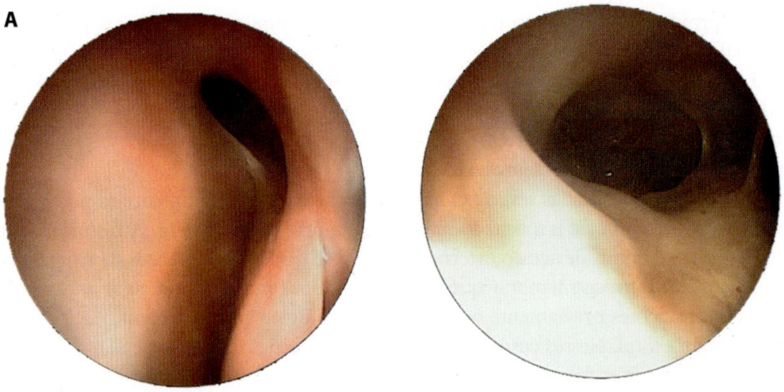

B

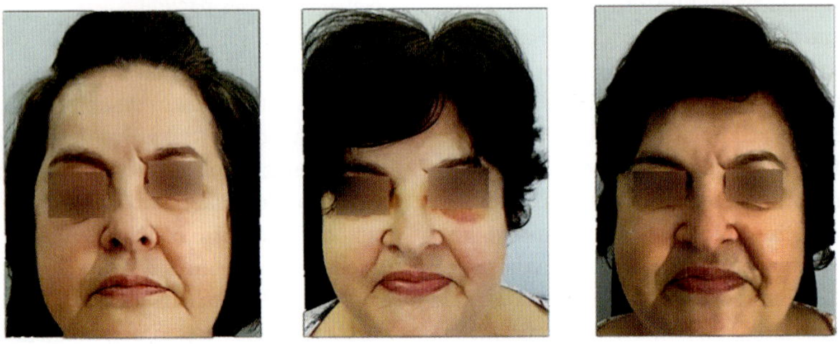

Figura 52.10 **A.** Imagens endoscópicas pós-operatórias com 1 ano; **B.** Evolução da recuperação da deformidade estética facial.

representar o grau de hidratação do conteúdo mucoso. Quanto mais hidratada a secreção, mais hiperintenso é o sinal em T2, e quanto maior o teor de proteínas maior intensidade em T1.[15]

TRATAMENTO

O tratamento das mucoceles é obrigatoriamente cirúrgico. O objetivo é a drenagem completa do seio afetado e a marsupialização da lesão, de modo a evitar a recidiva; e o resgate da função normal do seio com restauração da depuração mucociliar.

Até a década de 1980, o único tratamento das mucoceles era a cirurgia aberta, ou seja, o acesso externo aos seios paranasais. No seio frontal em especial, isso significava uma grande incisão seguida por osteoplastia, com obliteração do seio com gordura.[10] Kennedy, em 1989, apresentou a marsupialização endoscópica como uma técnica viável e segura e, desde então, ela vem sendo a opção para o tratamento das mucoceles.[16]

A escolha do acesso e da técnica depende da saúde do paciente, localização e extensão da lesão, porém, ao longo dos anos, houve uma adesão crescente à abordagem endoscópica. Courson et al.,[17] comparando coortes históricas (com maior predominância da cirurgia aberta) e contemporâneas (com maior uso da cirurgia endoscópica), chegou a uma recorrência semelhante entre as duas técnicas, mostrando que a adesão à técnica endoscópica não reduziu a eficácia do tratamento. Com relação às complicações operatórias, a técnica endoscópica é considerada mais segura; ela diminui a morbidade intra e pós-operatória, reduzindo o tempo cirúrgico, permite melhor visualização da lesão e das estruturas adjacentes e diminui a chance de recorrência.

Houve melhora no tratamento das mucoceles com o desenvolvimento da cirurgia endoscópica nasossinusal quanto à morbidade da cirurgia e, hoje, essa técnica é a mais utilizada, podendo realizar-se na grande maioria dos casos. É verdade, porém, que, em casos especiais como o de lesões muito grandes envolvendo a cavidade intracraniana, lesões frontais pequenas muito laterais, e conforme a preferência do cirurgião, as técnicas de acesso externo continuam indicadas e não estão totalmente obsoletas.[18] Evidentemente, as técnicas externas são mais invasivas e resultam em maior morbidade, tais como grandes incisões e cicatrizes mais evidentes.

Outra opção para situações peculiares é a técnica de acesso combinado (técnica externa e técnica endoscópica). Quando usada com critério, a abordagem combinada pode obter ótimos resultados.

Na maioria das mucoceles, é indiscutível a superioridade da técnica endoscópica. Doenças dos seios maxilares, do esfenoide e das frontoetmoidais têm indicação precisa de acesso endoscópico, sobretudo quando a própria mucocele proporciona um seio expandido, com limitantes ósseas em relação à cavidade nasal inexistentes, praticamente realizando a dissecção e tornando as abordagens endoscópicas mais seguras e definitivas. Quando isso ocorre, a cirurgia costuma ser muito tranquila. Ela consiste na ruptura da cápsula e drenagem do conteúdo mucoso, e na ampliação da comunicação entre o interior da mucocele e o seio afetado ou a cavidade nasal propriamente dita.

A abordagem endonasal, além de todo o benefício já comentado, traz consigo a possibilidade de exame contínuo da cavidade marsupializada, por via endoscópica ou radiológica, no pós-operatório. O acompanhamento do paciente a longo prazo é indicado para se diagnosticar precocemente recidivas. Em contrapartida, abordagens externas com obliteração do seio com gordura não oferecem essa possibilidade.

Khong et al.[10] mencionam duas situações que permanecem como desafios para a técnica endoscópica. A primeira, quando há separação óssea significativa entre a mucocele e as outras cavidades paranasais ou a própria cavidade nasal. Nesse cenário, após a marsupialização, uma área circunferencial de osso permanecerá entre a mucocele e as cavidades paranasais ou cavidade nasal. Essa abertura criada terá chance maior de reestenose e recorrência. O frontal seria o grande exemplo desses casos. A segunda situação é quando a mucocele causa erosão da parede inferior e/ou posterior do seio frontal. Nesse caso, a cápsula da mucocele pode estar aderida ao periósteo orbitário ou, até mesmo, à dura-máter.

Ao contrário dos demais seios paranasais, o frontal permaneceu durante anos exigindo abordagem externa. Com o desenvolvimento de novos instrumentos e técnicas endoscópicas, a abordagem das mucoceles frontais ganhou uma nova perspectiva. A cirurgia endoscópica é um procedimento mais fisiológico para tratar a mucocele frontal. Mesmo nos casos de espessamento ósseo grave ou de distância anteroposterior pequena, existe a possibilidade de uma abordagem mais agressiva como um Draft IIb ou Draft III, utilizando instrumentos de grande energia como brocas de alta rotação.[17] Há uma tendência de que as técnicas externas para as mucoceles frontais sejam cada vez mais raras na medida em que mais cirurgiões dominem as técnicas endoscópicas mais avançadas de acesso a esse seio.

Recorrências podem ocorrer mesmo muitos anos após a cirurgia. Em virtude disso, o acompanhamento dos pacientes submetidos a cirurgias endoscópicas nasossinusais deve ser a longo prazo.

REFERÊNCIAS BIBLIOGRÁFICAS

1. Constantinidis J, Steinhart H, Schwerddtfeger K, Zenk J, Iro H. Therapy of invasive mucoceles of the frontal sinus. Rhinology [Internet]. 2001 [Acesso em: 2024 Jul]; 39:33-38.
2. Lund VJ, Milroy CM. Fronto-ethmoidal mucoceles: A histopathological analysis. J Laryngol Otol [Internet]. 1991 [Acesso em: 2024 Jul];105:921-23.
3. Ajaiyeoba A, Kokong D, Onakoya A. Clinicopathologic, ophthalmic, visual profiles and management and outcomes of mucoceles in blacks. J Natl Med Assoc [Internet]. 2006 [Acesso em: 2024 Jul];98(1):63-6.
4. Scangas GA, Gudis DA, Kennedy DW. The natural history and clinical characteristics of paranasal sinus mucoceles: A clinical review. Int Forum Allergy Rhinol [Internet] 2013 [Acesso em: 2024 Jul];3:712-17.
5. Friedman A, Batra OS, Fakhri S, Citardi MJ, Lanza DC. Isolated sphenoid sinus disease: Etiology and management. Otolaryngol Head Neck Surg [Internet]. 2005 [Acesso em: 2024 Jul];133(4):544-50.
6. Hartley BEJ, Lund VJ. Endoscopic drainage of pediatric paranasal sinus mucoceles. Int J Pediatr Otorhinolaryngol [Internet].1999 [Acesso em: 2024 Jul];50:109-11.
7. Caylakli F, Yavuz H, Cagici A, Ozluoglu L. Endoscopic sinus surgery for maxillary sinus mucoceles. Head Face Med [Internet]. 2006 [Acesso em: 2024 Jul];2:29.
8. Lund V, Henderson B, Song Y. Involvimentof cytokines and vascular adhesion receptors in the pathology of fronto-ethmoidal mucoceles. Acta Otolaryngol [Internet].1993 [Acesso em: 2024 Jul];113:540-46.
9. Stammberger H. Functional endoscopic sinus surgery.Concept, indications and results of the Messerklinger technique. Eur Arch Otorhinolaryngol [Internet]. 1990[A1] [Acesso em: 2024 Jul];247(2):63-76.
10. Khong JJ, Malhotra R, Ophth, Selva D, Wormald PJ. Efficacy of endoscopic sinus surgery for paranasal sinus mucocele includin modified endoscopic Lothrop procedure for frontalsinus mucocele. J Laryngol Otol [Internet]. 2004 [Acesso em: 2024 Jul];118:352-6.
11. Chauhan K, Sharma T, Sharma B, Karkhur S. Acute proptosis secondary to bilateral pansinus mucopyocele with orbital compartment syndrome: A rare presentation, its management and outcome. BMJ Case Rep [Internet]. 2021 [Acesso em: 2024 Jul];14:1-6.
12. Bosmans F, Vanhoenacker F. Giant frontal mucocele: case report and review of the literature. J Belg Soc Radiol [Internet]. 2020 Sep 11 [Acesso em: 2024 Jul];104(1):48.
13. Bahgat M, Bahgat Y, Bahgat A. Sphenoid sinus mucocele. BMJ Case Rep [Internet]. 2012 [Acesso em: 2024 Jul];1-4.
14. Van Tassel P, Lee YY, Jing BS, De Pena CA. Mucoceles of the paranasal sinus: MR imaging with CT correlation. Am J Roentgenol [Internet]. 1989 [Acesso em: 2024 Jul];153(2):407-12.
15. Hansen FS, Van Der Poel NA, Freling NJM, Fokkens WJ. Mucocele formation after frontal sinus obliteration. Rhinology [Internet]. 2018 [Acesso em: 2024 Jul];56(2):106-10.
16. Kennedy DW, Josephson JS, Zinreich SJ, Mattox DE, Goldsmith MM. Endoscopic sinus surgery for mucoceles: a viable alternative. Laryngoscope [Internet].1989 [Acesso em: 2024 Jul];99:885-95.
17. Courson AM, Stankiewicz JA, Lal D. Contemporary management of frontal sinus mucoceles: a meta-analysis. Laryngoscope [Internet]. 2014 [Acesso em: 2024 Jul];124:378-86.
18. Nomura K, Hidaka H, Arakawa K, Sugawara M, Ozawa D, Okumura Y et al. Outcomes of frontal mucoceles treated with convetional endoscopic sinus surgery. Acta Oto Laryngol [Internet]. 2015 [Acesso em: 2024 Jul];1-5.

CAPÍTULO 53

Tumores Benignos Nasossinusais

João Mangussi-Gomes • André Alencar Araripe Nunes • Richard Voegels

INTRODUÇÃO

Refinamentos significativos nas técnicas de imagem e aplicação mais difundida da cirurgia endoscópica nasossinusal (do inglês *endoscopic sinus surgery*, ou ESS) reavivaram o interesse no manejo de tumores benignos nasossinusais. Não surpreendentemente, essa região anatômica pode ser acometida por uma grande variedade de diferentes entidades histopatológicas. De acordo com a Organização Mundial da Saúde (OMS), esses tumores podem ser divididos em epiteliais, mesenquimais, neurogênicos, tumores derivados de ossos e cartilagens e odontogênicos (Tabela 53.1).[1] Apesar de se originarem da fossa pterigopalatina, nasoangiofibromas juvenis são habitualmente incluídos no grupo de tumores nasossinusais devido a sua apresentação como massa nasal ou nasofaríngea.

Com exceção dos osteomas, que são frequentemente encontrados de forma acidental em tomografias computadorizadas (TC) de face, crânio ou órbitas, ou estão associados a cefaleia frontal na ausência de outros sinais e sintomas nasossinusais, os tumores benignos nasossinusais, comumente, apresentam como sintoma obstrução nasal unilateral. Nesses casos, uma endoscopia nasal é imprescindível, e normalmente revela uma massa unilateral com aspectos variados. Em alguns casos, como de papilomas invertidos e nasoangiofibromas, a endoscopia nasal pode até sugerir o diagnóstico final.[2] Após a suspeita inicial, exames de imagem devem ser solicitados, para que se determine a vascularização da lesão, sua relação com estruturas adjacentes e para descartar o diagnóstico de meningoencefalocele. Como se sabe, a TC e a ressonância magnética (RM), ambas com contraste, fornecem informações complementares e muito úteis em casos de lesões nasossinusais benignas. A biopsia da lesão é necessária sempre que não houver uma definição diagnóstica pelos exames de imagem, e, ao contrário, deve ser evitada se há suspeita de nasoangiofibroma.

Neste capítulo serão abordadas as características dos principais tumores benignos nasossinusais.

Tabela 53.1 Divisão dos tumores nasossinusais benignos de acordo com sua origem histológica.

Epiteliais	Papilomas nasossinusais • Papiloma invertido • Papiloma exofítico • Papiloma oncocítico
Mesenquimais	Angiofibroma juvenil Hemangioma Hemangiopericitoma Glomangiopericitoma
Neurogênicos	Meningioma Neuroma (schwannoma)
Esqueléticos e fibro-ósseos	Cordoma Condroma Tumores de células gigantes Osteoma Displasia fibrosa Fibroma ossificante
Odontogênicos	Ameloblastoma

PAPILOMAS NASOSSINUSAIS

Originam-se na mucosa Schneideriana, uma mucosa respiratória derivada da ectoderme, que reveste a cavidade nasal e seios paranasais. Trata-se do segundo tumor mais comum do sistema nasossinusal, após os osteomas. São classificados em três tipos, conforme suas características histomorfológicas: papiloma invertido (cerca de 62 a 78%), papiloma exofítico (cerca de 10 a 33%) e papiloma oncocítico (cerca de 6%).[3]

Papiloma invertido

O papiloma invertido caracteriza-se histologicamente por invaginação neoplásica da mucosa para dentro do estroma, com membrana basal intacta. Além disso, apresenta o achado patognomônico de inflamação neutrofílica intraepitelial transmigratória. Mutações somáticas no gene *epidermal growth fator receptor* (*EGFR*) estão presentes na maioria dos papilomas invertidos. Infecção pelo papilomavírus humano (HPV) de baixo risco (tipos 6 e 11) também é comum em papilomas invertidos e parece estar associada a sua gênese tumoral. Papilomas invertidos estão frequentemente relacionados com carcinoma escamoso, com taxa de malignização de 5 a 15%. Apresentam alta taxa de recidiva, descritas como até de 51%, variando conforme o tamanho do tumor, local de inserção e experiência do cirurgião.[4]

A incidência do papiloma invertido é de 0,6 a 1,5 por 100 mil habitantes, e é quatro a cinco vezes mais comum em homens, principalmente entre a quinta e sexta décadas de vida. Os papilomas podem se originar no septo nasal ou na parede lateral do nariz. Em geral, papilomas septais costumam permanecer restritos a esse local ou se estenderem para assoalho ou teto da cavidade nasal, com baixa tendência à malignização. Já papilomas que se originam na parede lateral, comumente acometem outros locais e estão mais relacionados com transformação para carcinoma escamoso.[5]

O local de origem mais comum do papiloma invertido é a parede nasal lateral, na fontanela posterior. O seio maxilar é o segundo local mais envolvido e os seios frontal e esfenoide raramente são implicados primariamente. Frequentemente a lesão compromete mais de um seio, e não é fácil identificar seu sítio de origem.

O principal sintoma é obstrução nasal unilateral, que pode vir acompanhada de rinorreia, cefaleia, hiposmia/anosmia, epistaxe, epífora, deformidade facial ou em dorso nasal e comprometimento visual ou neurológico (em geral associado a acometimento de esfenoide).[5] À endoscopia nasal (Figura 53.1), visualiza-se massa polipoide, irregular, rosa claro ou cinza, de consistência firme e mais endurecida que o pólipo comum.

Exames de imagem são fundamentais para confirmar diagnóstico e definir a extensão tumoral. O exame de escolha é a TC, na qual o papiloma invertido aparece como lesão com atenuação de partes moles, impregnação por contraste, que causa alargamento do complexo ostiomeatal (Figura 53.2). Pode haver calcificações intralesionais, remodelamento e afilamento ósseo pelo crescimento lento ou esclerose das paredes sinusais. No interior do seio, é possível visualizar a área de hiperostose focal, que sugere o sítio de implantação tumoral.[5]

A RM auxilia na avaliação de invasão de estruturas adjacentes e na diferenciação entre lesão propriamente dita e secreção retida no interior dos seios paranasais. Em T1, o papiloma invertido

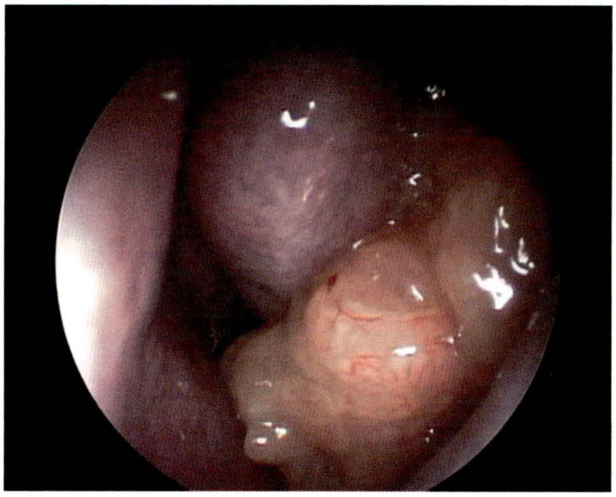

Figura 53.1 Endoscopia nasal de papiloma nasal.

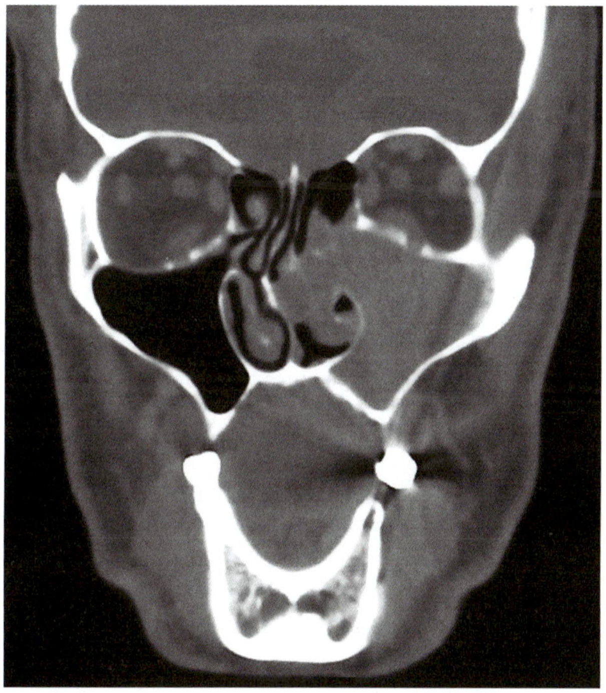

Figura 53.2 Tomografia computadorizada, corte coronal, janela óssea de papiloma à esquerda. Nota-se alargamento do complexo ostiomeatal.

apresenta hipo ou isossinal, e em T2, apresenta iso ou hipersinal, com realce heterogêneo pelo contraste. Muitos autores descrevem um padrão cerebriforme no papiloma invertido, caracterizado pela alternância de camadas de epitélio metaplásico hipercelular e de estroma, observando-se que sua perda focal, à RM, sinaliza concomitância entre papiloma invertido e lesão maligna.[5] A presença de invasão de tecidos moles é melhor visualizada em T1 ou T1 com atenuação de gordura.

O estadiamento do papiloma invertido foi preconizado por Krouse, com base em achados endoscópicos e tomográficos, considerando a localização e extensão tumoral:[6]

- T1: lesão restrita à cavidade nasal, sem envolvimento de seios paranasais e sem malignidade
- T2: lesão envolve complexo ostiomeatal e/ou seio etmoidal e/ou parede medial do seio maxilar, com ou sem acometimento da cavidade nasal. Sem malignidade
- T3: lesão acomete paredes anterior, posterior, lateral, superior ou inferior do seio maxilar e/ou seio frontal e/ou seio esfenoide. Sem malignidade
- T4: lesões com envolvimento extranasal/extrasinusal, com extensão para estruturas adjacentes como órbita, compartimento intracraniano ou fossa pterigomaxilar. Lesões associadas a malignidade.

O tratamento dos papilomas invertidos é cirúrgico, observando-se, especialmente, a remoção completa da mucosa em que o tumor se implanta, no plano subperiosteal, com broqueamento do osso quando necessário, conforme achados tomográficos e intraoperatórios.[5] As técnicas endoscópica e combinada têm a mesma efetividade que as cirurgias abertas, apresentando menor morbidade e tempo de hospitalização. Além da remoção da lesão, é preciso confeccionar uma cavidade ampla, que permita adequada visualização do seguimento pós-operatório em busca de recidivas.[7]

Em casos de tumores múltiplos e recorrentes ou irressecáveis, é possível recorrer à radioterapia. Esse tratamento também pode ser usado como adjuvante à cirurgia em casos de malignidade.[8]

A recidiva tumoral ocorre na maioria das vezes nos primeiros 2 anos após a cirurgia, porém há relatos de casos de recidivas após 6 anos, o que justifica seguimento pós-operatório prolongado. A lâmina papirácea é local comumente associado a recorrência dessas lesões e deve ser bem avaliada no intraoperatório.[3]

Papiloma exofítico

O papiloma exofítico tende a ocorrer em pacientes mais jovens, entre a segunda e quinta décadas de vida, e do gênero masculino (relação de 2-3:1). O septo nasal é o local mais comumente acometido. Apesar de sua tendência à recorrência, os papilomas exofíticos raramente transformam-se em malignos e têm melhor prognóstico do que os outros tipos de papilomas. Histologicamente, mostram padrão de crescimento exofítico, não apresentam inflamação neutrofílica intraepitelial e vinculam-se frequentemente a queratose. Existe uma associação de papilomas exofíticos com infecção pelo HPV de baixo risco – particularmente 6 e 11 –, e alguns estudos apontam taxas de positividade de até 70%.[3]

Papiloma oncocítico

Clinicamente, o papiloma oncocítico é similar ao papiloma invertido, considerando-se sua localização anatômica (ele acomete frequentemente a parede lateral do nariz, o meato médio e o interior dos seios paranasais), aparência endoscópica (assemelha-se a um pólipo com projeções digitiformes), prognóstico e risco de transformação maligna (aproximadamente entre 4 e 17%). Diferencia-se do papiloma invertido por acometer indivíduos mais jovens e apresentar à histologia:

- Padrões de crescimento endofítico e exofítico
- Predominante morfologia celular cuboidal a colunar com citoplasma eosinofílico
- Microabscessos intraepiteliais neutrofílicos proeminentes.

Papilomas oncocíticos também são diferentes de papilomas invertidos pela ausência de mutações no gene *EGFR* e presença de mutações no gene *KRAS*. Adicionalmente, a associação de papilomas oncocíticos com HPV é infrequente. Apesar disso, pelo risco similar de malignização, o tratamento de papilomas oncocíticos e invertidos deve ser semelhante.[3]

PÓLIPOS COANAIS

Os pólipos coanais surgem na parede dos seios paranasais, provavelmente por obstrução de uma glândula mucosa, com formação de um cisto de retenção que se exterioriza pelo óstio do seio paranasal acometido, ocupa a fossa nasal e se estende até a coana. De acordo com sua origem, podem ser antrocoanais, que têm o epônimo de Pólipo de Killian, etmoidocoanais (seio etmoide) ou esfenocoanais (seio esfenoide).[9] Ocorrem geralmente em crianças e jovens, cujo principal sintoma é obstrução nasal unilateral. Nos pólipos antrocoanais, a lesão exterioriza-se do seio maxilar por um óstio acessório, que representa uma fragilidade da fontanela posterior. Histologicamente têm o aspecto de cístico envolvido por um estroma edematoso.[10]

O diagnóstico é dado por uma anamnese detalhada, endoscopia nasal e TC. Na TC, em casos de pólipos antrocoanais, caracteristicamente encontra-se uma massa contínua presente no seio maxilar e estendendo-se até a coana. Também é característico o alargamento do complexo ostiomeatal pela presença da lesão, sem erosão óssea (Figuras 53.3 e 53.4).[10]

O tratamento dos pólipos coanais está baseado na exérese total da lesão, com preferência pelo acesso endoscópico, incluindo a inserção da lesão. No caso dos pólipos antrocoanais, sua inserção é mais comum na parede posterior do seio maxilar. Atualmente, o

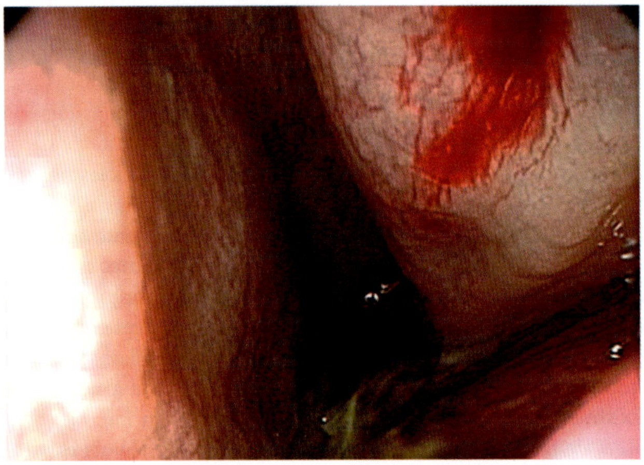

Figura 53.3 Endoscopia nasal de pólipo antrocoanal em fossa nasal esquerda, com detalhe para exteriorização da lesão do seio maxilar.

acesso endoscópico para o tratamento cirúrgico do pólipo antrocoanal apresenta índices de complicação praticamente inexistentes, associados a uma baixa taxa de recorrência da lesão, mesmo em crianças. Todavia, em raros casos, em que a visibilização da inserção do pólipo é difícil, deve-se lançar mão de um acesso externo (Caldwell-Luc) para remoção da porção remanescente do pólipo com o intuito de evitar recorrências. A principal causa de recorrência é a exérese incompleta da lesão, em que parte da inserção da lesão permanece no interior do seio maxilar.[10]

NASOANGIOFIBROMA JUVENIL

É um tumor histologicamente benigno, porém localmente agressivo, não encapsulado e ricamente vascularizado. Acomete quase exclusivamente pessoas do gênero masculino, entre 9 e 19 anos (média de 15 anos), com maior frequência no Egito, Índia e altiplanos no México. Tem incidência aproximada de 1 para cada 150 mil habitantes.[3]

Diferentes autores, por meio de estudos radiológicos, concluíram que o local de origem do tumor é a fossa pterigopalatina, posterior ao gânglio pterigopalatino. Os padrões de extensão são determinados pelos forames circundantes: medialmente à cavidade nasal, nasofaringe e seios paranasais, através do forame esfenopalatino; superiormente, para a órbita, através da fissura orbitária inferior; inferiormente, através do forame palatino maior; e lateralmente, para a fossa infratemporal, através da fissura pterigomaxilar. A extensão para a base do crânio e intracraniana pode ser observada em até 26% dos casos.[3]

Evidências recentes atribuem esse tumor à malformação vascular originada de remanescentes da artéria do primeiro arco branquial. Fatores favoráveis a essa hipótese são a observação de remanescentes da artéria do primeiro arco branquial na região do forame esfenopalatino, a irrigação do tumor, predominantemente oriunda da região esfenopalatina, e a presença de vasos irregulares na sua constituição.

Outra hipótese é que o tecido tumoral já está presente na região do forame esfenopalatino quando o paciente é ainda muito criança, de modo que, na puberdade, com o aumento dos hormônios sexuais

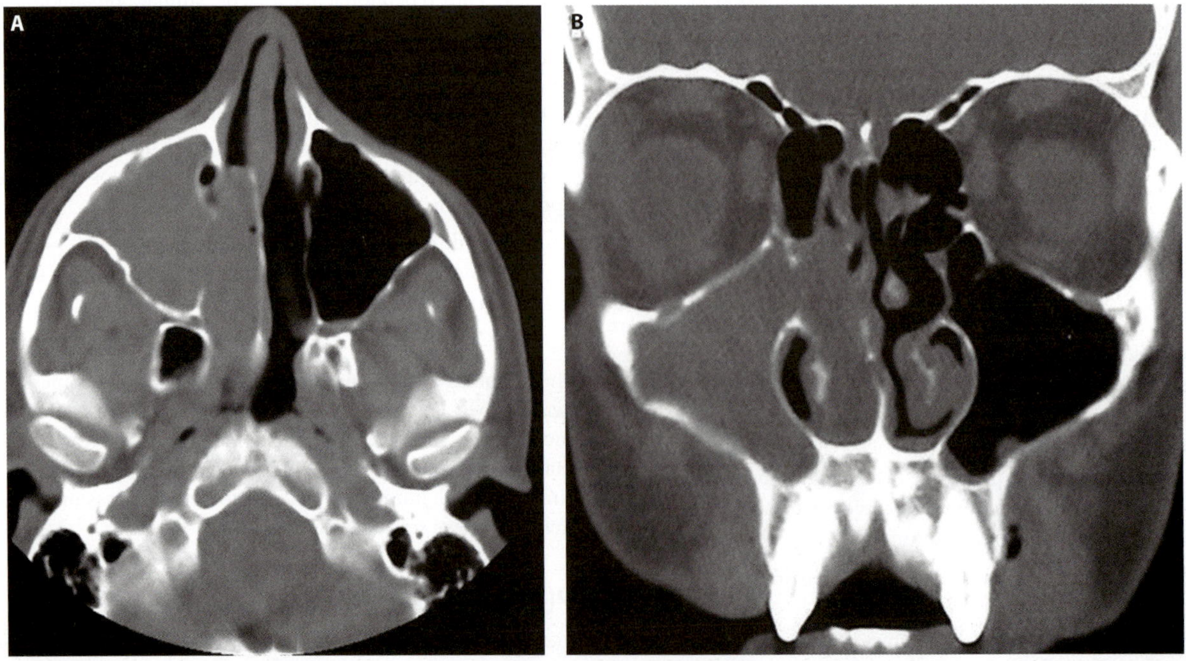

Figura 53.4 Tomografia computadorizada de janela óssea, cortes coronal (**A**) e axial (**B**), mostrando lesão hipoatenuante alargando todo o complexo ostiomeatal à direita. Observa-se que a lesão se exterioriza do seio maxilar, estendendo-se até a coana.

secundários e crescimento facial, com afastamento maxilo-esfenoidal, ocorre o crescimento do tumor, criando-se vias de disseminação através das fissuras e forames da fossa pterigopalatina e da base do crânio.

O principal sintoma é obstrução nasal (de 76 a 100% dos casos), habitualmente unilateral e progressiva, assim como epistaxes recorrentes (45 a 77% dos casos).[3] As epistaxes vão aumentando em intensidade e frequência conforme o crescimento tumoral e a ocorrência de ulcerações por infecção secundária, retenção de muco ou traumas mecânicos. Sintomas associados incluem rinossinusites, hiposmia, cefaleia, mau cheiro, otites médias e roncos. Podem ocorrer deformidade facial e sintomas oculares como proptose e amaurose. Esse tipo de tumor deve ser a primeira hipótese em paciente jovem, do gênero masculino, com obstrução nasal unilateral e epistaxes, com bom estado geral. Ao exame endoscópico, visualiza-se lesão lisa, avermelhada, endurecida, que pode apresentar pontos de ulceração.

Acredita-se que quanto mais jovem o paciente, pior o comportamento tumoral, ocorrendo progressão mais rápida dos sintomas, maior intensidade dos sangramentos, maior taxa de recidiva e de invasão intracraniana.

A TC com contraste é fundamental para o diagnóstico. Visualiza-se uma lesão, com atenuação de partes moles, localizada na fossa pterigopalatina, que desloca a parede posterior do seio maxilar anteriormente (sinal de Holman-Miller ou sinal antral), como é característico do nasoangiofibroma. A lesão costuma ocupar toda a cavidade nasal, nasofaringe e fossa pterigopalatina, apresentando erosão da lâmina medial do processo pterigoide do osso esfenoide e do assoalho do seio esfenoidal, padrão também muito sugestivo desse tipo de lesão (Figura 53.5).[3]

RM apresenta maior resolução para partes moles e permite melhor avaliação de invasão de estruturas adjacentes pelo tumor. Arteriografia pode ser útil para identificar os principais vasos que suprem o tumor e para a embolização pré-operatória. A maior parte do tumor é suprida pela artéria maxilar, ramo da artéria carótida externa, porém pode haver comunicações entre as artérias carótidas interna e externa, por intermédio de vascularização pelas artérias maxilares e oftálmicas ipsi e contralaterais.

A biopsia é dispensável quando há subsídios radiológicos suficientes para o diagnóstico. Histologicamente, o tumor apresenta um componente vascular e outro fibroso. É formado por vasos de diferentes dimensões e formatos, com paredes endoteliais finas, envolto por estroma de tecido fibroso composto por fibras colágenas, fibroblastos e fibrócitos. As colorações imuno-histoquímicas demonstram positividade para β-catenina, receptores de andrógeno, receptores de estrogênio B e expressão de antígeno específico da próstata. A análise genômica demonstrou um aumento de até quatro vezes na sinalização do fator *vascular endotelial growth factor* (VEGF). A alta expressão de c-Kit tem sido associada a rápido crescimento tumoral e a recorrências, enquanto a alta sinalização de VEGF tem sido associada a envolvimento da base do crânio e a hemorragias.[3]

Existem diferentes estadiamentos para o nasoangiofibroma juvenil, importantes para planejamento cirúrgico e prognóstico (Tabela 53.2).

Tabela 53.2 Sistemas de estadiamento do nasoangiofibroma juvenil.

Classificação de Andrew (modificada por Fish)
Tipo I: restrito à cavidade nasal e nasofaringe, com destruição óssea mínima ou restrita ao forame esfenopalatino
Tipo II: invade fossa pterigopalatina ou seio maxilar, etmoide ou esfenoide, com erosão óssea
Tipo III a: invade região orbital ou fossa infratemporal, sem extensão intracraniana
Tipo III b: invade região orbital ou fossa infratemporal, com extensão intracraniana extradural (parasselar)
Tipo IV a: tumor intracraniano intradural, sem infiltração de seio cavernoso, quiasma óptico ou fossa pituitária
Tipo IV b: tumor intracraniano intradural, com infiltração de seio cavernoso, quiasma óptico ou fossa pituitária
Classificação de Radowski
Tipo I a: tumor limitado à região posteronasal e/ou nasofaringe
Tipo I b: envolve região posteronasal e/ou rinofaringe, com envolvimento de pelo menos um seio paranasal
Tipo II a: mínima extensão para fossa pterigomaxilar
Tipo II b: acometimento completo da fossa pterigomaxilar, com ou sem erosão do osso orbitário
Tipo II c: extensão para fossa infratemporal ou extensão posterior para lâmina pterigóidea
Tipo III a: erosão de base de crânio (fossa média/base pterigóidea), com mínima extensão intracraniana
Tipo III b: extensa invasão intracraniana, com ou sem acometimento de seio cavernoso

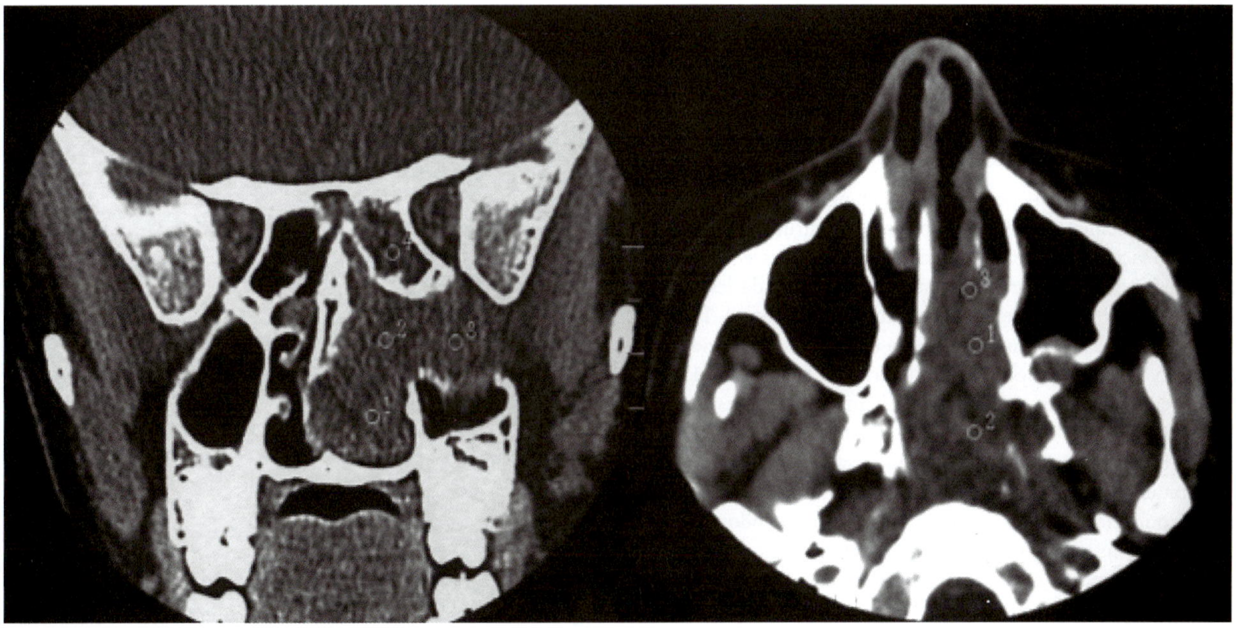

Figura 53.5 Tomografia computadorizada de seios paranasais, cortes coronal e axial, mostrando alargamento da fossa pterigopalatina à esquerda.

O tratamento do nasoangiofibroma é sempre cirúrgico. Historicamente, foram utilizadas abordagens craniofaciais abertas. No entanto, a técnica endoscópica tem sido empregada com sucesso nos últimos anos. Nesse sentido, os *guidelines* mais recentes endossam a utilidade e os resultados da técnica endoscópica, além da embolização pré-operatória, como método preferido de ressecção tumoral. A embolização deve ser feita entre 24 e 72 horas antes da cirurgia, para reduzir sangramento e o volume tumoral. Geralmente, o objetivo é embolizar a artéria maxilar, porém, algumas vezes, outros vasos também precisam ser embolizados, como artéria faríngea ascendente, artéria palatina superior e até ramos arteriais contralaterais.[3,11]

Casos de recidivas identificadas em exames tomográficos, em pacientes assintomáticos, podem ser acompanhados com exames endoscópicos e radiológicos, sem indicação imediata de cirurgia. As recidivas costumam acontecer nos primeiros dois anos de pós-operatório. Após isso, são infrequentes.

A radioterapia tem sido utilizada no manejo do nasoangiofibroma, mas isso é, em geral, controverso, considerando-se a natureza benigna da doença e que é jovem a população afetada. Trabalhos iniciais investigaram o uso da radioterapia como tratamento definitivo com taxas de controle local variando de 80 a 92%. Mais comumente, a radioterapia é usada no cenário adjuvante para tratar tumor residual ou persistente, próximo a estruturas críticas não passíveis de ressecção cirúrgica (p. ex., seio cavernoso, artéria carótida interna, ápice orbitário), ou para tratamento de doença intracraniana de grande volume. Uma variedade de quimioterápicos tem sido empregada para tentar tratar nasoangiofibromas, incluindo agentes citotóxicos clássicos (doxorrubicina, adriamicina, vincristina), agentes hormonais (flutamida, visto que as células do nasoangiofibroma são positivas para receptor de antígeno específico da próstata) e terapias imunomoduladoras (p. ex., anti-VEGF e esteroides).[3]

HEMANGIOMAS

Os hemangiomas são a lesão vascular mais comum da cabeça e pescoço. No entanto, hemangiomas nasossinusais são raros. Podem ser categorizados em tipos capilares e cavernosos, dependendo do tamanho dos vasos envolvidos. Historicamente, os hemangiomas capilares eram denominados de "granulomas piogênicos", mas, como o nome era impróprio, foi preferencialmente substituído por "hemangioma capilar lobular", nomenclatura que descreve com precisão as características histopatológicas da lesão. Trauma local e influências hormonais têm sido propostos como suas possíveis etiologias. Ocorrem mais comumente por volta da quinta década de vida, cerca de 80% surgem do septo nasal anterior (área de Little), 15% da parede nasal lateral e 5% de outras partes da cavidade nasossinusal.[3]

A manifestação mais comum dos hemangiomas é epistaxe. No entanto, o paciente também pode apresentar obstrução nasal, dor e/ou pressão facial e rinorreia à medida que a lesão cresce. Os exames de imagem podem ajudar a determinar o tamanho da lesão, bem como o possível envolvimento de estruturas adjacentes. A TC também pode delinear qualquer destruição óssea e mostrar evidências de trombo calcificado (flebolitos) no interior da lesão. Na RM, o gadolínio tende a realçar vividamente os hemangiomas, nas imagens ponderadas em T1, os quais também demonstram *flow voids* nas imagens ponderadas em T2, sugerindo sua vascularização.[3]

O tratamento para hemangiomas nasossinusais é a excisão cirúrgica completa. Avanços tecnológicos recentes na endoscopia endonasal demonstraram resultados favoráveis e menor morbidade dessa abordagem, em comparação com técnicas abertas. Para facilitar a ressecção, alguns cirurgiões defendem a embolização pré-operatória para tumores maiores, mas isso nem sempre é necessário. Outras intervenções com *laser* e tratamento clínico, incluindo bevacizumabe e esteroides intralesionais, foram relatados com sucesso. No geral, essas terapias são consideradas fora do padrão e os estudos são limitados a relatos de casos e pequenas séries. Estudos recentes indicam taxas de recorrência aparentemente baixas. Apesar disso, sabe-se que a extirpação completa do tumor aumenta a probabilidade de controle a longo prazo.[3]

HEMANGIOPERICITOMA (TUMOR FIBROSO SOLITÁRIO)

O hemangiopericitoma é uma neoplasia vascular atualmente classificada como tumor fibroso solitário. É originário dos pericitos dos capilares de Zimmerman, que são células com poder contrátil, sem miofibrilas, que ficam nas paredes de todos os capilares. Um total de 15 a 25% ocorre na cabeça e pescoço, compreendendo 2,5% de todos os tumores vasculares nasossinusais. O hemangiopericitoma nasossinusal ocorre igualmente em mulheres e homens e normalmente está presente na terceira a quinta década de vida, sem fatores de risco identificados.

Geralmente, o hemangiopericitoma é uma massa vascular, firme, circunscrita e de cor variável. Epistaxe e obstrução nasal são os sintomas mais comumente associados a hemangiopericitomas. Dor óssea e miopatia por osteomalácia hipofosfatêmica foram descritas em 4,6% dos pacientes.[3] Tal evento está relacionado com a secreção do *fibroblast growth factor* (FGF)-23.

Os hemangiopericitomas geralmente se originam do seio etmoidal, do septo nasal e das conchas nasais inferiores e médias. Nas imagens com contraste, eles se realçam fortemente. Uma aparência típica de "bolha de sabão" ou "favo de mel" pode estar presente na TC (Figura 53.6), enquanto as características próprias da RM são sinal T1 hipointenso, sinal T2 hiperintenso e realce ávido com *flow voids* intratumorais. À imuno-histoquímica, hemangiopericitomas apresentam coloração intensamente positiva para vimentina e focalmente positiva para CD34.[3]

Embora a maioria dos hemangiopericitomas seja benigno, pode ocorrer malignidade. Necrose, pleomorfismo celular, celularidade moderada ou alta e taxa mitótica > 4 mitoses/2 mm^2 são características associadas a conversão maligna.

A ressecção cirúrgica é a principal modalidade de tratamento para hemangiopericitomas, e a ressecção completa é o fator prognóstico mais importante. Não há diferenças significativas da

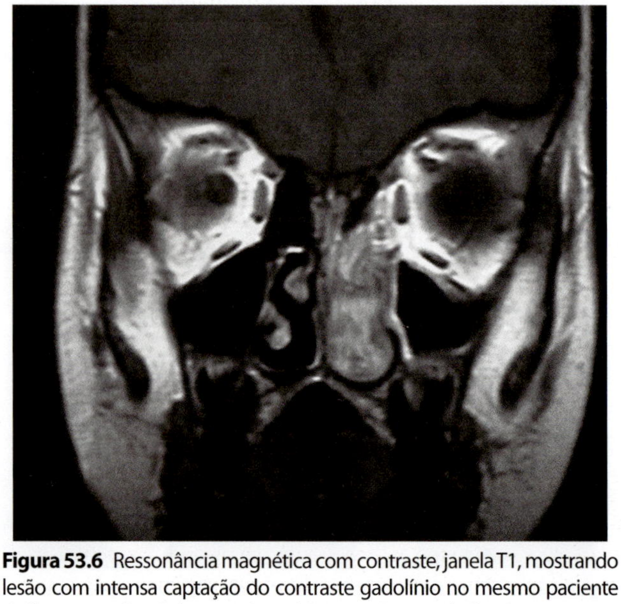

Figura 53.6 Ressonância magnética com contraste, janela T1, mostrando lesão com intensa captação do contraste gadolínio no mesmo paciente da figura anterior. Os hemangiopericitomas sangram facilmente ao toque.

abordagem aberta *versus* endoscópica em relação às taxas de recorrência ou ao tempo para recorrência, mas há uma tendência a melhores resultados na abordagem endoscópica. A embolização pré-operatória pode auxiliar na otimização do ambiente para uma abordagem endoscópica. A radioterapia pode ser usada para tumores irressecáveis ou como adjuvantes ao tratamento cirúrgico, quando a ressecção é incompleta.[3]

A taxa de recorrência relatada de hemangiopericitomas é de 20 a 30%, com um acompanhamento médio de 47 meses. A taxa de metástase foi relatada em 1,9%, sem risco aumentado de tumores grandes ou de alto grau. A maioria das recorrências ocorre dentro de 5 anos, embora a recorrência tardia de até 210 meses tenha sido descrita e, portanto, indica-se acompanhamento de longo prazo.[3]

GLOMANGIOPERICITOMAS

O glomangiopericitoma, também conhecido como hemangiopericitoma do tipo nasossinusal, é uma neoplasia mesenquimal rara e com baixo potencial de malignização. O termo glomangiopericitoma foi usado pela primeira vez para descrever um tumor que exibe vasos ramificados de hemangiopericitomas associados a células arredondadas com citoplasma pálido ou basofílico de tumores glômicos.

Os sintomas associados a glomangiopericitomas são tipicamente inespecíficos, sendo a epistaxe o mais comum deles, seguida de obstrução nasal e cefaleia. Tal tumor tem uma leve predominância feminina, uma idade média de apresentação de 58 anos (variando de 3 meses a 87 anos) e uma duração média dos sintomas antes da apresentação de 19 meses.[3] Semelhante ao hemangiopericitoma, o glomangiopericitoma pode apresentar osteomalácia hipofosfatêmica, também associada a secreção de FGF-23 pelo tumor.

Embora não existam fatores de risco claros, o aumento da vascularização devido a trauma, gravidez, hipertensão ou uso de corticosteroides tem sido associado a aparecimento de glomangiopericitomas. Geralmente tratam-se de massas de tecidos moles redondas ou lobuladas bem definidas, muitas vezes com remodelação óssea erosiva à TC, comumente localizada nos seios etmoidais ou esfenoidais. As características da RM podem incluir realce acentuado após contraste e altos valores de ADC, indicando baixo potencial maligno. *Flow voids* em T2 indicam alta vascularização e a embolização pode ser considerada antes da ressecção.[3]

A ressecção cirúrgica é o tratamento primário para glomangiopericitomas. Para tumores grandes e altamente vascularizados, a embolização pré-operatória demonstrou diminuir o tamanho do tumor, a área de ressecção e o sangramento intraoperatório, aumentando a probabilidade de ressecção total. A radioterapia e a quimioterapia isoladamente apresentam uma alta taxa de recorrência e não existem dados suficientes para apoiar a radioterapia adjuvante, particularmente em casos de ressecção completa. No caso raro de doença irressecável ou metastática, a radioterapia e a quimioterapia podem ser úteis como tratamento adjuvante ou paliativo. O prognóstico em geral é favorável, com uma taxa de sobrevida em 5 anos de 88% e uma taxa de recorrência de 17%, que muda com base na ressecção completa *versus* ressecção parcial. A recorrência está associada a ressecção incompleta, invasão óssea, envolvimento bilateral, quimioterapia e/ou radioterapia adjuvante, pleomorfismo nuclear grave, tumor > 5 cm e alta taxa mitótica.[3]

SCHWANNOMA

Schwannomas são neoplasias benignas originadas das células de Schwann das bainhas neurais, que desenvolvem-se no nariz e seios paranasais em 4% dos casos, acometendo principalmente as divisões oftálmica e maxilar do nervo trigêmeo ou ramos do sistema autonômico.

O quadro clínico é variável, dependente do tamanho, origem e local da lesão. Pode cursar com dor facial ou parestesia, obstrução nasal, rinorreia, cefaleia, hiposmia, epistaxe e edema facial. Schwannomas septais tendem a apresentar sintomas mais precocemente pelo espaço restrito.

Geralmente, trata-se de uma lesão hipoatenuante na TC, com impregnação pelo meio de contraste. Na RM, figura como uma massa bem delimitada, lobulada, com isossinal em T1 e sinal intermediário ou alto em T2, com realce homogêneo pelo contraste. O diagnóstico final é confirmado pelo anatomopatológico e pela imuno-histoquímica, sendo a exérese da lesão o tratamento de escolha.

Apresenta risco de malignização baixo, estimado em 2%, com maior frequência quando associada a doença de von Recklinghausen. Por esse motivo não são indicadas remoções por vias de acesso inestéticas, tendo a cirurgia endoscópica papel importante no tratamento dessas lesões.[12]

MENINGIOMA

Meningiomas são tumores benignos de origem meningotelial. Os menigniomas nasossinusais originam-se de células aracnoides disseminadas extracranianas dentro de bainhas nervosas ou vasos. São extremamente raros e responsáveis por menos de 0,1% de todas as neoplasias nasossinusais primárias, 2% de todos os meningiomas e 24% de todos os meningiomas extracranianos. A diferença depende dos achados intracranianos com extensão extracraniana para o sistema nasossinusal.

Pacientes de todas as idades são afetados e não há predileção pelo gênero feminino – ao contrário dos meningiomas intracranianos. A média de início da doença é de 48 anos, com faixa etária de 13 a 88 anos. As manifestações são frequentemente encontradas na cavidade nasal e nos seios paranasais. Curiosamente, a maioria dos tumores desse tipo está localizada no lado esquerdo.[12]

Os pacientes frequentemente apresentam massas endonasais semelhantes a pólipos, obstrução nasal, epistaxe, queixas nasossinusais, dores, cefaleia, exoftalmia, edema periorbital ou distúrbios visuais. Infiltrações ósseas e ulcerações da mucosa são possíveis. A superfície do tumor tem uma cor cinza-esbranquiçada, acastanhada ou avermelhada. Calcificações e fragmentos ósseos são frequentemente identificados.

Microscopicamente, os meningiomas extracranianos assumem aparências muito diferentes. Muitas vezes revelam crescimento meningoteliomatoso com bordas celulares indistintas. Pseudoinclusões intranucleares e corpos de psamoma são frequentemente observados. A maioria dos tumores é classificável como grau I da OMS. As manifestações nasossinusais de meningiomas de grau II (meningiomas atípicos de crescimento rápido) ou de grau III (meningiomas anaplásicos com crescimento infiltrativo) são extremamente raras.

A excisão cirúrgica completa é a terapia de escolha, mesmo que sejam relatadas taxas de recorrência de até 30%. Nos casos de meningiomas que não podem ser completamente ressecados, a radioterapia pode ser aplicada para inibir o crescimento. O prognóstico geral dos meningiomas nasossinusais é favorável. Metástase e transformação maligna não são descritas.[12]

TUMORES ESQUELÉTICOS

Trata-se de um grupo heterogêneo englobando diversos tipos: embrionários (cordoma), cartilaginosos (condroma), lesões de células gigantes (tumor de células gigante), lesões ósseas propriamente ditas (osteoma) e lesões fibro-ósseas (displasia fibrosa, fibroma ossificante).

Cordoma

É um tumor ósseo muito raro (0,2% dos tumores nasofaríngeos), provavelmente originário dos remanescentes embrionários da notocorda primitiva. Pode acometer a coluna, sacro ou base do crânio (um terço deles ocorre na base do crânio, mais propriamente no clivus). A idade média de apresentação é 60 anos, mas nos cordomas de base de crânio há distribuição bimodal, podendo acometer crianças e adolescentes.

Geralmente o curso clínico é lento e o acometimento, local. A diplopia é o sintoma mais frequente, em virtude de prejuízo do nervo abducente, seguida por cefaleia, alterações de campo visual e obstrução nasal. Ao exame, é visualizável massa em rinofaringe, recoberta por mucosa normal, com destruição óssea. A TC é fundamental para confirmação diagnóstica, além disso, a RM também é importante para o entendimento das margens do tumor e da relação da lesão tumoral com o parênquima cerebral, vasos e nervos da base do crânio (Figuras 53.7 e 53.8).

O tratamento clássico é a exérese cirúrgica, entretanto, dependendo de sua localização, a ressecção completa de um cordoma de base de crânio é praticamente impossível, tornando bastante pobre o prognóstico desses pacientes. A radioterapia é uma opção terapêutica, entretanto, a dose de tolerância da medula, encéfalo e nervo óptico são menores que a dose curativa necessária. Assim, é usada em associação à cirurgia quando as margens estão comprometidas ou quando o tumor é irressecável.[13]

Condromas

São tumores benignos que raramente ocorrem na área nasossinusal. Podem desenvolver-se em qualquer local do sistema nasossinusal e nasofaringe, mas são mais comumente encontrados no septo nasal ou próximos das cartilagens nasais. Apresentam um crescimento lento e indolor, raramente cursando com obstrução, sendo, em geral, descobertos por acaso. Consistem em lóbulos de cartilagem hialina bem diferenciada. Por vezes são confundidos com cordomas, mas provavelmente são originários de células osteogênicas embrionárias e não de notocorda.

Esses tumores são geralmente subestimados em sua agressividade, pois a diferenciação entre benignos e malignos, para essas linhagens de tumores, é incompletamente definida, em especial, em relação a condrossarcomas bem diferenciados (grau I). Em virtude dessa histologia incerta, as ressecções devem ser mais agressivas do que para osteomas, e ponderações devem ser feitas, ante a possibilidade de um tratamento radical, de acordo com o comportamento tumoral (se ocorrer recidiva).[14]

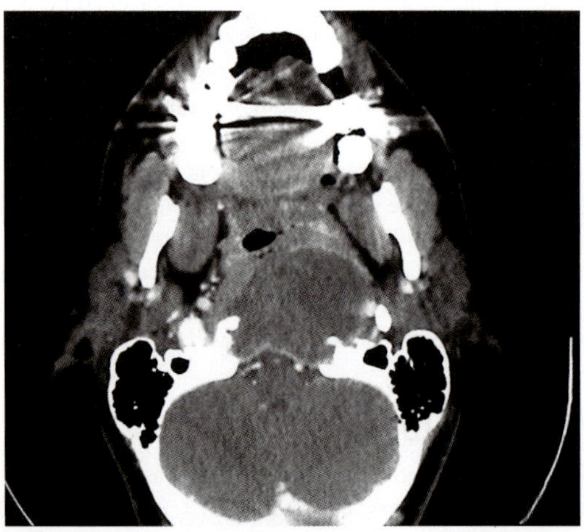

Figura 53.7 Tomografia computadorizada, corte axial, de janela de partes moles, com contraste indicando que o cordoma erode até o ângulo pontocerebelar.

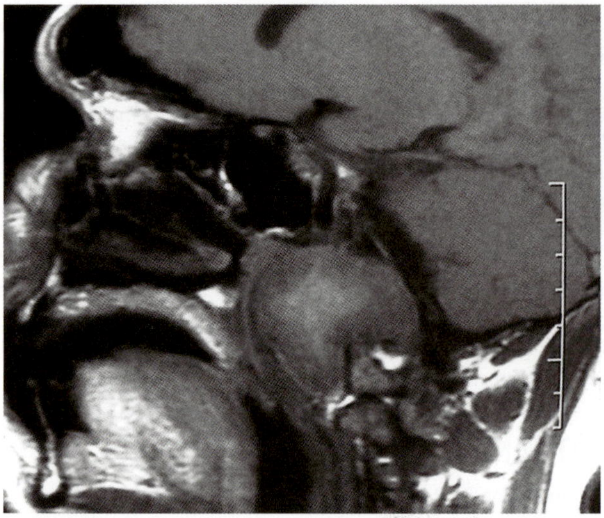

Figura 53.8 Ressonância magnética (RM) de janela T1 com contraste de gadolínio. Nessa figura, é possível perceber que a lesão comprime posteriormente o tronco cerebral. A RM também permite classificar a lesão como intraclival com localização extradural.

Osteoma

É a neoplasia benigna mais frequente dos seios paranasais. Trata-se de um tumor ósseo de crescimento lento que é geralmente um achado ocasional em exames de imagem. São encontrados quase que exclusivamente em cabeça e pescoço, mais frequentemente em mandíbula. No sistema nasossinusal, aparecem, em ordem de frequência, acometendo os seios frontal (até 75%), etmoidal e, mais raramente, maxilar e esfenoide. Sua incidência é maior nas terceira e quarta décadas de vida e apresenta discreta predominância no gênero masculino.

A etiologia do osteoma solitário ainda não está clara. No entanto, sabe-se da influência de fatores genéticos, no desenvolvimento de múltiplos osteomas, na síndrome de Gardner (tríade clássica de pólipos colorretais, anomalias esqueléticas e dentes supranumerários; autossômica dominante caracterizada por múltiplos osteomas, fibromas, lipomas e pólipos intestinais). Existem teorias relacionadas com fatores traumáticos, infecciosos ou de desenvolvimento (embrionários).[15]

É um tumor geralmente silencioso, cuja grande maioria dos pacientes é assintomática (cerca de 90% dos casos). Sendo assim, aparece, muitas vezes, como achado de um exame rotineiro, tal como TC de crânio ou face, requisitado por um algum outro motivo. Radiologicamente, ele pode ser diferenciado do osso normal por sua aparência compacta e brilhosa (Figura 53.9).[15]

Clinicamente, os osteomas apresentam-se de formas diversas. Como a localização mais frequente é o seio frontal, esses tumores ósseos podem bloquear o recesso frontoetmoidal, causando cefaleia unilateral ou mucocele, eventualmente expandidas para a região intracraniana e intraorbitária. Podem também apresentar crescimento anterior, causando deformidade estética da face. Nesses casos de repercussão clínica ou deformidade estética, o procedimento cirúrgico está indicado (Figuras 53.10 e 53.11).

No entanto, osteomas pequenos, no recesso do seio frontal, causam obstrução completa da drenagem desse seio, o que pode levar a rinossinusite frontal crônica ou de repetição, muitas vezes caracterizada por dor frontal unilateral localizada. Embora os osteomas possam crescer no decorrer da vida dos pacientes assintomáticos, o pico de seu crescimento associa-se com o desenvolvimento esquelético.

Nos casos assintomáticos, deve-se fazer acompanhamento radiológico com TC de seios paranasais mediante a mudança do quadro clínico.

O diagnóstico diferencial do osteoma relaciona-se com a forma das demais lesões fibro-ósseas como displasia fibrosa e fibroma

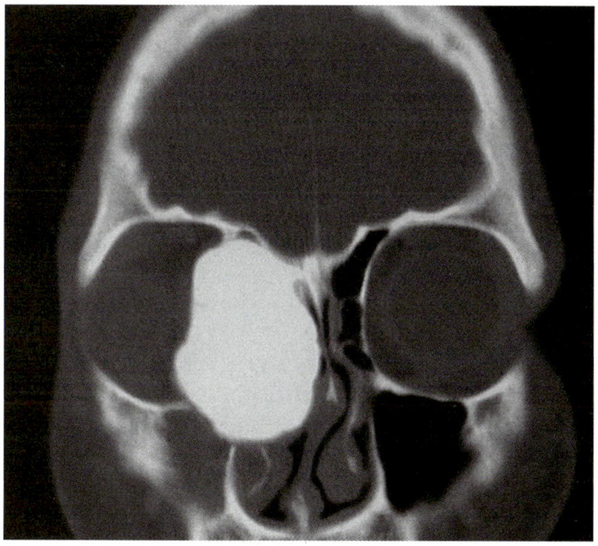

Figura 53.9 Tomografia computadorizada, corte coronal, mostrando lesão compacta e brilhosa, em seio etmoidal à direita, sugestiva de osteoma.

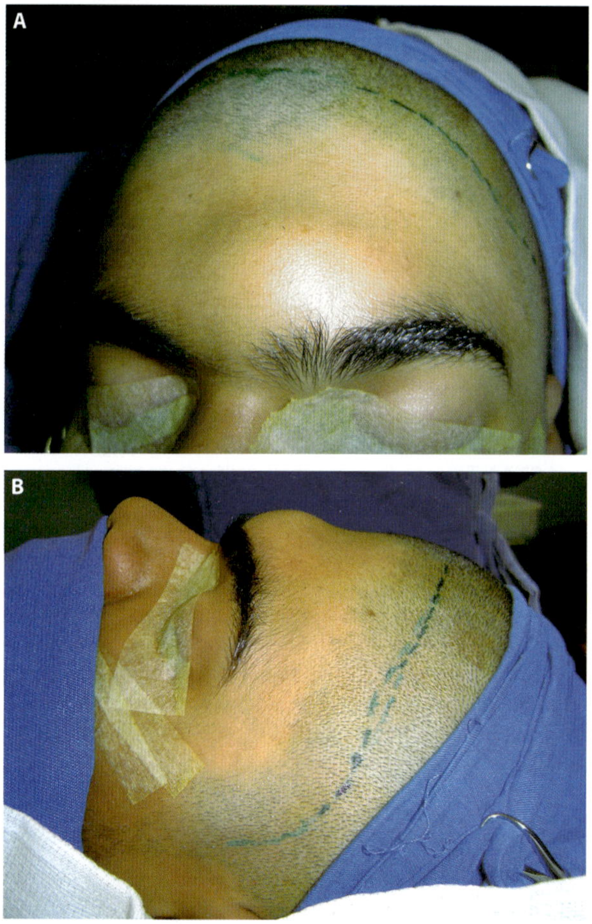

Figura 53.10 Paciente com abaulamento frontal pela presença do osteoma. **A.** Frontal; **B.** Perfil.

ossificante. Na TC, a imagem da displasia fibrosa parece surgir através de um vidro fosco enquanto os osteomas aparecem como lesões hiperdensas.

O tratamento dos osteomas nasossinusais ainda é controverso. Existem autores que advogam uma conduta expectante nos casos de assintomáticos e tratamento cirúrgico para os sintomáticos.

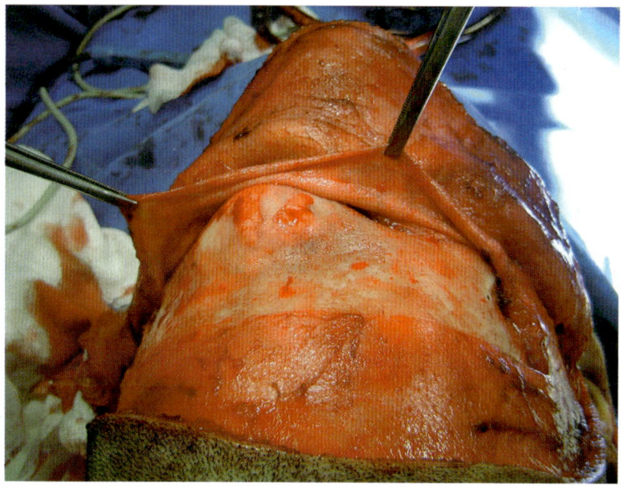

Figura 53.11 Exérese de osteoma frontal de grandes dimensões por acesso externo mediante a incisão bicoronal. Observa-se o osteoma baixo da gálea, que está suspensa por uma pinça.

Outros acreditam que, dependendo da localização desses tumores, necessariamente devem ser operados em função de suas potenciais complicações.[15] Sugere-se que a prudência e o bom senso norteiem a conduta perante qualquer caso de osteoma, uma vez que é uma lesão benigna e, na maioria das vezes, assintomática.

DISPLASIA FIBROSA

A displasia fibrosa é uma lesão pseudoneoplásica, de caráter benigno e recidivante, caracterizada pelo desenvolvimento de tecido fibroso e traves osteoides, irregularmente mineralizadas, que substituem, gradualmente, o osso medular normal. Representa cerca de 2,5% dos tumores ósseos e 7,5% dos tumores ósseos benignos. Por se tratar de defeito congênito da modelagem óssea, manifesta-se mais frequentemente em crianças e adolescentes, apresentando crescimento lento e tendência a se estabilizar após a puberdade. É mais frequente no gênero feminino e origina-se de um defeito na diferenciação e maturação osteoblástica.[12]

É classificada em dois tipos: monostótica (75 a 85%), quando ocorre em um osso único ou ossos contíguos; e poliostótica, em múltiplos ossos. A forma poliostótica, quando associada a presença de manchas cutâneas hiperpigmentadas e puberdade precoce, no gênero feminino, corresponde à síndrome de McCune-Albright. O envolvimento da cabeça e pescoço é comum em cerca de 10 a 30% das monostóticas e 50 a 100% das poliostóticas (Figura 53.12).

Do ponto de vista histológico, há proliferação de tecido fibroso com ossificação progressiva e destruição do osso afetado. O trabeculado ósseo é imaturo, irregular em seu tamanho, formato e distribuição, não apresentando a estrutura lamelar interna característica do tecido ósseo normal. As traves osteoides dispõem-se de modo irregular, circundadas por osteoblastos, em arranjo de caracteres chineses.

Geralmente é assintomática devido ao lento crescimento. Pode produzir cefaleia e dor, deformidades craniofaciais, proptose e outras complicações oculares. Radiograficamente pode apresentar aspecto de vidro fosco, surgir como lesão irregular, radiolúcida e circundada por halo de alta densidade ou uma mistura desses dois padrões (Figuras 53.13 e 52.14).[12]

A excisão cirúrgica não está indicada, exceto se houver problemas estéticos ou funcionais secundários à lesão. Recomenda-se tratamento cirúrgico conservador porque essas lesões estabilizam-se na puberdade. Radioterapia não é indicada por risco de induzir à malignização.[12]

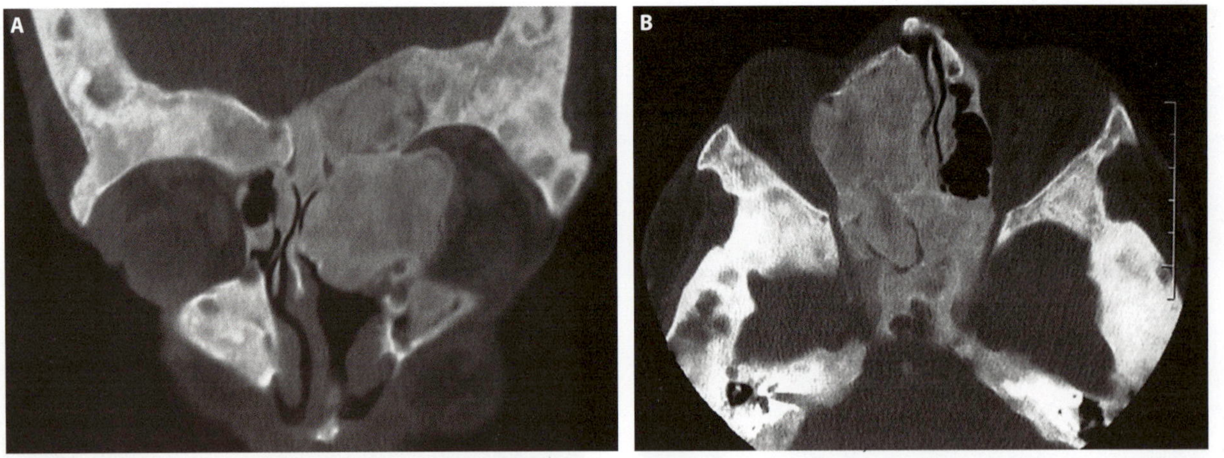

Figura 53.12 Tomografia computadorizada em cortes coronal (**A**) e sagital (**B**) mostrando a extensão de uma lesão poliostótica com aspecto de vidro fosco.

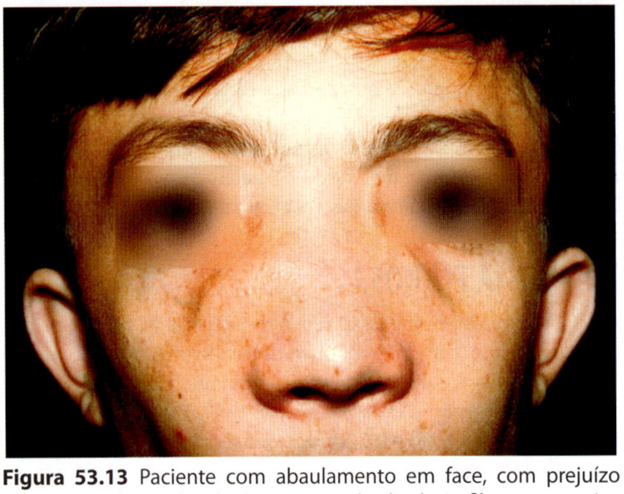

Figura 53.13 Paciente com abaulamento em face, com prejuízo estético evidente devido à presença de displasia fibrosa em seios paranasais. Nesse caso, a intervenção cirúrgica é necessária.

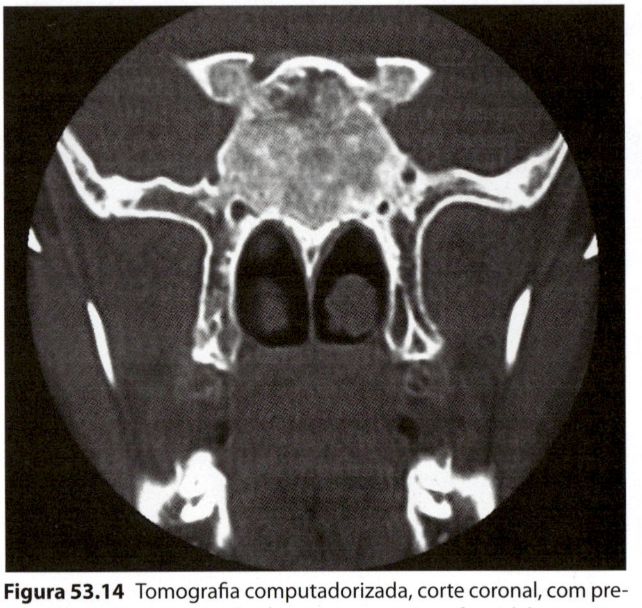

Figura 53.14 Tomografia computadorizada, corte coronal, com presença de lesão em vidro fosco apenas em seio esfenoidal, sugestiva de displasia fibrosa.

Recentemente, tem-se proposto tratamento clínico com os bifosfonatos, que controlam a erosão óssea por inibição da ação dos osteoclastos, impedindo sua remodelação em tecido fibroso. No entanto, o assunto é controverso, pois há indícios de que a administração de pamidronato em crianças com síndrome de McCune-Albright não teve efeito sobre a progressão da doença.[12,15]

FIBROMA OSSIFICANTE

O fibroma ossificante é o principal diagnóstico diferencial da forma monostótica da displasia fibrosa. Caracteriza-se por ossificação em faixas que se anastomosam, entremeadas por proliferação fibrosa. Não se sabe ao certo a natureza desse processo, alguns autores acreditam que seja uma variante da displasia fibrosa.

Acomete um grupo de faixa etária entre a terceira e quarta décadas de vida, e é mais comum em mulheres negras. Na cabeça e pescoço, localiza-se tipicamente na mandíbula e maxila, sendo observado ocasionalmente nos seios paranasais.

Geralmente, é mais agressivo que a displasia fibrosa, embora com frequência sejam indistinguíveis clinicamente. Na TC, apresenta margem bem definida, o que facilita sua diferenciação da displasia fibrosa. Costuma ser heterogêneo, uni ou multiloculado. O exame anatomopatológico permite o diagnóstico diferencial dessas duas lesões. Em geral, o fibroma ossificante dispõe de uma cápsula óssea, além disso, as trabéculas osteoides são geralmente maduras (Figura 53.15).[16]

Como tratamento, realiza-se excisão cirúrgica. O prognóstico é bom e recorrências são raras, desde que a lesão seja removida por completo. Fibromas ossificantes altamente celularizados, com mitoses frequentes, podem ser confundidos com osteossarcoma, resultando em um tratamento radical excessivo, pois também existe maior chance de degeneração maligna.[16]

TUMORES ODONTOGÊNICOS

Ameloblastoma

Constitui apenas 1% dos tumores e cistos da mandíbula. Cerca de 80% dos ameloblastomas acometem a mandíbula e apenas 20% a maxila. Quando apresentam envolvimento maxilar, o tumor, mais frequentemente, estende-se para fossa pterigomaxilar, células etmoidais, e demais seios da face e órbita. O pico de incidência reside na terceira década de vida e, menos comumente, na quarta. Devido à chance de recorrência após curetagem simples, o ameloblastoma da maxila deve ser removido em bloco com boa margem cirúrgica.

Constitui-se em um tumor de origem epitelial odontogênico ou órgão do esmalte, que pode ser localmente invasivo, composto totalmente de tecidos moles. Alterna períodos de dormência com

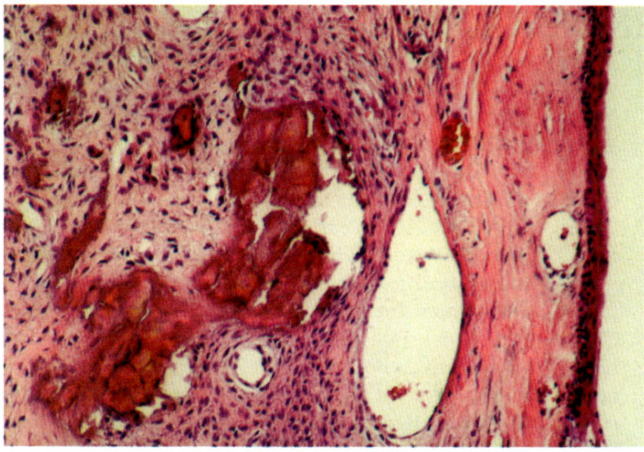

Figura 53.15 Microscopia óptica, coloração por hematoxilina-eosina, com aumento de 20x, mostrando cistos envoltos por matriz de colágeno. Há uma substituição de tecido medular ósseo por tecido fibroso.

períodos de rápido crescimento e está relacionado com dentes incrustados ou impactados em 17% dos casos. Existem vários tipos descritos, os principais são:

- Periférico (extraósseo): ocorre nos tecidos moles, sobre o osso alveolar. Cresce na camada basal do epitélio ou remanescentes da lâmina dentária. Ocorre mais entre a quarta e sexta décadas de vida e tem leve predileção pelo gênero masculino. A mandíbula é duas vezes mais afetada que a maxila. Radiologicamente é difícil encontrarem-se alterações visíveis à radiografia simples, já que o tumor é constituído de partes moles. Algumas vezes, pode-se identificar erosão da superfície da região alveolar. A TC oferece melhores informações sobre acometimento e extensão do tumor. Por ser uma lesão relativamente inócua, não invasiva e com pouca tendência à recidiva, é tratada com excisão local acompanhada de seguimento anual
- Central (intraósseo): pode ocorrer em qualquer faixa etária, mas o pico de incidência se encontra entre 30 e 40 anos. Também 80% dos tumores acometem a mandíbula e 75% estão localizados na região molar. Relacionados com cistos dentígeros ou dente impactado (20% dos ameloblastomas). O crescimento é lento e causa expansão da cortical óssea, usualmente com erosão através da mucosa. Raramente é doloroso. A reabsorção das raízes ósseas é um achado relativamente comum. Radiologicamente, o tumor exibe característica cística (bolhas de sabão ou favo de mel) multilobulada, especialmente nos casos avançados. Pode-se encontrar também afinamento e abaulamento da cortical óssea.[17]

OUTROS TUMORES

Hamartomas adenomatoides epiteliais respiratórios

Os hamartomas adenomatoides epiteliais respiratórios (do inglês *respiratory epithelial adenomatoid hamartomas* ou REAH) foram descritos pela primeira vez em 1995. A doença caracteriza-se por uma proliferação de glândulas, semelhantes a tumores, no estroma, que é coberto por epitélio ciliado de múltiplas fileiras. Está situada nos seios paranasais, na cavidade nasal e na nasofaringe. Manifestações uni ou bilaterais são possíveis, bem como associações com rinossinusite crônica com polipose.

Acomete, em especial, os homens entre 30 e 90 anos. Os sintomas, geralmente, correspondem aos da rinossinusite crônica: sensação de pressão e obstrução nasal, epistaxe e rinorreia, dor facial e hiposmia. Mais frequentemente, apresenta-se no septo nasal posterior. Em geral, ambos os lados são afetados e diagnosticados no contexto de polipose nasal. Nos casos de manifestação na fossa olfatória, pode ocorrer um claro aumento da distância entre o septo nasal e a concha média, o que é relevante para o diagnóstico diferencial da polipose nasal.[12]

Um aumento da fossa olfatória e ausência de realce de contraste na TC leva à suspeita de hamartoma adenomatoide epitelial respiratório. Pela impressão inicial, muitas vezes o diagnóstico é confirmado por biopsia. Quanto à terapia, indica-se a excisão completa. Não foram observadas recorrências nos ensaios disponíveis em um período de 5 anos.[12]

Cisto nasolabial (cisto nasoalveolar ou cisto do seio piriforme)

Surge da fusão de elementos embriológicos da maxila, a partir de resquícios do prolongamento do canal nasolacrimal. Forma-se na linha embriológica de fusão entre o processo nasal lateral e o processo maxilar. Na rinoscopia anterior, percebe-se um abaulamento liso e compressível do assoalho lateral, que desloca o corneto inferior para cima, podendo causar obstrução. Ocorre ainda um apagamento do sulco nasolabial enquanto a asa nasal ipsilateral se infla. Na maioria dos casos, o cisto aparece como lesão unilateral. Em cerca de 10 a 11% das incidências pode aparecer bilateralmente. A exérese realiza-se por incisão sublabial e a enucleação constitui o tratamento. Há possibilidade de recorrência se houver ruptura do cisto com remoção incompleta.[18]

Granuloma reparativo de células gigantes, tumor de células gigantes e tumor marrom

O granuloma reparativo de células gigantes (GRCG) é uma lesão benigna, não neoplásica, caracterizada pelo crescimento de tecido de granulação em resposta reparativa a um trauma ou processo inflamatório crônico (p. ex., rinossinusite crônica) e hemorragia – notando-se que, atualmente, está em discussão tal etiologia e denominação. Existem dois tipos: central (de origem óssea – maxilomandibular) e periférico (de partes moles – gengiva), ocorrendo geralmente a partir de 20 anos, mais comumente em mulheres. Aparenta-se a uma lesão de consistência elástica que varia em cores púrpuras (vasos, hemossiderina de macrófagos, hemácias extravasadas), com tendência a ulceração e causando sangramentos.[19]

O tumor de células gigantes (TCG) comumente ocorre após a maturidade esquelética entre a terceira e quarta décadas de vida, não havendo preponderância de gênero. Oriundo do tecido conectivo da medula óssea, ocorre predominantemente nas epífises de ossos longos, e raramente na região craniofacial. Quando encontrado nessa última área, envolve, preferencialmente, os ossos temporal e esfenoidal. Radiologicamente, o TCG e GRCG são muito semelhantes. Macroscopicamente, são marrom-avermelhados e hemorrágicos. Microscopicamente, constituem-se de células gigantes multinucleadas que estão arranjadas em camadas em meio ao estroma, havendo grande semelhança entre as células gigantes e as do estroma. Os sintomas dependem do local acometido, os mais relatados são cefaleia e paralisia de pares cranianos. Radiologicamente, os tumores apresentam-se como lesões líticas não específicas, mal definidas e localmente destrutivas. O tratamento ideal é sua ressecção cirúrgica completa. Como em grande parte são vascularizados, o sangramento excessivo pode representar uma dificuldade intraoperatória. A radioterapia é uma opção terapêutica para os casos em que houve ressecções subtotais, mas sua real eficácia ainda não foi comprovada. Recorrência local do TCG é frequentemente observada (entre 10 e 40%), principalmente nos primeiros três anos após o tratamento.[19]

Tumores marrons fazem o diagnóstico diferencial do GRCG e TCG, e ocorrem em pacientes com hiperparatiroidismo de qualquer causa. Embora macroscopicamente assumam tons mais ocres e mostrem-se mais endurecidas, as lesões osteolíticas provocadas pelo excesso do paratormônio (PTH) são clínica e anatomopatologicamente indistinguíveis do GRCG. É preciso investigar sempre essa condição em tumorações com presença de células gigantes na histologia (dosagem sérica e urinária de cálcio, fósforo, além de radioimunoensaio para PTH, fosfatase alcalina sérica e hidroxiprolinúria).[19]

Rinolito

Corpo estranho ignorado que acumula um depósito calcário e se apresenta, anos depois, como massa pétrea e fétida. A radiografia simples de seios paranasais pode auxiliar na confirmação diagnóstica.

O quadro clínico é caracterizado por obstrução nasal unilateral com rinorreia purulenta, fétida, crônica e unilateral, geralmente em crianças e adolescentes com história sugestiva. Embora pareça fácil de remover, a impactação pode ser extremamente firme, necessitando de anestesia geral. Às vezes, uma concreção cálcica endógena forma-se sobre um núcleo orgânico da mucosa (Figuras 53.16 e 53.17).

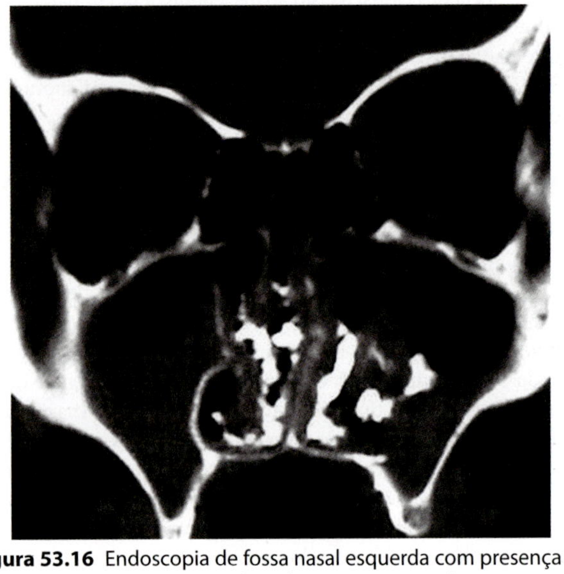

Figura 53.16 Endoscopia de fossa nasal esquerda com presença de concreção calcária entre concha inferior e septo nasal.

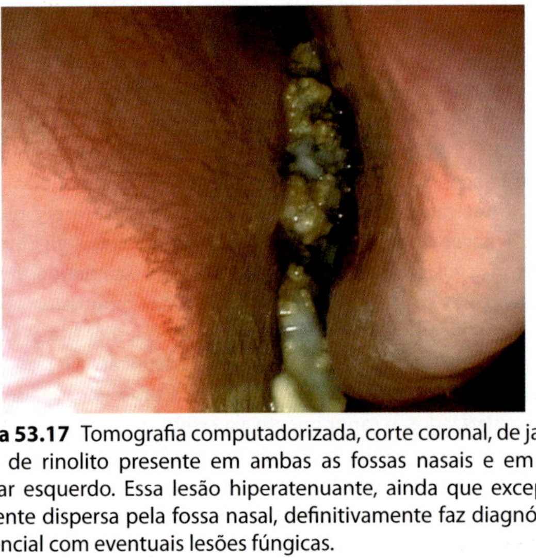

Figura 53.17 Tomografia computadorizada, corte coronal, de janela óssea de rinolito presente em ambas as fossas nasais e em seio maxilar esquerdo. Essa lesão hiperatenuante, ainda que excepcionalmente dispersa pela fossa nasal, definitivamente faz diagnóstico diferencial com eventuais lesões fúngicas.

REFERÊNCIAS BIBLIOGRÁFICAS

1. Thompson LDR, Bishop JA. Update from the 5th edition of the World Health Organization classification of head and neck tumors: Nasal cavity, paranasal sinuses and skull base. Head Neck Pathol [Internet]. 2022 Mar [Acesso em: 2024 Jul];16(1):1-18.
2. Min HJ, Mun SK, Lee SY, Kim KS. The possible role of endoscopy in diagnosis of benign tumors of the nasal cavity. J Craniofac Surg [Internet]. 2017 Jun [Acesso em: 2024 Jul];28(4):973-5.
3. Kuan EC, Wang EW, Adappa ND, Beswick DM, London Jr. NR, Su SY et al. International consensus statement on allergy and rhinology: Sinonasal tumors. Int Forum Allergy Rhinol [Internet]. 2024 [Acesso em: 2024 Jul];14(2):149-608.
4. Lisan Q, Moya-Plana A, Bonfils P. Association of Krouse classification for sinonasal inverted papilloma with recurrence: A systematic review and meta-analysis. JAMA Otolaryngol Head Neck Surg [Internet]. 2017 Nov [Acesso em: 2024 Jul];143(11):1104-10.
5. Melroy CT, Senior BA. Benign sinonasal neoplasms: A focus on inverting papilloma. Otolaryngol Clin North Am [Internet]. 2006 Jun [Acesso em: 2024 Jul];39(3):601-17.
6. Krouse JH. Endoscopic treatment of inverted papilloma: Safety and efficacy. Am J Otolaryngol [Internet]. 2001 [Acesso em: 2024 Jul];22(2):87-99.
7. Lund VJ, Clarke PM, Swift AC, McGarry GW, Kerawala C, Carnell D. Nose and paranasal sinus tumours: United Kingdom National Multidisciplinary Guidelines. J Laryngol Otol [Internet]. 2016 May [Acesso em: 2024 Jul];130(S2):S111-8.
8. Rutenberg M, Kirwan J, Morris CG, Werning JW, Mendenhall WM. Radiation therapy for sinonasal inverted papilloma. Pract Radiat Oncol [Internet]. 2013 Oct [Acesso em: 2024 Jul];3(4):275-81.
9. Tywoniuk K, Haber K, Mierzwiński J. Sphenochoanal polyps in children: A systematic review (1995-2021). Braz J Otorhinolaryngol [Internet]. 2022 Mar [Acesso em: 2024 Jul];88(Suppl 5):S179-87.
10. Yaman H, Yilmaz S, Karali E, Guclu E, Ozturk O. Evaluation and management of antrochoanal polyps. Clin Exp Otorhinolaryngol [Internet]. 2010 Jun [Acesso em: 2024 Jul];3(2):110-4.
11. Bertazzoni G, Schreiber A, Ferrari M, Nicolai P. Contemporary management of juvenile angiofibroma. Curr Opin Otolaryngol Head Neck Surg [Internet]. 2019 Feb [Acesso em: 2024 Jul];27(1):47-53.
12. Sommer F. Rare diseases of the nose, the paranasal sinuses, and the anterior skull base. Laryngorhinootologie [Internet]. 2021 Apr [Acesso em: 2024 Jul];100(Suppl 1):S1-44.
13. Mangussi-Gomes J, Beer-Furlan A, Balsalobre L, Vellutini EAS, Stamm AC. Endoscopic endonasal management of skull base chordomas: Surgical technique, nuances, and pitfalls. Otolaryngol Clin North Am [Internet]. 2016 Feb [Acesso em: 2024 Jul];49(1):167-82.
14. Liu J, Hao Q, Wu W, Wang N. Chondroma in the area of the spheno-ethmoid junction. J Craniofac Surg [Internet]. 2020 Oct [Acesso em: 2024 Jul];31(7):e720-2.
15. Harvey RJ, Sheahan PO, Schlosser RJ. Surgical management of benign sinonasal masses. Otolaryngol Clin North Am [Internet]. 2009 Apr [Acesso em: 2024 Jul];42(2):353-75.
16. Appiani MC, Verillaud B, Bresson D, Sauvaget E, Blancal JP, Guichard JP et al. Ossifying fibromas of the paranasal sinuses: Diagnosis and management. Acta Otorhinolaryngol Ital. 2015 Oct;35(5):355-61.
17. Press SG. Odontogenic tumors of the maxillary sinus. Curr Opin Otolaryngol Head Neck Surg [Internet]. 2008 Feb [Acesso em: 2024 Jul];16(1):47.
18. Aquilino RN, Bazzo VJ, Faria RJA, Eid NLM, Bóscolo FN. Nasolabial cyst: Presentation of a clinical case with CT and MR images. Braz J Otorhinolaryngol [Internet]. 2015 Oct [Acesso em: 2024 Jul];74(3):467-71.
19. Borges BBP, Fornazieri MA, Bezerra APCDA, Martins LAL, Pinna FDR, Voegels RL. Giant cell bone lesions in the craniofacial region: A diagnostic and therapeutic challenge. Int Forum Allergy Rhinol [Internet]. 2012 Nov [Acesso em: 2024 Jul];2(6):501-6.

CAPÍTULO

54

Fístulas Liquóricas Nasais

Roberto E. S. Guimarães • Fabrício Scapini • Marcelo H. Sampaio

INTRODUÇÃO

O liquor é um fluido corporal cristalino que preenche o espaço subaracnóideo (entre a pia-máter e a aracnoide) encefálico e medular. Pobre em proteínas, contém glicose que corresponde entre 50 e 70% da glicemia do sangue. Sua função principal é absorção de impactos que, pelo princípio de Pascal, distribui igualmente as pressões decorrentes das ondas de choque aplicadas ao crânio. Produzido principalmente no plexo coroide e nos ventrículos laterais a uma taxa de cerca de 430 a 500 mℓ/dia, e absorvido nas vilosidades aracnoides, principalmente do seio sagital superior, o liquor corresponde a um volume total de cerca de 90 a 170 mℓ em adultos, o que demonstra que ele é renovado de 3 a 4 vezes a cada dia. Sua pressão normal em adultos é de 5 a 15 cm H_2O, enquanto sintomas neurológicos surgem a partir de pressões superiores entre 15 e 20 cm H_2O.[1]

A fístula liquórica nasal (FLN) é uma comunicação anormal entre o espaço subaracnóideo e os seios paranasais ou a cavidade do nariz através da abertura das camadas aracnoide, dura-máter, estrutura óssea e mucosa, permitindo a saída de liquor pela cavidade nasal, denominada rinoliquorreia, que é geralmente unilateral e cujo produto tem aspecto de água de rocha.

A ocorrência dessa comunicação entre o espaço subaracnóideo e o meio externo faz com que o risco de infecção (como meningite e abscesso cerebral) torne-se considerável, requerendo diagnóstico e tratamento precoces.

CLASSIFICAÇÃO DAS FÍSTULAS LIQUÓRICAS

Em virtude das dificuldades para se chegar a uma classificação abrangente e funcional da etiopatogenia da FLN, observa-se uma série de classificações na literatura. Inicialmente, pode-se dividi-las em *traumáticas* (80%) e *não traumáticas* (20%).[2]

Nas traumáticas, em que a história do trauma é evidente, seja cirúrgica (iatrogênica) ou de traumatismo cranioencefálico (TCE), não se encontra dificuldade quanto ao diagnóstico etiológico. As fístulas traumáticas podem surgir de forma aguda, iniciando-se a rinoliquorreia já na sequência do trauma ou alguns dias depois (em geral nos primeiros 30 dias); ou tardia, quando o intervalo entre a rinoliquorreia é de meses ou até anos.

As fístulas não traumáticas podem ser primárias (quando o defeito na base do crânio surge sem um fator causal evidente) ou secundárias a lesões expansivas de origem intra ou extracraniana, hidrocefalia, defeitos congênitos como meningocele ou meningoencefalocele, ou processos inflamatórios nasossinusais com consequente remodelamento ósseo.

As fístulas não traumáticas primárias também são chamadas na literatura como fístulas espontâneas e/ou idiopáticas, acrescendo-se a esse aspecto também a discussão da relação entre a hipertensão intracraniana benigna (HIB) e a FLN não traumática. O aumento crônico da pressão liquórica levaria ao afinamento das paredes ósseas da base do crânio, especialmente na lâmina cribriforme e fóvea etmoidal, com consequente ruptura da dura-máter e vazamento do liquor do espaço subaracnóideo para a cavidade nasossinusal.[3] Um número crescente de publicações tem relacionado com a presença da HIB, nesses casos chamados espontâneos, visto que características como sexo feminino, IMC elevado > 30 kg/m^2 e idade de acometimento (ao redor da quarta década de vida) são comuns a ambas as situações.[4-7] Sintomas comuns são zumbido pulsátil, cefaleia, alterações visuais e de equilíbrio. Avaliação oftalmológica, incluindo exame de fundo de olho e achados radiológicos como sela vazia e estreitamento dos seios venosos, observados em venografia por ressonância magnética, também podem auxiliar no diagnóstico.[8] Alguns pacientes com FLN não traumática primária não apresentam inicialmente os sintomas clássicos da HIB; mas passam a manifestá-los quando a fístula é fechada, o que sugere que a própria fístula liquória pode ser uma forma de apresentação da doença.[6] Assim, pode-se classificar um caso de FLN não traumática, associado a HIB devidamente diagnosticada, como FLN não traumática secundária, embora essa discussão mantenha-se na literatura.

A ausência de rinoliquorreia evidente ocorre em alguns casos de FLN, os quais podem apresentar-se apenas com crises repetidas de meningite, habitualmente pneumocócica. Deve-se indagar a história de TCE ou craniotomias no passado. Nos estudos de imagem, pode ou não existir alguma evidência de defeito ósseo na base do crânio que justifique a recorrência das meningites.

DIAGNÓSTICO

Os dois passos fundamentais para determinar a abordagem das FLNs passam pela confirmação de seu diagnóstico, por meio de exames laboratoriais ou de imagem, e pela definição de sua localização, também por intermédio de exames de imagem, invasivos ou não.

Diagnóstico clínico

A manifestação clínica mais frequente da FLN é a rinorreia aquosa, geralmente unilateral, com aspecto de água de rocha. A drenagem de liquor pela cavidade nasal pode ser contínua ou estimulada pela manobra de Valsalva, ou solicitando-se ao paciente para curvar-se para frente e para baixo, flexionando anteriormente a cabeça. Porém, algumas vezes, a rinorreia aquosa pode ser intermitente ou mesmo inexistente no momento da avaliação, dificultando o diagnóstico. Diante de uma secreção nasal fluida e clara, interessa conhecer, na história clínica do paciente, algum fator etiológico mencionado, sobretudo TCE recente ou antigo, bem como cirurgias da base do crânio ou cirurgia endoscópica endonasal. Outra manifestação clínica possível e que levanta a suspeita do diagnóstico de FLN é a presença de meningites de repetição. O diagnóstico diferencial da queixa de rinorreia aquosa é a rinite alérgica ou idiopática (vasomotora), as quais normalmente apresentam-se com rinorreia bilateral. Raramente, encontra-se a *pseudofístula*,[9] que consiste em um distúrbio autonômico, decorrente de uma predominância das fibras parassimpáticas secundárias à lesão das fibras simpáticas, por traumatismo cirúrgico ou acidental.

Além da história clínica sugestiva, é necessário confirmar o diagnóstico e determinar a localização do defeito. Para tanto, são realizados exames complementares, em geral, divididos em: testes laboratoriais, o teste da fluoresceína e estudos de imagem.

Testes laboratoriais

Baseiam-se na procura de marcadores que, por meio da dosagem de substâncias, possam indicar a contaminação da secreção nasal por liquor.

A medição da glicose é um dos testes mais antigos, segundo o qual valores acima de 30 mg/dℓ na secreção nasal, em pacientes normoglicêmicos, são sugestivos da presença de liquor.[10] A dosagem deve ser feita em laboratório, coletando-se pelo menos 1,5 mℓ da secreção nasal em frasco limpo; o uso da glicofita para aferir glicose no líquido nasal não é preconizado, em razão da baixa especificidade e da alta sensibilidade, podendo levar a positivo até mesmo a presença de lágrima no líquido nasal.[10] A especificidade do teste da glicose, quando comparado com o teste da β-2-transferrina, descrito a seguir, é zero.[11] Assim, com o surgimento de métodos altamente sensíveis e específicos, o teste da glicose caiu em desuso na maioria dos grandes centros mundiais, embora ainda tenha espaço nas unidades de saúde do Brasil, em face da limitação do acesso a exames de maior acurácia.

O padrão-ouro para a detecção de liquor na cavidade do nariz é a pesquisa de β-2-transferrina ou de β-*trace protein* presentes apenas no liquor e na endolinfa, por conta da elevada sensibilidade (em média 95%) e especificidade (em média 99%) de ambos.[12-14] As duas pesquisas são facilitadas por exigirem uma quantidade mínima de secreção para a detecção. Infelizmente, esses exames ainda não estão amplamente disponíveis nos laboratórios brasileiros e ainda têm custo elevado.

Fluoresceína

A injeção de fluoresceína intratecal foi descrita em 1960 por Kirchner e Proud.[15] Os autores descreveram inicialmente de forma experimental em cães e citaram dois casos: um relativo a fístula para orelha média em uma mulher e outro em um paciente masculino com TCE e meningites de repetição, cuja fístula foi atribuída à placa cribriforme. Ambos os casos foram investigados com o auxílio de luz ultravioleta. A técnica original consistia em aplicação intratecal de 1 mℓ de fluoresceína injetável a 5%.

A partir da década de 1990, alguns trabalhos passaram a descrever uso da fluoresceína intratecal diluída em liquor.[16] A técnica consiste em diluir até 1 mℓ de fluoresceína a 5% em 10 mℓ de liquor; ou seja, 50 mg/10 mℓ, no máximo, em adultos, ou 5 mg para cada 10 kg de peso, até o limite de 50 mg. Entretanto, essa diluição resulta em uma solução hiperdensa, o que exige tempo de espera prolongado (horas) para a chegada da fluoresceína até as cisternas cerebrais e obriga a posicionar o paciente em Trendelenburg. Essa demora e o posicionamento exigido prolongam a imposição de desconforto ao paciente e o tempo total do procedimento.

Em 2001, Guimarães e Becker[17] descreveram o emprego da fluoresceína intratecal em solução hipodensa. A técnica consiste em diluir 0,5 mℓ de fluoresceína em solução injetável a 5% em 9,5 mℓ de água destilada, resultando em uma solução com 25 mg/10 mℓ, cuja densidade é de 1.001 (a densidade do liquor está entre 1.006 e 1.007). Realiza-se a punção lombar, são retirados 10 mℓ de liquor e então administrados via intratecal os 10 mℓ da solução preparada. Após o término da injeção intratecal, o paciente pode imediatamente retornar ao decúbito dorsal e o anestesiologista pode iniciar a indução anestésica, sem necessidade de espera, tampouco de Trendelenburg. Para adultos com peso inferior a 50 kg ou crianças, a dose é de 0,1 mℓ da solução já diluída (25 mg/10 mℓ de água destilada) para cada quilograma de peso.

É fundamental observar que a fluoresceína utilizada por via intratecal deve ser estéril para uso injetável endovenoso. É preciso observar a concentração, que deve ser de 5%, bem como a quantidade de 0,5 mℓ a ser diluída em água destilada (*sendo terminantemente vetado o uso da solução oftalmológica tópica*). Nessa concentração e dosagem, a possibilidade de complicações é praticamente nula e não é descrita na literatura. As complicações pelo uso de fluoresceína intratecal são decorrentes de solução inadequada ou dosagem elevada.[16-18]

A aplicação da fluoresceína injetável intratecal em solução hipodensa com 25 mg/10 mℓ de água destilada tem se provado segura e rápida no alcance do espaço subaracnóideo. Duas revisões sistemáticas recentes concluíram que doses < 50 mg têm se mostrado consistentemente mais seguras[19] e que a solução hipodensa reduz o tempo de espera, aumentando seu perfil de segurança.[20]

Estudos de imagem

Os estudos de imagem desempenham um papel importante no topodiagnóstico da FLN. São fundamentais para se pesquisar a etiologia da FLN, localizar e caracterizar o local do defeito antes da realização da cirurgia para correção.

A tomografia computadorizada (TC) de alta resolução desempenha um papel essencial na avaliação da FLN. Cortes finos de 1 a 2 mm, coronais e axiais, através da base do crânio, podem demonstrar pequenos defeitos e fraturas nessa região. Na análise da imagem, considera-se a FLN presente se houver solução de continuidade óssea associada a pneumocéfalo ou à opacificação suspensa dentro de um seio paranasal. Essa opacificação corresponde a liquor (hipodenso) ou a parênquima herniado (isodenso). Por outro lado, um traço de fratura isoladamente não permite o diagnóstico, pois é possível que a dura-máter esteja íntegra, não se descartando um falso-positivo.

A TC com cisternografia (cisterno-TC) reside na injeção de contraste iodado no espaço subaracnóideo via punção lombar, com o intuito de que o contraste extravase para a cavidade nasal ou paranasal, demonstrando, assim, a presença da FLN. Porém, nos casos em que a rinoliquorreia é intermitente, a fístula pode não estar ativa no momento do exame e, mesmo com manobras realizadas durante a aquisição das imagens para induzir à rinoliquorreia, pode-se obter um falso negativo. Nesses casos, a administração intratecal do contraste, previamente à execução da TC, não demonstrará a fístula e não terá maior acurácia que o exame sem o contraste. Entretanto, quando a fístula é constante, frequente ou pode ser induzida por medidas voluntárias, como a manobra de Valsalva, a cisterno-TC pode oferecer provas do verdadeiro local da fístula, cuja ocorrência, como referido, não pode ser demonstrada apenas por um pequeno defeito ósseo aparente à TC sem cisternografia. O exame é invasivo, mais trabalhoso, e mais demorado.

A cisternografia com radioisótopo consiste na injeção intratecal de um contraste marcado com um isótopo radioativo (indium 111 ou tecnécio 99). Por meio da introdução de algodões nas fossas nasais e de sua exposição a uma medida de radioatividade torna-se possível avaliar se houve a passagem do contraste radioativo, do espaço subaracnóideo, para a cavidade nasal. O método caiu em desuso, atualmente, por apresentar tanto falsos-positivos como negativos, não oferecer detalhamento anatômico suficiente para a precisa localização do defeito, e por ser, além do mais, invasivo.

A ressonância nuclear magnética (RNM) não necessita de injeção intratecal de contrastes para realizar a cisternografia e baseia-se no fato de que o liquor fica hiperintenso na sequência ponderada em T2. Porém, apresenta baixo detalhamento ósseo, o que limita sua acurácia em determinar a exata localização da fístula. É um método útil para se distinguir entre tecido inflamatório e meningoencefalocele no local da fístula.

LOCALIZAÇÃO DAS FÍSTULAS LIQUÓRICAS NASAIS

Em recente revisão sistemática com metanálise que incluiu 77 estudos elegíveis e 1622 pacientes, os autores encontraram, entre fístulas traumáticas e não traumáticas: 33% no teto etmoidal, 28% na placa cribriforme, 22% no esfenoide, 8% no seio frontal, e 9% em outras localizações.[21] As fístulas traumáticas agudas, decorrentes de acidentes com TCE, ou iatrogênicas, por complicação de cirurgia endoscópica endonasal, comumente são mais fáceis de se localizar por meio de TC de alta resolução (cortes inferiores a 1,5 mm), chegando-se a identificar a área do defeito ou desalinhamento das paredes ósseas relacionadas com a cavidade nasossinusal (frontal, etmoide e esfenoide).

As FLNs não traumáticas primárias localizam-se, em geral, na placa cribriforme e no seio esfenoide, quando este está bem pneumatizado (recesso pterigóideo do esfenoide). A região da cribriforme já conta com um afinamento natural de sua espessura óssea. Aqui, então, sua associação com a HIB parece facilitar o surgimento de fístulas. Em 1888, Maximilian Sternberg, de Viena, descreveu um canal incompleto na parede lateral do seio esfenoidal que estava presente em 4% dos crânios de seus estudos.[22] Esse canal craniofaríngeo lateral (ou canal de Sternberg) seria uma variação anatômica encontrada e relacionada com o surgimento de FLN ou meningocele/meningoencefalocele no esfenoide. Entretanto, granulações da aracnoide (que são extensões em forma de tufos para o interior dos seios venosos responsáveis pela drenagem do liquor) podem invaginar-se para as paredes ósseas, sendo encontradas na fossa média em aproximadamente 25% das pessoas. Essas granulações podem originar as meningoceles e meningoencefaloceles, mantendo então a discussão do real papel do canal de Sternberg na fisiopatologia dessas lesões da parede lateral do esfenoide.[23,24]

As FLNs podem se originar na base anterior do crânio, quando localizadas próximas à linha mediana, através de células do complexo etmoidal, área cribriforme e nos seios esfenoidal e frontal. Originam-se na fossa média nos casos em que o defeito ósseo se localiza no recesso pterigóideo do seio esfenoidal, nos casos onde ele está bem pneumatizado, comumente além do forâmen redondo. Quando surgem através do osso temporal, são chamadas FLNs paradoxais, pois a rinoliquorreia decorre da drenagem do liquor através da tuba auditiva para a cavidade do nariz ou para a faringe, podendo ser secundárias a trauma do ouvido ou malformações do osso temporal.

Os exames de imagem (TC, cisterno-TC e RNM) podem mostrar alguma alteração sugestiva de fístula liquórica e, até mesmo, em casos especiais, permitir o diagnóstico etiológico da FLN. Muitas vezes, é necessário combinar métodos de imagem para melhor elucidação do local exato ou aproximado da FLN, o que é altamente desejável conhecer antes de se realizar uma abordagem cirúrgica por via endoscópica endonasal.

A TC permite detectar a malformação óssea em 50 a 82% dos pacientes com FLN e a cisterno-TC mostra-se eficiente na localização de cerca de 80% dos casos.[25]

A RNM ponderada em T2, sem necessidade de injeção de contraste, tornou-se uma investigação de imagem importante para avaliação pré-operatória de fístula liquórica, pois consegue revelar o local da fístula, hérnia de parênquima cerebral no espaço extradural, ou meningoceles, mesmo de tamanho reduzido.

Atualmente, por serem menos invasivas e de menor custo, a TC de alta resolução associada à RNM passaram a ser os exames de eleição diante de um caso suspeito de FLN. Os dois exames, juntos, atingiram a acurácia de 96%, a sensibilidade de 95% e a especificidade de 100%. A cisterno-TC ficaria restrita aos casos em que o diagnóstico de rinoliquorreia já estivesse comprovado e desde que os exames não invasivos tenham falhado em localizar a FLN (Figuras 54.1 a 54.3).[26,27]

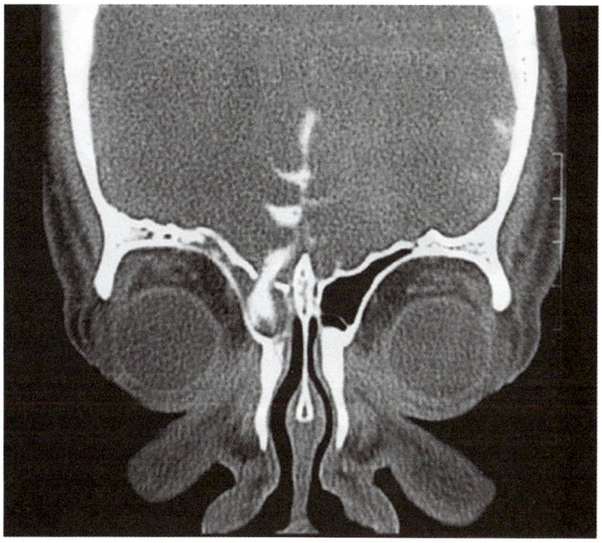

Figura 54.1 Cisternotomografia de paciente apresentando meningocele frontal.

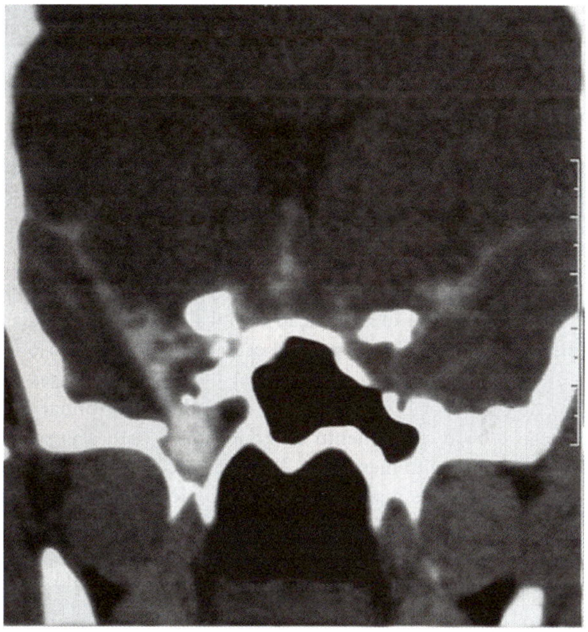

Figura 54.2 Cisternotomografia de paciente apresentando fístula liquórica nasal não traumática primária de seio esfenoidal, originária de fossa média.

TRATAMENTO

O objetivo principal do tratamento da FLN é a prevenção da meningite por via ascendente.

Tratamento clínico

O tratamento clínico das FLNs é realizado na fase aguda de fístulas causadas por traumatismos cranioencefálicos acidentais e consiste, sobretudo, na tentativa de reduzir ou não permitir a elevação da pressão liquórica. São utilizadas medidas posturais (manter o paciente em cabeceira elevada), punção lombar, laxantes intestinais e diuréticos (acetazolamida). O uso de antibióticos profiláticos é controverso.

Nos pacientes com FLN ativa, FLN com drenagem intermitente, ou em casos com possibilidade de surgimento de FLN em função de cirurgias da base do crânio, por exemplo, deve-se utilizar, de rotina, a vacina antipneumocócica, uma vez que a infecção do sistema nervoso central é a principal complicação que um paciente portador de fístula liquórica pode apresentar e o pneumococo é a bactéria mais prevalente.

Tratamento cirúrgico

O tratamento cirúrgico da FLN por via endoscópica endonasal apresenta, na atualidade, resultados semelhantes ou melhores que por craniotomia. Observam-se, ainda, taxas de morbidade e mortalidade menores, ausência de necessidade de permanência em unidade de

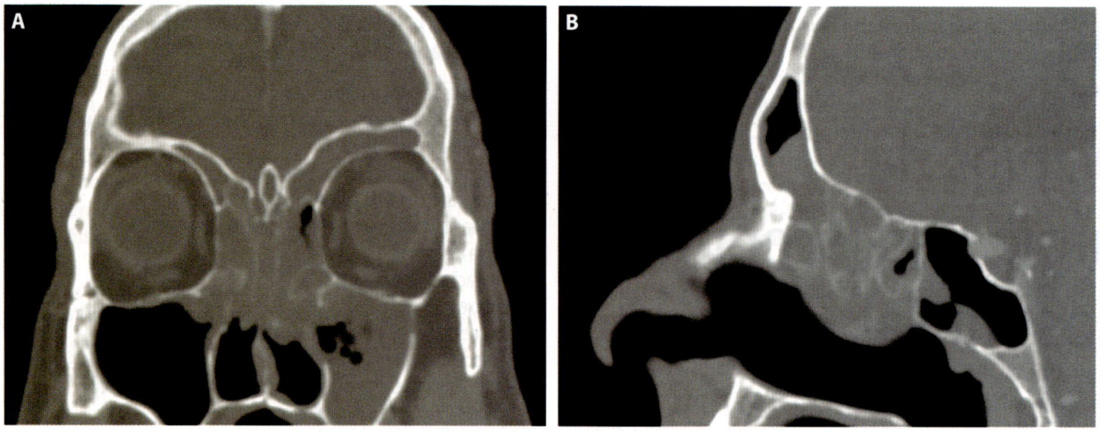

Figura 55.1 Corte tomográfico coronal (**A**) e sagital (**B**) em pós-operatório de paciente com rinossinusite crônica não controlada pela cirurgia primária realizada. Observa-se a remoção completa das conchas inferiores bilaterais, a persistência de células etmoidais bilaterais, as apófises unciformes parcialmente removidas e as células de Haller. Não se deve considerar o procedimento realizado, nesse caso, uma cirurgia de rinossinusite crônica.

Seguindo esse modelo, fica fácil entender que tanto as alterações de imunidade do paciente, como as alterações de ventilação e drenagem de secreções podem resultar em rinossinusite de repetição ou mesmo crônica (por definição, aquela na qual os sintomas duram mais de 3 meses).[8]

Tanto a ventilação como a drenagem de secreções dos seios paranasais dependem, em grande parte, da anatomia nasossinusal. Consequentemente, o candidato ideal para cirurgia endoscópica dos seios é aquele no qual não houve resolução do quadro clínico com o tratamento medicamentoso adequado, e que apresenta obstrução anatômica de um ou mais espaços de transição do nariz e dos seios paranasais (Figura 55.2).

Disfunções mucociliares primárias assim como alterações de imunidade costumam apresentar prognóstico cirúrgico menos promissor (p. ex., síndrome de Kartagener, fibrose cística, rinite alérgica, entre outras). Dessa forma, a investigação da etiologia da rinossinusite crônica é muito importante para se definir melhor a indicação de cirurgia e, especialmente, seu prognóstico.

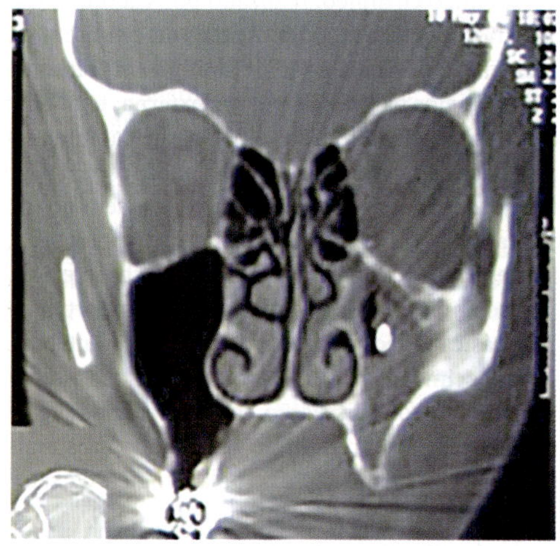

Figura 55.2 Paciente adulto com rinossinusite crônica fúngica, secundária à obstrução anatômica do meato médio à esquerda. Observa-se a área de calcificação intrassinusal clássica da rinossinusite fúngica no seio maxilar esquerdo. Excelente indicação para cirurgia endoscópica nasossinusal.

CONHECIMENTO PRECISO DA ANATOMIA E FISIOLOGIA DOS SEIOS PARANASAIS

O objetivo da cirurgia na rinossinusite crônica nada mais é que a dissecção e modificação das estruturas anatômicas do nariz e dos seios paranasais para permitir melhor fluxo de ar e a drenagem de secreções, melhor alcance dos medicamentos tópicos anti-inflamatórios nas lavagens nasais, e, quem sabe, com isso, melhorar ou mesmo restaurar a mucosa nasossinusal.

Assim sendo, conhecer as estruturas anatômicas que constituem o complexo ostiomeatal, o óstio natural de drenagem do seio maxilar, a configuração completa das células etmoidais, o recesso frontal e sua relação com a drenagem do seio correspondente, o recesso esfenoetmoidal e a drenagem do etmoide posterior e do esfenoide, é crucial para o sucesso da cirurgia da rinossinustie crônica, independente da técnica utilizada.

Apesar do conceito cirúrgico parecer simples, é bastante comum observar pacientes com doença persistente, por exemplo, em função de aberturas nas fontanelas posteriores do seio maxilar, sem a ressecção completa da apófise unciforme e a inclusão do óstio natural de drenagem na antrostomia (Figura 55.3 A). Mais ainda, a persistência de células frontoetmoidais no recesso frontal é comumente observada. Muitos desses pacientes apresentam ressecções amplas das conchas inferiores, o que não costuma contribuir na melhora da rinossinusite crônica (Figura 55.3 B).[11]

A anatomia dos seios paranasais é complexa porque apresenta grande variabilidade entre os indivíduos. Mais ainda, os lados direito e esquerdo costumam ser diferentes em um mesmo paciente. A utilização rotineira de endoscópio em consultório, complementada pela tomografia computadorizada, proporciona um entendimento anatômico bastante preciso da estrutura interna do nariz, dos seios paranasais e dos órgãos nobres de vizinhança.

Contudo, alguns princípios básicos gerais devem ser observados, especialmente em relação às imagens dos seios paranasais e a indicação de cirurgia nasossinusal. Diante de um paciente com rinossinusite crônica não complicada, os exames de imagem têm maior valor e utilidade quando realizados fora da fase de reagudização (usualmente após o tratamento medicamentoso). Primeiro, porque o tratamento clínico pode reverter, eventualmente, todas as alterações e gerar questionamentos quanto à real necessidade de cirurgia e, segundo, porque a visualização das estruturas anatômicas locais torna-se mais fácil. (Figuras 55.4 A e B). Para o cirurgião, a determinação da anatomia local é tão ou mais importante do que a extensão das opacificações observadas nas tomografias.

Os achados das tomografias computadorizadas, em especial as áreas de opacificação, apresentam baixa correlação com a sintomatologia dos pacientes. Pequenas áreas de opacificação intrassinusais

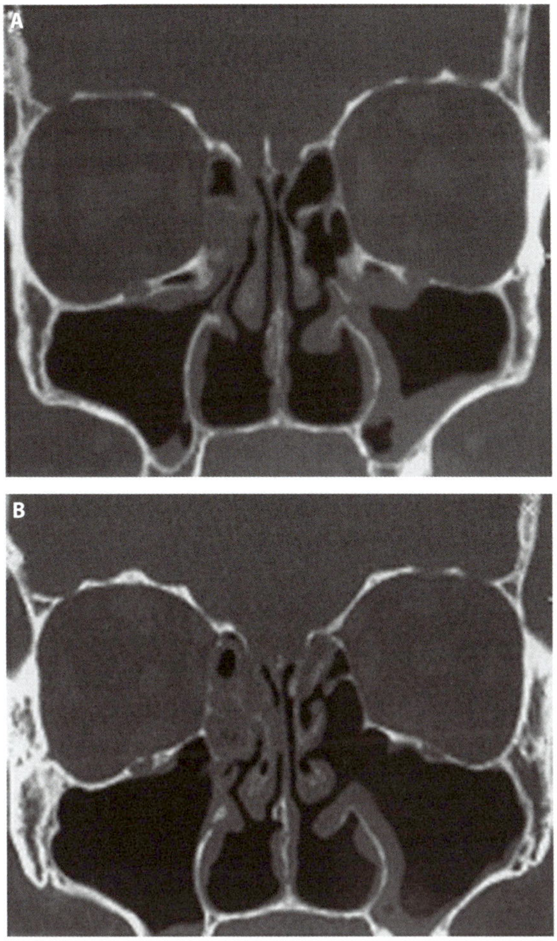

Figura 55.3 A. Tomografia computadorizada em corte coronal demonstrando a apófise unciforme e a obstrução do infundíbulo esquerdo e do óstio original de drenagem do seio maxilar. Observa-se que foram realizadas turbinectomias inferiores amplas, bem como a persistência da rinossinusite crônica bilateral; **B.** No mesmo caso, um corte coronal mais posterior mostra a antrostomia realizada em local inadequado (fontanela posterior do seio maxilar) sem a inclusão do óstio original de drenagem. Isso costuma gerar o processo de recirculação de muco, muitas vezes agravando a sintomatologia do paciente com rinossinusite.

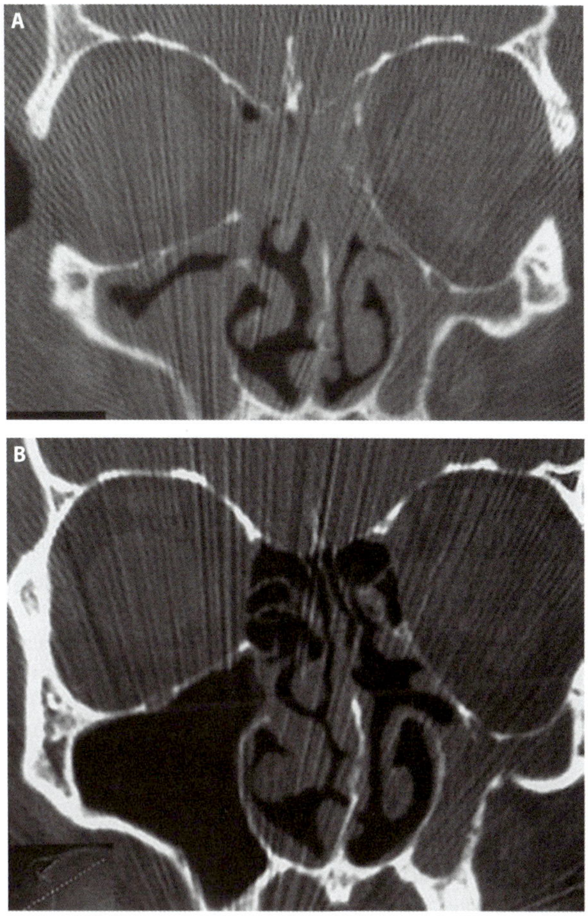

Figura 55.4 A. Tomografia computadorizada em corte coronal realizada durante a reagudização da rinossinusite crônica. Paciente recebeu indicação de antrostomia maxilar bilateral e etmoidectomia intranasal bilateral; **B.** Mesmo paciente após o tratamento com corticoide oral e antibiótico por 14 dias. Observa-se a hipoplasia do seio maxilar esquerdo e a regressão praticamente total das demais alterações observadas na imagem A. O rebaixamento do assoalho da órbita esquerda sugere o diagnóstico de síndrome do seio silencioso à esquerda. No caso, indicou-se apenas antrostomia maxilar e etmoidectomia à esquerda.

são comuns, mesmo em indivíduos sem rinossinusite crônica, e não devem ser supervalorizadas na imagem. Variações anatômicas também são comuns em indivíduos normais e não devem ser supervalorizadas nos exames de imagem (Figura 55.5).[12]

A indicação cirúrgica deve depender então, basicamente, da história clínica do paciente. Os achados de endoscopia e imagem, apesar de também serem muito importantes para o diagnóstico, e de influenciarem na indicação cirúrgica, servem muito mais para a programação da cirurgia, em função da precisa definição das estruturas anatômicas envolvidas no processo.

Não é recomendado realizar cirurgia nasossinusal sem a tomografia computadorizada na sala de cirurgia, preferivelmente recente e obtida fora de período de reagudização, se possível.

Os novos tomógrafos permitem, após obtenção das imagens axiais, reconstruções *multislice* fantásticas nos planos coronais, axiais e sagitais em cortes finos. No caso, por exemplo, de cirurgia do recesso e seio frontal, o cirurgião pode estabelecer no pré-operatório todo o seu planejamento cirúrgico.[13]

Hipoplasia ou mesmo inexistência de determinadas estruturas anatômicas intranasais e sinusais são bastante comuns, e devem ser observadas nos exames de imagem. Exemplos disso são as variações na aeração e no tamanho dos seios maxilares, que muitas vezes se acompanham de variações da apófise unciforme e podem facilitar lesão da parede medial da órbita durante a cirurgia (ver Figura 55.4 B).[14]

TREINAMENTO DO CIRURGIÃO

O conhecimento da anatomia e o treinamento do cirurgião, continuam sendo os fatores mais importantes para a prevenção de complicações durante a ESS.

O uso do endoscópio para assistir a cirurgias nasossinusais exige treinamento específico do otorrinolaringologista. Quando ele utiliza microscopia, tem as duas mãos para trabalhar no campo operatório: uma geralmente controla a aspiração, enquanto a outra controla os demais instrumentos cirúrgicos. No caso da cirurgia assistida por endoscopia, o endoscópio ocupa uma das mãos do cirurgião. Além disso, a imagem proporcionada é diferente daquela do microscópio e as relações de profundidade também são alteradas. Mais ainda, ópticas anguladas demandam maior cuidado e habilidade na utilização de instrumental também angulado. Tudo isso exige treinamento e cada cirurgião vai desenvolver sua própria curva de aprendizado.

Observam-se dois picos de potencial aumento de risco de complicações em ESS: o primeiro, no início da curva de aprendizado,

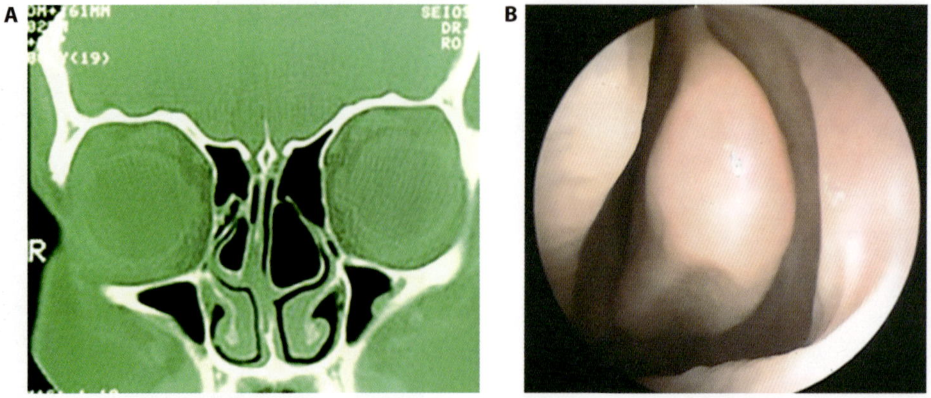

Figura 55.5 **A.** Tomografia computadorizada em corte coronal. Observa-se que, apesar das enormes conchas bolhosas bilaterais, a ventilação dos seios paranasais é normal. Esse paciente não apresenta história clínica de rinossinusite de repetição ou crônica; **B.** Visão endoscópica da fossa nasal esquerda do mesmo paciente. Observa-se a concha bolhosa e o aspecto normal do meato médio e do recesso esfenoetmoidal.

quando falta experiência ao cirurgião; o segundo, quando o cirurgião se considera experiente e começam a ser realizadas cirurgias mais complexas.[15]

A curva de aprendizado inicia-se no consultório, no qual se pode treinar durante as endoscopias diagnósticas. Limpezas nasais e até da orelha externa, assistidas por endoscopia, melhoram a habilidade do cirurgião no manuseio do instrumental (estabilização do endoscópio, aspiração etc.). Além disso, são fundamentais cursos de dissecção, de preferência em cadáver fresco, em que todas as técnicas podem ser treinadas.[16]

Recomenda-se iniciar com casos mais simples (p. ex., turbinectomia, doença inflamatória localizada, como a bola fúngica) e ir aumentando gradualmente a complexidade da cirurgia. Assistir a cirurgias gravadas e a outros colegas operando são também recomendações básicas para a melhora progressiva da curva de aprendizado.

Instrumental mais sofisticado como, por exemplo, os microdebridadores, oferecem grandes vantagens, em especial no controle do sangramento (sucção contínua) e ao permitirem uma cirurgia mais precisa e rápida.[17] Neuronavegadores também podem ajudar o cirurgião e são utilizados em casos mais complexos, envolvendo estruturas nobres de vizinhança e revisionais, para os quais, muitas vezes, não estão disponíveis as referências anatômicas habituais. Contudo, não existem evidências definitivas de que equipamentos mais sofisticados diminuam a incidência de complicações.[18]

Outro ponto importante é o aperfeiçoamento no estudo das imagens, em especial, da tomografia computadorizada dos seios paranasais. Não depender exclusivamente das descrições dos achados do radiologista é muito importante. O cirurgião deve analisar minuciosamente as imagens nos três planos (coronal, axial e sagital) e realizar reconstruções em programas específicos para essa finalidade, se necessário. Quanto maior for o entendimento da anatomia nasossinusal por imagem, melhor para o cirurgião alcançar seus objetivos cirúrgicos com segurança.

Conhecimento das áreas de risco cirúrgico maior

As nobres relações de vizinhança dos seios paranasais são bem conhecidas e, de certa forma, temidas pelos cirurgiões. Já em 1929, Mosher[19] escrevia que a etmoidectomia era uma das formas mais fáceis de matar um paciente. Determinadas áreas são mais vulneráveis e seu reconhecimento, tanto nos exames pré-operatórios como no transoperatório, é fundamental para que se diminua a incidência de complicações orbitárias e intracranianas graves.

Lâmina papirácea

A parede lateral do seio etmoidal consiste na lâmina papirácea, uma lâmina óssea bem fina que forma o limite medial da órbita. Como é bastante fina e se projeta no interior do seio etmoidal, é um local de acidentes frequentes em cirurgia endoscópica nasossinusal. O cirurgião deve ter cuidado especial em reoperações, em que deiscências da lâmina papirácea costumam ser mais comuns e tornam o risco maior. Muitos cirurgiões ainda solicitam ao assistente palpar gentilmente o globo ocular durante a etmoidectomia, enquanto observam o limite lateral da dissecção (a lâmina papirácea).

Teto do etmoide perto da artéria etmoidal anterior

Os exames de imagem permitem a identificação da posição da artéria etmoidal anterior em quase todos os casos, no pré-operatório (Figura 55.6). Usualmente, forma o limite posteroinferior do recesso frontal, no teto do etmoide. No transoperatório, a visualização do canal ósseo que abriga a artéria é uma referência anatômica muito importante. Além de indicar o limite posterior da dissecção e do início do recesso frontal, sinaliza que todo cuidado deve ser tomado na porção mais medial, pois as paredes ósseas nesse nível são muito finas e a dura-máter muito aderida a elas. Mesmo pequenos movimentos dos instrumentos cirúrgicos nessa área podem gerar rompimento ósseo, penetração da dura-máter e fístula liquórica. O limite lateral do canal ósseo da artéria etmoidal anterior penetra na órbita e também deve ser respeitado.

Lamela lateral da placa cribriforme

A parede medial do etmoide anterior se estende acima do nível da lâmina crivosa, que é a parede lateral do bulbo olfatório (ou lamela

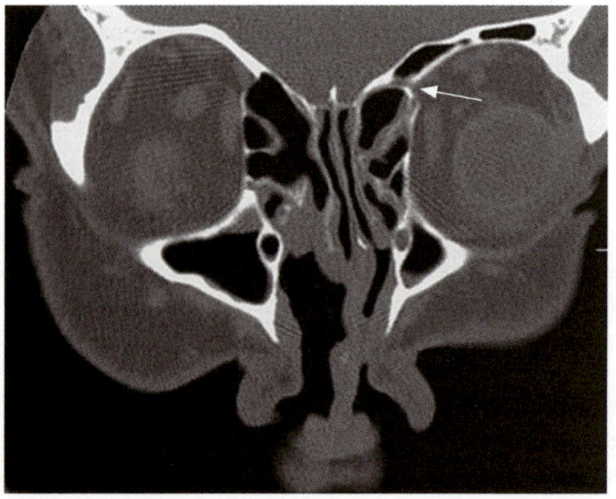

Figura 55.6 Artéria etmoidal anterior em corte tomográfico coronal. Observam-se os músculos reto medial e oblíquo e a artéria (seta) saindo por uma espécie de bico e cruzando pelo teto do etmoide em direção ao crânio.

lateral da placa cribriforme). Nesse local, o osso que separa o etmoide anterior do cérebro é extremamente fino e vulnerável a traumas.[20] Costuma ser local frequente de fístula liquórica por trauma transoperatório. Essa região precisa ser bem definida no pré-operatório no sentido de antecipar maior risco de penetração intracraniana (Figura 55.7).

A tomografia computadorizada permite avaliar a extensão da lamela lateral da placa; o anatomista Keros, em 1962, classificou-a de acordo com sua extensão: Keros I, 1 a 3 mm; Keros II, 4 a 7 mm; e Keros III, 8 a 16 mm. Quanto maior a extensão da lamela, maior o risco cirúrgico nessa área.

Área de transição entre o etmoide posterior e o esfenoide e células de Onodi

O canal do nervo óptico pode ser visto muitas vezes fazendo uma projeção na parede laterossuperior do seio esfenoidal, acima da projeção da artéria carótida interna. Dano cirúrgico ao nervo óptico pode ocorrer na área de junção do etmoide posterior com o esfenoide, onde o canal é obscurecido. Deve-se ter cuidado maior quando se constatar células de Onodi (pneumatização de células etmoidais posteriores que se localizam lateral e superiormente ao esfenoide) (Figuras 55.8 A, B e C). Nesses casos, deve-se ter o maior cuidado para não lesionar o nervo óptico no etmoide posterior.

Septo ósseo interesfenoidal

O septo ósseo interssinusal, que divide o seio esfenoidal em duas porções, não deve ser utilizado como parâmetro de linha média, pois frequentemente apresenta inserção lateral, inclusive sobre o canal carotídeo (Figura 55.9 A e B). Quando há necessidade de ressecção do septo interesfenoidal, dar preferência para pinças cortantes ou brocas.

CUIDADOS PRÉ-OPERATÓRIOS

Os principais cuidados pré-operatórios para cirurgia endoscópica nasossinusal em rinossinusite crônica com ou sem polipose nasal são:

- Análise detalhada da tomografia computadorizada (especial atenção às áreas de risco cirúrgico maior)
- Suspender ácido acetilsalicílico ou outros anti-inflamatórios não hormonais
- Suspender medicamentos que alteram a coagulação sanguínea (p. ex., Ginkgo biloba, antiplaquetários e outros anticoagulantes)
- Nos casos reagudizados, utilizar antibiótico e corticoide oral são opções

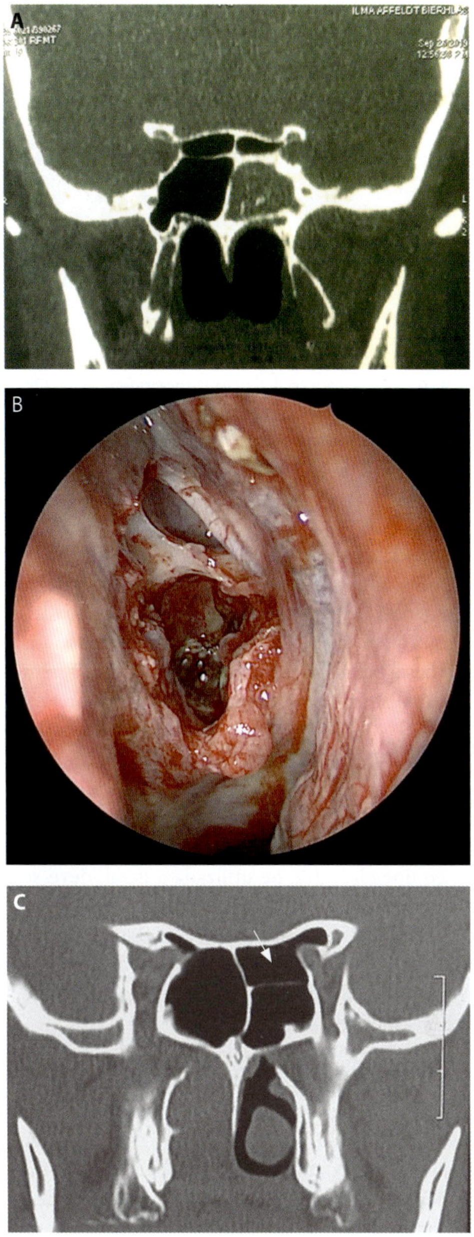

Figura 55.8 **A.** Célula de Onodi bilateral e rinossinusite fúngica esfenoidal esquerda. Observa-se o septo horizontal que separa a célula etmoidal do verdadeiro seio esfenoidal. Calcificações clássicas da bola fúngica no seio esfenoidal esquerdo; **B.** Imagem transoperatória do caso apresentado na imagem A. Observa-se que a célula de Onodi é superolateral ao seio esfenoidal; **C.** Observa-se o septo horizontal ósseo que parece dividir o seio esfenoidal em dois no lado esquerdo. A seta está no interior da célula de Onodi. Visualiza-se a projeção do nervo óptico na parede lateral da célula de Onodi. O paciente apresenta obstrução da coana direita por um pólipo de Killian.

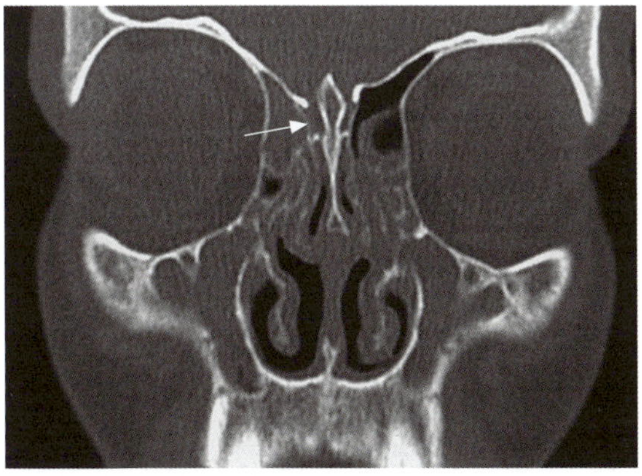

Figura 55.7 Tomografia computadorizada em corte coronal no plano do etmoide anterior. Nota-se que o seio etmoidal se prolonga acima da lâmina crivosa e que sua parede medial nesse nível é bastante fina. A seta aponta para a lamela lateral da placa cribriforme à direita.

- Enfatizar a necessidade de revisões e curativos guiados por endoscopia pós-operatórios bem como acompanhamento clínico periódico
- Discutir a estratégia de tratamento, os riscos e benefícios (lavagens nasais pós-operatórias com corticoide, imunobiológicos etc.)
- Assinatura de consentimento informado específico.

O uso de antibióticos e corticosteroides orais na semana que antecede a cirurgia não é rotina em todos os centros. Contudo, em pacientes com secreção purulenta evidente e/ou polipose difusa, o seu uso parece diminuir o sangramento transoperatório pela melhora de

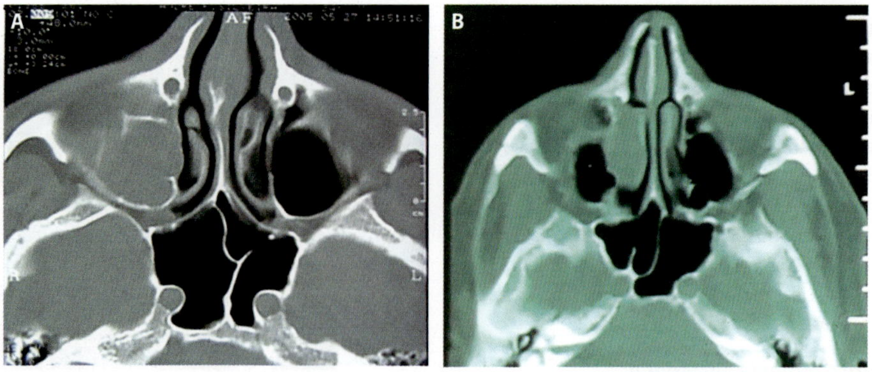

Figura 55.9 A. Seio esfenoidal. Corte tomográfico axial. Observa-se a relação do vômer com a parede anterior do seio esfenoidal (bom indicador da linha média), e as artérias carótidas internas projetadas bilateralmente no interior do seio esfenoidal, em sua parede lateral. No exemplo, o septo interesfenoidal encontra-se na linha média. O paciente apresenta uma mucocele de seio maxilar direito; **B.** Seio esfenoidal. Corte tomográfico axial. Observa-se a implantação do septo interesfenoidal sobre o canal carotídeo à direita. O paciente apresenta uma mucocele etmoidal à direita.

reação inflamatória local.[21] É muito importante explicar ao paciente que, apesar dos estudos demonstrarem que a cirurgia endoscópica dos seios paranasais proporciona melhora na qualidade de vida, as recorrências são frequentes, principalmente de rinossinusite crônica com pólipo nasal primária. Assim, muitos casos requerem tratamento médico complementar continuado.

CUIDADOS TRANSOPERATÓRIOS

Tipo de anestesia

O tipo de anestesia, se geral ou local assistida, depende da experiência da equipe cirúrgica. Se utilizada a geral, deve-se preferir a anestesia endovenosa total, como o propofol e remifentanil, que costuma resultar em menor sangramento transoperatório.[22] Idealmente, a frequência cardíaca deve ficar ao redor de 60 a 65 bpm e a pressão arterial média entre 60 e 75 mmHg, a depender das condições cardiovasculares do paciente.

Posicionamento do paciente e do cirurgião

O paciente deve estar em posição horizontal, com a cabeça ligeiramente estendida e virada para a direita (no caso de o cirurgião manusear o endoscópio com a esquerda e operar com a mão direita). Uma leve elevação da cabeceira da cama também pode ser útil. Os olhos do paciente devem permanecer descobertos e protegidos com pomada de antibiótico ou lubrificante.

O cirurgião pode operar em pé ou sentado, sendo muito importante o apoio do braço que segura o endoscópio. Se estiver em pé, o braço que segura o endoscópio deve estar firme contra o corpo e, se operar sentado, o cotovelo pode ser apoiado sobre a braçadeira da mesa cirúrgica invertida. O endoscópio deve, ainda, estar apoiado na parte mais superior do vestíbulo nasal e elevar ligeiramente a válvula nasal, permitindo que o instrumental seja manuseado por baixo dele.

Eventualmente, dois cirurgiões podem participar do ato operatório, sendo a cirurgia realizada a três ou mesmo quatro mãos, intercedendo em uma ou ambas as narinas (casos de base de crânio ou tumores nasossinusais).

Vasoconstrição local

Os métodos de vasoconstrição local variam muito entre os centros. Ampolas de adrenalina 1:1.000, diluídas em igual quantidade de soro fisiológico são muito utilizadas. A solução gerada de 1:2.000 é aplicada no nariz em cotonoides, no meato médio e no recesso esfenoetmoidal, em ambas as faces da concha média. Alguns cirurgiões complementam a vasoconstrição com a infiltração local de adrenalina diluída (p. ex., adrenalina na concentração de 1:80.000 a 1:200.000), na altura da axila da concha média e/ou na cauda da concha média, na emergência do forâmen esfenopalatino. Os medicamentos e soluções a serem usados durante o procedimento devem ser bem identificados na mesa do instrumentador para evitar trocas durante a cirurgia.

Ácido tranexâmico, tanto local como sistêmico, tem sido utilizado no período perioperatório em cirurgia nasossinusal com resultados satisfatórios na redução de sangramento.[23]

Revisão da tomografia computadorizada

Os cortes coronais, axiais e sagitais devem estar expostos na sala de cirurgia e, enquanto se aguarda o efeito da vasoconstrição, costuma-se revisar novamente as imagens partindo dos cortes mais anteriores até os mais posteriores. Em especial, devem-se observar o grau de pneumatização dos seios paranasais, as relações da apófise unciforme, a integridade da lâmina papirácea, a altura da lamela lateral da placa cribriforme, a posição da artéria etmoidal anterior, o diâmetro anteroposterior do recesso frontal, as relações do nervo óptico e da artéria carótida interna no seio esfenoidal e também no etmoide posterior, a orientação do septo interesfenoidal, a presença de célula de Haller e Onodi, entre vários outros aspectos. Avalia-se a situação do septo nasal (se nos cortes mais anteriores algum desvio vai determinar dificuldade na abordagem do meato médio) e a situação das conchas médias (aeração, hipertrofia).

Uma das primeiras decisões a tomar refere-se à necessidade de septoplastia e/ou ressecção parcial da concha média para acesso ao meato médio e ao recesso esfenoetmoidal. Visão completa da axila da concha média é necessária.

A ressecção ou não da concha média precisa ser avaliada em cada caso, não devendo ser rotineira. Se não estiver comprometida pelo processo inflamatório, e permitir o acesso não traumático ao meato médio e ao recesso esfenoetmoidal, não deve ser ressecada de rotina. Uma leve luxação da concha média em direção ao septo nasal ajuda eventualmente o cirurgião a trabalhar no meato médio. Contudo, ao final da cirurgia, deve ser certificado que a concha média não irá colapsar e bloquear o meato médio, e, dessa forma, impedir os tratamentos clínicos complementares ou mesmo a aeração adequada dos seios paranasis.

Material adequado

Não se recomenda realizar cirurgia endoscópica nasossinusal sem material adequado. O módulo composto basicamente de fonte de luz e câmera de vídeo é fundamental para as condições de iluminação necessárias. Idealmente, os procedimentos devem ser gravados para a documentação dos casos. Equipamentos de alta definição, quando disponíveis, já vêm com sistemas de gravação embutidos. Um *pendrive* pode ser conectado diretamente na câmera do sistema, tornando perfeita a documentação.

Existem endoscópios com diferentes angulações e sua utilização varia de acordo com a experiência e o treinamento do cirurgião. Entretanto, as ópticas de 4 mm de 0 e 45°, de preferência grandes angulares, são suficientes para a grande maioria dos casos.

O instrumental deve necessariamente conter pinças retas e anguladas, de preensão e cortantes. Aspiradores retos e angulados também são importantes, assim como instrumentos de palpação. Instrumentos maleáveis podem também ser importantes, pois o cirurgião pode adaptá-lo às suas necessidades em cada caso.

Como princípio geral, deve-se procurar poupar a mucosa nasossinusal e, nesse sentido, a preferência é pelas pinças cortantes. Os microdebridadores, se usados de forma adequada, costumam ser muito úteis, pois proporcionam sucção ao mesmo tempo em que se modifica a anatomia local. Com o desenvolvimento de motores mais potentes e ponteiras mais agressivas, que, além de tecidos moles, desbridam osso, o risco de gerar complicações com esses aparelhos não deve ser desprezado. Cada cirurgião deverá determinar a relação custo-benefício da utilização de novos instrumentais para alcançar os objetivos cirúrgicos aos quais se propõe em cada caso.

Alguns aspectos do manuseio do endoscópio e do instrumental no interior do nariz devem ser ressaltados. Traumatismo da mucosa nasal normal deve ser evitado, pois gera sangramento transoperatório desnecessário e dificulta muito o ato cirúrgico. Além disso, o endoscópio não deve ser aproximado muito da região operada. Isso ajuda na manutenção da orientação espacial e anatômica dos pontos-chave de referência. Os frequentes contatos da lente do endoscópio com mucosa nasal, sangue ou secreções costumam diminuir à medida que a curva de aprendizado melhora. A lente pode ser limpa pelo auxiliar ou instrumentador com solução de sabão líquido diluído em água, soluções antiembaçantes, ou simplesmente soro morno.

Sistematização dos tempos cirúrgicos

Não existe uma sequência padrão-ouro a ser seguida, mesmo porque não se tem uma determinação universalmente aceita de quão extensa deve ser a dissecção cirúrgica nos casos de rinossinusite crônica. Existem evidências de que uma cirurgia nasossinusal completa ("Full House FESS") resulte em melhor controle da doença crônica.[24] Contudo, sugere-se que cada cirurgião desenvolva uma forma de abordagem mais ou menos sistemática em seus casos. Isso facilita muito a curva de aprendizado do procedimento, e a potencial melhora dos resultados e diminuição de complicações.

Os procedimentos devem procurar atingir os objetivos principais da cirurgia da rinossinusite crônica.[25] São eles:

- Alívio dos sintomas, com melhora na qualidade de vida
- Diminuição da "carga" inflamatória (mucosa inflamada)
- Ampliação das vias de drenagem dos seios paranasais para melhor penetração dos tratamentos tópicos
- Prevenção das complicações relacionadas com doença inflamatória não tratada
- Prevenção de complicações cirúrgicas.

A maioria dos centros segue as técnicas propostas pela escola de Gratz, ou seja, a dissecção anteroposterior, escalonada de acordo com a extensão da doença.[7] Esses autores sistematizam o procedimento em potenciais quatro tempos básicos: uncinectomia, abertura da bolha etmoidal, abertura da lamela basal e abertura do esfenoide. Complementam o procedimento a identificação e o aumento do óstio original de drenagem do seio maxilar, e a dissecção completa do recesso frontal com o aumento do óstio do seio frontal, se for o caso.

Dissecção posteroanterior também é preconizada por alguns autores.[26] Técnicas apresentadas como centrípetas, que buscam, no primeiro momento, os limites externos da dissecção, removendo a doença como um bloco único, também são utilizadas com sucesso.[27]

A Tabela 55.2 lista os tempos cirúrgicos da dissecção completa e os questionamentos que frequentemente surgem durante o procedimento. As respostas a essas perguntas serão individualizadas de acordo com a situação específica de cada paciente (p. ex., extensão da doença, cirurgias prévias, anatomia local, entre outros).

Detalhes técnicos transoperatórios relevantes

Septoplastia regional

É muito importante ter um campo operatório adequado desde o início do procedimento. Visualizar a inserção vertical da concha média (nos casos em que a mesma esteja presente) é essencial. Da mesma forma, um esporão septal mais posterior também deve ser corrigido, pois possibilita o acesso em especial ao recesso esfenoetmoidal e seio esfenoidal (Figura 55.10).

Palpação da apófise unciforme (processo uncinado)

Inserir um palpador com ponta de bolinha no limite posterior da unciforme e tracionar levemente em sentido anterior ajuda na definição do local a ser incisado. A incisão e a ressecção podem ser de anterior para posterior, com faca falciforme e pinça cortante (microdebridador e pinça Kerrison também são utilizadas); ou de posterior para anterior, com pinça *back-biter* delicada. Quando se faz a ressecção anteroposterior, o instrumento utilizado deve descer da porção mais superior até a inferior paralelamente à parede lateral para não danificar a lâmina papirácea (Figura 55.11) (Vídeo 55.1). Tanto os remanescentes superiores como os inferiores devem ser removidos.

Óstio do seio maxilar

Após a ressecção completa de remanescentes da porção inferior da apófise unciforme, costuma-se inserir o endoscópio de 30 ou 45° para observar o óstio do seio maxilar. Um palpador, ou mesmo um aspirador curvo, pode ser útil nesse tempo cirúrgico. Se a decisão for pela antrostomia maxilar, ela deve necessariamente incluir o óstio natural de drenagem. Aberturas posteriores (fontanela posterior), sem a inclusão do óstio natural (formato ovalado e anterior), podem resultar em recirculação de muco e piora do quadro nasossinusal.[28] Caso haja um óstio acessório (formato arredondado e posterior), ele deve ser comunicado com o óstio natural de

Tabela 55.2 Sequência da cirurgia endoscópica nasossinusal no manejo da rinossinusite crônica.

Vasoconstrição Abordagem à concha média e/ou do septo nasal (se necessária) Uncinectomia e definição da lâmina papirácea Óstio original do seio maxilar (antrostomia posterior com a inclusão do óstio original de drenagem) Recesso frontal (aumentar o óstio do seio frontal, se necessário) Bula etmoidal (abertura do etmoide anterior) Lamela basal (abertura do etmoide posterior) Óstio de esfenoide (esfenotomia transnasal, via recesso esfenoetmoidal ou transetmoidal) *Spacer*, se necessário – tampão ou substâncias hemostáticas (Gelfoam®, Surgicel®, carboximetilcelulose, e outros) *Revisar a posição e estabilidade da concha média no final do procedimento, se ainda presente (fixar no septo nasal ou ressecção, se for o caso)*
Dúvidas que surgem durante o ato operatório são resolvidas caso a caso, de acordo com a extensão da doença, anatomia local, cirurgias prévias, experiência do cirurgião e material cirúrgico disponível

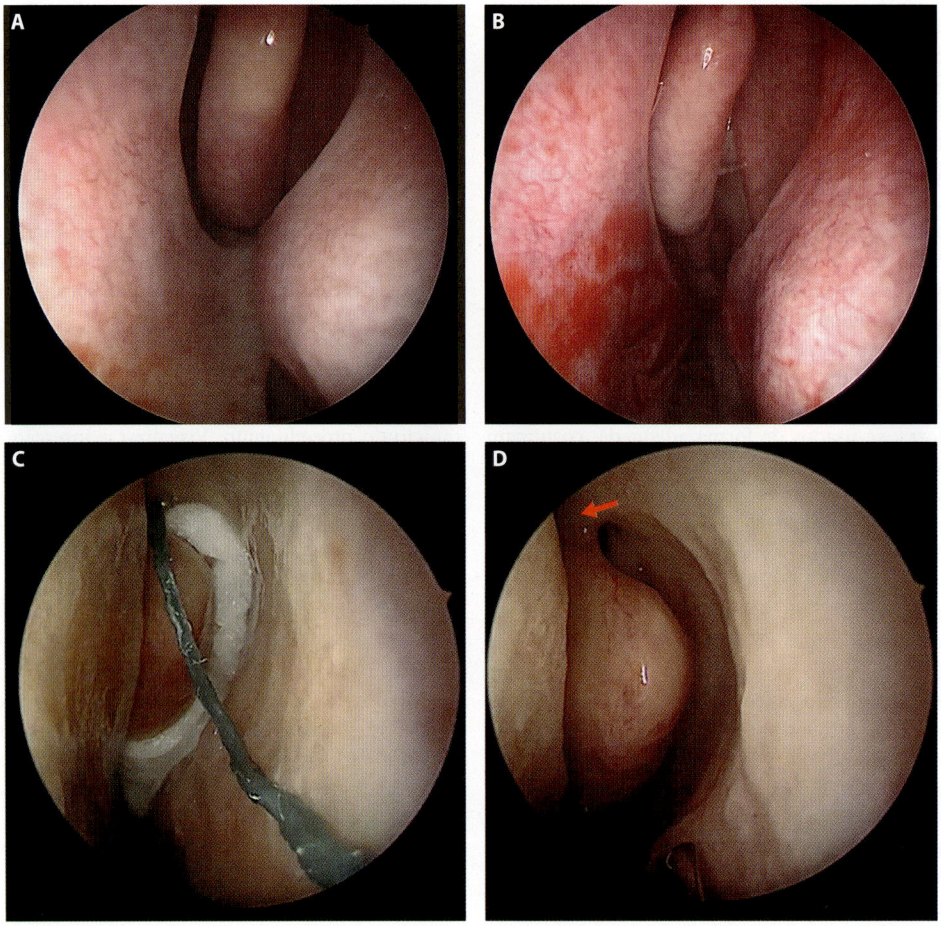

Figura 55.10 **A.** Esporão septal à esquerda; **B.** Septoplastia regional e a melhora no campo operatório para o acesso aos seios paranasais; **C.** Fossa nasal esquerda. Observa-se o desvio alto do septo nasal; **D.** Após a septoplastia regional, visualiza-se a inserção vertical da concha média (seta).

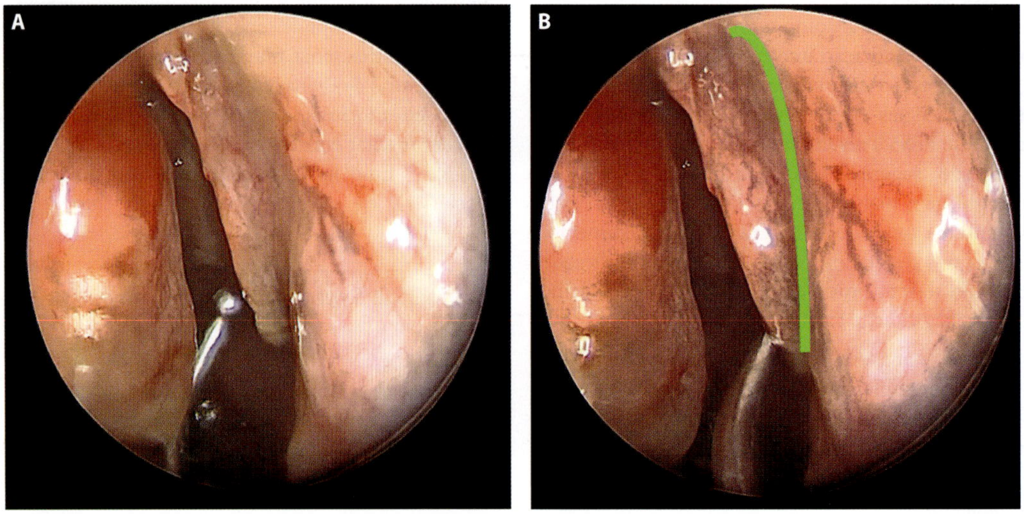

Figura 55.11 **A.** e **B.** Palpador sendo inserido no meato médio esquerdo, posterior à apófise unciforme, que é tracionada levemente de posterior para anterior. Em verde, o local para incisão e uncinectomia anteroposterior clássica.

drenagem (Figura 55.12). É preciso tomar cuidado, também, quando se faz a ampliação anterior com pinça *back-biter*, para não ocorrer lesão da via lacrimal. (Vídeos 55.1 e 55.2)

Abertura da bula etmoidal (bolha etmoidal)

Na técnica clássica, é realizada da forma mais inferior e medialmente possível. Contudo, pode também ser dissecada medialmente a partir da lâmina papirácea. Vários instrumentos podem ser utilizados: curetas, pinças de preensão e de corte, micro tesouras e microdebridador. Observar que o limite lateral, após a remoção da apófise unciforme, é a lâmina papirácea. Como medida de segurança, alguns cirurgiões usam a palpação do globo ocular para avaliar o movimento da lâmina papirácea ou mesmo a potencial protrusão de gordura periorbitária no campo operatório. A exposição

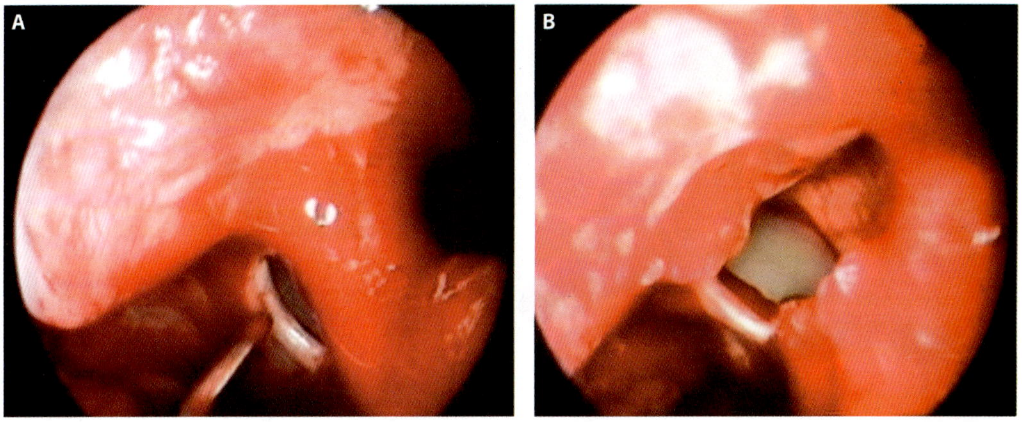

Figura 55.12 Fotografia transoperatória após a remoção completa da apófise unciforme. **A.** Observa-se o óstio original mais superior e o óstio acessório mais inferior no seio maxilar esquerdo; **B.** União dos dois óstios, principal e acessório. Observa-se a secreção retida no seio maxilar esquerdo.

de gordura não é um grave problema, mas a sua ressecção, sim, pois pode resultar em sangramento intraorbitário. Após a abertura anterior da bolha etmoidal, aspira-se e, na sequência, observa-se o etmoide anterior, completando a remoção de suas células. O limite entre o etmoide anterior e o posterior é a constituído pela lamela basal, que é a inserção da concha média na parede lateral. A lamela basal apresenta uma porção horizontal (insere-se na lâmina papirácea), uma porção vertical (insere-se na base do crânio) e uma porção diagonal, entre as outras duas.

Exploração e dissecção do recesso frontal

A exploração do recesso frontal é, muitas vezes, realizada antes mesmo da abertura da bolha etmoidal. Para isso, após a ressecção completa da apófise unciforme, incluindo seus remanescentes superiores, troca-se o endoscópio de 0 pelo de 45°. Muitas vezes, a parede anterior da bolha etmoidal está ao nível da parede posterior do óstio do seio frontal, e é utilizada como referência anatômica para a exploração e a dissecção da região (Vídeo 55.3 A e B).

Outros cirurgiões preferem ressecar todas as células etmoidais, incluindo as posteriores, até o nível da artéria etmoidal anterior. Essa artéria forma, na base do crânio, o limite posteroinferior do recesso frontal. A partir desse ponto, a dissecção superior e anterior é a dissecção do recesso frontal.

O entendimento dos limites do recesso frontal é essencial para a dissecção segura nessa região e para a exposição do óstio do seio frontal. De forma simplificada, o limite anterior é formado pela célula do agger nasi e pelo bico frontal. Posterior e inferiormente, há a bula etmoidal e, na região posterossuperior, a base do crânio. Frequentemente, visualiza-se o canal da artéria etmoidal anterior neste limite posteroinferior. A parede medial da órbita e o osso lacrimal situam-se lateralmente, enquanto a porção vertical da concha média forma seu limite medial.

O estudo minucioso da tomografia computadorizada em cortes finos, nessa região, em todos os planos, é muito importante. O corte sagital da tomografia computadorizada é essencial no entendimento anatômico da região, pois, além da identificação das células etmoidais anteriores e posteriores, estabelece-se o tamanho do bico frontal e o diâmetro anteroposterior da região (Figura 55.13 A). Existem várias formas de abordar o seio frontal como, por exemplo, a remoção do bico frontal com broca ou formão angulado, associada à dissecção pelo limite lateral (lâmina papirácea).

Muitos cirurgiões utilizam a célula do agger nasi como referência anatômica chave, visto que a drenagem do seio frontal ocorre em um grande número de casos, medial e posterior à mesma (Figura 55.13 A a D).[29] A união de parte da porção medial do agger nasi, e da porção superior do processo uncinado, forma a "barra vertical", que é outro ponto chave nessa região (ver Vídeo 55.3 A e B).[30] A manipulação e ampliação ou não do óstio de drenagem do seio frontal deverá ser estudada em cada caso, de acordo com a extensão da doença e sintomatologia do paciente, anatomia local, materiais disponíveis, entre outros fatores.

A classificação de Draf segue orientando muitos cirurgiões nasossinusais quando se discutem os acessos endoscópicos ao seio frontal.[31] Draf I, IIa, IIb e III (Lothrop modificado) foram muito bem descritos, e representam aumentos progressivos da dissecção do recesso e do seio frontal em função da complexidade do caso em questão.

Abertura do etmoide posterior

Seguindo a escola de Gratz, abre-se o etmoide posterior perfurando a lamela basal o mais medial e inferiormente possível (ou seja, o mais próximo da concha média e longe da parede lateral), idealmente na sua porção diagonal. Em geral, emprega-se uma cureta reta para esse tempo cirúrgico ou se emprega uma pinça tipo Blakesley reta. Após a abertura, inspeciona-se com o endoscópio e amplia-se a ressecção. Contudo, deve-se lembrar que a lamela basal participa da estabilização da concha média e que quanto maior for sua ressecção, maior será a perda de sustentação. Nesse caso, a concha média pode ficar instável e se lateralizar, obstruindo a cavidade criada no pós-operatório. O cirurgião deve lembrar que, especialmente em etmoide posterior muito pneumatizado, pode existir contato íntimo com o nervo óptico na parede lateral.

Abertura do seio esfenoidal

O seio esfenoidal pode ser abordado pelo etmoide posterior, pelo nariz, através do recesso esfenoetmoidal, ou pelo septo nasal. A decisão da via de acesso depende de vários fatores como, por exemplo, a necessidade de exploração ou não do etmoide posterior, a anatomia local, o tipo de patologia presente e a experiência do cirurgião. A via de acesso mais atraente é a via transnasal, pois além da drenagem do seio esfenoidal ocorrer no recesso esfenoetmoidal, é uma via bastante segura. A artéria carótida interna e o nervo óptico fazem, frequentemente, projeção nas paredes laterais do seio esfenoidal e podem estar deiscentes, motivo pelo qual a abordagem pela linha média é mais atraente e segura (ver Figura 55.9) O óstio do seio esfenoidal costuma ser visualizado no recesso esfenoetmoidal, junto à cauda da concha superior, cerca de 30 a 45° do bordo superior da coana (Figura 55.14). A ressecção do terço medioinferior da concha superior, com pinças cortantes, facilita muito a exposição da parede anterior do seio esfenoidal (Vídeo 55.4).

Se o cirurgião optar pela abordagem transetmoidal, deve lembrar que o esfenoide se encontra inferior e medialmente ao etmoide

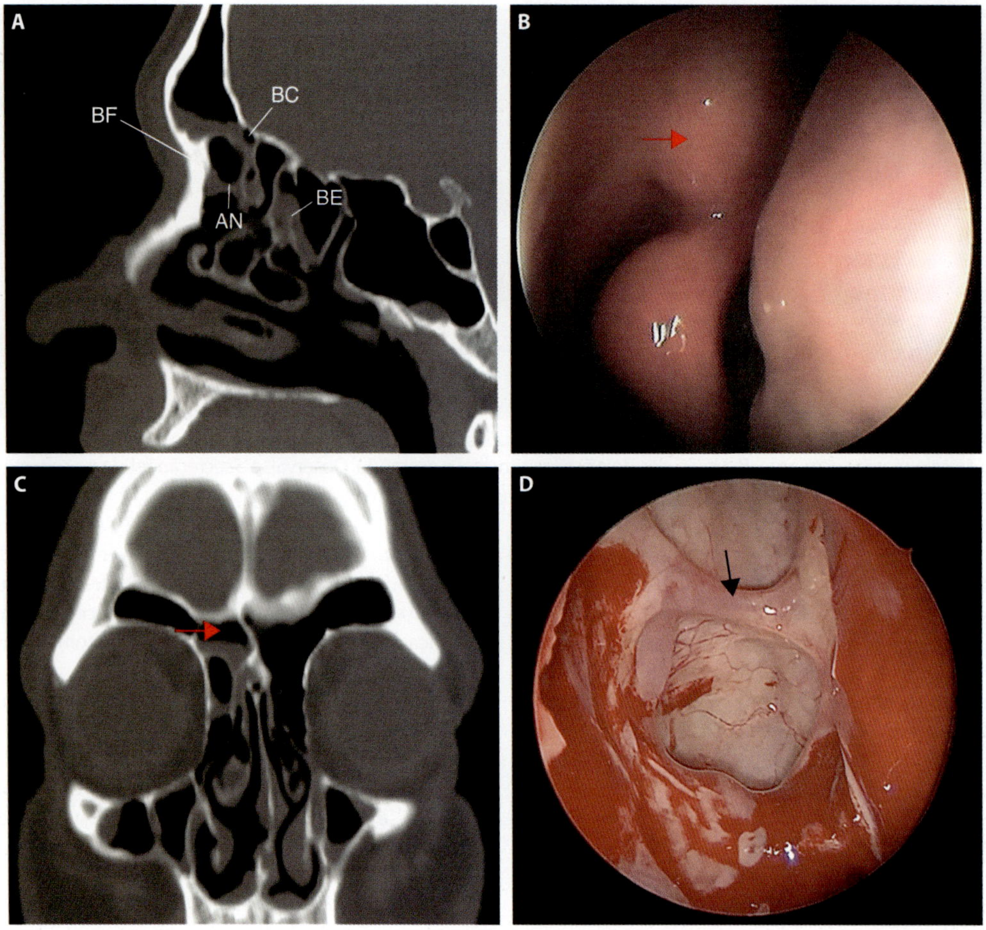

Figura 55.13 A. Tomografia computadorizada (TC) em corte sagital. Observa-se a obstrução da drenagem do seio frontal pela célula do agger nasi (AN). A via de drenagem mais comum do frontal é posterior e medial ao agger nasi. BC = base de crânio; BE = bula etmoidal; BF = bico frontal; **B.** Visualização endoscópica do agger nasi (seta); **C.** TC corte coronal. Nota-se a relação do agger nasi com o seio frontal; **D.** Visão transoperatória do limite posteroinferior do recesso frontal. Observa-se o canal da artéria etmoidal anterior cruzando na base no crânio.

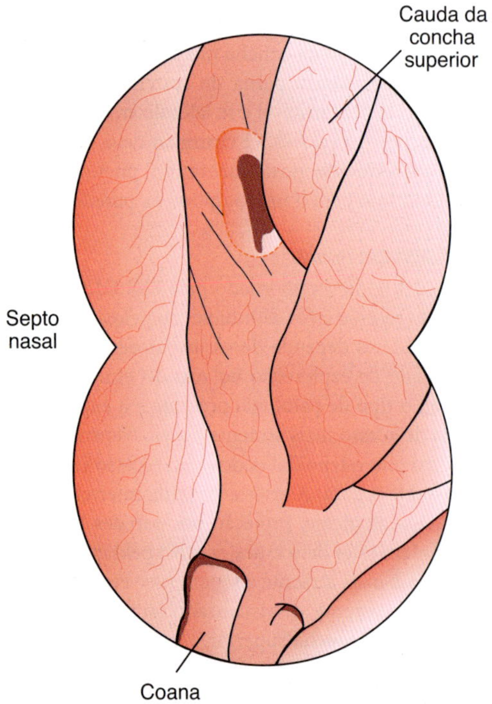

Figura 55.14 Pontos de referência para o óstio do seio esfenoidal esquerdo pela abordagem transnasal (recesso esfenoetmoidal). (Adaptada de: Thumfart et al., 1999.)

posterior. Muitas vezes, existe pneumatização de células etmoidais posteriores bem como extensão delas lateralmente ao esfenoide. São chamadas de células de Onodi e não devem ser confundidas com o seio esfenoidal (ver Figura 55.8 A a C). O nervo óptico cruza sua parede lateral, na maioria das vezes.

Detalhes técnicos transoperatórios finais

No final do procedimento, deve-se revisar a hemostasia. À medida que o anestesista superficializa o paciente, a cavidade cirúrgica criada deve ser revisada. Cotonoides embebidos na solução vasoconstritora utilizada durante o procedimento costumam controlar o sangramento. Eletrocauterização, com cautério bipolar, ou mesmo monopolar (evitar em áreas de risco como lamela lateral da cribriforme, artéria etmoidal anterior, parede laterossuperior do esfenoide), pode também ser utilizada. Outros produtos hemostáticos como Surgicel®, Gelfoam®, carboximetilcelulose (Sinu-Knit®), Spongostan®, o gel de citosano/dextrano, entre outros, são empregados com resultados variados e ainda controversos na literatura.[33]

O uso de tampões mais tradicionais no meato médio não é rotina, mas alguns cirurgiões costumam deixar por alguns dias gaze hidrófila com pomada de antibiótico ou tiras de *rayon* com creme de corticosteroide na cavidade criada.

Mais recentemente, implantes absorvíveis, impregnados com corticoide, têm sido utilizados com sucesso, em especial nos casos revisionais e com poliposes mais severas.[34] Esses implantes ainda não estão disponíveis em nosso meio até o presente momento.

Outro aspecto a ser avaliado no final do procedimento é a estabilidade da concha média.

No início da curva de aprendizado, em que o trauma de mucosa medial da concha média costuma ser maior, ou quando se realiza luxação com fratura superior da inserção vertical da concha média, é comum a lateralização dessa última no pós-operatório, ou até a ocorrência de sinéquias contra a parede lateral. Isso também pode ocorrer em meatos médios muito estreitos ou em ressecções amplas da lamela basal. Nesses casos, a preferência é pela fixação da concha média no septo nasal por meio de pontos com fio absorvível, ou mesmo a criação de uma sinéquia entre o septo nasal e a concha média. A preservação da parte horizontal da lamela basal da concha média pode ajudar também. Outra opção é a colocação de *spacers* de material não absorvível (p. ex., plástico de equipo de soro) no meato médio e que é removido em consultório 10 a 14 dias depois. Deve-se ter cuidado para fixar, de alguma forma, o *spacer* no nariz a fim de evitar sua eventual aspiração. Nos casos em que as conchas médias encontram-se muito comprometidas pela doença inflamatória, procede-se à ressecção parcial ou mesmo total delas.

CUIDADOS PÓS-OPERATÓRIOS

Os cuidados pós-operatórios são essencialmente os mesmos de qualquer outra cirurgia nasal. Deve-se evitar assoar o nariz, assim como esforços físicos vigorosos, por algumas semanas, em especial, nos primeiros dias pós-operatórios. Dormir com a cabeceira elevada também é importante, pois melhora a permeabilidade nasal. A utilização de antibióticos e corticosteroide oral por 7 a 10 dias é uma opção. Lavagens nasais com soluções salinas são importantes e, em alguns casos, empregam-se também gotas com hidrocortisona por alguns dias. É comum, na primeira semana pós-operatória, observar edema acentuado na região do meato médio e, posteriormente, a formação de crostas em maior ou menor grau. Costuma-se proceder a revisões semanais para aspirar secreções e monitorar a evolução por várias semanas até a cicatrização da cavidade cirúrgica criada. Não existe necessidade de "brigar" com crostas locais, visto que isso costuma gerar dor e pode resultar em sangramento.

COMPLICAÇÕES

As complicações costumam ser classificadas em menores e maiores:

- Menores: sangramento intranasal, infecção local, crostas persistentes, sinéquias, estenose de óstio natural de drenagem, enfisema orbitário subcutâneo, dor nos dentes, epífora
- Maiores: anosmia, hematoma orbitário, hemorragia nasal trans ou pós-operatória grave (vasos de grande calibre), meningite, fístula liquórica, alterações visuais, sangramento intraorbitário ou intracraniano, trauma do tecido cerebral, morte.

A maioria das séries de casos publicados reporta que as complicações mais frequentes são as menores, ou seja, as menos graves. Casos de cirurgia revisional, com doença extensa, com alterações anatômicas da base do crânio e nasossinusais ou com deiscências relacionadas com doença ou cirurgias prévias, em que é utilizado *power instrumentation* (p. ex., microdebridadores) são mais propensos a complicações.[35]

CONSIDERAÇÕES FINAIS

O tratamento cirúrgico da rinossinusite crônica deve ser reservado, em especial, para os casos resistentes ao tratamento clínico ou na vigência de complicações. A cirurgia dos seios paranasais evoluiu consideravelmente após a utilização mais rotineira da assistência por endoscopia.

Infelizmente, não há uma técnica cirúrgica padrão-ouro aplicável a todos os casos de rinossinusite crônica. Existem diferentes etiologias para o processo nasossinusal crônico e muitas delas nem são bem conhecidas, o que torna o manejo cirúrgico um verdadeiro desafio. Mais ainda, existe grande variabilidade na anatomia dos seios paranasais entre os pacientes, e a extensão da doença varia muito também. Acrescente-se que os materiais disponíveis para a execução da cirurgia são muito variáveis entre os centros, assim como a experiência dos cirurgiões.

Estabelecer os objetivos a ser alcançados com a cirurgia, em comum acordo com os pacientes, parece ser uma forma muito atrativa de abordar essas questões. Os objetivos da cirurgia endoscópica nasossinusal no manejo da rinossinusite crônica devem ser, basicamente, a remoção de tecidos doentes e a alteração criteriosa da anatomia nasossinusal, no sentido de permitir maior fluxo aéreo e drenagem de secreções pelas áreas consideradas críticas para o bom funcionamento dos seios paranasais. As cavidades criadas cirurgicamente devem permitir a entrada dos tratamentos tópicos, tão importantes no manejo clínico continuado dos pacientes.

Com o conhecimento preciso da anatomia nasossinusal e treinamento adequado, o cirurgião irá percorrer uma curva de aprendizado, podendo assim alcançar os objetivos da cirurgia de forma mais segura.

No momento atual, a maioria das escolas orienta os procedimentos cirúrgicos com a premissa básica de preservação de mucosa nasossinusal tanto quanto possível. Embora a grande maioria dos pacientes relate melhora na qualidade de vida com a cirurgia, o acompanhamento e o tratamento clínico continuado em muitos casos são essenciais.

REFERÊNCIAS BIBLIOGRÁFICAS

1. Roithmann R, Kosugi EM, Tamashiro E et al. Técnicas cirúrgicas básicas em otorrinolaringologia e cirurgia cervicofacial. Rio de Janeiro: Thieme Revinter; 2023.
2. Stamm AC. Cirurgia Endoscópica Transnasal da base do crânio e do cérebro. Rio de Janeiro:Thieme Revinter; 2013.
3. Roithmann R, Burman T, Wormald PJ. Dacriocistorrinostomia endoscópica. Braz J Otorhinolaryngol. 2012;78(6):113-120.
4. Harvey RJ, Nogueira JF, Stamm AC et al. Closure of large skull base defects after endoscopic transnasal craniotomy. Clinical article. J Neurosurg. 2009;111:371-379.
5. Roithmann R, Uren B, Wormald PJ. Endoscopic drainage of a superiorly based subperiosteal orbital abscess. Laryngoscope. 2008;118:162-164.
6. Kennedy DW, Zinreich SJ, Rosenbaum A, Johns ME. Functional endoscopic sinus surgery: theory and diagnosis. Arch Otolaryngol. 1985;111;576-582.
7. Stammberger H. Endoscopic endonasal surgery: concepts in treatment of recurring rhinosinusitis. Part II. Surgical technique. Otolaryngol Head Neck Surg. 1986;94:147-156.
8. Fokkens WJ, Lund VJ, Hopkins C, Hellings PW, Kern R, Reitsma S. EPOS 2020. Rhinology. 2020;20;58(Suppl S29):1-464.
9. Snidvongs K, Kalish L, Sacks R Sivasubramaniam R, Cope D, Harvey RJ. Sinus surgery and delivery method influence the effectiveness of topical corticosteroids for chronic rhinosinusitis: systematic review and meta-analysis. Am J Rhinol Allergy. 2013;27:221-33.
10. Gutierrez III J, Shannon CM, Chapurin N, Schlosser RJ, Soler ZM. Challenges to medication adherence with intranasal corticosteroid irrigations. IFAR [Internet]. 2023 June. Disponível em: https://doi.org/10.1002/alr.23210
11. Scangas GA, Bleier BS, Husain Q , Holbrook EH, Gray ST, Metson R. Does bilateral inferior turbinate reduction affect long-term quality-of-life outcomes in patients undergoing endoscopic sinus surgery? Int Forum Allergy Rhinol. 2019;9:601-606.
12. Bolger WE, Butzin CA, Parsons DS. Paranasal sinus bony anatomic variations and mucosal abnormalities: CT analysis for endoscopic sinus surgery. Laryngoscope. 1991;101:56-64.

13. Kew J, REES GL, Wormald PJ, Sdralis T, Sebben RA, Wormald PJ Multiplanar reconstructed computed tomography images improves depiction and understanding of the anatomy of the frontal sinus and recess. Am J Rhinol. 2002;16:119-23.
14. Bolger WE, Woodruff JR, Morehead J, Parsons DS. Maxillary sinus hypoplasia: classification and description of associated uncinate process hypoplasia. Otolaryngol Head Neck Surg. 1990;103:759-765.
15. Stankiewicz J. Complications of endoscopic sinus surgery. Otolaryngol Clin North Am. 1989;22:749-758.
16. Lessa MM, Voegels RL, Cunha Filho B, Sakae F, Butugan O, Wolf G. Frontal recess anatomy study by endoscopic dissection in cadavers. Braz J Otorhinolaryngol. 2007/2008;73:204-209.
17. Roithmann R. Polipectomia nasal em consultório com o Hummer. Braz J Otorhinolaryngol. 1996;62(3):266.
18. McMains KC. Safety in endoscopic sinus surgery. Curr Opin Otolaryngol Head Neck Surg. 2008 Jun;16(3):247-51.
19. Mosher HP. The surgical anatomy of the ethmoidal labyrinth. Ann Otol Rhinol Laryngol 1929;38:869-901.
20. Kainz J, Stammberger H. The roof of the ethmoid. A place of the least resistance in the skull-base. Am J Rhinol.1989;4:191-199.
21. Carlton D, Chiu A. Do preoperative corticosteroids benefit patients with chronic rhinosinusitis with nasal polyposis? Laryngoscope. 2019;129(4):773-774.
22. Wormald PJ, van Renen G, Perks J, Jones JA, Langton-Hewer CD. The effect of the total intravenous anesthesia compared with inhalational anesthesia on the surgical field during endoscopic sinus surgery. Am J Rhinol. 2005 Sep-Oct;19(5):514-20.
23. Lourijsen E, Avdeeva K, Gan KL, Pundir V, Fokkens W. Tranexamic acid for the reduction of bleeding during functional endoscopic sinus surgery. Cochrane Database of Systematic Reviews. 2023; Issue 2.
24. DeConde AS, Suh JD, Mace JC, Alt JA, Smith TL. Outcomes of complete *vs* targeted approaches to endoscopic sinus surgery.Int Forum Allergy Rhinol. 2015;5(8):691-700
25. Orlandi RR, Kingdom TT, Smith TL, Bleier B, DeConde A, Luong AU. International consensus statement on rhinology and allergy: rhinosinusitis. Int Forum Allergy Rhinol. 2021;11: 213-739.
26. Wigand ME, Bozzato A. Endoscopic surgery of the paranasal dinuses and anterior skull base. New York: Thieme, 1990. 692 p.
27. Fellipu A. Nasal centripetal endoscopic sinus surgery. Ann Otol Rhinol Laryngol. 2011;120:581-85.
28. Kane KJ. Recirculation of mucus as a cause of persistent sinusitis. Am J Rhinol. 1997;11(5):361-370.
29. Wormald PJ. The agger nasi cell: the key to understanding the anatomy of the frontal recess. Otolaryngol Head Neck Surg. 2003;129(5): 497-507.
30. Stamm A et al. Frontal sinus approach: "the vertical bar" concept. Clin Otolaryngol 2009;34(4):407-408.
31. Draf W. Endonasal frontal sinus drainage type I-III according to Draf. In: Kountakis SE et al., editors. The Frontal sinus. Berlin/Heidelberg: Springer-Verlang: 2005; 219-33.
32. Thumfart WF, Platzer W, Gunkel AR, Maurer H, Brenner E. Surgical approaches in otorhinolaryngology. New York: Thieme Stuttgart; 1999.
33. Valentine R, Wormald PJ. Nasal dressings after endoscopic sinus surgery: what and why? Curr Opin Otolaryngol Head Neck Surg. 2010 Feb;18(1):44-4.
34. Gershnabel Milk D, Lam KK, Han JK. Corticosteroid-eluting implants for the management of chronic rhinosinusitis with or without nasal polyps. Expert Rev Clin Immunol. 2023;19(8):831-836.5
35. Stankiewicz JA, Lal D, Connor M, Welch K. Complications in endoscopic sinus surgery for chronic rhinosinusitis: a 25-year experience. Laryngoscope. 2011 Dec;121(12):2684-701.

CAPÍTULO 56

Cirurgia do Seio Maxilar

Ricardo Landini Lutaif Dolci • João Mangussi-Gomes

INTRODUÇÃO

A cirurgia endoscópica nasossinusal (do inglês *endoscopic sinus surgery,* ou ESS) apresentou uma grande evolução nas últimas décadas. Isso ocorreu devido à criação de materiais cirúrgicos específicos, à melhoria dos sistemas de vídeo, ao aumento do entendimento anatômico e ao desenvolvimento de novas tecnologias, como microdebridadores, hemostáticos e brocas. Todas essas evoluções proporcionaram resultados cirúrgicos muito melhores e mais satisfatórios para as cirurgias nasais.[1]

De forma análoga, a cirurgia do seio maxilar também evoluiu muito ao longo dos últimos anos. Ainda apresenta variados objetivos e indicações, tais como: aliviar a obstrução do complexo ostiomeatal para melhorar a drenagem sinusal; obter acesso ao seio maxilar para remoção de tecido inflamatório; fornecer acesso mais amplo para uma administração mais eficaz de medicações tópicas e irrigações no pós-operatório; realizar remoções de tumores inseridos ou com invasão do seio maxilar; e servir de via de acesso para regiões adjacentes, como as fossas pterigopalatina e infratemporal.[1-4]

Uma variedade de abordagens cirúrgicas ao seio maxilar pode ser realizada para o tratamento de doenças inflamatórias ou neoplásicas. O planejamento cirúrgico adequado é importante para orientar a escolha da extensão da abertura do seio maxilar, para que a cirurgia corresponda ao efeito desejado. Desse modo, neste capítulo são abordados os seguintes procedimentos relacionados com o seio maxilar:

- Antrostomia maxilar
- Maxilectomia medial modificada
- Maxilectomia medial total
- Acesso pré-lacrimal
- Acesso de Denker modificado
- Caldwell-Luc (abordagem aberta).

ANTROSTOMIA MAXILAR

A antrostomia maxilar é frequentemente o primeiro e mais comum procedimento realizado na ESS, sendo a menor abertura a ser feita em uma escala de extensão de procedimentos cirúrgicos do seio maxilar (Figura 56.1). As indicações estão relacionadas com a desobstrução do complexo ostiomeatal, à remoção de tumores benignos originários do seio maxilar e à remoção de processos inflamatórios, além da administração de medicações tópicas e irrigações do seio maxilar no pós-operatório.[1]

Muitas vezes considerada como um procedimento básico e de fácil execução em ESS, a não realização de uma antrostomia cuidadosa é uma causa frequente de falha cirúrgica. A estenose do óstio maxilar, por exemplo, foi encontrada em torno de 27 a 39% dos casos de revisão endoscópica desse seio.[5]

Uma antrostomia bem-sucedida tem como uma das principais etapas a realização de uma uncifectomia completa para identificação do óstio principal do seio maxilar. Diversas técnicas são preconizadas para a execução correta desse procedimento, que pode

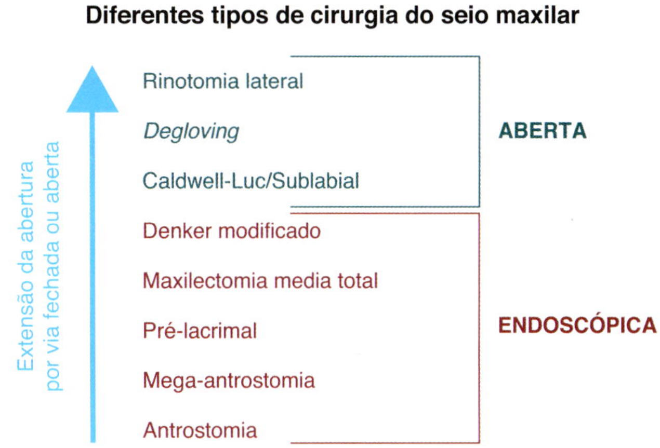

Figura 56.1 Diferentes tipos de abertura do seio maxilar.

realizar-se de forma anterógrada (de frente para trás) ou retrógrada (de trás para frente). O essencial é o entendimento anatômico dessa região.

Anatomicamente, o processo uncinado é um fino osso em forma de foice que se estende do recesso frontal superiormente, fixando-se à concha nasal inferior (CNI), inferiormente. Sua margem anterior se conecta ao ducto nasolacrimal (DNL), uma estrutura que não é facilmente visualizada durante a cirurgia endonasal. Por isso, a lesão do DNL durante a uncifectomia/antrostomia pode ocorrer, embora frequentemente permaneça assintomática, conforme descrito por alguns autores.[5,6]

Outro ponto de referência importante é a linha maxilar, que corresponde à junção do osso lacrimal com o processo frontal da maxila. Trata-se de uma eminência curvilínea que se projeta da inserção da concha nasal média com a parede lateral da fossa nasal (axila da concha nasal média) e se estende vertical e inferiormente ao dorso da CNI (Figura 56.2).[5]

Caso haja dúvidas sobre a localização exata do processo uncinado, pode-se utilizar um instrumental angulado com uma esfera na ponta (*ostium seeker*) sobre a borda livre dessa estrutura para palpar e confirmar a sua posição correta, ou até mesmo, em casos em que o processo uncinado está atelectasiado, medializando-o e facilitando, assim, a sua remoção.

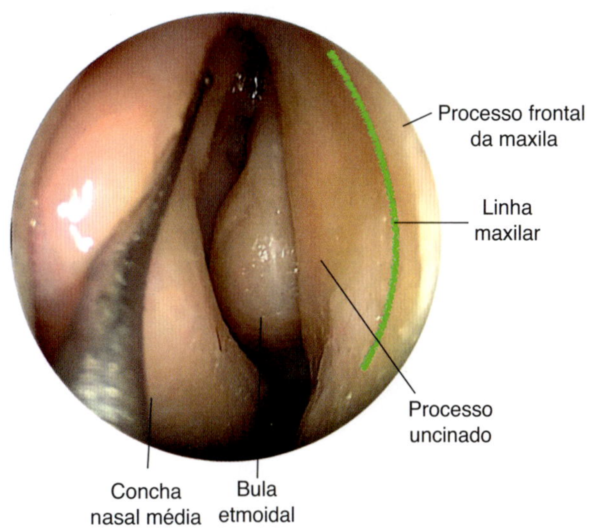

Figura 56.2 Dissecção em cadáver pela fossa nasal esquerda utilizando uma ótica de 0° é possível identificar os reparos anatômicos para a realização da antrostomia.

A remoção do processo uncinado de anterior para posterior (anterógrada) é realizada com uma pequena faca (*sickle knife*) ou com um descolador (*freer* ou *cottle*). Inicia-se a incisão na região mais superior, próxima à axila da concha nasal média, cortando até a inserção da CNI, seguindo o contorno curvilíneo do processo uncinado. A remoção completa do processo uncinado consiste em expor o infundíbulo etmoidal e a parede medial da órbita, no caso, a lâmina papirácea. Já a uncifectomia retrógrada é realizada de posterior para anterior, com auxílio de uma pinça *backbiting* (Figura 56.3) (Vídeos 56.1 a 56.3).

Uma vez realizada uma uncifectomia completa, o óstio natural do seio maxilar é visualizado na região correspondente ao terço inferior do processo uncinado. Nos casos em que não for visível, o óstio fica mais bem exposto com uma ótica angulada de 45 ou 70°. Ahmed et al. demonstraram que, em 55,6% dos casos, foi necessária uma ótica angulada para identificação do óstio natural do seio maxilar (Vídeo 56.4).[7]

Em casos nos quais ainda não seja possível uma identificação adequada do óstio do seio, pode-se realizar uma manipulação suave da fontanela posterior com um *ostium seeker*, o que pode produzir bolhas na região do seio maxilar, ajudando na identificação do óstio natural. A realização incompleta desse procedimento pode resultar em um foco de inflamação, levando à doença persistente, cicatrizes pós-operatórias e à necessidade de uma cirurgia revisional (Vídeo 56.2).[5]

O formato ideal da antrostomia, para permitir um batimento mucociliar eficaz, depende da extensão e da gravidade da doença no seio maxilar. Contudo, se for necessária uma abertura mais ampla, deve-se estendê-la posteriormente em direção à região da fontanela posterior, removendo-a integralmente até alcançar a parede posterior do seio maxilar. Essa técnica pode ser realizada com uma pinça cortante reta ou com um microdebridador. Já para a abertura da porção mais anterior do seio, a dissecção continua até o osso lacrimal, preservando-o, o que pode ser efetuado com uma *backbiting* ou microdebridador (Vídeos 56.1 a 56.3).

O formato ideal de uma antrostomia maxilar cirúrgica é o de uma pera, ou seja, uma abertura menor na região mais anterior (no sentido vertical), em virtude da trajetória do DNL, onde o ducto corre em um ângulo de aproximadamente 110° com a linha horizontal de Frankfurt (Vídeos 56.1 e 56.3).

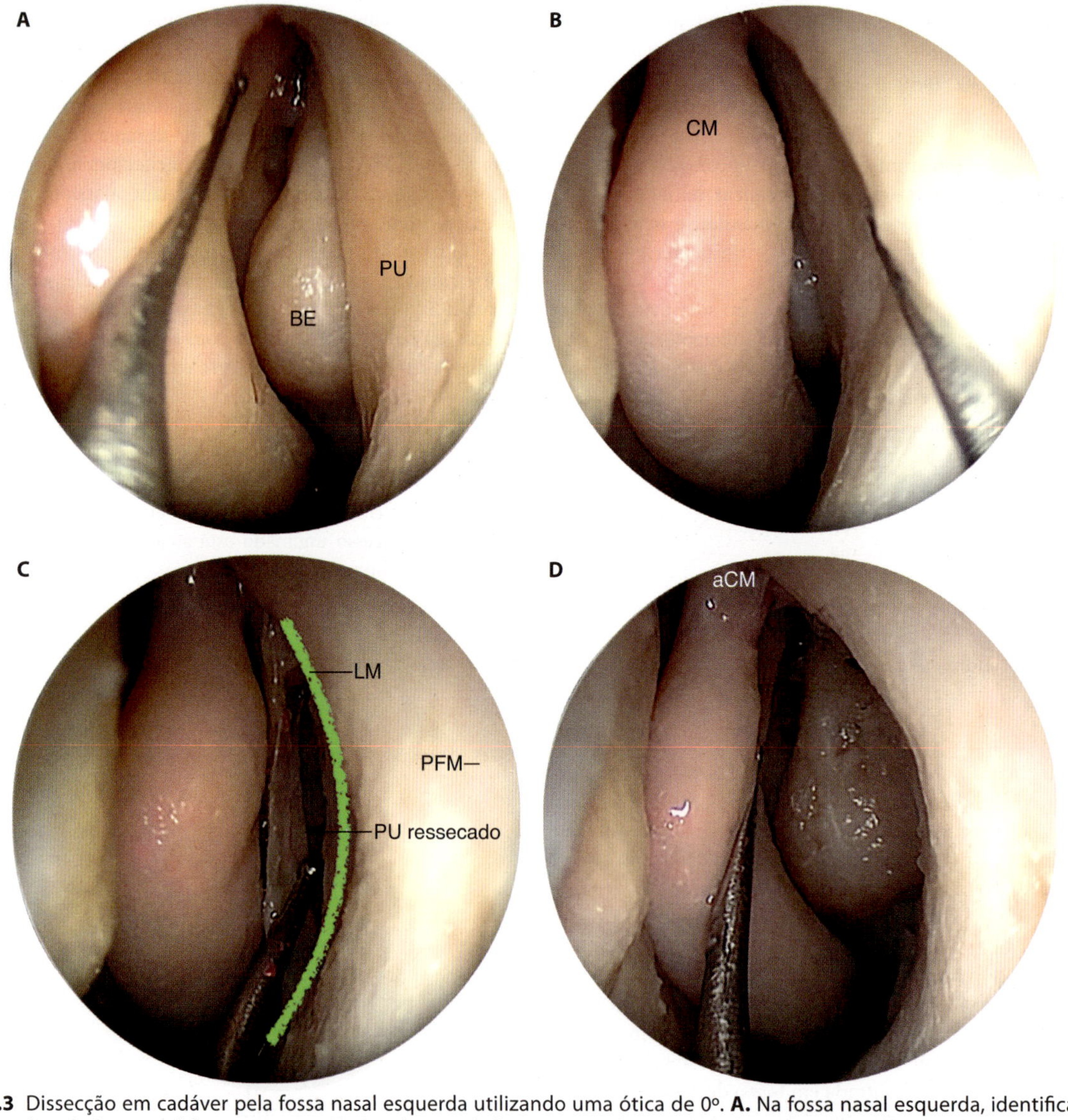

Figura 56.3 Dissecção em cadáver pela fossa nasal esquerda utilizando uma ótica de 0º. **A.** Na fossa nasal esquerda, identifica-se o processo uncinado, a bula etmoidal, e, com um *ostium seeker*, medializa-se a concha nasal média para uma melhor exposição; **B.** Visualização da região do meato médio, sem manipulação das estruturas, e, com uma pequena faca (*sickle knife*), inicia-se a remoção do processo uncinado; **C.** Feita a incisão do processo uncinado (linha verde) e identificada a linha maxilar; **D.** Por último, remoção completa do processo uncinado. aCM = axila da concha média; BE = bula etmoidal; CM = concha média; LM = linha maxilar; PFM = processo frontal da maxila; PU = processo uncinado.

A principal causa de insucesso na cirurgia do seio maxilar é a falha em comunicar a antrostomia cirúrgica com o óstio principal do seio maxilar, causando o fenômeno de recirculação.[8] A parede nasal lateral apresenta dois pontos de baixa resistência: a fontanela anterior e a fontanela posterior. Isso ocorre porque, nessas regiões, não há uma porção óssea, apenas a mucosa do seio maxilar separando-o da cavidade nasal. A fontanela posterior está localizada posteriormente ao processo uncinado; por isso, ao visualizar-se um óstio, quando ainda não se realizou a remoção do processo uncinado, o que se vê é um óstio acessório na fontanela posterior, o local mais comum da presença dos óstios acessórios (Vídeo 56.3).

A fisiologia da drenagem do seio maxilar ocorre através dos batimentos ciliares em direção ao óstio principal, os quais, na cavidade nasal, drenam posteroinferiormente à nasofaringe. Quando, em um procedimento cirúrgico, não ocorre a comunicação do óstio principal do seio maxilar com o óstio acessório, irá ocorrer o fenômeno de recirculação,[8] que consiste na saída da secreção pelo óstio principal e retorno ao seio maxilar pelo óstio acessório. No seio maxilar, novamente a drenagem da secreção irá em direção ao óstio principal devido aos batimentos mucociliares, iniciando-se um processo repetitivo, em consequência do qual o paciente continuará a se queixar de secreção nasal persistente. Assim, garantir que o óstio natural seja incluído na antrostomia cirúrgica é uma etapa fundamental para garantir um bom resultado cirúrgico.[8]

Embora seja o procedimento mais comumente realizado no seio maxilar, a antrostomia maxilar tem a grande desvantagem de permitir acesso apenas limitado a esse seio paranasal. Deve ser utilizada para tratar doenças inflamatórias, para drenar muco ou pus de dentro do seio maxilar e para permitir sua lavagem com irrigações nasais e medicações tópicas no pós-operatório.[3] Doenças neoplásicas limitadas à porção superior da parede posterior do seio maxilar também podem ser tratadas por esse acesso cirúrgico. Entretanto, raramente a antrostomia maxilar possibilita acesso ao assoalho do seio maxilar e às suas paredes anterior e lateral. Para isso, existem os outros acessos – chamados de expandidos – ao seio maxilar, como descritos a seguir.[4]

MAXILECTOMIA MEDIAL MODIFICADA

A maxilectomia medial modificada (MMM), também conhecida como mega-antrostomia, é tipicamente indicada como um procedimento revisional em pacientes com sinusite maxilar refratária à antrostomia maxilar convencional.[4,9] Nesse procedimento, a cabeça da CNI e todo o DNL são preservados (Figura 56.4).

Tecnicamente, a MMM é realizada após a confecção de uma antrostomia maxilar em que a abertura do seio é ampliada posteriormente até o limite da sua parede posterior. Em seguida, marca-se a transição do terço anterior para o terço médio da CNI, de forma oblíqua, com uma pinça Kelly curva, de forma que a extremidade distal dessa pinça aponte para o óstio principal do seio maxilar. O terço médio da CNI é ressecado com uma tesoura de Heymann ou com uma tesoura curva delicada (p. ex., tesoura de Iris). A cauda da cocha nasal inferior contém os ramos inferiores da artéria nasal lateral posterior, cujos cotos devem ser devidamente cauterizados com algum tipo de bisturi cautério, mono ou bipolar.

Em seguida, um retalho de mucosa de meato inferior e assoalho nasal é confeccionado com o auxílio de um bisturi cautério monopolar com ponta agulha e descolado da parede medial do seio maxilar e do assoalho do nariz com o auxílio de um elevador

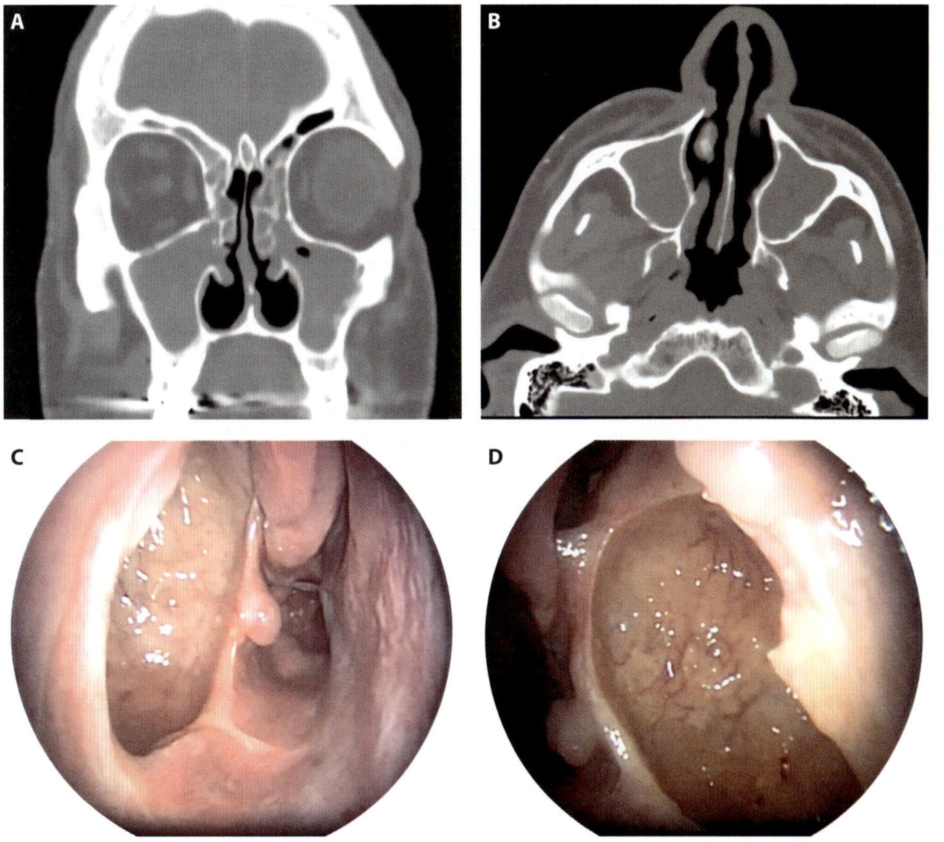

Figura 56.4 Tomografia computadorizada em cortes coronal (**A**) e axial (**B**) de paciente masculino, de 64 anos, com história de rinossinusite crônica não eosinofílica, previamente submetido a cirurgia endoscópica nasossinusal. Nota-se o velamento praticamente completo dos seios maxilares, com osteíte reacional. O paciente foi submetido a cirurgia revisional, que incluiu maxilectomia medial modificada bilateral. Nota-se o aspecto endoscópico pós-operatório dos seios maxilares direito (**C**) e esquerdo (**D**).

de Cottle ou um aspirador descolador. Nesse momento, deve-se ter cuidado para que a válvula de Hasner, localizada no terço anterior do meato inferior e com o formato de uma fenda, não seja danificada. Uma vez exposta, a parede medial óssea do seio maxilar é removida com pinças Kerrison, *backbiting* e cortantes retas e anguladas. Pode-se remover o osso anteriormente até a porção imediatamente inferior à válvula de Hasner. Posteriormente, deve-se ter cuidado para que a artéria e o nervo palatinos maiores não sejam danificados enquanto descem no canal palatino maior. Inferiormente, pode-se brocar a parede medial óssea do seio maxilar até que se chegue ao nível do assoalho nasal, com uma broca diamantada de 4 mm, por exemplo.

Uma vez amplamente aberto, o seio maxilar deve ser limpo de *debris* inflamatórios, fúngicos e/ou neoplásicos e, por fim, o retalho de mucosa de meato inferior é colocado para dentro do seio maxilar – o que previne estenose e contração da abertura da MMM. Para que o retalho mucoso de meato inferior adira à superfície do seio maxilar e cicatrize devidamente, é necessário que sua área de contato seja escarificada ou tenha a mucosa de revestimento maxilar removida. Ao fim do procedimento, a hemostasia é revisada e pedaços de Surgicell® podem ser colocados nas bordas do retalho mucoso de meato inferior (Vídeo 56.5).[10]

A abertura resultante da MMM é, evidentemente, maior do que a de uma antrostomia convencional, o que permite a drenagem das secreções maxilares por gravidade e a entrada de irrigações e medicações tópicas com mais facilidade. Por isso, é muito útil, como procedimento primário, em pacientes com *clearance* mucociliar prejudicado, como pacientes com fibrose cística ou discinesias ciliares primárias, e até mesmo pacientes com grande carga inflamatória dentro dos seios maxilares, como em casos de rinossinusite crônica (RSC) eosinofílica severa ou sinusites maxilares fúngicas.[9,11]

Em uma revisão sistemática recente, Loftus et al. revisaram a literatura sobre os resultados de eficácia e segurança da MMM para o tratamento de sinusite maxilar recalcitrante. A resolução dos sintomas de RSC foi notada em 60 a 80% dos pacientes submetidos a MMM e a taxa de revisão cirúrgica foi de 0 e 9% para paciente com RSC isolada ou associada a fibrose cística, respectivamente. Dos seis estudos incluídos na análise, quatro deles relataram incidência de complicações, ocorridas em apenas quatro pacientes de 211 estudados (risco de complicações = 1,9%). Lesão de vias lacrimais ocorreu em 0,9%, e sangramento pós-operatório ocorreu em 0,5% dos pacientes.[9]

MAXILECTOMIA MEDIAL TOTAL

Diversas cirurgias abertas foram substituídas por procedimentos endonasais, pois tornou-se possível acessar diferentes regiões da fossa nasal de forma menos invasiva, com a remoção de tumores maiores e mais complexos. Apesar desses avanços, as regiões anterolateral e anteroinferior do seio maxilar permanecem difíceis de serem alcançadas por via endonasal, assim como o acesso a estruturas ou regiões ao redor, que são ocultadas, total ou parcialmente, pela parede medial do seio maxilar.[12]

Em sua forma radical, a maxilectomia medial total inclui a remoção de toda a CNI e da parede medial do seio maxilar, incluindo a porção mais distal do DNL. Tal procedimento permite acesso às regiões mais anterolaterais e anteroinferiores do seio maxilar e é usualmente indicado para a remoção de neoplasias do seio maxilar, benignas ou malignas, mais comumente, para a ressecção de papilomas invertidos.[4] Entretanto, pode ser considerado também para casos inflamatórios ou infecciosos em que um acesso cirúrgico mais amplo para a limpeza do seio maxilar é necessário.[13]

Inicia-se o procedimento com uma antrostomia maxilar ampla, seguida de uma turbinectomia total, em que toda cabeça e corpo da CNI são removidos. Preserva-se a cauda da CNI, onde devem ser cauterizados os ramos arteriais terminais da artéria nasal lateral posterior, conforme descrito anteriormente para a MMM. O retalho mucoso de meato inferior e assoalho nasal é, então, confeccionado com o auxílio de um bisturi monopolar com ponta agulha, tendo como referências: anteriormente, a margem da abertura piriforme; superiormente, a margem inferior da antrostomia; e, posteriormente, a parede posterior do seio maxilar.

Ao se descolar o retalho mucoso, a porção mais distal do DNL aparecerá presa ao seu terço anterior. Para se soltar o DNL do seu canal ósseo, uma pinça Kerrison pode ser utilizada. O DNL deverá então ser seccionado de forma fria, com uma tesoura de Heymann ou uma tesoura de Iris curva, de forma biselada, para que sejam diminuídas as chances de estenose cicatricial. Uma vez levantado o retalho mucoso, toda a parede medial do seio maxilar – desde a abertura piriforme até o canal palatino maior, da margem inferior da antrostomia até o assoalho nasal – deverá ser removida com o auxílio de pinças Kerrison, *backbiting*, cortantes retas e anguladas e brocas cortantes ou diamantadas (Vídeo 56.6).

A grande vantagem da maxilectomia medial total é que a remoção completa da parede medial do seio maxilar dá acesso endoscópico amplo a esse seio, incluindo suas paredes anterolateral e anteroinferior, tanto no intraoperatório como no pós-operatório, o que contribui para a vigilância endoscópica de todo interior do seio maxilar após a cirurgia. No entanto, deve-se ter em mente que a ressecção completa da CNI pode contribuir para formação de crostas e secura nasais.[4]

ACESSO PRÉ-LACRIMAL

O recesso pré-lacrimal é a área delimitada pela parede medial do seio maxilar, medialmente; pela parede anterior do seio maxilar, anteriormente; pelo nervo infraorbitário, lateralmente; e pelo nível do DNL, posteriormente. Estende-se na direção craniocaudal do assoalho da órbita até o assoalho da cavidade nasal. O limite medial do recesso pré-lacrimal, na parede medial do seio maxilar, é definido entre o DNL, posteriormente; e a abertura piriforme, anteriormente. A janela pré-lacrimal, que é o limite medial do recesso pré-lacrimal, proporciona amplo acesso cirúrgico ao seio maxilar, especialmente de suas regiões anterolateral e anteroinferior, com preservação das estruturas normais.

Uma abordagem ao seio maxilar via pré-lacrimal permite acesso direto a esse seio com endoscópios de 0° e instrumentos retos, e, consequentemente, uma visualização melhorada do seu conteúdo, ao mesmo tempo em que a CNI e o DNL são completamente preservados. O acesso pré-lacrimal é de grande valia na remoção de pólipos antrocoanais, tumores benignos e infecções fúngicas refratárias, assim como para abordagens às fossas pterigopalatina e infratemporal.[4]

Tal acesso inicia-se com uma incisão vertical na parede lateral do nariz, imediatamente posterior à abertura piriforme. Um retalho mucoso é então levantado e medializado, com exposição do osso da porção mais anteromedial do seio maxilar. Identifica-se o DNL e, com o auxílio de osteótomos ou de um *drill*, o osso sobre o recesso pré-lacrimal é removido, permitindo, então, acesso direto ao seio maxilar. Após a cirurgia, o retalho mucoso com a CNI é reposicionado e suturado com fios absorvíveis (Vídeo 56.7).

A técnica do acesso pré-lacrimal foi primeiramente descrita por Zhou et al. em 2013.[14] Posteriormente, esses mesmos autores descreveram os resultados de longo prazo dessa técnica, incluindo aqueles relativos a 71 pacientes com papiloma invertido. O grupo relatou complicações tais como parestesia do lábio superior e da asa nasal em 7% dos pacientes e leve retração da asa nasal em 5,6% dos casos.[15]

Em uma revisão sistemática com metanálise, Kim et al. revisaram 18 estudos, incluindo artigos que compararam o acesso pré-lacrimal com a técnica convencional (endoscópica ou aberta, tipo Caldwell-Luc) para a retirada de papilomas invertidos do seio maxilar. As taxas de recorrência tumoral, parestesia facial ou gengival pós-operatória e colapso da asa nasal foram de 3,13%, 9,02% e 3,39%, respectivamente. A recorrência de papilomas invertidos após o acesso pré-lacrimal foi significativamente menor do que após a técnica convencional (razão de chances = 0,23). No entanto, não houve diferenças entre as técnicas quanto às taxas de parestesia facial ou gengival, epistaxe ou edema periorbitário.[16]

Existe uma grande variação na anatomia do recesso pré-lacrimal. Sua dimensão anteroposterior é maior inferiormente, com uma média de 8,4 mm, mas com uma variação entre 1,9 a 14,2 mm.[17] Sabe-se, ainda, que em cerca de 30% dos pacientes o recesso pré-lacrimal é muito estreito para admitir um endoscópio de 4 mm.[18] Isso não é impedimento para o acesso pré-lacrimal, entretanto, porque o DNL pode ser mobilizado e empurrado medialmente, permitindo adequada instrumentação cirúrgica, sem que sua função no longo prazo seja afetada.[4]

A grande vantagem do acesso pré-lacrimal é permitir acesso a praticamente todo o seio maxilar, sem que a CNI ou o DNL sejam danificados (Figura 56.5), como seriam em uma maxilectomia medial total, por exemplo. A desvantagem desse acesso, no entanto, é que, justamente por preservar a parede medial do seio maxilar, uma vigilância endoscópica pós-operatória das regiões anterolateral e anteroinferior do seio maxilar não é possível (Figura 56.6).

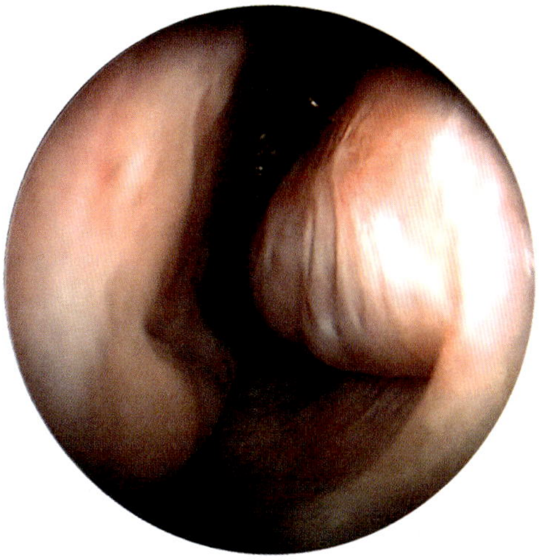

Figura 56.6 Aspecto endoscópico pós-operatório com 6 meses de cirurgia, referente ao mesmo paciente do Vídeo 56.7, fossa nasal esquerda. Nota-se a boa cicatrização da concha nasal inferior, com sua completa preservação. Nota-se, também, que não é possível a vigilância endoscópica do interior do seio maxilar quando a técnica do acesso pré-lacrimal é empregada.

DENKER MODIFICADO

O acesso de Denker por via aberta, descrito originalmente por Sturmann e Canfield, para acessar as regiões mais anterolaterais e anteroinferiores do seio maxilar, foi adaptado para a via endoscópica.[19] Com essa abordagem, denominada "Denker modificado", áreas historicamente difíceis de serem alcançadas sem incisões externas, como as paredes anterior, inferior e lateral do seio maxilar, tornaram-se diretamente visualizáveis e acessíveis para remoção de tumores, bem como acesso às regiões adjacentes, incluindo a fossa infratemporal, o ápice petroso, o forame jugular, a fossa média e a fossa pterigopalatina.[20]

Portanto, o Denker modificado oferece uma solução endoscópica para lesões que se estendem à parte inferior da fossa pterigopalatina ou, lateralmente, na fossa infratemporal. Nesses casos, a CNI e a abertura piriforme tornam-se obstáculos, sendo necessária a ressecção da parede medial e anterior do seio maxilar para facilitar a exposição.[12,19,20]

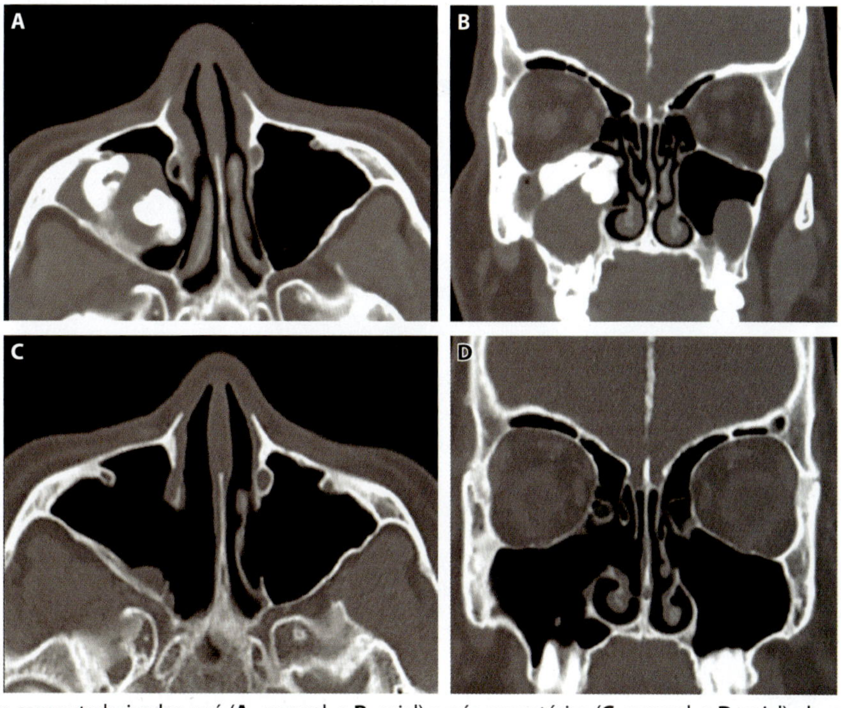

Figura 56.5 Tomografias computadorizadas, pré (**A**, coronal, e **B**, axial) e pós-operatórias (**C**, coronal, e **D**, axial), de uma paciente de 34 anos, com síndrome de Gorlin-Goltz e cistos odontogênicos bilaterais, que foi submetida ao acesso pré-lacrimal bilateralmente. Nota-se a completa preservação do ducto nasolacrimal (**C**) e da concha nasal inferior (**D**), ao mesmo tempo em que os cistos odontogênicos dentro dos maxilares foram removidos em sua totalidade.

O Denker modificado consiste na realização de uma incisão vertical anterior à cabeça da CNI, na altura da abertura piriforme, efetuando o descolamento e medialização de um retalho mucoso que se estende posteroinferiormente até o assoalho do nariz com a remoção da CNI. Esse descolamento inicial deve estender-se também, anterolateralmente, à abertura piriforme, em direção à parede anterior do seio maxilar, mantendo-se abaixo do nervo infraorbitário. A janela óssea inclui, portanto, a remoção da parede medial do seio maxilar, como em uma maxilectomia medial total, com remoção do DNL, além da abertura piriforme e da parede anterior do seio maxilar, abaixo do nervo infraorbitário (Figuras 56.6 a 56.8).

Durante a realização do Denker modificado, o nervo alveolar anterossuperior pode ser visualizado percorrendo antero e inferomedialmente à abertura piriforme e formando um plexo no processo alveolar da maxila antes de atingir o rebordo alveolar; esse nervo é um ramo do nervo infraorbitário.[12] Consequentemente, a remoção da parede anterior do seio maxilar deve ser realizada com precisão e visualização direta, acima do plexo dentário, mas abaixo e medial ao nervo infraorbitário para garantir sua preservação. Entretanto, em casos de lesões mais extensas, pode ser necessário sacrificar esse nervo.[12]

Podem ocorrer danos ao nervo infraorbitário e nervo alveolar anterossuperior durante a criação da janela antral. Além disso, devido à remoção da abertura piriforme (local em que a cartilagem lateral inferior se apoia), pode ocorrer insuficiência da válvula nasal externa (Figura 56.9). A necessidade de remoção do DNL pode causar estenose com epífora.[4,12,21]

MAXILOTOMIA SUBLABIAL ANTERIOR CALDWELL-LUC

A técnica original, descrita em 1893 por George Caldwell (norte-americano), e a contra-drenagem intranasal na região do meato inferior, proposta por Henri Luc (francês) em 1897, consistia na remoção radical da mucosa maxilar através da fossa canina. Essas técnicas, realizadas em conjunto, foram alguns dos principais procedimentos executados por otorrinolaringologistas no século passado.[22,23] Após diversas modificações, a nomenclatura Caldwell-Luc passou a referir-se especificamente a uma maxilotomia sublabial anterior. No entanto, com o advento de novas tecnologias, especialmente a ESS, a cirurgia perdeu espaço e as indicações diminuíram.[24]

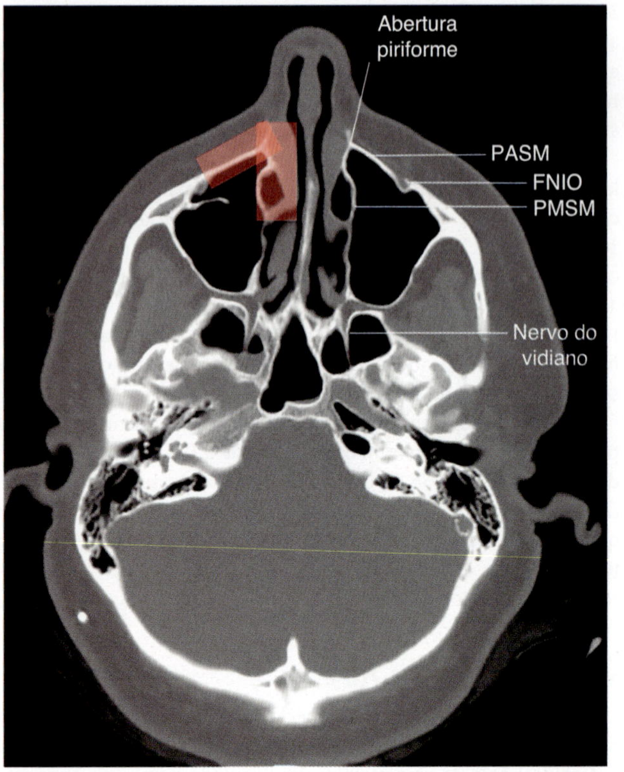

Figura 56.8 Tomografia computadorizada de seios da face, corte axial, janela óssea, expondo as estruturas anatômicas relevantes para o Denker modificado, assim como, em vermelho, a região óssea a ser removida. NIO = nervo infraorbitário; PASM = parede anterior do seio maxilar; PMSM = parede medial do seio maxilar.

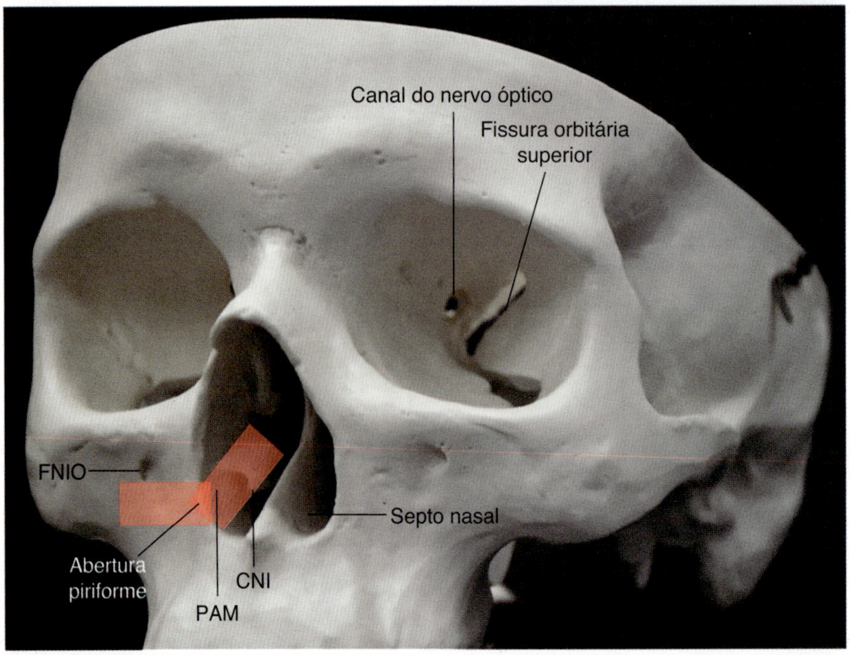

Figura 56.7 Modelo anatômico mostrando os reparos anatômicos do Denker modificado. Em vermelho, visualiza-se a região a ser removida da parede anterior do maxilar, preservando o nervo infraorbitário na parede anterior, e a remoção da parede medial, assim como da concha nasal inferior (CNI) e do ducto nasolacrimal. FNIO = forame do nervo infraorbitário; PAM = parede anterior da maxila.

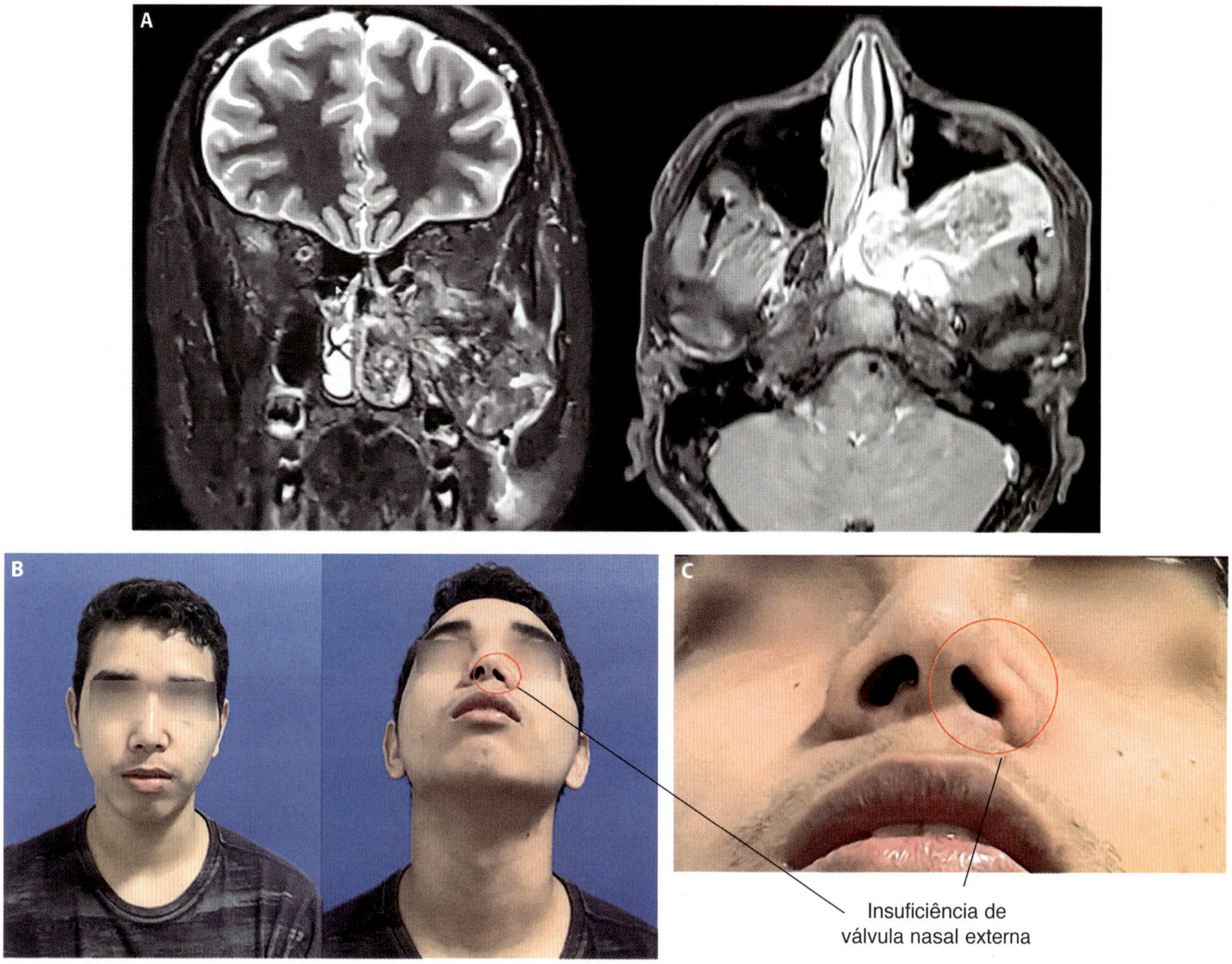

Figura 56.9 A. Ressonância magnética em cortes coronal e axial mostrando um nasoangiofibroma, à esquerda, com extensão importante para a região lateral do seio maxilar; **B** e **C.** Nesse caso, optou-se por realizar um Denker modificado e o paciente evoluiu com insuficiência de válvula nasal externa, à esquerda, em virtude da remoção da abertura piriforme, a qual é essencial para sustentar a cartilagem lateral inferior.

A técnica começa com a infiltração de vasoconstritor na região sublabial e, após 8 a 10 minutos – tempo necessário para a hemostasia –, realiza-se uma incisão que vai do dente canino ao segundo molar, situada 0,5 cm acima do sulco gengivolabial, facilitando, assim, a sutura dessa incisão ao final do procedimento. Tal incisão deve alcançar o periósteo da fossa canina. Em pacientes edentados, a incisão deve ser feita na gengiva para evitar trauma com a dentadura. Segue-se, então, com o descolamento subperiosteal da parede anterior do seio maxilar, tendo o nervo infraorbitário como limite superior (Figura 56.10).

Com o auxílio de dois retratores posicionados superomedial e superolateralmente, eleva-se a mucosa e o periósteo, executando movimentos finos para minimizar o trauma ao nervo infraorbitário e aos tecidos moles da região. Isso reduz as complicações pós-operatórias e expõe a parede anterior da maxila, conhecida como fossa canina (Figura 56.11).

A abertura do antro maxilar pode ser feita de diferentes maneiras, utilizando-se, para isso, um osteótomo, brocas cortantes ou diamantadas e pinças tipo Kerrison. É importante ressaltar que, se a remoção da parede anterior for feita com um osteótomo, deve-se marcar a área de osteotomia com batidas leves para evitar fraturas indesejadas.

A extensão e o tamanho da janela antral devem ser diretamente proporcionais ao tamanho e à localização do tumor. As complicações inerentes ao procedimento cirúrgico incluem edema local, hematoma malar, parestesia e dor no território de inervação do nervo infraorbitário (ver Figuras 56.10 e 56.11).

Embora, atualmente, as indicações sejam menos frequentes, elas continuam relevantes e devem ser avaliadas individualmente. Por exemplo, nos casos revisionais de pólipo antrocoanal ou papiloma invertido, em que não há instrumentação adequada ou óticas anguladas para acessar o ponto de inserção da lesão, que não é acessível pelos métodos endoscópicos, a maxilotomia tipo Caldwell-Luc é uma boa alternativa, a depender da preferência do cirurgião.

Outra indicação para a realização do Caldwell-Luc é associá-lo com a cirurgia endoscópica nasal, permitindo a manipulação do endoscópio e dos instrumentos cirúrgicos dentro do seio maxilar por duas vias diferentes (duas aberturas em dois planos distintos), facilitando assim a manipulação cirúrgica e a remoção tumoral.

Por último, uma indicação relativa ocorre quando o meato médio está livre e há alteração apenas na região anteroinferior do seio maxilar; a abertura externa é feita sem manipulação do meato e sem os riscos de complicações associados à antrostomia maxilar endoscópica (Figura 56.12).[22-24]

É essencial que os jovens otorrinolaringologistas dominem a técnica da maxilotomia sublabial anterior tipo Caldwell-Luc, que ainda tem suas indicações, e não deve ser considerada obsoleta, como já foi sugerido. O procedimento é fundamental na formação e no aprendizado da especialidade.

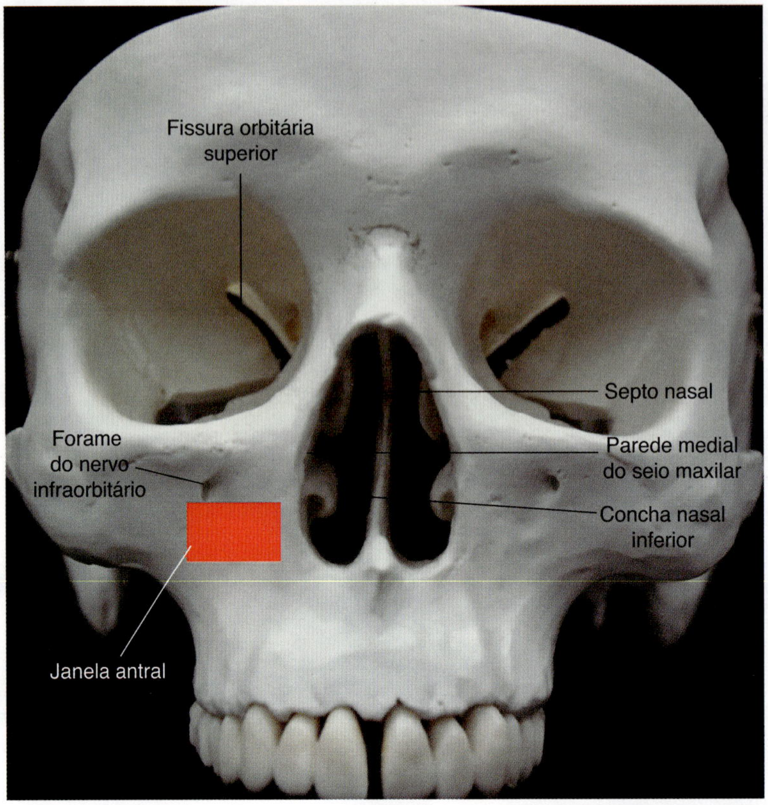

Figura 56.10 Modelo anatômico mostrando os reparos do acesso Caldwell-Luc e o local da abertura da parede anterior do seio maxilar.

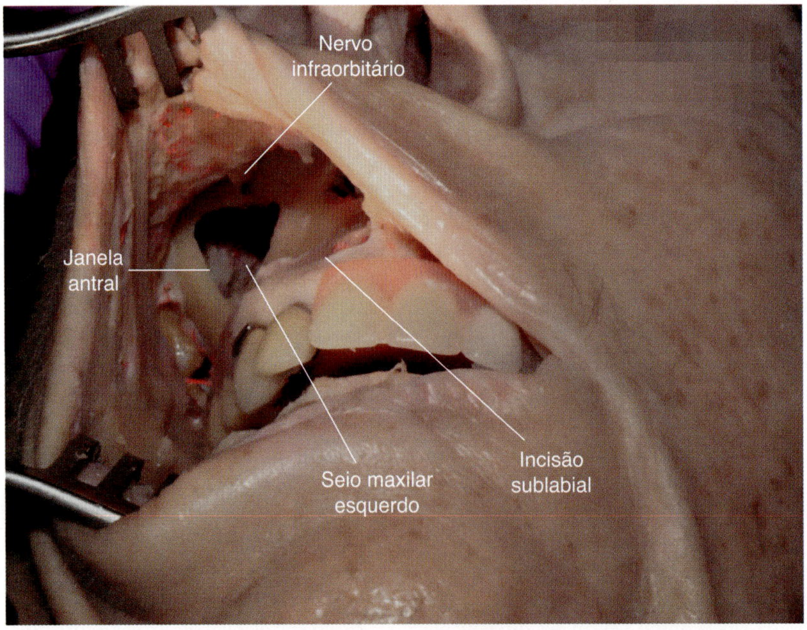

Figura 56.11 Exposição final da janela antral, à esquerda, tendo como limite superior o nervo infraorbitário. A extensão e o tamanho da janela antral devem ser diretamente proporcionais ao tamanho e à localização do tumor.

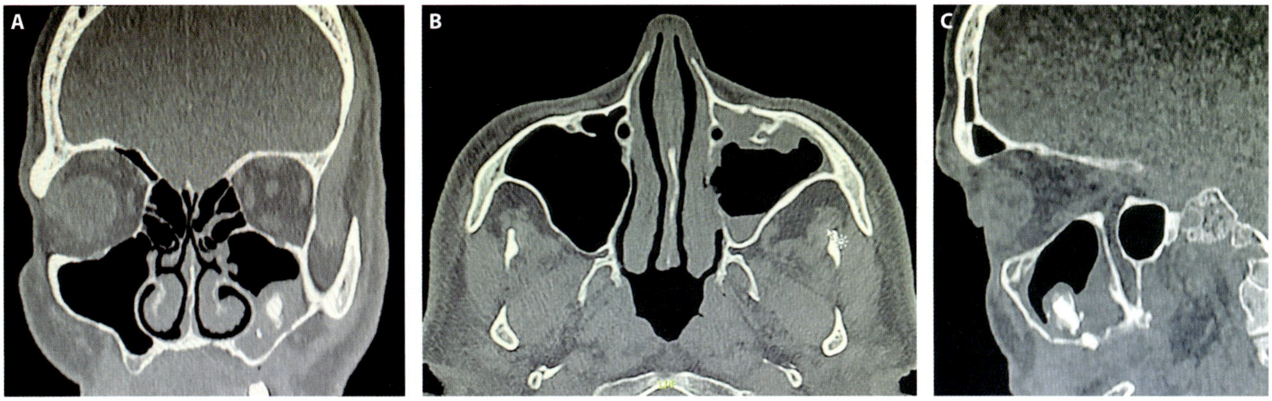

Figura 56.12 Tomografia dos seios da face, janela óssea. **A.** Corte coronal; **B.** Corte axial; **C.** Corte sagital, mostrando heterogeneidade em região anteroinferior de seio maxilar esquerdo, tendo como principal hipótese diagnóstica uma bola fúngica maxilar. Na imagem, fica evidente que a região do meato médio, ipsilateral ao processo infeccioso, não apresenta obstrução, ou seja, não há necessidade de antrostomia para drenagem ou aeração do seio maxilar esquerdo. Para esse caso, poderia ser indicada uma maxilotomia anterior tipo Caldwell-Luc.

REFERÊNCIAS BIBLIOGRÁFICAS

1. Thompson CF, Conley DB. What is the optimal maxillary antrostomy size during sinus surgery? Curr Opin Otolaryngol Head Neck Surg [Internet]. 2015 Feb [Acesso em 2024 Jul];23(1):34-8.
2. Richtsmeier WJ. Top 10 reasons for endoscopic maxillary sinus surgery failure. Laryngoscope [Internet]. 2001 Nov [Acesso em: 2024 Jul];111(11 Pt 1):1952-6.
3. Snidvongs K, Pratt E, Chin D, Sacks R, Earls P, Harvey RJ. Corticosteroid nasal irrigations after endoscopic sinus surgery in the management of chronic rhinosinusitis. Int Forum Allergy Rhinol [Internet]. 2012 [Acesso em: 2024 Jul];2(5):415-21.
4. Ashman A, Psaltis AJ, Wormald PJ, Tan NCW. Extended endoscopic approaches to the maxillary sinus. J Laryngol Otol [Internet]. 2020 Jun [Acesso em: 2024 Jul];134(6):473-80.
5. Kennedy DW, Adappa ND. Endoscopic maxillary antrostomy: Not just a simple procedure. Laryngoscope [Internet]. 2011 Oct [Acesso em: 2024 Jul];121(10):2142-5.
6. Bolger WE, Parsons DS, Mair EA, Kuhn FA. Lacrimal drainage system injury in functional endoscopic sinus surgery. Incidence, analysis, and prevention. Arch Otolaryngol Head Neck Surg [Internet]. 1992 Nov [Acesso em: 2024 Jul];118(11):1179-84.
7. Ahmed OH, Lafer MP, Bandler I, Zan E, Wang B, Lebowitz RA et al. Endoscopic visualization of the true maxillary ostium following uncinectomy. Ear Nose Throat J [Internet]. 2020 Jul [Acesso em: 2024 Jul];99(6):384-7.
8. Matthews BL, Burke AJ. Recirculation of mucus via accessory ostia causing chronic maxillary sinus disease. Otolaryngol Head Neck Surg [Internet]. 1997 Oct [Acesso em: 2024 Jul];117(4):422-3.
9. Loftus CA, Yoo F, Desiato VM, Schlosser RJ, Soler ZM. Treatment of recalcitrant maxillary sinusitis with endoscopic modified medial maxillectomy: A systematic review of safety and efficacy. Am J Rhinol Allergy [Internet]. 2020 Jan [Acesso em: 2024 Jul];34(1):127-33.
10. Woodworth BA, Grayson J. Modified medial maxillectomy for recalcitrant maxillary sinusitis. In: Chiu AG, Palmer JN, Adappa ND, editors. Atlas of endoscopic sinus and skull base surgery. 2nd ed. [Internet]. Philadelphia: Elsevier; 2019 [Acesso em: 2024 Jan 29]. p. 123-132.e1.
11. Cavada MN, Wong E, Orgain CA, Grayson JW, Alvarado R, Campbell RG et al. Fungal ball of the maxillary sinus and the risk of persistent sinus dysfunction after simple antrostomy. Am J Otolaryngol [Internet]. 2020 [Acesso em: 2024 Jul];41(4):102541.
12. Li L, London NR, Chen X, Prevedello DM, Carrau RL. Expanded exposure and detailed anatomic analysis of the superior orbital fissure: Implications for endonasal and transorbital approaches. Head Neck [Internet]. 2020 Oct [Acesso em: 2024 Jul];42(10):3089-97.
13. Ference EH, Welch KC. Endoscopic medial maxillectomy. In: Chiu AG, Palmer JN, Adappa ND, editors. Atlas of endoscopic sinus and skull base surgery. 2nd ed. [Internet]. Philadelphia: Elsevier; 2019 [Acesso em: 2024 Jan 30]. p. 173-182.e1.
14. Zhou B, Han DM, Cui SJ, Huang Q, Wang CS. Intranasal endoscopic prelacrimal recess approach to maxillary sinus. Chin Med J (Engl) [Internet]. 2013 Apr [Acesso em: 2024 Jul];126(7):1276-80.
15. Zhou B, Huang Q, Sun J, Li X, Zhang W, Cui S et al. Resection of inverted papilloma of the maxillary sinus via a prelacrimal recess approach: A multicenter retrospective analysis of surgical efficacy. Am J Rhinol Allergy [Internet]. 2018 Nov [Acesso em: 2024 Jul];32(6):518-25.
16. Kim DH, Kim SW, Son SA, Jung J, Kim SH, Hwang SH. Effectiveness of the endoscopic prelacrimal recess approach for maxillary sinus inverted papilloma removal: A systematic review and meta-analysis. Am J Rhinol Allergy [Internet]. 2022 May [Acesso em: 2024 Jul];36(3):378-85.
17. Kashlan K, Craig J. Dimensions of the medial wall of the prelacrimal recess. Int Forum Allergy Rhinol [Internet]. 2018 Jun [Acesso em: 2024 Jul];8(6):751-5.
18. Sieskiewicz A, Buczko K, Janica J, Lukasiewicz A, Lebkowska U, Piszczatowski B et al. Minimally invasive medial maxillectomy and the position of nasolacrimal duct: The CT study. Eur Arch Otorhinolaryngol [Internet]. 2017 Mar [Acesso em: 2024 Jul];274(3):1515-9.
19. Lee JT, Suh JD, Carrau RL, Chu MW, Chiu AG. Endoscopic Denker's approach for resection of lesions involving the anteroinferior maxillary sinus and infratemporal fossa. Laryngoscope [Internet]. 2017 Mar [Acesso em: 2024 Jul];127(3):556-60.
20. Li L, London NR, Prevedello DM, Carrau RL. Endoscopic endonasal approach to the pterygopalatine fossa and infratemporal fossa: Comparison of the prelacrimal and Denker's corridors. Am J Rhinol Allergy [Internet]. 2022 Sep [Acesso em: 2024 Jul];36(5):599-606.
21. Prosser JD, Figueroa R, Carrau RI, Ong YK, Solares CA. Quantitative analysis of endoscopic endonasal approaches to the infratemporal fossa. Laryngoscope [Internet]. 2011 Aug [Acesso em: 2024 Jul];121(8):1601-5.
22. Masterson L, Al Gargaz W, Bath AP. Endoscopic Caldwell-Luc technique. J Laryngol Otol [Internet]. 2010 Jun [Acesso em: 2024 Jul];124(6):663-5.
23. Şahin MM, Yılmaz M, Karamert R, Cebeci S, Uzunoğlu E, Düzlü M et al. Evaluation of Caldwell-Luc operation in the endoscopic era: Experience from past 7 years. J Oral Maxillofac Surg [Internet]. 2020 Sep [Acesso em: 2024 Jul];78(9):1478-83.
24. Fukui H, Kashiwagi N, Murakami T, Watanabe Y, Hyodo T, Ishi K et al. Enlargement of the infraorbital canal following Caldwell-Luc surgery. Jpn J Radiol [Internet]. 2017 Sep [Acesso em: 2024 Jul];35(9):532-8.

CAPÍTULO 57

Cirurgia do Seio Etmoide

Alexandre Wady Debes Felippu • Marcus Miranda Lessa • Otavio B. Piltcher

INTRODUÇÃO

O conhecimento anatômico do nariz e dos seios paranasais existe há vários séculos. Porém, foi a partir da descrição por Henle, em 1841, do revestimento epitelial diferenciado da região e, logo a seguir, de uma anatomia detalhada da região, por Emil Zuckerkandl, que no século XX ocorreu o grande impulso no desenvolvimento da rinologia moderna, com várias publicações de nomes consagrados até os dias atuais, como Grunwald, Onodi e Hakek.[1] Com a visualização prática e efetiva, mesmo em áreas laterais, possibilitada pela adaptação dos endoscópios urológicos para o nariz, que na verdade havia começado no início do século XX por Hirschmann e viabilizados por Harold H. Hopkins a partir de seus sistemas ópticos, que aumentavam a entrega de luz e qualificavam a imagem em conjunto com os estudos de Messerklinger sobre o *clearance* mucociliar, iniciou-se a era da cirurgia endoscópica nasossinusal.[2-6]

Especificamente em relação à etmoidectomia, o outrora temido limite cirúrgico da base do crânio e da órbita, por exemplo, definido pela propriocepção em um primeiro momento, ou mesmo pela visão limitada, embora binocular, da microscopia, tornava-se cada vez mais familiar aos rinologistas com advento da endoscopia, que era acessível com instrumentais adequados em áreas até então de difícil controle cirúrgico. Entretanto, apesar das novas técnicas cirúrgicas e a transição dos acessos externos para procedimentos endonasais, grande parte dos processos crônicos nasossinusais seguiu não dependendo isoladamente de questões anatômicas, isto é, não se resolveu com a melhoria da ventilação e drenagem dos seios paranasais. Por outro lado, e motivo da insistência no aprimoramento das técnicas cirúrgicas, para um grupo grande de pacientes, a adequada exposição dos seios notoriamente viabiliza um controle satisfatório da doença em termos de impacto na qualidade de vida. Nesse sentido, é importante discutir as diferentes técnicas de etmoidectomia com o objetivo de minimizar as conhecidas complicações advindas da invasão das nobres estruturas vizinhas, como conteúdo orbitário, sistema nervoso central, estruturas vasculares, entre outros.

Nos últimos 50 anos, diferentes técnicas foram publicadas e defendidas. Este capítulo aborda as diversas técnicas de etmoidectomia dentro de uma perspectiva endonasal, começando pela técnica posteroanterior, seguindo pela anteroposterior e, mais recentemente, a combinação de ambas, a técnica centrípeta, e ainda a etmoidectomia como parte do conceito da nasalização ou *neosinus*. A qualidade de uma etmoidectomia, independentemente da técnica, é um dos principais parâmetros para definir se um paciente realmente falhou ao tratamento cirúrgico. Por diferentes razões, esse tipo de observação deixa claro que o etmoide tem um papel central não só na compreensão anatomofisiológica da região, como também no manejo adequado de suas doenças. Ainda que no âmbito das hipóteses e com elevado conteúdo filosófico, há publicações mais recentes embasadas no estudo da evolução das espécies (Evo-Devo),[7] que corroboram para um olhar diferenciado sobre o etmoide. Essa teoria especificamente e suas aplicações práticas do ponto de vista de técnica cirúrgica também serão exploradas a seguir, junto com as demais técnicas. Tudo dentro de uma ideia em que ainda não existe uma sequência padrão-ouro a ser seguida, mas deve ficar claro um princípio básico por meio do qual a curva de aprendizado é facilitada e sem grandes percalços quando o cirurgião valoriza o diagnóstico, conhece a anatomia e sistematiza suas abordagens.[8]

ETMOIDECTOMIA POSTEROANTERIOR

Considerada a primeira técnica endonasal, mesmo antes do advento dos endoscópios, exatamente pelo fato de viabilizar sua realização até com a luz frontal. Marcava, ao propor uma dissecção a partir da identificação da base do crânio, de certa forma uma quebra no péssimo conceito estabelecido sobre as etmoidectomias intranasais até então definidas por Mosher: "uma das cirurgias que mais facilmente poderiam levar um paciente ao óbito".[9] Reservada para pacientes com rinossinusite crônica com polipose nasal (RSCcPN) extensa, pressupõe a identificação da base do crânio a partir do esfenoide após remoção parcial da concha média. Com esse limite identificado, todas as células etmoidais são removidas anteriormente. Ou seja, faz parte dessa etmoidectomia a esfenoidectomia inicialmente. Segue o passo a passo.

Ressecção parcial da concha média

A porção inferior do corneto médio é retirada com utilização de tesoura para turbinectomia. Duas incisões são realizadas. A primeira é paralela à margem inferior da concha média e remove aproximadamente o terço inferior da concha. A segunda incisão inicia-se na metade no sentido anteroposterior da concha média e é direcionada superoposteriormente em direção ao seio esfenoidal. A segunda incisão resulta em abertura parcial das células do etmoide posterior.

Esfenoidotomia

Dependendo da posição do óstio do seio esfenoide, ele poderá ser visualizado no mesmo nível da inserção posterior da concha média ou da concha superior, ou pode ser necessário remoção de algumas células etmoidais posteriores para sua visualização. Para localizar o óstio do seio esfenoide, o cirurgião deve se lembrar que sua parede anterior se localiza a 7 cm da espinha nasal anterior em um ângulo de 30° com o assoalho da fossa nasal.

Etmoidectomia

Após completar a esfenoidotomia, as células etmoidais posteriores são abordadas utilizando pinça Blakesley. É preciso cuidado para identificar a fóvea etmoidal que serve como limite superior da dissecção. Esse parâmetro anatômico deve ser identificado durante todo o procedimento. O limite para remoção das células etmoidais anteriores é o recesso do frontal ou quando o óstio ou ducto nasofrontal é identificado. As células do recesso do frontal são removidas cuidadosamente. Não se deve abordar diretamente o óstio nasofrontal, a não ser que haja evidência radiológica de sinusopatia frontal. Se há obstrução do ducto, sua parede anterior pode ser removida com cureta ou broca diamantada. Utilizando-se de endoscópio de 70°, o seio frontal pode ser inspecionado.

Revisão

A última etapa consiste em inspeção do campo operatório para retirada de fragmentos residuais ósseos e de mucosa que podem levar à obstrução ou serem foco de infecção.[10-12]

ETMOIDECTOMIA ANTEROPOSTERIOR

A técnica mais difundida desde o início da era endoscópica vem da escola de Gratz (Áustria), descrita por Messerklinger e divulgada mundialmente por Stammberger e Kennedy, com uma proposta de dissecção anteroposterior (Vídeo 57.1).[13] E, teoricamente baseada em conceitos anatomofisiológicos, foi denominada por Kennedy *functional endoscopic sinus surgery* e internacionalmente abreviada e chamada FESS. Esses autores sistematizam o procedimento em quatro tempos básicos:[8,13-17]

- Uncinectomia e definição da lâmina papirácea
- Bolha etmoidal (abertura do etmoide anterior)
- Lamela basal (abertura do etmoide posterior)
- Abertura do esfenoide (esfenotomia transnasal ou transetmoidal).

Uncinectomia

O primeiro passo é a abertura do infundíbulo etmoidal, através da ressecção do processo uncinado (uncinectomia) (Figura 57.1 A). Deve-se realizar a palpação da apófise unciforme (processo uncinado) com um palpador (com ponta de bolinha) ou com o descolador de Freer ou de Cottle, palpar e sentir o movimento da apófise unciforme. O palpador pode ser colocado na porção posterior da unciforme, tracionando-a levemente em sentido anterior, afastando-a, assim, da lâmina papirácea.[8] A ressecção pode ser realizada de anterior para posterior com o próprio descolador ou com faca falciforme, ou de posterior para anterior com pinça *back-bitter*. Quando se realiza a ressecção anteroposterior, o instrumento utilizado é primeiro posicionado perpendicularmente (Figura 57.1 B) ao processo uncinado, e assim que ele é perfurado, o instrumento é posicionado paralelamente para evitar lesões da lâmina papirácea. A incisão é iniciada próximo a sua inserção na concha média, e ampliada inferiormente, atentando para que as três camadas do processo uncinado estejam sendo incisadas simultaneamente (Figura 57.1 C).[15] O processo uncinado é, então, deslocado medialmente, de modo que o cirurgião possa visualizar o infundíbulo etmoidal. A parede anterior da bolha etmoidal pode ser vista superiormente, e qualquer doença nessa área pode ser identificada.[16] Tanto os remanescentes superiores como os inferiores do processo uncinado devem ser ressecados, de forma que o processo uncinado seja todo removido (Figura 57.1 D).

Para essa finalidade, pode ser utilizada uma pinça de preensão tipo Blakesley reta, por meio de uma adequada torção e tração do instrumento, ou uma pinça reta cortante.[8,13-17] O microdebridador também pode ser utilizado para fazer a remoção total do processo uncinado ou de seus remanescentes.

Atenção

Uma incisão incompleta do processo uncinado pode dificultar a identificação do óstio natural do seio maxilar e também atrapalhar a realização de uma adequada etmoidectomia.

A porção mais superior do processo uncinado pode servir de ponto de reparo anatômico na abordagem ao recesso frontal.

O cirurgião iniciante pode confundir a linha maxilar com o processo uncinado. Uma palpação cautelosa permite a diferenciação exata dessas estruturas.

O limite lateral do processo uncinado superiormente é a lâmina papirácea e, portanto, deve-se evitar manobras intempestivas na região.

Óstio do seio maxilar

A identificação do óstio natural do seio maxilar faz parte da sequência proposta pela escola austríaca a partir da remoção completa e adequada do processo uncinado. Contudo, as diferentes formas de acesso ao seio maxilar são abordadas em capítulo específico deste Tratado.

Abertura da bolha etmoidal

Usualmente, a sua ressecção se inicia o mais inferior e medial possível. Contudo, pode também ser dissecada medialmente a partir da lâmina papirácea. Vários instrumentos podem ser utilizados: aspirador, descolador de Freer ou de Cottle, curetas, pinças de preensão, microdebridador, entre outros.[8] Utilizando-se a ponta do aspirador reto ou o descolador de Cottle ou o Blakesley reto fechado, faz-se uma perfuração medial e inferior da bolha etmoidal, observando a sua profundidade e grau de pneumatização (Figuras 57.2 A e B). Com o Blakesley reto ou uma pinça cortante reta, pode-se remover o restante da bolha etmoidal, com atenção para não ultrapassar o seu limite posterior, que é a porção diagonal da concha média. A porção superior da bolha etmoidal deve ser removida preferencialmente com pinças anguladas cortantes, sempre tendo o cuidado de palpar o espaço posterior da célula antes de removê-la (Figura 57.2 C). A pinça de Kerrison pode ser utilizada com essa finalidade e com boa segurança.[15] Observar que o limite lateral, após a remoção da bolha etmoidal, é a lâmina papirácea. Como medida de segurança, alguns cirurgiões utilizam a palpação do globo ocular para avaliar o movimento da lâmina papirácea ou mesmo a potencial protrusão de gordura periorbitária no campo operatório. A exposição de gordura não é um problema grave, mas a sua ressecção sim, pois pode resultar em sangramento intraorbitário.[8,13,15,16]

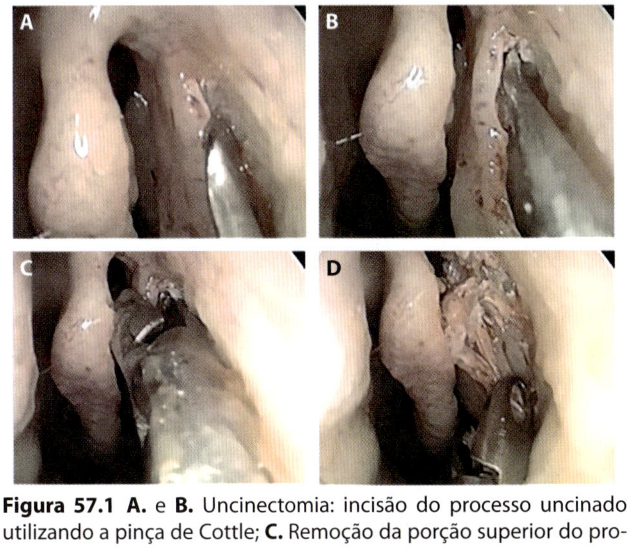

Figura 57.1 A. e **B.** Uncinectomia: incisão do processo uncinado utilizando a pinça de Cottle; **C.** Remoção da porção superior do processo uncinado utilizando a pinça Blakesley reta; **D.** Remoção da porção inferior do processo uncinado utilizando a pinça Blakesley reta.

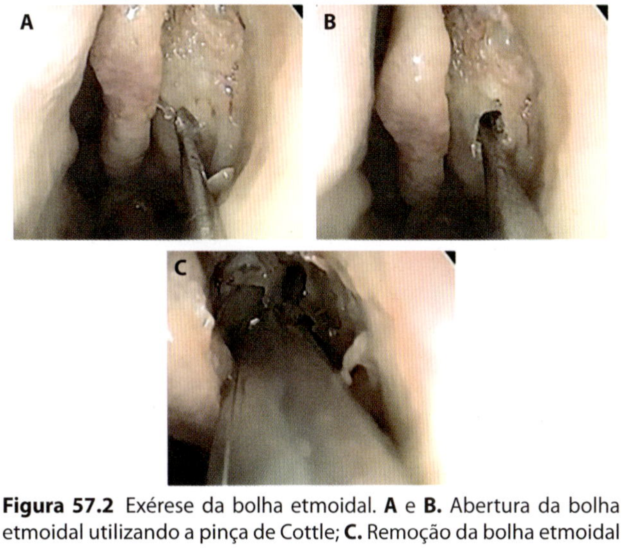

Figura 57.2 Exérese da bolha etmoidal. **A** e **B.** Abertura da bolha etmoidal utilizando a pinça de Cottle; **C.** Remoção da bolha etmoidal utilizando a pinça Blakesley reta.

Atenção

A abordagem inicialmente medial e inferior da bolha etmoidal é segura para evitar lesões da lâmina papirácea e base de crânio. Atuar delicadamente na remoção superior da bolha etmoidal é importante para não lesar a base do crânio.

Seguindo a parede anterior da bolha etmoidal, em geral se encontra superiormente o recesso frontal com a via de drenagem do seio frontal.

Exploração e dissecção do recesso frontal

A exploração do recesso frontal é, muitas vezes, realizada antes mesmo da abertura da bolha etmoidal. Para isso, após a ressecção completa da apófise unciforme, incluindo seus remanescentes superiores, troca-se o endoscópio de 0° pelo de 30, 45 ou 70°. Muitas vezes, a parede anterior da bolha etmoidal está ao nível da parede posterior do óstio do seio frontal, e é utilizada como referência anatômica para a exploração e dissecção, se for o caso, da região.[13,18-21] Outros cirurgiões preferem ressecar todo o etmoide, inclusive o posterior, até o nível da artéria etmoidal anterior. A artéria etmoidal anterior forma, na base do crânio, o limite posteroinferior do recesso frontal.[18] A partir deste ponto, as dissecções superior e anterior são a dissecção do recesso frontal.[8]

Atenção

Atenção deve ser tomada ao se trabalhar no etmoide anterior e na região do recesso frontal, para que não haja lesão da placa cribriforme (medialmente).

A preservação inicialmente da bolha etmoidal pode ajudar o cirurgião na identificação da drenagem do seio frontal na região do recesso frontal, além de proteger a artéria etmoidal anterior.

Abertura do etmoide posterior

Seguindo a escola de Gratz, com a técnica de Messeklinger, o próximo passo representa a abertura do etmoide posterior.[12] O limite entre o etmoide anterior e o posterior é constituído pela lamela basal da concha média, que é a inserção horizontal da concha média na parede lateral. A concha média apresenta uma porção horizontal, uma vertical e uma diagonal.[18] Para acessar o etmoide posterior, deve-se perfurar a lamela basal da concha média (porção diagonal da concha média) o mais medial e inferior possível, ou seja, o mais próximo da concha média e longe da parede lateral. Usualmente, utiliza-se um descolador de Freer ou de Cottle para esse tempo cirúrgico, ou mesmo uma pinça tipo Blakesley reta (Figura 57.3).

Após a abertura, inspeciona-se com o endoscópio e amplia-se a ressecção da porção diagonal da concha média.[8,13-16] O cirurgião deve palpar com a ponta do instrumento angulado o espaço existente atrás da célula a ser removida, para somente então removê-la definitivamente. Se não houver espaço palpável superiormente, o instrumento estará tocando a base do crânio. A pinça cortante angulada ou a pinça de Kerrison podem ser utilizadas com essa finalidade. O cirurgião deve lembrar que ao remover a lamela basal da concha média, que participa da estabilização da concha média, a porção horizontal da concha média deve ser preservada o máximo possível com o objetivo de manter a sua sustentação. Caso essa preservação da porção horizontal não seja respeitada, a concha média pode ficar instável e lateralizar, obstruindo a cavidade criada no pós-operatório. O cirurgião deve lembrar que, especialmente em etmoide posterior muito pneumatizado (célula de Onodi), pode existir contato íntimo com o nervo óptico na sua parede lateral. A avaliação criteriosa pré-operatória da tomografia computadorizada dos seios paranasais permite observar a existência da célula de Onodi.[8,13-16]

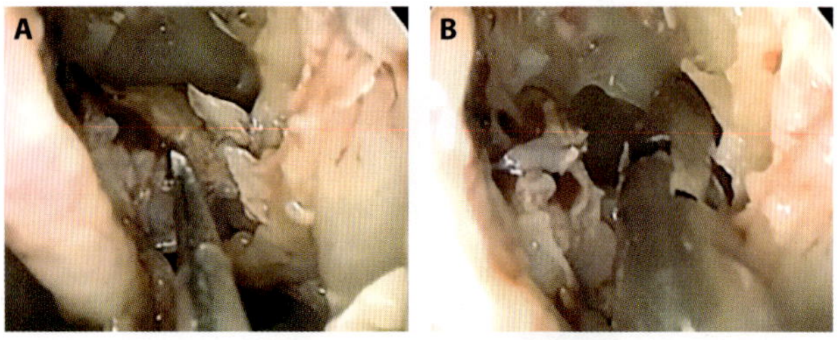

Figura 57.3 Etmoidectomia posterior. **A.** Abertura da lamela basal da concha média utilizando a pinça de Cottle; **B.** Remoção da lamela basal da concha média utilizando a pinça Blakesley reta, resultando em ampla comunicação entre o etmoide anterior e posterior.

Atenção

A abordagem inicialmente medial e inferior da lamela basal da concha média é segura para evitar lesões da lâmina papirácea e base de crânio.

Uma vez removida a lamela basal (porção diagonal) da concha média, não se deve remover a sua porção horizontal, para que não haja instabilidade no pós-operatório, promovendo o deslocamento lateral da concha e consequente sinequia com obstrução do meato médio

O nervo óptico pode se encontrar posterior e lateralmente ao etmoide posterior. A maior porcentagem de lesão iatrogênica nele ocorre nessa região.

Abertura do seio esfenoidal

Assim como na identificação do óstio natural do seio maxilar e no seu manejo, o acesso ao seio esfenoidal entra na sequência da proposta cirúrgica da escola austríaca, quer seja via etmoide posterior quer via fossa nasal. Esse conteúdo será explorado adequadamente no capítulo específico sobre o seio esfenoidal.

ETMOIDECTOMIA ANTEROPOSTERIOR E POSTEROANTERIOR

Reforçando a mensagem deste capítulo em relação à viabilidade de várias formas de realizar essa cirurgia, sempre objetivando uma abordagem ideal anatômica e fisiológica, Shaefer et al. publicaram um artigo no qual revisaram propostas de combinação das técnicas posteroanterior com a anteroposterior. Dessa forma, seria viabilizada a preservação da anatomia de acordo com a extensão da doença abordada anteriormente, com a segurança oferecida pela visão inicial da base do crânio com a técnica retrógrada, igualmente já explicada. Esse tipo de proposta combinada representaria a essência da filosofia minimamente invasiva no universo da cirurgia nasossinusal endonasal.[22]

ETMOIDECTOMIA PELA TÉCNICA CENTRÍPETA

A etmoidectomia pela técnica centrípeta é uma abordagem cirúrgica que consiste na dissecção progressiva das células etmoidais partindo da periferia em direção ao centro, utilizando marcos anatômicos confiáveis (Vídeo 57.2). Esse método surgiu em 1984 como resposta às limitações das técnicas convencionais que, embora amplamente empregadas, apresentam desafios no manejo de variantes anatômicas complexas e podem aumentar o risco de complicações intraoperatórias devido à variação anatômica individual. Marcava desde então uma visão distinta das propostas até aquele momento preconizadas. Inicialmente concebida com uso do microscópio nos anos 1990, foi aprimorada com a introdução dos endoscópios.[23]

A técnica centrípeta propõe uma sistemática que oferece maior controle visual e segurança, potencialmente minimizando a ocorrência de danos inadvertidos a estruturas vitais circundantes, como a órbita e a base anterior do crânio. Entretanto, essa estratégia demanda não apenas um aprofundado conhecimento da anatomia etmoidal, mas também experiência no manejo de instrumentos endoscópicos angulados, o que exige muito aprendizado.[23-26]

O uso da técnica centrípeta tem sido particularmente enfatizado por radicar-se em fundamentos reconhecidos em cirurgias oncológicas de cabeça e pescoço. Prioriza-se a identificação e a preservação das estruturas anatômicas críticas, seguindo a filosofia de que um entendimento claro dos marcos operatórios assegura um procedimento mais seguro e menos invasivo.[3] Além disso, a técnica tem sido associada a uma redução na incidência de reintervenções cirúrgicas, como evidenciado pelo seguimento a longo prazo de pacientes com rinossinusite crônica, com melhora da qualidade de vida de casos reconhecidamente difíceis como na doença respiratória exacerbada por Aspirina® e AINEs (anti-inflamatórios não esteroides) e, ainda, na fibrose cística.[23,25,26]

Está claro que as evidências disponíveis devem ser consideradas dentro de um contexto das características específicas das populações estudadas. Para uma avaliação abrangente e confiável, tanto a técnica centrípeta como as demais estabelecidas para etmoidectomia, como as de Stammberger e Messerklinger, demandam a realização de estudos prospectivos randomizados. Em todas as abordagens, pesquisas com amostragens maiores são essenciais para comparações metodológicas imparciais e eficazes. A condução rigorosa de estudos de alta qualidade é fundamental para determinar o posicionamento de todas essas técnicas no espectro de procedimentos para etmoidectomia, proporcionando uma visão detalhada sobre a eficácia e potenciais melhorias de cada método.

Técnica

A técnica centrípeta se baseia fortemente na utilidade dos endoscópios angulados, uma inovação que amplia substancialmente o campo visual do cirurgião e permite a construção mental de uma imagem tridimensional a partir das visualizações bidimensionais do endoscópio.[24] Apesar do potencial, o uso desses dispositivos avançados impõe desafios inerentes; a interpretação eficaz das imagens e a manipulação precisa de instrumentos cirúrgicos em espaços anatomicamente restritos dependem de um alto nível de habilidade e experiência cirúrgica. Treinamentos especializados e prática são cruciais para transpor a curva de aprendizagem que acompanha o uso desses endoscópios angulados.[25]

No que tange à instrumentação, a técnica centrípeta beneficia-se da precisão de instrumentos customizados, como pinças de ressecção e osteótomos, que são desenhados para preservar a integridade das mucosas e auxiliar na recuperação pós-operatória, especialmente em casos de rinossinusite crônica sem polipose. Em situações de polipose, o uso de dissectores-aspiradores é crucial, permitindo a remoção cuidadosa e controlada das formações polipoides. Esses instrumentos, e a perícia em utilizá-los efetivamente, estão diretamente ligados ao sucesso da técnica centrípeta, evidenciando a importância da experiência prática e do discernimento clínico para alcançar os melhores resultados possíveis com essa metodologia.[23,25,26]

Ressecção da concha média

É importante destacar que a abordagem centrípeta classicamente preconiza a remoção ou redução da concha média como parte da sequência sistemática, que busca maximizar a exposição das células etmoidais e facilitar o acesso a estruturas posteriores, como o seio esfenoidal (Figura 57.4).[24] Tradicionalmente, a concha média é vista como um importante marco anatômico durante a cirurgia endoscópica nasal, todavia, nessa técnica, sua remoção não é considerada uma complicação que obstrua futuras cirurgias de revisão devido à confiança em outros marcos anatômicos estáveis e confiáveis para orientação.[23]

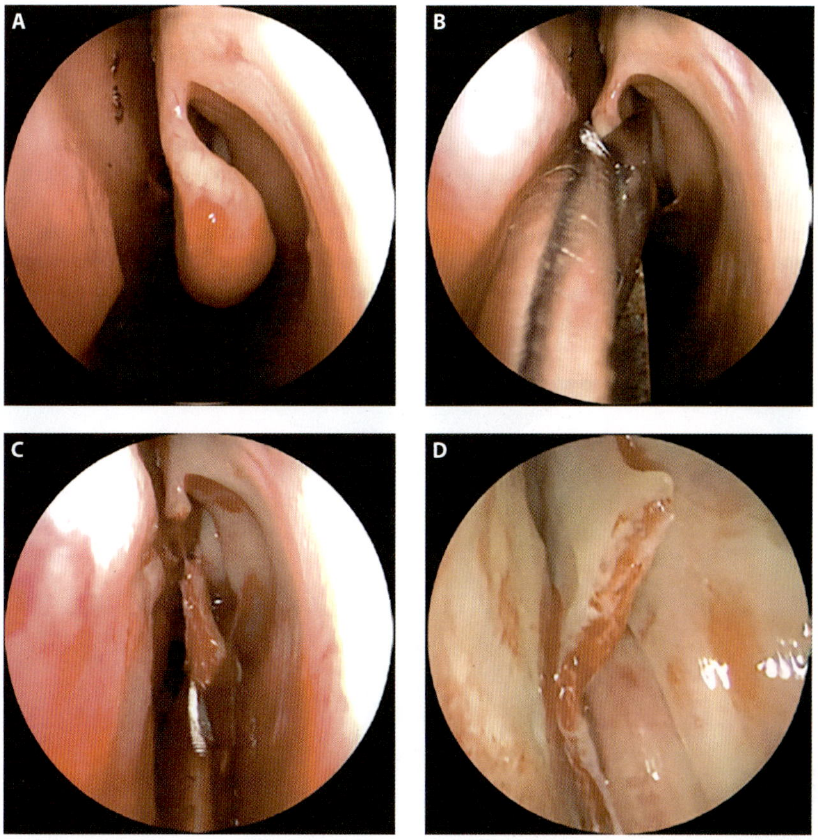

Figura 57.4 Ressecção da placa meatal com preservação da placa das conchas. **A.** Visão endoscópica da concha média com 30º para baixo; **B.** Posicionamento inicial da tesoura; **C.** Progressão do corte preservando a placa das conchas; **D.** Término da ressecção com preservação da cauda da concha média e placa das conchas.[23]

A remoção da concha média pode, em teoria, facilitar o acesso e melhorar a ventilação dos seios paranasais, permitindo uma visão cirúrgica ampliada e potencialmente diminuindo a incidência de recorrências da doença sinusal.[3]

Enquanto a ressecção da concha média pode ser questionada diante de pacientes com RSC sem pólipos nasais, nos quadros de processos inflamatórios mais intensos, ou no contexto de patologias neoplásicas, a ressecção pode desempenhar um papel mais crucial na gestão da doença e na otimização dos resultados cirúrgicos.

Considerações práticas na técnica centrípeta

Considerando-se a etmoidectomia realizada a partir da técnica centrípeta, se está diante de uma metodologia que foi construída em torno da precisão e do controle rigoroso, aspectos que a diferenciam das abordagens tradicionais de etmoidectomia. Essa técnica inicia-se nas margens do seio etmoidal e se encaminha meticulosamente para as áreas mais centrais, utilizando-se da lâmina papirácea e do teto etmoidal como marcos anatômicos orientadores na progressão da dissecção.[24] A estratégia visa mitigar o risco de lesões acidentais à órbita ou à dura-máter, o que é especialmente preocupante devido ao potencial de complicação associado à patologia etmoidal.[4]

A incisão constitui o ponto de partida da técnica centrípeta em etmoidectomia e sua execução demanda precisão e um planejamento cuidadoso. Na técnica centrípeta, a incisão é geralmente efetuada na região do processo uncinado ou, alternativamente, na área do agger nasi, baseando-se na especificidade da anatomia nasal do paciente e na extensão do processo patológico.[24] O posicionamento estratégico dessa incisão inicial é deliberado para permitir uma transição progressiva, avançando das margens periféricas do seio etmoidal para o centro, o que constitui a espinha dorsal da técnica centrípeta.

A decisão de executar a incisão em localizações específicas decorre da intenção de maximizar a exposição das áreas-alvo da dissecção e assegurar a navegabilidade durante o procedimento. As incisões são feitas com o objetivo de acessar um plano seguro para a cirurgia subsequente, estabelecendo as fundações para um procedimento que, em teoria, deve minimizar o risco de iatrogenia ao seguir uma progressão lógica de dissecção.[25] No entanto, a prática da criação da incisão não está isenta de suas nuances. O sucesso da técnica centrípeta está intimamente ligado à acurácia da incisão inicial e à técnica de dissecção adotada pelo cirurgião (Figura 57.5). Com o intuito de otimizar o acesso ao campo cirúrgico, a incisão deve ser realizada de forma a preservar as funções fisiológicas nasais e favorecer a cicatrização adequada, minimizando qualquer impacto negativo na anatomia e prevenção de sinequias.[1] Além disso, a prática da incisão deve levar em conta a anatomia individual de cada paciente e as variações patológicas presentes.

Considerações finais sobre a técnica centrípeta

Para a realização da técnica centrípeta, há uma necessidade de investigação continuada no que concerne ao treinamento e aprofundamento das habilidades dos cirurgiões, particularmente em relação ao manuseio dos instrumentos especializados e à interpretação das imagens fornecidas pelos endoscópios angulados.

É essencial o monitoramento endoscópico semanal cuidadoso no período pós-operatório, realizado por um cirurgião experiente, no sentido de evitar a formação de sinequias e assegurar um resultado cirúrgico eficaz. A vigilância constante e uma intervenção oportuna são cruciais para otimizar a recuperação do paciente e maximizar os benefícios do procedimento. No cerne do progresso dessa técnica está a necessidade de uma abordagem colaborativa, envolvendo intercâmbios multidisciplinares e estudos multicêntricos.

Em resumo, a técnica centrípeta representa um marco significativo no campo da cirurgia endoscópica dos seios paranasais, com um potencial comprovado de resultados promissores. Entretanto, o seu futuro depende da sua capacidade de evolução por meio do aprofundamento de evidências, da inovação tecnológica e da educação cirúrgica, elementos que solidificarão seu papel no avanço do manejo cirúrgico da rinossinusite crônica e demais patologias etmoidais.

NASALIZAÇÃO (ETMOIDECTOMIA)

A nasalização foi descrita pela primeira vez em 1995 por Roger Jankowski. Nessa técnica proposta para tratamento de RSCcPN extensa, além de aberturas amplas dos maxilares e esfenoides, a grande diferença seria a remoção do revestimento mucoso lateral do etmoide, deixando intacta a base do crânio com seu periósteo exposto sem tocar no epitélio olfativo.[27] Para esse propósito, a concha média, como na técnica retrógrada (posteroanterior), isolada ou combinada, e como na abordagem centrípeta, também deveria ser removida parcialmente. A proposta de remoção do revestimento mucoso de parte do etmoide marcou uma visão absolutamente antagônica com tudo o que se havia estabelecido a partir dos conceitos de Messerklinger.[4,28] O tradicional conceito de restaurar a ventilação e a drenagem para essa região não faz parte do conceito fisiopatológico dentro da compreensão sobre a fisiopatogenia e terapêutica desses autores. Essa forma de ver a doença nasossinusal inflamatória ficou mais encorpada a partir de publicações mais

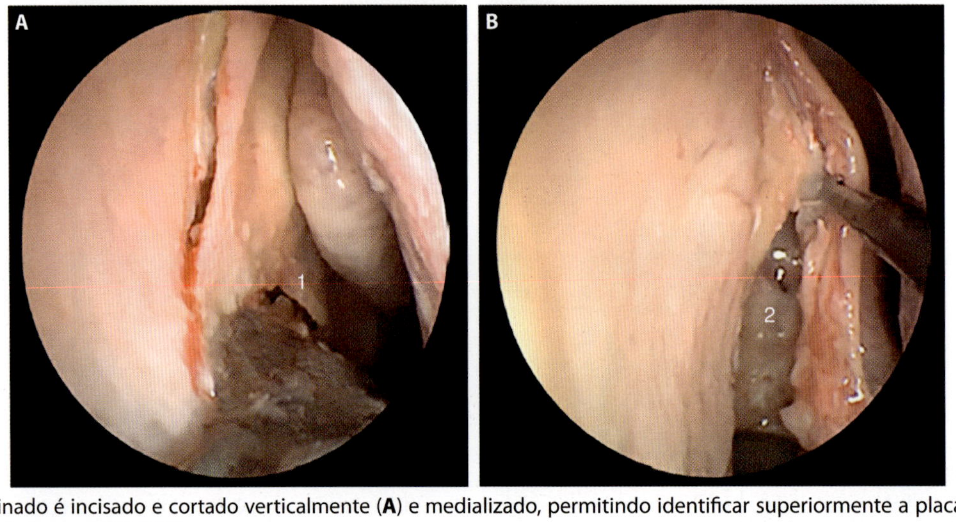

Figura 57.5 Uncinado é incisado e cortado verticalmente (**A**) e medializado, permitindo identificar superiormente a placa do agger nasi e, posteriormente, a bula etmoidal (**B**).[18]

recentes do mesmo grupo que revisou a questão do ponto de vista embriológico e evolucionista, que define o etmoide com uma estrutura diferente dos demais seios paranasais. Essa teoria é denominada Evo-Devo.[7] O etmoide assume papel central na formação dos pólipos na rinossinusite crônica, e os demais seios da face passam a ser vistos como parte importante da função respiratória a partir da preservação do seu óstio e acúmulo de gases como óxido nítrico.[29] A proposta quanto ao etmoide segue abrangente, com remoção da concha média, busca de remoção meticulosa de todo o revestimento mucoperiosteal, em sua porção médio lateral junto a base do crânio, preservando o epitélio olfativo. Além disso, sempre que possível, apenas liberando o óstio de drenagem dos seios maxilares, esfenoides e frontais sem alargamento dos mesmos. Muito semelhante a alguns aspectos da técnica centrípeta em relação à etmoidectomia, utiliza a lâmina papirácea como marco anatômico inicial e o teto do etmoide posterior como limites fundamentais para a realização adequada do procedimento.

CONSIDERAÇÕES FINAIS

Desde o advento dos endoscópios, diferentes técnicas cirúrgicas têm sido propostas para etmoidectomia endonasal. A revisão da literatura indica que essa estrutura tem um papel fundamental no manejo da doença inflamatória nasossinusal. Essa cirurgia exige um treinamento rigoroso e repetitivo, um conhecimento anatômico diferenciado, um aprofundamento do conhecimento sobre a fisiopatogenia das doenças inflamatórias dessa região e, fundamentalmente, a compreensão da importância de um diagnóstico correto antes do procedimento.

Quanto à hipótese mais recente de que o etmoide não seria um seio paranasal propriamente dito, tendo uma origem e funções diferente das demais estruturas anatômicas paranasais, ainda são necessárias mais evidências. Contudo, independentemente de sua comprovação, reforçam a importância que o etmoide e sua adequada abordagem têm no manejo das doenças nasossinusais.

Por fim, devido às limitações inerentes às pesquisas para comparar diferentes técnicas cirúrgicas, não é possível definir qual a melhor abordagem dessa região anatômica. Entretanto, não restam dúvidas que cabe ao profissional entender a importância de se conhecer muito bem a anatomia e a sistematização do procedimento para poder atingir uma exposição completa dos limites, sem causar complicações. O conhecimento histórico e prático das diferentes técnicas revisadas neste capítulo pode auxiliar na construção individual no tratamento dessa região anatômica, buscando sempre a eficácia aliada à segurança dos pacientes.

REFERÊNCIAS BIBLIOGRÁFICAS

1. Nogueira JF Jr, Hermann DR, Américo RR, Barauna IS Filho, Stamm AE, Pignatari SS. A brief history of otorhinolaryngolgy: otology, laryngology and rhinology. Braz J Otorhinolaryngol [Internet]. 2007 Sep-Oct [Acesso em: 2024 Jul;73(5):693-703.
2. Jacobs JB.100 years of frontal sinus surgery.Laryngoscope [Internet]. 1997 [Acesso em: 2024 Jul];107:1-36.
3. Jennings CR, Hopkins H. Arch Otolaryngol Head Neck Surg [Internet]. 1998 [Acesso em: 2024 Jul];124:1042.
4. Messerklinger W. Endoscopy of the nose. Baltimore, Maryland: Urban & Schwarzenberg; 1978. 187 p
5. Stammberger H. Endoscopic endonasal surgery – concepts in treatment of recurring rhinosinusitis. Part II. Surgical technique. Otolaryngol Head Neck Surg [Internet]. 1986 [Acesso em: 2024 Jul]; 94:147-56.
6. Govindara J, Addapa ND, Kennedy DW. Endoscopic sinus surgery: evolution and technical innovations. J Laryngol Otol [Internet]. 2010 [Acesso em: 2024 Jul]; 124:242-50.
7. Jankowski R. The Evo-Devo origin of the nose, anterior skull base and midface. Paris: Springer; 2013.
8. Roithman R, Lessa MM. Princípios da cirurgia endoscópica das cavidades paranasais In: Tratado de otorrinolaringologia e cirurgia cérvico-facial. 2. ed. São Paulo: Roca; 2011. v. 3; p. 284-95.
9. Mosher HP. The surgical anatomy of the ethmoidal labyrinth. Ann Otolaryngol [Internet]. 1929 [Acesso em: 2024 Jul];38:869-901.
10. Wigand ME, Steiner W, Jaumann MP. Endonasal sinus surgery with endoscopical control: From radical operation to rehabilitation of the mucosa. Endoscopy [Internet]. 1978 [Acesso em: 2024 Jul];10:255-60.
11. Wigand ME. Endoscopic surgery of the paranasal sinuses and anterior skull base. New York: Thieme Medical Publishers; 1990.
12. Lawson W. The intranasal ethmoidectomy: an experience with 1,077 procedures. Laryngoscope [Internet]. 1991 [Acesso em: 2024 Jul]; 101:367-71.
13. Stammberger H. Functional endoscopic sinus surgery – the Messerklinger technique. Philadelphia: BC Decker; 1991.
14. Voegels RL. Cirurgia endoscópica dos seios paranasais. Arq Fund Otorrinolaringol [Internet]. 1997 [Acesso em: 2024 Jul];01(1):15-8.
15. Voegels RL, Pádua FGM. Cirurgia endoscópica funcional dos seios paranasais. In: Tratado de otorrinolaringologia da Sociedade Brasileira de Otorrinolaringologia. 1. ed. São Paulo: Roca; 2002. v. 5; p.278-89.
16. Pádua FGM. Técnica cirúrgica. In: Rinologia e Cirurgia Endoscópica dos Seios Paranasais.1. ed. Rio de Janeiro: Revinter; 2006. v. 1.
17. Kennedy DW. Functional endoscopic sinus surgery. Arch Otolaryngol [Internet]. 1985 Oct [Acesso em: 2024 Jul];111(10):643-9.
18. Voegels RL, Lessa MM, Lorenzetti F, Gebrim EMS. Anatomia cirúrgica e radiológica dos seios paranasais. In: Tratado de otorrinolaringologia da Sociedade Brasileira de Otorrinolaringologia. 1. ed. São Paulo: Roca; 2002. v.1, p. 657-67.
19. Lessa MM, Voegels RL. Cirurgia endoscópica do seio frontal. In: Rinologia e cirurgia endoscópica dos seios paranasais. 1. ed. Rio de Janeiro: Revinter; 2006. v.1, p. 49-58.
20. Lessa MM, Voegels RL, Araújo B Filho, Sakae FA, Butugan O, Wolf G. Frontal recess anatomy study by endoscopic dissection in cadavers. Braz J Otorhinolaryngol [Internet]. 2007 Mar-Apr [Acesso em: 2024 Jul];73(2):204-9.
21. Lessa MM, Roithman R. Cirurgia endoscópica do seio frontal. In: Tratado de Otorrinolaringologia e Cirurgia Cérvico-Facial. 2. ed. São Paulo: Roca; 2011. v. 3, p. 296-309.
22. Schaefer SD, Li JC, Chan EK, Wu ZB, Branovan DI. Combined anterior-to-posterior and posterior-to-anterior approach to paranasal sinus surgery: an update. Laryngoscope [Internet]. 2006 Apr [Acesso em: 2024 Jul];116(4):509-13.
23. Felippu A. Técnica centrípeta: etmoidectomia endoscópica endonasal. Rio de Janeiro: Thieme Revinter; 2022. 174 p.
24. Felippu A. Nasal centripetal endoscopic sinus surgery. Ann Otol Rhinol Laryngol [Internet]. 2011 Sep [Acesso em: 2024 Jul];120(9):581-5.
25. Sanjuan GM, Cardoso-López I, Poletti-Serafini D. Centripetal endoscopic sinus surgery in chronic rhinosinusitis: A 6-year experience. Am J Rhinol Allergy [Internet]. 2014 Jul-Aug [Acesso em: 2024 Jul];28(4):349-52.
26. Staffa P. Centripetal endoscopic sinus surgery (CESS) in pazienti con triade di Samter: outcome chirurgico e qualità della vita [thesis]. Pisa: Facoltà di Medicina e Chirurgia, Scuola di Specializzazione in Otorinolaringoiatria: Universita' degli Studi di Pisa. 2014-2015. Disponível em: https://core.ac.uk/reader/79622052. Acesso em: 2024 Jul.
27. Jankowski R. Nasalisation: technique chirurgicale. J Fr Otorhinolaryngol [Internet]. 1995 [Acesso em: 2024 Jul];44(3):221-6.
28. Brody-Camp SA, Weinert DA, McCoul ED. Historical Instruments for the Modern Sinus Surgeon. Am J Rhinol Allergy [Internet]. 2019 Mar [Acesso em: 2024 Jul];33(2):220-225.
29. Lundberg JO, Lundberg JM, Settergreen G, Alving K, Weitzberg E. Nitric oxide, pro-duced in the upper airways, may act in an 'aerocrine' fashion to enhance pulmonary oxygen uptake in humans. Acta Physiol Scand [Internet]. 1995 Dec [Acesso em: 2024 Jul];155(155):467-8.

CAPÍTULO

58

Cirurgia do Seio Frontal

Rodrigo de Paula Santos • Miguel Soares Tepedino • Marco Cesar Jorge dos Santos

INTRODUÇÃO

O seio frontal é frequentemente citado como a área mais desafiadora a ser abordada por cirurgia endoscópica nasal. O recesso do seio frontal (RF), que é o espaço no qual o seio frontal drena, é ocupado por várias células que afetam a direção e a posição da chamada via de drenagem do seio frontal (VDSF).

Esse espaço, relativamente estreito, é sujeito a estenoses e sinequias no pós-operatório e, além disso, sua proximidade com a órbita e a base do crânio pode levar a complicações maiores, tornando essencial o conhecimento anatômico detalhado da região, bem como a avaliação radiológica cuidadosa e o treinamento cirúrgico adequado.[1]

O cirurgião deve planejar a cirurgia de forma a remover completamente as células do RF.[2]

ANATOMIA

O seio frontal apresenta uma enorme variação de volume e dimensões, desde sem pneumatização, denominada aplasia do seio frontal, que ocorre entre 3 e 5% dos indivíduos, até enormes extensões para os processos zigomáticos, supraorbitários e parietais. Está localizado entre as duas paredes corticais do osso frontal e drena para a região do RF.[3]

A VDSF compreende a região do infundíbulo frontal superiormente e o RF inferiormente. O limite medial do RF é formado pela porção vertical da concha média e mais superiormente pela lamela lateral da lâmina cribriforme, e seu limite lateral pela lâmina papirácea e osso lacrimal. O limite posterior é a base do crânio na região da transição da parede posterior do seio frontal para o teto etmoidal anterior. O limite anterior é o processo nasal do osso frontal, conhecido como *frontal beak*, que deve ser entendido como a protusão posterior do aspecto mais inferior de sua tábua anterior.

A VDSF pode ser entendida como o espaço de drenagem delimitado pelas células que se encontram no RF, que variam em número e na extensão de sua pneumatização. Sua extensa variação anatômica determina frequentemente obstrução na drenagem do seio frontal. O conceito de ducto nasofrontal encontrado em alguns livros não deve ser utilizado porque a drenagem não ocorre por uma estrutura tubular fixa.[1-3]

A célula mais anterior do RF é a célula do agger nasi. Ela se encontra na parede nasal lateral, acima da inserção da concha média, e frequentemente forma um abaulamento que pode ser visto nessa parede, anterior à concha média. A sua pneumatização ocorre em direção à área do processo frontal da maxila e do osso lacrimal.

A parede medial do agger nasi, e sua união com a porção superior do processo uncinado, descrita por Stamm como barra vertical, é a referência mais importante para a correta identificação de RF e do seio frontal propriamente dito.[4]

A VDSF se encontra medial, posterior ou posteromedial ao agger nasi, e varia conforme a extensão de sua pneumatização. Se o agger nasi for pneumatizado a ponto de sua parede medial encostar na concha média, a VDSF será posterior a ele. Já se for pouco pneumatizado laterolateralmente, a VDSF poderá ser medial a ele, no espaço existente entre a concha média e a barra vertical.[5]

Posteriormente à célula do agger nasi, a parede anterior da bula etmoidal se insere na base do crânio e se projeta anteriormente em maior ou menor grau, conforme sua pneumatização, protegendo o teto etmoidal e a artéria etmoidal anterior, que passa junto à base do crânio posteriormente à VDSF. A preservação da bula etmoidal durante a identificação da VDSF e ressecção do agger nasi é conhecida como técnica da bula intacta. No entanto, após esse passo, a ressecção da bula etmoidal é necessária para a exposição completa do RF.[6-8]

Além da célula do agger nasi anteriormente e da bula etmoidal posteriormente, podem existir células acima do agger nasi na parede anterior do RF e acima da bula etmoidal em sua parede posterior.

Existem diversas classificações e nomenclaturas atribuídas a essas células. As células etmoidais supraorbitárias são as que pneumatizam superiormente à orbita, acima do teto etmoidal e, portanto, posteriores à VDSF, assim como as células suprabulares, que estão localizadas acima da bula etmoidal, ao longo da base do crânio, sem adentrar o seio frontal. Se ultrapassam o limite inferior do seio frontal, determinado pelo *frontal beak*, passam a se chamar células frontobulares.

Anteriormente à VDSF podem existir células supra agger nasi, classificadas por Kuhn em tipos 1 a 4. Essas diferentes classificações e nomenclaturas não têm uma aplicação prática importante, além de gerarem alguma confusão na comunicação e no ensino da cirurgia endoscópica do seio frontal. O importante é a correta identificação e remoção das células do RF, com um adequado restabelecimento da VDSF. As células anteriores que estreitam a VDSF são a do agger nasi e as supra agger nasi, que podem estar presentes ou não e variam em número e quanto a sua pneumatização, inclusive com possibilidade de se projetarem para o interior do seio frontal. As células posteriores à VDSF são a bula etmoidal, as células suprabulares e, eventualmente, as células supraorbitárias. Além disso, em alguns casos, o septo intersinusal pode ser também pneumatizado, formando células que se localizam medialmente à VDSF.[2,9]

A detalhada análise da tomografia computadorizada pré-operatória com o recurso de reconstrução multiplanar permite que o cirurgião analise as imagens nos três planos simultaneamente (axial, coronal e sagital), de forma a entender a anatomia da VDSF do caso específico a ser operado, criando (em sua mente) uma imagem tridimensional das células adjacentes a ele, presentes no RF. As imagens tomográficas devem estar disponíveis para consulta na sala de cirurgia, de forma que se possa estabelecer uma correlação da visão endoscópica, permitindo a ressecção completa e precisa das células que estão interferindo na VDSF, minimizando o risco de possíveis complicações, como fístulas liquóricas, lesões de órbita e da artéria etmoidal anterior.[2,10]

CIRURGIA

De um modo geral, o objetivo da cirurgia do seio frontal é identificar e reestabelecer a VDSF. No tratamento da rinossinusite crônica (RSC), todo tecido inflamatório deve ser removido, e os limites do RF devem ser identificados. Especialmente nos casos de processos inflamatórios intensos como nas RSCs com pólipos nasais, a cirurgia deve criar grandes aberturas para otimizar o tratamento tópico com corticosteroides. Deve-se tomar cuidado para se preservar a mucosa normal ao redor do recesso frontal, evitando uma cicatrização pós-operatória exagerada e o consequente comprometimento de ventilação e drenagem. Já nos casos de tumores localizados nessa região, com frequência é necessário remover toda a mucosa e eventualmente os limites ósseos do RF.[11]

A visualização adequada do RF é obtida com óticas anguladas, que podem ser de 30, 45 ou 70º, bem como instrumentos angulados como curetas, aspiradores curvos e pinças. Nos casos de cirurgias mais extensas, pode ser necessário o uso de brocas anguladas para ampliar os limites de abertura do seio frontal.

O controle do sangramento intraoperatório é muito importante para a identificação segura das estruturas anatômicas envolvidas, e o sangramento contínuo durante o procedimento é um dos principais fatores envolvidos nas complicações cirúrgicas nasossinusais. O adequado tratamento clínico pré-operatório do processo inflamatório e a anestesia são fatores fundamentais nesse controle. A anestesia geral endovenosa total é superior à anestesia inalatória no controle do sangramento da mucosa nasal. Além disso, uma discreta elevação do dorso do paciente em 15º (Trendelenburg reverso) também diminui sensivelmente o sangramento intraoperatório.[12,13]

Técnica cirúrgica

Uma adequada visualização da axila da concha média é importante antes de se iniciar o acesso à região do RF, e para isso, na maioria das vezes, a septoplastia deve ser realizada. Um acesso estreito prejudicado por um desvio septal alto dificulta o intraoperatório, e especialmente os cuidados pós-operatórios ambulatoriais.

A extensão do procedimento cirúrgico deve ser individualizada caso a caso, e se inicia com uma uncifectomia total e identificação da parede medial do agger nasi (Figura 58.1).

Wolfgang Draf classificou os acessos endoscópicos ao seio frontal em quatro tipos:[11,14-16]

- Draf I: refere-se apenas à ressecção do processo unciforme até a sua junção com a parede medial da célula do agger nasi, e, se necessário, da parede anterior da bula etmoidal, sem a dissecção das células do RF propriamente ditas. A indicação desse tipo de procedimento é muito limitada nas doenças do seio frontal, e tem um valor mais histórico do que prático
- Draf IIa: a sinusotomia frontal Draf IIa é a mais utilizada no tratamento das doenças inflamatórias nasossinusais, e inclui a ressecção de todas as células do RF que estreitam a VDSF. Após a realização da uncifectomia com ótica de 0º, a parede medial da célula do agger nasi e mais posteriormente a parte superior da bula etmoidal são identificadas com ótica angulada, preferencialmente de 45º. Utilizando, por exemplo, uma cureta angulada de seio frontal, ou um *seeker* delicado, remove-se o agger nasi com movimentos de lateral para medial e de posterior para anterior. Essa técnica também foi

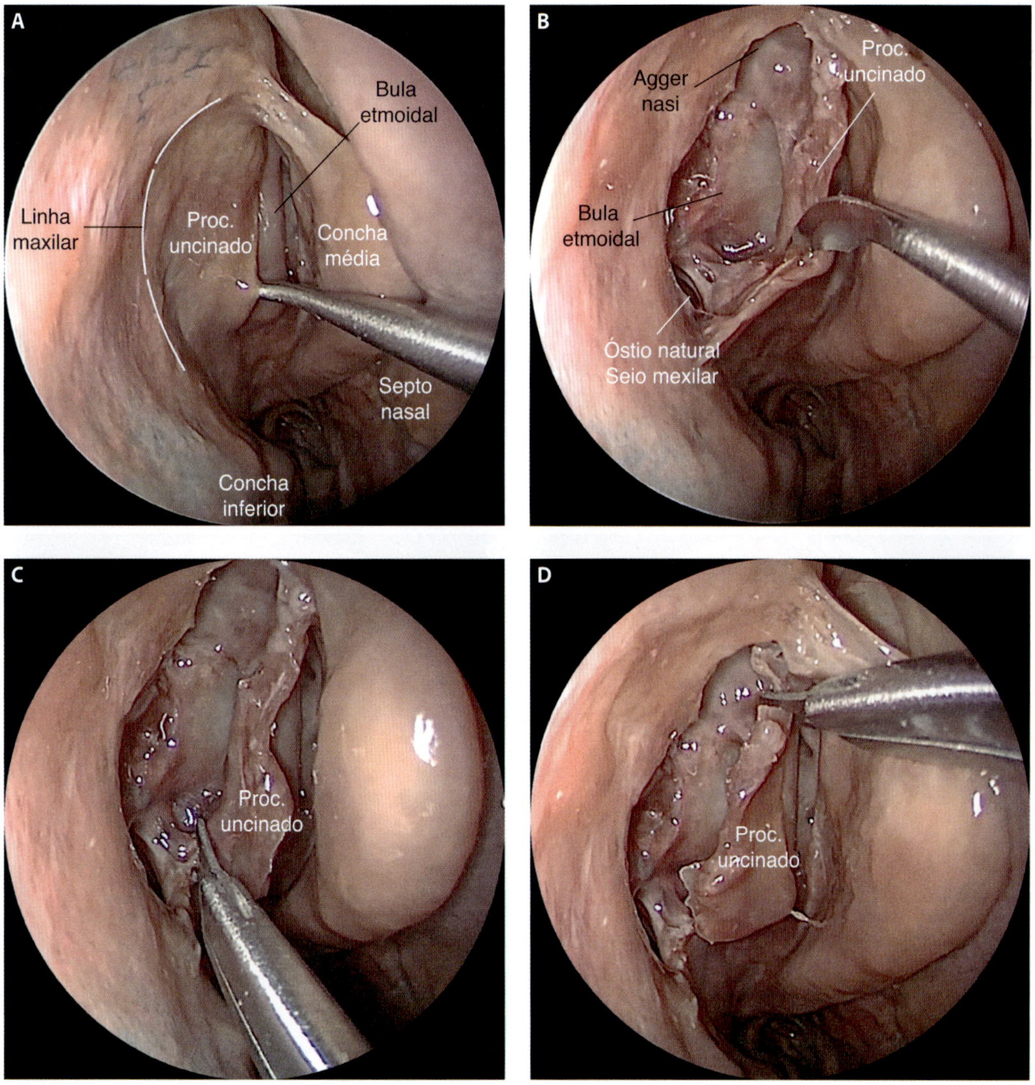

Figura 58.1 Dissecção em cadáver, abordagem endonasal do processo uncinado com endoscópio de 0º. **A.** Palpação do processo uncinado; **B.** Incisão do processo uncinado, na inserção anterior no osso lacrimal; **C.** Incisão inferior do processo uncinado; **D.** Incisão superior do processo uncinado. Proc = processo.

descrita por Stammberger como *uncapping the egg*, comparando a remoção da célula do agger nasi e eventualmente de outras células do RF com a remoção de fragmentos da casca de um ovo.[17] O sentido da ressecção do agger nasi de medial para lateral previne a lesão inadvertida da lamela lateral da lâmina crivosa, que pode causar uma fístula liquórica, e de posterior para anterior previne uma possível lesão da artéria etmoidal anterior. A preservação da parede anterior da bula etmoidal até esse momento (técnica da bula intacta) também ajuda a prevenir essas duas complicações. Em seguida, remove-se, com o auxílio de pinças anguladas tipo girafa ou cogumelo, ou mesmo microdebridadores com lâminas também anguladas, todas as células anteriores acima da célula do agger nasi (*supra agger*) e posteriores acima da bula etmoidal (suprabulares/frontobulares), identicando-se o óstio do seio frontal. Ao final da remoção de todas as células etmoidais anteriores e da porção superior da bula etmoidal, é possível identificar todos os limites do RF – posteriormente à transição da parede posterior do seio frontal para o teto etmoidal, anteriormente à região do *frontal beak*, lateralmente à lâmina papirácea, e medialmente à porção vertical da concha média e lamela lateral da lâmina cribriforme. A preservação de mucosa ao redor do RF é muito importante para evitar estenoses pós-operatórias (Figura 58.2; Vídeo 58.1)

- Draf IIb: a sinusotomia frontal Draf IIb inclui, além do descrito anteriormente como Draf IIa, a remoção da porção anterossuperior da concha média e a ressecção do assoalho do seio frontal medialmente até o septo nasal, e, portanto, além do limite medial do RF.[14-16] Esse tipo de abordagem, assim como o Draf I, não é muito utilizado pela maioria dos cirurgiões. A remoção do assoalho ósseo do seio frontal até o septo nasal amplia pouco a VDSF em relação ao Draf IIa, e não raramente induz uma reação inflamatória exagerada, com risco de estenose cicatricial pós-operatória
- Draf III: a sinusotomia frontal Draf III inclui a remoção de todo o assoalho dos seios frontais bilateralmente, tendo como limites laterais as lâminas papiráceas, como limite anterior o periósteo externo do osso frontal e dos processos frontais da maxila, e como limite posterior a base do crânio e os primeiros filetes olfatórios na lâmina crivosa. Para tanto, inicia-se com um procedimento tipo Draf IIa bilateralmente e ressecção da porção anterossuperior das conchas médias. A seguir, remove-se a porção anterossuperior do septo nasal, criando uma comunicação de

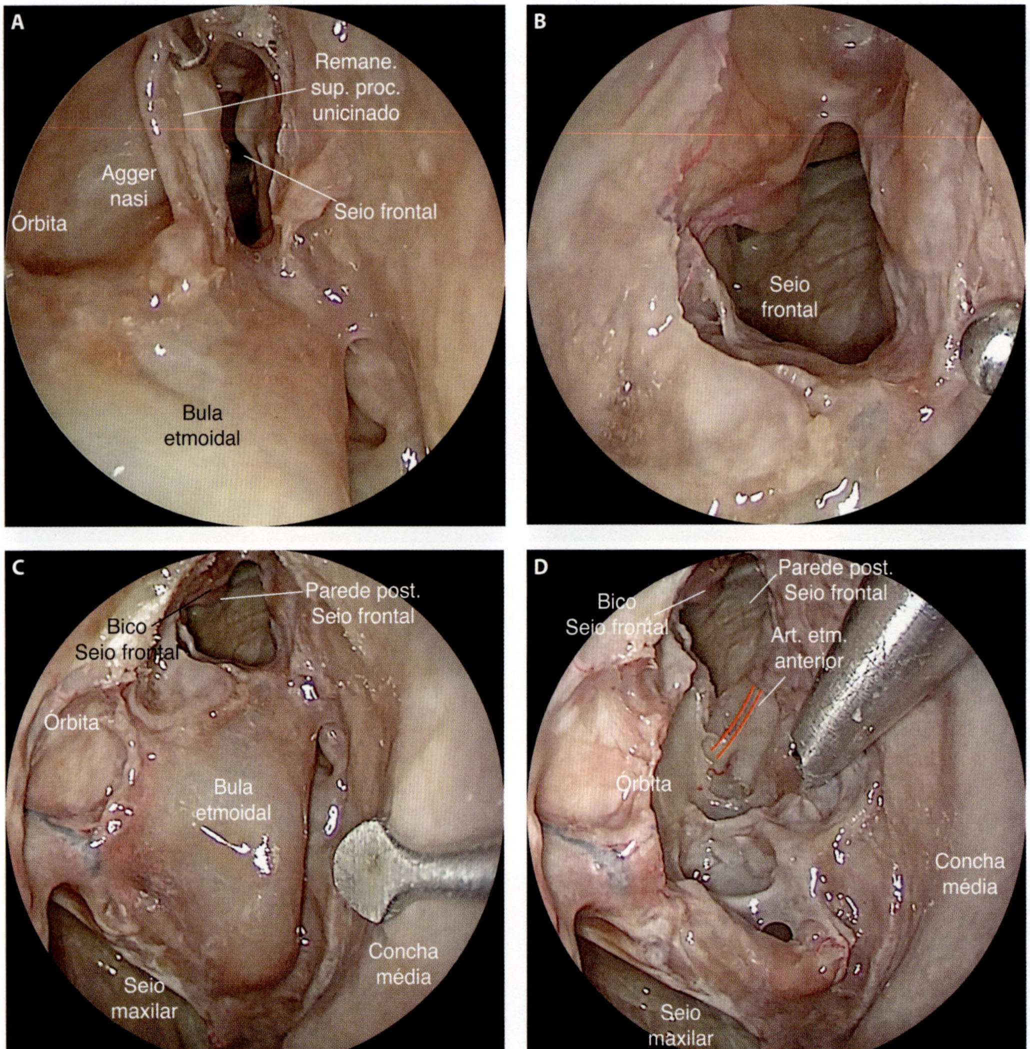

Figura 58.2 Dissecção em cadáver, abordagem endonasal do recesso frontal com endoscópio de 45º. **A.** Lateralizarão do remanescente superior do processo uncinado; **B.** Exposição do seio frontal; **C.** Relação anatômica do seio frontal com a bula etmoidal que foi preservada; **D.** Após ressecção da bula etmoidal, relação anatômica entre a órbita, base do crânio e seio frontal. Art = artéria; Etm = etmoidal; Post = posterior; Proc = processo; Remane = remanescente; Sup = superior.

aproximadamente 2 cm de diâmetro. O limite posterior dessa janela septal é o limite anterior das conchas médias. Com o auxílio de óticas e brocas anguladas, remove-se, então, todo o assoalho dos seios frontais, bem como o septo interssinusal.[14-16]

Enxertos livres de mucosa podem ser utilizados ao final do procedimento, de forma a cobrir o osso exposto pelo uso de brocas, especialmente na parede anterior da cavidade, para auxiliar na cicatrização e minimizar a chance de estenose cicatricial pós-operatória.[18]

De uma maneira geral, nas doenças inflamatórias, esse procedimento é realizado após a falha de procedimentos menos extensos (especialmente o Draf IIa) e do tratamento clínico com o uso de corticoide tópico em lavagem de alto volume. Mas em casos selecionados de RSC eosinofílica ou discinesia ciliar primária, pode ser indicado como primeira abordagem.

Também há indicação como acesso a tumores da base anterior do crânio. É utilizado como passo inicial do acesso transcribriforme, além de mucoceles, meningoencefaloceles e traumas (Figura 58.3).

Independentemente do tamanho da abertura do recesso frontal (Draf I, IIa, IIb ou III), existem outras formas de chegar até o seio paranasal. Os acessos diretos via face anterior do recesso frontal removendo parte do *frontal beak* são defendidos por diferentes escolas, como descritas a seguir.

Acesso ao recesso frontal com retalho axilar

Wormald[19] sistematizou o acesso ao recesso (*axillary flap approach to the frontal recess*) que se propõe a identificar o óstio do seio frontal após a remoção da face anterior da célula do agger nasi. Embora essa abordagem seja semelhante à proposta por Weber et al.,[15] Wormald descreve a criação de um retalho que auxilia o processo de cicatrização, especialmente na região da "axila da concha média" (que é a sua inserção anterior e superior na parede nasal lateral), diminuindo o risco de estenose e facilitando o controle endoscópico pós-operatório.

O primeiro passo dessa abordagem é levantar um retalho mucoso de espessura total com base posterior, com endoscópio de 0°. Com lâmina de bisturi nº 15 é feita uma incisão horizontal superior, aproximadamente 8 mm acima da axila da concha média, começando em cerca de 6 mm posterior à axila. A incisão é, então, estendida inferior e verticalmente até o nível da axila. A incisão horizontal inferior corre ao redor da axila até a concha média, e continua por 2 mm posteriormente ao longo de sua face medial. Um descolador com sucção é utilizado para elevar o retalho mucoso. Uma faca em foice pode ser utilizada para liberar o retalho na região da junção da concha média com a parede nasal lateral, onde costuma ser mais aderido, até que o osso da inserção vertical anterior e superior da concha média fique visível. Em seguida, o retalho é posicionado entre a concha média e o septo nasal. Neste momento, a parede óssea anterior da célula do agger nasi é exposta e removida, por exemplo, com pinça tipo Kerrison.

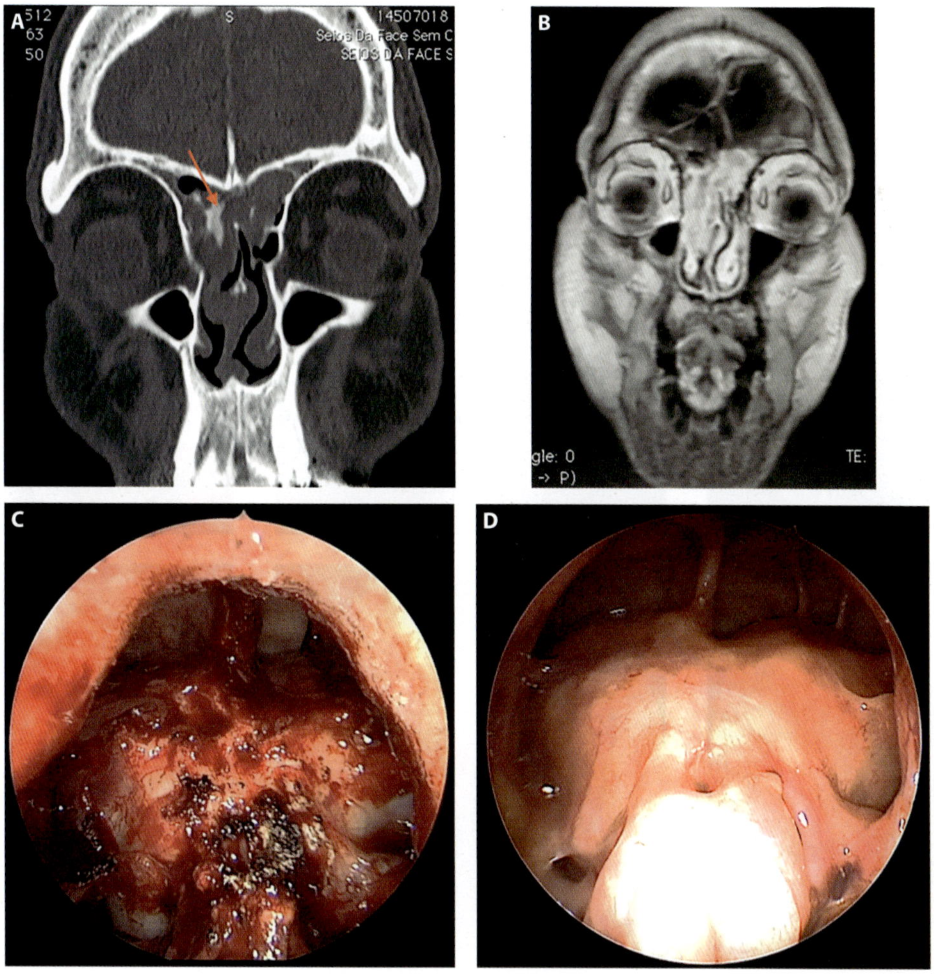

Figura 58.3 Papiloma invertido ocupando o seio frontal bilateral. **A.** Tomografia computadorizada de seios paranasais, janela para osso, corte coronal. Velamento de seio etmoidal e frontal bilateral com hiperostose em seio etmoidal à direita (seta vermelha); **B.** Ressonância magnética em T1 com contraste de gadolínio, lesão com hipersinal, captante de contraste; **C** e **D.** Draf III realizado, imagem endoscópica realizada com endoscópio de 30º; **C.** Intraoperatório; **D.** Pós-operatório de 6 meses.

Esse procedimento permite o acesso anterior ao recesso frontal e dispensa o uso de curetas anguladas para a parte da dissecção. Se houver células *supra agger nasi* presentes, elas são visualizadas e removidas. Assim, a desobstrução completa do recesso frontal é obtida e o óstio frontal é identificado (Figura 58.4).

Carolyn's Window

Nessa mesma linha de abordagem direta ao seio frontal, Richard J. Harvey[20] desenvolveu uma técnica de acesso através do *frontal beak* e do espaço do agger nasi, com visão direta e ótica de 0°. Essa técnica permite acesso ao frontal nas mais diversas situações clínicas, como na presença de um meato médio bloqueado por tumores, para fístulas liquóricas da tábua posterior do seio frontal, e pacientes que apresentem o recesso do seio frontal pouco pneumatizado no sentido anteroposterior, com o *frontal beak* muito próximo à base de crânio.

A diminuição da espessura óssea do processo ascendente da maxila e do *frontal beak* gera um amplo corredor, com excelente visão do recesso e seio frontal desde o espaço anterior da fossa nasal, tornando o controle pós-operatório mais fácil.

A técnica é completada pela confecção de um retalho mucoso da parede lateral de base inferior e pelo uso de enxertos livres de mucosa nas paredes ósseas expostas, acelerando o processo de cicatrização da mucosa (Figura 58.5).

Santo's Technique

Em nosso meio, ainda baseado na mesma filosofia de acesso direto ao recesso e seio frontal e tendo como principais parâmetros anatômicos o *frontal beak* e a periórbita, foi publicado o acesso conhecido como Santo's Technique (em inglês, *frontal sinus approach with sedation and local anesthesia* [técnica de Santos para acesso ao seio frontal com sedação e anestesia local]).[21]

Esse método de identificação do seio frontal utiliza óticas 0 ou 30°, e um osteótomo com 42° de angulação e 2 mm de largura na sua porção distal, podendo ser realizada com sedação e anestesia local. A angulação e o diâmetro do instrumento são a medida ideal para retirada do *frontal beak.*

Após a remoção do *frontal beak,* a drenagem do seio pode ser restabelecida por meio de técnicas consagradas, como, por exemplo, Draf IIa, Draf IIb e Draf III. O princípio técnico da Santo's Technique é manter-se próximo à porção anterior e inferior do seio frontal e distante da base do crânio, tornando o procedimento mais seguro (Figuras 58.6 e 58.7).

COMPLICAÇÕES

Como em qualquer cirurgia endoscópica nasossinusal, e especialmente no acesso cirúrgico ao seio frontal, fatores como conhecimento anatômico, análise detalhada da tomografia computadorizada, uso de instrumentos adequados e controle rigoroso da hemostasia são muito importantes na prevenção de complicações. A falha de um ou mais desses fatores aumenta o risco do procedimento. O sangramento venoso contínuo é responsável pela diminuição da iluminação do campo cirúrgico, má visualização das estruturas anatômicas e possível desorientação do cirurgião. Assim como instrumentos inapropriados, também podem lesar estruturas de forma inadvertida, levando a complicações graves.[22]

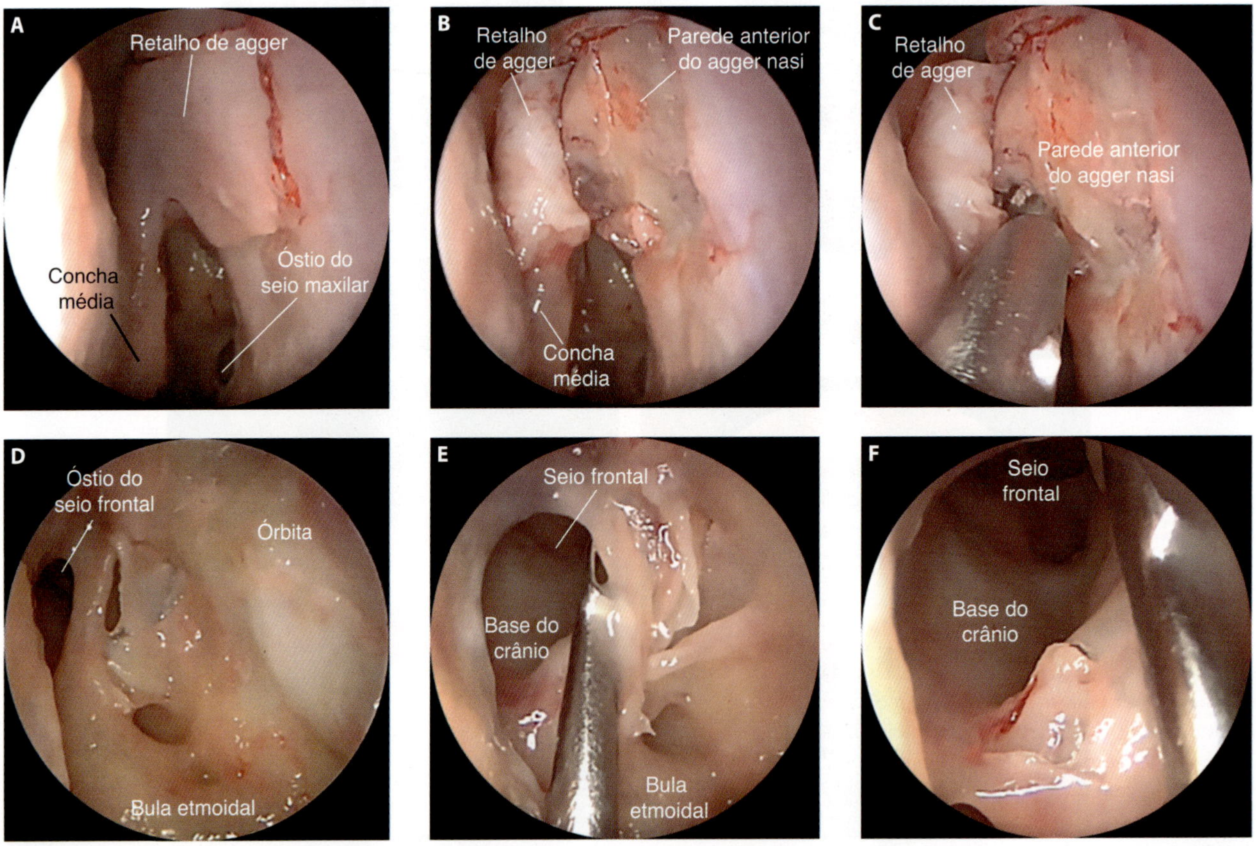

Figura 58.4 Abordagem endoscópica endonasal para confecção do retalho axilar com endoscópio de 0°, como descrito por Wormald. **A.** Retalho realizado na parede lateral do nariz, anterior à axila da concha média; **B.** Retalho descolado e acomodado entre o septo nasal e a concha média; **C.** Realizada com auxílio de pinça tipo Kerrison e abertura da parede anterior do agger nasi; **D, E** e **F.** Exposição do óstio de drenagem do seio frontal e abertura do seio.

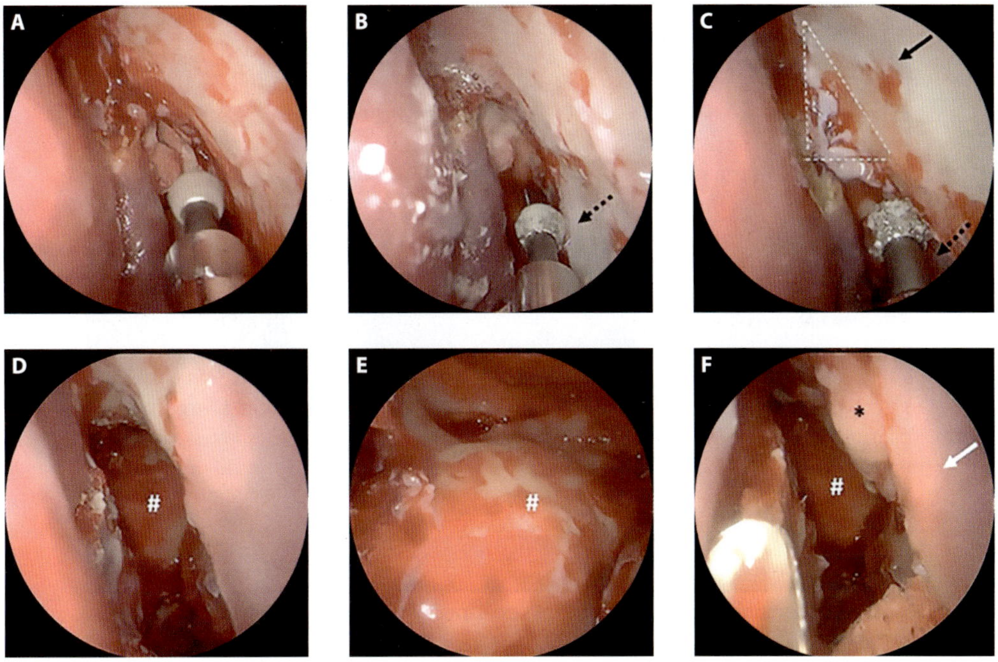

Figura 58.5 **A.** Elevação subperiostal do *flap* de mucosa pediculado inferiormente, expondo a parede nasal lateral óssea; **B** e **C.** Os limites laterais são determinados pelo periósteo do processo frontal da maxila (seta preta contínua) e do saco lacrimal (seta preta pontilhada), com o uso de broca diamantada; **D.** Osso anterior ao recesso frontal e lateral à concha média é removido (triângulo de linha pontilhada); **D** e **E.** Criação de um "meato médio gigante" permite a visualização de todas as paredes do seio frontal com ótica de 0º; **F.** *Flap* pediculado de base inferior (seta branca) é reposicionado de forma a cobrir o osso da parede nasal lateral, e qualquer outra região com osso exposto é recoberta com enxertos livres de mucosa (asterisco), removidos da cauda da concha inferior. # = parede posterior do seio frontal.

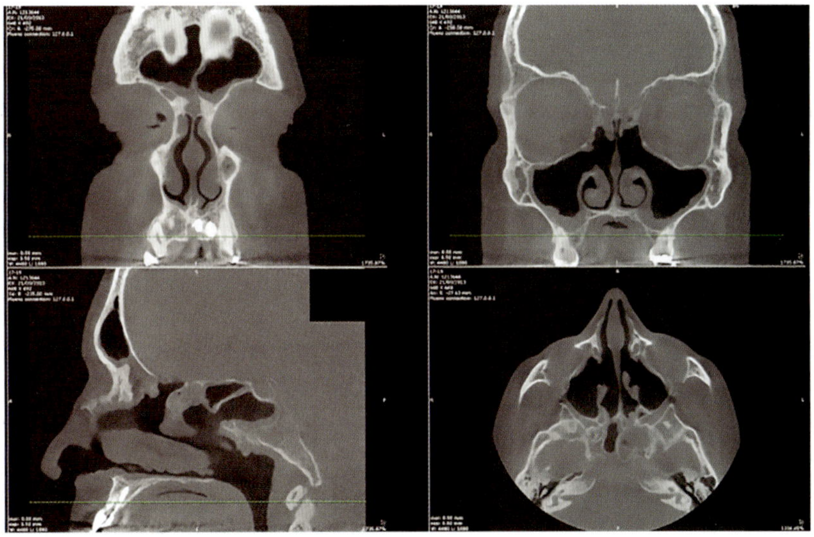

Figura 58.6 Tomografia de seios paranasais evidenciando sinusite frontal persistente após cirurgia prévia. Nota-se o *frontal beak* proeminente estreitando o diâmetro anteroposterior da drenagem do seio frontal.

Fístula liquórica

A lamela lateral da lâmina crivosa forma o limite medial superior do RF, e a região de menor resistência de toda a base anterior do crânio é o ponto em que a artéria etmoidal anterior a atravessa. Quanto mais extensa a lamela lateral (classificação de Keros) mais fina ela se torna, e de acordo com a literatura, o osso nesse ponto pode ter até 0,01 mm de espessura. Portanto, a dissecção próxima a essa área deve ser feita cuidadosamente, com instrumentos apropriados e sem tração inadvertida de estruturas anatômicas. Assimetrias quanto à profundidade da lamela lateral e à altura do teto etmoidal são frequentes e devem ser identificadas na tomografia computadorizada durante o planejamento da cirurgia. Além disso, na realização de um procedimento tipo Draf III, deve-se atentar para não estender a remoção de osso além da primeira fibra olfatória posteriormente.

Na ocorrência de uma fístula liquórica iatrogênica, ela deve ser corrigida ainda na mesma cirurgia, de forma a minimizar a chance de uma meningite e suas potenciais complicações.[1,17,23,24]

Complicações orbitárias

A lâmina papirácea é o limite lateral do RF, e a sua fratura inadvertida durante um procedimento cirúrgico é considerada a mais leve das complicações orbitárias. A lesão da periórbita com consequente exposição de gordura orbitária também é uma complicação

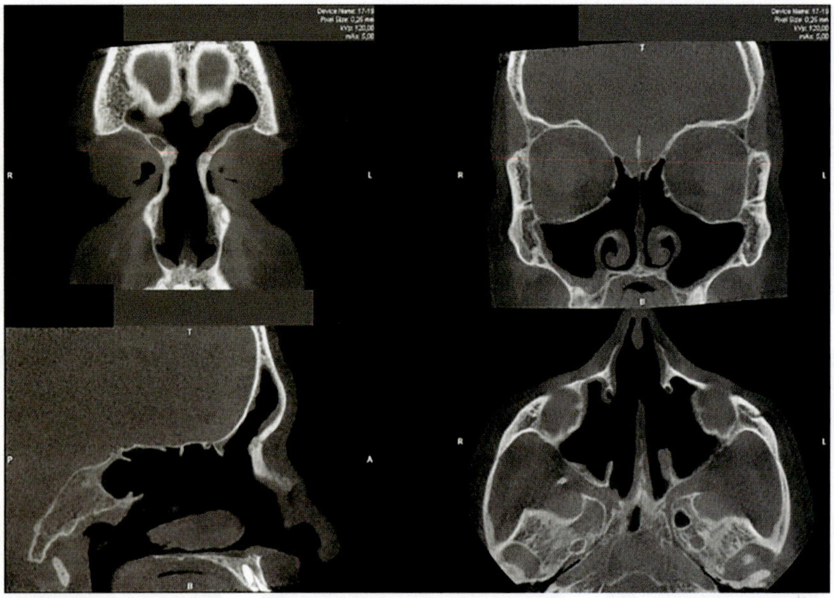

Figura 58.7 Tomografia de seios paranasais do aspecto pós-operatório da Santo's Technique.

orbitária leve. Já a lesão de musculatura ocular extrínseca, lesão do nervo óptico e hematoma intraorbitário são consideradas complicações orbitárias graves.

A fratura da lâmina papirácea pode causar uma equimose periorbitária que costuma ser absorvida sem maiores consequências.

A exposição de gordura por lesão da periórbita deve ser reconhecida imediatamente, para não tracionar ou remover a gordura orbitária, evitando-se, assim, lesar estruturas próximas, como o músculo reto medial e o nervo óptico. Se necessário, cautério bipolar pode ser utilizado com cuidado, para reduzir o volume da gordura estruída e permitir a continuação da cirurgia. Nesse caso, é recomendado não se utilizar microdebridadores, já que podem aspirar facilmente o conteúdo orbitário, levando a complicações potencialmente muito graves.

A lesão da artéria etmoidal anterior, que tem seu trajeto próximo ao limite posterior do RF, pode levar a um sangramento para a cavidade nasal, ou eventualmente, se a artéria for tracionada e romper em seu trajeto intraorbitário, pode causar a formação de um hematoma intraorbitário.[22,25]

O sangramento arterial para a cavidade nasal deve ser controlado com uso de hemostáticos, e/ou de cauterização bipolar precisa, após a localização do ponto sangrante, com cuidado para não causar uma lesão térmica na base do crânio que pode levar a uma fístula liquórica.

O sangramento arterial intraorbitário rapidamente causa uma proptose importante, que deve ser reconhecida precocemente (recomenda-se que os olhos do paciente não sejam cobertos pelos campos cirúrgicos para o imediato reconhecimento dessa ocorrência). É frequente na literatura a recomendação, nessa situação, da avaliação dos reflexos pupilares; no entanto, ela costuma estar prejudicada pelo efeito dos anestésicos. Deve-se entrar em contato imediatamente com um oftalmologista que possa avaliar a pressão intraocular do paciente, mas não se deve perder tempo aguardando a avaliação sob risco de perda visual irreversível por compressão do nervo óptico e do comprometimento de sua vascularização. Na suspeita de formação de um hematoma intraorbitário, deve-se fazer a descompressão endoscópica da órbita acometida o mais rápido possível, com a remoção de toda a lâmina papirácea, seguida de incisão da periórbita. A descompressão endoscópica pode ser acompanhada, se necessário, do procedimento conhecido como cantotomia lateral, que consiste em uma incisão no canto lateral do olho, e secção do tendão cantal lateral, permitindo o alívio maior da pressão intraorbitária.

É importante orientar o paciente com qualquer tipo de complicação orbitária a evitar assoar o nariz, o que poderia levar à formação de enfisema subcutâneo. Além disso, o uso de tampões nasais na região do meato médio é contraindicado nesses casos, pois poderia transmitir um aumento de pressão para a região orbitária pela ausência da lâmina papirácea.

CONTROLE PÓS-OPERATÓRIO

Um bom controle pós-operatório é tão importante quanto o procedimento cirúrgico tecnicamente bem realizado.

Dependendo da doença de base, pode ser necessário o uso de corticosteroides tópicos e/ou sistêmicos, e o adequado controle endoscópico com ótica e instrumentos angulados fornece informações valiosas sobre as condições de cicatrização da mucosa do RF, além de facilitar a remoção de coágulos, crostas e secreção. A prevenção da formação de sinequias e estenoses, e o consequente restabelecimento e manutenção da VDSF, está intimamente ligada ao bom controle pós-operatório da cicatrização pelo cirurgião.

REFERÊNCIAS BIBLIOGRÁFICAS

1. Stammberger H et al. Functional Endoscopic Sinus Surgery – The Messerklinger Technique. Philadelphia: BC Decker; 1991.
2. Wormald PJ, Hoseman W, Callejas C, Weber RK, Kennedy DW, Citardi MJ et al. The International Frontal Sinus Anatomy Classification (IFAC) and Classification of the Extent of Endoscopic Frontal Sinus Surgery (EFSS). Int Forum Allergy Rhinol [Internet]. 2016 Jul [Acesso em: 2024 Jul];6(7):677-96.
3. Dassi CS, Demarco FR, Marconato F, Coy G, Mangussi-Gomes J, Balsalobre L, Stamm A. Cirurgia do recesso e seio frontal. In: Balsalobre L, Tepedino MS, autors. Rinologia 360º – Aspectos clínicos e cirúrgicos. Rio de Janeiro: Thieme Revinter; 2021; 1313 p.
4. Stamm A, Nogueira JF, Americo RR, Solferini Silva ML. Frontal sinus approach: the "vertical bar" concept. Clin Otolaryngol [Internet]. 2009 Aug [Acesso em: 2024 Jul];34(4):407-8.
5. Daniels DL, Mafee MF, Smith MM, Smith TL, Naidich TP, Browns WD et al. The frontal sinus drainage pathway and related structures. AJNR Am J Neuroradiol [Internet]. 2003 Sep [Acesso em: 2024 Jul];24(8):1618-27.
6. Loury MC. Endoscopic frontal recess and frontal sinus ostium dissection. Laryngoscope [Internet]. 1993 [Acesso em: 2024 Jul];103(4 Pt 1):455-8.

7. Dassi CS, Demarco FR, Mangussi-Gomes J, Weber R, Balsalobre L, Stamm AC. The frontal sinus and frontal recess: Anatomical, radiological and surgical concepts. Int Arch Otorhinolaryngol [Internet]. 2020 Jul [Acesso em: 2024 Jul];24(3):e364-75.
8. Lee D, Brody R, Har-El G. Frontal sinus outflow anatomy. Am J Rhinol [Internet]. 1997 [Acesso em: 2024 Jul];11(4):283-5.
9. Wormald P-J, Hoseman W, Callejas C, Weber RK, Kennedy DW, Citardi MJ et al. The International Frontal Sinus Anatomy Classification (IFAC) and Classification of the Extent of Endoscopic Frontal Sinus Surgery (EFSS). Int Forum Allergy Rhinol [Internet]. 2016 Jul [Acesso em: 2024 Jul];6(7):677-96.
10. Reitzen SD, Wang EY, Butros SR, Babb J, Lebowitz RA, JAcobs JB. Three-dimensional reconstruction based on computed tomography images of the frontal sinus drainage pathway. J Laryngol Otol [Internet]. 2010 Mar [Acesso em: 2024 Jul];124(3):291-6.
11. Weber RK, Hosemann W. Comprehensive review on endonasal endoscopic sinus surgery. GMS Curr Top Otorhinolaryngol Head Neck Surg [Internet]. 2015 Dec 22 [Acesso em: 2024 Jul];14:Doc08.
12. Kolia NR, Man L-X. Total intravenous anaesthesia versus inhaled anaesthesia for endoscopic sinus surgery: A meta-analysis of randomized controlled trials. Rhinology [Internet]. 2019 Dec 1 [Acesso em: 2024 Jul];57(6):402-10.
13. Wormald PJ, van Renen G, Perks, Jones JA, Langton-Hewer CD. The effect of the total intravenous anesthesia compared with inhalational anesthesia on the surgical field during endoscopic sinus surgery. Am J Rhinol [Internet]. 2005 Sept-Oct [Acesso em: 2024 Jul];19(5):514-20.
14. Draf W. Endonasal microendoscopic frontal sinus surgery, the Fulda concept. Operative Techniques in Otolaryngology. Head Neck Surg [Internet]. 1991 [Acesso em: 2024 Jul]; 2:234-40.
15. Weber R, Draf W, Kratzsch B, Hosemann W, Schaefer SD. Modern concepts of frontal sinus surgery. Laryngoscope [Internet]. 2001 [Acesso em: 2024 Jul]; 111:137-46.
16. Draf W. Endonasal frontal sinus drainage Type I–III According to Draf. In: Kountakis SE, Senior BA, Draf W, editors. The Frontal Sinus. Springer, Berlin, Heidelberg: Springer-Verlag; 2005; p. 219-32.
17. Stammberger H. “Uncapping the egg”. The endoscopic approach to frontal recess and sinuses. Tuttlingen: Endo-Press; 1999. p. 7-30.
18. Conger BT, Riley K, Woodworth BA. The Draf III mucosal grafting technique: a prospective study. Otolaryngol Head Neck Surg [Internet]. 2012 Ap [Acesso em: 2024 Jul];146(4):664-8.
19. Wormald PJ. The axillary flap approach to the frontal recess. Laryngoscope [Internet]. 2002 Mar [Acesso em: 2024 Jul];112(3):494-9.
20. Seresirikachorn K, Sit A, Png LH, Kalish L, Campbell RG, Alvarado R, Harvey RJ. Carolyn's Window approach to unilateral frontal sinus surgery. Laryngoscope [Internet]. 2023 Oct [Acesso em: 2024 Jul];133(10):2496-501.
21. Santos MCJ. Cirurgia endoscópica do seio frontal: técnica cirúrgica em realidade aumentada. 1. ed. Rio de Janeiro: Thieme Revinter; 2021. 58 p.
22. Graham SM. Complications of frontal sinus surgery. In: Kountakis SE, Senior BA, Draf W, editors. The frontal sinus. Springer, Berlin, Heidelberg: Springer-Verlag; 2005. p. 267-73.
23. Psaltis AJ, Schlosser RJ, Banks CA, Yawn J, Soler ZM. A systematic review of the endoscopic repair of cerebrospinal fluid leaks. Otolaryngol Neck Surg [Internet]. 2012 Aug [Acesso em: 2024 Jul];147(2):196-203.
24. Schlosser RJ, Bolger WE. Nasal cerebrospinal fluid leaks: Critical review and surgical considerations. Laryngoscope [Internet]. 2004 [Acesso em: 2024 Jul];114(2):255-65.
25. Graham SM, Nerad JA. Orbital complications in endoscopic sinus surgery using powered instrumentation. Laryngoscope [Internet]. 2003 [Acesso em: 2024 Jul];113(5):874-8.

CAPÍTULO 59

Afecções do Seio Esfenoidal: Considerações Clínicas e Cirúrgicas

Dino Pérez • Ricardo Landini Lutaif Dolci • Paulo Roberto Lazarini

INTRODUÇÃO

O seio esfenoidal (SE) ocupa uma importante região do corpo humano - o centro da base do crânio. Ele faz parte do osso esfenoidal e o seio está localizado na sua porção central. Há uma grande variação de tamanho em função do desenvolvimento da cavidade com uma variável pneumatização, a qual ocorre entre 4 e 14 anos de vida.

Vários nervos cranianos (entre eles os II, III, IV, V e VI), vasos sanguíneos, como a carótida interna (ACI), seio cavernoso, sistema nervoso central (SNC), hipófise, seio etmoidal, cavidade nasal posterior e faringe estão muito próximos ao SE. Alguns deles, como a ACI e o nervo óptico, se projetam para o interior da cavidade em maior ou menor grau, o que ocasiona variações anatômicas, mas, ao mesmo tempo, contribuem como referências para o acesso à base do crânio. Em algumas ocasiões, essas estruturas no interior do SE podem estar deiscentes por falha na formação óssea em sua superfície, tornando-se fatores de risco para a cirurgia.

Diante dessas características, as doenças do SE e a relação tridimensional com importantes estruturas em sua vizinhança adquirem relevância na geração de sintomas e sinais clínicos quando o seio é afetado por alguma doença.

Assim, conhecer a anatomia do SE, suas variações de tamanho, pneumatização e a relação com outras estruturas anatômicas são passos fundamentais ao otorrinolaringologista que fará a cirurgia nessa estrutura anatômica.[1]

Nos últimos anos, a cirurgia endoscópica ao SE e à base do crânio tem adquirido função cada vez mais relevante no tratamento cirúrgico de diversas doenças que acometem a região. Essa técnica proporciona uma melhor qualidade de vida no pós-operatório segundo diversos estudos.[2,3]

ANATOMIA DO SEIO ESFENOIDAL

Pneumatização do seio esfenoidal

Ao nascimento, o SE contém medula óssea vermelha, e é desprovido de ar. Nos dois primeiros anos de vida, a medula óssea vermelha é convertida em medula óssea amarela. A partir de então, inicia-se o processo de aeração, primeiramente na parede anteroinferior, progredindo para a posterossuperior e de medial para lateral.[4,5]

Tatreau et al. (2010) encontraram 99% de pneumatização da parede anterior do seio esfenoidal entre 6 e 7 anos, além de 88% de pneumatização completa do plano esfenoidal. A pneumatização do clivo não é evidente até os 10 anos e do dorso selar até os 12 anos.[5]

O grau de pneumatização esfenoidal pode ser definido como conchal (sem ou com mínima pneumatização), pré-selar (parede posterior do SE anterior à parede anterior da sela turca), selar (parede posterior do SE entre as paredes anterior e posterior da sela turca) e pós-selar (parede posterior do SE posterior à parede posterior da sela turca).[6] Na população adulta, predomina o padrão selar (57,2%) e pós-selar (35,8%), sendo o conchal (0,3%) o menos comum, seguido do pré-selar (6,6%) (Figura 59.1).[7]

Osso esfenoidal

O osso esfenoidal está localizado no centro da base do crânio, e compreender sua anatomia é fundamental para entender as abordagens endonasais. O osso esfenoidal é composto de um corpo central, que tem formato cuboide e contém o SE em seu centro. A sela turca está posicionada superiormente e o clivo, inferiormente. As asas menores se estendem da face superolateral do corpo, enquanto as asas maiores se estendem da face inferolateral do corpo do esfenoide (Figura 59.2).[8]

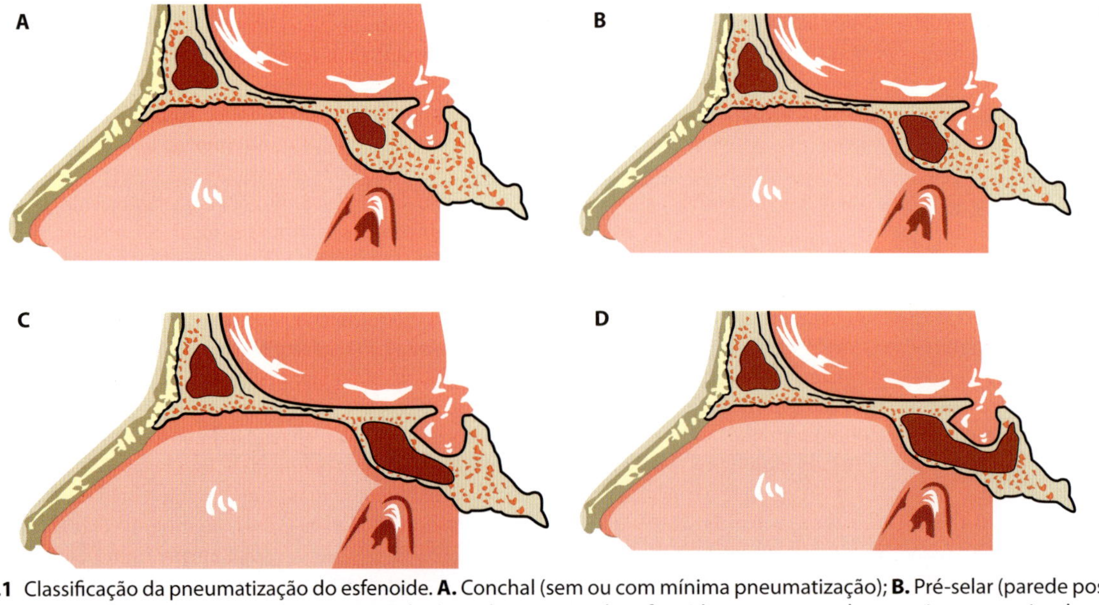

Figura 59.1 Classificação da pneumatização do esfenoide. **A.** Conchal (sem ou com mínima pneumatização); **B.** Pré-selar (parede posterior do esfenoide anterior à parede anterior da sela turca); **C.** Selar (parede posterior do esfenoide entre as paredes anterior e posterior da sela turca); **D.** Pós-selar (parede posterior do esfenoide posterior à parede posterior da sela turca). (Cortesia de: Lívia Burchianti.)

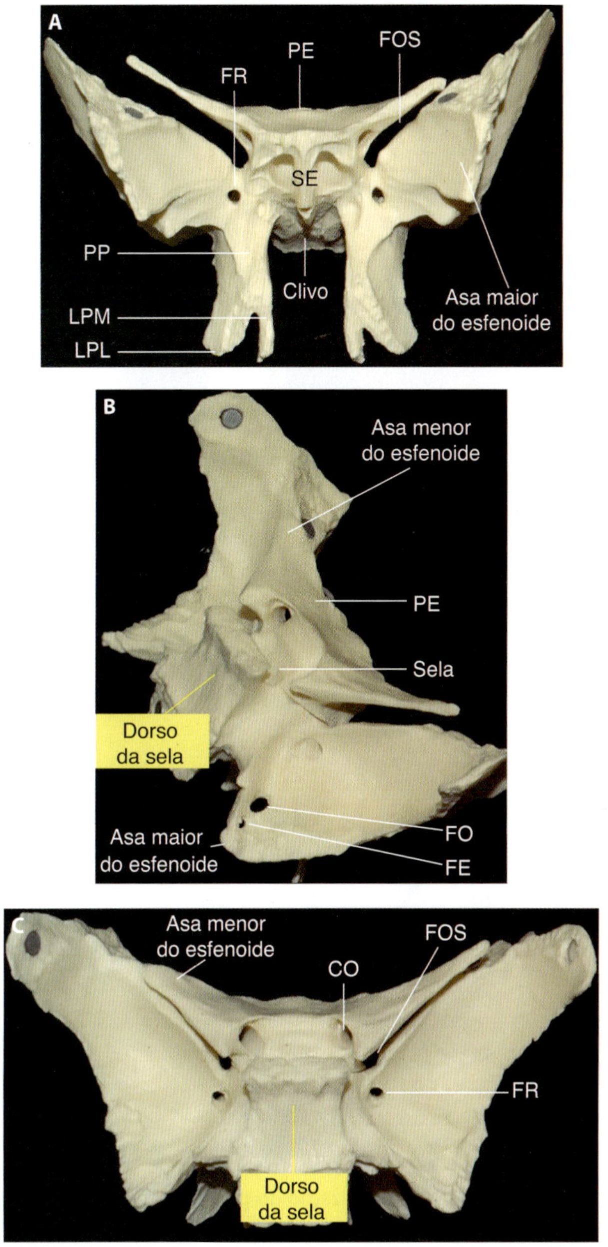

Figura 59.2 Osso esfenoidal em diferentes perspectivas e os reparos anatômicos. **A.** Visão frontal; **B.** Visão oblíquo superior; **C.** Visão posterosuperior. CO = canal óptico; FE = forame espinhoso; FO = forame oval; FOS = fissura orbitária superior; FR = forame redondo; LPL = lâmina pterigoide lateral; LPM = lâmina pterigoide medial; PE = plano esfenoidal; PP = processo pterigóideo; SE = seio esfenoidal.

A fissura orbital superior é o espaço entre a asa maior e a asa menor, por onde passam os nervos cranianos oculomotor (CNIII), troclear (CNIV), oftálmico (CNV1) e abducente (CNVI). Os processos pterigoides estão posicionados acima das lâminas pterigoides, que se projetam inferiormente em ambos os lados, formando as lâminas pterigóideas medial e lateral. As asas menores do esfenoide se estendem lateralmente para formar parte do assoalho da fossa craniana anterior. As superfícies inferiores das asas menores formam o teto posterior das órbitas, e medialmente as asas menores se unem ao plano esfenoidal, que forma o teto do seio esfenoidal. O plano esfenoidal se articula anteriormente com a placa cribriforme (ver Figura 59.2).[8]

Quando visto de cima, o centro do corpo esfenoidal contém a região selar, uma depressão em forma de sela que abriga a hipófise. Está ligado anteriormente pelo tubérculo da sela e posteriormente pelo dorso da sela. O dorso da sela também compõe o clivo superior. Em ambos os lados da região selar estão os seios cavernosos e as artérias carótidas. A parede medial do seio cavernoso marca o limite lateral da sela (ver Figura 59.2).

A região superior à sela é formada pelo diafragma selar, uma estrutura dural que se estende desde o tubérculo da sela até o dorso da sela. É contínuo lateralmente com o teto do seio cavernoso. No centro do diafragma, existe uma abertura conhecida como abertura hipofisária, por onde passa a haste hipofisária. Essa abertura é variável em tamanho e espessura. A camada aracnoide está localizada logo acima do diafragma e, portanto, normalmente não há líquido cefalorraquidiano (LCR) dentro da sela.

Osso esfenoidal e cavidade nasal

O SE é dividido em direito e esquerdo, e são espaços pneumáticos irregulares revestidos por mucosa, localizados dentro do corpo do esfenoide. Eles são divididos pelo septo intersinusal, que raramente se situa na linha média; predominantemente, é caracterizado por um curso oblíquo, sendo frequente a sua relação importante com a porção paraclival e/ou paraselar da ACI.

O volume de ambos os seios é variável, assim como a forma, tamanho e pneumatização. A aeração dos seios pode ultrapassar o nível do corpo esfenoidal e pode abranger outras partes, como as asas maior e menor do esfenoide e o processo pterigóideo (Figuras 59.3 e 59.4), assim como estruturas circunjacentes, vômer, etmoide, frontal, occipital, parietal, temporal, zigomático e palatino. Essa pneumatização é responsável, em muitos casos, pelos reparos anatômicos essenciais para a realização de uma cirurgia segura, como o recesso óptico-carotídeo lateral, recesso clival, ACI e nervo óptico, e recesso lateral do osso esfenoide (Figura 59.5).

Cada um dos seios tem seis paredes: superior, inferior, lateral, medial, anterior e posterior. A abertura do SE dá acesso à região chamada de recesso esfenoetmoidal, através do qual o seio se comunica com o meato nasal superior. O terço inferior da concha superior representa um reparo anatômico importante para a identificação do óstio esfenoidal, assim como o assoalho da órbita (ver Figura 59.3).[9]

Reparos anatômicos do seio esfenoidal

O seio esfenoidal apresenta uma relação importante com diversas estruturas nobres, como ACI, nervo óptico e o seio cavernoso e o seu conteúdo. Por isso, se tornou uma via de acesso para diversas doenças da base do crânio.[8,10]

Para evitar complicações graves durante abordagens endonasais para a região do seio esfenoidal e a base anterior do crânio, o profundo conhecimento anatômico dessas regiões é essencial. Alguns reparos anatômicos foram descritos para minimizar o risco de lesão iatrogênica dessas estruturas neurovasculares adjacentes.[8,10]

Entre os principais reparos anatômicas na parede posterior do SE, há o recesso clival que é identificado logo abaixo do assoalho da sela, a impressão do nervo óptico e dos segmentos paraclival e paraselar da ACI, e o recesso óptico carotídeo lateral (ver Figura 59.5).

O recesso óptico-carotídeo lateral é uma depressão óssea em forma de triângulo que representa a superfície ventral do *optic strut* visualizada pelo SE. A superfície superior do recesso óptico-carotídeo lateral é formada pelo assoalho do canal óptico, a superfície inferior pela fissura orbital superior, e a superfície medial pelo osso que recobre a porção lateral da proeminência carotídea. Esse osso pode ser muito fino ou até ausente em alguns casos (deiscência da ACI). A profundidade do recesso óptico-carotídeo lateral vai depender diretamente do grau de pneumatização do SE.[8,10]

A identificação desses reparos anatômicos nessa importante área representa um passo crítico no desenvolvimento e uma

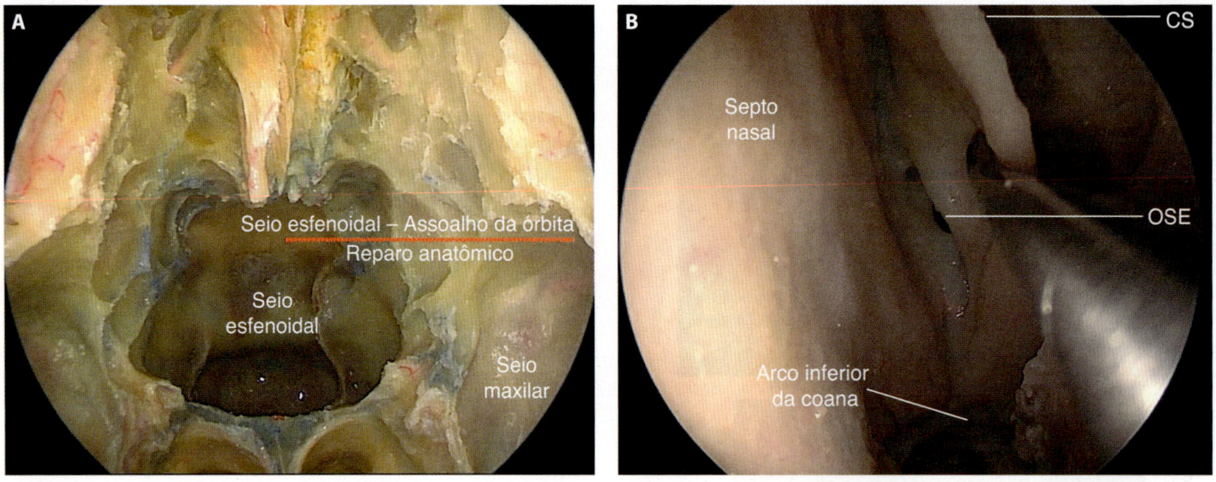

Figura 59.3 Imagem em cadáver com ótica de 0°. **A.** Relação do seio esfenoidal com o assoalho da órbita, um reparo anatômico confiável para abertura do seio esfenoidal; **B.** Visualizado no terço inferior da concha superior ao lateralizar o óstio do seio esfenoidal, utilizado como um reparo anatômico confiável para identificação e abertura desse seio paranasal. CS = concha superior; OSE = óstio do seio esfenoidal.

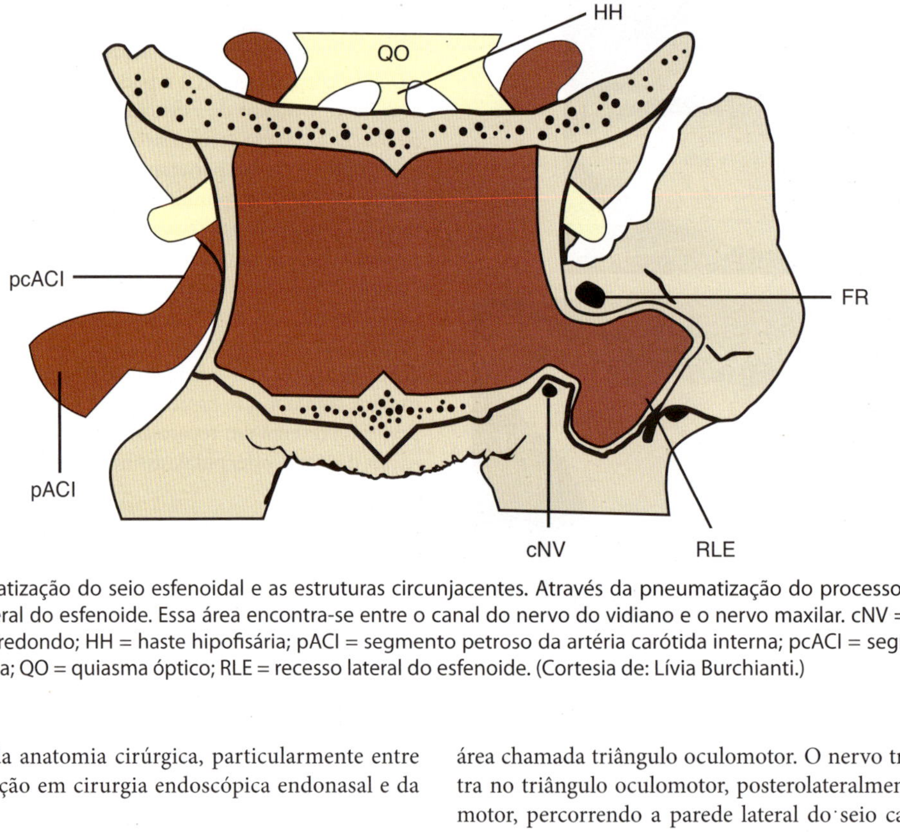

Figura 59.4 Esquematização do seio esfenoidal e as estruturas circunjacentes. Através da pneumatização do processo pterigoide, é identificado o recesso lateral do esfenoide. Essa área encontra-se entre o canal do nervo do vidiano e o nervo maxilar. cNV = canal do nervo do vidiano; FR = forame redondo; HH = haste hipofisária; pACI = segmento petroso da artéria carótida interna; pcACI = segmento paraclival da artéria carótida interna; QO = quiasma óptico; RLE = recesso lateral do esfenoide. (Cortesia de: Lívia Burchianti.)

compreensão clara da anatomia cirúrgica, particularmente entre cirurgiões em formação em cirurgia endoscópica endonasal e da base do crânio.

Já a parede lateral do seio esfenoidal apresenta uma relação com o seio cavernoso, tornando-se imperativo o conhecimento anatômico dessa região rica em estruturas neurais, vasculares e venosas.[11]

Os nervos que atravessam o seio cavernoso são o nervo oculomotor, troclear, oftálmico, abducente e o plexo simpático ao redor da carótida. O nervo abducente e o plexo simpático são os únicos que seguem inteiramente dentro do seio cavernoso. O nervo abducente deixa a junção pontomedular e perfura a dura-máter clival em direção ao seio cavernoso, passando lateralmente ao segmento paraclival da ACI e atravessando o seio cavernoso medialmente ao nervo oftálmico para alcançar a fissura orbitária superior (Figura 59.6).[8,11]

Os nervos oculomotor, troclear e oftálmico correm dentro da parede lateral do seio cavernoso. O oculomotor emerge do mesencéfalo e passa entre a artéria cerebelar superior e a artéria cerebral posterior, entrando no teto posterior do seio cavernoso em uma área chamada triângulo oculomotor. O nervo troclear também entra no triângulo oculomotor, posterolateralmente ao nervo oculomotor, percorrendo a parede lateral do seio cavernoso abaixo do nervo oculomotor em direção à fissura orbitária superior.

O nervo oftálmico (V1) percorre inferiormente ao nervo troclear na parede lateral do seio cavernoso e também entra na fissura orbitária superior. Essas relações neurais dividem a parede lateral do seio cavernoso em dois triângulos: o triângulo supratroclear, entre os nervos oculomotor e troclear, e o triângulo infratroclear, ou triângulo de Parkinson, entre os nervos troclear e trigêmeo (ver Figura 59.6).[8]

Relação com o clivo e a hipófise

O clivo pode ser dividido em terços. O terço superior ou clivo "selar" é representado pelo dorso da sela. O terço médio ou clivo "esfenoidal" estende-se do assoalho da sela até a coana. O terço inferior ou clivo "nasofaríngeo" estende-se da coana até o forame magno, e corresponde à região da nasofaringe.

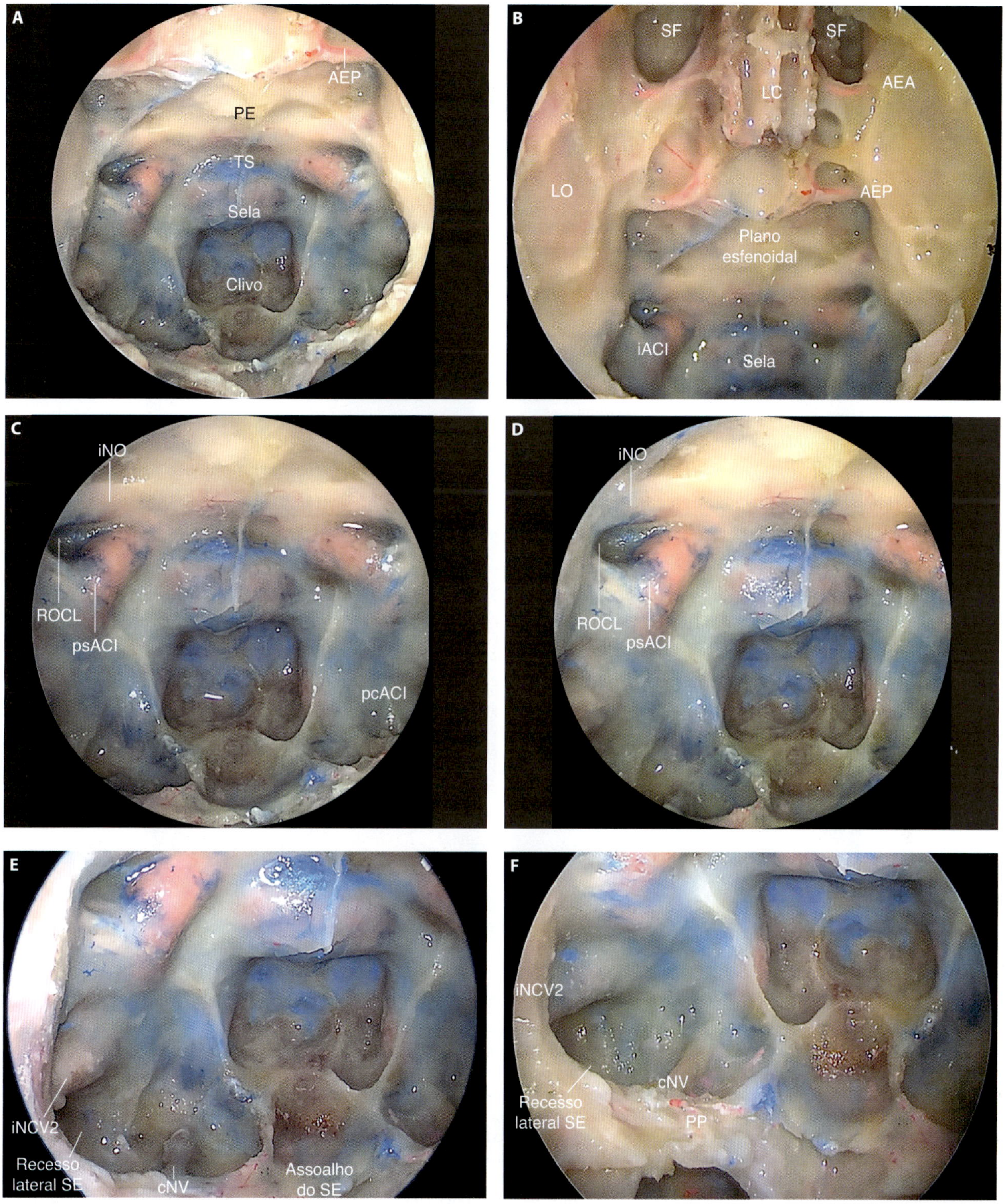

Figura 59.5 Dissecção de cadáver utilizando-se um endoscópio rígido com uma ótica de 0 e 300º para mostrar o seio esfenoidal e estruturas adjacentes. **A** a **D.** Seio esfenoidal pneumatizado, visualizando-se: sela, tubérculo da sela, clivo e o recesso óptico-carotídeo lateral; **E.** Imagem mais anterior da cavidade nasal em que pode-se detectar lâmina papirácea, artéria etmoidal anterior e artéria etmoidal posterior; **F.** Região lateral do esfenoide, sendo possível reconhecer o canal pterigóideo (nervo vidiano) e a impressão do nervo maxilar; o espaço entre essas duas estruturas chama-se recesso lateral do esfenoide. Nessa imagem, observa-se que foi removido parcialmente o processo pterigóideo, facilitando a identificação do canal pterigóideo (nervo vidiano) e o acesso à parede lateral do seio esfenoidal. AEA = artéria etmoidal anterior; AEP = artéria etmoidal posterior; cNV = canal pterigóideo; iACI = impressão da artéria carótida interna; iNCV2 = impressão do nervo maxilar; iNO = impressão do nervo óptico; LC = lâmina cribriforme; LO = lâmina orbital; pcACI = segmento paraclival da artéria carótida interna; PE = plano esfeoidal; PP = processo pterigóideo; psACI = segmento parasselar da artéria carótida interna; ROCL = recesso óptico carotídeo-lateral; SE = seio esfenoidal; Sela = sela turca; SF = seio frontal; TS = tubérculo da sela.

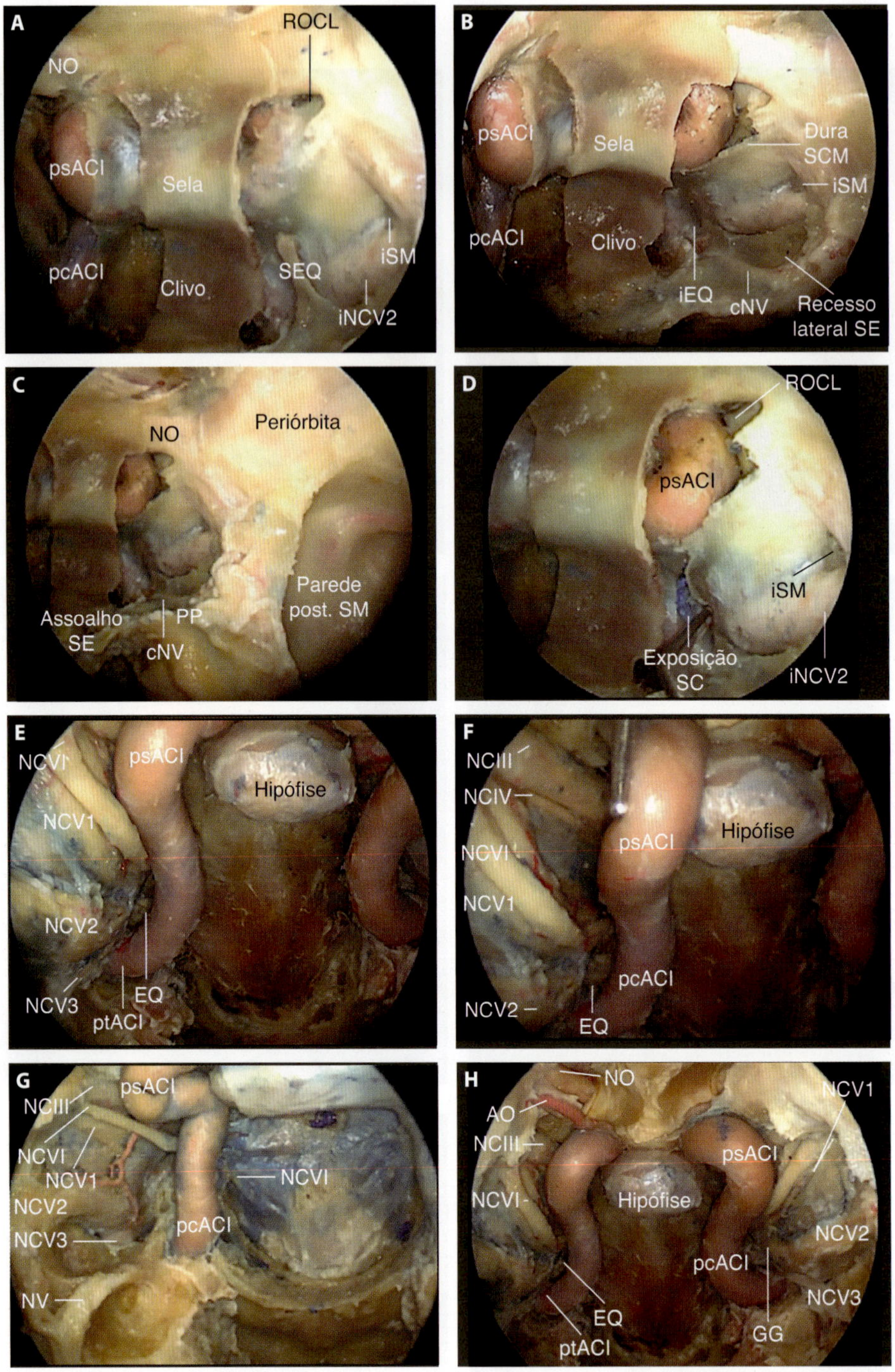

Figura 59.6 Dissecção em cadáver com endoscópio rígido com ótica de 0 e 300°. **A.** ACI à direita, após remoção da dura-máter, tornando mais evidente o segmento paraclival e parasselar e o nervo óptico superiormente; à esquerda foi mantida a dura-máter, sendo vistos por transparência o recesso óptico carotídeo lateral e a ACI. Foi preservada a camada óssea que protege o espaço quadrangular, "*strut* do espaço quadrangular"; ainda à esquerda, é possível ver por transparência a impressão do nervo maxilar e a do *strut* maxilar, mais superiormente; **B.** Dura-máter removida parcialmente no segmento psACI, assim como o *strut* do espaço quadrangular, e é notória a impressão do espaço quadrangular. Mais lateralmente, visualiza-se a parede posterior do seio maxilar, assim como mais superiormente a periórbita; **C.** Seio esfenoidal com ótica de 0°. É possível visualizar reparos anatômicos importantes como recesso óptico carotídeo lateral, delimitado pela impressão do nervo óptico e segmento parasselar da artéria carótida interna; **D.** Após a remoção da dura-máter no segmento pcACI, identificam-se as vênulas do SC; **E.** Imagem evidencia hipófise, espaço quadrangular, nervo oftálmico, nervo mandibular, nervo maxilar e nervo abducente; **F.** Realizada a medialização da ACI, aparecem o nervo oculomotor e o nervo troclear; **G.** Distingue-se o nervo abducente, passando pela dura-máter da fossa posterior, cruzando posteriormente o segmento pcACI e seguindo obliquamente no SC em direção à fissura orbital superior. Inferiormente, encontra-se o nervo do canal pterigóideo (nervo vidiano) dissecado, desde a região do gânglio pterigopalatino até o segundo joelho da carótida, transição entre o segmento pcACI e ptACI; **H.** Notam-se nervo óptico, artéria oftálmica, gânglio trigeminal e espaço quadrangular. AO = artéria oftálmica; cNV = canal pterigóideo; EQ = espaço quadrangular; FS = fibras simpáticas; GG = gânglio trigeminal; iNCV2 = impressão do nervo maxilar; iEQ = impressão do espaço quadrangular; iSM = impressão do *strut* maxilar; NCVIII = nervo oculomotor; NCIV = nervo troclear; NCVI = nervo abducente; NCV1 = nervo oftálmico; NCV2 = nervo maxilar; NCV3 = nervo mandibular; NO = nervo óptico; NV = nervo do canal pterigóideo (nervo vidiano); pcACI = segmento paraclival da ACI; Post = posterior; PP = processo pterigóideo; psACI = segmento parasselar da artéria carótida interna; ptACI = segmento petroso da artéria carótida interna; ROCL = recesso óptico-carotídeo lateral; SCM = seio cavernoso; SE = seio esfenoidal; SEQ = *strut* do espaço quadrangular; SM = *strut* maxilar.

Embora os dois terços superiores do clivo sejam considerados parte do osso esfenoidal, o terço inferior é considerado parte do osso occipital. O clivo médio é o maior dos três segmentos, e é limitado lateralmente pelo segmento paraclival da ACI, fissura petroclival e forame lacerado. O forame lacerado e a coana estão aproximadamente na mesma altura e, portanto, o forame lacerado também serve como um marco para definir a transição entre os clivo médio e inferior.

A abordagem transclival média fornece acesso à cisterna pré-pontina, e é possível identificar a artéria basilar, a artéria cerebelar anteroinferior, o nervo abducente e a superfície ventral da ponte. Expor e lateralizar suavemente o segmento paraclival da ACI pode permitir o acesso ao ápice petroso, borda livre do tentório, nervo troclear e raiz posterior do nervo trigêmeo.

O clivo inferior é coberto pela fáscia faringobasilar, pelo músculo longo da cabeça, e músculos retos da cabeça. Uma abordagem transclival inferior fornece acesso à cisterna pré-medular e seu conteúdo: artérias vertebrais, junção vertebrobasilares, artéria cerebelar inferior posterior, artérias espinhais anteriores, canal do nervo hipoglosso e medula ventral. Lateralmente, o acesso ao forame jugular é limitado pela tuba auditiva e requer a ressecção e/ou mobilização para alcançá-lo.

Já a hipófise encontra-se na região central do SE e para acessar a glândula pituitária é necessário remover o osso e a dura-máter. A dura-máter, por sua vez, é coberta por duas camadas: uma camada periosteal externa e uma meníngea interna. Essas duas camadas da dura-máter se separam lateralmente para formar parte do seio cavernoso (ver Figuras 59.5 e 59.6).[8]

Na glândula pituitária, encontra-se o lobo anterior, também conhecido como adeno-hipófise, e o lobo posterior, ou neuro-hipófise. O lobo anterior se desenvolve a partir de uma invaginação de ectoderma oral, conhecida como bolsa de Rathke. É uma estrutura glandular responsável pela produção e liberação de hormônio do crescimento, prolactina, hormônio adrenocorticotrófico, hormônio estimulador da tireoide, hormônio luteinizante e hormônio folículo-estimulante. Em contraste, o lobo posterior se desenvolve como uma extensão direta do ectoderma neural do assoalho do terceiro ventrículo.

A glândula anterior recebe o suprimento sanguíneo das artérias hipofisárias superiores, as quais normalmente emitem três ramos: um para o nervo óptico (ramo recorrente), um para a superfície inferior do quiasma óptico e infundíbulo superior (ramo anastomótico) e um para o infundíbulo inferior e diafragma (ramo descendente) (Figura 59.7).[8]

Por outro lado, a glândula posterior recebe a maior parte de seu suprimento sanguíneo das artérias hipofisárias inferiores. A artéria hipofisária inferior é um ramo do tronco meningo-hipofisário, que é o primeiro ramo da ACI dentro do seio cavernoso. Evidências recentes, no entanto, mostraram que o sacrifício de ambas as artérias hipofisárias inferiores não causa disfunção na hipófise posterior (ou seja, diabetes insipidus), sugerindo um suprimento vascular alternativo pelo sistema arterial hipofisário superior.[10] A drenagem venosa das regiões anterior e posterior da glândula se juntam e drenam para o seio cavernoso.

MANIFESTAÇÕES CLÍNICAS DAS DOENÇAS DO SEIO ESFENOIDAL

Os sintomas clínicos quando há o acometimento do SE estão diretamente relacionados com sua disposição anatômica, como anteriormente apresentado. Entre os sintomas mais frequentes estão a obstrução nasal, rinorreia (aquosa, serosanguinolenta, purulenta), sangramento nasal, cefaleia, dor ou perda de sensibilidade facial, redução da visão e diplopia, entre outros. No caso de afecções congênitas, o sintoma mais comum é a obstrução nasal; nas doenças infecciosas, a cefaleia é preponderante. Nas causas tumorais, os sintomas visuais, sangramento nasal e dor facial assumem condição mais evidente em função do acometimento progressivo de estruturas próximas (Tabela 59.1).

Eventuais sinais clínicos podem ser encontrados como déficit visual (II nervo craniano), paralisia de III, IV ou VI nervos cranianos como diplopia, ptose palpebral ou estrabismo convergente. Manobra de Valsalva com rinorreia aquosa pode indicar uma fístula liquórica e a redução da sensibilidade facial pode evidenciar acometimento do nervo trigêmeo (ver Tabela 59.1).

DOENÇAS DOS SEIOS ESFENOIDAIS

Várias doenças acometem o SE, e podem ser divididas em grupos: as anomalias de desenvolvimento (incluindo malformações e meningoencefaloceles); doenças infecciosas da mucosa sinusal (viral, bacteriana e fúngica); doenças destrutivas do osso esfenoidal por compressão (síndrome da sela vazia, mucocele, pseudoaneurisma e tumores benignos); e doenças destrutivas do osso esfenoidal por infiltração (tumores malignos e osteomielite).

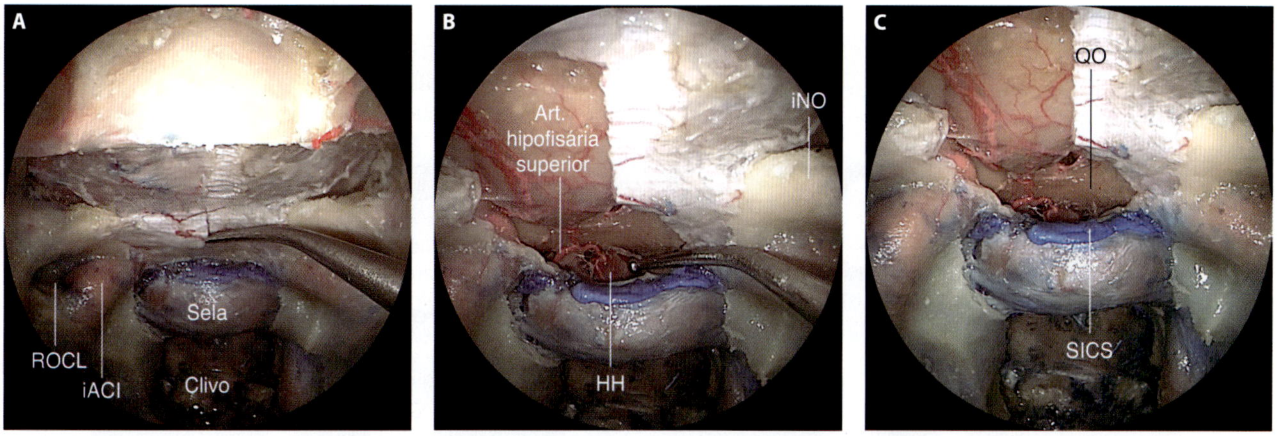

Figura 59.7 Dissecção em cadáver com endoscópio rígido com ótica de 0º, acesso transesfenoidal suprasselar. **A.** Osso da região do tubérculo selar e plano esfenoidal já foi removido, permitindo a visualização do recesso óptico-carotídeo lateral e da impressão da artéria carótida interna e do nervo óptico; **B** e **C.** Após remoção da dura-máter, visualiza-se a artéria hipofisária superior, responsável pela vascularização do quiasma óptico. É possível identificar o seio intercavernoso superior e a haste hipofisária. art. = artéria; HH = haste hipofisária; iACI = impressão da ACI; iNO = impressão do nervo óptico; QO = quiasma óptico, ROCL = recesso óptico carotídeo lateral, SICS = seio intercavernoso superior.

Tabela 59.1 Principais sintomas e sinais encontrados nas afecções do seio esfenoidal e estruturas anatômicas vizinhas.

Sintomas/sinais	Estrutura acometida		
Obstrução nasal	Cavidade nasal	Nasofaringe	
Epistaxe	Artéria esfenopalatina	Artéria carótida interna	Artéria septal posterior
Cefaleia	Seio esfenoidal	Meninge	Seio cavernoso
Déficit visual	Nervo óptico	Seio cavernoso	Quiasma óptico
Diplopia	Nervo abducente	Nervo oculomotor	Nervo troclear
Rinoliquorreia	Plano esfenoidal	Clivo	Parede lateral do SE
Parestesia/dor facial	Nervo trigêmeo	Ramo V1	Ramo V2

Anomalias de desenvolvimento (congênitas)

Alterações no desenvolvimento da base do crânio durante a vida embrionária podem afetar os seios paranasais, mais frequentemente os seios frontais e etmoidais, mas raramente o SE. Quando o osso esfenoide é comprometido, especialmente quando há uma pneumatização acentuada da parede lateral do SE, é comum observar a presença de meningocele/meningoencefalocele ocupando parcialmente a região.

Essas alterações no SE surgem como resultado de uma incompleta ou prematura fusão óssea durante um complexo processo de ossificação da base do crânio durante o período embrionário.

Recém-nascidos com lesões expansivas no interior da cavidade nasal, geralmente de aspecto polipoide a ocupar as fossas nasais, podem ser oriundas de malformações nos ossos que formam a base do crânio, o que leva a uma eventual herniação da meninge e/ou do tecido encefálico para os seios da face e cavidade nasal. Meningoencefaloceles e gliomas geralmente ocupam a linha média do nariz e afetam a região frontal, e cavidade nasal anterior mais frequentemente. Essas alterações podem estar associadas a quadros sindrômicos, como observado em neonato com uma série de malformações e obstrução nasal decorrente de massa tumoral ocupando a cavidade nasal e a nasofaringe. Na ressonância magnética, nota-se que uma meningocele se estende a partir do ventrículo, insinuando-se através do SE (Figura 59.8).

Exemplo de fusão incompleta do osso esfenoidal é a persistência do canal craniofaríngeo, conhecido como canal de Sternberg, na parede lateral do SE após o nascimento. Em geral, esse canal desaparece durante a vida embrionária e a sua persistência indica a falência na fusão dos ossos base-esfenoide com o pré-esfenoide que, ao se fundirem, formam o osso esfenoidal como conhecemos. Isso possibilita que o paciente adulto, ao longo da vida, tenha a projeção do conteúdo cerebral para o interior do SE. A exposição de tecido do SNC na cavidade nasossinusal propicia quadros de fístula liquórica e meningites. Na cisternotomografia da Figura 59.9, de uma paciente de 40 anos com quadro de fístula liquórica, observa-se o conteúdo cerebral herniado pela parede lateral do SE e o contraste iodado injetado impregnado no espaço liquórico.

Doenças infecciosas da mucosa sinusal

De modo geral, infecções localizadas apenas no SE são pouco frequentes, ao contrário daquelas que estão associadas a comprometimento dos outros seios paranasais. Isso pode ocasionar sintomas variados em função dos seios paranasais acometidos, do tempo da doença, do agente infeccioso e das condições clínicas do paciente, em especial sua imunidade.

Processos infecciosos agudos do SE são mais comuns do que os quadros crônicos, como observados na prática clínica. Entre os agentes infecciosos, tanto vírus como bactérias e fungos podem ocasionar doenças no local.[12] Os microrganismos que causam rotineiramente infecções em outros seios da face também afetam o SE e são temas amplamente apresentados em outros capítulos.

Os quadros agudos localizados bacterianos preponderantemente no SE determinam sintomas como cefaleia holocraniana ou no vértice, dor retrocular, febre eventual, rinorreia mucopurulenta e

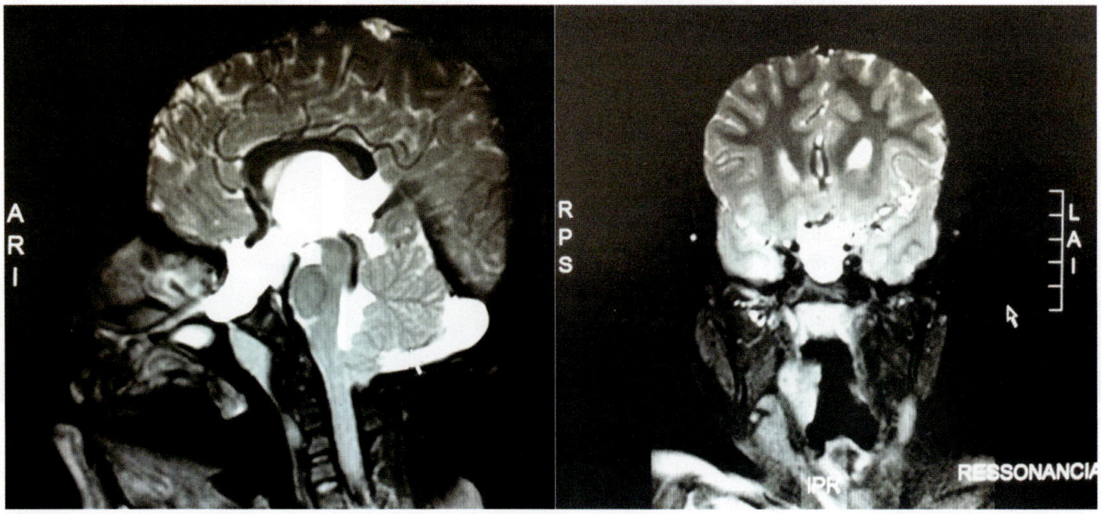

Figura 59.8 Ressonância magnética de criança recém-nascida sindrômica com herniação meníngea (meningocele) a partir do ventrículo cerebral em direção ao seio esfenoidal e cavidade nasal.

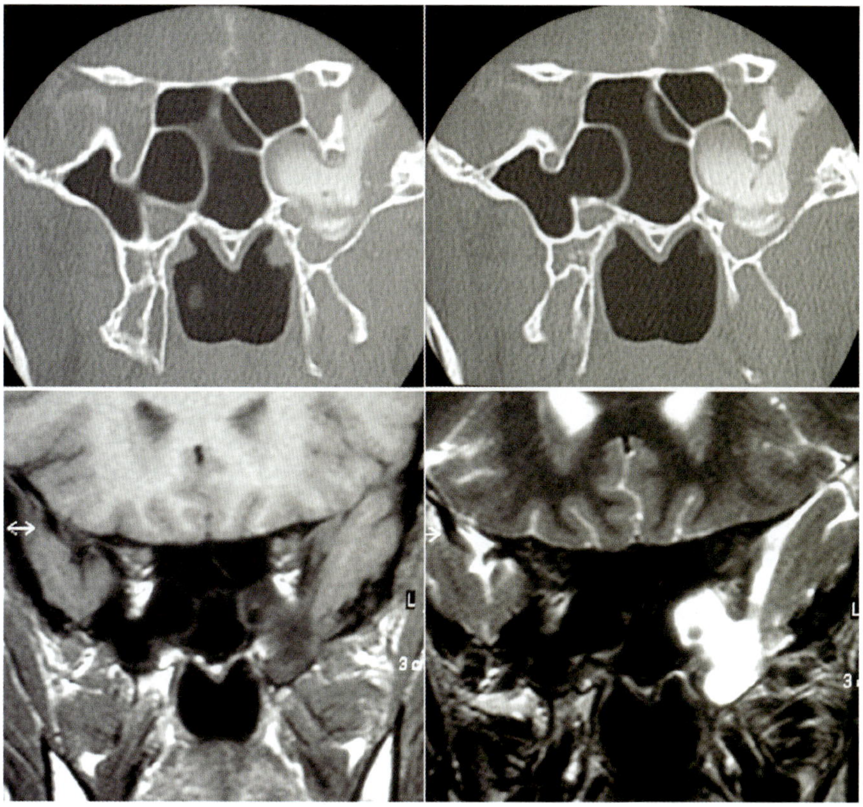

Figura 59.9 Cisternotomografia e ressonância magnética de paciente adulto com fístula liquórica e meningites. Observa-se herniação de conteúdo cerebral (meningoencefalocele) para o seio esfenoidal através da persistência do canal craniofaríngeo à esquerda.

obstrução nasal. O que chama a atenção é o potencial para complicações clínicas quando o SE está acometido, muito em função de suas relações anatômicas, como as relatadas.

A evolução da sinusite esfenoidal aguda bacteriana pode ter desfechos mais graves do que em sinusites que acometem outros seios, particularmente em pacientes imunocomprometidos, como aqueles com diabetes, tumores malignos ou submetidos a quimioterapia.[13] Nesses casos, a infecção pode se propagar para o seio cavernoso, o que gera uma tromboflebite, para o SNC, causando meningite e/ou abscesso subdural/cerebral, para o clivo e paredes do osso esfenoide, que pode determinar uma osteomielite, e para nervos cranianos próximos, o que possibilita o aparecimento de sinais como ptose palpebral, perda visual, estrabismo convergente e parestesia facial.

Nos casos de sinusite esfenoidal aguda, a cefaleia aguda mais intensa, náuseas, vômitos, convulsões e alterações de consciência são sintomas indicativos de sinusite esfenoidal complicada. A gravidade nesses casos necessita de intervenção cirúrgica rápida em função de altas taxas de mortalidade e morbidade.[13]

As infecções agudas por fungos são infrequentes, mas podem afetar várias estruturas da face, incluindo o SE. Essas infecções assumem uma maior gravidade quando o paciente apresenta doença de base, a qual reduz a sua capacidade imunológica para defesa.

Em sinusite fúngica invasiva aguda, observa-se uma rápida destruição óssea dos seios da face, principalmente maxilar, etmoidal, SE e a base do crânio, com envolvimento da órbita e SNC. Geralmente, o agente etiológico oportunista é um fungo do grupo Ficomicetos (*Mucor* ou *Rhizopus*) ou *Aspergillus* e aparece em pacientes imunodeprimidos. A forma mais comum é o envolvimento rinocerebral. Sintomas agudos e com rápida evolução, como cefaleia intensa, rinorreia sero-hemática, febre, tosse, edema facial e orbitário, além de alteração do nível de consciência, podem estar presentes. A doença tem alta mortalidade e a internação para tratamento clínico com administração de antifúngicos sistêmicos, controle de possíveis doenças de base e, principalmente, tratamento cirúrgico (com extensa remoção dos tecidos comprometidos) é fundamental para seu controle.

A rinossinusite crônica bacteriana envolve principalmente os seios da face anteriores, mas quando o SE é acometido, geralmente está associado a infecções dos outros seios.[12] Já a sinusite esfenoidal crônica isolada frequentemente possui fungos como agente etiológico. Clinicamente, o paciente tem sintomas de obstrução nasal, rinorreia, tosse eventual, cefaleia de longa duração e histórico de tratamento com antibióticos em várias ocasiões sem sucesso.

Quadro típico dessa sinusite é a bola fúngica isolada no SE, também conhecida por micetoma. Nela, os sintomas são discretos e o mais comum é a cefaleia (Figura 59.10). No exame de tomografia computadorizada há velamento da cavidade com conteúdo de alta densidade e calcificações finas de formato arredondado a linear. Por outro lado, pode ocorrer um quadro de sinusite fúngica invasiva crônica, geralmente ocasionada pelo *Aspergillus fumigatus*, que também acomete adultos imunodeprimidos, diferenciando-se da invasiva aguda pela lenta evolução clínica com destruição óssea gradativa.

Na presença de doença infecciosa aguda ou crônica com complicações locais, o tratamento envolve procedimento cirúrgico no SE para uma abertura ampla do óstio esfenoidal e de outros seios envolvidos para promover uma boa ventilação das cavidades.[12] Nos casos mais graves, a cirurgia endoscópica pode ser associada à abordagem orbitária externa e/ou craniana quando houver envolvimento dessas regiões, como abscesso orbitário ou abscesso cerebral.

Doenças destrutivas do osso esfenoidal por compressão

Em algumas circunstâncias, observam-se casos com defeito osteodural adquirido que ocorre ao longo do tempo em função de pulsação de conteúdo cerebral, o que produz uma erosão óssea nos ossos da

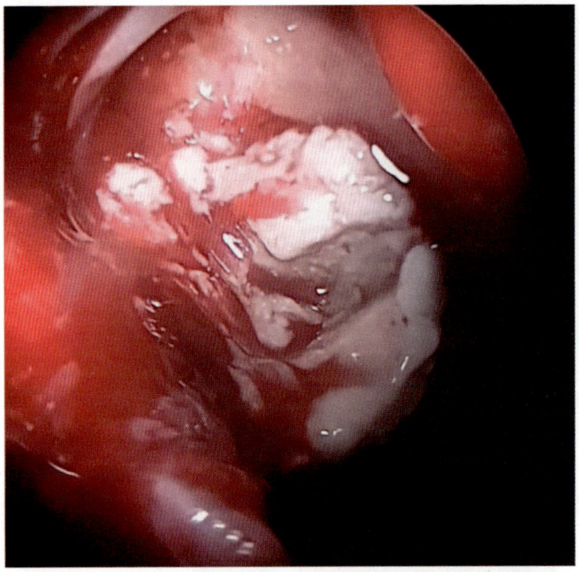

Figura 59.10 Esfenotomia direita com conteúdo no interior do seio de aspecto esbranquiçado por colonização fúngica.

base do crânio e a comunicação com a cavidade de SE. Para que isso ocorra, é necessário que a pressão intracraniana esteja aumentada ou haja uma doença que afete os ossos da base do crânio.

Quadros de hipertensão liquórica primária/idiopática (HLP) podem propiciar condições para o surgimento dessa condição e o aparecimento de episódios repetitivos de meningite e/ou fístula liquórica. Em algumas circunstâncias, como em mulheres obesas, a HLP leva a uma síndrome de sela turca vazia, na qual há comprometimento dos ossos do SE com erosão e condições propícias à formação de fístula liquórica. A Figura 59.11 mostra uma paciente de 80 anos com relato de dois episódios de meningite e rinorreia aquosa. Na tomografia computadorizada, observa-se erosão da parede posterior da sela turca e na ressonância magnética, pequena herniação meníngea. Foi realizada cirurgia endoscópica transesfenoidal para a remoção da meningocele e fechamento da erosão.

Em outro caso de HLP, a paciente de 48 anos apresentava meningites de repetição, e durante investigação clínica observou-se erosão da parede posterior do SE. Foi submetida a cirurgia endoscópica ao SE e utilizado retalho nasosseptal para o fechamento da falha óssea (Figura 59.12 A e B). Distúrbios metabólicos e perda rápida de peso foram considerados como causas de erosão óssea no plano esfenoidal e formação de pneumoencéfalo em paciente submetida a cirurgia bariátrica com perda de peso de 50 kg em 8 meses (Figura 59.13).

Lesões como a mucocele e o pseudoaneurisma no SE podem ser consideradas pseudotumores e causam comprometimento ósseo em maior ou menor grau, remodelando o osso esfenoidal.

A mucocele no SE é incomum e tem característica cística expansiva e benigna. A sintomatologia é vaga e, quando sintomas como perda visual, alterações hormonais ou cefaleia mais intensa aparecem, leva o paciente a procurar atendimento médico. A mucocele origina-se por bloqueio crônico do óstio de drenagem do SE com retenção de muco e espessamento da parede mucosa do seio (pseudocápsula). Esse bloqueio ocorre em pacientes que foram submetidos a cirurgia nasossinusal, por espessamento mucoso na rinossinusite crônica ou por polipose nasal, por exemplo. A tomografia computadorizada mostra massa homogênea ocupando todo o seio, remodelamento das paredes ósseas e ausência de captação de contraste (Figura 59.14). O tratamento cirúrgico endoscópico é o método de escolha.[14]

A formação de um pseudoaneurisma de ACI geralmente acontece após um trauma craniano ocorrido no passado e o início dos sintomas aparece meses ou anos depois. O indivíduo pode apresentar discretos sangramentos nasais e, subitamente, tornar-se uma epistaxe grave, o que exige atendimento de emergência médica para seu controle. Exames de tomografia computadorizada e ressonância magnética podem mostrar uma massa ocupando o SE. Com o relato de trauma prévio e de sangramento importante, a angiografia deve ser solicitada e pode evidenciar a presença dessa lesão vascular. Procedimentos endovasculares, como a colocação de um balão intra-arterial para ocluir a ACI permitem a resolução do quadro (Figura 59.15).

Os tumores benignos podem afetar diferentes estruturas que estão ao redor do SE e causar sintomas variáveis, dependendo da velocidade de crescimento, área afetada e características histológicas. O envolvimento do SE pelos tumores pode ocorrer por distensão ou compressão das paredes ósseas que formam a cavidade sinusal. O remodelamento das paredes ósseas é habitualmente observado.

Entre os tumores benignos que podem afetar o SE estão a displasia fibrosa, o angiofibroma juvenil, adenoma hipofisário, meningioma, craniofaringioma, papiloma invertido, entre outros (Figuras 59.16 a 59.19).

Em particular, a cirurgia endoscópica transesfenoidal para tumores hipofisários mostra-se bem eficiente no controle de doenças hipofisárias produtora de hormônios, como doença de Cushing, acromegalia e macroadenomas.[3,15,16]

Doenças destrutivas do osso esfenoidal por infiltração

O SE é uma cavidade óssea e pode ter suas paredes afetadas por doenças que determinam erosão óssea. Elas podem ser de origem intrínseca/primária ou extrínseca/secundária a uma doença oriunda de estruturas anatômicas vizinhas.

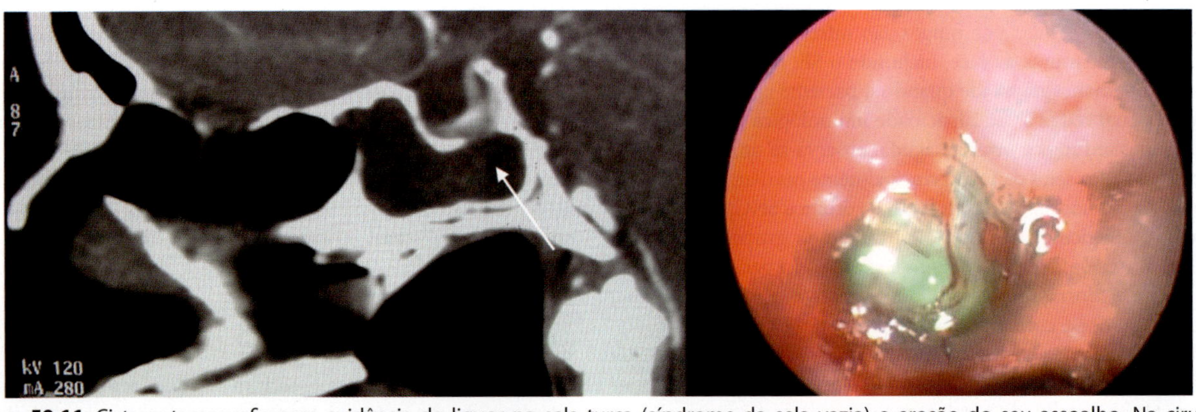

Figura 59.11 Cisternotomografia com evidência de liquor na sela turca (síndrome da sela vazia) e erosão do seu assoalho. Na cirurgia, observa-se pequena herniação dural pela área de erosão, impregnada com fluoresceína injetada em punção lombar.

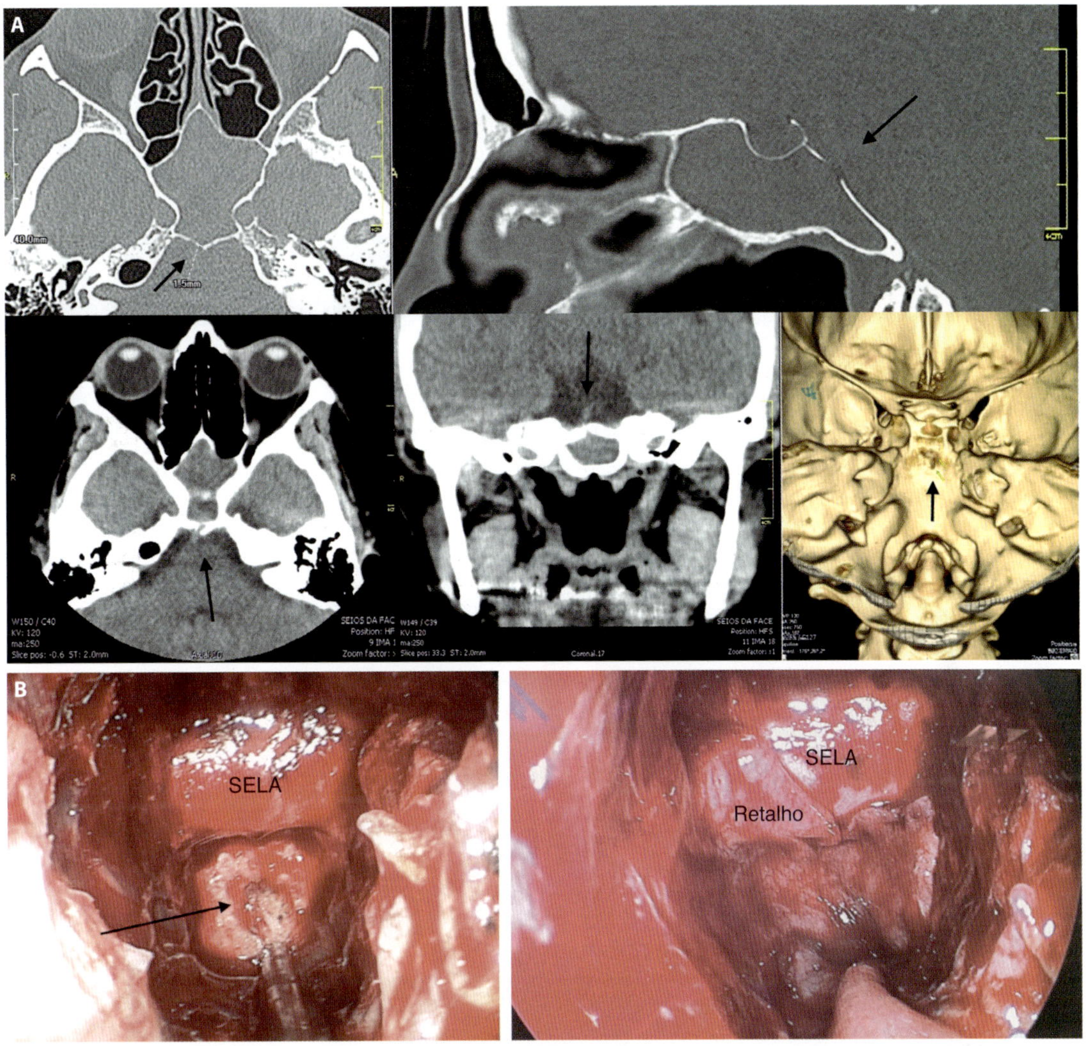

Figura 59.12 A. Tomografia computadorizada do crânio mostrando pequena erosão óssea na parede posterior de um seio esfenoidal bem pneumatizado e velado; **B.** Procedimento cirúrgico mostra a área de erosão abaixo da sela turca e depois de ocluída com um retalho nasosseptal.

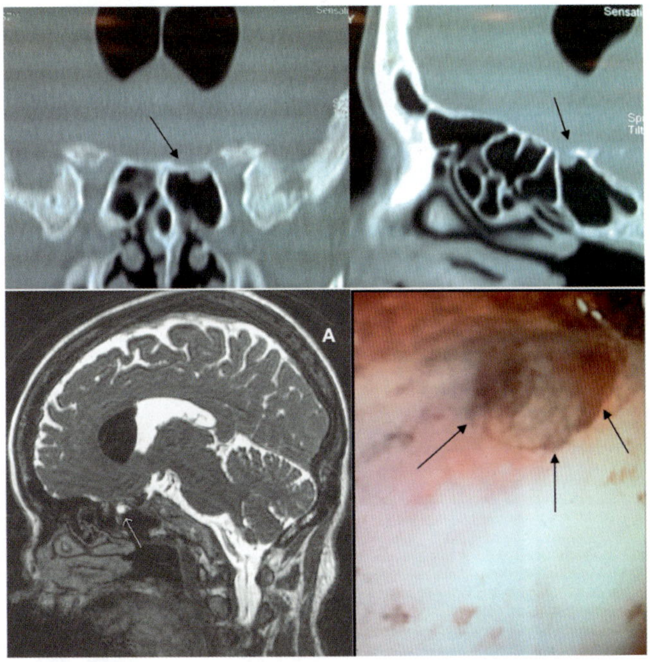

Figura 59.13 Exames de imagem e do procedimento cirúrgico, nos quais observam-se pneumoventrículo, erosão óssea do plano esfenoidal e pequena meningocele tratada por acesso endoscópico ao seio esfenoidal.

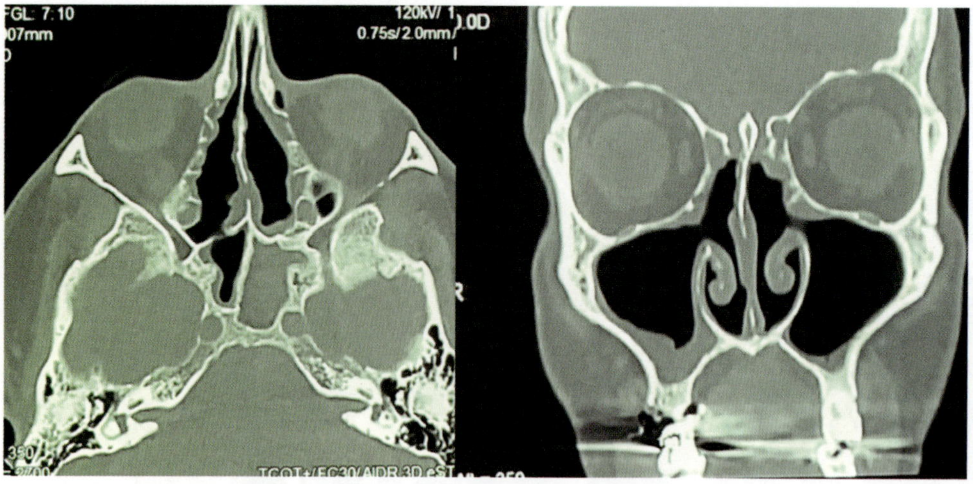

Figura 59.14 Mucocele esfenoidal em indivíduo com cirurgia nasossinusal prévia com ampla manipulação cirúrgica.

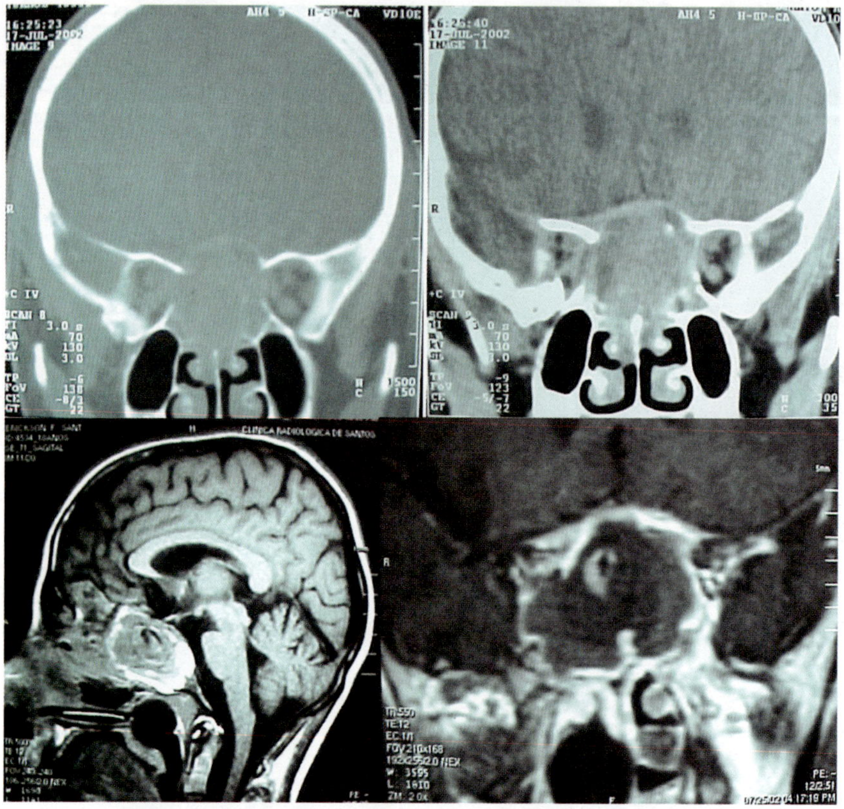

Figura 59.15 Paciente com pseudoaneurisma traumático da artéria carótida interna mostrando extensa massa heterogênea ocupando o seio esfenoidal, atingindo para a base do crânio e cavidade nasal. As paredes ósseas do seio estão parcialmente absorvidas e remodeladas.

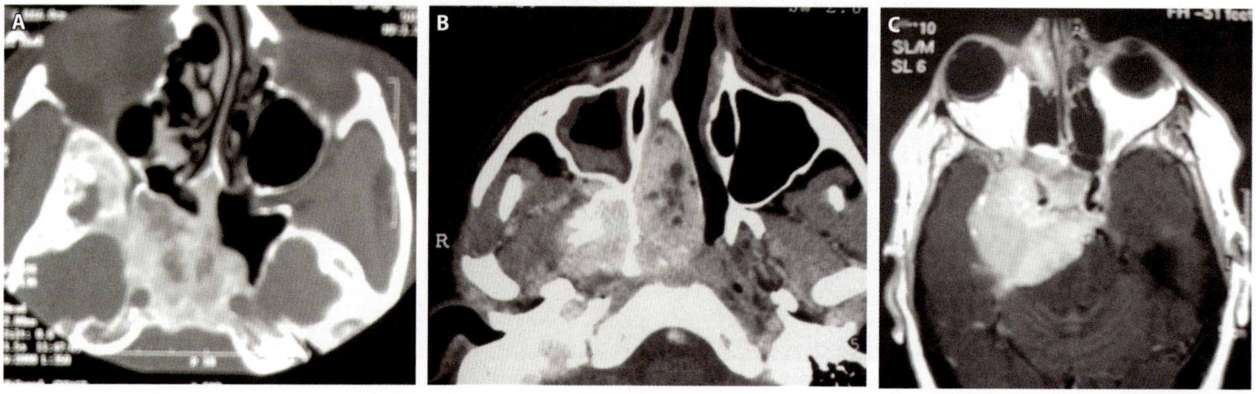

Figura 59.16 Exemplos de tumores benignos envolvendo o seio esfenoidal. **A.** Displasia fibrosa; **B.** Angiofibroma juvenil; **C.** Meningioma.

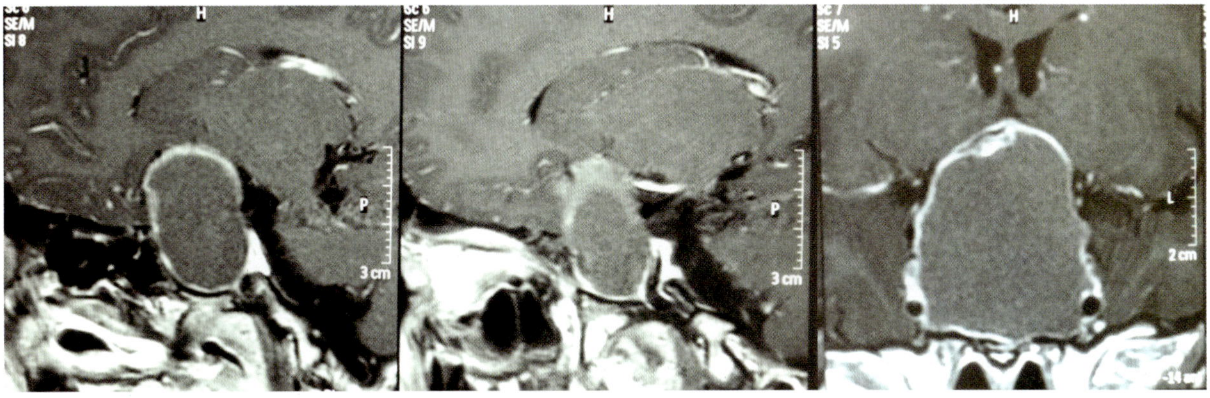

Figura 59.17 Ressonância magnética em paciente portador de craniofaringioma com lesão que ocupa o seio esfenoidal, sela turca, quiasma óptico e base do crânio até o terceiro ventrículo.

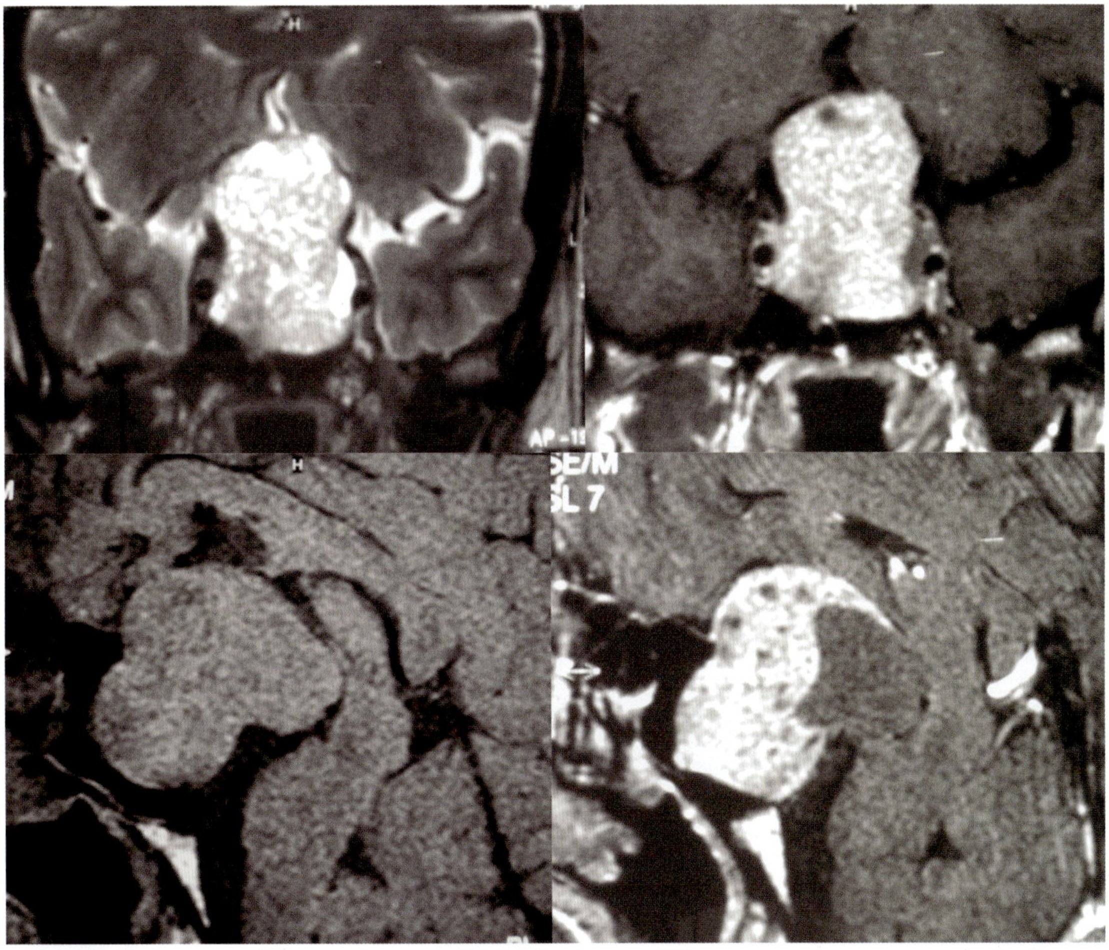

Figura 59.18 Paciente portador de macroadenoma hipofisário estendendo-se para a cavidade do seio esfenoidal.

As paredes do osso esfenoide podem apresentar quadro de osteomielite decorrentes de infecção bacteriana, o que determina o envolvimento do SE com manifestações clínicas decorrentes da infecção sinusal e da possível extensão do processo infiltrativo para estruturas vizinhas. Embora mais frequente no seio frontal, o envolvimento do SE mostra-se mais grave e com maior mortalidade. O tratamento cirúrgico com debridamento do tecido ósseo acometido e antibioticoterapia de largo espectro são fundamentais.

Tumores malignos do nariz e seios paranasais são incomuns (3% dos tumores malignos de cabeça e pescoço) e aqueles que envolvem o SE, menos frequentes. Um novo olhar para o tratamento dessas doenças surgiu nas últimas duas décadas com o advento de técnicas endoscópicas mais elaboradas, incluindo métodos de reconstrução da base de crânio com retalhos, e o desenvolvimento tecnológico de endoscópios, neuronavegadores, hemostáticos, cautérios, instrumentos e motores cirúrgicos.[17]

O cordoma do clivo é um tumor que ocupa uma região específica do osso esfenoidal, é localmente invasivo e pode ocupar o SE. É um tumor que se origina de remanescentes da notocorda. A característica invasiva leva ao diagnóstico em função de diplopia e cefaleia (Figura 59.20). A cirurgia endoscópica transnasal e/ou transoral são indicadas em casos específicos, e há necessidade de retalhos nasosseptal ou de concha inferior.

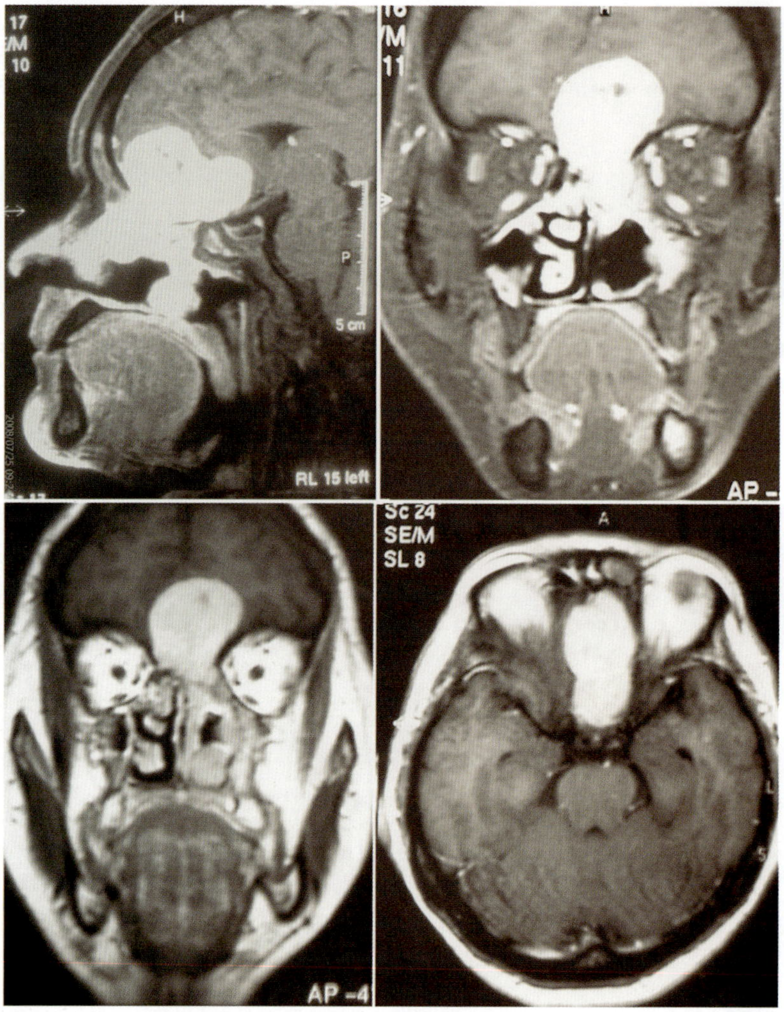

Figura 59.19 Paciente portador de meningioma de plano esfenoidal estendendo-se para a cavidade do seio esfenoidal, sela turca e base de crânio.

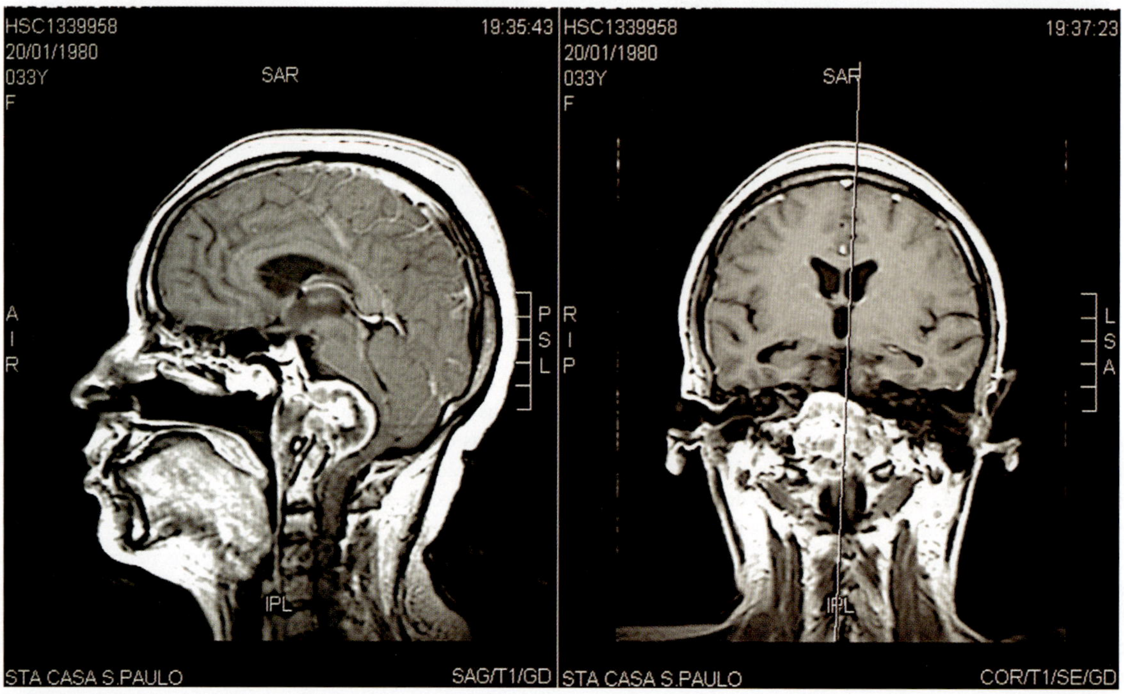

Figura 59.20 Ressonância magnética em paciente portador de cordoma do clivo. Nota-se a lesão expansiva ocupando o seio esfenoidal e projetando-se para o tronco encefálico na fossa craniana posterior.

Tumores de origem epitelial como carcinoma de células escamosas, adenocarcinoma, carcinoma indiferenciado, estesioneuroblastoma e tumores não epiteliais, como sarcoma indiferenciado, melanoma, linfoma não Hodgkin e metástases, podem afetar a região.[17] O acometimento do SE ocorre por infiltração, erosão e migração pelas suas paredes (Figura 59.21).

Os sintomas e sinais dependem do tipo de tumor e da sua localização. Exames de imagem (tomografia computadorizada, ressonância magnética e PET-CT) e clínicos (hemograma, dosagens bioquímicas e outros) auxiliam no diagnóstico diferencial. Vários dados são analisados na escolha do melhor tratamento para cada paciente: localização da lesão, extensão e infiltração de estruturas com a ACI, órbita e SNC; tipo histológico; metástases loco-regionais ou a distância; tempo de evolução da doença, entre outros tópicos.

A possibilidade de tratamento endoscópico dessas doenças pode contribuir para uma melhora na ressecção de tumores quando a cirurgia está indicada e visa proporcionar um procedimento menos invasivo, com menor morbidade e uma melhor qualidade de vida no pós-operatório.[17] A cirurgia endoscópica isolada ou associada a cirurgias abertas podem ser um grande trunfo no tratamento e no prognóstico de alguns desses pacientes. Por estar no centro da cabeça, o acesso cirúrgico endoscópico ao SE parece ser uma boa via de abordagem cirúrgica nas afecções que o envolvam.

TRATAMENTO CIRÚRGICO

O tratamento cirúrgico e a abordagem ao seio esfenoidal por via endoscópica nasal pode ser feito com os seguintes acessos mais conhecidos:

- Transetmoidal (Vídeo 59.1)
- Transnasal
- Transseptal.

A depender da doença e da região do seio esfenoidal que se deseja abordar, pode-se escolher entre uma dessas vias ou combiná-las para uma melhor exposição cirúrgica.

No início do procedimento, o cirurgião deve se guiar por reparos anatômicos, em geral, familiares e conhecidos para as cirurgias endoscópicas nasossinusais. É importante ressaltar que nessa etapa existem variações técnicas a depender do cirurgião responsável. O uso inicial de cotonoides embebidos em solução de oximetazolina ou de adrenalina diluída em soro fisiológico e a infiltração da mucosa septal e da concha média com lidocaína com adrenalina na diluição de 1:200.000 promovem efeito vasoconstritor e de hidrodissecção dessas regiões para facilitar a manipulação cirúrgica posterior. A lateralização das conchas inferiores também aumenta o corredor nasal para manipulação posterior.

Acesso transetmoidal

O acesso transetmoidal (Vídeos 59.1 e 59.2) ao seio esfenoidal é realizado tendo como referência o meato médio, compreendido entre a concha média e a concha inferior. Durante a cirurgia, são removidas as células etmoidais anteriores e posteriores, sendo o limite lateral do acesso à lâmina papirácea. Pode-se dividir o etmoide em lamelas que surgem ao longo do seu desenvolvimento e estão dispostas em ordem de anterior para posterior na cirurgia endoscópica nasal: 1ª lamela: processo uncinado; 2ª lamela: bula etmoidal; 3ª lamela: lamela basal (porção horizontal da concha média); 4ª lamela: concha superior; 5ª lamela: concha suprema.

A cirurgia tem início após localização do meato médio com a uncifectomia, bulectomia e remoção das demais células etmoidais anteriores. A etmoidectomia posterior só deve ter início após a conclusão completa da primeira etapa.

É muito importante o conhecimento anatômico tridimensional da concha média e suas possíveis variações. A porção vertical da concha média se insere superiormente na placa cribriforme e se

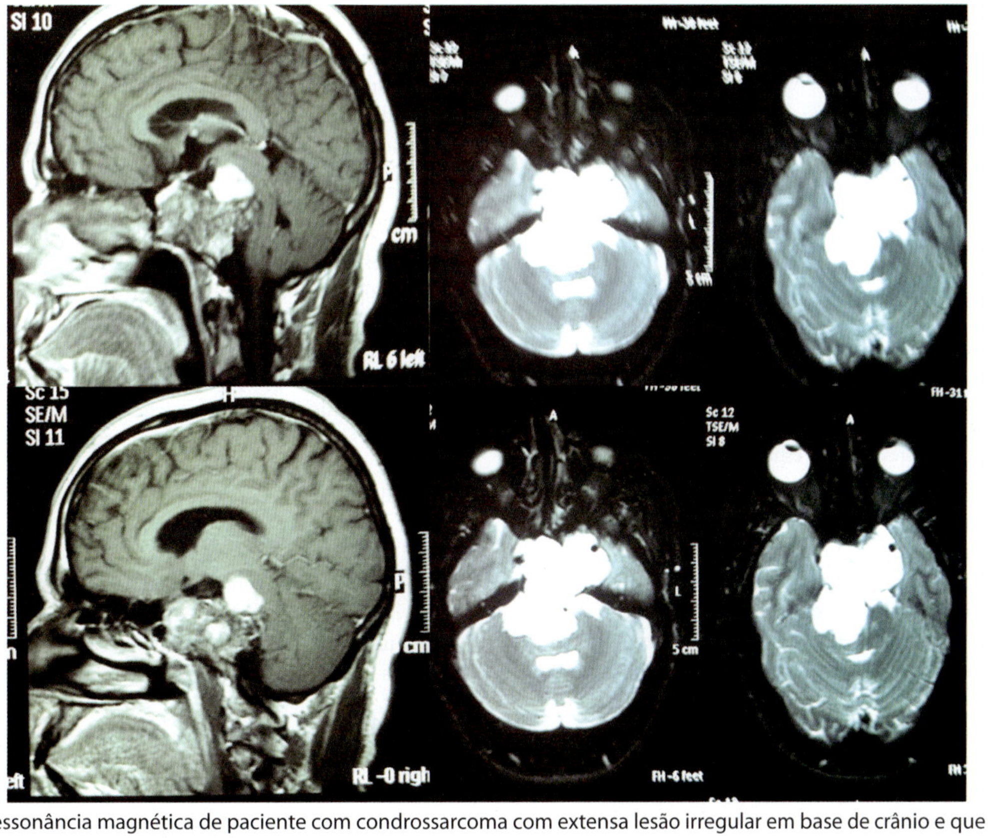

Figura 59.21 Ressonância magnética de paciente com condrossarcoma com extensa lesão irregular em base de crânio e que se projeta para a fossa craniana posterior e seio esfenoidal.

estende posteriormente em forma da letra "L", inserindo-se na parede lateral em regiões que compreendem a parede medial do seio maxilar, a lâmina papirácea e a lâmina vertical do osso palatino. Sua porção horizontal ou lamela basal divide o etmoide nas regiões anterior e posterior. Portanto, após transpassar a lamela basal, inicia-se a remoção das células etmoidais posteriores. Vale ressaltar que a inserção da concha média na parede lateral, mais precisamente na lâmina vertical do osso palatino, é uma região importante, pois é nela que está a crista etmoidal, que é um reparo anatômico da emergência dos ramos da artéria esfenopalatina pelo forame esfenopalatino: artérias nasal lateral posterior e septal posterior ou nasosseptal.

Durante a etmoidectomia anterior é necessário estar atento para não promover iatrogenias como fístulas liquóricas, uma vez que o teto etmoidal separa a cavidade nasal da fossa anterior da base do crânio, e a lamela lateral da placa cribriforme é a região de maior vulnerabilidade.

Deve-se atentar também para possíveis variações anatômicas do labirinto etmoidal, como a presença de células de Onodi, que se projetam posteriormente e acima do seio esfenoidal, mantendo relação anatômica íntima com a ACI e nervo óptico.

Por fim, a porção inferior da concha superior pode ser removida a fim de expor o óstio do seio esfenoidal, dando início à esfenoidectomia.

Acesso transnasal

O acesso transnasal (Vídeo 59.3) é o mais direto e simples de ser realizado se comparado aos outros. A exposição cirúrgica deve sempre ser ampla o suficiente para permitir a visão clara de todos os reparos anatômicos relacionados com a indicação da operação. Essa premissa aumenta a segurança ao longo da cirurgia, minimiza a chance de iatrogenias, otimiza o campo cirúrgico e proporciona o tratamento completo da doença a ser tratada.[1]

O cirurgião deve se guiar pelo meato comum e procurar o óstio natural do seio esfenoidal, encontrado a partir dos seguintes reparos anatômicos cirúrgicos:

- De 1,5 a 2 cm acima do arco inferior da coana
- Posterior ao terço inferior da concha superior
- Sempre acima do teto do seio maxilar ou assoalho da órbita.

Acesso transseptal

O acesso transseptal tem início com uma incisão septal transfixante, seguido pelos descolamentos mucopericondral e mucoperiosteal de todo o septo. Prossegue-se ao descolamento à remoção da porção cartilaginosa posterior, da lâmina perpendicular do etmoide e do vômer, preservando a sustentação nasal "*L-strut*". Localiza-se, então, o rostro do osso esfenoide e lateralmente os óstios naturais do SE de ambos os lados. A partir desse momento, tem início a esfenoidectomia.[1]

Dicas para a esfenoidectomia

Para uma esfenoidotomia ampla e segura, o cirurgião deve ter em mente o mapa radiológico previamente estudado e balizar sua dissecção usando reparos anatômicos de fundamental importância, dentre eles:

- Saber o grau de pneumatização do esfenoide (conchal, pré-selar, selar, pós-selar) e recessos laterais do esfenoide
- Nervo do canal pterigóideo (nervo vidiano), identificando o local e transição do segmento petroso e paraclival da ACI
- Reconhecer o terço médio do clivo, região mais segura para progredir (compreendido verticalmente entre o assoalho da sela e assoalho do SE, e lateralmente entre as porções paraclivais da ACI)
- Identificar as estruturas na parede posterior do SE: a região selar, recesso clival, protuberância dos segmentos da ACI e nervo óptico, recesso óptico-carotídeo lateral, recesso lateral do esfenoide, artéria etmoidal posterior e a relação com o limite entre plano esfenoidal e placa cribriforme.[1]

Esfenoidectomia

A depender da doença a ser tratada e da região-alvo dentro do SE, o cirurgião poderá realizar a esfenoidectomia expondo o seio parcialmente ou realizar uma exposição completa, a partir da comunicação dos dois óstios naturais e remoção de toda sua parede anterior (Vídeos 59.1 e 59.2).

A esfenoidectomia tem início com a localização do óstio do SE. Após sua identificação, podem ser usadas pinças como Kerrison ou cogumelo para iniciar a esfenoidectomia a partir do seu óstio. Pode-se também utilizar curetas ou descoladores do tipo Seeker, introduzindo-os delicadamente dentro do seio para saber onde há espaço disponível para progredir com a esfenoidectomia da parede anterior.

A esfenoidectomia da parede anterior é feita de forma segura, levando em consideração que as estruturas vasculares e nervosas principais estão na parede superior e posterior do seio. Dessa forma, a comunicação de ambos os óstios naturais, quando indicada, pode ser feita de forma segura com a remoção de todo o rostro esfenoidal. Já as extensões lateral e superior devem ser feitas com cuidado porque no limite lateral há a emergência dos ramos da artéria esfenopalatina, e superiormente está a fossa média da base do crânio (ver Figura 59.6).[1]

Acesso à hipófise e base de crânio anterior

Acessar a hipófise a partir da esfenoidotomia endoscópica transnasal torna-se um caminho rápido e prático, com poucas estruturas no sentido anteroposterior. O contrário ocorre com as paredes laterais e superiores do SE, nas quais há estruturas vasculares e neurais de grande importância, como já referido. Cuidado especial deve ser tomado na remoção do septo intersinusal. Eventual deiscência da parede óssea da ACI deve ser previamente avaliada (Figura 59.22; Vídeo 59.3).

A abertura da sela turca é realizada pelo broqueamento de sua superfície óssea anterior, que costuma ser menos espessa nos casos de macroadenomas hipofisários. Uma vez exposta a hipófise amplamente, faz-se a incisão com uma microlâmina de bisturi e a dissecção com descoladores, curetas e pinças do tipo saca-bocado. Realizar primeiro a ressecção do tumor localizado na porção mais inferior da sela e, gradativamente, seguir para aquele que está na porção superior. Esse procedimento é necessário para que a dura-máter não entre na sela e impeça uma boa visão do tumor a ser removido (ver Figura 59.7).[1]

A depender do tipo e tamanho da lesão, torna-se necessário expandir a exposição e, para isso, o seio intercavernoso superior é cauterizado, e abre-se a dura-máter para remover lesões que atingem a região supraquiasmática, como em macroadenomas (ver Figura 59.18) e craniofaringiomas (ver Figura 59.17).

As cirurgias em direção ao plano esfenoidal e teto do etmoide em geral são iniciadas com a esfenoidotomia e localização das estruturas em seu interior. A partir daí, segue-se em direção aos seios anteriores, como feito nas ressecções de tumores como meningiomas do plano esfenoidal e estesioneuroblastomas.

Fechamento

As cirurgias que envolvem apenas a abertura da parede anterior do SE não necessitam de fechamento da cavidade formada, principalmente quando o objetivo é ampliar a ventilação nesse seio, como nos casos de mucoceles, sinusites crônicas bacterianas e fúngicas (Vídeo 59.4).[14]

Nos casos em que a base de crânio é exposta e, principalmente, quando a dura-máter é rompida, há evidente necessidade de oclusão da comunicação entre o SNC e as cavidades nasossinusais. Os riscos de infecções, hematomas e outras complicações podem levar ao óbito em casos mais críticos. Portanto, essa é uma etapa

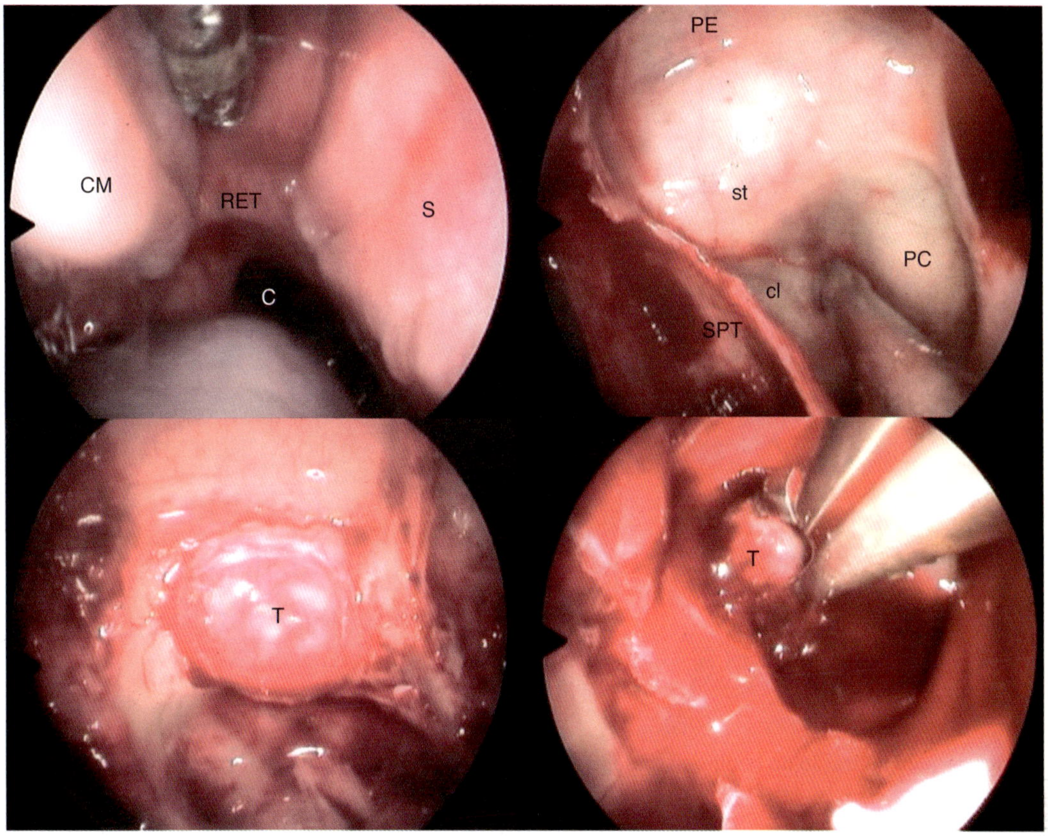

Figura 59.22 Cirurgia endoscópica transesfenoidal da hipófise. C = coana; cl = clivo; CM = corneto médio; PC = artéria carótida interna paraclival; st = sela turca; PE = plano esfenoidal; RET = recesso esfenoetmoidal; S = septo; SPT = septo intersinusal; T = tumor hipofisário.

importante na cirurgia, tanto que, quando na programação cirúrgica, é sabido que será necessária a exposição da dura-máter ou até mesmo sua abertura. A cirurgia é iniciada com a confecção de um retalho, de preferência nasosseptal, para o seu fechamento. Quando a abertura se prolonga a regiões mais anteriores da base do crânio, a associação do retalho com o uso da gálea aponeurótica pode ser aplicada (Figura 59.23).[18,19]

Outros tipos de retalhos utilizando as conchas nasais ou de enxertos de fáscia lata e preenchimento com gordura podem ser aplicados em alguns casos.

COMPLICAÇÕES CIRÚRGICAS

Recentes estudos têm divulgado evidências sobre a eficácia da cirurgia endoscópica ao seio esfenoidal, bem como o acesso transesfenoidal à hipófise e à base de crânio anterior. Embora sejam técnicas cirúrgicas bem estabelecidas nos últimos anos, a curva de aprendizado longa e o pouco conhecimento anatômico para o acesso cirúrgico levaram a taxas mais expressivas de complicações no passado. A melhora de equipamentos endoscópicos, sistemas de imagem e cursos com treinamento cirúrgico em cadáver potencializaram a curva de aprendizado dessas cirurgias, e por isso as possíveis complicações cirúrgicas têm sido reduzidas drasticamente nos últimos anos.[3]

Complicações intraoperatórias

Durante a cirurgia nasossinusal endoscópica, pode haver abertura dos ossos da base do crânio, lesão da dura-máter e formação de fístula liquórica. Na cirurgia isolada do SE, é incomum porque o plano esfenoidal está no teto do SE e paralelo ao endoscópio, enquanto o clivo, por ter uma maior espessura óssea, fica menos suscetível a trauma. O mesmo não ocorre com o seio etmoidal, em que a placa cribriforme é uma fina camada óssea que separa o conteúdo do SNC da cavidade nasossinusal, facilitando as fístulas liquóricas durante sua cirurgia.

Já durante o acesso endoscópico aos seios da face, em especial o etmoidal, pode haver lesão da lâmina papirácea e o acesso às estruturas da órbita.[20] Eventual remoção de gordura periorbitária, do meato reto medial ou até mesmo do nervo óptico, pode determinar edema orbitário, hematoma, danos à mobilidade ocular e visão. Identificada a lesão, o uso de um retalho e de um tampão local podem conter a saída de gordura. Em lesão total do meato reto medial, eventual sutura pode ser feita. No caso do nervo óptico com dano mais evidente, a descompressão imediata pode ser realizada.

No procedimento para a cirurgia da hipófise, o risco de lesões das estruturas que se projetam na parede posterior como a ACI, seio cavernoso e nervo óptico aumentam. Manipulações abruptas do septo intersinusal do SE e o broqueamento da parede anterior da sela turca podem lesionar a ACI. A manipulação da lesão hipofisária também pode afetar o seio cavernoso, com sangramento mais facilmente controlável. A lesão do nervo óptico é incomum, mas a do quiasma óptico pode ocorrer durante a remoção de tumor hipofisário, principalmente macroadenomas e craniofaringiomas. Da mesma forma, na remoção desses tumores, a lesão da dura-máter e a formação de fístula liquórica são mais comuns, ou ainda na abertura do plano esfenoidal intencional ou não.[21]

O sangramento por lesão da ACI é uma situação emergencial com risco de óbito, caso não seja controlado imediatamente.[21] A lesão da artéria pode ser decorrente da fragilidade de sua parede no caso de lesões tumorais infiltrativas na região, como o rabdomiosarcoma, entre outros. Mas ela também pode ocorrer em função de pequenas variações anatômicas. O estudo por imagem pode fornecer informações importantes sobre esses aspectos. Não é infrequente observar em tomografia computadorizada a ACI deiscente

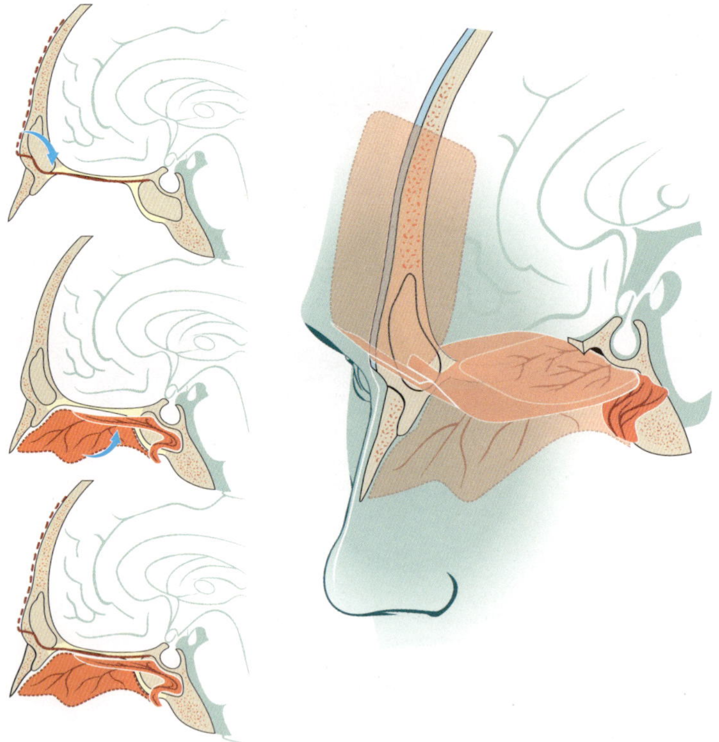

Figura 59.23 Esquema para utilização do retalho nasosseptal e da gálea aponeurótica para fechamento de amplas aberturas da base do crânio.

na cavidade do SE, ou, ainda, septos ósseos do SE indo em sua direção. No caso de lesão da artéria, tamponamento rápido e uso de fragmentos de músculo ou clipes para a oclusão podem ser utilizados. O tratamento endovascular é uma opção adequada e o controle do sangramento feito com artefatos intravasculares, como molas, balão ou *stent*.

No caso de fístula liquórica, a abertura da dura-máter deve ser ocluída. Para isso, o retalho nasosseptal mostra-se bem adequado para o fechamento de falhas ósseas no SE. Eventualmente, retalhos utilizando-se as conchas nasais como também a gálea aponeurótica podem ser aplicados.[19] No caso de impedimento no uso desses retalhos devido a tumores malignos na região ou por perfuração do septo nasal, o enxerto de fáscia lata pode ser utilizado.

Complicações pós-operatórias imediatas

As complicações pós-operatórias mais comuns até o sétimo dia são a fístula liquórica, a rinossinusite e a meningite nos casos de acesso transesfenoidal na base de crânio. Felizmente, o número de pacientes com fístula e meningite reduziu drasticamente com o uso de retalho nasosseptal para o fechamento da abertura na sela turca, clivo ou plano esfenoidal. Na eventualidade da persistência da fístula, a drenagem lombar, repouso no leito e uso de diuréticos podem controlar o processo. Na persistência da fístula ao longo de 48 a 72 horas de pós-operatório, pode ser indicativo para revisão cirúrgica (Figura 59.24).

Casos de rinossinusite são comuns nos primeiros dias de pós-operatório em função de sangue coletado nas cavidades maxilares

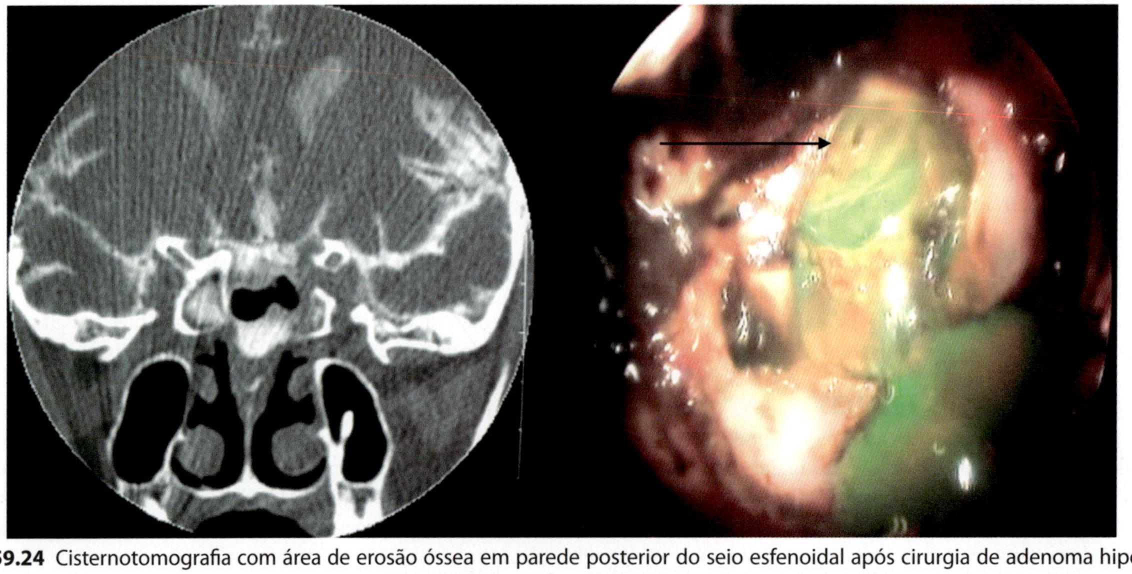

Figura 59.24 Cisternotomografia com área de erosão óssea em parede posterior do seio esfenoidal após cirurgia de adenoma hipofisário. Observa-se, em imagem de revisão cirúrgica endoscópica, a saída de fluoresceína em pequena lesão dural.

e etmoidais, bem como pela presença de materiais inertes na região cirúrgica, como *splint* nasal, substitutos de dura-máter e cola biológica, entre outros. O uso de antibióticos, limpeza da cavidade nasal pelo otorrinolaringologista e a lavagem nasal com soro fisiológico são medidas suficientes para se evitar a infecção.[21]

Complicações oculares com a redução da capacidade visual e mobilidade ocular no pós-operatório imediato podem ser resultado de sangramento de artérias etmoidais, lesão da lâmina papirácea e, eventualmente, do meato reto medial, o que leva à protusão ocular, equimose, enfisema e limitação da movimentação ocular.[20] Essa situação torna-se uma emergência para a descompressão da órbita e a drenagem do hematoma. Outra circunstância que leva à perda visual é a lesão do nervo óptico, a qual pode ocorrer pela presença de variações anatômicas, como a célula de Onodi, e a eventual deiscência do nervo em seu trajeto em direção ao quiasma. O estudo tomográfico prévio à cirurgia permite a análise dessas condições anatômicas. Na suspeita de manipulação do nervo, o paciente deve ser mantido internado e receber altas doses de corticoide. Caso esteja com tamponamento nasal, ele deve ser removido. No caso de agravamento da perda visual, a revisão cirúrgica e a eventual descompressão do nervo são necessárias.[20]

Complicações intracranianas podem ocorrer após cirurgia transesfenoidal na base de crânio. Hematoma intracraniano, vasoespasmo, hemorragia subaracnóidea e pneumoencéfalo são passíveis de ocorrência. Uma tomografia computadorizada de crânio nas 24 horas de pós-operatório possibilita a identificação de alterações.

Complicações pós-operatórias tardias

Entre as complicações pós-operatórias após 3 meses estão a formação de crostas e secreção nasal no período de 2 a 3 meses após a cirurgia. Caso haja a confecção de retalho nasosseptal, esse processo torna-se mais intenso, até que a mucosa do septo se refaça. Após esse período, é incomum a manutenção de crostas, a não ser que o paciente desenvolva uma rinite atrófica.[21]

Perfuração septal pode ocorrer nesse período por falta de uma boa irrigação sanguínea, principalmente após o uso de um retalho nasosseptal ou por um deslocamento não subpericondral do septo nasal.

Alguns pacientes podem reclamar de perda parcial ou total do olfato, mas, geralmente, é recuperável.[18] Sinéquias nasais podem ocorrer e levar à obstrução nasal. O aparecimento de cisto submucoso na cavidade esfenoidal aberta é comum e sem significado clínico.

A maioria dessas complicações pode ser evitada com cuidados ao paciente pelo otorrinolaringologista. Remoção de crostas, orientações sobre lavagem nasal com soro fisiológico, uso de corticoide tópico em alguns casos contribuem para uma boa recuperação.

Sangramentos tardios podem ocorrer e estão ligados a quedas das crostas depois de vários dias da cirurgia, o que facilita o rompimento da parede do vaso sanguíneo.[21]

CONSIDERAÇÕES FINAIS

Embora infrequentes, as doenças do SE têm grande importância em função da gravidade das manifestações clínicas que desencadeiam e do quanto prejudicam a qualidade de vida do paciente. A cirurgia endoscópica transnasal ao seio esfenoidal, bem como a base do crânio anterior e hipófise, mostra-se um recurso terapêutico de grande relevância e seu aprendizado é fundamental ao otorrinolaringologista.

REREFÊNCIAS BIBLIOGRÁFICAS

1. Santos AR, Fonseca RM Neto, Veiga JC, Viana J Jr., Scaliassi NM, Lancellotti CL et al. Endoscopic endonasal transsphenoidal approach for pituitary adenomas: technical aspects and report of casuistic. Arq Neuropsiquiatr [Internet]. 2010 Aug [Acesso em: 2024 Jul];68(4):608-12.
2. Dolci RLL, de Moraes LT, de Carvalho ACM, Rickli JCK, de Souza JL, Encinas WE et al. Quality-of-life evaluation for patients submitted to nasal endoscopic surgery for resection of pituitary tumours. Eur Arch Otorhinolaryngol [Internet]. 2021 May [Acesso em: 2024 Jul];278(5):1411-1418.
3. Zubair A, M Das J. Transsphenoidal hypophysectomy. In: StatPearls [Internet]. Treasure Island (FL): StatPearls Publishing [Internet]; 2024 Jan [Acesso em: 2024 Jul].
4. Banu MA, Guerrero-Maldonado A, McCrea HJ, Garcia-Navarro V, Souweidane MM, Anand VK et al. Impact of skull base development on endonasal endoscopic surgical corridors. J Neurosurg Pediatr [Internet]. 2014 Feb [Acesso em: 2024 Jul];13(2):155-69.
5. Tatreau JR, Patel MR, Shah RN, McKinney KA, Wheless SA, Senior BA et al. Anatomical considerations for endoscopic endonasal skull base surgery in pediatric patients.Laryngoscope [Internet]. 2010 Sep [Acesso em: 2024 Jul];120(9):1730-7.
6. Güldner C, Pistorius SM, Diogo I, Bien S, Sesterhenn A, Werner JA. Analysis of pneumatization and neurovascular structures of the sphenoid sinus using cone-beam tomography (CBT). Acta Radiol [Internet]. 2012 Mar 1 [Acesso em: 2024 Jul];53(2):214-9.
7. Scuderi AJ, Harnsberger HR, Boyer RS. Pneumatization of the paranasal sinuses: normal features of importance to the accurate interpretation of CT scans and MR images. AJR Am J Roentgenol [Internet]. 1993 May [Acesso em: 2024 Jul];160(5):1101-4.
8. Patel CR, Fernandez-Miranda JC, Wang WH, Wang EW. Skull base anatomy. Otolaryngol Clin North Am [Internet]. 2016 Feb [Acesso em: 2024 Jul];49(1):9-20.
9. Meotti CD, Piltcher OB, Netto B, Lemieszek J, Lavinsky-Wolff M, do Rego Monteiro FM et al. Differentiation between posterior sinuses using the medial orbital floor as a landmark. Surg B Skull Base [Internet]. 2017 Apr [Acesso em: 2024 Jul];78(2):152-157.
10. Fernandez-Miranda JC, Gardner PA, Rastelli MM Jr, Peris-Celda M, Koutourousiou M, Peace D et al. Endoscopic endonasal transcavernous posterior clinoidectomy with interdural pituitary transposition. J Neurosurg [Internet]. 2014 Jul [Acesso em: 2024 Jul];121(1):91-9.
11. Dolci RL, Ditzel LS Filho, Goulart CR, Upadhyay S, Buohliqah L, Lazarini PR et al. Anatomical nuances of the internal carotid artery in relation to the quadrangular space. J Neurosurg [Internet]. 2018 Jan [Acesso em: 2024 Jul];128(1):174-81.
12. Anselmo-Lima WT, Sakano E, Tamashiro E, Nunes AA, Fernandes AM, Pereira EA et al. Rhinosinusitis: evidence and experience: October 18 and 19, 2013 - São Paulo. Braz J Otorhinolaryngol [Internet]. 2015 Jan-Feb [Acesso em: 2024 Jul];81(1 Suppl 1):S1-S49.
13. D'Antonio WEA, Ikino CMY, Olim ARR, Santos RC Júnior, Butugan O. Sinusite esfenoidal com extensão intracraniana: relato de caso e revisão de literatura. Rev Bras Otorrinolaringol [Internet]. 2000 [Acesso em: 2024 Jul];66(03):290-3.
14. Gondim J, Pinheiro I, Tella OI Jr. Tratamento neurocirúrgico da mucocele esfenoidal pela via nasoseptal transesfenoidal endoscópica: relato de dois casos. Arq Neuropsiquiatr [Internet]. 2002 Jun [Acesso em: 2024 Jul];60(2-A):299-302.
15. Todeschini AB, Santos ARLD, Dolci RLL, Lima JV Junior, Scalissi NM, Lazarini PR. Long term follow-up after endoscopic endonasal approach for the treatment of cushing's disease. J Neurol Surg B Skull Base [Internet]. 2019 Jun [Acesso em: 2024 Jul];80(3):306-9.
16. Leopoldo CMDS, Leopoldo FMDS, Santos ARLD, Veiga JCE, Lima JV Junior, Scalissi NM et al. Long term follow-up of growth hormone-secreting pituitary adenomas submitted to endoscopic endonasal surgery. Arq Neuropsiquiatr [Internet]. 2017 May [Acesso em: 2024 Jul];75(5):301-306.
17. Abdelmeguid AS, Raza SM, Su SY, Kupferman M, Roberts D, DeMonte F et al. Endoscopic resection of sinonasal malignancies. Head Neck [Internet]. 2020 Apr [Acesso em: 2024 Jul];42(4):645-652.
18. Carvalho ACM, Dolci RLL, Rickli JCK, Tateno DA, Garcia DS, Encinas WE et al. Evaluation of olfactory function in patients undergoing endoscopic skull base surgery with nasoseptal flap. Braz J Otorhinolaryngol [Internet]. 2022 Jan-Feb [Acesso em: 2024 Jul];88(1):15-21.

19. Dolci RLL, Todeschini AB, Santos ARLD, Lazarini PR. Endoscopic endonasal double flap technique for reconstruction of large anterior skull base defects: technical note. Braz J Otorhinolaryngol [Internet]. 2019 Jul-Aug [Acesso em: 2024 Jul];85(4):427-434.
20. Seredyka-Burduk M, Burduk PK, Wierzchowska M, Kaluzny B, Malukiewicz G. Ophthalmic complications of endoscopic sinus surgery. Braz J Otorhinolaryngol [Internet]. 2017 [Acesso em: 2024 Jul];83:318-23.
21. Dolci RL, Miyake MM, Tateno DA, Cançado NA, Campos CC, dos Santos AL et al. Postoperative otorhinolaryngologic complications in transnasal endoscopic surgery to access the skull base. Braz J Otorhinolaryngol [Internet]. 2017 May-Jun [Acesso em: 2o24 Jul];83(3):349-355.

CAPÍTULO

60

Acesso às Fossas Anterior e Posterior

Miguel Soares Tepedino • Carlos Pinheiro-Neto • Ricardo Landini Lutaif Dolci

FOSSA ANTERIOR

Inicialmente, as cirurgias endoscópicas à base do crânio eram restritas à região hipofisária; porém, com a evolução tecnológica e um maior conhecimento anatômico, houve uma expansão rápida e progressiva de indicações cirúrgicas. Desse modo, o acesso endoscópico expandido proposto por Kassam et al. permitia acessar toda a base ventral do crânio desde a crista galli até o odontoide (Figuras 60.1 e 60.2).[1]

Do ponto de vista da abordagem cirúrgica, o acesso endoscópico transnasal deve ser capaz de promover um campo cirúrgico adequado, seguro, com reconhecimento da anatomia e especialmente com controle das estruturas neurovasculares. A escolha do corredor cirúrgico deve levar em consideração características relacionadas com lesão. O estudo radiológico completo permite avaliar a localização, tamanho e relação com as estruturas adjacentes. No caso de tumores, a histologia é fundamental para planejar o tipo de cirurgia e a necessidade de tratamento complementar multidisciplinar. Deve fazer parte do planejamento pré-operatório a viabilidade da reconstrução do defeito criado na base do crânio.[2]

O plano sagital se estende desde a tábua posterior do seio frontal até C2, entre as artérias carótidas internas e as órbitas. Baseado nisso, pode-se classificar as abordagens à base anterior em transfrontal, transcribriforme, transplano, transtubérculo e transselar (ver Figura 60.1).[1,2] Neste capítulo, será apresentada a abordagem da fossa anterior através de acessos transcribriformes e combinados.

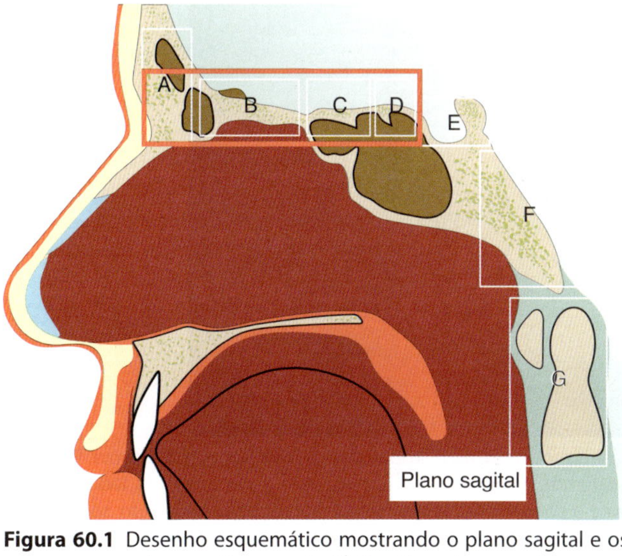

Figura 60.1 Desenho esquemático mostrando o plano sagital e os acessos propostos por Kassam et al.[1] O retângulo vermelho representa a região da fossa anterior. A = transfrontal; B = transcribiforme; C = transplanum; D = transtuberculum; E = transselar; F = transclivus; G = transodontoide.

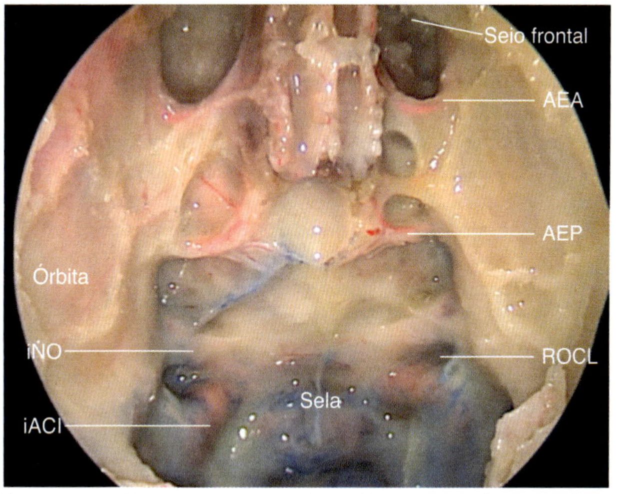

Figura 60.2 Dissecção com uma ótica de 30º expondo toda a fossa anterior do crânio e os reparos anatômicos. AEA = artéria etmoidal anterior; AEP = artéria etmoidal posterior; iACI = impressão da artéria carótida interna; iNO = impressão do nervo óptico; ROCL = recesso óptico carotídeo lateral.

PLANEJAMENTO PRÉ-OPERATÓRIO

Exames de imagem são rotina no tratamento de tumores anteriores da base do crânio e devem ser solicitadas ressonância magnética (RM) e angiografia por tomografia computadorizada (angio TC), já que esses exames se complementam. A RM é essencial na identificação da extensão da lesão para os seios da face e intracraniana, além de identificar edema cerebral. A angio TC ajuda na avaliação de alterações ósseas, envolvimento e erosão da base do crânio e da órbita (lâmina papirácea) e as relações vasculares com o tumor.[3]

Nos tumores malignos, a tomografia por emissão de pósitrons (PET-CT) tornou-se popular e útil para determinar o estágio da doença, bem como para identificar metástases. Em uma publicação recente de Abu-Ghanem et al., os achados da PET-CT pós-tratamento apresentaram relação com o prognóstico dos pacientes com malignidades nasossinusais e da base do crânio. Descobriu-se que os achados negativos na primeira PET-CT pós-tratamento predizem um aumento significativo da melhor sobrevida geral.[4-6]

A embolização é difícil de ser realizada nesses tumores da base anterior do crânio, mesmo porque muitas vezes são supridos pelas artérias etmoidais anterior e posterior, as quais podem ser ligadas no acesso por via endoscópica, principalmente nos meningiomas de goteira olfatória, pois apresentam uma anatomia mais preservada e de fácil identificação das estruturas arteriais..

Acesso transcribriforme

O corredor transetmoidal pode ser utilizado para a ressecção de tumores primários etmoidais, lesões intracranianas e orbitárias. O limite anterior dessa abordagem é o seio frontal, posteriormente o seio esfenoidal, as órbitas lateralmente e a lâmina vertical da placa cribriforme superiormente.[2] Os acessos transcribriformes permitem a criação de um corredor através da placa cribriforme, com ampla exposição da base anterior do crânio, utilizado para abordagem de doenças neoplásicas, como meningiomas de goteira olfatória, schwannomas, estesioneuroblastomas e outros tumores malignos (Vídeos 60.1 e 60.2).[7]

Técnica cirúrgica

A abordagem se inicia com a nasalização do seio frontal (Draf III), seguida de uma etmoidectomia completa e esfenotomia. Assim, pode-se observar a exposição das lâminas papiráceas lateralmente, curvatura da base anterior do crânio, artérias etmoidais anterior e posterior e o plano esfenoidal, entre os nervos ópticos e sela. Geralmente, a exposição da dura-máter é realizada com utilização de broca diamantada e a extensão do recorte do osso vai depender do tamanho e localização da lesão. Lesões pequenas unilaterais podem ser abordadas por acesso unilateral, com manuntenção dos seios paranasais e epitélio olfatório contralaterais, o que preserva a olfação (Figura 60.3). Se o acesso pretendido for o maior possível, a incisão se inicia na borda inferior da parede posterior do seio frontal e atravessa a linha média através da crista galli, que é a extensão intracraniana da lâmina perpendicular do etmoide. Nessa região, a dura-máter segue a crista galli superiormente, o que requer um descolamento cuidadoso. As incisões laterais são realizadas no limite do ângulo da junção do osso frontal com a lâmina papirácea, estendendo-se posteriormente até o ângulo da junção do osso esfenoidal e lâmina papirácea, no plano esfenoidal. A exposição do plano esfenoidal é determinada pela extensão posterior da patologia ao longo da base anterior do crânio. Já o tamanho da ressecção da fóvea etmoidal depende da extensão coronal do tumor e pode se estender entre as lâminas papiráceas. Para aumentar o corredor lateral, podem ser realizadas orbitotomias superomediais. No entanto, a criação de um defeito maior, sem suporte para reconstrução da base do crânio, aumenta o risco de fístula liquórica pós-operatória.[7]

Deve-se identificar cuidadosamente as artérias etmoidais para proceder a clipagem ou coagulação com bipolar; neste último caso, deve-se proceder com distância da órbita, o mais medial possível, diminuindo a chance de ter um sangramento da artéria na região intraorbitária e, consequentemente, formação de hematoma. A próxima etapa, após a ressecção do osso, é a realização da abertura dural. Geralmente, com um descolador separa-se a dura-máter do osso subjacente lateral, antes de incisá-la, o que facilita a reconstrução da falha cirúrgica no pós-operatório. Após a incisão completa da dura-máter, o bloco de dura-máter com osso medial pode ser mobilizado, de anterior para posterior, após a dissecção da dura-máter da crista galli. Ao mobilizar o bloco inferiormente, é possível identificar os bulbos olfatórios e os tratos olfatórios no sulco olfatório, entre as partes inferiores dos giros frontais superior e médio. Seccionam-se os tratos e o bloco é removido (Figuras 60.4 e 60.5). Após a remoção da lesão, segue-se ao fechamento da fístula liquórica, que sempre deve ser planejado antes do procedimento. Esse assunto será abordado em outro capítulo.

Existe, ainda, uma discussão sobre as limitações dos acessos transcribriformes para a ressecção de tumores intracranianos.[8] Em revisão sistemática sobre abordagens transcranianas e endoscópicas de meningiomas de goteira olfatória, Shetty et al.[9] concluíram que a literatura apoia os acessos transcranianos tradicionais por apresentarem maior ressecabilidade e menos complicações. Eles observaram que as abordagens endoscópicas são uma opção, especialmente quando o objetivo é a melhora da visão, e o paciente está ciente da anosmia no pós-operatório, ou mesmo em tumores

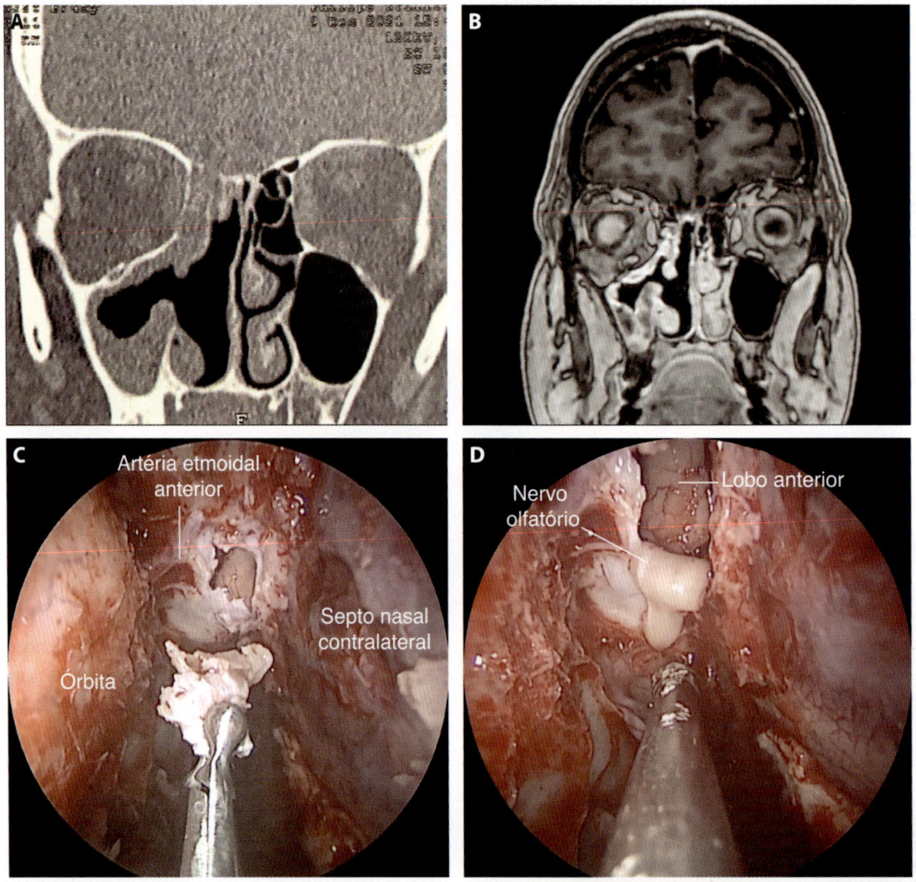

Figura 60.3 Paciente submetido previamente a cirurgia de lesão unilateral que apontou, no histopatológico, estesioneuroblastoma. Foi encaminhado para atendimento e submetido a novo procedimento transnasal endoscópico para margens, com abordagem do lado direito e preservação do bulbo olfatório contralateral. As margens foram negativas e o paciente faz seguimento clínico radiológico sem necessidade de tratamento complementar. **A.** Tomografia computadorizada janela para osso, corte coronal, realizada após a primeira intervenção. Observa-se espessamento mucoso em etmoide e seio maxilar à direita; **B.** Ressonância magnética em T1 com contraste de gadolínio. Espessamento mucoso com aspecto de inflamação com captação de contraste; **C.** Fossa nasal direita, exposição endoscópica transnasal da base anterior do crânio com endoscópio de 0°. Após a remoção do etmoide, exposição e abertura da dura-máter. Dura-máter encaminhada para congelação; **D.** Biopsia do nervo olfatório.

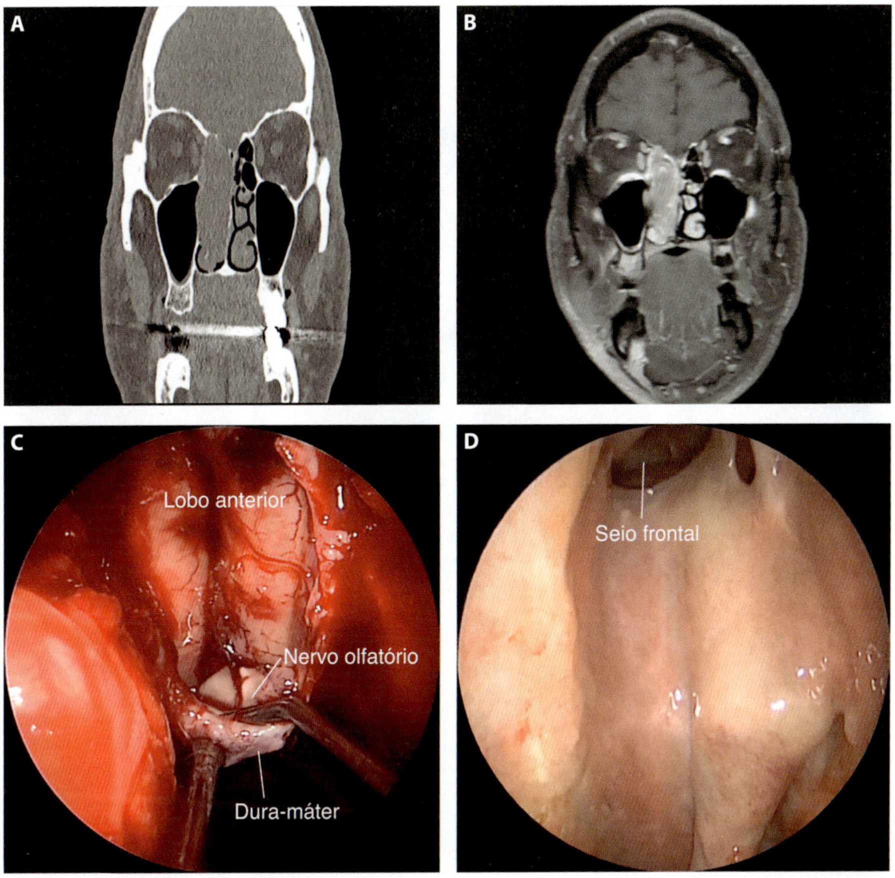

Figura 60.4 Estesioneuroblastoma de fossa nasal direita e invasão da base anterior do crânio e órbita ipsilaterais submetido a cirurgia endoscópica transnasal. **A.** Tomografia de seios paranasais, janela para osso, corte coronal. Velamento de fossa nasal direita, erosão de lâmina papirácea e base do crânio; **B.** Ressonância magnética em T1 com contraste de gadolínio, lesão com hipersinal, captante de contraste, em contato com a dura-máter e periórbita à direita; **C.** Fossa nasal direita, exposição endoscópica transnasal da base anterior do crânio com endoscópio de 0°. Após a ressecção do tumor, identificação do nervo olfatório, que estava comprometido com tumor; **D.** Imagem realizada com endoscópio de 30°, aspecto pós-operatório, pós-radioterapia, seguimento de 3 anos.

menores com anosmia pré-operatória. Majmundar et al.[7] observaram que o tipo de patologia, estado do olfato e extensão da doença nos exames de imagem podem ser limitações das abordagens endoscópicas transcribriformes. Concluíram que abordagens transcranianas abertas ou mesmo combinadas devem ser consideradas e os pacientes que serão submetidos a cirurgia endoscópica transnasal devem ser cuidadosamente selecionados (Vídeos 60.1 e 60.2).

Acesso combinado e craniotomia

O acesso endoscópico transesfenoidal à base do crânio mudou drasticamente as abordagens cirúrgicas e a recuperação do paciente, pois permite excelente visualização e acesso a todos os seios paranasais, incluindo regiões que não eram possíveis de visualizar diretamente, mesmo com o uso de óticas anguladas.[3]

Porém, lesões da fossa anterior e alguns casos ainda requerem o acesso combinado, ou seja, via endoscópica transnasal e acessos individualizados para cada caso relacionado com a realização das craniotomias. Em contrapartida, as abordagens transfaciais tornaram-se quase obsoletas, sendo indicadas apenas quando afetam estruturas superficiais, como pele, tecido adiposo, pré-maxilar, saco lacrimal anterossuperiormente e a região mais anterior da órbita.

É importante ter uma equipe cirúrgica capaz de combinar uma abordagem aberta para a extensão do tumor além do alcance de uma abordagem endonasal. A abordagem não deve limitar a capacidade dos cirurgiões de obter margens histologicamente negativas, sendo essa etapa crítica para um bom resultado cirúrgico.

Assim, as abordagens endoscópicas à base do crânio associadas ao acesso mínimo da craniotomia expandiram as indicações de ressecção de tumores da base anterior do crânio, principalmente em casos de tumores malignos dos seios paranasais ou intracranianos e meningiomas de alto grau.

Nos acessos cirúrgicos por via aberta ou endoscópica, alguns princípios são essenciais a ser seguidos. Na via de acesso, não se deve cruzar estruturas neurais ou vasculares devido a maior morbimortalidade. A abordagem ideal é baseada na localização anatômica, levando em consideração a rota mais direta para o tumor, mas também otimizando a exposição e visualização da interface do tumor com essas estruturas críticas.

As indicações para realizar uma cirurgia combinada (craniotomia e endoscópica) variam entre os cirurgiões, devido à tendência relacionada com uma maior experiência e prática. No entanto, podemos tentar uniformizar as indicações para ressecções combinadas (aberta e endoscópica) conforme a seguir:[3,4]

- Envolvimento da dura-máter além da porção mais medial da órbita e extensão intraorbital. Uma exceção para realizar apenas a via endoscópica, é a remoção da lâmina papirácea e a porção medial do teto da órbita, pois assim consegue lateralizar a órbita para poder ter um alcance mais lateral
- Envolvimento da tábua anterior ou lateral do seio frontal
- Envolvimento significativo da tábua posterior do seio frontal, onde a preservação do seio não é prática e a cranialização deve ser realizada

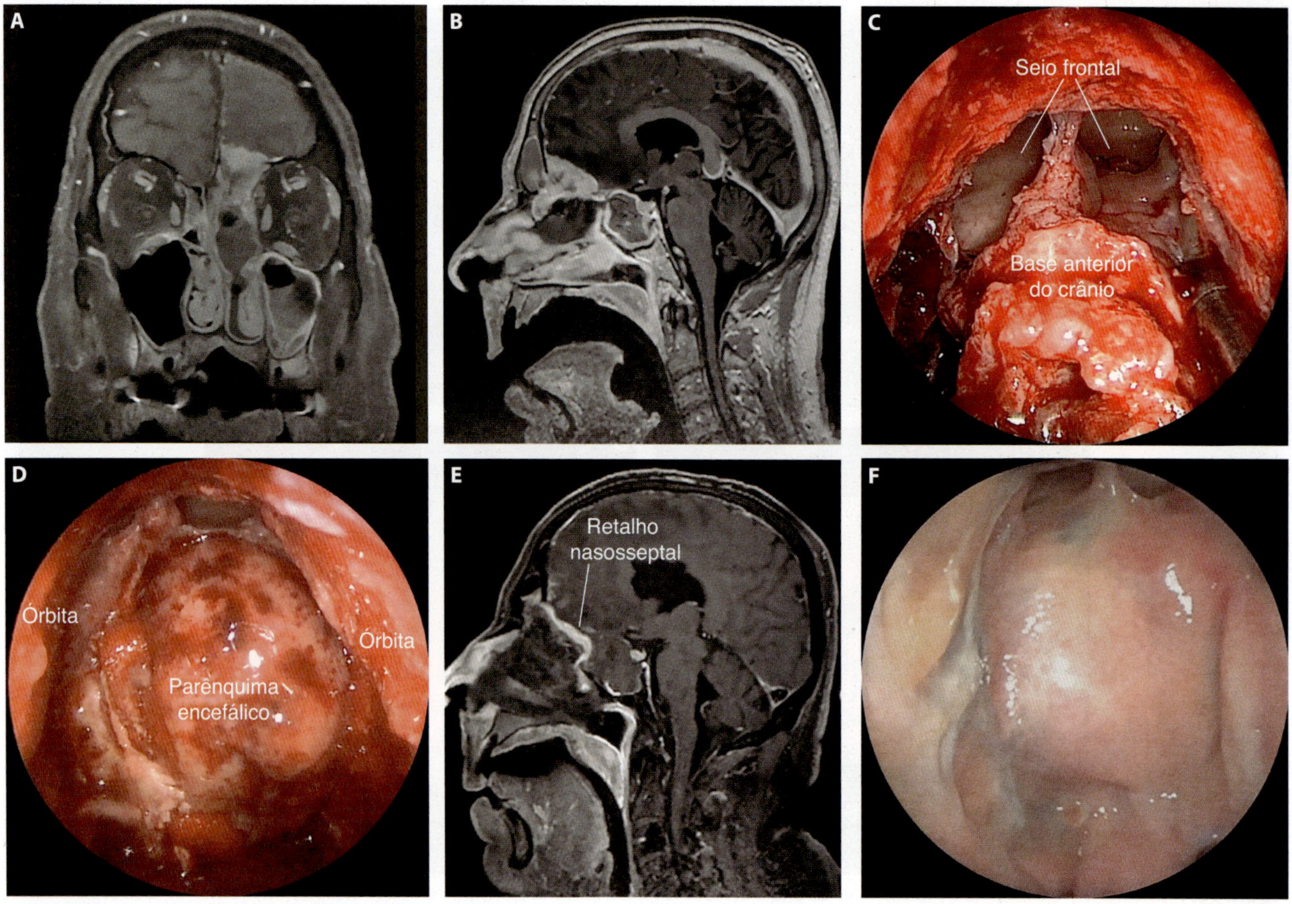

Figura 60.5 Carcinoma pouco diferenciado nasossinusal, com invasão na base anterior do crânio submetido a cirurgia endoscópica transnasal. **A** e **B.** Ressonância magnética em T1 com contraste, cortes coronal e sagital. Observa-se lesão com hipersinal, captante de contraste, em região etmoidal, a invasão da base anterior do crânio à esquerda; **C** e **D.** Abordagem transnasal com endoscópio de 0º; **C.** Draf III, identificação dos seios frontais e exposição da base anterior do crânio; **D.** Abertura da dura-máter com limite lateral entre as órbitas, exposição do parênquima encefálico após a remoção do tumor; **E.** Ressonância magnética pós-operatória imediata, em T1 com contraste, corte sagital, sem evidência de tumor, observa-se o retalho nasosseptal com captação de contraste; **F.** Imagem realizada com endoscópio de 30º, aspecto pós-operatório, pós-radioterapia, seguimento de 2 anos.

- Tumor superior ou lateral ao canal do nervo óptico
- Tumor lateral à artéria carótida
- Extensão em tecidos moles faciais ou orbitais (geralmente, aplicam-se abordagens transfaciais).

Técnica cirúrgica

O paciente deve estar em entubação orotraqueal, acesso arterial calibroso e venoso central. A etapa seguinte é o posicionamento correto, que é uma etapa crucial da cirurgia no acesso à fossa anterior, com o paciente posicionado em decúbito dorsal e flexionado de 10 a 15º para facilitar a drenagem venosa.[3,4]

A cabeça do paciente deve estar adequadamente estendida para facilitar o acesso à base anterior do crânio sem que as mãos e os instrumentos do cirurgião colidam com o tórax do paciente. Isto também ajudará o retalho ou enxerto de reconstrução a permanecer no lugar com a gravidade, assim como auxilia durante a colocação, e ajuda a promover o relaxamento do lobo frontal longe da base ventral anterior do crânio e para reduzir a necessidade de retração cerebral.[3,4]

A técnica endonasal tem a vantagem de que a lesão está em contato com a base anterior do crânio e muitas vezes invadindo a região dos seios da face, e por isso deve ser realizado a etmoidectomia total personalizada, ou seja, unilateral ou bilateral a depender da extensão da lesão, e é feita a ligadura da artéria etmoidal anterior e posterior, ajudando a diminuir o sangramento. A remoção do corneto médio em concordância com o lado das células etmoidais removidas, a abertura do seio esfenoidal e seio maxilar, independentemente de não estarem acometidos, ajudam muito quando são abertos em relação aos reparos anatômicos e no pós-operatório para avaliação de recidiva da lesão (Figura 60.6).

Nos acessos combinados, a abertura do seio frontal é realizada de rotina como a técnica Lothrop modificada (Draf III), pois são tumores com extensão maior e mais anteriores da base do crânio, assim como para o fechamento dural com pericrânio. Além disso, melhora significativamente a orientação, fornecendo um reparo anatômico anterior e claro da tábua posterior do frontal, e auxilia a prevenir a obstrução pós-operatória do seio frontal.

A extensão lateral depende do acometimento orbitário e da extensão lateral do seio frontal; caso necessário, pode ser removida a lâmina papirácea. O septo nasal superior é removido devido à técnica de sinusotomia frontal, e a porção posterior também em caso de tumores maiores, pois irá facilitar a manipulação a quatro mãos e também a remoção tumoral. Deve-se estar atento ao acometimento do septo nasal, sendo mandatório realizar congelamento intraoperatório para avaliar as áreas acometidas e ter, ao final da cirurgia, margens livres conforme a técnica oncológica preconiza.

A etapa seguinte consiste na remoção da lâmina cribiforme desde a porção mais anterior (crista galli) até a região acometida pelo tumor, podendo acometer toda a porção ventral da base do crânio. E, por fim, é realizada a abertura da dura-máter (Figuras 60.6 e 60.7).

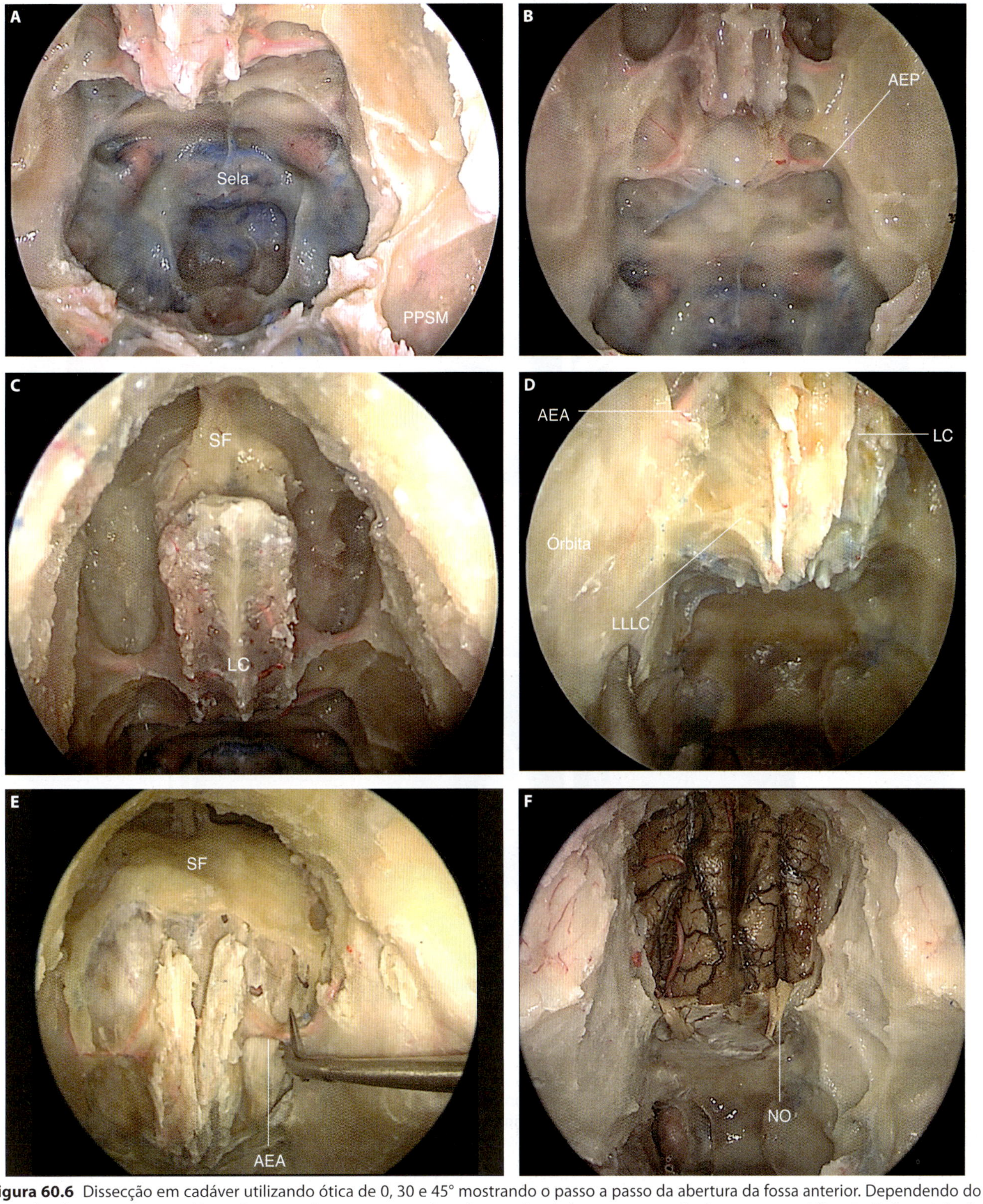

Figura 60.6 Dissecção em cadáver utilizando ótica de 0, 30 e 45° mostrando o passo a passo da abertura da fossa anterior. Dependendo do tamanho do tumor, é necessário realizar uma abertura extensa de todos os seios da face, com remoção dos cornetos médios. **A** e **B.** Exposição do seio esfenoidal e maxilar como reparo anatômico para auxiliar na remoção tumoral, em que é possível visualizar a artéria etmoidal posterior, que representa a transição do plano esfenoidal para a lâmina cribriforme; **C.** Nesta imagem, foi realizado um Draf III, pois muitas vezes é necessária a execução do retalho de pericrânio ou a remoção óssea desde a região mais anterior, crista galli; **D.** Após a etmoidectomia completa com esqueletização da base do crânio, identifica-se a lamela lateral da lâmina cribriforme e a lâmina cribriforme, que na maioria dos casos está distorcida devido ao infiltrado/invasão tumoral; **E.** A etapa seguinte envolve a remoção da lâmina cribriforme e do plano esfenoidal, e a ligadura das artérias etmoidais anterior e posterior, frequentemente responsáveis pelo suprimento tumoral; **F.** Visualiza-se a fossa anterior do crânio exposta após a remoção da dura-máter, e identifica-se o nervo olfatório, que nesta imagem já foi seccionado. AEA = artéria etmoidal anterior; AEP = artéria etmoidal posterior; LC = lâmina cribriforme; LLLC = lamela lateral da lâmina cribriforme; NO = nervo óptico; SF = seio frontal.

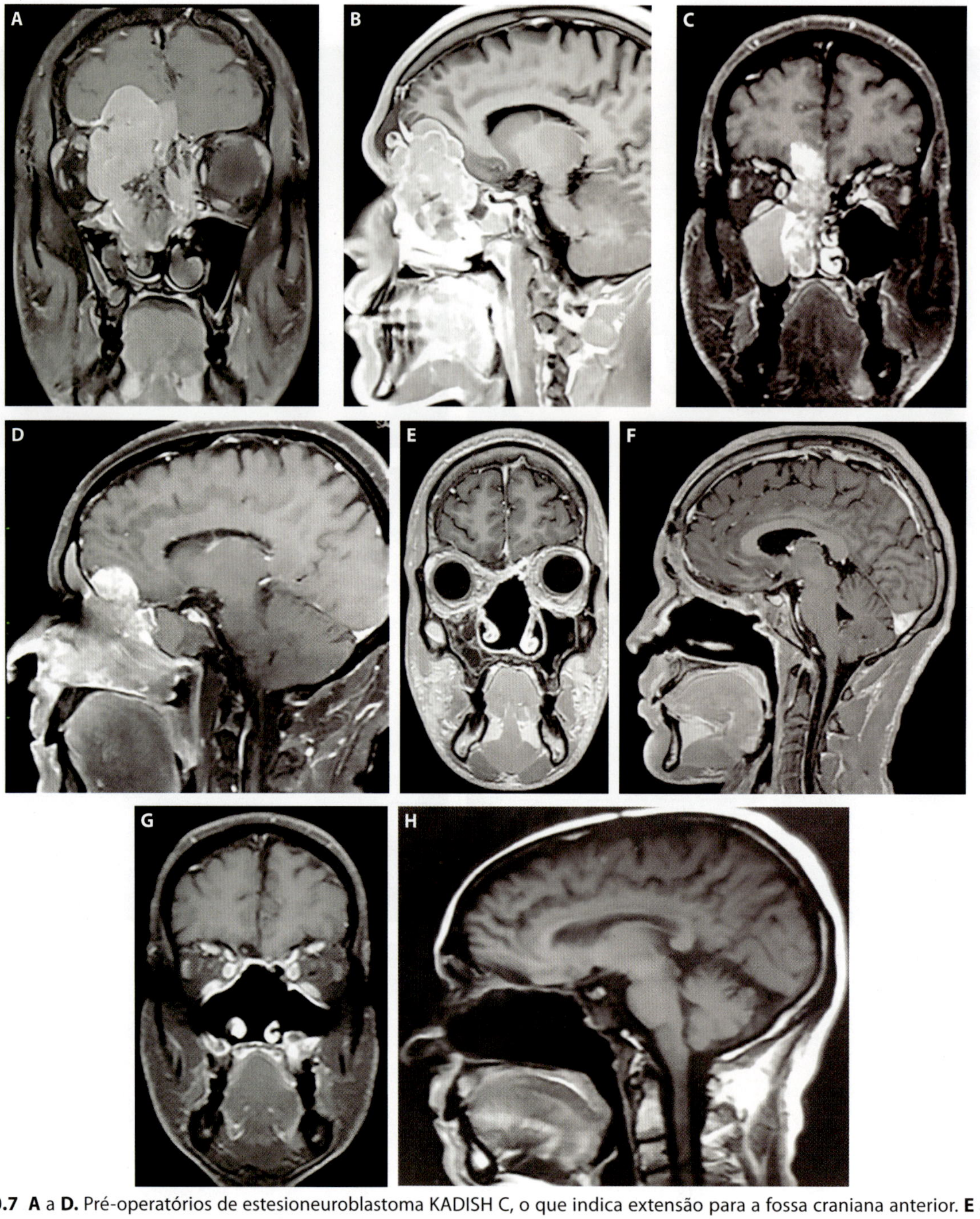

Figura 60.7 **A** a **D.** Pré-operatórios de estesioneuroblastoma KADISH C, o que indica extensão para a fossa craniana anterior. **E** a **H.** Pós-operatório desses casos. No primeiro caso (**A**, **B**, **E** e **F**), foi realizada uma cirurgia combinada (acesso endonasal e externo), com um seguimento (*follow-up*) de 14 meses. É possível visualizar a compressão orbitária importante à direita pelo tumor. Foi realizada a remoção da lâmina papirácea e da periórbita como margem. Contudo, foi possível preservar a órbita e sua funcionalidade. O fechamento foi realizado apenas com pericrânio, uma vez que o septo nasal estava comprometido por inteiro. No segundo caso (**C**, **D**, **G** e **H**), a intervenção foi toda realizada por via endonasal e a reconstrução foi feita com pericrânio e retalho nasosseptal do lado esquerdo, que estava livre de doença. Este caso está com um *follow-up* de 67 meses e, até o momento, livre de doença.

Já o acesso externo consiste na realização de uma incisão bicoronal, aproximadamente 1,5 cm anterior a cada meato acústico externo e cruzando o couro cabeludo posteriormente às suturas coronais. Após a incisão inicial, o couro cabeludo é elevado em duas camadas. O retalho galeocutâneo, que não é utilizado para fechamento do defeito dural, é elevado anteriormente, deixando o pericrânio e a fáscia temporal e o músculo fixado ao crânio (Figura 60.8).[3,10]

Esse retalho galeocutâneo é elevado anteriormente até cerca de 10 mm acima do bordo orbital, através da camada areolar frouxa, uma camada tipicamente avascular que reduz o sangramento e a perda de sangue. Devem ser tomadas medidas para evitar a separação do retalho cutâneo e do pericrânio além de 10 mm acima da borda orbital devido ao risco de lesão do suprimento neurovascular da pele e do pericrânio. Estes últimos são supridos pelos ramos superficiais dos nervos supraorbital e supratroclear e pelas artérias supraorbital e supratroclear e seus ramos (ramos superficiais para a pele e ramos profundos para o retalho) (ver Figura 60.8).[3,10]

A próxima etapa consiste na incisão do pericrânio, e o tamanho vai depender da extensão do defeito da base do crânio; porém, evitam-se incisões no músculo temporal. Realiza-se a incisão

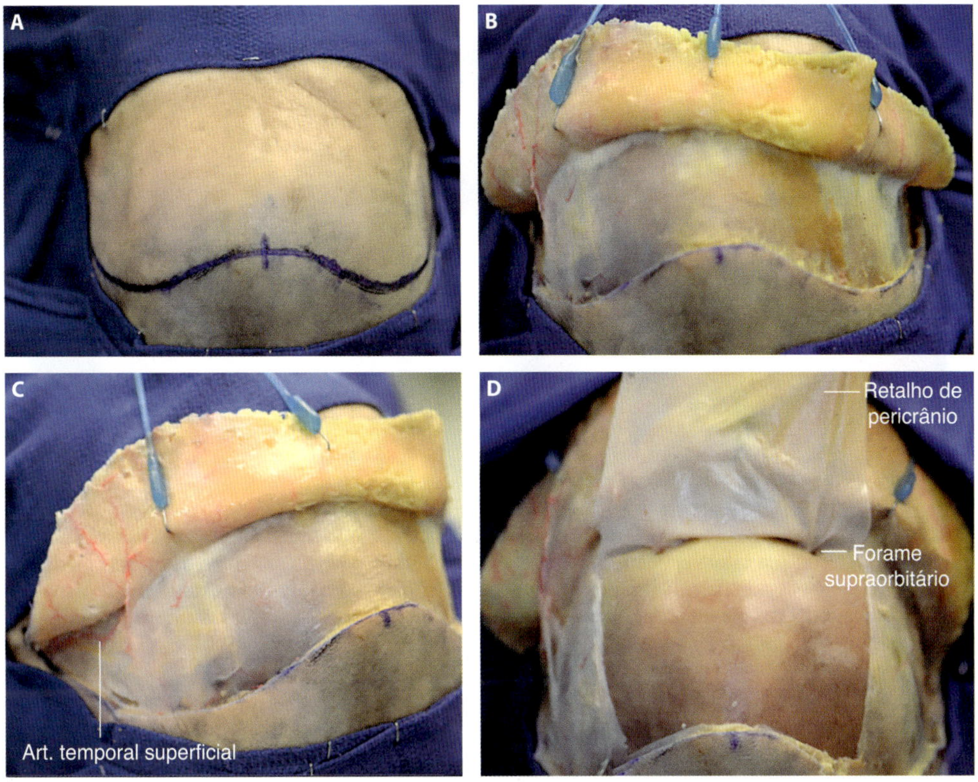

Figura 60.8 Dissecção em cadáver mostrando o passo a passo da confecção do retalho de pericrânio. **A.** Incisão bicoronal, aproximadamente a 1,5 cm anterior a cada meato acústico externo e cruzando o couro cabeludo posteriormente às suturas coronais; **B.** O passo seguinte consiste na elevação do retalho galeocutâneo, deixando o pericrânio, a fáscia temporal e o músculo fixados ao crânio. O retalho galeocutâneo é elevado anteriormente até cerca de 10 mm acima do bordo orbital, através da camada areolar frouxa, uma camada tipicamente avascular que reduz o sangramento e a perda de sangue; **C.** É possível identificar a artéria temporal superficial; contudo, o retalho não é pediculado nessa artéria, sendo suprido pelas artérias supraorbital e supratroclear (**D**).

posterior do retalho pericraniano, e depois as incisões laterais são feitas imediatamente acima das linhas temporais superficiais e conectadas posteriormente. O retalho pericraniano é, então, elevado anteriormente do crânio até as bordas orbitárias, deixando novamente os 10 mm ainda aderidos à pele (tanto a pele como o pericrânio são elevados do crânio juntos além deste ponto) (Vídeo 60.2).[3,10]

Nos casos em que é preciso fazer a remoção tumoral pela via externa, se faz necessário a abertura das paredes anterior e posterior do frontal, ou seja, um acesso transbasal sufrontal. Essa técnica é uma craniotomia bifrontal sem remoção da barra supraorbital, que proporciona uma limitação no acesso à região cribriforme e aos seios paranasais por não realizar uma retração significativa do lobo frontal, devido à obstrução da linha de visão pela presença da barra supraorbital. A extensão dessa osteotomia em relação à abertura das paredes anterior e posterior do frontal é realizada conforme o tamanho e localização do tumor (ver Figura 60.6).

Reconstrução

A técnica de reconstrução deve ser planejada antes da cirurgia. A reconstrução depende, basicamente, do tamanho do defeito dural e da extensão da lesão para a fossa nasal, além de fatores relacionados com a hipertensão intracraniana. A fossa anterior é uma região de menor pressão intracraniana quando comparada com a fossa posterior; e por isso as fístulas liquóricas são menos comuns nessa região.[4]

A grande maioria das doenças nessa região, com abertura dural, é de tumores malignos. Assim, os retalhos associados ao uso da fáscia lata acabam sendo preferidos na maioria dos centros, pois diminuem a chance de necrose ocasionada pela radioterapia. O retalho nasosseptal pode não ser uma boa opção devido ao possível envolvimento tumoral. Entretanto, em casos selecionados, se houver margem histopatologicamente negativa, o retalho contralateral pode ser uma opção.

Outra opção é o retalho de pericrânio, que pode ser associado tanto ao retalho nasosseptal como à fáscia lata, ou ser utilizado em conjunto apenas com este último enxerto. Dessa forma, nos casos em que não é necessária a remoção tumoral pela via externa, pode-se realizar apenas uma janela na região da glabela, medindo 20 × 5 mm. Torna-se essencial a realização do Draf III (Lothrop modificada) para estabelecer comunicação com o seio frontal e permitir a passagem do retalho pericraniano para a cavidade nasal. Se necessário, podem ser feitas incisões relaxadoras na região lateral e anterior do retalho para facilitar o acesso à janela realizada na parede anterior do seio frontal. No entanto, isso deve ser feito com muito cuidado para evitar lesões no pedículo vascular do retalho (Figuras 60.8 e 60.9; Vídeo 60.2).[3,10]

FOSSA POSTERIOR

O corredor endonasal é uma excelente opção para o tratamento de patologias que envolvem a parte posterior da cavidade nasal, nasofaringe, a região do clivo e a fossa craniana posterior. Além de habilidade com as técnicas cirúrgicas endoscópicas, o cirurgião deve ter profundo conhecimento da anatomia. As artérias carótidas internas, nervos ópticos e outros pares cranianos são comumente identificados e podem ser expostos nesses acessos. O tronco cerebral, confluência das artérias vertebrais e artéria basilar estão localizados imediatamente após a dura da fossa posterior. A glândula pituitária é o limite superior e o forame magno é o limite inferior do acesso endonasal à fossa posterior. O corredor endonasal

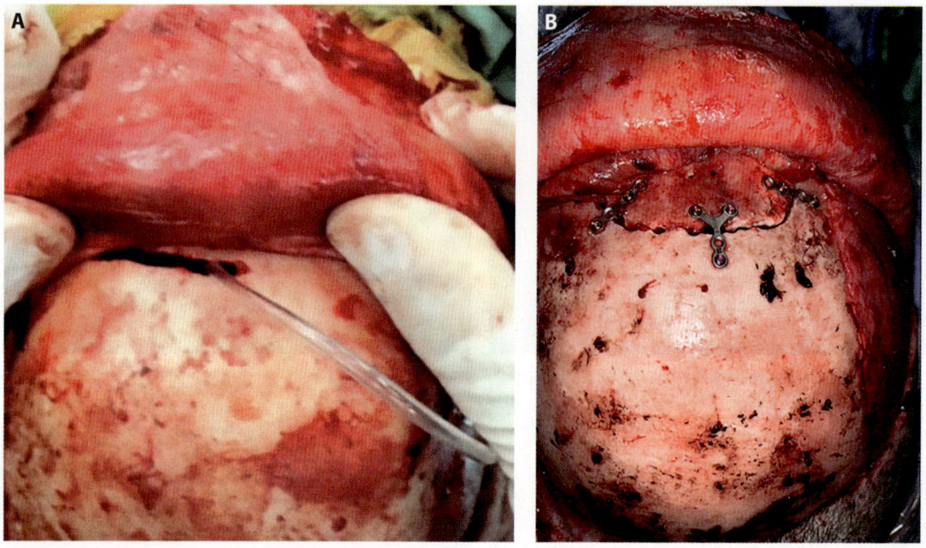

Figura 60.9 Imagem intraoperatória da calota craniana exposta. **A.** Visualiza-se uma janela na região da glabela medindo 20 × 5 mm, local por onde o retalho de pericrânio é passado para dentro do nariz, sem a necessidade de craniotomia externa; **B.** É possível visualizar o local de abertura para acessar a fossa anterior por via externa e auxiliar na remoção tumoral (acesso transbasal sufrontal modificado).

também é excelente opção para o acesso à junção craniovertebral (arco de C1 e processo odontoide); no entanto, o foco dessa seção deste capítulo é o acesso à fossa posterior.

O acesso endoscópico endonasal revolucionou a cirurgia de base de crânio da fossa posterior porque permitiu um acesso mais direto a patologias localizadas no clivo e lesões intradurais da linha média da parte ventral da fossa posterior. O entendimento da anatomia da fossa posterior, particularmente o percurso dos pares cranianos e seus respectivos forames na base do crânio, é essencial para entender a enorme vantagem da cirurgia endoscópica endonasal comparada aos acessos abertos. Os pares cranianos e as artérias carótidas internas são considerados os limites laterais do acesso endonasal e, consequentemente, o corredor de trabalho é medial a essas estruturas neurovasculares. Já os acessos laterais para essa região requerem que o cirurgião trabalhe entre os nervos para chegar à região da linha média ventral da fossa posterior e clivo, o que restringe o corredor cirúrgico e aumenta consideravelmente o risco de lesão de pares cranianos.

As principais estruturas neurovasculares que limitam a extensão lateral dos acessos endonasais à fossa posterior vão desde o forame magno até a glândula hipófise:

- Canal do nervo hipoglosso, que fica entre o côndilo occipital e o bulbo da veia jugular
- Bulbo da veia jugular
- Nervo abducente; é muito importante pelo seu longo percurso intradural. Ele se origina na junção pontomedular e acende superior e lateralmente na cisterna pré-pontina até entrar na dura da fossa posterior. O nervo continua seu trajeto entre as duas camadas de dura (trajeto interdural) até entrar no seio cavernoso. O canal formado pelas duas camadas de dura pelo qual o nervo percorre até entrar no seio cavernoso é denominado canal de Dorello
- Forame lácero e porção paraclival da artéria carótida interna
- Seio cavernoso e os pares cranianos passando pelo meio do seio (nervo abducente) e pela parede lateral do seio (divisões oftálmica e maxilar do nervo trigêmeo, nervo oculomotor, e nervo troclear)
- Porção cavernosa da artéria carótida interna.

Didaticamente, o clivo pode ser dividido em terços para facilitar o entendimento e categorização dos acessos cirúrgicos endonasais:[1,11]

- Clivo superior: corresponde à parede posterior da sela túrcica, desde o dorso selar até o assoalho da sela. Para acessar essa região da fossa posterior, o cirurgião deve remover o osso da parede anterior e o assoalho da sela, e transpor a glândula pituitária superiormente. Essa manobra permite a preservação da glândula e a exposição do dorso da sela, que pode ser removido junto com os processos clinoides posteriores cuidadosamente, já que a artéria carótida entra na cavidade intracraniana nessa região
- Clivo médio: corresponde à região do recesso clival entre as artérias carótidas paraclivais, desde o assoalho da sela túrcica até o assoalho do seio esfenoide. Para acessar tanto essa região como o clivo superior, o cirurgião deve completar uma esfenoidotomia ampla, incluindo remoção de parte posterior do septo nasal. Com a remoção do osso do clivo médio, a camada espessa de dura da fossa posterior é exposta. A abertura da dura deve ser feita na linha média e com cuidado, porque o nervo abducente passa pelo canal de Dorello lateralmente nessa região. Com a abertura da dura, a artéria basilar e o tronco cerebral serão visualizados (Vídeo 60.3)
- Clivo inferior: corresponde à região entre o assoalho do seio esfenoide e o forame magno. Os limites laterais da dissecção são o côndilo occipital, canal do hipoglosso e bulbo da jugular. Para acessar o clivo inferior, o cirurgião deve remover o assoalho do seio esfenoide e mobilizar a musculatura da nasofaringe e da fáscia faringobasilar inferiormente. A musculatura e a fáscia na região da nasofaringe são espessas e bem aderidas ao osso. Muitas vezes, é mais fácil remover esse tecido do que dissecar e mobilizá-lo inferiormente. Com a abertura da dura, a confluência das artérias vertebrais formando a artéria basilar serão visualizadas, juntamente com o tronco cerebral (Figura 60.10).

É importante destacar que essa divisão do clivo é apenas didática. Comumente, lesões nessa região acometem mais de uma topografia, e acessos combinando diferentes subdivisões do clivo são muitas vezes necessários.

Planejamento pré-operatório

Exames de imagem como a tomografia e a ressonância nuclear magnética (RNM) são essenciais para o planejamento de cirurgias de base de crânio e para a navegação computadorizada intraoperatória, como discutido anteriormente. A RNM é importante na identificação de espessamento perineural e envolvimento do seio

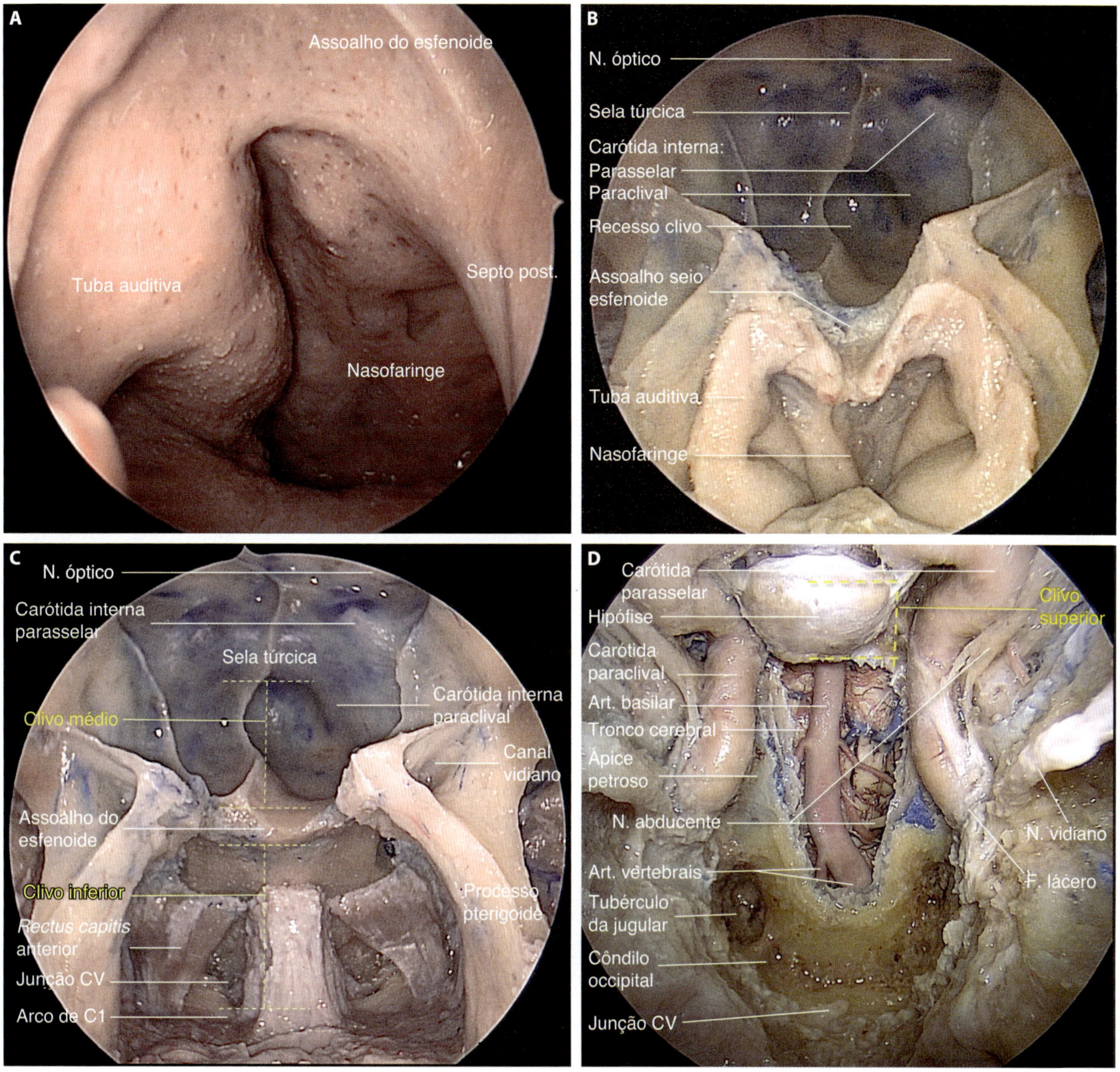

Figura 60.10 Dissecção anatômica para ilustrar o acesso endoscópico endonasal ao clivo e à fossa posterior. **A.** Região da coana do lado direito mostrando a nasofaringe antes de iniciar a dissecção; **B.** Após a esfenoetmoidectomia bilateral ampla e remoção do septo nasal posterior; **C.** Após a remoção da mucosa da nasofaringe fáscia faringobasilar e musculatura (*longus capitis*). O músculo *rectus capitis*, situado posteriormente ao *longus capitis*. **D.** Observam-se os limites dos clivos médio e inferior. Art = artéria; CV = craniovertebral; F = forame; N = nervo; post = posterior.

cavernoso, particularmente em casos de doenças malignas. Esse tipo de extensão pode ser um indicativo de que o tumor seja não ressecável. A RNM também é essencial para a avaliação de extensão intradural, enquanto a tomografia é superior para a avaliação do grau de destruição óssea.

Em casos de tumores envolvendo a artéria carótida, angiografia pré-operatória e teste de oclusão da carótida com balão são importantes. Esses testes ajudam o cirurgião a entender o grau de circulação cerebral contralateral e se o paciente toleraria o sacrifício de uma das artérias carótidas. Essa informação é muito útil já que pode ser usada como um parâmetro de quanto o cirurgião pode ser agressivo na remoção da lesão. Pacientes que falham no teste de oclusão da carótida devem ser manejados com mais cautela cirurgicamente, pois uma lesão da carótida está associada a alta mortalidade.

Preparar para monitorização eletrofisiológica de pares cranianos durante a cirurgia também é muito importante para evitar lesões intraoperatórias. O principal nervo monitorado em cirurgias do clivo é o nervo abducente. O seu longo percurso intradural e pelo canal de Dorello contribuem para o elevado risco de lesão em cirurgias do clivo e fossa posterior. Em certos casos, o próprio estimulador neural pode ser usado como dissector durante as ressecções próximas ao nervo. Essa técnica auxilia na contínua detecção de alterações eletrofisiológicas durante a dissecção. Outros pares cranianos comumente monitorados são os que passam pelo seio cavernoso (particularmente III e VI pares) e o próprio nervo óptico em lesões envolvendo o canal óptico. Em lesões envolvendo o clivo inferior, o nervo hipoglosso pode ser monitorado.

Técnica cirúrgica

O paciente é posicionado em decúbito dorsal e, após entubação endotraqueal, o sistema de navegação computadorizada é registrado e testado para acurácia. Idealmente, tanto a tomografia como a

RNM devem ser registradas no sistema de navegação. Se houver indicação, o eletrofisiologista insere os eletrodos para o monitoramento eletrofisiológico dos pares cranianos. Somente após essa etapa a solução antisséptica é aplicada na face e os campos cirúrgicos estéreis são posicionados, deixando o nariz e olhos expostos. Cotonoides embebidos com solução de epinefrina 1:2.000 são colocados nas duas fossas nasais para vasoconstrição. Após 2 minutos, os cotonoides são removidos e o procedimento cirúrgico começa com um endoscópio de 0°.

O primeiro passo é a elevação do retalho nasosseptal estendido com a inclusão da mucosa do assoalho da fossa nasal. A incisão é feita com cautério elétrico com 10 W de potência. A incisão começa na mucosa da borda superior da coana e continua na borda posterior do vômer, e ao longo da mucosa do assoalho da fossa nasal em direção à cauda do corneto inferior. Essa incisão é levada ao meato inferior e, então, trazida anteriormente próximo à inserção do corneto inferior na parede lateral do meato inferior, e em direção à cabeça do corneto inferior. Essa incisão no meato inferior é feita inferiormente à abertura do ducto nasolacrimal. Ao chegar na cabeça do corneto inferior, a incisão na mucosa é trazida medialmente ao longo do assoalho da fossa nasal em direção à espinha nasal anterior – notar que essa manobra estendendo a incisão do retalho em direção ao meato inferior aumentará a área do retalho e será importante para a reconstrução do bordo inferior do defeito. A segunda incisão é feita a partir do óstio esfenoidal e é trazida anterior e paralelamente à base do crânio, mantendo pelo menos uma distância de 1 cm inferior ao teto nasal para reduzir o risco de danos às fibras do nervo olfatório. Ao nível do limite anterior da inserção do corneto médio, uma curva de 90° é feita e a incisão continua superiormente ao longo do dorso nasal. Essa manobra é importante para aumentar a área reconstrutiva na parte anterior do retalho. Finalmente, uma incisão anterior é feita unindo as duas incisões ao longo do bordo caudal do septo nasal. O retalho é, então, elevado em um plano subpericondral e subperiosteal e colocado na nasofaringe.[12]

O corneto médio é lateralizado e o recesso esfenoetmoidal é acessado. Então, uma etmoidectomia posterior retrógrada é feita e uma exposição ampla da parede anterior do seio esfenoide é atingida. Nesse momento, uma esfenoidotomia ampla é realizada desde a base do crânio até o assoalho do seio esfenoide e desde a parede medial da órbita até o septo nasal. Esses mesmos passos são repetidos no lado contralateral, mas em vez de fazer um outro retalho de mucosa septal, apenas uma incisão de 1 cm é feita partindo do óstio do seio esfenoide e trazida anteriormente. Essa incisão é chamada incisão de resgate, porque preserva o suprimento vascular da mucosa septal e pode ser estendida para a realização de um retalho, caso seja necessário. Ao longo da incisão de resgate, a mucosa do septo nasal e do rostro do esfenoide é dissecada inferiormente, expondo o osso da parede anterior do seio esfenoide e a esfenoidotomia ampla é completada neste lado. Finalmente, a quilha do esfenoide é removida, assim como o septo inter-esfenoidal. Parte do septo posterior é removido e um amplo acesso ao seio esfenoide bilateralmente é garantido.[13]

A anatomia do seio esfenoide deve ser avaliada, incluindo as projeções ósseas do nervo óptico, carótida interna parasselar e paraclival, recesso clival e recesso inferolateral do seio esfenoide. O assoalho do seio esfenoide é removido com um *drill* de alta velocidade, tendo como limite lateral o nervo vidiano de cada lado. O nervo vidiano é um excelente reparo anatômico para a identificação da cartilagem do forame lácero e da artéria carótida na região desse forame. A remoção óssea é feita entre as artérias carótidas paraclivais até a exposição da dura da fossa posterior. Esse acesso pode ser estendido lateralmente em direção ao ápice petroso, como ilustrado na Figura 60.11. Se o acesso ao clivo superior for necessário, o osso da parede anterior e assoalho da sela túrcica devem ser removidos e a glândula mobilizada superiormente. Essa manobra garantirá acesso ao dorso da sela, que poderá ser removido juntamente com os processos clinoides posteriores. Se a exposição ao clivo inferior for necessária, a nasofaringe pode ser mobilizada inferiormente após sua desconexão do forame lácero bilateralmente. Essa técnica é chamada clivectomia com preservação da nasofaringe.[14] Outra técnica para exposição do clivo inferior é o retalho nasofaríngeo em "U" invertido. Para isso, o retalho nasosseptal previamente dissecado e colocado na nasofaringe é mobilizado para dentro do seio esfenoide.

Duas incisões laterais são realizadas na nasofaringe imediatamente medial aos torus tubários e uma incisão é feita no teto da nasofaringe conectando as duas anteriores. Os tecidos nasofaríngeos são dissecados do osso do clivo inferior e mobilizados inferiormente. Em caso de dissecção extradural e risco baixo de fístula liquórica pós-operatória, o tecido nasofaríngeo pode ser removido para facilitar a exposição, como ilustrado na Figura 60.12. É importante verificar o trajeto da artéria carótida interna antes da realização das incisões na nasofaringe, pois em alguns casos pode haver um *loop* da carótida em direção à fossa de Rosenmüller. Uma vez que o osso do clivo inferior é exposto, fresamento com broca diamantada é feito até exposição ampla da dura da fossa posterior. A remoção óssea pode ser estendida lateralmente até o canal do hipoglosso e bulbo da veia jugular. Após a exposição da dura da fossa posterior, a incisão é feita na linha média e a dissecção intradural pode ser feita.

Reconstrução

O fechamento de defeitos da fossa posterior é considerado o de maior complexidade na reconstrução da base do crânio. Em geral, esses defeitos requerem reconstrução com várias camadas, incluindo tecido vascularizado. A primeira camada usada é um enxerto livre de fáscia lata, que é colocado intradural. Em seguida, uma outra camada de fáscia lata é colocada *onlay* recobrindo a primeira camada. Para preencher a cavidade cirúrgica decorrente da clivectomia, um enxerto de gordura é coletado do abdômen e colocado sobre a segunda camada de fáscia lata. Finalmente, o retalho nasosseptal é posicionado para recobrir todo o defeito. Notar que a parte do retalho correspondente ao assoalho da fossa nasal deve ser direcionada para recobrir o bordo inferior do defeito. Em seguida, selante dural sintético é colocado sobre o retalho e o tamponamento nasal para suporte da reconstrução.

Para defeitos da fossa posterior é recomendado dreno lombar por no mínimo 3 dias para reduzir a pressão liquórica sobre a reconstrução e facilitar a cicatrização, diminuindo o risco de fístula liquórica no pós-operatório.[15] O paciente volta ao consultório entre 7 e 10 dias para debridamento endoscópico. Em geral, a primeira limpeza deve ser feita com cautela e deve-se evitar manipulação no retalho. Seis semanas após a cirurgia, o segundo debridamento nasal é feito e as crostas são removidas sobre o retalho. Nessa limpeza, é possível ver o retalho bem cicatrizado na base do crânio posterior.

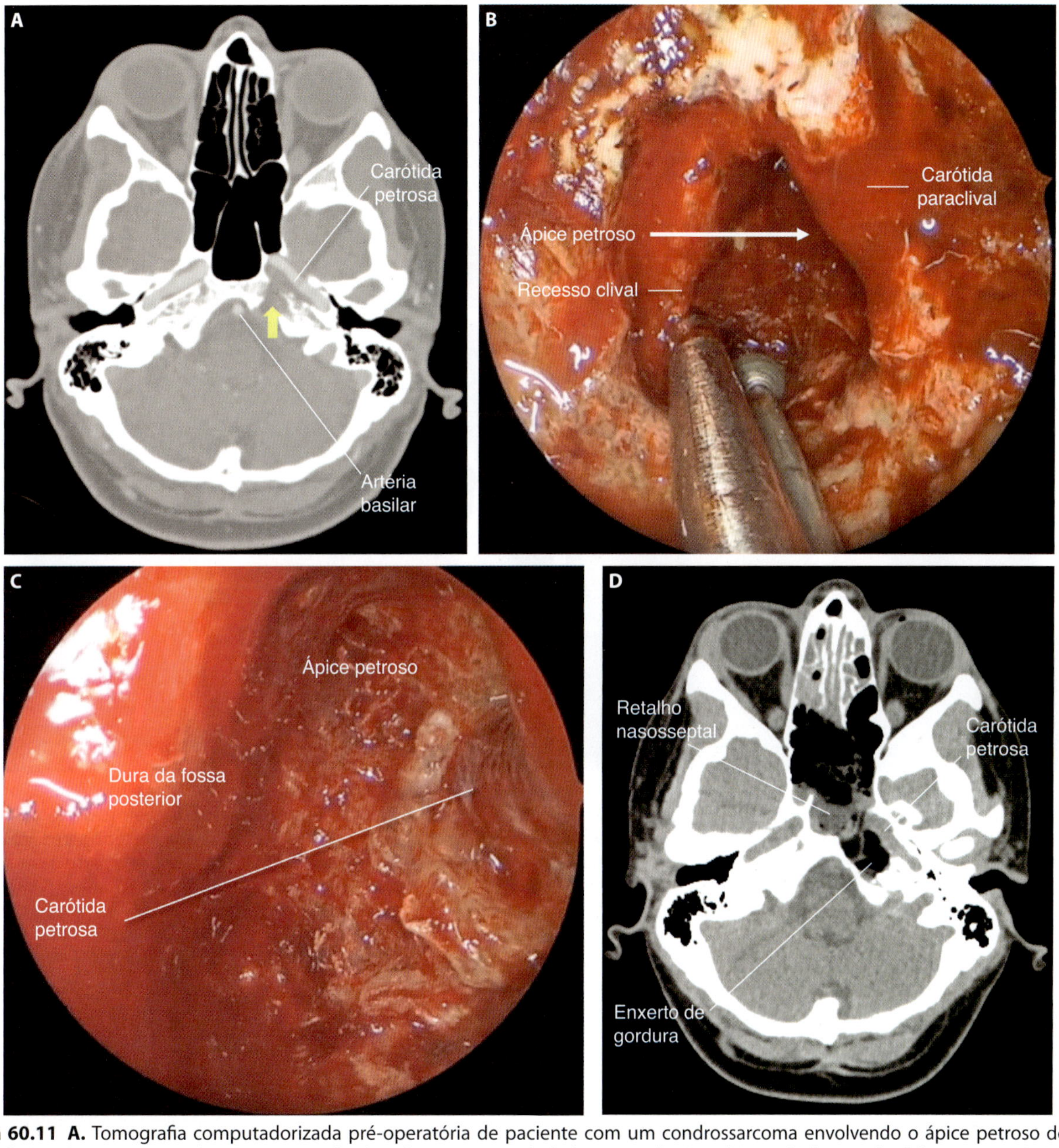

Figura 60.11 **A.** Tomografia computadorizada pré-operatória de paciente com um condrossarcoma envolvendo o ápice petroso do lado esquerdo (seta); **B.** Acesso endoscópico transclival ao ápice petroso do lado esquerdo. A artéria carótida paraclival foi exposta; **C.** O tumor foi removido do ápice petroso detrás da artéria carótida petrosa. Um acesso contralateral transmaxilar também foi realizado para garantir o ângulo de trabalho adequado detrás da artéria carótida paraclival e petrosa; **D.** Tomografia computadorizada 3 meses após a cirurgia mostrando a ressecção do tumor e a cavidade cirúrgica preenchida com enxerto de gordura. O retalho nasosseptal foi usado para a reconstrução.

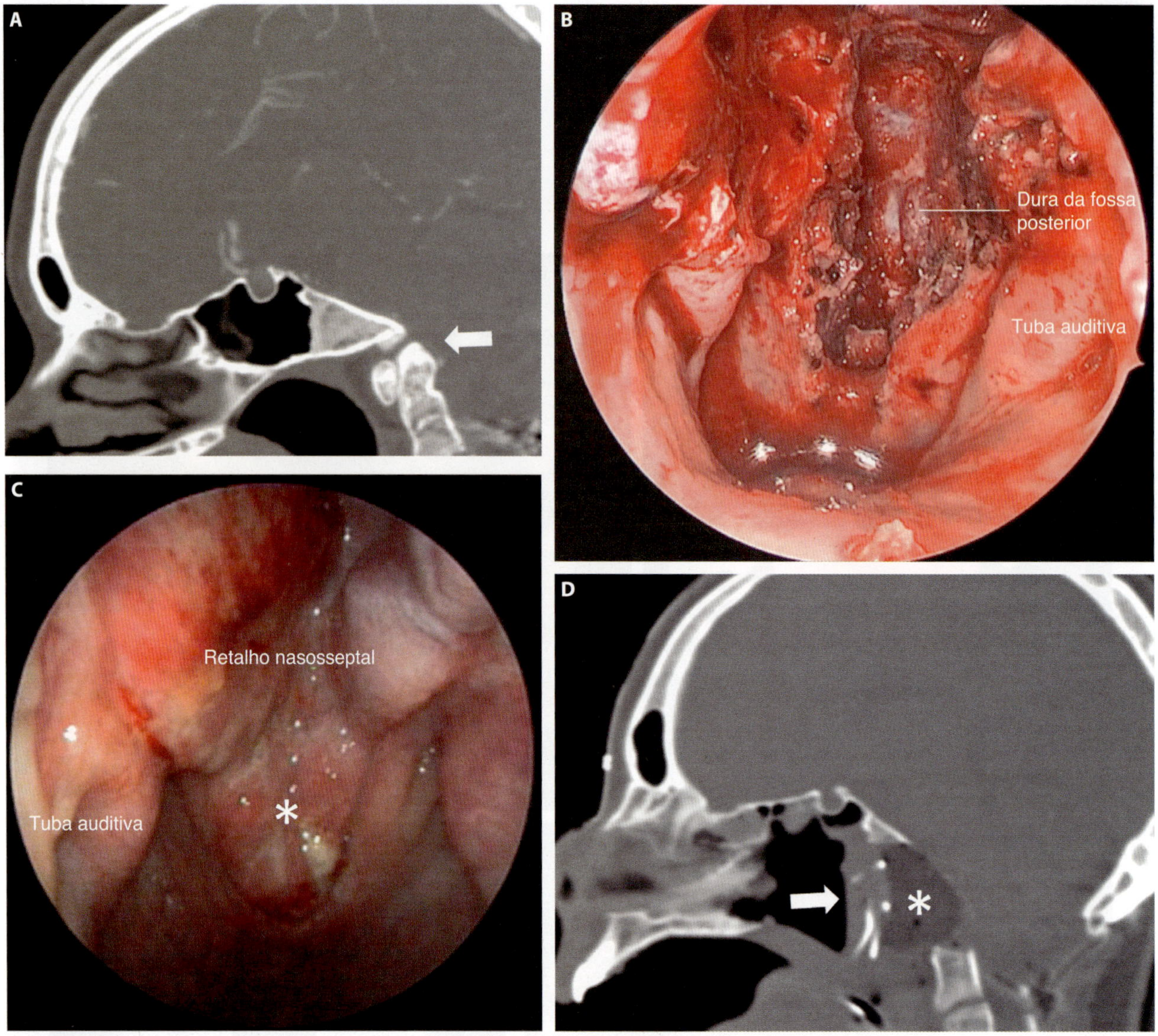

Figura 60.12 **A.** Tomografia computadorizada pré-operatória de paciente apresentando uma malformação de Chiari. Observa-se a horizontalidade do clivo e a compressão do tronco cerebral pelo processo odontoide (seta); **B.** Acesso endoscópico após esfenoetmoidectomia bilateral ampla e septectomia posterior para ressecção do clivo e processo odontoide. Observa-se a descompressão da fossa posterior conseguida com a exposição da dura da fossa posterior; **C.** Reconstrução do defeito com retalho nasosseptal estendido. Observa-se que a parte da mucosa do assoalho da fossa nasal e meato inferior foi posicionada em direção inferior (asterisco); **D.** Tomografia computadorizada 3 meses após a cirurgia mostrando a ressecção do clivo e processo odontoide. Observa-se que a reconstrução do defeito da base do crânio foi realizada com enxerto de gordura para preencher a cavidade cirúrgica (asterisco) e o retalho nasosseptal estendido (seta).

REFERÊNCIAS BIBLIOGRÁFICAS

1. Kassam A, Snyderman CH, Mintz A, Gardner P, Carrau RL. Expanded endonasal approach: the rostrocaudal axis. Part I. Crista galli to the sella turcica. Neurosurg Focus [Internet]. 2005 Jul [Acesso em: 2024 Jul];19(1):E3.
2. Iturriaga EC, Franco JA. Corredores cirúrgicos na cirurgia endoscópica transnasal da base do crânio. In Balsalobre L, Tepedino MS. Rinologia 360º: Aspectos clínicos e cirúrgicos. Rio de Janeiro: Thieme: Revinter; 2022.
3. Liu JK, Wong A, Eloy JA. Combined endoscopic and open approaches in the management of sinonasal and ventral skull base malignancies. Otolaryngol Clin North Am [Internet]. 2017 [Acesso em: 2024 Jul];50(2):331-46.
4. Almeida JP, Andrade E de Jr, Vescan A, Zadeh G, Recinos PF, Kshettry VR et al. Surgical anatomy and technical nuances of the endoscopic endonasal approach to the anterior cranial fossa. J Neurosurg Sci [Internet]. 2021 Apr [Acesso em: 2024 Jul];65(2):103-17.
5. Abu-Ghanem S, Shilo S, Yehuda M, Abergel A, Safadi A, Fliss DM. Anterior skull base surgery in the 21st century: The role of open approaches. Adv Otorhinolaryngol [Internet]. 2020 [Acesso em: 2024 Jul];84:56-67.
6. Abu-Ghanem S, Yafit D, Ghanayem M, Abergel A, Yehuda M, Fliss DM. Utility of first positron emission tomography-computed tomography scan as a prognostic tool following treatment of sinonasal and skull base malignancies. Head Neck [Internet]. 2019 [Acesso em: 2024 Jul];41(3):701-6.
7. Majmundar N, Kamal NH, Reddy RK, Eloy JA, Liu JK. Limitations of the endoscopic endonasal transcribriform approach. J Neurosurg Sci [Internet]. 2018 [Acesso em: 2024 Jul];62:287-96.
8. Verillaud B, Bresson D, Sauvaget E, Mandonnet E, Georges B, Kania R, Herman P. Transcribriform and transplanum endoscopic approach for skull-base tumors. Eur Ann Otorhinolaryngol Head Neck Dis [Internet]. 2013 Sep [Acesso em: 2024 Jul];130(4):233-6.
9. Shetty SR, Ruiz-Treviño AS, Omay SB, Almeida JP, Liang B, Chen YN et al. Limitations of the endonasal endoscopic approach in treating olfactory groove meningiomas. A systematic review. Acta Neurochir (Wien) [Internet]. 2017 Oct [Acesso em: 2024 Jul];159(10):1875-85.

10. Dolci RL, Todeschini AB, Santos AD, Lazarini PR. Endoscopic endonasal double flap technique for reconstruction of large anterior skull base defects: Technical note. Braz J Otorhinolaryngol [Internet]. 2019 [Acesso em: 2024 Jul];85(4):427-434.
11. Funaki T, Matsushima T, Peris-Celda M, Valentine RJ, Joo W, Rhoton AL Jr. Focal transnasal approach to the upper, middle, and lower clivus. Neurosurgery [Internet]. 2013 Dec [Acesso em: 2024 Jul];73(2 Suppl Operative):ons155-90; discussion ons190-1.
12. Peris-Celda M, Pinheiro-Neto CD, Funaki T, Fernandez-Miranda JC, Gardner P, Snyderman C et al. The extended nasoseptal flap for skull base reconstruction of the clival region: An anatomical and radiological study. J Neurol Surg B Skull Base [Internet]. 2013 Dec [Acesso em: 2024 Jul];74(6):369-85.
13. Agosti E, Alexander AY, Leonel LC, Van Gompel JJ, Link MJ, Pinheiro-Neto CD et al. Anatomical step-by-step dissection of complex skull base approaches for trainees: Surgical anatomy of the endoscopic endonasal approach to the sellar and parasellar regions. J Neurol Surg B Skull Base [Internet]. 2022 Aug 25 [Acesso em: 2024 Jul];84(4):361-374.
14. Pinheiro-Neto CD, Salgado-Lopez L, Leonel LCPC, Aydin SO, Peris-Celda M. Endoscopic endonasal approaches to the clivus with no violation of the nasopharynx: Surgical anatomy and clinical illustration. J Neurol Surg B Skull Base [Internet]. 2021 May 27 [Acesso em: 2024 Jul];83(Suppl 2):e374-e379.
15. Zwagerman NT, Wang EW, Shin SS, Chang YF, Fernandez-Miranda JC, Snyderman CH et al. Does lumbar drainage reduce postoperative cerebrospinal fluid leak after endoscopic endonasal skull base surgery? A prospective, randomized controlled trial. J Neurosurg [Internet]. J Neurosurg [Internet]. 2018 Oct 19 [Acesso em: 2024 Jul];131(4):1172-78.

CAPÍTULO 61

Dacriocistorrinostomia

Erica Ortiz • Cicero Matsuyama • Ricardo Miranda Lessa

INTRODUÇÃO

A dacriocistorrinostomia é um tratamento importante para a resolução da epífora, e consiste na criação de uma passagem funcional na via excretora lacrimal, ou seja, do canalículo lacrimal até a cavidade nasal através da abertura do saco lacrimal na sua face medial no nariz. Antigamente, essa abordagem era realizada somente por via externa; porém, com o avanço dos endoscópios e os instrumentais videoendoscópicos, a abordagem endonasal tem sido realizada com mais frequência.

HISTÓRICO

O oftalmologista Muhammad Ibn Aslam Aslam Al Ghafiqi, de Andaluzia, fez a primeira descrição da criação de uma abertura do fórnice conjuntival até o nariz com granulação e epitelização secundárias, formando assim uma fístula funcional.[1]

A técnica atualmente aceita como dacriocistorrinostomia (DCR) por abordagem externa foi descrita pela primeira vez no início do século XX pelo professor florentino de otorrinolaringologia Addeo Toti em 1904, e posteriormente modificada por Dupuy-Dutemps e Bourguet.[1-3]

A DCR endonasal foi introduzida pela primeira vez por Caldwell em 1893, que usou uma broca elétrica para remover o osso lacrimal por onde uma sonda de metal passou através do canalículo até o saco lacrimal.

Embora a técnica tenha sido modificada por West, em 1910, e depois por Halle, em 1914, as melhorias reais na cirurgia endonasal ocorreram com os endoscópios nasais rígidos, que abriram caminho para os avanços da DCR endoscópica. A abordagem moderna da DCR endonasal foi relatada pela primeira vez por McDonogh e Meiring, em 1989. Atualmente, é aceita como uma abordagem eficaz para DCR no tratamento da epífora por obstrução do ducto nasolacrimal.[2-4]

Embora no século XX a abordagem mais popular para DCR tenha sido a técnica externa, a DCR endonasal, evitando uma incisão na pele, tem mostrado ser tão bem-sucedida quanto a abordagem externa, quando usada a técnica apropriada.[2,4]

ANATOMOFISIOLOGIA

O sistema lacrimal tem duas partes: a secretora e a excretora. Normalmente, existe um equilíbrio entre a produção de lágrima e sua drenagem - o sistema secretor lacrimal produz a lágrima. A glândula lacrimal principal fica na fossa lacrimal do osso frontal. Glândulas acessórias ficam nos fórnices e nas pálpebras. Os nervos trigêmeo e facial, assim como as inervações simpática e parassimpática, estimulam a produção da lágrima pelas glândulas, como demostrado na Figura 61.1.[5-8]

O sistema secretor é composto de:

- Glândula principal (lobo orbitário e palpebral)
- Glândulas acessórias (glândulas de Krause e Wolfring)

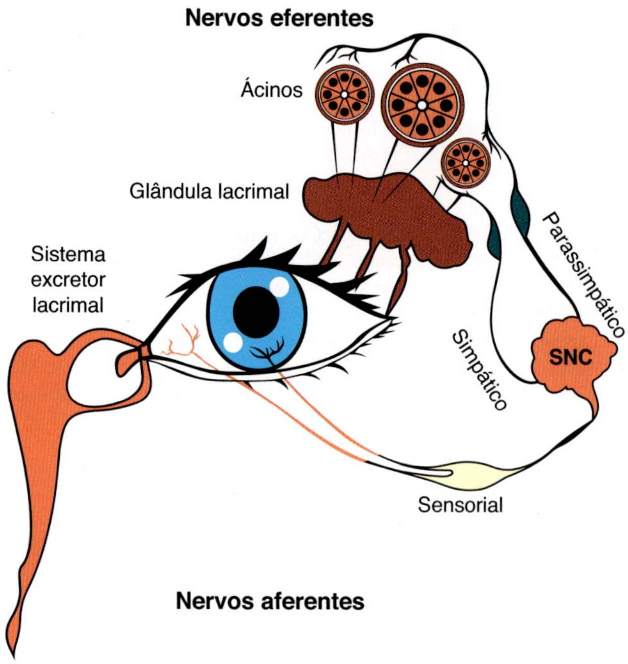

Figura 61.1 A secreção da glândula lacrimal é estimulada pelos nervos sensoriais da córnea ou da conjuntiva, que, por sua vez, ativam os nervos eferentes parassimpáticos e simpáticos, que inervam os ácinos da glândula lacrimal. A secreção da glândula lacrimal flui para a superfície ocular através dos ductos da glândula lacrimal, e é drenada através do sistema excretor lacrimal. (Adaptada de: Rocha et al., 2008.)

- Secretoras de mucina (células de Goblet, glândulas de Manz, criptas de Henle)
- Secretoras oleosas (glândulas Meibômio, de Moll e Zeis).

O sistema lacrimal excretor drena a lágrima. A drenagem da lágrima parte da superfície ocular através dos orifícios ou pontos localizados na porção medial das pálpebras inferiores e superiores, e depois é deslocada para os canalículos respectivos. Em 90% dos indivíduos, os canalículos superior e inferior se unem formando o canalículo comum, que drena a lágrima para o saco lacrimal, seguido pelo ducto nasolacrimal, cuja abertura fica no meato inferior da cavidade nasal (cerca de 1,5 cm da cabeça da concha inferior), como mostrado na Figura 61.2.[9]

O sistema excretor lacrimal é composto de:

- Ponto lacrimal superior e inferior
- Canalículos: superior e inferior (porção vertical com 2 mm superior e 2 mm inferior; porção horizontal com 8 mm superior e 10 mm inferior)
- Canalículo comum (1 a 3 mm)
- Saco lacrimal (altura vertical entre 12 a 15 mm; anteroposterior 4 a 8 mm; largura ou laterolateral 3 a 5 mm; um terço do saco está acima do ligamento cantal)
- Ducto nasolacrimal (12 mm com angulação de 15° posteriormente e entre 15 e 30° lateralmente)
- Válvulas e seios (válvulas de Bochdalek, Folz, Krause, Rosenmüller, Hyrtl, Hasner; seio de Maier).

Observação importante: a válvula de Rosenmüller é a angulação do canalículo comum ao entrar no saco lacrimal. E a válvula de Hasner é a válvula mais importante, pois uma membrana imperfurada nessa localização causa obstrução congênita do ducto nasolacrimal.[5-10]

Quando piscamos, há uma contração do músculo orbicular do olho. A contratura causa uma dilatação do saco lacrimal e um efeito de sucção da lágrima. A pálpebra inferior sobe e o ponto

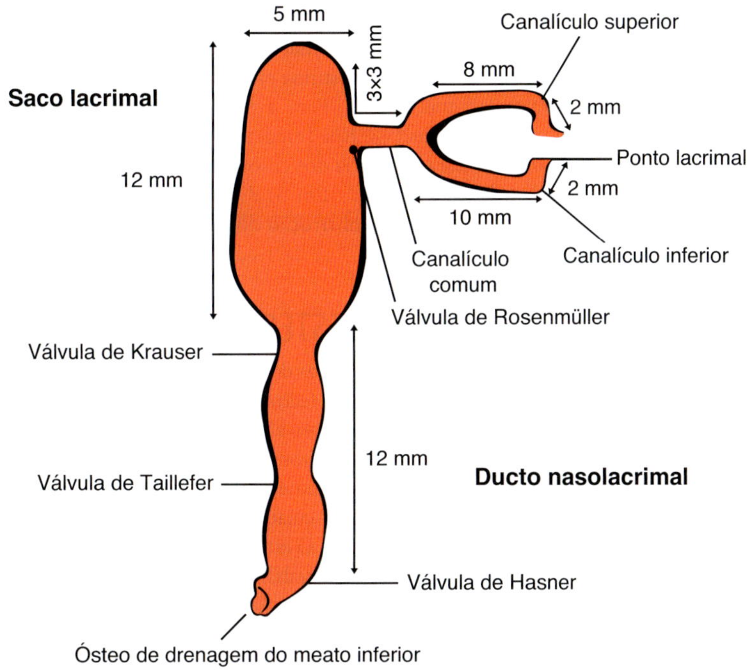

Figura 61.2 Sistema lacrimal.

lacrimal se move para dentro e, assim, as lágrimas são deslocadas para o ponto lacrimal, depois para o canalículo e em seguida ao saco lacrimal por esse mecanismo de bomba.[5-8]

ETIOLOGIA E FISIOPATOLOGIA

As queixas de lacrimejamento são muito comuns no cotidiano dos oftalmologistas. Antigamente, denominava-se epífora para todos os olhos lacrimejantes, mas usamos termos atuais distintos, como lacrimejamento e epífora (Figuras 61.3 e 61.4).[5]

Lacrimejamento, derivado da palavra em latim *lacrima*, que significa lágrima, relaciona-se com o excesso de produção de lágrima sem obstrução do sistema excretor.[4] O lacrimejamento pode ocorrer por reflexo de acordo com estímulos irritativos sobre a superfície ocular, luz intensa, alergias, úlceras ou exposição da córnea, triquíase, corpo estranho, trauma, olho seco ou ainda psíquico (emocional).

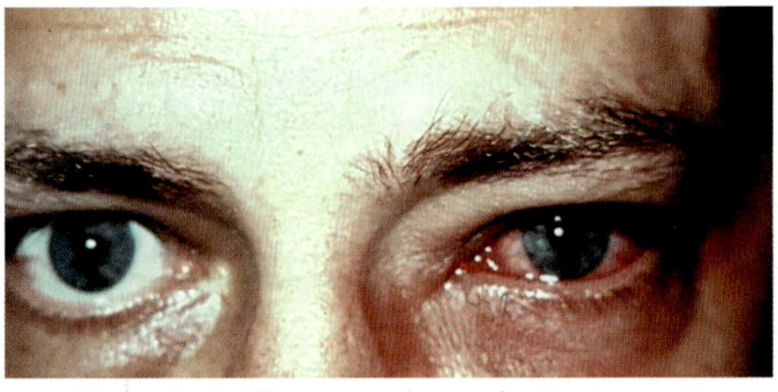

Figura 61.3 Olho esquerdo com lacrimejamento.

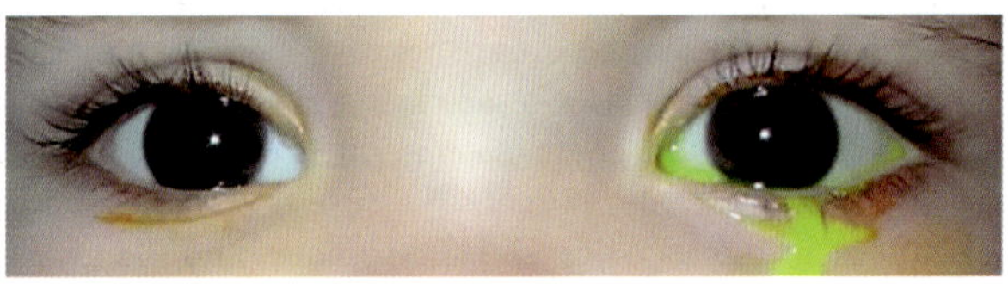

Figura 61.4 Olhos com epífora mostrados de forma mais visível com contraste de lágrimas com fluoresceína colocado em conjuntivas inferiores.

A produção basal de lágrima diminui com o envelhecimento por fibrose, atrofia glandular e infiltração linfocitária.[5] Em modelos com camundongos em envelhecimento, demonstrou-se secreção de proteína por estimulação neural, além de aumento de mastócitos e acúmulo de lipofuscina nas glândulas lacrimais. A hiperglicemia e o aumento da infiltração linfocítica podem contribuir para a perda de função da glândula lacrimal em idades mais avançadas. Esses resultados sugerem um aumento no estresse oxidativo, desencadeando uma perda da função da glândula lacrimal com o envelhecimento.[5,6]

Uma diminuição na função secretora da glândula lacrimal pode levar à doença do olho seco, que é umas das causas de lacrimejamento.[6] O olho seco é uma doença inflamatória multifatorial que afeta a superfície ocular. Uma investigação recente mostrou que o olho seco representava uma proporção significativa de pacientes (40%) encaminhados por lacrimejamento.[2] Acredita-se que a hipersecreção reflexa compensatória devido à perda evaporativa seja responsável pela epífora. Muitos pacientes com olho seco apresentam instabilidade no filme lacrimal.[4] Outra causa pode ser inflamação crônica das pequenas glândulas palpebrais.[6] A hipersecreção primária da glândula lacrimal é muito rara, e o tipo mais comum de hipersecreção de lágrimas é observado na regeneração nervosa aberrante após paralisia do nervo facial.[4]

Epífora, por sua vez, é derivado do grego antigo *epi*, que significa "sobre ou além", e *phérein*, "trazer ou carregar". Esse sintoma foi descrito no Egito (1500 a.C.) e por Hipócrates (460 a.C. a 370 a.C.). Epífora significa lágrima em excesso escorrendo do olho para a face, principalmente por alteração do fluxo e drenagem da lágrima.[4]

A redução do fluxo lacrimal pode ser causada por muitos fatores, incluindo mau posicionamento da pálpebra (ectrópio, retração), frouxidão palpebral, paralisia do nervo facial, causando disfunção da bomba lacrimal, obstrução do componente excretor do sistema lacrimal ou alterações congênitas das vias de drenagem lacrimais. Muitos casos avaliados para epífora apresentam uma combinação de causas.[4,6,11]

Em geral, os pacientes mais velhos têm mais mau posicionamento palpebral e múltiplos fatores como causas da epífora. Conforme estudos, o mau posicionamento das pálpebras foi significativamente mais comum em pacientes com 75 anos ou mais em relação aos pacientes mais jovens. A proporção de obstrução lacrimal diminuiu com o envelhecimento, enquanto que a epífora multifatorial aumentou.[10,11]

Em pacientes mais jovens, a obstrução do ducto nasolacrimal, a estenose punctal ou obstrução canalicular são mais comuns.[6] Segundo Nemet et al.,[10] em 2014 a causa mais comum de epífora foi obstrução lacrimal, ocorrendo em 46% dos pacientes, e em 27% ocorreu no sistema lacrimal inferior, 11% no sistema lacrimal superior e em 7% foi obstrução do ducto nasolacrimal congênita.[10]

A obstrução do ducto nasolacrimal afeta mais as mulheres do que os homens (65 a 73%). Acredita-se que isso se deva aos ductos nasolacrimais mais estreitos e aos canais lacrimais mais longos nas mulheres.[11] Groessl et al. mostraram que a fossa nasolacrimal inferior e a seção média do ducto nasolacrimal são significativamente menores em mulheres.[12] Pensa-se também que as alterações hormonais nas mulheres podem levar à desepitelização do saco lacrimal e do ducto lacrimal, causando, assim, obstrução do ducto nasolacrimal, especialmente com um canal nasolacrimal mais estreito.[12]

As etiologias da obstrução do ducto nasolacrimal podem ser:

- Obstrução do ducto nasolacrimal primária adquirida: geralmente causada por fibrose do ducto nasolacrimal relacionada com idade. Conforme demonstrado por Linberg e McCormick, em 1986, em estudos histopatológicos, a obstrução primária adquirida do ducto nasolacrimal ocorre por inflamação crônica de baixo grau e fibrose secundária sem causa primária específica[4,11,2]
- Obstrução secundária adquirida do ducto nasolacrimal:
  - Infecção: bacteriana (*Staphylococcus*, *Streptococcus*, *Actinomyces*), fúngica, viral, parasitária
  - Inflamação: sarcoidose, granulomatose de Wegener (granulomatose com poliangeíte [GPA]), alergias, gotas oculares (medicamentos para glaucoma, quimioterápicos, antivirais), irradiação (uso de I-131 para carcinoma de tireoide), queimaduras físicas ou químicas, doença penfigoide, doença de Stevens-Johnson, medicamentos quimioterápicos (docetaxel para carcinoma de mama e câncer de pulmão)
  - Neoplasias: tumores do saco lacrimal (linfoma, papiloma, carcinoma espinocelular, melanoma), tumores de tecidos moles circundantes (carcinoma basocelular, carcinoma adenoide cístico, linfoma, leucemia), tumores metastáticos (carcinoma de mama, melanoma maligno, carcinoma de próstata)
  - Trauma: fraturas da face média, incluindo fraturas naso-órbito-etmoidais, iatrogenia
  - Mecânico: mucoceles circundantes, dacriolitos.

A epífora pode ser unilateral ou bilateral. A epífora unilateral tem maior probabilidade de ser causada por condições locais como obstrução do ducto nasolacrimal ou corpo estranho, correspondendo a 75% dos casos. Estudo demonstrou que, embora a epífora unilateral seja igualmente prevalente como a epífora bilateral em todos os casos de lacrimejamento (51 e 49%, respectivamente), a epífora unilateral foi mais comum nos casos com obstrução lacrimal do que em outras causas, com uma proporção de 3:1. A epífora ocorreu bilateralmente com maior frequência nos casos com lacrimejamento reflexo, com proporção de 4:1.[10] A epífora bilateral pode ser causada pelo mau posicionamento ou frouxidão das pálpebras.[5,6]

A obstrução do ducto nasolacrimal pode ser congênita ou adquirida. A manifestação mais comum da obstrução congênita do ducto nasolacrimal é a persistência da membrana de Hasner.[14-18]

EPIDEMIOLOGIA

A incidência de obstrução do ducto nasolacrimal adquirida e congênita é comum, com leve preponderância feminina para o tipo adquirido.[1,14-18]

A incidência estimada para obstrução adquirida do ducto nasolacrimal é de entre 20 e 24 a cada 100 mil pessoas, e essa obstrução costuma afetar mais brancos do que os afro-americanos.[1]

Para a obstrução congênita do ducto nasolacrimal, entre 5 e 20% (média de 6%) dos recém-nascidos são afetados, mas a maioria dos casos tem resolução espontânea aos 12 meses de vida.[14-18]

Em 31,8% dos casos de todas as epíforas crônicas, a causa é obstrução do ducto nasolacrimal.[1]

A dacriocistite ocorre em 1:3.884 dos nascidos vivos.[1]

TESTES SEMIOLÓGICOS

Apesar do avanço dos métodos de diagnósticos radiológicos, por imagem (ultrassonografia e ressonância nuclear magnética)[19] e medicina nuclear, ainda é de suma importância a semiologia clínica a ser realizada nos consultórios. A possibilidade da suspeita em relação ao diagnóstico etiológico e topográfico de possíveis obstruções das vias lacrimais colabora em muito na avaliação em conjunto com os outros exames. O estudo por imagens das vias lacrimais de pacientes com epífora possibilita o diagnóstico das obstruções lacrimais e suas possíveis complicações, e é importante do ponto de vista terapêutico por fornecer informações mais seguras para a indicação cirúrgica e ao tipo de procedimento cirúrgico a ser realizado.[20] O exames semiológicos realizados de rotina nos consultórios oftalmológicos são descritos a seguir, como o exame clínico das vias lacrimais, os testes de Milder e de Jones, irrigação das vias lacrimais excretoras (VLE) e sondagem.

Exame clínico

A inspeção criteriosa de processos inflamatórios próximos ao saco lacrimal, como hiperemia e abaulamentos, associados a manobras digitais, como a palpação da região medial da órbita, para diagnosticar um saco lacrimal dilatado, é feita em conjunto com a expressão do saco lacrimal com a compressão do dedo indicador na região do canto medial da órbita, abaixo do ligamento palpebral medial, comprimindo o saco lacrimal junto à parede óssea.

A finalidade dessa manobra é evidenciar a presença ou ausência de refluxo do conteúdo do saco lacrimal através dos canalículos. O refluxo ausente pode significar que o saco apresenta dimensões normais, que não existe acúmulo de secreção em seu interior ou pode haver uma obstrução da via lacrimal excretora alta. Quando o refluxo está presente, representa um sinal patognomônico de obstrução da via lacrimal excretora baixa, com dilatação do saco lacrimal na proporção direta da quantidade de material refluído e da característica da secreção a ser expelida.[21]

Teste de Milder

O teste do desaparecimento de fluoresceína, também denominado teste de Milder, consiste na instilação de uma gota de colírio de fluoresceína a 2% no fórnice conjuntival inferior do olho suspeito de obstrução da via lacrimal quando a VLE está pérvia; espera-se que o corante desapareça em 3 minutos para indivíduos jovens e em 5 minutos para indivíduos idosos (devido à menor eficiência da bomba lacrimal). Deve-se observar a eliminação na superfície ocular através de uma fonte com luz de cobalto.[20] Quando há obstrução das vias lacrimais e o saco lacrimal está dilatado, o corante permanece no saco lacrimal. Nesse caso, com a expressão do saco lacrimal haverá refluxo de secreção tingida pelo corante para o lago lacrimal, caracterizando o teste negativo; porém, com refluxo positivo, há obstrução baixa e o saco lacrimal está dilatado. A intensidade da obstrução é graduada em cruzes, de 1 a 4, de acordo com a retenção do corante nos olhos.[20] Esse teste não orienta quanto à natureza anatômica ou funcional do bloqueio e à sua localização e, portanto, devem ser feitos outros exames propedêuticos complementares para o diagnóstico como Milder negativo.

Teste de Jones I

O teste de Jones do tipo I (ou teste primário do corante de Jones) consiste em instilar 1 gota de fluoresceína a 2% no fórnice conjuntival inferior do olho suspeito de obstrução da via lacrimal. Com o paciente previamente sentado, nota-se o corante na ponta do algodão do cotonete que foi colocado no meato nasal inferior, com a mucosa nasal previamente anestesiada com solução gel de xilocaína 2%. Considera-se o teste positivo quando há corante na ponta do cotonete, indicando via lacrimal pérvia. Caso contrário, o teste é negativo e as possibilidades são: presença de obstrução, falência no mecanismo da bomba ou falha na execução do teste. O teste sofre a influência da posição do paciente, frequência do piscar, gravidade, volume do corante, condições do assoalho nasal e anatomia do corneto inferior. Quando o teste de Jones I é negativo, o teste secundário de Jones ajuda a esclarecer a dúvida e deve ser realizado.

Teste de Jones II

O teste de Jones II, complementar ao teste de Jones I, consiste na limpeza do lago lacrimal para a remoção do corante e, na sequência, irrigação da VLE com soro fisiológico, por meio de um cateter lacrimal introduzido no canalículo inferior. O paciente deve estar sentado, com a cabeça inclinada para baixo em ângulo de 45°, a fim de que o soro drene pela fossa nasal para uma cuba para a verificação se há refluxo do soro pelos canalículos ou se o soro chega ao cotonete colocado na fossa nasal. O teste de Jones II positivo confirma a patência anatômica parcial ou normal. O teste é positivo quando o líquido que sai pela cavidade nasal está corado pela fluoresceína, representando que a via lacrimal alta está normal, uma vez que a fluoresceína atingiu o saco lacrimal e há uma obstrução da via lacrimal baixa incompleta, uma vez que o líquido foi injetado sob pressão. Caso o soro fisiológico, juntamente com a fluoresceína, alcance a cavidade nasal, significa que o corante havia chegado ao saco lacrimal e que a obstrução é parcial.[22] Caso somente o soro alcance a fossa nasal, fica claro que o corante não atingiu o saco lacrimal e que pode haver uma obstrução alta e incompleta ou uma falha na bomba lacrimal. Se nenhum tipo de líquido chegar à cavidade nasal, o teste é determinado negativo. O teste é negativo quando o líquido que atinge a cavidade nasal é claro, sem a presença do corante, indicando que há uma falência na bomba lacrimal ou uma obstrução total da via lacrimal alta.

Irrigação das vias lacrimais excretoras

É um exame muito bom para as suspeitas de obstrução funcional e tecnicamente é mais simples que o teste de Jones. Após a dilatação dos pontos lacrimais, injeta-se soro fisiológico nos canalículos superiores e/ou inferiores.

As seguintes situações podem ser esperadas: o soro alcança a fossa nasal sem refluxo, situação de provável pseudo-obstrução das vias lacrimais; ocorre refluxo do soro com trânsito rápido pelo canalículo oposto, sugerindo uma pseudo-obstrução do canalículo comum; ocorre refluxo pelo canalículo onde o soro foi injetado.

Sondagem ou cateterização

É um procedimento, ao mesmo tempo, semiológico e terapêutico, já que a sondagem é a principal conduta no tratamento das obstruções congênitas da via lacrimal. Após a dilatação dos pontos lacrimais, introduz-se uma sonda de Bowman Nº 1 ou 0 através do ponto lacrimal previamente dilatado, e em seguida, instila-se colírio anestésico no fórnice conjuntival inferior. A pálpebra deve estar tracionada lateralmente, a fim de retificar o canalículo, evitando lesões iatrogênicas da mucosa canalicular. Quando a sonda toca a parede óssea da fossa lacrimal, tem-se o "hard stop", evidencia-se um canalículo pérvio e, quando a passagem da sonda apresenta uma resistência macia, caracterizando o "soft stop", indica uma obstrução.[21]

Endoscopia nasal

A endoscopia nasal realizada com fibra ótica rígida ou flexível tornou-se um exame subsidiário imprescindível nos dias atuais. Devido às particularidades anatômicas do ducto nasolacrimal, que tem seu óstio situado no meato inferior, afecções das fossas nasais, como rinite alérgica, desvio do septo nasal, hipertrofia de conchas nasais médias e inferiores, etmoidites, pólipos, tumores primários de fossa nasal, e após procedimentos cirúrgicos nasossinusais e suas complicações pós-operatórias podem acarretar um quadro de obstrução das vias lacrimais. A endoscopia também é importante para as avaliações pós-cirúrgicas das dacriocistorrinostomias e após sondagem de vias lacrimais, uma vez que visualiza-se diretamente o sítio cirúrgico (meato médio nasal) e os óstios do ducto nasolacrimal no meato inferior.

Dacriocistografia

A dacriocistografia (DCG) com contraste foi descrita em 1990 e constitui o exame complementar mais utilizado na propedêutica das vias lacrimais excretoras, uma vez que fornece informações anatômicas e funcionais.[22]

O exame dacriocistográfico foi introduzido por Ewing em 1909; Von Szilly, em 1920, descreveu as vias lacrimais radiograficamente e, em 1964, Campbell melhorou a técnica por magnificação geométrica da imagem.[23] Modificações foram descritas, como a de Galloway, em 1984, que introduziu a técnica de subtração digital,[21] método especialmente útil quando a DCG deixa dúvida diagnóstica.[23]

A DCG é um método seguro, rápido e de fácil execução no qual se utiliza material radiopaco hidrossolúvel ou lipossolúvel, sendo que este último, mais denso, fornece dados anatômicos com melhor definição e melhor delimitação de contorno da VLE. Inicialmente, o paciente é submetido a radiografias panorâmicas da face. Instila-se colírio anestésico nos olhos. São cateterizados os canalículos lacrimais, procede-se à administração do meio de contraste e simultaneamente são adquiridas as imagens radiográficas. Os contrastes lipossolúveis são eliminados mais lentamente; entretanto, tendem a obstruir os ductos, especialmente se estão alterados. Não devem ser utilizados na suspeita de tumores, traumatismos e fístulas, pois, se extravasarem, podem permanecer no tecido subcutâneo por vários anos e induzir à formação de granulomas.[24] O meio de contraste hidrossolúvel fornece informações mais reais por ter características (viscosidade e pH) mais semelhantes às da lágrima. Em uma avaliação de uma via normal, o contraste desaparece totalmente após 10 minutos. É possível encontrar resto de contraste apenas na nasofaringe (Figura 61.5).[23,25] A pesquisa bilateral é imprescindível para permitir a comparação com a via contralateral e, principalmente, para a detecção de alterações assintomáticas.

Concordamos com esta técnica, pois em mãos experientes a cateterização dos canalículos lacrimais é muito rápida e indolor ao paciente, além de proporcionar diagnóstico precoce a um número significativo de pacientes, evitando nova exposição à radiação ionizante e ônus adicional. Todos os pacientes se beneficiam da comparação com a via contralateral, que consideramos importante em algumas situações diagnósticas. Nos casos que observamos uma obstrução, o contraste é interrompido subitamente, não havendo progressão do mesmo nas estruturas subjacentes (Figura 61.6).

Dacriocistotomografia computadorizada

A dacriocistotomografia computadorizada possibilita a documentação não apenas das vias lacrimais, mas, também, dos ossos e das partes moles adjacentes,[8] em especial estruturas do complexo óstio-meatal extremamente importante no planejamento cirúrgico a ser abordado ao paciente.

O paciente é colocado na posição supina e administra-se o colírio anestésico. Os canalículos lacrimais são cateterizados. São adquiridas

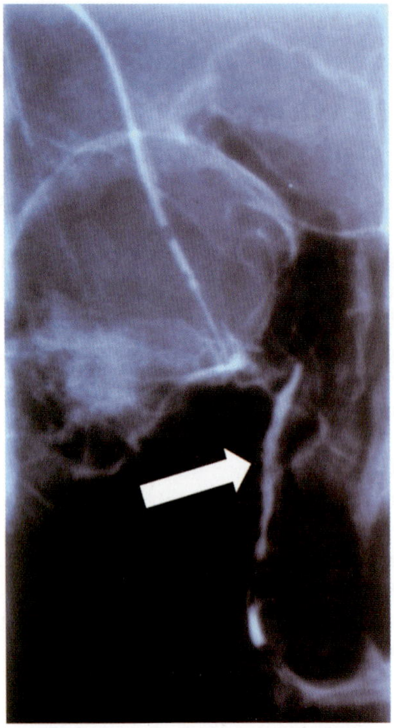

Figura 61.5 Dacriocistografia normal com filete de contraste do saco lacrimal até a cavidade nasal à direita (seta branca).

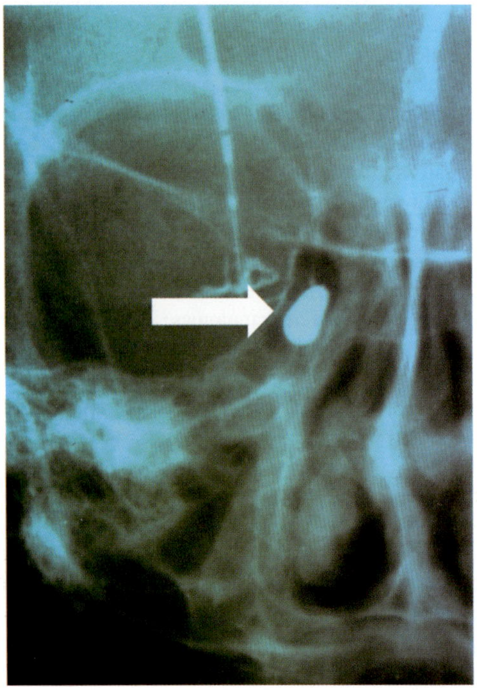

Figura 61.6 Dacriocistografia com obstrução no nível do saco lacrimal, no lado direito (seta).

imagens helicoidais axiais, coronais e sagitais simultaneamente à administração do meio de contraste iodado hidrossolúvel (Figura 61.7). Esse bloco de imagens pode ser reconstruído tridimensionalmente, facilitando a interpretação das imagens para planejamento cirúrgico a ser realizado.

Em comparação com os exames subsidiários descritos anteriormente, a dacriocistotomografia computadorizada é um exame extremamente útil no diagnóstico de obstruções das vias lacrimais associadas a doenças intranasais, fraturas faciais e tumores maxilofaciais.[26,27]

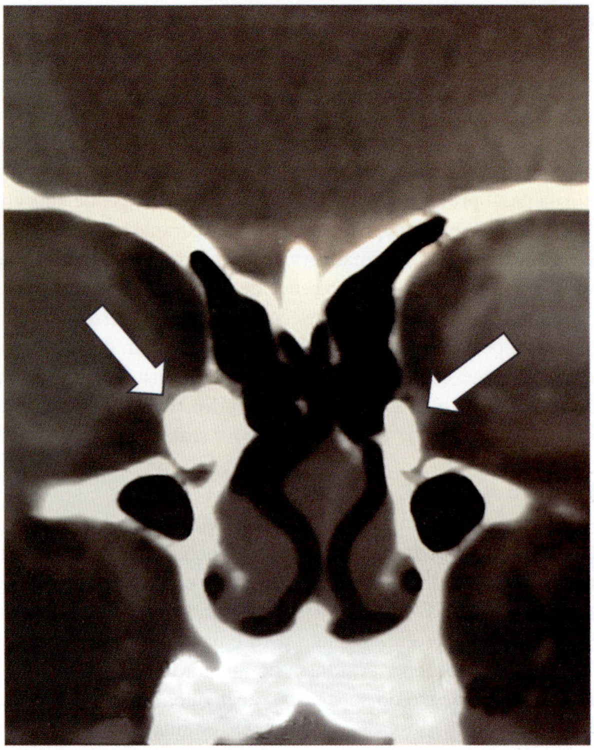

Figura 61.7 Dacriocistotomografia com obstrução e dilatação dos sacos lacrimais, após colocação de contraste em saco lacrimal, sem progressão para os canais lacrimais (setas brancas).

Dacriocistografia por ressonância magnética

A ressonância nuclear magnética é considerada a técnica de escolha para as lesões em que a órbita está intimamente acometida, pois fornece as melhores imagens para avaliação dos tecidos moles. A administração do gadolínio diluído pode ser feita de duas maneiras: instilando-se no saco conjuntival de cada olho, que permite uma avaliação funcional das vias lacrimais;[28] ou optando-se pela cateterização dos canalículos lacrimais, seguida da administração do gadolínio diluído. Os catéteres são retirados e obtêm-se imagens coronais ponderadas em T1. Alguns autores sugerem a aquisição de imagens coronais ponderadas em T2 e em T1 com supressão de gordura antes e após a administração do meio de contraste.[29]

A sensibilidade da tomografia computadorizada e da ressonância magnética são semelhantes,[28,30] de acordo com alguns autores, embora esta última tenha maior custo, fornece informações adicionais das partes moles adjacentes, apesar da limitação da realização em pacientes portadores de materiais metálicos utilizados em cirurgias corretivas anteriores na face, e sistema nervoso central, em especial pacientes que foram submetidos a cirurgias ortognáticas (intensos artefatos) e aneurisma cerebrais.

Dessa forma, apesar dos custos inerentes à realização do exame, é cada vez mais acrescentado ao protocolo do estudo das vias lacrimais,[31] principalmente quando as obstruções das vias lacrimais estão intimamente ligadas a lesões expansivas, sejam elas de cunho benigno ou maligno, com acometimento do conteúdo orbitário e do sistema nervoso central.[32]

Dacriocistocintilografia

Dacriocistocintilografia ou cintilografia da glândula lacrimal é um exame da medicina nuclear que analisa as possíveis obstruções das vias lacrimais, e frequentemente permite a possibilidade da análise da dinâmica da drenagem lacrimal. É realizada por meio da instilação no fundo de saco conjuntival temporal inferior de solução salina de pertecnetato de sódio. Essa técnica não oferece riqueza de detalhes anatômicos, mas fornece dados funcionais da via lacrimal e é indicada em pacientes que apresentam lacrimejamento excessivo. O procedimento não requer cateterização dos canalículos, nem injeção de substâncias sob pressão, o que torna sua execução mais fácil, apesar de o custo ser maior que o da dacriocistografia. As melhores indicações desse exame são: insuficiência da bomba lacrimal, afecções dos pontos lacrimais e canalículos, bloqueios funcionais, para exame de crianças pouco cooperativas e no pós-operatório de cirurgias lacrimais (Figura 61.8).

TRATAMENTO CIRÚRGICO

A DCR tem sido o tratamento de escolha para os casos de obstruções distais do sistema lacrimal (abaixo do canalículo comum), e consiste em criar uma via de drenagem lacrimal para a cavidade nasal com o objetivo de restabelecer a drenagem permanente desse sistema excretor, previamente obstruído, através de uma abertura realizada no nível do saco lacrimal na região do meato médio.

A abordagem endonasal das vias lacrimais foi descrita pela primeira vez por Caldwell em 1893, porém, foi esquecida por décadas, pela limitada visão e avaliação da anatomia nasossinusal.[31] Com o advento da introdução do microscópio e posteriormente do endoscópio, associados ao crescente conhecimento da anatomia endonasal, e da possibilidade da correção cirúrgica concomitante de achados anatômicos limitantes para um bom resultado pós-operatório (desvio do septo nasal, concha média bolhosa, células de agger nasi) tornaram o tratamento cirúrgico endonasal das afecções lacrimais a principal via de escolha entre os otorrinolaringologistas. Atualmente, a DCR endoscópica tem sido uma técnica aceita e bem estabelecida no tratamento de obstruções do saco e ducto nasolacrimais, e quando comparada à via externa não demonstrou diferença significativa, ambas alcançando taxas de sucesso entre 90 e 95%.[33] Cada vez mais se tem preferido a técnica endoscópica, e essa possui uma série de vantagens em relação à técnica externa: permite uma ótima visualização do campo cirúrgico durante todo o procedimento, provoca um menor trauma cirúrgico, e consequentemente menor índice de complicações pós-operatórias, ausência de incisões na pele, inexistência de retrações cicatriciais decorrentes da dissecção externa e a preservação dos ligamentos palpebrais e estruturas do canto medial da órbita, conservando, dessa forma, os mecanismos fisiológicos da bomba lacrimal.

A indicação da DCR endonasal é para todos os casos de obstrução de via lacrimal (OVL) distais (pós-sacais) de todas as etiologias, exceto as oncológicas, incluído as de origem pós-traumática, o que no passado era contraindicada para essa via de abordagem. O tratamento cirúrgico também deve ser pensado para os pacientes com OVL e evolução superior a 90 dias de história clínica, que já tenham passado por tratamento clínico prévio com antibióticos sistêmicos, colírios tópicos associados a corticoide, sondagem e irrigação da via lacrimal, ou que tenham apresentado ao menos 1 episódio de complicação orbitária decorrente da infecção da via lacrimal, sendo a mais comum a celulite periorbitária.

Técnica operatória

A cirurgia pode ser realizada sob anestesia local com sedação ou anestesia geral, que é a melhor, se o paciente tiver boas condições clínicas, pois propicia uma adequada proteção da via aérea inferior na ocorrência de sangramento transoperatório (Vídeo 61.1).

Utiliza-se uma solução de adrenalina diluída em xilocaína 1% na concentração de 1:80.000, que deve ser infiltrada na cabeça da concha média (CM), região anterior à axila da CM, se estendendo por 10 mm em direção anterior da linha maxilar (Figura 61.9). Após a infiltração submucosa, faz-se a vasoconstrição tópica com a colocação de algodões guiados embebidos em solução de xilocaína e adrenalina na contração de 1:2.000 no meato médio, inferior e face septal da CM, que devem permanecer por um período de 5 a 10 minutos para uma adequada hemostasia (Figura 61.10).

Incisão e flap de mucosa

São utilizados endoscópios de 4 mm nas angulações de 0 ou 30º. Sob visão endoscópica, é confeccionado um *flap* de mucosa, de formato triangular ou retangular com base posterior adjacente à concha

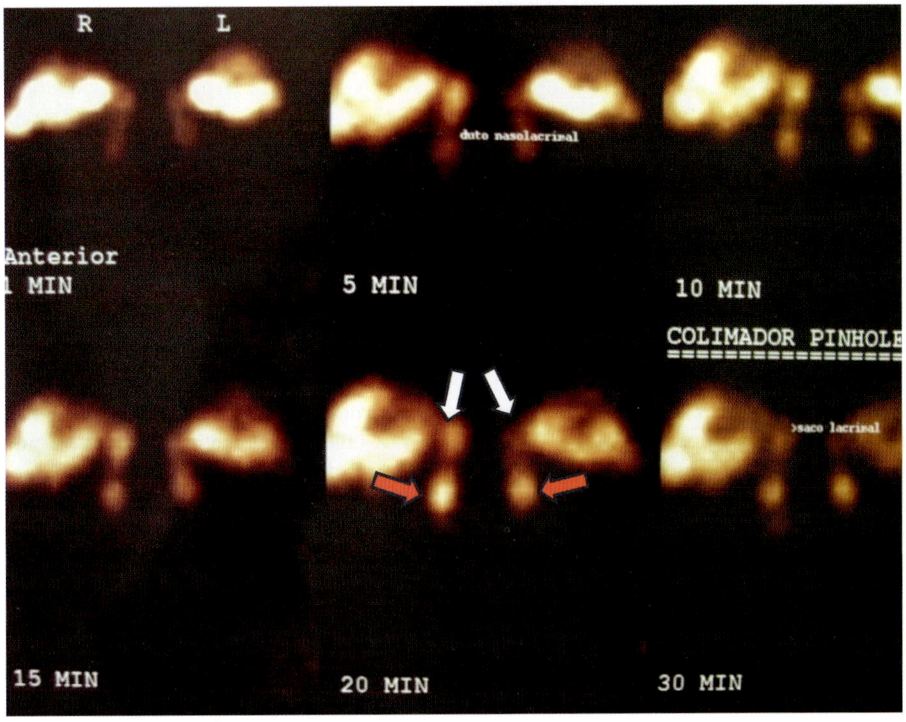

Figura 61.8 Dacriocistocintilografia com área contrastada em sacos lacrimais (setas brancas) e ductos nasolacrimais (setas vermelhas) em exame sem alterações.

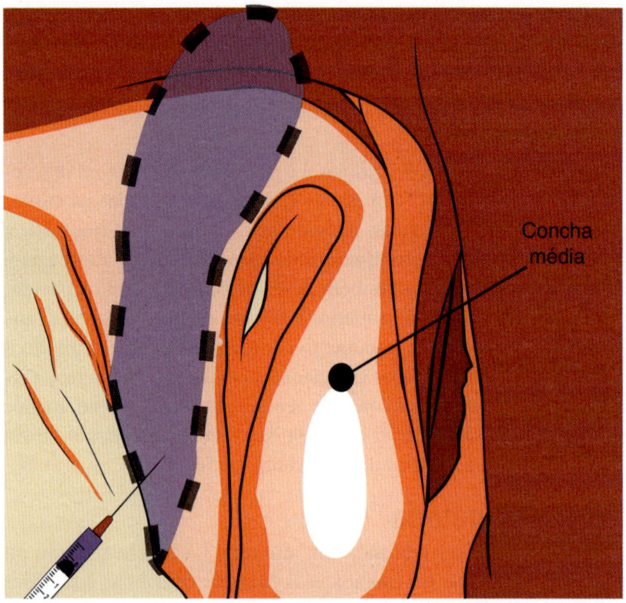

Figura 61.9 Figura representativa de área de infiltração com lidocaína a 2% com vasoconstritor (área roxa demarcada dentro do campo com traços interrompidos cinza) em fossa nasal direita.

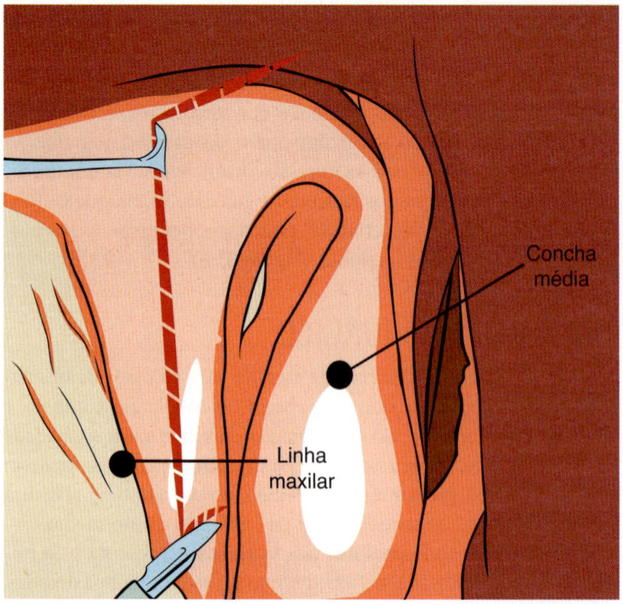

Figura 61.11 Figura representativa de confecção de retalho de mucosa (incisão em traços vermelhos interrompidos), posterior à linha maxilar, em fossa nasal direita.

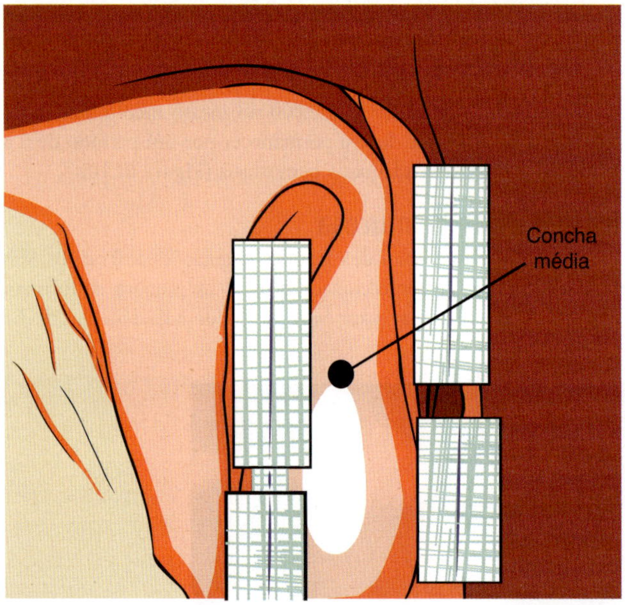

Figura 61.10 Figura representativa de cotonoide com vasoconstritor em meato médio e entre corneto médio e septo nasal em fossa nasal direita.

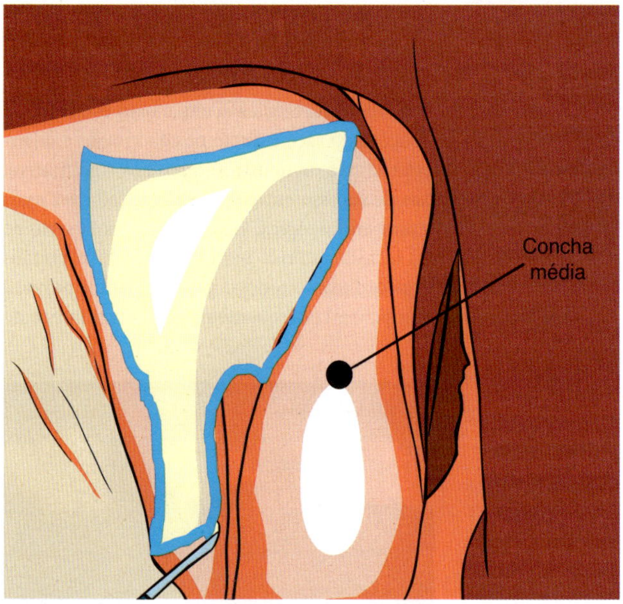

Figura 61.12 Exposição ampla do osso lacrimal e ressecção do retalho de mucosa, em fossa nasal direita (área dentro da demarcação azul).

média, cujo limite anterior é a linha maxilar; o superior se estende por 3 mm acima e anterior à axila da CM, o inferior é a segunda curvatura da CM e o posterior é o processo unciforme (Figura 61.11). Com o auxílio do *sickle knife* e do descolador e aspirador ou Cottle, o *flap* é descolado no plano subperiosteal e ressecado como um todo (Figura 61.12). A manutenção do retalho de mucosa, preferido por alguns cirurgiões, também pode ser procedida, mas não se mostrou superior em melhores resultados cirúrgicos nem na redução de complicações.[34,35]

Remoção do osso lacrimal

O osso lacrimal pode se apresentar de várias formas e consistências, e habitualmente é uma estrutura óssea rígida e com espessura entre 2 e 3 mm. Com o auxílio de instrumentais como escopro e martelo, pode ser "escoprado" no sentido anteroposterior, ou com osteótomo tipo micro Kerrison, ressecado no sentido posteroanterior. A utilização de motor e brocas é bastante útil, especialmente nos casos de OVL pós-trauma facial, em que o baixo impacto sobre o osso lacrimal e processo frontal maxilar podem evitar possíveis complicações, como a estabilização de fraturas faciais cirurgicamente fixadas ou em processo de consolidação. O *laser* diodo e o Yag Laser também têm sido descritos como ferramentas úteis para DCR transnasal videoendoscópica minimamente invasiva e com bons resultados pós-operatórios.[36] No processo de abertura do osso lacrimal e exposição do saco lacrimal, cuidado especial deve ser tomado ao expor a maior superfície possível da parede medial do saco e evitar-se deixar o osso exposto para evitar a formação de granulomas e a estenose precoce do ostoma.

Cateterização da via lacrimal

Antes de proceder com a abertura do saco lacrimal, é de extrema importância que, com auxílio de pinças dilatadoras do ponto lacrimal e uma sonda de Bowman, cateterize-se o canalículo comum e saco lacrimal tanto pelo ponto lacrimal superior como pelo inferior (Figura 61.13). Essa manobra ajuda a identificar com exatidão o antro do saco lacrimal que deve servir de guia para o cirurgião saber se incisou por completo toda a espessura da parede do saco. Nos casos em que irá ser introduzida a sonda siliconada de Crawford, a cateterização prévia também evita a formação de falsos trajetos da via lacrimal, contribuindo para o insucesso cirúrgico.

Abertura do saco lacrimal

A partir da ampla exposição da parede medial do saco lacrimal, uma infiltração de cerca de 1 mℓ de solução de xilocaína e adrenalina 1:80.000 com uma agulha de raquianestesia 25 g × 3 ½ no interior do saco auxilia o cirurgião a localizar os limites deste, bem como promover uma vasoconstricção tópica, facilitando o processo de hemostasia. A parede medial do saco lacrimal deve ser totalmente removida, marsupializada, procurando-se não deixar rebordos, com auxílio do bisturi foice, ou pinças cortantes retas e anguladas delicadas (Figura 61.14).

Nesse momento, deve-se atentar que a abertura deve se estender superiormente entre 3 e 5 mm acima do limite da axila da concha média, na região mais ampla do saco lacrimal, conhecida como fórnice. Essa estratégia de abertura mais alta do saco lacrimal certamente ajuda a prevenir as estenoses precoces do ostoma no pós-operatório. Cuidado especial também deve ser dado para não haver trauma ou lesão da parede lateral do saco ou criação de fístulas cutâneas. O posicionamento da sonda de Crawford deve estar condicionado ao achado no intraoperatório de saco lacrimal pequeno e com reação inflamatória intensa em seu interior, frequentemente representado sob a forma de tecido de granulação. Quando opta-se pela colocação da sonda, ela deve permanecer por um período mínimo de 3 a 4 semanas, fase em que ocorrem as estenoses e fechamento precoce do ostoma. Existem várias formas de se fixar a sonda de Crawford, e a mais adequada e com menor incidência de retirada acidental é a amarração em forma de nós unindo as duas pontas da sonda, e o posicionamento delas no interior da cavidade nasal (Figura 61.15).

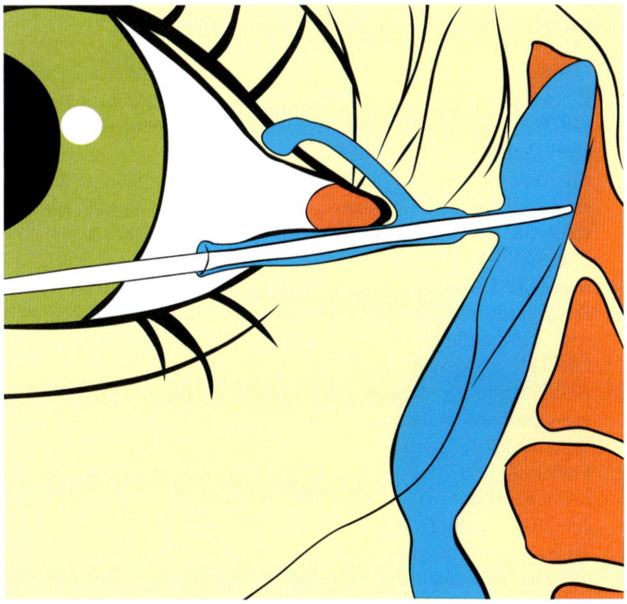

Figura 61.13 Cateterização de canalículo comum, saco lacrimal com sonda de Bowman dilatando ponto e canalículo lacrimal, em fossa nasal direita.

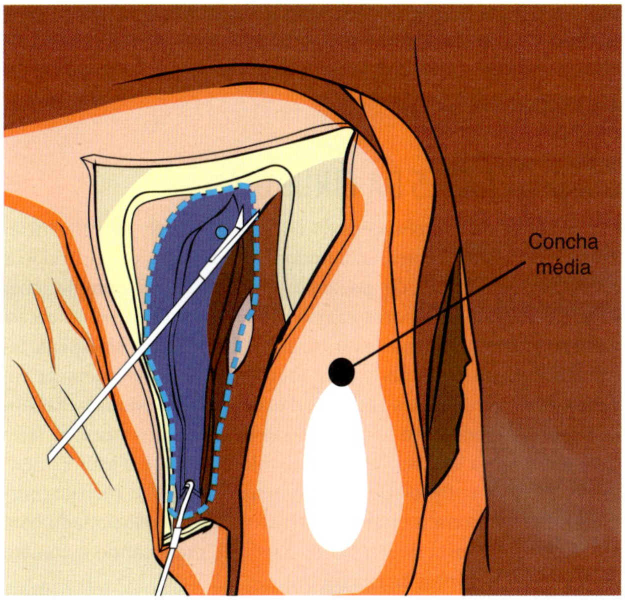

Figura 61.14 Incisão na parede medial e marsupialização do saco lacrimal, em fossa nasal direita.

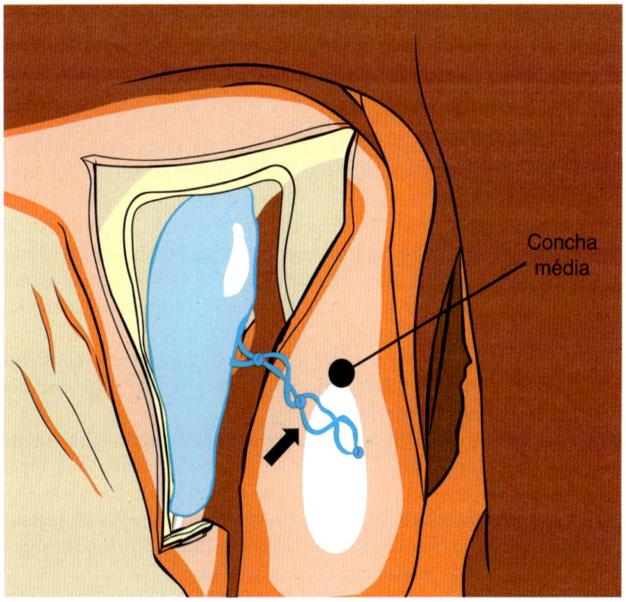

Figura 61.15 Sonda de Crawford (seta preta) com projeção pela cavidade do saco lacrimal e sua fixação, em fossa nasal direita.

CUIDADOS PÓS-OPERATÓRIOS

Paciente em pós-operatório de DCR deve obedecer ao repouso em domicílio por um período de 7 dias e ser orientado a evitar esforço físico e não assoar o nariz. Essas medidas evitam a ocorrência de hemorragias pós-operatórias, bem como o aparecimento de enfisema subcutâneo. A combinação de antibioticoterapia à base de ciprofloxacina ou tobramicina e corticoterapia à base de dexametasona tópicas sob a formulação de colírios são prescritas por 7 a 10 dias após a cirurgia. Deve ser estimulada a lavagem dos olhos com soro fisiológico ou a irrigação da via lacrimal nesse período em consultório, ajudando a eliminar as secreções retidas na via para diminuir as chances de estenose do ostoma no pós-operatório imediato. Curativos semanais devem ser realizados em consultório com auxílio dos endoscópios no intuito de remover crostas e cauterizar/remover possíveis granulomas que dificultam o processo cicatricial. No caso de se colocar a sonda de Crawford, ela deve ser retirada em consultório no período de 20 a 30 dias após a cirurgia.[36] Trabalhos recentes apontam que a permanência da sonda por mais de 3 meses aumenta de forma significativa a evolução de fibrose do saco lacrimal.[37]

COMPLICACÕES DA CIRURGIA

O percentual de complicações da DCR pode variar, e é influenciado por múltiplos fatores, incluindo a experiência do cirurgião e condições específicas do paciente. Na prática, as complicações ocorrem em pequena porcentagem de casos e podem ser infecção, hemorragia ou insucesso da cirurgia.[38] A presença de sinéquias, tecido de granulação e fibrose do saco lacrimal constituem-se em achados mais frequentes em cirurgias de DCR revisionais. Relatos de enfisema subcutâneo periorbital são descritos nos casos de falso trajeto durante a sondagem do canalículo comum, e o aparecimento de sinéquia entre os pontos lacrimais superior e inferior normalmente decorrem do trauma intenso na região relacionado com a fixação muito justa da sonda de Crawford, provocando o contato direto entre os pontos lacrimais.

REFERÊNCIAS BIBLIOGRAFICAS

1. Ulrich K, Malhotra R, Patel BC. Dacryocystorhinostomy. In: StatPearls [Internet]. Treasure Island (FL): StatPearls Publishing; 2023.
2. Meyer-Rüsenberg HW, Vujancevic S, Emmerich KH. Aktueller Stellenwert der Dakryozystorhinostomie [Current status of dacryocystorhinostomy]. Ophthalmologe [Internet]. 2009 Mar [Acesso em: 2024 Jul];106(3):205-7, 210-6.
3. Wormald PJ. Powered endoscopic dacryocystorhinostomy. Otolaryngol Clin North Am [Internet]. 2006 Jun [Acesso em 2024 Jul];39(3):539-49.
4. Patel J, Levin A, Patel BC. Epiphora. In: StatPearls. Treasure Island (FL): StatPearls Publishing [[Internet]. 2024 Jan [Acesso em 2024 Jul].
5. Rocha EM, Alves M, Rios JD, Dartt DA. The aging lacrimal gland: Changes in structure and function. Ocul Surf [Internet]. 2008 Oct [Acesso em: 2024 Jul];6(4):162-74.
6. Jones LT. An anatomical approach to problems of the eyelids and lacrimal apparatus. 1997; Vol. 63; Ed. 2 Mar-Abr. (10º) Seção: Relato de Casos; p. 166-71.
7. Shams PN, Wormald PJ, Selva D. Anatomical landmarks of the lateral nasal wall: implications for endonasal lacrimal surgery. Curr Opin Ophthalmol [Internet]. 2015 Jul [Acesso em: 2024 Jul]; 26(5):408-15.
8. Navarro PL, Machado AJ Júnior, Crespo AN. Avaliação do recesso lacrimal do seio maxilar: estudo anatômico. Braz J Otorhinolaryngol [Internet]. 2013 [Acesso em: 2024 Jul];79(1).
9. Duane's Ophthalmology on CD-ROM 2000 Edition. Tasman W, Jaeger EA, editors. Philadelphia, PA: Lippincott Williams & Wilkins; 2000.
10. Nemet AY, Vinker S. Associated morbidity of nasolacrimal duct obstruction - a large community based case-control study. Graefes Arch Clin Exp Ophthalmol [Internet]. 2014 Jan [Acesso em: 2024 Jul];252(1):125-30.
11. Shen GL, Ng JD, Ma XP. Etiology, diagnosis, management and outcomes of epiphora referrals to an oculoplastic practice. Int J Ophthalmol [Internet]. 2016 Dec [Acesso em: 2024 Jul]; 18;9(12):1751-55.
12. Groessl SA, Sires BS, Lemke BN. An anatomical basis for primary acquired nasolacrimal duct obstruction. Arch Ophthalmol [Internet]. 1997 [Acesso em: 2024 Jul];115(1):71-4.
13. Weiss AH, Baran F, Kelly J. Congenital nasolacrimal duct obstruction: delineation of anatomic abnormalities with 3-dimensional reconstruction. Arch Ophthalmol [Internet]. 2012 Jul [Acesso em: 2024 Jul];130(7):842-8.
14. Heichel J, Bredehorn-Mayr T, Struck HG. Die konnatale dakryostenose aus ophthalmologischer sicht: Ursachen, diagnostik und therapeutisches stufenkonzept. HNO (German] [Internet]. 2016 Jun [Acesso em: 2024 Jul];64(6):367-75.
15. Kendig EL, Guerry D. Congenital impatency on the naso-lacrimal duct. Arch Ophthalmol [Internet]. 1948 [Acesso em: 2024 Jul];39:193-204.
16. Kendig EL, Guerry D. The incidence of congenital impatency of the nasolacrimal duct. J Pediatr [Internet]. 1950 [Acesso em: 2024 Jul];36:212.
17. Noda S, Hayasaka S, Setogawa T. Congenital nasolacrimal duct obstruction in Japanese infants: its incidence and treatment with massage. J Pediatr Ophthalmol Strabismus [Internet]. 1991 Jan-Feb [Acesso em: 2024 Jul];28:20-2.
18. MacEwen CJ, Young JD. Epiphora during the first year of life. Eye (Lond) [Internet]. 1991 [Acesso em: 2024 Jul]; 5(pt 5):596-600.
19. Qian ZB, Yu B, Yang Y, Fang W, Dong JL, Wei LQ. Investigation of lacrimal sac space-occupying lesions using color doppler ultrasound, computed tomography, and computed tomography dacryocystography. Int J Ophthalmol [Internet]. 2023 Aug 18 [Acesso em: 2024 Jul];16(8):1224-30.
20. Amin M, Moseley IF, Rose GE. The value of intubation dacryocystography after dacryocystorhinostomy. Br J Radiol [Internet]. 2000 Jun [Acesso em: 2024 Jul];73:604-7.
21. Raves A, Brandão S, Schelini S. Propedêutica das vias lacrimais. Conselho Brasileiro de Oftalmologia. Orbita. In: Filho JV, Cruz AAV, Schellinni SA, Matayoshi S, Figueiredo ARP, Neto GH. May 2016; 141-50.
22. Lorena S. Propedêutica das vias lacrimais. 31º Curso de Ciências Básicas em Oftalmologia da Universidade Federal de São Paulo. 2009.
23. Takano BA, Mendonça-Júnior AA. Dacriocistografia: aspectos radiológicos nas alterações das vias lacrimais – análise de 24 casos. Radiol Bras [Internet]. 1996 Jan-Fev [Acesso em jul 2024];29(1);23-9.
24. Munk PL, Burhenne LW, Buffam FV, Nugent RA, Lin DT. Dacryocystography: Comparison of water-soluble and oil-based contrast agents. Radiology [Internet]. 1989 [Acesso em: 2024 Jul]; 173:827-30.
25. Moran CC, Buckwalter K, Caldemeyer KS, Smith RR. Helical CT with topical water-soluble contrast media for imaging of the lacrimal drainage apparatus. AJR Am J Roentgenol [Internet]. 1995 [Acesso em: 2024 Jul]; 164:995-6.
26. Saraç K, Hepsen IF, Bayramlar H, Uguralp M, Toksoz M, Baysal T. Computed tomography dacryocystography. Eur J Radiol [Internet]. 1995 [Acesso em: 2024 Jul]; 19:128-31.
27. Waite DW, Whittet HB, Shun-Shin GA. Technical note: Computed tomographic dacryocystography. Br J Radiol [Internet] 1993 [Acesso em: 2024 Jul]; 66:71113.
28. Manfrè L, DeMaria M, Todaro E, Mangiameli A, Ponte F, Lagalla R. MR dacryocystography: comparison with dacryocystography and CT dacryocystography. AJNR Am J Neuroradiol [Internet]. 2000 [Acesso em: 2024 Jul];21:1145-50.
29. Kirchhof K, Hähnel S, Jansen O, Zake S, Sartor K. Gadolinium-enhanced magnetic resonance dacryocystography in patients with epiphora. J Comput Assist Tomogr [Internet]. 2000 [Acesso em: 2024 Jul]; 24:327-31.
30. Karagulle T, Erden A, Erden I, Zilelioglu G. Nasolacrimal system: Evaluation with gadolinium-enhanced MR dacryocystography with a three-dimensional fast spoiled gradient-recalled technique. Eur Radiol [Internet]. 2002 [Acesso em: 2024 Jul]; 12:2343-8.
31. Ali MJ, Psaltis AJ, Murphy J, Wormald PJ. Long-term outcomes in primary powered endoscopic dacryocystorhinostomy. Br J Ophthalmol [Internet]. 2014 [Acesso em: 2024 Jul];98(2):167-70.
32. Francisco FC, Carvalho ACP, Neto GT, Francisco VMF, Souza LAM, Francisco MC et al. Radiol Bras [Internet]. 2007 Ago [Acesso em: 2024 Jul];40(4):273-8.
33. Tsirbas A, Wormald PJ. Mechanical endonasal dacryocystorhinostomy with mucosal flaps. Br J Ophthalmol [Internet/. 2003 [Acesso em: 2024 Jul];87(1):43-47.

34. Zloto O, Koval T, Yakirevich A et al. Endoscopic dacryocystorhinostomy with and without mucosal flap - is there any difference? Eye (Lond) [Internet]. 2020 [Acesso em: 2024 Jul];34(8):1449-53.
35. El Bouhmadi K, Loudghiri M, Oukessou Y, Rouadi S, Abada R, Roubal M, Mahtar M. Evaluation of the endoscopic revision of dacryocystorynostomy failure cases: a cohort study. Ann Med Surg (Lond) [Internet], 2023 Jul [Acesso em: 2024 Jul];15;85(9):4218-22.
36. Hartikainen J, Antila J, Varpula M, Puukka P, Seppä H, Grenman R. Prospective randomized comparison of endonasal endoscopic dacryocystorhinostomy and external dacryocystorhinostomy. Laryngoscope [Internet]. 1998 [Acesso em: 2024 Jul];108(12):1861-6.
37. Roithmann R, Burman T, Wormald PJ. Endoscopic dacryocystorhinostomy. Braz J Otorhinolaryngol [Internet]. 2012 [Acesso em: 2024 Jul];78(6):113-21.
38. Yu B, Mao B, Tu Y, Wang M, Wu W. Endoscopic dacryocystorhinostomy with and without bicanalicular silicone tube in patients with a small lacrimal sac: A comparative study. Rhinology [Internet]. 2024 Oct 1 [Acesso em: 2024 Oct];62(5):623-30.

CAPÍTULO 62

Cirurgia da Órbita

Alexandre Wady Debes Felippu • Luciano Lobato Gregorio

INTRODUÇÃO

A cirurgia da órbita constitui um campo fundamental no tratamento de doenças e disfunções relacionadas com a cavidade ocular. Oferece intervenções cirúrgicas para uma gama de doenças, tanto benignas quanto malignas, que afetam essa região crítica.[1] Historicamente, a cirurgia orbitária apresentou desafios significativos devido à complexidade anatômica da órbita, à proximidade com estruturas neurovasculares essenciais e ao espaço confinado destinado a esses procedimentos delicados.[1,2] A introdução da endoscopia nos anos 1980 marcou um ponto de inflexão no paradigma da cirurgia orbitária. No início considerada limitada e com riscos notáveis, a cirurgia endoscópica transnasal evoluiu substancialmente, demonstrando excelentes resultados no manejo de doenças orbitárias e, em especial, em tumores intraorbitais, principalmente naqueles situados nas regiões medial e inferior da órbita.[1-4]

Ao mesmo tempo, a cirurgia endoscópica das cavidades paranasais experimentou uma grande evolução desde sua origem na década de 1980.[5,6] Originariamente aplicada no tratamento de doenças inflamatórias como a rinossinusite, suas indicações se expandiram significativamente, abrangendo agora o tratamento de lesões na base do crânio e na órbita, incluindo neoplasias malignas.[7,8] A sinusectomia do seio frontal, anteriormente vista como a "última fronteira" das cirurgias nasossinusais, hoje é apenas parte de uma gama mais ampla de procedimentos que desafiam constantemente a fronteira do possível em cirurgias orbitárias, incluindo o acesso à órbita e a ressecção de lesões intraorbitárias, demonstrando os avanços dinâmicos deste campo.[7-9] Esses progressos ilustram a trajetória evolutiva da cirurgia da órbita desde sua concepção até sua prática contemporânea, refletindo os avanços tecnológicos e a ampliação do escopo de aplicabilidade. A sinergia entre a compreensão aprofundada da anatomia orbitária e o desenvolvimento de técnicas cirúrgicas inovadoras, particularmente a aplicação endoscópica, tem permitido abordagens menos invasivas e resultados mais eficazes.[1-3,6] Este capítulo visa oferecer uma exploração aprofundada da cirurgia da órbita, ressaltando sua integração essencial à prática otorrinolaringológica. Pelo exame detalhado da anatomia orbitária e suas relações, seguido por uma discussão sobre abordagens diagnósticas e revisão de casos clínicos-cirúrgicos, aspira-se fornecer um panorama detalhado e prático das nuances da cirurgia orbitária. O objetivo é munir otorrinolaringologistas com o conhecimento necessário para melhorar a qualidade de vida dos pacientes, ao mesmo tempo em que se alcançam resultados clínicos eficazes com o mínimo de complicações possíveis.

ANATOMIA

A órbita, uma estrutura óssea coniforme localizada na região anterior do crânio, desempenha um papel crucial na proteção e suporte do globo ocular, assim como dos músculos extraoculares, vasos, nervos e glândulas lacrimais associadas.[4,10] Englobando uma complexidade arquitetônica notável, a órbita consiste em sete ossos: frontal, zigomático, maxilar, palatino, lacrimal, etmoide e esfenoide.[4,10,11] Essa configuração óssea constitui uma cavidade de quatro faces - o teto, o piso, a parede medial e a parede lateral - cada qual apresentando características anatômicas distintas relevantes para processos patológicos e intervenções cirúrgicas.[1,2,4]

O teto da órbita é formado principalmente pelo osso frontal, oferecendo proteção para o globo ocular contra impactos superiores. A parede lateral, considerada a mais robusta, é composta pelo osso zigomático e pelo esfenoide, atuando como uma defesa crítica contra traumatismos laterais. A parede medial, a mais delgada e, por isso, a mais suscetível a fraturas, é constituída principalmente pelo etmoide, contribuindo para a comunicação entre a cavidade nasal e a órbita. Por fim, o piso é criado pela confluência dos ossos maxilar, zigomático e palatino, sendo o local mais comum de fraturas orbitárias que podem afetar o nervo infraorbitário.[12,13]

Além da estrutura óssea, a órbita contém uma complexidade de conteúdos que incluem o globo ocular, o aparato muscular responsável pelos movimentos oculares – composto pelos músculos reto lateral, reto medial, reto superior, reto inferior, oblíquo superior e oblíquo inferior –, a glândula lacrimal, o nervo óptico e uma rede intricada de vasos sanguíneos e nervos que fornecem inervação e vascularização essenciais para a função ocular e orbitária. As artérias etmoidais, parte da circulação sanguínea da órbita, são de particular interesse nas abordagens cirúrgicas devido à sua relação estreita com a parede medial da órbita.[1,2,8]

Os seis músculos extraoculares são cruciais para o movimento coordenado do globo ocular, permitindo uma ampla gama de visão. Estes músculos são controlados por nervos cranianos específicos, o que sublinha a importância da integridade neural para a funcionalidade ocular. Além disso, o nervo óptico, um componente essencial do sistema visual, estende-se da retina até o quiasma óptico, atravessando a órbita pelo canal óptico (Figuras 62.1 a 62.4).[14,15]

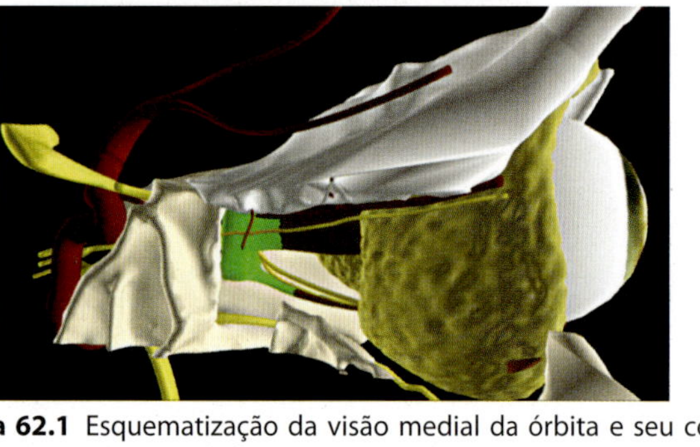

Figura 62.1 Esquematização da visão medial da órbita e seu conteúdo após remoção da lâmina papirácea e periórbita. Nota-se a disposição da gordura proeminente na parte anterior e o sentido horizontal do músculo reto medial. Observação: o terço posterior da gordura foi removido para visualização do conteúdo intracoanal.[16]

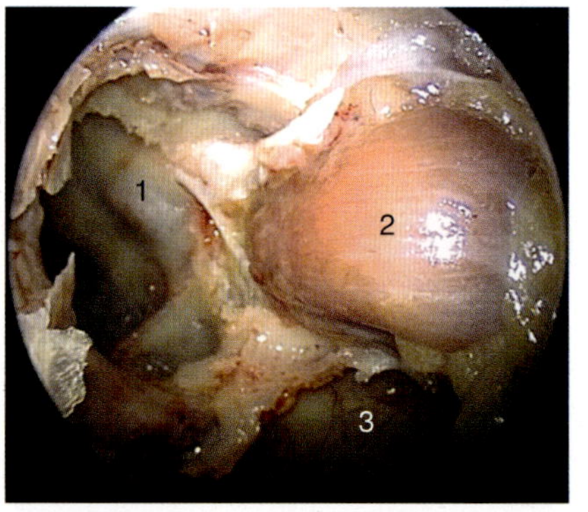

Figura 62.2 Visualização de órbita esquerda com exposição de seio esfenoidal esquerdo (1), músculo reto medial ipsilateral (2) e seio maxilar ipsilateral (3).

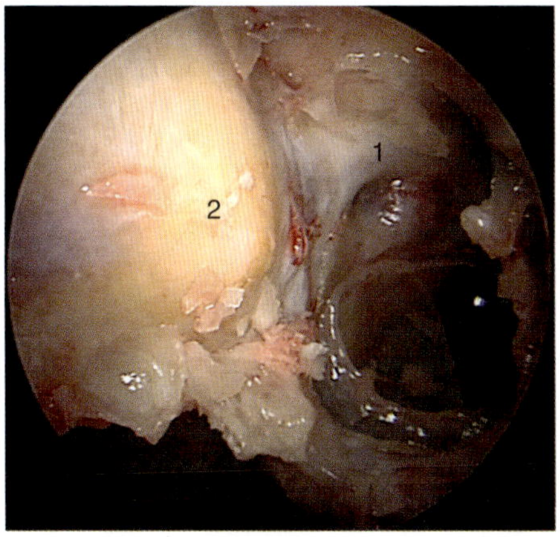

Figura 62.3 Órbita direita com visualização de nervo óptico (1) e exposição de gordura (2).

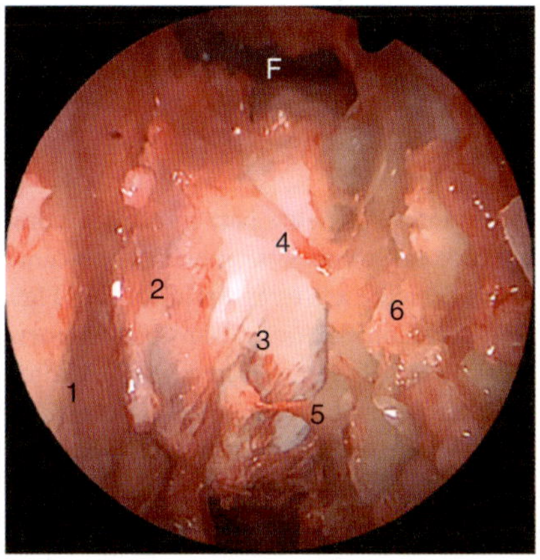

Figura 62.4 Visão endoscópica da fossa nasal esquerda com visualização das artérias etmoidais anterior e posterior envoltas pela continuação da periórbita até penetrar na dura-máter da fossa anterior. 1 = septo nasal; 2 = placa das conchas; 3 = dura-máter da fossa anterior; 4 = artéria etmoidal anterior; 5 = artéria etmoidal posterior; 6 = parede medial da órbita; F = seio frontal.[16]

Artérias etmoidais

As artérias etmoidais desempenham um papel crucial na vascularização da órbita, cavidade nasal e seios paranasais.[17] Localizadas na junção dos ossos frontais e etmoidais na borda superior da parede medial da órbita, estas estruturas vasculares seguem um trajeto intrincado que ilustra a complexidade da anatomia regional. Também, suas relações com forames etmoidais anteriores e posteriores sublinham as nuances anatômicas importantes para intervenções cirúrgicas na região.[18]

A relação das artérias etmoidais com a órbita é de suma importância devido à proximidade dessas estruturas vasculares com a parede medial da órbita e seu potencial de complicação em acessos cirúrgicos orbitários. As artérias etmoidais, subdivididas em anterior, média e posterior, emergem da artéria oftálmica (ramo da artéria carótida interna – segmento oftálmico) e atravessam a lâmina papirácea para suprir a mucosa nasal e os seios paranasais. Durante abordagens cirúrgicas à órbita, especificamente na região da parede medial, é crucial identificar e preservar estas artérias para prevenir sangramentos significativos e comprometimento do suprimento sanguíneo à região.[19]

O reconhecimento anatomofuncional dessas artérias, juntamente com a utilização de técnicas de imagem avançadas, como a tomografia computadorizada (TC) ou a ressonância magnética (RM), antes da cirurgia, facilita o planejamento cirúrgico ao permitir a identificação pré-operatória do curso das artérias etmoidais. Esta estratégia ajuda a evitar danos inadvertidos durante a cirurgia, especialmente ao acessar ou descomprimir a parede medial da órbita e seus componentes adjacentes. Além disso, a implementação da endoscopia nos procedimentos orbitários oferece uma visualização superior e um controle mais preciso, permitindo que o cirurgião navegue com mais segurança em torno dessas artérias e minimize o risco de lesões (Figuras 62.5 e 62.6).[17,21]

É também recomendável que os cirurgiões mantenham uma abordagem cautelosa ao manipular tecidos na área da lâmina papirácea, evitando tracionamentos brutos ou incisões sem a devida visualização das estruturas vasculares.[16,19,20]

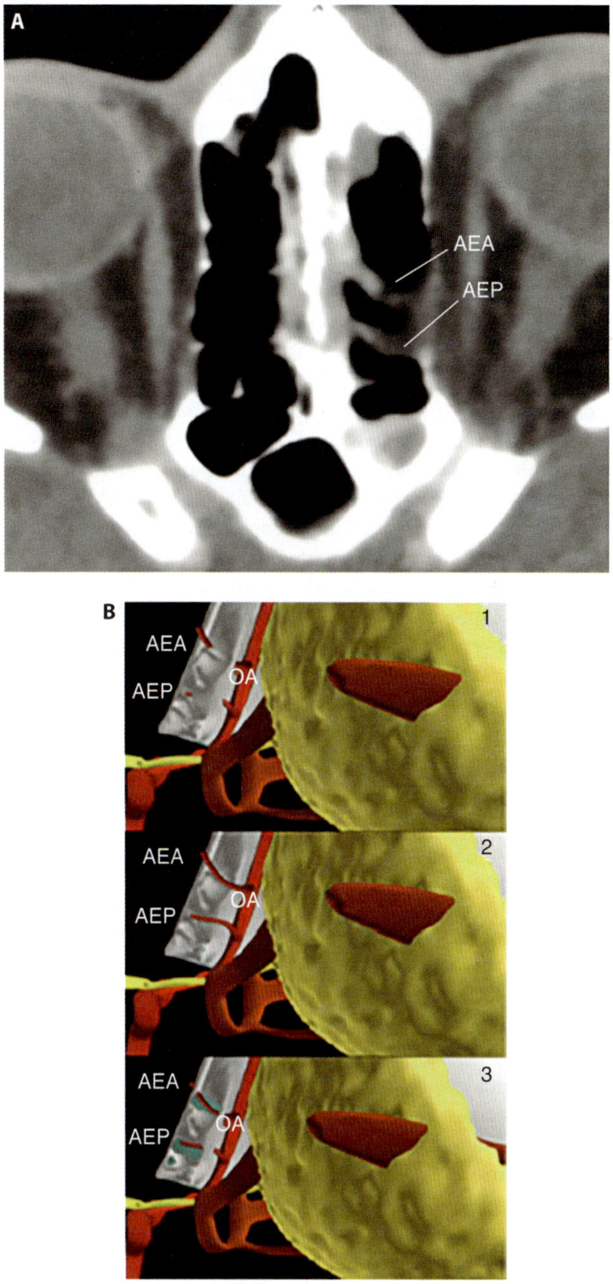

Figura 62.5 **A.** Tomografia computadorizada de seios da face com demonstração da artéria etmoidal anterior (AEA) e posterior (AEP); **B.** Representação da anatomia das artérias oftálmica e etmoidais anterior e posterior, bem como da relação delas com a base anterior do crânio; artérias etmoidais anterior e posterior podem estar dentro do canal ósseo (1), deiscentes no interior do seio etmoidal (2) ou intracranianas (3). OA = artéria oftálmica.

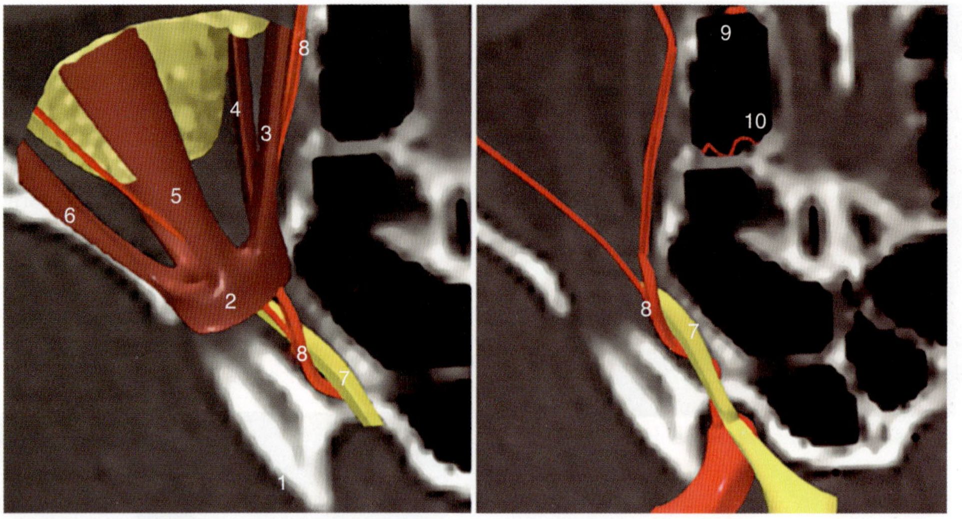

Figura 62.6 Comportamento da artéria oftálmica, por dentro do anel de Zinn, passando no ângulo entre os músculos oblíquo superior e reto medial e seguindo paralela, sempre dentro da periórbita. 1 = clinoide anterior; 2 = anel de Zinn; 3 = músculo oblíquo superior; 4 = músculo reto medial; 5 = músculo reto superior; 6 = músculo reto lateral; 7 = nervo óptico; 8 = artéria oftálmica; 9 = artéria etmoidal anterior; 10 = artéria etmoidal posterior.

Nervo óptico

O nervo óptico, elemento central na transmissão de informações visuais da retina para o cérebro, é anatomicamente caracterizado como uma extensão do trato visual. Ele origina-se na camada ganglionar da retina, atravessa a esclera no disco óptico e se estende posteriormente, conectando-se ao quiasma óptico. Em seu percurso da órbita para o crânio, o nervo óptico passa através de várias estruturas anatômicas significativas, incluindo o canal óptico, situado no assoalho da fossa craniana anterior. Este ponto é crucial devido à sua intimidade com estruturas orbitárias e paranasais adjacentes, o que estabelece uma conexão direta entre doenças nasais ou dos seios paranasais e o potencial para impactar negativamente a saúde do nervo óptico, particularmente em casos de processos inflamatórios ou expansivos que exerçam pressão sobre a região.[21]

O trajeto do nervo óptico é dividido em quatro segmentos principais: intraocular, intraorbital, intracanalicular e intracraniano. O segmento intraorbital é circundado por uma bainha de meninges, derivadas das meninges cerebrais, oferecendo proteção e certa liberdade de movimento ao nervo dentro do cone muscular. A proximidade deste segmento com o seio esfenoidal e a parede medial da órbita é de particular interesse, visto que doenças neste local podem indiretamente afetar o nervo óptico, através de processos inflamatórios ou massas expansivas, levando a possíveis deficiências visuais.[13,17,21]

Anel de Zinn

O anel tendinoso comum, também conhecido como Anel ou Ânulo de Zinn, constitui uma estrutura anatômica crucial localizada na profundidade da órbita, servindo como um ponto de origem para os músculos extraoculares, com exceção do músculo oblíquo inferior e do músculo elevador da pálpebra superior. Este anel fibroso está firmemente aderido ao osso esfenoide circundando o canal óptico e a fissura orbitária superior. A localização e a funcionalidade do anel de Zinn desempenham um papel protagonista na coordenação dos movimentos oculares, oferecendo um ponto fixo para os músculos reto superior, reto inferior, reto medial, reto lateral e o músculo oblíquo superior.[14,15,22]

Ápice orbitário

O ápice orbitário, caracterizado como a região mais posterior e profunda da órbita, é um ponto crítico onde se encontram estruturas neurovasculares fundamentais para a visão e motricidade ocular. Definido anatomicamente pela interseção com o corpo e a pequena ala do osso esfenoide, este sítio alberga o canal óptico, que acomoda o nervo óptico e a artéria oftálmica (ver Figura 62.6), e a fissura orbitária superior, por onde transitam importantes nervos cranianos (III, IV, V1 e VI) e vasos sanguíneos. A compreensão detalhada da organização anatômica e da relação espacial dessas estruturas dentro do ápice é fundamental para o diagnóstico e tratamento de patologias orbitárias, devido ao seu impacto direto na funcionalidade visual.[1,2,13]

A densidade de estruturas críticas confinadas dentro do ápice orbitário evidencia sua susceptibilidade a condições patológicas que podem comprometer gravemente a função visual. Lesões ou doenças que resultam em compressão ou dano ao nervo óptico, às artérias oftálmicas, ou aos nervos cranianos responsáveis pela motricidade ocular, podem levar a sequelas visuais como perda de acuidade visual, diplopia e anisocoria. Consequentemente, a capacidade de diagnóstico e manejo dessas doenças requer uma abordagem precisamente informada pela anatomia do ápice.[1,2,11]

CORRELAÇÃO ANATOMIA E RADIOLOGIA

A TC e a RM são de grande valia e devem ser solicitadas quando necessárias. Enquanto a tomografia pode facilitar a programação cirúrgica, diagnosticar complicações orbitárias de rinossinusites e fraturas de ossos do cone orbitário, a ressonância permite a visualização de doenças inflamatórias e delimitar lesões orbitárias que podem ser infiltrativas.[12]

A TC de alta definição pode inclusive criar imagens tridimensionais para assistir o cirurgião a projetar a via cirúrgica, assim como fazer reconstrução tridimensional de tumores e mostrar sua relação com estruturas mais nobres. O uso de contraste permite ainda o estudo da vascularização orbitária, diagnóstico de lesões vasculares e formação de abscessos. A ressonância nuclear magnética (RNM) é fundamental na localização e para determinar os limites e possível infiltração das estruturas dentro do corne orbitário.[1,12]

A órbita pode ser dividida em intra e extraconal, pré e pós-septal. O espaço pré e pós-septal é definido pela estrutura do septo orbitário fibroso e é uma importante barreira para processos infecciosos. O músculo reto medial forma a barreira entre o espaço intra e extraconal. O espaço extraconal apresenta vasos e gordura, e é onde estão localizadas a veia oftálmica e a vascularização etmoidal de pequenos vasos. No espaço intraconal estão localizados o nervo ótico, a artéria oftálmica e o ramo da veia oftálmica superior. O estudo da artéria oftálmica antes da cirurgia, não só na RNM como também na TC, permite verificar se essa artéria passa superior ao nervo ótico (mais frequente) ou inferiormente. Antes de cruzar o nervo ótico superiormente, ela emite o ramo lacrimal lateral, e depois emite os ramos etmoidais anterior e posterior.[3,9,12]

As fissuras orbitárias superior e inferior e o canal ótico são facilmente visualizáveis na TC. Posteriormente, no cone orbitário (espaço intraconal), é possível visualizar o anel de Zinn e seu anel tendíneo comum aos quatro músculos retos, região que fica respectivamente paralela na transição do etmoide e esfenoide na cavidade nasal. O III par craniano, o primeiro e segundo ramos do nervo trigêmeo são visualizáveis na RNM ponderada em T1 sem supressão de gordura. Já o IV e VI pares cranianos são comumente visualizados quando existe algum tipo de patologia envolvida (p. ex., schwannoma) (Figuras 62.6 e 62.7).

O nervo ótico pode ser visto em ponderação T2 sem supressão de gordura e T2 nos cortes, axial, coronal e sagital.

Todo aparato lacrimal pode ser visualizado associando a TC e a RNM. Enquanto o ducto lacrimal e seus limites são visualizados na tomografia, na RNM é possível localizar a glândula lacrimal que pode ser facilmente visualizada superolateralmente em ponderação T2 de maneira isointensa. Na ausência de dacriocistografia, o fluxo da glândula lacrimal pode ser visualizado, e não é incomum se localizar a válvula de Hasner e a de Krause.

Fissura orbitária superior

A fissura orbitária superior é uma estrutura anatômica crucial situada na órbita, desempenhando um papel fundamental na comunicação entre a cavidade orbitária e a fossa craniana média. Esta fenda estreita, localizada entre as asas maior e menor do osso esfenoide, serve como um canal para a passagem de importantes estruturas neurovasculares que são essenciais para a funcionalidade ocular e orbitária. A anatomia da fissura orbitária superior inclui a transmissão de nervos cranianos importantes, como o III (oculomotor), IV (troclear), V1 (ramo oftálmico do trigêmeo) e VI (abducente), juntamente com a veia oftálmica superior, configurando uma via crucial para as inervações motoras, sensoriais e simpáticas do globo ocular e suas estruturas associadas (ver Figura 62.7).[13]

Durante a prática clínica e cirúrgica, a identificação precisa da fissura orbitária superior e das estruturas que a atravessam é vital para o diagnóstico e a abordagem terapêutica de diversas doenças orbitárias. Lesões que afetam esta região podem resultar em sintomatologias complexas, dada a variedade de funções mediadas pelos nervos que transitam por esta fissura, levando a manifestações como diplopia, ptose palpebral, e disfunções no movimento ocular. O entendimento detalhado da anatomia da fissura orbitária superior é, portanto, indispensável para a localização de patologias e o planejamento cirúrgico, permitindo intervenções mais precisas e minimizando o risco de complicações relacionadas com a lesão de estruturas neurovasculares dentro da órbita.[1,2,4,13]

CIRURGIA

Descompressão medial e do assoalho orbitário

A descompressão medial da órbita por via transnasal foi descrita em 1957, quando Kennedy et al.[24] realizaram a modernização das técnicas de descompressão por via endoscópica, que se mostrou tão efetiva quanto as publicadas anteriormente no quesito redução da enoftálmica, melhorando a acuidade visual dos pacientes e evitando ceropatia de exposição e morbidade de etmoidectomias externas ou antrostomia por Caldwell-Luc. A partir desse momento,

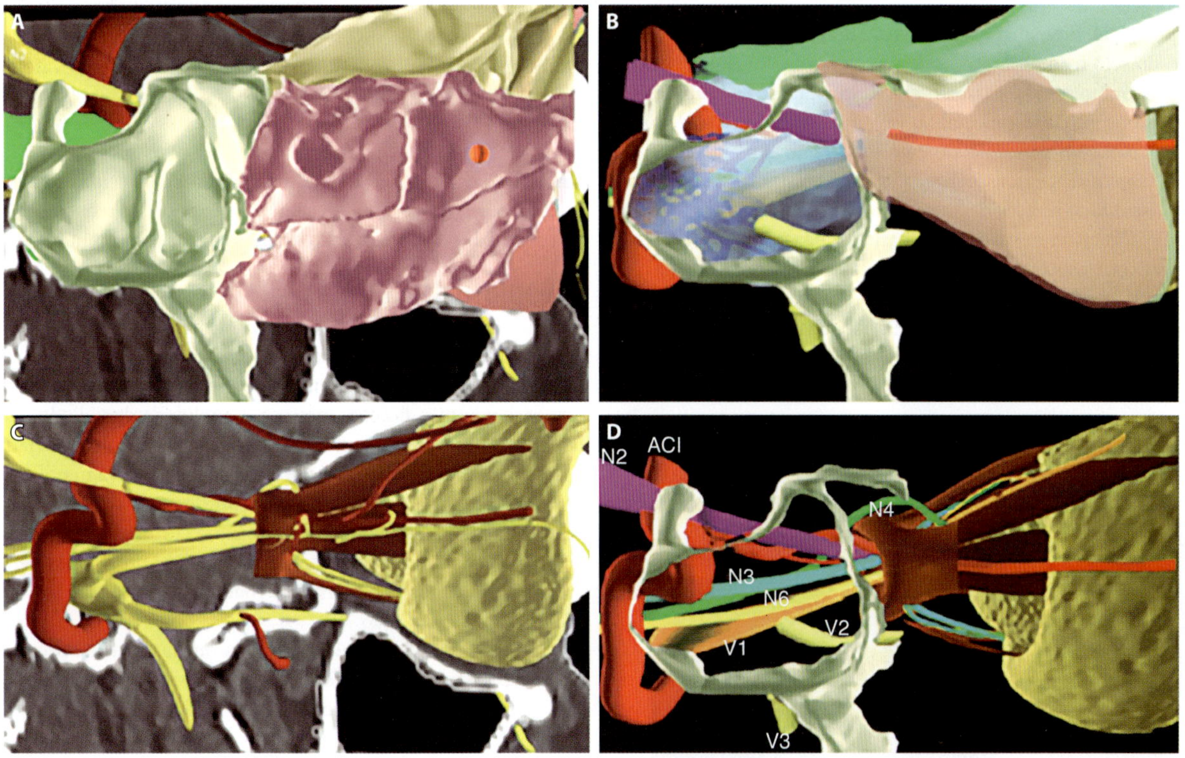

Figura 62.7 Visão da parede medial da órbita e seio esfenoidal. **A.** Componentes ósseos da parede lateral do nariz; **B.** Remoção dos componentes ósseos e visualização da periórbita e parede medial do seio cavernoso (dura-máter); **C.** Remoção da periórbita e dura-máter do seio cavernoso com visualização dos componentes do seio cavernoso e ápice orbitário; **D.** Visualização dos componentes vasculonervosos que passam pelo seio cavernoso. ACI = artéria carótida interna; N2 = nervo óptico; N3 = nervo oculomotor; N4 = nervo troclear (por fora do anel de Zinn); N6 = nervo abducente; V1 = ramo oftálmico do nervo trigêmeo; V2 = ramo maxilar do nervo trigêmeo; V3 = ramo mandibular do trigêmeo.

além da descompressão em si, valorizou-se a dissecção adequada dos seios paranasais adjacentes e a manutenção de sua drenagem fisiológica. Além de ser usada para tratar complicações secundárias a outras doenças, a descompressão pode ser usada como acesso para o compartimento medial da órbita para a ressecção de tumores e drenagem de abscessos (Figuras 62.9 e 62.10).[23,24]

Para realização de descompressão da parede medial da órbita é necessária sinusectomia ampla para visualizar os limites da lâmina papirácea. A sinusectomia maxilar permite visualização do limite inferior e a etmoidal e frontal, do limite superior e anterior. Já a sinusectomia esfenoidal pode ser opcional, dependendo da necessidade de descompressão do nervo óptico. Geralmente, a palpação e aumento da espessura do osso pode mostrar a transição de lâmina papirácea para o osso esfenoide. Nesse caso, a ressecção da concha superior permite melhor visualização do compartimento medial do ápice orbitário.[21,24] A partir desse momento, a mucosa que cobre a lâmina papirácea é removida, permitindo a exposição óssea e posterior remoção. Remoção que é crítica e pode limitar a descompressão orbitária. O osso é removido por completo do osso lacrimal até o esfenoide (anteroposteriormente) e do frontal até o maxilar (superoinferiormente) expondo para a cavidade nasal todo o cone orbitário. Assim que o osso é removido, a periórbita fica exposta.

A abertura da periórbita é alvo de discussões amplas na literatura. A incisão deve ser realizada de posterior para anterior com instrumento cortante ao longo do músculo reto medial evitando a oclusão do campo de visão com a gordura orbitária e lesão de fibras musculares. No entanto, é recomendado manter uma faixa de periórbita longitudinalmente ao cone orbitário diminuindo complicações como diplopia (*orbital sling*) (Figura 62.8).[21]

A remoção da concha média deve ser realizada quando há limitação do cirurgião em relação à descompressão orbitária. Complicações devem ser levadas em conta, como sangramento pós-operatório, hiposmia e lateralização do remanescente ocluindo o óstio do seio frontal.[16]

A descompressão do assoalho orbitário pode ser realizada de maneira concomitante à medial ou isolada. Essa técnica pode diminuir a proptose em aproximadamente 4 mm, sem aumento significativo de diplopia se for realizada preservação do *strut* ínferomedial. Realizada através de antrostomia maxilar ampla, seu limite lateral é o canal do nervo infraorbitário. O procedimento pode ser facilitado com uso de material de sinusotomias frontais, *drill* com broca diamantada de 4 mm com ângulo de 70° e ótica angulada de 30, 45 ou 70°. Cuidadosamente, o cirurgião deve remover as partículas de osso com o *seeker* (*ball probe*) expondo a periórbita. Após

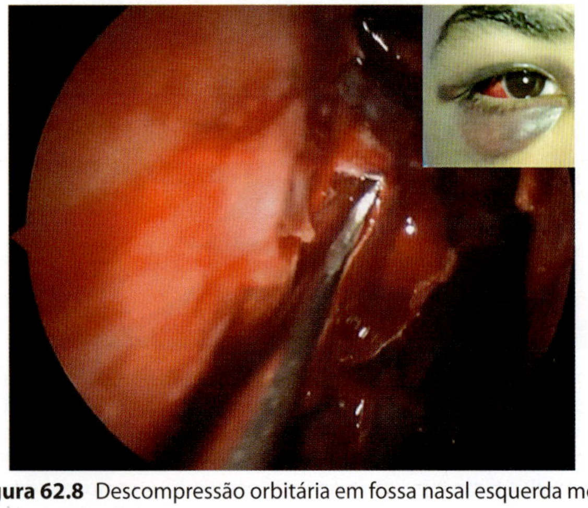

Figura 62.8 Descompressão orbitária em fossa nasal esquerda mostra técnica do *sling*.

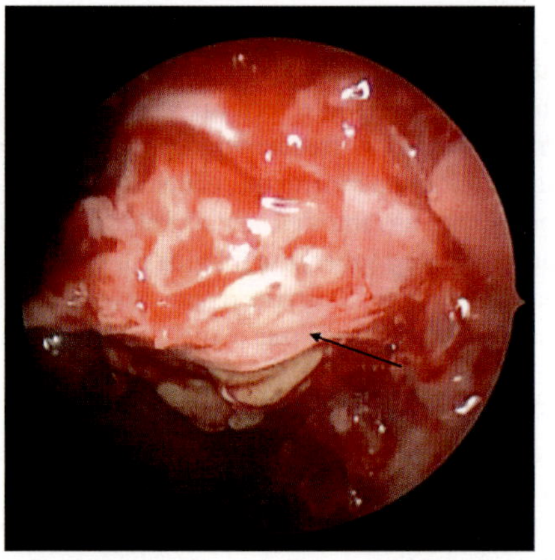

Figura 62.9 Descompressão orbitária. Paciente teve hematoma orbitário à direita pós-cirurgia dos seios paranasais; foi realizada descompressão da órbita ipsilateral. A seta indica a periórbita direita.

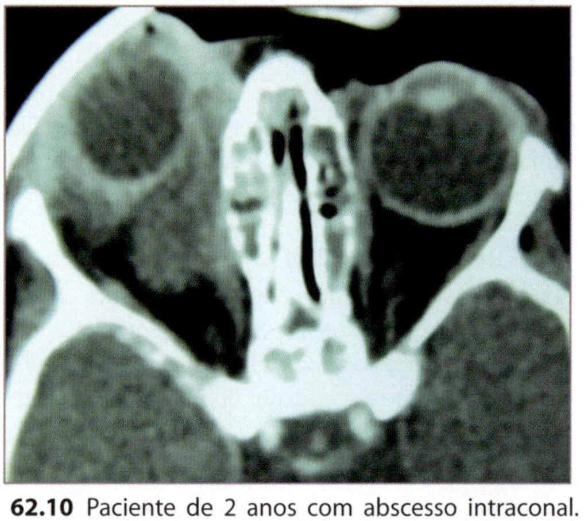

Figura 62.10 Paciente de 2 anos com abscesso intraconal. Corte tomográfico axial com janela para partes moles, evidenciando abscesso em órbita direita.

incisar a periórbita, o conteúdo de gordura é posicionado dentro do seio maxilar, e a mucosa do seio maxilar pode ser rebatida durante a cirurgia para então cobrir a gordura exposta, diminuindo crostas.[25]

Neoplasias de órbita

A remoção de lesões neoplásicas na órbita representa um dos desafios mais complexos na prática da oftalmologia e cirurgia orbitária. As neoplasias orbitárias, benignas ou malignas, podem comprometer seriamente a visão, a estética e a qualidade de vida do paciente, exigindo uma abordagem cuidadosa e precisamente planejada para seu tratamento. Os tumores orbitários são relativamente raros e o mais comum é o tumor linfoide, além de inflamação idiopática de órbita seguida de hemangioma cavernoso orbitário, sendo o último o tumor orbitário benigno mais comum. Aproximadamente um terço dos tumores de órbita é benigno, e o restante, maligno (Tabela 62.1).[22]

A localização anatômica crítica da órbita, com sua proximidade a estruturas vitais como o nervo óptico e os músculos extraoculares, além de suas conexões com cavidades adjacentes, exige uma compreensão detalhada da anatomia orbitária e técnicas cirúrgicas avançadas para o sucesso da remoção de lesões (Figura 62.11).[1,2,22]

A introdução de técnicas endoscópicas endonasais transformou significativamente o manejo de lesões neoplásicas da órbita. Esse método minimamente invasivo oferece várias vantagens, incluindo redução da morbidade associada ao procedimento e tempo de recuperação, além de proporcionar resultados estéticos superiores.[1,2]

Tabela 62.1 Tipos de neoplasias orbitárias.

Categoria	Item
Lesões linfocíticas	Linfoma ocular de células B leucêmicas Inflamação orbitária idiopática (pseudotumor) Leucemia orbitária (inclui o mieloblatoma, sarcomas, e cloromas)[4]
Lesões vasculogênicas	Hemangioma infantil Hemangioma cavernoso Linfangioma Varizes orbitárias Angiosarcomas, sarcomas Angiomiomas e hemangioendoteliomas[4]
Neoplasias de glândula lacrimal	Adenocarcinomas Carcinoma adenoide cístico
Tumores	Adenoma pleomorfo Cisto dermoide[4] Tumor fibroso solitário Mesenquimais Histiosarcoma Hemangiopericitoma Displasia fibrosa Fibrosarcomas Xantogranuloma juvenil Rabdomiossarcomas[1,2,4]
Tumores neurogênicos	Gliomas e meningiomas do nervo ótico Schwannomas Neurofibromas
Tumores ósseos	Osteoma fibro-ósseos Sarcoma de Ewing Cisto aneurismático ósseo[4]

A visualização direta e ampliada da lesão por meio da endoscopia permite uma remoção mais precisa da neoplasia, minimizando o risco de dano a estruturas importantes e preservando a função ocular.[22] Contudo, a seleção dos pacientes e o planejamento cirúrgico cuidadoso são fundamentais para identificar os casos que se beneficiarão mais dessa abordagem, considerando a localização, tamanho e natureza da lesão.[1]

A diversidade das neoplasias orbitárias (ver Tabela 62.1), em termos de tipo histológico, comportamento e resposta ao tratamento, exige uma abordagem multidisciplinar, envolvendo oftalmologistas, cirurgiões de cabeça e pescoço, neurocirurgiões e oncologistas, para garantir uma gestão otimizada e personalizada do paciente.[1,2,22]

O manejo de neoplasias primárias da órbita constitui um desafio significativo na prática da otorrinolaringologia, especialmente diante da evolução das técnicas endoscópicas nasossinusais. Essas técnicas revolucionaram o campo da cirurgia orbitária, permitindo a dissecção e ressecção de lesões no espaço orbitário com preservação ou melhoria das funções musculares e vasculares (Vídeo 62.1). Os pacientes acometidos por tumores na órbita frequentemente apresentam sintomas como diplopia, proptose e dor, tornando a avaliação cuidadosa e o planejamento cirúrgico meticuloso aspectos cruciais para o sucesso do tratamento.[26]

As lesões neoplásicas representam uma grande porção das doenças da órbita (20 a 25%) e dada a variedade de estruturas no cone orbitário, inúmeras entidades histológicas são possíveis. As lesões basicamente podem ser classificadas como benignas, malignas, infiltrativas, por origem e localização. As lesões mais comuns são de origem vascular, cística e linfocítica. É válido lembrar que não se podem excluir as lesões secundárias, que são mais comuns que as primárias e podem ser de outras estruturas ou adjacentes à periórbita.[1,2,22]

A determinação do tipo de abordagem cirúrgica depende de uma avaliação rigorosa do tamanho e da relação do tumor com as estruturas orbitárias críticas, tais como a musculatura extrínseca ocular, artérias, nervo óptico e pares cranianos. Técnicas de imagem, como a TC e a RM, são fundamentais neste processo. Hemangiomas e linfangiomas são exemplos de tumores comuns que, dependendo da sua localização e do impacto na funcionalidade do paciente, podem exigir intervenção cirúrgica.[4,27] Ao realizar um acesso endoscópico endonasal à parede medial da órbita, o otorrinolaringologista deve ter especial atenção a várias estruturas críticas, devido à complexidade anatômica e à proximidade de componentes essenciais para a funcionalidade ocular e nasal. Primeiramente, é crucial identificar e preservar o ducto nasolacrimal, cuja lesão pode resultar em epífora crônica.[1,9] Além disso, a manipulação cuidadosa da musculatura extraocular é essencial para prevenir alterações na motilidade ocular e diplopia pós-operatória. O nervo óptico também representa uma estrutura de risco, especialmente nas dissecções posteriores, exigindo identificação precisa para evitar danos que podem resultar em perda de visão. A preservação dos vasos sanguíneos, incluindo as artérias etmoidais anterior e posterior, é igualmente crucial para manter a vascularização adequada e prevenir hemorragias significativas. Por último, o reconhecimento correto das células etmoidais e de sua configuração anatômica facilita a orientação cirúrgica e minimiza o risco de entrar inadvertidamente em áreas críticas, como a dura-máter ou o encéfalo, especialmente em pacientes com deiscências ósseas ou variantes anatômicas.[2,5,22]

A escolha da abordagem cirúrgica também é influenciada pela localização dos tumores, com as lesões localizadas posterior e medialmente sendo tipicamente candidatas à ressecção endoscópica (Figura 62.13). Avanços em reconstruções tridimensionais têm permitido uma definição mais precisa da ressecabilidade das lesões, transformando a maneira como os tumores orbitários são avaliados e tratados. O ORBIT (do inglês *orbital resection by intranasal technique*, ou ressecção orbital por técnica transnasal) é um sistema de classificação para descrição de tumores orbitários primários e benignos que podem ser endoscopicamente ressecados (Tabela 62.2). Permite ao cirurgião uma categorização detalhada e direcionada dos tumores orbitários com base em sua localização, biologia e características de invasão, mas também ajuda a guiar o manejo clínico ao informar sobre o comportamento esperado do tumor, possíveis complicações e opções de tratamento. A classificação é dinâmica, permitindo atualizações à medida que novos conhecimentos e técnicas de diagnóstico e tratamento se tornam disponíveis.[28]

CONSIDERAÇÕES FINAIS

Ao abordar lesões na órbita, diversos aspectos críticos devem ser considerados durante a avaliação anatômica, o diagnóstico e o tratamento dessas condições complexas. Considerando a bibliografia fornecida e as discussões anteriores, seguem cinco pontos essenciais para se atentar:

- Compreensão detalhada da anatomia orbitária: a complexidade e proximidade da órbita com estruturas vitais como o nervo óptico, os músculos extraoculares e os seios paranasais demandam um conhecimento anatômico detalhado (Figura 62.12). Na realização de procedimentos cirúrgicos, especialmente o acesso endoscópico endonasal, é crucial identificar e preservar estas estruturas para evitar complicações significativas, como perda de visão, diplopia e epífora crônica[1,2,4,7]

cirúrgicas básicas em otorrinolaringologia e cirurgia cervicofacial. São Paulo: Thieme Revinter; 2023.

26. Bleier BS, Healy DY Jr, Chhabra N, Freitag S. Compartmental endoscopic surgical anatomy of the medial intraconal orbital space. Int Forum Allergy Rhinol [internet]. 2014 Jul [Acesso em: 2022 Jun 5];4(7):587-91.
27. Harris GJ. Cavernous hemangioma of the orbital apex: Pathogenetic considerations in surgical management. Am J Ophthalmol [Internet]. 2010 Dec [Acesso em: 2024 Jul];150(6):764-73.
28. Jafari A, Adappa ND, Anagnos VJ, Campbell RG, Castelnuovo P, Chalian A et al. Orbital resection by intranasal technique (ORBIT): A new classification system for reporting endoscopically resectable primary benign orbital tumors. Int Forum Allergy Rhinol [Internet]. 2023 Oct [Acesso em: 2024 Jul];13(10):1852-63.

CAPÍTULO

63

Cuidados Pós-Operatórios de Cirurgias Endoscópicas Nasossinusais

Fernando Veiga Angelico Junior • Gabriela Ricci Lima Luz Matsumoto • Gustavo Subtil Magalhães Freire

INTRODUÇÃO

A cirurgia endoscópica nasossinusal (CENS) faz parte das propostas terapêuticas para muitas doenças nasossinusais encontradas pelo otorrinolaringologista. É indicada para o tratamento cirúrgico de rinossinusites crônicas com e sem polipose nasal, tumores nasais benignos e malignos, correção de malformações nasossinusais, controle de epistaxe, abordagem de doenças da base do crânio ou mesmo como acesso cirúrgico para outras regiões anatômicas craniofaciais.[1]

Desta maneira, conhecer o manejo pós-operatório (medicamentoso ou não) na CENS favorece a cicatrização, prevenção de complicações e o resultado cirúrgico esperado para cada doença.

O objetivo deste capítulo é discutir as possibilidades que o otorrinolaringologista pode utilizar nesse período importante, sempre particularizando e personalizando o atendimento, a depender do tipo de paciente e das doenças envolvidas.

PERIODICIDADE DO ACOMPANHAMENTO AMBULATORIAL PÓS-OPERATÓRIO

Não há na literatura dados sobre a periodicidade das visitas ambulatoriais para avaliação e controle dos pacientes submetidos à CENS. Tudo dependerá do tipo de doença, do tipo de paciente, da evolução do processo cicatricial, da presença de complicações, da rotina dos serviços e da experiência do cirurgião no manejo do pós-operatório.

De maneira geral, a primeira avaliação pós-operatória deve ocorrer entre 2 e 7 dias após o ato cirúrgico, quando algumas ações já podem ser realizadas, como retirada de tampões nasais ou meatais, retirada de *splint* nasal, realização de endoscopia para aspiração de secreções e coágulos e desbridamento de pequenas crostas.

A partir de então, visitas semanais, visando o controle da cicatrização e remoção de crostas e aderências maiores, devem ser realizadas por pelo menos 1 mês. Com o processo cicatricial em fase adiantada, pode-se espaçar os retornos a cada 15 dias e, subsequentemente, a cada mês.

A mudança da periodicidade deve ser considerada de acordo com a avaliação endoscópica, diminuindo-se o intervalo, se necessário, para controle da formação excessiva de crostas e da formação de sinéquias nasais e aderências, garantindo que as etapas cirúrgicas realizadas (como antrostomias maxilares, etmoidectomias, esfenotomias e sinusotomias frontais) mantenham-se pérvias e que a visualização das áreas tratadas possa ser feita de maneira adequada, na busca de maus resultados ou recidiva das doenças inicialmente tratadas.

CUIDADOS PÓS-CIRÚRGICOS: DESBRIDAMENTO DE CROSTAS E SINÉQUIAS NASAIS

A retirada de crostas e a aspiração de cavidades nasais e dos seios paranasais fazem parte do pós-operatório de qualquer CENS (Vídeo 63.1).

Em um estudo, pacientes com rinossinusite crônica com polipose nasal (RSCcPN) submetidos à CENS foram divididos em dois grupos: no primeiro, foram feitas aspirações e desbridamento de crostas na segunda e quarta semanas após a cirurgia, e no segundo, esses procedimentos foram realizados apenas na quarta semana pós-operatória. Não houve diferença estatística entre os grupos na presença de edema, secreção, recidiva de pólipos, presença de crostas e sinéquias nasais, nem na qualidade de vida avaliada pelo questionário SNOT-21 (*Sino-Nasal Outcome Test 21*).[2]

Em outro estudo, pacientes com rinossinusite crônica (RSC) foram analisados após CENS, sendo realizado desbridamento em uma cavidade nasal na segunda, quarta e sexta semanas após a cirurgia e nenhuma abordagem realizada na outra cavidade nasal. Na avaliação após 3 meses da cirurgia, não houve diferença estatística entre as cavidades nasais em relação ao edema, secreção, recidiva de pólipos e crostas, porém, a cavidade nasal não desbridada apresentou mais sinéquias e aderências.[3]

Shi et al., ao avaliarem pacientes submetidos a CENS, realizaram desbridamento semanal em um grupo de pacientes e, em outro grupo, na primeira, quarta e oitava semanas de seguimento pós-operatório. Não houve diferença entre os grupos na presença de edema e de pólipos na oitava semana; porém, os pacientes com intervenção semanal apresentaram menos crostas e tiveram escore de dor mais elevado.[4]

Nilssen et al., em estudo em pacientes com RSC submetidos a CENS e avaliados nos 3 primeiros meses de pós-operatório, não encontraram diferenças significativas na cicatrização da mucosa nasossinusal e na presença de aderências entre a cavidade nasal em que foi feito apenas desbridamento e a outra cavidade nasal, em que foram realizados desbridamento e lavagem nasal.[5]

Em revisão sistemática da literatura, as evidências para recomendar o desbridamento no seguimento da CENS são de baixa qualidade e não demonstraram diferenças a longo prazo (3 meses) na qualidade de vida, escore de sintomas nasossinusais ou aspecto cirúrgico entre os pacientes submetidos ou não a desbridamentos pós-operatórios. A única exceção foi em relação à prevenção de formação de sinéquias nasais a favor do desbridamento.[6]

Por fim, deve-se sempre levar em consideração que intervenções agressivas no período pós-operatório, como desfazer aderências nasais pequenas, sucessivamente, podem gerar traumas locais extras na mucosa, levando ao desenvolvimento de mais crostas e sinéquias, e que pequenas alterações estabelecidas, desde que não gerem repercussão funcional, podem ser apenas observadas clinicamente.

CUIDADOS GERAIS

Repouso e atividades físicas

Para qualquer cirurgia nasossinusal, o ideal é que os pacientes guardem repouso relativo nos primeiros 7 dias após a cirurgia e recomenda-se que atividades e esforços físicos sejam evitados por pelo menos 30 dias ou até que o processo cicatricial esteja totalmente consolidado, evitando-se o desencadeamento de sangramentos pós-operatórios profusos.

Alimentação

Nos pacientes submetidos à CENS, o cuidado em relação à temperatura dos alimentos deve ser observado, evitando-se alimentação com temperatura excessivamente elevada.

Alguns alimentos *in natura* ou em forma de suplementos alimentares possuem atividade antiagregante plaquetária (*cranberry*, alho, gengibre, cúrcuma), atividade anticoagulante (camomila) ou as duas associadas (*ginseng*, *grapefruit*, chá verde, orégano)[7] e, teoricamente, podem elevar o risco de sangramento no pós-operatório, sendo recomendado evitá-los pelo menos por 7 dias antes da cirurgia, reintroduzindo-os a partir do sétimo dia de pós-operatório.

Outros

Nos primeiros dias após a cirurgia, dormir com a cabeceira elevada diminui a pressão venosa e contribui para uma maior permeabilidade nasal.

Quanto aos banhos, devem ser evitados banhos quentes e demorados, principalmente no período de inverno.

Para prevenir o desencadeamento de sangramentos, o paciente deve ser orientado a não assoar o nariz nos primeiros dias após a cirurgia, dando-se preferência ao uso de lavagens nasais para desobstruir as cavidades e eliminar secreções.

Medicações sistêmicas

Diversas medicações são utilizadas comumente no período pós-operatório de cirurgias nasossinusais, mas nenhuma possui evidência robusta para sua indicação rotineira. As medicações sistêmicas mais utilizadas neste contexto são os corticosteroides, os antibióticos e os analgésicos. Estudos com populações de outros países mostram que medicações como anti-histamínicos, mucolíticos e antileucotrienos são utilizadas a despeito da falta de evidência para o seu uso.[8] Diante disso, destacam-se, a seguir, as principais medicações relatadas nos estudos e as evidências atuais sobre o seu uso.[9,10]

Antibióticos

Apesar de os antibióticos serem frequentemente utilizados no pós-operatório de CENS, a evidência para a sua recomendação rotineira é muito limitada. Estudos avaliaram diversos antibióticos com duração variando entre 7 e 90 dias. A heterogeneidade dos estudos limita a comparação de suas conclusões.

Um estudo randomizado comparou um grupo que usou amoxicilina-clavulanato no pós-operatório com um grupo controle sem tratamento e não encontrou diferenças nos escores endoscópicos e de sintomas. Também não foram observadas diferenças significativas nas culturas e no perfil de sensibilidade ao antibiótico testado.[11]

Em 2018, Zeng et al. realizaram um estudo randomizado prospectivo cego com 187 pacientes com RSC e compararam um grupo usando *spray* nasal de propionato de fluticasona (200 mcg/dia) com um grupo usando claritromicina (250 mg/dia) por 3 meses após a cirurgia. Os indivíduos foram seguidos por um ano e não foram observadas diferenças entre os grupos na avaliação da endoscopia nasal, dos sintomas ou de recorrência (mesmo estratificando os pacientes por subtipos de RSC).[12]

Saleh et al. incluíram quatro trabalhos sobre o uso pós-operatório de antibióticos em uma metanálise com um total de 492 pacientes e observaram redução discreta, mas não estatisticamente significativa, na taxa de infecção, no escore de sintomas e no escore endoscópico.[13]

O risco de síndrome do choque tóxico associado ao uso de tamponamento (especialmente com material não-absorvível) e de *splints* nasais frequentemente é relatado como justificativa para o uso profilático de antibióticos. No entanto, uma metanálise reuniu seis estudos com total de 990 pacientes e não encontrou relatos de choque tóxico neste contexto.[14]

De acordo com o EPOS 2020 (European Position Paper on Rhinosinusitis and Nasal Polyps 2020), a evidência disponível é de baixa qualidade e insuficiente para fazer qualquer tipo de recomendação.[10] De acordo com o Consenso Internacional sobre Alergia e Rinologia (ICAR 2021 – International Consensus Statement on Allergy and Rhinology: Rhinosinusitis), existem poucos estudos sobre o assunto, e no atual momento não há recomendação formal rotineira, mas podem-se considerar os antibióticos orais como opção de uso mediante esclarecimento dos riscos e benefícios. Em especial, deve-se considerar o risco de uso prolongado de macrolídeos que podem causar prolongamento do intervalo QT e predisposição para arritmias.[9]

Corticosteroides

Os corticosteroides também são drogas frequentemente utilizadas neste contexto, apesar do baixo nível de evidência nos trabalhos existentes.

Um ensaio clínico randomizado em pacientes com RSCcPN não mostrou benefício no escore de sintomas, apesar de ter encontrado uma melhora no aspecto endoscópico após 2 semanas.[15]

Em um ensaio clínico randomizado multicêntrico com 106 pacientes com RSCcPN, Mueller et al. compararam o uso pós-operatório de prednisolona por 30 dias (iniciando com 80 mg, que foi reduzida progressivamente até 5 mg no 14º dia e depois mantida até o final) com placebo. Ambos os grupos usaram *spray* nasal de mometasona (200 mcg/dia). A adição do corticosteroide sistêmico não conferiu benefício em relação ao escore endoscópico, sintomas nasossinusais, escala de qualidade de vida, teste olfatório (*sniffin' sticks*), taxa de recorrência, necessidade de cirurgia revisional ou biomarcadores durante um acompanhamento de até 24 meses.[16]

Chang et al. realizaram um ensaio clínico randomizado duplo-cego com pacientes com RSC sem polipose nasal. O uso de prednisona oral (iniciou com 30 mg/dia e reduziu progressivamente por 12 dias) após a cirurgia não conferiu nenhum benefício adicional no questionário de qualidade de vida específico SNOT-22 (*Sino-Nasal Outcome Test 22*) ou no escore endoscópico de Lund-Kennedy até 6 meses após a cirurgia. Além disso, esses pacientes tiveram piora nos subdomínios psicológicos do SNOT-22.[17]

No EPOS 2020 foi considerado que o nível de evidência atual sobre o assunto é baixo e que são necessários mais estudos sobre esse tema.[10] Já no ICAR 2021, os corticosteroides ficaram como opção de uso. Dessa forma, apesar de muito utilizados no passado, o uso pós-operatório de corticosteroides vem perdendo força com as evidências mais recentes. Atualmente, pode-se considerar essas drogas apenas como opção em casos selecionados, e sempre considerando comorbidades que possam ser impactadas (p. ex., diabetes mellitus e hipertensão arterial sistêmica) e possíveis efeitos colaterais. A dose varia muito nas publicações e, dessa forma, não existe dose padrão recomendada.[9]

Analgésicos

Geralmente, o controle da dor pós-operatória não é um problema importante na CENS. Portanto, o uso de dipirona ou paracetamol, sob demanda, é suficiente na maioria dos casos.

Anti-inflamatórios não esteroidais

De forma geral, existe um temor por parte dos otorrinolaringologistas relativo ao uso dos anti-inflamatórios não esteroidais durante o período pós-operatório por um possível risco aumentado de sangramento. Apesar disso, Lee et al. incluíram 15 ensaios clínicos randomizados (total de 1.210 pacientes) em uma metanálise e não encontraram aumento do risco de epistaxe nos pacientes usando anti-inflamatórios.[18]

Outros: mucolíticos, anti-histamínicos, descongestionantes sistêmicos, antileucotrienos

Não existem estudos com bom nível de evidência que suportem o uso de mucolíticos e anti-histamínicos (com ou sem descongestionantes sistêmicos) de forma rotineira no pós-operatório da CENS.

Sobre os antileucotrienos, um único ensaio clínico randomizado avaliou o uso de montelucaste no pós-operatório como tratamento complementar ao corticosteroide intranasal (CEIN). Foram incluídos 72 pacientes com RSCcPN acompanhados durante 1 ano. Não foram observadas diferenças significativas entre os grupos na escala de sintomas, na endoscopia nasal e na pontuação tomográfica de Lund-Mackay. A conclusão desse estudo foi que a adição rotineira de montelucaste aos CEINs não deve ser recomendada em pós-operatório de CENS em pacientes com RSCcPN.[19]

Lavagem nasal com solução salina

A lavagem nasal com solução salina é amplamente utilizada na prevenção e tratamento de doenças nasossinusais, além de indicada para limpeza de crostas e *debris*, e apresenta mecanismos de ação que justificam a sua importância, como a melhora do *clearence* mucociliar, ação mecânica de limpeza do muco, diminuição do edema de mucosa e eliminação dos mediadores inflamatórios.[20] As soluções salinas podem variar quanto à tonicidade, sendo isotônicas (0,9%) ou hipertônicas (2 ou 3%), com maior potencial de eventos adversos (desconforto e ardência) com as soluções hipertônicas. Além disso, podem variar quanto ao pH, devendo apresentar, de preferência, pH neutro ou levemente alcalino (pH entre 7 e 9), pois soluções tamponadas são mais toleradas do que as não tamponadas.[21]

Um estudo comparou lavagem nasal com solução salina isotônica, hipertônica e *ringer* lactato (também isotônico) em pacientes com RSC em pós-operatório recente (6 semanas) de CENS e observou redução significativa no SNOT-22 e na escala visual analógica (EVA) nos pacientes que utilizaram lavagem com *ringer* lactato comparado às outras duas soluções.[22] Por outro lado, uma revisão sistemática com metanálise avaliou a eficácia da lavagem nasal após a CENS com diversas soluções (incluindo *ringer* lactato e solução hipertônica) comparada à solução salina isotônica e não encontrou diferenças nos escores de sintomas e endoscópico entre as soluções.[23]

No Brasil, existem os sachês comerciais contendo cloreto de sódio e bicarbonato excipiente, além de fórmulas para confecção de soro fisiológico caseiro, como as utilizadas na Escola Paulista de Medicina, da Universidade Federal de São Paulo (Unifesp-EPM), nas opções de soro isotônico e hipertônico, ambos alcalinos (pH entre 8,2 e 8,4). A seguir estão descritas as receitas para produção do soro alcalino EPM (o volume produzido deve ser consumido em 1 dia):

- Soro alcalino isotônico EPM:
  - 250 mℓ de água filtrada e fervida
  - 1 colher pequena rasa (colher de café) de cloreto de sódio (± 1,03 g)
  - 1 colher pequena rasa (colher de café) de bicarbonato de sódio (± 1,59 g)
- Soro alcalino hipertônico EPM:
  - 250 mℓ de água filtrada e fervida
  - 1 colher pequena rasa (colher de chá) de cloreto de sódio (± 2,25 g)
  - 1 colher pequena rasa (colher de chá) de bicarbonato de sódio (± 2 g).

O conhecimento sobre o volume das cavidades nasais e seios paranasais é importante para a adequada indicação do volume e dispositivo para a lavagem nasal. A idade e o *status* dos óstios paranasais influenciam no volume necessário para a lavagem, sendo que um recém-nascido apresenta aproximadamente 2 mℓ de volume nasal, um adulto jovem cerca de 20 mℓ e um paciente submetido a sinusectomia completa bilateral apresenta aproximadamente 100 mℓ de volume nasossinusal. Além disso, sabe-se que o volume necessário para irrigar de forma efetiva a cavidade nasal é ao menos 3 vezes o volume da cavidade, sendo necessário ao menos 60 mℓ para lavagem nasal em adultos jovens e 300 mℓ para lavagem nasal em pós-operatório de sinusectomia completa. Portanto, a escolha do dispositivo deve ser individualizada, levando em consideração a indicação, vantagens e desvantagens do dispositivo e a adesão do paciente.[24]

A lavagem nasal com solução salina é recomendada em pós-operatório de CENS, melhorando sintomas e endoscopia nasal, e deve ser iniciada precocemente, idealmente após 24 a 48 horas da cirurgia.[9,10]

Embora a lavagem nasal com alto volume distribua melhor as soluções aos seios paranasais operados comparada ao *spray* nasal[25], ainda não há dados que comprovem que a lavagem nasal com alto volume seja mais eficaz do que o baixo volume em pós-operatório imediato.

Dois estudos compararam o *squeeze bottle* com o *spray* nasal em pós-operatório recente de CENS e observaram melhora significativa do SNOT-22 e da endoscopia nasal com ambos os dispositivos, sem diferença entre os grupos de tratamento.[26,27]

Apesar da escassez de estudos, a experiência clínica mostra que os dispositivos de alto volume são boa opção para pacientes em pós-operatório de CENS, como o *squeeze bottle* (alto volume e alta pressão), o *neti pot* (alto volume e baixa pressão) e o bico *nozzle* (alto volume e alta ou baixa pressão, a depender da forma de utilização), sendo que os dispositivos de baixa pressão apresentam menos eventos adversos, como otalgia, plenitude aural e desconforto.

No Brasil, o uso da seringa é amplamente difundido e pode ser considerada de alto volume quando instalados mais do que 60 mℓ, e apresenta equivalente penetração nos seios paranasais comparada ao *squeeze bottle* no pós-operatório quando realizada a sutura das conchas médias (ponto de Bolger).[28]

Portanto, a lavagem nasal com solução salina deve ser adotada no pós-operatório de CENS e o dispositivo deve ser escolhido de forma individualizada, sendo acessível e confortável para o paciente, com maior frequência da lavagem nasal nos primeiros dias de pós-operatório (em geral de 4 a 6 vezes ao dia) e redução gradativa a depender da intensidade dos sintomas. Além disso, a forma correta de aplicação deve ser orientada ao paciente, garantindo a segurança e a adesão ao tratamento.

Medicações intranasais

Antibiótico

A terapia antibacteriana tópica não se mostrou mais efetiva do que o placebo em melhorar os sintomas da RSC, além de causar irritação, epistaxe e resistência bacteriana.[9,10] Um ensaio clínico randomizado incluindo 321 pacientes em pós-operatório imediato de CENS avaliou o uso tópico de antibiótico comparado ao antibiótico oral (grupo estudo: esponja absorvível embebida em bacitracina; grupo controle: esponja absorvível embebida em solução salina + antibiótico oral) e não houve diferenças na taxa de infecção pós-operatória, porém, o estudo não teve grupo controle sem antibióticos.[29]

Portanto, devido à pequena quantidade de estudos que avaliaram a aplicação de antibiótico tópico em pós-operatório de CENS e por não ter eficácia comprovada comparada ao placebo em pacientes com RSC, o uso de antibióticos tópicos no pós-operatório recente de CENS não é recomendado.

Corticosteroide

Poucos estudos avaliaram o efeito do corticosteroide intranasal apenas no período pós-operatório imediato de CENS.

Dois estudos analisaram o efeito do propionato de fluticasona em gotas (na dose de 400 mcg) comparado ao placebo em 5 semanas após CENS em pacientes com polipose nasal e asma e não encontraram diferenças nos questionários de qualidade de vida entre os tratamentos.[30,31]

Apesar do papel da lavagem nasal em alto volume com corticosteroide (LNCE) no controle da RSC em pacientes operados ser amplamente conhecido e difundido (promovendo a melhora dos sintomas e da endoscopia nasal no longo prazo), há escassez de estudos sobre a LNCE apenas no período pós-operatório imediato de CENS.

Harvey et al. demonstraram superioridade clínica e endoscópica da lavagem nasal em alto volume com 2 mg de mometasona comparada à mometasona *spray* em pacientes submetidos à CENS e acompanhados por 12 meses.[32] Já Huang et al. encontraram superioridade endoscópica da lavagem nasal em alto volume com 1 mg de budesonida comparada à lavagem nasal com solução salina em seguimento pós-operatório de 3 meses de CENS.[33]

No Brasil, com o objetivo de contornar o alto custo das formulações comerciais da mometasona e budesonida para a lavagem em alto volume, Kosugi et al. introduziram a budesonida manipulada a 1% em gotas, demonstrando resultados expressivos na melhora endoscópica e na melhora clínica subjetiva com a lavagem nasal em alto volume com a budesonida manipulada comparada ao corticosteroide em *spray* em pacientes operados, com melhores resultados para a dose de 1 mg comparada a 500 mcg de budesonida ao dia.[34,35] Porém, mais estudos visando a resposta da LNCE no pós-operatório imediato de CENS são necessários, já que os estudos existentes avaliaram a LNCE em pacientes operados no longo prazo.

Assim, não há dados que suportem a introdução rotineira de corticoide intranasal nos primeiros dias de pós-operatório de CENS, e seu início deve ser considerado a depender da evolução pós-operatória, com preferência para a LNCE sobre o corticosteroide em *spray*, principalmente quando há evolução desfavorável da endoscopia nasal (com presença de edema de mucosa, degeneração polipoide ou pólipos), já que a endoscopia nasal costuma alterar-se anteriormente aos sintomas.[34]

Descongestionante

O uso prolongado de descongestionante tópico pode causar rinite medicamentosa e piora da obstrução nasal. Apesar de induzir vasoconstrição e ter potencial de reduzir o edema da mucosa, o descongestionante nasal não foi superior ao placebo (xilometazolina × solução salina em *spray*) em melhorar o escore de sintomas (obstrução nasal, rinorreia, dor, alteração de olfato e sangramento) em estudo que avaliou 47 pacientes em 10 dias de pós-operatório de CENS.[36] Portanto, pelos riscos superarem os benefícios, os descongestionantes tópicos não devem ser utilizados rotineiramente no pós-operatório de CENS, inclusive com recomendação contra seu uso nos principais consensos internacionais.[9,10]

Outros componentes

Xilitol

É um álcool de açúcar, adoçante natural, utilizado comumente na periodontia por sua ação antimicrobiana e antibiofilme. Dois estudos analisaram a eficácia da lavagem nasal com xilitol em pacientes com RSC em seguimento tardio de CENS e compararam a lavagem com 240 mℓ de água com 12 g de xilitol (concentração: xilitol 5%) com a lavagem com 240 mℓ de solução salina. Ambos os estudos relataram um efeito significativamente melhor com xilitol em comparação com a solução salina em reduzir o SNOT-22 e na melhora dos sintomas.[37,38] Um estudo brasileiro mais recente comparou a lavagem em alto volume com xilitol com a lavagem em alto volume com solução salina utilizada durante 30 dias em 52 pacientes (26 em cada grupo) em pós-operatório imediato de CENS e encontrou melhora significativa dos sintomas de dor e sintomas nasais no grupo xilitol (avaliados pela EVA, SNOT-22 e questionário NOSE [Nasal Obstruction Symptom Evaluation]).[39] Apesar de poucos estudos, a adição de xilitol para a lavagem nasal pode trazer efeitos positivos na melhora dos sintomas e deve ser considerada no pós-operatório recente de CENS.

Baby shampoo

Estudos que avaliaram a eficácia do *baby shampoo* (solução antisséptica) comparado à solução salina, incluindo estudo diretamente no pós-operatório, não observaram diferenças entre os tratamentos, mas relataram mais efeitos colaterais e interrupção no tratamento com o *baby shampoo*.[40,41] Além disso, o *baby shampoo* provocou obstrução nasal e alteração de olfato em indivíduos saudáveis.[42] Assim sendo, seu uso em pós-operatório de CENS não é recomendado.

Mel

Um estudo comparou lavagem nasal com adição de mel Manuka à lavagem com solução salina em 30 dias de pós-operatório e não encontrou diferenças significativas no SNOT-22, endoscopia nasal e cultura bacteriana entre os grupos.[43] Pela baixa qualidade das evidências, a adição de mel à lavagem salina não é recomendada no pós-operatório de CENS.

Hialuronato de sódio

É um polissacarídeo natural (sal sódico do ácido hialurônico). Um ensaio clínico randomizado avaliou 56 pacientes com RSC sem pólipos em pós-operatório de CENS (3 e 6 semanas), comparando lavagem com adição de hialuronato de sódio à lavagem com solução salina, e encontrou resultado significativamente melhor na terceira semana no questionário NOSE e no escore de sintomas no grupo hialuronato de sódio, porém, nenhuma diferença entre os tratamentos foi encontrada no SNOT-22, EVA, NOSE e endoscopia nasal após 6 semanas.[44] Assim, apesar de poucos estudos, a adição de hialuronato de sódio à lavagem nasal com solução salina pode trazer um efeito positivo.

Dexpantenol

É um análogo do ácido pantotênico, com uso difundido na dermatologia, com potencial efeito na cicatrização. Um estudo comparou o uso de dexpantenol *spray* × solução salina em *spray* em 50 pacientes em pós-operatório (durante 6 semanas) e não observou diferenças significativas nos sintomas e na endoscopia nasal entre os tratamentos, porém, houve melhora no *clearence* mucociliar com o dexpantenol. Pela escassez de estudos, não há recomendação para o uso de dexpantenol em pós-operatório de CENS.[45]

REFERÊNCIAS BIBLIOGRÁFICAS

1. Roithmann R, Lessa MM. Princípios da cirurgia endoscópica das cavidades paranasais. In: Pignatari SN, Anselmo-Lima WT, organizadores. Tratado de otorrinolaringologia e cirurgia cervicofacial. Rio de Janeiro: Elsevier Editora Ltda.; 2018. 1014 p.
2. Alsaffar H, Sowerby L, Rotenberg BW. Postoperative nasal debridement after endoscopic sinus surgery: a randomized controlled trial. Ann Otol Rhinol Laryngol [Internet]. 2013 Oct [Acesso em: 2024 Jul];122(10):642-7.
3. Fishman JM, Sood S, Chaudhari M, Martinez-Devesa P, Orr L, Gupta D. Prospective, randomised controlled trial comparing intense endoscopic cleaning versus minimal intervention in the early post-operative period following functional endoscopic sinus surgery. J Laryngol Otol [Internet]. 2011 Jun [Acesso em: 2024 Jul];125(6):585-9.
4. Shi L, Feng Y, Cui W, Yan K, LV M, Hong Z et al. Effect evaluation of repeated debridement after endoscopic sinus surgery. Int J Clin Exp Med [Internet]. 2015 Jan 15 [Acesso em: 2024 Jul];8(1):928-33.
5. Nilssen EL, Wardrop P, El-Hakim H, White PS, Gardiner Q, Ogston S. A randomized control trial of post-operative care following endoscopic sinus surgery: Debridement versus no debridement. J Laryngol Otol [Internet]. 2002 Feb [Acesso em: 2024 Jul];116(2):108-11.

6. Tzelnick S, Alkan U, Leshno M, Hwang P, Soudry E. Sinonasal debridement versus no debridement for the postoperative care of patients undergoing endoscopic sinus surgery. Cochrane Database Syst ver [Internet]. 2018 Nov 8;11(11):CD011988.
7. Abebe W. Review of herbal medications with the potential to cause bleeding: dental implications, and risk prediction and prevention avenues. EPMA J. 2019 Jan 8 [Acesso em: 2024 Jul];10(1):51-64.
8. Huang ZX, Li YX, Wu YB, Liu HC, Zhou B. Preoperative and postoperative medical therapies for chronic rhinosinusitis: National surveys among Chinese otolaryngologists. World J Otorhinolaryngol Head Neck Surg [Internet]. 2018 Sep 7 [Acesso em: 2024 Jul];4(4):258-62.
9. Orlandi RR, Kingdom TT, Smith TL, Bleier B, DeConde A, Luong AU, et al. International consensus statement on allergy and rhinology: rhinosinusitis 2021. Int Forum Allergy Rhinol. [Internet]. 2021 Mar [Acesso em: 2024 Jul];11(3):213-739.
10. Fokkens WJ, Lund VJ, Hopkins C, Hellings PW, Kern R, Reitsma S et al. European Position Paper on rhinosinusitis and nasal polyps 2020. Rhinology [Internet]. 2020 [Acesso em: 2024 Jul];58(Suppl S29):1-464.
11. Jiang RS, Liang KL, Yang KY, Shiao JY, Su MC, Hsin CH et al. Postoperative antibiotic care after functional endoscopic sinus surgery. Am J Rhinol [Internet]. 2008 [Acesso em: 2024 Jul];22(6):608-12.
12. Zeng M, Wang H, Liao B, Wang H, Long XB, Ma J et al. Comparison of efficacy of fluticasone propionate versus clarithromycin for postoperative treatment of different phenotypic chronic rhinosinusitis: A randomized controlled trial. Rhinology [Internet]. 2019 [Acesso em: 2024 Jul];57(2):101-9.
13. Saleh AM, Torres KM, Murad MH, Erwin PJ, Driscoll CL. Prophylactic perioperative antibiotic use in endoscopic sinus surgery: A systematic review and meta-analysis. Otolaryngol Head Neck Surg [Internet]. 2012 Apr [Acesso em: 2024 Jul];146(4):533-8.
14. Lange JL, Peeden EH, Stringer SP. Are prophylactic systemic antibiotics necessary with nasal packing? A systematic review. Am J Rhinol Allergy [Internet]. 2017 Jul [Acesso em: 2024 Jul];31(4):240-7.
15. Wright ED, Agrawal S. Impact of perioperative systemic steroids on surgical outcomes in patients with chronic rhinosinusitis with polyposis: Evaluation with the novel perioperative sinus endoscopy (POSE) scoring system. Laryngoscope [Internet]. 2007 Nov [Acesso em: 2024 Jul];117(11 Pt 2 Suppl 115):1-28.
16. Mueller SK, Wendler O, Mayr S, Traxdorf M, Hosemann W, Olze H et al. Effect of postoperative systemic prednisolone on short-term and long-term outcomes in chronic rhinosinusitis with nasal polyps: A multi-centered randomized clinical trial. Front Immunol. [Internet.] 2023 [Acesso em: 2024 Jul];14:1075066.
17. Chang MT, Noel J, Ayoub NF,Qian ZJ, Dholakia S, Nayak JV et al. Oral corticosteroids following endoscopic sinus surgery for chronic rhinosinusitis without nasal polyposis: a randomized clinical trial. JAMA Otolaryngol Head Neck Surg [Internet]. 2021 [Acesso em: 2024 Jul];147(5):434-41.
18. Lee DJ, Grose E, Brenna CA, Philteos J, Lightfoot D, Kirubalingam K et al. The benefits and risks of non-steroidal anti-inflammatory drugs for postoperative analgesia in sinonasal surgery: a systematic review and meta-analysis. Int Forum Allergy Rhinol [Internet]. 2023 Sep [Acesso em: 2024 Jul];13(9):1738-57.
19. Van Gerven L, Langdon C, Cordero A, Cardelús S, Mullol J, Alobid I. Lack of long-term add-on effect by montelukast in postoperative chronic rhinosinusitis patients with nasal polyps. Laryngoscope [Internet]. 2018 [Acesso em: 2024 Jul];128(8):1743-51.
20. Tomooka LT, Murphy C, Davidson TM. Clinical study and literature review of nasal irrigation. Laryngoscope [Internet]. 2000 [Acesso em: 2024 Jul];110(7):1189-93.
21. Talbot AR, Herr TM, Parsons DS. Mucociliary clearance and buffered saline solution. Laryngoscope [Internet]. 1997 [Acesso em: 2024 Jul];107(4):500-3.
22. Low TH, Woods CM, Ullah S, Carney AS. A double-blind randomized controlled trial of normal saline, lactated Ringer's, and hypertonic saline nasal irrigation solution after endoscopic sinus surgery. Am J Rhinol Allergy [Internet]. 2014 [Acesso em: 2024 Jul];28(3):225-31.
23. Chen XZ, Feng SY, Chang LH, Lai XP, Chen XH, Li X et al. The effects of nasal irrigation with various solutions after endoscopic sinus surgery: systematic review and meta-analysis. J Laryngol Otol [Internet]. 2018 Aug [Acesso em: 2024 JUl];132(8):673-9.
24. Bastier PL, Lechot A, Bordenave L, Durand M, de Gabory L. Nasal irrigation: From empiricism to evidence-based medicine. A review. Eur Ann Otorhinolaryngol Head Neck Dis [Internet]. 2015 [Acesso em: 2024 Jul];132(5):281-5.
25. Thomas WW 3rd, Harvey RJ, Rudmik L, Hwang PH, Schlosser RJ. Distribution of topical agents to the paranasal sinuses: An evidence-based review with recommendations. Int Forum Allergy Rhinol [Internet]. 2013 [Acesso em: 2024 Jul];3(9):691-703.
26. Macdonald KI, Wright ED, Sowerby LJ, Rotenberg BW, Chin CJ, Rudmik L et al. Squeeze bottle versus saline spray after endoscopic sinus surgery for chronic rhinosinusitis: A pilot multicentre trial. Am J Rhinol Allergy [Internet]. 2015 [Acesso em: 2024 Jul];29(1):e13-7.
27. Salib RJ, Talpallikar S, Uppal S, Nair SB. A prospective randomised single-blinded clinical trial comparing the efficacy and tolerability of the nasal douching products Sterimar™ and Sinus Rinse™ following functional endoscopic sinus surgery. Clin Otolaryngol [Internet]. 2013 Aug [Acesso em: 2024 Jul];38(4):297-305.
28. Wawginiak GH, Balsalobre L, Kosugi EM, Mangussi-Gomes JP, Samaniego RE, Stamm AC. Efficacy of syringe-irrigation topical therapy and the influence of the middle turbinate in sinus penetration of solutions. Braz J Otorhinolaryngol [Internet]. 2017 [Acesso em: 2024 Jul];83(5):546-51.
29. Wijewickrama RC, Catalano PJ, Gupta R, Willen SN, More Y, Jonnalagadda S et al. Efficacy of targeted middle meatal antibiotics and endoscopic sinus surgery. Am J Rhinol Allergy [Internet]. 2013 [Acesso em: 2024 Jul];27(4):329-32.
30. Nordin S, Olsson P, Blomqvist EH, Stjärne P, Ehnhage A. Effects of FESS and additional fluticasone propionate nasal drops on psychological well-being in nasal polyposis with asthma. Acta Otolaryngol [Internet]. 2013 Sep [Acesso em: 2024 Jul];133(9):939-43.
31. Olsson P, Ehnhage A, Nordin S, Stjarne P. Quality of life is improved by endoscopic surgery and fluticasone in nasal polyposis with asthma. Rhinology [Internet]. 2010 [Acesso em: 2024 Jul];48(3):325-30.
32. Harvey RJ, Snidvongs K, Kalish LH, Oakley GM, Sacks R. Corticosteroid nasal irrigations are more effective than simple sprays in a randomized double-blinded placebo-controlled trial for chronic rhinosinusitis after sinus surgery. Int Forum Allergy Rhinol [Internet]. 2018 Apr [Acesso em: 2024 Jul];8(4):461-70.
33. Huang ZZ, Chen XZ, Huang JC, Wang ZY, Li X, Chen XH et al. Budesonide nasal irrigation improved Lund-Kennedy endoscopic score of chronic rhinosinusitis patients after endoscopic sinus surgery. Eur Arch Otorhinolaryngol [Internet]. 2019 [Acesso em: 2024 Jul];276(5):1397-1403.
34. Kosugi EM, Moussalem GF, Simões JC, de Souza RF, Chen VG, Saraceni P Neto et al. Topical therapy with high-volume budesonide nasal irrigations in difficult-to-treat chronic rhinosinusitis. Braz J Otorhinolaryngol [Internet]. 2016 [Acesso em: 2024 Jul];82(2):191-7.
35. Luz-Matsumoto GR, Cabernite-Marchetti E, Sasaki LS, Marquez GJ, Lacerda LS, Almeida TR et al. Nasal irrigation with corticosteroids in Brazil: The clinical response of 1% compounded budesonide drops and betamethasone cream. Braz J Otorhinolaryngol [Internet]. 2022 [Acesso em: 2024 Jul];88 Suppl 5(Suppl 5):S32-S41.
36. Humphreys MR, Grant D, McKean SA, Eng CY, Townend J, Evans AS. Xylometazoline hydrochloride 0.1 per cent versus physiological saline in nasal surgical aftercare: A randomised, single-blinded, comparative clinical trial. J Laryngol. Otol [Internet]. 2009 Jan [Acesso em: 2024 Jul];123(1):85-90.
37. Lin L, Tang X, Wei J, Dai F, Sun G. Xylitol nasal irrigation in the treatment of chronic rhinosinusitis. Am J Otolaryngol [Internet]. 2017 [Acesso em: 2024 Jul];38(4):383-9.
38. Weissman JD, Fernandez F, Hwang PH. Xylitol nasal irrigation in the management of chronic rhinosinusitis: A pilot study. Laryngoscope [Internet]. 2011 [Acesso em: 2024 Jul];121(11):2468-72.

39. Silva CF, Silva FE, Pauna HF, Hurtado JM, Santos MC. Symptom assessment after nasal irrigation with xylitol in the postoperative period of endonasal endoscopic surgery. Braz J Otorhinolaryngol [Internet]. 2022 [Acesso em: 2024 Jul];88(2):243-50.
40. Farag AA, Deal AM, McKinney KA, Thorp BD, Senior BA, Ebert CS Jr et al. Single-blind randomized controlled trial of surfactant vs hypertonic saline irrigation following endoscopic endonasal surgery. Int Forum Allergy Rhinol [Internet]. 2013 [Acesso em: 2024 Jul];3(4):276-80.
41. Pigret D, Jankowski R. Management of post-ethmoidectomy crust formation: Randomized single-blind clinical trial comparing pressurized seawater versus antiseptic/mucolytic saline. Rhinology [Internet]. 1996 [Acesso em: 2024 Jul];34(1):38-40.
42. Turner JH, Wu J, Dorminy CA, Chandra RK. Safety and tolerability of surfactant nasal irrigation. Int Forum Allergy Rhinol [Internet]. 2017 [Acesso em: 2024 Jul];7(8):809-12.
43. Lee VS, Humphreys IM, Purcell PL, Davis GE. Manuka honey sinus irrigation for the treatment of chronic rhinosinusitis: A randomized controlled trial. Int Forum Allergy Rhinol [Internet]. 2017 [Acesso em: 2024 Jul];7(4):365-72.
44. Mozzanica F, Preti A, Gera R, Bulgheroni C, Cardella A, Albera A et al. Double-blind, randomised controlled trial on the efficacy of saline nasal irrigation with sodium hyaluronate after endoscopic sinus surgery. J Laryngol Otol [Internet]. 2019 [Acesso em: 2024 Jul];133(4):300-8.
45. Tantilipikorn P, Tunsuriyawong P, Jareoncharsri P, Bedavanija A, Assanasen P, Bunnag C et al. A randomized, prospective, double-blind study of the efficacy of dexpanthenol nasal spray on the postoperative treatment of patients with chronic rhinosinusitis after endoscopic sinus surgery. J Med Assoc Thai [Internet]. 2012 Jan [Acesso em: 2024 Jul];95(1):58-63.

PARTE 3

Craniomaxilo

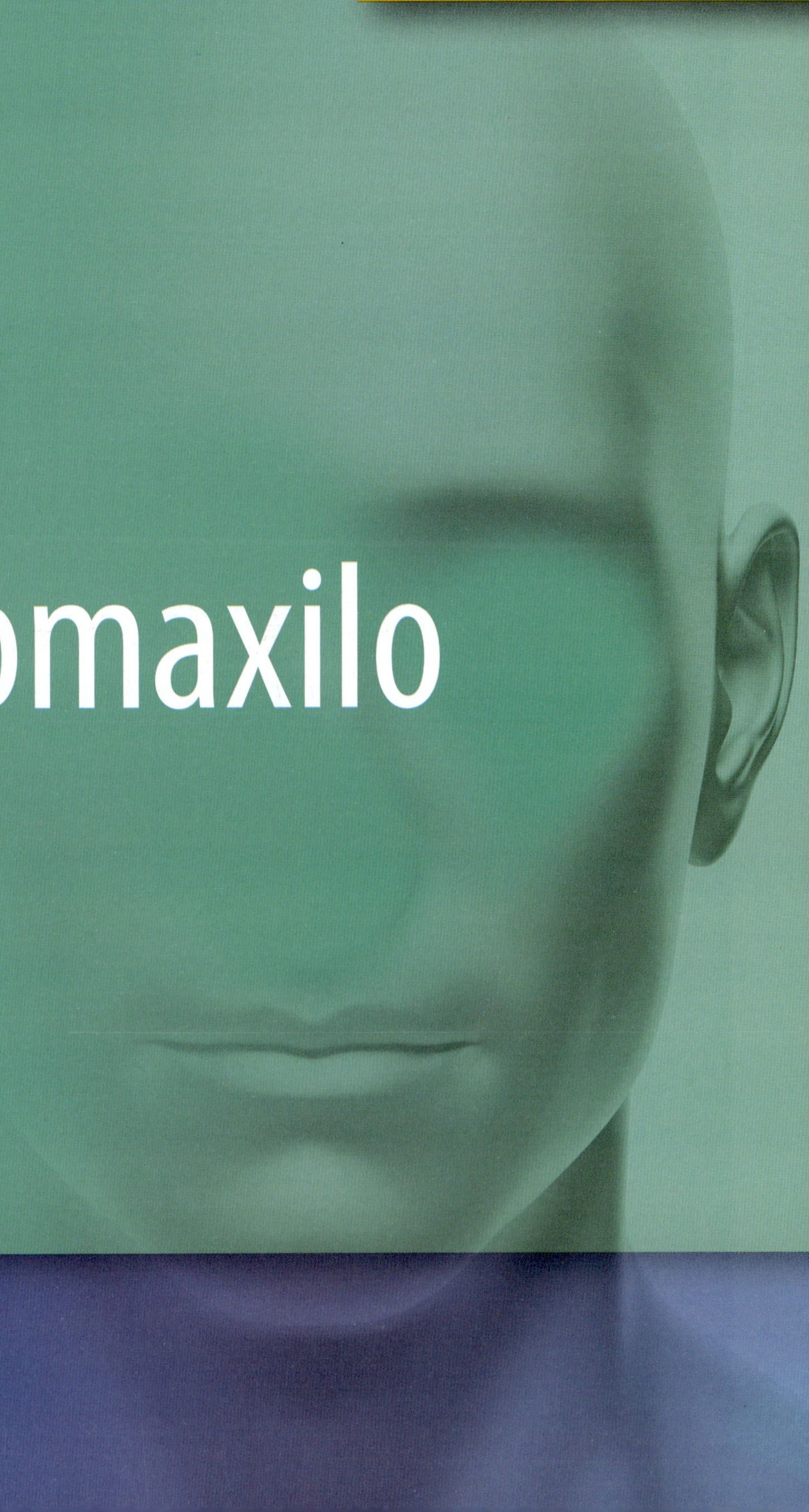

CAPÍTULO 64

Cirurgia Ortognática

Adalberto Novaes • Anderson Castelo Branco •
Thiago Bittencourt Ottoni de Carvalho

INTRODUÇÃO

A cirurgia ortognática, por conceito, consiste no ato cirúrgico de reposicionamento dos maxilares (*orth* = correto + *gnathos* = maxilar). A cirurgia ortognática compreende uma variedade de osteotomias, em especial da maxila e/ou mandíbula, para o tratamento de ampla variedade de deformidades dos ossos da face, que proporciona a possibilidade de corrigir discrepâncias dentofaciais congênitas, do desenvolvimento e adquiridas. A relação maxilomandibular corrigida pode trazer benefícios para a estética facial, para a função mastigatória, para a fonação, para a articulação temporomandibular e para a respiração.[1-3]

Simon P. Hullihen,[4] em 1849, foi o primeiro a descrever a osteotomia mandibular para correção de deformidade craniofacial adquirida. A partir dessa data, diversos nomes, como David Cheever, Vilray Papin Blair, Edward Angle, Robert Ivy, Thomas Lewis Gilmer, Varastad Kazanjian, Hippolyte Morestin, René Le Fort, Martin Wassmund, entre outros cirurgiões, desenvolveram experiência e a base dos conhecimentos atuais em cirurgia do aparelho estomatognático.

A primeira osteotomia para corrigir um prognatismo mandibular foi descrita por Blair em 1894. Em 1957, Trauner e Obwergeser[5] descreveram a osteotomia sagital de ramo mandibular para correção de deficiência e prognatismo mandibular. O princípio desse tipo de osteotomia baseia-se em aumentar a área de contato ósseo entre o segmento proximal e o distal osteotomizados, permitindo continuidade óssea do córtex lateral (proximal) e medial (distal). Esse método tem sofrido mudanças e evoluções ao longo do tempo, permitindo a realização de osteotomias na mandíbula com baixo risco de complicações. DalPont,[6] em 1961 e Hunsuck,[7] em 1968, otimizaram a técnica de osteotomia sagital do ramo da mandíbula, diminuindo o risco de lesão do nervo alveolar inferior e aumentando a área de contato ósseo entre os segmentos osteotomizados, permitindo mais avanços e rotações mandibulares.

Na década de 1970, os estudos de microcirculação óssea realizados por Bell et al.[8] demonstraram a possibilidade de mobilizar a maxila sem comprometer a vascularização e o reparo ósseo, proporcionando as bases biológicas para a realização da osteotomia tipo Le Fort I, tal como se conhece hoje. Na década de 1980, Epker et al.[9] publicaram diversas modificações que permitiram a popularização dessa osteotomia. O reposicionamento da maxila passou a fazer parte, junto com a mandíbula, dos planos de tratamento para a correção das deformidades dentofaciais. As técnicas de fixação interna rígida foram aperfeiçoadas por Champy e Lodde[9,10] com a criação e desenvolvimento das minis e microplacas e parafusos de titânio.

Desde então, técnicas cirúrgicas têm sido desenvolvidas para melhorar a precisão dos movimentos ósseos e diminuir a morbidade e o risco de recidiva. A proposta deste capítulo é trazer ao médico com formação em cirurgia craniomaxilofacial os fundamentos e as informações objetivas necessários para a prática em cirurgia ortognática.

INDICAÇÕES DE CIRURGIA ORTOGNÁTICA

Alterações da relação maxilomandibular e cirurgia ortognática

O desenvolvimento craniofacial é influenciado por fatores ambientais e genética. Em torno de 10% dos indivíduos de uma população são portadores de deformidades dentofaciais passíveis de correção com cirurgia ortognática.[9] Quando o tratamento ortodôntico não é capaz de promover as alterações faciais necessárias ao paciente, a cirurgia ortognática pode estar indicada.

As alterações dento-esqueléticas passíveis de reconstrução com cirurgia ortognática são prognatismo ou retrognatismo mandibular, retroposicionamento da maxila, excesso ou deficiência vertical da maxila e mandíbula e assimetrias maxilomandibulares.

Síndrome da apneia obstrutiva do sono e cirurgia ortognática

O colapso retropalatal e retroglossal durante o sono resulta da perda do tônus muscular e de alterações anatômicas das vias aéreas superiores. Em seu trabalho pioneiro em 1993, a epidemiologista Terry Young[11] demonstrou que 2% das mulheres e 4% dos homens da população estudada eram portadores de síndrome da apneia/hipopneia obstrutiva do sono (SAHOS). A mesma autora publicou em 2008,[12] após um seguimento de 18 anos, que a SAHOS não tratada elevou significativamente a mortalidade na população estudada. Nesse estudo, a principal causa de morte foi doença cardiovascular, seguida de acidente vascular cerebral e acidentes de trânsito. Independentemente de sexo, idade ou índice de massa corporal (IMC), todos os pacientes com história de sonolência, hipopneia ou apneia devem ser diagnosticados e tratados precocemente.

A aplicabilidade da cirurgia ortognática no tratamento da SAHOS é comprovada por diversos autores.[13,14] Esse tratamento promove o aumento do diâmetro anteroposterior e laterolateral dos espaços retropalatal e retroglossal, a fim de corrigir o colapso da via aérea superior durante o sono. Na clássica fase II de Stanford, descrita por Riley e Powell (2000),[14] o avanço de 10 mm da maxila e da mandíbula resulta em uma taxa de cura de 97% em pacientes que apresentaram falha na cirurgia da fase I e de 91% naqueles tratados primariamente pela cirurgia da fase II. Outros estudos sobre avanço bimaxilar mostraram taxas de sucesso de 75 até 100%, que são superiores a qualquer outro tipo de terapia cirúrgica para SAHOS. Estudos atuais demonstram que não há uma correlação direta entre o tamanho do movimento anteroposterior e o impacto nos índices de polissonografia.

Originalmente, o avanço maxilomandibular era indicado e realizado apenas após falha de outras opções terapêuticas cirúrgicas ou clínicas. Atualmente, alguns autores indicam a cirurgia esquelética como a primeira opção cirúrgica quando há obstrução retroglossal, índice de apneia/hipopneia (IAH) superior a 50, e queda da saturação da hemoglobina inferior a 85%.[13,14] Li et al.[13] demonstram que o avanço maxilomandibular é uma opção de tratamento com excelente resultado no tratamento da SAHOS e pode também ser realizado nos pacientes sem deformidades esqueléticas.[13]

A primeira linha de tratamento em SAHOS é o uso de aparelhos de CPAP (do inglês *continuous positive airway pressure*). Infelizmente, apenas 6% dos pacientes que recebem a terapia com o CPAP são capazes de tolerar tal aparelho por, pelo menos, 7 horas por noite em 70% dos dias durante o ano. Alguns autores propõem que pacientes com indicação e programação cirúrgica esquelética devem ser tratados previamente da SAHOS com aparelho de CPAP. Essa medida pretende reverter as alterações sistêmicas causadas pela doença (cardiovasculares, metabólicas, respiratórias etc.) e diminuir a chance de complicações cirúrgicas intra e pós-operatórias.

Não é mais aceitável que o resultado do tratamento seja a redução em 50% do IAH. O objetivo é tratar o paciente de maneira que haja normalização dos eventos respiratórios e eliminação da hipoxemia e atingir resultados equivalentes àqueles alcançados com o CPAP. O avanço maxilomandibular é a única cirurgia que cria fisicamente mais espaço nas regiões retroglossal e retropalatal.

Fissuras labiopalatinas e cirurgia ortognática

As fissuras labiopalatinas são malformações congênitas que ocorrem entre a quarta e a nona semanas do período embrionário, em virtude da falta de fusão dos processos maxilar e nasomedial. Na infância, os pacientes fissurados são submetidos a vários procedimentos cirúrgicos do terço médio da face. A manipulação cirúrgica para correção do lábio e do palato pode comprometer o crescimento facial. Nesse contexto, as cirurgias restringem o desenvolvimento principalmente do terço médio da face, ocasionando com frequência deformidades dento-esqueléticas, principalmente a maloclusão tipo III de Angle. O avanço de maxila é o principal procedimento para tratar pacientes fissurados com retração de terço médio da face. Em serviços de referência no tratamento de pacientes fissurados, a cirurgia ortognática é parte do protocolo de tratamento. Sua indicação ocorre em torno de 10% dos pacientes; porém, algumas séries chegam a 48% dos casos. Os melhores resultados cirúrgicos são obtidos quando o esqueleto craniofacial está maduro. O planejamento cirúrgico e o preparo dos pacientes exigem grande experiência do cirurgião, em vista das grandes dificuldades existentes.[16]

OCLUSÃO E CIRURGIA ORTOGNÁTICA

A chamada relação cêntrica refere-se ao posicionamento ideal ou fisiológico do complexo disco-condilar na fossa mandibular. É a relação ortopédica entre o crânio e a mandíbula com a participação da musculatura cervicofacial, na qual os côndilos encontram-se na posição mais superior e anterior na fossa mandibular, com o disco articular interposto na sua porção mais central, delgada e avascular. A relação cêntrica é a chave para análise e planejamento da reconstrução do sistema estomatognático.[17,18]

Um dos aspectos de maior importância em cirurgia ortognática refere-se ao posicionamento mandibular. A estabilidade dos côndilos na fossa mandibular e a oclusão funcional ideal são diretamente influenciadas pelo posicionamento mandibular.

A oclusão cêntrica ou habitual é o relacionamento maxilomandibular em que há máxima intercuspidação dentária.

Os proprioceptores periodontais são sensíveis às menores alterações no padrão oclusal. A mudança da oclusão causada pela interferência de uma cúspide gera um contato prematuro, o qual provoca mudança do posicionamento mandibular. Essa mudança de posicionamento mandibular provoca a alteração da relação cêntrica daquele paciente, com possibilidade de perda da relação ideal entre o complexo disco-condilar e fossa mandibular, podendo ocasionar estresse e fadiga progressiva da musculatura mastigatória, predisposição a distúrbios da articulação temporomandibular e suas consequências (dor craniofacial, limitação da abertura bucal, crepitação da articulação temporomandibular [ATM]).[19]

O sistema de avaliação de oclusão por Angle é bastante simples e didático. Uma das desvantagens desse sistema é não considerar o grau da maloclusão. No sentido anteroposterior, na oclusão normal (classe I), a cúspide do canino superior encontra-se entre o canino inferior e o primeiro pré-molar inferior, a cúspide mesio-vestibular do primeiro molar superior encontra-se no sulco vestibular do primeiro molar inferior e os incisivos superiores com um trespasse horizontal (*overjet*) aproximado de 2 mm em relação aos incisivos inferiores (Figuras 64.1 e 64.2). Na oclusão classe II, a arcada inferior

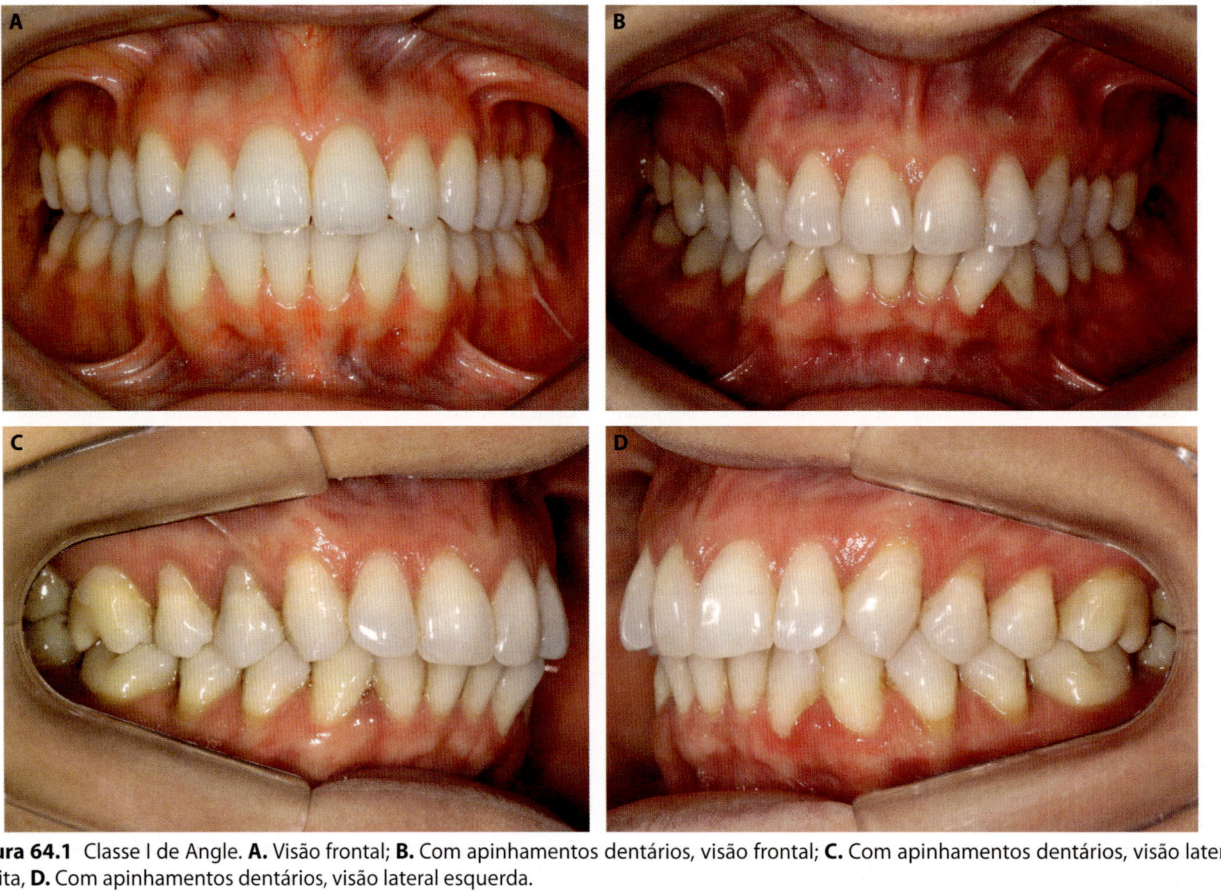

Figura 64.1 Classe I de Angle. **A.** Visão frontal; **B.** Com apinhamentos dentários, visão frontal; **C.** Com apinhamentos dentários, visão lateral direita, **D.** Com apinhamentos dentários, visão lateral esquerda.

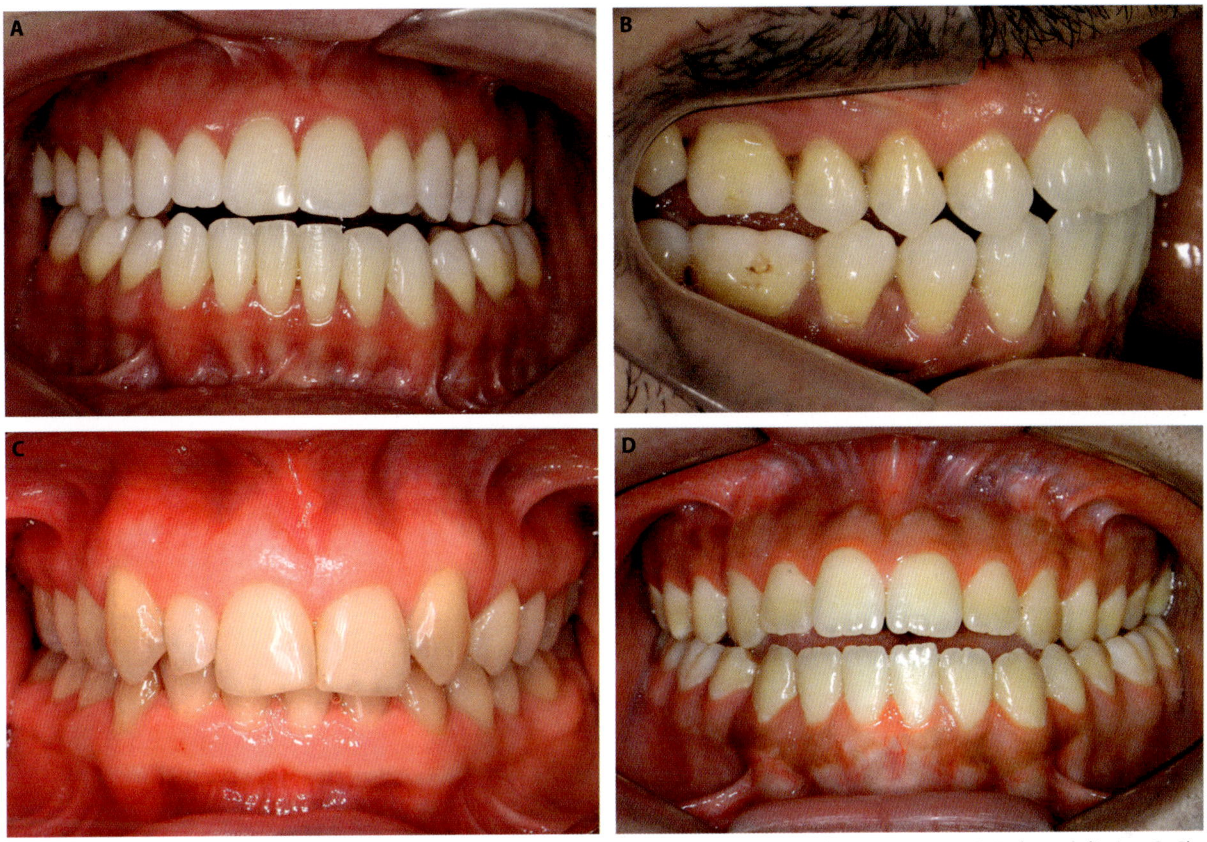

Figura 64.2 **A.** Classe I com mordida aberta anterior. Visão frontal; **B.** Classe I com mordida aberta posterior. Visão lateral direita; **C.** Classe II com mordida profunda. Visão frontal; **D.** Classe III com mordida cruzada posterior unilateral esquerda e mordida aberta anterior. Visão frontal.

está posicionada posteriormente à arcada superior, e na oclusão classe III a arcada dentária inferior está posicionada à frente da arcada superior (Figuras 64.3 e 64.4).

Na análise vertical, a relação de sobremordida entre incisivos superiores e inferiores (*overbite*) deve ser aproximadamente de 2 mm. Seus extremos de deformidade são a mordida aberta anterior e a sobremordida profunda. Na análise transversal posterior, os dentes superiores cobrem, com sua face vestibular, os dentes inferiores. Qualquer alteração dessa norma transversal é chamada de mordida cruzada. No planejamento do tratamento é importante lembrar que grande parte dos casos de mordida cruzada unilateral posterior correlaciona-se, na verdade, com situações de mordida cruzada bilateral de topo, em que a mandíbula se posiciona de forma que as cúspides e vertentes dentárias fiquem mais bem acomodadas quando em oclusão, ou seja, o sistema neuromuscular guia o fechamento para uma posição oclusal, em que os dentes melhor se intercuspidam. Essa situação geralmente fica bem evidenciada quando se manipula livremente a mandíbula de forma a colocá-la em situação de relação cêntrica.

O trabalho conjunto entre o cirurgião e o ortodontista visa otimizar os resultados cirúrgicos, a fim de obter, a partir de uma relação cêntrica ideal, oclusão funcional com estabilidade dos arcos mobilizados e boa interdigitação dentária.

ANÁLISE FACIAL E CIRURGIA ORTOGNÁTICA

De todos os elementos que compõem o diagnóstico e o planejamento da cirurgia ortognática, a análise facial é a que traz os maiores e mais decisivos subsídios para o cirurgião.[1,20,21]

O estudo da oclusão do paciente indica seu problema, e o estudo da face mostra como tratá-lo. A análise facial identifica alterações dos traços faciais e indica como pode-se corrigir a alteração oclusal existente de modo a obter o melhor resultado funcional e estético. Deve-se observar se realmente as alterações esqueléticas modificam a harmonia facial.

Para a análise facial, o paciente deverá estar em posição ortostática, e a cabeça em posição natural, olhando para o horizonte. Deve-se estar atento para o fato que, apesar de ainda amplamente utilizado por muitos cirurgiões, o plano de Frankfurt e a linha interpupilar paralela ao solo nem sempre coincidem com a posição natural da cabeça do paciente. Naqueles com deformidades faciais, a postura compensatória da posição da cabeça é comum, o que pode mascarar a alteração e resultar em avaliação equivocada.

Deve-se avaliar o paciente em posição frontal e perfil. Os lábios são avaliados em repouso e sorrindo. O lábio inferior tem aproximadamente 25% a mais de vermelhão exposto em relação ao lábio superior, em repouso. A distância entre os lábios, em repouso, pode ser de até 3 mm.

As fotografias são indispensáveis para a documentação, diagnóstico e planejamento do tratamento, e também importantes para a análise facial. São necessárias fotografias frontais, perfis direito e esquerdo, e perfis oblíquos direito e esquerdo, realizando tomadas com os lábios em repouso tocando-se levemente, e com o paciente sorrindo. Em caso de suspeitas de assimetrias é importante a fotografia submental, que permite melhor avaliação da linha central da face com as estruturas de tecido duro e mole da face, com o nariz e mento. Deve ser realizada também a documentação fotográfica intrabucal do paciente em oclusão e das superfícies oclusais dos dentes dos arcos maxilar e mandibular.

Simetria e proporções faciais

O terço superior da face vai desde o *triquium* (implantação dos cabelos) até a glabela, o terço médio, da glabela até subnasal, e o terço inferior, de subnasal até o mento (gnátio). Em uma face harmônica,

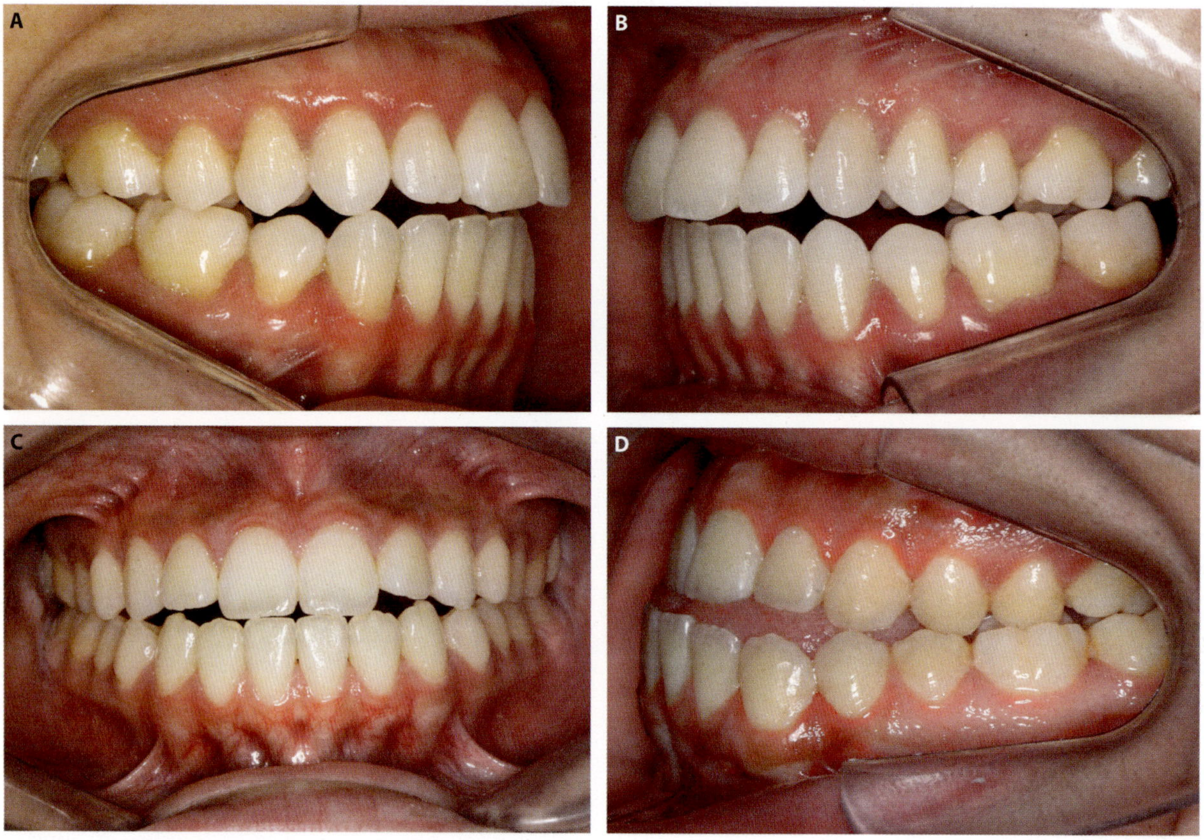

Figura 64.3 Classe II de Angle em visão lateral direita (**A**) e esquerda (**B**); **C.** Classe III de Angle com mordida de topo anterior. Visão frontal; **D.** Classe III de Angle com mordida aberta anterior. Visão lateral.

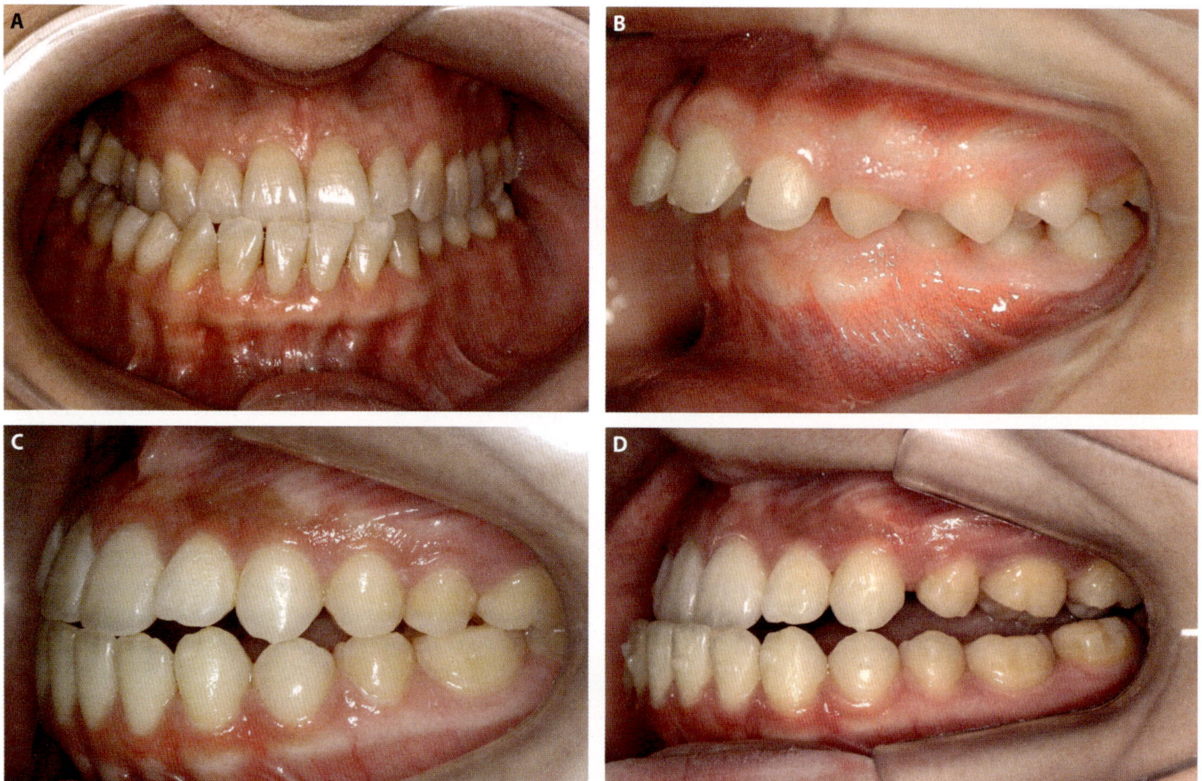

Figura 64.4 **A.** Mordida cruzada unilateral no lado direito. Visão frontal; **B.** Classe II com mordida profunda. Visão lateral; **C.** Classe III com mordida de topo anterior, antes da exodontia do primeiro pré-molar superior. Visão lateral; **D.** Classe III após exodontia do primeiro pré-molar superior. Visão lateral.

a proporção entre os terços é de aproximadamente 0,3:0,35:0,35, ou seja, suas alturas são praticamente iguais. O terço superior é mais variável, já que pode ser afetado pela variação de altura do *triquium* ou mesmo pelo tipo de penteado. O terço inferior é dividido em duas partes: de subnasal até o estômio do lábio superior e deste para o mento, na proporção de 1:2 (Figura 64.5).

Os quintos faciais são obtidos a partir de linhas verticais paralelas passando pelo canto medial e lateral dos olhos. Auxiliam no diagnóstico de assimetrias maiores da face. Alguns parâmetros são úteis, por exemplo, a dimensão da distância entre as comissuras labiais é aproximadamente igual à distância das bordas mediais da íris, e a largura dos cantos internos dos olhos é aproximadamente igual à largura externa das asas nasais. O exame de olhos e órbitas envolve a medida da distância intercantal e da interpupilar. O aumento da distância intercantal é chamado de telecanto, e o aumento da distância interpupilar, hipertelorismo. O valor dessas distâncias é estabelecido entre 6 e 8 anos de vida e não muda significativamente após esse período.

Apesar de nenhuma face ser perfeitamente simétrica, as assimetrias mais importantes comprometem a harmonia facial.

Algumas pequenas assimetrias não são notadas pelo paciente, e o cirurgião deve chamar sua atenção para essas alterações, mesmo quando não há indicação de sua correção cirúrgica. Isso porque, no pós-operatório, os familiares e o próprio paciente passam a observar com mais detalhes a face e podem considerar que a assimetria seja decorrente da cirurgia.

Podem ocorrer assimetrias em tecidos moles perceptíveis apenas com atividade dos músculos da mímica facial, em sorriso ou falando.

Assimetrias do esqueleto facial são estudadas com exames de imagem (radiografias panorâmicas, telerradiografias frontal e lateral e tomografias).

Exposição dos incisivos superiores: relação lábio-dente superior

Esteticamente, considera-se ideal a exposição da margem incisal dos incisivos superiores de 2 a 3 mm com os lábios em repouso, e sorrindo, a exposição da gengiva superior de até 2 mm.

Quando a exposição dos incisivos superiores não existe ou é insuficiente, estando os lábios em repouso e também sorrindo, indica-se o reposicionamento inferior da maxila (extrusão). Quando a exposição de dentes for excessiva (sorriso gengival) com o paciente em repouso, pode estar indicado o reposicionamento superior da maxila (impacção).

Quando a exposição dos incisivos for inadequada em repouso, mas fica agradável com o indivíduo sorrindo, o cirurgião encontra-se em uma situação de difícil decisão, porque, se a maxila for reposicionada inferiormente, pode ocasionar uma exposição exagerada dos dentes e da gengiva ao sorriso, o que pode não ser agradável.

Para tomadas de decisão deve-se lembrar de que ocorre alongamento habitual do lábio superior com a progressão da idade, o que

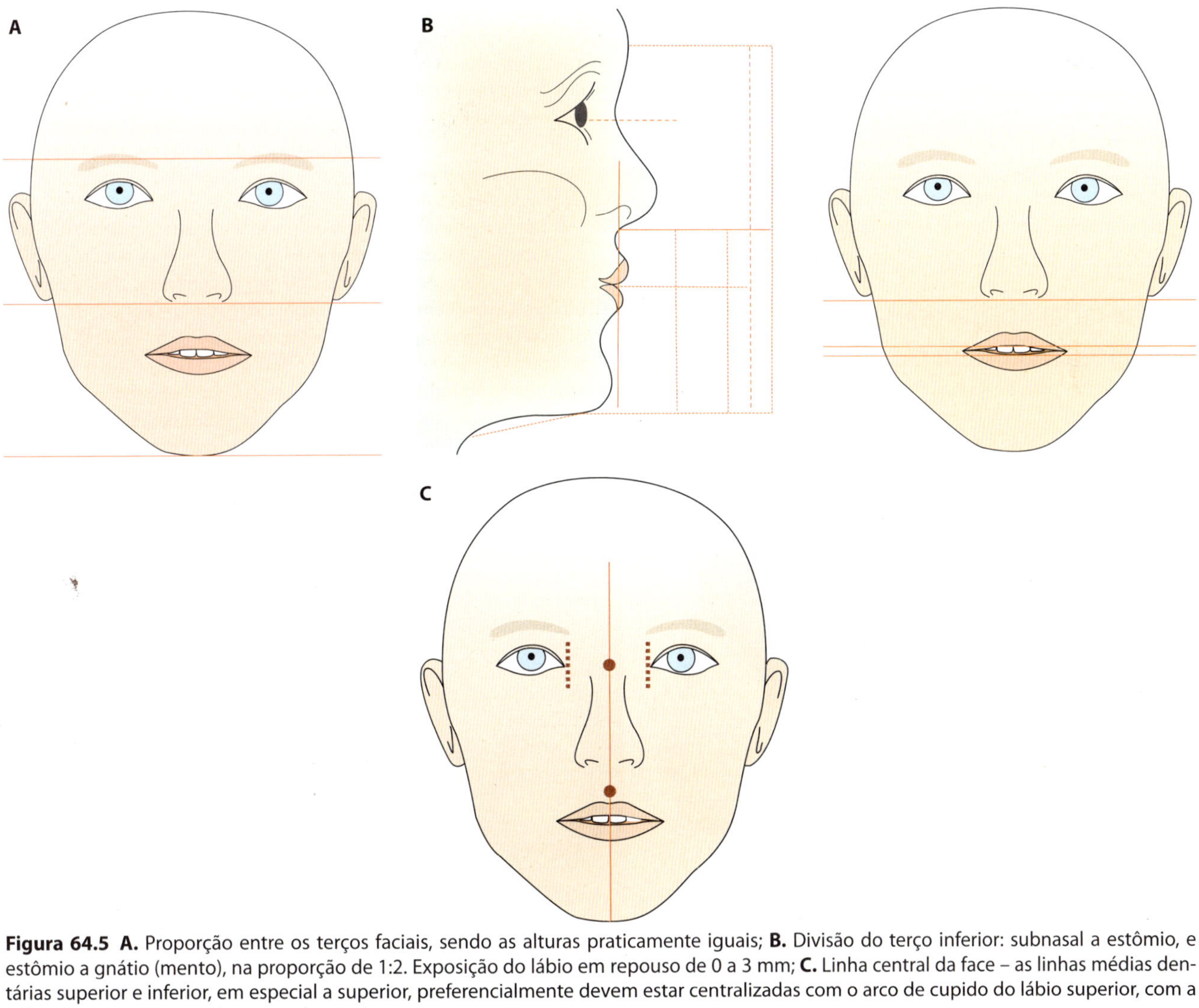

Figura 64.5 A. Proporção entre os terços faciais, sendo as alturas praticamente iguais; **B.** Divisão do terço inferior: subnasal a estômio, e estômio a gnátio (mento), na proporção de 1:2. Exposição do lábio em repouso de 0 a 3 mm; **C.** Linha central da face – as linhas médias dentárias superior e inferior, em especial a superior, preferencialmente devem estar centralizadas com o arco de cupido do lábio superior, com a columela, com o centro do nariz e do mento.

contribui para reduzir a exposição da coroa dentária. O cirurgião deve considerar ainda que, caso o tamanho da coroa dentária seja demasiado curto, a solução para harmonizar a relação lábio-dente pode ser o aumento cirúrgico da exposição coronária com gengivoplastia ou com restaurações na porção incisal da coroa dentária (Figura 64.6).

Linha média dentária superior e inferior

A linha média da face é demarcada por um plano que passa por glabela, columela nasal, centro do arco de cupido até o centro do mento. Preferencialmente, as linhas médias dentárias superior e inferior devem ser coincidentes com a linha média da face. O desvio da linha média dentária superior traz maior repercussão estética do que o desvio da linha média inferior, pois habitualmente o paciente não expõe os incisivos inferiores em repouso.

Os possíveis desvios das linhas médias dentárias devem ser avaliados antes do início do tratamento ortodôntico. Caso não seja possível sua correção ortodôntica nessa fase, sua correção pode ser realizada durante a osteotomia e mobilização dos maxilares.

Na fase de preparo ortodôntico busca-se alinhar sempre que possível a linha média dentária inferior com a linha média do mento. Dessa forma, quando acontecer o reposicionamento da linha média dentária inferior com a superior no centro da face, automaticamente o centro do mento ficará bem posicionado. De outra forma, pode ser necessário o reposicionamento cirúrgico do mento no sentido laterolateral.

Para definição do posicionamento das linhas médias dentárias é importante a avaliação clínica com o paciente em repouso e sorrindo, e a telerradiografia frontal pode ser útil.

Quando a discrepância esqueletal for pequena, de forma que a indicação seja a cirurgia de um único maxilar, se a situação for limítrofe entre a escolha da maxila ou da mandíbula, a presença de desvio da linha média dentária superior ou inferior pode ser decisiva para a definição de qual maxilar operar. Nessas situações, geralmente a opção é por operar o maxilar que necessita de correção da linha média dentária (Figura 64.7).

Análise facial e plano oclusal no sentido anteroposterior

A análise facial frontal e de perfil permite definir o padrão de equilíbrio ou desequilíbrio dos terços faciais médio e inferior no sentido anteroposterior. Fundamental avaliar a área paranasal, o sulco nasolabial, o ângulo nasolabial, o projeção do mento, o ângulo mentolabial, a linha mento-cervical, acúmulo de tecido submentoniano, volumes dos lábios, possível eversão do lábio inferior, vedamento labial e possível contração da musculatura mentoniana para vedamento labial, para definir a situação de equilíbrio, deficiência ou projeção exagerada da maxila ou mandíbula, ou seja, da relação esquelética de classe I, II ou III (Figuras 64.8 a 64.10).

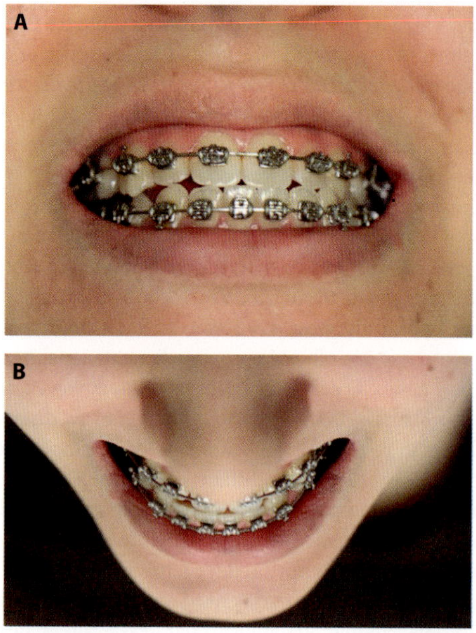

Figura 64.7 A. Foto frontal. Linhas médias dentárias não coincidentes, sendo a superior centralizada com a face e a inferior desviada para a esquerda; **B.** Foto frontal com a cabeça inclinada. Auxilia no estudo do posicionamento das linhas médias dos incisivos superiores com o nariz e com o mento. Linha média dentária inferior deslocada para a esquerda.

O plano oclusal considerado normal é quase paralelo ao plano de Frankfurt. Mudanças cirúrgicas no plano oclusal podem ocasionar tanto alterações desejáveis quanto indesejáveis. Por exemplo, um posicionamento maxilar com extrusão posterior do plano oclusal resulta em giro mandibular no sentido anti-horário e maior projeção do mento. Isso pode ser desejável nos casos de deficiência mandibular e indesejável nos pacientes sem essa deficiência. De modo inverso, a intrusão posterior da maxila resulta em giro mandibular no sentido horário, o que pode ser desejável nos casos de prognatismo mandibular porque diminui a projeção do pogônio.

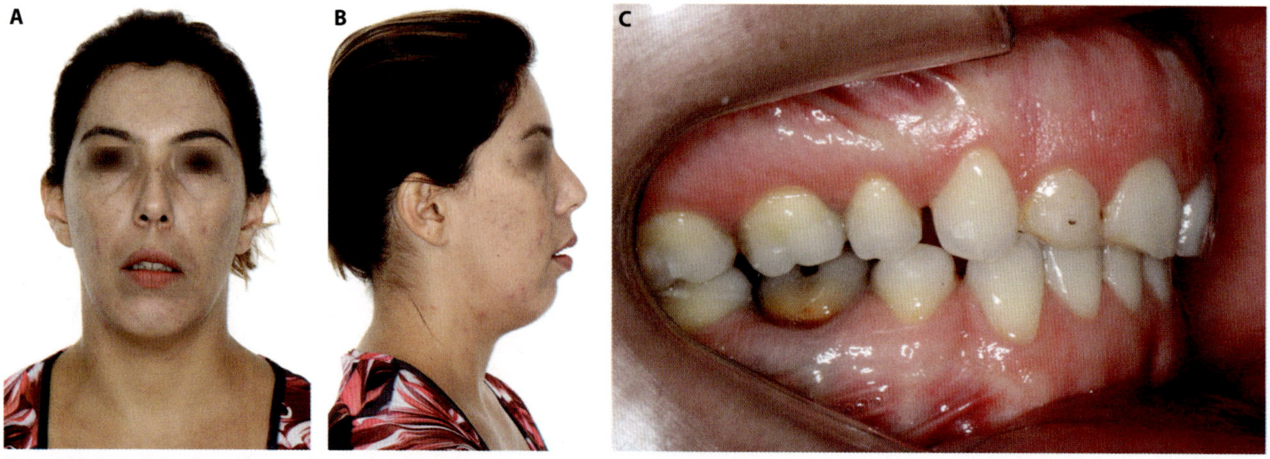

Figura 64.6 A. Foto frontal. Face longa, com aumento do terço inferior de face. Área paranasal pouco pronunciada; **B.** Foto de perfil. Face longa, com aumento do terço inferior de face. Área paranasal sem projeção. Ausência de vedamento labial. Hipomentonismo; **C.** Foto lateral intraoral. Incisivos superiores verticalizados, mal posicionados no arco maxilar.

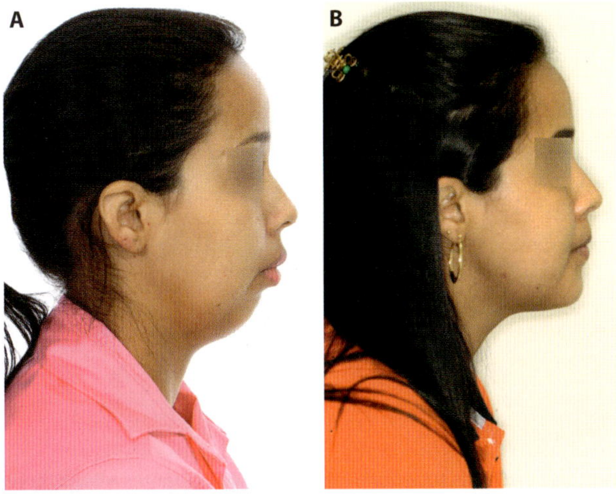

Figura 64.8 A. Foto de perfil pré-operatório: deficiência de mandíbula e mento sem projeção; **B.** Foto de perfil pós-operatório: avanço de mandíbula e mento. Mandíbula e mento proporcionais com a face. Ângulo mentolabial harmônico.

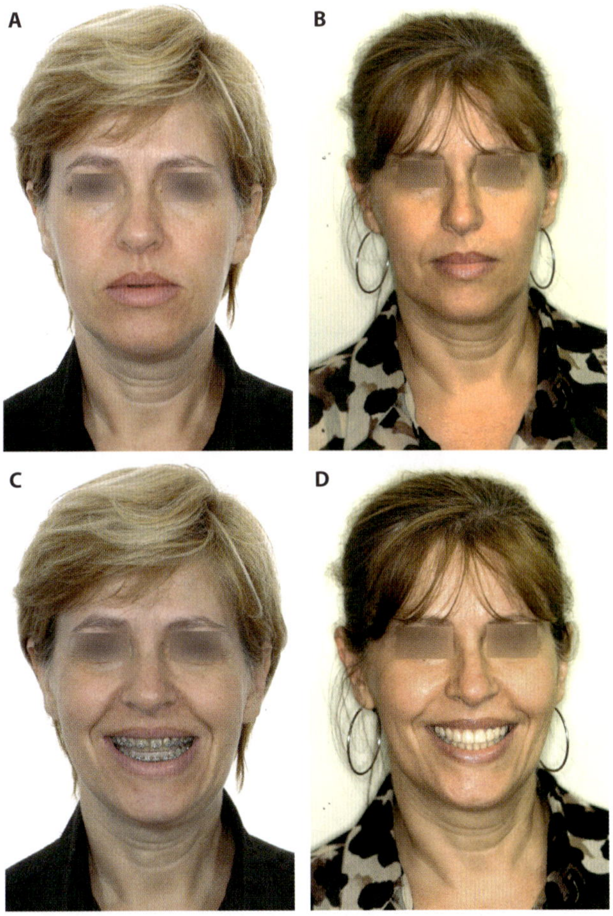

Figura 64.9 A. Foto frontal em repouso pré-operatório. Terço médio da face plano; **B.** Foto frontal em repouso pós-operatório. Avanço de maxila e correção da linha média dentária superior. Terço médio da face melhor projetado e lábio superior mais volumoso; **C.** Foto frontal sorrindo pré-operatório. Sulco nasolabial acentuadamente marcado e aspecto de face mais envelhecida por pouco suporte ósseo no terço médio da face; **D.** Foto frontal sorrindo pós-operatório. Avanço de maxila e correção da linha média dentária superior. Face rejuvenescida e equilibrada.

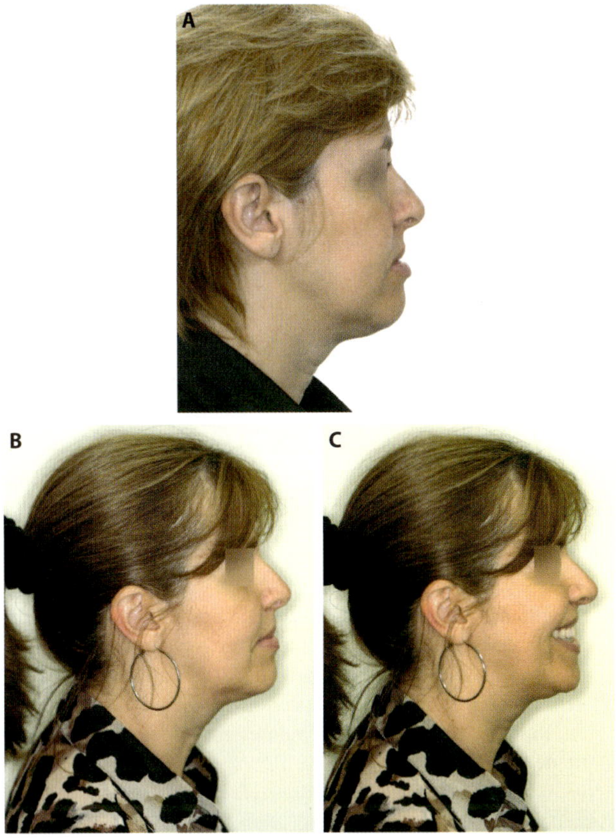

Figura 64.10 A. Foto de perfil pré-operatório em repouso. Face típica classe III, com terço médio sem projeção; **B.** Foto de perfil pós-operatório em repouso. Recuperação da convexidade da face. Verifica-se melhora da elasticidade da pele de toda a face; **C.** Foto de perfil pós-operatório sorrindo. Face harmônica.

Plano oclusal no sentido laterolateral

Alterações laterolaterais do plano oclusal resultam em assimetria facial de diagnóstico fácil pela análise clínica dos terços e quintos faciais e da cavidade bucal. Com uma espátula entre o arco superior e o inferior, pode-se determinar a inclinação do plano oclusal relativo às órbitas. São necessários estudos de imagem de telerradiografia frontal, com análise cefalométrica, e tomografia computadorizada para a avaliação dessas deformidades, as quais exigem cirurgia combinada maxilomandibular com intrusão e/ou extrusão das hemimaxilas correspondentes. Na maior parte dos casos, é necessária a cirurgia do mento para correção completa da assimetria.

Esse tipo de alteração de oclusão exige investigação criteriosa dos côndilos mandibulares. O cirurgião deve investigar se há crescimento ósseo ativo nessa região. Pode ser indicada intervenção cirúrgica na articulação temporomandibular, previamente ou concomitante à cirurgia ortognática para correção da assimetria (Figura 64.11).

ESTUDO CEFALOMÉTRICO

Existem muitas análises cefalométricas disponíveis – como as da Unicamp, Tweed, Trevisi, análise frontal, Jaraback-Roth, Ricketts, USP e McNamara. As três últimas são as mais divulgadas no Brasil. Ainda não existe, porém, análise cefalométrica considerada completa.

Há centenas de medidas propostas para avaliação das relações do esqueleto facial e do posicionamento dentário. Este capítulo discorre sobre algumas que, quando usadas de forma integrada, podem ser úteis em certas decisões do plano de tratamento:

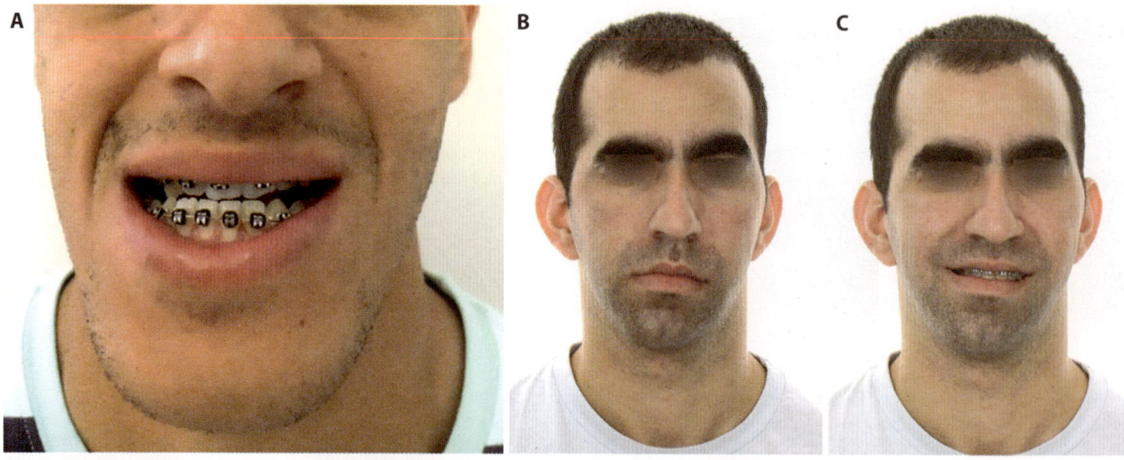

Figura 64.11 **A.** Imagem frontal de paciente com assimetria facial. Linhas médias dentárias superior e inferior não coincidentes e linha média dentária inferior não centralizada com o mento; **B.** Assimetria facial. Terços médio e inferior da face do lado esquerdo mais longo que o lado direito. Mento desviado para a direita; **C.** Assimetria facial que se acentua com o sorriso.

- Ângulo da profundidade facial: ângulo posteroinferior formado pela intersecção do plano de Frankfurt e o plano facial (Na-Po). Em adultos, encontra-se em torno de 90°. Essa medida auxilia a definição da posição anteroposterior do mento. Valores menores indicam mento retruído; valores maiores, mento proeminente (Figura 64.12)
- Ângulo do plano mandibular: ângulo entre o plano de Frankfurt e o plano mandibular (linha tangente à sínfise e à porção gonial da mandíbula). Em adultos, varia em torno de 24°. Pacientes com ângulos elevados tendem a ter musculatura menos forte, excesso vertical e mordida aberta. Pacientes com ângulos menores podem ter musculatura mais forte, deficiência vertical e

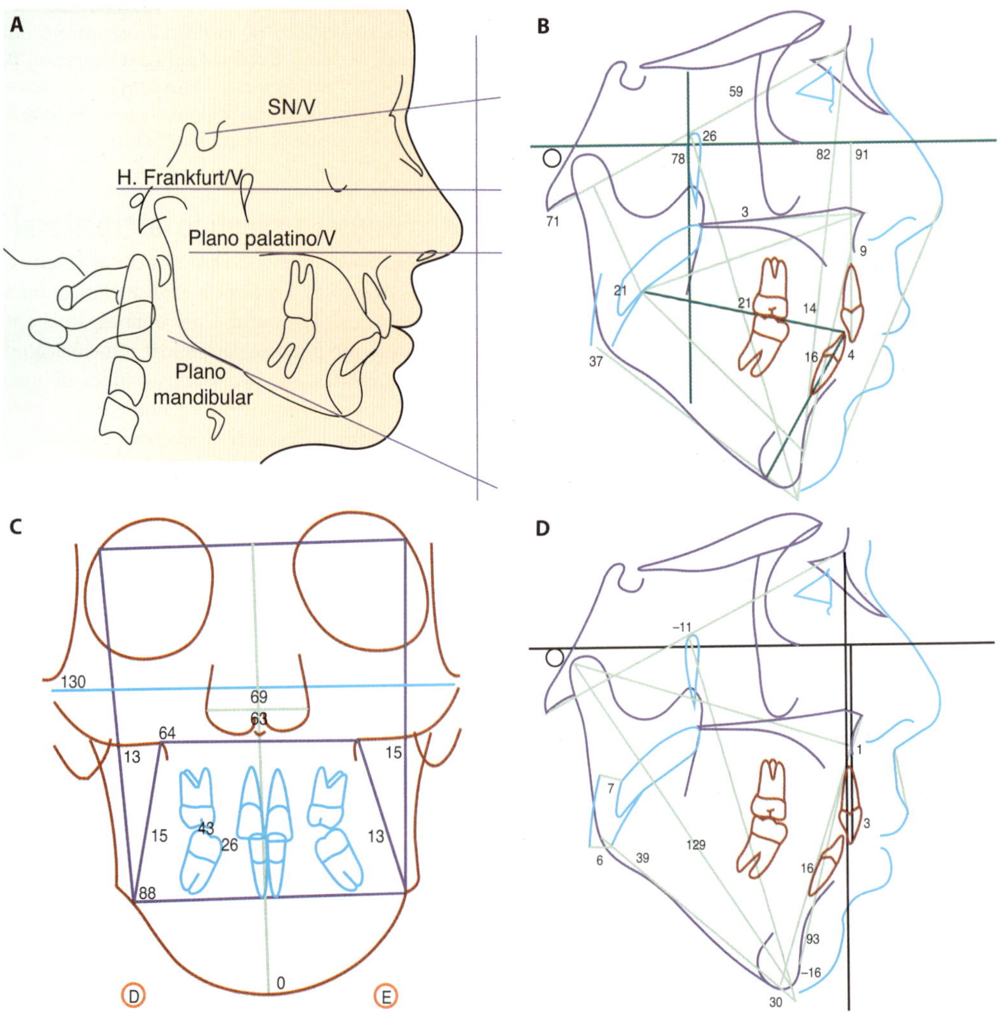

Figura 64.12 **A.** Planos faciais; **B.** Análise cefalométrica de Ricketts; **C.** Análise cefalumétrica frontal de Ricketts; **D.** Análise cefalométrica de McNamara.

mordida profunda. Um plano mandibular muito inclinado dá a impressão de retrognatismo mandibular, enquanto um plano mandibular fechado dá impressão de prognatismo mandibular (Figura 64.13)

- Plano oclusal funcional: formado pela linha que passa pelo ponto de contato interoclusal mais distal dos primeiros molares e pelo ponto médio da sobremordida dos caninos. Essa linha forma, com o plano de Frankfurt, um ângulo aproximado de 8° (± 4°)
- Ângulo do eixo facial: ângulo posteroinferior formado pela intersecção da linha básio-násio e o eixo facial (linha do ponto posterosuperior da fissura pterigomaxilar ao gnátio). Varia em torno de 90°. Essa medida indica a direção de crescimento do mento. Um valor pequeno indica face longa ou mento retruído. Um valor elevado indica face curta verticalmente ou mento proeminente (Figura 64.14)
- Convexidade facial: a distância entre o ponto A e o plano facial (Na-Po). Varia em torno de 1 mm. Valores maiores que 3 mm indicam um modelo esquelético classe II. Valores menores que -2 mm indicam modelo esquelético tipo III. Essa medida não indica qual arco é o responsável pela discrepância
- Proporção entre comprimento de maxila e mandíbula: proporção entre a distância do côndilo para o ponto A e do côndilo para o gnátio (Co - A: Co - Gn). Varia em torno de 1:1.3. Essa proporção é usada para avaliar o comprimento relativo de cada maxilar, independentemente da presença de alguma discrepância vertical. Essa proporção não determina qual maxilar está incorreto, apenas que há discrepância
- Relações de tecidos moles verticais: perpendicular ao plano de Frankfurt, a proporção entre o terço médio de face (glabela à subnasal) e o terço inferior da face (subnasal ao mento mole) é aproximadamente 1:1. A relação entre as distâncias subnasal ao ponto estômio do lábio superior e deste ao mento mole é de aproximadamente 1:2. A distância entre o ponto estômio do lábio superior e o estômio do lábio inferior varia de 0 a 3 mm (Figura 64.15)
- Relações de tecidos moles horizontais: paralelo ao plano de Frankfurt, inicialmente traça-se uma linha de referência vertical e perpendicular ao plano de Frankfurt, passando pelo ponto subnasal. A distância horizontal dessa linha de referência à projeção mais anterior do vermelhão labial superior varia de 0 ± 2 mm. A distância dessa linha à projeção mais anterior do vermelhão labial inferior varia de -2 a ± 2 mm. Muito significativa é a avaliação da linha Nperp ao tecido mole do mento na projeção do pogônio (Po), que varia de -4 a ± 2 mm.

No traçado cefalométrico frontal, os pontos mediais devem coincidir com a linha mediana. A partir da linha central, comparam-se as estruturas laterais, que devem estar, aproximadamente, em iguais distâncias. Os planos horizontais devem estar paralelos entre si e perpendiculares à linha mediana.

A angulação dos incisivos superiores é de importância fundamental na definição das metas do preparo ortodôntico pré-cirúrgico e no estabelecimento das metas da cirurgia. A inclinação dos incisivos superiores pode ser checada rapidamente na telerradiografia, considerando que uma linha no longo eixo do incisivo central superior deve ser tangente ao contorno posterior da órbita. A inclinação do longo eixo do incisivo superior com o plano palatino é de 70°; mais ou menos 5° pode ser uma meta do preparo ortodôntico pré-cirúrgico.

O longo eixo do incisivo inferior e o plano mandibular define o ângulo IMPA (ângulo entre plano mandibular e o longo eixo do

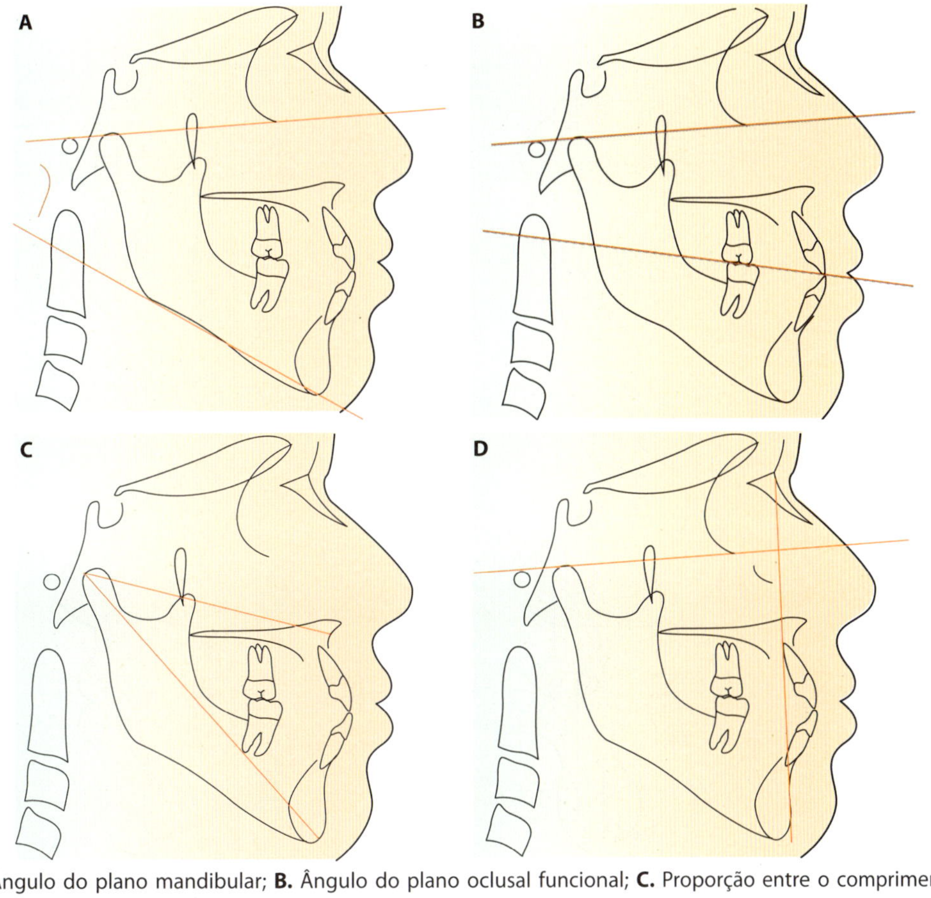

Figura 64.13 A. Ângulo do plano mandibular; **B.** Ângulo do plano oclusal funcional; **C.** Proporção entre o comprimento da maxila e da mandíbula; **D.** Ângulo da profundidade facial.

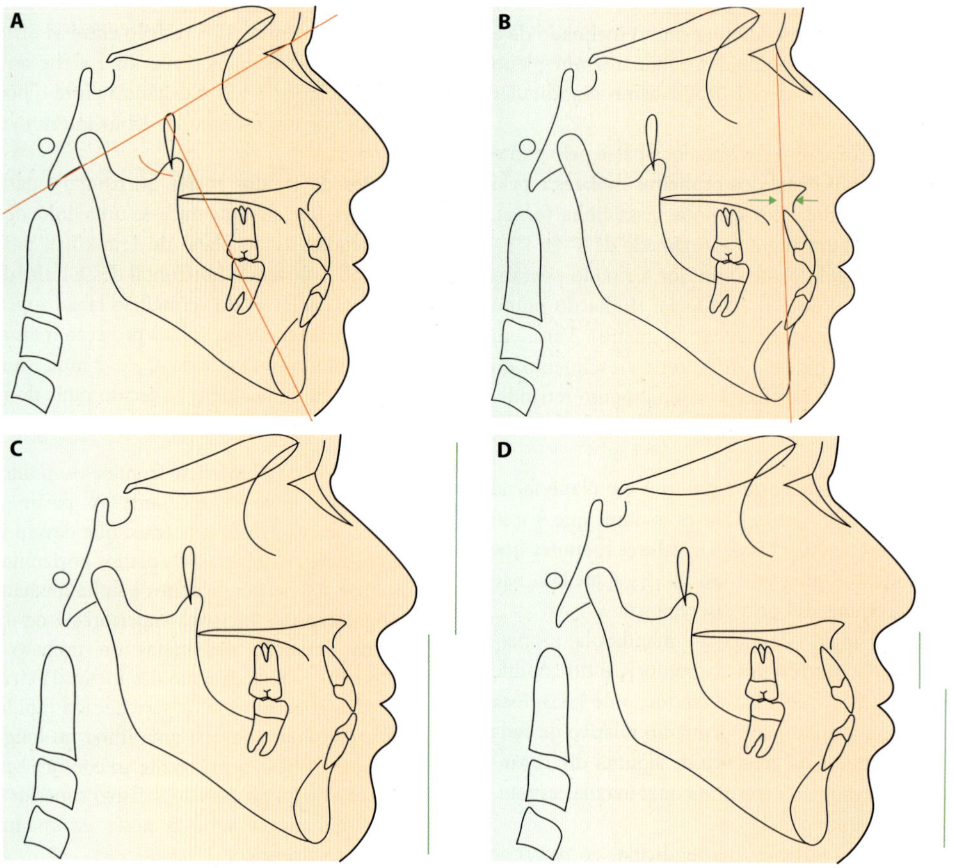

Figura 64.14 **A.** Ângulo do eixo facial; **B.** Convexidade facial; **C.** Relação dos tecidos moles verticais: distância da glabela à subnasal e subnasal ao mento mole são equivalentes; **D.** Relação dos tecidos moles verticais: a proporção da distância do estômio do lábio superior ao mento mole é de 1:2.

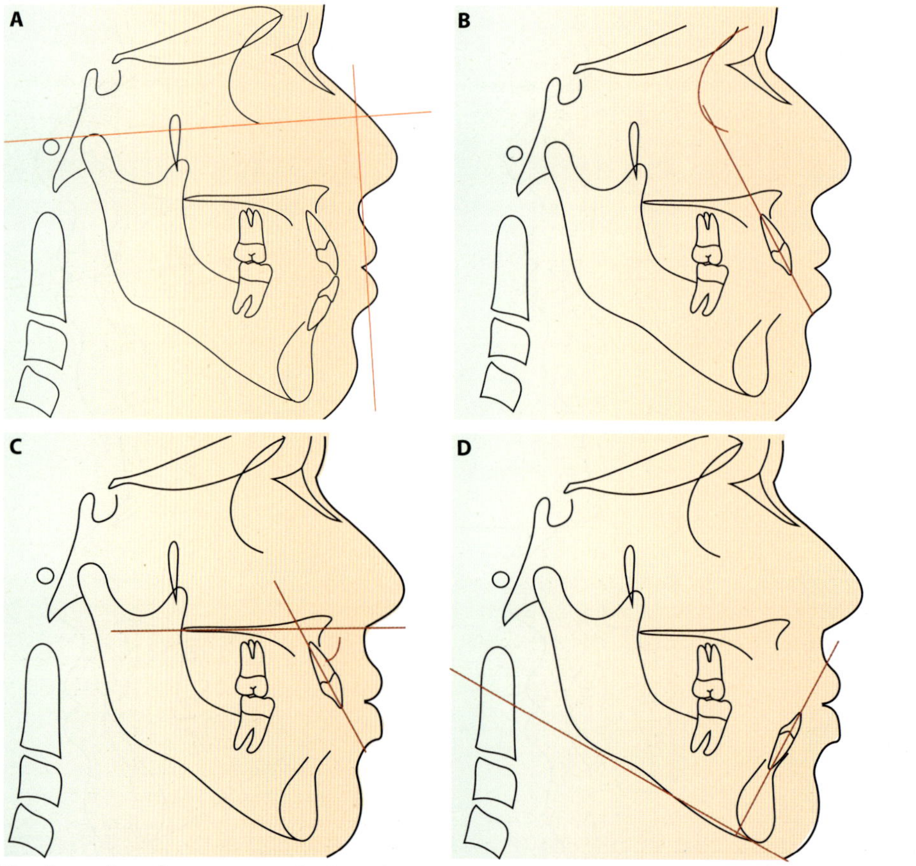

Figura 64.15 **A.** Análise do tecido mole com a vertical subnasal; **B.** Inclinação dos incisivos superiores; **C.** Ângulo dos incisivos superiores com o plano palatino; **D.** Inclinação dos incisivos inferiores – posicionamento dos incisivos inferiores com relação ao plano mandibular.

incisivo central inferior) e estabelece a inclinação axial desse dente. É um bom guia para o posicionamento desses dentes em sua relação com o osso basal. O ângulo IMPA gira em torno de 95°, com uma variação de mais ou menos 5°.

A aplicação dessas análises em cirurgia ortognática é sujeita a inúmeras críticas: a cefalometria estuda uma estrutura tridimensional a partir de uma referência bidimensional; variações nos tecidos moles podem induzir a erros; posicionamento incorreto da cabeça do paciente durante a tomada da telerradiografia altera as referências anatômicas; as análises baseiam-se em estudo de populações que supostamente não apresentavam alterações esqueléticas e variações étnicas não foram consideradas; diferentes modelos de análise cefalométrica levam a diferentes diagnósticos de alteração de oclusão dentária e, finalmente, uma face "cefalometricamente perfeita" não é sinônimo de face esteticamente satisfatória, e o contrário também é verdadeiro.

Apesar de todas as limitações, o estudo cefalométrico auxilia no diagnóstico e na quantificação dos movimentos maxilomandibulares desejados, além de orientar decisões de posicionamento dentário durante o preparo ortodôntico. No entanto, caso o tratamento cirúrgico baseie-se exclusivamente na correção das alterações cefalométricas, o resultado cirúrgico poderá ser insatisfatório. O objetivo do tratamento é tornar a face do paciente harmônica, e não com medidas cefalométricas "normais".

EXAMES DE IMAGEM EM CIRURGIA ORTOGNÁTICA

Os exames radiográficos comumente utilizados são a radiografia panorâmica, a telerradiografia lateral e frontal, a tomografia de face com reconstrução tridimensional, as radiografias periapicais e interproximais (*bite-wings*).

As radiografias panorâmicas são importantes para avaliação geral, na abordagem inicial do paciente pelo ortodontista e cirurgião. A sua análise pode indicar a necessidade de exames específicos. As radiografias periapicais e *bite-wings* são importantes para avaliação da saúde bucal do paciente e podem indicar a necessidade de tratamentos odontológicos antes do início da terapia ortodôntica, como, por exemplo, indicar a necessidade de restaurações e endodontia.

As telerradiografias laterais são utilizadas para o estudo cefalométrico. Dentre as várias utilizações já descritas, são importantes para o estabelecimento de algumas relações maxilomandibulares, entre os arcos maxilares e a base do crânio, os planos oclusal e mandibular, e as inclinações dos incisivos superiores e inferiores com relação às suas respectivas bases ósseas.

As tomografias *multislice* (realizadas em clínicas médicas) ou volumétricas (*cone beam*) são essenciais quando da realização do planejamento virtual digital do procedimento cirúrgico. Também permitem avaliar aspectos morfológicos, como a espessura óssea das regiões onde serão realizadas as osteotomias e das regiões eleitas para a fixação interna rígida. Também pode ser avaliada de forma bastante precisa a localização de estruturas anatômicas importantes, como a língula da mandíbula e o trajeto do nervo alveolar inferior. Permite antecipar dificuldades e cuidados específicos para a cirurgia. Também é um método valioso para verificar detalhes dos dentes terceiros molares retidos e a morfologia óssea da articulação temporomandibular.

Em pacientes com assimetrias faciais em que a radiografia panorâmica ou tomografia demonstre alteração da cabeça da mandíbula, pode estar indicada cintilografia óssea. Esse exame é utilizado principalmente para avaliar o metabolismo ósseo e auxílio da definição caso algum crescimento da cabeça da mandíbula possa estar em atividade.

Os exames radiográficos e tomográficos que serão usados no planejamento cirúrgico e as relações oclusais que serão transferidas para o articulador devem ser realizados na posição mandibular de relação central (Figuras 64.16 a 64.18). Há uma parte de pacientes que, apesar de seus significantes desarranjos dentofaciais, consegue manter de alguma forma a função e mesmo a estética por meio de mecanismos adaptativos, e a oclusão habitual mantém-se diferente da relação central. Isso é mais observado em pacientes classe II, com retrusão mandibular, em que o paciente protrui a mandíbula para disfarçar a pouca projeção do mento.

TEMPO DE TRATAMENTO ORTODÔNTICO

O cirurgião e o ortodontista devem informar ao paciente o planejamento e as etapas do tratamento orto-cirúrgico. O paciente será avaliado pelos profissionais, primeiro individualmente, e na sequência, é ideal que ambos se reúnam para definir os passos do

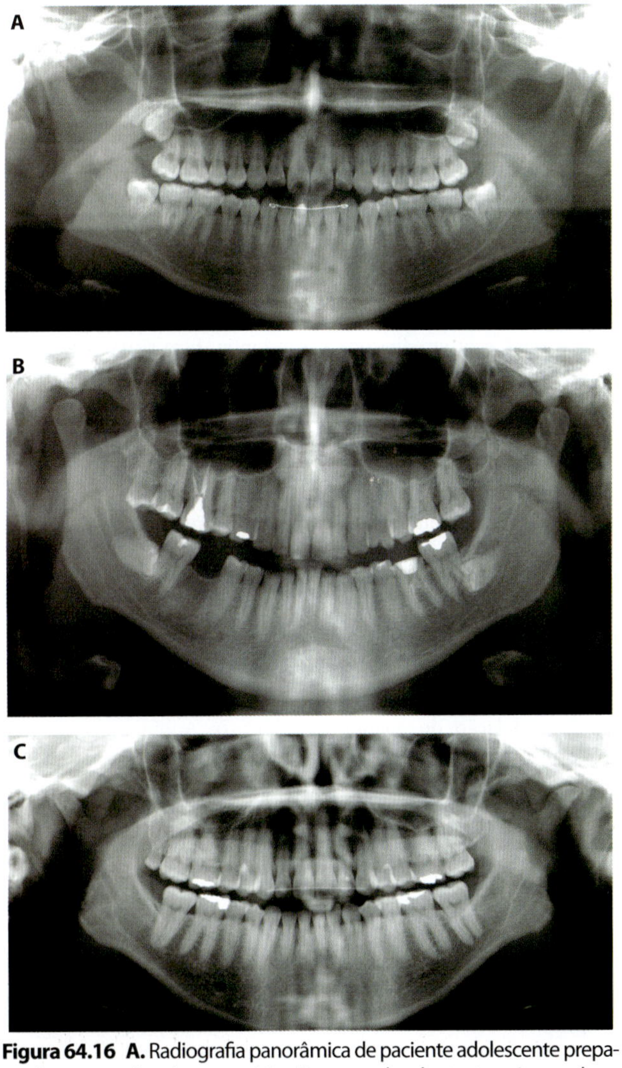

Figura 64.16 A. Radiografia panorâmica de paciente adolescente preparando-se para cirurgia ortognática. Presença dos dentes terceiros molares retidos com indicação de exodontia pelo menos 6 meses antes da osteotomia mandibular; **B.** Radiografia panorâmica de paciente adulto preparando-se para cirurgia ortognática. Presença dos dentes terceiros molares inferiores retidos e impactados. Presença de anquilose. Pode ser recomendável exodontia no ato da osteotomia mandibular, fazendo odontosecção concomitante ao corte ósseo; **C.** Radiografia panorâmica de face mostrando alteração da forma da cabeça da mandíbula, com aplainamento da superfície articular. Pode ser recomendável cirurgia da articulação temporomandibular no mesmo ato da cirurgia ortognática.

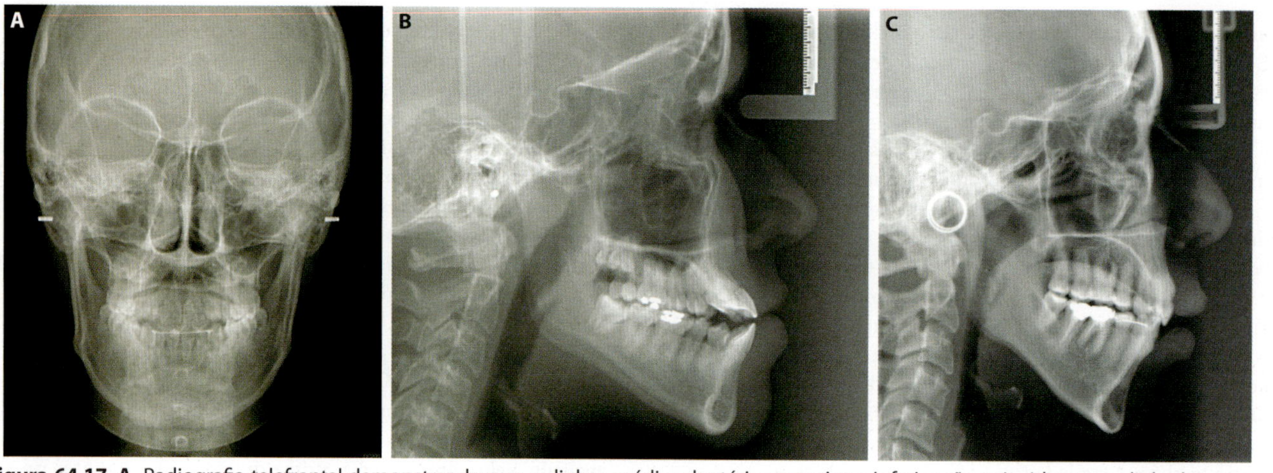

Figura 64.17 A. Radiografia telefrontal demonstrando que as linhas médias dentárias superior e inferior são coincidentes e alinhadas com a espinha nasal anterior, septo nasal e mento; **B.** Radiografia telelateral demonstrando incisivos superiores excessivamente vestibularizados em paciente classe III esqueletal, com necessidade de melhorar o posicionamento dos referidos dentes no arco maxilar e criar discrepância esqueletal que possibilite os movimentos ósseos indicados para o caso; **C.** Radiografia telelateral demonstrando incisivos superiores excessivamente verticalizados em paciente com retrusão bimaxilar. Também é possível visualizar vedamento labial inadequado e desenho do mento mal definido.

tratamento. As etapas principais são o preparo ortodôntico pré-operatório, a cirurgia ortognática e a ortodontia pós-operatória. O tempo de ortodontia varia de acordo com a complexidade do caso. A ortodontia pré-operatória pode durar até em torno de 18 meses e a ortodontia pós-operatória, em torno de 6 meses. Em alguns casos, a complexidade da alteração dento-esquelética é tamanha que inviabiliza o preparo ortodôntico pré-operatório ou tornaria esse preparo tecnicamente mais difícil e demorado. A cirurgia é realizada, para então progredir com a ortodontia. Essa situação é denominada de cirurgia com benefício antecipado (*surgery first*). Essa situação exige ainda mais consonância entre ortodontista e cirurgião. Em portadores de maxilas atrésicas severas, o tratamento pode ser iniciado com expansão ortodôntica de maxila cirurgicamente assistida, realizada ortodontia e finalmente a osteotomia para reposicionamento definitivo dos maxilares.

CUIDADOS ANTES DO INÍCIO DO TRATAMENTO

Antes do início do tratamento ortodôntico, deve-se fazer avaliação cuidadosa da saúde bucal do paciente. Alterações como doença periodontal, cáries, lesões bucais, entre outras, devem ser tratadas antes da instalação do aparato ortodôntico. A higiene oral com aparelho ortodôntico é mais trabalhosa e difícil. O paciente deve estar ciente e comprometido em manter boa saúde gengival e dentária. Quando há indicação de implantodontia, esse procedimento geralmente será realizado após a cirurgia ortognática e ao final do tratamento ortodôntico pós-operatório. Em alguns casos, principalmente em ausências dentárias múltiplas, pode-se indicar colocação de implantes antes da cirurgia ortognática, para ancoragem ortodôntica e melhores possibilidades de movimentação dos dentes remanescentes, possibilitando estabilidade oclusal no intra e no pós-operatório. A ancoragem ortodôntica também pode ser obtida com o uso de mini-implantes, que são implantes provisórios fixados em local determinado pelo ortodontista, usados somente durante o preparo ortodôntico, com o objetivo de facilitar a movimentação dentária desejada.

EXODONTIA DE DENTES TERCEIROS MOLARES RETIDOS

Na mandíbula, os terceiros molares retidos localizam-se na topografia onde realiza-se a osteotomia sagital do ramo mandibular. Recomenda-se que sejam removidos cerca de 6 meses antes da cirurgia. Esse tempo é suficiente para promover a remodelação óssea satisfatória, de modo a favorecer a osteotomia, a fixação óssea e prevenir fraturas indevidas (*bad fractures*) mandibulares. Após essa remodelagem óssea, a osteotomia e a fixação óssea podem ser realizadas com segurança. Alguns autores preconizam que, quando, por algum motivo, o terceiro molar retido não tenha sido removido previamente, a osteotomia sagital do ramo mandibular inclua o dente e faça a divisão do mesmo ao meio, tal qual uma estrutura óssea. Após conclusão da osteotomia, o elemento dentário seccionado seria então removido. Nesses casos, podem ocorrer dois problemas: fragilidade das corticais mandibulares com possibilidade de fratura e/ou dificuldade na fixação dos segmentos proximal e distal (osteossíntese). Por vezes, o dente terceiro molar inferior em pacientes adultos e idosos podem estar impactados e mesmo anquilosados, de forma que uma cirurgia prévia poderia ocasionar um trauma cirúrgico e um defeito ósseo na região, também dificultando a osteotomia sagital mandibular. De forma geral, o ideal é a remoção prévia dos dentes terceiros molares inferiores.

Na maxila, de preferência, os dentes terceiros molares superiores também devem ser removidos alguns meses previamente à cirurgia, a não ser que seja tecnicamente difícil e exporia o paciente a um trauma cirúrgico excessivo. Há a possibilidade de exodontia dos terceiros molares retidos após realização da osteotomia e da mobilização da maxila (*down fracture*). Esse procedimento não interfere na fixação óssea. Quando o dente terceiro molar superior estiver erupcionado e estiver indicado a sua exodontia, o mesmo também deve ser removido previamente, alguns meses antes da cirurgia, de forma que o alvéolo e sua gengiva de cobertura estarão regenerados no ato operatório, o que leva aproximadamente 60 dias. O dente terceiro molar superior erupcionado e extraído no ato da osteotomia da maxila pode dar origem a uma fístula buco-sinusal.

EXODONTIA DE DENTES PRÉ-MOLARES

Em situações de grandes apinhamentos dentários podem ser necessárias extrações para a mecânica ortodôntica, para acomodar os dentes adequadamente nos arcos maxilares, e permitir o adequado alinhamento dentário.[21] Quando as inclinações dos incisivos superiores ou inferiores são excessivas e não há possibilidade de posicioná-los corretamente nas suas bases ósseas, extrações podem estar indicadas. Da mesma forma, quando a deformidade esqueletal

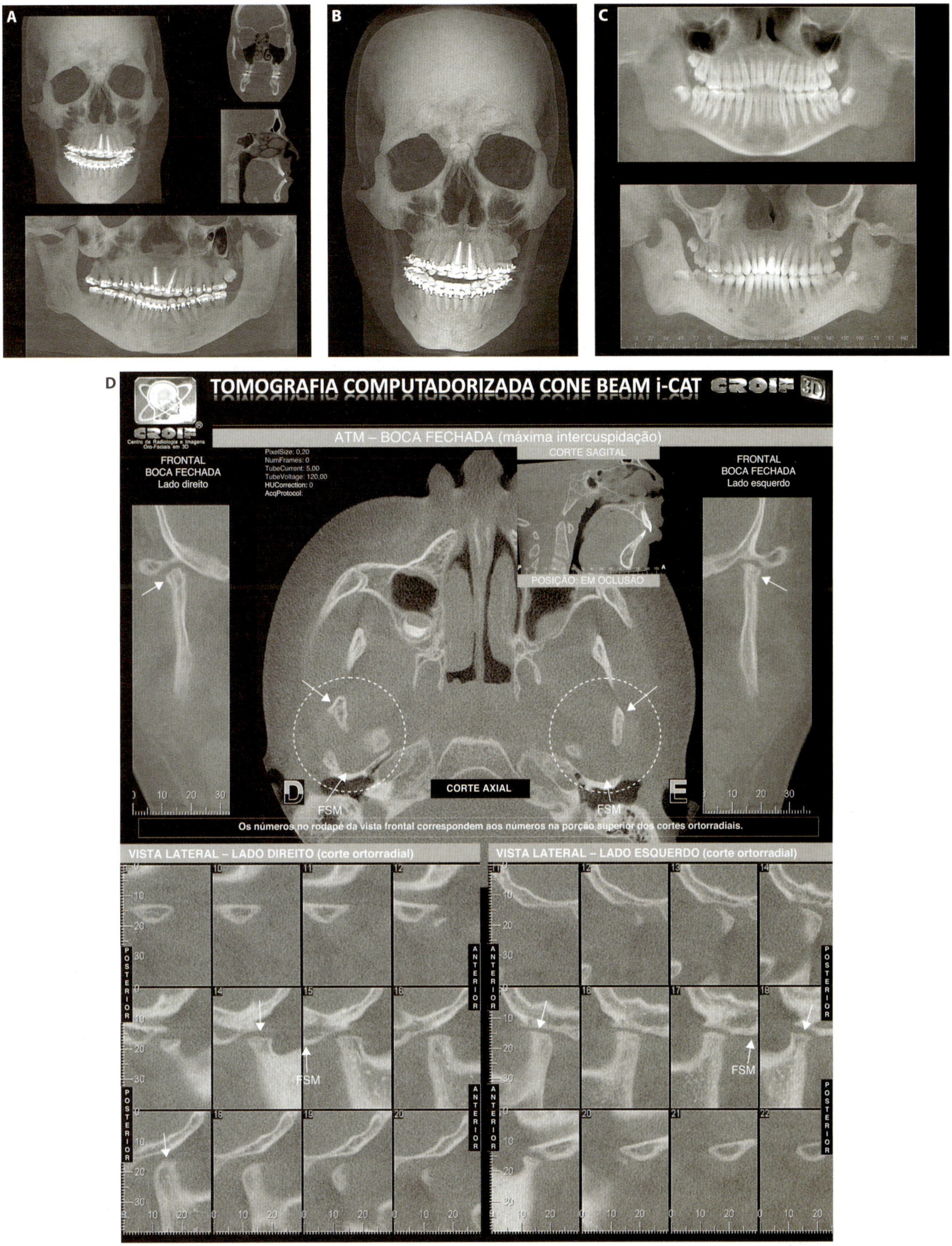

Figura 64.18 A. Tomografia *cone beam* com os cortes frontais permitindo visualização da assimetria dos terços médio e inferior de face. Reconstrução de mandíbula possibilita verificar alongamento do ramo e da cabeça da mandíbula do lado esquerdo, sendo a causa da assimetria maxilomandibular; **B.** Tomografia *cone beam* com reconstrução 3D frontal, demonstrando alteração do plano oclusal no sentido laterolateral, com desvio do mento para o lado direito, decorrente do alongamento do ramo mandibular do lado esquerdo. Importante assimetria facial; **C.** Tomografia *cone beam* com cortes planigráficos de paciente adolescente preparando-se para cirurgia ortognática, demonstrando reabsorção condilar bilateral. Nesse caso, há reabsorção estável comparando exames evolutivos prévios; **D.** Tomografia *cone beam* demonstrando artrose de articulação temporomandibular, com alteração importante da forma da cabeça de mandíbula. FSM = fossa mandibular.

exigir movimentos ósseos relevantes para que a estética seja alcançada, no entanto a discrepância dentária não permite a magnitude do movimento que a discrepância esquelética exige, extrações dentárias podem estar indicadas.

Os dentes escolhidos geralmente são os primeiros pré-molares, superiores em casos de classe III e inferiores em casos de classe II. A exodontia permite a retração dos dentes anteriores (caninos a caninos) e verticalização dos incisivos. Quando já há ausência de um dente molar de um dos lados, ou o dente molar (em especial o primeiro molar) de qualquer dos hemi-arcos encontra-se em mal estado de conservação, a decisão pode ser pela extração desse dente, mesmo sendo a movimentação ortodôntica mais difícil e demorada do que quando remove-se o dente pré-molar. Com a utilização da técnica dos alinhadores dentários para a mecânica ortodôntica, há a possibilidade de visualização no *software* das várias etapas dos movimentos dentários e as relações oclusais entre os arcos, o que facilita a decisão sobre qual dente seria mais vantajoso extrair.

FINAL DO PREPARO ORTODÔNTICO

O ideal do paciente em preparo de cirurgia ortognática é que modelos do paciente (em gesso resultante de moldagens ou resina resultante de escaneamento e impressão 3D) sejam avaliados com frequência, aproximadamente a cada 3 meses, coordenados manualmente de forma que possam orientar da melhor forma o ortodontista na condução do alinhamento e do nivelamento dentário. Quando ortodontista e cirurgião entendem que o preparo ortodôntico está pronto, devem verificar se a oclusão desejada para o pós-operatório é possível e se a discrepância dentária permite o movimento ósseo que o caso exige. Isso é realizado manipulando os modelos na mão, coordenando-os e averiguando as relações dentárias anteroposteriores e transversais. O arco superior e o inferior devem se encaixar em classe I, sempre que possível, com dentes com os guias em canino e molar. Isso proporciona maior estabilidade oclusal no pós-operatório, com menor chance de recidiva do movimento.

PROCEDIMENTOS APÓS O FINAL DO PREPARO ORTODÔNTICO E ANTES DA CIRURGIA

A repetição de alguns exames para o planejamento operatório (fotografias de face e intrabucais, escaneamento dos dentes dos arcos superior e inferior, radiografias panorâmica, telelateral e telefrontal, tomografia da maxila, mandíbula e face, impressão de modelos em gesso ou resina) são realizados aproximadamente 20 a 30 dias após a última movimentação dentária. Ou seja, os exames que serão utilizados para o planejamento cirúrgico devem ser realizados após a certeza de que não ocorrerá mais nenhum movimento dentário antes da cirurgia. Os dentes devem ficar estáveis nessa mesma posição até o dia da cirurgia. Isso independe se o paciente está fazendo uso de aparelhos fixos ou aparelhos móveis (alinhadores). Se os modelos de gesso forem utilizados para serem montados em articulador, deverão ser obtidos em gesso especial tipo IV, preferencialmente. Essa especificação de gesso é capaz de resistir à montagem e à manipulação dos modelos no articulador e na obtenção dos guias cirúrgicos sem fraturas de arestas dentárias.

Alguns dias antes da cirurgia, o ortodontista realizará os ajustes finais para facilitar ao cirurgião a fixação intermaxilar transoperatória transitória, para a realização das fixações ósseas na oclusão desejada. Se o paciente faz uso de aparelho fixo, geralmente estará com o arco retangular nesse momento, e o ortodontista adicionará aos mesmos esporões (pequenos ganchos angulados) soldados nos arcos retangulares. Para esse mesmo fim, podem ser utilizados também *brackets* originariamente com esporões e, se os dentes molares estiverem bandados, podem ser utilizados tubos ou ganchos acoplados à essas bandas. Depende da preferência do cirurgião. O ortodontista deve ter cuidado para garantir que a colocação dos esporões não irá causar distorções ao arco retangular, e dessa forma, ocasionar movimentação dentária indesejável nesse momento. Se o paciente estiver com aparelho móvel (alinhadores), o ortodontista colará botões nas superfícies vestibulares dos dentes para serem utilizados no bloqueio intermaxilar (BIM) transoperatório. Em geral, os alinhadores serão aliviados (recortados) gentilmente para não sofrerem colisão com os botões. Da mesma forma, esse mesmo alinhador recortado poderá ser utilizado nas primeiras semanas de pós-operatório para impedir extrusões dentárias caso elásticos sejam aplicados nos botões. Os elásticos leves usados nas primeiras semanas de pós-operatório têm o objetivo de guiar a oclusão no período inicial após as movimentações ósseas e acomodações musculares.

Em pacientes com múltiplas ausências dentárias, ou se os *brackets* ortodôndicos se soltarem durante o bloqueio intermaxilar transoperatório, ou se foram utilizados alinhadores na ortodontia e não aparelho fixo, podem ser utilizados parafusos de fixação intermaxilar, geralmente 1 ou 2 em cada hemiarco, dependendo de cada situação. Estes são geralmente removidos ao final da cirurgia.

TRAÇADO PREDITIVO MANUAL

É fundamentado na análise facial e no estudo cefalométrico conjuntamente. É ferramenta utilizada na definição dos movimentos cirúrgicos e na verificação de alterações estéticas resultantes dos movimentos ósseos. O cirurgião planeja os movimentos que o paciente necessita, e o traçado preditivo confirmará ou não sua impressão diagnóstica. O que é feito no traçado preditivo será transferido para cirurgia de modelos.[20] O que for obtido na cirurgia de modelos será transferido para a cirurgia, ou seja, para o paciente. De qualquer forma, é importante lembrar que as mudanças de tecidos moles são de difícil controle e previsão, mesmo com a utilização de *softwares* no planejamento digital.

Há várias maneiras e possibilidades de como realizar o traçado preditivo. No traçado preditivo manual, a radiografia é fixada no negatoscópio de mesa e uma folha de acetato ou plástico transparente é fixada sobre a radiografia. Com grafite cor preta ou caneta 0,5 mm demarcam-se as estruturas. A depender do tipo de cirurgia, as osteotomias são desenhadas.

As posições horizontal e vertical do incisivo central superior (ICS) e a posição vertical dos molares são fatores importantes no planejamento da cirurgia ortognática. A exposição do ICS é um dos principais parâmetros do planejamento.

O traçado preditivo geralmente é realizado quando o ortodontista e cirurgião definem que o paciente está pronto para a cirurgia. No entanto, também pode ser uma arma a ser utilizada no início do tratamento orto-cirúrgico, antes do início de qualquer mecânica ortodôntica, de forma que o traçado preditivo auxilie na indicação de quais seriam os melhores movimentos com resultados funcionais e estéticos para o paciente e, dessa forma, guiaria os movimentos dentários a serem realizados pela ortodontia (Figuras 64.19 a 64.21). Por exemplo, nesse momento a equipe pode definir se o propósito seria uma cirurgia monomaxilar ou bimaxilar, e essa decisão guiaria os movimentos dentários necessários para a criação de uma discrepância dentária que permita os movimentos desejados. Dessa forma, e nesse momento, podem ser definidos também a necessidade ou não de extrações dentárias, mais comumente dentes pré-molares.

O traçado preditivo digital está substituindo o traçado preditivo manual com muitas vantagens. A maioria dos *softwares* permite a avaliação e o planejamento de imagens em duas dimensões (2D), mas existem programas que permitem o trabalho das imagens tridimensionais (3D). O traçado preditivo manual e o digital 2D

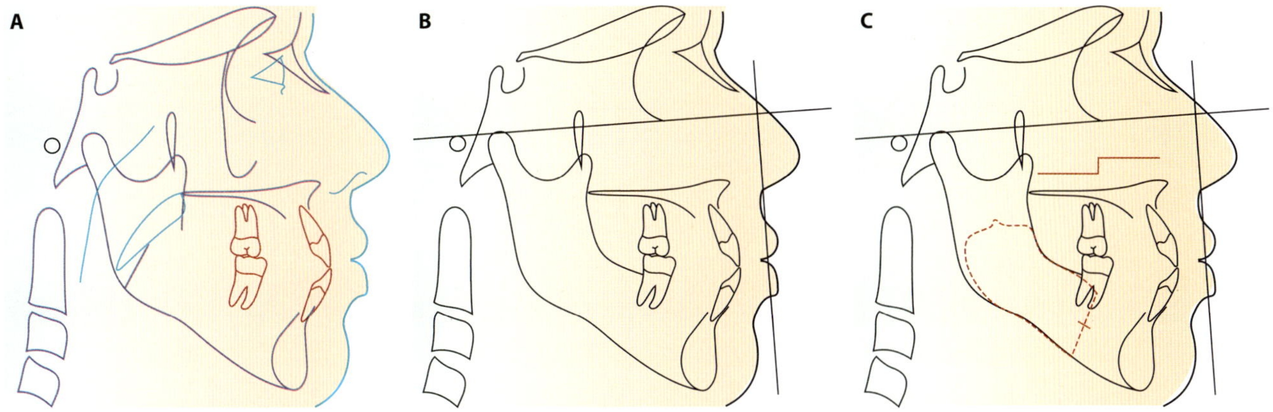

Figura 64.19 A. Traçado cefalométrico de paciente classe III dento-esqueletal apresentando deficiência paranasal, aumento do terço inferior da face e mordida de topo anterior; **B.** Desenho do plano de Frankfurt e linha subnasal perpendicular a Frankfurt; **C.** Desenho das osteotomias da maxila e mandíbula.

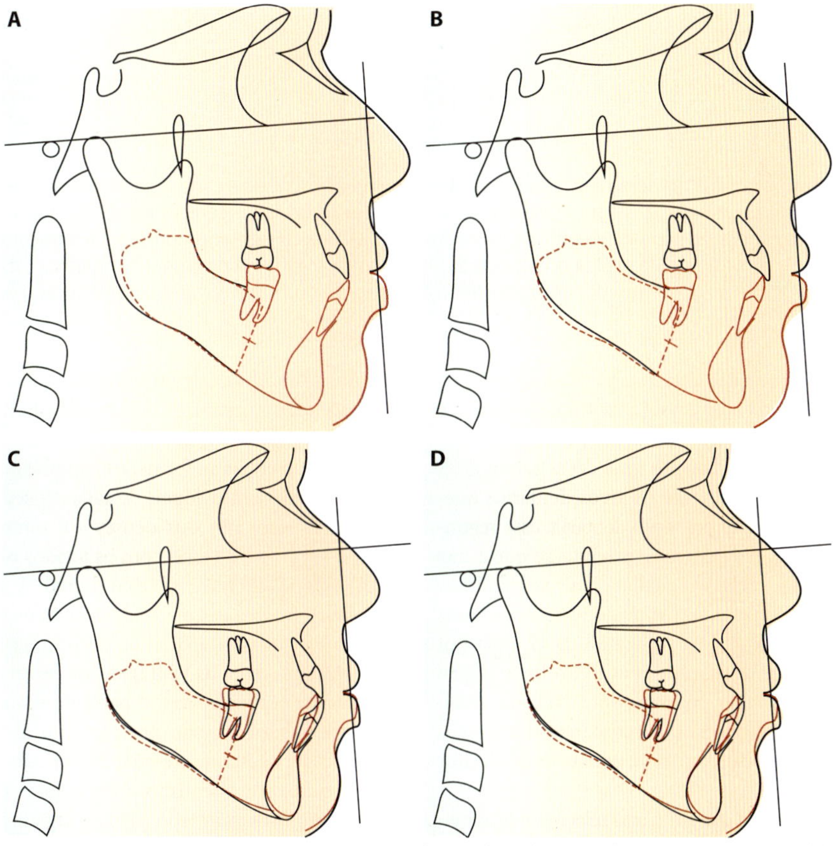

Figura 64.20 A. Para verificar se a cirurgia será realizada no maxilar inferior, desenha-se toda a parte óssea móvel da mandíbula com a cirurgia; **B.** Reposiciona-se posteriormente a mandíbula em classe I; **C.** Realiza-se a sopreposição dos traçados e avaliam-se os impactos positivos e negativos que o movimento da mandíbula ocasionou; **D.** Observa-se que o recuo da mandíbula praticamente não ocasiona recuo do mento, já que o movimento anti-horário da mandíbula o projeta. Como resultado, praticamente não há mudanças na projeção do tecido duro, nem dos tecidos moles no perfil facial.

praticamente se equivalem. A diferença é que, no digital 2D, a visualização das alterações em partes moles é de melhor qualidade e mais rápida de executar. Vale consignar que o traçado 3D é muito superior. Os programas 3D permitem realizar o desenho das osteotomias, planejar o posicionamento de placas e parafusos, prever áreas de contatos e "conflitos" ósseos, indicar necessidades de desgastes ósseos e, ainda, comparar as posições e as relações ósseas obtidas no *software* com o ato cirúrgico. Os programas 3D substituem a cirurgia de modelos.

CIRURGIA DE MODELO, CIRURGIA VIRTUAL DIGITAL E GUIA CIRÚRGICO

Nas cirurgias ortognáticas combinadas (bimaxilares), ou de um único arco dentário, em que haverá correção de assimetrias ou movimentos verticais, a montagem de modelos em articulador, ou a cirurgia digital virtual, e a confecção do guia cirúrgico, também chamado de goteira ou *splint*, é indispensável. O guia intermediário orienta o posicionamento do primeiro arco dentário mobilizado de

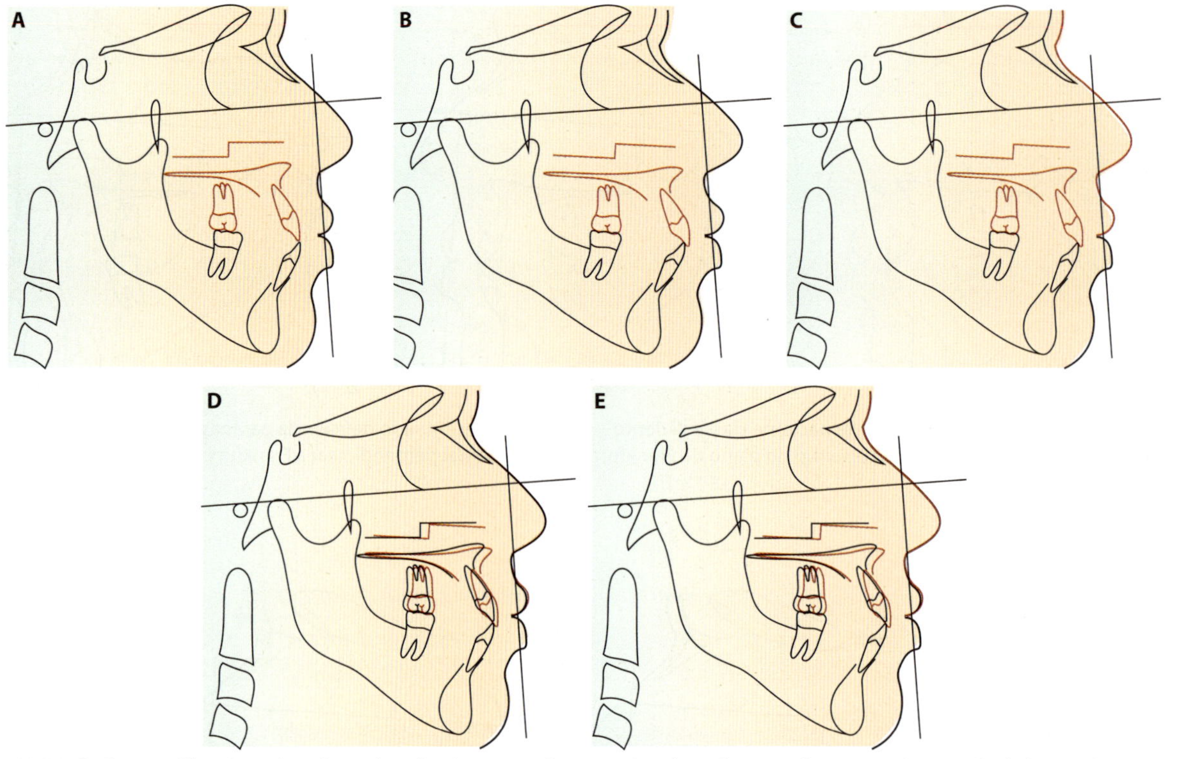

Figura 64.21 **A.** Para verificar se a cirurgia será realizada no maxilar superior, desenha-se toda a parte óssea móvel da maxila com a cirurgia; **B.** Reposiciona-se a mandíbula em classe I, estabelecendo uma boa relação do lábio com os incisivos superiores (em torno de 3 mm); **C.** Desenham-se as mudanças esperadas no lábio superior e na ponta nasal; **D.** Realiza-se a sopreposição dos traçados e avaliam-se os impactos positivos e negativos que o movimento da maxila ocasionou; **E.** O avanço da maxila vai proporcionar melhor projeção da área paranasal e provavelmente aumentar o volume do lábio superior. Não ocorrerão mudanças significativas que possam piorar o plano oclusal.

acordo com o planejamento pré-cirúrgico. A utilização de guia cirúrgico durante a osteossíntese do arco maxilar mobilizado facilita o procedimento, por proporcionar maior estabilidade e fixação óssea adequada. Também, para o posicionamento final do segundo arco, pode-se utilizar outro guia cirúrgico. Caso os arcos dentários estejam bem coordenados, com boa interdigitação dentária, esse segundo guia poderá ser dispensado. Nesses casos, acredita-se que a não utilização do guia final facilita a oclusão imediata mais satisfatória e diminui o tempo de tratamento ortodôntico pós-operatório. O guia cirúrgico pode ser confeccionado após a realização da cirurgia dos modelos ou, mais recentemente, após a introdução do fluxo digital em cirurgia ortognática, ser impresso em impressoras 3D. Em movimentos de um único maxilar, em que há boa coordenação dos arcos e apenas movimentação anteroposterior, o cirurgião pode decidir por dispensar o guia cirúrgico.

O articulador é um instrumento que simula as relações e os movimentos maxilomandibulares do paciente em laboratório,[22] e sua finalidade é o estudo da oclusão e a confecção dos guias cirúrgicos. O arco facial é o instrumento responsável pelo registro da posição espacial da arcada superior e por medir a distância intercondilar. O articulador deverá ser ajustado nas posições indicadas pelo arco facial. Os modelos do arco superior e inferior são montados no articulador e devem manter sua relação cêntrica. São traçadas linhas verticais perpendiculares ao plano oclusal, passando pela linha média dos caninos e dos molares. O paquímetro e a plataforma de Erickson são utilizados para proceder diversas medidas no modelo antes e após os cortes. Depois de checadas as medidas, são obtidos os guias cirúrgicos. O guia intermediário é obtido após a movimentação do primeiro arco, e o guia final, após a movimentação do segundo arco. Esses guias devem ter cores diferentes, a fim de evitar troca no intraoperatório.

O planejamento cirúrgico virtual (PCV) é o método de escolha atualmente para determinar os movimentos a serem realizados pela maxila, mandíbula e mento durante a cirurgia. O PCV é realizado para simular o movimento maxilomandibular real, de modo que cada passo operatório possa ser avaliado antes do procedimento cirúrgico ocorrer. Desta forma, o cirurgião pode prever as dificuldades e características individuais de cada procedimento cirúrgico.[23-25]

O escaneamento dos dentes e a tomografia computadorizada (TC) do crânio e da face, com os tecidos moles, são elementos-base para o planejamento cirúrgico digital. A aquisição da imagem tomográfica poderá ser realizada através de tomografia de feixe cônico (*cone beam*) ou aparelhos de tomografia médica *multislice*. A primeira apresenta as vantagens de ter menores doses de radiação e poder ser realizada com o paciente sentado, sendo possível posicionar a cabeça em sua posição natural. Se o paciente apresenta uma relação cêntrica diferente da oclusão cêntrica, ele deve ser encaminhado para a realização do exame com um guia de mordida de silicone confeccionado pelo cirurgião, que assegure a aquisição da imagem em relação cêntrica.

Nos protocolos de planejamento cirúrgico virtual utilizados para a cirurgia ortognática, um modelo de crânio composto tridimensional (3D) do paciente é gerado para representar com precisão o esqueleto crânio-maxilo-facial, as arcadas dentárias e os tecidos moles faciais. Para isso, as imagens da TC são convertidas em imagens 3D com a utilização de algoritmos matemáticos. Como resultado, são obtidas reconstruções 3D do esqueleto craniofacial, dos tecidos moles circundantes e dos dentes de cada paciente. Em seguida, a reconstrução 3D do crânio total a partir da TC é segmentada em um *software* específico, para que se possa separar a mandíbula do restante do crânio.

A próxima etapa consiste na substituição das imagens 3D dos dentes obtidas da TC, que comumente apresentam distorções, pelas imagens dos dentes escaneados (*scanners* intraorais). Os escaneamentos reproduzem com precisão a superfície oclusal da arcada dentária. Esse processo é realizado de forma semiautomática a partir de um registro de superfície em zonas selecionadas. O resultado pode ser ajustado de forma manual, para que o contorno 3D dos modelos escaneados fique sobreposto em todas as três dimensões (axial, coronal e sagital) nos dentes avaliados a cada corte da TC.

A partir dessas imagens 3D são realizadas as osteotomias virtuais (Figura 64.22) e a cirurgia ortognática é simulada com a movimentação dos segmentos ósseos. A sequência de movimentações dos segmentos ósseos deve ser realizada de tal forma que o próximo movimento a ser realizado não possa interferir com os movimentos realizados anteriormente. Assim, a sequência utilizada para o PCV corrige primeiro a linha média, seguida das correções de simetria do Roll e Yaw Após essa etapa, corrige-se a posição vertical (Pitch) e por último a posição anteroposterior (Figura 64.23). Realiza-se a avaliação de possíveis interferências entre as estruturas ósseas. Nas cirurgias bimaxilares, a intercuspidação oclusal após movimentação do primeiro segmento é realizada diretamente no *software*. A intercuspidação oclusal final após o movimento do segundo segmento pode ser realizada diretamente no *software* ou da transferência do escaneamento dessa oclusão realizada nos modelos de trabalho (em gesso ou resina), para maior acurácia da oclusão desejada. Alguns cirurgiões preferem essa última opção, por exemplo, nos casos de cirurgia com benefício antecipado, em que a oclusão final nesse momento do tratamento pode ainda estar distante do objetivo final, e a manipulação dessa oclusão no *software* pode ser mais difícil. Nas cirurgias bimaxilares há uma tendência pela maioria dos cirurgiões iniciarem o procedimento pela mandíbula.

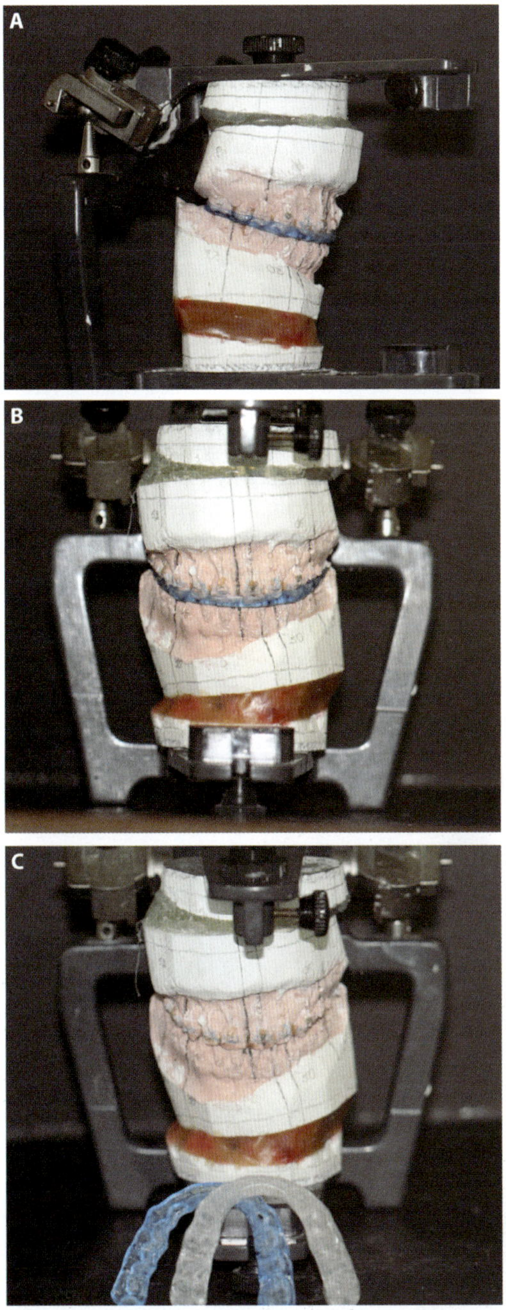

Figura 64.22 Cirurgia de modelos realizada. Utilizada cera vermelha e cola de silicone para fixar os segmentos mobilizados nas novas posições. **A.** Observa-se o movimento de extrusão posterior da maxila para rotação anti-horária da mandíbula; **B.** Observam-se os movimentos assimétricos utilizados para corrigir assimetria importante maxilomandibular. Guia cirúrgico final em posição; **C.** Cirurgia de modelos realizada. *Splint* cirúrgico intermediário e final prontos.

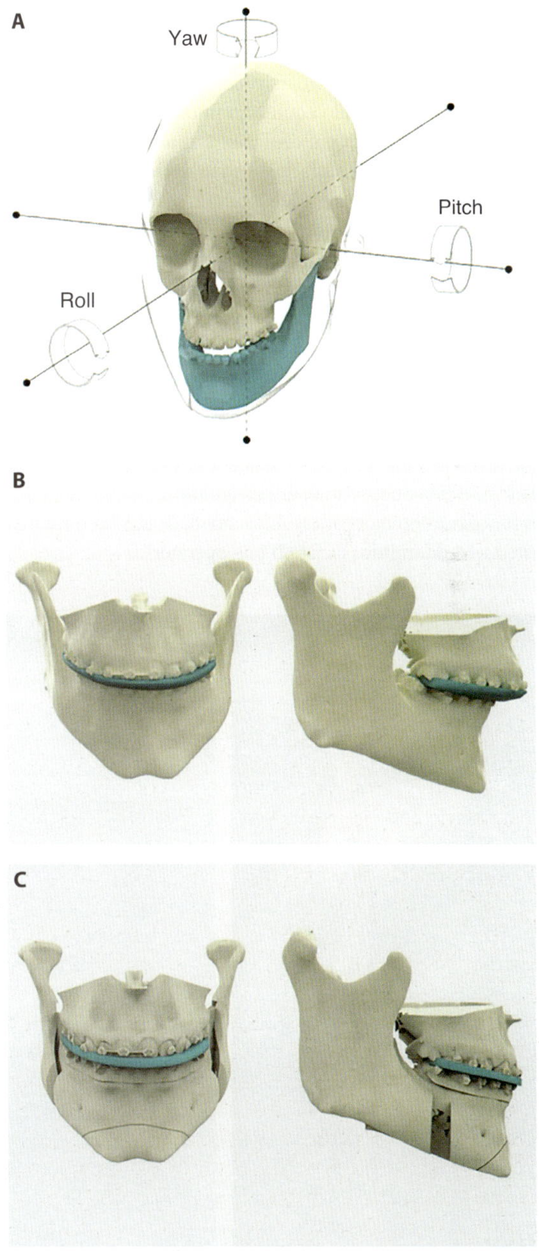

Figura 64.23 A. Análise e definição dos movimentos Pitch, Yaw e Roll no planejamento digital; **B.** Desenho esquemático do guia intermediário em cirurgia iniciando pela maxila; **C.** Desenho esquemático do guia final.

Por fim, podem ser realizadas simulações dos resultados pós-operatórios em tecidos duros e moles. Então, são projetados, em computador, os guias cirúrgicos intermediário e final, que serão fabricados por uma máquina de prototipagem rápida. Esses guias são utilizados durante a cirurgia para posicionar com precisão os segmentos ósseos. Esse protocolo provou ser mais preciso e eficiente do que os métodos tradicionais de planejamento. Recomenda-se testar previamente na semana da cirurgia a adaptação dos guias cirúrgicos nos dentes do paciente.

Ferramentas convencionais de planejamento (cefalometria, modelos de gesso, simulação da repercussão em tecidos moles) já estão disponíveis em uma única plataforma de *software*. As empresas continuam a aperfeiçoar seus *softwares* de modo a torná-los mais acessíveis aos cirurgiões, além de oferecerem resultados cada vez mais previsíveis em cirurgia ortognática. Importante salientar que o *software* é mais um instrumento do cirurgião.

AVALIAÇÃO MIOFUNCIONAL DA FACE

As desarmonias estruturais dentárias e/ou ósseas geram respostas adaptativas da musculatura orofacial com impacto funcional indesejáveis. O estabelecimento do equilíbrio miofuncional é necessário.

A avaliação miofuncional orofacial é fundamental nos pacientes com deformidades dentofaciais. A partir dessa avaliação, é feito o planejamento terapêutico, que poderá ser indicado e iniciado mesmo antes da cirurgia, durante a fase de preparo ortodôntico. Muitos profissionais acreditam que na maioria das situações não justifica iniciar uma terapia de motricidade oral se a arquitetura maxilomandibular está alterada, e reservam o início desse tratamento para a fase pós-operatória, depois da adequação da anatomia da face, entre 1 e 4 semanas após a cirurgia.

Esse papel é de responsabilidade do profissional da fonoaudiologia ou fisioterapia com formação em motricidade orofacial. Em cirurgia ortognática, seu trabalho estará voltado a auxiliar a reorganização da atividade muscular, necessária para o equilíbrio e a execução fisiológica das funções estomatognáticas. Essa atividade auxilia o refinamento e simetrização da mímica facial no pós-operatório.

OSTEOTOMIAS EM CIRURGIA ORTOGNÁTICA

Importante mencionar alguns cuidados gerais em cirurgia ortognática. O repouso da cabeça em posição que garanta estabilidade, mas que também permita movimentos suáveis da mesma, necessários no transoperatório para adaptar-se às necessidades das variadas osteotomias e diversas posições da equipe cirúrgica. Para repousar a cabeça deve-se utilizar material macio de forma a evitar compressão excessiva e persistente do couro cabeludo, que pode resultar em alopécia localizada. Para esse fim geralmente dá-se preferência a uma manta macia sob a cabeça e pescoço do paciente ou coxim anatômico de gel (Figura 64.24).

A intubação nasal deve sempre ser realizada com tubos polar norte, que quando bem estabilizados, além de facilitarem o campo de visão e movimentos da equipe cirúrgica, evitam distorções da relação lábio-dente superior e também de outras relações anatômicas importantes a serem observadas no transoperatório. A partir de avaliação clínica (rinoscopia anterior/videofibroscopia nasal) e tomográfica prévia que ocorreu no consultório, o cirurgião deve indicar à equipe de anestesiologia qual narina é aparentemente mais permeável para a passagem do tubo nasotraqueal. A ancoragem do tubo com fio de sutura algodão ou seda 2.0 deve ser realizado no septo membranoso (entre a cauda do septo nasal e as cruras mediais das cartilagens alares), por se tratar de local de fácil acesso, pouca vascularização e praticamente nenhum incômodo para o paciente no período de recuperação pós-operatória. Para proteção dos olhos dá-se preferência ao uso de gel à pomada oftálmica, e não se recomenda o uso de *micropore* ou esparadrapo para oclusão do globo ocular, é preferível a película adesiva (p. ex., Tegaderm™).

Com a evolução da cirurgia ortognática, diversas técnicas de osteotomias craniofaciais foram desenvolvidas, as quais são divididas em dois grandes grupos:

1. Osteotomias do terço médio facial: osteotomias tipo Le Fort (I, II e III) e osteotomias segmentares da maxila (Wassmund, Schuchardt e expansão maxilar).
2. Osteotomias da mandíbula: osteotomia sagital do ramo, osteotomia vertical do ramo, osteotomia em L invertido, osteotomia

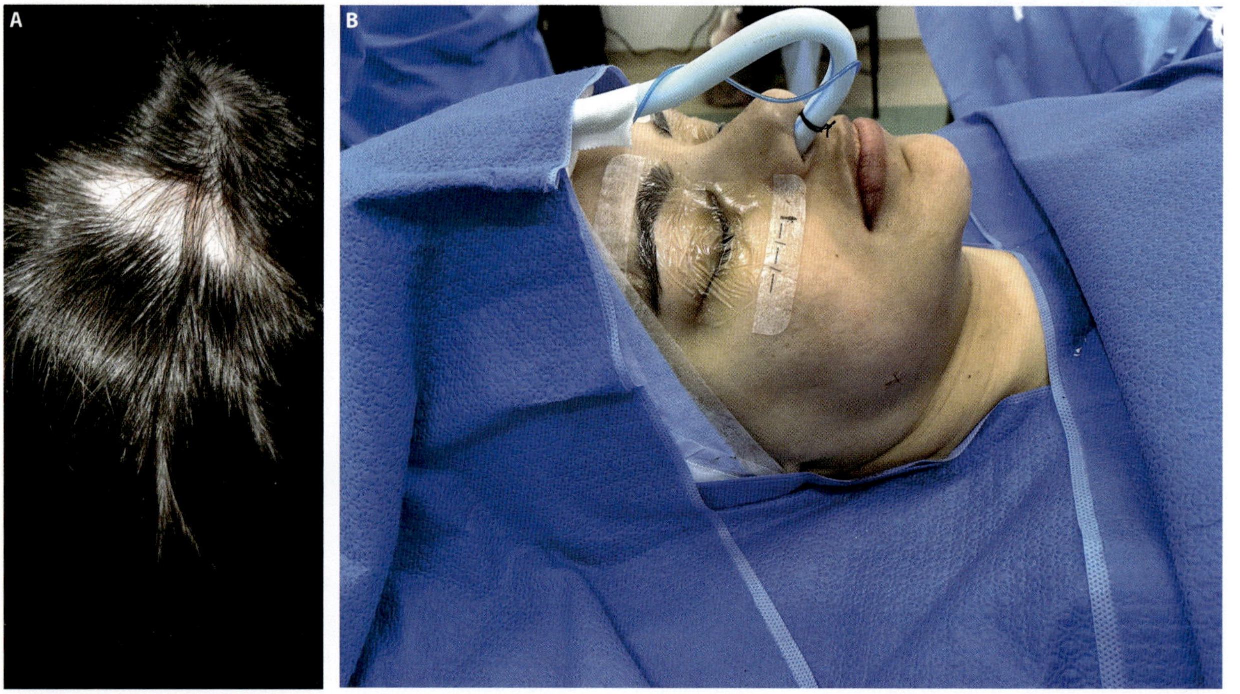

Figura 64.24 A. Perda localizada de cabelo após cirurgia ortognática – provável compressão do couro cabeludo no transoperatório; **B.** Cuidados com o posicionamento da cabeça, tubo polar norte e proteção de olhos – prevenção de complicações trans e pós-operatórias.

do corpo mandibular, osteotomia sagital subapical total, osteotomias do mento (mentoplastias), osteotomias segmentares da mandíbula, osteotomia de Köle e subapical posterior.

Neste capítulo, estão descritas as osteotomias de uso mais frequente em cirurgia ortognática.

Osteotomia sagital da mandíbula

É um procedimento intraoral utilizado para corrigir a maioria das situações de retrognatismo e prognatismo mandibular, em que realiza-se avanço ou recuo do corpo mandibular, e correção de assimetrias mandibulares.[9,20,21] É importante o estudo prévio da anatomia mandibular através da tomografia, para verificar, por exemplo, a localização do forame mandibular (geralmente em torno de 1 cm acima do plano oclusal dos molares inferiores e, de forma geral, em uma distância média da borda anterior e posterior quando avaliada no sentido anteroposterior do ramo da mandíbula). Deve-se avaliar também a posição do nervo alveolar inferior com relação à cortical vestibular e à borda inferior da mandíbula (Figura 64.25).

A maior limitação do uso dessa osteotomia é ocorrência de distúrbios sensitivos do nervo alveolar inferior (ramo do nervo mandibular). Algum grau de parestesia pós-operatória é ocorrência praticamente obrigatória, no entanto, essa osteotomia possui alto índice de indicação e aceitação entre os cirurgiões.

As vantagens dessa técnica são abordagem intraoral, boa zona de contato ósseo após mobilização dos segmentos e possibilidade de fixação interna rígida estável.

O procedimento é iniciado com incisão na região da crista oblíqua, pouco acima da região retromolar até região de primeiro molar, seguido de descolamento e exposição da base do processo coronoide, descolamento subperiosteal lateral e medial do ramo mandibular, com exposição do forame mandibular. A osteotomia pode ser realizada utilizando-se *drill* com brocas tronco-cônicas, esféricas, serra reciprocante, e mais recentemente, sistema piezoelétrico, ou uma combinação dos sistemas. O uso de equipamentos piezoelétricos propicia a realização de cortes mais precisos e com menos potencial de lesão a tecidos moles. Realiza-se uma osteotomia horizontal através do córtex medial imediatamente acima do forame mandibular, uma osteotomia vertical do córtex lateral aproximadamente na região distal do segundo molar, e uma osteotomia do ramo mandibular na altura da crista oblíqua mandibular para conectar as duas osteotomias anteriores. Com a utilização de dois cinzéis alternadamente, faz-se a osteotomia medular com o cuidado de direcionar os instrumentos lateralmente ao trajeto do nervo alveolar inferior. São realizadas as manobras de dilatação e abertura, até a completa separação da cortical lateral e medial do ramo mandibular. O cuidado na confecção da osteotomia, e por vezes, a necessidade de dissecção do nervo alveolar inferior que fica aderido ao segmento proximal, minimiza a possível disfunção nervosa (parestesia) resultante do ato cirúrgico, além de prevenir fraturas indesejáveis dos segmentos osteotomizados. Se por um lado uma osteotomia mais longa garante um contato ósseo maior, uma osteotomia mais curta possibilita menor chance de alterações sensitivas do nervo alveolar inferior (Figura 64.26).

A mandíbula é, então, mobilizada e fixada em sua posição final, sendo guiada com o auxílio dos guias cirúrgicos obtidos na cirurgia de modelos ou impressão digital. A osteossíntese da mandíbula é bastante variável e depende da experiência do cirurgião com a manipulação dos métodos disponíveis. Pode-se utilizar uma ou duas placas do sistema 2.0, a primeira na região basilar da mandíbula, com uso de parafusos mono ou bicorticais; e a segunda na região alveolar, com parafusos monocorticais (Figura 64.27). A fixação com três parafusos bicorticais em linha reta ou triangular também promove estabilidade satisfatória. A utilização de apenas uma placa 2.0 na borda superior da mandíbula, na topografia da crista oblíqua, tem resultados estáveis e utiliza os princípios de Champy de osteossíntese de mandíbula. Esse último método pode ser associado com a utilização de 1 ou 2 parafusos bicorticais posteriormente ao último molar (Figuras 64.28 e 64.29). Quando se utilizam parafusos bicorticais, os mesmos não devem ter a ação *lag screw*, que impõe maior possibilidade de distorção e rotação do côndilo mandibular. Para a fixação óssea deve-se estar atento ao trajeto do nervo alveolar inferior, desde seu ponto de entrada no forame mandibular, até seu ponto de saída no forame mentual (Figura 64.30).

Ao longo desses anos, a técnica tem sofrido modificações em seu desenho e, principalmente, no comprimento da osteotomia, com objetivo de promover uma separação favorável dos segmentos, sem fragmentação do osso e com a proteção do nervo alveolar inferior. A escolha do método utilizado na osteotomia sagital do ramo mandibular varia entre cirurgiões.

O posicionamento condilar merece atenção especial na cirurgia ortognática. Epker e Wylie[26] descreveram três principais motivos para o segmento mandibular proximal ser posicionado corretamente: assegurar estabilidade cirúrgica no pós-operatório, reduzir efeitos adversos à articulação temporomandibular (ATM) e melhorar a função mastigatória. Vários autores chamam a atenção para os portadores de distúrbios da ATM, e a cirurgia ortognática, e em especial ao avanço mandibular, que pode ocasionar piora dos sintomas articulares. Os chamados dispositivos de posicionamento condilar (CPD, *condylar positioning devices*) foram desenvolvidos para auxiliar o posicionamento fisiológico do côndilo no intraoperatório, no entanto, ainda não há evidência científica que justifique seu uso rotineiramente, mesmo em pacientes com disfunção temporomandibular já diagnosticada. A grande maioria dos autores utiliza o reposicionamento condilar manual, e com base no paralelismo das linhas de osteotomia, com resultados estáveis e satisfatórios no pós-operatório. Em casos de desarranjos da ATM, muitos cirurgiões preferem a cirurgia de reposição do disco concomitante com a cirurgia ortognática.[26-28]

Osteotomia vertical do ramo mandibular

É uma opção de tratamento para o prognatismo mandibular.[22] Consiste de uma osteotomia vertical através do ramo, da incisura sigmoide para o ângulo mandibular posterior, posterior ao forame mandibular. Segue-se o recuo mandibular. O segmento proximal (que contém a cabeça da mandíbula) deve ser posicionado lateralmente. A mais importante vantagem da osteotomia vertical do ramo comparada com a osteotomia sagital é a baixa incidência de injúria ao nervo alveolar inferior. As desvantagens incluem limitações em recuos maiores, acesso e visibilidade dos campos restritos, e limitação para uso de fixação interna rígida. Bloqueio intermaxilar pode ser necessário nessa técnica, o que resultará em um período de recuperação mais longa, principalmente da função mastigatória, o que implica em grande limitação na indicação dessa osteotomia.

Osteotomia do mento (mentoplastia)

A mentoplastia (genioplastia) envolve a mudança da posição da protuberância do mento, e permite correção de alterações anteroposteriores, verticais e transversais.[29-31] A osteotomia mais comum é o deslizamento horizontal do mento. O corte ósseo deve ocorrer, no mínimo, 5 mm abaixo dos ápices dentários, e estende-se lateralmente e inferior ao forame mentual bilateralmente.

De acordo com McDonnel (1977),[30] a relação do tecido mole com avanço ósseo varia de 0,81:1 a 0,75:1. No recuo ósseo horizontal do mento, a relação é de 0,58:1.

Para acesso ao mento ósseo prefere-se incisão na mucosa labial e dissecção submucosa sobre os músculos orbiculares até encontrar os músculos mentuais em região mais próxima ao sulco gêngivo-labial

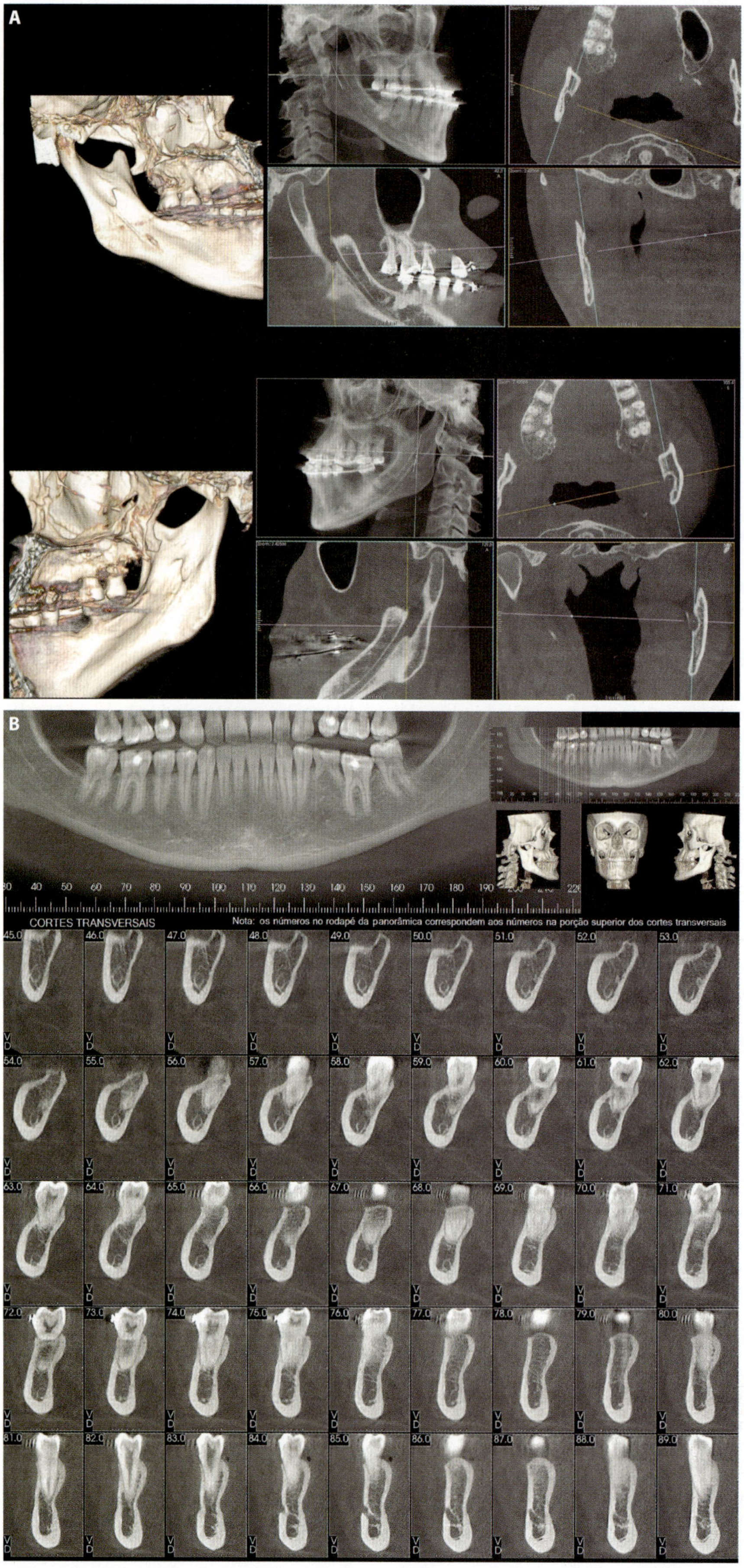

Figura 64.25 A. Tomografia computadorizada (TC) demonstrando área anatômica da face interna do ramo da mandíbula com o posicionamento da língua, de interesse para a osteotomia sagital da mandíbula (OSM); **B.** TC demonstrando posicionamento do nervo alveolar inferior no ramo e corpo da mandíbula, de interesse para a OSM.

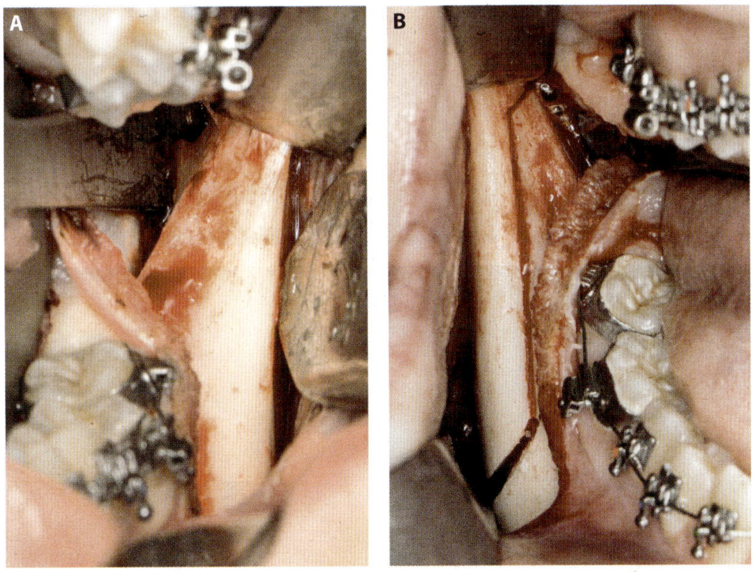

Figura 64.26 A. Exposição cirúrgica da área do ramo e corpo mandibular para a osteotomia sagital da mandíbula; **B.** Osteotomia sagital da mandíbula.

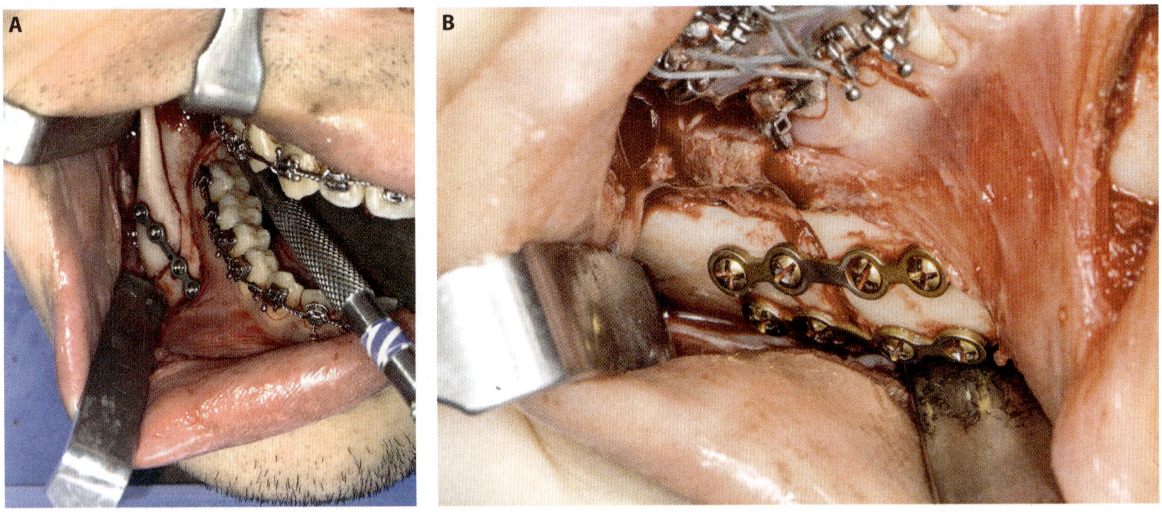

Figura 64.27 A. Osteossíntese da osteotomia sagital da mandíbula (OSM) com 1 placa; **B.** Osteossíntese da OSM com 2 placas.

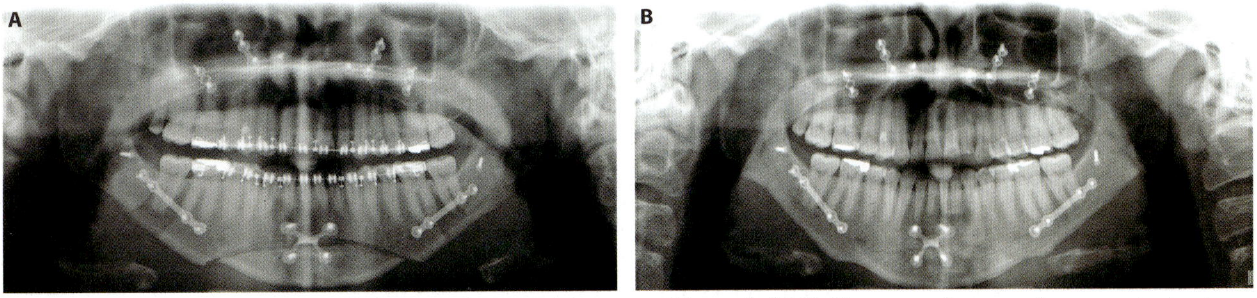

Figura 64.28 Radiografia panorâmico da face em pós-operatório recente (**A**) e tardio (**B**). Verifica-se *gap* do avanço ósseo na osteotomia sagital da mandíbula e osteossíntese com 1 placa e 1 parafuso bicortical sem compressão.

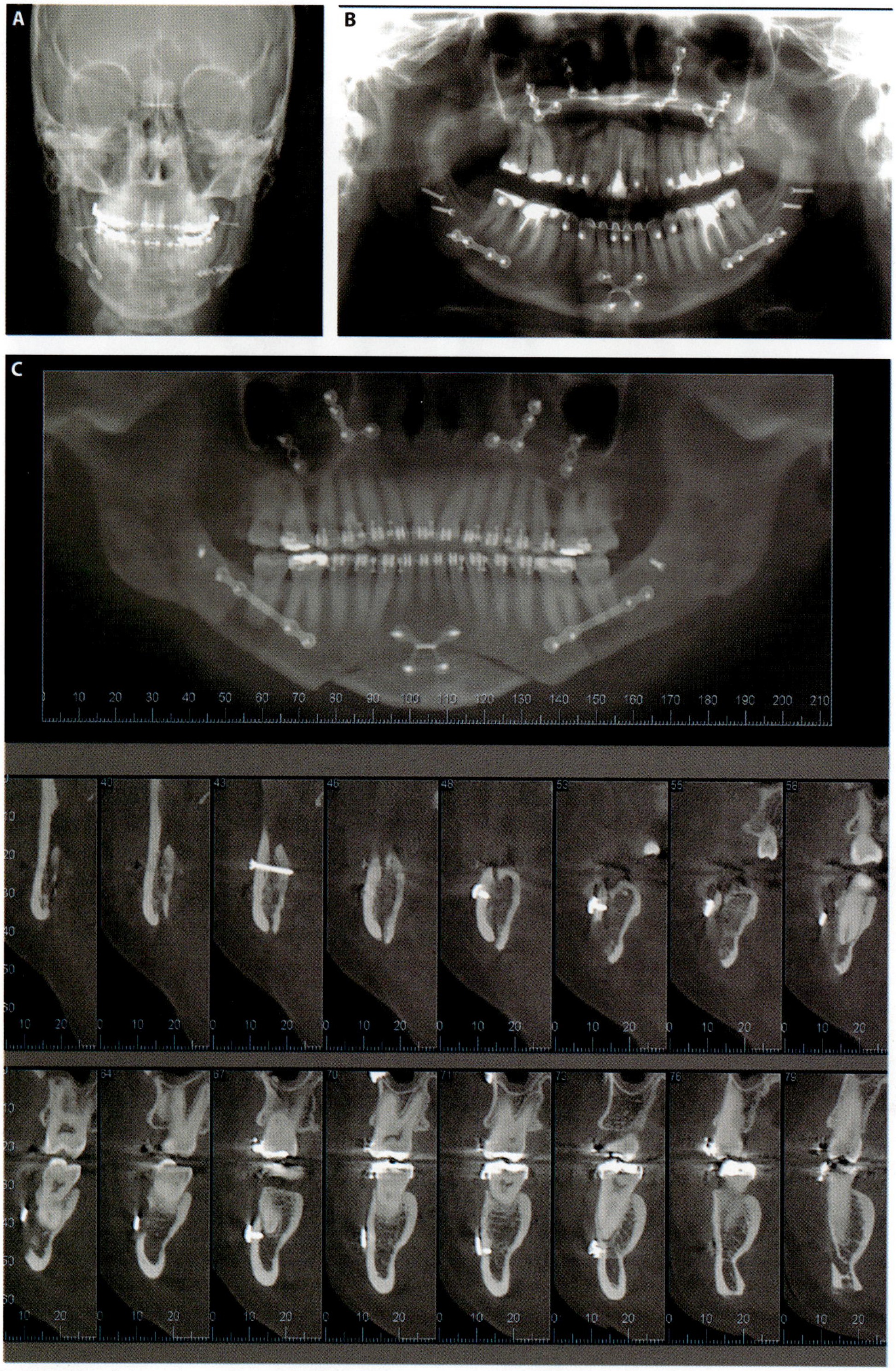

Figura 64.29 **A.** Radiografia telefrontal recente. Verifica-se o desenho da osteotomia sagital da mandíbula (OSM) e osteossíntese com 1 placa e 1 parafuso bicortical sem compressão; **B.** Radiografia panorâmica de face em pós-operatório com 1 placa e 2 parafusos na OSM; **C.** Tomografia computadorizada pós-operatória demonstrando osteossíntese com parafusos monocorticais na placa e parafuso bicortical sem compressão.

inferior. A incisão da mucosa e músculos mentonianos diretamente no sulco gêngivo-labial inferior tem possibilidade de resultar em deiscência ou retrações cicatriciais que podem ocasionar transtorno periodontal aos dentes incisivos inferiores. Após exposição dos músculos mentuais, os mesmos são incisados aproximadamente de dente canino a canino, deixando remanescente muscular inserido ao osso mais próximo aos dentes, de forma a ser ressuturado ao fim do procedimento, e tomando-se o cuidado para não lesar lateralmente o nervo mentual. Segue-se o descolamento subperiosteal com identificação do forame mentual e seu feixe vasculonervoso. O descolamento estende-se até a margem inferior da basilar mandibular. Utilizando brocas delicadas ou lâminas de piezo, marca-se linha ou linhas de referência verticais na região média do mento, para facilitar o reposicionamento simétrico do segmento osteotomizado quando for realizar a fixação óssea (Figura 64.31). A osteotomia é realizada preferentemente e de forma mais eficiente com serras, que deve incluir na profundidade a cortical interna, evitando-se ao máximo lesão de estruturas no assoalho bucal. Não se devem utilizar

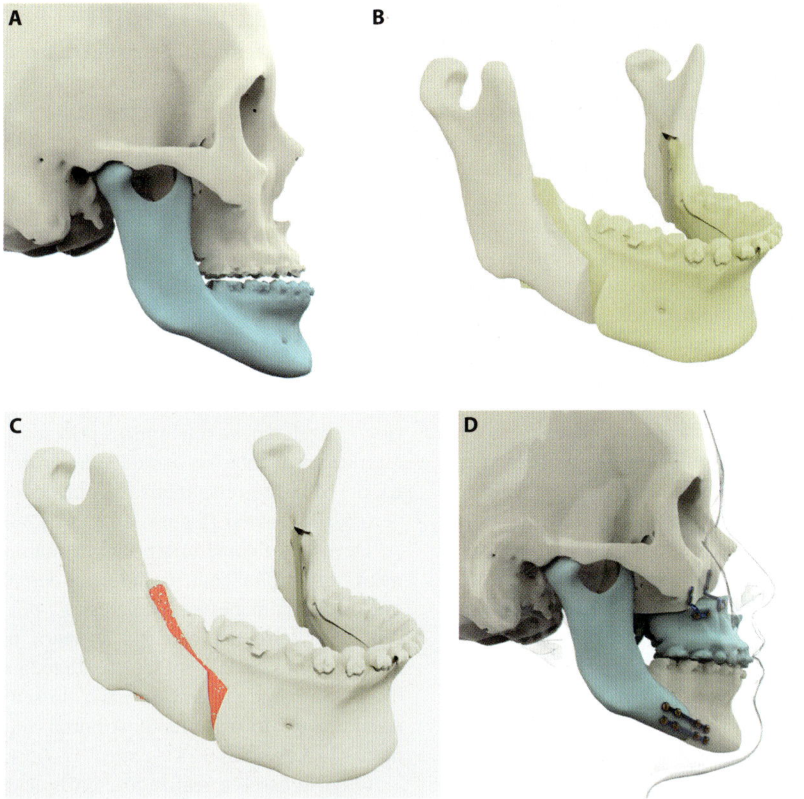

Figura 64.30 **A.** Foto de perfil da anatomia da mandíbula; **B** e **C.** Fotos ilustrativas em modelo da osteotomia sagital da mandíbula (OSM); **D.** Foto ilustrativa em modelo da OSM e síntese óssea com 2 placas.

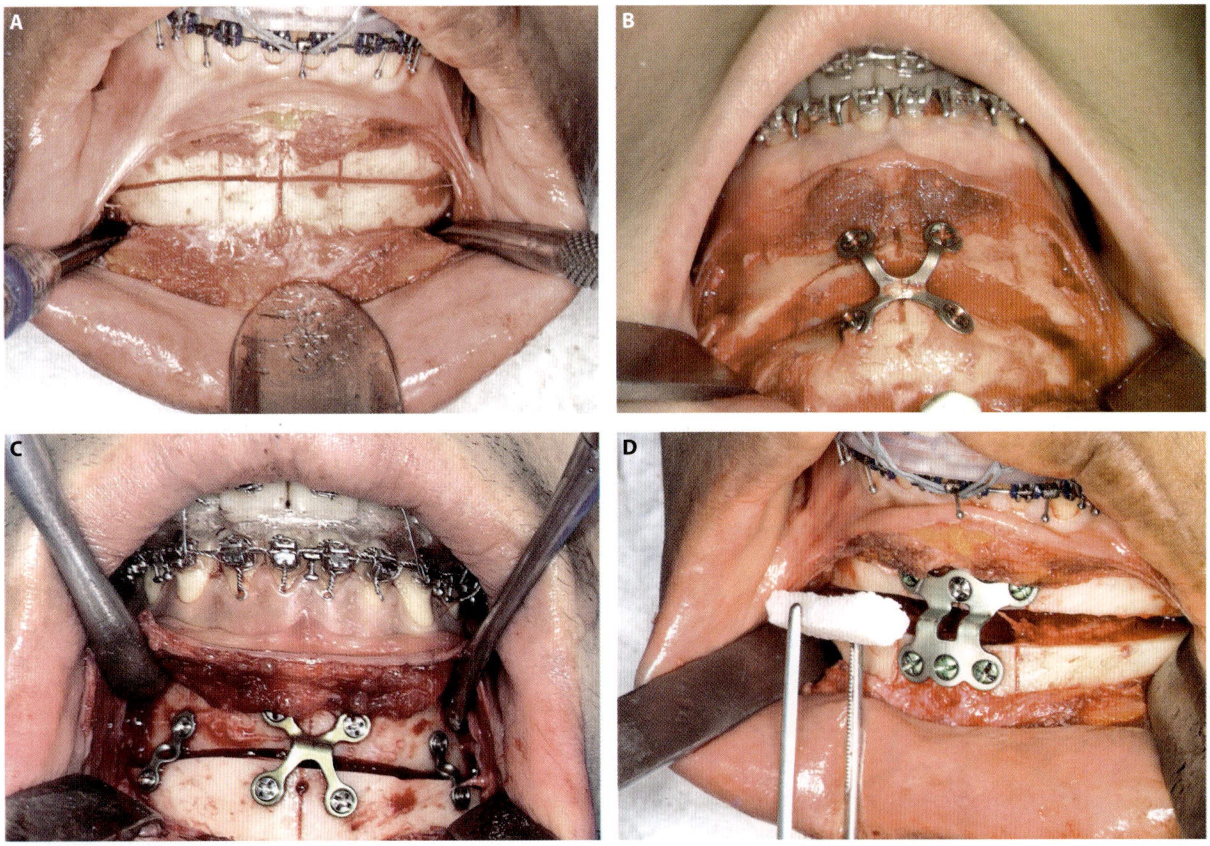

Figura 64.31 **A.** Marcações de linhas de referência verticais para facilitar o reposicionamento simétrico do mento após a sua mobilização; **B.** Placa pré-moldada em osteotomia com recuo de mento. É possível verificar a linha de referência vertical na linha média do mento, nervos mentuais e músculo mentoniano na parte superior do mento para reposição da estrutura muscular durante a sutura; **C.** Para estabilização adequada em grandes avanços, principalmente quando associados ao reposicionamento inferior do mento, podem ser necessárias sínteses ósseas adicionais às realizadas na região central do mento; **D.** Biomaterial no *gap* ósseo em caso de avanço e reposição inferior do mento.

cinzéis, que podem ocasionar irregularidades das bordas osteotomizadas com consequentes dificuldades na adaptação do segmento osteotomizado.

Após a osteotomia, o segmento osteotomizado é fixado com placas e parafusos monocorticais ou somente parafusos bicorticais. Há a possibilidade de utilização de placas pré-moldadas (Paulus). Há vários formatos dessas placas pré-moldadas, e a escolha é baseada principalmente na experiência do cirurgião. Caso avanços maiores ou reposição vertical inferior significante do mento forem realizados, é recomendado colocação de enxerto ósseo no *gap* que foi criado, geralmente na forma de biomateriais.

Em pacientes com indicação cirúrgica para tratamento da síndrome da apneia obstrutiva do sono (SAOS), a mentoplastia pode ser modificada (Figura 64.32). Demarca-se a osteotomia em forma de retângulo. Acredita-se que essa modificação promove melhor reposicionamento anterior do músculo genioglosso. O resultado desse procedimento não tem sido comprovado pelos trabalhos científicos.

Genioplastia é um procedimento poderoso para refinar a estética facial. Funcionalmente não tem os mesmos benefícios da osteotomia sagital da mandíbula para melhorar o espaço aéreo da oro e hipofaringe, mas pode, em casos selecionados, favorecer a melhora do vedamento labial.

As estruturas anatômicas importantes nessa região são principalmente o nervo mentual e as raízes dentárias. Com os cuidados na dissecção e afastamento dos tecidos, a lesão do nervo é rara nesse procedimento, e a parestesia pós-operatória geralmente é transitória, por alguns meses. A abordagem segura nessa topografia deve ser sempre orientada pela radiografia panorâmica e tomografia. A distância dos parafusos de fixação óssea ao ápice das raízes dos incisivos em torno de 5 mm é suficiente para evitar danos ao feixe vasculonervoso periapical, de forma a não ocasionar indesejáveis necroses pulpares no pós-operatório. Quando isso ocorre, geralmente percebe-se escurecimento da coroa dentária alguns dias após a cirurgia, e o tratamento endodôntico geralmente torna-se obrigatório (Figura 64.33).

Há também a possibilidade de cirurgias customizadas, em que os guias de corte proporcionam a realização da osteotomia exatamente nas regiões programadas no *software* durante o planejamento pré-operatório, e as placas também são pré-fabricadas. Essa técnica, além de permitir uma melhor acurácia do movimento e do resultado, permite a colocação de parafusos em locais totalmente seguros em relação aos ápices dos incisivos inferiores. Mais recentemente, muitos cirurgiões têm advogado incisões e descolamentos limitados e mínimos para a mentoplastia, realizando-se a osteotomia através de túneis (cirurgia minimamente invasiva), sem exposição do forame mentual (Figura 64.34).

Osteotomia tipo Le Fort I

Trata-se da osteotomia de maxila mais realizada em cirurgia ortognática, tanto por sua relativa simplicidade quanto pela variedade de aplicações. Está indicada para a correção de discrepâncias anteroposteriores (principalmente deficiência), verticais (altura vertical da maxila aumentada ou reduzida) e transversais (atresia laterolateral). A osteotomia Le Fort I segue o modelo originário da fratura do terço médio da face descrito por René Le Fort em 1901, em estudos em cadáver simulando trauma facial.[9,20,21]

A partir de acesso intraoral, são realizadas incisões no sulco gengivo-labial e gengivo-jugal superior e descolamento subperiosteal. A incisão tradicional estende-se da região anterior à papila parotídea, do primeiro molar ou segundo pré-molar de um lado até o lado oposto correspondente (passando pelo frênulo labial superior). As referências anatômicas principais são: abertura piriforme, espinha nasal anterior, parede anterior do seio maxilar, fossa canina, nervo infraorbital, pilares zigomaticomaxilar e nasomaxilar, tuberosidade maxilar (Figuras 64.35 a 64.38).

Deve-se ter cuidado especial na manipulação da topografia do nervo infraorbital com afastadores e descoladores, pois quanto menor o trauma menor será a parestesia pós-operatória na distribuição desse feixe nervoso. Na abertura piriforme, procede-se ao descolamento cuidadoso, separando toda a mucosa nasal de assoalho nasal, parede lateral do nariz no seu meato inferior, espinha nasal e parte do septo nasal. A borda caudal do septo e a espinha nasal são separadas.

O corte ósseo é realizado com brocas, serras ou com instrumentos piezoelétricos. Deve-se garantir que o segmento mais próximo dos dentes tenha altura suficiente para permitir distância mínima segura de 5 a 7 mm dos ápices dentários, para adequada adaptação das placas e parafusos de osteossíntese, e evitar risco de lesões radiculares ou do feixe vasculonervoso periapical. Inicia-se a poucos milímetros acima da abertura piriforme, onde deve-se ter o cuidado de proteger medialmente a mucosa nasal com lâminas maleáveis. Seguindo em direção ao pilar zigomático-alveolar, na parede anterior do seio maxilar a osteotomia deve percorrer trajeto abaixo do nervo infraorbital. Posteriormente, mais próximo da região da tuberosidade maxilar, pode ser necessário finalizar a osteotomia com cinzéis, até encontrar a placa pterigoide. Nessa região, deve-se sempre inclinar para baixo a osteotomia, de forma a evitar prolongamentos superiores indesejáveis da linha de fratura quando da realização do abaixamento (*down fracture*) da maxila.

Durante a osteotomia, deve-se lembrar de manter irrigação contínua do osso e proteção dos tecidos adjacentes. Caso não

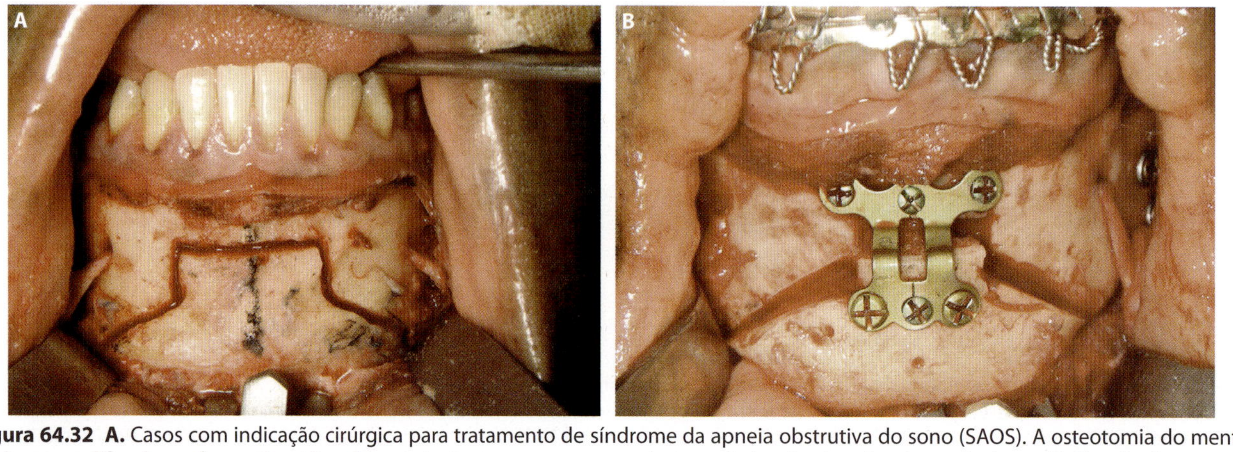

Figura 64.32 A. Casos com indicação cirúrgica para tratamento de síndrome da apneia obstrutiva do sono (SAOS). A osteotomia do mento pode ser modificada em forma de retângulo para tentar promover uma maior anteriorização do músculo genioglosso; **B.** Fixação da osteotomia modificada para SAOS com placa pré-moldada.

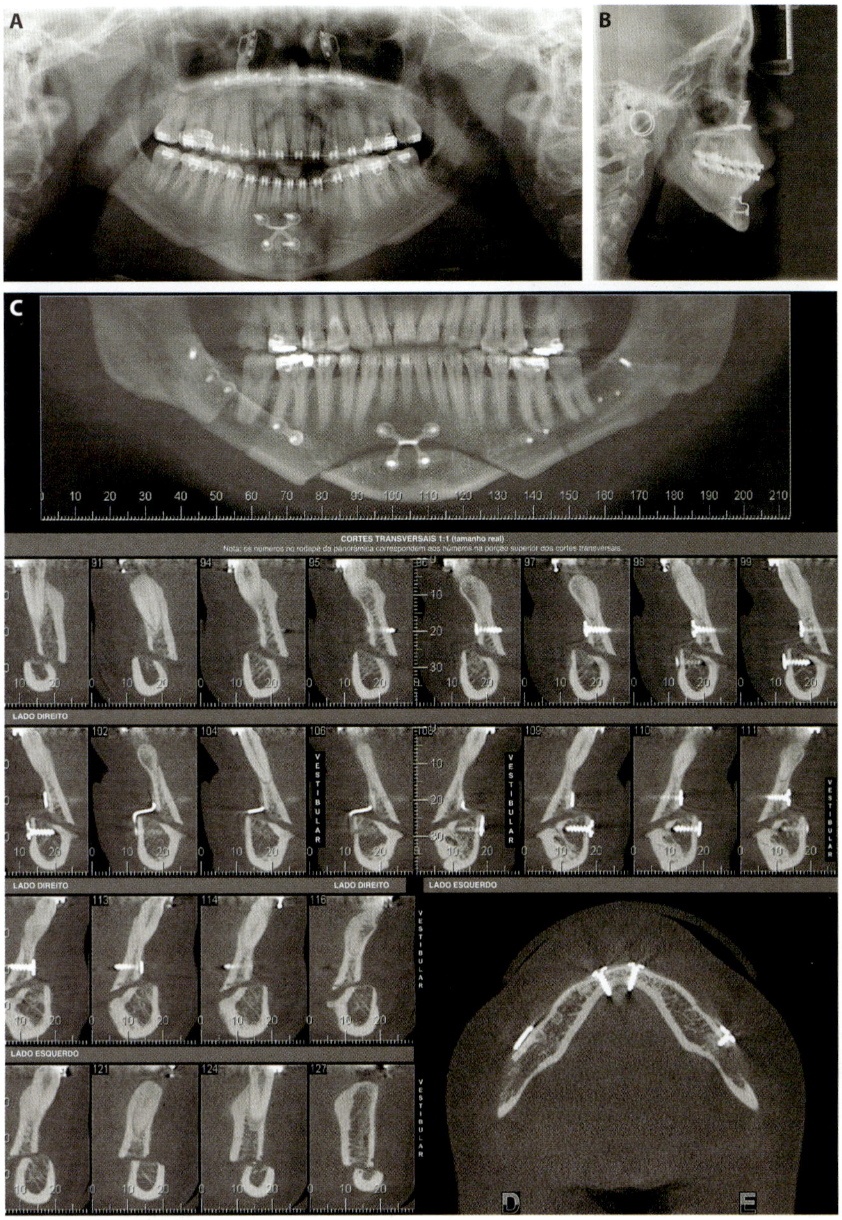

Figura 64.33 A. Radiografia panorâmica de face no pós-operatório em caso de avanço de mento e avanço e intrusão de maxila; **B.** Radiografia telelateral de face no pós-operatório em caso de avanço de mento e avanço e intrusão de maxila; **C.** Tomografia computadorizada pós-operatório mostrando deslizamento do segmento ósseo da osteotomia basilar do mento e parafusos de fixação óssea.

esteja sendo realizada a correção de uma assimetria vertical de maxila, deseja-se que a demarcação e a osteotomia no lado contralateral sejam o mais simétrico possível.

Na abertura piriforme estende-se posteriormente a osteotomia na parede lateral do nariz com osteótomo, podendo-se utilizar o modelo com guia medial romba na sua extremidade, para melhor proteção do mucoperiósteo nasal que foi descolado no meato inferior do nariz em praticamente toda sua extensão em direção posterior. Nessa localização posterior, limita-se a osteotomia de forma a não alcançar a artéria palatina descendente. Seguem-se as osteotomias da sutura pterigomaxilar e do septo no assoalho nasal. Ambas as osteotomias devem ser guiadas e delimitadas por palpação digital, e realizadas com osteótomos específicos anatomizados para essa finalidade. A osteotomia na região pterigomaxilar deve ser feita com um osteótomo com curvatura que facilite a separação da tuberosidade maxilar do osso pterigoide. O dedo indicador do cirurgião deve estar apoiado medialmente no palato para percepção da extremidade do osteótomo, impedindo que o mesmo prossiga para a intimidade dos tecidos moles do palato. O osteótomo para separação do septo no assoalho nasal preferido tem dois guias rombos para reduzir a possibilidade de laceração da mucosa nasal quando o mesmo progride posteriormente em direção à espinha nasal posterior. O dedo indicador do cirurgião deve apoiar-se nos tecidos moles do palato posterior para a percepção da chegada do osteótomo na região da espinha nasal posterior.

A mobilização da maxila para baixo deve ser realizada manualmente, sem forças excessivas, se todas as osteotomias tiverem sido completadas adequadamente. Caso haja dificuldade, o cirurgião deverá fazer revisão cuidadosa das osteotomias realizadas, em especial na sutura pterigomaxilar. Faz-se, então, completa mobilização da maxila osteotomizada. Para isso podem ser utilizados fio de aço ancorado na espinha nasal anterior, espátulas curvas na tuberosidade maxilar e fórceps de Rowe, de forma que a maxila possa ser mobilizada e reposicionada com liberdade para a posição previamente planejada. A partir daí, de acordo com o planejamento cirúrgico pré-operatório, pode-se realizar osteotomia maxilar complementar,

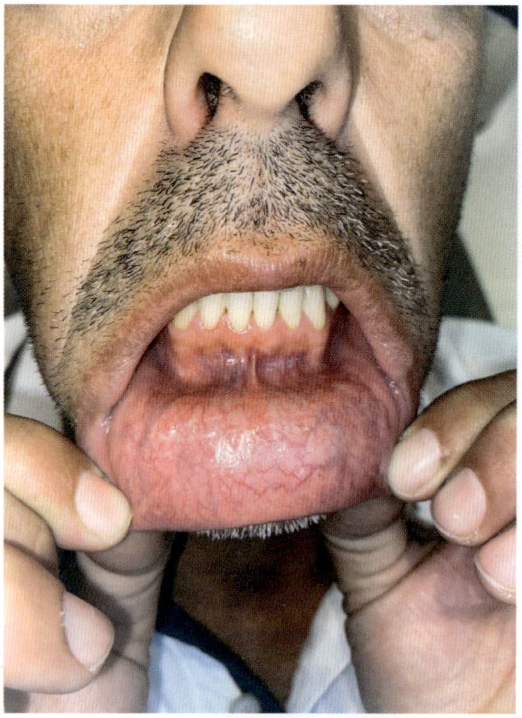

Figura 64.34 Cicatriz pouco perceptível em pós-operatório tardio de mentoplastia quando realiza-se incisão na mucosa labial.

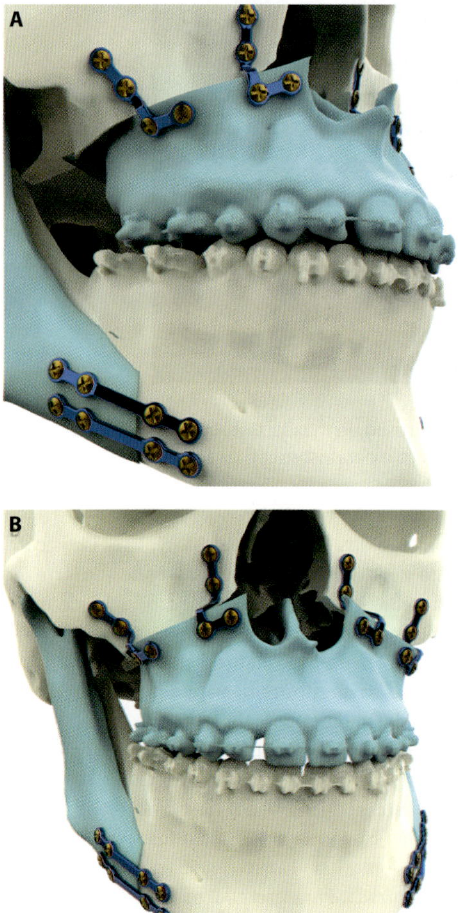

Figura 64.35 Modelo demonstrando síntese óssea de maxila com miniplacas e parafusos.

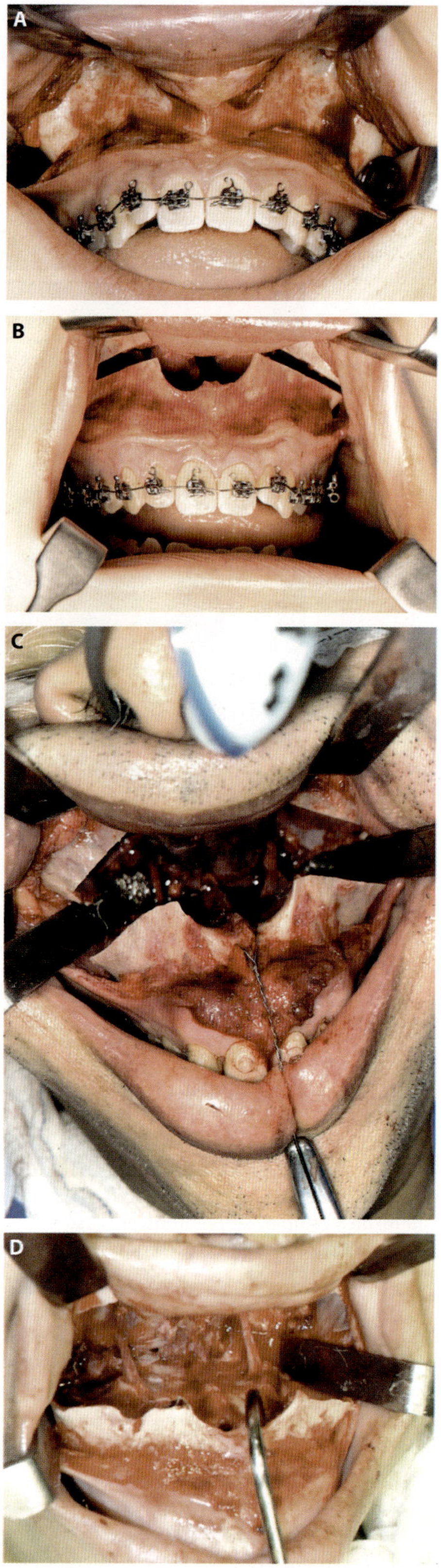

Figura 64.36 A. Incisão em sulco gengivo-labial e jugal superior bilateral, descolamento mucoperiosteal, com exposição da espinha nasal anterior, assoalho nasal, abertura piriforme, parede anterior da maxila, crista zigomático-alveolar; **B.** Osteotomia tipo Le Fort I com *down fracture*; **C.** Osteotomia tipo Le Fort I com *down fracture*, descolamento de todo assoalho nasal com preservação da mucosa, esqueletização e exposição das artérias palatinas descendentes bilateralmente; **D.** Osteotomia tipo Le Fort I com *down fracture*, descolamento de todo assoalho nasal, esqueletização e exposição das artérias palatinas descendentes bilateralmente.

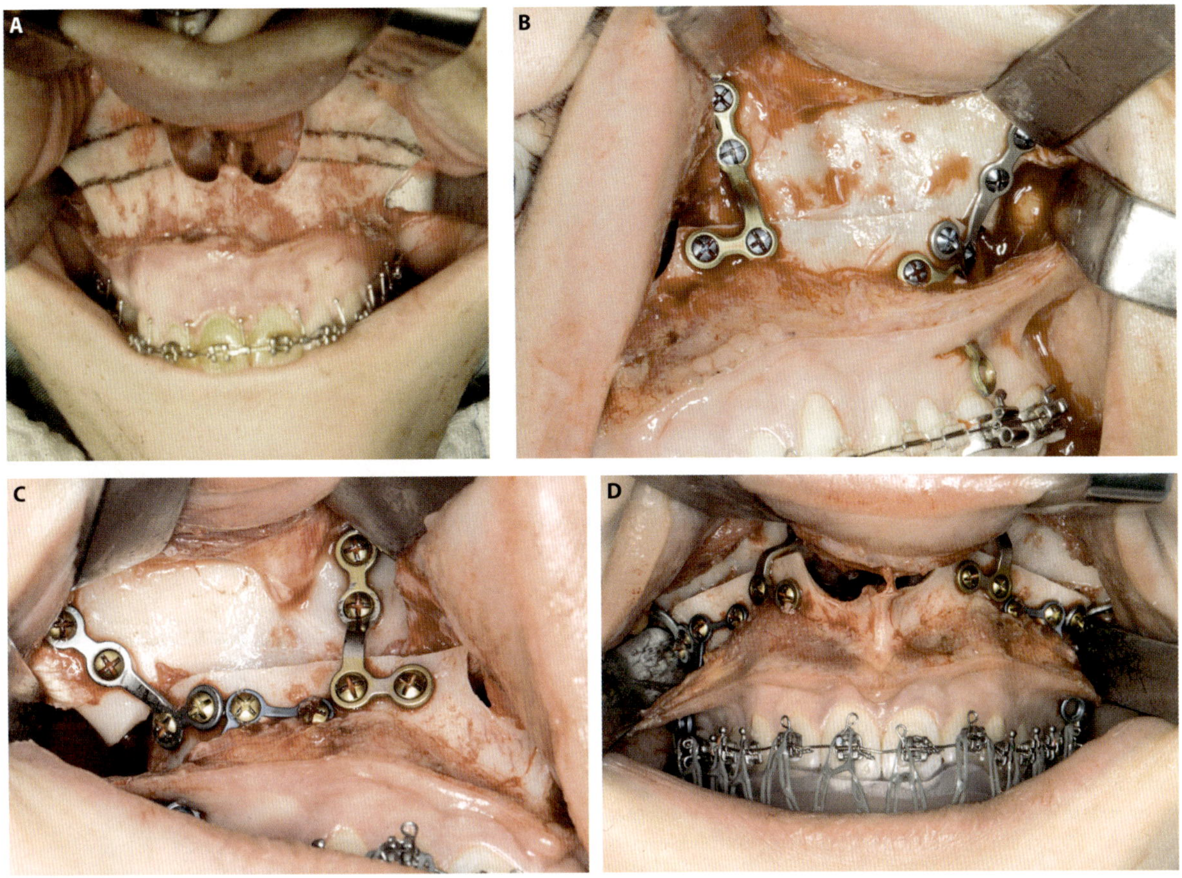

Figura 64.37 **A.** Marcação das osteotomias tipo Le Fort I, em caso de assimetria, com altura das impacções da maxila diferentes em cada lado; **B.** Osteossínteses de maxila com placas em L na abertura piriforme e pilares zigomáticos. Placa transfixando a mucosa alveolar para dentro da cavidade bucal com objetivo de ancoragem esquelética em caso de cirurgia com benefício antecipado; **C.** Osteossínteses de maxila com placas em L entre a abertura piriforme e o nervo infraorbital e pilares zigomáticos. Exposição e cuidado com o nervo infraorbital. Placa transfixando a mucosa alveolar para dentro da cavidade bucal com objetivo de ancoragem esquelética em caso de cirurgia com benefício antecipado; **D.** Osteossínteses de osteotomia tipo Le Fort I com placas em L bilateralmente. Goteira intermaxilar para bloqueio transoperatório com uso de ligaduras elásticas.

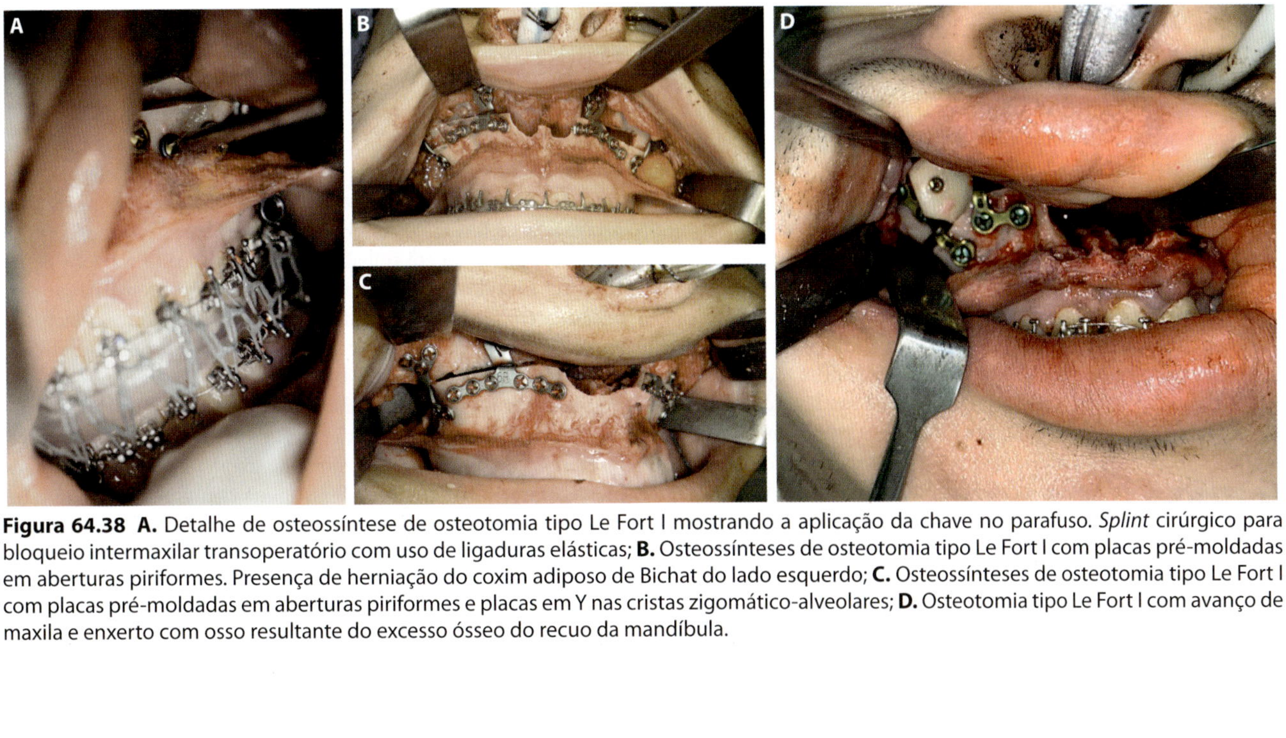

Figura 64.38 **A.** Detalhe de osteossíntese de osteotomia tipo Le Fort I mostrando a aplicação da chave no parafuso. *Splint* cirúrgico para bloqueio intermaxilar transoperatório com uso de ligaduras elásticas; **B.** Osteossínteses de osteotomia tipo Le Fort I com placas pré-moldadas em aberturas piriformes. Presença de herniação do coxim adiposo de Bichat do lado esquerdo; **C.** Osteossínteses de osteotomia tipo Le Fort I com placas pré-moldadas em aberturas piriformes e placas em Y nas cristas zigomático-alveolares; **D.** Osteotomia tipo Le Fort I com avanço de maxila e enxerto com osso resultante do excesso ósseo do recuo da mandíbula.

dividindo o segmento maxilar em duas ou mais partes, ou simplesmente fazer o reposicionamento anteroposterior e/ou vertical desejado. Quando se realiza a segmentação, a maxila pode ser seccionada em dois ou mais segmentos. Mais frequentemente, o palato é dividido sagital ou parasagitalmente com objetivo de alterar transversalmente a maxila (segmentação em dois segmentos). Também a pré-maxila pode ser seccionada (geralmente entre dentes incisivos laterais e caninos) de forma a ser movimentada independentemente dos dentes posteriores (segmentação em três segmentos). Principalmente em caso de impacções posteriores, pode ser necessário esqueletização das artérias palatinas descendentes.

Com o segmento maxilar abaixado, podem-se realizar descolamentos mucoperiosteais e mucopericondrais do septo nasal, para correções setoriais de desvios septais. Dessa forma, também se realiza a redução da altura do septo nasal necessário para o reposicionamento superior da maxila. Nas impacções da maxila, a remoção de parte inferior do septo nasal e da parede lateral do nariz são obrigatórios. E, por vezes, dependendo da extensão da intrusão da maxila, efetua-se também a redução parcial das conchas nasais inferiores. Para acesso na cavidade nasal, realiza-se incisão longitudinal no mucoperiósteo do assoalho nasal, com possibilidade de realização de procedimentos nas conchas nasais inferiores.

Após os ajustes ósseos, a maxila mobilizada é levada para sua nova posição, com base nas alterações planejadas, com o auxílio de guias cirúrgicos obtidos a partir da cirurgia de modelos (nos articuladores) ou digitalmente em impressoras 3D, realização de bloqueio intermaxilar (BIM) transoperatório e fixação óssea com placas e parafusos, mais comumente de cada lado no pilar zigomático e lateralmente à abertura piriforme. As placas pré-moldadas (*prebending*) otimizam o tempo da fixação e permitem boa estabilização dos segmentos. Placas em "L" são mais largamente utilizadas para síntese óssea da maxila (Figura 64.39). Em situações de avanços anteroposteriores maiores ou reposicionamento inferior significativo da maxila, utilização de enxerto ósseo (autógeno ou biomaterial) pode ser benéfico para proporcionar melhor estabilização dos segmentos, melhor reparo ósseo e prevenção de recidivas e de não consolidação óssea (pseudoartroses). Enxertos ósseos menores podem ser aproveitados de remanescentes ósseos removidos da parede lateral do nariz e enxertos maiores removidos da crista oblíqua da mandíbula ou da região ilíaca.

Destaca-se atualmente o avanço das técnicas denominadas minimamente invasivas, que advogam incisões limitadas ao sulco gengivo-labial superior somente na região correspondente entre as asas nasais, descolamentos e confecções de túneis, osteotomias sem visão direta e osteossíntese somente na região da abertura piriforme.

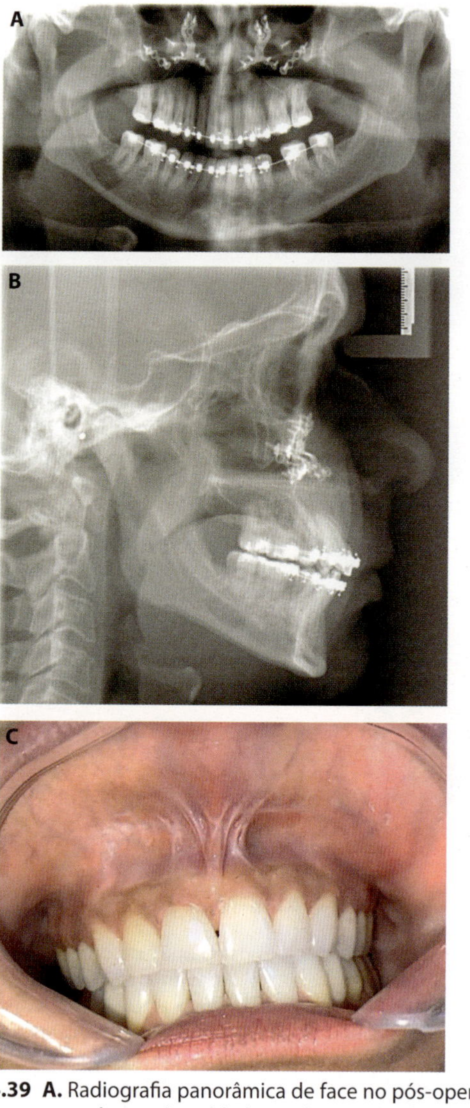

Figura 64.39 A. Radiografia panorâmica de face no pós-operatório. Osteossíntese com placa pré-moldada na abertura piriforme e placa reta no pilar zigomático. Enxerto com blocos de crista oblíqua da mandíbula que não foi operada; **B.** Radiografia telelateral de face no pós-operatório. Avanço de maxila. Enxerto com blocos de crista oblíqua da mandíbula que não foi operada; **C.** Cicatriz tardia de incisão para osteotomia tipo Le Fort I de maxila.

Disjunção da maxila

Expansão rápida da maxila assistida cirurgicamente consiste de um acesso tipo Le Fort I associado a uma osteotomia mediana na sutura palatina através da espinha nasal anterior, seguida da ativação de aparatologia com ancoragem em dentes ou com ancoragem óssea, até alcançar a expansão desejada. A técnica é indicada primariamente para pacientes que apresentam atresia transversal da maxila, e que finalizaram a fase de crescimento, em que a sutura palatina está fusionada. Os resultados da expansão rápida da maxila assistida cirurgicamente são mais estáveis que a técnica da expansão imediata realizada concomitante à osteotomia Le Fort I. Em adultos, a realização da expansão maxilar ortodôntica sem osteotomia, além da recidiva do movimento, pode ocasionar reabsorção do osso alveolar, exposição de raízes, retrações gengivais e inclinações dentárias indesejáveis.[32-34]

Se for utilizado método de ancoragem dentária, o disjuntor palatino é instalado no paciente dias antes da cirurgia. Os modelos existentes mais utilizados são: Hyrax, Haas, McNamara, Pendulum e Pendulum-Pendex (Figura 64.40). A escolha deve ser por aparelho que não inclua ancoragem na mucosa palatina, devido ao risco de necrose do tecido mole. Também depende da experiência do ortodontista e cirurgião em trabalhar com determinado modelo. Se for utilizado método de ancoragem óssea, o distrator transpalatino será fixado diretamente no osso palatino concomitante com a osteotomia para a disjunção palatina. Há diversos modelos de aparelho de distração transpalatina (Figura 64.41).

São realizadas pequenas incisões no sulco gengivo-jugal superior bilateral na região das cristas zigomático-alveolares e vertical no frênulo labial superior, idealmente mantendo um segmento de mucosa intacta entre as incisões. Alguns cirurgiões advogam a osteotomia mais limitada na crista zigomático-alveolar e no complexo espinha nasal anterior/sutura intermaxilar. A maioria dos cirurgiões recomenda a realização da osteotomia semelhante com a Le Fort I em toda a extensão da maxila, incluindo a parede lateral do nariz, a separação da tuberosidade maxilar do processo pterigoide e a separação completa do septo nasal do assoalho nasal. Isso com finalidade de garantir uma expansão maxilar com maior

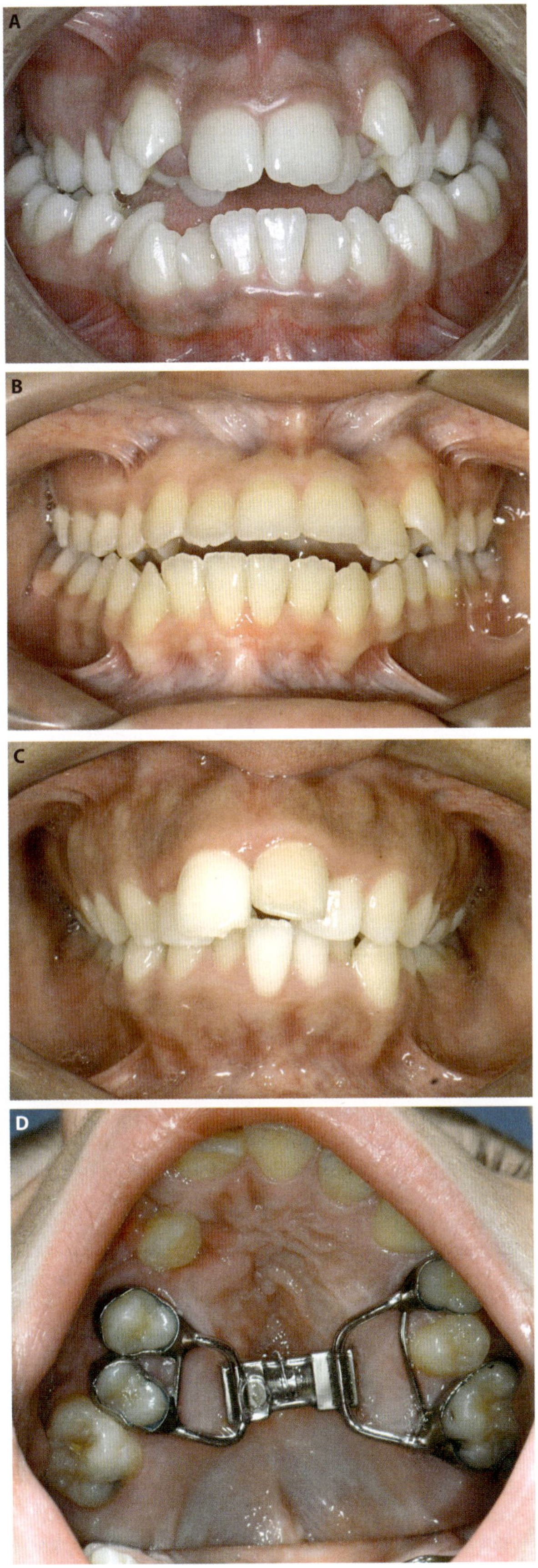

Figura 64.40 **A.** Atresia transversal de maxila com mordida cruzada posterior e apinhamento dentário severo; **B.** Atresia transversal de maxila com vestibularização importante dos incisivos superiores e apinhamento dentário; **C.** Atresia transversal de maxila e mandíbula; **D.** Aparelho Hyrax com ancoragem dentária bem adaptado à concavidade do palato.

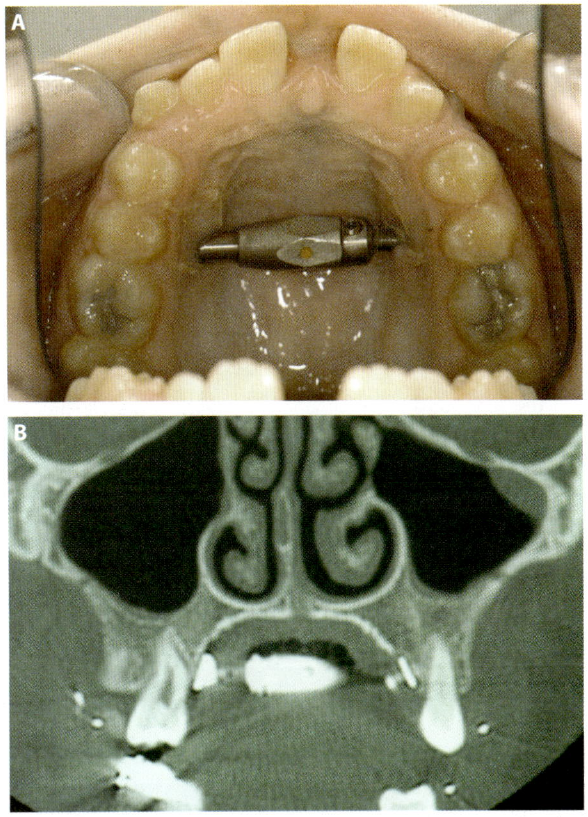

Figura 64.41 **A.** Distrator transpalatino com ancoragem óssea no palato duro. Diastema entre incisivos superiores resultante após a finalização da fase de ativação do disjuntor; **B.** Tomografia computadorizada demonstrando distrator transpalatino ancorado no palato, linhas de osteotomias nos pilares zigomáticos e separação óssea da sutura palatina.

liberdade dos movimentos e menor risco de recidivas. O disjuntor adaptado no pré-operatório pelo ortodontista será ativado, verificado a eficiência da separação das hemimaxilas pela presença de diastema entre os incisivos superiores, e em seguida, retornado novamente em sua posição neutra ou com discreto diastema entre os incisivos superiores (Figura 64.42).

A ativação do disjuntor será realizada diariamente pelo paciente, mas sempre monitorada pelo ortodontista e pelo cirurgião, para checar se a disjunção está ocorrendo simetricamente e também evitar a expansão dos arcos maxilares. A fase de ativação geralmente é iniciada no dia seguinte à cirurgia. É realizada uma volta completa por dia até obtenção da expansão adequada, por volta de 1 a 2 semanas, a depender da magnitude da atresia transversal maxilar. A fase passiva, ou de manutenção, dura cerca de 3 a 6 meses até a completa reorganização e ossificação da sutura intermaxilar. Nesta fase, o disjuntor é travado de forma a evitar perda do movimento realizado. Passada a fase passiva, o disjuntor é removido e o ortodontista poderá optar ou não pela colocação de um arco de contenção por mais 6 meses. Outra possibilidade durante a fase passiva do tratamento é o ortodontista já reiniciar a mecânica ortodôntica, inclusive com fechamento gradual do diastema pela medialização lenta e cuidadosa dos dentes anteriores superiores.

CIRURGIA ORTOGNÁTICA DE MAXILA E NARIZ

De forma geral, a osteotomia de maxila tem a tendência de proporcionar melhora da função nasal e do fluxo aéreo nasal, seja pelo alargamento da região da válvula nasal, seja pelo alargamento que a cirurgia geralmente proporciona na abertura piriforme,

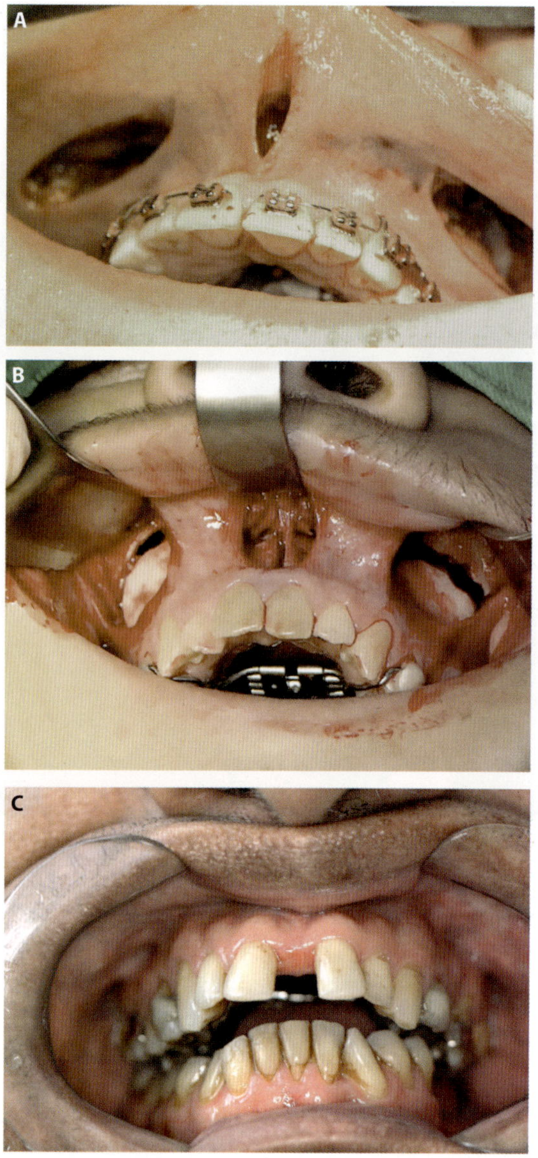

Figura 64.42 A. Incisões em sulco gengivo-labial, gengivo-jugal e vertical no frênulo labial superior para acessos cirúrgicos para osteotomia tipo Le Fort I, e sutura palatina mediana através da espinha nasal anterior. Manutenção de ilha de mucosa separando as incisões favorecem a cicatrização pós-operatória. **B.** Incisões em sulco gengivo-labial, gengivo-jugal e vertical no frênulo labial superior para acessos cirúrgicos para osteotomia tipo Le Fort I, e sutura palatina mediana através da espinha nasal anterior. Manutenção de ilha de mucosa separando as incisões. Osteotomias com largura maior que a habitual com finalidade de evitar interferências quando ocorrer a expansão óssea. Osteotomias realizadas com brocas troncocônicas 702. Não utilizam-se serras ou instrumentos piezoelétricos; **C.** Diastema entre incisivos superiores resultante após a finalização da fase de ativação do disjuntor com ancoragem dentária.

pelos desgastes ósseos comumente realizados nessa topografia, ou pelos próprios movimentos ósseos. Também, cirurgias funcionais nasais podem ser realizadas adicionalmente durante o *down fracture* do maxilar superior, seja para corrigir distorções do septo nasal em algumas áreas acessíveis por esse acesso (geralmente as regiões mais inferiores do septo nasal), seja pela possibilidade de realização de turbinectomias parciais, nos casos em que o paciente já possui hipertrofia da concha nasal inferior que por si só já seria indicação para redução parcial desse elemento anatômico, ou nos casos de grandes impacções da maxila, que podem ocasionar redução do volume da fossa nasal ou até mesmo quando as conchas nasais hipertrofiadas possam limitar o movimento de impacção maxilar planejado.

A osteotomia tipo Le Fort I da maxila pode ocasionar impactos positivos ou negativos na estética nasal, dependendo dos movimentos a serem realizados no maxilar. De forma geral, a tendência é o alargamento da asa nasal em todos os movimentos. Essa condição pode ser limitada com a realização da osteotomia subespinhal, situação em que se mantém a integridade da espinha nasal anterior e dos músculos ali inseridos, o que permite a manutenção do posicionamento da asa nasal. Outro recurso utilizado é a cerclagem intraoral com suturas da asa nasal (geralmente *nylon* 3.0) antes do fechamento da ferida cirúrgica. Nos avanços anteroposteriores espera-se uma elevação da ponta nasal, que pode tornar uma giba do dorso nasal menos aparente, geralmente com repercussão estética positiva.

Não é possível saber exatamente a intensidade das mudanças estéticas que ocorrerão nos diversos movimentos da maxila. Mesmo assim há cirurgiões que advogam que a intervenção estética nasal, quando indicada, seja realizada concomitante com a cirurgia ortognática de maxila. Os cirurgiões que indicam a realização da cirurgia estética nasal em outro momento operatório, pelo menos 1 ano após, acreditam que dessa forma possam operar e fazer as mudanças estéticas no nariz com parâmetros melhor definidos. Outra razão para não realizar a cirurgia ortognática e a rinoplastia no mesmo tempo operatório seria o prolongamento do tempo operatório, que pode significar aumento de risco de complicações.

Considerando a possibilidade de cirurgia funcional do nariz concomitante com a disjunção de maxila, acredita-se ser bastante oportuno a realização conjunta dos dois procedimentos.

COMPLICAÇÕES POTENCIAIS EM CIRURGIA ORTOGNÁTICA

A segurança dos procedimentos envolvidos em cirurgia ortognática tem aumentado com o aprimoramento das técnicas ao longo dos anos, no entanto, isso não exclui a possibilidade de complicações.[35-37]

Oclusão pós-operatória insatisfatória não é ocorrência rara, geralmente resultado de planejamento ortocirúrgico ou de técnica operatória inadequada. Essa situação pode obrigar nova cirurgia.

Sangramento pós-operatório é uma ocorrência incomum em cirurgia ortognática. Sangramento intraoperatório é mais comum em osteotomias maxilares, e geralmente é decorrente da artéria palatina descendente ou do plexo venoso pterigoide. Esses sangramentos podem ser relevantes e atualmente a participação da radiologia intervencionista é muito importante no tratamento nesse tipo de intercorrência no pós-operatório.

Algumas complicações de cirurgia ortognática são associadas com a separação não ideal das estruturas ósseas, resultando em fraturas desfavoráveis. Na osteotomia Le Fort I, a fratura da placa pterigoide pode ocorrer sem complicações, no entanto, também pode ocasionar interferência com a mobilização da maxila. Durante o *down fracture,* há relatos na literatura de casos de prolongamentos da fratura para a base do crânio e prejuízo para nervos cranianos, artéria carótida interna, veia jugular interna, amaurose e trombose do seio cavernoso. Na osteotomia sagital da mandíbula, fraturas desfavoráveis, também chamadas *bad split,* têm incidência variada na literatura.

A posição malfeita do côndilo mandibular é um dos principais fatores relacionados com recidiva precoce do movimento esquelétal e também pode evoluir com desordens da articulação temporomandibular. Osteotomia sagital da mandíbula pode ocasionar sobrecarga da ATM e pode relacionar-se com doença degenerativa (osteoartrite) ou reabsorção condilar. Muitas vezes, a evolução da osteoartrite está relacionada com sintomas e limitação da abertura bucal, e a reabsorção condilar geralmente está relacionada com retrognatismo, perda da altura facial posterior e mordida aberta anterior, sendo que sintomas podem estar ausentes.

Má-união ou não união óssea (pseudo-artrose) resultam em mobilidade da maxila e/ou da mandíbula no local osteotomizado. Geralmente, são resultado de técnicas inadequadas, intervenções cirúrgicas repetidas, osteotomias segmentadas ou hábitos parafuncionais. Exigem reintervenção cirúrgica muitas vezes com a necessidade de enxertos ósseos.

Injúrias nervosas estão entre as mais relatadas em cirurgia ortognática, especialmente do nervo alveolar inferior durante a osteotomia sagital da mandíbula, e menos frequente durante a mentoplastia com o ramo mentual, resultando em percepção de parestesia ou anestesia pelo paciente. Injúrias ao nervo lingual e infraorbital são menos frequentes. Injúrias ao nervo podem decorrer de retrações teciduais, cortes e separação ósseas, compressão do nervo entre fragmentos ósseos e por parafusos durante fixação óssea (Figura 64.45). Felizmente, a maioria dos casos de parestesia torna-se imperceptível no período de 1 ano, ou o paciente adapta-se de forma a não ter prejuízos ao longo da vida. Planejamento, conhecimento anatômico e dissecção cuidadosa são as principais armas a fim de evitar danos como paresias e parestesias pós-operatórias (Figura 64.43).

Injúria a raízes dentárias é outra complicação possível decorrente de cirurgia ortognática, podendo ocorrer devido a cortes ósseos ou parafusos durante fixação óssea.

Há possibilidades de abscesso, celulite e osteomielite. Na fase crônica da osteomielite, sequestros ósseos podem ocorrer. Necrose avascular tem sido relatada principalmente em cirurgia segmentada da maxila. Espessamento do mucoperiósteo sinusal maxilar é encontro comum no pós-operatório, sem significado clínico. Sinusite maxilar após osteotomia da maxila é geralmente decorrente de alterações na anatomia nasossinusal como consequência da cirurgia. Em casos que não respondem positivamente ao tratamento conservador ou ao tratamento clínico, cirurgia endoscópica nasossinusal pode ser necessária. Outras complicações decorrentes de osteotomias da maxila são a fístula oronasal, fístula oroantral, desvio do septo nasal e obstrução do ducto nasolacrimal. Epífora persistente geralmente é decorrente da presença de parafuso de fixação óssea na topografia do ducto nasolacrimal ou fraturas com fragmentos dentro do ducto (Figuras 64.44 e 64.45).

A soltura de *brackets* e botões é outra complicação possível, podendo ser deslocados para o leito cirúrgico ou para a faringe, neste último caso com o risco de aspiração. Outras complicações possíveis são os prejuízos periodontais (especialmente nas cirurgias segmentadas), alterações fonoarticulatórias, dor pós-operatória refratária, otite média serosa, disfagia, recidiva do movimento, alterações psicológicas e insatisfação estética.

CASOS CLÍNICOS

Caso 1

Paciente apresentando classe III com deficiência de maxilar, com pouca projeção de região paranasal do terço médio de face, deixando a face com maxilar côncavo. Realizado avanço de maxilar, sendo evidente o rejuvenescimento facial com o procedimento cirúrgico (Figuras 64.46 e 64.47).[34]

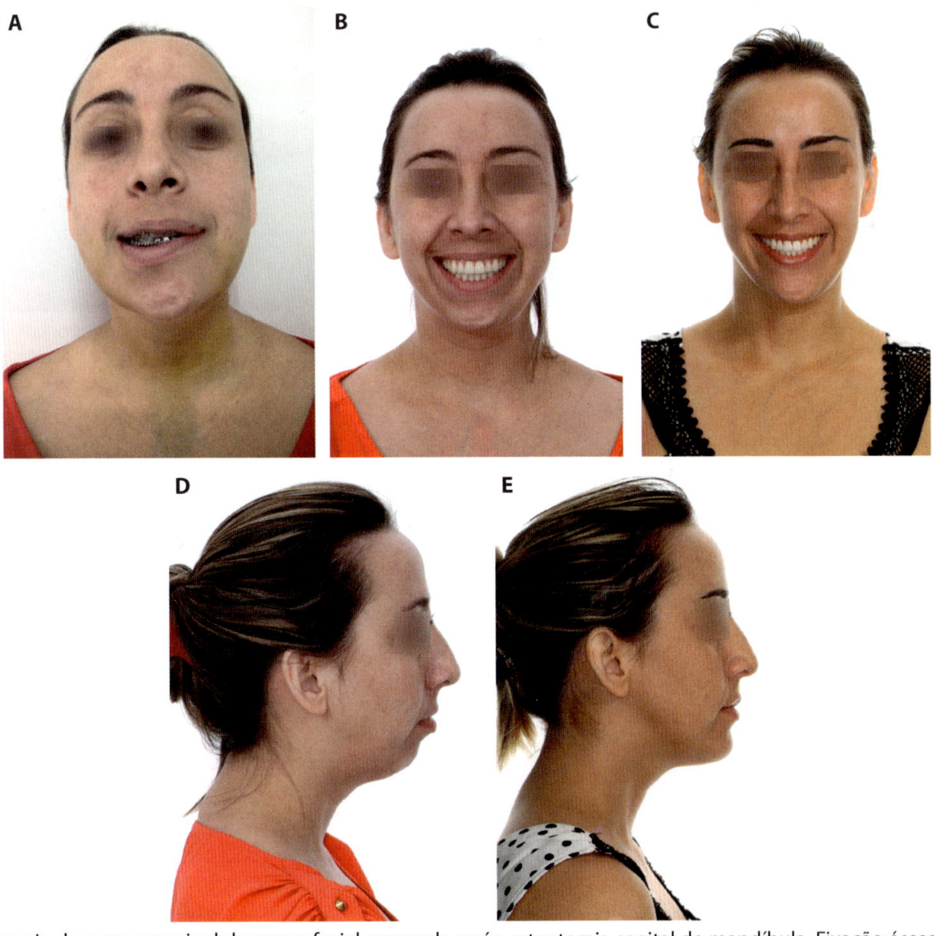

Figura 64.43 A. Paresia de ramo marginal do nervo facial esquerdo após osteotomia sagital de mandíbula. Fixação óssea utilizando sistema transbucal externo; Imagem frontal pré (**B**) e pós-operatória (**C**) de paciente que apresentou paresia do ramo marginal do nervo facial; Imagem lateral pré (**D**) e pós-operatória (**E**) da mesma paciente.

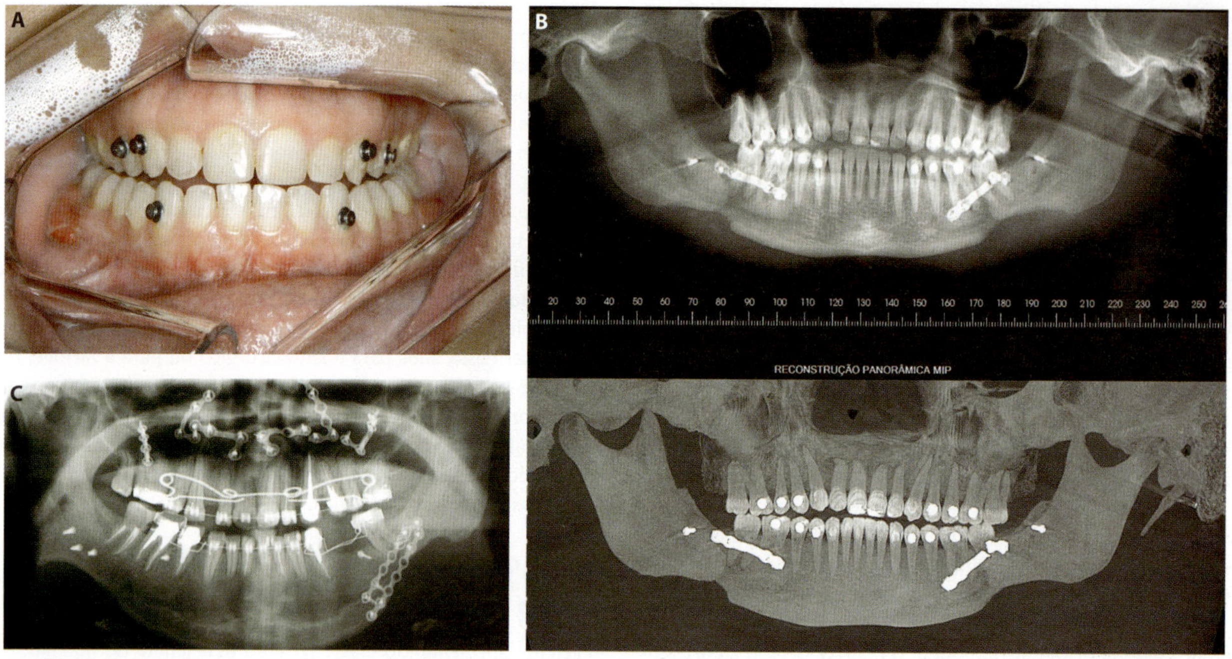

Figura 64.44 A. Granuloma em região posterior de mandíbula após 2 meses de pós-operatório; **B.** Fratura de mini-placa de osteossíntese de mandíbula 1 mês de pós-operatório de avanço de mandíbula; **C.** Reabsorção óssea indesejável após *bad fracture* de osteotomia sagital de mandíbula.

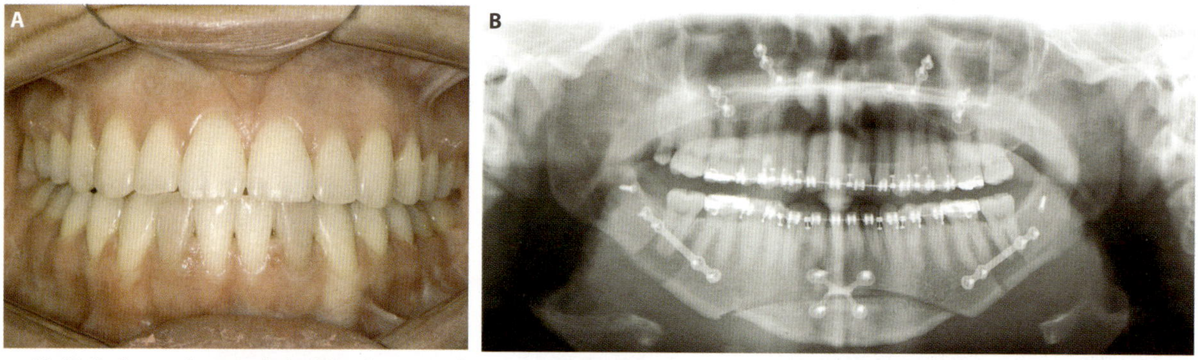

Figura 64.45 A. Escurecimento de incisivos laterais inferiores em pós-operatório precoce (2 semanas) em mentoplastia (avanço). Realizado também avanço de maxila e mandíbula; **B.** Radiografia panorâmica pós-operatório precoce do caso descrito de necrose pulpar dos incisivos laterais inferiores, demonstrando que não há correlação de parafusos com os ápices dentários.

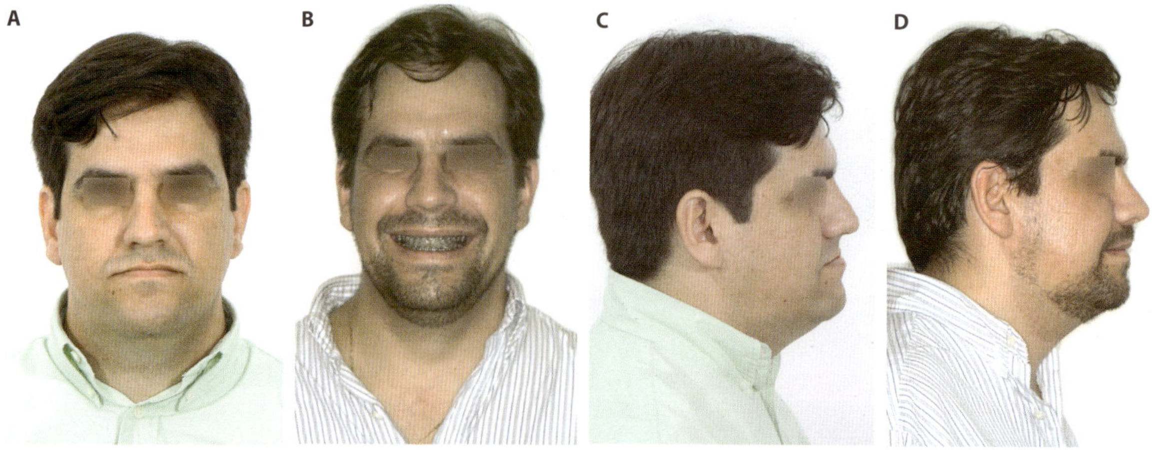

Figura 64.46 Fotos frontais pré (**A**) e pós-operatório (**B**). Fotos de perfil pré (**C**) e pós-operatório (**D**).

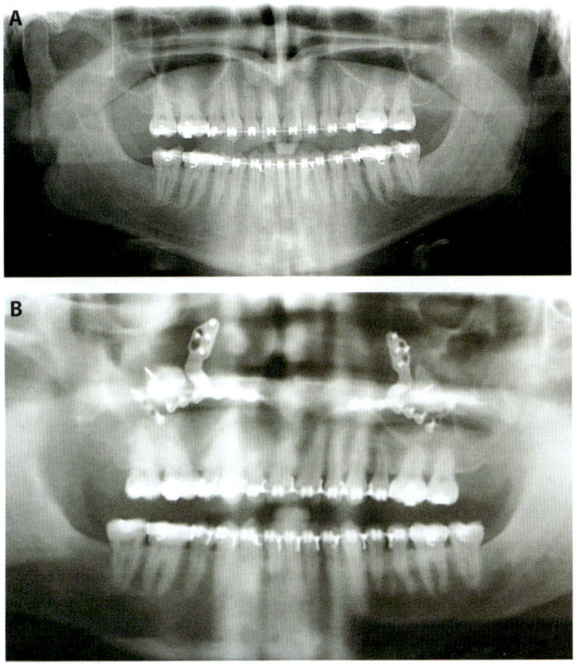

Figura 64.47 A. Radiografia panorâmica de face pré-operatório; **B.** Radiografia panorâmica de face pós-operatório. Verifica-se síntese óssea com uma placa pré-moldada lateralmente à abertura piriforme bilateralmente e enxerto com biomaterial em *gap* ósseo para estabilização depois do avanço de maxila.

Caso 2

Paciente do sexo feminino, 39 anos, apresentando quadro de persistência dos roncos e apneia do sono após ser submetida à cirurgia nasal funcional (septoplastia e turbinectomia inferior bilateral) associada à cirurgia faríngea (amigdalectomia e uvulopalatofaringoplastia). Ao exame inicial apresentava retrognatia mandibular e oclusão classe II de Angle. Polissonografia evidenciou apneia do sono moderada (IAH - 16/hora, T90 2%). Foram discutidas alternativas de tratamento, incluindo o uso de aparelho intraoral, CPAP ou cirurgia esquelética. A paciente optou pela realização do avanço maxilomandibular após preparo ortodôntico durante 6 meses. Realizou rinoplastia 6 meses após a cirurgia esquelética resolvendo completamente as queixas respiratórias diurnas e noturnas (Figuras 64.48 a 64.50).

Caso 3

Paciente apresentando retrusão bimaxilar, com hipomentonismo importante, excesso vertical da maxila com exposição excessiva de gengiva ao repouso e ao sorriso. Havia sido submetida a extração de quatro pré-molares para compensação ortodôntica, o que ocasionou lingualização dos incisivos superiores. O posicionamento vestíbulo-lingual foi corrigido ortodonticamente, o que criou espaço para a colocação de dois implantes superiores após a cirurgia ortognática. Foi realizado avanço maxilomandibular com rotação anti-horária, intrusão de maxila e avanço de mento (Figuras 64.51 a 64.56).

Caso 4

Paciente com deformidade dento-esqueletal tipo classe III, com deficiência de maxila e excesso de mandíbula. Programado inicialmente avanço de maxila e recuo de mandíbula. Não foi realizado exodontia de primeiros pré-molares inferiores. Ao final do tratamento ortodôntico pré-operatório, a discrepância dentária não permitia cirurgia bimaxilar. Avaliando impactos que pudessem trazer o melhor benefício estético sem prejudicar a função, decidiu-se por cirurgia de recuo de mandíbula, com participação da paciente nessa definição (Figuras 64.57 a 64.60).

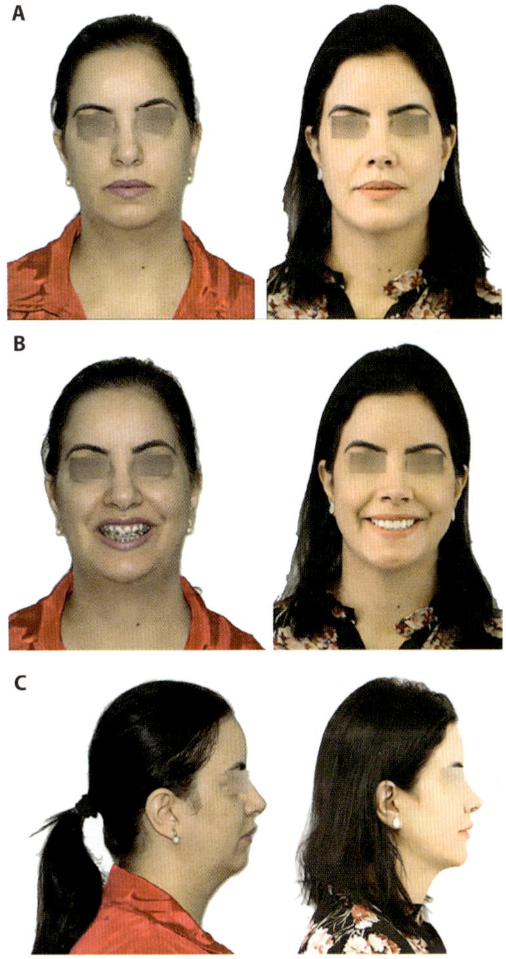

Figura 64.48 A. Fotos frontais pré e pós-operatório; **B.** Fotos frontais sorrindo pré e pós-operatório; **C.** Fotos de perfil pré e pós-operatório.

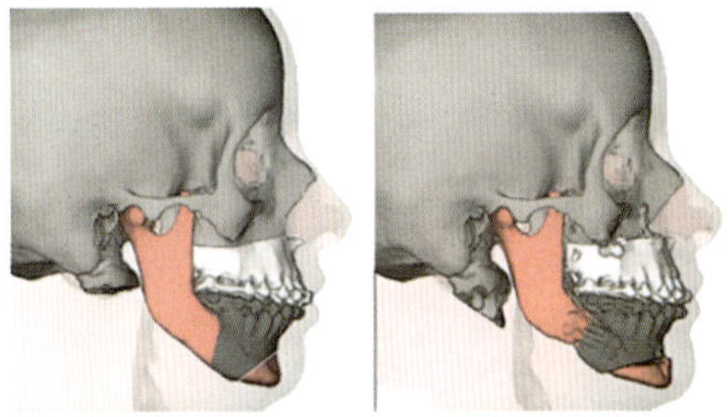

Figura 64.49 Imagens de reconstrução tridimensional pré e pós-operatório.

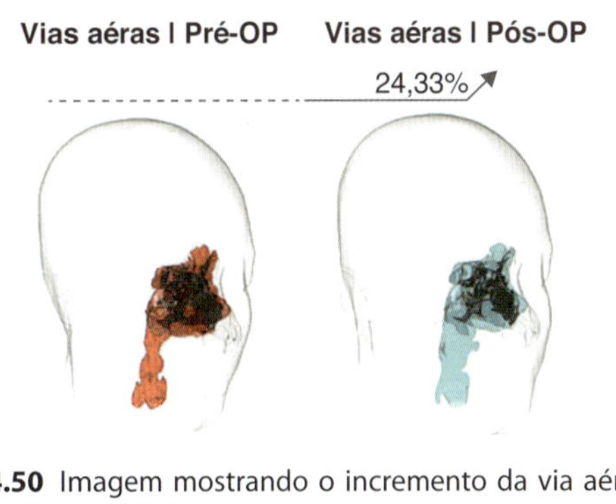

Figura 64.50 Imagem mostrando o incremento da via aérea após avanço maxilomandibular.

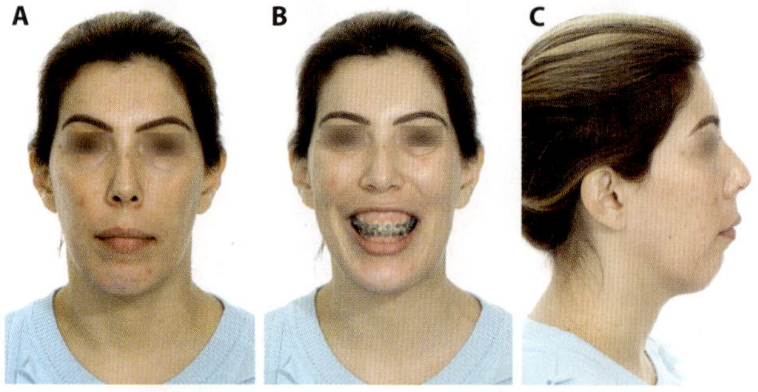

Figura 64.51 A. Imagem frontal em repouso após preparo ortodôntico; **B.** Imagem frontal sorrindo após preparo ortodôntico; **C.** Imagem perfil em repouso após preparo ortodôntico.

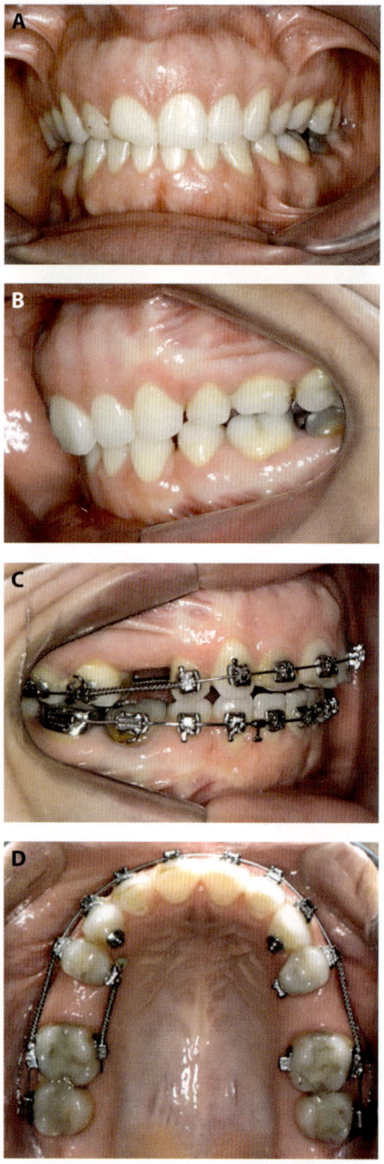

Figura 64.52 Imagem frontal (**A**) e em perfil (**B**) da oclusão antes do tratamento ortodôntico. Imagem em perfil (**C**) do arco superior (**D**) após preparo ortodôntico. Criado espaço para implante na topografia de pré-molar extraído.

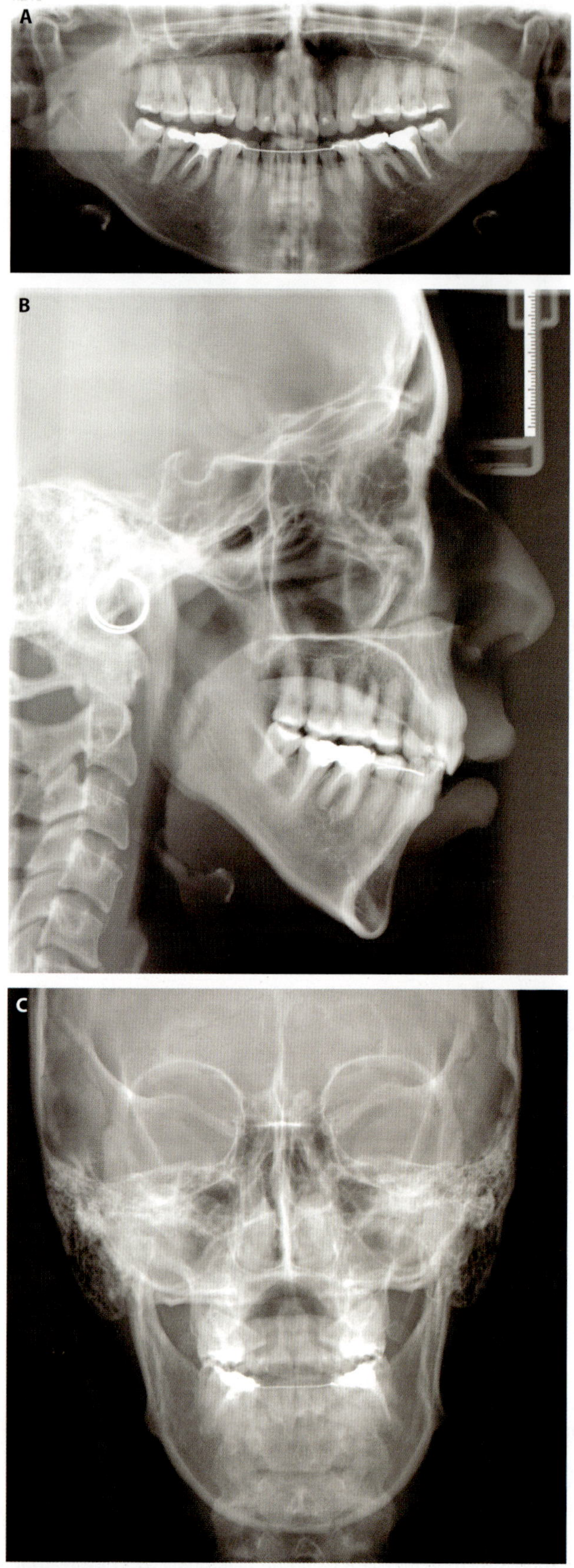

Figura 64.53 A. Radiografia panorâmica de face pré-operatório antes do tratamento ortodôntico; **B.** Radiografia telelateral de face pré-operatório antes do tratamento ortodôntico. Evidente verticalização dos incisivos superiores, ausência de vedamento labial, inclinação do plano mandibular e hipomentonismo; **C.** Radiografia telefrontal de face pré-operatório antes do tratamento ortodôntico. Incisivos superiores e inferiores bem relacionados com a linha central da face.

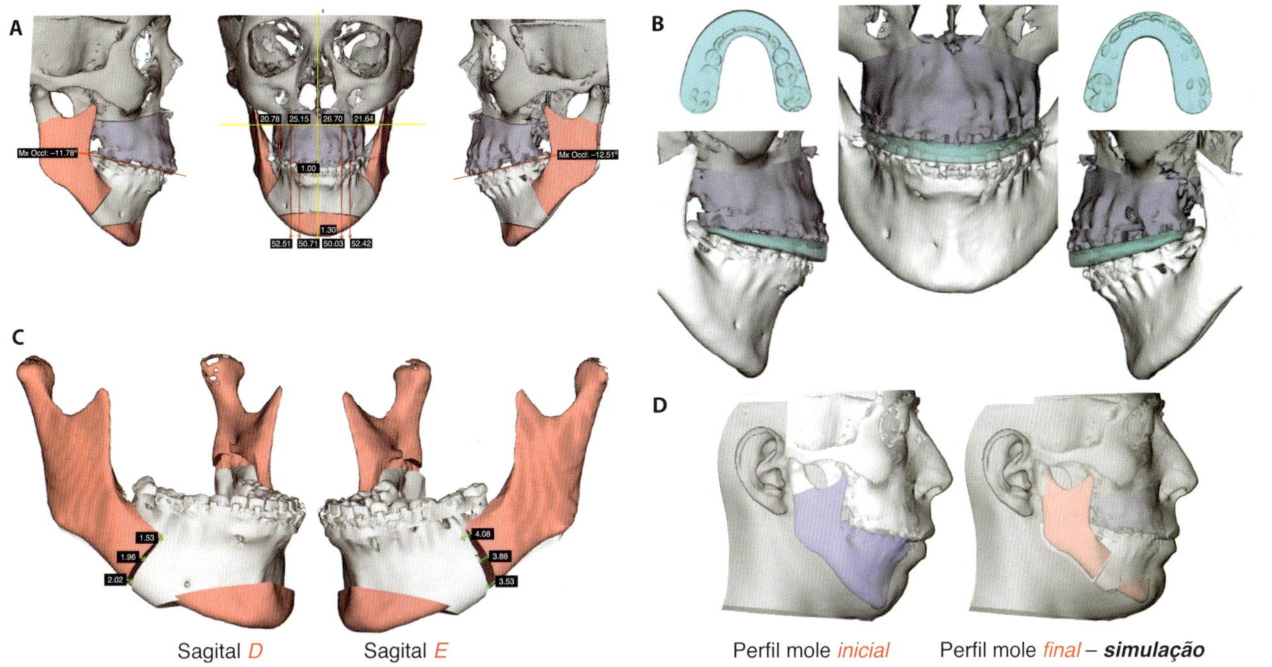

Figura 64.54 Planejamento cirúrgico digital. **A.** Crânio composto inicial com as medidas dos terços faciais e plano oclusal; **B.** Guia cirúrgico intermediário após posicionamento da maxila; **C.** Posicionamento da mandíbula; **D.** Simulação do resultado cirúrgico.

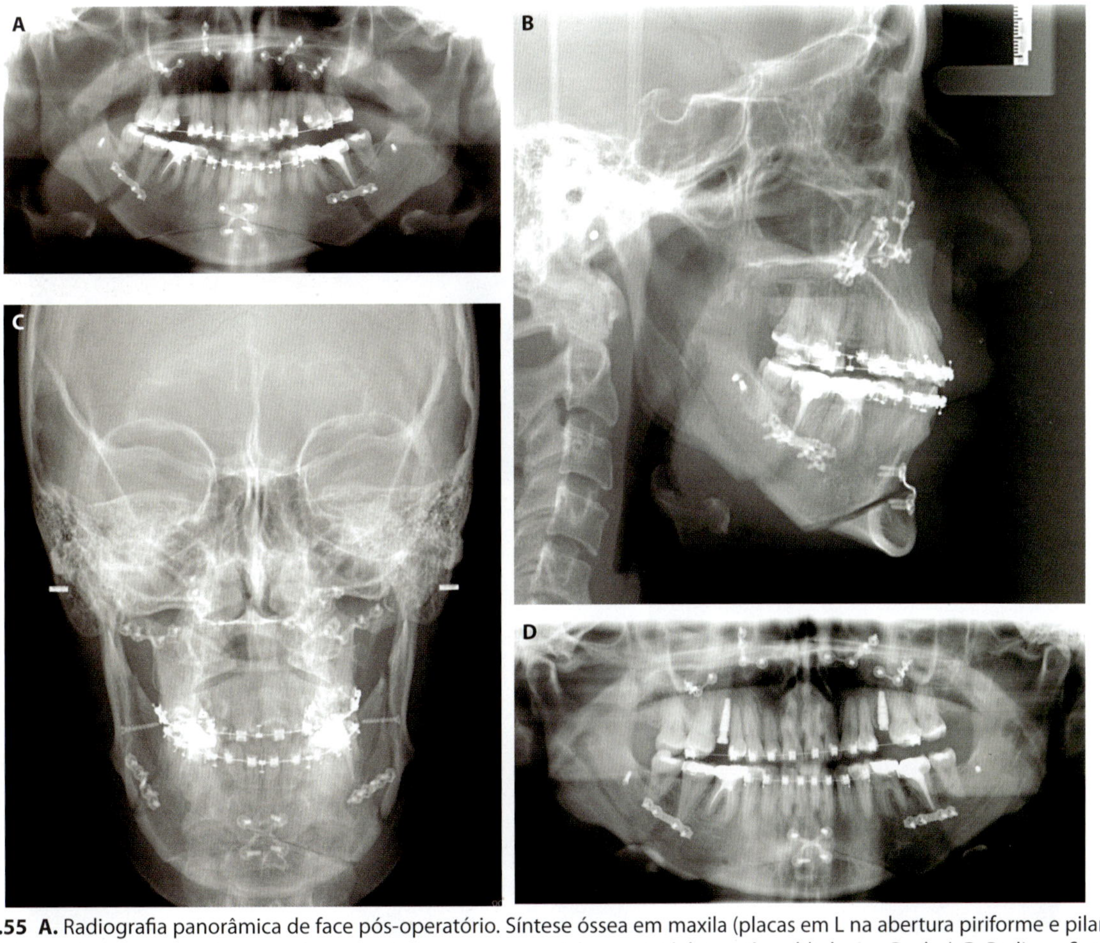

Figura 64.55 **A.** Radiografia panorâmica de face pós-operatório. Síntese óssea em maxila (placas em L na abertura piriforme e pilar zigomático), mandíbula (placa reta e parafuso interfragmentário sem compressão) e mento (placa pré-moldada tipo Paulus); **B.** Radiografia telelateral de face pós-operatório. Evidencia-se aumento significativo do espaço respiratório entre a parede posterior de faringe e base de língua, normalização do plano mandibular, presença de vedamento labial e harmonização da silhueta do perfil do tecido mole da face; **C.** Radiografia telefrontal de face pós-operatório. Evidencia-se manutenção da linhas médias dentárias superior e inferior com a linha central da face, osteotomias da mandíbula com reposicionamento simétrico dos segmentos mobilizados dos ramos mandibulares e mento; **D.** Radiografia panorâmica de face pós-operatório, 4 meses. Colocação de implantes no espaço criado na região de pré-molares extraídos no primeiro tratamento ortodôntico realizado.

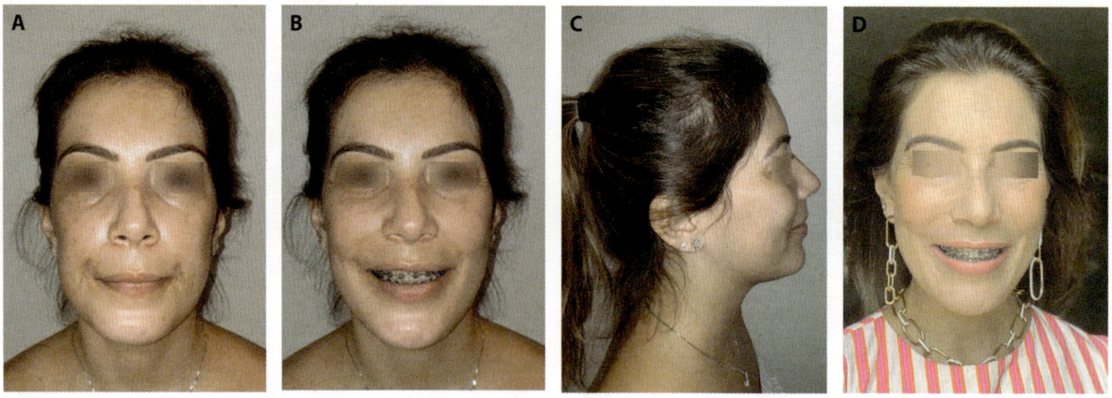

Figura 64.56 Fotos frontais em repouso (**A**) e sorrindo (**B**) em pós-operatório de 6 meses; **C.** Foto de perfil sorrindo em pós-operatório de 6 meses; **D.** Foto frontal sorrindo em pós-operatório de 1 ano.

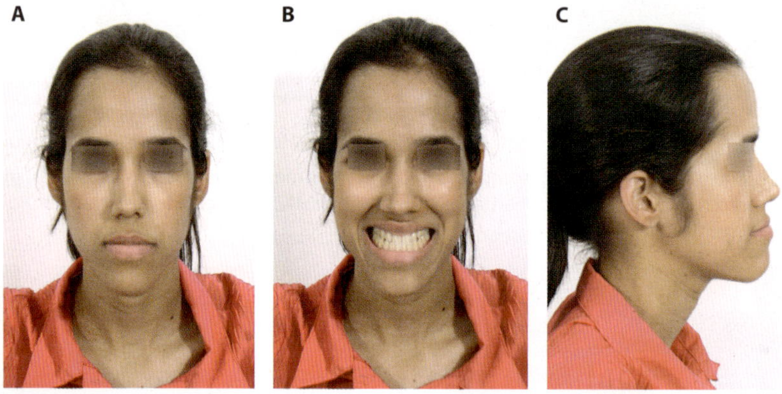

Figura 64.57 Fotos frontais em repouso (**A**) e sorrindo (**B**) em pré-operatório; **C.** Foto de perfil em pré-operatório. Deficiência paranasal, retrusão de maxila e excesso anteroposterior de mandíbula.

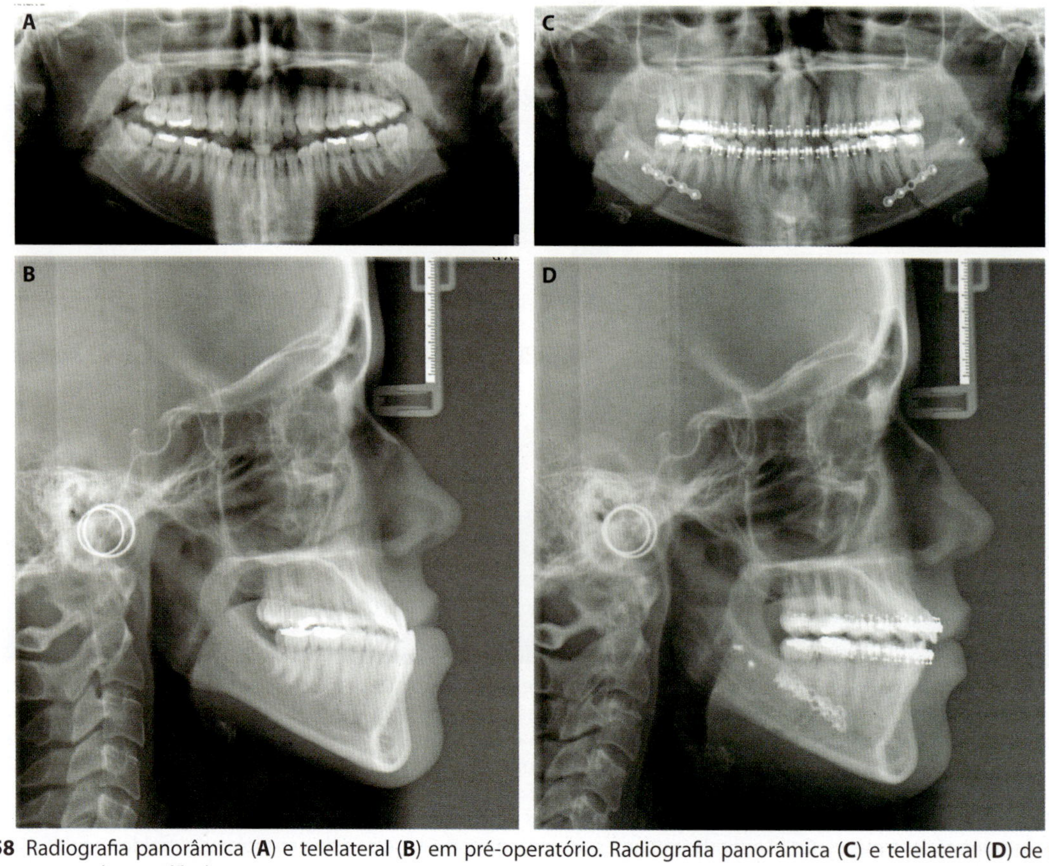

Figura 64.58 Radiografia panorâmica (**A**) e telelateral (**B**) em pré-operatório. Radiografia panorâmica (**C**) e telelateral (**D**) de face em pós-operatório com recuo de mandíbula.

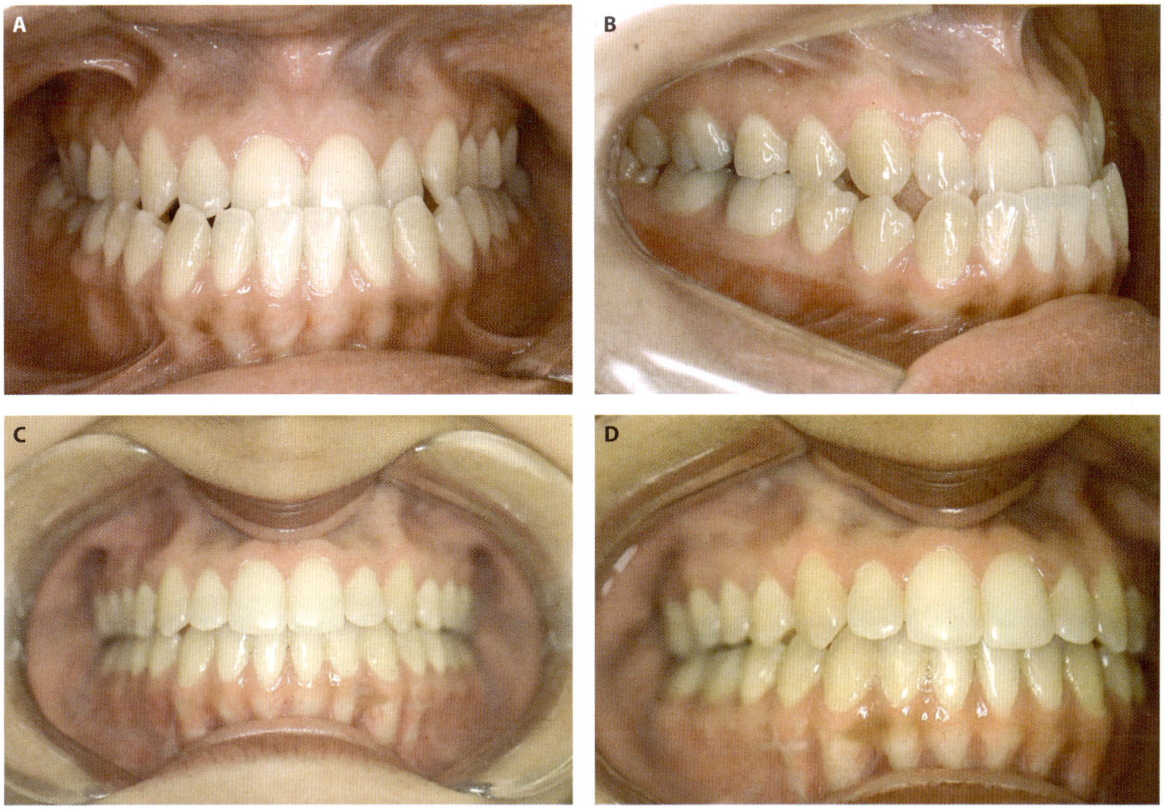

Figura 64.59 A. Foto intraoral frontal em pré-operatório. Mordida cruzada anterior e posterior; **B.** Foto intraoral oblíqua em pré-operatório. Classe III dentária; **C.** Foto intraoral frontal em pós-operatório. Classe I dentária; **D.** Foto intraoral oblíqua em pós-operatório. Classe I dentária.

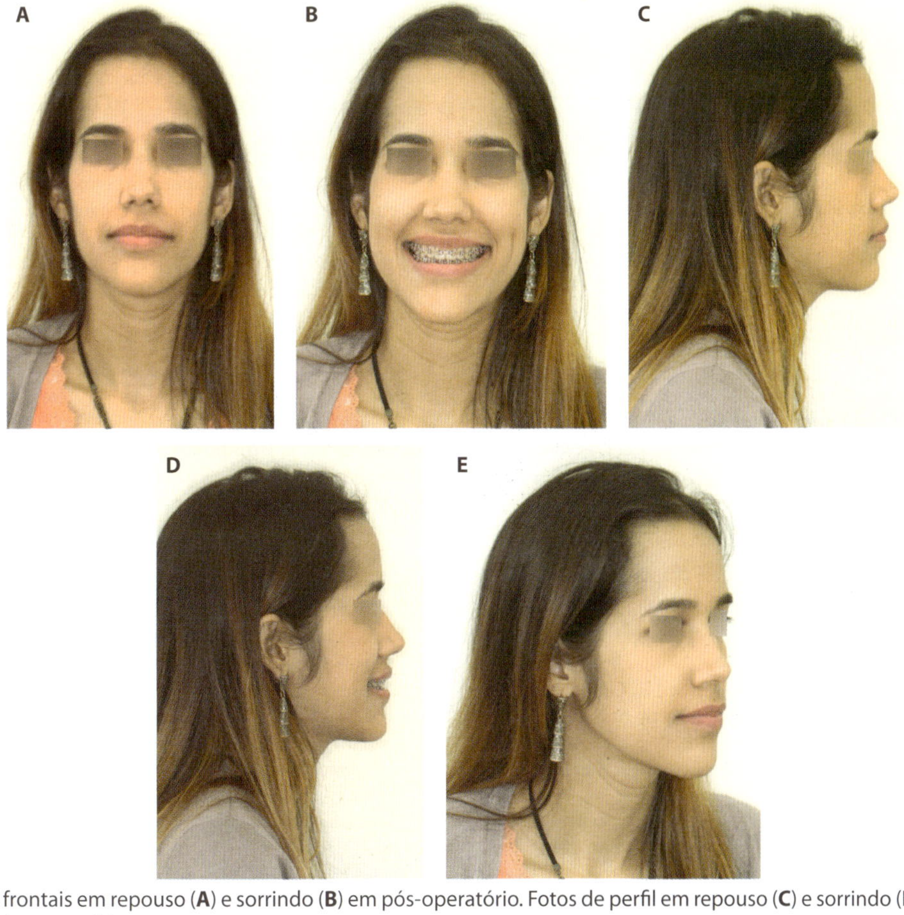

Figura 64.60 Fotos frontais em repouso (**A**) e sorrindo (**B**) em pós-operatório. Fotos de perfil em repouso (**C**) e sorrindo (**D**) no pós-operatório; **E.** Foto oblíqua no pós-operatório.

CONSIDERAÇÕES FINAIS

A tríade função, estética e estabilidade precisa estar em concordância com as necessidades do paciente.

O cirurgião deve participar de todas as etapas do tratamento. Além da capacitação técnica para o ato cirúrgico, deve ter conhecimentos em materiais dentários, fisiologia da articulação temporomandibular, fisiologia óssea e alvéolo-dentária, mastigação, oclusão, ortodontia, princípios de fixação interna rígida, anatomia e fisiologia de vias aéreas, crescimento e desenvolvimento craniofacial, estética facial, entre outros.

A boa interação entre cirurgião e ortodontista resulta em grande benefício ao paciente. Destaca-se, por fim, a importância da participação do paciente nas decisões do tratamento e no cumprimento adequado das orientações do pós-operatório.

REFERÊNCIAS BIBLIOGRÁFICAS

1. Arnett GW, Gunson MJ. Facial planning for orthodontists and oral surgeons. Am J Orthod Dentofacial Orthop [Internet]. 2004 [Acesso em: 2024 Jul];126(3):290-5.
2. Prinsell JR. Maxillomandibular advancement surgery in a site-specific treatment approach for obstructive sleep apnea in 50 consecutive patients. Chest [Internet]. 1999 [Acesso em: 2024 Jul];116(6):1519-29.
3. Dimitroulis G, Dolwick MF, Van Sickels JE. Orthognathic surgery: A synopsis of basic principles and surgical techniques. Oxford: Butterworth-Heinemann, 1994.
4. Hullihen SP. Case of elongation of the underjaw and distortion of the face and neck caused by a burn, successfully treated. Am J Dent Sci [Internet]. 1849 [Acesso em: 2024 Jul];9(2):157-65.
5. Trauner R, Obwergeser H. The surgical correction of mandibular prognathism and retrognathia with consideration of genioplasty. I. Surgical procedures to correct mandibular prognathism and reshaping of the chin. Oral Surg Oral Med Oral Pathol [Internet]. 1957 [Acesso em: 2024 Jul];10(7):677-89.
6. Dal Pont G. Retromolar osteotomy for correction of prognathism. J Oral Surg Anesth Hosp Dent Serv [Internet]. 1961 [Acesso em: 2024 Jul];19:42-7.
7. Hunsuck EE. A modified intraoral splintting technique for correction of mandibular prognathism. J Oral Surg [Internet]. 1968 [Acesso em: 2024 Jul];26(4):250-3.
8. Bell WH, Fonseca RJ, Kennedy JW, Levy BM. Bone healing and revascularization after total maxillary osteotomy. J Oral Surg [Internet]. 1975 Apr [Acesso em: 2024 Jul];33(4):253-60.
9. Epker BN, Stella JP, Fish LC. Dentofacial deformities, integrated orthodontic and surgical correction. Philadelphia: Mosby, 1995.
10. Champy M, Lodde JP, Wilk H et al. Plattenosteosynthesen bei Mittelgesichtsfrakturen und osteotomies. Dtsch Z Mund Kiefer Gesichtschir [Internet]. 1978 [Acesso em: 2024 Jul];2:26.
11. Young T, Palta M, Dempsey J, Skatrud S, Weber S, Badr S. The occurrence of sleep disordered breathing among middle-aged adults. New Engl J Med [Internet]. 1993 [Acesso em: 2024 Jul];328(17):1230-5.
12. Young T, Finn L, Peppard PE, Szklo-Coxe M, Austin D, Javier F Nieto, et al. Sleep disordered breathing and mortality: Eighteen-year follow-up of the Wisconsin sleep cohort. Sleep [Internet]. 2008 [Acesso em: 2024 Jul];31(8):1071-8.
13. Li KK, Riley RW, Powell NB, Zonato A, Troell R, Guilleminault C. Postoperative airway findings after maxillomandibular advancement for obstructive sleep apnea syndrome. Laryngoscope [Internet]. 2000 [Acesso em: 2024 Jul];110(2 Pt 1):325-7.
14. Li KK, Riley RW, Powell NB, Zonato A, Troell R, Guilleminault C. Maxillomandibular advancement for persistent obstructive sleep apnea after phase I surgery in patients without maxillomandibular deficiency. Laryngoscope [Internet]. 2000 [Acesso em: 2024 Jul];110(10 Pt1):1684-8.
15. Schendel SA, Powell NB. Surgical orthognathic management of sleep apnea. J Craniof Surg [Internet]. 2007 [Acesso em: 2024 Jul];18(4):902-11.
16. Alonso N, D'Oro U, Freitas RS, Canan LW Junior, Roça GB, Busato LS. Cirurgia ortognática nos portadores de fissuras lábio-palatais: experiência e desafios. Rev Bras Cir Craniomaxilofac [Internet]. 2009 [Acesso em: 2024 Jul];12(3):89-93.
17. Hodge LC Jr, Mahan PE. A study of mandibular movement from centric occlusion to maximum intercuspation. J Prosthet Dent [Internet]. 1967 [Acesso em: 2024 Jul];18(1):19-30.
18. Girardot A. The nature of condylar displacements in patients with temporomandibular pain-dysfunction. Orthod Rev [Internet]. 1987 [Acesso em: 2024 Jul];1(1):16-23.
19. Wood DP, Elliot RW. Reproducibility of the centric relation bite registration technique. Angle Orthod [Internet]. 1994 [Acesso em: 2024 Jul];64(3):211-20.
20. Araujo A. Cirurgia ortognática. 1. ed. Livraria Santos, 1999.
21. Medeiros PJ, Medeiros PP. Cirurgia ortognática para o ortodontista. 2. ed. Livraria Santos, 2004.
22. Arnett GW, Kim J, Sant'Ana E, Giglio FP. Cirurgia ortognática de modelo realizada passo a passo. Rev Dent Press Ortodon Ortop Maxilar [Internet]. 2002 [Acesso em: 2024 Jul];7(1):93:105.
23. Xia JJ, Gateno J, Teichgraeber JF. A new clinical protocol to evaluate craniomaxillofacial deformity and plan surgical correction. J Oral Maxillofac Surg [Internet]. 2009 [Acesso em: 2024 Jul];67(10):2093-106.
24. Xia JJ, Gateno J, Teichgraeber JF, Yuan P, Chen KC, Li J et al. Algorithm for planning a double-jaw orthognathic surgery using a computer-aided surgical simulation (CASS) protocol. Part 1: planning sequence. Int J Oral Maxillofac Surg [Internet]. 2015 Dec [Acesso em: 2024 Jul];44(12):1431-40.
25. Xia JJ, Shevchenko L, Gateno J, Teichgraeber JF, Taylor TD, Lasky RE et al. Outcome study of computer-aided surgical simulation in the treatment of patients with craniomaxillofacial deformities. J Oral Maxillofac Surg [Internet]. 2011 Jul [Acesso em: 2024 Jul];69(7):2014-24.
26. Epker BN, Wylie GA. Control of the condylar-proximal mandibular segments after sagittal split osteotomies to advance the mandibule. Oral Surg Oral Med Oral Pathol [Internet] 1986 [Acesso em: 2024 Jul];62(6):613-17.
27. Wolford LM, Fischel-Reiche O, Mehra P. Changes in temporomandibular joint dysfunction after orthognathic surgery. J Oral Maxilllofac Surg [Internet]. 2003 [Acesso em: 2024 Jul];61(6):655-60.
28. Costa F, Robiony M, Toro C, Sembronio S, Polini F, Politi M. Condylar positioning devices for orthognathic surgery: a literature review. Oral Surg Oral Med Oral Pathol Oral Radiol Endod [Internet]. 2008 Aug [Acesso em: 2024 Jul];106(2):179-90.
29. Santos JF Junior, Abrahão M, Gregório LC, Zonato AI, Gumieiro EH. Genioplasty for genioglossus muscle advancement in patients with obstructive sleep apnea-hypopnea syndrome and mandibular retrognathia. Braz J Otorhinolaryngol [Internet]. 2007 [Acesso em: 2024 Jul];73(4):480-6.
30. McDonnell JP, McNeill RW, West RA. Advancement genioplasty: a retrospective cephalometric analysis of osseous and soft tissue changes. J Oral Surg [Internet]. 1977 [Acesso em: 2024 Jul];35(8):640-7.
31. Hendler B, Silversetin K, Giannakopoulos H, Costello BJ. Mortised genioplasty in the treatment of obstructive sleep apnea: An historical perspective and modification of design. Sleep Breath [Internet]. 2001 [Acesso em: 2024 Jul];5(4):173-80.
32. Haas AJ. Long-term posttreatment evaluation of rapid palatal expansion. Angle Orthod [Internet]. 1980 [Acesso em: 2024 Jul];50(3):189-217.
33. Wertz RA. Skeletal and dental changes accompanying rapid maxillary expansion I: Forces present during treatment. Am J Orthod [Internet]. 1970 [Acesso em: 2024 Jul];58(1):41-66.
34. Lehman JA Jr, Haas AJ, Haas DG. Surgical correction of transverse maxillary deficiency: A simplified approach. Plast Reconstr Surg [Internet]. 1984 [Acesso em: 2024 Jul];73(1):62-8.
35. Panula K, Finne K, Oikarinen K. Incidence of complications and problems related to orthognathic surgery: A review of 655 patients. J Oral Maxillofac Surg [Internet]. 2001 [Acesso em: 2024 Jul];59(10):1128-36.
36. Loureiro RM, Collin J, Sumi DV, Araújo LC, Murakoshi RW, Gomes RE et al. Postoperative CT findings of orthognathic surgery and its complications: A guide for radiologists. J Neuroradiol [Internet]. 2022 Jan [Acesso em: 2024 Jul];49(1):17-32.
37. Tay AG, Poon CY, Teh LY. Immediate repair of transected inferior alveolar nerve in sagital split osteotomies. J Oral Maxillofac Surg [Internet]. 2008 [Acesso em: 2024 Jul];6

CAPÍTULO

65

Apneia Obstrutiva do Sono: Abordagem na Visão da Cirurgia Craniomaxilofacial

Arturo Carpes • Davi Sandes Sobral • João Daniel Caliman e Gurgel

INTRODUÇÃO

Os ossos da face e do crânio estão diretamente relacionados com a via aérea superior. Consequentemente, modificações nessas estruturas terão significativo impacto no padrão respiratório do indivíduo. Dessa forma, a abordagem do esqueleto craniofacial torna-se alternativa no tratamento da apneia obstrutiva do sono (AOS).[1,2]

A AOS pode ocorrer desde o período neonatal até a vida adulta, inclusive aumentando sua prevalência nas faixas etárias mais elevadas.[3] Entender as diferenças do esqueleto craniofacial em cada etapa da vida e como se dá esse desenvolvimento é de suma importância para a escolha de uma eventual intervenção.

Outro ponto conceitual importante se refere às características únicas de cada ser humano. Diferenças étnicas e genéticas certamente exercem papel preponderante nesse contexto. Também podem influenciar na característica esquelética da face de um indivíduo aspectos como hábitos alimentares, ocorrência de traumatismos, neoplasias, dentre outros fatores que impactam no desenvolvimento do sistema estomatognático.

Desde o nariz e a boca, portas de entrada do ar no corpo, até a laringe, diversos ossos compõem o arcabouço da via aérea superior. Ossos nasais, etmoide, esfenoide, vômer e palatinos participam do trajeto descrito. A mandíbula e a maxila marcadamente determinam a forma da via aérea superior (VAS).

A Figura 65.1 mostra a diferença entre o crânio de uma criança e o de um adulto. Na criança, o neurocrânio é proporcionalmente maior quando comparado ao viscerocrânio. Já no adulto, essa relação vai se invertendo. Isso denota, em condições fisiológicas, o crescimento da face no sentido anterior e inferior.

As suturas interósseas e processos alveolares são as áreas de maior metabolismo e promotoras desse crescimento através de deposição. Na mandíbula, a região condilar, pelo processo endocondral, é a principal zona de crescimento.[4,5]

No início da vida adulta, com a maturação das suturas e zonas principais de crescimento considera-se completo o crescimento final da face. Após esse período, ocorrem apenas pequenas modificações mais relacionadas com o envelhecimento.[6] Dessa forma, fica mais claro entender quais procedimentos visam modificações definitivas são direcionados aos adultos. Já em crianças e adolescentes, as abordagens devem eminentemente estar focadas no estímulo ao processo de crescimento. A plasticidade celular própria dessas etapas do desenvolvimento pode ser utilizada como parte sinérgica e desejável no curso de um plano de tratamento ósseo da face no contexto da AOS.

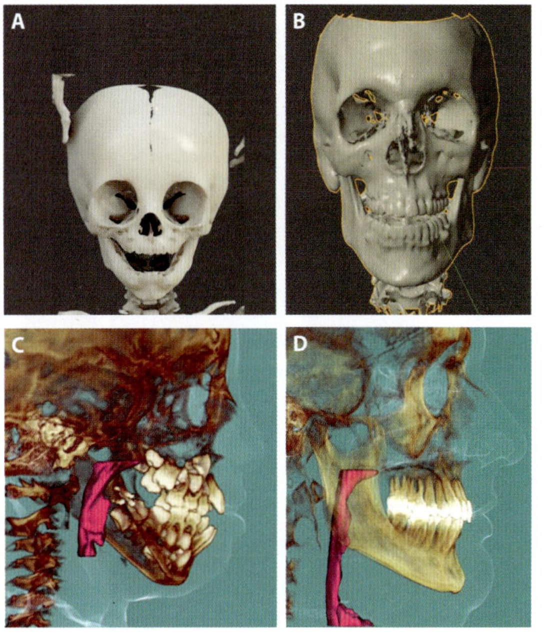

Figura 65.1 A. Crânio de uma criança com 3 meses; **B.** Crânio de um adulto de 40 anos. Observa-se a diferença na proporção entre o neurocrânio e viscerocrânio. A área ocupada pelo viscerocrânio do adulto é maior que a da criança; **C.** Em rosa, espaço da via aérea da faringe em criança de 8 anos portadora de microssomia hemifacial direita e apneia obstrutiva do sono (AOS); **D.** Em rosa, espaço da via aérea da faringe estreito e longo em adulto com AOS grave.

ESPAÇO DA VIA AÉREA FARÍNGEA

Exames por imagem da via aérea e de tecidos moles da faringe têm sido utilizados para a identificação dos locais de obstrução mecânica. Um espaço da via aérea faríngea (EVAF) de dimensões reduzidas é frequentemente observado em indivíduos com apneia do sono, independente da técnica de avaliação utilizada. Entretanto, o local exato (ou locais) de estreitamento ou obstrução é variável.[7] Grande parte dos trabalhos publicados sobre o impacto do avanço maxilomandibular (AMM) no EVAF utilizou dados cefalométricos obtidos por meio de telerradiografia lateral de face, geralmente com medidas lineares anteroposteriores, paralelas ao plano de Frankfurt ou perpendiculares à linha vertical verdadeira. Mais recentemente, avanços na geração de imagens tridimensionais têm gerado um maior interesse na análise por meio da tomografia computadorizada, principalmente por feixe cônico, tendo sido frequentemente utilizada para estudo de área e volume da via aérea. Riley e Powell[8] já comprovaram uma relação com significância estatística entre as medidas do EVAF obtidas por radiografia cefalométrica (2D) e o volume da via aérea hipofaríngea obtido por tomografia computadorizada (3D). As medidas mais utilizadas nos estudos publicados até então foram da espinha nasal posterior à parede posterior da faringe (PPF); do palato mole (úvula) à PPF; da base da língua à PPF; da valécula à PPF; e área axial mínima (esta, com auxílio de tomografia computadorizada). Dentre os trabalhos que utilizam a análise cefalométrica de partes moles de Arnett, as dimensões lineares anteroposteriores utilizadas têm como base uma linha perpendicular à linha vertical verdadeira, passando pelos pontos A, ponta do incisivo superior, ponto B e pogônio (Figura 65.2).[9,10]

Entre os objetivos do AMM, estão a normalização da dimensão anteroposterior da via aérea faríngea (VAF) vista pela telerradiografia lateral da face, ou seja, acima de 15 mm ao nível do ponto A, 9 mm ao nível da borda oclusal do incisivo superior, 10,4 mm ao nível do ponto B e 11,6 mm ao nível do pogônio. Outras medidas obtidas pela telerradiografia lateral também têm relação com significância estatística com a incidência de AOS. A distância entre o

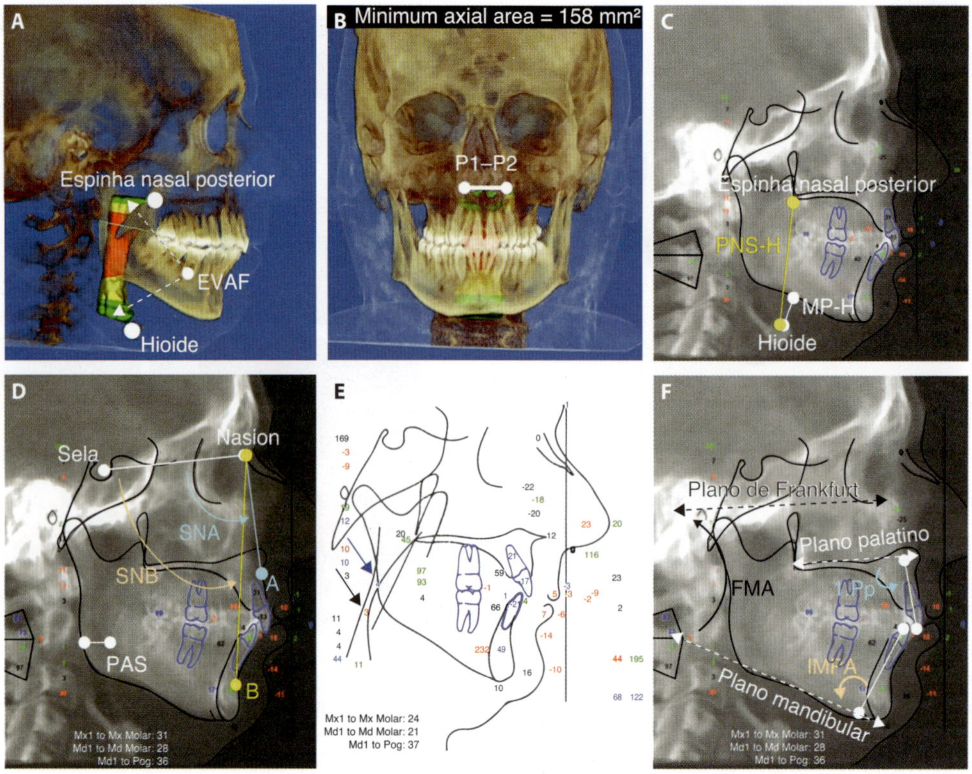

Figura 65.2 **A.** Reconstrução tridimensional de tomografia da face demonstrando o espaço da via aérea faríngea (EVAF) e seu volume; **B.** Reconstrução tridimensional de tomografia da face demonstrando medida da largura da abertura piriforme (P1-P2); **C.** Telerradiografia lateral demonstrando medida da distância entre os pontos cefalométricos espinha nasal posterior e hioide (PNS-H); e do plano mandibular ao hioide (MP-H, forte correlação com apneia obstrutiva do sono [AOS] quando maior que 25 mm. Quando maior que 35 mm aumenta a chance da falha da cirurgia de base de língua isolada no tratamento da AOS); **D.** Telerradiografia lateral demonstrando os pontos cefalométricos Sela, Nasion, A e B. Medida dos ângulos formados entre os mesmos (SNA, indica a posição da maxila, no sentido posteroanterior, em relação à base anterior do crânio. Valor médio = 82° e SNB, indica a posição da mandíbula. Valor médio = 80°) e a medida do espaço aéreo posterior (PAS); **E.** Avaliação do EVAF pela análise cefalométrica de partes moles de Arnett. Observa-se o estreitamento anteroposterior de 4 mm ao nível da borda oclusal do incisivo maxilar (seta azul) e de 3 mm ao nível do ponto B (seta preta); **F.** Telerradiografia lateral demonstrando o plano de Frankfurt, plano palatino e plano mandibular. Ângulos entre os planos Frankfurt e mandibular (FMA. Valor médio = 25º); ângulo formado pelo longo eixo do incisivo superior com o plano palatino (1.Pp. Valor médio = 87º); e ângulo de inclinação axial do incisivo inferior em relação ao plano mandibular (IMPA. Valor médio = 87º).

plano mandibular e o osso hioide maior do que 15,4 a 24 mm já foi relacionada com a AOS. Pacientes com EVAF ao nível da base da língua menor do que 5 mm também foram relacionados com a AOS.[11,12] Já com o uso da tomografia computadorizada, é possível a realização das medidas de área da superfície e volume da VAF, além de medidas laterolaterais da via aérea.[13]

Fairburn et al.[14] estudaram 20 pacientes por tomografia computadorizada para avaliação do EVAF antes e após AMM e demonstraram aumento significativo das dimensões anteroposterior e laterolateral em todos os níveis. O aumento máximo ocorreu na base da língua, alcançando 179% anteroposteriormente e 37% laterolateralmente. Em um estudo com 10 pacientes submetidos a AMM com avanço entre 10 e 18 mm (mandíbula), Raffaini e Pisani[15] também observaram um aumento do EVAF nestas duas dimensões, com alargamento de toda a faringe pela elevação dos tecidos inseridos na maxila, mandíbula e hioide, além de aumento da tensão de toda a musculatura supra-hioidea e velofaríngea. Com a utilização de reconstruções tridimensionais obtidas por meio de tomografia computadorizada por feixe cônico (*cone beam*), os autores demonstraram um aumento médio de 34% da área do EVAF, 56% do volume do EVAF e 112% da área mínima axial do EVAF. Também com o uso da tomografia computadorizada por feixe cônico (TCFC), Hernandez-Alfaro et al.[16] compararam o volume da via aérea antes e após avanço de mandíbula, avanço de maxila e avanço maxilomandibular. Observaram aumento significativo nas três modalidades cirúrgicas, sendo em média 78,3%, 37,7% e 68,4%, respectivamente.

Abramson et al.[17] avaliaram as repercussões anatômicas após avanço maxilomandibular associado à genioplastia para avanço dos tubérculos genianos (GATG) em 11 pacientes. A VAF, que antes da operação era mais longa, estreita e irregular, tornou-se mais curta, ampla e regular, contribuindo para a redução da resistência faríngea ao fluxo aéreo e melhora dos índices polissonográficos. Comparados com pacientes normais, controle do estudo, os pacientes com AOS submetidos ao avanço maxilomandibular com GATG, passaram a apresentar área da superfície da VAF, volume da VAF, área axial média, dimensão lateral retrolingual, e distância entre tubérculos genianos e osso hioide dentro da normalidade. O comprimento da VAF, apesar de ter diminuído, não chegou aos níveis normais.

Quanto ao osso hioide, vários autores demonstraram mudança no sentido anterossuperior, contribuindo, assim, para o encurtamento da VAF e diminuição da distância entre o plano mandibular e o osso hioide (medida por uma linha perpendicular ao plano mandibular).[18,19] Além do EVAF, Prado et al.[20] também estudaram as repercussões do avanço maxilomandibular nos seios frontal e esfenoidal por meio de cefalometria realizada a partir de telerradiografias laterais obtidas de 48 pacientes. Os autores avaliaram a distância linear do EVAF ao nível do palato mole e da base da língua e observaram um aumento nestas dimensões de, em média, 2,41 mm (8,8%) e 1,74 mm (8,7%). Notaram também uma diminuição das dimensões dos seios frontal e esfenoidal, o que, segundo os autores, pode ser atribuída ao remodelamento das estruturas ósseas do crânio. Após o procedimento, uma nova relação maxilomandibular, geralmente com um maior número de contatos oclusais, favoreceria a transmissão do estresse mecânico originado durante a mastigação.

Com o advento e maior popularização das reconstruções tridimensionais, alguns trabalhos vêm demonstrando as alterações da área, volume, área axial mínima, dimensão lateral e formato da VAF após cirurgia ortognática (Figura 65.3). Já foi demonstrado que o recuo da mandíbula diminui o volume da VAF, o avanço mandibular aumenta o volume da VAF e o avanço maxilomandibular o aumenta ainda mais.[13]

AVANÇO MAXILOMANDIBULAR EM ADULTOS

Desde a década de 1980, a cirurgia de AMM vem sendo proposta para o tratamento da AOS.[2] A partir daí, melhorias nos planejamentos e técnicas cirúrgicas vêm sendo implementadas otimizando progressivamente os resultados. Os estudos com os pacientes submetidos a essa cirurgia vêm confirmando a boa e duradoura resposta ao tratamento mesmo considerando o caráter crônico e progressivo da doença.[21]

Os pacientes com deformidades ósseas na face, como mandíbula pequena (micrognatia), maxila hipoplásica ou posição recuada desses segmentos ósseos da face, são os principais candidatos ao procedimento. Os pacientes com essas deformidades se beneficiam duplamente com a realização da cirurgia, obtendo tanto ganhos funcionais quanto estéticos. Contudo, é possível também a realização de cirurgias ósseas de ampliação de via aérea em pessoas consideradas eugnatas ou ortognatas. Movimentos rotacionais do plano oclusal e expansões transversais e posteriores permitem importante ganho funcional respiratório sem gerar grandes dismorfismos faciais ou oclusais.

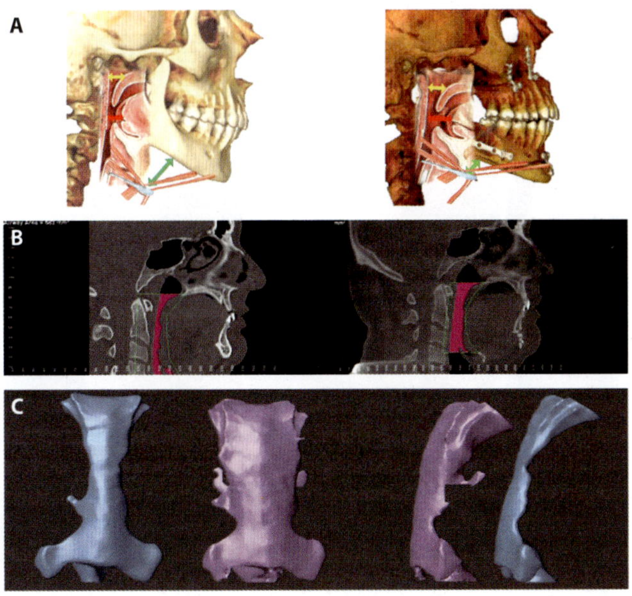

Figura 65.3 A. Reconstrução tomográfica tridimensional pré e pós-operatória com sobreposição de imagem de tecidos moles demostrando o encurtamento e alargamento do espaço da via aérea faríngea. Setas amarelas: ganho anteroposterior ao nível orofaríngeo retropalatal; setas vermelhas: ganho anteroposterior ao nível orofaríngeo retrolingual; setas verdes: redução da distância hioide ao plano mandibular; **B.** Plano sagital tomográfico com marcação em rosa do espaço da via aérea faríngea antes (à esquerda) e depois (à direita) do avanço maxilomandibular (AMM). Há mudança de um padrão estreito e longo para mais curto e espesso; **C.** Visão lateral das malhas 3D da via aérea faríngea isolada do paciente antes e 1 ano depois da cirurgia de AMM. Evidente diferença de volume, principalmente no sentido transverso.

Por isso, é importante o entendimento das diferenças entre as chamadas cirurgias ortognáticas e o avanço maxilomandibular. Embora ambas as propostas cirúrgicas compartilhem as mesmas técnicas, a primeira visa prioritariamente à oclusão dentária e à estética da face. Enquanto no avanço maxilomandibular a prioridade é o ganho funcional respiratório, com movimentos ósseos eventualmente extrapolando valores cefalométricos normais.

A cirurgia ortognática compreende diversos procedimentos cirúrgicos que permitem o reposicionamento da maxila, mandíbula e dos segmentos dentoalveolares, e há muito tem sido utilizada para o tratamento de deformidades dentofaciais.[22] Além dos benefícios estético e funcional (oclusal), nas últimas duas décadas um grande número de trabalhos vem confirmando as evidências do impacto positivo da cirurgia ortognática/AMM para o tratamento da AOS.[18] Um aspecto de grande importância do avanço maxilomandibular é justamente o efeito que os movimentos esqueléticos exercem sobre estruturas como o osso hioide, base da língua, palato mole e músculos relacionados, o que ocasiona uma ampliação do EVAF.[13] Alterações craniofaciais como comprimento da base de crânio reduzido, retrognatismo maxilar e/ou mandibular, altura do terço inferior da face aumentada, palato mole redundante, língua grande, corpo mandibular curto, plano oclusal muito inclinado e posicionamento inferior do osso hioide estão comprovadamente relacionadas com a AOS por causarem diminuição do volume da via aérea superior.[15,22] Nestes casos, além de mais estreita, a via aérea faríngea também é mais longa, o que, de acordo com as leis da física aplicadas ao fluxo em cilindros (Lei de Pouseuille), culmina com um aumento da resistência da VAF ao fluxo de ar durante a inspiração. Em consequência disto, a pressão negativa intratorácica tende a aumentar para que o fluxo aéreo seja mantido, o que por sua vez provoca um maior estreitamento e alongamento da VAF.[23] Fecha-se, assim, o "ciclo vicioso" cujo evento final é o colabamento da VAF, substrato anatômico da apneia obstrutiva do sono.

Tão importante quanto a execução adequada do procedimento é o planejamento pré-operatório dos movimentos que serão realizados após as osteotomias. Os movimentos maxilomandibulares devem ser realizados de forma individualizada após meticulosa análise do caso, já que cada paciente pode apresentar diferentes locais de estreitamento, podendo ser retropalatal, retrolingual ou ambos, o que é mais comum (ver Figura 65.3).[6]

O AMM é um procedimento cirúrgico que promove tratamento multinível da AOS por projetar anteriormente os tecidos inseridos na maxila e na mandíbula, e anterosuperiormente o osso hioide, alargando assim toda a via aérea faríngea (rino, oro e hipofaringe). Também já foi demonstrado um aumento no tônus muscular provocado pelo tracionamento das aponeuroses e músculos da parede lateral da faringe, o que contribui para a ampliação da dimensão laterolateral, promovendo um aumento significativo e estável da resistência da via aérea faríngea durante a inspiração. Estes fenômenos são os que contribuem para uma modificação no formato axial da VAF, que é arredondado em pacientes com AOS, que passa a ser elíptico (sentido médio lateral), fazendo com que fique mais próxima do normal e com menor tendência ao colabamento.[24] O objetivo do procedimento é transformar um cilindro longo e estreito, a VAF do paciente com AOS, em um mais curto e largo e, portanto, com menor resistência ao fluxo de ar durante a inspiração.

Exames complementares como tomografia computadorizada da face, radiografias dentárias, fotografias, escaneamento de arcadas dentárias e da face são realizados no período pré-operatório. Atualmente, com auxílio da tecnologia computacional e design gráfico tridimensional, um modelo virtual do paciente é montado com todos esses elementos e o planejamento cirúrgico é realizado. Em parte dos casos, ajustes na posição e inclinação dos dentes são necessários a fim de possibilitar a movimentação óssea desejada.

E essa preparação é realizada por ortodontistas. No ambiente virtual, o cirurgião tem a possibilidade de prever os locais mais adequados para a realização das osteotomias e avaliar o reposicionamento do complexo maxilomandibular. Conceitos trazidos da aviação como atitude de um elemento no espaço (*pitch*, *yaw*, *roll*) são importantes nesse contexto (Figura 65.4).

É possível também gerar guias de osteotomia e guias de encaixe oclusal com o auxílio das ferramentas de design gráfico. Essas guias são impressas em 3D, esterilizadas e levadas ao campo cirúrgico. O advento do planejamento 3D e impressão de guias elevou sobremaneira a precisão dos movimentos e encaixe cirúrgicos, reduzindo consideravelmente o tempo intraoperatório e minimizando os riscos.[25-27] Esses avanços tecnológicos permitem cirurgias cada vez mais complexas, tais como segmentações múltiplas da maxila para ganho transversal imediato e adequada coordenação dos arcos dentários, correção de assimetrias, previsão de colisões dos segmentos ósseos ou oclusais, rotação do plano oclusal e avanços mais amplos.

O planejamento cirúrgico virtual permite ainda simulações do resultado refletido nas partes moles. Através de engenharia reversa, por meio de estudos que evidenciaram o comportamento de músculos e pele frente às diferentes movimentações do esqueleto, é possível prever, com algum limite de precisão, como estará a face do paciente antes mesmo da realização da cirurgia em si. Isso traz vantagens tanto no relacionamento médico-paciente como no âmbito da decisão compartilhada pela opção de uma cirurgia óssea (ver Figura 65.4).

Importância da rotação do plano oclusal

A técnica do AMM inicialmente descrita recomenda um avanço linear da maxila e da mandíbula de aproximadamente 10 mm, o que pode, em grande parte dos pacientes, causar desagradáveis consequências estéticas como a biprotrusão.[24] Refinamentos no planejamento e na técnica cirúrgica foram necessários para que os avanços maxilomandibulares extremos sejam estética e funcionalmente aceitáveis. A rotação anti-horária do plano oclusal (RAHPO) foi inicialmente utilizada para a correção de deformidades esqueléticas severas em classe II. Em relação à ampliação da VAF, principalmente nos casos de pacientes com AOS, os resultados do avanço mandibular com RAHPO são mais efetivos do que o AMM linear, além de proporcionarem repercussão mais positiva do ponto de vista estético (Figura 65.5).[28-30]

Essa técnica deve ser meticulosamente planejada no pré-operatório por meio da cirurgia de modelos ou planejamento cirúrgico virtual. Durante o procedimento cirúrgico deve-se promover um aumento da altura posterior e/ou diminuição da altura anterior da maxila, fazendo com que o plano oclusal seja rodado em sentido anti-horário. Por conseguinte, um avanço mandibular é obtido com pouco movimento sagital da maxila, o que representa uma grande vantagem na maioria dos casos quando comparado ao AMM linear. O AMM com RAHPO torna-se fundamental nos casos nos quais não há deformidade anteroposterior da maxila ou quando há necessidade de avanço maxilomandibular para tratamento da AOS na ausência de alterações esqueléticas. Durante o AMM, além do movimento em sentido anterior, um avanço ainda maior da mandíbula e, por conseguinte do hioide, da base da língua e outros tecidos relacionados, é obtido por meio da RAHPO. Assim, há um aumento significativo do EVAF, principalmente (mas não somente) retrolingual, em relação ao movimento estritamente em sentido anterior, já que os tubérculos genianos avançam mais do que a espinha nasal anterior. A rotação anti-horária do palato duro traciona anteroinferiormente o palato mole e, por isso, também promove um aumento das dimensões do espaço retropalatal, embora em menor magnitude.[28,31]

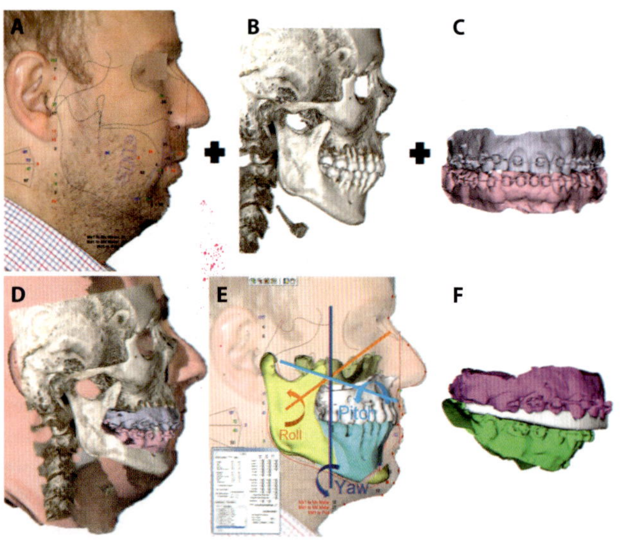

Figura 65.4 Componentes do planejamento cirúrgico virtual para cirurgia esquelética da face. **A.** Sobreposição da cefalometria (bidimensional) e fotogrametria (malha tridimensional criada a partir de fotografias padronizadas) para análise facial; **B.** Reconstrução tomográfica volumétrica; **C.** Escaneamento tridimensional intraoral; **D.** Resultado da sobreposição de dados (A, B, C) possibilitando planejamento da movimentação esquelética e análise do impacto em partes moles; **E.** Planejamento cirúrgico virtual tridimensional. Sobreposição da cefalometria, planejamento bidimensional dos movimentos anteroposteriores e transcrição tridimensional do planejamento bidimensional; **F.** Confecção do guia cirúrgico intermediário (placa em branco ao nível oclusal) que orienta a posição dos segmentos osteotomizados para fixação interna rígida.

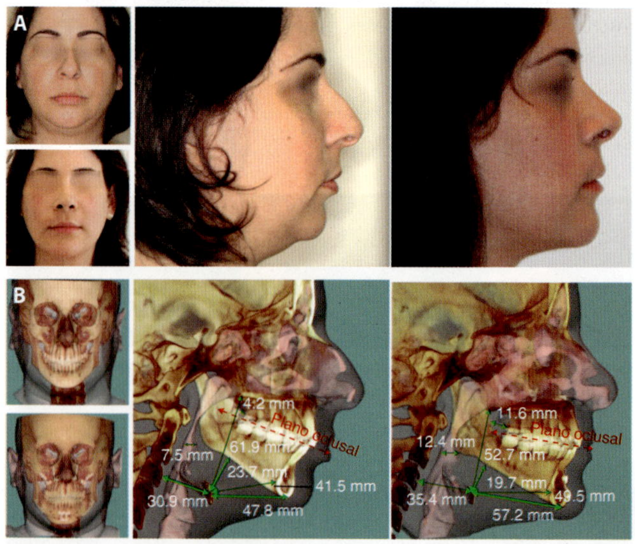

Figura 65.5 **A.** Fotografias frontal e de perfil comparativas pré e pós-operatório de avanço maxilomandibular com rotação anti-horária do plano oclusal. Há mudança estética favorável significativa principalmente em ângulo mentocervical, nasolabial, e projeção do terço inferior da face, assim como há desfavorável alargamento da base nasal na vista frontal; **B.** À esquerda, vista frontal de reconstruções tomográficas pré e pós-operatórias da mesma paciente. À direita, vistas em perfil das hemifaces esquerdas pré e pós-operatórias evidenciando medidas das alterações anatômicas no arcabouço esquelético, partes moles e via aérea superior. Osso hioide se posiciona mais superior e anterior. Espaço da via aérea faríngea assume forma mais curta e grossa, reflexo do ganho de tensão em tecidos moles, mesmo antes do ganho em volume funcional.

Zinser et al.[29] avaliaram as repercussões anatômicas sobre a VAF de 19 pacientes após o AMM com RAHPO por meio de tomografia computadorizada helicoidal. O avanço médio da maxila foi de 4,10 mm (± 0,60) e da mandíbula foi de 11,84 mm (± 1,82). Os pacientes, que antes do procedimento tinham índice de apneia/hipopneia (IAH) em média de 47,94 (± 15,64), passaram a apresentar IAH de 5,64 (± 2,09). Dentre as alterações anatômicas obtidas, pode-se destacar um aumento de 45% no espaço aéreo total, de 50,29% na área axial, de 24% no sentido laterolateral, além de uma diminuição de 16,87% do comprimento da VAF, em média. O formato da VAF também foi alterado, passando a apresentar uma forma mais elíptica e, portanto, com menor tendência ao colapso, desde a rinofaringe até a hipofaringe.

Este tipo de procedimento deve ser realizado principalmente em pacientes com plano oclusal muito inclinado ou com pouca deformidade facial, com o objetivo de otimizar a ampliação da VAF retrolingual/hipofaríngea, normalizar o plano oclusal e impedir, ou ao menos diminuir, os eventuais impactos negativos sobre a harmonia facial como a biprotrusão maxilomandibular (ver Figura 65.5).[15,16,28]

Técnica cirúrgica

Um AMM é realizado em ambiente hospitalar, sob anestesia geral. Apesar de muito variável, o tempo cirúrgico médio é de 4 a 5 horas, e a alta hospitalar entre 3 e 5 dias.

A técnica pode variar entre os cirurgiões, mas de forma geral, as incisões são intraorais, nas regiões sublabiais superior e inferior para acessos à maxila e mandíbula, respectivamente. Pequenos furos na pele apenas para passagem de trocateres ou ópticas são eventualmente utilizados. É realizado descolamento subperiosteal para exposição dos ossos da face e pedículos vasculares e nervosos.

Na maxila, a osteotomia do tipo Le Fort 1 é a principal e necessária para desarticulação desta do restante do maciço facial. Outras osteotomias podem ser realizadas em combinação, a exemplo das osteotomias sagitais, alveolares, oblíquas, entre outras. A Figura 65.6 ilustra uma dessas variações, dispostas de acordo com a cinética de cada segmento desejado pelo cirurgião.

Na mandíbula, a técnica mais utilizada é a osteotomia sagital (Obwegeser-Dal Pont) bilateralmente.[32] A Figura 65.7 ilustra o desenho básico do corte. A osteotomia é iniciada acima da entrada do nervo mandibular, realizada bilateralmente, segmentando a mandíbula, nesse momento, em três fragmentos: corpo, ramos direito e esquerdo. Tal disposição permite sua movimentação no sentido anteroposterior, rotações craniocaudais ou laterais. Uma terceira osteotomia no corpo mandibular, mais anterior e inferior, pode ser realizada para mobilização do mento (queixo). Além de permitir melhor controle da forma final do terço inferior da face, a inserção dos músculos gênio-hioglossos nessa região, com seu consequente tracionamento, oferece ganho adicional na via aérea, uma vez que essa musculatura participa de forma marcante na anteriorização da base da língua.

A cirurgia pode ser iniciada tanto pela maxila quanto pela mandíbula, conforme a preferência do cirurgião ou demanda técnica de cada caso. Uma vez posicionado o segmento ósseo em seu novo local, ele é fixado com microplacas e microparafusos, a chamada fixação interna rígida, padrão-ouro atual para osteossíntese amplamente utilizada. A maioria dos materiais utilizados é composto por ligas de titânio, elemento com baixíssima rejeição e ótima osteointegração (ver Figura 65.7).

A título de curiosidade, em um passado recente as fixações eram realizadas por amarrias de fios de aço entre os dentes e espaços interdentários, conhecido como bloqueio maxilomandibular, consideravelmente traumático. Com o bloqueio, o paciente ficava impossibilitado de abrir a boca, com riscos elevados, principalmente para sangramentos e episódios de vômito. Felizmente, hoje em dia o bloqueio só é utilizado em situações extremas e em complicações. Situações como essa descrita criaram alguns mitos sobre as cirurgias ósseas da face. Porém, com a tecnologia atual e as rápidas evoluções em curso, aliadas a boa informação médica, espera-se que haja mudanças sobre a morbidade desses procedimentos.

Taxa de sucesso

Apesar de sua alta taxa de sucesso, não há ainda nenhuma correlação matemática entre o quanto foi avançado e a mudança nas dimensões da VAF.[14] A maioria dos autores concorda que os melhores resultados são obtidos quanto maior a magnitude do avanço, desde que se mantenha um bom resultado estético e funcional. Assim, o limite do que se pode avançar é representado por aquele a partir do

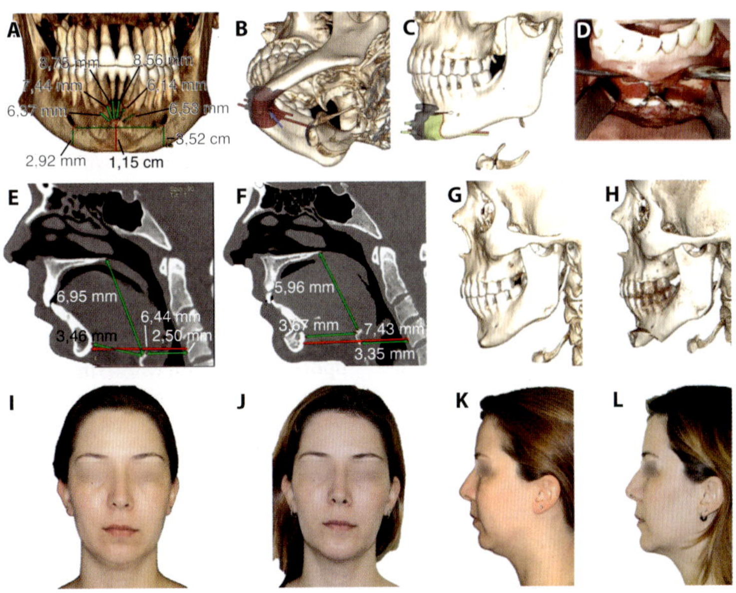

Figura 65.6 Mentoplastia de avanço muscular. **A.** Reconstrução tomográfica tridimensional e medidas de distância do tubérculo geniano aos ápices dentários e forames mentonianos; **B** e **C.** Planejamento virtual de deslocamento e guias de osteotomia; **D.** Transoperatório, após fixação interna rígida com avanço de 8 mm; **E, F, G** e **H.** Cortes sagitais e reconstruções tomográficas pré e pós-operatórios demonstrando deslocamento superior e anterior do osso hioide e impacto em partes moles; **I, J, K** e **L.** Alterações estéticas em terço inferior da face e ângulo mentocervical.

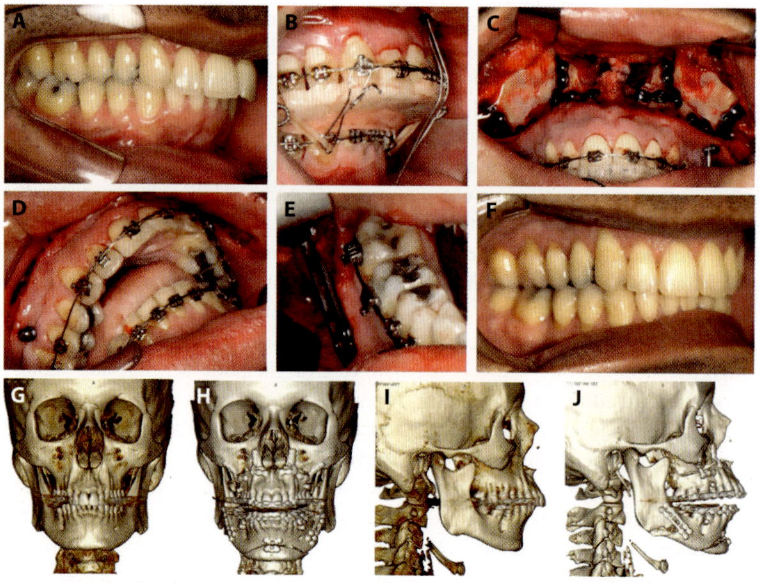

Figura 65.7 Técnica cirúrgica e resultados do avanço maxilomandibular com mentoplastia. **A.** Análise intraoral evidenciando classe II de Angle; **B.** Guia intermediário posicionado após osteotomia maxilar. Bloqueio intermaxilar elástico e com fios de aço 2 ou 0 em bráquetes e em parafusos de bloqueio, transoperatório; **C.** Fixação interna rígida maxilar por meio de placas de titânio sistema 2 mm da osteotomia tipo Le Fort I de avanço; **D.** Fotografia transoperatória após fixação maxilar e antes da osteotomia mandibular, evidenciando a extensão do avanço maxilar; **E.** Osteotomia tipo Obwegeser mandibular, avanço e fixação interna rígida mandibular por meio de placas de titânio sistema 2 mm; **F.** Aspecto da oclusão dentária pós-operatória em classe I de Angle; **G** e **H.** Reconstrução tomográfica tridimensional frontal da face pré e pós-operatória; **I** e **J.** Reconstrução tomográfica tridimensional lateral da face pré e pós-operatória.

qual uma deformidade inaceitável seria criada.[28] Com exceção da traqueostomia, o AMM é o procedimento cirúrgico de maior eficácia para tratamento da AOS, com resultados polissonográficos similares ao CPAP (do inglês *continuous positive airway pressure*).[15,19] Para que o procedimento cirúrgico seja suficiente para o tratamento da AOS, um avanço de, no mínimo, 10 mm deve ser realizado; e esta é a magnitude mínima de movimento utilizada na maioria dos trabalhos que analisa as mudanças anatômicas obtidas com o AMM para tratamento desta síndrome. O sucesso do tratamento ocorre entre 82 e 95% dos pacientes, considerando uma melhora de 50% do valor basal, estando ele abaixo de 20 eventos por hora, e a cura em 43,2%, quando o IAH torna-se menor do que 5.[19,29,33,34] Já existem também evidências de sua manutenção a longo prazo, conforme descrito por Li et al.,[35] que mostraram taxa de sucesso de 90% em um grupo de 40 pacientes com acompanhamento por um período médio de 50 meses.

Procedimentos mentonianos

A osteotomia mandibular como parte da estratégia de tratamento dos distúrbios respiratórios do sono (DRS) foi usada pela primeira vez pelo grupo de pesquisa de Stanford no início da década de 1980. Powell e Riley aplicaram esta cirurgia em conjunto com a suspensão do hioide em pacientes com AOS severa. Desde então, duas principais variações da técnica designada osteotomia mandibular com avanço do genioglosso foram incluídas em diversos protocolos cirúrgicos: a mentoplastia e o avanço genioglosso. Esta última é preconizada em faces com perfil normal, em que o avanço ósseo mentoniano completo traria efeito desfavorável ao contorno facial.

Não se trata de cirurgia estética. Ambos os procedimentos visam primariamente colocar tensão por alongamento da musculatura dilatadora da faringe, em especial os músculos genioglosso e gêniohióideo, avançando suas inserções mandibulares, além de aumentar o volume do arcabouço esquelético que contém a VAS ao nível da orofaringe retrolingual e hipofaringe, e sustentar a epiglote. Essas técnicas podem ser realizadas em conjunto com cirurgias em outros níveis, ou de maneira sinérgica concomitante a procedimentos em base de língua (cirurgia endoscópica de base de língua), ou ainda em associação complementar ao avanço maxilomandibular. Uma vez que não envolve diretamente sítios ou centros de crescimento ósseo, nem interfere na oclusão dentária, as osteotomias mandibulares de linha média vêm sendo utilizadas também no esqueleto em desenvolvimento, aumentando o leque de indicação para a faixa etária abaixo dos 16 anos.

Expansão rápida maxilar cirurgicamente assistida

A ampliação da dimensão da maxila no seu sentido transversal irá causar ganhos na dimensão da via aérea superior e, consequentemente, melhora da AOS. Ganhos na respiração nasal, ronco e parâmetros polissonográficos vêm sendo descritos, e a literatura vem sedimentando esse conceito progressivamente.[36-38]

Em adultos, a sutura sagital intermaxilar já não apresenta a plasticidade de crescimento de jovens e crianças,[39] e por isso é necessário realizar osteotomias com a finalidade de promover sua movimentação e desencadear mecanismos de osteogênese. Esse procedimento é de menor porte quando comparado ao AMM, uma vez que mobiliza apenas um segmento ósseo, exige menores movimentos e é realizado de forma progressiva. A técnica cirúrgica se assemelha à descrita para o avanço da maxila, sendo que aqui não é realizado deslocamento anteroposterior, e sim laterolateral. Um dispositivo de aplicação de força com vetor controlado é necessário. Existem diversos tipos de expansores da maxila. Podem ser presos aos dentes molares ou ao próprio osso maxilar, ativados por molas ou roscas. A Figura 65.8 ilustra aplicação de um dos dispositivos expansores existentes.

EXPANSÃO MAXILAR EM CRIANÇAS E ADOLESCENTES

Em crianças e adolescentes, quando ainda há viabilidade de crescimento maxilar, através da sutura maxilar é possível realizar a expansão puramente pela aplicação da força do expansor sem a realização de cirurgias ósseas propriamente ditas. Eventualmente, pequenos procedimentos para instalação dos expansores é necessária.

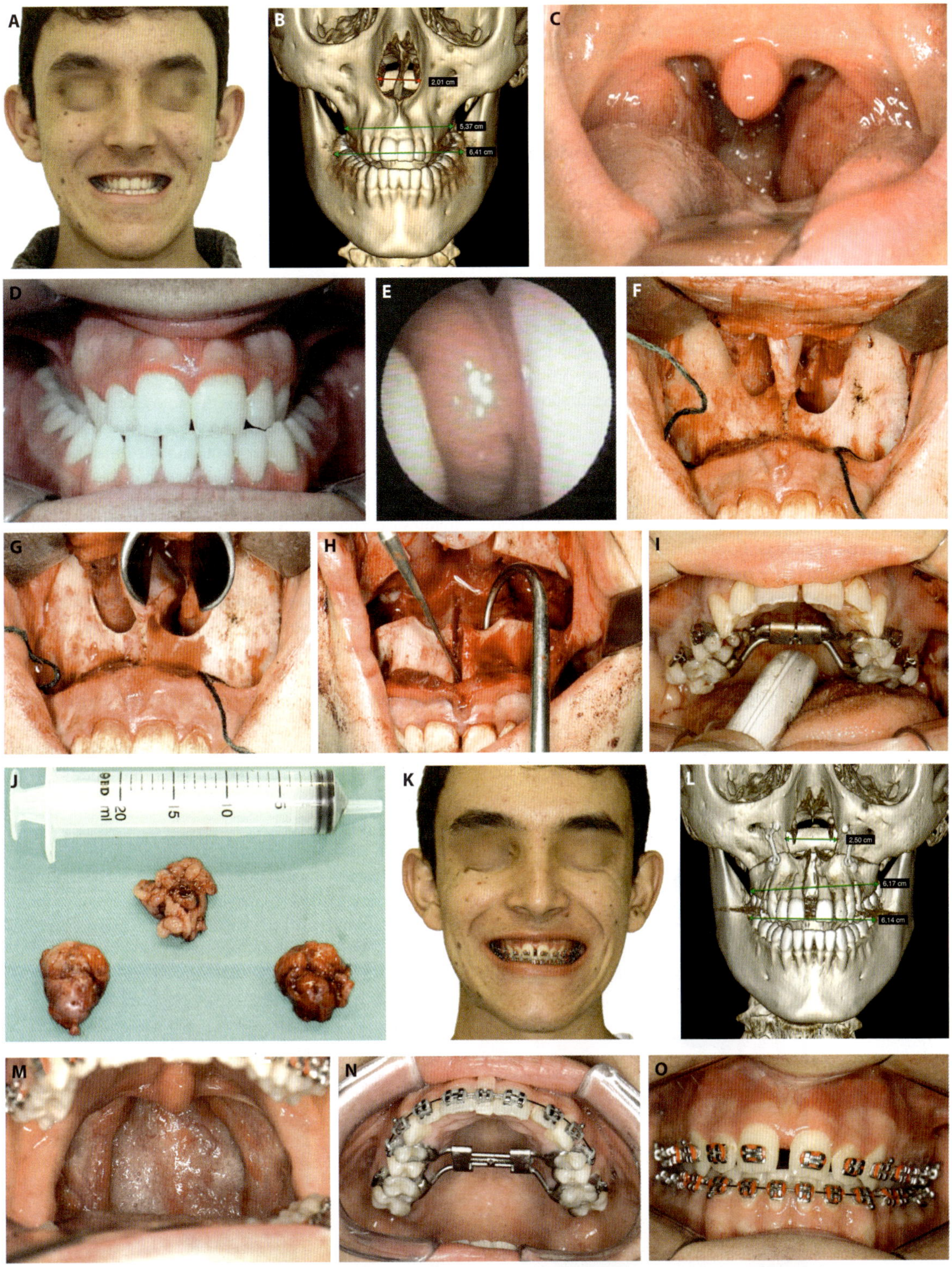

Figura 65.8 **A.** Fotografia de face ao sorriso evidenciando corredor bucal amplo bilateral por atresia transversa maxilar; **B.** Reconstrução tomográfica tridimensional da face com medidas do diâmetro transverso maxilar, mandibular e da abertura piriforme pré-operatórias, evidenciando discrepância maxilomandibular, retrusão maxilar e atresia da piriforme; **C.** Hipertrofia de tonsilas palatinas grau III/IV; **D.** Análise intraoral demonstrando inclinação paralingual compensatória dos dentes posteriores mandibulares bilateralmente, mascarando parcialmente atresia transversa maxilar; **E.** Hipertrofia de tonsila faríngea à nasofibroscopia flexível; **F.** Fotografia transoperatória evidenciando piriformeplastia realizada somente à esquerda; **G.** Desvio de septo nasal e piriformeplastia realizada bilateralmente; **H.** Osteotomia tipo Le Fort I e mediana maxilar interincisiva com *down fracture* maxilar; **I.** Distrator palatino de Hyrax posicionado; **J.** Tonsilas palatinas e faríngea ressecadas; **K.** Fotografia de face no período pós-operatório inicial de ativação; **L.** Reconstrução tomográfica tridimensional da face com medidas do diâmetro transverso maxilar e mandibular pós-operatórias e osteotomias ainda não ossificadas; **M.** Aspecto intraoral pós-operatório de amigdalectomia palatina com 2 semanas; **N.** Fase de distração final com distrator de Hyrax completamente ativado, expansão palatina sem inclinação dentária bucal e prótese dentária provisória mascarando diastema; **O.** Aspecto oclusal em fase de ortodontia, ainda mantendo pequeno diastema incisivo central.

Algumas grandes síndromes com manifestações craniomaxilofaciais podem cursar com grave AOS, a exemplo das síndromes de Apert, Crouzon, Pfeiffer, onde há craniossinostose, nas quais as suturas ósseas no crânio e base do crânio que deveriam promover o crescimento estão consolidadas. Nesse caso podem ocorrer, além de deformidades do crânio, a fixação do maciço facial preso às suturas da base levando importantes alterações da órbita, maxila e vias aéreas. Os procedimentos cirúrgicos visam desprender as suturas ósseas comprometidas e remodelar tecidos disfuncionais. São cirurgias de grande porte, muitas vezes com necessidade de abordagem conjunta à neurocirurgia. Grandes mobilizações teciduais são exigidas. A busca da melhora respiratória é um dos principais objetivos desses procedimentos, mas não isoladamente. Osteotomias como o Le Fort III ou desenhos mais complexos de osteotomias podem ser utilizados. O avanço de todo bloco facial ou do terço médio podem então ser realizados. Diferentes equipamentos de tração e distracionamento podem ser utilizados primariamente ou de forma adjuvante a otimizar o resultado cirúrgico (Figura 65.9).[40,41]

Expansão piriforme

O estreitamento da região mais anterior da cavidade nasal, as aberturas piriformes, é mais raro comparado à atresia coanal dentro das obstruções nasais congênitas. Possivelmente subdiagnosticado, pelo quadro menos exuberante e mais leve de obstrução respiratória. A instalação de dispositivos customizados de expansão maxilar é a melhor opção quando se faz necessário o tratamento cirúrgico. A abertura piriforme também pode estar estreita no adulto respirador oral e é abordada por meio da piriformeplastia, com impacto significativo na abertura da válvula nasal interna (ver Figura 65.8).

Distracionamento mandibular

A sequência de Pierre Robin é uma malformação emblemática no contexto da AOS neonatal. Mais comumente associada a outras síndromes com deformidades craniofaciais (p. ex., Treacher-Collins, Nager, Goldenhar etc.), em apenas 6,8% dos casos acontece de forma isolada. A deformidade acontece no período embriológico, por volta da quarta semana gestacional por falha de migração de células da crista neural em direção ao primeiro arco branquial cursando com micrognatia. A micrognatia causa glossoptose e esse distúrbio respiratório pode piorar durante o sono, assim como pode ocorrer distúrbio respiratório manifesto inclusive em vigília. Diferentes graus de deformidade mandibular podem ser encontrados. O alongamento ósseo mandibular por distração osteogênica tem se firmado como a principal ferramenta no tratamento da doença. O Rio Grande do Sul é o centro com maior experiência mundial na abordagem de neonatos por cirurgia mandibular.[42]

A cirurgia pode ser realizada por via intraoral ou preferencialmente externa. Planejamento cirúrgico baseado nas imagens de tomografia computadorizada permitem ao cirurgião desenhar sua osteotomia e planejar o vetor ou vetores de crescimento desejados. Após descolamentos e exposição das regiões de ramo e corpo mandibular são realizadas osteotomias mandibulares bilateralmente. Diversos tipos de distratores estão disponíveis para aumentos mandibulares: internos e flexíveis, externos, unidirecionais ou multidirecionais. A escolha varia em função do planejamento e da necessidade de cada paciente. Os distratores externos são mais frequentemente utilizados nesses casos. O distrator é fixado por pinos nos cotos proximal e distal da osteotomia. Após um período de latência de 24 a 48 horas é iniciada a ativação progressiva do distrator, cerca de 1 milímetro por dia. A cada ativação o mecanismo de reparo por osteogênese é desencadeado. O processo promove formação óssea aumentando as dimensões mandibulares e consequentemente ganho na VAS. Após atingir todo ganho pretendido, o distrator é mantido em posição travada, exercendo função idêntica ao de um fixador até a devida consolidação óssea, quando é possível removê-lo. O procedimento de instalação é feito sob anestesia geral, durando em média 1 hora. Já a retirada pode ser feita sob sedação, em poucos minutos (Figura 65.10).

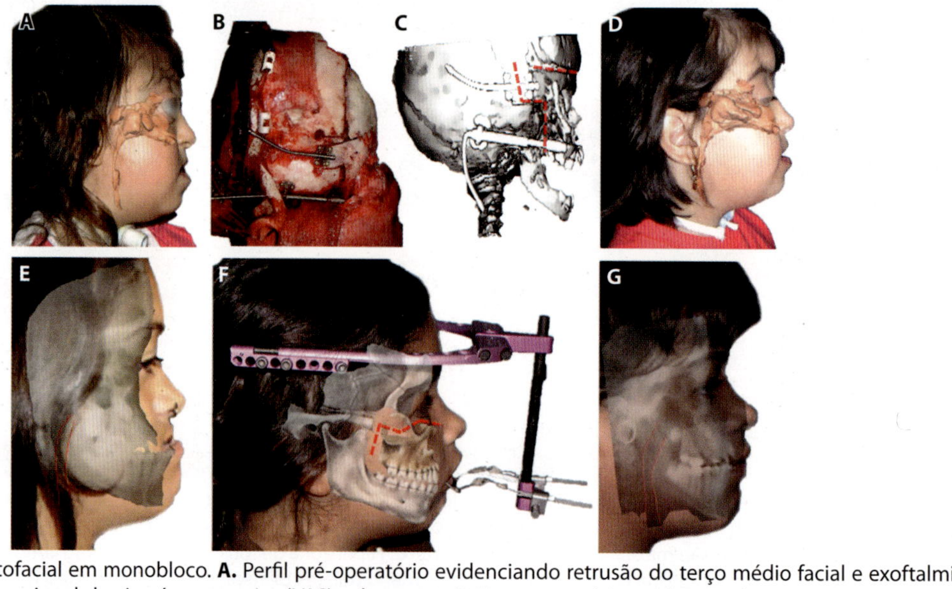

Figura 65.9 Avanço frontofacial em monobloco. **A.** Perfil pré-operatório evidenciando retrusão do terço médio facial e exoftalmia, reconstrução tomográfica tridimensional da via aérea superior (VAS) sobreposta; **B.** Transoperatório evidenciando acesso bicoronal, osteotomias craniofaciais e posicionamento dos distratores internos; **C.** Reconstrução tomográfica tridimensional óssea da face em fase de consolidação após distração, com linhas tracejadas vermelhas indicando osteotomias; **D.** Perfil pós-operatório evidenciando posicionamento adequado do terço médio facial e resolução da exoftalmia, reconstrução tomográfica tridimensional da VAS melhorada sobreposta. Osteotomia tipo Le Fort III; **E.** Perfil com telerradiografia sobreposta evidenciando atresia do terço médio da face e espaço aéreo faríngeo; **F.** Perfil de paciente em fase de distração, com ilustração sobreposta demonstrando as osteotomias (linhas tracejadas vermelhas) e posicionamento de distrator externo; **G.** Perfil com telerradiografia sobreposta evidenciando tratamento da atresia do terço médio da face e espaço aéreo faríngeo após avanço do terço médio da face. Pacientes institucionais do Hospital das Clínicas da Faculdade de Medicina da Universidade de São Paulo (HC-FMUSP). (Cortesia de: Nivaldo Alonso.)

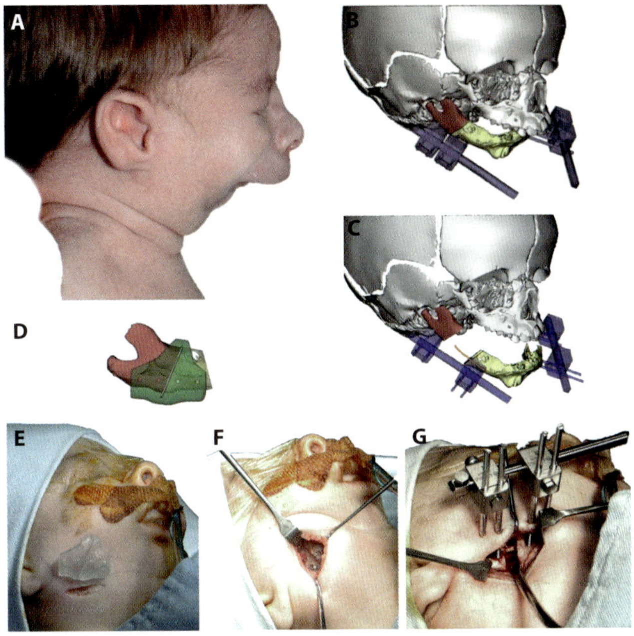

Figura 65.10 **A.** Perfil de paciente apresentando micrognatia severa; **B** e **C.** Planejamento cirúrgico virtual das osteotomias, posicionamento dos distratores e vetores de distração osteogênica mandibular; **D.** Modelo virtual de guia de osteotomia; **E** e **F.** Fotografia transoperatória evidenciando incisão e guia de osteotomia impresso; **G.** Fotografia transoperatória evidenciando osteotomia mandibular, nervo alveolar inferior direito íntegro e fixação bicortical de distratores externos. Paciente do Hospital de Reabilitação de Anomalias Craniofaciais da Universidade de São Paulo (HRAC-USP), *campus* de Bauru. (Cortesia de: Cristiano Tonello.)

CONSIDERAÇÕES FINAIS

As cirurgias ósseas para tratamento da AOS têm histórico relativamente recente. Os avanços tecnológicos atuais têm reduzido a morbidade das cirurgias e melhorado progressivamente seus resultados. Não se trata de um único tipo de procedimento, mas de um conjunto de técnicas cirúrgicas direcionadas à modificação da anatomia do indivíduo. Detalhes de como a complexa fisiologia respiratória reage às modificações anatômicas permanecem incertos. Não só o aumento de dimensões ósseas, mas o estiramento e reposicionamento dos músculos da VAS e demais tecidos moles, muitas vezes ainda em formação, atuam como elementos de melhora na AOS. Os resultados de cada abordagem ainda precisam ser amplamente estudados. Contudo, os resultados da literatura médica atual são muito favoráveis aos benefícios resultantes de cirurgias ósseas bem-sucedidas no controle da AOS. O princípio elementar da alteração na relação conteúdo continente, que outrora era voltado apenas por ressecções de tecidos moles, tem nas cirurgias ósseas a disrupção necessária para inclusão de mais possibilidades aos médicos e pacientes.

Os procedimentos, via de regra, são de maior complexidade, com necessidade de atenção em grandes centros e especialistas com extensa formação e experiência na área de atuação de cirurgia craniomaxilofacial.

A medicina de precisão, com olhos atentos à genética do indivíduo e sua expressão fenotípica, é imprescindível no diagnóstico e consequentemente na escolha do melhor tratamento. O entendimento do caráter crônico e progressivo da AOS traz aos profissionais o desafio de estar sempre em busca de alternativas para o controle da patologia, sendo as cirurgias ósseas uma importante ferramenta nesse sentido em diversas etapas da evolução da doença.

REFERÊNCIAS BIBLIOGRÁFICAS

1. Noller MW, Guilleminault C, Gouveia CJ, Mack D, Vivian C, Abdullatif J et al. Mandibular advancement for adult obstructive sleep apnea: A systematic review and meta-analysis. J Craniomaxillofac Surg [Internet]. 2017 Dec [Acesso em: 2024 Jul];45(12):2035-40.
2. Liu SY, Awad M, Riley RW. Maxillomandibular advancement: Contemporary approach at Stanford. Atlas Oral Maxillofac Surg Clin North Am [Internet]. 2019 Mar [Acesso em: 2024 Jul];27(1):29-36.
3. Tufik S, Santos-Silva R, Taddei JA, Bittencourt LR. Obstructive Sleep Apnea Syndrome in the Sao Paulo Epidemiologic Sleep Study. Sleep Med [Internet]. 2010 May [Acesso em: 2024 Jul];11(5):441-6.
4. Aarts BE, Convens J, Bronkhorst EM, Kuijpers-Jagtman AM, Fudalej PS. Cessation of facial growth in subjects with short, average, and long facial types - Implications for the timing of implant placement. J Craniomaxillofac Surg [Internet]. 2015 [Acesso em: 2024 Jul];43(10):2106-11.
5. Barnett A, Whitaker LA. Facial form analysis of the lower and middle face. Plast Reconstr Surg [Internet]. 1986 Aug [Acesso em: 2024 Jul];78(2):158-65.
6. Levine RA, Garza JR, Wang PT, Hurst CL, Dev VR. Adult facial growth: Applications to aesthetic surgery. Aesthetic Plast Surg [Internet]. 2003 Aug [Acesso em: 2024 Jul];27(4):265-8.
7. Turnbull NR, Battagel JM. The effects of orthognathic surgery on pharyngeal airway dimensions and quality of sleep. J Orthod [Internet]. 2000 Sep [Acesso em: 2024 Jul];27(3):235-47.
8. Riley RW, Powell NB. Maxillofacial surgery and obstructive sleep apnea syndrome. Otolaryngol Clin North Am [Internet]. 1990 Aug [Acesso em: 2024 Jul];23(4):809-26.
9. Arnett GW, Jelic JS, Kim J, Cummings DR, Beress A, Worley CM et al. Soft tissue cephalometric analysis: Diagnosis and treatment planning of dentofacial deformity. Am J Orthod Dentofac Orthop [Internet]. 1999 Sep [Acesso em: 2024 Jul];116(3):239-53.
10. Arnett GW, Gunson MJ. Esthetic treatment planning for orthognathic surgery. J Clin Orthod [Internet]. 2010 Mar [Acesso em: 2024 Jul];44(3):196-200.
11. Riley R, Guilleminault C, Herran J, Powell N. Cephalometric analyses and flow-volume loops in obstructive sleep apnea patients. Sleep [Internet]. 1983 [Acesso em: 2024 Jul];6(4):303-11.
12. Partinen M, Guilleminault C, Quera-Salva MA, Jamieson A. Obstructive sleep apnea and cephalometric roentgenograms. The role of anatomic upper airway abnormalities in the definition of abnormal breathing during sleep. Chest [Internet]. 1988 Jun [Acesso em: 2024 Jul];93(6):1199-205.
13. Mattos CT, Vilani GN, Sant'Anna EF, Ruellas AC, Maia LC. Effects of orthognathic surgery on oropharyngeal airway: A meta-analysis. Int J Oral Maxillofac Surg [Internet]. 2011 Dec [Acesso em: 2024 Jul];40(12):1347-56.
14. Fairburn SC, Waite PD, Vilos G, Harding SM, Bernreuter W, Cure J et al. Three-dimensional changes in upper airways of patients with obstructive sleep apnea following maxillomandibular advancement. J Oral Maxillofac Surg [Internet]. 2007 Jan [Acesso em: 2024 Jul];65(1):6-12.
15. Raffaini M, Pisani C. Clinical and cone-beam computed tomography evaluation of the three-dimensional increase in pharyngeal airway space following maxillo-mandibular rotation-advancement for Class II-correction in patients without sleep apnoea (OSA). J Craniomaxillofac Surg [Internet]. 2013 Oct [Acesso em: 2024 Jul];41(7):552-7.
16. Hernández-Alfaro F, Guijarro-Martínez R, Mareque-Bueno J. Effect of mono- and bimaxillary advancement on pharyngeal airway volume: cone-beam computed tomography evaluation. J Oral Maxillofac Surg [Internet]. 2011 Nov [Acesso em: 2024 Jul];69(11):e395-400.
17. Abramson Z, Susarla SM, Lawler M, Bouchard C, Troulis M, Kaban LB. Three-dimensional computed tomographic airway analysis of patients with obstructive sleep apnea treated by maxillomandibular advancement. J Oral Maxillofac Surg [Internet]. 2011 Mar [Acesso em: 2024 Jul];69(3):677-86.
18. Susarla SM, Abramson ZR, Dodson TB, Kaban LB. Upper airway length decreases after maxillomandibular advancement in patients with obstructive sleep apnea. J Oral Maxillofac Surg [Internet]. 2011 Nov [Acesso em: 2024 Jul];69(11):2872-8.

19. Prinsell JR. Primary and secondary telegnathic maxillomandibular advancement, with or without adjunctive procedures, for obstructive sleep apnea in adults: a literature review and treatment recommendations. J Oral Maxillofac Surg [Internet]. 2012 Jul [Acesso em: 2024 Jul];70(7):1659-77.
20. Prado FB, Rossi AC, Freire AR, Groppo FC, De Moraes M, Caria PH. Pharyngeal airway space and frontal and sphenoid sinus changes after maxillomandibular advancement with counterclockwise rotation for Class II anterior open bite malocclusions. Dentomaxillofac Radiol [Internet]. 2012 Fev [Acesso em: 2024 Jul];41(2):103-9.
21. Camacho M, Noller MW, Del Do M, Wei JM, Gouveia CJ, Zaghi S et al. Long-term results for maxillomandibular advancement to treat obstructive sleep apnea: A meta-analysis Otolaryngol Neck Surg [Internet]. 2019 Apr [Acesso em: 2024 Jul];160(4):580-93.
22. Lye KW. Effect of orthognathic surgery on the posterior airway space (PAS). Ann Acad Med Singap [Internet]. 2008 Aug [Acesso em: 2024 Jul];37(8):677-82.
23. Susarla SM, Thomas RJ, Abramson ZR, Kaban LB. Biomechanics of the upper airway: Changing concepts in the pathogenesis of obstructive sleep apnea. Int J Oral Maxillofac Surg [Internet]. 2010 Dec [Acesso em: 2024 Jul];39(12):1149-59.
24. Ronchi P, Novelli G, Colombo L, Valsecchi S, Oldani A, Zucconi M et al. Effectiveness of maxillo-mandibular advancement in obstructive sleep apnea patients with and without skeletal anomalies. Int J Oral Maxillofac Surg [Internet]. 2010 Jun [Acesso em: 2024 Jul];39(6):541-7.
25. Hsu SS, Gateno J, Bell RB, Hirsch DL, Markiewicz MR, Teichgraeber JF et al. Accuracy of a computer-aided surgical simulation protocol for orthognathic surgery: A prospective multicenter study. J Oral Maxillofac Surg [Internet]. 2013 Jan [Acesso em: 2024 Jul];71(1):128-42.
26. Wu TY, Lin HH, Lo LJ, Ho CT. Postoperative outcomes of two- and three-dimensional planning in orthognathic surgery: A comparative study. J Plast Reconstr Aesthetic Surg [Internet]. 2017 Aug [Acesso em: 2024 Jul];70(8):1101-11.
27. Wrzosek MK, Peacock ZS, Laviv A, Goldwaser BR, Ortiz R, Resnick CM et al. Comparison of time required for traditional versus virtual orthognathic surgery treatment planning. Int J Oral Maxillofac Surg [Internet]. 2016 Sep [Acesso em: 2024 Jul];45(9):1065-9.
28. Brevi BC, Toma L, Pau M, Sesenna E. Counterclockwise rotation of the occlusal plane in the treatment of obstructive sleep apnea syndrome. J Oral Maxillofac Surg [Internet]. 2011 Mar [Acesso em: 2024 Jul];69(3):917-23.
29. Zinser MJ, Zachow S, Sailer HF. Bimaxillary "rotation advancement" procedures in patients with obstructive sleep apnea: A 3-dimensional airway analysis of morphological changes. Int J Oral Maxillofac Surg [Internet]. 2013 May [Acesso em: 2024 Jul];42(5):569-78.
30. Rosen HM. Occlusal plane rotation: Aesthetic enhancement in mandibular micrognathia. Plast Reconstr Surg [Internet]. 1993 Jun [Acesso em: 2024 Jul];91(7):1231-40.
31. Wolford LM, Chemello PD, Hilliard F. Occlusal plane alteration in orthognathic surgery-Part I: Effects on function and esthetics. Am J Orthod Dentofacial Orthop [Internet]. 1994 Sep [Acesso em: 2024 Jul];106(3):304-16.
32. Naini FB, Gill DS (editors). Orthognathic surgery: Principles, planning and practice. Hoboken, New Jersey: Wiley-Blackwell; 2017. 944 p.
33. Prinsell JR. Maxillomandibular advancement surgery in a site-specific treatment approach for obstructive sleep apnea in 50 consecutive patients. Chest [Internet]. 1999 Dec [Acesso em: 2024 Jul];116(6):1519-29.
34. Zancanella E, Haddad FM, Oliveira LA, Nakasato A, Duarte BB, Soares CF et al. Obstructive sleep apnea and primary snoring: Diagnosis. Braz J Otorhinolaryngol [Internet]. 2014 Jan-Feb [Acesso em: 2024 Jul];80(1 Suppl 1):S1-16.
35. Li KK, Powell NB, Riley RW, Troell RJ, Guilleminault C. Long-term results of maxillomandibular advancement surgery. Sleep Breath [Internet]. 2000 [Acesso em: 2024 Jul];4(3):137-40.
36. Machado-Júnior AJ, Zancanella E, Crespo AN. Rapid maxillary expansion and obstructive sleep apnea: A review and meta-analysis. Med Oral Patol Oral Cir Bucal [Internet]. 2016 Jul 1 [Acesso em: 2024 Jul];21(4):e465-9.
37. Riley RW, Powell N, Guilleminault C. Current surgical concepts for treating obstructive sleep apnea syndrome. J Oral Maxillofac Surg [Internet]. 1987 Feb [Acesso em: 2024 Jul];45(2):149-57.
38. Yoon A, Guilleminault C, Zaghi S, Liu SY. Distraction Osteogenesis Maxillary Expansion (DOME) for adult obstructive sleep apnea patients with narrow maxilla and nasal floor. Sleep Med [Internet]. 2020 Jan [Acesso em: 2024 Jul];65:172-6.
39. Angelieri F, Cevidanes LH, Franchi L, Gonçalves JR, Benavides E, McNamara Jr. Midpalatal suture maturation: Classification method for individual assessment before rapid maxillary expansion. Am J Orthod Dentofac Orthop [Internet]. 2013 Nov [Acesso em: 2024 Jul];144(5):759-69.
40. Lauritzen C, Lilja J, Jarlstedt J. Airway obstruction and sleep apnea in children with craniofacial anomalies. Plast Reconstr Surg {internet]. 1986 Jan [Acesso em: 2024 Jul];77(1):1-6.
41. Sculerati N, Gottlieb MD, Zimbler MS, Chibbaro PD, McCarthy JG. Airway management in children with major craniofacial anomalies. Laryngoscope [Internet]. 1998 Dec [Acesso em: 2024 Jul];108(12):1806-12.
42. Breugem CC, Evans KN, Poets CF, Suri S, Picard A, Filip C et al. Best practices for the diagnosis and evaluation of infants with Robin Sequence: A clinical consensus report. JAMA Pediatr [Internet]. 2016 Sep 1 [Acesso em: 2024 Jul];170(9):894-902.

CAPÍTULO 66

Trauma de Face

Corintho Viana Pereira • Mauricio Maniglia • Jair Cortez Montovani

INTRODUÇÃO

O trauma facial é muito importante para a traumatologia como um todo. A face apresenta funções vitais como respiração, alimentação (mastigação), fonação, visão, olfato e audição.

O paciente com traumatismo facial deve ter uma avaliação multidisciplinar, envolvendo neurocirurgia, oftalmologia, otorrinolaringologia, odontologia, fonoterapia, fisioterapia, nutrição, psicologia, entre outros. A via aérea deve ser sempre priorizada seguindo as normas e sequência do protocolo Advanced Trauma Life Support (ATLS), e o Ministério da Saúde do Brasil possui o Protocolo de Suporte Avançado de Vida (PSAV).

O trauma facial mais comum é o trauma nasal, que é abordado em um capítulo à parte. Neste capítulo, os traumas faciais e suas fraturas serão mostrados resumidamente, com ênfase no diagnóstico e no tratamento.

LESÕES DE PARTES MOLES

Como em todo trauma, pacientes vítimas de traumas faciais devem ser atendidos priorizando-se a via aérea, seguindo o ABCD orientado pelo ATLS. Ferimentos ou lesões com lacerações cutâneas e de tecido mole facial devem ser reparados o mais rapidamente possível, para evitar sequelas estéticas e funcionais; após a estabilização do paciente, as lesões de partes moles que apresentem sangramento, principalmente em nariz e boca que envolvem a via aérea, podem ser tamponadas inicialmente para depois serem reparadas, com ligaduras e/ou embolizações de vasos. As suturas de lesões na face devem ser realizadas por planos (muscular, subcutâneo e cutâneo), sempre utilizando fios delicados, principalmente em planos mais superficiais. Na pele, indica-se o fio *mononylon* 5-0 ou 6-0, e normalmente fios absorvíveis em planos mais profundos, de 4-0, 5-0 (Figura 66.1); em lesões de *scalp* podem ser utilizados fios 3-0 ou 4-0; e em ferimentos em mucosas de boca, fios 3-0 ou 4-0 absorvíveis. Lesões de lábio devem ser suturadas com fios absorvíveis na mucosa (5-0) e na pele (6-0), alinhando o vermelhão labial (Figura 66.2).

Em casos de lesões extensas, as suturas devem ser feitas com o objetivo de restabelecer a estética e a função faciais, e em alguns casos são necessários a anastomose de nervos ou ductos salivares.

Respeitando sempre as subunidades estéticas da face e as linhas estéticas faciais, que nas suturas e confecções de retalhos (quando necessário, em casos de perdas cutâneas importantes) nos guiam.[1]

TRAUMA OCULOPALPEBRAL

Os traumatismos da região oculopalpebral são importantes porque podem gerar sequelas no olho ou em seus anexos, como ptose, retração, lagoftalmo, ectrópio, entrópio, triquíase, epífora etc.

Anatomia

As pálpebras são formadas por camadas sobrepostas – pele, tecido areolar subcutâneo, músculo orbicular, tecido areolar submuscular, lâmina tarsal e conjuntiva.

O músculo orbicular funciona como esfíncter das pálpebras. A pele palpebral é fina (0,1 mm) e elástica, suas linhas de força são paralelas à rima palpebral. A lâmina tarsal funciona como um esqueleto para a pálpebra.

O aparelho lacrimal divide-se em parte secretora (glândula lacrimal), parte condutiva (pontos lacrimais superior e inferior), canalículo comum, saco lacrimal e ducto lacrimonasal.

Ferimentos e abordagem

Traumas do globo ocular e seus componentes internos são abordados preferencialmente por médico oftalmologista.

Ferimentos palpebrais, paralelos à margem, devem ser reparados com sutura simples, sem qualquer tração após a adequada aproximação das bordas, exceto quando há lesão do tendão do músculo levantador.[2] Lesões transfixantes, perpendiculares ou oblíquas devem ser suturadas em três planos: tarsoconjuntival, muscular e cutâneo. E o primeiro ponto de reconstrução palpebral deve ser na borda livre palpebral.

Em lesões que comprometem a porção lacrimal, o segmento medial aos pontos lacrimais, deve-se suspeitar de laceração canalicular. Setenta por cento do volume das lágrimas drena pelo canalículo inferior. Em geral, utiliza-se a sondagem com Silastic® na reconstrução.[3]

Por ser necessário o uso de enxertos de pele (preferencialmente, palpebral ipsi ou contralateral), nas lacerações com perda de pele

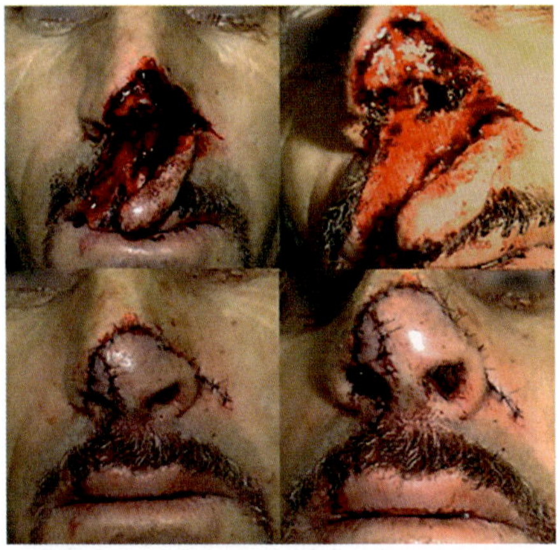

Figura 66.1 Exemplo de ferimento de partes moles no nariz após mordida de cachorro, depois de limpeza abundante, realizando suturas por planos com fios absorvíveis (Vicryl 5-0) e em pele com *mononylon* 6-0.

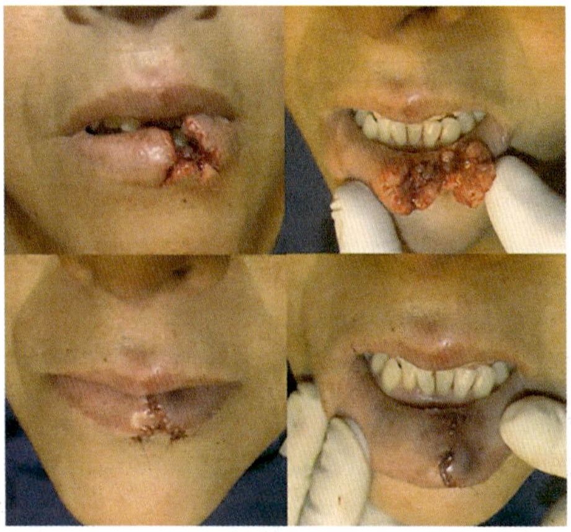

Figura 66.2 Exemplo de ferimento em lábio inferior após queda da própria altura; realizada sutura por planos com fio absorvível (Vicryl 5-0) por planos (muscular e mucoso), nó cirúrgico interno e em pele com *mononylon* 6-0.

da pálpebra superior, faz-se um simples descolamento cutâneo adjacente ou usam-se retalhos de pálpebra inferior. Em lesões da pálpebra inferior podem ser necessários fechamento primário, retalhos laterais, retalhos verticais, retalhos extensos ou até cantotomia lateral.[4]

TRAUMA ORBITÁRIO

A cavidade orbital tem a função de proteger o globo ocular. Traumas envolvendo essa região e suas paredes são comuns e o diagnóstico de fratura orbital é clínico, com comprovação tomográfica.

As fraturas de órbita podem ser classificadas, de acordo com a região acometida, em: de assoalho orbital, de parede medial, de rebordos orbitais, em *blow out*, em *blow in* (fratura interna da órbita com fragmentos ósseos voltados para o interior do conteúdo orbital), complexas da órbita e envolvendo outros ossos, como frontal, maxilar e nasal.

Anatomia

A cavidade orbital é formada pelo osso frontal, esfenoide, etmoide, lacrimal, maxila, zigomático e palatino.

Fraturas blow out

Acontece quando há explosão do assoalho orbital ou da parede medial, por herniação do conteúdo orbital para o seio maxilar ou o seio etmoidal, respectivamente.

O mecanismo desse tipo de fraturas é o trauma provocando o aumento da pressão na cavidade ocular (caixa óssea), fazendo-o romper no seu ponto mais fraco. Os sinais clínicos incluem diplopia, enoftalmo ou restrição à movimentação do globo ocular.

A diplopia, ou visão dupla, pode ser decorrente de edema ou hematoma intracavidade orbital, aprisionamento dos músculos, enoftalmo e paralisia muscular por lesão nervosa (III par craniano). O enoftalmo é decorrente da alteração do volume do órbita; o essencial, para sua ocorrência, é a ruptura da periórbita.

À inspeção, pode-se notar assimetria no posicionamento dos globos oculares, equimose conjuntival e comprometimento do movimento ocular, principalmente o movimento de olhar para cima.

A tomografia computadorizada determina a localização e a extensão da fratura (Figura 66.3). Porém, a avaliação clínica é o fator mais importante para a indicação do tratamento.[5]

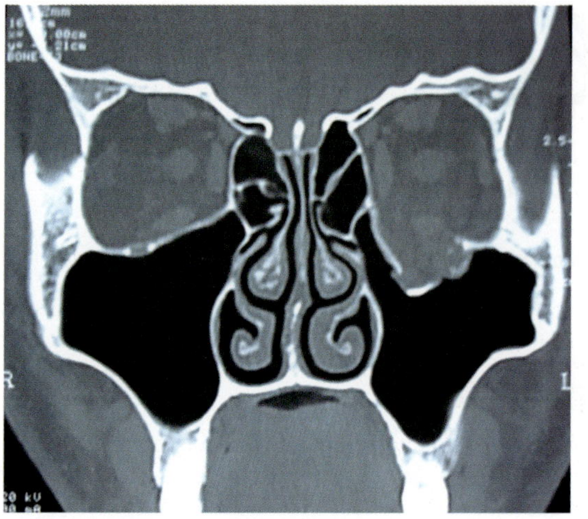

Figura 66.3 Imagem de corte coronal evidenciando fratura do tipo *blow out* em assoalho orbital esquerdo.

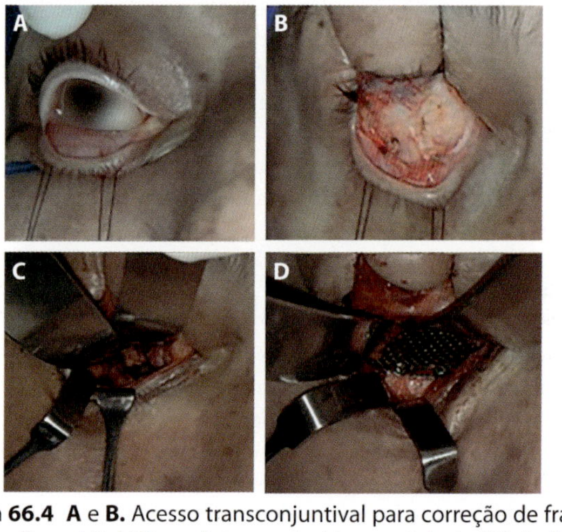

Figura 66.4 A e **B.** Acesso transconjuntival para correção de fratura de assoalho orbital (**C**) sendo reconstruído com tela de titânio (**D**).

Tratamento

As fraturas do assoalho orbital podem ser tratadas conservadoramente, com acompanhamento médico, em casos em que não ocorrem enoftalmo, pinçamento muscular e quando não apresentem nenhuma repercussão funcional e/ou estética da órbita.

Quando indicada, a reconstrução cirúrgica pode ser realizada pelas vias: palpebral inferior, intraoral, transmaxilar ou transconjuntival (Figura 66.4), a qual é a preferência dos autores deste capítulo. Quando compromete a parede medial, ela pode ser realizada por incisão no canto medial da órbita ou via endonasal por videoendoscopia.

O objetivo do tratamento é restabelecer a forma e o volume ósseo da cavidade orbital, visando recuperar a mobilidade e a função do globo ocular, restabelecendo também sua estética.[6]

O uso de prototipagem impressa em impressoras 3D a partir de tomografia computadorizada pode ajudar nas reconstruções de assoalho orbital com pré-moldagem de telas de titânio quando indicadas, ganhando tempo cirúrgico e diminuindo a manipulação da órbita (Figura 66.5).

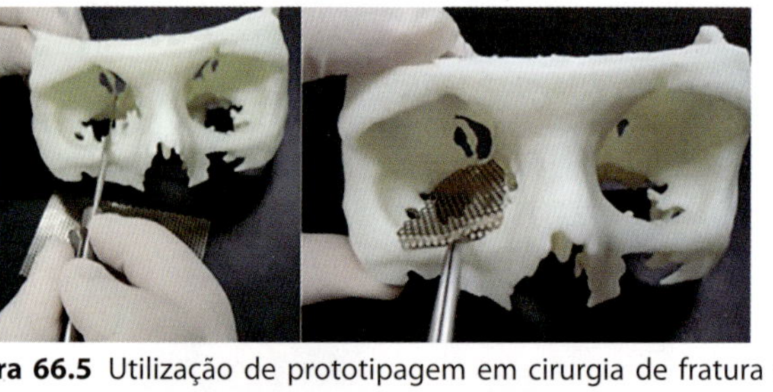

Figura 66.5 Utilização de prototipagem em cirurgia de fratura de assoalho orbital.

Fraturas envolvendo a parede medial da órbita podem ser corrigidas por acesso endoscópico nasal, e sua reconstrução pode ser realizada com cartilagem septal e mesmo com lâmina perpendicular do osso etmoide (Figura 66.6).

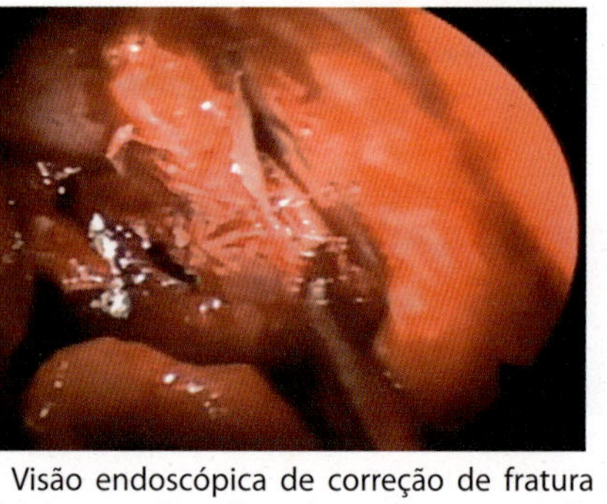

Figura 66.6 Visão endoscópica de correção de fratura de parede medial de órbita esquerda, utilizando cartilagem septal para reconstrução; fechamento com retalho mucoso.

Materiais e enxertos

Enxerto ósseo

- Tábua externa da calota craniana, crista ilíaca, parede anterior do seio maxilar ou costela
- Todo enxerto ósseo sofre reabsorção e remodelação; o seu uso para a correção da cavidade orbitária deve buscar uma "sobrecorreção" discreta.[5]

Enxerto cartilaginoso

- Cartilagem septal, de concha auricular (preferência dos autores deste capítulo) ou de costela, para defeitos maiores das paredes orbitais.[7]

Polietileno poroso

- Polietileno poroso (Medpor®, Porex®) é um material de fácil manuseio, modelável, biocompatível e insolúvel nos fluidos teciduais. É rara sua extrusão, e pode ser invadido por um tecido fibroso, aderindo aos tecidos adjacentes.

Tela metálica

- Composta de titânio, é muito utilizada em defeitos grandes. São telas biocompatíveis e modeláveis. Devem ser fixadas ao rebordo orbitário com parafusos. Podem ser utilizadas em associação a enxertos ósseos ou cartilaginosos. Existem telas metálicas associadas ao polietilenoporoso.

FRATURAS NASO-ÓRBITO-ETMOIDAIS

São, em geral, resultantes de traumas de grande impacto na região frontonasal e potencialmente graves. A região é delimitada pela placa cribriforme, parede medial da órbita, parede inferior do labirinto etmoidal e processo frontal de maxila, incluindo células etmoidais, as conchas superiores e médias e a placa perpendicular do etmoide.

Clinicamente, são decorrentes de impacto na base do nariz, provocando edema intenso, ferimentos de partes moles e exposição da região fraturada. É comum encontrar o telecanto traumático, aumento da distância intercantal por lesão do ligamento cantal medial ou por fratura do osso lacrimal.

O diagnóstico é clínico e a tomografia computadorizada é essencial para um diagnóstico mais assertivo e ao planejamento cirúrgico (Figura 66.7).[8] A avaliação neurocirúrgica é mandatória.[9]

A abordagem cirúrgica da lesão deve ser realizada por combinações de acessos, incluindo o bicoronal e o endonasal, e a correção do telecanto deve ser executada na mais precoce abordagem cirúrgica.

O ligamento cantal interno deve ser fixado na órbita contralateral pela transfixação nasal, através da perfuração na altura da crista do osso lacrimal, podendo ser refeito e fixado em placas de titânio (Figura 66.8).

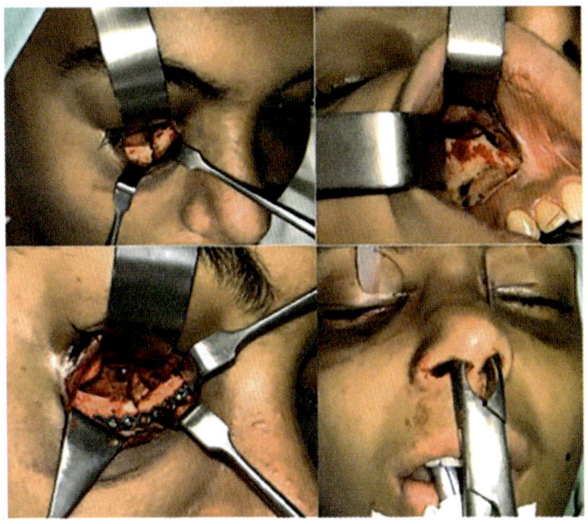

Figura 66.8 Combinações de acesso para redução e fixações das fraturas e do tendão cantal medial.

A abordagem bicoronal permite atuar em fraturas que necessitam de enxerto ósseo da calota craniana (fratura de *blow out* associada ou necessidade de reconstrução do dorso nasal), além de uma completa exposição da região. Em casos de afundamento nasal, o enxerto ósseo deverá ser utilizado.[4]

O reestabelecimento da função e estética faciais é o principal objetivo do tratamento, evitando sequelas (Figura 66.9).

Complicações

As fraturas orbitais são acompanhadas de complicações devido à severidade do trauma, como perda da visão, trauma direto do globo ocular ou do nervo óptico, enoftalmo, necrose ou perda da gordura intraorbital e lesão do sistema lacrimal.

Ao exame, avaliam-se os movimentos oculares, a presença de diplopia, enoftalmo e ruptura do ligamento cantal interno.

FRATURAS FRONTO-ORBITAIS

Um impacto na região central da fronte pode gerar somente uma fratura da tábua externa do seio frontal, trauma na região mediana e frontoglabelar, provocando disjunção craniofacial (Le Fort III) ou fraturas complexas da região frontal e da órbita.

Traumas, no sentido de cima para baixo desta região, podem gerar disjunções craniofaciais (Le Fort III), e um de forte intensidade na região lateral do frontal provoca lesão do frontal, órbita e propaga-se à base do crânio.

O osso frontal é espesso e possui três camadas: a externa, cortical e grossa; a média, vascularizada e díploe; e a interna, cortical e fina. As regiões de maior resistência óssea são a extensão do frontal à maxila.[8]

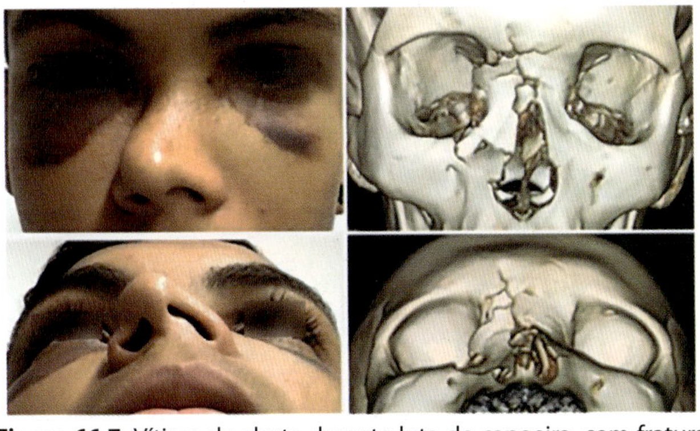

Figura 66.7 Vítima de chute durante luta de capoeira, com fratura naso-órbito-etmoidal envolvendo rebordo orbital.

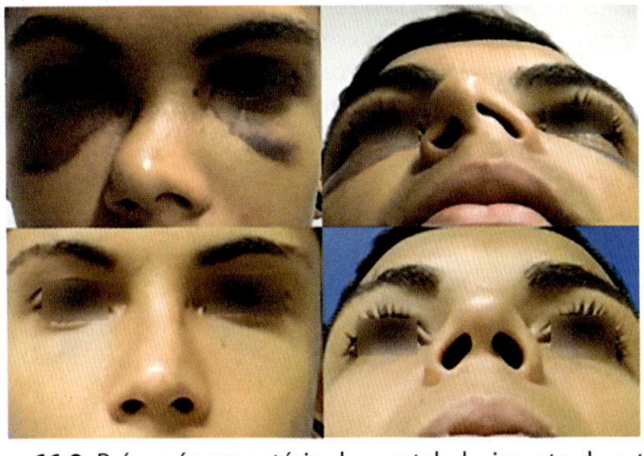

Figura 66.9 Pré e pós-operatório do reestabelecimento da estética e função faciais.

Fraturas da parede anterior do seio frontal podem ser originadas por baixo impacto, e as do osso frontal, porção lateral, do terço posterior da órbita e o ápice da órbita são secundárias a alto impacto. Edema e hematoma são os achados mais frequentes em fraturas do osso frontal. Ressalta-se a importância da avaliação neurocirúrgica.[4]

Diagnóstico

O diagnóstico depende da gravidade do trauma e de sua localização. Em qualquer trauma são importantes o mecanismo, a clínica, o exame físico e a tomografia computadorizada (Figura 66.10). Avaliam-se as tábuas do osso frontal, assim como o ducto frontonasal, e o planejamento cirúrgico. No exame físico, avaliar edema, equimose conjuntival, hematoma, diplopia, afundamento, forma da rima palpebral, acuidade visual e alterações do globo ocular.

Tratamento

O tratamento conservador das fraturas orbitofrontais pode ser realizado nos casos de ausência de deslocamento ósseo. Já a intervenção cirúrgica é indicada para casos de deslocamento ósseo, alteração da posição do globo ocular, restrição da mobilidade ocular e comprometimento do ligamento cantal.

A intervenção cirúrgica deve ser realizada após a liberação neurocirúrgica, e nas fraturas da parede anterior do seio frontal pode ser por via bicoronal, palpebral (Figura 66.11) ou superciliar. O tratamento das fraturas do teto da órbita visa recompor a órbita e corrigir o deslocamento do globo ocular (Figura 66.12).

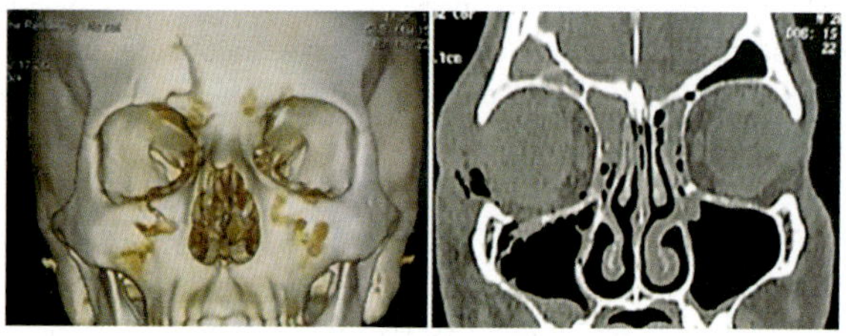

Figura 66.10 Tomografia evidenciando fratura de órbita e frontal do lado direito.

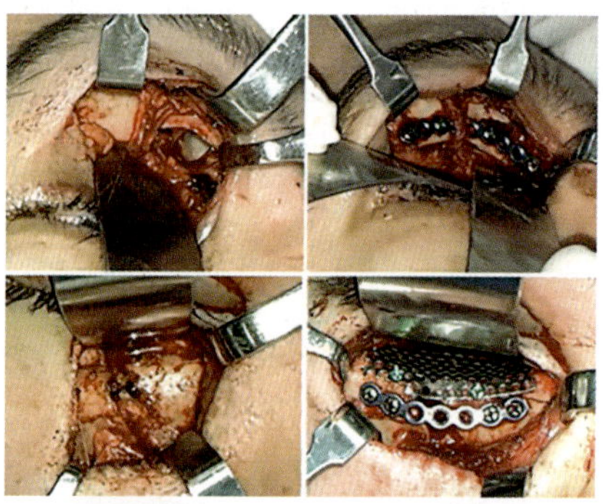

Figura 66.11 Imagens superiores mostram o acesso transpalpebral superior com a fixação da região fronto-orbital. As imagens inferiores mostram o acesso infraciliar em cicatriz prévia, com a fixação do rebordo inferior, e o assoalho.

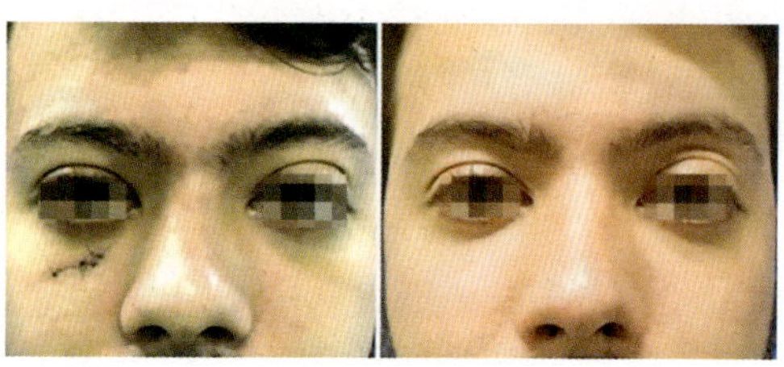

Figura 66.12 Pré e pós-operatório de 1 ano.

FRATURAS ZIGOMÁTICAS

O complexo zigomático é um local frequente de traumatismos, ficando em segundo lugar na incidência de fraturas da estrutura óssea facial, atrás apenas das fraturas do nariz. O complexo abrange o osso zigomático e o arco zigomático.

O zigoma é unido pela maxila (parede superolateral do seio maxilar) e pela órbita (assoalho e parede lateral), e seu prolongamento se une ao do osso temporal (arco zigomático).

O osso zigomático mantém sua estabilidade pelas forças musculares opostas, de um lado pelo músculo masseter e em sentido oposto à inserção da fáscia do músculo temporal no zigoma e no arco zigomático. Os pilares do zigoma são importantes na sua sustentação, com destaque para o pilar zigomático, assim como a sutura frontozigomática e o rebordo orbital inferior.

O travamento mandibular na fratura do arco zigomático ocorre pela proximidade ao processo coronoide da mandíbula, onde se insere o músculo temporal que pode sofrer compressão pela fratura.

As fraturas se dividem em: zigomáticas, orbitozigomáticas e do arco zigomático.[10]

Diagnóstico

A fratura do arco zigomático é sugerida por um trauma da região. A depressão é notada à inspeção, mesmo com o edema e hematoma, pela limitação de abertura bucal e parestesia no território do nervo infraorbital. Além da clínica, mecanismo de trauma e exame físico, a tomografia computadorizada é importante no diagnóstico e planejamento cirúrgico, para determinar o tipo de fratura, grau de deslocamento e avaliação tridimensional do zigoma (Figura 66.13).

As fraturas do zigoma são mais provocadas por agressões físicas e acidentes de trânsito ou esportivos. À inspeção, são detectados afundamento da região, equimose conjuntival, edema e hematoma palpebral. À palpação, nota-se rebordo infraorbital e sutura frontozigomática, sempre bilateral. À inspeção e palpação intraoral, encontram-se edema e equimose na mucosa jugal.

Tratamento

A abordagem cirúrgica das fraturas do arco zigomático isoladas pode ser temporal, transcutânea e intraoral.[9] A grande maioria dessas fraturas mantém-se estável após a redução, não necessitando de fixação.

A osteossíntese do arco é, preferencialmente, realizada por via infrapalpebral ou pré-auricular.

A redução aberta, seguida de fixação interna rígida, proporciona maior segurança, estabilidade, diminui a chance de complicações pós-operatórias e favorece o rápido retorno do paciente à sua rotina.

A região da fratura orienta a abordagem cirúrgica: margem infraorbital (incisão palpebral baixa, subciliar ou transconjuntival, podendo ser associada a cantotomia lateral com cantoplastia reconstrutora); pilar zigomático (mucosa de fundo do sulco gengival); sutura frontozigomática (sulco palpebral superior ou sobre a sutura, e também pode ser acessado pelo acesso transconjutival com cantotomia lateral ou subciliar com pequena extensão lateral na maioria dos casos); arco zigomático (pré-auricular, coronal e pré-auricular com extensão temporal). As osteossínteses nas disjunções do osso zigomático são necessárias em um, dois ou três

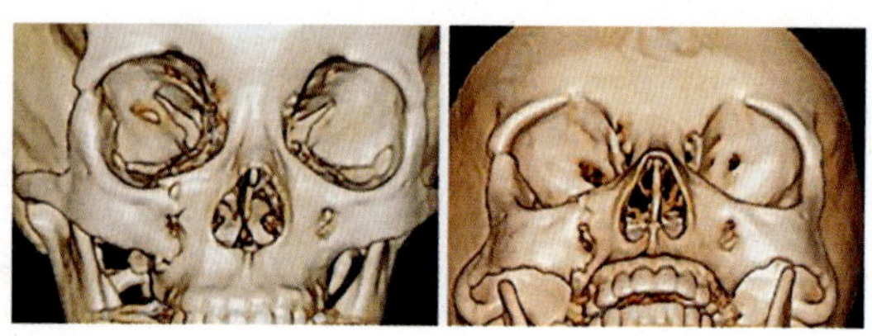

Figura 66.13 Fratura de zigoma direito com afundamento e rotação medial.

pilares, visando manter sua estabilidade pós-operatória. Os pontos mais fixados são as suturas maxilozigomática, frontozigomática e o pilar zigomático (Figuras 66.14 e 66.15).[11,12]

As complicações mais comuns das fraturas zigomáticas são parestesias do nervo infraorbital, assimetria da face (por afundamento), distúrbios visuais, sinusite maxilar e retração da pálpebra inferior (ectrópio), causados, muitas vezes, por complicações pelo acesso cirúrgico realizado.

FRATURAS FRONTO-NASO-ÓRBITO-ETMOIDAL

O terço superior da face é composto de ossos do crânio que se estendem para baixo. A região engloba o osso frontal, osso esfenoide, órbita superior, assoalho da fossa cerebral anterior e lâmina crivosa do etmoide. As lesões da lâmina crivosa do etmoide podem provocar anosmia (lesão do bulbo olfativo) e fístula liquórica.[13]

É importante conhecer os pontos de maior resistência do arcabouço facial, os pilares compostos de osso compacto, que são sete: o medial, fronto-naso-etmoido-vômero-maxilar; dois medianos laterais, fronto-maxilar direito e esquerdo; dois laterais, fronto-zigomático-maxilar direito e esquerdo; e dois lateroposteriores profundos, esfenomaxilares. Os pilares são unidos por anéis ósseos. Os anéis superiores são quatro: fronto-esfenoidal, médio esfenotemporal, occipito-parieto-temporal e o anel fronto-esfeno-temporo-occipital. Na face, encontram-se mais dois anéis: o naso-maxilar-zigomático-temporal mediano e os processos alveolares da maxilar inferior.[13]

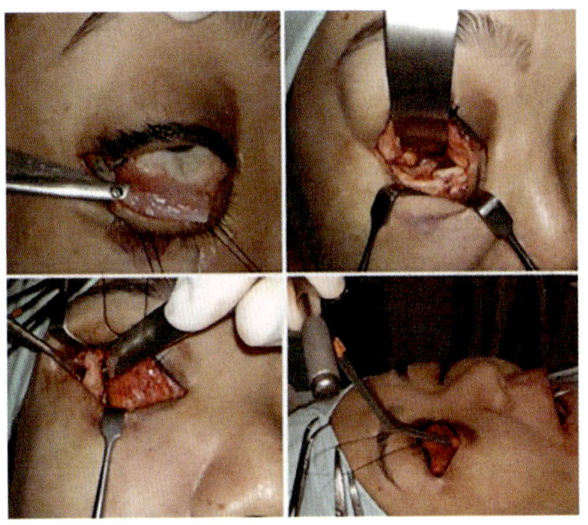

Figura 66.14 Acesso transconjuntival com cantotomia lateral em órbita direita.

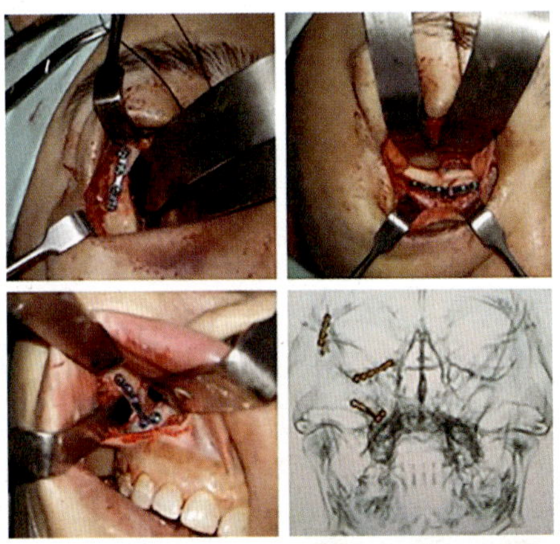

Figura 66.15 Fixações cirúrgicas em sutura frontozigomática, em rebordo inferior, e pela combinação do acesso intraoral à fixação do pilar maxilozigomático. Exame de imagem identificando a posição e fixações do zigoma.

As fraturas frontobasais podem ser classificadas em quatro tipos (Escher): tipo I, frontobasal alta (osso frontal, paredes anteriores e posteriores dos seios frontais e a calvária); tipo II, fratura frontobasal mediana (traços de fratura na lâmina cribriforme, crista galli e os tetos do etmoide e esfenoide); tipo III, frontobasal baixa, disjunção craniofacial (base do nariz, deslocamento da crista galli, porções anteriores do etmoide e interior da fossa cerebral anterior); e tipo IV, frontobasais e fronto-orbitais laterais.[14] A intervenção é muitas vezes neurocirúrgica.

Sinais clínicos encontrados nas fraturas frontobasais são: amaurose, diminuição na acuidade visual, anestesia, hipoestesia regional, oftalmoplegia, exoftalmia, rinorreia por fístula liquórica, anosmia, equimose, hematoma bipalpebral, epistaxe, ptose palpebral e visão dupla.[13]

Fraturas do rebordo orbital

O rebordo orbital superior é formado pela apófise zigomática e pela margem inferior do frontal, até a sua apófise nasal. Nas fraturas, clinicamente existe um deslocamento ósseo, além de hipoestesia ou anestesia frontal, palpebral e nasal superior, além de diplopia.

Fraturas do seio frontal

Fraturas da tábua externa do seio frontal, que causam afundamento, são de diagnóstico clínico. Deve-se proceder à fixação dessas fraturas para estabilizar o fragmento ósseo, além de garantir a projeção anterior (tridimensional) do frontal. Fraturas de tábua interna do seio frontal devem ser conduzidas em conjunto com a equipe de neurocirurgia.

Nas lesões baixas do seio frontal e nas fraturas altas de face deve-se atentar para o ducto frontonasal. Em casos indicados, pode-se executar sua abertura ampla por acesso endoscópico nasal, evitando complicações como sinusopatias ou mucoceles.

Alguns cirurgiões utilizam a cranialização dos seios frontais em casos de fraturas da parede posterior, que consiste na completa ablação da mucosa sinusal e remoção da parede posterior do seio. Em casos de cranialização, deve ser dada atenção ao ducto nasofrontal, obliterando-o com gordura.

Fraturas do teto orbital

As fraturas do teto orbital podem ser lineares ou cominutivas, com fragmentos deslocados para dentro (*blow in*) ou para fora (*blow out*) da cavidade orbitária. O diagnóstico clínico é dado pelas alterações orbitárias do volume orbital, da mobilização da musculatura extraocular, da diplopia, da ptose palpebral e anestesia frontal.[13]

Fraturas do ápice orbital

Pode gerar desde a síndrome da fenda esfenoidal, comprometimento dos elementos anatômicos englobados pela fratura da região das asas menor e maior do esfenoide, como nervos e vasos orbitais e infraorbital, além dos pedículos vasculares, com exceção do nervo óptico, até a síndrome do ápice orbital, que é a associação de síndrome da fenda esfenoidal com comprometimento do nervo óptico.[15]

Fraturas fronto-naso-órbito-etmoidal

Este tipo de fratura compromete o assoalho da fossa cerebral anterior, lâmina cribriforme do etmoide e ossos do nariz. Lacerações da dura-máter, fístula liquórica e anosmia são frequentes.[16]

FRATURAS DO TERÇO MÉDIO DA FACE

Três fatores são importantes no estudo das fraturas maxilares: o ponto de atuação, a direção do trauma e a posição da cabeça no momento do trauma.

Classificação

Historicamente, as fraturas maxilares são divididas em três tipos (classificação de Le Fort): tipo I, horizontal, transversa a maxila acima das raízes dentárias; tipo II, piramidal, a fratura cruza a porção inferior dos ossos nasais, processo frontal da maxila até os lacrimais, rima orbital, junção malar-maxila e o septo nasal; e tipo III, disjunção craniofacial, acomete os ossos nasais, processo ascendente da maxila, porção superior dos lacrimais, porção medial da órbita, células etmoidais, parede lateral da órbita, sutura frontomalar e pterigomaxilar, arco zigomático e o septo nasal (Figura 66.16).[17]

Diagnóstico

À inspeção, notam-se fácies alongadas (terço médio), equimose e edema periorbital, e respiração oral e maloclusão dentária (contato prematuro posterior e mordida aberta anterior), além de dor no contato das arcadas dentárias. E à palpação, mobilidade do terço médio da maxila e do segmento ósseo, no caso de disjunções faciais.[18] A tomografia computadorizada é o exame de escolha para o diagnóstico e planejamento do tratamento mais adequado.

Tratamento

O tratamento das fraturas do terço médio deve buscar reestabelecer a relação oclusal dentária e a projeção anteroposterior da face, a partir da redução dos fragmentos da sua redução e fixação à base do crânio.[17]

As fraturas tipo I de Le Fort podem ser reduzidas através do acesso intraoral, com fixação do segmento fraturado ao esqueleto fixo da face, reestabelecendo os pilares e os arco faciais, e as fraturas tipo II, através de acesso intraoral pela via cutânea palpebral inferior, subtarsal ou transconjutival. As tipo III necessitam de acesso coronal, devido à reestabelecer a posição dos arcos zigomáticos, conjugado aos acessos para tratamento do tipo II. Ressalta-se a necessidade de reestabelecer a oclusão dentária (relação maxilomandibular) para a boa redução desses tipos de fratura.

As complicações mais frequentes dessas fraturas são: epistaxis, ruptura do ligamento cantal, trauma ao globo ocular e pálpebras, infecção e pseudoartrose dos fragmentos ósseos. As sequelas mais frequentes dessas fraturas podem ser geradas e pioradas pelas lises gordurosas e atrofias musculares, que são: nariz em sela, síndrome da fissura palpebral, alterações verticais e anteroposteriores da face, cicatrizes, hipoestesia e maloclusão.[17]

FRATURAS DE MANDÍBULA

Essas fraturas são frequentes, apesar da resistência do osso mandibular, devido à sua situação de proeminência na face. O tratamento deve sempre ser pautado no reestabelecimento da oclusão dentária. Atenção especial também deve ser dada para os côndilos mandibulares e sua relação com as fossas articulares, pela importância das articulações temporomandibulares, além de sua importância estética na face.[19]

Anatomicamente, o corpo mandibular tem formato de ferradura e se prolonga pelos ramos em direção cefálica, formando os ângulos mandibulares. Na extremidade cefálica está o coronoide, anteriormente, e os côndilos mandibulares, posteriormente. O osso mandibular é composto de dois corticais, sendo o externo mais espesso, e uma parte medial, esponjosa ou medular.

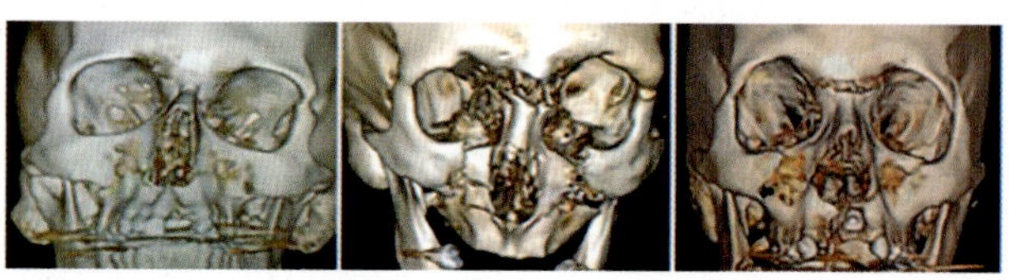

Figura 66.16 Tomografia computadorizada 3D evidenciando fratura de maxila, segundo a classificação de Le Fort: I, II e III.

No paciente idoso, os ossos encontram-se debilitados, e condisera-se a mandíbula atrófica a mais predisposta à fratura. Pacientes edêntulos (reabsorção alveolar) têm maior propensão de fratura. Deve-se lembrar que as fraturas de mandíbula raramente constituem urgências que levam a risco de morte do paciente. Fraturas condilares devem sempre ser pesquisadas em traumas da região mentual.

A oclusão dentária é importante no tratamento das fraturas, permitindo reduções e imobilizações.[18] Toda fratura com dentes no traço de fratura deve ser considerada exposta, e deve-se proceder à higiene local com antibioticoterapia adequada, avaliando-se a necessidade de cirurgia e, se indicada, realizar assim que possível (após regressão de edema e dependendo da liberação clínica do paciente).

A ação muscular na mandíbula exerce uma força para cima (ângulo – masseter e pterigóideo medial – e coronoide-temporal). A ação muscular unilateral raramente é desfavorável, pois a musculatura contralateral promove estabilidade.

A vascularização da mandíbula é decorrente de artéria alveolar inferior e do periósteo e tecidos vizinhos. O nervo alveolar inferior é responsável pela inervação da mandíbula e pela sensibilidade do lábio inferior e região mentual.

Classificação

As fraturas mandibulares têm diversas subdivisões:

- Quanto ao tipo: simples, exposta ou cominutiva
- Quanto à região: condilar, coronoide, ramo, ângulo, corpo, parassínfise, sínfise e processo alveolar
- Quanto à ação muscular: favorável e desfavorável
- Quanto ao lado da ocorrência: unilateral, bilateral ou múltipla
- Quanto à extensão: completa ou incompleta
- Quanto ao agente causador: traumática, iatrogênica ou patológica.

Diagnóstico

O exame físico deve incluir inspeção extrabucal e intrabucal, além de palpação extrabucal e intrabucal. Na palpação extrabucal, lembrar de analisar os côndilos via conduto auditivo externo. O exame intraoral é o mais eficiente para diagnosticar a fratura.

Os tecidos moles sobre o locais fraturados apresentam equimose e edema. Equimose ou hematoma na mucosa do assoalho da boca, lado lingual, é quase patognomônica de fratura. Sialorreia é frequente. A observação da oclusão dentária é mandatória.

Os sinais e sintomas mais comuns são: dor à movimentação, alteração da oclusão dentária, interferências funcionais (cinética mandibular), deformidade facial e da arcada dentária, edema e equimose, crepitação óssea e mobilidade anormal dos segmentos ósseos.

Exames de imagem, como radiografia panorâmica de mandíbula e tomografia computadorizada, são importantes no diagnóstico e planejamento cirúrgico (Figura 66.17).

Tratamento

Os acessos cirúrgicos mais indicados são os externos faciais, como acesso pré-auricular, submandibular ou retroauricular, que levam à

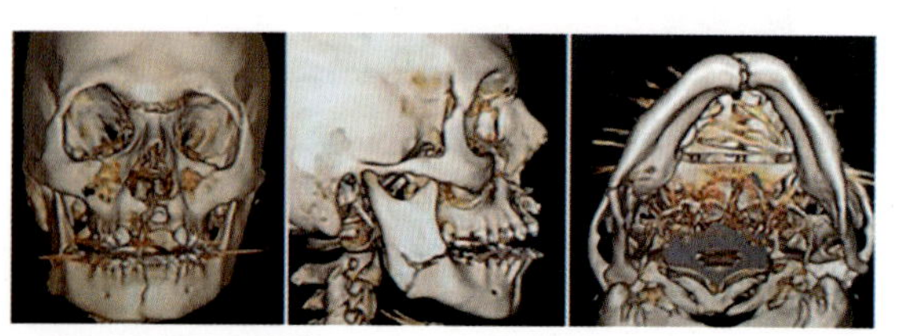

Figura 66.17 Tomografia computadorizada com reconstrução 3D evidenciando fratura Le Fort III associada a fraturas mandibulares (sínfise e cominutiva em ângulo direito).

cicatriz e apresentam maior risco de lesão do nervo facial, ou o acesso intraoral, que rapidamente leva ao foco de fratura, evita cicatrizes externas, tem menor incidência de infecção, campo cirúrgico limitado; no entanto, é necessário atentar ao nervo mentual.

Na maioria das vezes, a anestesia deve ser geral, com entubação na maioria dos casos nasal; porém, naqueles em que há associação de fraturas envolvendo o terço médio facial (p. ex., região nasal), pode ser realizada uma traqueotomia ou uma entubação submentoniana (Figura 66.18), com imobilização maxilomandibular na melhor oclusão dentária, com nariz e boca de fácil acesso. Em casos de fraturas múltiplas da face, os autores deste capítulo indicam iniciar as fixações da região mais fixa, região do terço superior, suturas frontonasais, frontozigomáticas e arco zigomático (Figura 66.19).

A imobilização maxilomandibular deve ser, sempre que possível, realizada antes da fixação dos segmentos fraturados. Fraturas anteriores ao ângulo podem ser tratadas por via intraoral, e as fraturas cominutas, em regiões do ângulo, ramo ou côndilo, tratadas por acessos externos na maioria das vezes (Figura 66.20). Também pode ser necessário o acesso intraoral, com auxílio de trocartes ou videoendoscopia.

As fraturas devem ser fixadas com placas e parafusos do sistema 2.0, normalmente utilizando duas placas 2.0 em cada fratura. Em casos de fraturas cominutas e/ou com perdas ósseas importantes, o uso de material mais resistente com placas de reconstruções do sistema 2.4 ou 3.0 *locking* (que tira a carga do osso, mantendo a carga na própria placa) é indicado. As placas 2.4 ou 3.0 também devem ser utilizadas em fraturas de mandíbula atrófica em pacientes idosos (na maioria edêntulos).

A fratura do côndilo mandibular que não apresenta perda da dimensão vertical do ramo pode ser tratada com imobilização maxilomandibular ou utilização de aparelho ortodôntico com elásticos, e para isso, é importante ter um ortodontista experiente na equipe. A fisioterapia precoce é indicada (mobilização) e a fixação com placas resistentes (duas ou placa 2.0 dupla, de preferência) normalmente é indicada em casos com desvios importantes, perda da altura vertical do ramo, desvios acentuados (mediais ou laterais) e alteração de oclusão importante (como classe II de Angle e mordida aberta anterior). As vias de acesso são pré-auricular (risco do nervo facial) ou submandibular (longe do sítio de fratura).[20]

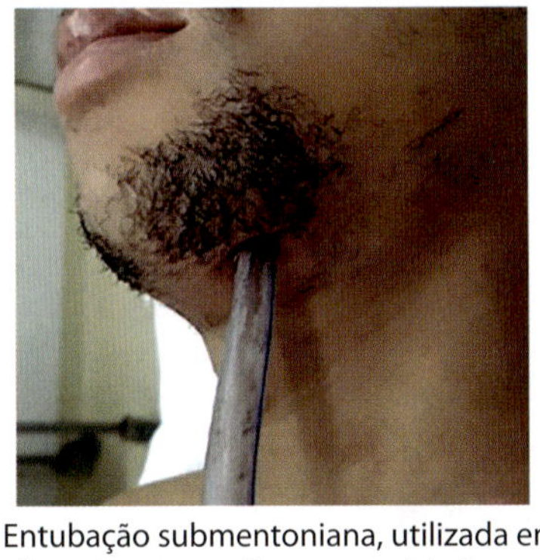

Figura 66.18 Entubação submentoniana, utilizada em fraturas múltiplas envolvendo nariz e os maxilares, permitindo o posicionamento em oclusão.

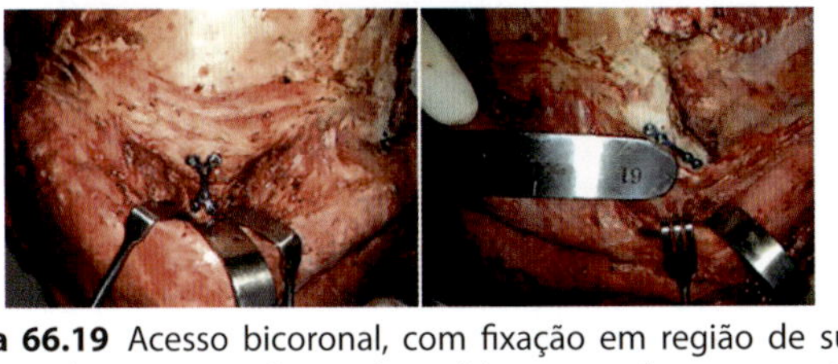

Figura 66.19 Acesso bicoronal, com fixação em região de sutura frontonasal e em sutura frontozigomática esquerda, em caso de fraturas múltiplas de face (Le Fort III + fratura complexa de mandíbula).

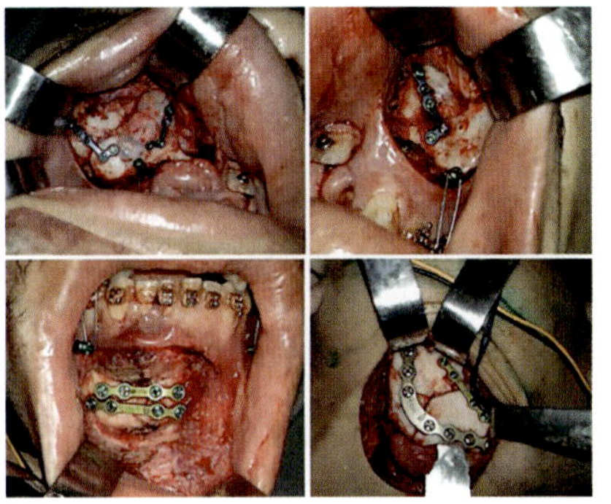

Figura 66.20 Acesso intraoral com fixações das fraturas na maxila nas imagens superiores. Nas imagens inferiores, acesso na mandíbula (sínfise mandibular com duas placas 2.0 e acesso externo submandibular com monitorização do nervo facial, com fixações de uma placa 2.0 e outra 2.4 *locking* para ângulo). Paciente em imobilização maxilomandibular na melhor oclusão.

As principais complicações das fraturas condilares são a anquilose temporomandibular (falta de mobilização precoce), artrite degenerativa (artrose) e desvio da mandíbula na abertura bucal. Pode ocorrer como nas outras fraturas mandibulares, pseudoartrose, maloclusão dentária, infecção, abscessos e osteomielites.

FRATURAS NASAIS

As fraturas nasais são as mais frequentes na face. Um dos motivos é o fato de o nariz estar em uma localização central e projetar-se na face, além de ser composto de uma estrutura delgada. Como em todos os traumas faciais, o mecanismo de trauma é extremamente importante, sendo o trauma lateral com fraturas mais simples e traumas frontais com tendência a fraturas mais complexas.

Os laterodesvios nasais com afundamentos, desvios e espessamentos do septo, alterações das válvulas nasais com diminuição da área respiratória são fatores que podem provocar alterações da fisiologia nasossinusal e respiratória. A correção de fraturas nasais, além de atuar esteticamente, tem o objetivo de reestabelecer a função respiratória.

Anatomia

O nariz, por sua posição central da face, tem relação com as seguintes regiões: frontal (fossa craniana anterior), oculares (órbitas), maxilares (seios maxilares) e lábio superior (cavidade bucal).

O nariz externo é composto da parte óssea e cartilaginosa, revestido por pele, com subcutâneo escasso, musculatura, vasos e nervos. Internamente, é dividido pelo septo nasal (anterior, cartilaginosa e posterior) e parte óssea (lâmina perpendicular do etmoide e vômer). A parte óssea externa do nariz é composta do processo nasal do osso frontal, ossos nasais e processos frontais da maxila; a parte cartilaginosa externa é formada pelas cartilagens laterais ou triangulares, alares e sesamoides. A vascularização nasal é realizada pelas artérias esfenopalatinas, etmoidais e subseptal.

Em cada cavidade nasal, encontram-se três cornetos ou conchas (inferior, médio e superior).

Classificação das fraturas

A mais comum é a por trauma lateral, localizada na transição entre a posição superior dos ossos nasais, presa ao frontal, e a porção inferior, associada ao deslocamento lateral e fratura septal alta (Figura 66.21).

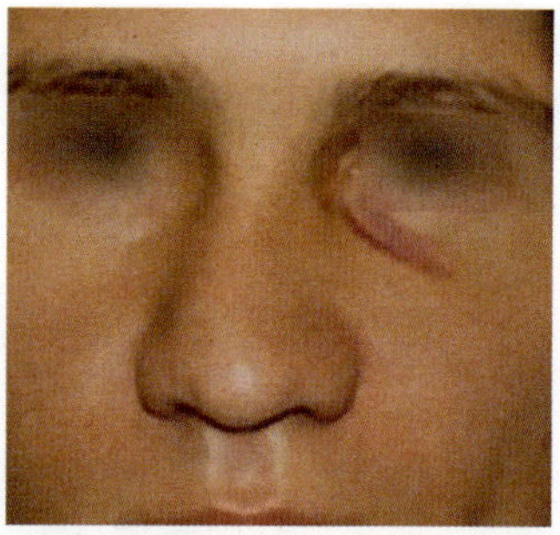

Figura 66.21 Fratura nasal por trauma lateral após agressão física (soco em face à esquerda).

Os impactos frontais ocasionam fraturas mais graves com afundamento nasal, podendo ser associadas a fraturas naso-órbito-etmoidais alterando a relação do nariz com os ossos lacrimais, sacos e ductos nasolacrimais, ligamento cantal, seios etmoidais, placa cribriforme, seio frontal e fossa craniana anterior (Figura 66.22).[21]

Nas fraturas maiores, pode ocorrer o envolvimento do saco e ducto lacrimal e ligamentos cantais, além do seio frontal e etmoide. Nesses casos, deve-se pesquisar fístula liquórica.

Simplificadamente, as fraturas nasais podem ser classificadas em: com desvio lateral, com afundamento da piramide nasal e do septo nasal.[21]

Diagnóstico

O diagnóstico clínico das fraturas nasais baseia-se na história, na inspeção e na palpação. Em casos de dor ou edema importante, o estudo radiológico é necessário, principalmente a tomografia computadorizada.

À inspeção, observam-se escoriações ou ferimentos na pele, edema ou hematoma regional ou interno, desvio ou afundamento da pirâmide nasal, epistaxe, obstrução nasal, equimose periorbital, hemorragia subconjuntival e aumento da distância intercantal. À palpação, notam-se irregularidades ósseas, movimentação dos fragmentos ósseos, crepitação e enfisema subcutâneo. Na rinoscopia, lesões septais, lacerações ou edema de mucosa e hematoma septal são observados.[22]

Tratamento

Os melhores resultados estéticos ocorrem em até 2 semanas para a redução das fraturas nasais, pois a fibrose interfere no resultado final.[23]

Na redução das fraturas nasais, considera-se a fibrose para manter a estabilidade das estruturas reduzidas. A redução poderá ser fechada, com instrumentos introduzidos nas narinas, ou aberta, com necessidade de expor o foco de fratura.

A redução fechada (intranasal) da fratura é realizada com a introdução de um instrumento na cavidade nasal, exercendo força contrária ao impacto, acompanhada de modelagem dos fragmentos nasais pela palpação bidigital externa.

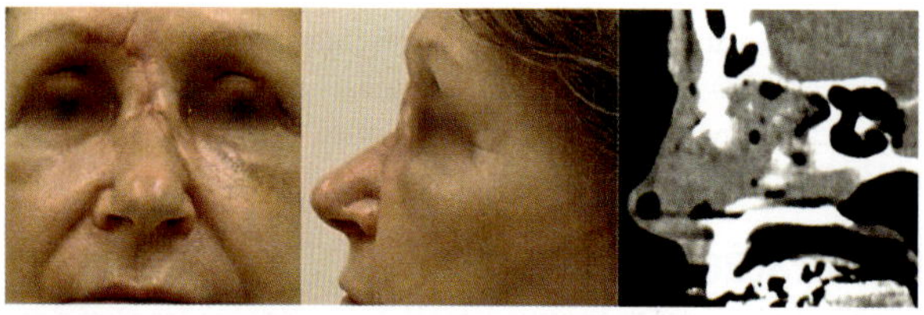

Figura 66.22 Paciente de 63 anos, sexo feminino, com fratura naso-orbito-etmoidal após mal-estar com queda, batendo a face em uma mesa de mármore, há 20 dias. Apresentava ferimento de partes moles extenso, com sutura realizada previamente em outro serviço.

A redução do septo nasal é importante para a obtenção do reestabelecimento da forma e função do nariz. O hematoma septal deve ser drenado, e caso não seja adequadamente tratado, pode evoluir com formação de abscessos, fibrose e espessamento (diminuição do fluxo respiratório) ou necrose e absorção da cartlagem (perfuração).

A rinosseptoplastia aberta deve ser evitada em casos de lacerações importantes de mucosa nasal, perfuração septal ou das cartilagens. A dissecção dessas cartilagens aumenta a chance de desvascularização e deformação, além de serem mais suscetíveis à infecção, extrusão e absorção. Esse procedimento é, habitualmente, realizado entre 3 e 6 meses pós-trauma.[22] Em alguns casos, pode ser planejada e executada por cirurgião experiente ao mesmo tempo em casos de fraturas complexas com envolvimento da área K (Figuras 66.23 a 66.25).

Alguns cirurgiões utilizam tampão nasal e imobilização externa na redução das fraturas nasais, e se necessário, podem ser usados hemostáticos absorvíveis. As sequelas do trauma são desvios da pirâmide, nariz em sela, encurtamento septal, desvios, espessamentos ou perfuração septal e sinéquias endonasais.

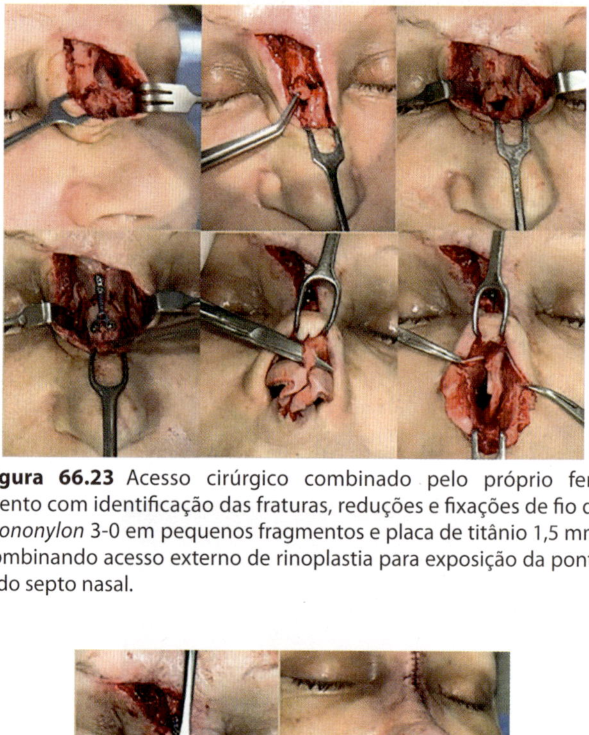

Figura 66.23 Acesso cirúrgico combinado pelo próprio ferimento com identificação das fraturas, reduções e fixações de fio de *mononylon* 3-0 em pequenos fragmentos e placa de titânio 1,5 mm, combinando acesso externo de rinoplastia para exposição da ponta e do septo nasal.

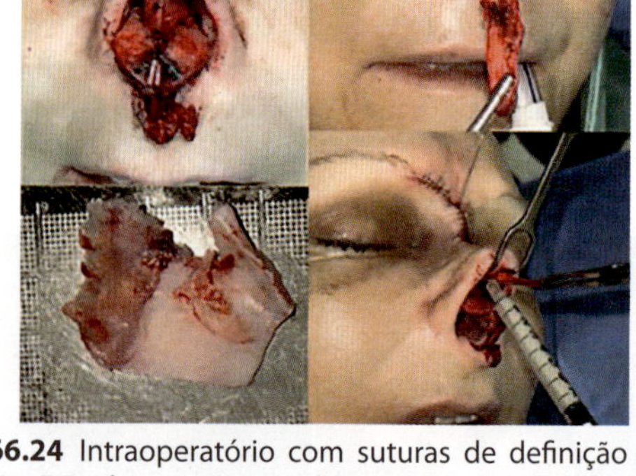

Figura 66.24 Intraoperatório com suturas de definição de ponta com diminuição da projeção nasal e estruturação com *spreader grafts* e extensores septais duplos, oriundos da cartilagem septal (imagem inferior), camuflagem de dorso e preenchimento com fáscia e periósteo da mastóideo e com cartilagem picada (*free-diced*).

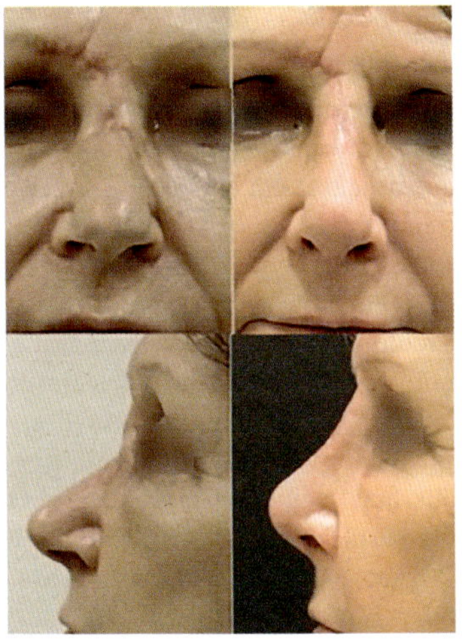

Figura 66.25 Pré e pós-operatórios recentes (30 dias).

REFERÊNCIAS BIBLIOGRÁFICAS

1. Patel KG, Sykes JM. Management of soft-t issue trauma to the face Elsevier, Oper Tech Otolaryngol [Internet]. 2008 Jun [Acesso em: 2024 Jul];19(2);90- 7.
2. Moura EM, Volpini M. Ferimentos oculopalpebrais. In: Manganello-Souza L, Luz JG, autors. Tratamento cirúrgico do trauma bucomaxilofacial. São Paulo: Roca, 2006. 3. ed.; p. 143- 53. 360 p.
3. Waller RR. Treatment of acute eyelid trauma to prevent late complications. Trans Sect Ophthalmol Am Acad Ophthalmol Otolaryngol [Internet]. 1976 Jul-Aug [Acesso em: 2024 Jul];81(4 Pt 1):OP556-9.
4. Cutler NL, Beard C. A method for partial and total upper lid reconstruction. Am J Ophtalmol [Internet] 1955 Jan [Acesso em: 2024 Jul];39(1):1- 7.
5. Manganello- Souza LC; Luz JG. Fraturas da órbita. In: Manganello-Souza LC, Luz JG, autors. Tratamento cirúrgico do trauma bucomaxilofacial. São Paulo: Roca, 2006. 3. ed.; p. 263- 78. 360 p.
6. Converse JM, Smith B. Enophtalmos and diplopia in fractures of the orbital floor. Br J Plast Surg [Internet]. 1957 Jan [Acesso em: 2024 Jul];9(4):265- 74.
7. Constantin MB. Use of auricular cartilage in orbital floor reconstruction. Plast Recontr Surg [Internet]. 1982 Jun [Acesso em: 2024 Jul];69(6):951- 5.
8. Gruss JS. Naso-etmoid-orbital fractures: Classification and role of primary bone grafiting. Plast Reconstr Surg [Internet]. 1985 Mar [Acesso em: 2024 Jul];75(3):303- 17.
9. Hammer B, Tessier P. Orbital fractures: Diagnosis, operative treatment, secondary corrections. Stuttgart: Hogrefe Publishing; 1995.
10. Manganello-Souza LC, Silva AF. Fraturas do complexo zigomático. In: Manganello-Souza LC, Luz JG, autors. Tratamento cirúrgico do trauma cucomaxilofacial. São Paulo: Roca, 2006. 3. ed.; p. 279-2 92..
11. Manganello-S ouza LC, Silva AF, Pacheco DS. Zigomatic and orbitozygomatic fractures. Rev Soc Bras Cir Plast [Internet].2003 [Acesso em: 2024 Jul];18(2):24-3 0
12. Rowe NL, Willians FI. Fractures of the zygomatic complex and orbit. In: Maxillofacial injuries. Churchill Livingstone; 1994. 1067 p.
13. Cruz GO. Fraturas do terço superior da face (fronto- naso- etmoidoesfeno-orbitais). In: Manganello- Souza LC, Luz JG, autors. Tratamento cirúrgico do rrauma bucomaxilofacial. São Paulo: Roca, 2006. 3. ed.; p 251- 61.
14. Escher F. Classification of frontobasal injuries. In: Tardy ME, Kastenbauer ER. Head Neck Surg. George Thieme Verlag; 1995; v. 1. p 574-76.
15. Hsieh CH, Kuo YR, Hung HC, Tsai HH, Jeng SF. Indirect traumetic optic neuropathy com-plicated with periorbital facial fracture. J Trauma [Internet]. 2004 Apr [Acesso em: 2024 Jul];56(4):795-801.
16. Katzen JT, Jarrahy R, Eby JB, Mathiassen RA, Margulies DR, Shahinian HK. Craniofacial and skull base trauma. J Trauma [Internet]. 2003 May [Acesso em: 2024 Jul];54(5):1026-34.
17. Patterson R. The Le Fort fractures: René Le Fort and his work in anatomical pathology. Can J Surg [Internet]. 1991 Apr [Acesso em: 2024 Jul];34(2):183- 4.
18. Manganello-Souza LC, Reis RH, Cardoso CO. Fraturas do complexo zigomático. In: Manganello- Souza LC, Luz JG, autors. Tratamento cirúrgico do trauma cucomaxilofacial. São Paulo: Roca, 2006. 3. ed.; p. 235- 50.
19. Manganello-Souza LC., Luz JG. Fraturas de mandíbula. In: Manganello-Souza LC, Luz JG, autors. Tratamento cirúrgico do trauma cucomaxilofacial. São Paulo: Roca, 2006. 3. ed.; p. 189-2 09.
20. Al Kayat A, Bramley PA. A modified preauricular approach to the temporomandibular joint and malar arch. Br J Oral Surg [Internet]. 1979 Nov [Acesso em: 2024 Jul];17(2):91-1 03
21. Rocha DL, Manganello-S ouza LC. Fraturas nasais. In: Manganello-Souza LC, Luz JG, autors. Tratamento cirúrgico do trauma cuco
22. Fattahi T, Salman S. Management of Nasal Fractures. Atlas Oral Maxillofac Surg Clin North Am [Internet]. 2019 Sep [Acesso em: 2024 Jul];27(2):93- 98.
23. Wang W, Lee T, Kohlert S, Kadakia S, Ducic Y. Nasal fractures: The role of primary reduction and secondary revision. Facial Plast Surg [Internet]. 2019 Dec [Acesso em: 2024 Jul];35(6):590-6 01.

CAPÍTULO

67

Articulação Temporomandibular

Diderot Rodrigues Parreira • Weder Pereira Cardoso

INTRODUÇÃO

As disfunções temporomandibulares (DTM) abrangem um grupo de condições musculoesqueléticas e neuromusculares da articulação temporomandibular (ATM), e, juntamente com deformidades morfológicas e funcionais, são as principais causas de dor e desconforto afetando a região orofacial. Os sintomas mais comumente relatados são: dor na face, dor cervical, cefaleia, dor na ATM e/ou nos músculos mastigatórios e limitação de abertura de boca. Além disso, pode haver manifestações otológicas, tais como otalgia, plenitude, zumbido e tontura, frequentemente associadas a outras dores crônicas gerando incapacidade física e psicológica.[1,2]

Os fatores de risco incluem trauma, alteração da anatomia ou da fisiologia e fatores psicossociais. A avaliação psicológica do paciente que sofre de qualquer forma de DTM é essencial, pois o estresse e os distúrbios de ansiedade podem contribuir significativamente para a mesma.

Representa a terceira maior causa de dor crônica, sendo mais prevalente em adultos jovens (20 a 50 anos) e do sexo feminino em uma proporção que varia de 3:1 a 9:1.[3,4]

Sua etiologia é multifatorial, relacionada com processo inflamatório variando de agudo a crônico. O desarranjo interno é a sua forma mais comum, definida como uma relação posicional e funcional anormal entre o disco e as superfícies articulares. Neoplasias e artrite infecciosa primária são doenças mais raramente observadas.[5,6]

ANATOMIA

A ATM é uma articulação sinovial formada pela cabeça da mandíbula, fossa articular e eminência articular do osso temporal. É do tipo ginglimoartroidal (proporciona movimento de deslizamento e de dobradiça), que funciona em equilíbrio com as diversas estruturas que a compõem.

Apresenta uma cápsula articular fibroelástica, altamente vascularizada e inervada. Ela é fixa às margens da cavidade mandibular, incluindo o tubérculo articular do osso temporal e o colo da mandíbula. É preenchida com líquido sinovial, além do disco, com superfícies articulares recobertas por fibrocartilagem e ligamentos acessórios. O suprimento vascular é fornecido por ramos das artérias temporal superficial e maxilar, ramo da artéria carótida externa, com um extenso plexo venoso dentro da zona bilaminar ou retrodiscal.[2,7,8] O disco articular é a estrutura fibrocartilaginosa biconvexa e avascular. É responsável pela correta adaptação entre as superfícies articulares, apresentando uma forma elíptica adequada à interposição entre as estruturas ósseas mandibular e temporal. É dividida em três segmentos – banda anterior, intermediária e banda posterior – e separa a articulação em compartimentos superior e inferior. A banda anterior é menor e fixa à cápsula, à cabeça mandibular e ao músculo pterigóideo lateral. A banda posterior é maior, em continuidade com a zona bilaminar. A zona intermediária é formada por tecido fibroelástico com fibras de colágeno e neurovascular, que promove a estabilidade posterior do disco durante o movimento.[2,8] A Figura 67.1 ilustra a posição condilar.

Deve-se ressaltar que a ATM conta com uma inervação sensitiva geral e uma inervação proprioceptiva. Esta inervação proprioceptiva é muito importante, pois informa ao sistema nervoso central sobre o posicionamento das estruturas intra-articulares. A ATM é inervada por ramos do nervo mandibular (V3 par): nervo auriculotemporal e nervo massetérico (conduzindo fibras sensitivas).[2,8]

MÚSCULOS E LIGAMENTOS

A Figura 67.2 apresenta um esquema resumido da função muscular da ATM. Os ligamentos intra-articulares e extra-articulares são agentes que limitam os movimentos mandibulares e fazem a união da ATM e da mandíbula com o crânio (Figura 67.3).[7,8]

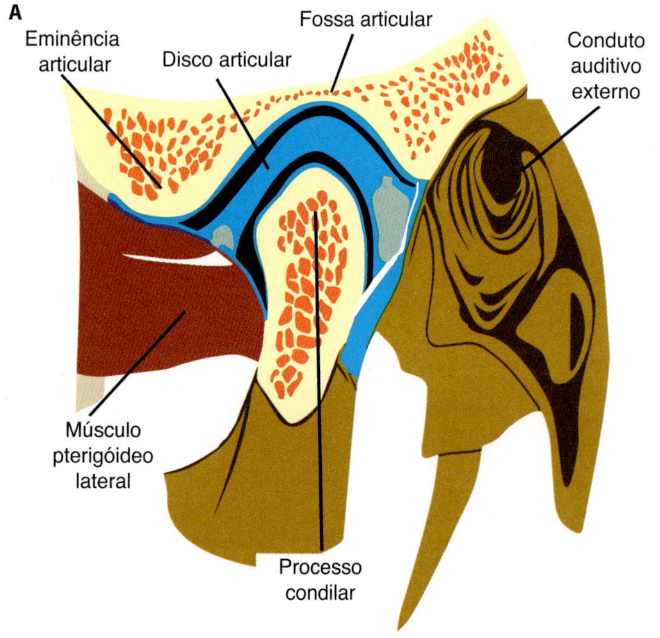

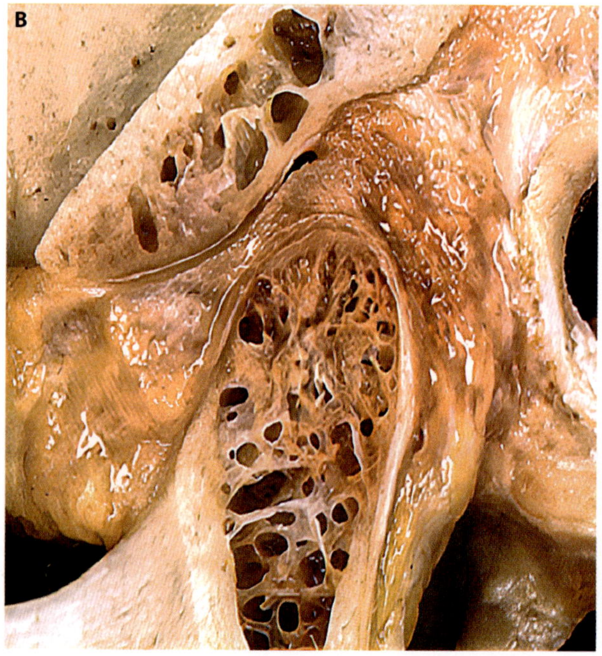

Figura 67.1 Esquema topográfico de articulação temporomandibular esquerda (**A**) e sua correlação em peça anatômica (**B**).

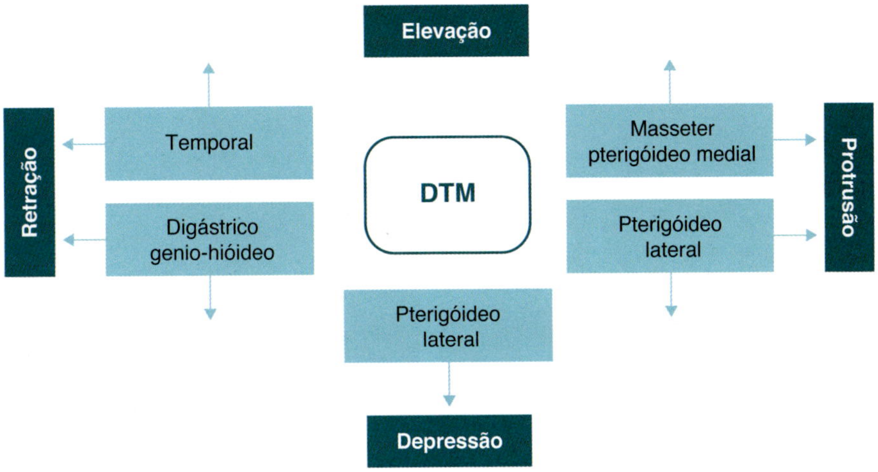

Figura 67.2 Esquema resumido da função muscular da articulação temporomandibular. DTM = disfunção temporomandibular.

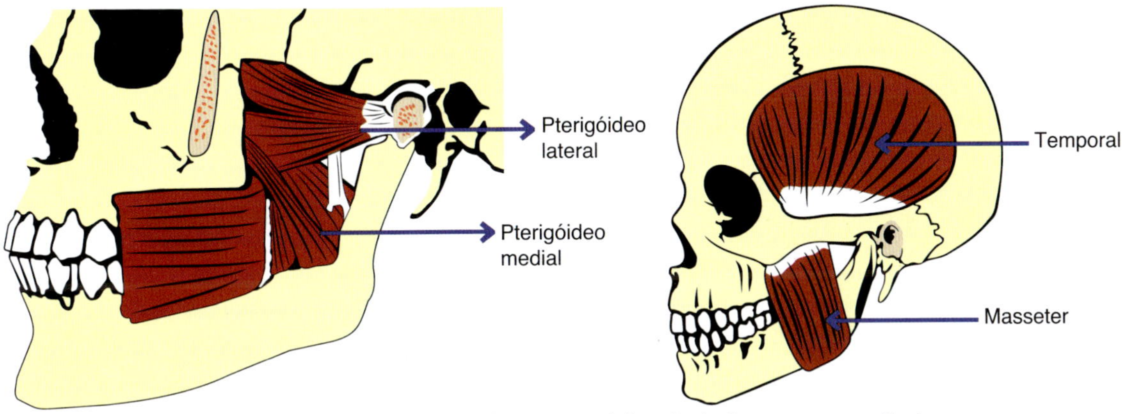

Figura 67.3 Anatomia muscular locorregional da articulação temporomandibular.

FISIOLOGIA

Na ATM normal, o côndilo funciona de forma semelhante a uma dobradiça deslizante. Durante a abertura completa da boca, o côndilo não só gira sobre o eixo da dobradiça, mas também translada para a frente para uma posição próxima da porção inferior da eminência articular e o disco bicôncavo permanece posicionado entre o côndilo e a fossa articular; o côndilo apresenta-se contra a zona intermédia fina durante todas as fases de abertura e fechamento (Figura 67.4).[1,2,9] Portanto, quando ocorre a abertura bucal há dois tipos de movimentos na ATM:

- Rotação: movimento disco-cabeça da mandíbula
- Translação: movimento do conjunto disco-cabeça da mandíbula deslizando sob a fossa e tubérculo.[1,2]

ETIOPATOGENIA

A prevalência da DTM é alta na população. Clinicamente, pode-se manifestar associada a ansiedade, depressão, uso frequente de analgésicos, somatização impactando o estilo de vida do paciente, resultando em diminuição da produtividade no trabalho. É sabido que os transtornos psiquiátricos podem provocar componentes somáticos por meio de hábitos parafuncionais, resultando em distonia e mialgia, e os indivíduos com dor crônica geralmente têm maior incidência de transtornos de ansiedade concomitantes.[2,9]

Devido ao estresse, a dor é geralmente mais severa durante períodos de tensão e ansiedade. O bruxismo pode ser resultante do estresse e do distúrbio de ansiedade, acrescendo-se a oclusão dentária como um fator modificador ou agravante.

Em pacientes com bruxismo noturno, a dor geralmente é mais acentuada pela manhã. Os pacientes descrevem diminuição da abertura da boca e dificuldade mastigatória. A cefaleia temporal e a dor retro-ocular também podem estar associadas ao quadro.

A dor crônica na articulação, no pescoço, nas costas, a cefaleia tensional, a fibromialgia e a DTM são conhecidos por se associarem a distúrbios psicológicos.[9,10]

A DTM também pode ocorrer devido a alterações intra-articulares, tais como deslocamento do disco ou de doença articular degenerativa. A evolução do processo inflamatório está relacionada com trauma nos tecidos articulares, inflamação e hipóxia tecidual, liberação de radicais livres e componentes inflamatórios e, por fim, a degradação dos tecidos intra-articulares e da fisiologia articular.[9,10]

PATOLOGIAS LOCAIS E SISTÊMICAS

As causas mais comuns são decorrentes de distúrbios musculares, comumente referidos como dor e disfunção miofacial. Outras causas de dor ou disfunção temporomandibular originam-se, primariamente, no interior da articulação. Essas causas incluem desarranjo interno, osteoartrite, artrite reumatoide, luxação crônica recidivante, anquilose, neoplasia e infecção. A maioria dos portadores de DTM apresenta algum grau de dor, como cefaleia, odontalgia, dor miofacial, estalos e crepitações, dor pré-auricular, dor à palpação da musculatura elevadora e abaixadora da mandíbula e dor facial.

Dor miofascial

A dor muscular é frequentemente, mas nem sempre, associada ao apertamento diurno ou ao bruxismo noturno. Apresenta causa

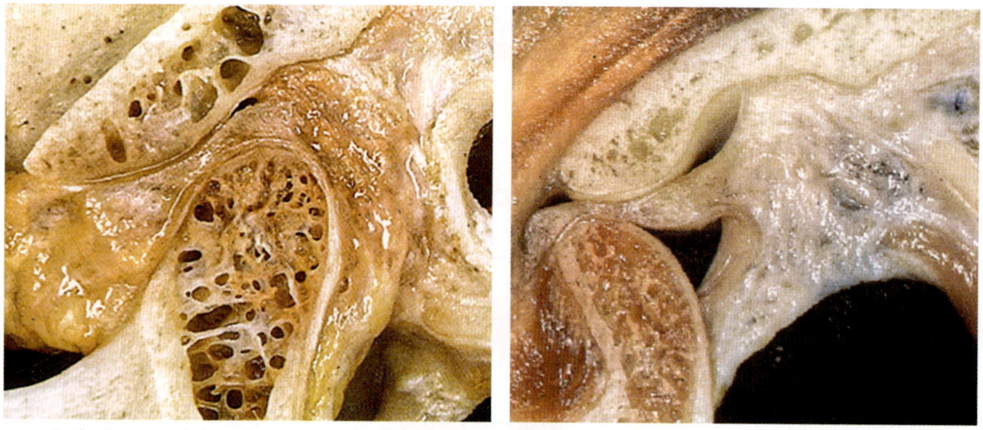

Figura 67.4 Disco articular interposicionado entre o côndilo e a fossa articular. Boca fechada e aberta (borda posterior da banda posterior sobre o ápice da cabeça da mandíbula em "posição de 12 horas"). (Cortesia de: Dra. Soraia Ale.)

multifatorial. Uma das causas mais comumente aceita é o bruxismo resultante de estresse e ansiedade, além de oclusão como fator modificador ou agravante. Também pode ocorrer devido a problemas internos nas articulações tais como transtornos de deslocamento do disco ou doença articular degenerativa.[10,11]

Desordens por deslocamento do disco

O desarranjo interno ocorre quando há qualquer interferência com o movimento suave da articulação devido à perda de sincronização entre seus componentes. O disco pode estar deslocado para qualquer posição, porém, frequentemente está deslocado anteriormente e recapturado com a abertura da boca (Figura 67.5). Estalidos, crepitação e restrição da abertura bucal podem estar associados. Nos casos mais avançados, não há recaptura e pode haver limitação da abertura bucal e da translação.[2,9]

Pacientes com quadro inicial ou com desarranjo inicial podem não apresentar ainda sintomas. Quando presentes, eles podem variar de sons articulares puros (clique ou estalo) e crepitações a dor/sensibilidade muscular, cefaleia tensional e limitação de movimentação, que contribuem para prejuízo na qualidade de vida. Os deslocamentos de disco são frequentemente divididos em duas categorias: deslocamento com redução do disco e deslocamento sem redução.[9]

Doença articular degenerativa

Osteoartrite (Figura 67.6)

- Presente em mais de 20% dos pacientes com desarranjo interno
- Segunda causa mais comum de DTM
- Não tem correlação com a função ou com os sintomas clínicos
- Pacientes idosos com imagem de osteoartrite podem ser assintomáticos
- Sinais nos exames de imagem: redução do espaço articular, alterações escleróticas, formações osteofitárias, derrame articular e cistos subcondrais.[9]

Condições artríticas sistêmicas

- Artrite reumatoide (doença inflamatória autoimune):
  - ATM é comprometida em > 20% dos pacientes com artrite reumatoide
  - Tecido inflamatório (*pannus*) leva à destruição do disco
  - Alterações em exames de imagem: erosão óssea, artropatia secundária, proliferação sinovial e derrame articular
  - Geralmente, associado a dor, edema e limitação da abertura bucal
- Condrocalcinose (depósito de cristais de pirofosfato de cálcio di-hidratado):
  - Causada por deposição dos cristais na cartilagem articular e tecidos moles periarticulares
  - Pode haver depósitos na sinóvia, cápsula articular, tendões, ligamentos, além da cartilagem
- Sinovite vilonodular pigmentada (PVNS):
  - Desordem proliferativa não neoplásica da sinóvia
  - Geralmente, decorre de condição inflamatória monoarticular comprometendo grandes articulações das extremidades
  - Localmente agressiva, apresentando erosão ou destruição óssea, com potencial extensão extracapsular. Sintomas: edema doloroso lento e progressivo, indivíduo da segunda e terceira décadas de vida.

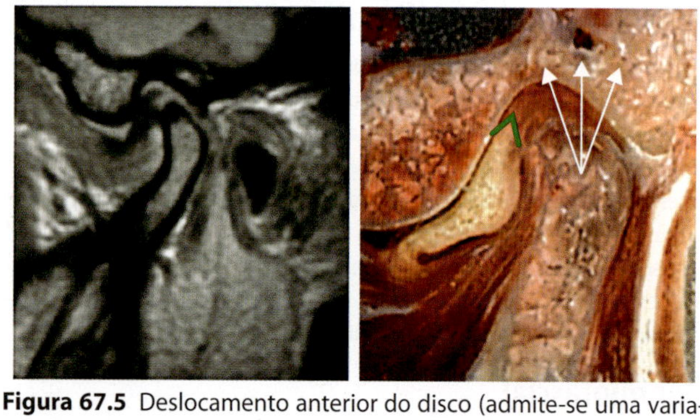

Figura 67.5 Deslocamento anterior do disco (admite-se uma variação de posição de 30° para posterior – "posição de 1 hora" – e 30° para anterior – "posição de 11 horas").

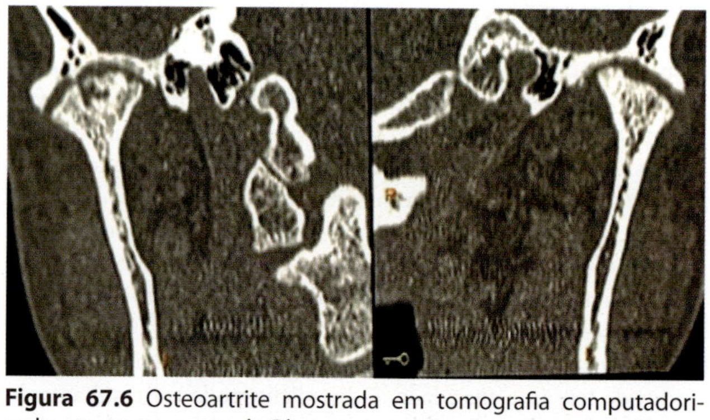

Figura 67.6 Osteoartrite mostrada em tomografia computadorizada em corte coronal. Observa-se esclerose subcondral, facetamento dos côndilos, redução do espaço articular e cisto subcondral.

Anomalias congênitas

- Aplasia/hipoplasia condilar
- Hiperplasia condilar
- Côndilo bífido: etiologia desconhecida e mais provavelmente congênita. Morfologia anormal da cabeça com a aparência de "dupla cabeça". Achado incidental, assintomático, sem significado clínico
- Síndromes: microssomia hemifacial, Goldenhar, Treacher Collins, Morquio e síndrome aurículo condilar.

Processos neoplásicos da ATM

Podem ter origem nas estruturas ósseas ou nas partes moles adjacentes.

Tumores ósseos primários

- Osteocondroma (mais comum; Figura 67.7)
- Osteoma, displasia fibrosa, fibroma não ossificante
- Tumores ósseo malignos: osteossarcoma, condrossarcoma.

Osteocondromatose sinovial

- Condição incomum benigna de neoplasia sinovial com proliferação de nódulos cartilaginosos que se originam da membrana sinovial. A proliferação nodular se rompe para a articulação, onde os fragmentos podem crescer, calcificar e ossificar-se
- Mais frequente em mulheres da quarta à sexta década de vida
- Sintomas: dor, edema, crepitação, limitação da abertura bucal.[2,9]

Luxação recidivante da ATM

A luxação recidivante ocorre quando o côndilo mandibular movimenta-se para frente, saindo de sua posição funcional dentro da fossa glenoide e eminência articular posterior para uma posição mais à frente dessas estruturas.

A fisiopatologia da luxação consiste no movimento do processo condilar em frente à eminência articular e na incapacidade de retornar à sua posição normal. A luxação pode ser parcial (subluxação) ou completa (luxação), bilateral ou unilateral, aguda e crônica prolongada ou crônica recorrente. A mais comum é a luxação anterior. Os outros tipos, tais como medial, lateral, superior à fossa craniana média e posterior são raros e estão principalmente associados a trauma, que alonga os ligamentos e músculos, provocando intensa dor orofacial local.

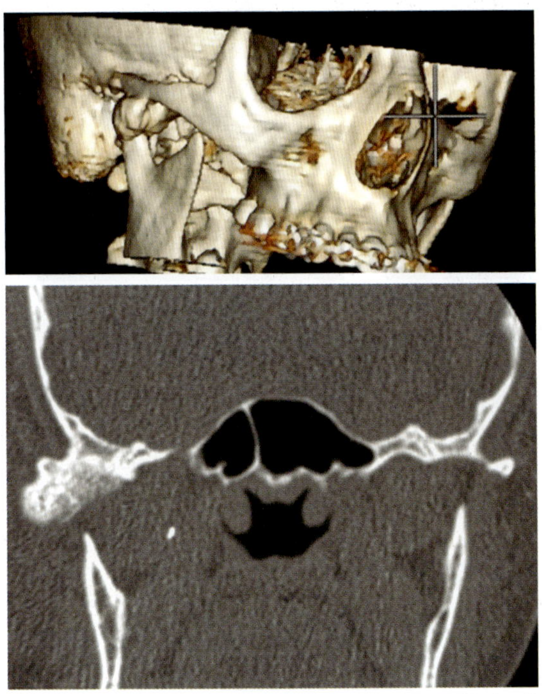

Figura 67.7 Osteocondroma. Articulação temporomandibular direita.

A sua etiopatogenia decorre do desequilíbrio na função neuromuscular ou déficit estrutural. A alteração na função neuromuscular ocorre devido à frouxidão do disco articular e do ligamento capsular, desarranjo interno de longa data e espasmo dos músculos pterigoides laterais. O déficit estrutural envolve alterações artríticas no côndilo, ou seja, achatamento ou estreitamento, diminuição da altura da eminência articular, alterações morfológicas da fossa glenoide, arco zigomático e fissura escamosa timpânica.

O manejo da luxação da ATM é personalizado, de acordo com a causa subjacente. A hipermobilidade ou subluxação pode ser controlada pela redução manual, suficiente em caso de luxação aguda. As luxações crônicas prolongadas e recorrentes crônicas estão entre as mais difíceis de tratar. A intervenção cirúrgica é necessária. Mais recentemente, agentes esclerosantes e capsulorrafia, injeção isolada de sangue autólogo, fixação intermaxilar isolada ou conjugada têm se tornado uma realidade.[9,12,13]

Os distúrbios entre disco-côndilo podem ser estadiados com base nas características da dor, quantidade da abertura da boca, localização/condição do disco e anatomia articular alterada, conforme observado no exame físico, ressonância magnética e artroscopia.

DIAGNÓSTICO

Não existe um protocolo padrão amplamente aceito disponível para diagnosticar DTM. Por ter etiologia multifatorial, o exame físico e a história clínica devem ser amplos e detalhados.

Consiste na avaliação de todo o sistema estomatognático. A cabeça e o pescoço devem ser inspecionados para detectar assimetria de tecidos moles ou evidência de hipertrofia muscular. O paciente deve ser observado para sinais de apertamento da mandíbula ou outros hábitos.

Os músculos mastigatórios devem ser examinados sistematicamente. Devem ser palpados e deve-se observar a presença de sensibilidade, espasmos ou pontos de gatilho dolorosos (Figura 67.9).

As ATMs devem ser examinadas quanto à sensibilidade e ruído. Deve ser relatado se a articulação é mais dolorosa em diferentes áreas do ciclo de abertura e fechamento bucal ou em diferentes tipos de funções (Tabela 67.1 e Figura 67.8).[2,8,13]

Sintomas

Limitação de abertura bucal

Em muitos casos, a mobilidade reduzida da mandíbula pode comprometer a qualidade de vida e a saúde do paciente. Detecção e intervenção precoces podem ajudar os pacientes a evitar essa condição dolorosa.

Pode ocorrer redução da amplitude dos movimentos mandibulares associada a desvio em direção ao lado afetado.

A mobilidade reduzida da mandíbula pode ser resultado de: radioterapia, cirurgias de cabeça e pescoço, distúrbios da articulação temporomandibular (doença degenerativa), anomalias craniofaciais, traumas diretamente na cabeça e no pescoço (lesão cervical).

É uma condição grave que impede os pacientes de realizarem tarefas simples como mastigar, engolir, falar ou manter a higiene bucal. A dor e as barreiras funcionais podem ser tão persistentes e depressoras que acabam afetando significativamente a qualidade de vida do paciente.[12]

No caso de pacientes irradiados, os movimentos limitados da mandíbula podem surgir gradualmente causando alterações imperceptíveis na musculatura e nas articulações.

Uma forma simples de identificar uma abertura limitada da boca é pedir ao paciente que insira três dedos entre seus dentes incisivos. Caso o paciente não consiga fazê-lo, provavelmente há redução na amplitude da abertura bucal.[2,8]

Tabela 67.1 Estágios das desordens articulares baseados na Classificação de Wilkes.[13,14]

	Dor	Abertura da boca	Localização do disco	Anatomia
Estágio 1	Clique indolor ocasional	Sem limitação	Ligeiramente para frente	Normal
Estágio 2	Clique doloroso	Bloqueio intermitente	Deslocamento anterior moderado do disco com redução	Deformidade discal
Estágio 3	Dor à utilização	Movimento bloqueado e restrito	Deslocamento completo do disco sem redução	Deformidade discal/sem alterações ósseas ou precoces
Estágio 4	Dor contínua	Movimento bloqueado e restrito	Deslocamento completo do disco sem redução	Alterações ósseas degenerativas moderadas
Estágio 5	Dor severa	Movimento bloqueado e severamente restrito	Perfuração do tecido retrodiscal, possível perfuração do disco	Alterações ósseas degenerativas severas

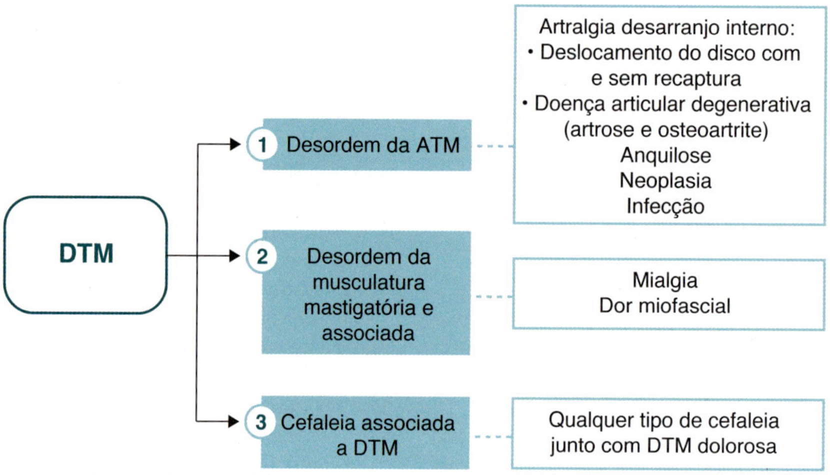

Figura 67.8 Esquema resumido de desordens e cefaleia associada a ATM. ATM = articulação temporomandibular; DTM = disfunção temporomandibular.

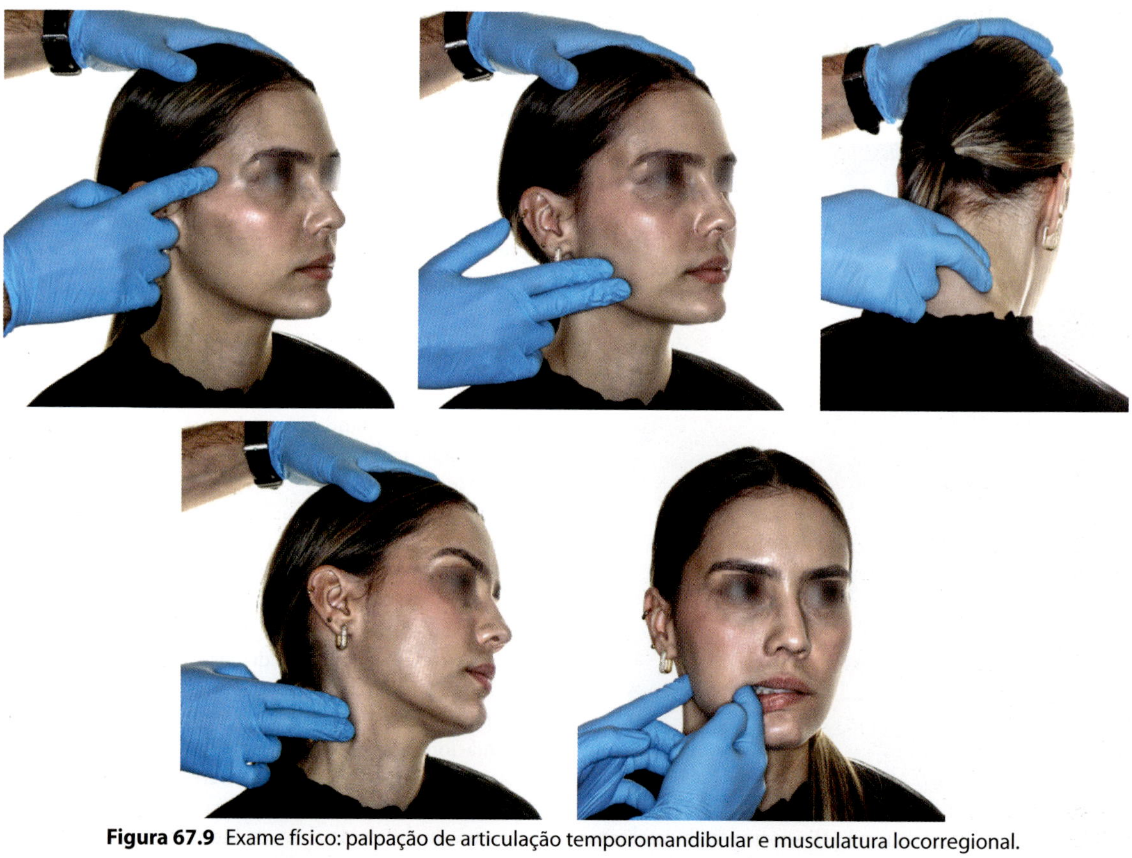

Figura 67.9 Exame físico: palpação de articulação temporomandibular e musculatura locorregional.

Estalidos e crepitações nas ATMs

Cliques, estalos e rangidos dolorosos na articulação da mandíbula podem ocorrer ao abrir ou fechar a boca. As formas mais comuns de ruídos articulares são estalos e crepitação. Muitos sons articulares podem ser facilmente ouvidos sem instrumentação especial ou podem ser sentidos durante a palpação da articulação; no entanto, em alguns casos, a ausculta com um estetoscópio pode permitir que sons articulares menos óbvios, como crepitações suaves, sejam perceptíveis.[2,9]

Sintomas otológicos

Os sintomas otológicos mais comuns são zumbidos, otalgia, plenitude auricular, tontura e hipoacusia. As manifestações clínicas de desarranjos internos são variáveis, mas as suas características dependem da severidade da patologia envolvida.[9]

Desgaste dentário

Os dentes frequentemente têm facetas de desgaste. No entanto, a ausência de desgastes não elimina o bruxismo como a causa do problema.[8]

Dor

Dor nos músculos da mastigação e/ou articulação da mandíbula é o sintoma mais comum. A dor que se espalha para o rosto ou pescoço é difusa, mal localizada e pré-auricular, podendo envolver outros músculos da mastigação, tais como o temporal e o pterigóideo medial.[2] Ocorrem também:

- Rigidez da mandíbula
- Dor nos músculos da mastigação e/ou articulação da mandíbula (sintoma mais comum)
- Sensibilidade difusa da musculatura mastigatória
- Dor irradiada para o rosto ou pescoço
- Dor retro-ocular
- Cefaleia temporal
- Caso estresse seja fator causal, a dor é geralmente mais severa durante períodos de tensão e ansiedade
- Dor durante as funções de abertura e fechamento bucal, e durante a mastigação.

Desoclusão dentária

- Ocorre uma mudança na forma como os dentes superiores e inferiores se encaixam.

Diagnóstico por imagem

Um dos desafios diagnósticos em pacientes portadores de DTM é a seleção do tipo apropriado de imagem radiográfica. O objetivo da imagem da ATM é avaliar as estruturas articulares, definindo a extensão da doença, e monitorar a progressão e as alterações pós-tratamento relacionadas com DTM. A seleção de uma técnica de imagem adequada deve ser baseada no valor de suas características de imagem que poderiam contribuir para o diagnóstico.

As características a serem avaliadas incluem a posição e morfologia do disco, translação mandibular, presença de derrame articular e osteoartrose associada.[2,9]

Avaliação por imagens

Os achados radiográficos são variáveis, mas costumam exibir diminuição do espaço articular, erosões superficiais, osteófitos e achatamento da cabeça condilar. Radiografias básicas podem ser usadas para demonstrar a morfologia do osso temporal e do côndilo. As radiografias lateral, frontal e panorâmica podem dar essas informações.

A tomografia computadorizada (TC) é muito útil para acessar as anormalidades ósseas, tais como anquilose, displasia, anomalias de crescimento, fraturas e tumores ósseos. A TC tridimensional (3D) é um valioso avanço no diagnóstico e para planejamento terapêutico (Figura 67.10).

Já a ressonância magnética (RM) é utilizada para estudo dos tecidos moles, mudanças ósseas corticais e medulares, posicionamento, morfologia e mobilidade do disco e efusão articular.

É uma técnica não invasiva que permite uma avaliação válida e reprodutível tanto dos componentes ósseos quanto dos tecidos moles da ATM. Portanto, é o método de imagem também adequado para estudo da ATM, apresentando 95% de acurácia na posição e configuração do disco e 93% acurácia na avaliação das alterações ósseas (Figura 67.11).

Sobre a sensibilidade e especificidade da RM na avaliação da posição do disco, os resultados devem ser avaliados com os achados clínicos, pois cerca de 34% da população de pacientes assintomáticos pode ter um disco deslocado anteriormente, e um disco bem-posicionado pode ser encontrado em 23% dos pacientes sintomáticos.[2,9]

TRATAMENTO

Tratamento não cirúrgico

Tratamento odontológico

As alterações oclusais e maloclusões não predispõem ou causam DTM. Dessa forma, a terapêutica ortodôntica, isoladamente, não está indicada como método de tratamento ou prevenção da DTM. As placas oclusais são aparelhos removíveis, geralmente confeccionados em resina acrílica, adaptados na maxila ou mandíbula (Figura 67.12).

Nos casos de DTM, seja muscular ou articular, a relação maxilomandibular está alterada com a mandíbula fora da posição miocêntrica. Dessa maneira, o reajuste periódico dos contatos na placa até a sua estabilização é necessário. Trata-se da mesma filosofia do

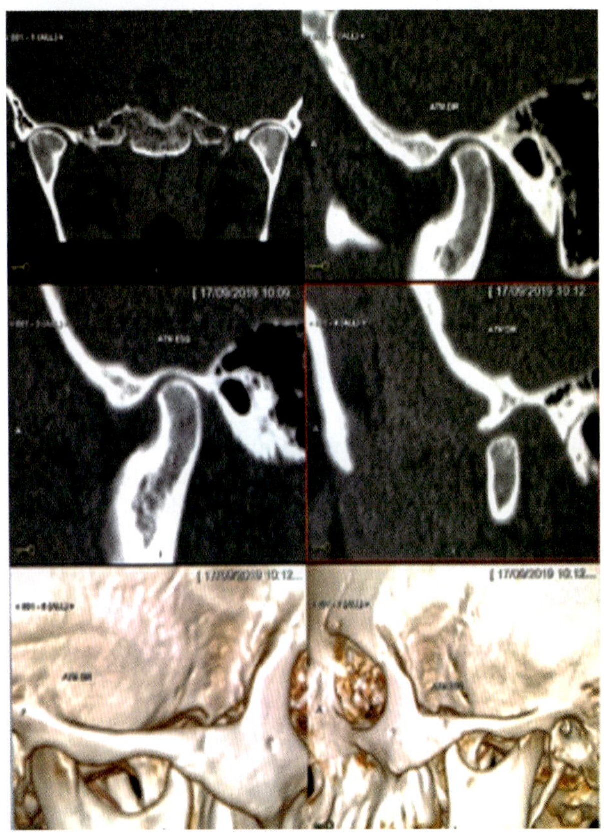

Figura 67.10 Tomografia de articulação temporomandibular: reconstrução tridimensional e cortes coronal e sagital.

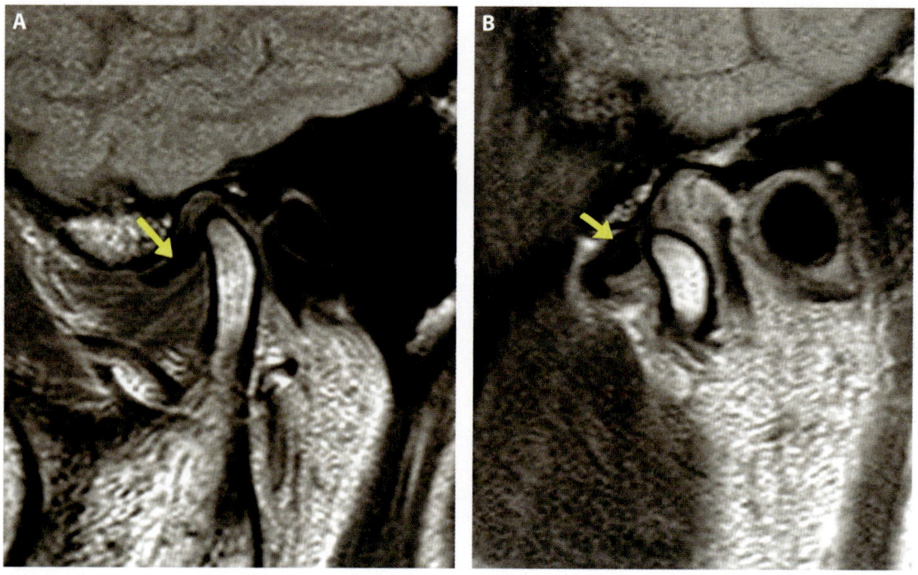

Figura 67.11 Ressonância magnética nuclear de articulação temporomandibular. **A.** Deslocamento anterior do disco com a boca fechada; **B.** Deslocamento anterior do disco com a boca aberta.

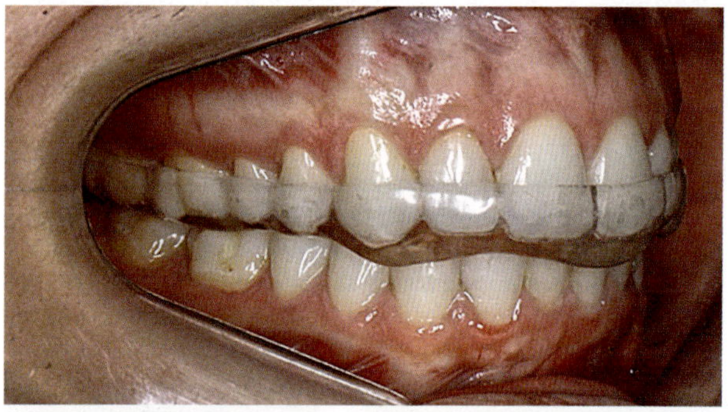

Figura 67.12 Modelo de placa oclusal. Nota-se que o distanciamento entre as arcadas superior e inferior.

tratamento de DTM pelo ajuste oclusal dental descrito anteriormente, porém, com a vantagem de ser mais simples e totalmente reversível, visto que não se altera a estrutura de dente por meio de desgaste. Quando bem indicadas, as placas são importantes para o tratamento coadjuvante conservador nas DTMs. Os objetivos são promover temporariamente uma posição articular mais estável; proteger os dentes; proporcionar relaxamento dos músculos mastigatórios; e viabilizar oclusão funcional adequada que reorganiza a atividade neuromuscular reflexa.[8,9] Preconiza-se que, após a obtenção da posição miocêntrica da mandíbula, seja realizado o planejamento do ajuste oclusal por meio de tratamentos complementares como desgaste seletivo dos dentes, tratamentos reabilitadores protéticos, ortodontia, cirurgia ortognática, dependendo do diagnóstico clínico em questão.

Considerações sobre a placa oclusal:

1. Deve promover contatos oclusais bilaterais e simultâneos da maxila e/ou mandíbula na placa.
2. Deve ter bordas suaves e prender-se adequadamente aos dentes.
3. Não deve irritar os tecidos periodontais, isto é, deve cobrir apenas os dentes.
4. Não deve causar obstáculo funcional, restringindo o movimento da língua, da fonação e da deglutição.
5. Deve promover guias de desoclusão nos movimentos mandibulares.
6. Deve promover conforto para a sua utilização.
7. Deve ser temporária, reversível e de baixo custo.

Termoterapia

Estímulos térmicos na forma de aplicação de calor ou frio são recomendados em casos selecionados. O calor é, frequentemente, utilizado na forma de compressas quentes. Aplicação de calor úmido, por meio de bolsas de água quente, na área sintomática (ponto gatilho) de 10 a 15 minutos é benéfico. O objetivo principal é aumentar o suprimento de sangue por meio da vasodilatação, levando à redução da dor e da rigidez articular. Já a compressa fria reduz a transmissão de impulso pelas terminações nervosas causando diminuição da percepção da dor. Causa vasoconstrição local. O uso de uma bolsa de gelo ou *sprays* refrescantes, como cloreto de etila e fluorometano são algumas das opções.[9]

Fisioterapia

A fisioterapia é um método terapêutico indicado nas miopatias, hipomobilidade mandibular (limitação de abertura de boca), e hipermobilidade da ATM (hiperexcursão condilar) e, também, como coadjuvante ao tratamento cirúrgico. Ajuda a melhorar a força articular, beneficiando também os músculos mastigatórios e cervicais. Os exercícios devem ser realizados em intervalos curtos e várias vezes ao dia por um período predeterminado, pois podem causar sobrecarga da articulação e progressão da dor.

As várias técnicas realizadas devem ser direcionadas aos tecidos moles, mobilização da articulação e condicionamento muscular. Este último inclui massagem profunda, alongamento muscular articular, passivo ou assistido, exercício de resistência, treinamento postural para alinhamento de cabeça, pescoço e ombros.[9]

Terapia medicamentosa

O tratamento medicamentoso inclui desde analgésicos a agentes imunossupressores, tais como corticosteroides. Normalmente, o manejo das DTMs exige uma combinação de vários grupos de drogas. Anti-inflamatórios não esteroides (AINEs) são comumente usados para a redução da dor e/ou inflamação. Nos casos em que os AINEs são contraindicados, os opioides podem ser utilizados com a limitação à propriedade anti-inflamatória.

Relaxantes musculares atuam no sistema musculoesquelético diminuindo o tônus muscular. São usados para aliviar sintomas tais como espasmo muscular, dor e hiper-reflexia, como no tratamento de fibromialgia. Agem bloqueando impulsos nervosos ou sensações de dor que são enviadas ao cérebro e causam contrações, espasmos ou dor muscular. Dessa forma, ajudam a relaxar os músculos, facilitando os movimentos e reduzindo a dor aguda (p. ex., carisoprodol, ciclobenzaprina, baclofeno, orfenadrina e tizanidina), reduzem os espasmos, que podem ser secundários ou principais para identificação. Drogas condroprotetoras (ácido hialurônico) ajudam na restauração do equilíbrio metabólico da cartilagem articular.

Ansiolíticos (alprazolam, bromazepam, clonazepam, diazepam, estazolam, lorazepam, midazolam, nitrazepam) e antidepressivos ajudam nos quadros de depressão e estresse associados a DTM. Eles também agem como um complemento para melhorar o sono e reduzir o estresse relacionado com hábitos parafuncionais. Benzodiazepínicos podem ajudar na redução da tonicidade muscular, quando necessário. Corticosteroides sistêmicos, embora raramente usados para DTMs, podem ser utilizados por seu forte efeito anti-inflamatório.

Os anticonvulsivantes (gabapentina, carbamazepina, oxigabapentina, pregabalina, topiramato e fenitoína) funcionam como analgésicos adjuvantes. Em geral, costumam associar-se a analgésicos, anti-inflamatórios, antidepressivos ou ansiolíticos.[2,9]

Acupuntura

Há evidências limitadas de que ajuda as DTM.[9]

Laser

A terapia com *laser* de baixa intensidade pode ajudar na reparação de tecidos por sua ação como analgésico e anti-inflamatório. Age estimulando o sangue para os tecidos, aumentando a drenagem linfática e reduzindo a contração muscular. Mas a longo prazo, a eficácia do *laser* no tratamento das DTMs ainda carece de mais estudos.[9]

Toxina botulínica tipo A

A injeção de toxina botulínica nos músculos da mastigação tem se mostrado uma alternativa eficiente de tratamento das desordens temporomandibulares.

A toxina tipo A apresenta um mecanismo de ação no organismo de duas formas: inibindo a ação de neurotransmissores como acetilcolina, causando paralisia e relaxamento do músculo; reduzindo a liberação de mediadores inflamatórios como calcitonina, substância P e glutamato (que causam dor).

Essa toxina induz uma fragilidade temporária e dose-dependente na atividade muscular, resultando na inatividade funcional dos músculos, sem gerar efeitos sistêmicos perceptíveis. Enfraquece seletivamente a musculatura dolorida, interrompendo o ciclo espasmo-dor.

Tem sido bastante efetiva em casos de dores miofaciais crônicas relacionadas com DTM, cefaleia tensional, migrânea, dor lombar crônica, com um efeito que varia entre 3 e 6 meses. Quanto aos efeitos adversos, foram poucos e de duração transitória.[15,16]

Viscossuplementação

Ácido hialurônico

O ácido hialurônico (AH), solução isotônica de hialuronato de sódio, é um componente importante da articulação normal, fluido e matriz da cartilagem da ATM e desempenha um papel essencial na manutenção da lubrificação das articulações e na nutrição dos tecidos das articulações. O AH é amplamente utilizado em terapia de injeção para DTM devido à sua composição segura e proteção eficaz na cartilagem articular. Estudos clínicos têm demonstrado os efeitos terapêuticos das injeções de AH em pacientes com DTM:[17]

- Recupera as propriedades viscoelásticas e condroprotetoras
- Substitui temporariamente o fluido sinovial danificado
- Auxilia no alívio da dor, pois diminui o impulso nervoso e a sensibilidade nas terminações dos nervos nociceptivos
- Melhora a função articular estabilizando a matriz cartilaginosa
- Aumenta a produção de colágeno tipo II e diminui sua degradação
- Diminui a expressão das citocinas e enzimas na osteoartrite. Há diminuição da produção das prostaglandinas e das metaloproteinases.

Concentrados plaquetários

São produtos de alta concentração de plaquetas obtidos por centrifugação do sangue. Contêm grandes quantidades de citocinas e fatores de crescimento. Estudos recentes descobriram que os concentrados plaquetários (PRP [*platelet-rich plasma*], PRF [*platelet-rich fibrin*]), (iPRF [*injectable platelets-rich fibrin*]) reduzem eficazmente os sintomas e reparam defeitos da cartilagem da osteoartrite. Aliviam significativamente a dor e melhoram a atividade articular em pacientes com osteoartrite da ATM.[18,19]

Tratamentos cirúrgicos

A ATM é uma das articulações funcionalmente complexas do corpo humano. Seu disco é um componente essencial para manter a sua função normal e deve suportar sua posição dinamicamente anatômica bem como a forma para uma mecânica articular equilibrada. O desarranjo interno da ATM é qualquer interferência com o movimento suave da articulação devido à perda de sincronização entre seus componentes. A função do disco é manter uma almofada funcional entre a cavidade glenoide e o côndilo durante movimentos mandibulares de rotação, translação, protrusão e retrusão.

A cirurgia da ATM desempenha um papel essencial no manejo de pacientes portadores de DTM avançada. A intervenção cirúrgica geralmente é indicada quando a terapia clínica é ineficaz e, geralmente, é evitada em pacientes assintomáticos ou com sinais e sintomas discretos. A degeneração interna da ATM não é considerada uma condição apenas do disco da ATM, mas de todas as estruturas que compõem a ATM.[9]

Pacientes nos estágios iniciais da classificação de Wilkes, tipo I e II, podem ser beneficiados de forma eficaz com medidas cirúrgicas minimamente invasivas, como artrocentese e artroscopia. Estágios mais avançados da doença articular admitem procedimentos mais invasivos. As diversas técnicas cirúrgicas são discutidas na Tabela 67.2.[9,14]

A classificação cirúrgica para transtornos da articulação temporomandibular é apresentada na Tabelas 67.2 e 67.3.

Artrocentese

O objetivo principal da artrocentese é promover a lise das aderências e lavagem da articulação para remover os mediadores inflamatórios e reduzir o estresse oxidativo intra-articular. Várias técnicas foram descritas para executar artrocentese que podem depender do número de pontos de acesso articulares, técnica de punção única ou técnica de punção dupla.[17,20,21] Consiste em procedimento minimamente invasivo, no qual uma agulha é usada para irrigar o espaço superior da articulação com agentes terapêuticos intra-articulares como ringer lactato, corticosteroide, ácido hialurônico, soluções anestésicas, ou a combinação deles (Figura 67.13).[10,11]

Os mediadores inflamatórios e os tecidos degradados são eliminados pelo líquido injetado e a pressão hidráulica remove as aderências. A literatura cita melhora da mobilidade articular e redução da dor em aproximadamente 86% dos pacientes e melhora da abertura bucal.[14]

Foi demonstrado que a artrocentese ajuda no alívio da dor e melhora a abertura da boca em pessoas cujo disco temporomandibular está deslocado.

Artroscopia

A maioria dos pacientes se beneficia de tratamentos conservadores que incluem terapias farmacológicas, fisioterapia e placas oclusais.

Tabela 67.2 Manejo cirúrgico.

Procedimento cirúrgico	Técnicas
Técnicas fechadas/minimamente invasivas	
Artrocentese	Punção única
	Punção dupla
Artroscopia	Diagnóstico seguido de terapêutica
	Discopexia
Técnica aberta	
Plicatura do disco	Parcial
	Completa
Discopexia	Suporte temporal com âncora
Lise de aderências em espaços articulares superiores e inferiores sem reposicionamento do disco	Pode ser realizada em conjunto com eminoplastia
Meniscectomia sem substituição	Injeção de plasma rico em plaquetas pode ser usada simultaneamente para prevenir formação de espaço morto
Meniscectomia com substituição	Material autógeno
	a) Cartilagem auricular
	b) Fáscia ou músculo temporal
	c) Enxerto dérmico
	Material aloplástico
	Implantes interposicionais de PTFE
	Implantes removíveis de silicone
Condilotomia	Convencional
	Condilotomia intraoral
	Condilotomia fechada (técnica de Kostecka)

Tabela 67.3 Classificação cirúrgica segundo Dimitroulis (2013).[25]

Categoria	Condição da articulação temporomandibular (ATM)	Manejo
1	Normal	Dor articular, função articular com movimentação suave Estudo radiológico sem patologias articulares Intervenção cirúrgica contraindicada
2	Alterações leves Todos componentes recuperáveis	Danos precoces podem resultar em travamento Artrocentese ou artroscopia com lavagem podem ajudar a liberar a ATM
3	Alterações moderadas Maioria recuperável	Deslocamento discal não redutível, deslocamento recorrente da articulação em que a artroscopia/artroplastia/reposicionamento do disco podem ser apropriados
4	Alterações severas Parte recuperável	Deslocamento severo ou deformidade discal resultando em dor crônica e limitação da abertura bucal O disco não pode ser poupado e requer discectomia
5	Alterações catastróficas Sem recuperação	Doença articular avançada como osteoartrite severa e anquilose Melhor tratada com substituição total da articulação

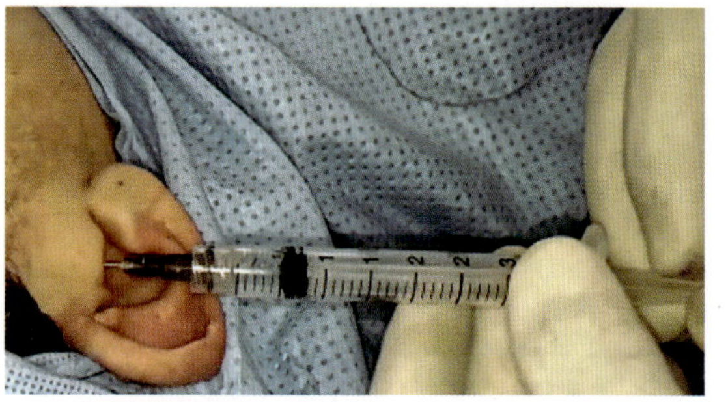

Figura 67.13 Imagem de artrocentese (via retrotragal) em paciente com disfunção temporomandibular.

Contudo, uma proporção considerável de pacientes com predominância de achados degenerativos é refratária a esse regime após um período de tratamento não intervencionista, para os quais são preconizados procedimentos cirúrgicos incluindo técnicas de reposicionamento de disco.[17,20,21]

A artroscopia pode ser diagnóstica ou terapêutica. Auxilia na visualização de diversas áreas da articulação permitindo a quebra das aderências e lavagem. Envolve o uso de endoscópio, introduzido na cavidade articular, para exame artroscópico ou tratamento. As alterações na sinóvia, causadas pela inflamação, bem como aderências fibrosas podem ser identificadas e tratadas. A técnica envolve a colocação de um artroscópio, com 1,9 a 2,7 mm de diâmetro, através de uma cânula, adaptado a uma câmera, na cavidade articular superior da ATM. Posteriormente, duas cânulas de irrigação são colocadas aproximadamente, de forma a permitir a livre circulação de fluidos e acesso à instrumentação na cavidade, onde podem ser inseridas sondas, ganchos, instrumentos de corte como bisturis e tesouras, fórceps de biopsias, dispositivos de aspiração, instrumental rotatório, bisturi elétrico ou *lasers*. É tão eficaz que chega a alcançar melhorias superiores à artrocentese, pois pode remover aderências ou reposicionar o disco articular, melhorar a função, reduzindo a dor, e diminuindo alterações inflamatórias (Figura 67.14 e Vídeo 67.1).[2,21,22,23]

Acessos cirúrgicos

O objetivo da abordagem cirúrgica aberta é a remoção mecânica de interferências na ATM facilitando o movimento do côndilo, a promoção da estabilidade articular, da nutrição e da lubrificação da cartilagem articular. A exposição cirúrgica e o acesso a essa articulação são um desafio devido a sua proximidade a estruturas vitais, como os nervos facial e o auriculotemporal, os vasos temporais superficiais e a glândula parótida. Um conhecimento profundo dessa região e das várias abordagens é, portanto, obrigatório para melhor eficácia das indicações cirúrgicas. As abordagens mais utilizadas são pré-auricular, endoaural (Figura 67.15) e pré-auricular com extensão temporal de Al Kayat e Bramley, que devem permitir fácil acesso e visualização de todas as estruturas anatômicas, facilitar a instrumentação e diminuir o risco de lesões em estruturas nobres da região (nervos, vasos calibrosos, base de crânio).[23]

A lesão do nervo facial é a complicação mais significativa associada a abordagem aberta da ATM (Figura 67.16). Embora a paralisia total do nervo facial seja possível, é rara. A incapacidade de levantar a sobrancelha é a constatação mais comumente observada. A monitorização eletrofisiológica intraoperatória é uma ferramenta mandatória que minimiza o risco de lesão nervosa e otimiza o tempo cirúrgico. É realizada por meio de eletrodos subdermais implantados na musculatura facial. *Feedback* sonoro é ativado quando o nervo é identificado, auxiliando também a determinação da distância segura para a dissecção. A resposta motora é individualizada em cada músculo, em um gráfico de descarga miotônica que alerta sobre uma possível tração do nervo.[8,23,24]

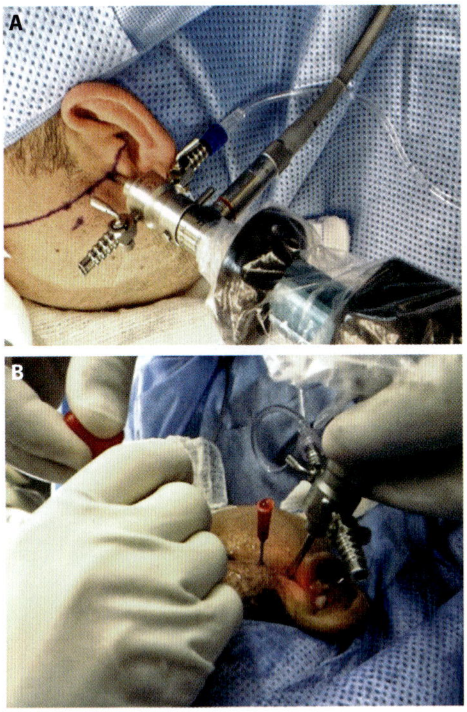

Figura 67.14 Posicionamento de artroscópio (**A**) e cânulas de irrigação (**B**).

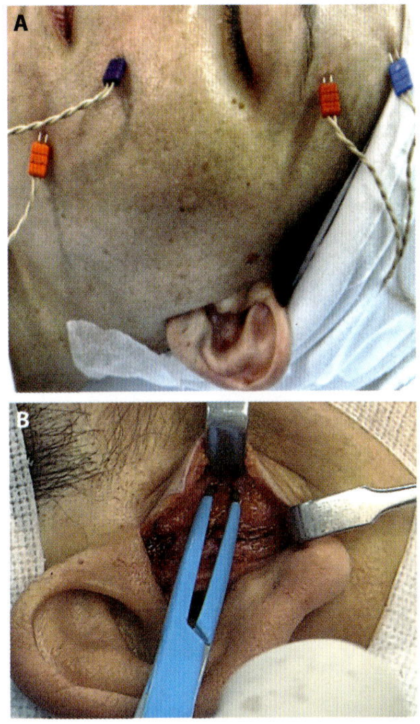

Figura 67.16 Monitorização eletrofisiológica do nervo facial antes da abordagem cirúrgica da articulação temporomandibular (**A**) e no intraoperatório (**B**).

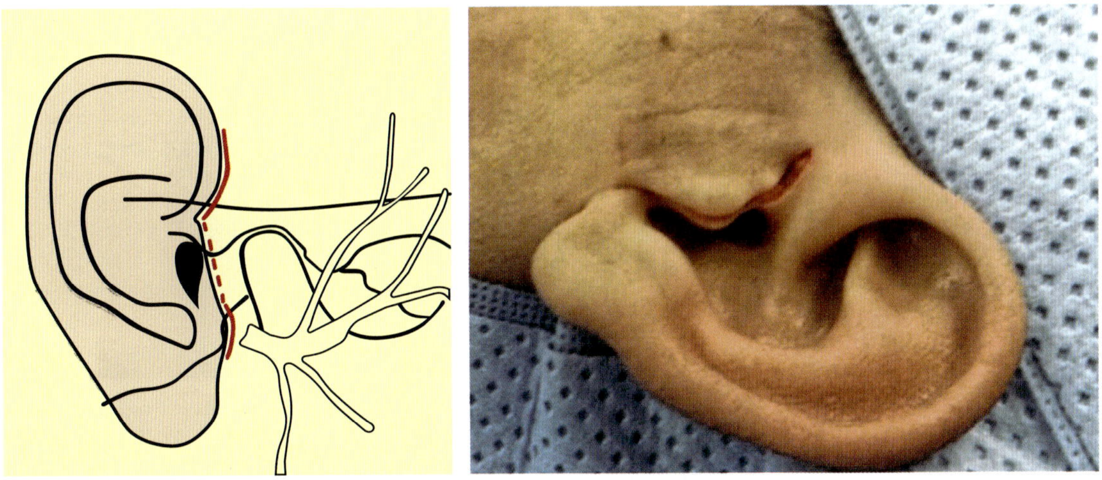

Figura 67.15 Acesso à articulação temporomandibular: incisão endoaural e a relação com nervo facial.

Artroplastia com ancoragem do disco (discopexia)

Essa abordagem consiste na técnica para reposicionamento discal com instalação de âncoras intra-articulares com a finalidade de reconstruir os ligamentos posteriores da ATM. A articulação é exposta, após dissecção em planos, por meio de uma incisão pré-auricular. Seguindo adequada manipulação da mandíbula, a face lateral do côndilo pode ser palpada na região da depressão capsular, entre a fossa glenoide e face lateral do côndilo. Uma pequena incisão é feita na cápsula lateral, após administração de anestésico local, no espaço articular superior, que é confirmado pela presença do líquido sinovial (Figura 67.17). As aderências podem ser removidas suavemente com descolador tecidual, ponteira de ablação, entre outros.[8,12] É preciso observar a posição condilar, ao longo de sua dimensão médio-lateral do disco, durante movimentos de abertura e fechamento da boca.

A posição inadequada do disco (anterior, anterolateral e medial ou posterior) pode resultar em diminuição do espaço articular e crepitação durante a movimentação mandibular, bem como inflamação por compressão do tecido bilaminar, resultando em dor e favorecendo a maloclusão. O deslocamento crônico pode levar à deformação do próprio disco, perda da flexibilidade e da morfologia, entretanto, alguns pacientes podem apresentar sintomatologia dolorosa ou não.

A discopexia é o tratamento cirúrgico que faz o reposicionamento do disco articular por meio de suturas associadas a micro âncoras intra-articulares (Figura 67.18). As âncoras permitem a fixação de tecidos moles (ligamentos, tendões, cápsulas e disco articular) ao osso, permitindo a reparação de diversos tipos de lesões, sejam elas traumáticas ou degenerativas. Basicamente, em uma âncora, encontram-se três partes:

- Parte rosqueável ou de fixação: pode ser bioabsorvível, não absorvível ou metálica (titânio)
- Fio de sutura: servirá para prender o tecido mole ou o disco articular
- Agulha: acoplada ao fio de sutura.

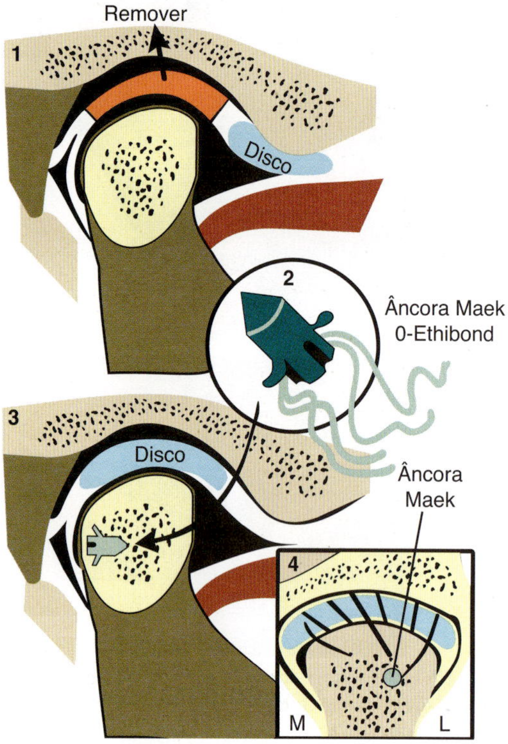

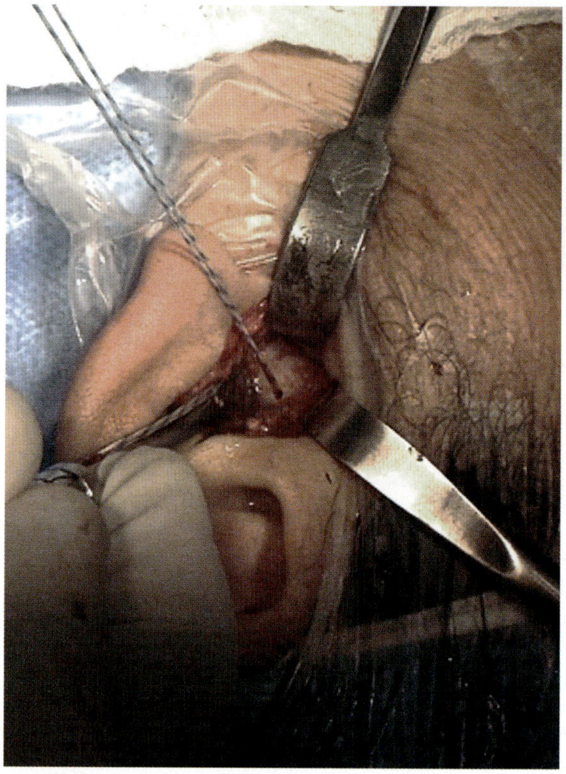

Figura 67.17 Técnica de ancoragem de disco articular.

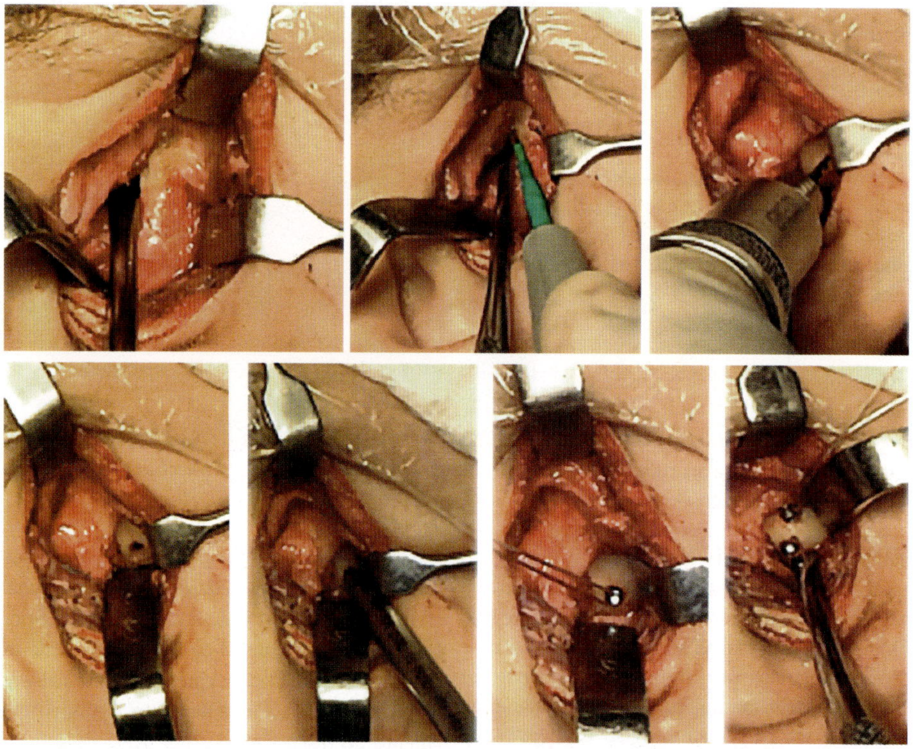

Figura 67.18 Sequência de discopexia com aplicação de âncora.

Substituição articular total: próteses de ATM

A substituição total da ATM é o estágio final do tratamento de portadores de patologias da ATM. A técnica cirúrgica visa reconstruir ou substituir os componentes do côndilo e da fossa da ATM, em virtude de uma condição patológica adquirida ou congênita da articulação, que resulta em um quadro clínico de destruição das estruturas articulares, como necrose avascular, deformidade funcional, neoplasias benigna ou maligna, portadores de osteoartrite ou artrose, artrite traumática, doenças autoimunes como esclerodermia, artrite reumatoide e lúpus; anquilose fibrosa ou óssea. A anquilose da ATM é caracterizada pela fusão intracapsular do complexo disco-côndilo à superfície articular do osso temporal, incluindo adesão fibrosa entre fossa glenoide e eminência articular, o que resulta em restrição dos movimentos mandibulares (Figura 67.19).[2,8,25]

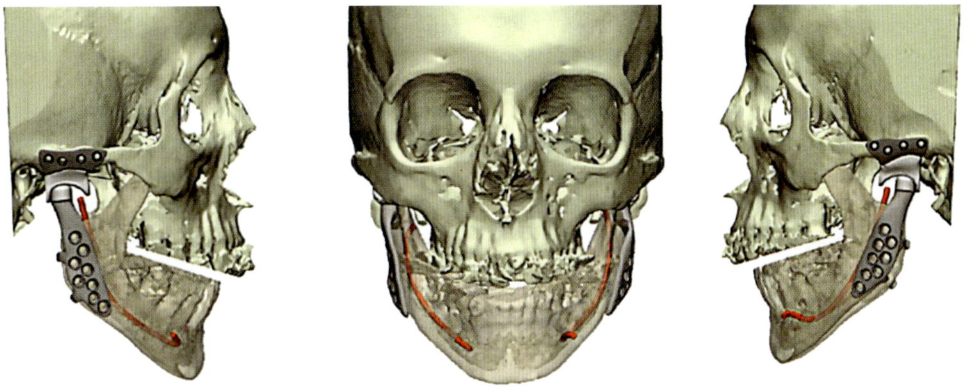

Figura 67.19 Planejamento para prótese de articulação temporomandibular. bilateral.

CONSIDERAÇÕES FINAIS

As patologias da ATM devem ser cada vez mais conhecidas pelos otorrinolaringologistas, pois estão dentro do escopro de tratamento dos pacientes que diariamente nos procuram com queixas de otalgia, cefaleia, zumbido, dores faciais. A interdisciplinaridade deve ser praticada com outros profissionais, entre eles, odontólogos, fonoaudiólogos, fisioterapeutas, cirurgiões crânio-maxilofaciais, psicólogos, psiquiatras; não se deve subestimar tal patologia, pois as causas, como abordadas, são multifatoriais.

E, por fim, sempre se deve compartilhar com o paciente as terapias possíveis individualmente, ou seja, quando o assunto é DTM, não há protocolos fechados e milagrosos.

REFERÊNCIAS BIBLIOGRÁFICAS

1. Laskin DM, Greene CS, Hylander WL, editors. Temporomandibular disorders: An evidence-based approach to diagnosis and treatment. 1st ed. Chicago, IL: Quintessence Publishing Co; 2006.
2. Hupp J, Ellis E, Tucker M. Cirurgia oral e maxilofacial contemporânea. 6. ed. Rio de Janeiro: Elsevier; 2015.
3. Rugh JD, Woods BJ, Dahlström L. Temporomandibular disorders: Assessment of psychological factors. Adv Dent Res [Internet]. 1993 Aug [Acesso em: 2024 Jul];7(2):127-36.
4. Rollman GB, Gillespie JM. The role of psychosocial factors in temporomandibular disorders. Curr Rev Pain [Internet]. 2000 [Acesso em: 2024 Jul];4(1):71-81.
5. Scrivani SJ, Keith DA, Kaban LB. Temporomandibular disorders. New Engl J Med [Internet]. 2008 Dec 18 [Acesso em: 2024 Jul];359(25):2693-705.
6. Schiffman E, Ohrbach R. Executive summary of the diagnostic criteria for temporomandibular disorders for clinical and research applications. J Am Dent Assoc [Internet]. 2016 [Acesso em: 2024 Jul];147(6):438-45.
7. Teixeira LMS, Reher P. Articulação temporomandibular. In: Teixeira LMS, Reher P, Reher VS. Anatomia aplicada à cabeça e pescoço. 1. ed. Rio de Janeiro: Guanabara Koogan; 2001. p 109-120.
8. Contin I, Missaka R. Placas oclusais e miorrelaxantes. In: Odontologia - arte, ciencia, técnica. São Paulo: Artes Médicas; 2002. p. 83-98.
9. Moturi K. Distúrbios internos da articulação temporomandibular. In: Bhargava D, editor. Distúrbios da articulação temporomandibular. Springer: Singapura; 2021. p. 189-207.
10. Jiménez-Silva A, Peña-Durán C, Tobar-Reyes J, Frugone-Zambra R. Sleep and awake bruxism in adults and its relationship with temporomandibular disorders: A systematic review from 2003 to 2014. Acta Odontol Scand [Internet]. 2017 Jan [Acesso em: 2024 Jul];75(1):36-58.
11. Carvalho MF, Alcântara AP. (2020). Utilização da toxina botulínica em desordens temporomandibulares: uma revisão sistemática. Braz J Health Review [Internet]. 2020 Dec 21 [Acesso em: 2024 Jul];3(6):19160-8.
12. Carlsson GE, Magnusson T, Guimarães AS. Tratamento das disfunções temporomandibulares na clínica odontológica. 1. ed. São Paulo: Quintessence; 2006.
13. Abrahamsson H, Eriksson L, Abrahamsson P, Häggman-Henrikson B.Treatment of temporomandibular joint luxation: A systematic literature review. Clin Oral Investig [Internet]. 2020 Jan [Acesso em: 2024 Jul];24(1):61-70.
14. Wilkes CH. Internal derangements of the temporomandibular joint. Pathological variations. Arch Otolaryngol Head Neck Surg [Internet]. 1989 [Acesso em: 2024 Jul];115(4):469-77.
15. Zhang LD, Liu Q, Zou DR, Yu LF. Occlusal force characteristics of masseteric muscles after intramuscular injection of botulinum toxin A(BTX – A) for treatment of temporomandibular disorder. Br J Oral Maxillofac Surg [Internet]. 2016 [Acesso em: 2024 Jul];54(7):736-40.
16. Patel AA, Lerner MZ, Blitzer A. IncobotulinumtoxinA injection for temporomandibular joint disorder. Ann Otol Rhinol Laryngol [Internet]. 2017 [Acesso em: 2024 Jul];126(4):328-33.
17. Marzook HAM, Abdel Razek A, Yousef EA. Intra-articular injection of a mixture of hyaluronic acid and corticosteroid versus arthrocentesis in TMJ internal derangement. J Stomatol Oral Maxillofac Surg [Internet]. 2020 Febr [Acesso em: 2024 Jul];121(1):30-3.
18. Hegab AF, Ali HE, Elmasry M, Khallaf MG. Platelet-rich plasma injection as an effective treatment for temporomandibular joint osteoarthritis. J Oral Maxillofac Surg [Internet]. 2015 Sep [Acesso em: 2024 Jul];73(9):1706-13.
19. Hegab AF. Treatment of chronic recurrent dislocation of the temporomandibular joint with injection of autologous blood alone, intermaxillary fixation alone, or both together: A prospective, randomized, controlled clinical trial. Br J Oral Maxillofac Surg [Internet]. 2013 Dec [Acesso em: 2024 Jul];51(8):813-7.
20. S.Cömert Kiliç. Does injection of corticosteroid after arthrocentesis improve outcomes of temporomandibular joint osteoarthritis? A randomized clinical trial. J Oral Maxillofac Surg [Internet]. 2016 Nov [Acesso em: 2024 Jul];74(11):2151-8.
21. Lavelle W, Lavelle ED, Lavelle L. Intra-articular injections. Anesthesiol Clin [Internet]. 2007 Dec [Acesso em: 2024 Jul];25(4):853-62.
22. Goudot P, Jaquinet AR, Hugonnet S, Haefliger W, Richter M. Improvement of pain and function after arthroscopy and arthrocentesis of the temporomandibular joint: A comparative study. J Craniomaxillofac Surg [Internet]. 2000 Feb [Acesso em: 2024 Jul];28(1):39-43.
23. Ellis III E, Zide MF. Acessos cirúrgicos ao esqueleto facial [monografia]. São Paulo; Santos; 2006. 2.ed. p. 252.
24. Moin A, Shetty AND, Archana TS, Kale SG. Facial nerve injury in temporomandibular joint approaches. Ann Maxillofac Surg [Internet]. 2018 Jan-Jun [Acesso em: 2024 Jul];8(1):51-55.
25. Dimitroulis G. Management of temporomandibular joint disorders: A surgeon's perspective. Aust Dent J [Internet]. 2018 [Acesso em: 2024 Jul];63(1):79-90.

CAPÍTULO 68

Fissuras Labiopalatinas

Gustavo Faller • Marcus Vinicius Martins Collares

INTRODUÇÃO

As fissuras labiopalatinas podem ser uni ou bilaterais e são caracterizadas por uma descontinuidade nas estruturas do lábio e palato, apresentando graus variáveis de acometimento. São o terceiro grupo em prevalência de malformações congênitas, atrás das malformações de membros e das cardiopatias.[1,2] Apresenta uma incidência em torno de 1:1.000 nascidos vivos, podendo variar de 1:665 a 1:4.000 na população brasileira. Existem ainda evidências de que a incidência em natimortos ou abortos é três vezes maior.

A fissura afeta profundamente aspectos estéticos, funcionais e emocionais. Esteticamente, deforma o semblante do indivíduo. Quanto ao aspecto funcional, ela acarreta dificuldades para sucção, deglutição, mastigação, respiração, fala e audição. O desenvolvimento ósseo e dentário é impactado durante todo o período de crescimento, deformando ainda mais a face. Alterações anatômicas envolvendo a base do crânio e inserções musculares na faringe alteram ainda o desenvolvimento do osso temporal, acarretando alterações otológicas importantes. Emocionalmente, o ajustamento pessoal e social do indivíduo é profundamente comprometido.

A complexidade, associada à longa duração do tratamento, bem como aos estigmas funcionais, estéticos e psicossociais, torna o tratamento dessa malformação um grande desafio. A necessidade de profissionais adequadamente capacitados nas várias áreas de atuação é indispensável para uma correta reabilitação, exigindo uma adequada (e longa) capacitação àqueles que se dedicam a tratar essa população, assim como um grande aporte de recursos tanto do setor público como do privado. O custo estimado para o tratamento completo de 0 a 24 anos pode variar entre R$ 150.000 e R$ 240.000, considerando-se apenas cirurgias/terapias assistenciais.[3-5] No entanto, esse estudo exclui fatores como transporte, estadia e afastamento laboral e escolar dos pacientes e de seus familiares ou responsáveis. Isso torna essa malformação financeiramente importante, especialmente para familiares e responsáveis pelo paciente, e representa uma carga maior se associada a outras malformações.[6,7]

O impacto psicossocial não é menos importante, porque aproximadamente 40% dos pacientes repetem seu primeiro ou segundo ano letivo. Nesse caso, embora a fissura palatina já tenha sido mencionada como fator de risco para a saúde auditiva, não foi possível isolar essa variável. O índice de pacientes com sintomas de depressão ou tristeza é algo em torno de 30 a 50%.[7]

Cerca de 10% dos casos podem estar associados a alguma síndrome, e há mais de 300 diferentes tipos relatados (Tabela 68.1). Nesse ponto, as fissuras palatinas (15%) têm uma associação maior em relação às labiais isoladas (6%).[3,4]

A sua causa é multifatorial, envolvendo fatores genéticos e ambientais, como agentes virais, nutricionais, idade materna avançada, tabagismo e teratogênicos (Tabela 68.2). Estima-se que sua incidência esteja evoluindo, principalmente por ligar-se à maior participação de fatores hereditários, e fatores de maior prevalência são altitude e socioeconômicos. As populações menos afetadas são negros e caucasianos e as mais afetadas, orientais e índios americanos.[4,8,9] A evolução das técnicas operatórias, associadas a melhor manejo clínico (perinatais, incluindo cuidados intensivos) desses pacientes, principalmente em casos associados a outras malformações, tem contribuído para dispersão na população de fatores genéticos que predispõem à malformação.

Tabela 68.1 Síndromes associadas a fissura labiopalatina.

Sequência/síndrome	Alteração
Van der Woude	Pits ou colobomas de lábio inferior, alterações dentárias e fenda palatina
Pierre Robin	Fenda palatina isolada ou associada a outras síndromes como Stickler
Trissomia 21	Alta prevalência, associada a alto risco de fenda labial ou palatina
Treacher Collins	Palato ogival, alta prevalência de fenda palatina
Apert	Fenda palatina entre 25 e 30% dos pacientes
Marfan	Palato ogival, alta prevalência de fenda palatina
Disostose cleidocraniana	Palato ogival, fenda submucosa
Catch 22 (DiGeorge)	O palato ogival pode ter uma fenda submucosa ou completa. Acrônimo para defeitos cardíacos, fácies anormal, hipoplasia tímica, fenda palatina e hipocalcemia
Velocardiofacial	Fissura labiopalatina com orelhas anormais, ectrodactilia, defeitos cardíacos congênitos e retardo de crescimento
Displasia frontonasal	Hipertelorismo, telecanto e alargamento da base nasal larga, associado a fissura palatina
Ectrodactilia	Alterações cutâneas, de membros superiores, alta incidência de fissura labial ou palatina
4p (Wolf-Hirschhorn)	Atraso neuropsicomotor e de crescimento, convulsões, alterações nasais e palpebrais, fenda palatina
Turner	Alta prevalência de fenda palatina

O tratamento desse grupo de pacientes visa a reabilitação funcional, morfológica e psicossocial, é complexo e prolongado, envolvendo profissionais de diversas áreas, incluindo áreas médicas, cirúrgicas e clínicas. Odontologia, psicologia, fonoaudiologia, nutrição, entre outras, têm papel fundamental. Idealmente, o aconselhamento e diagnóstico deveriam iniciar antes do nascimento (Figura 68.1) e o tratamento, nos primeiros meses de vida, podendo estender-se até o final da vida.

EMBRIOLOGIA

O desenvolvimento facial é um processo complexo que inclui o desenvolvimento da cavidade oral, lábios, palato e nariz, e surge entre a terceira e décima segunda semana de desenvolvimento embrionário.

Tabela 68.2 Fatores ambientais associados a fissura labiopalatina.

Fator ambiental	Relação
Ácido fólico	Deficiência associada a alta prevalência
Vitaminas	Deficiência associada a maior provalênicia
Ácido retinoico	Uso associado a maior prevalência
Tabagismo	Dez ou mais cigarros/dia associados a maior prevalência
Idade materna	Idade materna avançada associada a maior provalência
Medicamentos	Antiblásticos, corticoides, fenitoína

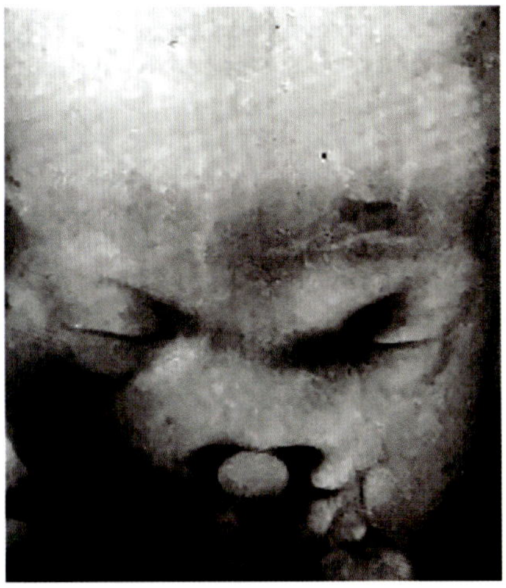

Figura 68.1 Feto com malformacão de Van der Woud.

O crescimento, diferenciação celular, migração e apoptose ocorrem de maneira altamente coordenada. Defeitos nessa sequência de eventos podem resultar na ocorrência de fenda labial, palatina ou ambas. Embora a fissura labial e palatina possam aparecer simultaneamente, sua origem embrionária é diferente.[10]

Durante a terceira semana de vida, o embrião tem uma forma plana, composta de três camadas de células germinativas pluripotentes: a ectoderme, a mesoderme e a endoderme. O rápido crescimento das células da crista neural resulta na expansão da região craniana e no alongamento e dobramento do tubo neural a partir da quarta semana.

A proeminência frontonasal forma a região frontal, o nariz, a porção superior do lábio, a pré-maxila e a porção anterior da cavidade oral. Delimitada pelo forâmen incisivo, abrange as duas proeminências maxilares que formam as porções laterais do lábio superior, as duas proeminências mandibulares que formam o lábio inferior e a mandíbula.[11]

A gênese da malformação labial é o fracasso do fechamento do mesoderma do primeiro arco branquial, especificamente entre o processo frontal e os processos maxilares, que ocorre entre a terceira e a sétima semanas (palato primário). Já a palatina inicia-se na úvula e ocorre entre a sétima e 12ª semanas de gestação, por insucesso na fusão do mesoderma dos processos palatinos (palato secundário). O forâmen incisivo é a referência anatômica em que se unem o palato primário e secundário.[1,4,8,10]

O sexo masculino apresenta maior incidência de fissuras labiopalatinas, já o sexo feminino apresenta maior incidência de fissura palatina isolada e das associações mais severas. De forma geral, a relação meninos/meninas é entre 1,5/1 a 2/1. Quanto ao tipo de fissura, o lado esquerdo completo é a mais comum, seguido pelas fissuras labiais isoladas à direita e, em terceiro, as palatinas isoladas. São bilaterais entre 15 e 20% dos casos.[4,9]

CLASSIFICAÇÃO

Davis e Richie, em 1922, além de recomendarem o desuso do termo "lábio leporino", estavam entre os primeiros a advogarem a necessidade de uma classificação estandartizada, em que a ideal deveria contemplar o amplo leque das alterações anatômicas e funcionais envolvidas. O objetivo seria possibilitar uma comunicação científica adequada, padronizando os casos e permitindo avaliação de resultados.[11,12] Idealmente, a classificação deve ser clara, objetiva, capaz de contemplar formais parciais, simples, capaz de contornar barreiras linguísticas e, principalmente, descrever de forma adequada as alterações anatômicas encontradas.

Novos sistemas de classificação foram frequentemente desenvolvidos para superar as limitações dos sistemas existentes. Por exemplo, o sistema de classificação Veau foi desenvolvido como uma resposta à classificação Brophy, que era considerada complexa e pouco prática. Outro sistema de classificação é o de Fogh Andersen, que foi desenhado do ponto de vista embriológico. Fogh Andersen considerou o processo alveolar como ponto de marcação arbitrário e sugeriu o uso do forame incisivo. Em 1967, a Confederação Internacional de Cirurgia Plástica e Reconstrutiva, durante o 4º Congresso Internacional, em Roma, reuniu diversos autores que sedimentaram esse princípio embriológico, subdividindo-o em três grupos: grupo 1, fissuras do palato primário; grupo 2, dos palatos primário e secundário; e grupo 3, do palato secundário. Em 1973, Spina sugeriu uma revisão, mantendo a terminologia anatômica no latim e o forâmen incisivo como elemento central, simplificando o entendimento e a memorização. Cria assim três grupos:

- Grupo I: fissuras do forâmen pré-incisivo (fissuras situadas anteriormente ao forame incisivo), com ou sem fenda alveolar:
  - Parciais, quando chegam parcialmente à arcada alveolar, direita ou esquerda
    - Unilaterais
    - Bilaterais
  - Completas, quando chegam ao forâmen incisivo
    - Unilateral
    - Bilateral
  - Medianas
    - Parciais
    - Completas
- Grupo II: fissuras transforame incisivo (fissuras do lábio, alvéolo e palato):
  - Unilaterais direita ou esquerda
  - Bilaterais
- Grupo III: fissuras pós-forâmen incisivo:
  - Parciais direita e esquerda
  - Completas.

Havia, ainda, um quarto grupo, o das fissuras raras. Embora simples e objetivo, não permite a descrição de microformas. Em 1989, Kriens descreveu o sistema de registro LAHSHAL, que foi projetado para parafrasear a fissura labiopalatina, na qual uma distinção poderia ser feita entre fissuras unilaterais e bilaterais e para descrever a extensão da fissura, permitindo a descrição de casos parciais e microformas. Na Figura 68.2, está a representação de um caso completo bilateral com a representação da classificação de LAHSHAL.

Recentemente, a Organização Mundial de Saúde (OMS) atualizou o Sistema internacional de Classificação de Doenças (CID-10), tornando-o obrigatório no estudo *Global Burden Disease* para os sistemas estatais de saúde. O mesmo é amplamente utilizado por sistemas de saúde privados com fins de pagamento de prestadores de serviço. Essa classificação "forçada" preocupa pela falta de especialidade e pela exclusão do debate amplo internacional. Não há, assim, uma classificação única universal. Um ensaio que colheu dados de 166 centros de tratamento, realizado entre 2015 e 2019, em 61 países revelou que a classificação mais utilizada foi a do CID-10, seguida pela proposta por Kriens e Veau.[11,12]

ANATOMIA FUNCIONAL

O conhecimento completo das alterações anatômicas é fundamental para a compreensão dos princípios e objetivos do reparo cirúrgico. Há uma não união das estruturas afetadas com seus homólogos contralaterais. Isso leva a inserções musculares (principalmente) anômalas, atrofias e adaptações. Essas alterações variam de paciente para paciente. O conceito atual do tratamento cirúrgico baseia-se no reposicionamento das estruturas afetadas de forma anatômica.

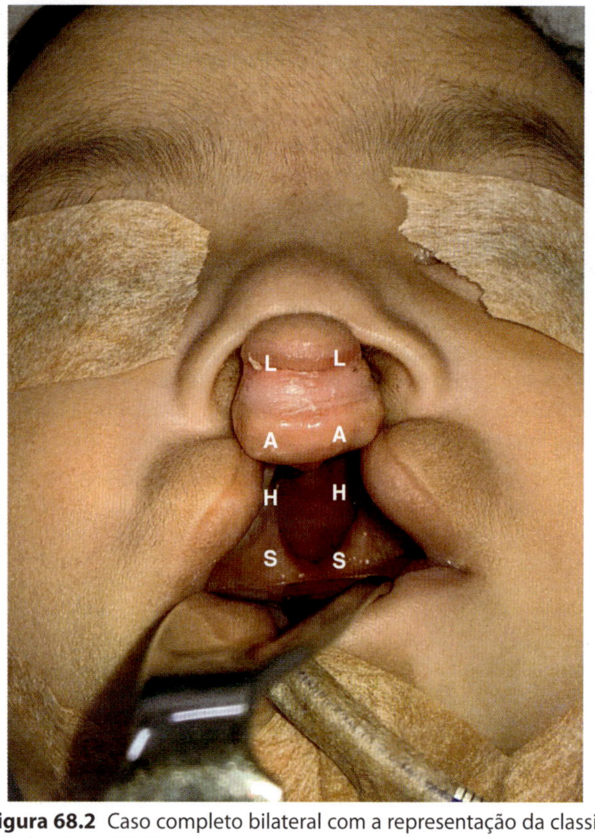

Figura 68.2 Caso completo bilateral com a representação da classificação de LAHSHAL.

Na fissura labial completa, o músculo orbicular é interrompido, inserindo-se no lado não afetado na espinha nasal anterior e columela, tracionando a mesma, enquanto contralateralmente insere-se na asa nasal. Nas incompletas, feixes musculares podem se ligar, por tecido conjuntivo, horizontalmente a estruturas cutâneas, em graus variados. O domo encontra-se rebaixado e posteriorizado, apresentando abertura do ângulo entre as cartilagens alares assim como perda de sua curvatura. A asa nasal é aberta, e rotada externamente, tracionada pela musculatura orbicular. Na porção central, há uma luxação e desvio de septo caudal assim como da crura medial das cartilagens laterais inferiores, tornando a columela mais curta e inclinada em direção ao lado afetado. A ponta nasal é plana, bífida, aumentada de volume e assimétrica. Em relação ao desenvolvimento maxilar, há retrusão e hipodesenvolvimento maxilar com rotação cefálica de suas vertentes. Do lado fissurado pode haver redução de volume ósseo.

Nos casos bilaterais, há uma simetria, observando-se que a pré-maxila e o filtro podem variar em posição e dimensões. Em geral, a columela é encurtada e, eventualmente, está ausente. Da mesma forma, é possível que a pré-maxila seja protruída e até excluída do arco alveolar por colapso das vertentes laterais. O desenvolvimento dentário na pré-maxila pode variar: desenvolvem-se todos os incisivos centrais e laterais (primários e secundários), apenas os centrais, ou ainda apresentam-se malformações e extranumerários. O prolábio também pode variar em dimensões, apresentando musculatura em geral substituída por tecido conjuntivo. A porção superficial da musculatura orbicular insere-se junto à asa nasal e, na borda da fissura, tornando a ponta nasal plana e com rotação anterior, há um apagamento do sulco nasolabial.

Nas fissuras palatinas, o forâmen incisivo é a referência anatômica para a fronteira entre o alvéolo e o palato, assim como a espinha nasal posterior marca o limite entre o palato mole e o palato duro.

O palato mole, funcionalmente, é responsável pela fala e deglutição. A sua musculatura (elevador e tensor do véu palatino principalmente) é responsável pela separação da cavidade nasal e oral de forma dinâmica, elevando o palato mole em direção à parede posterior da faringe. O músculo palatofaríngeo complementa ainda mais o movimento posterior do palato mole. A contração do constritor superior da faringe contribui para o fechamento da abertura velofaríngea na parede lateral e posterior da faringe, formando eventualmente um anel. O músculo tensor do véu palatino ainda é responsável pela abertura da tuba auditiva. A sua distopia, assim como outras alterações que envolvem a base do crânio, é responsável pela alta prevalência de doenças otológicas. Outros músculos auxiliam na movimentação palatina: o palatoglosso, o palatofaríngeo, o ázigo da úvula e o constritor superior da faringe. Esse último ainda pode formar um anel que auxilia no fechamento velofaríngeo (anel de Passavant).

As fissuras do palato estão associadas a anormalidades ósseas e de tecidos moles. As fissuras do palato posterior (mole) podem ser isoladas ou associadas às fissuras do palato anterior (duro). Embora as fissuras do palato mole sejam defeitos da linha média, aquelas que envolvem o palato anterior geralmente são assimétricas, observando-se vômer ligado ao lado não fissurado. O arco dentário no lado não fissurado geralmente se expande devido à falta de força de restrição do lábio, e o palato é encurtado na direção anteroposterior. No caso de fissuras bilaterais completas, toda a pré-maxila se projeta além das cristas alveolares adjacentes, devido ao colapso das vertentes palatinas, e ficando preso apenas ao vômer.

Entre os defeitos das partes moles da fenda palatina incluem-se hipoplasia da musculatura velofaríngea, além de inserções anômalas. A inserção normal na linha média e a orientação transversal do elevador palatino são substituídas por uma orientação longitudinal, junto à porção transversa dos ossos palatinos. A disfunção resulta em incompetência velofaríngea, hipernasalidade e disfunção na abertura da tuba auditiva, o que consequentemente resulta em alterações frequentes na orelha média (Figura 68.3).

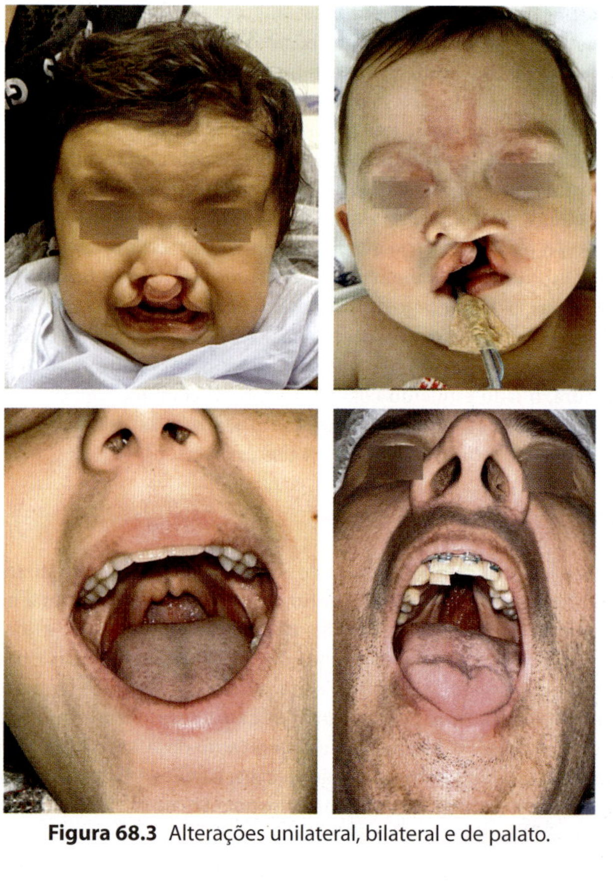

Figura 68.3 Alterações unilateral, bilateral e de palato.

TRATAMENTO

O objetivo final do tratamento do paciente fissurado é uma reabilitação estético/funcional que produza uma face equilibrada, adequada oclusão dentária e fala, correção de alterações auditivas e de disfunções respiratórias. Para tanto, é necessário observar um adequado sequenciamento de procedimentos cirúrgicos, odontológicos e terapêuticos, como os fonoaudiológicos. Um adequado acompanhamento clínico, psicossocial, nutricional e pedagógico pode ser fundamental para a reabilitação completa. Dessa forma, é recomendável a presença de profissionais capacitados e integração multidisciplinar de todas áreas envolvidas.

O reparo da fissura labial visa criar lábio e nariz simétricos e equilibrados, funcionais, com cicatrizes mínimas. O procedimento primário é realizado por volta dos 3 meses de vida. Em bilaterais, podem ser utilizadas técnicas que reparam ambos os lados afetados em um único tempo ou que os corrijam separadamente. Eventualmente, podem ser utilizadas técnicas que reparam concomitantemente o alvéolo e o palato anterior.

O objetivo do reparo da fenda palatina é separar anatomicamente as cavidades oral e nasal, para alimentação normal, promover uma fala adequada, minimizar o risco de fístulas oronasais, disfunção velofaríngea e interrupção do crescimento facial. Em geral, é realizada entre 12 e 18 meses de vida, objetivando uma correção antes do desenvolvimento da fala, para evitar mecanismos de compensação, o que pode levar a distúrbios articulatórios secundários.

Complementando a temporização do tratamento, podem ser necessários procedimentos subsequentes, como alongamento da columela (realizado normalmente em pacientes com fissuras bilaterais), enxertos alveolares, cirurgia ortognática e rinoplastia secundária. Em casos com desfecho primário desfavorável, são realizados procedimentos secundários, que podem ser sequenciais e realizados atemporalmente. Por isso a importância de participação de profissionais habilitados no tratamento inicial (Tabela 68.3).[8,13]

Tabela 68.3 Sequência do tratamento cirúrgico.

Idade	Procedimento
3 meses	Rinolabioplastia, gengivoperiosteoplastia, fechamento do palato anterior. Em casos bilaterais, segundo lado entre 30 e 60 dias, timpanotomia com tubo de ventilação, quando necessária
12 a 18 meses	Palatoplastia, timpanotomia com tubo de ventilação, quando necessária
6 a 12 anos	Enxerto alveolar, quando necessário
13 a 18 anos	Cirurgia ortográfica, rinoplastia definitiva

Queiloplastia unilateral

A primeira correção de fissura labial descrita na literatura mundial foi a de um desconhecido cirurgião chinês que fechou com sucesso a fenda labial de um pobre garoto no século IV a.C. O paciente, então com 18 anos, Wei Yang-Chi, mais tarde se tornaria governador-geral de seis províncias chinesas, demonstrando o grau de reabilitação secundário ao tratamento do defeito anatômico. Séculos depois, o tratamento permaneceu como cauterização e/ou união dos segmentos labiais separados.

Em 1825, Von Graef descreveu a primeira técnica que permitiu alongamento dos segmentos afetados, por meio de incisões curvilíneas. Essa foi a base das técnicas desenvolvidas por Rose e Thompson, que foram aplicadas a pequenas fístulas. Em 1844, Mirault descreve o uso de um retalho baseado no lábio lateral com fins de aumento da altura. Modificações subsequentes foram propostas por Blair, Brown e McDowel.[14] Tenisson e Randall foram os primeiros a publicar a técnica capaz de corrigir o arco de cupido, já em 1952. Mas embora reprodutível, produzia uma cicatriz não linear, que seria capaz de reproduzir o filtro e não permitia uma adequada correção nasal.

Millard introduziu, em 1955, um novo conceito em que o arco de cupido está sempre presente no lado não fissurado, mas encontra-se rotado superior e lateralmente. Segundo esse conceito, a narina é rotada, a cicatriz reproduz uma crista filtral, formando um novo arco de cupido, permitindo um adequado alongamento labial e columelar.[15] O princípio de avanço e rotação foi modificado por muitos cirurgiões, posteriormente, e continua amplamente utilizado no reparo da maioria das fissuras unilaterais completas e incompletas. Entre as modificações, foi incluído um pequeno triângulo lateral, na linha cutâneo-mucosa, que, ao se encaixar na crista filtral, termina por alongar o vermelhão e a crista filtral medial, suavizando ainda a linha cutâneo-mucosa. Mohler observou que, na maioria das crianças, as colunas filtrais divergem na base da columela, criando um filtro de formato retangular em vez de triangular. Para posicionar a cicatriz de forma a espelhar a crista filtral no lado não fissurado, ele propôs modificar a incisão de rotação de Millard, mantendo a face superior da incisão mais lateral e estendendo a incisão até a base da columela, aumentando assim o eixo de rotação, alongando, ainda mais, a crista filtral e criando uma cicatriz mais triangular.[16] Na Figura 68.4, é mostrado um caso unilateral, operado pela técnica de Millard, com pré e pós operatório.

Também ao final dos anos 1950, Perseu Castro de Lemos publica o uso de uma zetaplastia em espessura total, incluindo mucosa jugal, musculatura orbicular e pele, obtendo alongamento adequado.[17] Esse princípio foi aprimorado por Spina e Ludovici, em 1960,[18] mudando, superiormente, a base da zetaplastia e excluindo a musculatura. Isso permitiu melhora no tratamento da asa nasal. Essa técnica permanece amplamente utilizada atualmente.

Em 2005, David M. Fisher[19] adotou uma nova técnica, com resultado funcional e estético, para o reparo unilateral da fissura labial intitulada "técnica de aproximação de subunidade anatômica". Conforme essa técnica, realiza-se uma incisão circunferencial ao longo da columela até o topo planejado do arco do cupido de forma linear. Uma pequena incisão, na extremidade inferior, aumenta o comprimento do lábio no retalho medial. No retalho lateral, um pequeno triângulo, logo acima da linha cutânea, é criado para se encaixar na incisão do lado medial da fenda, tornando o comprimento do lábio fissurado igual ao lábio do lado normal (ver Figura 68.4).

Queiloplastia bilateral

A característica morfológica dessa fissura é a divisão da maxila em três segmentos distanciados entre si, com projeção extrema e

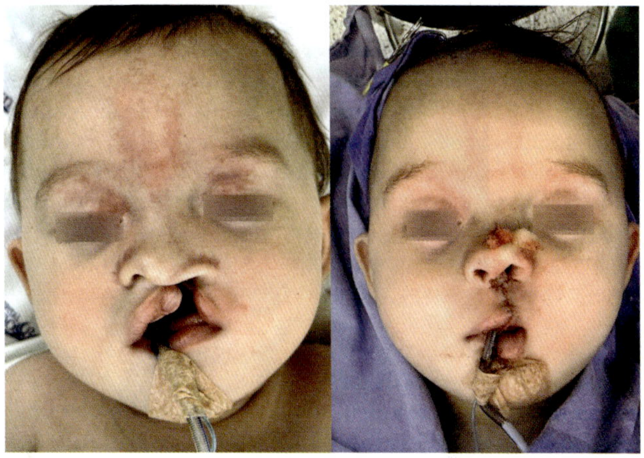

Figura 68.4 Correção unilateral.

assimétrica da pré-maxila, prolábio e deficiência de columela nasal. O distanciamento inicial entre os três segmentos é responsável pelo aumento das dimensões do arco alveolar fissurado em relação ao não fissurado. A tendência espontânea da maxila é a aproximação dos segmentos palatinos, que se deslocam para medial durante o crescimento, levando a uma atresia considerável do arco dentário superior. As cirurgias reparadoras primárias, queiloplastia e palatoplastia, ao mesmo tempo que reabilitam estética e funcionalmente o paciente, a partir da primeira infância, exercem ao longo do crescimento influência negativa sobre a maxila e arco dentário superior, causando retração maxilar em graus variados, que podem ser severos. O emprego de técnica correta com adequado tratamento dos tecidos minimiza essa alteração. O uso de ortopedia maxilar pré-operatória pode auxiliar na correção primária.

O objetivo do tratamento deve ser a manutenção de simetria, prevenindo reparos subsequentes que podem levar a assimetrias. A pré-maxila pode ser preparada com ortopedia moderna, objetivando um fechamento sem tensão, minimizando cicatrizes. Mundanças dimensionais que ocorrem com o crescimento devem ser antecipadas, a não observação desse conceito pode levar a um filtro alargado (crescimento rápido) e uma columela curta (crescimento lento). O lábio central deve ser construído usando os elementos labiais laterais e o vermelhão prolabial deve ser descartado, o que evita a deformidade em "apito". O sulco gengivolabial é aprofundado com mucosa pré-maxilar. A continuidade do músculo orbicular da boca deve ser alcançada. A deformidade nasal deve ser tratada primariamente.[20]

Quanto ao *timing* do reparo, a realização pode ser em tempo único, em duas etapas, realizando-se, primariamente, uma adesão labial e, posteriormente, o fechamento bilateral em tempo único. Ou ainda, é possível a realização em dois tempos, conferindo-se preferência ao lado mais afetado, corrigido antes do menos afetado (entre 45 e 60 dias após o primeiro lado).

Entre as técnicas mais utilizadas estão as de Millard, Mulliken, Manchester e Spina. Millard, em 1957, criou sua técnica de rotação de avanço, que hoje é amplamente usada com modificações. Permite a rotação do arco do cupido com preenchimento, pela pele, avançado lateralmente. Da mesma forma que o vermelhão avança encontrando o seu oposto contralateral na linha média, assim como a musculatura orbicular. Além disso, Millard inclinou segmentos laterais do prolábio (retalho C) como "retalhos bifurcados" que adicionam altura columelar posteriormente, abordando, assim, a deficiência de altura vertical e também corrigindo a base alar larga.[20,21]

Na técnica descrita por Mulliken, o tratamento do lábio é realizado bilateralmente em tempo único, sincronicamente com o reparo de deformidade nasal. O reparo nasal, por meio de incisões bilaterais na borda, eleva as cartilagens alares em direção às cartilagens laterais superiores, usando suturas interdomais. Mulliken enfatizou isso como uma vantagem sobre o método de Millard, que pode causar cicatrizes columelares e filtrais espessadas e proeminentes após a recuperação secundária aos retalhos armazenados. Mulliken sublinha também a importância de considerar as mudanças associadas ao crescimento, que ele chama de quarta dimensão, ou tempo, em que ocorrem mudanças relacionadas com o crescimento. A técnica também pode ser melhor realizada por meio de manipulações pré-cirúrgicas ativas ou passivas para alinhar os três segmentos maxilares (Figura 68.5).[21]

Palatoplastia

O esfíncter velofaríngeo está situado entre as cavidades oral e nasal, separando-as, de tal modo que seu funcionamento inadequado promoverá o escape de parte da corrente aérea sonorizada para a cavidade nasal, fazendo com que a fala fique hipernasal ou haja escape de alimentos para essa cavidade. Os músculos do palato e da faringe estão dispostos de modo a formarem um anel esfincteriano, agindo em sincronismo para sua oclusão. O defeito anatômico interfere com a oclusão do esfíncter, e diz-se que há uma insuficiência velofaringeana. Quando as estruturas estão presentes e posicionadas adequadamente e ainda persiste a hipernasalidade, denomina-se incompetência velofaríngea. A palatoplastia é o tratamento indicado para a correção da fissura palatina e a busca pela técnica que proporcione melhores resultados é um objetivo permanente. A experiência do cirurgião, bem como o tipo de fissura palatina, também são variáveis que podem influenciar a análise da resolutibilidade de determinada técnica cirúrgica.

Independentemente da técnica utilizada, o objetivos da palatoplastia são: alongar o palato para minimizar a incidência de insuficiência/incompetência velofaríngea, promovendo uma fala adequada; minimizar a restrição do crescimento maxilar/alveolar; e prevenir complicações, incluindo fístulas oronasais. Historicamente, entre as técnicas mais utilizadas para essa correção, destacam-se a técnica de Von Langenbeck, Veau-Wardill-Kilner e, mais recentemente, a técnica de Furlow.[22-24]

Descrita em 1826, a técnica de Von Langenbeck usa dois retalhos mucoperiosteais bilaterais, sem a união da musculatura na linha média; mesmo bem aplicada permanece com altos índices de insuficiência velofaríngea residual, em virtude da tensão resultante de menores descolamentos e não tratamento da musculatura. Já as evoluções propostas sequencialmente por Veau, Wardill e Kilner permitiram melhores resultados funcionais. Podem ser usadas em todos os tipos de fissuras palatinas, devido à ampla dissecção dos tecidos e à mobilidade proporcionada. Na década de 1960, Braithwaite e Kriens criaram o conceito da veloplastia intravelar, com a dissecção radical da musculatura elevadora e tensora, com sua anastomose término-terminal posteriorizando-a e alongando-a de forma a reposicioná-la da forma mais anatômica e funcional possível.

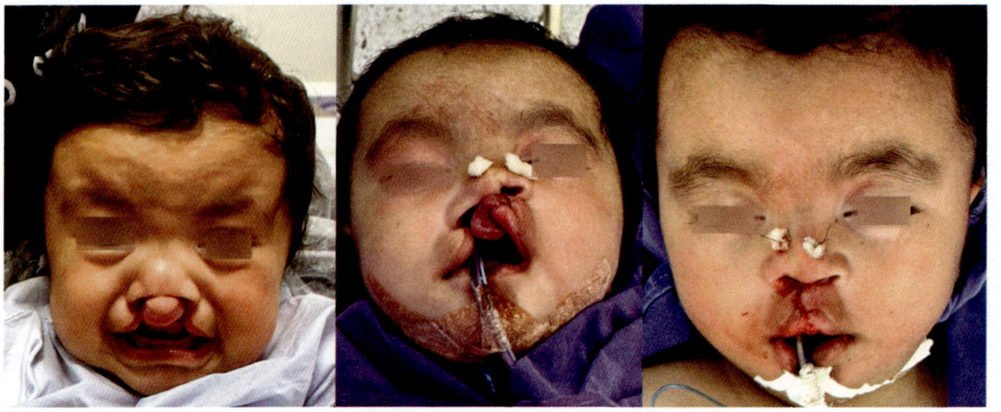

Figura 68.5 Correção bilateral.

Esse princípio ainda pode ser acompanhado de outras táticas, visando maior posteriorização e alongamento, com a confecção de uma zetaplastia na mucosa nasal, que precisa ser delicadamente dissecada.[25] A técnica de Furlow incorpora um princípio básico da cirurgia plástica, a zetaplastia, que alonga o palato e reposiciona os músculos do véu palatino com menor mobilização dos tecidos, evitando assim contrações cicatriciais advindas de grandes descolamentos. Entretanto, essa técnica tem a desvantagem da dificuldade de confecção, acrescendo-se que o reposicionamento dos músculos não é anatômico, já que eles ficam sobrepostos e não justapostos. Além disso, essa técnica não é facilmente empregada em todos os casos de fissura palatina, em especial em pacientes portadores de fissuras maiores que 10 mm, quando medidas ao nível das espinhas nasais posteriores (Figura 68.6).[24,25]

Rinoplastia

Vários fatores somados explicam a gênese das deformidades. Inicialmente, a própria descontinuidade entre as duas porções do músculo orbicular do lábio superior traciona as estruturas nasais em direções opostas. No lado da fissura, a força é exercida sobre a cartilagem alar e, no lado oposto, sobre a base da columela e o próprio septo cartilaginoso. Essa tração exercida sobre a cartilagem alar é a principal responsável pela deformidade de ponta e base nasal.

Nesse aspecto, o septo exerce grande importância na gênese do defeito: por estar ligado à pré-maxila, mas desatrelado da vertente lateral preenchida por maxila e/ou palato duro, a força do seu crescimento desequilibra o desenvolvimento da arcada e terço médio-facial inteiro, contribuindo com a hipoplasia maxilar e deficiência óssea na abertura piriforme e base alar.[21,26]

A rinoplastia no fissurado tem sido classificada em primária, intermediária e definitiva. A primária é realizada simultaneamente à queiloplastia primária; a segunda, entre 5 e 11 anos; e a definitiva, após os 14 anos.

Fissura labial unilateral

Houve uma controvérsia relativa à indicação do tratamento nasal simultaneamente à queiloplastia primária ou somente após o completo desenvolvimento das estruturas. A grande desvantagem residia nas potenciais retrações cicatriciais e efeito adverso no crescimento nasal.

A melhor compreensão e aperfeiçoamento das técnicas de reconstrução labial e o desenvolvimento da odontologia e ortopedia maxilar nessa área forneceram as condições necessárias para o êxito das intervenções precoces sobre o nariz. A durabilidade dos resultados foi comprovada com estudos por McComb e Coghlan,[23] que postularam que as estruturas da ponta nasal manifestam embriologicamente a mesma origem do prolábio. As alterações anatômicas, como encurtamento columelar e achatamento e bifidez das cartilagens laterais, seriam passiveis de tratamento, reduzindo o grande temor sobre um eventual prejuízo no crescimento nasal.[21,27]

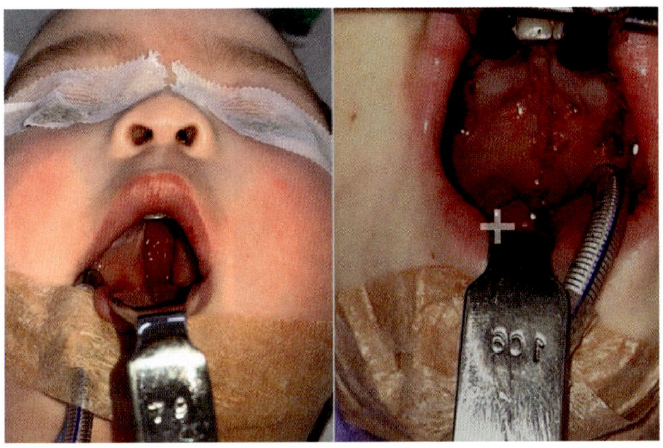

Figura 68.6 Palatoplastia.

Rinoplastia primária

Varia, entre os cirurgiões, a quantidade de estruturas a ser corrigidas no momento da queiloplastia primária. Idealmente, opta-se pelo reposicionamento da cartilagem lateral inferior, reconstrução do assoalho nasal, posicionamento da base alar em posição simétrica à do lado normal e a retificação da columela (Figura 68.7).

Rinoplastia intermediária

É indicada apenas para esse tipo de fissura em duas ocasiões. A primeira ocorre quando há severa obstrução nasal, causada por intenso desvio septal caudal, corrigida com reposicionamento septal e mínima dissecção e ressecção. A segunda ocorre na criança em idade escolar, com significativa deformidade não devidamente abordada na rinoplastia primária, corrigida com reposicionamento das cartilagens alares e definição da ponta.

Rinoplastia definitiva

Idealmente, entre 15 e 16 anos de vida, ao final do desenvolvimento septal, a rinoplastia definitiva é feita. A resolução da parte funcional passa pela obstrução nasal, com a correção da estenose vestibular e a hipertrofia de cornetos do lado da fissura, além do desvio septal já mencionado.

O objetivo primário da cirurgia para reconstrução da base nasal é a restauração da sua simetria, implicando em melhora estética e da própria estenose vestibular. A cirurgia deve ser executada através de uma via de acesso que possibilite visualização direta, principalmente da deformidade cartilaginosa da ponta nasal, sendo a via de acesso externa a mais adequada para esse fim. Isso possibilita, inclusive, a constatação de um novo conceito sobre a

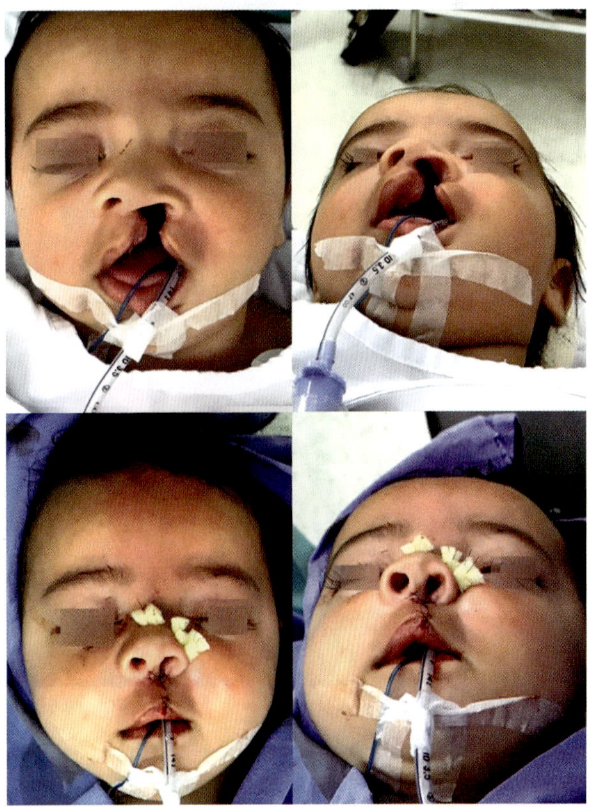

Figura 68.7 Técnica de reconstrução labial e rinoplastia por McCombe.

cartilagem alar do lado fissurado: ela apresenta não só um defeito quanto à posição, mas uma deformidade, como já mencionado, necessitando de mobilização e reposicionamento dos tecidos como parte obrigatória da cirurgia, além de manobras adicionais, como ressecções e enxertias e/ou retalhos.

A fim de alcançar a simetria com a cartilagem alar do lado contralateral, pode-se optar por:

- Ressecções de suas porções cefálicas
- Reposicionamento cefálico e anterior do lado fissurado por meio da lateralização/definição do domo e enxertia para reforço da crura lateral (alar rim articulado)
- Secção da cartilagem alar, lateralmente ao domo, liberando toda a crura lateral
- Ressecção do excesso de domo do lado contralateral
- Posicionamento de *strut* columelar a fim de garantir a projeção e sustentação da ponta
- Após encontrar a posição ideal, fixar a cúpula da cartilagem alar hipoplasiada à cúpula da cartilagem alar do lado normal e da cartilagem lateral superior quando se deseja adicional rotação
- Manobras adicionais para correção da estenose vestibular: zetaplastia ou ressecção simples do tecido redundante com fechamento primário.

Geralmente, opta-se pela revisão da queiloplastia ao mesmo tempo, com remoção da cicatriz e síntese em todos os seus planos, confecção de zetaplastia para alongamento da altura da asa, reconstrução do arco de cupido com alinhamento da linha cutaneomucosa no lábio superior, além de tratamento da retração da borda do vermelhão, se existir.

Deve-se salientar, ainda, que o conceito da hipercorreção deve ser uma constante nessas cirurgias, devido à "memória" existente nesses tecidos com tendência a retrações e retorno da deformidade. Portanto, é preciso atentar para o reposicionamento e fixação do septo e para a moldagem em tamanho maior que o necessário dos enxertos, os quais podem ser reabsorvidos (Figura 68.8).[28]

Fissura labial bilateral

A rinoplastia primária na fissura bilateral não é necessária, em geral, devido à simetria quase constante das estruturas da ponta, embora alguns serviços adotem essa tática quando em presença de grandes assimetrias.

Ela apresenta algumas peculiaridades.[21,29] A primeira diz respeito à possível necessidade de utilizar retalhos para ganho de pele na columela e concomitante revisão da queiloplastia. A segunda é em relação à pouca projeção do dorso, mais frequentemente corrigida com osteotomias tranversas e laterais e/ou associação de enxertia cartilaginosa. Além disso, a pele normalmente é espessa, o que proporciona revestimento inadequado das estruturas da ponta e consequente falta de definição.

Como conceitos centrais para tratamento da ponta, deve-se considerar:

- Posicionamento de *strut* columelar
- Secção bilateral das cartilagens laterais inferiores, lateralmente aos domos, união entre as mesmas e ao *strut* por meio de suturas intercrural medial ou interdomal
- Escudo de *sheen* para projeção e definição da ponta, além de camuflagem de irregularidades
- Sutura entre cartilagens alares e laterais superiores, diminuindo introversão cartilaginosa nos vestíbulos
- Uso dos *spreader grafts* bilateramente
- Extensores septais.

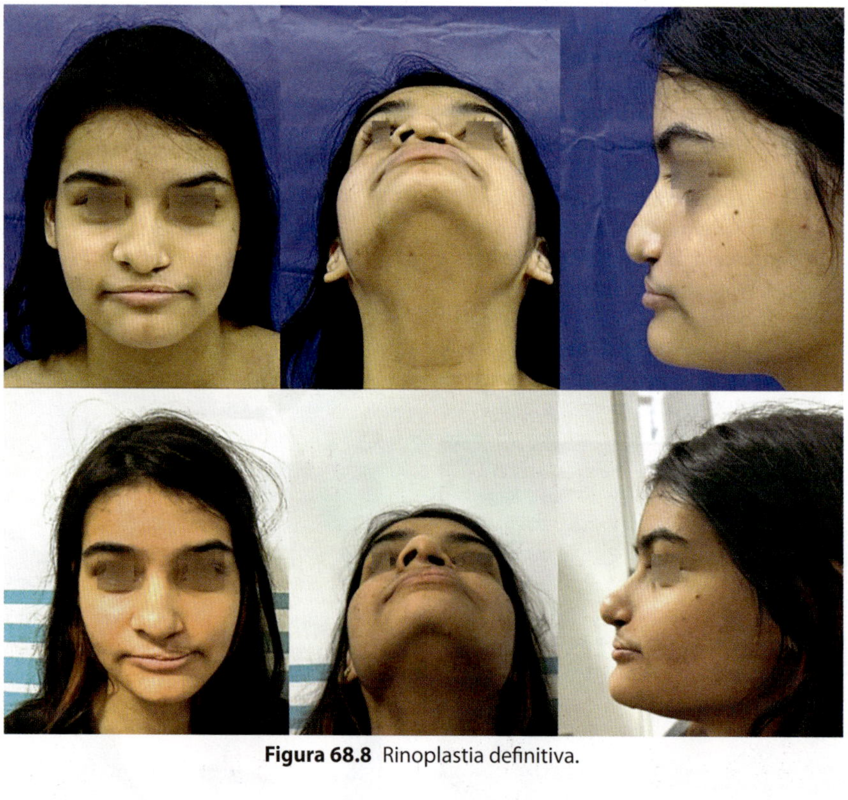

Figura 68.8 Rinoplastia definitiva.

REFERÊNCIAS BIBLIOGRÁFICAS

1. Collares MM, Westphalen AA, Costa TD, Goldin JR. Fissuras lábio-palatinas: incidência e prevalência da patologia no Hospital de Clínicas de Porto Alegre - um estudo de 10 anos. Rev Amrigs [Internet]. 1995 Jul-Sept [Acesso em: 2024 Jul]; 39(3):183-8.
2. Boletim Epidemiológico. Secretaria de Vigilância em Saúde e Ambiente | Ministério da Saúde. 27 Fev. 2023;54(3).
3. Poletta FA, Castilla EE, Orioli IM, Lopez-Camelo JS. Regional analysis on the occurrence of oral clefts in South America. Am J Med Genet A [Internet]. 2007 Dec 15 [Acesso em: 2024 Jul];143A(24):3216-27.
4. Wantia N, Rettinger G. The current understanding of cleft lip malformations. Facial Plast Surg [Internet]. 2002 Aug [Acesso em: 2024 Jul];18(3):147-53.
5. Apon I, van Leeuwen N, Polinder S, Versnel SL, Wolvius EB, Koudstaal MJ. Healthcare use and direct medical costs in a cleft lip and palate population: An analysis of observed and protocolized care and costs. Int J Oral Maxillofac Surg [Internet]. 2024 Apr [Acesso em: 2024 Jul];53(4):286-92.
6. Massenburg BB, Jenny HE, Saluja S, Meara JG, Shrime MG, Alonso N. Barriers to cleft lip and palate repair around the world. J Craniofac Surg [Internet]. 2016 Oct [Acesso em: 2024 Jul];27(7):1741-5.
7. Lorot-Marchand A, Guerreschi P, Pellerin P, Martinot V, Gbaguidi CC, Neiva C, Devauchelle B, Frochisse C, Poli-Merol ML, Francois-Fiquet C. Frequency and socio-psychological impact of taunting in school-age patients with cleft lip-palate surgical repair. Int J Pediatr Otorhinolaryngol [Internet]. 2015 Jul [Acesso em: 2024 Jul];79(7):1041-8.
8. Silva MN, Silva OG Filho, Freitas JS. Abordagem interdisciplinar no tratamento das fissuras labiopalatinas. Tratado de Otorrinolaringologia. São Paulo: Roca, 2003.
9. Martelli DR, Machado RA, Swerts MS, Rodrigues LA, Aquino SN, Martelli Júnior H. Non syndromic cleft lip and palate: Relationship between sex and clinical extension. Braz J Otorhinolaryngol [Internet]. 2012 Oct [Acesso em: 2024 Jul];78(5):116-20.
10. Babai A, Irving M. Orofacial clefts: Genetics of cleft lip and palate. Genes (Basel) [Internet]. 2023 Aug 9 [Acesso em: 2024 Jul];14(8):1603.
11. Houkes R, Smit J, Mossey P, Don Griot P, Persson M, Neville A, Ongkosuwito E, Sitzman T, Breugem C. Classification systems of cleft lip, alveolus and palate: Results of an international survey. Cleft Palate Craniofac J [Internet]. 2023 Feb [Acesso em: 2024 Jul];60(2):189-96.
12. Allori AC, Mulliken JB, Meara JG, Shusterman S, Marcus JR. Classification of cleft lip/palate: Then and now. Cleft Palate Craniofac J [Internet]. 2017 Mar [Acesso em: 2024 Jul];54(2):175-88.
13. Alois CI, Ruotolo RA. An overview of cleft lip and palate. JAAPA [Internet]. 2020 Dec [Acesso em: 2024 Jul];33(12):17-20.
14. Kirschner RE, LaRossa D. Cleft lip and palate. Otolaryngol Clin North Am [Internet]. 2000 Dec [Acesso em: 2024 Jul];33(6):1191-215, v-vi.
15. Millard DR Jr. A primary camouflage of the unilateral harelip. In Skoog T (ed): Transactions of the First International Congress of Plastic Surgery. Baltimore: Williams and Wilkins; 1955:160-166.
16. Mohler LR. Unilateral cleft lip repair. Plast Reconstr Surg [Internet]. 1987 Oct [Acesso em: 2024 Jul];80(4):511-7
17. Lemos PC. Nova operação para lábio leporino simples. O Hospital. 1956;1(4):607-11.
18. Spina V, Lodovici O. Conservative technique for treatment of unilateral cleft lip: Reconstruction of the midline tubercle of the vermilion. Br J Plast Surg [Internet]. 1960 Jul;13:110-7.
19. Fisher DM. Unilateral cleft lip repair: An anatomical subunit approximation technique. Plast Reconstr Surg [Internet]. 2005 Jul [Acesso em: 2024 Jul];116(1):61-71.
20. Xue AS, Buchanan EP, Hollier LH Jr. Bilateral cleft lip repair: Lessons from history. Plast Reconstr Surg [Internet]. 2022 Jul 1 [Acesso em: 2024 Jul];150(1):201e-210e.
21. Langenbeck B von. Die Uranoplastik mittelst Ablösung des mucös-periostalen Gaumenuberzuges. Berlin: August Hirschwald; 1861. 96 p. Disponível em: https://wellcomecollection.org/works/gf8cg2b6.
22. Sykes JM, Senders CW. Pathologic anatomy of cleft lip,palate and nasal deformities. In: Meyers AD, editors. Biological basis of facial plastic surgery. New York: Thieme Medical Publishers; 1993. p. 57-71.
23. McComb HK, Coghlan BA. Primary repair of the unilateral cleft lip nose: Completion of a longitudinal study. Cleft Palate Craniofac J [Internet]. 1996 Jan [Acesso em: 2024 Jul];33(1):23-31.
24. Toriumi DM, Johnson CM. Open structure rhinoplasty. Fac Plast Surg Clin North Am [Internet] 1993 [Acesso em: 2024 Jul];1:1-22.
25. Zhang JX, Arneja JS. Evidence-based medicine: The bilateral cleft lip repair. Plast Reconstr Surg [Internet]. 2017 Jul [Acesso em: 2024 Jul];140(1):152e-165e.
26. Kilner TP. Cleft lip and palate repair technique. St. Thomas Hospital Rep. 1937;2:127.
27. Furlow LT Jr. Cleft palate repair by double opposing Z-plasty. Plast Reconstr Surg [Internet]. 1986 Dec [Acesso em: 2024 Jul];78(6):724-38.
28. Froes RR Filho, Collares M, Pinto RA. Comparing three palatoplasty techniques to elongate the soft palate: A morphometric study. São Paulo: Braz J Craniomaxillo Fac Surg. 2008 Abr [Acesso em: 2024 Jul]; 11(2):55-61. Disponível em: www.abccmf.org.br
29. Mulliken JB. Primary repair of bilateral cleft lip and nasal deformity. Plast Reconstr Surg [Internet]. 2001 Jul [Acesso em: 2024 Jul];108(1):181-94.

CAPÍTULO

69

Síndromes Craniofaciais

André de Carvalho Sales Peres • Cristiano Tonello • Nivaldo Alonso

INTRODUÇÃO

Síndrome é um conjunto de sinais e sintomas que ocorrem em um mesmo indivíduo concomitantemente, determinando sua condição clínica. As anomalias craniofaciais podem ser difíceis de se classificar devido à complexidade anatômica, histológica e embriológica do complexo craniofacial.[1] Existem várias maneiras de classificar as síndromes. Geneticistas, ortodontistas, cirurgiões crânio-maxilo-faciais, cirurgiões buco-maxilo-faciais e pediatras atuam no tratamento e as classificam de maneiras diferentes.[2] As anomalias congênitas ou de desenvolvimento do crânio e da face são comuns em todas as populações, e podem aparecer de forma esporádica ou como parte de uma síndrome.

Existem diversas síndromes que cursam com deformidades craniofaciais, alterando não somente a anatomia e a fisiologia do crânio e da face, mas também apresentam outras manifestações em segmentos distintos do corpo do indivíduo.

O otorrinolaringologista deve avaliar o paciente de maneira global para compreender o impacto das alterações na vida do indivíduo, sendo parte integrante de uma equipe multidisciplinar que deve fazer o seu acompanhamento, com foco nos distúrbios respiratórios, alimentares, auditivos e da fala e linguagem.

Embora haja uma diversidade de síndromes com alterações craniofaciais, elas podem ser divididas em cinco grandes grupos, de acordo com a classificação proposta por Whitaker (Tabela 69.1):[3] as fissuras, que incluem fissuras labiopalatinas e as fissuras raras da face; craniossinostoses, que podem ser divididas em sindrômicas e não sindrômicas; atrofia ou hipoplasia, que pode envolver tecidos cutâneos, subcutâneos, musculares e ósseos; hiperplasia ou neoplasia, que podem envolver os mesmos tecidos; e as não classificadas, que podem envolver órgãos únicos ou múltiplos órgãos.

Tabela 69.1 Grupos de fissuras de acordo com a classificação de Whitaker.

Tipo	Grupo	Definição
I	Fissuras	Cêntrica • Fissuras faciais 0, 1, 2 e 3 de Tessier • Extensões cranianas 14, 13, 12 e 11 de Tessier Acêntrica • Fissuras faciais 4, 5, 6, 7 e 8 de Tessier • Fissuras cranianas 10 e 9 de Tessier
II	Sinostoses	Simétrica • Metópica • Coronal • Sagital Assimétrica • Coronal unilateral • Lambdoide
III	Atrofia/hipoplasia	Atrofia cutânea, subcutânea, muscular e óssea
IV	Neoplasia/hiperplasia	Linfangioma, hemangioma, displasia fibrosa
V	Não classificados	Envolvimento de órgão único Envolvimento de múltiplos órgãos

MICROGNATIA

A micrognatia é a alteração caracterizada pela hipoplasia mandibular. Constituem as causas mais comuns de maloclusão esquelética, com uma prevalência de 1 para cada 1.500 nascidos vivos, e podem ocorrer de forma esporádica ou como parte de aproximadamente 400 síndromes, dentre as quais as apresentações mais comuns envolvem também a presença de fissura palatina e retroposicionamento da língua (glossoptose).[4] Os indivíduos com micrognatia apresentam comprometimento respiratório e alimentar.

Diferentes condições clínicas caracterizam-se pela presença de mandíbula hipoplásica ou micrognatia, e as mais comuns são a sequência de Pierre Robin (SPR), microssomia craniofacial, síndrome de Treacher Collins (STC), síndrome de Nager e síndrome de Binder. Quanto maior o comprometimento do tamanho da mandíbula, maior a chance do comprometimento funcional, especialmente respiratório e alimentar.

Sequência de Pierre Robin

Epidemiologia

Caracterizada pela tríade micrognatia, glossoptose e obstrução respiratória, essa anomalia craniofacial está associada a fissura palatina em grande parte dos casos. Sua prevalência varia entre 1:2.000 e 1:30.000. Essa ampla variabilidade deve-se a estudos feitos em diferentes populações, e apenas 17% dos casos não estão associados a síndromes.[5]

Manifestações clínicas

A redução no tamanho da mandíbula provoca um retroposicionamento da língua, o que causa redução do calibre da via aérea na região da hipofaringe, podendo chegar ao fechamento completo nesse ponto. Essa obstrução da via aérea é a principal responsável pelo quadro de desconforto respiratório caracterizado pela apneia obstrutiva do sono.

A língua retroposicionada durante a formação embriológica impede mecanicamente, na maioria dos casos, o fechamento das lâminas palatinas na linha média. Cerca de 60 a 90% dos pacientes com SPR, apresentam fissura palatina, na maioria das vezes restrita ao palato mole e em formato de "U", sendo um achado clínico mais frequente nesses indivíduos.[4]

Tratamento

Embora algumas crianças com micrognatia sejam assintomáticas ou possam ser tratadas apenas com medidas conservadoras, grande parte dos pacientes tem significativo comprometimento respiratório e de deglutição, necessitando de intervenção cirúrgica. A terapia conservadora inclui desde a colocação do neonato na posição prona até o uso de cânulas nasofaríngeas e de CPAP (*continuous positive airway pressure*).[6]

No entanto, uma severa obstrução das vias aéreas superiores, que falha ao tratamento conservador, demanda atenção médica urgente. A traqueostomia tem sido uma opção terapêutica efetiva em um primeiro momento para esses pacientes; no entanto, não corrige a deformidade e não atua diretamente no sítio obstrutivo. Frequentemente, está associada a morbidade, alto custo a longo prazo e mortalidade ocasional, além das limitações sociais e psicológicas impostas ao paciente e aos familiares e cuidadores.[7,8]

Outra modalidade de tratamento cirúrgico consiste na glossopexia, em que a língua é fixada ou aderida ao lábio inferior e na mandíbula. Revisitada por alguns cirurgiões com resultados aparentemente promissores, apresenta alta taxa de deiscência, disfagia e, assim como a traqueostomia, não atua no sítio obstrutivo, na mandíbula hipoplásica e na glossoptose.[9,10]

A distração osteogênica mandibular (DOM), por sua vez, consiste em um método alternativo aos métodos tradicionais de manejo da via aérea desses pacientes, podendo, em grande parte das vezes, substituir a indicação de traqueostomia. O alongamento gradual mandibular promove a anteriorização da base da língua, permitindo, assim, a permeabilidade da via aérea superior (Figura 69.1).[11]

Síndromes do primeiro e segundo arcos faríngeos

O primeiro e o segundo arcos faríngeos originam-se de células mesenquimais que têm sua origem no mesoderma e nas células da crista neural craniana. Esses arcos desempenham um papel crucial na formação de diversas estruturas faciais, abrangendo elementos como ossos, músculos e tecidos neurais. As síndromes associadas a esses arcos manifestam-se como uma gama de alterações, frequentemente caracterizadas por hipoplasia ou aplasia nas estruturas que se desenvolvem a partir desses arcos. Os principais exemplos são o espectro oculoauriculovertebral (EOAV) e a STC.

Espectro oculoariculovertebral

Epidemiologia

O EOAV é uma condição que, apesar de rara, é a segunda anomalia craniofacial congênita mais comum depois das fissuras labiopalatinas. Apresenta uma incidência estimada de 1 caso para cada 5.600 nascidos vivos, apresentando-se em maior frequência na população masculina, sendo 3:2 a razão masculino:feminino. Embora a prevalência exata seja um desafio devido a sua expressividade variável, essa desordem afeta preferencialmente o lado direito da face, na proporção 3:2, em relação ao lado esquerdo, podendo ser bilateral em cerca de 10% dos casos.[12]

Etiologia

A etiologia do EOAV é multifatorial, influenciada por fatores genéticos e ambientais. O fenótipo é muito variável, e por isso existem diversos termos para designar essa condição, como microssomia hemifacial, microssomia craniofacial, síndrome de primeiro e segundo arcos faríngeos, síndrome de Goldenhar, dentre outros.

O mecanismo etiológico ainda não é completamente claro, e anormalidades durante o desenvolvimento embrionário, especialmente nos primeiros arcos faríngeos, desempenham um papel crucial. Disrupção vascular precoce, diabetes materno, mulheres moradoras de regiões de altas altitudes ou expostas a álcool ou medicamentos, como talidomida, primidona e ácido retinoico, podem estar relacionados com o quadro. A associação com fatores genéticos e ambientais contribui para a expressão clínica variada da síndrome.[13]

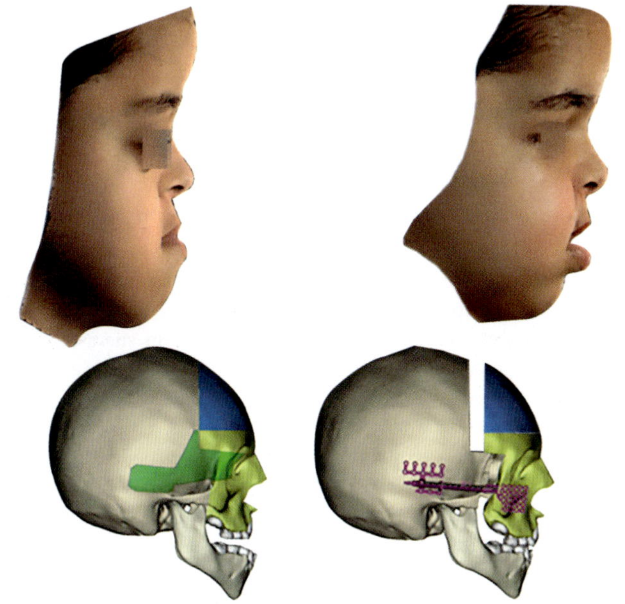

Figura 69.1 Paciente com espectro oculoauriculovertebral tratado com cirurgia ortognática.

Manifestações clínicas

O EOAV se manifesta de maneira diversa, apresentando características faciais distintas, e está diretamente relacionado com alterações das estruturas derivadas do primeiro e do segundo arcos faríngeos, orelha, mandíbula, olhos, vértebras, músculos da mastigação e nervo facial. Além do quadro craniofacial, podem coexistir outras alterações, dentre elas problemas cardíacos, renais, vertebrais e neurológicos.

A expressão fenotípica varia consideravelmente, desde casos leves até formas mais graves. Apesar de não haver critério diagnóstico exato, é sugerido por Cousley os seguintes critérios mínimos:[14]

- Anomalias em mandíbula e orelha ipsilaterais
- Assimetria mandibular ou anomalia da orelha associados com:
  - Outras duas ou mais anomalias associadas ou
  - História familiar positiva de EOAV.

As principais alterações encontradas são: presença de apêndices pré-auriculares, microtia, hipoplasia mandibular e fissura palatina. Além disso, as anomalias oftálmicas, como colobomas, e alterações vertebrais, incluindo hemivértebras, são frequentemente observadas. A expressão fenotípica varia desde casos leves até formas mais graves, acometendo várias estruturas faciais, resultando em deformidades severas e por vezes desfigurantes.[13]

Essas alterações podem repercutir no comprometimento funcional de maneira muito importante, causando obstrução das vias aéreas superiores, disfagia, maloclusão dentária, distúrbios visuais, déficit auditivo, distúrbios da fala, atrasos de linguagem e alterações psicossociais.

Tratamento

O manejo do EOAV é multidisciplinar, envolvendo especialistas como otorrinolaringologistas, cirurgiões craniofaciais, pediatras, ortopedistas, oftalmologistas, cirurgiões-dentistas, fonoaudiólogos, entre outros. O tratamento visa abordar as manifestações específicas de cada paciente e pode incluir diversas intervenções cirúrgicas reconstrutivas para corrigir as múltiplas malformações, baseadas nas necessidades funcionais de cada indivíduo. O principal objetivo do tratamento é a minimização do impacto das anomalias por meio da reabilitação precoce das funções afetadas. Inicialmente, pode passar por intervenções relacionadas com a via aérea, déficit auditivo, maloclusão, deformidades da orelha, tratamento de partes moles, terapia de fala e suporte psicológico.

O tratamento cirúrgico das vias aéreas é proposto de acordo com as alterações encontradas em cada indivíduo, e pode haver necessidade de glossopexia, distração osteogênica da mandíbula, reconstrução de mandíbula, traqueostomia, cirurgia ortognática, adenoamigdalectomia, rinosseptoplastia, entre outras. Dentre essas, a distração osteogênica da mandíbula tem se apresentado como importante alternativa para o controle das vias aéreas, em razão da menor morbidade relacionada com a cirurgia e a possibilidade de ser usada em neonatos, desde que apresentem alterações de menor relevância relacionadas com o ângulo e ramo ascendente da mandíbula (Figura 69.1).

Síndrome de Treacher Collins

Epidemiologia

A STC, ou disostose mandibulofacial, consiste em uma anomalia craniofacial congênita e pode ser considerada uma condição clínica associada a SPR. É uma síndrome hereditária, transmitida de forma autossômica dominante, e ocorre em aproximadamente 1 a cada 50 mil nascidos vivos. A síndrome tem implicações profundas na qualidade de vida dos indivíduos afetados, e cerca de 66% dos pacientes com STC requerem alguma intervenção nas vias aéreas.[15]

Etiologia

A base genética da STC frequentemente envolve mutações no gene *TCOF1* ou em genes relacionados, como *POLR1D* e *POLR1C*, que também têm sua relação com a síndrome descrita. Essas características resultam em uma falha no desenvolvimento das estruturas faciais durante a embriogênese. Fatores genéticos e, em alguns casos, mutações espontâneas contribuem para a expressão da síndrome.[16]

Manifestações clínicas

A STC é caracterizada por deformidades craniofaciais distintas, e entre os achados clínicos mais específicos estão a hipoplasia dos ossos zigomáticos, maxila e mandíbula, podendo ou não estar associada a fissura palatina.

Deformidades do pavilhão auditivo e do conduto auditivo externo, além de malformações de orelha média, são anomalias otológicas que também se relacionam com a síndrome. Alterações oculares e das órbitas também podem estar associadas, incluindo prega epicântica das fissuras palpebrais e coloboma de pálpebra inferior.

Essas características resultam em funcionais, como dificuldades respiratórias, auditivas e disfagia, além de impactar a estética facial. Disfagia e dificuldade no ganho de peso são muitas vezes sintomas primários do comprometimento respiratório. A expressão clínica varia, e a gravidade dos sintomas pode ser atenuada em casos menos graves.

Tratamento

O manejo da STC é abordado de maneira multidisciplinar. As intervenções cirúrgicas visam melhorar a função e a estética. As diversas estruturas faciais acometidas podem necessitar de cirurgias específicas para a sua correção. Por apresentar um espectro variável do acometimento dessas estruturas, é fundamental a individualização da proposta terapêutica, com indicação de cada abordagem mais adequada à faixa etária. As abordagens podem ser divididas em quatro períodos com os respectivos objetivos: **neonatal,** com a intenção de controlar as vias aéreas e proteção ocular; **infância,** para proporcionar suporte ao desenvolvimento neurológico, à alimentação, à audição e à fonação; **precoce,** para proporcionar adequado suporte psicossocial; e **tardio,** para a correção definitiva das alterações esqueléticas e de partes moles após a conclusão da fase de crescimento craniofacial (Tabela 69.2).

É importante frisar que as alterações da mandíbula, diferentemente do paciente com SPR não relacionado com a síndrome, tendem a acentuar com o crescimento, podendo ser necessária mais de uma vez a intervenção cirúrgica para distração osteogênica da mandíbula durante o tratamento.

Terapias de suporte, como fonoaudiologia, também desempenham um papel crucial na abordagem integral do paciente (Figura 69.2).

Tabela 69.2 Tipo de abordagem na síndrome de Treacher Collins conforme idade.

Faixa etária	Procedimento cirúrgico
Neonatal	Distração osteogênica da mandíbula Correção de atresia de coanas Traqueostomia Reconstrução palpebral (se exposição corneana)
3 a 6 meses	Queiloplastia
12 meses	Palatoplastia
Após 6 anos	Reconstrução malar Reconstrução palpebral Reconstrução mandibular com enxerto costocondral Distração osteogênica de mandíbula
Após 8 anos	Reconstrução auricular com enxerto Lipoenxertia
Após 15 anos	Cirurgia ortognática Rinoplastia

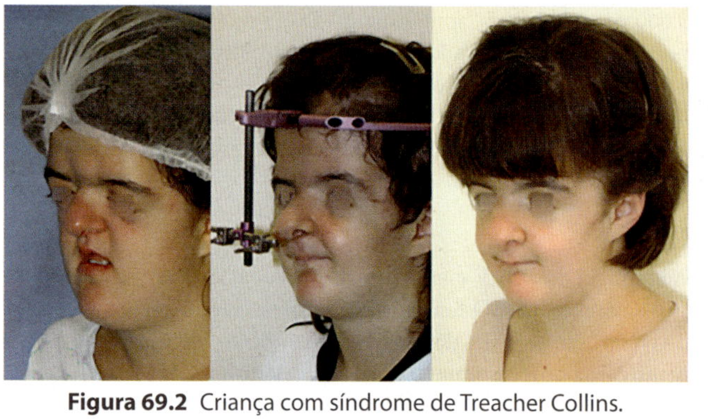

Figura 69.2 Criança com síndrome de Treacher Collins.

CRANIOSSINOSTOSES

São as deformidades que surgem da fusão prematura da calota craniana, fenômeno que ocorre aproximadamente em 1:2.500 nascidos vivos.[17] Elas podem ser divididas em dois grandes grupos: as formas não sindrômicas, que são as mais frequentes, e as sindrômicas, que, embora menos comuns, representam um universo de desafios e peculiaridades que transcendem a simples fusão das suturas, assim como podem ser classificadas em cinco diferentes grupos (Tabela 69.3).

Tabela 69.3 Tipos de craniossinostoses de acordo com a sutura craniana acometida.

Sutura acometida	Termo
Sagital	Escafocefalia
Metópica	Trigonocefalia
Coronal unilateral	Plagiocefalia
Coronal bilateral	Braquicefalia
Múltiplas	Em trevo (*Kleeblattschädel*)

Craniossinostoses sindrômicas

As craniossinostoses sindrômicas não são apenas as fusões precoces de suturas, mas, sim, mosaicos de manifestações que se estendem por todo o crânio e face, e, por vezes, além desses limites. Estima-se que essas síndromes englobem cerca de 15% dos casos de craniossinostoses, com desdobramentos em uma variedade de expressões fenotípicas. Atualmente, existem mais de 150 síndromes associadas a craniossinostose, cada uma com sua assinatura genética e clínica, repercutindo sobre a anatomia, a função e a estética do crânio e da face.[17]

Segundo a lei de Virchow, o crescimento do crânio tem íntima relação com as suturas: quando uma delas se fecha antes do tempo, o crescimento encontra resistência e o crânio se expande na direção que lhe é permitida, avançando em sentido paralelo à sutura acometida. Assim, a forma do crânio é diretamente influenciada pela localização e pela sequência de fusões das suturas.[18]

As suturas, quando fundidas prematuramente, não apenas moldam a fisionomia, mas podem também prenunciar um espectro de alterações funcionais.

Síndrome de Crouzon

Epidemiologia

A síndrome de Crouzon tem prevalência estimada de 1 em 60 mil nascidos vivos. Essa condição craniofacial é de transmissão autossômica dominante. Apesar de a literatura sugerir uma incidência que se assemelha à da síndrome de Apert, a prática clínica aponta para uma frequência maior de pacientes afetados. A discrepância pode refletir uma subnotificação de casos ou uma variabilidade fenotípica que confunde o diagnóstico clínico. O padrão de herança autossômica dominante dessa síndrome apresenta penetrância variável, e a sua expressividade fenotípica varia consideravelmente entre os pacientes.[19]

Etiologia

Geneticamente, está associada a mutações nos genes *FGFR2* e *FGFR3*, que codificam para os receptores do fator de crescimento de fibroblastos. As mutações mais comuns em *FGFR2* causam uma alteração na sinalização celular, que resulta na fusão prematura das suturas cranianas e anormalidades ósseas faciais. O fenômeno de ganho de função nesses receptores é um mecanismo patogênico chave que contribui para as manifestações clínicas da síndrome.[19]

Manifestações clínicas

Clinicamente, é caracterizada por uma série de anormalidades craniofaciais, das quais a braquicefalia derivada da sinostose coronal é a mais frequente. Pode ocorrer acometimento de múltiplas suturas cranianas, inclusive após o nascimento.

A hipoplasia do terço médio facial é uma característica marcante e resulta na oclusão dentária tipo III de Angle, comumente acompanhada de mordida cruzada posterior e abertura anterior. O exorbitismo é uma manifestação recorrente e decorre do volume orbitário reduzido, que, junto com a redução da profundidade das órbitas, pode levar à proptose, com potencial risco de luxação dos globos oculares. A função cognitiva geralmente se mantém preservada, embora haja relatos de hidrocefalia em até 26% dos casos, que pode afetar o desenvolvimento neurológico. A síndrome de Crouzon também é comumente associada a déficits auditivos condutivos, que podem estar presentes em mais da metade dos pacientes, e uma minoria, cerca de 13%, pode apresentar atresia do canal auditivo externo.

Síndrome de Apert

Epidemiologia

A síndrome de Apert tem prevalência estimada em aproximadamente 1 a cada 65 mil nascimentos. Descrita inicialmente por Eugene Apert, em 1906, essa síndrome é responsável entre 4 e 5% dos casos de craniossinostoses. Os casos são predominantemente esporádicos, embora tenha sido documentada a transmissão autossômica dominante com penetrância completa. Estudos epidemiológicos sugerem uma associação significativa da síndrome com a idade paterna avançada no momento da concepção, o que pode explicar a origem esporádica da mutação na maioria dos casos.

Etiologia

A base molecular da síndrome de Apert é a mutação no gene *FGFR2* (receptor do fator de crescimento de fibroblastos tipo 2). As mutações mais comumente identificadas resultam em uma ativação constitutiva do receptor, levando à fusão prematura das suturas cranianas e a uma série de malformações esqueléticas. A natureza autossômica dominante da doença indica que a presença de uma única cópia do gene mutado é suficiente para o desenvolvimento do fenótipo da síndrome.[19]

Manifestações clínicas

As manifestações clínicas são distintas e envolvem uma combinação de craniossinostoses, principalmente bicoronal, que resultam em braquicefalia, hipoplasia do terço médio da face e sindactilia de mãos e pés, descrita como uma das acrocefalossindactilias.. A forma da cabeça é tipicamente braquicefálica, com possibilidade de apresentar turricefalia, e os pacientes podem apresentar graus variados de comprometimento cognitivo. A ventriculomegalia é observada com frequência, e a hipertensão intracraniana é uma complicação grave, ultrapassando 45% de incidência. Pode apresentar retardo de desenvolvimento psicomotor com baixo coeficiente de inteligência. A configuração craniofacial inclui uma fossa craniana anterior encurtada, hiperteleorbitismo e órbitas de profundidade reduzida, levando à proptose. As fissuras palpebrais podem assumir um formato antimongoloide, e a morfologia trapezoidal dos lábios é frequentemente descrita. O palato ogival é comum, com fissuras palatinas presentes entre 30 e 75% dos pacientes. Anomalias dentárias, como maloclusão do tipo III de Angle, mordida aberta anterior e mordida cruzada posterior são típicas. A partir da adolescência, mais de 70% dos pacientes desenvolvem acne vulgar, um achado dermatológico significativo associado a síndrome.

Síndrome de Pfeiffer

Epidemiologia

A síndrome de Pfeiffer tem uma incidência aproximada de 1 em 100 mil nascidos vivos. Identificada por Rudolph Pfeiffer em 1964, essa síndrome é classificada como uma das craniossinostoses sindrômicas descritas como uma acrocefalossindactilia; porém, com uma frequência menor em comparação com outras condições semelhantes, como as síndromes de Crouzon e Apert.[20] A síndrome de Pfeiffer apresenta um padrão de herança autossômica dominante, com casos tanto de ocorrência familiar como esporádica. A variabilidade fenotípica da síndrome é notável entre os indivíduos afetados, mesmo dentro de uma mesma família.[20]

Etiologia

Do ponto de vista genético, é causada por mutações nos genes *FGFR1* e *FGFR2*, que são cruciais na regulação do desenvolvimento craniofacial. As mutações nesses genes levam a uma sinalização anormal do receptor do fator de crescimento de fibroblastos, resultando em fusão prematura das suturas cranianas e anormalidades esqueléticas variadas. A síndrome de Pfeiffer pode ser dividida em três subtipos, de acordo com as mutações genéticas específicas e as características clínicas associadas, refletindo a expressividade variável e a penetrância incompleta da doença.[20]

Manifestações clínicas

As manifestações clínicas variam significativamente de acordo com o subtipo. A presença de polegares e outros dedos alargados define o diagnóstico, juntamente com sindactilia envolvendo o segundo e terceiro dedos.

O subtipo I, também conhecido como síndrome de Pfeiffer clássica, é caracterizado por craniossinostose bicoronal, resultando em deformidades variadas do terço médio da face, com proptose geralmente mínima e inteligência normal ou levemente comprometida.[20]

O subtipo II é mais grave, com deformidade craniana em trevo (trigonocefalia), acentuado déficit neurológico, hipoplasia severa do terço médio da face e sindactilia dos polegares e hálux.[20]

O subtipo III compartilha características neurológicas e faciais com o subtipo II, mas sem a deformidade craniana em trevo.[20]

Todos os subtipos podem apresentar complicações como hipertensão intracraniana e problemas respiratórios.

Tratamento das craniossinostoses

O tratamento das craniossinostoses é pautado em liberar as suturas acometidas e remodelar as deformidades craniofaciais. Tem como objetivos principais a correção das deformidades craniofaciais, promovendo um alívio da pressão intracraniana, a prevenção de complicações neurológicas e desenvolvimento de uma morfologia craniofacial adequada com ganho funcional e estético, melhorando, assim, o comprometimento de seu desenvolvimento, e evitando traumas psicossociais decorrentes de sua deformidade. A intervenção precoce é crucial para minimizar o impacto das restrições de crescimento craniano sobre o cérebro.[17-20]

A complexidade das craniossinostoses exige uma equipe multidisciplinar para abordar os diversos aspectos da condição. A equipe geralmente inclui otorrinolaringologistas, neurocirurgiões, cirurgiões crânio-maxilo-faciais, oftalmologistas, geneticistas e pediatras, além de outros profissionais da área da saúde, como cirurgiões dentistas, psicólogos, fonoaudiólogos, assistentes sociais, enfermeiros e terapeutas ocupacionais. O tratamento multidisciplinar permite uma avaliação abrangente do paciente, planejamento cirúrgico detalhado, manejo de complicações e acompanhamento a longo prazo. A intervenção da equipe deve ser coordenada e contínua, seguindo o paciente desde a infância até a idade adulta.

O tratamento das craniossinostoses sindrômicas é sempre cirúrgico, e é muito importante a abordagem precoce, idealmente entre 3 e 6 meses de vida. Em alguns casos de pacientes sindrômicos, Delye sugere abordagem endoscópica para entre 4 e 8 semanas.[18] Nessas crianças, os objetivos da cirurgia são a descompressão do espaço intracraniano, no intuito de reduzir a pressão intracraniana, prevenir problemas visuais e permitir um desenvolvimento mental adequado, e também permitir a aquisição de uma estrutura craniofacial satisfatória, o que requer obter uma via aérea funcional nos casos de síndrome da apneia obstrutiva associada.[17]

Geralmente, recomenda-se a cirurgia no período de crescimento rápido do cérebro, que ocorre mais intensamente no primeiro ano de vida, para aproveitar o potencial de remodelação óssea e minimizar as restrições ao crescimento cerebral. No entanto, algumas condições específicas e técnicas cirúrgicas podem requerer intervenções em idades diferentes; por exemplo, correções secundárias ou estéticas podem ser adiadas até uma idade mais avançada.

As técnicas cirúrgicas para tratamento das craniossinostoses variam desde procedimentos minimamente invasivos, como as craniectomias endoscópicas, até abordagens mais extensas, como as cirurgias de remodelamento craniano e avanço fronto-orbitário. A escolha da técnica cirúrgica é individualizada, baseada na idade do paciente, tipo e gravidade da sinostose e presença de comorbidades. As técnicas minimamente invasivas estão associadas a menor tempo de operação, perda sanguínea reduzida e recuperação mais rápida, mas são geralmente indicadas para pacientes mais jovens e requerem o uso subsequente de órteses cranianas. As técnicas mais extensas permitem correções mais abrangentes e duradouras, e muitas vezes são necessárias em casos de deformidades complexas ou quando a intervenção é feita em uma idade mais avançada. Essas cirurgias são planejadas cuidadosamente com o auxílio de tecnologias de imagem avançadas, como a tomografia computadorizada, e técnicas de modelagem e simulação virtual, com utilização de navegação intraoperatória, garantindo precisão e segurança. O manejo pós-operatório é um componente crítico do tratamento, e necessita de monitoramento intensivo das condições clínicas e acompanhamento regular para avaliar o crescimento craniofacial e o desenvolvimento neuropsicológico, o que permite identificar a necessidade de procedimentos adicionais.

Cranioplastia com remodelação da calota craniana

A cranioplastia com remodelamento da calota craniana é frequentemente realizada nos locais afetados pela craniossinostose, como as suturas coronais, sagitais, lambdoides ou metópicas, dependendo da sinostose específica. As técnicas cirúrgicas variam desde osteotomias lineares, expansões com distratores e remodelamento ósseo para reconstruir a morfologia craniana até a aplicação de enxertos ósseos autólogos ou aloplásticos para preencher defeitos ou reforçar a estrutura. As abordagens para a remodelação envolvem a ressecção do osso afetado, seguida por um modelamento cuidadoso e a reconstituição da calota craniana, utilizando fixadores reabsorvíveis ou metálicos para manter a nova configuração. A precisão dessas intervenções é aumentada pelo uso de tecnologias de imagem e planejamento pré-operatório detalhado, o que pode contar com auxílio de simulações computadorizadas e impressões 3D, permitindo uma visão tridimensional das deformidades e planejamento personalizado dos cortes ósseos.

Avanço fronto-orbitário

O avanço fronto-orbitário é um procedimento cirúrgico que busca expandir o volume intracraniano para acomodar o crescimento cerebral adequado, aliviar a pressão intracraniana, restaurar a configuração anatômica da testa e do arco superciliar, e melhorar a exorbitismo e o alinhamento palpebral para proteção ocular. Esse procedimento contribui significativamente para a melhoria estética, com impacto positivo na autoimagem e na interação social dos pacientes. As técnicas envolvem a remodelação óssea da fronte e das órbitas, com a mobilização e reposicionamento anteriores dos segmentos ósseos, fixados em nova posição para proporcionar uma melhoria duradoura das alterações morfológicas e uma harmonização da simetria facial.

Osteotomia tipo Le Fort III

Realizada para a correção de desproporções faciais significativas, especialmente aquelas envolvendo o terço médio da face, é indicada para pacientes que apresentam hipoplasia maxilar com padrão facial tipo III e oclusão dentária classe III de Angle. O procedimento consiste na realização de cortes ósseos, seguindo a descrição de Le Fort, ao longo da base da pirâmide nasal, passando pela órbita e atingindo o arco zigomático, mobilizando o terço médio da face. Os objetivos dessa cirurgia são: avançar o terço médio da face para melhorar a relação oclusal, aumentar o volume da cavidade orbitária para aliviar o exorbitismo, proporcionar uma melhoria na ventilação das vias aéreas superiores e otimizar a estética facial por meio da harmonização das proporções faciais. A fixação dos segmentos ósseos reposicionados é realizada com placas e parafusos, o que permite uma estabilização adequada e uma cicatrização óssea precisa dentro da nova configuração anatômica (Figura 69.3).

Distração osteogênica

É um processo de neogênese óssea induzida pela aplicação de forças de tração em segmentos ósseos previamente osteotomizados, com o intuito de promover o alongamento ósseo. Essa técnica pode ser empregada como complemento às osteotomias tradicionais, permitindo a correção de deformidades esqueléticas complexas e severas hipoplasias, ao estimular o crescimento ósseo em regiões específicas, possibilitando a correção de deformidades e desproporções maiores. Os princípios fundamentais envolvem a realização de uma

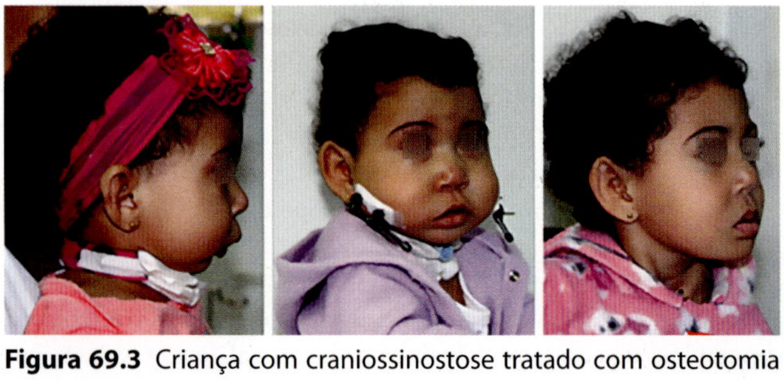

Figura 69.3 Criança com craniossinostose tratado com osteotomia tipo Lefort III.

osteotomia controlada, seguida pela aplicação de um dispositivo de distração que, através de uma tensão mecânica contínua e controlada, promove a separação gradual dos segmentos ósseos, possibilitando a formação de novo tecido ósseo no espaço criado. Os objetivos da utilização da distração osteogênica em conjunto com as osteotomias craniofaciais incluem a obtenção de resultados estéticos e funcionais superiores, a melhoria das proporções faciais, a expansão de tecidos moles e duros de forma harmoniosa e a minimização da necessidade de enxertos ósseos adicionais, o que pode reduzir a morbidade e aumentar o índice de sucesso cirúrgico, principalmente em avanços maiores.

Avanço em monobloco

O avanço em monobloco, também conhecido como avanço craniofacial ou osteotomia tipo Le Fort IV, é uma técnica cirúrgica avançada que envolve a mobilização do terço médio e do terço superior da face, incluindo a órbita e o complexo frontal, como uma única unidade. Essa abordagem é indicada para a correção de deformidades craniofaciais severas, caracterizadas por uma importante retração de terço médio facial, associado a distúrbios respiratórios severos e retrusão orbitária significativa, causando exorbitismo acentuado. Os objetivos da cirurgia incluem a melhora da função respiratória ao avançar as vias aéreas superiores, a correção do exorbitismo e a proteção ocular, a restauração das proporções faciais e da estética, além de possibilitar o desenvolvimento cerebral adequado ao expandir o volume intracraniano. A abordagem promove a redução da pressão intracraniana, aumentando a distância anteroposterior da nasofaringe e aumentando o volume da órbita, o que corrige o exorbitismo, protegendo os olhos e as córneas (Figura 69.4).

Cirurgia ortognática de avanço maxilomanibular

Constitui um conjunto de procedimentos e osteotomias para o realinhamento da mandíbula e maxila, com o intuito de corrigir em tempo único discrepâncias dentofaciais significativas e tratar o dismorfismo esquelético craniofacial, corrigindo as anormalidades nos planos vertical e anteroposterior. O avanço maxilar é frequentemente realizado através de uma osteotomia tipo Le Fort I, enquanto o avanço mandibular é conseguido por meio de osteotomias sagitais do ramo mandibular. O objetivo é reposicionar os ossos da maxila e mandíbula em uma relação tridimensional correta, promovendo, assim, a melhora da via aérea com ganho no plano sagital desde a rinofaringe até hipofaringe. Esse aumento é devido à tração anterior da língua por meio da ação sobre os músculos genioglosso e gênio-hióideo, avanço do véu palatino e estiramento dos tecidos moles locais.

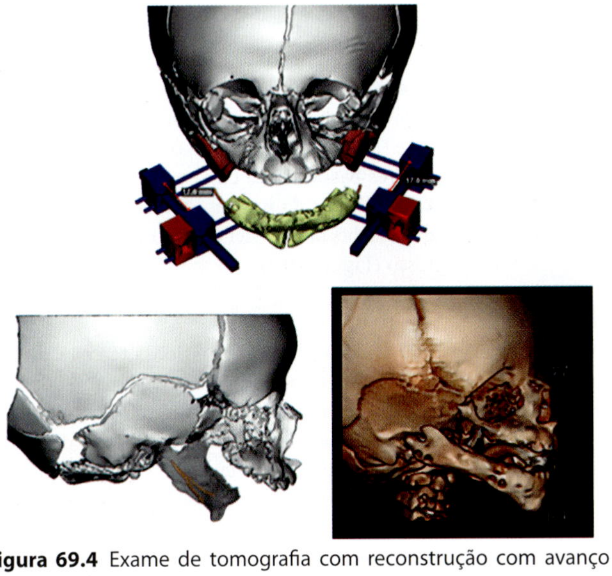

Figura 69.4 Exame de tomografia com reconstrução com avanço em monobloco.

REFERÊNCIAS BIBLIOGRÁFICAS

1. Brugmann SA, Cordero DR, Helms JA. Craniofacial ciliopathies: A new classification for craniofacial disorders. Am J Med Genet A [Internet]. 2010 Dec [Acesso em: 2024 Jul];152A(12):2995-3006.
2. Cohen MM Jr, Kreiborg S. Perspectives on craniofacial syndromes. Acta Odontol Scand [Internet].1998 Dec [Acesso em: 2024 Jul];56(6):315-20.
3. Whitaker LA, Pashayan H, Reichman J. A proposed new classification of craniofacial anomalies. Cleft Palate J [Internet]. 1981 Jul [Acesso em: 2024 Jul];18(3):161-76.
4. Breugem CC, Evans KN, Poets CF, Suri S, Picard A, Filip C et al. Best practices for the diagnosis and evaluation of infants with Robin Sequence: A clinical consensus report. JAMA Pediatr [Internet]. 2016 Sep 1 [Acesso em: 2024 Jul];170(9):894-902.
5. Shprintzen RJ. The implications of the diagnosis of Robin sequence. The Cleft Palate Craniofac J [Internet]. 1992 May;29(3):205-9.
6. Abel F, Bajaj Y, Wyatt M, Wallis C. The successful use of the nasopharyngeal airway in Pierre Robin sequence: An 11-year experience. Arch Dis Child [Internet]. 2012 Apr [Acesso em: 2024 Jul];97(4):331-4
7. Runyan CM, Uribe-Rivera A, Tork S, Shikary TA, Ehsan Z, Weaver KN et al. Management of airway obstruction in infants with Pierre Robin sequence. Plast Reconstr Surg Glob Open [Internet]. 2018 May 10 [Acesso em: 2024 Jul];6(5):e1688.
8. Demke J, Bassim M, Patel MR, Dean S, Rahbar R, van Aalst JA et al. Parental perceptions and morbidity: Tracheostomy and Pierre Robin sequence. Int J Pediatr Otorhinolaryngol [Internet]. 2008 Oct [Acesso em: 2024 Jul];72(10):1509-16.
9. Rogers GF, Murthy AS, LaBrie RA, Mulliken JB. The GILLS score: part I. Patient selection for tongue-lip adhesion in Robin sequence. Plast Reconstr Surg [Internet]. 2011 Jul [Acesso em: 2024 Jul];128(1):243-51.
10. Flores RL, Tholpady SS, Sati S, Fairbanks G, Socas J, Choi M et al. The surgical correction of Pierre Robin sequence: Mandibular distraction osteogenesis versus tongue-lip adhesion. Plast Reconstr Surg [Internet]. 2014 Jun [Acesso em: 2024 Jul];133(6):1433-9.
11. Alonso N, Tonello C, Marques I, Carpes A, Maricevich M, Maricevich R. Robin Sequence. In: Alonso N, Raposo-Amaral CE, editors. Cleft lip and palate treatment: A comprehensive guide. Cham, Switzerland: Springer International Publishing AG; 2018.
12. Desai V. Oculo-auriculo-vertebral spectrum with radial defects, a bifid condyle and taurodontism: A case report. Dent Med Probl [Internet]. 2019 Oct-Dec [Acesso em: 2024 Jul];56(4):427-31.
13. Birgfeld C, Heike C. Craniofacial microsomia. Clin Plast Surg [Internet]. 2019 Apr [Acesso em: 2024 Jul];46(2):207-21.
14. Cousley RRJ. A comparison of two classification systems for hemifacial microssomia Br J Oral Maxillofac Surg [Internet]. 1993 Apr [Acesso em: 2024 Jul];31(2):78-82.
15. Yoshida M, Tonello C, Alonso N. Síndrome de Treacher Collins: desafio na otimização do tratamento cirúrgico. Rev Bras Cir Craniomaxilofac [Internet]. 2012 [Acesso em: 2024 Jul];15(2):64-8.
16. Vincent M, Genevi`eve D, Ostertag A, Marlin S, Lacombe D, Martin-Coignard et al. Treacher Collins syndrome: A clinical and molecular study based on a large series of patients. Genet Med [Internet]. 2026 Jan [Acesso em: 2024 Jul];18(1):49-56.
17. Alonso N, Lima DSC, Matushita H, Goldenberg D, Bastos EO, Ferreira MC. Tratamento cirúrgico das craniofacioestenoses sindrômicas: avanço facial com distrator externo. Rev Bras Cir Craniomaxilofac [Internet]. 2009 [Acesso em: 2024 Jul];12(4):163-8.
18. Delye HHK, Borstlap WA, van Lindert EJ. Endoscopy-assisted craniosynostosis surgery followed by helmet therapy. Surg Neurol Int [Internet]. 2018 Mar 7 [Acesso em: 2024 Jul];9:59.
19. Antunes RB, Camilo AA, Silva AM da, Silva JV da, Alonso N. Assessment of orbital volume in frontofacial advancements. J Craniofac Surg [Internet]. 2015 May [Acesso em: 2024 Jul];26(3):843-8.
20. Vogels A, Fryns JP. Pfeiffer syndrome. Orphanet J Rare Dis [Internet]. 2006 Jun 1 [Acesso em: 2024 Jul];1:19.

CAPÍTULO 70

Mentoplastia

Marcell de Melo Naves • Lucas Gomes Patrocínio • Gabriel Zorron Cavalcanti

INTRODUÇÃO

Queixo é a forma leiga de nomear a região da mandíbula chamada de mento. Essa estrutura desempenha um papel fundamental na definição do perfil facial e da estética e beleza. A cirurgia de mentoplastia, ou genioplastia, é um procedimento realizado para remodelar, aumentar, diminuir ou corrigir deformidades da região mais anteroinferior da mandíbula, com aplicações tanto estéticas quanto funcionais e reconstrutivas. Esse procedimento aprimora a proporção e harmonia facial, além de ser de grande auxílio para ampliar a via respiratória na mentoplastia de avanço ósseo. Este capítulo traz uma análise detalhada dos avanços recentes em mentoplastia, com análise facial, planejamento, técnicas cirúrgicas, indicações clínicas e resultados atingidos.[1,2]

ANATOMIA

A região é definida por um ponto cefalométrico específico conhecido como ponto mentoniano, posicionado exatamente na linha média do ponto mais inferior do contorno da sínfise mandibular. O ponto mais anterior da mesma região é denominado pogônio. Toda a estrutura óssea nessa porção anteroinferior da mandíbula recebe o mesmo nome: mento.

Óssea

A crista da linha média é o ponto onde houve fusão das duas metades da mandíbula fetal; a crista avoluma-se superiormente dando a protuberância mental, de forma triangular. De cada lado das porções laterais, entre os dentes pré-molares, encontra-se o forame mentoniano. Na borda inferior, junto à rafe mediana, encontra-se a fossa digástrica (Figura 70.1).

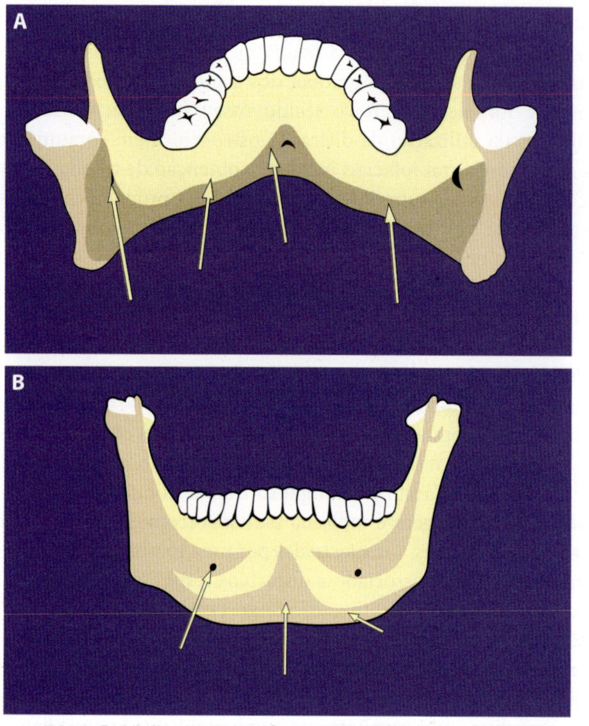

Figura 70.1 A. Vista posterior da mandíbula com setas apontando a inserção dos músculos posteriores e forame de entrada do ramo mandibular do nervo trigêmeo; **B.** Vista anterior da mandíbula (setas), forame mentoniano e inserção dos músculos anteriores.

Muscular

São dois grupos de músculos.

- Músculos anteriores:
  - O *depressor do ângulo da boca* origina-se da linha oblíqua da mandíbula e converge fundindo-se com outros músculos no ângulo da boca; desenha o ângulo da boca caudal e lateralmente
  - O *depressor do lábio inferior* é um músculo que surge da linha oblíqua da mandíbula e se insere na pele do lábio inferior, deprimindo-o e puxando-o lateralmente na mastigação
  - O músculo *mentual* surge da fossa incisiva da mandíbula e está preso à pele sobre o queixo. Ele eleva e projeta o lábio inferior. Todos os músculos citados são supridos pelo ramo marginal mandibular do nervo facial
- Músculos posteriores (têm origem na face lingual):
  - O *ventre anterior do digástrico* fixa-se à margem caudal da sínfise mandibular na rafe. É inervado através do ramo milo-hióideo do nervo alveolar inferior. O ventre posterior do músculo é inervado pelo nervo facial. Geralmente deprime a mandíbula e eleva e avança o osso hioide
  - O *milo-hióideo* é um músculo plano que se fixa anteriormente à linha milo-hióidea da mandíbula. Localiza-se profundamente ao ventre anterior do músculo digástrico e estende-se posteromedialmente, fixando-se à borda inferior do osso hioide. O milo-hióideo recebe sua inervação do ramo milo-hióideo da terceira divisão do nervo trigêmeo. Sua função é elevar o assoalho da boca e elevar e avançar o osso hioide para deprimir a mandíbula
  - O músculo gênio-hióideo é profundo e cefálico à porção medial do milo-hióideo. Estende-se da espinha mentual inferior, na face posterior da sínfise mentual, até a superfície anterior do corpo do osso hioide. É inervado pelo nervo hipoglosso através do primeiro nervo da coluna cervical. Eleva o osso hioide; quando fixado, deprime a mandíbula
  - O *genioglosso* é um músculo triangular paralelo ao plano mediano. Origina-se do tubérculo geniano superior e irradia em forma de leque. As fibras caudais são fixadas por uma fina aponeurose à parte cefálica da superfície anterior do corpo do hioide. As fibras médias passam posteriormente e as fibras superiores passam para cima e para frente para entrar na superfície ventral da língua. Esse músculo projeta o ápice da língua da boca. Seu nervo motor é um ramo do nervo hipoglosso (Figura 70.2).

Nervos

O nervo *alveolar inferior* é sensorial originário da terceira divisão do nervo trigêmeo. Ele transita por dentro do canal mandibular até transformar-se em *nervo mentoniano* ao emergir pelo forame de mesmo nome. *O nervo mentoniano* se divide abaixo do depressor do ângulo da boca em três ramos. Um desce até a pele do queixo e dois ramos ascendem até a pele e membranas mucosas do lábio inferior. O *nervo cutâneo anterior do pescoço* é outra fonte de inervação sensorial do queixo. Origina-se de C2 e C3 e circunda a borda posterior do músculo esternocleidomastóideo. Ele se divide abaixo

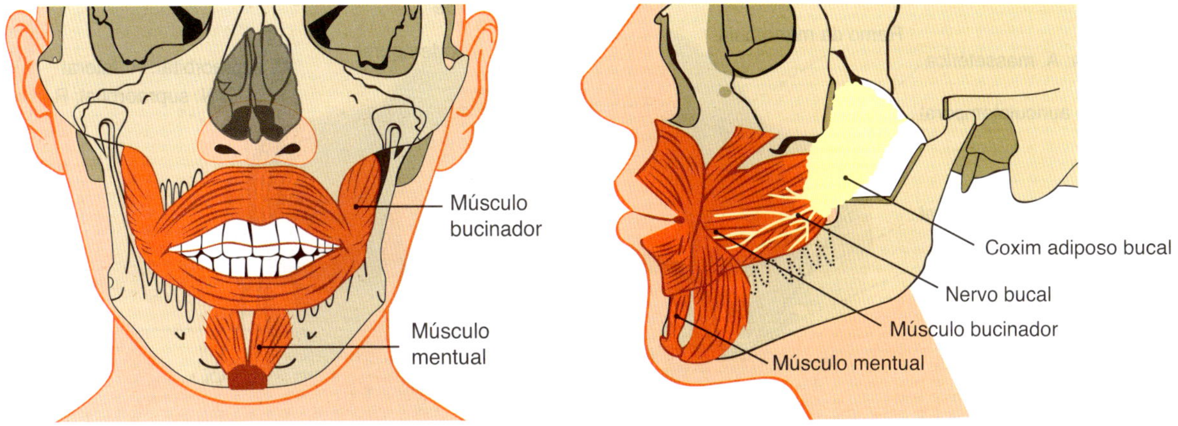

Figura 70.2 Musculatura perioral da face.

do platisma em ramos ascendentes e descendentes. O ramo ascendente passa para cima em direção às regiões submandibulares (Figura 70.3).

Suprimento sanguíneo

O *ramo labial da artéria facial* é o principal fornecedor de sangue para a pele e para o músculo do queixo. A *artéria alveolar inferior*, um ramo da artéria maxilar, fornece o suprimento primário para o osso. Caminha por dentro do canal mandibular e se divide no plano do forame mentoniano. O periósteo e os anexos da musculatura também fornecem parte do suprimento sanguíneo para a mandíbula. O sangue drena principalmente para as veias labiais, faciais e maxilares externas. Também drena através da veia mentoniana para o plexo pterigóideo, veias faciais posteriores e anteriores e veia jugular. Posteriormente, o queixo drena pela veia lingual (Figura 70.4).

ANÁLISE

O paciente candidato a uma mentoplastia deve ter uma análise facial completa e criteriosa, por meio de fotografias padronizadas e exames de imagem. A cefalometria é o estudo das medidas da face por uma radiografia que permite a análise bidimensional (mais comum utilizar-se a lateral direita), ou tridimensional, por meio do estudo de uma tomografia computadorizada tridimensional. A tomografia ainda permite uma análise da anatomia mandibular por meio de uma tomografia computadorizada e de sua reconstrução tridimensional. A partir do exame, pode-se estudar as raízes dos dentes, a posição do canal e do nervo alveolar inferior, e a relação do mento com as estruturas da face.[3] Hoje, com o avanço da tecnologia, é possível, ainda, o registro tridimensional da face e de sua textura por meio da técnica de estereofotogrametria tridimensional – permitindo associar planejamento e análise ao procedimento. Os dados obtidos por meio dessas ferramentas possibilitam analisar a anatomia do terço inferior da face e do mento (Figura 70.5).

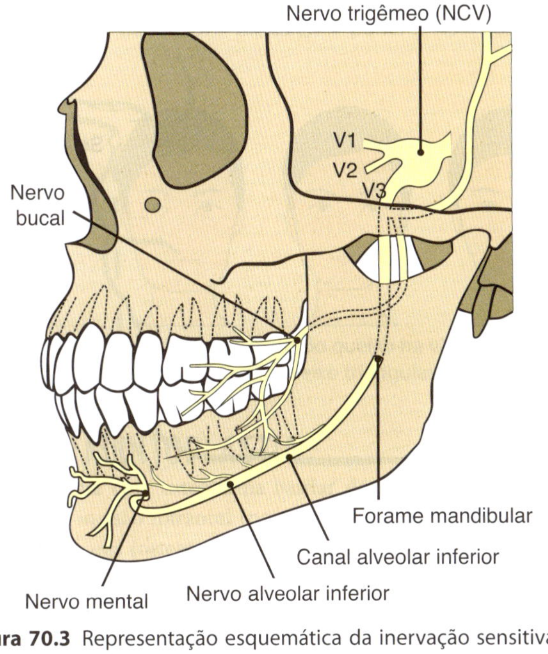

Figura 70.3 Representação esquemática da inervação sensitiva da mandíbula e mento.

Altura facial vertical

A face é dividida em terços horizontais. O terço superior se estende da linha do cabelo até a glabela, o terço médio da glabela até o subnasal e o terço inferior do subnasal até ao mento do tecido mole. Se a altura do terço inferior for maior que as outras, é classificada como macrogenia vertical, e se a distância for menor, é classificada como microgenia vertical. A média de altura do terço inferior da face em homens é de 81 mm e em mulheres, 71 mm. O terço inferior pode ser subdividido do subnasal ao estômio do lábio superior e do estômio ao mento (Figura 70.6).

A análise tridimensional cefalométrica e dentofacial permite diagnósticos faciais que orientam os melhores resultados e a discussão com o paciente sobre o procedimento a ser proposto.[4] Paciente com grandes alterações em maxila ou no posicionamento dos dentes podem ser direcionados a realizar uma cirurgia ortognática, em vez de um procedimento isolado no mento – assunto discutido neste capítulo (Figura 70.7).

Ao se analisar o terço inferior, é importante avaliar em conjunto a profundidade da prega labiomentoniana – o recuo entre o lábio inferior e o ponto B na mandíbula. Essa dobra tem normalmente 4 mm de profundidade, nas mulheres, e 6 mm, nos homens. Pacientes com diminuição da altura facial inferior tendem a apresentar dobras mais profundas. A proporção de alterações nos tecidos moles associadas ao avanço cirúrgico do mento é de 0,9 a 1,04 e, para redução cirúrgica, é de 0,6 a 1,0 (ver Figuras 70.6 a 70.8).

Ângulo cervicomental

O ângulo do queixo com o pescoço, ou ângulo cervicomental, deve ser de 105 a 120º, apresentando o vértice no hioide e linhas estendendo-se ao gnátio e à fúrcula esternal.[5] As ferramentas computadorizadas atuais permitem análise profunda de toda a anatomia, inclusive prevendo o recorte ósseo e criando guias para o correto desenho das osteotomias (ver Figura 70.8).

TÉCNICA CIRÚRGICA DA OSTEOPLASTIA DO MENTO

Osteotomia basilar do mento

Cirurgia que, por meio do corte ósseo (osteotomia) da região basilar, faz o seu reposicionamento conforme avaliado e programado no pré-operatório (Figura 70.9).

Técnica

A cirurgia deve ser realizada sob anestesia geral e, preferencialmente, utilizada a intubação nasotraqueal fixa, assim como na cirurgia ortognática. Após bloqueio anestésico local e infiltração local (utiliza-se solução com ropivacaína 0,75%, adrenalina 1:80.000 e ácido tranexânico), procede-se como a seguir:

- Para fixar a mandíbula e não permitir o seu movimento durante o ato operatório, é realizado o bloqueio maxilomandibular com utilização de fio aciflex 1 e parafusos de bloqueio, mantendo a mandíbula em oclusão e relação cêntrica
- O cirurgião se posiciona na cabeceira e o auxiliar abre o lábio inferior como um leque, exibindo ao cirurgião toda a parte interna do lábio. A incisão deve ser precisa para permitir uma dissecção adequada, mantendo ao menos 10 a 15 mm de mucosa livre na porção inferior da incisão para permitir a sutura adequada. A incisão pode ser feita com um eletrocautério ou bisturi (lâmina Nº 15) através da mucosa, estendendo-se entre os incisivos e já seccionando as fibras (horizontais) do músculo orbicular.[6,7] A dissecção deve ser criteriosa nesse momento, ao permitir a separação entre o músculo mentual, antes da seccioná-lo, e a exposição do osso subjacente (Figura 70.10)
- A dissecção segue subperiosteal sobre toda a superfície anterior do mento em direção à borda inferior da sínfise. Estende-se lateralmente até a localização do forame e nervo mentual, expondo a mandíbula na porção inferior ao nervo mentual. É importante identificar, mas evitar a manipulação excessiva, bem como a esqueletização do nervo mentual, a fim de previnir sequelas sensitivas
- Afastadores de Langenbeck ou afastadores de mento de Tessier são colocados em cada lado inferior ao nervo mentoniano e lateralmente à borda inferior. O desenho que tomará a osteotomia depende do planejamento cirúrgico prévio, e deve se distanciar das raízes dos dentes inferiores, bem como do canal mandibular
- É necessário proceder à marcação de um sulco central e dois laterais na linha média, perpendicular à osteotomia pretendida, a fim de permitir o controle dos movimentos e manter a linha média – o que é feito por meio de brocas ou serras piezoelétricas para cortical óssea. A mesma serra é utilizada para desenhar a osteotomia até a porção mais lateral da mandíbula, por debaixo do forame mentual (Figura 70.11)[8,9]

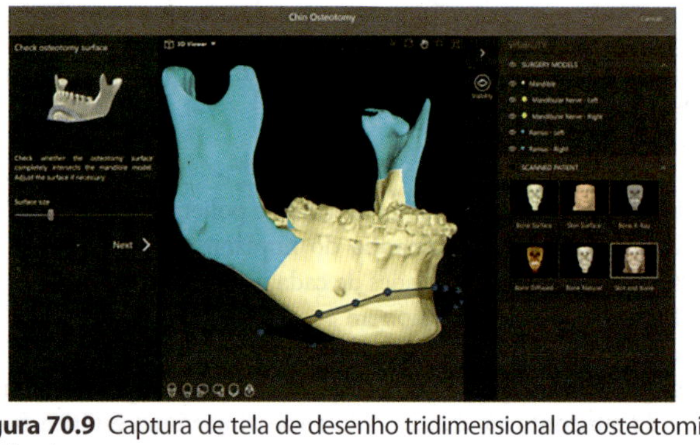

Figura 70.9 Captura de tela de desenho tridimensional da osteotomia basilar do mento.

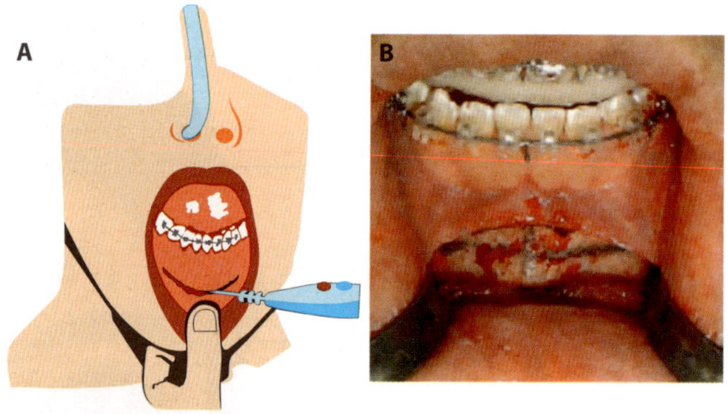

Figura 70.10 A. Incisão em região do mento; **B.** Descolamento subperiosteal do mento.

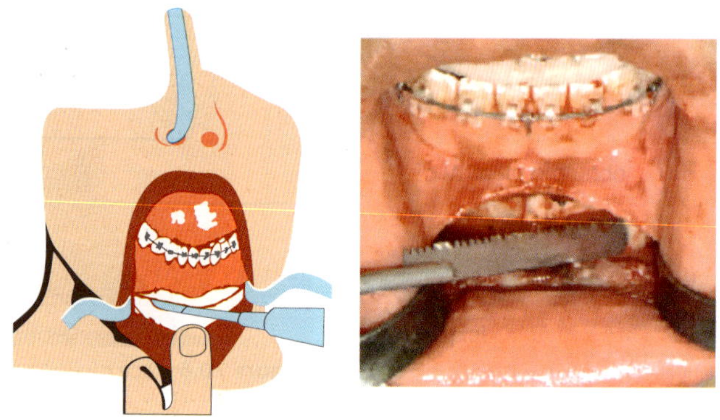

Figura 70.11 Utilização da serra reciprocante para a osteotomia basilar do mento.

- Um parafuso do sistema 2.0 deve ser parcialmente inserido na porção distal do mento para permitir a manipulação após a segmentação. O parafuso geralmente não é colocado na porção distal do queixo até que a osteotomia seja concluída. Em seguida, será mantido com um torcedor de fio que é usado como retrator para facilitar o reposicionamento e orientação da unidade distal do queixo (Figura 70.12)[8-10]
- A ferramenta utilizada para os recortes ósseos é uma serra reciprocante longa e de cabo longo. A osteotomia oblíqua do mento é iniciada na porção lateral em direção ao centro, com a serra reciprocante que se inicia angulada e vai tomando a posição perpendicular à medida que se direciona ao centro. A osteotomia tem maior altura no centro, reduzindo a porção segmentada do mento em direção às laterais. É importante perceber que a serra deve atingir toda a profundidade do mento até a cortical posterior para que ele se separe quando as osteotomias se unirem no centro[11]

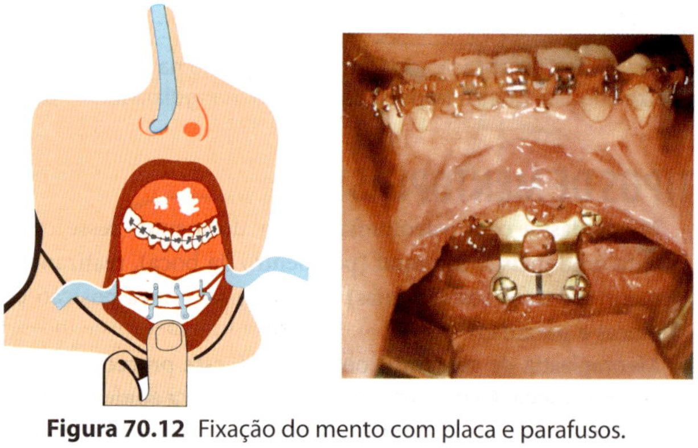

Figura 70.12 Fixação do mento com placa e parafusos.

- O planejamento deverá indicar qual o desenho da osteotomia a ser realizado. Para o encurtamento vertical do queixo, se for planejada uma redução vertical mais significativa, uma segunda osteotomia paralela à primeira é realizada na porção proximal (manter-se afastado das raízes dentárias) usando a serra recíprocante. Irregularidades ósseas ou rebordos pontiagudos são removidos usando uma broca de desgaste
- Para fixação do mento na nova posição, utiliza-se a técnica de fixação com miniplacas ou fixação com parafusos *lagscrew*. O segmento distal é mantido na posição desejada pelo auxiliar com a ajuda do parafuso de posicionamento de fio aciflex torcido. Na cirurgia de avanço ósseo, o mento é fixado na nova posição por meio de uma miniplaca pré-moldada de Paulus ou Chin, fixada por, ao menos, quatro parafusos (dois no segmento distal e dois no proximal). Fixações adicionais podem ser realizadas com parafusos ou placas retas. Havendo uma distância (*gap*) muito grande entre os rebordos ósseos, é necessária a fixação de um enxerto interposicional (autoenxerto, bloco de hidroxiapatita ou outro substituto ósseo) (ver Figura 70.12)[12]
- Com a finalização da osteoplastia e fixação do mento na nova posição, o parafuso de posicionamento é removido. A sutura da musculatura é realizada com fios absorvíveis de ácido poliglicólico (Vycril®). Cada músculo deve ser suturado individualmente para evitar complicações; primeiro, a musculatura mentual e depois, o orbicular. A sutura da mucosa é feita, preferencialmente, com fio absorvível monofilamentar, como o Monocryl® (policaprolactona).[13]

COMO CONSEGUIR UM BOM RESULTADO NA MENTOPLASTIA

Toda uma avaliação facial deve ser realizada a fim de que o procedimento atinja o objetivo adequado. É essencial uma boa avaliação clínica da face, considerando:

- Diagnóstico maxilomandibular: protusão, retrusão ou outras alterações dos maxilares devem sempre ser analisadas antes de um procedimento cirúrgico no mento. Deve-se considerar a altura facial e a projeção sagital do mento, bem como o posicionamento dos ponto-A-ponto-B, individualizando o perfil facial na posição natural da cabeça
- Avaliação da oclusão dentária: posição e inclinação dos dentes influenciam o desenho de toda a face. Projeção anterior dos incisivos (vestibularização) tensiona o lábio, e, posteriormente (lingualização) remove a sustentação levando à frouxidão do contorno labial
- Condição de todo o envoltório de tecidos moles ao redor da base óssea
- A projeção do pogônio deve se basear na sua distância horizontal do ponto B, não devendo se estender entre 3 e 5 mm anterior ao ponto B. O mento mais projetado não terá aspecto atraente. Mas também se o pogônio não se projetar o bastante, não irá marcar suficientemente o perfil[10]
- Necessidade de basear a modificação da projeção do mento em um bom diagnóstico do contorno facial, caso contrário, torna-se improvável um sucesso cirúrgico.

Dez dicas de como acertar na mentoplastia

O queixo é uma das características faciais mais marcantes. Pode parecer uma estrutura fácil de alterar, mas focar no queixo sem considerar completamente a morfologia facial pode ter efeitos inesperados e indesejados na estética geral. Evitar armadilhas durante a avaliação estética do queixo do paciente e durante a execução cirúrgica de uma genioplastia óssea é essencial para a obtenção de um resultado favorável.[11-13]

1. Ao realizar análise facial de um queixo retrusivo ou protrusivo, colocar o paciente na posição natural da cabeça e a mandíbula na posição de repouso (ou seja, com os côndilos assentados e com dentes em oclusão sem forçar). Os lábios devem estar relaxados. Dessa forma, é possível desmascarar qualquer deformidade dentofacial básica (p. ex., faces curtas ou longas) e uma impressão mais exata de qualquer desproporção verdadeira do queixo.
2. O exame visual direto (sem transferidores ou réguas) para avaliar as proporções faciais gerais e assimetrias notáveis, direciona o bom observador ao diagnóstico mais preciso.
3. A possível vantagem da genioplastia aloplástica (implante de mento) é ser um procedimento aparentemente mais fácil de executar e, muitas vezes, considerado menos invasivo. No entanto, conta com uma incidência maior de infecção do que uma osteotomia do mento, ocorrência que pode surgir, inclusive anos depois. Ainda há o risco de erosão óssea subjacente ao implante. A genioplastia óssea é versátil em todos os três planos e tem resultados comprovados e duradouros, sem preocupações com infecção, erosão óssea ou migração.
4. Ao se incisar a mucosa vestibular é imprescindível manter um coxim de 1 cm de mucosa livre a fim de permitir a correta sutura ao final. Durante a dissecção dos tecidos, para expor a superfície óssea do queixo, evite a dissecção subperiosteal acima do feixe neurovascular mentual para limitar a extensão da contusão e estiramento do nervo e a possibilidade de avulsão.
5. Na redução vertical e recuo posterior, o movimento deve seguir o longo eixo da proeminência do queixo. Isso evitará desníveis na junção da osteotomia do mento e na borda inferior da mandíbula e permitirá a melhor conformação dos tecidos moles.
6. Ao usar a microsserra reciprocante para completar a face posterior (lateral) da osteotomia oblíqua do mento, deve-se ter atenção especial ao bordo inferior/posterior. Caso a osteotomia seja incompleta, podem ocorrer fraturas indesejáveis, tornando o resultado irregular. Isso é evitado ao se inserir a serra no bordo lateral, garantindo que ela atinja até o fim da cortical posterior durante todo o trajeto até a linha média. Repetir o procedimento no outro lado, e, ao encontrar as osteotomias no centro, a separação do mento deve ser passiva.
7. Grandes degraus devem ser minimizados com brocas de desgaste, enxertos ósseos ou de contorno. Nas grandes reduções, é interessante a ressutura da musculatura para evitar piora do ângulo cervicomentual.
8. Quando há necessidade de remoção de um implante aloplástico, a morfologia do queixo geralmente é melhor restaurada com uma genioplastia óssea. Reavaliar a morfologia maxilofacial geral é essencial antes de prosseguir com a cirurgia. Uma desarmonia maxilo-mandibular basal pode estar presente e necessitar de reconstrução.
9. Antes de se completar a osteotomia oblíqua, a fixação temporária de um parafuso, parcialmente inserido no segmento mais distal, é útil para facilitar o posicionamento do mento antes da fixação da osteotomia. Pode ser posicionado com utilização de um fio de aço e/ou uma pinça de preensão como um porta-agulhas para fio de aço.
10. As marcações da linha média do mento ósseo com entalhes verticais perpendiculares à osteotomia horizontal são de grande auxílio na manutenção da simetria do mento antes da fixação com as placas e parafusos.

RESULTADOS

Após a cirurgia, os pacientes geralmente experimentam inchaço e desconforto temporários, que podem ser gerenciados com medicação prescrita pelo cirurgião. É importante seguir as orientações pós-operatórias rigorosamente para garantir uma recuperação bem-sucedida.

O resultado da mentoplastia pode ser apreciado após algumas semanas, quando o edema diminui completamente. Os pacientes geralmente relatam melhoria significativa na harmonia facial e na autoestima (Figuras 70.13 a 70.16).

COMPLICAÇÕES

Complicações, como deiscência de ferida e infecção, são raras após genioplastia óssea. Pouco comum, mas se um hematoma ocorrer, deve ser drenado para prevenir infecção. A desvitalização dentária pode ser evitada realizando-se a osteotomia pelo menos 30 mm abaixo do plano oclusal. A exposição da raiz dentária manifesta-se pela retração caudal da gengiva, causando exposição da parte sensível do dente, o que é extremamente doloroso. Isso pode ser evitado deixando-se distância suficiente entre a incisão e a linha gengival da mucosa aderida. Vários graus de alterações da sensibilidade podem ocorrer em metade dos pacientes submetidos à genioplastia óssea. A etiologia geralmente é a tração do nervo, que é transitória, mas também pode ocorrer avulsão do nervo e consequente anestesia permanente da porção do lábio inferior.[13,14]

A ptose dos tecidos moles pode ocorrer em virtude da redução excessiva da parte óssea bem como da genioplastia redutora. A retração do lábio inferior geralmente se deve à reparação inadequada do músculo mentual, por isso atenção especial deve ser dada a essa etapa. Outras complicações, como assimetria, correção excessiva, correção insuficiente e irregularidades, podem ocorrer. O planejamento adequado, com execução precisa e fechamento meticuloso, pode minimizar complicações e resultados desagradáveis.[15,16]

IMPLANTES ALOPLÁSTICOS DO MENTO

Vários implantes, como silicone sólido (Silimed®) e polietileno poroso (Medpor®), são comumente utilizados. O implante de silicone sólido está facilmente disponível e é simples de esculpir. Uma

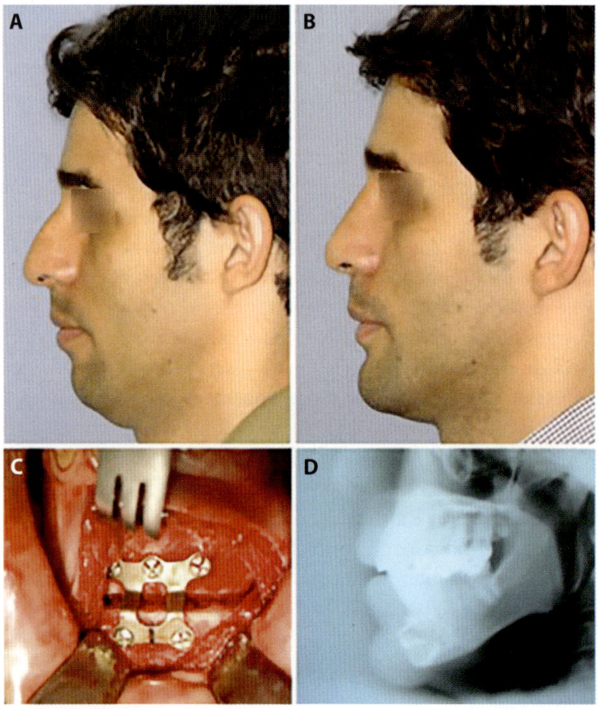

Figura 70.13 Caso 1. **A.** Pré-operatório; **B.** Pós-operatório; **C.** Fixação interna rígida; **D.** Radiografia lateral do controle pós-operatório.

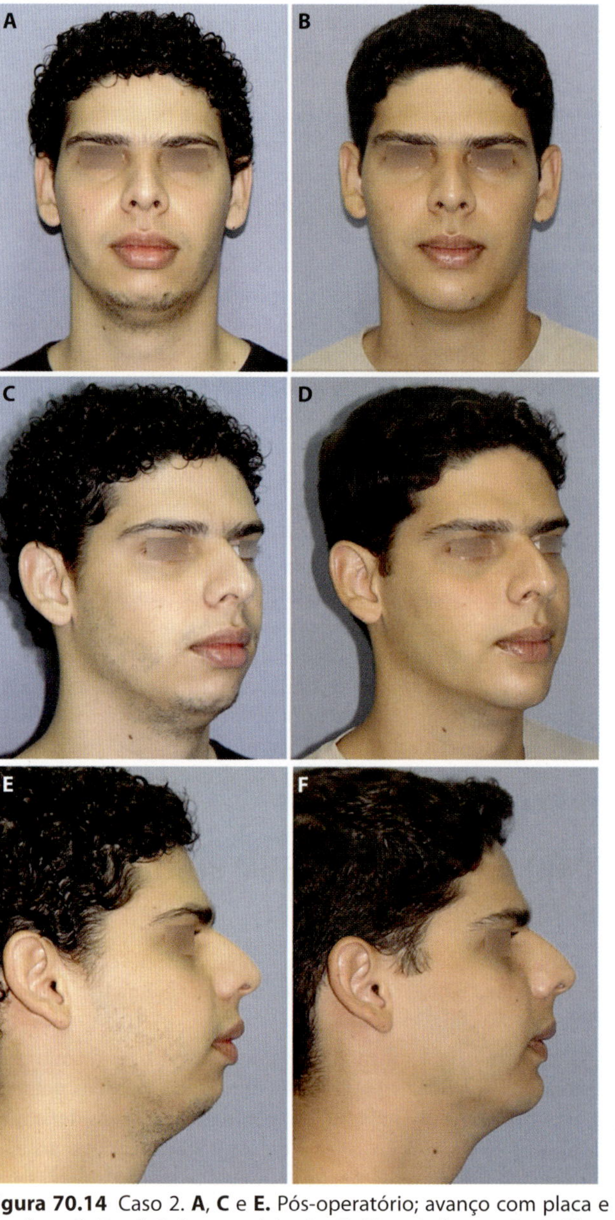

Figura 70.14 Caso 2. **A**, **C** e **E.** Pós-operatório; avanço com placa e parafuso; **B**, **D** e **F.** Pré-operatório; **A** e **B.** Vista de frente; **C** e **D.** Vista de perfil; **E** e **F.** Vista de perfil.

cápsula é formada ao redor do implante, o que pode facilitar a remoção, mas também funciona como fonte de infecção. Medpor® é um implante estável, inerte e poroso. A porosidade apresenta a vantagem de fixação e prevenção da formação de cápsula. A vantagem adicional do Medpor® é que ele pode ser contornado e moldado pelo calor durante a operação (Figura 70.17).

Para aumento do mento por implante aloplástico, a sedação intravenosa com anestesia local é suficiente para implante simples. Pode ser realizada no ambulatório. Mas a anestesia geral pode ser necessária se implantes mais complexos ou implante de mandíbula forem considerados. O acesso ao mento é possível por meio de uma incisão submentoniana (entretanto, cria uma cicatriz visível) ou intraoral (cicatriz oculta). A abordagem intraoral para inserção do implante não aumenta a chance de infecção. Uma incisão intraoral é colocada cerca de 1 cm acima do sulco para sutura adequada ao fim.

O leito receptor para o implante aloplástico é dissecado no plano subperiosteal. A fixação rígida só é possível quando o implante é colocado no espaço subperiosteal. A fixação rígida é preferida em

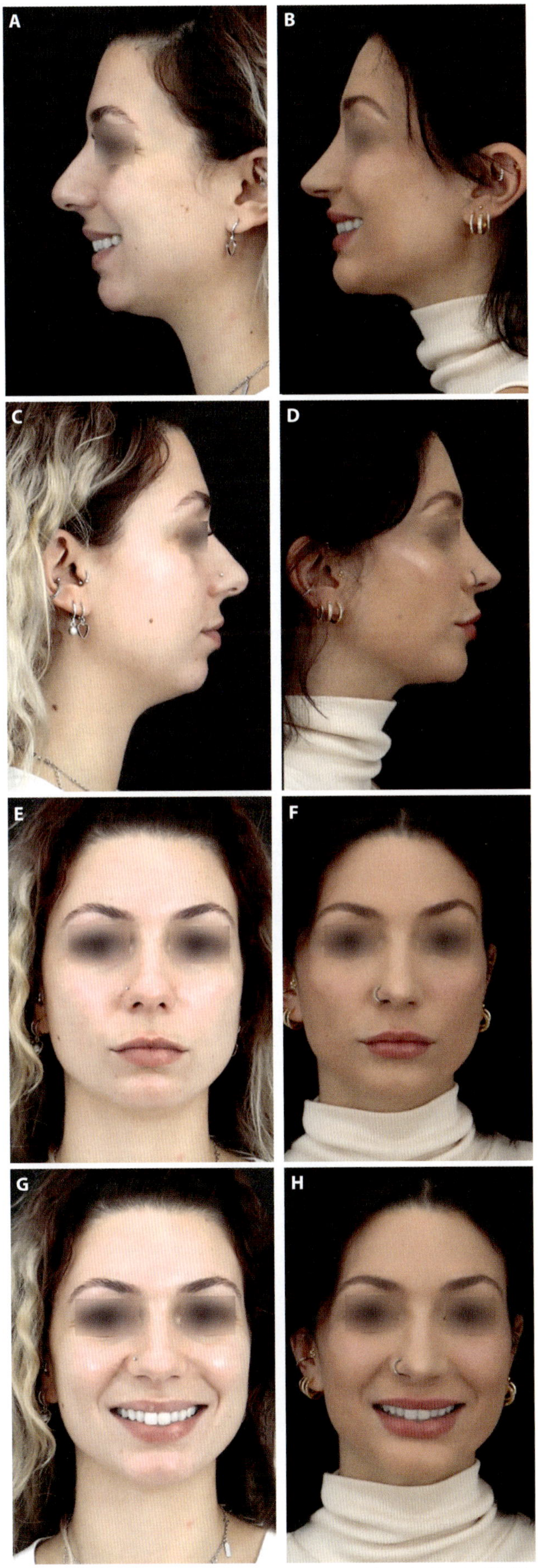

Figura 70.15 Caso 3. **A**, **C**, **E** e **G**. Pré-operatório; **B**, **D**, **F** e **H**. Pós-operatório; prótese de mento de silicone.

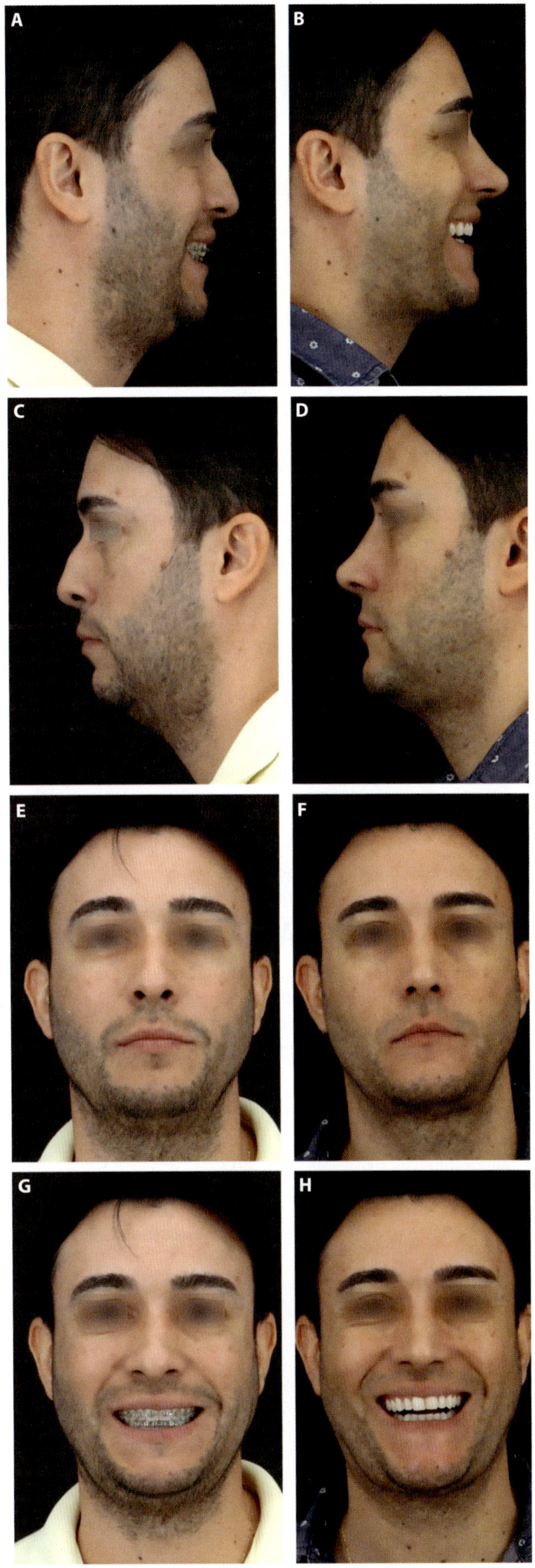

Figura 70.16 Caso 4. **A**, **C**, **E** e **G**. Pré-operatório; **B**, **D**, **F** e **H**. Pós-operatório; avanço com placa e parafusos

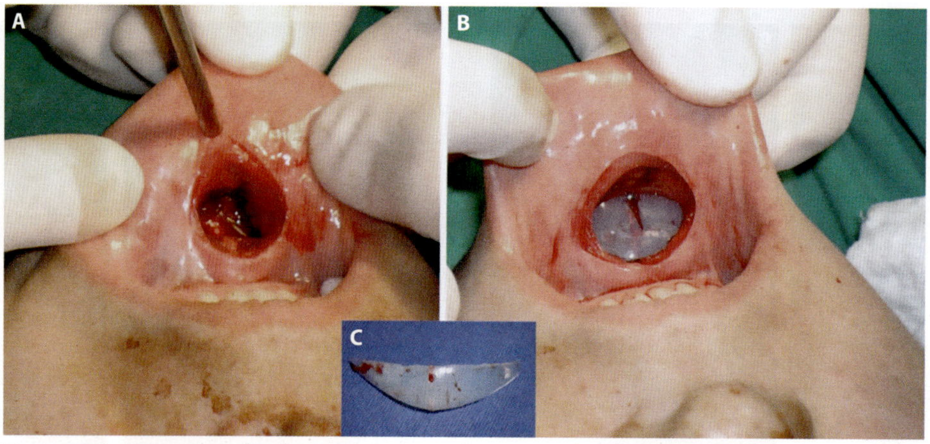

Figura 70.17 Mentoplastia com prótese de silicone. **A.** Incisão e disseção; **B.** Prótese posicionada; **C.** Prótese antes de ser colocada.

todos os casos. Em primeiro lugar, por impedir a mobilidade do implante. Frequentemente, o implante de queixo se move para cima, pela tração do músculo mentual, se não for fixado. A fixação no plano subperiosteal aumenta a adaptação do implante à superfície do osso e reduz o espaço morto, o qual pode fornecer potencial para acúmulo de hematoma e infecção.

A adaptação inadequada pode resultar em problemas de contorno, como correção excessiva, assimetria ou irregularidades.

O descolamento subperiosteal é estendido até as dimensões precisas do implante. Se a bolsa for muito espaçosa, a probabilidade de mobilidade do implante aumenta e o posicionamento preciso é difícil. Se estiver muito apertada, o implante pode entortar ou prender o tecido sobrejacente, causando problemas de contorno.[17]

Infecção, extrusão do implante, mau posicionamento ou migração, contorno irregular da camada sobrejacente da pele, dor ou desconforto, reabsorção óssea e hipoestesia são possíveis complicações da inserção de implante aloplástico.

CONSIDERAÇÕES FINAIS

A mentoplastia é um procedimento cirúrgico que deve fazer parte do rol do cirurgião de face. Um procedimento com baixo risco de complicações, seguindo-se as técnicas adequadas, além de apresentar um grande potencial para gerar benefícios estéticos permanentes.

REFERÊNCIAS BIBLIOGRÁFICAS

1. Meneghini F, Biondi P. Clinical facial analysis: Elements, principles, and techniques. Berlin: Springer; 2012.
2. Naini FB. Facial aesthetics: Concepts and clinical diagnosis. Chichester, West Sussex: Wiley-Blackwell; 2011.
3. Naini FB. Orthognathic surgery: Principles, planning and practice. Chichester, West Sussex: Wiley-Blackwell; 2017.
4. Neligan P. Plastic surgery. London: Elsevier; 2018.
5. Park S. Facial bone contouring surgery: A practical guide. Singapore, Springer Singapore: Springer; 2018.
6. Posnick JC. Orthognathic surgery: Principles and practice. Amsterdam: Elsevier; 2023.
7. Reyneke JP. Essentials in orthognathic surgery. Batavia: Quintessence Publishing, 2003.
8. Bell WH, Proffit WR, White RP. Surgical correction of dentofacial deformities. Philadelphia: Saunders;1980. p. 1210-80.
9. Sullivan SM. Genial procedures in oral and maxillofacial surgery. Rio de Janeiro: Fonseca; 1999.10.
10. Epker BN, Stella JP, Fish LC. Dentofacial deformities. Integrated Orthodontic and Surgical Correction. 2nd ed. London: St Louis Mosby; 1994, v. I.
11. Reyneke JP, Johnson T, van der Linden WJ. Screw osteosynthesis compared with wire osteosynthesis in advancement genioplasty: A restrospective study of skeletal stability. Brit J of Maxillofac Surg [Intrnet]. 1997 [Acesso em: 2024 Jul];35:352-6.
12. Bell WH, Brammer JA, McBride KL, Finn RA. Reduction genioplasty: Surgical techniques and soft tissue changes. Oral Surg Oral Med Oral Pathol [Internet]. 1981 [Acesso em: 2024 Jul];51:471.
13. Hinds EL, Kent JN. Genioplasty: The versatility of horizontal osteotomy. J Oral Surg [Internet]. 1969 Sep [Acesso em: 2024 Jul]; 27(9):690-700.
14. Precious DS, Armstrong JE, Morais D. Anatomical placement of fixation devices in genioplasty. Oral Surg Oral Med Oral Pathol [Internet]. 1992 Jan [Acesso em: 2024 Jul];73(1):2-8.
15. Precious DS, Delaire J. Correction of anterior mandibular vertical excess: The functional genioplasty. Oral Surg Oral Med Oral Pathol [Internet]. 1985 Mar [Acesso em: 2024 Jul];59(3):229-35.
16. Wessberg GA, Wolford LM, Epker BN. Interpositional genioplasty for the short face syndrome. J Oral Surg [Internet]. 1980 Aug [Acesso em: 2024 Jul];38(8):584-90.
17. Epker BN, Stella JP. Systematic aesthetic evaluation of the neck for cosmetic surgery. Oral Maxillofac Surg Clin North Am [Internet]. 1990 May [Acesso em: 2024 Jul];2(2):217-32.

CAPÍTULO 71

Uso de Aloplásticos em Cirurgia Craniofacial

Alfredo Lara Gailard • Pedro Fragoso de Almeida

INTRODUÇÃO

Enxertos aloplásticos são materiais sintéticos ou artificiais usados em cirurgias para substituir ou reconstruir tecidos humanos. Diferentes dos enxertos autógenos, que são coletados do próprio paciente, os aloplásticos são feitos de materiais como polímeros sintéticos, metais e cerâmicas, projetados para serem biocompatíveis e seguros.[1] Eles são amplamente empregados em áreas como cirurgia plástica, odontologia, ortopedia e craniomaxilofacial, oferecendo suporte estrutural, corrigindo defeitos e melhorando a função ou estética.[2] Uma vantagem significativa dos enxertos aloplásticos é evitar a necessidade de extrair tecido do próprio paciente, reduzindo complicações.

Os implantes faciais são usados em uma gama de procedimentos, como reconstrução pós-traumática, correção de anomalias congênitas e melhorias estéticas. Eles são aplicados em diversas áreas do rosto, incluindo nariz, maçãs do rosto, órbita ocular, crânio, mandíbula e queixo, em procedimentos variados como rinoplastia e reconstrução orbital.[3] Anteriormente, o aumento facial era feito principalmente com enxertos ósseos do próprio paciente, mas os avanços nos materiais aloplásticos trouxeram alternativas mais eficazes. Esses implantes aloplásticos oferecem vantagens como uma ampla variedade de modelos e formas, além de reduzir complicações associadas aos enxertos ósseos, como a reabsorção. Eles também proporcionam benefícios aos cirurgiões, como facilidade de modelagem e precisão estética, reduzindo o tempo de cirurgia e melhorando os resultados em comparação com técnicas convencionais.[4]

Apesar dessas vantagens, os implantes faciais aloplásticos não estão isentos de problemas. Embora existam diversos tipos de materiais, o implante ideal deve apresentar equilíbrio entre integridade estrutural e maleabilidade, além de ser bioinerte para evitar inflamação. A ausência de qualquer uma dessas características pode resultar em complicações, incluindo infecção ou inflamação pós-operatória, explante ou migração do enxerto, hematoma local ou deiscência da ferida e, em última instância, um resultado estético insatisfatório.[4]

TIPOS DE ENXERTOS ALOPLÁSTICOS

Polímeros sintéticos

Polímeros sintéticos são macromoléculas criadas artificialmente, formadas por unidades monoméricas repetitivas ligadas covalentemente, resultando em estruturas longas e complexas. Esses polímeros são versáteis, adaptando-se para diversas propriedades físicas e químicas, o que os torna úteis em várias aplicações. Eles são estáveis, resistentes à degradação química e influências ambientais, e moldáveis, o que permite criá-los em diferentes formas e tamanhos. Além disso, alguns são biocompatíveis, adequados para uso em dispositivos médicos e implantes.[5]

Os polímeros mais utilizados como materiais aloplásticos são apresentados a seguir.

Polimetilmetacrilato

O polimetilmetacrilato (PMMA) é um polímero aloplástico de destaque, conhecido por sua transparência óptica, resistência ao impacto, rigidez e, especialmente, sua biocompatibilidade em aplicações médicas. Esse polímero que, quimicamente, deriva do éster metílico do ácido acrílico, apresenta-se como um sólido transparente e incolor, similar ao vidro. Sua moldabilidade facilita o uso em cirurgias craniomaxilofaciais para reconstrução óssea, preenchimento facial e fixação temporária (Figura 71.1; Vídeo 71.1). Embora disponível em formas variadas, incluindo cimentos ou pastas, é importante destacar que a forma líquida do PMMA é desaconselhada para uso injetável devido a complicações potenciais a longo prazo. O PMMA endurece rapidamente após aplicação, oferecendo suporte estrutural imediato, mas sua biodegradação limitada e a necessidade de ajustes pós-operatórios requerem uma análise cuidadosa dos riscos e benefícios antes de sua escolha e utilização.[6,7]

Polietileno poroso

O polietileno poroso, um polímero sintético derivado do polietileno termoplástico, é amplamente empregado em cirurgias craniomaxilofaciais devido à sua estrutura porosa controlada, biocompatibilidade e resistência mecânica. Esse material, com sua porosidade ajustável, permite a integração com tecidos circundantes e oferece suporte estrutural, sendo útil para preenchimentos faciais e reconstrução óssea. Durante a cirurgia, ele pode ser moldado e ajustado conforme necessário (Figura 71.2). Apesar de sua biodegradabilidade limitada, o polietileno poroso é uma escolha versátil na cirurgia craniomaxilofacial, necessitando de uma avaliação cuidadosa das necessidades do paciente e do procedimento específico.[8]

Enxertos poliéter-éter-cetona

O poliéter-éter-cetona (PEEK) é um termoplástico semicristalino de alta performance, parte da família das poliariletercetonas, amplamente utilizado na medicina, especialmente em cirurgias craniomaxilofaciais. Esse polímero se destaca pela sua resistência mecânica, comparável a alguns metais, estabilidade térmica, isolamento elétrico, resistência química, biocompatibilidade e radiotransparência. Na cirurgia craniomaxilofacial, é utilizado para implantes cranianos, placas, parafusos, dispositivos de fixação e como alternativa aos enxertos ósseos. Pode ser processado por

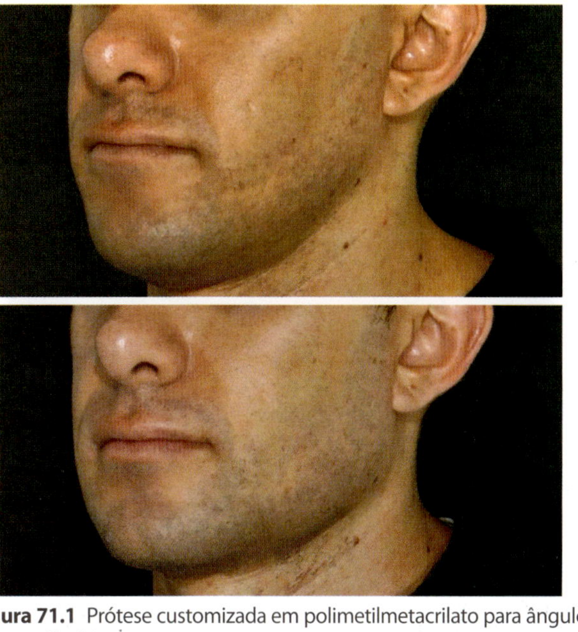

Figura 71.1 Prótese customizada em polimetilmetacrilato para ângulo de mandíbula.

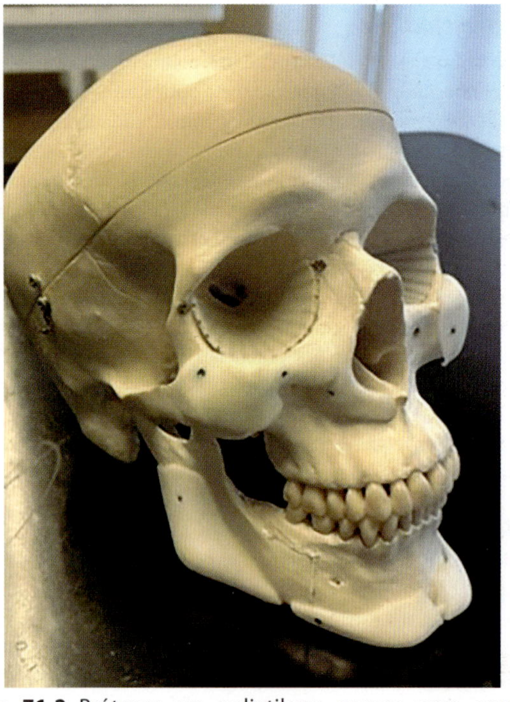

Figura 71.2 Próteses em polietileno poroso para contorno facial completo.

injeção ou moldagem, adaptando-se às necessidades cirúrgicas específicas e complexas (Figura 71.3). Apesar de seu custo mais elevado, as propriedades únicas do PEEK e sua durabilidade frequentemente justificam sua escolha, embora a compatibilidade com raios-X possa variar conforme a espessura do material.[9,10]

Polissiloxano (silicone)

O polissiloxano é um polímero criado a partir da interligação de silicone e oxigênio [SiO(CH3)2] com grupos laterais metila, e, como tal, é o único polímero de cadeia sem carbono usado em implantação médica. O silicone sólido, ou borracha de silicone, usado para implantes faciais é uma forma vulcanizada de polissiloxano.

O silicone sólido apresenta as seguintes vantagens: pode ser esterilizado por vapor ou irradiação, pode ser esculpido com tesoura ou bisturi e pode ser estabilizado com parafuso ou sutura. Devido à sua superfície lisa, pode ser removido facilmente. As desvantagens incluem a tendência de causar reabsorção do osso subjacente, principalmente quando usado para aumentar o queixo (Vídeo 71.2).

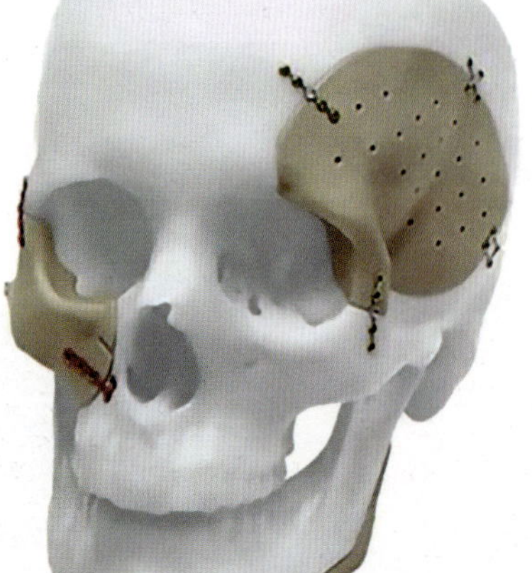

Figura 71.3 Próteses polieter-eter-cetona customizadas.

Outra desvantagem é o potencial de migração, se não for corrigido; e o potencial de sua cápsula fibrosa tornar-se visível quando colocada sob uma fina cobertura de tecido mole.[11,12]

Enxertos de metal

Na cirurgia craniomaxilofacial, enxertos aloplásticos metálicos, particularmente ligas de titânio e titânio revestido com hidroxiapatita, são comumente empregados para reconstrução óssea e fixação de estruturas faciais.

Ligas de titânio são valorizadas em cirurgias craniomaxilofaciais por sua biocompatibilidade, resistência mecânica, leveza e integração óssea. Sua composição pode incluir alumínio e vanádio. O titânio revestido com hidroxiapatita combina a resistência do titânio com a osteocondutividade da hidroxiapatita, melhorando a integração biológica. Ambos são utilizados para reconstrução óssea, fixação e implantes. No entanto, enquanto o titânio é radiopaco, facilitando sua visualização em exames de imagem, a hidroxiapatita pode interferir na clareza das imagens, um fator importante a considerar na escolha do material adequado para cada paciente e procedimento.

A decisão entre usar ligas de titânio ou titânio revestido com hidroxiapatita em cirurgias craniomaxilofaciais depende das exigências específicas do procedimento, das necessidades do paciente e das preferências do cirurgião. Ligas de titânio, compostas principalmente de titânio com adição de elementos como alumínio e vanádio, são escolhidas por suas propriedades ajustáveis.[13,14] As ligas comuns incluem a Ti-6Al-4V e a Ti-6Al-7Nb, variando em composição conforme a aplicação desejada. Ambas as opções têm vantagens únicas, influenciando a escolha do material mais adequado para cada caso clínico.

A liga Ti-6Al-4V, composta por 90% de titânio, 6% de alumínio e 4% de vanádio, destaca-se por sua excelente biocompatibilidade e resistência mecânica, sendo cerca de quatro vezes mais forte que o titânio puro. Leve, mantém suas propriedades mecânicas em diferentes temperaturas e apresenta alta resistência à corrosão.

A liga Ti-6Al-7Nb, contendo 87% de titânio, 6% de alumínio e 7% de nióbio, também é biocompatível e oferece boa resistência mecânica. Essa liga tem melhor ductilidade e a adição de nióbio melhora a integração biológica, favorecendo a formação óssea ao redor dos implantes.

Ambas as ligas caracterizam-se por sua dureza significativa, resistindo a cargas mecânicas, e são avaliadas por meio de testes de dureza, como Vickers ou Brinell. Apesar de sua dureza, essas ligas são projetadas para oferecer suporte estrutural sem comprometer a compatibilidade biológica com o corpo humano.

Enxertos de cerâmica

Os implantes aloplásticos são feitos de materiais cerâmicos, utilizados em diversas áreas da medicina, incluindo a cirurgia craniomaxilofacial. Esses materiais oferecem características específicas que os tornam atraentes para procedimentos cirúrgicos, incluindo a reconstrução óssea.[15] A seguir, são apresentados detalhes sobre os enxertos de cerâmica mais comumente utilizados.

Hidroxiapatita

A hidroxiapatita (HÁ), um mineral cerâmico composto por fosfato de cálcio, é biocompatível e osteocondutiva, estimulando a formação de novo osso. Sua estrutura cristalina se assemelha à do osso humano, promovendo a regeneração óssea. Além disso, é radiotransparente, facilitando o acompanhamento pós-operatório em exames de imagem.

Disponível em diferentes formas, como pó, blocos, parafusos ou grânulos, a hidroxiapatita pode ser adaptada às necessidades do procedimento. Ela pode ser reabsorvida gradualmente pelo corpo, substituída por osso natural, e oferece dureza e estabilidade adequadas.[16]

Além disso, não contém metais, minimizando o risco de reações alérgicas. O custo dos enxertos de hidroxiapatita é geralmente competitivo, tornando-os uma opção atrativa em relação a outros materiais aloplásticos.

Fosfato tricálcico

O fosfato tricálcico (TCP), uma cerâmica biocompatível, composta de fosfato de cálcio, é amplamente utilizado em enxertos ósseos aloplásticos. Suas características incluem a osteocondutividade, fornecendo um ambiente favorável para o crescimento ósseo, bem como a capacidade de ser gradualmente reabsorvido pelo corpo, permitindo a substituição por tecido ósseo natural.

O TCP é eficaz em procedimentos de reconstrução óssea e pode servir como alternativa aos enxertos ósseos autólogos, evitando a necessidade de extração de tecido do próprio paciente. É frequentemente disponibilizado em pó, blocos ou granulados, oferecendo flexibilidade de uso.[16]

Um aspecto notável do TCP é a sua taxa de reabsorção controlável, crucial para manter a estabilidade estrutural durante a cicatrização. Sua radiotransparência permite a visualização em exames de imagem, facilitando o acompanhamento pós-operatório. Além disso, o custo do TCP é geralmente competitivo, tornando-o uma opção acessível em comparação com outros materiais aloplásticos.

Alumina

A alumina, ou óxido de alumínio (Al_2O_3), é uma cerâmica de alta pureza e densidade utilizada em enxertos aloplásticos na medicina. É composta principalmente de alumínio e oxigênio, destacando-se por sua pureza, dureza elevada, excelente resistência mecânica e inércia química, sendo assim, não reage com tecidos biológicos.

Na cirurgia craniomaxilofacial, a alumina é aplicada na fabricação de implantes dentários, componentes protéticos, instrumentos cirúrgicos e em enxertos que exigem suporte estrutural significativo. Disponível como cerâmica monolítica ou como revestimento superficial para outros materiais, a alumina melhora a resistência ao desgaste.[16]

Seus desafios incluem a rigidez relativa, que pode limitar seu uso em aplicações em que a flexibilidade é necessária, e os processos de fabricação específicos, que podem influenciar o custo. A escolha de alumina em procedimentos cirúrgicos deve considerar as características do caso, as necessidades do paciente e as preferências do cirurgião, equilibrando resistência mecânica, biocompatibilidade e inércia química.

Zircônia

A zircônia (óxido de zircônio, ZrO_2) é uma cerâmica avançada utilizada em medicina, especialmente odontologia e cirurgia craniomaxilofacial. Suas principais características incluem estabilidade química, alta dureza, resistência mecânica, biocompatibilidade e radiotransparência.

Ela é aplicada na fabricação de implantes dentários, coroas, próteses e componentes articulares, como as articulações temporomandibulares, devido à sua resistência, durabilidade e capacidade de imitar a aparência natural dos dentes. A zircônia pode ser usada tanto em forma monolítica, para estruturas sólidas, quanto como revestimento superficial em outros materiais.[17]

Os desafios no uso da zircônia incluem técnicas específicas de fabricação, como sintetização a alta temperatura, que podem influenciar seu custo. Além disso, embora sua natureza de isolante elétrico seja geralmente vantajosa, a falta de condutividade elétrica pode ser uma limitação em certas aplicações. A zircônia também oferece opções de personalização em cor e translucidez, permitindo melhor imitação das características naturais dos tecidos orais.

Características dos enxertos de cerâmica

Enxertos de cerâmica na cirurgia craniomaxilofacial são valorizados por sua biocompatibilidade, osteocondutividade e ausência de reações alérgicas, que os tornam bem tolerados pelo corpo humano. Materiais como a hidroxiapatita e o fosfato tricálcico promovem o crescimento ósseo ao redor do enxerto. Além disso, sua radiotransparência facilita o acompanhamento pós-operatório em exames de imagem.

Esses enxertos podem ser fabricados em várias formas e tamanhos, adequados para reconstrução óssea, preenchimento facial, implantes cranianos e fixação óssea temporária. Entre os desafios estão a reabsorção gradual de certas cerâmicas, a rigidez relativa que pode afetar a transferência de carga, e o custo variável, embora geralmente competitivo com outras opções aloplásticas.[17]

A escolha de enxertos de cerâmica depende das exigências do procedimento, necessidades do paciente e preferências do cirurgião, ponderando-se vantagens e desafios para uma decisão bem-informada.

Implantes aloplásticos avançados

Implantes aloplásticos avançados são dispositivos cirúrgicos personalizados, feitos de materiais inovadores como cerâmicas, polímeros sintéticos e metais de alta performance. Esses implantes são projetados com o auxílio da bioengenharia para garantir biocompatibilidade, osteocondutividade e integração harmônica com tecidos biológicos.

Técnicas como a reconstrução 3D e a impressão 3D são essenciais para a personalização dos implantes, permitindo a criação de dispositivos que se ajustam perfeitamente à anatomia do paciente (Figura 71.4). Essas tecnologias utilizam dados de exames de imagem para desenvolver modelos digitais precisos, que guiam a fabricação de implantes sob medida.[18]

Os implantes aloplásticos avançados são aplicados em uma variedade de situações, incluindo reconstrução facial, implantes dentários e próteses articulares. Benefícios significativos incluem maior precisão cirúrgica, redução de complicações, aceleração da cicatrização e restauração eficaz da função e estética.

Desafios incluem a necessidade de validação clínica rigorosa, considerações éticas e regulatórias, além da questão da acessibilidade econômica. Esses implantes representam um avanço significativo na cirurgia craniomaxilofacial, oferecendo soluções personalizadas que melhoram os resultados para os pacientes.

Características e propriedades

Os enxertos aloplásticos avançados são otimizados para sucesso clínico com base em quatro características principais:

- Biocompatibilidade: essa propriedade assegura que os materiais interajam positivamente com tecidos biológicos, evitando reações adversas e rejeição. Os materiais são selecionados para não liberar substâncias tóxicas e passam por testes rigorosos para garantir a segurança

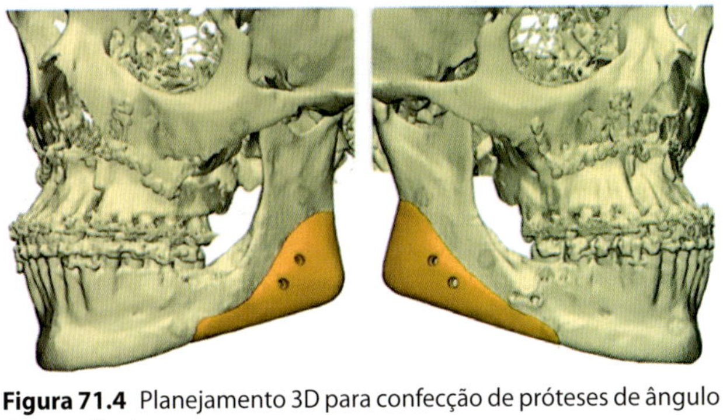

Figura 71.4 Planejamento 3D para confecção de próteses de ângulo de mandíbula.

- Estabilidade estrutural: refere-se à capacidade do enxerto de manter integridade e resistência, adaptando-se às forças fisiológicas sem falhas. A interface com tecidos adjacentes é crucial para minimizar estresse e complicações
- Resposta imunológica: os materiais são escolhidos para serem inertes, evitando reações imunológicas excessivas. A superfície do enxerto é projetada para reduzir a inflamação, e a interação com o sistema imunológico é cuidadosamente estudada
- Taxa de reabsorção: a velocidade de reabsorção do enxerto pelo corpo é controlada, facilitando a integração com o tecido ósseo e sincronizando com o processo de cicatrização.

A eficácia e segurança desses enxertos dependem do equilíbrio entre essas características. Pesquisas contínuas e avanços tecnológicos são fundamentais para melhorar ainda mais os implantes, impactando positivamente os resultados clínicos e a qualidade de vida dos pacientes.

INDICAÇÕES E APLICAÇÕES CLÍNICAS

Reabilitação avançada em cirurgia craniomaxilofacial

Fraturas craniofaciais: indicações e estratégias de enxertos

Na aplicação clínica de fraturas craniofaciais, o uso de enxertos é crucial para a restauração da estrutura, função e estética. O tratamento envolve uma abordagem inovadora, utilizando materiais avançados e personalização.[18]

- Suporte estrutural em fraturas:
  - Indicações: restauração óssea em fraturas cranianas ou faciais
  - Materiais: hidroxiapatita e fosfato tricálcico para preenchimento ósseo; ligas de titânio em fraturas complexas; polímeros sintéticos como PEEK para áreas de carga leve
- Redução de deformidades faciais:
  - Indicações: correção de deformidades estéticas ou funcionais
  - Materiais: alumina, para reconstrução estética; zircônia, para áreas exigindo resistência; PMMA, para modelagem precisa
- Considerações gerais:
  - Seleção de materiais: escolha baseada na necessidade específica da região afetada
  - Personalização: implantes personalizados garantem adaptação à anatomia do paciente
  - Integração óssea: materiais como hidroxiapatita são selecionados por promover a integração óssea
  - Avaliação clínica: avaliação detalhada é essencial para determinar a abordagem mais adequada.

Essa abordagem na aplicação clínica de fraturas craniofaciais destaca a importância da seleção cuidadosa de materiais e da personalização para otimizar os resultados clínicos.

Reconstrução de maxila e mandíbula: estratégias inovadoras para correção de defeitos ósseos e melhoria da função mastigatória

A reconstrução da maxila e mandíbula na cirurgia craniomaxilofacial é crucial tanto para a estética quanto para a função mastigatória. Este texto aborda estratégias avançadas de enxertos para correção de defeitos ósseos e melhoria da mastigação.[19]

- Correção de defeitos ósseos:
  - Indicações: defeitos resultantes de trauma, cirurgia oncológica ou anomalias congênitas (Figura 71.5)
  - Materiais: hidroxiapatita e fosfato tricálcico para preenchimento ósseo; ligas de titânio em reconstruções mandibulares; polímeros sintéticos como PEEK para adaptação personalizada

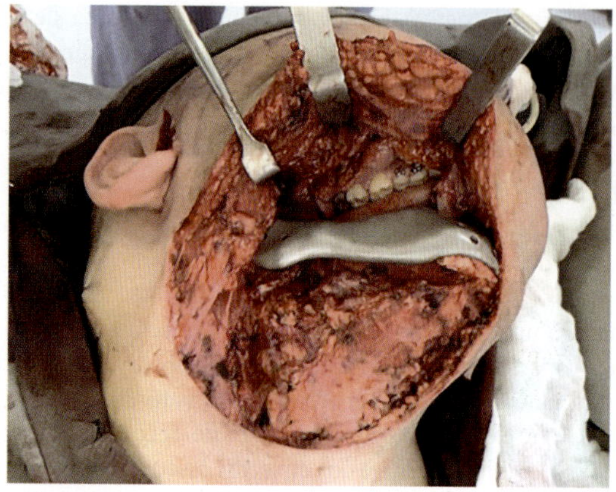

Figura 71.5 Prótese de titânio para reconstrução mandibular após ressecção tumoral.

- Melhoria da função mastigatória:
  - Indicações: restauração da capacidade de mastigação afetada por defeitos ósseos ou condições patológicas
  - Materiais: alumina e zircônia, para próteses dentárias; PMMA, em próteses personalizadas, melhorando a função e estética
- Considerações gerais:
  - Seleção de materiais: baseada nas demandas específicas de cada caso, equilibrando estética e função
  - Personalização: implantes e próteses personalizados são fundamentais para resultados naturais e satisfatórios
  - Integração óssea: materiais como hidroxiapatita favorecem a estabilidade a longo prazo
  - Avaliação clínica: uma análise completa é vital para escolher a melhor abordagem, considerando anatomia óssea e necessidades funcionais.

Essa abordagem na reconstrução maxilofacial realça a importância de estratégias inovadoras e personalizadas para otimizar tanto a estética quanto a função mastigatória dos pacientes.

INOVAÇÕES EM CIRURGIA ESTÉTICA FACIAL: PRÓTESES FACIAIS AVANÇADAS

A cirurgia estética facial tem evoluído significativamente com o uso de próteses faciais avançadas. Essas próteses são desenvolvidas com materiais inovadores, visando melhorar a harmonia e estética facial. A seguir, são abordados os principais materiais utilizados, as regiões comuns de aplicação e as vantagens e desvantagens de cada um.[20]

- Materiais utilizados:
  - Polimetilmetacrilato (PMMA):
    - Aplicação: comumente usado em preenchimentos faciais para corrigir rugas e sulcos
    - Vantagens: oferece resultados duradouros e é facilmente moldável
    - Desvantagens: risco de reações alérgicas e complicações pós-operatórias
  - Hidroxiapatita e fosfato tricálcico (TCP):
    - Aplicação: utilizados em procedimentos de rejuvenescimento e reconstrução óssea
    - Vantagens: biocompatíveis e promovem a integração com o osso natural
    - Desvantagens: podem ser mais frágeis em comparação com outros materiais

- Zircônia (óxido de zircônio):
  - Aplicação: indicada para cirurgias de contorno facial, onde se busca resistência
  - Vantagens: alta resistência mecânica e estética aprimorada
  - Desvantagens: custo mais elevado e necessidade de técnicas cirúrgicas precisas
- Polietileno poroso:
  - Aplicação: usado para suporte estrutural e integração com tecidos faciais
  - Vantagens: Integração natural aos tecidos e suporte duradouro
  - Desvantagens: desafios na modelagem e fixação
- Regiões comuns de aplicação:
  - Mandíbula e mento: para definição do contorno mandibular e correção de irregularidades no queixo (Figura 71.6)
  - Regiões malar e zigomática: aumento do volume e projeção malar, e definição do osso zigomático
  - Regiões parapiriforme e nasal: correção de irregularidades e melhoria do contorno facial
- Vantagens e desvantagens gerais:
  - Vantagens: as próteses faciais avançadas permitem resultados esteticamente naturais e personalizados, oferecem opções variadas para diferentes necessidades e regiões faciais, e são capazes de melhorar significativamente a autoestima e qualidade de vida dos pacientes

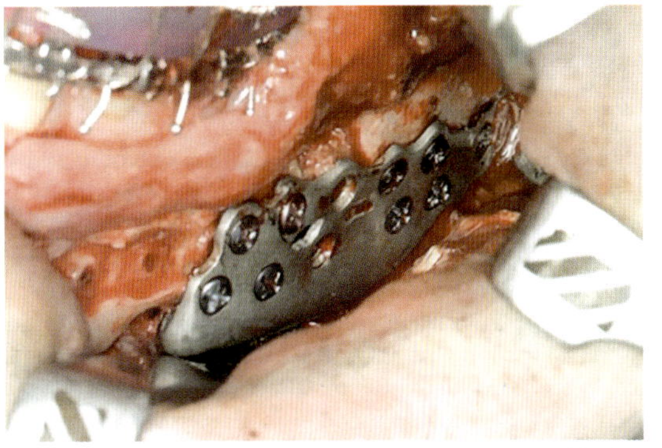

Figura 71.6 Prótese de titânio para contorno mandibular após sequela de cirurgia ortognática.

  - Desvantagens: riscos incluem reações alérgicas, infecções (Vídeo 71.3), necessidade de retoques ou ajustes futuros e variações nos resultados com base na técnica cirúrgica e na resposta individual do paciente.

As próteses faciais avançadas na cirurgia estética oferecem soluções personalizadas para melhorar a estética facial. A seleção de materiais e técnicas depende de uma avaliação cuidadosa de cada caso, equilibrando benefícios e riscos para alcançar os melhores resultados (Tabela 71.1).[20]

Tabela 71.1 Quadro comparativo: PMMA *versus* polietileno poroso em protótipos de próteses faciais.

Característica	PMMA (polimetilmetacrilato)	Polietileno poroso
Composição	Derivado do éster metílico do ácido acrílico	Fabricado com uma estrutura porosa de polietileno
Propriedades físicas	Sólido, transparente e incolor, semelhante ao vidro, mas quebrável	Estrutura porosa que permite a integração com tecidos circundantes
Biocompatibilidade	Geralmente, biocompatível usado em aplicações médicas	Alta biocompatibilidade, bem tolerado pelo corpo humano
Resistência mecânica	Excelente transparência óptica, resistência ao impacto, rigidez e dureza	Mantém resistência mecânica adequada, apesar da porosidade
Integração tecidual	Menor integração tecidual comparado ao polietileno poroso	A estrutura porosa facilita a integração e o crescimento de tecidos circundantes
Risco de infecção	Risco moderado, dependente da técnica cirúrgica e cuidados pós-operatórios	Potencialmente menor risco devido à integração com tecidos
Facilidade de remoção	Pode ser mais fácil de remover devido ao encapsulamento	Pode ser mais difícil a remoção devido à integração com o tecido
Reabsorção pelo corpo	Limitada biodegradação, permanência mais longa no corpo	Capacidade de ser gradualmente reabsorvido e substituído por tecido natural
Custo	Geralmente, mais acessível	Pode ter um custo mais elevado devido à complexidade de fabricação
Riscos e desvantagens	Risco de reações alérgicas e complicações pós-operatórias	Desafios na modelagem e fixação

REFERÊNCIAS BIBLIOGRÁFICAS

1. Sukegawa S, Kanno T, Koyama Y et al. A prospective clinical trial to evaluate the efficacy of porous hydroxyapatite to reconstruct the orbital floor. J Craniomaxillofac Surg [Internet]. 2019 [Acesso em: 2024 Jul];47(5):750-7.
2. Kaur H, Bansal A, Kumar A et al. Evaluation of the efficacy of synthetic hydroxyapatite granules in the reconstruction of mandibular defects: A prospective clinical trial. J Oral Maxillofac Surg [Internet]. 2021 [Acesso em: 2024 Jul];79(1):80-9.
3. Mazzoni S, Marchetti C, Sgarzani R et al. Prosthetic rehabilitation of the orbital and midface defects: A review of 47 cases. BioMed Res Int [Internet]. 2018 [Acesso em: 2024 Jul]:4328094.
4. Saad A, Winters R, Wise MW et al. Craniomaxillofacial reconstruction using patient-specific implants fabricated by three-dimensional printing. J Oral Maxillofac Surg [Internet]. 2019 [Acesso em: 2024 Jul];77(7):1439-47.
5. Nocini R, Molteni R, Vecchiatini R et al. Polyetheretherketone implants for the reconstruction of mandibular defects: A case series and review of the literature. J Craniomaxillofac Surg [Internet]. 2019 [Acesso em: 2024 Jul];47(2):345-52.
6. Bell RB, Weimer KA, Dierks EJ et al. A prospective study of computer-aided design and computer-aided manufacturing for closed reduction of comminuted mandibular fractures. J Oral Maxillofac Surg [Internet]. 2013 [Acesso em: 2024 Jul];71(2):339-48.

7. van Gemert JTM, van Es RJJ, Van Cann E. Computer-assisted planning and 3D-printed patient-specific implants in cranioplasty: A systematic review and meta-analysis. PLoS ONE [Internet]. 2018 [Acesso em: 2024 Jul];13(4):e0195155.
8. Kniha K, Koch FP, Gröbe A et al. Clinical outcome and patient satisfaction after secondary alveolar cleft reconstruction with nonvascularized iliac crest bone grafts in different age groups. J Craniofac Surg [Internet]. 2017 [Acesso em: 2024 Jul];28(3):714-8.
9. Choi JH, Kim JW, Shin SH et al. Clinical evaluation of secondary alveolar bone grafting in cleft alveolus patients: implications for oral rehabilitation. Int J Oral Maxillofac Surg [Internet]. 2018 [Acesso em: 2024 Jul];47(8):964-71.
10. Egbert M, Ward B, Maddalozzo J et al. Alveolar cleft bone grafting: A review of outcomes and implications for treatment planning. J Oral Maxillofac Surg [Internet]. 2009 [Acesso em: 2024 Jul];67(11):2361-73.
11. Zide MF, Karp NS, Perlyn CA. Use of high-density polyethylene implants in 125 patients for upper eyelid and eyebrow reconstruction. Ann Plast Surg [Internet]. 2005 [Acesso em: 2024 Jul];54(1):13-19.
12. Borah GL, Schoenrock LD, Karrer A et al. Facial skeletal augmentation using porous polyethylene implants. Plast Reconstr Surg [Internet]. 2005 [Acesso em: 2024 Jul];116(6):1726-36.
13. Ducic Y, Lu M, Athre RS. Reconstruction of composite lower eyelid defects using hard palate grafts and porous polyethylene. Arch Facial Plast Surg [Internet]. 2006 [Acesso em: 2024 Jul];8(4):234-9.
14. Momeni A, Hafezi F, Torio-Padron N et al. Reconstruction of periorbital soft tissue defects: the use of superficial temporal artery fascial (STAF) flap and porous polyethylene (Medpor). J Craniomaxillofac Surg [Internet]. 2010 [Acesso em: 2024 Jul];38(8):571-6.
15. Strong EB, Fuller SC, Wiley DF et al. The use of porous polyethylene in reconstructive surgery of the orbit. Ophthalmic Plast Reconstr Surg [Internet]. 2008 [Acesso em: 2024 Jul];24(3):175-80.
16. Lee JW, Cho DW. 3D printing technology of porous scaffolds for bone tissue engineering. In: KN, CY, eds. Emerging concepts in analysis and applications of hydrogels. InTech [Internet]; 2016 [Acesso em: 2024 Jul].
17. Goh BT, Lee S, Tideman H, Stoelinga PJ. Mandibular reconstruction in adults: a review. Int J Oral Maxillofac Surg [Internet]. 2008 Jul [Acesso em: 2024 Jul];37(7):597-605.
18. Schepers RH, Raghoebar GM, Vissink A, Stenekes MW, Kraeima J, Roodenburg JL et al. Accuracy of fibula reconstruction using patient-specific CAD/CAM reconstruction plates and dental implants: A new modality for functional reconstruction of mandibular defects. J Craniomaxillofac Surg [Internet]. 2015 Jun [Acesso em: 2024 Jul];43(5):649-57.
19. Ciocca L, Mazzoni S, Fantini M et al. CAD/CAM guided secondary mandibular reconstruction of a discontinuity defect after ablative cancer surgery. J Craniomaxillofac Surg [Internet]. 2012 Dec [Acesso em: 2024 Jul];40(8):e511-5..
20. Lim CG, Campbell DI, Lee JS, Kim MJ, Hyun H, Lee YJ. Virtual surgical planning and three-dimensional printing in multidisciplinary oncologic chest wall resection and reconstruction. Plast Reconstr Surg Glob Open [Internet]. 2019 [Acesso em: 2024 Jul];7(3):e2138.

PARTE 4

Plástica da Face

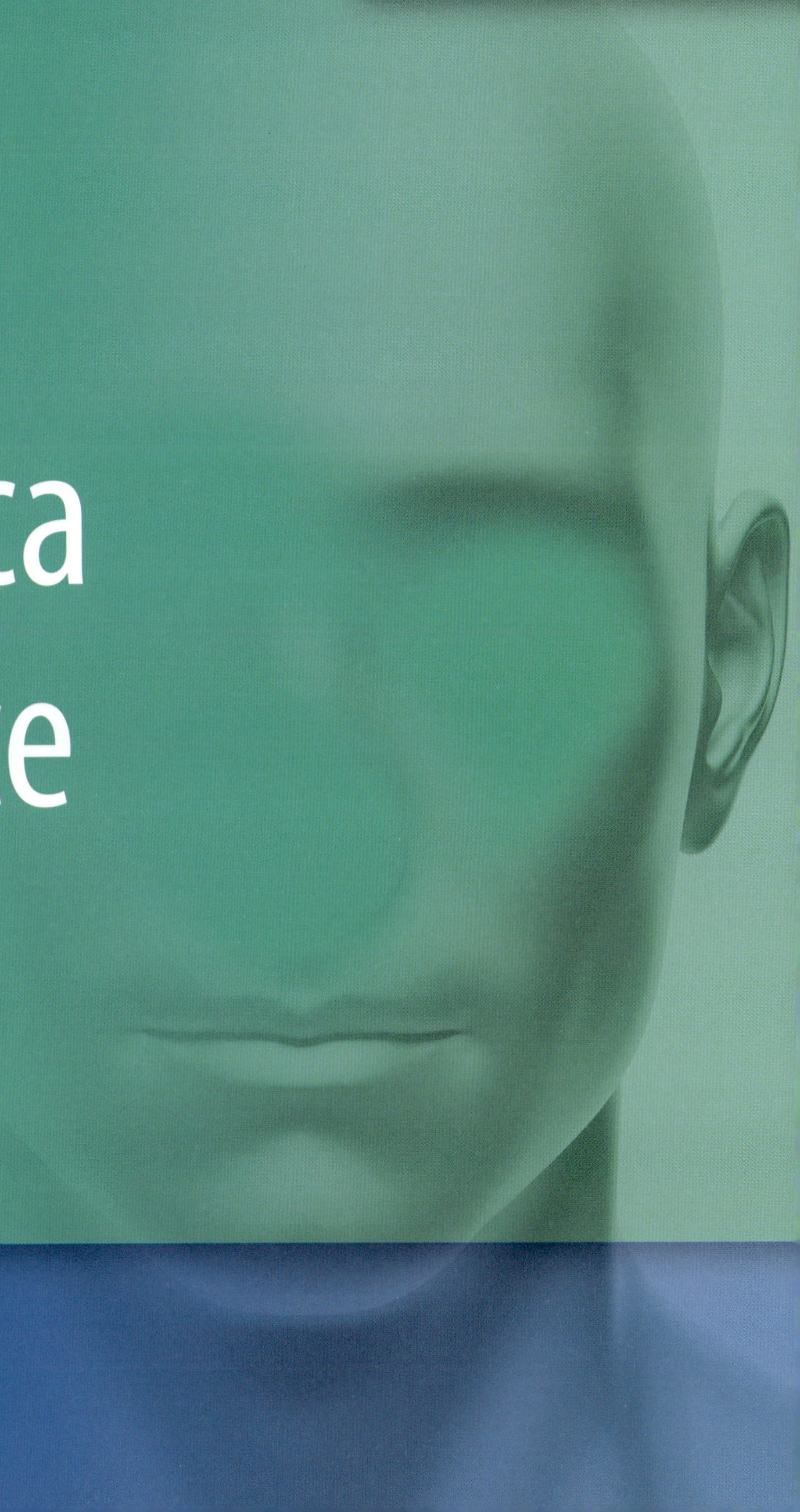

CAPÍTULO 72

Anatomia e Histologia Aplicadas da Pele

José Luiz T. Rodrigues • Carlúcio Ragognete • Isadora Aquino Ragognete

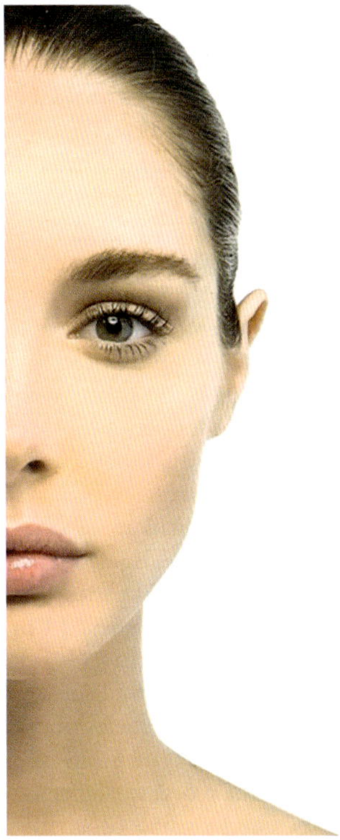

Figura 72.1 Pele clara normal. (AdobeStock: ©Kitreel.)

INTRODUÇÃO

A pele, ou cútis, revestimento externo do corpo, é o maior e mais importante órgão de delimitação entre o meio interior e o mundo externo. Apesar de aparentar ser apenas uma simples cobertura corporal, a pele é muito mais complexa, exercendo várias funções concomitantes. Dentre as principais estão:

- Recobrir o organismo, prevenindo desidratação e protegendo suas estruturas
- Isolar do meio externo por meio do manto hidrolipídico
- Evitar lesões internas ao corpo, agindo como barreira física
- Prevenir infecções por barreira biológica e química (pH ácido)
- Promover defesa imunológica sistêmica (células de Langerhans)
- Estabilizar a temperatura corporal (sudorese, piloereção e hemorregulação)
- Metabolizar substâncias (exemplo clássico da vitamina D)
- Secretar e excretar substâncias com ações de: resfriar, antisséptica, anti-maceração, hidratação, odorífica e feromônio.

Imprescindível também é sua função sensorial de dupla via, pois, pela pele, estímulos do ambiente, vitais à sobrevivência humana (dor, pressão, calor, frio, tato), são recebidos como alertas e processados; ao mesmo tempo, a pele pode emitir sinais fisiológicos do *status* psicocorporal, importantes na relação com o ambiente, como rubor facial por timidez, arrepio nos braços pelo frio ou por situação delicada, mãos frias por algum receio, entre outros exemplos em que o corpo denuncia eventos intrínsecos independentes da intenção.

Uma vez que toda a superfície cutânea é provida de terminações nervosas capazes de captar estímulos térmicos, mecânicos ou dolorosos, a pele torna-se o maior órgão sensorial. Nela, existem cerca de cinco milhões de receptores do tato que enviam impulsos nervosos ao cérebro por meio da medula. O tato é, provavelmente, o mais primitivo dos sentidos. É a mais elementar, talvez a mais predominante, experiência do ser humano. Pelo tato, desde o nascimento, já se começa a descobrir onde termina o corpo e onde começa o exterior; nesse sentido, a pele é o primeiro guia na localização espacial.

Além de todas essas atuações fisiológicas, a pele também é alvo de cobrança estética e relacionamento social, já que é o órgão de apresentação em um primeiro encontro e, em algumas ocasiões, pode ser o reflexo de anomalias no organismo. Por esse fato é que, atualmente, tanto preocupa o aspecto da tez na imagem corporal (Figura 72.1).

EMBRIOLOGIA

Embriologicamente, a cútis tem duas origens. Do ectoderma, derivam a epiderme e as demais estruturas epiteliais, como unidades pilossebáceas, glândulas apócrinas e écrinas e as unhas. Os melanócitos e os nervos também derivam do ectoderma, mais especificamente do neuroectoderma. Por outro lado, o mesoderma dá origem aos fibroblastos, às fibras colágenas e elásticas, à tela subcutânea, aos vasos sanguíneos, aos músculos e aos adipócitos.

A embriologia da pele pode ser sistematizada em três fases:

- Embrionária (até o segundo mês gestacional)
- Fetal precoce (do segundo ao quinto mês)
- Fetal tardia (a partir do quinto mês).

Na fase embrionária, há divisão celular rápida com formação dos três folhetos germinativos (ectoderma, mesoderma e endoderma), de onde derivam todas as estruturas do organismo. O ectoderma subdivide-se, dando origem ao neuroectoderma e à epiderme primordial. Na fase fetal precoce desenvolvem-se as estruturas cutâneas, com a formação de camada córnea, glândulas e unidades pilossebáceas. A pele já está bem-formada por volta do início da fase fetal tardia.

A epiderme primordial consiste em uma camada simples de células ectodérmicas. Por volta da quinta semana, aparece mais uma camada, a periderme, logo acima da camada basal. Essas células da superfície da epiderme ficam em contato com o líquido amniótico. Com cerca de 10 semanas, uma nova camada de células aparece entre essas duas. É o estrato intermediário.

A queratinização torna-se bem-desenvolvida somente a partir da 23ª semana, com o estrato intermediário apresentando pequenos grânulos querato-hialinos e várias camadas. Nessa semana, a maioria das células da periderme se desprenderá para que as células queratinizadas, que estão logo a seguir, formem a camada córnea.

O início da formação das estruturas de adesão celular (desmossomos) ocorre entre a sexta e a sétima semana de gestação. Os filamentos de ancoragem são vistos por várias semanas posteriormente, porém uma membrana basal madura só é notada no final do primeiro trimestre. Quando observados tonofilamentos densos nas células intermediárias, é sinal do início da queratinização (23ª semana).

Os melanoblastos aparecem na derme no sentido craniocaudal, seguindo o desenvolvimento da crista neural, de onde são derivados.

São vistos pela coloração de prata (Masson) ou reação de 3,4-di-hidroxi-fenilalanina (DOPA), ao final do terceiro mês de gestação na cabeça e a partir do quarto mês nas regiões caudais. Na microscopia eletrônica são, porém, visíveis precocemente (entre a oitava e a décima semana) pelo reconhecimento dos melanossomas. A imuno-histoquímica permite identificar sua presença com cerca de 50 dias gestacionais.

Os pelos surgem a partir da nona semana. Seu início consiste em um aglomerado de células da epiderme, que, associadas às células mesenquimais da derme subjacente, darão origem à unidade pilossebácea. As células dessa unidade pilosa primordial dividem-se e crescem em trajeto descendente como cordões epiteliais que invaginam obliquamente na derme e formam posteriormente um lúmen. As células centrais dessa coluna epitelial passam por alterações para formar o pelo, enquanto as células periféricas são conservadas para formar o revestimento do folículo piloso.

Nas proximidades do quinto mês, os pelos fetais (lanugem) aparecem primeiro na cabeça e depois em outras partes, caindo após o nascimento para darem lugar aos pelos permanentes. Um ponto interessante a notar é que as variações da quantidade de pelos das pessoas não estão relacionadas com o número de folículos pilosos, mas sim aos tipos de pelos produzidos e determinados por controle genético e hormonal, definindo se serão mais ou menos finos.

Ainda na unidade pilossebácea, há o desenvolvimento paralelo de outros aglomerados de células, que formarão os anexos dos pelos. O broto mais inferior dará origem à proeminência, que servirá para fixação do músculo eretor do pelo, originado das células mesenquimais adjacentes. As células de uma segunda protuberância adquirem lipídeos e formarão a glândula sebácea. A partir dos aglomerados epiteliais mais altos, as glândulas apócrinas serão formadas, com células se proliferando em direção ao subcutâneo, formando o ducto excretor, enquanto a base do ducto se prolifera e assume a forma enovelada da porção secretora. Na 24ª semana, é possível observar o esboço da glândula apócrina, que só se desenvolverá plenamente na puberdade.

As glândulas écrinas iniciam-se em área palmoplantar do embrião, na 14ª semana. Há escassez de células mesenquimais na derme subjacente, diferentemente do que ocorre na unidade pilossebácea. Sua proliferação é independente destas.

As unhas formam-se no terceiro mês, na extremidade dos dedos e dos artelhos, derivadas de uma dobra epidérmica que forma duas pregas. A superior formará o eponíquio, e a inferior ficará recoberta pela unha. A matriz se desenvolverá a partir do ângulo de junção das pregas. Mais tarde, um espessamento começa a se salientar da epiderme, onde sofre intenso processo de cornificação.

A derme embrionária, com 2 meses de idade gestacional, consiste em um arranjo frouxo de células mesenquimais em meio à abundante substância mucoide. Durante o terceiro mês, aparecem as fibras reticulínicas, que são curtas e finas. Ao mesmo tempo, as células mesenquimais formam os fibroblastos, que iniciarão a produção de fibras colágenas.

No início, a pele é plana, porém, no quarto mês, o mesênquima, situado abaixo do extrato germinativo da epiderme, se diferencia em tecido conjuntivo fibrilar, para, no sexto mês, constituir as papilas dérmicas a partir de inserções de tecido conjuntivo na epiderme. No primeiro trimestre, surge, na junção dermoepidérmica, a membrana basal, sintetizada principalmente pelas células da camada basal da epiderme.

A gordura subcutânea aparece por volta do quarto mês. Os lóbulos de células mesenquimais ao redor dos vasos sanguíneos começam a se diferenciar em tecido adiposo primitivo, que acumula grande quantidade de lipídeos e dá origem ao subcutâneo.

Durante a vida fetal, há considerável descamação na epiderme, e essa epiderme descamada, misturada com a secreção sebácea, constitui o verniz caseoso, que unta a pele durante os três últimos meses da vida fetal.

ANATOMIA DA PELE

Características gerais

A pele é o maior órgão do corpo humano. Dentre suas marcas, destaca-se o peso, que alcança entre 5 e 7 kg, correspondendo a mais de 15% do total em um adulto. Já sua extensão recobre quase todas as estruturas da superfície corporal e chega a ter aproximadamente 2 m^2, ocorrendo uma expansão de até sete vezes o seu tamanho desde o nascimento até a vida adulta. Em cada centímetro quadrado, há cerca de 100 glândulas sudoríparas, 3.000 terminações nervosas, 1 m de vasos sanguíneos e 3 milhões de células. Recebe quase um terço do volume sanguíneo circulatório. Todavia, a pele tem dimensões variadas de acordo com cada ser humano. Além das variações raciais e sexuais, apresenta diferentes características anatômicas, conforme a localização topográfica. A arquitetura e as funções da pele diferem amplamente de uma região do corpo para outra.

A espessura da pele pode variar de 0,5 a 5 mm, assim como a relação derme-epiderme, conforme as necessidades do local. Como exemplo, as pálpebras apresentam a espessura de pele mais fina do corpo. É por isso que o ato de piscar torna-se viável. Por outro lado, durante o processo do envelhecimento cutâneo, essa é a região primeiramente afetada, pois, tendo uma derme naturalmente adelgaçada, a perda de colágeno logo anuncia uma flacidez que, juntamente com outros fatores, manifesta-se no olhar cansado (Figura 72.2).

No outro extremo, há a pele mais espessa na região plantar, por causa da necessidade de proteção ao andar. Se não houvesse essa hiperplasia, caminhar seria uma maratona, sem que surgissem ferimentos, até mesmo sobre a areia. Nessa região, a epiderme (graças à camada córnea, que também diminui a sensibilidade) é muito mais espessa que a derme. Além disso, com traumas constantes, muitas vezes ocorrem áreas de calosidades, que nada mais são do que hiperqueratose local formada na tentativa de melhor proteção da pele (Figura 72.3).

Outra região com cútis bastante espessa é o dorso. Nesse caso, porém, a relação derme-epiderme está invertida, sendo a derme mais pronunciada, proporcionando, por meio da trama de fibras colágenas e elásticas, a sustentação da coluna, mas, também, permitindo flexibilidade do corpo (senão seria apenas uma armadura) (Figura 72.4).

Classificação anatômica macroscópica

Para sua classificação, são adotados vários critérios. Dentre eles, pode-se dividir o tegumento em pele propriamente dita (que engloba epiderme e derme), estruturas subjacentes (hipoderme e bolsas subcutâneas), musculatura, vascularização e inervação.

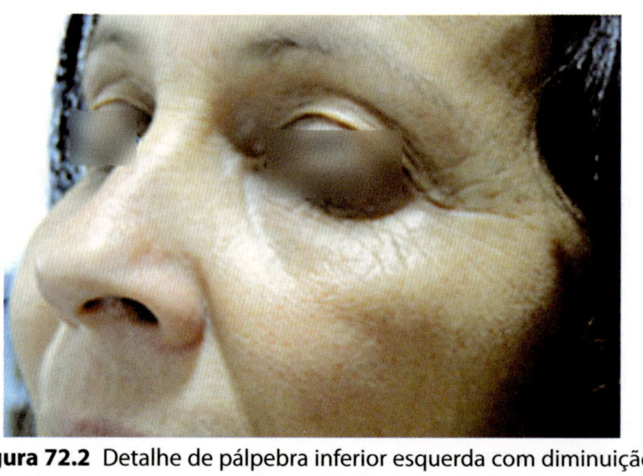

Figura 72.2 Detalhe de pálpebra inferior esquerda com diminuição de colágeno e consequente formação de depressão local.

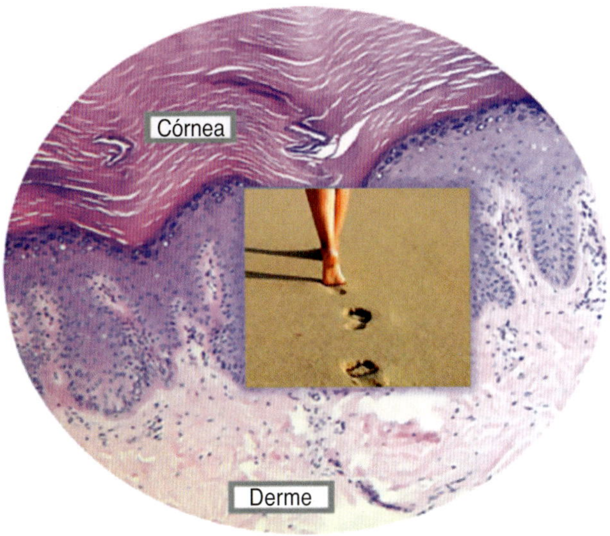

Figura 72.3 Pele de região plantar. Nota-se a espessa camada córnea.

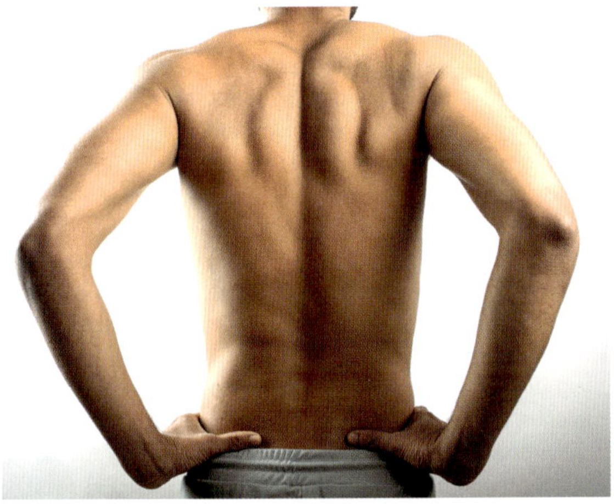

Figura 72.4 Dorso: apesar da consistência e do turgor maiores que em outras regiões corporais, há flexibilidade, pois é uma pele espessa à custa da derme.

As peculiaridades anatômicas são visualizadas principalmente na pele propriamente dita, que pode ser caracterizada por alguns fatores, destacando-se as variações de cor, linhas visíveis e pilosidade.

Cor da pele

Pode variar de acordo com a coloração própria da queratina e seu espessamento, a quantidade de oxiemoglobina (visível pelo plexo dérmico superficial), o teor de caroteno e, em especial, pela riqueza de melanina, além de outras vertentes, como alterações patológicas, individuais, anatômicas, cronológicas, sexuais e com a região geográfica onde o ser habita.

A pigmentação melânica é geneticamente determinada, mas influenciada pela maior ou menor tolerância de um indivíduo à exposição solar, que é cumulativa e tanto maior quanto maior a concentração de melanina na pele. Sua classificação é comumente feita em fototipos, segundo Fitzpatrick (Tabela 72.1).[1]

No indivíduo jovem, a pigmentação é, ao exame dermatológico, mais uniforme. Em áreas cronicamente expostas, porém, existem alterações de cor por lesões actínicas (melanoses e leucodermias). Nos indivíduos de pele clara, o rubor excessivo determinado pela hemoglobina e pela oxiemoglobina ocasiona o *couperose*, decorrente de hipersensibilidade ou hiperexcitabilidade vascular.

Tabela 72.1 Classificação de Fitzpatrick.

Fototipos	Características
I	Sempre se queima, nunca se bronzeia
II	Sempre se queima, se bronzeia pouco
III	Bronzeia-se muito, queima-se pouco
IV	Bronzeia-se sempre, nunca se queima
V	Altamente pigmentado
VI	Negro

Linhas cutâneas

São divididas em linhas de tensão (Langer), flexão e cristas papilares (dermatóglifos). As linhas de tensão são determinadas pelas fibras colágenas e elásticas, sendo seu exemplo mais comum a formação de rugas de expressão (que obedecem à direção dessas linhas) (Figura 72.5). Entretanto, quando há o rompimento dessas fibras, formam-se, em oposição (perpendiculares) a elas, as estrias. Também são importantes durante o corte cirúrgico, pois a incisão paralela às linhas deixa uma cicatriz fina e linear, enquanto, ao se desrespeitá-las, criam-se cicatrizes inestéticas. Além disso, algumas dermatoses seguem as configurações dessas linhas, como no caso da pitiríase rósea de Gilbert ou das queratoses seborreicas múltiplas em tronco.

As linhas de flexão são mais grosseiras, sendo determinadas pelas dobras da derme aos movimentos musculo-articulares como em região abdominal e poplítea, punho e palma (Figura 72.6). Dentre as curiosidades dessa última, além da importância no diagnóstico de doenças como no caso da prega simiesca (síndromes de Down, Turner, alcoolismo fetal), utilizam-se delas para a leitura de mãos, prática popular chamada de quiromancia.

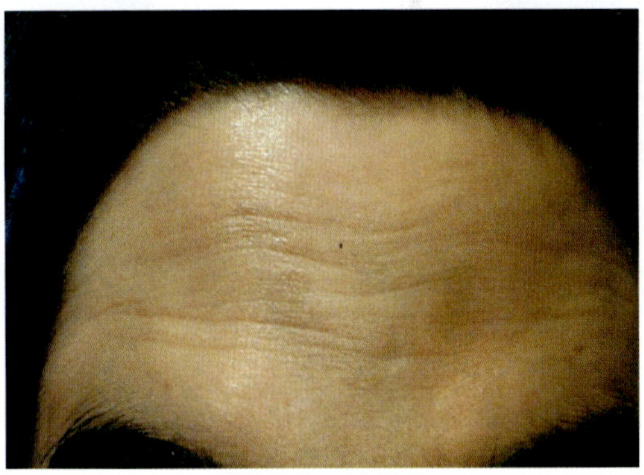

Figura 72.5 Rugas de expressão da fronte seguindo as linhas de tensão da pele.

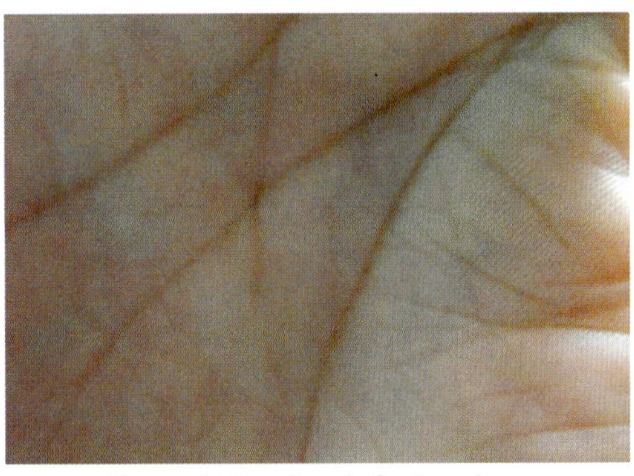

Figura 72.6 Linhas de flexão palmar.

As delicadas cristas papilares são causadas por elevação da epiderme pela papila dérmica e servem para aumentar aderência, fricção e sensibilidade das extremidades dos membros (pés e mãos), especialmente nas polpas digitais. São muito utilizadas para investigação de crimes por meio da técnica da papiloscopia, ou impressões digitais, já que são características inerentes e específicas de cada humano (Figura 72.7).

Cabe lembrar que a superfície livre da epiderme está sempre marcada por uma rede de sulcos lineares de tamanhos variáveis dividindo a superfície em áreas poligonais. Portanto, além dessas linhas mais visíveis, podem-se notar em outras áreas da pele, como no dorso das mãos, linhas finas entrecruzando-se (Figura 72.8).

Pele pilosa e glabra

Ainda como características visíveis a olho nu, podem-se diferenciar áreas pilosas de não pilosas. A pele pilosa recobre a maior parte do corpo, é maior e mais visível no ser humano e desenvolve-se mais com os demais caracteres sexuais secundários. Os pelos emergem quase sempre obliquamente (Figura 72.9), tornando-se perpendiculares durante o arrepio. Mesmo não sendo aparente, a maior concentração de unidades pilossebáceas está na face. O motivo disso está na espessura e no tamanho dos pelos faciais, que os tornam muito discretos. Esse aspecto peculiar, porém, é que permite a melhor recuperação para o rosto em queimaduras, procedimentos cirúrgicos ou mesmo *peelings*, dado que a reepitelização das áreas lesadas se dá a partir da epiderme invaginada perifolicular.

A pele glabra, por sua vez, apresenta ausência de pelos e melanina e se localiza somente em palmas, plantas, grandes sulcos e pregas de flexão.

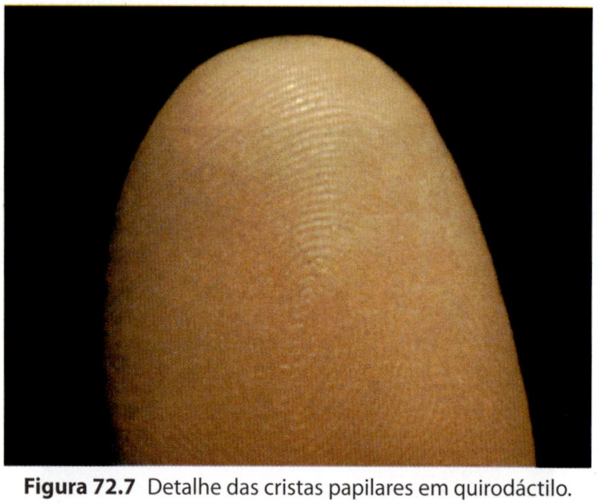

Figura 72.7 Detalhe das cristas papilares em quirodáctilo.

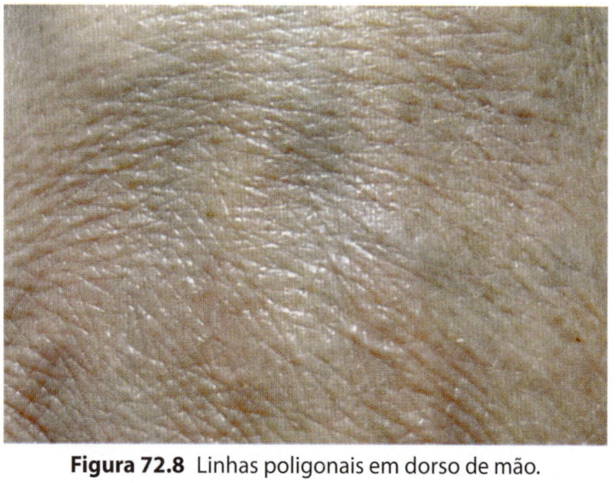

Figura 72.8 Linhas poligonais em dorso de mão.

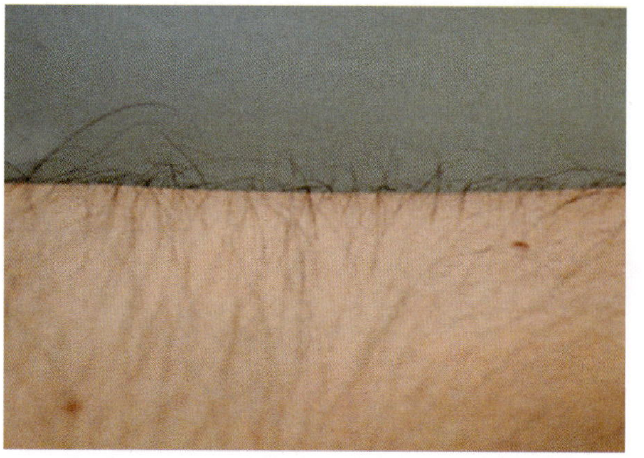

Figura 72.9 Emergência dos pelos obliquamente à pele de antebraço.

HISTOLOGIA DA PELE

Características gerais

Na composição da pele, desenham-se três estratos básicos: epiderme, mais superficial (formada por camadas de células); derme, a parte substancial da pele (com células, glândulas, anexos, mas, principalmente, fibras e tecido); e a hipoderme, que, apesar de não fazer parte estruturalmente da pele, auxilia na sua sustentação (com tecido gorduroso e músculos) (Figura 72.10).

Epiderme

É a camada que se coloca mais superficialmente em contato direto com o meio externo, proporcionando função de barreira contra os agentes externos e diminuindo a perda de líquidos do meio interno (Figura 72.11). Está subdividida em quatro a cinco estratos, além de conter uma zona de membrana basal e algumas células especiais.

Se a epiderme for destacada e invertida, apresentará, na superfície inferior, numerosas depressões correspondentes às papilas e às cristas, que proporcionam considerável aumento da área de contato entre essa camada e a derme, algo muito importante, já que a nutrição da epiderme depende dos vasos sanguíneos da derme.

Epitélio pavimentoso estratificado queratinizado

Formado pelos queratinócitos, que se apresentam distribuídos em segmentos conforme maturação e progressão à superfície. O total de seu conjunto compõe de 85 a 90% das células epidérmicas.

A camada basal tem células pouco diferenciadas, cilíndricas, citoplasma basófilo e grande núcleo. Também recebe o nome de camada germinativa por causa das mitoses celulares. Está em contato íntimo com a zona da membrana basal, onde se fixa mediante prolongamentos protoplasmáticos dentiformes, sendo a camada mais profunda da epiderme. As células basais ainda contêm pequenos filamentos de queratina que vão aumentando à medida que avançam para a superfície, chegando a constituir, na camada córnea, metade das proteínas celulares.

Acima dela, está a camada espinhosa com suas células de Malpighi, com formato cúbico-poligonal, pouca queratina e pequenos prolongamentos do citoplasma, que contém tonofibrilas, que auxiliam na adesão entre elas por meio de desmossomos, os quais dão a denominação a esse estrato. As tonofibrilas nada mais são do que citoqueratinas que reforçam a coesão entre as células, aumentando a resistência da pele ao atrito. Nota-se que quanto maior a intensidade de fricção e pressão sobre uma região do epitélio, maior a espessura da camada espinhosa. As citoqueratinas são proteínas sintetizadas pelos queratinócitos, essenciais na formação do citoesqueleto e dos desmossomos.

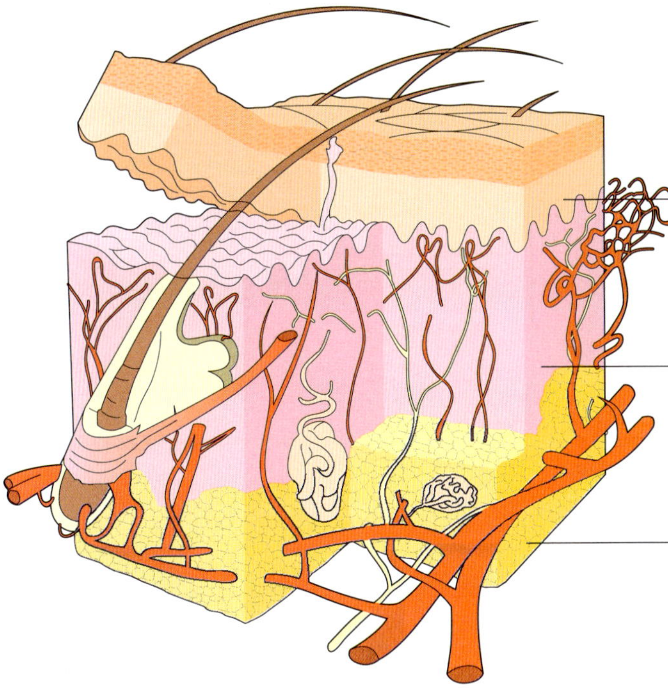

Figura 72.10 Divisão histológica da pele em três camadas: epiderme, derme e hipoderme.

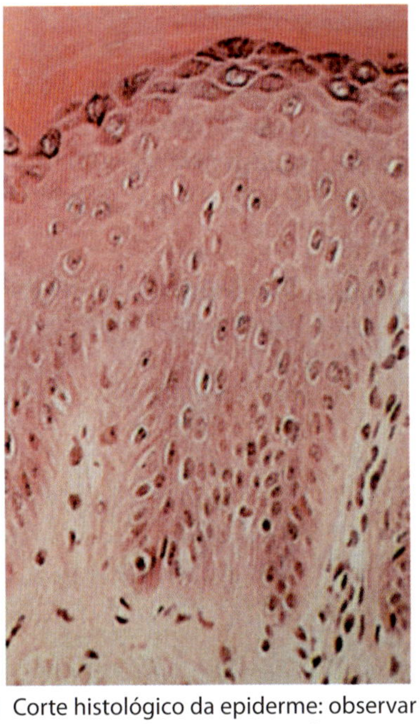

Figura 72.11 Corte histológico da epiderme: observar as alterações dos queratinócitos pelo *turnover* até a camada córnea.

Diferenciando-se destas, tem-se a camada granulosa com suas células poligonais e achatadas, cuja principal característica são os grânulos grosseiros de querato-hialina, proteína que contribuirá para a constituição do material interfilamentoso da camada córnea. Além desses grânulos, suas células produzem outros, envoltos por uma membrana (fosfolipídeo associado a glicosaminoglicanos), que são eliminados das células e se aglutinam, formando uma substância intercelular e vedando essa camada, impedindo a passagem de substâncias, inclusive água (senão o corpo encharcaria em um simples banho).

Por último, apresenta-se a camada córnea com seus restos celulares (corneócitos) achatados, sem vida e sem núcleo, cujo citoplasma é rico em uma escleroproteína: a queratina. Sua espessura é variável conforme a necessidade regional.

Essas quatro camadas estão sempre presentes, mas, nas regiões palmoplantares, há uma camada visível a mais, entre a granulosa e a córnea, constituída de células mortas (sem núcleo) achatadas hialinas eosinófilas, por causa da degeneração enzimática dos grânulos proteicos. São visíveis nessas regiões pelo maior espessamento queratínico e compressão.

O principal trabalho epidérmico é a conversão das células basais em queratinizadas, o que ocorre mediante transformação da polaridade celular, aquisição de grânulos de querato-hialina e perda dos núcleos. Em uma pele saudável, esse *turnover* celular é de 20 a 30 dias, ou seja, células basais, após um intervalo de aproximadamente 1 mês, serão eliminadas no processo normal de descamação epidérmica ou troca celular (um adulto perde diariamente cerca de 15 g de células epiteliais). As células se renovam sem parar na produção de queratina, proteína impermeável, no sentido de não permitir a saída de água e ainda formar uma capa protetora ao corpo, impedindo a invasão de substâncias estranhas.

Metaforicamente, pode-se comparar a epiderme a um muro, onde as células ("tijolos") estão muito próximas umas das outras, ligadas por desmossomos (*gap-junctions*) que, nesse caso, seriam o "cimento", e recobertas por queratina na superfície (o "reboco"). Portanto, o epitélio é estratificado (várias camadas), pavimentoso (intimamente ligado) e queratinizado (Figura 72.12).

Além de todo esse processo, outros fatores contribuem para o ritmo descamativo. Um exemplo simples, muito comum e não patológico, está ligado ao nível de hidratação da camada córnea. Se ocorrer redução significativa (excesso de sol, baixa umidade ambiente, redução das secreções ou falta de umectantes), a pele ficará ressecada, estando mais áspera e opaca. Isso ocorre, pois, apesar de o *turnover* celular ocorrer normalmente, a falta de umectação dificulta o desprendimento das células córneas (Figura 72.13).

Já alterações patológicas podem ocorrer por aumento de *turnover* celular (típico da psoríase), por hiperqueratose reacional (como na calosidade) ou por hiper e paraqueratose associadas à atrofia e acantose na camada espinhosa e atipias discretas sem invasão basal (queratose actínica).

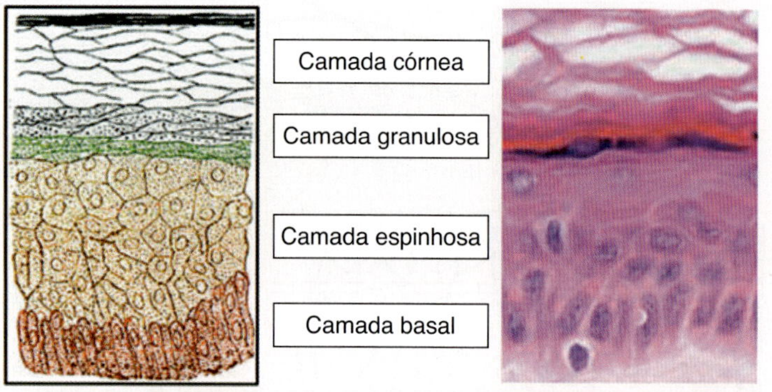

Figura 72.12 Camadas da epiderme: células muito próximas, unidas por desmossomos e com pouca substância fundamental amorfa entre elas, assemelhando-se a um muro de tijolos cimentado.

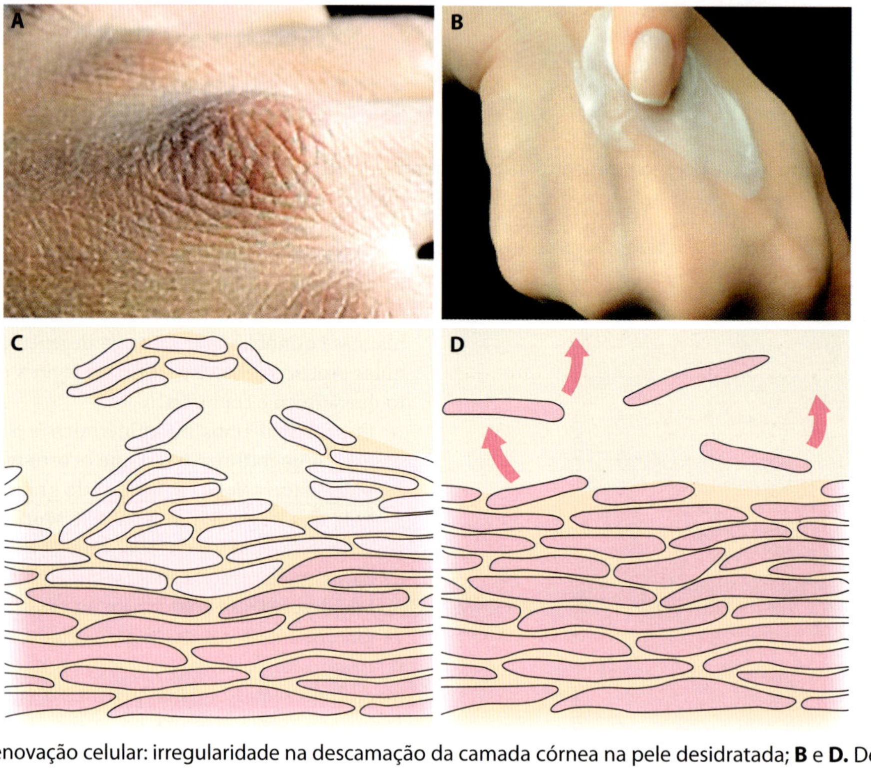

Figura 72.13 **A** e **C.** Renovação celular: irregularidade na descamação da camada córnea na pele desidratada; **B** e **D.** Descamação regular na pele umectada.

Estruturas de aderência

A epiderme apresenta estruturas especializadas para manter a integridade e a fixação: os desmossomos e a zona da membrana basal (ZBM) ou junção dermoepidérmica.

O desmossomo, ou mácula de adesão, é uma estrutura complexa em forma de disco sobreposta a uma estrutura idêntica na célula adjacente, com a finalidade de aderência celular. Quanto mais profunda a camada, maior a quantidade. Proporciona coesão intercelular por meio de atração eletrostática. A placa do desmossomo é constituída por várias cadeias proteicas (desmoplaquina e placoglobina), nas quais estão inseridos os tonofilamentos e as ligações da transmembrana formados por desmogleínas. Na microscopia eletrônica, observam-se as tonofibrilas, filamentos intermediários de queratina, que se ligam às placas de desmossomos (*attachment plates*), aumentando a adesão celular (Figura 72.14).

Por sua vez, a ZBM é a região do encontro da epiderme e da derme. Normalmente não pode ser visualizada pela coloração de hematoxilina-eosina. Somente em processos inflamatórios locais ela se torna espessada e, assim, passa a ser visível como uma estrutura homogênea. É mais bem observada, porém, na coloração com ácido periódico de Schiff.

A ZBM contém inúmeras proteínas e engloba desde a membrana inferior do queratinócito basal até a derme superficial. Não é uma estrutura única, apresentando regiões distintas à microscopia eletrônica: membrana das células basais, lâmina lúcida (laminina e fibronectina), lâmina densa (colágeno IV) e sublâmina densa (colágeno VII). Atravessando-a, aparecem as fibrilas de ancoragem (colágeno VII) que se prendem aos hemidesmossomos (integrinas) e formam complexos elementos de adesão dermoepidérmica, fixando, assim, a epiderme.

O objetivo da ZBM é criar uma forte aderência, evitando que o simples atrito "descole" a pele. Caso contrário, um simples banho seria uma tortura. Além disso, funciona como uma barreira que impede a passagem de moléculas de alto peso através da epiderme.

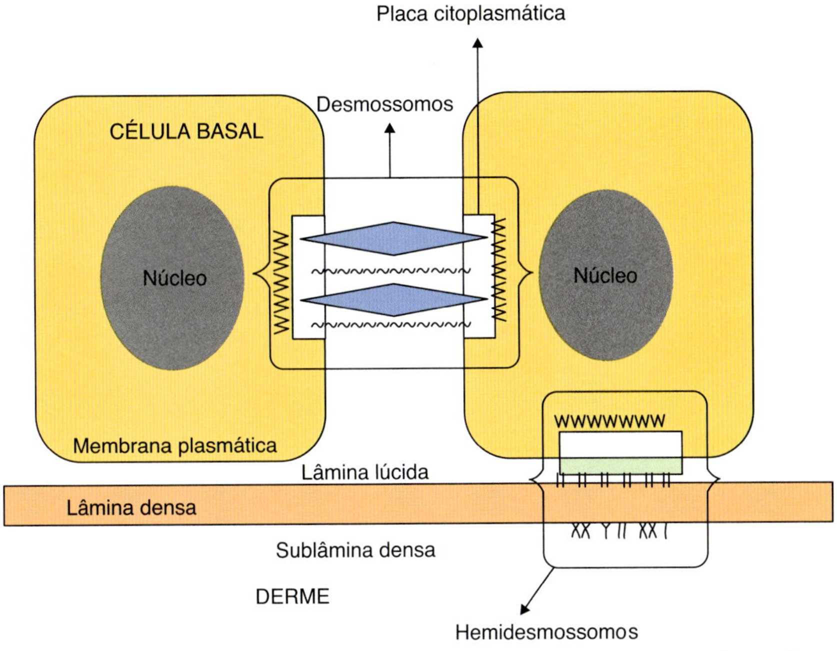

Figura 72.14 Esquema representativo de desmossomos, hemidesmossomos e zona da membrana basal.

Esse ponto ilustra como o mercado cosmecêutico tem evoluído ao incorporar em produtos tópicos matérias-primas capazes de ajudar no processo do rejuvenescimento, mediante aquisição de nanotecnologia. Por outro lado, deve-se duvidar de "cremes milagrosos" que prometem elevar um vinco profundo ou "esticar" uma ruga formada por contração muscular.

Apesar de barrar muitas substâncias, a ZBM pode ser alterada por processos inflamatórios ou neoplasias. Nesse caso, enzimas podem lisar a lâmina densa, destruindo a barreira.

Células especializadas

Outras células também compõem a epiderme: melanócitos, de Langerhans e de Merkel. Os melanócitos (Figura 72.15) têm núcleo de forma irregular e central, e o citoplasma globoso e claro, de onde partem prolongamentos dendríticos que se dirigem aos queratinócitos. Tais dendritos se insinuam entre e dentro das células das camadas basais e espinhosa. Em seu interior, dispõem de pigmentos de cor (cromóforos) nas organelas ditas melanossomas.

Representam cerca de 5 a 7% das células epidérmicas e estão em toda a pele, exceto em áreas glabras, existindo cerca de 1.000 a 2.000/mm^2, mais concentrados em segmento cefálico e antebraços. Também ocorrem em olhos (úvea e retina), orelha interna (*stria vascularis*), sistema nervoso (leptomeninges), mucosas e pelos.

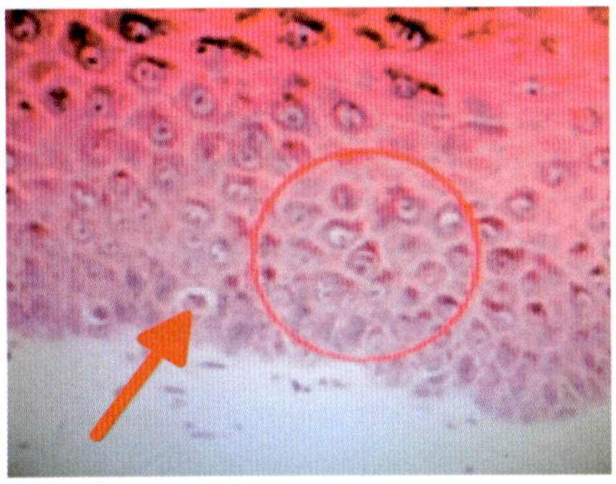

Figura 72.15 Epiderme, com detalhe de melanócito (seta) entremeado às células da camada granulosa.

Os melanócitos da epiderme e folículos pilosos derivam do placódio (espessamento neuroectodérmico). A placa neural dá origem aos da retina, enquanto os da derme e das meninges provêm das cristas neurais.

A taxa de melanócitos/queratinócitos (unidade funcional de pigmentação ou epidermo-melânica) é variável, porém, situa-se em torno de 1:36, ou seja, 1 melanócito envia melanina para 36 queratinócitos. A quantidade de melanócitos é igual em todas as raças humanas, entretanto, por determinação genética, ocorre variação no grau de produção ou no tipo de melanina mais presente (eumelanina, de cor castanha e preta, ou feomelanina, com coloração vermelha e amarela), originando a diversidade dos tons cutâneos.

A síntese de melanina ocorre no interior dos melanossomas, e a enzima tirosinase tem importante participação nesse processo. Em razão da ação dessa enzima, a tirosina é processada em DOPA. A partir dela, produz a dopaquinona, que, após uma série de transformações, dá origem à melanina (Figura 72.16).

A tirosinase é sintetizada pelos polirribossomos e injetada no retículo endoplasmático rugoso em vesículas formadas no aparelho de Golgi. Essas vesículas contendo apenas tirosinase denominam-se pré-melanossomas, e é nelas que se inicia a síntese de melanina. À medida que a melanina se acumula, torna-se melanossomas, onde coexistem melanina e atividade de tirosinase. Quando estes, porém, ficam repletos da melanina, cessam sua síntese, perdendo a atividade tirosinásica, recebendo então o nome de grânulos de melanina. Quando essa atividade está muito reduzida ou ausente, não há produção de melanina. É o que ocorre nos casos de albinismo.

Uma vez formados, os grânulos melânicos são injetados nos queratinócitos por meio dos dendritos (citocrinia), onde se fundem aos lisossomos e dirigem-se à região supranuclear, formando um capuz ao núcleo, no sentido de oferecer maior proteção ao ácido desoxirribonucleico (DNA, *deoxyribonucleic acid*) contra a radiação ultravioleta (Figura 72.17).

A melanina age, assim, na defesa da pele, sendo o componente que absorve maior quantidade de energia solar. Pode ser comparada ao para-raios, no sentido literal da expressão. O escurecimento da pele por exposição solar ocorre inicialmente por um fenômeno

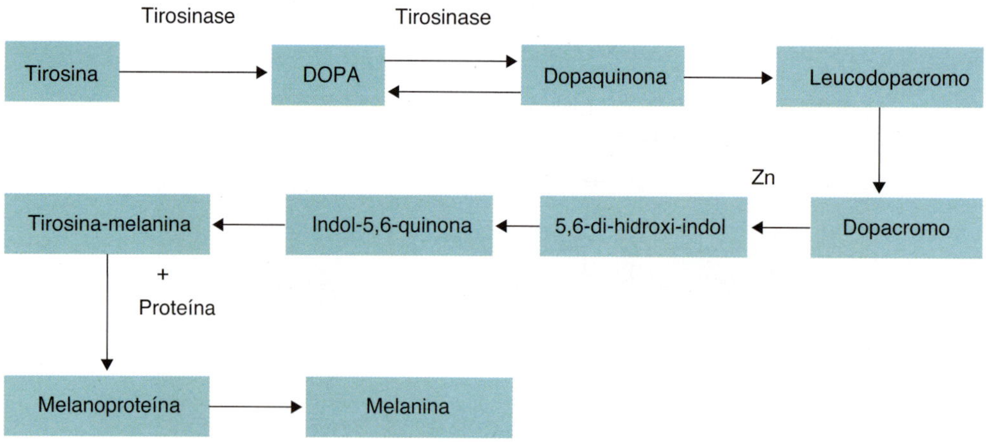

Figura 72.16 Formação da melanina. DOPA = 3,4-di-hidroxi-fenilalanina; Zn = zinco.

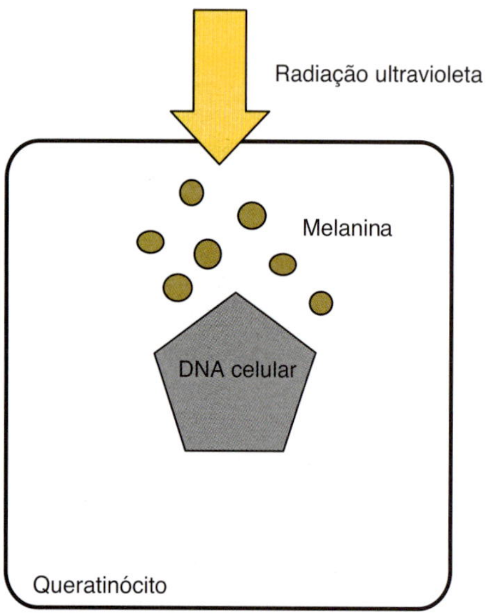

Figura 72.17 Desenho de queratinócito com melanossomas na região supranuclear protegendo o ácido desoxirribonucleico (DNA) celular.

biofísico que leva ao escurecimento rápido de parte da melanina preexistente e à aceleração de sua citocrinia. Em uma segunda etapa, há aumento dos processos de biossíntese.

Portanto, o bronzeado nada mais é do que a resposta de defesa, incorporada aos costumes como sinônimo de saúde e beleza, mas que tem seus limites e tempo determinados. Também é possível mudar artificialmente a cor da pele. Substâncias como a hidroquinona (agente despigmentante) atuam inibindo a tirosinase, com consequente clareamento. Outras, como a di-hidroxicetona, quando aplicadas sobre a pele, reagem com a queratina e outras proteínas, tornando-a escura.

Um dado importante é que os queratinócitos influenciam a proliferação, o número de dendritos e a produção de melanina pelos melanócitos. Em áreas de atrito, como axilas e região inguinal, onde ocorre hiperqueratose, poderá haver hiperpigmentação reacional. Nesse caso, o tratamento ideal não será somente à base de clareadores, mas terá melhor benefício com a união de algum esfoliante. A epilação definitiva também reduz a pigmentação, já que a melanina dos folículos pilosos também recupera a cor local.

Já as células de Langerhans correspondem a cerca de 3 a 5% do conteúdo celular da epiderme. Dendríticas, com núcleo lobulado, apresentam citoplasma claro contendo seus específicos grânulos de Birbeck (processos de endocitose). Localizam-se mais entre os queratinócitos da camada espinhosa. Não são exclusivas da epiderme (ocorrem em derme e seus linfáticos, linfonodos e timo). Abundam em face, pescoço e tronco, sendo mais escassas em pele glabra e genitais. Têm origem em células precursoras da medula óssea, apesar de apresentarem mitoses quando na epiderme. Pertencem ao sistema imunitário, preparando e acumulando, em sua superfície, os antígenos cutâneos para apresentá-los aos linfócitos T. São responsáveis pela hipersensibilidade retardada e reações enxerto *versus* hospedeiro, entre outras reações imunitárias cutâneas, estando relacionadas com vitiligo, dermatite atópica e lúpus.

As células de Merkel também apresentam citoplasma claro e núcleo lobulado, porém não são queratinizadas e apresentam terminações nervosas periféricas aferentes em estrutura discoide na sua base. Possuem desmossomos interligados a queratinócitos. Localizam-se diretamente sobre a membrana basal das regiões de palmas e plantas (principalmente pontas dos dedos), além de lábios e membrana externa dos folículos pilosos. Têm como função principal a recepção sensorial tátil (mecanorreceptoras), aventando-se a hipótese de secreção de hormônios (sistema neuroendócrino). Questiona-se se seriam queratinócitos modificados.

Derme

Trata-se de tecido conjuntivo fibrilar denso, composto principalmente de colágeno. Possui uma parte celular e abundante substância fundamental amorfa. Compõe-se ainda de fibras colágenas, elásticas e reticulares; glândulas écrinas, apócrinas e sebáceas; folículos pilosos; nervos; vasos sanguíneos e linfáticos.

Com espessura variável (de 0,5 mm em pálpebras a 2,5 mm em dorso), costuma ser mais delgada nas superfícies ventrais e menos espessa em mulheres. Na pálpebra e na orelha externa, o conjuntivo dérmico é bem frouxo, ao contrário das regiões palmoplantares, onde é denso, espesso e estratificado, com relevos papilares muito acentuados.

Estratos

As papilas dérmicas apresentam-se na área de junção com a epiderme, tendo a função de aumentar a zona de contato dermoepidérmica para conferir maior resistência à pele e aumentar a superfície de trocas. É uma estrutura extremamente irregular, formada de saliências e reentrâncias, com correspondência na epiderme, sendo mais exuberante em regiões de atrito e pressão (Figura 72.18).

Por causa dessa topografia papilar, a derme é classicamente dividida em duas camadas: superficial (papilar), formada por tecido conjuntivo menos denso entre as cristas papilares; e profunda (reticular), mais espessa, ocupando toda a derme restante até a

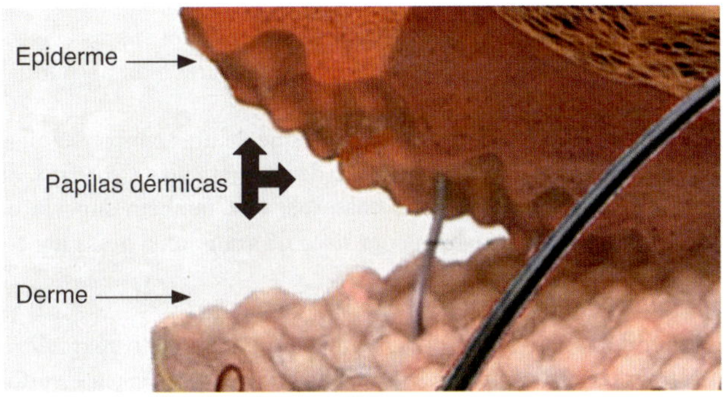

Figura 72.18 Detalhe da relação derme-epiderme, destacando as papilas dérmicas.

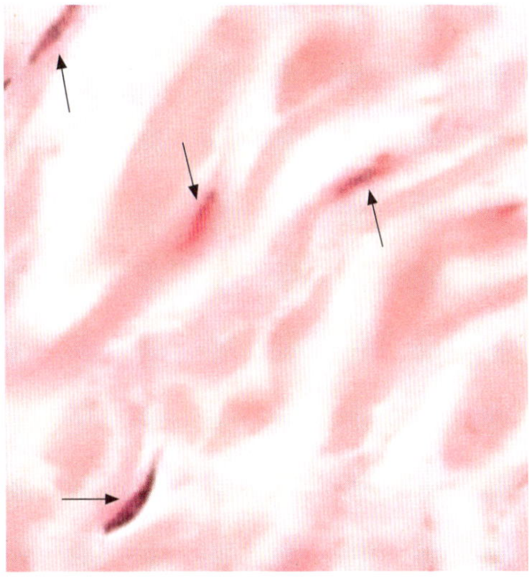

Figura 72.19 Núcleos de fibroblastos (setas) entremeados por fibras colágenas (corte histológico corado pela hematoxilina-eosina).

hipoderme. Entre outras classificações, destaca-se a de Civatte, que a divide em três partes (superficial papilar; intermediária ou média, incluída na reticular; e profunda reticular),[2] e a de Ackerman, que, por sua vez, qualifica em derme papilar, reticular e adventicial (perianexial).[3]

Em contraste ao bem-definido limite dermoepidérmico, a derme reticular e a tela subcutânea se mesclam, adquirindo pouca nitidez na transição ao tecido adiposo. Na face e nas aréolas mamárias, a derme reticular encerra as expansões dos músculos cuticulares (sistemas musculoaponeuróticos superficiais [SMAS]).

Substância fundamental amorfa

É responsável pela grande proporção do volume da derme, preenchendo os espaços interestruturais. É composta basicamente de água e glicosaminoglicanas (ácido hialurônico, condroitina e dermatan sulfato). Apesar de incolor aos métodos de rotina, é corável pelo mucicarmim de Mayer e *alcian blue*.

É abundante no feto, diminuindo ao longo dos anos de vida, sendo esse um dos fatores responsáveis pela perda de turgor cutâneo aferido pela idade. Atualmente são utilizados métodos injetáveis com ácido hialurônico, na tentativa de reposição.

Células dérmicas

A parte celular da derme é constituída por fibroblastos, histiócitos e mastócitos, podendo, eventualmente, durante processos inflamatórios, haver a invasão de células sanguíneas de defesa. Tais células localizam-se em meio à substância matriz, mantendo estreito contato com as estruturas fibrilares, mas não permanecendo fixas a um mesmo local.

Os fibroblastos são as células mais comuns da derme. Alongados e fusiformes, têm um citoplasma ramificado com núcleo elíptico, e, quando ativos, verifica-se a presença expressiva de retículo endoplasmático. Têm prolongamentos diretamente unidos às fibras colágenas (Figura 72.19).

Os fibroblastos sintetizam colágeno e elastina, além das glicosaminoglicanas e glicoproteínas multi-adesivas que farão parte da matriz extracelular. Os precursores das fibras colágenas derivam dos fibroblastos, cujos produtos são transportados ao espaço intercelular, resultando na formação de protocolágeno, tropocolágeno e, finalmente, na fibra colágena. Também atuam na produção de fibras elásticas e reticulares.

São capazes de modular seu metabolismo, que refletirá em sua morfologia. As células com intensa atividade de síntese são denominadas fibroblastos, enquanto as metabolicamente quiescentes são chamadas de fibrócitos. Estes raramente se dividem, exceto quando o organismo requer fibroblastos adicionais.

São estimulados pela somatotropina e pelos hormônios tireoidianos. Estão também envolvidos na produção de fatores de crescimento, que controlam a diferenciação celular e têm relação com células de outros tecidos conjuntivos. Responsáveis pela regeneração, têm função vital para a cicatrização da pele e proteção do organismo aos traumas, quando vencida a barreira da ZBM, onde podem adquirir miofibrilas, à semelhança de células musculares (miofibroblastos).

Os histiócitos fazem parte do sistema reticuloendotelial (sistema macrofágico). Apresentam pseudópodes e podem sofrer alterações estruturais, transformando-se em um dos seguintes tipos: célula epitelioide; gigantócito de Langhans (corpo estranho); célula xantomizada e célula espumosa de Virchow (Hansen). Têm como funções fagocitose, metamorfose, armazenamento de lipoides e produção de fibras reticulares (granulomas, linfomas).

Os mastócitos são células globosas, grandes, sem prolongamentos e com citoplasma contendo grânulos metacromáticos de histamina e heparina. Podem romper-se quando seus receptores de imunoglobulina E são ativados por antígenos, liberando essas substâncias e desencadeando reações alérgicas pela ativação de outras células e mediadores liberados.

Correlacionando com os procedimentos estéticos, portanto, os fibroblastos são responsáveis pela cicatrização (e todos os eventos a ela relacionados como queloides ou hiper ou atrofias cicatriciais), os histiócitos, pelas reações tipo granuloma em preenchimentos ou implantes cutâneos, enquanto os mastócitos participam de reações tipo urticárias a algumas substâncias.

Fibras dérmicas

O colágeno é sintetizado intracelularmente em pequenas porções e exportado para fora do fibroblasto, onde, pela atuação de enzimas polimerizantes, é definido com a estrutura em hélice-tripla, formada quase inteiramente por glicina, prolina e lisina, além de mais dois aminoácidos modificados por ribossomos (hidroxiprolina e hidroxilisina) mediante processos enzimáticos dependentes da vitamina C. Por esse motivo, sua deficiência leva ao escorbuto, causando hemorragias difusas (enfraquecimento do colágeno da pele, mucosas e vasos sanguíneos).

As fibras colágenas do tipo I (conjuntivas) são numerosas, brancas, largas e flexuosas, estando dispostas em feixes que se entrelaçam, sem se anastomosarem. Estão também presentes em ossos, ligamentos e tendões. Podem sofrer alterações como homogeneização (por degeneração hialina) ou proliferação, causando fibrose. Sob cocção, transformam-se em gelatina. Têm como função principal, além da sustentação da derme, a responsabilidade pela resistência da pele, evitando seu rompimento, quando esticada, e o fechamento de feridas.

As fibras reticulares são formadas pelo colágeno tipo III (reticulina), em associação a um revestimento de sacarídeos (glicosiladas), que impede a formação de feixes, ficando dispersas na matriz de forma ramificada, produzindo delicadas redes com traçado firme que ligam a derme aos tecidos vizinhos. Têm diâmetro menor que as colágenas e só se coram com técnicas argênticas, aparecendo negras à microscopia. Mais frequentes em tecido embrionário, medula óssea e baço. Estima-se que a proporção entre essas duas fibras na derme seja de 90% do colágeno tipo I e 10% do tipo III, porém a quantificação de suas densidades difere conforme a localização.

Já as fibras elásticas são constituídas por outra proteína, a elastina, com consistência de borracha. De características mais sinuosas e delgadas, com coloração amarelada birrefringente, as fibras elásticas se anastomosam entre si formando ligações cruzadas em uma rede dérmica, que podem se ramificar e formar folhetos concêntricos e achatados (Figura 72.20). Essa conformação possibilita a propriedade elástica.

Ocorrem, principalmente, em pulmões, grandes vasos e ligamentos. Na pele, estão localizadas em abundância na periferia dos anexos. Desaparecem por completo nas atrofias primárias e, em cortes histológicos, são vistas fragmentadas, pois estão intimamente relacionadas com as fibras colágenas, parecendo estar aderidas ao tecido. Observadas unicamente pela coloração específica de Weigert.

A elastogênese (formação de fibras elásticas) desenvolve-se em três fases sucessivas e distintas. As fibras oxitalânicas são as precursoras desse fenômeno. São formadas por microfibrilhas de fibrilhina que são secretadas por fibroblastos existentes no meio extracelular e que se dispõem paralelamente entre si, propiciando a estrutura para deposição de elastina. As fibras elaunínicas (em derme e ao redor de glândulas sudoríparas) são fibras mais espessas que as precedentes, pois resultam da junção de elastina às microfibrilhas. Com o maior acúmulo de elastina, formam-se as fibras elásticas maduras. A quantidade dos três tipos de fibras varia nos diferentes tecidos e parece depender da função e do processo de envelhecimento.

São as responsáveis pela elasticidade dos tecidos que promove a retomada de suas formas iniciais. Na derme, prendem-se aos músculos subjacentes. Assim, quando a pele é puxada e depois solta, são as fibras elásticas que devolvem seu formato. O rompimento dessas fibras na pele resulta no aparecimento das estrias.

Quanto a todos os componentes citados, há diferenças em sua apresentação na derme papilar (mais superficial) e reticular (mais profunda). Na papilar, as fibras estão próximas à membrana basal e aos anexos e fortalecem a adesão da derme à epiderme. Há mais fibroblastos e capilares, o colágeno predominante é o tipo III (fino e sem feixes: fibras reticulares) e as fibras elásticas se arborizam. Na reticular, mais espessa, há mais fibras que células, predominando o colágeno tipo I (feixes espessos em vários sentidos: fibras colágenas) e as fibras elásticas são mais curtas, grosseiras, curvas, retorcidas e paralelas à superfície da pele.

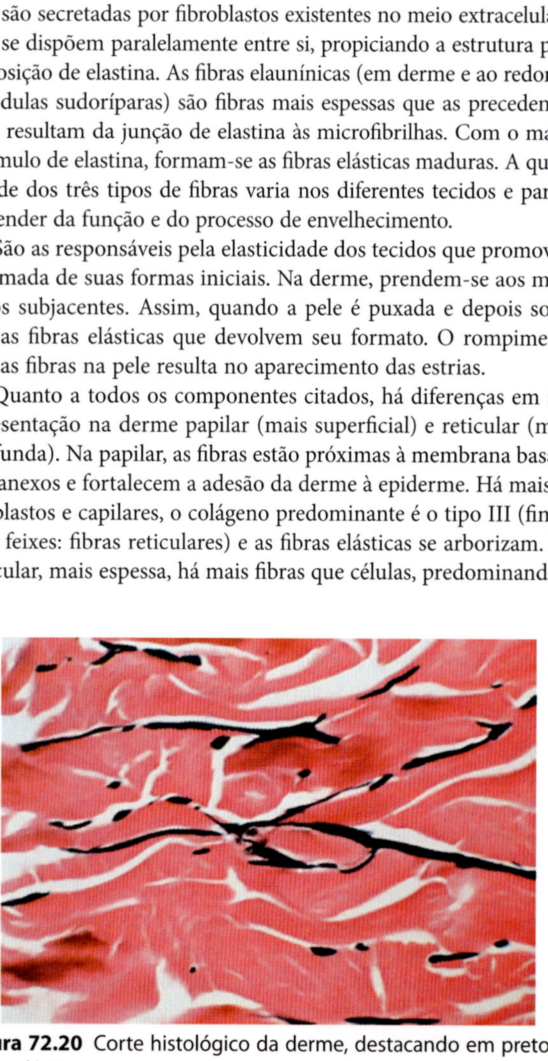

Figura 72.20 Corte histológico da derme, destacando em preto as fibras elásticas.

Isso diferencia as duas dermes ao toque de uma simples agulha. Há maior resistência ao chegar à derme reticular. No caso de preenchimentos ou implantes cutâneos, esta também suporta os produtos mais densos e há menor risco de granuloma nessa região.

Glândulas e secreções cutâneas

Há glândulas que são independentes de pelos (sudorípara écrina e mamária) e outras relacionadas com eles (sebácea e sudorípara apócrina).

As glândulas sudoríparas écrinas (merócrinas) são as responsáveis pela produção de suor. Em um total aproximado de 3 milhões, distribuem-se por toda a pele, sendo seu ducto independente dos pelos. O tamanho dessas glândulas é variável: é maior nas regiões onde a perspiração é intensa, como axila e virilha. Quanto ao número, também oscila: são glândulas muito abundantes na palma das mãos e na planta dos pés; são menos numerosas no pescoço e no dorso e estão ausentes na porção profunda do meato acústico externo, do prepúcio e da glande.

Consistem em um simples tubo cuja parte profunda, irregularmente enovelada, constitui uma bola ovalada (ácino), enquanto a porção superior (ducto) atravessa tortuosamente a derme e a epiderme, abrindo-se diretamente na superfície por um óstio afunilado.

No corpo da glândula (parte secretora), o epitélio consiste em uma camada de células piramidais com dois tipos celulares (células escuras, com grânulos; e claras, relacionadas com o transporte transepitelial de fluidos), entre cujas extremidades profundas e a membrana basal há uma camada de fibras musculares lisas dispostas longitudinalmente ou em sentido oblíquo (células mioepiteliais).

Os ductos (parte excretora) intradérmicos são destituídos de fibras musculares e compõem-se de uma membrana basal forrada por duas ou três camadas de células cúbicas; o lúmen do ducto é recoberto por fina cutícula. Quando ascendem à epiderme por uma crista interpapilar, esses ductos perdem sua parede própria, transformando-se em um trajeto simples espiralado (acrosiríngeo) (Figura 72.21).

O suor écrino surge logo após o nascimento e depende de condições antropológicas e climáticas. Estimulado pelo sistema nervoso simpático (fibras colinérgicas), é responsável pela regulação da temperatura corporal. Trata-se de uma solução aquosa (99% de água) com cloreto de sódio, potássio, ureia, amônia, ácido úrico, sulfatos, lactato e outros catabólicos. Apresenta pH ácido, o que o torna um bactericida natural.

Quando a glândula sudorípara é estimulada, as células secretam um fluido (secreção primária) similar ao plasma sem proteínas e ácidos graxos. Esse fluido surge nos espaços intersticiais oriundos dos capilares. O fluido se desloca da porção espiralada, auxiliada pela contração mioepitelial, e sobe através do ducto, onde ocorre certo grau de absorção de metabólitos e água, dependendo da taxa ou fluxo de produção. Em condições normais, perde-se cerca de 1 ℓ de suor por dia. Em exercícios, altas temperaturas, situações de estresse e patológicas (hiperidrose), a perda é maior, não havendo tempo para reabsorção, o que pode levar à desidratação e insolação (Figura 72.22).

As glândulas sudoríparas apócrinas não possuem poro, ou seja, excretam para o pelo. Distribuem-se em axilas, região anogenital e ao redor da aréola mamária. Possuem variantes adaptativas, como é o caso das ceruminosas, no meato acústico externo, das ciliares de Moll da margem palpebral, das perianais e, provavelmente, das glândulas mamárias.

São compostas de uma porção secretora muito dilatada (com células eosinofílicas e mioepiteliais) e outra excretora (ducto) contendo duas camadas celulares, de trajeto retilíneo, desembocando em um folículo piloso, acima do ducto sebáceo (Figura 72.23).

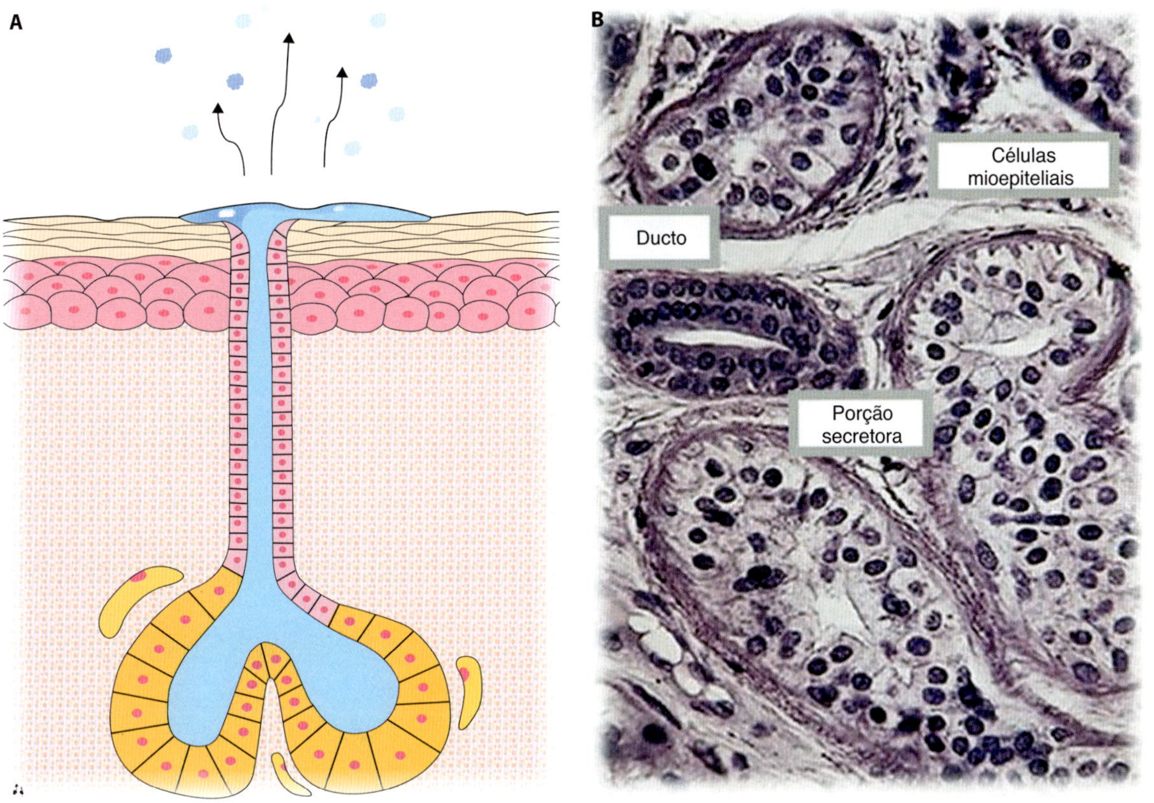

Figura 72.21 **A.** Glândula sudorípara écrina: esquema de formação do suor; **B.** Corte histológico com detalhes do ducto, células mioepiteliais e porção secretora.

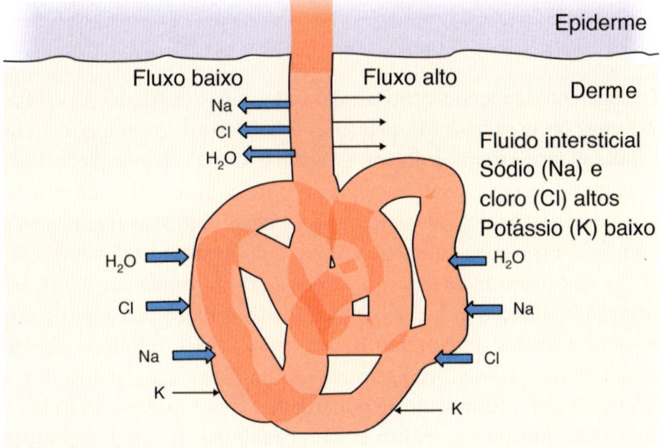

Figura 72.22 Esquema de secreção da glândula sudorípara écrina em condições normais de temperatura e com temperaturas corporais mais elevadas.

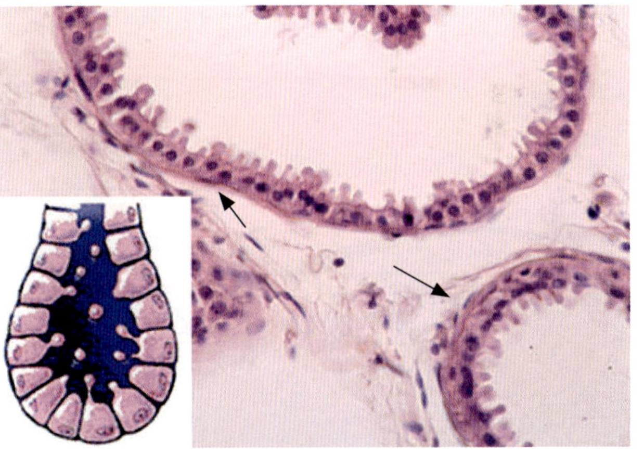

Figura 72.23 Glândula sudorípara apócrina. Observar, no detalhe, a formação da secreção com decapitação da parte apical da glândula. As setas indicam os núcleos de células mioepiteliais.

O suor apócrino é ligeiramente viscoso e menos ácido que o écrino. Compõe-se de amoníaco, proteínas, açúcares, lipídeos, alcaloides e cromógenos, todavia é também inicialmente inodoro, somente tornando-se perceptível pela ação de enzimas bacterianas (causa do odor). Sua secreção é determinada pelo estímulo de fibras adrenérgicas simpáticas e tem relação com o estado emocional. São ativadas após a puberdade, e postula-se se teriam alguma função de atrativo sexual como os feromônios.

As glândulas sebáceas estão anexas ao pelo e formam o complexo folículo pilossebáceo. Portanto, distribuem-se em todas as áreas pilosas. Estruturalmente, são formadas por um ácino secretor, pequeno e saculiforme, alojado na derme, e um canal excretor. Os ductos se abrem com mais frequência nos folículos pilíferos (Figura 72.24); porém, em algumas áreas, desembocam direto na superfície (lábios, glande e pequenos lábios vaginais).

São especialmente abundantes no couro cabeludo e na face e também muito numerosas ao redor da abertura nasal, boca, orelha externa e ânus, mas ausentes nas palmas e plantas (pele glabra). Na face, em especial no nariz, essas glândulas são de grande tamanho, lobuladas e tornando-se, quase sempre, muito aumentadas pelo armazenamento de secreção (zona T) (Figura 72.25). Também apresentam variedades, como os tubérculos de Morgagni na aréola, as glândulas de Meibomius no tarso e os grânulos de Fordyce na mucosa jugal e nos lábios.

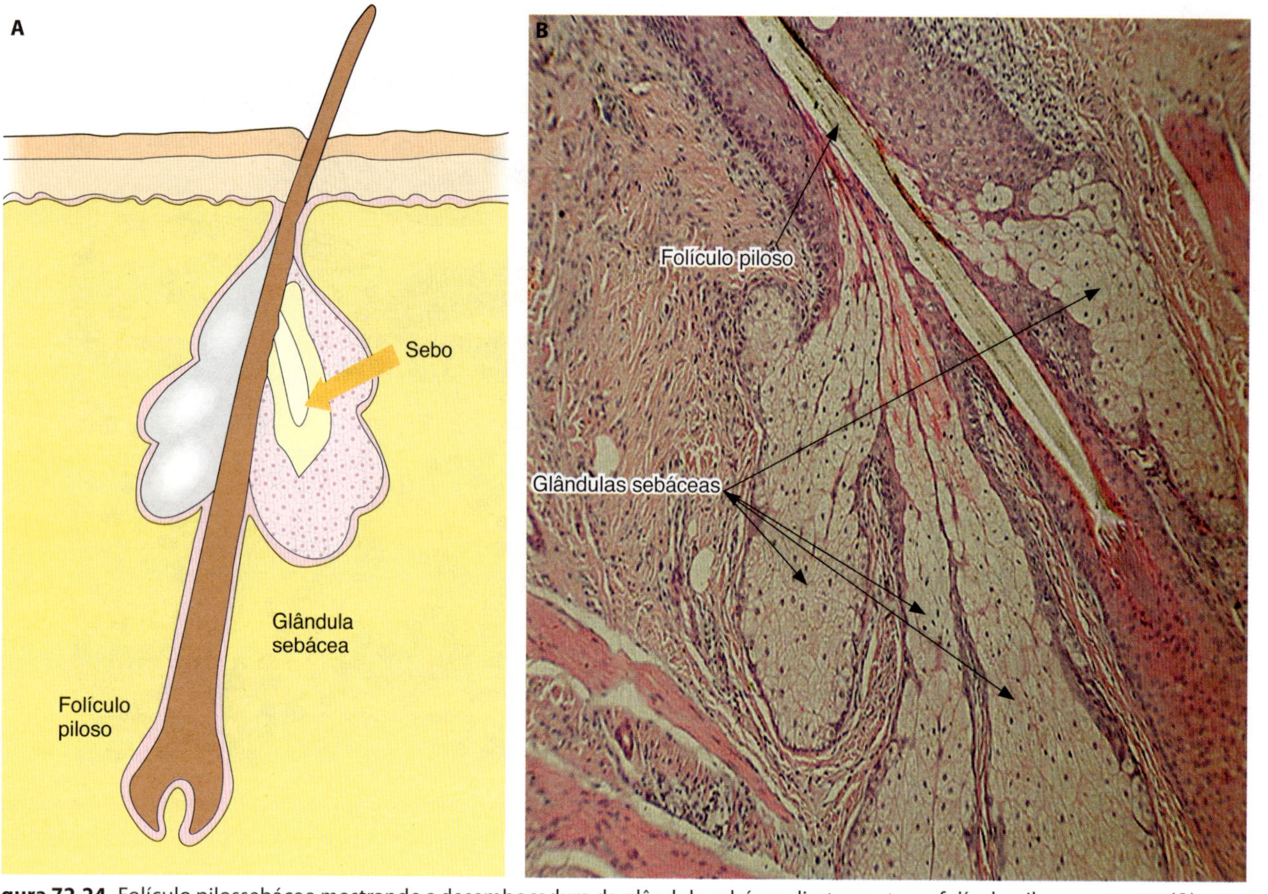

Figura 72.24 Folículo pilossebáceo mostrando a desembocadura da glândula sebácea diretamente no folículo piloso: esquema (**A**) e corte histológico (**B**).

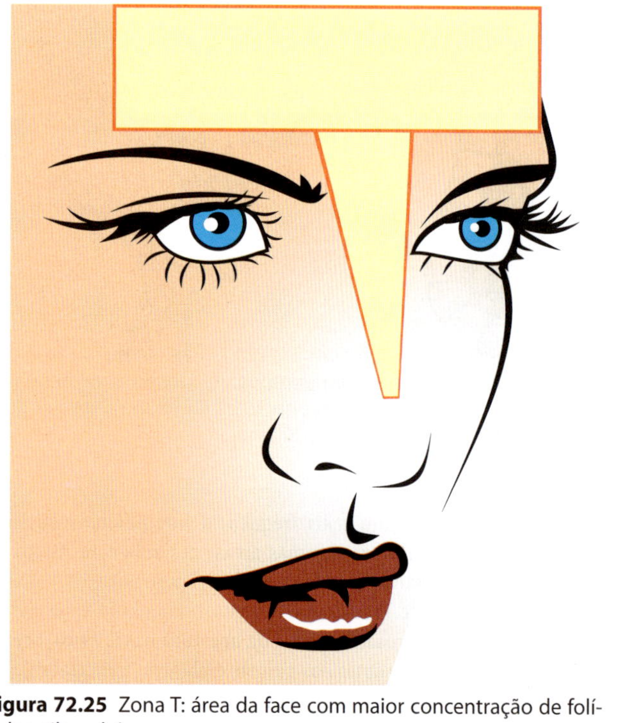

Figura 72.25 Zona T: área da face com maior concentração de folículos pilossebáceos.

Cada glândula consiste em um simples ducto amplo que emerge de um agrupamento de alvéolos, que são, em geral, 2 a 5, podendo chegar até 20. Cada alvéolo é composto de uma membrana basal transparente contendo certo número de células epiteliais. As células externas ou marginais são pequenas e poliédricas, contínuas com as células que revestem os ductos. O restante dos alvéolos é preenchido com grandes células contendo lipídeos, exceto no centro, onde as células, tendo se desintegrado, enchem a cavidade com seus fragmentos e com uma massa de matéria gordurosa, que constitui o sebo cutâneo.

O sebo nada mais é do que a degeneração celular do ácino associada à secreção sebácea (triglicerídeos, ácidos graxos livres, colesterol e ésteres de colesterol). Seu estado físico é líquido dentro da glândula, mas se torna semissólido na superfície cutânea. É estimulado por andrógenos na puberdade e tem função bactericida e fungicida; lubrifica os pelos; evita a desidratação cutânea; protege da maceração e promove emulsão de algumas substâncias.

Estruturas subjacentes

Hipoderme (tela subcutânea)

É um tecido conjuntivo frouxo que faz conexão entre a derme e a fáscia muscular. Tem como função antropológica a termorregulação, a reserva de energia, o preenchimento intersticial e a formação de um coxim. Mas, atualmente, sua principal preocupação é estética.

O tecido adiposo pode representar 18% do peso corporal. Sua distribuição é variável, sendo maior na mulher, em crianças e brevilíneos, acumulando-se mais nos flancos, abdômen e parte proximal dos membros. É escasso em pálpebras, orelha externa (exceto lóbulo), esterno, umbigo, pênis e dobras articulares. Os lipócitos, originados da célula mesenquimal primitiva, cuja formação de seu contingente se deu a partir da multiplicação de lipoblastos apenas durante a infância, não proliferam, somente acumulando gordura. Portanto, uma criança obesa será um adulto com maiores dificuldades para emagrecer.

A hipoderme é muito vascularizada, podendo apresentar duas variedades de tecido adiposo: amarelo unilocular (mais abundante) e pardo multilocular (feto e regiões interescapular e perirrenal). Sua estrutura apresenta-se dividida em camadas: areolar (mais superficial e com adipócitos volumosos e delicados vasos), lamelar (profunda e que aumenta com o ganho de peso em razão de hiperplasia) e lâmina fibrosa (que separa as duas camadas). Existem septos fibrosos trabeculados (*retinacula cutis*) que ligam a derme reticular à aponeurose ou ao periósteo, atravessando toda a hipoderme de forma perpendicular ou oblíqua, para permitir discreto deslizamento, variável com a região do corpo.

Alguns pontos estéticos:

- A celulite inicia-se na parte mais superficial das três camadas, e essa armazenagem de gordura reage a hormônios
- A obesidade depende da camada lamelar onde se localiza a gordura de reserva. Portanto, independentemente do tratamento para emagrecimento, esse metabolismo varia com a dieta e o exercício.

Bolsas subcutâneas

São acúmulos permanentes de tecido adiposo, paralelas à superfície, sem revestimento próprio e de localização específica, sendo mantidas sob pressão. Têm como objetivo facilitar o deslizamento cutâneo e de outras estruturas, como o globo ocular, no caso das bolsas palpebrais. Nesses tecidos especializados, as células também não sofrem mitoses, além de não aumentarem durante um processo de obesidade (hiperplasia).

Podem ser normais (como nas regiões palmoplantar, glútea, bola de Bichat e palpebrais), profissionais (coxim dos ciclistas nos glúteos e dos cavaleiros na coxa medial) ou acidentais (cotos de amputação) (Figura 72.26).

Musculatura

A musculatura associada à derme pode ser lisa, formada pelos músculos piloeretores, aréolo-mamilar e dartos, ou estriada, composta dos músculos da mímica facial e platisma no pescoço (SMAS), sendo estas as abordadas pela toxina botulínica no tratamento do envelhecimento facial.

Vascularização

A irrigação dérmica é complexa. A partir de grandes artérias, há arborização entre as aponeuroses e a subcútis, a qual chega ao panículo adiposo hipodérmico, onde arteríolas sobem verticalmente, ramificando-se, então, no plano horizontal da derme, em plexo profundo (arteríolas dermo-hipodérmicas) e superficial (capilares da derme subpapilar). A rede cutânea tem seus dois plexos ligados pelos vasos intercomunicantes, anastomosando-se entre si em terço médio da derme. No plexo superficial, ocorre um sistema de alças capilares em candelabro, com ramo arterial ascendente e venoso descendente, no intuito de nutrir por embebição a epiderme, que é avascular (caso contrário, sangraríamos a cada *turnover* celular).

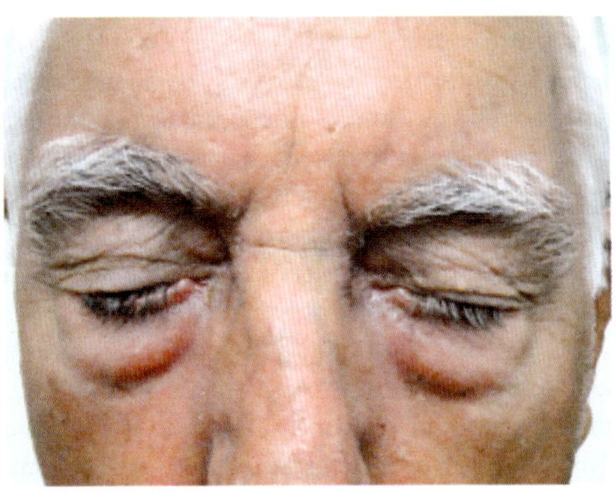

Figura 72.26 Bolsas subcutâneas em pálpebras: protrusão decorrente de envelhecimento cutâneo.

O retorno venoso a partir dos capilares também se processa por três redes venosas consecutivas, porém nem sempre presentes com regularidade: plexo venoso superficial ou subpapilar, rede venosa da derme e, finalmente, a rede venosa localizada na camada limítrofe, entre a derme e a tela subcutânea.

Há também estruturas chamadas de glomo (canais de Sucquet-Hoyer), que são anastomoses arteriovenosas especializadas do sistema vascular da pele, presentes em extremidades (leito ungueal, orelhas), sulcos e no centro da face. Esses *shunts* são circundados por várias camadas de células musculares lisas, que funcionam como um esfíncter direcionador e ajudam a manter a homeostase local, permitindo variações rápidas de irrigação e drenagem em relação ao fluxo sanguíneo.

É interessante notar que os plexos venosos dérmicos e do tecido subcutâneo podem armazenar cerca de 1 ℓ de sangue. Essa capacidade se aproxima bastante do sistema baço-fígado.

Os vasos linfáticos da pele são revestidos por uma única camada de células endoteliais. Encontram-se nas papilas dérmicas, onde começam em fundo de saco, dirigindo-se para o plexo linfático subpapilar, de onde emitem ramos para a rede do tecido subcutâneo. Tornam-se mais bem visíveis no caso de solicitação patológica, como na erisipela ou em linfomas.

A vascularização contribui com o processo de termorregulação. Por meio da vasodilatação, ocorre aumento do calibre dos vasos que percorrem a pele, resfriando-a, enquanto a vasoconstrição diminui o calibre, reduzindo o volume e a quantidade de sangue esfriado, o que evita maior perda de calor. Ainda, para manter-nos com a temperatura controlada, fazem parte a sudorese (que resfria a superfície cutânea) e o arrepio (que, ao deixar os pelos perpendiculares à pele, propicia uma corrente de ar localizada contendo o calor).

Inervação

A inervação da pele possui um sistema motor e outro sensitivo. O sistema motor pode ser adrenérgico (musculaturas vasoconstritora e piloeretora, glomo e células mioepiteliais de glândulas apócrinas) ou colinérgico (células mioepiteliais das glândulas écrinas). O sistema sensitivo dérmico é o mais extenso do organismo, sendo caracterizado por dermátomos ou "campos segmentares" que apresentam estruturas diferenciadas do tipo organelas e terminações livres, que são encontradas ao longo da superfície da pele, distribuídas em concentração desigual conforme a região do corpo e que respondem a determinados estímulos. Embora essa função seja desempenhada pelas ramificações finais dos nervos sensitivos, tais receptores permitem captar com maior precisão as diversas sensações exteriores.

Terminações nervosas livres

São ramificações finais das fibras nervosas sensitivas que chegam à derme (sem mielina) formando uma rede ao redor dos folículos pilosos e com a tendência de penetrarem na epiderme. Quando isso ocorre, em alguns casos, terminam como dilatações em íntima relação com as células de Merkel (discos de Merkel-Ranvier), sendo relacionadas com o tato. As demais terminações estão distribuídas ao longo de toda a superfície do corpo e, embora respondam aos estímulos táteis (movimento dos pelos) e térmicos, são mais sensíveis à dor e ao prurido.

Corpúsculos de Vater-Pacini

De forma ovoide, são constituídos por uma camada de células concêntricas ("casca de cebola") que envolvem uma terminação nervosa sensitiva. Situam-se nas zonas profundas da derme e hipoderme e costumam detectar alterações de pressão, tato profundo e vibrações produzidas sobre a pele e seus estiramentos. Sua presença é mais abundante nas zonas de pele glabra.

Corpúsculos de Wagner-Meissner

São formados por uma fina cápsula de tecido conjuntivo composta de uma série de células sobrepostas ("pilha"), por onde circulam as terminações nervosas sensitivas. Estão localizados nas papilas dérmicas e respondem essencialmente aos estímulos táteis finos (leitura Braille). São particularmente abundantes nas polpas dos dedos, nos lábios e na região genital.

Corpúsculos de Krause

Em forma de bulbo com uma rede de terminações nervosas sensitivas no seu interior, estão situados na derme, próximos da epiderme e respondem aos estímulos térmicos do frio.

Corpúsculos de Ruffini

São receptores de forma plana com terminações nervosas sensitivas ramificadas e disposição arboriforme, situados na zona profunda da derme e da hipoderme, que registram estímulos térmicos, pois são sensíveis ao calor.

Esses estímulos mecânicos, térmicos e dolorosos registrados na pele são conduzidos pelos nervos sensitivos, que deságuam na medula espinhal e circulam ao longo de um percurso ascendente através de fibras nervosas que constituem cordões específicos de acordo com o tipo de sensibilidade que transmitem. As informações passam pelo tálamo e chegam ao cérebro, especificamente na circunvolução parietal ascendente do córtex cerebral, onde os estímulos são interpretados e as sensações tornam-se conscientes. Nessa área, existe uma representação das várias zonas do corpo (homúnculo de Penfield), semelhante a um "mapa" da sensibilidade corporal que permite identificar com precisão a proveniência dos vários estímulos.

Fâneros cutâneos

Unhas

São estruturas achatadas, córneas e elásticas, localizadas sobre a superfície dorsal dos quirodáctilos e pododáctilos. É convexa na sua superfície externa (Figura 72.27) e côncava na interna, onde é firmemente aderente ao córion. Está implantada por uma porção oculta, chamada de raiz, em um sulco da pele; a porção exposta é denominada corpo e a extremidade distal, borda livre. Abaixo de ambas as partes fica a matriz, que produz a unha. Esta é espessada, com várias cristas longitudinais muito vascularizadas, e sua cor é vista através do corpo transparente.

Próximo da raiz, as papilas são menores, desordenadas, menos vascularizadas e não aderidas à camada de tecido conjuntivo; por

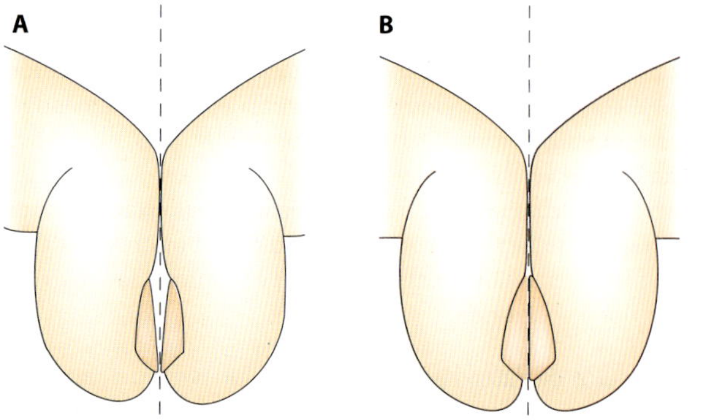

Figura 72.27 Formato da unha. **A.** Convexidade normal; **B.** Perda da convexidade em unhas hipocráticas.

isso, essa porção da unha é esbranquiçada e chamada de lúnula por sua forma. Assim que passa na superfície dorsal da extremidade dos dedos, a epiderme adere-se à borda inferior da unha, local denominado hiponíquio; portanto, ambas as estruturas epidérmicas estão diretamente em contato nesse ponto.

A parte córnea superficial da unha é constituída por um estrato queratinizado muito espesso, porém a epiderme da pele próxima à raiz das unhas é formada apenas por uma simples e fina prega (eponíquio) que recobre a lúnula (Figura 72.28).

As células, em contato com a papila da matriz, são colunares e dispostas perpendicularmente à superfície; aquelas que as sucedem são arredondadas ou poligonais, e as mais superficiais se alargam, se adelgaçam e se achatam, aglutinando-se tão intimamente que seus limites se tornam bastante indistintos.

As unhas crescem em comprimento, por causa da proliferação das células do estrato germinativo de sua raiz, e em espessura, à custa da parte do estrato germinativo situado abaixo da lúnula. Não crescem em largura.

Pelos

Pelos (*pili*) estão em quase toda a superfície cutânea, exceto em palmas das mãos, plantas dos pés, superfície dorsal das falanges terminais, glande, superfície interna do prepúcio e superfície interna dos pequenos lábios.

Variam em comprimento, espessura e cor conforme a área corporal, além de apresentar diversidade nos padrões raciais. Nas pálpebras, são tão curtos que pouco se elevam além dos folículos; no púbis, nas axilas, no buço e na barba, são notáveis pela espessura; já os cabelos são consideravelmente longos. Estes, quando lisos, são mais fortes que os ondulados, pois apresentam, ao corte transversal, um contorno circular, contra os ondulados, mais ovais e achatados, formato que lhes dá menor resistência.

Anatomicamente consistem em haste (porção projetada da superfície) e raiz (parte implantada dentro do folículo piloso na pele).

A haste do pelo emerge por um óstio cutâneo e termina em ponta afilada. Sua emersão é sempre oblíqua, exceto em conduto auditivo externo, pálpebras, narinas e mento. Ela consiste, de dentro para fora, em três partes. A medula, ausente nos pelos delgados, é constituída de fileiras de células poliédricas contendo grânulos de eleidina. O córtex constitui a principal parte da haste com suas células cornificadas alongadas e unidas para formar fibras fusiformes com pigmento. A cutícula compõe-se de uma simples camada de escamas achatadas que se sobrepõem da profundidade para a superfície, junto à cutícula da raiz.

A raiz do pelo fica no interior do folículo piloso, alojado em uma invaginação da epiderme para dentro da derme, onde termina profundamente em uma expansão esbranquiçada (bulbo) sobre uma papila semelhante à da derme, que é suprida com vasos e fibras nervosas (causa da dor ao se arrancar o pelo).

O bulbo piloso é moldado sobre a papila e compõe-se de células epiteliais poliédricas que, ao passarem para o interior da raiz do pelo, tornam-se fusiformes, com exceção de alguns melanoblastos centrais, que contêm melanina e dão cor ao pelo ao emitirem o pigmento para células corticais da haste. Ocasionalmente, esses grânulos preenchem todas as células do centro do bulbo; isso faz com que o trato de pigmento escuro, muitas vezes encontrado no eixo do pelo, seja de maior ou menor comprimento. Quando ocorre a redução da atividade de tirosinase, surge a canície.

O folículo piloso apresenta duas túnicas. A túnica interna (epidérmica), aderente à raiz do pelo, é formada por duas bainhas: radicular interna e externa. A primeira inicia-se por uma cutícula de escamas imbricadas com núcleos atrofiados; depois, uma ou duas camadas de células hipocromáticas, córneas, achatadas e nucleadas (camada de Huxley) e, por fim, uma camada de células cúbicas

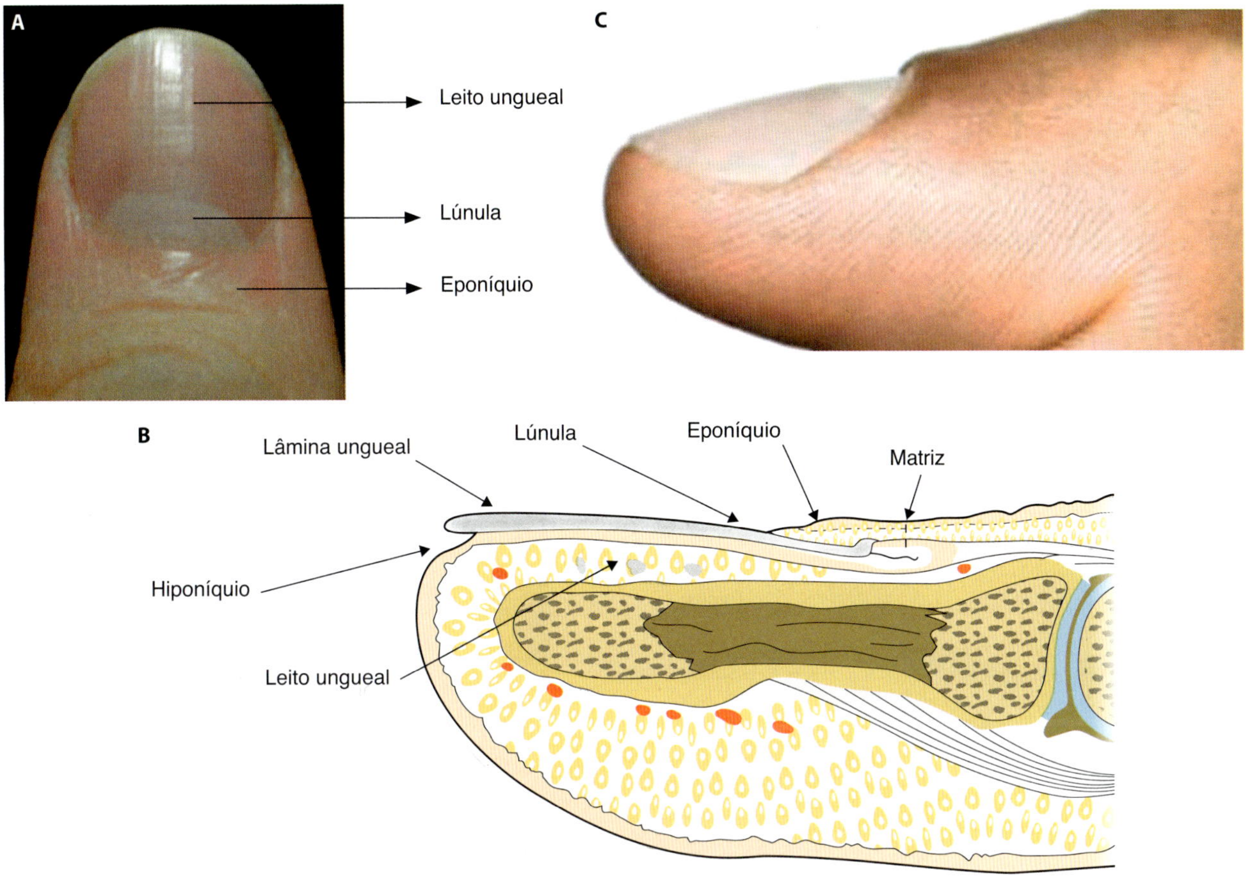

Figura 72.28 Esquema da anatomia ungueal. **A.** Vista frontal; **B.** Corte longitudinal; **C.** Vista lateral.

hipercromáticas com núcleos claros (camada de Henle). A bainha radicular externa corresponde ao estrato basal e espinhoso da epiderme e apresenta delicadas células arredondadas; no fundo do folículo, essas células tornam-se contínuas com as da raiz do pelo.

A túnica externa é contínua com a derme adjacente, altamente vascularizada e suprida por numerosos filamentos nervosos. Compõe-se de três camadas: a membrana basal hialina interna (limitada à porção mais profunda do folículo), seguida por uma compacta camada de fibras e de células fusiformes (do fundo do folículo até a desembocadura das glândulas sebáceas) e mais externamente por uma espessa camada de tecido conjuntivo arranjada em feixes longitudinais (correspondendo à parte reticular da derme, onde estão vasos sanguíneos e nervos).

Correlacionado com os folículos pilosos, os ductos das glândulas sebáceas abrem-se em sua extremidade superior, enquanto os músculos eretores (lisos involuntários) emergem da camada superficial da derme e se inserem no folículo abaixo da desembocadura da glândula sebácea. Colocam-se do lado para onde o pelo se inclina e, pela sua ação, diminuem a obliquidade do folículo, tornando-o reto. A glândula sebácea está situada no ângulo que o músculo eretor forma com a parte superficial do folículo piloso, e assim, a contração do músculo tende a espremer a secreção sebácea para fora do ducto da glândula.

Essa tríade (folículo, glândula sebácea e músculo eretor) forma a unidade pilosa, que, nas axilas e púbis, é complementada com as glândulas sudoríparas apócrinas. Esta é segmentada em quatro regiões: acrotríquio (intraepidérmico), infundíbulo (entre epiderme e abertura do ducto da glândula sebácea), istmo (da glândula sebácea à inserção do músculo eretor) e segmento inferior (Figura 72.29).

Os pelos crescem de modo variável (nos cabelos, a média é de 0,3 a 0,4 mm por dia). Não o fazem continuamente, havendo, porém, alternância entre fases de crescimento e repouso, que constituem o ciclo do pelo. Na fase de crescimento (anágena), há intensa atividade mitótica na matriz. No couro cabeludo, essa fase dura de 2 a 5 anos. Em seguida, os folículos passam para uma fase involutiva (catágena), quando regridem a um terço de suas dimensões anteriores, a melanogênese é interrompida e a proliferação celular diminui até cessar, dentro de 3 semanas. A seguir, ocorre o desprendimento bulbar da papila (fase telógena), por atrofia das bainhas do pelo, que levará à queda em 3 a 4 meses. Após a queda, forma-se uma nova raiz anágena (Figura 72.30).

ENVELHECIMENTO CUTÂNEO

A compreensão do processo de envelhecimento da pele e suas alterações clínicas e histológicas é de extrema importância para o médico. Desta forma, ele desenvolverá habilidades para transitar entre as diferentes modalidades e possibilidades de tratamentos para o seu paciente, baseando-se sempre em evidências científicas e visando a segurança e bem-estar.

Ao abordar o envelhecimento cutâneo, é necessário correlacionar fatores intrínsecos e extrínsecos que corroboram com este fenômeno. Inicialmente, identifica-se o envelhecimento da pele a partir da mudança de suas características iniciais, como afinamento, flacidez, afrouxamento de ligamentos e estruturas, ressecamento, diminuição do viço e turgor, presença de elastose, ceratoses, lentigos, perda de volume, afundamento de sulcos, aparecimento de rugas finas, profundas e ptose facial (Figura 72.31). Deve-se atentar às causas de cada característica e entender a rotina e vida daquele paciente, de modo que seja possível orientá-lo da melhor forma e definir o plano de tratamento mais adequado para aquele indivíduo.

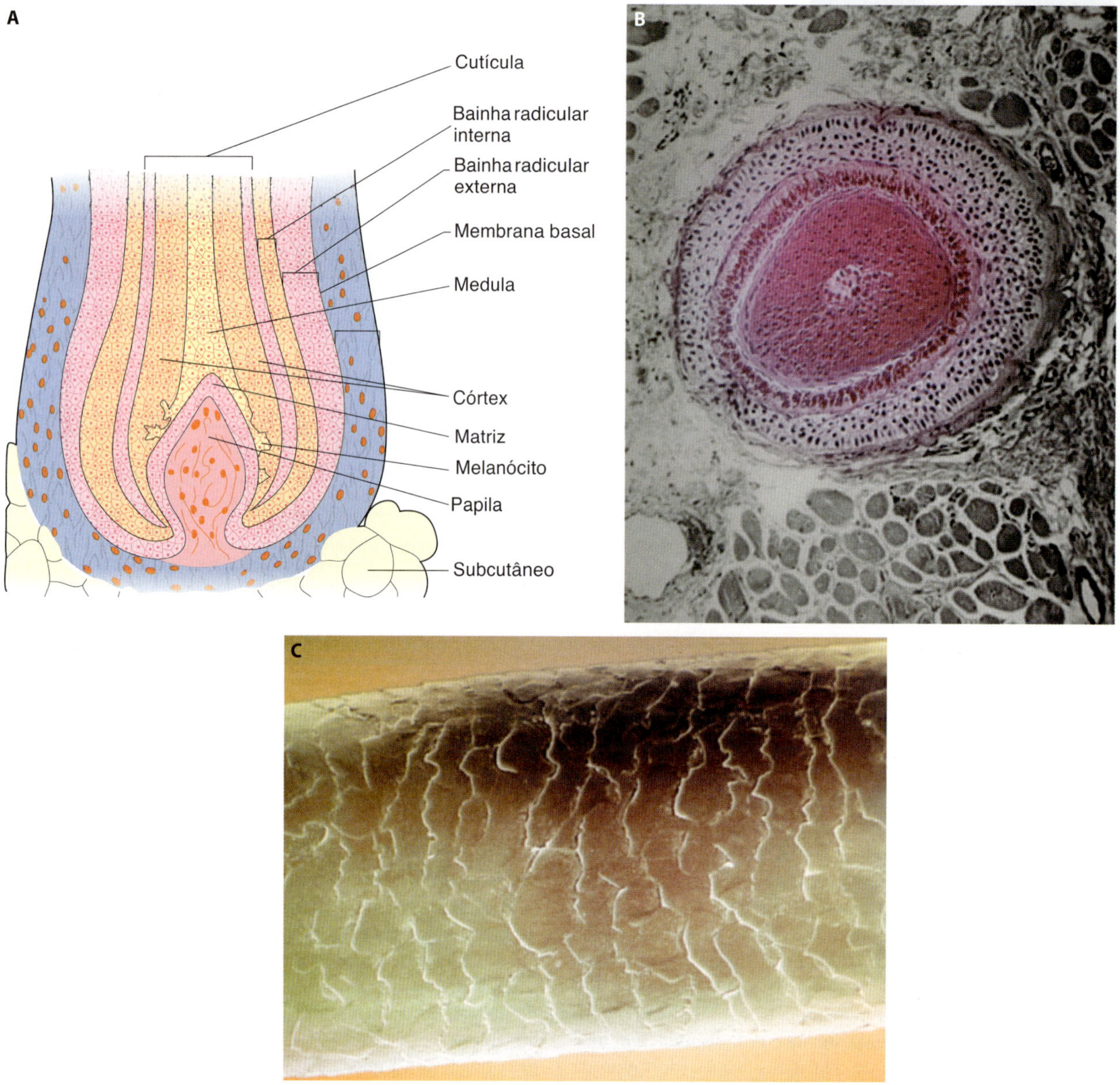

Figura 72.29 Estrutura do pelo. **A.** Corte longitudinal mostrando as camadas esquematicamente; **B.** Histologia do pelo em corte transversal; **C.** Microfotografia das cutículas.

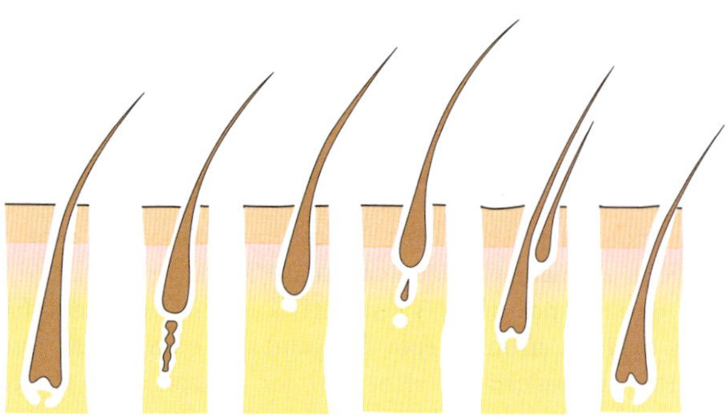

Figura 72.30 Ciclo do cabelo: fases anágena, catágena e telógena e reinício do ciclo.

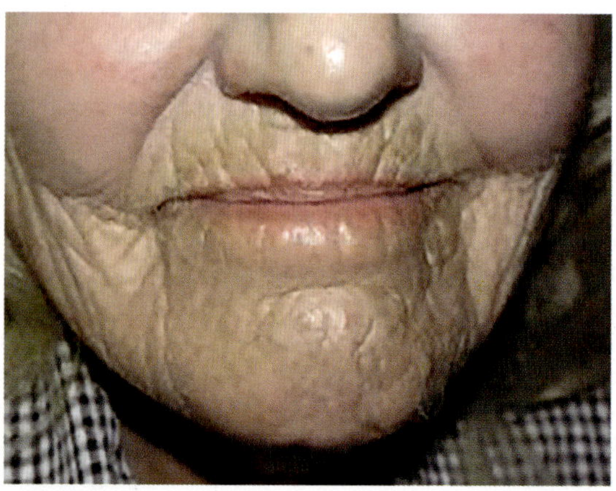

Figura 72.31 Características do envelhecimento cutâneo.

Envelhecimento intrínseco

O envelhecimento intrínseco (cronológico) se dá pelo simples passar do tempo, iniciando-se a partir do nascimento, sendo um processo fisiológico inevitável. Associam a ele o afinamento da pele, atrofia da derme e aparecimento de rugas finas.

Histologicamente, é possível visualizar o afrouxamento das fibras de colágeno, aumento e espessamento das fibras elásticas e reabsorção de grande parte das fibras subepidérmicas. Ocorre ainda a disfunção epitelial local, levando à diminuição da função da microvasculatura local; redução da sensibilidade à pressão e ao toque suave, da inervação sensorial e autonômica da derme e epiderme e à queda de pelos (Tabela 72.2).

Observa-se ainda, na microscopia, a diminuição da proliferação celular na camada basal e um afinamento da epiderme, o que acarreta uma menor superfície de troca de nutrientes e metabólitos na junção dermoepidérmica. Inevitavelmente, as células ali presentes entram em um estado de parada irreversível do ciclo celular, resistência à apoptose e secreção de fatores pró-inflamatórios, deteriorando os tecidos e afetando a produção de queratinócitos, fibroblastos e melanócitos - processo denominado senescência celular (Figura 72.32).

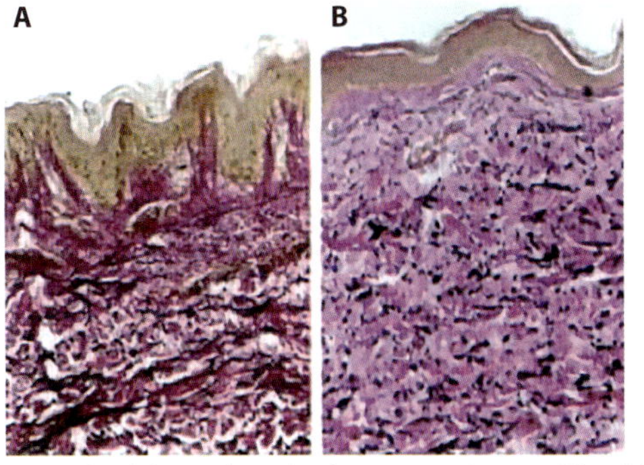

Figura 72.32 Espécimes de pele dos grupos jovem (**A**) e idoso (**B**) corados pelo tricrômio de Van Gieson-elastina (200x), em que as fibras elásticas são observadas em preto. Nota-se a clara fragmentação das fibras elásticas ao longo da derme com o envelhecimento. Na derme superficial, o aparelho elástico perdeu quase completamente sua disposição vertical na pele senil. (Fonte: Oriá et al., 2003.)

O processo de senescência celular é um dos modelos propostos para explicar a base molecular do envelhecimento da pele. Além dele, são estudados o estresse oxidativo, diminuição da capacidade de reparo do DNA celular, encurtamento dos telômeros, alterações de fatores de crescimento e hormônios, declínio da síntese e secreção de moléculas sinalizadoras e receptores envolvidos no processo de envelhecimento, mutações genéticas, inflamações crônicas, dentre outras.

No entanto, acredita-se que apenas 3% dos fatores envolvidos na fisiologia do envelhecimento da pele são causados por reações intrínsecas, sendo, em grande maioria, desencadeado por mecanismos extrínsecos e totalmente modificáveis e controláveis.

Envelhecimento extrínseco

O envelhecimento extrínseco se dá principalmente pela exposição excessiva à radiação solar ultravioleta (UV), provocando lesões cumulativas na pele. Também pode ser influenciado por outros fatores externos como tabagismo, má alimentação e poluição do ar. Com a exposição prolongada ao sol, a pele passa a adquirir um aspecto flácido, áspero, espesso, com rugas grosseiras, melanoses diversas e diminuição da elasticidade, além do risco de desenvolvimento de lesões pré-malignas e malignas (ceratoses seborreicas, carcinomas e melanomas) (Figura 72.33).

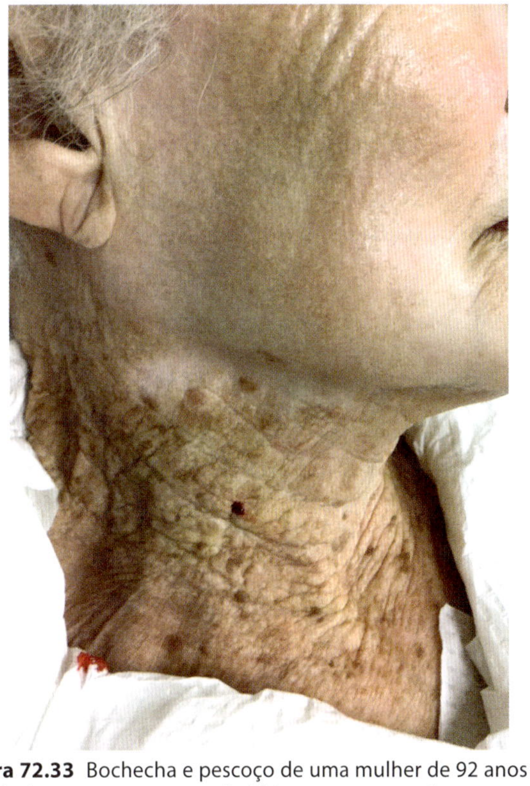

Figura 72.33 Bochecha e pescoço de uma mulher de 92 anos que usou hidratantes com proteção UV no rosto, mas não no pescoço, por mais de 40 anos. O exame clínico revela uma diferença marcante nos danos solares entre a bochecha e o pescoço. (Adaptada de: Posch, 2021.)

A radiação UV é dividida em UVA, UVB e UVC, estando a UVC presente apenas em altitudes elevadas, pois é absorvida pela camada de ozônio da atmosfera antes de chegar à Terra.

UVA é a fração predominante: penetra a pele, chega às camadas mais profundas da derme, causa grande dano oxidativo e importante papel na fotodecomposição cutânea.

Tabela 72.2 Aspectos histológicos da pele envelhecida.

Epiderme	Derme	Apêndices
Achatamento da junção dermepidérmica	Atrofia (perda de volume da derme)	Pelos despigmentados
Espessamento variável	Alteração da estrutura do tecido conjuntivo	Queda dos pelos
Dimensões e formatos celulares variáveis	Diminuição dos fibroblastos	Conversão dos pelos terminais em velos
Atipias nucleares ocasionais	Diminuição dos mastócitos	Lâminas ungueais anormais
Diminuição dos melanócitos	Diminuição dos vasos sanguíneos	Diminuição das glândulas
Diminuição das células de Langerhans	Alças capilares encurtadas	
	Terminações nervosas anormais	

Já a radiação UVB, que afeta principalmente a epiderme, é absorvida diretamente pelo DNA celular, provocando danos estruturais que raramente são reparados por completo. Desta forma, essas células danificadas que não sofreram apoptose, estão altamente sujeitas ao desenvolvimento de mutações em células neoplásicas. Além disso, ainda afeta as respostas imunes cutâneas e sistêmicas, prejudicando e modificando a apresentação de antígenos e a formação das células T-supressoras, o que leva à permissividade da propagação de células neoplásicas já existentes.

Em relação aos fototipos cutâneos, citados anteriormente, a partir da Escala de Fitzpatrick observa-se que os indivíduos que se encaixam nos tipos III a V possuem uma resposta cutânea hiperplásica, manifestando o fotoenvelhecimento em peles coriáceas, espessas e com rugas grosseiras, com a presença de elastose, comedões, lentigos e aspecto bronzeado.

Por outro lado, os pacientes com fototipos I a II apresentam uma resposta cutânea ao dano solar de caráter atrófico e displásico. A pele apresenta menos rugas grosseiras, mas se fazem bastante presentes as lesões pré-malignas, como ceratoses actínicas e neoplasias cutâneas. Acredita-se que essa divergência de manifestações ocorre devido aos diferentes graus de reparo ao DNA após a exposição solar.

Envelhecimento facial no contexto social

Nos tempos atuais, o aumento da longevidade populacional fortalece ainda mais os princípios de prevenção e cuidados com a saúde como um todo. O cuidado com a face não é diferente. Constata-se isso a partir da alta demanda em procedimentos estéticos nas últimas décadas. Além do aumento da conscientização da prevenção de doenças de pele, o impacto do envelhecimento na vida pessoal e profissional dos pacientes é um grande fator que os leva a procurar por tratamentos rejuvenescedores, buscando melhora de autoestima e bem-estar para viver bem, de forma longeva.

Prevenção do envelhecimento

Como discutido, o envelhecimento extrínseco causado pela exposição solar excessiva é prevenível e pode ser evitado ao longo da vida, desde que as medidas corretas sejam tomadas. As orientações sobre proteção solar a todos os pacientes deve ser parte da rotina médica.

Deve-se orientar devidamente o uso do protetor solar diário (com FPS adequado e proteção contra os raios UVA e UVB, Figura 72.34) na face, orelhas, pescoço e em todas as áreas expostas ao sol, sendo reaplicados conforme necessário, além do uso de chapéus e roupas com tramas fechadas.

Tratamentos estéticos na face

Ao avaliar um paciente que deseja iniciar os cuidados com a face por meio de tratamentos estéticos, é importante atentar-se a três pilares básicos (apresentados na Tabela 72.3) para se guiar no planejamento e execução adequados.

Quando esta ordem é respeitada, consegue-se tratar o paciente por completo e com segurança, gerando satisfação e um melhor resultado estético. A seguir são citados os principais, mais seguros e mais estudados ativos tópicos e substâncias injetáveis utilizados no rejuvenescimento facial. No entanto, caso não se sinta seguro para manejar qualquer um desses, procure um colega especialista e dê continuidade ao tratamento conjunto do seu paciente.

Além disso, no contexto da cirurgia plástica facial, é de suma importância a associação de injetáveis como o ácido hialurônico e a toxina botulínica de forma coadjuvante, tanto pré como pós-operatório, na grande maioria dos casos. Dessa forma, o resultado do paciente é otimizado e prolongado, juntamente à melhora da qualidade da superfície da pele.

Quando se dá a devida atenção a todos os pilares de tratamento de forma precoce, consegue-se amenizar e otimizar o envelhecimento cutâneo por meio de simples processos de revitalização e reestruturação da face.

Ativos tópicos

Os ativos aqui citados são extremamente seguros e com eficácia comprovada em seu uso contínuo, desde que bem indicados, avaliando todo o contexto do paciente: idade, comorbidades, alergias e sensibilidades. O objetivo de seu uso é promover a melhora da qualidade, atenuar manchas e rugas finas. Recomenda-se aos colegas que explorem mais a fundo a leitura e o estudo dos ativos para uso facial, pois isso proporcionará segurança, autonomia e uma ampla variedade de opções terapêuticas, tornando a experiência muito gratificante.

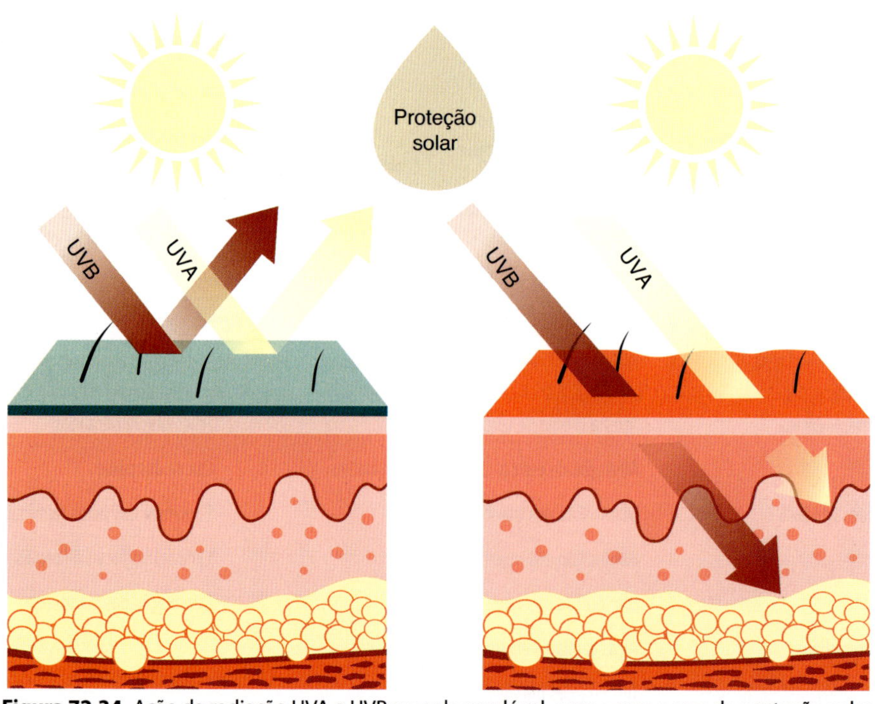

Figura 72.34 Ação da radiação UVA e UVB na pele saudável, com e sem o uso de proteção solar.

Tabela 72.3 Guia básico sobre o planejamento e execução de procedimentos para rejuvenescimento facial.

Objetivo	Pontos de atenção	Tratamento
Tratamento da superfície da pele	Avaliar a textura, presença de rugas finas e profundas, manchas e sulcos afundados	Produtos tópicos e/ou orais Procedimentos injetáveis: toxina botulínica, ácido hialurônico, *nanofat*, bioestimuladores de colágeno *Peelings* superficiais e profundos *Laser*
Melhora do volume facial	Diminuição do volume da face, perda de gordura e alteração do esqueleto facial	Procedimentos injetáveis: ácido hialurônico, bioestimuladores de colágeno
Correção da perda de contorno e ptose facial (Figura 72.35)	Envelhecimento da área dos olhos, terço médio e contorno mandibular	Procedimentos injetáveis: ácido hialurônico Avaliar indicação de cirurgia plástica facial

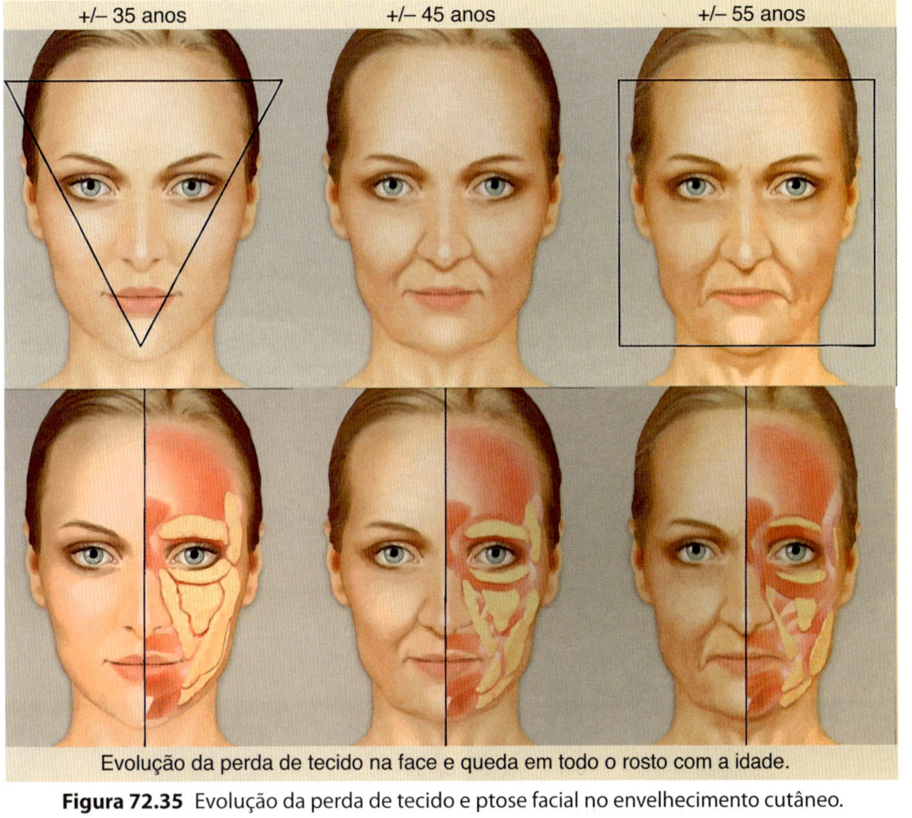

Figura 72.35 Evolução da perda de tecido e ptose facial no envelhecimento cutâneo.

Ácido retinóico

É um derivado da vitamina A amplamente prescrito por proporcionar atenuação de rugas, melhora da textura da pele, viço, elasticidade e diminuição de ceratoses. Este ativo proporciona melhora da matriz dérmica com aumento da produção dos glicosaminoglicanos - em especial do ácido hialurônico, propiciando um ambiente para o aumento do colágeno e elastina, pela correção e performance dos fibroblastos.

É importante se atentar às diferentes concentrações presentes no mercado e derivações - como o retinol e *retinol-like* (produto sintético), além de indicar corretamente a frequência e período de uso para cada paciente, a fim de evitar reações de sensibilidade como eritema e descamação contínua. Seu uso pode ser gradual, de modo a criar uma tolerância ao produto. Por fim, é um ativo de baixo custo e de altíssima eficácia na prevenção e também no controle do envelhecimento cutâneo - tornando-se essencial na prescrição do paciente.

Alfa-hidroxiácidos

Desempenham um papel crucial na melhoria da aparência da pele, atuando no estrato córneo e nos poros. No entanto, sua eficácia na epiderme requer concentrações elevadas, o que pode levar à irritação cutânea e efeitos indesejados. Ao contrário dos retinóides, eles não influenciam diretamente o processo de queratinização, exigindo períodos prolongados de uso. Recomenda-se alternar seu uso com retinóides. Os alfa-hidroxiácidos mais comumente prescritos incluem:

- Ácido glicólico: derivado da cana-de-açúcar, é amplamente utilizado devido à sua rápida penetração na pele, embora possa causar irritação, prurido, eritema e formigamento, especialmente em pacientes de fototipos mais altos, que correm o risco de hiperpigmentação pós-inflamatória
- Ácido mandélico: possui maior peso molecular (cadeia de oito carbonos), o que resulta em uma penetração mais suave na pele, reduzindo o risco de inflamação. Além disso, exibe propriedades anti-inflamatórias significativas, contribuindo para a melhoria das hiperpigmentações.

Beta-hidroxiácidos

Com destaque para o ácido salicílico, são amplamente utilizados em diversas formulações e para diferentes propósitos. Em concentrações inferiores a 3%, agem como agentes queratoplásticos, normalizando a queratinização e oferecendo benefícios significativos para a pele fotoenvelhecida, além de ajudar na dispersão dos grânulos de melanina. Em concentrações de 5%, atuam como agentes queratolíticos, facilitando a absorção de outros ingredientes ativos. Em concentrações mais altas (10-30%), podem ser empregados em procedimentos de *peeling*. É importante destacar que a aplicação em áreas extensas pode resultar em salicilismo.

Embora haja uma ampla gama de ativos disponíveis para benefício dos pacientes, os supramencionados são clássicos, oferecendo segurança e facilidade no manuseio e na prescrição.

Peeling químico

O procedimento de *peeling* químico envolve a aplicação de uma substância química na pele, visando a remoção do estrato córneo e a normalização da epiderme para remodelação cutânea, resultando na melhoria de várias condições dermatológicas. É um dos tratamentos estéticos mais populares devido à capacidade de melhorar significativamente a qualidade da pele tratada em um período de recuperação relativamente curto e, em alguns casos, pouco incômodo.

As principais condições indicadas para o tratamento com *peelings* químicos incluem melasma, efélides, hiperpigmentação pós-inflamatória, fotoenvelhecimento, olheiras, acne vulgar, rosácea e cicatrizes.

O uso de substâncias para melhora da qualidade da pele e sua textura são utilizados desde a Antiguidade, de diversas formas. No entanto, há pouco mais de 2 séculos, as substâncias conhecidas e utilizadas hoje para realização de *peeling* começaram a ser estudadas e descritas de maneira prática e efetiva.

Os *peelings* químicos são comumente classificados em superficiais, médios ou profundos (Tabela 72.4), dependendo da profundidade de ação desejada. Além disso, os mecanismos de ação podem variar conforme as substâncias ativas presentes na formulação. À medida que a profundidade do *peeling* aumenta, os resultados tendem a ser mais evidentes (Figuras 72.36 e 72.37), mas também aumentam os riscos e o desconforto durante o período pós-procedimento.

Critérios para escolha do tipo de *peeling*:

- Idade do paciente
- Fototipo de pele
- Área a ser tratada

Tabela 72.4 Classificação dos *peelings* químicos.

Tipo de *peeling*	Substância ativa	Profundidade na pele
Superficial	α-hidroxiácidos: ácido glicólico, ácido lático, ácido málico, ácido cítrico, ácido tartárico, ácido mandélico e ácido benzílico (derivado do ácido glicólico) β-hidroxiácidos: ácido salicílico Ácido tricloroacético, 10 a 35% Solução de Jessner Tretinoína	Muito superficiais: removem o extrato córneo – profundidade de 0,06 mm Superficiais: provocam esfoliação epidérmica – da camada granulosa até a basal (0,45 mm)
Médio	Ácido tricloroacético, 35 a 50% Ácido pirúvico, 40 a 70%	Atingem a derme papilar (0,6 mm)
Profundo	Ácido tricloroacético, > 50% Fenol, 88%	Atingem a derme reticular média (0,8 mm)

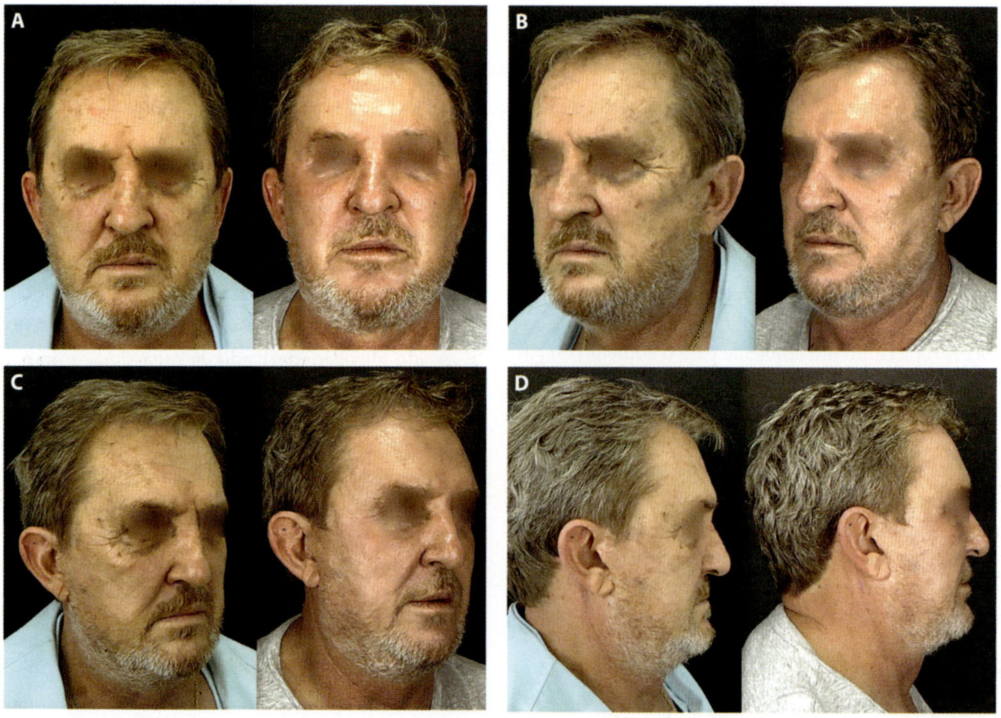

Figura 72.36 **A** a **D.** Paciente antes de ser submetido ao *peeling* de fenol profundo (à esquerda) e o resultado 90 dias após o procedimento (à direita).

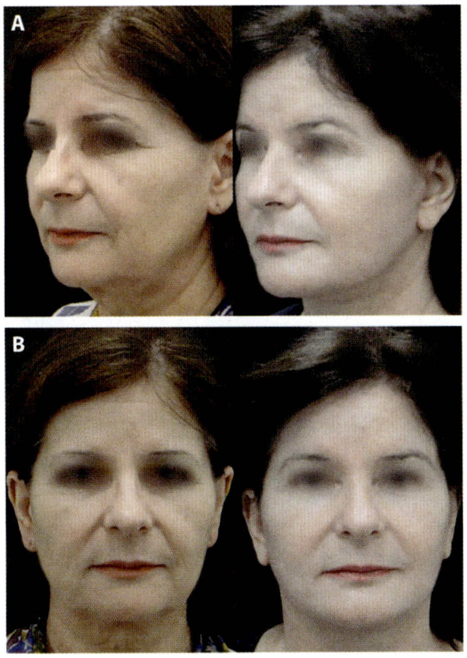

Figura 72.37 A e **B.** Paciente antes (à esquerda) e depois (à direita) de ser submetida a tratamento cutâneo por *peeling*.

- Grau de fotoenvelhecimento
- Objetivos específicos do tratamento
- Experiência do médico aplicador
- Características individuais de cada paciente.

Fatores que afetam a absorção dos fármacos:

- Características da pele:
  - Espessura da epiderme
  - Densidade dos folículos
  - Grau de exposição solar
  - Sexo (pele masculina tende a ser mais oleosa, dificultando a penetração)
  - Fototipo da pele (quanto mais baixo, maior a penetração)
  - Integridade da barreira epidérmica
  - Preparação prévia da pele
  - Limpeza antes da aplicação do agente esfoliante
  - Procedimentos anteriores recentes
  - Uso de isotretinoína oral
- Características do agente químico:
  - Propriedades físico-químicas
  - Volume
  - Concentração
  - Veículo
  - Tempo de exposição
- Método de aplicação:
  - Uso de hastes flexíveis, pincéis, dedos enluvados ou gaze
  - Oclusão da área tratada
  - Pressão e fricção durante a aplicação
  - Número de camadas
  - Frequência do procedimento.

O médico precisa ter um entendimento profundo dos diversos agentes utilizados em esfoliações químicas, do processo de regeneração da pele, das técnicas de aplicação, além de saber identificar e tratar possíveis complicações decorrentes do procedimento (Tabela 72.5).

Tão importante quanto a realização correta do *peeling* é o cuidado com o paciente após o procedimento. A depender da profundidade atingida e dos ativos utilizados, é necessário monitorar o paciente constantemente nos primeiros dias e de forma tardia também, acompanhando o possível aparecimento dos sinais e sintomas citados. O paciente deve ser orientado quanto às medicações tópicas e/ou orais necessárias, hidratação adequada, evitar exposição solar direta, utilizar sempre filtro solar e cosméticos adequados para aquele momento, higienizar a pele da maneira correta e cuidar durante todo o processo de cicatrização.

Toxina botulínica

A toxina botulínica é, hoje, um dos procedimentos estéticos mais importantes e mais realizados. Inicialmente utilizada para tratar as rugas dinâmicas da região da glabela, hoje é utilizada em diversos pontos da face, região cervical e também para tratar outras condições como hiperidrose e alterações musculares (distonia, espasticidade, hiperatividade do músculo detrusor vesical), melhorando expressivamente a qualidade de vida do paciente.

Produzida pela bactéria *Clostridium botulinum*, a toxina botulínica (BoNT), a neurotoxina apresenta dois sorotipos de comercialização, tipo A e tipo B – o BoNT-B não é liberado pela Agência Nacional de Vigilância Sanitária (Anvisa) e, por isso, não comercializado no Brasil atualmente. A sua ação ocorre a partir da parada da contração muscular, inibida pela exocitose da acetilcolina dos terminais nervosos motores de forma reversível. Dessa forma, relaxa temporariamente a musculatura local, atenuando a formação de rugas dinâmicas e estáticas com uma duração de 4 a 6 meses.

Hoje existem diversas marcas disponíveis no mercado. Por mais que os mecanismos de ação sejam semelhantes, há diferenças em relação à formulação e diluição adequada. Desta forma, é recomendado seguir as orientações do fabricante para atingir o resultado esperado com o produto.

Antes de iniciar o tratamento, deve-se examinar bem o paciente, alinhando expectativas e analisando possíveis assimetrias prévias e contraindicações. A dose aplicada deve ser individualizada para cada paciente, levando em consideração a sua anatomia, força e simetria muscular, além do resultado esperado com a toxina.

Tratamento do terço superior da face

A toxina botulínica tipo A (BoNT-A) é considerada segura e eficaz no tratamento das linhas de expressão facial decorrentes da contração muscular. Para obter sucesso em aplicações cosméticas, é essencial

Tabela 72.5 Principais complicações após a realização de *peelings* químicos.

Imediato	Tardio	*Peelings* médios e profundos
Eritema persistente	Hiper/hipopigmentação	Cicatrizes atróficas
Edema	Despigmentação	Arritmias cardíacas (fenol)
Prurido e irritação	Vesículas, bolhas e crostas	Edema laríngeo
Sensação de queimação	Erupção acneiforme	Dermatose exacerbada
Dor	Infecções (herpes, bacterianas)	Síndrome do choque tóxico infeccioso

possuir um conhecimento abrangente da musculatura facial (Figura 72.38), da ação da toxina, além de realizar uma seleção criteriosa dos pacientes e dominar as técnicas adequadas de injeção.

A seguir, os principais pontos tratados e observações importantes quanto à anatomia e possíveis efeitos adversos:

- Linhas glabelares: indicada no tratamento de linhas verticais moderadas a graves (Figura 72.39)
  - Anatomia*:* músculos depressores da sobrancelha: prócero, corrugador, depressor do supercílio e orbicular dos olhos - apresentam fibras interligadas e de difícil separação
  - Atenção*:* caso ocorra ptose palpebral com essa aplicação, o sintoma é temporário e desaparece em algumas semanas, não sendo necessárias intervenções
- Linhas horizontais da região frontal: podem ser associadas ao tratamento da glabela para potencializar o enfraquecimento das rugas horizontais e melhorar o olhar e expressão do paciente (ver Figura 72.39)
  - Anatomia: o músculo frontal se entrelaça com as fibras do prócero, corrugador e orbicular dos olhos. Sua contração eleva as sobrancelhas e as pálpebras superiores, levando à formação de rugas na fronte
  - Atenção: em indivíduos com ptose leve ou importante do supercílio, deve-se evitar a aplicação no músculo frontal, a fim de evitar a ptose da sobrancelha
- Elevação do supercílio: promove a restauração do arco das sobrancelhas em jovens, dando um olhar mais jovial
  - Anatomia: enquanto o músculo frontal eleva as sobrancelhas, o corrugador, prócero e orbicular dos olhos agem como depressores, junto ao músculo frontal, puxando a sobrancelha para baixo
  - Atenção: respeitar a dose recomendada.

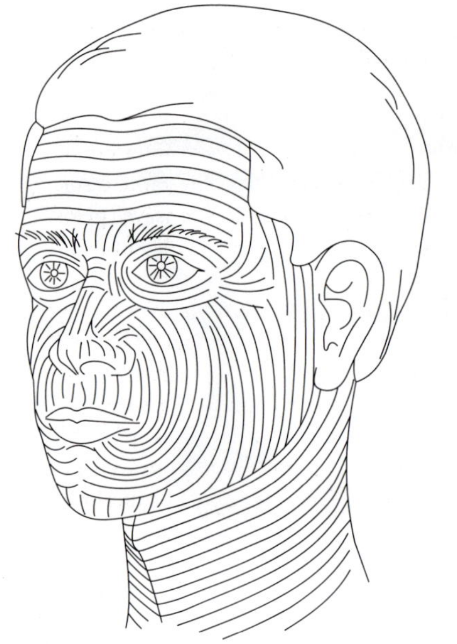

Figura 72.39 Ilustração das linhas de Langerhans, linhas perpendiculares à contração muscular em áreas de tensão ou força na pele.

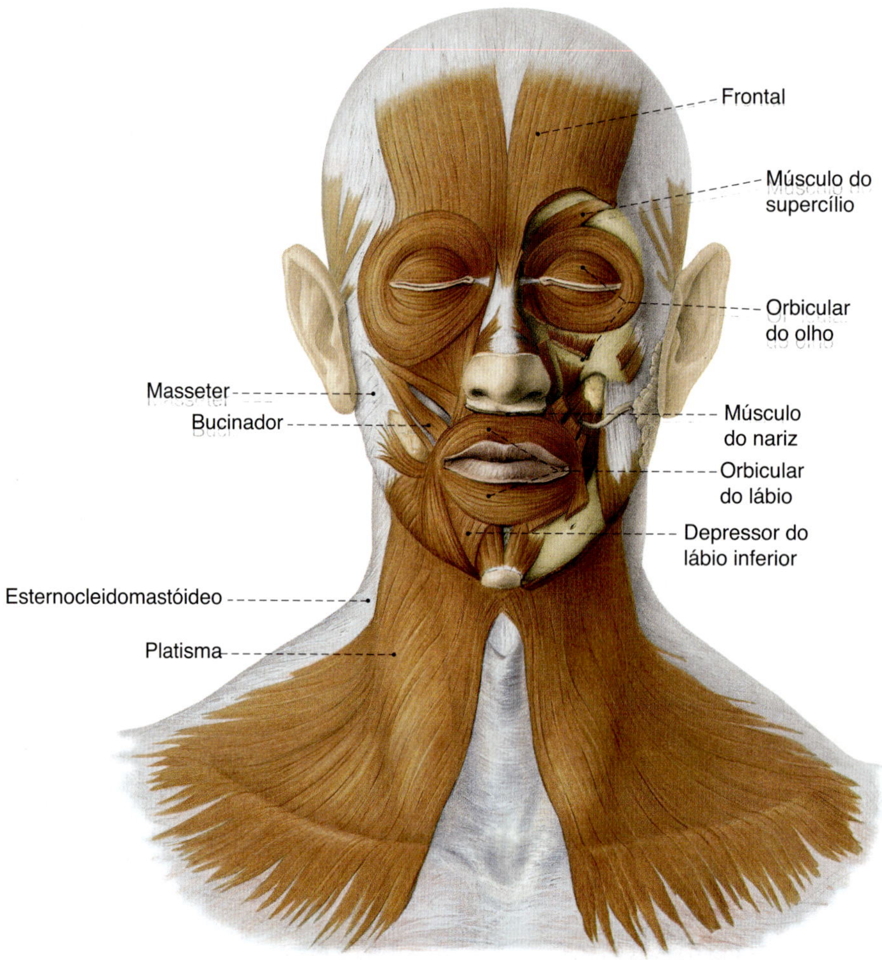

Figura 72.38 Principais músculos da face e pescoço.

- Rugas periorbitais laterais ("pés-de-galinha"): rugas laterais dinâmicas na região orbicular dos olhos (com surgimento devido ao sorriso) e rugas estáticas (causadas pelo fotoenvelhecimento)
  - Anatomia: músculo orbicular dos olhos (esfincteriano), divido em três porções: pré-tarsal, pré-septal e orbital. Lateralmente, atua como depressor do supercílio
  - Atenção: injeção superficial para evitar equimoses e efeitos indesejados.

Tratamento do terço inferior da face

- Músculo depressor do septo nasal: interfere na posição e projeção da ponta nasal, a abaixando durante o sorriso
- Músculo orbicular da boca: responsável pelos movimentos labiais envolvidos na mastigação e fala, através da ação de fechamento dos lábios. Com o passar dos anos (ação dos fatores ambientais e hábitos de vida), pode levar à formação de rugas periorais, conhecidas como "código de barras"
  - Atenção: evitar a aplicação em grandes doses para não comprometer a fala, movimentos de assoprar, beber com canudo, beijar, e a pronúncia dos fonemas "p" e "b"
- Sorriso gengival: os músculos responsáveis pela elevação do lábio superior são: elevador do lábio superior e asa nasal, elevador do lábio superior e zigomático menor
  - Atenção: iniciar o tratamento com doses baixas a fim de evitar a ptose do lábio superior e seu alongamento exagerado
- Músculo depressor do ângulo da boca: sua contração demonstra expressão de tristeza ou frustração
  - Atenção: realizar a marcação e aplicação de forma cuidadosa, lateralmente à comissura labial, de modo a evitar a aplicação errônea no depressor do lábio inferior, causando assimetria facial
- Músculo mentoniano: ao ser contraído, eleva e projeta para fora o lábio inferior, enquanto enruga a pele do mento – o que dá o aspecto de "caroço de pêssego" e, a longo prazo, uma ruga estática em meia lua ("queixo de bruxa")
- Músculo platisma: possui íntima relação com a musculatura facial inferior, contribuindo com o envelhecimento da face, além do próprio pescoço
  - Atenção: disfagia e rouquidão se doses elevadas
- Músculo masseter: formado por uma porção superficial e outra profunda, sendo sua margem posterior recoberta pela glândula parótida
  - Atenção: possíveis efeitos como dificuldade na fala e na mastigação podem ocorrer, mas são transitórios.

Outras indicações

Além dos tratamentos faciais citados, a toxina botulínica é amplamente indicada no tratamento dos diversos tipos de hiperidrose (focal primária e secundária, axilar, palmar, plantar, craniofacial) e doenças relacionadas, como queratoderma aquagênico, doença de Hailey-Hailey, psoríase invertida, paquioníquia congênita e disidrose. Outras doenças são líquen simples crônico, neuralgia pós-herpética e fenômeno de Raynaud.

Preenchedores

De forma didática, pode-se classificar os preenchedores de acordo com a sua durabilidade (permanentes e não permanentes) e origem (autogênicos, alogênicos, heterogênicos e sintéticos).

Preenchedores autólogos

Gordura autóloga

Os enxertos com gordura autóloga são utilizados e amplamente difundidos há mais de 100 anos. Isso se dá pela segurança, baixa complexidade, risco e custo do procedimento.

Atualmente, com os novos estudos sobre as células-tronco mesenquimais do tecido adiposo, esses enxertos têm ganhado destaque por sua eficácia no preenchimento de rugas finas e olheiras.

No *nanofat*, a gordura aspirada é transformada em partículas emulsificadas contendo células-tronco capazes de verdadeiramente estimular o colágeno cutâneo.

Outras formas de aplicação são por *microfat*, objetivando volumização; enxerto de gordura intradérmico através de agulhas (*sharp-needle intradermal fatgrafting*) para o tratamento de rugas profundas e expansiva para o tratamento rugas superficiais.

Plasma rico em plaquetas

Obtido a partir da centrifugação do sangue do próprio paciente, possibilita estimular a neocolagênese, com melhora do turgor da pele e sua coloração, e também o preenchimento de rugas finas da face.

Preenchedores aloplásticos

Permanentes (todos sintéticos)

Dentro desta categoria estão os seguintes produtos:

- Silicones (proibidos no Brasil)
- Polimetilmetacrilato (PMMA)
- Poliacrilamida (hidrogéis de polímeros).

Por mais que sejam procedimentos difundidos e realizados no nosso país, é importante ressaltar que nós, autores deste capítulo, não o utilizamos nem recomendamos na prática clínica. Essas substâncias podem causar efeitos adversos graves e resultados inestéticos em sua grande maioria, como granulomas imediatos ou tardios, isquemia e necrose de pele. Podem, ainda, migrar da posição inicial e gerar uma sensação e estética de peso na face. Por serem permanentes, a sua remoção implica muitas vezes em cicatrizes e riscos ao paciente.

Não permanentes

Ácido L polilático

O ácido polilático, bioestimulador de colágeno e também conhecido como ácido poli-L-lático (PLLA), é um biopolímero sintético biocompatível e biodegradável. Ele atua como um agente de preenchimento dérmico para restaurar o volume facial perdido devido ao processo de envelhecimento ou à atrofia adiposa. Tem capacidade de estimular a neocolagênese endógena, promovendo a produção de colágeno pelo fibroblasto dérmico. Esse mecanismo resulta em uma melhora gradual da firmeza e da elasticidade da pele ao longo do tempo.

Hidroxiapatita de cálcio

Antes de ser comercializada como rejuvenescedor facial, a hidroxiapatita (bioestimulador sintético) de cálcio era utilizada como implante para reposição óssea. Por ser um material naturalmente presente em nosso organismo, as reações inflamatórias imunológicas à substância são raras. Atualmente, é utilizado de forma hiperdiluída com o objetivo de estímulo de colágeno e melhora da textura e superfície da pele – diferentemente do seu uso estritamente volumizador no passado.

Devido ao aumento expressivo da utilização desses produtos por diversos profissionais médicos e não médicos nos últimos anos, os autores deste capítulo notam um aspecto mais arredondado e menos definido da face dos pacientes após alguns meses da aplicação. Além disso, assim como constatado em seus próprios casos cirúrgicos, colegas cirurgiões de todo o mundo (incluindo grandes centros nos EUA e Europa) relatam alguma dificuldade durante o *lifting* facial nestes casos. Observam uma resistência importante ao acesso dos planos cirúrgicos (subcutâneos e *deep plane*) devido à intensa fibrose e endurecimento tissular causados pelos bioestimuladores.

Em alguns casos em que aplicou-se a hidroxiapatita de cálcio, foram relatados depósitos de cálcio referidos na biopsia. Esse fato serve como um alerta e uma sugestão de reflexão e aprofundamento nos estudos científicos deste tema aos colegas injetores.

Ácido hialurônico (produto biológico)

O ácido hialurônico (AH), polissacarídeo presente na matriz intercelular dos seres humanos, está fortemente ligado a processos de regeneração e reparação tecidual. É responsável pela expansão da matriz extracelular e facilitação da difusão de moléculas hidrossolúveis.

A diminuição da quantidade de AH durante a vida leva a um encolhimento desta matriz, alterando a quantidade de água e a capacidade de transporte de substâncias. Consequentemente, ocorre a perda do turgor, desidratação, alterações da elasticidade, diminuição do suporte dos microvasos e a formação de rítides, caracterizando os sinais de envelhecimento.

Associado a este fenômeno, a radiação UV em excesso ao longo da vida leva à degeneração local da gordura facial, ao reposicionamento e alteração da forma dos tecidos, frouxidão dos ligamentos retentores da face e tecido subcutâneo.

No contexto dos preenchedores faciais, o ácido hialurônico é uma excelente escolha de tratamento para estes pacientes, proporcionando reposicionamento dos tecidos, reposição de volume, melhora da qualidade da pele e tratamento do subcutâneo. Deve-se trabalhar a face com muita cautela, respeitando a anatomia, estética e processo de envelhecimento de cada paciente. As principais áreas trabalhadas com AH são apresentadas na Tabela 72.6.

É importante ressaltar que o ácido hialurônico é seguro para ser utilizado em qualquer faixa etária, desde que bem indicado e aplicado da maneira correta, com cautela e bom senso. Até os 45 a 50 anos, grande parte dos pacientes se beneficiarão do tratamento com AH (Figura 72.40). A partir deste momento, pode ser interessante a avaliação da necessidade de uma cirurgia plástica facial, como o *lifting* de sobrancelhas, *lifting* facial, blefaroplastia ou cervicoplastia. De qualquer forma, os tratamentos injetáveis devem ser mantidos e estendidos durante toda a vida para manutenção da jovialidade e de uma pele saudável e bela, independentemente da idade.

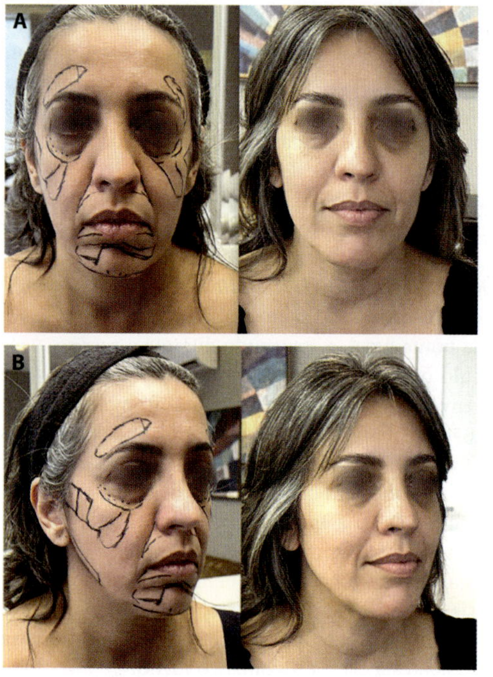

Figura 72.40 A e **B.** Paciente submetida a preenchimento facial com ácido hialurônico em região de têmporas, malar, arco zigomático, olheiras, contorno mandibular, sulco nasogeniano, comissura labial, sulco labiomentoniano e mento. À esquerda: antes do tratamento, com as marcações previamente realizadas. À direita: 30 dias após o procedimento. É importante pontuar que o resultado inicial obtido é considerado a primeira etapa do tratamento facial dessa paciente – não o resultado final. A partir desse momento, cria-se uma "base" estrutural para valorizar o seu rosto por meio dos preenchimentos.

Tabela 72.6 Áreas trabalhadas com ácido hialurônico.

Área	Objetivo do tratamento
Têmporas	Reposição de volume local e melhora do contorno facial
Rebordo orbitário inferior e superior	Reposição de volume e diminuição de profundidade
Zigomático	Definição
Malar	Definição (*top model look*)
Sulco nasogeniano superficial e profundo	Reposição de volume e diminuição de profundidade
Pré-maxila	Projeção e definição
Lábios	Volumização e definição
Sulcos	Reposição de volume e diminuição de profundidade
Mento	Contorno, projeção e volumização
Mandíbula e pré-auricular	Contorno e desenho da face
Sobrancelhas	Detalhes para desenhar o terço superior
Nariz	Projeção em pontos específicos

REFERÊNCIAS BIBLIOGRÁFICAS

1. Fitzpatrick TB, Freedberg IM, Eisen AZ et al. Fitzpatrick's Dermatology in General Medicine *VII*. 5. ed. Nova York: McGraw-Hill, 1999. p. 1698-1703, 2702-2703, 2937-2946.
2. Civatte J. Histopathologie Cutanée. 2. ed. Paris: Flammarion Médicine Sciences, 1982.
3. Ackerman AB. Histologic diagnosis of inflammatory skin diseases. 2. ed. Baltimore: Williams and Williams, 1997.
4. Oriá RB, Ferreira FA, Santana EN et al. Estudo das alterações relacionadas com a idade na pele humana, utilizando métodos de histomorfometria e autofluorescência. An Bras Dermatol [Internet]. 2003 Ago [Acesso em: 2024 Apr];78(4).
5. Posch C. Ageing research: Rethinking primary prevention of skin cancer. JEADV [Internet]. 2021 Oct 14 [Acesso em: 2024 Jul];35(11): 2109-2332. Disponível em: https://doi.org/10.1111/jdv.17660

BIBLIOGRAFIA

Embriologia, anatomia e histologia

Albertis B, Hunt T, Wilson J. Biologie Moléculaire de la Cellule. 3. ed. Paris: Flammarion Medecine-Sciences, 1994. p. 2208.

Azulay RD. Dermatologia. 2. ed. Rio de Janeiro: Guanabara Koogan, 1997.

Du Vivier A. Atlas de dermatologia clínica. 1. ed. São Paulo: Manole;1994. 500 p.

Gray FS, Goss CM. O tegumento. In Goss CM. Gray anatomia. 29. ed. Rio de Janeiro: Guanabara, 1988., p. 899-908.

Junqueira LC, Carneiro J. Histologia básica. 10. ed. Rio de Janeiro: Guanabara Koogan; 2004. p. 359-70.

Michalany J, Michalany NS. Anatomia e histologia da pele. 1. ed. São Paulo: Lemos Editorial, 2002. 71 p.

Rawlings AV, Canestrari DA, Dobkowski B. Moisturizer technology versus clinical performance. Dermatol Ther [Internet]. 2004 [Acesso em: 2024 Jul];17 Suppl 1:49-56.

Sampaio SA, Rivitti EA. Dermatologia: anatomia e fisiologia. 1. ed. São Paulo: Artes Médicas, 1998. p. 3-35.

Souza MA, Vargas TJ. Anatomia, fisiologia e histologia da pele. In: Kede MP, Sabatovich O. Dermatologia estética. 1. ed. São Paulo: Atheneu, 2003. p. 3-8.

Wu MS, Yee DJ, Sullivan ME. Effect of a skin moisturizer on the water distribution in human stratum corneum. J Invest Dermatol [Internet]. 1983 Nov [Acesso em: 2024 Jul];81(5):446-8.

Envelhecimento

Brody HJ. Peeling quimico e resurfacing. Rio de Janeiro, RJ: Reichmann & Affonso Editores, 2018.

Csekes E, Račková L. Skin aging, cellular senescence and natural polyphenols. Int J Mol Sci [Internet]. 2021 Nov 23 [Acesso em: 2024 Jul];22(23):12641.

Gilchrest B, Krutmann J. Envelhecimento cutâneo. 1. ed. Rio de Janeiro, RJ: Guanabara Koogan, 2007. 276 p.

Kadunc BV, Martins S, Palermo E, Addor F, Rabello L, Metsavaht L et al. Tratado de cirurgia dermatológica, cosmiatria e laser da Sociedade Brasileira de Dermatologia. Rio de Janeiro: Elsevier, 2012. 908 p.

Truchuelo M, Cerdá P, Fernández LF. Chemical peeling: A useful tool in the office. Actas Dermosifiliogr [Internet]. 2017 May [Acesso em: 2024 Jul];108(4):315-22.

Yokomizo VM, Benemond TM, Chisaki C, Benemond PH. Peelings químicos: revisão e aplicação prática. Surg Cosmet Dermatol [Internet]. 2013 [Acesso em: 2024 Jul];5(1):5868.

Zhang S, Duan E. Fighting against skin aging: The way from bench to bedside. Cell Transplant [Internet]. 2018 May [Acesso em: 2024 Jul];27(5):729-38.

CAPÍTULO 73

Rinosseptoplastia: Acesso Fechado, Aberto e Semiaberto

Artur Grinfeld • Karoline Cedraz • Helaina P. Gurgel • Washington Almeida

INTRODUÇÃO

As incisões na rinoplastia são os métodos de acesso às estruturas ósseas e cartilaginosas do nariz. Existem basicamente três tipos de acesso em rinoplastia: abordagem aberta, fechada e semiaberta (*delivery*).[1] A partir da análise estética facial do paciente, são selecionadas as incisões apropriadas, assim como as abordagens e técnicas de melhoria da definição e projeção, bem como rotação do nariz.[2]

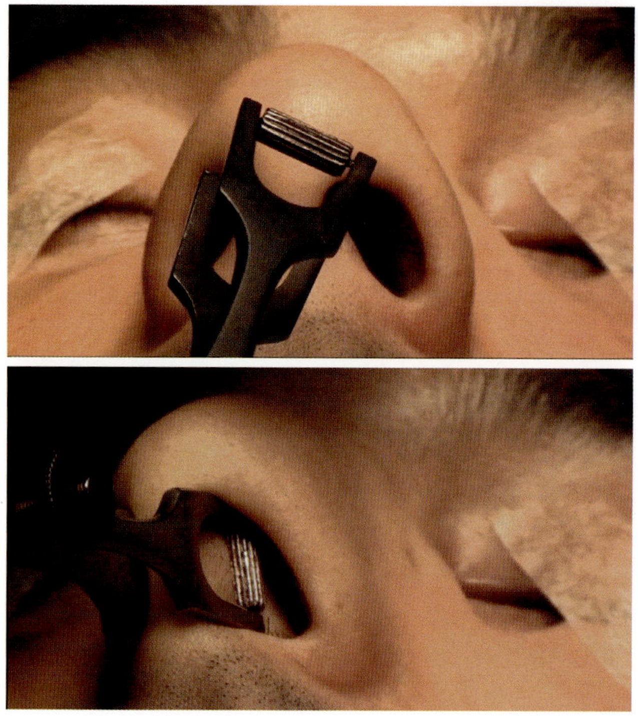

Figura 73.1 Incisão septo-columelar.

RINOPLASTIA POR ACESSO FECHADO (TÉCNICA CONVERSE-DIAMOND)

A técnica de Converse-Diamond foi aprimorada no começo do século XX, visando corrigir o dorso de narizes caucasianos.[3] A obtenção de um dorso reto e de aspecto suave é um elemento muito importante em uma rinosseptoplastia.[4] A redução excessiva e descuidada do dorso nasal está relacionada com muitas complicações e péssimos resultados.

Técnica cirúrgica

A técnica descrita a seguir tem como indicação básica pacientes cujo nariz apresenta as seguintes características (Vídeo 73.1):[5]

- Ponta nasal adequada ou pequenas definições
- Ausência de grandes deformidades nasais
- Dorso com giba osteocartilaginosa.

As etapas dessa técnica cirúrgica são:

1. Incisão septo-columelar: posicionar uma pinça de columela na frente do septo caudal (Figura 73.1).
2. Incisão intercartilaginosa: com uma lâmina 15, faz-se incisões bilateralmente, descolando os tecidos moles da estrutura osteocartilaginosa (Figura 73.2).
3. Separação da cartilagem lateral superior da junção do septo nasal (Figura 73.3).
4. Septoplastia com ou sem cirurgia das conchas nasais e redução da cartilagem septal e laterais superiores (Figura 73.4).
5. Criação de um túnel subpericondral do dorso nasal (Figura 73.5).
6. Abordagem gradual do dorso. Inicia-se a redução pelo dorso cartilaginoso septal, seguida pela redução do componente ósseo da giba dorsal.
7. Osteotomias laterais, realizadas com osteótomo.
8. Fratura e compressão digital.
9. Sutura das incisões septo-columelar e intercartilaginosa.

- Septo-columelar
  - PDS 4.0 ou 5.0/Vicryl 4.0

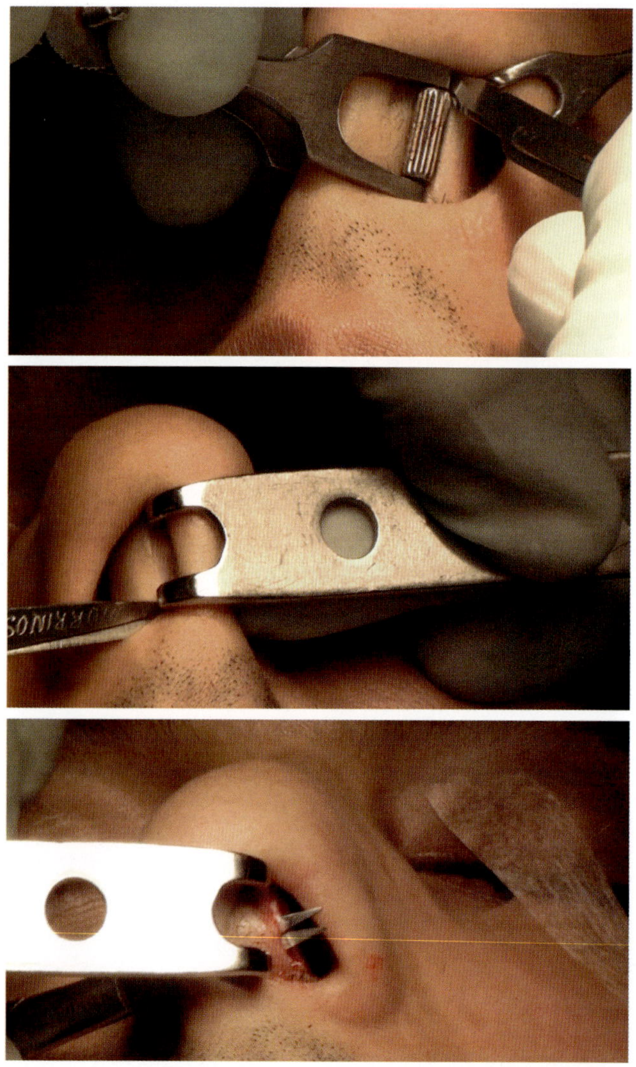

Figura 73.2 Incisão intercartilaginosa.

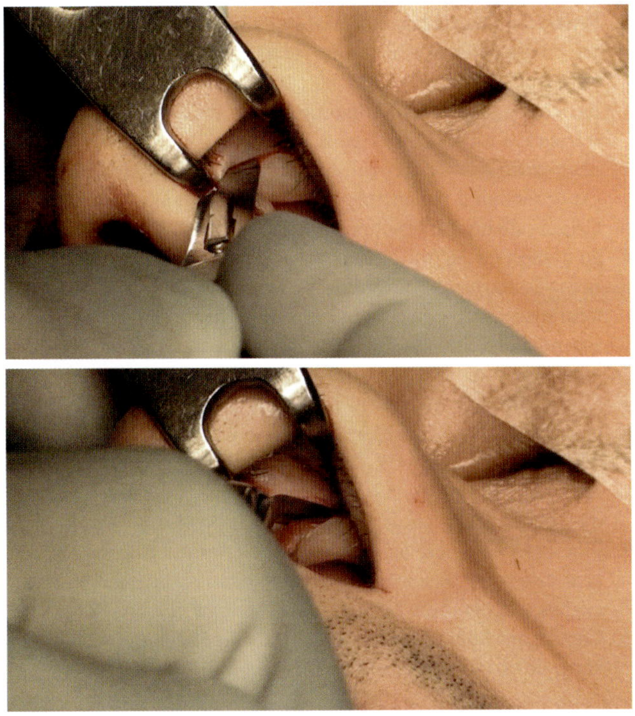

Figura 73.3 Separação da cartilagem lateral superior da junção do septo nasal.

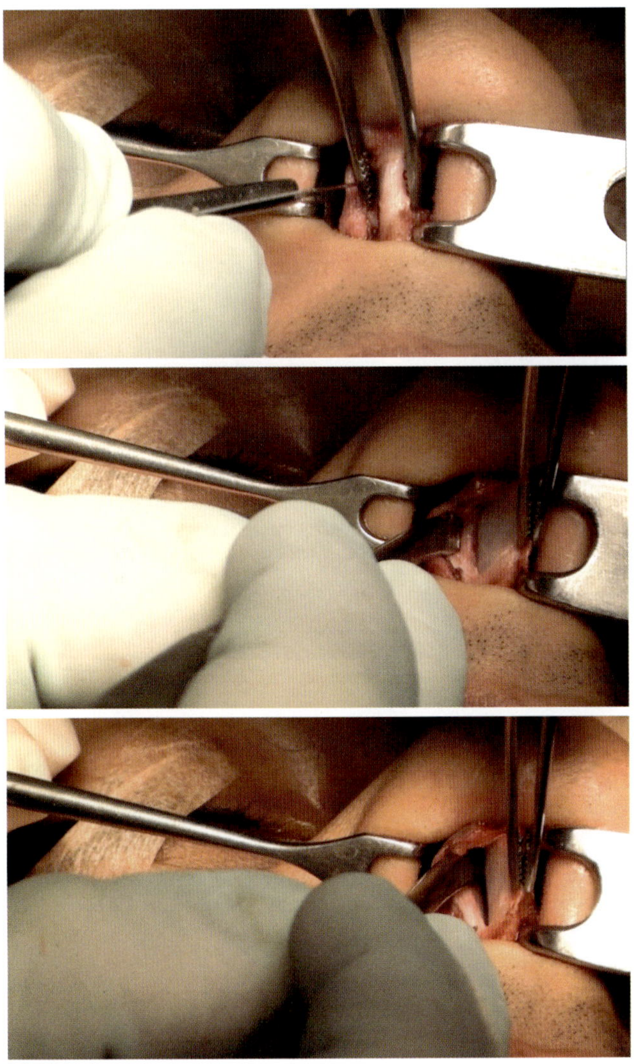

Figura 73.4 Redução da cartilagem septal e laterais superiores.

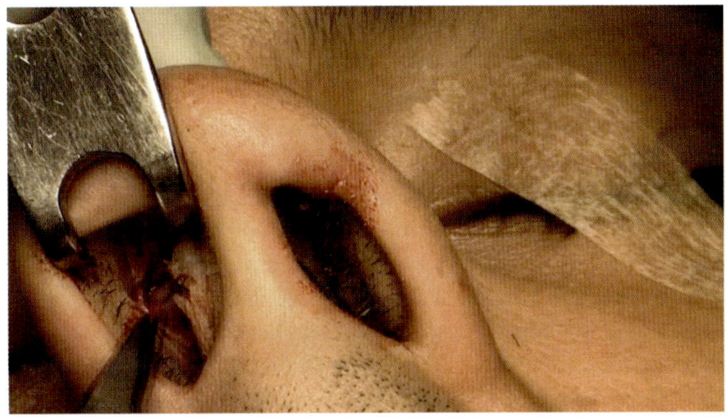

Figura 73.5 Túnel subpericondral do dorso nasal.

- Transeptal
  - PDS 4.0 ou 5.0
- Intercartilaginosa
  - PDS 5.0
- Interdomal
  - PDS 5.0/Prolene 5.0.

Pode-se ainda, para pequenas modificações da ponta, usar as seguintes técnicas:

- Manobra de La Garde
- Ressecção da porção cefálica da cartilagem alar por via retrógrada de Converse-Diamond
- Suturas (interdomal)
- Ressecção septo-membranoso
- Encurtamento septo-caudal.

RINOPLASTIA POR TÉCNICA DELIVERY (ACESSO SEMIABERTO)

A rinoplastia por técnica semiaberta ou, como ficou mais conhecida, *delivery*, originou-se com Emile Rethi em 1934, na Hungria, através de incisões columelares para rinosseptoplastia aberta. Safian aprimorou essa técnica utilizando apenas incisões, eliminando a cicatriz columelar. A técnica só ganhou popularidade nos EUA na década de 1970, a partir das publicações de Goodman. Em 1958, Becker ampliou a incisão marginal já descrita por Safian, expondo ainda mais a *crus* medial, facilitando as suturas interdomais e transdomais.[6]

As técnicas de rinosseptoplastia são dividas didaticamente em três grandes grupos: rinosseptoplastia aberta, fechada e *delivery*. Não existem critérios clássicos definidos para escolha da técnica a ser utilizada.

A rinoplastia aberta teve início na década de 1930 e permite manipulação global das estruturas nasais e suas correções. Difere das demais por apresentar incisão columelar em sua porção média. A incisão deve ser do tipo "V" invertido, continuando-se com incisões marginais bilateralmente.[7]

A escolha deve ser realizada de acordo com a estética nasal do paciente, o tipo de alteração a ser corrigida e a prática do cirurgião. A técnica *delivery* consiste da fusão de táticas das técnicas aberta e fechada.

Trata-se de uma técnica de liberação das cartilagens para acesso às estruturas nasais, sem incisão transcolumelar, envolvendo a combinação de incisões intercartilaginosas, unidas a uma incisão de transfixação parcial ou completa.[5]

Desta forma, o cirurgião deve estar atento às referências anatômicas perceptíveis na visão do vestíbulo evertido.

A técnica do acesso fechado com o *delivery* tem a vantagem da exposição direta das cartilagens alares, o que permite uma flexibilidade cirúrgica maior, evitando a cicatriz columelar, muitas vezes indesejada pelo paciente; porém, tem a desvantagem de poder causar distorção associada à liberação da cartilagem, tornando difícil a visualização do formato da mesma quando for inserida de volta no nariz.[5]

Pode-se iniciar o acesso através da incisão intercartilaginosa para desarticular a borda caudal da cartilagem lateral superior e a borda cefálica da cartilagem lateral inferior ipsilateral. Através de uma lâmina de bisturi tamanho 15, em um ângulo de aproximadamente 45° com o plano horizontal, deve-se começar a incisão da extremidade lateral do começo do vestíbulo estendendo-se em direção medial, a aproximadamente 2 mm, caudal e paralelamente a ela.[8]

A intenção é unir esta incisão intercartilaginosa à incisão transfixante que, por sua vez, é uma incisão feita no segmento anterior do septo membranoso até a área da válvula, e estende-se do ângulo septal anterior até a espinha nasal anterior, a qual tem por finalidade separar o septo membranoso e a columela da borda caudal da cartilagem septal.[6] Em seguida deve-se fazer o *delivery*, que é um componente da abordagem fechada, e tem o intuito de melhor expor as cartilagens laterais inferiores através da incisão marginal juntamente com a intercartilaginosa, de maneira a trazer essas cartilagens para fora do plano nasal interno, mantendo suas interseções mediais e laterais intactas.[6]

Por sua vez, o *delivery* é feito através do tecido cutâneo vestibular, ao longo de toda margem caudal da cartilagem alar no sentido lateral medial. Segue a margem medial até a ponta, e então continua junto à margem caudal das cruras mediais, interrompendo-se na junção lóbulo-columelar.[5] Todas essas incisões reunidas proporcionam a liberação de quase toda a cartilagem lateral inferior, exceto nas suas porções lateral e medial, onde elas se fixam. Com ajuda de um duplo gancho para afastar a pele e o subcutâneo, as cartilagens podem ser tracionadas para fora da narina, para expor o aspecto superficial das cartilagens. Frequentemente, a cartilagem é distorcida durante a liberação, porque as suas extremidades não estão completamente liberadas. Para uma identificação mais acurada da área dos domos após a liberação, é aplicado um afastador de tecidos moles.[6]

Quando a cartilagem estiver liberada e a área dos domos estiver completamente identificada, o cirurgião poderá prosseguir com a modificação da cartilagem.[5] Portanto, utilizando-se a técnica *delivery* é possível adicionar enxertos a fim de corrigir quaisquer deformidades nasais, inclusive do tipo "*strut* columelar", onde é criada uma estruturação da ponta nasal. O enxerto tipo "escudo de Sheen" pode ser fixado no *strut* columelar com a sutura transdomal, definindo e projetando ainda mais a ponta nasal. Entretanto, deve-se avaliar o tipo de pele do paciente, para que futuramente não ocorra esqueletização do enxerto com visualização do seu contorno na pele. Pacientes com pele grossa geralmente têm maior benefício estético.[9]

Para obter acesso ao dorso nasal, para correção de giba, complementa-se a técnica com incisão intercartilaginosa bilateralmente, utilizando o bisturi com lâmina 15, na região entre o vestíbulo nasal e a cartilagem lateral superior e inferior. Em seguida, realiza-se descolamento em túnel no plano osteocartilaginoso até a região de glabela nasal.[10]

A rinosseptoplastia por técnica *delivery* permite acesso às estruturas anatômicas de forma eficaz, gerando cicatrizes menos evidentes, tornando os resultados esteticamente satisfatórios.[8]

Técnica cirúrgica

As etapas dessa técnica cirúrgica são:

1. Incisão septo-columelar: posicionar uma pinça de columela na frente do septo caudal (ver Figura 73.1).
2. Incisão intercartilaginosa: com uma lâmina 15, faz-se incisões bilateralmente, descolando os tecidos moles da estrutura osteocartilaginosa (ver Figura 73.2).
3. Separação da cartilagem lateral superior da junção do septo nasal: com a lâmina de bisturi faz-se uma incisão ao longo de toda borda cefálica das cartilagens laterais inferiores, separando-as das cartilagens laterais superiores. Essa incisão deve se encontrar com a incisão (ver Figura 73.3).
4. Septoplastia: pode ser realizada com ajuda de afastadores para expor melhor a região anterior septal (ver Figura 73.4).
5. Criação de um túnel subpericondral do dorso nasal para acesso ao dorso (ver Figura 73.5).
6. Incisões marginais: devem ser feitas com lâmina 15 na borda lateral mais anterior à columela, bilateralmente (Figura 73.6).
7. Estendendo a incisão marginal: deve-se estender a incisão marginal por toda borda caudal das cartilagens laterais inferiores (Figura 73.7).
8. Com ajuda da tesoura Converse, haverá dissecção subperincondral, respeitando o limite lateral das cartilagens laterais inferiores para não haver divulsão de tecidos que conectam à mucosa da parede da asa nasal.
9. Liberação completa das cartilagens laterais inferiores: para que haja completa liberação, devem-se soltar os ligamentos intercrurais, bem como o ligamento de Pitanguy (Figura 73.8).
10. Cartilagens liberadas para serem trabalhadas com o devido enxerto de escolha do cirurgião (Figura 73.9).

RINOPLASTIA PELA TÉCNICA ABERTA (ACESSO EXTERNO)

A rinoplastia aberta teve início por volta de 1930, e Secer (1956) foi o primeiro a publicar a técnica. Em 1972, Padovan introduziu a técnica nos EUA. Anderson, Goodman, Johnson e Toriumi, entre outros, refinaram essa forma de fazer rinoplastia (Vídeo 73.2).[2]

A abordagem da rinoplastia aberta (externa) permite a máxima exposição das cartilagens laterais inferiores, cartilagens laterais superiores, abóbada média nasal e abóbada nasal óssea. Essas estruturas de suporte podem ser manipuladas de forma minuciosa

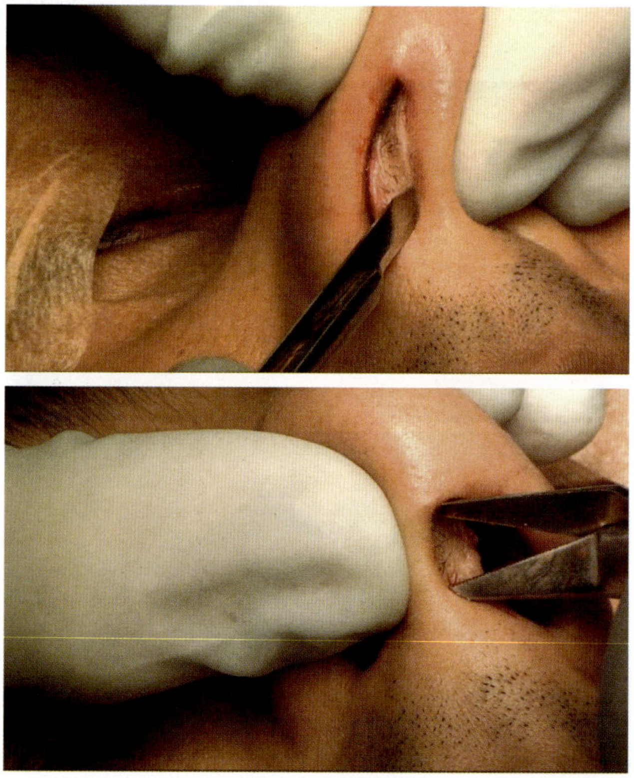

Figura 73.6 Incisões marginais.

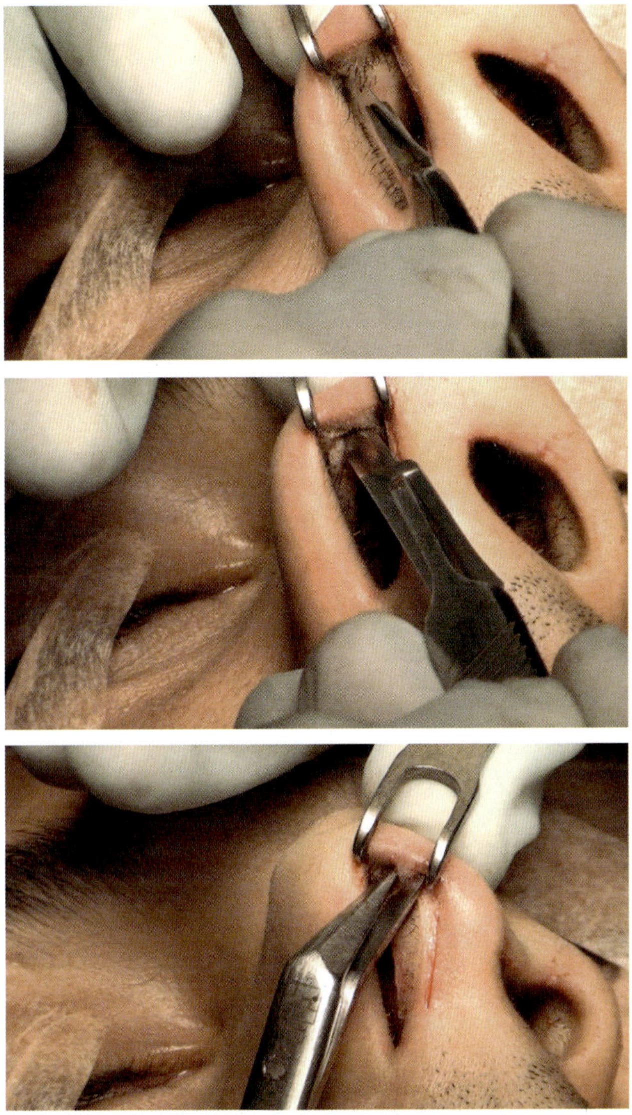

Figura 73.7 Extensão da incisão marginal.

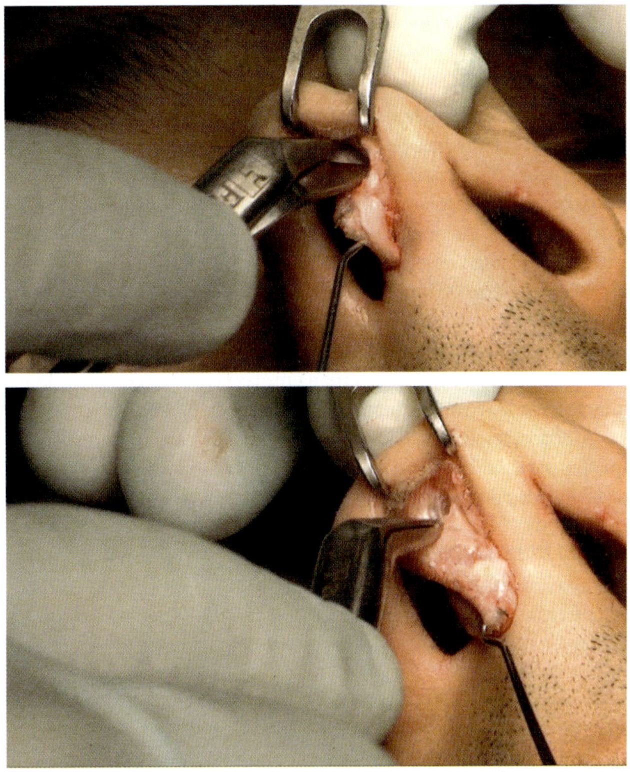

Figura 73.8 Soltura dos ligamentos intercrurais e do ligamento de Pitanguy.

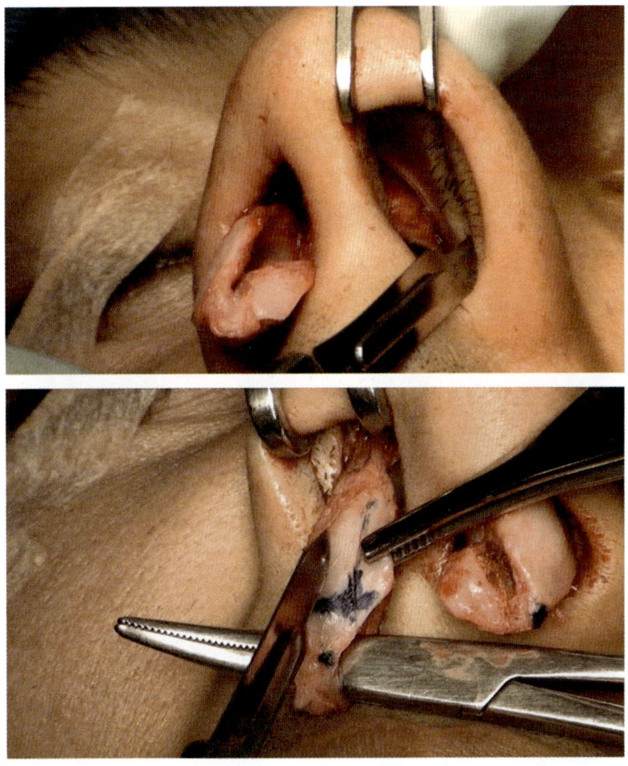

Figura 73.9 Cartilagens liberadas.

e simétrica, facilitando a precisão de suturas e colocação de enxertos. Auxiliam também a chegada de um diagnóstico e o ensino da rinoplastia.[11]

A abordagem aberta dá ao cirurgião mais controle sobre a cirurgia, o que é extremamente útil na correção de deformidades, principalmente em narizes previamente operados, traumas nasais ou deformidades provenientes de lábio fissurado.

Entre as principais vantagens está a exposição aumentada das cartilagens e do dorso nasal, levando a um diagnóstico e tratamento mais acurados. Outras vantagens:

- Permite o melhor uso de ambas as mãos durante a cirurgia
- Sangramentos podem ser melhor controlados, diminuindo edema no pós-operatório
- Maior facilidade de fixar e suturar as estruturas
- Os enxertos são posicionados com mais acurácia
- Método mais didático.

A principal desvantagem é a cicatriz transcolumelar. Não se deve fazer uma linha reta, para evitar retrações cicatriciais na região. A cicatriz pode ser minimizada realizando a incisão em degrau ou em "V" invertido, que produz uma cicatriz fina e estreita, bem tolerada pelo paciente. Outra desvantagem é o tempo cirúrgico prolongado para incisar e suturar a região transcolumelar, além do amplo descolamento, impedindo a formação de bolsões justos para enxertos adicionais.[11]

Técnica cirúrgica

As incisões utilizadas nessa abordagem são: incisão transcolumelar conectada às incisões marginais. A incisão transcolumelar deve ser feita na região média da columela, onde as incisões marginais caudais das cruras mediais podem se unir à incisão central para prevenir retrações da cicatriz.[3]

A incisão transcolumelar pode ser em "V" invertido, em alguns casos em linha quebrada, nunca em linha reta, com o objetivo de minimizar o risco de contratura cicatricial. Preferencialmente, deve ser realizado em "V" invertido de Goodman, que consiste em um pequeno "V" invertido de 3 mm, equilátero, com seu ápice no ponto mais estreito da columela. O local da incisão é mais importante que a sua forma; a incisão segue a margem das cruras laterais, e realizar a incisão na margem narinária pode causar prejuízos estéticos.

A dissecção cirúrgica deve ser realizada nos planos teciduais adequados para diminuir danos teciduais, melhorar hemostasia, garantir a viabilidade do envelope cutâneo e reduzir edemas no pós-operatório.[3]

Incisão transcolumelar

No nível médio da columela é marcado um "V" invertido com caneta de marcação ou pincel com azul patente. A marcação acontece na região medial entre a parte superior da narina e a base da columela (Figura 73.10).

Incisão médio-columelar

Com o auxílio de uma lâmina 11 com movimento de serrote, inicia-se a incisão de médio para lateral de um lado da columela e depois do outro. A incisão lateral deve permanecer com a lâmina perpendicular e superficial para evitar danos à margem caudal da cartilagem lateral inferior (Figura 73.11).

A incisão médio-columelar deve se conectar às incisões marginais a nível das cruras mediais bilateralmente (Figura 73.12).

Incisão marginal

Deve-se iniciar lateralmente, através de uma incisão 1 a 2 mm caudal à margem caudal das cruras laterais, e avançar a incisão para a

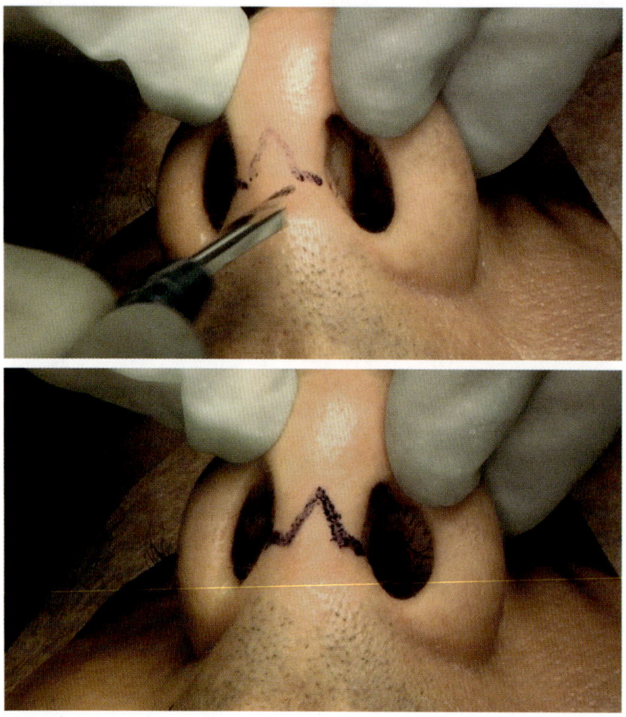

Figura 73.10 Marcação no nível médio da columela, com azul patente.

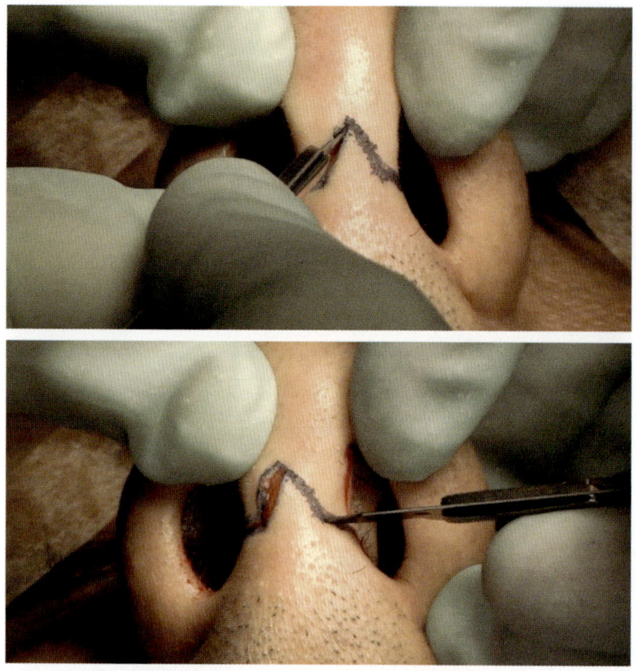

Figura 73.11 Posicionamento da lâmina.

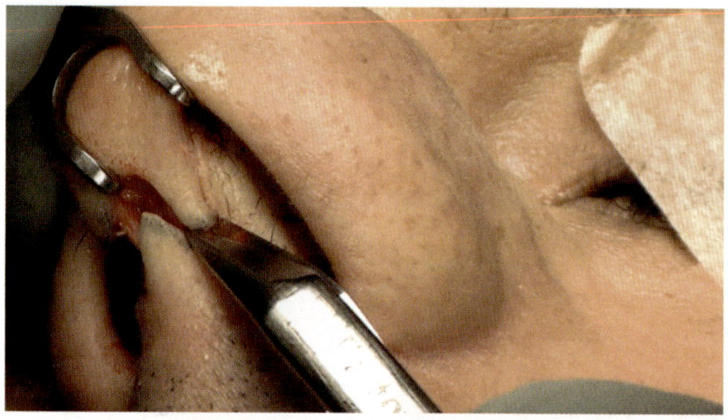

Figura 73.12 Incisão médio-columelar.

região medial. Com o auxílio de uma tesoura Converse, inicia-se a dissecção medial a nível da *crus* medial, completando a incisão médio-columelar (Figura 73.13).

Já a incisão marginal a nível das cruras laterais deve ser feita na borda caudal das cartilagens laterais inferiores, e não na borda narinária do vestíbulo (Figura 73.14).

Dissecção dos planos

Para elevar o envelope cutâneo, com o auxílio de ganchos e a tesoura de Converse, disseca-se o retalho columelar, avançando a dissecção cefalicamente sobre a superfície da crura lateral (Figura 73.15).

Pode-se completar a incisão marginal cortando a pele vestibular ao longo da cartilagem lateral (Figura 73.16).

Inicia-se a dissecção na linha média perto da superfície do domo, para liberar o envelope cutâneo, removendo as conexões fibrosas (Figura 73.17).

O tecido entre os domos deve ser preservado inicialmente, para evitar excesso do tecido no invólucro cutâneo.

O limite para dissecção marginal da crura lateral é o tecido aureolar profundamente ao músculo (Figura 73.18).

Então, avança-se a dissecção com a tesoura de Converse, identificando o ângulo septal anterior, para assim criar um túnel na linha média, com o intuito de realizar a exposição do dorso cartilaginoso e ósseo (Figura 73.19).

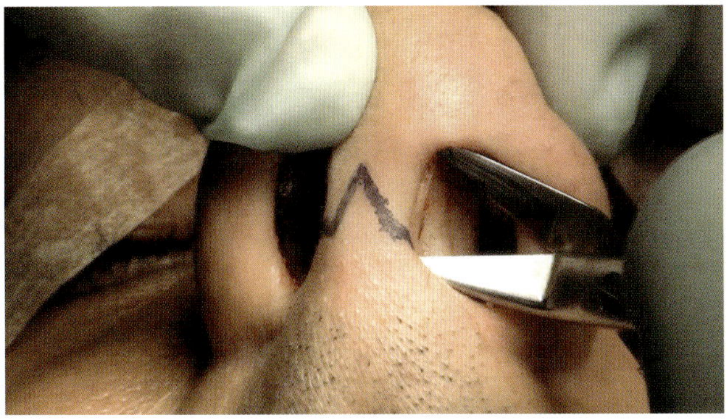

Figura 73.13 Tesoura Converse.

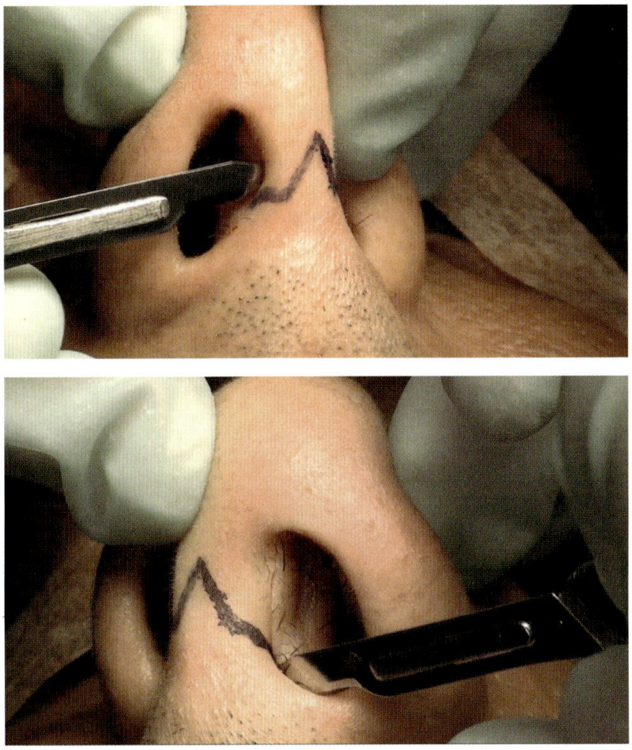

Figura 73.14 Incisão marginal na borda caudal das cartilagens laterais inferiores.

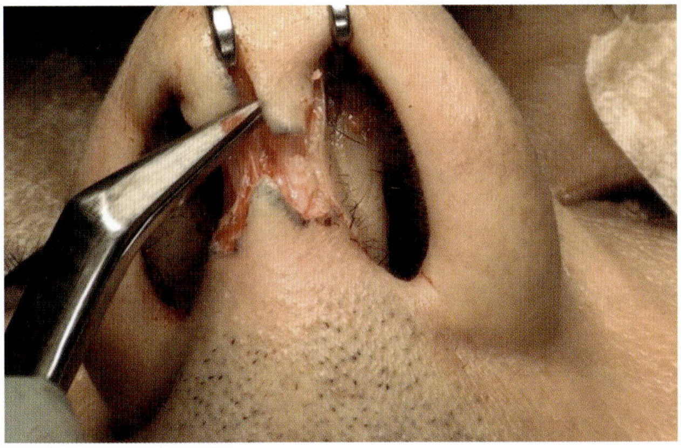

Figura 73.15 Elevação do envelope cutâneo.

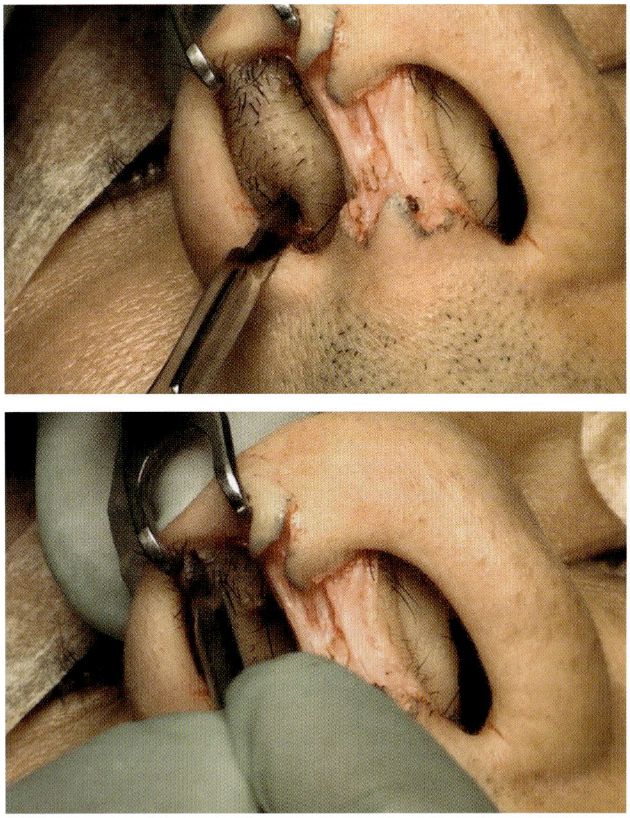

Figura 73.16 Corte da pele vestibular.

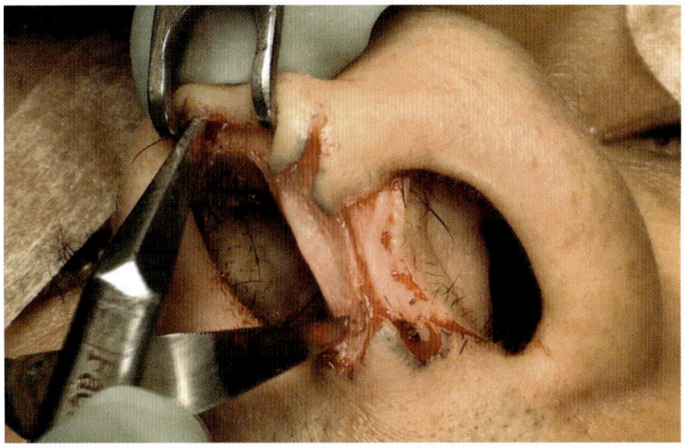

Figura 73.17 Remoção de conexões fibrosas.

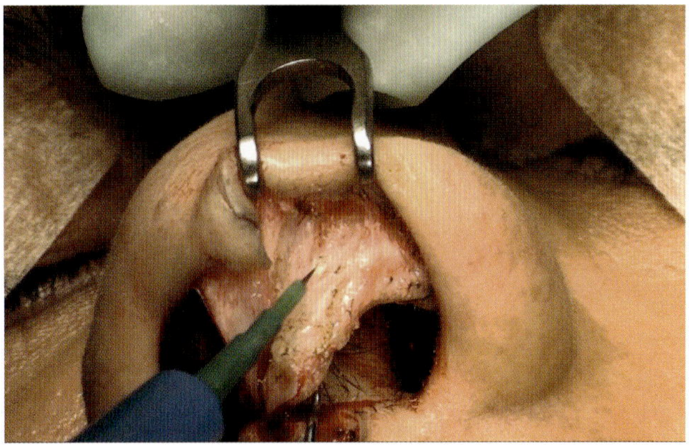

Figura 73.18 Tecido aureolar.

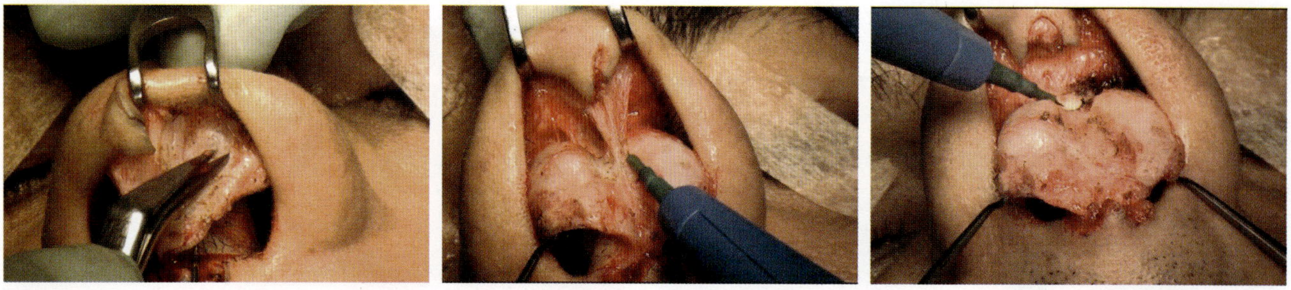

Figura 73.19 Dissecção.

REFERÊNCIAS BIBLIOGRÁFICAS

1. Patrocínio JA, Mocellin M, Patrocínio LG. Rinoplastia no nariz negróide. In: Campos CA, Costa HO, editores. Tratado de Otorrinolaringologia. Volume 5 - Técnicas Cirúrgicas. São Paulo: Roca; 2002. p. 717-26.
2. Toriumi DM, Becker DG. Rhinoplasty dissection manual. Philadelphia: Lippincott Williams & Wilkins; 1999.
3. Daniel RK. Rinoplastia básica e avançada - Atlas de técnicas cirúrgicas. Rio de Janeiro: Revinter; 2012.
4. Rohrich RD, Adams WP Jr, Ahmad J, Gunter JP. Dallas rinoplastia – Cirurgia do nariz pelos mestres. 3. ed. Rio De Janeiro: Livraria e Editora Revinter; 2017. 1109 p.
5. Rohrich RD, Adams WP Jr., Gunter JP, Smith Holly. Advanced rhinoplasty anatomy. In: Dallas rhinoplasty: nasal surgery by the masters. St. Louis: Quality Medical Publishing; 2002. Vol. 1. p. 5-19.
6. Mocellin M, Pasinato R, Berger CS, Soares CC, Grinfeld A, Fagundes MC. Estreitamento da base nasal no nariz caucasiano através da técnica de cerclagem. Arq Int Otorrinolaringol [Internet]. 2010 Apr-Jun [Acesso em: 2024 Jul];14(2).
7. Nassif AC Filho, Romano G, Ribas DB, Sass SM, Franceschi E. Refinamento da ponta nasal: técnica de sutura minimamente invasiva para a ponta nasal larga. Arq Int Otorrinolaringol [Internet]. 2011 Set [Acesso em: 2024 Jul]15(3):302-7.
8. Tebbetts JB. Anatomic basis and clinical implications for nasal tip support in open and closed rhinoplasty. Plast Reconstr Surg [Internet]. 1999 [Acesso em: 2024 Jul];104(5):1571-3.
9. Daniel RK. Aesthetic plastic surgery - Rhinoplasty. Boston: Little, Brown and Company; 1993. p. 283-318.
10. Rohrich Rod J. Redução do componente osteocartilaginoso do nariz adunco - uma abordagem gradual ao dorso. In: Rohrich RD, editor. Dallas rinoplastia – Cirurgia do nariz pelos mestres. Rio de Janeiro: Revinter; 2016 Cap. 26. p. 314-33.
11. Grinfeld A, Almeida WL. Rinoplastia – manual prático. Rio de Janeiro: Revinter; 2018.

CAPÍTULO

74

Avaliação Facial para a Cirurgia Estética e Funcional

Geraldo Augusto Gomes • Caio Soares • Carlos A. Caropreso • Gustavo Coelho dos Anjos • Rodolfo Borsaro • Gabriel Zorron Cavalcanti

INTRODUÇÃO

A cirurgia plástica facial é uma área da medicina em constante expansão, principalmente desde o início do século 21 como resultado dos avanços das técnicas cirúrgicas, da reprodutibilidade dos bons resultados, da maior abrangência de tipos raciais contemplados com excelência e segurança clínica para a realização dos procedimentos.

Devido à natureza das demandas que esse tipo de cirurgia atende (estética aliada à função), o médico deve se envolver no universo fascinante que alinha conhecimento médico-cirúrgico e senso artístico. O tema é extremamente amplo, e portanto, neste capítulo são abordados alguns aspectos fundamentais, mas que não encerram o assunto. Para aqueles que desejam se aprofundar, sugere-se que se baseiem na bibliografia associada.

A seguir, são mostrados os aspectos essenciais que norteiam o julgamento estético da face humana, conhecimento que evoluiu desde o Renascimento. O julgamento é um dos alicerces para o ciclo essencial da cirurgia plástica facial: planejamento cirúrgico, com alinhamento de expectativas, e escolha das técnicas adequadas (crítica de resultados). Também são apontadas as perspectivas de tendências promissoras que aprimoram a capacidade de avaliação e previsão de resultados cirúrgicos.

NARIZ

A análise da face do paciente deve ser criteriosa, pois será a base para o planejamento da parte estética da cirurgia. Nesse sentido, considera-se uma face atraente ao observador aquela que apresenta certas proporções e relações matemáticas de proporção com as demais estruturas anatômicas e/ou subregiões adjacentes ao nariz.

O nariz, apesar de estar na região central da face e apresentar importante função na harmonia facial, não deve ser analisado isoladamente.[1] A desproporção pode ser consequente não somente a uma alteração nasal, e, sim, dever-se a um desequilíbrio estético com outras regiões da face, o que deve ser exposto e discutido com o paciente, para que, então, seja apresentado o procedimento cirúrgico mais adequado para o caso.

O cirurgião, no entanto, deve ter em mente que as relações e proporções não são absolutas, existindo muitas faces com relação à harmonia nasofacial com o senso estético genérico, apesar de não ter as proporções ideais. Os resultados da rinoplastia baseiam-se em análises nasais abrangentes, no domínio da anatomia nasal e no entendimento das consequências de cada manobra cirúrgica. Uma abordagem sistemática para avaliar as estruturas nasais e as subdivisões do nariz, e sua relação entre si no próprio nariz e deste com o restante da face, ajuda a alcançar a avaliação correta que servirá de crítica e proposta de modificação cirúrgica.[2]

A análise facial deve ser iniciada pelo todo. Na maioria dos pacientes, a face não é simétrica, o que deve ser discutido com o paciente no pré-operatório,[1] no intuito, entre outros, de prevenir que assimetrias preexistentes sejam atribuídas à cirurgia realizada.

Os pontos de referência anatômica facial merecem destaque, pois auxiliam e determinam ângulos, medidas e proporções. A avaliação e planejamento na rinoplastia dependem desse conhecimento. As Figuras 74.1 e 74.2 ilustram as principais referências anatômicas com suas definições.[3]

Na visão frontal, a face harmônica pode ser dividida em três terços horizontais e cinco quintos verticais; dentro de cada uma dessas regiões, podem ser encontradas outras relações de proporção estética, que também auxiliam na análise facial.

O terço superior engloba a distância entre o *trichion* e a glabela, o terço médio facial estende-se da glabela ao ponto subnasal e o terço inferior abrange o ponto subnasal até o mento (Figura 74.3). A exceção a essa regra se faz quando o paciente é calvo ou quando o *trichion* é alto ou muito baixo.

A divisão vertical da face em quintos, ainda em vista frontal, é feita por linhas paralelas que passam adjacentes às bordas laterais das orelhas, aos cantos laterais e mediais dos olhos (Figura 74.4). A linha de referência horizontal na visão frontal é a linha interpupilar, que deve, portanto, estar paralela ao solo.

A análise de perfil deve ser feita com a cabeça na posição horizontal natural, determinada pelos olhos focados em um ponto

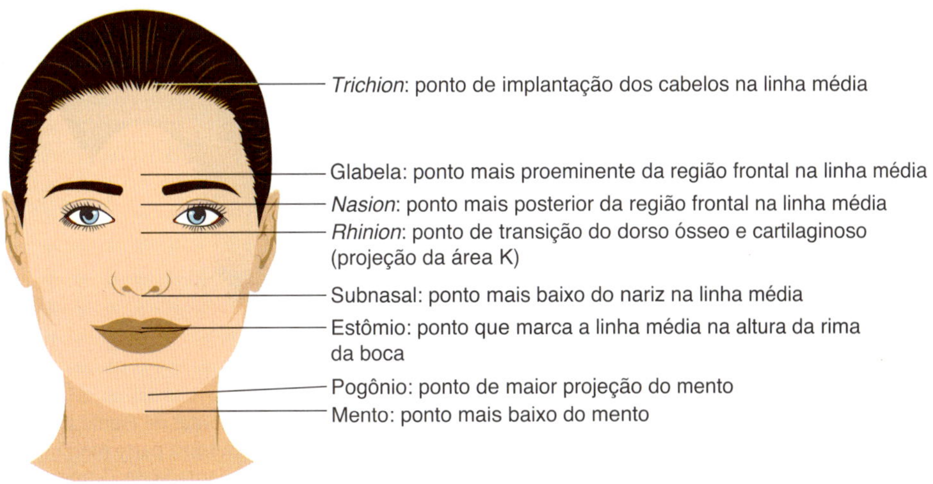

Figura 74.1 Pontos anatômicos de superfícies nasal e facial (visão frontal). (Adaptada de: Gomes GA, Jorge RB, Cedin AC, editors. Tratado de Rinoplastia – Academia Brasileira de Cirurgia Plástica da Face da ABORL-CCF.)

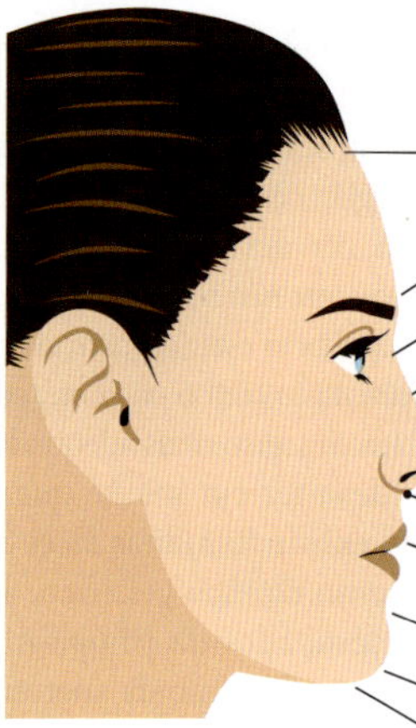

Figura 74.2 Pontos de referência anatômica nas superfícies nasal e facial (visão em perfil). (Adaptada de: Gomes GA, Jorge RB, Cedin AC, editors. Tratado de Rinoplastia – Academia Brasileira de Cirurgia Plástica da Face da ABORL-CCF.)

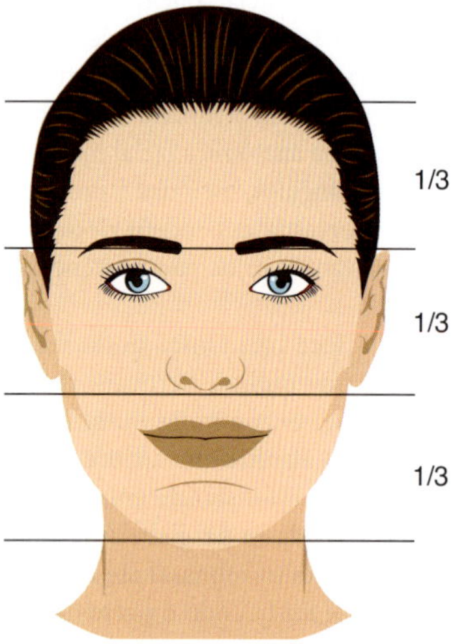

Figura 74.3 A face harmônica é dividida em três terços faciais de mesma altura, por linhas horizontais que passam pelo ponto mais alto das órbitas (L1), pelo subnasal (L2) e pelo mento (L3), todas paralelas ao solo. (Adaptada de: Gomes GA, Jorge RB, Cedin AC, editors. Tratado de Rinoplastia – Academia Brasileira de Cirurgia Plástica da Face da ABORL-CCF.)

distante no nível do olhar. O plano horizontal de Frankfurt (PHF) é traçado do ponto mais alto do conduto auditivo externo (CAE) ao rebordo orbitário inferior, paralelo à linha do horizonte (Figura 74.5).

Depois de visualizar e analisar a face como um todo, prossegue-se à avaliação de cada região separadamente.

A região frontal mantém uma relação de interdependência estética com o nariz. Assim, contornos diferentes da testa influenciam diretamente a aparência nasal em dois aspectos: acentuando a percepção dimensional do perfil nasal, nos casos de testa retroposicionada, ou diminuindo essa percepção, nos casos de região frontal protuberante.

A metade da altura do terço médio da face, que vai da margem infraorbitária ao ponto subnasal, é igual à largura da base nasal. A distância entre os cantos medial e lateral do olho representa um quinto da largura da face, assim como a distância intercantal. A base nasal deve ser proporcional à distância intercantal. Essa distância deve corresponder à metade da distância interpupilar (Figura 74.6). A distância entre os supercílios e o mento deve ser igual à largura da face, determinada pela distância entre as projeções mais laterais da face na projeção do malar (Figura 74.7).[1]

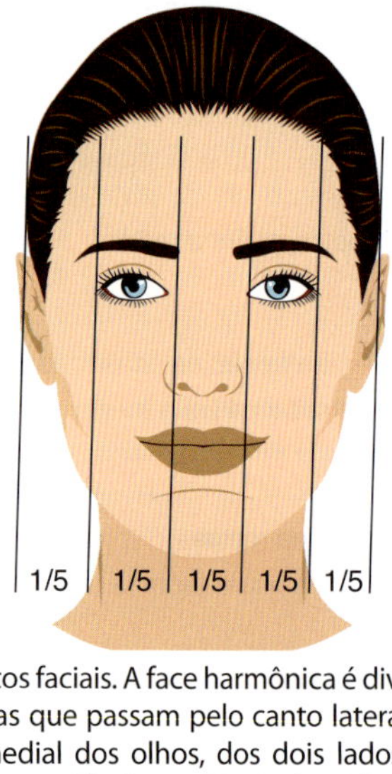

Figura 74.4 Quintos faciais. A face harmônica é dividida em cinco partes iguais por linhas que passam pelo canto lateral da orelha e pelos cantos lateral e medial dos olhos, dos dois lados, respectivamente. (Adaptada de: Gomes GA, Jorge RB, Cedin AC, editors. Tratado de Rinoplastia – Academia Brasileira de Cirurgia Plástica da Face da ABORL-CCF.)

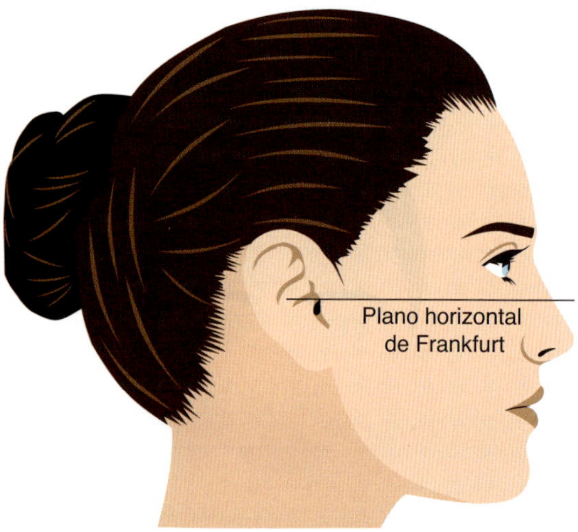

Figura 74.5 Plano horizontal de Frankfurt segue da parte superior do conduto auditivo externo à parte mais inferior da órbita, paralelo à linha do horizonte. (Adaptada de: Gomes GA, Jorge RB, Cedin AC, editors. Tratado de Rinoplastia – Academia Brasileira de Cirurgia Plástica da Face da ABORL-CCF.)

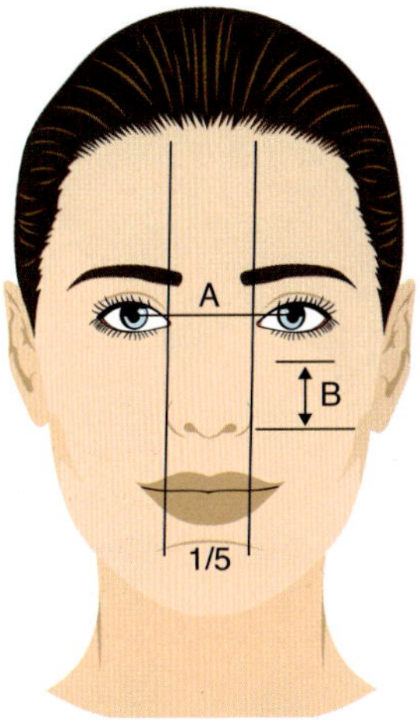

Figura 74.6 A base do nariz deve estar compreendida entre as linhas cantais dos olhos, correspondendo a 1/5 da proporção facial e metade da altura do terço médio da face que vai do ponto subnasal à margem inferior da região orbitária (B) e à metade da distância interpupilar (A). (Adaptada de: Gomes GA, Jorge RB, Cedin AC, editors. Tratado de Rinoplastia – Academia Brasileira de Cirurgia Plástica da Face da ABORL-CCF.)

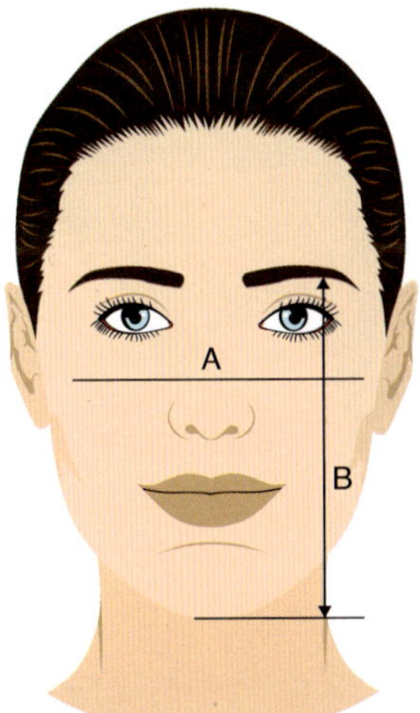

Figura 74.7 A distância entre o supercílio e o mento (B) deve ser igual à largura da face (A), distância entre as porções mais laterais da face na projeção malar. (Adaptada de: Gomes GA, Jorge RB, Cedin AC, editors. Tratado de Rinoplastia – Academia Brasileira de Cirurgia Plástica da Face da ABORL-CCF.)

Quanto à boca, ela tem a largura aproximadamente igual à distância entre os limbos mediais das córneas (Fiura 74.8). O terço inferior da face pode, ainda, ser dividido ao meio por uma linha horizontal tangente ao ponto mais inferior do vermelhão do lábio inferior (Figura 74.9). Uma outra linha horizontal, traçada no sulco entre o lábio inferior e o mento, divide a distância entre o estômio e o mento na proporção 1:2; a largura da boca é igual à distância entre o estômio e o mento (Figura 74.10). Na visão de perfil, o lábio superior projeta-se cerca de 2 mm em relação ao lábio inferior, e o ponto mais anterior do mento deve estar um pouco posterior ao de maior projeção do lábio inferior em mulheres. Nos homens, o mento é levemente projetado (Figura 74.11).[1]

O mento ou queixo é uma importante unidade estética que se relaciona diretamente com o nariz. As suas deformidades são várias, mas, de forma geral, relacionadas com o tamanho, a posição e a simetria. É uma estrutura tridimensional, e sua adequada posição deve-se relacionar de maneira balanceada com todo terço inferior da face (ver Figuras 74.9 a 74.11).

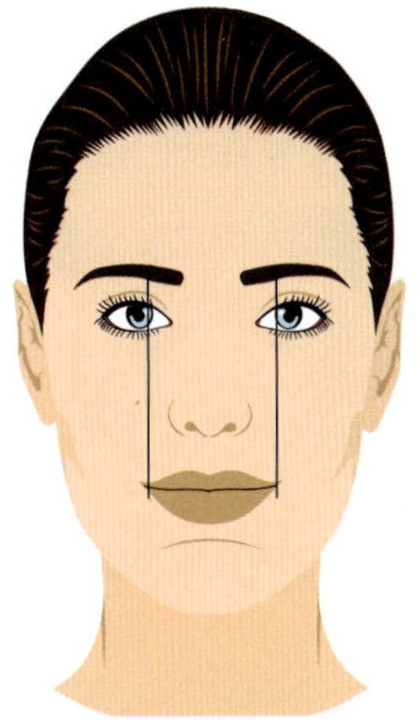

Figura 74.8 A largura da boca é, aproximadamente, igual à distância entre os limbos mediais das córneas. (Adaptada de: Gomes GA, Jorge RB, Cedin AC, editors. Tratado de Rinoplastia – Academia Brasileira de Cirurgia Plástica da Face da ABORL-CCF.)

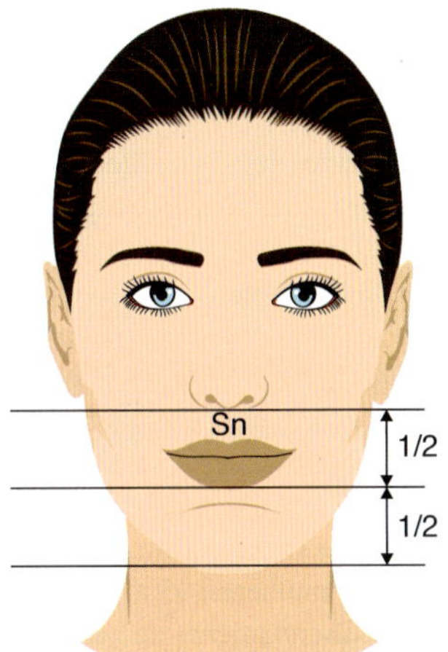

Figura 74.9 A distância entre o subnasal (Sn) e uma linha que passa pelo ponto mais inferior do lábio inferior deve ser igual à distância dessa linha ao ponto mais baixo do mento dividindo o terço inferior da face em duas metades. (Adaptada de: Gomes GA, Jorge RB, Cedin AC, editors. Tratado de Rinoplastia – Academia Brasileira de Cirurgia Plástica da Face da ABORL-CCF.)

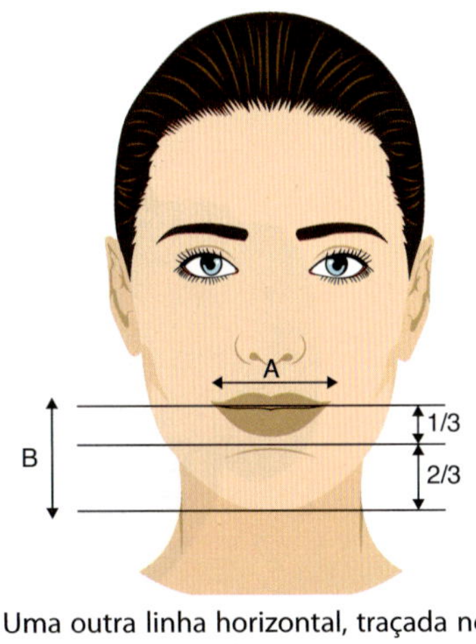

Figura 74.10 Uma outra linha horizontal, traçada no sulco entre o lábio inferior e o mento, divide a distância entre o estômio e o mento na proporção 1:2; a largura da boca (A) é igual à distância entre o estômio e o mento (B). (Adaptada de: Gomes GA, Jorge RB, Cedin AC, editors. Tratado de Rinoplastia – Academia Brasileira de Cirurgia Plástica da Face da ABORL-CCF.)

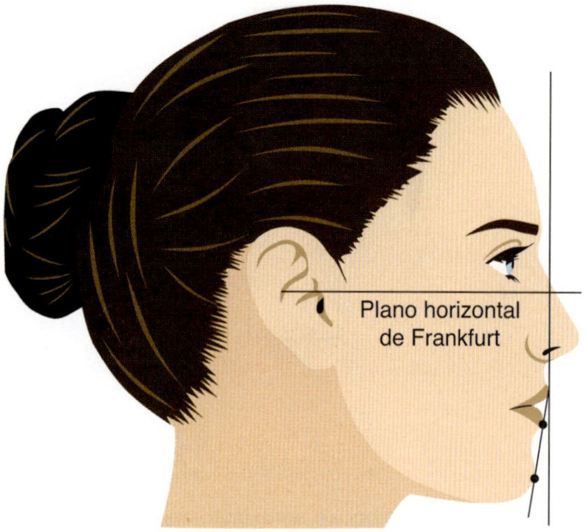

Figura 74.11 O lábio superior projeta-se cerca de 2 mm em relação ao lábio inferior, e o ponto mais anterior do queixo deve estar um pouco posterior ao de maior projeção do lábio inferior. (Adaptada de: Gomes GA, Jorge RB, Cedin AC, editors. Tratado de Rinoplastia – Academia Brasileira de Cirurgia Plástica da Face da ABORL-CCF.)

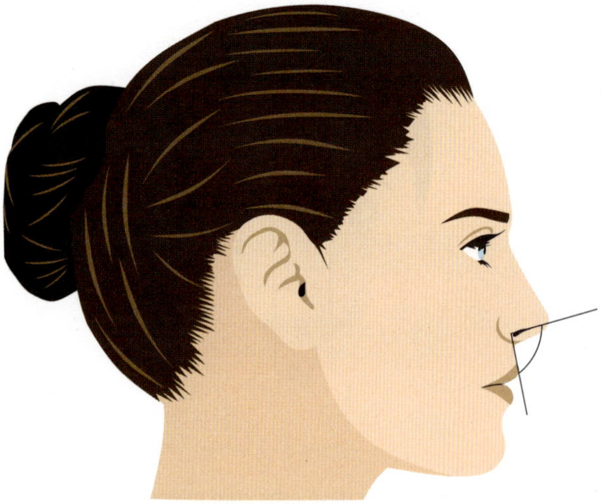

Figura 74.13 Ângulo nasolabial, formado pela interseção da linha que passa pelas margens mais anterior e posterior das narinas e a do lábio superior. (Adaptada de: Gomes GA, Jorge RB, Cedin AC, editors. Tratado de Rinoplastia – Academia Brasileira de Cirurgia Plástica da Face da ABORL-CCF.)

Ângulos nasais

A aferição dos ângulos nasais auxilia na identificação e quantificação das correções na rinoplastia, ao mesmo tempo que, associados a outras medidas do nariz e face, direciona os procedimentos. A visão lateral ou de perfil são melhores para a aferição e análise dos ângulos nasais (Figura 74.12). A cabeça deve estar em posição natural, com o plano horizontal de Frankfurt paralelo ao solo (ver Figura 74.5).

O ângulo nasolabial é formado pela intersecção da linha que passa pelas margens mais anterior e posterior das narinas (longo eixo da elipse narinária em perfil) e a linha que passa pelo subnasal ao ponto de maior projeção do lábio superior. Em homens, espera-se um ângulo entre 90 a 95° e em mulheres, 95 a 100° (Figura 74.13). Essas medidas podem variar discretamente de acordo com a bibliografia consultada. Outra medida angular identificada na visão de perfil facial é o ângulo lábio-columelar, formado pelo lábio superior e pela columela (Figura 74.14). Um aumento de volume nessa área é, geralmente, causado pelo septo caudal proeminente, que dá a ilusão de uma rotação aumentada para a ponta, mesmo que o ângulo nasolabial esteja dentro de limites considerados normais.

O ângulo lóbulo-columelar, considerado normal, é de 45°, podendo variar de 30 a 45° (Figura 74.15).

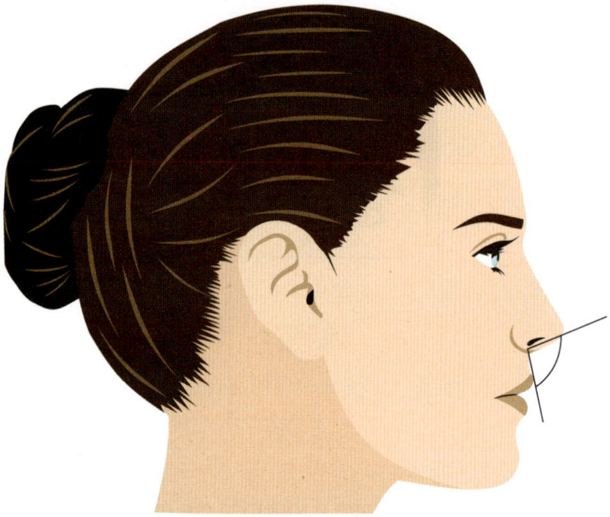

Figura 74.14 Ângulo lábio-columelar formado pelo lábio superior e pela columela. (Adaptada de: Gomes GA, Jorge RB, Cedin AC, editors. Tratado de Rinoplastia – Academia Brasileira de Cirurgia Plástica da Face da ABORL-CCF.)

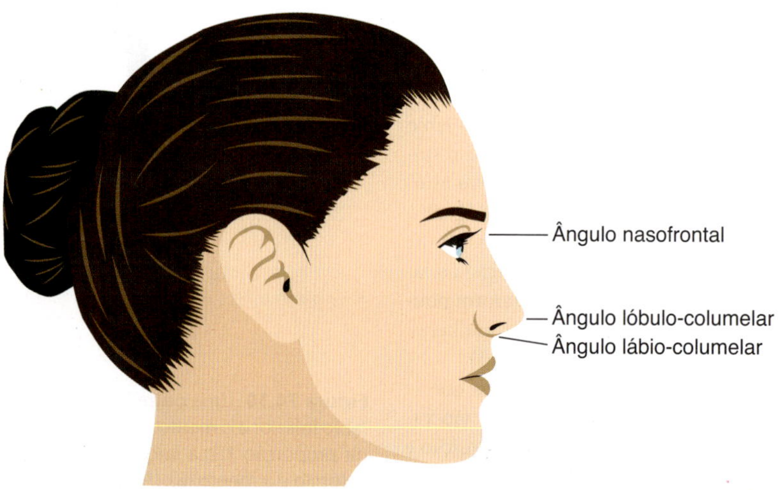

Figura 74.12 Na visão lateral, ângulos nasais destacados: ângulo nasofrontal, ângulo lábio-columelar e ângulo lóbulo-columelar. (Adaptada de: Gomes GA, Jorge RB, Cedin AC, editors. Tratado de Rinoplastia – Academia Brasileira de Cirurgia Plástica da Face da ABORL-CCF.)

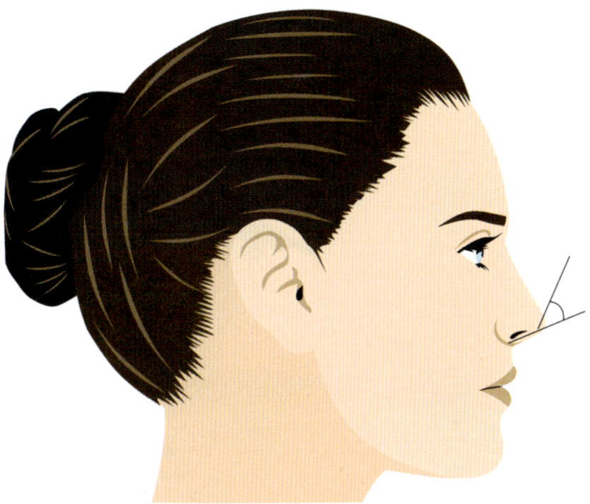

Figura 74.15 O ângulo lóbulo-columelar tem entre 30 e 45°. (Adaptada de: Gomes GA, Jorge RB, Cedin AC, editors. Tratado de Rinoplastia – Academia Brasileira de Cirurgia Plástica da Face da ABORL-CCF.)

A porção mais profunda do ângulo nasofrontal deve estar situada entre a linha dos cílios superiores e a dobra supratarsal, e a intersecção das linhas *nasion*-glabela e *nasion*-ponta deve ter de 115 a 130° (Figura 74.16).

Proporções nasais

Dorso

A presença de assimetrias do dorso nasal pode ser verificada por uma linha traçada da área médio-glabelar até o mento, e deve seguir o trajeto de uma bissetriz pelo dorso nasal, ponta nasal e arco do cupido (Figura 74.17).

As linhas dorsais estéticas têm início na porção medial da sobrancelha de cada lado e devem ter curvatura sutil em direção ao dorso nasal, progredir inferiormente, aproximando-se entre si, até o início do terço inferior do nariz, ponto a partir do qual devem seguir divergindo gradualmente até encontrarem os pontos de definição da ponta. Na presença de giba e laterorrinias, as linhas perdem harmonia (Figura 74.18).

A largura da base (pirâmide) óssea do dorso nasal não deve exceder em 80% da distância interalar (Figura 74.19).[1]

O perfil do dorso nasal está cerca de 2 mm posteriormente a uma linha que vai do vértice do ângulo nasofrontal ao ponto de maior projeção da ponta (Figura 74.20). Em mulheres, essa distância é adequada, e em homens, o dorso é levemente mais anterior.[1]

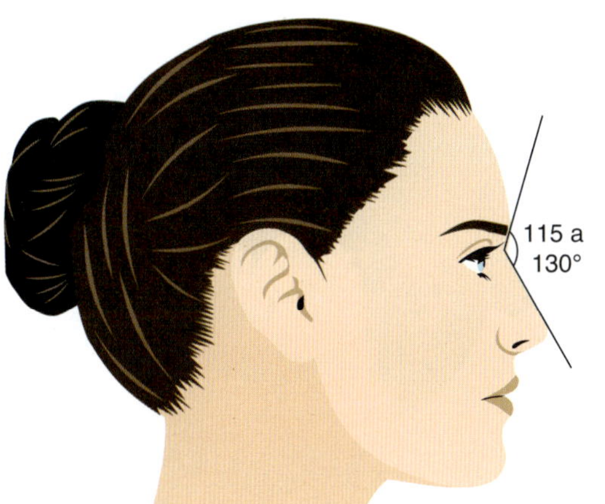

Figura 74.16 O ângulo nasofrontal é a interseção das linhas *nasion*-glabela e *nasion*-ponta. (Adaptada de: Gomes GA, Jorge RB, Cedin AC, editors. Tratado de Rinoplastia – Academia Brasileira de Cirurgia Plástica da Face da ABORL-CCF.)

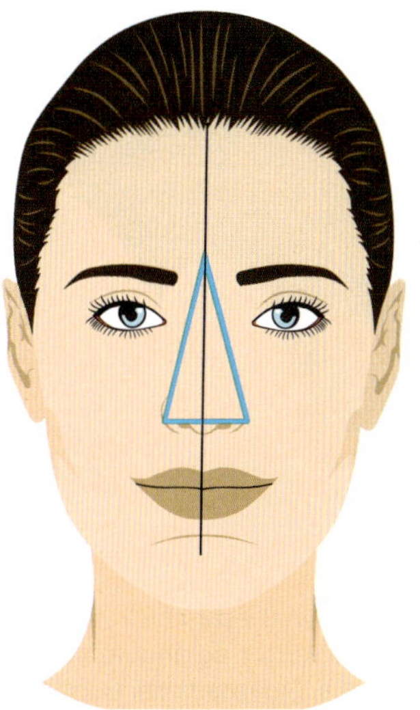

Figura 74.17 Bissetriz traçada de um ponto médio-glabelar passando pela ponta nasal. O arco do cupido auxilia na identificação de assimetrias nasais. (Adaptada de: Gomes GA, Jorge RB, Cedin AC, editors. Tratado de Rinoplastia – Academia Brasileira de Cirurgia Plástica da Face da ABORL-CCF.)

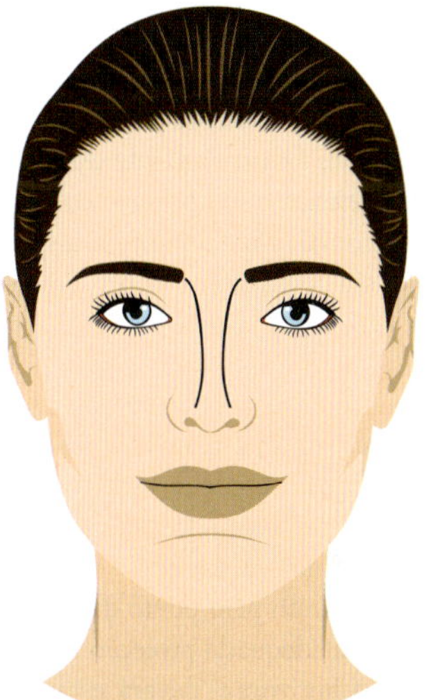

Figura 74.18 Linhas dorsais estéticas. (Adaptada de: Gomes GA, Jorge RB, Cedin AC, editors. Tratado de Rinoplastia – Academia Brasileira de Cirurgia Plástica da Face da ABORL-CCF.)

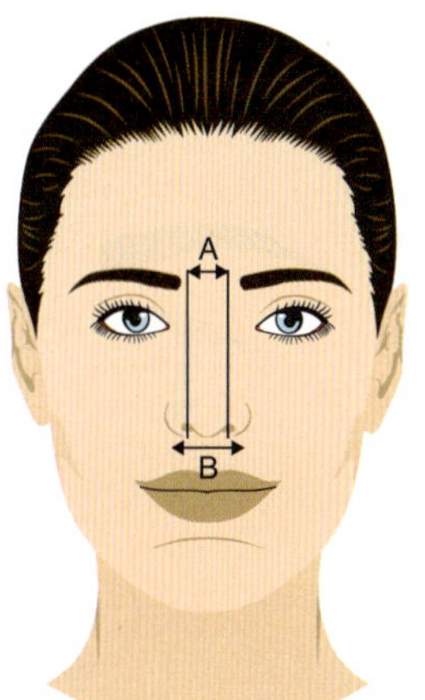

Figura 74.19 Largura da base óssea (A); não deve exceder em 80% a largura da base alar (B). (Adaptada de: Gomes GA, Jorge RB, Cedin AC, editors. Tratado de Rinoplastia – Academia Brasileira de Cirurgia Plástica da Face da ABORL-CCF.)

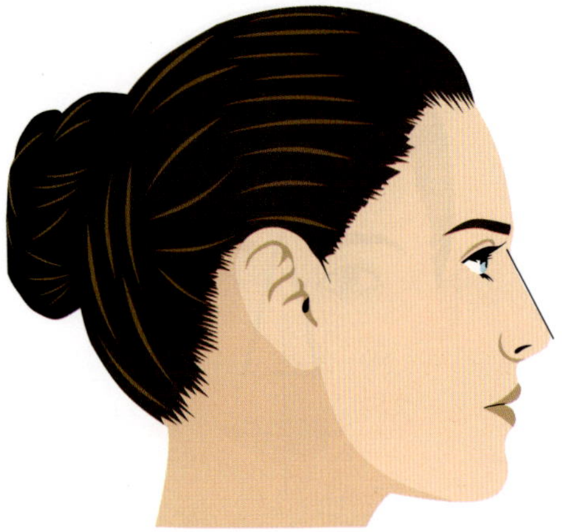

Figura 74.20 O dorso nasal está cerca de 2 mm posteriormente a uma linha que vai do vértice do ângulo nasofrontal ao ponto de maior projeção da ponta. (Adaptada de: Gomes GA, Jorge RB, Cedin AC, editors. Tratado de Rinoplastia – Academia Brasileira de Cirurgia Plástica da Face da ABORL-CCF.)

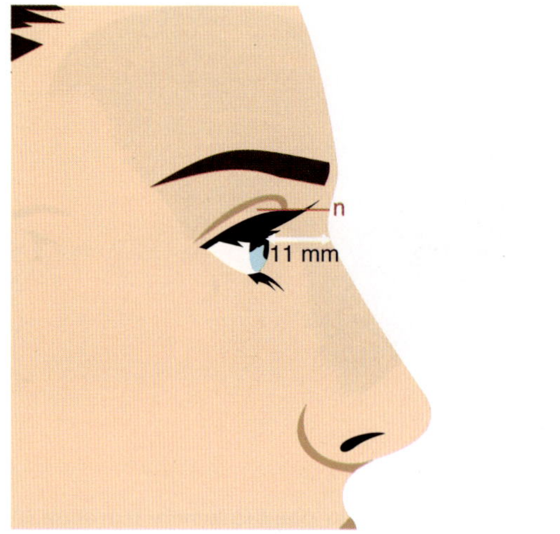

Figura 74.22 Altura ou projeção do radix (seta branca). n = *nasion*. (Adaptada de: Gomes GA, Jorge RB, Cedin AC, editors. Tratado de Rinoplastia – Academia Brasileira de Cirurgia Plástica da Face da ABORL-CCF.)

Uma leve inflexão supra-apical (*supratip-break)* pode dar mais definição ao nariz e distinguir melhor o dorso e a ponta nasais.

O radix não é um ponto anatômico, e, sim, uma área ou região, que é definida no plano vertical que se estende inferiormente do *nasion* até uma linha horizontal à altura do canto lateral e sua correspondente distância superiormente a ele (Figura 74.21).[4] O *nasion* deve projetar-se cerca de 11 mm adiante do plano corneal. A correta posição dele é essencial, e sua posição corresponde anatomicamente à sutura nasofrontal. Ele é o ponto mais posterior da área do radix verticalmente situado entre a dobra da pálpebra superior e seus cílios (Figura 74.22).[5,6]

Ponta nasal

São descritos vários métodos para auxiliar na avaliação da projeção da ponta nasal no perfil. Em um deles, desenha-se uma linha vertical adjacente à porção mais projetada do lábio superior, se sua projeção estiver adequada. Uma linha horizontal é traçada paralelamente ao plano de Frankfurt, passando pelo ponto de maior projeção da ponta nasal. Para se ter uma adequada projeção apical, um trecho de no mínimo 50% da linha horizontal deverá estar situado em posição anterior à linha vertical. Por outro lado, se um trecho maior que 60% da linha horizontal estiver anterior à linha vertical, a ponta é considerada hiperprojetada e, portanto, sua projeção deverá ser reduzida. Entretanto, se um trecho menor do que 50% da linha horizontal estiver anterior à linha vertical, considera-se um nariz hipoprojetado, com uma inadequada projeção apical (Figura 74.23).

É possível determinar a projeção da ponta nasal por outros métodos. A projeção apical é igual à largura da base alar; ou se a extensão do nariz estiver correta (Figura 74.24), a razão entre a extensão nasal e projeção da ponta deverá ser de aproximadamente 1,0:0,67 (Figura 74.25).

Em uma vista frontal, a ponta deve apresentar quatro referenciais de definição: um dos pontos de definição em cada um dos lados e outros dois na linha mediana, um na inflexão supra-apical e outro no ângulo lóbulo-columelar (ou no ponto de inflexão infra-apical). A conexão das linhas deve formar dois triângulos equiláteros. Se quaisquer desses quatro referenciais não estiverem na posição correta, devem ser identificados o ponto e a causa para a correta abordagem e correção (Figura 74.26).[1]

Base nasal

A base nasal é provavelmente a área mais complexa do nariz. A análise pode não ser simples, e a etiologia do problema pode ser multifatorial.[3] A correta abordagem da base nasal ainda é temida por alguns cirurgiões talvez por aspectos controversos.[7] Diante do exposto, destacam-se a importância do estudo e o conhecimento aprofundado das análises estética e anatômica.

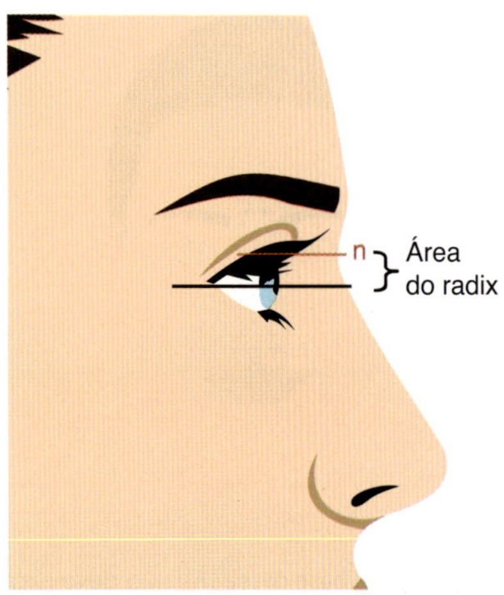

Figura 74.21 *Nasion* (n) e a área do radix. (Adaptada de: Gomes GA, Jorge RB, Cedin AC, editors. Tratado de Rinoplastia – Academia Brasileira de Cirurgia Plástica da Face da ABORL-CCF.)

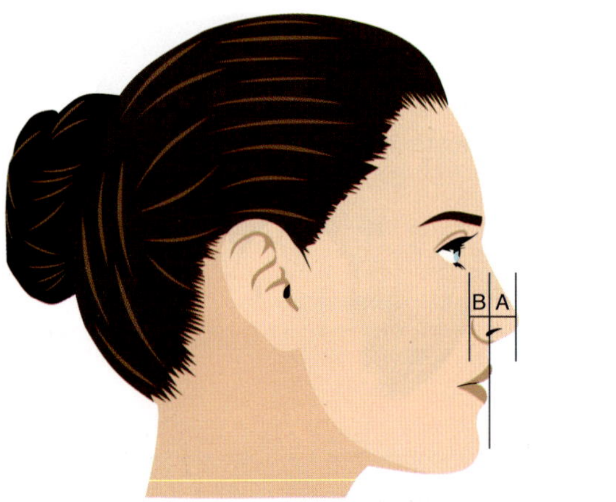

Figura 74.23 Quanto à projeção da ponta nasal, o segmento A deve ter entre 50 e 60% da medida A + B. (Adaptada de: Gomes GA, Jorge RB, Cedin AC, editors. Tratado de Rinoplastia – Academia Brasileira de Cirurgia Plástica da Face da ABORL-CCF.)

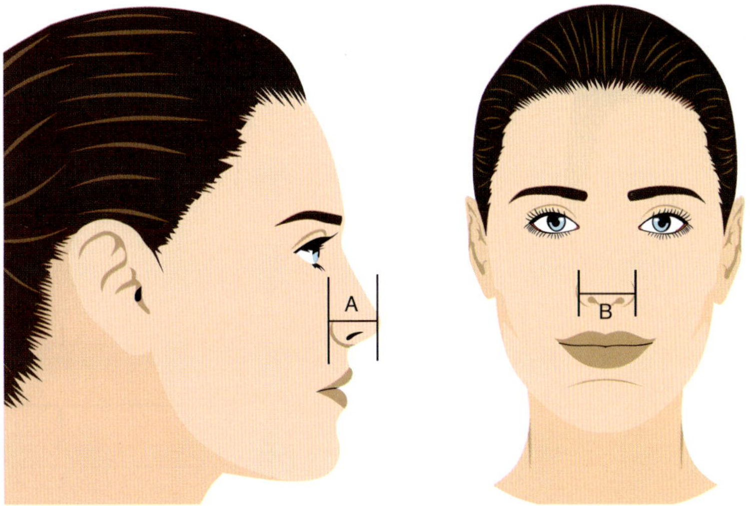

Figura 74.24 Na projeção da ponta nasal, a medida A deve ser igual a B. (Adaptada de: Gomes GA, Jorge RB, Cedin AC, editors. Tratado de Rinoplastia – Academia Brasileira de Cirurgia Plástica da Face da ABORL-CCF.)

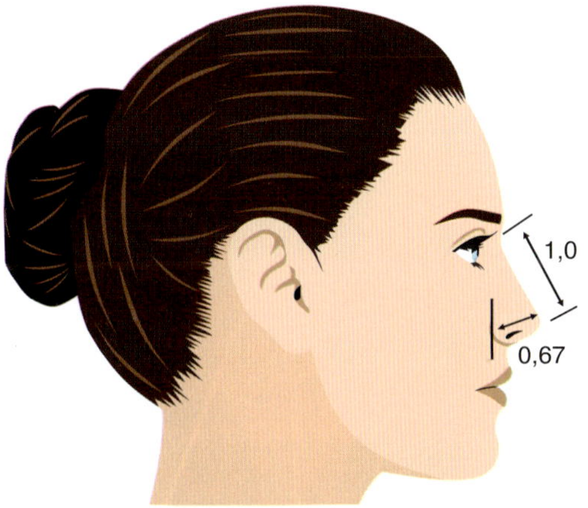

Figura 74.25 A projeção da ponta nasal também pode ser determinada em relação à extensão nasal ideal; a projeção apical ideal deve ser igual a 0,67 × a extensão ideal. (Adaptada de: Gomes GA, Jorge RB, Cedin AC, editors. Tratado de Rinoplastia – Academia Brasileira de Cirurgia Plástica da Face da ABORL-CCF.)

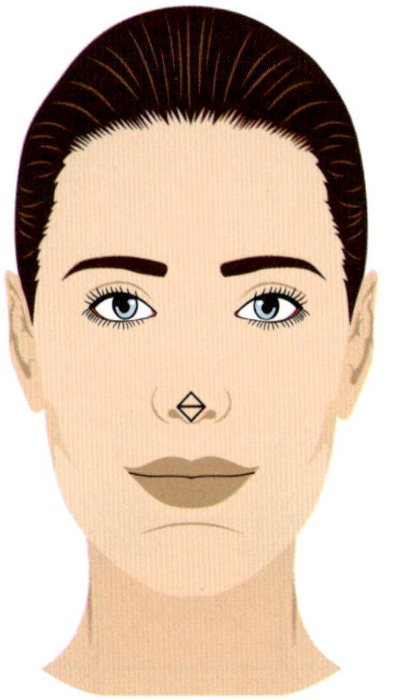

Figura 74.26 Pontos de definição da ponta nasal, inflexão supra-apical e outro no ângulo lóbulo-columelar formam dois triângulos equiláteros. (Adaptada de: Gomes GA, Jorge RB, Cedin AC, editors. Tratado de Rinoplastia – Academia Brasileira de Cirurgia Plástica da Face da ABORL-CCF.)

Os padrões de medidas da base nasal são, geralmente, definidos pelas medidas antropométricas da face caucasiana feminina. Ao avaliar um paciente, é necessário levar em conta as diferenças étnicas e a harmonia facial.

A base nasal é subdividida em sete diferentes componentes. Cada um requer uma análise criteriosa e pode ser modificado cirurgicamente (Figura 74.27).[3] Na visão frontal, a base do nariz deve estar compreendida entre as linhas cantais dos olhos, correspondendo a 1/5 da proporção facial, metade da altura do terço médio da face (do ponto subnasal ao rebordo orbitário inferior) e metade da distância interpupilar (Figura 74.28).

Na visão da base do nariz propriamente dita, a junção entre a asa do nariz e a face se dá na crista alar ou sulco alar-facial. A quantidade de tecido que se estende lateralmente ao sulco forma o alargamento (*flare*) alar.[8] O lóbulo da ponta nasal deve corresponder de um terço à metade da altura da base nasal (Figura 74.29).

A largura nasal é determinada pela distância interalar, que é a distância entre os pontos mais laterais de cada asa nasal. A largura da base nasal é o segmento do nariz compreendido entre as bases alares e determinada pela distância entre os pontos de inserção mais laterais das asas nasais na face. O alargamento está presente quando a borda alar se projeta mais lateralmente que a base alar,

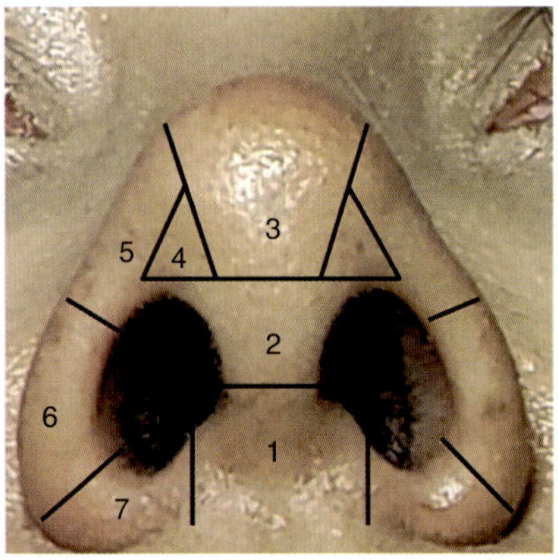

Figura 74.27 Base nasal subdividida em sete unidades segundo Daniel, 1993.[3] 1 = base da columela; 2 = pilar central da columela; 3 = triângulo infraocular; 4 = triângulo mole; 5 = parede lateral; 6 = base ou lóbulo alar; 7 = assoalho narinário. (Adaptada de: Gomes GA, Jorge RB, Cedin AC, editors. Tratado de Rinoplastia – Academia Brasileira de Cirurgia Plástica da Face da ABORL-CCF.)

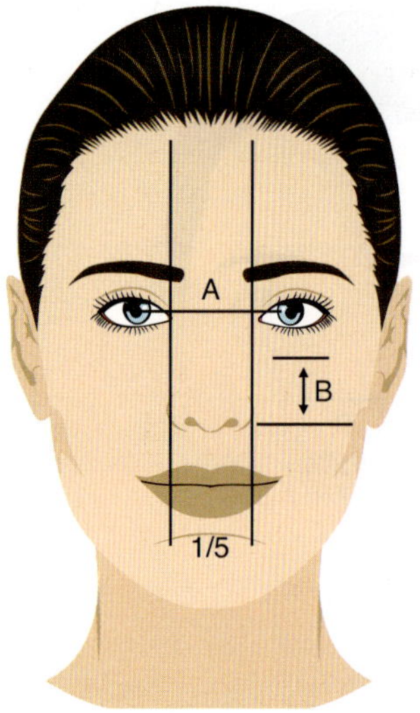

Figura 74.28 A base do nariz deve estar compreendida entre as linhas cantais dos olhos, correspondendo a 1/5 da proporção facial ou à metade da distância interpupilar (A) ou à metade da altura do terço médio da face, que vai do ponto subnasal ou rebordo inferior (B). (Adaptada de: Gomes GA, Jorge RB, Cedin AC, editors. Tratado de Rinoplastia – Academia Brasileira de Cirurgia Plástica da Face da ABORL-CCF.)

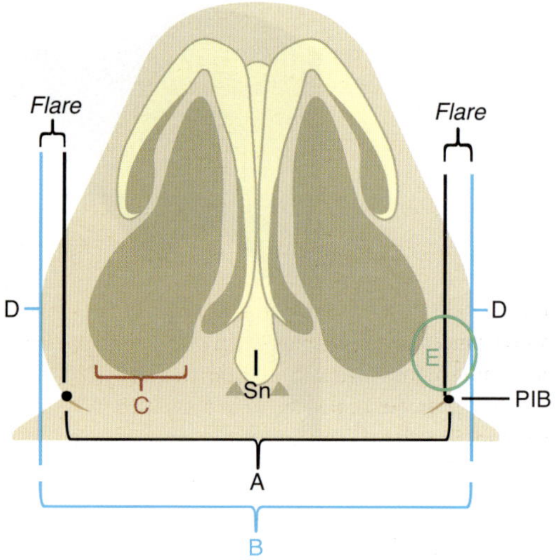

Figura 74.30 Pontos importantes de referência anatômica da base nasal. A = largura da base nasal; B = distância interalar; C = assoalho ou base narinária; D = ponta mais lateral da asa nasal; E = base alar esquerda; PIB = ponta de inserção da base nasal; Sn = subnasal. (Adaptada de: Gomes GA, Jorge RB, Cedin AC, editors. Tratado de Rinoplastia – Academia Brasileira de Cirurgia Plástica da Face da ABORL-CCF.)

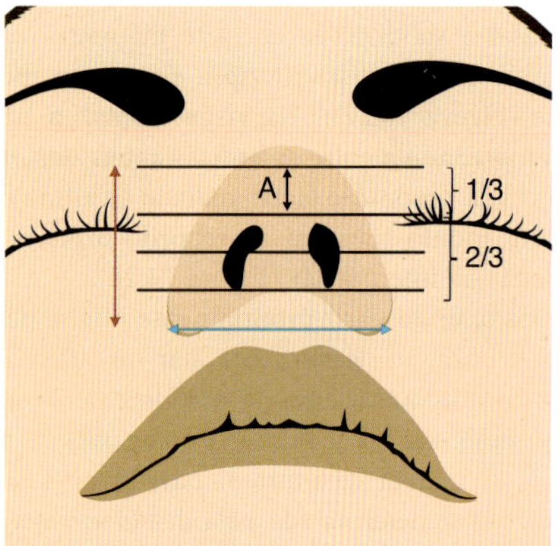

Figura 74.29 Altura da base nasal (seta vermelha) e largura da basal (seta azul) nasal, mostrando a relação da altura do lóbulo (A) e a columela. (Adaptada de: Gomes GA, Jorge RB, Cedin AC, editors. Tratado de Rinoplastia – Academia Brasileira de Cirurgia Plástica da Face da ABORL-CCF.)

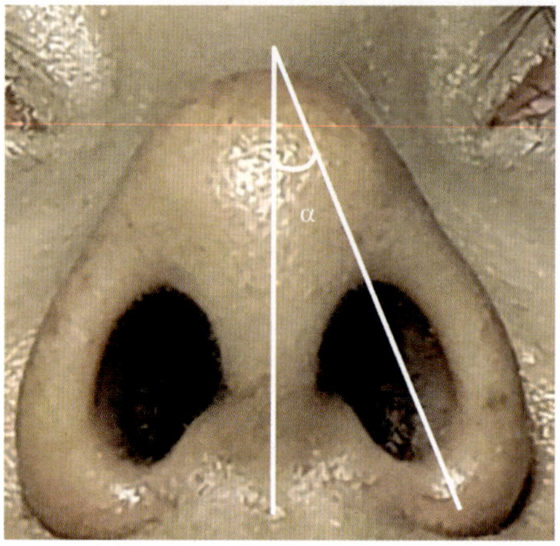

Figura 74.31 O longo eixo da narina dve fazer um ângulo de 45° com a columela. (Adaptada de: Gomes GA, Jorge RB, Cedin AC, editors. Tratado de Rinoplastia – Academia Brasileira de Cirurgia Plástica da Face da ABORL-CCF.)

fazendo com que a distância interalar seja maior que a base nasal. Nesse caso, a projeção da borda alar determina a largura do terço inferior do nariz. Quando não há alargamento, a distância interalar é igual à largura da base nasal. Um pequeno alargamento (p. ex., 2 mm em uma mulher caucasiana) é aceitável e, muitas vezes, desejado (Figura 74.30).[9]

O assoalho narinário (ou base narinária) encontra-se entre o lóbulo alar e a base da columela (ver Figura 74.30). A base nasal forma um triângulo equilátero, onde as narinas se apresentam com eixo maior de cerca de 45º em relação à columela, e ocupam dois terços do comprimento da base (Figura 74.31). A columela separa as narinas medialmente, e sua largura é influenciada pelo grau de divergência das duas cruras mediais e quantidade de tecido intercrural, podendo, assim, afetar a largura das narinas diretamente.[10,11] O ideal é que haja proporção entre a largura da columela e narinas e que a columela seja ligeiramente mais larga que a largura narinária (Figura 74.32).

Outra importante referência no estudo da base nasal é a relação columela-alar. A borda alar ideal tem forma ovalada com contorno suave, e tem como limites, superiormente, a borda narinária e,

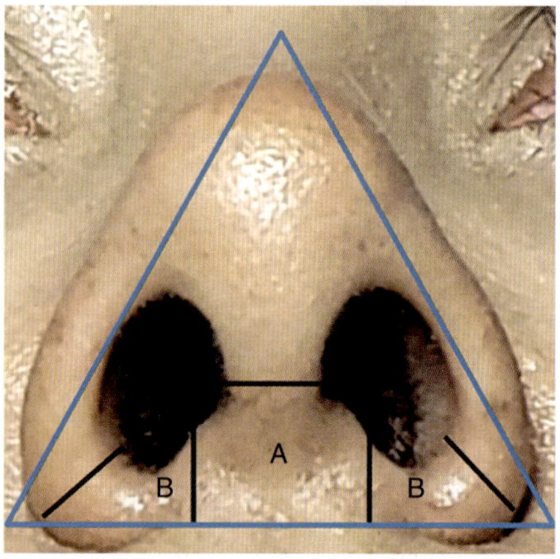

Figura 74.32 Base columelar (A) deve ser ligeiramente mais larga que o assoalho narinário (B). A base nasal deve formar um triângulo equilátero (azul). (Adaptada de: Gomes GA, Jorge RB, Cedin AC, editors. Tratado de Rinoplastia – Academia Brasileira de Cirurgia Plástica da Face da ABORL-CCF.)

inferiormente, a porção central da columela. A maior distância do eixo mais longo da narina para a borda alar ou para a columela não deve exceder entre 2 e 3 mm (Figura 74.33).[12]

Modelos propostos por Toriumi e Çakir

Polígonos nasais

Çakir descreveu uma outra maneira muito útil e reconhecida de identificar as subdivisões da superfície nasal, suas sombras e realces, correlacionando-as com a infraestrutura anatômica subjacente. Segundo o modelo, o nariz pode ser analisado como unidades estéticas usando o conceito de polígonos geométricos. Um polígono é definido como uma figura plana com pelo menos três lados retos e ângulos. Assim, o modelo considera que o objetivo da cirurgia é modificar, reorganizar e/ou reconstruir a infraestrutura nasal, criando polígonos nasais simétricos e esteticamente agradáveis (Figura 74.34).[12]

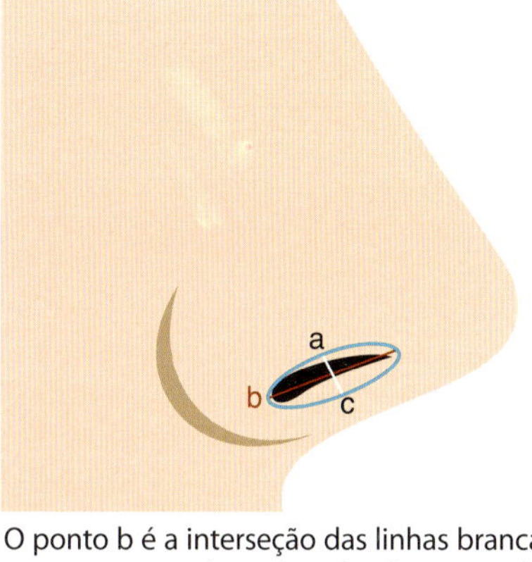

Figura 74.33 O ponto b é a interseção das linhas branca e vermelha. A distância entre os pontos ab ou bc não deve exceder 2 a 3 mm. Assim, tem-se a retração alar (ab > 2 a 3 mm; bc normal), columela pendente (ab normal; bc > 2 a 3 mm), alar pendente (ab < 2 a 3 mm; bc normal) e retração columelar (ab normal; bc < 2 a 3 mm). (Adaptada de: Gomes GA, Jorge RB, Cedin AC, editors. Tratado de Rinoplastia – Academia Brasileira de Cirurgia Plástica da Face da ABORL-CCF.)

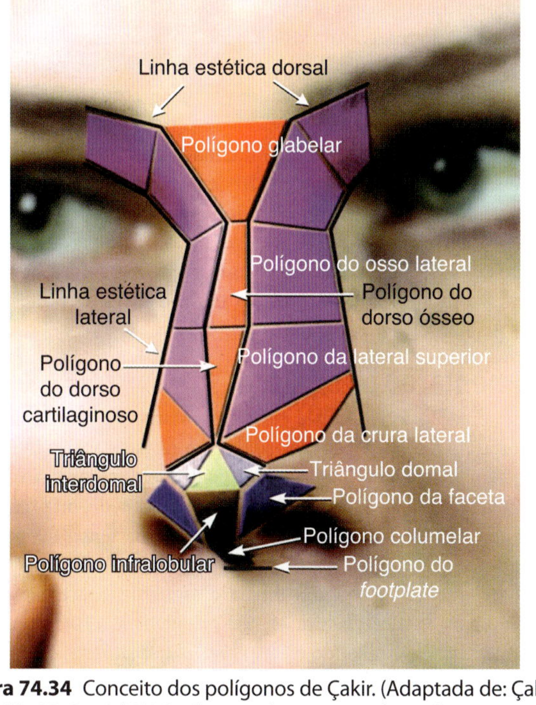

Figura 74.34 Conceito dos polígonos de Çakir. (Adaptada de: Çakır B, Öreroğlu AR, Daniel RK. Surface aesthetics in tip rhinoplasty: A step-by-step guide; 2014.)

Luzes e sombras

Como alternativa a vários conceitos apresentados anteriormente, de maneira mais sofisticada e bastante utilizada hoje em dia, Toriumi considera que, na visão frontal, a ponta do nariz deve ter um brilho mais intenso e de formato elíptico, com longo eixo horizontal, margeada por um tom sombreado na região do *supratip* (inflexão supra-apical), sombreado-o de maneira evanescente lateralmente e acima das margens narinárias. Um tom sombreado em relação à luminosidade da ponta também se apresenta na região abaixo do lóbulo apical (Figura 74.35).[13]

ORELHAS

Avaliação do paciente

As queixas e expectativas dos pacientes e familiares devem ser amplamente discutidas, principalmente no que diz respeito às limitações cirúrgicas e complicações pós-operatórias.

As alterações anatômicas a ser observadas e avaliadas, além da não formação da anti-hélice, são: superdesenvolvimento da concha, concavidade da cruz superior da anti-hélice, protrusão do lóbulo da orelha, inexistência de cruz inferior e topografia do pavilhão. É necessário avaliar essas deformidades comparando as duas orelhas. Da mesma forma, é importante considerar a espessura da cartilagem auricular.

Durante a avaliação, a nova orelha deve ser simulada e mostrada ao paciente e acompanhante para compreensão das verdadeiras possibilidades cirúrgicas. A falha na observação das alterações pré-operatórias pode levar a correções malsucedidas e à insatisfação quanto ao resultado.[14] A aplicação e a assinatura do termo de consentimento devem ser condutas rotineiras antes da cirurgia.

Particularidades anatômicas

O pavilhão auricular é formado por cartilagem fibroelástica coberta por fina camada de pele. Anteriormente, a pele é aderida diretamente ao pericôndrio; posteriormente, há uma fina camada de tecido conjuntivo frouxo entre a pele e a cartilagem. O lóbulo não possui cartilagem. A concha é dividida em duas concavidades: a inferior, que é a cavum; e a superior, chamada cimba (Figura 74.36).

A cartilagem auricular é sustentada por músculos e ligamentos. Entre os músculos intrínsecos estão os músculos maior e menor da

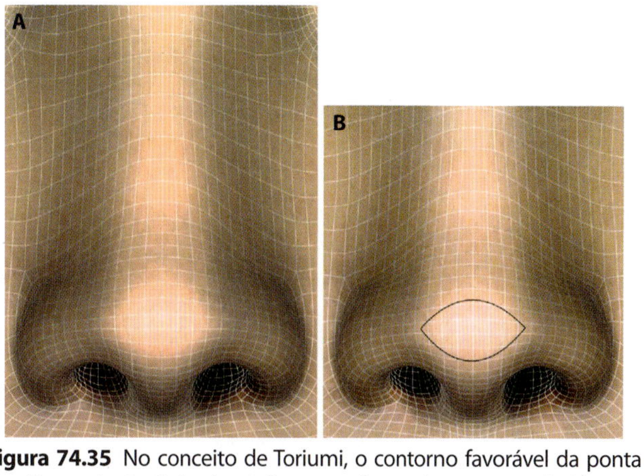

Figura 74.35 No conceito de Toriumi, o contorno favorável da ponta nasal tem orientação horizontal com sombra na área supra-apical (*supratip*) que continua nas regiões supra-alares. **A.** Transição suave do lóbulo da ponta para o lóbulo alar sem linha de demarcação. Os pontos que definem a ponta são vistos como um realce orientado horizontalmente, com sombras acima e abaixo; **B.** Duas linhas curvas opostas, orientadas horizontalmente, delineiam o destaque da ponta. A extensão lateral do destaque deve continuar em uma crista elevada, que passa em continuidade com o contorno curvilíneo do lóbulo alar. (Adaptada de: Toriumi DM. New concepts in nasal tip contouring; 2006.[13])

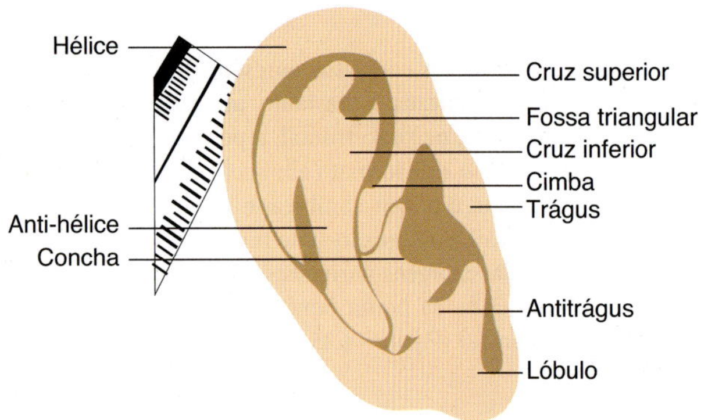

Figura 74.36 Anatomia do pavilhão auricular.

hélice, do trágus e do antitrágus, o músculo transverso e o oblíquo. Os músculos extrínsecos são os auriculares anterior, superior e posterior (Figura 74.37). A cartilagem possui três ligamentos que a fixam ao crânio, e o ligamento anterior fixa a hélice e o tragus ao processo zigomático do osso temporal. A porção anterior do conduto auditivo externo é livre de cartilagem, e está ancorada por um ligamento que passa do trágus à hélice.[15]

O desenvolvimento do comprimento auricular é lento e atinge 75% em relação ao adulto no primeiro ano de vida e 93% com 10 anos.[1] A orelha deve protruir em torno de 20 a 30° do crânio (Figura 74.38). A medida vertical do pavilhão é entre 5 e 6 cm, e a largura representa 55% do comprimento. Na visão lateral, respeitando o plano horizontal de Frankfurt, o topo da borda da hélice deve coincidir com a cauda do supercílio. O eixo vertical da orelha deve estar inclinado 20° posteriormente (ver Figura 74.4), que na maioria das vezes coincide com a linha do dorso nasal.[16]

A concha em geral está distante entre 1 e 2 cm da pele da mastoide, e seu ângulo de protrusão deve estar entre 21 e 30°. O ângulo escafo-conchal varia entre 75 e 95° e, na maioria dos casos, permanece ao redor de 90° (Figura 74.39). Uma orelha é considerada proeminente quando esse ângulo é maior que 110° e o ângulo céfalo-auricular é superior a 40°, com uma protrusão maior que 3 cm.[3] Ainda assim, é necessário fazer uma avaliação crítica global com visão tridimensional para determinar a necessidade ou não de intervenção cirúrgica. No entanto, para os padrões atuais, um ângulo céfalo-conchal superior a 25° pode ser considerado inestético em homens e de 21° em mulheres.

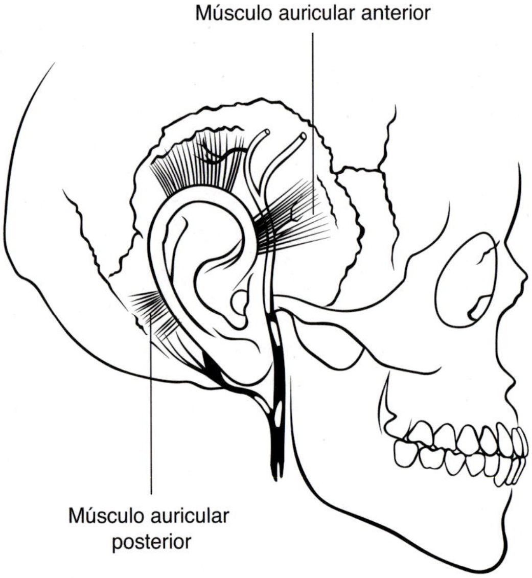

Figura 74.37 Musculatura da orelha externa.

Dentre os principais defeitos anatômicos nas orelhas proeminentes, a pouca definição ou a ausência da dobra da anti-hélice chama mais atenção. A distância da ponta superior entre a borda da hélice e o crânio deve medir entre 10 e 12 mm, e o ponto médio entre 16 e 18 mm. O ponto mais inferior seria a região correspondente ao lóbulo, que ficaria em torno de 20 a 22 mm da área mastóidea. Em resumo, o cirurgião deve sistematizar sua abordagem com o intuito de manter essas relações anatômicas. Atenção especial deve ser dada à falta de desenvolvimento da prega da anti-hélice, ao aumento da curvatura da concha, à fossa escafoide anômala, à curvatura da hélice anormal, bem como aos lóbulos anteriorizados e à implantação baixa dos pavilhões auriculares.[15]

Na infância, a cartilagem auricular é mais fina e permite maior mobilidade durante o processo cirúrgico. Com o avanço da idade, a cartilagem perde elasticidade, apresentando, eventualmente, focos de calcificação, o que pode demandar tratamentos mais agressivos da cartilagem em adultos submetidos à otoplastia.[17,18] Considerando que o desenvolvimento da orelha externa está praticamente completo aos 6 anos e que a cartilagem já adquiriu consistência e maturidade, seria possível sugerir a cirurgia a partir dessa idade. Também é importante avaliar o grau de insatisfação do paciente – e não somente considerar a preocupação e a ansiedade dos pais. A idade precoce para a realização da cirurgia é justificada a fim de evitar alterações psicológicas e emocionais na criança – criadas pela deformidade, pelos apelidos e pela própria anomalia estética, entre outras razões.

Os princípios fundamentais da anatomia auricular devem guiar o cirurgião para uma abordagem correta. Entender as proporções e os ângulos auriculares normais é de grande valia.[2] Concha auricular mais desenvolvida e profunda aumenta a distância da borda da hélice com a região mastóidea, podendo ultrapassar 2 cm.[18] A profundidade média da concha deve ser inferior a 1,5 cm, mas frequentemente está aumentada em pacientes com orelhas proeminentes.[19] Apesar de apresentar importância anatômica, essa estrutura é pouco discutida.[20] Brockhoff et al.[20] realizaram um estudo com 35 cadáveres, relatando que a maior profundidade da concha em seres humanos é em média de 10,5 mm, com uma variação de até 3 mm em mulheres e de 10,7 mm, com uma variação de 2,5 mm, em homens, e que essas medidas não são diferenças estaticamente significativas entre os gêneros. Anomalias secundárias podem ocorrer, como implantação baixa dos pavilhões auriculares com assimetrias ou não; raiz da hélice excessivamente proeminente; lóbulo anteriorizado; protusão antitragal; e presença do tubérculo de Darwin.

Além disso, na visão lateral, a inclinação do pavilhão auricular a ser atingida seria próxima de 20° em relação à linha vertical. Trata-se de uma linha imaginária que se inicia no topo do pavilhão auricular e termina no lóbulo. Em geral, coincide paralelamente à linha do dorso nasal. Em relação à topografia do pavilhão, a porção lateral da sobrancelha deve ficar no mesmo nível da porção mais alta do pavilhão (Figura 74.40).

Documentação fotográfica

A documentação fotográfica é parte importante da abordagem pré-operatória. As fotos são padronizadas, com os pacientes com cabelos presos, sem maquiagem, adornos ou óculos, em frente a um fundo liso.[21] Opta-se por um fundo azul de intensidade média ou preto fosco devido ao contraste ideal com o tom de pele do paciente.[7] As posições registradas foram com foco em toda a face: anteroposterior, perfil direito, perfil esquerdo, oblíquas direita e esquerda, posteroanterior e submentoniana vertical (Figura 74.41).[7] Na incidência anteroposterior, o paciente deve estar olhando diretamente para a câmera, com a cabeça alinhada de acordo com a linha horizontal de Frankfurt, linha que parte da porção superior do conduto auditivo externo e margeia o bordo inferior da órbita. As pupilas devem estar alinhadas.

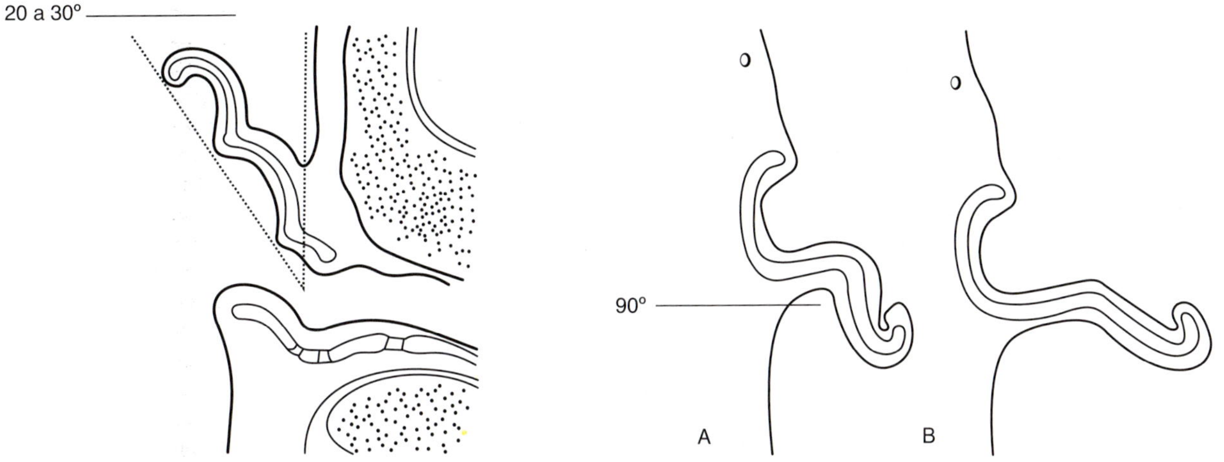

Figura 74.38 Ângulo céfalo-conchal e ângulo escafo-conchal. A = padrão adequado em torno de 90º; B = aumento do ângulo escafo-conchal resultando na proeminência do pavilhão.

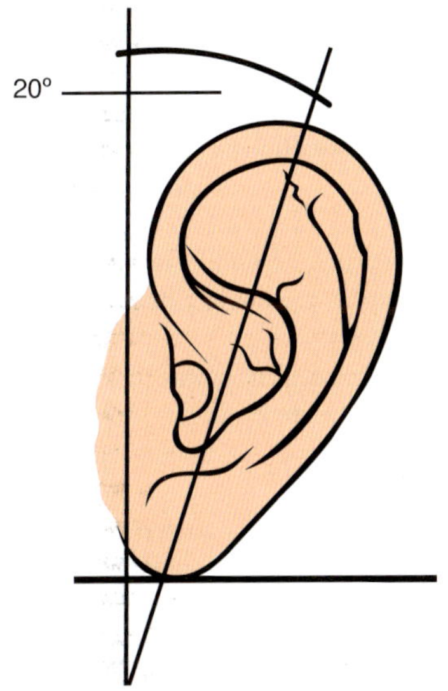

Figura 74.39 Inclinação do eixo do pavilhão auricular em torno de 20º em relação ao crânio, em linha vertical.

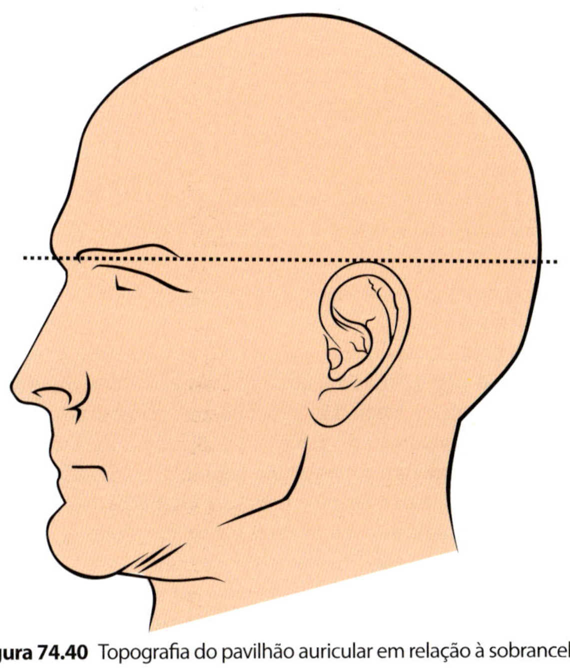

Figura 74.40 Topografia do pavilhão auricular em relação à sobrancelha.

A câmera deve estar posicionada na altura dos olhos do paciente.[22] A incidência posteroanterior é semelhante à anteroposterior, mas com rotação em 180º do paciente com cabelos presos. Para a documentação em perfil, o paciente permanece angulado em 90º, com o rosto alinhado na altura da linha de Frankfurt. A sobrancelha contralateral não deve ser visualizada.[22] Na visão oblíqua, o paciente permanece angulado em 45º. A ponta do nariz deve estar alinhada com a porção lateral da face, coincidindo com as pupilas direita e esquerda.

A incidência submentoniana vertical é utilizada para avaliação da proeminência do lóbulo da orelha.[22] A cabeça deve estar inclinada para trás até a ponta do nariz alcançar o topo da glabela. Caso seja necessário detalhar aspectos anatômicos mais sutis, utilizam-se incidências laterais e oblíquas em *close*.

Objetivos da cirurgia

Dentre os objetivos da cirurgia enfatiza-se a correção dos principais defeitos anatômicos, como confecção da nova anti-hélice; remoção ou não do excesso da concha; correção do lóbulo e da topografia do pavilhão auricular; a hélice deve estar posicionada lateralmente em relação à anti-hélice na visão frontal; alinhamento dos polos superior e inferior corretamente com o terço médio do pavilhão auricular; e medida dos ângulos céfalo-auriculares adequada aos parâmetros anatômicos estipulados.

O sulco retroauricular deve ser mantido sem aproximação excessiva da orelha à mastoide. A borda do pavilhão auricular não deve ficar muito próxima à região retroauricular. As distâncias na parte superior devem ser entre 10 e 12 mm, no terço médio entre 16 e 18 mm e no terço inferior (na cauda da hélice e lóbulo) entre 20 e 22 mm, medidas esteticamente ideais.[23]

A simetria interaural é considerada aceitável quando as diferenças são de até 3 mm, na comparação entre pré e pós-operatórios. A superfície posterior deve estar livre de cicatrizes extensas, extrusões de fios ou granulomas, para obter resultados duradouros.

ENVELHECIMENTO DA FACE

Avaliação estética da face

A avaliação estética da face visa identificar as características das estruturas anatômicas individuais da face com suas assimetrias inerentes a cada pessoa e com as mudanças que acompanham o envelhecimento facial.

Durante a análise facial do paciente, o exame físico deve ser dirigido para avaliar:

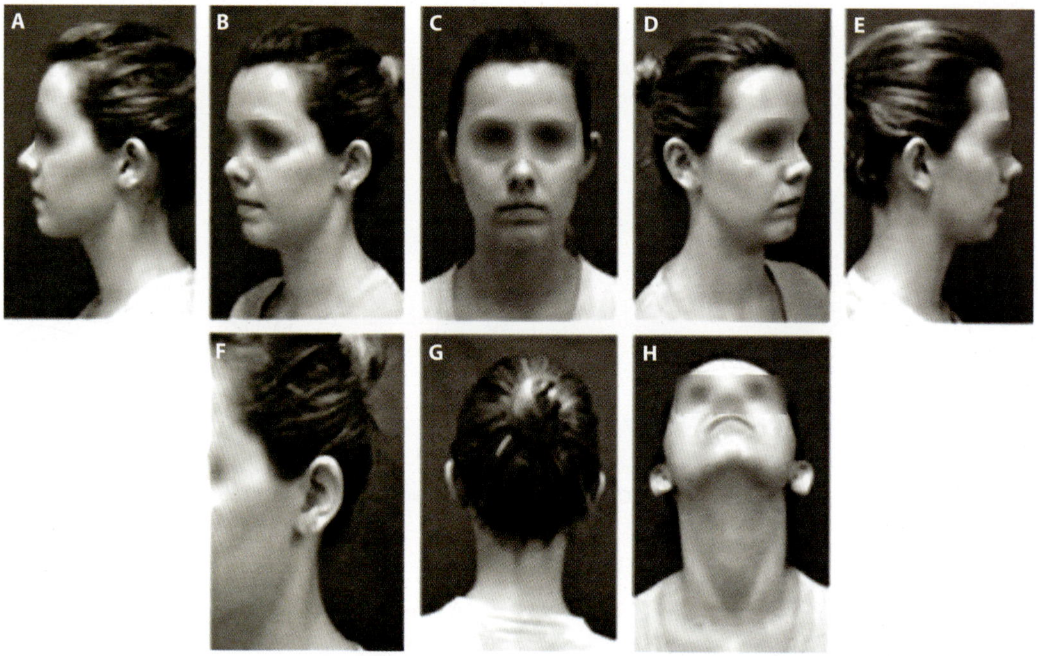

Figura 74.41 Documentação fotográfica padronizada em otoplastia. **A.** Perfil lateral esquerdo; **B.** Oblíqua esquerda; **C.** Anteroposterior; **D.** Oblíqua direita; **E.** Perfil lateral direito; **F.** Oblíqua esquerda com aproximação; **G.** Posteroanterior; **H.** Submentoniana.

- Qualidade e textura da pele:
  - Avaliar a textura geral e a qualidade da pele, observando quaisquer sinais de danos causados pelo sol, rugas, linhas finas ou hiperpigmentação
  - Avaliar a flacidez e a elasticidade da pele, determinando o grau de flacidez e se a pele é fina ou grossa
- Contornos faciais e simetria:
  - Avaliar os contornos faciais e a simetria do paciente, observando assimetrias ou desproporções nas diferentes áreas da face
  - Avaliar a distribuição da gordura facial e do volume dos tecidos moles, observando áreas de perda ou excesso de volume
- Tônus e função muscular:
  - Avaliar o tônus e a função dos músculos faciais, particularmente em áreas propensas a rugas dinâmicas (p. ex., testa, ao redor dos olhos e boca)
  - Avaliar a força dos músculos faciais e quaisquer sinais de atrofia ou fraqueza muscular
- Ptose de tecidos moles e perda de volume:
  - Identificar áreas de ptose de tecidos moles (flacidez) e perda de volume, como bochechas, papada, maxilar e pescoço
  - Determinar o grau de ptose e perda de volume para orientar a abordagem cirúrgica e áreas-alvo para *lifting* e volumização
- Estrutura e suporte ósseo:
  - Avaliar a estrutura óssea subjacente da face, incluindo a posição e o contorno das maçãs do rosto, linha do maxilar e queixo
  - Avaliar o nível de reabsorção óssea e seu impacto nas proporções faciais e no suporte dos tecidos moles
- Pescoço:
  - Avaliar a aparência do pescoço, incluindo a presença de excesso de pele, depósitos de gordura, faixas musculares (bandas platismais) e definição do ângulo cervicomental
  - Avaliar o grau de frouxidão e ptose na região do pescoço, que pode necessitar de tratamento adicional durante o procedimento de ritidoplastia
- Elasticidade e mobilidade da pele:
  - Testar a elasticidade e a mobilidade da pele em diferentes áreas do rosto e pescoço para determinar o potencial de endurecimento e reposicionamento da pele durante a cirurgia
  - Avaliar como a pele responde às manobras de manipulação e levantamento, o que ajuda a determinar a técnica cirúrgica adequada
- Cicatrizes e intervenções cirúrgicas prévias:
  - Avaliar a presença de cicatrizes de cirurgias anteriores ou traumas que possam afetar a abordagem cirúrgica e o posicionamento da incisão
  - Considerar o histórico do paciente de procedimentos cosméticos anteriores e seus resultados, bem como quaisquer complicações ou contraindicações potenciais.

Esqueleto facial

Uma face harmônica e atrativa deve apresentar dimensões similares nos terços faciais (ver Figura 74.3). A presença de um promontório malar, gônio e mandibula bem desenvolvidos estão associados a traços estéticos desejáveis. Qualidades desejáveis em uma face feminina são olhos grandes, ossos mandibulares altos, mandíbulas mais estreitas e um menor terço facial.

Homens tendem a apresentar a glabela e o rebordo orbitário mais salientes e a testa mais inclinada para trás, ao passo que as mulheres apresentam testas mais retas e rebordos orbitárias mais suaves (Figura 74.42).

O ângulo gonial feminino se situa entre 120 e 140° e o masculino, entre 100 e 120°. À medida que o envelhecimento ocorre, e especialmente em pessoas edentadas, o ângulo tende a aumentar para 125 a 145° (Figura 74.43).

A simetria, especialmente nas porções centrais da face, é muito valorizada, e na periferia é menos impactante. Por esse motivo, pequenas assimetrias nasais são prontamente percebidas pelos pacientes, mas pouquíssimos percebem a diferença de inserção de orelhas e sobrancelhas, ambas muito comuns.

Perceber as diferentes características cranianas facilita o entendimento e a aplicação de técnicas cirúrgicas. Pode-se observar como o formato da abertura piriforme (Figura 74.44) é distinto entre diversos grupos étnicos, e é mais fácil compreender o porquê de uma osteotomia nasal ser menos efetiva em ocasionar refinamento em um paciente de ancestralidade africana.

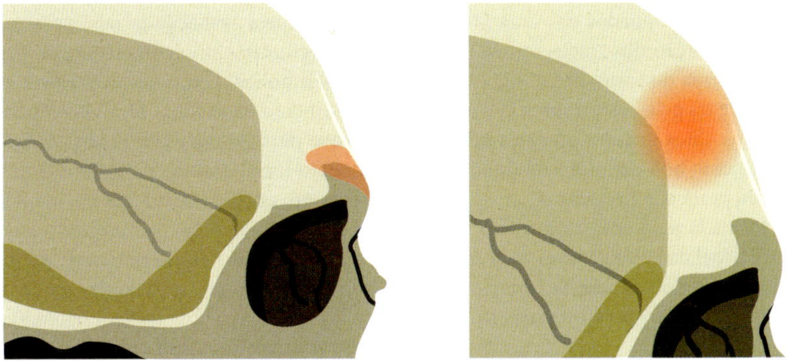

Figura 74.42 Crânio masculino (esquerda) e feminino (direita). (Adaptada de: Zarins U. Anatomia da Expressão Facial. Anatomy4sculptors; 2021. 222 p.)

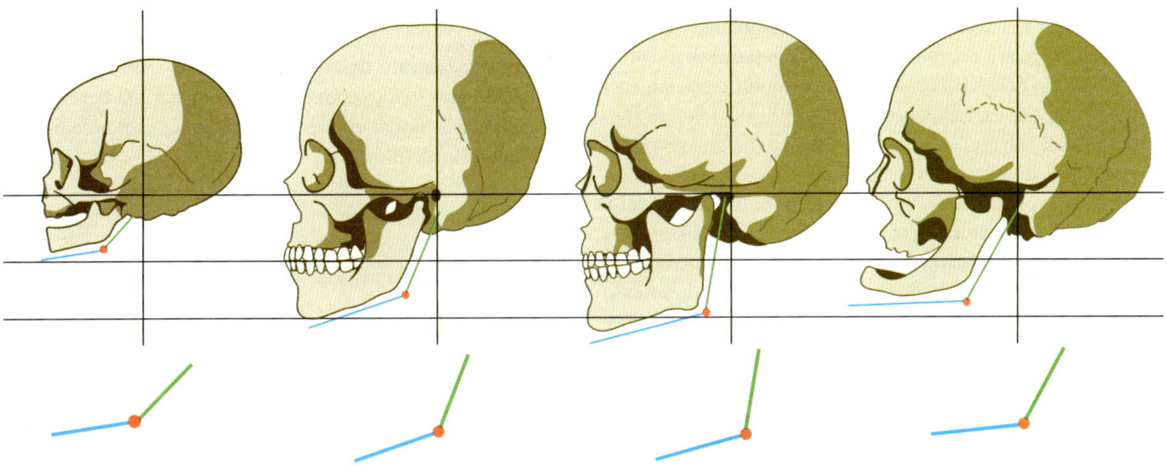

Figura 74.43 Diferenças no ângulo gonial relacionadas com sexo e idade. Ângulo gonial é o ângulo formado pela junção das bordas posterior e inferior da mandíbula. (Adaptada de: Zarins U. Anatomia da Expressão Facial. Anatomy4sculptors; 2021. 222 p.)

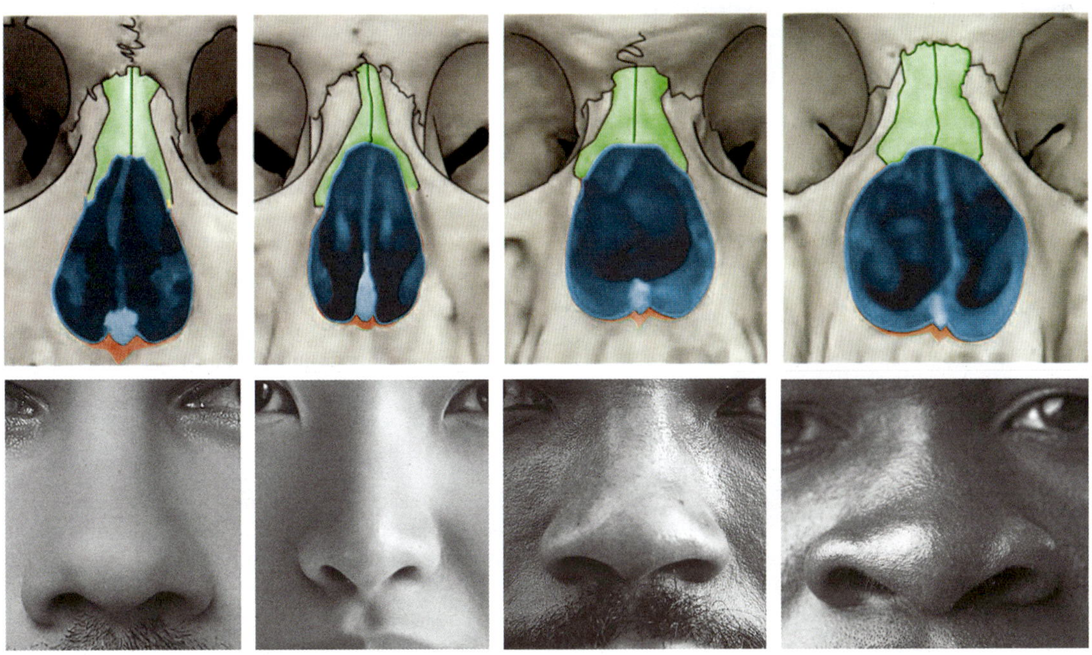

Figura 74.44 Diferenças no formato da abertura piriforme entre diferentes etnias. (Adaptada de: Zarins U. Anatomia da Expressão Facial. Anatomy4sculptors; 2021. 222 p.) (iStock: ©Svitlana Barsukova; ©DeanDrobot; ©santypan; ©FabrikaCr.)

Os principais parâmetros estéticos avaliados em uma face humana incluem simetria facial, proporção dos traços faciais (como olhos, nariz e boca), contorno e forma do rosto, harmonia entre os diferentes elementos faciais, saúde da pele e expressões faciais.[24]

Na face feminina são atrativos olhos grandes, malares salientes e elevados, mandíbula estreita e com boa definição da linha mandibular além de um terço médio vertical e pequeno.

A proeminência malar é formada pelo osso zigomático e pelo osso maxilar, e tem importante papel na beleza e juventude da face. Ao longo do envelhecimento, sobretudo quando há edentação, alterações esqueléticas também contribuem para estigmas do envelhecimento (Figura 74.45).

A musculatura da mímica facial está localizada dentro do sistema do músculo aponeurótico superficial (SMAS) (Figura 74.46), e compreender sua função é fundamental para o entendimento do envelhecimento facial e seu tratamento. O tônus e o posicionamento dessa camada se modifica com o envelhecimento, e seu reposicionamento a partir de técnicas de ritidoplastias de plano profundo oferecem melhoras significativas e de excelente naturalidade.[25]

A gordura facial (Figura 74.47) se distribui em bolsas, reveladas no estudo de Rohrich[8] e Pessa.[26] Os compartimentos superficiais estão posicionados superiormente à musculatura da mímica facial e segmentadas em bolsas divididas por delicado tecido fascial e septos (Figura 74.48). Abaixo da musculatura da mímica facial encontram-se as bolsas profundas, que funcionam como planos de deslizamento para a musculatura. As órbitas também mudam de formato, contribuindo para o aspecto envelhecido da face (Figura 74.49).

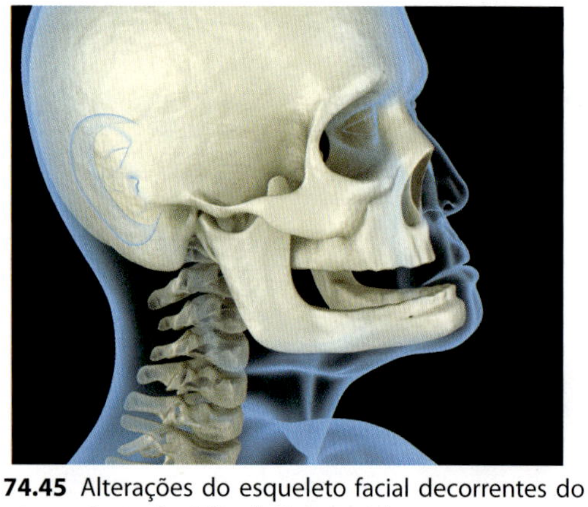

Figura 74.45 Alterações do esqueleto facial decorrentes do envelhecimento e edentação. (iStock: ©alex-mit.)

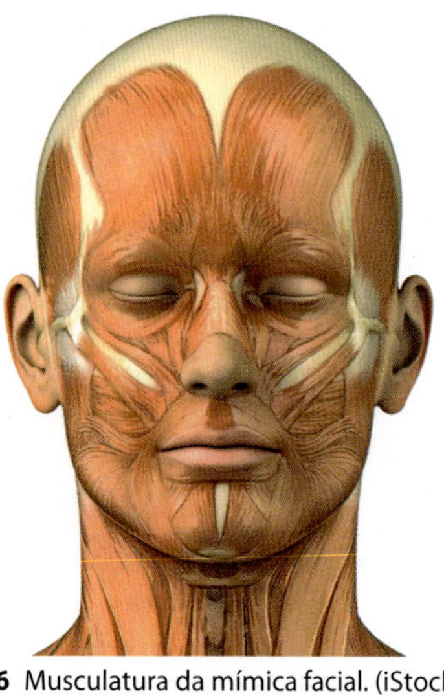

Figura 74.46 Musculatura da mímica facial. (iStock: ©janulla.)

Durante a avaliação facial é possivel observar alterações típicas do envelhecimento acometendo de forma mais significativa uma ou mais bolsas. Um estudo de Tower e Gordon mostra evidências do aumento da gordura facial profunda. Esse achado é interessante porque permite uma visão mais completa do processo de envelhecimento facial e ajuda a ajustar a técnica de ritidoplastia a um cenário no qual a região central da face possivelmente deve ser sujeita a uma menor volumização (com enxertos de gordura e preenchimentos). Em contrapartida, um melhor posicionamento dos tecidos do terço médio da face pode ser alcançado com a liberação dos ligamentos facias (zigomático, massetérico e mandibular), favorecendo resultados mais joviais. Esse estudo ajuda a mudar um paradigma cirúrgico usado nas ritidoplastias que se baseava demasiadamente na crença do deflação dos tecidos gordurosos da face.[27,28]

Características do envelhecimento facial:

- Aprofundamento dos sulcos nasolabiais e linhas de marionete: a flacidez dos tecidos contribuem para o aprofundamento dos sulcos nasolabiais (linhas que vão do nariz até os cantos da boca) e linhas de marionete (linhas que vão dos cantos da boca para baixo)
  - Esvaziamento dos olhos: a perda de gordura ao redor dos olhos pode resultar em cavidades sob os olhos, olheiras e aparecimento de órbitas afundadas
  - Formação da papada: a flacidez da pele e dos tecidos ao longo da linha do maxilar pode levar ao desenvolvimento da papada, dando ao rosto uma aparência mais quadrada ou triangular
- Alterações musculares:
  - Atrofia muscular facial: com a idade, os músculos faciais podem enfraquecer e atrofiar, contribuindo para a perda do tônus e definição facial
  - Rugas dinâmicas: expressões faciais repetitivas ao longo do tempo podem levar à formação de rugas dinâmicas, como linhas de expressão e vincos na testa, à medida que a pele perde a capacidade de se recuperar
- Alterações ósseas:
  - Reabsorção óssea: os ossos da face podem sofrer um processo de reabsorção, resultando em alterações na estrutura e proporções faciais, o que pode levar à perda de suporte ósseo dos tecidos moles sobrejacentes e contribuir para uma aparência mais envelhecida
- Alterações vasculares:
  - Telangiectasia: pequenos vasos sanguíneos próximos à superfície da pele podem se tornar mais visíveis, resultando no aparecimento de vasinhos ou capilares rompidos
- Outras alterações:
  - Ampliação dos poros: a aparência dos poros pode aumentar devido à diminuição da elasticidade e da produção de óleo
  - Lábios afinados: a perda de colágeno e gordura nos lábios pode levar ao afinamento e achatamento dos lábios, bem como ao aparecimento de linhas verticais nos lábios (linhas de fumante)
  - Tom de pele irregular: mudanças relacionadas com a idade podem resultar em tom de pele irregular, incluindo áreas de vermelhidão ou manchas.

A integração do conhecimento anatômico na prática clínica é essencial para alcançar resultados estéticos superiores e promover a satisfação do paciente (Figura 74.50).[29]

REGIÃO ORBITÁRIA

Avaliação estética

Antes da abordagem objetiva da estética da região orbitária, algumas breves palavras sobre a beleza e o belo. O belo, como o sentimos, é

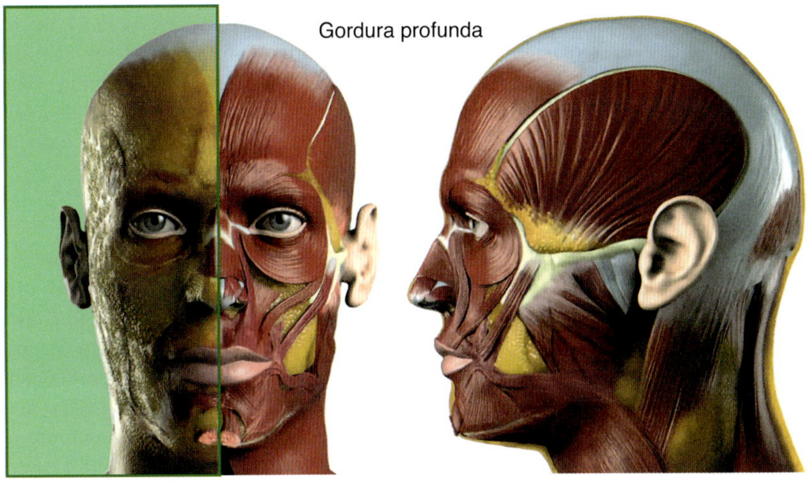

Figura 74.47 Disposição da gordura facial em plano superficial e profundo. (Adaptada de: Zarins U. Anatomia da Expressão Facial. Anatomy4sculptors; 2021. 222 p.)

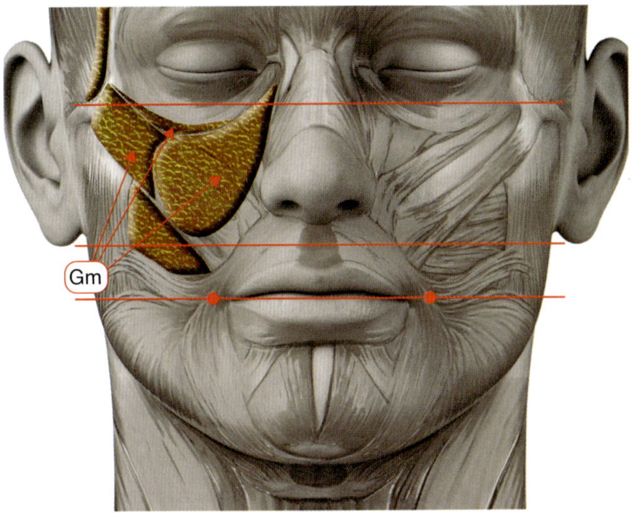

Figura 74.48 Septações dividem a gordura malar (Gm). (Adaptada de: Zarins U. Anatomia da Expressão Facial. Anatomy4sculptors; 2021. 222 p.) (iStock: ©janulla.)

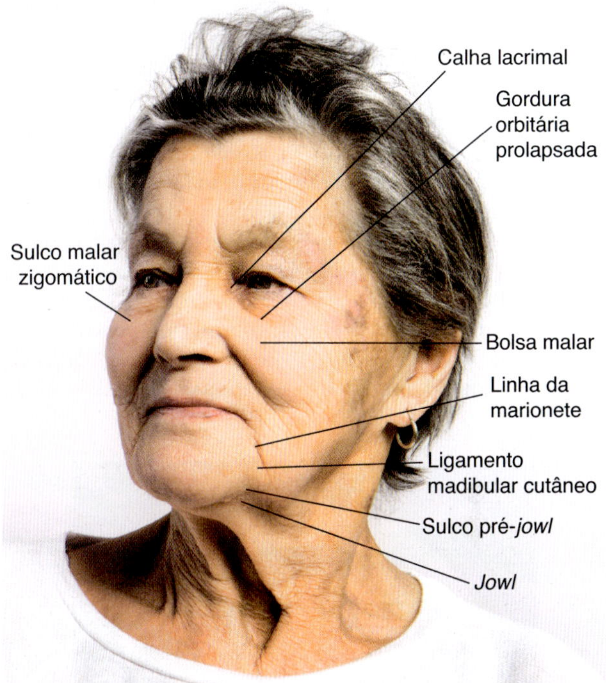

Figura 74.50 Alterações típicas do processo de envelhecimento. (iStock: ©Halfpoint.)

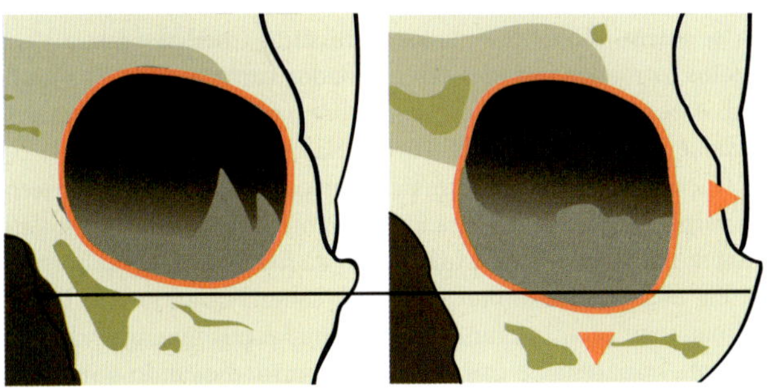

Figura 74.49 Mudança de formato da órbita decorrente do envelhecimento. Nos idosos, uma transformação relevante é que as órbitas oculares se tornam mais largas e mais alongadas. (Adaptada de: Zarins U. Anatomia da Expressão Facial. Anatomy4sculptors; 2021. 222 p.)

algo indescritível. Ao se tentar defini-lo, talvez algo próximo seja "uma combinação de qualidades que dão prazer aos sentidos ou à mente". O cirurgião plástico Ivo Hélcio Jardim de Campos Pitanguy (5/7/1923-6/8/2016) dizia: "nunca soube definir o conceito de beleza, mas sempre que a encontrei soube reconhecê-la", e o professor otorrinolaringologista e cirurgião plástico facialPerboyre Lacerda Sampaio (27/12/1947-25/10/2021) dizia que "beleza é o estado de bem-estar que o observador experimenta frente ao objeto belo".

Em uma busca bibliográfica sobre beleza, características faciais e análise quantitativa, Harrar et al.[30] analisaram 44 artigos relevantes e concluíram que apesar do desejo incessante desde os estudiosos gregos e renascentistas para definir a beleza em medidas, como o tamanho dos lábios mais volumosos e a borda bem definida, os olhos maiores e o conceito de "moldura dos olhos" de Benslimane, a soma de todas as partes, a simetria e a proporção áurea, ainda está longe de se definir o que realmente constitui a beleza. Essas avaliações, porém, não têm valor prático absoluto, pois as medidas comparativas ignoram a individualidade que existe em todos nós. Talvez a poetiza Margaret Hungerford tenha razão ao afirmar que a beleza está nos "olhos de quem a vê".

Mais objetivamente, para facilitar ao cirurgião plástico facial, mas ainda longe de uma conceitualização ideal, pode-se defini-la como "uma combinação de qualidades, como forma, formato, cor, proporção, simetria e harmonia". Baseado nisso, existem estudos demonstrando o que é mais belo e natural em uma face.

Análise estética da face

A face pode ser dividida em três faixas horizontais, denominadas terços faciais. As regiões orbitária e periorbitária estão compreendidas nos terços superior e médio e são compostas da porção visível dos olhos, pálpebras, supercílios e malares, formando uma importante unidade estética para a aparência e comunicação (Figura 74.51). É a região mais expressiva da face, e demonstra todas as emoções de uma pessoa (Figura 74.52).

O rejuvenescimento estético ao redor dos olhos tem um efeito profundo na percepção do que é considerado belo quando se trata de atratividade facial. Já foi demonstrado que existe uma preferência inicial para se olhar para a área dos olhos em um contato interpessoal, possivelmente por essa área ser um ponto focal importante para reconhecer rostos e ler o estado emocional de uma pessoa. Um dos fatores que parece ser responsável por essa atratividade periorbital é uma combinação da altura da junção pálpebra-bochecha e da posição do supercílio, descrito, pela primeira vez, por Gunter et al.[6] e denominado "princípio do equilíbrio oval orbital" ou "análise do oval orbital". De acordo com esse princípio, a atratividade periorbital ideal é expressa quando o olho está centrado em uma forma oval definida pela junção pálpebra-bochecha e pelo supercílio (i. e., quando as relações orbitais são equidistantes do centro da pupila à junção pálpebra-bochecha e ao supercílio haverá maior atratividade) (Figura 74.53).[31]

Algumas medidas, relativamente consistentes, podem ser observadas em relação às distâncias interpupilares (masculino 65 mm; feminino 65 mm), intercantais mediais (masculino 31 mm a 35 mm; feminino 32 a 34 mm), intercantais laterais (masculino 88 a 94 mm; feminino 85 a 91 mm) e fissura palpebrais (masculino 30 a 32 mm; feminino 30 a 32 mm) (Figura 74.54).

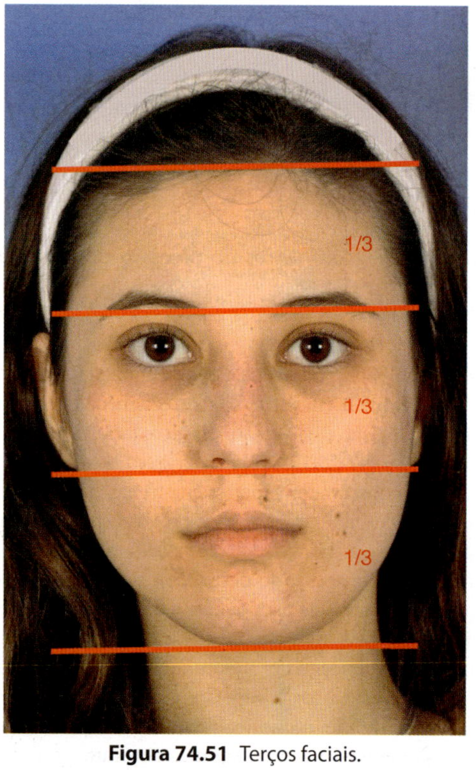

Figura 74.51 Terços faciais.

Para facilitar a compreensão da análise estética dessa região, a anatomia topográfica superficial é dividida em porção visível dos olhos, pálpebras e supercílios.

Olhos: porção visível

A região visível dos olhos apresenta um arranjo de três porções: a esclera, a íris/córnea e a pupila.

A esclera é a porção branca do globo ocular, contrastando com a íris e a pupila. Devido ao contraste, os movimentos oculares são facilmente notados, tendo importância para a comunicação. A íris e a córnea têm, aproximadamente, o mesmo tamanho em todas as pessoas, e o triângulo escleral tem um tamanho mais variável. São visíveis dois triângulos esclerais: o lateral e o medial. A suas bases são formadas pelos limbos lateral e medial e os ápices, pelos cantos lateral e medial. As margens superior e inferior das pálpebras os completam (Figura 74.55).

O triângulo escleral lateral é mais agudo e pouco mais cranial do que o medial. Eles são os responsáveis por dar a percepção de forma e tamanho aos olhos. Após uma blefaroplastia inferior, dependendo da técnica utilizada e da retração cicatricial, pode haver uma diminuição e arredondamento do triângulo escleral lateral, denotando um estigma cirúrgico inestético.

Ao redor da pupila encontra-se a íris, na qual existem os músculos dilatador e esfíncter da pupila. O estímulo simpático produz midríase por contração do músculo dilatador e o estímulo parassimpático causa miose por contração do músculo esfíncter. O diâmetro pupilar pode variar entre 1 e 8 mm. A pupila dilatada pode transmitir sensação de desejo.

Pálpebras

As pálpebras cobrem a superfície anterior do olho e têm função de protegê-lo de trauma ou luz excessiva. O piscar (fechamento e abertura rápida das pálpebras) acontece por volta de 15 vezes por minuto e faz com que se mantenha um fino filme lacrimal sobre a córnea.

A abertura formada entre as bordas lateral e medial das pálpebras é denominada fissura horizontal e mede entre 30 e 33 mm, aproximadamente. A abertura vertical formada entre as margens das pálpebras superior e inferior, quando o olho está aberto, é a fissura vertical e mede 9 ou 10 mm entre os pontos mais afastados.

As junções medial e lateral, onde as pálpebras superior e inferior se unem, são denominadas comissuras (medial e lateral) e os ângulos formados por elas são chamados canto medial e canto lateral. A comissura lateral repousa sobre o globo ocular, enquanto a medial é separada deste pela carúncula.

Traçando-se uma reta que passa pelos cantos interno e externo das pálpebras, obtém-se uma linha levemente inclinada superolateralmente que determina a orientação da fissura palpebral horizontal. Ela é chamada *canthal tilt* ou *tilt* cantal. Quando essa linha é inclinada em direção cranial, o *tilt* cantal é positivo, quando é totalmente horizontal, é um *tilt* cantal neutro, e quando é inclinada caudalmente, é *tilt* cantal negativo. A comissura lateral é melhor posicionada quando localizada entre 2 e 4 mm cranial à comissura medial (*tilt* cantal positivo) (Figura 74.56).

A margem da pálpebra superior, quando aberta, repousa entre 1,5 e 2 mm caudalmente ao limbo superior em adultos e a da pálpebra inferior repousa no limbo inferior ou 1 mm cranial a ele (Figura 74.57). Quando essa margem se situa caudalmente ao limbo inferior, consegue-se visualizar uma porção da esclera, o que é denominado esclera aparente (*scleral show*). A esclera aparente é considerada algo inestético.

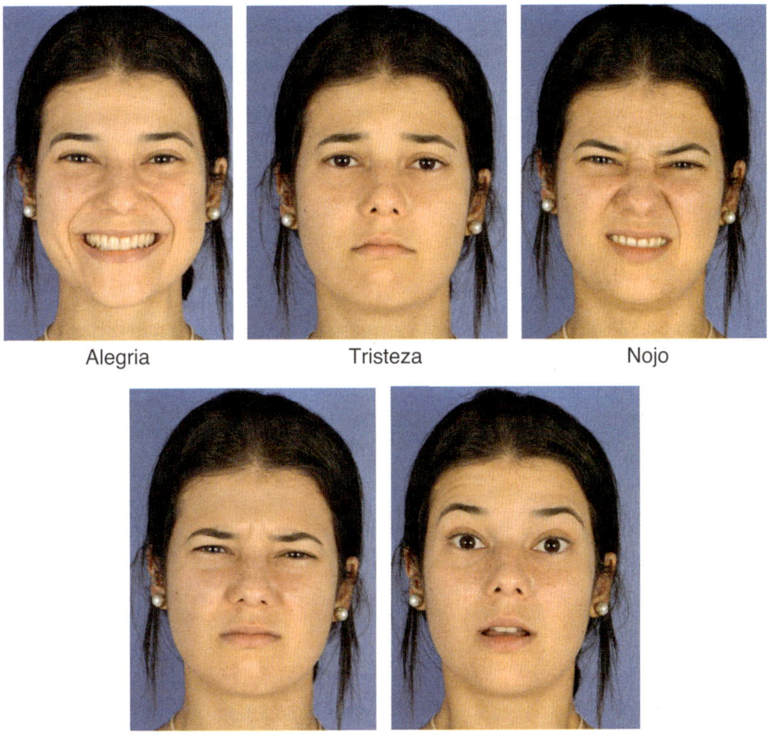

Figura 74.52 Expressões faciais.

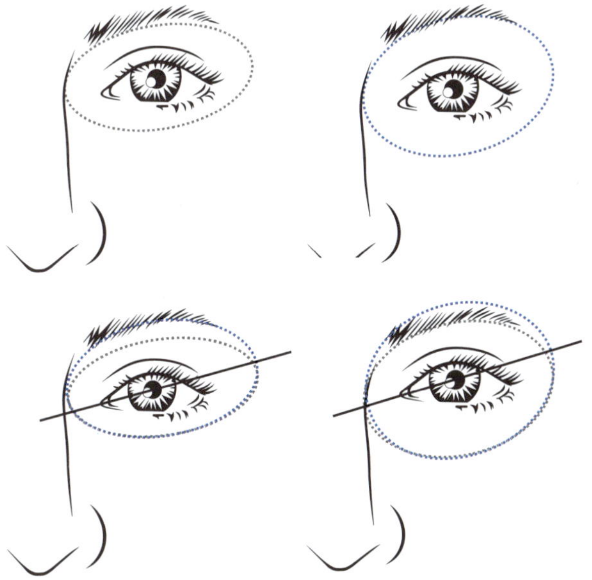

Figura 74.53 Análise do oval orbital. A figura superior à esquerda representa o oval orbital de um jovem. A figura superior à direita representa o oval orbital de um adulto maduro. As duas figuras inferiores mostram uma disrupção do oval, e as linhas cinza e azul de cada uma indicam a posição onde deveria estar o oval.

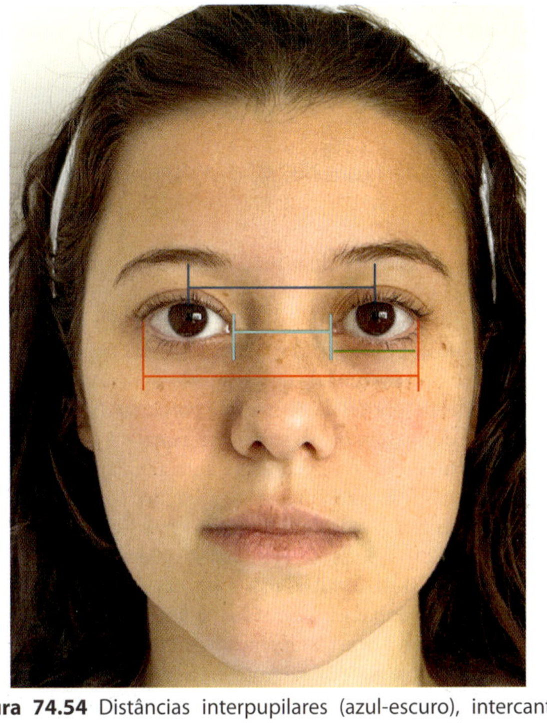

Figura 74.54 Distâncias interpupilares (azul-escuro), intercantais mediais (azul-claro), intercantais laterais (vermelho) e fissura palpebral horizontal (verde).

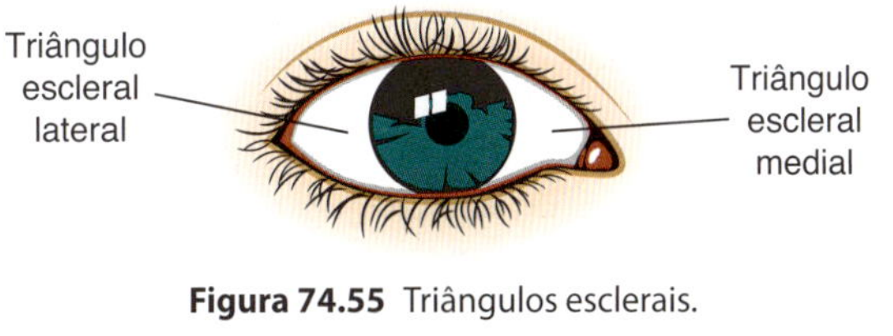

Figura 74.55 Triângulos esclerais.

Nas bordas das pálpebras superiores e inferiores existem os cílios, que são pequenos pelos cujos folículos são estabilizados por estarem presos às placas tarsais. Na pálpebra superior, são curvados em direção cranial e na inferior, curvados em direção caudal, de forma que, ao se fechar as pálpebras, eles não se entrelaçam.

A pálpebra superior apresenta, imediatamente cranial aos cílios, uma porção de pele (área pré-tarsal) que deve ser visível em maior ou menor grau, mesmo com os olhos abertos. Em geral, nessa área não se formam rugas ou excesso de pele devido à sua íntima

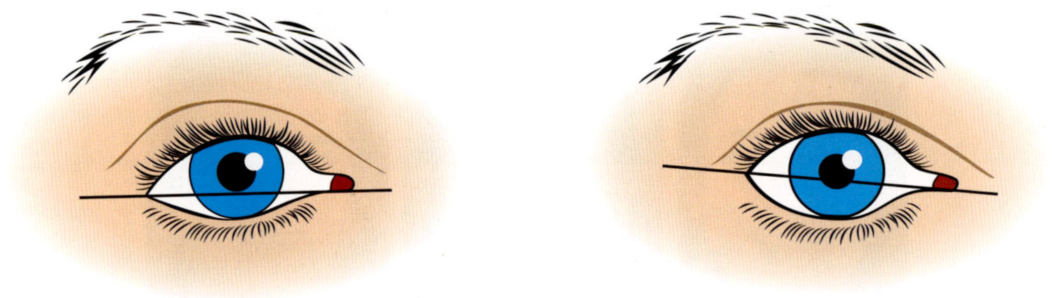

Figura 74.56 *Tilt* cantal negativo (à esquerda) e *tilt* cantal positivo (à direita).

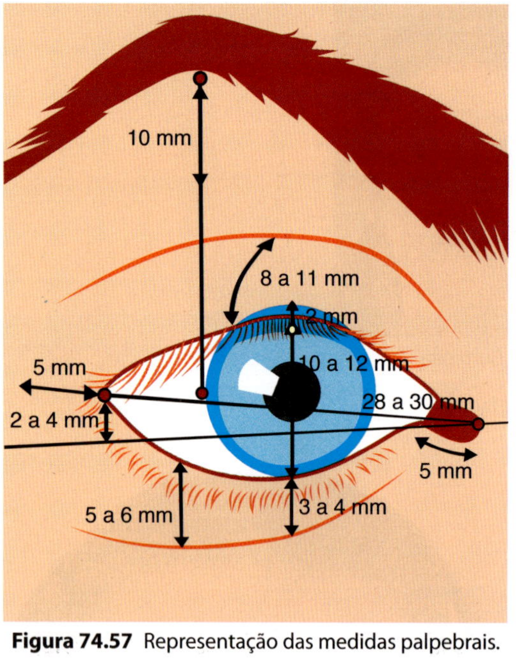

Figura 74.57 Representação das medidas palpebrais.

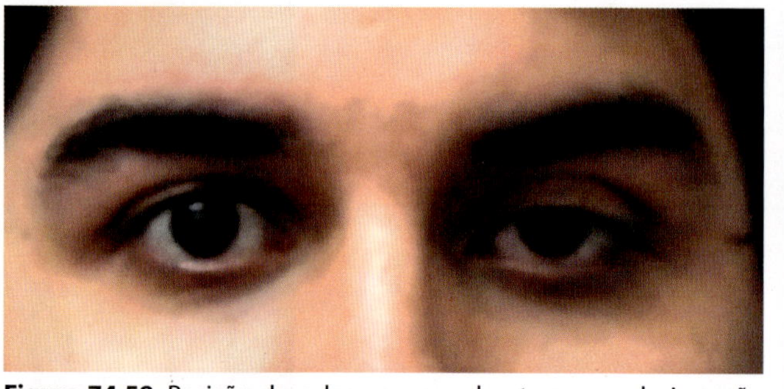

Figura 74.58 Posição do sulco em caso de ptose com desinserção do músculo elevador da pálpebra.

proximidade com o músculo orbicular, por estar muito aderido à placa tarsal. No limite superior existe um sulco (sulco palpebral) que acompanha a margem da pálpebra superior e não deve se estender além dos cantos medial e lateral. Esse sulco divide a pálpebra em uma porção caudal, que equivale aproximadamente ao terço da pálpebra (pré-tarsal), e em uma porção cranial, equivalente aos outros dois terços da pálpebra (pré-septal). A distância entre a margem ciliar e o sulco palpebral, na linha pupilar, gira em torno de 7 a 10 mm, e em geral é maior nas mulheres do que nos homens. Em orientais, o sulco está mais próximo dos cílios ou pode não existir. Em casos de ptose, com desinserção do músculo elevador da pálpebra, ele se localiza mais distante da margem palpebral (Figura 74.58). Cranialmente ao sulco, é visível uma área de pele formando uma pequena redundância, denominada prega palpebral, e, cranialmente a ela, observa-se uma leve concavidade que se estende até o rebordo orbitário superior. Abaulamentos nessa região denotam a presença de pseudo-herniação de bolsas de gordura. Pequena prega de pele, formada lateralmente ao canto lateral, é indicativo de ptose da cauda do supercílio, sinal de Connell.

Na pálpebra inferior, o sulco palpebral é menos definido que o da pálpebra superior. Ele tem seu início medial, onde se iniciam os cílios, distante entre 4 e 5 mm da margem palpebral, continuando lateralmente em um declive sutil. Em uma visão lateral (perfil absoluto), podem ser verificadas três posições diferentes da área da pálpebra inferior, no sentido anteroposterior, levando-se em conta a relação entre a córnea e o rebordo orbitário inferior. Essa relação é denominada vetor e, portanto, existem três tipos de vetores: positivo, neutro e negativo. O vetor é positivo quando a córnea está localizada em posição posterior ao rebordo orbitário inferior. O vetor é neutro quando a córnea e o rebordo orbitário inferior localizam-se no mesmo plano vertical. O vetor é negativo quando a córnea está localizada em uma posição anterior ao rebordo orbitário inferior (Figura 74.59). Neste último caso, a melhoria estética da pálpebra inferior é realizada com aumento de volume malar e infraorbitário, e é preciso muito cuidado ao se realizar a blefaroplastia, para evitar mal-posicionamento da pálpebra inferior.

Na área maxilar medial, junto à porção medial da pálpebra inferior e à pirâmide óssea nasal, existe um discreto sulco oblíquo denominado *tear trough* ou sulco nasojugal, que representa a junção entre o músculo orbicular e a gordura malar, combinada com a fina pele da pálpebra inferior e a pele espessa da região malar. Esse sulco se acentua com o envelhecimento (Figura 74.60).

Outra apreciação importante é a distância existente entre o ponto luminoso da pupila (observado devido ao reflexo de luz na pupila) e as margens palpebrais superior e inferior. Essas medidas são denominadas MRD1 (do inglês *marginal reflex distance 1*) em relação à pálpebra superior e MRD2 em relação à pálpebra inferior. O MRD1 é importante para se avaliar ptose ou retração da pálpebra superior, e é considerado normal uma medida de 4 mm, enquanto o MRD2 tem sua importância na avaliação de mal posicionamento da pálpebra inferior e se considera normal uma medida de 5 ou 6 mm (Figura 74.61).

MRD1 menor que 4 mm indica ptose palpebral e maior que 4 mm pode indicar retração palpebral superior, e MRD2 maior que 6 mm indica um mal posicionamento de pálpebra inferior.

Supercílio

O supercílio protege o olho de suor advindo da fronte e tem grande importância estética e na mímica facial. Existem variações de sua posição e contorno dependendo da idade, gênero e etnia. No homem, um supercílio mais horizontal ou levemente arqueado e situado no nível ou pouco cranial ao rebordo orbitário superior é considerado mais elegante e natural. Na mulher, deve estar cranial ao rebordo orbitário superior e apresentar uma forma arqueada, sendo os dois terços mediais levemente ascendentes no sentido lateral e o terço lateral,

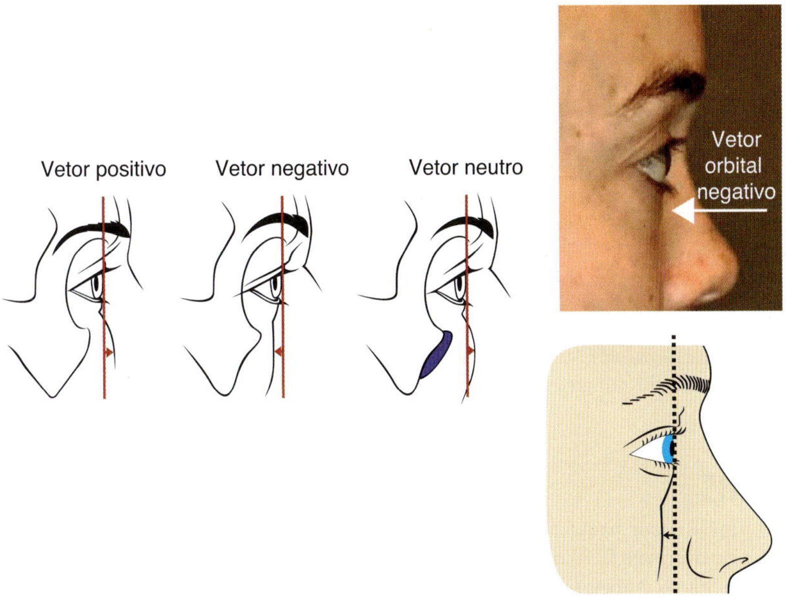

Figura 74.59 Representação dos vetores da pálpebra inferior.

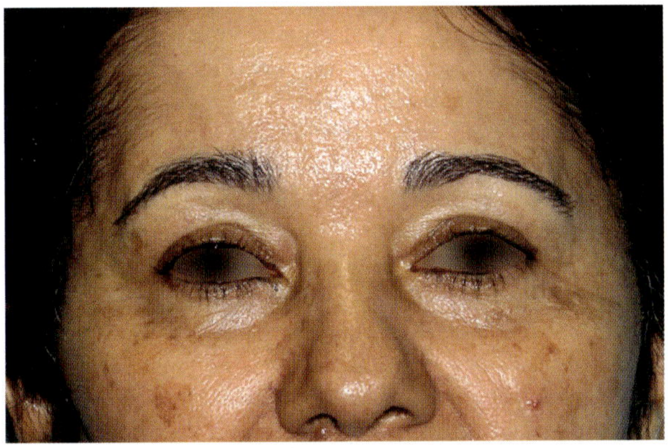

Figura 74.60 Sulco nasojugal acentuado no envelhecimento (*tear trough deformity*).

levemente descendente. A porção mais alta (transição dos dois terços mediais com o terço lateral) se situa em uma área entre duas linhas projetadas verticalmente que passam pelo limbo lateral e pelo canto externo palpebral. Na juventude, a cabeça do supercílio localiza-se, aproximadamente, em 10 mm cranial ao rebordo orbitário superior, entre 10 e 15 mm cranial ao rebordo em sua porção mais alta (transição dos dois terços mediais com o terço lateral) e as extremidades de sua porção mais lateral (cauda) deve estar situada pouco cranial à extremidade da cabeça (2 mm). Os supercílios são mais espessos medialmente e mais finos lateralmente.

Traçando-se uma linha vertical tangenciando a asa nasal, é possível detectar a extremidade mais medial do supercílio, e traçando-se uma linha oblíqua que tangencia a asa nasal e a comissura lateral da pálpebra ipsilateral, é possível detectar a sua extremidade mais lateral (Figura 74.62).

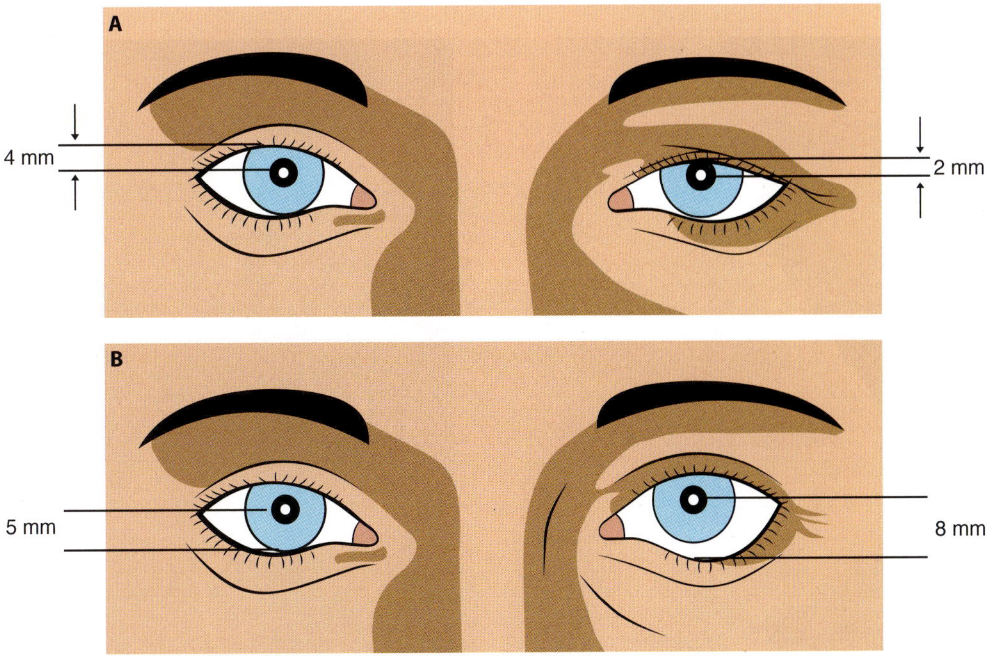

Figura 74.61 **A.** Representação de MRD1 normal à esquerda e alterada à direita, indicando ptose palpebral; **B.** Representação de MRD2 normal à esquerda e alterada à direita, indicando retração de pálpebra inferior.

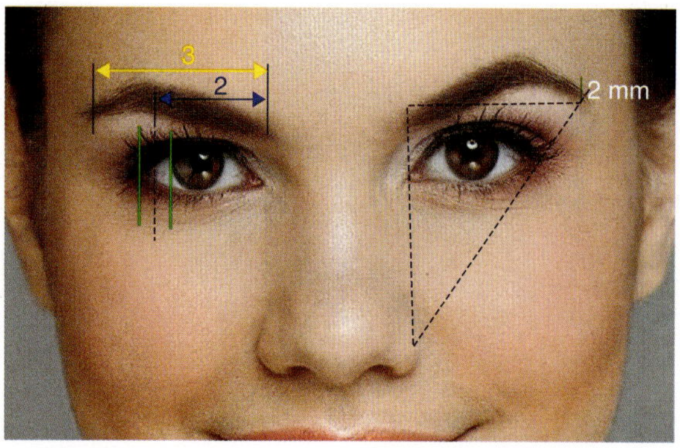

Figura 74.62 Representação topográfica dos supercílios. (Dreamstime: ©Artmim)

CONSIDERAÇÕES FINAIS

A rinoplastia é uma cirurgia formidável por reunir aspectos técnicos avançados, arte e estética para tornar o formato facial mais agradável associado ao aperfeiçoamento da sua função. Atingir um resultado previsível, harmonioso e atraente é o propósito de todo cirurgião habilitado em rinoplastia. Nesse sentido, diferentes linhas de pesquisa buscam diversas soluções com objetivos análogos. As opções de planejamento da rinoplastia variam desde sobreposições desenhadas e com transparência sobre fotos do paciente, modificações virtuais das fotografias e/ou exames de imagem realizadas em *software* de edição de imagens e, mais recentemente, a modelagem tridimensional de malhas da face do paciente.

Assim, os registros pré-operatórios são imperativos para quem realiza cirurgias da face, seja pela documentação médica ou pela necessidade de planejamento prévio. As fotos bidimensionais com câmeras e iluminação profissionais são a prática mais difundida entre os cirurgiões. A tomografia computadorizada avalia bem estruturas ósseas e volumetria com informações funcionais importantíssimas para uma cirurgia de precisão buscada. Mais recentemente, a ultrassonografia vem ganhando espaço para medidas de espessura do tegumento de cobertura ou na análise da calcificação e disponibilidade de enxertos costais.

Com o avanço da tecnologia, computadores e *softwares* cada vez mais poderosos e acessíveis tornou-se viável o planejamento, seja por meio do escaneamento superficial da face ou pela utilização da malha gerada por tomografia. Até a última década, o custo dos escâneres médicos foi fator limitante para a sua difusão, mas hoje, escâneres de menor custo (e de produção nacional) ou mesmo o escaneamento por estereofotogrametria apresentam resolução submilimétrica absolutamente apropriada para uso médico, conforme vem sendo bem estabelecido na literatura médica atual. A estereofotogrametria baseia-se em recursos de engenharia reversa, em que uma sequência predeterminada de fotografias feitas com uma câmera simples, que pode ser a do celular, é submetida ao algoritmo dos diversos *softwares* de *design* 3D disponíveis (alguns são livres e gratuitos), para, então, ser construída a superfície da face do paciente por nuvens de pontos no espaço, gerando uma malha tridimensional (Figura 74.63) da face com alta resolução e fotorrealismo impressionantes. A popularização desse tipo de tecnologia tem sido muito grande nos últimos anos.

Após feito o registro de imagem do paciente, o cirurgião, da sua maneira, faz o planejamento, seja por desenhos ou traçados bidimensionais, ou modelagem de malhas 3D nos *softwares* de *design* gráfico, como o RhinOnBlender desenvolvido no Brasil, plataforma aberta e gratuita lastreada no Blender, com possibilidade de integração com exames de imagem, escaneamentos e geração de todo tipo de modelo tridimensional que se deseje.

Após o planejamento, e não menos importante, o cirurgião precisa transportar essas informações para a cirurgia propriamente dita. É possível a simples impressão de fotos para conferência no transoperatório, com medida em milímetros e checagem com réguas e compassos cirúrgicos, e mais detalhadamente o uso de projetômetro para controle múltiplo de posicionamento da ponta nasal, com maior controle na linha de perfil, rotação e projeção desejada da ponta nasal, sendo planejamento prévio essencial para alcançar os objetivos. No caso do planejamento em 3D, além da farta geração de imagens e vídeos e com a ampla oferta de impressão, o cirurgião pode ter guias cirúrgicas de precisão (ver Figura 74.63). Os modelos digitais gerados durante o planejamento são impressos por manufatura aditiva em resina de grau cirúrgico e utilizados esterilizados dentro do campo cirúrgico. Na Figura 74.63, à direita, encontra-se uma análise comparativa entre um perfil pré-operatório e o resultado cirúrgico tardio.

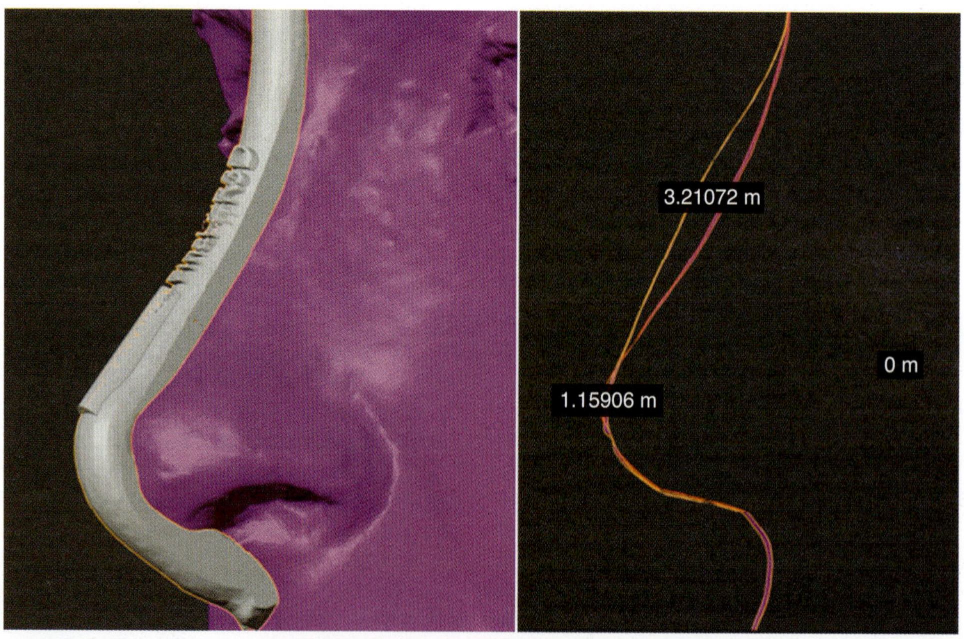

Figura 74.63 Exemplo de malha tridimensional com o formato planejado do nariz com um guia (cinza) que será impresso em 3D para uso no intraoperatório. Ele contém todas as alterações planejadas para o perfil, como mudanças do ângulo, projeção e novo dorso.

Dessa forma, o planejamento cirúrgico virtual tem se consolidado como uma ferramenta valiosa na rinoplastia moderna, além de tornar a cirurgia mais previsível, permitindo ao cirurgião o estudo criterioso do seu caso, revelando-se uma ferramenta cada dia mais indispensável na comunicação visual e ao entendimento do paciente e, não menos importante, como elemento médico documental ao longo do processo de tratamento.

REFERÊNCIAS BIBLIOGRÁFICAS

1. Rohrich RJ, Adams WP, Ahmad J, Gunter JP. Dallas rhinoplasty: Nasal surgery by the Masters. 3rd. ed. Flórida: CRC Press; 2014. 1706 p.
2. Brito IM, Avashia Y, Rohrich RJ. Evidence-based Nasal Analysis for Rhinoplasty: The 10-7-5 Method. Plast Reconstr Surg Glob Open [Internet]. 2020 Feb;8(2):e2632.
3. Daniel RK, Pálházi P. Rhinoplasty: An anatomical and clinical atlas. Springer; 2018. 352 p.
4. McKinney P, Sweis I. A clinical definition of an ideal nasal radix. Plast Reconstr Surg [Internet]. 2002 Apr 1 [Acesso em: 2024 Jul];109(4):1416-8.
5. Sheen JH, Sheen AP. Aesthetic rhinoplasty. 2nd ed. St. Louis: Mosby Inc; 1987.
6. Gunter JP, Landecker A, Cochran CS. Frequently used grafts in rhinoplasty: Nomenclature and analysis. Plast Reconstr Surg [Internet]. 2006 Jul [Acesso em: 2024 Jul];118(1):14e-29e.
7. Becker DG, Weinberger MS, Greene BA, Tardy ME Jr. Clinical study of alar anatomy and surgery of the alar base. Arch Otolaryngol Head Neck Surg [Internet]. 1997 Aug [Acesso em: 2024 Jul];123(8):789-95.
8. Rohrich RJ, Malafa MM, Ahmad J, Basci DS. Managing alar flare in rhinoplasty. Plast Reconstr Surg [Internet]. 2017 Nov [Acesso em: 2024 Jul];140(5):910-19.
9. Adamson PA, Van Duyne JM. Alar base refinement. Aesthetic Plast Surg [Internet]. 2002 Nov [Acesso em: 2024 Jul];26 Suppl 1:S20.
10. Adamson PA. Alar base reduction. Arch Facial Plast Surg [Internet]. 2005 Mar-Apr [Acesso em: 2024 Jul];7(2):98.
11. Gunter JP, Rohrich RJ, Friedman RM. Classification and correction of alar-columellar discrepancies in rhinoplasty. Plast Reconstr Surg [Internet]. 1996 Mar [Acesso em: 2024 Jul];97:643-8.
12. Çakır B, Doğan T, Öreroğlu AR, Daniel RK. Rhinoplasty: surface aesthetics and surgical techniques. Aesthet Surg J [Internet]. 2013 Mar [Acesso em: 2024 Jul];33(3):363-75.
13. Toriumi DM, Checcone MA. New concepts in nasal tip vontouring. Facial Plast Surg Clin N Am 17 [Internet]. 2009 Feb [Acesso em: 2024 Jul];17(1):55-90
14. Adamson PA, Litner JA. Otoplasty technique. Otolaryngol Clin North Am [Internet]. 2007 Apr [Acesso em: 2024 Jul];40(2):305-18.
15. Nazarian R, Eshraghi A A. Otoplasty for the protruded ear. Semin Plast Surg [Internet], 2011 Nov [Acesso em: 2024 Jul];25(4):288-94.
16. Lee D, Bluestone CD. The Becker technique for otoplasty: modified and revisited with long-term outcomes. Laryngoscope [Internet]. 2000 Jun [Acesso em: 2024 Jul];110(6):949-54.
17. Azuara E. Aesthetic otoplasty with remodeling of the antihelix for the correction of the prominent ear criteria and personal technique. Arch Facial Plast Surg [Internet]. 2000 Jan-Mar [Acesso em: 2024 Jul];2(1):57-61.
18. Stal C, Klebuc M, Spira M. An algorithm for otoplasty. Operative techniques in plastic and reconstructive surgery. Amsterdã: Elsevier Science; 1997. v. 4, issue 3, p. 88-103.
19. Janis JE, Rohrich RJ, Gutowski KA. Otoplasty. Plast Reconst Surg [Internet]. 2005 Apr [Acesso em: 2024 Jul] 115(4):60e-72e
20. Brockhoff CH, Morris CD, Throckmorton GS, Finn R. Anatomical analysis of the conchal bowl cartilage. J Oral Maxilofac Surg [Internet]. 2014 Nov [Acesso em: 2024 Jul];72(11):2248-55.
21. Swamy RS, Sykers JM, Most SP. Principles of photography in rhinoplasty for the digital photografer. Clin Plastic Surg [Internet]. 2010 Apr [Acesso em: 2024 Jul];37(2):213-21.
22. Archibald DJ, Carlson ML, Friedman O. Pitfalls of nonstandardized photography. Facial Plastic Surg Clin N Am [Internet]. 2010 May [Acesso em: 2024 Jul];18(2):253-66.
23. Adamson PA, Litner JA. Otoplasty technique. Otolaryngol Clin North Am [Internet]. 2007 Apr [Acesso em: 2024 Jul];40(2):305-18.
24. Bueller H. Ideal facial relationships and goals. Facial Plast Surg [Internet]. 2018 Oct [Acesso em: 2024 Jul];34(5):458-65.
25. Sykes JM, Riedler KL, Cotofana S, Palhazi P. Superficial and deep facial anatomy and its implications for rhytidectomy. Facial Plast Surg Clin North Am [Internet]. 2020 Aug [Acesso em: 2024 Jul];28(3):243-51.
26. Pessa JE. SMAS fusion zones determine the subfascial and subcutaneous anatomy of the human face: Fascial spaces, fatcCompartments, and models of facial aging. Aesthet Surg J [Internet]. 2016 May [Acesso em: 2024 Jul];36(5):515-26.
27. Tower JI, Gordon NA, Paskhover B. Deep cheek fat volumes and midfacial aging. Aesthet Surg J [Internet]. 2020 Apr [Acesso em: 2024 Jul];14;40(5):467-75
28. Gordon NA, Toman J. Illusion of volume loss. Facial Plast Surg [Internet] 2015 Feb [Acesso em: 2024 Jul];31(1):80-7.
29. Jacono A, Bryant LM. Extended deep plane facelift: Incorporating facial retaining ligament release and composite flap shifts to maximize midface, jawline and neck rejuvenation. Clin Plast Surg [Internet]. 2018 Oct [Acesso em: 2024 Jul];45(4):527-54.
30. Harrar H, Myers S, Ghanem AM. Art or Science? An evidence-based aproach to human facial beauty a quantitative analysis towards an informed clinical aesthetic practice. Aesth Plast Surg [Internet]. 2018 Feb [Acesso em: 2024];42(1):137-46.
31. Gülbitti HA, Bouman TK, Marten TJ, van der Lei B. The orbital oval balance principle: A morphometric clinical analysis. Plast Recontr Surg [Internet]. 2018 Oct [Acesso em: 2024 Jul];142(4):451e-461e.

CAPÍTULO 75

Rinoplastia Revisional

José Eduardo Lutaif Dolci • Rodolfo Alexander Scalia • Marco Antonio dos Anjos Corvo

INTRODUÇÃO

A rinoplastia está entre as mais complexas cirurgias estéticas da face, não apenas por envolver a porção central, mas também porque se a parte funcional estiver alterada, pode haver queixa estética relacionada. A anatomia de dois narizes nunca é igual, e a correção de anormalidades similares pode exigir métodos totalmente diferentes. Apesar de as técnicas cirúrgicas terem sido refinadas e melhoradas, o resultado final de qualquer rinoplastia é resultado da anatomia do paciente combinada com a experiência do cirurgião em diagnosticar corretamente as alterações existentes e a habilidade de corrigi-las usando seus conhecimentos. As dificuldades enfrentadas pelo cirurgião em uma rinoplastia primária são ainda mais intensificadas em um caso revisional, nos quais os pacientes já realizaram um procedimento anterior sem sucesso e, portanto, podem apresentar alterações anatômicas indesejadas, iatrogênicas ou decorrentes de complicações.

A rinoplastia revisional não é apenas uma simples cirurgia secundária em um mesmo local anatômico. Os pacientes desejam um resultado ainda melhor que o obtido no primeiro procedimento, e muitas vezes, alguns pacientes apresentam um problema funcional associado a uma anormalidade estética no meio da face. A alta expectativa imposta pelo paciente ao cirurgião torna imperativo o acurado diagnóstico pré-operatório.

As principais diferenças da rinoplastia revisional em relação à cirurgia primária são: relação médico-paciente, *timing* da cirurgia, anatomia do nariz e objetivos cirúrgicos (Tabela 75.1). O paciente que procura uma cirurgia revisional já passou por todo esse processo e não está satisfeito ou a cirurgia não foi bem-sucedida. Por isso, precisam estar muito bem esclarecidos, assim como bem diagnosticados os níveis de tolerância, expectativa e confiança do paciente. Não deve ser esquecido também que independentemente do número de cirurgias prévias e de cirurgiões anteriormente envolvidos nas cirurgias, a partir do momento em que realiza-se uma cirurgia, os cirurgiões são cobrados e responsabilizados pelos resultados. A documentação dos casos com imagens é fundamental nesses casos cirúrgicos, já que muitos pacientes acabam lembrando-se apenas dos parâmetros de beleza iniciais, antes da realização da rinoplastia primária.

O tempo de espera para realizar a cirurgia revisional é muito discutível. O nariz, assim como todo o restante do corpo, apresenta processo cicatricial decorrente da primeira cirurgia, ocasionado por proliferação de fibroblastos e formação de colágeno. Todas as estruturas que compõem o nariz, como ossos, cartilagens, músculos, gordura, derme e epiderme, cicatrizam em diferentes momentos e devem ser analisados cuidadosamente antes do procedimento. Por todos estes fatores, segundo Sachs, o tempo mínimo para se propor uma revisão cirúrgica é de 6 meses após a cirurgia anterior.

A principal limitação imposta por uma ou várias cirurgias prévias é a perda de tecidos e estruturas anatômicas importantes. Estes problemas anatômicos podem gerar queixas estéticas ou funcionais. É responsabilidade do cirurgião revisor expor a verdade dos

Tabela 75.1 Diferenças entre a rinoplastia primária e secundária.

Primária	Secundária
Tecidos sem fibrose	Graus variáveis de fibrose
Planos de dissecção favoráveis	Ausência de planos de dissecção
Tecidos com tensão equilibrada	Tecidos com tensão desequilibrada
Simetria mais comum	Assimetria comum
Camada de pele-subcutâneo suave	Camada de pele-subcutâneo irregular
Suprimento sanguíneo bom	Suprimento sanguíneo diminuído
Diagnóstico preciso é mais fácil	Diagnóstico preciso é mais difícil
Expectativa do paciente: entusiasmo	Expectativa do paciente: medo do fracasso
Enxertos podem ou não ser necessários	Enxertos são comumente necessários
Graus de dificuldade variáveis	Grau de dificuldade mais desafiador
Poucas limitações	Grandes limitações
Pouco sangramento	Maior chance de sangramento
Planos anestésicos locais mais fáceis	Anestesia local mais difícil
Estrutura osteocartilaginosa palpável	Estrutura osteocartilaginosa indistinguível
Alta satisfação dos pacientes	Satisfação problemática dos pacientes
Menor tempo cirúrgico	Maior tempo cirúrgico
Cicatrização mais previsível	Cicatrização imprevisível
Simetria mais provável	Simetria menos provável
Elevado padrão de resultados	Padrão de resultados menos alto
Pode ser tecnicamente fácil	Em geral, tecnicamente mais desafiadora
Epitélio e mucosa intactos	Epitélio e mucosa com fibrose
Etapas cirúrgicas bem planejadas	Maior improvisação intraoperatória
Comumente único estágio	Possivelmente dois estágios

fatos ao paciente. Portanto, deve ser afirmado pelo cirurgião que nem todos os problemas serão corrigidos em uma revisão, a porcentagem de melhora alcançada não será de 100% e a tentativa de resultados improváveis só trará desapontamento e falhas.

Devido à complexidade do tema, para tentar auxiliar o manejo do paciente que já realizou rinoplastias prévias, Tardy formulou 10 mandamentos para a cirurgia revisional do nariz.

1. Assegurar-se que a melhora é possível.
2. Realizar diagnóstico adequado.
3. Expor expectativas realistas ao paciente.
4. Aguardar até que o processo cicatricial tenha terminado.
5. Diagnosticar e tratar os problemas funcionais primeiramente.
6. Planejar as opções e as alternativas de reconstrução.
7. Sempre que possível, limitar a dissecção operatória.
8. Utilizar apenas enxertos autólogos.
9. Maximizar o conceito de "ilusão" com o uso de enxertos.
10. Não criar nenhuma outra complicação irreparável.

Uma distinção clara deve ser feita entre complicações e sequelas após uma rinoplastia. Complicações verdadeiras são constituídas por imperícia, imprudência ou negligência causadas pela cirurgia, muitas das quais necessitam de tratamento adicional no pós-operatório imediato ou tardio. Essas são, na maioria das vezes, previsíveis e evitáveis. Sequelas de rinoplastia (p. ex., alteração da elasticidade e espessura da pele e cicatrização inadequada das incisões) ocorrem em todas as cirurgias e não devem ser classificadas como complicações. Elas são esperadas, previsíveis, essencialmente controláveis e não requerem tratamento cirúrgico posterior. Os pacientes e cirurgiões devem diferenciar as duas importantes categorias. O que para os pacientes constitui uma complicação no período pós-operatório recente (p. ex., ponta rígida, edema na região supra-apical, espessura do tecido subcutâneo), constitui essencialmente a sequela ou consequência natural do período pós-operatório recente. Essas informações devem ser passadas ao paciente antes do procedimento cirúrgico.

A grande maioria das complicações que ocorrem após a rinoplastia pode ser classificada em: cirurgias em que menos do que era necessário foi realizado (cirurgia incompleta), cirurgias em que mais do que era necessário foi realizado (cirurgia destrutiva), ou uma combinação de ambas. Uma outra classificação que auxilia na sistematização da cirurgia revisional é dividir as complicações de acordo com a região ou subunidade do nariz em que elas se encontram:

- Pirâmide óssea:
  - Super-redução
  - Sub-redução
  - Assimetria ou irregularidades
  - Largura excessiva
  - "Teto aberto"
  - Radix raso
  - Radix profundo
- Pirâmide cartilaginosa:
  - Super-redução (sela)
  - "V" invertido
  - Sub-redução (*pollybeak*, ou bico de papagaio)
  - Irregularidade/tortuosidade
  - Assimetrias
  - Colapso do terço médio
- Columela:
  - Largura excessiva
  - Estreitamento excessivo
  - Escoliose
  - Assimetria
  - Cicatriz inadequada
  - Columela pendente
- Columela retraída
- Asa nasal:
  - Asa nasal retraída
  - Asa nasal pendente
  - Lóbulos assimétricos
- Base alar:
  - Base nasal larga
  - Base nasal estreita
  - Base nasal assimétrica (narinas)
  - Cicatrizes visíveis na base
- Ponta nasal:
  - Hiperprojeção
  - Subprojeção
  - Super-rotação
  - Ponta caída
  - Assimetria
  - Bossa
  - Pinçamento
  - Desviada.

Independentemente da técnica utilizada ou do tipo de acesso da rinoplastia (aberto ou fechado), é muito importante a padronização dos tempos cirúrgicos em cada subunidade anatômica para que todas as alterações que necessitem de revisão sejam avaliadas.

Além disso, é fundamental que o paciente esteja preparado para a retirada de enxertos de origem costal ou de cartilagem auricular, pois a cartilagem septal já foi comprometida, e é muito comum o uso de enxertos para a reconstrução nasal.

COMPLICAÇÕES NA PIRÂMIDE ÓSSEA

As complicações mais frequentemente encontradas na região da pirâmide óssea são: irregularidades ósseas, redução excessiva ou incompleta da giba óssea, pirâmide muito alargada (com teto aberto associado) ou muito estreita e ossos próprios nasais assimétricos ou desviados. Radix muito profundo ou excessivamente plano também pode ser incluído nessa categoria.

Pacientes submetidos à ressecção excessiva do dorso ósseo necessitam de enxerto para correção da irregularidade. A utilização de enxertos autólogos, de cartilagem septal, auricular ou costal é preferível, assim como a cartilagem septal, pois é de fácil obtenção, modelação e de composição cartilaginosa hialina, embora nem sempre esteja disponível em um caso revisional.

Os enxertos sólidos de cartilagem costal podem ser utilizados para esses casos quando esculpidos em peça única e depositados sobre o dorso. Quanto mais jovem o paciente, maior será a chance de que esses enxertos sofram torção ao longo da recuperação, o que pode causar rinoescolioses no pós-operatório. Esse evento adverso deve ser levado em consideração na programação da cirurgia.

Para casos de pacientes mais jovens, enxertos de cartilagem picada (*diced cartilage*) têm demonstrado grande utilidade nas reconstruções de dorso nasal. Eles podem estar soltos (*free diced*), associados a cola de fibrina, ou ainda à fibrina rica em plaquetas (PRF, do inglês *platelet rich fibrin*) e leucócitos, formando uma estrutura maleável com menos riscos de deslocamento dos fragmentos que pode ser conhecida como *sticky cartilage* (Vídeo 75.1).

O dorso nasal alargado e desviado normalmente é corrigido por meio de osteotomias, que podem ser realizadas com osteótomos retos e curvos, ou com o uso de aparelhos ultrassônicos, de acordo com a habilidade e escolha do cirurgião.

Para o preenchimento do radix excessivamente profundo, o uso de cartilagens amassadas ou picadas pode ser muito útil, mas é importante que o descolamento local seja feito de maneira limitada e justa para prevenir o deslocamento lateral dos enxertos.

Pacientes de pele fina podem apresentar irregularidades visíveis no dorso nasal quando os enxertos não são amassados de forma adequada ou quando os "cubos de cartilagem" são muito grandes. Para esses casos, a cobertura dos enxertos cartilaginosos com fáscia do músculo temporal ou do músculo reto abdominal e também o pericôndrio da cartilagem costal podem ser utilizados no mascaramento de possíveis imperfeições.

COMPLICAÇÕES NA PIRÂMIDE CARTILAGINOSA (TERÇO MÉDIO)

Uma variedade de resultados adversos pode ocorrer na pirâmide cartilaginosa nasal após uma rinoplastia primária: redução excessiva ou incompleta, assimetrias com perda da suavidade da linha estética da sobrancelha à ponta (*eyebrow tip aesthetic line*), colapso da cartilagem lateral superior, aparência alargada ou pinçada, presença de corpos estranhos e excesso de fibrose do tecido frouxo, com formação da deformidade conhecida como bico de papagaio (*pollybeak*).

Nariz em sela refere-se a sua aparência após a perda do suporte do dorso nasal com consequente colapso de sua parede superior. Quatro graus de sela são descritos na literatura, de acordo com sua gravidade, de leve a severa (Figura 75.1). Para casos leves (sela tipo I), enxertos de cartilagem livres com as extremidades delicadamente

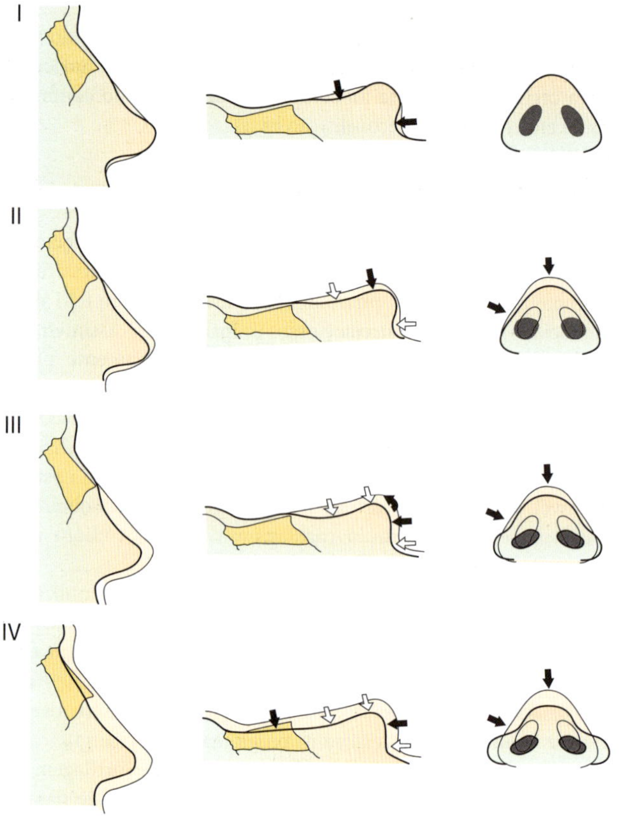

Figura 75.1 Classificação dos tipos de sela. Tipo I tem depressão na região supra-apical e retração da columela leves. Tipo II apresenta perda da projeção da ponta e do suporte septal. Tipo III tem perda total do suporte cartilaginoso, com hiper-rotação da ponta, encurtamento nasal e discreto aumento da distância interalar. Tipo IV mostra progressão, com envolvimento da porção óssea e alargamento da base nasal.

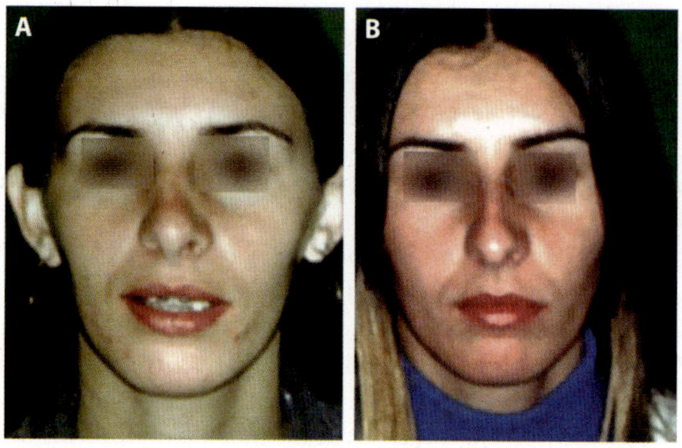

Figura 75.2 Correção de "V" invertido (decorrente de cirurgia primária) com uso de *spreader graft* bilateral.

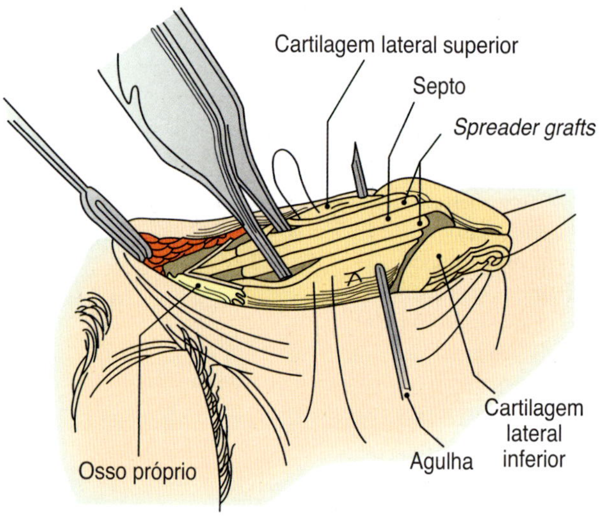

Figura 75.3 Fixação de *spreader graft* com sutura e agulha para auxiliar a fixação.

biseladas, que são conhecidos como *onlay grafts*, podem ser colocados em pequenas bolsas no dorso cartilaginoso, com uma ou mais camadas. Cartilagens picadas, amassadas, associadas ou não à cola de fibrina também podem ser utilizadas nos casos leves e moderados (sela tipo I e II) (Vídeo 75.1). Em casos graves e severos (sela tipo III e IV), é necessário o uso de cartilagem costal, enxertos ósseos ou associação de técnicas.

Nos casos em que o comprometimento não é somente estético, mas uma associação estético-funcional, são necessárias a estruturação e a estabilização do terço médio nasal. Nesses casos, é preciso fazer o reforço da pirâmide cartilaginosa com enxertos cartilaginosos e sutura. O suporte inadequado da cartilagem lateral superior após a remoção de giba cartilaginosa pode levar ao colapso inferomedial da cartilagem lateral superior e pode gerar a deformidade do "V" invertido, o que ocorre principalmente em caucasianos com osso nasal curto, giba óssea muito exuberante e pele fina. A ressecção exagerada da cartilagem lateral superior também pode originar essa complicação (Figura 75.2).

Os *spreader grafts*, bilateralmente associados ou não aos *onlay grafts*, podem ser fixados entre a cartilagem quadrangular e as cartilagens laterais superiores com o objetivo de aumentar o ângulo da válvula nasal interna e corrigir possíveis assimetrias dessa região, retificando e estabilizando o dorso cartilaginoso (Figura 75.3). Eles são muito utilizados nos casos de rinoescoliose cartilaginosa, e alocados unilateral ou bilateralmente de acordo com a necessidade. Se a pele estiver excessivamente fina e enrugada, o espessamento do complexo pele/subcutâneo pode ser obtido com o uso de fáscia temporal, fáscia lata, pericôndrio auricular, enxerto de gordura ou cartilagem amassada recobrindo o dorso nasal.

Alguns autores recomendam o uso de enxertos aloplásticos, como silicone, Gore-Tex e polimetilmetacrilato, entre outros. A nossa visão é de que esses enxertos não devem ser usados em condições habituais, pois apresentam altas taxas de complicação, como extrusão e infecção. Apesar de serem um atalho para o cirurgião, enxertos aloplásticos podem ser destrutivos para o paciente, e por isso evitados.

Pollybeak refere-se a um problema específico do dorso nasal, especialmente a um excesso de volume na região supra-apical no pós-operatório, causando uma relação inadequada entre a ponta e a região supra-apical (Figura 75.4). Pode ser decorrente de diversas etiologias, incluindo perda de suporte da ponta nasal, ressecção inadequada da giba cartilaginosa ou espaço morto na região da *supratip* e formação de fibrose em excesso.

Quando a relação entre a ponta e a região supra-apical estiver prejudicada pela presença de um *pollybeak* cartilaginoso ou um ângulo septal anterior muito proeminente, a exposição do dorso cartilaginoso com identificação e ressecção do excesso de cartilagem na região irá regularizar a área supra-apical e criar uma relação mais harmônica com a ponta nasal. Quando o aparecimento do *pollybeak* ocorre tardiamente, o dorso normalmente encontra-se regular. Nesses casos, a perda de suporte da ponta nasal deve ser considerada e sua reestruturação estabelece a harmonia nasal. Casos de pacientes com pele muito espessa na região do *supratip*, quando identificados no intraoperatório, podem se beneficiar de manobras para reduzir a espessura da camada do sistema muscular

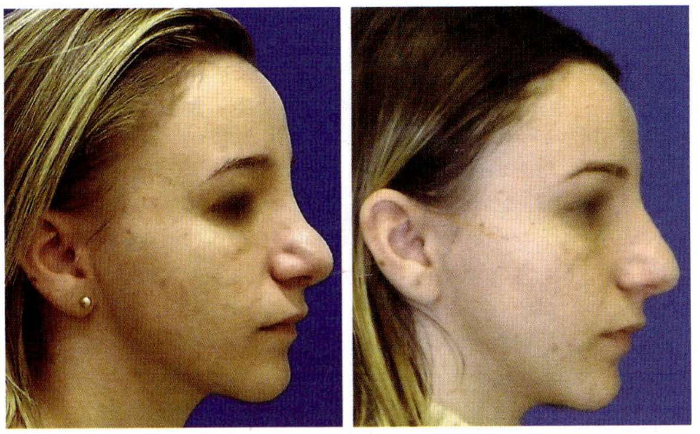

Figura 75.4 Pré e pós-operatório de paciente submetida a rinoplastia, mantendo-se, porém, a relação entre a ponta e a região supra-apical desarmônica.

aponeurótico superficial (SMAS), que recobre a região cranial das cartilagens alares, como a remoção parcial e cautelosa do SMAS (conhecido como *debulking*) ou suturas de fixação do SMAS contra as cartilagens alares. Manobras muito agressivas nesse sentido devem ser evitadas para não incorrer em sofrimento excessivo da pele que recobre o SMAS por fora do nariz pelo risco de necrose.

Desvios de septo complexos e a falta de sustentação catilaginosa, especialmente em sua porção mais anterior, podem ser um grande desafio para o cirurgião. Mesmo com o uso de *spreader grafts* na região mais alta da cartilagem quadrangular, por vezes a região anteroinferior apresenta-se frágil e desviada. Nesses casos, a desinserção e reinserção do septo caudal na espinha nasal anterior e o uso de *spreader* ósseo para o suporte septal podem ser necessários para a reconstrução estética e funcional do nariz.

As válvulas nasais interna e externa têm muita relevância tanto nas cirugias primárias como nas cirurgias revisionais. Enxertos como *spreader grafts*, enxertos de contorno alar articulados ou flutuantes e *spreaders* alares podem ser utilizados.

Por se tratar de áreas extremamente importantes para o reestabelecimento da função nasal, optamos por dedicar um capítulo à parte sobre o tema.

COMPLICAÇÕES NA COLUMELA

As complicações mais frequentes nessa região são a largura ou o estreitamento excessivo, a retração (relação columela-asa nasal desproporcional), posicionamento pendente, encurtamento ou alongamento, assimetria e problemas do ângulo nasolabial. Uma columela excessivamente estreitada, encurtada, colapsada, assimétrica ou retraída exige enxertos de cartilagem para suporte ou contorno. Enxerto do tipo *pumpling graft* posicionado no ângulo nasolabial é uma indicação para melhora do contorno da região (Figura 75.5).

Extensores septais podem ser moldados de forma que sua porção inferior seja mais longa, projetando a columela para frente em casos de retrações mais severas.

Se a columela é pendente, muito convexa, ou anormalmente angulada, a correção dependerá de qual região anatômica está anormal. Combinações de ressecção da porção caudal do septo, excesso de pele vestibular, ou remoção e contorno das cruras intermediária e medial podem ser úteis.

Columelas excessivamente largas, com terço inferior amplo ou com a crura intermediária alargada, ou ainda com assimetria da crura medial, são corrigidas com remoção de tecido frouxo intercrural, incisões para enfraquecer as cruras e com suturas para estreitamento columelar.

COMPLICAÇÕES NA ASA NASAL E BASE ALAR

As complicações mais frequentes dessa região são retração de asa nasal, asa nasal encoberta ou pendente, lóbulos assimétricos e pinçamento. Espaços teciduais criados por excisões extensas na crura lateral da cartilagem alar podem resultar em progressiva retração cefálica na margem da asa nasal, com desagradável relação columela-asa nasal. A utilização inadequada da técnica de divisão domal vertical pode também resultar em retração de asa nasal, geralmente acompanhada por pinçamento da ponta nasal.

As principais opções para a correção da retração de asa são: enxerto de contorno (*alar rim graft*), enxerto composto e reposicionamento de crura lateral.

O enxerto de contorno pode ser utilizado para correção de desproporção na relação asa-columelar quando a retração de asa for menor que 2 mm. O enxerto é preferencialmente confeccionado com cartilagem septal, com dimensões aproximadas entre 2,5 e 6 mm de largura e 20 e 25 mm de extensão. Esse enxerto deve ser locado em uma bolsa dissecada paralela ao rebordo alar, podendo ser utilizado em rinoplastias abertas ou fechadas (com ou sem acesso *delivery*). Também pode ser utilizado para correção de insuficiência de válvula nasal externa leve (Figura 75.6).

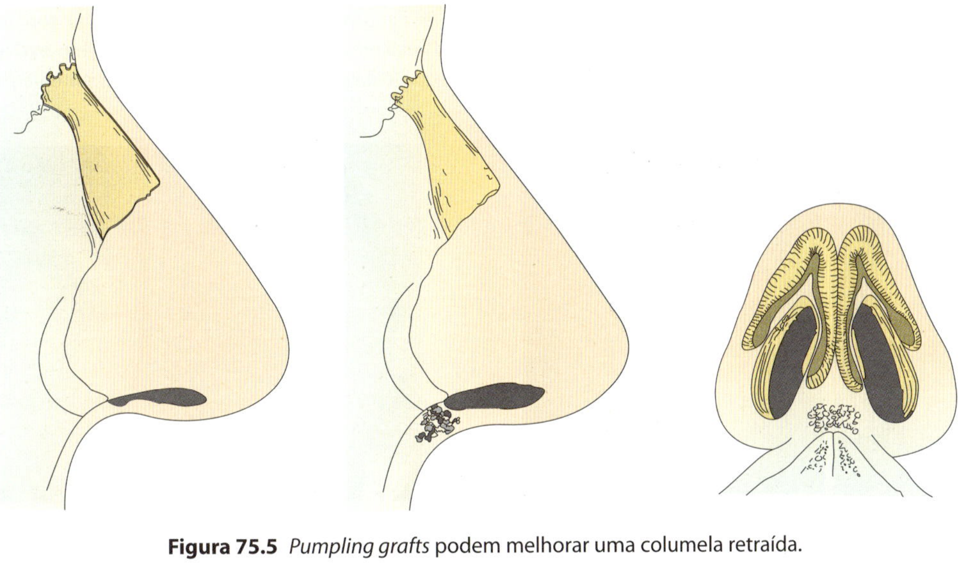

Figura 75.5 *Pumpling grafts* podem melhorar uma columela retraída.

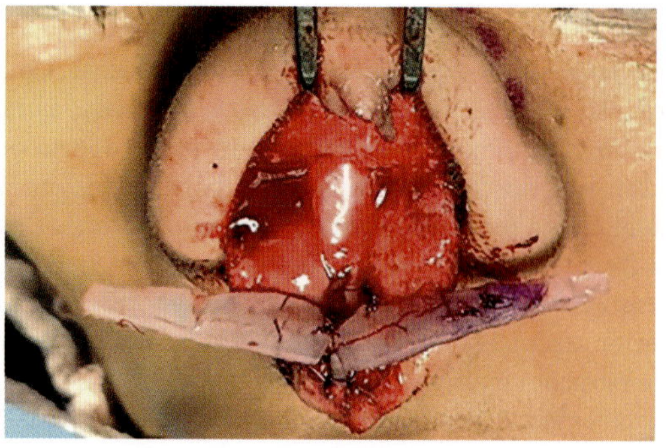

Figura 75.6 Intraoperatório de um enxerto de contorno articulado, fixado por cima da crura lateral da cartilagem alar.

O enxerto composto é utilizado em casos mais severos de retração de asa e/ou quando ocorre perda significativa da mucosa de revestimento interno do vestíbulo nasal na região do rebordo alar. Ele é obtido na região da concha auricular, cavum ou cimba da concha, com a ressecção de fita fusiforme da cartilagem juntamente com a pele sobrejacente. Depois é inserido em uma pequena bolsa criada após a incisão horizontal, localizada entre 4 e 5 mm internamente à borda da asa nasal. O enxerto é, então, suturado com múltiplos pontos simples com fio absorvível. A região doadora do enxerto pode ser fechada por primeira intenção, ou, quando necessário, através de um enxerto livre de pele retroauricular.

O tratamento oposto pode ser utilizado com cautela quando asas nasais pendentes e excessivamente extensas encobrem a porção inferior do nariz (Figura 75.7). Ressecção fusiforme de mucosa nasal e tecido frouxo em toda a extensão da asa nasal, designados para elevar a asa nasal, proporcionam uma melhora na relação columela-asa nasal.

O reposicionamento de crura lateral é outra opção de tratamento para retração de asa nasal, que será explicado a seguir.

Uma das deformidades mais difíceis de se corrigir são as assimetrias de base alar. Ressecções assimétricas podem ocasionar alterações na forma dos óstios narinários e, muitas vezes, insuficiência de válvula nasal externa.

Quando a cirurgia for incompleta, ressecções assimétricas podem tornar a forma da base mais semelhante; porém, quando as ressecções são exageradas, enxertos de pele, retalhos e enxertos compostos são necessários para reestabelecer a estética e, principalmente, a função respiratória.

COMPLICAÇÕES DA PONTA NASAL

Todos os acessos para a cirurgia nasal passam necessariamente pela ponta do nariz; portanto, não é infrequente encontrar problemas nessa área relacionados com formato, tamanho, posicionamento e projeção da ponta nasal. A ponta nasal promove a definição, a projeção e a elegância do nariz. Anormalidades na ponta nasal desviam imediatamente a atenção para essa região, mesmo na presença de um dorso harmonioso. As causas mais comuns de complicações nessa subunidade nasal são: ponta mergulhante e perda do suporte dela, assimetrias, pinçamentos (com ou sem colapso de asa nasal), projeção inadequada (subprojetada ou hiperprojetada) e erro no diagnóstico de cartilagens alares mal posicionadas (cartilagens alares em parênteses).

A diminuição dos mecanismos de sustentação da ponta nasal (incisão transfixante, redução ou divisão das cartilagens alares, septo caudal deficiente) e a falha para diagnosticar ponta nasal mal sustentada (crura medial curta e/ou frágil) podem promover perda de sustentação da ponta nasal após uma cirurgia primária (Figura 75.8).

As manobras mais utilizadas para estabilizar a base nasal e, dessa maneira, promover adequada sustentação para a ponta nasal, são: *strut* columelar, *tongue-in-groove* e extensor caudal de septo.

O *strut* columelar é, sem dúvida, um dos enxertos mais utilizados em rinoplastias fechadas. Nos quadros de rinoplastia revisional, especialmente quando é realizada pela técnica aberta, o extensor septal passa a ser o enxerto mais utilizado para a sustentação e a projeção da ponta nasal. Principalmente em cirurgias revisionais, nas quais a sustentação da ponta nasal não foi adequadamente garantida na cirurgia primária, é importante que o enxerto cartilaginoso tenha uma consistência firme e que seja adequadamente fixada a crura medial da cartilagem alar. Quando possível, a fixação na cauda do septo na espinha nasal anterior traz estabilidade e força a ponta nasal, permitindo maior previsibilidade e durabilidade de resultado.

Atualmente, para fixação dos *struts* columelares, se faz a fixação do enxerto em duas fases. Inicialmente, ele é fixado em toda a extensão de uma das cruras mediais (desde a porção mais inferior até o domo), com pontos inabsorvíveis (3 ou 4 na face caudal e 1 ou 2 na face cefálica do enxerto), e é depois suturado o complexo primariamente formado (crura medial de um lado e *strut*) na crura medial contralateral com 2 ou 3 pontos intercrurais (preferencialmente com fio inabsorvível) (Figura 75.9).

O extensor caudal de septo pode ser utilizado quando a porção caudal do septo é curta ou quando apesar de tamanho adequado, há necessidade de estabilização da ponta nasal. Ele é confeccionado com o uso de cartilagem que alongará a porção presente do septo caudal. Preferencialmente, fixá-lo bordo com bordo ao septo caudal, e podem ser utilizados *spreader grafts* estendidos ou pequenos fragmentos de cartilagem ou osso (*splinting grafts*) para auxiliar na fixação dos dois fragmentos.

A fixação laterolateral dos extensores septais costumam dar mais estabilidade ao enxerto; porém, é imperativo utilizar um enxerto cartilaginoso ou ósseo contralateralmente para evitar desvios

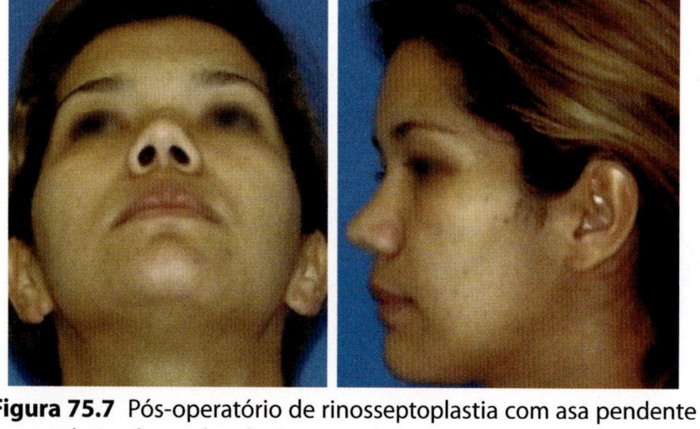

Figura 75.7 Pós-operatório de rinosseptoplastia com asa pendente causando inadequada relação asa-columelar.

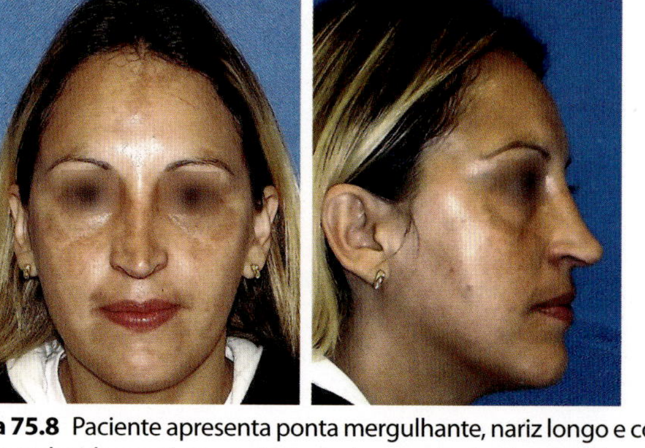

Figura 75.8 Paciente apresenta ponta mergulhante, nariz longo e com rotação reduzida no pós-operatório de rinosseptoplastia primária.

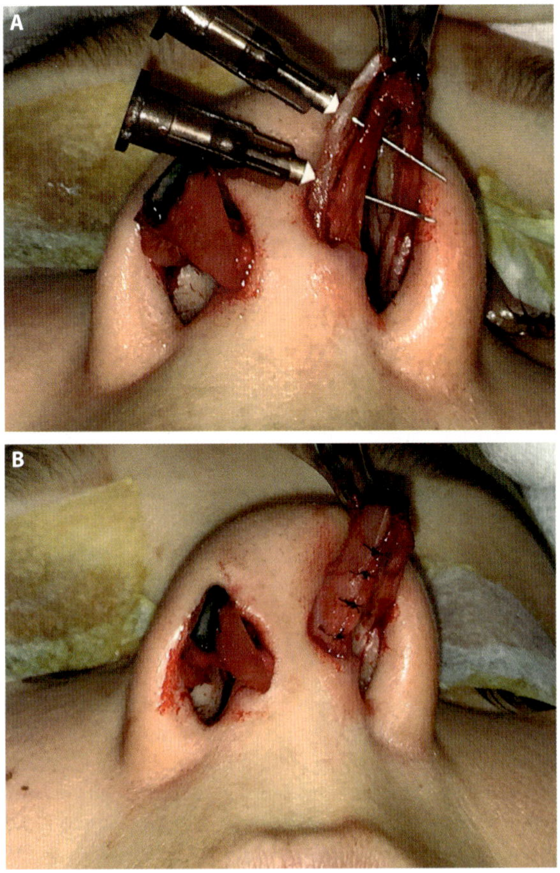

Figura 75.9 A. Exposição das cartilagens alares em rinoplastia fechada, com amplo descolamento das cruras mediais e fixação do *strut* na crura medial esquerda, com auxílio de agulhas de insulina para facilitar as suturas; **B.** *Strut* columelar suturado na crura medial com suturas na face anterior do enxerto (*nylon* 5-0).

tardios da ponta nasal. Extensores septais duplos igualmente podem auxiliar na estabilização e na centralização da ponta nasal, uma vez que cada um é fixo em um lado da porção caudal do septo.

Quando opta-se pelo extensor septal fixo laterolateral ao septo caudal, deve-se atentar para que a espessura do enxerto na extremidade voltada para o interior do nariz não interfira na patência da válvula nasal interna, o que geralmente se obtém nivelando-se a região de forma biselada.

Além disso, deve-se considerar a obtenção de um enxerto firme, de preferência que se apoie na espinha nasal anterior e seja fixo, para prevenir a perda de sustentação a longo prazo. No final da cirurgia, a fixação da mucosa septal junto ao septo caudal e ao enxerto deve ser estimulada para reforçar a base ou a fundação de sustentação da ponta nasal.

Quando o enxerto do extensor septal é de origem da cartilagem costal, considerações devem ser feitas para que ele não seja muito espesso a ponto de causar um estreitamento da válvula interna ou externa na columela, e não são recomendados enxertos com mais de 3 mm de espessura. Quanto mais jovem o paciente, maior a chance de haver algum grau de tortuosidade da ponta ao longo da recuperação, como já comentado anteriormente. Da mesma forma, após 45 a 50 anos de vida, existe a chance de pequenas ilhas de calcificação adicionarem um grau maior de dificuldade no manejo da matéria-prima e na confecção dos enxertos. Esses detalhes devem ser discutidos com o paciente antes da cirurgia durante a programação, e o cirurgião deve estar preparado para lidar com essas particularidades no intra e no pós-operatório.

A técnica de *tongue-in-groove* (TIG) consiste na exposição do septo caudal bilateralmente e sua fixação com pontos inabsorvíveis em uma pequena bolsa realizada entre as cruras mediais das cartilagens alares, enquanto as mesmas são tracionadas na direção cefálica (Figura 75.10). Com essa fixação, é possível corrigir alguns casos de columela *show* melhorar a projeção e também a rotação da ponta nasal. Na rinoplastia fechada, sua utilização se justifica especialmente quando os pacientes apresentam uma boa definição da ponta nasal e o cirurgião quer promover ajustes sem a necessidade de exposição completa das cartilagens alares. Uma das grandes vantagens dessa técnica é a possibilidade de ser realizada tanto nas rinoplastias abertas como nas fechadas.

Mais do que uma técnica isolada, o TIG pode estar associado a outras manobras no reposicionamento da ponta nasal. Pode ser usado em associação a enxertos extensores septais (nos casos em que o nariz é curto e a ponta sem sustentação), ou associado a amputação de pequena fita caudal do septo (quando o nariz é muito longo). Nesta última situação, a ressecção de parte do septo membranoso redundante pode ser necessária para o ajuste da mucosa dentro da cavidade nasal.

Após a adequada sustentação e estabilização da ponta nasal, para pequenos ganhos na sua projeção podem-se utilizar enxertos na região das cartilagens alares. O enxerto cartilaginoso de ponta tipo "escudo" (*shield graft*) é confeccionado preferencialmente com cartilagem septal, e deve ser fixado na face anterior da crura medial até sobrepor o domo em alguns milímetros. Esse enxerto só deve ser utilizado em pacientes com pele intermediária ou espessa, para que não fique inadvertidamente visível no pós-operatório (Figura 75.11).

Outra opção para pequeno aumento na projeção nasal é o *cap graft*, que pode ser confeccionado com cartilagem septal ou outros fragmentos cartilaginosos (porção cefálica das cartilagens alares). Esse enxerto deve ser fixado sobre os domos, e posicionado apenas na região domal. Em pacientes com pele fina, a cartilagem pode ser amassada antes da fixação, para impedir que o enxerto fique visível sob a pele.

Ponta assimétrica

Uma complicação frequente em rinoplastias, a ponta assimétrica é causada principalmente pela formação de bossa, pela presença de desvios em sua orientação, por suturas assimétricas na região domal e por retração extrema no pós-operatório. Alcançar uma simetria de ponta adequada no pós-operatório de rinoplastias é, talvez, o maior desafio nas cirurgias, porque muitos pacientes já apresentam assimetrias entre as duas cartilagens alares.

A rinoplastia é uma cirurgia que tem como objetivo alcançar os mesmos resultados em duas metades da face, tentando alcançar uma relação harmoniosa e elegante com a linha média. Mesmo quando dois procedimentos muito semelhantes são realizados nos dois lados cirúrgicos, o resultado pode ser divergente devido a

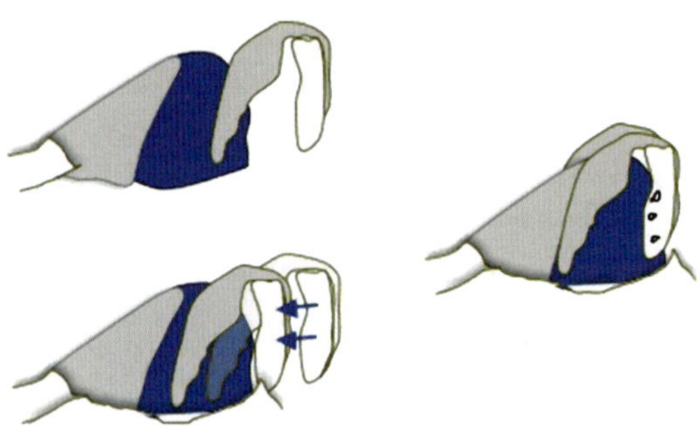

Figura 75.10 Fixação das cruras mediais no septo caudal, conhecida como *tongue-in-groove*.

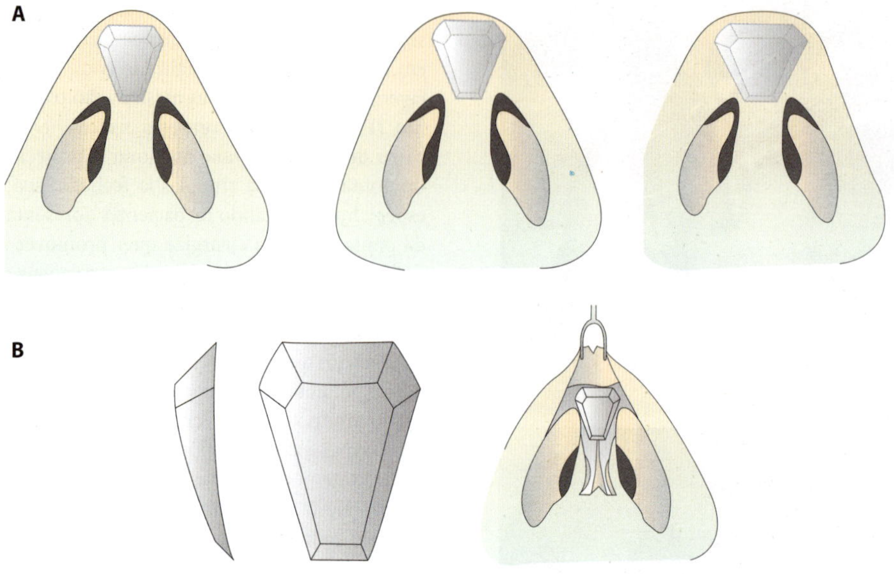

Figura 75.11 **A.** Diferentes formatos de *shield graft*; **B.** Enxerto posicionado no lóbulo infra-apical para aumentar a projeção da ponta nasal.

forças cicatriciais e formação de fibrose a longo prazo nessas regiões, principalmente em nariz com pele fina, ou se a dissecção não foi realizada adequadamente no plano.

Uma das principais causas de pontas desviadas, com assimetria no lóbulo da ponta nasal, é a identificação incorreta dos domos em uma cirurgia primária, erro cometido principalmente em cirurgias fechadas, já que todas as manobras realizadas na ponta nasal irão depender do correto diagnóstico intraoperatório. Dessa forma, para a correção dos desvios de ponta nasal em uma cirurgia revisional, é fundamental a correta identificação desse evento e a correção adequada.

O excesso de suturas domais, principalmente na extremidade caudal, pode ocasionar pinçamentos excessivos na região da ponta nasal, resultando em desarmonia na transição do lóbulo da ponta para o lóbulo alar, alteração marcante principalmente na vista frontal e de base do nariz. É imprescindível o correto diagnóstico de cartilagens alares frágeis e suscetíveis ao colapso após a remoção excessiva da porção cefálica ou após as suturas para definição da ponta nasal (transdomal duplo, interdomal e/ou intradomal).

É importante também estar atento para a tríade perigosa na ponta nasal, que é representada pela combinação de pele muito fina, ponta bífida com distância interdomal alargada e cartilagens alares fortes. A ressecção cefálica da crura lateral da cartilagem alar nesses pacientes, sem a realização de sutura para a diminuição do ângulo domal e estreitamento do lóbulo bífido, pode levar à formação de bossa.

Em casos de pele fina com cartilagens alares fortes, deve-se considerar a necessidade de espessar os tecidos subcutâneos da ponta nasal com o uso de fáscia, pericôndrio ou enxertos cartilaginosos amassados acima das alares. Enxertos cartilaginosos para camuflagem exercem papel fundamental em casos de narizes pinçados, desviados e retraídos.

Ponta super-rodada

O nariz curto, com ponta muito rodada, é caracterizado por "narina *show*", ângulo nasolabial obtuso, nariz com comprimento curto e uma aparência característica de nariz operado. Esse tipo de nariz pode ser resultado de malformação congênita, infecção, trauma ou cirurgia prévia. Septoplastias na infância em que não sejam respeitadas as zonas de crescimento nasal da cartilagem quadrangular podem congelar o crescimento do nariz e igualmente desencadearem "narizes infantis" e super-rodados na fase adulta. Além disso, existem algumas características que podem levar à ilusão de nariz encurtado, independentemente do comprimento absoluto: concavidade do dorso nasal, radix profundo, ponta hiperprojetada, ângulo nasolabial obtuso ou muito aumentado e lábio superior longo. Enxertos únicos ou múltiplos posicionados no lóbulo da ponta podem consideravelmente alongar o nariz curto. Também é possível utilizar enxertos para correção de dorso muito reduzido, que produzem a ilusão de alongamento por "elevação da ponte nasal". Os enxertos podem ser confeccionados do septo nasal, concha ou costela e, em combinação com os enxertos de ponta, promovem elegância e alongamento verdadeiro do nariz curto.

Em casos mais severos, podem ser utilizados outros tipos de enxerto, como extensor caudal de septo, *strut* columelar estendido e *spreader graft* estendido. Para promover maior alongamento do nariz, o enxerto deve ser longo para contra-rodar a ponta nasal.

Se a base do nariz é severamente deficiente ou necessita de aumento de pré-maxila, o *strut* columelar estendido pode ser utilizado com ou sem enxerto pré-maxilar. Esse cenário é visto em pacientes previamente operados, nos quais o septo caudal ou a espinha nasal anterior foram excessivamente ressecados. Esse enxerto pode ser fixado ao periósteo da espinha nasal ou a uma chanfradura em um enxerto pré-maxilar.

Pontas hiperprojetadas

A ponta nasal que permanece hiperprojetada após uma rinoplastia primária é geralmente resultado da falha em avaliar e corrigir os componentes anatômicos responsáveis pela hiperprojeção. Menos frequentemente, pode ser causada por iatrogenia. A correção envolve a identificação de quais variantes anatômicas são responsáveis pela ponta hiperprojetada e acessá-las uma a uma.

A incisão transfixante completa promove algum grau de retroprojeção. A ressecção transversal da crura medial alongada (e com a platina muito desenvolvida) associada ou não a redução da cartilagem alar na região do domo (amputação de domo) ou na crura lateral (*overlaping*) podem ser necessários (Figura 75.12). A redução da cartilagem septal muito desenvolvida (tanto caudal como dorsal) reposiciona o nariz próximo à face e é realizada para reestabelecer as relações harmoniosas da projeção da ponta nasal com o restante do rosto.

Ponta com deformidade em parênteses

A manobra de reposicionamento da crura lateral pode ser utilizada para a correção de deformidades como cartilagem alar mal posicionada (deformidade em parênteses), retração alar, pinçamento

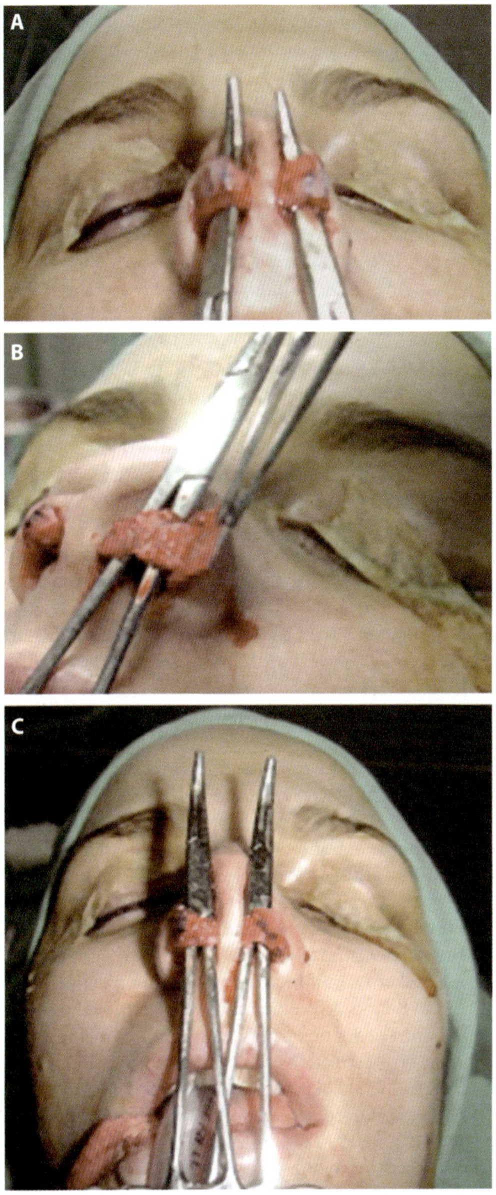

Figura 75.12 A. Nariz hiperprojetado com identificação do domo e marcação de segmento a ser seccionado 2 mm lateralmente à marca inicial; **B.** Amputação do domo com ressecção desse seguimento e manutenção da mucosa subjacente; **C.** Sutura dos cotos com *nylon* 5-0 e criação de novo domo com diminuição da projeção da ponta nasal.

da ponta nasal e assimetrias de inserção da cartilagem alar. Dependendo da nova posição em que é realocada, a porção lateral da alar pode igualmente ser utilizada para nariz curto, sub ou hiper-projetado e sub ou hiper-rodado. Os casos de pontas muito arredondadas, ou em caixote, podem estar relacionados com variantes da cartilagem alar mal posicionada, e igualmente são passíveis de correção com essa técnica, que pode ser feita tanto por via aberta como por via semiaberta (*delivery*).

O procedimento consiste em liberar totalmente a crura lateral da cartilagem alar de sua posição, descolando-a da pele e da mucosa sobrejacentes, assim como das cartilagens sesamoides que a conectam com a abertura pirifome (Figura 75.13 A).

Pela incisão marginal, sugere-se iniciar a dissecção abaixo da cartilagem alar, facilitando sua liberação. A liberação da mucosa nasal é facilitada pela hidrodissecção obtida com a infiltração de solução de lidocaína com adrenalina (1:80.000) na face ventral da cartilagem alar. Uma vez no plano de dissecção, a manobra se mostra fácil e muitas vezes descola-se a mucosa apenas com o aspirador descolador. Deve-se atentar para não lacerar a mucosa que está sendo descolada da cartilagem, o que exporia a cartilagem no vestíbulo nasal no pós-operatório. Se isso ocorrer, deve-se proceder com o pronto fechamento da laceração com fio absorvível (Figura 75.13 B).

A liberação da crura lateral da pele do nariz é manobra habitual, feita tanto no acesso semiaberto (*delivery*) como no acesso aberto quando se objetiva abordar a ponta nasal. Essa etapa só é diferenciada pela extensão da liberação das alares, que para o reposicionamento da crura lateral deve abranger todo seu comprimento até a região da abertura piriforme, com a desconexão completa de sua inserção mais lateral (Figura 75.13 C).

Uma vez totalmente desinserida, a crura lateral deve ser reposicionada em posição inferior, geralmente perfazendo um ângulo maior de 45º com o plano do septo nasal na visão anterior. A sua conexão pode ser providenciada apenas com a introdução da

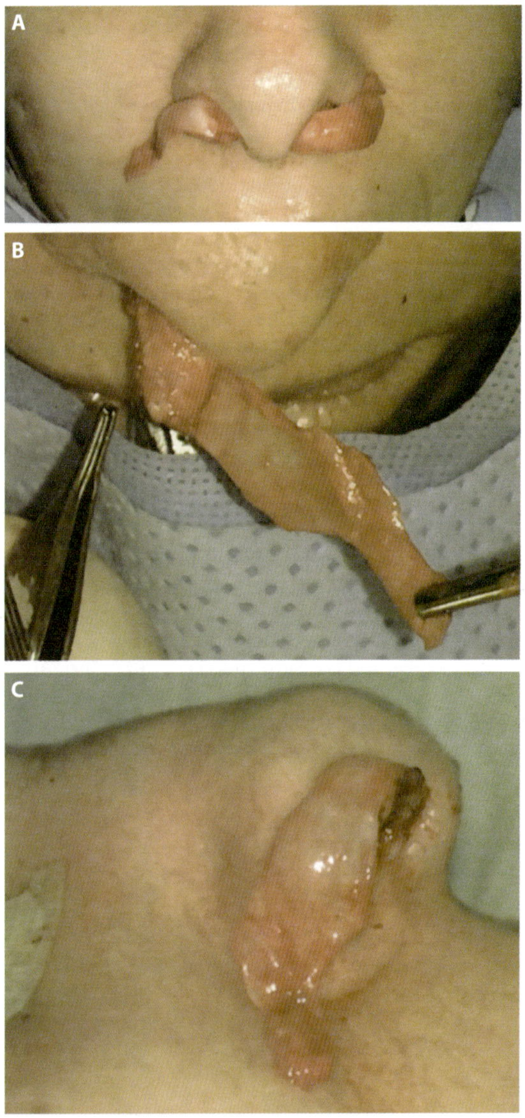

Figura 75.13 A. Liberação completa da crura lateral das cartilagens alares. Nota-se a assimetria de formato das alares, que pode ser melhor observada e mais facilmente corrigida com a manobra descrita; **B.** Descolamento da mucosa nasal inferior da crura lateral. Para a correta execução da manobra de reposicionamento, observa-se que toda a crura lateral até a região do domo deve estar livre de sua conexão inferior com a mucosa do vestíbulo nasal; **C.** Cartilagem alar direita totalmente liberada. A manobra de liberação é uma etapa fundamental para a correta reinserção na posição desejada.

porção mais lateral em um bolso justo na submucosa do nariz, ou com a fixação/sutura na posição desejada. Pode-se utilizar um enxerto de cartilagem inferiormente à crura lateral (*strut* de crura lateral) para complementar o apoio dessa porção reposicionada.

O cirurgião deve ter atenção especial para reposicionar as duas cruras laterais de forma simétrica e enantiomorfa em relação à linha média, com ângulos semelhantes em relação ao septo nasal, evitando a persistência de assimetrias da ponta nasal. Deve-se igualmente ressuturar a mucosa nasal subjacente à crura lateral já reposicionada, por meio de suturas em "U" simples a fim de minimizar o espaço morto e facilitar a cicatrização no pós-operatório. Apesar dessa sutura evitar a necessidade de alocação de *splints* circulares na região do vestíbulo nasal, alguns autores preconizam seu uso em 100% dos casos de reposicionamento da crura lateral. Além disso, o uso de dilatadores nasais ao dormir por até 30 dias no pós-operatório pode igualmente contribuir para a modelagem do edema intranasal e auxiliar na redução do espaço morto indesejado nessa região.

BIBLIOGRAFIA

Becker DG, Park SS. Revision rhinoplasty. Thieme Medical Pub; 2007. 259 p.

Clark JM, Cook TA. The 'butterfly' graft in functional secondary rhinoplasty. Laryngoscope [Internet]. 2002 Nov [Acesso em: 2024 Jul];112(11):1917-25.

Constantian MB. The boxy nasal tip, the ball tip, and alar cartilage malposition: Variations on a theme-a study in 200 consecutive primary and secondary rhinoplasty patients. Plast Reconstr Surg [Internet]. 2005 [Acesso em: 2024 Jul];116(1):268-81.

Daniel RK, Brenner KA. Saddle nose deformity: A new classification and treatment. Facial Plast Surg Clin North Am [Internet]. 2006 Nov [Acesso em: 2024 Jul];14(4):304.

Gunter JP, Rohrich RJ. Correction of the pinched nasal tip with alar spreader grafts. Plast Reconstr Surg [Internet]. 1992 Nov [Acesso em: 2024 Jul];90(5):821-9.

Gruber RP. The short nose. Clin Plast Surg [Internet]. 1996 [Acesso em: 2024 Jul];23(2):297-313..

Guyuron B. Nasal osteotomy and airway changes. Plast Reconstr Surg [Internet]. 1998 Sept [Acesso em: 2024 Jul];102(3):856-60; discussion 861-3.

Kovacevic M, Riedel F, Wurm J, Bran GM. Cartilage scales embedded in fibrin gel. Facial Plast Surg [Internet]. 2017 Apr [Acesso em: 2024 Jul];33(2):225-32.

Kridel RW, Scott BA, Foda HM. The tongue-in-groove technique in septorhinoplasty: A 10-year experience. Arch Facial Plast Surg [Internet]. 1999 Oct-Dec;1(4):246-56; discussion 257-8.

Meller PJ, Constantinides M. Grafting for nasal valve collapse. Oper Tech Otolaryngol Head Neck Surg [Internet]. 1999 Sept [Acesso em: 2024 Jul];10(3):238-42.

Park SS. The flaring suture to augment the repair of the dysfunctional nasal valve. Plast Reconstr Surg [Internet]. 1998 Apr [Acesso em: 2024 Jul];101(4):1120-2.

Pedroza F, Anjos GC, Patrocinio LG, Barreto JM, Cortes J, Quessep SH. Seagull wing graft: A technique for the replacement of lower lateral cartilages. Arch Facial Plast Surg [Internet]. 2006 Nov-Dec [Acesso em: 2024 Jul];8(6):396-403.

Sachs ME. Mastering revision rhinoplasty. Berlim: Springer; 2006. 400 p.

Sheen JH. Spreader graft: A method of reconstructing the roof of the middle nasal vault following rhinoplasty. Plast Reconstr Surg [Internet]. 1984 Feb [Acesso em: 2024 Jul];73(2):230-9.

Sheen JH, Sheen AP. Aesthetic Rhinoplasty. St Louis: Mosby; 1987.

Sheen JH. Tip graft: a 20-year retrospective. Plast Reconstr Surg [Internet]. 1993 Jan [Acesso em: 2024 Jul];91(1):48-63.

Simons RL. Vertical dome division in rhinoplasty. Otolaryngol Clin North Am [Internet].1987 [Acesso em: 2024 Jul];20(4):785-96.

Stacey DH, Cook TA, Marcus BC. Correction of internal nasal valve stenosis: a single surgeon comparison of butterfly versus traditional spreader grafts. Ann Plast Surg [Internet]. 2009 Sep [Acesso em: 2024 Jul];63(3):280-4.

Tardy ME, Behrbohm H. Essentials of septorhinoplasty. Thieme; 2004. 260 p.

Tardy ME, Brown R. Surgical anatomy of the nose. New York: Raven Press, 1990. 106 p.

Tardy ME, Rhinoplasty: The art and the science. Philadelphia: WB Saunders, 1997. 858 p.

Tardy ME, Schwartz M, Parras G. Saddle nose deformity: Autogenous graft repair. Facial Plast Surg [Internet] 1989 Winter [Acesso em: 2024 Jul];6(2):121-34.

Tardy ME Jr, Toriumi D. Alar retraction: Composite graft correction. Facial Plast Surg [Internet]. 1989 Winter [Acesso em: 2024 Jul];6(2):101-7.

Toriumi DM, Asher SA. Lateral crural repositioning for treatment of cephalic malposition. Facial Plast Surg Clin North Am [Internet]. 2015 Feb [Acesso em: 2024 Jul];23(1):55-71.

Toriumi DM, Becker DG. Rhinoplasty dissection manual. Philadelphia: Lippincott Williams & Wilkins, 1999. 184 p.

Toriumi DM. Management of the middle vault in rhinoplasty. Oper Tech Otolaryngol Head Neck Surg [Internet] 1995 [Acesso em: 2024 Jul];2:16-27.

Toriumi DM. New concepts in nasal tip contouring. Arch Facial Plast Surg [Internet]. 2006 May-Jun [Acesso em: 2024 Jul];8(3):156-85.

Toriumi DM, Josen J, Weinberger M, Tardy ME Jr. Use of alar batten grafts for correction of nasal valve collapse. Arch Otolaryngol Head Neck Surg [Internet]. 1997 Aug [Acesso em: 2024 Jul];123(8):802-8.

Toriumi DM, Patel AB, DeRosa J. Correcting the short nose in revision rhinoplasty. Facial Plast Surg Clin North Am [Internet]. 2006 Nov [Acesso em: 2024 Jul];14(4):343-55.

CAPÍTULO 76

Rinoplastia no Afrodescendente

Tomas G. Patrocinio • Lucas Gomes Patrocínio • José Antonio Patrocinio

INTRODUÇÃO

O estudo da antropometria em rostos e narizes negroides (originalmente chamados etíopes) está bem documentado há décadas.[1-6] Mais recentemente, um aumento no número de pacientes de ascendência africana em busca de procedimentos estéticos trouxe novas informações científicas para o campo.[7-13]

Com base em uma pesquisa,[1] a American Society of Plastic Surgeons (ASPS) estima que 18 milhões de procedimentos cosméticos foram realizados nos EUA durante 2019. Segmentando a pesquisa, 30% desses procedimentos foram realizados em pacientes não caucasianos. Em 2005, os pacientes não caucasianos representavam 22% de todos os procedimentos cosméticos.[14] Em 2019, 9% dos pacientes eram negros ou afro-americanos, o que representa aproximadamente 1,7 milhão de procedimentos cosméticos,[13] e em 2004, eram 5%.[14,15] De 1999 a 2001, houve um aumento relatado de 340% no número de pacientes afro-americanos que solicitaram procedimentos cosméticos.[16]

O mesmo levantamento da ASPS estima que mais de 200 mil rinoplastias foram realizadas em 2019, e 7% delas foram em pacientes afrodescendentes, o que significa aproximadamente 14 mil rinoplastias.[17] Neste capítulo, serão discutidos os novos avanços nas técnicas cirúrgicas e no atendimento clínico para rinoplastia em afrodescendentes.

ANATOMIA E CARACTERÍSTICAS CLÍNICAS

O nariz do afrodescendente apresenta características anatômicas específicas e de extrema relevância para a rinoplastia.

Pele e subcutâneo

A pele do nariz dos afrodescendentes é mais espessa, sebácea e inelástica, principalmente na ponta, que é bulbosa, achatada e mal definida. É preciso lembrar que, no momento da enxertia, no terço nasal superior a pele nasal e a gordura subcutânea são bastante espessas e tornam-se relativamente finas no terço médio.

No tecido subcutâneo, principalmente na ponta nasal, há maior quantidade de tecido fibrogorduroso (entre 2 e 4 mm), um dos fatores que influenciam a pouca definição da ponta.[18]

Essa descrição tradicional pode não refletir toda a diversidade de espessura da pele encontrada entre pacientes de ascendência africana. Categorizar o envelope cutâneo nasal africano como tipos de pele leve, intermediário ou gravemente espesso é mais útil para antecipar a resposta à rinoplastia.[8]

Ponta nasal

As cartilagens laterais inferiores (CLIs), a pele e o tecido subcutâneo formam a ponta nasal. As CLIs não são mais finas e fracas que as dos caucasianos, como se pensava inicialmente.[18,19] A grande quantidade de tecido fibrogorduroso entre os domos, o ângulo obtuso (> 90°) entre as cruras mediais e laterais, o ângulo agudo de inclinação da crura lateral em relação à maxila, a columela curta e a espinha nasal hipodesenvolvida provocam a falta de projeção e definição da ponta nasal, criando um aspecto de ponta plana e bulbosa.

Nos afrodescendentes, a projeção da ponta do nariz é geralmente menor que nos caucasianos (0,67 vez o comprimento nasal ideal), ou aproximadamente 0,5 vez o comprimento nasal ideal. A rotação pode variar, mas, em geral, há uma ponta com baixa rotação (afro-americano *versus* caucasiano é entre 86 e 91°, *versus* 99° nas mulheres e 83° *versus* 98 a 100° nos homens, respectivamente).[4-6]

PIRÂMIDE NASAL

Os ossos nasais em pacientes afrodescendentes são mais curtos e apresentam ângulo obtuso entre si, resultando em aspecto mais achatado e largo do dorso, tanto no terço superior como no terço médio.[20]

O ângulo nasofrontal geralmente está na altura ou caudal à linha da pupila, e varia de igual a mais obtuso do que nos caucasianos, porque a raiz é mais profunda e mais larga (entre 25 e 27 mm em comparação com 15 e 16 mm nos caucasianos).[4-6]

Base alar

Nos afrodescendentes, a columela é curta e larga, o que contribui para o formato ovoide e a narina horizontalmente orientada. A relação columela-lóbulo da ponta é geralmente de 1,4 a 1,5:1, que é menor que a relação clássica de 2:1.[5,6,21,22] O ângulo nasolabial é agudo devido à posição mais cefálica do septo nasal e ao subdesenvolvimento da espinha nasal.

A abertura piriforme tem formato mais ovoide e com altura vertical menor em comparação aos caucasianos, o que contribui para uma base alar extremamente larga.[4,20] Comparada com a proporção tradicional de uma relação de 1:1 entre a distância intercantal e a largura da base nasal, a relação é de 1:1,25 e 1:3 em mulheres e homens afro-americanos.[5,6]

Além disso, uma orientação mais horizontal das CLIs em afrodescentes faz com que a asa se alargue além da inserção da base alar em mais de 2 mm.[18] A parede lateral da narina pode ser volumosa.

OBJETIVOS

O resultado final ideal para os pacientes afrodescendentes deve ser um nariz equilibrado que se encaixe com toda a face do paciente, preservando os traços étnicos. O objetivo é ter um nariz o mais próximo possível do padrão de beleza, mantendo suas características e criando melhor harmonia e equilíbrio nasofacial.[11] Portanto, os objetivos da rinoplastia em afrodescendentes são melhorar a definição e projeção da ponta nasal, aumentar o dorso e reduzir a base alar.

Para operar o nariz de afrodescendentes, é preciso primeiro ter uma conversa cuidadosa com o paciente, definindo de forma realista as propostas de mudanças, para não ocorrer descaracterização e manter o padrão de beleza esperado.[23,24]

TRATAMENTO CLÍNICO PRÉ-OPERATÓRIO

Recomenda-se o tratamento da pele com isotretinoína.[25] Apesar de existirem poucos estudos, as evidências sugerem que o uso de isotretinoína oral em pacientes com pele espessa acelera a melhora nos resultados cosméticos durante os primeiros meses após a cirurgia,[26] assim como os pacientes ficaram mais satisfeitos com os resultados da operação e tiveram menos problemas de pele.[27] Por outro lado, parece que a isotretinoína não afeta significativamente o resultado cosmético final no primeiro ano.[26]

Os pacientes geralmente recebem um regime medicamentoso com dose variando de 0,25 a 0,5 mg/kg por um período de 4 a 6 meses. O protocolo começa entre 30 e 60 dias antes da cirurgia e é suspenso 7 dias antes da cirurgia. Depois, entre 1 e 7 dias após a cirurgia, ele é reiniciado e mantido por aproximadamente 6 meses (Figura 76.1). Todos os pacientes devem ser monitorados com testes de função hepática.

TÉCNICA CIRÚRGICA

Anestesia

Todos os procedimentos são realizados sob anestesia geral com remifentanil e propofol; anestesia tópica com algodão embebido em tetracaína 2% com adrenalina 1:1.000, que permanece na cavidade nasal por 10 minutos; anestesia local com infiltração extravascular de 5 mℓ de ropivacaína a 1% com adrenalina 1:100.000.

Obtenção de enxertos autólogos

Os enxertos podem ser obtidos de cartilagem septal, cartilagem conchal ou cartilagem costal; porém, na grande maioria das rinoplastias em afrodescendentes a cartilagem septal é fraca, e por isso é fortemente recomendada a colheita de cartilagem costal.[28] Os implantes devem ser evitados.

A cartilagem costal é o material preferido para enxertos em rinoplastia de afrodescendentes. Uma peça entre 5 e 7 cm pode ser obtida com uma incisão de 1,5 a 2 cm. A fáscia do reto abdominal também pode ser colhida a partir da mesma incisão.[29] Usar a técnica de cortes oblíquos para criar os enxertos diminui o risco da cartilagem entortar.[30]

Incisão/dissecção

A rinoplastia aberta é a abordagem preferencial.[31] Apesar de a pele ser espessa e oleosa, a cicatriz transcolumelar é imperceptível.[32] As incisões marginais bilaterais são unidas por uma incisão em "V" invertido no meio da columela. A dissecção das cartilagens laterais inferiores é realizada em plano suprapericondral. O plano subpericondral deve ser evitado porque enfraquece a CLI e compromete as suturas de domo. Deve-se ter cuidado ao expor o ligamento de Pitanguy na linha média; deve ser seccionado cuidadosamente e preservado para reconstrução nas etapas finais da cirurgia.[33] O dorso ósseo é dissecado em plano subpericondral/subperiosteal, criando um bolsão limitado à área na qual se planeja reduzir e/ou aumentar.

Osteotomias

O osso nasal dos afrodescendentes costuma ter base larga, necessitando de osteotomias laterais com cinzel de 3 mm, com perfuração ascendente no ângulo nasomaxilar, com fratura no sentido medial para estreitamento do nariz.[31] Pacientes com base óssea excessivamente larga e/ou convexa, osteotomias intermédias ou osteoplastia com instrumental elétrico (brocas ou piezo) será necessário. Nos casos com dorso nasal excessivamente baixo e nos quais é necessário um grande aumento, a osteotomia poderá ser desnecessária. Outras osteotomias são reservadas para narizes tortos.

Ponta nasal

As manobras realizadas na ponta do nariz do afrodescendente visam melhorar a projeção e definição da ponta nasal, definir a rotação desejada pelo paciente e equilibrá-la com a altura do dorso.[34] O algoritmo de tratamento da ponta é:

- *Debulking*
- Enxerto de extensão septal (SEG)
- Tensionamento crural lateral (LCT)
- *Tongue-in-groove*
- Enxerto domal
- Enxertos de rebordo alar.

O *debulking* é uma etapa importante para o controle da espessura da pele (Figura 76.2), pois é seletivo e permite manter os realces no centro da ponta e ajudar a manter as sombras no *supratip* e *scroll*, proporcionando uma ponta mais bem refinada.[8,10]

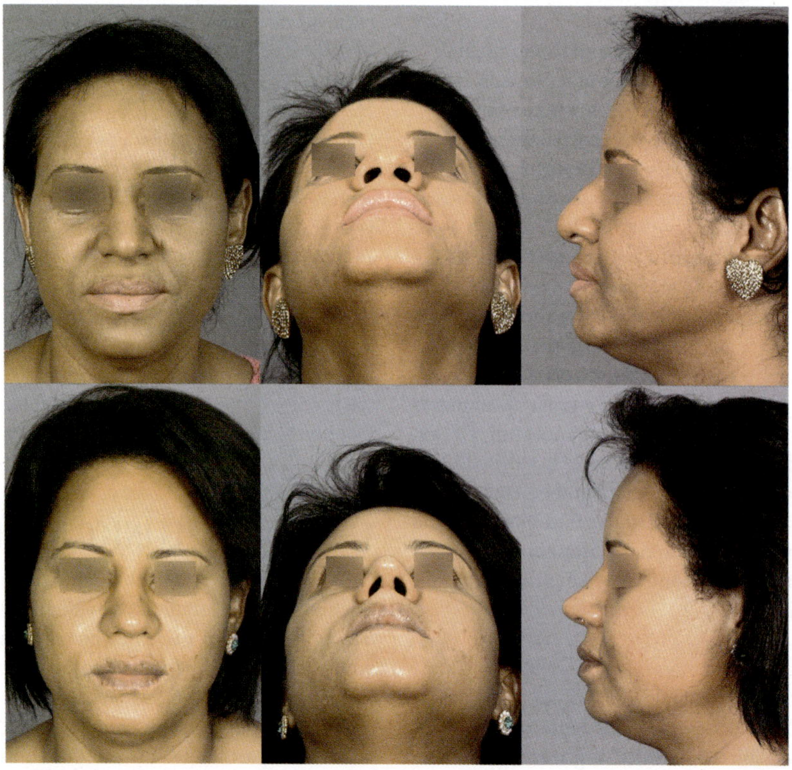

Figura 76.1 Pré e pós-operatórios de paciente submetida a rinoplastia e isotretinoína oral durante 6 meses.

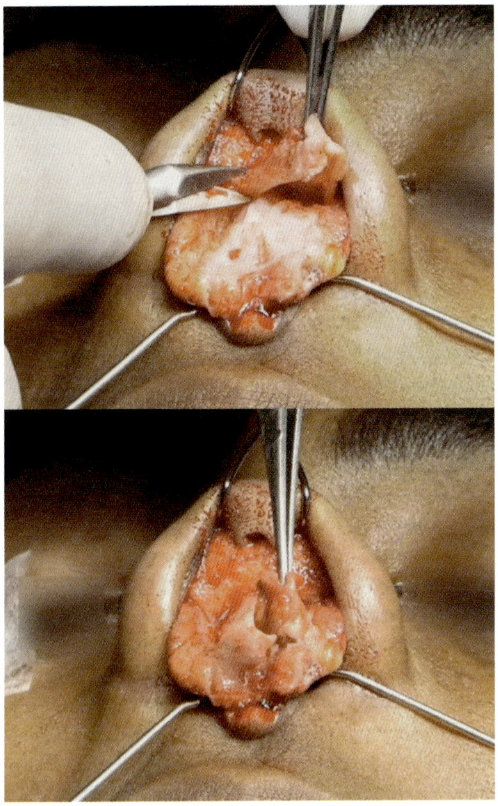

Figura 76.2 Demonstração de *debulking* seletivo da ponta nasal.

O ligamento de Pitanguy deve ser totalmente dissecado, transeccionado na área *supratip* e preservado para reinserção no final do procedimento. Fazer a dissecção posteriormente até a espinha nasal anterior, entre as cruras mediais, cria um retalho de tecido mole que pode ser usado no final da operação para cobrir todos os enxertos da ponta.[35]

O SEG é o enxerto mais importante na rinoplastia moderna, principalmente nos afrodescendentes em que há ausência total de sustentação da ponta nasal e pele muito espessa. Sem suporte adequado da ponta, é improvável que se alcance a definição e a projeção da ponta a longo prazo.[36] O SEG é fixado ao septo caudal para aumentar o comprimento e a altura do septo. A posição do enxerto definirá a rotação e a projeção da ponta; portanto, deve ser esculpido com cuidado, podendo receber pequenos ajustes após a sua fixação. A estabilização do SEG com enxertos adicionais de cartilagem ou osso é obrigatória. Na fixação terminoterminal, devem ser utilizados *spreader grafts* estendidos bilaterais e *splints* bilaterais no ângulo septal posterior para evitar inclinação (Figura 76.3). Na fixação laterolateral, um enxerto contralateral deve ser usado para definir a linha média. Defende-se o uso de fixação laterolateral, mas com o uso de SEG de cartilagem costal bilateral, visando ter o máximo suporte possível para neutralizar a espessura da pele e a contração cicatricial (Figura 76.4). O enxerto é esculpido para abranger toda a altura do septo caudal até a espinha nasal anterior, e definir a posição da ponta entre 10 e 12 mm acima da altura final do dorso. Os dois SEGs são fixados ao septo caudal e a espinha nasal anterior com várias suturas de polidioxanona 5-0. *Spreader grafts* bilaterais podem ser inseridos e suturados em túneis submucosos, ajustando-os exatamente de ponta a ponta em cada SEG. A combinação do duplo SEG com os *spreader grafts* estendidos bilaterais cria um *L-strut* mais forte, o que diminui a possibilidade de desvio dos septos caudal e dorsal e subsequente perda de projeção e rotação (Figura 76.5). Depois de a projeção e a rotação desejadas forem alcançadas, a ponta do SEG deve ser aparada para obter melhor refinamento e projeção da ponta.

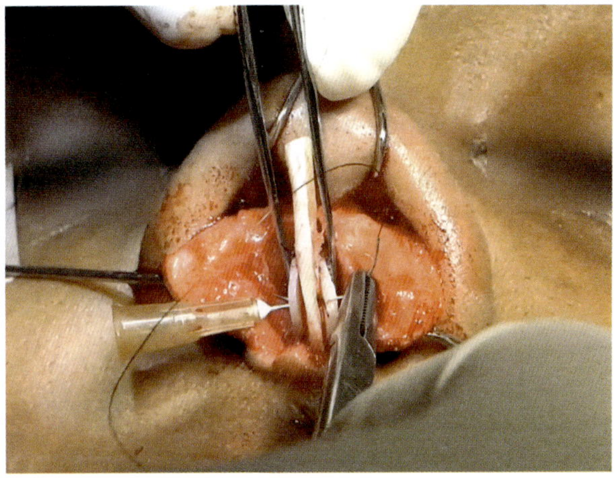

Figura 76.3 Sutura de cartilagem costal, terminoterminal, enxerto de extensão septal, estabilizado com *splints* bilaterais.

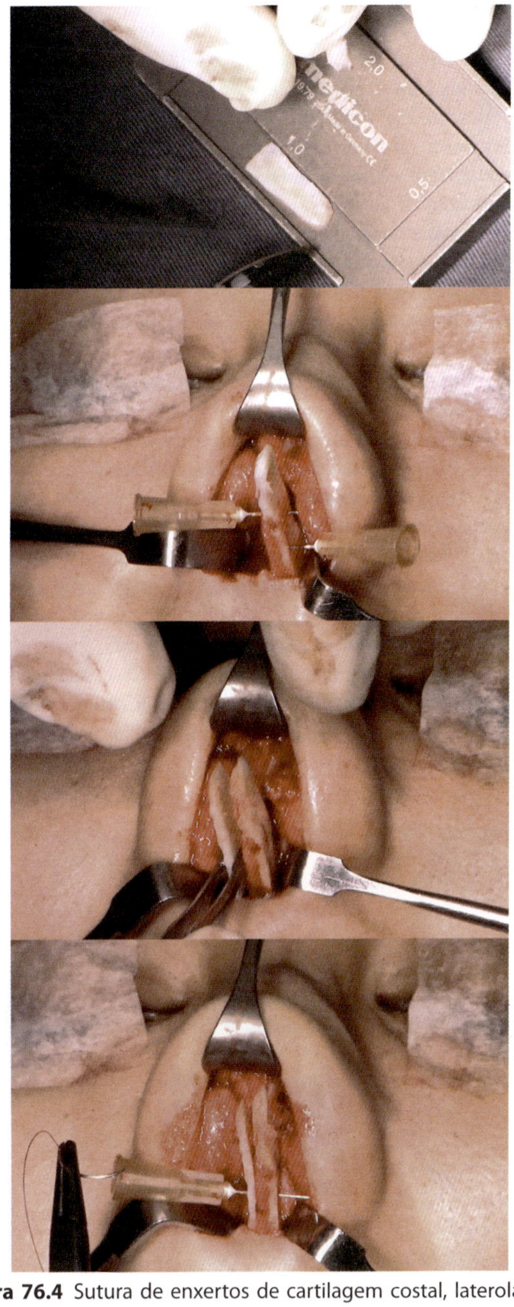

Figura 76.4 Sutura de enxertos de cartilagem costal, laterolateral, extensão septal bilateral.

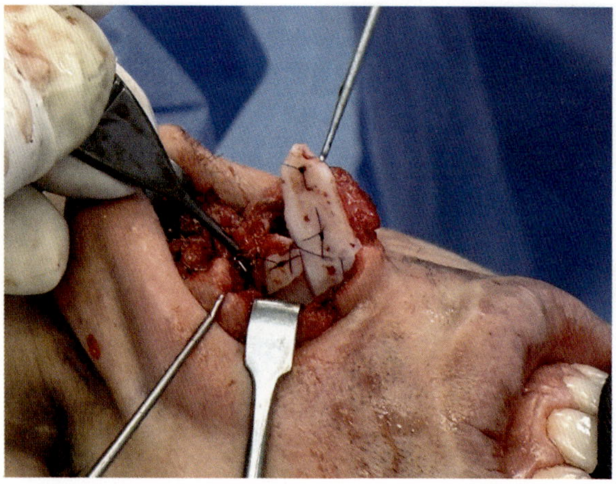

Figura 76.5 *Spreader graft* suturado justaposto ao SEG.

O LCT[37] é o carro chefe em pele grossa com ponta nasal larga e amorfa, que é o caso da rinoplastia afrodescendente. O LCT é uma modificação do lateral crural *steal*.[38] O LCT alonga e retifica as cruras laterais com uma notável redução na convexidade e bulbosidade, aumentando a tensão e a força, conseguindo, assim, a definição da ponta, melhor suporte da válvula nasal e evitando a retração alar. Sutura transdomal oblíqua de polidioxanona 5-0 é usada para colocar os novos domos em uma posição que cria uma cruz lateral plana.[39] A ressecção paradomal é usada para ajustar os domos na largura de 4 a 5 mm. A separação completa do complexo ligamentar do *scroll* é necessária para o ajuste do ângulo de repouso, corrigindo o posicionamento do eixo curto da crura lateral.

O *tongue-in-groove* é iniciado com a sutura interdomal ao SEG. Utiliza-se sutura de polidioxanona 5-0, inicialmente pelo lado direito, transfixando o SEG 2 mm abaixo da margem, e depois transfixando o centro do domo a 1 mm abaixo da margem, retornando em 2 mm cefálico a esse ponto; em seguida, transfixando novamente o SEG a 2 mm posteriormente, e cefálico ao primeiro ponto, e em seguida transfixando o domo direito da mesma forma que o segundo. O nó é amarrado com cuidado para que os dois domos fiquem posicionados simetricamente e a crura lateral seja evertida, com a margem caudal mais alta que a cefálica. A próxima sutura é intercrural de polidioxanona 5-0, entre 6 e 8 mm abaixo dos domos, com o nó medialmente (Figura 76.6). Caso seja necessário aumentar ainda mais a projeção da columela, um pequeno enxerto de poste pode ser suturado entre as cruras mediais para evitar e/ou corrigir retrações e definir melhor o ângulo *infratip*.

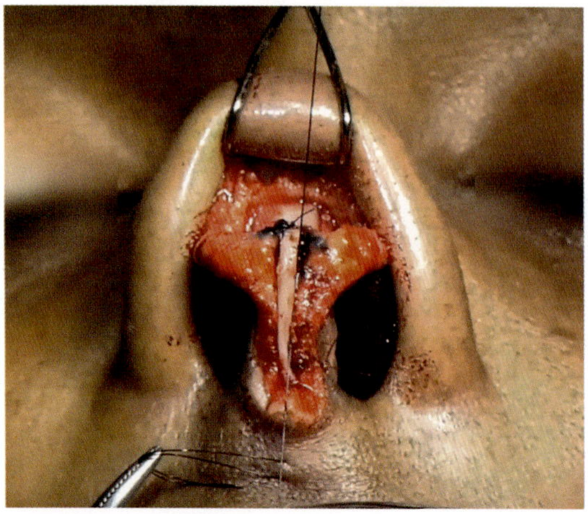

Figura 76.6 Tensionamento de crura lateral e *tongue-in-groove* das cartilagens laterais inferiores.

Os enxertos domais são uma boa opção para melhorar ainda mais a definição e camuflar a ponta. Pequenas porções da ressecção paradomal ou da cartilagem costal são usados para camuflar o SEG e podem dar entre 1 e 2 mm a mais de projeção da ponta, se desejado.[34] Enxerto de escudo também pode ser usado, mas geralmente não é necessário se há enxerto de cartilagem costal suficiente para esculpir dois SEGs fortes, com comprimento e largura corretos.

As margens alares são fracas nos narizes afrodescendentes. Geralmente, há uma concavidade importante ao redor da crista alar.[40] Assim, suturas abrangendo a crura lateral e enxertos de contorno alar podem ser adicionados para obter melhor estética e função da ponta. O primeiro passo é realizar a sutura para definir melhor o ângulo de repouso da crura lateral. Dá-se preferência para a sutura em polia, já que a sutura convencional pode causar maior rotação da ponta e algum grau de cefalização da crura lateral. Na técnica da polia, a sutura é passada em forma de alça, que envolve a crura lateral do lado contralateral do septo nasal ou SEG. A agulha transfixa o SEG ou o septo dorsal e as cartilagens laterais superiores (2 a 3 mm da borda anterior) contralaterais à crura que será girada. Em seguida, a agulha transfixa a crura lateral, de fora para dentro, criando uma alça que funcionará como uma polia para girar o eixo curto. O ponto de entrada fica na face superior da crura lateral, a aproximadamente 3 mm da margem cefálica e 3 mm lateral ao domo. Em seguida, a agulha transfixa o SEG ou o septo dorsal e as laterais superiores de volta ao lado contralateral, 2 mm abaixo da primeira entrada. A posição anteroposterior e cefalocaudal da sutura podem ser modificadas dependendo de cada caso. Por fim, o nó é apertado do mesmo lado da primeira entrada, observando a rotação do eixo curto da crura lateral, até atingir a posição desejada (Figura 76.7). Cada crura é suturada separadamente porque a tensão desejada da sutura pode diferir para cada lado. Caso seja necessário reforço adicional da margem caudal da crura lateral, também podem ser acrescentados enxertos de rebordo alar (articulados ou flutuantes) ou enxertos de extensão caudal da crura lateral.[40] Os autores preferem estes últimos porque são limitados à região da crista alar, e não ocorre mais alargamento das narinas ou alargamento da base alar. É uma sutura de enxerto de 4 a 6 mm em um bolsão abaixo da crura lateral, abrangendo apenas a região da crista alar e criando uma transição suave entre o lóbulo e a asa.

Dorso nasal

A grande maioria das rinoplastias em afrodescendentes requer algum grau de aumento do dorso. Cartilagem cortada em cubos ou em bloco pode ser usada para obter a projeção desejada do dorso. A cartilagem picada em cubos (com ou sem fáscia) é mais indicada em pequenos aumentos. Por outro lado, um grande aumento requer um aumento em bloco da cartilagem costal.

Para o aumento em cubos, o enxerto deve ser cortado em pedaços minúsculos para evitar visibilidade.[41] Um bolsão preciso também é importante para evitar deslocamento. O uso de fáscia para envolver a cartilagem cortada em cubos pode ser útil para ajustar com precisão o enxerto, e também pode ser suturada ao dorso para evitar deslocamento.[42]

O aumento em bloco é mais previsível; no entanto, vários passos devem ser seguidos para evitar que a cartilagem entorte. O corte oblíquo[30] é muito importante e, portanto, as costelas inferiores são úteis devido à espessura. Várias camadas de cartilagem podem ser suturadas juntas para obter a projeção desejada. Caso haja aumento irregular do dorso, pequenos pedaços devem ser suturados em todo o enxerto na região necessária. Quando o enxerto atingir o tamanho correto, todas as margens deverão ser chanfradas e o enxerto enrolado com fáscia para evitar visibilidade das bordas e aumentar a adesão aos ossos nasais. Uma ou duas suturas transósseas de cerclagem com fio de polidioxanona 4-0 devem ser usadas

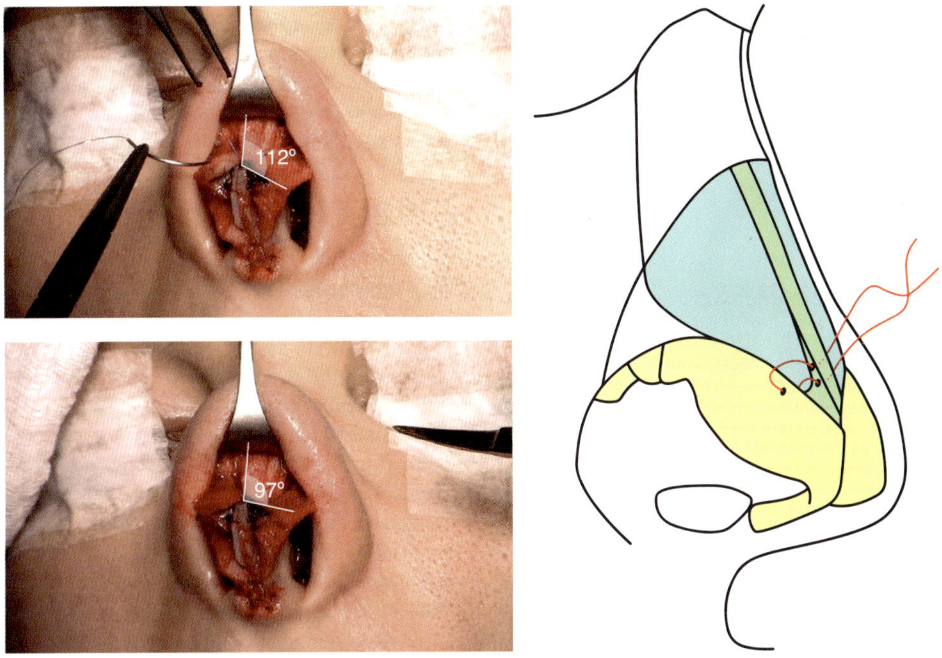

Figura 76.7 Sutura da polia e seu efeito na melhora do ângulo de repouso.

para estabilizar e fixar ainda mais o enxerto ao dorso (Figura 76.8).[43] Uma ou duas suturas são adicionadas no dorso cartilaginoso com o mesmo objetivo.

Reinserção dos ligamentos

O reposicionamento e a sutura do ligamento de Pitanguy e do componente vertical do *scroll* são úteis para evitar espaço morto e readerir a pele, levando a melhores resultados na definição da ponta.

O ligamento de Pitanguy profundo é reinserido com fio de polidiaxonona 4-0 entre as cruras mediais e a mucosa do vestíbulo, atingindo o ligamento preservado e retornando para a medial contralateral.[44] Essa sutura aumenta a quebra no *supratip* e evita a deformidade do *pollybeak* (Figura 76.9). Os ligamentos verticais do *scroll* são suturados novamente da mesma maneira, mas a sutura é passada através do mucosa interna da região. Deve-se ter cuidado com a pressão do nó para não danificar a vascularização da pele. O retalho criado no início da cirurgia (proteção de ponta aumentada [PAT *flap*]) pode ser reposicionado até a ponta para cobrir todos os enxertos (Figura 76.10).[35]

Base alar

A base alar larga é o motivo mais comum de rinoplastia em afrodescendentes. A base alar é considerada larga quando a alar está posicionada lateralmente ao ponto intercaruncular. A cirurgia da base nasal é realizada ao final do procedimento. A ressecção alar é utilizada para corrigir a base nasal larga, o *alar flare* e a remodelagem das narinas. O desenho da excisão de tecidos moles para a redução da base alar é selecionado com base no planejamento simultâneo da redução das narinas e da modificação do alargamento alar.[31]

Em pacientes com narinas grandes e sem *alar flare,* apenas a excisão do assoalho é necessária. Em pacientes com *alar flare* leve a moderado, a correção pode ser obtida com projeção da ponta, excisão de tecidos moles e enxertos de rebordo alar. Para pacientes com excesso de base alar, *alar flare* e narinas grandes, uma combinação de ressecção alar e assoalho permite a correção. De acordo com o defeito, as incisões cutâneas são desenhadas no assoalho vestibular medial e lateral e na pele alar, tomando cuidado para não lesar a musculatura profunda, e, em seguida, suturadas com

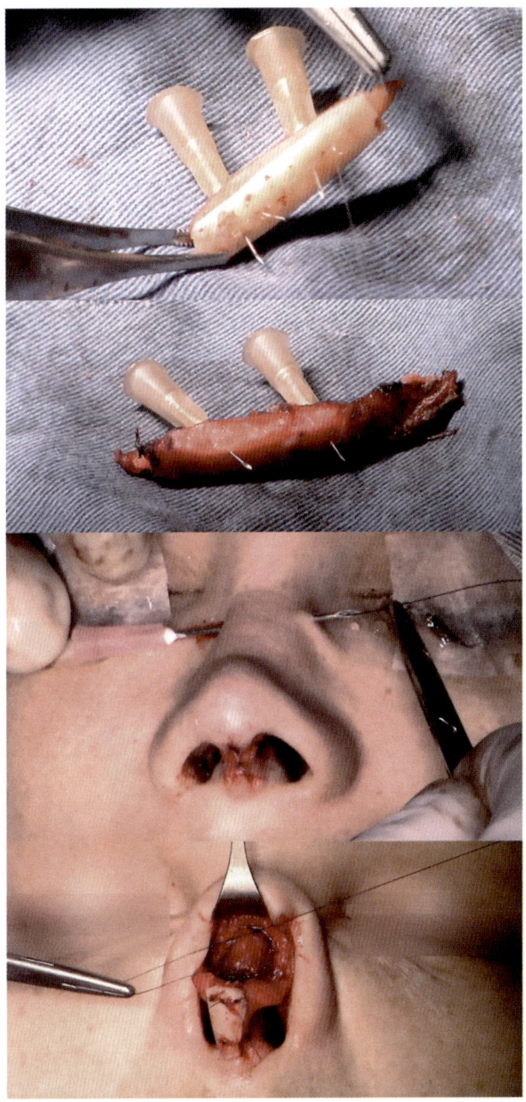

Figura 76.8 Cartilagem costal em bloco envolvida por fáscia do reto abdominal, suturada no dorso com sutura transcutânea transóssea.

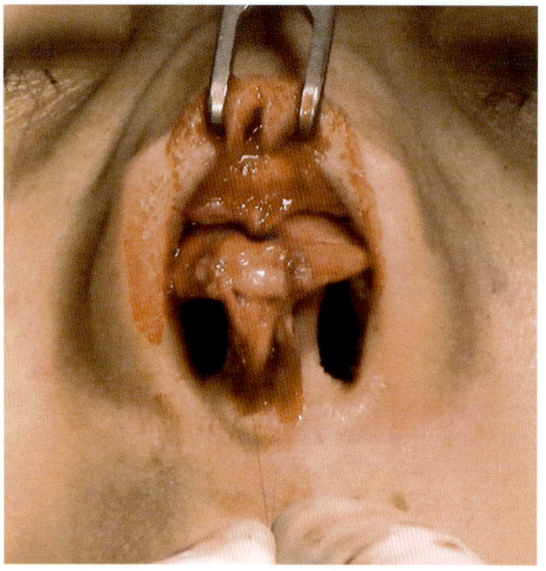

Figura 76.9 Reinserção do ligamento de Pitanguy.

pontos simples de polipropileno 6-0. A assimetria residual pode persistir mesmo após tentativa cuidadosa de correção, e os pacientes devem ser informados.

O volume alar também pode ser reduzido. A pele é excisada em formato triangular. A base é posterior e a incisão medial escondida dentro da narina para que não haja cicatriz visível. Algumas suturas separadas de polipropileno 6-0 são usadas para fechar a incisão.

CUIDADOS PÓS-OPERATÓRIOS

Os pós-operatórios costumam ser prolongados nas rinoplastias de afrodescendentes devido à espessura da pele e ao edema persistente. O paciente deve estar ciente de que o resultado final só poderá ser alcançado após 2 a 3 anos.

A tala externa permanece por 7 a 10 dias. Após a limpeza delicada da superfície nasal, a esparadrapagem é usada por mais 1 a 2 meses durante todo o dia. É recomendado o uso de sabonete antioleosidade e esfoliante facial para os cuidados com a pele do nariz e da face. Atividade física é proibida por 30 dias. O protetor solar deve ser reforçado por pelo menos 1 ano em razão dos hematomas iniciais e para a cicatrização das incisões junto com pomada cicatrizante por 6 meses.

Injeções subcutâneas de corticosteroides (triancinolona) no pós-operatório podem ajudar a reduzir o edema no *supratip*.[45] A dose de 0,2 a 0,4 mℓ de 10 mg/mℓ é usada durante 2 semanas após a cirurgia e repetida posteriormente a cada 4 semanas, dependendo da resposta obtida (Figura 76.11).

COMPLICAÇÕES

As complicações mais comuns são as mesmas de todas as rinoplastias, como hematoma, epistaxe, edema, sinéquia, infecção, irregularidades no dorso, assimetrias, obstrução nasal, alteração do olfato e perfuração septal.

Especificamente na rinoplastia de afrodescendentes, outras complicações podem ocorrer. As mais comuns estão relacionadas com incisões, como hiper/hipopigmentação e cicatrizes hipertróficas. A dermoabrasão pode ser aplicada para ajudar a reduzir esses efeitos.[46] Devido à espessura da pele, o edema pode durar até 3 anos, e consequentemente retardar o resultado final da ponta nasal, e o paciente deve ser avisado antes da cirurgia para não criar ansiedades e falsas expectativas quanto à definição da ponta. Portanto, as revisões, quando necessárias, devem ser adiadas até pelo menos 1 ou 2 anos após a cirurgia.

A medição cuidadosa da quantidade de pele a ser ressecada na base alar evita a assimetria das narinas. Optã-se pela incisão interna para ressecar a base alar, não avançando sobre a porção lateral da asa nasal, para evitar cicatriz inestética e aparente.

Embora muito menos comum que ocorra com a técnica descrita acima, a perda da projeção da ponta devido ao peso da pele ou ao deslocamento do SEG também pode ocorrer e levar à insatisfação do paciente.

Em relação à retirada da cartilagem costal, podem ocorrer complicações como formação de queloide, cicatriz inestética, infecção e pneumotórax, e o paciente deve ser orientado sobre isso.

CONSIDERAÇÕES FINAIS

A abordagem moderna da cirurgia plástica facial tem como núcleo central o preceito de abraçar a individualidade.[47] A habilidade técnica não é o obstáculo mais importante a ser superado para alcançar resultados estéticos favoráveis em pacientes de diferentes raças. As técnicas podem ser ensinadas e aprendidas. O sucesso cirúrgico depende, em última análise, da capacidade do cirurgião em identificar com precisão as variáveis anatômicas e conciliar essas realidades com as expectativas estéticas do paciente e seu senso de identidade étnica (Figuras 76.12 a 76.14).

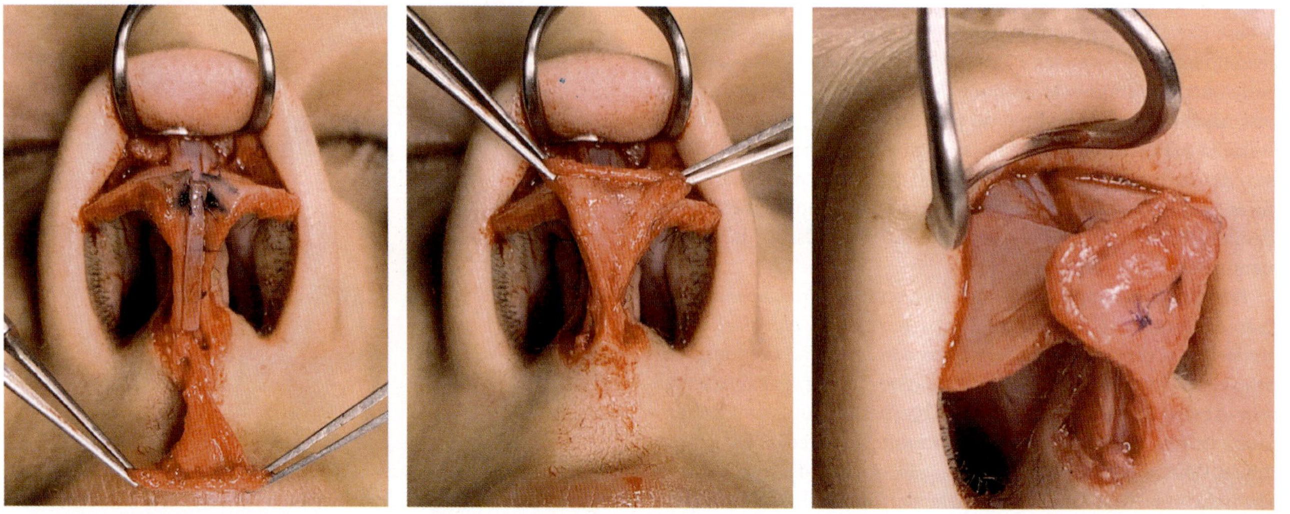

Figura 76.10 Reposicionamento e sutura do retalho de proteção da ponta aumentada (PAT) para camuflar a ponta.

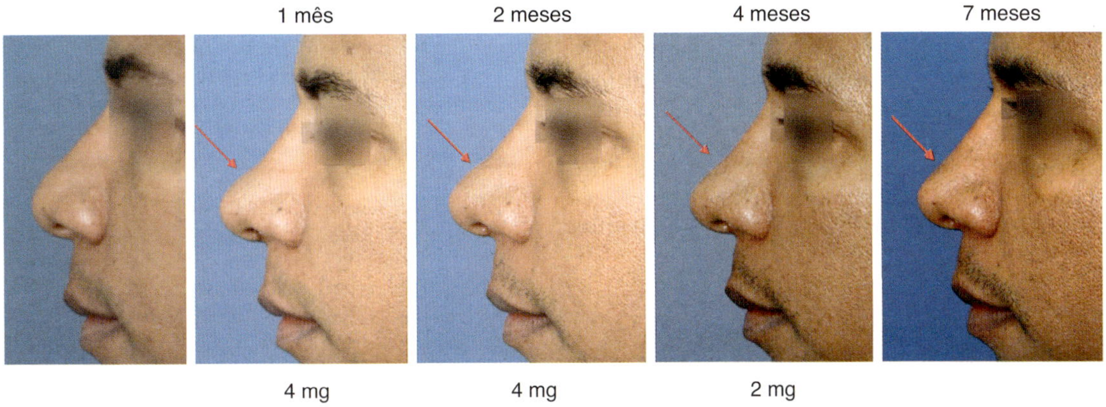

Figura 76.11 Pré e pós-operatórios de paciente submetido a rinoplastia e infiltração seriada de triancinolona demonstrando melhora da fratura *supratip* 7 meses depois da cirurgia.

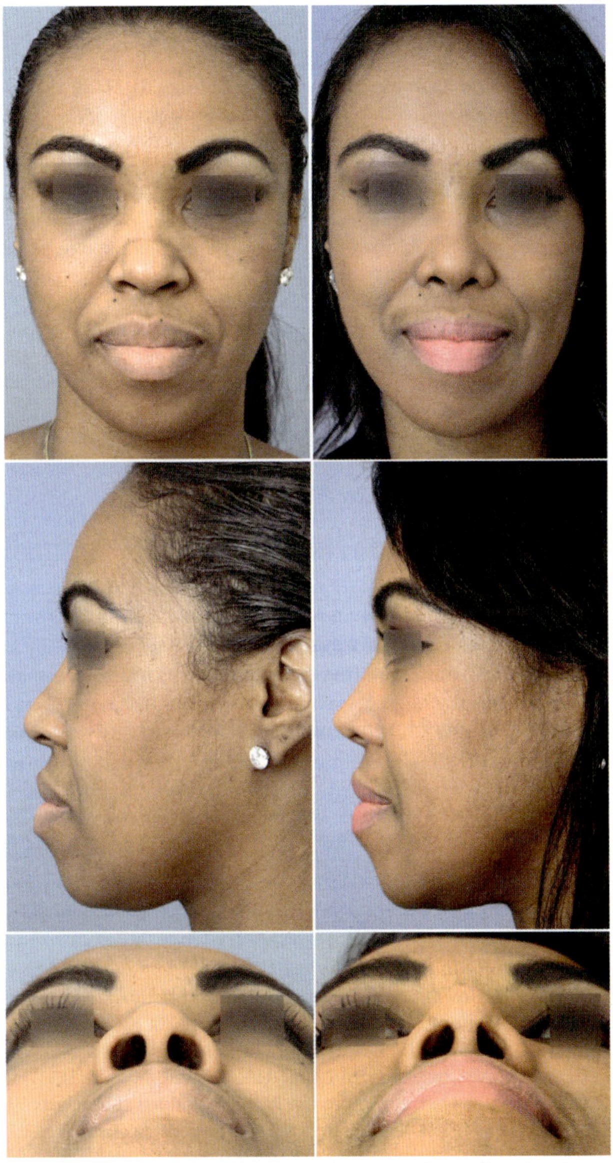

Figura 76.12 Pré e pós-operatório de 2 anos de mulher de 35 anos submetida a rinoplastia aberta com tensionamento crural lateral, obtendo melhor rotação, projeção e definição da ponta, melhor equilíbrio do perfil e redução da base e alargamento alar.

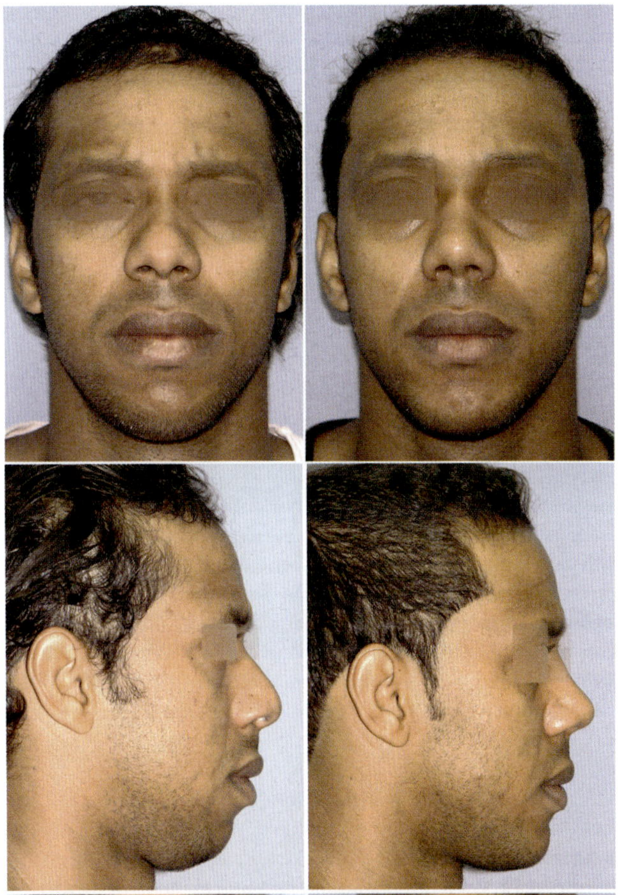

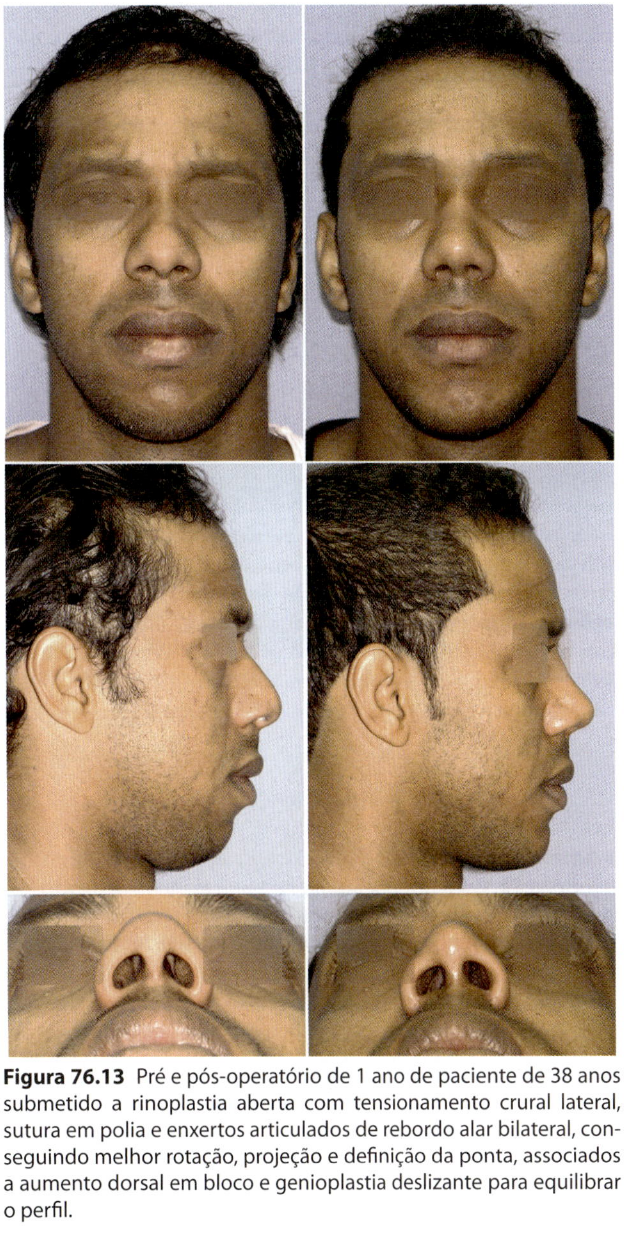

Figura 76.13 Pré e pós-operatório de 1 ano de paciente de 38 anos submetido a rinoplastia aberta com tensionamento crural lateral, sutura em polia e enxertos articulados de rebordo alar bilateral, conseguindo melhor rotação, projeção e definição da ponta, associados a aumento dorsal em bloco e genioplastia deslizante para equilibrar o perfil.

A rinoplastia é uma cirurgia desafiadora. Para os afrodescendentes, torna-se um desafio ainda maior devido às peculiaridades étnicas. A cirurgia envolve aumento do dorso, aumento da projeção da ponta, melhora da definição da ponta nasal e redução da base alar, utilizando uma variedade de enxertos e técnicas de sutura, certamente mais complexas do que na rinoplastia caucasiana.

Objetivamente, a harmonia e o equilíbrio facial devem ser mantidos, com dorso reto e estreito, ponta projetada e bem definida e distância interalar normal. Finalmente, as ressecções devem ser mínimas.

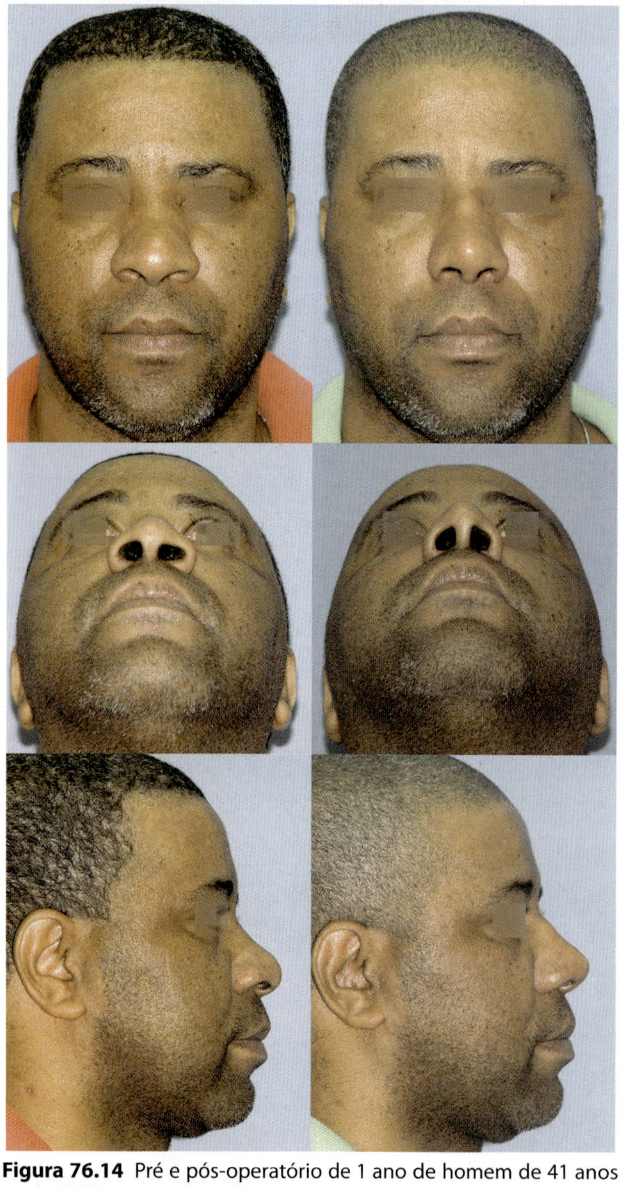

Figura 76.14 Pré e pós-operatório de 1 ano de homem de 41 anos submetido a rinoplastia aberta, obtendo melhor rotação, projeção e definição da ponta, melhor equilíbrio do perfil e redução da base e *alar flare*.

REFERÊNCIAS BIBLIOGRÁFICAS

1. Zingaro EA, Falces E. Aesthetic anatomy of the non- caucasian nose. Clin Plast Surg [Internet].1987 [Acesso em: 2024 Jul];14(4):749- 65.
2. Baker HL. Anatomical and profile analysis of the female black American nose. J Natl Med Assoc [Internet]. 1989 [Acesso em: 2024 Jul];81(11):1169-75.
3. Ofodile FA, Bokhari FJ, Ellis C. The black American nose. Ann Plast Surg [Internet].1993 [Acesso em: 2024 Jul];31(3):209- 18.
4. Ofodile FA, Bokhari F. The African- American nose: Part II. Ann Plast Surg [Internet]. 1995 [Acesso em: 2024 Jul];34(2):123- 9.
5. Porter JP. The average African American male face: An anthropometric analysis. Arch Facial Plast Surg [Internet]. 2004 [Acesso em: 2024 Jul];6(2):78- 81.
6. Porter JP, Olson KL. Analysis of the African American female nose. Plast Reconstr Surg [Internet]. 2003 [Acesso em: 2024 Jul];111(2):620- 6.
7. Eggerstedt M, Rhee J, Buranosky M, Batra PS, Tajudeen BA, Smith RM, Revenaugh PC. Nasal skin and soft tissue thickness variation among differing races and ethnicities: An objective radiographic analysis. Facial Plast Surg Aesthet Med [Internet]. 2020 [Acesso em: 2024 Jul];22(3):188- 94.
8. Boahene KDO. The African rhinoplasty. Facial Plast Surg [Internet]. 2020 [Acesso em: 2024 Jul];36(1):46- 52.
9. O'Connor K, Brissett AE. The changing face of America. Otolaryngol Clin North Am [Internet]. 2020 [Acesso em: 2024 Jul];53(2):299- 308.
10. Boahene KDO. Management of the nasal tip, nasal base, and soft tissue envelope in patients of African descent. Otolaryngol Clin North Am [Internet]. 2020 [Acesso em: 2024 Jul];53(2):309- 317.
11. Patel PN, Most SP. Concepts of facial aesthetics when considering ethnic rhinoplasty. Otolaryngol Clin North Am [Internet]. 2020 Apr [Acesso em: 2024 Jul];53(2):195- 208.
12. Villanueva NL, Afrooz PN, Carboy JA, Rohrich RJ. Nasal analysis: Considerations for ethnic variation. Plast Reconstr Surg [Internet]. 2019 Jun [Acesso em: 2024 Jul];143(6):1179e- 1188e.
13. Saad A, Hewett S, Nolte M, Delaunay F, Saad M, Cohen SR. Ethnic rhinoplasty in female patients: The neoclassical canons revisited. Aesthetic Plast Surg [Internet]. 2018 Apr;42(2):565- 76.
14. Wimalawansa S, McKnight A, Bullocks JM. Socioeconomic impact of ethnic cosmetic surgery: Trends and potential financial impact the African American, Asian American, Latin American, and Middle Eastern communities have on cosmetic surgery. Semin Plast Surg [Internet]. 2009 Aug;23(3):159-62.
15. Sturm-O'Brien AK, Brissett AE. Ethnic trends in facial plastic surgery. Facial Plast Surg [Internet]. 2010 May;26(2):69-74.
16. American Society of Plastic Surgeons. Plastic surgery statistics report 2019. Available at: https://www.plasticsurgery.org/documents/News/Statistics/2019/plastic-surgery-statistics-full-report-2019.pdf. Accesso em: 2021 February 1.
17. American Society of Plastic Surgeons. Plastic surgery statistics report 2005. Available at: https://www.plasticsurgery.org/documents/News/Statistics/2005/cosmetic-procedures-ethnicity-2005.pdf. Accesso em: 2021 February 1.
18. Rohrich RJ, Muzaffar AR. Rhinoplasty in the African- American patient. Plast Reconstr Surg [Internet]. 2003 Mar;111(3):1322- 39; discussion 1340- 1.
19. Ofodile FA, James EA. Anatomy of alar cartilages in blacks. Plast Reconstr Surg [Internet]. 1997 Sept;100(3):699- 703.
20. Ofodile FA. Nasal bones and pyriform apertures in blacks. Ann Plast Surg [Internet]. 1994 Jan;32(1):21- 6.
21. Boyette JR, Stucker FJ. African American rhinoplasty. Facial Plast Surg Clin North Am [Internet]. 2014 Aug [Acesso em: 2024 Jul];22(3):379- 93.
22. Stucker FJ, Lian T, Sanders K. African American rhinoplasty. Facial Plast Surg Clin North Am [Internet]. 2005 Feb [Acesso em: 2024 Jul];13(1):65- 72.
23. Kridel RW, Rowe-Jones J. Ethnicity in facial plastic surgery. Facial Plast Surg [Internet]. 2010 May [Acesso em: 2024 Jul];26(2):61-2.
24. Weeks DM, Thomas JR. Beauty in a multicultral world. Facial Plast Surg Clin North Am [Internet]. 2014 Aug [Acesso em: 2024 Jul];22(3):337-41.
25. Cobo R, Vitery L. Isotretinoin use in thick-skinned rhinoplasty patients. Facial Plast Surg [Internet]. 2016 Dec [Acesso em: 2024 Jul];32(6):656-61.
26. Sazgar AA, Majlesi A, Shooshtari S, Sadeghi M, Sazgar AK, Amali A. Oral isotretinoin in the treatment of postoperative edema in thick-skinned rhinoplasty: A randomized placebo-controlled clinical trial. Aesthetic Plast Surg [Internet]. 2019 Feb [Acesso em: 2024 Jul];43(1):189-95.

27. Yahyavi S, Jahandideh H, Izadi M, Paknejad H, Kordbache N, Taherzade S. Analysis of the effects of isotretinoin on rhinoplasty patients. Aesthet Surg J [Internet]. 2020 Nov 19 [Acesso em: 2024 Jul];40(12):NP657-NP665.
28. Toriumi DM, Swartout B. Asian rhinoplasty. Facial Plast Surg Clin North Am [Internet]. 2007 Aug [Acesso em: 2024 Jul];15(3):293-307, v.
29. As'adi K, Salehi SH, Shoar S. Rib diced cartilage-fascia grafting in dorsal nasal reconstruction: A randomized clinical trial of wrapping with rectus muscle fascia vs deep temporal fascia. Aesthet Surg J [Internet]. 2014 Aug [Acesso em: 2024 Jul];34(6):NP21-31.
30. Taştan E, Yücel ÖT, Aydin E, Aydoğan F, Beriat K, Ulusoy MG. The oblique split method: a novel technique for carving costal cartilage grafts. JAMA Facial Plast Surg [Internet]. 2013 May [Acesso em: 2024 Jul];15(3):198-203.
31. Patrocinio LG, Patrocinio JA. Open rhinoplasty for African-American noses. Br J Oral Maxillofac Surg [Internet]. 2007 Oct [Acesso em: 2024 Jul];45(7):561-6.
32. Ofodile F, Bokhari FJ. Columella incision in open rhinoplasty in blacks. Plast Reconstr Surg [Internet].1992 May [Acesso em: 2024 Jul];89(5):991-2.
33. Abdelwahab M, Patel PN. Conventional resection versus preservation of the nasal dorsum and ligaments: An anatomic perspective and review of the literature. Facial Plast Surg Clin North Am [Internet]. 2021 Feb;29(1):15-28.
34. Patrocinio LG, Patrocinio TG, Maniglia JV, Patrocinio JA. Graduated approach to refinement of the nasal lobule. Arch Facial Plast Surg [Internet]. 2009 Jul-Aug [Acesso em: 2024 Jul];11(4):221-9.
35. Patrocinio TG, Patrocinio LG, Patrocinio JA. The protection of augmented tip (PAT) flap technique for tip camouflage. JAMA Facial Plast Surg [Internet]. 2018 Jul 1;20(4):326-7.
36. Davis RE, Hrisomalos EN. Surgical management of the thick-skinned nose. Facial Plast Surg [Internet]. 2018 Feb [Acesso em: 2024 Jul];34(1):22-28.
37. Davis RE. Lateral crural tensioning for refinement of the wide and underprojected nasal tip: Rethinking the lateral crural steal. Facial Plast Surg Clin N Am [Internet]. 2015 Feb [Acesso em: 2024 Jul];23(1):23-53.
38. Patrocinio LG, Patrocinio TG, Barreto DM, Subhan YS, Patrocinio JA. Evaluation of lateral crural steal in nasal tip surgery. JAMA Facial Plast Surg [Internet]. 2014 Nov-Dec [Acesso em: 2024 Jul];16(6):400-4.
39. Toriumi DM. Nasal tip contouring: Anatomic basis for management. Facial Plast Surg Aesthet Med [Internet]. 2020 Jan-Feb;22(1):10-24.
40. Kao WTK, Davis RE. Postsurgical alar retraction: Etiology and treatment. Facial Plast Surg Clin North Am [Internet]. 2019 Nov [Acesso em: 2024 Jul];27(4):491-504.
41. Hoehne J, Gubisch W, Kreutzer C, Haack S. Refining the nasal dorsum with free diced cartilage. Facial Plast Surg [Internet]. 2016 Aug [Acesso em: 2024 Jul];32(4):345-50.
42. Daniel RK. Rhinoplasty: Dorsal grafts and the designer dorsum. Clin Plast Surg [Internet]. 2010 Apr [Acesso em: 2024 Jul];37(2):293-300.
43. Haack S, Hacker S, Mann S, Gubisch W. Bony fixation of the nasal framework. Facial Plast Surg [Internet]. 2019 Feb [Acesso em: 2024 Jul];35(1):23-30.
44. Hoehne J, Brandstetter M, Gubisch W, Haack S. How to reduce the probability of a pollybeak deformity in primary rhinoplasty: A single-center experience. Plast Reconstr Surg [Internet]. 2019 Jun [Acesso em: 2024 Jul];143(6):1620-4.
45. Hanasono MM, Kridel RW, Pastorek NJ, Glasgold MJ, Koch RJ. Correction of the soft tissue pollybeak using triamcinolone injection. [Internet]. 2002 Jan-Mar [Acesso em: 2024 Jul];4(1):26-30; discussion 31.
46. Kridel RW, Castellano RD. A simplified approach to alar base reduction: A review of 124 patients over 20 years. Arch Facial Plast Surg [Internet]. 2005 Mar-Apr [Acesso em: 2024 Jul];7(2):81-93.
47. Cobo R, Montes JJ, Patrocinio LG, Pedroza F, Patrocinio JA. Rhinoplasty across Latin America: Case discussions. Facial Plast Surg [Internet]. 2013 Jun [Acesso em: 2024 Jul];29(3):193-205.

CAPÍTULO

77

Nariz em Sela e Laterorrinia

Leila Freire • Helena Hotz Arroyo Ramos

INTRODUÇÃO

O nariz em sela é uma deformidade relacionada com múltiplas etiologias, sejam elas adquiridas, como trauma, infecção e rinoplastia prévia, ou congênitas, como características étnicas ou síndromes.

A correção do nariz em sela é uma das questões mais desafiadoras da rinoplastia e sua complexidade está em aliar a correção funcional às alterações estéticas.

Existem inúmeras filosofias e princípios para correção do nariz em sela; no entanto, o objetivo primordial consiste em estruturar o compartimento central do nariz. Ou seja, oferecer suporte ao dorso e porção caudal, estabilidade e sustentação do terço médio nasal a longo prazo.

O enxerto combinado é uma alternativa de tratamento para laterorrinias e narizes em sela. Este enxerto combina extensão septal e *spreader graft* em uma única unidade e proporciona resultado estético e funcional. É uma alternativa simples, objetiva e reprodutível quando bem elaborada e planejada na rinoplastia.

ENXERTOS

O *septal extension graft* (SEG) é um enxerto de extensão septal amplamente utilizado nas rinoplastias abertas e fechadas com múltiplas funções e vantagens. Já foi descrito em planejamentos para alongamento do comprimento nasal, mas pode auxiliar na rotação e na estabilidade da ponta, além de melhorar os ângulos nasolabial e septocolumelar, a depender da sua posição final e de sua fixação.[1]

O *spreader graft*, por sua vez, foi descrito como um enxerto para a reconstrução do compartimento central do nariz (*middle vault*). Sua função permanece semelhante dentro das rinoplastias desde essa descrição, sendo útil nos casos em que o teto nasal da porção cartilaginosa é aberto dentro da programação cirúrgica, na prevenção da deformidade em "V" invertido.[2]

Até alguns anos, muitos trabalhos descreviam o SEG como um enxerto que apresentava uma tendência a uma "má-posição" no pós-operatório tardio, uma vez que ele poderia rodar ou mudar de posição, simplesmente pelo fato de que era um enxerto não firmemente fixado ao septo nos seus dois lados, mas em apenas um dos lados.

O *spreader graft* com extensão caudal, com um comprimento maior até a região do SEG, já foi descrito como uma maneira de aumentar a estabilidade do complexo da ponta nasal, em cirurgias de aumento do comprimento nasal, principalmente em narizes asiáticos. No entanto, alguns trabalhos mostravam esse acoplamento entre os dois enxertos com eles isolados, por meio de suturas apenas, e não combinando SEG e *spreader graft* no mesmo enxerto, unilateralmente.[3]

A análise dos pontos de pressão que cada enxerto exerce no septo ajuda a entender diversas complicações no pós-operatório. Os enxertos de extensão septal exercem sua pressão principalmente na parte caudal do septo remanescente, com impacto considerável na cartilagem septal. Já os pontos de suporte e pressão dos enxertos do tipo *spreader grafts*, por sua vez, são localizados na junção entre as cartilagens laterais superiores e parte do dorso septal, o que garante um suporte mais rígido, associando uma estrutura osteocartilaginosa de suporte, além dos tecidos moles.[4] Dadas essas considerações biomecânicas, o uso de um enxerto combinado de *spreader graft* com o extensor septal, portanto, protegeria o septo remanescente de complicações, como a ptose no pós-operatório tardio.[4]

Dessa maneira, um enxerto combinado entre o *septal extension graft* e o *spreader graft* em bloco único teria a vantagem de maior estabilidade do dorso e da ponta em termos de rotação, com maior previsibilidade do resultado final no pós-operatório de longo prazo, como também na melhora estética do nariz em sela e laterorrinias.

Objetivo do enxerto combinado

O objetivo do enxerto combinado em único bloco (SEG com *spreader graft*) consiste em:

1. Aumento da estabilidade do complexo dorso e ponta nasal.
2. Ajuste do dorso cartilaginoso na deformidade do nariz em sela.
3. Correção das laterorrinias (fixação no lado côncavo).
4. Correção do "V" invertido.
5. Melhora de região de válvula nasal.
6. Melhora estética.

Limitações

Necessidade de uma quantidade maior de cartilagem septal para a confecção do enxerto em virtude de ele ser criado em um único bloco de cartilagem.

Técnica cirúrgica

As descrições da técnica e do enxerto consistem em três passos distintos, apresentados a seguir.

Passo 1

Exposição da cartilagem septal e retirada da quantidade desejada mantendo o *L-septal shape* com 10 mm da parte dorsal e 10 mm da parte caudal do septo, e fixação na espinha nasal. Caso não exista septo, colher a costela e moldá-la exatamente com as medidas padrões e, se necessário, adequá-las à necessidade de cada paciente.

Passo 2

O enxerto é moldado de acordo com as medidas descritas a seguir: a extensão septal tem projeção de 5 a 7 mm acima da altura do ângulo septal, 19 a 20 mm de altura semelhante à altura do septo caudal do ângulo septal superior até o inferior, e 10 mm de largura. A porção correspondente ao *spreader graft* apresenta aproximadamente 12 mm de largura e 4 mm de altura (Figura 77.1). O enxerto pode ser fixado com *nylon* 4.0 no septo caudal com duas suturas verticais e duas suturas horizontais em forma de "jogo da velha".

Passo 3

O enxerto combinado deve ser posicionado e fixado nos narizes em sela acima da altura do dorso com o objetivo de obter o resultado estético adequado ao planejado previamente. Pode ser utilizado nos narizes tortos no lado contralateral ao desvio e associado ao *spreader graft* do lado oposto conforme Figura 77.2 (Vídeo 77.1).

DISCUSSÃO

Os precursores do enxerto combinado, como o SEG e o *spreader graft*, são enxertos clássicos e bem estabelecidos na literatura e na prática cirúrgica.

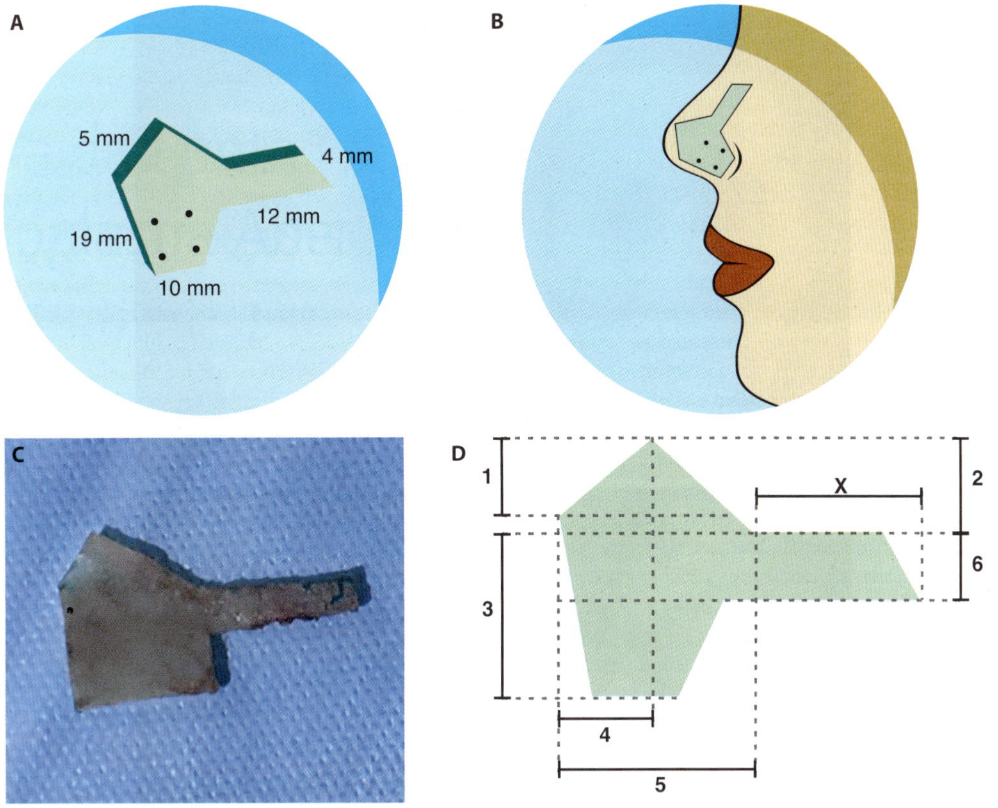

Figura 77.1 **A.** Medidas do *combined graft*; **B.** Visão lateral do *combined graft*; **C.** Enxerto de septo; **D.** Esquema de medidas do *combined graft*: 1 = projeção da ponta: 5 a 7 mm; 2 = altura posterior do enxerto: 8 a 9 mm; 3 = altura anterior do enxerto: 19 a 20 mm, semelhante à altura do septo caudal; 4 = distância da borda livre anterior do enxerto ao ponto mais alto da projeção; 5 = comprimento do enxerto da borda livre anterior até o início do *spreader graft*; 6 = altura do *spreader graft*: 4 a 5 mm; X = comprimento do *spreader graft*: 10 a 12 mm. As medidas são variáveis e de acordo com o planejamento e a cartilagem de cada paciente.

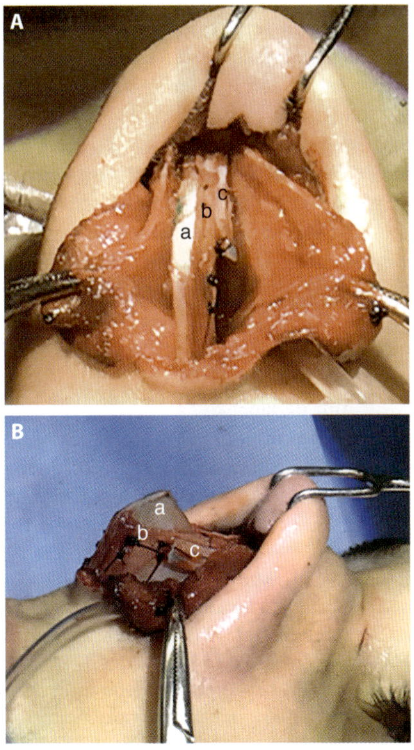

Figura 77.2 **A.** Visão de base; **B.** Visão lateral. a = enxerto combinado; b = septo; c = *spreader graft*.

O enxerto combinado reforça o suporte do *L-septal shape* para manter a sua estabilidade, reduzir a memória da cartilagem septal e o risco de recidivas da laterorrinia, além de melhorar o desnível do septo no nariz em sela. O enxerto combinado foi desenvolvido e aplicado para se tornar um enxerto mais estável e de fácil reprodutibilidade.

A concepção foi desenvolver um enxerto robusto a fim de criar suporte, resistência, camuflagem de possíveis desvios residuais do dorso cartilaginoso e irregularidades ou desníveis. Ademais, associaram-se, em um único enxerto, os benefícios de controle da ponta nasal, a melhora da estabilidade e altura do terço médio nasal.

O objetivo desse enxerto inovador é torná-lo facilmente reproduzido por cirurgiões em treinamento ou experientes e otimizar os resultados cirúrgicos na rinoplastia.

Resultados

Resultados dessa técnica são apresentados na Figura 77.3.

CONSIDERAÇÕES FINAIS

O enxerto combinado é uma opção útil e forte para a correção das deformidades do nariz em sela e laterorrinias cartilaginosas, além de favorecer a projeção da ponta nasal. Sua configuração em bloco permite maior resistência, fixação e estabilização das estruturas novas em posição anatômica adequada, garantindo, dessa maneira, o resultado estético e funcional a longo prazo.

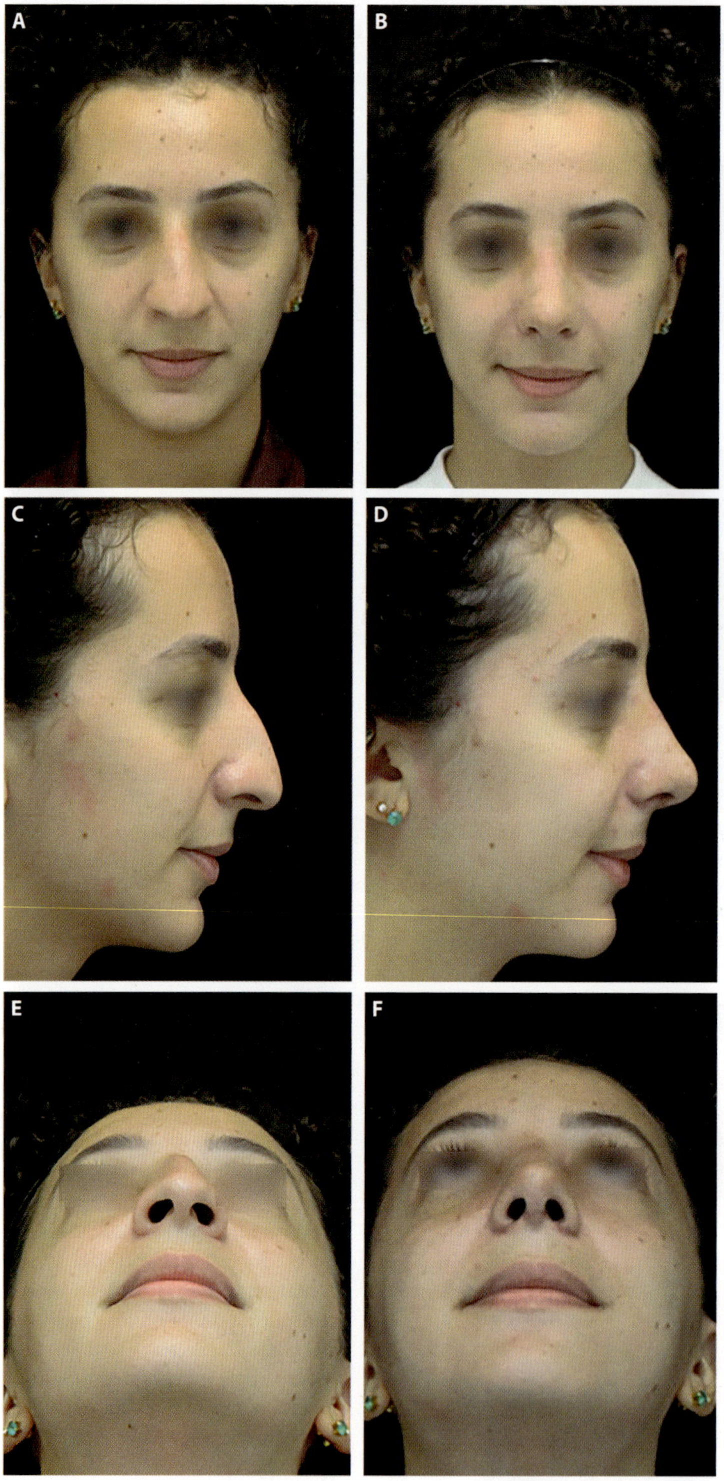

Figura 77.3 **A** e **B.** Pré e pós-operatório de rinosseptoplastia com enxerto combinado, visão frontal; **C** e **D.** Visão lateral direita; **E** e **F.** Visão de base.

REFERÊNCIAS BIBLIOGRÁFICAS

1. Katira K, Guyuron B. Contemporary techniques for effective nasal lengthening. Facial Plast Surg Clin North Am [Internet]. 2015 [Acesso em: 2024 Jul];23(1):81-91.
2. Sheen JH. Spreader graft: A method of reconstructing the roof of the middle nasal vault following rhinoplasty. Plast Reconstr Surg [Internet]. 1984 [Acesso em: 2024 Jul];73(2):230-9.
3. Park JH, Mangoba DC, Mun SJ, Kim DW, Jin HR. Lengthening the short nose in Asians: Key maneuvers and surgical results. JAMA Facial Plast Surg [Internet]. 2013 [Acesso em: 2024 Jul];15(6):439-47.
4. Zhou J, Huang X, Zheng D, Li H, Herrler T, Li Q. Oriental nose elongation using an L-shaped polyethylene sheet implant for combined septal spreading and extension. Aesthetic Plast Surg [Internet]. 2014 [Acesso em: 2024 Jul];38(2):295-302.

CAPÍTULO 78

Cirurgia da Ponta Nasal na Rinoplastia Fechada

Amanda Carvalho Villa de Camargo • Antonio C. Cedin • Carlos A. Caropreso

INTRODUÇÃO

O sucesso da rinoplastia passa por uma análise facial prévia criteriosa para que seja realizado um diagnóstico preciso das alterações estéticas e funcionais.

Após a realização de análise facial e um correto diagnóstico passa-se para o planejamento cirúrgico para definir as possíveis manobras cirúrgicas para atingir o resultado desejado.

Além da análise facial, diagnóstico, planejamento cirúrgico e conhecimento das técnicas cirúrgicas possíveis para que o cirurgião obtenha grandes resultados, é imprescindível o entendimento da anatomia e da dinâmica da ponta nasal.

A ponta nasal é composta pelas cartilagens laterais inferiores que se dividem, anatomicamente, em crura medial, intermédia e lateral. O formato, espessura e posição das cartilagens, associados ao tipo de pele que as recobrem, são fatores determinantes na aparência e no resultado da ponta.

Além da anatomia física das cartilagens, a ponta nasal apresenta mecanismos de suporte que devem ser levados em consideração e influenciam nas técnicas cirúrgicas a ser realizadas. Segundo Tardy, os mecanismos de suporte são divididos em:[1,2]

- Maiores:
  - Tamanho, formato e resiliência das cruras mediais e laterais
  - Tecido fibroso entre as cruras mediais e a borda do septo caudal
  - Tecido fibroso entre as cartilagens laterais superiores (bordo caudal) e cartilagens laterais inferiores (bordo cefálico)
- Menores:
  - Dorso do septo nasal
  - Tecido fibroso entre as regiões do domo que o conecta ao ângulo septal anterior (ligamento interdomal)
  - Tecido conectivo das cartilagens sesamoides ou cartilagens alares menores das cartilagens laterais inferiores
  - Espinha nasal anterior
  - Adesão das cartilagens laterais inferiores à pele e ao envelope de tecido mole.

Durante a programação de abordagem da ponta nasal deve-se analisar a composição das cartilagens laterais inferiores na construção da ponta como um tripé, segundo a Teoria do Tripé de Anderson.[3] Um tripé em que cada crura lateral das cartilagens laterais inferiores compõe uma "perna" e as cruras mediais juntas compõem a terceira perna.

O conhecimento do mecanismo do tripé e as modificações que podem ser feitas nessas estruturas auxiliam nas maneiras de modificar a rotação e a projeção da ponta nasal, seja para aumento ou diminuição da mesma. Por exemplo, ao aumentar o seguimento medial do tripé será alcançado um aumento de rotação e projeção. Se fizer o contrário, o seguimento medial será diminuído e, por consequência, a rotação e a projeção também serão.

Uma vez avaliada a anatomia, a análise facial, a identificação dos mecanismos de suporte e a teoria do tripé de Anderson, passa-se para a parte da abordagem final onde serão planejadas as possíveis técnicas que precisarão ser feitas no decorrer do procedimento cirúrgico e, assim, escolher a melhor abordagem.

Respeitando a filosofia do conservadorismo das estruturas, esse capítulo tratará a ponta nasal na sua abordagem fechada e semiaberta (*delivery*).[4,5] Na abordagem fechada, dentre as possibilidades, opta-se pela incisão transcartilaginosa:

- Incisão única e paralela à válvula nasal (evitando efeitos indesejáveis de cicatrização – estenoses e retrações)
- Descolamento anterógrado: facilita a dissecção da porção cranial da cartilagem lateral inferior e descolamento do dorso.

A abordagem semiaberta (*delivery*) expõe o arco completo da cartilagem lateral inferior, trazendo-o para fora do vestíbulo nasal. Essa exposição faz o *delivery* não ser considerado uma técnica fechada. Nessa abordagem, há duas incisões, a incisão marginal (Figura 78.1) e a intercartilaginosa, e é realizada sob visão direta para colocação de enxertos, remodelamento das cartilagens laterais inferiores, assim como suturas e ressecções.

A seguir, são abordadas as alterações estéticas da ponta nasal e as possíveis técnicas cirúrgicas utilizadas para sua correção, utilizando-se as vias fechada e semiaberta.

DEFORMIDADES DA PONTA NASAL

Alterações da forma

- Ponta globosa: aumento do ângulo domal e aumento do ângulo de divergência interdomal
- Ponta bulbosa: ângulo domal normal e aumento do ângulo de divergência interdomal
- Ponta em caixote (*boxy tip*): diminuição do ângulo domal e aumento do ângulo de divergência interdomal.

Alterações da projeção

Uma linha vertical deve ser traçada adjacente ao lábio superior e pelo menos 50 a 60% da ponta deve estar anterior à mesma.[6] Portanto:

- Ponta hiperprojetada: excesso no total da somatória dos três elementos da cartilagem lateral inferior (crura medial, domo e crura lateral) ou a ponta nasal está mais que 50 a 60% da linha vertical do lábio
- Ponta hipoprojetada: falta de estrutura na somatária ou a ponta nasal está menos que 50 a 60% da linha vertical do lábio.

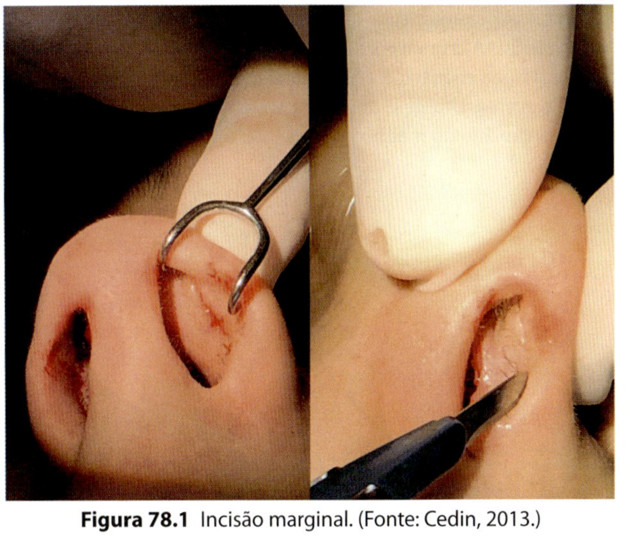

Figura 78.1 Incisão marginal. (Fonte: Cedin, 2013.)

Alterações na rotação

Avaliadas através do ângulo nasolabial, ou seja, ângulo formado pela intersecção entre uma linha que tangencia a columela e uma linha que tangencia a linha do filtro.

- Ponta ptótica ou "caída"/hiporrodada: quando o ângulo nasolabial é agudo (< 90°). Isso ocorre devido ao desequilíbrio entre as subunidades da cartilagem lateral inferior ou no bordo do septo caudal
- Ponta sobrerrodada/hiperrodada: quando o ângulo nasolabial é maior que 110°.

Alterações da simetria

São aquelas pontas em que há alterações anatômicas intrínsecas às próprias cartilagens laterais inferiores ou do seu posicionamento.

PROCEDIMENTOS CIRÚRGICOS PARA O TRATAMENTO DA PONTA NASAL

Técnicas de sutura

São descritas as técnicas de sutura mais frequentes e sua colaboração para o tratamento da ponta nasal. Os autores deste capítulo sugerem o uso de fios absorvíveis 5.0, preferivelmente fios de polidioxanona.

Suturas domais/transdomais (crura medial/intermédia)

Permitem a aproximação das cruras medial e lateral da mesma cartilagem lateral inferior, quando a ponta nasal apresenta um ângulo domal alargado, reduzindo assim a largura horizontal da ponta bulbosa.[7] A realização desse ponto deve ser feita com muita atenção devido ao risco de rotação caudal ou cefálica da crura lateral, o que pode ocasionar prejuízos estéticos.

Novo domo

Produz um ponto de definição da ponta através de uma sutura oblíqua, onde o ponto de entrada é feito pela crura intermédia em direção à crura lateral e o ponto de retorno é paralelo ao de entrada, retornando para a crura intermédia, onde será realizado o nó. A sutura é realizada no local onde se deseja posicionar o domo (Figura 78.2). Atualmente, opta-se por uma sutura posicionada mais cranialmente, de forma que a tensão maior nesse bordo produza uma maior aproximação cefálica do domo, enquanto a borda caudal se mantém mais aberta.

Lateral crural steal

Descrito por Kridel para aumentar a projeção e a rotação da ponta nasal através do alongamento das cruras mediais e encurtamento das cruras laterais. A crura medial maior "empurra" a ponta cefalicamente com mais vigor, enquanto a crura lateral menor ajuda a "puxar" a ponta cefalicamente. Utiliza-se da mesma sutura de novo domo, mas com o posicionamento do mesmo lateralmente (Figura 78.3).[8]

Cranial tip suture

Descrito por Kovacevic, o ponto de entrada está 3 mm distante da borda medial da crura intermédia e se direciona obliquamente para a lateral, onde se posicionará 1,5 a 2 mm lateral ao domo e próximo à sua borda cranial (Figura 78.4). O ponto de retorno será paralelo à borda cefálica e 2 mm atrás do primeiro ponto de saída. Após, a sutura se direciona para a crura intermédia, no mesmo nível do ponto de entrada, mas a 2 mm de distância.[9]

Cephalic dome suture

Dosanjh et al. (2010)[10] descreveram uma sutura hemitransdomal na extremidade cefálica, entre a crura lateral e a média, para estreitar a região domal (Figura 78.5). Çakir[11] sugeriu o termo *cephalic dome suture* (sutura cefálica do domo) com as seguintes características:

- Identificar o ponto ideal do domo
- Colocar a sutura cefálica 3 mm lateralmente ao ponto ideal do domo
- Amarrar até correção da convexidade (mas não muito apertado)
- Adicionar mais pontos em 5 e 7 mm lateralmente, se necessário
- Ressecar o bordo cefálico, se necessário.

Sutura interdomal

Sutura realizada para corrigir a divergência entre os domos melhorando assimetrias e a definição da ponta nasal. É realizada uma sutura vertical simples com fio absorvível 5.0 que começa lateralmente ao domo, sai em cima da sutura domal, retorna na crura contralateral em mesmo nível e sai lateralmente ao domo (Vídeo 78.1).

Suturas das cruras laterais

Turnover flap/turn-under flap

Descrita por McCollough, em 1993, como uma técnica de tratamento da convexidade da cartilagem lateral inferior (CLI).[8] A técnica consiste no descolamento da cartilagem lateral inferior, através da sua borda cranial, desvencilhando a mesma da região do *scroll* e da pele do vestíbulo. Realiza-se uma incisão longitudinal no ponto escolhido para dobra, devendo-se manter a CLI com uma largura mínima entre 7 e 9 mm. Assim, o segmento cefálico é dobrado sobre/sob o segmento caudal da CLI e a sutura é realizada com fio absorvível (PDS 5.0). Tal manobra melhora a força estrutural e a convexidade de CLI (Figura 78.6).

Porém, a técnica apresenta limitações e contraindicações como: cartilagens frágeis e estreitas, com grandes deformidades e narizes curtos (asiáticos/afrodescendentes).[12]

Sutura da crura medial

Sutura tongue-in-groove

Descrita por Kridel, em 1999, permite mudança na projeção da ponta nasal (aumento, manutenção, redução) e na rotação dela, além de colaborar na correção de deformidades das cruras mediais como: forma, posição, simetria, e da base columelar. Consiste na

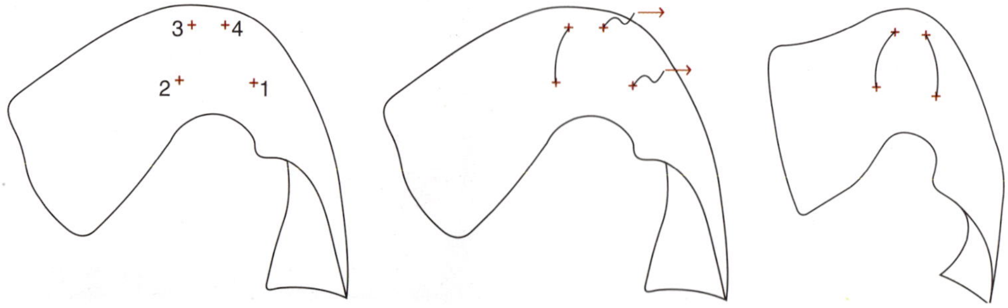

Figura 78.2 Novo domo: sutura oblíqua onde se deseja posicionar o domo. (Fonte: Cedin, 2013.)

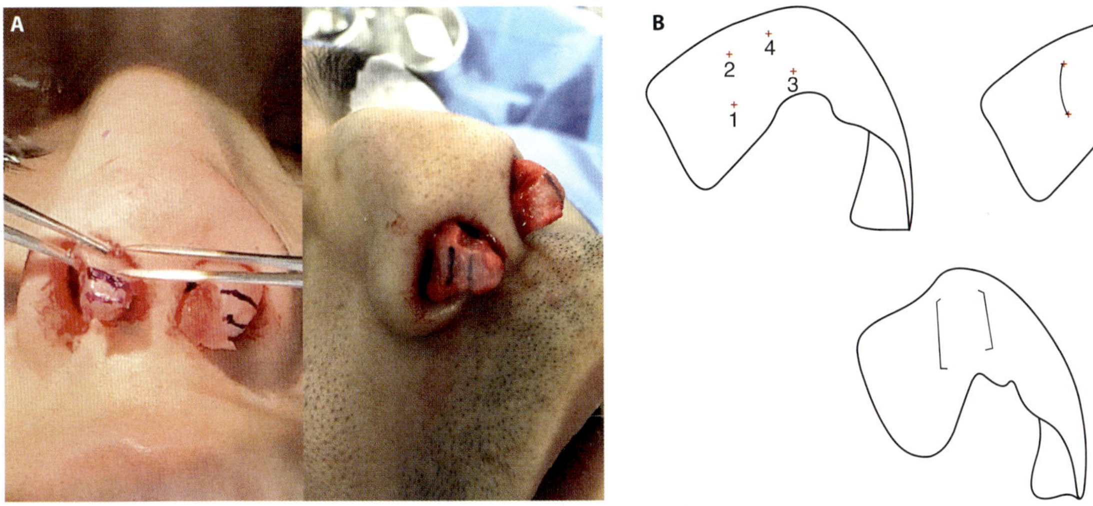

Figura 78.3 A. Identificação do domo atual e realização do *lateral crural steal*; **B.** Sutura do novo domo após a sua lateralização. (Fonte: Cedin, 2013.)

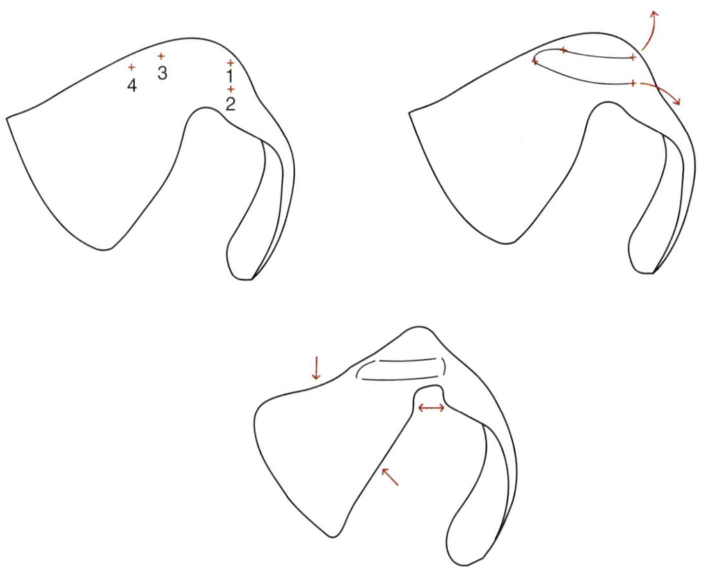

Figura 78.4 *Cranial tip suture*, descrito por M. Kovacevic. (Fonte: Cedin, 2013.)

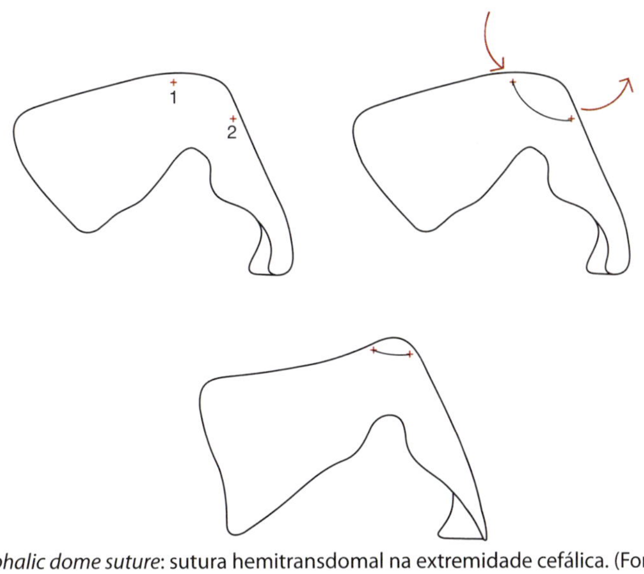

Figura 78.5 *Cephalic dome suture*: sutura hemitransdomal na extremidade cefálica. (Fonte: Cedin, 2013.)

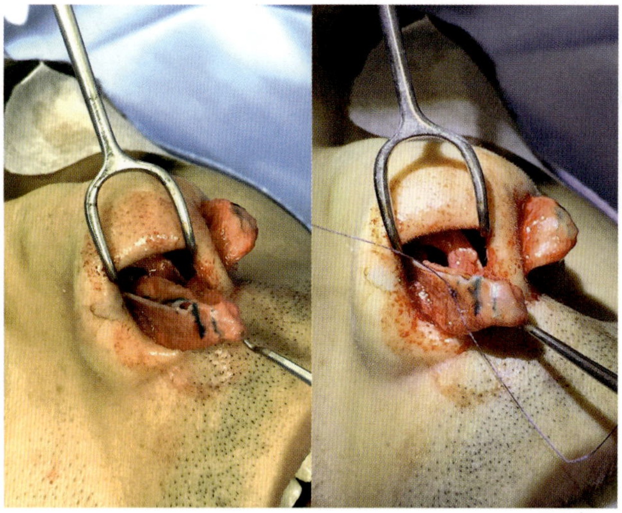

Figura 78.6 *Turn in flap*: descolamento, incisão longitudinal e dobra da cartilagem lateral inferior. (Fonte: Cedin, 2013.)

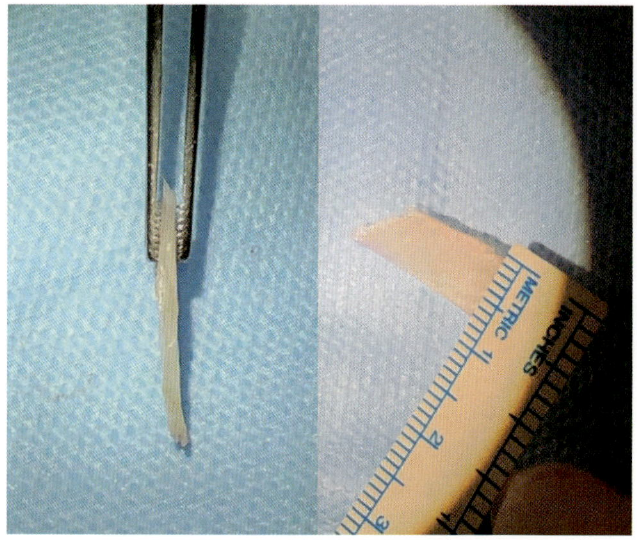

Figura 78.7 *Strut columelar*. (Fonte: Cedin, 2013.)

exposição ampla do septo caudal com incisões transfixantes, descolamento retrógrado da região entre as cruras mediais e fixação cefálica e posterior das mesmas no septo caudal com fio absorvível ou não absorvível 5.0 (Vídeo 78.2).[13]

Enxertos de ponta nasal

Enxertos de sustentação da ponta nasal

Strut columelar

Enxerto sólido posicionado entre as cruras mediais que proporciona estabilidade da ponta nasal e influencia o formato columelar. Ao se realizar a sutura desse enxerto nas cruras mediais cria-se um complexo de ponta unificado e melhora da simetria, além de fornecer uma rigidez da columela que ficará independente dos desvios caudais do septo. Pode variar em sua forma mas, geralmente, tem 20 mm de comprimento, 2,5 mm de largura e 1,5 mm de espessura (Figura 78.7).

Atualmente, tem sido substituído pelo uso do enxerto de extensão septal, por este demonstrar melhores resultados a longo prazo conforme Rohrich et al., que demonstraram que 55% dos pacientes apresentaram perda de projeção.[14]

Extensor septal e suas derivações

Extensor septal

Descrito por Byrd e Toriumi,[7,15] o enxerto de extensão septal pode ser fixado na borda caudal do septo (terminoterminal) ou lateralmente ao septo (laterolateral), sendo que a fixação laterolateral pode se apresentar mais estável, enquanto a terminoterminal por vezes necessitará de reforço, como *spreader grafts* alongados, anteparos (*padlock*) e reforço na região da sutura. Deve ser posicionado 6 a 10 mm anterior ao dorso, a depender do tipo de pele (6 mm em pele fina, 8 em pele média e 10 ou mais em pele grossa). Tal enxerto favorece um maior controle da projeção, rotação e formato da ponta nasal (Figura 78.8, Vídeo 78.3).

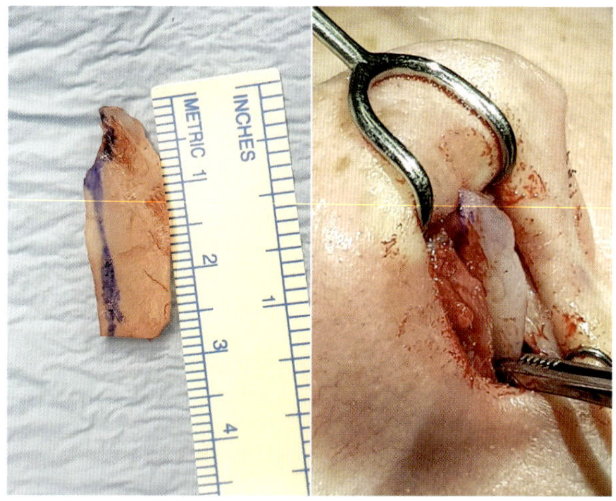

Figura 78.8 Extensor septal. (Fonte: Cedin, 2013.)

Derivações do enxerto de extensão septal

ANSA Banner

Descrito por Neves,[16] o ANSA *banner* pode ser definido como um enxerto de extensão septal parcial na região do ângulo septal anterior. Ele realizará o suporte necessário para manutenção da projeção e rotação da ponta evitando a "ponta congelada" ocasionada pelo extensor septal.

Tem o formato trapezoidal, com 10 a 15 mm comprimento; 3 a 5 mm na face anterior e 5 a 8 mm na face posterior, e deve ser posicionado na região do ângulo septal anterior com fio absorvível; dessa forma é possível criar um ângulo entre enxerto e ângulo septal de 115 a 145°.

Teostrut

Descrito por Dogan,[17] o *Teostrut* é um enxerto triangular fixo no septo anterior. No ápice do triângulo será posicionado o domo e, dessa forma, as cruras laterais não apresentarão nem "peso" para projeção, ficando apenas apoiadas no enxerto.

Enxertos para definição de ponta nasal

São enxertos que podem ser utilizados sobre a posição final do domo com objetivo de refinar, modelar, projetar e camuflar a ponta nasal. Podem ser empregados enxertos de cartilagem septal, cartilagem de concha ou cartilagem costal de forma sólida, amassadas (*crushed*) ou picadas (*free diced*).[18]

Cap graft

O *cap graft* pode melhorar a forma da ponta nasal, deixando-a mais definida/triangular e acentuar o *supratip break*. Mas, ao mesmo tempo, é uma manobra em que se consegue uma pequena melhora na projeção da ponta nasal. Deve ter o tamanho, discretamente, maior que a distância entre os domos e ser colocado entre 1 e 2 mm cranial ao domo (Vídeo 78.4).

Escudo de Sheen

Descrito por Sheen,[19] consiste em um enxerto sólido no formato de um escudo/diamante, que será posicionado anteriormente às cruras intermédias. O seu tamanho pode variar, podendo ultrapassar a área do domo. Tem como objetivo melhorar a definição do *double break* (região do lóbulo da ponta) e do domo, e também melhorar a projeção da ponta nasal.

Enxertos de crura lateral

São enxertos utilizados no tratamento das cruras laterais quando as mesmas se apresentam com deformidades, frágeis ou mal posicionadas. Para cada alteração pode-se adequar um tipo de enxerto que acarretará o seu tratamento. Os enxertos podem ser obtidos do septo nasal, cartilagem auricular ou costal, dependendo da quantidade e disponibilidade de material necessário.[20]

Alar rim graft

Enxerto de rebordo alar posicionado na região compreendida entre os lóbulos da ponta e da asa nasal através de um túnel estreito. Trata-se de um enxerto estreito (máximo 2 mm) e comprido, em formato retangular (Figura 78.9). Tem como função melhorar o rebordo alar com uma melhor retificação dessa região. Não é considerado um enxerto de sustentação essencial, mas sim, um enxerto de refinamento e prevenção do rebordo, evitando possíveis retrações cefálicas.

Alar rim articulado

Este enxerto é uma modificação do enxerto de rebordo alar convencional mas, ao contrário deste, ele é fixado por meio de suturas com fio absorvível 5.0 na crura lateral (mais precisamente na região lateral ao domo) e a orientação do seu bordo livre deve ser paralelo à região anatômica da borda alar e não à borda livre da crura lateral. Entende-se que este tipo de enxerto, com sua fixação, seja mais eficaz no tratamento e profilaxia das deformidades alares (primárias, iatrogênicas/secundárias) (Vídeo 78.5).

Alar batten graft

Enxerto de cartilagem curvilínea, colocado em uma bolsa subcutânea sobre a crura lateral e apoiado na abertura piriforme (no ponto máximo de colapso da parede lateral). Tem como finalidade funcional o tratamento das insuficiências de válvulas nasais interna ou externa, melhorando a sustentação e evitando o colapso (Vídeo 78.6).

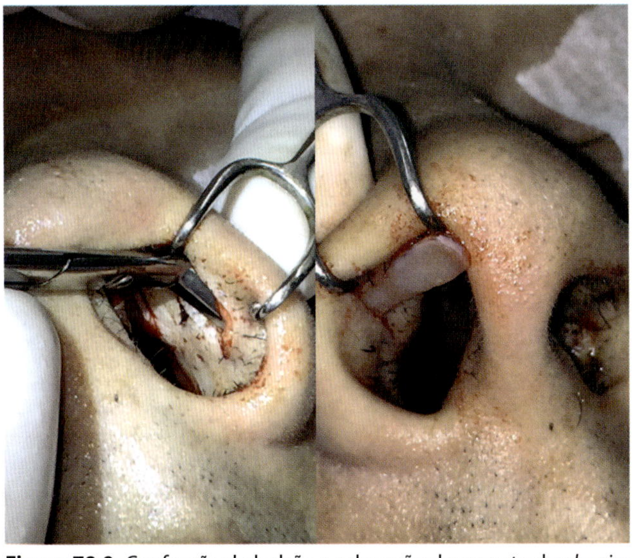

Figura 78.9 Confecção do bolsão e colocação do enxerto de *alar rim* livre. (Fonte: Cedin, 2013.)

Para o tratamento da válvula interna, deve ser posicionado entre o bordo caudal da cartilagem lateral superior e a margem cefálica da cartilagem lateral inferior. Já para o tratamento da válvula externa, deve ser posicionado em um bolsão caudal à crura lateral cefalicamente posicionada.

Lateral crural strut graft (enxerto de Gunter)

Enxerto descrito por Gunter para o tratamento de casos em que as cruras laterais se apresentam com convexidade, o que ocasionará a bulbosidade na ponta nasal, e casos em que as cruras laterais são frágeis e sem sustentação. Confeccionado de forma retangular (3 a 4 mm de largura e 15 a 20 mm de comprimento), é fixado na crura lateral após descolamento da face vestibular, dando suporte e retificação da crura lateral. Porém, apresenta complicações que devem ser levadas em consideração: assimetria nas cruras laterais; aumento do volume na região vestibular (espessura do enxerto/fibrose/queda do complexo enxerto-crura); assimetria narinária e edema prolongado na região do vestíbulo nasal.[20]

Modificações no posicionamento da cartilagem lateral inferior

O conhecimento da anatomia das cartilagens laterais inferiores leva à identificação de alterações no seu posicionamento, o que implica diretamente em resultados satisfatórios quando se fala da cirurgia da ponta nasal. Alterações no seu formato e no seu posicionamento levarão às alterações da forma da ponta nasal, já descritas anteriormente, por isso hoje em dia enfatiza-se os ângulos formados entre as cruras laterais e as estruturas adjacentes, como o ângulo de descanso (*resting angle*) e o ângulo de divergência da cartilagem lateral inferior.

O ângulo de descanso é aquele formado entre o bordo cranial da crura lateral com o bordo caudal da cartilagem lateral superior; esse ângulo deve ser menor que 100°. Quando maior, tem-se maior volume na região de *supratip* e possível pinçamento da ponta nasal.[11]

Já o ângulo de divergência é o formado entre a linha média nasal e a linha de posição da cartilagem lateral inferior, e deve ser maior que 30°. Quando menor, pressupõe-se que as cartilagens laterais inferiores estejam mal posicionadas ou cefalizadas, levando ao que se chama de ponta bulbosa/em caixote.[21]

Cephalic dome suture

Já citada anteriormente, a sutura cefálica do domo, descrita por Çakir, ocasiona elevação do bordo caudal e melhora do ângulo de descanso.

Alar spanning suture

Essa técnica tem como objetivo reduzir o espaço "morto" na região do *supratip*, melhorar o ângulo de descanso e adicionar força ao complexo lóbulo/ponta. É realizado uma *mattress suture* (sutura colchoeiro), com fio absorvível, na porção mais medial da borda cefálica da crura lateral, imediatamente acima e adjacente ao domo (Figura 78.10).[22]

Lateral crural tensioning

Descrito por Davis, *o lateral crural tensioning* é uma junção de técnicas em que se busca o refinamento da ponta que se apresenta bulbosa/em caixote com menor ressecção das cruras laterais. A técnica é a combinação do *lateral crural steal* com o extensor septal e o ponto de *tongue-in-groove*.[23] Com o movimento de "tensionar/puxar" as cruras laterais para a posição anterior e caudal ao ponto mais alto do extensor septal, tal manobra consegue um aumento da projeção e da rotação da ponta nasal, assim como elevação no bordo caudal das crura laterais e rebaixamento do bordo cranial, o que melhora o ângulo de descanso e o ângulo de divergência.

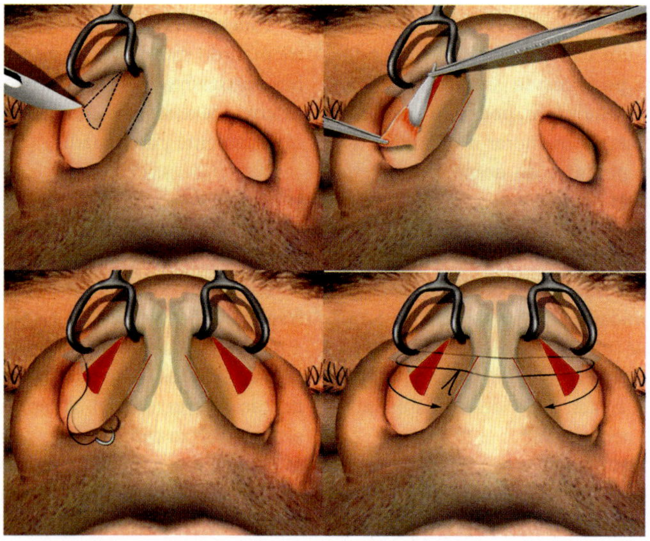

Figura 78.10 *Spanning suture*. (Fonte: Cedin, 2013.)

Reposicionamento das cartilagens laterais inferiores

A técnica do reposicionamento está indicada nos pacientes que apresentam cefalização das cartilagens laterais inferiores, ou seja, o ângulo de divergência é menor que 30º.[17] Para o reposicionamento, realiza-se o descolamento das cruras laterais de toda sua face vestibular e sua desinserção da parede lateral; sutura-se um *lateral strut graft* (enxerto de Gunter) que ultrapassa o comprimento da crura lateral e confecciona-se um bolsão lateralmente à inserção original, assim colocando o complexo crura lateral – enxerto de Gunter – na posição desejada pelo cirurgião.

Atualmente, esta técnica tem sido menos utilizada devido às outras manobras como o tensionamento das cruras laterais, o uso do *alar rim* articulado, suturas craniais do domo que apresentam resultados satisfatórios sem as complicações, já descritas previamente, do uso do enxerto de Gunter (Vídeo 78.7).

CONSIDERAÇÕES FINAIS

A cirurgia da ponta nasal é o tempo cirúrgico mais complexo e delicado da rinoplastia. Teoricamente, o cirurgião que domina adequadamente as técnicas para o seu tratamento é aquele que obtém melhores resultados.

As técnicas aqui apresentadas podem ser reproduzidas em rinoplastias com abordagem fechada e semiaberta, conforme conhecimento e destreza do cirurgião.

O planejamento cirúrgico em junção com o arsenal de conhecimento e possibilidades de conduta levam a resultados satisfatórios e com menor morbidade.

REFERÊNCIAS BIBLIOGRÁFICAS

1. Shamouelian D, Leary RP, Manuel CT, Harb R, Protesenki DE, Wong BJF. Rethinking nasal tip support: A finite element analysis. Laryngoscope [Internet]. 2015 [Acesso em: 2024 Jul];125:326-30.
2. Tardy ME, Brown RJ. Surgical anatomy of the nose. New York: Raven Press; 1990. 106 p.
3. Anderson JR. A reasoned approach to nasal base surgery. Arch Otolaryngol [Internet]. 1984 [Acesso em: 2024 Jul];110(6):349-58.
4. Maniglia AJ, Maniglia JJ, Maniglia JV. Rinoplastia: estética, funcional, reconstrutora. Rio de Janeiro; Revinter; 2002.
5. Daniel RK. Rinoplastia básica e avançada – Atlas de técnicas cirúrgicas. 2.ed. Rio de Janeiro: Revinter; 2012.
6. Rohrich RJ, Adams WP Jr, Ahmad J, Gunter JP. Dallas rhinoplasty: Nasal surgery by the masters. 3. ed. Revinter, 2016.
7. Toriumi DM. New concepts in nasal tip contouring. Arch Facial Past Surg [Internet]. 2006 [Acesso em: 2024 Jul];8(3):156-85.
8. Kridel RH, Konior RJ, Shumrick KA, Wright WK. Advances in nasal tip surgery: The lateral crural steal. Arch Otolaryngol Head Neck Surg [Internet]. 1989 [Acesso em: 2024 Jul];115(10):1206-12.
9. Kovacevic M, Wurm J. Cranial tip suture in nasal tip contouring. Facial Plast Surg [Internet]. 2014 [Acesso em: 2024 Jul];30(6):681-7.
10. Dosanjh AS, Hsu C, Gruber RP. The hemitransdomal suture for narrowing the nasal tip. Ann Plast Surg [Internet]. 2010 [Acesso em: 2024 Jul];64:708-12.
11. Çakir B. Aesthetic septorhinoplasty. 1 ed. Istambul: Springer; 2016.
12. McCollough EG, Fedok FG. The lateral crural turnover graft: Correction of the concave lateral crus. Laryngoscope [Internet]. 1993 [Acesso em: 2024 Jul];103(4):463-9.
13. Kridel RW, Scott BA, Foda HM. The tongue-in-groove technique in septorhinoplasty. A 10-year experience. Arch Facial Plast Surg [Internet]. 1999 Oct-Dec [Acesso em: 2024 Jul];1(4):246-56; discussion 257-8.
14. Rohrich RJ, Durand PD, Dayan E. Changing role of septal extension versus columellar grafts in modern rhinoplasty. Plast Reconstr Surg [Internet]. 2020 May[Acesso em: 2024 Jul];145(5):927e-931e.
15. Byrd HS, Andochick S, Copit S, Walton KG. Septal extension grafts: A method of controlling tip projection shape. Plast Reconstr Surg [Internet]. 1997 [Acesso em: 2024 Jul];100:999-1010.
16. Neves JC, Tagle DA. Lateral crura control in nasal tip plasty: Cephalic oblique domal suture, 7X suture and ANSA banner. Ann Plast Reconstr Surg [Internet]. 2020 [Acesso em: 2024 Jul];4(3):1059.
17. Dogan T. Teorhinoplasty. A minimalist approach. 1. ed. Ema Tip Kitabevi; 2019. 155 p.
18. Caropreso CA, Rodrigues AB, Sasaki F, Barboza LC Junior, Signorini MA, Sampaio PL. Enxertos de definição da ponta nasal. In: Gomes GA, Jorge RB (edit.). Tratado de Rinoplastia. Rio de Janeiro: Thieme Revinter Publicações, 2021. p.171-84.
19. Sheen JH. Spreader graft: A method of reconstructing the roof of the middle nasal vault following rhinoplasty. Plast Reconstr Surg [Internet]. 1984 Feb [Acesso em: 2024 Jul];73(2):230-9.
20. Gunter JP, Friedman RM. Lateral crural strut graft: Technique and clinical applications in rhinoplasty. Plast Reconstr Surg [Internet]. 1997 Apr [Acesso em: 2024 Jul];99(4):943-52; discussion 953-5.
21. Toriumi DM, Asher SA. Lateral crural repositioning for treatment of cephalic malposition. Facial Plast Surg Clin North Am [Internet]. 2015 Feb [Acesso em: 2024 Jul];23(1):55-71.
22. Cedin AC. Alar-spanning suture for tip contouring in closed approach rhinoplasty for African-Caucasian noses. Facial Plast Surg [Internet]. 2013 Jun [Acesso em: 2024 Jul];29(3):167-70.
23. Davis RE. Lateral crural tensioning for refinement of the wide and underprojected nasal tip: Rethinking the lateral crural steal. Facial Plast Surg Clin North Am [Internet]. 2015 Feb [Acesso em: 2024 Jul];23(1):23-53.

CAPÍTULO 79

Cirurgia da Ponta Nasal na Rinoplastia Aberta

Eduardo Landini Lutaif Dolci • Luiz Carlos de Melo Barboza

INTRODUÇÃO

A cirurgia da ponta nasal é a etapa mais complexa das rinoplastias, devido às grandes variações anatômicas, assimetrias entre as cartilagens alares, tipos de pele e desejos/expectativas dos pacientes. Por isso, é necessário um conhecimento amplo de técnicas e manobras cirúrgicas, além de uma avaliação pré-operatória detalhada e o correto planejamento cirúrgico realizado em conjunto com o paciente.

Atualmente, a via de acesso aberta é a mais utilizada pela maioria dos cirurgiões, pois permite uma visualização ampla, excelentes condições de manipulação e identificação das estruturas osteocartilaginosas.[1]

Além do acesso, o tratamento da ponta nasal mudou drasticamente a partir dos anos 1980, principalmente com o uso de enxertos cartilaginosos para a sua modelação.[2] Antes deste período, a técnica cirúrgica era unicamente de redução, com ressecção das cartilagens alares com o objetivo de estreitar a ponta. Muitos pacientes evoluíam com pontas nasais pinçadas e estreitas, que causavam repercussões estéticas e funcionais. A partir da utilização de enxertos, iniciou-se o período da rinoplastia estruturada, com pontas ligeiramente mais largas, com aspecto mais natural.[3] E nas últimas décadas, conceitos de preservação e reposicionamento vêm sendo utilizados na cirurgia da ponta nasal, com a rinoplastia de preservação.[4]

Apesar de a avaliação estética ser muito subjetiva, é fundamental determinar as características essenciais da ponta nasal, as possibilidades em relação ao ideal estético e às limitações da cirurgia. Hoje, diversos parâmetros da ponta nasal devem ser considerados: projeção, rotação, sustentação, ângulo lóbulo-columelar, *supratip break*, relação asa-columelar e definição. Tudo isso deve ser detalhadamente explicado e discutido com o paciente no pré-operatório.[5] Por questões didáticas, e para melhor ilustrar as técnicas, neste capítulo elas serão divididas em dois compartimentos: central e lateral. Para uma melhor sustentação e estruturação do nariz, aborda-se inicialmente a correção do septo caudal: retificação, fortalecimento, correção de assimetrias e alongamento, quando necessário. Após a atuação no compartimento central, a abordagem segue para a porção lateral que, na ponta nasal, consiste no posicionamento, angulação e direção das crura laterais em relação ao novo septo caudal.

COMPARTIMENTO CENTRAL: ESTABILIZAÇÃO DA PONTA

O passo mais importante na cirurgia da ponta nasal é determinar sua correta posição, tanto a projeção como a rotação. Para isso, é fundamental o suporte da ponta nasal para que todas as manobras realizadas a seguir apresentem resultados consistentes e duradouros. Há atualmente três opções gerais para a sustentação da ponta nasal: manobra de *tongue-in-groove*, *strut* columelar e enxerto de extensão septal.[6]

O *tongue-in-groove* é uma manobra na qual a própria porção caudal do septo é utilizada como suporte para as cartilagens alares. Existem algumas definições na literatura, mas a manobra clássica é utilizada sem auxílio de enxertos. Para a manobra ser bem-sucedida, ela deve ser indicada em casos selecionados, nos quais a anatomia do septo, cartilagens alares e ponta nasal sejam adequados. Desta forma, pacientes com septo caudal longo, rígido e relação asa-columelar inadequada (aumento desta distância) são bons candidatos.[7]

O *strut* columelar é um enxerto em formato retangular, preferencialmente confeccionado com cartilagem septal ou de costela, fixado entre as cruras mediais, e sem fixação ao septo caudal. Deve apresentar pelo menos 1 mm de espessura, ter ao menos a largura das cruras mediais e o seu comprimento deve, idealmente, corresponder ao comprimento das cruras mediais. Em geral, é mais utilizado nas rinoplastias com acesso fechado, mas pode também ser empregado nas rinoplastias abertas.[8] Para realizar a fixação correta, a crura medial deve ser dissecada até a região do *footplate* (porção mais inferior da crura medial, que normalmente apresenta uma divergência em relação ao restante da crura medial). Devem ser realizados de 3 a 4 pontos intercrurais, unindo as duas cruras mediais ao enxerto, desde a região subdomal até os *footplates*. Inicialmente, este enxerto era fixado apenas nos domos das cartilagens alares, permanecendo livre, ou flutuante, em toda a sua extensão inferior, o que muitas vezes levada à perda de projeção, rotação e sustentação da ponta nasal.

O enxerto de extensão septal (*septal extension graft*) é atualmente o mais utilizado pela maioria dos cirurgiões para estabilização e sustentação da ponta nasal. Além disso, este enxerto é muito eficaz para determinação do ângulo nasolabial adequado, ângulo lóbulo-columelar, projeção, definição de ponta (principalmente em pacientes com pele mais espessa) e alcance do *supratip break* adequado.[9] Ele é utilizado principalmente nas rinoplastias abertas, mas também pode ser empregado nas rinoplastias fechadas. A fonte de cartilagem é preferencialmente o septo nasal, mas em casos de narizes étnicos com pouco material disponível no septo, ou em cirurgias revisionais, a costela torna-se a principal opção, podendo também ser utilizada a concha auricular em dupla camada.

Esse enxerto fixado ao septo caudal apresenta como principal vantagem um alicerce rígido e estável para a ponta nasal, atuando como um prolongador do septo caudal. A fixação pode ser realizada de duas maneiras: terminoterminal ou laterolateral.

A escolha dessas opções está relacionada com a experiência e preferência de cada cirurgião, das alterações anatômicas encontradas, dos materiais disponíveis para enxerto e do planejamento cirúrgico realizado.[10]

A fixação terminoterminal normalmente envolve o uso de *spreader grafts* alongados para estabilizar a porção superior do enxerto, associado ao uso de suturas em figura de 8 e/ou *splints* cartilaginosos ou ósseos inferiormente (Figura 79.1). Para este tipo de fixação, é necessário que o septo caudal esteja absolutamente centrado para evitar laterorrinias de ponta e assimetrias. É uma opção muito utilizada principalmente em narizes curtos, que necessitam de alongamentos mais significativos, como em casos congênitos, revisionais ou pós-infecciosos.

A outra opção é a laterolateral, com o enxerto sobrepondo a porção caudal do septo. Existem algumas opções para a configuração do formato desse extensor: retangular, triangular, estilizado, *Teostrut*, Ansa Banner, entre outros. O formato do enxerto está relacionado com a quantidade de material que será sobreposto ao septo caudal, e a quantidade de enxerto que ficará excedente ao septo caudal. Esse enxerto pode ser fixado apenas na porção superior do septo, ou então se entender por toda a porção caudal até a espinha nasal anterior, podendo ou não ser fixado nela (Figura 79.2).

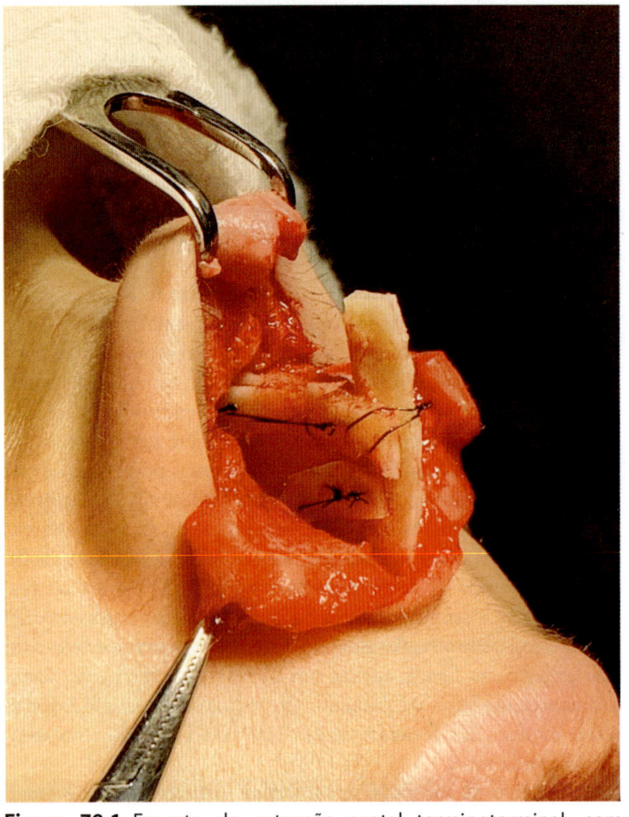

Figura 79.1 Enxerto de extensão septal terminoterminal, com *spreader grafts* alongados e *splints* cartilaginosos inferiores.

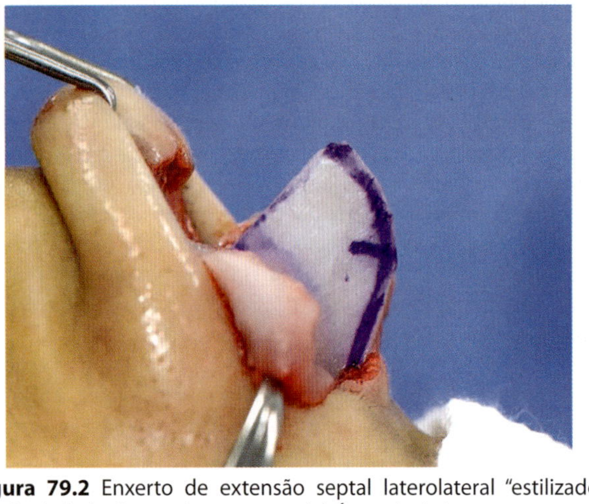

Figura 79.2 Enxerto de extensão septal laterolateral "estilizado", fixado do lado direito do septo caudal. É possível observar por transparência o septo caudal original.

Existe também o *taco graft*, um enxerto duplo que abraça o septo em sua porção caudal. Para sua confecção, um pedaço retangular de septo, geralmente de 12 × 15 mm, é incisado gentilmente dividindo ao meio e, em seguida, dobrado sobre ele mesmo (6 × 15 mm), ficando preso somente pelo pericôndrio. As principais vantagens: mais firme e menos flexível que um enxerto único, fortalece a cauda do septo e tem menos tendência ao desvio.[11] A escolha da extensão do enxerto também dependerá da preferência do cirurgião, da quantidade e consistência do material disponível para enxerto e das características do septo caudal, podendo apresentar uma cartilagem forte e estável, ou então extremamente frágil e débil. A fixação pode ser realizada com uso de fios absorvíveis (PDS) ou não absorvíveis (*nylon* ou prolene) (Figura 79.3).

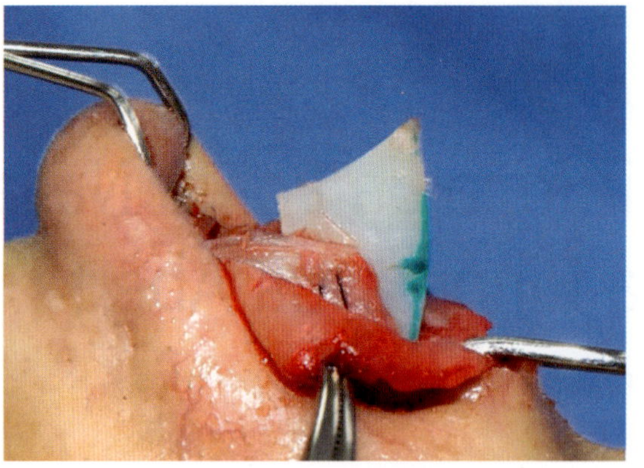

Figura 79.3 Enxerto de extensão laterolateral fixado à direita do septo caudal, prolongando anterior e superiormente o septo original.

O adequado posicionamento deste enxerto definirá os parâmetros iniciais primordiais na cirurgia da ponta nasal: rotação e projeção. O correto diagnóstico pré-operatório e as queixas do paciente definirão as manobras necessárias na cirurgia da ponta nasal. Desta forma, serão determinadas as manobras em relação à rotação do nariz, aumento ou contra-rotação, e as manobras em relação à projeção do nariz, aumento ou redução da projeção. Esses dois parâmetros são associados para definir a posição inicial do enxerto de extensão septal.

Para o alcance da rotação do nariz com o programado ângulo nasolabial, deve-se angular o extensor septal sobre o septo caudal, o que pode ser feito com uso de moldes, projetômetro ou apenas com o uso de agulhas de insulina no enxerto. Para a determinação da projeção, o enxerto deverá ser mobilizado no sentido inferossuperior, podendo, ao final da cirurgia da ponta nasal, obter pequenos aumentos de projeção (1 a 2 mm) com uso de enxertos como *cap graft* ou pequenas reduções de projeção com pequenos desgastes na ponta do enxerto.

Após a fixação, é necessário checar se a ponta está centralizada. Deve-se observar o nariz pela visão de base e também pela visão do helicóptero. A seguir, deve-se estabilizar o enxerto, e isto muitas vezes está relacionado com a quantidade de extensão em relação ao septo caudal realizada. Quanto maior esta extensão, mais móvel fica o enxerto e maior é a necessidade de estabilização. Podem ser realizadas suturas, como a estaiada (*stay suture*), ou então utilizados enxertos contralaterais, que podem ser ósseos e/ou cartilaginosos, fixados vertical, horizontal ou diagonalmente, dependendo dos enxertos disponíveis (Figuras 79.4 a 79.6).

Após a fixação do enxerto contralateral, novamente deve-se checar a centralização da ponta nasal, já que esse suporte fornecido pelo enxerto de extensão septal é o pilar central estrutural essencial nas manobras subsequentes da ponta nasal. Depois da fixação e posicionamento do pilar central, são adequadas as cartilagens alares ao enxerto de extensão septal.

Cap graft

Trata-se de pequeno enxerto de cartilagem posicionado sobre os domos, que tem como objetivo não apenas aumentar discretamente a projeção da ponta, mas principalmente, melhorar a forma, deixando-a mais definida na incidência de base e acentuando a definição do *supratip break* na incidência de perfil. O efeito de um possível aumento excessivo da relação lóbulo-columelar não deve ser negligenciado.[12]

Enxerto infralobular, escudo de Sheen ou shield graft

Este enxerto foi descrito pela primeira vez por Goldman e posteriormente refinado por Peck[2] para definir o perfil columelar ou corrigir uma columela embutida. Sobre suas dimensões, a borda superior

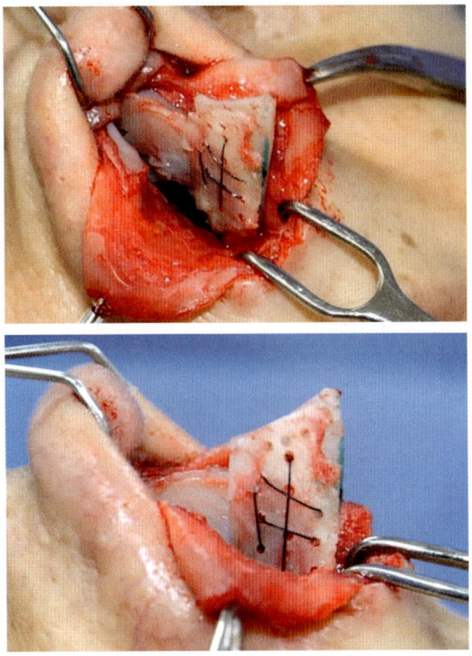

Figuras 79.4 Enxerto contralateral tipo *batten* ósseo, para estabilizar o extensor septal cartilaginoso contralateral.

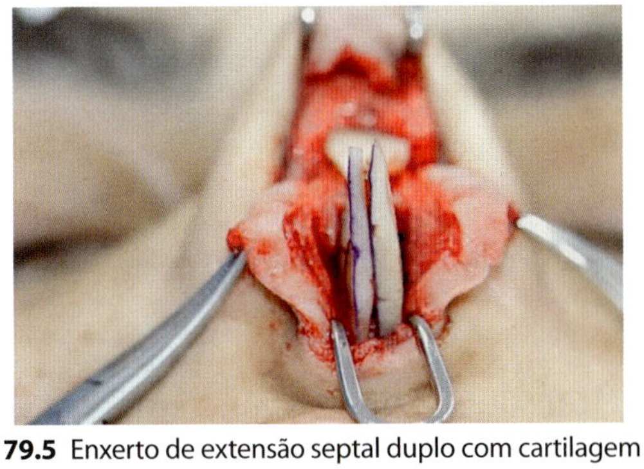

Figura 79.5 Enxerto de extensão septal duplo com cartilagem costal.

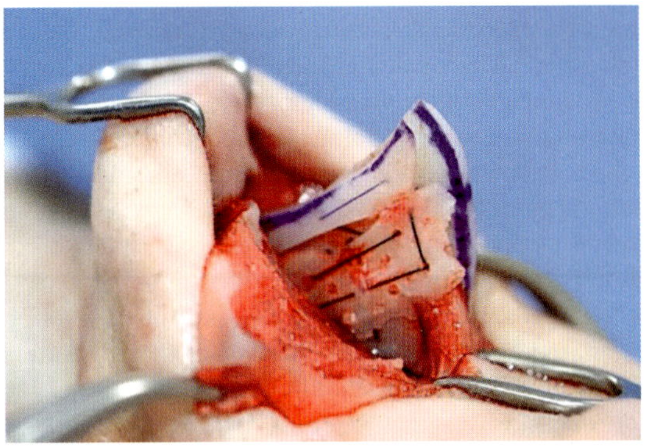

Figura 79.6 Enxertos contralaterais estabilizadores, com *spreader* cartilaginoso superior e *batten* ósseo inferior.

tem de 8 a 12 mm de largura e se tornará o novo ponto definidor da ponta, podendo também projetá-la. A extremidade inferior diminui para 3 a 4 mm de largura para se adequar à largura normal da columela. O comprimento varia de 8 a 15 mm dependendo da altura da projeção da ponta ou do realce de exposição columelar desejado.

As bordas do enxerto devem ser cuidadosamente biseladas para evitar que as angulações apareçam através da pele fina. O enxerto é fixado na junção ponta-columelar às cruras medial e intermediária.[12]

COMPARTIMENTO LATERAL: CRURAS LATERAIS

Lateral crural tensioning

O próximo passo na cirurgia da ponta nasal é a manipulação das cartilagens alares, especialmente as cruras laterais. A etapa inicial é a definição dos domos originais, de maneira simétrica bilateralmente. A grande mudança proporcionada pela manobra do *lateral crural tensioning* foi conseguir esticar as cruras laterais, fixando-as em uma estrutura central rígida que é o extensor septal.[13]

A seguir, deve-se definir o quanto lateralizar o domo, para manter as cruras laterais mais esticadas e definidas. O ideal é se posicionar na cabeceira do paciente, e com o auxílio de pinças de Adson Brown, posicionar os dois novos domos, lados direiro e esquerdo, na nova posição em relação ao extensor septal. Esta manobra permite diminuir a bulbosidade das cartilagens alares, deixando-as mais planas e definidas. Em casos de narizes muito curtos, nos quais é necessário um aumento muito grande da posição inicial do ângulo septal anterior, não é possível lateralizar o domo, mas mesmo nestas situações, apenas a fixação do domo original na nova posição já manterá a cartilagens alares esticadas e melhor posicionadas.

A ressecção de uma pequena porção das cruras laterais ainda deve ser realizada em casos de cartilagens muito grandes e/ou assimétricas. Muitos cirurgiões ainda mantém como referência 5 mm (domo) e 8 mm (crura lateral), mas dependendo das características das cartilagens, frágeis ou rígidas, estas medidas podem sofrer pequenas alterações. O objetivo é realizar pequenas reduções da porção cefálica, definidas como *cephalic trim*. Atualmente, sabe-se que a definição da ponta nasal está relacionada com todas as manobras sequenciais para o alcance do objetivo (extensor septal, *lateral crural tensioning*, suturas domais), e não com grandes resseções de cartilagens alares.

Enxertos do compartimento lateral

Lateral crural strut graft (enxerto de Gunter)

É um enxerto de cartilagem, descrito por Jack Gunter[14], fixado na face vestibular da crura lateral, com funções de sustentação e retificação da mesma. O uso deste enxerto está indicado em casos em que as cruras laterais se apresentam convexas, causando bulbosidade da ponta nasal; e em casos em que a crura lateral é frágil e sem sustentação.

A técnica consiste em descolar a pele do vestíbulo nasal e posicionar o enxerto sob a crura lateral, fixando-o com suturas utilizando fios PDS ou *nylon* (5-0). A cartilagem escolhida deve ser a mais reta e firme, pouco espessa para não dar volume, e suas dimensões devem apresentar no mínimo 4 mm de largura e comprimento entre 2 a 3 cm.

Existe ainda a opção do uso do enxerto de Gunter em conjunto com o reposicionamento das cruras laterais. Nestes casos, o enxerto deve ser idealmente mais longo que o comprimento da crura lateral. Isso se faz necessário uma vez que, para esse reposicionamento, o complexo crura lateral-enxerto de Gunter será colocado em um bolsão (*pocket*) confeccionado em uma região mais lateral que a inserção original.

Alar rim graft (enxerto de borda alar)

Consiste em um enxerto cartilaginoso retangular não anatômico colocado através de estreitos túneis confeccionados na borda alar com auxílio de tesouras de ponta fina (tesoura de Íris). O efeito deste enxerto é dar sustentação e retificação desta região e melhorar o contorno da ponta nasal. O *alar rim graft* geralmente apresenta 2 mm de largura e o comprimento deve ser longo o suficiente para dar suporte a toda borda alar. Suturas com categute 5-0 podem ser realizadas em uma das pontas do bolsão para auxiliar no posicionamento do enxerto.[15]

Articulated alar rim graft

O *alar rim graft* foi inicialmente descrito como um enxerto utilizado paralelo ao rebordo alar, ao final da cirurgia da ponta nasal, com o objetivo de melhorar a função da válvula nasal externa e/ou a estética do rebordo alar.[16] Tratava-se de um enxerto livre, não fixado às estruturas, e com o descolamento de uma pequena bolsa lateral à incisão marginal.[17] Uma variação deste enxerto foi descrita, o *articulated alar rim graft* (AARG). Este enxerto apresenta como característica sua fixação sobre ou sob as cartilagens alares, mais precisamente com 2 a 3 suturas, sendo a primeira no domo e uma ou duas nas cruras laterais. Este enxerto deve a seguir ser fixado na porção superior do enxerto de extensão septal (Figuras 79.7 e 79.8). Tem como finalidades a prevenção ou tratamento de insuficiência de válvula nasal externa, melhor contorno do rebordo alar e melhor definição de ponta em narizes com pele espessa.[18]

Pode ser confeccionado com cartilagem septal, de costela ou até de concha auricular, em alguns casos. Pode apresentar tamanho de 2 a 4 mm de largura e 15 a 25 mm de comprimento. Cuidado especial deve ser tomado para deixar as bordas cefálicas bem biseladas para não causar alguma irregularidade na ponta nasal. Com o objetivo de camuflar as bordas próximas dos enxertos e do extensor septal, um *cap graft* recobrindo este plato é uma excelente opção, tendo como um ótimo material para camuflagem a porção removida do *cephalic trim* ou redução dos *footplates* das cartilagens alares.

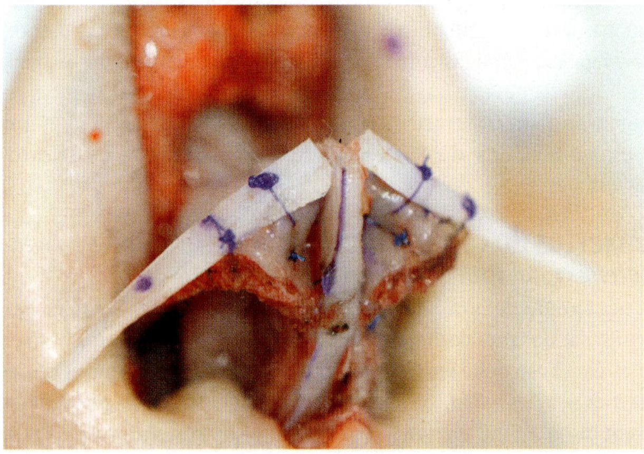

Figura 79.7 *Articulated alar rim graft* fixado sobre as cartilagens alares, com duas suturas laterais. A última sutura, não representada na figura, deve unir as duas extremidades mediais dos enxertos no enxerto de extensão septal.

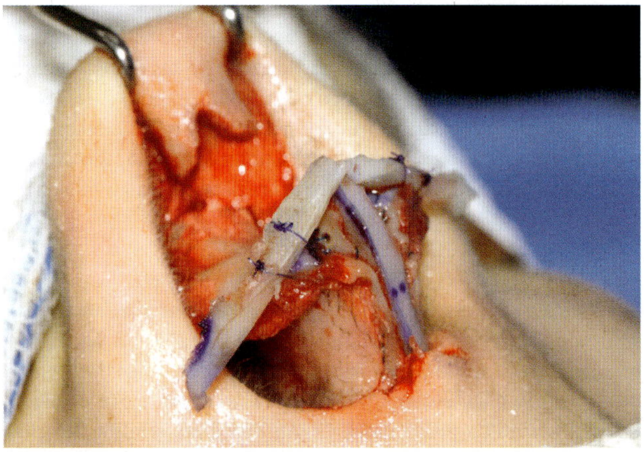

Figura 79.8 *Articulated alar rim graft* fixado acima do extensor septal é uma opção em narizes de pele muito espessa ou em casos nos quais o enxerto de extensão septal não possui a projeção suficiente para o nariz.

Enxerto composto

Em casos de retração alar severa e estenoses vestibulares, o uso do *alar rim* convencional ou articulado pode não ser suficiente para a completa correção, sendo necessário, nestes casos, o uso dos enxertos compostos. Consistem em uma peça contendo pele, cartilagem e pericôndrio, removidos do pavilhão auricular (regiões possíveis: cimba ou cavum da concha). Para melhor integração e estabilidade do enxerto, deixa-se a porção cartilaginosa com o diâmetro maior que a área de pele. O enxerto composto é suturado nas bordas da incisão marginal lateral.[19]

Enxerto asa de gaivota

A técnica da aplicação deste enxerto é indicada quando há sinais de hiperressecções das cartilagens laterais inferiores. Descrito por Fernando Pedroza em 1981, o enxerto é confecionado a partir da cartilagem conchal da orelha. É essencial que as cartilagens sejam retiradas com o pericôndrio aderido em suas duas faces. Normalmente, uma cartilagem conchal é suficiente e é dividida em dois fragmentos. Cada fragmento deve medir aproximadamente 2 cm de comprimento por 7 mm de largura na porção que substituirá a crura lateral e 5 mm na porção da crura medial. Eles são unidos pelas suas convexidades, por sutura com fio *mononylon* 5-0, PDS 5-0 ou poliglactina 910 5-0, na região que será a nova crura medial. Podem-se realizar suturas domais e interdomais para definir melhor a ponta.[20]

SUTURAS DOMAIS

Sutura de equalização domal

Esta sutura consiste na união das bordas cefálicas dos domos ao mesmo nível. A agulha atravessa a 1,5 mm da parte cefálica de um domo e depois na mesma altura no domo contralateral, e pode ser nas formas de U ou 8. Além da equalização domal, essa sutura everte as bordas caudais das cruras laterais e rebaixa as porções cefálicas dos domos, projetando as porções caudais em posição divergente.[21]

Sutura transdomal

A sutura transdomal, ou sutura de criação do domo, tem como objetivo a definição da ponta nasal e a criação da anatomia da ponta nasal ideal.[22]

Através da sutura, pode-se alterar uma área domal convexa para uma crura lateral ligeiramente côncava. Ela era realizada inicialmente através de uma *mattress suture* horizontal, de medial para lateral, com a sutura ficando bem paralela ao domo, com o nó apertado na região medial. Porém, ela acaba causando um pinçamento da região do lóbulo da ponta nasal, evoluindo com alterações estéticas e também comprometimento da válvula nasal externa, já que a borda caudal das cartilagens alares acabavam colapsando por estar muito abaixo do nível da borda cefálica. Por isso, essa sutura apresentou algumas variações para que a borda caudal da cartilagem alar estivesse próxima do nível da borda cefálica.

A *oblique suture* é uma sutura na qual os fios estarão orientados diagonalmente em relação ao domo. A sutura inicia-se mediamente e inferior ao domo, saindo lateral e superiormente. A seguir, o retorno é realizado lateralmente na porção da crura lateral e finalizado na porção inferior e caudal do domo, causando uma versão da borda caudal e também definindo a ponta (Figura 79.9).[5]

A *cranial tip suture* é uma sutura triangular, em *mattress suture*, que tem como finalidade a rotação superior da borda caudal em relação à cefálica. A porção mais cefálica da ponta fica relativamente acima da porção caudal da ponta nasal, melhorando o *supratip break*, e também a versão do triângulo frágil é assegurada (Figura 79.10).[23]

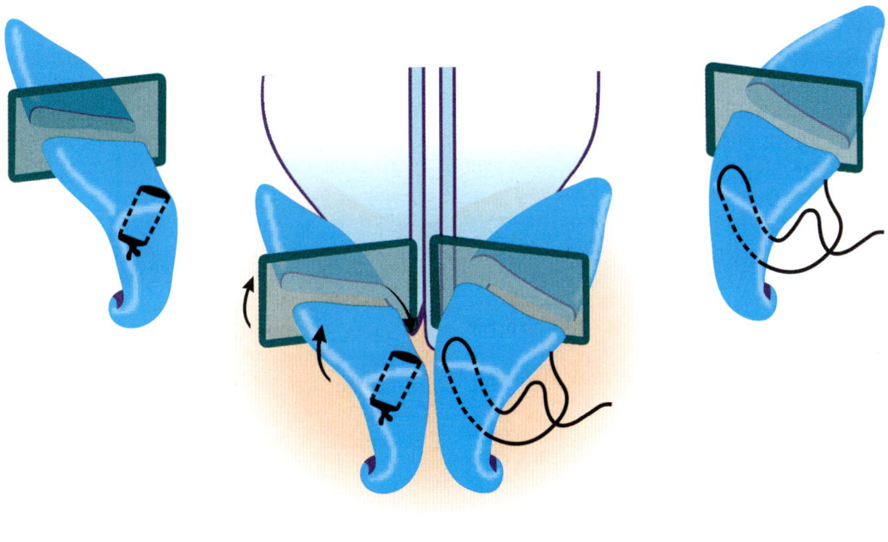

Figura 79.9 *Oblique suture.*[5]

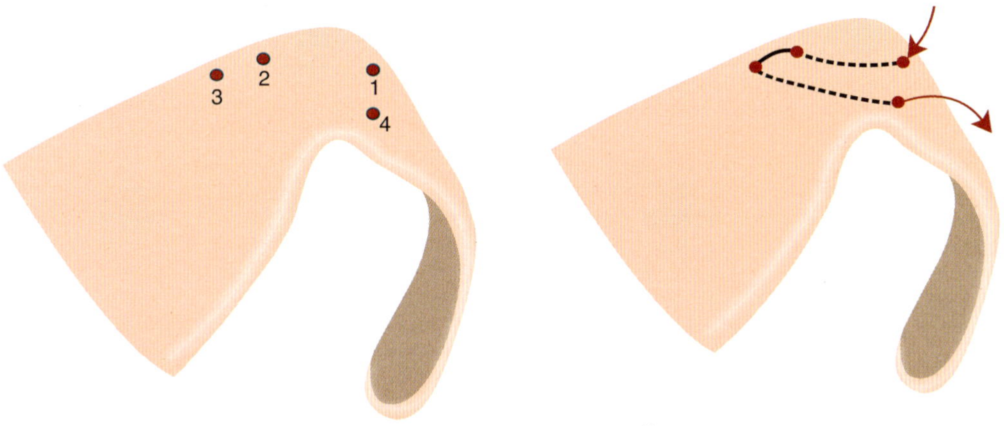

Figura 79.10 *Cranial tip suture.*[23]

Hemitransdomal ou domal cefálica

Após a definição do domo desejado com uma pinça de Adson Brown, a agulha (fios prolene, *nylon* ou PDS 5-0) transfixa as partes cefálicas das cruras medial e lateral a 2 mm do domo. O efeito desta sutura é definir o domo estreitando-o predominantemente na sua porção cefálica, proporcionando também uma eversão da borda caudal da crura lateral e uma retificação da crura lateral (removendo sua convexidade). A eversão da crura lateral é benéfica, pois retifica a asa nasal com menor necessidade do uso do enxerto de *alar rim*.[24]

Mattress suture

Essa sutura é aplicada na ponta para corrigir convexidades de crura lateral. Antes de iniciar esta sutura, infiltra-se a pele vestibular para evitar que a agulha transfixe a pele. Marcam-se 4 pontos na parte mais convexa da cartilagem em forma de um retângulo de comprimento de 6 a 8 mm e largura de 2 mm. A sutura (*nylon*, prolene ou PDS 5-0) inicia-se entrando e saindo com a agullha nos pontos mais próximos e, depois, nos dois seguintes. Tracionando o nó, observa-se uma retificação da cartilagem.[25]

Turn-in flap

Manobra que pode ser utilizada com objetivos estéticos e funcionais. Através dela pode-se corrigir as cruras laterais de cartilagens alares que se apresentam côncavas, convexas ou frágeis, alterações que podem ocasionar problemas funcionais e alterações estéticas.[26]

É realizada com a dobra da porção cefálica da crura lateral sobre a porção mais caudal dela mesma, tornando-a mais forte e resistente. Tecnicamente, deve-se descolar a crura lateral da mucosa subjacente, realizar uma pequena incisão na crura lateral no sentido longitudinal no local escolhido (sem transfixar completamente a cartilagem), realizar a dobradura do fragmento mais cefálico para baixo do fragmento caudal e suturar com 2 a 3 pontos esses dois fragmentos de crura lateral, um sobre o outro. Uma nova sutura deve ser realizada entre a mucosa descolada e a crura lateral para diminuir o "espaço morto" criado. Para a realização desta manobra, a crura lateral deve ter obrigatoriamente pelo menos 12 mm, para que possa ser preservado entre 7 e 8 mm de crura lateral e dobrar o restante, evitando colabamento do rebordo alar por falta de estrutura cartilaginosa.

Essa técnica tem indicação em pacientes com insuficiência de válvula nasal externa leve a moderada, quando a cartilagem alar é grande, porém frágil. Não é necessário o uso de material para enxerto, sendo útil em casos nos quais é escasso e/ou ausente.

CONSIDERAÇÕES FINAIS

Para alcançar um maior refinamento da cirurgia da ponta nasal, é crucial o conhecimento das principais técnicas, enxertos e suturas. Esse arsenal de ferramentas deve fazer parte de cada cirurgião na busca dos melhores resultados.

REFERÊNCIAS BIBLIOGRÁFICAS

1. Toriumi DM, Becker DG. Rhinoplasty dissection manual. Philadelphia: Lippincott Willians & Wilkins; 1999.
2. Peck GC. The onlay graft for nasal tip projection. Plast Reconstr Surg [Internet]. 1983 [Acesso em: 2024 Jul];71:27-39..
3. Toriumi DM. Structure approach in rhinoplasty. Facial Plast Surg Clin North Am [Internet]. 2005 Feb [Acesso em: 2024 Jul];13(1):93-113.
4. Daniel RK. The preservation rhinoplasty: A new rhinoplasty revolution. Aesthet Surg J [Internet]. 2018 Feb 17 [Acesso em: 2024 Jul];38(2):228-9.
5. Toriumi DM. Nasal tip contouring: Anatomic basis for management. Facial Plast Surg Aesthet Med [Internet]. 2020 Jan-Feb [Acesso em: 2024 Jul];22(1):10-24.
6. Davis RE. Nasal tip complications. Facial Plast Surg [Internet]. 2012 [Acesso em: 2024 Jul];28(3):294-302.
7. Kridel RW, Scott BA, Foda HM. The tongue-in-groove technique in septorhinoplasty. A 10-year experience. Arch Facial Plast Surg [Internet]. 1999 Oct-Dec [Acesso em: 2024 Jul];1(4):246-56; discussion 257-8.
8. Carron MA, Zoumalan RA, Pastorek NJ. Measured gain in projection with the extended columellar strut-tip graft in endonasal rhinoplasty. JAMA Facial Plast Surg [Internet]. 2013 May [Acesso em: 2024 Jul];15(3):187-91.
9. Davis RE, Ostby ET. How to create ideal alar form and function. Facial Plast Surg [Internet]. 2020 Feb [Acesso em: 2024 Jul];36(1):34-45.
10. Byrd HS, Andochick S, Copit S, Walton KG. Septal extension grafts: A method of controlling tip projection shape. Plast Reconstr Surg [Internet]. 1997 Sep [Acesso em: 2024 Jul];100(4):999-1010.
11. Kosins AM. Preservation rhinoplasty: Open or closed? Aesthet Surg J [Internet]. 2022 Aug 24 [Acesso em: 2024 Jul];42(9):990-1008.
12. Cingi C, Bayar N, Winkler A, Thomas JR. Nasal tip grafts. J Craniofac Surg [Internet]. 2018 [Acesso em: 2024 Jul];29:1914-21.
13. Davis RE. Lateral crural tensioning for refinement of the wide and underprojected nasal tip: Rethinking the lateral crural steal. Facial Plast Surg Clin North Am [Internet]. 2015 Feb [Acesso em: 2024 Jul];23(1):23-53.
14. Gunter JP, Friedman RM. Lateral crural strut graft: Technique and clinical applications in rhinoplasty. Plast Reconstr Surg [Internet]. 1997 [Acesso em: 2024 Jul];99(4):943-55.
15. Boahene KD, Hilger PA. Alar rim grafting in rhinoplasty: Indications, techniques and outcomes. Arch Facial Plast Surg [Internet]. 2009 [Acesso em: 2024 Jul];11(5):285-9.
16. Troell RJ, Powell NB, Riley RW, Li KK. Evaluation of a new procedure for nasal alar rim and valve collapse: Nasal alar rim reconstruction. Otolaryngol Head Neck Surg [Internet]. 2000 Feb [Acesso em: 2024 Jul];122(2):204-11.
17. Rohrich RJ, Raniere J Jr, Ha RY. The alar contour graft: Correction and prevention of alar rim deformities in rhinoplasty. Plast Reconstr Surg [Internet]. 2002 Jun [Acesso em: 2024 Jul];109(7):2495-505; discussion 2506-8.
18. Ballin AC, Kim H, Chance E, Davis RE. The articulated alar rim graft: Reengineering the conventional alar rim graft for improved contour and support. Facial Plast Surg [Internet]. 2016 Aug [Acesso em: 2024 Jul];32(4):384-97.
19. Brenner M, Hilger P. Grafting in rhinoplasty. Facial Plast Surg Clin N Am [Internet]. 2009 [Acesso em: 2024 Jul];17: 91-113.
20. Pedroza F, Anjos GC, Patrocinio LG, Barreto JM, Cortes J, Quessep S. Seagull wing graft: A technique for the replacement of lower lateral cartilages. Arch Facial Plast Surg [Internet]. 2006 [Acesso em: 2024 Jul];8(6):396-403.
21. Daniel, RK, Pálhazi P. Rhinoplasty - An anatomical and clinical atlas. 1 ed. Springer International Publishing, 2018.
22. Daniel RK (editor). Aesthetic plastic surgery: Rhinoplasty. Boston: Little, Brown; 1991.
23. Kovacevic M, Wurm J. Cranial tip suture in nasal tip contouring. Facial Plast Surg [Internet]. 2014 [Acesso em 2024 Jul];30:681-7.
24. Dosanjh AS, Hsu C, Gruber RP. The hemitransdomal suture for narrowing the nasal tip. Ann Plast Surg [Internet]. 2010 [Acesso em: 2024 Jul];64:708-12.
25. Gruber RP, Nahai F, Bogdan MA, Friedman GD. Changing the convexity and concavity of nasal cartilages and cartilage grafts with horizontal mattress sutures: Part II. Clinical results. Plast Reconstr Surg [Internet]. 2005 Feb [Acesso em: 2024 Jul];115(2):595-606; discussion 607-8.
26. Apaydin F. Lateral crural turn-in flap in functional rhinoplasty. Arch Facial Plast Surg [Internet]. 2012 Mar-Apr [Acesso em: 2024 Jul];14(2):93-6.

CAPÍTULO 80

Insuficiência de Válvula Nasal

Eduardo Landini Lutaif Dolci • Marco Antonio dos Anjos Corvo

INTRODUÇÃO

A rinoplastia tem se tornado uma das cirurgias plásticas mais realizadas no Brasil. Nas últimas décadas, além da indicação estética, a rinoplastia também vem sendo indicada para corrigir alterações funcionais que causam obstrução nasal e que não estão relacionadas com desvio do septo nasal, hipertrofia de cornetos, polipose nasal ou tumores nasais, entre outros.

A obstrução nasal pode estar presente em até um terço dos adultos. Uma causa frequente, que muitas vezes passa despercebida na avaliação realizada pelo cirurgião de nariz, é a insuficiência de válvula nasal.[1] A rinoplastia funcional tem indicação precisa em pacientes portadores desta alteração. Além disso, mesmo que não haja queixas respiratórias, é primordial a preocupação com a manutenção ou melhora da função respiratória na execução de rinoplastias estéticas. Quando mal indicadas ou mal realizadas, rinoplastias podem levar ao colapso da região valvular e causar obstrução nasal em pacientes que não apresentavam queixa respiratória no pré-operatório. Estima-se que até 50% dos pacientes submetidos à rinoplastia possam apresentar obstrução nasal que não apresentavam antes da cirurgia. Desta maneira, a identificação de pacientes com maior risco de desenvolver insuficiência de válvula nasal também é essencial.[1]

Uma rinoplastia bem-sucedida envolve o equilíbrio entre a parte estética e a funcional. Este ponto é crucial no planejamento cirúrgico de uma rinoplastia estética e/ou funcional. Deste modo, é importante para todos os cirurgiões de nariz o conhecimento detalhado da anatomia nasal, das manobras possíveis em uma cirurgia e, principalmente, de suas repercussões estéticas e funcionais para o paciente.

Este capítulo aborda a insuficiência de válvula nasal como causa de obstrução respiratória, demonstrando como realizar seu diagnóstico adequado, e apresentará as técnicas mais utilizadas para correção desta deformidade.

ANATOMIA E FISIOLOGIA

A válvula nasal, ou área valvular, foi originalmente descrita em 1903, por Mink, e posteriormente, com mais detalhes, em 1970, por Bridger.[2,3] Nas últimas décadas, o correto diagnóstico e a devida preocupação com esta região vêm sendo realizados pelos cirurgiões de nariz.

A válvula nasal é formada por duas regiões anatomicamente próximas, que podem ser responsáveis isoladamente ou em conjunto pela insuficiência de válvula nasal. A válvula nasal interna é um ângulo formado medialmente pela porção superior do septo nasal, superior e lateralmente pela porção caudal da cartilagem lateral e superior e inferiormente pela cabeça do corneto inferior. Em narizes caucasianos, este ângulo varia entre 10 e 15°. A válvula nasal externa é formada medialmente pelo septo caudal e columela, pelo triângulo frágil anteriormente, pelo rebordo alar lateralmente (bordo caudal da crura lateral da cartilagem lateral inferior) e pelo assoalho do vestíbulo nasal inferiormente.

Este é o local de maior resistência na via aérea superior. Portanto, uma mínima redução na área da região pode causar obstrução nasal. Quando o ar inspirado passa por seguimentos estreitos, ocorre uma aceleração do fluxo aéreo (Lei de Poiseuille). Em consequência, observa-se uma diminuição da pressão que esse fluxo aéreo exerce sobre a parede intraluminal (fenômeno de Bernoulli), com consequente colapso da parede nasal lateral e sensação de obstrução nasal. Assim, alterações anatômicas em qualquer uma dessas estruturas podem levar ao estreitamento da região e à insuficiência valvular (interna e/ou externa).

De maneira geral, três estruturas compõem a região da válvula nasal: corneto inferior, septo nasal e parede nasal lateral. As duas primeiras são estruturas estáticas e rígidas, enquanto a última, menos rígida, é determinante para a estabilidade da válvula nasal. Portanto, é importante que seja identificado qual ou quais destas estruturas são responsáveis pelo comprometimento da válvula nasal.

CLÍNICA

As principais alterações anatômicas responsáveis pela insuficiência de válvula nasal são: colapso do rebordo alar, colapso do dorso nasal cartilaginoso, desvio septal alto, hipertrofia de cornetos inferiores, nariz com ponta severamente mergulhante, columela alargada e desvio septal caudal.[4]

A principal queixa do paciente com insuficiência de válvula nasal é a dificuldade da passagem de ar pelo nariz. O diagnóstico ainda permanece controverso na literatura, uma vez que não existe, até o momento, um exame padrão-ouro para sua confirmação. A história clínica associada ao exame físico otorrinolaringológico, rinoscopia anterior e inspeção/palpação externa do nariz são importantes nesta avaliação.

Exames de imagem, rinomanometria e mesmo a nasofibroscopia são de menor utilidade para avaliação e diagnóstico da insuficiência de válvula nasal.

Estudo demonstrou que o uso de dilatadores nasais externos pode ser útil na confirmação do diagnóstico, permitindo diferenciar o local acometido (cartilagens alares e/ou laterais superiores). Para tanto, este dispositivo deve ser posicionado sobre a asa nasal (crura lateral da cartilagem alar) ou sobre o dorso nasal cartilaginoso (porção caudal da cartilagem lateral superior), verificando-se em qual situação ocorre melhora da sensação de obstrução.[5] A realização da manobra de Cottle modificada também mostrou-se efetiva na programação cirúrgica da rinoplastia funcional, sendo mais especifica do que a manobra de Cottle tradicional.

Na manobra tradicional, traciona-se a região malar lateralmente, com um ou dois dedos, verificando se ocorre melhora da queixa de obstrução. Esta manobra não permite a avaliação da válvula interna ou externa individualmente.

Na manobra de Cottle modificada, utiliza-se um estilete de metal, ou mesmo uma cureta otológica para empurrar lateralmente a região da cartilagem lateral superior, ou da cartilagem lateral inferior, verificando em qual situação ocorre melhora do fluxo aéreo. Desta forma, a manobra permite a avaliação isolada de cada região, e a precisa identificação das estruturas responsáveis pela queixa de obstrução nasal.[6] Isso é fundamental, pois as opções de tratamento variam de acordo com a estrutura nasal causadora da disfunção valvular. As opções cirúrgicas para correção da insuficiência de válvula nasal externa mais utilizadas são: *alar batten graft*, enxerto de contorno, *lateral crural strut graft*, *turn in flap* de crura lateral e asa de gaivota. Estes enxertos têm como objetivo reforçar a crura lateral da cartilagem alar e, consequentemente, o rebordo alar.

As opções para correção da insuficiência de válvula nasal interna são: *spreader graft*, asa de borboleta e *flaring suture*. Para a prevenção de insuficiência de válvula nasal interna na redução de dorso em rinoplastias primárias existe a possibilidade da utilização do *spreader flap*. Estes enxertos e/ou suturas têm como objetivo aumentar a área da válvula nasal interna e reforçar a parede nasal lateral.

A correção da insuficiência de válvula nasal externa e/ou interna é realizada através da rinoplastia funcional, mas esta opção terapêutica também pode ser realizada em conjunto com a rinoplastia estética.

A seguir, são abordadas mais precisamente cada uma dessas manobras comentadas, agrupadas didaticamente de acordo com sua aplicação na válvula nasal externa ou interna.

Válvula nasal externa

A insuficiência de válvula nasal externa está relacionada com alterações congênitas das estruturas que compõem esta região ou que foram adquiridas após traumas ou cirurgia nasal prévia (iatrogênicos). Nesta última situação, muitas vezes a ressecção excessiva da crura lateral da cartilagem alar é o fator principal. Desta forma, a preocupação com a função da cartilagem alar na região da válvula nasal externa, e o correto diagnóstico e identificação de cartilagens frágeis e/ou suscetíveis a colapso, podem impedir este tipo de complicação na maioria das cirurgias primárias.

É fundamental a correta definição do local da alteração anatômica para que se possa agir adequadamente: columela, septo caudal, rebordo alar (fragilidade da crura lateral congênita ou iatrogênica), ou a combinação destes.

As principais opções cirúrgicas para correção são:

- Columeloplastia
- Correção do desvio septal caudal
- *Alar batten graft*
- Enxerto de contorno (*alar rim graft*) flutuante ou articulado
- *Strut* de crura lateral
- *Turn in flap* de crura lateral.

A escolha do tipo de enxerto utilizado na correção de alterações da crura lateral deve ser definida pelos materiais disponíveis para enxerto, pelo grau de alteração encontrado e, sem dúvida, pela experiência e preferência de cada cirurgião.

Columeloplastia

É um procedimento simples, que pode ser combinado com uma septoplastia tradicional. Alguns pacientes apresentam a columela mais larga ou com assimetria importante causada pela crura medial da cartilagem alar. Estas alterações podem contribuir para piora da respiração nasal, já que causam um pequeno estreitamento da região da válvula nasal externa.

Isto pode ser solucionado com a realização de um ponto sepultado na columela, com fio não absorvível (*nylon* 4-0, preferencialmente). Realiza-se uma pequena incisão na columela (1 a 2 mm) para que o nó fique neste local sob a pele. Iniciando por um dos lados da columela, transfixa-se simetricamente para o lado contralateral, retornando pelo mesmo local para que o fio fique sepultado, e realiza-se o nó no lado inicial. A pequena incisão pode ser suturada através de um ponto com fio absorvível. Permite o estreitamento da columela e/ou correção da crura medial mais alargada. Trata-se da fase columelar do ponto septocolumelar, mas nesta situação não é necessário incluir a fase septal.

Correção do desvio septal caudal

O desvio septal caudal é um dos principais responsáveis pelo comprometimento da válvula nasal externa. Sua correção muitas vezes exige um acesso de rinoplastia, para que se possa realizar uma exposição mais ampla do septo caudal e eliminar memórias extrínsecas à cartilagem quadrangular, separando-a da porção anterior da cartilagem lateral superior, com descolamento bilateral do mucopericôndrio e desarticulação da espinha nasal anterior (Figura 80.1). A remoção do excesso de tamanho vertical (porção inferior) do septo caudal é fundamental para que ele seja relocado na espinha nasal anterior. Outras manobras podem ser necessárias, tendo sido descritos na literatura pontos de retificação septal e incisões para enfraquecimento da memória. Porém, o uso de enxerto do tipo *batten* septal, confeccionado com cartilagem ou, preferencialmente, septo ósseo, é uma técnica extremamente eficaz, reprodutível e pouco invasiva para a correção destes desvios.[7]

Alar batten graft

Pode ser confeccionado com cartilagem septal ou conchal (a concavidade/convexidade da concha auricular se assemelha mais à cartilagem alar). Pode ser utilizado quando existe um colapso do rebordo alar, decorrente de ressecção exagerada de crura lateral em uma cirurgia prévia ou fragilidade congênita da crura lateral (Figura 80.2).[8] Quanto maior o colapso do rebordo alar, maior e mais resistente deverá ser o enxerto (Figura 80.3). Se não for realizada exposição da ponta nasal (acesso *delivery* ou aberto), a locação do enxerto é realizada através de uma bolsa dissecada desde o remanescente da crura lateral até a abertura piriforme (Figuras 80.4 e 80.5). Se a bolsa for de tamanho muito próximo ao enxerto, justa, talvez não seja necessária a fixação do mesmo. Caso tenha sido feito um descolamento mais amplo, o enxerto deve ser fixado no remanescente da crura lateral.

Enxerto de contorno (alar rim graft)

Este enxerto tem indicações estéticas e funcionais. Pode ser utilizado para correção de desproporção na relação asa-columelar, quando a retração de asa for menor que até 2 mm. Também pode ser utilizado para correção de insuficiência de válvula nasal externa leve ou moderada (Figuras 80.6 e 80.7). O enxerto é preferencialmente confeccionado com cartilagem septal, com dimensões aproximadas de 2,5 a 6 mm de largura e 20 a 25 mm de extensão

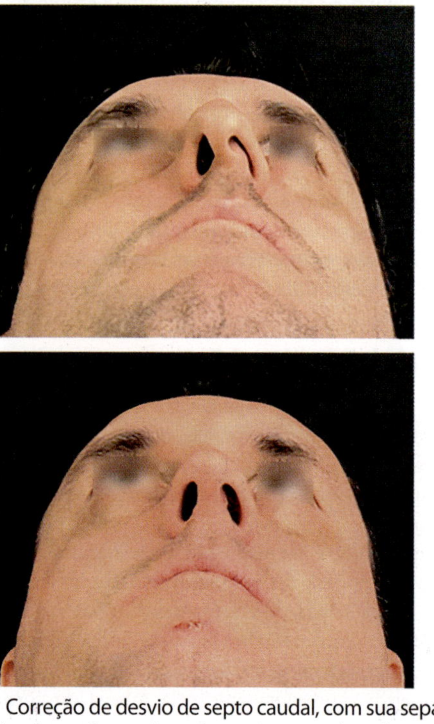

Figura 80.1 Correção de desvio de septo caudal, com sua separação da porção anterior da cartilagem lateral superior, com descolamento bilateral do mucopericôndrio e desarticulação da espinha nasal anterior.

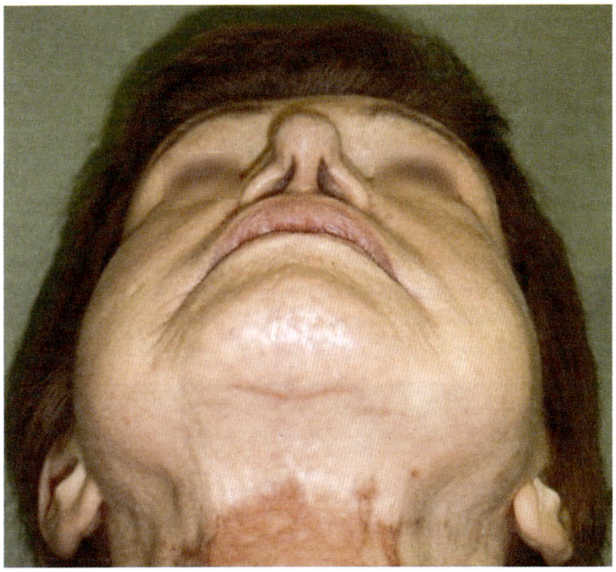

Figura 80.2 Paciente submetida a rinoplastia prévia há 25 anos, evoluindo com insuficiência de válvula externa bilateral.

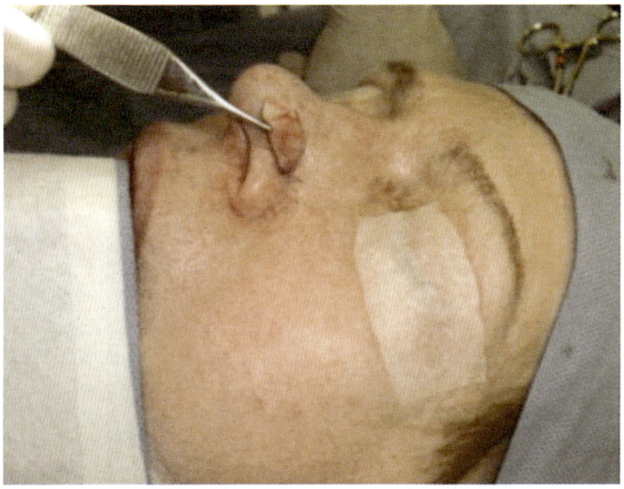

Figura 80.3 *Batten graft* de concha auricular, demonstrando o tamanho do mesmo e onde ficará locado.

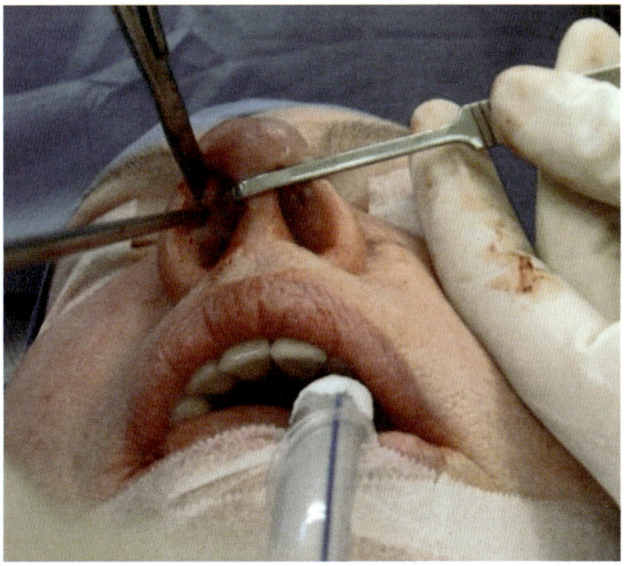

Figura 80.4 Demonstração do local da pequena incisão e início do descolamento do local para locação do enxerto.

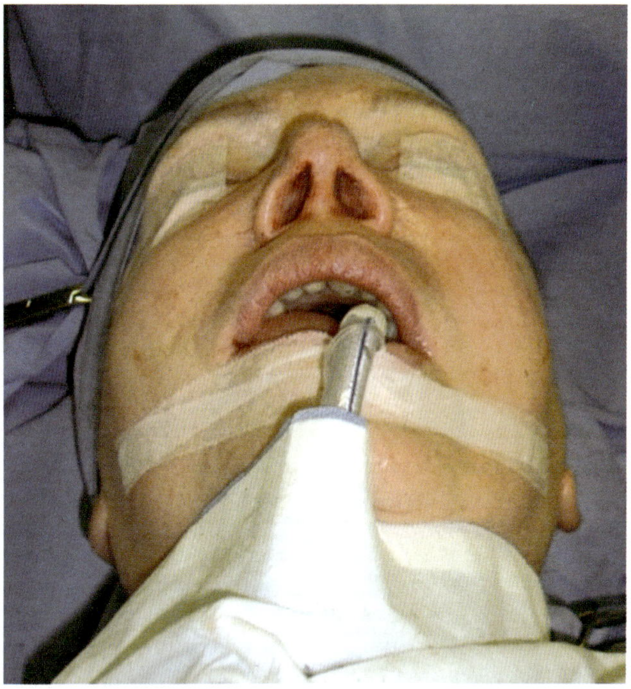

Figura 80.5 Pós-operatório imediato após confecção e colocação de *batten graft* bilateral.

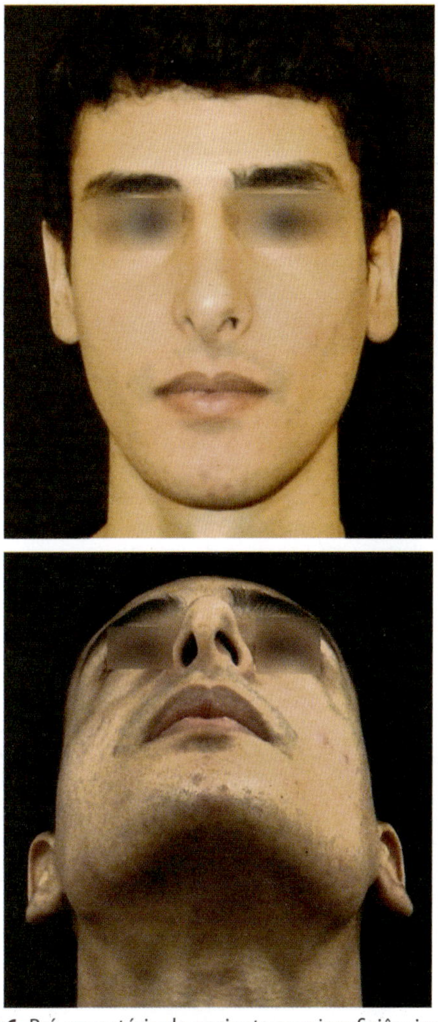

Figura 80.6 Pré-operatório de paciente com insuficiência de válvula externa bilateral, decorrente de desvio septal caudal e fragilidade leve de rebordo alar.

(Figura 80.8). Este enxerto deve ser locado em uma bolsa dissecada paralela ao rebordo alar, podendo ser utilizado em rinoplastias abertas ou fechadas (com ou sem acesso *delivery*).[9]

O *alar rim* articulado é um dos enxertos mais utilizados atualmente no tratamento do rebordo alar. Preferencialmente utilizado na rinoplastia aberta, ele pode ser fixado acima ou abaixo da crura lateral, em geral com duas suturas mais mediais próximas ao domo, e com a porção distal do enxerto locado em uma bolsa dissecada lateral à incisão marginal e paralela ao rebordo alar.[10]

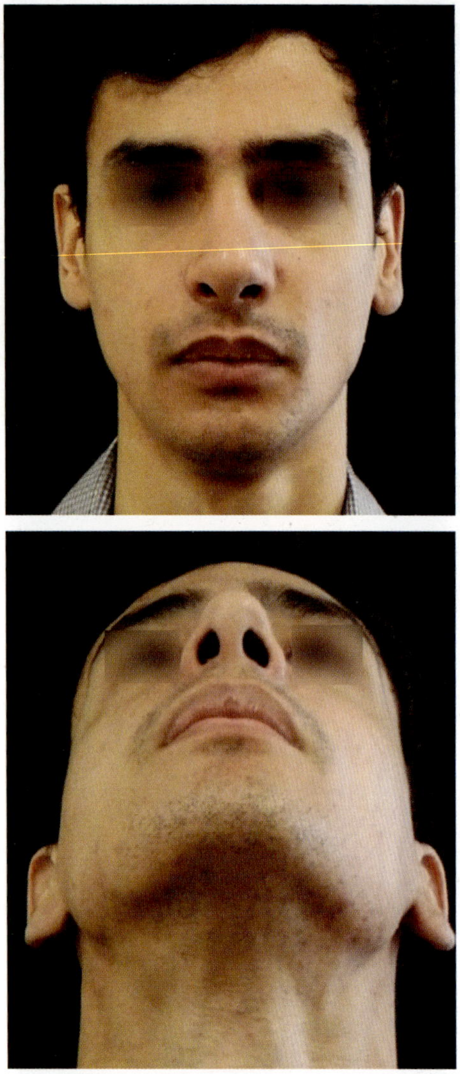

Figuras 80.7 Pós-operatório (4 meses) de paciente submetido a rinosseptoplastia, com utilização de enxerto de contorno bilateral, correção de desvio septal caudal e *tongue-in-groove*.

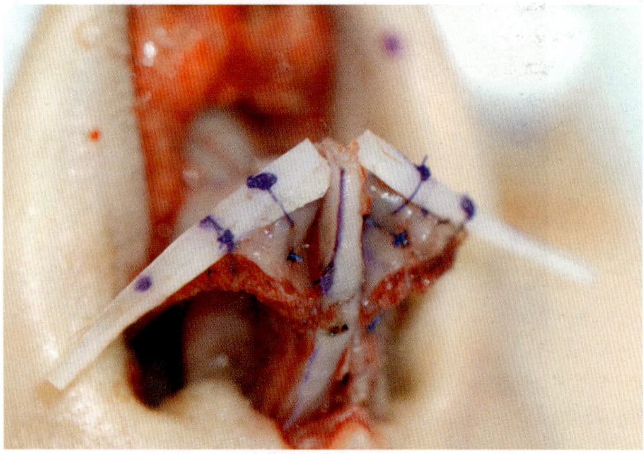

Figura 80.8 Confecção do enxerto de contorno.

Strut de crura lateral (*lateral crural strut graft*)

O *strut* de crura lateral representa outra opção para correção de severas alterações na crura lateral, com diversas utilidades estéticas e funcionais: correção da ponta em caixote, crura lateral mal posicionada ("ponta em parêntesis"), retração de asa nasal, crura lateral côncava ou convexa e insuficiência de válvula nasal externa (Figuras 80.9 a 80.12).[11]

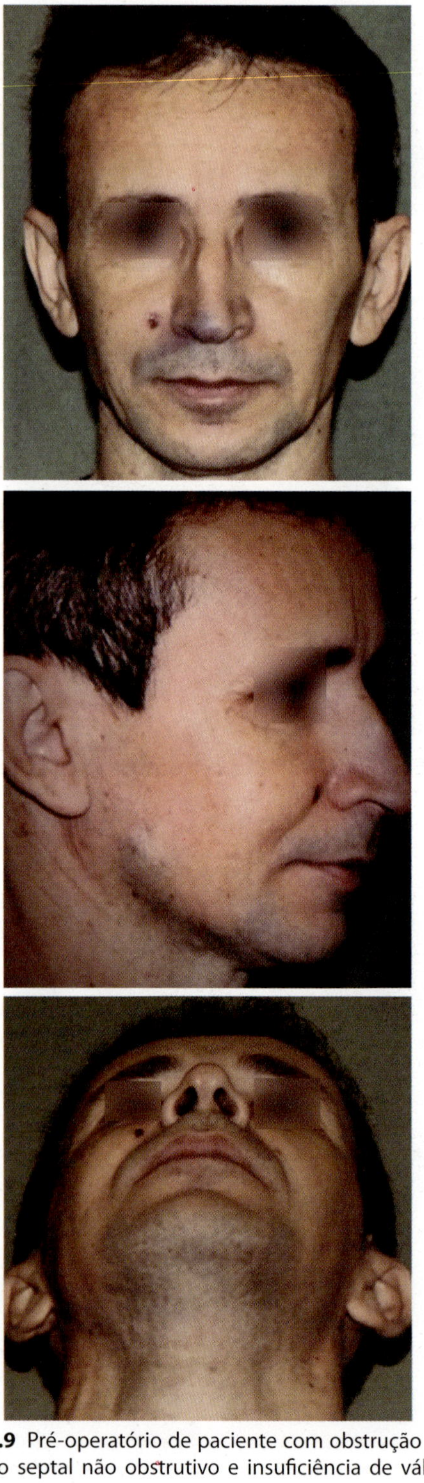

Figuras 80.9 Pré-operatório de paciente com obstrução nasal bilateral, desvio septal não obstrutivo e insuficiência de válvula nasal externa bilateral.

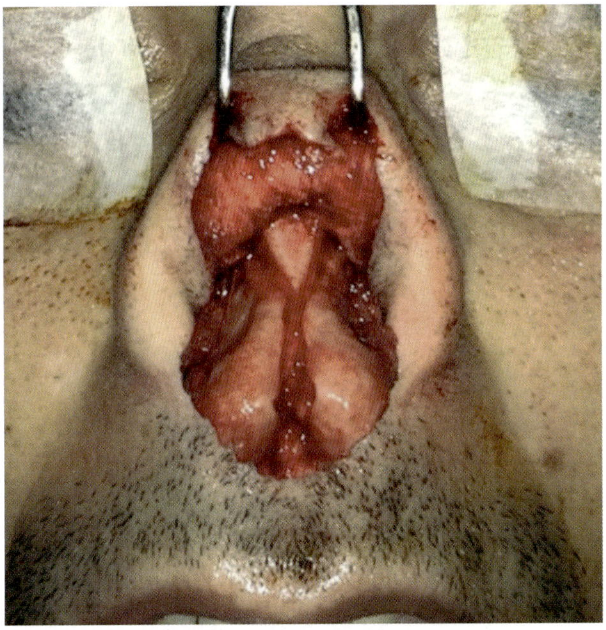

Figura 80.10 Intraoperatório (rinoplastia aberta) demonstrando crura lateral côncava e mal posicionada (cefalizada).

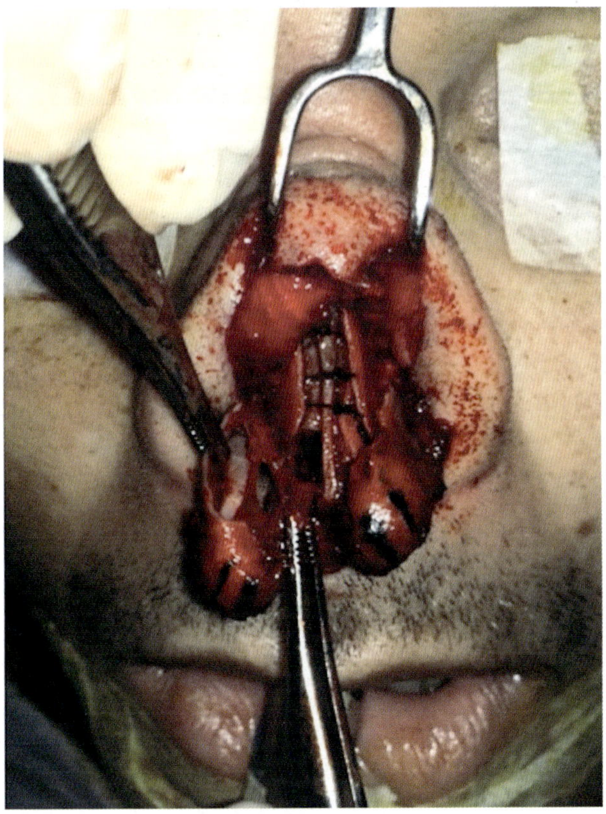

Figura 80.11 Intraoperatório demonstrando a colocação do *lateral crural strut graft* na crura lateral direita, após prévio descolamento da mucosa sob a crura lateral.

A cartilagem septal é o local doador mais indicado, mas também pode ser utilizada a cartilagem costal ou, em última hipótese, de concha auricular. Deve ter dimensões de aproximadamente entre 18 e 25 mm de extensão e 4 mm de largura. Este enxerto pode ser locado de duas maneiras: através de um pequeno descolamento da mucosa vestibular, criando uma pequena bolsa para que ele seja locado sob a crura lateral; ou então com descolamento de toda a

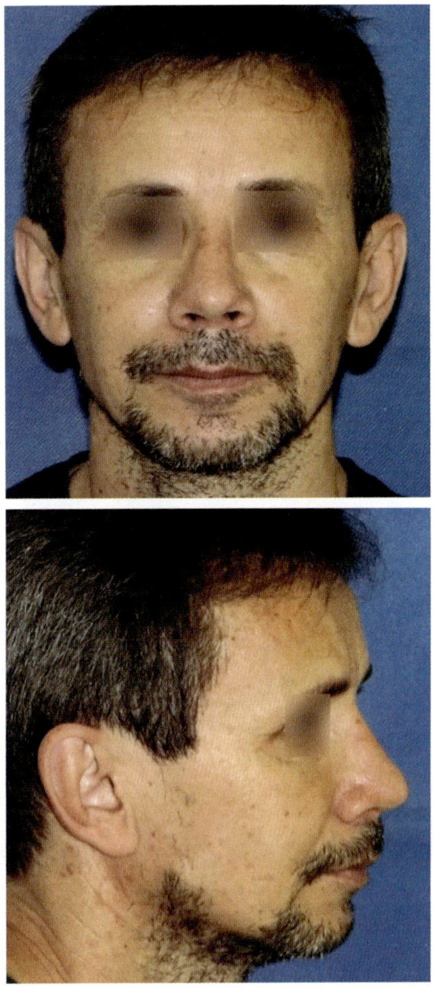

Figura 80.12 Pós-operatório (1 ano) após realização de rinosseptoplastia aberta, com *spreader graft* bilateral, *lateral crural strut graft* bilateral e *tongue-in-groove*.

mucosa vestibular e completa liberação da crura lateral na junção com as cartilagens acessórias, sendo necessário a confecção de uma nova bolsa localizada paralela ao rebordo alar para que seja relocada a crura lateral/enxerto em uma nova posição (manobra conhecida como "reposicionamento de crura lateral").

Trata-se de um enxerto utilizado através de uma manobra complexa, que exige experiência e familiaridade para ser empregada de rotina.

Turn in flap de crura lateral

Esta manobra pode ser utilizada com objetivos estéticos e funcionais. Através dela pode-se corrigir a crura lateral de alares que se apresentam côncavas em excesso, convexas ou frágeis, o que pode ser responsável por insuficiência de válvula nasal externa (Figura 80.13).[12]

Consiste na dobra da crura lateral sobre ela mesma, tornando-a mais forte e resistente. Tecnicamente, deve-se descolar a crura lateral da mucosa do vestíbulo nasal subjacente, realizar uma pequena incisão na face superior da crura lateral no sentido longitudinal no local escolhido (sem transfixar completamente a cartilagem), realizar a dobradura do fragmento mais cefálico para baixo do fragmento caudal e suturar com 2 a 3 pontos esses dois fragmentos de crura lateral, um sobre o outro (Figuras 80.14 e 80.15). Uma nova sutura absorvível deve ser realizada entre a mucosa descolada e a crura lateral para diminuir o "espaço morto" criado. Como pré-requisito, a crura lateral deve ter pelo menos 12 mm, para que se possa deixar 7 a 8 mm de crura lateral e dobrar o restante, evitando colabamento do rebordo alar por falta de estrutura cartilaginosa a longo prazo.

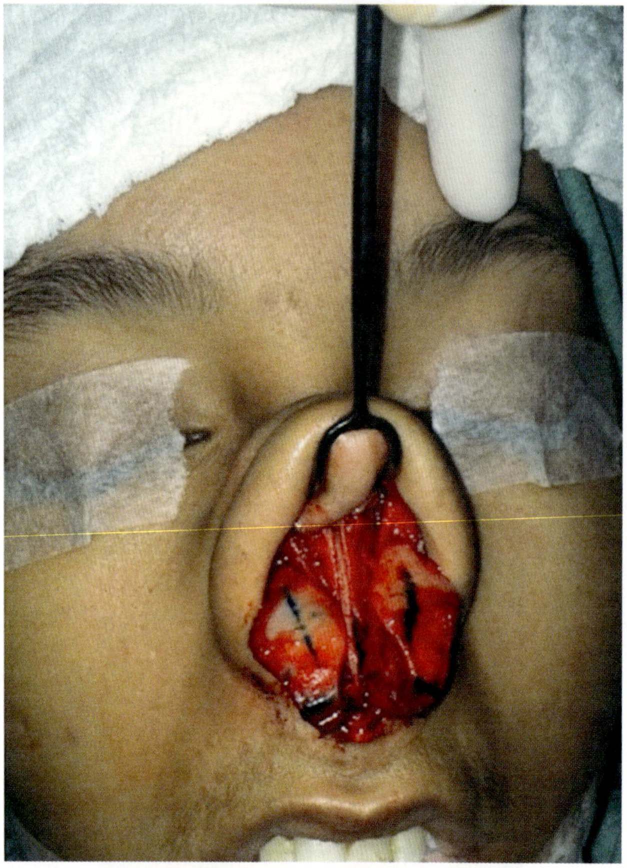

Figura 80.13 Intraoperatório de paciente com crura lateral frágil, porém, medindo 14 mm de largura (marcação de 5 mm no domo e 8 mm na crura lateral).

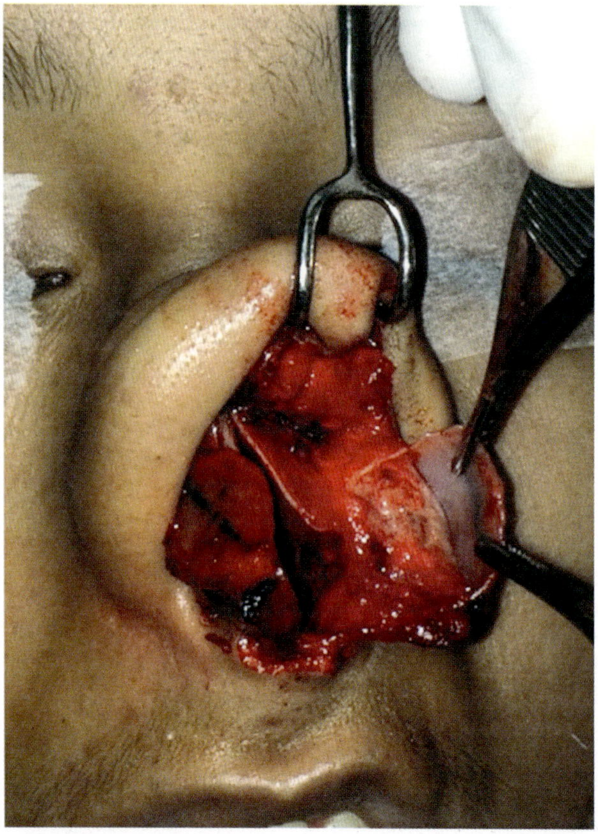

Figura 80.14 Descolamento da mucosa subjacente para realização do *lateral crural turn in flap*.

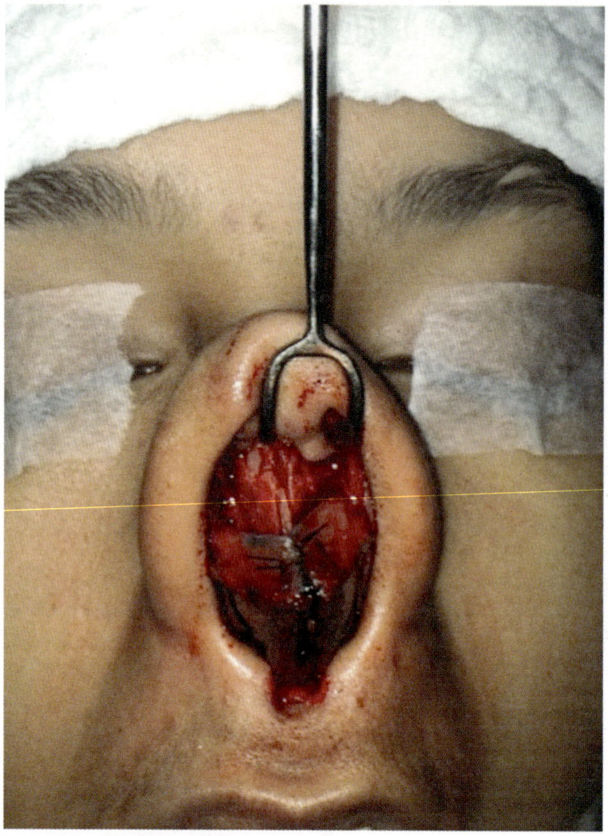

Figura 80.15 Aspecto final após realização de *lateral crural turn in flap* e suturas domais.

Essa técnica tem indicação em pacientes com insuficiência de válvula nasal externa leve a moderada, quando a cartilagem alar é grande, porém frágil. Não é necessário o uso de outra fonte de material para enxerto, sendo útil em casos nos quais este é escasso e/ou ausente.

Válvula nasal interna

Como citado anteriormente, alterações como desvios de septo em sua região superior, hipertrofia de cornetos inferiores e, principalmente, colapso do dorso cartilaginoso (devido à fragilidade da cartilagem lateral superior) podem levar à insuficiência de válvula nasal interna.[13] Como as técnicas de septoplastia e turbinectomia serão tratadas em capítulos à parte, nesta seção será enfocado o tratamento do pinçamento da pirâmide cartilaginosa.

Cirurgiões devem ter em mente que pacientes com determinadas características têm maior propensão a desenvolver essa deformidade após rinoplastia. Assim, pacientes com pirâmide nasal estreita e alta, ossos próprios curtos, pele fina e idade avançada têm maior risco de apresentar colapso de válvula nasal interna no pós-operatório imediato ou tardio de rinoplastia, principalmente quando o dorso nasal é abordado com a separação da cartilagem lateral superior do septo nasal (abordagem estruturada do dorso).

Existem diversas técnicas para correção, e mesmo prevenção, da insuficiência de válvula nasal interna. A maioria por meio de utilização de diferentes enxertos nasais.[14]

Spreader grafts

Popularizado por Sheen, os enxertos tipo *spreader grafts* sem dúvida são os mais utilizados para o manejo da insuficiência de válvula nasal interna.[15]

Tipicamente, esses enxertos são confeccionados de cartilagem autóloga (septal, auricular ou costal), têm formato retangular, medem cerca de 2 ou 3 mm de espessura e 4 a 6 mm de largura. O comprimento normalmente varia entre 20 e 35 mm, dependendo do comprimento do nariz.

Eles devem ser colocados em um bolsão subpericondral, paralelos à margem superior do septo nasal, entre a cartilagem quadrangular e a inserção septal da cartilagem lateral superior, com o objetivo de aumentar a espessura desta região, aumentando o ângulo da válvula nasal interna. Para tanto, é importante que se estendam desde a junção osteocartilaginosa até o angulo septal anterior (Figuras 80.16 a 80.18).[16]

O bolsão subpericondral deve ser descolado justo o suficiente para o enxerto não se movimentar, caso contrário, o mesmo deve ser suturado na porção superior da cartilagem quadrangular.

Normalmente, estes enxertos são colocados nos dois lados do septo nasal, mas em casos específicos podem ser posicionados em apenas um dos lados. Podem ser utilizados também dois enxertos em um mesmo lado quando houver uma assimetria considerável. Além de corrigir o colapso do dorso cartilaginoso, são uma importante ferramenta para auxiliar a correção de desvios septais altos, podendo atuar como enxertos de retificação septal (*batten* septal).

Flaring suture

Descrita por Park, esta técnica não utiliza enxertos para correção da insuficiência de válvula nasal interna. Após o descolamento do dorso cartilaginoso e da exposição das cartilagens laterais superiores, é realizada uma sutura com fio não absorvível (*nylon* 5-0) com o objetivo de alargar a região.[17]

Para tanto, a sutura deve começar pelo dorso da cartilagem lateral superior de um dos lados, com a agulha entrando em sua região lateral próximo à borda caudal desta cartilagem e saindo em uma posição mais cefálica. Então, a agulha deve passar pelo túnel

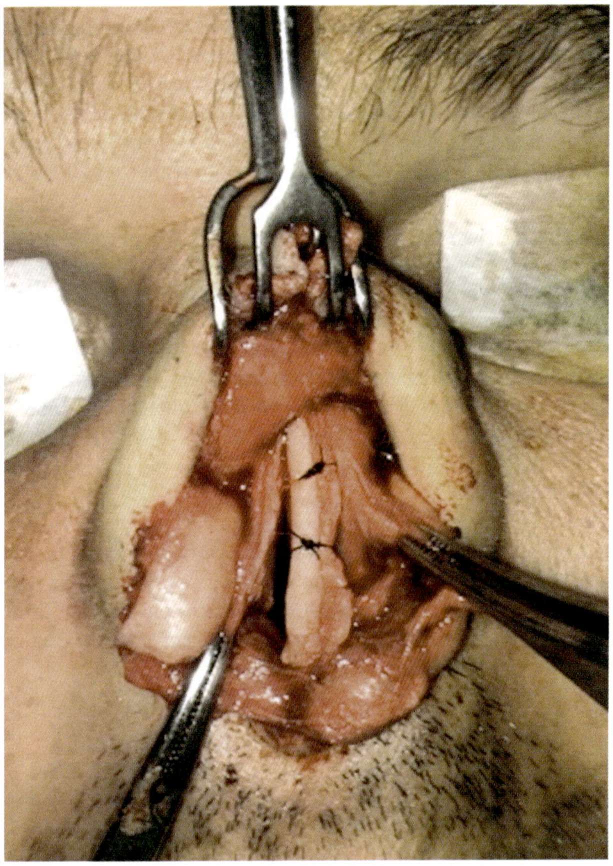

Figura 80.17 *Spreader graft* fixado apenas do lado direito em rinoplastia aberta.

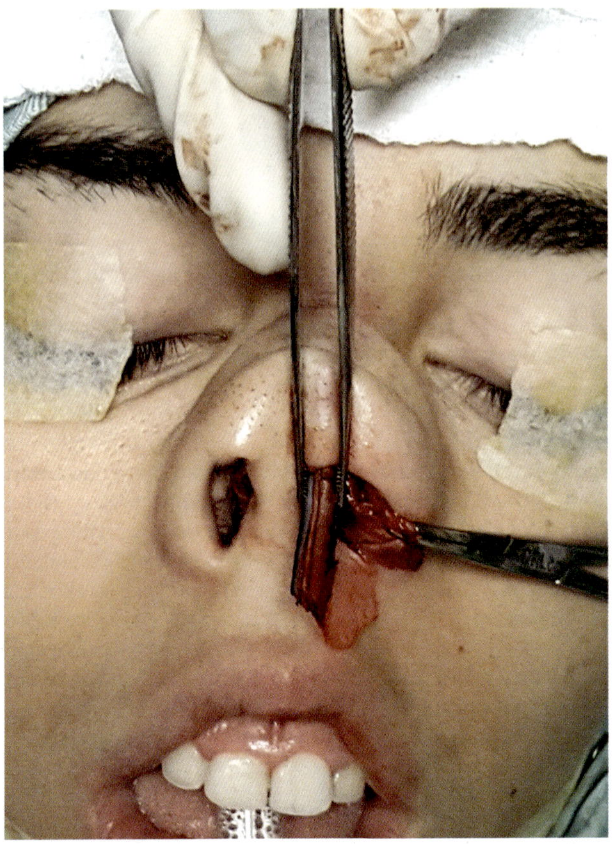

Figura 80.16 Enxertos tipo *spreader grafts* fixados de ambos os lados da cartilagem quadrangular em rinoplastia fechada (porção caudal da cartilagem quadrangular foi liberada da crista da maxila).

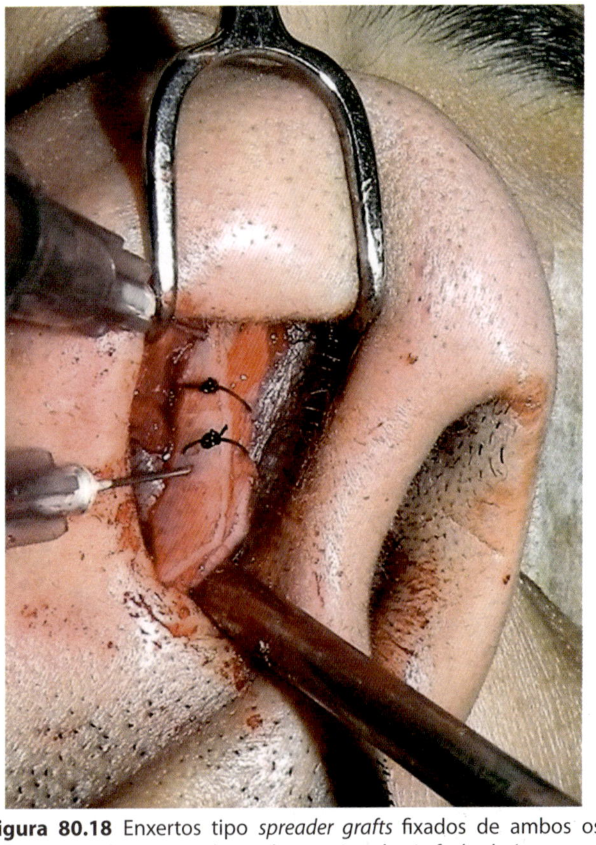

Figura 80.18 Enxertos tipo *spreader grafts* fixados de ambos os lados da cartilagem quadrangular em rinoplastia fechada (nota-se a colocação de agulhas sustentando os enxertos no lugar para permitir a confecção da sutura).

descolado sobre o dorso cartilaginoso e o septo nasal para o outro lado para completar a sutura. No lado oposto, a agulha deve passar novamente pela cartilagem lateral superior, penetrando em sua porção lateral mais cefálica e saindo próximo à borda caudal. A sutura deve ser feita, então, com os fios e o nó sobre o dorso cartilaginoso. A medida que se aperta a sutura e aumenta a tensão no fio, ocorre um aumento no ângulo da válvula nasal interna bilateralmente (Figuras 80.19 e 80.20).

É importante que a agulha e o fio não rompam a mucosa sob a cartilagem lateral superior, para que o fio não fique exposto na cavidade nasal.

Existe controvérsia na literatura sobre a manutenção do efeito deste tipo de sutura a longo prazo, o que talvez contraindique seu uso de forma isolada para correção das deformidades mais severas desta região.

Asa de borboleta

Técnica difundida por Cook, se baseia na colocação de um enxerto de cartilagem sobre um sulco realizado na cartilagem quadrangular, próximo ao ângulo septal anterior. A cartilagem é suturada na parte caudal da cartilagem lateral superior de ambos os lados, de forma que se torne convexa (com a concavidade apoiada no septo caudal).

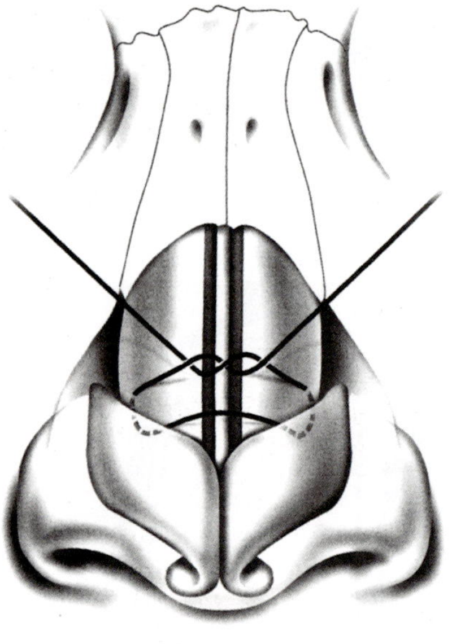

Figura 80.19 *Flaring suture*, vista frontal.

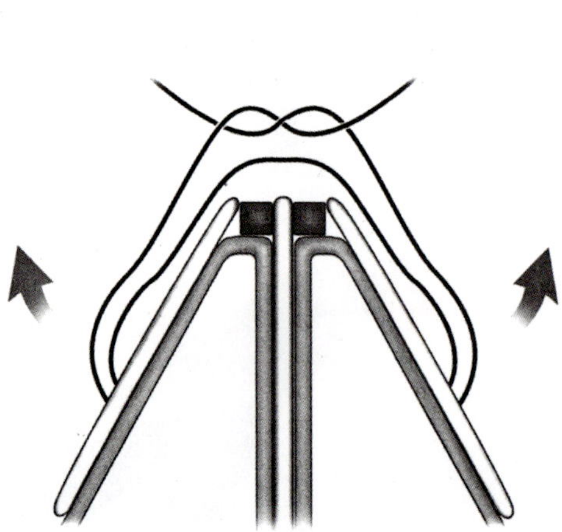

Figura 80.20 Vista basal mostrando efeito da *flaring suture* para aumentar o ângulo da válvula nasal interna. Nota-se os *spreader grafts* posicionados na figura.

Desta forma, as propriedades elásticas do enxerto empurrariam as cartilagens laterais superiores lateralmente, aumentando o ângulo da válvula nasal interna (Figuras 80.21 e 80.22).[18]

A desvantagem desse enxerto em relação aos *spreader grafts* convencionais é que pode tornar o dorso cartilaginoso, e mesmo a ponta nasal, um pouco mais volumosos. Além disso, exige a confecção de um leito sobre a porção superior da cartilagem quadrangular, para que não cause irregularidade na altura do dorso cartilaginoso.

Autospreader grafts

Técnica que vem se tornando mais popular nos últimos anos, tem sua aplicação principalmente na rinoplastia aberta. É uma excelente alternativa em cirurgias primárias, nas quais é realizada a redução de dorso cartilaginoso, para a prevenção de alterações no terço médio nasal sem o uso de *spreader grafts*.[19] O mecanismo de ação é similar ao do *spreader graft* tradicional, porém, ao invés de se utilizar cartilagem captada do septo ou da concha, se utiliza a própria cartilagem lateral superior como *spreader graft*.[20]

Para tanto, após a separação da cartilagem lateral superior da cartilagem quadrangular, e após a ressecção da porção superior da cartilagem quadrangular (para diminuição da altura do dorso nasal), a cartilagem lateral superior não é ressecada. Ao invés disso, sua porção superior é dobrada medial e inferiormente e suturada entre o restante da cartilagem lateral superior e a quadrangular, funcionando como um *spreader graft* e prevenindo o colapso da válvula nasal interna (Figura 80.23).

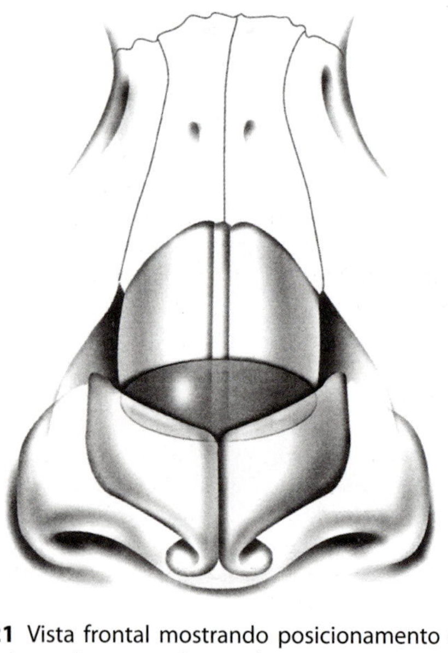

Figura 80.21 Vista frontal mostrando posicionamento do enxerto asa de borboleta sobre as cartilagens laterais superiores.

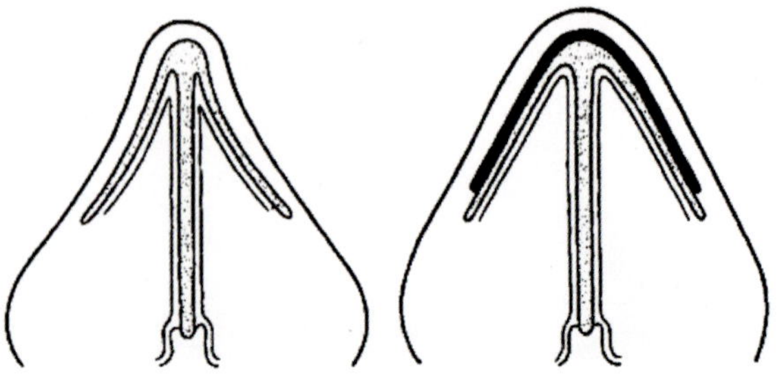

Figura 80.22 Vista basal mostrando efeito do enxerto asa de borboleta para aumentar o ângulo da válvula nasal interna.

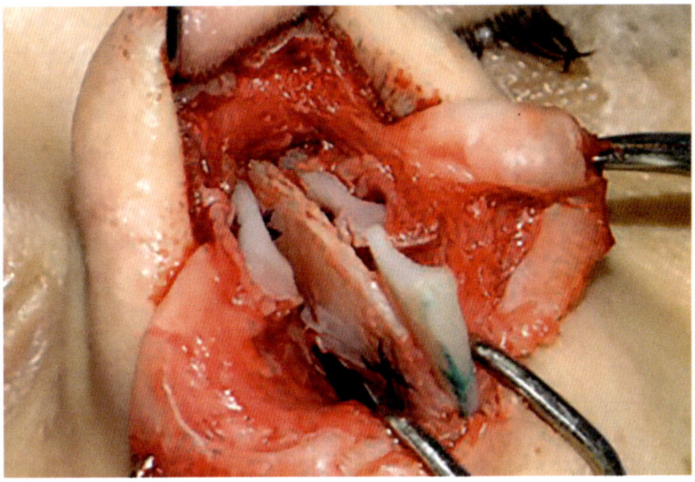

Figura 80.23 *Autospreader graft* em posição.

REFERÊNCIAS BIBLIOGRÁFICAS

1. Rhee JS, Weaver EM, Park SS, Baker SR, Hilger PA, Kriet JD et al. Clinical consensus statement: Diagnosis and management of nasal valve compromise. Otolaryngol Head Neck Surg [Internet]. 2010 Jul [Acesso em: 2024 Jul];143(1):48-59.
2. Mink PJ. Physiologie der Obern Luftwege. Leipzig:Vogel;1920.
3. Bridger, G. P. Phisiology of the nasal valve. Arch Otolaryngol [Internet]. 1970 Dec [Acesso em: 2024 Jul];92(6):543-53.
4. Constantian MB, Clardy RB. The relative importance of septal and nasal valvular surgery in correcting airway obstruction in primary and secondary rhinoplasty. Plast Reconstr Surg [Internet]. 1996 Jul [Acesso em: 2024 Jul];98(1):38-54.
5. Gruber RP, Lin AY, Richards T. Nasal strips for evaluating and classifying valvular nasal obstruction. Aesthetic Plast Surg [Internet]. 2011 Apr [Acesso em: 2024 Jul];35(2):211-15.
6. Ishii LE, Rhee JS. Are diagnostic tests useful for nasal valve compromise? Laryngoscope [Internet]. 2013 Jan [Acesso em: 2024 Jul];123(1):7-8.
7. Chung YS, Seol JH, Choi JM, Shin DH, Kim YW, Cho JH et al. How to resolve the caudal septal deviation? Clinical outcomes after septoplasty with bony batten grafting. Laryngoscope [Internet]. 2014 Aug [Acesso em: 2024 Jul];124(8):1771-6.
8. Toriumi DM, Josen J, Weinberger M, Tardy ME Jr. Use of alar batten grafts for correction of nasal valve collapse. Arch Otolaryngol Head Neck Surg [Internet]. 1997 Aug [Acesso em: 2024 Jul];123(8):802-8.
9. Rohrich RJ, Raniere JJr, HA RY. The alar contour graft: Correction and prevention of alar rim deformities in rhinoplasty. Plast Reconstr Surg [Internet]. 2002 [Acesso em: 2024 Jul];109(7):2495-505.
10. Ballin AC, Kim H, Chance E, Davis RE. The articulated alar rim graft: Reengineering the conventional alar rim graft for improved contour and support. Facial Plast Surg [Internet]. 2016 Aug [Acesso em: 2024 Jul];32(4):384-97.
11. Gunter JP, Friedman RM. Lateral crural strut graft: Technique and clinical applications in rhinoplasty. Plast Reconstr Surg [Internet]. 1997 [Acesso em: 2024 Jul];99(4):943-55.
12. Apaydin F. Nasal valve surgery. Facial Plast Surg [Internet]. 2011 [Acesso em: 2024 Jul];27:179-91.
13. Khosh MM, Honrado C, Pearlman SJ. Nasal valve reconstruction. Arch Facial Plast Surg [Internet]. 2004 [Acesso em: 2024 Jul];6:167-71.
14. Avashia YJ, Marshall AP, Allori AC, Rohrich RJ, Marcus JR. Decision-making in middle vault reconstruction following dorsal hump reduction in primary rhinoplasty. Plast Reconstr Surg [Internet]. 2020 Jun [Acesso em: 2024 Jul];145(6):1389-401.
15. Sheen JH. Spreader graft: A method of reconstructing the roof of the middle nasal vault following rhinoplasty. Plast Reconstr Surg [Internet]. 1984 [Acesso em: 2024 Jul];73 (2):230-9.
16. Papel ID. Management of the middle vault. In: Papel ID, Frodel JL, Holt GR, Larrabee WF, Nachlas NE, Park SS et al. Facial plastic and reconstructive surgery. 2.ed. New York: Thieme, 2002. Cap. 35, p. 407-413.
17. Park SS. The flaring suture to augment the repair of the dysfunctional nasal valve. Plast Reconstr Surg [Internet]. 1998 Apr [Acesso em: 2024 Jul];101(4):1120-2.
18. Clark JM, Cook TA. The 'butterfly' graft in functional secondary rhinoplasty. Laryngoscope [Internet]. 2002 Nov [Acesso em: 2024 Jul];112(11):1917-25.
19. Gruber RP, Park E, Newman J, Berkowitz L, Oneal R. The spreader flap in primary rhinoplasty. Plast Reconstr Surg [Internet]. 2007 May [Acesso em: 2024 Jul];119(6):1903-10.
20. Buba CM, Patel PN, Saltychev M, Kandathil CK, Most SP. The safety and efficacy of spreader grafts and autospreaders in rhinoplasty: A systematic review and meta-analysis. Aesthetic Plast Surg [Internet]. 2022 Aug [Acesso em: 2024 Jul];46(4):1741-59.

CAPÍTULO

81 Frontoplastia

José Jurado • Leila Freire • Luiz Carlos de Melo Barboza

INTRODUÇÃO

Desde os primórdios da humanidade, em todas as civilizações, se buscam formas de melhorar a aparência física. A juventude sempre ocupou um lugar de destaque na mente das pessoas.

Na cultura egípcia, os mortos levavam consigo potes de cremes para eternizar a beleza no além. Na Grécia Antiga, a sintonia do belo era vista de forma total entre a mente e o físico. Para os romanos, a força das vitórias e o triunfo do seu povo em expansão eram a expressão do belo.

O avanço da medicina tem promovido o desenvolvimento de novas técnicas para satisfazer às necessidades de cada paciente com a finalidade de retomar a "bela aparência" perdida ao longo dos anos.

O efeito do envelhecimento, principalmente na região dos olhos e da fronte, ocorre de forma gradativa, com perda da elasticidade da pele e queda dos tecidos da face. O sol, o vento e a gravidade afetam a face e favorecem o surgimento de rugas, manchas, olhar cansado e excesso de pele.

A frontoplastia é uma cirurgia que tem como objetivo principal elevar os supercílios, sendo de cunho estético ou funcional.

Os supercílios, ou sobrancelhas, são estruturas constituídas por pele coberta por pelos e tecido subcutâneo, conferindo aspecto peculiar à região dos olhos. Possuem três porções: cabeça, corpo e cauda, com características diferentes de acordo com o sexo.

O conhecimento básico da anatomia da região frontotemporal é necessário para promover melhores resultados e evitar as complicações indesejáveis.

ETIOLOGIA

O processo de envelhecimento afeta a pele e os tecidos mais profundos por meio de fatores intrínsecos e extrínsecos. O envelhecimento intrínseco consiste nos efeitos do tempo na pele, com modificações hormonais e bioquímicas associadas. Ocorre uma perda progressiva da organização das fibras elásticas e colágenas (elastose) e o enfraquecimento dos músculos subjacentes.

Nos fatores extrínsecos inclui-se a força contínua da gravidade que promove deslocamento do tecido subcutâneo e queda de todas as estruturas da face, em destaque a fronte, o supercílio e as pálpebras. O tabagismo e a exposição solar também são fatores que comprometem no processo de envelhecimento da face, causando rugas grosseiras e uma superfície áspera da pele.

Os fatores intrínsecos e extrínsecos são:

- Desequilíbrio entre os músculos elevadores e depressores do supercílio
- Diminuição do colágeno e da elastina
- Menopausa e andropausa
- Estresse
- Fotoenvelhecimento
- Ação da gravidade
- Tabagismo.

ANATOMIA

A estratigrafia da região frontal é a seguinte:

- Pele
- Subcutâneo
- Fáscia superficial do sistema músculo aponeurótico superficial (SMAS)
- Musculatura da mímica frontal: músculo frontal, músculo orbicular do olho, músculo corrugador do supercílio e músculo prócero
- Fáscia profunda do SMAS
- Pericrânio
- Osso frontal.

A musculatura facial pode ser dividida em dois grupos: os músculos da expressão e os da mastigação. Os músculos da expressão, superficiais e profundos, movimentam os tecidos frouxos da face. É por meio deles que expressamos nossas emoções e sentimentos. São também eles os responsáveis pela formação das rugas e linhas de expressão.

Os movimentos da região frontal são produtos das ações de quatro músculos: frontal, prócero, corrugador do supercílio e porção orbital do orbicular dos olhos.

O escalpo constitui-se de pele, tecido subcutâneo, aponeurose ou gálea, tecido areolar e periósteo. A gálea é uma lâmina inelástica tendínea que conecta o músculo frontal com o músculo occipital. A gálea se funde lateralmente com a fáscia temporoparietal, que é contínua com o SMAS na face. O músculo frontal se origina da gálea e se insere na pele da fronte. É o músculo responsável pela elevação da sobrancelha e sua inervação é realizada pelo ramo temporal do nervo facial. Os músculos depressores da sobrancelha são: corrugador do supercílio, orbicular dos olhos e o prócero.

Lateralmente à linha temporal, sobre a fossa temporal, encontra-se o músculo temporal coberto por suas fáscias. A fáscia temporal superficial, ou fáscia temporoparietal, está localizada imediatamente abaixo da pele e da gordura subcutânea da região temporal. Medialmente à fáscia temporoparietal emerge a gálea. A fáscia temporoparietal é continua com o SMAS no terço inferior da face. Sob a fáscia temporoparietal encontra-se a fáscia temporal profunda ou verdadeira fáscia temporal.

A ptose da sobrancelha, os "pés-de-galinha", as rugas finas e profundas na testa e glabela, e a perda da elasticidade caracterizam o envelhecimento do terço superior da face.

A avaliação do paciente deve ser realizada de forma estática e dinâmica. O paciente deve ser posicionado em frente ao espelho para realizar alguns movimentos, como: solicitar ao paciente que feche os olhos por 10 a 20 segundos, para permitir o total relaxamento da musculatura da fronte e, quando abrir os olhos, observar a verdadeira posição da sobrancelha.

A palpação da sobrancelha é outra forma que pode ser utilizada para identificar o seu real posicionamento e as diferenças entre o homem e a mulher, que apresentam características peculiares. Nas mulheres, a sobrancelha deve formar um arco, 1 cm acima da borda supraorbitária. A extremidade medial deve ter um desenho semelhante a uma cabeça de um bastão e a sua extremidade lateral deve afinar gradualmente até a ponta, e de forma descendente. O limite mais alto da sobrancelha deve coincidir com a borda lateral do limbo. Nos homens, a sobrancelha deve apresentar o seu contorno mais horizontal do que na mulher ao longo do rebordo orbitário. A distância entre a linha mediopupilar e a borda inferior da sobrancelha é de 2,5 cm e a distância da borda superior da sobrancelha até a linha anterior dos cabelos é de 5 cm.

A porção medial, ou cabeça da sobrancelha, tem sua origem em uma linha vertical delineada inferiormente até a junção alar-facial. A extensão lateral da sobrancelha deve alcançar um ponto em uma linha desenhada desde o canto lateral do olho até a asa nasal.

A distância entre as duas extremidades mediais das sobrancelhas deve ser igual à distância entre as bordas laterais das asas do nariz.

AVALIAÇÃO DO PACIENTE

O conhecimento adequado da anatomia aliado ao exame clínico estático e dinâmico do paciente determinarão a possibilidade, momento e sucesso do tratamento cirúrgico.

No envelhecimento da face, especialmente na fronte, ocorre uma ptose significativa e a pele da parte inferior move-se para o interior da órbita, que promove uma ilusão de redundância de pele ao longo da pálpebra superior. Portanto, um dos erros mais frequentes é a realização de uma blefaroplastia superior, sendo que o procedimento mais indicado seria uma frontoplastia.

Ptose de supercílio

A ptose do supercílio, clinicamente, tem dois componentes principais:

- Posição baixa do supercílio
- Posição baixa da prega supratarsal.

Sinal de Flower

Com frequência, os pacientes indicam inconscientemente a necessidade cirúrgica na região frontal durante a consulta para cirurgia de pálpebra, elevando o supercílio com a ponta do dedo.

Sinal de Connell

Uma prega de pele da pálpebra superior que se projeta lateralmente sobre a região periorbital é uma marca registrada de ptose da fronte e é um achado importante na diferenciação entre problemas da pálpebra e da fronte.

Seleção de pacientes

Deve-se inicialmente avaliar as condições gerais de saúde do paciente. O uso de medicamentos, alergias, cirurgias prévias, distúrbios psiquiátricos e hábitos sociais, como o tabagismo. Wang sugere que os pacientes interrompam o uso de tabaco e nicotina pelo menos um mês antes e outro após o procedimento. A recusa do paciente em colaborar prejudica o resultado e é a base para desqualificação para a cirurgia.

Uma avaliação da face do paciente deve ser realizada criteriosamente. Consiste em inspeção em frente ao espelho para verificar e identificar as assimetrias e a palpação de todas as estruturas faciais. Todos os achados devem ser discutidos com o paciente antes do procedimento cirúrgico, para esclarecer o que é possível ou não realizar no ato cirúrgico e os seus complementos como *peelings*, *botox* e preenchimentos.

Ao identificar algum grau de assimetria, originando-se do esqueleto ósseo, e hábitos de comportamento pessoal (p. ex., hábitos de dormir, expressões faciais repetidas e involuntárias) devem ser discutidos previamente. Todos esses detalhes podem afetar o resultado da cirurgia.

É importante registrar por meio de fotografias o pré e o pós-operatório de cada paciente com o objetivo de identificar e estabelecer o tratamento proposto.

Deve-se observar com cuidado o tipo de pele e a possibilidade de cicatrizes hipertróficas e queloideanas nos pacientes afrodescendentes e asiáticos.

Explicar todos os riscos e benefícios antes da cirurgia e estabelecer uma boa relação médico-paciente. Nunca pressionar o paciente a aceitar o procedimento. O termo de consentimento cirúrgico deve ser assinado com o real aval e esclarecimento do paciente. Essas orientações ajudam a promover um resultado desejado e satisfação do paciente.

OBJETIVO DA FRONTOPLASTIA

Consiste basicamente em elevar os supercílios e corrigir ou atenuar rugas e assimetrias.

CLASSIFICAÇÃO DA FRONTOPLASTIA

A principal diferença entre os vários tipos de técnicas consiste na implantação da incisão. As frontoplastias podem ser classificadas em:

Frontoplastia endoscópica

É a mais recente técnica para elevação do supercílio. É um procedimento minimamente invasivo. São realizadas cinco pequenas incisões após a linha de implantação do cabelo. Incisões longitudinais de 1 cm de comprimento são realizadas na linha média da cabeça pós-triquial, com duas incisões parietais e duas temporais pós-triquiais. A frontoplastia endoscópica pode ser realizada sob anestesia local e sedação ou sob anestesia geral.

Sob visão endoscópica, realiza-se o descolamento da região frontal e temporal. Na região frontal, o descolamento geralmente é realizado no plano subperiosteal, embora alguns autores utilizem o descolamento logo acima do periósteo, justificando essa prática ao fato de que os tecidos que se movem na fronte são supraperiosteais.

Na região temporal, o descolamento é realizado no plano logo acima da fáscia temporal profunda, evitando-se a lesão do ramo temporal do nervo facial, que segue sob a fáscia temporal superficial.

Após o descolamento, podem-se tratar os músculos da região, cauterizando ou seccionando o músculo frontal e o corrugador do supercílio. Realiza-se então a tração e fixação do retalho descolado, podendo-se fixar através de parafusos de titânio, perfurações em túnel na calota craniana ou fixando diretamente na porção posterior do retalho. Os fios utilizados podem ser os não absorvíveis, como *nylon* ou prolene 2-0 ou 3-0, ou os de absorção lenta como o PDS 3-0.

Frontoplastia com incisão limitada

Técnica proposta por David Knize, dispensa o uso do endoscópio. Duas incisões fusiformes de 2,5 por 1 cm são realizadas externamente às linhas temporais e o descolamento é realizado no plano da fáscia temporal profunda sob visão direta com o auxílio de um afastador. O periósteo é rompido ao nível do rebordo orbitário, permitindo a tração do corpo e cauda do supercílio. A tração com fios de *nylon* ou prolene 3-0 aproxima os bordos do fuso ressecado de pele.

Segundo esta técnica, a cabeça do supercílio é tratada pela incisão da blefaroplastia superior, quando são dissecados e seccionados os músculos corrugadores do supercílio. Opcionalmente, pode-se seccionar o músculo prócero, embora não seja possível visualizá-lo.

Frontoplastia coronal ou aberta

Realizada pela incisão bi-temporal na região do couro cabeludo e confecção de retalho sob o periósteo da fronte até rebordo orbitário superior. Em seguida, suspende-se do supercílio até o nível desejado, fixando-o com sutura de fio absorvível ou não absorvível do retalho ao músculo temporal adjacente e resseca-se o excesso de tecido. A cicatriz é extensa, mas fica oculta pelos cabelos. O procedimento é tecnicamente simples e a suspensão do supercílio pode ser bem equalizada. As desvantagens são sangramento excessivo no ato operatório, extensa área cruenta e maior tempo de recuperação quando comparada a outras técnicas. Em pacientes calvos existe impossibilidade de ocultar a cicatriz. Argumentos comuns contra o uso das técnicas abertas incluem a possibilidade de uma cicatriz visível, alopecia peri-incisional e parestesias após procedimentos no escalpo. Embora esses problemas possam ocorrer, eles devem ser evitados através de princípios básicos que devem ser seguidos, como a proteção de ramos nervosos.

DESCRIÇÃO CIRÚRGICA DA FRONTOPLASTIA (TÉCNICA PESSOAL)

1. Realizar a marcação com o paciente sentado e com o olhar na linha do horizonte. Traçar as linhas temporais e quatro incisões: duas incisões fusiformes medindo 2,5 x 1 cm nas regiões temporais pós-triquiais perpendiculares às linhas temporais e duas incisões transversas medindo 1 cm nas regiões parietais pós-triquiais.
2. Realizar a infiltração próximo aos forames dos nervos supraorbitário e supratroclear, nas incisões e em todo o rebordo orbitário com uma solução de lidocaína 1% e adrenalina 1:40.000.
3. Realizar incisões fusiformes pós-triquiais temporais com lâmina nº 15 no couro cabeludo até a fáscia temporal profunda, e incisões parietais até o periósteo.
4. Identificar os planos: fáscia temporal profunda, periósteo e linha temporal.
5. Descolar o tecido ao nível da fáscia temporal profunda na região temporal e subperiosteal na região frontal sob visualização direta ou com endoscópio.
6. Realizar desinserção da linha temporal.
7. Passar agulha de Reverdin através de pequenas incisões de 3 a 4 mm na pele ao nível do supercílio através do tecido subcutâneo até as incisões parietais e temporais para captura de fio *nylon* 2-0 (Figura 81.1).
8. Capturar o fio e retornar com agulha ao nível do tecido subcutâneo até as incisões de entrada. Em seguida, descer a agulha de Reverdin até o nível do plano descolado anteriormente, ou seja, subperiosteal na região frontal, e sobre a fáscia temporal profunda nas regiões temporais (Figuras 81.2 a 81.9).

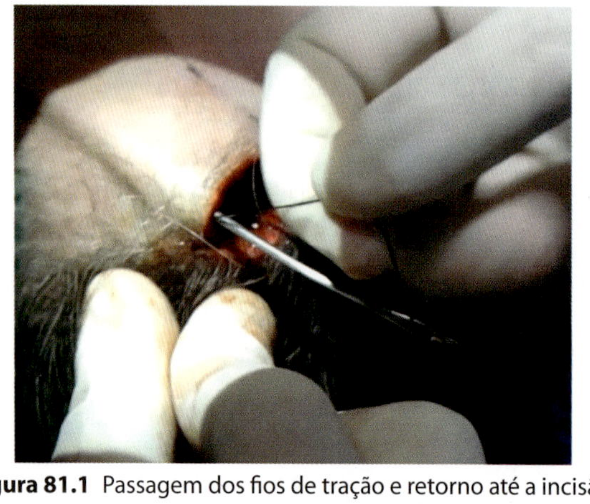

Figura 81.1 Passagem dos fios de tração e retorno até a incisão.

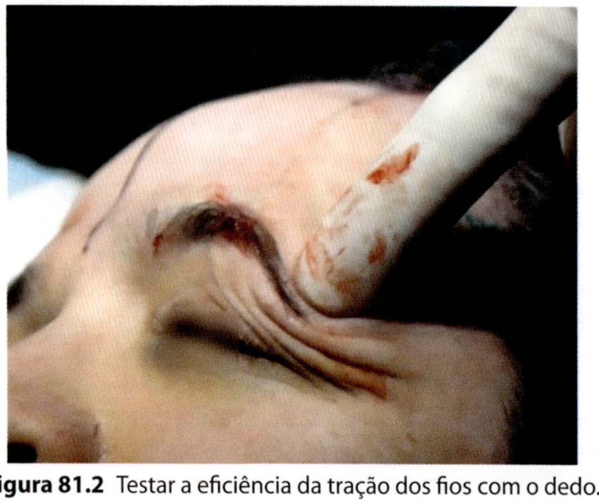

Figura 81.2 Testar a eficiência da tração dos fios com o dedo.

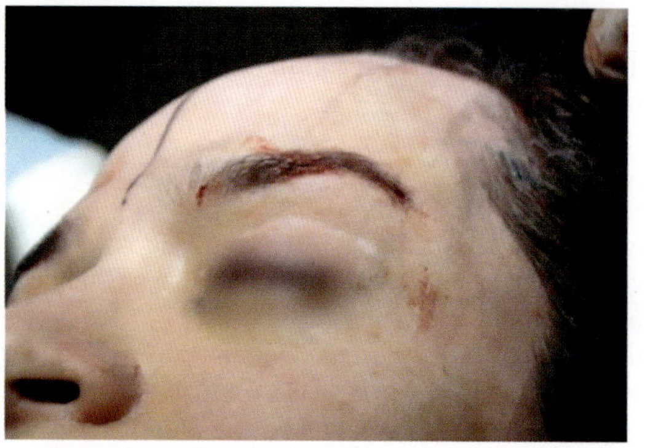

Figura 81.3 Posição da sobrancelha após tração.

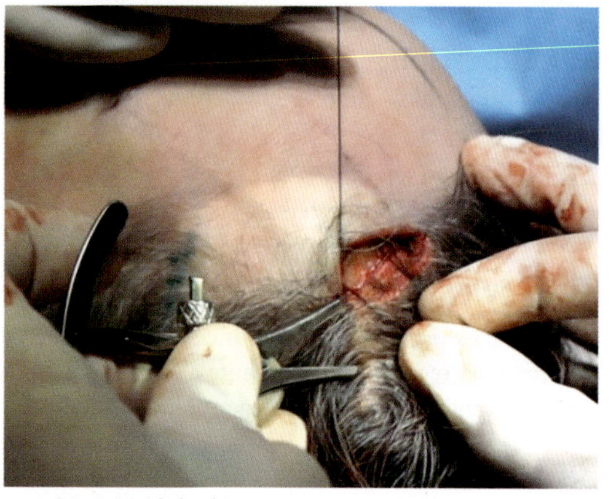

Figura 81.4 Medida de 2 cm posterior à incisão para fixação.

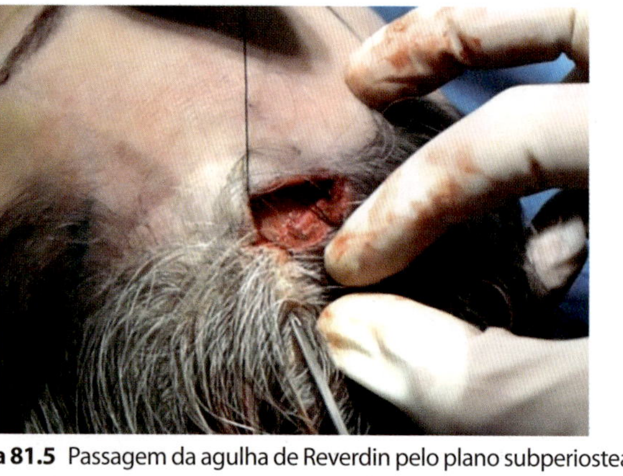

Figura 81.5 Passagem da agulha de Reverdin pelo plano subperiosteal.

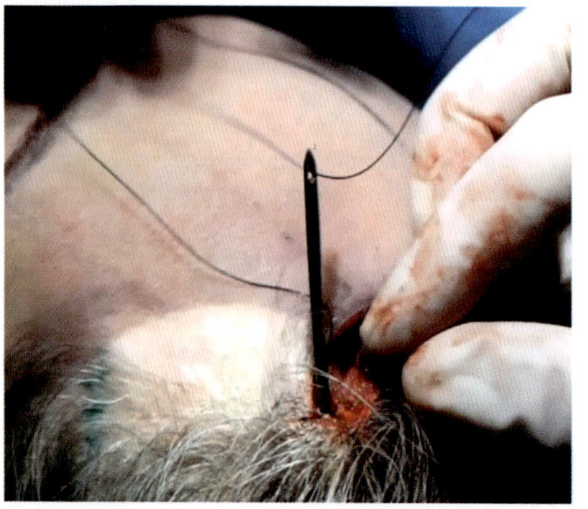

Figura 81.6 Captura do fio *nylon* 2-0.

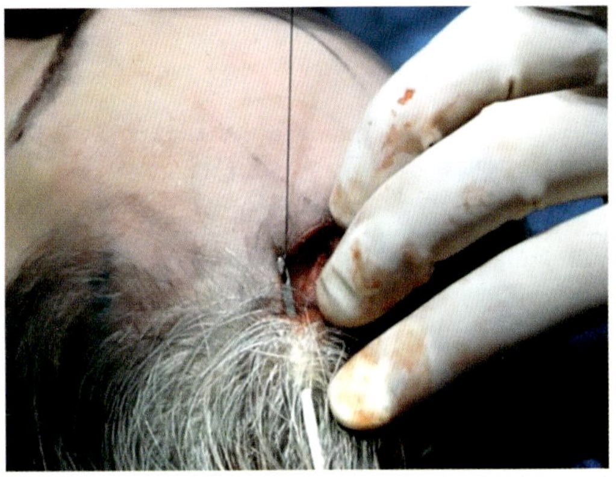

Figura 81.7 Retorno pelo mesmo plano subperiosteal.

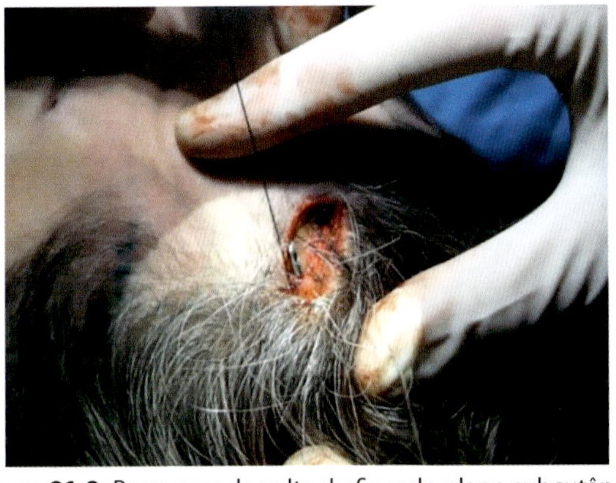

Figura 81.8 Passagem de volta do fio pelo plano subcutâneo.

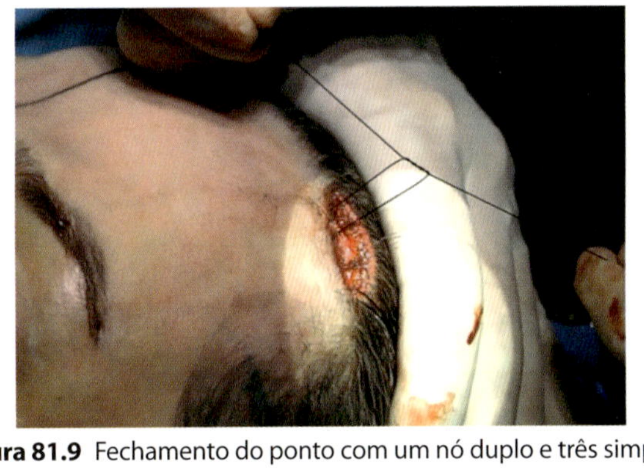

Figura 81.9 Fechamento do ponto com um nó duplo e três simples.

9. Fixar os fios aos retalhos posteriores, fáscia temporal profunda e ao músculo temporal. Com isso, consegue-se grande resistência e persistência da elevação do supercílio obtida.
10. Opcionalmente, pode-se fixar os fios das regiões parietais em túneis confeccionados na tábua externa dos ossos parietais.
11. Suturar as incisões temporais e frontais com *nylon* 3-0 (Figura 81.10).

A forma de fixação posterior dos fios de tração foi alterada nos últimos anos. A uma distância de 2 cm da incisão, perfura-se o couro cabeludo com uma agulha 40×12. Através desse acesso, entra-se com a agulha de Reverdin no plano subperiosteal até sair na incisão. Captura-se a ponta do fio de tração e retorna-se pelo mesmo caminho até próximo à pele.

Em seguida, leva-se o fio de volta para a incisão pelo plano subcutâneo e fecham-se os pontos com um nó duplo e três simples. Dessa maneira, a fixação se torna mais eficiente, pois abraça os

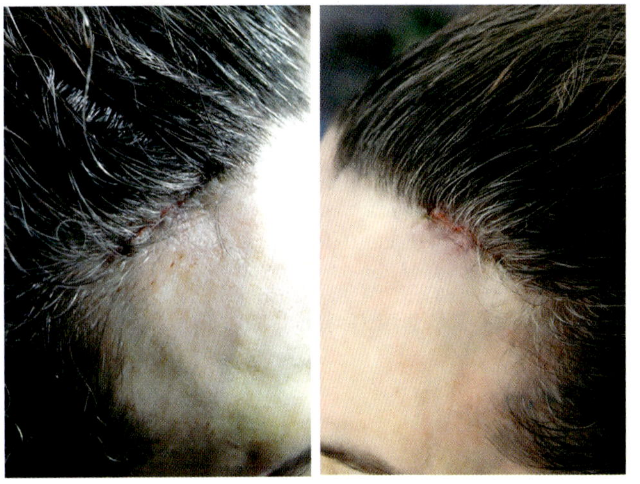

Figura 81.10 Sutura final.

tecidos moles em um trajeto de 2 cm. Desde que iniciamos esse tipo de fixação, há três anos, temos obtido resultados consistentes e duradouros (Vídeos 81.1 e 81.2).

COMPLICAÇÕES

Na frontoplastia, a incidência de complicações costuma ser baixa. As mais frequentes incluem parestesia do couro cabeludo, alopecia incisional, cicatriz inestética, hematoma, assimetria, infecção e lesão do nervo facial. Portanto, para evitar tais inconvenientes, é imprescindível um adequado conhecimento anatômico das principais estruturas associado a uma dissecção precisa e cuidadosa.

CONSIDERAÇÕES FINAIS

A frontoplastia é uma cirurgia que pode ser realizada em pacientes de diferentes idades, sexos ou etnias. Pode ser indicada em pacientes que sofreram ptose do supercílio ao longo dos anos, ou mesmo em jovens, que tenham um posicionamento inadequado dos supercílios.

É uma cirurgia de técnica simples e resultados satisfatórios, trazendo beleza e rejuvenescimento ao paciente.

BIBLIOGRAFIA

Badin AD; Casagrande C; Saltz R. Rejuvenescimento facial: cirurgia videoendoscópica e procedimentos ancilares. Rio de Janeiro: Revinter, 2003.

Bolognia JL. Dermatologic and cosmetic concerns of the older woman. Clin Geriatr Med [Internet]. 1993 Feb [Acesso em: 2024 Jul];9(1):209-29.

Connell BF, Lambros VS, Neurohr GH. The forehead lift: Techniques to avoid complications and produce optimal results. Aesthetic Plast Surg [Internet]. 1989 Fall [Acesso em: 2024 Jul];13(4):217-37.

Connell BF, Marten TJ. The male foreheadplasty. Recognizing and treating aging in the upper face. Clin Plast Surg [Internet]. 1991 Oct [Acesso em: 2024 Jul];18(4):653-87.

Cook TA, Brownrigg PJ, Wang TD, Quatela VC. The versatile midforehead browlift. Arch Otolaryngol Head Neck Surg [Internet]. 1989 Feb [Acesso em: 2024 Jul];115(2):163-8.

Dayan SH, Perkins SW, Vartanian AJ, Wiesman IM. The forehead lift: Endoscopic versus coronal approaches. Aesthetic Plast Surg [Internet]. 2001 Jan-Feb [Acesso em: 2024 Jul];25(1):35-9.

Ellis DA, Masri H. The effect of facial animation on the aging upper half of the face. Arch Otolaryngol Head Neck Surg [Internet]. 1989 Jun [Acesso em: 2024 Jul];115(6):710-3.

Howard BK. Aesthetic surgery of the upper third of the face: a self-instructional package. Washington, DC: American Academy of Otolariyngology Head and Neck Surgery Foundation, 1998.

Kede MV, Sabatovich O. Dermatologia estética. São Paulo: Atheneu, 2004.

Knize DM. Região frontal e fossa temporal: anatomia e técnica aberta e endoscópica. Rio de Janeiro: Revinter, 2007. p. 91-9.

Lapière CM. The ageing dermis: The main cause for the appearance of 'old' skin. Br J Dermatol [Internet]. 1990 Apr [Acesso em: 2024 Jul];122 Suppl 35:5-11.

Miller PJ, Wang TD, Cook TA. Rejuvenation of the aging forehead and brow. Facial Plast Surg [Internet]. 1996 Apr [Acesso em: 2024 Jul];12(2):147-55.

Montagna W, Carlisle K. Structural changes in ageing skin. Br J Dermatol [Internet]. 1990 Apr [Acesso em: 2024 Jul];122 Suppl 35:61-70.

Papel I. Facial plastic and reconstructive surgery, 3.ed. New York: Thieme Medical, 2008. p.177-87.

Seify H, Jones G, Bostwick J, Hester TR. Endoscopic-assisted face lift: Review of 200 cases. Ann Plast Surg [Internet]. 2004 Mar [Acesso em: 2024 Jul];52(3):234-9.

Troilius C. A comparison between subgaleal and subperiosteal brow lifts. Plast Reconstr Surg [Internet]. 1999 Sep [Acesso em: 2024 Jul];104(4):1079-90.

Wang TD. Envelhecimento facial. 1 ed. São Paulo: Santos: Revinter; 2007. 130 p.

CAPÍTULO

82

Blefaroplastia

Carlos A. Caropreso • Fernando Sasaki • José Luiz T. Rodrigues

INTRODUÇÃO

O termo blefaroplastia (do grego *blepharon* = pálpebra; *plastos* = formar) foi introduzido por von Gräefe, em 1818, para descrever um caso de reconstrução palpebral que ele havia realizado em 1809.

Na *Enciclopédia Americana de Oftalmologia*, de 1913, o termo era usado para definir uma restauração, reajuste ou transplante de qualquer tecido palpebral.

Hoje, a palavra blefaroplastia é utilizada para se referir à exérese do excesso de pele da pálpebra com ou sem a ressecção de gordura orbital com objetivo estético ou funcional.

HISTÓRICO

Os primórdios da blefaroplastia remontam quase 2000 anos, quando o romano Aulus Cornelius Celsus descreveu o tratamento da "pálpebra relaxada" em sua publicação *De Re Medica* (25 a 35 d.C.), comentando sobre a ressecção de pele da pálpebra superior. Antes disso, os hindus eram referência em cirurgias cosméticas e reconstrutoras da face.

Em *The Tadhkirat of Ali ibn Isa of Baghdad*, Ali ibn Isa (940 a 1010 d.C.) descreveu uma técnica de ressecção de pele redundante da pálpebra superior usada há mais de 1.000 anos, a qual consistia em provocar isquemia do excesso de pele por compressão, utilizando-se duas pequenas barras de madeira. Também Avicenna (980 a 1036) e Roshd (1126 a 1198), na Arábia, já realizavam excisão de pele palpebral em casos de excessos comprometendo a visão.

Em 1818, von Gräefe utilizou o termo blefaroplastia para designar um caso de reconstrução palpebral. Porém, coube a Sichel a primeira descrição detalhada sobre "gordura orbital herniada" em 1844, e a Conrad Miller, em 1907, o primeiro livro publicado sobre cirurgia cosmética (*Cosmetic surgery: The correction of featural imperfections*) com fotos mostrando a excisão em crescente para a ressecção da pele da pálpebra superior.

Vários autores do início do século 20 advogaram a excisão de pele redundante da pálpebra (Mackenzie, Alibert, Graf, Dupuytren), tendo o valor estético da blefaroplastia sido reconhecido pela sociedade médica apenas nessa época. Outros autores, como Frederick Kolle, Adabert Errman e Jacques Joseph também contribuíram para a evolução da cirurgia palpebral na primeira metade do século 20.

Julien Bourguet, em 1924, foi, provavelmente, o primeiro autor a descrever a técnica transconjuntival para a remoção das bolsas de gordura herniadas.

A francesa Suzanne Noël foi uma das primeiras mulheres cirurgiãs a aparecer na história da cirurgia estética e publicou um livro sobre cirurgia cosmética das pálpebras em 1925, enfatizando a importância da documentação fotográfica como parte necessária do arsenal do cirurgião plástico ocular.

Na segunda metade do século 20 houve contribuição de autores como Salvadore Castañares, que descreveu detalhadamente os compartimentos das bolsas de gordura das pálpebras superiores e inferiores. Nos últimos anos tem havido grande evolução e refinamento cirúrgico decorrentes de contribuições como as de Albert M., Putterman R., Petrelli R. E., Tenzel e Stephen L. Bosniak, Byron Smith.

AVALIAÇÃO PRÉ-OPERATÓRIA

Nesta avaliação, é importante considerar os aspectos psicológicos, sistêmicos e anatomopalpebrais, e realizar a documentação fotográfica.

Avaliação psicológica

É realizada durante a própria consulta, não havendo necessidade de encaminhamento, da grande maioria dos pacientes, a uma avaliação especializada. É importante considerar se a queixa do paciente condiz com a realidade ou se ele está superdimensionando um problema físico. Pacientes com problemas socioafetivos, como separação no casamento ou dificuldades no trabalho ou com amigos, podem estar, erroneamente, imputando toda a "tragédia da sua vida" a algum aspecto físico próprio. Caso isso não seja identificado pelo cirurgião, há grande risco de frustração do paciente em relação ao resultado cirúrgico, por mais brilhante que tenha sido o desfecho. Perguntas simples como: "Por que quer operar?", "O que seu cônjuge acha de você realizar esta cirurgia?", "Como está sua vida em casa ou no trabalho?", podem ajudar a determinar os casos.

AVALIAÇÃO SISTÊMICA

Da mesma forma que para a realização de qualquer tipo de cirurgia eletiva, é necessário que o paciente apresente boas condições de saúde. A história e o exame físico são de extrema importância para a suspeição de alterações sistêmicas que possam comprometer o bom andamento e resultado cirúrgicos, além da própria vida do paciente.

Disfunções tireoideanas, renais, alérgicas, sistêmicas ou palpebrais, ou mesmo insuficiência cardíaca, podem provocar um estado de edema crônico das pálpebras e, secundariamente, excesso de pele (dermatocalase) no local com liquenificação. Gordura orbital prolapsada pode ser consequência de um hipertireoidismo. Em todos esses casos, a simples ressecção dos tecidos sobressalentes sem o controle da doença de base levará a um resultado pobre com recidiva em pouco tempo.

A diminuição da fenda palpebral por ptose da pálpebra superior pode ser decorrente de miastenia grave.

Coagulopatias podem levar a sangramentos de consequências desastrosas, como hematoma retrobulbar com possibilidade de amaurose. Apesar disso, realizam-se de rotina apenas o hemograma e o coagulograma, além de uma avaliação cardiológica básica. Outros exames laboratoriais são solicitados apenas quando necessários à confirmação de uma suspeita clínica.

Avaliação oculopalpebral

A documentação da acuidade visual, mobilidade ocular, visão periférica e filme lacrimal são pontos fundamentais na avaliação do candidato à blefaroplastia.

Pacientes com diminuição do filme lacrimal devem ser desestimulados à realização da cirurgia, mas caso seja realizada, preconiza-se ser extremamente conservador na retirada de pele para que não haja risco de que as pálpebras fiquem entreabertas (lagoftalmia), com exposição da córnea e consequente ulceração desta. Muita lubrificação com colírios de lágrimas artificiais durante todo o dia e gel ocular à noite para dormir devem ser prescritos.

Outros aspectos que devem ser considerados são abertura palpebral vertical e horizontal, esclera aparente (*scleral show*), posição das margens palpebrais, distância entre o sulco e as margens palpebrais, inserção e orientação dos cílios, localização e forma dos supercílios, posição do canto lateral (*tilt* cantal positivo, neutro ou negativo) (Figura 82.1), profundidade e simetria dos sulcos palpebrais, excesso de pele das pálpebras superiores, excesso de gordura em pálpebras superiores e inferiores, flacidez dos tendões cantais (palpebrais) e posição dos pontos lacrimais (Figura 82.2).

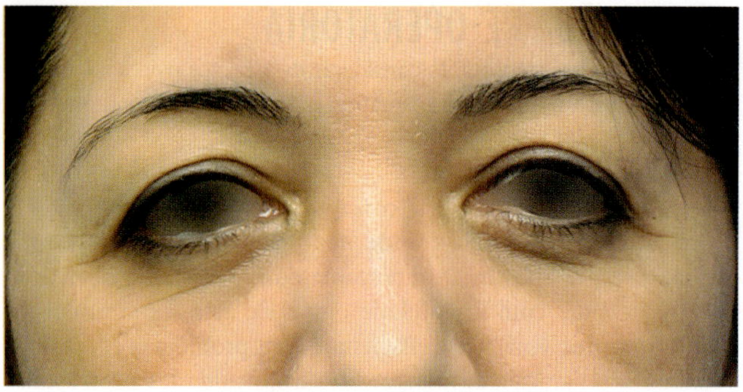

Figura 82.1 *Tilt* cantal negativo.

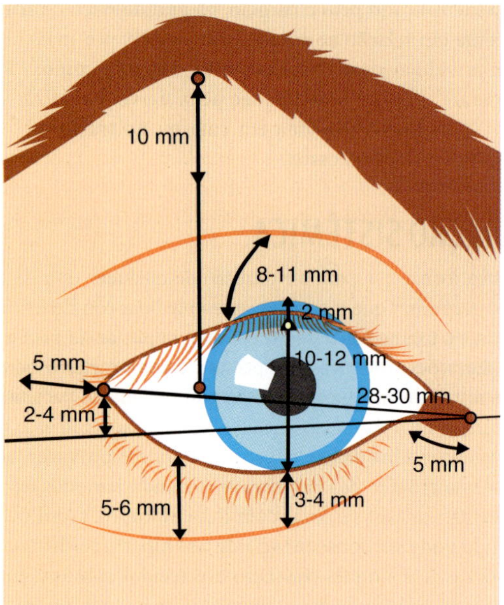

Figura 82.2 Anatomia topográfica orbitopalpebral.

Dentre estes, os mais relevantes a observar antes de realizar a cirurgia são: forma e posição dos supercílios, excesso de pele (dermatocalase), pseudo-herniação das bolsas de gordura, ptose palpebral, flacidez horizontal das pálpebras inferiores e vetores da pálpebra inferior (positivo, negativo ou neutro).

Quanto aos supercílios, a sua posição influencia na indicação de uma blefaroplastia associada ou não a uma frontoplastia. Ademais, existem diferenças anatômicas entre o sexo masculino e feminino.

Na mulher, o supercílio apresenta-se localizado pouco acima do rebordo orbital medialmente e segue um sentido ascendente em direção lateral, passando, na transição dos dois terços mediais para o terço lateral, a cerca de 1 cm superior a esse rebordo, para em seguida sofrer uma curva descendente até a cauda do mesmo.

No homem, o supercílio é mais espesso e apresenta-se localizado na altura do rebordo orbital em todo o seu trajeto, tendo forma de uma curva suave e homogênea.

Tal conhecimento é importante, pois a ptose do supercílio pode simular dermatocalase ou aparentar excesso de pele maior a ser retirado do que o necessário. Portanto, ao avaliar a pele redundante da pálpebra superior, deve-se posicionar o supercílio em sua região anatômica, para só então desenhar o montante de pele a ser removido.

A pseudo-herniação das bolsas é avaliada pressionando-se o globo ocular no sentido inferosuperior para sobressaltarem as bolsas das pálpebras superiores e superoinferior para as bolsas das pálpebras inferiores, ou solicitando-se que o paciente mire o olhar para cima sem movimentar a cabeça, o que faz com que as bolsas fiquem evidentes nas pálpebras inferiores.

A ptose palpebral deve ser investigada no pré-operatório e, caso seja detectada, torna-se necessário enfatizar ao paciente tal condição e corrigi-la no mesmo ato cirúrgico. Ptoses discretas podem passar despercebidas, principalmente nos casos de dermatocalase muito acentuada. Para avaliar a ptose, deve-se elevar a dobra da pele (prega palpebral) suavemente com os dedos, sem tracionar a margem palpebral, e, então, visualizar a real posição dessa margem. A margem normal localiza-se, aproximadamente, 2 mm abaixo do limbo. Valores maiores que esse indicam ptose palpebral. Outra forma de avaliação é por meio da medida existente entre o reflexo luminoso da córnea e a margem palpebral central com o paciente olhando para o horizonte (MRD1). Essa medida é de 4 mm. Valores menores que esse indicam ptose palpebral.

Um aspecto a ser analisado no conjunto facial é a relação da pálpebra inferior com a região malar. No caso de vetor negativo presente (a região malar localizada posteriormente à córnea) há necessidade de volumizar a região malar e maxilar. Deve-se tomar muito cuidado na realização da blefaroplastia inferior, caso, mesmo com a volumização, ainda haja a necessidade de sua realização.

Por fim, outro aspecto importantíssimo na avaliação pré-cirúrgica da pálpebra inferior é a determinação da sua tensão, que pode ser avaliada por meio de dois testes simples: teste de pinçamento (*pinch test*) e *snap back test*. No teste de pinçamento, a pálpebra inferior é pinçada entre o polegar e o indicador e tracionada anteriormente (a distância entre a pálpebra tracionada até a córnea deve ser menor que 6 a 8 mm em uma pálpebra com boa tensão). No *snap back test* traciona-se a pálpebra inferior caudalmente com o indicador, soltando-a rapidamente. A pálpebra com boa tensão volta a tocar a esclera em menos de 1 segundo, sem que o paciente necessite piscar para que retorne à posição original (Figura 82.3 e Vídeo 82.1).

Nos casos de flacidez, torna-se fundamental a associação de procedimentos concomitantes à blefaroplastia transcutânea para aumentar a tensão tarsoligamentar e evitar ectrópio ou esclera aparente (*scleral show*). Quando a flacidez é muito intensa, realizam-se técnicas de encurtamento horizontal da pálpebra inferior (*tarsal strip*, Bick modificada, *lazy-T*, Kuhnt-Szymanowski) e em casos mais leves, a cantopexia se mostra bastante eficiente.

A pálpebra é constituída por estruturas delgadas e complacentes. A capacidade contrátil do tecido cicatricial, que geralmente se forma após uma abordagem cirúrgica nessa região, pode ultrapassar a resistência dos tecidos palpebrais, causando retrações e *scleral show*. Em razão disso, torna-se necessário buscar melhor sustentação palpebral, tanto nos casos de distopia como nos de frouxidão tarsoligamentar.

Documentação fotográfica

Todo paciente candidato a um procedimento estético ou reparador deve ser documentado com fotografia antes e após a cirurgia. As fotos têm os seguintes objetivos:

- Auxiliar o cirurgião a entender o que exatamente desagrada o paciente e fazê-lo compreender o que se pode fazer para ajudá-lo
- Mostrar ao paciente, no pós-operatório, as melhorias estéticas atingidas, pois muitas vezes há um esquecimento, por parte do paciente, de como ele era e, eventualmente, imagina que não houve mudança com a cirurgia. Após o confronto das fotos pré e pós-operatórias, consegue-se fazê-lo notar a melhora
- Didático
- Médico-legal.

Normalmente, são realizadas com câmeras digitais, que apresentam excelente definição para esse tipo de documentação, sendo muito práticas, pois é possível fazer a avaliação pré-operatória com o paciente já na primeira consulta. As fotos são fáceis de armazenar e também são excelentes como material didático.

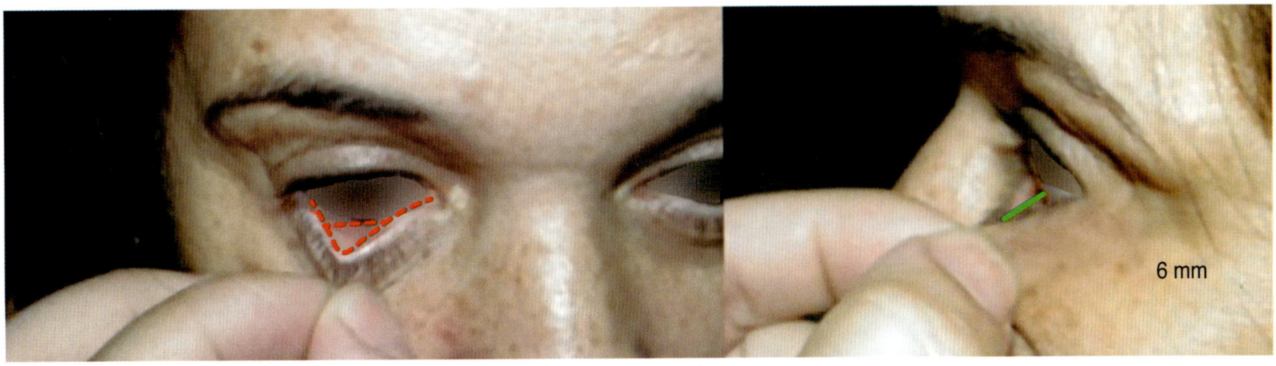

Figura 82.3 *Pinch test* ou *distraction test*.

É necessária uma lente que consiga enquadrar o rosto todo e que possa dar uma aproximação na área relativa às pálpebras. Utiliza-se um fundo liso como anteparo. As cores de fundo mais usadas são azul, preto e branco. Utilizamos em nossa rotina o fundo azul.

Para a iluminação, podem-se utilizar luzes contínuas ou intermitentes (*flash*), que é mais prático e incomoda menos o paciente. Pode ser utilizado um *flash* circular ou dois não circulares, um em cada lado da câmera, para que não ocorram sombras indesejadas.

Quanto às posições, deve-se manter a cabeça do paciente de forma que a parte superior do trago fique alinhado, horizontalmente, com o rebordo orbitário inferior (linha de Frankfurt). Realiza-se, então, uma tomada frontal da face toda com olhos abertos e uma tomada enquadrando um retângulo (dado por duas linhas verticais que passam pelas porções mais laterais da face e duas horizontais que passam pela metade da fronte e pela base nasal), no qual as órbitas estejam compreendidas, com os olhos abertos, depois fechados, mirando para cima e para baixo. Realiza-se, ainda, uma tomada no perfil e meio perfil de cada lado, com todas posições dos olhos citadas (Figura 82.4).

INDICAÇÕES

Estética e/ou funcional

O paciente pode procurar o cirurgião apenas pela pseudo-herniação das bolsas de gordura e/ou pelo excesso de pele em pálpebras superior e/ou inferior, que pode estar lhe conferindo um "ar" de envelhecimento não cronológico (aparentando mais idade do que realmente tem) ou a aparência de cansaço, ou até de "ressaca". Porém, muitos pacientes podem ter uma redundância tão grande de pele, principalmente na pálpebra superior, que esta chega a ultrapassar a margem ciliar e dificultar a abertura palpebral e o campo visual. Nesses casos, a indicação primordial é funcional.

Anatomia

A pálpebra superior, quando elevada (olhos abertos), apresenta um sulco natural, variável em sua forma e na dependência de características raciais e pessoais, e uma prega que cai discretamente sobre o sulco, formada pela pele e músculo orbicular pré-septal. Tais aspectos conferem uma característica anatômica normal à pálpebra superior (Figura 82.5).

Na margem da pálpebra superior, inserem-se fileiras de cílios que se projetam anteriormente, curvando-se cranialmente, enquanto na margem da pálpebra inferior, os cílios apresentam curvatura caudal.

As pálpebras são divididas em duas lamelas: lamela anterior, formada pela pele e músculo orbicular dos olhos, e lamela posterior, formada pelo tarso e conjuntiva.

A pele da pálpebra é muito fina e praticamente inexiste tecido celular subcutâneo. Logo abaixo dela, separada pela fáscia muscular,

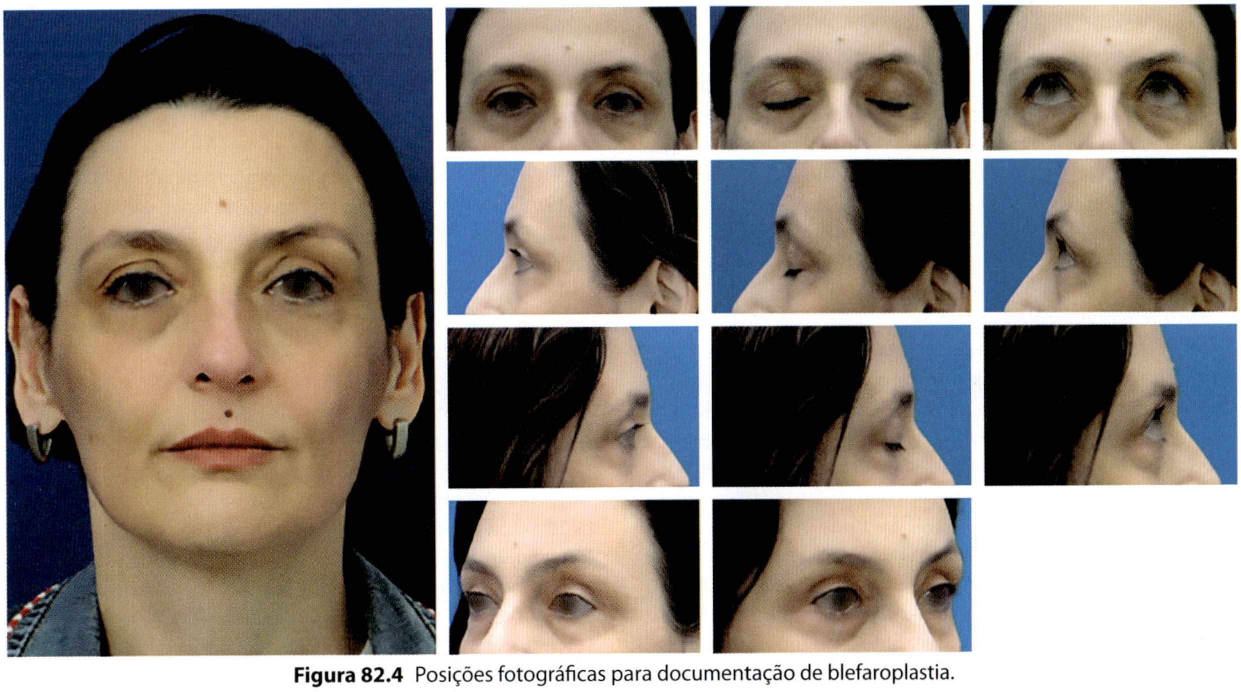

Figura 82.4 Posições fotográficas para documentação de blefaroplastia.

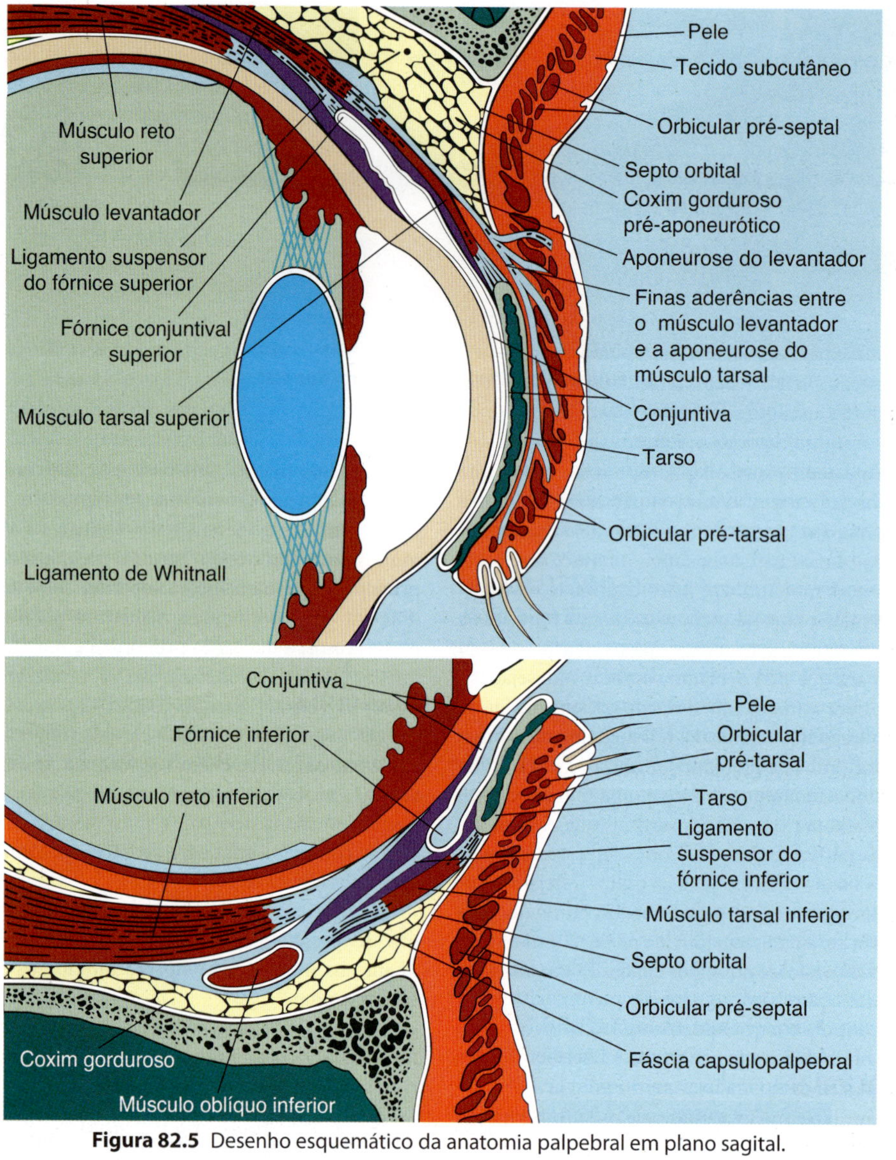

Figura 82.5 Desenho esquemático da anatomia palpebral em plano sagital.

encontra-se o músculo orbicular dos olhos, inervado pelo nervo facial e formado por fibras circulares. Pode ser dividido, didaticamente, em porções orbital e palpebral. A porção palpebral, por sua vez, pode ser subdividida em porção pré-tarsal, que se localiza imediatamente anterior ao tarso, e porção pré-septal, que mantém relação íntima com o septo orbital, localizado na face profunda do músculo.

As fibras do músculo orbicular pré-tarsal das pálpebras superior e inferior se unem, medialmente, e formam o tendão cantal medial, que se insere nas cristas lacrimais anterior e posterior. Lateralmente, a união dessas fibras forma o tendão cantal lateral, que se insere no tubérculo orbital.

O tarso é um tecido fibroelástico (tecido conjuntivo denso) presente em ambas as pálpebras e confere sustentação a elas. Na pálpebra superior, tem forma semelhante a uma crescente com aproximadamente 30 mm de comprimento, 10 mm de largura na sua porção central, 3 a 4 mm nas extremidades e 1 mm de espessura. Na pálpebra inferior é mais estreito, diferenciando-se apenas quanto à largura, a qual está em torno de 4 a 5 mm.

O septo orbital é uma extensão do periósteo do rebordo da órbita e separa o conteúdo orbitário, incluindo a gordura, da pálpebra. Origina-se no arco marginal, funde-se à fáscia capsulopalpebral e continua inferiormente com a aponeurose do músculo levantador da pálpebra.

Em um plano coronal, posteriormente ao septo orbital, observam-se as bolsas de gordura, que na pálpebra superior encontram-se em compartimentos nasal e central. Na pálpebra inferior, distribuem-se em três compartimentos: nasal, central e temporal.

O músculo levantador da pálpebra é inervado pelo nervo oculomotor (III par craniano) e origina-se no ápice do cone orbital, na asa menor do esfenoide. Percorre trajeto anterior, unindo-se ao septo orbital na altura da borda superior do tarso e, a aproximadamente 1 mm abaixo dessa borda, emite prolongamentos que se inserem no músculo orbicular e na pele da pálpebra superior (8 a 9 mm acima da margem palpebral).

Tal inserção é responsável pela formação do sulco palpebral. Em pacientes orientais, esta, geralmente, é mais baixa, conferindo variações no sulco, inclusive com casos de ausência total deste.

O músculo de Müller é inervado por fibras simpáticas e parassimpáticas. Acompanha o trajeto do músculo levantador da pálpebra, inserindo-se na borda superior do tarso.

A conjuntiva palpebral está intimamente aderida ao tarso e apresenta rebatimento formando um fundo de saco (fórnice conjuntival) para em seguida compor a conjuntiva bulbar.

Na porção medial das pálpebras superiores e inferiores, tocando o globo ocular, encontram-se os orifícios dos canalículos lacrimais (um superior e um inferior), que drenam o filme lacrimal para o saco lacrimal e deste para o ducto lacrimonasal, que desemboca no meato inferior.

Técnica cirúrgica

Nos últimos anos, várias modificações técnicas têm sido apresentadas. O advento do *laser* para tratamento da pele (*resurfacing*) permitiu a obtenção de resultados excelentes na pálpebra inferior quando associado à técnica transconjuntival.

As incisões e a ressecção da pele e músculo podem ser realizadas por meio do *laser*, lâmina fria ou bisturi de alta frequência. O instrumento a ser utilizado fica a critério da preferência e experiência de cada cirurgião, porém, é imprescindível a delicadeza dos movimentos cirúrgicos, principalmente no que concerne à manipulação das bolsas de gordura, para evitar complicações desastrosas.

Antissepsia

Inicia-se a antissepsia antes do paciente adentrar a sala de cirurgia, com lavagens do rosto duas ou três vezes, utilizando-se água e sabonete. Com o paciente posicionado na mesa de cirurgia, aplica-se antisséptico tópico (clorexidina aquosa).

Marcação

Realiza-se a marcação das pálpebras de preferência com o paciente sentado, utilizando-se marcadores com linha fina.

A marcação da pele da pálpebra superior apresenta forma de crescente com concavidade inferior. Traça-se, inicialmente, uma linha no sulco natural, quando visível, ou a aproximadamente 8 a 10 mm da borda palpebral em sua porção central e a 3 ou 4 mm nas suas extremidades. A segunda linha, para completar o desenho da crescente, realiza-se com o paciente de olhos fechados, suavemente apreendendo-se o excesso de pele com uma pinça, de tal forma que uma das extremidades fique sobre a linha marcada e a outra fique superiormente. Tal pinçamento não deverá produzir abertura do olho. A posição da extremidade superior da pinça é o limite da marcação da crescente (Figura 82.6).

A pele da pálpebra inferior é marcada apenas lateralmente à comissura lateral por meio de um traçado oblíquo de 6 a 10 mm que se inicia pouco caudal ao canto externo e com direção à cabeça do supercílio contralateral. Segue-se preferencialmente alguma ruga natural, quando existente. A linha da incisão horizontal (subciliar) não necessita de marcação, pois os cílios são a referência para tal incisão, que passará paralelamente a estes a uma distância de 2 mm.

Anestesia

Pode ser geral ou local, preferindo-se a anestesia local com sedação. Uma sedação leve é, normalmente, suficiente.

Idealmente, a solução deve ser preparada na própria sala de cirurgia, com concentração de epinefrina entre 1/50.000 e 1/100.000, utilizando-se, para isso, 20 mℓ de lidocaína a 2% sem vasoconstritor, associada a 0,4 ou 0,2 mℓ de epinefrina, respectivamente.

A infiltração é realizada logo abaixo do plano cutâneo e com a agulha paralela à pele. O anestésico deve ser injetado lentamente para evitar dores excessivas. Caso a frequência cardíaca ultrapasse 20% da frequência inicial, aguarda-se o seu retorno ao nível basal antes de prosseguir.

Sequência cirúrgica

Pálpebra superior (Vídeo 82.2)

- Incisão da pele no local previamente marcado
- Dissecção e retirada da pele, preservando o músculo orbicular dos olhos
- Ressecção de uma pequena "fita" do músculo orbicular pré-septal
- Divulsão do músculo orbicular e abertura do septo orbital com tesoura de Íris nos locais marcados, para a remoção do excesso de gordura (bolsa de gordura). A compressão delicada do globo ocular facilita sua identificação e retirada. A bolsa é segurada delicadamente, com pinça sem dente, realizando-se pequena incisão em sua cápsula. Tal manobra leva à herniação da gordura, que deve ser dissecada suavemente, tomando cuidado para não aprofundar a tesoura em direção à órbita. Prende-se, então, a base da bolsa com pinça "mosquito" curva e remove-se o excesso, com posterior cauterização com mono ou bipolar. Essa remoção deve ser conservadora e pode ser realizada com monopolar com ponta agulha (ponta colorado). A abertura realizada no músculo orbicular e septo orbital é suturada por alguns cirurgiões, porém, muitos não procedem esse tempo
- Hemostasia minuciosa
- Sutura da pele com ponto intradérmico, utilizando-se fio *mononylon* 5-0. Alguns cirurgiões preferem utilizar pontos simples separados ou ponto contínuo (chuleio), porém, nesses casos, deve-se usar fio mais fino (geralmente 6-0).

Pálpebra inferior

Técnica do retalho miocutâneo (Vídeo 82.3)

1. Incisão da pele com bisturi lâmina 15 na linha marcada lateralmente.
2. Em seguida, realiza-se incisão da pele da região subciliar com tesoura de Íris curva, após pequeno descolamento entre a pele e o músculo orbicular, distando 2 mm da borda ciliar e estendendo medialmente até 5 mm lateral ao ponto lacrimal.
3. Colocação de um ponto de reparo na borda da pálpebra inferior com fio *mononylon* 5-0, o qual é tracionado superiormente e fixado ao campo operatório. Tal manobra facilita a dissecção dessa pálpebra.
4. Incisão do músculo orbicular pré-septal ao longo da extensão previamente incisada, preservando a porção pré-tarsal aderida ao tarso.
5. Descolamento do retalho miocutâneo, com a exposição do septo orbital.
6. Abertura do septo orbital.

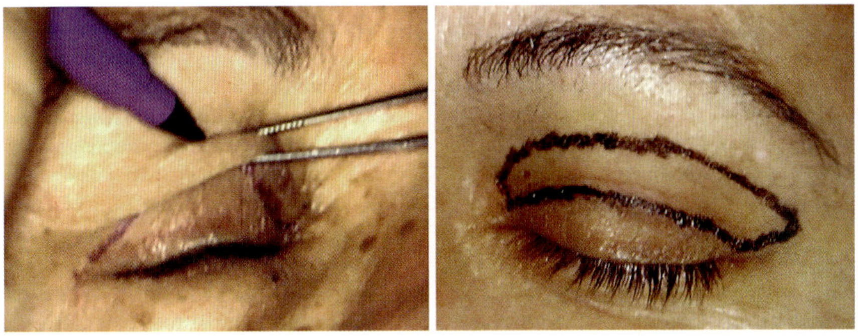

Figura 82.6 Marcação do excesso de pele a ser removido na blefaroplastia superior.

7. Abertura das cápsulas das bolsas de gordura.
8. Realização dos procedimentos necessários nas bolsas: cauterização, ressecção parcial ou reposicionamento. O reposicionamento é realizado realocando as bolsas de gordura central e/ou nasal 6 mm caudalmente ao rebordo orbitário na região do sulco orbitopalpebral/nasojugal (*tear trough*), tracionando-as com fio *mononylon* 5-0. A bolsa lateral normalmente é ressecada.
9. Realiza-se, então, tração suave da pele em sentido lateral e remove-se por volta de 50% do excedente que ultrapassa o limite lateral da incisão subciliar. Tal excesso apresenta a forma de um triângulo com sua base posicionada cranialmente.
10. Em seguida, resseca-se um triângulo, geralmente em torno de 2 a 3 mm, da pele do retalho subciliar, o qual apresenta sua base voltada para a extremidade lateral. Deve-se ter muita cautela na quantidade a ser retirada, para evitar retrações palpebrais.
11. Ressecção de uma pequena porção do músculo orbicular ao longo de toda a borda incisada (geralmente 1 a 2 mm).
12. Hemostasia minuciosa.
13. Sutura com pontos separados com fio *mononylon* 6-0 ou intradérmico com *mononylon* 5-0.

Técnica do retalho cutâneo

Está indicada em raros casos de excesso de pele sem evidências de excesso de músculo. A dissecção é mais traumática, com maior risco de hematomas ou retrações. Por todos esses fatores, raríssimas vezes se lança mão de tal técnica. Hoje em dia, utiliza-se a técnica de ressecção da pele da pálpebra inferior marcando-se com pinça a pele a ser removida, sem realizar descolamento de todo um retalho de pele, e ressecando apenas a área marcada (*pinch* de pele) (Vídeo 82.4, Figuras 82.6 e 86.7).

Técnica transconjuntival

Atualmente, tem-se utilizado esta via de acesso com mais frequência para tratar as bolsas de gordura, seja removendo-as ou reposicionando-as, mesmo em pacientes com excesso de pele. Este excesso pode ser tratado com *pinch* ou *laser* de CO_2 ou *peeling* (Vídeo 82.5).

Era indicada antigamente apenas para casos em que existissem bolsas de gordura pseudo-herniadas, porém sem excesso de pele, características encontradas em pacientes jovens.

Inicialmente, instilam-se gotas de colírio anestésico. A utilização de protetores corneanos diminui o risco de iatrogenia no globo ocular. Infiltram-se a conjuntiva e as bolsas de gordura com a solução anestésica já descrita.

Everte-se a pálpebra com ganchos e aplica-se pequena pressão sobre o globo ocular, sendo possível observar a saliência provocada pelas bolsas de gordura na conjuntiva palpebral. Realiza-se incisão de 1 a 1,5 cm com tesoura, *laser*, bisturi de alta frequência ou bisturi elétrico com ponta colorado na área mais saliente da conjuntiva, no meio da distância entre a borda tarsal e o fórnice conjuntival no sentido longitudinal. Após seccionar a conjuntiva e os músculos retratores, as bolsas já começam a se tornar visíveis. Assim, como na técnica miocutânea, podem ser ressecadas ou reposicionadas na dependência da avaliação pré-operatória. A ressecção é realizada em todos os compartimentos que apresentam excesso, tomando-se os cuidados já descritos para a ressecção das bolsas na técnica do retalho miocutâneo. O reposicionamento pode ser realizado com a utilização de fios-guias (*mononylon* 5-0) transfixando a pele, atravessando a área descolada e passando pela gordura, após a abertura das bolsas, e retornando com a agulha pela área descolada novamente, exteriorizando-a pela pele. O fio é apenas mantido externamente com uma fixação com micropore. Não há necessidade de sutura da incisão da conjuntiva.

Técnicas complementares

Em casos de flacidez tarsoligamentar, é obrigatória a realização de procedimentos associados à blefaroplastia inferior para prevenir o aparecimento de complicações como ectrópio e esclera aparente (*scleral show*). São eles a orbiculoplastia, a cantopexia e a cantoplastia.

A cantopexia tem indicação em todos os casos de pequena flacidez tarsoligamentar ou em pacientes acima dos 50 anos. É realizada normalmente pela porção lateral da incisão da blefaroplastia superior, divulsionando o tecido na direção do canto externo da pálpebra, por sob o músculo orbicular até atingir o tendão cantal lateral. Passa-se, então, um ponto na região do tendão, com fio *mononylon* 5-0 e realiza-se a ancoragem, 2 a 4 mm cranialmente à inserção do tendão, no periósteo da porção interna da borda lateral da órbita (Figura 82.8 e Vídeos 82.6 a 82.8).

A orbiculoplastia tem indicação para dar uma leve tensão na musculatura da pálpebra inferior, reforçando sua sustentação e colaborando para evitar outra pseudo-herniação das bolsas de gordura. Começa com a dissecção entre a pele e o músculo orbicular em uma faixa de aproximadamente 6 mm, seguida da sutura do retalho do músculo orbicular no periósteo da borda externa da órbita ao nível do tendão cantal lateral. Isto produz uma tensão muscular leve.

A cantoplastia é realizada em casos de grande flacidez tarsoligamentar, a qual esteja levando à lacrimejamento excessivo ou ectrópio (Figura 82.9).

CUIDADOS PÓS-OPERATÓRIOS

- Utilizar compressas geladas nas primeiras 24 a 48 horas, se possível iniciando-se durante a cirurgia com solução fisiológica gelada
- Limpeza dos olhos com solução fisiológica
- Retirada dos pontos simples ou chuleados em 4 a 5 dias
- Retirada dos pontos intradérmicos em 5 a 7 dias
- Colocação de micropore ou "steri-strip" na porção lateral da pálpebra inferior em sentido laterocranial, após a retirada dos pontos

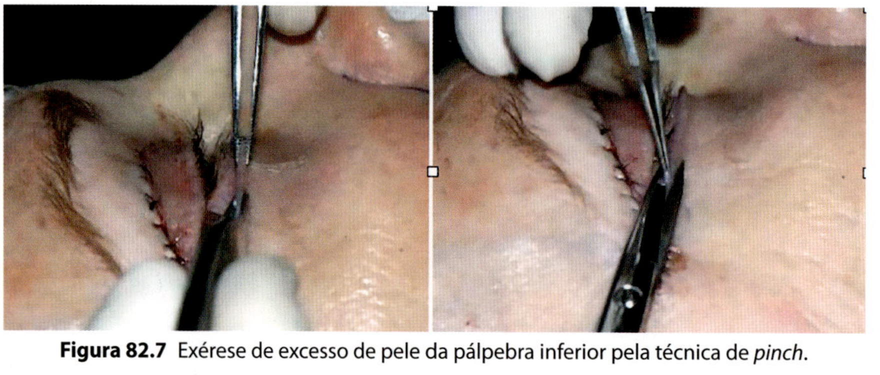

Figura 82.7 Exérese de excesso de pele da pálpebra inferior pela técnica de *pinch*.

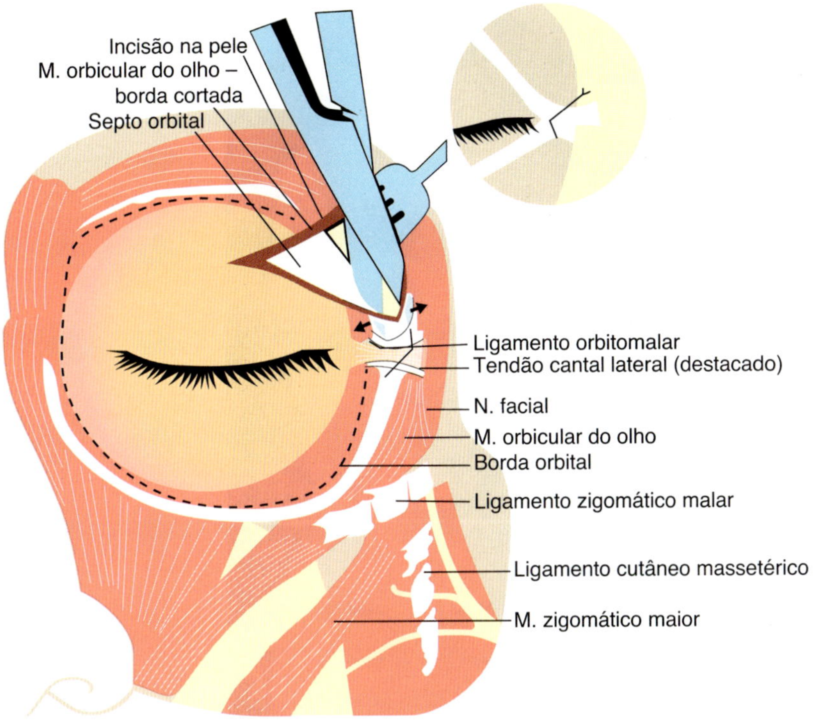

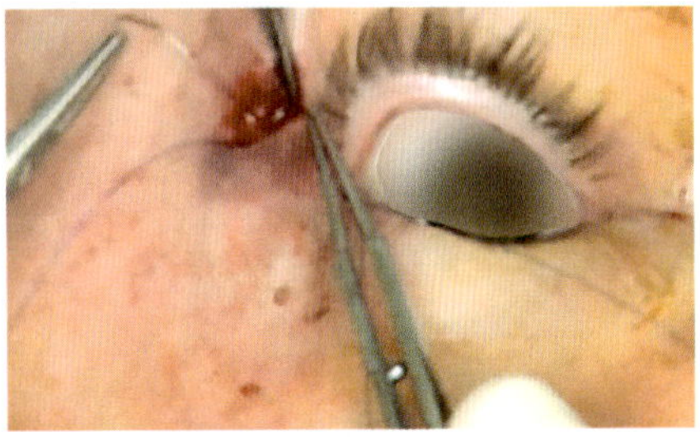

Figura 82.8 Cantopexia.

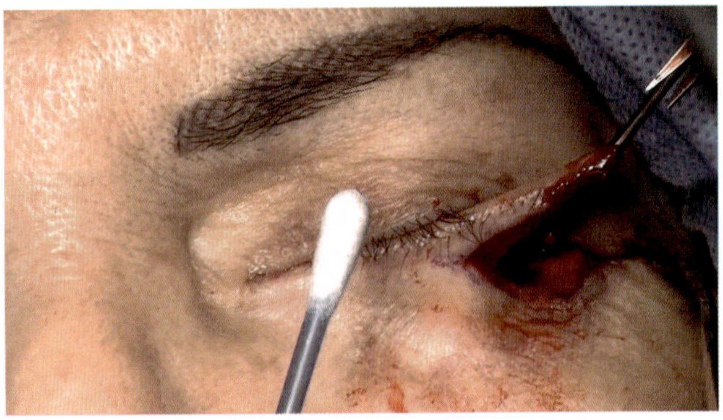

Figura 82.9 Retalho confeccionado na cantoplastia.

- Analgésico. Essa é uma cirurgia pouco dolorosa no pós-operatório. A utilização de analgésico geralmente se limita ao primeiro dia após a cirurgia. Dores muito intensas ou persistentes podem ser sinais de alerta de alguma complicação
- Evitar ingestão de produtos que contenham ácido acetilsalicílico. Deve-se alertar o paciente para que não utilize tais produtos a partir de 3 semanas antes do procedimento cirúrgico até 3 semanas após, pois diminuem a agregação plaquetária, sendo potenciais fatores de complicações
- Utilização de lágrimas artificiais enquanto houver lagoftalmo
- Evitar exposição solar (bronzeamento) por 3 meses.

Ocorrências esperadas

Equimose e edema.

Complicações

- Olhos secos
- Epífora
- Alteração da coloração da pele
- Infecção
- Resultado "pobre":
  - Sobra residual de pele ou gordura
  - Assimetria dos sulcos
  - Sobrecorreção das bolsas
- Ptose palpebral
- Diplopia
- Lagoftalmia
- Pálpebra inferior mal posicionada:
  - Eversão do ponto lacrimal
  - Esclera aparente (*scleral show*)
  - Canto lateral com ângulo arredondado
  - Ectrópio
- Lesão do globo ocular
- Hematoma
- Cegueira.

RESULTADOS

A Figura 82.10 apresenta o resultado de um paciente submetido a blefaroplastia.

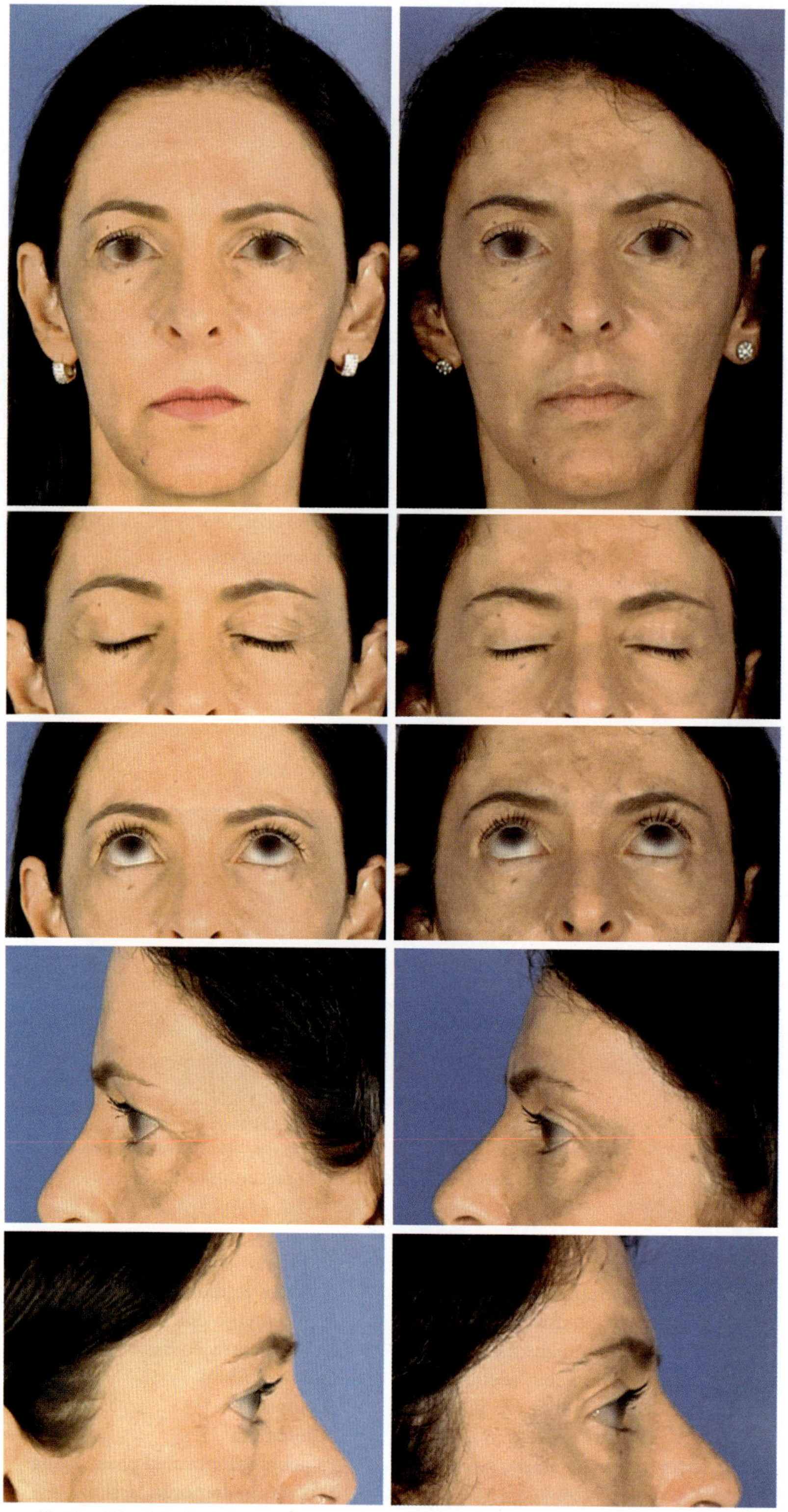

Figura 82.10 Pré e pós-operatório de um paciente submetido a blefaroplastia.

BIBLIOGRAFIA

Direk FK, Deniz M, Uslu AI, Doğru S. Anthropometric analysis of orbital region and age-related changes in adult women. J Craniofac Surg [Internet]. 2016 Sep [Acesso em: 2024 Jul];27(6):1579-82.

Fagien S. Putterman's cosmetic oculoplastic surgery. 4th ed. Philadelphia: Elsevier Inc.; 2008.

Gülbitti HA, Bouman TK, Marten TJ, van der Lei B. The orbital oval balance principle: A morphometric clinical analysis. Plast Reconstr Surg [Internet]. 2018 Oct [Acesso em: 2024 Jul];142(4):451e-461e.

Harrar H, Myers S, Ghanem AM. Art or science? An evidence-based approach to human facial beauty a quantitative analysis towards an informed clinical aesthetic practice. Aesthetic Plast Surg [Internet]. 2018 Feb [Acesso em: 2024 Jul];42(1):137-46.

McCord CD Jr, Codner MA. Eyelid and periorbital surgery. St. Louis, Missouri: Quality Medical Publishing, Inc.; 2008.

Naini FB. Facial aesthetics: Concepts and clinical diagnosis. Wiley-Blackwell, 2011.

Tyers AG, Collin JR. Colour atlas of ophthalmic plastic surgery. 3rd ed. Elsevier Ltd.; 2008.

CAPÍTULO

83

Ectrópio e Entrópio

João Jairney Maniglia • Ricardo Maniglia • Fábio F. Maniglia • João Luiz Garcia de Faria

INTRODUÇÃO

Ectrópio e entrópio constituem mau posicionamento da margem palpebral no plano anteroposterior. Fala-se em ectrópio quando a margem palpebral fica evertida, afastando-se do globo ocular. O entrópio existe quando há rotação posterior da margem palpebral e os cílios irritam a córnea, produzindo ceratites e ulcerações.

Deve ser feita a diferenciação da triquíase (quando os cílios são mal direcionados para a córnea, sem inversão da pálpebra) e da distiquíase (anomalia congênita com a existência de uma fileira extra de cílios, posterior aos orifícios das glândulas de Meibomius).

Em geral, eles são mais comuns na pálpebra inferior. A indicação de correção cirúrgica depende do grau de sintomas de irritação ocular e do desejo de melhora estética pelo paciente.

Os fatores que originam o ectrópio e o entrópio são basicamente os mesmos. Existem vários fatores que, atuando isolada ou conjuntamente, produzem o deslocamento da margem palpebral. Podem ser de etiologia congênita ou adquirida, involucionais ou cicatriciais, que, agindo sobre a margem palpebral, produzem seu deslocamento em relação ao globo ocular. A interação desses fatores pode alterar o somatório vetorial das forças que agem na margem palpebral. Quando o somatório das forças é anterior, tem-se o ectrópio, e quando é posterior, o entrópio (Figura 83.1). Esses fatores são cicatriciais e não cicatriciais.

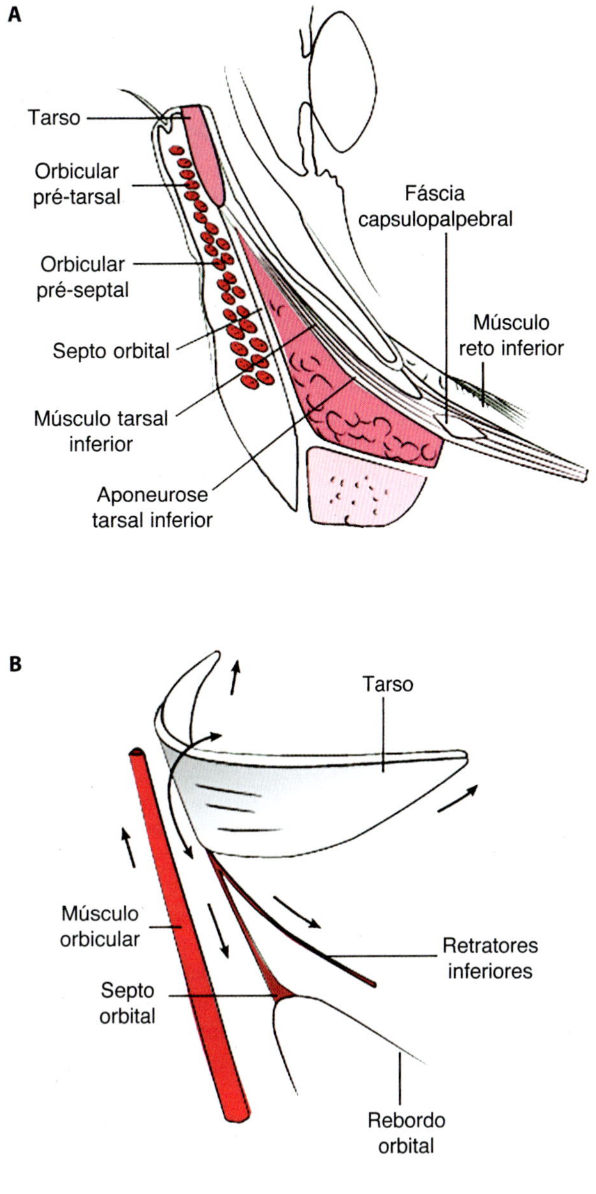

Figura 83.1 **A** e **B.** Desenho anatômico da pálpebra inferior demonstrando o efeito do somatório das forças no posicionamento da pálpebra.

FATORES NÃO CICATRICIAIS

Flacidez palpebral

Geralmente de origem familiar, acontece por diminuição do tônus do componente pré-tarsal do músculo orbicular das pálpebras e enfraquecimento da placa tarsal. O diagnóstico de flacidez pode ser feito por dois testes:

- O teste *pinch* positivo ocorre quando a apreensão da pálpebra origina separação oculopalpebral superior a 6 mm
- O teste *snap* é positivo quando há demora da volta da pálpebra ao seu contato normal com o olho após a retração manual (Figuras 83.2 a 83.4).

Frouxidão dos tendões palpebrais

A lassitude dos tendões lateral e medial do músculo orbicular provoca alongamento horizontal da pálpebra inferior. Quando ocorrer no tendão medial, o ponto lacrimal se desloca lateralmente em direção ao limbo do olho. A frouxidão de tendão cantal é uma constante tanto no ectrópio como no entrópio.

Força da gravidade

A ação da gravidade na pálpebra inferior adiciona um componente de eversão na pálpebra enfraquecida, o que não ocorre na pálpebra superior.

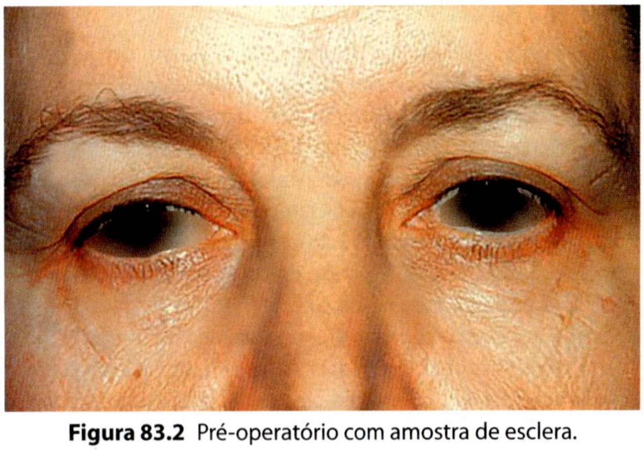

Figura 83.2 Pré-operatório com amostra de esclera.

Enfraquecimento dos retratores palpebrais

Com o passar dos anos, pode haver alongamento ou desinserção dos retratores da pálpebra inferior, com perda da fixação tarsal

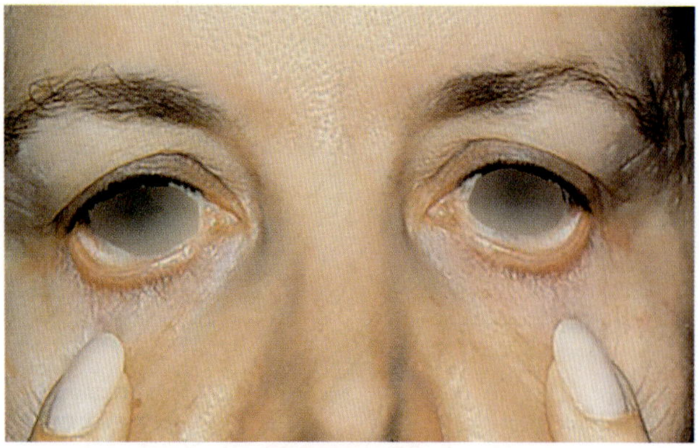

Figura 83.3 Teste de flacidez por retração palpebral.

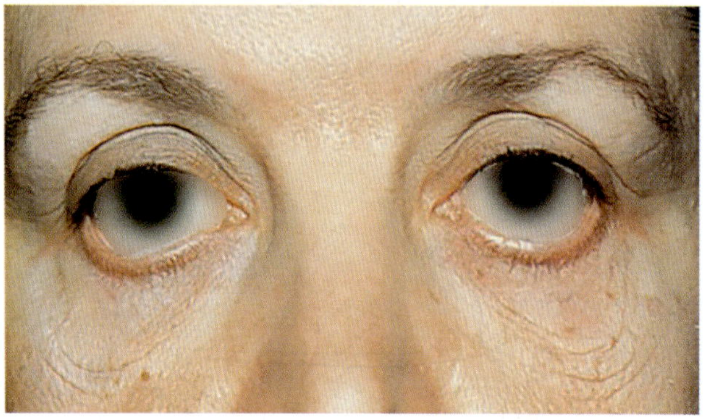

Figura 83.4 Demora do reposicionamento palpebral após retração.

inferior. Com isso, há tendência à descompensação vertical, que, quando associada a lassitude palpebral, pode produzir inversão da margem palpebral, típica do entrópio involucional.

A refixação dos retratores da pálpebra inferior no tarso é um componente fundamental da cirurgia do entrópio não cicatricial.

Enoftalmia senil

É outro fator de produção de entrópio e ocorre por absorção ou redistribuição da gordura orbital.

As lesões congênitas (microftalmia) e adquiridas (enucleação) com próteses mal ajustadas podem retirar o apoio dado pelo globo ocular à pálpebra inferior, produzindo entrópio.

FATORES CICATRICIAIS

São aqueles que agem no encurtamento da dimensão vertical da pálpebra. Quando sua ação ocorrer na lamela externa da pálpebra, há ectrópio cicatricial. Ele é normalmente causado por queimaduras, dermatite ictiose e pênfigo (Figuras 83.5 a 83.7), traumatismos (lacerações com cicatrizes) ou causas iatrogênicas por redução inapropriada de pele e músculo orbicular nas blefaroplastias malconduzidas.

O componente cicatricial do ectrópio pode ser avaliado pela observação da esclera (*scleral show*) abaixo do limbo ocular e pela impossibilidade de a pálpebra inferior atingir 2 mm acima do limbo, quando tracionada, em direção superior, durante a mirada horizontal.

A ação dos fatores cicatriciais na lamela interna da pálpebra com retração produz o entrópio cicatricial, o que ocorre mais frequentemente na pálpebra superior originada por infecções como tracoma, conjuntivite, síndrome de Stevens-Johnson etc.

Existem mais de 100 técnicas de correção de ectrópio ou entrópio. Neste capítulo, são abordadas apenas as técnicas de uso corrente e suas precursoras, e descritas as técnicas usadas com sucesso nos últimos 30 anos.

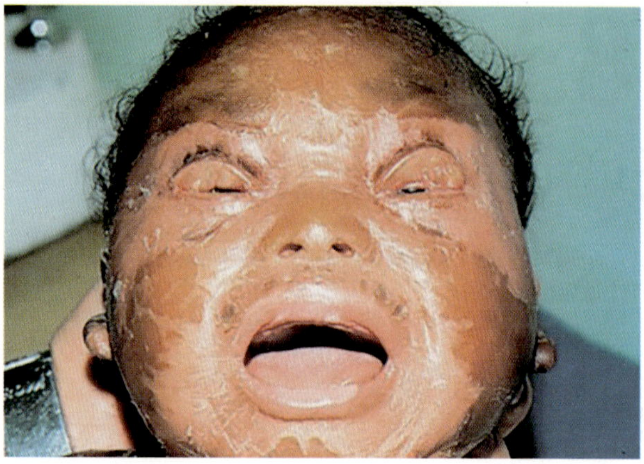

Figura 83.5 Paciente com ictiose e ectrópio congênito de pálpebras superiores.

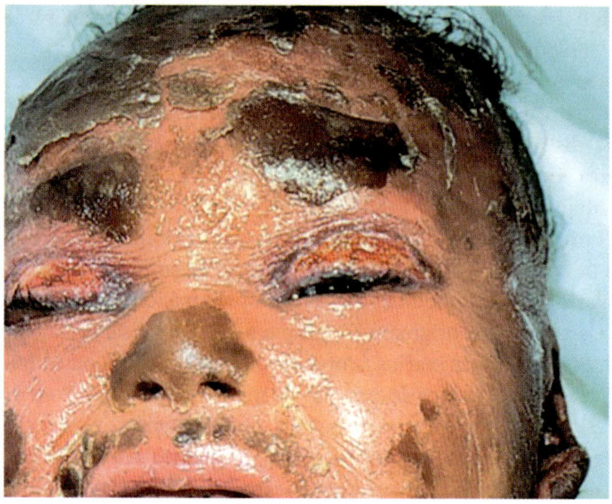

Figura 83.6 Pós-operatório imediato do paciente da Figura 83.5.

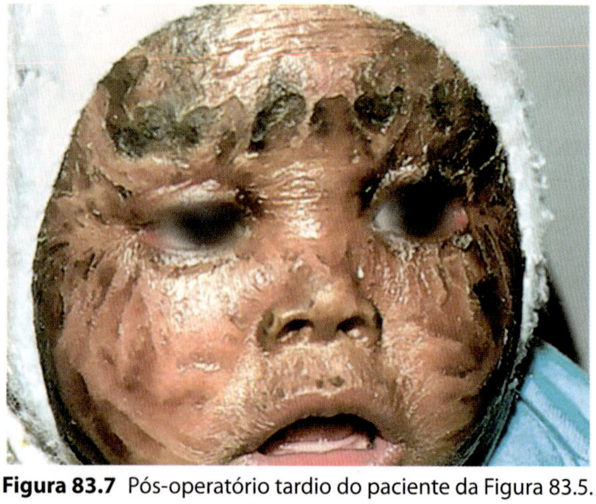

Figura 83.7 Pós-operatório tardio do paciente da Figura 83.5.

ECTRÓPIO: CORREÇÃO CIRÚRGICA

Classificação

De maneira geral, o ectrópio pode ser classificado em congênito e adquirido. Existe outra classificação de acordo com a natureza dos tecidos das lamelas, que podem ser atônicos, flácidos ou involucionais (ectrópio senil e paralítico) e de natureza cicatricial.

O ectrópio mecânico é produzido por retração de massa (cisto, neoplasia) em pálpebra normal.

Ectrópio congênito

É uma entidade rara. Normalmente, é uma anormalidade palpebral, caracterizada por deficiência de pele. A deficiência é mais evidente no fechamento palpebral ou na mirada superior. Pode ser associado a euribléfaro (deslocamento lateral do ângulo cantal). Esses casos podem ser corrigidos pela rotação de retalho cutâneo de base lateral em direção à região temporal da pálpebra inferior (zetaplastia do canto externo com técnica de Cutler-Beard) (Figura 83.8) ou com enxerto de pele retroauricular.

Outros casos são produzidos pelo grande alongamento palpebral com ectrópio, que deve ser corrigido por encurtamento horizontal, o que ocorre em macrobléfaro (Figuras 83.9 e 83.10) e microftalmia (por uso de prótese inadequada).

Ocorre também em casos de distopia cantal externa, quando há fenda palpebral com alinhamento antimongoloide (Figura 83.11) ou síndrome de Treacher-Collins ou Goldenhar.

Ectrópio adquirido (atônico)

O ectrópio atônico ou não cicatricial pode ser de natureza involucional ou secundário à paralisia facial (por lesão do nervo facial). Em geral, envolve a pálpebra inferior, por flacidez palpebral (pré-ectrópio), que eventualmente produz eversão da margem palpebral pela atonia do músculo orbicular e dos tendões laterais (e eventualmente dos tendões mediais), agravada pela fraqueza estrutural da placa tarsal e pela lei da gravidade.

Na região do canto interno, a exposição do ponto lacrimal pode acarretar queratinização e obstrução de drenagem lacrimal, produzindo o sintoma de epífora. A falta de contato palpebral com o olho produz ressecamento da conjuntiva do fórnice inferior, originando seu espessamento por queratinização. A falta de umidade e a lubrificação do globo ocular produzem irritação ocular e eventual ulceração da córnea – o defeito estético incomoda muito o paciente.

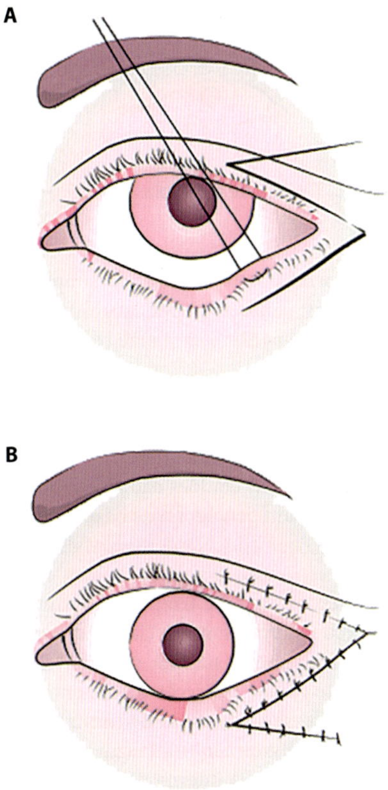

Figura 83.8 A e B. Zetaplastia do canto lateral com técnica de Cutler-Beard.

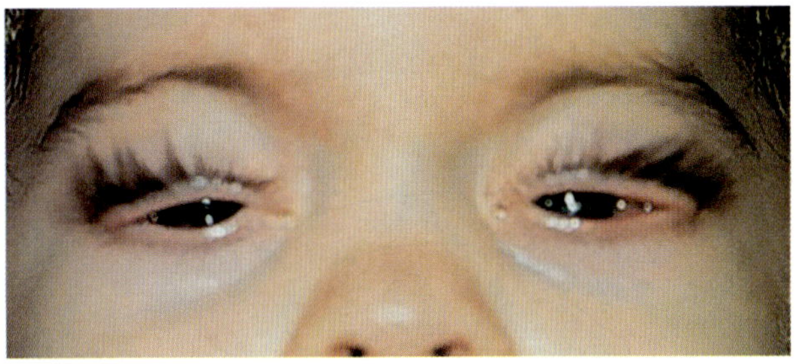

Figura 83.9 Paciente com ectrópio congênito (macrobléfaro).

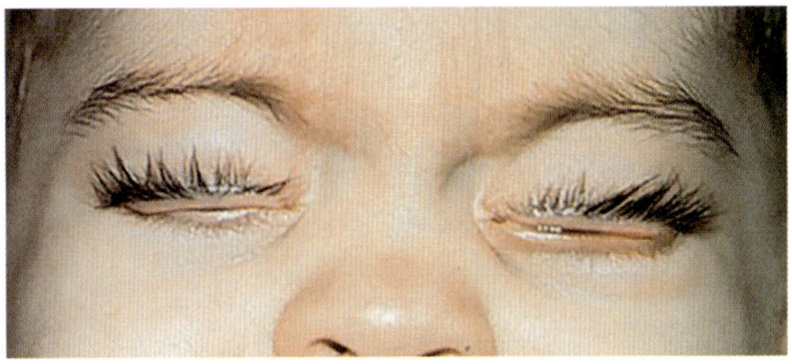

Figura 83.10 Paciente da Figura 83.9 com olhos fechados.

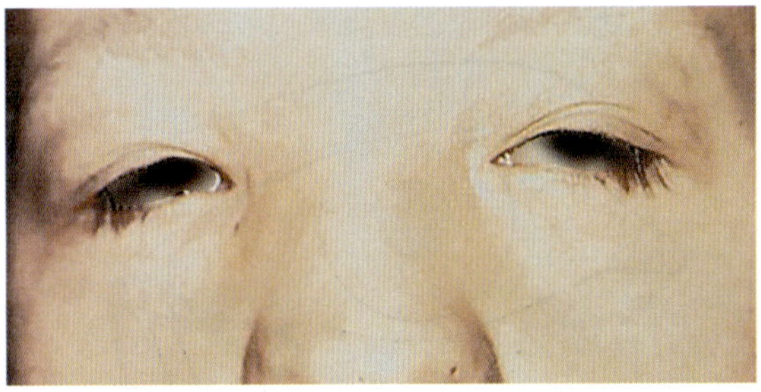

Figura 83.11 Paciente com orientação antimongoloide da pálpebra e ectrópio.

Perspectiva histórica

A primeira descrição de cirurgia para correção de ectrópio por encurtamento horizontal foi feita por *Sir* William Adams (1812) (Figura 83.12), a partir da remoção de cunha da margem palpebral central e sutura primária. A dificuldade de cicatrização e o uso de suturas inadequadas da época, que produziam irritação de córnea, levaram von Ammon a deslocar a ressecção para a região temporal da pálpebra (Figura 83.13), e Beard (1914) fez a ressecção junto ao tendão cantal lateral. Além das ressecções marginais, alguns autores fizeram ressecções lamelares com o mesmo objetivo de encurtamento horizontal. Dieffenbach (1845) removeu um triângulo de pele e músculo na região palpebral temporal, o que também foi feito por Szymanowski (1870), com desenho incisional diferente.

Kuhnt (1883) (Figura 83.14) fez a ressecção da lamela palpebral interna, removendo um triângulo de base superior de tarso e conjuntiva. Meller (1893) combinou a técnica de Kuhnt-Szymanowski. A modificação dessa técnica proposta por Byron Smith,[1] em 1970, foi a técnica de maior uso na década de 1980 (Figura 83.15).

Anderson descreveu a cantoplastia com fita tarsal (*tarsal strip*), que dominou a década de 1990 por ser bastante efetiva e não produzir o encurtamento da rima palpebral originado por outras técnicas (Figura 83.16).[2]

O uso de tarsorrafia de pálpebras inferior e superior tem maior indicação no ectrópio paralítico pela melhora do lagoftalmo e pela transmissão de movimento da pálpebra superior para a inferior com melhoras estética e funcional (apesar da diminuição da rima palpebral).

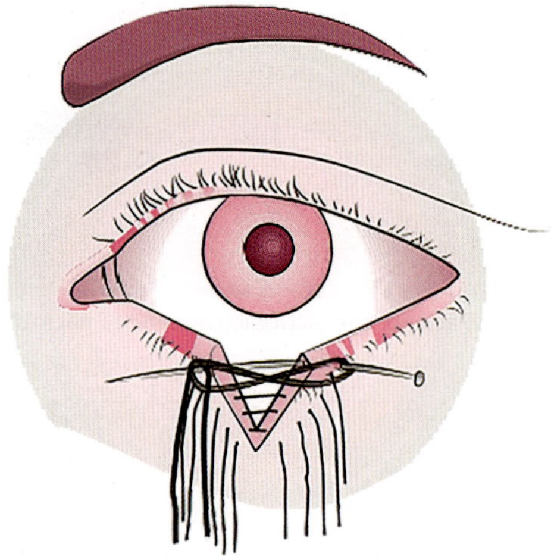

Figura 83.12 Técnica de correção de ectrópio de William Adams.

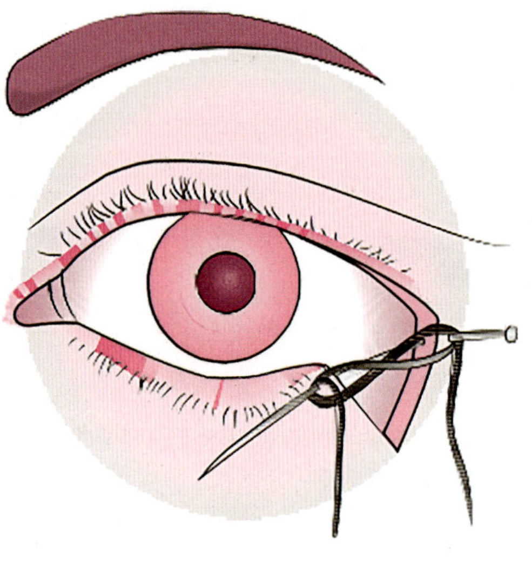

Figura 83.13 Técnica de von Ammon de correção de ectrópio.

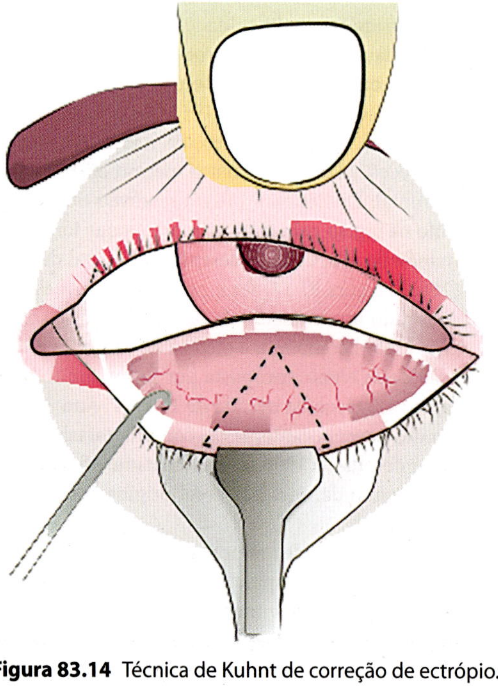

Figura 83.14 Técnica de Kuhnt de correção de ectrópio.

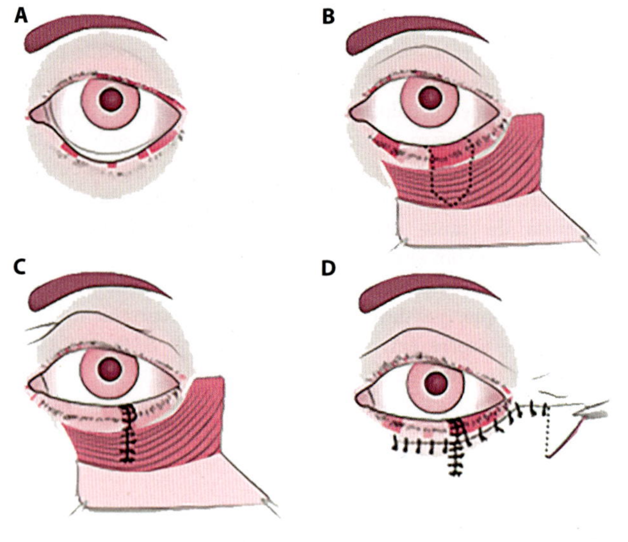

Figura 83.15 A a **D.** Técnica de Kuhnt-Szymanowski, modificada por Byron Smith.

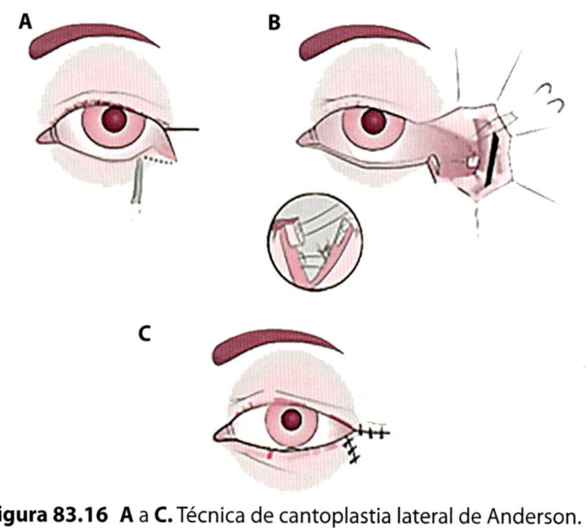

Figura 83.16 A a **C.** Técnica de cantoplastia lateral de Anderson.

Existem as tarsorrafias temporárias, de simples proteção corneana, e as definitivas, como as de McLaughlin, com preservação dos cílios da pálpebra superior e excelente resultado estético.

Técnicas de uso atual

O tratamento de ectrópio atônico se faz, de maneira geral, pelo encurtamento horizontal da pálpebra inferior.

O ectrópio mínimo (com tendões não alongados) pode ser corrigido por ressecção de um pentágono de base superior de espessura total de pálpebra (Figura 83.17). A sua localização depende da região da máxima separação do globo ocular, normalmente na transição entre os terços central e temporal da pálpebra. Quando o ectrópio é do terço palpebral nasal (lacrimal ectrópio) (Figura 83.18), com eversão do ponto lacrimal, pode haver obstrução pela queratinização. Neste caso, a ressecção é feita entre o terço central e o nasal, adicionando-se a ressecção de um triângulo horizontal (operação do *lazy T* de Byron Smith)[3] (Figura 83.19) ou de um losango independente de lamela interna no canto nasal da pálpebra (Figura 83.20), o que é feito após a dilatação do ponto lacrimal, sob a proteção de sonda lacrimal, para evitar lesão do canalículo lacrimal inferior (Figuras 83.21 e 83.22).

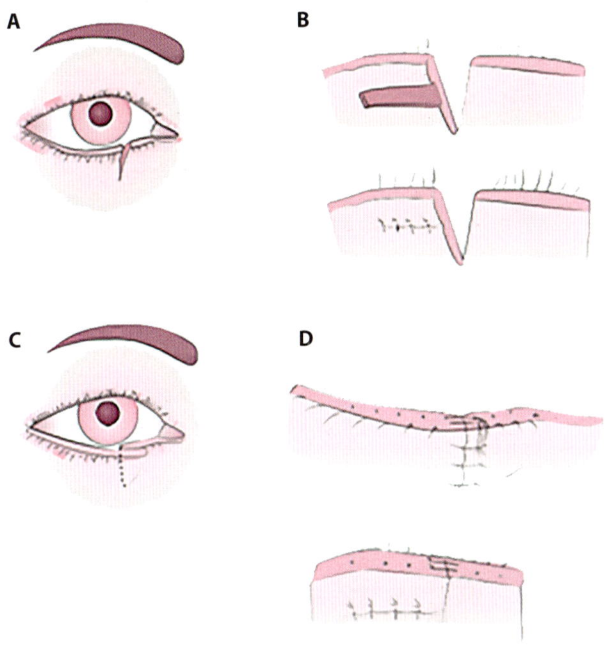

Figura 83.17 A a **D.** Técnica de encurtamento horizontal da pálpebra com sutura marginal.

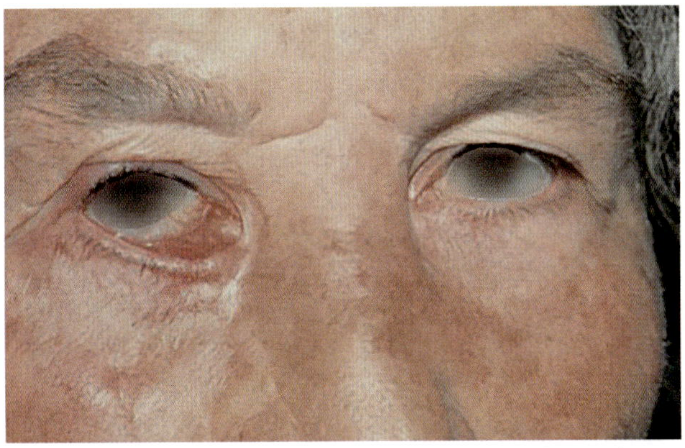

Figura 83.18 Paciente com ectrópio cicatricial lacrimal.

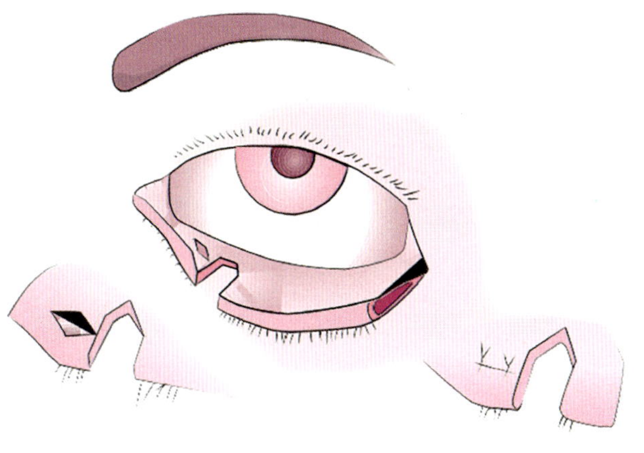

Figura 83.19 Técnica do *lazy T* de Byron Smith.

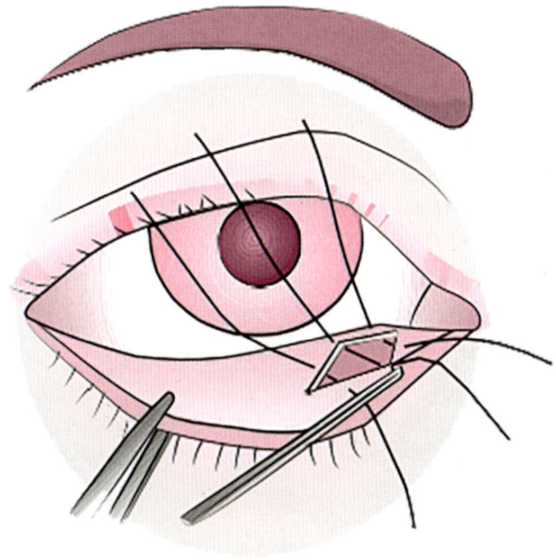

Figura 83.20 Ressecção de losango de conjuntiva e sutura com proteção por sondagem do canalículo inferior.

O defeito é suturado com pontos invertidos de Vicryl 5-0, obtendo-se a correção de posicionamento do ponto lacrimal. A ressecção marginal é suturada por 3 pontos marginais de seda 6-0, que são enodados após a fixação tarsal, e o músculo orbicular, com sutura de Vicryl 5-0. A pele é suturada com seda 6-0. Quando a flacidez palpebral for associada a blefaroplastia, a localização da ressecção marginal pode ser feita na transição entre os terços central e temporal, seguida da remoção apropriada de pele.

O ectrópio moderado com envolvimento dos tendões palpebrais pode ser corrigido por duas técnicas, comentadas a seguir.

Na década de 1980, a técnica de Kuhnt-Szymanowski, modificada por Byron Smith, foi usada extensivamente com excelentes resultados (Figura 83.23). A margem e a lamela interna são corrigidas pela ressecção de um pentágono marginal de base superior e sutura primária (como no método anterior) (Figuras 83.24 e 83.25). A correção da lamela externa se faz pela ressecção de dois triângulos temporais (um horizontal e outro vertical) do retalho miocutâneo (desenvolvido por McIndoe), como na blefaroplastia clássica (Figuras 83.26 e 83.27).

A partir da década de 1990 até os dias atuais, a técnica de maior uso tem sido a cantoplastia lateral de fita tarsal (*tarsal strip* de Anderson) (Figura 83.28).

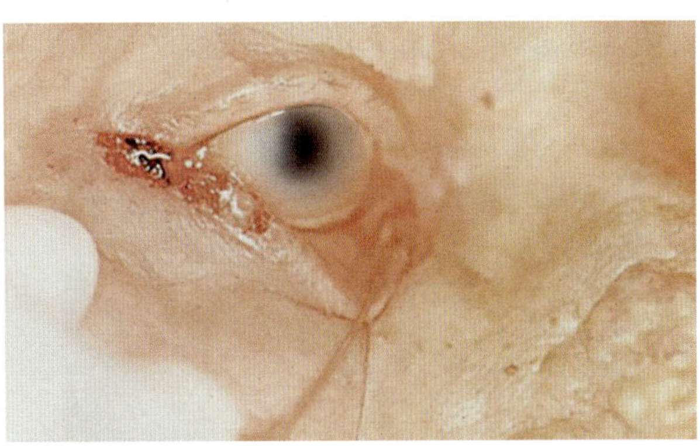

Figura 83.21 Intraoperatório de paciente com ectrópio lacrimal (nota-se a sonda em canalículo inferior e cantoplastia lateral de Anderson).

Faz-se uma cantotomia lateral intercantal horizontal (Figura 83.29), que se estende até o terço temporal da pálpebra subciliar. Após a divisão do tendão cantal lateral, é feita a cantólise

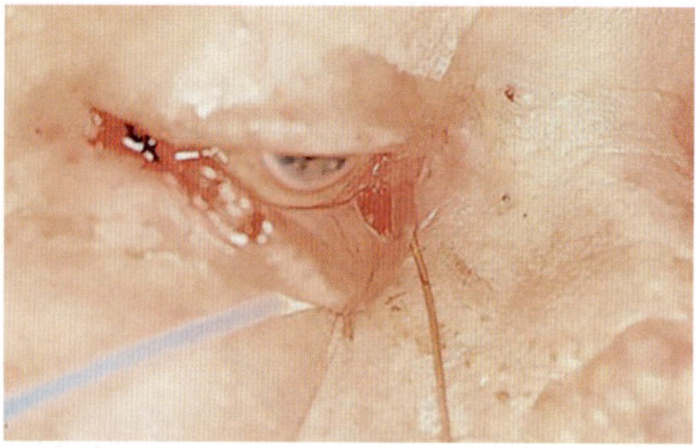

Figura 83.22 Paciente da Figura 83.21; nota-se a ressecção de losango de conjuntiva.

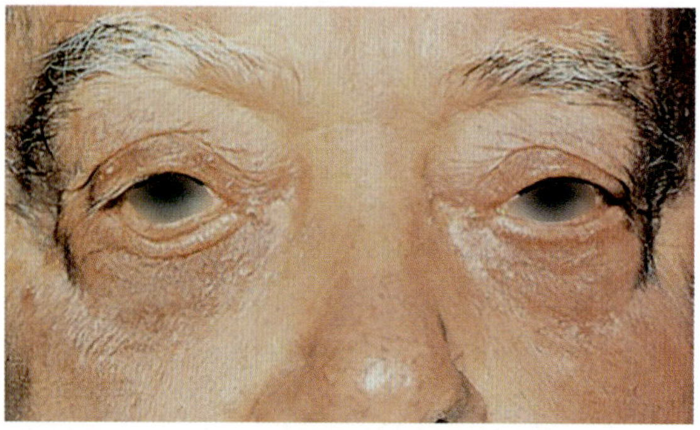

Figura 83.23 Pré-operatório de paciente com ectrópio de pálpebra inferior direita.

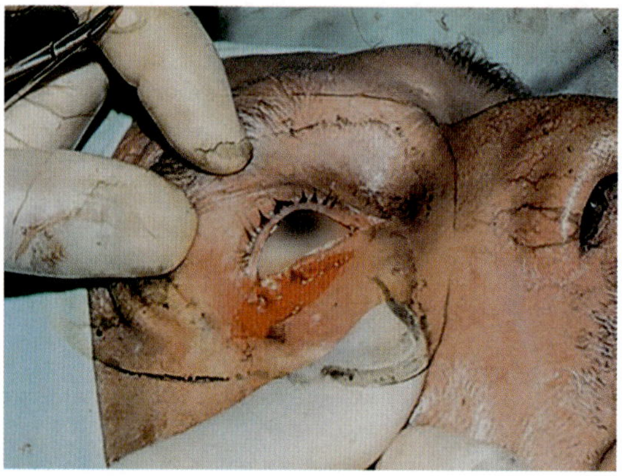

Figura 83.24 Intraoperatório mostrando elevação do retalho miocutâneo de McIndoe e delineação da ressecção horizontal da margem da pálpebra inferior direita (paciente da Figura 83.23).

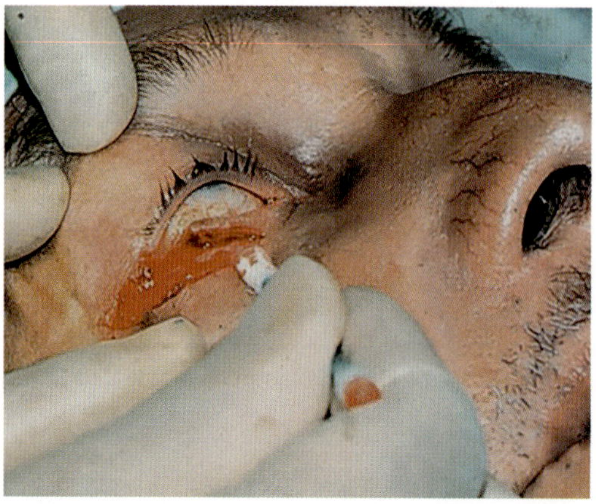

Figura 83.25 Intraoperatório do paciente da Figura 83.24 após a remoção do pentágono de margem palpebral.

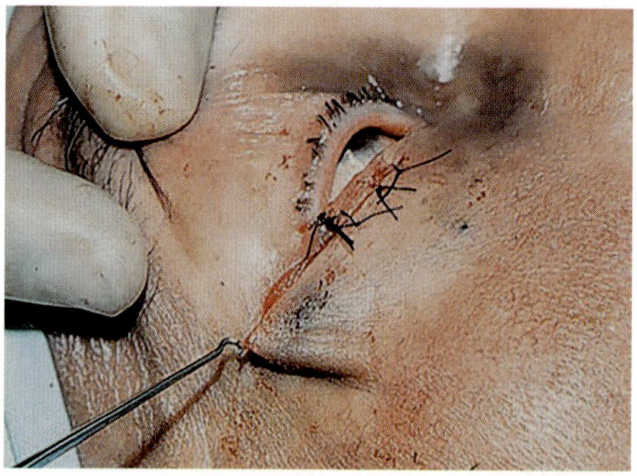

Figura 83.26 Intraoperatório do paciente da Figura 83.25 após sutura marginal e preparo para ressecção de pele.

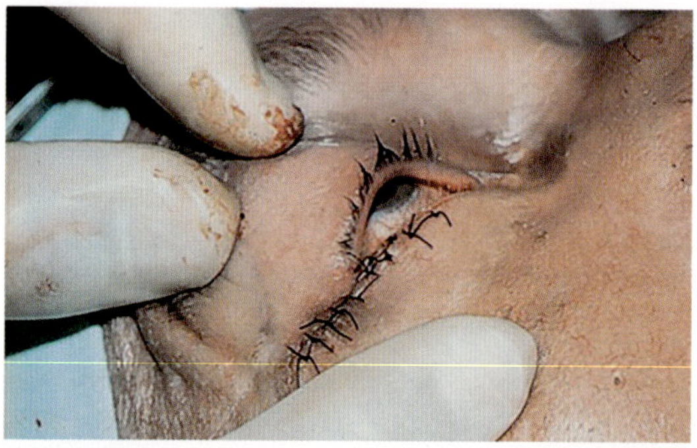

Figura 83.27 Sutura de pele do paciente da Figura 83.26.

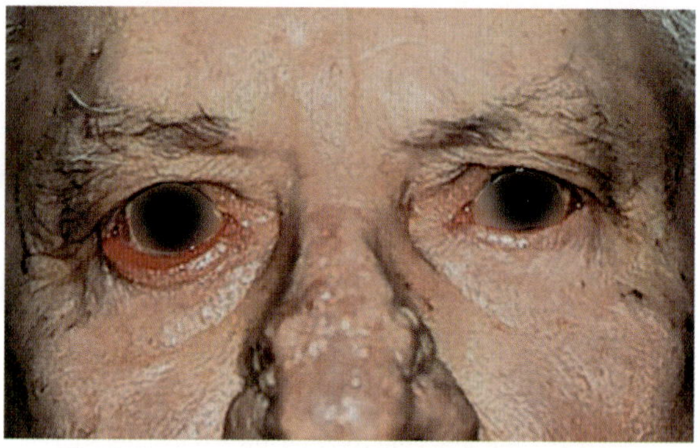

Figura 83.28 Paciente com ectrópio atônico de pálpebra inferior direita.

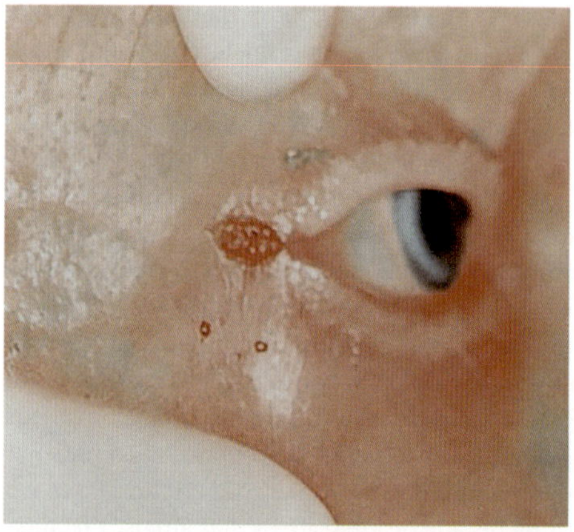

Figura 83.29 Intraoperatório do paciente da Figura 83.28, cantoplastia (*tarsal strip* de Anderson), cantotomia.

(Figura 83.30) de sua porção inferior, com liberação da pálpebra inferior, que é estirada lateral e superiormente, determinando-se o grau de remoção por leve incisão na margem palpebral (Figura 83.31). A margem palpebral é removida (Figura 83.32), bem como a conjuntiva correspondente, escarificada e cauterizada. Reduz-se o tamanho da fita tarsal (Figura 83.33), que é suturada à margem interna do rebordo orbital (em posição mais elevada que a inserção original do paciente) com Prolene 5-0, reconstituindo a inserção interna do tendão cantal (Figuras 83.34 a 83.36). O músculo orbicular pré-tarsal é suturado ao músculo orbicular do canto externo, refazendo o componente externo da inserção cantal.

A comissura palpebral é reconstituída por sutura de Vicryl 6-0 com ponto sepultado na linha cinzenta, para evitar lesão de córnea (Figura 83.37).

A pele (com cílios) é adequadamente ressecada e suturada com seda 6-0 e *nylon* 6-0 (Figura 83.38). Além de ser eficiente, corrigindo os fatores de produção do ectrópio com forte estabilização da pálpebra, evita o encurtamento da fissura palpebral, possível de ocorrer com as outras técnicas. O ectrópio de canto interno também pode ser corrigido.

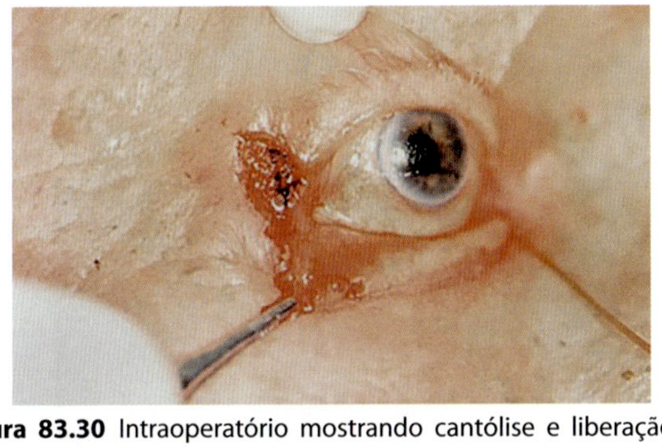

Figura 83.30 Intraoperatório mostrando cantólise e liberação da pálpebra inferior (paciente da Figura 83.28).

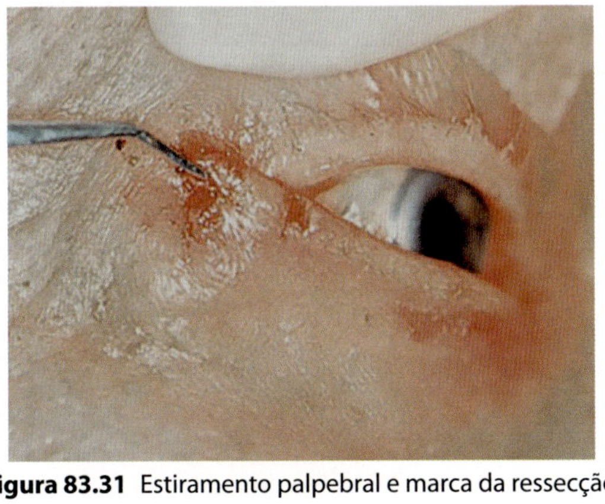

Figura 83.31 Estiramento palpebral e marca da ressecção.

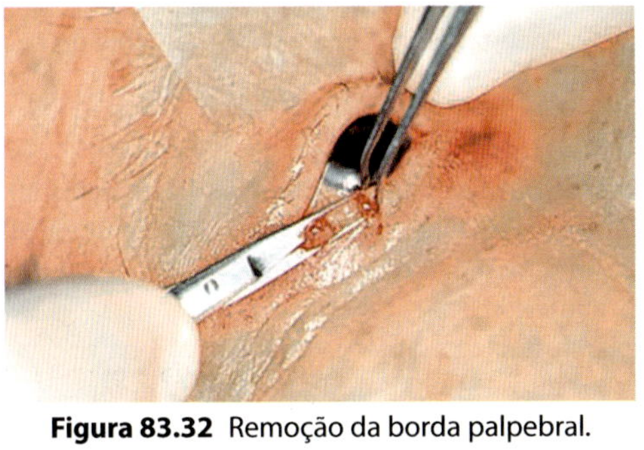

Figura 83.32 Remoção da borda palpebral.

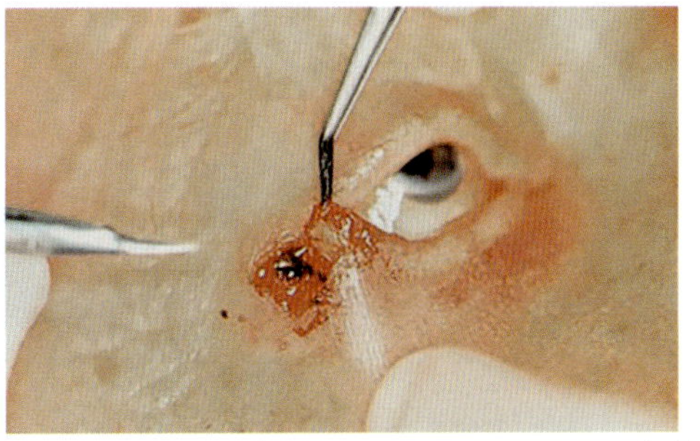

Figura 83.33 Escarificação de conjuntiva e encurtamento da fita tarsal.

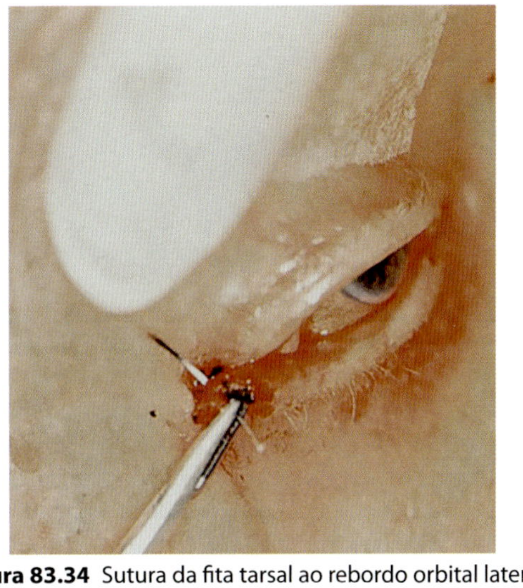

Figura 83.34 Sutura da fita tarsal ao rebordo orbital lateral.

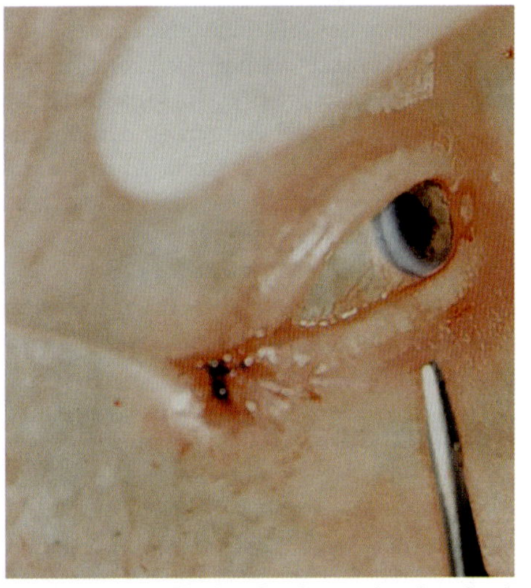

Figura 83.35 Pálpebra fixada ao rebordo orbital.

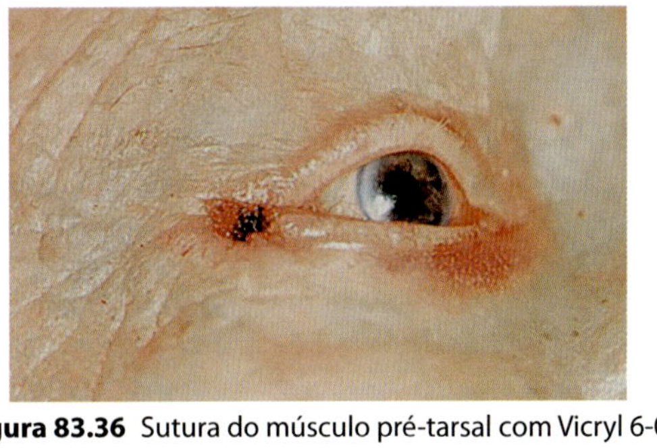

Figura 83.36 Sutura do músculo pré-tarsal com Vicryl 6-0.

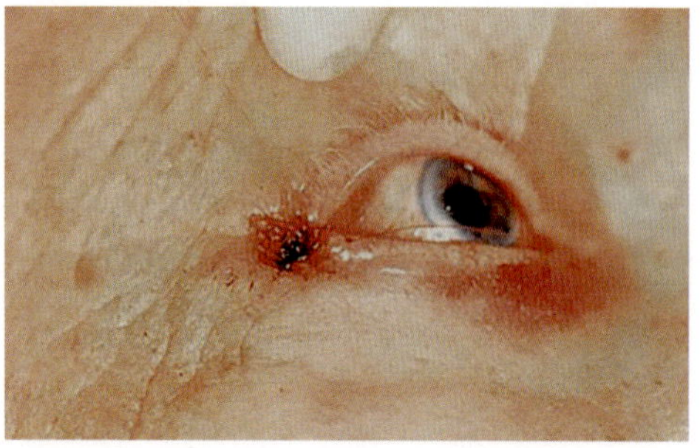

Figura 83.37 Sutura com Vicryl 6-0 da comissura palpebral.

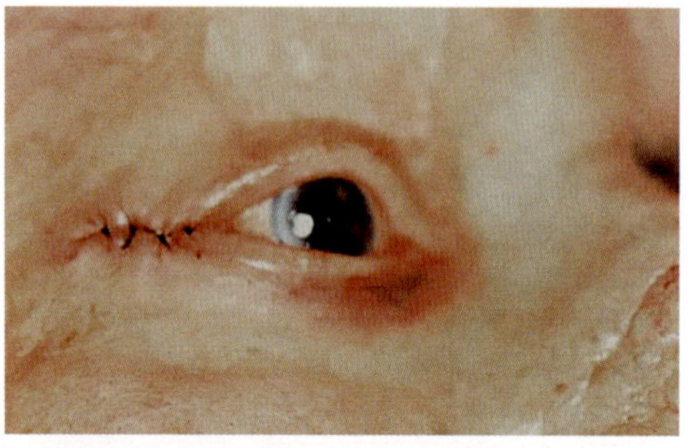

Figura 83.38 Sutura de pele com *nylon* 6-0 e seda 6-0.

Com a correção do ectrópio grave, pode-se produzir o deslocamento extremo do ponto lacrimal em direção temporal, o que é evitado associando-se a técnica do *lazy T* de Byron Smith[3] à cantoplastia de fita tarsal (ver Figura 83.19).

Recentemente, foi descrita uma correção da flacidez da pálpebra inferior e ectrópio denominada técnica do *retinaculum*. Através de incisões cutâneas temporais (superior e inferior), isola-se o *retinaculum*, que são fibras dos músculos orbiculares pré-tarsais inferior e superior que originam o tendão palpebral lateral. As fibras correspondentes ao tendão inferior são seccionadas e reparadas com sutura de Prolene 5-0, que são transferidas subcutaneamente para a incisão superior e suturadas acima do *retinaculum* correspondente ao tendão superior, tracionando a pálpebra inferior em vetor de direção e sentido superiores.

Essa técnica, além de não ter sido validada pelo teste do tempo, não se aplica à correção de ectrópios de maior intensidade, sendo utilizada principalmente no estiramento palpebral inferior associado a blefaroplastia estética.

Ectrópio atônico paralítico

Esse tipo de ectrópio atônico é produzido pela paralisia palpebral por lesão do nervo facial, associado à extrema perda de tonicidade do músculo orbicular das pálpebras com lagoftalmia (Figura 83.39), que determina a impossibilidade de oclusão palpebral, principalmente à noite, com extrema exposição de córnea e possibilidade de ulceração e perfuração ocular (Figura 83.40).

Além das técnicas já descritas anteriormente (Figuras 83.41 e 83.42) existem outras que podem ser adicionadas:

- Implante de ouro em pálpebra superior: um dos elementos do lagoftalmo é a contração do músculo levantador da pálpebra superior sem a oposição do músculo orbicular da pálpebra. A adição de peso de ouro introduz um elemento de ptose mecânica que diminui o lagoftalmo, favorecendo a oclusão palpebral
- Tarsorrafias: como abordado anteriormente, a tarsorrafia de McLaughlin, por união da pálpebra inferior à superior, diminui o lagoftalmo e adiciona movimento à pálpebra inferior paralisada (Figuras 83.43 a 83.45)

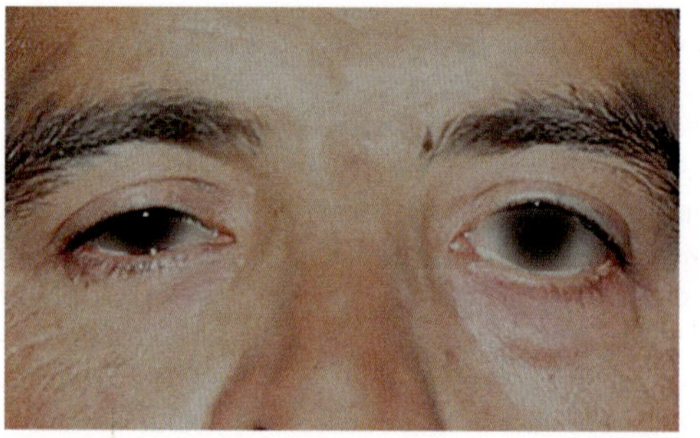

Figura 83.39 Paciente com paralisia facial e ectrópio paralítico de olho esquerdo.

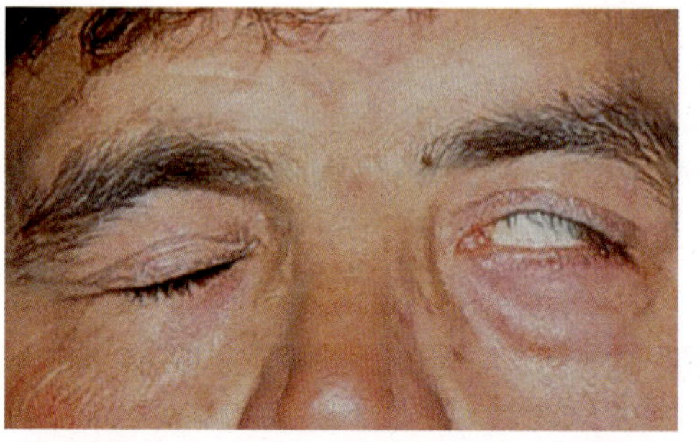

Figura 83.40 Paciente da Figura 83.39 mostrando a lagoftalmia.

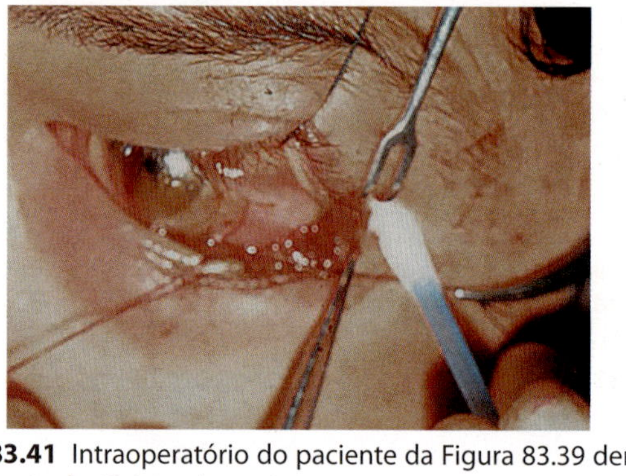

Figura 83.41 Intraoperatório do paciente da Figura 83.39 demonstrando cantoplastia lateral.

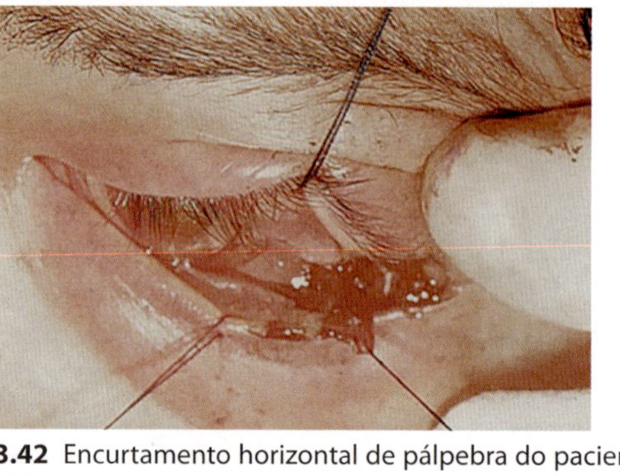

Figura 83.42 Encurtamento horizontal de pálpebra do paciente da Figura 83.39.

- Implante de cartilagem de concha: casos de extrema atrofia palpebral podem ser beneficiados com implante de cartilagem de concha auricular na recomposição tecidual e volumétrica da pálpebra inferior
- Transplante autólogo de fáscia lata: é usado na suspensão zigomática em casos extremos de atrofia facial como parte de reconstrução estática. Não se utiliza o músculo temporal para esse fim.

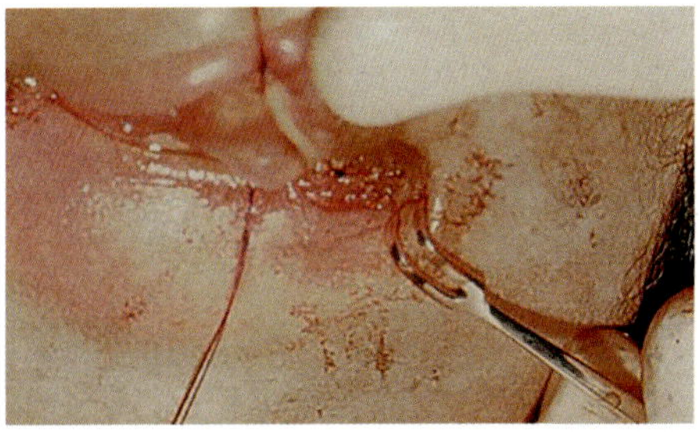

Figura 83.43 Intraoperatório mostrando a tarsorrafia de McLaughlin.

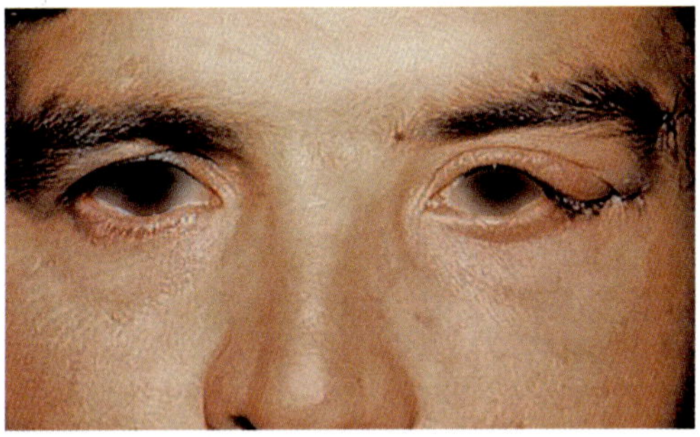

Figura 83.44 Pós-operatório do paciente da Figura 83.39 com os olhos abertos.

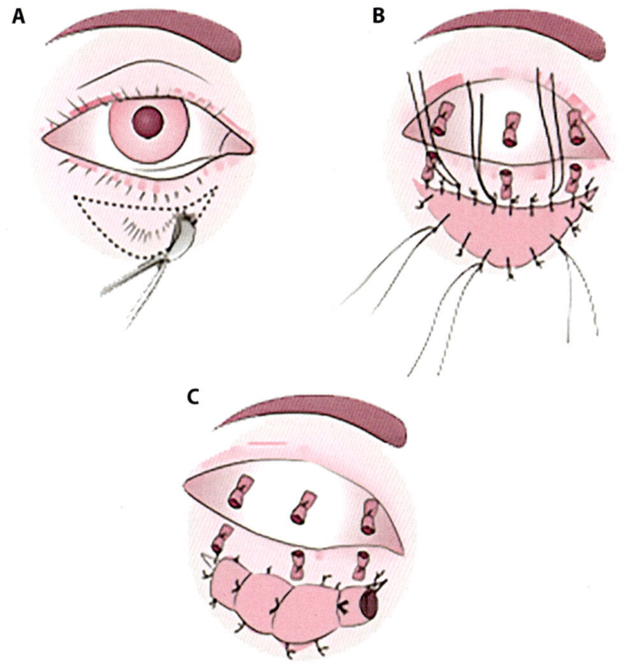

Figura 83.46 A a **C.** Técnica do enxerto de pele com curativo de Brown.

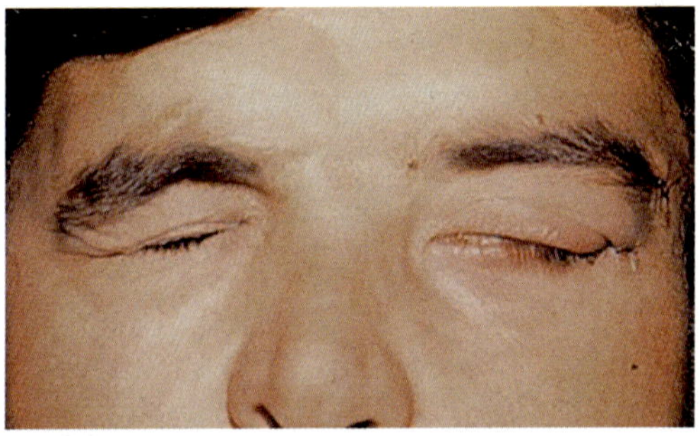

Figura 83.45 Pós-operatório do paciente da Figura 83.39 com os olhos fechados.

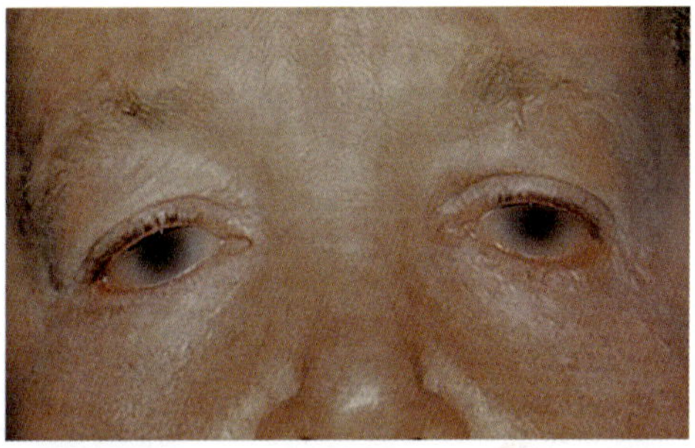

Figura 83.47 Pré-operatório de paciente com ectrópio cicatricial do olho esquerdo.

Ectrópio mecânico

Ocorre quando a pálpebra inferior normal é tracionada por uma massa cisto (neoplasia) e o tratamento é feito pela remoção do agente que produz o deslocamento palpebral.

Ectrópio cicatricial

É produzido pelo encurtamento vertical da lamela palpebral externa por trauma, cirurgia, queimaduras ou doenças de pele.

A avaliação do componente cicatricial se faz durante a cirurgia por sutura de tração da pálpebra inferior. Se a margem não ultrapassar 2 mm do limbo, confirma o diagnóstico de encurtamento cicatricial da pálpebra (Figuras 83.46 e 83.47).

O diagnóstico de flacidez palpebral antes de blefaroplastias é importante para a prevenção do ectrópio iatrogênico, que pode ocorrer até por remoções econômicas de pele. Fatores predisponentes devem ser corrigidos para evitar o ectrópio.

A cantoplastia externa de fita tarsal por diminuição da superfície palpebral diminui a superfície necessária da lamela externa (para uma pálpebra encurtada). Essa técnica pode prevenir o ectrópio ou tratá-lo quando for de baixo grau.

A determinação do tipo de cirurgia a ser utilizada é decidida após a retração da margem palpebral por sutura e liberação completa de todas as cicatrizes e aderências. Cicatrizes lineares podem ser corrigidas com zetaplastias.

O uso de retalhos cutâneos (de Tenzel) para defeitos temporais ou nasolabiais e glabela para defeitos nasais, pode tratar defeitos cutâneos localizados ou sustentar distopias de canto lateral.

Quando a reposição de pele for extrema, o uso de enxerto de pele retroauricular é indispensável para a reconstrução da lamela externa palpebral (Figura 83.48), usando a técnica de Brown de suturas enodadas em rolo de algodão (*tied over dressing*) (Figuras 83.49 e 83.50).

A pálpebra superior como doadora somente deve ser utilizada para correção da pálpebra superior contralateral. Se não for possível, a pele anterior da orelha corrige adequadamente o defeito de pálpebra superior.

Um molde do defeito palpebral é feito com o papel estéril de luvas. A reposição cutânea deve ser cerca de 50% maior que o defeito.

A pele é suturada ao defeito com pontos separados e por sutura contínua de fio de *nylon* 5-0 ou 6-0. As suturas separadas são deixadas longas e, após a perfuração múltipla do enxerto (para evitar hematoma), são enodados sobre um rolo de algodão de dentista para adequada fixação do enxerto. Suturas de Fox para tração da pálpebra operada mantêm seu posicionamento no pós-operatório imediato ou, mais apropriadamente, usam-se as lentes gelatinosas terapêuticas, para proteção pós-operatória da córnea (Figuras 83.51 e 83.52).

Deve-se ressaltar a importância do superdimensionamento do enxerto para evitar persistência do ectrópio por sua retração

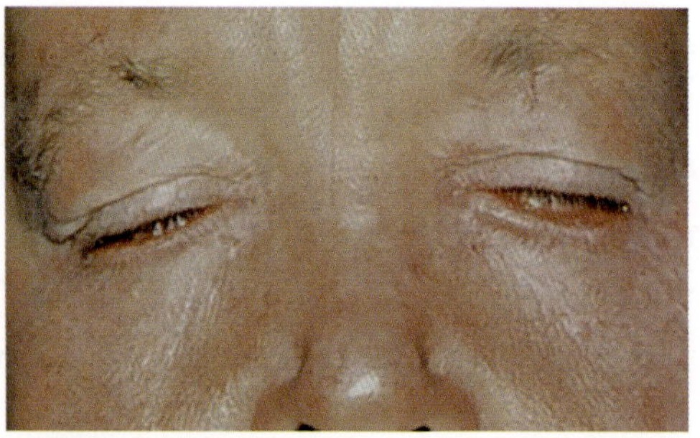

Figura 83.48 Paciente da Figura 83.47 com os olhos fechados.

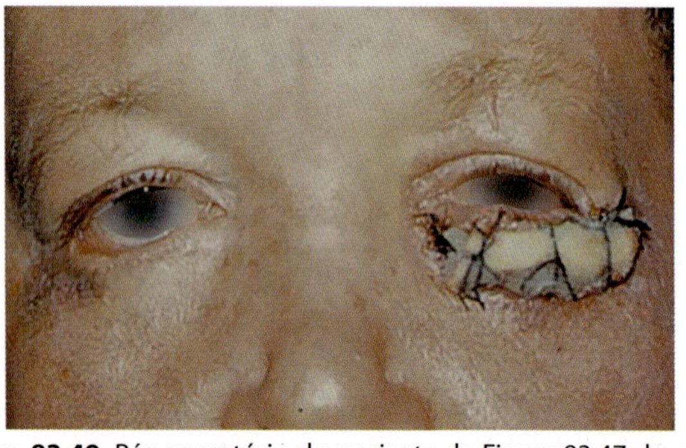

Figura 83.49 Pós-operatório do paciente da Figura 83.47 demonstrando o curativo de Brown.

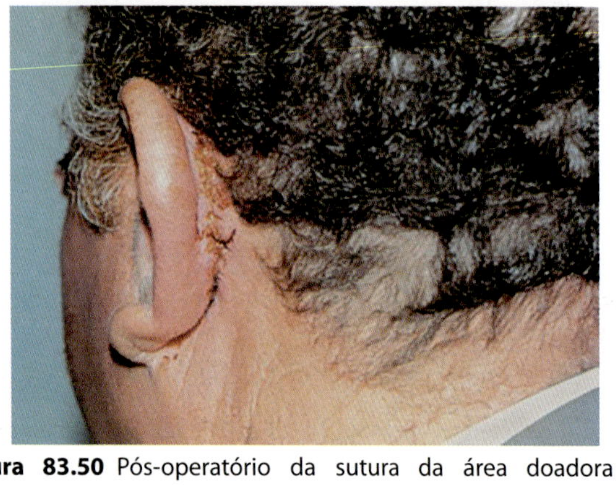

Figura 83.50 Pós-operatório da sutura da área doadora da pele retroauricular.

cicatricial (Figuras 83.53 a 83.55). Quando isso ocorre, faz-se um enxerto cutâneo sequencial a curto prazo sem esperar a cronologia da retração cicatricial. As suturas devem ser retiradas junto com o algodão em 7 dias.

ENTRÓPIO: CORREÇÃO CIRÚRGICA

Entende-se por entrópio o mau posicionamento da margem palpebral com inversão e contato ciliar com o globo ocular, originando irritação, ulceração e até perfuração da córnea (Figura 83.56).

Classificação

Entrópio não cicatricial

O entrópio involucional, senil ou espástico ocorre primariamente pela perda de tração produzida na base da placa tarsal por atenuação ou desinserção dos retratores da pálpebra inferior, associada a enoftalmia senil. Ao mesmo tempo, existe perda de estabilidade da pálpebra pela frouxidão dos tendões palpebrais (lateral e medial). Devido à involução e atrofia do componente pré-tarsal do músculo

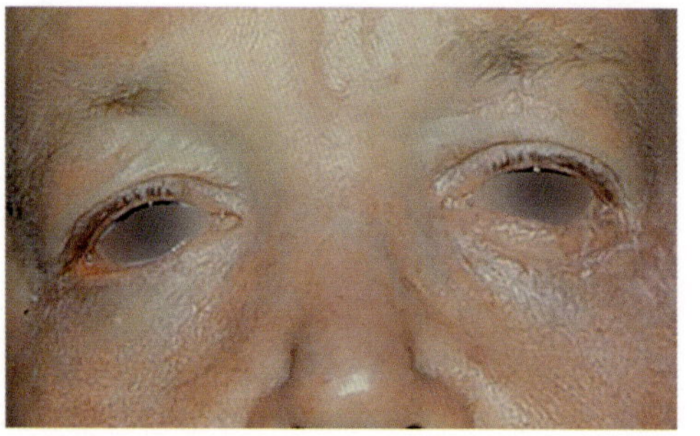

Figura 83.51 Pós-operatório tardio do paciente da Figura 83.47 em mirada neutra.

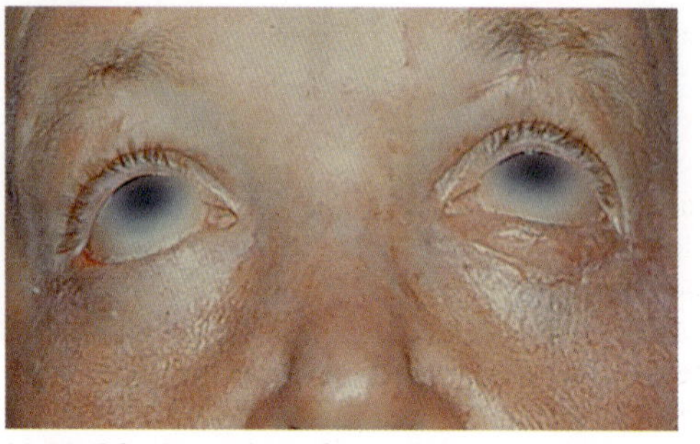

Figura 83.52 Pós-operatório do paciente da Figura 83.47 em mirada superior.

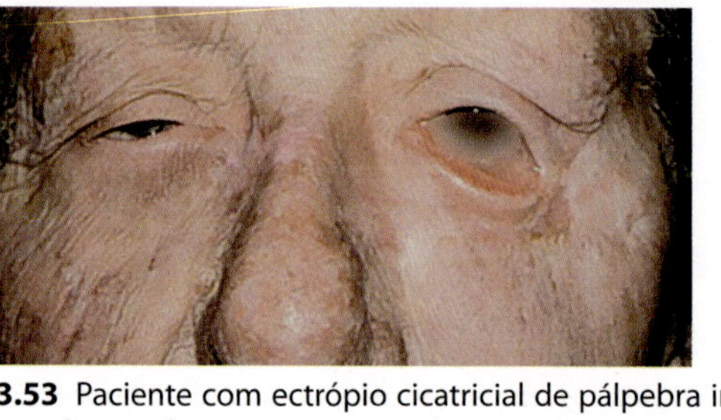

Figura 83.53 Paciente com ectrópio cicatricial de pálpebra inferior esquerda por hanseníase.

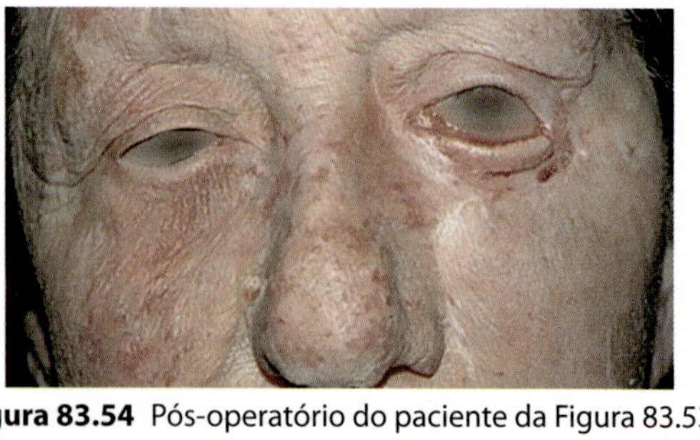

Figura 83.54 Pós-operatório do paciente da Figura 83.53.

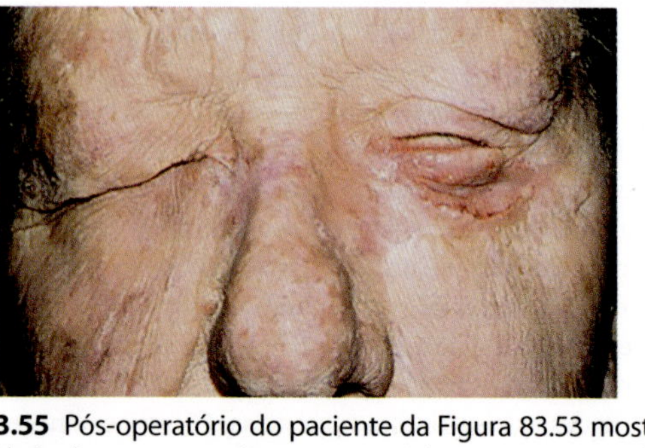

Figura 83.55 Pós-operatório do paciente da Figura 83.53 mostrando a necessidade de enxerto cutâneo sequencial.

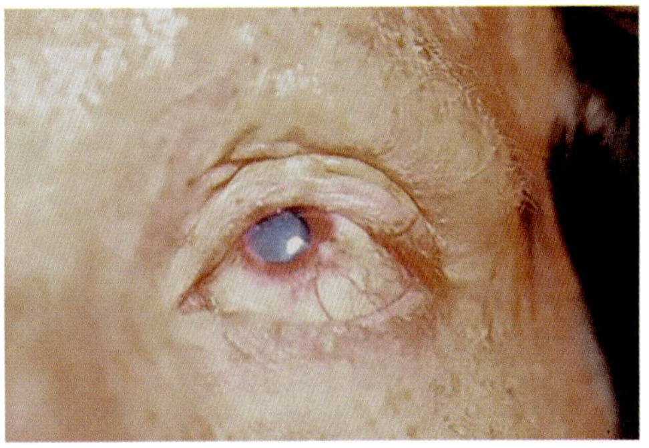

Figura 83.56 Queratinização da córnea pelo entrópio.

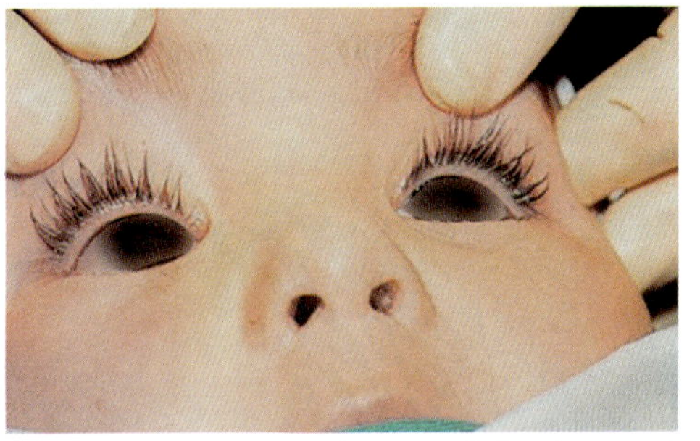

Figura 83.58 Paciente com entrópio congênito de canto interno e de pálpebra inferior bilateral.

orbicular, existe desgarramento de seu componente pré-septal, que cavalga o músculo pré-tarsal durante o piscar de olhos, causando inversão da pálpebra, cujos cílios irritam a córnea, produzindo piscar de olhos reflexo, fechando um círculo vicioso que introduz o componente espástico do entrópio (Figura 83.57).

O diagnóstico da falta de ação dos retratores é feito com a mirada inferior, em que a pálpebra deve retrair-se entre 3 e 4 mm em relação à rotação do globo em pessoas normais. Isso não ocorre em pacientes com entrópio involucional.

O entrópio pode ser de origem congênita, comum na pálpebra inferior com deficiência estrutural (p. ex., de orientais) (Figura 83.58), e deve ser distinguido do epibléfaro, que ocorre por ação mecânica da dobra cutânea, forçando os cílios contra o globo ocular (Figura 83.59).

O tratamento cirúrgico é feito pela técnica de Wheeler[4] de reposição do componente septal do músculo orbicular da pálpebra e sua sutura (juntamente com a incisão cutânea) na margem inferior do tarso. Dessa forma, sua contração força a rotação externa da margem palpebral com correção do ectrópio (Figuras 83.60 a 83.63).

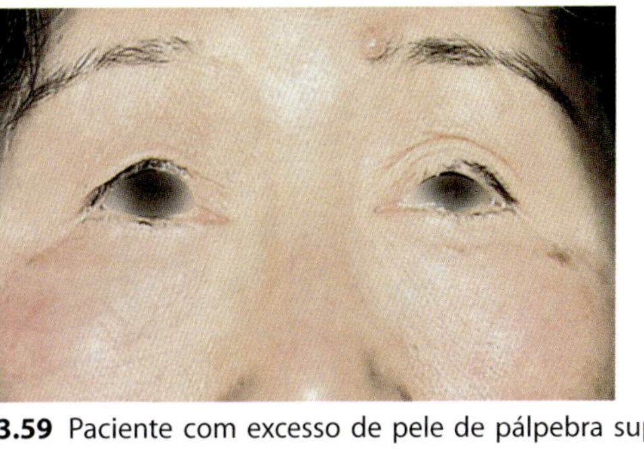

Figura 83.59 Paciente com excesso de pele de pálpebra superior, que empurra os cílios contra a córnea.

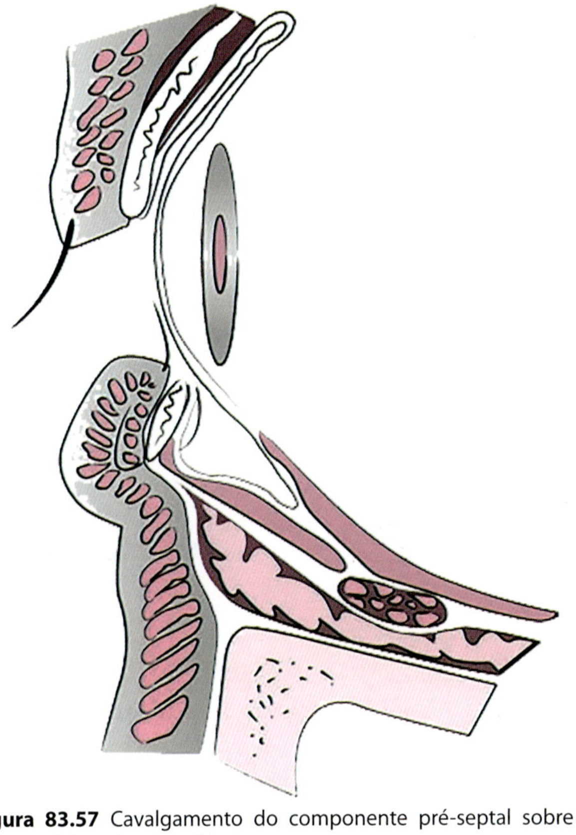

Figura 83.57 Cavalgamento do componente pré-septal sobre o pré-tarsal do músculo orbicular.

O entrópio atônico adquirido pode ser corrigido por meio de cirurgias que corrigem os diversos componentes de sua produção.

O entrópio mínimo pode ser corrigido por técnicas de sutura, sendo a técnica de Feldstein[5] a mais eficaz, por meio de suturas biagulhadas, com pontos em "U" ligando o fórnice inferior à linha dos cílios, dobrando externamente a enfraquecida placa tarsal e estirando os retratores da pálpebra inferior (Figuras 83.64 a 83.69).

O entrópio moderado com frouxidão de tendões laterais pode ser corrigido com encurtamento horizontal da pálpebra inferior. A cantoplastia lateral de fita tarsal (*tarsal strip* de Anderson) é útil no tratamento cirúrgico desses pacientes.

Outra técnica que pode ser usada para esses casos é a de Bick (Figuras 83.70 e 83.71).[6] Faz-se a ressecção de um triângulo de margem palpebral, com base inferior, e quando estiver associada maior flacidez palpebral, pode-se retirar um trapézio com maior remoção de margem palpebral (Figuras 83.72 e 83.73).

O defeito é suturado primariamente (Figuras 83.74 a 83.76). O maior comprimento do defeito na base do tarso faz com que haja estiramento horizontal da pálpebra e de seus retratores. O músculo orbicular não é suturado, aliviando o espasmo por ele produzido (Figura 83.77).

O entrópio grave deve ser corrigido por associação de técnicas direcionadas a todos os elementos fisiopatológicos. Essa técnica, denominada eclética, é a mais extensa e a que tem melhores chances de curar definitivamente o entrópio atônico, por associar elementos que corrigem cada fator de sua geração (Figuras 83.78 e 83.79).

A técnica da cantoplastia de Anderson corrige a frouxidão dos tendões centrais (Figuras 83.80 a 83.83).

Separa-se o componente pré-tarsal do pré-septal do músculo orbicular (Figuras 83.84 e 83.85) e faz-se a sutura dos retratores à margem inferior do tarso (Figuras 83.86 e 83.87).

Remove-se uma elipse de pele (Figura 83.88) e sutura-se a pele da margem superior à margem inferior do tarso e à pele da porção inferior (que está aderida ao músculo pré-septal), separando os dois componentes musculares por fibrose, auxiliando na eversão palpebral (Figuras 83.89 e 89.90).

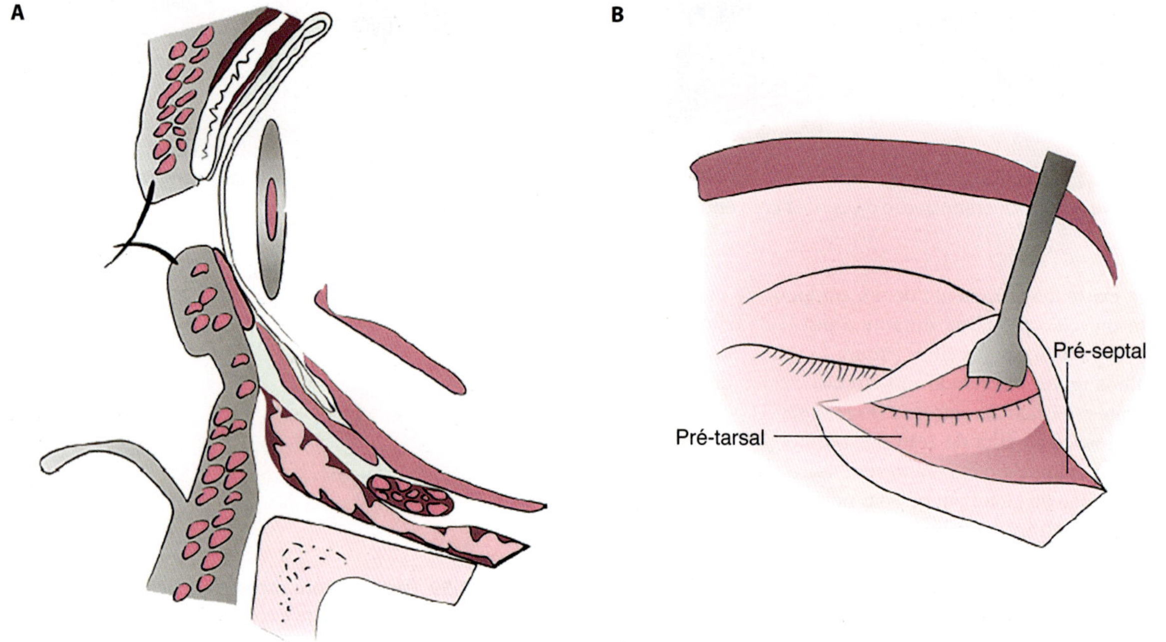

Figura 83.60 A e **B.** Separação do componente pré-tarsal do músculo orbicular.

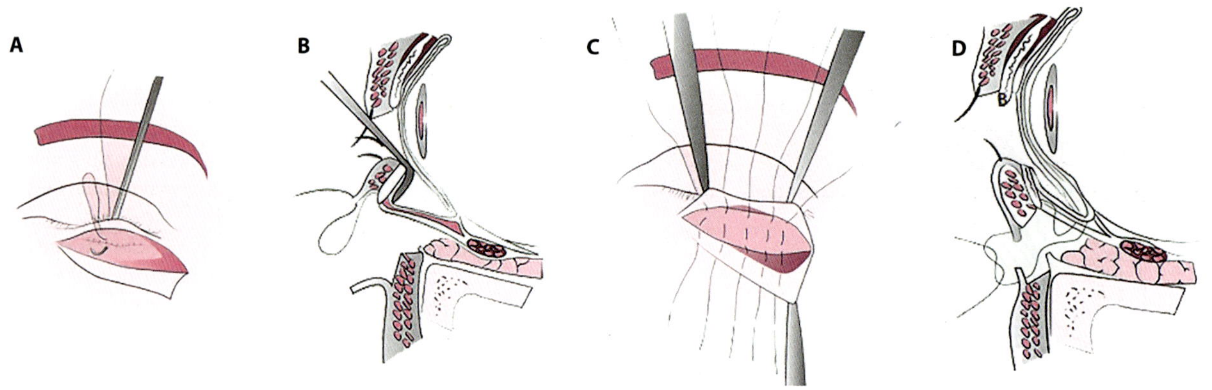

Figura 83.61 A a **D.** Sutura da pele superior à margem inferior do tarso e da incisão.

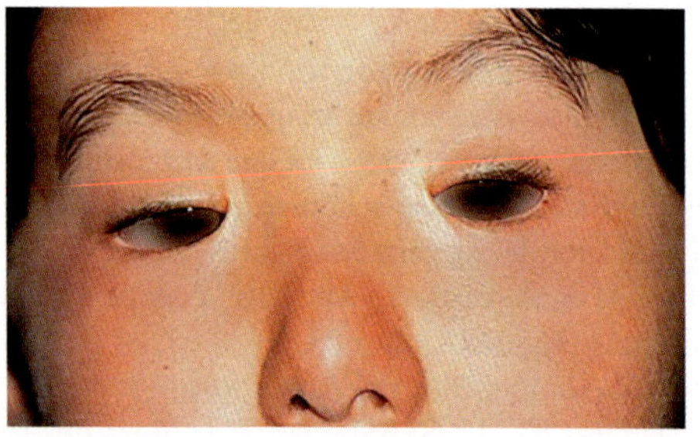

Figura 83.62 Pré-operatório de paciente com entrópio congênito atônico bilateral de pálpebra inferior.

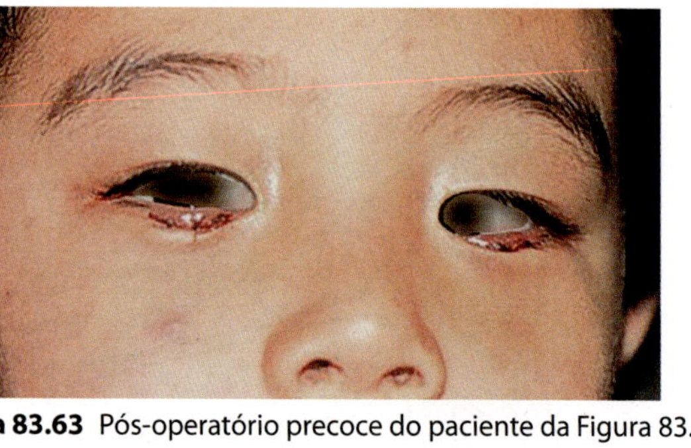

Figura 83.63 Pós-operatório precoce do paciente da Figura 83.62.

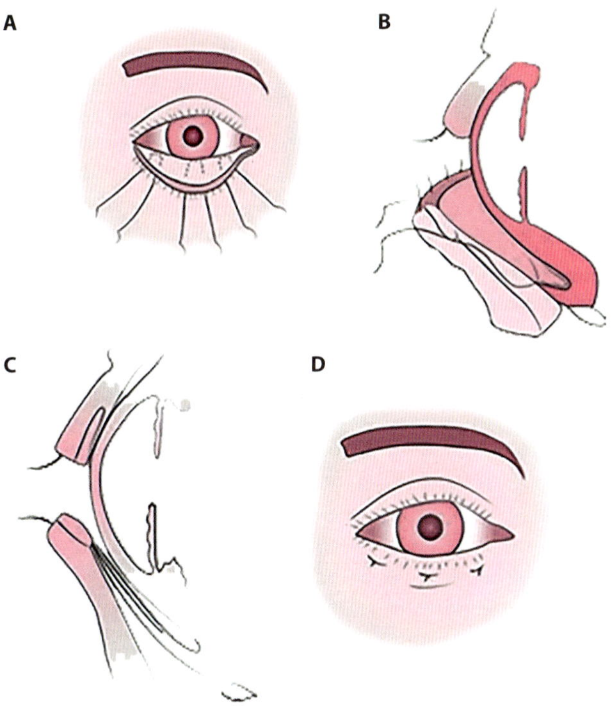

Figura 83.64 **A** a **D.** Técnica de Feldstein.

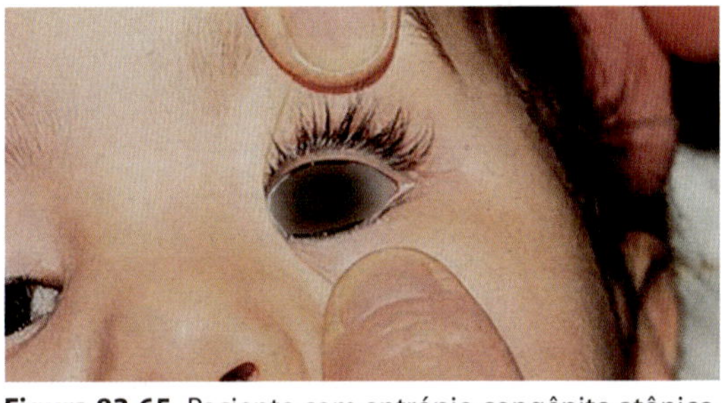

Figura 83.65 Paciente com entrópio congênito atônico.

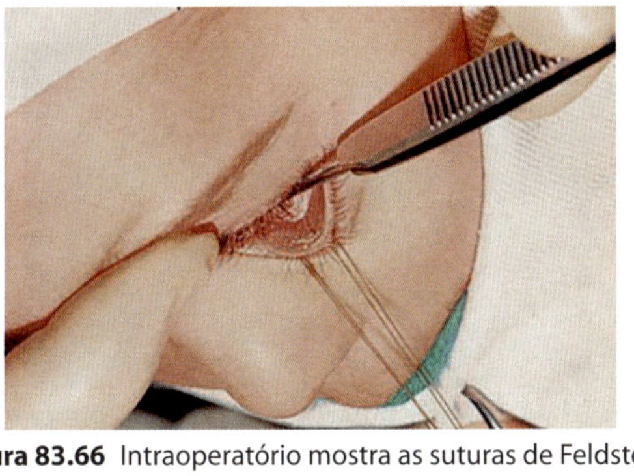

Figura 83.66 Intraoperatório mostra as suturas de Feldstein.

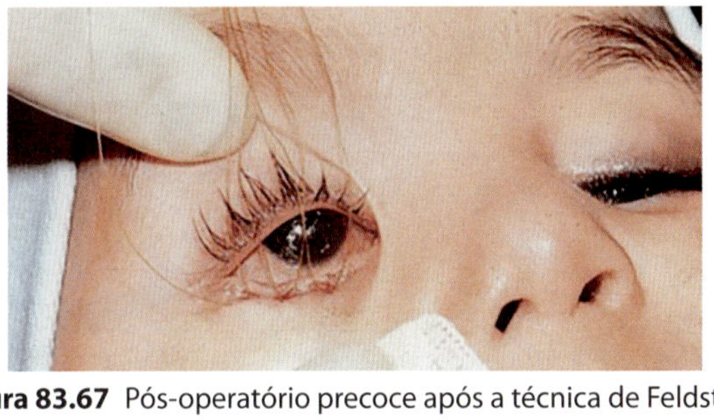

Figura 83.67 Pós-operatório precoce após a técnica de Feldstein.

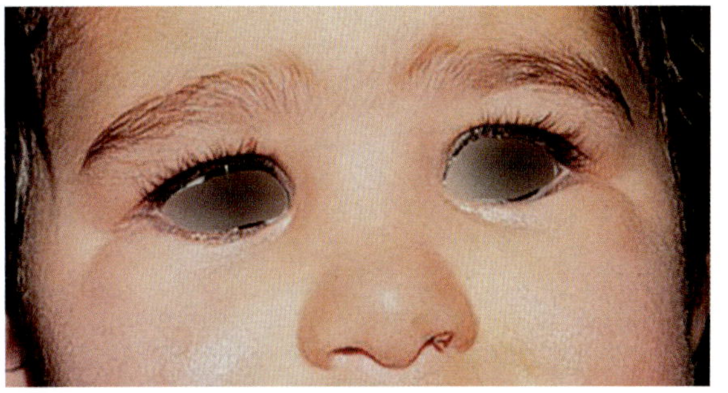

Figura 83.68 Paciente da Figura 83.65 após correção pela técnica de Feldstein.

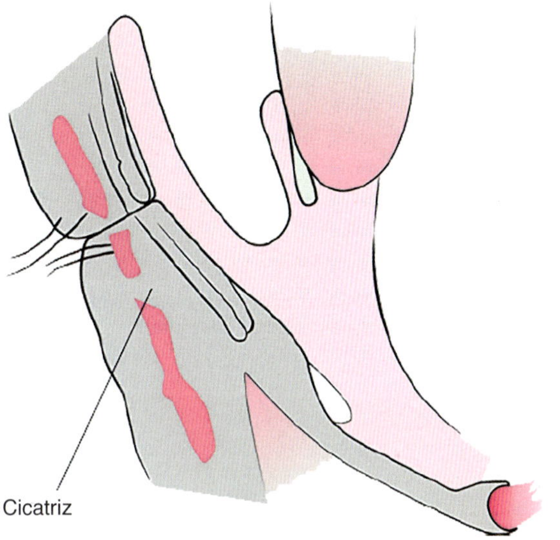

Figura 83.69 Fibrose induzida pelas suturas de Feldstein.

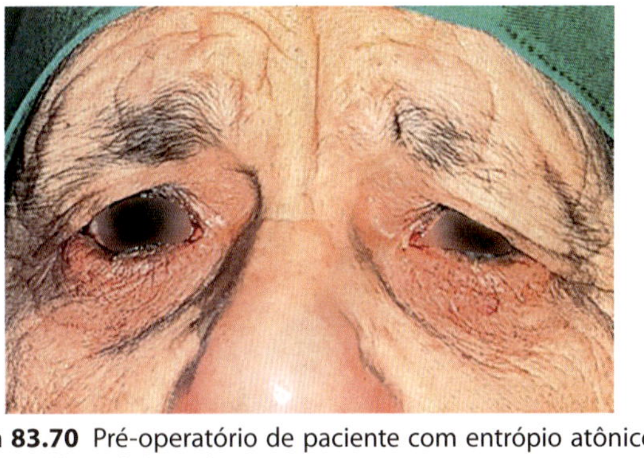

Figura 83.70 Pré-operatório de paciente com entrópio atônico de pálpebra inferior bilateral.

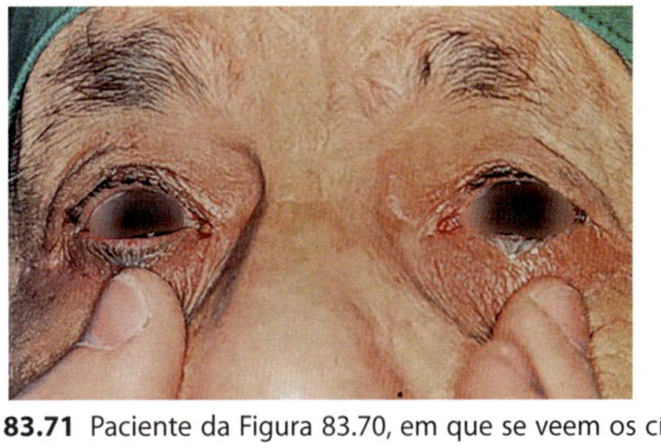

Figura 83.71 Paciente da Figura 83.70, em que se veem os cílios à retração palpebral.

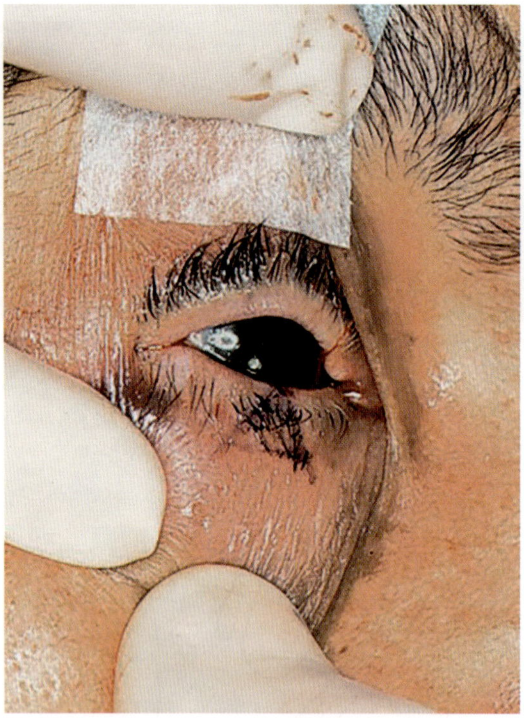

Figura 83.72 Intraoperatório mostra a técnica de Bick com remoção de triângulo de margem palpebral de base inferior.

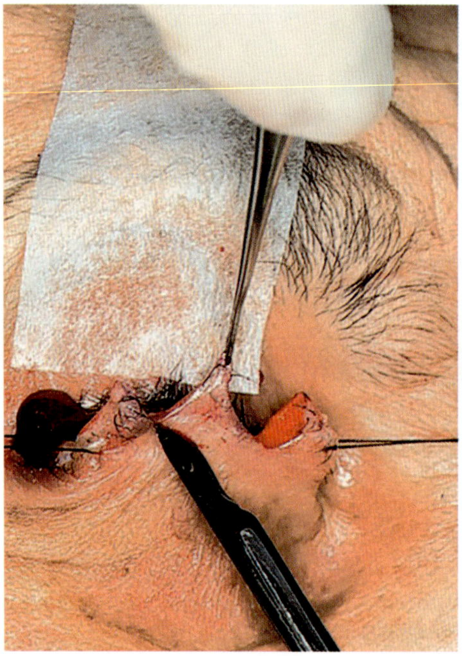

Figura 83.73 Intraoperatório mostrando ressecção de losango de pele.

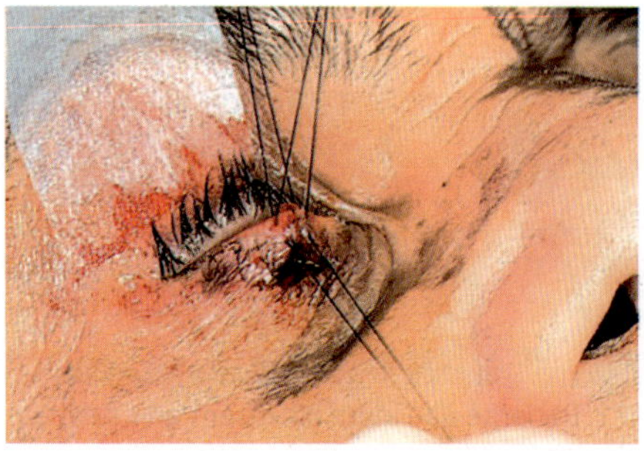

Figura 83.74 Intraoperatório mostra aplicação de 3 suturas marginais.

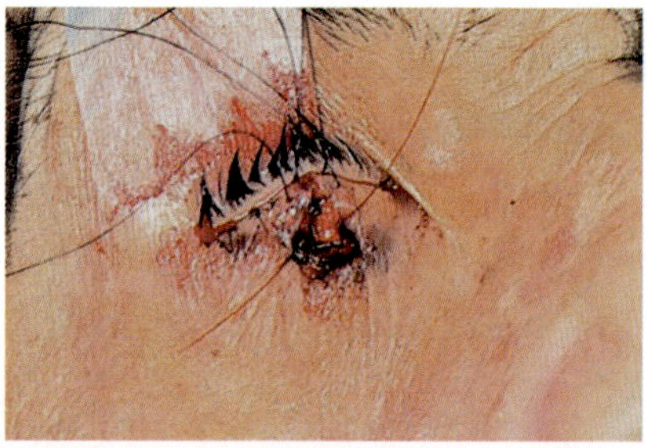

Figura 83.75 Intraoperatório mostrando a sutura da margem tarsal inferior guiada pelas suturas marginais.

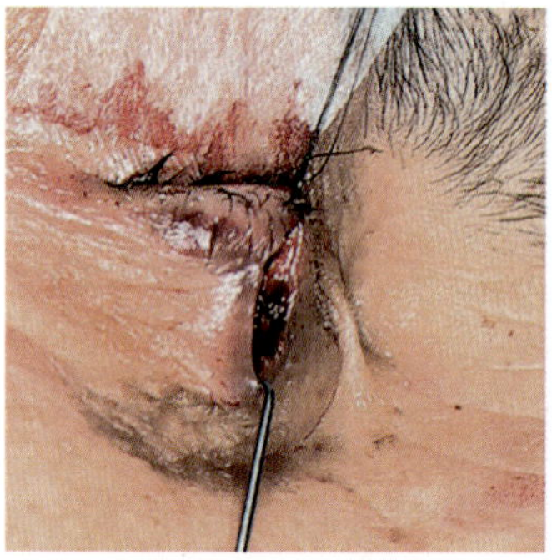

Figura 83.76 Intraoperatório mostrando sutura da pele.

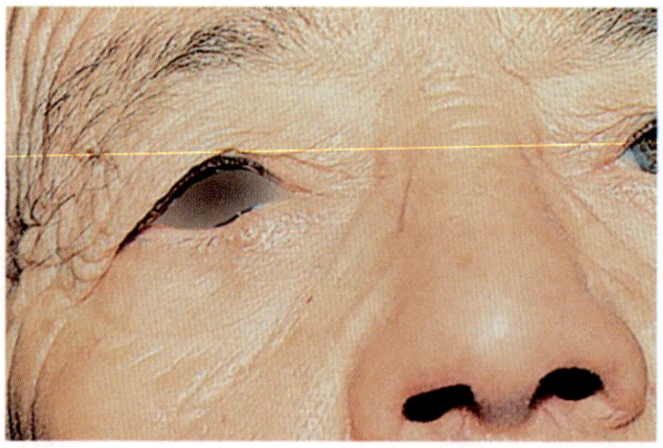

Figura 83.77 Pós-operatório da paciente da Figura 83.70 mostrando a correção do entrópio.

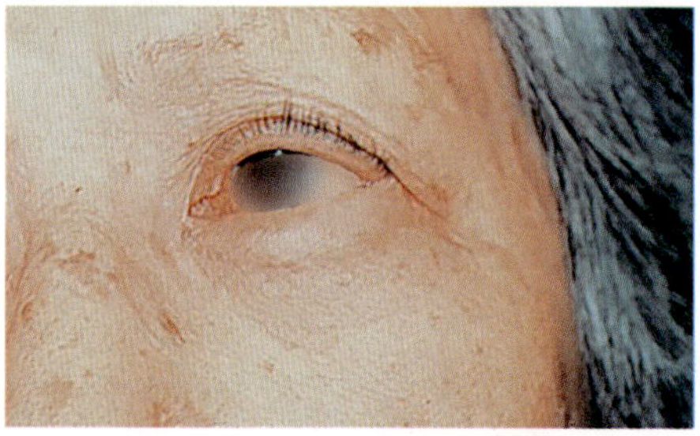

Figura 83.78 Pré-operatório de paciente com entrópio grave.

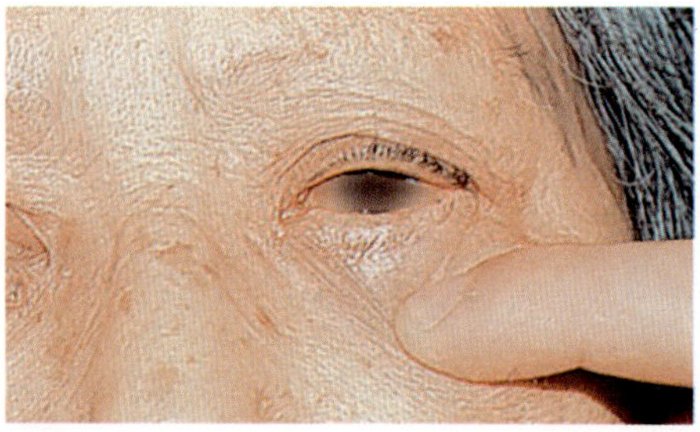

Figura 83.79 Pré-operatório: a tração da pele mostrando os cílios invertidos.

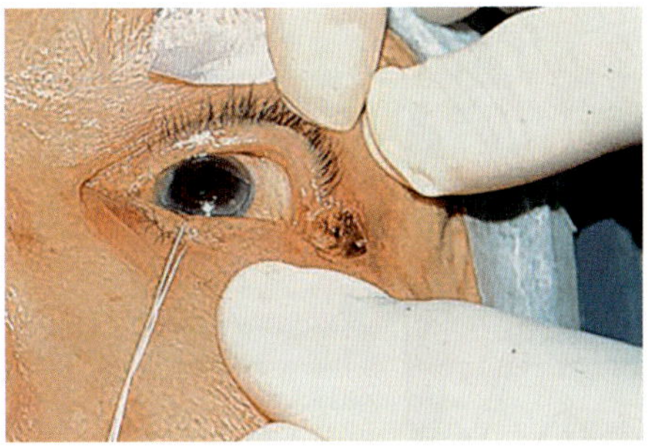

Figura 83.80 Intraoperatório: cantotomia da cantoplastia de Anderson.

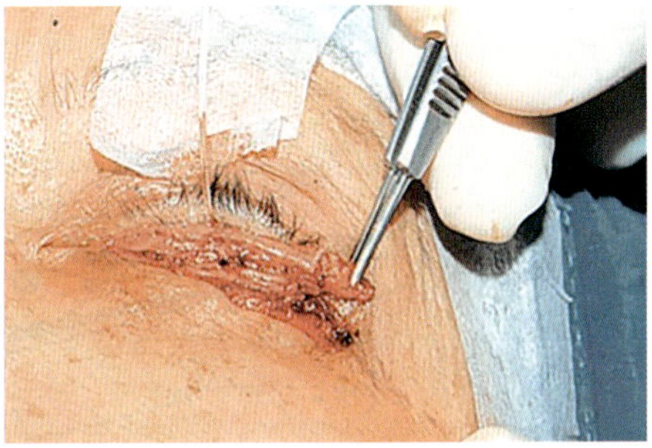

Figura 83.81 Intraoperatório mostrando o encurtamento de pálpebra e a fita tarsal.

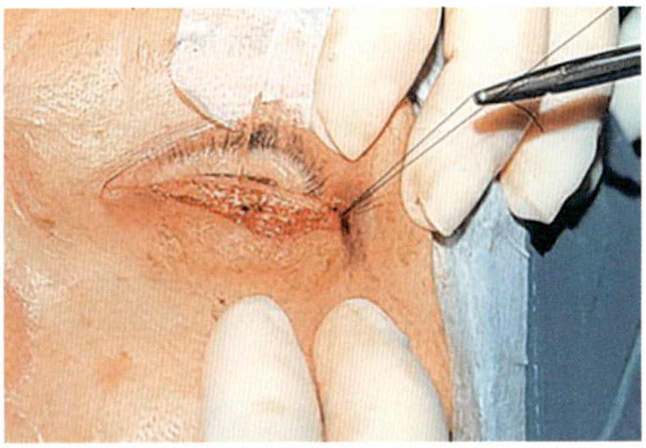

Figura 83.82 Intraoperatório mostrando sutura da fita tarsal ao rebordo orbital.

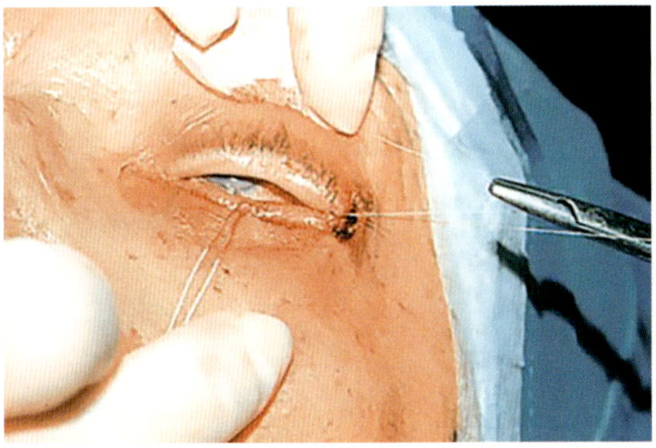

Figura 83.83 Intraoperatório da sutura da comissura.

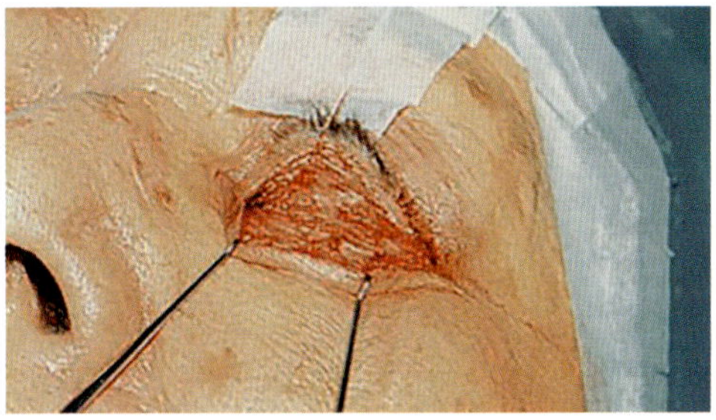

Figura 83.84 Intraoperatório mostrando a separação dos componentes pré-tarsal e pré-septal do músculo orbicular.

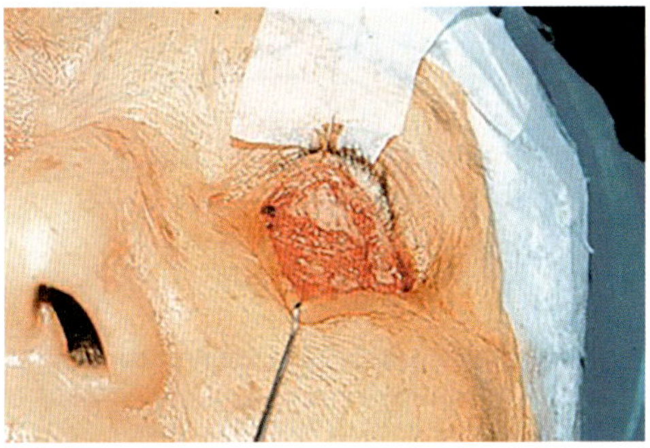

Figura 83.85 Intraoperatório mostrando a separação das bolsas e exposição da fáscia dos retratores palpebrais.

A

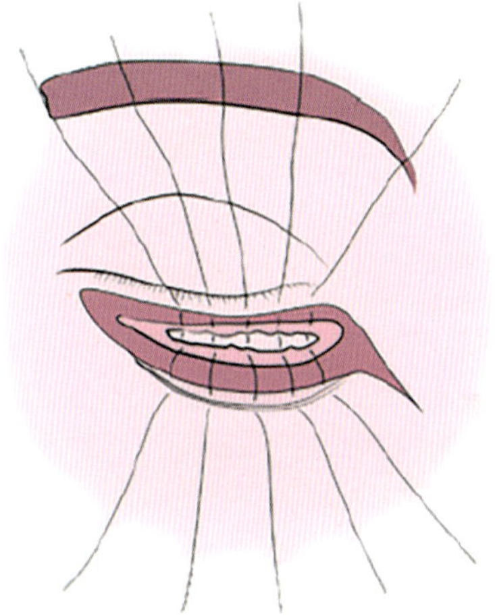

B

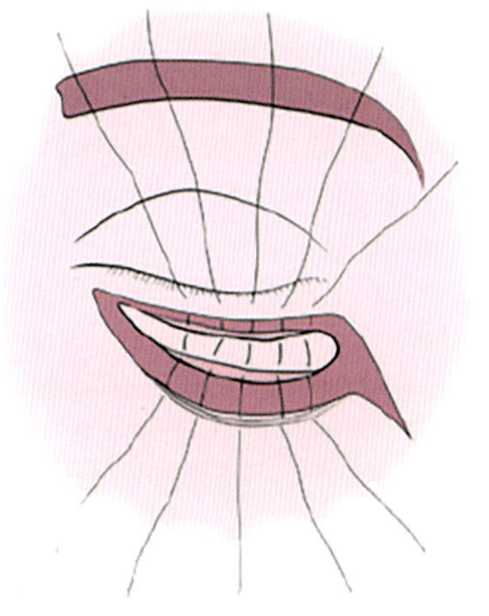

Figura 83.86 A e B. Sutura dos retratores palpebrais ao tarso (técnica de Schäffer).

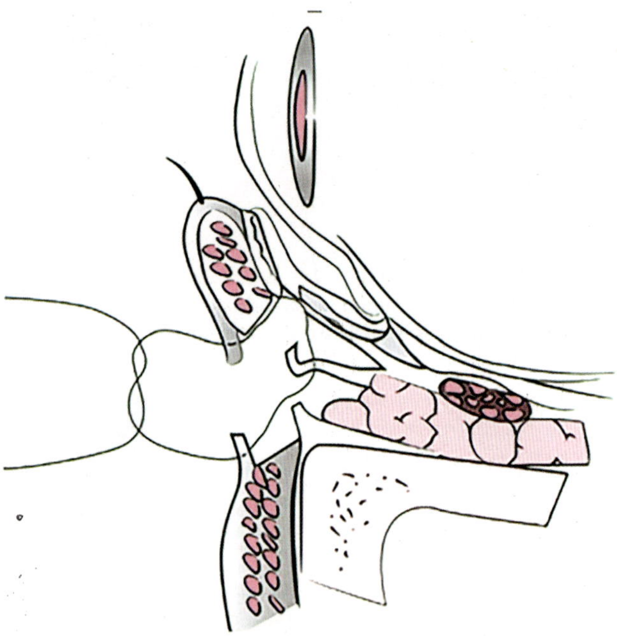

Figura 83.87 Fixação da pele ao tarso e à pele da margem inferior da incisão (técnica de Schäffer).

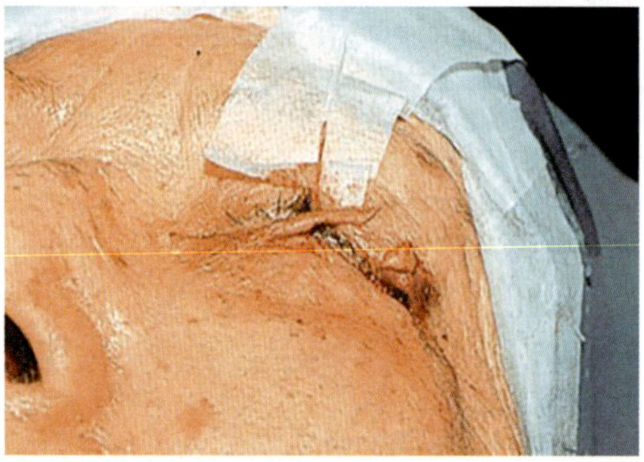

Figura 83.88 Intraoperatório de remoção de elipse da pele.

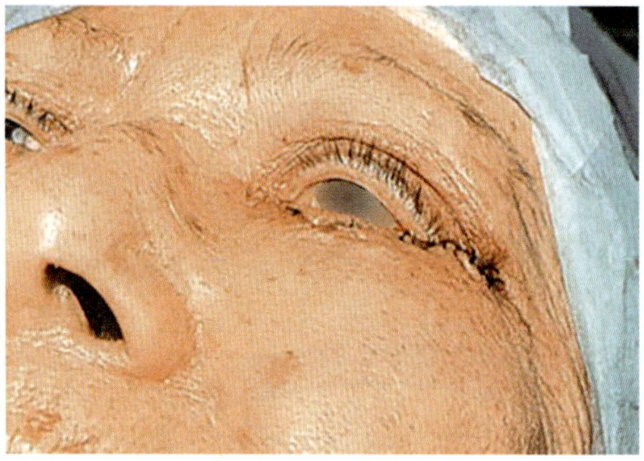

Figura 83.89 Intraoperatório mostrando a correção da margem palpebral.

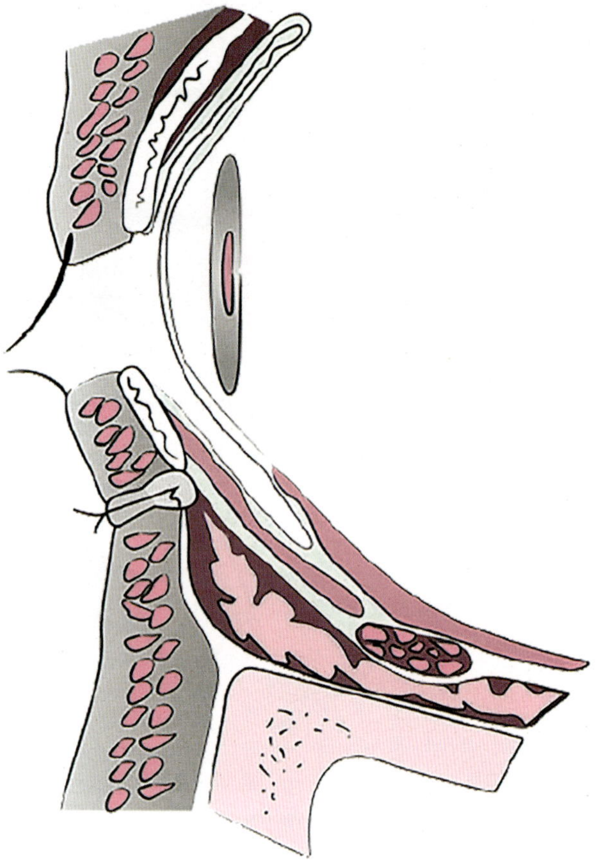

Figura 83.90 Fixação do tarso aos retratores palpebrais e separação do músculo pré-tarsal do pré-septal por fibrose.

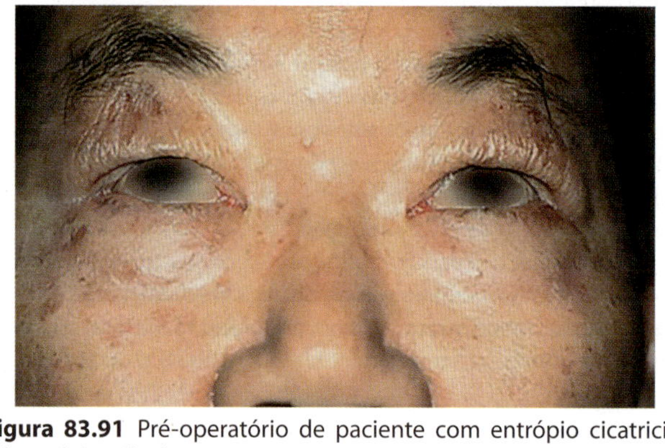

Figura 83.91 Pré-operatório de paciente com entrópio cicatricial bilateral de pálpebra superior.

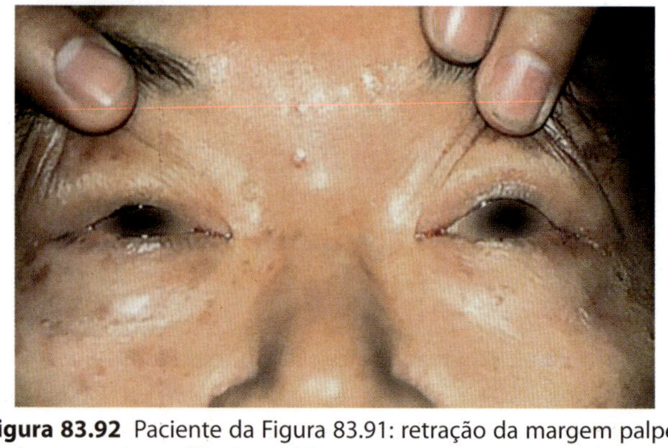

Figura 83.92 Paciente da Figura 83.91: retração da margem palpebral mostrando os cílios invertidos.

Entrópio cicatricial

O entrópio cicatricial é produzido por retração cicatricial da lamela palpebral posterior. É causado por doenças inflamatórias (tracoma, pênfigo, síndrome de Stevens-Johnson), queimaduras e traumatismos (Figuras 83.91 a 83.93). É mais comum na pálpebra superior, na qual é mais grave em relação à inferior.

O entrópio da pálpebra inferior é de mais fácil tratamento cirúrgico, normalmente respondendo bem à técnica de Burow (1873) modificada por Lagleyse (1905). É semelhante à técnica de Feldstein,[5] mas com adição de tarsotomia completa por via transconjuntival.

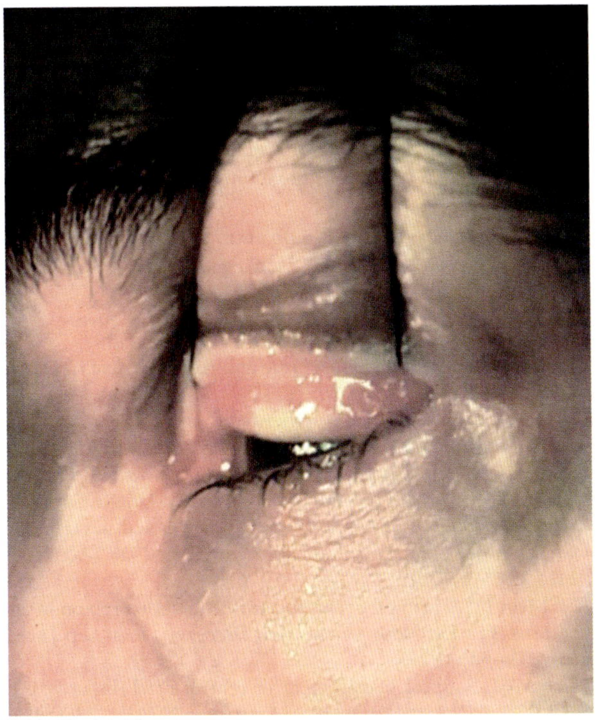

Figura 83.93 Intraoperatório: eversão palpebral mostrando cicatriz do tracoma.

O enodamento das suturas quebra e dobra a margem palpebral, produzindo sua eversão. O tratamento da pálpebra superior é mais difícil, sujeito a falhas e complicações que podem colocar em risco a visão e a córnea do paciente.

Foram abandonadas todas as técnicas de ação na margem palpebral, seja por incisões na linha cinzenta, seja por colocação marginal de enxertos mucosos, pelo potencial dano à margem palpebral. São técnicas que podem ser usadas em caso de triquíase ou distiquíase.

A única técnica que passou no teste do tempo é a de Wies,[7] que pode ser usada tanto para pálpebra inferior como para superior. Essa técnica consiste em uma blefarotomia com rotação marginal. A incisão externa é feita a 4 mm, paralelamente à margem palpebral, após a colocação de sutura de tração na pálpebra (Figura 83.94). Em seguida, é feita a eversão da pálpebra com auxílio de um cotonete, realizando-se a incisão conjuntival. Dessa forma, completa-se a tarsotomia que, após unir-se com a incisão externa, completa a blefarotomia total (Figura 83.95). A margem tarsal superior profunda é suturada junto à margem inferior superficial (incluindo a pele), produzindo a rotação marginal (Figura 83.96).

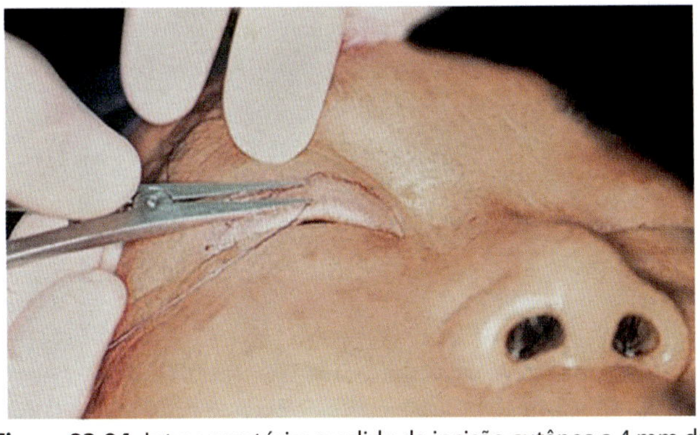

Figura 83.94 Intraoperatório: medida da incisão cutânea a 4 mm da margem palpebral.

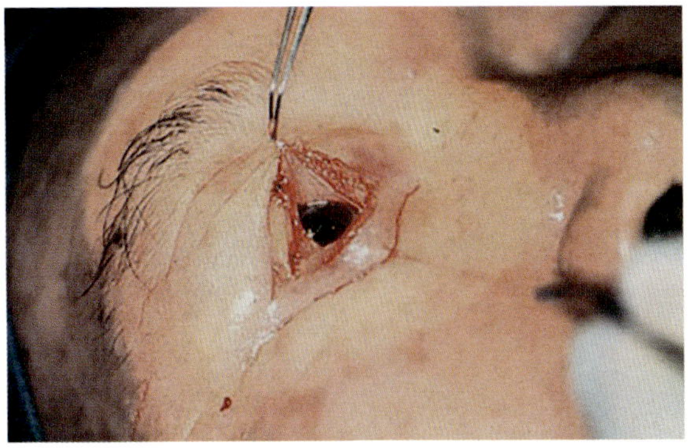

Figura 83.95 Intraoperatório demonstrando blefarotomia total.

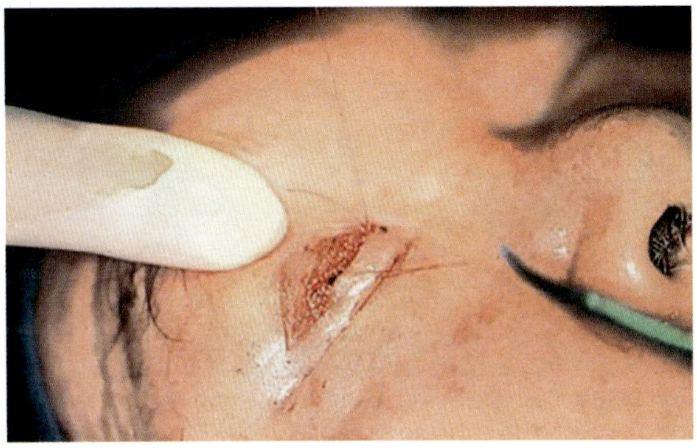

Figura 83.96 Intraoperatório da sutura e eversão da margem palpebral.

Essa rotação pode ser acentuada pela remoção de uma elipse de pele da porção superior da incisão (Figura 83.97). Um rolo de algodão entre as suturas pode acentuar a rotação em posição de supercorreção. As suturas são removidas em 7 dias, e a margem palpebral normaliza-se entre 2 e 4 semanas (Figuras 83.98 e 83.99).

Casos mais graves de entrópio cicatricial, falhas de tratamento cirúrgico com sequelas cicatriciais e retração palpebral podem ser tratados por blefarotomia e enxerto de mucoperiósteo de palato duro, corrigindo a grave retração da lamela posterior e, ao mesmo tempo, promovendo a rotação marginal.

Quando houver colobomas com exposição da córnea, pode-se corrigi-los com técnicas de reconstrução palpebral usadas no tratamento de neoplasias.

CONSIDERAÇÕES FINAIS

O ectrópio atônico deve ser corrigido pela cantoplastia de Anderson, com correção do posicionamento do ponto lacrimal e, quando necessário, encurtamento da pálpebra inferior.

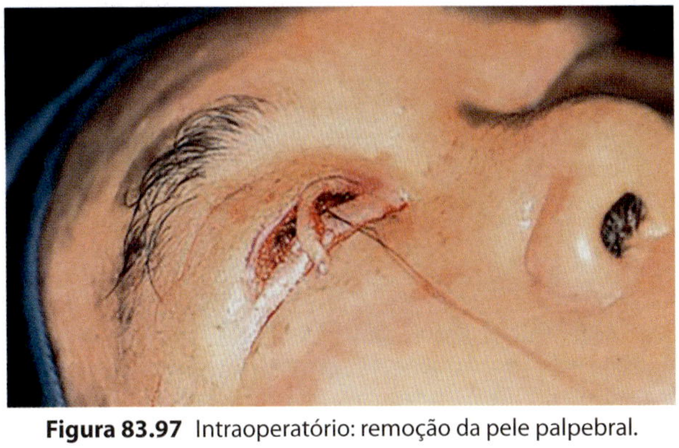

Figura 83.97 Intraoperatório: remoção da pele palpebral.

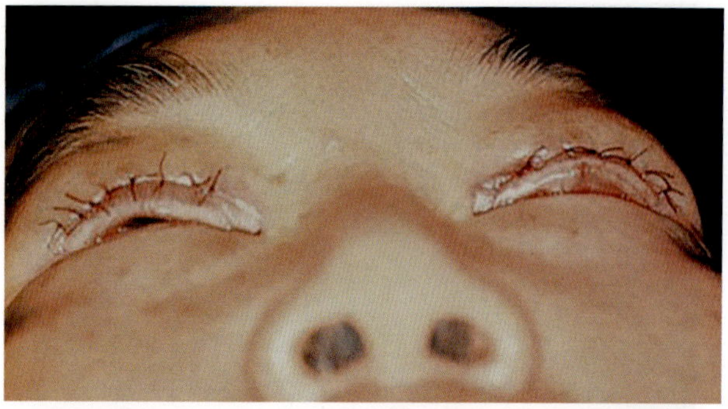

Figura 83.98 Intraoperatório final mostrando a eversão das margens palpebrais.

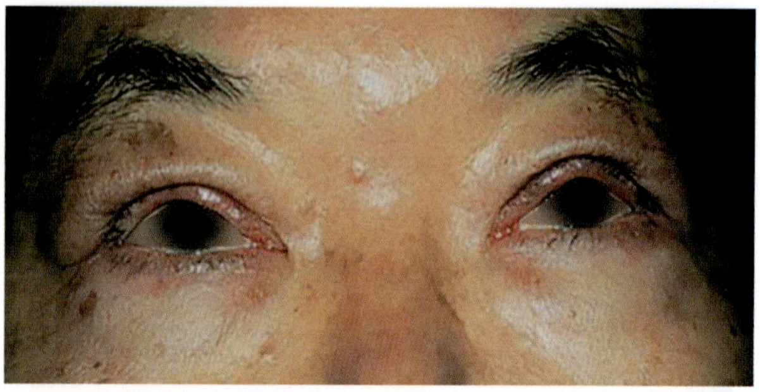

Figura 83.99 Pós-operatório do paciente da Figura 83.91 mostrando a correção do entrópio cicatricial.

A correção do ectrópio cicatricial exige encurtamento horizontal da margem palpebral, aumento da lamela externa, geralmente por enxerto de pele retroauricular.

O entrópio atônico, congênito ou adquirido, pode ser tratado por técnicas de reposição muscular, pela separação do componente pré-tarsal do pré-septal do músculo orbicular.[4]

As suturas de Feldstein,[5] de fixação dos retratores de Schäffer ou da ressecção marginal de pálpebra agem na fixação dos retratores da pálpebra inferior. A técnica eclética combina a cantoplastia de Anderson com a fixação tarsal dos retratores palpebrais, a separação do músculo pré-tarsal do pré-septal com ressecção de pele, e é a técnica que corrige todos os componentes que favorecem a posição do entrópio.

A melhor técnica da correção do entrópio cicatricial é a da blefarotomia com rotação marginal de Wies.[7]

REFERÊNCIAS BIBLIOGRÁFICAS

1. Smith B, editor. Ophthalmic plastic and reconstructive surgery. St. Louis: Mosby; 1987.
2. Anderson RL. Gordy DD. The tarsal strip procedure. Arch Ophthamol [Internet]. 1979 Nov [Acesso em: 2024 Jul];97(11):2192-6.
3. Smith B. The "lazy T" correction of entropion of lower punctum. Arch Ophthamol [Internet]. 1976 Jul [Acesso em: 2024 Jul];94(7):1149-50.
4. Wheeler JM. Spastic entropion correction by orbicularis transplantation. Trans Am Ophthalmol Soc [Internet]. 1938 [Acesso em: 2024 Jul];36:157-62.
5. Feldstein M. A method of surgical correction of entropion in aged persons. Eye Ear Nose Throat Mon [Internet]. 1960 Sep [Acesso em: 2024 Jul]:39:730-1.
6. Bick WM. Surgical management of orbital tarsal disparity. Arch Ophthamol [Internet]. 1966 Mar [Acesso em: 2024 Jul];75(3):386-9.
7. Wies FA. Spastic entropion. Trans Am Ophthalmol Soc [Internet]. 1955 Jul-Aug [Acesso em: 2024 Jul];59(4):503-6.

LEITURA COMPLEMENTAR

Jones LT, Reech MJ, Wobig DL. Senile entropion. A new concept for correction. Am J Ophthalmol [Internet]. 1972 Aug [Acesso em: 2024 Jul];74(2):327-9.

Meltzer M. Ophthalmic plastic surgery for the general ophthalmologist. Baltimore: Williams & Wilkins; 1979.

Soares EC, Moura EM, Gonçalves JR, editors. Cirurgia plástica ocular. São Paulo: Roca, 1997.

CAPÍTULO

84

Reconstrução Palpebral

Ricardo Maniglia • João Jairney Maniglia • Fábio F. Maniglia • Sérgio F. Maniglia

INTRODUÇÃO

A reconstrução palpebral após lesão por trauma ou remoção de tumores de pele é importante para a proteção da córnea e da visão, bem como para a manutenção estética das regiões orbitária e palpebral, podendo consistir em trabalho multidisciplinar que envolva ação simultânea de oftalmologista, cirurgiões plásticos e oncológicos.

Para melhor entendimento dos princípios de reconstrução palpebral, deve-se saber que a anatomia palpebral[1] é composta essencialmente de três lamelas (externa, septo orbital e interna) (Figura 84.1).

A lamela externa é composta de pele e músculo orbicular. O septo orbital faz a transição entre pálpebra e conteúdo orbital. Já a lamela interna é composta do tarso e conjuntiva, a qual é composta da porção tarsal (extremamente aderente à placa tarsal), fórnices conjuntivais e porção bulbar (aderente ao globo ocular).

A margem palpebral inferior deve cruzar o globo ocular na altura do limbo inferior, estando o canto externo localizado 2 mm mais alto que o interno. A margem da pálpebra superior nasal é mais alta que a temporal, e cruza o globo ocular abaixo do limbo superior. Ambas as pálpebras (inferior e superior) estão justapostas ao globo ocular, favorecendo uma perfeita oclusão (Figura 84.2).[2]

CURA DO TUMOR

A maioria dos tumores palpebrais é de pele, com invasão de margem palpebral. Cerca de 90% são tumores basocelulares de baixa malignidade, com exceção do tumor desmoplásico de margens indefinidas. O carcinoma escamocelular é relativamente raro, exigindo maior margem de ressecção. Outros tumores como de células de Meibomius e os melanomas podem necessitar de evisceração, enucleação ou exenteração e, ocasionalmente, esvaziamento ganglionar. A avaliação sistêmica para determinar a presença de metástases é importante na determinação da cura do tumor.

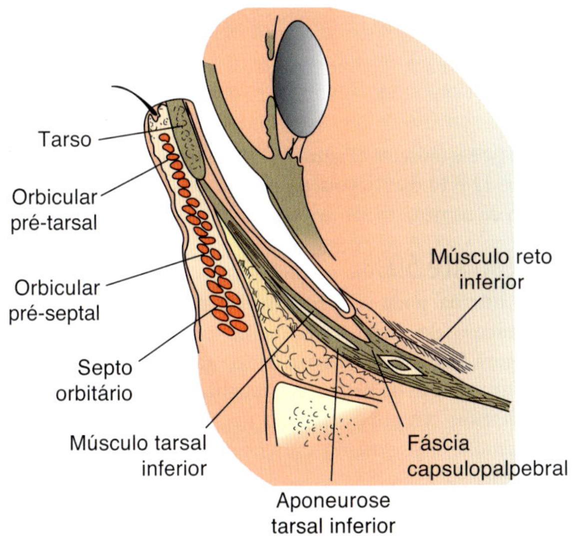

Figura 84.1 Anatomia palpebral.

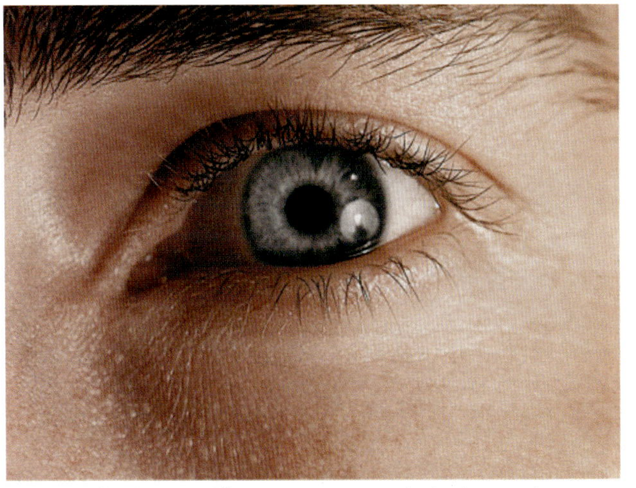

Figura 84.2 Olho com margem palpebral normal.

A pálpebra mais acometida pelos tumores é a inferior, podendo ter extensão para cantos externo e interno. Os tumores do canto interno são mais invasivos, com possibilidade de se estender para as vias lacrimais e para a órbita. Já os tumores de pálpebra superior são mais raros; porém, exigem reconstrução de alto valor estético funcional pela importância da pálpebra na proteção ocular e na manutenção da visão.[3]

Nos casos de defeitos causados pela retirada de tumor, a cura é o objetivo mais importante. Por isso, manter a margem oncológica segura é indispensável. Não se deve economizar na ressecção para facilitar a reconstrução, sob pena de causar risco de preservar o tumor. A radioterapia é contraindicada no tratamento desses tumores devido à alta recidiva, por ameaçar a integridade do olho e dificultar cirurgias posteriores.

A maneira mais segura de determinar a margem oncológica é o controle de todas as margens (inclusive a profunda), utilizando-se a técnica de cirurgia micrográfica de Mohs. Essa técnica exige que o próprio cirurgião determine a presença de tumor, verificando as áreas com o uso de microscópio repetidas vezes, para somente reconstruir quando tiver certeza de ablação total.

Outra alternativa é o uso de biopsia de congelação de secções das margens pelo patologista. Em princípio, 5 mm de margem para tumores basocelulares podem ser suficientes. Os tumores de maior malignidade podem requerer 10 mm ou mais de margem. Esse método aumenta a extensão de ressecção e demanda a presença de patologista no centro cirúrgico (Figura 84.3).

A extensão do tumor na margem palpebral pode acometer as glândulas tarsais e exige a remoção total da placa tarsal correspondente. A margem de ressecção de mucosa deve ser maior que a de pele, pela facilidade de progressão tumoral nas mucosas. A invasão ocular ou de órbita pode necessitar de mudança no plano cirúrgico, expandindo a cirurgia, o que pode incluir evisceração, enucleação ou mesmo exenteração orbitária. O consentimento informado do paciente deve incluir essas eventualidades.

PRINCÍPIOS DE RECONSTRUÇÃO

A partir dos conhecimentos adquiridos durante a Primeira Guerra Mundial por cirurgiões, como *Sir* Gillies,[4] em reconstrução orbitária após trauma e cirurgiões da Segunda Guerra Mundial, como Mustardé[5] e Smith et al.,[6] os princípios de reconstrução foram estabelecidos.

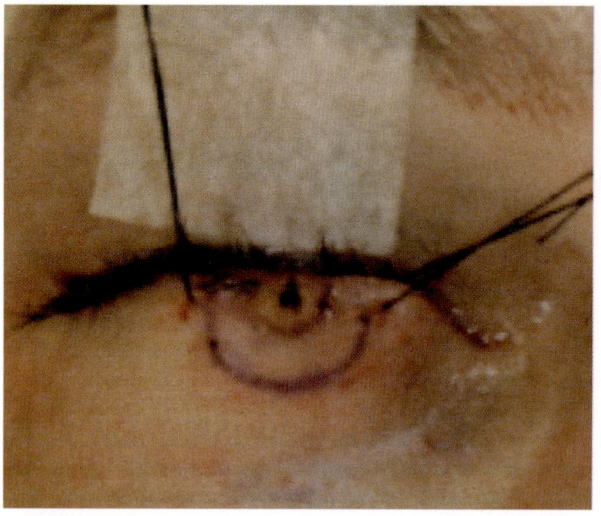

Figura 84.3 Margem tumoral e margem de segurança de tumor de pálpebra inferior.

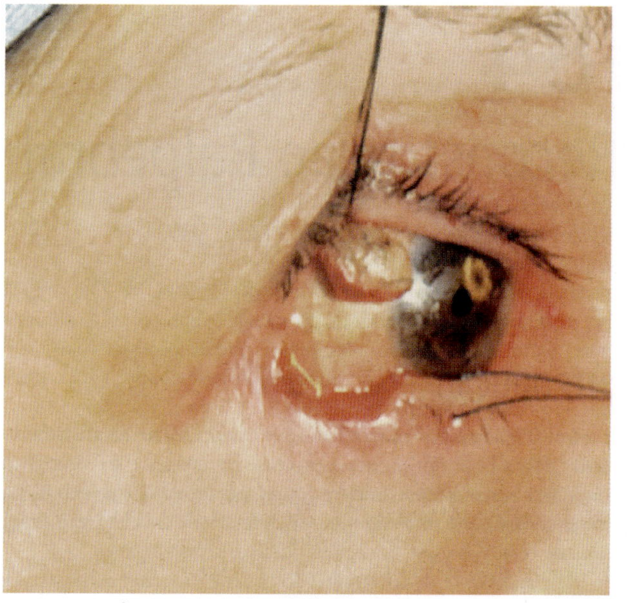

Figura 84.4 Área de ressecção tumoral menor que 25% de pálpebra inferior.

Em termos de reconstrução, a pálpebra é refeita através de duas lamelas (lamela externa e lamela interna). Para a externa, as opções são retalhos ou enxertos de pele, e para a interna, enxerto composto condromucoso de septo nasal, enxerto de mucoperiósteo de palato duro e retalhos tarsoconjuntivais da mesma pálpebra ou da oposta. Se necessário, a conjuntiva de fórnice ou bulbar pode ser reconstruída com enxerto de mucosa labial.[7]

A melhor reconstrução de lamelas é feita pelo uso de retalhos para as duas lamelas. Uma boa opção é a utilização de um retalho com enxerto. Em hipótese alguma deve-se usar dois enxertos na reconstrução de lamelas externa e interna pela falta de circulação e nutrição sanguínea, estando sua reconstrução fadada ao fracasso.

O posicionamento da pálpebra reconstruída em situação anatômica (aposição ao globo, altura em relação à córnea e perfeito fechamento palpebral) é importante na proteção ocular e na manutenção da visão. O uso de tecidos locais com boa estruturação garante a qualidade estética da reconstrução.[8]

RECONSTRUÇÃO

Após a ablação segura do tumor, a extensão do defeito é determinada. Uma pálpebra normal mede cerca de 30 a 32 mm. A ressecção do tumor e das margens determina a extensão da reconstrução.

Usam-se os princípios de Mustardé[9] para determinar o tipo de reconstrução a ser feita:

- Ressecção até 25%
- Ressecção até 50%
- Defeitos superiores a 50%
- Tumores em cantos externo e interno
- Tumores com extensão a outras subunidades estéticas
- Tumores extensos.

Ressecção até 25%

Os defeitos até 25% de pálpebra podem ser reconstruídos por sutura primária (Figura 84.4). Pessoas jovens com pálpebras não elásticas podem exigir cantotomia e cantólise para diminuir a tensão na sutura e evitar deiscência. Em pessoas mais idosas, pode-se usar essa técnica para defeitos até 30%.[10]

Para o fechamento do defeito, é utilizada a técnica dos 3 pontos marginais (linha cinzenta, linha dos cílios e transição cutaneomucosa) (Figura 84.5), com seda 6-0, para a margem palpebral, além do uso das suturas tarsoconjuntivais com Vicryl 5-0 ou 6-0 (Figura 84.6) e

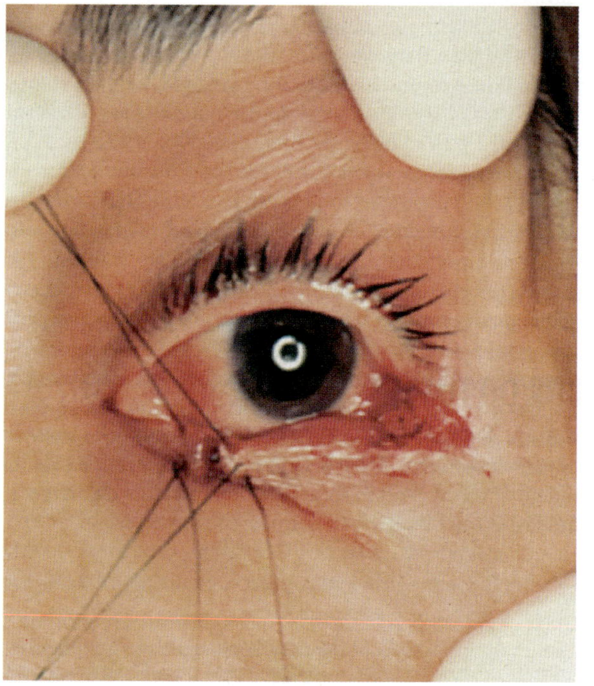

Figura 84.5 Sutura de 3 pontos marginais com cantotomia e cantólise.

suturas de pele e músculo (Figura 84.7). Os pontos marginais são retirados entre 12 e 14 dias depois, para evitar deiscência de sutura. Para a proteção de córnea, podem ser usadas lentes gelatinosas.

Ressecção até 50%

A lamela interna pode ser reconstruída por enxertos compostos (condromucoso de septo nasal ou de mucoperiósteo de palato duro) (Figura 84.8). Nesse caso, a lamela externa deve ser necessariamente um retalho de pele, como retalho de Tenzel (Figura 84.9), para os defeitos temporais; retalho de Bernard, para os defeitos centrais; retalho nasogeniano, para os nasais; e retalho de glabela, para pálpebra superior.[11]

Outra opção é utilizar o retalho tarsoconjuntival da mesma pálpebra (remanescente). Dessa forma, há a possibilidade de confecção de lamela externa por rotação de retalho ou enxerto de pele retroauricular.[12]

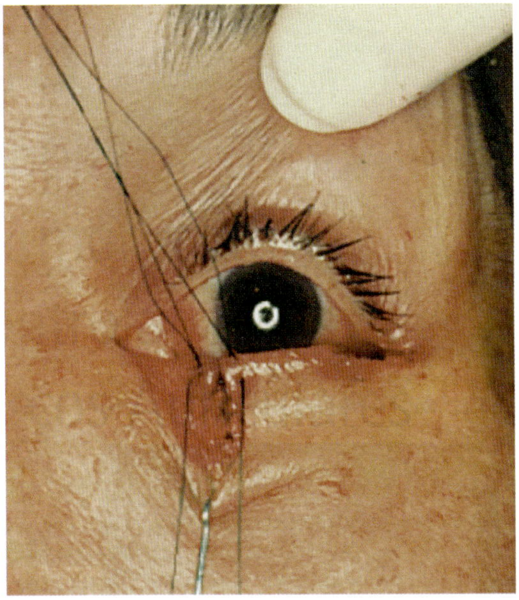

Figura 84.6 Sutura tarsoconjuntival de pálpebra inferior (fechamento menor que 25%).

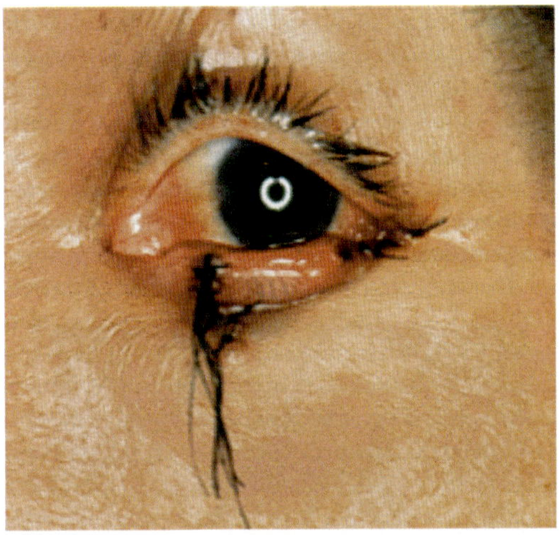

Figura 84.7 Sutura de pele e músculo de pálpebra inferior (fechamento menor que 25%).

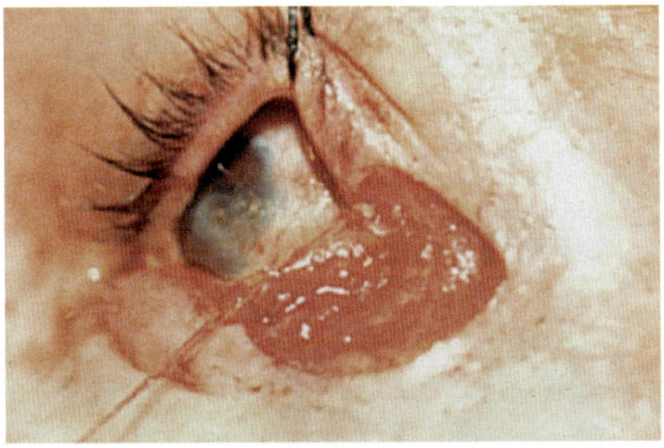

Figura 84.8 Enxerto de mucoperiósteo de palato duro suturado ao defeito de pálpebra inferior.

Defeitos superiores a 50%

Para esses defeitos, não é possível área doadora de retalho tarsoconjuntival da mesma pálpebra. Nessa situação, se houver possibilidade de retalhos de pele locorregionais, como Tenzel em região temporal,

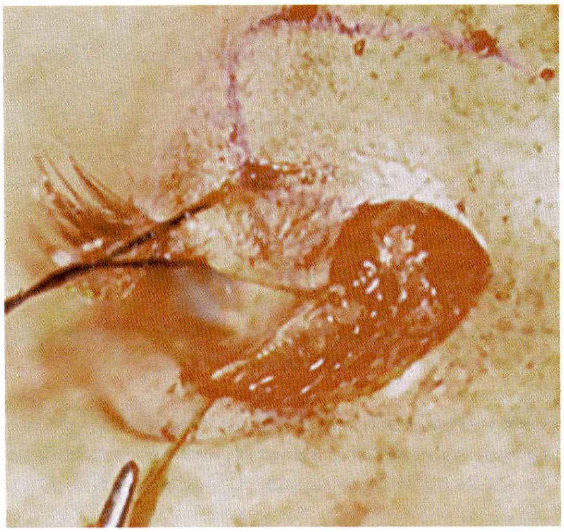

Figura 84.9 Enxerto de mucoperiósteo de palato duro suturado ao defeito de pálpebra inferior com marcação do retalho de Tenzel.

avançamento de Bernard para região central e nasogeniano para região nasal (pálpebra inferior) e glabela (pálpebra superior), podem ser usados na reconstrução da lamela externa. Com isso, a lamela interna pode ser reconstruída com enxerto condromucoso de septo nasal ou mucoperiósteo de palato duro. A dificuldade é a extensa área reconstruída, o que prejudica a estruturação da nova pálpebra.

Outra alternativa é usar a técnica de Hughes modificada[13] a partir do retalho tarsoconjuntival da pálpebra oposta ipsilateral, que deve ser usada para grandes defeitos (inclusive com extensões para regiões de cantos palpebrais), utilizando-se apenas entre 1 e 2 mm de tarso da pálpebra doadora, para não produzir alteração estrutural nela. A principal crítica à técnica original de Hughes[14] é o uso de grande porção do tarso, deixando a pálpebra superior desestruturada, com risco de dano ao globo ocular. Nessas grandes reconstruções, o problema é a escassez de possibilidades para a lamela externa. Portanto, a possibilidade de usar enxerto de pele para lamela externa pela utilização do retalho tarsoconjuntival é de grande valia.

Nessa técnica, há a necessidade de o olho ficar ocluído de 3 a 4 semanas e necessitar de um segundo tempo para cortar o retalho e abrir as pálpebras. Os resultados estético e funcional são tão bons que seu uso se justifica nas grandes ressecções.

Tumores em cantos externo e interno

Para tumores com invasão do canto externo, é utilizada a técnica de Byron Smith, com a confecção de tendão cantal externo de periósteo da parede lateral da órbita, um retalho tarsoconjuntival de Hughes modificado e reconstrução independente de lamela externa de pálpebras superior e inferior. A lamela externa é recomposta por enxerto de pele retroauricular.

Para tumores de canto interno, quando possível, preserva-se a inserção do tendão cantal interno em que se ancora a reconstrução: lamela interna por retalho tarsoconjuntival, lamela externa em pálpebra inferior por retalho nasogeniano e pálpebra superior por retalho de glabela. Há a alternativa de usar pele de região retroauricular como lamela externa.

Tumores com extensão a outras subunidades estéticas

Nesses tumores, é feita a reconstrução independente da subunidade associada a reconstrução palpebral. Deve-se observar que, na medida em que a reconstrução palpebral é mais extensa, os valores estético e funcional da reconstrução ficam prejudicados.

Tumores extensos

Esses tumores podem necessitar de cirurgias extensas por invasões óssea e intracraniana. A sua remoção exige cirurgias radicais com a colaboração de neurocirurgião e grandes reconstruções de duramáter e osso, o que pode incluir grandes retalhos e enxertos microvasculares. São casos negligenciados em que a sobrevida do paciente fica em risco.

TÉCNICAS CIRÚRGICAS

Para uma melhor compreensão, são descritas, a seguir, algumas técnicas utilizadas nas reconstruções palpebrais.

Enxerto composto condromucoso de septo nasal

Após aplicar gotas nasais e anestesia tópica com neotutocaína a 1%, infiltração do septo nasal com lidocaína a 2% e adrenalina 1:100.000, é feita uma incisão mucosa de Killian com descolamento do mucopericôndrio de um lado. Faz-se uma incisão na cartilagem e na mucosa nasal oposta a 5 mm posterior e paralela à incisão de Killian, e remoção do enxerto condromucoso. A cartilagem é afinada, sendo dimensionada e suturada ao defeito com a mucosa aposicionada contra o globo ocular, usando-se sutura de Vicryl 6-0 com enodamento externo (Figuras 84.10 a 84.12).[15]

Enxerto composto de mucoperiósteo de palato duro

Após a utilização de *spray* de lidocaína, é feita a infiltração de lidocaína a 2%, adrenalina 1:100.000 e bloqueio do forame palatino. São feitas duas incisões paralelas maiores e mais longas que o defeito, sendo utilizado o descolador de periósteo para remoção do enxerto, fazendo-se o controle de sangramento a seguir (Figura 84.13).[16]

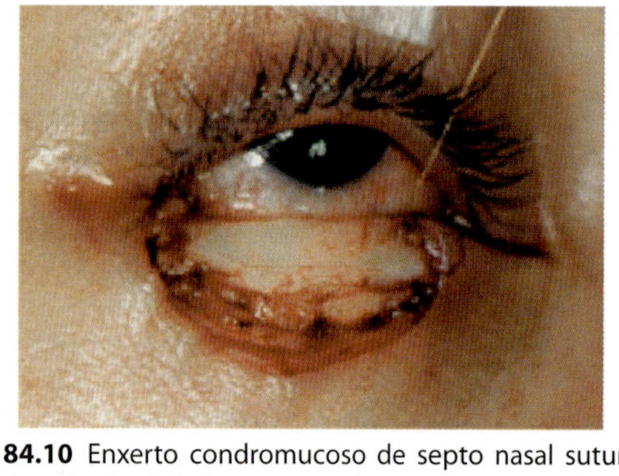

Figura 84.10 Enxerto condromucoso de septo nasal suturado ao defeito de pálpebra inferior.

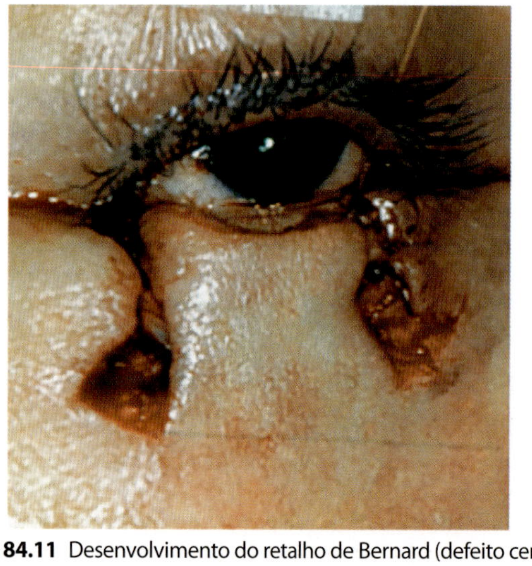

Figura 84.11 Desenvolvimento do retalho de Bernard (defeito central).

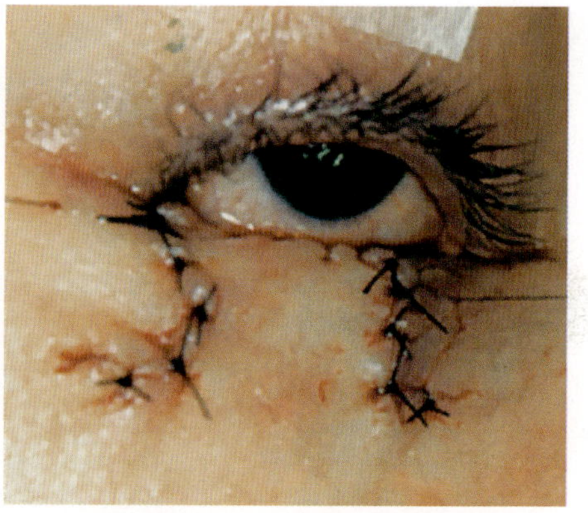

Figura 84.12 Retalho de Bernard suturado ao defeito central de pálpebra inferior.

Retalho tarsoconjuntival da mesma pálpebra

Coloca-se uma sutura de reparo de seda 4-0 na pálpebra remanescente. Com auxílio de haste flexível é feita sua eversão e marcada uma linha horizontal a 1 mm da margem inferior do tarso.[17] O comprimento do retalho é igual ao comprimento do defeito. É feita uma incisão vertical desse ponto até o fórnix conjuntival inferior.

O retalho tarsoconjuntival é baseado no fórnix e descolado da pálpebra e rodado para o defeito (Figura 84.14).[18] Após hemostasia, ele é suturado nas margens conjuntivais do defeito com Vicryl 6-0 em toda sua extensão, com os nós voltados para fora, a fim de não produzir lesão de córnea.

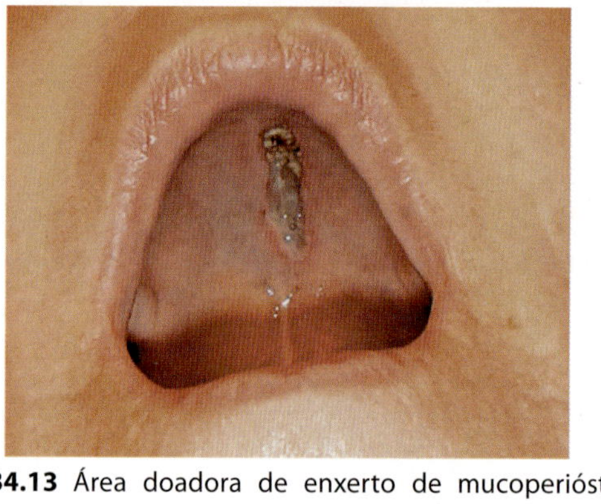

Figura 84.13 Área doadora de enxerto de mucoperiósteo de palato duro.

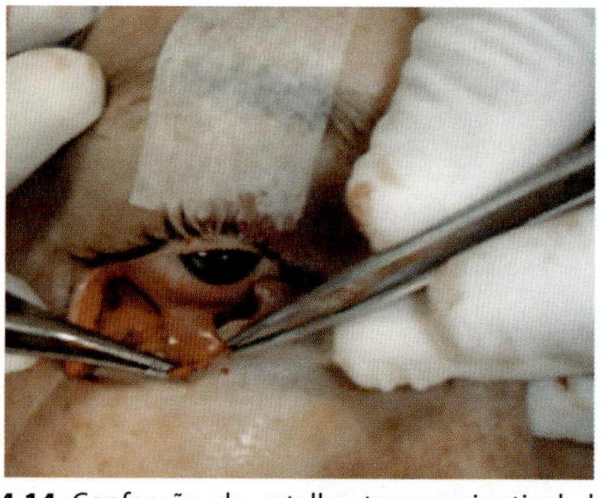

Figura 84.14 Confecção do retalho tarsoconjuntival da mesma pálpebra com defeito.

Reconstrução do retalho tarsoconjuntival da pálpebra oposta

Inicialmente, coloca-se uma sutura de reparo de seda 4-0 na porção central da pálpebra oposta. Com auxílio de haste flexível, é feita a manobra de eversão palpebral. É infiltrada a borda tarsal superior com lidocaína a 2% e adrenalina 1:100.000. São marcados os limites do retalho tarsoconjuntival a 1 ou 2 mm da margem superior do tarso, com a dimensão horizontal do tamanho do defeito. Esse retalho é descolado no plano do músculo de Müller até cerca do fórnix superior (Figura 84.15).[19] Após a hemostasia, o retalho é rodado e suturado ao defeito e ancorado aos remanescentes palpebrais ou tendões cantais do defeito com Vicryl 6-0.

Após 3 semanas, é necessário um segundo estádio para secção do retalho (com anestesia local e tópica). É feita sutura marginal contínua com *mononylon* 6-0, caso necessário. Desta forma, a fenda palpebral é aberta.

Reconstrução de lamela externa

Temporal

A marcação do retalho semicircular de Tenzel[20] é feita incluindo o corte lateral da ressecção à linha vertical, lateral ao canto externo, e outra linha paralela a esta, com a largura da dimensão vertical do defeito. As linhas são unidas em um ponto próximo ao supercílio (Figura 84.16).

Após descolamento do retalho, sua ponta é seccionada em 90º, para se ajustar ao corte medial da ressecção. O retalho é rodado e suturado com *mononylon* 6-0 em toda sua volta e também no retalho tarsoconjuntival, a fim de recompor a margem palpebral minuciosamente. A rotação e o avanço do retalho obliteram o defeito da área doadora, que é suturada primariamente com *mononylon* 6-0 (Figura 84.17).

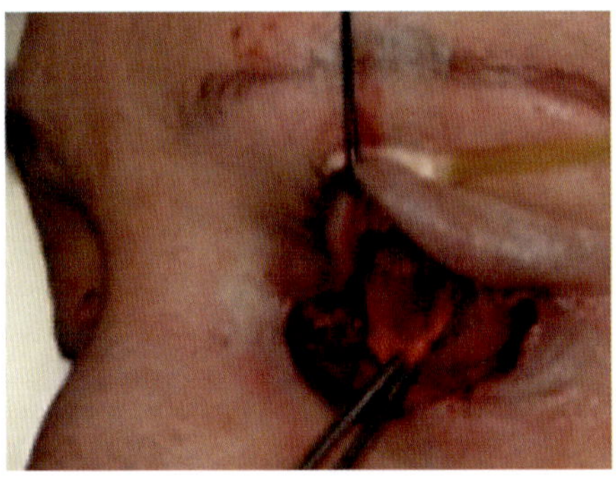

Figura 84.15 Confecção de retalho tarsoconjuntival de pálpebra oposta para defeito superior a 50% da pálpebra inferior.

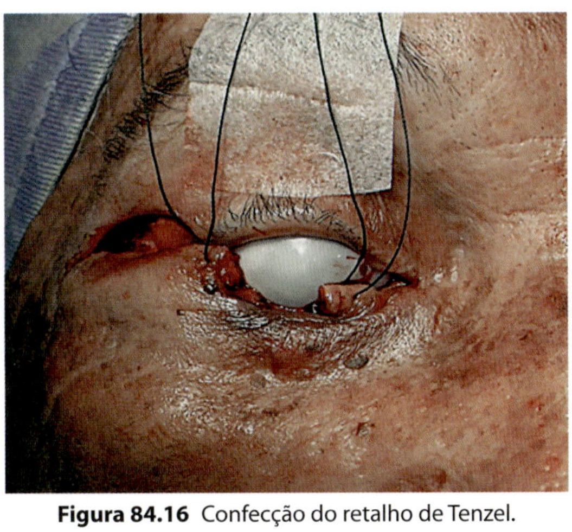

Figura 84.16 Confecção do retalho de Tenzel.

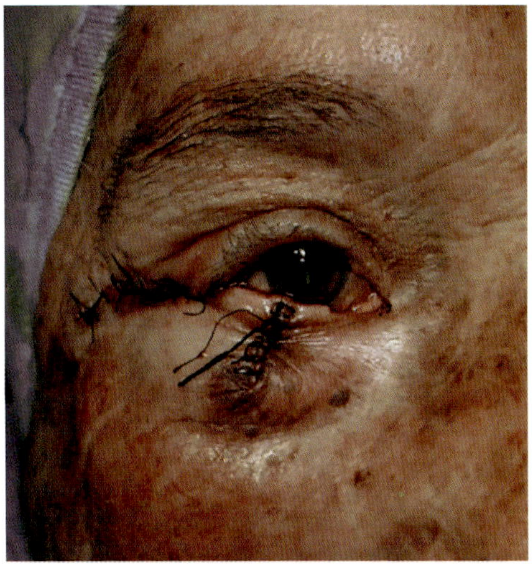

Figura 84.17 Retalho de Tenzel avançado e suturado.

Central

O defeito na região central da pálpebra tem a lamela externa reconstruída por um retalho de avanço vertical desenvolvido por Camille Bernard.[21]

São feitas duas incisões paralelas, prolongando a extensão do defeito verticalmente. Externamente em sua base são desenhados dois triângulos retângulos do tamanho da dimensão vertical do defeito. Estes triângulos de pele são ressecados e o retalho é dissecado e avançado superiormente até a margem da pálpebra (Figura 84.18). Esse retalho é suturado nas margens palpebrais e no retalho tarsoconjuntival com *mononylon* 6-0.

Nasal

A reconstrução da lamela externa em sua porção nasal é feita através de avanço de retalho nasogeniano,[21] abaixo do tendão cantal interno. Não é realizada reconstrução do sistema lacrimal ressecado.

A incisão é demarcada no ângulo nasofacial até o sulco nasogeniano, onde é feita uma incisão de retorno (*back-cut*) do tamanho vertical do defeito palpebral (Figura 84.19). O retalho de pele é descolado e rodado em direção superior e, após a hemostasia, suturado à pálpebra remanescente e ao retalho tarsoconjuntival ou na reconstrução de lamela interna escolhida, com reconstrução da margem palpebral do defeito.

Enxerto de pele retroauricular

A lamela externa pode ser reconstruída por enxerto de espessura total de pele retroauricular. O defeito é medido com molde de papel, que é posicionado na região retroauricular, e feita sua demarcação

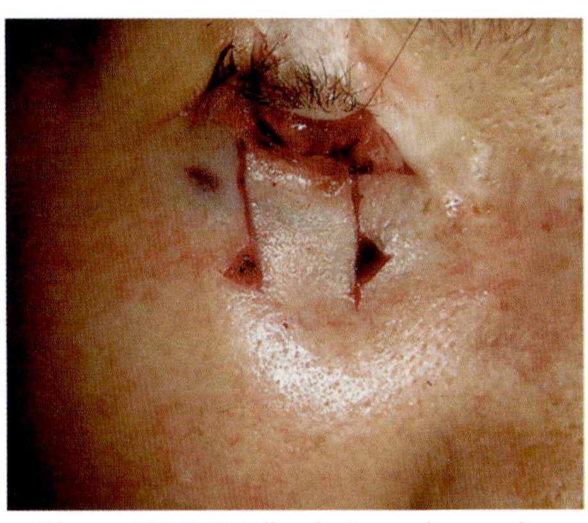

Figura 84.18 Retalho de Bernard marcado.

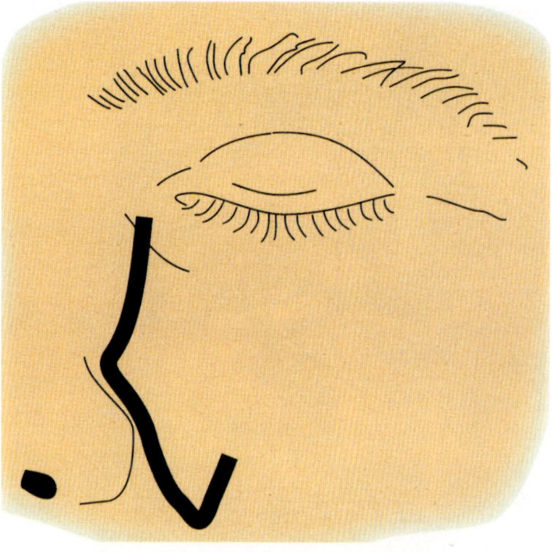

Figura 84.19 Retalho nasogeniano.

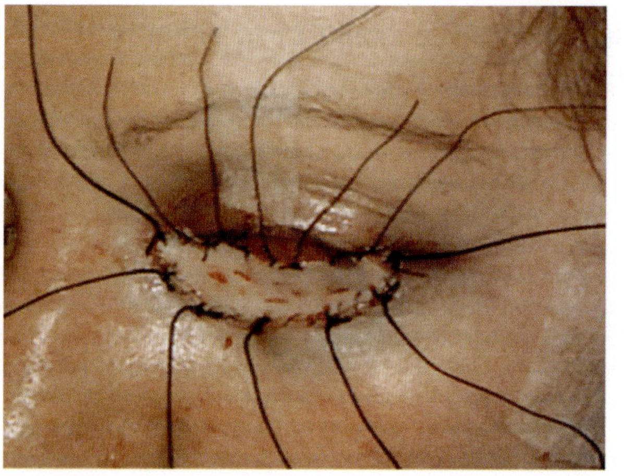

Figura 84.22 Enxerto de pele retroauricular suturado com fios cardinais e perfurado.

(Figura 84.20). A pele é infiltrada com lidocaína a 2% e com adrenalina 1:100.000 e incisada (Figura 84.21); o enxerto de pele total é removido e o defeito é fechado com sutura contínua de *mononylon* 3-0. O enxerto de pele é posicionado no defeito e fixado com sutura em fios de seda 4-0 cardinais de ancoragem.

Após a sutura contínua marginal de *mononylon* 6-0, o enxerto é perfurado com bisturi de lâmina 15, no sentido da dobra palpebral, a fim de evitar hematoma. As suturas cardinais são amarradas sobre um rolo do algodão (Figura 84.22), para justapor o enxerto ao leito do defeito e ao retalho tarsoconjuntival (Figura 84.23). O curativo é removido em 5 dias.

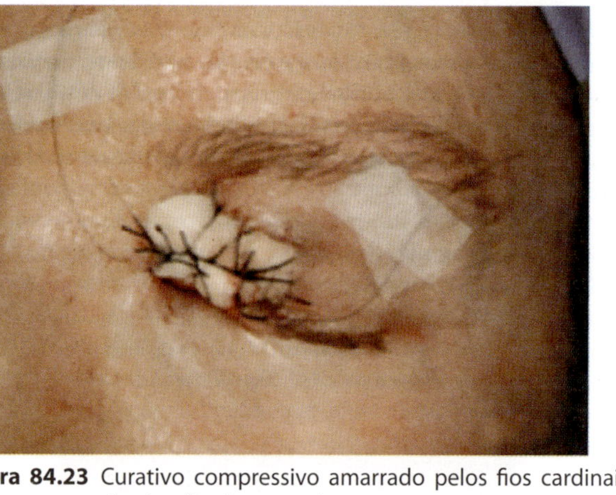

Figura 84.23 Curativo compressivo amarrado pelos fios cardinais para reconstrução de pálpebra superior.

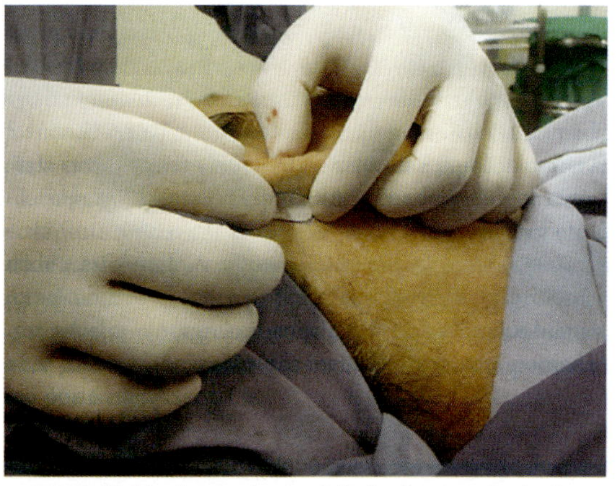

Figura 84.20 Molde de papel para delimitação de retirada de enxerto de pele.

CASOS CLÍNICOS

Nas Figuras 84.24 a 84.28, observa-se paciente com defeito menor que 50% em pálpebra superior, e reconstrução feita com retalho tarsoconjuntival da mesma pálpebra (lamela interna) e retalho de pele de glabela (lamela externa).

Nas Figuras 84.29 a 84.32, observa-se paciente com defeito maior que 50% em pálpebra superior, e reconstrução feita com retalho tarsoconjuntival da pálpebra oposta (lamela interna) e avançamento de retalho de pele (lamela externa).

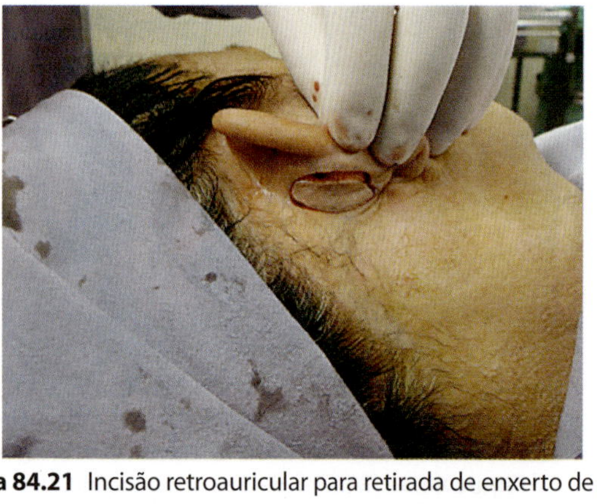

Figura 84.21 Incisão retroauricular para retirada de enxerto de pele.

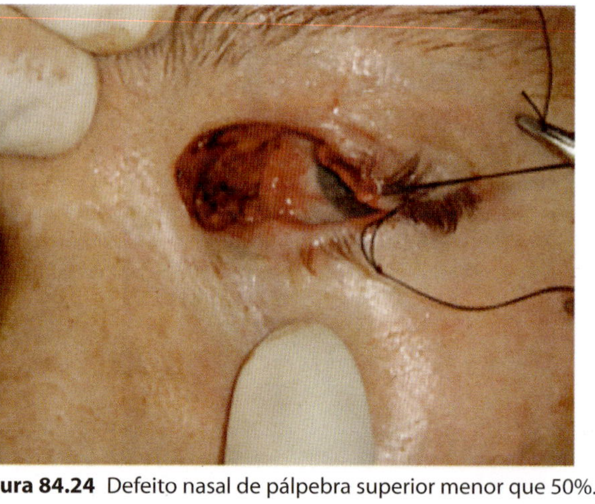

Figura 84.24 Defeito nasal de pálpebra superior menor que 50%.

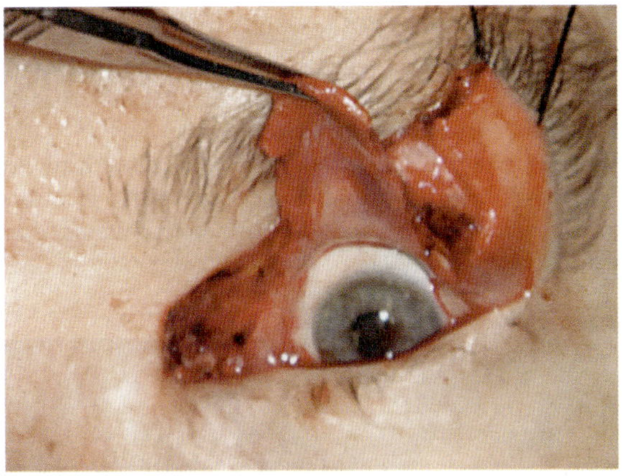

Figura 84.25 Confecção do retalho tarsoconjuntival de mesma pálpebra (superior).

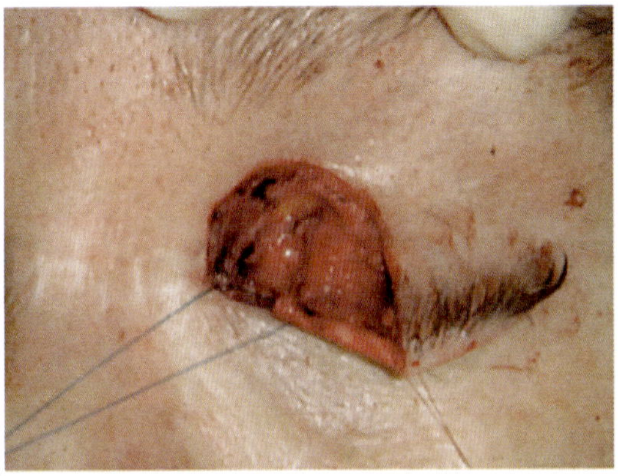

Figura 84.26 Sutura do retalho tarsoconjuntival ao defeito de pálpebra superior menor que 50%.

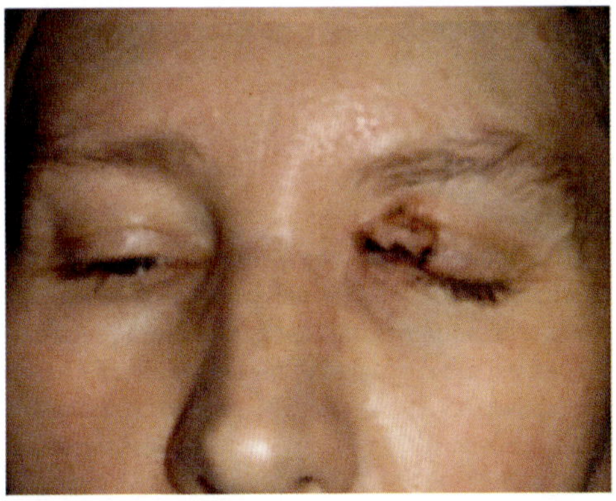

Figura 84.27 Retalho de glabela para defeito de pálpebra superior.

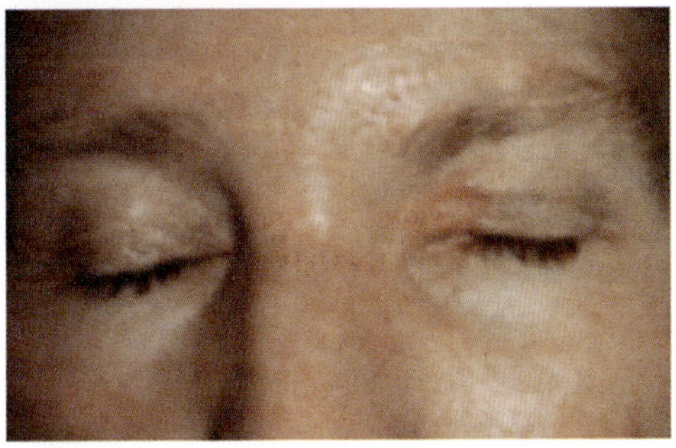

Figura 84.28 Pós-operatório de reconstrução de pálpebra superior utilizando retalho tarsoconjuntival de mesma pálpebra e retalho de glabela.

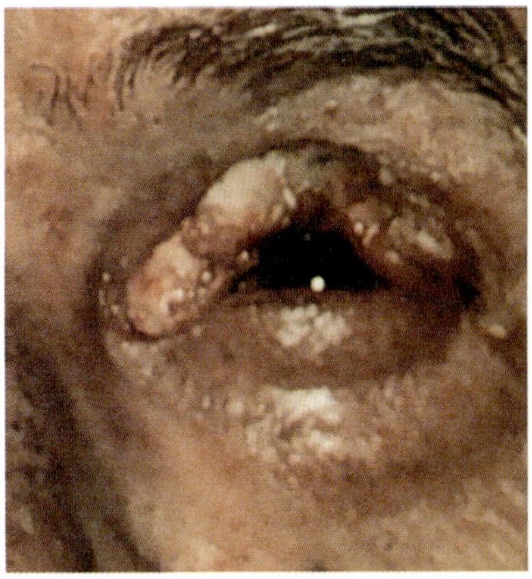

Figura 84.29 Lesão por queratoacantoma de pálpebra superior.

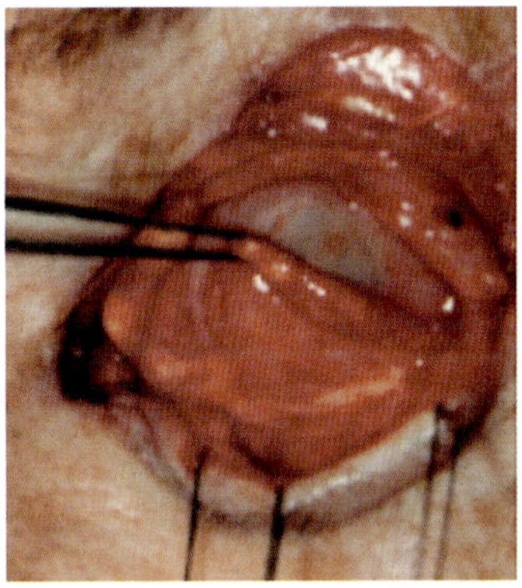

Figura 84.30 Confecção de retalho tarsoconjuntival de pálpebra oposta para lamela interna.

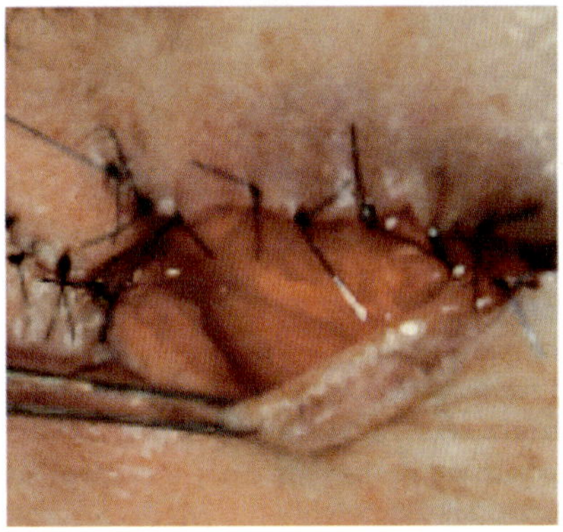

Figura 84.31 Sutura do retalho tarsoconjuntival de pálpebra oposta ao defeito e avançamento de retalho de pele para lamela externa.

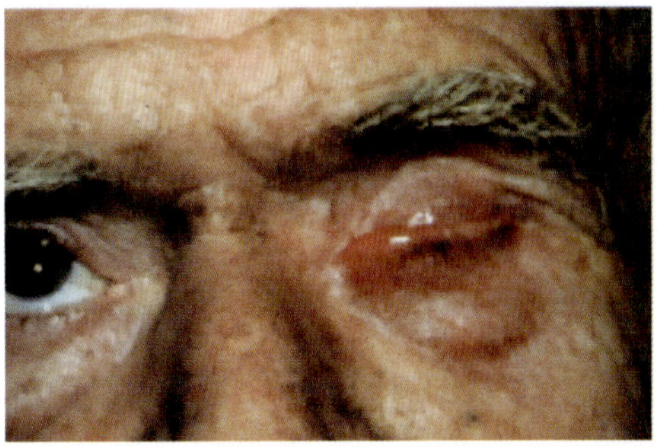

Figura 84.32 Pós-operatório de reconstrução de pálpebra superior utilizando retalho tarsoconjuntival de pálpebra oposta e retalho de pele antes do segundo estádio.

Nas Figuras 84.33 a 84.35, observa-se paciente com defeito menor que 50% em pálpebra inferior na região central, e reconstrução feita com retalho tarsoconjuntival da mesma pálpebra (lamela interna) e retalho de Bernard (lamela externa).

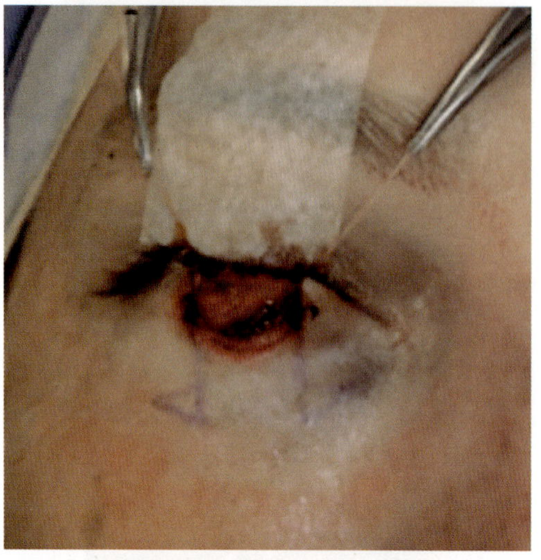

Figura 84.33 Retalho tarsoconjuntival suturado ao defeito de pálpebra inferior.

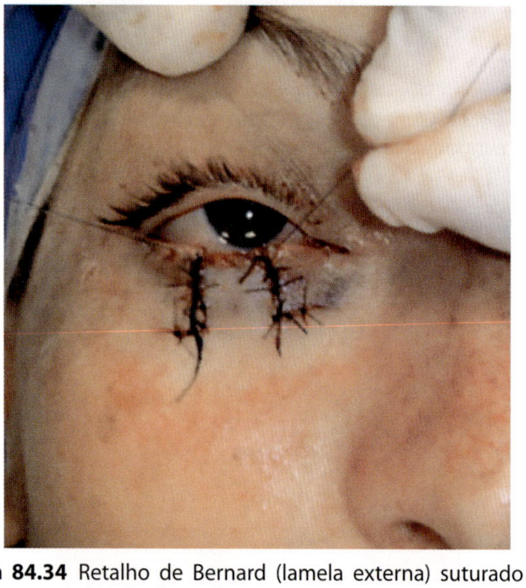

Figura 84.34 Retalho de Bernard (lamela externa) suturado para defeito central de pálpebra inferior.

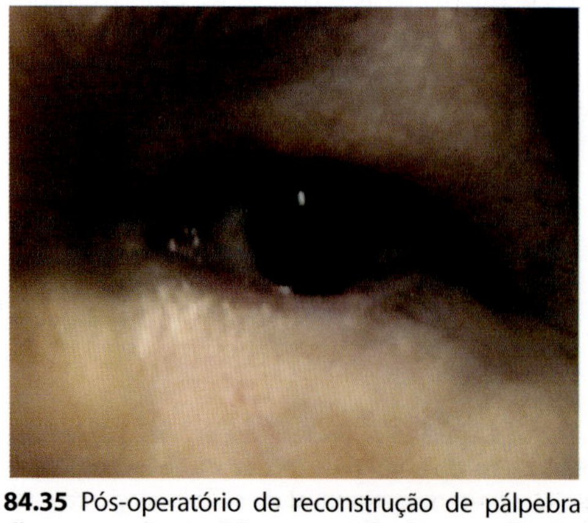

Figura 84.35 Pós-operatório de reconstrução de pálpebra inferior com retalho tarsoconjuntival de mesma pálpebra e retalho de Bernard.

Nas Figuras 84.36 a 84.40, observa-se paciente com defeito menor que 50% em pálpebra inferior na região nasal, e reconstrução feita com retalho tarsoconjuntival da mesma pálpebra (lamela interna) e retalho nasogeniano (lamela externa).

Nas Figuras 84.41 a 84.46, observa-se paciente com defeito maior que 50% em pálpebra inferior, e reconstrução feita com retalho tarsoconjuntival da pálpebra oposta (lamela interna) e enxerto de pele retroauricular (lamela externa).

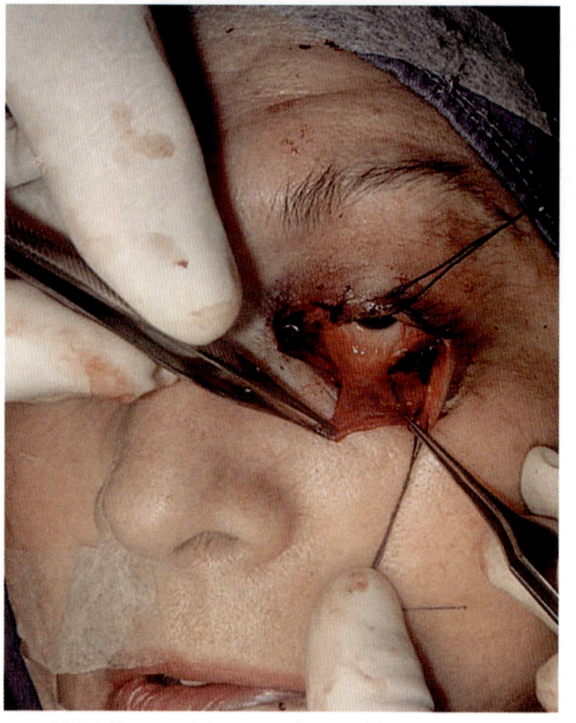

Figura 84.36 Desenvolvimento do retalho tarsoconjuntival de mesma pálpebra para defeito nasal de pálpebra inferior.

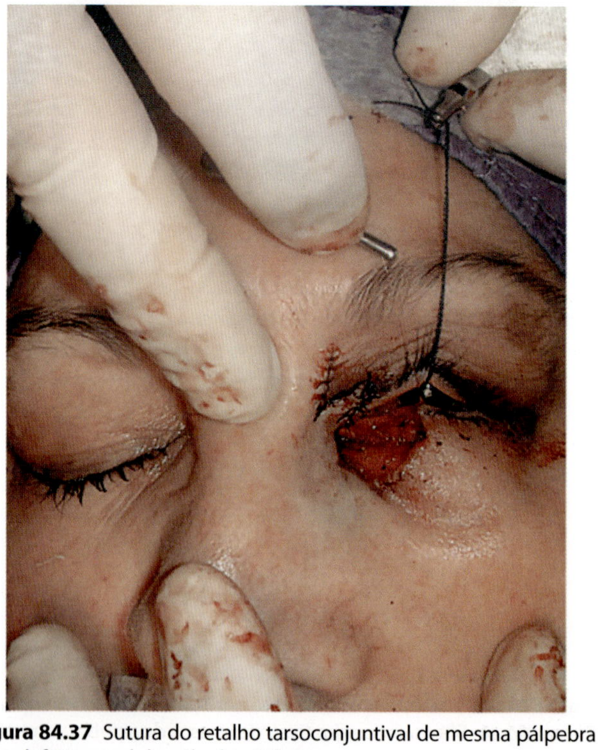

Figura 84.37 Sutura do retalho tarsoconjuntival de mesma pálpebra para defeito nasal de pálpebra inferior.

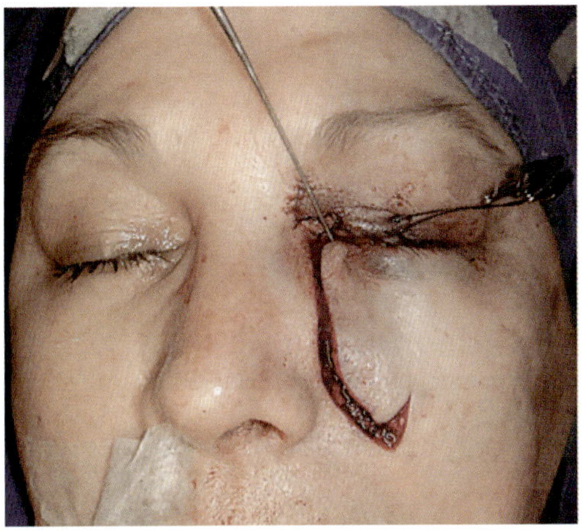

Figura 84.38 Desenvolvimento do retalho nasogeniano para defeito nasal de pálpebra inferior.

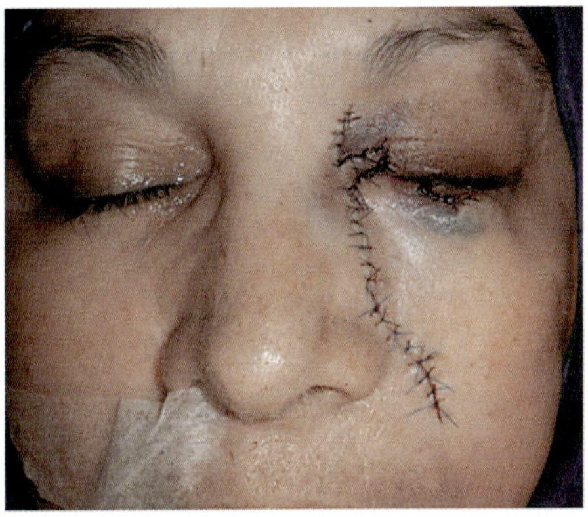

Figura 84.39 Sutura do retalho nasogeniano para defeito nasal de pálpebra inferior.

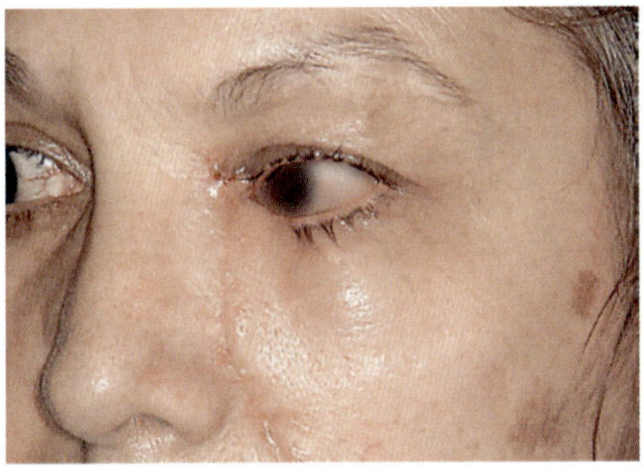

Figura 84.40 Pós-operatório de reconstrução palpebral utilizando retalho tarsoconjuntival de mesma pálpebra e retalho nasogeniano para defeito nasal de pálpebra inferior.

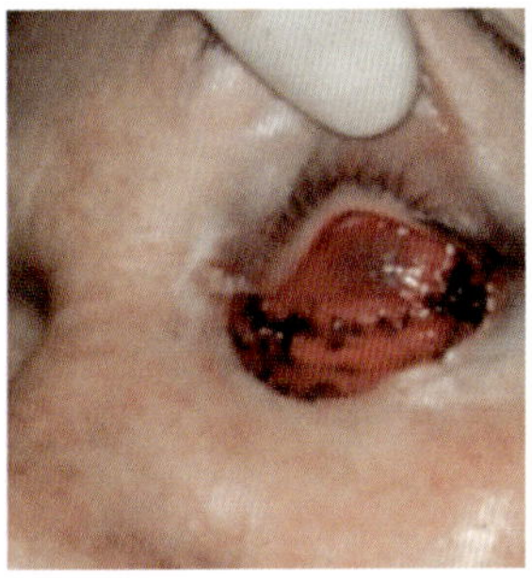

Figura 84.41 Sutura do retalho tarsoconjuntival de pálpebra oposta ao defeito da pálpebra para defeito superior a 50% da pálpebra inferior.

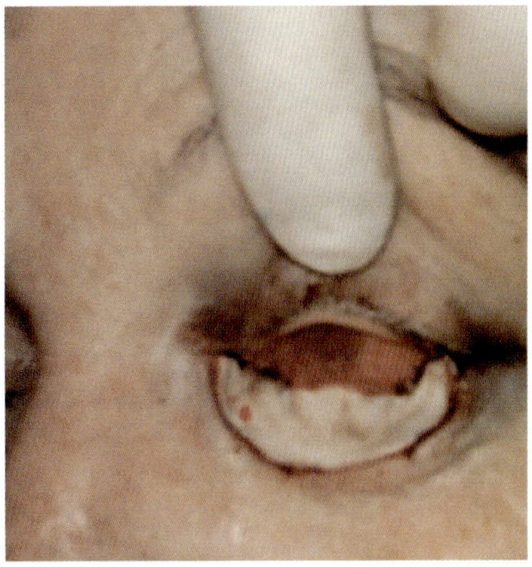

Figura 84.42 Posicionamento de enxerto de pele retroauricular sobre o defeito.

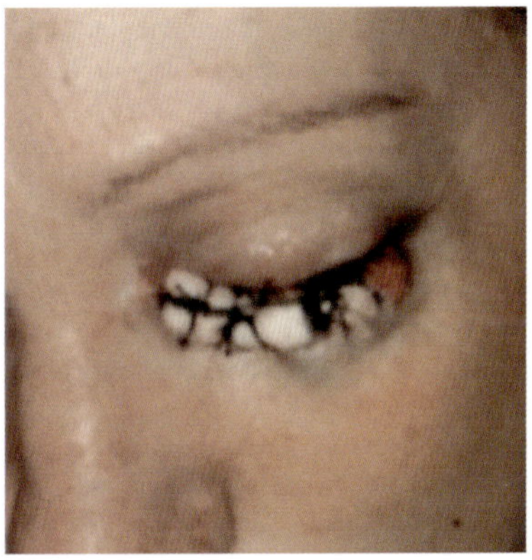

Figura 84.43 Curativo compressivo de algodão amarrado com os fios cardinais.

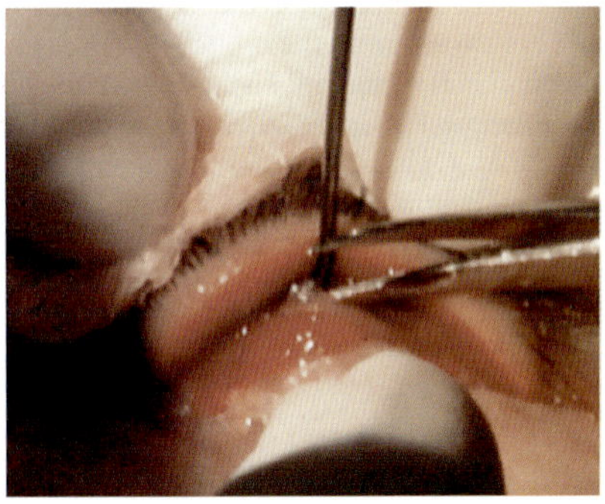

Figura 84.44 Secção do retalho tarsoconjuntival no segundo estádio para abertura de fenda palpebral.

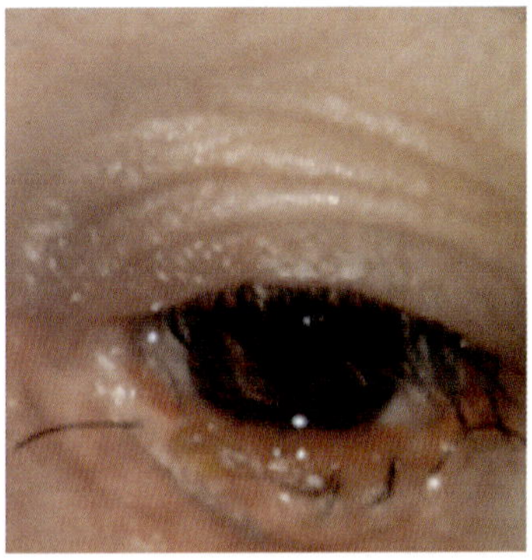

Figura 84.45 Sutura de margem palpebral após secção do retalho tarsoconjuntival no segundo estádio para abertura de fenda palpebral.

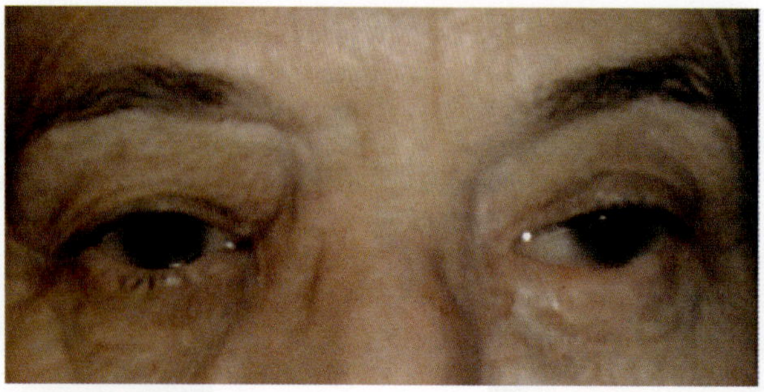

Figura 84.46 Pós-operatório de reconstrução de pálpebra inferior superior a 50% utilizando retalho tarsoconjuntival de pálpebra oposta e enxerto de pele retroauricular.

REFERÊNCIAS BIBLIOGRÁFICAS

1. Texier M, Preaux J, Noury-Duperrat G. Aesthetic aspects of reconstructive surgery of lower lid. Aesth. Aesthetic Plast Surg [Internet]. 1995 Nov-Dec [Acesso em: 2024 Jul];19(6):557-9.
2. Bosch WV, Leenders I, Mulder P. Topographic anatomy of the eyelids, and the effects of sex and age. Br J Ophthalmol [Internet]. 1999 Mar [Acesso em: 2024 Jul];83(3):347-52.
3. Allali J, D'Hermies F, Renard G. Basal cell carcinomas of the eyelids. Ophthalmologica [Internet]. 2005 Mar-Apr [Acesso em: 2024 Jul];219(2):57-71.
4. Gillies HD. Plastic surgery of the face. London: Oxford; 1920. 408 p.
5. Tessier P, Callahan A, Mustardé JC, Salyer K. Symposium on plastic surgery in the orbital region. St. Louis: Mosby; 1976. 480 p.
6. Smith B. Ophthalmic plastic and reconstructive surgery. St. Louis: Mosby; 1987. v. 2.
7. Calhoun K, Underbrink M. Eyelid reconstruction. Grand rounds presentation. Dep. Otolaryngology UTMB. Dec 2002.
8. Maniglia JJ, Bardenstein DS, Maniglia AJ, Maniglia JV, Maniglia RF. Oculoplastic techniques for reconstruction of upper and lower eyelids. In: Maniglia AJ, Stucker FJ, Stepnick DW, authors. Surgical reconstruction of the face and anterior skull base. Philadelphia: W. B. Saunders; 1999. 1st. ed. 332 p.
9. Mustardé JC. Reconstruction of the eyelids: The lower lid. In: Repair and reconstruction in the orbital region: A practical guide. Edinburgh (Scotland): Churchill Livingstone, 1980. 400 p.
10. Meltzer MA. Removal of small lid tumors and lid reconstruction. In: Meltzer MA. Ophthalmic plastic surgery for the general ophthalmologist. Baltimore: Williams & Wilkins; 1979. 1st ed. 84 p.
11. Raf II AA, Enepekides DJ. Upper and lower eyelid reconstruction: The year in review. Baltimore: Williams & Wilkins; 2006. v. 14. n. 4. p. 227-33.
12. Yelin JB, Clayton-Dyer BJ, Naderi A, Esmaeli B. Eyelid reconstruction: An oculoplastic surgeon's perspective. Plast Surg Nurs [Internet]. 2001 Winter [Acesso em: 2024 Jul];21(4):192-5, 201.
13. Pollock WJ, Colon GA, Ryan RF. Reconstruction of the lower eyelid by a different lid splitting operation: case report. Plast Reconstr Surg [Internet]. 1972 Aug [Acesso em: 2024 Jul];50(2):184-7.
14. Hughes WL. A new method for rebuilding a lower lid: Report of a case. Arch Ophthalmol [Internet]. 1937 [Acesso em: 2024 Jul];17(6):1008-17.
15. Guzel MZ, Yildirim I, Aygit AC, Aydin Y, Bayramicli M. Reconstruction of the total lower eyelid defect-useful modifications. Eur J Plast Surg [Internet]. 1995 [Acesso em: 2024 Jul];18:171-4.
16. Bartley GB, Kay PP. Posterior lamellar eyelid reconstruction with a hard palate mucosal graft. Am J Ophthalmol [Internet]. 1989 Jun 15 [Acesso em: 2024 Jul];107(6):609-12
17. Rohrich RJ, Zbar RI. The evolution of the Hughes tarsoconjunctival flap for lower eyelid reconstruction. Plast Reconstr Surg [Internet]. 1999 Aug [Acesso em: 2024 Jul];104(2):518-22; quiz 523; discussion 524-6.
18. DeSousa JL, Malhotra R, Davis G. Sliding tarsal flap for reconstruction of large, shallow lower eyelid tarsal defects. Ophthalmic Plast Reconstr Surg [Internet]. 2007 Jan-Feb [Acesso em: 2024 Jul];23(1):46-8.
19. Maloof A, Ng S, Leatherbarrow B. The maximal Hughes procedure. Ophthalmic Plast Reconstr Surg [Internet]. 2001 Mar [Acesso em: 2024 Jul];17(2):96-102.
20. Tenzel RR, Smith B. Lid reconstruction. In: Smith B, author. Ophthalmic plastic and reconstructive surgery. St. Louis: Mosby, 1987.
21. Jackson IT. Local flaps in head and neck reconstruction. St. Louis: Mosby, 1985. 452 p.

CAPÍTULO 85

Otoplastia Estruturada: Harmonização Controlada dos Terços Auriculares

Caio Soares • Carolina Rodrigues Laranjeira Vilar • Pedro de Aguiar Soares

INTRODUÇÃO

Anomalias congênitas da orelha externa não são uma raridade: aparecem em cerca de 5% da população mundial.[1] Por ser um defeito facial aparente, costumam acarretar problemas psicológicos nos portadores. Entre as anomalias encontradas com mais frequência estão a má-formação da anti-hélice e o excesso de concha – nas duas situações, o pavilhão auricular fica muito saliente, tornando muito visível a deformidade.[2]

As técnicas cirúrgicas podem ser divididas em duas categorias: aquelas com conservação da cartilagem e aquelas em que há a interrupção da mesma.[3] Técnicas com ressecção de cartilagem têm como objetivo eliminar a memória da cartilagem para modificação da forma das orelhas, embora possam levar a assimetrias; já aquelas com conservação da cartilagem são baseadas na técnica de Mustardé, procedimento em que 3 ou 4 pontos horizontais são fixados para confecção da nova anti-hélice. Essas técnicas são mais conservadoras quando comparadas às de ressecção de cartilagem, porém, têm maiores taxas de recidiva, podendo haver necessidade de revisão cirúrgica.[4]

EMBRIOLOGIA

É necessário relembrar aspectos embriológicos e anatomofisiológicos básicos da orelha externa. Ela se origina a partir do placoide ótico, formado na terceira semana de gestação. O pavilhão é derivado do mesoderma do primeiro e segundo arcos branquiais. O primeiro arco dá origem ao trágus, e o segundo, às demais estruturas do pavilhão. O crescimento das seis saliências auriculares, que ocorre na sexta semana de gestação, é responsável pelo desenvolvimento da orelha. As seis estruturas que derivam dessas protuberâncias são: trágus, crura da hélice, hélice, anti-hélice, antitrágus e lóbulo.[1] Durante o desenvolvimento fetal, essas estruturas giram, fundem-se e migram no sentido dorsal e superior. A fusão ocorre na 12ª semana de gestação. A concha é originária da ectoderme do primeiro arco branquial. A formação de cartilagem tem início na sétima semana. A anti-hélice atinge seu formato final entre a 12ª e a 16ª semanas. A hélice completa seu desenvolvimento até os cinco anos de vida.[5]

As anormalidades morfológicas da orelha externa parecem estar presentes antes do final do primeiro trimestre de gestação e, na maioria das vezes, a herança é autossômica dominante.[5]

ANATOMIA

O pavilhão auricular é formado de cartilagem fibroelástica coberta por fina camada de pele. Anteriormente, a pele é aderida diretamente ao pericôndrio; posteriormente, há uma fina camada de tecido conjuntivo frouxo entre a pele e a cartilagem. O lóbulo não possui cartilagem. A concha é dividida em duas concavidades: a inferior, que é o cavum; e acima (e a superior), que é a cimba (Figura 85.1).

A cartilagem auricular é sustentada por músculos e ligamentos. Entre os músculos intrínsecos estão os músculos maior e menor da hélice, o do trágus e do antitrágus, o músculo transverso e o oblíquo. Os músculos extrínsecos são os auriculares anterior, superior e posterior. A cartilagem possui três ligamentos que a fixam ao crânio, sendo que o ligamento anterior fixa a hélice e o trágus ao processo zigomático do osso temporal. A porção anterior do conduto auditivo externo é livre de cartilagem, porém, está ancorada por um ligamento que passa do trágus à hélice.[3]

A vascularização da orelha externa é derivada de ramos da artéria carótida externa, incluindo as artérias temporal superficial, auricular posterior e occipital. A drenagem venosa segue pelas veias auricular posterior, jugular externa, temporal superficial e retromandibulares. A drenagem linfática direciona-se aos linfonodos pré-auriculares e periparotídeos e à cadeia cervical superior. A inervação sensorial é proveniente do nervo auriculotemporal (V3), auricular magno, ramos do facial (temporal e posterior auricular), IX e X (nervo de Arnold) (Figura 85.2).[2]

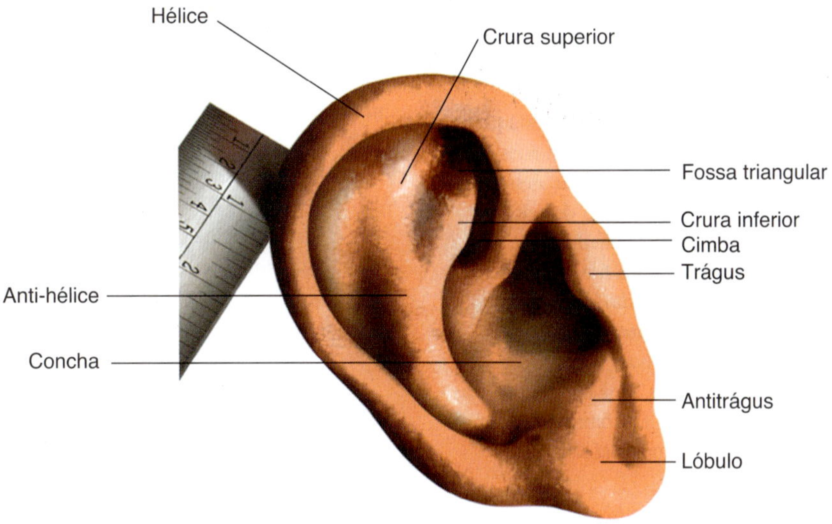

Figura 85.1 Anatomia do pavilhão auditivo. (Fonte: Soares, 2019.)

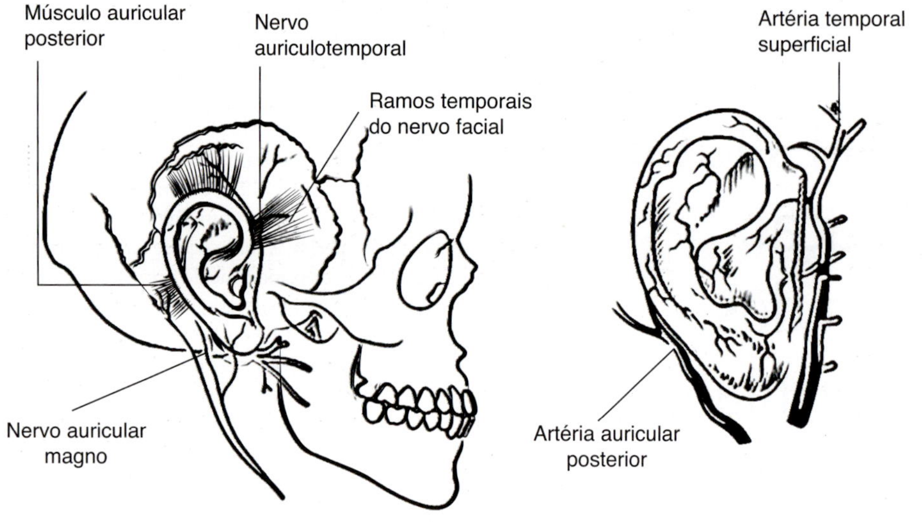

Figura 85.2 Inervação e vascularização do pavilhão auditivo. (Fonte: Soares, 2019.)

Oitenta e cinco por cento do crescimento auricular é estabelecido até os 3 anos de vida, e entre 90 e 95% do tamanho adulto da orelha é alcançado aos 5 anos. A orelha deve protruir em torno de 20 a 30° do crânio. A medida vertical do pavilhão é de aproximadamente 5 a 6 centímetros e a largura representa 55% do comprimento. O seu eixo longitudinal deve estar inclinado cerca de 20° posteriormente. A concha, em geral, dista de 1 a 2 cm da pele da mastoide e seu ângulo de protrusão deve estar entre 21 e 30°. O ângulo escafo-conchal varia entre 75 e 95° e, na maioria dos casos, permanece ao redor de 90°.

Uma orelha é considerada proeminente quando o ângulo escafo-conchal é maior do que 110° e o ângulo entre a mastoide e a concha (ângulo céfalo-conchal) é superior a 40° e com uma protrusão maior que 3 cm.[1,5] Ainda assim, é necessário fazer uma avaliação crítica global com a visão tridimensional para determinar a necessidade ou não de intervenção cirúrgica. No entanto, para os padrões atuais, um ângulo céfalo-conchal superior a 25° já pode ser considerado inestético.

Na infância, a cartilagem auricular é mais fina e permite maior mobilidade durante o processo cirúrgico. Com o avanço da idade, a cartilagem perde elasticidade, apresentando, eventualmente, focos de calcificação, o que pode demandar tratamentos mais agressivos da cartilagem em adultos submetidos à otoplastia.[6,7]

ABORDAGEM PRÉ-OPERATÓRIA

Considerando que o desenvolvimento da orelha externa está praticamente completo aos 6 anos e que a cartilagem já adquiriu consistência e maturidade, seria possível sugerir a cirurgia a partir dessa idade. Também é importante avaliar o grau de insatisfação do paciente – e não somente considerar a preocupação e ansiedade dos pais. A idade precoce para realização da cirurgia é justificada a fim de evitar alterações psicológicas e emocionais à criança – criadas pela deformidade, apelidos e à própria anomalia estética, entre outras razões.[2] As queixas e expectativas dos pacientes e familiares devem ser amplamente discutidas, principalmente no que diz respeito às limitações cirúrgicas e complicações pós-operatórias.[2] As alterações anatômicas a serem observadas e avaliadas no pré-operatório de otoplastia são:

- Má-formação da anti-hélice
- Superdesenvolvimento da concha
- Concavidade da crura superior da anti-hélice
- Protrusão do lóbulo da orelha
- Inexistência de crura inferior
- Topografia do pavilhão.

É necessário avaliar essas deformidades comparando as duas orelhas. Da mesma forma, é importante considerar a espessura da cartilagem auricular.[2] Além disso, na visão lateral, a inclinação do pavilhão auricular deve ser próxima de 20º em relação à linha vertical. Trata-se de uma linha imaginária que se inicia no topo do pavilhão auricular e termina no lóbulo. Normalmente, coincide paralelamente à linha do dorso nasal. Em relação à topografia do pavilhão, a porção lateral da sobrancelha deve ficar no mesmo nível da porção mais alta do pavilhão. Durante a avaliação, a nova orelha deve ser simulada e mostrada ao paciente e acompanhante para compreensão das reais possibilidades cirúrgicas. A falha na observação das alterações pré-operatórias pode levar a correções malsucedidas e à insatisfação quanto ao resultado.[6] A aplicação e a assinatura do termo de consentimento devem ser rotineiras antes da cirurgia.

DOCUMENTAÇAO FOTOGRÁFICA

A documentação fotográfica é parte importante da abordagem pré-operatória. As fotos devem ser padronizadas. Os pacientes devem ter seus cabelos presos, estar sem maquiagem, adornos ou óculos. Devem estar posicionados à frente de um fundo liso.[8] Opta-se por um fundo azul de intensidade média devido ao contraste ideal com o tom de pele do paciente, sem ser escuro o suficiente que leve à perda de detalhes.[8] As seguintes posições devem ser registradas com foco em toda a face:

- Perfil lateral esquerdo
- Oblíqua esquerda
- Anteroposterior
- Oblíqua direita
- Perfil lateral direito
- Oblíqua direita com aproximação
- Posteroposterior
- Submentoniana vertical.[9]

Na incidência anteroposterior, o paciente deve estar olhando diretamente para a câmera com a cabeça alinhada de acordo com a linha horizontal de Frankfurt, linha que parte da porção superior do conduto auditivo externo e margeia o bordo inferior da órbita. As pupilas devem estar alinhadas. A câmera deve estar posicionada na altura dos olhos do paciente.[9] A incidência posteroanterior é semelhante à anteroposterior, mas com rotação em 180° do paciente. É importante que os cabelos estejam presos. Para a documentação em perfil, o paciente permanece angulado em 90°, com o rosto alinhado na altura da linha de Frankfurt. A sobrancelha contralateral não deve ser visualizada.[9] Na visão oblíqua, o paciente permanece angulado em 45°. A ponta do nariz deve estar alinhada com a porção lateral da face,[9] coincidindo com as pupilas direita e esquerda. Na incidência submentoniana vertical, a cabeça deve estar inclinada para trás até a ponta do nariz alcançar o topo da glabela. Essa posição é utilizada para a avaliação da proeminência do lóbulo da orelha.[9] Caso seja necessário detalhar aspectos anatômicos mais sutis, podem-se utilizar incidências laterais e oblíquas em *close-up*.

OBJETIVOS CIRÚRGICOS

Os objetivos cirúrgicos da otoplastia são:[2]

- Correção dos defeitos anatômicos principais, tais como: confecção da nova anti-hélice; remoção do excesso da concha; correção do lóbulo; correção da topografia do pavilhão auricular em relação à região mastóidea
- A hélice deve estar posicionada lateralmente em relação à anti-hélice na visão frontal
- Alinhamento dos polos superior e inferior corretamente com o terço médio do pavilhão auricular
- A medida dos ângulos aurículo-cefálicos deve ser adequada aos parâmetros anatômicos estipulados
- O sulco retroauricular deve ser mantido sem aproximação excessiva da orelha à mastoide. Em média, a distância de aproximadamente 12 mm da região mastóidea à hélice é suficiente
- Simetria interaural, considerada aceitável quando as diferenças são de até 3 mm
- A superfície posterior deve estar livre de cicatrizes extensas, extrusões de fios ou granulomas
- Resultados duradouros.

TÉCNICA CIRÚRGICA PASSO A PASSO

Anestesia

A anestesia local com sedação (neuroleptoanalgesia) é preferível após 12 anos de idade, contudo, cada paciente deve ser avaliado em particular. Rotineiramente faz-se a antibioticoprofilaxia endovenosa com cefalosporina de primeira geração antes de iniciar o procedimento cirúrgico.[2]

Simulação da nova anti-hélice

Por meio da manobra digital simula-se a posição correta da anti-hélice, em geral malformada parcial ou totalmente. Este passo é a base para a correta alocação das suturas de Mustardé, que formam dois vetores de mesma direção, porém, em sentidos opostos, resultando na plicatura (dobra) da cartilagem. No mínimo três suturas são utilizadas para confeccionar a nova anti-hélice – são as suturas mestras descritas por Mustardé. Realiza-se, então, a marcação com violeta de genciana de 6 pontos na pele do pavilhão auricular, coincidentes com o local das três suturas de Mustardé.[2]

Marcação da pele retroauricular

Uma elipse de pele retroauricular é desenhada cerca de 8 a 10 mm medialmente à borda da hélice e anteriormente ao sulco retroauricular. A remoção de pele não deve ser exagerada para que a sutura possa ser realizada sem tensão e o sulco retroauricular seja preservado. Aqui, é importante verificar a posição do lóbulo, pois a incisão deverá ser estendida até o lóbulo auricular.[2]

Infiltração anestésica

Utiliza-se xilocaína a 2% com adrenalina em uma diluição de 1:100.000. Inicia-se a infiltração pelo sulco retroauricular superficialmente e pela região da mastoide mais profunda. Na sequência, segue-se à infiltração na face convexa do pavilhão auricular por hidrodissecção de pele e tecido subcutâneo. Na região anterior, infiltra-se a região correspondente à concha, facilitando o descolamento da pele da cartilagem conchal.[2]

Marcação da nova anti-hélice

Com auxílio de uma agulha reta marcada com violeta de genciana, transfixa-se a cartilagem nos 6 pontos previamente delimitados na face anterior do pavilhão (local das suturas de Mustardé). Inicia-se na porção mais superior. Por meio da violeta de genciana, tem-se a "tatuagem" provisória da nova anti-hélice, que deverá ser reforçada na face posterior.[2]

Incisão e remoção da pele retroauricular

Com um bisturi de lâmina n° 15, inicia-se a incisão e remoção da pele retroauricular inferiormente, a fim de que o sangramento não dificulte a visualização da incisão superior. O plano de dissecção será entre o tecido celular subcutâneo e o pericôndrio. Com auxílio de uma tesoura de Íris ou com o próprio bisturi, a pele pré-marcada é removida. Procede-se hemostasia cuidadosa com cautério bipolar. Neste ponto é importante salientar a preservação do pericôndrio (Figura 85.3).[2]

Retalho cutâneo lateral

Um retalho lateral de pele deve ser confeccionado de maneira ampla o suficiente para que seja possível a visualização do local demarcado para a fixação das suturas mestras de Mustardé. Este procedimento tem o objetivo de sepultar os nós sob a pele do retalho, evitando as possíveis extrusões dos fios no período pós-operatório.[2]

Retalho musculocutâneo medial e secção dos ligamentos retroauriculares

Utilizando uma tesoura tipo Metzenbaum, confecciona-se um retalho de pele e músculos retroauriculares. Procede-se à secção dos ligamentos posteriores e músculos extrínsecos da orelha, tendo como limite medial o periósteo da mastoide. Após este passo, pode-se perceber que a orelha ficará solta, o que permite depois corrigir, por meio de suturas, a topografia do pavilhão em uma visão lateral, bem como seu retroposicionamento.[2]

Hemostasia e revisão dos pedículos vasculares

A região posterior da orelha e a mastoide são amplamente vascularizadas. Portanto, é essencial a hemostasia com auxílio do cautério bipolar. Os pedículos vasculares posterior e inferior devem ser avaliados cuidadosamente.[2]

O Vídeo 85.1 mostra a confecção do retalho cutâneo lateral, retalho musculocutâneo medial e secção dos ligamentos retroauriculares e hemostasia dos pedículos vasculares.

Remoção do excesso de concha

Este passo corresponde à remoção do excesso de cartilagem conchal, que normalmente está superdesenvolvida. Os limites da ressecção do excesso de concha são estabelecidos por 2 pontos: um superior e outro inferior. Utilizam-se duas agulhas retas para transfixar a cartilagem nesses pontos. É importante certificar-se de que o setor da

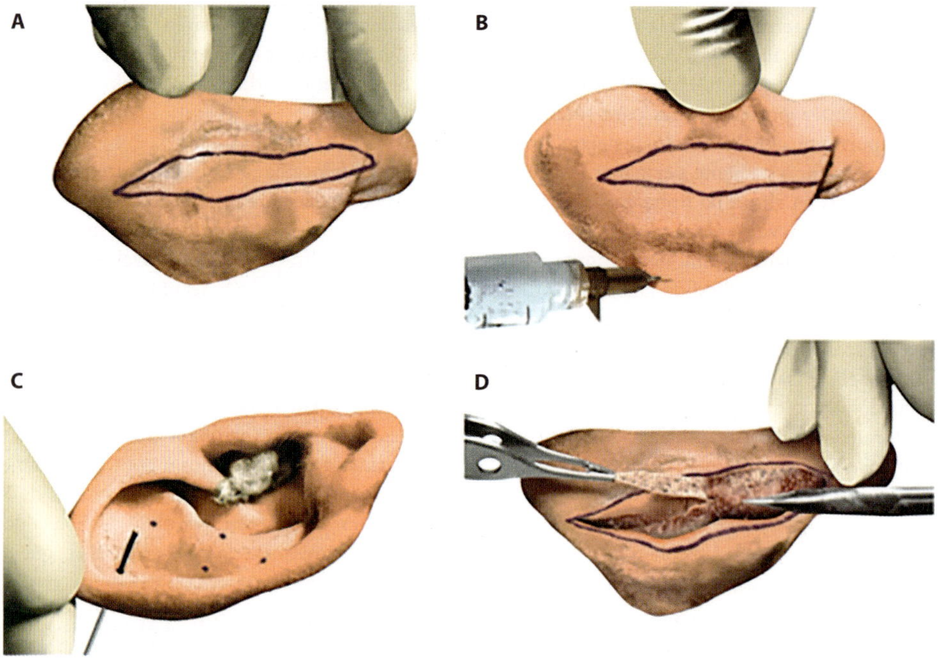

Figura 85.3 **A.** Marcação da pele retroauricular; **B.** Infiltração anestésica; **C.** Marcação da nova anti-hélice; **D.** Incisão e remoção da pele retroauricular. (Fonte: Soares, 2019.)

cartilagem a ser removido não deve coincidir com as marcações das suturas mestras. A área a ser removida deverá ter forma elíptica e estar compreendida entre esses 2 pontos. A extensão no menor eixo da elipse será proporcional à deformidade a ser corrigida. Quanto mais proeminentes as orelhas, maiores serão as remoções da concha.[2]

Utiliza-se bisturi com lâmina Nº 15 para incisar a cartilagem. Com auxílio de um descolador tipo Freer, pode-se facilmente dissecar a cartilagem conchal, deixando o pericôndrio aderido à pele, não prejudicando sua circulação e consequente vitalidade cutânea.[2]

Enfraquecimento da cartilagem

A área que corresponderá à nova anti-hélice deverá ser enfraquecida por meio de incisões incompletas longitudinais e transversais para efetivamente enfraquecer a cartilagem. Cuidados adicionais devem ser tomados de acordo com a espessura: nas muito finas, movimentos sutis para que não haja secção completa, sob o risco de aparecimento de irregularidades na porção anterior do pavilhão auricular. Cortes mais profundos devem ser considerados nas cartilagens espessas.[2]

Suturas de Mustardé

As suturas mestras de Mustardé são posicionadas e reparadas utilizando-se fio de *nylon* incolor 4-0. Realizam-se suturas em forma de "U" conforme marcação prévia. A agulha desliza no plano entre a cartilagem e a pele anterior do pavilhão auricular. Realizam-se 3 e às vezes 4 suturas, conforme espessura cartilaginosa: nas cartilagens mais finas, 3 suturas são necessárias; nas mais espessas, até 4 suturas mestras podem ser realizadas (Figura 85.4).[2]

Fixação da concha na mastoide

A fixação da concha remanescente na região mastóidea é uma etapa fundamental, pois ela permite solucionar o mau posicionamento do pavilhão auricular, propiciando seu retroposicionamento, simultaneamente, com a rotação superior.[2]

Quatro suturas com fio Vicryl 3-0 devem ser realizadas no mesmo plano das suturas de Mustardé (entre cartilagem e pele anterior da concha remanescente). A primeira sutura deverá ser posicionada a aproximadamente 5 mm do vértice inferior da elipse removida, em sua borda medial. A segunda sutura, também a 5 mm do vértice superior, medialmente. Logo, a terceira sutura é locada a 5 mm do vértice inferior, lateralmente, e a quarta, na mesma distância do vértice superior. Cada sutura deve ser simulada conforme a posição desejada.[2]

O Vídeo 85.2 mostra a fixação da concha na mastoide.

A pele anterior à concha removida permanecerá esticada, evitando dobras cutâneas ou aspectos inestéticos. Para um resultado natural, é muito importante que as duas últimas suturas laterais sejam fixadas o mais posteriormente possível (camada subcutânea do retalho musculocutâneo medial) e de modo paralelo à incisão da pele.[2]

Confecção das suturas mestras da nova anti-hélice (Mustardé)

As suturas mestras de Mustardé devem ser cuidadosamente finalizadas, com aperto gradual e progressivo.[2] Nesse momento, é imprescindível o senso estético do cirurgião. As dobras cartilaginosas devem ser sutis e arredondadas. A sutura superior deve ser a primeira, e servirá de referência. Seguem-se outras duas suturas, distribuindo a tensão provocada pela dobra cartilaginosa. Essas suturas devem ser finalizadas após a fixação da concha na mastoide, sendo, portanto, um complemento da mesma. Deve-se respeitar o parâmetro da distância entre a hélice e a mastoide em torno de 13 a 15 mm. Cabe aqui uma leve hipercorreção de 2 mm, pois existe, estatisticamente, um discreto aumento do ângulo escafo-conchal após 6 meses.[3]

Correção do lóbulo

A última estrutura a ser corrigida é o lóbulo. A partir da sutura desnivelada, na região mais proeminente do lóbulo, simula-se seu retroposicionamento. Normalmente, a sutura é feita com agulha mais superior na pele da região mastóidea. Utiliza-se fio de *nylon* 4-0 preto. A posição do lóbulo deve coincidir com o plano do pavilhão auricular.[2]

Sutura da pele

A pele é suturada com pontos simples, separados com o mesmo fio de *nylon* 4-0 preto, sem que haja tensão, para evitar o surgimento de cicatrizes hipertróficas, queloides e/ou infecções cutâneas.[2]

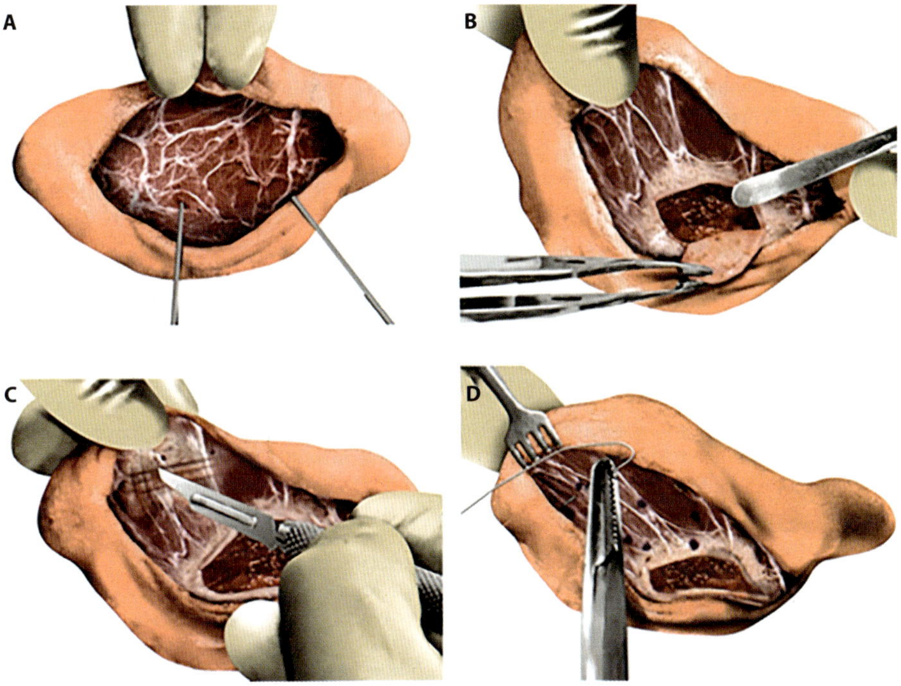

Figura 85.4 **A** e **B.** Marcação e remoção do excesso de concha. **C.** Enfraquecimento da cartilagem; **D.** Sutura de Mustardé. (Fonte: Soares, 2019.)

Checklist

Antes da realização do curativo, é importante checar alguns detalhes, tais como a ausência de protrusão do lóbulo e a aparência natural da crura superior, bem como sua implantação – sempre comparando com a outra orelha. As distâncias entre a borda lateral da hélice e a superfície da mastoide devem ser mensuradas em seus terços superior, médio e inferior.[2]

O Vídeo 85.3 mostra a correção do lóbulo e o *checklist* pós-operatório.

Curativo

Molda-se um algodão envolvido em pomada antibiótica para ser colocado na região da concha, diminuindo a possibilidade de espaço morto entre pele e região mastóidea, com consequente hematoma.[7] Uma atadura de crepe de 12 cm de largura deve ser fixada ao redor da cabeça, tomando cuidado para que não haja pressão em demasia, evitando desconforto, cefaleia e/ou escoriações na pele.[2]

ORIENTAÇÕES PÓS-OPERATÓRIAS

A alta hospitalar ocorre poucas horas após a cirurgia. Os pacientes são orientados a permanecer em repouso relativo pelas primeiras horas. Devem evitar qualquer tipo de esforço físico e atividades que possam aumentar a pressão arterial, para diminuir o risco de sangramento e hematomas localizados.

A prescrição inclui antibiótico com espectro principalmente para germes Gram-positivos, como cefalosporinas de primera geração por, no mínimo, 7 dias e analgésicos. Outras opções seriam os macrolídeos. Quinolonas seriam reservadas para complicações infecciosas, tais como pericondrite e/ou celulite.

O primeiro retorno ocorre em 72 horas, quando o curativo compressivo é retirado. Observa-se o aspecto da incisão, presença de secreção, edema, sinais de hematoma e intensidade da dor. Um segundo retorno deve ser feito entre 10 e 12 dias, quando a atenção deve ser voltada em especial aos sinais flogísticos, para possíveis complicações estéticas e remoção das suturas retroauriculares. Nesse momento, deve-se orientar o paciente a realizar retornos mensais até o terceiro mês; e, depois, em 6 meses e 1 ano. A documentação fotográfica deverá ser feita no primeiro, terceiro e 12º meses pós-cirurgia, sendo ela fundamental para a análise crítica do cirurgião em relação à curva de aprendizado e resultados.[2] O paciente deverá utilizar faixa elástica compressiva diariamente por um período de 30 dias; e, por mais 30 dias, somente durante o período noturno. Orienta-se evitar atividade física intensa e exposição ao sol por 30 dias, até o completo desaparecimento do edema.

COMPLICAÇÕES

As complicações em otoplastia podem ser divididas em recentes, ocorrendo nas primeiras horas ou dias, ou tardias, manifestando-se dentro de semanas ou meses após a intervenção cirúrgica.[4]

As principais complicações em otoplastia são:

- Complicações recentes:
  - Sangramento
  - Hematoma
  - Infecção
  - Deiscência da sutura
  - Necrose de pele e/ou cartilagem
- Complicações tardias:
  - Insatisfação do paciente
  - Extrusão de fios
  - Reação ao fio (granulomas)
  - Deformidade residual ou recorrente (assimetrias)
  - Retração cicatricial
  - Cicatriz hipertrófica
  - Queloide
  - Alteração de sensibilidade
  - Escarificação cutânea.

DEFORMIDADES PÓS-OPERATÓRIAS ESPECÍFICAS

- Deformidade de orelha em telefone: é uma alteração cirúrgica onde os polos superiores e inferiores ficam protuberantes em relação à porção média da orelha. Ocorre pelo excessivo retroposicionamento da concha em comparação aos polos ou excessiva retirada de pele na porção média da orelha[6]

- Verticalização da anti-hélice: ocorre quando as suturas mestras de Mustardé são confeccionadas em posições erradas, podendo acarretar a perda na orientação oblíqua que a anti-hélice deve ter. Complementação com mais suturas pode contribuir com um resultado mais natural[2]
- Hipercorreção do pavilhão auricular e lóbulo: ressecção excessiva da concha e/ou pele, dando à orelha uma aparência artificial, com aproximação excessiva da hélice à região mastóidea e temporal. A orelha também pode ser hipercorrigida na porção da anti-hélice, mantendo-se a hélice em uma posição medial. Isso pode ocorrer quando a concha é pouco ressecada e o cirurgião tenta corrigir sua falha hipercorrigindo a anti-hélice. Segundo Schlegel-Wagner, a taxa de hipercorreção é de 2,3%[3]
- Proeminência do trágus: acontece quando a concha é tracionada posteriormente de forma excessiva, sem uma correspondente excisão da pele retroauricular. Esse excesso de tecido mole retroauricular gera uma pressão sobre a concha, que é transmitida ao trágus, aumentando a sua proeminência[2]
- Assimetria interaural: ocorre principalmente quando as suturas concho-mastóideas são assimétricas. Durante a cirurgia, é importante a comparação entre as orelhas no momento de confecção dessas suturas[2]
- Vincos na anti-hélice: aparecem quando as suturas de Mustardé são posicionadas muito próximas umas das outras ou posicionadas em segmentos muito estreitos da cartilagem[2]
- Sulcos auriculares: ocorrem nas técnicas de ressecção da cartilagem onde há desestabilização da cartilagem e formação de novos contornos auriculares inestéticos.[2]

REFERÊNCIAS BIBLIOGRÁFICAS

1. Siegert R. Synopsis of otoplasty. Facial Plast Surg [Internet]. 2004 [Acesso em: 2024 Jul];20(4):299-300.
2. Soares C. Otoplastia baseada em evidências com realidade aumentada. 2. ed. Rio de Janeiro: Thieme Revinter; 2020.
3. Schlegel-Wagner C, Pabst G, Müller W, Linder T. Otoplasty using a modified anterior scoring technique: standardized measurements of long-term results. Arch Facial Plast Surg [Internet]. 2010 [Acesso em: 2024 Jul];12(3):143-8.
4. San-Martín RE, Cuñado MH, Woodeson JM, Mayor GP. Otoplastia: resultados del abordaje anterior frente al posterior. Acta Otorrinolaringol [Internet]. 2011 [Acesso em: 2024 Jul];62(3):188-93.
5. Lee D, Bluestone CD. The Becker technique for otoplasty: Modified and revisited with long-term outcomes. Laryngoscope [Internet]. 2000 [Acesso em: 2024 Jul];110(6):949-54.
6. Adamson PA, Litner JA. Otoplasty technique. Otolaryngol Clin North Am [internet]. 2007 [Acesso em: 2024 Jul]; 40(2): 305-18.
7. Azuara E. Aesthetic otoplasty with remodeling of the antihelix for the correction of the prominent ear: Criteria and personal technique. Arch Facial Plast Surg [Internet]. 2000 [Acesso em: 2024 Jul];2(1):57-61.
8. Swamy RS, Sykes JM, Most SP. Principles of photografy in rhinoplasty for the digital photographer. Clin Plast Surg [Internet]. 2010 [Acesso em: 2024 Jul];37(2):213-21.
9. Archibald DJ, Carlson ML, Friedman O. Pitfalls of nonstandardized photography. Facial Plast Surg Clin N Am [Internet]. 2010 [Acesso em: 2024 Jul];18(2):253-66.

CAPÍTULO **86**

Reconstrução da Orelha Externa

Ricardo Godinho • Robinson Koji Tsuji • Rafael Ferreira Zatz

INTRODUÇÃO

A malformação congênita da orelha (anotia/microtia), acompanhada ou não de atresia do canal auditivo externo, apresenta incidência de 1 a 5:10.000 nascimentos. Cerca de 80% dos casos são unilaterais, com relação homem:mulher de 2:1 e predominância no lado direito. Tais malformações auriculares apresentam significativo impacto na qualidade de vida do paciente e sua família. A maioria dos pais relata desconhecer a existência dessas alterações até se deparar com o problema.[1-7]

Devido à grande variabilidade das malformações auriculares congênitas e a trajetória dos cirurgiões que se destacam na promoção desse cuidado, a escolha por um dos métodos cirúrgicos de neo-otoplastia é um importante desafio para a família e a criança. A construção de equipes multiprofissionais em centros de referência e o desenvolvimento tecnológico das próteses osteoancoradas têm favorecido significativamente o processo de reabilitação auditiva, o desenvolvimento psicossocial e a adequada inclusão da criança com microtia em nossa sociedade.[1-7]

ETIOLOGIA

A etiologia da microtia ainda não é completamente compreendida. A microtia pode ocorrer como um defeito congênito isolado, genético e/ou ambiental, associado a diferenças faciais ou como parte de uma síndrome mais complexa.

Genética

Em um estudo clássico, envolvendo 13 gêmeos monozigóticos e 22 dizigóticos, observou-se malformação da orelha direita em 34%, da orelha esquerda em 13% e bilateral em 12% dos indivíduos. Nenhum dos gêmeos relatou parentes de primeiro grau com microtia, mas 20% possuíam pelo menos um parente mais distante com alguma malformação da orelha. Em gêmeos idênticos, 61% tinham uma malformação da orelha. Em gêmeos fraternos, apenas 5% apresentava uma malformação da orelha. As taxas de concordância associadas a todas as formas de malformação auricular e a microtia foram significativamente maiores entre gêmeos monozigóticos, quando comparadas com os dizigóticos. O genótipo compartilhado entre os gêmeos monozigóticos aumenta em quase 30 vezes o risco dessa malformação. Portanto, os estudos envolvendo gêmeos indicam uma forte contribuição genética para as malformações da orelha externa. Por outro lado, a falta de concordância observada em 40% desses gêmeos monozigóticos aponta para a participação ambiental nesse fenótipo. Considerando as informações desses estudos, pode-se concluir que a microtia está relacionada com mutações genéticas da linhagem germinativa com penetrância incompleta ou alternada, e resulta de mutações somáticas ou eventos epigenéticos durante a embriogênese, uma vez que os gêmeos monozigóticos se separam até o 12º dia depois da fertilização.[8]

Epigenética

A microtia foi pouco investigada no campo da epigenética durante a última década. É considerada uma doença multifatorial e não há consenso sobre os possíveis mecanismos de ação.[9]

A isotretinoína é reconhecida como uma droga teratogênica e pode causar microtia se for utilizada durante a gravidez.[10] O mecanismo de ação tem como hipótese a inibição da migração da crista neural. Outros teratogênicos potenciais que podem causar microtia em modelos animais incluem agentes antineoplásicos, como sulfato de vincristina e colchicina; o cádmio, um metal pesado, que também pode causar malformações no ouvido interno; e a talidomida, uma notória causa de malformação de orelhas e membros em humanos durante as décadas de 1950 e 1960.[11] A síndrome alcoólica fetal e o diabetes materno também são considerados fatores de risco para malformações auriculares.[9]

Uma melhor compreensão da epigenética da microtia poderá reduzir a ocorrência desse defeito e favorecer uma análise mais precisa, incluindo a avaliação de mulheres grávidas em risco de dar à luz neonatos com microtia.

Síndromes

Mais de 300 síndromes que podem apresentar microtia em seu espectro são listadas no OMIM – Online Mendelian Inheritance in Man. As síndromes de Treacher-Collins e Goldenhar são responsáveis pela minoria dos casos de microtia.

Associação da microtia com a microssomia hemifacial

A microssomia craniofacial (MCF) ou a microssomia hemifacial (MHF) são malformações congênitas que resultam em assimetria facial, com uma incidência de 1:3.000 a 1:26.000 nascimentos. Trata-se da deformidade congênita facial mais comum após fissura de lábio e palato com variação fenotípica ampla. Envolve estruturas do primeiro e segundo arcos branquiais: maxila, mandíbula, orelha media e externa, nervos facial e trigêmeo, músculos mastigatórios e partes moles. Estas alterações são mais difíceis de identificar na infância devido à maior proeminência da gordura de Bichat e pela ausência de dentes, que dificulta a avaliação oclusal, e torna-se mais evidente ao longo do crescimento facial.[12,13]

A microtia e a MHF têm similaridades, como variabilidade fenotípica, assimetria, acometimento do VII par craniano, preponderância do lado direito e sexo masculino. Pacientes com MHF têm a microtia como parte do espectro clínico, entretanto, nem todos os pacientes com microtia têm a MHF.[12,13]

Cerca de 20% dos pacientes portadores de MHF têm apresentação bilateral, sendo nomeada microssomia craniofacial (MCF). Em caso de alterações como dermoides epibulbares, alterações vertebrais e oftalmológicas, é usado o termo espectro óculo-aurículo-vertebral ou síndrome de Goldenhar.

Eavey et al., em estudo prospectivo, avaliaram portadores de microtia, excluindo os que já tinham diagnóstico prévio de MHF, alterações cromossômicas, exposição prévia a teratógenos e histórico familiar de anomalias craniofaciais. Pacientes neste estudo tiveram sua microtia categorizada em (1) leve; (2) moderada; e (3) severa. Todos os pacientes foram submetidos a testes auditivos e foram avaliados por otorrinolaringologistas e cirurgiões bucomaxilofaciais, com propedêutica para avaliação de alterações morfológicas no esqueleto craniano, como assimetrias maxilares e mandibulares, desvio oclusal, alterações da oclusão, discrepância de linha média dental, fraqueza do nervo facial, elevação do palato e deformidade de partes moles. Dentre os 100 pacientes consecutivos com microtia isolada, 40 apresentavam MHF (31 unilateral e 9 bilateral). Vinte e sete eram do sexo masculino e 13 do sexo feminino. Dentre estes pacientes, 16 tinham o lado direito afetado, 15 o lado esquerdo e 9 tinham alteração bilateral. Tendo como base essa avaliação e considerando o escore de OMENS (0 = normal a 15 = severo), 32 apresentavam microtia severa, 6 apresentavam moderada e 2 tinham microtia leve.[13,14]

Sessenta e dois estudos incluindo 5.122 pacientes foram incluídos em uma revisão sistemática sobre pacientes com microssomia craniofacial. Anomalias de orelha estavam presentes em 52 a 100% dos pacientes: as mais frequentes foram as microtias, apêndices pré-auriculares e atresia do canal auditivo externo. A relação entre diferentes fenótipos de MCF e o tipo e gravidade da perda auditiva não foi definida. Os profissionais envolvidos devem estar atentos a esta possibilidade e o paciente deve ser avaliado por uma equipe multidisciplinar experiente para início precoce de tratamento, que pode envolver intervenções da ortodontia, cirurgia ortognática, distração óssea ou outras modalidades.[15]

DIAGNÓSTICO E AVALIAÇÃO

Pacientes com microtia e orelhas malformadas são diagnosticados ao nascimento e devem ser submetidos a testes auditivos, sendo as orelhas afetadas cuidadosamente avaliadas quanto à presença de canal auditivo. O diagnóstico e a reabilitação devem ser feitos caso a caso, preferencialmente, nos primeiros meses de vida.[5,6,16]

Ao exame, é necessário saber descrever precisamente a orelha malformada. Algumas classificações foram propostas (Tabelas 86.1 e 86.2).[14,17]

A classificação de OMENS, proposta por Mulliken, sistematiza a descrição de microssomia hemifacial, examinando variáveis de alterações em **ó**rbita, **m**andíbula, orelha (do inglês ***e**ar*), **n**ervos faciais e tecidos moles (do inglês ***s**oft tissue*).[14]

Tabela 86.1 Classificação da microtia, por Marx.[18]

Grau I	Orelha é pequena ou anormal, mas todos os marcos anatômicos estão presentes
Grau II	Alguns desses marcos ainda são identificáveis
Grau III	Os elementos auriculares são mínimos, frequentemente apenas vestigiais
Grau IV	Se configura com anotia

Tabela 86.2 Classificação da microtia, por Nagata.[19]

Microtia lobular	Pequeno remanescente de lóbulo, ausência de canal auditivo, concha ou trágus
Microtia conchal	Presença variável de lóbulo e trágus
Microtia de concha pequena	Pequena indentação na concha e remanescente lobular e auricular
Anotia e microtia atípica	Não se enquadram nas descrições

Um sistema de classificação amplamente adotado, originalmente descrito por Weerda,[16] atribui uma nota de I a III com base na gravidade da deformidade (Figura 86.1). O grau I descreve uma orelha ligeiramente menor que o normal, com características essencialmente normais. O grau II representa uma orelha rudimentar e malformada, mas contém alguns componentes reconhecíveis. O grau III inclui a clássica orelha de "amendoim", reconhecida como um pequeno nódulo de tecido deformado, muitas vezes contendo alguma cartilagem, e o grau IV inclui anotia.

NEO-OTOPLASTIA: ESTRATÉGIAS CIRÚRGICAS PARA A RECONSTRUÇÃO DA ORELHA

O arcabouço cartilaginoso da orelha externa possui uma complexa estrutura em três dimensões. Essa riqueza de detalhes é observada tanto na anatomia normal, quanto nas diversas deformidades auriculares. Dessa forma, a avaliação e o tratamento devem ser sempre individualizados. O planejamento para a reconstrução total da orelha (neo-otoplastia) em pacientes com microtia ou anotia se inicia nos primeiros contatos da família com a equipe médica e a cirurgia somente será realizada aos 5 ou 6 anos.[5,6,16,20-22]

A retirada precoce de apêndices pré-auriculares é desencorajada, a menos que sejam volumosos e em posição significativamente anterior na face. A remoção precoce do vestígio auricular é contraindicada. Ambas as estruturas servem como área doadora de pele e tecido subcutâneo para a reconstrução total da orelha.

Segundo o International Consensus Recommendations on Microtia, Aural Atresia and Functional Ear Reconstruction, essas são as opções para o planejamento dos cuidados para pacientes com microtia:[22]

- Estrutura de cartilagem costal autóloga colocada subcutaneamente
- Material artificial implantado, incluindo um implante de polietileno poroso, colocado subcutaneamente ou sob um retalho fascial vascularizado e enxerto de pele
- Orelha protética fixada à pele com adesivo ou por implantes osteointegrados
- Nenhum tratamento.

Existem duas técnicas descritas para a reconstrução total da orelha externa. A neo-otoplastia utilizando cartilagem costal foi pioneira e é a mais utilizada. Diversas variações da técnica foram desenvolvidas, sendo a variação de Firmin e Nagata as mais difundidas.[21] A neo-otoplastia utilizando o implante de polietileno poroso é mais moderna e o criador da técnica, John Reinisch, realiza o procedimento há 33 anos.[24-26]

A reconstrução auricular pode ser executada precocemente na infância. Ambas as técnicas são indicadas a partir dos 6 anos, pois apenas a partir dessa idade a criança apresenta uma quantidade adequada de cartilagem costal para realizar a reconstrução, além de possuir um pavilhão auditivo entre 80 a 90% do seu tamanho

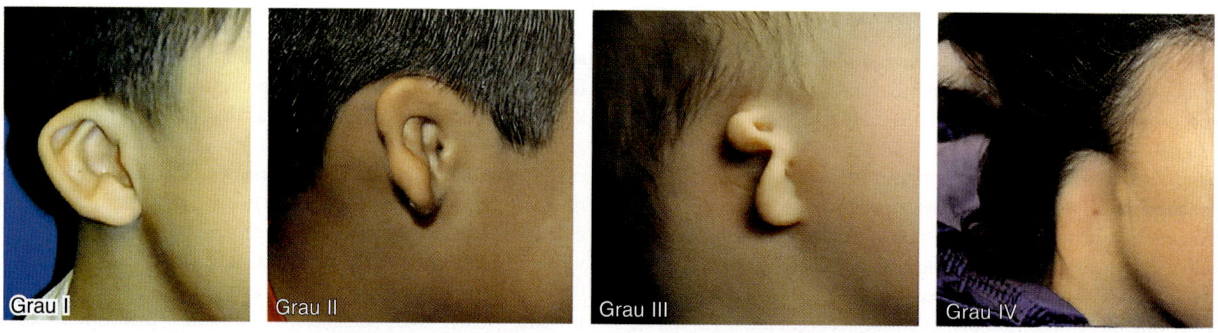

Figura 86.1 Classificação da microtia. (Fonte: Bonilla, 2018.)

adulto. Assim, o lado contralateral se torna um ótimo guia para prever o tamanho final da orelha e obter um resultado mais simétrico, esteticamente adequado.[20-26]

A escolha da técnica de neo-otoplastia deve ser realizada em conjunto com a família. A experiência do cirurgião é um fator importante na decisão, uma vez que ambas as técnicas possuem uma longa curva de aprendizado. As principais diferenças podem ser analisadas na Tabela 86.3.

PREPARO PARA A NEO-OTOPLASTIA

A reconstrução auricular, independente da técnica, se inicia com um estudo da orelha não afetada. A mensuração de suas dimensões, projeção, posicionamento na face e eixo de inclinação são fundamentais para se obter uma reconstrução simétrica, proporcional e com resultado estético adequado. Deve-se estar atento à previsão de crescimento do paciente. Se a reconstrução for realizada aos 6 anos, a neo-otoplastia deve ter dimensões de 10 a 15% maiores que a contralateral (Figura 86.2).

Existem algumas formas de realizar o planejamento cirúrgico baseado na orelha não afetada. O método mais comum é criar um molde do pavilhão normal utilizando um filme de radiografia ou equivalente.

A tecnologia possibilita a aquisição de imagens mais detalhadas e um melhor planejamento: a orelha contralateral pode ser analisada por meio da aquisição de imagens em 3D. Utilizando *softwares* específicos, as informações podem ser invertidas para o lado afetado e impressas por meio de uma impressora 3D. O molde pode ser esterilizado e levado à mesa cirúrgica. O cirurgião realiza a reconstrução com informações mais precisas de dimensões e projeção da orelha contralateral. O cálculo de posicionamento e eixo também pode ter auxílio tecnológico, uma vez que guias de posicionamento podem ser criados para o uso intraoperatório.

Reconstrução auricular utilizando cartilagem costal

O método clássico de reconstrução auricular possui diversas variações técnicas descritas. A sequência apresentada aqui será baseada na técnica de Nagata, em dois tempos cirúrgicos.[23]

Tabela 86.3 Comparação entre as técnicas de neo-otoplastia.

	Cartilagem costal	Implante de polietileno poroso
Material principal	Cartilagem do próprio paciente	Aloplástico
Tempos cirúrgicos	2 a 4 tempos cirúrgicos	Tempo único
Morbidade de área doadora	Maior	Menor
Indicação	Deformidades congênitas	Deformidades congênitas e adquiridas
Taxa de complicações	1 a 2%	2 a 4%
Principal complicação	Reabsorção ou distorção de cartilagem	Extrusão ou fraturas do implante

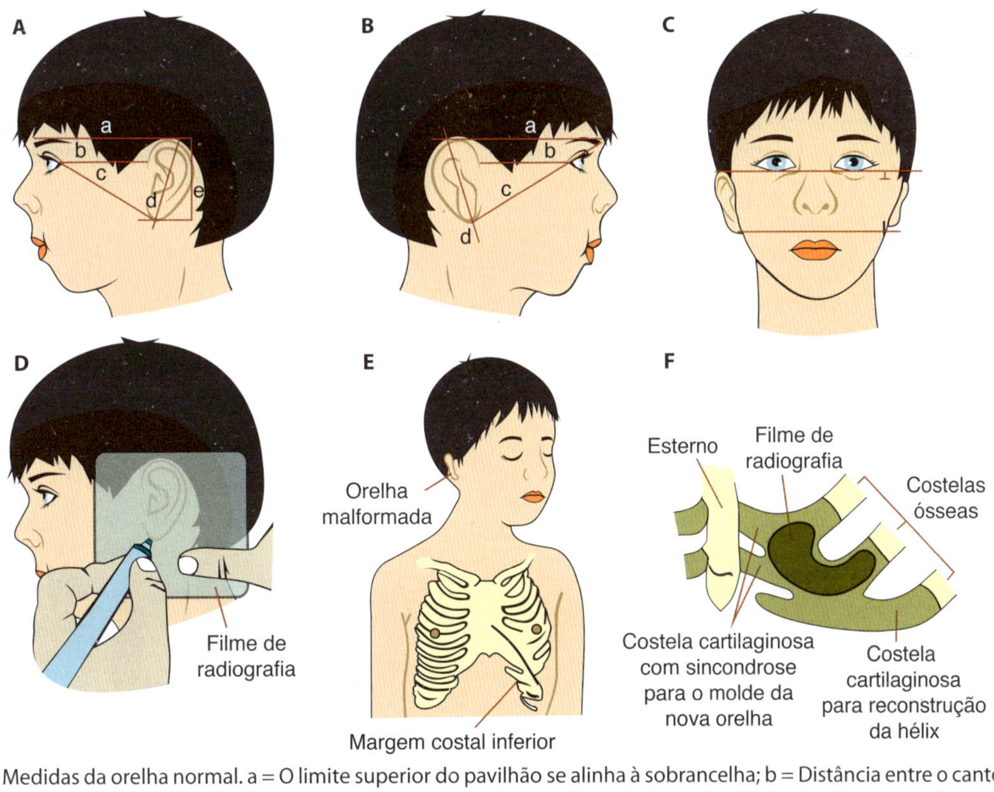

Figura 86.2 **A.** Medidas da orelha normal. a = O limite superior do pavilhão se alinha à sobrancelha; b = Distância entre o canto lateral do olho e o limite anterior do pavilhão; c = Distância entre o canto lateral do olho e o limite inferior do lóbulo; d = Maior eixo do pavilhão; e = Altura vertical da orelha. **B.** Transposição das medidas feitas no lado normal para o lado com a orelha malformada; **C.** A visão frontal demonstra a diferença de altura e limites superior e inferior entre as orelhas; **D.** Confecção do molde da orelha normal; **E** e **F.** Posicionamento do molde de filme de radiografia na sincondrose.

Primeiro estágio cirúrgico

Aquisição da costela

O novo arcabouço auricular é criado a partir da sincondrose cartilaginosa da sexta à nona costelas contralaterais. O tecido é retirado por meio de uma incisão linear inclinada sobre as costelas inferiores. A retirada da cartilagem deve manter o pericôndrio anterior aderido à cartilagem costal, a fim de minimizar a ocorrência de reabsorção cartilaginosa a longo prazo. O pericôndrio posterior deve ser preservado e ter suas bordas suturadas entre si, se possível.

Primeira etapa: criação do molde auricular

O primeiro procedimento cirúrgico consiste na retirada da cartilagem costal contralateral e confecção de um arcabouço cartilaginoso guiado pela orelha contralateral. O arcabouço se inicia configurando uma base utilizando a sétima e a oitava cartilagem costal. A nona cartilagem costal é utilizada para criar a hélice. As unidades anatômicas são conectadas de forma firme utilizando fios de aço, *nylon* ou PDS 5-0, a depender da preferência do cirurgião. Os remanescentes da sétima e oitava cartilagens costais são utilizados para criar a anti-hélice, o trágus e antitrágus. Essa etapa cirúrgica deve ser realizada de forma detalhista, a fim de se aproximar ao máximo da anatomia normal contralateral. Utiliza-se uma goiva de septoplastia para esculpir essas áreas criando contornos de aparência real. Um arcabouço de cartilagem muito bem desenhado é o grande diferencial técnico da neo-otoplastia com cartilagem costal (Figura 86.3). A sexta cartilagem costal é posicionada no subcutâneo da incisão torácica, preservada para o segundo tempo cirúrgico. O bloqueio dos nervos intercostais com solução de bupivacaína e epinefrina é utilizado para ajudar no desconforto pós-operatório. O uso do bloqueio dos nervos intercostais diminui drasticamente a necessidade do uso de analgésicos no pós-operatório.

Uma vez criado o arcabouço cartilaginoso, este é mantido embebido em soro fisiológico e a loja auricular é criada (Figura 86.4). A incisão na pele, envolvendo a microtia, depende das características anatômicas do paciente, uma vez que a transposição de um lóbulo já deve ser realizada. A maioria dos casos possui uma microtia grau 3, com aspecto tubuliforme do remanescente auricular. Dessa forma, uma incisão vertical é realizada para criar um novo lóbulo e transpor posteriormente (Figura 86.5). Essa incisão é estendida para posterior em eixo horizontal, assumindo o aspecto em "W".

A loja deve ser em um plano imediatamente abaixo da pele. A espessura do retalho deve ser fina para adquirir o contorno de todo o arcabouço cartilaginoso, mas espessa o suficiente para não evoluir com sofrimento de pele e exposição do arcabouço cartilaginoso. A cartilagem do remanescente auricular da microtia deve ser inteiramente retirada, preservando o tecido adiposo circunjacente. A hemostasia deve ser realizada de forma rigorosa.

Após a criação da loja auricular, o arcabouço é inserido e posicionado em eixo adequado. Um dreno de sucção é confeccionado com uma sonda uretral e deve ser mantido na loja para fixar a pele no molde de cartilagem. A sutura de pele é realizada com fio Prolene 5-0. Realiza-se um curativo compressivo no local (Figura 86.6).

Cuidados no pós-operatório

- O paciente deve ser mantido com um esquema otimizado de analgésicos, a fim de controlar a dor da área doadora
- Monitorar o dreno de sucção, mantendo o vácuo contínuo
- O curativo compressivo é trocado diariamente, ou a critério do cirurgião, após a alta hospitalar
- O paciente é mantido em internação hospitalar por 2 a 3 dias
- As suturas são removidas ao redor do décimo dia, de acordo com a cicatrização.

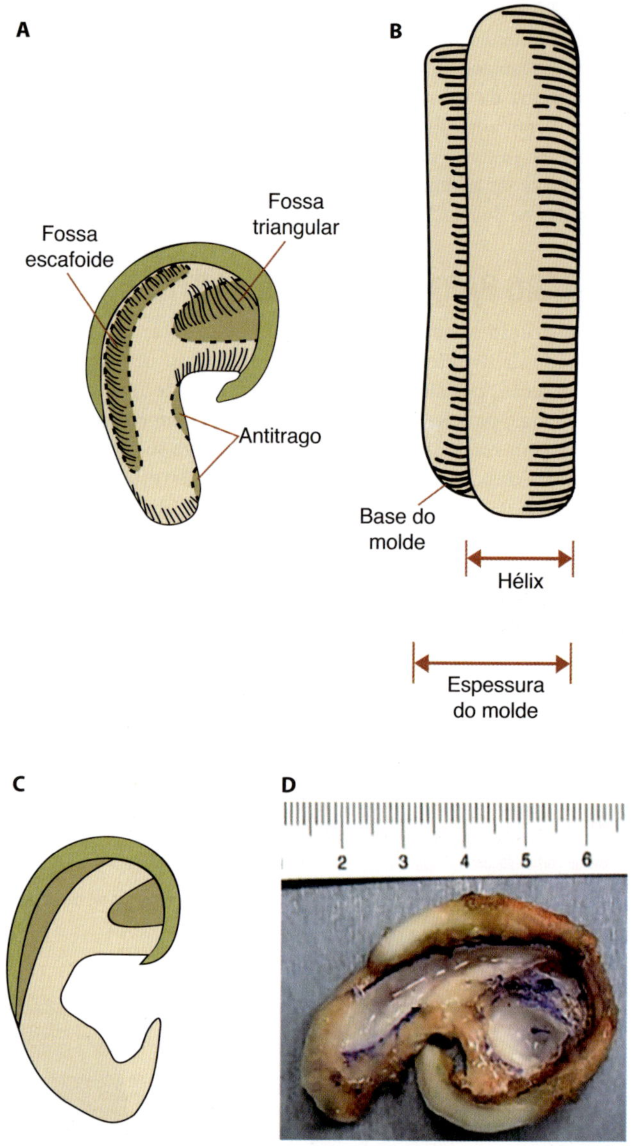

Figura 86.3 **A** a **C.** Criação da fossa triangular, fossa escafoide e região do antitrágus; **D.** Aspecto final do molde cartilaginoso esculpido (intraoperatório).

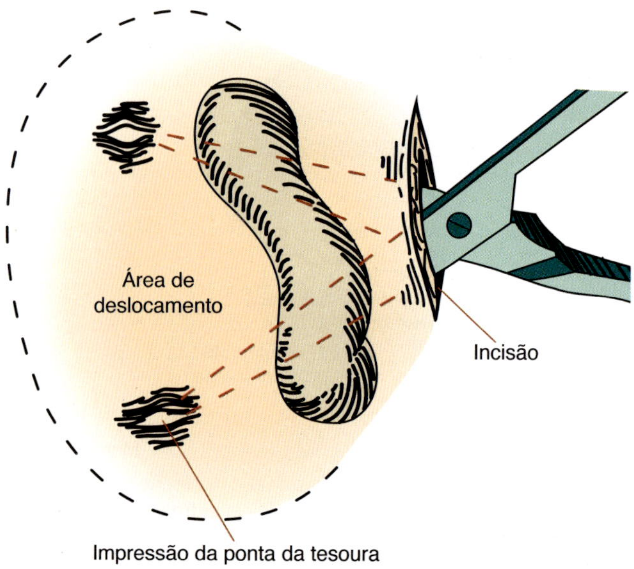

Figura 86.4 Criação da bolsa de pele.

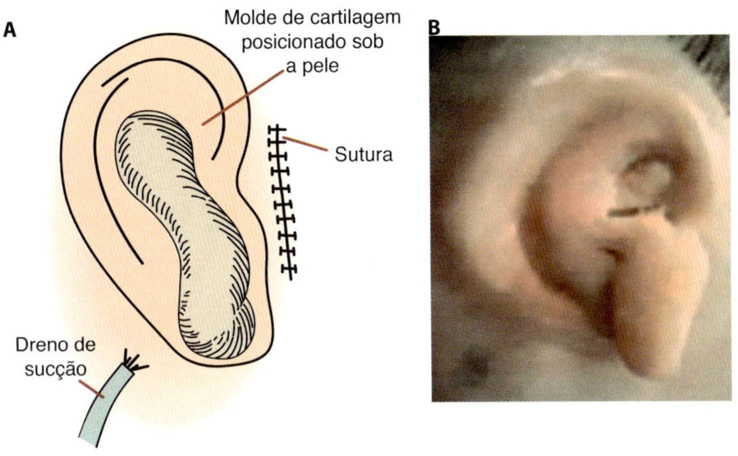

Figura 86.5 A e **B.** Aspecto após posicionamento do enxerto de cartilagem e dreno. Incisão fechada.

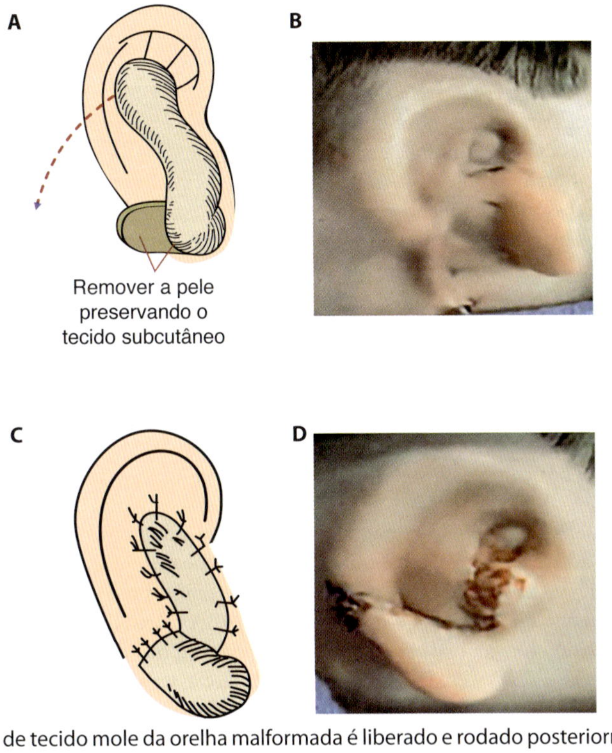

Figura 86.6 A e **B.** O remanescente de tecido mole da orelha malformada é liberado e rodado posteriormente; **C** e **D.** O local doador é fechado de forma primária ou com uso de enxerto cutâneo.

Complicações

- Dor pós-operatória
- Abertura da pleura: pode ocorrer durante a retirada do arcabouço cartilaginoso. Deve ser prontamente reconhecida e corrigida com sutura utilizando um cateter de sucção suave para evitar o pneumotórax. Após o fechamento da fáscia, a sucção é realizada e o cateter é removido enquanto o anestesista mantém insuflação máxima do pulmão por um breve período
- Exposição do arcabouço cartilaginoso
- Reabsorção de cartilagem a longo prazo
- Condrite por pseudomonas: exige tratamento agressivo com o uso de antibióticos adequados, além de desbridamento cirúrgico quando necessário.

Segundo estágio cirúrgico

O segundo tempo cirúrgico tem o objetivo de criar o sulco retroauricular e proporcionar projeção à neo-otoplastia. É indicado a partir de 6 meses de pós-operatório do primeiro tempo cirúrgico.

O procedimento se inicia com a dissecção do retalho de fáscia temporoparietal por meio de uma incisão em linha quebrada no couro cabeludo, partindo da porção superior da neo-otoplastia, em sentido cranial. Após a dissecção, o retalho é mantido em sua posição e a liberação do sulco retroauricular é realizada. A incisão é posicionada ao longo da borda posterior da hélix. A dissecção deve preservar o tecido conjuntivo sobre a cartilagem. O arcabouço é levantado até criar um sulco até metade de sua largura, uma projeção adequada.

A sexta cartilagem costal deve ser retirada da incisão torácica e esculpida em forma semilunar. Um enxerto de pele total é retirado da região inguinal ou abdominal e emagrecido, até atingir uma espessura bem fina.

A montagem é realizada. A cartilagem semilunar é posicionada e fixada profundamente no sulco criado. O retalho de fáscia temporoparietal é posicionado inferiormente, cobrindo por inteiro a cartilagem semilunar. Por fim, o enxerto de pele deve cobrir totalmente o retalho de fáscia temporoparietal. Um curativo compressivo tipo *brown* é confeccionado.

Cuidados no pós-operatório

Há menor intensidade de dor pós-operatória, geralmente controlada com analgésicos comuns. O curativo deve permanecer por 5 a 7 dias.

Após a retirada do mesmo, deve ser realizada uma boa higienização. O enxerto de pele deve ser hidratado periodicamente com ácidos graxos essenciais até assumir uma aparência mais madura, quando se iniciam cremes mais espessos.

Reconstrução auricular com implante de polietileno poroso

A reconstrução com implante de polietileno poroso é realizada em tempo único, utilizando o retalho de fáscia temporoparietal.

A cirurgia se inicia com a marcação da artéria temporal superficial utilizando a palpação digital e um aparelho de *doppler*. Saber sua trajetória e limites são fundamentais para uma dissecção mais efetiva e segura. A artéria temporal superficial se bifurca em dois ramos, anterior e posterior, e ambos precisam ser devidamente marcados. Em seguida, marcam-se os limites do retalho de fáscia temporoparietal na pele: deve possuir dimensão de 10 cm na horizontal, iniciando a partir do ramo anterior da artéria temporal superficial, e 13 cm verticalmente, a partir do centro da orelha. O posicionamento da nova orelha deve ser marcado utilizando as informações da orelha contralateral.

A cirurgia se inicia por uma incisão horizontal no limite superior da marcação da nova orelha. Uma dissecção do plano entre a fáscia temporoparietal e a pele é realiza utilizando bisturi elétrico em baixa potência, a menor possível, no corte. A dissecção é realizada utilizando como guia a marcação dos limites do retalho, com muito cuidado para não agredir a artéria temporal superficial e seus ramos. Uma contraincisão de aproximadamente 7 cm é realizada na região parietal para auxiliar na dissecção (Figura 86.7). Uma vez concluída, o retalho é incisado em suas margens com pedículo inferior e levantado do seu leito, incluindo a fáscia subgaleal. O retalho deve ser mantido envolto por compressas úmidas e reservado (Figura 86.8).

Realiza-se agora a transposição do lóbulo. A pele do remanescente auricular e da região mastóidea adjacente é emagrecida, de forma semelhante ao emagrecimento de um enxerto de pele total. A pele pode ficar pediculada anteriormente ou amputada e reservada em soro fisiológico. Retira-se o tecido mole da mastoide para melhorar a projeção, sobretudo de concha.

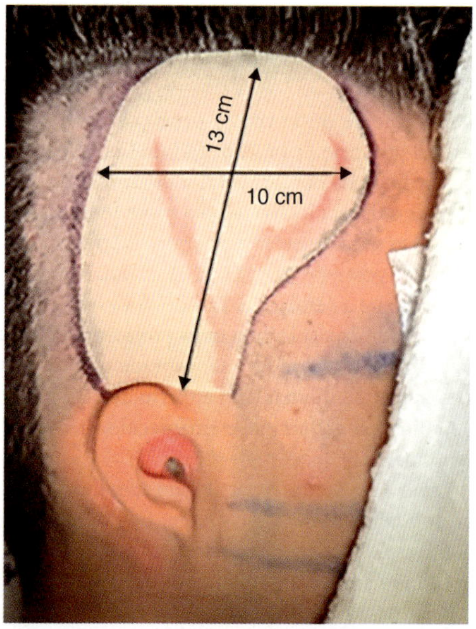

Figura 86.7 Limites do retalho de fáscia temporoparietal na pele.

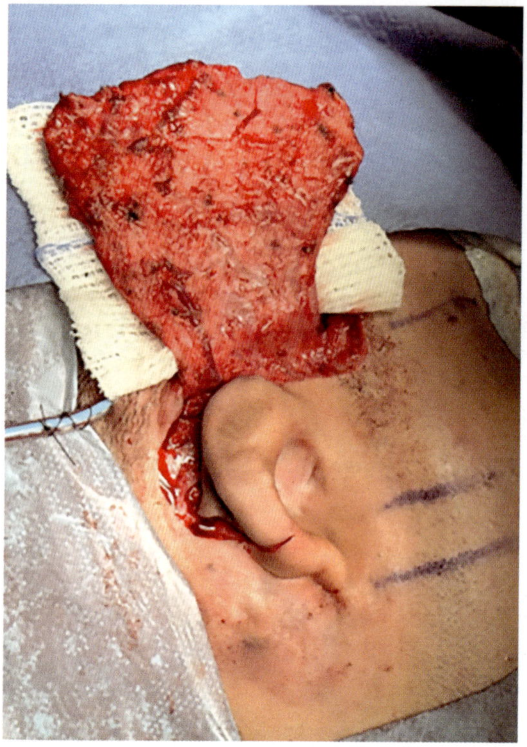

Figura 86.8 Retalho de fáscia temporoparietal já dissecado e reservado.

O implante de polietileno poroso é aberto e hidratado com solução de ringer lactato, garamicina e cefazolina. Em seguida, deve ser preparado utilizando o guia da orelha contralateral. As duas peças devem ser customizadas e unidas, de forma a virar uma peça única, que novamente deve ser embebida em solução antibiótica (Figura 86.9).

Levanta-se novamente o retalho fascial e incisa-se a lâmina anterior da fáscia temporal profunda de forma a criar um retalho de 1 cm pediculado inferiormente. O retalho deve atravessar a base do pedículo do retalho de fáscia temporoparietal. O implante é posicionado em sua topografia previamente demarcada e fixado com um fio de *nylon* 2-0. A crura inferior do implante deve ser envolvida pelo retalho de fáscia temporal profunda, fixado com fio de PDS 5-0.

A fáscia temporoparietal é deslocada inferiormente e fixada com fio de PDS 5-0, de forma e envolver totalmente o implante de polietileno poroso. Um dreno de aspiração de Blake é posicionado em meio ao implante e aspirado após a fixação total do retalho de fáscia. Deve-se observar a fáscia assumir o contorno total do implante, com boa caracterização das unidades anatômicas auriculares. Um segundo dreno é posicionado na área doadora.

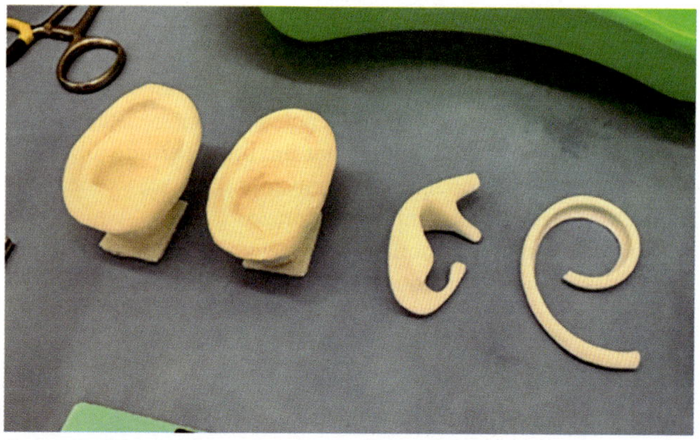

Figura 86.9 Medpor®. Implante de polietileno poroso e o guia esterilizado para a customização.

A pele da região mastóidea e do couro cabeludo é aproximada, centripetamente à orelha. A pele da região auricular que foi emagrecida é posicionada na face anterior da orelha, sobre o retalho fascial, priorizando a cobertura da anti-hélice e escafa. As partes restantes de fáscia sem cobertura cutânea recebem um enxerto de pele total emagrecido, retirado da região abdominal lateral por um auxiliar, durante a dissecção do retalho de fáscia temporoparietal. O lóbulo é encaixado na posição inferior do implante. As fixações cutâneas são realizadas com categute 4-0 (Figura 86.10).

Após o posicionamento total dos enxertos de pele, a nova orelha é coberta com nebacetin e alginato, respeitando e destacando todos as unidades anatômicas auriculares. Um *splint* de silicone de adição é criado e posicionado sobre a orelha para cobri-la totalmente. Após endurecido, é fixado com Prolene 2-0. Um enfaixamento sem pressão é realizado. Os drenos são retirados após a extubação do paciente (Figura 86.11).

Cuidados no pós-operatório

O *splint* de silicone é mantido intacto por 2 semanas. Nesse período, é fundamental que o paciente não molhe a região operada. Após a retirada do *splint*, deve-se realizar uma higienização na nova orelha. O paciente é orientado a realizar higienização cuidadosa diária e hidratação constante com emolientes.

Um molde é criado com silicone de adição para preservar o sulco retroauricular e a projeção da orelha. Esse molde deve ser utilizado no período noturno por 4 meses. É fundamental que o paciente não se deite e não se apoie sobre a orelha nos primeiros 6 meses.

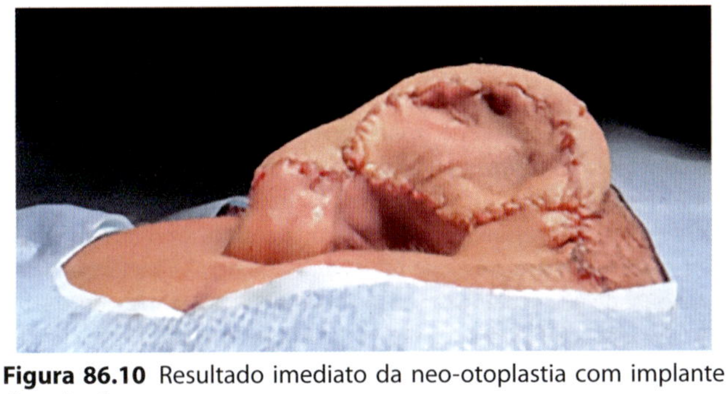

Figura 86.10 Resultado imediato da neo-otoplastia com implante de polietileno poroso.

A nova orelha apresenta um edema importante que descaracteriza as unidades anatômicas, sobretudo a anti-hélice. A pele é imatura, de cor avermelhada.

A projeção final da orelha e o desenho das unidades anatômicas começam a ser vistas a partir do terceiro mês de pós-operatório. O resultado final do procedimento só poderá ser visto depois de 1 ano, após resolução total do edema e completo amadurecimento dos enxertos de pele (Figura 86.12).

Complicações

- Perda de enxerto de pele
- Extrusão do implante de polietileno poroso
- Seroma na área doadora parietal
- Fraturas do implante por traumas locais.

Conclusão

A neo-otoplastia é um procedimento que exige muito preparo e dedicação do paciente e da equipe cirúrgica, independente da técnica escolhida. O paciente deve ter ciência que o procedimento demanda que se sigam os cuidados prescritos de forma disciplinada e adequada, e que é necessário ter paciência para aguardar o resultado final do processo cirúrgico, uma vez que o edema se resolve de forma lenta e progressiva.[1-4,23,27,28]

O cirurgião deve se dedicar a uma das duas técnicas e buscar maior aperfeiçoamento, uma vez que ambas possuem uma longa curva de aprendizado para obter resultados esteticamente adequados.

Complicações e intercorrências, como traumas locais, podem ocorrer no pós-operatório. Devem ser prontamente identificadas e tratadas, a fim de preservar a reconstrução.[23-28]

PRÓTESE DE PAVILHÃO AUDITIVO

A opção de reconstrução com prótese auricular surgiu, cronologicamente, após a reconstrução autóloga e com aloplásticos. Especialmente em casos de lesão auricular traumática com perda tecidual extensa, após ressecção de tumores, radioterapia prévia, tecido local comprometido, insucesso de reconstrução autógena, associação a anomalia craniofacial complexa, alto risco operatório e em casos de microtia, as próteses são uma alternativa viável às outras modalidades citadas.

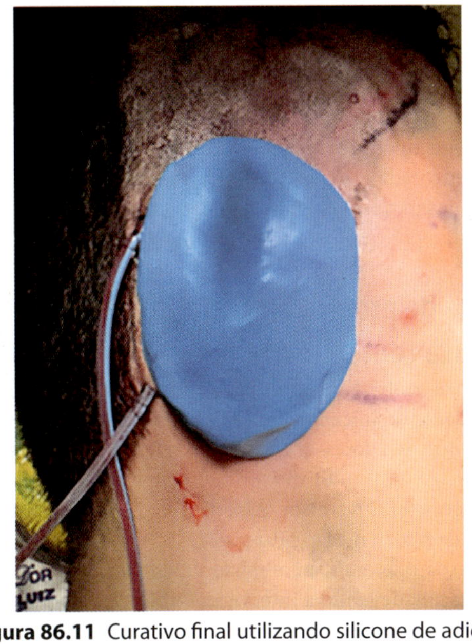

Figura 86.11 Curativo final utilizando silicone de adição.

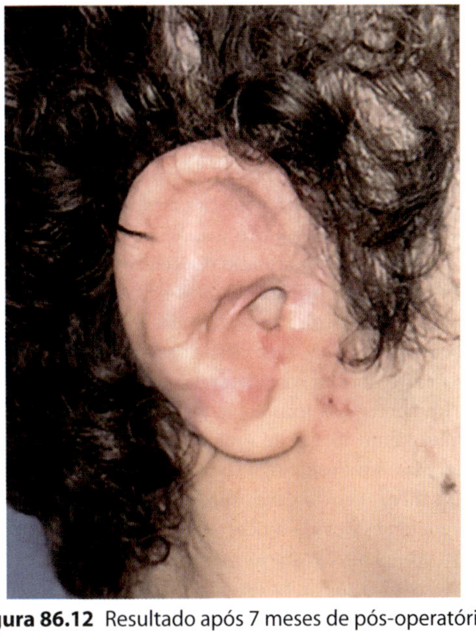

Figura 86.12 Resultado após 7 meses de pós-operatório.

A orelha aloplástica pode ser feita de silicone, em imagem espelhada à orelha contralateral ou construída proporcional à estrutura craniana do paciente, em caso de malformação bilateral. O advento das impressões em 3D pode trazer um importante impulso para esta modalidade de tratamento.

Há vários métodos de adesão da prótese à pele, sendo o uso de parafusos de titânio osteointegrados um dos métodos mais comuns e realizado pioneiramente por Granström et al.[29]

Kievit et al. estudaram pacientes com próteses de orelha e observaram um aumento significativo da qualidade de vida dos pacientes que utilizavam o implante osteointegrado e a diminuição das complicações das próteses estava associada à higiene correta e à qualidade das próteses utilizadas.[30]

MODELAGEM PRECOCE PARA DEFORMIDADES DA ORELHA

As orelhas com formatos peculiares e que apresentam todos os seus componentes anatômicos são classificadas no grupo de deformidades da orelha. As deformidades mais características são as orelhas em abano, Stahl, *cup ear*, *lop ear* e orelha constrita. Um número significativo pode apresentar deformidades apenas na borda da hélice. A maioria dessas deformidades da orelha não se corrige espontaneamente. Aquelas relacionadas com o trauma do parto melhoram significativamente ao final da primeira semana de vida. A identificação da orelha em abano ou com outras deformidades, geralmente realizada pelo pediatra, deve ser acompanhada da adequada orientação aos familiares quanto à possibilidade de tratamento precoce. Portanto, algumas deformidades da orelha podem ser tratadas oportunamente utilizando-se moldes especiais. Os melhores resultados podem ser obtidos ao se iniciar o tratamento até as primeiras 6 semanas, quando ainda se observa maior nível de estrógeno materno circulante, que aumenta a síntese de proteoglicanas e a quantidade de ácido hialurônico, favorecendo a reorganização e moldagem do tecido cartilaginoso da orelha. Os moldes devem ser aplicados, sem necessidade de anestesia ou incisões, por profissional com experiência em otoplastias, e deve ser trocado periodicamente, no período de 2 a 3 semanas. Portanto, a moldagem eficaz poderá evitar uma futura cirurgia.[31]

Não existe indicação para aplicação da modelagem da orelha em casos de microtia.

ENGENHARIA DE TECIDOS

A engenharia de tecidos pode, em teoria, ser uma melhor alternativa à técnica cirúrgica atual.

Células-tronco derivadas do tecido adiposo, células-tronco mesenquimais da medula óssea, células-tronco/progenitoras pericondriais e células-tronco/progenitoras de cartilagem foram usadas na regeneração de condrócitos. A injeção direta das células-tronco no nicho da cartilagem, o co-cultivo das células-tronco com as células da cartilagem auricular e a indução das células no meio condrogênico *in vitro* foram os principais métodos demonstrados nos estudos. A capacidade condrogênica dessas células foi observada *in vitro*, e elas também mantiveram boa elasticidade e morfologia após implantação *in vivo* por um considerável período de tempo.[32]

Historicamente, essa tecnologia foi capaz de gerar com sucesso uma estrutura com forma de orelha em uma cobaia imunocomprometida. Essa nova tecnologia, que utilizou um composto de ácido poliglicólico, não obteve sucesso em animais maiores e imunocompetentes devido à ocorrência de reação de corpo estranho contra o implante. Posteriormente, a utilização de hidrogel em um modelo animal foi capaz de gerar uma estrutura cartilaginosa autóloga da hélice que, no entanto, não apresentava definição adequada dos seus contornos. Também tem sido demonstrado que uma estrutura de cartilagem autóloga com formato e tamanho de uma orelha humana pode ser gerada por modelo animal imunocompetente através do uso de molde implantável de ouro. A manipulação dos polímeros poderá vir a produzir uma cartilagem pura, como demonstrado com o uso de Pluronic® F-127, e com os detalhes anatômicos alcançados com alginato de cálcio. O desafio futuro será reimplantar tal estrutura cartilaginosa e determinar a capacidade de manutenção de forma, tamanho e composição de tecido antes de se considerar testes em humanos. O objetivo em longo prazo é ser capaz de produzir uma cartilagem completa através de pequena amostra colhida do próprio indivíduo.[33-36]

A orelha feita por engenharia de tecidos também pode ser customizada para máxima semelhança à orelha contralateral através de prototipagem. Estudos recentes têm demonstrado bons resultados com a engenharia de tecidos aplicada em moldes pré-fabricados de policaprolactona em impressora 3D.[37,38]

PERDA AUDITIVA ASSOCIADA A MICROTIA E MALFORMAÇÃO AURICULAR

A perda auditiva condutiva é um problema esperado em casos de microtia devido à forma anormal da orelha externa e sua associação frequente com atresia de canal auditivo externo. No entanto, a perda auditiva sensorioneural não é uma associação esperada. Em um estudo envolvendo 92 indivíduos submetidos à reconstrução auricular, apenas dois pacientes apresentavam perda auditiva sensorioneural profunda ipsilateral à microtia. Outros dois pacientes apresentavam perda auditiva mista, com perda sensorioneural leve demonstrada por uma depressão na curva óssea de aproximadamente 25 a 30 dB, associada à perda condutiva causada pela atresia. Um paciente com microtia unilateral e audição normal, medida através de audiometria de tronco cerebral, aos 2 anos desenvolveu perda auditiva sensorioneural de 60 dB, necessitando de protetização. Outra perda auditiva inesperada foi descoberta em um paciente com deformidade auricular unilateral do tipo *cup ear*, mas com perda auditiva mista de 60 a 70 dB, bilateral. Devido ao risco adicional de perda auditiva sensorioneural, a monitorização auditiva é necessária nesses pacientes. Além disso, em muitos pacientes, uma perda auditiva condutiva adicional causada por otite média com efusão desenvolvida no ouvido normal pode necessitar de tubo de ventilação ou amplificação sonora temporária. Um total de seis pacientes (7%) foi submetido à inserção de tubo de ventilação no início da infância. Três pacientes com microtia unilateral apresentaram atraso de linguagem até a inserção de tubo de ventilação ou a adaptação de prótese de amplificação sonora permitir o desenvolvimento adequado da linguagem. Felizmente, todos os pacientes com microtia bilateral e atresia que usaram próteses auditivas ancoradas ao osso (PAAO) apresentaram desenvolvimento de linguagem normal. Dois pacientes com microtia bilateral não utilizaram amplificação sonora e sofreram atraso de linguagem.[3]

Métodos de protetização auditiva na criança com microtia

A conduta na reabilitação auditiva de crianças com microtia e atresia aural depende inicialmente se o acometimento é unilateral ou bilateral. Outros fatores que devem ser levados em consideração são o tipo da perda auditiva (condutiva, sensorioneural ou mista), grau de perda auditiva e simetria da curva óssea entre as orelhas nos casos de malformação bilateral.

Nos casos bilaterais, não existe dúvida quanto à necessidade de reabilitação, devendo a intervenção ser precoce, até os 6 meses de vida. Inicialmente utiliza-se apenas um dispositivo, que pode

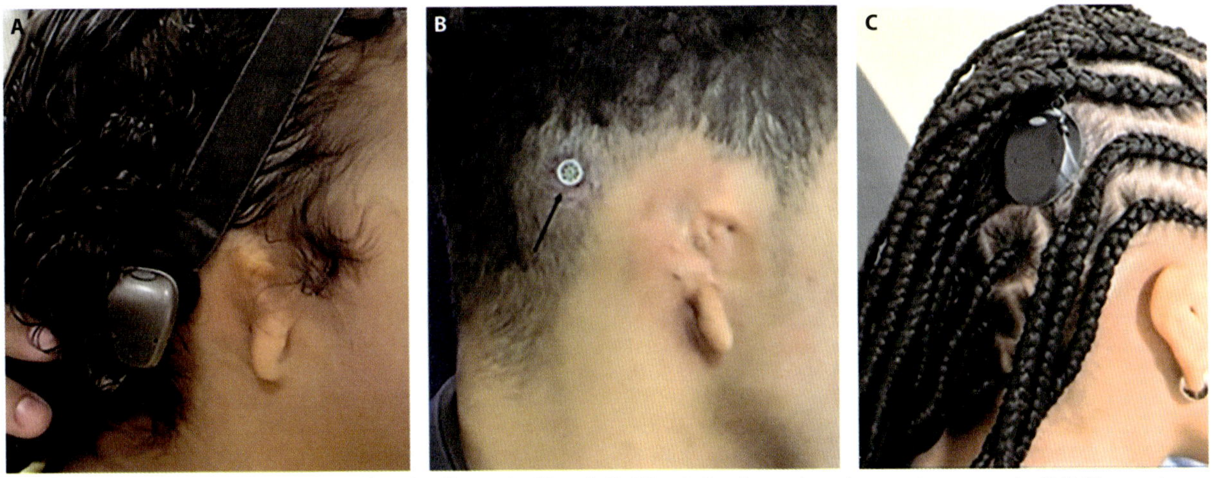

Figura 86.13 **A.** Prótese de condução com banda elástica (*softband*); **B.** Pilar do implante da prótese osteoancorada; **C.** Prótese osteaoancorada do tipo transcutâneo, modelo OSIA2® da Cochlear Corporation.

ser posicionado na fronte de recém-nascidos muito pequenos. Após 1 ano, quando a criança adquire bom controle cervical, o dispositivo deve ser posicionado lateralmente, atrás da orelha, e bilateralmente.

Nos casos unilaterais, pode-se iniciar a reabilitação após 1 ano de vida. Crianças com perda auditiva unilateral podem ter problemas com localização sonora e compreensão da fala no ruído e dificuldades em manter a atenção auditiva.[39] Além disso, existe associação entre a perda auditiva unilateral e pior desempenho escolar.[40]

Em crianças menores de 5 anos, o método de reabilitação é por meio do uso de próteses de vibração óssea. Existem três formas de utilização: com tiara, banda elástica ou adesivo.[41] Esses dispositivos consistem em um microfone, um amplificador e um transdutor ósseo que estimula o osso craniano a propagar o som para o ouvido interno, contornando o canal auditivo, a membrana timpânica e o ouvido médio.

Em crianças maiores de 5 anos existe a opção de uso de dispositivos denominados próteses auditivas osteoancoradas. Existem dispositivos aprovados no Brasil: o Baha®, fabricado pela Cochlear Corporation, o OSIA2®, fabricado pela Cochlear Corporation, o Bonebridge2®, fabricado pela Med-El Corporation e o Ponto®, fabricado pela Oticon (Figura 86.13). A análise da anatomia do osso temporal e a espessura da cortical óssea são fundamentais para a avaliar a viabilidade da cirurgia e a escolha do dispositivo mais adequado.[42]

As próteses osteoancoradas se dividem em dois tipos, as percutâneas, nas quais existe um pilar atravessando a pele, e o tipo transcutâneo, no qual a pele permanece íntegra e o acoplamento se dá por meio de ímã.

O limite audiológico da indicação das próteses osteoancoradas é o limiar ósseo, que deve ser igual ou melhor que 55 dB. Esses dispositivos têm a capacidade de fechar todo *gap* aéreo ósseo, porém apresentam limitações para ampliação do componente sensorioneural.

O Vibrant® Soundbridge™, fabricado pela Med-El Corporation, é um outro tipo de prótese cirurgicamente implantável, que promove amplificação pela vibração ossicular por meio de um transdutor de massa flutuante que é colocado no nicho da janela redonda ou preso no processo longo da bigorna ou no estribo em crianças com microtia e com anatomia preservada dessas estruturas.

CONSIDERAÇÕES FINAIS

Pacientes com malformação auricular apresentam uma condição complexa e merecem atendimento abrangente que aborde condições clínicas coexistentes, como problemas da audição e linguagem, ou outras diferenças faciais. A orientação da equipe de especialistas, assim como decisões em conjunto com a família, permitem a obtenção de melhores resultados.[43] O aprimoramento das técnicas cirúrgicas já existentes, estudos genéticos e a engenharia de tecidos apontam para grandes avanços no tratamento. A abordagem bem-sucedida da criança com microtia é muito gratificante para o paciente, sua família e para a equipe dos profissionais de saúde.

REFERÊNCIAS BIBLIOGRÁFICAS

1. Eavey RD. Surgical repair of the auricle for microtia. In: Bluestone C, Stool S. (eds.). Atlas of pediatric otolaryngology. Philadelphia: W.B. Saunders, 1995. p. 13-25.
2. Eavey RD. Management strategies for congenital ear malformations. Pediatr Clin North Am [Internet]. 1989 Dec [Acesso em: 2024 Jul];36(6):1521-34.
3. Eavey RD. Microtia and significant auricular malformation. Ninety-two pediatric patients. Arch Otolaryngol Head Neck Surg [Internet]. 1995 Jan [Acesso em: 2024 Jul];121(1):57-62.
4. Eavey RD, Cheney ML. Reconstruction of congenital auricular malformation. In: Nadol J, Schuknecht H. (eds.). Surgery of the ear and temporal bone. New York: Raven, 1993. p. 435-47.
5. Tanzer RC. Total reconstruction of the external ear. Plast Reconstr Surg Transplant Bull [Internet]. 1959 Jan [Acesso em: 2024 Jul];23(1):1-15.
6. Tanzer RC. Microtia. Clin Plast Surg [Internet]. 1978 [Acesso em: 2024Jul];5(3):317–36.
7. Bonilla A. Pediatric microtia reconstruction with autologous rib: Personal experience and technique with 1000 pediatric patients with microtia. Facial Plast Surg Clin North Am [Internet]. 2018 Feb [Acesso em: 2024 Jul];26(1):57-68.
8. Artunduaga MA, Quintanilla-Dieck Mde L, Greenway S, Betensky R, Nicolau Y, Hamdan U et al. A classic twin study of external ear malformations, including microtia. N Engl J Med [Internet]. 2009 Sep 17[Acesso em: 2024 Jul];361(12):1216-8.
9. Chen X, Zhang R. Microtia epigenetics: An overview of review and new viewpoint. Medicine (Baltimore) [Internet]. 2019 Oct [Acesso em: 2024 Jul];98(41):e17468.
10. Jarvis BL, Johnston MC, Sulik KK. Congenital malformations of the external, middle, and inner ear produced by isotretinoin exposure in mouse embryos. Otolaryngol Head Neck Surg [Internet]. 1990 Apr [Acesso em: 2024 Jul];102(4):391-401.
11. Sieber SM, Whang-Peng J, Botkin C, Knutsen T. Teratogenic and cytogenetic effects of some plant-derived antitumor agents (vincristine, colchicine, maytansine, VP-16-213 and VM-26) in mice. Teratology [Internet]. 1978 Aug [Acesso em: 2024 Jul];18(1):31-47.

12. Bennun RD, Mulliken JB, Kaban LB, Murray JE. Microtia: A microform of hemifacial microsomia. Plast Reconstr Surg [Internet]. 1985 Dec [Acesso em: 2024 Jul];76(6):859-65.
13. Keogh IJ, Troulis MJ, Monroy AA, Eavey RD, Kaban LB. Isolated microtia as a marker for unsuspected hemifacial microsomia. Arch Otolaryngol Head Neck Surg [Internet]. 2007 Oct [Acesso em: 2024 Jul];133(10):997-1001.
14. Vento AR, LaBrie RA, Mulliken JB. The O.M.E.N.S. classification of hemifacial microsomia. Cleft Palate Craniofac J [Internet]. 1991 Jan [Acesso em: 2024 Jul];28(1):68-76; discussion 77.
15. Rooijers W, Tio PAE, van der Schroeff MP, Padwa BL, Dunaway DJ, Forrest CR et al. Hearing impairment and ear anomalies in craniofacial microsomia: A systematic review. Int J Oral Maxillofac Surg [Internet]. 2022 Oct [Acesso em: 2024 Jul];51(10):1296-1304.
16. Weerda H. Classification of congenital deformities of the auricle. Facial Plast Surg [Internet]. 1988 Oct [Acesso em: 2024 Jul];5(5):385-8.
17. 17. Tanzer R, Edgerton M. Anatomy, embryology, and classification of auricular deformities. In: Symposium on Reconstruction of the Auricle. St Louis: Mosby; 1974. (Congenital Abnormalities - surgery; xi, 312 p. ill].
18. Marx H. Die Missbildungen des Ohres. In: Henke F, Lubarsh O, editors. Handbuch der Spez Path Anatomie Histologie. Berlin, Germany: Springer; 1926. p. 620-5.
19. Nagata S. A new method of total reconstruction of the auricle for microtia. Plast Reconstr Surg [Internet]. 1993 Aug [Acesso em: 2024 Jul];92(2):187-201.
20. Wilkes GH, Wong J, Guilfoyle R. Microtia reconstruction. Plast Reconstr Surg [Internet]. 2014 Sep [Acesso em: 2024 Jul];134(3):464e-479e.
21. Davis J. Otoplasty: aesthetic and reconstructive techniques. 2. ed. New York: Springer-Verlag, 1997.
22. Zhang TY, Bulstrode N, Chang KW, Cho YS, Frenzel H, Jiang D et al. International Consensus Recommendations on microtia, aural atresia and functional ear reconstruction. J Int Adv Otol [Internet]. 2019 Aug [Acesso em: 2024 Jul];15(2):204-208.
23. Nagata S. Total auricular reconstruction with a three-dimensional costal cartilage framework. Ann Chir Plast Esthet [Internet]. 1995 Aug [Acesso em: 2024 Jul];40(4):371-99.
24. Reinisch J. Microtia Reconstruction Using a Medpor Ear Implant [videotape]. Newnan: Porex, 1999.
25. Reinisch JF, van Hövell Tot Westerflier CVA, Tahiri Y, Yao CA. The occipital artery-based fascial flap for ear reconstruction. Plast Reconstr Surg [Internet]. 2019 Mar [Acesso em: 2024 Jul];143(3):592e-601e.
26. Stephan S, Reinisch J. Auricular reconstruction using porous polyethylene implant technique. Facial Plast Surg Clin North Am [Internet]. 2018 Feb [Acesso em: 2024 Jul];26(1):69-85.
27. Ronde EM, Esposito M, Lin Y, van Etten-Jamaludin FS, Bulstrode NW, Breugem CC. Long-term aesthetics, patient-reported outcomes, and auricular sensitivity after microtia reconstruction: A systematic review. J Plast Reconstr Aesthet Surg [Internet]. 2021 Dec [Acesso em: 2024 Jul];74(12):3213-34.
28. Ronde EM, Esposito M, Lin Y, van Etten-Jamaludin FS, Bulstrode NW, Breugem CC. Long-term complications of microtia reconstruction: A systematic review. J Plast Reconstr Aesthet Surg [Internet]. 2021 Dec [Acesso em: 2024 Jul];74(12):3235-50.
29. Granström G, Bergström K, Tjellström A. The bone-anchored hearing aid and bone-anchored epithesis for congenital ear malformations. Otolaryngol Head Neck Surg [Internet]. 1993 Jul [Acesso em: 2024 Jul];109(1):46-53.
30. Kievit H, Verhage-Damen GW, Ingels KJ, Mylanus EA, Hol MK. Long-term quality of life assessment in patients with auricular prostheses. J Craniofac Surg [Internet]. 2013 Mar [Acesso em: 2024 Jul];24(2):392-7.
31. Wu H, Niu Z, Li G, Li Y, Wang B, Qian J et al. Nonsurgical treatment for congenital auricular deformities: A systematic review and meta-analysis. Aesthetic Plast Surg [Internet]. 2022 Feb [Acesso em: 2024 Jul];46(1):173-82.
32. Liu Y, Wu W, Seunggi C, Li Z, Huang Y, Zhou K et al. The application and progress of stem cells in auricular cartilage regeneration: A systematic review. Front Cell Dev Biol [Internet]. 2023 Jul 26 [Acesso em: 2024 Jul];11:1204050.
33. Bichara DA, O'Sullivan NA, Pomerantseva I, Zhao X, Sundback CA, Vacanti JP et al. The tissue-engineered auricle: Past, present, and future. Tissue Eng Part B Rev [Internet]. 2012 Feb [Acesso em: 2024 Jul];18(1):51-61.
34. Hoang NT, Hoehnke C, Hien PT, Mandlik V, Feucht A, Staudenmaier R. Neovascularization and free microsurgical transfer of in vitro cartilage-engineered constructs. Microsurgery [Internet]. 2009 [Acesso em: 2024 Jul];29(1):52-61.
35. Kamil SH, Vacanti MP, Aminuddin BS, Jackson MJ, Vacanti CA, Eavey RD. Tissue engineering of a human sized and shaped auricle using a mold. Laryngoscope [Internet]. 2004 May [Acesso em: 2024 Jul];114(5):867-70.
36. Saim AB, Cao Y, Weng Y, Chang CN, Vacanti MA, Vacanti CA et al. Engineering autogenous cartilage in the shape of a helix using an injectable hydrogel scaffold. Laryngoscope [Internet]. 2000 Oct [Acesso em: 2024 Jul];110(10 Pt 1):1694-7.
37. Staudenmaier R, Hoang NT, Mandlik V, Schurr C, Burghartz M, Hauber K et al. Customized tissue engineering for ear reconstruction. Adv Otorhinolaryngol [Internet]. 2010 [Acesso em: 2024 Jul];68:120-131.
38. von Bomhard A, Veit J, Bermueller C, Rotter N, Staudenmaier R, Storck K et al. Prefabrication of 3D cartilage contructs: Towards a tissue engineered auricle - a model tested in rabbits. PLoS One [Internet]. 2013 Aug 9 [Acesso em: 2024 Jul];8(8):e71667.
39. Saliba I, Froehlich P, Bouhabel S. One-stage vs. two-stage BAHA implantation in a pediatric population. Int J Pediatr Otorhinolaryngol [Internet]. 2012 Dec [Acesso em: 2024 Jul];76(12):1814-8.
40. Kesser BW, Krook K, Gray LC. Impact of unilateral conductive hearing loss due to aural atresia on academic performance in children. Laryngoscope [Internet]. 2013 Sep [Acesso em: 2024 Jul];123(9):2270-5.
41. Heubi C, Choo D. Updated optimal management of single-sided deafness. Laryngoscope [Internet]. 2017 Aug [Acesso em: 2024 Jul];127(8):1731-2.
42. Doshi J, Sheehan P, McDermott AL. Bone anchored hearing aids in children: An update. Int J Pediatr Otorhinolaryngol [Internet]. 2012 May [Acesso em: 2024 Jul];76(5):618-22.
43. Eavey RD. Ear malformations. What a pediatrician can do to assist with auricular reconstruction. Pediatr Clin North Am [Internet]. 1996 Dec [Acesso em: 2024 Jul];43(6):1233-44.

CAPÍTULO 87

Lipoaspiração e Lipoenxertia Cervicofacial

Carlos A. Caropreso • Marcia Ale • Rebeca Silva Chiabai Loureiro

INTRODUÇÃO

A lipoenxertia não é uma técnica nova. A primeira utilização do enxerto de gordura para preencher uma cicatriz com perda de volume em face aconteceu em 1893, realizada por Gustav Neuber. Nessa primeira tentativa obteve-se melhora da região deprimida. Holländer foi o primeiro a descrever a técnica para injeção de gordura com uso de cânula em 1909, com extensa publicação com fotos, demonstrando a melhora da atrofia facial, correção de retração cicatricial e melhora dos tecidos nos quais a gordura foi injetada.[1]

Com a popularização da liposucção em meados de 1980, os cirurgiões plásticos encontraram uma nova fonte de tecido preenchedor: o material lipoaspirado. Infelizmente, os cirurgiões dessa década realizavam a aplicação de gordura em *bolus*, além de não terem o cuidado necessário na aspiração da gordura nos sítios doadores para manter a viabilidade dos adipócitos, faziam com alta pressão de sucção, obtendo resultados insatisfatórios, com grande reabsorção do material aplicado.[2]

Houve melhora dos resultados somente a partir de 1990, quando Coleman[2] introduziu conceitos como aspiração da gordura sob baixa pressão, a técnica de processamento da gordura por centrifugação e separação dos elementos não desejáveis da lipoaspiração (óleo, sangue, anestésico local e outros materiais não celulares) e, também muito importante, a colocação da gordura em pequenas quantidades em cada passada da cânula. A aplicação em pequenas quantidades assegura a proximidade da gordura injetada aos suprimentos sanguíneos, como também a ancora aos tecidos receptores. Vários nomes têm sido dados a essa técnica: enxerto estrutural de gordura, lipoescultura, técnica de Coleman, ou *macrofat*.

A partir do uso crescente de gordura, os estudos biológicos permitiram avanços teóricos e técnicos crescentes nos últimos 20 anos para a aplicação da lipoenxertia facial, não apenas como um restaurador de volume.

O tecido adiposo é composto de adipócitos, fração vascular estromal (FVS) (incluindo células-tronco derivadas do tecido adiposo [ADSCs], pericitos, fibroblastos) e matriz extracelular (MEC). Além da sobrevivência do enxerto, a lipoenxertia mostrou efeito regenerativo (melhorias na qualidade da pele, cicatrizes e rugas finas) devido às ADSCs. Também houve avanços significativos na coleta e processamento de gordura autóloga, aumentando, assim, a aplicabilidade da lipoenxertia facial.[3] Foram introduzidos produtos gordurosos mais especializados, com tamanhos de partículas variáveis e diferentes componentes, permitindo uma aplicação direcionada em diferentes circunstâncias. Por exemplo, *microfat* e gordura fluida superficial melhorada (SEFF) podem ser usadas para implantação mais superficial e delicada, devido aos seus tamanhos de partículas menores em comparação com a gordura Coleman. Os estudos mais recentes descreveram o desenvolvimento do gel SVF, contendo MEC e FVS concentrados e quase nenhum óleo; esse gel mostrou notável capacidade de regeneração com modesta capacidade de volumização,[3] todos detalhados no decorrer deste capítulo.

Atualmente, com o refinamento técnico e melhorias instrumentais para enxertos de gordura, esse procedimento é considerado minimamente invasivo, eficaz, seguro e com baixa taxa de complicação e alta de satisfação pelo paciente (Figura 87.1). É amplamente utilizado em cirurgias estéticas para tratar deformidades em todas as regiões do corpo com significativo déficit de volume e ótimos resultados em reconstrução de mamas, assim como deformidades craniofaciais, como microssomia hemifacial, síndrome de Parry-Romberg, queimaduras e cicatrizes.[4]

Tornou-se também parte importante do armamentário no rejuvenescimento facial, sendo um dos mais artísticos procedimentos realizados em face. O cirurgião, para realizar a lipoenxertia, deve desenvolver a habilidade de identificar sutis modificações no contorno facial pela aplicação da gordura e reconhecer as áreas que necessitam dessa suplementação e aquelas que não necessitam.

Diferentemente dos preenchedores sintéticos, os enxertos de gordura não estão associados a reação de hipersensibilidade ou formação de granuloma. Outra propriedade única dos enxertos de gordura é a presença de ASCs (células-tronco de adultos) que promovem deposição de novo colágeno e hiperplasia dérmica, e têm propriedades regenerativas nos tecidos.[4]

OBJETIVOS DO TRATAMENTO

Existem três objetivos principais da lipoenxertia facial: restauração de volume (preenchimento da camada profunda, fornecimento de suporte tecidual e melhoria dos contornos faciais), contorno fino (preenchimento da camada superficial, proporcionando volumização limitada e regeneração modesta) e reparo tecidual (preenchimento intradérmico, usado predominantemente para reparar tecidos envelhecidos e danificados). Dessa forma, sistematiza-se os tratamentos de gordura e escolha dos produtos a depender da camada facial a ser tratada.

O preenchimento facial em camadas profundas proporciona restauração do volume juntamente com um efeito de suporte, o que é importante em casos que envolvem perda de volume pelo envelhecimento, ou em casos que requeiram contornos maiores, como na testa, área temporal, região malar anterior, queixo ou dorso nasal. *Macrofat* (técnica de Coleman) é o enxerto de gordura preferido para esses procedimentos.[3]

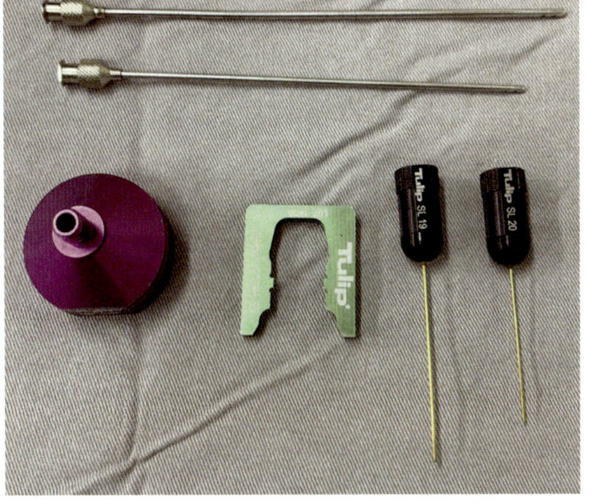

Figura 87.1 Material utilizado para lipoaspiração e lipoenxertia.

O aspecto intermediário envolve contornos finos, como, por exemplo, o contorno da linha dos lábios, cicatriz de acne, faixa cervical, rugas estáticas profundas. Esses procedimentos não necessitam de grande preenchimento volumétrico e devem ser realizados principalmente com *microfat*, SEFF ou SVF-gel. Para preenchimento de tecidos superficiais, o efeito de preenchimento de volume do *microfat* é melhor que o SEFF, *nanofat*, SVF-gel, mas a capacidade de regeneração e reparo é exatamente oposta.[3]

Quando se pensa em tratamento da camada superior, almeja-se a regeneração tecidual, o que inclui o tratamento de rugas finas, manchas causadas pelo fotoenvelhecimento e olheiras causadas por problemas de pele. Esses procedimentos devem ser realizados com *nanofat*, ou SVF-gel como alternativa, e envolvem enxerto de gordura intradérmica com agulha afiada (SNIF).[3]

Com base nessa combinação de enxertos múltiplos, multimétodos e multicamadas, existe uma combinação de técnicas capaz de restaurar com eficiência a estrutura saudável da face e individualizar o tratamento dos pacientes.

O cirurgião, para realizar lipoenxertia, deve desenvolver a habilidade de identificar sutis modificações no contorno facial pela aplicação da gordura, e reconhecer as áreas que necessitam dessa suplementação e aquelas que não necessitam. Tornou-se parte importante do arsenal terapêutico no rejuvenescimento facial, sendo um dos mais artísticos procedimentos realizados em face.

Diferentemente dos preenchedores sintéticos, os enxertos de gordura não estão associados a reação de hipersensibilidade ou formação de granuloma.

Na face envelhecida, há contornos irregulares entre as subunidades, com transições abruptas entre áreas de convexidade e concavidade, as quais são percebidas como sombras e deixam o esqueleto facial mais visível no seu contorno. Com localização precisa e quantidade de volume, a lipoenxertia adiciona contorno e suaviza essas transições. O enxerto autólogo de gordura é muito utilizado nas têmporas, malar, região periorbitária, recesso bucal, retrusão perioral, que causa aprofundamento do sulco nasolabial, e mentolabial. A lipoenxertia não substitui o *lifting* facial, que é um adjuvante no rejuvenescimento facial. Quando a injeção de gordura é feita em uma face com tecidos muito ptóticos, a sua colocação pode deixar a face com aspecto muito preenchido e mais pesado, e não rejuvenescido.

MACROFAT

Viabilidade do enxerto de gordura e sua durabilidade

O persistente desafio na lipoenxertia é predizer o quanto do volume do enxerto de gordura será mantido. Coleman, em 1995,[1] publicou primeiro artigo demonstrando manutenção de resultados satisfatórios, apresentando casos após 7 anos de lipoenxertia na face. Ele reforçou a importância do cuidado da aplicação em pequenas quantidades, em várias passadas, em áreas com boa vascularização, e referiu ser difícil predizer o grau de volume que persistirá após 3 meses do implante de gordura.

Vários estudos têm sido feitos mostrando taxas variadas de reabsorção após o transplante. Pontos importantes considerados na literatura são:[2,4-6]

- Não há consenso sobre o quanto do volume injetado será mantido
- Não houve diferença significativa nos resultados do enxerto de gordura obtida em diferentes áreas doadoras, assim como a técnica de coleta, tamanho da cânula ou velocidade de centrifugação ou quanto da solução de tumescência foi utilizada
- Estudos clínicos encontraram resultados mais favoráveis quando a gordura foi processada por centrifugação comparada à sedimentação
- Foram observadas maiores taxas de retenção de volume quando a velocidade de aplicação foi lenta e quando aplicadas em áreas de menor mobilidade (p. ex., injeção de gordura nas áreas orbitomalar e malar tinham maior retenção de volume do que na região perioral ou labial)
- Até o momento, não há evidência clínica que o uso de plasma rico em plaqueta (PRP) ou ASCs ou a combinação deles tenha efeito na taxa de retenção do enxerto de gordura.

Apesar da possibilidade de parte da gordura injetada ser reabsorvida, não se deve fazer uma "overcorreção" presumindo que parte do enxerto de gordura será reabsorvido. Em alguns casos, toda a gordura permanecerá. A quantidade "pega" do enxerto de gordura é variável em cada indivíduo, e corrigir o excesso de enxerto é mais complicado do que a subcorreção.

Avaliação pré-operatória

Como em todo procedimento cirúrgico, a história do paciente e o exame físico são a base para o sucesso. Analisar as causas da deformidade estética, se por ptose dos tecidos pelo envelhecimento, por reabsorção excessiva da gordura local, por trauma ou por presença de alguma doença de base. Avaliar as condições clínicas e o histórico pessoal ou familiar de alteração de coagulação/trombose, sangramentos excessivos, alergia a lidocaína, se alergia positiva, não deve ser usada na solução de infiltração. Ter conhecimento de todos os medicamentos em uso, com atenção especial sobre anticoagulantes ou suplementos que afetem a coagulação.

Hábitos como tabagismo ou história prévia de cirurgia ou de infecção no local de aplicação são fatores que podem diminuir a vascularização local e diminuir a pega do enxerto.

Atenção especial para pacientes que foram submetidos a tratamento com radiofrequência ou com ultrassom multifocado de alta frequência, porque essas modalidades de tratamento causam fibrose do plexo vascular subdérmico e na vascularização da gordura subcutânea e também do sistema musculoaponeurótico superficial, em uma extensão de até 5 mm abaixo da pele. De modo semelhante, aqueles que fizeram uso de preenchedores inflamatórios como ácido poli-L-láctico têm fibrose facial interna e mudanças inflamatórias que causam diminuição na taxa de pega do enxerto de gordura.[6]

Todos as medicações que interferem na coagulação devem ser suspensas 2 semanas antes da cirurgia. O tabagismo deve ser suspenso pelo menos 3 meses antes da cirurgia.

No exame físico, avaliar as alterações de contorno facial, deficiência de volume, presença de cicatrizes e de tecidos fibróticos. E durante a avaliação e planejamento, perceber se os objetivos finais do paciente são realísticos.

Sítios doadores de gordura

Como não há consenso sobre o melhor sítio doador em relação à qualidade da gordura e sua sobrevivência, a escolha é feita em consulta com o paciente (quadril, parte interna da coxa, parte interna do joelhos, abdômen, "pneus" sobressalentes) (Figura 87.2).

Coleta e processamento da gordura

Assepsia com clorexidina aquosa da área delimitada para coleta, infiltração com solução de lidocaína a 0,5% com 1:200.000 de adrenalina. A gordura é aspirada com cânula de aspiração de 2,1 mm (o uso de cânulas menores para aspiração pode causar trauma e diminuir a viabilidade do enxerto) acoplada a uma seringa de 10 mℓ, com 3 dedos de retração do êmbolo para evitar barotrauma nos adipócitos (Vídeo 87.1).

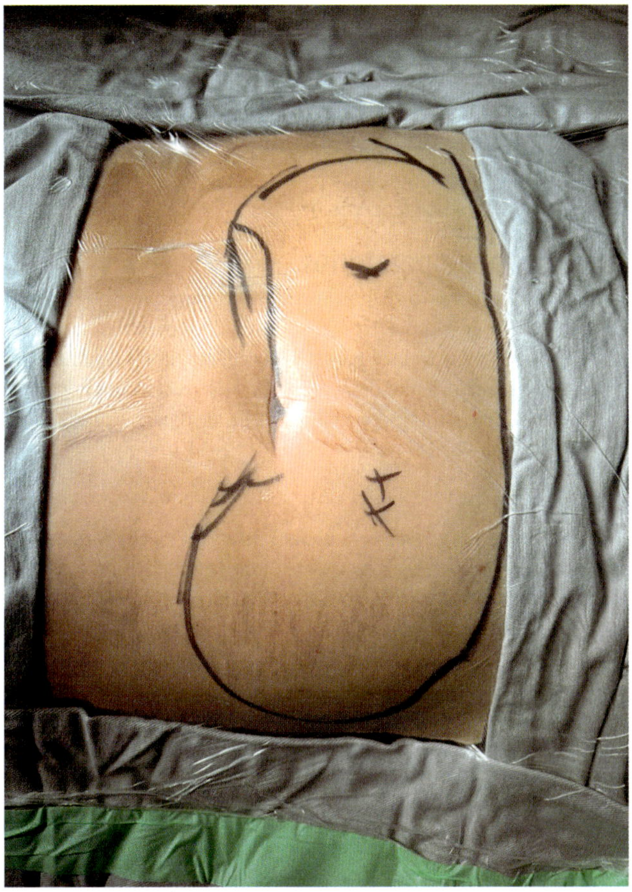

Figura 87.2 Área do abdômem delimitada para lipoaspirar.

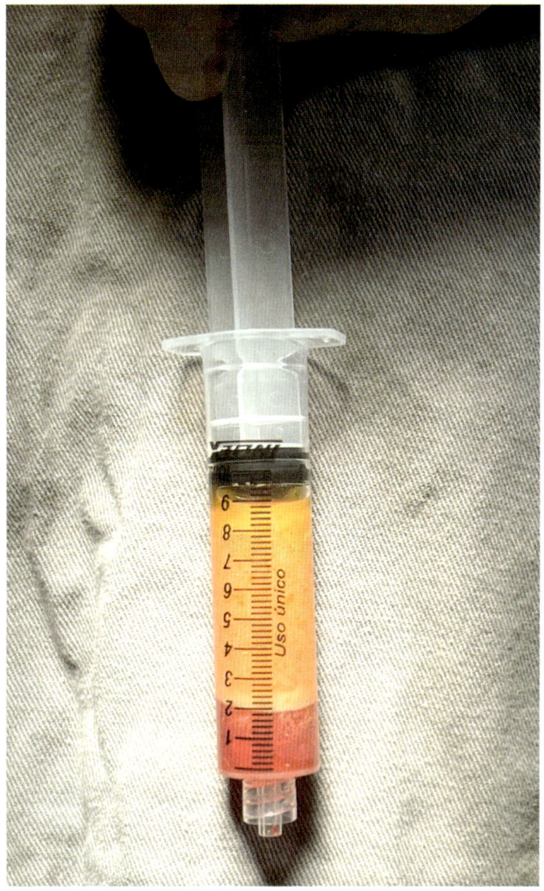

Figura 87.3 Camadas formadas na seringa após centrifugar ou decantar.

Como medida, lipoaspira-se o dobro do volume que se deseja lipoenxertar na face, pois a centrifugação reduz o enxerto utilizável entre 30 e 50%. Geralmente, entre 80 e 90 mℓ de gordura são aspirados, mas em pacientes com mais atrofia facial pode ser necessário entre 120 e 150 mℓ.

No processamento da gordura, centrifuga-se conforme descrito pelo protocolo de Coleman.[4] As pontas das seringas de 10 mℓ são tampadas com tampas *luer lock* e colocadas na centrífuga em encaixes estéreis, dispostas de forma equilibrada e simétrica. A centrifugação é realizada a 1.300 rpm por 3 minutos.

O material centrifugado terá 3 níveis: (1) no fundo da seringa, com sangue e anestésico local, (2) no meio, concentrado de adipócitos e ASCs, e (3) no topo, óleo de células rompidas durante o processo de coleta (Figura 87.3).

Retira-se a tampa *luer lock* e deixa-se escoar o sangue; depois, em uma gaze, vira-se cuidadosamente a seringa e deixa-se escoar o óleo. Para remover completamente o óleo que fica próximo à camada das células, é colocado cotonoide cirúrgico para embeber o restante (Vídeos 87.2 e 87.3).

A gordura (porção do meio) é transferida através de conector de seringas para uma seringa de 1 mℓ, tomando-se o cuidado de não deixar entrar ar para não interferir a injeção de modo suave (Vídeo 87.4).

A centrifugação resulta em diferentes densidades de gordura; as com densidade mais alta ficam no fundo da seringa de 10 mℓ. Estudos[7] têm mostrado melhor pega de enxerto com gorduras de alta densidade quando comparado à gordura de menor densidade e, portanto, ao transferir a gordura da seringa de 10 mℓ para a de 1 mℓ para aplicação, idealmente as seringas devem ser agrupadas em alta, intermediária e baixa densidade para uso mais adequado do material e simétrico na face.

Pega do enxerto de gordura e sua durabilidade

O persistente desafio na lipoenxertia é predizer o quanto do volume do enxerto de gordura será mantido. É importante o cuidado da aplicação em pequenas quantidades, em várias passadas, em áreas com boa vascularização, mas é difícil predizer o grau de volume que persistirá após 3 meses do implante de gordura.[1]

Marcação da face

Avaliar as áreas a ser tratadas em cada paciente, que seriam as mesmas áreas em que serão utilizados os preenchedores de ácido hialurônico: têmpora, pálpebra superior, pálpebra inferior (*tear trough*), malar, sulco nasolabial, lábios, região perioral, mandíbula.

A marcação deve ser feita com o paciente sentado, marcando-se as áreas de concavidade e perda de volume (Figura 87.4).

Se o paciente estiver sob anestesia local, faz-se o bloqueio dos nervos supraorbitário, infraorbitário, zigomaticofacial e mentoniano com lidocaína a 2% com adrenalina 1:100.000.

Quando é feita a lipoenxertia junto com a ritidoplastia, sempre se inicia pela enxertia de gordura para que o edema e a infiltração não atrapalhem na análise do volume aplicado. São resevados de 1 a 2 mℓ para algum retoque no final da cirurgia.

Técnica de injeção

Aplicação em *bolus* deve ser evitada, porque dessa forma somente as células de gordura localizadas na periferia teriam contato com os tecidos ao redor e sobreviveriam, e as células de gorduras localizadas no centro, em contato apenas com outros adipócitos, sofreriam necrose por falta de nutrição.[8]

Coleman preconiza que a colocação dos enxertos de gordura deve ser feita pelo "método 3M", utilizando-se múltiplas passagens, em múltiplos planos e túneis teciduais e em múltiplas direções.[9]

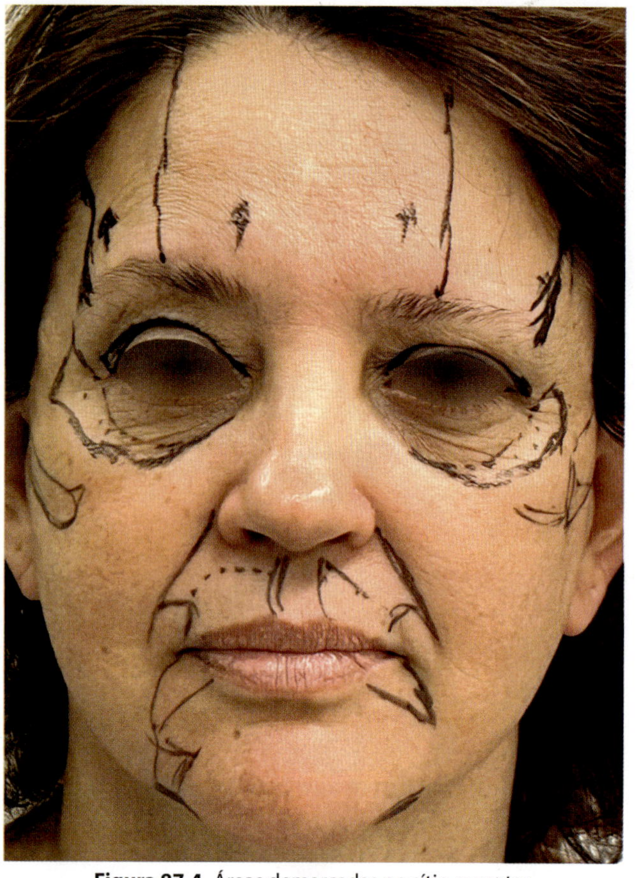

Figura 87.4 Áreas demarcadas no sítio receptor.

A aplicação da gordura é feita com cânula Coleman de 0,9 mm, acoplada na seringa de 1 mℓ em movimentos de ida e volta, injetando-se pequenas quantidades por passada (entre 0,05 e 0,1 mℓ por passada), de forma radiada para melhor distribuição em todas as áreas. Movimentos rápidos durante a injeção asseguram uma infiltração mais homogênea, diminuindo a possibilidade de injetar muito em uma área e o risco de formação de grânulos (Vídeo 87.5).

A aplicação da gordura pode ser realizada em diferentes profundidades, dependendo do efeito desejado. Aplicação na camada subdérmica melhora a qualidade da pele e diminui os vincos; porém, nessa camada, pode causar irregularidades visíveis. Aplicação no nível próximo ao periósteo aumenta o volume do envelope de tecidos moles ao redor da estrutura óssea facial com menor risco. A gordura aplicada abaixo do subcutâneo também restaura o volume, proporcionando rejuvenescimento e reestabelecendo as proporções faciais.

A moldagem deve ser evitada em qualquer nível de aplicação, porque pode levar à necrose e reabsorção da gordura.[6]

Considerações importantes sobre sítios específicos de injeção na face

Mais uma vez, os locais de aplicação devem ser cuidadosamente escolhidos, avaliando-se o grau de atrofia em cada paciente. Deve-se evitar aplicação rotineira em todas as subunidades da face, assim como aplicação excessiva ou sobrecorreção em qualquer das subunidades, porque pode criar um aspecto não natural, pesado e distorcido. É mais difícil remover a gordura aplicada em excesso do que retocar as aréas em que faltou um pouco de volume, seja com nova aplicação de gordura ou mesmo com preenchedor de ácido hialurônico no consultório.

Como base para prevenir problemas no início do uso da lipoenxertia, é sempre conveniente aplicar volumes menores até o cirurgião estar mais treinado.

Atenção especial na aplicação em pálpebras, porque a pele muito fina mostra mais facilmente irregularidades na aplicação. É interessante deixar essa subunidade para a aplicação após algum tempo de treinamento em lipoenxertia.

Cuidados pós-operatórios

É feito curativo compressivo na área doadora para prevenir hematoma e formação de seroma. Nos primeiros 3 dias, compressas geladas devem ser aplicadas na face para reduzir edema, dor e equimose.

Pacientes são orientados a evitar pressão direta nos locais de aplicação, assim como fazer massagem na face para evitar migração da gordura ou necrose.[10]

Complicações

Todos os pacientes apresentam discreto desconforto, equimose e edema nos pós-operatório, que desaparecem entre 2 e 4 semanas. Complicações menores incluem reabsorção, hipocorreção, hipercorreção, visíveis irregularidades, migração da gordura injetada e complicações no sítio doador (p. ex., hematomas e formação de seroma).

A complicação mais comum na lipoenxertia são irregularidades visíveis em aplicações mais superficiais, as quais podem ser tratadas com liposucção com a mesma cânula usada na lipoenxertia, ou por excisão direta.[10]

Na hipocorreção, pode-se realizar uma nova lipoenxertia, geralmente após 3 meses, ou correção com uso de preenchedores sintéticos em consultório.

Pigmentação nas pálpebras inferiores após enxerto de gordura é frequente, geralmente desaparecendo em poucas semanas, apesar de poder persisitir por meses a 1 ano como um espessamento de pele.[7]

Infecção depois da lipoenxertia é rara, mas deve-se ter atenção para a técnica estéril na coleta, processamento e aplicação. O aumento labial deve ser realizado por último na sequência de injeções, para evitar a contaminação com a flora oral apesar da assepsia local.

Pacientes com histórico de herpes oral devem receber profilaxia com aciclovir.

A complicação mais temida é a embolia gordurosa por infusão intravenosa, que pode levar à cegueira e acidente vascular. Essa complicação é extremamente rara e não há relatos com aplicação por cânulas rombas.[11] Além do uso de cânulas rombas, usa-se injeção de pequenos volumes por passada para evitar uma contínua coluna de lipoaspirado injetado nas artérias oftálmicas ou nas artérias carótidas internas. Atentar para possível localização de vasos e áreas de risco.

REFERÊNCIAS BIBLIOGRÁFICAS

1. Coleman SR. Long-term survival of fat transplants: controlled demonstrations. Aesthetic Plast Surg [Internet]. 1985 Sept-Oct [Acesso em: 2024 Jul];19(5):421-5.
2. Coleman SR. Facial recontouring with lipostructure. Clin Plast Surg [Internet]. 1997 Apr [Acesso em: 2024 Jul];24(2):347-67.
3. Hu H, Shi Y, Qian Y, Yu X, Liu A, Li F, Jiang H, Wang H. Pyramidal multiple-theory (multi-type, multi-method and multi-layer) for facial fat grafting. J Cosmet Dermatol [Internet]. 2023 Mar [Acesso em: 2024 Jul];22(3):937-44.
4. Dayal A, Bhatia A, Hsu JS. Fat grafting in aesthetics. Clin Dermatol [Internet]. 2022 Jan-Feb [Acesso em: 2024 Jul];40(1):35-44.
5. Strong AL, Cederna PS, Rubin JP, Coleman SR, Levi B. The current state os fat grafting: A review of harvesting, processing, and injection techniques. Plast Reconstr Surg [Internet]. 2015 Oct [Acesso em: 2024 Jul];136(4):897-912.

6. Jacono A A. The art and science of extended deep plane facelifting and complementary facial rejuvenation procedures. St. Louis: Quality Medical Publishing; 2021. 500 p.
7. Allen RJ Jr, Canizares O Jr, Scharf C, Nguyen PD, Thanik V, Saadeh PB et al. Grading lipoaspirate: Is there an optimal density for fat grafting? Plast Reconstr Surg [Internet]. 2013 Jan [Acesso em: 2024 Jul];131(1):38-45.
8. Laudau MJ, Birnbaum ZE, Kurtz LG, Aronowitz JA. Review: Proposed methods to improve the survival of adipose tissue in autologous fat grafting. Plast Reconstr Surg Glob Open [Internet]. 2018 Aug 3 [Acesso em: 2024 Jul];6(8):e1870.
9. Gal S, Xue Y, Pu LQ. What do we know now about autologous fat grafting? Ann Plast Surg [Internet]. 2019 Oct [Acesso em: 2024 Jul];83(4S Suppl 1):S17-S20.
10. Egro FM, Coleman SR, Rubin JP. Fat grafting for treatment of secondary facial deformity. Clin Plastic Surg [Internet]. 2020 Jan [Acesso em: 2024 Jul];47(1):147-54.
11. Clauser L. Autologous facial fat transfer: Soft tissue augmentation and regenerative therapy. J Cranio Surg [Internet]. 2020 Oct [Acesso em: 2024 Jul];31(7):1879-82.

CAPÍTULO **88**

Cirurgia Plástica nas Sequelas de Paralisia Facial Periférica

Janaina De Rossi • Carolina Passamani Fagundes • Leila Freire

INTRODUÇÃO

Na sociedade humana, a face de uma pessoa pode ser sua identificação, aos olhos mais empáticos até são possíveis percepções do seu estado emocional, da sua saúde e da sua personalidade. A comunicação não verbal e as reações em uma relação interpessoal se manifestam na face. A importância facial também está marcada no campo tecnológico, permitindo acesso seguro das pessoas, tanto fisicamente, como, por exemplo aos edifícios, como virtualmente, para acessar arquivos de dados pessoais, em *sites* do governo.

A paralisia facial pode desfigurar a aparência do indivíduo, prejudicar a expressão das suas emoções, sobretudo do sorriso, além de outros danos funcionais e sensoriais, como dor e irritação ocular, fotofobia, intolerância ao vento e lacrimejamento. Dificuldades bucais, como a vedação labial, podem comprometer a fala e a alimentação, e a percepção gustativa (se houver comprometimento do nervo corda do tímpano) e a função mastigatória (pois a fraqueza muscular prejudica a continência do bolo alimentar na boca), esta última dificultando também a limpeza dos sulcos gengivais durante a alimentação. A paralisia facial, com o passar dos anos, pode desequilibrar a oclusão dental e as articulações temporomandibulares, provocando dor e desgastes. Algumas pessoas podem desenvolver lacrimejamento involuntário durante a mastigação, fenômeno conhecido como "lágrimas de crocodilo", e outras sequelas da motricidade facial, como as sincinesias. Essa combinação de deficiências está continuamente exposta na face e compromete sensivelmente o sujeito no convívio social, acarretando danos à autoestima, à qualidade de vida e à saúde psicológica.

Embora na maioria dos casos a paralisia facial periférica seja uma patologia de evolução benigna, algumas não o são. Para estas, há a atuação do otorrinolaringologista – cirurgia plástica facial, além dos fármacos, terapias físicas e psicoterapia, que podem favorecer o paciente. Para isso, o profissional que cuida de indivíduos com paralisia facial deve ter a ciência das ferramentas e estar atento ao *timing* da doença para identificar os casos de má evolução, fornecer suporte físico e emocional e disponibilizar a melhor combinação terapêutica para cada fase da evolução da moléstia, velando pelo seu bem-estar.

Este capítulo foi desenvolvido no Departamento de Otorrinolaringologia, no ambulatório de otologia/paralisia facial do Hospital das Clínicas da Faculdade de Ciências Médicas da Universidade de São Paulo (HCFMUSP), em São Paulo, que atende a pacientes referenciados com paralisia facial, via Sistema Único de Saúde (SUS). Após a investigação e o tratamento da paralisia, os pacientes que permaneciam com sequelas eram encaminhados para outras especialidades, tais como oftalmologia e cirurgia plástica. A quantidade de pacientes e as dificuldades de atendimento por eles vivenciadas motivaram os otorrinolaringologistas no sentido de unificar os serviços de otologia com a cirurgia plástica facial desde 2005. Para isso, foi realizado um estudo na literatura, participação em congressos específicos de paralisia facial, interação e estágios com profissionais do exterior que atuam com a cirurgia plástica facial direcionada ao manejo das sequelas de paralisia (serviço do Massachusetts Eye and Ear, sob supervisão da Dra. Tessa Hadlock, M.D., e sua equipe, em 2012).

DIAGNÓSTICO DAS SEQUELAS DA PARALISIA

Antes de se iniciar a presente abordagem é necessário fazer o diagnóstico etiológico e o tratamento para paralisia facial, que estão descritos no Capítulo 53, assegurando que doenças, como por exemplo, tumores, sejam diagnosticadas.

A seguir, são propostas duas etapas de avaliação que visam sistematizar a análise das sequelas de paralisia facial, direcionando às etapas seguintes de tratamento:

1ª. Tempo de instalação. Para a avaliação inicial, a distinção entre fase aguda e crônica ou sequela da paralisia é um importante parâmetro para a tomada de decisões. Sequela é a ausência de recuperação da motricidade da face 1 ano após o início da paralisia, ou da cirurgia realizada para reinervação.

2ª. Tônus característico. As sequelas têm localização e intensidade variáveis e apresentam duas formas predominantes que as caracterizam de acordo com o tônus muscular, permitindo classificá-las em sequela flácida ou hipertônica – esta última também denominada sequela espástica. Observam-se, ainda, combinações desses dois estados tônicos da musculatura, em graus distintos, o que nos permite concluir que algumas podem ter características mistas.

O estudo pormenorizado das sequelas não é o foco deste capítulo, e são descritas as noções básicas para guiar a conduta médica e cirúrgica. É considerada sequela flácida a paralisia residual, avaliada a seguir. A sequela espástica pode apresentar-se como sincinesia, contratura ou espasmos musculares, e necessita de diagnóstico diferencial com espasmo hemifacial. Quando a paralisia estiver combinada à sincinesia, pode resultar em um movimento caótico que exige atenção e examinador treinado, pois o diagnóstico preciso será o "divisor de águas" na seleção da terapêutica. Para iniciar o tratamento desses casos, indica-se fonoaudiologia especializada para o treinamento físico muscular para sincinesia – como o *biofeedback* ou treinamento com espelho. De acordo com a evolução na terapia, podem cessar ou diminuir os movimentos caóticos, facilitando a reavaliação. Com a experiência, o diagnóstico se torna mais claro antes mesmo da terapia física.

Caso ainda persistam dúvidas para o diagnóstico correto dos grupos musculares envolvidos nos movimentos caóticos, podem ser realizadas injeções de anestésico local para inibir a função muscular seletiva. Dessa forma, é possível separar temporariamente os movimentos sincinéticos. Para os iniciantes, esse procedimento pode criar um modelo dos pontos para os quais se deseja bloquear a função muscular, norteando a aplicação de toxina botulínica. A quimiodenervação com toxina botulínica faz uma combinação harmônica para os casos mais resistentes, que auxilia a terapia física, e vice-versa. Lee et al., 2020,[1] apresentaram resultados de um programa automático para verificar assimetria facial, e talvez essa tendência possa avançar para futuras interfaces digitais que auxiliem na avaliação; entretanto, até o momento a observação humana é soberana.

A avaliação clínica das sequelas pode ser feita de forma estruturada, observando-se três aspectos da face e pescoço. Essa sistematização foi proposta e tem se mostrado útil na prática das autoras, com o objetivo de direcionar o examinador para o plano de tratamento individual, dentro das opções terapêuticas descritas a seguir. Para facilitar a avaliação, a face pode ser subdividida em regiões: frontal, orbitopalpebral, asa do nariz, sulco nasogeniano, ângulo da boca, e pescoço. A seguir, estão as regiões onde se deve observar a presença de:

- Assimetrias hemifaciais
- Presença de movimentos involuntários
- Oclusão palpebral e lacrimejamento

Os três aspectos a seguir devem ser observados em três etapas:

- Estática: observação da face em repouso
- Dinâmica: observação da movimentação facial durante o diálogo espontâneo
- Dinâmica dirigida: observação facial ativa com comandos para o paciente mover os grupos faciais; pode-se por exemplo, solicitar ao paciente:
  - Falar o nome e a data de nascimento
  - Elevar o supercílio
  - Piscar suavemente e depois com força
  - Contrair parcialmente as pálpebras (como se fosse focar a visão)
  - Sorrir em máxima contração e sorriso espontâneo (fazer cócegas ou falar algo irônico)
  - Fazer bico
  - Mostrar os dentes inferiores.

DOCUMENTAÇÃO DAS IMAGENS E ESCALAS DE GRADUAÇÃO

Para realizar a documentação fotográfica, sugere-se fotografar e filmar as três etapas descritas anteriormente, antes e após o tratamento. É necessária uma padronização da captação das imagens, cuidando para manter a distância entre a câmera e o indivíduo, iluminação, fundo e posição da cabeça, respeitando parâmetros que permitam futuras comparações.

O registro dos dados obtidos durante a avaliação das sequelas em conjunto com as imagens obtidas pode ser difícil de organizar e consultar para as comparações dos resultados e para a comunicação dos resultados entre centros em estudos clínicos. Alguns centros utilizam programas de imagem como eFace (Banks et al.)[2] e são difundidas escalas de graduação como a de House e Brackmann,[3] útil na fase aguda da paralisia, mas limitada em relação às sequelas. Já a escala de Sunnybrook[4] aborda as variáveis encontradas nos casos crônicos, e é considerada a mais adequada em recente estudo de revisão.[5]

A percepção do paciente trazendo informações subjetivas essenciais ao manejo clínico pode ser verificada por instrumentos que consideram aspectos relativos ao psiquismo, qualidade de vida e convívio social, como, por exemplo, a Facial Clinimetric Evaluation (FaCE) Scale descrita por Kahn et al., nos EUA, em 2001,[6] validada em português, no Brasil, por Brito et al., em 2020.[7]

Diante disso, cabe a cada profissional reconhecer a necessidade ou não de utilizar um ou mais desses instrumentos, cuidando para registrar no prontuário médico as avaliações clínicas, a avaliação subjetiva do paciente e as imagens de forma ordenada e acessível.

TOXINA BOTULÍNICA

A aplicação da toxina botulínica permite uma denervação química transitória da placa motora e pode ser muito útil para tratar a paralisia facial crônica, auxiliando no controle da sincinesia e da assimetria facial, produzindo um efeito benéfico na imagem corporal de indivíduos com paralisia facial.[8]

Inicialmente, realiza-se um bom diagnóstico, conforme descrito, aguarda-se o resultado do trabalho da terapia funcional e, por fim, define-se a estratégia de aplicação individual para melhorar o resultado estético e funcional. A toxina botulínica A (BTX-A) é frequentemente utilizada como tratamento seguro e eficaz; entretanto, não existe uma diretriz padronizada para o uso na sincinesia.[9] A escolha da marca, diluição e quantidade são variáveis de acordo com as orientações do fabricante, intensidade da sincinesia e sensibilidade individual ao medicamento. A aplicação na musculatura com sincinesia ou hipertonia é realizada diretamente sobre os pontos afetados. Para melhorar esteticamente a assimetria entre as hemifaces, a aplicação pode ser feita na hemiface não paralisada, reduzindo os movimentos para mimetizar a hemiface paralisada. Dessa forma, os movimentos normais da face são reduzidos, trazendo maior harmonização à percepção estética. Os efeitos negativos desse tratamento são transitórios e incluem a piora da aparência, ptose palpebral, lagoftalmo e acentuação da paralisia.

Os músculos elegíveis para a aplicação são o ventre frontal do músculo epicrânio, corrugador do supercílio, orbicular dos olhos, prócero, zigomático maior e zigomático menor, depressor do lábio inferior, platisma, risório, levantador do ângulo da boca e levantador do lábio superior na porção nasal e orbicular da boca. A paralisia induzida pela aplicação pontual precisa ser bem planejada. A aplicação pode ser realizada primeiro com anestésico local para prever o resultado, e com a prática esse passo se torna desnecessário.

O comportamento da dinâmica muscular na face com paralisia facial crônica é diferente da face normal e, portanto, a lógica utilizada para guiar a aplicação com finalidade estética precisa ser adequada a cada paciente com sequela. Sugere-se consultar o planejamento de aplicação de toxina botulínica em sequelas de paralisia facial por três etapas de intervenção, denominado ReHab, descrito por DeRossi et al. em 2018.[10]

CONSIDERAÇÕES PARA O TRATAMENTO CIRÚRGICO

As possibilidades de tratamento para sequelas flácidas da paralisia evoluíram desde os primeiros reparos neurais e suspensões estáticas na década de 1940, passando pelas transferências musculares, na década de 1970, e com o advento do microscópio cirúrgico os transplantes de enxerto livre se tornaram factíveis. Os procedimentos com base no princípio de reanimação da musculatura são considerados mais adequados ao tratamento da sequela flácida pela maioria dos autores.[11-17]

Nas situações de lesão neural, o imediato reestabelecimento produz os melhores resultados, como nos casos de descompressão do nervo facial ou a anastomose (coaptação neural para conexão do coto distal do nervo facial lesado a um outro nervo craniano para suprir potencial elétrico à placa motora). A anastomose para reparo do nervo facial pode ser direta (aproximação dos cotos facial-facial) ou através da interposição de um enxerto neural, dependendo da extensão de nervo viável, para não causar tensão na coaptação. O momento ideal para realizá-la é imediatamente após a lesão, como ocorre nos traumas e tumores, ou antes de 21 dias para evitar que a degeneração progrida; entretanto, as rupturas reparadas podem melhorar o prognóstico, ainda que já tenha iniciado a degeneração, considerando que a via anatômica original pode ter potencial de neurotização.

Quando não ocorrer o reparo ideal, cada caso deve ser avaliado individualmente para definir o melhor momento possível da intervenção cirúrgica, considerando as variações individuais, tempo de lesão, integridade dos nervos periféricos e seus núcleos, preferência do cirurgião e consentimento do paciente. Fatores como idade avançada, existência de lesão de outros pares cranianos e existência de comorbidades são considerações desfavoráveis na avaliação dos riscos e benefícios de cada procedimento. As reais expectativas devem ser expostas e discutidas com clareza entre médico e paciente.

Já nos casos que não evoluíram satisfatoriamente no primeiro ano, permanecendo com sequela flácida residual e lesão irreversível, existem possibilidades para realizar a reanimação tardia da musculatura, conforme estejam as condições da placa motora, como mostrado a seguir na descrição da técnica de *crossover*. Quanto mais grave for o grau e tempo de sequela, maiores serão as limitações para a reparação estética e funcional da musculatura, independentemente da técnica cirúrgica ou cirurgião. Indivíduos que já apresentaram perda da integridade muscular (na placa motora), mas que buscam obter recomposição do sorriso, necessitam de suporte muscular obtido por técnicas mais complexas.

Para a reconstrução do sorriso nos casos de sequela tardia, citam-se transferências musculares, que podem ser locais, com suas variações, como a ortodrômico do tendão temporal,[18,19] ou técnicas microcirúrgicas de transplante de músculo livre, obtido em áreas doadoras extrafaciais. Os enxertos são conectados à face através de anastomose neural, arterial e venosa (ver seção "Transplante muscular microneurovascular" neste capítulo). A região da fronte, olhos e pescoço podem ser tratados com abordagens estáticas, abordadas mais adiante.

A avaliação da função neuromuscular é feita por eletroneuromiografia, que consiste no estudo do potencial de ação muscular composto (estudo de condução nervosa) e no estudo do potencial de ação da unidade motora (teste com utilização de agulha). O primeiro é indicado para paralisia facial aguda, com no máximo 21 dias de evolução; já o segundo é indicado para paralisias agudas e tardias, a fim de avaliar a qualidade da placa neuronal e da musculatura a ser reenervada.

Dessa forma, a seleção da técnica cirúrgica está atrelada à integridade da placa motora na área paralisada – lembrando que depende do tempo de paralisia –, mas é necessário considerar também o potencial de reversibilidade da lesão neural e o consentimento do paciente. Com uma boa coordenação temporal entre as etapas e técnicas do tratamento, é possível alcançar bons resultados e minimizar as deficiências. Além disso, os pacientes com sequelas tardias de paralisia facial podem necessitar de diversas intervenções ao longo da vida. A abordagem multidisciplinar, a partir de fisioterapia, fonoaudiologia e psicoterapia, favorece o resultado final e precisa ser incluída no processo de tratamento da paralisia desde a sua instalação. O trabalho em equipe é indispensável no preparo pré-operatório e na reabilitação pós-cirúrgica, bem como no manejo das sequelas espásticas e não cirúrgicas.

FENÔMENO DE NEUROTIZAÇÃO

São relatados casos de recuperação espontânea da função do nervo facial após ablação ou transecção completa do nervo.[11] Existem hipóteses para esse fenômeno, como, por exemplo, os cotos do nervo ficaram próximos depois da secção e houve regeneração; os ramos do nervo facial contralateral realizaram anastomose espontânea; nas lesões distais pode haver crescimento dos axônios do próprio nervo; ocorre anastomose espontânea entre os ramos do nervo trigêmeo e facial terminais. Esta última hipótese tem sido fortalecida por observações de pacientes submetidos a transposição de músculo temporal ou masseter que passaram a sorrir espontaneamente sem cerrar os dentes. A manipulação cirúrgica dos músculos da mastigação parece favorecer a ocorrência da neurotização trigeminal, mas os resultados não são previsíveis nem reprodutíveis.[7]

TÉCNICAS PARA REABILITAÇÃO DINÂMICA

Crossover

Os procedimentos de substituição nervosa entre os nervos cranianos, do inglês *crossover* (cruzamento), são técnicas de anastomose entre a porção distal do nervo facial com outros nervos, a fim de obter reinervação da área facial paralisada. Historicamente, o sacrifício da área doadora e a necessidade de reeducação para estímulo neural dissociado são desafios para a obtenção de movimentos satisfatórios.

Os pré-requisitos essenciais são lesão irreversível do nervo facial proximal e integridade neuromuscular distal. As condições anteriores são mais encontradas em pacientes que passaram por cirurgia de tumores cerebelo-pontinos, cirurgia radical da mastoide e traumas cranianos em que não houve anastomose imediata do nervo facial. Os procedimentos devem ser evitados nos pacientes incapazes física ou psicologicamente de tolerar os déficits da área doadora e nas afecções com comprometimento dos nervos doadores, como, por exemplo, na doença de von Recklinghausen e na neurofibromatose tipo II.

Crossover é um dos métodos tardios mais eficientes para reestabelecer a atividade muscular quando há lesão facial proximal irreversível com integridade da função mímica, e a placa motora e os nervos faciais distal estão intactos. A difícil confirmação do caráter irreversível da lesão neural provoca um dilema entre intervir precocemente ou aguardar a recuperação espontânea. Ocorre, por exemplo, quando, durante a manipulação cirúrgica, o nervo facial sofre alguma lesão, mas permanece íntegro. Se por um lado a recuperação espontânea, que pode levar de 6 a 15 meses, propicia os melhores resultados estéticos e funcionais, por outro, a demora em fornecer uma reinervação à musculatura paralisada reduz consideravelmente o sucesso do *crossover*.

Não existem métodos de diagnósticos específicos e, portanto, é necessária a investigação minuciosa individual com base em história, natureza da lesão e qualidade e tempo de recuperação clínica. O acesso às cirurgias anteriores, documentadas em vídeo ou descritas minuciosamente, é de grande valia. A comparação evolutiva dos testes de lacrimejamento (Schirmer) e gustometria e a pesquisa do reflexo do músculo estapédio podem sugerir prognóstico de regeneração. A avaliação da função neuromuscular é feita com eletroneuromiografia, a partir do potencial espontâneo e evocado.

O tempo decorrido desde a instalação da paralisia é o principal fator empírico a ser considerado na indicação cirúrgica. Os resultados funcionais são melhores quando a intervenção é precoce. A atrofia neuromuscular reduz progressivamente os bons resultados, mas existem variações individuais.[20] Em alguns casos, pode haver atividade neuromuscular íntegra por mais anos, e em outros a degeneração pode ocorrer mais precocemente. Em média, indica-se *crossover* até 2 anos após o início da paralisia.

A grande vantagem das técnicas de *crossover* é promover a restauração da função neuromuscular, mas o resultado final não é totalmente previsível. Movimentos "em massa", hipertonia, espasmos e sincinesia estão entre os resultados menos satisfatórios, mas o uso de injeções seriadas de toxina botulínica tem sido eficiente no controle dessas sequelas hipercinéticas.[21] A ativação motora ocorre pelo estímulo neural da área doadora, desconectada das expressões emocionais, e exige aprendizado para ativação voluntária, exceto no caso da técnica de *cross-facial* em que a reanimação é facial-facial.

As principais fontes doadoras são: nervo hipoglosso, nervo facial com enxerto *cross-face* e ramo do nervo trigêmeo para o músculo masseter. Cada local doador oferece vantagens e desvantagens, e deve-se considerar o defeito funcional produzido, o potencial motor, o potencial de reeducação sensório-motora ou função mimética verdadeira, a incidência de movimentação em massa, o tempo de recuperação e a dificuldade técnica.

A seguir, são abordadas as técnicas mais utilizadas.

Anastomose hipoglosso-facial

Descrita em 1903, é a mais popular e com o maior número de série publicada de pacientes operados. Tem como vantagem produzir tônus à musculatura facial preexistente em um único procedimento. A principal desvantagem é que a movimentação resultante ocorre mais pela movimentação da língua do que pela expressão facial. O nervo hipoglosso deve estar intacto, assim como o nervo vago, para evitar que a soma de déficit motor resulte em disfagia com maior risco de aspiração.

Pode ser realizada através de incisão pré-auricular com extensão de 4 cm abaixo do corpo da mandíbula, onde o nervo hipoglosso é acessado inferiormente ao músculo digástrico. Sob a glândula parótida, os ramos do facial são dissecados até a bifurcação temporofacial e cervicofacial, ou além, facilitando a mobilidade. O tronco do nervo facial pode ser identificado a alguns milímetros abaixo do conduto auditivo cartilaginoso e seccionado na saída do forame estilomastóideo (Figura 88.1).

Outra possível abordagem do nervo facial é via mastoide. Realizada a dissecção até o gânglio geniculado, o nervo é retirado do canal ósseo e rodado até o nervo hipoglosso. É feita uma mastoidectomia simples até o nervo facial em sua porção mastóidea para liberá-lo em sua emergência no forame estilomastóideo. Secciona-se o nervo no seu segundo joelho sem manipulação da cadeia ossicular. O nervo facial é retirado do canal de Falópio e transposto inferiormente através da região do forame estilomastóideo, medialmente ao ventre posterior do músculo digástrico. A incisão é estendida até o pescoço, em continuidade com a incisão retroauricular da mastoidectomia, e alinhada com a borda anterior no músculo esternocleidomastóideo.

O nervo hipoglosso é localizado posteroinferiormente à borda posterior do ventre posterior do músculo digástrico, sobre a artéria carótida interna, e anteriormente à veia jugular interna. O seu ramo descendente é localizado e, proximalmente, uma janela é aberta no epineuro, na porção mais lateral do nervo hipoglosso, de maneira a visualizar os funículos. O funículo mais posterior e mais lateral é seccionado.

O coto distal do nervo facial, já transposto para este local, é anastomosado com o coto proximal do funículo seccionado do nervo hipoglosso sem tensão. Caso o comprimento do nervo facial não seja suficiente para que uma anastomose sem tensão seja realizada, os músculos digástrico e/ou esternocleidomastóideo podem ser seccionados. Outra opção é utilizar enxerto de nervo sural ou auricular magno para fazer uma alça coaptando os dois nervos sem tensão (Figura 88.2). Para a estabilização da anastomose, pode ser usada cola de fibrina humana (Tissucol®)[22] ou sutura com *mononylon* 9-0. A incisão cirúrgica é fechada em três planos: muscular, subcutâneo e pele.

A secção do hipoglosso pode ser parcial, evitando a denervação completa da língua. Realiza-se a chamada anastomose "em alça", utilizando cerca de 50% das fibras do hipoglosso e provendo boa reinervação para o facial através de anastomose terminolateral (ver Figura 88.1).

De acordo com Sobol e May,[23] a melhora do tônus facial e da simetria ocorre em 90% dos pacientes. Esse resultado é mais evidente no terço médio do que no terço inferior da face. No terço superior, o resultado é ainda mais pobre, havendo preferência para cirurgias de suspensão estática na região frontal. Setenta e cinco por cento dos

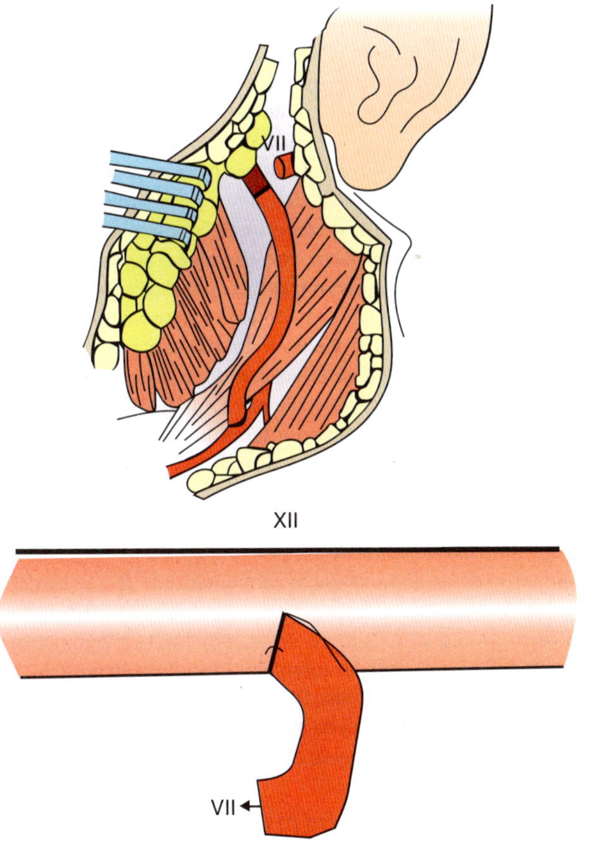

Figura 88.1 Esquema representativo da anastomose entre o ramo distal do nervo facial e o nervo hipoglosso, com interposição de enxerto neural e anastomose terminolateral, realizada com utilização parcial das fibras do hipoglosso. Com essa técnica, a anastomose não apresenta tensão e a denervação do hipoglosso é parcial, minimizando as sequelas na língua.

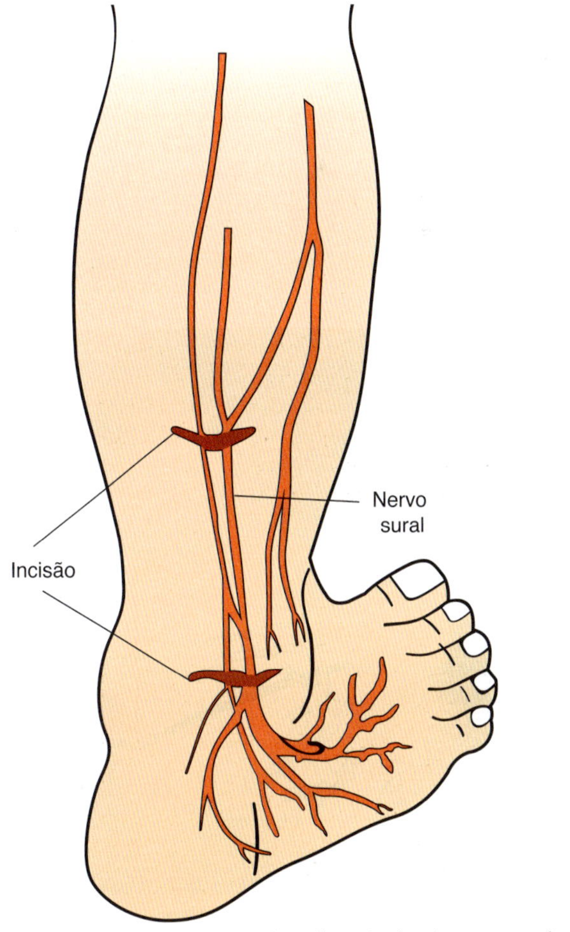

Figura 88.2 Esquema representativo da retirada de enxerto de nervo sural da perna através de duas incisões perpendiculares ao nervo, reduzindo a cicatriz.

pacientes permaneceram com fechamento ocular incompleto e 21% mencionaram distúrbios oftálmicos após anastomose hipoglosso-facial; dessa forma, a combinação com procedimentos adjuvantes para fechamento ocular, como implante de peso de ouro palpebral, pode melhorar o resultado.

A denervação da língua, ainda que parcial, provoca dificuldade de fala, deglutição e limpeza dos restos de alimento do sulco gengival em graus variados. O paciente deve ser orientado previamente a respeito. Em alguns casos, pode haver hipertonia e contração em massa dos segmentos musculares ou sincinesia, que podem ser bem controladas com *biofeedback* e injeções seriadas de toxina botulínica.[12]

Anastomose facial-facial (cross-facial)

É feita entre os ramos do nervo facial da hemiface paralisada com a hemiface normal com interposição de enxerto neural, mais comumente do sural. São realizados túneis de um lado a outro da face, por onde passam os enxertos neurais conectando os principais troncos do nervo facial. O procedimento é tipicamente dividido em segmentos da face, cada qual com um enxerto neural, e o paciente recebe de 1 a 4 enxertos, dependendo da topografia da sua sequela.

Os segmentos são mapeados por microestímulos e selecionados para anastomose. O primeiro é o zigomático superior, conectando as fibras destinadas ao músculo orbicular dos olhos ao enxerto, que pode cruzar a face sobre a região do lábio superior, abaixo das narinas. O segundo se destina à restauração do sorriso, coaptado no ramo zigomático principal e passando através do lábio superior. O terceiro é coaptado a um ramo bucal selecionado, passando ao longo do sulco entre o lábio inferior e o mento. O quarto, para depressão do lábio inferior, é coaptado a um ramo mandibular selecionado e atravessa ao longo do ângulo cérvico-mentual (Figura 88.3).[24]

De todas, essa é a técnica mais engenhosa, pois o estímulo para a contração muscular ocorre no núcleo central do nervo facial. Além disso, a doação de axônios do nervo facial contralateral, com enfraquecimento da musculatura, mostra-se favorável na obtenção de simetria no pós-operatório. Quando a cirurgia é bem-sucedida, as expressões podem ser simétricas e conectadas aos estados emocionais. Entretanto, o prognóstico é reservado, a técnica é altamente elaborada

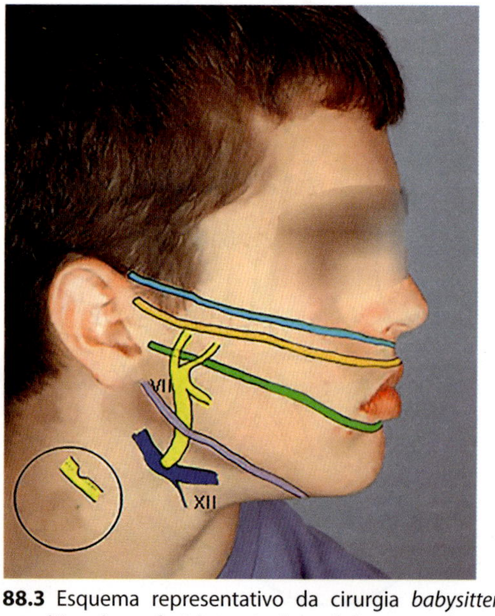

Figura 88.3 Esquema representativo da cirurgia *babysitter* com anastomose hipoglosso-facial terminolateral. Esquema da topografia dos enxertos de nervo sural interligando o nervo facial de uma a outra hemiface (*cross-facial*).

e há risco potencial ao nervo facial contralateral, principalmente em mãos pouco experientes. O tempo para regeneração axonal é muito longo (às vezes, mais de 1 ano) devido à distância a ser percorrida e ocorre atrofia muscular irreversível, a menos que o procedimento seja realizado até 6 meses da instalação da paralisia.

Como procedimento isolado, o resultado é limitado. Para aproveitar a reparação simétrica possibilitada pela técnica, pode ser associado transplante muscular microneurovascular[21] ou o procedimento conhecido por *babysitter*, descrito por Terzis[24] com bons resultados. Nesse caso, a anastomose facial-facial é precedida em 8 a 12 meses por uma anastomose hipoglosso-facial do tipo alça. Assim, ocorre regeneração neuromuscular mais rápida e a área doadora é preservada, até que possa ocorrer o crescimento axonal, mais lento, do facial através do nervo sural (ver Figura 88.3). Posteriormente, a anastomose hipoglosso-facial é desfeita.

Nas paralisias de longa duração, a combinação de *cross-facial* com transplante microneurovascular em segundo estágio (ver adiante) oferece o melhor prognóstico de recuperação do tônus muscular, associado à expressão facial voluntária e emocional.[25] As desvantagens são o intervalo de 9 a 12 meses que deve ser guardado entre os dois estágios do tratamento e a baixa disponibilidade de axônios do *cross-facial* para animação do músculo transplantado.

Anastomose trigêmeo-facial

O nervo trigêmeo tem sido considerado a mais promissora fonte de reanimação.[17] O ramo do trigêmeo para o músculo masseter tem sido utilizado com sucesso para a animação de transferência microvascular de músculo livre em sequelas tardias; já a anastomose direta, como a inervação do nervo facial distal, ainda tem pouca descrição disponível na literatura.

A desvantagem descrita é a atrofia do masseter. Porém, apresenta baixa incidência de sincinesia, adaptação cerebral eficiente e reeducação motora rápida e efetiva da musculatura facial, além de ser um procedimento em tempo único.[26]

A técnica cirúrgica consiste em realizar uma incisão pré-auricular e dissecção em plano subsistema musculoaponeurótico superficial (sub-SMAS) até a identificação dos ramos extraparotídeos do nervo facial; dissecção retrógrada destes e secção e reparo dos ramos zigomático e bucal do nervo facial. Paralelamente, faz-se o isolamento do ramo massetérico do nervo trigêmeo por dissecção romba deste músculo, para servir de fonte doadora de impulso motor. O nervo é identificado entre a borda anterior da glândula parótida, a borda posterior do músculo masseter, abaixo do arco zigomático e superiormente ao ducto parotídeo (Figura 88.4). Faz-se, finalmente, a confecção de anastomose nervosa término-terminal entre o ramo massetérico do nervo trigêmeo (doador de impulso neuromotor) e o coto distal do nervo facial (receptor do impulso proveniente do trigêmeo) com fio de *mononylon* 9-0 e auxílio de microscópio cirúrgico com aumento de 10 vezes.

A partir dessa anastomose, o movimento de cerrar os dentes, realizado pelo músculo masseter e seu ramo proveniente do nervo trigêmeo, produzirão estímulo aos ramos bucal e zigomático do nervo facial, reanimando a musculatura facial adjacente.

Faria et al.[27] descreveram 10 casos submetidos a anastomose trigêmeo-facial com melhora da simetria em repouso e do sorriso voluntário, sem comprometimento mastigatório em nenhum paciente.

TRANSFERÊNCIA MUSCULAR LOCAL

Em geral, pacientes com sequela de paralisia há mais de 2 anos apresentam comprometimento significativo da integridade neuromuscular. A rotação de retalho muscular possibilita a reconstrução segmentar dinâmica e melhora da simetria da face em repouso. Esse procedimento não interrompe os nervos e músculos faciais

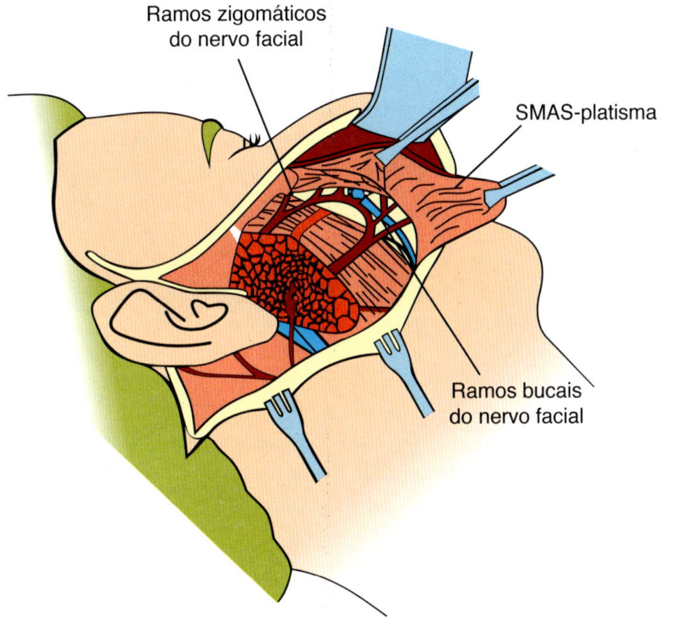

Figura 88.4 Anatomia cirúrgica dos ramos periféricos do nervo facial, relação com a glândula parótida, sistema musculoaponeurótico superficial (SMAS), arco zigomático, ducto parotídeo e músculo masseter.

existentes e, dessa forma, pode ser indicado nas sequelas incompletas ou associado a *crossover*. Também pode ser indicado nas paralisias faciais congênitas e reconstruções musculares após avulsões cirúrgicas devido a tumores ou acidentes.

É uma técnica simples com rotação, preservando o pedículo vasculonervoso dos músculos mastigatórios ipsilaterais: temporal e masseter ou ambos, com resultado imediato. A opção pelo masseter tem como vantagem a via de acesso ser intraoral, mas o vetor e a quantidade de músculo do temporal são mais apropriados para elevação do ângulo da boca para mimetizar o sorriso. Com a transposição do masseter há depressão no ângulo da mandíbula e aumento de volume na porção lateral ao ângulo da boca, que são esteticamente desagradáveis.

Embora sejam músculos fortes, apresentam grau de encurtamento muito inferior ao dos músculos da mímica, ou seja, produzem movimentos que em geral não conseguem equilibrar o sorriso. Não há reestabelecimento do comportamento emocional característico dos músculos da face e exige aprendizado para contração voluntária.

A transposição do músculo temporal (também conhecida por técnica de Gillies) é realizada sobre o arco zigomático, com alongamento através de enxerto de *fascia lata* até o lábio superior. A utilização do músculo inteiro provoca aumento de volume na região zigomática, esteticamente desagradável. Essa alteração pode ser suavizada pela utilização do terço médio do músculo (Figura 88.5) associada à ressecção do arco zigomático, que também facilita o alcance da comissura oral sem prolongamento do músculo. A depressão resultante na região temporal pode ser incômoda para alguns pacientes.

O músculo temporal também pode ser transferido para a região palpebral na tentativa de melhorar o tônus e a oclusão palpebrais. Entretanto, esse procedimento tem resultados menos satisfatórios para a correção do lagoftalmo, quando comparado ao implante de peso de ouro. O masseter apenas pode ser transferido para a região da boca e malar.

A transferência do músculo temporal é realizada através de incisão pré-auricular com extensão para a linha temporal superior para acesso ao músculo temporal; inferiormente, confecciona-se um túnel até a região da comissura labial, seguindo pelo plano de dissecção abaixo do SMAS, para evitar lesão neural. Após a exposição do músculo temporal, é feita a elevação subperiosteal e a rotação em direção à comissura labial. Pode ser dividido em dois segmentos direcionados respectivamente aos lábios superior e inferior. Outra opção é transferir parte do masseter para o lábio inferior e o temporal para o lábio superior durante o mesmo procedimento. As extremidades do músculo ou a *fascia lata* são suturadas ao músculo orbicular da boca com sutura permanente. A localização exata dessa sutura é um ponto-chave que varia de acordo com a experiência de cada cirurgião. A elevação da comissura é geralmente supercorrigida considerando-se que haverá perda de tensão e alongamento gradual do músculo transposto, causando queda no pós-operatório. Essa técnica pode demandar revisões para encurtamento do músculo.

A utilização combinada de aloplásticos como silicone, Goretex® e Marlex® para prolongamento do retalho muscular aumenta o número de maus resultados devido à maior ocorrência de infecções, deiscência e extrusão, não sendo recomendáveis. Enxertos autógenos são boas opções (combinadas com outra cirurgia com reinervação) para acabamentos suaves com suspensões estáticas ou preenchimento de irregularidades.[17]

Geralmente, resulta em simetria satisfatória em repouso devido à correção da posição da comissura labial. A recuperação do movimento é imediata, mas a qualidade da mímica é pouco satisfatória. Assim como nas técnicas de reinervação, não há espontaneidade desses movimentos.

Transplante muscular microneurovascular

A microcirurgia com anastomose dos pedículos vasculonervosos viabiliza a manutenção e a atividade de enxerto de músculo livre na face. O objetivo é obter uma função muscular específica – normalmente, a elevação do ângulo da boca para substituição dinâmica do sorriso. O transplante microvascular pode ser uma alternativa às transferências musculares locais (músculo temporal ou masseter).

A indicação inclui paralisias de longa duração com degeneração da placa mioneural, ou imediatas nos casos de ressecção muscular pós-tumoral ou traumática. Nas paralisias congênitas, como ocorre na síndrome de Möbius, o transplante muscular permite algum grau de composição do sorriso.

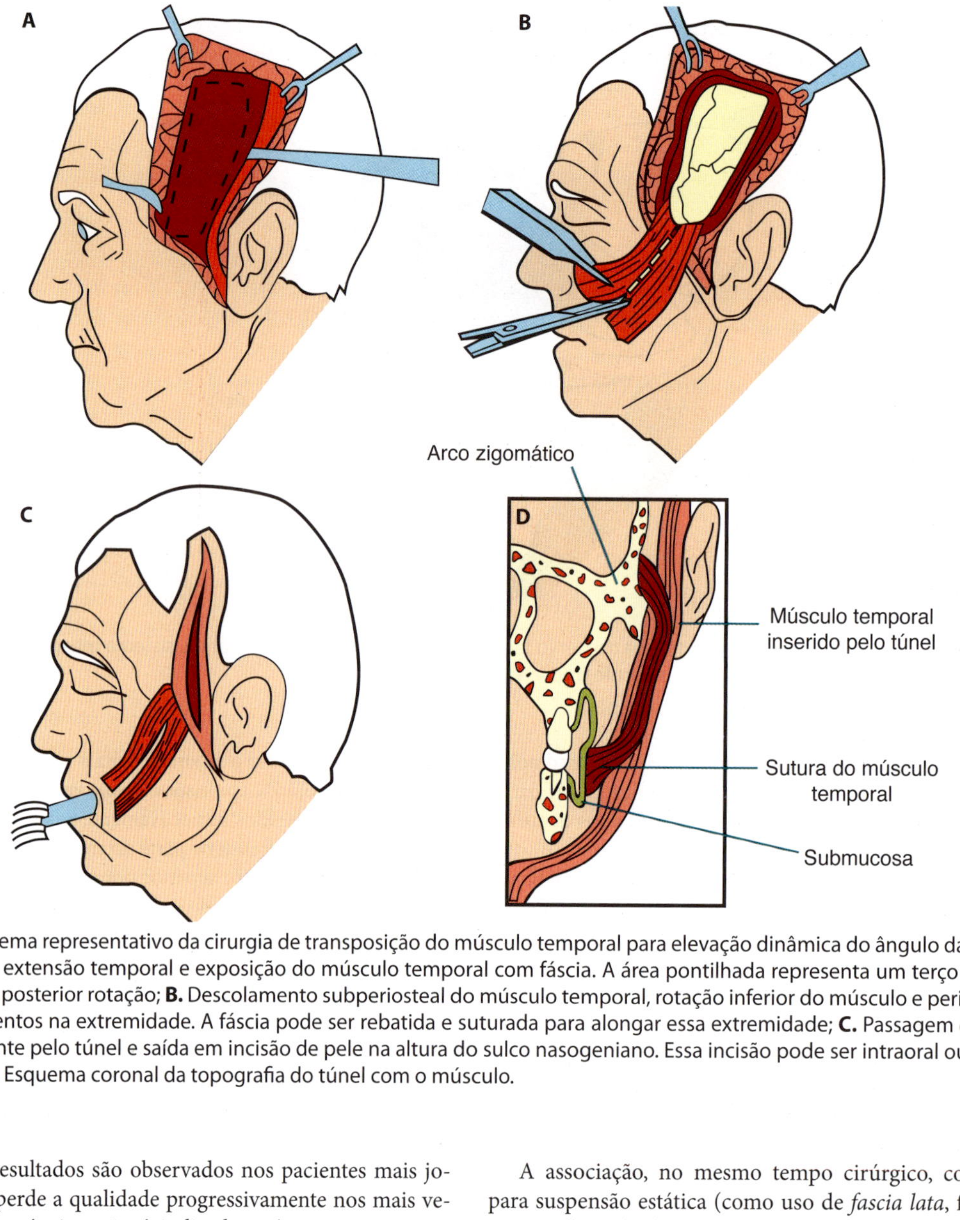

Figura 88.5 Esquema representativo da cirurgia de transposição do músculo temporal para elevação dinâmica do ângulo da boca. **A.** Incisão pré-auricular com extensão temporal e exposição do músculo temporal com fáscia. A área pontilhada representa um terço do músculo que será incisado para posterior rotação; **B.** Descolamento subperiosteal do músculo temporal, rotação inferior do músculo e periósteo confeccionando dois segmentos na extremidade. A fáscia pode ser rebatida e suturada para alongar essa extremidade; **C.** Passagem do músculo com a sutura permanente pelo túnel e saída em incisão de pele na altura do sulco nasogeniano. Essa incisão pode ser intraoral ou labial, evitando cicatriz na pele; **D.** Esquema coronal da topografia do túnel com o músculo.

Os melhores resultados são observados nos pacientes mais jovens e a cirurgia perde a qualidade progressivamente nos mais velhos – por isso, a técnica não é indicada após os 60 anos. Na infância, deve ser realizada após o quinto ano de vida por facilitar a identificação e à manipulação das estruturas anatômicas.

Conforme mencionado na seção sobre o *crossover*, a otimização do resultado ocorre quando o transplante microvascular é precedido em 9 a 12 meses pelo *cross-face*, na forma de cirurgias seriadas.[3,27-29] Nesse intervalo, há tempo para ocorrer o crescimento axonal, que se origina nos ramos do nervo facial contralateral, e atravessar a via do enxerto neural até alcançar o transplante na hemiface ipsilateral.

O músculo da área doadora deve ter dimensões e pedículo vasculonervoso adequados, permitindo a anastomose com artéria e veia facial e com o nervo selecionado para animação. Como todo transplante, deve oferecer a menor morbidade possível para a área doadora. Entre as mais frequentes estão os músculos grácil, peitoral menor e latíssimo dorsal.

O nervo doador para animação do músculo transplantado pode ser o facial ipsilateral, quando disponível, como ocorre nos casos de paralisia distal ao canal de Falópio. Se não houver essa disponibilidade, pode ser usado o nervo hipoglosso através de denervação parcial (conforme descrito para *crossover* hipoglosso-facial), ou o ramo do nervo trigêmeo destinado ao masseter (como descrito para *crossover* trigêmeo-facial). Este último tem a vantagem da proximidade anatômica com o local de implantação do músculo livre.

A associação, no mesmo tempo cirúrgico, com uma técnica para suspensão estática (como uso de *fascia lata*, fáscia e músculo temporal) pode favorecer bastante o prognóstico por manter o transplante sem tensão, evitando o alongamento do músculo.

O início do movimento é precoce (4,7 a 6 meses)[27] e a regeneração continua progressivamente além de 2 anos após a cirurgia, melhorando o resultado.[3] Os resultados desfavoráveis são atribuídos à trombose vascular ou à falência da inervação do transplante.

TÉCNICAS PARA REABILITAÇÃO ESTÁTICA

Cirurgias complementares

As técnicas de cirurgia plástica habitualmente indicadas para rejuvenescimento facial (ritidoplastia, frontoplastia, blefaroplastia, cantoplastia) não apresentam o mesmo efeito quando realizadas, de maneira isolada, nos indivíduos que apresentam sequelas de paralisia facial, pois podem agravar a morbidade por retração cicatricial e fibrose que dificultam futuros procedimentos para renervação. Juntamente com os implantes (peso de ouro, titânio, fios de sustentação, Marlex® etc.), são procedimentos considerados estáticos, nos quais se faz o reposicionamento e remoção do excesso de pele. Quando esses procedimentos são inseridos no contexto terapêutico coordenado do indivíduo com sequela, associados como adjuvantes às técnicas de reanimação, colaboram para melhorar o resultado final e fornecer suporte durante o período de evolução dos enxertos neurais ou transferência muscular.[11,12,17]

As cirurgias estáticas podem ser uma alternativa para pacientes com idade avançada, nos casos de baixa expectativa de vida, ou para aqueles que se negam ou apresentam contraindicação para reanimação. A limitação para que os resultados sejam funcionalmente satisfatórios e a pequena longevidade dessas técnicas devido à ausência de suporte muscular nesses indivíduos são importantes considerações e o paciente deve ser esclarecido sobre isso.[30]

Os poucos estudos com fios ou implantes de sustentação dos tecidos limitam-se a relatos com curto intervalo de avaliação. Assim, fazem-se necessárias avaliações em longo prazo para comprovação de seu sucesso.

Implante de peso de ouro palpebral

A oclusão palpebral é efetuada pela contração do músculo orbicular dos olhos, inervado pelo nervo facial. A ação de abertura da pálpebra superior ocorre pela contração do músculo elevador da mesma, inervado pelo nervo oculomotor, raramente envolvido. Os efeitos resultantes são a abertura geralmente acentuada da pálpebra e a dificuldade de fechamento em intensidades variadas. Em alguns pacientes, o músculo elevador da pálpebra assume posição espástica, encurtando-se e agravando o desequilíbrio da função palpebral.

O reestabelecimento da função de fechamento palpebral pode ser considerado prioridade no tratamento das sequelas. Há diversos procedimentos recomendados para o tratamento da pálpebra paralisada, nenhum ainda perfeito.[31] O procedimento estático mais amplamente difundido e utilizado é o implante palpebral confeccionado em ouro, mais conhecido como peso de ouro. O procedimento é eficiente, simples e reversível, mas não há consenso com relação à sua indicação.[32] A massa varia usualmente de 0,6 a 1,6 g de acordo com o grau de dificuldade de fechamento palpebral de cada paciente.

Sob a ação da gravidade, o peso facilita a descida da pálpebra em posição ortostática e no decúbito o efeito se perde, embora algum fechamento possa ser obtido pela discreta elevação da cabeceira para dormir e aplicação de pomada para facilitar aderência entre as pálpebras e aumentar a proteção. O implante é confeccionado no formato retangular com curvatura leve acompanhando a do globo ocular e possui três orifícios para fixação (Figura 88.6).

O procedimento pode ser bem tolerado sob anestesia local e sedação leve. A pele é incisada no sulco palpebral superior e o peso de ouro posicionado inferiormente, sob o músculo orbicular da pálpebra superior. Deve ser fixado ao tarso através de três pontos de sutura utilizando fio de *mononylon* 6-0 com agulha cilíndrica (Figura 88.7). Para o fechamento, as estruturas são suturadas respeitando-se o plano muscular e cutâneo, evitando o deslocamento do implante.

Alguns autores defendem o implante precoce como proteção efetiva da córnea, ainda na fase aguda da paralisia, e fazem a sua retirada após a recuperação da função do músculo orbicular.[33,34] Essa opção pode ser oferecida ao paciente, expondo as vantagens e desvantagens.

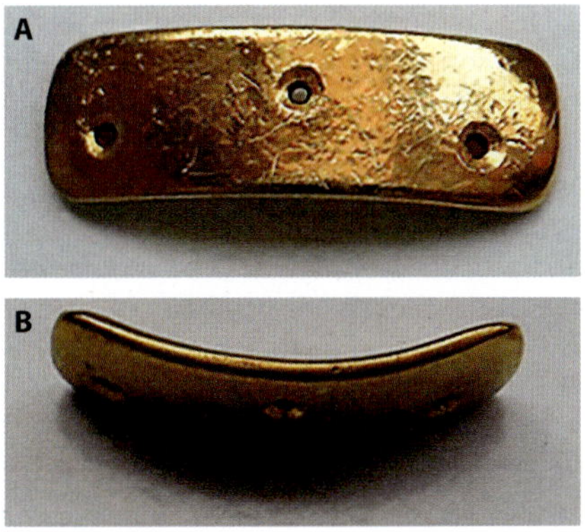

Figura 88.6 A e **B.** Peso de ouro.

Dentre as complicações, a visibilidade do volume do implante sob a pele é a mais comum e bem tolerada pelos pacientes (Figura 88.8). Observam-se casos de extrusão, o que pode desmotivar os cirurgiões, e raros casos de infecção ou ptose palpebral, para as quais procede-se a retirada com reestabelecimento completo.[32,35,36]

Tarsorrafia

Procedimento desenvolvido para aproximar as pálpebras superior e inferior, reduzindo a fenda de exposição ocular. Existem diversas técnicas descritas que podem ser com sutura provisória ou sutura permanente. Nas permanentes, ocorre alteração estética que pode resultar em insatisfação por parte do paciente. A tarsorrafia provisória pode ser realizada com sutura simples das margens palpebrais na linha cinzenta ou na pele das pálpebras com interposição de lâmina de silicone para prevenção de escoriações da pele.

Ao posicionar a sutura nas margens palpebrais, verifica-se durabilidade entre 4 e 6 semanas, constituindo uma alternativa útil no auxílio à proteção ocular durante a recuperação da movimentação do músculo orbicular. Dessa forma, pode ser indicada na fase aguda, enquanto a musculatura orbicular está incompetente. As vantagens dessa sutura são a facilidade técnica, a reversibilidade e a melhora parcial imediata do lagoftalmo, aumentando o conforto do paciente e facilitando a proteção ocular com aplicação de gotas lubrificantes e pomadas.

Beneficiam-se da tarsorrafia particularmente os mais idosos que, devido à flacidez senil das estruturas tarsoligamentares, evoluem facilmente com ectrópio (eversão da pálpebra inferior pela ação da gravidade). Além disso, alguns podem ter maior dificuldade para aplicar os cuidados locais com colírio, pomada e oclusão com adesivos, que muitas vezes causam escoriação ou reação de hipersensibilidade na pele. A principal desvantagem da tarsorrafia é a ausência de proteção efetiva da córnea, para a qual, em alguns casos, seria preciso ocluir toda a fenda palpebral. Ainda que seja realizado um ponto isolado nos terços lateral ou medial, haverá prejuízo do campo visual enquanto a sutura persistir. Como complicações, pode haver reação de hipersensibilidade ao fio de sutura, desprendimento precoce ou deformidade da margem palpebral.

Cantoplastia

A pálpebra inferior tem uma pequena mobilidade, em torno de 1 mm, e sua função é fechar os olhos com força enquanto a pálpebra superior desce. A perda de tônus muscular torna a pálpebra inferior flácida e existe tendência à ptose, tornando a fenda palpebral maior que o habitual, contribuindo para o lagoftalmo paralítico. A senilidade fragiliza o mecanismo natural de sustentação tarsoligamentar e o ectrópio é mais comum nos idosos.

A correção ideal, por reanimação ou transferência muscular, nem sempre tem sucesso e a cantoplastia está indicada em alguns casos para auxiliar no reposicionamento estático da pálpebra inferior, contribuindo para atenuar o lagoftalmo (Figura 88.9), principalmente quando associada a peso de ouro implantado na pálpebra superior.

A cantoplastia pode ser definida como ajuste e suspensão da pálpebra inferior nos cantos laterais e menos frequente no medial. A técnica mais difundida e eficiente é a *tarsal strip*, que consiste em realizar cantotomia lateral, incisão do ramo inferior do ligamento cantal lateral e divisão da margem palpebral em lamela anterior e posterior; remove-se a margem palpebral e o epitélio conjuntival da lamela posterior.

O retalho de tarso é suturado no periósteo da margem da órbita lateral, sob o ligamento palpebral lateral, na direção superolateral, utilizando fio de *mononylon* 4 ou 5-0. Essa técnica permite encurtamento horizontal da pálpebra em até 6 mm (Figura 88.10).

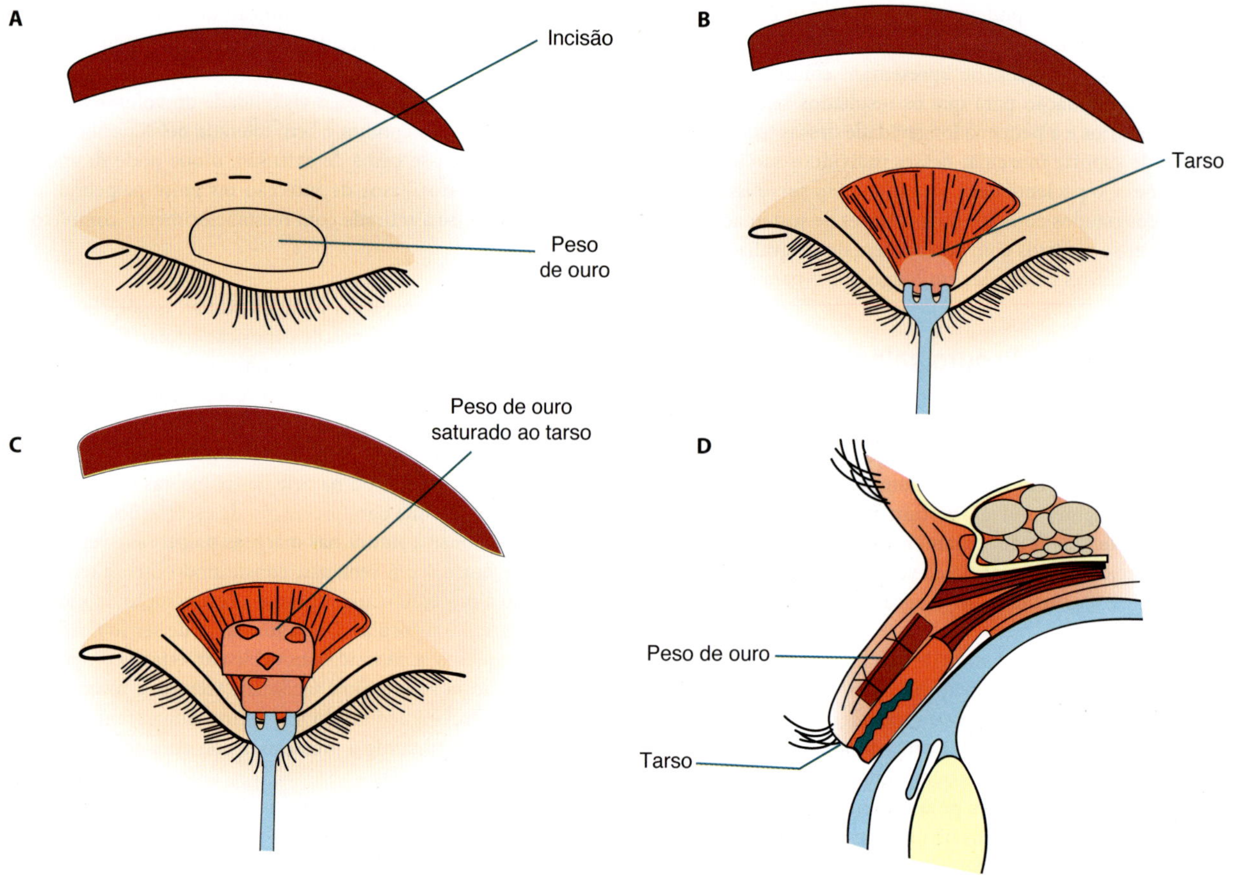

Figura 88.7 Esquema representativo da cirurgia para implante de peso de ouro na pálpebra superior. **A.** Topografia da incisão no sulco palpebral superior e região de posicionamento final do implante; **B.** Exposição do tarso após dissecção romba do músculo orbicular. O peso de ouro será fixado sobre o tarso; **C.** Peso de ouro fixado ao tarso com fio de *mononylon* 6-0; **D.** Esquema em corte sagital da topografia do peso de ouro sobre o tarso e sob o músculo orbicular e a pele da pálpebra. Nota-se que a sutura para fixação do implante não transfixa a conjuntiva palpebral, evitando danos à córnea e à conjuntiva ocular. O peso de ouro deve permanecer alguns milímetros acima da região de implantação dos cílios.

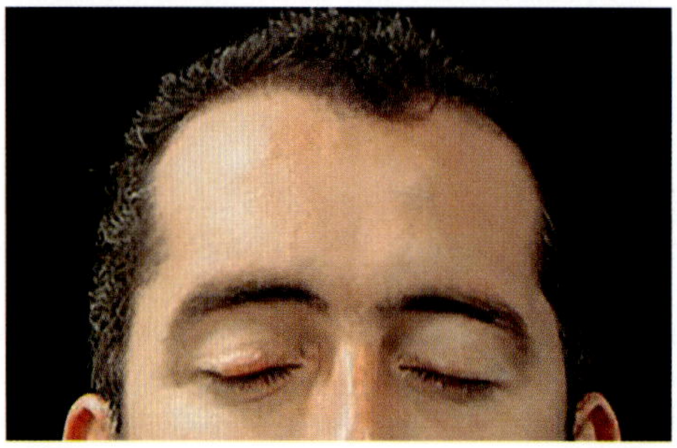

Figura 88.8 Fechamento palpebral após o implante de peso de ouro e cantoplastia lateral à direita. Nota-se a visualização do implante sob a pele da pálpebra.

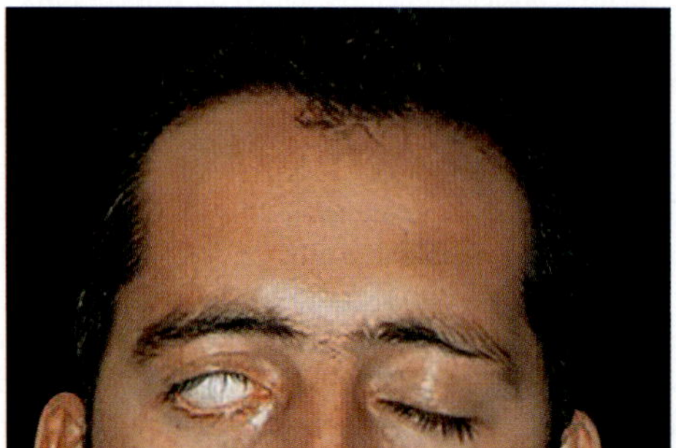

Figura 88.9 Lagoftalmo paralítico impedindo fechamento ocular.

Frontoplastia

A paralisia do músculo frontal impede a elevação do supercílio na hemiface afetada, ocasionando ptose, ou queda do supercílio. Em decorrência da flacidez tecidual, que aumenta com o decorrer da idade, e outras variações anatômicas individuais, como tônus muscular, suporte ósseo natural da órbita ou mesmo caracteres étnicos, a ptose do supercílio pode ser ausente, leve ou mais evidente. Em alguns indivíduos, essa posição assimétrica do supercílio pode tornar-se mais evidente após a correção dos terços médio e inferior da face por outros procedimentos.[18]

Não há resultado satisfatório na recuperação tardia do movimento do músculo frontal através das técnicas de renervação, o que torna a frontoplastia um procedimento adjuvante útil em muitos casos.[37] A ptose do supercílio em grau acentuado, mais comum em indivíduos idosos, agrava a blefarocalase, causando incômodo, conjuntivite recorrente, úlcera de córnea e redução do campo visual. Portanto, a frontoplastia para elevação estática do supercílio alivia o incômodo desses indivíduos.

Como principal cuidado antes da intervenção, a função palpebral precisa ser avaliada e, caso exista deficiência de oclusão (o que ocorre na maioria das sequelas de paralisia), evita-se que uma elevação excessiva do supercílio ou da pálpebra superior possa desastrosamente aumentar o risco de lesão oftálmica por superexposição da córnea.

Existem técnicas bem estabelecidas para a suspensão de supercílio em pacientes com sequela do ramo temporal, como as abordadas a seguir.

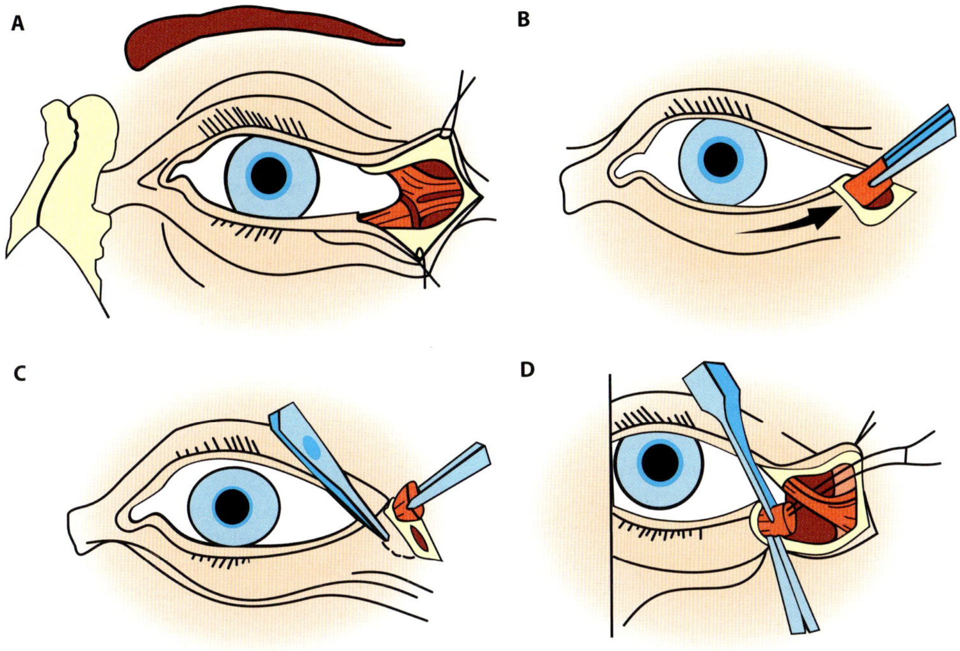

Figura 88.10 Esquema representativo da cantoplastia *lateral tarsal strip* para encurtamento e suspensão da pálpebra inferior. **A.** Cantotomia com incisão na pele e dissecção romba do músculo orbicular, até a exposição do ligamento cantal lateral. Secção do tarso na linha indicada pelo desenho, confeccionando a fita tarsal; **B.** Posicionamento da fita tarsal até a altura desejada; **C.** Ressecção do excesso de pele, músculo e conjuntiva para evitar o surgimento de cistos após inclusão da fita tarsal; **D.** Fixação da fita na posição desejada utilizando *mononylon* 5-0, sob o ligamento cantal. Sutura da fita tarsal aos orifícios, que podem ser realizados no rebordo orbitário com minibrocas. Como alternativa à confecção desses orifícios, pode ser feita sutura rígida ao periósteo desse mesmo rebordo.

Frontoplastia coronal

É realizada por incisão bitemporal na região do couro cabeludo e confecção de retalho sobre o periósteo da fronte até o rebordo orbitário superior. Em seguida, o supercílio é suspenso até o nível desejado, o retalho é fixado ao músculo temporal adjacente com sutura de fio absorvível ou inabsorvível. O excesso de tecido é ressecado e suturado sem tensão. A cicatriz é extensa, mas fica coberta pelos cabelos. O procedimento é tecnicamente simples e a suspensão do supercílio pode ser bem equalizada. As desvantagens são sangramento excessivo no ato operatório, extensa área cruenta e maior tempo de recuperação quando comparada a outras técnicas. Em pacientes calvos, existe impossibilidade de ocultar a cicatriz. As complicações são possíveis resultados insatisfatórios devido ao excesso de elevação dos supercílios, distriquia e alopecia na região da incisão.[38]

Ressecção cutânea direta (castanhares)

Técnica cirúrgica de elevação direta do supercílio pela ressecção de pele e tecido celular subcutâneo em forma de meia-lua na margem superior dos supercílios. É considerada como a mais previsível e eficiente das elevações de supercílio, notadamente em indivíduos com paralisia do músculo frontal, pela facilidade em corrigir a ptose do supercílio nas porções medial ou lateral com precisão. Beneficiam-se principalmente os indivíduos com ptose e assimetria acentuadas. Apresenta baixa morbidade e pode ser considerada cirurgia ambulatorial, de fácil realização, embora tenha como principal desvantagem resultar em cicatriz visível. Indivíduos idosos são melhores candidatos por desenvolverem cicatriz mais inconspícua com maior tolerância.

Frontoplastia endoscópica

Assim como a frontoplastia coronal e direta, a endoscópica pode ser indicada para correção da ptose e assimetria de supercílios após paralisia do músculo frontal. Existe também a possibilidade de correção seletiva do supercílio quando houver ptose unilateral.

A frontoplastia endoscópica é realizada por mínimas incisões no couro cabeludo e a visualização do campo operatório é auxiliada por endoscópio e instrumental especial. A dissecção da fronte pode seguir sobre ou sob o periósteo da tábua frontal e sob a gálea aponeurótica do músculo temporal. O ligamento do retalho frontal no *arcus marginalis* é dissecado, liberando-o para reposicionamento superior.

Deve-se lembrar que a cirurgia bilateral favorece a elevação do supercílio contralateral, além do estabelecido no ato cirúrgico, por ação do músculo frontal e liberação do *arcus marginalis*. Para corrigir essa e outras assimetrias, como nos músculos da glabela e supercílio, durante a frontoplastia endoscópica uma das vantagens é que podem ser associadas miectomias (normalmente, dos músculos que deprimem o supercílio como o corrugador e prócero) ou neurectomias seletivas (como o ramo temporal que realiza a contração do músculo frontal) na hemiface contralateral para se obter simetria quando necessário. Em geral, não encorajamos a realização de procedimentos invasivos e irreversíveis, como as neurectomias.

A fixação do retalho pode ser realizada com auxílio de suturas permanentes ao músculo temporal, gálea aponeurótica, periósteo ou tábua óssea – através da fixação de parafuso ou confecção de túneis com micromotor e broca diretamente no osso frontal. Existe também a possibilidade de fixação com cola biológica e suporte dos curativos externos.

Comparada com a frontoplastia coronal ou direta, tem como vantagens menor área cruenta, menor cicatriz e menor tempo de recuperação, além do acesso visível aos músculos (possibilitando miectomias) e estruturas vasculonervosas. Como desvantagens, necessita de equipamento especial e treinamento e oferece menor quantidade final de elevação do supercílio a longo prazo.[39] Indivíduos jovens são os melhores candidatos, pois a assimetria é menor nessa faixa etária e a cicatriz é menos tolerável.

Frontoplastia por mínimas incisões

A frontoplastia não endoscópica, por mínimas incisões, é um procedimento minimamente invasivo, mais rápido e dispensa equipamentos e treinamento especializados, podendo ser realizado em pacientes com paralisia facial periférica (de Rossi, 2014).[40] O conceito resulta de uma mistura da técnica coronal com a endoscópica. Entretanto, não se utiliza o endoscópio para visualização endoscópica e, sim, uma visualização parcial do plano cirúrgico através das incisões realizadas no couro cabeludo. Não se faz a incisão completa coronal, mas pequenas incisões no couro cabeludo a 1 ou 2 cm da margem capilar. As incisões funcionam como mínimos segmentos da incisão coronal, sendo localizadas na região frontotemporal, na direção vertical do vetor de elevação e fixação do supercílio. Se for necessário, pode ser feita uma incisão auxiliar no centro da fronte, para servir de acesso à porção medial dos supercílios.

O descolamento do retalho frontal e a liberação dos ligamentos são cuidadosamente orientados pelo plano cirúrgico selecionado (subgaleal ou subperiosteal) evitando lesões a vasos e nervos. Os feixes vasculonervosos são identificados anatomicamente por palpação na altura do rebordo orbitário superior e protegidos de lesões durante essas etapas. O retalho liberado é suspenso até a posição desejada e fixado com fio permanente 4.0 por sutura direta sobre o músculo temporal. As incisões auxiliares podem permitir o acesso ao osso frontal e a fixação da sutura de suspensão sobre a tábua óssea. Após a suspensão do supercílio, o excesso de retalho pode ser ressecado na incisão, ampliando-o discretamente. A desvantagem da técnica é que a visualização parcial das estruturas vasculonervosas oferece risco potencial de lesão aos feixes e impossibilidade de realizar miotomias no mesmo procedimento. Outra desvantagem é a pouca consistência da quantidade de elevação do supercílio, quando comparada às outras técnicas. Dessa forma, pode ser indicada quando se almeja uma correção mais sutil do supercílio, combinada com agilidade e praticidade durante outras cirurgias com o material cirúrgico habitual.

CONSIDERAÇÕES FINAIS

A paralisia facial representa um desafio para o paciente e para os profissionais. A união de esforços, a capacitação dos profissionais que lidam com essa doença e as trocas de informações entre eles possibilitam uma crescente expansão do olhar e da consciência sobre essa área de atuação. Futuramente, espera-se contar com o desenvolvimento de novas possibilidades para prevenção e tratamento dessa e de outras doenças, tanto na melhora da saúde, genoma, como na bioengenharia. Até o momento, deixamos aqui nossa contribuição com a intenção de que seja útil e motivadora para mais médicos e fonoaudiólogos seguirem e irem além nessa arte da medicina.

REFERÊNCIAS BIBLIOGRÁFICAS

1. Lee SA, Lee JM, Kim IJ, Lee JD. Automatic facial recognition system assisted facial asymmetry scale using facial landmarks. Otol Neurotol [Internet]. 2020 [Acesso em: 2024 Jul];41(8):1140-8.
2. Banks CA, Bhama PK, Park J, Hadlock CR, Hadlock Tl. Clinician-graded eletronic facial paralysis assessment: The eFACE. Plast Reconstr Surg [Internet]. 2015 Aug [Acesso em: 2024 Jul];136(2):223e-230e.
3. House JW, Brackmann DE. Facial nerve grading system. Otolaryngol Head Neck Surg [Internet]. 1985 Apr [Acesso em: 2024 Jul];93(2):146-7.
4. Nedzelski JM, Ross BG, Fradet G. Development of a sensitive clinical facial grading system. Otolaryngol Head Neck Surg [Internet]. 1996 Mar [Acesso em: 2024 Jul];114(3):380-6.
5. Fattah AY, Furusinghe AD, Gavilan J, Hadlock TA, Marcus JR, Marres H et al. Facial nerve grading instruments: Systematic review of the literature and suggestion for uniformity. Plast Reconstr Surg [Internet]. 2015 Feb [Acesso em: 2024 Jul];135(2):569-79.
6. Kahn JB, Gliclich RE, Boyev KP, Stewart MG, Metson RB, McKenna MJ. Validation of a patient-graded instrument for facial nerve paralysis: The FaCE scale. Laryngoscope [Internet].. 2001 Mar [Acesso em: 2024 Jul];111(3):387-98.
7. Tavares-Brito J, Fonseca AO, Torre RP, van Veen MM, Greene J, Salomone R et al. Facial Clinimetric Evaluation Scale and synkinesis assessment questionnaire translation into Brazilian portuguese: A validation study. Int Arch Otorhinolaryngol [Internet]. 2020 Jan [Acesso em: 2024 Jul];24(1):e24-e30.
8. Carvalho VF de, Vieira AS, Paggiaro AO, Salles AG, Gemperli R. Evaluation of the body image of patients with facial palsy before and after the application of botulinum toxin.Int J Dermatol [Internet]. 2019 Oct [Acesso em: 2024 Jul];58(10):1175-83.
9. Jongh FW de, Schaeffers AA, Kooreman ZE, Ingels KO, van Heerbeek B, Beurskens C et al. Botulinum toxin. A treatment in facial palsy synkinesis: A systematic review and meta-analysis. Eur Arch Otorhinolaryngol [Internet]. 2023 Apr [Acesso em: 2024 Jul];280(4):1581-92.
10. Rossi J de, Lima LR, Fagundes CP. Toxina botulínica em paralisia facial. In: Bento RF, Salomone R, authors. Tratado de paralisia facial: fundamentos teóricos. Aplicação prática. 1. ed. Rio de Janeiro:Thieme Revinter, 2018. 294 p.
11. Hoffman WY. Reanimation of the paralyzed face. Otolaryngol Clin North Am [Internet]. 1992 Jun [Acesso em: 2024 Jul];25(3):649-67.
12. Parnes S, Batniji R. Facial reanimation. In: Bailey BJ, Johnson JT. Head and neck surgery: Otolaryngology. 3th ed. Philadelphia: Lippincott Williams & Wilkins, 2001. 2557 p.
13. Terzis JK, Olivares FS. Long-term outcomes of free-muscle transfer for smile restoration in adults. Plast Reconstr Surg [Internet]. 2009 Mar [Acesso em: 2024 Jul];123(3):877-88.
14. Hadlock T. Facial paralysis: Research and future directions. Facial Plast Surg [Internet]. 2008 May [Acesso em: 2024 Jul];24(2):260-7.
15. Boahene KO. Dynamic muscle transfer in facial reanimation. Facial Plast Surg [Internet]. 2008 May [Acesso em: 2024 Jul];24(2):204-10.
16. Chuang DC. Free tissue transfer for the treatment of facial paralysis. Facial Plast Surg [Internet]. 2008 May [Acesso em: 2024 Jul];24(2):194-203.
17. Tollefson TT, Hadlock TA, Lighthall JG. Facial paralysis discussion and debate. Facial Plast Surg Clin North Am [Internet]. 2018 May [Acesso em: 2024 Jul];26(2):163-80.
18. Boahene KD, Farrag TY, Ishii, Byrne PJ. Minimally invasive temporalis tendon transposition. Arch Facial Plast Surg [Internet]. 2011 Jan-Feb [Acesso em: 2024 Jul];13(1):8-13.
19. Byrne PJ, Kim M, Boahene K, Millar J, Moe K. Temporalis tendon transfer as a part of a comprehensive aproach to facial reanimation. Arch Facial Plast Surg [Internet]. 2007 Jul-Aug [Acesso em: 2024 Jul];9(4):234-41.
20. Clark JM, Schockley WW. Management and reanimation of the paralyzed face. In: Papel ID, Larrabee WF, Holt G, Park S, Sykes J, authors. Facial plastic and reconstructive Surgery. 2nd ed. New York: Thieme, 2002. 910 p.
21. Rossi J de, Lima LR, Fagundes CP, Salomone R, Bento R. Botulinum toxin A in facial paralysis sequelae. In: XI International Facial Nerve Symposium [Internet];2009; Roma: Anais do XI International Facial Nerve Symposium [Acesso em: 2024 Jul].
22. Bento RF, Salomone R, Tsuji RK, Hausen M, Brito Neto R. O uso de cola de fibrina humana na anastomose de lesões traumáticas parciais do nervo facial. Arq Int Otorrinolaringol [Internet] 2008 Apr-Jun [Acesso em: 2024 Jul];12(2):214-19.
23. Sobol SM, May M. Hypoglossal-facial anastomosis: Its role in contemporary facial reanimation. In: Rubin LR, author. The paralyzed face. St. Louis: Mosby; 1991. 278 p.
24. Terzis J, Tzafetta K. The "babysitter" procedure: minihypoglossal to facial nerve transfer and cross-facial nerve grafting. Plast & Reconstr Surg [Internet]. 2009 Ap [Acesso em: 2024 Jul];123(3):865-76
25. O'Brien BM, Kumar PV. Cross-face nerve grafting with free vascularized muscle grafts. In: Rubin LR, author. The paralyzed face. St. Louis: Mosby; 1991. 278 p.

26. Jeziorowski A, Tirapelle R, Saciloto A, Schulz JF, Huber Pablo, Mima W et al. Anastomose nervosa massetérico-facial no tratamento da paralisia. ACM Arq Catarin Med [Internet]. 2007 Jun [Acesso em: 2024 Jul];36(1):165-8.
27. Faria JC, Scopel GP, Ferreira MC. Facial reanimation with masseteric nerve: Babysitter or permanent procedure? Preliminary results. Ann Plast Surg [Internet]. 2010 Jan [Acesso em: 2024 Jul];64(1):31-4.
28. Gullane P, Cheng KS. Extratemporal facial reanimation. In: Paparella MM, Shumrick DA, Gluckman JL, Meyerhoff M. Otolaryngology. 3rd ed. Philadelphia: W.B. Saunders Co; 1991.
29. Harii K. Microneurovascular free muscle transplantation. In: Rubin LR, author. The paralyzed face. St. Louis: Mosby; 1991. 278 p.
30. Freeman BS. Review of long-term results in supportive treatment of facial paralysis. Plast Reconstr Surg [Internet]. 1979 Feb [Acesso em: 2024 Jul];63(2):214-8.
31. Rubin LR. Reanimation of the paralyzed eyelid. In: Rubin LR, author. The paralyzed face. St. Louis: Mosby; 1991. 278 p.
32. Testa JG, Aumond MD, Figueiredo CR. Uso de peso de ouro palpebral para correção do lagoftalmo em pacientes com paralisia facial. Rev Bras Otorrinolaringol [Internet]. 2002 May [Acesso em: 2024 Jul];68(1): 65-8.
33. Linder TE, Pike VE, Linstrom CJ. Early eyelid rehabilitation in facial nerve paralysis. Laryngoscope [Internet]. 1996 Sep [Acesso em: 2024 Jul];106(9 Pt 1):1115-8.
34. De Min G, Babighian G, Babighian S, van Hellemont V. Early management of the paralyzed upper eyelid using a gold implant. Acta Otorhinolaryngol Belg [Internet]. 1995 [Acesso em: 2024 Jul];49(3):269-74.
35. Harrisberg BP, Singh RP, Croxson GR, Tayloer RF, McClushey PJ. Long-term outcome of gold eyelid weights in patients with facial nerve palsy. Otol Neurotol [Internet]. 2001 May [Acesso em: 2024 Jul];22(3):397-400.
36. Pausch N, Sterker I, Hemprich A, Frerich B. Rehabilitation der lidfunktion bei peri-pherer fazialisparese mit goldgewichtimplantaten [Restoration of lid function in peripheral facial palsy by implanting gold weights]. Mund Kiefer Gesichtschir [Internet]. 2006 May [Acesso em: 2024 Jul];10(3):135-40.
37. Harrison DH. Surgical correction of unilateral and bilateral facial palsy. Postgrad Med J [Internet]. 2005 Sep [Acesso em: 2024 Jul];81(959):562-7.
38. Seify H, Jones, G, Bostwick J, Hester TR. Endoscopic-assisted face lift: Review of 200 cases. Ann Plast Surg [Internet]. 2004 Mar [Acesso em: 2024 Jul];52(3):234-9.
39. Takushima A, Harri K, Sugawara Y, Asato H. Anthropometric measurements of eyebrow lift in the treatment of facial paralysis. Plast Reconstr Surg [Internet]. 2003 Jun [Acesso em: 2024 Jul];111(7):2157-65.
40. Rossi J de. Frontoplastia não endoscópica, com mínimas incisões para elevação do supercílio, em portadores de paralisia facial periférica [dissertation on the Internet]. São Paulo: Faculdade de Medicina, Universidade de São Paulo, 2014 [Acesso em: 2024 Jan 24]. Disponível em: https://www.teses.usp.br/teses/disponiveis/5/5143/tde-24062014-164116/pt-br.php doi.org/10.11606/T.5.2014.tde-24062014-164116.

LEITURA COMPLEMENTAR

Bento RF, Salomone R, Fonseca AC, Faria JC, Martins RS, Goffi-Gomez MV. Tratado de paralisia facial: fundamentos teóricos. Aplicação prática. 1. ed. Rio de Janeiro:Thieme Revinter, 2018. 294 p.

Faria JC, Scopel GP, Busnardo FF, Ferreira FC. Nerve sources for facial reanimation with muscle transplant in patients with unilateral facial palsy: Clinical analysis of 3 techniques. Ann Plast Surg [Internet]. 2007 Jul [Acesso em: 2024 Jul];59(1):87-91.

Sobol SM, Alward PD. Early gold weight lid implant for rehabilitation of faulty eyelid closure with facial paralysis: An alternative to tarsorrhaphy. Head Neck [Internet]. 1990 Mar-Apr [Acesso em: 2024 Jul];12(2):149-53.

Swartz WM. Free muscle transfers for facial paralysis. In: May M, Schaitkin B, editors. The facial nerve: May's second edition. New York: Thieme; Subsequent edition; 2000. 877 p.

PARTE 5

Otoneurologia

CAPÍTULO

89

Anatomia e Fisiologia do Sistema Vestibular

Jordana Carvalhais Barroso • Victor José Timbó Gondim

INTRODUÇÃO

O objetivo do sistema vestibular é informar ao sistema nervoso central sobre a posição da cabeça e seus movimentos no espaço, por meio da detecção de acelerações lineares e angulares. Funciona como um sensor de movimentos, sendo extremamente rápido quando comparado a outros sentidos como visão, tato e audição. O sistema vestibular está envolvido na geração de reflexos e na manutenção da estabilidade postural, seja com o corpo estático ou em movimento.[1-3]

As informações necessárias para a manutenção do equilíbrio corporal são obtidas por meio da interação entre os sistemas vestibular, proprioceptivo e visual. O sistema nervoso central organiza e processa as informações recebidas desses sistemas em áreas específicas do tronco encefálico e do cerebelo, com geração de respostas motoras eferentes posturais e oculares.[4,5] Disfunções em qualquer um dos componentes citados podem se manifestar como perturbação do equilíbrio.[6]

ANATOMIA DO SISTEMA VESTIBULAR

O sistema vestibular é composto pelo labirinto posterior, com função sensorial periférica, pelo sistema nervoso central, que processa as informações recebidas, e por neurônios motores, responsáveis pelas reações oculares e posturais em resposta à aferência obtida.[7]

O sistema vestibular periférico contém um conjunto de células ciliadas, fibras nervosas aferentes e eferentes, gânglio de Scarpa, nervos vestibulares superior e inferior e anastomoses vestibulofaciais e vestibulococleares. Já o sistema vestibular central é formado pelos núcleos vestibulares, vias ascendentes (vestíbulo-oculomotoras, vestibulocerebelar direta e vestibulocortical), descendentes (vestibuloespinhais), vestibulocerebelar, vestibulovagal, vestibulares eferentes e inter-relações com a formação reticular e outras áreas do sistema nervoso central.[7]

Estrutura do labirinto

O labirinto, também chamado de orelha interna, localiza-se na porção petrosa do osso temporal, especificamente em sua parte mais densa, chamada cápsula ótica ou labiríntica (Figura 89.1).[8,9] Contém as unidades funcionais dos órgãos da audição e do equilíbrio e se divide em labirinto anterior (cóclea) e posterior, este composto pelos canais semicirculares e pelo vestíbulo. Possui uma porção óssea (labirinto ósseo) e uma membranácea (labirinto membranoso), contida dentro da primeira.[10,11]

A orelha interna é preenchida por fluidos com composição química diferente: endolinfa e perilinfa. Esses líquidos são separados por uma barreira com permeabilidade seletiva para íons e água, o que garante a diferença na sua composição e permite um gradiente de troca iônica.[12]

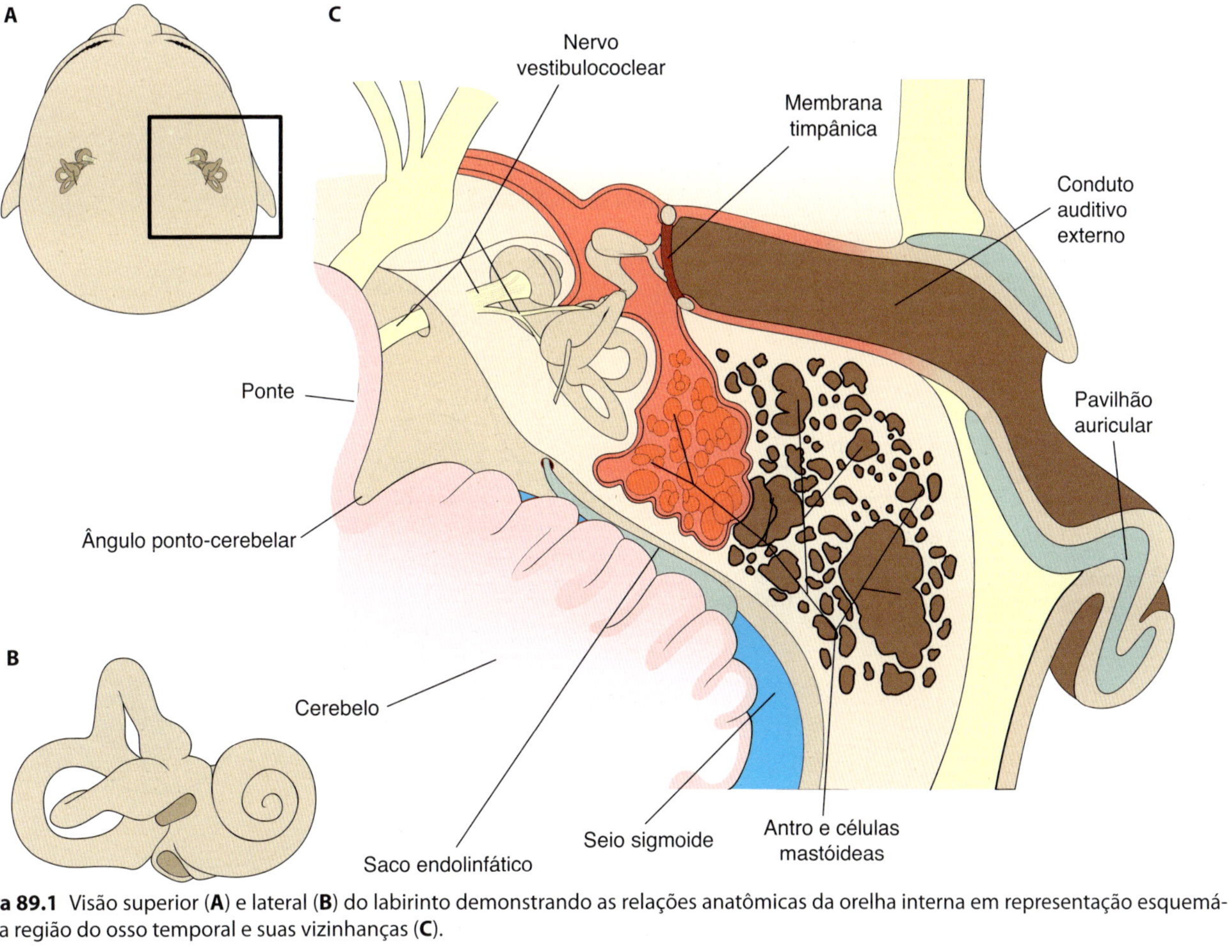

Figura 89.1 Visão superior (**A**) e lateral (**B**) do labirinto demonstrando as relações anatômicas da orelha interna em representação esquemática da região do osso temporal e suas vizinhanças (**C**).

Labirinto ósseo

O labirinto ósseo aloja o labirinto membranoso (Figura 89.2). É dividido em três partes: vestíbulo; canais semicirculares e cóclea óssea (detalhada na sessão de otologia). É preenchido por perilinfa, que circunda o labirinto membranoso e possui um volume cerca de quatro vezes maior que o da endolinfa. A perilinfa apresenta composição muito semelhante à do liquor, com elevada concentração de sódio e baixa concentração de potássio.[5] Sua drenagem ocorre para o espaço subaracnóideo adjacente.[8]

O vestíbulo é uma câmara central, ovoide, sendo a parte mais volumosa do labirinto ósseo. Comunica-se com a cóclea anteroinferiormente e recebe os canais semicirculares na sua região posterossuperior. Em sua parede lateral, há uma abertura, chamada janela vestibular (oval), que se comunica com a cavidade timpânica. O vestíbulo aloja inferiormente o sáculo, no recesso esférico, e superiormente o utrículo, no recesso elíptico.[10]

A mácula crivosa média localiza-se no recesso esférico, por onde passam filetes nervosos para o sáculo. No recesso elíptico encontra-se a mácula crivosa superior, cujos orifícios dão passagem aos nervos para o utrículo e para as ampolas dos ductos semicirculares lateral e superior. Logo abaixo, há um orifício onde se inicia o aqueduto vestibular, canal ósseo que permite o fluxo da endolinfa para o saco endolinfático. A crista vestibular localiza-se entre os recessos e se divide posteriormente em dois limbos que delimitam uma pequena depressão, o recesso coclear, onde se aloja o fundo de saco que dá início ao ducto coclear ou escala média da cóclea.[10]

Os canais semicirculares são uma série de tubos correspondentes a cerca de ⅔ de um círculo.[13] Localizam-se superiormente em relação ao vestíbulo e são em número de três: dois verticais (canal anterior ou superior e canal posterior) e um horizontal, também chamado lateral.[10]

Ocupam espacialmente os três eixos ortogonais do espaço, com formação de ângulos retos entre si, de forma a detectarem movimentos nas três dimensões da movimentação cefálica (Figura 89.3). Os canais laterais ocupam o mesmo plano entre si e a cerca de 30° acima do plano axial. O canal semicircular anterior de um lado é paralelo ao canal posterior do outro lado e ambos estão alinhados em um ângulo de 45° em relação ao plano sagital. Devido a essa conformação espacial, funcionam como pares sinérgicos: sempre que um canal é estimulado, o seu coplanar é inibido.[6,8]

Cada canal possui dois ramos, um simples e um ampular, este com uma dilatação denominada ampola. O ramo simples do canal semicircular anterior se junta ao do canal posterior para formar um pilar ósseo comum (ramo comum).[10]

Os canais semicirculares contêm internamente os ductos semicirculares do labirinto membranoso e a perilinfa circulante no labirinto ósseo.[10]

Labirinto membranoso

Localiza-se quase totalmente dentro do labirinto ósseo e consiste em um conjunto de dilatações e ductos preenchidos por endolinfa (Figura 89.4). Divide-se nas seguintes partes, que se comunicam entre si:

- Utrículo
- Sáculo
- Ducto e saco endolinfáticos
- Três ductos semicirculares
- Ducto coclear.[10]

A endolinfa é um fluido rico em potássio e pobre em sódio, produzida em diversas estruturas: (1) células marginais da estria vascular da cóclea; (2) células escuras vestibulares (*dark cells*), localizadas dentro das ampolas dos canais semicirculares, no utrículo e na crura comum dos ductos semicirculares; (3) células do plano semilunar das ampolas.[14] É reabsorvida por células epiteliais especializadas no saco endolinfático e direcionada ao plexo vascular subjacente.[12]

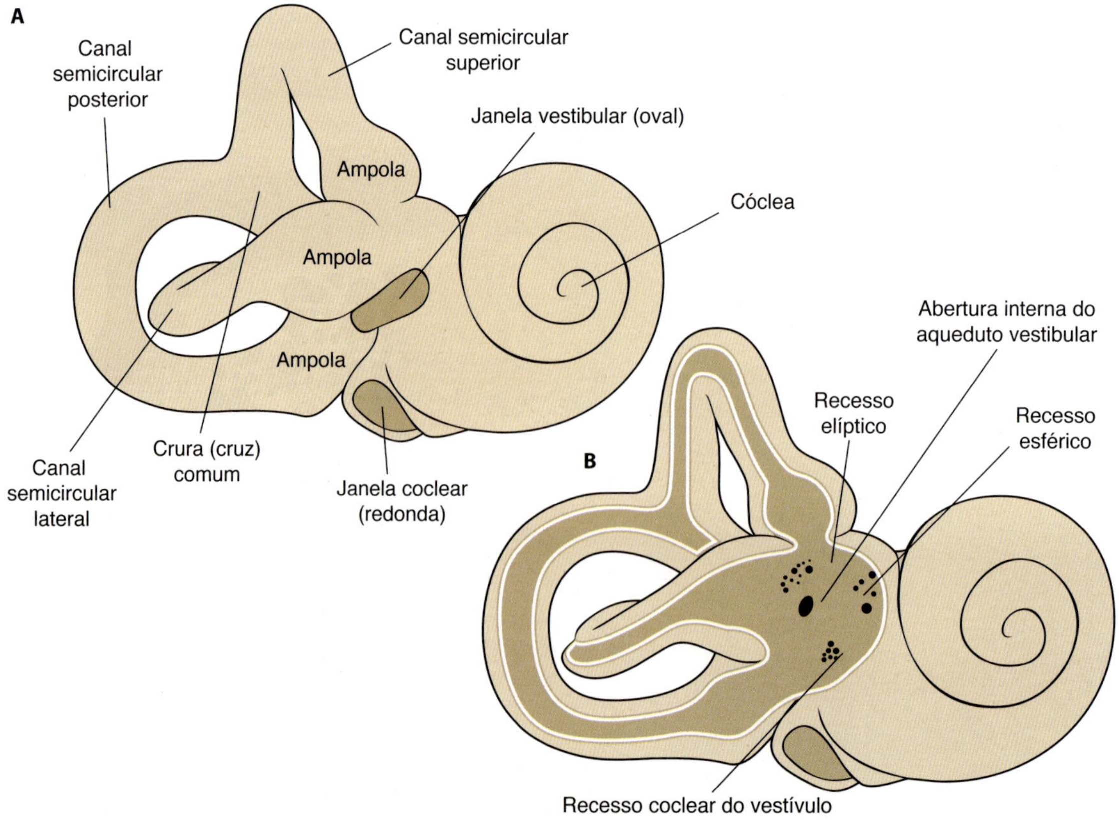

Figura 89.2 Visão lateral do labirinto ósseo (**A**) e sua representação lateral aberta (**B**), com a cóclea mantida.

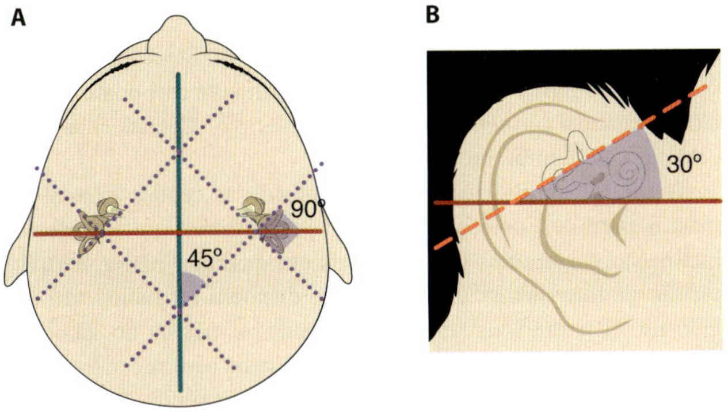

Figura 89.3 Representação dos canais semicirculares no labirinto na visão superior (**A**) e lateral (**B**).

As aquaporinas são estruturas importantes para o controle da concentração de água na perilinfa e na endolinfa. Alterações no seu funcionamento se relacionam com distúrbios da orelha interna, como a doença de Ménière. São proteínas de membrana que formam um canal para passagem de água e também estão presentes em outros locais do organismo onde há semelhante necessidade de controle rigoroso da osmolaridade, como rins e hemácias.[15]

O labirinto membranoso é quase todo incluso no labirinto ósseo, com exceção de uma extensão denominada aqueduto vestibular, que forma o saco endolinfático na fossa posterior do crânio.[15] No saco endolinfático, os fluidos intralabirínticos entram em contato com os extralabirínticos pela interface da membrana.[12]

O utrículo é uma estrutura ovoide localizada no recesso elíptico do vestíbulo, preso por tecido conjuntivo e pelos filetes nervosos do ramo utricular da divisão vestibular do nervo vestibulococlear. As ampolas dos ductos semicirculares se abrem no utrículo por meio de cinco orifícios, sendo um deles formado pela crura comum, que é a junção das terminações dos ductos anterior e posterior. A mácula é o órgão sensorial utricular, onde se encontram células ciliadas sensitivas.[10,16]

O sáculo é também ovoide, porém, de menor dimensão que o utrículo. Localiza-se no recesso esférico do vestíbulo junto à abertura da rampa vestibular da cóclea, com sustentação por tecido fibroso e pelos filetes do ramo sacular da divisão vestibular do VIII nervo craniano. O *ducto reuniens* é uma estrutura que liga o sáculo ao ducto coclear. Também possui células ciliadas sensitivas agrupadas na mácula.[10]

O ducto endolinfático origina-se da junção dos ductos utricular e sacular por meio do ducto utriculossacular. Daí se dirige medial e inferiormente dentro do aqueduto vestibular para terminar no saco endolinfático.[10] Esse é o responsável pela drenagem da endolinfa para o espaço subaracnóideo.[17]

Os ductos semicirculares se alojam dentro dos canais semicirculares e se abrem no utrículo. Cada ducto apresenta uma área alargada em uma de suas extremidades, chamada ampola, em cujo assoalho se localiza a crista.[10] Essa região possui células ciliadas capazes de perceber o deslocamento da endolinfa durante os movimentos de rotação da cabeça.[4]

Estrutura histológica dos ductos semicirculares, do utrículo e do sáculo

Há três camadas na parede dessas estruturas: externa (em contato com o labirinto ósseo); média (vascularizada) e interna (epitélio simples apoiado em uma membrana basal). Essas três camadas se espessam em regiões específicas que originam elevações nas máculas do utrículo e do sáculo e nas cristas das ampolas dos ductos semicirculares.[10]

O epitélio das cristas e das máculas consiste em células ciliadas e de sustentação. As células ciliadas (Figura 89.5) são capazes de converter forças mecânicas em impulsos neurais.[18] Cada célula ciliada contém em torno de 70 a 100 estereocílios, que são microvilos modificados, arranjados entre si em formato de escada, e um único e longo cinocílio fixo. Cada célula ciliada é inervada por um neurônio aferente cujo corpo celular se localiza no gânglio vestibular (ou de Scarpa) localizado próximo à ampola.[4,8,13]

Nos ductos semicirculares, o feixe de cílios está disposto dentro da crista ampular em direção paralela à corrente de líquido no

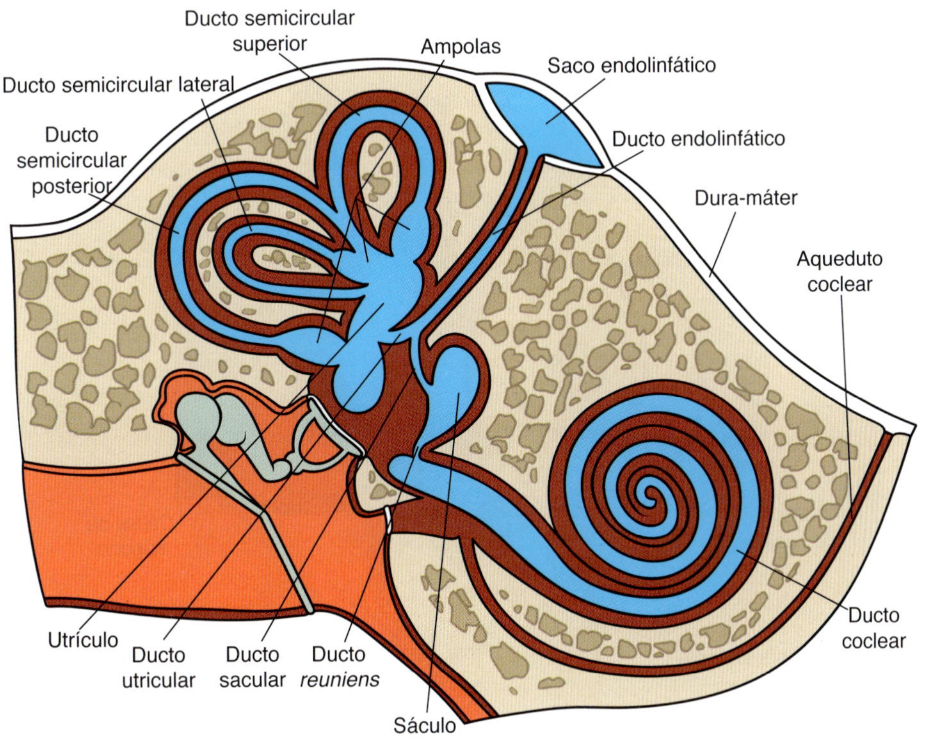

Figura 89.4 Representação esquemática do labirinto membranáceo (azul) e do labirinto ósseo (laranja), suas estruturas e relações anatômicas.

canal, o que possibilita que um mínimo movimento seja capaz de gerar impulsos elétricos (Figura 89.6 A e B). Os cinocílios nos canais laterais apresentam localização proximal em relação ao utrículo. Já nos canais verticais, apresentam localização distal em relação ao utrículo.[2,18]

Os cílios na mácula estão dispostos em diversas direções e detectam estímulos gravitacionais e translacionais variados (Figura 89.6 C).[18]

Existem dois tipos de células ciliadas (ver Figura 89.5):

- Tipo I: caliciforme, de base arredondada e colo curto, com apenas uma terminação nervosa aferente e um pequeno número de terminações eferentes. Mais difícil de ser ativada, com disparos aferentes irregulares e percepção acurada de velocidade angular ou linear
- Tipo II: cilíndrica, com a parte basal em contato com mais botões sinápticos, sendo ativada mais facilmente. Possui diversas terminações nervosas aferentes e eferentes. Apresenta disparos aferentes regulares e se associa à percepção de integração espacial e gravitacional.[2,8,19]

As células de sustentação são alongadas, dotadas de microvilos e apoiadas na lâmina basal. Envolvem as células ciliadas de modo que essas raramente entram em contato umas com as outras. A função delas é discutível, com hipóteses de se relacionarem com a constrição das células ciliadas ou na modificação da composição da endolinfa.[13,18]

Na região dos ductos semicirculares, os cílios das células ciliadas e os processos das células de sustentação se projetam dentro de uma massa gelatinosa chamada cúpula, a qual é constituída principalmente de proteínas e polissacarídeos (ver Figura 89.6 A e B). Possui formato de abóbada e densidade igual à da endolinfa, o que a torna insensível aos vetores gravitacionais ou lineares. Quando a endolinfa se movimenta, a cúpula se movimenta na sequência. As células do tipo I se localizam na região central, enquanto as do tipo II se localizam na periferia da crista, em maior número.[18]

As máculas utricular e sacular são cobertas por uma massa gelatinosa de mucopolissacarídeos, chamada membrana otolítica, com formato plano e achatado quando comparada à crista dos ductos semicirculares (ver Figura 89.6 C). Essa membrana de natureza proteica contém estruturas de 0,1 a 30 μm aglomeradas em formato de cristais, os chamados otólitos ou otocônias, que são compostos de matriz inorgânica (principalmente carbonato de cálcio) e orgânica (proteínas e proteoglicanos).[20,21] Células ciliadas se projetam na membrana otolítica.[8]

O arranjo multidirecional e complexo das células ciliadas na mácula permite a detecção de acelerações lineares, movimentos de inclinação e estímulos gravitacionais em qualquer plano, e a percepção de intensidade. As máculas se dispõem formando um ângulo de 90° entre seus respectivos planos. A mácula do sáculo se localiza em sentido vertical, com percepção da aceleração linear no plano craniocaudal e das forças gravitacionais, sendo também capaz de perceber estímulos vibratórios. Já a mácula do utrículo se localiza no plano horizontal e é sensível à gravidade, à força centrífuga e à aceleração linear.[2,4,6]

Distúrbios do equilíbrio relacionados com otocônias são prevalentes, como a vertigem posicional paroxística benigna (VPPB), causa mais comum de vertigem em humanos, causada pelo deslocamento das otocônias do utrículo para os ductos semicirculares.[21,22]

Vascularização do labirinto

O labirinto membranoso é irrigado principalmente pela artéria auditiva interna, também chamada artéria labiríntica, a qual geralmente se origina da artéria cerebelar anteroinferior (AICA), mas pode ser proveniente diretamente da artéria basilar ou de alguns de seus ramos.[4,10]

A artéria labiríntica se divide em dois ramos ao entrar na orelha interna:

- Artéria vestibular anterior: supre canais semicirculares anterior e lateral, a maior parte da mácula utricular e uma pequena porção do sáculo
- Artéria coclear comum: emite dois ramos - artéria coclear principal e artéria vestibular posterior (ou vestibulococlear). A artéria coclear principal irriga a cóclea. A artéria vestibular posterior supre o canal semicircular posterior, a mácula sacular, o corpo do utrículo e parte da espira basal da cóclea.[4,15,16]

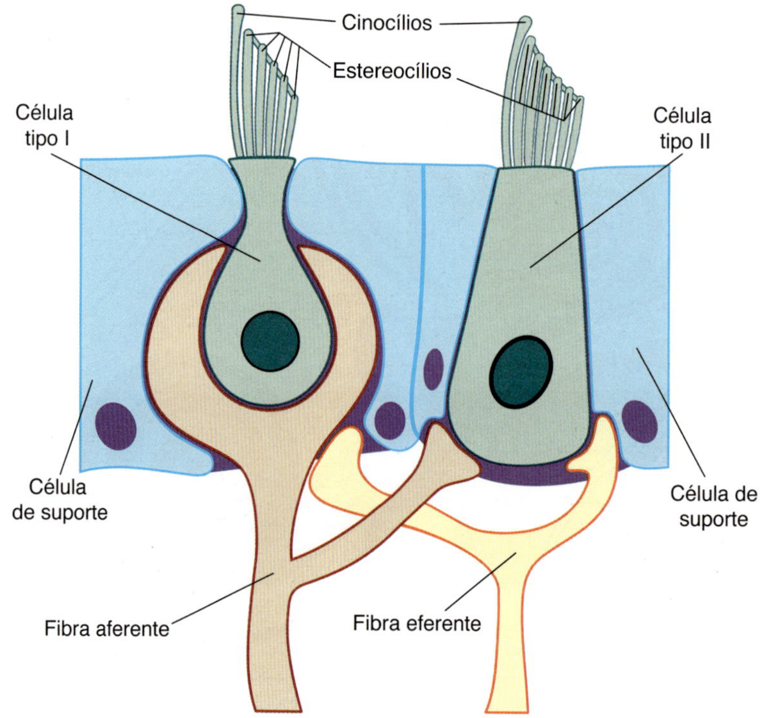

Figura 89.5 Representação esquemática das células ciliadas: tipo I e tipo II.

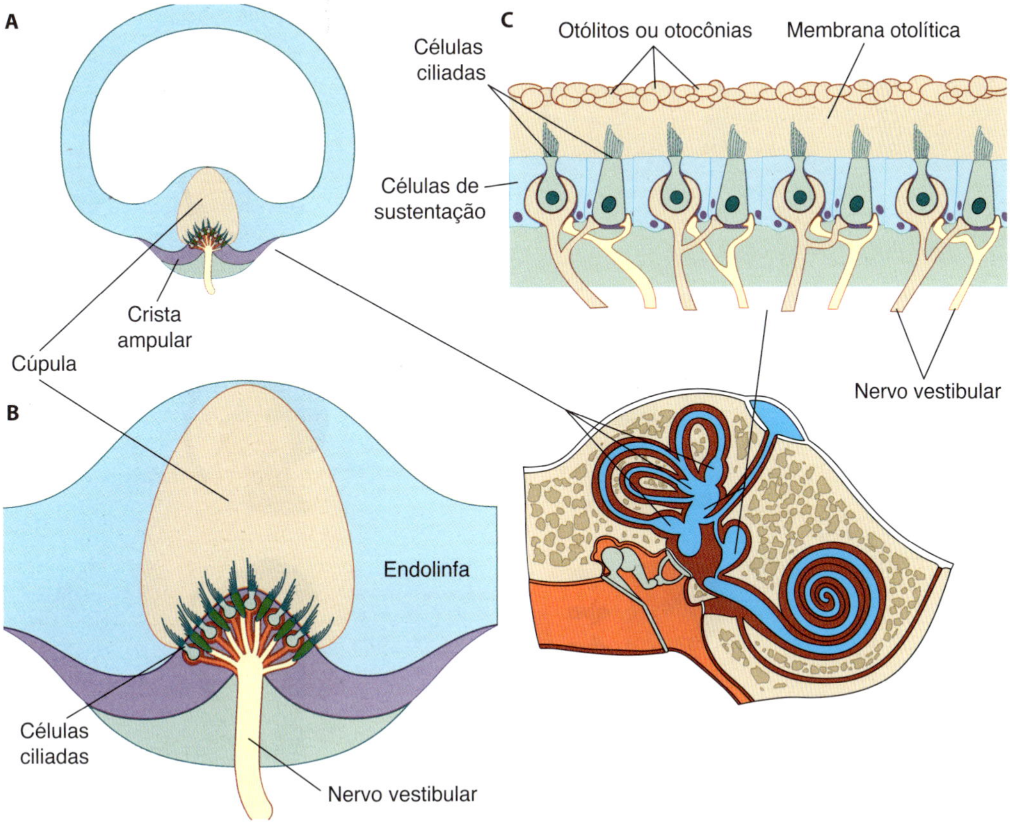

Figura 89.6 Representação esquemática das estruturas sensoriais do labirinto, com a ampola dos ductos semicirculares (**A**) e sua crista em maior aumento (**B**), bem como da membrana otolítica das regiões sacular e utricular (**C**).

As veias do vestíbulo e dos canais semicirculares acompanham as artérias, com a drenagem do utrículo e da ampola dos canais semicirculares anterior e lateral ocorrendo pela veia vestibular anterior. Já a veia vestibular posterior drena o sáculo e a ampola do canal semicircular posterior. Elas confluem junto à veia da janela redonda, dando origem à veia vestibulococlear. Existem também as veias dos canais semicirculares, que formam a veia do aqueduto vestibular. A drenagem venosa termina no seio petroso superior ou no seio transverso da dura-máter.[15]

Inervação do labirinto

O nervo vestibular (VIII par craniano) é formado por neurônios aferentes provenientes do gânglio de Scarpa e por neurônios eferentes, com fibras provenientes do núcleo vestibular. Ele se divide em dois ramos principais:

- Nervo vestibular superior: inerva a crista dos canais semicirculares anterior e lateral, a mácula do utrículo e uma pequena porção anterossuperior da mácula do sáculo
- Nervo vestibular inferior: inerva a crista do canal semicircular posterior e a maior parte da mácula do sáculo.[15]

Esses nervos atravessam o meato acústico interno em sua porção posterior, levando informações ao sistema nervoso central. Tais informações são processadas com a geração de respostas eferentes de movimentação ocular, de tronco ou de membros.[17]

Há comunicação entre os nervos vestibular, facial e coclear por meio de anastomoses vestibulofaciais e vestibulococleares.[7]

FISIOLOGIA DO SISTEMA VESTIBULAR

Os movimentos cefálicos combinam acelerações distintas nos mais diversos planos e direções. O sistema vestibular é sensível às acelerações angulares pelas cristas ampulares dos ductos semicirculares e às acelerações lineares pelas máculas do utrículo e do sáculo, estas também responsáveis pela percepção da orientação quanto à gravidade. As informações obtidas sobre os movimentos da cabeça e a sua posição no espaço são enviadas ao sistema nervoso central, que reúne informações fornecidas pelos quatro órgãos otolíticos (utrículo e sáculo bilaterais) e pelos seis canais semicirculares (três de cada lado).[4,23]

Canais e ductos semicirculares

Por questões didáticas, este capítulo considera a referência aos canais semicirculares como a junção da unidade óssea com a membranosa, uma vez que funcionam praticamente em conjunto.

Há um tônus vestibular mesmo na ausência de rotação, com uma descarga de repouso, ou tônica. Quando ocorre movimentação angular, o sistema nervoso central percebe o movimento, pois há alteração na atividade elétrica de repouso dos receptores labirínticos, com aumento de atividade neural de um lado e diminuição do outro.[23]

Na aceleração angular da cabeça, a endolinfa se movimenta em direção oposta à do movimento cefálico, devido à inércia. Esse movimento relativo entre a endolinfa e o canal faz a cúpula se curvar, levando à deflexão dos cílios das células ciliadas de modo unidirecional. O movimento dos estereocílios em direção ao cinocílio diminui o potencial de repouso da membrana das células ciliadas, com consequente despolarização da célula ciliada e correspondente excitação sensorial. Já a deflexão do cinocílio em direção aos estereocílios leva à hiperpolarização ou inibição sensorial (Figura 89.7 A).[8]

A despolarização ocorre como consequência da abertura de canais iônicos no ápice da célula, desfazendo o potencial iônico e permitindo a liberação de neurotransmissores na fenda sináptica. Diversos neurotransmissores estão envolvidos na modulação dos

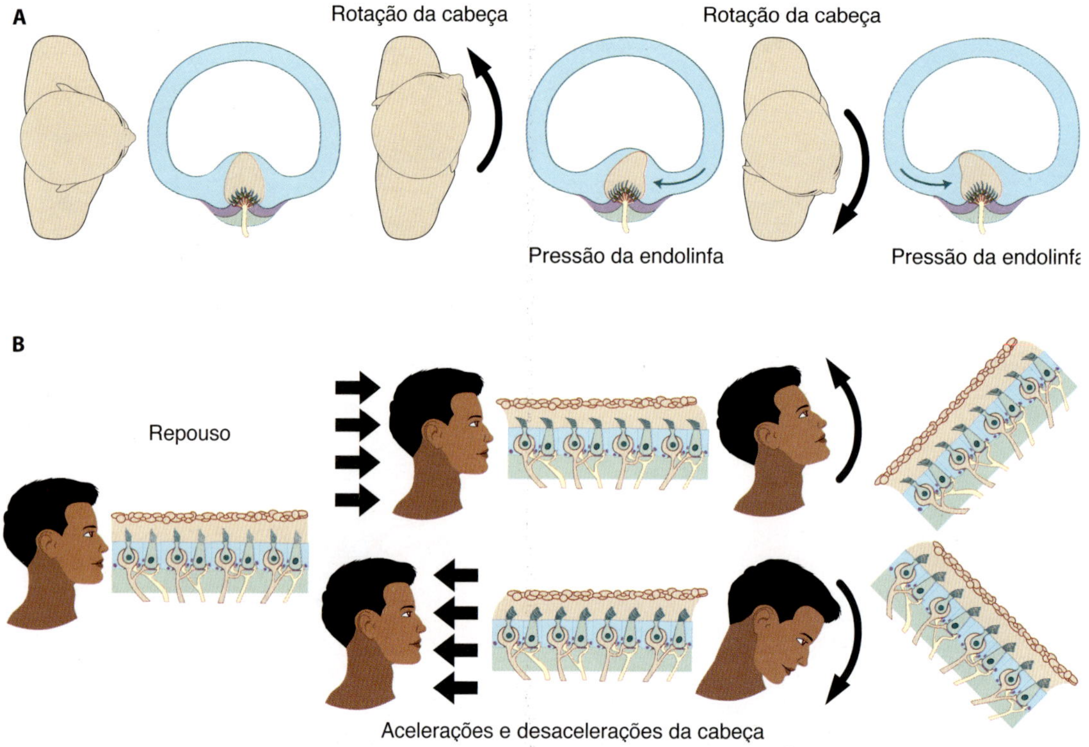

Figura 89.7 Ativação e inibição dos canais semicirculares (**A**) em decorrência da rotação cefálica. À medida em que o crânio roda, a endolinfa se desloca na direção oposta, o que gera uma pressão sobre a cúpula e ativa as células ciliadas. Já para os órgãos otolíticos, sáculo e utrículo (**B**), os movimentos de aceleração e desaceleração linear deslocam a camada gelatinosa das máculas, permitindo a ativação das células ciliadas.

impulsos vestibulares, tanto no sistema vestibular periférico quanto no central. Alguns possuem ação excitatória (como glutamato, acetilcolina e histamina) e outros, efeito inibitório (como GABA e glicina).[19,24,25]

A corrente endolinfática será excitatória ou inibitória em cada canal semicircular a depender da disposição do feixe de cílios na crista. Sempre que um canal for estimulado, o seu coplanar será inibido. A direção da corrente é nomeada de acordo com a abertura da ampola no utrículo: ampulípeta, quando a endolinfa se direciona do canal semicircular para a ampola, e ampulífuga, quando se direciona em sentido contrário.[4]

Nos canais laterais, o cinocílio tem localização proximal ao utrículo; já nos canais verticais (anterior e posterior), o cinocílio ocupa posição distal em relação ao utrículo. Devido a essa conformação, a corrente ampulípeta nos canais laterais deflete os estereocílios em direção ao cinocílio, com consequente despolarização (excitação) da célula. Já a corrente ampulífuga gera hiperpolarização (inibição) da célula nos canais laterais (Figura 89.8). Como o cinocílio nas ampolas dos canais verticais está disposto distal ao utrículo, o efeito da corrente endolinfática é o oposto ao que ocorre nos canais laterais: a corrente ampulípeta é inibitória, enquanto a ampulífuga é excitatória.[4,15]

As leis de Ewald descrevem algumas características fisiológicas do sistema vestibular. De acordo com a primeira lei, um estímulo em um canal semicircular causa movimento ocular no mesmo plano do canal estimulado e da corrente de endolinfa. Já a segunda lei de Ewald postula que, nos ductos laterais, a corrente endolinfática ampulípeta produz uma resposta mais intensa do que a corrente ampulífuga, ocorrendo o contrário nos ductos verticais (terceira lei de Ewald).[26]

Órgãos otolíticos (utrículo e sáculo)

O utrículo e o sáculo percebem a aceleração linear da cabeça e a inclinação cefálica em relação à gravidade.[4]

Os otólitos apresentam densidade relativa maior que a da membrana otolítica, exercendo, assim, pressão sobre o epitélio sensorial. Em repouso, as otocônias exercem seu peso sobre as células ciliadas por ação da força gravitacional, com estímulos constantes que permitem ao sistema nervoso central reconhecer a posição da cabeça em relação ao espaço. Os movimentos dos otólitos induzidos pela gravidade fletem os cílios e hiperpolarizam ou despolarizam as células ciliadas, a depender da sua orientação (ver Figura 89.7 B).[4,16]

No utrículo, sensível aos movimentos no plano horizontal, quando a cabeça acelera para frente, a membrana de otólitos fica para trás, causando deflexão dos estereocílios e consequente potencial de ação aferente. No sáculo, o estímulo de aceleração ocorre no plano sagital, devido à orientação parassagital sacular.[18,23]

Os órgãos otolíticos, especialmente o sáculo, também apresentam sensibilidade ao som, sendo o VEMP (potencial evocado miogênico vestibular) uma das formas de avaliar sua função (detalhado em capítulo específico).[27]

Sistema vestibular central

O sistema vestibular central é composto por: núcleos vestibulares, vias ascendentes, descendentes, vestibulocerebelar, vestibulovagal, vestibulares eferentes e relações com a formação reticular do tronco e outras áreas do sistema nervoso central.[7]

Núcleos vestibulares

Os núcleos vestibulares estão localizados no assoalho do quarto ventrículo, entre a ponte e o bulbo, e fazem conexões diretas e rápidas com os neurônios aferentes vestibulares. Recebem informações vestibulares e de outros órgãos relacionados com a orientação espacial e transmitem estímulos para todo o sistema nervoso central por vias específicas, chamadas vias vestibulares centrais. Também se conectam ao tálamo e ao sistema nervoso autônomo. Essas múltiplas conexões formam uma das principais características do sistema vestibular: a redundância sensorial.[7,15]

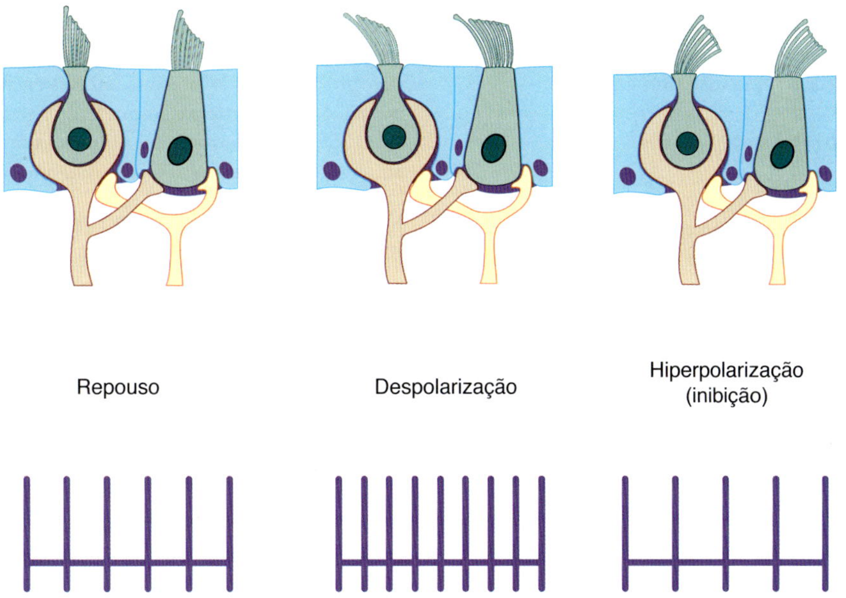

Figura 89.8 Fisiologia em nível celular. **A.** Deflexão ciliar: deslocamento dos estereocílios em direção ao cinocílio resulta em despolarização; deslocamento do cinocílio em direção aos estereocílios resulta em hiperpolarização; **B.** Potencial de ação com a respectiva taxa de disparo neural.

A função dos núcleos vestibulares é integrar as informações aferentes relacionadas com os movimentos oculares, com a orientação espacial e a estabilidade corporal. Exercem controle sobre diversos reflexos, como vestíbulo-ocular (RVO), vestibuloespinal (RVE) e vestibulocerebelar, e funcionam como centro de integração sensório-motora.[7]

São quatro núcleos principais (superior, medial, lateral e inferior) e pelo menos sete menores:[4]

- Núcleo vestibular superior (ou de Bechterew): recebe fibras aferentes dos canais semicirculares, do núcleo fastígio e do lobo flóculo-nodular do cerebelo. Envia fibras ascendentes para os núcleos oculomotores, via fascículo longitudinal medial[17]
- Núcleo vestibular medial (ou de Schwalbe): recebe aferências de canais semicirculares, utrículo, cerebelo e núcleo vestibular medial contralateral. Emite fibras ascendentes para o fascículo longitudinal medial até o núcleo oculomotor, para mediar o RVO. Também auxilia no controle do RVE por meio de projeções descendentes bilaterais no trato vestibuloespinal medial até a medula espinhal cervical[8,15,17]
- Núcleo vestibular lateral (ou de Deiters): recebe fibras aferentes do utrículo, do sáculo e do canal semicircular anterior, além de fibras provenientes do cerebelo e da medula espinhal. É o principal responsável pelo RVE, coordenando o tônus reflexo nos músculos do tronco e nos extensores proximais dos membros para manter a postura e o equilíbrio[4,8,15,17]
- Núcleo vestibular inferior ou descendente (ou de Roller): recebe aferência das cristas ampulares, do sáculo, do utrículo e do cerebelo. Envia projeções para os outros três núcleos vestibulares e para o cerebelo, sendo responsável pela integração entre o aparelho vestibular, o cerebelo, a formação reticular e os núcleos vestibulares contralaterais.[8,15,17]

Vias vestibulares centrais

Os núcleos vestibulares se relacionam com diversas estruturas centrais, como cerebelo, mesencéfalo, tálamo e córtex cerebral. Há também conexão com os núcleos contralaterais, através de vias comissurais.[4] As fibras eferentes dos núcleos vestibulares se reúnem em tratos ou fascículos, sendo alguns deles:

- Fascículo longitudinal medial: envia fibras dos núcleos vestibulares para os núcleos oculomotor, troclear e abducente, com participação no RVO[17]
- Fascículo vestibulocerebelar: faz conexão dos núcleos vestibulares com o vestibulocerebelo[17]
- Vias vestibuloespinhais: fornecem comandos motores aos músculos do pescoço, da parte superior do tronco e de membros inferiores para manter o equilíbrio e a postura de forma reflexa.[6]

A proximidade anatômica das vias vestibulares com outras vias do tronco encefálico explica o fato de sintomas e sinais vestibulares serem frequentes nas lesões de tronco.[23]

Cerebelo

O cerebelo se localiza na fossa craniana posterior e é dividido em lobos anterior, posterior e flóculo-nodular. O vérmis é uma elevação na linha média dos lobos anterior e posterior. A principal região cerebelar relacionada com o equilíbrio, conhecida como vestibulocerebelo ou arquicerebelo, é formada pelo lobo flóculo-nodular e por porções do vérmis.[6]

O cerebelo recebe informações do sistema vestibular diretamente do labirinto ou através dos núcleos vestibulares. Recebe também informações visuais, além de impulsos originados de receptores de articulações, tendões, músculos e pele. Atua como processador adaptativo, monitorando a função vestibular e reajustando o processamento central, se necessário, com influência inibitória no núcleo vestibular, sendo importante para a acurácia e a precisão dos movimentos.[4,8,17]

O cerebelo controla a fixação ocular, com diminuição da intensidade dos movimentos oculares com os olhos abertos.[7] É comum nas lesões vestibulares centrais a ataxia cerebelar, pela proximidade anatômica com os três pedúnculos cerebelares.[23]

Formação reticular

É uma estrutura complexa de núcleos e neurônios dispostos de maneira difusa, localizada ao longo do tronco encefálico, com extensão para medula espinhal, tálamo e hipotálamo, sem limites precisos. Apresenta conexões com córtex cerebral, cerebelo, medula espinhal e vários núcleos de nervos cranianos,[17] sendo um centro de integração, retransmissão e coordenação para diversas funções vitais e controle de reflexos protetores.[28]

Sua atividade modula a excitabilidade cortical, em condições fisiológicas e em doenças. Participa também da integração de informações vestibulares, visuais e somatossensoriais.[28]

REFLEXOS VESTIBULARES

Reflexo vestíbulo-ocular

O RVO permite a estabilização do campo visual durante os movimentos cefálicos.[4] Quando a cabeça gira, seja na vertical ou na horizontal, o olho se movimenta de forma sincrônica em direção oposta, com o objetivo de manter o campo visual estável (Figura 89.9). Trata-se de um arco reflexo que envolve apenas três neurônios entre a orelha e o olho:

- Neurônio vestibular aferente primário: localizado no gânglio de Scarpa
- Neurônio intermediário secundário: localizado no núcleo vestibular
- Neurônio eferente terciário: localizado nos núcleos oculomotores.[8,23]

Cada par de canais semicirculares faz sinapse com músculos oculomotores específicos, o que permite movimentos oculares preestabelecidos. Cada músculo recebe uma aferência excitatória do canal despolarizado de um lado e uma inibitória do canal contralateral hiperpolarizado.[8] Quando a cabeça gira para o lado direito, por exemplo, as células ciliadas da crista ampular do canal lateral direito são despolarizadas, com impulsos elétricos enviados aos núcleos vestibulares e oculomotores. Ocorre, então, contração do músculo reto medial direito e do reto lateral esquerdo, com movimento conjugado dos olhos para a esquerda, mantendo o olhar fixo no alvo.[8]

Reflexo vestibuloespinal

Sua função é estabilizar o corpo em resposta às informações sensoriais provenientes do labirinto, através da ativação do trato vestibuloespinal, com participação direta do sistema motor.

O RVE gera movimentos compensatórios do corpo para manter a estabilidade cefálica e postural, prevenindo quedas.[4]

Reflexo vestibulocólico (vestibulocervical)

Esse reflexo visa estabilizar a cabeça espacialmente, com ação na musculatura cervical.[3] Une o vestíbulo ao segmento cervical pelo trato vestibuloespinal medial, terminando no segmento cervical e na medula torácica.[15] Na propedêutica otoneurológica, pode ser avaliado por meio do VEMP cervical.[27]

Reflexo cérvico-cólico

Estabiliza a cabeça no corpo e envolve uma única sinapse. Destaca-se sua importância em algumas condições patológicas, quando a coordenação de movimentos entre cabeça, tronco e membros encontra-se reduzida, como na senilidade e nas hipofunções vestibulares.[15]

Reflexo cérvico-ocular

Apresenta importância limitada, sendo responsável por corrigir alguns movimentos de rotação da cabeça em baixa frequência. Inicia-se em receptores articulares e ligamentares no pescoço, atinge o núcleo vestibular contralateral e, quando ativado, promove o deslocamento do globo ocular na mesma direção, em interação com o RVO e o reflexo cérvico-cólico.[15]

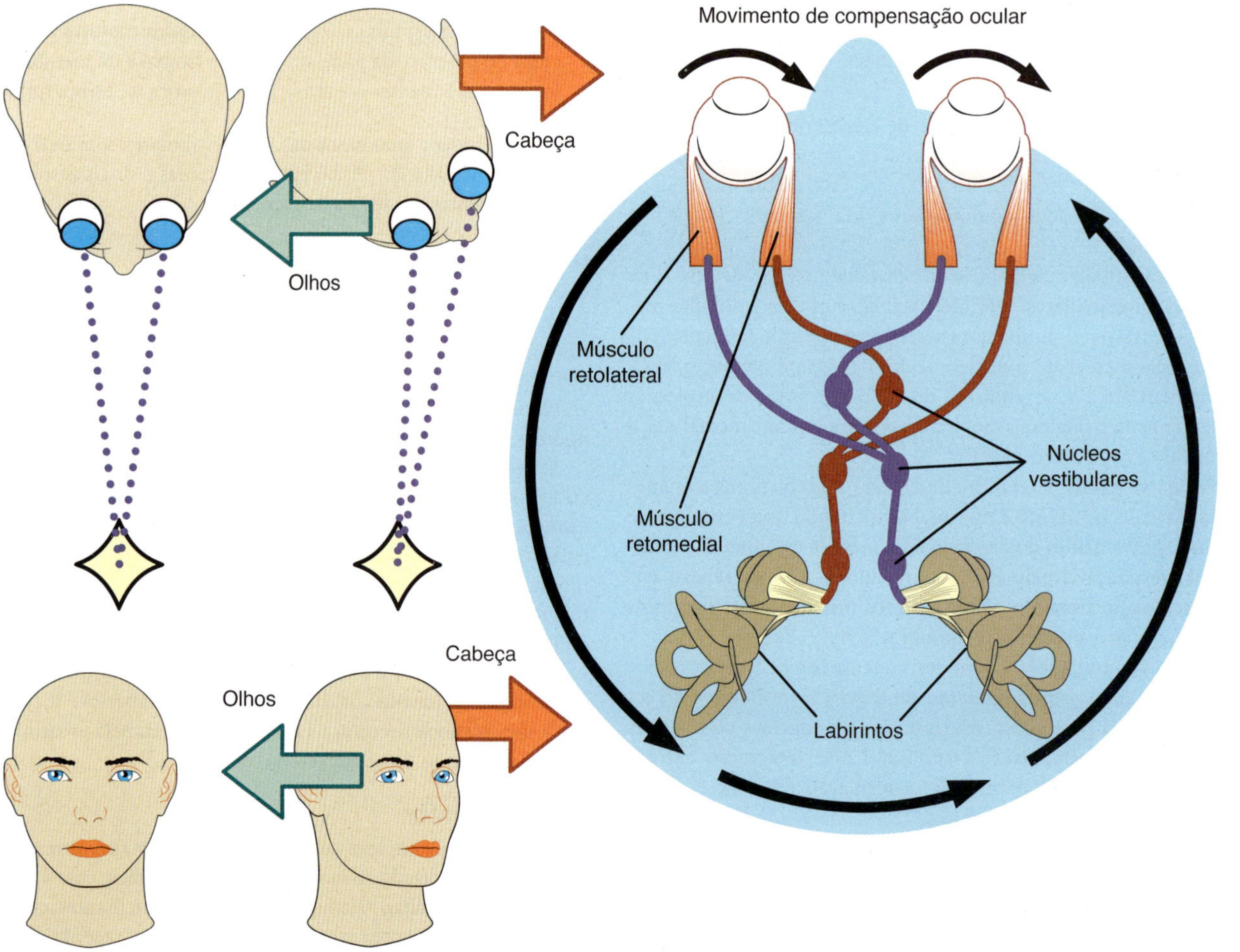

Figura 89.9 Esquema do funcionamento do reflexo vestíbulo-ocular (RVO). Quando a cabeça gira para um lado, o canal ipsilateral é estimulado e promove a contração dos músculos reto medial do mesmo lado e do reto lateral contralateral, o que faz o olho se mover em sentido contrário ao do movimento cefálico.

Cervicoespinal

Atua nas mudanças de posição dos membros inferiores com a aferência cervical. Gera resposta reflexa de extensão da musculatura dos membros inferiores para o lado onde o queixo se direciona, associada à flexão da musculatura do membro inferior contralateral. É importante no controle postural nos casos de hipofunções vestibulares.[15]

OCULOMOTRICIDADE

Seguimento lento ou perseguição

O sistema de perseguição é um reflexo de estabilização do olhar, que permite manter na fóvea a imagem de um objeto que se desloca contra um cenário estacionário. É utilizado principalmente para movimentos de baixa frequência e existe uma relação entre a velocidade do olho e a do objeto que se movimenta. Envolve córtex visual e núcleos da ponte, com participação do cerebelo na regulação da velocidade do deslocamento ocular.[17]

Reflexo optocinético

O reflexo optocinético permite estabilizar na retina imagens de um campo visual móvel. É involuntário e ocorre quando todo o campo visual se movimenta diante dos olhos. Podem haver movimentos oculares cíclicos (nistagmo optocinético) caso o estímulo seja demorado, como na passagem de vagões de um trem. O olho fixa em um ponto no campo visual em movimento. Ao atingir a extremidade de seu raio de deslocamento, o movimento ocular lento na direção do deslocamento do campo visual é interrompido por um movimento sacádico no sentido oposto. Posteriormente, o olho volta a seguir o campo visual.[17]

Movimentos sacádicos

As sacadas são movimentos rápidos e simultâneos de ambos os olhos na mesma direção e sua finalidade é posicionar a imagem de um campo visual sobre a fóvea.[16]

São os movimentos oculares mais rápidos e possuem curta duração. Podem ser voluntários ou involuntários, constituindo a fase rápida do nistagmo optocinético, a fase REM (*rapid eye movements*) do sono e a componente rápida do nistagmo pós-calórico.[29]

Nistagmo

Nistagmo é um movimento ocular involuntário, rítmico e repetitivo. Pode apresentar origem fisiológica (como na mirada extrema do olhar e durante estímulos calóricos, rotatórios ou optocinéticos) ou patológica, em casos de lesões vestibulares periféricas ou centrais. É caracterizado por uma sucessão de batimentos oculares com uma componente lenta em uma direção seguida por uma componente rápida corretiva na direção contrária. A componente lenta é um movimento ativo, gerada pelo labirinto ou pelos núcleos vestibulares, enquanto a componente rápida é um movimento passivo produzido pela formação reticular do tronco encefálico, que leva o olho de volta à posição inicial. A direção da componente rápida indica o lado do nistagmo.[7,16]

CONSIDERAÇÕES FINAIS

A manutenção do equilíbrio corporal acontece de forma complexa, com a participação de múltiplas aferências e eferências sensoriais e interação entre os sistemas vestibular, proprioceptivo e visual. Todas essas informações são ainda processadas pelo sistema nervoso central para o adequado controle postural.

REFERÊNCIAS BIBLIOGRÁFICAS

1. Asadi H, Mohamed S, Lim CP, Nahavandi S. A review on otolith models in human perception. Behav Brain Res [Internet]. 2016 Aug 1 [Acesso em: 2024 Jul];309:67-76.
2. Eatock RA, Songer JE. Vestibular hair cells and afferents: Two channels for head motion signals. Annu Rev Neurosci [Internet]. 2011 Jul 11 [Acesso em: 2024 Jul];34(1):501-34.
3. Goldberg JM, Cullen KE. Vestibular control of the head: Possible functions of the vestibulocollic reflex. Exp Brain Res [Internet]. 2011 May 26 [Acesso em: 2024 Jul];210(3-4):331-45.
4. Hain TC, Helminski J. Anatomy and physiology of the normal vestibular system. In: Herdman SJ, Clendaniel RA, orgs. Vestibular rehabilitation [Internet]. 4th ed. New York, NY: F. A. Davis Company; 2014. p. 2-19.
5. Marcus DC, Wangemann P. Cochlear and vestibular function and dysfunction. In: Alvarez-Leefmans FJ, Delpire E, orgs. Physiology and pathology of chloride transporters and channels in the nervous system: From molecules to diseases. San Diego: Elsevier; 2009. p. 425-37.
6. Jones S, Jones T, Mills K, Gaines G. Anatomical and physiological considerations in vestibular dysfunction and compensation. Semin Hear [Internet]. 2009 Nov 21 [Acesso em: 2024 Jul];30(04):231-41.
7. Ganança MM, Caovilla HH, Ganança FF. Anatomia e fisiologia dos órgãos do equilíbrio. In: Campos CA, Costa HO, orgs. Tratado de otorrinolaringologia. São Paulo: Roca; 2002. p. 421-9.
8. Khan S, Chang R. Anatomy of the vestibular system: A review. In: Greenwald BD, Gurley JM (orgs.). NeuroRehabilitation [Internet]. 2013 May 21 [Acesso em:2024 Jul];32(3):437-43.
9. Lysakowski A. Anatomy of the vestibular system. In: Flint PW, Haughey BH, Lund VJ, orgs. Cummings Otolaryngology Head and Neck Surgery. 6th ed. Philadelphia: Saunders Elsevier; 2014. p. 2007-26.
10. Zorzetto NL. Anatomia do ouvido. In: da Costa SS, Cruz OL, de Oliveira JÁ, orgs. Otorrinolaringologia: princípios e práticas. 2· ed. Porto Alegre: Artmed Editora; 2006. p. 23-60.
11. Leigh RJ, Zee DS. The neurology of eye movements. 5th ed. New York: Oxford University Press; 2015. p. 1-23.
12. Chabbert C. Pathophysiological mechanisms at the sources of the endolymphatic hydrops, and possible consequences. J Vestib Res [Internet]. 2021 Jul 28 [Acesso em: 2024 Jul];31(4):289-95.
13. Goldberg JM, Wilson VJ, Cullen KE, Angelaki DE, Broussard DM, Buttner-Ennever J et al. The vestibular system: A sixth sense. New York: Oxford University Press; 2012. p. 22-44.
14. Kaya S, Paparella MM, Cureoglu S. Does otosclerosis affect dark and transitional cells in the human vestibular labyrinth? Otol Neurotol [Internet]. 2017 Feb [Acesso em: 2024 Jul];38(2):234-8.
15. Venosa AR, Gonçalves DU, Ganança FF, Salmito MC, Bottino MA, Greters ME et al. Otoneurologia clínica. In: Bittar RS, Ganança MM, Ganança FF (orgs.). 2. ed. Rio de Janeiro: Thieme Revinter; 2020. p. 3-20.
16. Albernaz PL, Zuma e Maia F, Carmona S, Cal RR, Zalazar G. The new neurotology: A comprehensive clinical guide. Edimburgo: Cham Springer; 2019. p. 1-37.
17. Campos CA, Santos MA de O. Fisiologia do equilíbrio. In: Pignatari SN, Anselmo-Lima WT, orgs. Tratado de otorrinolaringologia. 3. ed. Rio de Janeiro: Elsevier; 2018. p. 15-9.
18. McPherson DR. Sensory hair cells: An introduction to structure and physiology. Integr Comp Biol [Internet]. 2018 Aug 1 [Acesso em: 2024 Jul];58(2):282-300.
19. Dalet A, Bonsacquet J, Gaboyard-Niay S, Calin-Jageman I, Chidavaenzi RL et al. Glutamate transporters EAAT4 and EAAT5 are expressed in vestibular hair cells and calyx endings. PLoS One [Internet]. 2012 Sep 15 [Acesso em: 2024 Jul];7(9):e46261.
20. Lee MS, Philippe J, Katsanis N, Zhou W. Polyketide synthase plays a conserved role in otolith formation. Zebrafish [Internet]. 2019 Aug [Acesso em: 2024 Jul];16(4):363-9.
21. Lundberg YW, Xu Y, Thiessen KD, Kramer KL. Mechanisms of otoconia and otolith development. Dev Dyn [Internet]. 2015 Mar 18 [Acesso em: 2024 Jul];244(3):239-53.

22. Zuma e Maia F, Portinho F. Princípios anatomofisiológicos que regem o equilíbrio. In: Zuma e Maia F, Albernaz PL, Carmona S, orgs. Otoneurologia atual. Rio de Janeiro: Revinter; 2014. p. 1-23.
23. Bronstein A, Lempert T. Tonturas: diagnóstico e tratamento e abordagem prática. 2. ed. Rio de Janeiro: Thieme Revinter; 2018. p. 2-18.
24. Mano P. Abordagem e complicações medicamentosas na tontura. Rev Hosp Univ Pedro Ernesto [Internet]. 2015 Mar 31 [Acesso em: 2024 Jul];14(1).
25. Lee C, Jones TA. Neuropharmacological targets for drug action in vestibular sensory pathways. J Audiol Otol [Internet]. 2017 Oct 20 [Acesso em: 2024 Jul];21(3):125-32.
26. Ewald JR. Physiologische untersuchungen ueber das endorgan des nervus octavus. The Medical Heritage Library, Francis A. Boston: Countway Library; 1891. 324 p.
27. Rosengren SM, Welgampola MS, Colebatch JG. Vestibular evoked myogenic potentials: Past, present and future. Clin Neurophysiol [Internet]. 2010 May [Acesso em: 2024 Jul];121(5):636-51.
28. Faraguna U, Ferrucci M, Giorgi FS, Fornai F. Editorial: The functional anatomy of the reticular formation. Front Neuroanat. [Internet]. 2019 [Acesso em: 2024 Jul];13(55):1-3.
29. Netto AC, Colafêmina JF. Saccadic movements in subjects with cerebellar disorders. Braz J Otorhinolaryngol [Internet]. 2010 [Acesso em: 2024 Jul];76(1):51-8.

CAPÍTULO

90

Anamnese e Exame Físico Otoneurológico no Adulto

Nathalia de Paula Doyle Maia Marchesi • Ronaldo Kennedy de Paula Moreira

INTRODUÇÃO

Na interpretação das mais variadas formas de manifestação dos sintomas vestibulares é fundamental identificar sua etiologia, realizando uma abordagem sistemática por meio de uma história clínica detalhada, direcionando para as técnicas de exame adequadas e avaliação laboratorial com o objetivo de estabelecer um tratamento eficaz. Para isso, é imprescindível um conhecimento básico da fisiologia vestibular e técnicas de exame vestibular adequadas. A falta de uma abordagem sistemática para o exame e a avaliação laboratorial do sistema vestibular pode levar a diagnósticos incorretos.[1] A compreensão básica da fisiologia vestibular e as técnicas adequadas de exame permitem um diagnóstico correto que pode ser feito à beira do leito.[1] A tontura é um sintoma relativamente frequente nos prontos-socorros, sendo a maioria de causa periférica (labirinto e/ou nervo vestibular) ou distúrbios cardiovasculares benignos, podendo ainda ser causada por várias doenças de outros sistemas orgânicos, como endócrino, psíquico, visual e neurológico. Entretanto, alguns casos podem ser atribuídos a causas mais graves como acidente vascular cerebral (AVC) e arritmias cardíacas.[2]

É importante definir bem os sintomas experimentados, diferenciando a vertigem dos outros tipos de tonturas, ditas não rotatórias, como desequilíbrio, instabilidade, oscilopsia, tonturas ortostáticas, pré-síncope e síncope.[3] A International Classification of Vestibular Disorders (ICVD), da Bárány Society, descreve quatro categorias de sintomas vestibulares principais: vertigem, tontura, sintomas vestíbulo-visuais e sintomas posturais, incluindo subtipos para cada um destes. Entretanto, nenhum sintoma vestibular tem um significado totalmente específico e nenhum deles é considerado patognomônico em suas associações com a patologia vestibular subjacente.[4]

A tontura é um sintoma que pode ser desafiador em relação à sua avaliação por ser uma sensação subjetiva, de difícil mensuração objetiva e que pode, algumas vezes, significar a sobreposição de sensações, causadas por diferentes mecanismos fisiopatológicos e ter diferentes diagnósticos.[5] A anamnese é a primeira etapa da avaliação vestibular e, sem dúvida, é o componente mais importante. Em conjunto com o exame físico, possibilita a obtenção das informações necessárias para o diagnóstico topográfico e etiológico das alterações otoneurológicas. O principal sintoma de um paciente com queixas otoneurológicas é a tontura, que será melhor abordada ao longo deste capítulo.

ANAMNESE

Sintomas vestibulares

A abordagem tradicional para a avaliação de pacientes com tontura tem sido baseada na definição do tipo de sintoma na avaliação da causa mais provável. Talvez a primeira preocupação na avaliação do paciente com tontura é tentar entender o que o paciente quer dizer com tontura. Esta abordagem tem sido frequentemente endossada na literatura médica. A maior dificuldade é identificar o tipo de tontura e ter segurança na confiabilidade dos relatos dos pacientes sobre o sintoma referido.[6] Daí a importância em se construir uma história clínica minuciosa como primeiro fator de sucesso na avaliação do paciente com sintoma vestibular.

Frequentemente, os sintomas vestibulares são referidos como "tontura", "zonzeira" e "vertigem". Frente à necessidade da melhor definição dos principais sintomas vestibulares para possibilitar uma melhor classificação dos distúrbios vestibulares, a Bárány Society classificou os sintomas vestibulares em quatro categorias: vertigem, tontura, sintomas vestíbulo-visuais e sintomas posturais.[7,8]

A categoria da **vertigem** compreende a vertigem interna que se refere à sensação de estar se movimentando quando o indivíduo se encontra parado ou a sensação errônea de movimentação durante a movimentação normal da cabeça.[7] Esta expressão abrange falsas sensações de giro e também outras falsas sensações como balançar, inclinar, saltar ou deslizar (vertigem sem girar).

A **tontura**, por sua vez, é a sensação de orientação espacial distorcida sem uma falsa sensação de movimento.[7]

A categoria dos **sintomas vestíbulo-visuais** inclui falsas sensações de movimento ou inclinação do ambiente e distorção/desfoque da visão por uma falha vestibular, ao invés de lesões da via visual.[7] Eles decorrem de patologia vestibular ou de alterações da interação entre os sistemas visual e vestibular.[7] Podem ser descritos como vertigem externa (falsa sensação de que o ambiente está girando), oscilopsia (falsa sensação de que o ambiente está oscilando), *visual lag* (falsa sensação de que a imagem que o indivíduo enxerga do ambiente está atrasada em relação à movimentação da cabeça ou faz um breve deslocamento após o término do movimento da cabeça), *visual tilt* (falsa sensação de que a imagem do ambiente vista pelo indivíduo encontra-se inclinada) e embaçamento visual induzido pelo movimento (redução significativa da acuidade visual durante ou logo após um movimento da cabeça).[7]

Os **sintomas posturais** estão relacionados com a manutenção da estabilidade postural, ocorrendo apenas na posição vertical (sentado, em pé ou andando), podendo ser instabilidade (sensação de estar instável sem uma preferência direcional), impulso direcional (sensação de instabilidade com tendência a desviar ou cair em uma determinada direção), sensação de queda iminente (sem que ocorra queda completa, estando relacionada com forte instabilidade, impulso direcional ou outro sintoma vestibular) e queda relacionada com o equilíbrio (uma queda completa relacionada com forte instabilidade, impulso direcional ou outro sintoma vestibular).[7]

Ao avaliar um paciente com sintomas vestibulares, uma história minuciosa é necessária, abordando diversas questões:[1]

1. Trata-se de uma alteração no sistema vestibular ou é decorrente de outra causa médica, tais como medicamentos, alterações cardiovasculares, problemas hormonais ou metabólicos?
2. Os sintomas são decorrentes de problemas nos canais semicirculares (rotação) ou nos órgãos otolíticos (translação ou inclinação) ou estão relacionados com suas conexões?
3. O que provoca esses sintomas são mudanças na posição da cabeça, outros gatilhos? O problema é periférico (labirinto ou nervo) ou central (núcleos vestibulares, cerebelo, córtex vestibular)?
4. Existem outros sintomas associados como diplopia, oscilopsia, cefaleia, outros sintomas otológicos?
5. Quando há mais de uma crise, é importante saber do paciente quando foi a primeira crise, qual foi a mais típica entre todas, se há ou não vínculo entre as crises e, por fim, colher a história da crise atual.[9]

6. Deve-se caracterizar, além do tipo de sintoma vestibular, a data de início, a duração, a frequência, os fatores desencadeantes, os fatores de piora e melhora e outros sintomas associados.[9]

Uma abordagem mais recente baseia-se no tempo e nos gatilhos dos sintomas de tontura, sem se preocupar com o tipo de tontura (vertigem, pré-síncope ou desequilíbrio). Essa abordagem foi validada por um comitê internacional de especialistas com o objetivo de melhorar a abordagem diagnóstica, notadamente em pacientes com síndromes vestibulares agudas, para diferenciar as causas benignas e graves que levam à tontura.[10] Essa nova abordagem divide os pacientes em três categorias principais, usando tempo e gatilhos, orientando um diagnóstico diferencial complementado por um protocolo de exame direcionado à beira do leito:[11]

1. Síndrome vestibular aguda:
   a. Tontura aguda e contínua que dura dias, acompanhada de náusea, vômito, nistagmo, intolerância ao movimento da cabeça e instabilidade da marcha.
   b. Neurite vestibular, labirintite, acidente vascular encefálico (AVE) isquêmico de circulação posterior.
2. Síndrome vestibular episódica espontânea:
   a. Tontura episódica que ocorre espontaneamente, sem fator desencadeante e geralmente dura de minutos a horas.
   b. Enxaqueca vestibular, doença de Ménière, ataque isquêmico transitório.
3. Síndrome vestibular episódica desencadeada:
   a. Tontura episódica provocada por um gatilho específico e obrigatório (geralmente uma mudança na posição da cabeça ou na posição de pé) e geralmente com duração menor que 1 minuto.
   b. Vertigem postural paroxística benigna, vertigem postural paroxística central.

Duração e frequência

A duração da tontura é uma característica importante em diferentes doenças, como, por exemplo, durando alguns segundos na vertigem posicional paroxística benigna (VPPB), de alguns minutos a horas na doença de Ménière e na migrânea vestibular, e podendo durar dias na neurite vestibular. Durante a anamnese é importante determinar a verdadeira duração da tontura, pois os pacientes tendem a incluir outros sintomas, como mal-estar e náuseas na duração da tontura. Tontura recorrente ou episódica pode ser sugestiva de VPPB ou doença de Ménière, e aquela que se apresenta em um único episódio pode estar associada à neurite vestibular.[10]

Na maioria das vezes, os pacientes têm dificuldade de descrever como é a sua tontura. Por outro lado, demonstram mais confiança ao descrever a duração e os fatores desencadeantes da tontura em relação ao momento dos sintomas (duração do episódio).[5]

Fatores desencadeantes

A tontura pode ser espontânea ou desencadeada por alguns fatores, dentre eles, destaca-se o fator posicional (que ocorre após uma mudança na posição da cabeça no espaço em relação à gravidade, mesmo sem a realização de mudanças ortostáticas), por movimento cefálico (que ocorre apenas durante o movimento da cabeça), induzida por estímulo visual, auditivo, por manobra de Valsalva (qualquer manobra corporal que tende a aumentar a pressão intracraniana ou na orelha média) ou ortostática (quando há mudança na postura corporal de deitado para sentado ou de sentado para em pé).[7] Outros gatilhos que podem desencadear a tontura são: desidratação, medicamentos, mudanças de pressão do meio ambiente (em situações de mergulho, mudanças de altitude, oxigenação hiperbárica, pneumotoscopia), após a exposição prolongada a movimento passivo (p. ex., como ocorre após viagens marítimas), hormônios, hiperventilação e situações fóbicas.[7]

Os fatores desencadeantes e as circunstâncias da ocorrência da vertigem podem ser úteis para restringir o diagnóstico diferencial a uma condição vestibular periférica. Se os sintomas ocorrem apenas com mudanças de posição, como virar-se na cama, ao abaixar ou olhar para cima e ao hiperestender o pescoço, a VPPB é a causa mais provável. Uma infecção viral recente do trato respiratório superior pode preceder a neurite vestibular aguda ou a labirintite aguda. Tonturas desencadeadas por vibração ou sons altos (fenômeno Tullio) podem sugerir síndrome de deiscência do canal superior.[12]

Sintomas associados

É importante identificar se existem outros sintomas associados, como plenitude aural, zumbido, perda auditiva, náuseas, vômitos, cefaleia, sudorese ou obscurecimento visual transitório. Além disso, o otorrinolaringologista deve estar atento a possíveis sinais e sintomas neurológicos associados, como, por exemplo, diplopia, disfonia, disartria, disfagia, ataxia, alteração do nível de consciência, distúrbios motores ou parestesia, que podem indicar um comprometimento do sistema nervoso central. As náuseas são características de causas vestibulares (centrais e periféricas), mas também podem ocorrer devido a alterações hemodinâmicas.[13]

Comorbidades

A presença de algumas comorbidades podem afetar o sistema vestibular e, por isso, devem ser investigadas durante a anamnese. Destacam-se, como exemplo, hipertensão arterial sistêmica, arritmias, diabetes, doenças imunomediadas, neurológicas, além de alterações hormonais e metabólicas. O uso de medicamentos também pode interferir no sistema vestibular, sendo geralmente observado quando há uma relação temporal do início da tontura com o uso ou o aumento da dose do medicamento. Antibióticos (em especial os aminoglicosídeos, como a gentamicina), diuréticos de alça (furosemida), anti-maláricos (quinino) e alguns anti-inflamatórios não esteroidais (aspirina e ibuprofeno) são exemplos de medicamentos com potencial ototóxico.[14,15]

Antecedentes pessoais e familiares

É importante perguntar sobre eventos pessoais prévios, como traumatismos cranioencefálicos, infecções, paralisia facial periférica e exposição a ruídos. Além disso, a história familiar também deve ser investigada, pois algumas doenças podem ter o caráter hereditário, como a enxaqueca, cinetose e ataxia.[16]

Hábitos

A ingesta excessiva de álcool, alterações do sono, abuso de carboidratos e jejum prolongado foram relacionados com o comprometimento do equilíbrio corporal e devem ser investigados durante a anamnese do paciente com tontura.[17,18]

EXAME FÍSICO

Após a adequada anamnese de um paciente com tontura, o otorrinolaringologista já é capaz de formular hipóteses diagnósticas e direcionar o exame físico. Contudo, é imprescindível a realização de um exame físico minucioso. O exame de um paciente com tontura tem início quando o paciente caminha em direção ao consultório, seguido da realização da ectoscopia. Após essa avaliação inicial, procede-se com a avaliação otorrinolaringológica geral (otoscopia, oroscopia e rinoscopia), otoneurológica (que será abordado de forma mais detalhada a seguir), neurológica (p. ex., com a realização do exame de pares cranianos e de testes de função cerebelar), oftalmológica (incluindo, mas não limitado à oftalmoscopia e à avaliação da musculatura ocular extrínseca), cardiológica (como aferição da pressão arterial, frequência e ritmo cardíaco) e osteomuscular (p. ex., a avaliação da coluna e da musculatura cervical).

Testes à beira do leito

O exame físico otoneurológico à beira do leito possibilita a avaliação de pacientes com tontura nas clínicas de emergência e nos hospitais. Os testes realizados fazem parte da avaliação do equilíbrio estático e dinâmico, permitindo identificar os pacientes que necessitam de imagens radiológicas urgentes para um possível tratamento de AVE ou que podem ser potencialmente curados já durante a consulta, como no caso de VPPB.[1] Os testes incluem a avaliação dos movimentos oculares, a avaliação do reflexo vestíbulo-ocular, protocolo HINTS, testes posicionais, exame do reflexo vestibuloespinal, entre outros. Concluído o exame completo à beira do leito, o otorrinolaringologista será capaz de estabelecer uma hipótese diagnóstica, os diagnósticos diferenciais, determinar a necessidade de exames complementares e propor o tratamento.[19]

Movimentos oculares extrínsecos

O exame dos movimentos oculares (Figura 90.1) consiste na pesquisa de nistagmo espontâneo e semiespontâneo, na avaliação das versões e duções, da vergência, do seguimento ocular, do movimento sacádico, do nistagmo optocinético e na realização do teste de cobertura ocular (*cover test*).

O nistagmo espontâneo é sinal da presença de um desequilíbrio estático da atividade tônica ao nível dos reflexos oculares do canal semicircular (Vídeo 90.1). Para a pesquisa do nistagmo espontâneo deve-se solicitar que o paciente fixe o olhar em um objeto estacionário distante da posição primária do olhar. Se houver nistagmo, deve-se observar se ele é mono ou binocular, a direção dos movimentos oculares, a amplitude dos movimentos, a frequência das oscilações, o sentido delas e a presença de ponto nulo para, então, caracterizar o tipo de nistagmo (p. ex., nistagmo tipo *jerk*, nistagmo pendular, dentre outros).[20] Além disso, é importante considerar que em lesões periféricas (labirinto e nervo craniano VIII) é comum observar um nistagmo espontâneo horizonto-rotatório com direção fixa (Vídeo 90.2) e que aumenta de amplitude e frequência na ausência de fixação ocular (Figura 90.2) e ao olhar em direção à fase rápida do nistagmo (chamada de lei de Alexander) (Vídeo 90.3).[20] Nas doenças irritativas do sistema vestibular, a fase rápida do nistagmo é direcionada para o lado afetado, enquanto nas doenças destrutivas, a fase rápida é direcionada para o lado sadio.[3] Nas lesões centrais, frequentemente são encontrados nistagmos espontâneos puramente verticais ou torcionais (Vídeo 90.4).[20]

Para avaliação do nistagmo semiespontâneo (*gaze-evoked nystagmus* ou nistagmo evocado pelo olhar) deve-se solicitar que o paciente olhe para um objeto fixo a cerca de 30° à esquerda, à direita, para cima e para baixo do olhar primário por alguns segundos. Se houver nistagmo, deve-se observar o tipo, a direção (incluindo mudança da direção em comparação à posição primária do olhar e a outras posições do olhar), a amplitude, a frequência e o sentido da movimentação ocular.[20]

A capacidade de realizar a divergência e, em especial, a convergência ocular pode ser afetada por fadiga, uso de álcool e outras drogas, além de algumas doenças oftalmológicas e sistêmicas. Quando a vergência é afetada, o paciente pode apresentar diplopia. Para avaliação, deve-se solicitar que o paciente olhe para um objeto que é aproximado em direção a seu nariz (convergência) e, de forma oposta, de uma região próxima à face para um objeto distante (divergência).[3]

O seguimento ocular é testado quando o paciente acompanha com o olhar um objeto que se move lentamente horizontal ou verticalmente. É normal quando o paciente é capaz de seguir suavemente

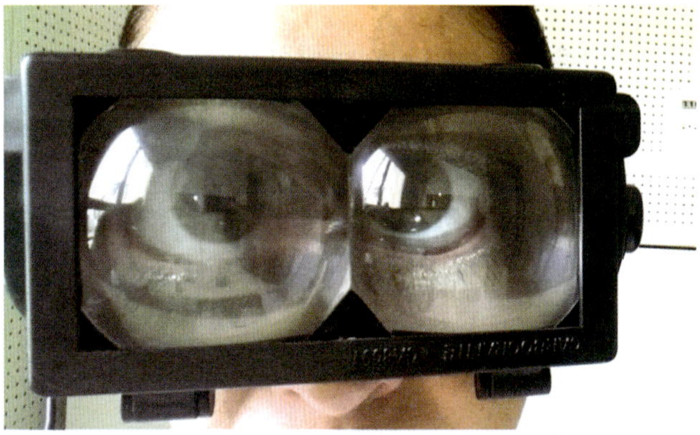

Figura 90.2 Análise de nistagmo espontâneo com óculos de Frentzel.

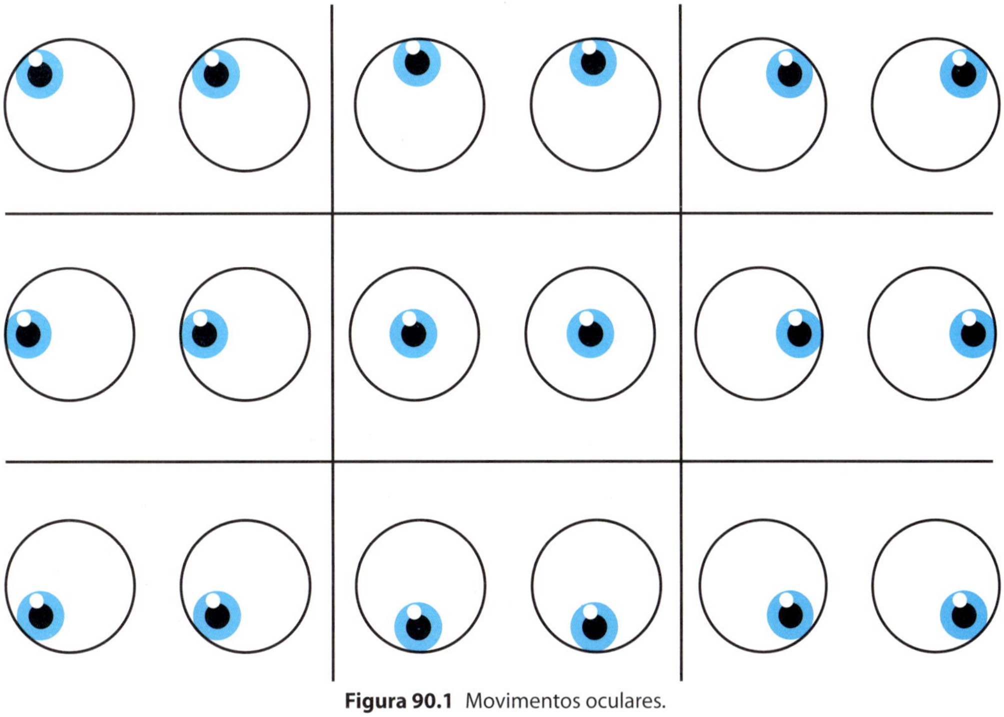

Figura 90.1 Movimentos oculares.

o objeto com o olhar. Algumas doenças de origem central podem causar atrasos e/ou pequenas sacadas durante o movimento de seguimento do objeto.[3]

Na avaliação dos movimentos oculares sacádicos é solicitado que o paciente olhe alternadamente para dois alvos de fixação, espaçados a cerca de 30 cm. Esse teste é realizado tanto no plano horizontal quanto no plano vertical. Deve-se observar a velocidade, precisão e latência das sacadas. Sacadas dismétricas são sugestivas de lesões cerebelares. Sacadas lentas estão geralmente associadas ao comprometimento do tronco encefálico. Sacadas com atraso na latência podem estar relacionadas com lesões corticais ou do tronco cerebral.[3]

O nistagmo optocinético é um movimento ocular reflexo fisiológico desencadeado pelo movimento de objetos repetitivos que são apresentados no campo visual.[20] A fase lenta do nistagmo é decorrente do movimento dos olhos ao seguir o objeto, e a fase rápida é um movimento sacádico na direção oposta, à medida que os olhos se fixam no próximo objeto apresentado.[20] Quando ausente, pode indicar uma lesão no tronco encefálico.[3]

O *cover test* (Figura 90.3) pode fornecer informações importantes sobre o sistema otolítico-ocular. O paciente é solicitado a fixar o olhar em um objeto distante em posição primária do olhar e, em seguida, o examinador oclui um olho do paciente, observando se há movimentação do olho contralateral. A mesma ação é repetida no olho que inicialmente estava descoberto. Além disso, no momento em que é removida a oclusão de um olho, o examinador deve observar se este olho realiza algum movimento. Ainda é possível sensibilizar o teste, realizando a oclusão alternada entre os olhos.

Em um paciente sem alterações do sistema otolítico-ocular, não é esperado que ocorra movimentação dos olhos durante o exame. Os desvios verticais, quando acompanhados de *ocular tilt reaction* (torção ocular estática, desvio oblíquo dos olhos e inclinação da cabeça), podem sugerir uma lesão na via otolítica-ocular.[3] Porém, ainda que pacientes com lesões no sistema otolítico-ocular possam apresentar alteração no *cover test*, é importante lembrar que as alterações da movimentação ocular extrínseca podem ser causadas por doenças oftalmológicas (p. ex., estrabismo relacionado com erros refrativos, insuficiência de convergência etc.). Em sua maioria, elas se apresentam como desvios horizontais.[3] Porém, algumas dessas lesões oftalmológicas podem se apresentar com desvios verticais. O principal diferencial quando há um desvio vertical do olhar se dá entre o *skew deviation* nas lesões vestibulares periféricas ou lesões nos núcleos vestibulares com a paralisia do nervo troclear.[21] No primeiro, o olho hipertrófico (olho que está mais elevado em relação ao eixo horizontal) encontra-se inciclotorcido (quando o polo superior do olho gira para o lado nasal), ao passo que em lesões do nervo troclear o olho encontra-se exciclotorcido (quando o polo superior do olho gira para o lado temporal) e o desvio vertical se mantém na posição supina (o que não ocorre em lesões do nervo troclear).[21]

Avaliação do reflexo vestíbulo-ocular

O reflexo vestíbulo-ocular (RVO) estabiliza a imagem na fóvea durante o movimento da cabeça. Pode-se avaliar o RVO através da rotação cefálica de baixa, média e alta frequência, por meio do *head impulse test* (HIT), teste do reflexo vestíbulo-ocular com reforço visual (VVOR), teste de supressão do RVO (VVOS), *head shaking test* e pela avaliação dinâmica da acuidade visual. No HIT, pede-se ao paciente para fixar o olhar em um alvo fixo, que pode ser o nariz do examinador, por exemplo, e girar rapidamente a cabeça do paciente para cada lado. O HIT é considerado normal quando o olho permanece fixo no alvo.[22] Quando alterado, o paciente apresentará uma sacada corretiva, sendo que o sentido do movimento da cabeça que gerou a sacada indicará o lado do

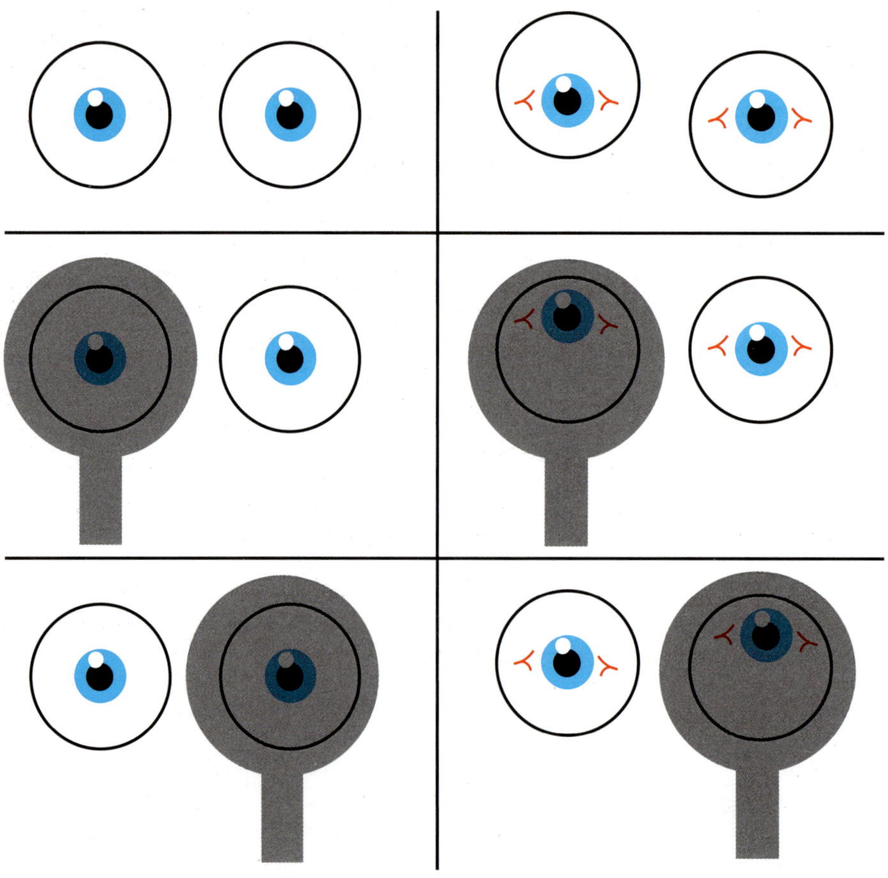

Figura 90.3 *Cover test.*

labirinto acometido. Diante de um paciente com um HIT alterado, sabe-se que a lesão é quase sempre periférica, fazendo parte do diagnóstico diferencial com o comprometimento central nas síndromes vestibulares agudas.[22]

Diferentemente do HIT, o VVOR é realizado com uma rotação cefálica de baixa frequência, em que é realizada uma rotação cefálica para cada lado no plano horizontal, enquanto o paciente fixa o olhar em um alvo fixo. O teste é normal quando o paciente consegue manter os olhos fixos no alvo durante a movimentação da cabeça. Os pacientes com hipofunção vestibular unilateral apresentarão sacadas com direção para o lado contralateral, quando a cabeça gira para o lado afetado. Então, na hipofunção vestibular bilateral, a sacada será sempre para o lado oposto ao testado.[23]

De forma semelhante ao VVOR, porém utilizando um alvo móvel, um outro teste a ser realizado para avaliação do RVO é o teste de supressão do RVO. Ele é considerado normal quando o paciente mantém o olhar fixo no alvo móvel. Os pacientes com hipofunção vestibular unilateral apresentarão sacadas para o lado saudável quando a cabeça girar para este lado, enquanto os pacientes com hipofunção vestibular bilateral não apresentarão sacadas durante os movimentos da cabeça para cada lado.[23]

Para o *head shaking test* deve-se realizar uma rotação no plano horizontal da cabeça do paciente, alternando para a direita e para a esquerda, por cerca de 10 segundos ou cerca de 20 ciclos. Em seguida, o movimento da cabeça é interrompido e o movimento ocular é observado. Nas lesões vestibulares unilaterais, será observado um nistagmo horizontal direcionado para o lado são. Nas doenças de origem central, pode ser observado um nistagmo vertical após estimulação no plano horizontal.[3]

Na avaliação dinâmica da acuidade visual, pede-se ao paciente para ler a tabela de Snellen (uma das possíveis tabelas a serem utilizadas para avaliação da acuidade visual). Depois, deve-se repetir a leitura enquanto é realizada uma rotação da cabeça do paciente a 2 Hz. O teste é considerado alterado quando o paciente apresentar uma perda de duas linhas na acuidade visual medida com a tabela de Snellen.[3]

Avaliação do sistema vestibuloespinal

A avaliação da marcha e da postura também faz parte do exame físico do paciente com tontura. Deve-se solicitar que o paciente caminhe em linha reta e retorne à posição inicial. É importante detectar se há instabilidade da marcha, alargamento da base ou desvios. Na síndrome vestibular aguda, pode ocorrer um desvio da marcha para o lado lesado. Nos quadros crônicos, a marcha geralmente é normal. Nas doenças de origem central, pode ser observado uma marcha atáxica.[3]

Alguns testes podem ser utilizados para avaliação do paciente com tontura, como o teste de Romberg e Unterberger-Fukuda. Para realizar o teste de Romberg, o paciente fica em pé, com os pés juntos, os braços ao lado do corpo, primeiro com os olhos abertos e depois com olhos fechados. O teste pode ser sensibilizado ao solicitar que o paciente coloque um pé na frente do outro. O teste é positivo quando o paciente apresenta queda para o lado do labirinto acometido. Posteriormente, o teste pode se apresentar normal, devido à presença de compensação central. No teste de Unterberger-Fukuda é solicitado que o paciente marche no mesmo lugar, com os olhos fechados. Nas lesões vestibulares, o paciente desvia para o lado do labirinto acometido.[3]

Manobras provocativas

Existem algumas manobras que podem ser realizadas com intuito de avaliar o aparecimento de tontura, nistagmo e de sinais clínicos associados à ela. Dentre elas, destacam-se a hiperventilação (que pode provocar nistagmo nas doenças das vias vestibulares), manobras de Valsalva (o aumento da pressão intracraniana e na orelha média pode induzir o aparecimento de nistagmo na malformação de Arnold-Chiari, na deiscência do canal semicircular superior e nas fístulas perilinfáticas), a exposição a ruído e a compressão do trágus (provoca nistagmo na deiscência do canal semicircular superior e nas fístulas perilinfáticas).[20]

Algumas manobras envolvem a movimentação da cabeça, do corpo ou a combinação de ambos, como na pesquisa do nistagmo posicional e do nistagmo de posicionamento. A pesquisa do nistagmo posicional consiste na avaliação da presença de nistagmo ao manter a cabeça em posições especificas por alguns segundos. Já na pesquisa do nistagmo de posicionamento, principalmente utilizada para o diagnóstico da VPPB, observa-se a presença de nistagmo desencadeado pela mudança de posição da cabeça, como nas manobras de Dix-Hallpike e *side-lying*, para avaliação dos canais semicirculares verticais, e na manobra de *head roll*, para avaliação do canal semicircular lateral. Na VPPB, o nistagmo apresenta latência, é esgotável (duração limitada), intensidade crescendo e decrescendo, fatigável (desaparece à repetição da manobra) e sua direção, intensidade e duração, indicam o canal semicircular acometido.[20]

Protocolo HINTS

Uma bateria de três testes de avaliação da fisiologia oculomotora à beira do leito, conhecidos como HINTS (do inglês *head impulse, nystagmus, test of skew* [reflexo óculo-cefálico, nistagmo e oclusão da órbita]), identifica acidentes vasculares encefálicos agudos com mais precisão do que até mesmo a ressonância magnética com imagem ponderada por difusão, nas primeiras 48 a 72 horas após o início dos sintomas. Para realizar o HINTS, deve-se realizar o *head impulse test*, observar as características do nistagmo e realizar o teste de cobertura alternada dos olhos. Na vertigem de origem periférica, encontra-se um HIT positivo ou alterado (perda da fixação ocular com impulso cefálico), nistagmo espontâneo de direção fixa e ausência de desvio oblíquo do olhar. Na vertigem de origem central, observa-se um HIT normal ou negativo (RVO preservado), presença de nistagmo espontâneo bidirecional, vertical ou rotatório, com presença de desvio oblíquo do olhar.[24] Os achados oculomotores sugestivos de acidente vascular encefálico podem ser lembrados utilizando o acrônimo INFARCT (*impulse normal, fast-phase alternating, refixation on cover test*).

Em 2013, Newman-Toker et al. sugeriram o HINTS *plus*, que poderia melhorar a sensibilidade diagnóstica para casos de acidente vascular encefálico associados a infarto da orelha interna, onde haveria perda auditiva aguda unilateral identificada à beira do leito. A perda auditiva ocorreria por envolvimento direto da cóclea, mas também pelo infarto do núcleo coclear ou da zona de entrada da raiz do nervo auditivo na ponte lateral, regiões irrigadas pela artéria cerebelar anteroinferior (AICA).[25]

REFERÊNCIAS BIBLIOGRÁFICAS

1. Eggers SD, Zee DS. Evaluating the dizzy patient: Bedside examination and laboratory assessment of the vestibular system. Semin Neurol [Internet]. 2003 [Acesso em: 2024 Jul];23(1):47-58.
2. Saro-Buendia M, Torres-Garcia L, Angel NJ, Acosta RM, Guijo JC, Diaz CB et al. Dizziness evaluation and characterisation of patients with posterior circulation stroke in the emergency department; A case series study. Arch Acad Emerg Med [Internet]. 2023 [Acesso em: 2024 Jul];11(1):e12.
3. Maia FZ, Mangabeira PA, Carmona S. Otoneurologia atual. São Paulo: Thieme Revinter; 2014. 543 p.
4. Bisdorff AR, Staab JP, Newman-Toker DE. Overview of the International Classification of Vestibular Disorders. Neurol Clin [Internet]. 2015 [Acesso em: 2024 Jul];33(3):541-50, vii.

5. Kerber KA, Newman-Toker DE. Misdiagnosing dizzy patients: Common pitfalls in clinical practice. Neurol Clin [Internet]. 2015 [Acesso em: 2024 Jul];33(3):565-75, viii.
6. Baloh RW. Approach to the evaluation of the dizzy patient. Otolaryngol Head Neck Surg [Internet]. 1995 [Acesso em: 2024 Jul];112(1):3-7.
7. Bisdorff A, von Brevern M, Lempert T, Newman-Toker DE. Classification of vestibular symptoms: Towards an international classification of vestibular disorders. J Vestib Res [Internet]. 2009 [Acesso em: 2024 Jul];19(1-2):1-13.
8. Salmito MC, Zuma e Maia FC, Gretes ME, Venosa A, Gananca FF, Gananca MM et al. Neurotology: definitions and evidence-based therapies - Results of the I Brazilian Forum of Neurotology. Braz J Otorhinolaryngol [Internet]. 2020 [Acesso em: 2024 Jul];86(2):139-48.
9. Chays A, Florant A, Ulmer E. Vertigem e outras tonteiras. 2. ed. São Paulo: Thieme Revinter; 2011.
10. Baloh RW, Jacobson KM. Neurotology. Neurol Clin [Internet]. 1996 [Acesso em: 2024 Jul];14(1):85-101.
11. Newman-Toker DE, Edlow JA. TiTrATE: A novel, evidence-based approach to diagnosing acute dizziness and vertigo. Neurol Clin [Internet]. 2015 [Acesso em: 2024 Jul];33(3):577-99, viii.
12. Labuguen RH. Initial evaluation of vertigo. Am Fam Physician [Internet]. 2006 [Acesso em: 2024 Jul];73(2):244-51.
13. Fife TD. Dizziness in the outpatient care setting. Continuum (Minneap Minn) [Internet]. 2017 [Acesso em: 2024 Jul];23(2, Selected Topics in Outpatient Neurology):359-95.
14. Chimirri S, Aiello R, Mazzitello C, Mumoli L, Palleria C, Altomonte M et al. Vertigo/dizziness as a drugs' adverse reaction. J Pharmacol Pharmacother [Internet]. 2013 [Acesso em: 2024 Jul];4(Suppl 1):S104-9.
15. Maia NP, Lopes KC, Gananca FF. Otorhinolaryngological adverse effects of urological drugs. Int Braz J Urol [Internet]. 2021 [Acesso em: 2024 Jul];47(4):747-52.
16. Gallego-Martinez A, Espinosa-Sanchez JM, Lopez-Escamez JA. Genetic contribution to vestibular diseases. J Neurol [Internet]. 2018 [Acesso em:2024 Jul];265(Suppl 1):29-34.
17. Bittar RS, Santos MD, Mezzalira R. Glucose metabolism disorders and vestibular manifestations: Evaluation through computerized dynamic posturography. Braz J Otorhinolaryngol [Internet]. 2016 [Acesso em: 2024 Jul];82(4):372-6.
18. Chen HL, Tan CT, Wu CC, Liu TC. Effects of diet and lifestyle on audio-vestibular dysfunction in the elderly: A literature review. Nutrients [Internet]. 2022 [Acesso em: 2024 Jul];14(22):4720.
19. Straumann D. Bedside examination. Handb Clin Neurol [Internet]. 2016 [Acesso em: 2024 Jul];137:91-101.
20. Eggers SD, Bisdorff A, von Brevern M, Zee DS, Kim JS, Perez-Fernandez N et al. Classification of vestibular signs and examination techniques: Nystagmus and nystagmus-like movements. J Vestib Res [Internet]. 2019 [Acesso em: 2024 Jul];29(2-3):57-87.
21. Lemos J, Subei A, Sousa M, Nunes C, Cunha L, Glisson C et al. Differentiating acute and subacute vertical strabismus using different head positions during the upright-supine test. JAMA Ophthalmol [Internet]. 2018 [Acesso em: 2024 Jul];136(4):322-8.
22. Halmagyi GM, Chen L, MacDougall HG, Weber KP, McGarvie LA, Curthoys IS. The video head impulse test. Front Neurol [Internet]. 2017 [Acesso em: 2024Jul];8:258.
23. Ramos BF, Cal R, Carmona S, Weber KP, Zuma EF. Corrective saccades in unilateral and bilateral vestibular hypofunction during slow rotation expressed by visually enhanced VOR and VOR suppression: Role of the cerebellum. Cerebellum [Internet]. 2021 [Acesso em: 2024 Jul];20(5):673-7.
24. Kattah JC, Talkad AV, Wang DZ, Hsieh YH, Newman-Toker DE. HINTS to diagnose stroke in the acute vestibular syndrome: Three-step bedside oculomotor examination more sensitive than early MRI diffusion-weighted imaging. Stroke [Internet]. 2009 [Acesso em: 2024 Jul];40(11):3504-10.
25. Newman-Toker DE, Curthoys IS, Halmagyi GM. Diagnosing stroke in acute vertigo: The HINTS family of eye movement tests and the future of the "Eye ECG". Semin Neurol [Internet]. 2015 [Acesso em: 2024 Jul];35(5):506-21.

CAPÍTULO

91

Propedêutica Armada Otoneurológica: Nistagmografia

Paula Lobo Furtado Machado • Loyanna Diniz Silva • Roberta Ribeiro de Almeida

INTRODUÇÃO

A nistagmografia, ou oculografia, é uma técnica não invasiva de gravação de movimentos oculares, empregada na avaliação dos distúrbios do equilíbrio corporal. As duas principais modalidades de registro desses movimentos, a eletronistagmografia (e sua variação vectoeletronistagmografia) e a videonistagmografia, desempenham importante papel na otoneurologia e são amplamente utilizadas para a avaliação funcional do sistema vestibular. Possui caráter complementar, cujo objetivo é subsidiar a hipótese diagnóstica desenvolvida a partir da anamnese e exame físico de pacientes com tontura e desequilíbrio.

A forma de captação dos movimentos oculares, por meio de eletrodos de superfície (eletronistagmografia) ou câmeras (videonistagmografia), define a modalidade do exame. O registro e a análise quantitativa e qualitativa dos movimentos oculares espontâneos, ou desencadeados por estímulos visuais e labirínticos, possibilitam a identificação e topografia de possíveis distúrbios relacionados com o labirinto e suas conexões com os outros sistemas responsáveis pelo equilíbrio corporal.

O objetivo deste capítulo é discutir os princípios, técnica, vantagens e limitações do exame, a fim de possibilitar ao médico assistente diagnóstico, programação terapêutica e acompanhamento dos distúrbios do equilíbrio corporal.

ELETRONISTAGMOGRAFIA

A eletro-oculografia é o registro dos movimentos oculares por meio da captação das variações do potencial córneo-retiniano, que é a diferença de potencial elétrico entre córnea (positiva) e a retina (negativa), gerando um campo elétrico que se altera com a movimentação ocular. Os eletrodos de superfície alocados nas proximidades dos olhos captam a variação desse potencial. Um equipamento recebe e amplifica esse sinal, da ordem de milivolts (mV) e o registra em traçado de análise. Os primeiros equipamentos de eletronistagmografia (EOG) e vectoeletronistagmografia (VENG) eram analógicos, e o registro era realizado em fitas de papel milimetrado, com uso de tinta ou térmica e mensuração manual dos movimentos oculares.

A digitalização dos registros permitiu a análise automática dos movimentos oculares e, ainda, a introdução de novos parâmetros quantitativos como latência, precisão, velocidade, simetria e ganho com aumento da sensibilidade da identificação dos sinais de comprometimento, periférico e, principalmente, central do sistema vestibular.[1,2] O plano de alocação dos eletrodos define o plano de registro dos movimentos oculares.[3] Eletrodos posicionados medial e lateralmente aos olhos permitem a captação e registro do componente horizontal dos movimentos oculares e, acima e abaixo dos olhos, o registro dos movimentos verticais. De forma geral, para a EOG aceita-se que, para a obtenção dos movimentos oculares horizontais, os pontos de fixação dos eletrodos são os pontos imediatamente externos à órbita e acima da linha horizontal que passa entre as pupilas; no caso de registro monocular, o eletrodo medial deve estar sobre o osso do nariz, o mais próximo possível do canto interno da órbita, sem interferir nos movimentos palpebrais e na visão. Para as derivações verticais, a alocação dos eletrodos deve ser em uma linha imaginária vertical, que passa pela pupila, sendo uma imediatamente acima do supercílio e outra no rebordo orbitário inferior. O eletrodo de referência (terra) deve ser posicionado, preferencialmente, na fronte (Figura 91.1).

Para a VENG, a colocação dos eletrodos é realizada em quatro pontos da face, dois nos cantos externos dos olhos e um na glabela, formando um triângulo, em que cada lado seria um canal de registro. E, assim, todo movimento ocular terá uma projeção vetorial em cada um dos canais definidos. Portanto, todo movimento ocular é registrado, qualquer que seja sua direção. O eletrodo de referência (terra) deve ser posicionado, preferencialmente, na fronte (ver Figura 91.1).

Independentemente da técnica (EOG ou VENG), deve-se considerar os seguintes aspectos na colocação dos eletrodos:

- Com o intuito de reduzir a resistência elétrica produzida pela secreção sebácea cutânea, a limpeza da pele no local dos eletrodos deve ser realizada com pasta abrasiva ou álcool e sugere-se aplicação de pasta condutora hidroeletrolítica sob a placa dos eletrodos, para otimização do registro
- Pequenos desvios na alocação dos eletrodos, com angulações das linhas descritas, devem ser evitados pois podem provocar captação de registro de movimentos oculares horizontais nas derivações verticais, ou de movimentos oculares verticais na derivação horizontal.

A EOG está sujeita a diversos tipos de artefatos decorrentes de potenciais elétricos provenientes da atividade elétrica de outros órgãos, como cérebro, coração, músculos, além de interferência das piscadas no registro.

VIDEONISTAGMOGRAFIA

A videonistagmografia, ou vídeo-oculografia (VOG), é um sistema que registra os movimentos oculares baseado no registro por vídeo, e não na captação da variação do potencial corneo-retiniano. A VOG utiliza câmeras de vídeo com luz infravermelha instaladas em máscaras para gravação dos movimentos oculares (Figura 91.2). As imagens são digitalizadas e submetidas à avaliação e interpretação semelhantes à EOG. É considerada a técnica mais moderna e precisa para uso clínico da oculografia.

A VOG possui maior sensibilidade para análise dos movimentos oculares horizontais e verticais, além de permitir a visualização de movimentos oculares rotatórios, propriedade inexistente na

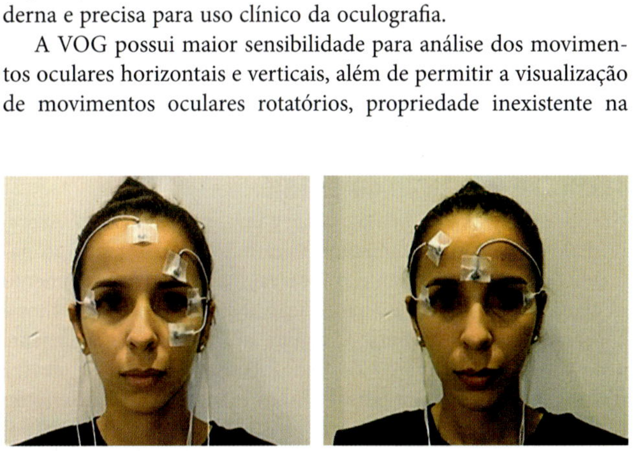

Figura 91.1 Exemplo da disposição dos eletrodos para captação do registro de movimentos oculares para eletronistagmografia (EOG) e vectoletronistagmografia (VENG).

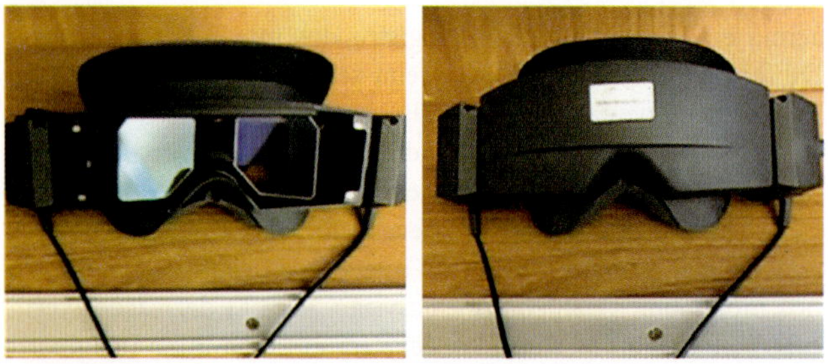

Figura 91.2 Máscara de vídeo-oculografia (VOG) aberta e fechada.

eletronistagmografia.[4] Equipamentos com tecnologia 3D possibilitam, além da captação, o registro e análise quantitativa desses movimentos rotatórios.

Para a colocação da máscara, deve-se assegurar que essa esteja firmemente posicionada na cabeça do paciente, de forma a evitar movimentos que possam comprometer o registro gráfico e, consequentemente, o resultado do exame. Considerar as seguintes condições como limitantes ao uso da técnica por vídeo:

- Baixo contraste entre a íris e a pupila
- Fenda palpebral pequena (oriental e idosos)
- Ptose palpebral
- Cílios longos
- Maquiagens permanentes
- Baixa tolerância ao uso de máscara fechada.

Vantagens e desvantagens intrínsecas de cada modalidade de exame devem ser consideradas na escolha técnica a ser utilizada, além do custo mais elevado dos equipamentos de VOG.

Considerações para realização e interpretação do exame

Diversos fatores podem influenciar nos resultados da nistagmografia, independentemente da forma de captação dos movimentos oculares, como luminosidade, acuidade visual, tamanho e cor dos estímulos luminosos, medicamentos, nível de atenção e colaboração do paciente.

Presença de secreção na orelha média pode reduzir a resposta pós-calórica. Além disso, exames realizados em pacientes com secreção na orelha externa podem apresentar inversão do nistagmo pós-calórico, devido ao resfriamento causado pela evaporação do líquido e consequente inversão da corrente de convecção e direção do movimento ocular.

O examinador deve saber todos os medicamentos em uso pelo paciente e, caso possível, orientar a suspensão dos medicamentos supressores vestibulares nas 48 horas que antecedem o exame. O conhecimento e orientação para restrição do uso de álcool, cafeína e tabaco também é importante, uma vez que também podem interferir nos movimentos oculares estudados.

Técnica e execução do exame

Ao iniciar a avaliação oculográfica, é importante verificar a integridade do sistema oculomotor. Para isso, deve-se pedir ao paciente para olhar para frente, e observar a presença de movimento ocular espontâneo ou de acomodação, o alinhamento dos olhos e a presença de estrabismo. A seguir, solicita-se que o paciente acompanhe o movimento do dedo do examinador que deverá descrever o formato da letra "H", em cada posição cardinal do olhar. Com isso, é possível identificar alterações na musculatura ocular extrínseca, como déficits de adução e abdução. No caso de alterações unilaterais, os testes devem ser realizados apenas para o olho são.

Não há absoluta sistematização das etapas do exame, entretanto, é frequente, nos diversos serviços do Brasil, a execução das seguintes etapas de registro e análise:

- Calibração
  - Pesquisa de nistagmo espontâneo
  - Testes de oculomotricidade
  - Pesquisa de nistagmo semiespontâneo (de direção ou de fixação)[5,6]
  - Nistagmo optocinético
  - Sacadas randomizadas
  - Rastreio pendular
- Testes para pesquisa de nistagmo de posição e torção cervical
- Nistagmo de posicionamento (apenas para a VOG), quando indicado
- Nistagmo pós-calórico
- Nistagmo per-rotatório.

Calibração

O exame inicia-se com a alocação dos eletrodos ou colocação das máscaras e segue-se à calibração. A calibração deve ser realizada no início do exame ou a qualquer outro momento que o examinador considerar necessário, em virtude do deslocamento dos eletrodos ou da máscara. Para a EOG, deve ser realizada devido à diferença de potencial córneo-retiniano entre os indivíduos, através de movimentos oculares sacádicos fixos, para que cada grau de movimento ocular corresponda a 1 mm do registro gráfico.

Para a VOG, após o adequado posicionamento da máscara, ajusta-se foco, centralização e alinhamento das pupilas, e o paciente deve olhar para pontos luminosos, projetados em uma tela localizada no centro e em cada uma das direções cardinais, de acordo com especificações do equipamento utilizado, para ajustes das variações de movimento e anatomia oculares interpessoais.

Nistagmo

Nistagmo é um movimento ocular involuntário, bifásico, iniciado por uma fase lenta.[1] Pode ser fisiológico, quando evocado, como nistagmo evocado pelo olhar, por estímulo calórico ou rotatório, ou não fisiológico, oriundo de diversas doenças ou condições patológicas. Também pode ser congênito ou adquirido.

O nistagmo pode ser composto por duas fases lentas, sendo nesta situação definido como nistagmo pendular, com componentes semelhantes no deslocamento dos olhos para ambos os lados, ou ser composto por uma fase inicial lenta e uma fase rápida de correção, mais características das síndromes vestibulares, definido como *jerk nystagmus*.

A componente vestibular do nistagmo é a fase lenta do deslocamento ocular e corresponde ao reflexo vestíbulo-ocular (RVO). Já a componente rápida, de correção da posição do globo ocular, é oriunda do sistema nervoso central (formação reticular da ponte). Por convenção, a direção da fase rápida define a direção do nistagmo.

Para o registro gráfico do nistagmo e dos movimentos oculares, por convenção, determinou-se que na inscrição gráfica dos movimentos oculares para direita ou para cima, o registro do traçado deve ser para cima no plano do papel; já os movimentos oculares para esquerda ou para baixo, o traçado deve ser para baixo. A Figura 91.3 exemplifica o registro gráfico de movimentos oculares para direita e para cima, nos planos horizontal e vertical.

Considerando-se que o nistagmo é um movimento ocular composto por duas fases em direções opostas, o registro gráfico desse movimento é um serrilhado, demonstrado na Figura 91.3, onde se identifica a componente lenta e a componente rápida do nistagmo.

Ao estudo da nistagmografia, é de suma importância avaliar os diversos atributos do nistagmo. Entre eles:[6]

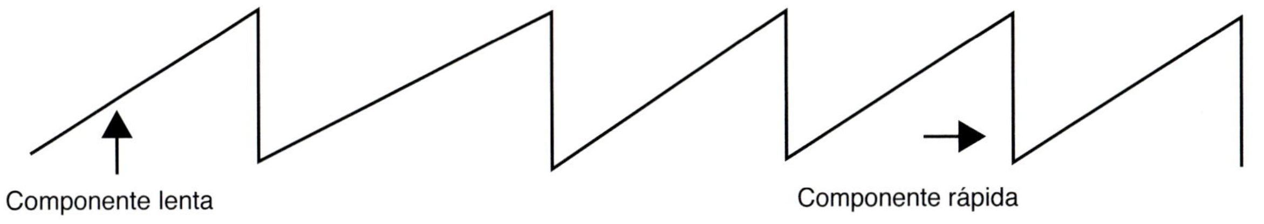

Figura 91.3 Representação gráfica das componentes lenta e rápida do nistagmo.

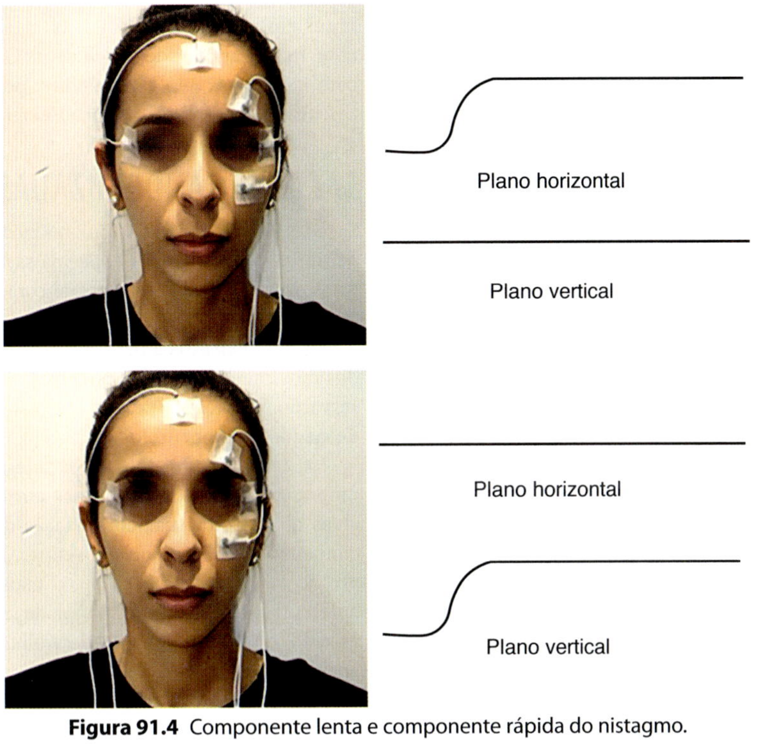

Figura 91.4 Componente lenta e componente rápida do nistagmo.

- Trajetória: eixo ou plano de rotação e direção da posição do olhar, incluindo componentes horizontais, verticais e de torção
- Binocularidade: monocular ou binocular
- Conjugação: olhos movendo-se no mesmo plano, na mesma direção e intensidade são definidos como movimentos oculares conjugados
- Velocidade: velocidade de fase lenta (medida em graus por segundo), conhecida como velocidade angular da fase lenta (VACL) é a variável de medição mais útil para quantificar a intensidade de nistagmo. É o descritor padrão quando da quantificação do nistagmo espontâneo ou evocado, usando registros oculográficos
- Morfologia da onda: a "forma de onda" do nistagmo é o aspecto oscilatório do nistagmo no traçado oculográfico. Reflete mudanças de velocidade (e direção) do nistagmo ao longo do tempo
- Frequência: embora medir batimentos por segundo geralmente tenha pouco valor na caracterização do nistagmo vestibular, descrever a frequência do nistagmo é útil em certas formas de nistagmo, como o pós-calórico e o per-rotatório
- Amplitude: amplitude do nistagmo refere-se à magnitude da base do nistagmo até o seu pico (ou seja, a distância que o olho gira durante uma fase lenta individual); tem valor clínico na descrição do nistagmo pós-calórico
- Perfil temporal: se o nistagmo for intermitente ou contínuo, ou se mudar características ao longo do tempo, o perfil temporal deve ser descrito.

PESQUISA DO NISTAGMO ESPONTÂNEO

É o nistagmo observado na ausência de estímulos, no olhar frontal (Vídeo 91.1). O registro deve ser realizado na ausência e na presença de luz. Caso presente, deve ser registrado por dois minutos. Observar inibição, sob influência da luz, e variação de direção durante o registro.

O nistagmo espontâneo pode ser horizontal, vertical ou torcional. A presença de nistagmo espontâneo denota presença de alteração visual, vestibular ou central. O de origem vestibular ocorre devido a um desequilíbrio no tônus vestibular entre os labirintos ou nervos vestibulares.[3] Esse nistagmo sofre inibição pelo efeito da fixação ocular (EIFO) e não muda de direção.

O nistagmo vertical para baixo é um padrão comumente associado a distúrbios centrais.[7] Quando se observam nistagmos mais intensos na presença de luz, suspeita-se de comprometimento do sistema nervoso central ou nistagmo congênito. Mudança periódica de direção no nistagmo, ao longo do tempo, sugere disfunção cerebelar.

TESTES DE OCULOMOTRICIDADE

Sistemas vestibular e visual compartilham redes neuronais responsáveis pelos movimentos oculares e, por isso, o estudo da oculomotricidade, ou dos movimentos oculares desencadeados por estímulos visuais (*visual driven eye movements*), é de grande importância para a otoneurologia. Seu estudo pode fornecer dados funcionais sobre determinadas áreas do sistema nervoso central (SNC).

A normalidade dos valores para o teste de sacadas, nistagmo optocinético e rastreio pendular varia de acordo com os parâmetros de estímulo dos diferentes fabricantes. Portanto, neste capítulo são descritos a técnica dos testes, os fundamentos fisiológicos e os padrões de alterações anatomofuncionais.

PESQUISA DO NISTAGMO SEMIESPONTÂNEO

A função do sistema de fixação visual é a manutenção da imagem na fóvea. Os centros promotores de fixação visual estão no tronco encefálico e cerebelo. A existência de nistagmo evocado pelo olhar, quando patológico, é atribuído a um comprometimento do sistema integrador neural.[6,8]

O nistagmo evocado pelo olhar também pode ser definido como nistagmo de direção ou de fixação. O indivíduo é orientado a olhar para pontos fixos no centro, à esquerda, à direita, para cima e para baixo (pontos cardinais), a partir da posição neutra do olhar, não superando 30° de amplitude.

Em geral, se for visto apenas no extremo do olhar lateral, de baixa amplitude, baixa frequência, binocular, simétrico, mal sustentado (desaparece em poucos segundos), normalmente representa "nistagmo de ponto final" e é fisiológico.[5,6] O nistagmo semiespontâneo também pode estar associado ao uso de drogas como sedativos, anticonvulsivantes e álcool.[5]

Os nistagmos de fixação de origem periférica são, em sua maioria, horizontais, enquanto os verticais ou torcionais, são quase sempre centrais (Vídeo 91.2). Caso o nistagmo de fixação esteja presente, tenha a mesma direção em todas as posições do olhar e aumente de intensidade com o olhar desviado na direção de sua componente rápida (Lei de Alexander), sugere-se a existência de lesão vestibular periférica. Tal lei classifica os nistagmos em três graus:

- Primeiro grau: nistagmo presente apenas com olhar desviado para a direção da fase rápida
- Segundo grau: nistagmo presente na posição primária (espontâneo) e com olhar desviado para a direção da fase rápida
- Terceiro grau: nistagmo presente na posição primária (espontâneo), com olhar desviado para a direção da fase rápida e na direção oposta.

Uma outra característica de doença neurológica é a inversão da direção do nistagmo com o olhar na mesma posição cardinal, ou quando o nistagmo apresenta-se em uma direção no olhar para a esquerda e muda de direção com o olhar para a direita.

Pacientes com oftalmoplegia internuclear (INO) e distúrbio sacádico frequentemente apresentam um nistagmo desconjugado evocado pelo olhar, cujo olho abdutor exibe um nistagmo de maior amplitude do que o olho adutor.

INTRUSÕES SACÁDICAS

Outros movimentos oculares podem ser observados nessa etapa do exame, como intrusões sacádicas. Diferentemente do nistagmo, as intrusões sacádicas são movimentos não rítmicos, intermitentes, não sustentados e iniciados com uma fase rápida. Exemplos de intrusões sacádicas são: *opsoclonus*, *flutter* ocular e ondas quadradas ou *square waves jerks*.[6]

O *flutter* ocular (Vídeo 91.3) é um conjunto de sacadas conjugadas horizontais, sem intervalo intersacádico, com amplitude entre 1 a 5° e frequência de 10 a 25 Hz.[6] Já o *opsoclonus* é multidirecional, com componentes horizontais, verticais e/ou torcionais. São característicos de afecções paraneoplásicas, infecciosas ou doenças cerebelares.[6]

As ondas quadradas ou *square waves jerks* (Figura 91.5) são movimentos sacádicos, tipicamente menores que 2° no plano horizontal, com intervalo de, aproximadamente, 200 a 400 ms. São comuns em indivíduos normais ou ansiosos, mas mais frequentes e com maior amplitude em idosos. Quando são quase contínuas, com curto intervalo e frequentes, podem estar ligadas a doenças cerebelares, do tronco ou córtex cerebral.

SACADAS RANDOMIZADAS

Sacadas são movimentos oculares cuja função é direcionar os olhos de um alvo para outro. O sistema sacádico envolve diversas estruturas do sistema nervoso central como cerebelo, tronco encefálico, tálamo e diferentes áreas do córtex cerebral e depende da musculatura ocular extrínseca para sua execução.[9] Diversas anormalidades dos movimentos oculares podem ser diagnosticadas através da observação das sacadas[10] e, por isso, esse tem sido um campo extenso de estudo da otoneurologia.

Existem diversos tipos de sacadas, e para esta etapa da nistagmografia, serão úteis as sacadas em resposta ao aparecimento de alvos no campo visual, com fixação do olhar para adequado posicionamento do alvo sobre a retina. O teste de sacadas pode usar protocolo com alvos fixos ou, o mais comumente realizado, com apresentação de alvos, em barras de *led* ou telas, em caráter randomizado: o paciente é orientado a olhar para pontos luminosos que aparecerão em pontos não previsíveis (Vídeo 91.4). Nível de atenção, idade e uso de drogas de ação central influenciam a execução desse teste.

As sacadas são movimentos oculares de velocidade elevada, diretamente relacionados com amplitude do movimento, alcançando 700°/s. Após o movimento do alvo, há um intervalo de tempo para o início do movimento dos olhos, denominado latência. Durante esse período, a posição do alvo em relação à posição inicial dos olhos é acurada para a correta ativação do sistema ocular com o intuito de mover os olhos na distância e direção corretas.

O observador deve avaliar qualitativamente o traçado, identificando a precisão ou metria destes movimentos. Sacadas hipermétricas (*overshoot*) são sacadas que ultrapassam o alvo; hipométricas (*undershoot*) são sacadas que não alcançam adequadamente o alvo. Os parâmetros quantitativos avaliados são: latência, precisão e velocidade. A velocidade é a máxima velocidade que os olhos podem alcançar durante um movimento sacádico.

Diferentes alterações podem ser detectadas no teste de sacadas da nistagmografia. A seguir, são descritos os padrões de alterações e topodiagnóstico:

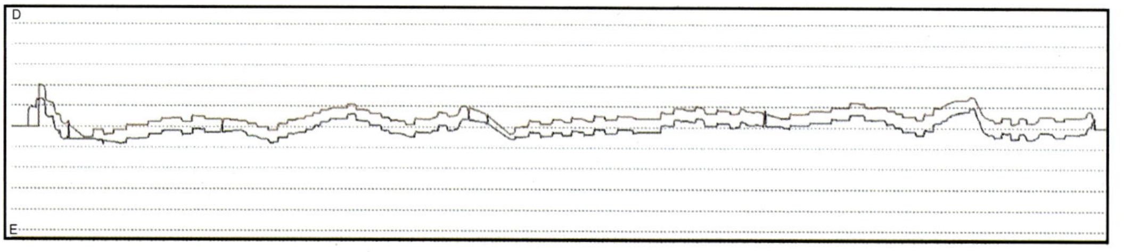

Figura 91.5 Registro gráfico de ondas quadráticas ou *square waves jerks*.

- Lesões dos nervos oculomotores:
  - VI nervo: diminuição da velocidade dos movimentos sacádicos em abdução do lado da lesão
  - III nervo: diminuição da velocidade de abdução ipsilateral à lesão
- Doenças musculares, como a miastenia grave: diminuição da velocidade dos movimentos sacádicos
- Lesões centrais:
  - Lesão do núcleo do VI: paralisia conjugada com diminuição da velocidade ipsilateral
  - Lesão em ponte: oftalmoplegia ipsilateral e hipermetria da abdução contralateral
  - Lesão extrapiramidal, por exemplo, na doença de Parkinson: aumento da latência com hipometria
  - Lesões frontoparietais: hipometria.

NISTAGMO OPTOCINÉTICO

O nistagmo optocinético é uma resposta oculomotora involuntária provocada por movimentos contínuos no campo visual, com o intuito de estabilizar o campo visual na retina. A percepção do estímulo é foveal e retinal. Trata-se de um movimento nistágmico, de origem visual e não vestibular, com características semelhantes ao nistagmo vestibular: composto por uma fase lenta e uma fase rápida (Vídeo 91.5). O estímulo optocinético pode ser gerado de várias formas: com uso de tambores rotativos listrados (tambor de Bárány), barras de *led* e projeções em telas.

O ganho e a simetria são os parâmetros quantitativos avaliados. O ganho é definido como a relação entre a velocidade do olho e a velocidade do alvo. Em indivíduos normais, o ganho varia de 0,75 a 1°/s.[4] É importante considerar que o ganho pode estar fisiologicamente diminuído em idosos. Amplitude, frequência e ritmo dos nistagmos devem ser considerados na avaliação qualitativa da simetria dos estímulos, além da razão entre as velocidades angulares da fase lenta dos estímulos para cada um dos lados (Figuras 91.5 e 91.6).

Em fases descompensadas de labirintopatias periféricas, pode ocorrer assimetria devido à sobreposição do nistagmo espontâneo ou por diminuição da velocidade angular da fase lenta que bate no sentido do labirinto hipofuncionante.[4] Disritmia pode ser encontrada em lesões de tronco encefálico e de córtex parietoccipital.

RASTREIO PENDULAR

Designa-se rastreio pendular como o movimento ocular lento de seguimento a um alvo para a manutenção da imagem desse objeto na fóvea. Seu registro gráfico é uma sinusoide (Figura 91.7). Pode ser realizado tanto no plano horizontal como no vertical e sob diferentes frequências. Critérios de avaliação morfológica, de acordo com o tipo do traçado, estão em desuso, com o advento da análise da avaliação computadorizada do movimento ocular.[4]

Os parâmetros de análise quantitativa são: ganho, simetria e fase. O ganho é a relação entre a velocidade dos olhos e a velocidade do alvo, cujo valor de normalidade é próximo a 1. Simetria corresponde à harmonia entre os movimentos nos sentidos opostos, ou seja, para direita e para esquerda ou para cima e para baixo. A fase é relativa à simultaneidade de movimento entre os olhos e o alvo.

Acuidade visual, nível de atenção e colaboração do paciente, idade, uso de álcool ou medicamentos de ação central (barbitúricos, anticonvulsivantes, benzodiazepínicos) são condições que podem prejudicar a realização do exame. Idosos, em geral, apresentam ganho reduzido e morfologia de traçado irregular devido à presença de sacadas (Vídeo 91.6). Presença de nistagmo espontâneo ou semiespontâneo altera a morfologia do traçado.

Consideram-se que lesões centrais, especialmente no tronco e cerebelo, estejam envolvidas na gênese de alterações de rastreio pendular. Presença de sacadas podem também estar relacionadas com alterações de córtex estriado e, quando unilateral, com lesões de córtex occipital, parietal ou frontal.[4]

TESTES PARA PESQUISA DE NISTAGMO DE POSIÇÃO

Uma importante etapa do exame é a avaliação do nistagmo durante os testes posicionais. Esse padrão de nistagmo pode aparecer em doenças periféricas ou centrais, e são raros ou de fraca intensidade em indivíduos normais.[4] A finalidade é observar se diferentes posições do corpo ou da cabeça provocam nistagmo ou variação no nistagmo espontâneo. Tipicamente, realiza-se o registro de nistagmo nos decúbitos laterais, na hiperextensão cervical (definida como posição de Rose) e sentado (Figura 91.8). Em cada uma das posições, o nistagmo deve ser registrado com e sem a influência da luz e da fixação ocular.

A avaliação do nistagmo deve ser semelhante à avaliação do nistagmo espontâneo, sendo fundamental avaliar a direção e o sentido do movimento ocular, se intermitente ou persistente e se sofre influência da luz.

Em geral, nistagmo posicional de origem periférica é associado a tontura, tem latência e sofre inibição pela luz. Já o nistagmo posicional central não costuma apresentar latência ou esgotabilidade, pode variar de direção em uma mesma posição corporal, não se altera sob a influência de luz, não muda de intensidade e, em geral, não está associado a tontura. O nistagmo posicional central tem

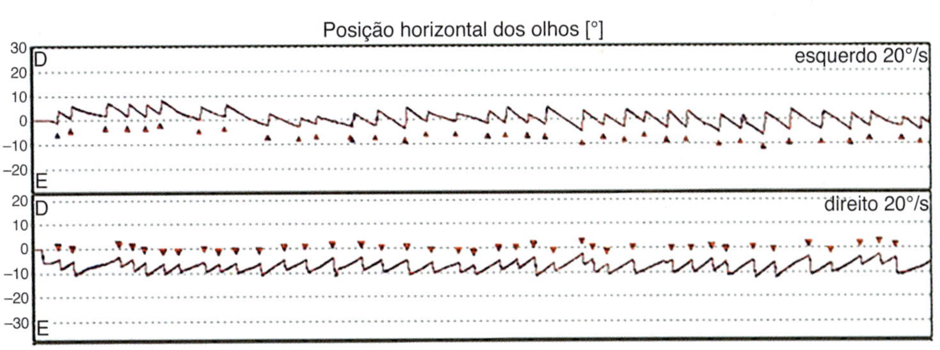

Estímulo	Olho direito a.SPV [°/s]	Olho direito Ganho [%]	Olho esquerdo a.SPV [°/s]	Olho esquerdo Ganho [%]
Esquerdo 20°/s	11,4	57,2	10,7	53,7
Direito 20°/s	10,6	53,0	10,9	54,3

Figura 91.6 Registro gráfico de nistagmo optocinético, com análise quantitativa do ganho e simetria.

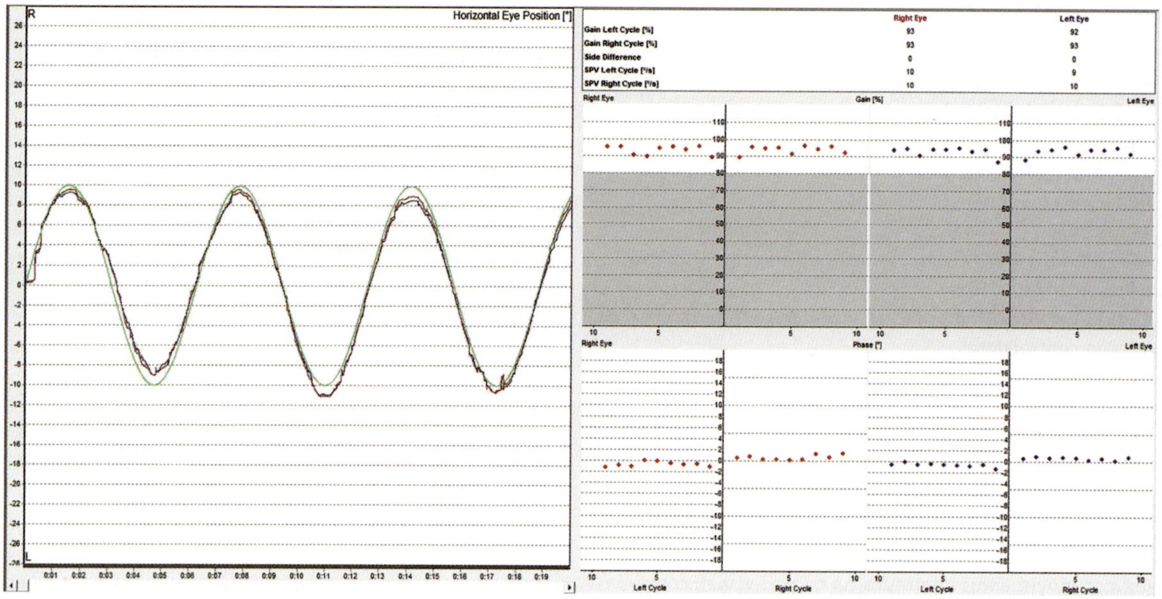

Figura 91.7 Captura de tela de registro gráfico de rastreio pendular horizontal, com análise quantitativa do ganho, fase e simetria.

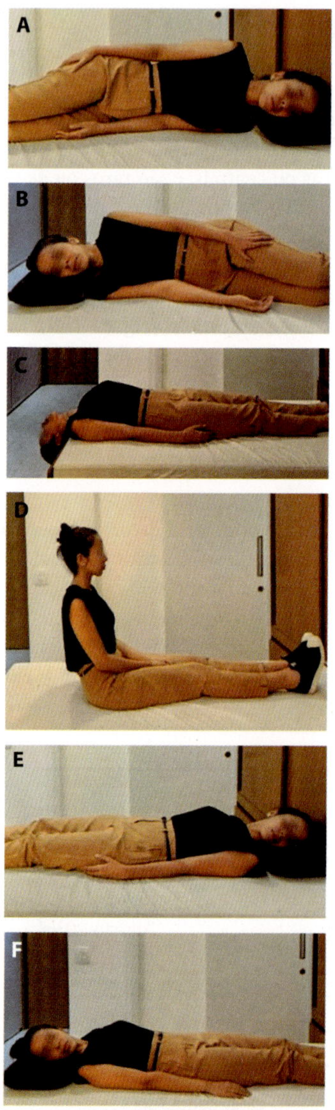

Figura 91.8 Testes para pesquisa de nistagmo de posição e de torção cervical. **A.** Decúbito lateral esquerdo; **B.** Decúbito lateral direito; **C.** Hiperextensão cervical ou posição de Rose; **D.** Sentado; **E.** Torção cervical esquerda; **F.** Torção cervical direita.

sido foco de estudos na otoneurologia nos últimos anos e o avanço do conhecimento nessa área permitirá a melhor definição de doenças neurológicas relacionadas.

TESTES PARA PESQUISA DE NISTAGMO DE TORÇÃO CERVICAL

Nistagmo de torção cervical pode ser avaliado em conjunto com os testes de nistagmo posicional. Tem possível origem proprioceptiva e surge com a rotação do pescoço e manutenção da cabeça fixa. Pode estar presente em pacientes com doença osteomuscular da cintura escapular, em indivíduos normais ou em condições subclínicas.[4]

NISTAGMO DE POSICIONAMENTO

A VOG permite o registro por vídeo e, quando equipada com tecnologia 3D, a análise dos movimentos torcionais oculares. Com isso, é possível a inserção dessa etapa do exame na sequência de avaliação do paciente com tontura. Pesquisa-se nistagmo em manobras diagnósticas de vertigem posicional paroxística benigna de canais verticais e laterais. É importante frisar que eletronistagmografia e vectoeletronistagmografia não permitem o registro dos nistagmos torcionais, de maneira que não é possível o uso dessa modalidade de nistagmografia para pesquisa dos nistagmos desencadeados pelas manobras diagnósticas de canais verticais.

Após a publicação do documento *Classificação dos sinais vestibulares e técnicas de exame: nistagmo e movimentos oculares tipo nistagmo* pela Bárány Society (Sociedade Internacional de Otoneurologia),[6] há a orientação de não diferenciar, conceitualmente, nistagmos posicionais e de posicionamento. Entretanto, para fins de relatório de nistagmografia e sua adequada interpretação, sugere-se que sejam descritas as condições de realização do registro do nistagmo, diferenciando em posicionais (nistagmo oriundo da posição corporal) e daqueles desencadeados pela mudança da posição corporal (de posicionamento).

PROVA CALÓRICA: TESTE PARA PESQUISA DE NISTAGMO PÓS-CALÓRICO

A prova calórica é considerada padrão-ouro para avaliação funcional dos canais semicirculares laterais de forma isolada, em estímulos de baixa frequência, pois é o único teste que permite deduzir a função de cada ouvido independentemente do outro.[4] A resposta calórica foi descrita pela primeira vez por Robert Bárány, em 1906. As suas descobertas foram consideradas fundamentais e lhe renderam o Prêmio Nobel em fisiologia e medicina em 1914. A estimulação calórica bitermal foi descrita por Fitzgerald e Hallpike em 1942, com controle da temperatura e tempo de estímulo e, desde então, é utilizada em todo o mundo para o estudo da função de cada canal semicircular lateral e para a comparação entre ambos, para os estímulos de baixa frequência. A maior limitação do teste é o fato de promover sintomas neurovegetativos que causam desconforto ao paciente.

Mecanismo envolvido na gênese do nistagmo pós-calórico

O calor e o frio alteram a densidade da endolinfa nos canais semicirculares laterais defletindo a cúpula, o que causa disparos neurais semelhantes a uma aceleração constante da cabeça, análoga a de um movimento angular na frequência de 0,003 Hz.[11] A mudança de temperatura da orelha média, através da irrigação com água ou ar, para valores acima da temperatura corporal produzirá uma corrente de convecção endolinfática ampulípeta. Quando a temperatura de estimulação for menor que a corporal, gerar-se-á uma corrente ampulífuga. A ação dessas correntes de convecção sobre a crista ampular altera o potencial de ação do receptor sensorial, causando estimulação ou inibição.

O estímulo dá início ao reflexo vestíbulo ocular, um arco reflexo simples do núcleo vestibular aos núcleos oculomotores, gerando o nistagmo vestibular (Figura 91.9).

Fundamentos para aplicação clínica da prova calórica

A posição ideal da cabeça do paciente para a irrigação, quer seja por água ou ar, é aquela em que há verticalização do canal semicircular lateral, em relação ao plano horizontal, para permitir adequada corrente de convecção endolinfática. Assim, o teste pode ser realizado com o paciente em decúbito dorsal, com a cabeça fletida 30º (ver Figura 91.8) ou sentado, com o pescoço em hiperextensão (posição I de Brünnings).[12] O nistagmo evocado após a irrigação é conhecido como nistagmo pós-calórico.

A irrigação deve ser realizada nos condutos auditivos externos, com água ou ar, com o indivíduo em estado de alerta para que não ocorra inibição do surgimento dos nistagmos. O método mais eficaz é a estimulação à água,[12] sendo a prova a ar reservada para as perfurações timpânicas, com o cuidado de não comparar as duas orelhas, pois as respostas podem ser diferentes em virtude de alterações anatômicas.

O estímulo calórico pode variar em relação à temperatura, volume e duração (Tabela 91.1). O teste padrão é bitermal, em ambas as orelhas. Para provas à água, deve-se utilizar 44°C para estimulação quente e 30°C para a fria, ou seja, 7°C acima e abaixo da temperatura corpórea. Para as provas a ar, o gradiente de temperatura entre as temperaturas de estímulo e a corpórea deve ser superior devido à dificuldade de evasão do ar no conduto auditivo externo para atingir os canais semicirculares, sendo necessário o gradiente de 13°C. Por isso, a temperaturas para estímulo quente a ar é 50°C e para o frio é 24°C. O volume de irrigação para água é 240 mℓ, durante 40 segundos; já para a prova a ar, 8 ℓ, por 60 segundos.[12]

Para a sequência de realização das provas calóricas, entende-se que a ordem de execução dos testes não provoca grandes diferenças nas respostas de nistagmo pós-calórico. O importante é a atenção quanto ao intervalo entre os testes, devendo ser respeitado o mínimo de 5 minutos de pausa em prova à agua e 4 minutos para prova a ar, para que não haja interferência do estímulo de uma prova na seguinte, pois nistagmo pós-calórico deve cessar antes do início da próxima irrigação.

Existe ainda o uso da prova gelada, com água à temperatura próxima a 0°C, utilizada com o intuito de consolidar diagnóstico de arreflexia vestibular.

Tabela 91.1 Parâmetros de execução das provas para pesquisa de nistagmo pós-calórico.[12]

	Temperatura quente	Temperatura fria	Volume
Prova à água	44°C	30°C	240 mℓ, durante 40 s
Prova a ar	50°C	24°C	8 ℓ, por 60 s

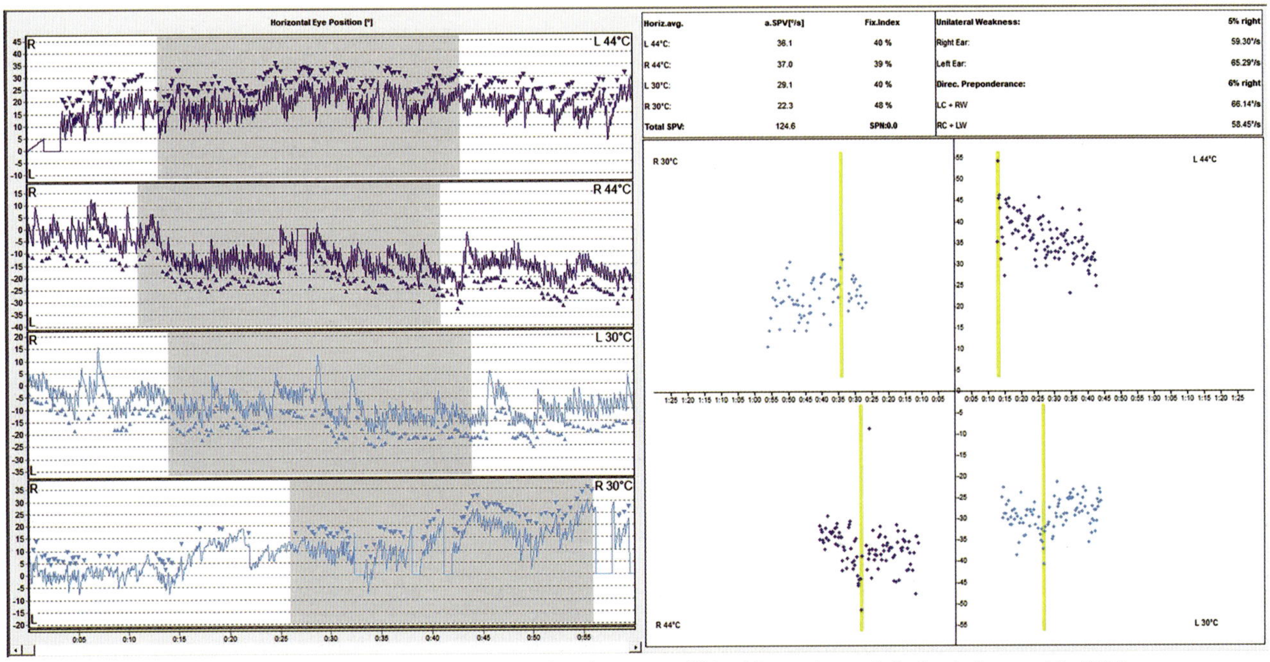

Figura 91.9 Captura de tela de registro gráfico de prova calórica bitermal, com infusão de água, a 44 e 30ºC.

É necessário que o paciente esteja em estado alerta, uma vez que falta de atenção e sonolência podem provocar ausência ou intermitência nas respostas. Ansiedade frente ao exame pode promover hiperreflexia na primeira prova realizada.

Medicamentos podem influenciar de diferentes maneiras os movimentos oculares. Supressores labirínticos que podem ser interrompidos, sem danos ao paciente, devem ser suspensos 48 horas antes da realização da prova calórica. Enquadram-se nesse grupo cinarizina, flunarizina, dimenidrinato, meclizina e benzodiazepínicos. Antidepressivos, anticonvulsivantes e antipsicóticos podem afetar os movimentos oculomotores e o controle central desses movimentos, e como a suspensão dessas medicações nem sempre é possível antes do teste vestibular, a análise do exame deve sempre levar em conta a interferência dos medicamentos nos achados. A ingestão de bebidas alcoólicas deve ser desestimulada no dia anterior ao exame.

Em relação à cafeína e seus derivados, assim como chás de folhas escuras, chocolate ou fumo, por possuírem meia vida curta, variando no organismo de 4 a 6 horas e, pelo fato de a retirada abrupta dessas substâncias 48 horas antes do exame poder provocar estado de ansiedade, o que, sabidamente, altera o teste, orienta-se:

- Café e derivados de cafeína: a ingestão moderada (até 3 xícaras/24h) pode ser permitida, com restrição para última ingestão até 6 horas antes do exame[11]
- Chás de folhas escuras, chocolate ou fumo: orienta-se a redução do uso ou consumo, com restrição de até 6 horas antes do exame.[13]

Análise das respostas pós-calóricas

A análise da prova calórica tem caráter qualitativo e quantitativo. Os parâmetros qualitativos são a direção, as alterações de ritmo, amplitude e frequência do nistagmo, e a presença de efeito inibidor da fixação ocular (EIFO) (Tabela 91.2).

Inversão calórica é a resposta calórica com direção oposta à esperada. É achado raro associado a doenças do tronco cerebral, mas pode acontecer por erros técnicos como inversão dos eletrodos, presença de nistagmo espontâneo na direção oposta ou evaporação de líquidos durante a estimulação com ar na orelha externa ou média (quando há perfuração). Já a perversão do nistagmo é a presença de nistagmo vertical durante a prova calórica. Fenômeno raro associado a doenças que afetam a estrutura do assoalho do quarto ventrículo, entre elas a esclerose múltipla.

Tabela 91.2 Valores de referência dos parâmetros quantitativos de análise das respostas pós-calóricas.[12]

	Prova à água	Prova a ar
Hiporreflexia	< 7°/s	< 3°/s
Hiper-reflexia	> 52°/s	> 46°/s
Predomínio labiríntico	18 a 33%*	19%
Preponderância direcional	20 a 33%*	17%

*Valores variam de acordo com diferentes serviços de otoneurologia.

As disritmias são as irregularidades de traçado em relação à amplitude e frequência do nistagmo pós-calórico. Elevada frequência de nistagmos pode ser considerada, ao lado da hiperreflexia, como um sinal de hiperreatividade da via vestibular ou pacientes ansiosos.

Os parâmetros quantitativos são: o valor da velocidade angular da componente lenta (VACL), em caráter absoluto para cada prova, e os valores ponderados conhecidos como predomínio labiríntico ou paresia labiríntica, e preponderância direcional do nistagmo, baseados nos valores de VACL de todas as quatro provas executadas, através da fórmula de Jongkees.[14]

A análise das VACLs é realizada através da média obtida das VACLs absolutas dos estímulos calóricos quente e frio de cada uma das provas realizadas. Para a prova à água, os valores normais são VACL entre 7 e 52°/s.[12] Quando os valores estão abaixo do limite de 7°/s, considera-se hiporreflexia vestibular. Já para valores acima de 52°/s, considera-se hiper-reflexia, e para as provas a ar, o valor mínimo é 3°/s e o máximo é 46°/s.[12,15]

A ausência de resposta calórica caracteriza possível arreflexia vestibular. Para confirmar a ausência de respostas para baixas frequências de estimulação dos canais laterais, as provas rotatórias devem ser usadas para definir falência vestibular periférica bilateral ou, ainda, quando provas rotatórias não estão disponíveis, a prova calórica com gelo pode ser usada. Reserva-se essa técnica para casos de pacientes que não apresentam respostas após as estimulações calóricas com água nas temperaturas de 30 e 44°C, avaliando-se apenas a presença ou ausência do nistagmo e a simetria entre a irrigação em ambos os lados.

O predomínio labiríntico (PL) demonstra a diferença percentual entre as respostas de um labirinto e o outro, e é considerado normal entre 18 a 33% de acordo com a padronização do serviço[4] para as provas à água; e até 19% para as provas a ar.[15] Nacionalmente, o termo paresia (assimetria maior que os valores de referência) ou fraqueza do labirinto é menos comum, preferindo-se nomear o labirinto com a melhor resposta, denominando-se o predomínio labiríntico (Equação 91.1).

A preponderância direcional (PD) representa a comparação entre a direção dos nistagmos para a direita e para a esquerda. Define-se como uma tendência a maior intensidade de nistagmo para uma determinada direção em comparação à outra. Assim como a PL, os valores normais de PD variam conforme o serviço, sendo descritos normais os valores de 20 a 33%, para as provas à água;[12] e até 17% para as provas a ar[15] (Equação 91.2).

A PD alterada pode ser observada em vestibulopatias centrais ou periféricas, assim como em indivíduos normais, sendo interpretada sempre à luz do restante do exame e história.

Nas síndromes periféricas unilaterais, a PD pode ser usada para avaliar a fase de compensação vestibular. Na fase inicial, a PD comumente tem a mesma direção do nistagmo espontâneo. Após a fase aguda e o desaparecimento do nistagmo espontâneo, a PD pode permanecer na direção contrária ao lado comprometido, que tende a desaparecer tão logo ocorra a compensação completa.

$$PL = \frac{(VACL\ esquerda\ quente + VACL\ esquerda\ fria) - (VACL\ direita\ quente + VACL\ direita\ fria)}{(VACL\ esquerda\ quente + VACL\ esquerda\ fria + VACL\ direita\ quente + VACL\ direita\ fria)} \times 100$$

Equação 91.1

$$PD = \frac{(VACL\ esquerda\ fria + VACL\ direita\ quente) - (VACL\ direita\ fria + VACL\ esquerda\ quente)}{(VACL\ esquerda\ quente + VACL\ esquerda\ fria + VACL\ direita\ quente + VACL\ direita\ fria)} \times 100$$

Equação 91.2

Recrutamento vestibular pós-calórico

O índice de recrutamento vestibular pós-calórico (IRPC) é um índice que, em associação ao predomínio labiríntico, pode auxiliar na interpretação dos sintomas apresentados pelo paciente e, em casos cirúrgicos, na escolha da orelha a ser operada. O termo recrutamento, como sendo um fenômeno observado na prova calórica, é representado como uma resposta às estimulações frias maior que a resposta às estimulações quentes.[16]

$$IRPC\ da\ orelha = \frac{VACL\ fria - VACL\ quente}{VACL\ fria + VACL\ quente} \times 100$$

Equação 91.3

O estímulo calórico unilateral não reflete unicamente o estado funcional de um labirinto, mas também o balanço de tônus entre ambos labirintos e sofre efeito da compensação central. Em situação normal, a via de inibição comissural está em equilíbrio. Após uma lesão vestibular unilateral, inicia-se o processo de compensação central baseado na reorganização do sistema inibitório comissural, que envolve os núcleos vestibulares e o flóculo cerebelar. Estão envolvidos alterações da excitabilidade intrínseca nos núcleos vestibulares ipsilesionais e controle inibitório pelo flóculo sobre os núcleos vestibulares contralesionais. É nessa fase que o recrutamento acontece. Portanto, pode-se dizer que o recrutamento retrata uma fase de atividade neural que tenta restabelecer o equilíbrio funcional entre os dois núcleos vestibulares após o acometimento do receptor periférico e sua presença está intimamente relacionada com a fase de compensação central da lesão periférica.

Para Bittar et al, o valor normal do índice de recrutamento pós-calórico foi estabelecido em até 17,06%.[16]

PROVAS ROTATÓRIAS

As provas rotatórias são utilizadas para a avaliação do sistema vestibular desde o início do século XX. Como o labirinto é um sensor de aceleração com capacidade de percepção de rotações da cabeça e consequente deflagração de RVO, utiliza-se tal propriedade para avaliar o desempenho desse órgão. A partir do princípio da inércia, estímulos rotatórios realizados em cadeiras, com velocidade e frequência de rotação variáveis, no plano do canal semicircular lateral, levam a corrente endolinfática no sentido oposto ao de rotação, quando é subitamente interrompido o estímulo rotatório. A corrente provocada leva à deflexão da cúpula. A resposta cupular é proporcional à intensidade do estímulo rotatório e chega aos núcleos vestibulares, com surgimento de nistagmo vestibular. Os aparelhos de nistagmografia registram a resposta nistágmica aos estímulos rotatórios de cadeiras mecânicas ou computadorizadas com padrões de aceleração e desaceleração previamente determinados pelos *softwares*. A velocidade angular da fase lenta do nistagmo será usada para a avaliação do sistema vestibular.

O estímulo rotacional é considerado mais fisiológico do que a prova calórica, já que avalia simultaneamente ambos os labirintos, além de não sofrer influência de variações anatômicas entre as orelhas. Entende-se, ainda, o benefício desta modalidade de exame avaliar respostas a estímulo de frequência diferente daquele utilizado nas provas calóricas, podendo fornecer informações complementares. As provas calóricas provocam estímulos equivalentes a 0,002 a 0,004 Hz, enquanto as provas rotatórias provocam estímulo da ordem de 0,01 a 1 Hz, em equipamentos de pesquisa.[4]

Os principais tipos reconhecidos de estímulos rotatórios são: impulsão, velocidade constante e sinusoidal/pendular. No teste de impulsão, a cadeira é rodada manualmente e avalia-se de forma mais simplificada a resposta nistágmica.[2] Posteriormente, foram desenvolvidas cadeiras pendulares com barras de torção ou molas; e mais recentemente as barras de torção foram substituídas por motores de torque, cada vez mais sofisticados, controlados por *softwares* que determinam o regime de estímulo. Esse desenvolvimento tecnológico permitiu o uso de cadeiras computadorizadas com diversos tipos de movimento.

O teste de velocidade constante, iniciado por Montandon e atualmente em desuso,[4] baseia-se no estudo do nistagmo per-rotatório por eletronistagmografia. A cadeira é submetida progressivamente à velocidade constante de 90°/s e mantida por 3 minutos, seguida de desaceleração até a interrupção do movimento rotatório. A partir das médias de aceleração e desaceleração, avalia-se o nistagmo per-rotatório.

Atualmente, o estímulo sinusoidal é o mais empregado, principalmente nas seguintes variantes: prova rotatória pendular decrescente (PRPD), aceleração harmônica sinusoidal (SAH), trapezoidal (STEP) e a interação vestíbulovisual.[4] As respostas das provas não computadorizadas (PRPD) são avaliadas apenas pela simetria (Figura 91.10), ao passo que as modalidades de estímulo computadorizado permitem a avaliação de fase, ganho e simetria. Amplitude e período de oscilação são os parâmetros variáveis nas provas que têm em comum a rotação sinusoidal ou escalonada.

A sobreposição de estímulos visuais às provas rotatórias, através da fixação de um ponto, como olhar para o próprio polegar durante o movimento, avalia o EIFO e pode ser localizatório para disfunção central, quando não é observado. O estímulo optocinético sobreposto ao rotatório tem sido muito estudado na avaliação de disfunções centrais e sua resposta reflete a integração visual-vestibular. Entretanto, ainda não são padronizados para aplicação clínica.

As principais indicações das provas rotatórias são: identificação de remanescente de função vestibular, em casos de arreflexia vestibular periférica bilateral demonstrada na prova calórica ou outros testes vestibulares; monitoramento da compensação central em doenças unilaterais; avaliação vestibular de crianças que normalmente não toleram os estímulos calóricos; medicina do trabalho.

CONSIDERAÇÕES FINAIS

A nistagmografia é um exame fundamental na avaliação de pacientes com distúrbios do equilíbrio corporal, com potencial de diferenciar de forma objetiva as lesões centrais e periféricas do sistema vestibular. Considerado de fácil execução, é um teste amplamente realizado no Brasil, com vantagens e desvantagens que variam quanto à modalidade (eletro ou videonistagmografia).

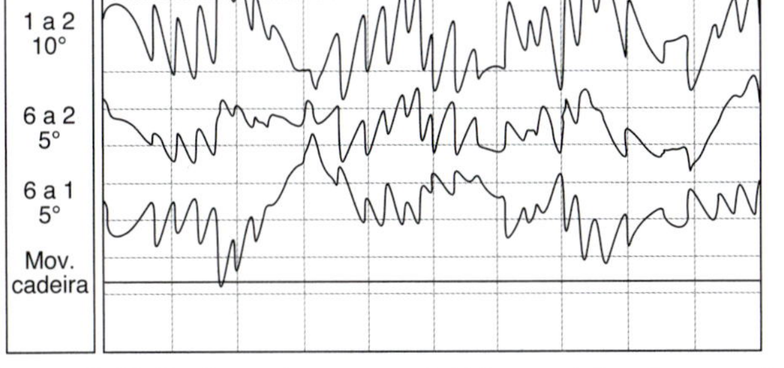

Figura 91.10 Registro de prova rotatória pendular decrescente (PRPD) por VENG com respostas simétricas e o movimento tônico que reflete a mudança de sentido do movimento da cadeira e das respostas nistágmicas.

REFERÊNCIAS BIBLIOGRÁFICAS

1. Ganança MM, Caovilla HH, Ganança FF. Electronystagmography versus videonystagmography. Braz J Otorhinolaryngol [Internet]. 2010 May-Jun [Acesso em: 2024 Jul];76(3):399-403.
2. Zuma e Maia FC, Mangabeira-Albernaz PL, Carmona S. Otoneurologia Atual. 1 ed. Rio de Janeiro: Revinter, 2014.
3. Da Costa SS, Cruz OL, Oliveira JA. Otorrinolaringologia – princípios e práticas. 2. ed. Porto Alegre: Artmed, 2006.
4. Mezzalira R, Bittar RS, Albertino S, editors. Otoneurologia clínica. 1. ed. São Paulo: Thieme Revinter, 2014. 208 p.
5. Hain TC. Vestibular testing – What is it good for? Dizziness and Balance [Internet]. 2022 Nov 10 [Acesso em: 2024 Jul].
6. Eggers SD, Bisdorff A, von Brevern M, Zee DS, Kim JS, Perez-Fernandez N et al. Classification of vestibular signs and examination techniques: Nystagmus and nystagmus-like movements. J Vestib Res [Internet]. 2019 [Acesso em: 2024 Jul];29(2-3):57-87.
7. Baloh RW, Honrubia V, Kerber KA. Bedside examination of the vestibular system. In: Baloh RW, Honrubia V, Kerber KA. Baloh and Honrubia's clinical neurophysiology of the vestibular system. 2nd ed. Nova York: Oxford, 2002.
8. Leigh RJ, Zee DS. The neurology of eye movement. 3rd ed. Nova York: Oxford University, 1999.
9. Campos Netto AT, Colafêmina JF. Saccadic movements in subjects with cerebellar disorders. Braz J Otorhinolaryngol [Internet]. 2010 [Acesso em: 2024 Jul];76(1):51-8.
10. Baloh RW, Kerber KA, Honrubia V. Clinical neurophisiology of the vestibular system. 4th ed. Nova York: Oxford University Press, 2011.
11. Gonçalves DU, Felipe L, Lima TM. Interpretation and use of caloric testing. Braz J Otorhinolaryngol [Internet]. 2008 [Acesso em: 2024 Jul];74(3):440-6.
12. II Fórum Brasileiro de Otoneurologia 2021. Exames Otoneurológicos – parte I: definições e evidências científicas. Associação Brasileira de Otorrinolaringologia – Cirurgia Cérvico-Facial. Disponível em: https://aborlccf.org.br/wp-content/uploads/2022/09/ii_forum_otoneurologia-final.pdf. Acesso em: 2024 Jul.
13. Felipe L, Simões LC, Mancini PC, Gonçalves DU. Avaliação do efeito da cafeína no teste vestibular. Rev Bras Otorrinolaringol [Internet]. 2005 [Acesso em: 2024 Jul];71(6):758-62.
14. Jongkees LB, Philipszoon AJ. Eletronystagmography. Acta Otolayngol Suppl [Internet]. 1964 [Acesso em: 2024 Jul];189:1-111.
15. Albertino S, Bittar RS, Bottino MA, Ganança MM, Gonçalves DU, Greters ME et al.. Air caloric test reference values. Braz J Otorhinolaryngol [Internet]. 2012 [Acesso em: 2024 Jul];78(3):2.
16. Bittar RS, Mezzalira R, Ramos AC, Real DM, Grasel SS. Vestibular recruitment: New application for an old concept. Braz J Otorhinolaryngol [Internet]. 2022 [Acesso em: 2024 Jul];88:S91-S96.

CAPÍTULO

92

Propedêutica Armada Otoneurológica: Videoteste do Impulso Cefálico

Márcio C. Salmito • Bernardo Faria Ramos • Paula Santos Silva Fonsêca

INTRODUÇÃO

O labirinto vestibular é um órgão sensorial, responsável por identificar a posição e os movimentos da cabeça. É, contudo, um dos órgãos mais inacessíveis do corpo humano, localizando-se dentro do osso temporal, e é impossível para o médico visualizá-lo ou palpá-lo. Por isso, o sistema vestibular é avaliado de forma indireta, identificando os reflexos originários desse sistema. O reflexo mais comumente utilizado é o reflexo vestíbulo-ocular (RVO) angular, o qual é desencadeado a partir da estimulação dos canais semicirculares (CSC).

A avaliação dos CSCs era realizada apenas pela prova calórica desde 1914,[1] quando foi descrita por Robert Bárány. Em 1988, contudo, pesquisadores australianos[2] descreveram uma nova ferramenta semiológica de exame físico: o *head impulse test* (HIT), ou teste do impulso cefálico, possibilitando a avaliação do RVO à beira do leito. O HIT clínico, entretanto, apresenta algumas limitações, pois depende da capacidade do examinador em executar corretamente o teste e da sensibilidade em detectar sacadas corretivas, além de não ser possível documentá-lo.[3-5]

Esse mesmo grupo de pesquisadores[4] demonstrou, em 2009, um novo dispositivo capaz de mensurar o RVO de cada canal semicircular e, portanto, quantificar a função vestibular. Trata-se do *video head impulse test* (vHIT).

VIDEO HEAD IMPULSE TEST

O vHIT, ou teste do impulso cefálico por vídeo, é um exame complementar de avaliação da função vestibular que vem ganhando cada vez mais espaço na avaliação dos pacientes com queixa de tontura e desequilíbrio.

Por muitos anos, o HIT foi avaliado clinicamente e baseava-se em grande parte na capacidade do examinador em executar o exame e detectar sacadas corretivas. O vHIT é um método adaptado que permite quantificar o HIT clínico, aumentando também a sensibilidade do teste, e auxiliando na detecção das sacadas corretivas cobertas.[4,5]

O vHIT foi introduzido na prática clínica em 2009, por Halmagyi et al.[3] É um exame rápido, objetivo, fisiológico e bem tolerado. O seu uso clínico é amplo, e particularmente útil na diferenciação de causas periféricas e centrais nos quadros de vertigem aguda, assim como na quantificação da hipofunção vestibular. Nos episódios de síndromes vestibulares agudas, é o método mais sensível para distinguir uma vestibulopatia periférica de uma causa central de vertigem.[3]

O aparelho do vHIT consiste em uma máscara que possui dois sensores: um acelerômetro, que mede a velocidade do movimento da cabeça ao ser submetida ao impulso, e um sensor de infravermelho, que detecta o movimento ocular (RVO) resultante deste impulso.[6]

O QUE O vHIT AVALIA

O vHIT avalia o reflexo vestíbulo-ocular, que é gerado a partir da estimulação dos CSCs, analisando o funcionamento dos seis CSCs.[1-8]

O RVO permite a estabilização do olhar durante os movimentos da cabeça. Trata-se de um movimento ocular compensatório instantâneo na direção oposta ao movimento da cabeça, mantendo a imagem nítida na retina. A relação entre o movimento da cabeça e o movimento dos olhos é definida como *ganho* do RVO.[6-8]

Quando movemos a cabeça, a endolinfa no canal semicircular também se movimenta, estimulando as células ciliadas presentes na ampola do canal. Estímulos excitatórios ou inibitórios desencadeados pela despolarização das células são enviados por meio dos nervos vestibulares, núcleos vestibulares e os núcleos oculomotores no tronco encefálico, até chegarem nos músculos extraoculares, gerando o movimento ocular compensatório, no sentido oposto à movimentação da cabeça.[6-8] Para ocorrer o movimento compensatório correto dos olhos ao movimento cefálico, quando movemos a cabeça em uma direção, realizamos um estímulo de um par sinérgico de CSCs, em que um é ativado e o outro inibido.

Pelo fato de o RVO ser o reflexo mais rápido do corpo humano, com uma latência de aproximadamente 7 ms, quando realizamos movimentos rápidos e imprevisíveis, conseguimos avaliar isoladamente a função dos CSCs, pois é um movimento muito rápido para que haja participação do sistema oculomotor, cuja latência é maior que 80 ms.[6]

COMO REALIZAR

Para realizar o vHIT, é acoplada a máscara que contém os sensores no paciente. O examinador posiciona-se atrás do paciente, que permanece sentado em uma cadeira, em uma sala bem iluminada. O paciente é instruído a manter o olhar em um alvo fixo, a pelo menos 120 cm a sua frente. São realizados, então, movimentos passivos (impulsos) nos planos horizontal e vertical para estimular todos os CSCs. É necessário fazer movimentos curtos (aproximadamente 15º), rápidos (pelo menos 100º/s) e imprevisíveis.[6] Os sensores do equipamento detectam os movimentos dos olhos e da cabeça e transcrevem um gráfico, visível na tela do computador (Figura 92.1). Os manuais dos equipamentos orientam realizar 20 impulsos para cada canal, de maneira a aumentar a quantidade de estímulos aceitáveis em frequência adequada, e reduzir a interferência dos artefatos. Não há, no entanto, quantidade mínima obrigatória de impulsos para uma correta interpretação.

Os eixos de realização de movimentos são:

- Eixo horizontal (*yaw*): estimula os CSCs laterais. Estimula o CSC lateral direito ao mover a cabeça do paciente para a direita e o CSC lateral esquerdo, ao mover a cabeça do paciente para a esquerda (Figura 92.2)
- Eixo vertical (*pitch*) com cabeça rotacionada para a direita: recebe o nome de LARP (*left anterior/right posterior*), pois estimula os CSCs anterior esquerdo e posterior direito. O paciente é instruído a manter a cabeça rotacionada aproximadamente a 40º para direita. Para estimular o canal anterior, deve ser realizado um impulso movendo a cabeça para a frente. Para estimular o canal posterior, deve ser realizado um impulso movendo a cabeça para trás (Figura 92.3)

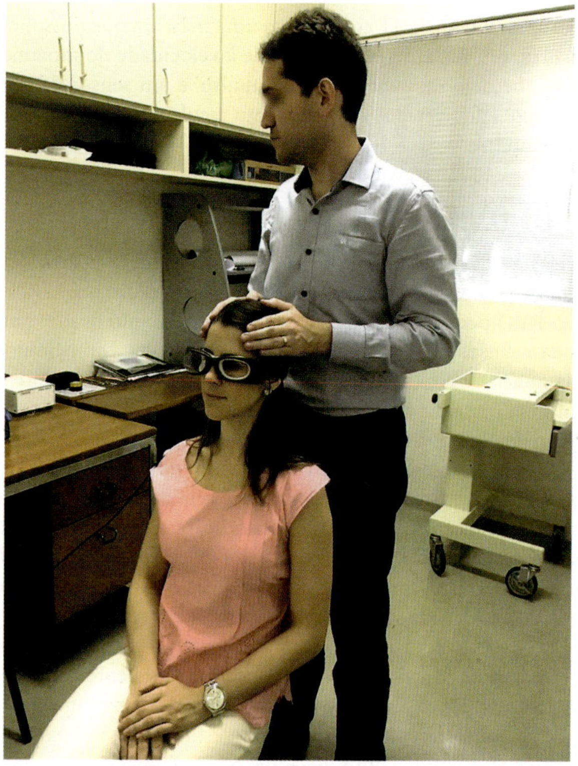

Figura 92.1 Examinador realiza movimentos (impulsos) rápidos, de curta angulação e inesperados com a cabeça do paciente, que se mantém observando um ponto a cerca de 120 cm a sua frente. Para o olho permanecer sempre olhando para o alvo, a cada impulso da cabeça para uma direção, o olho faz um movimento para a direção oposta, o que faz com que se tenha a impressão de que o olho ficou parado. Os sensores do vHIT identificam e medem o movimento cefálico, comparando-o com o movimento reflexo do olho, calculando o ganho do RVO.[9]

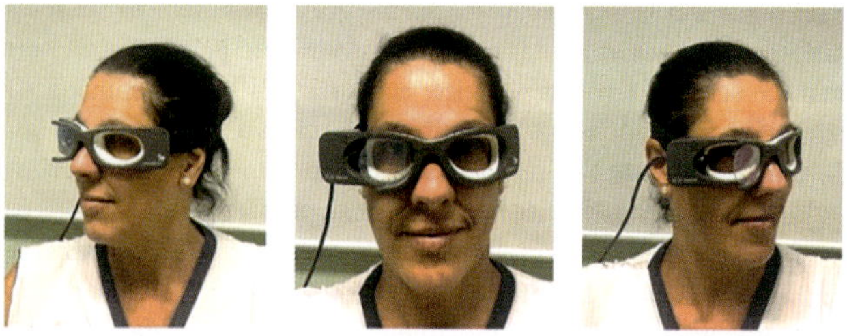

Figura 92.2 Impulso cefálico para testes de canais horizontais.

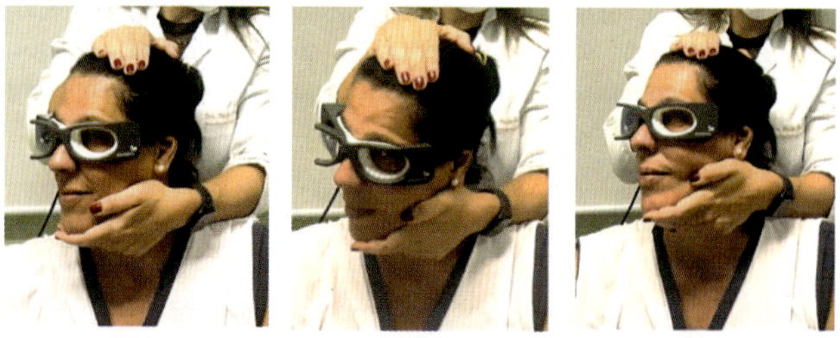

Figura 92.3 Impulso cefálico para testes de canais verticais – par sinérgico anterior esquerdo e posterior direito (LARP).

- Eixo vertical (*pitch*) com cabeça rotacionada para a esquerda: recebe o nome de RALP (*right anterior/left posterior*), pois estimula os CSCs anterior direito e posterior esquerdo. O paciente é instruído a manter a cabeça rotacionada a aproximadamente 40° para a esquerda. Para estimular o canal anterior, deve ser realizado um impulso com a cabeça para a frente. Para estimular o canal posterior, deve ser realizado um impulso com a cabeça para trás (Figura 92.4).

A depender do fabricante, a avaliação do LARP e RALP pode ser feita também com a cabeça centrada, sem mantê-la rotacionada. Nesse caso, o examinador realizará o impulso no eixo do canal a ser avaliado (LARP e RALP), porém com a cabeça na posição centrada. O equipamento irá quantificar o RVO realizando um cálculo que inclui a variável numérica relacionada com o quanto de torção o olho realiza adicionalmente aos movimentos verticais do olho para manter o olhar no alvo.

Quando o impulso para avaliar os canais verticais é realizado com a cabeça rotacionada, apenas movimentos verticais dos olhos são executados para manter o olhar. A vantagem é que os equipamentos medem apenas movimentos dos olhos verticais e horizontais, não os movimentos torcionais. Isso traz, no entanto, a desvantagem de uma posição mais desconfortável para o paciente. Quando o impulso é realizado sem a cabeça rotacionada, o RVO será calculado baseado na medida do movimento vertical verdadeiramente mensurado associado a variável baseada em estudos populacionais. Isso traz a desvantagem de o RVO ter uma medida baseada, em parte, em estatística.

PRINCIPAIS INDICAÇÕES

O diagnóstico de pacientes com vertigem e/ou tontura pode, na maioria das vezes, ser realizado apenas por meio da anamnese e do exame físico. Uma avaliação mais objetiva da função vestibular, contudo, pode ser necessária. O vHIT quantifica a função vestibular e identifica pacientes com diminuição do RVO em qualquer um dos seis CSCs.

O impulso cefálico clínico ainda é um dos principais testes do protocolo HINTS (Head-Impulse Nystagmus Test of Skew) para avaliar paciente com síndrome vestibular aguda e nistagmo espontâneo. Os principais diagnósticos diferenciais neste caso são: a neurite vestibular, na qual o impulso cefálico está alterado (e são identificadas sacadas de refixação no teste clínico) e o AVC de PICA (artéria cerebelar posteroinferior), no qual o impulso cefálico está normal (e não são identificadas sacadas de refixação). Entretanto, estudos demonstraram que em até 40% dos pacientes com vertigem por AVC apresentam impulso cefálico clínico alterado. Para esses casos, o vHIT pode ser importante para confirmar objetivamente se de fato há diminuição do ganho do RVO ou apenas erro de interpretação do impulso cefálico clínico. Além disso, pode identificar alterações do RVO que possam ser sugestivas de alteração central do RVO. Dessa forma, o vHIT contribui para o aumento da acurácia diagnóstica de pacientes com síndrome vestibular aguda, sobretudo nas unidades de pronto atendimento de urgência/emergência.

Muitos consideram que o vHIT tem suplantado a prova calórica na avaliação inicial de pacientes com queixas vestibulares. Esses exames, no entanto, avaliam o sistema vestibular de formas diferentes. O vHIT apresenta algumas facilidades: exame com aparelho

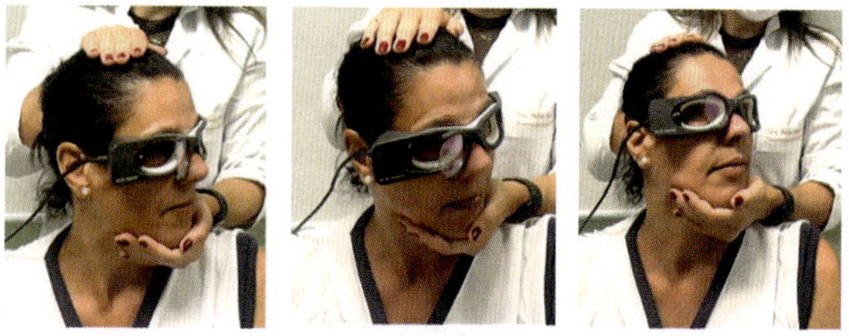

Figura 92.4 Impulso cefálico para testes de canais verticais – par sinérgico anterior direito e posterior esquerdo (RALP).

portátil, de rápida realização, com pouco desconforto ao paciente; avaliação seriada para monitorar a evolução da função vestibular (p. ex., em casos de neurite vestibular); avaliação da função vestibular antes e após procedimentos otológicos (cirurgias otológicas, implantes cocleares, neurectomia vestibular, injeção intratimpânica de corticoide ou gentamicina).

RESTRIÇÕES

O vHIT tem apresentado grande aceitação na prática clínica. É um exame rápido e pouco desconfortável, podendo ser realizado inclusive em pacientes com quadro de vertigem aguda.

Apesar de ser um exame objetivo, depende da cooperação do paciente, que deve manter o olhar fixo no alvo determinado. Dessa forma, pode não ser possível a sua realização em pacientes com amaurose ou déficit cognitivo grave.

Muitos artefatos na avaliação desse exame se relacionam com a falta de adaptação adequada da máscara na face e a contaminação da área pupilar. O formato e o tamanho da máscara podem impedir a avaliação de crianças menores. Fissuras palpebrais estreitas (ptose palpebral congênita, racial ou adquirida) e alterações pupilares (p. ex., leucocoria) podem gerar artefatos que dificultam a avaliação adequada da função vestibular por esse método. Além disso, qualquer limitação cervical (p. ex., cirurgia cervical prévia) que impeça a realização de movimentos cefálicos bruscos também pode ser impeditiva a sua execução.

INTERPRETAÇÃO

O vHIT quantifica o ganho do reflexo vestíbulo-ocular nos seis CSCs. Em pacientes saudáveis, quando a cabeça é virada em uma direção, os olhos se movem na direção contrária com objetivo de manter o olhar fixo no alvo (Figura 92.5 A e B). Os sensores do aparelho detectam os movimentos dos olhos e da cabeça e transcrevem um gráfico, visível na tela do computador. O gráfico dos dois movimentos (do olho e da cabeça), quando iguais, descrevem a situação normal ideal, com ganho igual a 1.

O exame consegue avaliar todos os CSCs praticamente de maneira isolada. Essas estruturas, entretanto, do ponto de vista fisiológico, atuam em um sistema *push-pull*. Quando a cabeça é virada para a direita, há excitação do canal semicircular lateral direito e, também, ao mesmo tempo, há inibição do canal semicircular contralateral (esquerdo). Dessa forma, o ganho do RVO = excitação do canal semicircular ipsilateral + inibição do canal semicircular contralateral.

$$\textit{Ganho do RVO} = \frac{\textit{velocidade média do movimento dos olhos}}{\textit{velocidade média do movimento da cabeça}}$$

Em um paciente com hipofunção vestibular direita, por exemplo, quando a cabeça é girada para esse lado, os olhos não se movem compensatoriamente, sendo *levado* juntamente com a cabeça. Dessa forma, é necessária uma sacada corretiva no sentido contrário ao movimento da cabeça para levar os olhos de volta ao alvo (Figura 92.5 C e D). Essa sacada visualizada no impulso cefálico clínico de pacientes com hipofunção vestibular é chamada sacada *overt*, ou *descoberta*, já que ocorre após o movimento da cabeça. Existem também as sacadas *covert*, ou *cobertas*, que ocorrem durante o movimento da cabeça e não são visualizadas no impulso cefálico clínico (Figura 92.6).

Os resultados possíveis do vHIT são:

- Ganho: normal, diminuído ou aumentado
- Presença ou ausência de sacadas corretivas (cobertas e/ou descobertas)
- Simetria: normal ou aumentada.

Os critérios de referência para a interpretação da normalidade de cada parâmetro do vHIT são padronizados pelo aparelho. Atualmente, existem alguns aparelhos disponíveis e geralmente é considerado normal o ganho acima de 0,8 no caso dos canais horizontais e acima de 0,7 no caso dos canais verticais.[8] A ausência de sacadas corretivas e a simetria de valores de ganho entre os lados é a situação normal encontrada em indivíduos saudáveis.

A quantificação do RVO baseada isoladamente no cálculo do ganho do RVO, sem avaliar a presença de sacadas e a simetria não é recomendada. Paciente com baixo ganho "real" deve também apresentar sacadas corretivas e assimetria de ganho em relação ao lado saudável. Dessa forma, baixo ganho na ausência de sacadas corretivas podem representar artefatos (ou, raramente, uma alteração central ou oculomotora periférica que impeça o aparecimento das sacadas). Da mesma maneira, alto ganho sem sacadas corretivas no mesmo sentido do movimento da cabeça normalmente sugere a presença de artefatos. Em casos de alto ganho "real", quando a cabeça é girada para a direita, por exemplo, os olhos se movimentam para esquerda, mas ultrapassam o alvo. É necessária, portanto, uma sacada corretiva no mesmo sentido do movimento da cabeça para trazer os olhos de volta ao alvo. Esse achado sugere ganho verdadeiramente alto, e é sugestivo de alteração central.

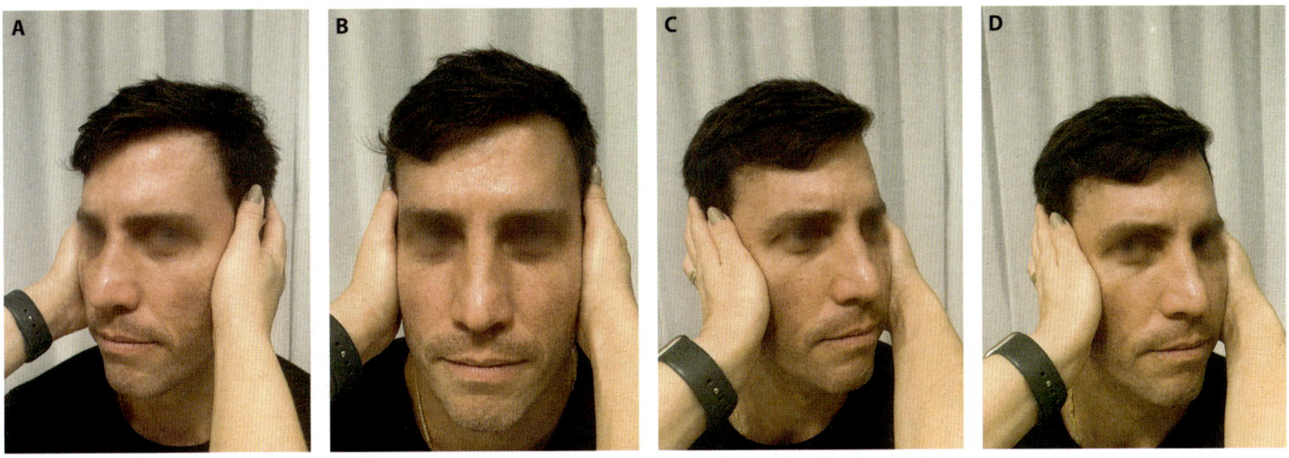

Figura 92.5 **A.** RVO normal; **B.** Posição inicial; **C.** RVO alterado; **D.** Sacada corretiva.

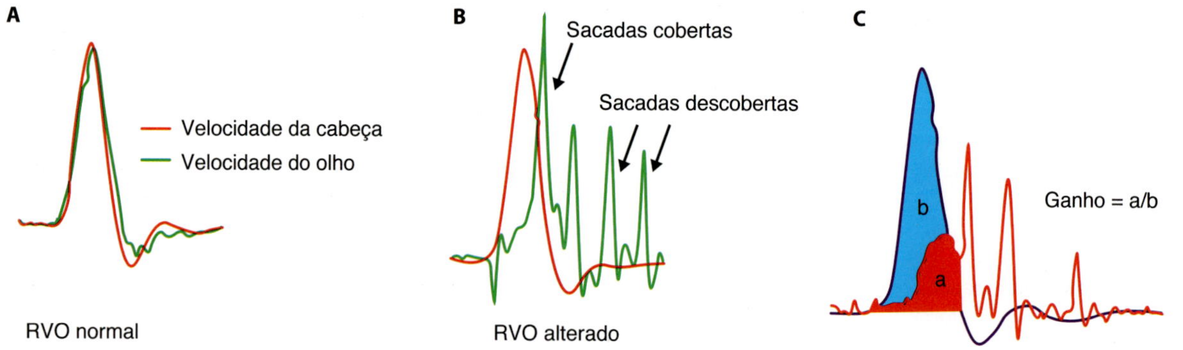

Figura 92.6 **A.** Exemplificação do gráfico de um vHIT com ganho dentro dos parâmetros de normalidade; **B.** Gráfico do vHIT com ganho reduzido, apresentando sacadas cobertas e descobertas; **C.** Cálculo do ganho usando a área sob a curva para a velocidade ocular (a) dividida pela velocidade da cabeça (b). vHIT = teste do impulso cefálico por vídeo.

PRINCIPAIS ACHADOS DO vHIT NA ROTINA CLÍNICA OTONEUROLÓGICA

Hipofunção vestibular unilateral

Quando um canal semicircular apresenta sua função diminuída, classicamente, é observado o ganho reduzido associado a presença de sacadas corretivas.[10] As sacadas podem ser cobertas ou descobertas, a depender do nível de compensação central.

A neurite vestibular é um exemplo de etiologia que pode resultar na hipofunção vestibular unilateral aguda, e pode acometer o ramo superior (85% dos casos) e/ou inferior.[1] Ao vHIT, é observado o achado de ganho diminuído associado a sacadas corretivas.[11] Caso o nervo vestibular superior seja afetado, surge ganho diminuído para os CSCs lateral e superior do lado afetado. Caso o nervo vestibular inferior seja afetado, ocorre ganho diminuído para o canal posterior do lado afetado (Figuras 92.7 e 92.8).

É importante ressaltar que, mesmo em uma destruição completa do labirinto vestibular unilateral, o ganho não estará igual a 0, devido à resposta do canal sinérgico contralateral. A quantificação do ganho do lado saudável também pode estar levemente diminuída devido à falta de inibição proveniente do lado afetado.

Diversas etiologias podem resultar em hipofunção vestibular, que pode acometer um ou mais de um canal semicircular concomitantemente de um mesmo lado testado (Figura 92.9). Essa situação pode ocorrer em pacientes com doença de Ménière, traumatismos do osso temporal, após procedimentos otológicos, injeção de gentamicina, neurectomia, entre outras causas.[1,3,8]

Hipofunção vestibular bilateral

Quando os canais anteriores, laterais e posteriores bilateralmente apresentam o ganho reduzido, associado a presença de sacadas corretivas, indicam um quadro de hipofunção vestibular bilateral. Nesse cenário, os valores de ganho costumam ser ainda mais baixos, pois não há o estímulo residual do canal semicircular do par sinérgico, como ocorre nas lesões unilaterais (Figura 92.10).[12] Pode ser decorrente de diversas etiologias, como a doença de Ménière, vestibulotoxicidade, traumatismo, quadros autoimunes, entre outras.

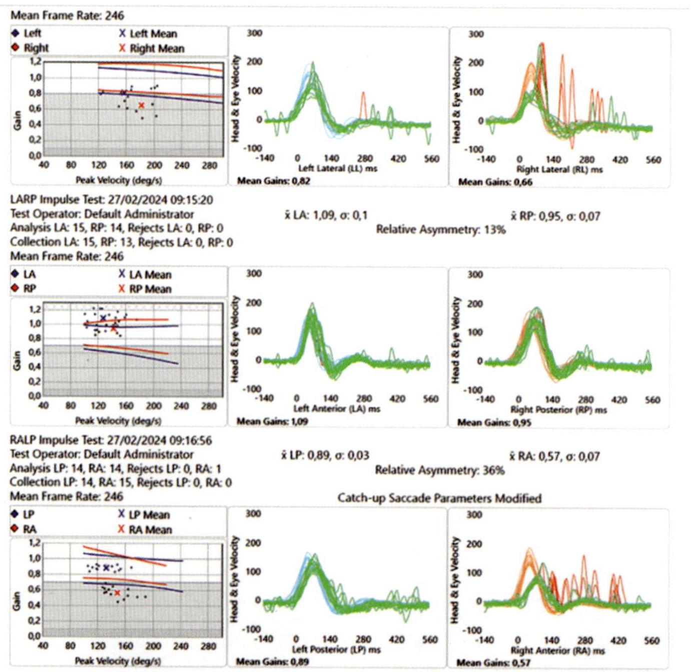

Figura 92.7 Captura de tela de gráfico do vHIT na neurite vestibular superior à direita. Presença do RVO (linha verde) reduzido em canais superior e lateral à direita, resultando em um ganho reduzido, com sacadas corretivas cobertas e descobertas (linhas vermelhas). Ganho do canal inferior direito e dos CSCs à esquerda dentro da normalidade, sem sacadas corretivas. Linha azul representa o movimento cefálico.

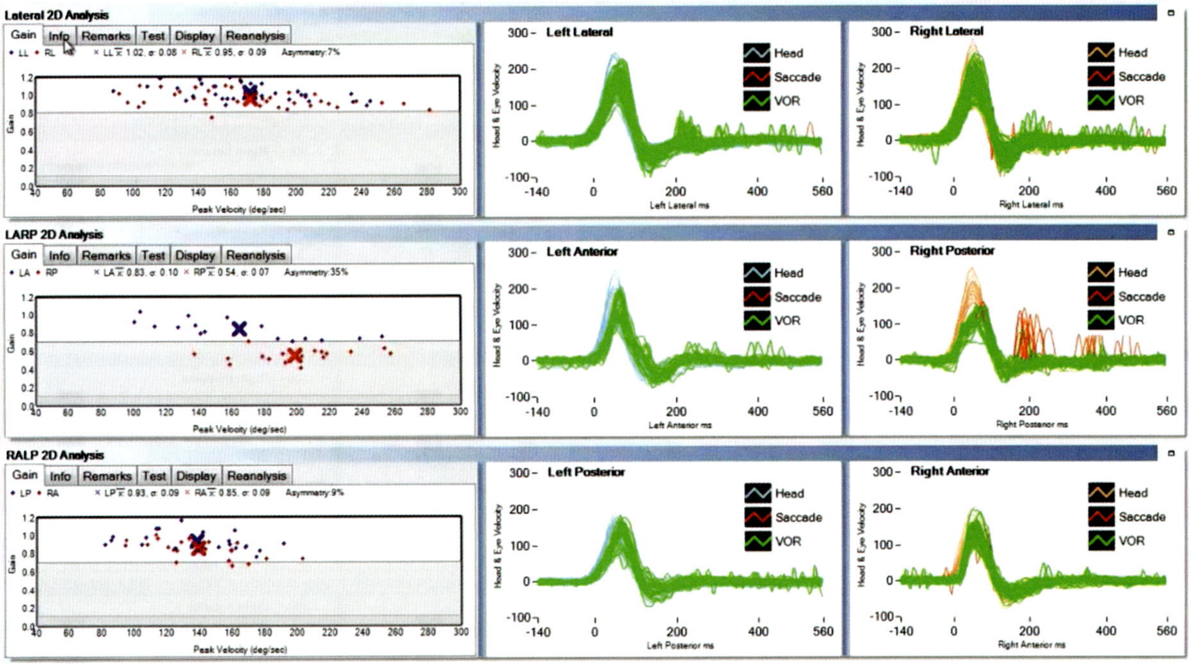

Figura 92.8 Captura de tela de gráfico do vHIT na neurite vestibular inferior à direita. O RVO (linha verde) está reduzido apenas no canal semicircular posterior direito, associado a sacadas corretivas descobertas (linhas vermelhas). Observa-se o ganho reduzido do canal posterior direito, com o ganho dos CSCs anterior e lateral direito e todos os CSCs esquerdos dentro dos parâmetros da normalidade, sem sacadas corretivas. Linha azul representa o movimento cefálico.

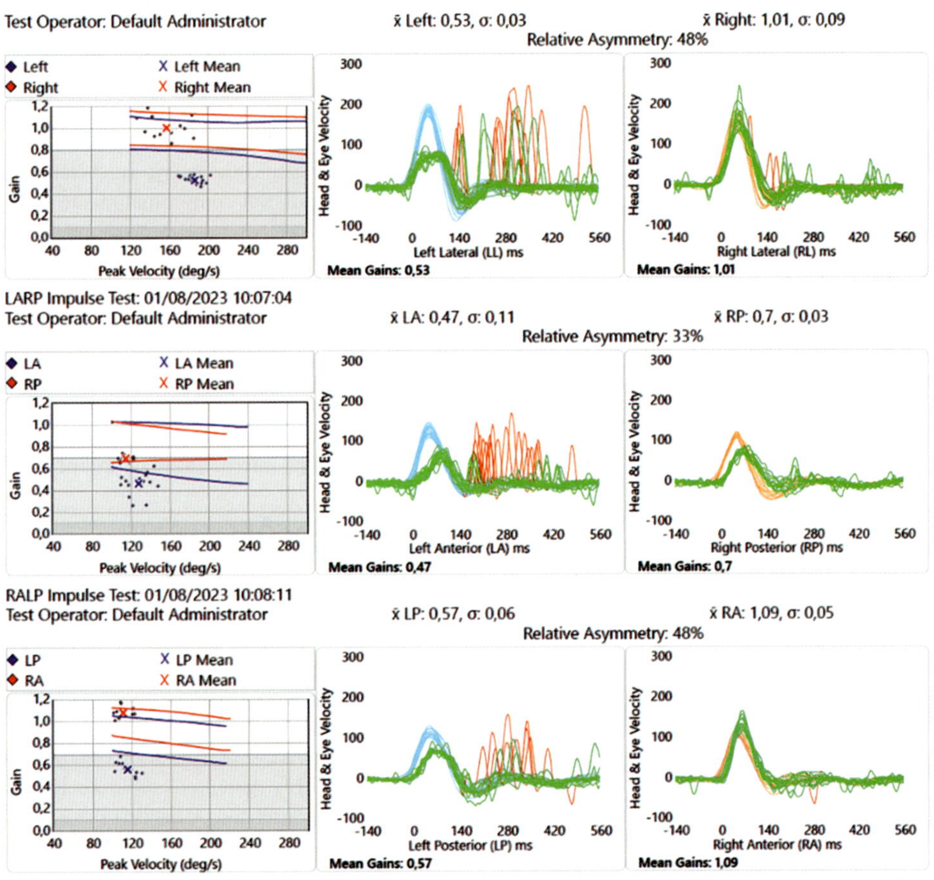

Figura 92.9 Captura de tela de gráfico vHIT na hipofunção vestibular unilateral acometendo todos os canais do lado esquerdo. O RVO (linha verde) está reduzido em todos os CSCs à esquerda, ocasionando o ganho dos canais reduzidos, com sacadas corretivas (linhas vermelhas). Ganho dos CSCs à direita dentro da normalidade, sem sacadas corretivas. Linha azul representa o movimento cefálico.

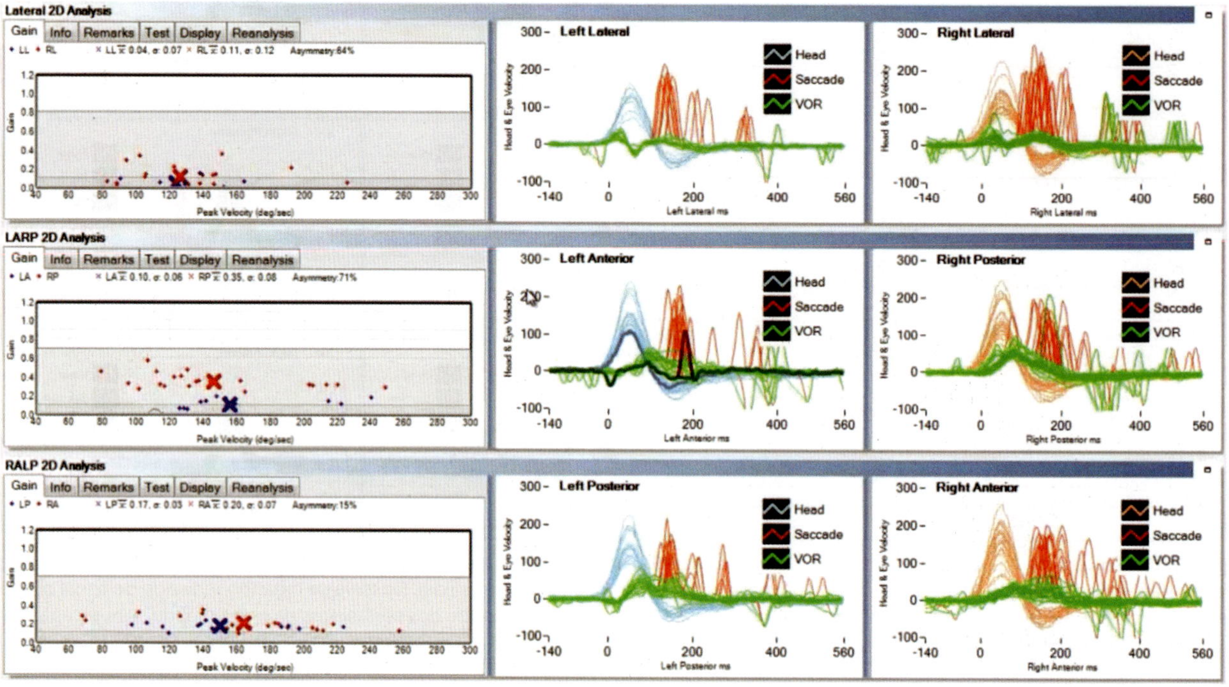

Figura 92.10 Captura de tela de gráfico do vHIT na hipofunção vestibular bilateral. O RVO (linha verde) está reduzido em todos os CSCs bilateralmente, ocasionando o ganho reduzido dos canais, com sacadas corretivas cobertas e descobertas (linhas vermelhas). Linha azul representa o movimento cefálico.

Disfunção vestibular central

Os distúrbios vestibulares centrais são causados por lesões nas vias vestibulares, que incluem os núcleos vestibulares no tronco encefálico, as projeções ascendentes no fascículo longitudinal medial, os tratos vestibuloespinal e vestibulocerebelar, tálamo e córtex vestibular. As manifestações clínicas incluem vertigem, desequilíbrio e déficits neurológicos localizados. As lesões variam em natureza, mas podem ser consequência, entre outras causas, da isquemia aguda, desmielinização e distúrbios metabólicos.[8]

O HIT clínico pode ser realizado rapidamente para avaliar qualitativamente o RVO, e é o teste mais importante nos quadros vestibulares agudos para auxiliar na diferenciação de vestibulopatias de causa central ou periférica, especialmente quando os déficits neurológicos podem ser sutis ou ausentes, como na fase inicial de um acidente vascular encefálico na síndrome vestibular aguda. O vHIT auxilia na avaliação dos casos aumentando a sensibilidade da avaliação.

Os quadros de origem central, de diversas etiologias e topografias, podem apresentar diversos achados ao vHIT, e os principais são:

- Ganho normal no paciente em crise aguda de vertigem e com nistagmo espontâneo, como, por exemplo, pode ocorrer no acidente vascular encefálico de cerebelo. O vHIT funciona muito bem para auxiliar no diagnóstico etiológico da síndrome vestibular aguda com nistagmo espontâneo
- Ganho reduzido associado a outras alterações no protocolo HINTS, como, por exemplo, pode ocorrer em pacientes com comprometimento da artéria cerebelar anteroinferior (AICA), devido ao possível comprometimento da artéria labiríntica, a responsável pela vascularização da orelha interna.

Algumas outras alterações do vHIT foram relatadas no acometimento do sistema nervoso central:[8] presença de ganho reduzido sem sacadas corretivas, ganho baixo sem topografia identificável (p. ex., valores baixos em canal lateral e posterior, poupando o canal anterior, foram vistos em lesões cerebelares) e presença de ganho elevado (tendo sido afastados possíveis artefatos que possam gerar confusão na interpretação do exame).

CONSIDERAÇÕES FINAIS

Apesar de ser um exame objetivo, o vHIT depende da técnica e experiência do examinador para interpretar corretamente os achados do exame, e para excluir possíveis artefatos e erros técnicos que interfiram na análise dos dados.

Artefatos devem ser sempre considerados em qualquer teste vestibular. Apesar da evolução tecnológica na monitorização e gravação dos movimentos oculares, a avaliação ainda é passível de interferências. Tanto a curva de representação do RVO como a das sacadas pode apresentar artefatos. A maioria dos artefatos ocorre por erros de execução do exame, como, por exemplo, erros de calibração, fixação inadequada da máscara ou por contaminação da área pupilar.

Os principais traçados dos resultados do vHIT e os possíveis artefatos nos registros gráficos estão demonstrados nas Figuras 92.11 e 92.12, respectivamente.[13]

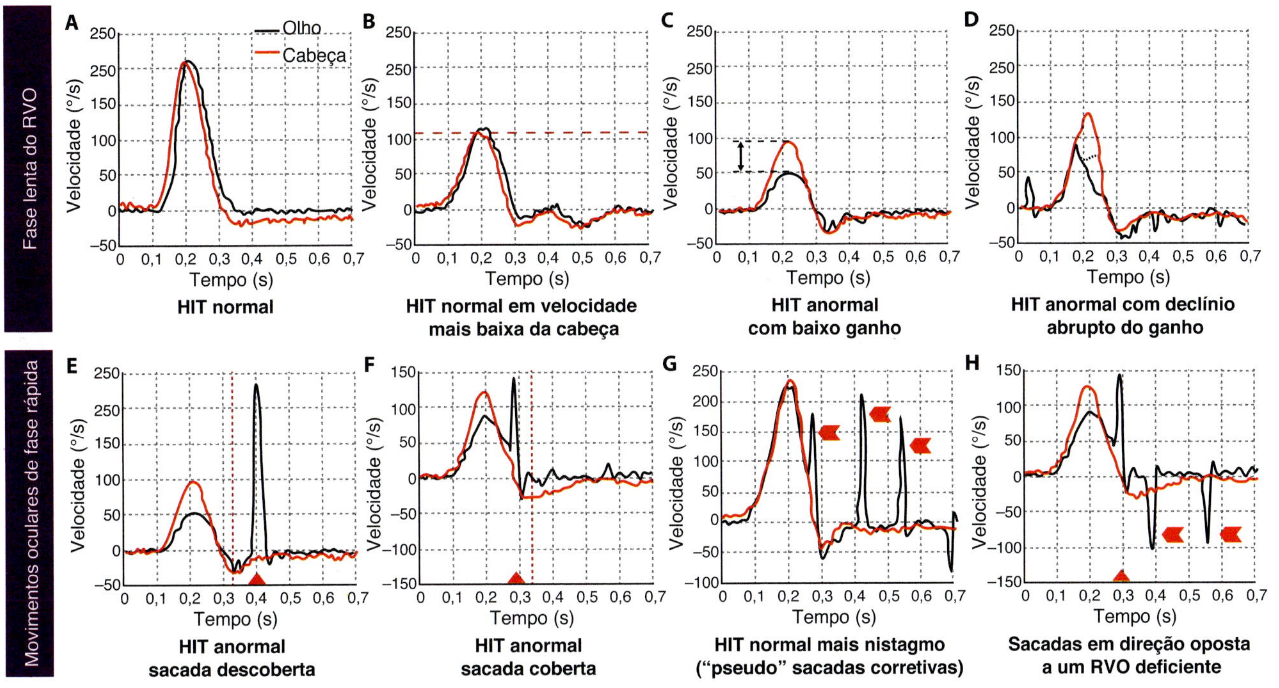

Figura 92.11 Exemplos de traços HITs individuais mostrando RVO normal e anormal e achados sacádicos em várias circunstâncias clínicas. O ganho da fase lenta do RVO pode ser normal (**A** e **B**) ou deficiente (**C** e **D**). Os HITs podem ser realizados a partir de uma ampla gama de velocidades da cabeça (dois exemplos mostrados em **A** e **B**). A morfologia dos movimentos oculares rápidos é a mesma, independentemente da fisiologia subjacente, mas sua localização, tempo, padrão e associação com RVO normal ou anormal podem permitir a diferenciação de sacadas (**E**, **F**, **H**) do nistagmo (**G**, possivelmente **H**); **E.** Típica sacada de refixação evidente (tardia) após um RVO deficiente. **F** e **H.** Sacadas de refixação ocultas (precoces) após uma resposta deficiente do RVO; **G.** Sequência rítmica de batimentos de nistagmo após uma resposta normal do RVO (observa-se que os batimentos de nistagmo podem ser confundidos com sacadas de refixação, tanto ocultas como evidentes); **H.** Sacadas "erradas", provavelmente representando nistagmo em direção ao déficit do RVO. Perdas de fixação menores e ininterruptas ou minipiscadas estão presentes em painéis (**D**, extrema esquerda do traço, e **G**, extrema direita do traço). Há também um pequeno grau de artefato de "linha de base ruidosa" em alguns traços oculares, mais óbvio nos painéis **D** e **F**. (Adaptada de: Mantokoudis, 2014.)

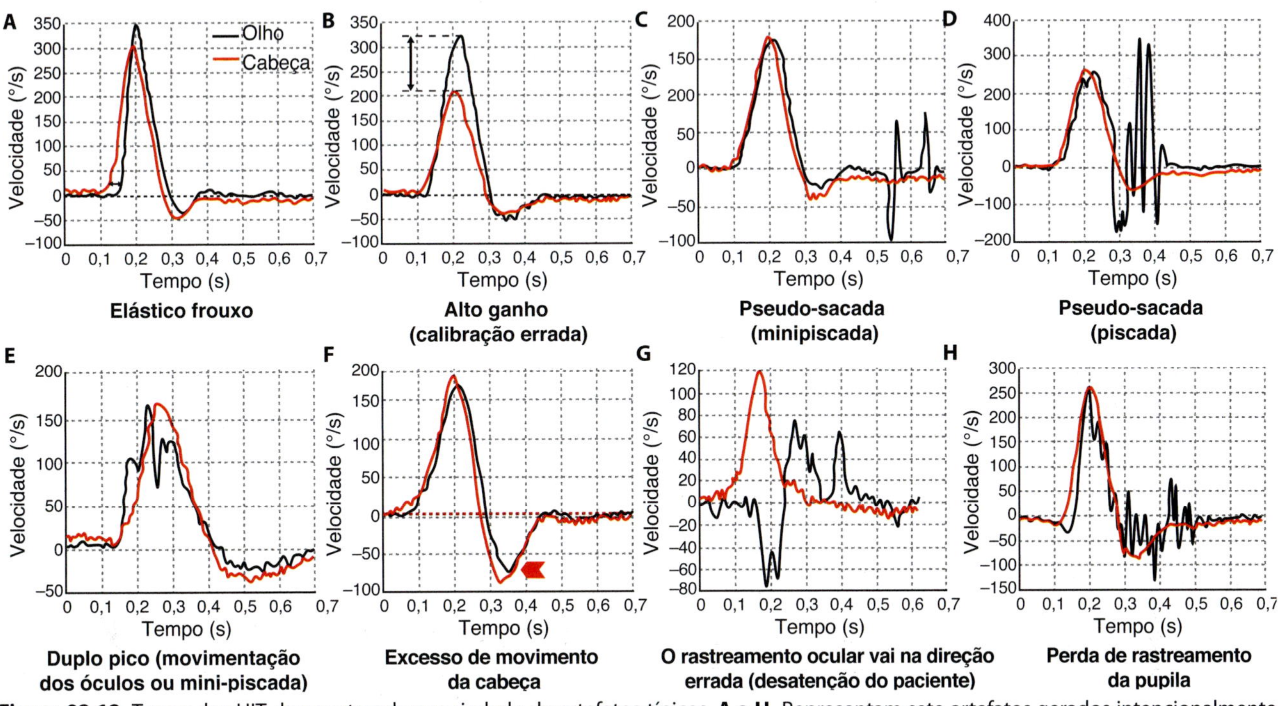

Figura 92.12 Traços de vHIT demonstrando a variedade de artefatos típicos. **A** a **H.** Representam sete artefatos gerados intencionalmente e reproduzidos sob condições de laboratório em um único sujeito normal: mudança de fase (**A**), ganho inadequadamente alto (**B**), pseudo-sacadas (**C** e **D**), múltiplos picos de RVO (ou seja, curva sem formato padrão de sino); **E.** Salto excessivo pós-HIT; **F.** Olho se move oposto à direção da fase lenta esperada do RVO; **G.** Oscilações de traço (linha de base ruidosa); **H.** Artefatos de causa subjacente conhecida serviram como modelo morfológico para determinar a natureza dos artefatos *post-hoc* nos traços dos pacientes. Imagem licenciada: Mantokoudis (2014).[13]

REFERÊNCIAS BIBLIOGRÁFICAS

1. Alhabib SF, Saliba I. Video head impulse test: A review of the literature. Eur Arc Of Oto-Rhino-Laryngol[Internet]. 2016 June 21 [Acesso em: 2024 Jul];274(3):1215-22.
2. Halmagyi GM, Curthoys IS. A clinical sign of canal paresis. Arch Neurol [Internet]. 1988 [Acesso em: 2024 Jul];45(7):737-9.
3. MacDougall HG, Weber KP, McGarvie LA, Halmagyi GM, Curthoys IS. The video head impulse test. Diagnostic accuracy in peripheral vestibulopathy. Neurology [Internet]. 2009 Oct 6 [Acesso em: 2024 Jul];73(14):1134-41.
4. Ulmer E, Chays A. Head impulse test de curthoys & Halmagyi. Annales Dâ€™Otolaryngologie et de chirurgie cervico-faciale [Internet]. 2005 Apr [Acesso em: 2024 Jul];22(2):84-90.
5. Welgampola MS, Taylor RL, Halmagyi GM. Video head Impulse testing. In: Lea J, Pothier D, editors. Vestibular disorders. Adv Oto-Rhino-Laryngol. Basileira: S.Karger AG; 2019. p. 56-66. DisponÃvel em: http://dx.doi.org/10.1159/000490272. Acesso em: 2024 Jul.
6. Bittar RM, GananÃ§a MM, GananÃ§a FF, editors. Otoneurologia clÃnica. 2. ed. SÃ£o Paulo: Thieme Reinventer; 2020. 260 p.
7. Roy FD, Tomlinson D. Characterization of the vestibulo-ocular reflex evoked by high-velocity movements. Laryngoscope [Internet]. 2004 Jul [Acesso em: 2024 Jul];114(7):1190-3.
8. Halmagyi GM, Chen L, MacDougall H, Weber KP, McGarvie LA, Curthoys IS. The video head impulse test. Front Neurol [Internet]. 2017 Jun 9 [Acesso em: 2024 Jul]:8:258.
9. Salmito M. EficÃ¡cia da dexametasona intratimpanica como otoprotetor em pacientes submetidos Ã cisplatina [thesis]. SÃ£o Paulo: Universidade Federal de SÃ£o Paulo; 2020.
10. Weber KP, Aw ST, Todd MJ, McGarvie LA, Curthoys IS, Halmagyi GM. Head impulse test in unilateral vestibular loss: Vestibulo-ocular reflex and catch-up. Neurology [Internet]. 2008 Feb 5 [Acesso em: 2024 Jul];70(6):454-63.
11. MacDougall HG, McGarvie A, Halmagyi GM, Rogers SJ, Manzari L, Burgess AM et al. A new saccadic indicator of peripheral vestibular function based on the video head impulse test. Neurology [Internet]. 2016 Jul 26 [Acesso em: 2024 Jul];87(4):410-8.
12. Ramos BF, Cal R, Carmona S, Weber KP, Maia FZ. Corrective saccades in unilateral and bilateral vestibular hypofunction during slow rotation expressed by visually enhanced VOR and VOR suppression: Role of the cerebellum. Cerebellum [Internet]. 2021 Oct [Acesso em: 2024 Jul];20(5):673-7.
13. Mantokoudis G, Tehrani AS, Kattah JC, Eibenberger K, Guede CI, Zee DS et al. Quantifying the vestibulo-ocular reflex with video-oculography: Nature and frequency of artifacts. Audiol

CAPÍTULO 93

Propedêutica Armada Otoneurológica: Posturografia

Ricardo Schaffeln Dorigueto • Vanessa B. Campoy Rocha

INTRODUÇÃO

A posturografia, também conhecida como estabilometria, é uma técnica de avaliação médica utilizada para aferir e quantificar a eficiência do controle postural de um indivíduo em posição ortostática, em diferentes condições clínicas que simulam conflitos sensoriais típicos da vida diária. Dessa forma, ela pode determinar a importância relativa das entradas sensoriais críticas para o equilíbrio, nomeadamente visão, propriocepção e o sistema vestibular.

O teste é realizado utilizando-se uma plataforma de força sensível à pressão,[1] conhecida como plataforma de posturografia, a qual analisa a velocidade de oscilação e a área de deslocamento dos movimentos do corpo por meio do registro da movimentação do seu centro de pressão sobre a plataforma enquanto o indivíduo está em posição ortostática.[1-3]

Após a coleta dos dados, aplicam-se protocolos clínicos para determinar o equilíbrio residual funcional do paciente, comparativamente ajustado pela faixa etária e pelo gênero, e algoritmos que oferecem uma análise dos componentes sensoriais envolvidos, incluindo a avaliação do risco de queda.[1,2]

Embora os padrões observados nos resultados da posturografia possam sugerir a localização de uma lesão, essa técnica não foi projetada nem se destina a fornecer um diagnóstico específico dessa natureza.[4,5] Ao contrário de testes vestibulares específicos, como o *video head impulse test* (vHIT), a prova calórica e o potencial evocado miogênico vestibular (VEMP), a posturografia não consegue identificar a causa, a lateralização ou a localização de lesões vestibulares. Além disso, sua análise isolada, quando removida do contexto clínico, pode parecer contraditória para profissionais que não estão familiarizados com as particularidades da técnica. Esse conceito é exemplificado por pacientes que, mesmo possuindo lesões vestibulares compensadas, exibem um desempenho normal nos testes de posturografia. De outro modo, a posturografia é capaz de detectar alterações no equilíbrio em indivíduos que não se adaptaram bem, mesmo quando seus sensores vestibulares estão fisicamente intactos, ilustrado na Figura 93.1.

A posturografia, portanto, é um exame que complementa os testes vestibulares específicos. Destina-se à documentação da estabilidade postural e à identificação de estratégias particulares de equilíbrio em pacientes com doenças otoneurológicas, neurológicas ou psiquiátricas. É particularmente útil na análise do risco de quedas em indivíduos vulneráveis, para orientar a reabilitação vestibular e documentar a melhora clínica em casos de deaferentação vestibular aguda, seja unilateral ou bilateral, bem como no estudo de doenças específicas em que o desequilíbrio é um sintoma comum, como na presbivestibulopatia, tontura postural perceptual persistente (TPPP), vestibulotoxicidade medicamentosa, esclerose múltipla e ataxias espinocerebelares.[4,6,7]

O propósito deste capítulo é fornecer ao médico otorrinolaringologista um guia sobre as técnicas fundamentais na realização da posturografia, destacando sua importância na avaliação de pacientes com queixas otoneurológicas. Para isso, apresenta-se um panorama geral sobre equilíbrio corporal, abordando a fisiologia, biomecânica, estratégias posturais para a recuperação do equilíbrio, testes clínicos diagnósticos e os principais protocolos de avaliação qualitativa utilizados na posturografia. Dessa forma, objetiva-se ampliar o repertório diagnóstico dos profissionais, contribuindo para aprimorar a qualidade dos cuidados e tratamentos dispensados aos pacientes.

FISIOLOGIA DO EQUILÍBRIO CORPORAL

Para compreender a posturografia, é essencial que o médico tenha conhecimento prévio sobre as bases fisiológicas dos mecanismos sensoriais e motores que regulam o equilíbrio do corpo humano.

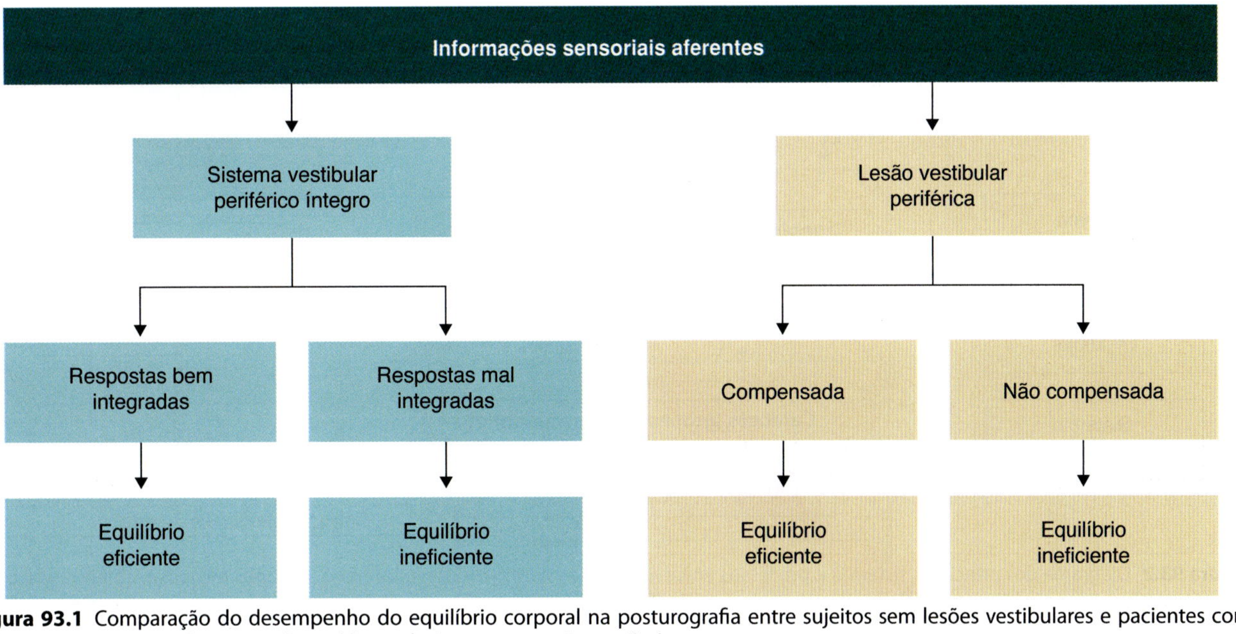

Figura 93.1 Comparação do desempenho do equilíbrio corporal na posturografia entre sujeitos sem lesões vestibulares e pacientes com lesões vestibulares periféricas em fases diferentes de compensação vestibular.

Isso inclui o conceito de tônus muscular dos membros inferiores e tronco, o conhecimento das principais entradas sensoriais fornecidas pelos sistemas somatossensorial, visual e vestibular, além dos ajustes neurológicos relacionados com a integração sensorial envolvidos no equilíbrio, mediados pelo tronco encefálico, cerebelo e regiões corticais vestibulares do cérebro humano.

O tônus muscular refere-se à tensão constante e passiva presente nos músculos, mesmo em repouso. A regulação do tônus muscular, juntamente com a interação entre seus aspectos involuntários e voluntários, são elementos cruciais para a manutenção do equilíbrio humano e garantem que o corpo possa manter o equilíbrio em várias situações. Isso abrange as atividades da vida diária, esportes e outras ações que exigem coordenação e equilíbrio avançados. Enquanto o controle involuntário mantém a postura básica e possibilita reações rápidas a mudanças no equilíbrio, o controle voluntário permite movimentos precisos e adaptáveis,[8] demonstrados na Figura 93.2 A.

O controle involuntário é mediado principalmente pelo feixe vestibuloespinal, que facilita a atividade dos músculos extensores (responsáveis por manter a postura ereta) e inibe os músculos flexores. Essa ação é crucial para a manutenção do equilíbrio, especialmente durante o movimento ou em resposta a desequilíbrios súbitos. O controle voluntário do tônus muscular é essencial para movimentos conscientes e deliberados. Esse sistema possibilita ajustes precisos na tensão muscular, facilitando a coordenação e a execução de movimentos complexos e precisos. O feixe reticuloespinal atua em conjunto com os sinais motores do córtex cerebral, permitindo que uma pessoa controle intencionalmente seus músculos para manter ou modificar a postura.[8]

As principais aferências sensoriais periféricas utilizadas para a manutenção do equilíbrio corporal compreendem a propriocepção, a visão e os sensores vestibulares periféricos, que incluem o sáculo, o utrículo e os canais semicirculares anterior, lateral e superior. O sistema proprioceptivo fornece informações sobre a posição e o movimento do corpo através de receptores localizados nos músculos, tendões e articulações. O sistema visual contribui com percepções de movimento e orientação relativa ao ambiente por meio das visões foveal e retinal. A visão foveal, centrada na fóvea da retina, é responsável pela visão de alta acuidade, permitindo a percepção detalhada e focalizada de objetos. Por outro lado, a visão retinal, que abrange a totalidade da retina, detecta movimentos periféricos e mudanças gerais no ambiente visual. Já o sistema vestibular, situado na orelha interna, é responsável pela detecção de mudanças na aceleração linear e angular, bem como na posição da cabeça em relação à gravidade (Figura 93.2 B).[8-10]

A integração sensorial proveniente dos receptores periféricos fornece informações redundantes, possibilitando ao cérebro formar uma representação consistente do espaço e do movimento corporal. Os núcleos vestibulares no tronco encefálico, juntamente com o cerebelo e o córtex vestibular, monitoram os reflexos vestíbulo-oculares e vestibuloespinais. Esses reflexos são fundamentais para manter o equilíbrio do corpo e garantir uma visão estável enquanto a cabeça se movimenta. O sistema vestibular passa por um processo secundário de monitoramento e calibragem realizado pelo cerebelo, a fim de preservar a exatidão dos reflexos posturais e vestíbulo-oculares frente às alterações nas exigências do ambiente ou por doenças que podem resultar em informações sensoriais diminuídas, imprecisas ou conflitantes (Figura 93.2 C e D).[8-11]

BIOMECÂNICA DO EQUILÍBRIO CORPORAL

A biomecânica do corpo humano, que estuda a interação das forças físicas com o corpo e como elas afetam sua estrutura e funcionalidade, tem uma aplicação prática e significativa na posturografia.

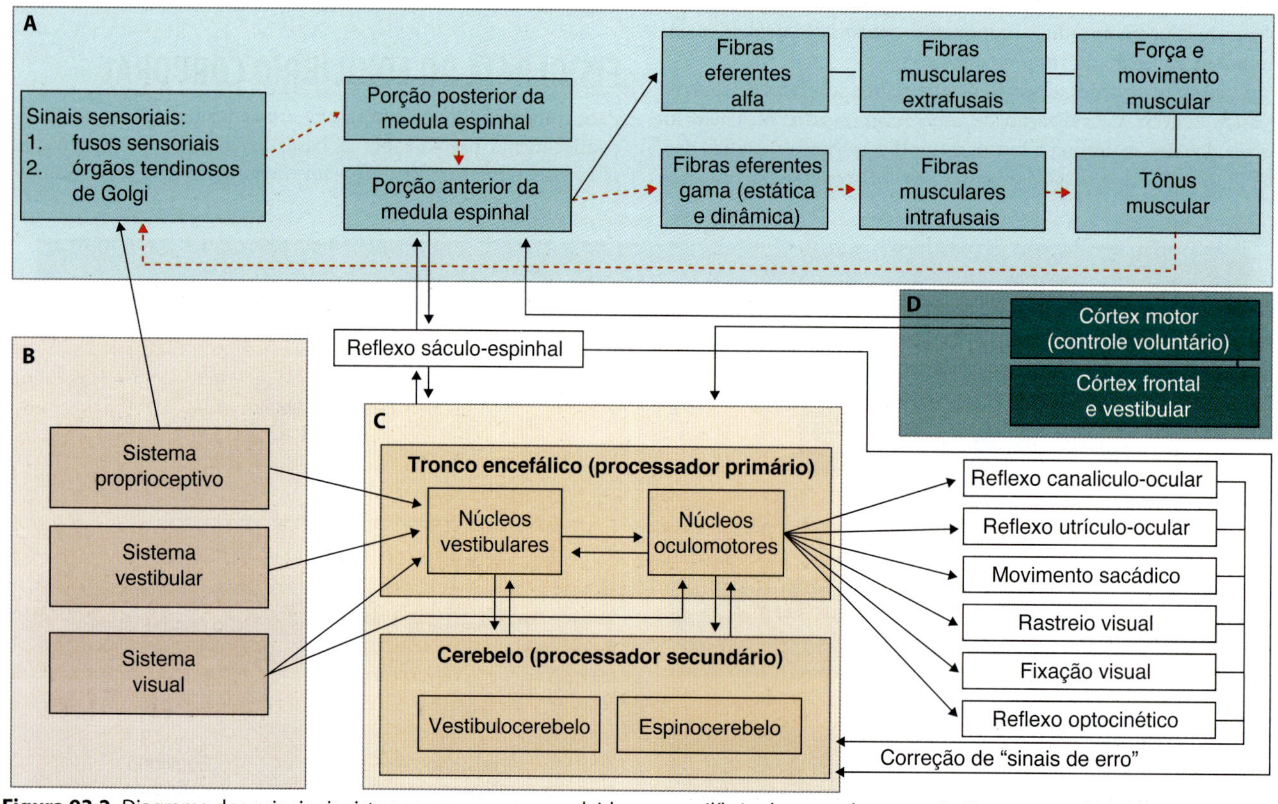

Figura 93.2 Diagrama dos principais sistemas e processos envolvidos no equilíbrio do corpo humano. **A.** Tônus muscular, abrangendo componentes voluntários e involuntários; **B.** Principais vias sensoriais aferentes; **C.** Integração sensorial e motora mediada pelo tronco encefálico e cerebelo; **D.** Função sensorial, executiva e motora do córtex encefálico.

Conceitos como centro de massa (CM), centro gravitacional (CG), centro de pressão (CoP) e as estratégias posturais empregadas para recuperar o equilíbrio são essenciais para compreender os movimentos, como manter o equilíbrio e reagir a mudanças no ambiente.

Centro de massa, centro gravitacional e centro de pressão do corpo humano

O centro de massa (CM) do corpo humano é a representação de um ponto no espaço onde toda a massa do corpo pode ser considerada como concentrada para fins de análise de movimento e equilíbrio. Já o centro de gravidade (CG) é o ponto de equilíbrio onde a força da gravidade atua sobre o corpo. Em um campo gravitacional uniforme, como o encontrado na superfície da Terra, o centro de gravidade e o centro de massa do corpo humano imóvel coincidem no espaço, estando geralmente localizados ao redor do abdômen, próximo ao umbigo, quando o corpo se encontra em uma posição ereta e imóvel.[12,13]

O centro de pressão (CoP) do corpo humano é um conceito biomecânico que se refere ao ponto de aplicação da força total do peso do corpo sobre a superfície de suporte.[14,15] Em outras palavras, é a projeção vetorial do centro de gravidade do corpo sobre a base de apoio, ilustrado na Figura 93.3.

Estratégias posturais para recuperação do equilíbrio

Quando o CoP do corpo humano excede os limites da base de suporte, definida, no contexto de um paciente em ortostase, pela área de contato dos pés com o solo, observa-se um incremento significativo no risco de desequilíbrio ou queda. Isso ocorre devido ao desalinhamento do corpo em relação à superfície que provê estabilidade (ver Figura 93.3). Para a manutenção do equilíbrio, torna-se imperativo que o indivíduo efetue ajustes posturais ou execute movimentos coordenados, empregando estratégias de equilíbrio específicas, a fim de realinhar o CoP dentro dos limites da base de suporte.

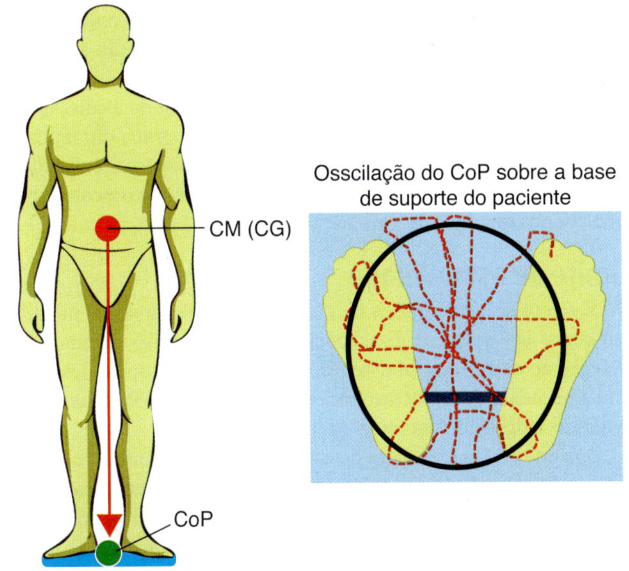

Figura 93.3 Relação entre o centro de massa (CM), o centro de gravidade (CG) e o centro de pressão (CoP) do corpo humano. A flutuação do CoP é visualizada no gráfico à direita (indicada pela linha tracejada vermelha), representando os ajustes constantes feitos pelo corpo para preservar o equilíbrio. A estabilidade é obtida quando o CoP permanece dentro da base de suporte, delineada pelo círculo preto que conecta os pontos externos de contato dos pés com o chão.

As três estratégias fundamentais de resposta postural, empregadas para manter o CM dentro da base de suporte e assegurar o controle do equilíbrio, incluem estratégia do tornozelo, estratégia do quadril e estratégia do passo.[16] Essas técnicas podem ser aplicadas de maneira isolada ou em combinação, conforme as exigências específicas da situação.

Estratégia do tornozelo

Nesta estratégia, o corpo se movimenta de maneira semelhante a um pêndulo invertido, utilizando as articulações do tornozelo como ponto central de ajuste, visando reequilibrar o centro de massa sobre a base de suporte. Essa abordagem biomecânica é eficaz para manter o equilíbrio em situações com pequenas perturbações, especialmente em superfícies de apoio estáveis e firmes, permitindo que o indivíduo mantenha sua postura sem necessidade de movimentos amplos do corpo ou alterar a posição dos pés.[11,15]

Estratégia do quadril

Esta estratégia envolve realizar movimentos rápidos e abrangentes nas articulações do quadril, com o intuito de realinhar o centro de massa de maneira ágil, particularmente em situações com uma base de suporte limitada ou quando é necessário corrigir rapidamente a posição do centro de massa. A estratégia do quadril é utilizada para recuperar o equilíbrio em situações mais desafiadoras e de maior risco de instabilidade, como em superfícies flexíveis ou inclinadas, apoio unipodal ou deslocamento em alta velocidade, proporcionando uma resposta eficaz na prevenção de quedas, especialmente em casos em que a estratégia do tornozelo pode ser insuficiente.[15]

Estratégia do passo

A estratégia do passo envolve dar um ou mais passos para aumentar a base de suporte do corpo. Isso ajuda a evitar uma queda ao realinhar o centro de massa com a nova posição dos pés, proporcionando uma base mais ampla e estável. A estratégia do passo é uma resposta muitas vezes instintiva para manter a estabilidade e evitar cair como quando somos empurrados ou deslocados abruptamente. Estratégia necessária quando a perturbação do equilíbrio for grande o suficiente para deslocar o CoP do corpo para além da base de suporte, quando as estratégias do tornozelo e do quadril não são suficientes.[15]

TESTES CLÍNICOS QUALITATIVOS PARA AVALIAÇÃO DO EQUILÍBRIO CORPORAL: FUNDAMENTOS CLÍNICOS DA POSTUROGRAFIA

Teste de Romberg

O teste de Romberg é utilizado para avaliar o equilíbrio estático, baseando-se na integridade do reflexo vestibuloespinal, bem como nas vias vestibulares centrais e proprioceptivas. Esse teste é comumente empregado para detectar irregularidades tanto no sistema vestibular como no sistema proprioceptivo.

O paciente é orientado a ficar em pé, com os pés próximos e mantendo os braços relaxados ao lado do corpo, o que intensifica o desafio do teste ao diminuir a base de suporte. Inicialmente, deve-se manter essa postura com os olhos abertos. Após um curto período, solicita-se que o paciente feche os olhos, aumentando, assim, a complexidade do teste. Durante o procedimento, que dura entre 30 e 60 segundos, o examinador observa cuidadosamente qualquer movimento ou oscilação do paciente, que são indicativos de dificuldades de equilíbrio.[9,17]

A presença de oscilação com os olhos abertos que não aumenta significativamente com os olhos fechados, ou uma oscilação no sentido anteroposterior, pode indicar uma lesão cerebelar ou do tronco cerebral. Um aumento na oscilação com os olhos fechados sugere um déficit no sistema vestibular e/ou somatossensorial. Se a oscilação corporal do paciente diminuir durante momentos de distração, como quando o médico pede que o paciente identifique números desenhados com o dedo na testa ou na mão do paciente, pode indicar um diagnóstico funcional, tal como uma síndrome conversiva. Em casos de deficiência aguda e unilateral da função vestibular ou cerebelar, o paciente tende a cair em direção ao lado comprometido. Nesses casos, é possível diferenciar uma lesão periférica de uma central pela avaliação conjunta da direção do nistagmo: em pacientes com lesão vestibular periférica unilateral aguda, a fase rápida do nistagmo ocorre para o lado oposto ao da queda, enquanto em pacientes com lesão cerebelar unilateral aguda, o nistagmo ocorre para o mesmo lado da queda. Também na doença vestibular periférica aguda, a direção da queda pode ser afetada pela mudança da posição da cabeça; o paciente tende a cair na direção do labirinto doente. Contudo, na fase compensada da lesão, o teste de Romberg convencional normalmente é negativo, ou seja, os pacientes não caem ao fechar os olhos. Na disfunção grave do vérmis cerebelar, pode haver distúrbios posturais e locomotores grosseiros de todo o corpo, não há lateralização para a queda e pode haver tendência de queda para trás ou para a frente.[7,9-11,17]

Teste clínico de integração sensorial no equilíbrio

O teste clínico proposto por Anne Shumway-Cook e Fay Bahling Horak para avaliar o equilíbrio estático, denominado teste clínico de integração sensorial no equilíbrio ou teste clínico de integração sensorial (cTIS), descrito no artigo *Assessing the influence of sensory interaction on balance*, é focado em analisar como diferentes entradas sensoriais afetam a estabilidade postural.[16]

O teste inclui três condições visuais: o paciente com olhos abertos utilizando pistas visuais, o uso de uma venda para eliminar a entrada visual, e o uso de um domo de conflito visual para criar entradas visuais inexatas. Além disso, são empregadas duas condições de superfície de suporte, que consistem em uma superfície dura e plana para garantir informações de orientação precisas do sistema somatossensorial, e uma seção de espuma de média densidade, destinada a reduzir a precisão dessas informações de orientação.[16,17]

A análise envolve a observação do balanço postural do paciente, que deve permanecer em pé por um máximo de 30 segundos em cada uma das seis condições distintas. Durante a realização do teste, é importante manter a posição do paciente consistente em todas as condições, seja ela o apoio bipodal normal ou suas variações. A primeira condição serve como referência para as observações e, a partir dela, monitoram-se as alterações na quantidade e na direção do balanço nas cinco condições subsequentes.

Para quantificar o balanço do paciente, são aplicadas três variáveis principais. Uma delas é a avaliação subjetiva, baseada em um sistema de classificação numérica: 1 indica balanço mínimo, 2 balanço leve, 3 balanço moderado e 4 queda, por exemplo. Outro método envolve o uso de um cronômetro para registrar o tempo que o paciente consegue manter a posição ereta em cada condição. Além disso, pode-se utilizar grades e uma linha de prumo para medir o deslocamento corporal do paciente durante o teste.

Na interpretação dos resultados, é essencial focar na maneira como o paciente reage a cada condição, identificando o sistema sensorial predominante e verificando a existência de quaisquer problemas na interação sensorial que possam comprometer o equilíbrio.

Teste clínico modificado de integração sensorial no equilíbrio

O teste clínico modificado de integração sensorial no equilíbrio, conhecido também como mTIS, é uma versão ajustada do teste original, criada especificamente para facilitar seu uso em contextos clínicos.

O mTIS engloba a análise qualitativa de quatro condições clínicas: em pé com os olhos abertos em uma superfície estável; em pé com os olhos vendados em uma superfície estável; em pé com os olhos abertos em uma superfície instável; e em pé com os olhos fechados em uma superfície instável.[17]

TIPOS DE POSTUROGRAFIA

As duas principais técnicas de posturografia são a posturografia estática (PE) e a posturografia dinâmica (PD). Ambas registram o deslocamento e a velocidade do centro de pressão (CoP) utilizando uma plataforma de força, um sistema computadorizado de análise e recursos diversos de atenuação das informações visuais e proprioceptivas para induzir conflitos sensoriais.

A posturografia estática analisa a oscilação do corpo e o deslocamento do CoP, enquanto o paciente é orientado a permanecer quieto, em posição ortostática, sobre uma plataforma de força imóvel, observando-se oscilações espontâneas no equilíbrio ou com manipulações sensoriais proprioceptivas e visuais.[2,18] Na posturografia dinâmica, a avaliação é ampliada para incluir a resposta do indivíduo a estímulos desestabilizadores em uma plataforma de força móvel.[3,13,15]

Existe um terceiro tipo de posturografia conhecido como posturografia de marcha (PM), exemplificado pelo equipamento Vertiguard®, que consiste em um cinturão equipado com giroscópios e acelerômetros, que é colocado ao redor do quadril do paciente para medir a direção e a frequência das oscilações posturais. O equilíbrio corporal é avaliado utilizando o teste padrão para deficiência do equilíbrio (TPDE) - em inglês, *standard balance deficit test*. Com base nesse teste, o *software* integrado ao Vertiguard® calcula a contribuição de cada componente sensorial no controle postural e estima o risco de quedas.[1,19]

METODOLOGIA E INTERPRETAÇÃO DOS PRINCIPAIS PROTOCOLOS DE AVALIAÇÃO QUALITATIVA UTILIZADOS NA POSTUROGRAFIA

Na posturografia estática, os protocolos mais utilizados incluem a avaliação quantitativa do limite de estabilidade (LE) e da análise sensorial, por meio de variações dos testes de integração sensorial (cTIS) e organização sensorial (TOS), de acordo com o fabricante do equipamento. Na posturografia dinâmica, além da avaliação do LE e TOS análise sensorial validada para posturografia dinâmica, é possível realizar o teste de controle motor (TCM) e o teste de adaptação (TA). A posturografia de marcha utiliza um protocolo específico denominado teste padrão para TPDE.

Limite de estabilidade

O LE refere-se à maior área na qual uma pessoa consegue inclinar seu corpo em qualquer direção, empregando exclusivamente a estratégia do tornozelo, sem modificar a base de suporte. Ou seja, sem a necessidade de recorrer às estratégias de quadril ou de passo, evitando o desequilíbrio ou a queda.

Durante o teste de limite de estabilidade, o paciente é colocado em pé em uma plataforma que monitora o deslocamento do centro de pressão do corpo. É solicitado que ele faça deslocamentos ativos tanto no eixo mediolateral como no anteroposterior.[2,3]

Os dados coletados, incluindo o comprimento da trajetória, a velocidade média e a área do centro de pressão, são graficamente representados por meio do estatocinesigrama ou estabilograma. A Figura 93.4 compara o desempenho no limite de estabilidade entre um indivíduo assintomático e um paciente com histórico de quedas. Observa-se que a parte B da figura, correspondente ao paciente com histórico de quedas, exibe uma área significativamente reduzida no

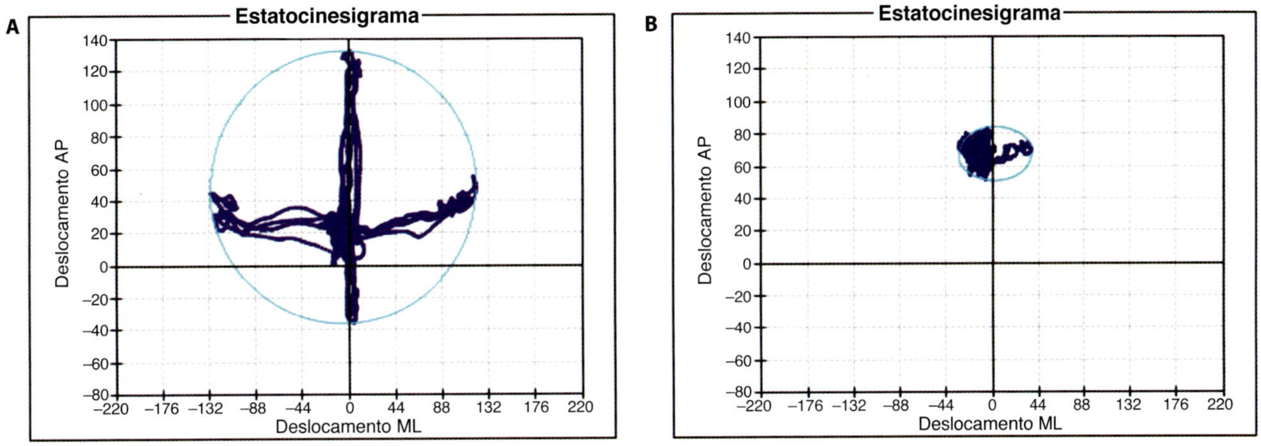

A – Dados gerais

	Resultado	Referência
Comprimento da trajetória	3332,4 mm	–
Velocidade média total	35,3 mm/s	–
Área LE (Limite Estabilidade)	33179,1 mm²	>=12594,0 mm²

B – Dados gerais

	Resultado	Referência
Comprimento da trajetória	1429,9 mm	–
Velocidade média total	24,5 mm/s	–
Área LE (Limite Estabilidade)	1810,7 mm²	>=6340,0 mm²

Figura 93.4 Comparação dos resultados do limite de estabilidade obtidos por meio da posturografia entre um indivíduo assintomático (**A**) e um paciente com histórico de quedas (**B**). AP = anteroposterior; linha azul = deslocamento do centro de pressão (CP); linha verde = área do limite de estabilidade (LE); ML = mediolateral; mm/s = milímetros por segundo; mm^2 = milímetros quadrados.

limite de estabilidade. Isso indica um controle postural comprometido e uma capacidade diminuída de manter o equilíbrio. Esses achados apontam para uma maior vulnerabilidade desse paciente a situações que podem resultar em quedas e possíveis lesões.

Pacientes com deficiência cognitiva, com medo ou ansiosos também podem ter o LE diminuído devido à execução inadequada ou à falta de colaboração durante o exame.[11]

Protocolos de análise sensorial

Os diversos fabricantes de equipamentos de posturografia disponíveis no mercado, apesar de seguirem protocolos clínicos distintos, compartilham um objetivo comum: entender como os diferentes sistemas sensoriais contribuem para a manutenção do equilíbrio corporal. Na maior parte dos casos, os protocolos de análise sensorial utilizam variações do cTIS e do TOS, clinicamente validadas e adaptadas às especificações de seus equipamentos.

O TOS, aplicado em posturografias dinâmicas como o Equitest®, foi desenhado para alterar as informações visuais e somáticas de forma que o paciente deve se basear em diferentes combinações de estímulos sensoriais para manter-se equilibrado. Nesse exame, são utilizadas seis condições em que há redução ou supressão completa da informação de determinado sistema.[3,11,14,20] Os testes são realizados com o indivíduo em pé sobre uma plataforma e cada condição é testada por três vezes, cada aquisição durando pelo menos 20 segundos.[13]

As condições 1, 2 e 3 são feitas com o indivíduo estático em ortostase, posicionado no centro da plataforma fixa. Na condição 1 (C1), com os olhos abertos e campo visual fixo; na condição 2 (C2) com os olhos fechados e na condição 3 (C3) com o campo visual em movimento anteroposterior, ou seja, com conflito visual. Nas condições 4, 5 e 6 (C4/C5/C6) são repetidas as três primeiras situações visuais (olhos abertos, olhos fechados e campo visual móvel) com o paciente em pé sobre a plataforma solta, a qual faz oscilações passivas em sentido anteroposterior.[3,11,13,14,20] As condições testadas no TOS estão resumidas na Figura 93.5.

Cada condição pode ser interpretada da seguinte maneira:

- C1: informações visuais, vestibulares e proprioceptivas confiáveis (Romberg de olhos abertos). O mau desempenho ou queda nessa condição indica lesão cerebelar ou doenças musculares. Respostas ruins na condição 1 com excelentes resultados nas condições mais desafiadoras leva à suspeita de simulação, já que deslocar voluntariamente o centro de massa e permanecer em pé com olhos abertos são tarefas menos complexas que, se estivessem de fato comprometidas, o paciente provavelmente seria incapaz de executar outras condições com a plataforma móvel ou sobre a almofada[11]
- C2: privação visual (Romberg de olhos fechados). Informações vestibulares e proprioceptivas confiáveis. Caso o paciente apresente um déficit isolado do sistema vestibular, é esperado que ele tenha um desempenho melhor do que aqueles com lesões combinadas nos sistemas vestibular e somatossensorial
- C3: conflito visual. Informações vestibulares e proprioceptivas confiáveis. Nesta situação, o sistema nervoso central deve ser capaz de suprimir as aferências visuais não confiáveis e orientar-se com os dois outros sistemas. Deficiências da função vestibular geram leve desequilíbrio, mas o comprometimento proprioceptivo promove alterações importantes no resultado da prova
- C4: conflito proprioceptivo. Informações visuais e vestibulares confiáveis. Neste caso, prevalece a informação visual e, portanto, pacientes com déficit vestibular apresentam desempenho razoável
- C5: privação visual e conflito proprioceptivo. Informação vestibular é a única confiável. A queda ou mau desempenho costumam ser observados em disfunções vestibulares
- C6: conflito visual e proprioceptivo. Informação vestibular também é a única confiável.

A queda ou mau desempenho costumam ser observados em disfunções vestibulares.[11,13,14,20] É interessante observar que tanto em casos de indivíduos com tontura postural perceptual persistente (TPPP) como em simuladores nota-se um desempenho inferior em condições menos desafiadoras, e um melhor desempenho com o uso da plataforma móvel, revelando um padrão não fisiológico.[21-23]

Os resultados de cada condição clínica descrita, bem como da análise sensorial dessas condições, denominada TOS, são apresentados em quatro gráficos na Figura 93.6. Na ilustração da esquerda, constam os resultados de cada condição e o índice final de equilíbrio (pontuação composta), o qual consiste em uma ponderação

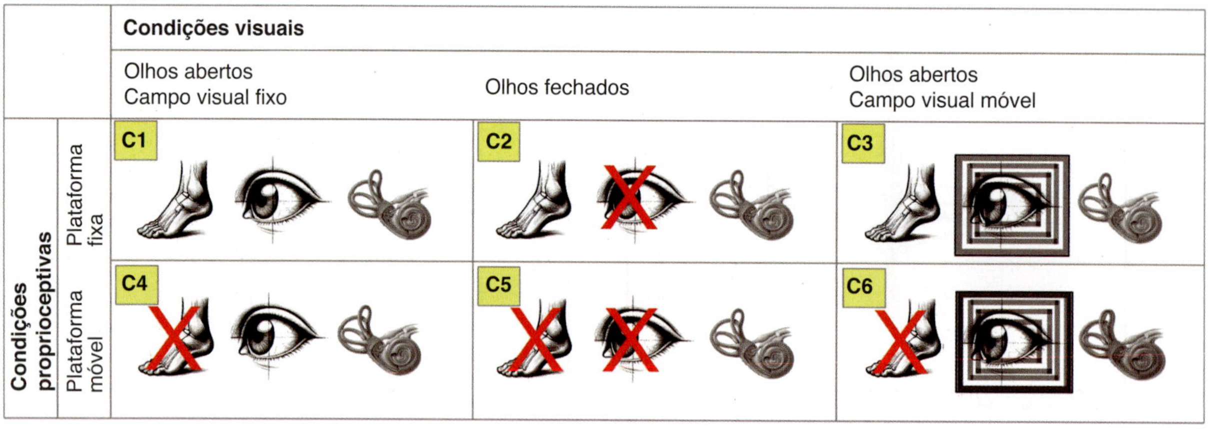

Figura 93.5 Representação das seis condições clássicas da posturografia dinâmica computadorizada (PDC Equitest®), do teste clínico de integração sensorial (cTIS) e do protocolo 2 da posturografia estática Hórus Contronic. Nos dois últimos métodos, a plataforma móvel é substituída por uma almofada, simulando o conflito proprioceptivo. C1= condição 1, olhos abertos com campo visual fixo e plataforma fixa; C2 = condição 2, olhos fechados e plataforma fixa; C3 = condição 3, olhos abertos com campo visual móvel (conflito visual) e plataforma fixa; C4 = condição 4, olhos abertos com campo visual fixo e plataforma móvel (conflito proprioceptivo); C5 = condição 5, olhos fechados e plataforma instável (conflito proprioceptivo); C6 = condição 6, olhos abertos com campo visual instável (conflito visual) e plataforma instável (conflito proprioceptivo).

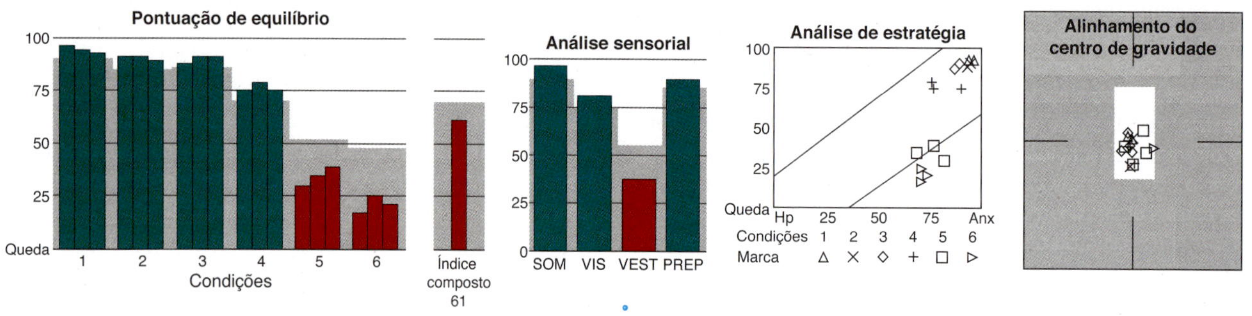

Figura 93.6 Gráficos de resultados do posturografia dinâmica Equitest®. À esquerda, encontram-se três gráficos de barras que representam as três aquisições de cada uma das seis condições, nas quais se observa um desempenho insatisfatório em C5 e C6, com as barras em vermelho e abaixo do limite da normalidade (área cinza). O índice final de equilíbrio (pontuação composta) também está abaixo da normalidade. No centro da imagem, o gráfico de análise sensorial mostra um desempenho insatisfatório do sistema vestibular. No terceiro gráfico, observa-se a predominância do uso da estratégia de tornozelo, e o quarto gráfico demonstra um alinhamento adequado do centro de massa. ANX = tornozelo; HP = hip ou quadril; PREF = preferencial; SOM = somatossensorial; VEST = vestibular; VIS = visual.

de todas as medidas obtidas comparadas, em forma de porcentagem, com resultados de um grupo de indivíduos normais pareados por idade e altura.[11,13,14,20]

A segunda ilustração da Figura 93.6 é o da análise sensorial, que representa a importância de cada sistema para a manutenção do equilíbrio corporal. O *software* da PD isola a participação de cada um dos três sistemas, a partir da relação do desempenho do paciente em cada situação. O sistema somatossensorial (SOM) é avaliado a partir da comparação da C2 com C1. O sistema visual (VIS), comparando o desempenho nas condições C4 e C1 e o sistema vestibular (VEST) comparando C5 com C1. O computador ainda determina a chamada preferência visual (PREF), na qual há a comparação de C3 + C6 com C2 + C5. Os dependentes visuais possuem mais oscilações nas condições com conflito visual do que naquelas com privação visual completa. São pacientes que se orientam preferencialmente pela visão mesmo quando a informação visual é enganosa[11,13,14,20] e, portanto, mais propensos a queixas clínicas de vertigem visualmente induzida.[23]

Na terceira ilustração da Figura 93.6, o programa determina qual estratégia de equilíbrio foi predominantemente utilizada (quadril ou tornozelo), e na última ilustração é apresentado o alinhamento do centro de massa durante as provas.[3]

Na posturografia estática (PE) com provas dinâmicas (Hórus Contronic®), há o mesmo intuito de testar os diferentes sistemas do equilíbrio; entretanto, as condições padronizadas possuem metodologias diferentes. Por se tratar de uma plataforma de força fixa, a instabilidade é simulada por meio da colocação de uma almofada sobre a plataforma fixa, a fim de diminuir a aferência proprioceptiva. O conflito visual acontece por meio de imagens projetadas em um televisor com a luminosidade ambiental reduzida.

O Hórus Contronic® emprega dois protocolos distintos de análise sensorial. No protocolo 1, além da avaliação do limite de estabilidade, são testadas sete condições conforme descritas na ilustração A da Figura 93.7. Esse protocolo também incorpora barras optocinéticas para a direita e à esquerda (condições 5 e 6), bem como o uso do túnel optocinético (condição 7). É importante notar que, nesse protocolo, não se faz a condição de conflito visual sobre a plataforma fixa (C3 do Equitest®). Os gráficos de desempenho do equilíbrio em cada condição clínica testada, denominada equilíbrio residual funcional, e a análise sensorial são demonstrados na ilustração B e C da Figura 93.7. Já o Protocolo 2 do Hórus simula as condições testadas pelo Equitest, conforme representado na Figura 93.5, com adaptações.[2]

A Tabela 93.1 destaca a comparação entre os principais testes clínicos utilizados na análise da posturografia estática pelo Hórus (protocolos 1 e 2), na posturografia dinâmica pelo Equitest® (protocolo TOS e AC-TOS), e no teste clínico de integração sensorial (cTIS).

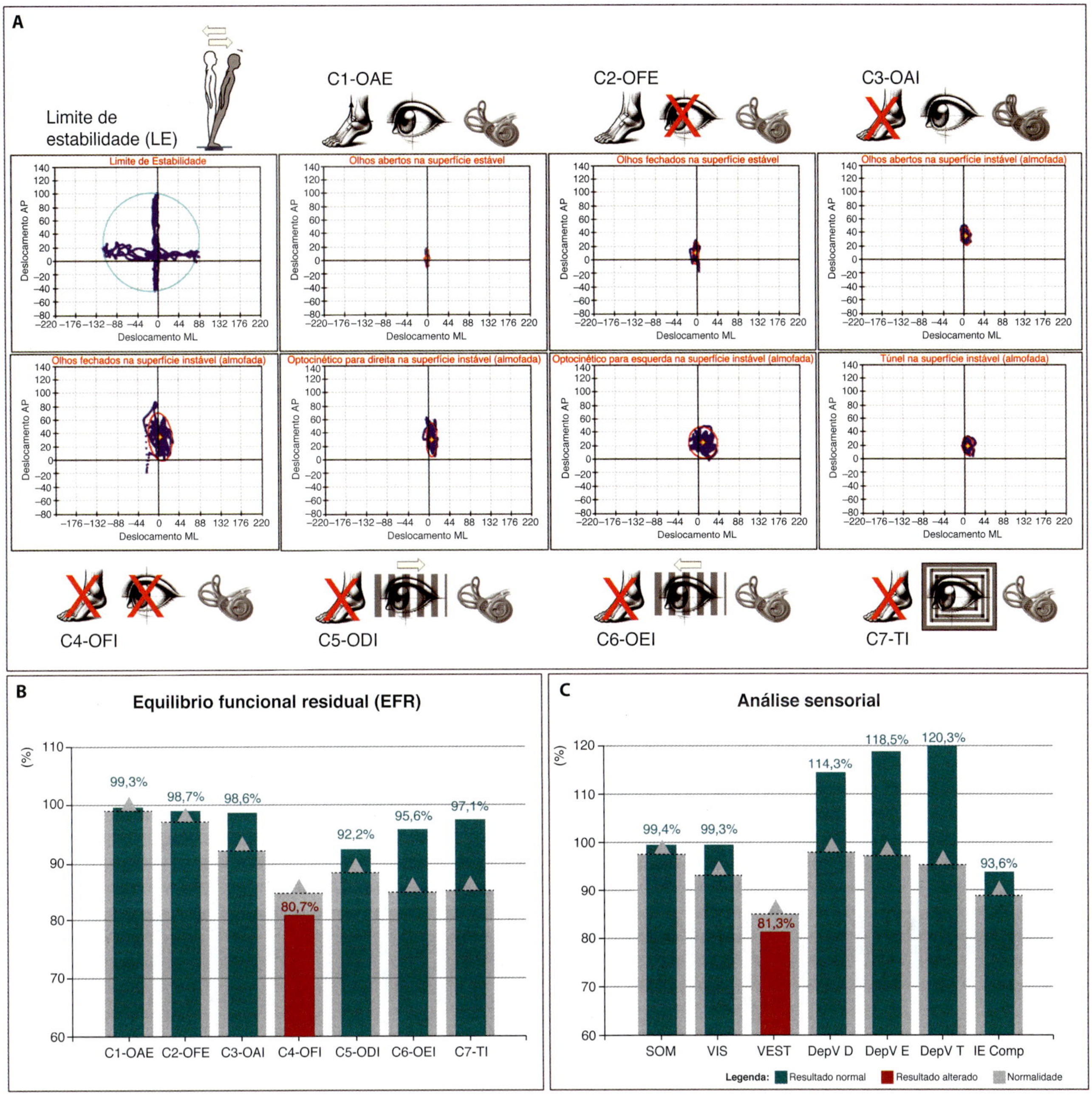

Figura 93.7 **A.** Representação gráfica das sete condições realizadas na posturografia estática (PE) (protocolo 1 do Hórus Contronic®); **B.** Comparação entre o desempenho do equilíbrio do paciente (barras vermelhas indicam mau desempenho e verdes indicam desempenho adequado) com os valores de referência do fabricante (barras cinza); **C.** Análise sensorial do desempenho do paciente. Nota-se que, neste caso, o paciente teve um mau desempenho na condição 4 (C4-OFI), o que resultou em um prejuízo na análise sensorial da função vestibular. C1-OAE = condição 1, olhos abertos e plataforma fixa; C2-OFE = condição 2, olhos fechados e plataforma fixa; C3-OAI = condição 3, olhos abertos e plataforma instável; C4-OFI = condição 4, olhos fechados e plataforma instável; C5-ODI = condição 5, estímulo optocinético para a direita (conflito visual) e plataforma instável; C6-OEI = condição 6, estímulo optocinético para a esquerda (conflito visual) e plataforma instável; C7-TI = condição 7, túnel optocinético (conflito visual) e plataforma instável. DepV D = dependência visual com conflito optocinético à direita; DepV E = dependência visual com conflito optocinético à esquerda; Dep T = dependência visual com túnel optocinético; EFR = equilíbrio funcional residual; IE Comp = equilíbrio composto; LE = limite de estabilidade; SOM = somatossensorial; VEST = vestibular; VIS = visual.

Teste de controle motor

Teste que avalia a força muscular, rapidez e simetria de respostas dos membros inferiores a estímulos repentinos e bruscos. As suas alterações relacionam-se com risco aumentado para queda à marcha habitual.

A plataforma faz deslocamentos ativos rápidos e súbitos de translação anterior ou posterior (movimento horizontal da plataforma para frente e para trás) e o paciente é orientado a manter-se equilibrado sobre a plataforma, com os olhos abertos. Os deslocamentos da plataforma acontecem em amplitudes variáveis (pequena, média e grande) e, para cálculo final, são utilizadas as movimentações médias (M) e grandes (L). Quando a plataforma se desloca anteriormente, o centro de massa do indivíduo desloca-se posteriormente por inércia, de forma a estirar a musculatura dos tornozelos. A informação dos proprioceptores, por meio da via de grande arco, atinge o córtex motor e gera uma resposta involuntária compensatória para manter a postura e evitar a queda.[3,11,14]

Tabela 93.1 Quadro comparativo entre o principal teste clínico de avaliação do equilíbrio corporal (cTIS) e as diferentes modalidades de posturografia atualmente disponíveis.

	Teste clínico	Posturografia			
	Teste clínico de integração sensorial (cTIS)	**Hórus Contronic® (posturografia estática) Protocolo 1**	**Hórus Contronic® (posturografia estática) Protocolo 2**	**Equitest® (Neurocom) (posturografia dinâmica) Protocolo TOS**	**Equitest® (Neurocom) (posturografia dinâmica) Protocolo AC-TOS**
Condição 1	Olhos abertos Superfície estável	Olhos abertos Superfície estável	Olhos abertos Superfície estável	Olhos abertos Superfície estável	Olhos abertos Superfície estável
Condição 2	Olhos fechados Superfície estável	Olhos fechados Superfície estável	Olhos fechados Superfície estável	Olhos fechados Superfície estável	Olhos fechados Superfície estável
Condição 3	Olhos vendados Superfície estável	Olhos abertos Superfície instável (espuma)	Túnel optocinético Superfície estável	Deslocamento AP do campo visual Superfície estável	Deslocamento AP do campo visual Superfície estável
Condição 4	Olhos abertos Superfície instável (espuma)	Olhos fechados Superfície instável (espuma)	Olhos abertos Superfície instável (espuma)	Olhos abertos Oscilação da plataforma	Olhos abertos Oscilação da plataforma
Condição 5	Olhos fechados Superfície instável (espuma)	Optocinético HD Superfície instável (espuma)	Olhos fechados Superfície instável (espuma)	Olhos fechados Oscilação da plataforma	Olhos fechados Oscilação da plataforma
Condição 6	Olhos vendados Superfície instável (espuma)	Optocinético HD Superfície instável (espuma)	Túnel optocinético Superfície instável (espuma)	Deslocamento AP no campo visual Oscilação da plataforma	Deslocamento AP no campo visual Oscilação da plataforma
Condição 7		Optocinético T			Olhos fechados Oscilação da plataforma Agitação cefálica horizontal
Condição 8					Olhos fechados Oscilação da plataforma Agitação cefálica vertical
Condição 9					Olhos fechados Oscilação da plataforma Agitação cefálica lateral

AC-TOS = teste de organização sensorial com agitação cefálica; AP = anteroposterior; HD = horizontal para direita; TOS = teste de organização sensorial; T = túnel.

São avaliados os parâmetros de latência, tempo decorrido entre o estímulo e a estabilização da postura; amplitude, relação entre a oscilação da plataforma e a força contrária exercida pelos pés; e a simetria de peso entre os pés na plataforma.[11]

Aumento da latência, diminuição da amplitude e assimetria entre os membros inferiores resultam em risco aumentado para queda e podem ser observados em neuropatias periféricas, sarcopenias, doenças neuromusculares e musculoesqueléticas. O resultado de um teste de controle motor normal é exemplificado na Figura 93.8.

Teste de adaptação

Exame que testa a capacidade de adaptação a repetidas instabilidades da superfície de apoio. Assim como o TCM, também é útil para avaliar risco de queda.

Nesse teste, a plataforma faz cinco rotações súbitas de cerca de 8° para cima e para baixo (dedos dos pés para cima e para baixo), sendo o tornozelo o eixo de rotação. Esses movimentos simulam a marcha em um terreno irregular. É esperado que o paciente modifique suas reações motoras de forma a minimizar as oscilações corporais ao longo do teste, melhorando progressivamente

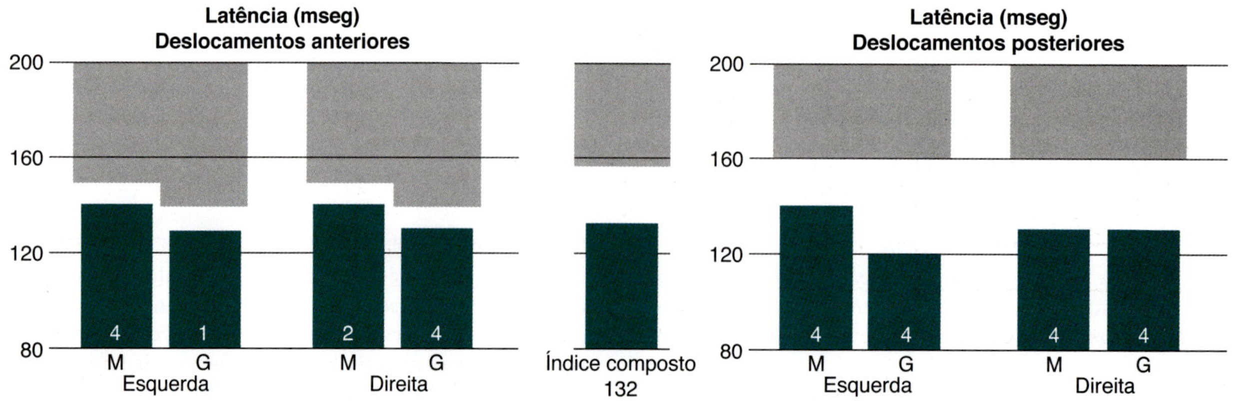

Figura 93.8 Teste de controle motor (Equitest®) normal. As barras da esquerda referem-se aos deslocamentos anteriores e as barras da direita, aos deslocamentos posteriores da plataforma. As letras M indicam os deslocamentos médios e G os grandes deslocamentos. Cada membro inferior é avaliado individualmente, indicados pela nomenclatura esquerda e direita. Ao centro, observa-se o índice composto dentro da normalidade.

seu desempenho. As respostas posturais normais serão cada vez mais rápidas e efetivas. Os parâmetros analisados são a força exercida sobre a plataforma e o deslocamento do centro de gravidade.[3,11,14,20]

Teste padrão para deficiência do equilíbrio

O TPDE é realizado somente na posturografia de marcha. Consiste em realizar uma sequência de 14 testes em uso do cinturão:

1. Posição ortostática com olhos abertos.
2. Posição ortostática com os olhos fechados.
3. Apoio monopodal com olhos abertos.
4. Apoio monopodal com olhos fechados.
5. Andar 8 passos tocando o tornozelo com o hálux (marcha Tandem).
6. Ortostase sobre almofada com olhos abertos.
7. Ortostase sobre almofada com olhos fechados.
8. Apoio monopodal sobre a almofada com olhos abertos.
9. Marcha Tandem sobre almofada.
10. Andar 3 m na velocidade habitual.
11. Andar 3 m girando a cabeça laterolateralmente.
12. Andar 3 m girando a cabeça anteroposteriormente.
13. Andar 3 m com olhos fechados.
14. Passar por 4 barreiras com altura de 23 cm.[1,19]

A Figura 93.9 ilustra os testes 1, 9 e 14.

Para indivíduos idosos, com idade superior a 60 anos, o Standard Balance Déficit Test geriátrico (gSBDT) exclui os testes 4 e 8, que utilizam apoio monopodal, e inclui outras duas tarefas: sentar-se e levantar-se de uma cadeira.[1,19,24,25]

Ao ser conectado ao computador, o *software* do Vertiguard® analisa os dados coletados, comparando com as medidas de indivíduos saudáveis da mesma idade e sexo. Os resultados são apresentados em forma de gráficos de cada componente sensorial e também do risco de queda.[1,19,25]

A estimativa de participação de cada componente sensorial no equilíbrio global é representada em porcentagem. Uma participação simétrica dos componentes visual, vestibular e proprioceptivo resulta em uma marcação no centro de cada barra horizontal. Valores negativos, porcentagem à esquerda do centro da barra, significam menor participação dessa determinada aferência no controle postural, ao passo que os valores na metade direita da barra demonstram um aumento da influência desse componente.[1,19]

Com relação ao risco de queda, o programa avalia como normal valores de até 40%, o que reflete um desempenho dentro do esperado em quase todas as provas realizadas. O risco moderado de queda varia entre 41 e 60%, índices encontrados em pacientes que apresentaram maiores oscilações corporais durante o exame em relação aos controles. Aqueles que apresentarem um risco de queda maior que 60% são considerados pacientes de alto risco.[1,19,25,26] Um exemplo de resultado da PM Vertiguard® é ilustrado na Figura 93.10.

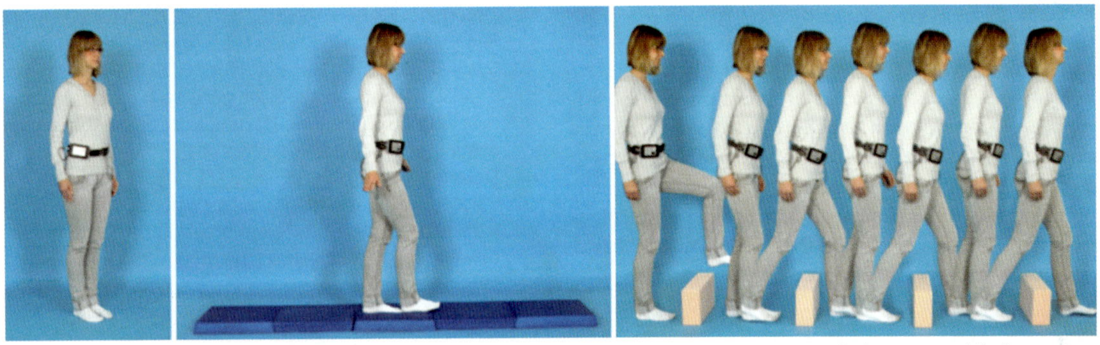

Figura 93.9 Testes da posturografia dinâmica Vertiguard®, realizados com o equipamento acoplado no quadril da paciente. Teste 1 (à esquerda): posição ortostática com olhos abertos por 20 segundos; Teste 9 (centro): marcha Tandem sobre almofada; Teste 14 (à direita): passar por 4 barreiras de 23 cm.

gSBDT datado de 18/11/2021 (ID 28)

Mediana \ Tarefa	Em pé sobre as duas pernas abertas	Em pé sobre as duas pernas e os olhos fechados	Em pé sobre uma perna e os olhos abertos	Caminhar 8 passos em tandem com os olhos abertos	Em pé sobre duas pernas, com os olhos abertos, em um suporte de espuma	Em pé sobre duas pernas, com os olhos fechados, em um suporte de espuma	Caminhar 8 passos em tandem em um suporte de espuma	Caminhar 3 m com os olhos abertos	Caminhar 3 m girando a cabeça	Caminhar 3 m com a cabeça inclinada	Caminhar 3 m com os olhos fechados	Caminhar com barreiras	Sentar-se	Levantar-se
↔	0.66°/s	0.81°/s	1.03°/s	10.11°/s	0.95°/s	1.1°/s	9.89°/s	9.74°/s	13.77°/s	9.45°/s	7.69°/s	14.58°/s	5.13°/s	1.17°/s
↔/Norm	94%	84%	93%	246%	111%	91%	173%	157%	304%	179%	159%	180%	27%	9%
↕	0.22°/s	0.29°/s	0.51°/s	5.13°/s	0.37°/s	0.44°/s	3.74°/s	2.56°/s	3.3°/s	2.27°/s	3.52°/s	9.67°/s	2.64°/s	1.61°/s
↕/Norm	33%	26%	44%	106%	42%	38%	59%	30%	56%	34%	57%	67%	14%	10%

Risco individual de queda 45%

Indicador de risco de queda ○ ● ○

Componente visual	–5%	
Componente proprioceptivo	0%	
Componente vestibular	45%	

O treinamento com o VertiGuard® é recomendado com base nos resultados dessa medição.

Figura 93.10 Resultado da posturografia de marcha Vertiguard®, demonstrando o desempenho do paciente nos 14 testes realizados, um risco de queda moderado (entre 41 e 60%) e um predomínio do componente vestibular no controle postural (45%).

Com base na análise dos gráficos, o equipamento propõe um protocolo individualizado de reabilitação/treinamento do equilíbrio para pacientes com risco de queda moderado ou alto. O Vertiguard® possui quatro unidades de vibradores, distribuídos cardinalmente no cinturão. Estímulos vibrotácteis são gerados pelo cinto em localização e intensidade personalizadas de acordo com as oscilações corporais detectadas no TPDE. Esses estímulos proprioceptivos auxiliam o paciente na execução dos exercícios por meio do *neurofeedback*, que atua corrigindo a postura.[26-29]

Estudos recentes comprovam a capacidade da posturografia de marcha de identificar o risco de queda em pacientes com Parkinson,[26] assim como sua efetividade na reabilitação vestibular, inclusive de pacientes com vestibulopatia crônica bilateral.[28,29]

CONSIDERAÇÕES FINAIS

A posturografia é um exame que complementa a bateria de testes vestibulares específicos e destina-se à documentação da estabilidade postural e à identificação de estratégias posturais para a recuperação do equilíbrio em pacientes com doenças otoneurológicas, neurológicas ou psiquiátricas. É particularmente útil na avaliação do risco de quedas em idosos, na identificação de estratégias de equilíbrio mal-adaptadas ou afisiológicas frequentemente encontradas em pacientes com TPPP, nas síndromes conversivas e em pacientes simuladores. Nos pacientes com síndrome vestibular aguda, é possível avaliar os efeitos da compensação vestibular por meio de dados objetivos e orientar estratégias terapêuticas personalizadas, incluindo a reabilitação vestibular e do equilíbrio corporal, para que o paciente restaure sua capacidade de se locomover de forma independente.

Uma das principais limitações da posturografia é a sua disponibilidade limitada. A posturografia dinâmica computadorizada e a posturografia de marcha são pouco acessíveis devido ao alto custo e à falta de cobertura por parte das seguradoras de saúde. No entanto, nos últimos anos, um equipamento nacional de posturografia estática computadorizada, mais acessível em termos de custo, está sendo utilizado em diversos serviços de saúde.

REFERÊNCIAS BIBLIOGRÁFICAS

1. Vertiguard® Manual do usuário. Versão 07. 2018. p. 53.
2. Hórus. Sistema para posturografia e reabilitação postural. Manual do usuário. Contronic Sistemas Automáticos Ltda; 2019.
3. NeuroCom Smart EquiTest. Manual do usuário. Disponível em: https://heartmedical.nl/public/products/015368A_SMART_EquiTest_EN-US_lo-res.pdf
4. Furman JM. Posturography: Uses and limitations. Baillieres Clin Neurol [Internet]. 1994 Nov [Acesso em: 2024 Jul];3(3):501-13.
5. Black FO. What can posturography tell us about vestibular function? Ann N Y Acad Sci [Internet]. 2001 Oct [Acesso em: 2024 Jul]:942:446-64.
6. Visser JE, Carpenter MG, van der Kooij H, Bloem BR. The clinical utility of posturography. Clin Neurophysiol [Internet]. 2008 Nov [Acesso em: 2024 Jul];119(11):2424-36.
7. Bronstein A, Lempert T. Tonturas: diagnóstico e tratamento - Uma abordagem prática. 1. ed. São Paulo: Revinter; 2010. 220 p.
8. Lundy-Ekman L. Neurociência fundamentos para reabilitação. 3. ed. Rio de Janeiro: Guanabara Koogan; 2011. p. 219. 536 p.
9. Dorigueto RS, Mazzalira R, Serra AP. Semiologia dos órgãos da audição e do equilíbrio. In: Caldas SN, Mello JF Jr., Martins RG, Costa SS, authors. Tratado de Otorrinolaringologia. 2. ed. São Paulo: Roca; 2011. p. 362–79. 3744 p.
10. Strupp M, Brandt T, Dieterich Marianne. In: Brandt T, Dieterich M, Strupp M, organizators. Vertigo and dizziness. 3. ed. Cham: Springer International Publishing; 2023.
11. Bittar RM, Ganança MM, Ganança FF, editors. Otoneurologia clínica. 2. ed. São Paulo: Thieme Revinter; 2020. 417 p.
12. Tokur D, Grimmer M, Seyfarth A. Review of balance recovery in response to external perturbations during daily activities. Hum Mov Sci [Internet]. 2020 Fev [Acesso em: 2024 Jan 26];69:102546.
13. Mário Edvin Greters. Posturografia dinâmica computadorizada. In: III Fórum Brasileiro de Otoneurologia. ABORL-CCF; 2021. p. 59. Disponível em: https://aborlccf.org.br/wp-content/uploads/2023/01/iii_forum_otoneurologia-final.pdf
14. Snow JB, Wackym PA. Ballenger's otorhinolaryngology: Head and neck surgery. Shelton: BC Decker Inc; 2009. 1616 p.
15. Ganança CF, Caovilla HH, Ganança MM. Posturografia dinâmica. In: Taguchi C, Muniz L, Fortes C, Alvarenga K, editors. Tratado de equilíbrio corporal - da ciência à prática. 1. ed. Santana do Parnaiba: Manole; 2023. 512 p.
16. Shumway-Cook A, Horak FB. Assessing the influence of sensory interaction of balance. Suggestion from the field. Phys Ther [Internet]. 1986 Oct [Acesso em: 2024 Jan 24];66(10):1548-50.
17. Amaral MR, Grigol TA. Avaliação funcional do equilíbrio. In: Taguchi C, Muniz L, Fortes C, Alvarenga K, editors. Tratado de equilíbrio corporal - da ciência à prática. 1. ed. Santana do Parnaiba: Manole; 2023.
18. Ferreira EF, Mezzalira R, Stoler G, Rocha VC, Chone CT, Paschoal JR. Proposal of standardization of Horus® computerized posturography in adults. Codas [Internet]. 2021 Jan 15 [Acesso em: 2024 Jul];32(6):e20190118.
19. Brugnera C, Bittar RM, Greters ME, Basta D. Effects of vibrotactile vestibular substitution on vestibular rehabilitation - preliminary study. Braz J Otorhinolaryngol [Internet]. 2015 Nov-Dec [Acesso em: 2024 Jul];81(6):616-21.
20. Aminoff MJ. Aminoff's electrodiagnosis in clinical neurology [Internet]. Elsevier Healt Sciences; 2012 [Acesso em: 2024 Jan 25] 896 p.
21. Staab JP, Eckhardt-Henn A, Horii A, Jacob R, Strupp M, Brandt T et al. Diagnostic criteria for persistent postural-perceptual dizziness (PPPD): Consensus document of the committee for the classification of vestibular disorders of the Bárány Society. J Vestib Res [Internet]. 2017 [Acesso em: 2024 Jul];27(4):191-208.
22. Söhsten E, Bittar RM, Staab JP. Posturographic profile of patients with persistent postural-perceptual dizziness on the sensory organization test. J Vestib Res [Internet]. 2016 Jul 2 [Acesso em: 2024 Jan 26];26(3):319-26.
23. Bittar RM. Como a posturografia dinâmica computadorizada pode nos ajudar nos casos de tontura? Arq Int Otorrinolaringol [Internet]. 2007 Jul-Sept [Acesso em: 2024 Jul];11(3)330-3.
24. Ernst A. Perspectives in vestibular diagnostics and therapy. GMS Curr Top Otorhinolaryngol Head Neck Surg [Internet]. 2011 [Acesso em: 2024 Jul];10:Doc05.
25. Basta D, Rossi-Izquierdo M, Soto-Varela A, Ernst A. Mobile posturography: posturographic analysis of daily-life mobility. Otol Neurotol [Internet]. 2013 Feb [Acesso em: 2024 Jul];34(2):288-97.
26. Soto-Varela A, Gayoso-Diz P, Faraldo-García A, Rossi-Izquierdo M, Vaamonde-Sánchez-Andrade I, Del-Río-Valeiras M et al. Optimising costs in reducing rate of falls in older people with the improvement of balance by means of vestibular rehabilitation (ReFOVeRe study): a randomized controlled trial comparing computerised dynamic posturography vs mobile vibrotactile posturography system. BMC Geriatr [Internet]. 2019 Jan 3 [Acesso em: 2024 Jul];19(1):1.
27. Rossi-Izquierdo M, Basta D, Rubio-Rodríguez JP, Santos-Pérez S, Ernst A, Sesar-Ignacio Á et al. Is posturography able to identify fallers in patients with Parkinson's disease? Gait Posture [Internet]. 2014 [Acesso em: 2024 Jul];40(1):53-7.
28. Basta D, Rossi-Izquierdo M, Wonneberger K, Brugnera C, Bittar RM, Greters ME et al. Individualized vibrotactile neurofeedback training in patients with chronic bilateral vestibulopathy. Brain Sci [Internet]. 2023 Aug 18 [Acesso em: 2024 Jul];13(8):1219.
29. Soto-Varela A, Rossi-Izquierdo M, Del-Río-Valeiras M, Faraldo-García A, Vaamonde-Sánchez-Andrade I, Lirola-Delgado A et al. Vestibular rehabilitation with mobile posturography as a "low-cost" alternative to vestibular rehabilitation with computerized dynamic posturography, in old people with imbalance: A randomized clinical trial. Aging Clin Exp Res [Internet]. 2021 Oct [Acesso em: 2024 Jul];33(10):2807-19.

CAPÍTULO 94

Propedêutica Armada Otoneurológica: Eletrofisiologia Vestibular – Potencial Evocado Miogênico Vestibular

Anna Paula Batista de Ávila Pires • Karen de Carvalho Lopes • Mônica Alcantara de Oliveira Santos

INTRODUÇÃO

Em 1992, Colebatch e Halmagyi[1] descreveram que, durante uma estimulação sonora intensa, era possível registrar uma resposta muscular involuntária nos músculos do pescoço, a qual denominaram potencial evocado miogênico vestibular (VEMP, do inglês *vestibular evoked myogenic potential*). Essa descoberta iniciou uma série de estudos sobre esse potencial, que possibilitaria avaliar o reflexo vestíbulo-espinal por meio da captação da modulação da contratura muscular preexistente.

Embora não seja motivo deste capítulo, vale lembrar que o sistema vestibular, com o objetivo de manter o equilíbrio corporal, possui dois reflexos principais: o vestíbulo ocular (RVO) e o vestíbulo espinal (RVE). O RVE é o responsável pelo controle postural, estabiliza a cabeça e a postura corporal por meio de respostas vestibulares eferentes na musculatura do pescoço e dos esqueletos axial e apendicular. O potencial evocado miogênico vestibular cervical (cVEMP) é considerado uma manifestação eletrofisiológica do reflexo vestibulocólico, parte inicial do RVE. O cVEMP é captado por meio de eletrodos de superfície colocados sobre a musculatura cervical, mais precisamente sobre o esternocleidomastóideo. O RVO é responsável por estabilizar a imagem na retina, permitindo que a visão permaneça nítida, enquanto a cabeça está em movimento. Essa coordenação entre movimentos da cabeça e dos olhos é resultante de respostas vestibulares eferentes na musculatura extrínseca do globo ocular.

Com base nesse conhecimento prévio, Rosengren et al.,[2] em 2005, descreveram um potencial captado com eletrodos de superfície colocados na face, abaixo dos olhos, em resposta à estimulação acústica, que denominaram potencial evocado miogênico vestibular ocular (oVEMP), o qual avalia a integridade funcional do RVO, especificamente o RVO translacional ou linear.

Considerando que a análise do sistema vestibular se dá de forma indireta, o VEMP tornou-se mais uma ferramenta para avaliação da função vestibular.

POTENCIAL EVOCADO MIOGÊNICO VESTIBULAR

O VEMP origina-se da estimulação das máculas do sáculo e do utrículo, que pode ser feita de forma sonora, tanto por via aérea como por via óssea. Nas máculas sacular e utricular, ocorre a ativação dos receptores tipo I (células sensoriais localizadas na região da estríola) e sequencialmente suas aferências neurais, as quais são neurônios de atividade de repouso irregular. O VEMP, que também pode ser obtido por estimulação elétrica, por meio da estimulação galvânica (gVEMP), tem a vantagem de atuar na membrana pós-sináptica junto aos núcleos vestibulares, e quando associado a outros exames da bateria de testes vestibulares, permite identificar se a alteração vestibular é periférica ou central.[3-5]

Deve-se destacar que para a realização do cVEMP e do oVEMP não é necessário que o indivíduo escute o som, pois a ativação das células ciliadas do tipo I, em ambas as máculas, ocorre devido à presença de sensibilidade residual ao estímulo sonoro nessas células. No caso do gVEMP, a estimulação elétrica atua diretamente no nervo vestibular e, portanto, todas as estimulações utilizadas nos VEMPs são independentes da cóclea.

Nos cVEMP e oVEMP, o estímulo sonoro precisa ser de forte intensidade para provocar a despolarização nas células estriolares nas máculas sacular e utricular, para, então, desencadear os reflexos musculares que serão captados por meio dos eletrodos de superfície. Sendo assim, acometimentos que resultem em disfunções auditivas condutivas interferem negativamente, devido à atenuação do estímulo sonoro, na aquisição dos potenciais dos VEMPs obtidos por meio da estimulação sonora por via aérea, provocando ausência ou diminuição da amplitude das respostas. O uso do estímulo sonoro por via óssea não sofre influência de perda auditiva condutiva, por estimular diretamente a mácula do utrículo ou do sáculo sem necessidade de integridade da orelha média. O uso do estímulo elétrico galvânico também não sofre influência de perdas auditivas, uma vez que estimula diretamente a via neural através do nervo vestibular.[3-5]

A captação e o registro dos potenciais musculares vestibulares são realizados com os equipamentos de potenciais evocados auditivos, utilizando protocolos específicos para cada um dos VEMPs. A partir da estimulação vestibular, são deflagrados os reflexos musculares e aqueles específicos para o registro de cada VEMP são captados dependendo da localização dos eletrodos de superfície sobre o músculo de interesse.

No cVEMP, a resposta origina-se na mácula sacular, segue pelo nervo vestibular inferior para os núcleos vestibulares ipsilaterais, trato vestíbulo espinal e núcleo espinal do nervo acessório, e é captado no músculo esternocleidomastóideo ipsilateral à orelha estimulada (Figura 94.1).[6]

No oVEMP, o potencial origina-se predominantemente na mácula utricular e segue pelo nervo vestibular superior para os núcleos vestibulares ipsilaterais e via fascículo longitudinal medial para o núcleo contralateral do nervo oculomotor, sendo captado no músculo oblíquo inferior contralateral à orelha estimulada.[7]

No gVEMP, o estímulo elétrico é aplicado na mastoide e atua diretamente nas descargas aferentes primárias da parte distal do nervo vestibular e dos núcleos vestibulares. Em uma configuração binaural e bipolar, ao aplicar o estímulo elétrico em ambas mastoides, as aferências vestibulares do lado negativo (cátodo) são excitadas e as do lado positivo (ânodo) são inibidas, alterando o potencial de repouso.[3,4] O estímulo alcança os tratos medulares descendentes vestibuloespinal e reticuloespinal, gerando uma resposta eletromiográfica relacionada com a postura, que pode ser captada por meio de eletrodos de superfície. A estimulação galvânica vestibular é capaz de gerar respostas eletromiográficas somente naqueles músculos engajados na manutenção do equilíbrio corporal, sendo encontrados registros na literatura de captação de resposta nos músculos esternocleidomastóideo, paraespinhais, tríceps, tibial anterior, sóleo e gastrocnêmio.[5,8,9] Dependendo do músculo em que o VEMP foi captado, tem-se

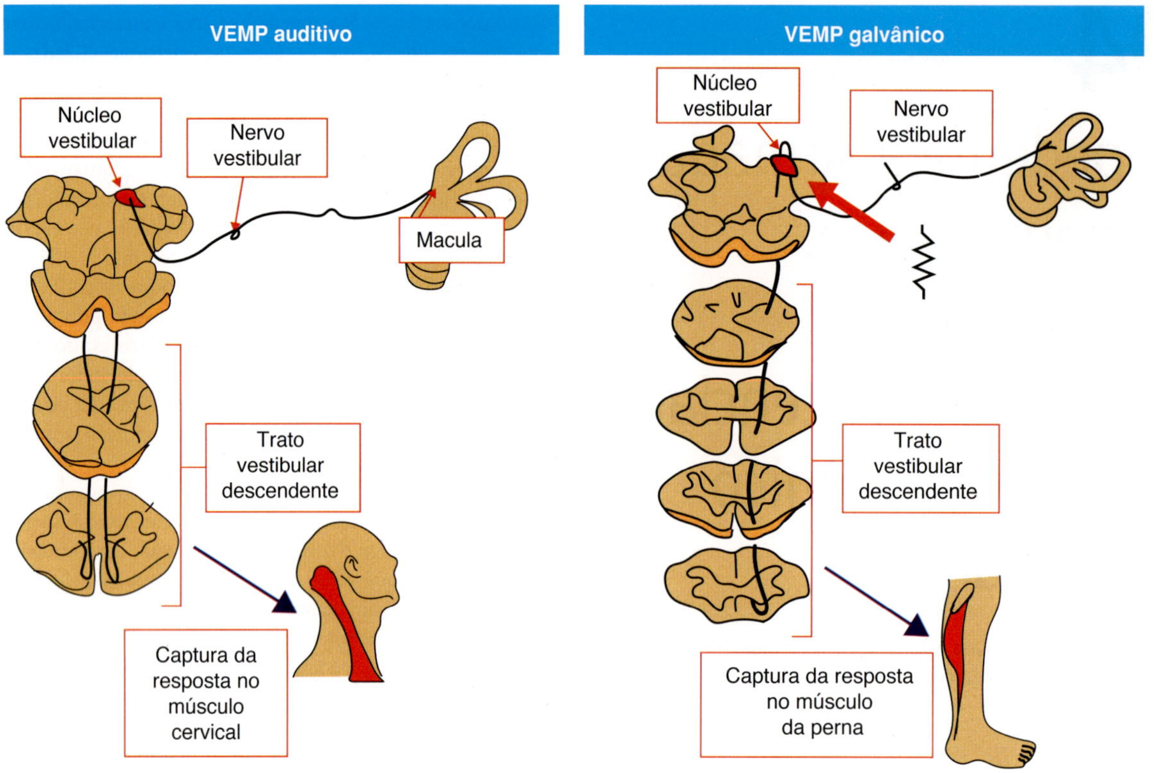

Figura 94.1 Representação das estruturas e vias do sistema vestibular envolvidas na geração dos reflexos registrados nos VEMPs. À esquerda, estímulo auditivo (via aérea ou via óssea) desencadeando resposta a partir da estimulação da mácula do órgão otolítico (sáculo), seguindo por meio do nervo vestibular, núcleo vestibular, trato vestibular descendente até o nível cervical e captura da resposta na musculatura cervical. À direita, estímulo elétrico (galvânico) desencadeando resposta a partir do nervo vestibular, seguindo por meio do núcleo vestibular, trato vestibular descendente nos níveis cervical, torácico e lombar com captura da resposta na musculatura da perna.

uma avaliação da resposta vestíbuloespinal relacionada com a medula cervical (músculo esternocleidomastóideo) ou toracolombar (músculos sóleo e gastrocnêmio) (ver Figura 94.1).

cVEMP

Posicionamento do paciente

A posição mais utilizada é com o paciente sentado, em posição ereta e com torção cervical para o lado oposto à orelha estimulada (Figura 94.2).

Também pode-se pedir para que o paciente deitado, em decúbito dorsal, realize a elevação da cabeça em cerca de 30º. Ambos os posicionamentos têm o objetivo de contrair o músculo esternocleidomastóideo e essa contração deve ser mantida durante o exame.

Posicionamento dos eletrodos

Posicionamento utilizando-se um canal:

- Eletrodo ativo (positivo): músculo esternocleidomastóideo
- Eletrodo referência (negativo): manúbrio do esterno
- Eletrodo terra: músculo esternocleidomastóideo contralateral à orelha que será estimulada

Posicionamento utilizando-se dois canais:

- Eletrodos ativos (positivos): músculos esternocleidomastóideos (bilateral)
- Eletrodo referência (negativo): manúbrio do esterno (usar *jumper*)
- Eletrodo terra: testa.

Protocolo de estimulação

Não existe um protocolo único de estimulação, e variam inclusive em relação ao estímulo apresentado: clique ou *tone burst*. A Tabela 94.1 apresenta uma proposta de protocolo para a estimulação monoaural.[10]

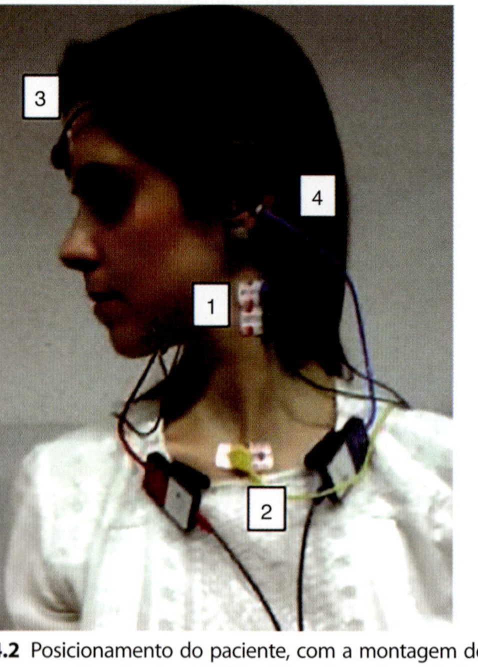

Figura 94.2 Posicionamento do paciente, com a montagem dos eletrodos, para a realização do cVEMP, utilizando-se fone de inserção para a apresentação do estímulo sonoro. 1 = eletrodo ativo (positivo); 2 = eletrodo referência (negativo); 3 = eletrodo terra; 4 = fone de inserção.

Análise do gráfico

O potencial bifásico captado no cVEMP representa o reflexo ipsilateral e é de natureza inibitória. Quando os eletrodos são posicionados conforme descrito anteriormente, o primeiro componente é

Tabela 94.1 Parâmetros técnicos para a realização do cVEMP e oVEMP.

Estímulo sonoro	*Tone burst* de 500 Hz
Duração do estímulo	Rampa de Blackman • *Plateau*: 0,0 ms • *Rise/fall*: 1,5 ms
Polaridade	Rarefeita ou alternada
Ritmo de apresentação (*rate*)	4,3 a 5,1 estímulos/segundo
Intensidade	95 dBNA**
Número de estímulos	100 a 200 por aquisição
Filtros	10 a 1.500 Hz

**Valor de intensidade sonora dentro dos limites de segurança de acordo com o National Institute for Occupational Safety and Health (NIOSH).

o positivo (em geral, com representação gráfica de um pico para cima), chamado p13 ou P1, com latência ao redor de 13 ms, e o segundo componente é o negativo (em geral, com representação gráfica de um pico para baixo), chamado n23 ou N1, com latência ao redor de 23 ms.[2,11] Alguns equipamentos e serviços modificam o posicionamento dos eletrodos, invertendo o local dos eletrodos ativos e referência; com isso, o potencial bifásico altera-se, passando a apresentar o primeiro pico (p13) para baixo e o segundo pico (n23) para cima. Mesmo assim, o complexo bifásico é o mesmo e seus parâmetros de análise não mudam, apenas a forma da apresentação gráfica fica invertida (Figura 94.3).

Para a interpretação do teste, os parâmetros utilizados são: presença do potencial bifásico (que deve ser reprodutível), latências dos picos, interamplitude p13-n23 e limiar de resposta.

Latência

- p13 ou P1 é a distância entre o início do estímulo (0 no eixo x) até o maior pico positivo, por volta de 13 ms
- n23 ou N1 é a distância entre o início do estímulo (0 no eixo x) até a maior deflexão negativa, por volta de 23 ms.

É descrito o prolongamento (ou atraso) das latências em doenças neurológicas que comprometam a região anatômica dos núcleos vestibulares e/ou trato vestibuloespinal, em seu trajeto no tronco encefálico.

Interamplitude p13-n23 e índice de assimetria

A interamplitude é medida verticalmente do maior pico positivo de p13 até a maior deflexão negativa de n23.

Considerando-se que a amplitude pode variar entre os indivíduos, pois depende da musculatura e da sua contratura, da idade e da intensidade do estímulo sonoro, utiliza-se o cálculo da relação entre as interamplitudes dos potenciais direito e esquerdo, expresso em um valor percentual chamado índice de assimetria (ver Figura 94.3).

São sugeridos, como critério de referência, valores de interamplitude p13-23 menores que 279 µv[12] e para a medida do índice de assimetria, valores menores ou iguais a 42%.[13]

Respostas assimétricas às custas da diminuição da interamplitude de um dos lados sugerem acometimento sacular ou da via do reflexo vestibuloespinal.

Destaca-se que acima de 50 anos pode existir a diminuição da amplitude do cVEMP, e nesse cenário espera-se a alteração bilateral.[13] Portanto, a ausência de resposta em indivíduos idosos não necessariamente significa lesão sacular ou do RVE.[14]

Amplitude aumentada pode ser encontrada em pacientes com a síndrome da deiscência do canal semicircular superior.

Limiar de resposta

O limiar é considerado a última intensidade sonora na qual ainda aparece o potencial bifásico replicável. Para registrá-lo, repete-se a estimulação com intensidades sonoras sucessivamente menores (Figura 94.4).

Como critério de referência para o limiar do cVEMP, são sugeridos valores maiores ou iguais a 70 dBNA.[15]

Observa-se a redução do limiar, ou seja, a presença de respostas com intensidade sonora mais fraca, nas alterações da orelha interna que resultem no efeito de terceira janela, como na deiscência do canal semicircular superior.

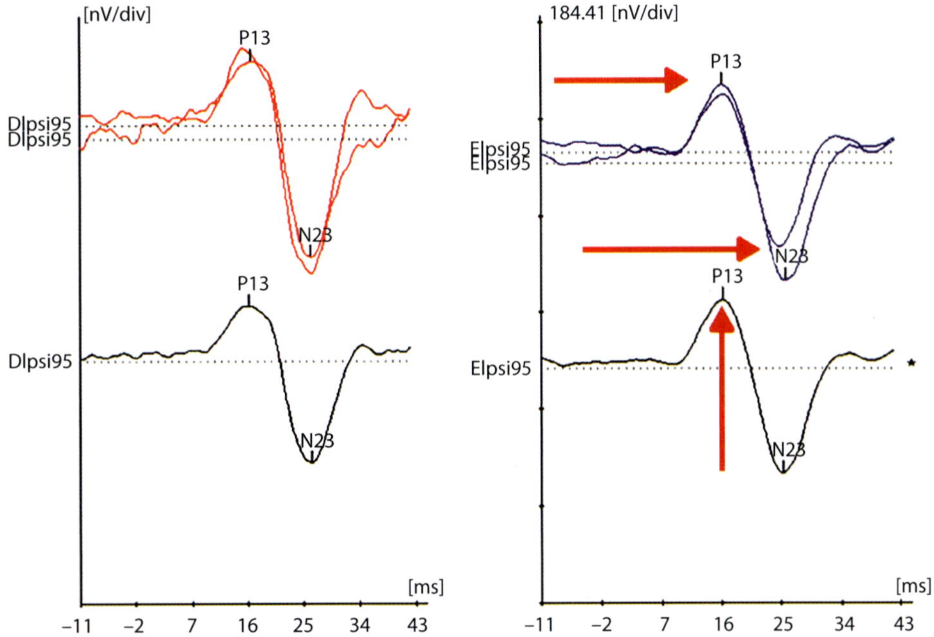

Figura 94.3 cVEMP: potencial bifásico constituído pelos picos p13 (P1) e n23 (N1). As setas em vermelho exemplificam os parâmetros de análise da latência dos picos (medida horizontal) e a interamplitude p13-n23 (P1-N1) (medida vertical).

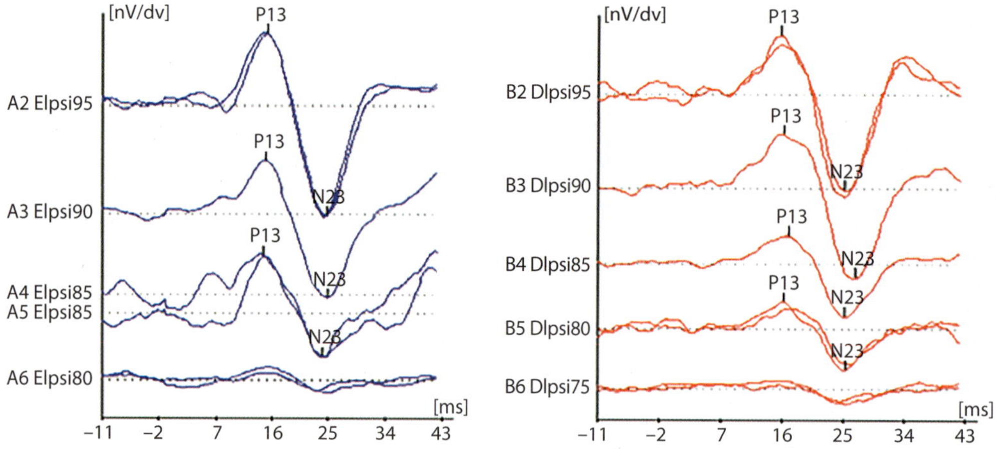

Figura 94.4 Limiar de respostas no cVEMP. Orelha esquerda (gráfico azul) em 85 dBNA e orelha direita (gráfico vermelho) em 80 dBNA.

Ausência de resposta pode ser encontrada em acometimentos saculares e do reflexo vestíbulo-espinal.

Vale ressaltar que as alterações do cVEMP, assim como no oVEMP, não fazem topodiagnóstico e sua interpretação clínica deve apoiar-se no contexto clínico em que foi solicitado.

oVEMP

Posicionamento do paciente

A posição mais utilizada é com o paciente sentado, mantendo o olhar para cima (Figura 94.5).

A movimentação ocular é realizada com o objetivo de manter o músculo oblíquo inferior mais exposto para facilitar a captação do potencial.

Posicionamento dos eletrodos

- Eletrodo ativo (positivo): infraocular na linha pupilar (contralateral à orelha estimulada)
- Eletrodo referência (negativo): abaixo do eletrodo ativo, com distância aproximada de 2 cm entre eles
- Eletrodo terra: testa.

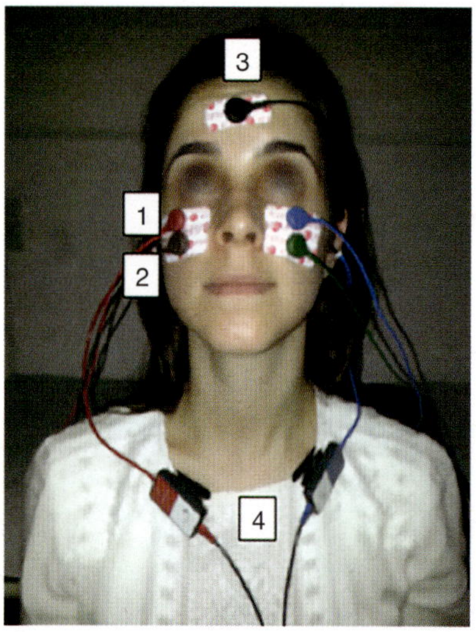

Figura 94.5 Posicionamento do paciente, com a montagem dos eletrodos, para a realização do oVEMP, utilizando-se fone de inserção para a apresentação do estímulo sonoro. 1 = eletrodo ativo (positivo); 2 = eletrodo referência (negativo); 3 = eletrodo terra; 4 = fone de inserção.

Embora esse posicionamento seja o mais utilizado, alguns autores acreditam que pela proximidade dos eletrodos poderia haver captação do estímulo muscular em ambos os eletrodos (ativo e referência). A resposta seria interpretada como ruído pelo sistema e cancelada, levando a uma redução na amplitude do potencial.

A partir dessa suposição, há descrições colocando o eletrodo referência mais distante do eletrodo ativo, como, por exemplo, no queixo, e a proposta de outros posicionamentos, como o *belly-tendon*, com o eletrodo ativo infraorbital, lateralmente à linha média, e o eletrodo referência no canto interno do olho.

Protocolo de estimulação

Assim como o cVEMP, não existe um protocolo único de estimulação. A Tabela 94.1 apresenta uma proposta de protocolo.

Análise do gráfico

O potencial bifásico captado no oVEMP representa o reflexo contralateral e é de natureza excitatória. Com os eletrodos no posicionamento proposto anteriormente, o primeiro componente é negativo (em geral, com representação gráfica de um pico para baixo), chamado n10 ou N1, e o segundo componente é positivo (em geral, com representação gráfica de um pico para cima), p15 ou P1.

Para a interpretação do teste, os parâmetros utilizados são: presença do potencial bifásico (que deve ser reprodutível), latências dos picos, interamplitude n10-p15 e limiar de resposta (Figura 94.6).

Latência

- n10 ou N1 é a distância entre o início do estímulo (0 no eixo x) até a maior deflexão negativa, por volta de 10 ms
- p15 ou P1 é a distância entre o início do estímulo (0 no eixo x) até o maior pico positivo, por volta de 15 ms.

Aumento de latência pode indicar alteração da via do reflexo vestíbulo-ocular. Lesões na ponte ou mesencéfalo podem afetar a via utrículo-ocular que cruza nessa altura do sistema nervoso central.

Interamplitude n10-p15 e índice de assimetria

A interamplitude é a medida vertical da maior deflexão negativa de n10 até o maior pico positivo de p15. A amplitude do oVEMP é menor que o cVEMP. O pico N1, que é considerado o mais relevante para a avaliação vestibular, geralmente tem de 5 a 10 μv2,[11] e a interamplitude n10-p15, espera-se que seja menor que 12 μv.[12]

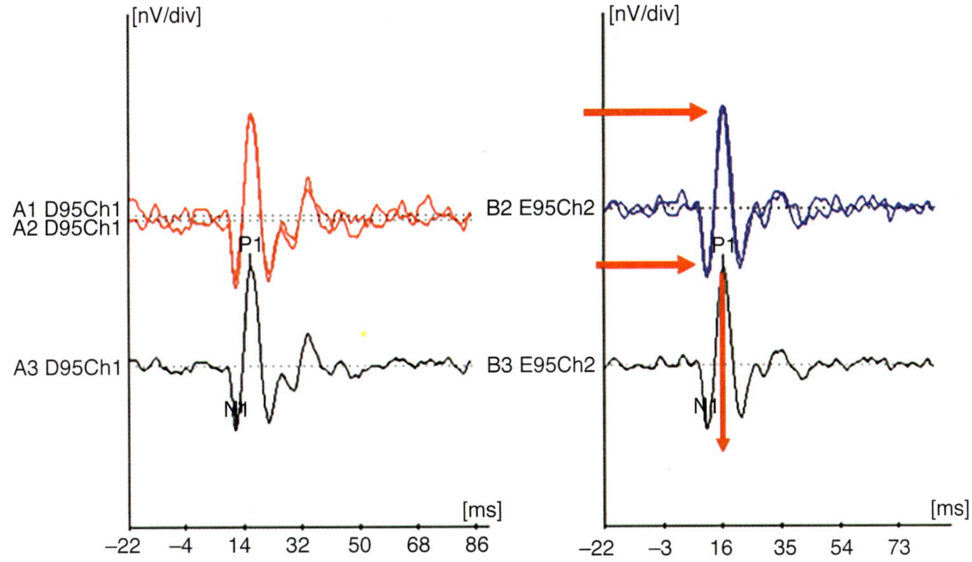

Figura 94.6 oVEMP: potencial bifásico constituído pelos picos n10 (N1) e p15 (P1). As setas em vermelho exemplificam os parâmetros de análise da latência dos picos (medida horizontal) e a interamplitude n10-p15 (N1-P1) (medida vertical).

De maneira similiar à descrita no cVEMP, utiliza-se também no oVEMP o cálculo da relação entre as interamplitudes dos potenciais direito e esquerdo, expresso em um valor percentual chamado índice de assimetria.

São sugeridos, como critério de referência para a medida do índice de assimetria, valores menores ou iguais a 35%.[16]

Análoga à do cVEMP, a amplitude do oVEMP pode diminuir à medida que os indivíduos envelhecem, e casos de amplitude aumentada podem ser sugestivos de deiscência de canal semicircular superior (síndrome da terceira janela).

Respostas assimétricas às custas da diminuição da interamplitude de um dos lados sugerem acometimento utricular ou da via do reflexo vestíbulo ocular.

Limiar de resposta

O limiar é considerado a última intensidade sonora na qual ainda aparece o potencial bifásico replicável. Como critério de referência para o limiar do oVEMP, são sugeridos valores maiores ou iguais a 75 dBNA.[17]

De maneira similar à descrita no cVEMP, também se observa no oVEMP a redução do limiar, ou seja, a presença de respostas com intensidade sonora mais fraca, nas alterações da orelha interna que resultem no efeito de terceira janela, como na deiscência do canal semicircular superior.

Ausência de resposta pode ser encontrada em acometimentos utriculares e/ou da via vestíbulo-ocular.

gVEMP

O estímulo galvânico pode ser usado para captar respostas no músculo esternocleidomastóideo. Nesse caso, o posicionamento do paciente, o posicionamento dos eletrodos, a avaliação dos traçados e as indicações clínicas são semelhantes ao descrito anteriormente para cVEMP e oVEMP. Entretanto, nesta seção, são apresentados os parâmetros do gVEMP com captação de respostas no músculo sóleo, com o intuito de avaliar a via vestíbulo toracolombar.

Posicionamento do paciente

Nos casos de gVEMP com a captação de resposta no músculo sóleo, os indivíduos devem permanecer em pé, sobre uma superfície plana, mantendo os olhos fechados, os pés descalços e juntos e o corpo levemente inclinado para a frente, promovendo a contração do músculo sóleo. São instruídos a rodar a cabeça aproximadamente 90⁰ no plano sagital, contralateralmente ao membro inferior, a partir do qual a resposta eletromiográfica será captada, já que as respostas são mais robustas no membro inferior contralateral à direção da rotação cefálica (Figura 94.7).[4]

Posicionamento dos eletrodos

- Eletrodos estimuladores: fixados na mastoide bilateralmente
- Eletrodo ativo (positivo): par de eletrodos no músculo sóleo (bilateral), fixado verticalmente 2 cm abaixo da fossa poplítea, com distância aproximada de 1 cm entre eles
- Eletrodo referência (negativo): parte posterior da coxa, aproximadamente 3 cm acima do eletrodo de registro.

Protocolo de estimulação

Assim como ocorre no VEMP com estímulo auditivo (via aérea ou via óssea), não existe um protocolo único de estimulação galvânica. Como exemplo, é apresentada uma proposta de protocolo utilizada no gVEMP com o intuito de captar a resposta no músculo sóleo.[18]

A estimulação galvânica caracteriza-se por ser uma corrente direta, monofásica e retangular, com intensidade de 2 mA e 400 ms de duração (modelo EvP4/ActPlus®, da Contronic, comercializado no Brasil). Os estímulos são oferecidos em intervalos randomizados de 4 a 5 segundos e as respostas às estimulações são medidas. A corrente bipolar é aplicada sobre os processos mastóideos por meio de eletrodos de superfície autoadesivos, com 3 cm de diâmetro (modelo CF3200®, Valutrode, dos EUA). Para a estimulação binaural transmastóidea, ambas as configurações de polaridades da corrente são utilizadas: cátodo esquerdo, ânodo direito (CEAD) e cátodo direito, ânodo esquerdo (CDAE). A polaridade do estímulo é automaticamente controlada pelo computador. É importante a realização de vários estímulos para avaliar a replicabilidade da resposta. Normalmente, há 30 respostas registradas a partir do membro inferior esquerdo (15 estímulos CEAD e 15 estímulos CDAE) e 30 respostas registradas a partir do membro inferior direito (15 estímulos CEAD e 15 estímulos CDAE).

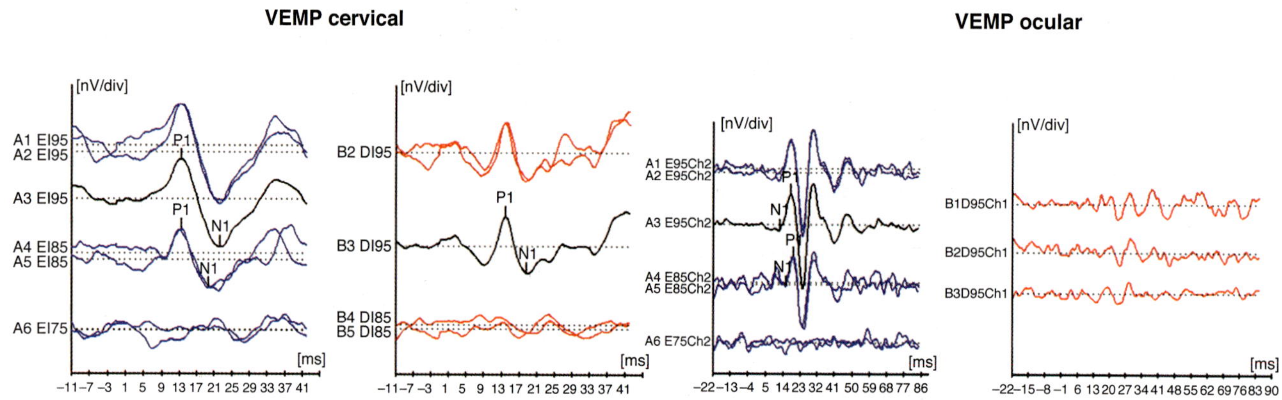

Figura 94.10 Registro dos VEMPs em paciente com schwannoma vestibular à direita (orelha esquerda em azul; orelha direita em vermelho), evidenciando comprometimento funcional de ambos os nervos vestibulares, o superior e o inferior. cVEMP: respostas assimétricas (IA:51%) às custas da diminuição da interamplitude à direita (P1-N1: 37,4 µv, à direita e P1-N1: 113,7 µv, à esquerda); oVEMP: potencial bifásico N1-P1 não identificado à direita.

indicar atividade da doença, como a eletrococleografia, dependem de limiar auditivo para a sua realização. Os VEMPs podem apresentar aumento da interamplitude de respostas nas crises, com normalização de resposta nos períodos intercrises, mesmo nos casos já com sequela auditiva. Em alguns casos, na intercrise, entretanto, pode-se observar a ausência de resposta dependendo da estruturas comprometidas, sáculo e/ou utrículo.

Vertigem posicional paroxística benigna: acometimento utricular

A vertigem posicional paroxística benigna (VPPB) é causada pelo deslocamento das otocônias utriculares para os canais semicirculares. O quadro clínico é caracterizado por tonturas rápidas desencadeadas pela movimentação da cabeça.

Quando recorrente ou persistente, a VPPB pode ser secundária a uma alteração utricular. Nesses casos, a realização do oVEMP pode auxiliar no estudo da função utricular e de suas vias neurais. Ausência de resposta no lado acometido pela VPPB sugere acometimento utricular.

Embora alguns autores considerem que indivíduos com oVEMP alterados teriam maior predisposição a desenvolver VPPB,[29] não há consenso na literatura.[25]

Disfunção otolítica

Alguns indivíduos apresentam disfunções de sáculo e/ou utrículo, sem alterações nos canais semicirculares. O quadro clínico desses pacientes pode ser de vertigem, mas também tontura, instabilidade postural e sensação de oscilação, inclinação ou balanço corporal.[30]

Nesses casos, a avaliação funcional dos canais semicirculares, por meio da prova calórica e do vHIT, serão normais. O uso dos VEMPs é essencial para o diagnóstico, uma vez que permite o registro da alteração das funções sacular e/ou utricular, podendo evidenciar ausência de resposta do lado afetado e/ou diminuição da interamplitude do potencial bifásico.[11]

Outras indicações

Implante coclear

Foi observado que muitos pacientes evoluem após a inserção do implante coclear com alteração nos VEMPs. Embora as queixas vestibulares e alterações em outros exames (como a prova calórica e o vHIT) não sejam tão frequentes; conhecer a atividade vestibular dos candidatos ao implante coclear pode auxiliar em melhor orientação quanto ao pós-operatório e também na escolha da orelha a ser abordada.[31]

Surdez súbita

O uso dos VEMPs nos casos de surdez súbita tem importância em dois aspectos: avaliação da extensão do acometimento e prognóstico. Ele permite avaliar de forma mais completa a extensão do acometimento da orelha interna e se existe o comprometimento do labirinto posterior concomitantemente ao anterior (cóclea), o que pode contribuir para elucidações quanto ao diagnóstico etiológico.

Auxilia também na orientação de prognóstico,[32] pois nos casos que o acometimento vestibular está presente, além do acometimento coclear, apresentam pior prognóstico de melhora auditiva.[33]

Avaliação vestibular em crianças

A avaliação armada da função vestibular nos pacientes pediátricos ainda é um desafio. Eventualmente, é necessário avaliar as crianças de olhos fechados ou no escuro, mantê-las em posições de difícil permanência por longo tempo e fazê-las permanecer atentas e colaborativas. Somado a isso, em crianças muito pequenas pode ser impossível acoplar óculos ou máscaras de captação da movimentação ocular.

Nesse sentido, o VEMP surge como uma alternativa mais prática e de fácil aceitação, uma vez que possui protocolos diferenciados para crianças, nos quais são propostos exposição a intensidades sonoras menos elevadas e exames mais rápidos, em razão da dificuldade de manter a postura.[34]

Estímulo galvânico

O VEMP obtido por estimulação galvânica tem a vantagem de atuar na membrana pós-sináptica, junto aos núcleos vestibulares, e, quando associado a outros exames da bateria de testes vestibulares, permite identificar se a alteração vestibular é do órgão vestibular periférico ou de vias centrais.[3] Como o estímulo galvânico atinge os axônios terminais do nervo vestibular no encontro com o núcleo vestibular, ao se comparar a resposta de um mesmo paciente ao VEMP com estímulo auditivo em relação ao gVEMP, é possível diferenciar se a lesão é do órgão vestibular periférico ou de vias vestibulares proximais.[35] Por exemplo, na vigência de uma doença de Ménière, ou síndrome de deiscência de canal semicircular superior, o VEMP com estímulo auditivo vai se apresentar alterado, enquanto o gVEMP vai se manter normal, demonstrando uma integridade da via proximal ao órgão vestibular periférico.[36]

O uso de estímulo galvânico na avaliação de vias vestibulares apresenta como vantagem em relação ao uso do estímulo auditivo, seja por via aérea ou via óssea, a presença de uma resposta mais robusta. Dessa maneira, é possível a captação de resposta em músculos distantes do local de estimulação, como, por exemplo, os músculos sóleo, intercostal e gastrocnêmio, possibilitando a avaliação da via vestíbulo toracolombar. O gVEMP tem se mostrado como uma ferramenta importante para o diagnóstico subclínico de mielopatias motoras e para a definição do nível de comprometimento medular.[37-39] Por exemplo, ao se avaliar um paciente com mielopatia motora ou traumática, ao submeter o paciente ao gVEMP, com registro da resposta em músculos posturais diferentes (p. ex., cervical, intercostal e sóleo), é possível inferir sobre o topodiagnóstico da lesão medular, com base em quais músculos apresentaram respostas no gVEMP.

Outras indicações do uso do estímulo galvânico

A estimulação vestibular galvânica tem aplicação terapêutica nas alterações vestibulares periféricas, centrais e nas funções cognitivas.[40] Essas aplicações justificam-se pelo efeito estimulador no sistema nervoso central, criando ligações neuronais que permitem a recuperação parcial ou total da função vestibular perdida e pela conexão entre as vias vestibulares e as vias límbicas.

Importante aplicabilidade da estimulação galvânica é na reabilitação vestibular (RV). A estimulação foi utilizada em indivíduos com hipofunção vestibular unilateral não compensada, na hipofunção vestibular bilateral e nas instabilidades posturais relacionadas com doenças neurológicas, como, por exemplo, na doença de Parkinson.[40]

Apesar da limitada amostra de pacientes nos artigos e das diferenças metodológicas que dificultam a contraposição dos resultados entre os trabalhos, é possível inferir que a estimulação vestibular galvânica é uma ferramenta eficaz, barata, de fácil execução e não invasiva, com diversas aplicações clínicas.[40]

CONSIDERAÇÕES FINAIS

Os diferentes métodos de registro e de estimulação, na realização dos VEMPs, aumentam a sensibilidade do teste na avaliação funcional das estruturas otolíticas (sáculo e utrículo) e suas vias neurais envolvidas com os reflexos deflagrados a partir da sua estimulação.

Na rotina clínica, os VEMPs tornaram-se importantes ferramentas semiológicas utilizadas na avaliação complementar de indivíduos com doenças vestibulares e/ou comprometimento do equilíbrio corporal. É o exame mais utilizado para a avaliação da função otolítica. Assim como os demais testes vestibulares, deve ser analisado no contexto clínico de cada paciente.

REFERÊNCIAS BIBLIOGRÁFICAS

1. Colebatch JG, Halmagyi GM. Vestibular evoked potentials in human neck muscles before and after unilateral vestibular deafferentation. Neurology [Internet]. 1992 Aug [Acesso em: 2024 Jul];42(8):1635-6.
2. Rosengren SM, Colebatch JG, Young AS, Govender S, Welgampola MS. Vestibular evoked myogenic potentials in practice: Methods, pitfalls and clinical applications. Clin Neurophysiol Pract [Internet]. 2019 Feb 26 [Acesso em: 2024 Jul]:4:47-68.
3. Watson S, Colebatch J. Vestibular-evoked electromyographic responses in soleus: A comparison between click and galvanic stimulation. Exp Brain Res [Internet]. 1998 Apr [Acesso em: 2024 Jul];119(4):504-10.
4. Britton TC, Day BL, Brown P, Rothwell JC, Thompson PD, Marsden CD. Experimental brain research postural electromyographic responses in the arm and leg following galvanic vestibular stimulation in man. Exp Brain Res [Internet]. 1993 [Acesso em: 2024 Jul];94(1):143-51.
5. Day BL, Cauquil AS, Bartolomei L, Pastor MA, Lyon IN. Human body-segment tilts induced by galvanic stimulation: A vestibularly driven balance protection mechanism. J Physiol [Internet]. 1997 May 1 [Acesso em: 2024 Jul];500 (Pt 3)(Pt 3):661-72.
6. Curthoys IS. The anatomical and physiological basis of clinical tests of otolith function. A tribute to Yoshio Uchino. Front Neurol [Internet]. 2020 Oct 20 [Acesso em: 2024 Jul]:11:566895.
7. Curthoys IS, Grant JW. How does high-frequency sound or vibration activate vestibular receptors? Exp Brain Res [Internet]. 2015 Mar [Acesso em: 2024 Jul];233(3):691-9.
8. Iles JF, Ali AS, Savic G. Vestibular-evoked muscle responses in patients with spinal cord injury. Brain [Internet]. 2004 Jul [Acesso em: 2024 Jul];127(7):1584-92.
9. Fitzpatrick RC, Day BL. Probing the human vestibular system with galvanic stimulation. J Appl Physiol (1985) [Internet]. 2004 Jun [Acesso em: 2024 Jul];96(6):2301-16.
10. Lopes KC, Grasel S. Atualização em Potenciais Evocados Miogênicos Vestibulares. In: Artmed Panamericana, editor. PRO-ORL Programa de Atualização em Otorrinolaringologia: Ciclo 15. Porto Alegre: Associação Brasileira de Otorrinolaringologia e Cirurgia Cérvico-Facial; 2021.
11. Curthoys IS, Burgess AM, Manzari L. The evidence for selective loss of otolithic function. Semin Neurol [Internet]. 2020 Feb [Acesso em: 2024 Jul];40(1):33-9.
12. Hunter JB, Patel NS, O'Connell BP, Carlson ML, Shepard NT, McCaslin DL et al. Cervical and ocular VEMP testing in diagnosing superior semicircular canal dehiscence. Otolaryngol Head Neck Surg [Internet]. 2017 May [Acesso em: 2024 Jul];156(5):917-23.
13. Nguyen KD, Welgampola S, Carey JP. Test-retest reliability and age-related characteristics of the ocular and cervical vestibular evoked myogenic potential tests. Otol Neurotol [Internet]. 2010 Jul [Acesso em: 2024 Jul];31(5):793-802.
14. Li C, Layman AJ, Carey J, Agrawal Y. Epidemiology of vestibular evoked myogenic potentials: Data from the Baltimore Longitudinal Study of Aging. Clin Neurophysiol [Internet]. 2015 Nov [Acesso em: 2024 Jul];126(11):2207-15.
15. Blakley BW, Wong V. Normal Vvlues for cervical vestibular-evoked myogenic potentials. Otol Neurotol [Internet]. 2015 Jul [Acesso em: 2024 Jul];36(6):1069-73.
16. Chihara Y, Iwasaki S, Ushio M, Murofushi T. Vestibular-evoked extraocular potentials by air-conducted sound: Another clinical test for vestibular function. Clin Neurophysiol [Internet]. 2007 Dec [Acesso em: 2024 Jul];118(12):2745-51.
17. Fife TD, Colebatch JG, Kerber KA, Brantberg K, Strupp M, Lee H et al. Practice guideline: Cervical and ocular vestibular evoked myogenic potential testing: Report of the guideline development, dissemination, and implementation subcommittee of the American Academy of Neurology. Neurology [Internet]. 2017 Nov 28 [Acesso em: 2024 Jul];89(22):2288-96.
18. Cunha LCM, Labanca L, Tavares MC, Gonçalves DU. Potencial evocado miogênico vestibular (VEMP) com estímulo galvânico em indivíduos normais. Braz J Otorhinolaryngol [Internet]. 2014 [Acesso em: 2024 Jul];80(1):48-53.
19. Fitzpatrick R, Burke D, Gandevia SC. Task-dependent reflex responses and movement illusions evoked by galvanic vestibular stimulation in standing humans. J Physiol [Internet]. 1994 Jul 15 [Acesso em: 2024 Jul];478 (Pt 2)(Pt 2):363-72.
20. Watson SR, Colebatch JG. EMG responses in the soleus muscles evoked by unipolar galvanic vestibular stimulation. Electroencephalogr Clin Neurophysiol [Internet]. 1997 Dec [Acesso em: 2024 Jul];105(6):476-83.
21. Muise SB, Lam CK, Bent LR. Reduced input from foot sole skin through cooling differentially modulates the short latency and medium latency vestibular reflex responses to galvanic vestibular stimulation. Exp Brain Res [Internet]. 2012 Apr [Acesso em: 2024 Jul];218(1):63-71.
22. Cathers I, Day BL, Fitzpatrick RC. Otolith and canal reflexes in human standing. J Physiol [Internet]. 2005 Feb 15 [Acesso em: 2024 Jul];563(1):229-34.
23. Welgampola MS, Colebatch JG. Selective effects of ageing on vestibular-dependent lower limb responses following galvanic stimulation. Clin Neurophysiol [Internet]. 2002 Apr [Acesso em: 2024 Jul];113(4):528-34.

24. Baxter M, McCorkle C, Guajardo CT, Zuniga MG, Carter AM, Della Santina CC et al. Clinical and physiologic predictors and postoperative outcomes of near dehiscence syndrome. Otol Neurotol [Internet]. 2019 Feb [Acesso em: 2024 Jul];40(2):204-12.
25. Fife TD, Colebatch JG, Kevin Kerber DsA, Brantberg K, Strupp M, Lee H, et al. Practice guideline: Cervical and ocular vestibular evoked myogenic potential testing. 2017.
26. Rahne T, Plontke SK, Fröhlich L, Strauss C. Optimized preoperative determination of nerve of origin in patients with vestibular schwannoma. Sci Rep [Internet]. 2021 Apr 21 [Acesso em: 2024 Jul];11(1):8608.
27. Okuno T, Sando I. Localization, frequency, and serverity of endolymphatic hydrops and the pathology of the labyrinthine membrane in Ménierè's disease. Ann Otol Rhinol Laryngol [Internet]. 1987 Jul-Aug [Acesso em: 2024 Jul];96(4):438-45.
28. Sobhy OA, Elmoazen DM, Abd-Elbaky FA. Towards a new staging of Ménière's disease: A vestibular approach. Acta Otorhinolaryngol Ital [Internet]. 2019 Dec [Acesso em: 2024 Jul];39(6):419-28.
29. Kim E-J, Oh S-Y, Kim JS, Yang T-H, Yang S-Y. Persistent otolith dysfunction even after successful repositioning in benign paroxysmal positional vertigo. J Neurol Sci [Internet]. 2015 Nov 15 [Acesso em: 2024 Jul];358(1-2):287-93.
30. Pelosi S, Schuster D, Jacobson GP, Carlson ML, Haynes DS, Bennett ML et al. Clinical characteristics associated with isolated unilateral utricular dysfunction. Am J Otolaryngol [Internet]. 2013 Sep-Oct [Acesso em: 2024 Jul];34(5):490-5.
31. Ibrahim I, Silva SD da, Segal B, Zeitouni A. Effect of cochlear implant surgery on vestibular function: Meta-analysis study. J Otolaryngol Head Neck Surg [Internet]. 2017 Jun 8 [Acesso em: 2024 Jul];46(1):44.
32. Oiticica J, Bittar RSM, De Castro CC, Grasel S, Pereira LV, Bastos SL et al. Contribution of audiovestibular tests to the topographic diagnosis of sudden deafness. Int Arch Otorhinolaryngol [Internet] 2013 Jul [Acesso em: 2024 Jul];17(3):305-14.
33. Wang Y, Wang L, Jing Y, Yu L, Ye F. Association between hearing characteristics/prognosis and vestibular function in sudden sensorineural hearing loss with vertigo. Front Neurol [Internet]. 2020 Dec 17 [Acesso em: 2024 Jul];11:579757.
34. Wang SJ, Hsieh WS, Young YH. Development of ocular vestibular-evoked myogenic potentials in small children. Laryngoscope [Internet]. 2013 Feb [Acesso em: 2024 Jul];123(2):512-7.
35. Silva TR, Santos MR, Resende LM de, Labanca L, Caporali JM, Sousa MR et al. Aplicações dos potenciais evocados miogênicos vestibulares: revisão sistemática de literatura. Audiol Commun Res [Internet]. 2019;24. Acesso em: 2024 Jul.
36. Cheng Y, Zhang Y, Chen Z, Ma W, Chen Y, Zhang Q et al. Effectiveness of galvanic vestibular evoked myogenic potential for evaluation of Ménière's disease. Braz J Otorhinolaryngol [Internet]. 2022 Nov 1 [Acesso em: 2024 Jul];88:S66-72.
37. Silva TR, Santos MR, Resende LM de, Labanca L, Caporali JM, Dias RS et al. Vestibular evoked myogenic potential on ocular, cervical, and soleus muscles to assess the extent of neurological impairment in HTLV-1 infection. Front Neurol [Internet]. 2020 May 21 [Acesso em: 2024 Jul]:11:433.
38. Caporali JM, Gonçalves DU, Labanca L, Oliveira LD de, Trindade GM, Pereira TA et al. Vestibular evoked myogenic potential (VEMP) triggered by gGalvanic vestibular stimulation (GVS): A promising tool to assess spinal cord function insSchistosomal myeloradiculopathy. PLoS Negl Trop Dis [Internet]. 2016 Apr 29 [Acesso em: 2024 Jul];10(4):e0004672.
39. Cunha LM, Tavares MC, Criollo JC, Labanca L, Paz CS, Martins HR et al. Contribution of galvanic vestibular stimulation for the diagnosis of HTLV-1-associated myelopathy/tropical spastic paraparesis. J Clin Neurol [Internet]. 2013 Oct [Acesso em: 2024 Jul];9(4):252-8.
40. Pires AA, Silva TR, Torres MS, Diniz ML, Tavares MC, Gonçalves DU. Galvanic vestibular stimulation and its applications: A systematic review. Braz J Otorhinolaryngol [Internet]. 2022 Nov-Dec [Acesso em: 2024 Jul];88 Suppl 3(Suppl 3):S202-S211.

CAPÍTULO **95**

Eletrofisiologia Auditiva: Eletrococleografia e PEATE

Signe Schuster Grasel • Marcelo Ribeiro de Toledo Piza • Roberto Miquelino de Oliveira Beck

ELETROCOCLEOGRAFIA

A eletrococleografia (Ecog) é uma forma de pesquisa eletrofisiológica que avalia o receptor periférico da audição, permitindo a observação de eventos sensoriais (microfonismo coclear [MC], potencial de somação [SP]) e neural (potencial de ação global do nervo coclear [AP]) após um estímulo acústico.

Desses eventos, o mais notável, reprodutível e fiel é o AP. As respostas obtidas são exclusivamente monoaurais, e a orelha testada não sofre influências do lado oposto e a resposta neural não sofre influência das múltiplas sinapses do sistema nervoso auditivo central. Essas particularidades dão à Ecog uma importância peculiar na investigação audiológica objetiva.

Os estímulos mais usados atualmente são o clique e *o tone burst*.

O MC é um potencial sensorial, gerado predominantemente pelas células ciliadas externas (CCE), com participação menor de células ciliadas internas (CCI). As características físicas são semelhantes às do som do estímulo, sua latência é curta, por volta de 0,4 ms, e seu limiar pode ser detectado em torno de 60 dBNA. Quando o estímulo é apresentado em polaridade alternada, o MC é anulado. A amplitude do MC costuma ser pequena, principalmente quando pesquisado por técnicas com eletrodos extratimpânicos, uma vez que a relação sinal-ruído é menos favorável quando o eletrodo de captação se encontra longe do sítio gerador dentro da cóclea. Por esse motivo, deve ser pesquisado preferencialmente com eletrodo **transtimpânico** ou **timpânico.**

O SP, também de geração endococlear, não é observado habitualmente com amplitude significativa no traçado eletrococleográfico de orelhas normais, podendo estar presente em alguns tipos de lesões cocleares, como na hidropsia endolinfática. Acredita-se que o SP seja expressão da função das CCIs e pode ter sua amplitude aumentada por movimentos não lineares da membrana basilar durante processos de transdução dentro da cóclea.

O AP normalmente é apresentado como onda negativa, com variação da amplitude e latência proporcional à intensidade do estímulo acústico, mas independente da fase e duração do estímulo. Ele é formado pela soma algébrica dos múltiplos potenciais individuais dos neurônios do nervo coclear, e é consensual que a forma dos componentes do AP depende do sincronismo dos disparos das fibras nervosas. A latência do AP é semelhante à da onda I do potencial evocado auditivo de tronco encefálico (PEATE).[1]

Posicionamento do paciente, preparação do conduto e avaliação

Para o exame de Ecog, o paciente é colocado em decúbito dorsal horizontal. Faz-se a otoscopia com auxílio do microscópio ou endoscópio e realiza-se a limpeza do conduto auditivo externo. É de extrema importância retirar todo cerúmen, detritos e descamação do conduto e da membrana timpânica.

A anestesia tópica da membrana timpânica com lidocaína 10% aumenta o conforto do paciente na colocação do eletrodo timpânico ou transtimpânico, mas não é imprescindível. Ela é aplicada em *spray* no conduto auditivo externo. Após 10 minutos, procede-se à remoção do anestésico e instila-se soro fisiológico morno no conduto, com a finalidade de aumentar a condutibilidade elétrica quando se usa o eletrodo timpânico. Antes de iniciar o exame, remove-se todo o líquido do conduto auditivo externo, secando-o com algodão, porta-algodão ou ponta de aspirador otológico, e é introduzido o eletrodo de contato, que vai se apoiar sobre a membrana timpânica.

Quando se usa o eletrodo transtimpânico, introduz-se o eletrodo tipo agulha no conduto auditivo externo, após sua assepsia, transfixando a membrana timpânica até o quadrante posteroinferior. O eletrodo é, então, fixado sobre o promontório próximo à janela redonda, e mantido pelo fone de inserção, da mesma forma como o eletrodo timpânico.

Quando se usa o eletrodo de conduto *tip trode* também é necessária uma limpeza cuidadosa e completa da pele do conduto auditivo externo. Procede-se, então, à colocação do eletrodo, direcionando-o paralelamente ao conduto. Quanto mais próximo à membrana do tímpano, melhor será a qualidade da resposta.

Além do eletrodo positivo ou ativo (timpânico, extra ou transtimpânico), coloca-se o eletrodo negativo (referência) no lóbulo da orelha a ser testada, e também um eletrodo terra, que, por conveniência, pode ser fixado no lóbulo da orelha contralateral. Quando se trabalha com equipamento com dois canais, o eletrodo terra costuma estar na fronte.

Os três eletrodos (positivo, negativo e terra) são, a seguir, conectados ao pré-amplificador. Observa-se no monitor do computador o sinal de entrada, o que permite avaliar se são satisfatórias as condições elétricas para a realização do exame. Não se pode esquecer de eliminar fontes elétricas que possam interferir na realização do exame, como microscópio, que deve ser desligado da tomada antes de iniciar o teste.

São realizadas no mínimo duas aquisições em 90 dBNA em ambas as orelhas, com pelo menos 1.000 estímulos cada (Tabela 95.1). Observam-se a morfologia e a replicabilidade dos traçados. Antes de se proceder à marcação, analisam-se os traçados em relação à audiometria. Em paciente com audiometria normal bilateral, espera-se um traçado de amplitude simétrica bilateralmente. Caso isto não seja observado, deve-se reavaliar o conduto (cerúmen, resíduo de soro fisiológico na membrana, gel condutor obstruindo o fone) e reposicionar o eletrodo.[2]

Interpretação do exame

Exame normal

Em indivíduos com audiometria normal espera-se a presença de AP de grande amplitude, latência ao redor de 1,4 ms, que pode ser precedido ou não de um pequeno SP. A linha de base deve ser estável, com poucas oscilações. O AP deve estar presente em todos os indivíduos com audiometria normal, mas o SP pode ser tão insignificante que não se evidencia no traçado. Em outras palavras, a presença de AP é obrigatória em exames com audiometria normal, mas o SP não visível não é patológico ou falha técnica, é uma variação da normalidade (Figura 95.1 A).

Critérios para avaliação de hidropsia endolinfática

A análise de presença de hidropsia endolinfática se baseia em medidas de amplitude e área de AP e SP e precisa de traçados de alta qualidade técnica. Quanto mais perto o eletrodo de captação da

Tabela 95.1 Parâmetros técnicos e do estímulo para eletrococleografia.[3]

Parâmetros	Programação
Posicionamento de eletrodos	Positivo (+) não invertido: membrana timpânica/transtimpânico Negativo (–) invertido: mastoide contralateral, ou lóbulo da orelha ou Fpz Terra (*common*): fronte baixa/mastoide ipsilateral
Tipo de estímulo	Clique/*tone burst*
Intensidade inicial	90 dBNA
Número de estímulos/aquisição	Mínimo de 1.000 e dois traçados
Polaridade	Alternada/para demonstração de microfonismo coclear: desmembrar em rarefeitos e condensados após o exame
Taxa de apresentação	11,3 cliques ou pulsos por segundo (cps/pps)
Amplificação/ganho	50.000 a 150.000 x
Número de canais	1 ou 2
Filtros	0 a 3.000 Hz
Janela	5 a 10 ms

cóclea, melhor o traçado. Por esse motivo, recomenda-se o uso de eletrodo timpânico ou transtimpânico. A linha de base costuma ser uma linha horizontal que vai da primeira deflexão até o fim do AP, e será referência para medir a amplitude do SP e do AP. A amplitude do SP é medida da linha de base até o ponto da maior deflexão que precede o AP. A amplitude do AP é medida entre a linha de base e a maior deflexão negativa (ver Figura 95.1 A e B).

A área do AP é medida desde o início do AP, na transição entre SP e AP até o fim do AP, que pode ser um ponto mais elevado que a linha de base. Quando não se observa SP, a área de AP é formada por um triângulo cuja base é a linha de base e cujo pico é o AP (ver Figura 95.1 A). A área de AP é colocada em relação com a área do potencial composto (SP+AP), por convenção chamado área de SP. Essa área tem como base a linha de base e compreende toda a área embaixo dela, formada por SP e AP (ver Figura 95.1 B).

A latência do AP é calculada do início do estímulo (0 ms no eixo X) até o maior pico do AP. Costuma-se fazer pelo menos duas aquisições de 1.000 estímulos na intensidade de 90 dBNA em cada orelha usando como estímulo o clique alternado.

Na avaliação da hidropsia endolinfática por meio da Ecog, os seguintes parâmetros devem ser analisados:

- Relação da amplitude SP/AP
- Área do potencial composto (SP+AP)
- Relação das áreas SP/AP
- Diferença da latência do AP aos cliques rarefeitos e condensados.

De acordo com Pou et al.[4] e Grasel et al.,[2] a relação da amplitude de SP/AP pode ser considerada alterada quando superior a 35% (Figura 95.2 A). Alguns autores podem sugerir outros valores.[5-13]

A área do potencial composto e a relação entre as áreas SP/AP têm como fundamento principal o alargamento do traçado que é proporcionado pelo aumento da amplitude do SP. A relação da área é considerada alterada quando superior a 1,67 (Figura 95.2 B).[2]

Já o cálculo da diferença de latência entre cliques rarefeitos e condensados será realizado após a obtenção dos traçados, e mesmo após liberar o paciente (análise *offline*). Como o exame é realizado com 1.000 cliques alternados, o *software* do equipamento desmembra o traçado em 500 cliques rarefeitos e 500 cliques condensados (Figura 95.2 C). Em exame de Ecog normal, os traçados de clique rarefeito e condensado são muito parecidos em morfologia e latência do AP, e podem até se sobrepor. Mede-se, então, a latência do AP no traçado do clique rarefeito, depois do clique condensado e calcula-se a diferença de latência entre os dois. A diferença da latência será considerada alterada quando maior que 0,33 ms (Tabela 95.2).

Indicações para eletrococleografia[3]

- Doença de Ménière/hidropsia endolinfática
  - Diagnóstico
  - Evolução
  - Pré-gentamicina intratimpânica/cirurgia
  - Pré-corticoide intratimpânico
- Cocleopatias
- Doenças do espectro da neuropatia auditiva
  - Localização do sítio da lesão (crianças)
  - Pesquisa do MC
- Pré-implante coclear (casos selecionados)
- Ausência de onda I no PEATE
- Deiscência de canal semicircular superior.

Doença de Ménière

A Ecog é uma ferramenta fundamental na investigação de doenças da orelha interna, notadamente da hidropsia endolinfática (ver Figura 95.2) e doença de Ménière. O diagnóstico da doença de Ménière é clínico,[14] mas a Ecog pode ser de grande auxílio diagnóstico, principalmente nos primeiros meses da doença.[8,15]

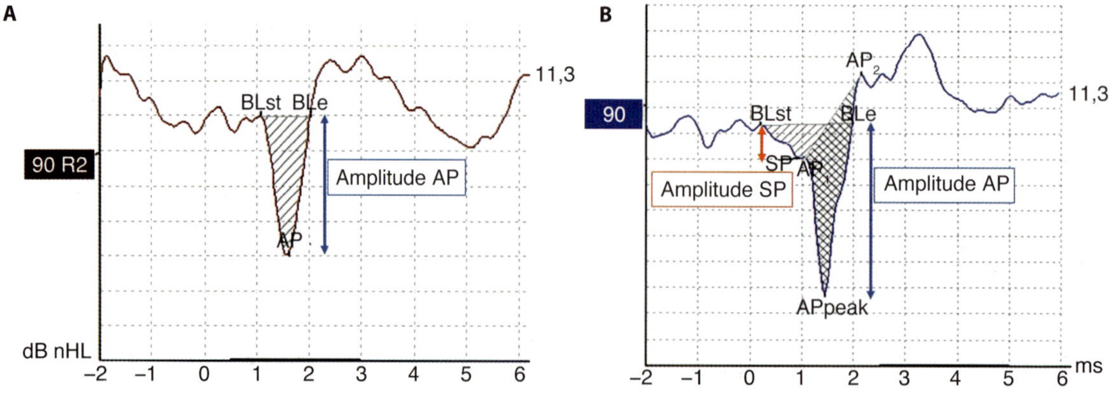

Figura 95.1 Ecog normal. **A.** Ecog com potencial de ação bem definido, sem potencial de somação. A área do potencial de ação é um triângulo formado pela linha de base horizontal e o AP; **B.** Ecog com SP. A deflexão menor representa o SP e precede a deflexão maior, que é o AP. A área do AP é medida desde o ponto AP1 (início do potencial de ação) até o ponto AP2. Essa área é colocada em relação com a área composta (área de SP e AP), por convenção chamada área SP, cujos limites são a linha de base horizontal e o corpo das áreas SP e AP embaixo dela.

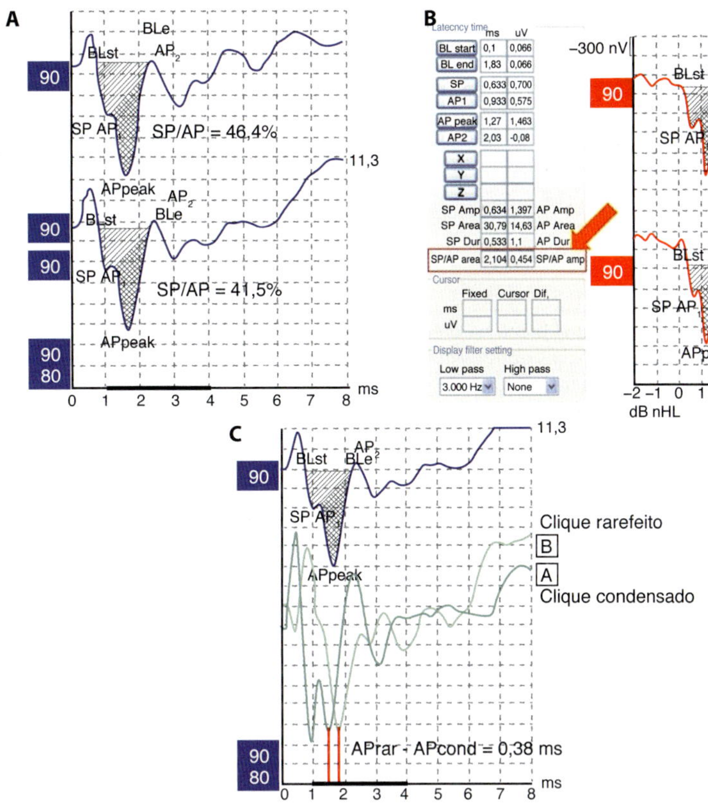

Figura 95.2 Critérios de hidropsia endolinfática. **A.** Medida da relação de amplitude SP/AP para o lado esquerdo. A partir da linha de base, mede-se a amplitude do AP e do SP. O *software* faz o cálculo e divide a amplitude do SP pela amplitude do AP (relação SP/AP). Nos dois traçados, a relação é superior a 35%, sugestivo de hidropsia endolinfática; **B.** Relação das áreas SP/AP de 2,1 (aumentada) sugestiva de hidropsia endolinfática à direita. Notar a relação SP/AP de 45,4% que também está aumentada; **C.** Diferença de latência do AP entre cliques rarefeitos e condensados de 0,38 ms, sendo normal até 0,33 ms. A análise de cliques rarefeitos e condensados é realizada pelo desmembramento do traçado de polaridade alternada após a realização do exame. Não há necessidade de adquirir esses traçados separadamente.

Tabela 95.2 Valores obtidos em estudo de normatização com 100 adultos normouvintes sem queixas de doença de Ménière: percentil 5 a 95.[2]

	P5	P10	P25	P50	P75	P90	P95
Área SP/AP	0,837	0,929	1,083	1,254	1,425	1,579	1,671
Amplitude SP/AP	0,084	0,114	0,164	0,220	0,276	0,326	0,356
Diferença latência AP rarefeito/condensado	0,000	0,000	0,061	0,140	0,219	0,290	0,333

Tem ainda papel relevante no monitoramento da evolução da hidropsia e no diagnóstico diferencial de cocleopatias, bem como nas doenças do espectro da neuropatia auditiva.

Ressalta-se que a hidropsia endolinfática está associada a doença de Ménière, mas não é exclusiva dela. Pode estar presente em outras patologias que cursam com plenitude aural, zumbido e tontura, como, por exemplo, quadros metabólicos ou migrânea vestibular. Nesses casos, a história clínica, características e duração da tontura bem como a audiometria ajudam no diagnóstico diferencial.

Na doença de Ménière, a perda auditiva costuma ter apresentação unilateral e flutuante inicialmente, depois progressiva até se tornar estável em níveis de perda moderada a severa. A Ecog é o único exame de apoio para a doença de Ménière, que analisa cada orelha de forma independente, assim como não depende de cálculos interaurais, como no potencial evocado miogênico vestibular (VEMP) ou na prova calórica

Mostrou-se vantajoso realizar a Ecog nos primeiros meses após o início do quadro, perto ou após uma crise de vertigem, quando a hidropsia fica mais evidente. Uma vez instalada a perda auditiva de forma irreversível, é prudente avaliar seu grau e configuração antes de pedir a Ecog. A amplitude do AP depende da quantidade de fibras neurais que contribuem para a resposta. Pode se esperar uma redução da amplitude do AP em perdas moderadas nem sempre proporcional à redução de amplitude do SP (Figura 95.3 A).[12]

A influência do nível de perda auditiva na relação SP/AP fica evidente em casos de perda auditiva superior a 50 dBNA. Nessa situação, há lesão coclear e perda de células ciliadas, o que pode levar à redução da amplitude do AP e eventualmente modificar a interpretação dos achados (Figura 95.3 A). Em casos de perda auditiva excedendo de 60 a 70 dBNA na maioria das frequências, o estímulo acústico não costuma ser suficiente para gerar uma resposta tanto do AP como do SP. Essa ausência de respostas não contribui para o diagnóstico da hidropsia endolinfática (Figura 95.3 B) e, portanto, não há indicação para Ecog com o intuito de detectá-la, e, nessas circunstâncias, o VEMP pode ser a melhor ferramenta a ser utilizada.

Alguns pacientes podem evoluir para doença de Ménière bilateral. Como a Ecog estimula e analisa cada orelha de forma independente, pode-se determinar se ambas as orelhas estão comprometidas ou não. É fundamental realizar a Ecog antes de uma intervenção sobre a orelha doente, como cirurgia ou injeção intratimpânica.

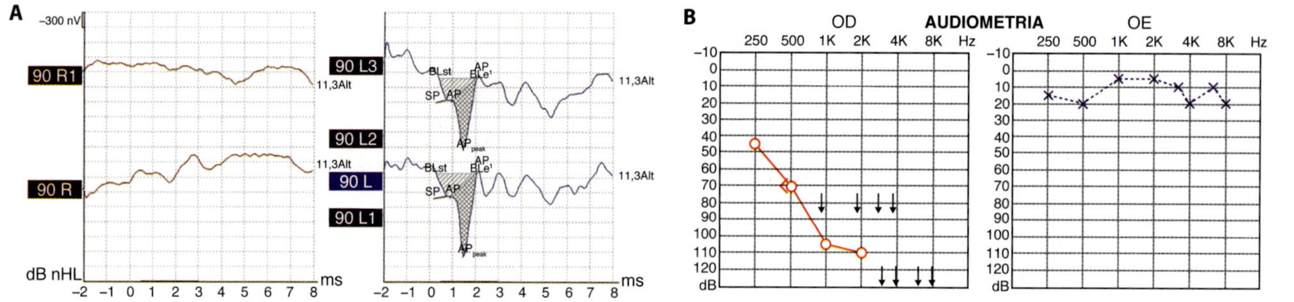

Figura 95.3 A. Paciente com perda auditiva sensorioneural plana na orelha esquerda com limiar de 60 dBNA e audiometria tonal normal à direita. Observar a diferença entre a amplitude dos potenciais obtidos entre os dois lados. A lesão das células ciliadas e, consequentemente, a diminuição do número de neurônios que contribuem para a amplitude do AP justificam o achado à esquerda. Relação SP/AP e relação das áreas normais em ambos os lados; **B.** Paciente com perda sensorioneural severa profunda na orelha direita e audiometria tonal normal à esquerda. À Ecog, observa-se ausência de respostas na orelha direita, compatível com audiometria, e exame normal à esquerda. Nesse caso, a Ecog não auxilia no diagnóstico de hidropsia do lado direito.

A presença de hidropsia endolinfática na orelha contralateral (que pode ter limiares tonais normais e ser assintomática) pode influenciar a conduta, principalmente se o procedimento tem risco de piora da perda auditiva.

Cocleopatias

A presença de zumbido como sintoma inicial de déficit coclear,[16] que depois se mantém a nível central, incentiva o uso da Ecog na investigação de lesões cocleares para além da tradicional pesquisa de hidropsia endolinfática. O estímulo clique em alta intensidade é um estímulo transiente que ativa fibras de uma ampla faixa da cóclea. A amplitude do AP é uma medida indireta da quantidade de fibras neurais que contribuem para a resposta. Uma resposta de grande amplitude indica grande número de fibras sincronizadas, o que é esperado em indivíduos sem cocleopatia, com limiares tonais normais. Na perda auditiva, observa-se redução da amplitude do AP (ver Figura 95.3 B), conforme o grau e configuração da perda (maior redução proporcional nas perdas em rampa).

Em pacientes com deiscência do canal semicircular superior, que podem ter como sintomas zumbido e vertigem induzida por ruído alto, a Ecog pode mostrar aumento da relação SP/AP indicando a presença de terceira janela. Além de contribuir para o diagnóstico, nesses casos a relação SP/AP aumentada, obtida por Ecog com eletrodo locado na membrana timpânica, ajuda na decisão da indicação de cirurgia. Pode também auxiliar o cirurgião no intraoperatório durante o fechamento da falha óssea.[9]

Doenças do espectro da neuropatia auditiva

Na suspeita de doenças do espectro da neuropatia auditiva (ANSD), a Ecog é uma poderosa ferramenta para avaliação do sítio da lesão. Atualmente, é uma das principais indicações de Ecog em crianças.[17]

A presença de MC e/ou SP, na ausência de respostas no potencial evocado auditivo, são achados positivos para ANSD (Figura 95.4 A a C). O AP pode estar ausente (como a onda I do PEATE), mas quando presente indica função neural residual (Figura 95.4 D e E). A atividade de algumas células ciliadas da cóclea (componentes do MC ou SP) não significa que a audição esteja preservada.

Nos pacientes com ANSD, o MC costuma ser mais proeminente e persiste por diversos milissegundos à estimulação pelo clique, podendo durar de 4 a 6 ms, fato não observado em indivíduos normais, além de ser anormalmente aumentado em amplitude. Para melhor análise da amplitude e morfologia do MC, o *tone burst* é mais indicado que o clique usual (Figura 95.4 A e B). Deve-se tomar o cuidado na pesquisa do MC em pacientes com suspeita de ANDS com técnica transtimpânica ou timpânica. O clampeamento do fone é recomendado para diferenciar o verdadeiro MC de eventual artefato de estimulação.

Além do microfonismo, é possível avaliar a presença de respostas neurais e pré-neurais.[18] O AP do nervo coclear é mais fácil de ser pesquisado por meio do clique ou por *tone bursts* nas frequências de 1.000 a 4.000 Hz. É preciso lembrar que a latência depende da frequência pesquisada: menor para o clique (cerca de 1,5 ms) e maior nas frequências graves (cerca de 3 ms em 1.000 Hz). Às vezes, pode aparecer uma resposta negativa de grande amplitude com latência inferior a 1,0 ms. Esse fenômeno é uma resposta pré-neural e está relacionado com atividade de células ciliadas (Figura 95.4 C).[17] Como se trata de potencial celular, não se observa aumento de latência com a diminuição da intensidade do estímulo, diferente do AP. A manutenção da mesma latência, inferior a 1,0 ms em intensidades diferentes, ajuda a diferenciar o potencial pré-neural do potencial neural, ou seja, do AP do nervo coclear.

Com isso, o exame permite identificar o sítio de lesão em pré-sináptico ou neural, o que pode ser um elemento para decisão de eventual implante coclear para pacientes com neuropatia auditiva.

A combinação de emissões otoacústicas (EOA), a Ecog e o PEATE são as melhores escolhas para a adequada avaliação do sítio da lesão na ANSD: disfunção das CCEs ou CCIs, disfunção neural ou coclear,[1] e pode ser muito útil na condução das crianças.[19] Todo cuidado deve ser tomado em lactentes com suspeita eletrofisiológica de ANSD, já que alguns deles podem apresentar atraso de maturação das vias auditivas, neuropatia transitória, maior sensibilidade auditiva ou contraindicação audiométrica para protetização em exames subsequentes.[20] Portanto, avaliações eletrofisiológicas e comportamentais regulares devem ser consideradas antes de se propor outros passos (amplificação, implante coclear) em crianças muito pequenas.

Pré-implante coclear: eletrococleografia infantil

Todos os pacientes candidatos ao implante coclear, adultos e crianças, devem ter uma avaliação eletrofisiológica antes da cirurgia para comprovar a perda auditiva (ver o capítulo sobre implante coclear). Geralmente, usa-se o PEATE com estimulação em alta intensidade. A Ecog pode dar informações adicionais em casos específicos, notadamente em crianças muito pequenas com surdez profunda bilateral, candidatas ao implante coclear precoce (antes de 1 ano de vida). Com o eletrodo de captação locado no promontório, ou por técnica não invasiva, posicionado na membrana timpânica pode-se obter respostas confiáveis do nervo coclear desde o nascimento. Quanto mais próximo da cóclea está o eletrodo, maior a amplitude das respostas.

À resposta neural da Ecog, o AP se origina na cóclea, na parte inicial do nervo coclear. Portanto, não depende da maturação

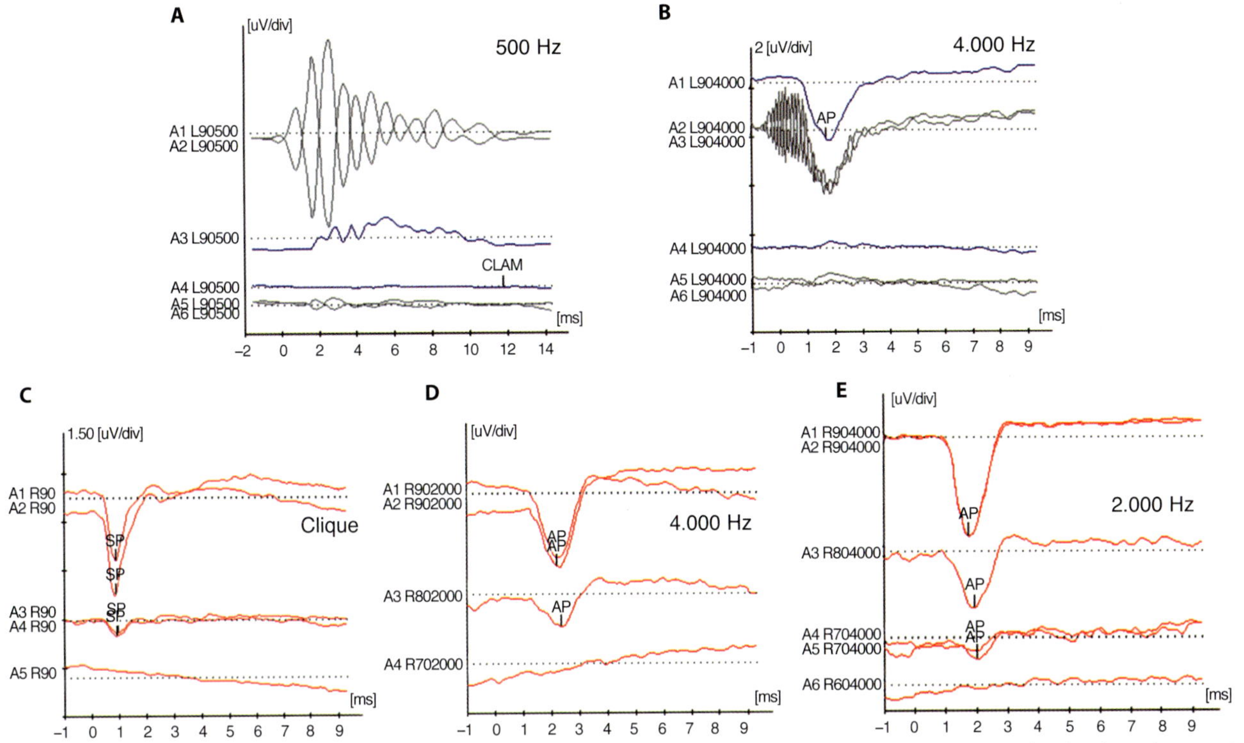

Figura 95.4 **A** e **B.** À Ecog, presença de MC de grande amplitude e duração aumentada (área em verde). Foi utilizado eletrodo transtimpânico e *tone burst* de 500 e 4.000 Hz, com estímulos rarefeitos e condensados. O microfonismo desaparece com clampeamento do fone; **C.** Observa-se a presença de resposta pré-neural (SP) aos cliques em 90 dBHL, com latência inferior a 1 ms; **D** e **E.** Nota-se o AP, resposta neural, nas frequências de 4.000 e 2.000 Hz.

central da via auditiva. A resposta é obrigatoriamente unilateral, e não é influenciada pela orelha contralateral nem por cruzamento de vias auditivas. Além disso, o MC, sinal de atividade de células sensoriais, também não depende de maturação. Ou seja, a Ecog é um exame extremamente interessante em lactentes de até 1 ano de vida quando são candidatos ao implante coclear.[20] Preferencialmente, deve ser feito com eletrodo transtimpânico ou eletrodo posicionado na janela redonda, pois ambos proporcionam maior amplitude das respostas. Ausência de AP em altas intensidades ao clique e *tone burst* associado a ausência de MC nas frequências pesquisadas (por *tone burst*) em ambas as orelhas é indicativo de perda auditiva de severa a profunda, mesmo em crianças que nasceram prematuras.

Ausência de onda I no PEATE

Se o PEATE não mostra uma onda I replicável, a Ecog pode mostrar onda I bem definida ou AP, já que o sítio de captação mais próximo permite a obtenção de onda I com amplitude substancialmente maior. Isso também pode ser obtido com eletrodo transtimpânico, tanto em adultos como em crianças.

Como o PEATE, a Ecog pode ajudar a identificar o possível limiar eletrofisiológico em crianças, além de identificar o sítio da lesão (orelha média, cóclea ou nervo auditivo), definindo, assim, o tipo de perda auditiva: condutiva, sensorial ou neural. Respostas frequência-específicas podem ser obtidas através de *tone burst*, o que pode facilitar a reabilitação auditiva ou adaptação de prótese auditiva. A maior desvantagem da Ecog é a necessidade da anestesia geral em crianças.

Eletrococleografia intracoclear

Recentemente, começou-se a usar a Ecog como método de avaliar a função coclear durante a inserção do eletrodo do implante na escala timpânica. Isso pode ser útil na avaliação de pacientes com audição residual nas frequências graves e permite monitorar a função das células ciliadas durante e após a cirurgia. O exame é realizado com estimulação acústica por meio de fone de inserção no conduto auditivo externo, e a captação das respostas do MC pelo próprio eletrodo do implante coclear (Figura 95.5).

POTENCIAL EVOCADO AUDITIVO DE TRONCO ENCEFÁLICO

Em 1970, Jewett descreveu a coleta de potenciais elétricos gerados na cóclea, nervo coclear e no tronco encefálico com eletrodos posicionados no couro cabeludo, evocados a partir de estímulos auditivos.[21] Esses potenciais são utilizados até hoje para avaliar a integridade neurofisiológica das vias auditivas periféricas e tronco encefálico e para a predição dos limiares auditivos, principalmente em crianças que não conseguem realizar uma audiometria convencional. Até então, a Ecog utilizando um eletrodo transtimpânico era a maneira de se avaliar os limares auditivos das crianças, mas era um método bastante invasivo. A possibilidade de utilizar eletrodos de superfície iniciou uma nova era na avaliação objetiva da audição.

O PEATE, também conhecido como BERA (*brainstem evoked response audiometry*) ou ABR (*auditory brainstem response*) é um exame que permite avaliar e identificar respostas elétricas desencadeadas por estímulos sonoros, possibilitando mapear áreas que correspondem à atividade elétrica da cóclea, do nervo auditivo, núcleos cocleares, complexo olivar superior, lemnisco lateral até o colículo inferior (Figura 95.6).[22-24] É classificado como um exame de resposta evocada, transiente e de curta latência, pois a resposta aparece antes de 10 ms.

O método foi inicialmente concebido para estimar o limiar eletrofisiológico auditivo em crianças, mas rapidamente se expandiu para a avaliação da integridade da condução neural do nervo auditivo e tronco encefálico na investigação de lesões retrococleares.

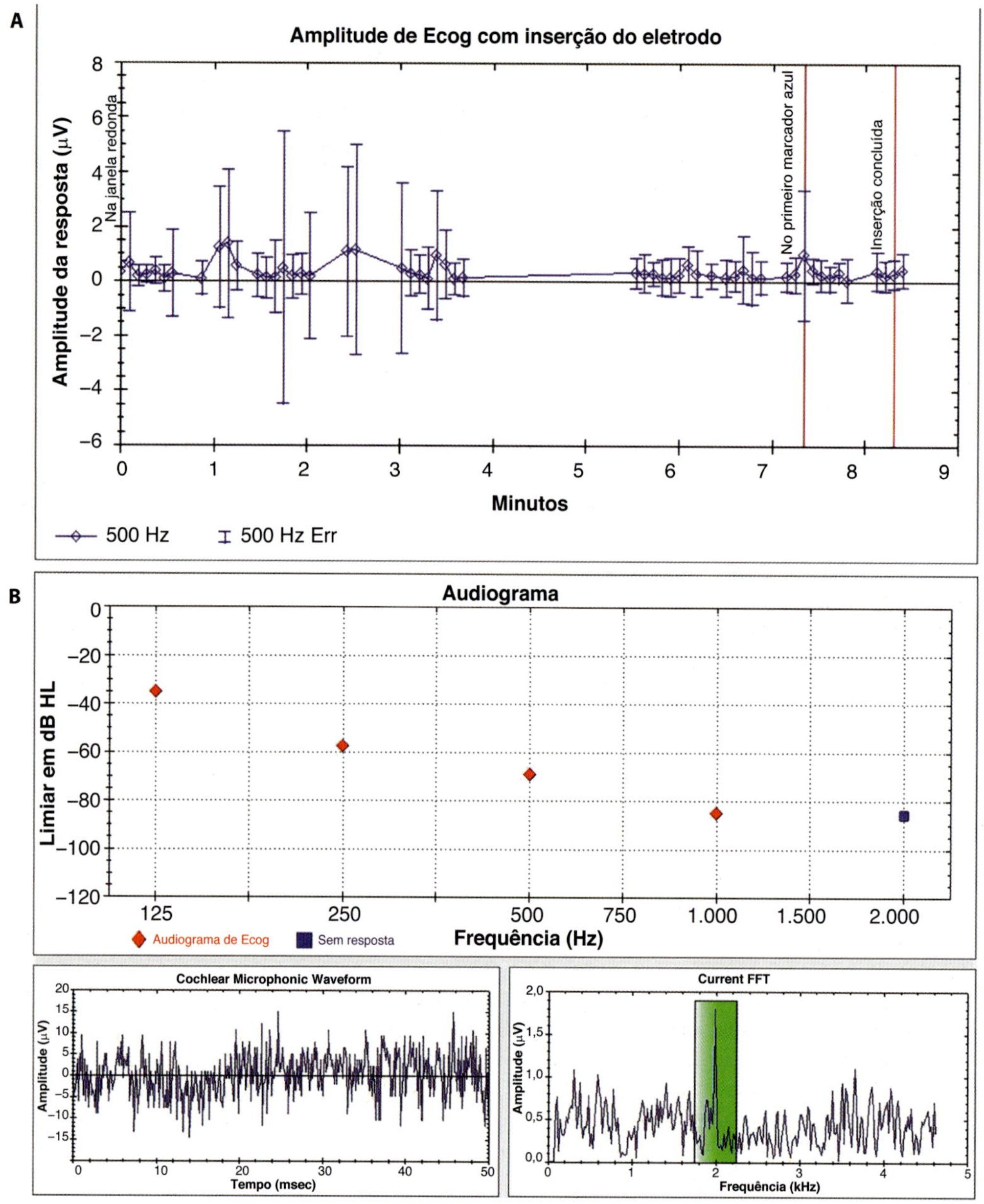

Figura 95.5 Ecog intracoclear. **A.** Observa-se amplitude das respostas da Ecog (MC) durante a inserção do eletrodo do implante coclear; **B.** Audiograma construído por meio das respostas do MC e transformada rápida de Fourier (FFT). Os pontos vermelhos significam a presença de resíduo e os azuis ausência de respostas em cada frequência testada.

Todos os exames eletrofisiológicos têm em comum a captação de respostas elétricas de pequena amplitude, utilizando eletrodos de superfície e não diretamente nas estruturas que geram as respostas.[25] Dessa maneira, é necessário ter um ruído eletroencefalográfico baixo para que a resposta do sistema auditivo seja visível no registro. Além disso, artefatos originados da rede elétrica podem interferir na captação. Antes de iniciar o exame, é obrigatória a realização de otoscopia/otomicroscopia para avaliar a membrana timpânica e, se necessário, remover cerúmen ou *debris* que possam dificultar a passagem do estímulo sonoro.

Durante o exame, o paciente deve permanecer relaxado, com os olhos fechados, deitado ou sentado em poltrona reclinável, confortável e com apoio de cabeça. É fundamental uma avaliação audiométrica prévia e recente, e o exame deve ser iniciado pela orelha com melhores limiares ou melhor discriminação.

A pele onde os eletrodos serão fixados deve ser limpa utilizando gaze com pasta abrasiva, umedecida em álcool a 70% ou solução álcool-éter para a retirada da oleosidade da pele, de modo a diminuir a impedância (resistência elétrica da pele). Os eletrodos são normalmente posicionados na fronte (Fz-Ativo) junto à linha do cabelo, nos lóbulos das orelhas (A1-A2) ou nas mastoides (M1-M2) (referência) e, finalmente, o eletrodo terra, geralmente colocado abaixo do eletrodo da fronte ou na lateral da testa. A impedância dos eletrodos deve ser menor que 5 kOhms e a diferença entre eles não deve ser superior a 2 kOhms.

O exame utiliza estímulos sonoros por via aérea a partir de fones tipo concha ou preferencialmente fones de inserção, pois evitam o colabamento do meato acústico externo, diminuem a ressonância e reduzem a interferência elétrica em virtude de o gerador dos estímulos ficar longe do eletrodo de captação de respostas. Nos casos em que há suspeita de perda condutiva, o exame pode ser complementado com estimulação por via óssea, empregando-se um vibrador ósseo, como na audiometria tonal.

O clique, som de início e fim abruptos e de curtíssima duração (100 μs ou 0,1 ms), é um estímulo de banda larga ideal para produzir

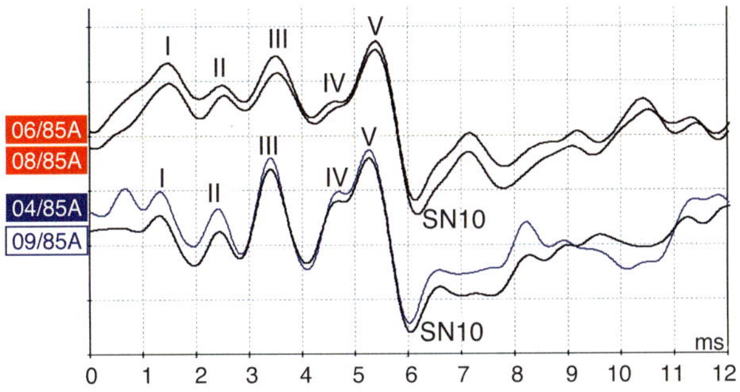

Figura 95.6 Registro dos potenciais evocados auditivos do nervo coclear e de tronco encefálico, mostrando as cinco ondas identificáveis. Sítios geradores: onda I = cóclea e porção distal do nervo auditivo; onda II = porção proximal do nervo auditivo; onda III = núcleos cocleares; onda IV/V = lemnisco lateral superior e o grande potencial negativo que segue a onda V, denominado *slow negative* 10 (SN10) na despolarização do colículo inferior.

respostas de curta latência, que engloba frequências de 500 a 6.000 Hz, com um pico máximo de energia em torno de 2.000 a 4.000 Hz, principalmente próximo ao limiar auditivo. Em intensidades de 80 a 90 dBNA, o clique estimula a cóclea como um todo e, portanto, sem especificidade de frequência, embora com sincronia das respostas, permitindo visualização no registro promediado. Os parâmetros utilizados para neurodiagnóstico são apresentados no Tabela 95.3.

O mascaramento deve ser utilizado se houver uma diferença interaural na audiometria superior a 40 dBNA em uma ou mais frequências. Nos exames por via aérea, na orelha a ser mascarada utiliza-se ruído branco em intensidade 30 dB abaixo da intensidade do estímulo sonoro aplicado na orelha testada. Na via óssea, sempre se usa mascaramento contralateral, da mesma forma como na audiometria tonal.

Para minimizar interferências elétricas de 60 Hz (rede elétrica padrão), utiliza-se uma velocidade ou taxa de estímulos por segundo que não seja fração ou múltiplo de 60 ou números divisíveis por 2, 3 ou 5.

É necessário replicar pelo menos dois traçados de cada lado de acordo com os parâmetros sugeridos na Tabela 95.3. Os itens a ser identificados são: (a) as ondas I, III e V e (b) replicação dos traçados, indicando sincronismo neural (ver Figura 95.6). As latências

Tabela 95.3 Parâmetros técnicos e do estímulo em exames de neurodiagnóstico.

Parâmetros	Programação
Posicionamento de eletrodos	Positivo (+) Fz-Ativo: linha do cabelo Negativo (-) A1/A2 ou M1/M2 – referência: mastoide ou lóbulo da orelha Terra (*common*) – fronte baixa
Tipo de estímulo	Cliques de 100 µs
Intensidade inicial	80 ou 90 dBNA
Número de estímulos/aquisição	Mínimo de 2.000 e dois traçados
Polaridade	Alternada, rarefeita ou condensada
Taxa de apresentação	11,3 a 27,7* clique/s
Amplificação/ganho	100.000 x
Número de canais	1 ou 2
Filtro passa-alta	100 Hz
Filtro passa-baixa	3.000 Hz
Janela	10 ms

*A velocidade da taxa de apresentação deve ser utilizada de acordo com os valores de referência adotados.[26]

absolutas das ondas I, III e V, assim como os valores dos intervalos interpicos I-III, III-V e I-V, devem ser analisadas para se determinar se estão dentro ou não dos critérios de referência utilizados, seja por valores fornecidos pelo fabricante do equipamento ou por pesquisa que utiliza o mesmo equipamento na realização dos exames. Os valores da onda I podem variar de acordo com a marca de equipamento utilizado, o que interfere nos valores normais dos intervalos I-III e I-V entre equipamentos diferentes. Pode também interferir nos valores normais das ondas III e V, mas com pouca repercussão sobre os intervalos I-III, III-V e I-V.

Quando não há presença de uma onda I bem definida, consequentemente não se calcula o intervalo I-V. Caso o exame tenha sido feito com 80 dBNA, deve-se fazer pesquisa com intensidades mais fortes. Muitas vezes, a onda I ausente em 80 dBNA aparece quando aumenta-se a intensidade dos estímulos para 85 a 95 dBNA. Se mesmo assim não se puder definir a presença da onda I, utiliza-se a comparação interaural entre as latências absolutas das ondas V. Lembrando sempre que essa comparação só será válida para definir se a disfunção é coclear ou retrococlear quando é excluída qualquer possibilidade de haver uma perda auditiva de transmissão analisando os resultados de outros exames, como por exemplo, audiometria e impedanciometria. Isso ocorre porque uma diferença interaural patológica sem que a onda I esteja presente pode ser causada por perda condutiva, alteração retrococlear ou até mesmo perda sensorial em agudos com audição em graves preservada. Nesse caso, pode-se complementar o estudo por meio da Ecog, cujo AP mostra a latência equivalente à onda I e permite o cálculo dos intervalos.

Apesar de ser um exame objetivo, o PEATE requer uma interpretação subjetiva e, dessa maneira, o exame deve ter as melhores características técnicas para ser analisado. Um exame adequado deve seguir algumas recomendações:

- Duas aquisições em 80 ou 90 dBNA em ambas as orelhas
- Cada aquisição com no mínimo 2.000 estímulos
- Morfologia da resposta, com ondas nítidas e replicáveis, sem contaminação por artefatos e identificação segura das ondas I, III e V ou de uma ou duas delas, dependendo da patologia presente
- A amplitude da onda V deve ser maior que da onda I em pacientes acima de 2 anos
- Observar simetria no traçado de ambas as orelhas de acordo com a perda auditiva
- Análise da latência absoluta das ondas I, III e V nas orelhas direita e esquerda e dos intervalos interpicos: I-V, I-III e III-V
- Se a diferença interaural na audiometria for maior que 40 dBNA, verificar se foi usado mascaramento.

A estimulação deve ser realizada em ambas as orelhas, separadamente, com a mesma intensidade e mesma velocidade de estimulação; por exemplo, 80 dBNA a 21,1 pps. Em pacientes idosos, a sincronia das vias auditivas pode ser menos eficaz em decorrência das alterações da idade, e uma estratégia é reduzir a taxa de estimulação para 11,3 clique/s. Essa medida pode mostrar ondas replicáveis, que não foram identificadas adequadamente com o protocolo habitual (Figura 95.7).

A comparação das latências absolutas das ondas (I, III e V) entre as orelhas, a análise dos valores dos intervalos entre os picos I-III, I-V e III-V e a diferença interaural na latência absoluta da onda V são dados essenciais para o diagnóstico neuroaudiológico, visando estabelecer o topodiagnóstico da lesão. Nos casos de suspeita de patologia retrococlear, a onda I apresenta latência dentro da normalidade com aumento das latências das ondas III e V, assim como do intervalo interpico I-V.

Nos pacientes que apresentam em uma orelha a latência da onda V ou do intervalo I-V maior que 0,3 ms em relação ao outro lado

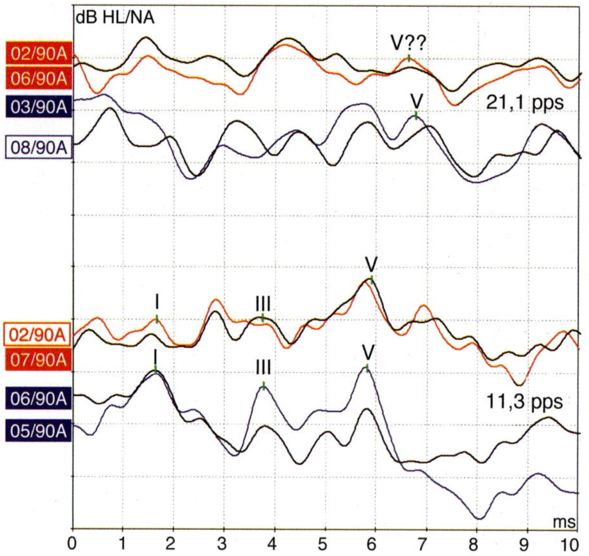

Figura 95.7 Exame de paciente idoso, com perda auditiva sensorioneural mais importante em orelha direita. Os traçados superiores foram realizados com taxa de estimulação de 21,1 cliques/segundo. Nota-se que nenhuma onda pode ser identificada e se questiona a presença da onda V com latência muito aumentada. Nos traçados inferiores, foi utilizada taxa de estimulação de 11,3 clique/s e podem-se identificar as ondas i, III e V bilateralmente, apesar de apresentarem uma morfologia pobre.

Tabela 95.4 Principais características do PEATE em casos de patologia coclear e retrococlear.

Alterações cocleares	Suspeita de disfunção retrococlear
Morfologia normal (diferente da perda auditiva condutiva, na qual a morfologia pode estar comprometida)	Morfologia que pode variar de normal até ausência completa de ondas
Aumento discreto da latência da onda I, mas III e V estão mantidas, por vezes, em intervalos interpicos encurtados	Aumento dos intervalos I-III, I-V ou III-V em uma ou nas duas orelhas
Na perda auditiva importante em frequências altas, pode-se encontrar ausência de onda I e/ou até de todas as demais	Presença das ondas I, II e/ou III com atraso ou ausência de onda V
Diferença interaural da latência do intervalo interpico I-V < 0,3 ms	Diferença interaural da latência do intervalo interpico I-V ≥ 0,3 ms
Sinais de recrutamento eletrofisiológico: respostas muito nítidas na intensidade alta com redução brusca de amplitude das ondas em intensidade decrescente, próximas ao limiar	Comparação interaural entre as ondas V ≥ 0,3 ms, somente quando não é possível a comparação dos intervalos I-V, também é sinal de alteração retrococlear no lado com maior latência. Sempre correlacionar com a audiometria, imitanciometria e otoscopia para afastar perda condutiva

devem ser investigados por meio de estudo de imagem para se afastar ou confirmar lesão retrococlear. Antes disso, deve-se ter certeza de que a causa da assimetria não seja doença de orelha média ou uma perda audiométrica em agudos, com graves conservados, que também pode aumentar a latência da onda V e causar assimetria entre as ondas V.

Na prática clínica, o PEATE pode ser solicitado nos seguintes casos:[26]

- Avaliação neurológica nos casos em que se pretende afastar um possível comprometimento retrococlear (Tabela 95.4)
  - Perda auditiva sensorioneural assimétrica
  - Baixo índice de reconhecimento da fala
  - Zumbido com ou sem perda auditiva, simétrico ou assimétrico
  - Tontura não esclarecida por outros métodos
  - Ausência de reflexo estapediano, não esperado pelos limiares presentes na audiometria tonal
- Avaliação dos limiares auditivos em pacientes não colaborativos ou simuladores
- Avaliação dos limiares auditivos em neonatos e em crianças que não conseguem realizar audiometria condicionada
- Topodiagnóstico neurológico.

Ele também pode ser solicitado em situações menos comuns como:

- Avaliação pré-implante coclear
- Monitoramento do uso de drogas ototóxicas durante tratamento
- Monitoramento da função neural em cirurgias otoneurológicas
- Avaliação ou monitoramento de pacientes em coma.

A ressonância magnética de ossos temporais é o padrão-ouro para o diagnóstico de lesões retrococleares, mas o PEATE pode ser utilizado como método de triagem para essas doenças, entre elas o schwannoma vestibular, frequente na perda auditiva sensorioneural que normalmente é acompanhada de zumbidos e, muitas vezes, queixas vestibulares.[27,28] Deve-se investigar pacientes com queixas de zumbido uni ou bilateral com ou sem perda auditiva, queixas vestibulares, hipoacusia sensorioneural assimétrica, reflexo estapediano ausente e/ou índice de reconhecimento da fala incompatível com os limiares auditivos.

Para fins de topodiagnóstico, o PEATE tem por finalidade separar pacientes com possível lesão coclear daqueles que podem ter uma lesão retrococlear. A Tabela 95.4 apresenta uma comparação dos achados no PEATE entre esses pacientes, e na Figura 95.8 as possibilidades de traçados que são sugestivos de patologia ou disfunção coclear ou retrococlear são sintetizadas.

Em pacientes com uma possível lesão retrococlear ou desmielinizante ainda não identificada, como a esclerose múltipla com PEATE normal, é possível sensibilizar o exame usando taxas de estimulação mais rápidas, como 51,1 ou 77,1 pps. Esse aumento da velocidade dificulta a sincronia na formação das ondas, aumenta a latência absoluta, principalmente da onda V, ou até mesmo o seu desaparecimento. Aumentos superiores a 0,5 ms na orelha que está sendo testada ou desaparecimento de onda V deve ser considerado sinal de disfunção retrococlear, e solicita-se uma ressonância magnética. Muitas vezes, a primeira manifestação da esclerose múltipla é uma surdez súbita.

Em alguns casos, a pesquisa de limiar eletrofisiológico pode ser solicitada, mas pode ser mais difícil e demorado em pacientes adultos com algum tipo de comprometimento, como pacientes psiquiátricos, não colaborativos, simuladores ou idosos com perdas auditivas e quadros como demência, pois não conseguem relaxar e aumentam muito os artefatos durante o exame, dificultando o aparecimento das ondas.

As alterações condutivas são mais frequentes nas crianças e são descritas a seguir, mas podem estar presentes em pacientes adultos com perfuração de membrana timpânica, efusão em orelha média, otosclerose ou outras alterações do complexo tímpano-ossicular (Figura 95.9). Nessas condições, normalmente há uma onda I com sua latência aumentada, que ocasiona sequencialmente atraso das ondas III e V, mas os intervalos interpico I-III, I-V e III-V permanecem dentro da normalidade.

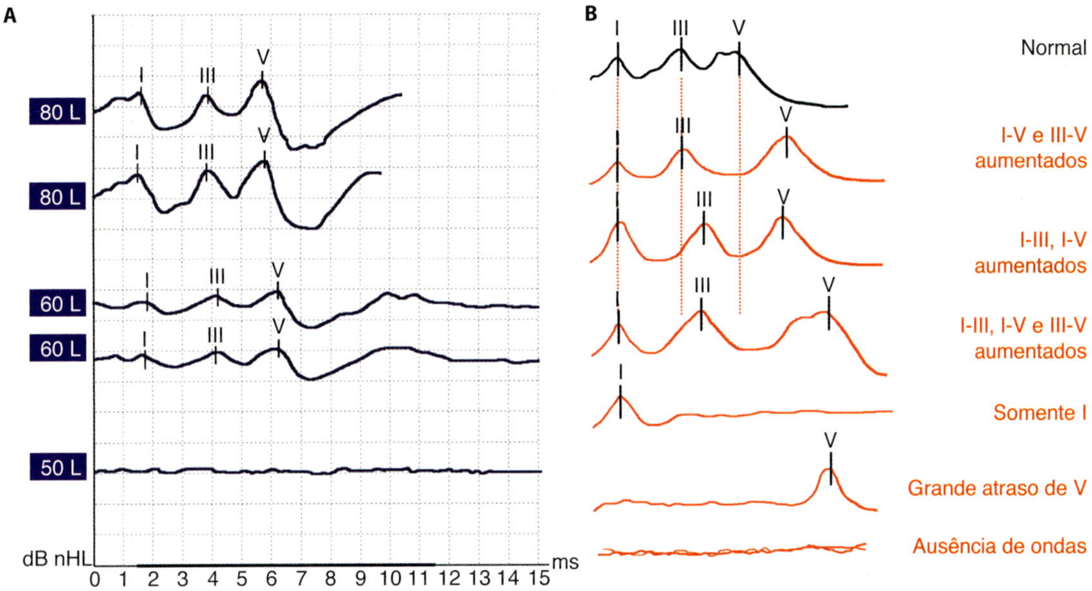

Figura 95.8 A. Recrutamento eletrofisiológico. PEATE com ondas bem definidas e boa morfologia em 80 dBNA, latências e intervalos interpicos preservados. Presença das ondas I, III e V também em 60 dBNA e ausência de todos os elementos em 50 dBNA. A diminuição abrupta da amplitude das ondas próximo ao limiar é característico de recrutamento eletrofisiológico e pode aparecer em perda auditiva coclear, sensorial. Repare que o limiar está elevado, em 60 dBNA; **B.** Traçado de PEATE normal e com alterações que sugerem patologia/disfunção retrococlear.

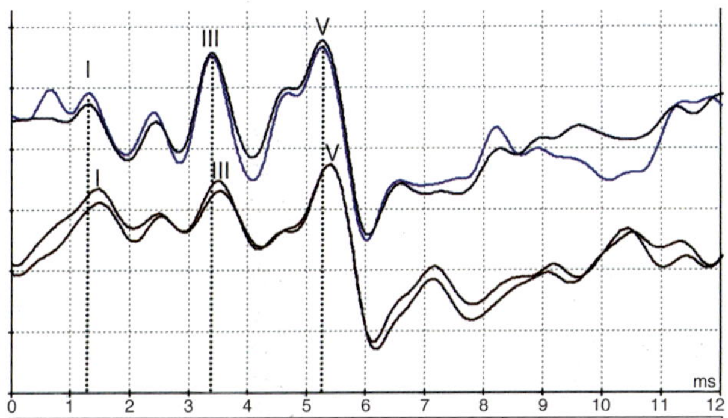

Intensidade do estímulo	Latência das ondas (ms)			Intervalos interpicos (ms)		
	I	III	V	I-III	I-V	III-V
80 dBNA OE	1,35	3,40	5,27	2,05	3,92	1,87
80 dBNA OD	1,55	3,61	5,48	2,06	3,93	1,87
Diferença interaural	0,20	0,21	0,21	0,01	0,01	0,00

Figura 95.9 PEATE em um caso de perda condutiva em orelha direita. Nota-se o atraso proporcional "em bloco" de 0,2 ms (em amarelo) na latência absoluta das ondas I, III e V com manutenção dos intervalos interpico I-III, I-V e III-V.

PEATE EM CRIANÇAS

O PEATE é o exame mais indicado para investigar os limiares auditivos em crianças pequenas, pois não requer a participação ativa dela e não é afetado pelo sono natural ou por anestésicos comumente utilizados. Cabe salientar que os procedimentos eletrofisiológicos não medem a audição, e, sim, a sensibilidade auditiva em relação a um estímulo sonoro.

Na busca pelo limiar auditivo, a identificação da onda V em resposta ao clique devido a sua maior amplitude, é a prioridade. A onda V é conhecida como onda limiar-dependente pois é a última a desaparecer quando a intensidade dos estímulos diminui. É importante observar que, à medida que a intensidade do estímulo diminui, a amplitude das ondas também diminui e a latência aumenta, muitas vezes restando somente a onda V (Figura 95.10 A). O exame começa na intensidade de 80 dBNA para identificar as ondas I, III e V e é feita a comparação dos valores das latências absolutas das ondas, dos intervalos I-III, I-V e III-V e dos valores interaurais, principalmente da onda V.[29] Essa avaliação inicial permite estudar se as vias auditivas apresentam alguma irregularidade ou se há a possibilidade de um comprometimento condutivo na orelha média. É importante ressaltar que em crianças pré-maturas e crianças até 2 anos esperam-se latências maiores das ondas III e V, o que reflete a imaturidade fisiológica da via auditiva de tronco encefálico nessa faixa etária. A partir dos 2 anos, observam-se as mesmas latências de adultos. Em seguida, a intensidade dos estímulos é reduzida em 10 ou 20 dBNA sucessivamente até encontrar a menor intensidade em que a onda V pode ser identificada, denominada limiar eletrofisiológico (Figura 95.10 B), o qual deve sempre ser replicado. O limiar esperado em crianças é de pelo menos 20 dBNA, e quando se encontram limiares superiores a 20 dBNA, o estudo deve ser complementado pela pesquisa da via óssea, da mesma forma que é realizada em uma audiometria tonal.

Ao se aproximar do limiar auditivo, é comum ser necessário um número maior de estímulos para que a onda V apareça, o que prolonga o exame. Isso pode ser especialmente problemático em crianças em sono natural, pois elas podem despertar e interromper a avaliação, exigindo uma nova visita. Pesquisadores buscaram alternativas para otimizar a visualização da onda V em menos tempo, levando ao desenvolvimento do estímulo *chirp*, que estimula as frequências baixas, médias e altas da membrana basilar de forma mais sincronizada, resultando em uma despolarização mais simultânea das fibras do nervo auditivo.[30,31] Além disso, melhora a relação sinal/ruído, aumentando a amplitude da onda V, facilitando sua identificação e reduzindo o tempo do exame, quando comparado com a pesquisa de limiar com clique.

Diversas variantes do estímulo *chirp* vem sendo estudadas para otimizar a sincronização e maximizar a amplitude da onda V com um menor número de estímulos. O CE-Chirp®, em homenagem ao pesquisador Claus Elberling, se destaca nesse sentido e chega a ter uma amplitude de onda V até duas vezes maior que com o clique (Figura 95.11).[31] Novos CE-Chirp® foram desenvolvidos para diferentes intensidades de estimulação, visando aprimorar a amplitude da onda para cada intensidade específica.[32] No entanto, o *chirp*, assim como o clique, fornece apenas informações sobre o limiar auditivo médio sem

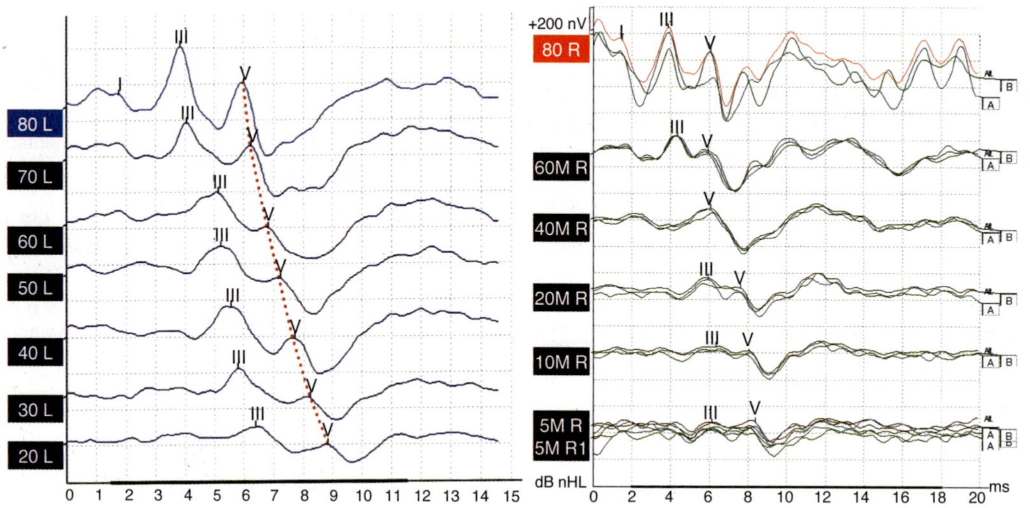

Figura 95.10 **A.** Limiar eletrofisiológico obtido em 20 dBNA em uma criança de 3 anos; **B.** Pesquisa do limiar eletrofisiológico em criança com 18 meses de vida com resultado em 5 dBNA. Nota-se nos dois exemplos o aumento da latência absoluta da onda V ao se diminuir a intensidade de estimulação, acompanhada por diminuição da amplitude das ondas.

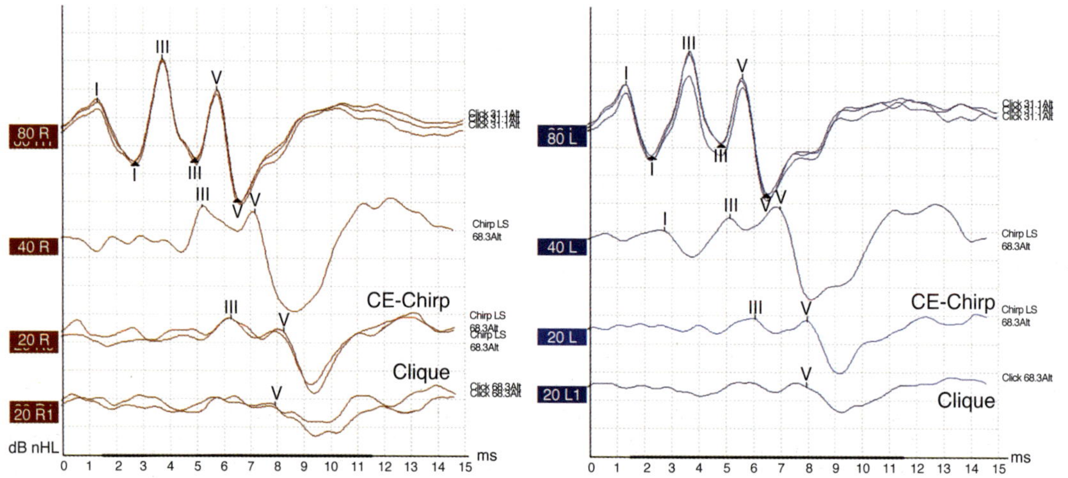

Figura 95.11 Pesquisa do limiar eletrofisiológico utilizando-se o CE-Chirp® e o clique. Nota-se como a amplitude da onda V é bem maior com o uso do CE-Chirp®, facilitando sua identificação.

proporcionar uma curva audiométrica. Para avaliar especificamente frequências individuais, são utilizados outros estímulos, como os *tone bursts* ou os *chirps* de banda estreita (NB CE-Chirp®), que tornaram a pesquisa do limiar mais completa e confiável. Esses novos estímulos são abordados em detalhes no Capítulo 96, *Eletrofisiologia Auditiva: Potenciais de Média Latência e P300.*

A seguir, serão apresentados alguns casos clínicos ilustrativos das diversas maneiras de apresentações do PEATE. Os traçados de exames normais foram abordados nas Figuras 95.6 e 95.10. Os principais achados dos traçados estão resumidos na Tabela 95.5.

CASOS CLÍNICOS

Caso 1

LVA, 6 anos, masculino. Encaminhado por não desenvolver a fala e linguagem. Sem indicador de risco para perda auditiva (IRDA). A criança fazia fonoterapia desde os 3 anos e havia sido avaliada por neuropediatra que sugeriu se tratar de transtorno do espectro autista (TEA). A família mudou de cidade e o novo neurologista solicitou uma avaliação auditiva. O exame foi realizado sob anestesia inalatória com o seguinte resultado: o exame foi iniciado com estímulo com clique 80 dBNA. Observou-se apenas a onda V com latência discretamente aumentada. Aumentou-se a intensidade do estímulo para 90 e 100 dBNA esperando-se a presença das ondas I e III, o que não ocorreu. O limiar eletrofisiológico pesquisado com CE-Chirps® LS foi encontrado em 70 dBNA. O exame das respostas auditivas de estado estável, que permite a pesquisa frequência-específica dos limiares em resposta ao NB CE-Chirp®, realizado em seguida, mostrou limiares compatíveis com os obtidos no PEATE *chirp* (que corresponde ao limiar médio entre 2.000 e 4.000 Hz) resultando em uma hipoacusia sensorioneural severa bilateral. Com o resultado do exame frequência-específica (estado estável em resposta ao NB CE-Chirp®) foi possível descrever também os limiares em 500, 1.000 e 2.000 Hz, definindo melhor as características da hipoacusia (Figura 95.12).

Caso 2

AM, 2 anos e 4 meses, feminino. Encaminhada pela neuropediatra por estar apresentando atraso no desenvolvimento da fala. A morfologia do PEATE está normal e nota-se um atraso bilateral em bloco das ondas I, III e V, compatível com distúrbio de condução, normalmente causado por efusão em orelhas médias. O limiar eletrofisiológico por

Tabela 95.5 Principais achados no PEATE, que serão discutidos nos casos clínicos.

	Características do exame	Exemplo
Exame normal	Latências e intervalos interpicos dentro na normalidade e limiar em pelo menos 20 dBNA	Figuras 95.6 e 95.10
Perda auditiva sensorioneural	Limiar por via aérea superior a 20 dBNA e por via óssea com acoplamento	Caso clínico 1
Perda auditiva condutiva	Aumento da latência da onda I com aumento em bloco da latência das ondas III e V, com intervalos interpicos normais. Limiar por via aérea superior a 20 dBNA e pelo menos em 20 dBNA por via óssea	Caso clínico 2
Disfunção retrococlear	Aumento da latência da onda V e às vezes da onda III, com aumento dos intervalos interpicos I-V e às vezes III-V/I-III, com limiar dentro da normalidade	Casos clínicos 3 e 4
Surdez sensorioneural unilateral	Limiares normais em uma orelha e perda sensorioneural na outra	Caso clínico 5
Espectro da neuropatia auditiva	Ausência de respostas neurais e presença de MC com estímulos rarefeitos e condensados	Caso clínico 6

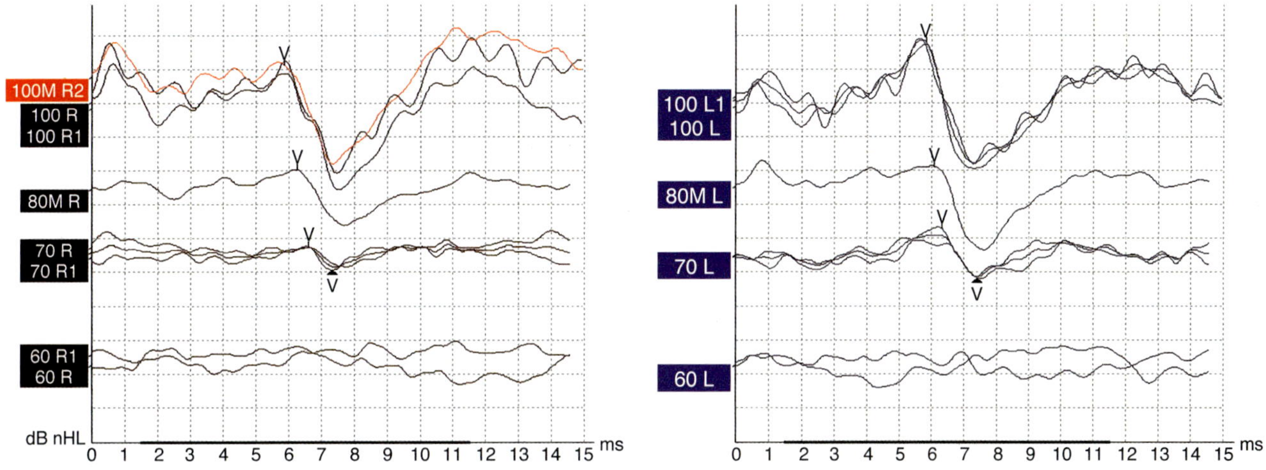

Figura 95.12 PEATE mostra somente presença de onda V com latência levemente atrasada bilateralmente e limiar eletrofisiológico em 70 dBNA.

via aérea foi pesquisado com CE-Chirp® LS, encontrando-se limiar de 45 dBnHL em ambas as orelhas. Quando o limiar é superior a 20 dBNA, deve-se continuar o exame fazendo a pesquisa por via óssea, que mostrou limiares normais em 20 dBNA nas duas orelhas. Esse caso ilustra uma alteração comum em crianças pequenas, a otite média com efusão (serosa ou mucoide). Nessa idade, pequenos rebaixamentos no limiar auditivo podem causar dificuldades na aquisição e desenvolvimento da fala e devem ser submetidos a tratamentos clínicos ou cirúrgicos o mais breve possível (Figura 95.13).

Caso 3

MASD, 2 anos e 7 meses, masculino, com atraso da fala, e em investigação de TEA. Exame solicitado pelo neuropediatra para afastar problemas auditivos. Sem IRDA. O exame mostra ondas síncronas, simétricas com atraso bilateral da latência absoluta das ondas III e V e consequente aumento dos intervalos I-III e I-V. Essa alteração não é patognomônica, mas está descrita em pacientes com TEA. Essas crianças frequentemente têm atraso da fala e o neuropediatra solicita tanto o PEATE para avaliar a parte auditiva como uma ressonância magnética de crânio para investigar alterações da esfera neurológica (Figura 95.14).

Caso 4

ATR, 47 anos, masculino. Há 3 anos vem apresentando zumbido em orelha esquerda, de baixa intensidade e contínuo, associado a episódios de tonturas do tipo instabilidade e por vezes rotatórias. Percebeu recentemente uma piora da audição do lado do zumbido. A audiometria tonal mostra rebaixamento leve nas frequências altas em orelha esquerda e um índice de reconhecimento de fala de 88% para monossílabos. A investigação prosseguiu com um PEATE, que mostrou um atraso importante das ondas III e V do lado esquerdo e uma diferença interaural entre as ondas V de 1,09 ms entre as ondas V e 1,08 ms entre os intervalos I-V (Figura 95.15).

Atrasos maiores de 0,3 ms são sugestivos de uma alteração ou disfunção retrococlear e a investigação deve continuar com uma avaliação por imagem. A ressonância magnética de ossos temporais mostrou um pequeno schwannoma vestibular.

Pacientes com zumbido uni ou bilateral e tonturas ou perdas auditivas assimétricas devem ser avaliados por meio do PEATE como método de triagem de patologia retrococlear, por se tratar de um método não invasivo, rápido, confortável e de boa sensibilidade quando bem executado. A ressonância magnética é o padrão-ouro, mas além de ser mais caro, muitos pacientes ansiosos não suportam a realização do exame e necessitam ser sedados. As possibilidades dos traçados em casos de patologia/disfunção retrococlear estão resumidos na Figura 95.8 B.

Caso 5

DOCB, 2 meses, masculino. Foi encaminhado para triagem auditiva neonatal, sem IRDA, e falhou em orelha direita. O exame foi repetido aos 3 meses e permaneceu a falha, e em seguida foi submetido ao PEATE diagnóstico (2013) que mostrou ausência de ondas com estímulos do 100 dBNA em orelha direita e limiar dentro do normal em orelha esquerda. A mãe foi orientada a repetir o exame, mas retornou somente quando a criança estava com 2 anos e 9 meses (2016). O exame não mostrou alterações em relação ao limiar auditivo. Nota-se que no exame de 2013, aos 3 meses de vida, a latência das ondas III e V são superiores àquelas aos 3 anos devido à imaturidade das vias auditivas (Figura 95.16). Em torno de 18 meses e 2 anos essas latências já devem ser semelhantes às do adulto.[1,23,33]

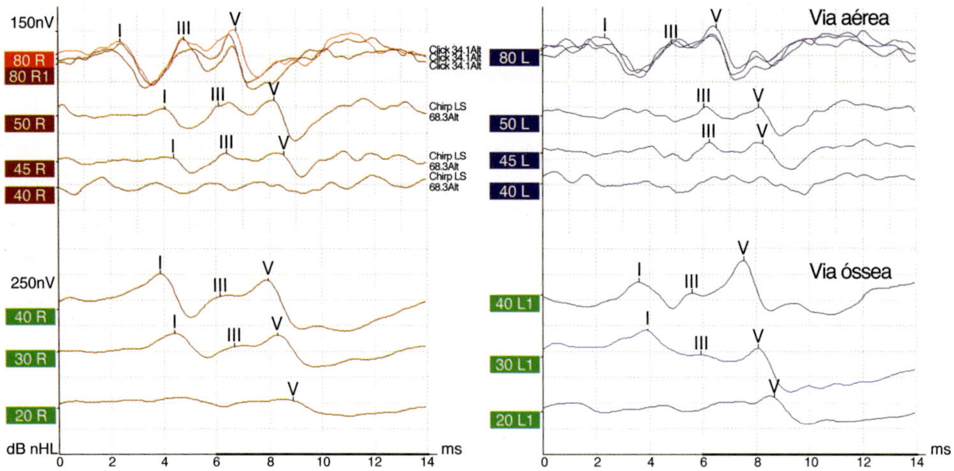

Intensidade do estímulo	Latência das ondas (ms) I	III	V	Intervalos interpicos (ms) I-III	I-V	III-V
80 dBNA OE	2,33	4,77	6,73	2,44	4,40	1,96
80 dBNA OD	2,30	4,83	6,50	2,53	4,20	1,67
Diferença interaural	-0,03	0,06	-0,23	0,09	-0,20	-0,29

Figura 95.13 Exame característico de perda condutiva bilateral em que se nota atraso em bloco das ondas I, e consequentemente das ondas III e V. Como o limiar pela via aérea foi superior a 20 dBNA, o exame deve ser complementado com a pesquisa dos limiares por via óssea, que se mostrou normal.

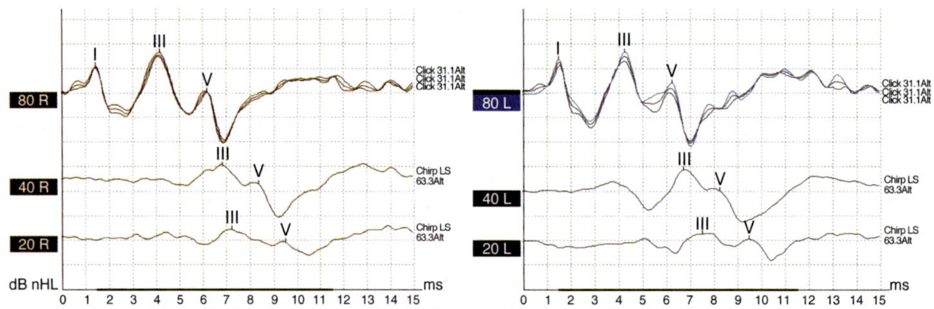

Intensidade do estímulo	Latência das ondas (ms) I	III	V	Intervalos interpicos (ms) I-III	I-V	III-V
80 dBNA OE	1,43	4,17	6,20	2,74	4,77	2,03
80 dBNA OD	1,47	4,23	6,23	2,76	4,76	2,00
Diferença interaural	0,04	0,06	0,03	0,02	-0,01	-0,03

Figura 95.14 PEATE de criança com limiares eletrofisiológicos normais e atraso bilateral na latência das ondas III e V, que podem estar presentes em casos de TEA.

Crianças com perdas uni ou bilaterais devem ser acompanhadas, assim como as que apresentam IRDA, pois há a possibilidade de piora dos limiares auditivos, muitas vezes necessitando de intervenção clínica ou cirúrgica.

Caso 6

LASF, 7 meses, feminino. Apresentou hiperbilirrubinemia que necessitou de exsanguineotransfusão. Não foi orientada a fazer PEATE em decorrência desse indicador de risco. Não desenvolveu a fala e aos 2 anos e 6 meses foi encaminhada para avaliação auditiva. O exame que foi realizado com uso de hidrato de cloral (Figura 95.17 A) foi laudado como "compatível com perda auditiva severa/profunda para a região do clique de 2 a 4 kHz". A criança foi posteriormente encaminhada para realizar um exame sob sedação. Não foram obtidas ondas com estímulos cliques alternados de 90 dBNA (Figura 95.17 C1). Com o histórico da exsanguinotransfusão, decidiu-se pesquisar o MC utilizando cliques rarefeitos e condensados, que demonstrou a presença de um grande microfonismo em ambas as orelhas (Figura 95.17 C2). Para se excluir a possibilidade dessas ondas serem resultado de interferência elétrica, o exame foi novamente feito clampeando-se (obstruindo a passagem do estímulo sonoro) o tubo do fone de inserção, o que faz desaparecer a resposta resultante do som (Figura 95.17 C3). Estudando-se melhor o primeiro exame realizado e sobrepondo as imagens, observou-se que havia um MC presente, não percebido pelo examinador naquela ocasião (Figura 95.17 B).

Como abordado na seção de Ecog, as doenças do espectro da neuropatia auditiva englobam uma série de desordens que afetam as células ciliadas internas e/ou as fibras do nervo auditivo. Foi primeiramente descrita em 1996 por Starr et al., e desde então mais de 1.500 artigos foram publicados sobre essa patologia que pode se apresentar de inúmeras maneiras.[34,35] Em pacientes que conseguem realizar uma audiometria, os limiares podem variar de normais até perdas profundas e muitas vezes com uma discriminação da fala incompatível com os limiares psicoacústicos, principalmente em ambientes com ruído de fundo. Os exames desses pacientes costumam mostrar emissões otoacústicas presentes (CCEs normofuncionantes) e PEATE com morfologia muito pobre (incompatível com os limiares audiométricos) ou ausência de potenciais, e presença de MC.

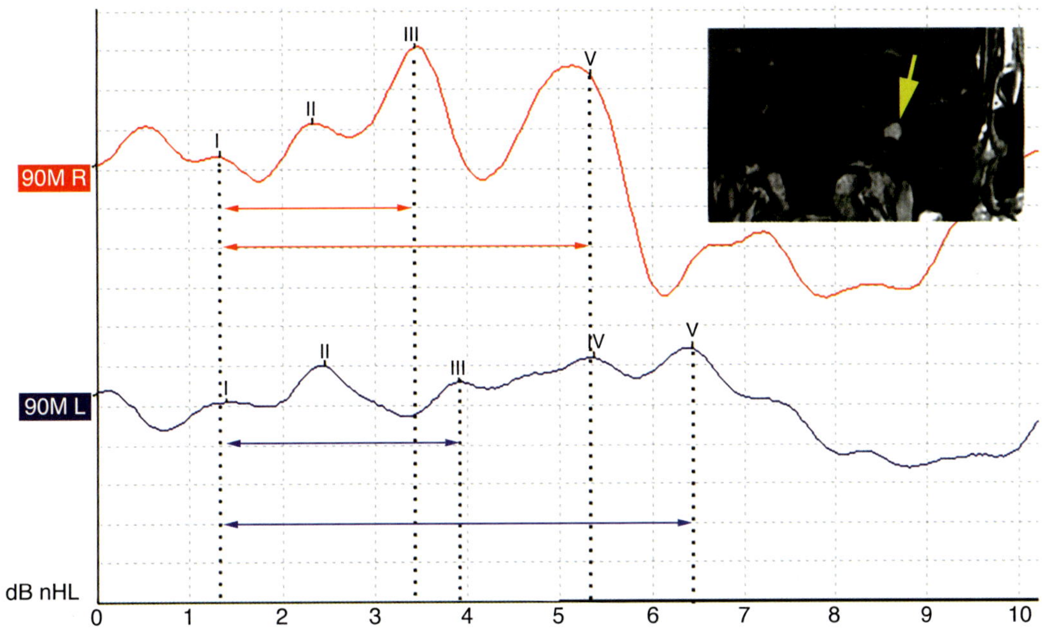

Intensidade do estímulo	Latência das ondas (ms)			Intervalos interpicos (ms)		
	I	III	V	I-III	I-V	III-V
90 dBNA OE	1,35	3,53	5,37	2,18	4,02	1,84
90 dBNA OD	1,36	3,89	6,46	2,53	5,10	2,57
Diferença interaural	0,01	0,36	1,09	0,35	1,08	0,73

Figura 95.15 Exemplo de PEATE em um paciente com schwannoma vestibular à esquerda. Nota-se o atraso na latência absoluta das ondas III e V no lado esquerdo com consequente aumento dos intervalos interpicos I-III e I-V e até mesmo do III-V desse lado.

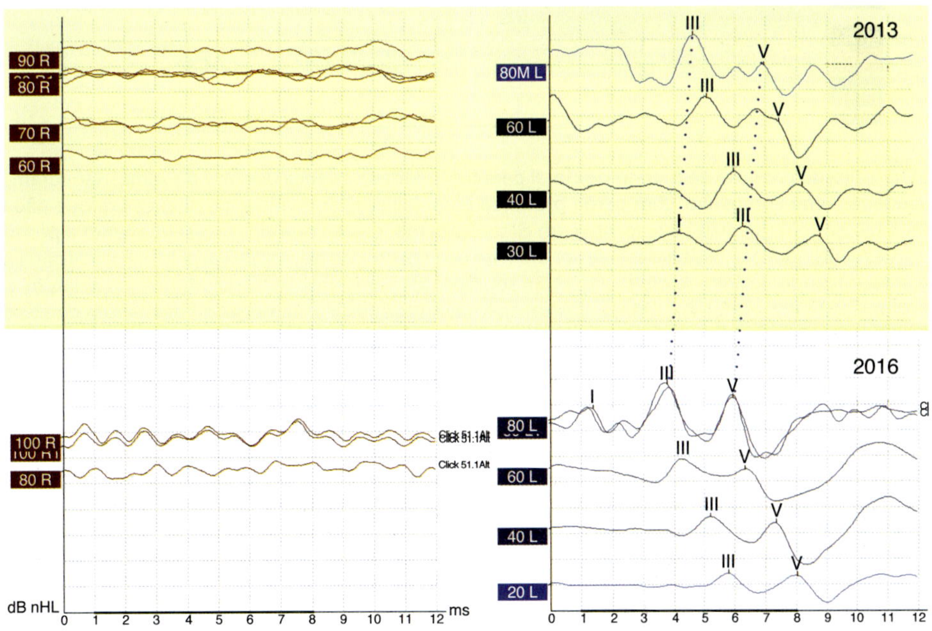

Figura 95.16 Comparação de exames realizados aos 3 meses e quase aos 3 anos de vida mostrando manutenção dos limiares auditivos em ambas as orelhas. A linha tracejada mostra a mudança da latência que ocorre com a mielinização do sistema auditivo.

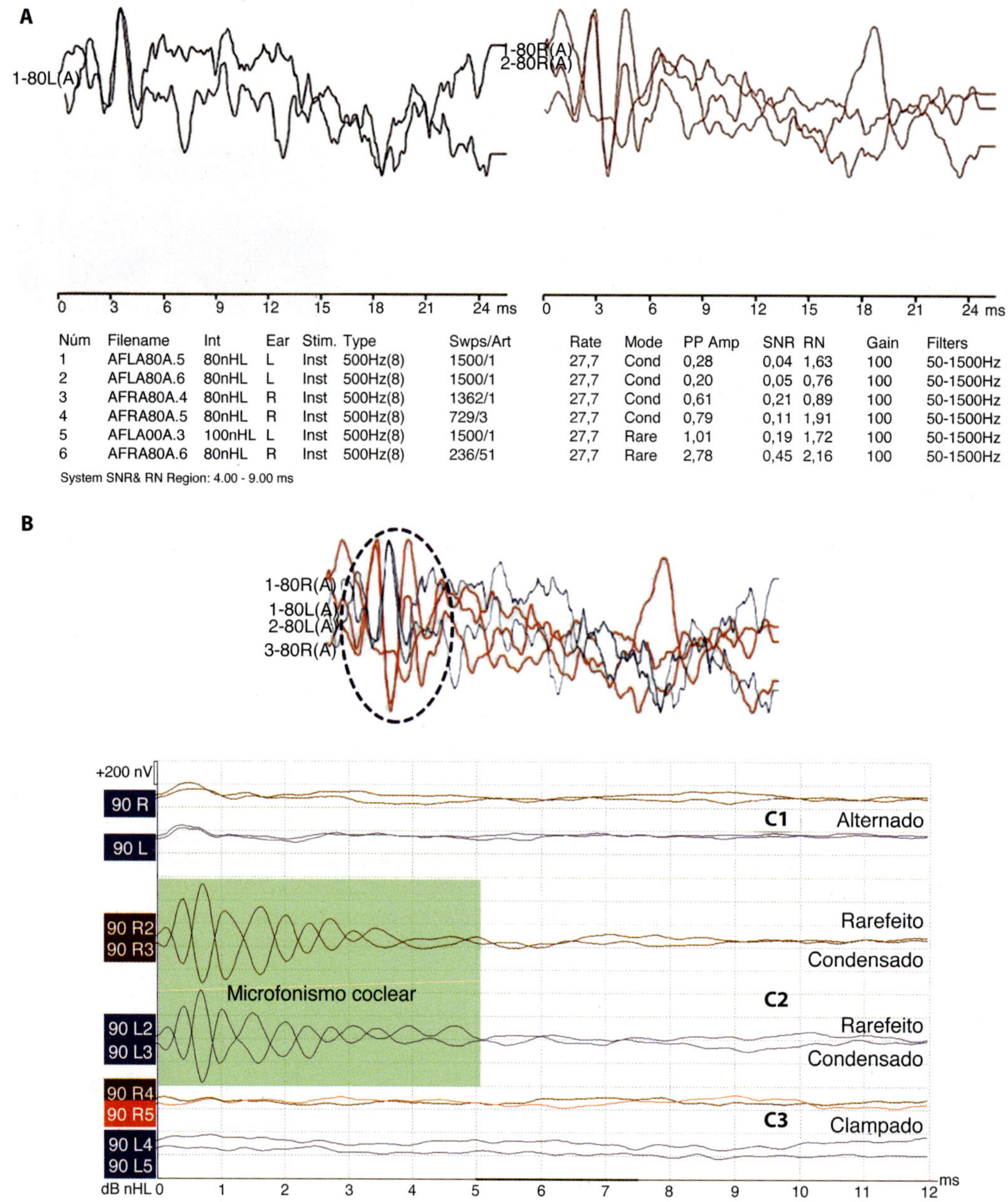

Figura 95.17 A. PEATE realizado com uso de hidrato de cloral para tranquilizar a criança durante o exame. Não foram visualizados potenciais e o exame foi laudado como compatível com perda profunda bilateral; **B.** Exame inicial da criança em que não foi percebido o MC (elipse tracejada); **C1.** Em casos em que não há resposta com cliques alternados, deve-se dar prosseguimento à pesquisa do MC, pois em vez de ocorrer uma surdez profunda, há possibilidade de ser um caso de espectro da neuropatia auditiva. Foi realizada uma série de cliques com inversão da polaridade (condensados e rarefeitos) que são sobrepostos para evidenciar a mudança dos sinais de positivos para negativos (**C2**), o que configura o MC (em verde). Por último, obstrui-se o estímulo acústico clampeando (fechando) o tubo do fone de inserção. Se as ondas desaparecerem, confirma-se o microfonismo (**C3**). Se permanecerem, trata-se de um artefato elétrico e a criança apresenta uma perda sensorioneural profunda.

REFERÊNCIAS BIBLIOGRÁFICAS

1. Hall JW. New handbook of auditory evoked responses. 1st ed. Londres: Person Education; 2006. 736 p.
2. Grasel SS, Beck RO, Loureiro RC, Rossi AC, Almeida ER de, Ferraro J. Normative data for TM electrocochleography measures. J Otol [Internet]. 2017 Jun [Acesso em: 2024 Jul];12(2):68-73
3. Grasel S, Beck R. Eletrofisiologia: vias auditivas e vestibulares - monitoramento interaoperatório. 1. ed. São Paulo: Thieme Revinter; 2020. 278 p.
4. Pou AM, Hirsch BE, Durrant JD, Gold SR, Kamerer DB. The efficacy of tympanic electrocochleography in the diagnosis of endolymphatic hydrops. Am J Otol [Internet]. 1996 Jul [Acesso em: 2024 Jul];17(4):607-11.
5. Margolis RH, Rieks D, Fournier EM, Levine SE. Tympanic electrocochleography for diagnosis of Menière's disease. Arch Otolaryngol Head Neck Surg [Internet]. 1995 Jan [Acesso em: 2024 Jul];121(1):44-55.
6. Levine S, Margolis RH, Daly KA. Use of electrocochleography in the diagnosis of Menière's disease. Laryngoscope [Internet]. 1998 [Acesso em: 2024 Jul];108(7):993-1000.
7. Ferraro JA. Electrocochleography: A review of recording approaches, clinical applications, and new findings in adults and children. J Am Acad Audiol [Internet]. 2010 [Acesso em: 2024 Jul];21(3):145-52.
8. Ferraro JA, Durrant JD. Electrocochleography in the evaluation of patients with Ménière's disease/endolymphatic hydrops. J Am Acad Audiol [Internet]. 2006 Jan [Acesso em: 2024 Jul];17(1):45-68.
9. Ferraro JA, Kileny PR, Grasel SS. Electrocochleography: New Uses for an old test and normative values. Am J Audiol [Internet]. 2019 Octt 16 [Acesso em: 2024 Jul];28(3S):783-95.

10. Al-momani MO, Ferraro JA, Gajewski BJ, Ator G. Improved sensitivity of electrocochleography in the diagnosis of Meniere's disease. Int J Audiol [Internet]. 2009 Nov [Acesso em: 2024 Jul];48(11):811-9.
11. Baba A, Takasaki K, Tanaka F, Tsukasaki N, Kumagami H, Takahashi H. Amplitude and area ratios of summating potential/action potential (SP/AP) in Meniere's disease. Acta Otolaryngol [Internet]. 2009 Jan [Acesso em: 2024 Jul];129(1):25-9.
12. Ohashi T, Nishino H, Arai Y, Hyodo M, Takatsu M. Clinical significance of the summating potential-action potential ratio and the action potential latency difference for condensation and rarefaction clicks in Meniere's disease. Ann Otol Rhinol Laryngol [Internet]. 2009 Apr [Acesso em: 2024 Jul];118(4):307-12
13. Devaiah AK, Dawson KL, Ferraro JA, Ator GA. Utility of area curve ratio electrocochleography in early Meniere disease. Arch Otolaryngol Head Neck Surg [Internet]. 2003 May [Acesso em: 2024 Jul];129(5):547-51.
14. Basura GJ, Adams ME, Monfared A, Schwartz SR, Antonelli PJ, Burkard R et al. Clinical practice guideline: Ménière's disease. Otolaryngol Head Neck Surg [Internet]. 2020 Apr [Acesso em: 2024 Jul];162(2_suppl):S1-S55.
15. Ikino CM, de Almeida ER. Summating potential-action potential waveform amplitude and width in the diagnosis of Menière's disease. Laryngoscope [Internet]. 2006 Oct [Acesso em: 2024 Jul];116(10):1766-9.
16. Tan CM, Lecluyse W, McFerran D, Meddis R. Tinnitus and patterns of hearing loss. J Assoc Res Otolaryngol [Internet]. 2013 [Acesso em: 2024 Jul];14(2):275-82.
17. Santarelli R, Arslan E. Electrocochleography in auditory neuropathy. Hear Res [Internet]. 2002 [Acesso em: 2024 Jul];170(1-2):32-47.
18. McMahon CM, Patuzzi RB, Gibson WP, Sanli H. Frequency-specific electrocochleography indicates that presynaptic and postsynaptic mechanisms of auditory neuropathy exist. Ear Hear [Internet]. 2008 [Acesso em: 2024 Jul];29(3):314-25.
19. Dowley AC, Whitehouse WP, Mason SM, Cope Y, Grant J, Gibbin KP. Auditory neuropathy: Unexpectedly common in a screened newborn population. Dev Med Child Neurol [Internet]. 2009 [Acesso em: 2024 Jul];51(8):642-6.
20. Mandala M, Mazzocchin L, Ward BK, Viberti F, Bindi I, Salerni L et al. A retrospective evaluation to assess reliability of electrophysiological methods for diagnosis of hearing Loss in Infants. Brain Sci [Internet]. 2022 [Acesso em: 2024 Jul];12(7).
21. Jewett DL, Romano MN, Williston JS. Human auditory evoked potentials: Possible brain stem components detected on the scalp. Science [Internet]. 1970 Mar 13 [Acesso em: 2024 Jul];167(3924):1517-8.
22. Hashimoto I, Ishiyama Y, Yoshimoto T, Nemoto S. Brain-stem auditory-evoked potentials recorded directly from human brainstem and thalamus. [Internet]. 1981 Dec [Acesso em: 2024 Jul];104(Pt 4):841-59.
23. Hall JW. eHandbook of auditory evoked responses: Principles, procedures & protocols [Internet]. Kindle Edition; 2015 [Acesso em: 2024 Jul]. 2090 p.
24. Sousa LA, Piza MT, Alvarenga KF, Cóser PL. Eletrofisiologia da audição e emissões otoacústicas: Princípios e aplicações clínicas. 3. ed. São Paulo: Editora Book Toy; 2016. 372 p.
25. Chiappa K. Brainstem auditory evoked potentials: Methodology. Evoked potentials in clinical medicine. 3th ed. New York: Raven Press; 1997. p. 157-97.
26. Piza MT. PEATE em adultos. In: Grasel SS, Beck RO, editors. Eletrofisiologia: vias auditivas e vestibulares - monitoramento interaoperatório. 1. ed. São Paulo: Thieme Revinter; 2020. p. 1-10. 278 p.
27. Koors PD, Thacker LR, Coelho DH. ABR in the diagnosis of vestibular schwannomas: A meta-analysis. Am J Otolaryngol [Internet]. 2013 May-Jun [Acesso em: 2024 Jul];34(3):195-204.
28. Park MJ, Ahn JH, Park HJ, Chung JW, Kang WS. Diagnostic validity of auditory brainstem response for the initial screening of vestibular schwannoma. J Audiol Otol [Internet]. 2022 Jan [Acesso em: 2024 Jul];26(1):36-42.
29. Piza MT. Novos métodos de avaliação das perdas auditivas na infância. In: Lessa M, editor. PRO-ORL, Ciclo 11. Porto Alegre: Artmed Panamericana; 2017. p. 117-46.
30. Cebulla M, Sturzebecher E, Elberling C, Muller J. New clicklike stimuli for hearing testing. J Am Acad Audiol [Internet]. 2007 [Acesso em: 2024 Jul];18(9):725-38.
31. Elberling C, Callo J, Don M. Evaluating auditory brainstem responses to different chirp stimuli at three levels of stimulation. J Acoust Soc Am [Internet]. 2010 [Acesso em: 2024 Jul];128(1):215-23.
32. Kristensen SG, Elberling C. Auditory brainstem responses to level-specific chirps in normal-hearing adults. J Am Acad Audiol [Internet]. 2012 [Acesso em: 2024 Jul];23(9):712-21.
33. Eggermont JJ. Auditory brainstem response. Handb Clin Neurol [Internet]. 2019 [Acesso em: 2024 Jul];160:451-64.
34. Starr A, Picton TW, Sininger Y, Hood LJ, Berlin CI. Auditory neuropathy. Brain [Internet]. 1996 Jun [Acesso em: 2024 Jul];119 (Pt 3):741-53.
35. Starr A, Sininger YS, Pratt H. The varieties of auditory neuropathy. J Basic Clin Physiol Pharmacol [Internet]. 2000 [Acesso em: 2024 Jul];11(3):215-30.

CAPÍTULO

96

Eletrofisiologia Auditiva: Potenciais de Média Latência e P300

Pedro Luis Cóser • Maria Stella A. Amaral

POTENCIAL EVOCADO AUDITIVO DE MÉDIA LATÊNCIA

Os potenciais evocados auditivos de média latência (PEAML) ocorrem entre 10 e 80 ms após a apresentação do estímulo, portanto, depois dos de curta latência (BERA e Ecog, entre 0 e 10 ms) e antes dos de longa latência (LLR e P300, além de 80 ms).

Infelizmente, até hoje ainda não existe uma padronização de exame aceita por todos, e muito menos estudos que indiquem com precisão qual a habilidade de processamento auditivo estaria comprometida no caso de alguma alteração nas respostas obtidas. Em decorrência disso, os autores deste capítulo consideram esse exame de pouca utilidade prática no dia a dia do otorrinolaringologista.

As respostas são nomeadas de Na, Pa, Nb e Pb, e a mais frequentemente observada é a Pa. Essas respostas são geradas, principalmente, na via tálamo-cortical, no colículo inferior, na formação reticular mesencefálica e no giro de Heschel. Antecedendo a onda Na, costuma-se identificar a onda V de Jewett, com latência em torno de 7 ms, em decorrência dos filtros empregados. A onda V não é objeto do estudo do PEAML, mas sua presença é um bom indicador de que as respostas estão presentes no nível do tronco encefálico.

Em crianças, esse sistema está parcialmente desenvolvido e só amadurece na puberdade.

Em teoria, essas respostas surgiriam na via auditiva além do tronco encefálico, até o córtex primário, analisando assim atividades de áreas onde a percepção auditiva está mais elaborada e poderia ser uma fonte de informação importante sobre como estaria funcionando o processamento auditivo sob o ponto de vista eletrofisiológico. Em tese, essas respostas poderiam ser mais informativas sobre o processamento auditivo, uma vez que são geradas totalmente dentro da via auditiva e não fora dela como, por exemplo, o P300.

São respostas nem sempre fáceis de se observar porque, muito frequentemente, são superpostas por uma resposta miogênica gerada pelo músculo retroauricular (com latência muito semelhante a Na-Pa e com amplitude maior, na maioria das vezes).

A interferência de 60 Hz da rede elétrica pode também simular uma resposta, pois não se pode usar o filtro *notch* em função do espectro das frequências elétricas contidas na resposta que se pesquisa.

Infelizmente, é muito comum ver na literatura "respostas Na Pa e Nb Pb" que, na interpretação dos autores deste capítulo, não passam de respostas miogênicas ou decorrentes da interferência de 60 Hz.

Antes do uso da eletrococleografia (Ecog) e do potencial evocado auditivo de tronco encefálico (PEATE/BERA) para determinar se havia perda auditiva ou não em pessoas difíceis de testar, o exame PEAML foi empregado com essa finalidade. Hoje em dia, isso está abandonado em favor dos exames citados e, na impossibilidade destes, é utilizado o potencial auditivo de longa latência LLR (N1P2).

Ainda há um espaço para seu uso como parte dos testes da avaliação do processamento auditivo central (PAC). A busca de padrões de alteração e sua correlação com as habilidades de processamento auditivo, em estudos com controle rígido sobre os artefatos, poderia ajudar, por exemplo, na investigação de crianças com problemas de aprendizagem. Na anestesiologia, o exame tem sido usado em muitos trabalhos de monitorização da profundidade anestésica.

Realização do exame

O paciente deve estar sentado em uma poltrona confortável, com a cabeça apoiada, permanecendo em vigília e o mais quieto possível durante todo do exame. Para isso pode ser orientado a assistir com atenção a um filme na TV a sua frente e até mesmo a usar o celular para fazer alguma atividade que o mantenha desperto e atento.

Para avaliação do processamento auditivo central, é importante ter no mínimo dois canais de registro, com os eletrodos ativos colocados na linha coronal que liga uma orelha à outra, à meia distância entre o vértex e a orelha esquerda (C3), e entre o vértex e a orelha direita (C4), permitindo a comparação de amplitudes e latências entre os hemisférios cerebrais. O registro das respostas ipsi e contralaterais acrescenta mais parâmetros para a avaliação da resposta.

Os estímulos são apresentados de forma monoaural, com intensidade ideal de 70 dBNA ou menos (para tentar evitar a resposta miogênica pós-auricular). O *tone burst* (TB) de 500 Hz (com duração maior que 10 ms) tem sido usado, assim como o *click*.

A comparação de amplitudes entre os dois lados do crânio é muito útil para determinar a presença de lesões unilaterais (diferenças de até 50% são consideradas normais). A comparação de amplitudes entre as respostas geradas a partir de uma orelha com as da outra também é significativa (variações de até 50% também são normais).

De acordo com Musiek et al. (1999),[1] é chamado "efeito eletrodo" quando há assimetria entre as respostas geradas em C3 comparadas com C4 (de forma independente da orelha estimulada) e de "efeito orelha" quando as respostas geradas são assimétricas a partir da orelha direita ou esquerda, independentemente de terem sido registradas em C3 ou C4. As latências das respostas têm menos aplicação diagnóstica do que as amplitudes, ao contrário da maioria dos exames eletrofisiológicos.

O eletrodo de referência é colocado no lóbulo da orelha, evitando colocar na mastoide, e o terra, na testa. O eletrodo de referência colocado na nuca, em vez do lóbulo da orelha, protege ainda mais da indesejada resposta do músculo retroauricular, que costuma gerar artefatos entre 14 e 19 ms, atrapalhando o registro dos potenciais de média latência em muitos casos.

Um dos maiores problemas para a falta de aplicação clínica universal é que são descritos diferentes protocolos para a aquisição das respostas. É observada grande variabilidade dos parâmetros técnicos, como por exemplo, a faixa de frequência dos filtros, as taxas de repetição, o tipo de estímulo, sua intensidade, o número de canais empregados no exame e a localização dos eletrodos. Na Tabela 96.1 pode-se observar uma amostra dessa diversidade. Não bastasse toda essa miscelânea de metodologias, ainda existe o efeito do estado de vigília e da idade do paciente a ser avaliado. Apesar de haver alguns estudos com pacientes dormindo e, inclusive anestesiados, a recomendação para a avaliação do PAC é realizar o teste com o paciente acordado, o que pode ser um fator de maior dificuldade na população infantil.

A amplitude e morfologia das respostas é considerada muito mais importante na análise das respostas do que a avaliação das latências, como sugerem alguns trabalhos.[2-4]

A primeira tarefa é determinar se existe resposta de PEAML ou não. Na prática, a medição dos PEAMLs é bastante difícil e

Tabela 96.1 Exemplos da grande diversidade de protocolos usados na pesquisa dos potenciais evocados auditivos de média latência.

Autor/ano	PA	PB	E	PPS	I	N	E(+)	E(−)
Hall, 1992	10	1.500	*Click*, TB	7,1	70	1.000	C5, C6, Fz	A1 Ac
Hall, 2009 (0)	10	1.500	*Click*	< 11	70	> 500	Fz	A1
Hall, 2009 (1)	0,1	100	TB > 10 ms	< 1	70	> 100	Cz	A1
Hall, 2009 (2)	10	250	TB > 10ms	< 11	70	> 500	C5, C6, Fz	A1A2 (nuca)
Hall, 2009 (3)	10	1.500	TB > 10 ms	< 11	70	> 500	C5, C6, Fz	A1A2 (nuca)
Atcherson, 2012	10	300	*Click*, TB	7-17	70	> 500	C3, C4, Cz	A1 (nuca)
Schochat, 2012	20	200	*Click*	9,8	70	1.000	C3, C4	A1, A2
Frizzo, 2007	3	100	TB	5	50 a 70	500	Cz	A1, A2
Oliveira, 2016	10	100	*Click*	11	70	> 500	C3, C4	A1, A2

E (+) = eletrodo ativo; E (−) = eletrodo de referência; E = estímulo; I = intensidade em dBNA; N = número de estímulos por promediação; PA = passa-alta; PB = passa-baixa; PPS = pulsos por segundo; TB = *tone burst*.

demorada.[5] A certeza de se tratar mesmo de uma resposta é tão importante na análise dos PEAMLs quanto para qualquer resposta evocada auditiva como o Ecog e o PEATE. No entanto, é possível que o PEAML esteja "alterado" ou simplesmente não seja detectado devido a fatores metodológicos, o que não costuma ocorrer na análise dos potenciais de curta latência. Essencialmente, deve-se descartar cada um dos fatores não patológicos antes de concluir que não há resposta para um determinado paciente. Um desafio bastante singular na análise dos PEAMLs é assegurar que os componentes observados sejam realmente neurogênicos, refletindo respostas verdadeiras do sistema nervoso auditivo, e não artefatos que não estão relacionados com a atividade cerebral dentro do sistema auditivo. Geralmente, os artefatos não são sincronizados com o estímulo e registrados com repetibilidade. Artefatos podem ser detectados com a comparação de várias respostas sucessivas, como mostrado na Figura 96.1. São minimizados ou eliminados, somando essas respostas e analisando-se o traçado resultante da somação e média.

Outra medida útil para diminuir a interferência miogênica é estender o pescoço e apoiar a cabeça, procurando o máximo relaxamento da musculatura cervical.

Na Figura 96.2 encontra-se um exame típico de um adulto normal obtido em resposta ao LS-Chirp de 70 dBNA. Estímulos unilaterais

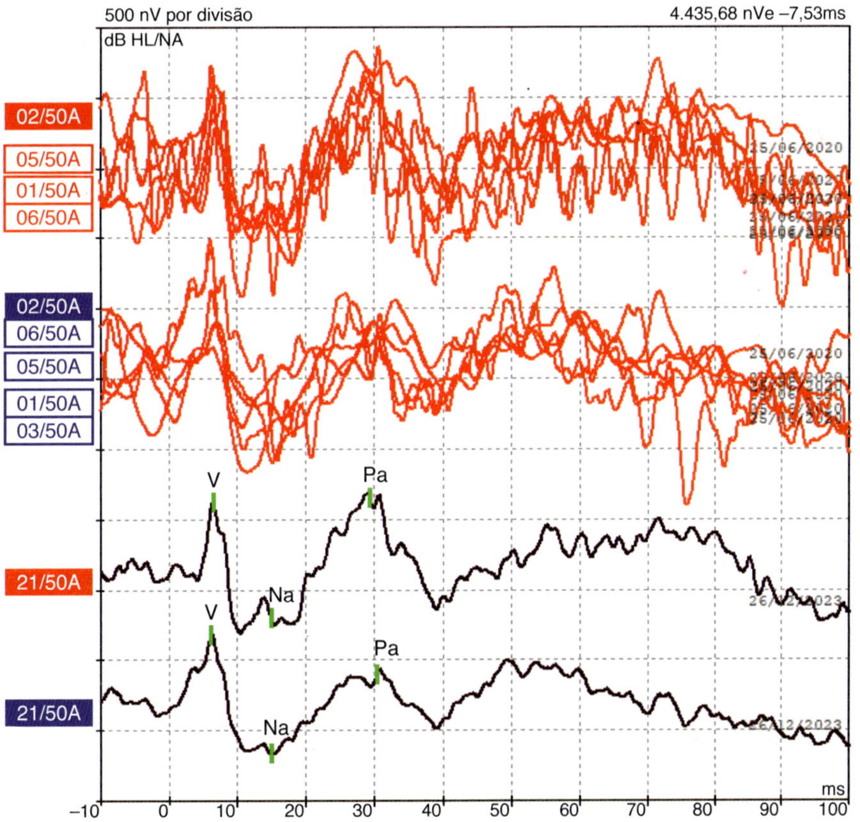

Figura 96.1 Estimulou-se a orelha direita com LS-Chirp de 50 dBNA, 7,1 pps, filtros de 10 a 200 Hz, eletrodos (+) em C3 e C4 e eletrodos (–) na nuca. Observa-se, nos dois últimos traços, a média da soma das respostas superpostas no alto da figura, sendo a primeira contralateral e a segunda ipsilateral. Observam-se claramente as ondas V, Na e Pa dos dois lados, com latências esperadas em um adulto e com assimetria dentro da normalidade (< 50%). Observa-se, também, que a soma das várias respostas cancelou satisfatoriamente o ruído elétrico intenso presente nas respostas individuais que, em média, continham 700 estímulos.

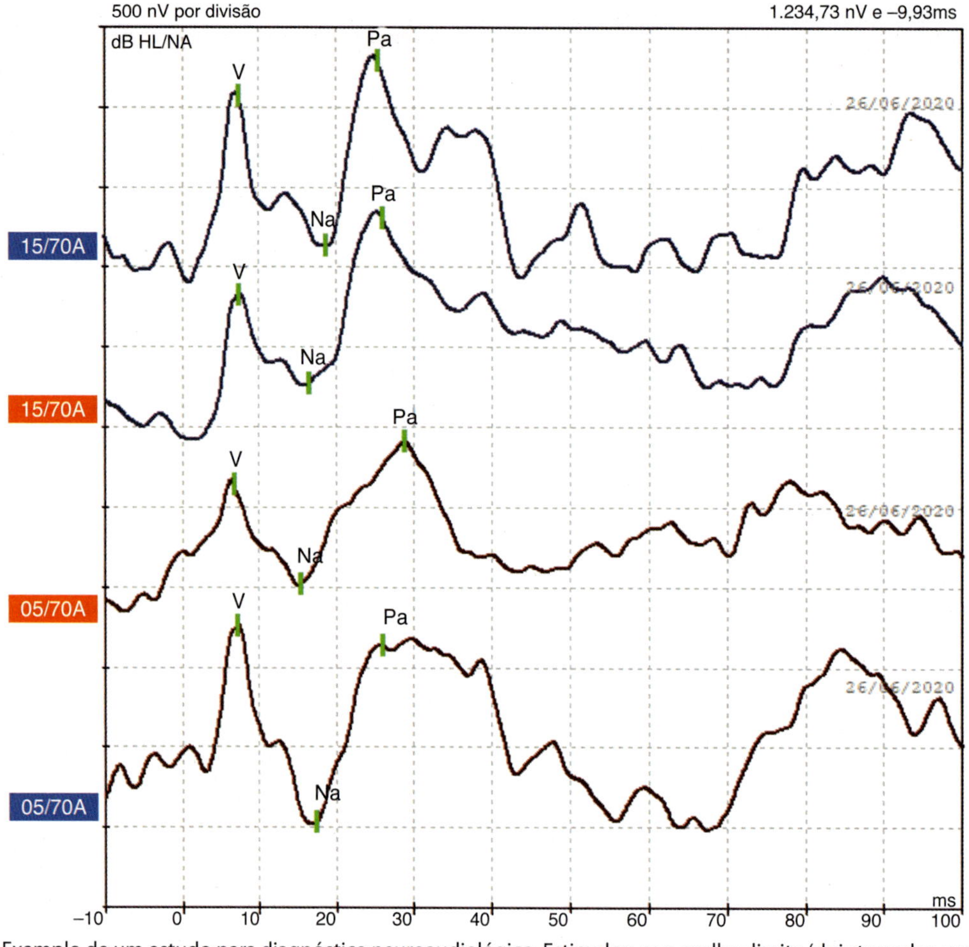

Figura 96.2 Exemplo de um estudo para diagnóstico neuroaudiológico. Estimulou-se a orelha direita (dois traçados superiores) e a esquerda (dois traçados inferiores) com LS-Chirp de 70 dBNA, 8,1 pps, filtros de 0,5 a 200 Hz, eletrodos (+) em C3 e C4 e eletrodos (–) na nuca. Duas séries de 1.000 estímulos foram realizadas em cada orelha e as marcações foram feitas sobre a soma das respostas. Observa-se claramente as ondas V, Na e Pa, ipsi (o primeiro traço de cada orelha) e contralaterais (o segundo traço de cada orelha), dos dois lados, com latências esperadas em um adulto e assimetria dentro da normalidade (< 50%). Importante notar a presença da onda V, que garante que o exame, sob o ponto de vista elétrico, está adequado. A amplitude da onda V também serve de referência para avaliar se Na-Pa está com a amplitude esperada, pois a amplitude de PA é semelhante à da onda V. Quando se observa Pa muito maior que a onda V, deve-se pensar em artefato causado pela musculatura retroauricular.

com registro das respostas obtidas em dois canais, com eletrodos ativos (+) em C3 e C4 e com o eletrodo referência na nuca do mesmo lado que o ativo.

Descartar a presença de outros tipos de artefato que imitam as ondas do PEAML, no entanto, pode ser especialmente problemático, pois eles tendem a ter alta repetibilidade.

Talvez o problema de mensuração mais sério encontrado seja a resposta miogênica gerada pela atividade da musculatura retroauricular (MRA) evocada pelo estímulo. O artefato MRA aparece como um componente com pico positivo acentuado na região de 13 a 15 ms (no que se difere do Pa, que costuma ter latência maior que 20 ms), como ilustrado na Figura 96.3.

A amplitude da atividade da MRA costuma ser muito maior que a amplitude do componente Pa. O componente Pa costuma ter amplitude de 1 μV ou menos; portanto, respostas com amplitude maior devem ser consideradas suspeitas de serem geradas na MRA. A MRA aparece muito mais com estímulos de alta intensidade (mais de 70 dBNA) ou quando o PEAML é registrado de um paciente tenso com um eletrodo (–) na orelha ipsilateral. A colocação do eletrodo de referência na nuca costuma minimizar esse problema, além de medidas para melhorar o conforto do paciente e acertos na posição da cabeça (mais estendida e com apoio para diminuir a contração muscular da região).

Um exemplo típico de potencial miogênico confundido com Na-Pa pode ser apreciado na Figura 96.3.

Outro tipo de artefato "com repetibilidade" é aquele causado pela interferência de 60 Hz da rede elétrica. Como nunca se deve usar o *notch filter* (filtro usado para reduzir a interferência elétrica gerada pela ciclagem da corrente elétrica que alimenta os equipamentos), porque a atividade elétrica de interesse está na mesma faixa dessa frequência elétrica, deve-se escolher a taxa de apresentação do estímulo evitando números que sejam divisores exatos de 60. Com se exemplifica na Figura 96.4, em que "respostas" foram obtidas a estímulos com diferentes pps e sem som (estímulo com intensidade de zero dBNA).

Protocolo recomendado

- Filtros: passa-alta 0,5 Hz e passa-baixa 100 Hz
- Estímulo: LS-Chirp intensidade 50 a 70 dBNA, 8,1 pps, alternados
- Apresentação: monoaural direita e esquerda
- Promediar no mínimo duas vezes com 700 a 1.000 estímulos
- Marcar a resposta na soma das duas ou mais promediações realizadas
- Marcar a amplitude Na-Pa no lado direito (C6), direito (C5), esquerdo (C5) e esquerdo (C6).

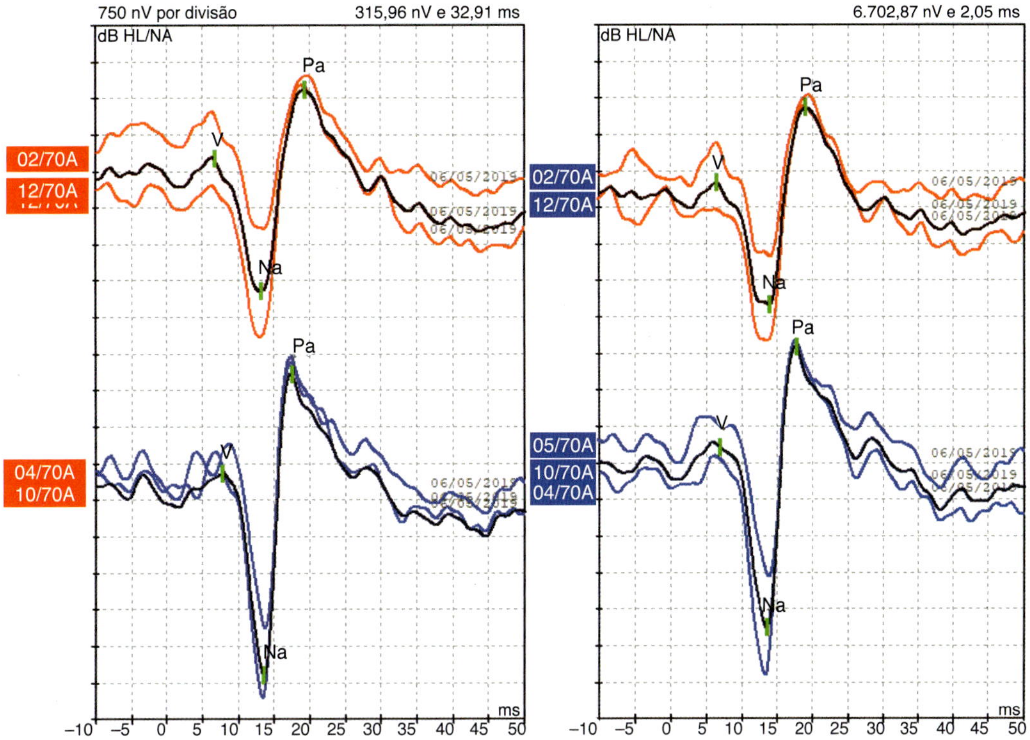

Figura 96.3 Estimulou-se a orelha direita e esquerda com LS-Chirp de 70 dBNA, 7 pps, filtros de 10 a 200 Hz, eletrodos (+) em C3 e C4 e eletrodos (–) no lóbulo da orelha. Observa-se "clara resposta" para a onda Na, Pa, ipsi e contralaterais, dos dois lados, mas com latência incompatível para Pa (no caso, < 20 ms), esperadas em um adulto e com amplitude excedendo o 1 µV normalmente esperado (no caso > 5 µV dos dois lados). Observa-se que o ruído elétrico presente era mínimo, e as respostas, com excelente repetibilidade. Só essa resposta é puramente formada pelo MRA que "esconde" o Na-Pa. Observa-se também que a onda V não se caracteriza de forma adequada, colocou-se uma marca onde ela deveria estar, mas não há nada que garanta se tratar de uma verdadeira onda V, e se for ela de verdade, a sua amplitude não combina com a do Na-Pa. Infelizmente, é muito frequente que façam essa marcação errada das ondas Na e Pa.

Observações úteis para melhorar a qualidade das respostas

- Não usar filtro *notch* 60 Hz (pois as respostas ocorrem entre 0,5 e 100 Hz)
- O examinado deve permanecer em vigília, quieto, sentado, com apoio para a cabeça, se possível vendo um filme sem som (ou mexendo no celular)
- Colocação do eletrodo (–) para evitar o potencial miogênico retroauricular (MRA):
  - Eletrodo (–) na mastoide (pior local para o MRA)
  - Eletrodo (–) no lóbulo é melhor que na mastoide
  - Eletrodo (–) na nuca é o local de escolha
- Evitar estímulos com mais de 70 dBNA (artefato MRA costuma ser menor ou desaparecer em intensidades menores)
- "Paciente deve ficar isolado na sala, onde não deve ter computadores, luzes ligadas, usar eletrodos curtos, usar fone de inserção, não deixar eletrodos cruzarem com o fio dos fones",[5] em outras palavras, a sala deve ser eletricamente o mais isolada possível
- Impedância abaixo de 3 kOhm
- Fixar bem os eletrodos no escalpo (com tiara, pasta adesiva ou fita com velcro)
- Controlar o artefato da piscada antes de iniciar o exame:
  - Pedir ao paciente que pisque depois que os eletrodos estiverem colocados
  - Acertar a rejeição de artefatos para que as piscadas sejam rejeitadas pelo ajuste da "aceitação do sinal"
- Nunca usar taxas de apresentação que sejam divisores de 60 (evitar artefato de 60 ciclos). Nunca usar 10 pps, 6 pps, 3 pps e assim por diante
- Fazer o exame com, no mínimo, dois canais de registro observando as respostas ipsi e contralaterais
- Procurar a resposta Na entre 12 e 20 ms e a Pa entre 21 e 35 ms, repetir a estimulação no mínimo duas vezes em busca de repetibilidade, somar as respostas obtidas e marcar as ondas na resposta média obtida dessa forma
- Estar ciente de que a amplitude de Na-Pa costuma ser ao redor de 1 µV. Valores maiores podem ser decorrentes de MRA
- Assegurar-se de ter identificado a onda V. Ela garante que o exame está metodologicamente correto e o equipamento está funcionando normalmente.

Considerações

O exame de média latência não deve ser indicado com a finalidade de fazer estimativa do limiar eletrofisiológico.

Ele pode ser usado como parte da bateria dos testes de processamento auditivo, desde que seguindo algum estudo em que todas as variáveis sejam controladas e com padrões de referência claros para as respostas a serem obtidas.

Sugere-se a leitura do extenso capítulo sobre o tema no livro de Hall (2015) para aqueles que desejam se aprofundar no método.[5]

P300

O P300 é um potencial cortical evocado de longa latência. Os potenciais elétricos corticais podem ser espontâneos, possíveis de serem medidos por meio de eletroencefalografia, ou evocados, quando são evocados por estímulos, sejam eles auditivos, visuais ou somatossensoriais. Estes potenciais elétricos são captados por

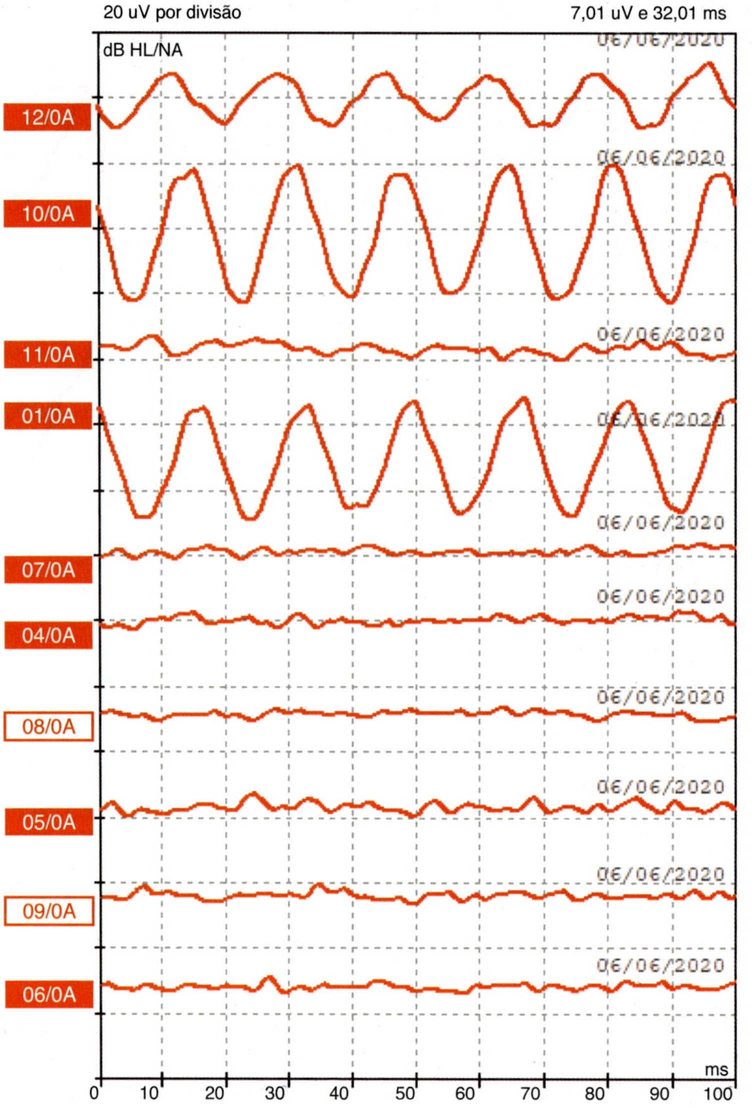

Figura 96.4 Respostas obtidas a estímulos com TB de 1.000 Hz, trapezoidal, com 5 ciclos (20% de platô), com 0 dBNA de intensidade, filtros de 10 a 200 Hz, em diferentes taxas de apresentação, de cima para baixo; 4 pps, 5 pps, 5,1 pps, 6 pps, 6,1 pps, 7 pps, 7,1 pps, 8 pps, 8,1 pps e 9 pps. Observa-se que, com a taxa de 4, 5 e 6 pps, uma sinusoide, mesmo na ausência de estímulo sonoro, é registrada e pode ser confundida com resposta, o que já não ocorre nas taxas de 5,1, 6,1, 7, 7,1, 8, 8,1 e 9 pps. Caso um exame fosse feito com as taxas de 4, 5 ou 6 pps, esse artefato em forma de sinusoide se superporia à eventual resposta existente, distorcendo-a ou até mesmo, no caso de ausência de resposta, a interferência poderia ser confundida com uma resposta de média latência.

eletrodos posicionados na superfície do crânio.[6,7] Os potenciais evocados podem também ser classificados dependendo do tempo de aparecimento dos fenômenos elétricos após o estímulo que os gerou, como potenciais de curta, média ou longa latência.[6]

Os potenciais evocados auditivos de longa latência (PEALLs) são respostas elétricas evocadas por estímulo auditivo, de longa latência, que ocorrem após 60 ms do início do estímulo que o gerou. Dentre eles, há o MMN (*mismatch negativity*) e o P300.[8]

Os PEALLs têm contribuído no fornecimento de medida objetiva da função auditiva central, pois refletem a atividade eletrofisiológica cortical envolvida nas habilidades de atenção, discriminação, memória, integração e tomada de decisão.[9,10]

O P300 (ou P3) também é conhecido por potencial cognitivo, pois o seu aparecimento está associado à realização de uma tarefa cognitiva e é o mais utilizado na prática clínica; aparece após os potenciais exógenos (N1, P2, N2), sendo considerado um potencial endógeno. Os potenciais exógenos refletem as características temporais e físicas do estímulo que os gerou, e são de aparecimento obrigatório se o sujeito testado escutou o estímulo. Já o potencial endógeno é gerado pelo uso funcional do cérebro a partir da tarefa de prestar atenção a um estímulo. Esse estímulo pode ser um som diferente (tonal ou de fala), mais raro, ou, até mesmo, um intervalo de silêncio apresentado aleatoriamente, entremeado com outros estímulos sonoros mais frequentes. É composto por uma onda positiva que aparece por volta de 300 ms.[11] O P300 só vai aparecer se o sujeito testado reagir voluntariamente ao estímulo raro, memorizando e contando a sua ocorrência ou simplesmente sinalizando com o dedo cada vez que o estímulo raro aparecer.

Na literatura, aparecem dois tipos de P300: o P300a e o P300b. O primeiro aparece quando o tom raro é apresentado sem que a pessoa seja orientada a prestar atenção nele, e o segundo, quando o sujeito é orientado a fazer alguma coisa quando o som raro é percebido (contar a sua ocorrência, levantar um dedo, pressionar um botão, imitar o som vocalizando). No teste do P300a, o contraste entre raros e frequentes deve ser muito fácil de perceber, e no P300b, a diferença deve ser menos óbvia para que respostas adequadas apareçam. P300a e P300b não podem coexistir na mesma resposta, pois é impossível prestar e não prestar atenção ao estímulo raro ao mesmo tempo. Acredita-se que a presença de um pico de P300 dividido em dois pode ser decorrente apenas de artefatos elétricos que não foram suficientemente cancelados na promediação. Para marcar a latência da resposta, recomenda-se usar o ponto de encontro de duas linhas imaginárias que se colocam sobre a parte ascendente e descendente da resposta como sugere Hall e é ilustrado na Figura 96.5.[5]

O teste P300 é uma ferramenta útil para a avaliação da audição cortical, por ser uma medida objetiva de investigação da integridade, maturação e disfunções causadas por diversas doenças das vias auditivas centrais, considerando que é influenciado pela atenção do indivíduo ao exame e pelo uso funcional que o cérebro faz do estímulo auditivo.[5]

Devido à complexidade das vias auditivas centrais, ainda não existe um consenso sobre o local exato onde o P300 é gerado. Alguns autores relatam que o P300 é gerado no córtex temporal ou hipocampo.[11] Outros acreditam que o local de geração seria o neocórtex lateral do lobo parietal inferior, que corresponderia às habilidades de orientação e atenção para eventos relevantes.[12,13] Pela possibilidade do P300 refletir essas áreas corticais específicas relacionadas com atenção, discriminação, integração e memória, ele pode ser usado na prática clínica para avaliar os indivíduos portadores de patologias que acarretarão alterações no sistema nervoso central (SNC), assim como em sucessivas avaliações para monitorar o comprometimento cortical ou a intervenção realizada nos portadores destas patologias.

Idade e gênero

Goodin et al. (1978)[14] observaram, em adultos, que o potencial auditivo cortical relacionado com eventos (P300) apresentaria aumento da latência conforme o avanço da idade. Nesse estudo, foram avaliados 47 indivíduos com idade entre 6 e 76 anos, divididos em grupos de crianças e adultos. Nas crianças, foi observada a diminuição nas latências com o aumento da idade. Já nos adultos, o estudo mostrou aumento na latência e diminuição da amplitude com o avançar da idade. Assim, os autores concluíram que, para adultos, o P300 poderia ser utilizado para avaliar a função cortical cognitiva conforme o avançar da idade. Esse mesmo resultado foi relatado por Brown, Marsh e LaRue (1993),[15] em uma pesquisa com 49 sujeitos sem alteração neurológica, idade variando de 15 a 80 anos, divididos em faixas etárias de 15 a 45 e 46 a 80 anos. Nesse estudo, o componente endógeno do P300 mostrou aumento na latência após os 46 anos, sugerindo que esse aumento estaria relacionado com a diminuição da capacidade cognitiva que ocorre com o envelhecimento.

Cóser et al. (2010)[16] apresentaram um estudo com indivíduos de 60 a 74 anos, com audição normal, em diferentes faixas etárias e demonstraram que houve aumento significante da latência do P300 com a idade, e esse aumento ocorreu de forma linear (2,85 ms por ano, na faixa etária estudada).

Colafêmina et al. (2000)[17] avaliaram 20 sujeitos com idade entre 21 e 35 anos, sendo 10 do sexo feminino e 10 do sexo masculino e encontraram diferença apenas nas latências de N1, P2 e N2, quando comparados os sexos, mas o componente P300 não apresentou esta diferença.

Farias et al. (2004)[18] apresentaram um estudo de P300 em 60 crianças com idade de 8 a 13 anos, o qual evidenciou que o P300 apresentou uma tendência a diminuir 2 ms na latência, por ano, dos 8 aos 13 anos.

P300 na perda auditiva

Reis et al. (2015)[19] estudaram 29 sujeitos de 11 a 42 anos, de ambos os sexos, com perda auditiva neurossensorial bilateral, pré-lingual, de grau severo a profundo, mostrando a possibilidade da realização do exame do P300 em sujeitos com perda auditiva, desde que o sujeito fosse capaz de identificar e discriminar os estímulos apresentados. Os autores relataram que o P300 associado às avaliações comportamentais poderia ser utilizado para avaliar o sistema auditivo central do indivíduo.

Aplicações clínicas

A aplicabilidade clínica do P300 foi demonstrada por Alvarenga et al. (2005)[20] em indivíduos com diabetes melito (DM) tipo 1 e 2. Os autores sugeriram que as alterações neurológicas em áreas corticais e subcorticais decorrentes do DM poderiam afetar a função cognitiva desses sujeitos. Nos 33 avaliados, os 16 com DM, quando em diminuição do seu nível glicêmico, apresentaram aumento da latência e diminuição na amplitude do P3, sugerindo que quadros prolongados de hipoglicemia poderiam acarretar alterações neurológicas importantes que causariam mudanças na cognição desses indivíduos, e sugeriram, ainda, que o P300 poderia contribuir para o diagnóstico precoce do DM tipo 1 e 2.

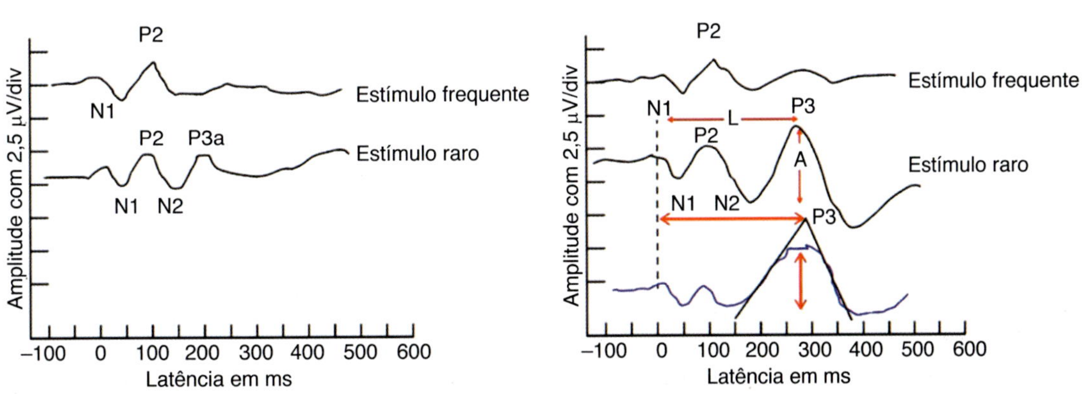

Figura 96.5 O exame do lado direito foi feito apresentando o estímulo raro e o frequente e não foi dada nenhuma instrução para o paciente sobre o que iria ouvir. A diferenciação do tom raro do frequente era muito fácil. A resposta ao estímulo frequente está no primeiro traçado, onde se detectam apenas as ondas N1 e P2. No segundo traçado, além de N1 e P2, também se observa outro pico positivo, que é o P300a, pois foi obtido de forma passiva, mesmo na ausência de qualquer tarefa relacionada com o estímulo raro. No exame do lado esquerdo, o paciente foi instruído a contar mentalmente e memorizar o número de estímulos raros, e no segundo traçado aparece um robusto P300b, ou simplesmente P300, uma vez que o P300a não costuma ser objeto de investigação clínica. O terceiro traçado é o resultado da subtração entre os dois primeiros, cancelando N1 e P2. A latência é medida no pico do P300 ou no local onde se encontrariam linhas imaginárias colocadas sobre a parte ascendente e descendente da resposta. A amplitude é medida entre N2 e P300.

Na análise da audição central em indivíduos com lesões cerebrais que levam à afasia e com dificuldades em realizar esse tipo de avaliação, o P300 também mostrou aplicabilidade clínica. Alvarenga *et al.* (2005)[20] realizaram o P300 nesses indivíduos e mostraram que o exame foi eficiente para a avaliação e o acompanhamento dos mecanismos neurais responsáveis pela linguagem em indivíduos afásicos.

P300 e implante coclear

A utilização do P300 como medida objetiva para verificar a plasticidade neural em usuários de implante coclear (IC) foi apresentada por alguns autores.[21-24]

Amaral *et al.* (2019)[25,26] apresentaram um estudo com 21 sujeitos que realizaram o P300 antes, na ativação do IC, e 6 meses após o uso do IC, e revelaram uma menor latência do P300 ocorrendo 6 meses após a ativação do IC para o estímulo TB e não havendo variação da amplitude da onda nas diferentes fases estudadas.

Essas investigações revelaram, de forma consistente, a utilidade do P300 como uma ferramenta valiosa na avaliação da plasticidade neural e das mudanças na percepção auditiva em usuários de IC, fornecendo dados relevantes sobre os efeitos da cirurgia e do uso prolongado do dispositivo. Estas investigações foram corroboradas pelos achados confirmados por Stropahl, Chen e Debener (2017),[27] que relataram evidências comportamentais, eletrofisiológicas e de neuroimagem que sugerem que padrões novos de ativação cortical podem identificar sinais de plasticidade cerebral em indivíduos que receberam estimulação elétrica auditiva (IC) após um período de privação auditiva.[24,27]

Outras aplicações do P300

A pesquisa do P300 auditivo, no âmbito da otorrinolaringologia, pode ser indicada na avaliação do PAC em idosos candidatos ao uso de próteses auditivas, em indivíduos com dificuldade na compreensão da fala sem que o seu audiograma a justifique e em crianças com dificuldade de aprendizagem.

Na Neurologia e na Psiquiatria, o P300 se presta para a avaliação de capacidade cognitiva (discriminação de características do som, processamento auditivo temporal, atenção e memória) em indivíduos com encefalopatias degenerativas e de algumas condições psiquiátricas.

A avaliação do P300 é uma forma objetiva de quantificar os distúrbios do PAC, de acompanhar os resultados do tratamento desses distúrbios e como marcador eletrofisiológico em casos de encefalopatias e algumas doenças psiquiátricas.

Pode se tornar a única forma de ter uma informação sobre o processamento auditivo central em casos em que os testes comportamentais não são possíveis de serem realizados.

Realização do exame

Eletrodos de superfície são posicionados sobre a cabeça, após minuciosa limpeza da pele, que resultem em uma impedância inferior a 3 kOhm. O eletrodo "ativo" (+) é colocado no vértex, Pz ou Fz, o eletrodo de "referência" (-), na mastoide ou lóbulo da orelha, e o "terra" na região central da testa.

As respostas são armazenadas em duas memórias. Uma destinada às respostas aos estímulos raros (apresentados em 20% das vezes, de forma pseudoaleatória) e outra aos estímulos frequentes (apresentados em 80% dos casos). Eles são apresentados na taxa de 0,8 pps.

Outra forma de gerar o P300 é com a apresentação exclusiva do tom raro, em que o tom frequente é substituído por silêncio. Nessa forma, não é necessário ter dois canais para promediar as respostas e fica mais fácil de aplicar o teste em crianças menores.

O paciente, descansado (de preferência pela manhã), deve estar confortavelmente sentado (nunca deitado), com olhar fixo em um alvo na parede (piscando o mínimo possível e evitando movimentar os olhos). Depois de treinado no reconhecimento dos estímulos raros e frequentes, deve executar a tarefa de contar (preferível) ou sinalizar de alguma forma a ocorrência dos estímulos raros apresentados, os quais devem aparecer em um número mínimo de 20 vezes, e no máximo de 60. A promediação pode ser interrompida assim que uma resposta clara for identificada com a finalidade de não cansar desnecessariamente o sujeito examinado.

Importante lembrar que a resposta pode simplesmente não aparecer se o paciente estiver cansado, e até mesmo desaparecer, após estar presente no início do exame, devido à perda da atenção ao estímulo raro por cansaço mental durante o teste.

Classicamente, as respostas são filtradas de 1 a 30 Hz, mas estudos mais recentes sugerem passa-alta de 0,01 Hz e passa-baixa de 50 ou até mesmo 100 Hz. É recomendado o uso de uma janela de 1.100 ms, sendo 100 ms de análise anterior à apresentação do estímulo. Devem-se evitar janelas menores, se possível, pois a latência do P300 pode variar de 250 a 700 ms. O filtro *notch* deve ser desativado.

Na prática clínica, o estímulo sonoro mais utilizado como raro é um TB de 2.000 Hz com 10 ms de tempo de subida e de descida, com 50 ms de tempo de platô. Como estímulo frequente, o TB de 1.000 Hz, com a mesma configuração, é o mais utilizado. Os dois estímulos são apresentados na mesma intensidade de 80 dBNA ou mais, se o paciente não conseguir ouvir claramente em 80 dBNA (quando existe perda auditiva detectada no audiograma). Os estímulos são apresentados de forma binaural simultânea e repetidos pelo menos uma vez para verificar se têm reprodutibilidade.

No caso de se optar por fazer estímulos monoaurais, a verificação de reprodutibilidade deve sempre ser feita e o resultado só pode ser considerado como definitivo na mesma sessão de avaliação se as respostas forem normais dos dois lados ou se forem alteradas apenas no primeiro lado examinado; caso contrário, o segundo lado deve ser avaliado novamente em outra sessão com o paciente descansado, para confirmar a alteração unilateral.

É improdutivo fazer estímulos monoaurais, pois o exame dura o dobro do tempo e, com isso, pode fazer com que a latência do P300 aumente e até mesmo desapareça durante o teste. Neste exame, ao contrário do PEAML, em que existe uma normatização na comparação das amplitudes entre as respostas evocadas de um lado e outro, na análise do P300 não existe nenhum estudo universalmente aceito que justifique essa comparação entre as orelhas. Lembrando que a tarefa de prestar atenção, memorizar e assinalar o estímulo raro é gerada por uma atividade cerebral bilateral, independentemente de ser estimulada em apenas uma ou nas duas orelhas de forma simultânea.[28]

Estímulos com sílabas (e outros tipos de som de fala) também podem ser empregados em lugar de tons puros.

Antes de iniciar o teste, deve-se explicar ao paciente como o mesmo será realizado, solicitando a tarefa de contar e memorizar os estímulos raros que ouvir (para pacientes maiores que sabem contar) ou apertar o botão do DPC (dispositivo que marca no *software* o momento que o tom raro é apresentado e o momento em que o examinado aperta o botão) ou ainda simplesmente vocalizar uma imitação do raro ou levantar o dedo cada vez que o estímulo for ouvido.

A identificação correta do raro deve ser superior a 90% dos estímulos apresentados para o exame ser considerado válido.

Análise da resposta

A resposta obtida é formada pelos picos P1, N1 e P2 tanto em resposta aos estímulos raros como aos frequentes e pelos picos N2 e P300 apenas em resposta ao estímulo raro.

A latência é maior na criança e chega a seu valor menor ao redor de 18 anos, passando a aumentar a partir de então.

A latência é marcada no pico positivo que surge após a onda P2 no canal que registra a resposta aos estímulos raros. Caso o pico seja arredondado ou haja mais de um pico, recomenda-se que a latência seja medida no ponto onde se cruzam linhas que se projetam para cima a partir da parte ascendente e da parte descendente do início e do fim da resposta.

A amplitude varia muito e não é considerada um bom indicador para detectar anormalidades nas respostas.

A Tabela 96.2 traz os valores de latência considerados normais em respostas aos estudos realizados conforme descrito anteriormente neste capítulo.

Protocolo sugerido

- Filtros: passa-alta 1 Hz e passa-baixa 20 Hz
- Estímulos: intensidade 80 dBNA, 0,8 pps, alternados, 80 frequentes/20 raros
- Raro: 2.000 Hz, TB trapezoidal, 100 ciclos, *rise* e *fall* 20%, platô 60%
- Frequente: 1.000 Hz, TB trapezoidal, 200 ciclos, *rise* e *fall* 20%, platô 60%
- Apresentação binaural simultânea
- Promediar no mínimo duas vezes com 30 a 60 estímulos raros
- Marcar a resposta na soma das duas ou mais promediações realizadas
- Marcar apenas a latência do P300.

Exemplos de exame

Nas figuras a seguir, estão exemplos de respostas obtidas aos tons raros de 1.000 Hz e ao frequente de 2.000 Hz.

Na Figura 96.6, destaca-se que a latência do P300 ao redor de 300 ms, normalmente encontrada em jovens, e também pode ser obtida em uma pessoa com 68 anos.

Na Figura 96.6, mostra-se que a presença de N1 e P2 garante que a pessoa escutou o estímulo e que o P300 deve também obrigatoriamente aparecer no traço que mostra a resposta aos estímulos raros. A ausência de P300 nessa condição é certamente patológica. Caso o P300 e as ondas N1 e P2 estejam ausentes, deve-se pensar em erro na realização do exame. Da mesma forma, a presença do P300 sem que se identifique N1 e P2 também deve, *a priori*, ser considerada como um artefato, e não resposta verdadeira.

A Figura 96.7 apresenta o gráfico do exame realizado em paciente com perda auditiva neurossensorial severa (mais intensa nas frequências acima de 2.000 Hz) bilateral. Apesar da perda, o resultado do P300 perfeitamente normal foi obtido com respostas a estímulos de 500 e 1.000 Hz, em que os limiares tonais apresentavam-se normais à audiometria.

Na Figura 96.8 observa-se a resposta do P300 em um paciente de 75 anos. Observa-se, na região do P300, um pico em 460 ms e outro em 500 ms. Em casos como esse, é recomendável marcar o P300 em um ponto onde o prolongamento de linhas imaginárias, traçadas sobre as partes ascendente e descendente da resposta se encontram - no caso, em 480 ms.

Na Figura 96.9 pode-se ver a ausência de P300. Antes de considerar o exame patológico em definitivo é importante considerar outras causas para essa ausência. Uma delas é verificar se o paciente estava devidamente descansado no momento do exame, e outra, conferir se o paciente memorizou corretamente o número de estímulos raros ou se os indicou corretamente pressionado o botão de respostas ou sinalizando de outra forma (vocalizando uma imitação do tom raro ou elevando um dedo, cada vez que o escutava).

A Figura 96.10 apresenta o exame de uma criança normal. O P300, assim como N1 e P2, ainda está em processo de maturação e com suas latências maiores do que aquelas observadas após os 12 anos. Pode acontecer, como nesse caso, que o P300 já tenha latências semelhantes às da vida adulta e N1 e P2 ainda estejam em uma fase anterior de maturação, em que a latência de N1 fica em torno de 250 ms e não ao redor de 100 ms, como no adulto.

Possíveis resultados e principais hipótese diagnósticas

- Resposta presente, com latência normal, sugere função do córtex auditivo avaliado dentro da normalidade
- Resposta presente com latência aumentada, ou ausente, sugere disfunção do córtex auditivo avaliado

Tabela 96.2 Valores normais de latência do P300 obtidos em trabalhos realizados.[16,18,29]

Faixa etária em anos	Média em ms	Média + 2 DP em ms
7 a 13	332	401
18 a 59	305	362
60 a 65	337	360
66 a 70	351	410
71 a 75	370	420

ms = milissegundos.

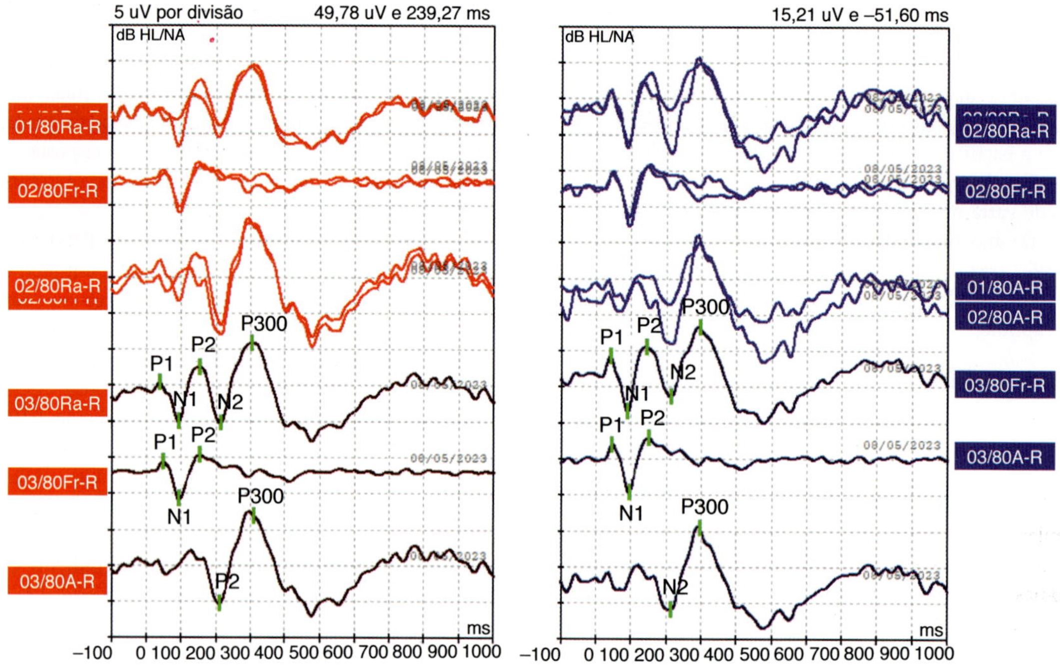

Figura 96.6 Resposta normal em uma mulher de 68 anos com audiometria normal. Estímulos binaurais de 80 dBNA, tom raro de 2.000 Hz e tom frequente de 1.000 Hz. Respostas registradas em dois canais simultâneos: na cor vermelha, o canal direito (Cz/M2), e na azul, o canal esquerdo (Cz/M1). O P300 foi obtido duas vezes, a primeira com 60 tons raros e 240 frequentes e a segunda com 30 raros e 120 frequentes (traçados superiores) e a marcação foi feita na soma das duas respostas (de cor mais escura e na parte inferior do gráfico, que resulta de 90 tons raros e 360 frequentes). Na primeira memória (em que aparece a resposta aos estímulos raros), há um claro P300 com 302 ms de latência no canal direito e com 298 ms de latência no canal esquerdo. Na segunda memória (em que aparece a resposta aos estímulos frequentes), aparecem apenas as ondas P1, N1 e P2, como era esperado. O terceiro traço corresponde à subtração da resposta rara da frequente que torna o P300 mais visível e tende a cancelar as ondas P1, N1 e P2.

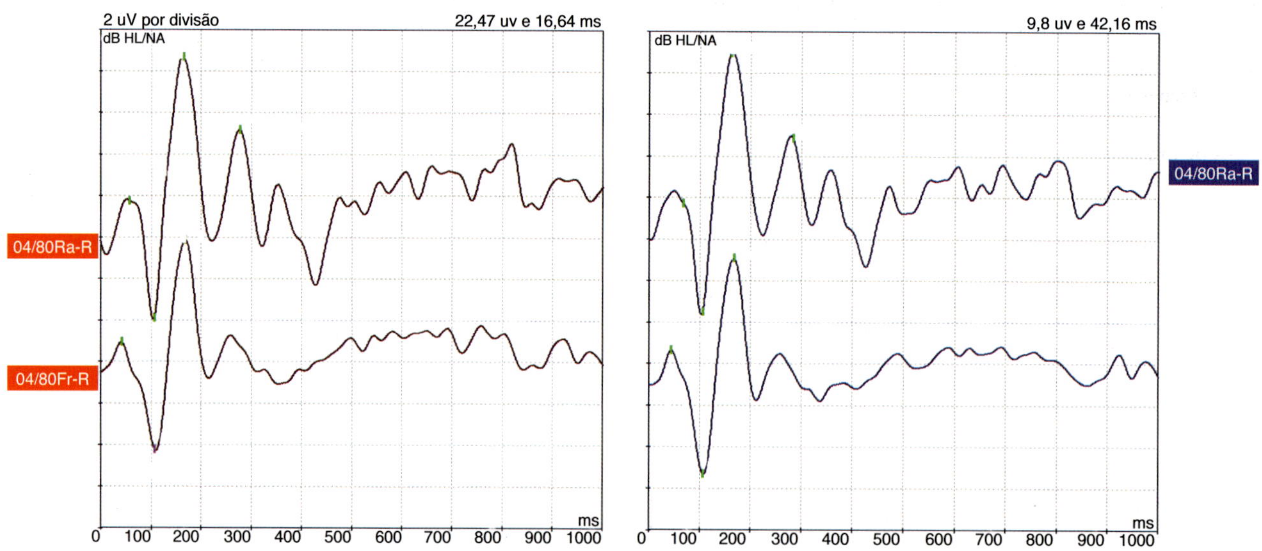

Figura 96.7 Resposta normal obtida em paciente de 29 anos que descobriu que não escutava normalmente ao fazer uma audiometria admissional de rotina. Acredita que sempre ouviu assim e que não possui problemas para se comunicar. Os primeiros traços resultam de 60 estímulos raros apresentados binauralmente a 80 dBNA por duas vezes. Os seguintes resultam de 240 estímulos frequentes, também apresentados por duas vezes. Os dois traçados abaixo, mais escuros, resultam da soma dos anteriores. Nesse caso, o P300 foi testado com estímulo frequente de 500 Hz e raro de 1.000 Hz, frequências em que a paciente tem limiares tonais normais, evitando-se usar 2.000 Hz, que tem limiar tonal em 80 dBNA. O P300 com valor de latência menor do que 300 ms indica funções cognitivas excelentes e que certamente a ajudaram a se comunicar, mesmo na presença da perda severa a partir de 2.000 Hz em ambos os lados.

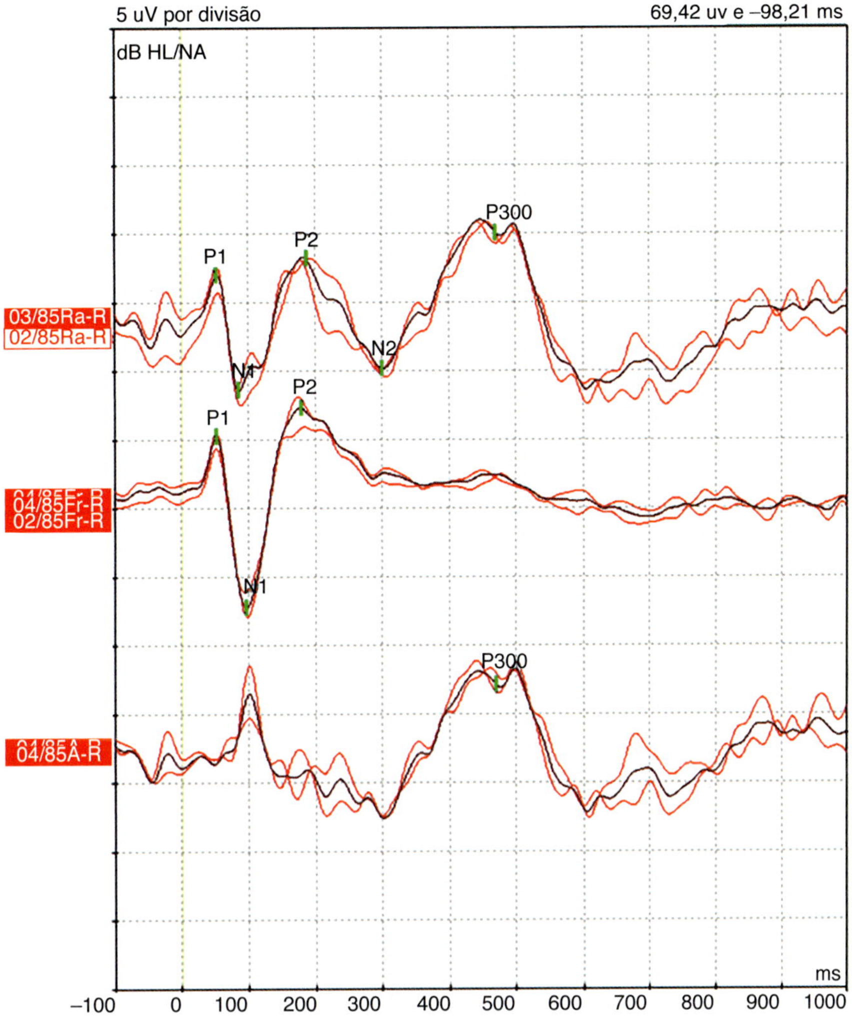

Figura 96.8 Resposta alterada obtida em paciente de 75 anos. Os primeiros traços resultaram de duas estimulações de 60 tons raros (2.000 Hz) e de sua soma (linha mais escura) apresentados binauralmente a 80 dBNA. Os seguintes resultaram de 240 estímulos frequentes (1.000 Hz) sendo a sua soma o traço mais escuro. Os traços inferiores são resultantes da subtração dos traços anteriores, tornando bem evidente o P300 com 480 ms de latência e, portanto, patológico. O exame normal para 75 anos tem latência média de 370 ms, podendo chegar a 420 ms.

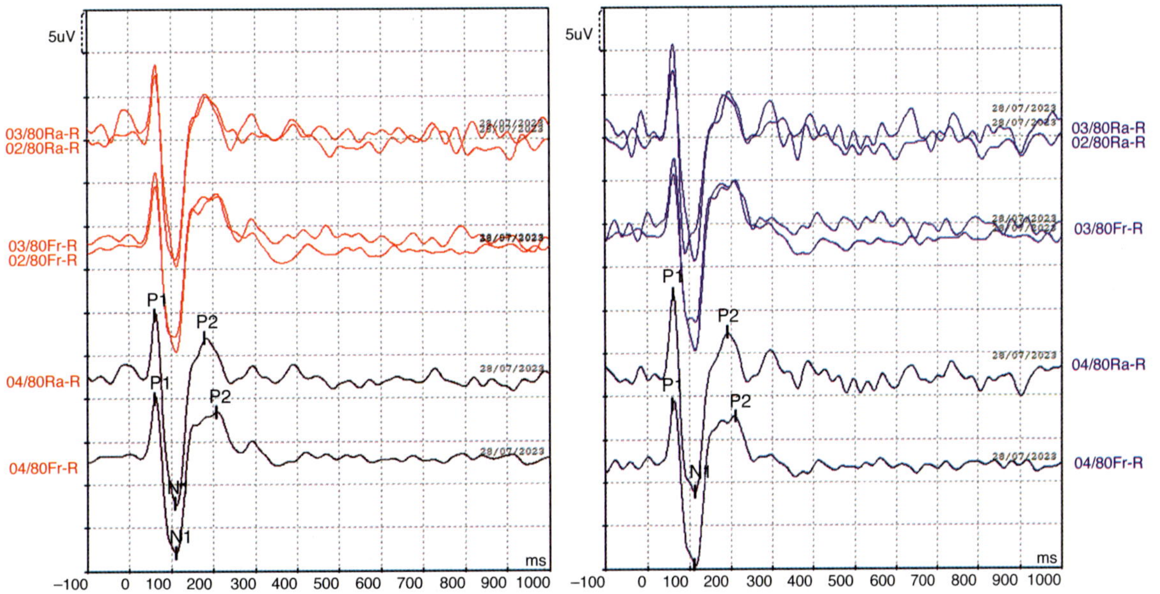

Figura 96.9 Paciente de 82 anos com audiometria normal e queixas de compreensão da fala. P1, N1 e P2 identificados de forma isolada e ausência do P300. Resposta aos estímulos raros nos traços superiores, aos frequentes nos traços no meio do gráfico e a soma deles nos traços mais escuros na parte inferior do gráfico.

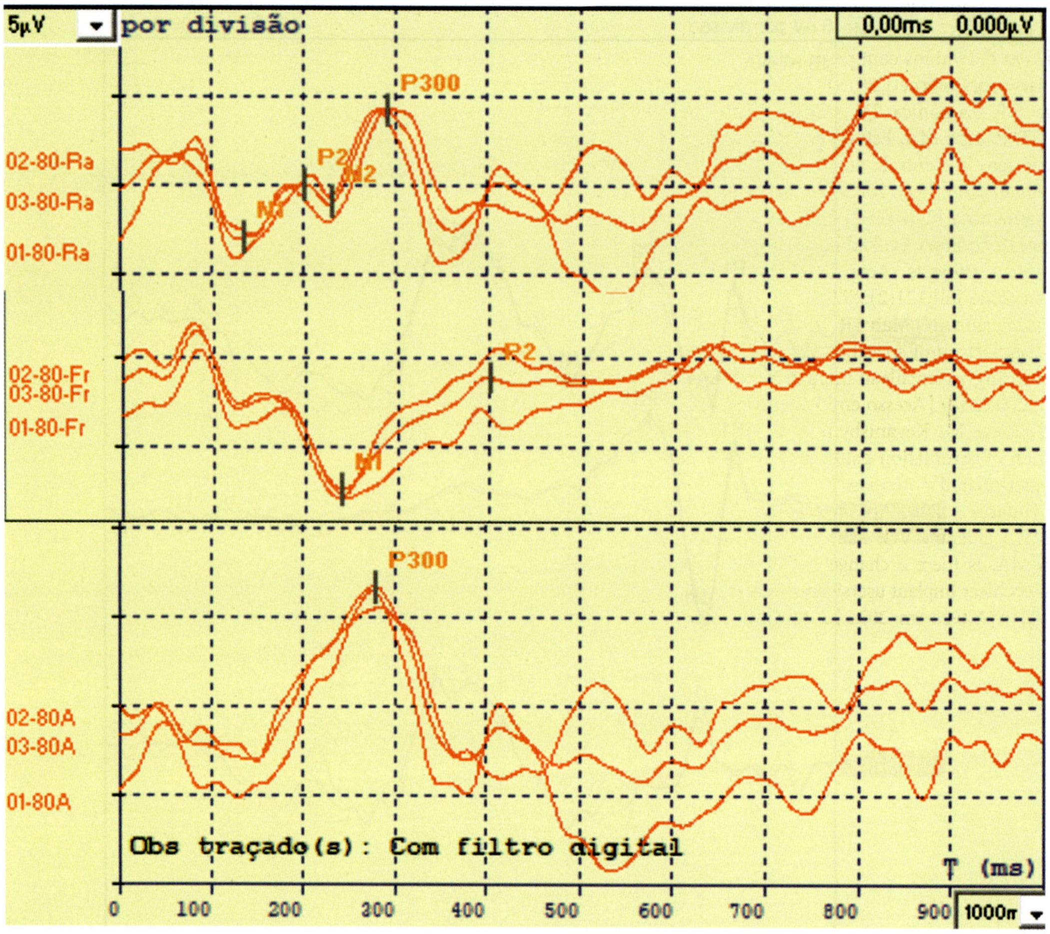

Figura 96.10 Captura de tela de exame obtido em uma criança normal de 9 anos. Nos traços superiores, as respostas ao estimulo raro; nos seguintes, as respostas ao estímulo frequente, e nos traços inferiores, a subtração dos anteriores destacando o P300 normal com um pouco menos de 300 ms. A grande diferença em relação aos exames anteriores é que as ondas N1 e P2 possuem um "padrão infantil". As respostas imaturas de N1 e P2, aqui com latência de 240 e 400 ms, excedem em muito os valores máximos observados em pacientes com mais de 12 anos, que é de 120 e 220 ms, respectivamente.

REFERÊNCIAS BIBLIOGRÁFICAS

1. Weihing J, Musiek F. The influence of aging on interaural asymmetries in middle latency response amplitude. J Am Acad Audiol [Internet]. 2014 Apr [Acesso em: 2024 Jul];25(4):324-34.
2. McGee T, Kraus N, Manfredi C. Toward a strategy for analyzing the auditory middle-latency response waveform. Audiology [Internet]. 1988 [Acesso em: 2024 Jul];27(2):119-30.
3. Ozdamar O, Kraus N. Auditory middle-latency responses in humans. Audiology [Internet]. 1983 [Acesso em: 2024 Jul];22(1):34-49.
4. Kraus N, Smith DI, Reed NL, Stein LK, Cartee C. Auditory middle latency responses in children: Effects of age and diagnostic category. Electroencephalogr Clin Neurophysiol [Internet]. 1985 Sep [Acesso em: 2024 Jul];62(5):343-51
5. Hall JW. New handbook of auditory evoked responses. 1st ed. Londres: Person Education; 2006. 736 p.
6. Duarte JL, Alvarenga KF, Costa OA. Potencial cognitivo P300 realizado em campo livre: aplicabilidade do teste. Rev Bras Otorrinolaringol [Internet]. 2004 [Acesso em: 2024 Jul];70(6):780-5.
7. Franco GM. O potencial evocado cognitivo em adultos normais. Arq Neuropsiquiatr [Internet]. 2001 [Acesso em: 2024 Jul];59(2A):198-200.
8. Calcus A, Deltenre P, Hoonhorst I, Collet G, Markessis E, Colin C. MMN and P300 are both modulated by the featured/featureless nature of deviant stimuli. Clin Neurophysiol [Internet]. 2015 Sep [Acesso em: 2024 Jul];126(9):1727-34.
9. Duarte JL, Alvarenga KF, Banhara MR, Melo AD, Sás RM, Costa Filho OA. Potencial evocado auditivo de longa latência-P300 em indivíduos normais: valor do registro simultâneo em Fz e Cz. Rev Bras Otorrinolaringol. 2009 [Acesso em: 2024 Jul];75(2):231-6.
10. Kraus N, McGee T. Potenciais auditivos de longa latência. In: Katz J. Tratado de audiologia clínica. São Paulo: Manole; 1999.
11. McPherson DL. Late potentials of the auditory system. San Diego: Singular Publishing Group, 1996.
12. Picton TW, Alain C, Woods DL, John MS, Scherg M, Valdes-Sosa P et al. Intracerebral sources of human auditory-evoked potentials. Audiol Neurootol [Internet]. 1999 Mar-Apr [Acesso em: 2024 Jul];4(2):64-79.
13. Smith ME, Halgren E, Sokolik M, Baudena P, Musolino A, Liegeois-Chauvel C et al. The intracranial topography of the P3 event-related potential elicited during auditory oddball. Electroencephalogr Clin Neurophysiol [Internet]. 1990 Sep [Acesso em: 2024 Jul];76(3):235-48.
14. Goodin DS, Aminoff MJ. Electrophysiological differences between subtypes of dementia. Brain [Internet]. 1986 Dec [Acesso em: 2024 Jul];109(Pt 6):1103-13.
15. Brown WS, Marsh JT, LaRue A. Exponential electrophysiological aging: P3 latency. Electroencephalogr Clin Neurophysiol [Internet]. 1983 Mar [Acesso em: 2024 Jul];55(3):277-85.
16. Cóser MJ, Cóser PL, Pedroso FS, Rigon R, Cioqueta E. P300 auditory evoked potential latency in elderly. Braz J Otorhinolaryngol [Internet]. 2010 May-Jun [Acesso em: 2024 Jul];76(3):287-93.
17. Colafêmina JF, Fellipe AC, Junqueira CA, Frizzo AC. Potenciais evocados auditivos de longa latência (p300) em adultos jovens saudáveis. Rev Bras Otorrinolaringol [Internet]. 2000 [Acesso em: 2024 Jul];66:144-8.
18. Farias LS, Toniolo IF, Cóser PL. P300: avaliação eletrofisiológica da audição em crianças sem e com repetência escolar. Rev Bras Otorrinolaringol [Internet]. 2004 [Acesso em: 2024 Jul];70(2):194-9.

19. Reis AC, Frizzo AC, Isaac ML, Garcia CF, Funayama CA, Iório MC. P300 em indivíduos com perda auditiva sensorioneural. Braz J Otorhinolaryngol [Internet]. 2015 [Acesso em: 2024 Jul];81(2):126-32.
20. Alvarenga KF, Lamônica DC, Costa Filho OA, Banhara MR, Oliveira DT, Campo MA. Estudo eletrofisiológico do sistema auditivo periférico e central em indivíduos afásicos. Rev Arq Neuropsiquiatr [Internet]. 2005 [Acesso em: 2024 Jul]:63(1):104-9.
21. Kubo T, Yamamoto K, Iwaki T, Matsukawa M, Doi K, Tamura M. Significance of auditory evoked responses (EABR and P300) in cochlear implant subjects. Acta Otolaryngol [Internet]. 2001 Jan [Acesso em: 2024 Jul];121(2):257-61.
22. Iwaki T, Matsushiro N, Mah SR, Sato T, Yasuoka E, Yamamoto K, Kubo T. Comparison of speech perception between monaural and binaural hearing in cochlear implant patients. Acta Otolaryngol [Internet]. 2004 May [Acesso em: 2024 Jul];124(4):358-62.
23. Mühler R, Ziese M, Kevanishvili Z, Schmidt M, von Specht H. Visualization of stimulation patterns in cochlear implants: application to event-related potentials (P300) in cochlear implant users. Ear Hear [Internet]. 2004 Apr [Acesso em: 2024 Jul];25(2):186-90.
24. Amaral MS, Calderaro VG, Pauna HF, Massuda ET, Reis ACMB, Hyppolito MA. Is there a change in P300 evoked potential after 6 months in cochlear implant users? Braz J Otorhinolaryngol [Internet]. 2022 Nov-Dec [Acesso em: 2024 Jul];88 Suppl 3(Suppl 3):S50-S58.
25. Amaral MS. Comportamento do P300 em pacientes usuários de implante coclear com eletroestimulação unilateral [tese]. Ribeirão Preto: Faculdade de Medicina de Ribeirão Preto; 2019. Disponível em: doi:10.11606/T.17.2020.tde-11022020-140953. Acesso em: 2023 Nov 20.
26. Amaral MS, Zamberlan-Amorin NE, Mendes KD, Bernal SC, Massuda ET, Hyppolito MA et al. The P300 auditory evoked potential in cochlear implant users: A scoping review. Int Arch Otorhinolaryngol [Internet]. 2022 Jul [Acesso em: 2024 Jul];27(3):e518-e527.
27. Stropahl M, Chen LC, Debener S. Cortical reorganization in postlingually deaf cochlear implant users: Intra-modal and cross-modal considerations. Hear Res [Internet]. 2017 Jan [Acesso em: 2024 Jul];343:128-137.
28. Gilmore CS, Clementz BA, Berg P. Hemispheric differences in auditory oddball responses during monaural versus binaural stimulation. Int J Psychophysiol [Internet]. 2009 Sep [Acesso em: 2024 Jul];73(3):326-33.
29. Didoné DD, Garcia MV, Oppitz SJ, Silva TF, Santos SN, Bruno RS et al. Auditory evoked potential P300 in adults: reference values. São Paulo: Einstein [Internet]. 2016 Apr-Jun [Acesso em: 2024 Jul];14(2):208-12.

CAPÍTULO 97

Limiar Frequência-Específico: Respostas Auditivas de Estado Estável e PEATE Frequência-Específico

Roberto Miquelino de Oliveira Beck • Fernando Cezar Cardoso Maia Filho • Rodrigo Cesar Silva

INTRODUÇÃO

O potencial evocado auditivo de tronco encefálico (PEATE) é um exame que começou a ser realizado com o objetivo de avaliar a integridade da condução neural em via auditiva e/ou estimar o limiar eletrofisiológico do sistema auditivo. Assim sendo, passou a ser um dos exames mais importantes na realização de protocolos de triagem auditiva, como por exemplo, as Diretrizes de Atenção da Triagem Auditiva Neonatal.[1]

O estímulo sonoro mais utilizado é o clique, um estímulo de banda larga, similar a um ruído branco, empregado principalmente nos processos de avaliação funcional neural do sistema auditivo. Porém, há outros estímulos que podem ser empregados na realização do exame, que são frequência-específicos: o *tone burst* é um estímulo acústico que possibilita a avaliação frequência-específico, assim como o *narrow-band* Chirp (NB-Chirp), desenvolvido mais recentemente. Os estímulos frequência-específicos respeitam o princípio da tonotopia coclear e são usados para pesquisa do limiar eletrofisiológico nas frequências estimuladas.

Na realização do PEATE frequência-específico, os estímulos normalmente escolhidos são: 500 Hz, 1 KHz, 2 KHz e 4 KHz. Normalmente, antes de realizar a avaliação frequência-específica realiza-se um PEATE com estímulo clique para identificar se há alguma atividade neural auditiva. Inicia-se a avaliação com estímulo frequência-específico a partir de 80 ou 85 dBNA (nível de audição), com diminuição gradual da intensidade até o limiar. O PEATE com clique pode direcionar e acelerar a pesquisa do limiar frequência-específico, o que diminui o tempo necessário para conclusão do exame.

A vantagem do PEATE frequência-específico comparado ao clique é a possibilidade de se obter um limiar eletrofisiológico individualizado para a frequência testada e, com isso, poder realizar um gráfico similar a um audiograma, onde constarão as frequências testadas e seu limiar eletrofisiológico correspondente.

A partir da década de 1980, o exame de resposta auditiva de estado estável (RAEE ou, do inglês, ASSR) passou a ter suas primeiras publicações.[2] Ele apresenta inúmeras vantagens quando comparado ao seu antecessor: possibilidade de testar mais de uma frequência por vez; avaliação do limiar não pelo método de identificação visual de onda V (avaliação subjetiva examinador-dependente), mas sim com uso de análise computadorizada, baseada na transformada rápida de Fourier; diminuição do tempo de exame, e consequentemente, menor dose de anestésico necessária, quando realizado com o paciente sob sedação/anestesia.

A desvantagem do RAEE, diferentemente do que ocorre com o PEATE clique, é a impossibilidade da avaliação da integridade da condução neural da via auditiva. É utilizado, portanto, somente para estimar o limiar eletrofisiológico nas frequências testadas. Por isso, previamente à realização do exame de RAEE, é aconselhável começar a avaliação com teste de PEATE clique, para avaliar a resposta neural, e em seguida, no mesmo ato, realizar o RAEE para avaliação frequência-específica.

Os resultados obtidos com o RAEE normalmente são apresentados com um audiograma correspondente, sendo que, a depender do equipamento utilizado no exame, o resultado é apresentado com os valores obtidos do limiar eletrofisiológico e pode-se estimar os limiares tonais por meio de fatores de correção.

RESPOSTAS AUDITIVAS DE ESTADO ESTÁVEL

A perda auditiva não identificada na infância pode ocasionar deficiências nas habilidades da fala e linguagem, com grande impacto sobre a comunicação, cognição, desempenho escolar, desenvolvimento emocional e bem-estar psicossocial. A detecção precoce e a intervenção dentro do período crítico para o desenvolvimento da fala, linguagem e cognição melhoram o desempenho individual, independentemente da magnitude da perda auditiva.

Com a implementação e disseminação da triagem auditiva neonatal universal, um maior número de recém-nascidos é identificado com perda auditiva e consequentemente necessita de reabilitação auditiva.

O RAEE constitui uma ferramenta de avaliação auditiva que permite a avaliação do limiar eletrofisiológico frequência-específico, estimulando as duas orelhas simultaneamente em várias frequências ao mesmo tempo e de maneira objetiva. Está indicado para pesquisar o limiar eletrofisiológico em crianças e recém-nascidos, com correlação significativa com o limiar psicoacústico (Figura 97.1). Pode ser usado para confirmação do limiar normal ao PEATE clique ou nas perdas auditivas nas frequências de 500, 1.000, 2.000 e 4.000 Hz. O uso do RAEE por via óssea pode auxiliar na determinação do tipo de perda (condutiva ou neurossensorial).

Os resultados são apresentados na forma de um audiograma eletrofisiológico, o que permite ao médico assistente avaliar a configuração da perda auditiva, se houver, e auxiliar na escolha adequada do tratamento (amplificação, implante coclear ou outros). Essa técnica de múltiplos estímulos diminui o tempo de exame para avaliação de limiar frequência-específico, já que normalmente todas as frequências são avaliadas ao mesmo tempo.

O RAEE é, em geral, usado para complementar o PEATE clique, já que esse não é frequência-específico.

Indicações clínicas

- Avaliação de limiares auditivos específicos por frequência, incluindo:
  - Confirmação de limiares normais
  - Limiares elevados identificados por cliques
  - Emissões otoacústicas ausentes ou inconclusivas
- Avaliação de crianças com atraso de fala e do neurodesenvolvimento (p. ex., transtorno do espectro autista [TEA], apraxia de fala)
- Pré-implante coclear: determinação de audição residual em casos de surdez profunda, diferenciando surdez severa e profunda
- Avaliação da via óssea por frequência-específico, útil, por exemplo, na indicação de próteses ósteo-integradas, otite média secretora
- Impossibilidade de realizar testes comportamentais, como em crianças pequenas e/ou adultos com comprometimento cognitivo, a não ser que sejam colaborativos.

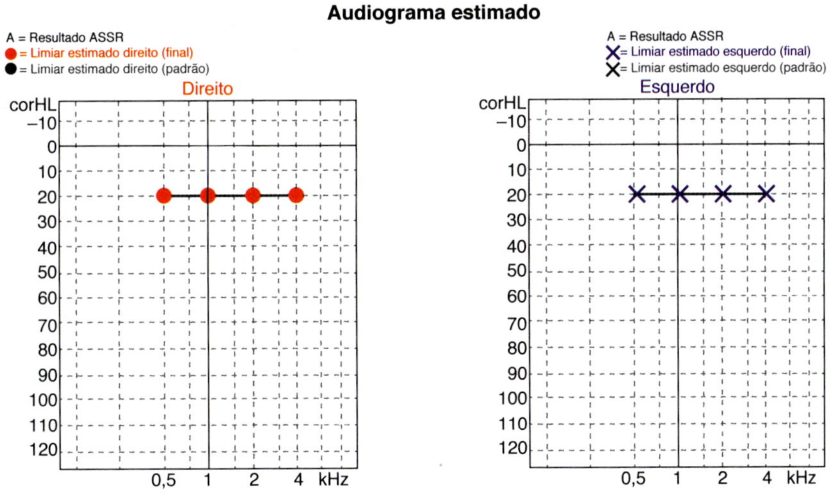

Figura 97.1 Limiares obtidos ao RAEE em criança normouvinte e limiar ao clique normal (20 dBNA) bilateralmente.

Confirmação de limiares normais

Existem situações em que o limiar normal ao PEATE clique pode não refletir a configuração audiométrica como, por exemplo, nas curvas audiométricas dos tipos descendentes, ascendentes e em U invertido.

Em crianças com limiar eletrofisiológico normal ao PEATE clique (20 dBNA), o RAEE é capaz de detectar limiares nas frequências centrais entre 500 e 4.000 Hz, permitindo estimar uma curva em 500, 1.000, 2.000 e 4.000 Hz. Além disso, limiares normais detectados pelo RAEE indicam, com alta confiabilidade, limiares na audiometria tonal nas frequências testadas, demonstrando a eficácia desse método.

Um estudo realizado por Pinto et al. avaliou a relação entre os limiares obtidos pelo RAEE e pela audiometria com reforço visual (VRA) em crianças. O estudo constatou que os limiares eletrofisiológicos medidos pelo RAEE eram maiores do que os limiares comportamentais obtidos pela VRA. Além disso, houve uma correlação significante entre os limiares medidos pelas duas técnicas, sugerindo que o RAEE pode ser uma ferramenta eficaz para determinar objetivamente os limiares auditivos em crianças.[3]

Outra importante e crescente indicação desta ferramenta da eletrofisiologia é a avaliação de crianças com atraso de fala e/ou alteração do neurodesenvolvimento que dificulte a avaliação comportamental, principalmente aquelas com TEA. O atraso de fala, neste caso, não deve ser somente atribuído à própria condição, mas deve-se afastar a perda auditiva como fator causal ou contribuinte para o atraso, pois as crianças com TEA apresentam dificuldades na comunicação e interação, sendo difícil diferenciar se estas dificuldades são parte do espectro, da perda auditiva ou da combinação de ambos.[4]

As perdas condutivas são responsáveis por boa parte das perdas auditivas na infância, principalmente as otites médias secretoras. A presença de fluido na orelha média pode ser difícil de ser detectada pelos pais e muitas vezes traz repercussões importantes na fala e desenvolvimento.

Estudo de Ding et al. comparou o uso dos exames RAEE com o PEATE com estímulo NB-Chirp para a avaliação de limiares de crianças com perda auditiva condutiva, e observou correlação entre os limiares dos três métodos (audiometria, RAEE e PEATE com NB-Chirp).[5] Apesar de estar bem indicado tanto na perda auditiva neurossensorial como na condutiva, é importante frisar que os limiares do RAEE apenas por via aérea não definem o tipo de perda auditiva. Para isso, é necessário a complementação com RAEE por via óssea, além de outros exames auxiliares como, por exemplo, a imitanciometria. Na avaliação por via óssea, podem ser avaliadas as frequências de 500, 1.000, 2.000 e 4.000Hz, um lado de cada vez (Figura 97.2).

Avaliação de resíduos auditivos em candidatos ao implante coclear

O RAEE é um método consagrado para complementar o PEATE clique em altas intensidades. O clique geralmente é testado em

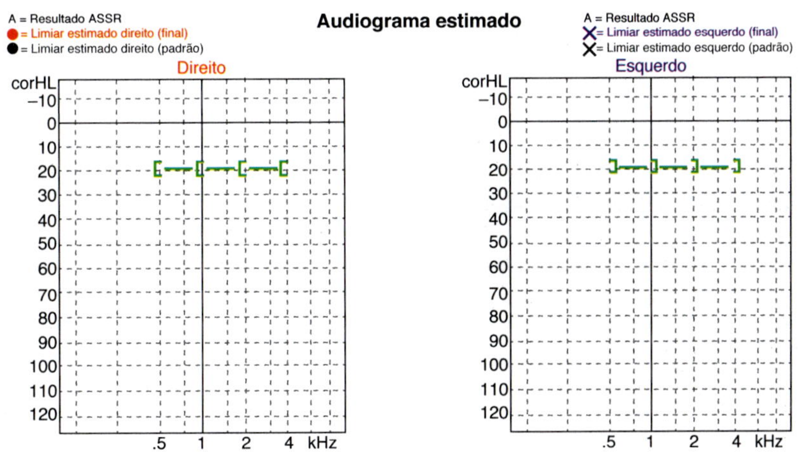

Figura 97.2 Respostas auditivas de estado estável por via óssea nas quatro frequências em ambas as orelhas. Limiares em 20 dBNA por via óssea, normais, bilateralmente.

intensidades de 90 ou 95 dBNA. Dada a ausência de respostas, o uso do RAEE permite a pesquisa de respostas em intensidades de até 110 dBNA, nas frequências entre 250 e 4.000 Hz, e a diferenciação entre perda auditiva severa e profunda. A ausência de respostas no RAEE é indicativo de surdez profunda, consequentemente com resultados pobres à protetização.[6-8]

Estudo publicado por Duarte et al. teve foco na avaliação de perdas auditivas, especialmente em casos severos e profundos, e analisou 48 indivíduos com diferentes graus de perda auditiva. O estudo destacou uma correlação significante entre os limiares auditivos obtidos pelo RAEE e pela audiometria tonal liminar (ATL), e concluiu que o RAEE possui forte concordância com os resultados da ATL, principalmente em casos de perdas auditivas mais graves, reforçando sua importância como mais uma ferramenta para melhor elucidação diagnóstica.[9]

Nesse ponto de vista, o RAEE é uma ferramenta única na avaliação de crianças pequenas antes da cirurgia de implante coclear. Com a crescente possibilidade de preservar resíduos auditivos durante a cirurgia de implante coclear, a diminuição da idade mínima para essa cirurgia e o aumento das indicações para implantes bilaterais, a detecção da audição residual ganha ainda mais importância. A presença de resíduos auditivos indica uma via neural ativa, e um menor período de privação sensorial pode melhorar significativamente o prognóstico do implante. Nestes pacientes em que se faz estimulação em altas intensidades (superior a 90 dBNA), a estimulação deve ser de uma frequência de cada vez, mas nos dois lados ao mesmo tempo.

O uso dos fatores de correção do *software* pode ser útil para predizer com maior precisão os limiares tonais, mostrados a seguir.

Até o presente, a indicação de RAEE na doença do espectro da neuropatia auditiva é questionável. A literatura mostra que os limiares não se correlacionam com o limiar psicoacústico de maneira confiável, podendo sub ou superestimá-los.

Parâmetros técnicos e do estímulo

Atualmente, existem dois principais sistemas que possibilitam a realização do RAEE. A diferença principal entre eles está relacionada com o tipo de estímulo utilizado, seja tom puro modulado (Figura 97.3) ou Chirp (Figura 97.4), assim como com o método de detecção das respostas ou o método de análise usado pelo *software*. Tal diferença proporciona aos métodos características peculiares no que diz respeito às suas indicações.

Registro do RAEE com tom puro modulado AM+FM

O tom puro apresentado nas frequências portadoras de 500, 1.000, 2.000 e 4.000 Hz pode ser modulado em amplitude (AM), frequência

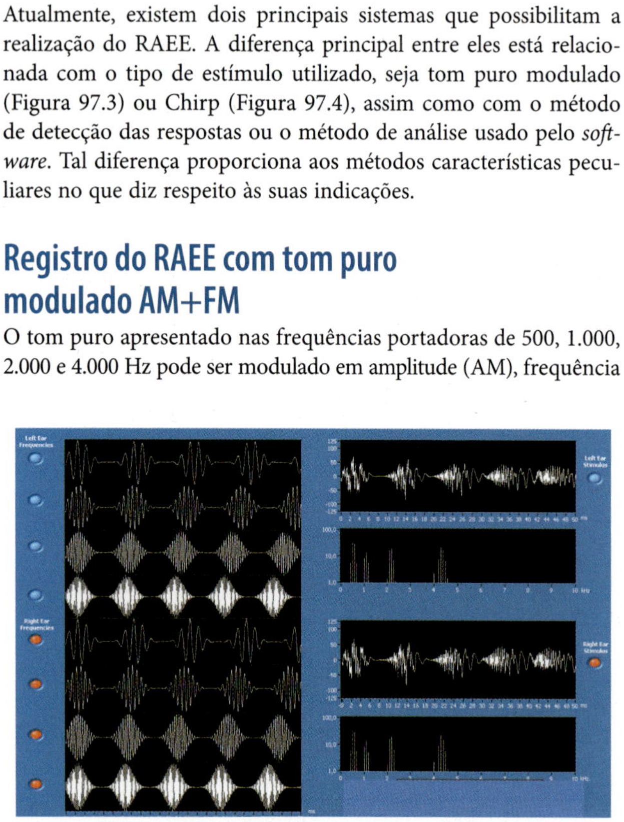

Figura 97.3 Captura de tela de modulação do estímulo de tom puro modulado em AM-FM no *software* MASTER®.

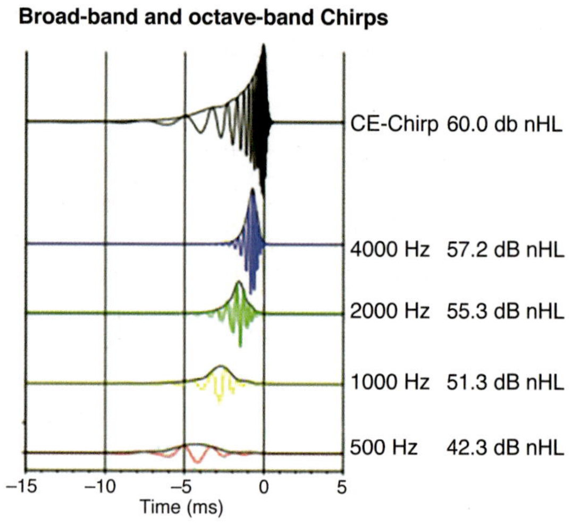

Figura 97.4 Modulação do estímulo NB-Chirp para cada frequência: 500, 1.000, 2.000 e 4.000 Hz, na intensidade de 60 dBNA.

(FM) ou ambos (AM+FM) ou exponencial. A obtenção das respostas de estado estável baseia-se na estimulação binaural, simultânea com tons contínuos.

A atividade elétrica captada é composta pelo sinal do eletroencefalograma (ruído) e da resposta evocada pelo estímulo auditivo (sinal). Os dados são armazenados em segmentos de 1,024 segundo de duração (*epochs*). São coletados 16 segmentos consecutivos de informações, que são combinados para formar uma varredura.

Cada varredura é rateada no domínio de tempo e, subsequentemente, submetida à transformada rápida de Fourier. O espectro de amplitudes resultante permite que o RAEE seja analisado no domínio da frequência. Dessa forma, a resposta auditiva pode ser detectada na frequência de modulação correspondente à frequência portadora (Figura 97.5).

O espectro de frequências é analisado automaticamente pelo *software*, determinando se a amplitude da resposta para uma determinada frequência de modulação foi diferente da amplitude do ruído de fundo eletroencefalográfico nas frequências adjacentes. A verificação do nível de significância da relação sinal-ruído é realizada pela aplicação do teste estatístico (*F-test*) com intervalo de confiança de 95%. A resposta é considerada presente quando o valor F é significante em um nível de $p < 0{,}05$ em sete ou mais varreduras consecutivas. As respostas são consideradas ausentes quando a relação sinal-ruído não alcança significância ($p < 0{,}05$) após o número máximo de varreduras (Figura 97.6).

O *software* MASTER® II (Natus®, Mundelein Il) proporciona critérios de parada para aumentar a eficiência do exame e reduzir o tempo já incorporado ao seu protocolo padrão.

Os limiares eletrofisiológicos obtidos devem ser analisados e aplicados fatores de correção, que já são bem estabelecidos na literatura, para a adequada estimativa do limiar psicoacústico. A aplicação destes fatores é baseada nas diferenças obtidas em estudos entre o limiar do RAEE e o limiar audiométrico (tonal). Por exemplo, foram obtidos limiares em 30 dB em 500 Hz, e em 20 dB em 1.000, 2.000 e 4.000 Hz. Pode-se estimar que os limiares tonais sejam pelo menos 15 dB melhores em 500 Hz e 10 dB nas demais frequências (conforme Tabelas 97.1 e 97.2).

Estudo de D'haenens et al. avaliou pacientes com audiometria tonal e RAEE com teste e reteste em oportunidades diferentes.[10] Obteve as diferenças de limiar entre os métodos com média e desvio-padrão descritos na Tabela 97.1.

A Tabela 97.2 mostra resultados de estudo com a população brasileira com limiares obtidos ao RAEE e à audiometria. O estudo

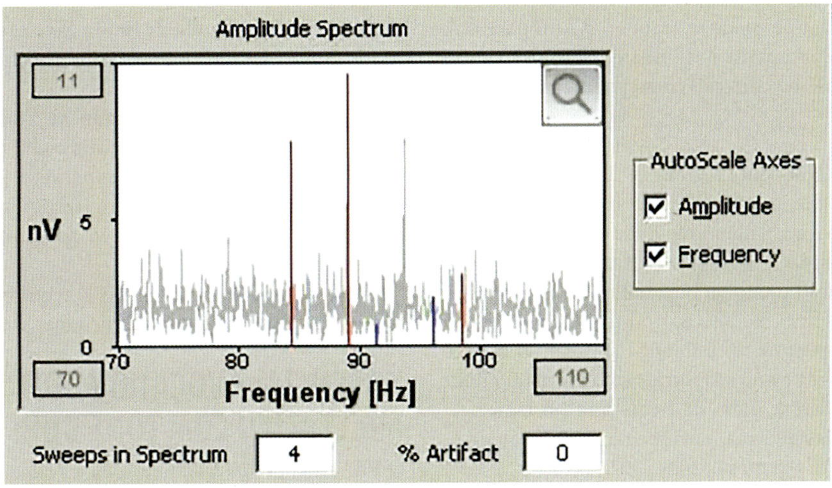

Figura 97.5 Captura de tela de resposta representada com picos (vermelho e azul) que se sobressaem ao ruído de fundo eletroencefalográfico (cinza). Nota-se que as respostas em vermelho têm amplitude significativa.

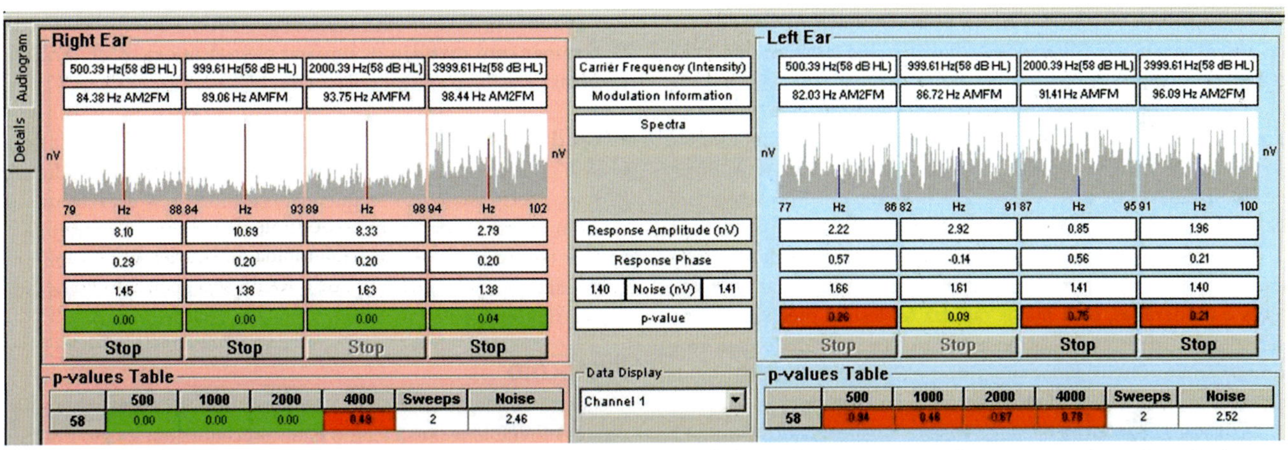

Figura 97.6 Captura de tela das respostas obtidas com tom puro modulado. À direita, há respostas significativas em todas as frequências testadas. À esquerda, as anotações em vermelho mostram que as respostas não foram estatisticamente significativas e são consideradas ausentes.

Tabela 97.1 Fatores de correção propostos por D'haenens et al. para estimativa do limiar psicoacústico.[10]

	Psicoacústico (dBNA)		Limiar ASSR (dBNA)		Diferença de limiar (dB)	
Frequência portadora (Hz)	**Teste**	**Reteste**	**Teste**	**Reteste**	**Teste**	**Reteste**
500	4 ± 5	3 ± 4	23 ± 11	22 ± 10	19 ± 13	19 ± 11
1.000	3 ± 4	2 ± 5	18 ± 9	15 ± 10	14 ± 10	13 ± 10
2.000	2 ± 5	1 ± 5	12 ± 8	13 ± 8	10 ± 9	12 ± 9
4.000	3 ± 6	3 ± 4	16 ± 9	17 ± 8	13 ± 10	14 ± 9

Tabela 97.2 Média dos limiares audiométricos e ao RAEE (n = 52 orelhas) separadas por frequência com o respectivo desvio-padrão (dp) e erro-padrão.[11]

Audiometria				RAEE			
Frequência (Hz)	**n**	**Média (dBNA)**	**dp**	**Erro-padrão**	**Média (dBNA)**	**Reteste**	**Teste**
500	52	11,63	4,52	0,63	18,75	7,73	1,07
1.000	52	7,02	0,72	14,62	6,48	6,48	0,9
2.000	52	4,81	0,74	13,08	5,16	5,16	0,72
4.000	52	5,19	0,82	14,9	5,56	5,56	0,77

traz dados de como utilizar de maneira segura o RAEE para estimar limiares psicoacústicos a partir dos limiares eletrofisiológicos com a aplicação dos fatores de correção correspondentes.

Estímulo Chirp

O estímulo Chirp desenvolvido por Elberling et al. compensa o atraso da onda viajante na cóclea, o que melhora a sincronia neural em nível de tronco encefálico e aumenta a amplitude das respostas.[12]

Para o RAEE são utilizados *narrow-band* Chirps (NB-Chirps) que permitem a estimulação mono ou binaural nas frequências de 500, 1.000, 2.000 e 4.000 Hz. A modulação pode ser de 40 ou 90 Hz (mais utilizada). A vantagem destes estímulos em relação ao tom puro modulado em AM-FM é que proporcionam maior amplitude das respostas por estimularem, além da frequência portadora, as frequências adjacentes. Desta forma, uma maior quantidade de fibras neurais contribui para a resposta (Figura 97.7).

A detecção das respostas não se restringe à frequência de modulação original (p. ex., 90 Hz), mas detecta também respostas nos harmônicos correspondentes a essa frequência de modulação (p. ex., 180, 270, 540 Hz) gerando maior amplitude das respostas. Tais mecanismos associados possibilitam melhor relação sinal-ruído que se traduz em redução do tempo de exame.

Dessa forma, o *software* permite estimular intensidades diferentes simultaneamente (diferença ≤ 20 dB), o que também diminui o tempo de exame.

A detecção das respostas se dá por transformada rápida de Fourier e teste de Raleigh modificado (baseado em amplitude e coerência de fase das respostas). Podem ser utilizados dois níveis de significância: $p < 0,01$ = nível de acurácia; $p < 0,05$ = velocidade de aquisição (Figura 97.8).

O estímulo Chirp está disponível em vários equipamentos atualmente e é indicado para normouvintes, nas perdas auditivas leves e moderadas, com maior rapidez do teste e precisão dos resultados. Atualmente, o Chirp ainda não é recomendado para a estimulação em intensidades superiores a 90 dBNA. Também pode ser necessário o uso dos fatores de correção (Figura 97.9).

A Tabela 97.3 mostra a diferença entre os limiares obtidos por RAEE e o limiar psicoacústico, tanto para normouvintes como também para pessoas com perda auditiva (médias e desvio-padrão, duas orelhas somadas).[13] Esse estudo é usado para calcular os fatores de correção.

Limitações

O RAEE deve ser utilizado e interpretado com cautela em algumas situações, como: na ausência de onda V replicável ao PEATE

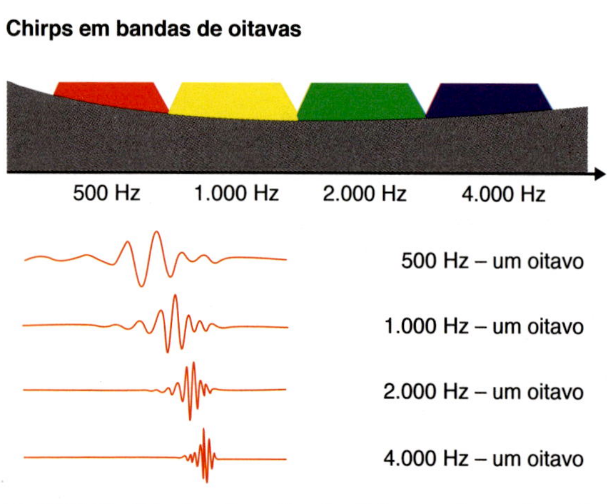

Figura 97.7 Modulação do estímulo Chirp conforme frequência portadora com a participação de frequências adjacentes, o que torna a resposta mais robusta.

clique; e quando o ruído de fundo eletroencefalógrafico do paciente for muito elevado (influenciado principalmente pelo estado de relaxamento do mesmo).

O RAEE não é recomendado na avaliação de paciente com doenças do espectro da neuropatia auditiva. Para uso do estímulo Chirp em altas intensidades, superior a 90 dBNA, ainda não há referências na literatura e padronização do estímulo. Além disso, pacientes não colaborativos não apresentam condições adequadas de relaxamento.

Deve-se ressaltar que o RAEE é um método complementar e não deve ser utilizado como único método de avaliação auditiva.

POTENCIAL EVOCADO AUDITIVO DE TRONCO ENCEFÁLICO COM TONE BURST

O PEATE com *tone burst* permite a avaliação frequência-específico com estimulação por via aérea (VA) e, quando necessário, por via óssea (VO) e é parte importante do processo diagnóstico. É considerado uma técnica consagrada para determinação do tipo, do grau e da configuração da perda auditiva em crianças que não passaram na triagem auditiva neonatal.[14,15] Quando realizado da forma correta, os limiares eletrofisiológicos obtidos no PEATE com o uso de *tone burst,* com estimulações por VA e VO, são capazes de determinar com exatidão os limiares eletrofisiológicos de crianças pequenas e estimar os limiares tonais.[16,17]

Indicações clínicas

O PEATE *tone burst* é ferramenta eficaz para determinar o limiar auditivo eletrofisiológico frequência-específico e a caracterização do grau da perda, da configuração e da diferenciação entre perda coclear e condutiva, principalmente nas crianças pequenas ou naquelas em que não é possível a realização de exames subjetivos (audiometria tonal, ou com reforço visual, ou condicionada).

Protocolo

O sucesso do exame relaciona-se com uma boa estratégia para captação do PEATE *tone burst.* Como é um procedimento longo, a otimização do tempo se torna fundamental. Alguns dados são importantes para isso, por exemplo: se os limiares eletrofisiológicos ao clique estão alterados; se sim, em uma ou nas duas orelhas; e se há comprometimento neurossensorial ou condutivo. Essas informações dão direcionamento para um exame mais rápido e assertivo.

Uma estratégia é determinar inicialmente o limiar eletrofisiológico ao estímulo clique para direcionar a pesquisa do limiar frequência-específico. O ideal é que se comece a captação com as menores intensidades possíveis e a observação constante para mudança de estratégia durante o exame, para evitar o despertar de crianças que estejam em sono natural. Uma vez obtidos os limiares eletrofisiológicos com estímulo clique, parte-se para a pesquisa do limiar frequência-específico, onde inicia-se a captação dos limiares por VA em 2.000 e 4.000 Hz, por serem frequências mais próximas ao clique em relação à latência e, portanto, mais fácil de se localizar a onda V. Em seguida, testam-se os estímulos a 1.000 e 500 Hz, frequências mais apicais, com o objetivo de se obter um audiograma eletrofisiológico de ambas as orelhas.

Como muitas crianças que falham nos programas de triagem auditiva neonatal têm perda auditiva condutiva, a detecção de limiar ao clique por VA em intensidade superior a 20 dBNA é indicativo de realizar a captação dos limiares também por VO.

As experiências canadenses do programa Auditivo Infantil de Ontário[18] e, mais recentemente, do BC Children's Hospital[19] indicam que, na presença de limiares elevados de PEATE *tone burst* por VA, o PEATE *tone burst* por VO determina se essa elevação de limiar na VA é por alteração coclear ou condutiva de forma precisa. Da

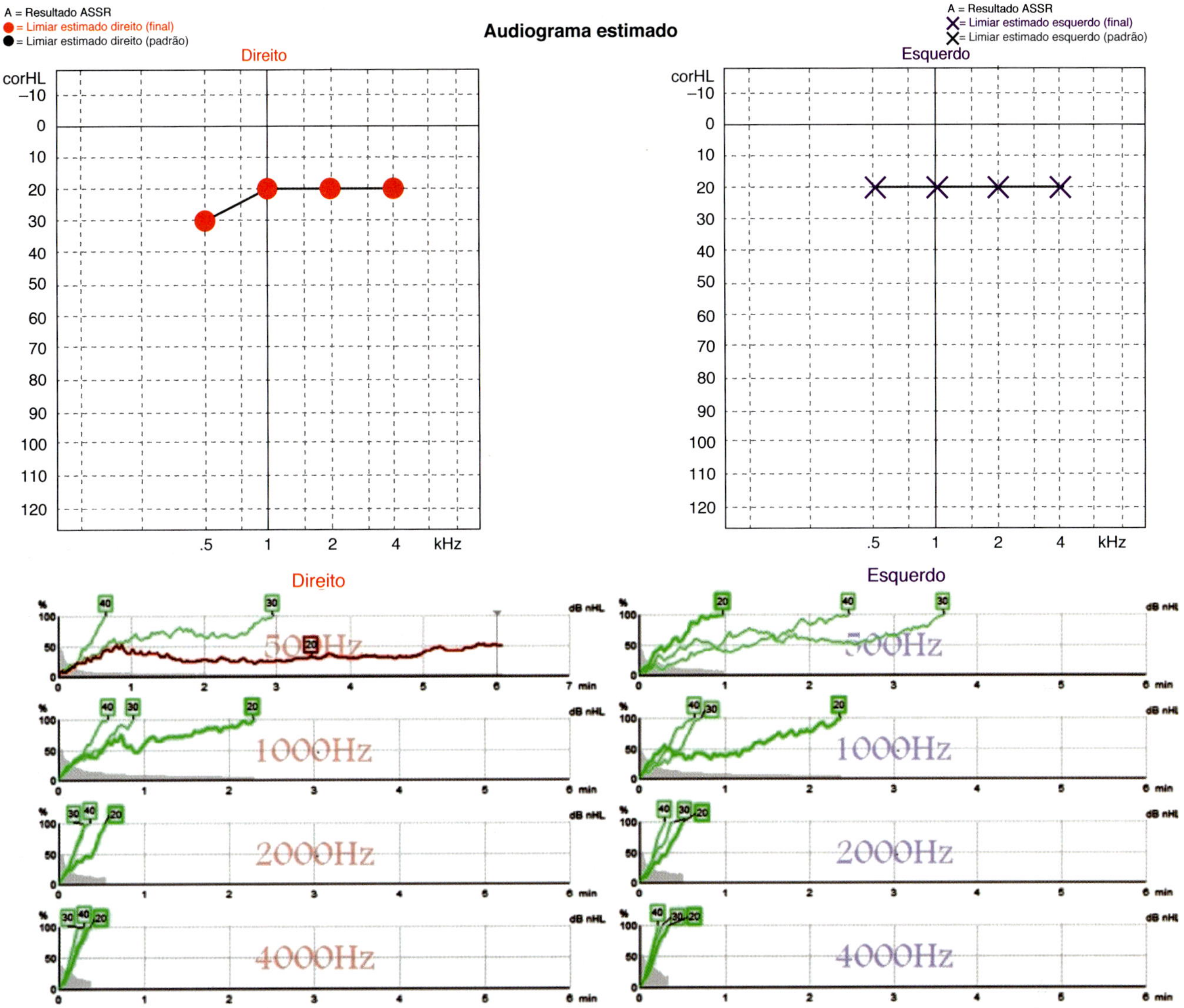

dB nHL	500Hz	1kHz	2kHz	4kHz
20	50% 15nV	100% 27nV	100% 60nV	100% 65nV
30	100% 27nV	100% 47nV	100% 69nV	100% 64nV
40	100% 52nV	100% 54nV	100% 66nV	100% 69nV

dB nHL	500Hz	1kHz	2kHz	4kHz
20	100% 37nV	100% 24nV	100% 68nV	100% 88nV
30	100% 19nV	100% 51nV	100% 66nV	100% 81nV
40	100% 25nV	100% 51nV	100% 77nV	100% 90nV

Figura 97.8 Na parte superior da figura, observa-se o audiograma eletrofisiológico em ambas as orelhas. Na parte inferior, vê-se a captura de tela da progressão dos testes estatísticos ao longo do teste.

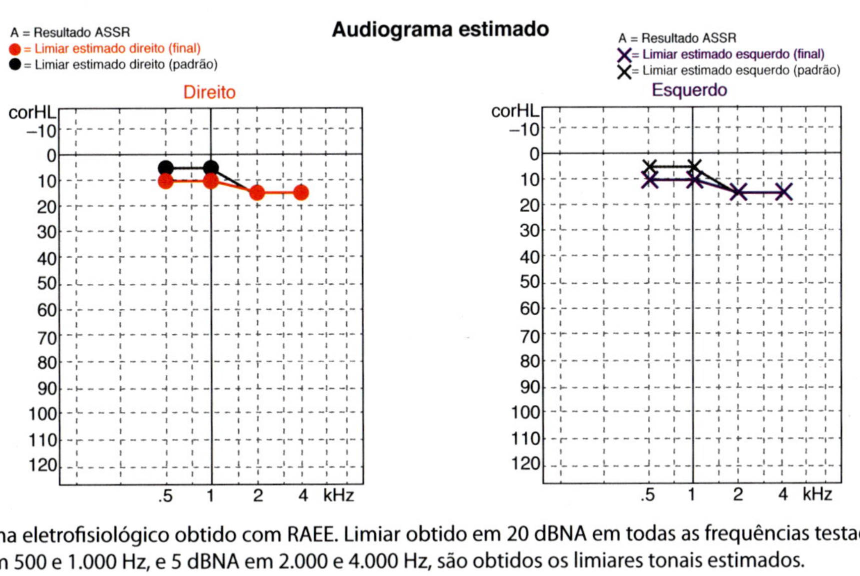

Figura 97.9 Audiograma eletrofisiológico obtido com RAEE. Limiar obtido em 20 dBNA em todas as frequências testadas. Usando os fatores de correção de 10 dB em 500 e 1.000 Hz, e 5 dBNA em 2.000 e 4.000 Hz, são obtidos os limiares tonais estimados.

Tabela 97.3 Fatores de correção para os limiares obtidos ao RAEE com Chirp.

	Frequência (Hz)	Diferença de limiar (dB)
Normouvintes	500	11,7 ± 7,9
	1.000	9,7 ± 7,4
	2.000	15,2 ± 7,5
	4.000	18,9 ± 5,9
Perda auditiva	500	10,6 ± 9,6
	1.000	8,1 ± 8,6
	2.000	12,0 ± 7,8
	4.000	10,9 ± 9,8

mesma forma, a ausência de PEATE *tone burst* por VO na maior intensidade possível (entre 55 e 60 dBNA, a depender do equipamento) indica um componente neurossensorial significativo.[20]

Transdutores, colocação de eletrodos e parâmetros técnicos

A captação do PEATE *tone burst* deve ser precisa. Erros na escolha dos transdutores, na colocação dos eletrodos e dos parâmetros podem levar a graves problemas de interpretação do exame. Quanto maior o rigor nestas escolhas, mais objetiva fica a análise do resultado.

O PEATE *tone burst* por VA deve ser realizado sempre com fones de inserção, a menos que haja contraindicações absolutas, por exemplo, atresia do conduto auditivo externo. Nestes casos, fones supra-aurais devem ser usados.

Para a captação do PEATE *tone burst* por VO, o vibrador ósseo é colocado posterossuperiormente ao pavilhão auricular a ser estimulado e pode ser fixado com uma faixa elástica, ou um examinador treinado para esse procedimento pode ficar segurando-o na posição correta. Não há a necessidade de controle de força por balanças específicas;[21] no entanto, a pressão deve ser constante para não haver distorções das ondas. Na dúvida, recomenda-se o uso das faixas elásticas, entretanto, deve ficar claro que muitas crianças acordam durante a colocação da faixa.

Os eletrodos são os mesmos do PEATE clique, inclusive com a mesma posição (fronte, terra e lóbulos).

Parâmetros técnicos

Os parâmetros devem ser ajustados na dependência do espectro de frequência que está sendo testado. Como se trata de um exame com a intenção de se obter limiares, a frequência de apresentação do estímulo deve ser alta para o menor tempo possível de teste, o filtro passa-baixo deve ser menor e a janela de análise do teste aumentada em comparação com PEATE para neurodiagnóstico. Deve-se controlar o ruído residual e a relação sinal-ruído (Tabela 97.4).

Para alguns equipamentos, pode haver a necessidade de se ajustar a captação em relação à janela de tempo.

Interpretação do exame

Para uma boa marcação das ondas, o examinador deve seguir os seguintes parâmetros:[22]

- As ondas devem ter morfologia e latências aproximadas adequadas, ou seja, compatíveis com a frequência testada. Nas frequências mais graves (500 e 1.000 Hz), a latência será mais longa devido à tonotopia da cóclea
- As ondas devem ser replicáveis ao mesmo estímulo
- A relação sinal-ruído deve ser a mais próxima de 3:1
- O ruído residual deve ser baixo e menor que a amplitude da onda.

Tabela 97.4 Parâmetros técnicos para a realização do PEATE com o uso de *tone burst*.

Filtro	Passa-alto = 30 Hz Passa-baixo = 1.500 Hz
Média de aceitos	Mínimo de 2.000 aceitos
Ruído residual (RR)	Mínimo de 0,11 µV (pelo menos duas replicações com esse RR)
Relação sinal-ruído (SNR)	Ideal maior ou igual a 3:1. Respostas podem ser vistas com SNR menor
Janela de análise	25,6 ms
Estímulo	Envelope trapezoidal, ciclos 2-1-2 (subida/platô/descida) Ou Blackmann: 500 Hz (1,5-0-1,5); 1 KHz (2-0-2); 2 KHz (3-0-3); 4KHz (4-0-4) Polaridade alternada Frequência de apresentação de 39,1 estímulos/s
Mascaramento	Sempre contralateral. Obrigatório para PEATE *tone burst* por VO

A morfologia das ondas de PEATE *tone burst* varia muito. Normalmente as ondas I e III não aparecem. A onda V pode ser representada somente por um pico que precede um vale negativo. As ondas captadas nas frequências mais agudas têm morfologias mais semelhantes às obtidas pela estimulação por clique. Há também muita variação de latência, não sendo um parâmetro que deva ser levado em conta isoladamente (Figura 97.10).

Aplicação dos fatores de correção

O limiar auditivo da criança pode ser estimado ajustando-se o limiar eletrofisiológico, conforme apresentado na Tabela 97.5.

CONSIDERAÇÕES FINAIS

A avaliação eletrofisiológica frequência-específico é uma ferramenta importante para a identificação e caracterização precoce das perdas auditivas, que, se não tratadas, podem afetar gravemente o desenvolvimento da fala, linguagem, cognição, e bem-estar emocional e social do indivíduo.

A pesquisa dos limiares com o RAEE, em particular, surge como uma evolução do PEATE ao oferecer a possibilidade de avaliar limiares auditivos frequência-específicos de maneira mais rápida e eficiente. Sua capacidade de testar várias frequências simultaneamente e de utilizar análise estatística para determinar os limiares eletrofisiológicos a torna uma ferramenta valiosa na prática clínica, especialmente para a população pediátrica, com a qual a cooperação durante os exames pode ser um desafio.

A possibilidade de realizar esses exames em intensidades elevadas abre novas portas para a detecção de resíduos auditivos e para a adequada adaptação de próteses auditivas, especialmente em casos de surdez profunda.

Importante lembrar que a ausência de onda V no PEATE clique e o pouco relaxamento do paciente durante o exame dificultam a utilização do RAEE, e que este método não é recomendado para doenças do espectro da neuropatia auditiva.

O uso do PEATE com *tone burst*, por suas dificuldades técnicas e tempo de execução, tende a ser menos aplicado na prática clínica. No entanto, é ferramenta importante e precisa quando utilizada para complementação do PEATE clique e com examinadores experientes.

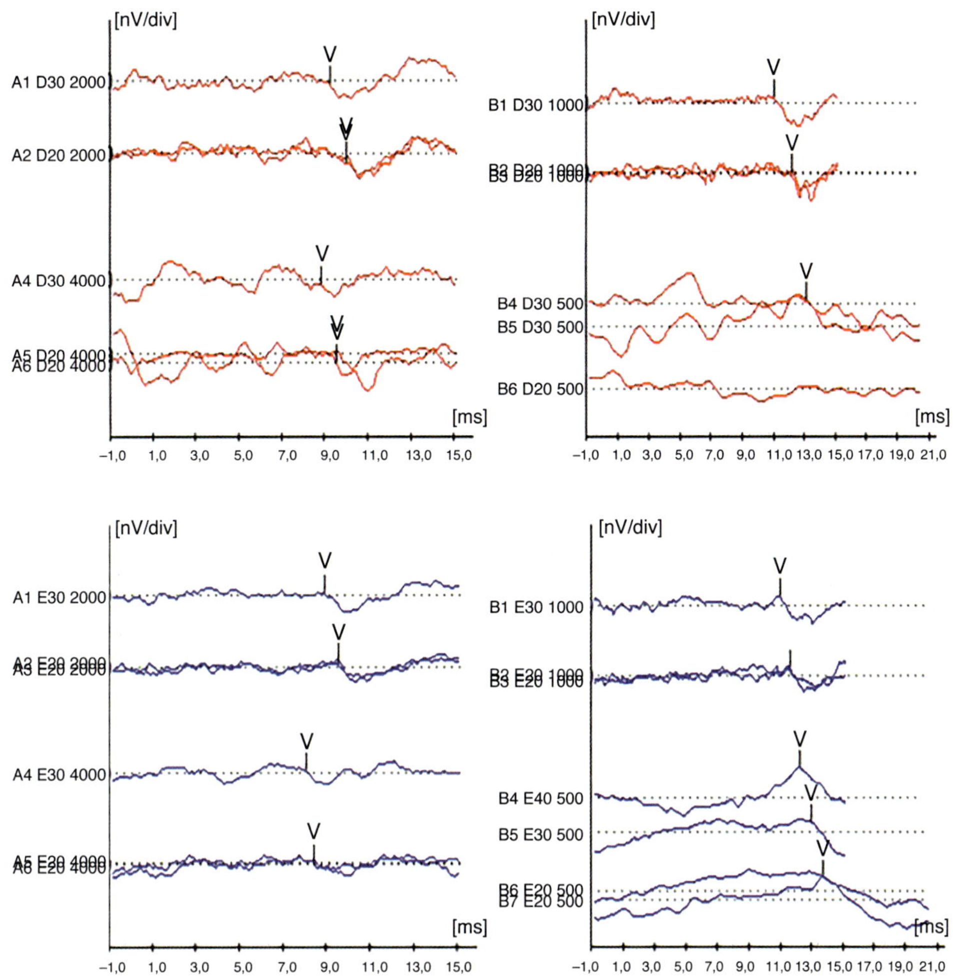

Figura 97.10 Observam-se os traçados ao PEATE com *tone burst* em ambas as orelhas com respostas 20 dBNA em todas as frequências bilateralmente, exceto em 4.000 Hz à direita, também dentro da normalidade conforme fatores de correção.

Tabela 97.5 Aplicação dos fatores de correção dos limiares obtidos ao PEATE com *tone burst* e o limiar psicoacústico estimado.

	Via aérea			
Frequência	500 Hz	1.000 Hz	2.000 Hz	4.000 Hz
Limiar mínimo eletrofisiológico obtido	35	35	30	25
Ajuste em dB para determinar o limiar auditivo	-15	-10	-5	-0

Exemplos de limiares obtidos em cada frequência e o ajuste para o psicoacústico. Por exemplo, em 500 Hz o limiar estimado seria 20 dB; em 1.000 Hz, 25 dB; em 2.000 Hz, 25 dB e em 4.000 Hz, 25 dB.

O uso do estímulo *tone burst* na avaliação com eletrococleografia nas doenças do espectro da neuropatia auditiva é bastante útil e será abordado em capítulo próprio.

Esses fatores reforçam a importância de uma abordagem integrada na avaliação auditiva, que combine diferentes métodos.

REFERÊNCIAS BIBLIOGRÁFICAS

1. Brasil. Ministério da Saúde. Secretaria de Atenção à Saúde, Departamento de Ações Programáticas Estratégicas. Diretrizes de Atenção da Triagem Auditiva Neonatal. 2012.
2. Stapells DR, Linden D, Suffield JB, Hamel G, Picton TW. Human auditory steady state potentials. Ear Hear [Internet]. 1984 Mar-Apr [Acesso em: 2024 Jul];5(2):105-13.
3. Pinto DG, Lins OG. Resposta auditiva de estado estável e avaliação comportamental em crianças de 6 a 48 meses. Audiol Commun Res [Internet]. 2018 [Acesso em: 2024 Jul];23.
4. Ludwig NN, Jashar DT, Sheperd K, Pineda JL, Previ D, Reesman J et al. Considerations for the identification of autism spectrum disorder in children with vision or hearing impairment: A critical review of the literature and recommendations for practice. Clin Neuropsychol [Internet]. 2022 Jul 4 [Acesso em: 2024 Jul];36(5):1049–68.
5. Ding L, Zheng Z, Wang M, Zhang Y, Tang M, Yang Y et al. Comparison of ASSR and frequency specificity ABR induced by NB CE-Chirp for prediction of behavioral hearing thresholds in children with conductive hearing loss. Int J Pediatr Otorhinolaryngol [Internet]. 2024 Jan [Acesso em: 2024 Jul]; 176:111826.
6. Ramos HF, Grasel SS, Beck RM, Takahashi-Ramos MT, Ramos BF, de Almeida ER et al. Evaluation of residual hearing in cochlear implants candidates using auditory steady-state response. Acta Otolaryngol [Internet]. 2015 [Acesso em: 2024 Jul];135(3):246-53.
7. Beck RM, Grasel SS, Ramos HF, Almeida ER, Tsuji RK, Bento RF et al. Are auditory steady-state responses a good tool prior to

pediatric cochlear implantation? Int J Pediatr Otorhinolaryngol [Internet]. 2015 [Acesso em: 2024 Jul];79(8).
8. Grasel SS, de Almeida ER, Beck RM, Goffi-Gomez MV, Ramos HF, Rossi AC et al. Are auditory steady-state responses useful to evaluate severe-to-profound hearing loss in children? Biomed Res Int [Internet]. 2015 [Acesso em: 2024 Jul];2015:579206.
9. Duarte JL, Alvarenga KF, Garcia TM, Costa Filho OA, Lins OG. A resposta auditiva de estado estável na avaliação auditiva: aplicação clínica. Pro Fono [Internet]. 2008 Jun [Acesso em: 2024 Jul];20(2):105–10.
10. D'haenens W, Vinck BM, De Vel E, Maes L, Bockstael A, Keppler H et al. Auditory steady-state responses in normal hearing adults: A test-retest reliability study. Int J Audiol [Internet]. 2008 Jan 7 [Acesso em: 2024 Jul];47(8):489-98.
11. Beck RM, Ramos BF, Grasel SS, Ramos HF, de Moraes MFBB, de Almeida ER, et al. Comparative study between pure tone audiometry and auditory steady-state responses in normal hearing subjects. Braz J Otorhinolaryngol [Internet]. 2014 [Acesso em: 2024 Jul];80(1):35-40.
12. Kristensen SG, Elberling C. Auditory brainstem responses to level-specific Chirps in normal-hearing adults. J Am Acad Audiol [Internet]. 2012 [Acesso em: 2024 Jul];23(9):712–21.
13. Muhler R, Mentzel K, Verhey J. Fast hearing-threshold estimation using multiple auditory steady-state responses with narrow-band chirps and adaptive stimulus patterns. Scientific World Journal [Internet]. 2012 [Acesso em: 2024 Jul];2012:192178.
14. American Speech-Language-Hearing Association (ASHA). 2004. Guidelines for the audiologic assessment of children from birth to 5 years of age. Disponível em: https://www.asha.org/. Acesso em: 2024 Jul.
15. Early hearing and communication development: Canadian Working Group on Childhood Hearing (CWGCH) resource document. Ottawa: Public Health Agency of Canada; 2005.
16. Vander Werff KR, Prieve BA, Georgantas LM. Infant air and bone conduction tone burst auditory brain stem responses for classification of hearing loss and the relationship to behavioral thresholds. Ear Hear [Internet]. 2009 Jun [Acesso em: 2024 Jul];30(3):350-68.
17. Ribeiro FM, Carvallo RM. Tone-evoked ABR in full-term and preterm neonates with normal hearing. Int J Audiol [Internet]. 2008 Jan [Acesso em: 2024 Jul];47(1):21-9.
18. Ontario Infant Hearing Program (OIHP). Disponível em: https://www.ontario.ca/search/search-results/?query=Audiologic%20Assessment%20Protocol. Acesso em: 2024 Jul.
19. BC Early Hearing Program (BCEHP). Disponível em: http://www.phsa.ca/our-services/programs-services/bc-early-hearing-program. Acesso em: 2024 Jul.
20. Hatton JL, Janssen RM, Stapells DR. Auditory brainstem responses to bone-conducted brief tones in young children with conductive or sensorineural hearing loss. Int J Otolaryngol [Internet]. 2012 [Acesso em: 2024 Jul];2012:1-12.
21. 21. Small SA, Hatton JL, Stapells DR. Effects of bone oscillator coupling method, placement location, and occlusion on bone-conduction auditory steady-state responses in infants. Ear Hear [Internet]. 2007 Feb [Acesso em: 2024 Jul];28(1):83-98.
22. Grasel S, Beck R. Eletrofisiologia - Vias auditivas e vestibulares, monitoramento intraoperatório. 1 ed. Rio de Janeiro: Thieme Revinter; 2019. 48 p.

CAPÍTULO

98

Síndromes Vestibulares

Leidianny Firmino Costa • Lívia Nolêto • Naiana Manuela Rocha Arcanjo da Cruz

INTRODUÇÃO

A avaliação diagnóstica dos transtornos vestibulares é baseada na história do paciente e no exame clínico dos sistemas vestibular, oculomotor e cerebelar. Às vezes, os exames complementares são utilizados para auxiliar na elucidação diagnóstica. Durante a anamnese, o paciente deve ser questionado sobre a natureza e o curso temporal dos sintomas, sua localização e fatores desencadeantes e moduladores. Dessa forma, podemos identificar as características dos sintomas vestibulares e classificá-los.[1]

As definições e classificações são importantes não apenas para o âmbito da pesquisa científica, mas também contribuem para a comunicação entre os profissionais de saúde a partir de uma linguagem mais unificada e, na prática, ajuda a organizar e facilitar o raciocínio clínico.

Em 2006, o Comitê de Classificação da Sociedade Bárány convocou sua primeira reunião a fim de estruturar a abordagem para o desenvolvimento da Classificação Internacional de Transtornos Vestibulares (em inglês, International Classification of Vestibular Disorders [ICVD]). O objetivo foi desenvolver um esquema de classificação abrangente e definições de transtornos vestibulares individuais que fossem aceitáveis em todo o mundo, o que inclui doenças que afetam o labirinto posterior, as conexões do labirinto ao cérebro no tronco cerebral, o cerebelo, estruturas subcorticais que processam estímulos espaciais e o córtex vestibular. Adicionalmente, abrange doenças que geralmente são da competência de outras especialidades, mas que produzem sintomas que mimetizam as de origem periférica (vestibular).[2]

Os principais sintomas vestibulares foram caracterizados segundo a ICVD e propôs-se a definição de diferentes tipos de tontura e vertigem, como a desencadeada por gatilhos, posicional, induzida visualmente, por movimento da cabeça, som, Valsalva e posição ortostática. Também mencionou sintomas vestibulovisuais e incluiu sintomas posturais como instabilidade, impulsão direcional e quedas relacionadas com equilíbrio (Tabelas 98.1 e 98.2).[2]

Há várias formas de classificar os sintomas vestibulares. A estrutura proposta da ICVD é estratificada da seguinte forma:

- I: sintomas e sinais
- II: síndromes clínicas

Tabela 98.1 Glossário de definições de sintomas vestibulares primários na Classificação Internacional de Transtornos Vestibulares da Sociedade Bárány.[2]

Termo	Definição
Vertigem	Sensação de automovimento distorcido
Tontura	Sensação de orientação espacial perturbada
Sintomas vestibulovisuais	Falsas sensações de movimento ou inclinação do ambiente visual e distorção visual
Sintomas posturais	Relacionados com a instabilidade postural, ocorrendo apenas na posição vertical (sentado, em pé ou andando)

- III-A: doenças e transtornos
- III-B: mecanismos fisiopatológicos.

Todas essas formas podem estabelecer uma conexão entre si e entre os elementos do mesmo nível de classificação (Figura 98.1).[2]

Neste capítulo, é destacada a classificação das síndromes vestibulares e suas três grandes categorias: aguda, episódica e a crônica.

SÍNDROMES VESTIBULARES AGUDAS

São caracterizadas pelo início abrupto de sintomas vestibulares que podem persistir por dias a semanas, às vezes com sequelas persistentes. Podem apresentar vertigem, instabilidade da marcha, intolerância ao movimento, nistagmo e sintomas neurovegetativos como náuseas e vômitos que pioram ao movimento da cabeça. A melhora ocorre durante a primeira semana e a recuperação é gradativa, com possibilidade de permanecer por semanas a meses após o pico inicial dos sintomas.[3]

Uma abordagem clínica focada no tempo e nos gatilhos é mais importante que no tipo de sintoma vestibular. A síndrome vestibular aguda (SVA) pode acontecer após uma exposição ou de forma espontânea.[4]

A SVA, após exposição, tem como principais causas o traumatismo cranioencefálico (TCE) e intoxicação por drogas (medicamentos ou substâncias ilícitas). No TCE, pode ocorrer por lesão direta no nervo vestibular, concussão labiríntica, fístula perilinfática e outros mecanismos. Na intoxicação por drogas, os pacientes podem melhorar gradualmente após a interrupção da exposição, como no caso dos anticonvulsivantes, ou apresentarem uma lesão permanente da função vestibular, como no uso da gentamicina.[4]

A SVA espontânea tem como principais diagnósticos etiológicos diferenciais a neurite vestibular (NV) e o acidente vascular cerebral (AVC) em fossa posterior, que pode mimetizar as neurites, chamados *pseudoneuritis*. Mais de 42% dos casos de infarto da artéria cerebelar anteroinferior (AICA) cursam com sintomas premonitórios audiovestibulares. O infarto da artéria cerebelar posteroinferior (PICA) também pode manifestar-se com esses sintomas, embora com menor frequência.[5]

Os sinais neurológicos focais óbvios, quando presentes, têm apenas uma sensibilidade de 44% para detectar uma causa central de SVA, ou seja, mais de 50% dos AVCs ficarão sem diagnóstico se confiarmos apenas nesses achados.[6] Para diferenciar clinicamente a NV ou a labirintite de um processo isquêmico, deve-se valer da avaliação de três testes à beira do leito (*bed side tests*), que, em conjunto, são designados HINTS, ou seja, teste clínico do impulso cefálico, avaliação do nistagmo e teste de desvio ocular vertical (teste de Skew). Os resultados sugestivos de AVCs são lembrados com o mnemônico INFARCT (Impulse Normal, Fast-phase Alternating, Refixation on Cover Test), ou seja, teste de impulso cefálico normal, alternância da fase rápida do nistagmo e refixação no teste de Skew. A presença de qualquer um desses sinais indica sensibilidade de 100% e especificidade de 96% para AVC.[5] Em metanálise publicada em 2023, os autores afirmam que o HINTS apresenta sensibilidade de 95,3% e especificidade de 92,6%. Ao se aplicar o chamado HINTS *plus* (bateria HINTS adicionada a um quarto sinal - perda auditiva unilateral de início recente), a sensibilidade aumenta ainda mais (97,2%), em comparação com o HINTS (acréscimo de 1,9%).[7]

As neurites vestibulares geralmente são de causas virais, pela reativação de vírus neurotrópicos, principalmente o vírus herpes simples tipo 1 (HSV-1), que é a causa mais aceita atualmente, o que mostra semelhanças com a paralisia de Bell.[8,9] Geralmente, é unilateral, acometendo principalmente o nervo vestibular superior (NVS) e comprometendo os canais semicircular lateral e anterior e o utrículo. O ramo do nervo vestibular inferior (NVI) só é acometido em 1,3%

Tabela 98.2 Glossário de definições de sintomas vestibulares secundários na Classificação Internacional de Transtornos Vestibulares da Sociedade Bárány.[2]

Termo	Definição
Vertigem espontânea	Vertigem que ocorre sem um gatilho óbvio
Vertigem desencadeada	Vertigem que ocorre com um gatilho óbvio
Vertigem posicional	Vertigem que ocorre após movimento da cabeça
Vertigem de posicionamento	Vertigem que ocorre durante o movimento da cabeça
Vertigem induzida visualmente	Vertigem induzida por um campo visual complexo
Vertigem induzida por som	Vertigem desencadeada por um estímulo auditivo
Vertigem induzida por Valsalva	Vertigem desencadeada por qualquer manobra corporal que tende a aumentar a pressão intracraniana e no ouvido médio
Vertigem ortostática	Vertigem que ocorre ao levantar
Outra vertigem desencadeada	Vertigem desencadeada por qualquer outro estímulo
Tontura espontânea	Tontura que ocorre sem um gatilho óbvio
Tontura desencadeada	Tontura que ocorre com um gatilho óbvio
Tontura posicional	Tontura que ocorre após movimento da cabeça
Tontura de posicionamento	Tontura que ocorre durante o movimento da cabeça
Tontura induzida visualmente	Tontura induzida por um campo visual complexo
Tontura induzida por som	Tontura desencadeada por um estímulo auditivo
Tontura induzida por Valsalva	Tontura desencadeada por qualquer manobra corporal que tende a aumentar pressão intracraniana e no ouvido médio
Tontura ortostática	Tontura que ocorre ao levantar
Outra tontura desencadeada	Tontura desencadeada por qualquer outro estímulo
Vertigem externa	É a falsa sensação que o ambiente visual está girando ou fluindo
Oscilopsia	É a falsa sensação que o ambiente visual está oscilando
Atraso visual	É a falsa sensação que a percepção visual está em atraso comparada ao movimento da cabeça
Inclinação visual	É a sensação visual invertida ou inclinada
Desfoque induzido pelo movimento	É a redução da acuidade visual durante ou momentaneamente após um movimento da cabeça
Instabilidade	É a sensação de estar instável enquanto está sentado, em pé ou andando
Pulsão direcional	É a sensação de estar instável com tendência a desviar ou cair em uma direção específica enquanto está sentado, em pé ou andando
Quase queda relacionada com equilíbrio	É uma sensação de queda iminente
Queda relacionada com equilíbrio	Queda consumada relacionada com forte de instabilidade

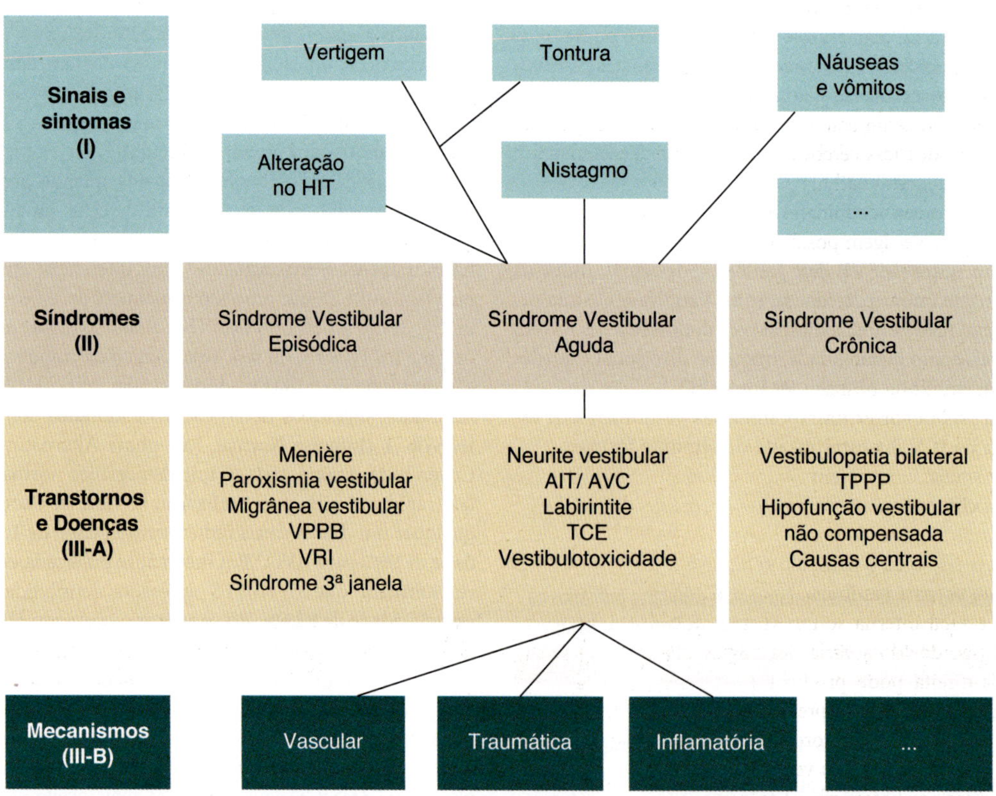

Figura 98.1 Classificação dos transtornos vestibulares segundo a Sociedade Bárány. AIT = Ataque isquêmico transitório; AVC = Acidente vascular cerebral; HIT = Head impulse test; TCE = Traumatismo cranioencefálico; TPPP = Tontura postural perceptual persistente; VPPB = vertigem postural paroxística benigna; VRI = Vertigem recorrente da infância. A interligação entre os estratos é mostrada no exemplo da síndrome vestibular aguda (II), seus sintomas componentes (I), suas causas etiológicas (III-A) e os mecanismos (III-B), que pode variar de acordo com a causa etiológica. (Adaptada de: Bisdorff, Staab, Newman-Toker, 2015.)

dos casos totais, o que pode causar uma disfunção do canal semicircular posterior e do sáculo. Como resultado, alguns casos isolados de lesão do NVI podem ser erroneamente atribuídos a uma patologia central se não houver avaliação da função vestibular inferior. O NVS é o mais acometido; entretanto, o canal semicircular posterior é o mais inervado por anastomoses adicionais, o que pode explicar porquê esse canal é geralmente poupado.[8,10]

SÍNDROMES VESTIBULARES EPISÓDICAS

Apresentam-se como episódios recorrentes de sintomas vestibulares que podem durar de segundos a horas e, em raros casos, por dias, com período intercrises assintomático. A duração do episódio é mais importante do que a duração total da doença. Não é raro que o paciente seja examinado por um médico nesse período em que as alterações não estejam mais presentes. Sendo assim, a anamnese é extremamente importante, principalmente em definir se os sintomas ocorrem espontaneamente ou se são desencadeados por algum gatilho.[4] Na síndrome vestibular episódica (SVE), esses gatilhos podem ser movimentos da cabeça, mudanças na posição do corpo, sons altos, manobras de Valsalva, entre outros. É importante diferenciar fatores desencadeantes de características exacerbantes, isto é, o movimento da cabeça piora uma vertigem basal já existente ou se o movimento da cabeça provoca uma nova vertigem que não estava presente no início.[11]

A SVE desencadeada mais frequentemente é a vertigem posicional paroxística benigna (VPPB).[11] É um distúrbio mecânico que ocorre quando cristais de carbonato de cálcio (otocônias) se deslocam do utrículo para os canais semicirculares (canalitíase) ou, menos comumente, aderem à cúpula desses canais e a tornam sensível à gravidade (cupulolitíase).[12] A VPPB de canal posterior é a mais frequente, respondendo entre 80 e 90% dos casos, seguida pela de canal horizontal (5 a 15%) e pela de canal anterior (1 a 2%). O diagnóstico é baseado nas características do nistagmo provocado, que segue o movimento da cabeça no plano do canal semicircular envolvido, com características de latência e fatigabilidade. Os sintomas de vertigem do paciente são em geral reproduzidos durante o posicionamento, e a VPPB normalmente responde aos procedimentos de reposicionamento canalicular. Deve-se atentar para doenças cerebelares como tumores do cerebelo, juntamente com condições vestibulares mais benignas, como migrânea vestibular (MV), que pode mimetizar a VPPB e é responsável por até a 20% dos casos de vertigem posicional.[13,14]

Outra causa comum de SVE desencadeada é a tontura/vertigem ortostática hemodinâmica, e refere-se à tontura, instabilidade ou vertigem que está presente apenas na posição vertical ou, mais especificamente, que se desenvolve ao levantar-se da posição sentada para a posição de pé, ou da posição deitada para a sentada ou em pé ocasionada, que pode ocorrer na hipotensão ortostática ou na síndrome de taquicardia postural (*postural tachycardia syndrome* [PoTS]). A PoTS cursa com desenvolvimento de sintomas ortostáticos em associação ao aumento da frequência cardíaca em 30 batimentos ou mais ao assumir a postura ereta. A tontura ortostática ocorre devido à redução da perfusão cerebral e a vertigem à assimetria patológica no sistema vestibular. Se as estruturas vestibulares no cerebelo ou na orelha interna sofrerem uma queda assimétrica na pressão de perfusão devido a variações da vasculatura local, a assimetria esquerda-direita pode produzir uma sensação de rotação. O nistagmo também pode estar presente, sendo esse misto e horizontal com ou sem componente torcional, o que pode ser atribuído à excitação assimétrica do sistema vestibular ou à desinibição flocular, ambas induzidas por hipoperfusão transitória.[15]

Nas SVEs espontâneas, os sintomas vestibulares são iniciados sem nenhum gatilho. As causas mais frequentes são a MV, doença de Ménière (DM) e paroxismia vestibular (PV). Uma causa preocupante é o ataque isquêmico transitório (AIT) da circulação posterior. Os AITs podem apresentar episódios isolados de tontura por semanas a meses antes de um infarto completo. Porém, a maioria dos pacientes também apresenta sintomas neurológicos.[11]

A MV é um dos distúrbios vestibulares mais comuns. As crises geralmente duram de minutos a horas e variam desde vertigem espontânea, posicional, visual até tontura ou vertigem induzida por movimento, e podem ou não ocorrer com dores de cabeça, náuseas e vômitos, fonofobia, fotofobia e auras visuais.[16] Durante a crise, a maioria dos pacientes apresenta nistagmo, que pode ser de origem central, periférico ou uma combinação dos dois. Sintomas auditivos transitórios podem estar associados, porém não são incluídos como critérios diagnósticos. A patogênese da MV permanece em grande parte desconhecida, mas existem várias teorias relacionadas com hipersensibilidade sensorial, alteração do processamento multissensorial e efeitos do peptídeo relacionado com o gene trigêmeovascular e da calcitonina no sistema vestibular.[17,18]

A DM é caracterizada por episódios de vertigem associados a perda auditiva neurossensorial de baixa a média frequências e sintomas auditivos flutuantes (audição, zumbido e/ou plenitude) na orelha afetada. A duração dos episódios de vertigem é limitada a um período entre 20 minutos e 12 horas. A DM provável é um conceito mais amplo definido por sintomas vestibulares episódicos (vertigens ou tonturas) associados a sintomas auditivos flutuantes que ocorrem em um período de 20 minutos a 24 horas.[19] O substrato histopatológico da DM é a hidropsia endolinfática que ocorre devido a um excesso de endolinfa no labirinto membranoso, que leva à dilatação do ducto coclear, sáculo, canais semicirculares e utrículo. Os sintomas flutuantes provavelmente resultam da deformação mecânica do órgão, que é reversível à medida que a pressão endolinfática diminui. O aumento da pressão labiríntica também pode interferir no fornecimento de sangue da orelha interna, causando uma isquemia que, de forma transitória ou permanente, danifica as células sensoriais dos órgãos auditivos e vestibulares.[20]

A PV geralmente se apresenta com breves ataques de vertigem giratória ou não giratória que duram de uma fração de segundos a minutos, e ocorrem com ou sem sintomas aurais (zumbido e hipo ou hiperacusia). Se o paciente for examinado durante uma crise, pode ser observado um nistagmo horizontal e torcional sincronizado com a crise e batendo em direção à orelha afetada. A maioria dos pacientes responde à carbamazepina ou à oxcarbazepina. As artérias (principalmente a artéria cerebelar anteroinferior) e raramente veias no ângulo ponto cerebelar são a causa fisiopatológica de uma disfunção segmentar induzida por pressão do VIII nervo.[21,22]

SÍNDROMES VESTIBULARES CRÔNICAS

São caracterizadas pela persistência dos sintomas vestibulares por um longo período de tempo. Não há especificação pela Sociedade Bárány quanto à duração mínima do início dos sintomas para definir a síndrome vestibular crônica (SVC). Os principais diagnósticos são tontura postural perceptual persistente (TPPP), vestibulopatia bilateral (VB) e vestibulopatia unilateral crônica (VUc).

A TPPP é o diagnóstico mais comum entre adultos jovens e é o segundo mais comum entre todos os adultos, atrás apenas da VPPB. É um distúrbio vestibular crônico que se manifesta com sintomas crescentes e decrescentes de tontura, instabilidade ou vertigem não rotatória que duram 3 meses ou mais e são exacerbadas pela postura ereta, movimentos ativo ou passivo do indivíduo e exposição a ambientes com estímulos visuais complexos ou em movimento. Os gatilhos da TPPP incluem uma ampla variedade de condições que podem causar sintomas vestibulares ou perturbar o funcionamento do equilíbrio, incluindo condições neuro-otológicas, outras condições médicas e sofrimento psicológico. A TPPP é um distúrbio vestibular funcional, e não é uma condição estrutural ou psiquiátrica. A fisiopatologia da TPPP não é bem conhecida, e acredita-se que surja de mudanças funcionais no controle postural, no processamento de informações multissensoriais e/ou na integração cortical da orientação espacial.[23,24]

A VB é caracterizada por instabilidade ao caminhar ou ficar em pé, que piora no escuro e/ou em terreno irregular, ou durante movimentos da cabeça. Além disso, os pacientes podem descrever visão turva ou oscilopsia induzida por movimentos da cabeça ou do corpo. A oscilopsia é particularmente perceptível ao caminhar, correr ou andar de carro em estradas irregulares. Normalmente, não há sintomas quando se está sentado ou deitado em condições estáticas. A função do reflexo vestíbulo-ocular angular está reduzida ou ausente bilateralmente. Na maioria dos casos, a etiologia da VB permanece desconhecida. As causas conhecidas frequentes são drogas ototóxicas, como a gentamicina, e outros antibióticos ototóxicos, quimioterapia antineoplásica, diuréticos de alça, Aspirina® em dosagens muito altas ou estirenos, doença de Ménière bilateral, meningite, doença autoimune, mutações genéticas e associação com distúrbios cerebelares, especialmente ataxia de Friedreich, SCA3 (doença de Machado-Joseph) e na síndrome de arreflexia vestibular, ataxia cerebelar e neuropatia (*cerebellar ataxia, neuropathy and vestibular areflexia syndrome* [CANVAS]).[25,26]

Na VUc há diminuição de função do sistema vestibular periférico de um lado. Os sintomas relatados pelos pacientes variam de acordo com o tempo e da gravidade da lesão.[27] As principais queixas são tontura crônica e desequilíbrio, agravados por movimentos de cabeça, tontura induzida visualmente, piora dos sintomas no escuro e sintomas visuais (oscilopsia). Existem diversas causas que podem comprometer porções periféricas e/ou centrais do sistema vestibular. Os distúrbios vestibulares que podem levar à VUc como sequela são: síndromes vestibulares agudas sem compensação central (p. ex., NV), episódicas que cronificaram (p. ex., doença de Ménière) e crônicos (p. ex., schwannoma vestibular).[28]

CONSIDERAÇÕES FINAIS

A definição de sintomas e classificação dos transtornos vestibulares são essenciais para uniformizar e facilitar a comunicação entre os profissionais de saúde, orientar os pesquisadores que conduzem pesquisas clínicas do sistema vestibular e auxiliar no diagnóstico assertivo dos pacientes. Para isso, são necessários uma boa anamnese, exame clínico e aplicação de conhecimentos. Identificar as doenças que afetam o labirinto a partir do domínio das técnicas permite uma boa condução clínica e tratamento.

REFERÊNCIAS BIBLIOGRÁFICAS

1. Strupp M, Dlugaiczyk J, Ertl-Wagner B, Rujescu D, Westhofen M, Dieterich M. Vestibular sisorders. Dtsch Arztebl Int [Internet]. 2020 Apr 24 [Acesso em: 2024 Jul];117(17):300-10.
2. Bisdorff AR, Staab JP, Newman-Toker DE. Overview of the International Classification of Vestibular Disorders. Neurol Clin [Internet]. 2015 Aug [Acesso em: 2024 Jul];33(3):541-50, vii.
3. Steenerson KK. Acute vestibular syndrome. Continuum (Minneap Minn) [Internet]. 2021 Apr 1 [Acesso em: 2024 Jul];27(2):402-19.
4. Newman-Toker DE, Edlow JA. TiTrATE: A novel, evidence-based approach to diagnosing acute dizziness and vertigo. Neurol Clin [Internet]. 2015 Aug [Acesso em: 2024 Jul];33(3):577-99, viii.
5. Kattah JC, Talkad AV, Wang DZ, Hsieh Y-H, Newman-Toker DE. HINTS to diagnose stroke in the acute vestibular syndrome: Three-step bedside oculomotor examination more sensitive than early MRI diffusion weighted imaging. Stroke [Internet]. 2009 Nov [Acesso em: 2024 Jul];40(11):3504-10.
6. Tarnutzer AA, Gold D, Wang Z, Robinson KA, Kattah JC, Mantokoudis G et al. Impact of clinician training background and stroke location on bedside diagnostic test accuracy in the acute vestibular syndrome - A eta-Analysis. Ann Neurol [Internet]. 2023 Aug [Acesso em: 2024 Jul];94(2):295-308.
7. Tarnutzer AA, Edlow JA. Bedside testing in acute vestibular syndrome-evaluating HINTS plus and beyond - A critical review. Audiol Res [Internet]. 2023 Sep 1 [Acesso em: 2024 Jul];13(5):670-85.
8. Strupp M, Zingler VC, Arbusow V, Niklas D, Maag KP, Dieterich M et al. Methylprednisolone, valacyclovir or the combination for vestibular neuritis. Engl J Med [Internet]. 2004 Jul [Acesso em: 2024 Jul];351(4):354-61.
9. Greco A, Macari GF, Gallo A, Fusconi M, Virgilio A de, Pagliuca GC et al. Is vestibular neuritis an immune related vestibular neuropathy inducing vertigo? J Immunol Res [Internet]. 2014 [Acesso em: 2024 Jul];2014:459048.
10. Kim JS, Kim HJ. Inferior vestibular neuritis. J Neurol [Internet]. 2012 Aug [Acesso em: 2024 Jul];259(8):1553-60.
11. Grønlund C, Lembeck MA, Devantier L, Lindelof M, Djurhuus BD. Episodic vestibular syndrome. Ugeskr Laeger [Internet]. 2021 Apr 12 [Acesso em: 2024 Jul];183(15):V10200757.
12. von Brevern M, Bertholon P, Brandt T, Fife T, Imai T, Nuti D et al. Benign paroxysmal positional vertigo: Diagnostic criteria consensus document of the Committee for the Classification of Vestibular Disorders of the Bárány Society. Acta Otorrinolaringol Esp (Engl Ed) [Internet]. 2017 Nov-Dec [Acesso em: 2024 Jul];68(6):349-60.
13. Power L, Murray K, Szmulewicz DJ. Characteristics of assessment and treatment in benign paroxysmal positional vertigo (BPPV). J Vestib Res [Internet]. 2020 [Acesso em: 2024 Jul];30(1):55-62.
14. Bertholon P, Tringali S, Faye MB, Antoine JC, Martin C. Prospective study of positional nystagmus in 100 consecutive patients. Ann Otol Rhinol Laryngol [Internet]. 2006 Aug [Acesso em: 2024 Jul];115(8):587-94.
15. Kim HA, Bisdorff A, Bronstein AM, Lempert T, Rossi-Izquierdo M, Staab JP et al. Hemodynamic orthostatic dizziness/vertigo: Diagnostic criteria. J Vestib Res [Internet]. 2019 [Acesso em: 2024 Jul];29(2-3):45-56.
16. Lempert T, Olesen J, Furman J, Waterston J, Seemungal B, Carey J et al. Vestibular migraine: Diagnostic criteria1. J Vestib Res [Internet]. 2022 [Acesso em: 2024 Jul];32(1):1-6.
17. Lempert T, von Brevern M. Vestibular migraine. Neurol Clin [Internet]. 2019 Nov [Acesso em: 2024 Jul];37(4):695-706.
18. Benjamin T, Gillard D, Abouzari M, Djalilian HR, Sharon JD. Vestibular and auditory manifestations of migraine. Curr Opin Neurol [Internet]. 2022 Feb 1 [Acesso em: 2024 Jul];35(1):84-9.
19. Lopez-Escamez JA, Carey J, Chung W-H, Goebel JA, Magnusson M, Mandalà M et al. Diagnostic criteria for Menière's disease. J Vestib Res [Internet]. 2015 [Acesso em: 2024 Jul];25(1):1-7.
20. Baloh RW, Halmagyi GM, Zee DS. The history and future of neuro-otology. Continuum (Minneap Minn) [Internet]. 2012 Oct [Acesso em: 2024 Jul];18(5 Neuro-otology):1001-15.
21. Strupp M, Lopez-Escamez JA, Kim J-S, Straumann D, Jen JC, Carey J et al. Vestibular paroxysmia: Diagnostic criteria. J Vestib Res [Internet]. 2016 [Acesso em: 2024 Jul];26(5-6):409-15.
22. Brandt T, Strupp M, Dieterich M. Vestibular paroxysmia: A treatable neurovascular cross-compression syndrome. J Neurol [Internet]. 2016 Apr [Acesso em: 2024 Jul];263 Suppl 1:S90-6.
23. Staab JP. Persistent postural-perceptual dizziness. Semin Neurol [Internet]. 2020 Feb [Acesso em: 2024 Jul];40(1):130-7.
24. Staab JP, Eckhardt-Henn A, Horii A, Jacob R, Strupp M, Brandt T et al. Diagnostic criteria for persistent postural-perceptual dizziness (PPPD): Consensus document of the committee for the Classification of Vestibular Disorders of the Bárány Society. J Vestib Res [Internet]. 2017 [Acesso em: 2024 Jul];27(4):191-208.
25. Strupp M, Kim J-S, Murofushi T, Straumann D, Jen JC, Rosengren SM et al. Bilateral vestibulopathy: Diagnostic criteria consensus document of the Classification Committee of the Bárány Society. J Vestib Res [Internet]. 2017 [Acesso em: 2024 Jul];27(4):177-89. Erratum in: J Vestib Res. 2023;33(1):87.
26. Choi WY, Gold DR. Vestibular disorders: Pearls and pitfalls. Semin Neurol [Internet]. 2019 Dec [Acesso em: 2024 Jul];39(6):761-74.
27. Kerber KA. Chronic unilateral vestibular loss. Handb Clin Neurol [Internet]. 2016 [Acesso em: 2024 Jul];137:231-4.
28. Karabulut M, Van Laer L, Hallemans A, Vereeck L, Van Rompaey V, Viechtbauer W et al. Chronic symptoms in patients with unilateral vestibular hypofunction: Systematic review and meta-analysis. Front Neurol [Internet]. 2023 Jul 7 [Acesso em: 2024 Jul];14:1177314.

CAPÍTULO

99

Síndrome Vestibular Aguda

Silvana Nobre de Assis Maziviero • Patrícia Soares Montemagni

INTRODUÇÃO

Tontura e vertigem são sintomas que podem se originar de uma diversidade de sistemas e etiologias, incluindo causas vasculares, neurológicas e sistêmicas. Entre as condições responsáveis, a síndrome vestibular aguda (SVA) se destaca, sendo a causa de aproximadamente 10 a 20% desses casos.[1] Caracterizada por um início súbito e sintomas intensos, a SVA representa um desafio diagnóstico importante, exigindo uma abordagem clínica precisa para otimizar o cuidado ao paciente.

Sendo uma emergência otoneurológica significativa, a SVA é frequentemente motivo de atendimento em ambientes de emergência hospitalar, representando cerca de 4% das admissões nesses contextos.[1] A prontidão no reconhecimento dessa condição é crucial, pois permite um atendimento inicial eficaz, essencial para a gestão adequada dos sintomas e prevenção de complicações.

A SVA é definida por sintomas vertiginosos intensos, súbitos e contínuos que se estendem por mais de 24 horas. Estes incluem náuseas e vômitos que se intensificam com movimentos da cabeça.[2,3] A especificidade destes sintomas ressalta a importância de uma avaliação criteriosa para distinguir a SVA de outras causas de vertigem.

A etiologia da SVA é diversa, abrangendo causas tanto centrais quanto periféricas. O reconhecimento precoce de causas centrais, como acidente vascular cerebral (AVC), esclerose múltipla ou herniação cerebelar, é crucial devido ao potencial de risco de morte associado a essas condições. Assim, a identificação de sinais indicativos de um acometimento central é um aspecto crítico do atendimento inicial ao paciente.

Dentre as causas mais comuns da SVA espontânea destacam-se a neurite vestibular (vestibulopatia aguda unilateral) e os AVCs, especialmente os de fossa posterior. Nas SVAs pós-exposição, os traumatismos, efeitos adversos de medicações ou drogas, e processos infecciosos ou inflamatórios também estão entre as etiologias frequentes. Notavelmente, todas estas causas podem apresentar sintomas similares, o que reforça a complexidade do diagnóstico diferencial na SVA.[3]

CONSIDERAÇÕES ANATÔMICAS

Para entender melhor a sintomatologia e as possíveis etiologias da SVA, é essencial revisitar brevemente a anatomia relevante, focando na circulação e inervação posterior do sistema vestibular. A circulação do cerebelo é fornecida principalmente por três artérias: a artéria cerebelar anteroinferior (AICA), a artéria cerebelar posteroinferior (PICA) e a artéria cerebelar superior (ACS).[4]

Em detalhe, a PICA, um ramo da artéria vertebral, é responsável pela irrigação das partes lateral e inferior do cerebelo. Já a AICA, ramo da artéria basilar, fornece sangue para o cerebelo anteroinferior (flóculo) e o pedúnculo cerebral médio.[4,5]

Também ramo da artéria basilar, a ACS se bifurca em dois ramos distintos. O ramo lateral se encarrega da irrigação das áreas superior e lateral do cerebelo, enquanto o ramo medial fornece sangue para a porção vermiana do cerebelo e para os núcleos cerebelares.[4,6]

A Tabela 99.1 e a Figura 99.1 apresentam as origens das artérias ACS, AICA e PICA, com as respectivas áreas de irrigação.

Além da circulação sanguínea, a função vestibular é intimamente ligada à inervação fornecida pelo VIII par de nervos cranianos, o nervo vestibulococlear. Este nervo bifurca-se em duas porções principais: o ramo coclear, que se relaciona com a audição, e o ramo vestibular, crucial para o equilíbrio. O ramo vestibular divide-se em superior e inferior, onde o superior inerva os canais semicirculares anterior e horizontal e o utrículo, enquanto o inferior inerva o canal semicircular posterior e o sáculo.[4,7,8] Essa configuração anatômica é essencial para compreender tanto a audição quanto as funções relacionadas com o equilíbrio, fundamentais na análise dos sintomas da SVA.

A Tabela 99.2 e as Figuras 99.2 e 99.3 mostram as áreas inervadas por cada ramo do nervo vestibular.

Tabela 99.1 Irrigação arterial do cerebelo.

Basilar	ACS	Ramo lateral: áreas superior e lateral
		Ramo medial: porção vermiana e núcleos cerebelares
	AICA	Flóculo e pedúnculo cerebral médio
Vertebral	PICA	Porções lateral e inferior

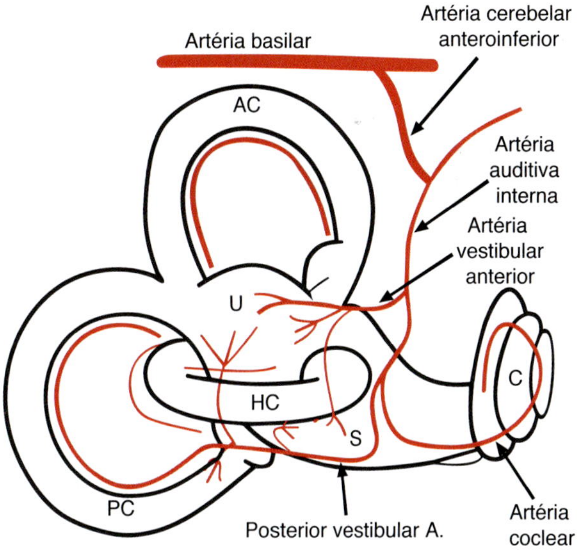

Figura 99.1 Irrigação arterial vestibular. AC = canal superior; C = cóclea; HC = canal horizontal; PC = canal posterior; S = sáculo; U = utrículo.

Tabela 99.2 Inervação vestibular.

Nervo vestibular	Ramo superior	Canal semicircular superior
		Canal semicircular lateral
		Utrículo
	Ramo inferior	Canal semicircular inferior
		Sáculo

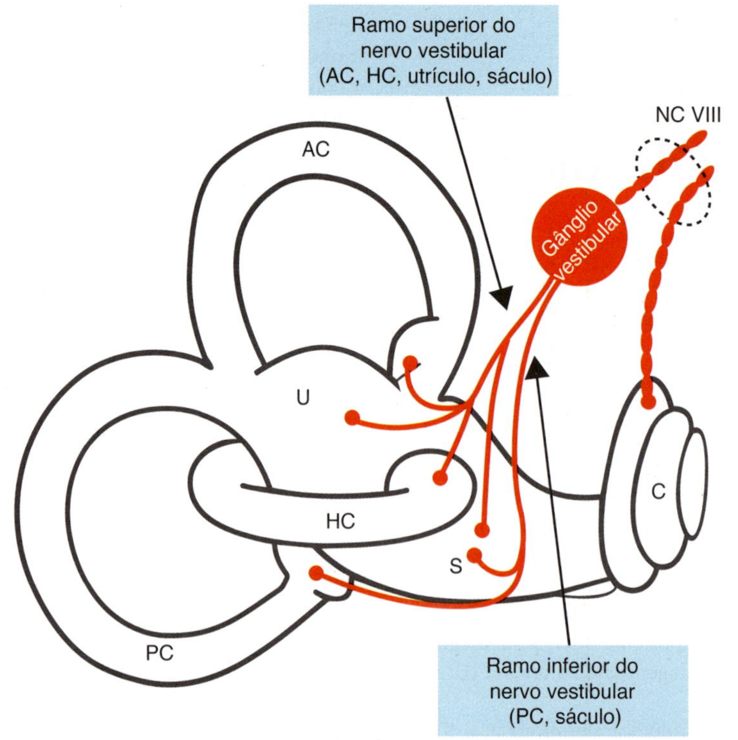

Figura 99.2 Inervação vestibular. AC = canal superior; C = cóclea; HC = canal horizontal; NV = nervo craniano; PC = canal posterior; S = sáculo; U = utrículo.

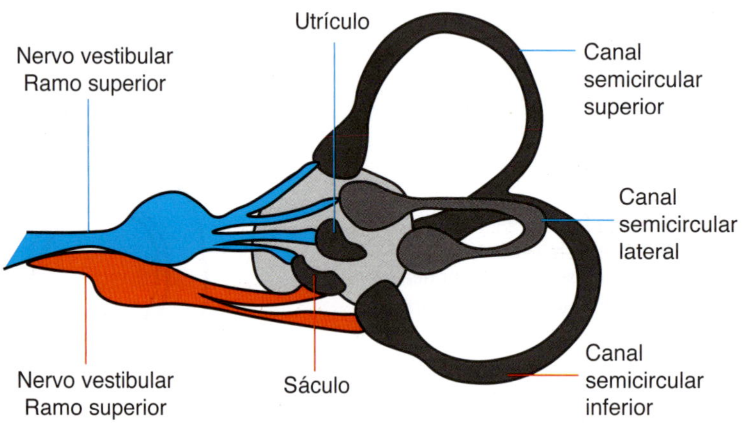

Figura 99.3 Inervação vestibular. (Adaptada de: Taylor et al., 2016.)

DIAGNÓSTICO

A Bárány Society, por meio do seu comitê para classificação internacional de distúrbios vestibulares, sugere o termo vestibulopatia aguda unilateral como um sinônimo de neurite vestibular, como sendo a instalação aguda de perda vestibular unilateral sem causa central ou perda auditiva aguda concomitante. Este comitê descreve que o diagnóstico se baseia em história clínica, *bed side tests* e, se necessário, propedêutica complementar.[10,11] *Bed side tests* são testes propedêuticos avaliados à beira leito, organizados no acrônimo HINTS, que representa a tríade: *head impulse test* (ou teste do impulso cefálico), nistagmo e *test of skew* (ou teste do desvio do olhar).

- Impulso cefálico: presença de sacadas corretivas ao avaliar o lado lesado (Figura 99.4)
- Nistagmo: presença de nistagmo espontâneo com características periféricas, respeita o plano do canal, sendo horizontal ou horizonto-rotatório, unidirecional, mais intenso na direção da fase rápida do nistagmo, ou seja, direção oposta da hipofunção. Este nistagmo também aumenta com a remoção da fixação ocular. Presença de nistagmo semiespontâneo mais intenso ao olhar na direção da componente rápida (Figura 99.5)
- Teste do desvio do olhar: ausência de desvio vertical dos olhos durante o *cover test*, que se faz por meio da oclusão alternada dos olhos do paciente (não se observa *skew deviation*) (Figura 99.6).

O protocolo HINTS apresenta alta sensibilidade (96,8%) e especificidade (98,5%) em detectar uma causa central na síndrome vestibular aguda quando comparado à ressonância magnética com imagem ponderada em difusão, que pode deixar de diagnosticar mais de 20% de pequenos AVCs de fossa posterior responsáveis por queixas de vertigem isolada.[3,7] Outros autores mencionam resultados normais em exames de ressonância na fase aguda em até 50% dos casos de AVCs de tronco e cerebelo.[12] Pode-se ainda aumentar tanto a sensibilidade como a especificidade ao aplicar o

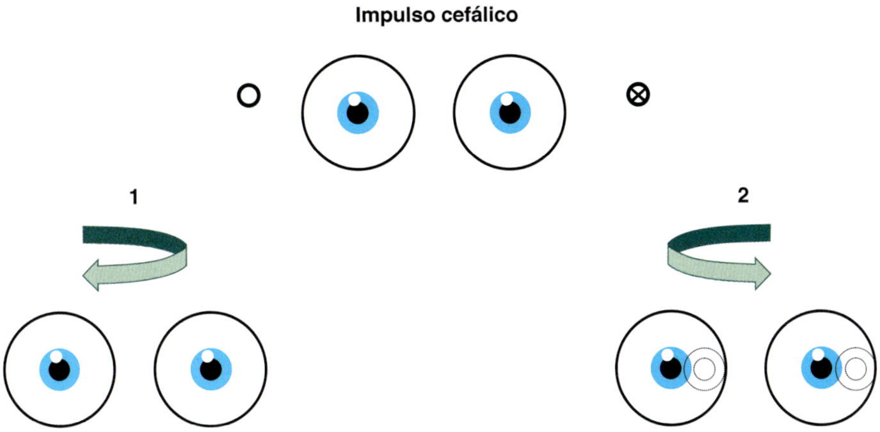

Figura 99.4 Nesse desenho esquemático, o símbolo "O" representa o nervo vestibular normofuncionante e o "⊗", o hipofuncionante. Em 1, ao realizar o impulso em direção ao "O", o olhar permanece fixo ao alvo. Em 2, ao realizar o impulso em direção ao "⊗", nota-se sacada corretiva.

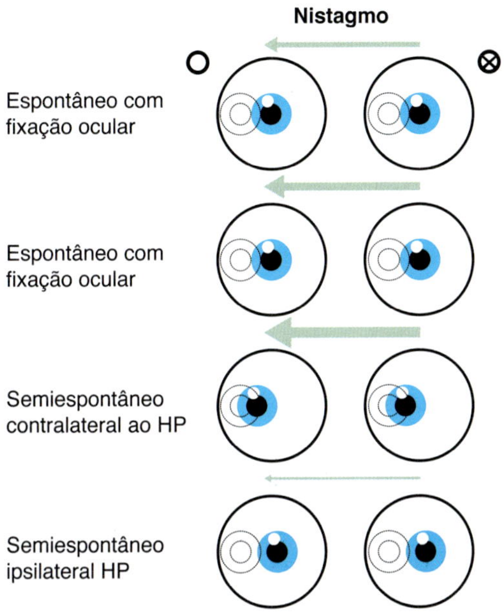

Figura 99.5 Nesse desenho esquemático, o símbolo "O" representa o nervo vestibular normofuncional e o "⊗", o hipofuncionante (HP). A intensidade do nistagmo é representada pela espessura da seta. Nota-se aumento da intensidade ao se retirar a fixação e no olhar na direção da componente rápida do nistagmo.

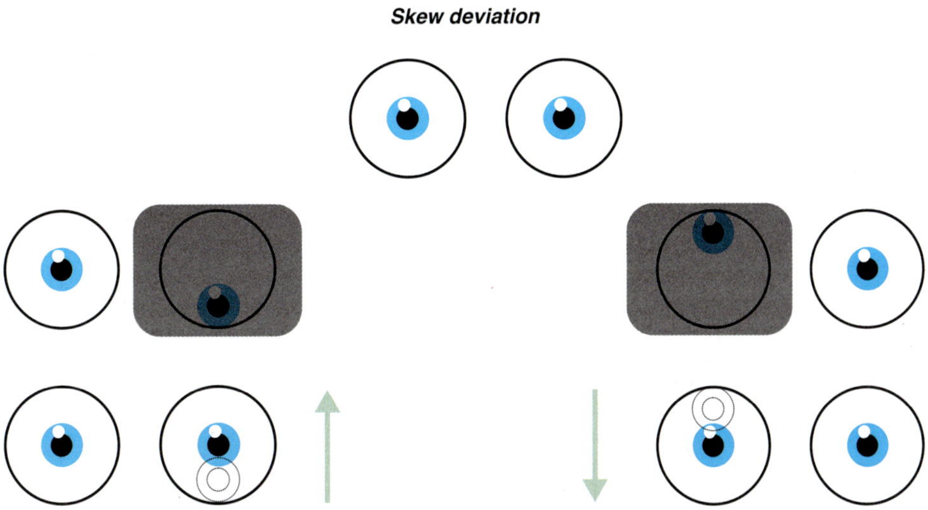

Figura 99.6 Desenho esquemático mostra o desalinhamento vertical dos olhos na oclusão alternada. Enquanto um está na posição mais baixa, ou hipotrópico, o outro está na posição mais alta, ou hipertrópico. Lembrando que o *skew desviation* é sinal patognomônico de alteração central, não se observa na neurite vestibular.

protocolo HINTS Plus, que inclui avaliação auditiva.[11] Tal informação é de fundamental importância; um estudo de base populacional constatou que, dos pacientes do pronto atendimento que apresentam tontura isolada, apenas 0,7% foram diagnosticados com acidente vascular cerebral no momento da consulta.[4,12,13]

Como o paciente experimenta episódio súbito de vertigem, ataxia e sintomas vagais, sintomas descritos em vários trabalhos aqui citados e ressaltados no trabalho de Kerber (náuseas, vômitos, palidez cutânea, sudorese),[13] em geral ele procura as unidades de urgência e emergência em fase aguda e, mais raramente, subaguda. Desta forma, a observação de nistagmos, sacadas e *skew deviation* é facilmente avaliada com a propedêutica desarmada, o que facilita o treinamento de médicos de especialidades diversas como clínica médica, plantonistas e outros.[3,11]

CLASSIFICAÇÃO

O comitê da Bárány Society classificou em quatro categorias a vestibulopatia unilateral aguda:

- Vestibulopatia aguda unilateral: apresentação de vertigem sustentada com 24 horas de instalação, com nistagmo descrito anteriormente neste capítulo; redução de reflexo vestíbulo ocular (RVO) ao virar a cabeça para o lado lesado, no lado oposto da fase rápida do nistagmo; aumento com remoção da fixação ocular (descrito anteriormente); ausência de sintomas neurológicos auditivos, e ausência de outros sinais neurológicos, sem outra justificativa para o quadro
- Vestibulopatia aguda unilateral em evolução: apresenta diferença em relação à anterior apenas pelo tempo, de mais de 3 horas e menos de 24 horas
- Provável vestibulopatia aguda unilateral: o mesmo critério clínico, porém não se comprova claramente a alteração do RVO
- História de vestibulopatia aguda unilateral: história clínica sugestiva de vestibulopatia aguda unilateral anterior com sintomas acima de 24 horas e redução progressiva dos sintomas, mas com avaliação do paciente bastante tempo após a fase aguda e apresentando déficit da função vestibular unilateral.

Importante notar que essa classificação se baseia nos critérios clínicos e tempo de evolução.

ANAMNESE

Ceballos[5] enfatiza a relevância da anamnese detalhada e do exame físico na formulação de hipóteses diagnósticas acuradas em todas as áreas da medicina, em especial na otoneurologia. Ele destaca que estes componentes são fundamentais para o diagnóstico correto em cerca de 85% dos casos. Ressalta-se que, particularmente na fase aguda, quando as distinções entre casos de origem central e periférica podem ser tênues, uma abordagem meticulosa da anamnese e do exame físico é essencial para um diagnóstico preciso, mesmo à beira leito.

A queixa clínica de vertigem significa a sensação de movimento da cabeça ou corpo sem existência de movimentos, ou a sensação distorcida de movimento quando há um movimento cefálico normal. É importante a correta interpretação do sintoma pois frequentemente há confusão entre o termo vertigem e outras sensações como desequilíbrio, mareio, oscilopsia, pulsão direcional, pré-sincopes e síncopes. A duração do sintoma, fatores desencadeantes, sintomas centrais, auditivos, antecedentes pessoais e comorbidades são importantes para a formulação da hipótese diagnóstica.[5]

Segundo Newman-Toker, por meio do protocolo TiTrATe podem-se classificar as vertigens em síndrome vestibular episódica e aguda, sendo a aguda com sintomas contínuos e persistentes por dias a semanas.[6,7] A etiologia variada vai desde labirintite viral e neurite vestibular, assim como herpes-zóster, *influenza*, covid-19, ototoxicidade (p. ex., por gentamicina) e trauma craniano ou cervical. As causas centrais envolvem os acidentes vasculares do tronco cerebral e cerebelo, síndrome de Wernicke (deficiência de B1), rombencefalite ou síndrome de Miller Fisher.[3,4,7]A avaliação de um paciente com síndrome vestibular aguda é realizada na grande maioria das vezes em ambientes de urgência e emergência sem a necessidade de propedêutica armada. Entretanto, utilizar lentes ou dispositivos para remoção da fixação ocular é sempre indicado para a melhor prática e observação dos movimentos oculares, sendo mais fácil utilizar óculos de Frenzel, como as Figuras 99.7 a 99.9, existindo uma variedade de marcas e modelos disponíveis no mercado.

VIDEO HEAD IMPULSE TEST NA SÍNDROME VESTIBULAR AGUDA

Existe atualmente a possibilidade de utilizar o *video head impulse test* (vHIT) para análise e documentação da redução do RVO, avaliando objetivamente os canais afetados e com a possibilidade de acompanhar a evolução do paciente, observando o padrão de sacadas *overt* (descobertas) se transformando em *covert* (encobertas) ao longo dos dias após instalação do quadro, sendo possível, assim, monitorar a compensação vestibular. Por meio da determinação de canais afetados pode-se diferenciar entre a lesão de nervo vestibular superior ou inferior, ou até mesmo total.[14,15]

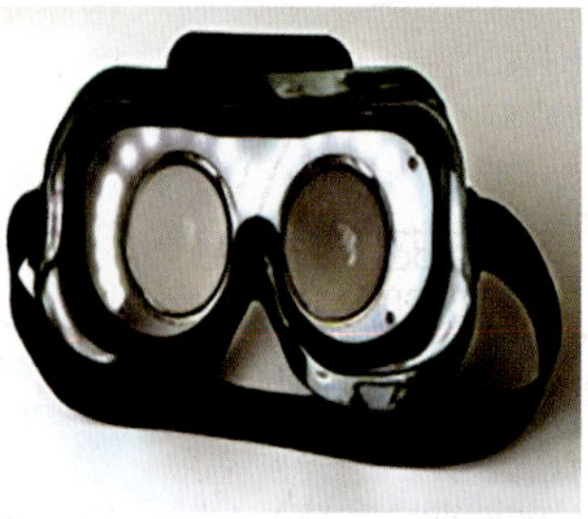

Figura 99.7 Lente de Frenzel. Fabricante: Frenzel Goggles.

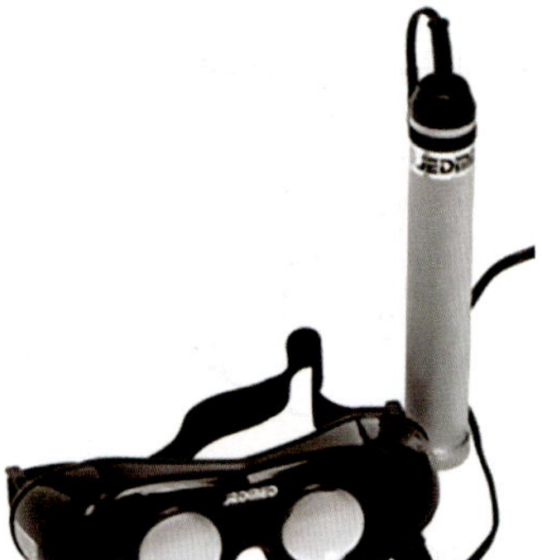

Figura 99.8 Lente de Frenzel. Fabricante: JEDMED.

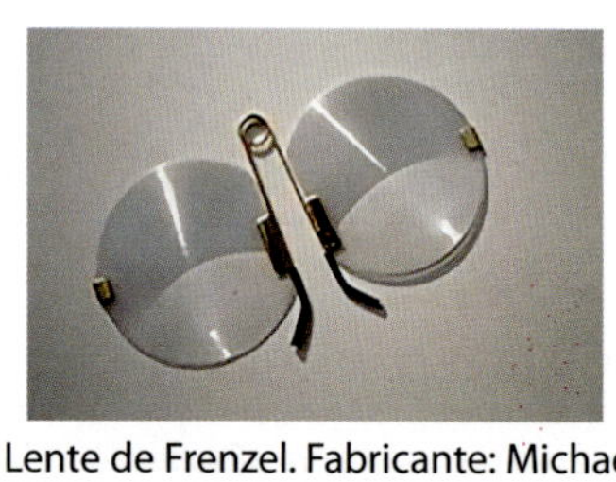

Figura 99.9 Lente de Frenzel. Fabricante: Michael Strupp, MD.

Armato et al. relatam que o vHIT é importante para determinar a presença ou ausência de sacadas encobertas que mostram impulso clínico normal, especialmente nas lesões do território da PICA (medula lateral e cerebelo) e neurite vestibular inferior.[14] Um estudo mostrou que é mais comum o acometimento de ambos os ramos do nervo vestibular, sendo seguido do isolado do ramo superior e do ramo inferior.[9] Nesse último caso, não se vê alteração no vHIT clínico.

Curthoys[8] informou que o vHIT e VEMPs (potencial evocado miogênico vestibular) (ocular e cervical) em conjunto podem levar ao topodiagnóstico da lesão do nervo vestibular. Taylor et al.[9] ressaltam que a bateria de testes deve incluir vHIT com análise dos canais horizontais, posteriores e VEMP cervical para adequada identificação de neurite vestibular superior ou inferior.

TRATAMENTO

O tratamento na fase aguda tem por objetivo o alívio dos sintomas do paciente e pode se dividir em tratamento da causa etiológica, além do sintomático, e já objetivando a compensação vestibular.

Quando se afasta a causa central, e no caso de hipótese diagnóstica de neurite vestibular, o tratamento inclui: supressores vestibulares, antieméticos, benzodiazepínicos e corticoides.

Os supressores vestibulares, antieméticos e benzodiazepínicos podem ser utilizados na fase aguda inicial, mas com o cuidado de uso em curta duração, em geral de 3 a 5 dias, para não atrapalhar a compensação central. Importantes no controle sintomático, os supressores labirínticos devem ser usados com cautela e pelo menor tempo possível para não prejudicar a compensação central.

O uso de corticoides é controverso, mas utilizado para reduzir inflamação e edema no nervo vestibular. A reabilitação vestibular deve ser iniciada precocemente.[16] Em caso de isquemia de circulação posterior, a neurologia deverá abordar o paciente e indicar a terapêutica adequada e as drogas utilizadas que, em geral, são os agentes fibrinolíticos (alteplase) ou antiagregantes plaquetários (ácido acetilsalicílico e clopidrogrel).[1]

CONSIDERAÇÕES FINAIS

Não existe teste definitivo ou exclusivo para perda vestibular aguda unilateral, portanto, este diagnóstico necessita de exclusão de lesões centrais, assim como exclusão de uma variedade de lesões periféricas. Devido à possiblidade de ser uma etiologia central que pode comprometer a vida do paciente, deve-se aumentar o treinamento, assim como a atualização constante para médicos não otoneurologistas, a fim de dar o atendimento inicial adequado aos pacientes que chegam às unidades de emergência.

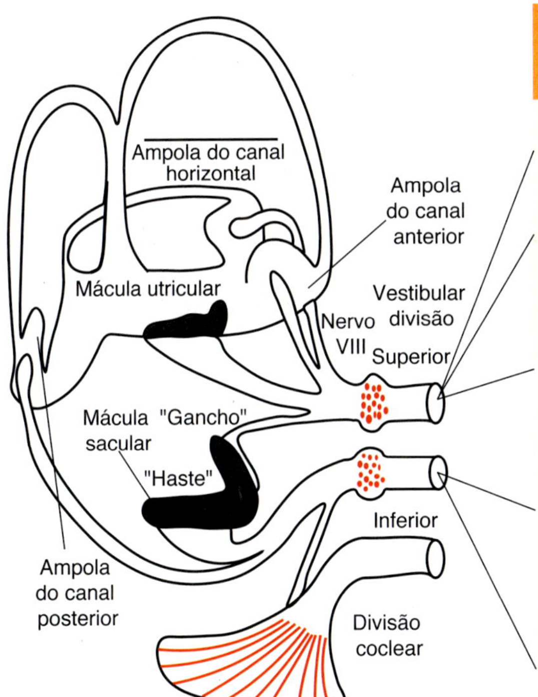

Teste crítico	Sujeitos saudáveis	Neurite vestibular superior	Neurite vestibular inferior	Perda vestibular unilateral
Giro horizontal da cabeça para o canal horizontal ipsilateral	✔	✖	✔	✖
Teste de impulso de inclinação da cabeça no plano do canal anterior ipsilateral, rotação da cabeça com o nariz para baixo – testa o canal ipsilateral	✔	✖	✔	✖
OVEMP n10 abaixo do olho contralateral para vibração conduzida pelo osso em FZ, ou som conduzido pelo ar de um ouvido testa mácula utricular do ouvido oposto ao olho	✔	✖	✔	✖
CVEMP p13-n23 sobre o músculo esternocleidomastoideo (ECM) ipsilateral para vibração conduzida pelo osso em F2, ou som conduzido pelo ar de um ouvido – testa a mácula sacular do ouvido no mesmo lado	✔	✔	✖	✖
Impulso de inclinação da cabeça no plano do canal posterior ipsilateral, giro da cabeça nariz para cima – testa canal posterior ipsilateral	✔	✔	✖	✖

✔ = Resposta normal; ✖ = Resposta anormal.

Figura 99.10 Correlação entre canais e nervo vestibular afetado na fase aguda.

REFERÊNCIAS BIBLIOGRÁFICAS

1. Viola P, Gioacchini FM, Astorina A, Pisani D, Scarpa A, Marcianò G et al. The pharmacological treatment of acute vestibular syndrome. Front Neurol [Internet]. 2022 Sep 9 [Acesso em: 2024 Jul];13:999112.
2. Steenerson KK. Acute Vestibular Syndrome. Continuum (Minneap Minn) [Internet]. 2021 Apr [Acesso em: 2024 Jul];27(2):402-19.
3. Baron R, Steenerson KK, Alyono J. Acute vestibular syndrome and ER presentations of dizziness. Otolaryngol Clin North Am [Internet]. 2021 Oct [Acesso em: 2024 Jul];54(5):925-38.
4. Gold D. Neuro-ophthalmology and neuro-otology: A case-based guide for clinicians and scientists. Berlim: Springer Nature; 2022.
5. Ceballos R. La historia clínica em el vértigo agudo. In: Carmona S, Kattah JC (Orgs.). Manejo del síndrome vestibular agudo, 1ª ed. Ciudad Autónoma de Buenos Aires: Akadia, 2017. p. 13-23.
6. Zalazar G, Carmona S. Anatomía vascular del tronco encefálico y del cerebelo. In: Carmona S, Kattah JC (Orgs.). Manejo del síndrome vestibular agudo. 1. ed. Ciudad Autónoma de Buenos Aires: Akadia, 2017. p. 121-3.
7. Newman-Toker DE, Edlow JA. TiTrATE: A novel, evidence-based approach to diagnosing acute dizziness and vertigo. Neurol Clin [Internet]. 2015 Aug [Acesso em: 2024 Jul];33(3):577-99, viii.
8. Curthoys IS. The interpretation of clinical tests of peripheral vestibular function. Laryngoscope [Internet]. 2012 Jun [Acesso em: 2024 Jul];122(6):1342-52.
9. Taylor RL, McGarvie LA, Reid N, Young AS, Halmagyi GM, Welgampola MS. Vestibular neuritis affects both superior and inferior vestibular nerves. Neurology [Internet]. 2016 Oct 18 [Acesso em: 2024 Jul];87(16):1704-12.
10. Strupp M, Bisdorff A, Furman J, Hornibrook J, Jahn K, Maire R et al. Acute unilateral vestibulopathy/vestibular neuritis: Diagnostic criteria. J Vestib Res [Internet]. 2022 [Acesso em: 2024 Jul];32(5):389-406.
11. Gottlieb M, Peksa GD, Carlson JN. Head impulse, nystagmus, and test of skew examination for diagnosing central causes of acute vestibular syndrome. Cochrane Database Syst Ver [Internet]. 2023 Nov 2 [Acesso em: 2024 Jul];11(11):CD015089.
12. Zwergal A, Dieterich M. Vertigo and dizziness in the emergency room. Curr Opin Neurol [Internet]. 2020 Feb [Acesso em: 2024 Jul];33(1):117-25.
13. Kerber KA. Acute vestibular syndrome. Semin Neurol [Internet]. 2020 Feb [Acesso em: 2024 Jul];40(1):59-66.
14. Armato, E.; Trifoglio et al. V-HIT in Peripheral and Central Pathologies. In: The Video Head Impulse Test: Theoretical and Practical Aspects, 1st ed. Italy: Inventis srl, 2021. p. 107-113.
15. Casani AP. Role of videohead impulse test in two main vestibular pathology: Acute unilateral vestibulopathy and Meniere's Disease. In: Armato E. The Video Head Impulse Test: Theoretical and Practical Aspects, 1st ed. Italy: Inventis srl, 2021. p. 107-13.
16. Halmagyi GM, Weber KP, Curthoys IS. Vestibular function after acute vestibular neuritis. Restor Neurol Neurosci [Internet]. 2010 [Acesso em: 2024 Jul];28(1):37-46.

CAPÍTULO

100

Doença de Ménière

Raquel Mezzalira • Roseli Saraiva Moreira Bittar

INTRODUÇÃO

A doença de Ménière (DM) foi descrita pela primeira vez por Prosper Ménière em 1861. Consiste de uma síndrome que compreende episódios de vertigem espontânea, geralmente associados a perda auditiva neurossensorial flutuante unilateral, zumbido e plenitude aural. As crises de vertigem costumam ser mais comuns nos primeiros anos da doença, mas a perda auditiva e a hipofunção vestibular apresentam grande variabilidade entre os pacientes. São descritos subgrupos de pacientes com DM que desenvolvem perda auditiva bilateral e outras comorbidades, como migrânea, vertigem posicional paroxística benigna e doenças autoimunes sistêmicas. Essas características clínicas dificultam sua fenotipagem e complicam o diagnóstico e o manejo nesses casos.[1]

Embora a DM seja relativamente incomum, apresenta impacto profundo na qualidade de vida. A natureza imprevisível e episódica da doença e os ataques graves e incapacitantes de vertigem causam enorme angústia. A qualidade de vida, incluindo aspectos físicos e psicossociais, é significativamente prejudicada. Os custos também são consideráveis, tanto em relação às intervenções médicas como à perda de produtividade em decorrência da doença.[2]

A causa subjacente da DM permanece ainda desconhecida. Acredita-se que seja uma doença multifatorial em que o efeito combinado da genética e de fatores ambientais determina o seu aparecimento. Os estudos histopatológicos associam a DM ao acúmulo de endolinfa no ducto coclear e nos órgãos vestibulares. No entanto, a hidropsia endolinfática (HE), por si só, não explica completamente as características clínicas, a progressão da perda auditiva ou a frequência dos ataques de vertigem.[1]

O diagnóstico da DM é desafiador devido à natureza episódica da doença, à heterogeneidade clínica e à falta de um teste diagnóstico padrão-ouro.

Diversas intervenções foram propostas para o tratamento da DM, e incluem mudanças na dieta ou no estilo de vida, tratamentos orais e intratimpânicos (IT) e tratamentos cirúrgicos.[2]

O objetivo deste capítulo é fazer uma revisão sobre a DM, bem como trazer as atualizações relacionadas com o tema, com exceção dos tratamentos cirúrgicos, que serão abordados em capítulo específico desta obra.

PREVALÊNCIA

A prevalência relatada da DM varia de 3,5 por 100 mil a impressionantes 513 por 100 mil. Essa disparidade pode ser atribuída às características populacionais, a diferenças metodológicas ou à dificuldade em distinguir entre DM e outras doenças, especialmente migrânea vestibular.[3-5]

EPIDEMIOLOGIA

A DM é mais prevalente entre as idades de 40 e 60 anos, com pico de início na década de 40 a 50 anos. Apesar das diferenças, a maioria dos estudos cita uma prevalência ligeiramente maior nas mulheres, com proporções variando de 1,3 a 4,3.[6]

ASPECTOS GENÉTICOS

A maioria dos casos de DM é esporádica, ou seja, ocorre em pacientes sem histórico familiar do transtorno. Por outro lado, aproximadamente 10% dos casos são classificados como DM familiar. Os genes mais comumente encontrados são *OTOG*, *MYO7A* e *TECTA*, previamente associados a perda auditiva neurossensorial (PANS) autossômica dominante e recessiva. Assim, tanto as proteínas presentes na superfície apical do epitélio sensorial das membranas otolítica (MO) e tectória (MT) como as proteínas que ligam os estereocílios seriam os elementos-chave na fisiopatologia da DM. A homeostase iônica dessas estruturas pode assumir papel crítico na atividade inata das células ciliadas. Inicialmente, a falta de conexão adequada entre a MO e MT e as células ciliadas pode provocar a despolarização aleatória das células ciliadas. Essa atividade inadequada explicaria o aparecimento do zumbido e das crises de vertigem nos estágios iniciais da DM. Com a progressão da doença, a desconexão entre as membranas e as células ciliadas provoca herniação da MO para o canal semicircular horizontal. À essa herniação foi atribuída a dissociação entre as respostas calóricas e do impulso cefálico na DM. A presença da herniação impediria o calor gerado pela estimulação calórica de chegar até a crista ampolar do canal lateral.[6-8]

Genes envolvidos na doença de Ménière

O gene mais relevante na DM familiar é o *OTOG*, que codifica a otogelina. A otogelina é uma proteína presente nas membranas não celulares, compostas de mucinas epiteliais. A otogelina está presente na composição das ligações que ancoram a MO aos estereocílios nos epitélios sensoriais do vestíbulo e do órgão de Corti. O *OTOG* está envolvido na organização e estabilização estrutural da MT no órgão de Corti e desempenha papel relevante na transdução mecanoelétrica.[8]

O gene *MYO7A* codifica uma proteína motora que desempenha papel fundamental na organização dos estereocílios das células ciliadas auditivas e vestibulares. Variantes raras do gene *MYO7A* podem causar PANS acompanhada por disfunção vestibular ou retinite pigmentosa (síndrome de Usher tipo 1B).[8]

O gene *TECTA* codifica a proteína α-tectorina, que é uma das principais proteínas não colágenas da MT.

A DM familiar mostra diferentes tipos de herança, incluindo padrões recessivos compostos, autossômicos dominantes ou mitocondriais, e a implementação de testes genéticos melhorará a compreensão da estrutura genética da doença. Além disso, acredita-se que a terapia gênica tem potencial como futura opção terapêutica para os distúrbios vestibulares e DM.[6-8]

TIPOS

A DM nem sempre pode ser atribuída a um único mecanismo. Uma análise conjunta de fatores clínicos, genéticos e autoimunes foi capaz de identificar cinco subtipos mutuamente exclusivos:[6]

- I: DM clássica
- II: DM tardia (hidropsia tardia)
- III: DM familiar
- IV: DM com migrânea
- V: DM e autoimunidade.

Embora essas comorbidades não sejam consideradas na avaliação clínica, é interessante levá-las em consideração no manejo terapêutico.

MANIFESTAÇÕES CLÍNICAS

A DM pode originar várias manifestações clínicas: vertigem inicial sem alteração na audição, hipoacusia unilateral flutuante e zumbido (a chamada DM coclear) ou a combinação mais clássica de PANS unilateral, zumbido e vertigem. As crises são aleatórias e episódicas, com períodos assintomáticos, que podem durar de vários meses a anos. Uma parcela considerável dos pacientes evolui para o controle da doença, com remissão das crises de vertigem e melhora ou estabilização da audição.

O maior declínio na função auditiva e no equilíbrio geralmente ocorre na primeira década após o diagnóstico, e o comprometimento bilateral aumenta com a duração da doença. A incapacidade funcional é substancial, embora o nível de deficiência varie entre indivíduos. Devido à característica flutuante do equilíbrio e da função auditiva, os pacientes vivenciam carga emocional substancial, que impacta ainda mais a sua qualidade de vida. Na quantificação da qualidade de vida, a vertigem costuma estar associada a aspectos físicos, enquanto a perda auditiva e o zumbido apresentam maior impacto nos aspectos psicológicos.[3,9]

Além dos sintomas "clássicos" da DM, os pacientes apresentam comprometimento da marcha e do equilíbrio. Alguns deles desenvolvem distorção súbita da orientação vertical com consequente queda sem perda de consciência, conhecida como crise otolítica de Tumarkin. Há maior prevalência de migrânea e cefaleia em pacientes com DM. Além disso, a migrânea vestibular é descrita na DM, fato que sugere uma fisiopatologia semelhante entre os dois diagnósticos. Essa associação sugere a necessidade de classificar os subtipos clínicos da DM.

EXAME FÍSICO

Os sinais encontrados na crise são compatíveis com um comprometimento vestibular agudo, de características periféricas, com a fase rápida do nistagmo espontâneo em direção à orelha sadia. Esse nistagmo se intensifica com o olhar em direção à sua fase rápida e há sacada corretiva após o impulso cefálico em direção à orelha comprometida. Entre os ataques da DM, estando o paciente assintomático, os exames neurológico e vestibular costumam ser normais.[9]

FISIOPATOLOGIA

A causa da DM não está completamente estabelecida, e tem sido associada a HE; entretanto, seu mecanismo não é completamente conhecido. Acredita-se que a HE resulte da alteração da homeostase da endolinfa como consequência ao aumento de sua produção, má absorção ou ainda uma combinação de ambos.

Embora a HE seja frequentemente encontrada nos pacientes com DM, sua presença não está necessariamente associada à doença. Outros distúrbios podem estar associados a HE, como doença autoimune da orelha interna, fratura do osso temporal, otosífilis, otosclerose em estágio avançado, tumores do saco endolinfático (SE) ou neuromas acústicos. Sendo assim, a HE pode estar presente na DM, mas pode ser simplesmente um subproduto de um processo subjacente separado que levaria à doença. Portanto, a presença de HE não é suficiente para o desenvolvimento da DM e não explica o mecanismo das crises episódicas de vertigem e perda auditiva na DM.[3,10]

Desse modo, um conceito interessante para explicar a fisiopatologia da DM seria uma desregulação da homeostase do órgão periférico em decorrência de uma disfunção nas estruturas de membrana, associada à sensibilização por fatores intrínsecos e ambientais em uma orelha predisposta geneticamente.[3,7,11] Dessa forma, levando em consideração a investigação e os resultados atualmente disponíveis, não parece que a DM possa ser atribuída a um único mecanismo.[9]

A homeostase normal da endolinfa envolve o fluxo radial local regulado pela estria vascular. Volumes excessivos, no caso da HE, provocam fluxo longitudinal da endolinfa da cóclea em direção ao SE. Quando o saco SE e o duto endolinfático (DE) estão funcionais, o excesso de endolinfa pode ser eliminado sem dificuldades. Entretanto, no caso de disfunção do SE e DE, pode ocorrer acúmulo da endolinfa no interior do DE, provocando, assim, o transbordamento. Esse transbordamento pode abrir a válvula de Bast, uma membrana biológica que separa o utrículo e o sáculo, aumentando a pressão hidrodinâmica no utrículo e deslocando a cúpula do canal horizontal.[11]

Vários fatores podem levar à HE, como a variação anatômica do SE e DE ou do aqueduto vestibular, anormalidades genéticas do controle da endolinfa e fatores exógenos que incluem infecções virais ou bacterianas, alérgenos e traumatismo cranioencefálico. Uma teoria mais recente diz respeito à vertigem posicional paroxística benigna (VPPB). Nessa teoria, a HE na DM pode ser causada pelo descolamento de otocônias saculares, que bloqueiam o *ducto reuniens* com consequente acúmulo e transbordamento patológico de endolinfa.[11]

Várias teorias foram propostas para explicar as crises de vertigem e flutuação auditiva relacionadas com HE. No entanto, algumas contradizem os achados clínicos e experimentais, conforme será discutido a seguir. As principais teorias incluem ruptura do labirinto membranoso, flutuações de pressão hidráulica, ataque isquêmico, inflamação e processos moleculares.

Teoria da ruptura da membrana: a teoria fisiopatológica mais antiga na DM é a ruptura do labirinto membranoso. O acúmulo excessivo de endolinfa causa acúmulo de líquido, distensão e subsequente ruptura do labirinto membranoso. Como o labirinto membranoso separa a endolinfa da perilinfa, sua ruptura provoca mistura dos íons sódio e potássio com consequente perturbação iônica das células ciliadas e dos neurônios aferentes. Entretanto, resultados de exames vestibulares, sobretudo o potencial evocado miogêncio vestibular ocular (oVEMP), realizados na crise de vertigem, não são compatíveis com essa teoria que supõe a perda da função vestibular após a ruptura da membrana. O oVEMP sugere aumento da sensibilidade vestibular durante a crise. Portanto, as evidências experimentais e clínicas recentes sugerem que rupturas de membrana são causas improváveis dos sintomas na DM.[11]

Teoria da pressão hidráulica endolinfática: a disfunção cocleovestibular seria causada por alterações na pressão endolinfática dentro do labirinto membranoso da orelha interna. O fato seria desencadeado por aumento abrupto no volume e na pressão da endolinfa consequente à alteração de sua homeostase, como aumento da produção ou redução da absorção. A teoria sugere que o acúmulo de endolinfa cause retenção líquida no labirinto membranoso com consequente deslocamento das estruturas sensoriais e alteração da sensibilidade auditiva e vestibular. Essa teoria discorda da ruptura de membrana, mas defende a abertura da válvula fisiológica que separa o utrículo do sáculo. A abertura da válvula aliviaria a pressão hidráulica na cóclea e no sáculo, com consequente aumento da pressão no utrículo e nos canais semicirculares. No entanto, um estudo recente com ressonância magnética, que relacionou a presença de HE com a estimulação calórica, observou que os pacientes com resolução da HE ainda mantinham respostas calóricas alteradas. Esses achados sugerem que a dilatação labiríntica apresenta efeito limitado na deflexão da cúpula do canal semicircular horizontal durante a estimulação calórica.[12]

Teoria isquêmica: a isquemia também foi sugerida como possível causa de DM e sua natureza reversível explicaria a flutuação dos sintomas. Por apresentar suprimento vascular terminal e intensa necessidade metabólica, a orelha interna é um alvo potencial de instabilidade hemodinâmica. Portanto, a isquemia labiríntica focal poderia resultar em ataque de vertigem e sintomas auditivos. Na prática, observa-se que pacientes com DM apresentam histórico de alteração de humor, ansiedade e fadiga precedendo o início dos sintomas. Esses sinais são compatíveis com a disfunção do sistema nervoso autônomo, excitabilidade simpática, espasmos de pequenos vasos sanguíneos e consequente aumento da pressão osmótica vascular. Como resultado, o distúrbio da microcirculação da endolinfa seria responsável pelas manifestações da DM. Embora o mecanismo subjacente não seja claro, vários canais e bombas iônicas podem estar envolvidos, e incluem os canais Na^+-K^+-ATPase, um dos responsáveis pela homeostase da orelha interna.[11] Também é descrito que níveis elevados de vasopressina, a longo prazo, afetam adversamente a microcirculação da orelha interna e o metabolismo da endolinfa, com desenvolvimento de sintomas de DM. Entretanto, o efeito da vasopressina na orelha interna ainda precisa ser esclarecido.

Teoria inflamatória: tem sido reconhecido o papel imunológico do SE na orelha interna e a ele atribuído o início da resposta imune no local. Histologicamente, é descrita a presença de macrófagos e células plasmáticas no tecido conjuntivo perissacular. Além disso, outros fatores imunológicos estão envolvidos com o SE, como diferentes imunoglobulinas e componentes secretores do sistema imunológico. Citocinas como TNF-α, IL-6 e IFN-γ foram identificadas nas células epiteliais que revestem o SE.[6,9] A IL-1β tem sido frequentemente identificada em pacientes com distúrbio autoimune da orelha interna e DM.[6] A IL-32 pode ser induzida pela IL-1β. Níveis séricos aumentados de IL-32 têm sido associados a diversas doenças autoimunes e alérgicas, como diabetes tipo 2, asma, rinite alérgica e lúpus eritematoso sistêmico. No entanto, os efeitos da IL-1β e IL-32 na cóclea ou nos órgãos vestibulares ainda não são bem conhecidos. Estudos recentes demonstraram que a imunoglobulina E (IgE) pode desempenhar algum papel na patogênese da DM. Os aspectos autoimunes da doença carecem de estudos, mas é possível que algum efeito pró-inflamatório na orelha interna seja fator contribuinte para os sintomas em alguns pacientes.

Teoria molecular: a teoria reconhece que a HE, por si só, não é capaz de explicar os sintomas episódicos e propõe uma provável disfunção celular como causa das crises. As células ciliadas transformam a energia mecânica de aceleração ou pressão sonora em energia elétrica na forma de correntes iônicas na célula ciliada sensorial. A membrana otolítica está conectada à parte superior dos cílios e proporciona seu acoplamento mecânico. Esse acoplamento entre os estereocilios é feito por proteínas extracelulares e é suficiente para suprimir a motilidade inata de feixes individuais. O ruído ambiental agudo ou infecções virais têm a capacidade de danificar as estruturas da orelha interna. No caso, novos insultos, como ruídos de alta intensidade, são capazes de desencadear alterações agudas na pressão endolinfática e causar crises de vertigem intensa e zumbido.[6]

DIAGNÓSTICO

O diagnóstico da DM é baseado exclusivamente no relato dos sintomas e na audiometria. Em 2015, a Bárány Society revisou os critérios diagnósticos e, atualmente, a doença é assim classificada:[1]

- Doença de Ménière definida:
  - Dois ou mais episódios de vertigem com duração de 20 minutos a 12 horas
  - Rebaixamento auditivo neurossensorial em baixas e médias frequências, em uma orelha, documentado por meio de audiometria, em pelo menos um episódio
  - Flutuação dos sintomas auditivos na orelha afetada
  - Não melhor explicado por outro diagnóstico vestibular
- Doença de Ménière provável:
  - Dois ou mais episódios de vertigem ou tonturas, com duração de 20 minutos a 24 horas
  - Flutuação dos sintomas auditivos na orelha afetada
  - Não melhor explicado por outro diagnóstico vestibular.

Os critérios diagnósticos da DM definida são baseados na história clínica e na audiometria, enquanto os da DM provável apenas na história clínica. Os demais exames eletrofisiológicos e vestibulares podem ser úteis na avaliação funcional do sistema vestibular, periférico ou central, para orientar o tratamento e monitorar a evolução clínica dos pacientes.[9]

Os testes vestibulares apresentam papel relevante na identificação da evolução da compensação central e na avaliação da integridade do sistema vestibular. Essas informações são necessárias antes de procedimentos ablativos na orelha interna para o tratamento da DM. Uma vez que a hipofunção vestibular periférica bilateral apresenta impacto significativo na qualidade de vida, é necessária a avaliação completa da função vestibular da orelha contralateral para avaliar os riscos de uma ablação vestibular permanente.[3]

A seguir, são descritos os exames disponíveis para avaliação funcional dos pacientes com DM. Os marcadores moleculares ainda não fazem parte da avaliação rotineira, mas são promissores e estão sendo estudados.

EXAMES

Audiometria

De acordo com o atual consenso internacional para o diagnóstico da DM, a perda auditiva é um critério necessário. Nas fases iniciais da doença, a audiometria tonal liminar demonstra rebaixamento neurossensorial nas frequências graves. Em alguns casos, a perda ocorre também nos agudos, e configura o padrão de curva em "U" invertido, geralmente flutuante e reversível. Em fases mais avançadas, a perda auditiva pode atingir as médias frequências que correspondem à fala humana e o audiograma passa a apresentar um traçado plano.[13] Em geral, a discriminação vocal está diminuída proporcionalmente à perda auditiva e, na imitanciometria, o paciente apresenta recrutamento coclear à avaliação do reflexo estapediano do lado comprometido. Além de ser necessária para o diagnóstico, a audiometria é fundamental no acompanhamento da evolução clínica.

Oculografia

A prova calórica (PC) é utilizada para identificar hipofunção vestibular periférica unilateral e a fase de compensação central.[3,14]

Alguns autores acreditam que a dissipação hidrostática da temperatura provoca turbulência no espaço endolinfático dilatado pela hidropsia. Assim, no canal semicircular horizontal, o gradiente de pressão induzido termicamente e o deslocamento da cúpula seriam reduzidos, comprometendo a resposta calórica. No entanto, essa hipótese foi questionada pelos estudos histopatológicos que demonstraram que a dilatação hidrópica significativa do canal semicircular não estava presente em todas as orelhas afetadas de pacientes com DM. Mais recentemente, um estudo utilizando ressonância magnética demonstrou que, mesmo após reversão da dilatação do ducto endolinfático na compensação da doença, a resposta calórica permanece alterada.[12] Os autores especulam que a resposta calórica prejudicada em pacientes com DM seja resultado de herniação da membrana otolítica e não de expansão do espaço endolinfático dentro do canal.[15]

A PC pode apresentar normorreflexia, hipo ou hiperreflexia, predomínio labiríntico ou preponderância direcional. Mais recentemente, a prova calórica tem sido utilizada para demonstrar atividade na orelha acometida por meio da observação do recrutamento vestibular.[14] Esse fenômeno ocorre quando o paciente apresenta respostas mais intensas na irrigação fria em relação à prova quente na orelha acometida, indicando comprometimento da função periférica e hiperatividade do núcleo vestibular contralateral.

Video head impulse test

O *video head impulse test* (vHIT) é um teste vestibular que utiliza estimulação de alta frequência para avaliar a função dos seis canais semicirculares.[3] Foi demonstrado que, no estágio inicial da DM, a deterioração nos canais semicirculares verticais tende a ocorrer antes do comprometimento do canal semicircular horizontal e, portanto é razoável teorizar que o vHIT poderia ser uma ferramenta útil para diferenciação no estágio inicial.[4]

Dissociação entre vHIT e prova calórica

Uma recente revisão sistemática e metanálise demonstrou que, na DM, a prevalência de prova calórica alterada foi de 64% e o vHIT anormal foi de 28%. A assimetria pós-calórica na presença de vHIT inalterado foi observada em 47% dos pacientes.[16] A discordância entre a prova calórica e o vHIT tem sido considerada um marcador de DM.[12,17]

Essa dissociação pode ser explicada pela anatomia e fisiologia da crista ampolar, principal receptor do reflexo vestíbulo-ocular (RVO). Essa estrutura é composta de células ciliadas especializadas, tipos I e II, que possuem distribuições específicas na crista. As células ciliadas do tipo I ocupam principalmente a região central dessa estrutura e são responsáveis pela decodificação de estímulos de movimentação da cabeça em altas frequências e acelerações. Fibras aferentes irregulares partem dessas células em direção aos neurônios excitatórios, localizados no núcleo vestibular, que conduzem o estímulo ampolar diretamente aos músculos efetores oculares. Essa via direta é avaliada por meio do vHIT. Por outro lado, as células ciliadas do tipo II estão localizadas perifericamente na crista ampolar, atuando em estímulos e movimentos de baixa frequência e aceleração. Delas partem fibras aferentes regulares que fazem sinapse no núcleo vestibular com neurônios inibitórios, que atuam na via comissural inibitória internuclear e promovem a inibição dos núcleos vestibulares contralaterais do lado estimulado, analisada pela prova calórica.

Uma possível explicação para a dissociação do pós-calórico vHIT seria a perda seletiva de células ciliadas do tipo II na DM, com perda seletiva da sensibilidade labiríntica de baixa frequência e comprometimento dos resultados no teste calórico. Entretanto, estudo recente mostra que células ciliadas dos tipos I e II são encontradas nas zonas central e periférica da crista dos mamíferos, e por isso a ideia de perda preferencial de células ciliadas do tipo II tem sido questionada, com a sugestão de que os dois tipos de células são perdidos em proporção aproximadamente igual com a idade em pacientes com DM.[18] Por outro lado, outra explicação plausível para esses achados estaria relacionada com o mecanismo central de adaptação ao dano induzido pela DM, eficaz apenas para estímulos fisiológicos de alta frequência, ausentes em estímulos não fisiológicos de baixa frequência.[19] E outra hipótese é a ideia de resposta calórica prejudicada em pacientes com DM por herniação da membrana otolítica, e a consequente redução do efeito pós-calórico por anteparo e redução da eficácia do estímulo.[15]

Potencial evocado miogênico vestibular

Há estudos anatomopatológicos demonstrando que o sáculo é uma das primeiras estruturas na orelha interna a ser acometida pela HE. Dessa forma, os pacientes portadores dessas alterações podem apresentar respostas alteradas no VEMP cervical (cVEMP) antes do aparecimento dos sintomas clássicos da DM. O utrículo é uma das últimas estruturas da orelha interna a sofrer alterações na DM, e por isso o VEMP ocular (oVEMP) pode estar normal nas fases iniciais da doença, indicando uma população intacta de células utriculares aferentes. Nos estágios mais avançados, quando ocorre comprometimento significativo das aferências utriculares, o oVEMP passa a apresentar respostas alteradas ou ausentes.[20]

No cVEMP, diminuição da interamplitude, prolongamento das latências P1 e/ou N1 e alteração do índice de assimetria são as alterações que podem ser encontradas na DM. A ausência de cVEMP é atribuível à hidropsia otolítica, à perda da função sacular ou ao comprometimento das vias do tronco cerebral e da medula espinhal cervical, estruturas envolvidas na geração de resposta. Anormalidades no cVEMP na orelha contralateral sugerem seu provável comprometimento no futuro.

Os parâmetros alterados no oVEMP também foram mencionados na DM, com resultados variáveis na literatura. A ausência de VEMP, alterações das latências P1 e/ou N1 e índice de assimetria são os achados descritos.[20]

Devido à variabilidade de amplitude interindividual, o índice de assimetria é o parâmetro mais utilizado na prática para analisar a magnitude do potencial. São comparadas as amplitudes da resposta entre as duas orelhas do indivíduo.[20]

Vertical visual subjetiva

Na fase aguda, o desvio costuma ocorrer em direção à orelha acometida. Nos períodos de intercrise, pode ser para o lado comprometido ou para o lado oposto, dependendo da fase da compensação vestibular.[20]

Eletrococleografia

A eletrococleografia (ECoG) mede as respostas elétricas da cóclea e do nervo auditivo à estimulação acústica. Um estímulo auditivo é apresentado à orelha e são desencadeados dois potenciais: o potencial de somação (PS), gerado pelas células ciliadas cocleares, e o potencial de ação do nervo coclear (PA). A ECoG tem sido historicamente utilizada na avaliação de pacientes com presumível HE, mas não faz parte dos critérios diagnósticos da DM. Acredita-se que a HE acarrete em grandes amplitudes do PS em relação às amplitudes do PA.[3]

Embora vários pesquisadores tenham tentado usar a ECoG para diagnosticar DM, falta um valor de corte padronizado para confirmar a HE. De fato, foi observada uma associação significativa entre a relação PS/PA aumentada e o grau de perda auditiva. Existem dados sugestivos de que pacientes com doença avançada apresentem maior probabilidade de encontrar a relação PS/PA aumentada. Entretanto, essa relação não ocorre exclusivamente na DM, uma vez que foi observada em indivíduos com migrânea vestibular e também em controles assintomáticos.[5]

Ressonância magnética

O principal objetivo da RM é excluir outras doenças que mimetizem a DM, como os tumores do canal auditivo interno, doenças vasculares, esclerose múltipla, entre outras.[3,9,21] Embora a HE possa ser visualizada na RM e seja considerada uma característica específica da DM, alguns estudos constataram que esse achado não está presente em todos os pacientes com DM. Além disso, a HE pode estar presente em alguns indivíduos com migrânea vestibular, PANS isolada e em sujeitos saudáveis.[9] Desse modo, mesmo que alguns estudos sugiram que a RM da orelha interna com contraste é vantajosa na detecção de HE em relação às avaliações audiovestibulares convencionais,[15,21,22] seu uso para estabelecer o diagnóstico da DM parece promissor, mas ainda é insuficiente e carece de mais evidências. Em certos pacientes, a RM identifica HE na orelha contralateral assintomática.[9] Estudo recente acompanhou pacientes com DM e discrepância entre os resultados de vHIT e prova calórica durante 12 meses e observou que, mesmo havendo melhora na imagem, a discordância nos exames funcionais se mantinha.[12] A concordância entre a RM e os testes funcionais tem se mostrado relativamente baixa, e talvez esse método de imagem pode ser usado como um teste de suporte quando combinado aos testes funcionais, nas fases mais avançadas da doença, quando já exista alguma alteração estrutural na orelha interna.[10]

Tomografia computadorizada

Está indicada na pesquisa de síndromes da terceira janela (fístula perilinfática, deiscência do canal semicircular superior, aqueduto vestibular alargado) e outras doenças labirínticas, como malformações e otosclerose coclear. Essas condições são diagnósticos diferenciais da DM, uma vez que podem cursar com flutuação da audição e sintomas vestibulares.

Exames laboratoriais

São úteis na pesquisa de eventuais fatores etiológicos, como distúrbios do metabolismo da glicose, dos lipídeos e da tireoide, alterações hormonais esteroidais, fatores imunomediados ou infecciosos, como a sífilis e a borreliose. Na prática clínica diária, é muito comum a associação entre a DM e os distúrbios de metabolismo glicídico, e nesse caso, a dosagem da glicose e insulina de jejum, bem como a sua relação não bastam para o diagnóstico. É necessária a realização da curva glicoinsulinêmica de 3 horas.[23] Um dos diagnósticos diferenciais da DM são as perdas auditivas neurossensoriais autossômicas dominantes do tipo 9 (DFNA9), causadas pelo gene *COCH*, e do tipo 6/14 (DFNA 6/14), causada pelo gene *WSF1*, que podem ser pesquisadas com testes laboratoriais específicos.[7,8]

MARCADORES MOLECULARES

Marcadores imunológicos ou de autoimunidade

Algumas doenças autoimunes foram associadas a DM, como lúpus eritematoso sistêmico, espondilite anquilosante e artrite reumatoide. A autoimunidade é considerada uma das possíveis causas da DM, e o saco endolinfático pode desempenhar um papel importante na reação imunomediada. As proteínas de choque térmico (HSP) desempenham papel essencial nas funções de acompanhamento e na proteção das células contra estresses fisiológicos e ototóxicos. Entretanto, a detecção de anticorpos HSP70 no diagnóstico de DM é controversa em função da alta prevalência de anticorpos anti-HSP70 em indivíduos saudáveis e à falta de associação com a atividade da doença. Os complexos imunes circulantes (CIC) são moléculas que compreendem múltiplos antígenos e anticorpos e, potencialmente, podem danificar órgãos ou tecidos-alvo por meio da ativação do complemento. Em pacientes com DM, já foram encontrados CICs séricos elevados, sugerindo que a função do saco endolinfático tenha sido comprometida por essas moléculas. Além disso, foi identificado o aumento de anticorpos totais IgG, C3 e anticolágeno tipo II na DM.[5]

Imunoglobulina E induzida por reações alérgicas tipo I

Níveis elevados de IgE foram observados em pacientes com perda auditiva neurossensorial súbita de baixas frequências. O título mais elevado de IgE foi relacionado com a relação PS/PA aumentada. Também foi observada relação entre IgE e a HE, o estágio auditivo e o nível funcional de pacientes com DM, implicando a associação da alergia com a gravidade clínica da DM.[5]

Marcadores inflamatórios

Uma vez que o sistema imunológico possa estar envolvido na patogênese da DM, respostas inflamatórias podem ocorrer na orelha interna. Pacientes com DM apresentaram níveis basais mais elevados de IL-1β, IL-1RA, IL-6 e TNF-α em comparação com controles saudáveis. Indivíduos com DM ou migrânea vestibular têm assinaturas pró-inflamatórias diferentes, e o painel de citocinas com dosagens de IL-1β, CCL3, CCL22 e CXCL1 pode ajudar a diferenciar DM de migrânea vestibular. A literatura sugere que a média do tom puro foi positivamente associada à concentração de CIC, HSP70 e TNF-α. Outro indício da associação entre inflamação e DM é a concentração desses marcadores aumentada no grupo com HE grave em comparação com HE leve e moderada, sugerindo que esses marcadores imunológicos e inflamatórios podem refletir a gravidade da HE e o estadiamento da DM.[5]

Vasopressina

Também conhecida como hormônio antidiurético (ADH) é um nonapeptídeo que atua no metabolismo da água por meio de receptores de vasopressina. Há uma hipótese que supõe que a elevação da vasopressina plasmática ative receptores de vasopressina tipo 2 no saco endolinfático. A ativação desencadeia a translocação intracelular de aquaporinas e consequentemente HE na orelha interna.[5] As aquaporinas e os canais de potássio estão envolvidos no balanço hidroiônico da orelha interna e são expressos na estria vascular e no órgão vestibular. As aquaporinas são canais permeáveis à água e conduzem seletivamente suas moléculas entre o lado interno e o externo da célula, mantendo seu equilíbrio hidroeletrolítico e prevenindo a passagem de íons e outros solutos.[7] Desse modo, níveis plasmáticos de vasopressina podem ser um marcador viável na DM.[5]

Genes do ritmo circadiano

Os fatores precipitantes dos ataques de vertigem na DM, como dieta rica em sal, cafeína e estresse, podem afetar o ritmo circadiano. A expressão dos genes relacionados com o ritmo circadiano dos leucócitos presentes no sangue de pacientes com DM foi investigada. Em pacientes com doença unilateral e ataques recentes de vertigem foi observada a diminuição significativa de PER1 e o aumento da expressão do gene *CLOCK*. Os resultados sugerem que a expressão desses genes pode ser um potencial marcador de DM.[5]

DIAGNÓSTICOS DIFERENCIAIS

Existem várias doenças que podem mimetizar a DM, pois se apresentam com perda auditiva flutuante, zumbido e plenitude aural. Entre elas estão a doença imunomediada da orelha interna, doença do sistema vertebrobasilar, síndrome de Cogan, tumor do saco endolinfático, tumores do ângulo cerebelopontino, neuroborreliose, otosífilis, síndrome de Susac, síndromes da terceira janela (fístula perilinfática, deiscência de canal, aqueduto vestibular alargado) e paroxismia vestibular.[1,3]

Um diagnóstico diferencial a ser discutido devido à sua gravidade e frequência são os ataques isquêmicos transitórios (AITs). O primeiro episódio de DM pode não ser diferente de um AIT e a perda auditiva neurossensoarial súbita, associada a vertigem, pode ser causada por um infarto labiríntico. Esse fato ocorre porque o suprimento de sangue para a orelha interna deriva da circulação vertebrobasilar e os sintomas vestibulares e auditivos podem ser um prenúncio da oclusão da artéria basilar. Inicialmente, os pacientes podem apresentar sintomas transitórios ou episódicos que culminam em acidente vascular cerebral (AVC), com acometimento auditivo e/ou vestibular permanentes. Embora sintomas neurológicos, como paralisia facial ou hemiparesia, possam ocorrer em pacientes com AVC basilar, alguns pacientes com síndromes parciais podem apresentar sintomas cócleo-vestibulares isolados, quase indistinguíveis de DM. A maioria dos AVCs após o AIT ocorre em 90 dias; portanto, pacientes com sintomas que são muito recentes ou que estão se tornando mais frequentes devem receber atenção. Deve-se ter cuidado, sobretudo, com pacientes com fatores de risco vascular conhecidos, incluindo idade avançada, no início dos sintomas.[1]

A doença imunomediada da orelha interna é uma síndrome com surdez neurossensorial bilateral rapidamente progressiva, com frequência flutuante, ao longo de um período de dias a meses.

Os sintomas vestibulares podem estar presentes em quase 50% dos pacientes, e uma doença autoimune sistêmica coexiste entre 15 e 30% dos casos. Em alguns indivíduos, a surdez começa de forma súbita em uma orelha, progredindo rapidamente para a segunda orelha com zumbido e sintomas de equilíbrio, que podem se assemelhar à DM. Casos raros de sífilis otológica e neuroborreliose podem se apresentar de forma semelhante.[1]

INTERFACE DOENÇA DE MÉNIÈRE E MIGRÂNEA VESTIBULAR

O principal diagnóstico diferencial da DM é a migrânea vestibular. Mas, pela alta prevalência populacional de migrânea, não é incomum que um paciente tenha DM e migrânea vestibular concomitantes.[3]

A perda auditiva flutuante, o zumbido e a pressão aural podem ocorrer na migrânea vestibular, mas a PANS não progride para perda auditiva grave ao longo de anos, e frequentemente é bilateral. Os sintomas, combinados com intolerância ao movimento e sensibilidade à luz na migrânea vestibular, podem ajudar na diferenciação clínica da DM. Entretanto, nem sempre é fácil fazer essa diferenciação no início dos sintomas, tornando-se necessário observar a evolução sintomática.

Embora a cefaleia e a fonofobia possam estar presentes durante as crises de DM, a relação fisiopatológica entre migrânea vestibular e DM não é clara. A ativação do sistema trigeminovascular na migrânea e a hipoperfusão recorrente da orelha interna são etiologias sugeridas ao sofrimento crônico do órgão periférico e à presença de hidropsia na migrânea vestibular. Uma hipótese proposta é a redução da perfusão da artéria modiolar espiral, que supre principalmente os giros médio e apical da cóclea. O sofrimento regional induz à perda auditiva de baixa frequência que, aliada à HE, mimetiza a DM típica. Por essa via proposta, o sistema trigeminovascular compromete a perfusão na orelha interna nos pacientes com migrânea e, com base nos padrões anastomóticos individuais, diferentes partes da orelha interna são afetadas.[24]

Com relação aos marcadores inflamatórios, pacientes com DM e migrânea vestibular apresentam diferentes assinaturas pró-inflamatórias. Foi observado que IL-1β e CCL3 estão elevados em pacientes com DM, enquanto CCL22 e CXCL1 estavam mais elevados naqueles com migrânea vestibular.[4]

Como a DM e a migrânea vestibular compartilham características clínicas semelhantes, ambas as doenças podem apresentar anormalidades na prova calórica em comparação com controles saudáveis. No entanto, a expectativa de uma prova calórica anormal é maior na DM do que na migrânea vestibular.[5] Some-se ao fato de pacientes portadores de migrânea vestibular frequentemente apresentarem intolerância ao estímulo calórico, sendo preciso, por vezes, suspender o teste.[25]

TRATAMENTO

Uma vez que a fisiopatologia da DM não está totalmente esclarecida, o principal objetivo do tratamento é reduzir a frequência e a gravidade dos episódios, evitar a progressão da PANS e melhorar a qualidade de vida.[9,11]

As opções de tratamento da DM são variadas e incluem modificações no estilo de vida, fatores dietéticos, controle de gatilhos, abordagem da saúde mental, tratamento medicamentoso e/ou cirúrgico.[9,11]

Talvez a principal consideração a ser feita na escolha do tratamento é o estado da audição, não negligenciando o fato de que a DM pode afetar ambas as orelhas entre 10 e 25% dos casos ao longo do tempo. Outra consideração importante é que, como a DM pode ser uma manifestação da migrânea, muitos pacientes com DM podem ser efetivamente tratados com terapias antimigranosas.

O tratamento da fase aguda é o mesmo empregado para as crises vertiginosas agudas periféricas de outras etiologias. O objetivo geral do tratamento nessa situação é reduzir a intensidade dos sintomas. Os pacientes geralmente necessitam de um supressor vestibular central, incluindo anti-histamínicos de primeira geração, benzodiazepínicos e anticolinérgicos.[9] É importante ressaltar que esses medicamentos devem ser usados apenas para suprimir eventos vertiginosos agudos. O uso crônico dessas drogas é indesejável, pois esses agentes podem retardar a compensação central da perda vestibular, perpetuando o desequilíbrio.

Em geral, os anti-histamínicos usados incluem dimenidrinato, meclizina ou prometazina. Todos esses medicamentos suprimem a vertigem e as náuseas com eficácia semelhante. Os sistemas vestibulares central e periférico contêm receptores de histamina que modulam a sensibilidade vestibular. Acredita-se que o mecanismo de ação dos anti-histamínicos, no controle da vertigem e na supressão vestibular na DM, envolva a inibição da atividade aferente vestibular periférica e central. Os anti-histamínicos atuam, ainda, como vasodilatadores e aumentam o fluxo sanguíneo labiríntico e a microcirculação devido ao seu poderoso efeito antagônico sobre os receptores H3 nos vasos sanguíneos da orelha interna.[11]

Os benzodiazepínicos são agonistas do receptor do ácido gama aminobutírico (GABA) e são eficazes na supressão da vertigem. O GABA é o neurotransmissor inibitório mais abundante no sistema nervoso central. A sua ação modula e reduz a excitabilidade dos neurônios responsáveis por sintomas vestibulares, daí sua classificação como supressor vestibular. A ação inibitória dos benzodiazepínicos os torna vantajosos no tratamento de transtornos de humor associados a DM, como depressão e ansiedade.[11] No entanto, todos os benzodiazepínicos apresentam risco significativo de dependência, e por isso devem ser usados com cautela.

Os medicamentos anticolinérgicos de ação central (escopolamina e atropina) bloqueiam os receptores muscarínicos e podem controlar os ataques agudos de vertigem.

Na prática clínica, os esteroides são comumente utilizados e auxiliam no controle tanto da perda auditiva como das crises vertiginosas de maneira efetiva. Mas apesar da sua utilização generalizada, os dados que apoiam o uso de esteroides sistêmicos na DM são limitados.[11]

Na intercrise, existem diversas opções de tratamento que serão discutidas a seguir.

Dieta e modificação de estilo de vida

Ao longo dos anos, diversas medidas dietéticas têm sido propostas para o tratamento da DM, com destaque para as dietas com restrição de sal, cafeína, tabaco, álcool, carboidratos e açúcares. Recomenda-se, ainda, o consumo regular de água, porque a ingesta adequada de água pode ajudar na estabilidade dos níveis de vasopressina e na homeostase da orelha interna e endolinfa.[3,9] Modificações de estilo de vida incluem incorporação de atividade física na rotina diária, melhora dos padrões de sono e gerenciamento de estresse.

Uma publicação recente da Cochrane Library buscou evidências em ensaios clínicos randomizados sobre intervenções dietéticas e mudanças de estilo de vida na DM. A conclusão dos autores foi que não há na literatura informações que suportem essas medidas.[26] Por outro lado, o impacto do aumento de consumo de glicose, associado ao aparecimento da síndrome metabólica, diabetes, hipertensão e problemas cardiovasculares, e sua possível relação com sintomas vestibulares, estimulou pesquisadores a estudarem o efeito de uma dieta fracionada e com restrição de ingesta de glicose em indivíduos portadores de sintomas vestibulares. Os autores encontraram melhora em parâmetros objetivos de posturografia dinâmica computadorizada no grupo que realizou a dieta. Conclui-se que a dieta fracionada com restrição de glicose é uma medida efetiva no tratamento de pacientes com disfunções vestibulares associadas a distúrbios do metabolismo de glicose.[27]

A neurose e a depressão foram diagnosticadas em 40,1 e 60,4%, respectivamente, dos pacientes com DM intratável e já é estabelecida a relação do estresse com o desenvolvimento da HE.[26,28] Na prática clínica diária, observa-se a alta influência do estresse, qualidade de sono e de fatores dietéticos no controle dos sintomas e na progressão da doença.

Medicamentos

Várias intervenções farmacológicas têm sido utilizadas no tratamento da DM, incluindo betaistina, diuréticos, anti-histamínicos, medicamentos antivirais e corticosteroides sistêmicos. A causa subjacente da DM não é completamente estabelecida, assim como a forma de atuação desses tratamentos. A eficácia das diferentes intervenções na prevenção de ataques de vertigem e dos sintomas associados não é atualmente clara; portanto, a evidência de intervenções farmacológicas sistêmicas para a DM ainda é muito incerta.[29]

O dicloridrato de betaistina tem ação dupla e atua tanto como agonista H1 como antagonista H3 nos neurônios sensoriais e nos vasos sanguíneos. Apresenta, então, atividade como neuromodulador e vasodilatador, respectivamente. Embora não exista consenso em literatura, é uma droga frequentemente prescrita para o tratamento da DM. Diante disso, uma metanálise da Cochrane, de 2023, avaliou o efeito da betaistina × placebo × nenhum tratamento na redução dos sintomas de vertigem em pacientes com DM. Todos os dados resultantes foram incertos quanto à vertigem, à melhora da audição e do zumbido ou na qualidade de vida.[29]

Acredita-se que os diuréticos alteram o equilíbrio eletrolítico na endolinfa, reduzindo o seu volume.[3] Bloqueiam transportadores de íons específicos ao longo do néfron renal para aumentar a excreção de vários íons salinos, como Na^+, K^+, Cl^-, Ca^{2+} e Mg^{2+}, além da água que acompanha a movimentação dos sais. Por sua vez, diminui o volume plasmático e reduz a pressão arterial, o que, teoricamente, ajuda a estabilizar a pressão e o volume da endolinfa na orelha hidrópica. Assim, minimiza a frequência e a gravidade dos ataques agudos e da disfunção da orelha interna. Os diuréticos são categorizados por seu mecanismo de ação e incluem tiazidas (que inibem a reabsorção de sódio e cloreto dos túbulos distais do rim), poupadores de potássio (que inibem a troca sódio-potássio dentro dos ductos coletores), de alça (que inibe a reabsorção de sódio) e inibidores da anidrase carbônica (que aumentam a excreção de sódio, potássio, bicarbonato e água).[11] Uma nova revisão sistemática da Cochrane, de 2023, avaliou o efeito dos diuréticos na vertigem, zumbido, perda auditiva e qualidade de vida em pacientes com DM, e identificou algumas evidências sobre a melhora da vertigem e da qualidade de vida; entretanto, essas evidências foram consideradas de qualidade muito baixa.[29] Desse modo, não há evidências suficientes que mostram os efeitos benéficos dos diuréticos na vertigem, perda auditiva ou zumbido na DM.[13]

Com relação ao uso de esteroides orais e medicamentos antivirais, existem dados limitados disponíveis e a evidência é muito baixa.[29] Foi sugerido que alguns casos da DM podem ser decorrentes de infecção viral e, portanto, o uso de medicamentos antivirais, como o aciclovir, seria interessante para tratar qualquer gatilho viral subjacente. A hipótese de uma causa alérgica ou autoimune para a doença, como a suposta inflamação das estruturas audiovestibulares, justificaria o uso de esteroides sistêmicos por seus efeitos anti-inflamatórios e imunomoduladores.[29] Entretanto, a eficácia dos medicamentos antivirais e dos esteroides orais para o tratamento da DM ainda não foi demonstrada.[13,29]

A relação entre DM e migrânea vestibular é cada vez mais estabelecida. Desse modo, os profiláticos migranosos têm se mostrado benéficos na DM refratária aos controles de gatilhos e mudanças de estilo de vida. No âmbito dos preventivos de migrânea, destaca-se a ação dos betabloqueadores (metoprolol e propranolol), anticonvulsivantes (divalproato de sódio e topiramato) e antidepressivos (amitriptilina e venlafaxina).[30]

Os inibidores seletivos da recaptação da serotonina (ISRS) apresentam utilidade no tratamento dos transtornos de humor, como depressão, ansiedade e pânico. Essas opções têm se mostrado efetivas nos pacientes com DM e transtorno de ansiedade.

A relação entre doenças alérgicas e DM tem sido frequentemente descrita na literatura. Sendo assim, recomendar o controle da alergia como parte de um plano de tratamento da DM não é irracional na presença de histórico de alergias a inalantes ou alimentos, além de ter baixo risco. O uso de imunoterapia, se necessário, pode ser avaliado em relação a potenciais efeitos colaterais.[9]

Corticoide intratimpânico

O mecanismo de ação desse tratamento não está bem estabelecido. O tratamento propõe a estabilização do endotélio vascular e melhora do fluxo sanguíneo coclear por meio de efeitos anti-inflamatórios, sobre íons cocleares e na homeostase de fluidos.[3] A administração IT permitiria que os esteroides atinjam o órgão-alvo em altas doses, sem as complicações da administração sistêmica. A droga seria absorvida pelos receptores de glicocorticoides presentes na orelha interna. Os possíveis efeitos colaterais da intervenção incluem dor, perfuração da membrana timpânica ou aparecimento de zumbido, vertigem e perda auditiva após a injeção.[31] Segundo a literatura, metilprednisolona penetra mais facilmente e atinge maior concentração na endolinfa após a injeção IT quando comparada à dexametasona. No entanto, a dexametasona é mais rapidamente absorvida na estria vascular e nos tecidos circundantes em relação à metilprednisolona.[3] A eficácia dessa intervenção na prevenção de ataques de vertigem e dos sintomas associados não é clara. Sendo assim, faltam evidências da utilização de corticosteroides ITs no tratamento efetivo da DM. Os estudos publicados, até o presente momento, não se mostram suficientes para um consenso sobre o assunto.[31]

Gentamicina intratimpânica

A gentamicina é um aminoglicosídeo que causa toxicidade na orelha interna. Atinge as células sensoriais do sistema vestibular, bem como as células ciliadas da cóclea. Embora os aminoglicosídeos tenham efeitos cocleotóxicos e vestibulotóxicos, a gentamicina tem uma forte predileção pelo sistema vestibular.[3] O tratamento proposto provoca dano celular pelo bloqueio direto do canal de transdução mecanoelétrica, apoptose induzida por células, formação de espécies reativas de oxigênio, inibição da síntese de proteínas mitocondriais e redução de ATP. Além da potente atividade nas células ciliadas, a gentamicina também demonstrou afetar os neurônios aferentes primários no neuroepitélio vestibular. Ambas as vias ablativas fazem da gentamicina uma candidata ideal para o tratamento da vertigem intratável em pacientes com DM que não respondem às terapias conservadoras. No entanto, não há ainda uma recomendação específica de dose para a gentamicina.[3]

A redução das respostas calóricas, a ausência dos VEMPs, a redução do reflexo vestíbulo-ocular na prova rotatória e a presença de sacadas no vHIT são parâmetros que podem ser utilizados para a avaliação da resposta à administração de gentamicina IT.[3]

Entretanto, em alguns indivíduos suscetíveis, o efeito ototóxico dos aminoglicosídeos pode causar perda auditiva grave e profunda, sobretudo naqueles predispostos geneticamente.[2,3] A avaliação vestibular prévia é mandatória para estudo do estado funcional da orelha contralateral. Pesa ainda o risco de desenvolver DM bilateral, fato a ser considerado para evitar a hipofunção vestibular bilateral e suas consequências na qualidade de vida. A questão é particularmente importante nos idosos, que correm risco de quedas que, por sua vez, podem ser devastadoras. Todos os pacientes que recebem gentamicina devem estar cientes que a compensação central pode demorar semanas a meses, e que muitos podem apresentar desequilíbrio persistente.[3]

Alguns estudos mostram que as injeções IT de gentamicina melhoram os sintomas de vertigem e apresentam baixa incidência de perda auditiva grave, mas a efetividade do uso da gentamicina IT no tratamento da DM ainda não está clara. Há poucos ensaios clínicos randomizados nessa área e os estudos envolveram um pequeno número de participantes. Além do mais, os estudos avaliam resultados diferentes, utilizando métodos diferentes e são reportados em momentos diferentes. Não é possível agrupar os resultados para obter estimativas confiáveis da eficácia do tratamento.[2]

Pressão positiva

Pequenos pulsos de pressão são transmitidos à orelha interna através de um tubo de ventilação. Esses pulsos são gerados por uma bomba conectada a um tubo colocado no conduto auditivo externo. Teoricamente, o aumento na pressão da orelha interna resulta no descongestionamento dos seus vasos ou promove a abertura do ducto endolinfático bloqueado. Entretanto, até o momento, não existem evidências suficientes para comprovar a eficácia do tratamento com pressão positiva na DM quando comparado ao placebo.[3,13,32]

Reabilitação vestibular

A história natural da DM envolve declínio progressivo da função vestibular periférica unilateral com ativação de mecanismos compensatórios do sistema nervoso central. Os pacientes com doença inativa ou em estágio terminal, com compensação vestibular central adequada, em geral estão livres dos sintomas. Entretanto, aqueles que apresentam hipofunção vestibular periférica unilateral e compensação vestibular central incompleta podem apresentar sintomas de desequilíbrio crônico significativos, que incluem tontura subjetiva, instabilidade postural e visão prejudicada durante o movimento. Nesses casos, a reabilitação vestibular tem eficácia elevada e é importante ferramenta de tratamento. Entretanto, a reabilitação tem por objetivo atuar nos mecanismos de compensação central envolvidos no equilíbrio e, portanto, sua efetividade é reduzida no controle das crises vertiginosas.[3,11]

Reabilitação auditiva

Por se tratar de uma doença que acarreta perda de audição e comprometimento da função vestibular permanentes, é necessário levar em consideração o tratamento dessas sequelas. Nos estágios iniciais da DM, a PANS comumente flutua e pode ser intermitente. A adaptação de aparelhos auditivos em PANS leve e flutuante é difícil, pois a adaptação inicial bem-sucedida pode ser seguida por queixas, como som muito baixo, muito alto ou distorcido. Posteriormente, a flutuação tende a diminuir, progredir e estabilizar. Nessa situação, o uso de aparelho auditivo está indicado. Por outro lado, se a PANS for grave e a amplificação proporcione benefício limitado, os implantes cocleares podem ser empregados.[3]

Terapia

Pacientes com sofrimento mental apresentam tendência a ser mais suscetíveis a outros tipos de estresse, fator prejudicial para função da orelha interna. Indivíduos com tendências psiquiátricas podem desenvolver HE e DM em resposta a um estilo de vida estressante. A neurose e depressão foram diagnosticadas em 40,1 e 60,4%, respectivamente, dos pacientes com DM intratável. Por outro lado, a perda auditiva progressiva bilateral e o desenvolvimento de sintomas na orelha contralateral tornam os pacientes ansiosos em relação à expectativa de futura dificuldade de comunicação.[28] Portanto, a terapia deve ser considerada no tratamento, com a finalidade de evitar a progressão da doença.

Orientação

Os pacientes muitas vezes ficam estressados e ansiosos quando não estão bem e sofrem de uma doença crônica. A orientação tem por objetivo informar os pacientes a respeito de sua doença e, assim, permitir que participem das decisões em relação ao seu tratamento. Devem, ainda, ser orientados a reconhecer e evitar os fatores agravantes da sua doença.[3]

CONSIDERAÇÕES FINAIS

A DM continua sendo uma doença desafiadora e enigmática. As suas causas e mecanismos subjacentes permanecem desconhecidos, fato que tem impedido o desenvolvimento de tratamentos eficazes e direcionados. A análise dos diversos fenótipos e subgrupos de pacientes tem chamado a atenção para o envolvimento de diferentes mecanismos na apresentação da doença. Fatores genéticos e imunológicos envolvidos apontam para uma eventual mudança no tratamento da DM.

Um conceito recente considera que, embora a HE permaneça como patognomônica da DM, essa relação vem sendo contestada e a migrânea tem sido apontada como uma etiologia comum entre a migrânea vestibular e a DM. Não há evidências suficientes para vincular definitivamente as duas doenças, mas o conhecimento da existência de linhas tênues que separam os dois distúrbios pode ajudar no diagnóstico clínico e no tratamento. Todos esses fatos permitem concluir que, no futuro, em vez de uma abordagem terapêutica única, uma avaliação individual e detalhada pode abrir caminho para a utilização de moléculas com alvos específicos e terapias gênicas já em desenvolvimento.

REFERÊNCIAS BIBLIOGRÁFICAS

1. Lopez-Escamez JA, Carey J, Chung WH, Goebel JA, Magnusson M, Mandalà M et al. Diagnostic criteria for Ménière's disease. J Vestib Res [Internet]. 2015 [Acesso em: 2024 Jul];25(1):1-7.
2. Webster KE, Galbraith K, Lee A, Harrington-Benton NA, Judd O, Kaski D et al. Intratympanic gentamicin for Ménière's disease. Cochrane Database Syst Rev [Internet]. 2023 Feb 27 [Acesso em: 2024 Jul];2(2):CD015246.
3. Basura GJ, Adams ME, Monfared A, Schwartz SR, Antonelli PJ, Burkard R et al. Clinical practice guideline: Ménière's disease. Otolaryngol Head Neck Surg [Internet]. 2020 Apr [Acesso em: 2024 Jul];162(2-suppl):S1-S55.
4. Chen J-Y, Guo Z-Q, Wang J, Liu D, Tian E, Guo JQ et al Vestibular migraine or Ménière's disease: A diagnostic dilemma. J Neurol [Internet]. 2023 Apr [Acesso em: 2024 Jul];270(4):1955-68.
5. Yang C-H, Yang M-Y, Hwang C-F, Lien K-H. Functional and molecular markers for hearing loss and vertigo attacks in Méniere's disease. Int J Mol Sci [Internet]. 2023 Jan 28 [Acesso em: 2024 Jul];24(3):2504.
6. Frejo L, Lopez-Escamez JA. Recent advances in understanding molecular bases of Ménière's disease. Fac Rev [Internet]. 2023 May 11 [Acesso em: 2024 Jul]:12:11.
7. Dai Q, Long L, Zhao H, Wang R, Zheng H, Duan M. Genetic advances in Ménière disease. Mol Biol Rep [Internet]. 2023 Mar [Acesso em: 2024 Jul];50(3):2901-8.
8. Parra-Perez AM, Lopez-Escamez JA. Types of inheritance and genes associated with familial Meniere disease. J Assoc Res Otolaryngol [Internet]. 2023 Jun [Acesso em: 2024 Jul];24(3):269-279.
9. Hoskin JL. Ménière's disease: New guidelines, subtypes, imaging, and more. Curr Opin Neurol [Internet]. 2022 Feb 1 [Acesso em: 2024 Jul];35(1):90-7.
10. Orimoto KY, Vartanyan M, O'Leary SJ. Systematic review of the diagnostic value of hydrops MRI in relation to audiovestibular

function tests (electrocochleography, cervical vestibular evoked myogenic potential and caloric test). Eur Arch Otorhinolaryngol [Internet]. 2023 Mar [Acesso em: 2024 Jul];280(3):947-62.
11. Mohseni-Dargah M, Falahati Z, Pastras C, Khajeh K, Mukherjee P, Razmjou A et al. Meniere's disease: Pathogenesis, treatments, and emerging approaches for an idiopathic bioenvironmental disorder. Environ Res [Internet]. 2023 Dec 1 [Acesso em: 2024 Jul];238(Pt 1):116972.
12. Fukushima M, Kadowaki S, Nakatani S, Waki S, Matsumoto K, Okamoto H. Impact of endolymphatic hydrops on the function of the horizontal canal during caloric stimulation in Ménière's disease. Eur Arch Otorhinolaryngol [Internet]. 2024 Apr [Acesso em: 2024 Jul]281(4):1701-8.
13. Iwasaki S, Shojakub H, Murofushi T, Seo T, Kitahara T, Origasa H et al. Diagnostic and therapeutic strategies for Méniere's disease of the Japan Society for Equilibrium Research. Auris Nasus Larynx [Internet]. 2021 Feb [Acesso em: 2024 Jul];48(1):15-22.
14. Bittar RM, Mezzalira R, Ramos AM, Risso GH, Real DM, Grasel SS. Vestibular recruitment: New application for an old concept. Braz J Otorhinolaryngol [Internet]. 2022 Nov-Dec [Acesso em: 2024 Jul];88 Suppl 1(Suppl 1):S91-S96.
15. Leng Y, Fan W, Liu Y, Xia K, Zhou R, Liu J et al. Comparison between audio-vestibular findings and contrast-enhanced MRI of inner ear in patients with unilateral Ménière's disease. Front Neurosci [Internet]. 2023 Mar 13 [Acesso em: 2024 Jul]:17:1128942.
16. Tamanini JB, Mezzalira M, Vallim MB, Gabriel GP, Stoler G, Chone CT. Dissociation between video head impulse test and caloric test: A marker of Ménière's disease? A systematic review and meta-analysis. Braz J Otorhinolaryngol [Internet]. 2023 Jul-Aug [Acesso em: 2024 Jul];89(4):101279.
17. Foster CA, Breeze RE. Endolymphatic hydrops in Ménière's disease: Cause, consequence, or epiphenomenon. Otol Neurotol [Internet]. 2013 Sep [Acesso em: 2024 Jul];34(7):1210-4.
18. McCall AA, Ishiyama GP, Lopez IA, Bhuta S, Vetter S, Ishiyama A. Histopathological and ultrastructural analysis of vestibular endorgans in Ménière's disease reveals basement membrane pathology. BMC Ear Nose Throat Disord [Internet]. 2009 Jun 3 [Acesso em: 2024 Jul]:9:4.
19. Cerchiai N, Navari E, Dallan I, Sellari-Franceschini S, Casani AP. Assessment of vestibulo-oculomotor reflex in Meniere's disease: Defining an instrumental profile. Otol Neurotol [Internet]. 2016 Apr [Acesso em: 2024 Jul];37(4):380-4.
20. Ferreira MM, Lopes KC, Grigol TAAES, Ganança MM, Caovilla HH. Subjective visual vertical and vestibular evoked myogenic potential in Ménière's disease. Braz J Otorhinolaryngol [Internet]. 2023 May-Jun [Acesso em: 2024 Jul];89(3):485-93.
21. Kirbac A, Incesulu SA, Toprak U, Caklı H, Ozen H, Saylisoy S. Audio-vestibular and radiological analysis in Ménière's disease. Braz J Otorhinolaryngol [Internet]. 2022 Nov-Dec [Acesso em: 2024 Jul];88 Suppl 3(Suppl 3):S117-S124.
22. Connor S, Grzeda MT, Jamshidi B, Ourselin S, Hajnal JV, Pai I. Delayed post gadolinium MRI descriptors for Ménière's disease: A systematic review and meta-analysis. Eur Radiol [Internet]. 2023 Oct [Acesso em: 2024 Jul];33(10):7113-35.
23. Gusson CC, Mezzalira R, Stipsky MB, Kozelinski JC, Zuppi RD. Disfunções metabólicas e vertigem: apresentação e revisão dos métodos diagnósticos. Diagn Trat [Internet]. 2021 Apr-Jun [Acesso em: 2024 Jul];26(2):58-64.
24. Liu YF, Xu H. The intimate relationship between vestibular migraine and Ménière disease: A review of pathogenesis and presentation. Behav Neurol [Internet]. 2016 [Acesso em: 2024 Jul];2016:3182735.
25. Hannigan IP, Rosengren SM, Bharathy GK, Prasad M, Welgampola MS, Watson SRD. Subjective and objective responses to caloric stimulation help separate vestibular migraine from other vestibular disorders. J Neurol [Internet]. 2024 Feb [Acesso em: 2024 Jul];271(2):887-98.
26. Webster KE, George B, Lee A, Galbraith K, Harrington-Benton NA, Judd O et al. Lifestyle and dietary interventions for Ménière's disease. Cochrane Database Syst Rev [Internet]. 2023 Feb 27 [Acesso em: 2024 Jul];2(2):CD015244.
27. Bittar RSM, Santos MA, Mezzalira R. Glucose metabolism disorders and vestibular manifestations: Evaluation through computerized dynamic posturography. Braz J Otorhinolaryngol [Internet]. 2016 Jul-Aug [Acesso em: 2024 Jul];82(4):372-6.
28. Furukawa M, Kitahara T, Horii A, Uno A, Imai T, Ohta Y et al. Psychological condition in patients with intractable Ménière's disease. Acta Otolaryngol [Internet]. 2013 Jun [Acesso em: 2024 Jul];133(6):584-9.
29. Webster KE, Galbraith K, Harrington-Benton NA, Owen J, Kaski D, Maarsingh OR et al. Systemic pharmacological interventions for Ménière's disease. Cochrane Database Syst Rev [Internet]. 2023 Feb 23 [Acesso em: 2024 Jul];2(2):CD015171.
30. Frank M, Mehdi Abouzari M, Hamid R Djalilian HR. Ménière's disease is a manifestation of migraine. Curr Opin Otolaryngol Head Neck Surg [Internet]. 2023 Oct 1 [Acesso em: 2024 Jul];31(5):313-19.
31. Webster KE, Lee A, Galbraith K, Harrington-Benton NA, Judd O, Kaski D et al. Intratympanic corticosteroids for Ménière's disease. Cochrane Database Syst Rev [Internet]. 202 Feb 27 [Acesso em: 2024 Jul];2(2):CD015245.
32. Webster KE, George B, Galbraith K, Harrington-Benton NA, Judd O, Kaski D et al. Positive pressure therapy for Ménière's disease. Cochrane Database Syst Rev [Internet]. 2023 Feb 23 [Acesso em: 2024 Jul];2(2):CD015248.

CAPÍTULO

101 Migrânea Vestibular

Paula Lopes • Lucia Joffily • Fernando F. Ganança

INTRODUÇÃO

A relação entre enxaqueca e tontura já é reconhecida desde o século 19, quando o médico inglês Edward Liveing descreveu em seu livro *On Megrim* relatos de 60 pacientes que sofriam de enxaqueca. Liveing enfatizou a existência de uma diversidade de sintomas da enxaqueca, incluindo queixas de cefaleia e tontura.[1] A migrânea vestibular (MV) é uma variante comum da enxaqueca, caracterizada por sintomas vestibulares recorrentes em pacientes com perfil migranoso. Embora ainda seja subdiagnosticada, a MV é reconhecida como a causa central mais frequente de tontura episódica, e a segunda causa de tontura em geral, ocorrendo em 50% das crises de enxaqueca.[2,3] O interesse em se estudar mais profundamente a MV surgiu há cerca de 2 décadas, sendo que 90% das publicações sobre o tema apareceram depois da virada do século.[4] Em 2012, a Sociedade Internacional de Cefaleia e a Sociedade Bárány publicaram o primeiro consenso sobre os critérios diagnósticos da MV.[5]

EPIDEMIOLOGIA

Cefaleia e tontura são sintomas muito comuns. Estima-se que 15% da população tenham cefaleia migranosa e entre 15 e 24% das pessoas que procuram o pronto atendimento tenham crises de tontura. Crises de vertigem são entre 2 e 3 vezes mais comuns em pessoas com migrânea do que na população geral e, ainda assim, a prevalência da MV está entre 1 a 2,7% da população. Acredita-se que essa prevalência possa ser maior, pois os casos de MV são subdiagnosticados, em parte devido a alguns casos não preencherem todos os critérios sugeridos pela Sociedade Bárány.[6,7]

A MV é a causa mais comum de vertigem espontânea episódica. Ela pode ocorrer em qualquer idade, inclusive em crianças. Na maioria das pessoas, as crises de cefaleia iniciam ao redor da terceira década de vida, sendo que as crises vertiginosas podem levar cerca de 10 anos para se manifestar. As crises de cefaleia podem ser substituídas pelas crises vertiginosas isoladas em mulheres após a menopausa. A prevalência no sexo feminino é cerca de 1,5 a 5 vezes maior que no sexo masculino.[6,7]

CRITÉRIOS DIAGNÓSTICOS

O consenso para os critérios diagnósticos de MV surgiram a partir de uma união entre a Sociedade Bárány, cujos participantes constituíram um grupo internacional de otorrinolaringologistas e neurologistas, com o subcomitê de migrânea da Sociedade Internacional de Cefaleias para garantir uniformidade entre as especialidades envolvidas nesse diagnóstico. A partir dessa discussão, duas publicações foram realizadas: uma sobre os critérios diagnósticos da Sociedade Bárány,[5] em 2012, e a nova Classificação Internacional de Cefaleias (ICHD),[8] no ano seguinte. Em 2021, publicou-se uma atualização do artigo da Sociedade Bárány para incluir os critérios diagnósticos de MV na infância, que é descrita em outro capítulo. Os critérios diagnósticos da MV estão descritos na Tabela 101.1.

Tabela 101.1 Critérios diagnósticos da migrânea vestibular definida e provável, de acordo com a Sociedade Bárány e a Sociedade Internacional de Cefaleias.

Migrânea vestibular definida
A. Ao menos 5 episódios de sintomas vestibulares de moderada a severa intensidade, com duração de 5 min a 72 h
B. História prévia ou atual de migrânea com ou sem aura de acordo com os critérios da ICHD
C. Uma ou mais das seguintes características migranosas associadas a menos de 50% dos episódios vertiginosos: • Cefaleia com ao menos duas dessas características: unilateral, pulsátil, dor de moderada a severa intensidade, agravamento por atividade física habitual • Fonofobia ou fotofobia • Aura visual
D. Sintomas que não se encaixam de forma adequada a nenhuma outra doença vestibular ou critérios da ICHD
Migrânea vestibular provável
A. Ao menos 5 episódios de sintomas vestibulares de moderada a severa intensidade, com duração de 5 min a 72 h
B. Apenas um dos critérios B ou C da MV definida é preenchido
C. Sintomas não se encaixam de forma adequada a nenhuma outra doença vestibular ou critérios da ICHD

ICHD = Classificação Internacional de Cefaleias.

MANIFESTAÇÕES CLÍNICAS

Sintomas sensoriais como auras reversíveis, fotofobia e fonofobia são sabidamente associados à enxaqueca. Os sintomas vestibulares também podem ocorrer na migrânea e são bem mais frequentes em pacientes que sofrem de enxaqueca, do que em indivíduos que apresentam outros tipos de cefaleia, como por exemplo cefaleia tensional.[9]

Na maioria dos pacientes que sofrem de MV, a enxaqueca surge anos antes dos sintomas vestibulares. Estudos mostram que a grande maioria dos pacientes estava há anos sem apresentar crises de migrânea antes da primeira manifestação de MV.[9,10] Curiosamente, em relatos de apresentação dos primeiros sintomas vestibulares junto com os primeiros sintomas de enxaqueca, os pacientes referem que ambas as manifestações se iniciaram em idade mais jovem.[11]

Se a enxaqueca for concomitante à tontura, essa cefaleia deve apresentar características típicas de migrânea como: ser unilateral, pulsátil, de intensidade moderada a severa e piorar com esforço físico.[5,8] No caso de o paciente apresentar a tontura sem associação temporal com a dor de cabeça, o diagnóstico pode ser facilitado se houver sintomas típicos da enxaqueca como: fonofobia, fotofobia, osmofobia, cinetose, náusea, vômito, e/ou piora com a movimentação.[12]. Além da fonofobia, outros sintomas auditivos como plenitude aural e zumbido foram reportados em 40% dos pacientes com MV.[13-15] A tontura pode preceder o quadro de enxaqueca ou ocorrer simultaneamente à crise de cefaleia.[12-14]

Assim como os casos de migrânea, a MV pode ter como possíveis gatilhos: alterações hormonais, estresse, privação de sono, alimentos específicos (p. ex., queijo curado, vinho tinto, glutamato monossódico, entre diversos outros) e/ou desidratação.[12,13] Alguns pacientes que sofrem de MV vão apresentar sintomas vestibulares 5 a 60 minutos logo antes do surgimento da cefaleia, sendo esse o tempo característico da duração de uma aura.[13] A duração dos sintomas vestibulares na MV pode variar bastante. Em torno de 30% dos pacientes relatam que dura minutos; 30% dizem que dura horas; para outros 30%, dias, e 10% referem sintomas diários flutuantes.[13,17]

A MV pode se apresentar como um quadro episódico de vertigem, incluindo vertigem espontânea, vertigem provocada por mudança da posição do corpo ou da cabeça, vertigem induzida por estímulo visual, tontura associada a náusea, e desequilíbrio.[8,12,16] Em pacientes com MV, a queixa de vertigem episódica espontânea ocorreu em 21 a 83%, vertigem posicional e tontura em torno de 17 a 65%, e intolerância à movimentação cefálica em 31 a 77% dos casos.[16-18] A variedade dos sintomas percebidos pelos pacientes é grande, e podem ser descritas como sensação de rotação, andando em nuvens, flutuação, balanço, inclinação, cabeça vazia, instabilidade, visão turva, mareio, entre outros.[14] Um estudo observacional multicêntrico realizado em grupo de indivíduos caucasianos com MV, observou que as características fenotípicas predominantes na amostra eram: mulheres que apresentavam crises de enxaqueca de moderada a severa intensidade, com duração menor de 24 horas, com baixa frequência mensal (1 crise por mês), e fatores predisponentes como hereditariedade e precursores da infância (especialmente cinetose).[11]

FISIOPATOLOGIA

Até o momento, a patogênese da MV é desconhecida. Muitas ideias foram propostas para explicar sua fisiopatologia, e essas se misturam com os mecanismos já conhecidos da enxaqueca.

Sobre a fisiopatologia da enxaqueca, alguns autores sugeriram que a aura enxaquecosa resultava da vasoconstrição intracraniana, causando redução do fluxo sanguíneo para áreas cerebrais ligadas ao córtex visual. Nesse mesmo sentido, acreditava-se que a dor da cefaleia poderia estar relacionada com a vasodilatação extracraniana e, consequentemente, ativava fibras dolorosas na parede dos vasos sanguíneos.[1] Mais tarde, outros estudos observaram que a redução do fluxo sanguíneo cerebral durante a aura enxaquecosa, não respeitava os limites vasculares e iniciava-se, em geral, mas não exclusivamente, no polo occipital, seguindo para outras áreas cerebrais.[19]. O fato da aura enxaquecosa não respeitar a anatomia dos territórios vasculares favorecia a ideia de haver um mecanismo neuronal subjacente, e não um fenômeno primariamente vascular.[20]

Aristides Leão (1944), cientista brasileiro, ficou conhecido internacionalmente pelos seus estudos em eletrofisiologia cerebral, e por descrever o fenômeno denominado "depressão cortical alastrante".[21] O fenômeno era caracterizado pela propagação lenta de onda de depressão da atividade elétrica cortical em coelhos após estímulo cortical focal. A despolarização neuronal que ocorre na depressão alastrante é associada a mudanças no equilíbrio iônico de sódio, potássio, cálcio e cloro entre os meios intra e extracelular. Posteriormente, Leão descreveu haver associação da depressão cortical alastrante com o fenômeno vascular cerebral de vasodilatação e vasoconstrição descrito na enxaqueca. Atualmente acredita-se que essa associação de fenômenos neurovasculares explica de forma mais plausível a fisiopatologia da enxaqueca.[1] Recentemente, foi proposto que a depressão cortical alastrante poderia, também, produzir sintomas vestibulares quando alcança o córtex vestibular.[22]

Alguns neurotransmissores, como o peptídeo relacionado com o gene da calcitonina (CGRP), noradrenalina e dopamina, são cruciais na patogênese da enxaqueca, e estão envolvidos na modulação da atividade neuronal do sistema vestibular periférico e central.[23] Alguns autores propõem que fibras trigeminais podem ser despolarizadas pela alta concentração de potássio extracelular, resultando em liberação de neurotransmissores como o CGRP e a substância P. Essa resposta inflamatória local ativa fibras dolorosas do sistema trigeminal, gerando a cefaleia. Além disso, acredita-se que a orelha interna receba estimulação química e elétrica do nervo trigêmeo por meio da artéria basilar e da artéria cerebelar anteroinferior, afetando tanto a permeabilidade vascular como o extravasamento de proteína plasmática dentro da orelha interna.[24]

Para muitos autores, mecanismos genéticos são parte importante da fisiopatologia da enxaqueca.[1] As alterações genéticas associadas à disfunção dos canais de cálcio têm sido encontradas na enxaqueca hemiplégica e na ataxia episódica do tipo 2, sendo que essas duas doenças também apresentam características clínicas relacionadas com os distúrbios vestibulares e com a enxaqueca.[22,23] Embora nenhuma alteração genética específica tenha sido encontrada na MV, mutações em genes relacionados com os canais de cálcio têm sido aceitas como possíveis mecanismos relacionados com MV.[22] Outros estudos encontraram taxa consideravelmente alta de pacientes com MV e história familiar de enxaqueca (67,4%) em comparação a dados publicados anteriormente sobre a herdabilidade da enxaqueca na população geral, que variava de 34 a 57%.[9,11] Por fim, em analogia ao vasoespasmo envolvido na fisiopatologia da enxaqueca oftálmica, interrogou-se haver relação dos sintomas de perda auditiva em pacientes com MV com vasoespasmo de artéria auditiva interna.[1]

EXAME FÍSICO E COMPLEMENTAR

Para examinar uma pessoa com MV é preciso estar atento a dois pontos fundamentais: trata-se de um distúrbio episódico e com substrato fisiopatológico neurológico. Essas duas características vão delinear os achados do exame físico e dos exames complementares.

Durante o quadro agudo da MV, quando o paciente está sintomático, a maioria deles apresenta nistagmo espontâneo, mas de baixa velocidade angular, o que dificulta a visualização a olho nu. Os nistagmos são horizontais na maioria das vezes, mas os verticais persistentes (para baixo ou para cima) podem aparecer, especialmente durante manobras de posicionamento.[25] No período entre as crises, a grande maioria dos pacientes não apresenta alterações nos *bedside tests*.

Estudos recentes mostram que a presença no nistagmo pupilar (*hippus*), presente no período intercrises, pode ser um marcador interessante para a identificação de pacientes com MV, com sensibilidade e especificidade acima de 90%.[26] O nistagmo pupilar é, na verdade, um movimento de contração e dilatação rítmicos da pupila que ocorre na presença de luz constante, sem qualquer movimentação ocular. Ele pode ser avaliado a olho nu ou por meio dos óculos de Frenzel.

Os exames complementares de avaliação da função vestibular nos pacientes com MV podem estar alterados, especialmente nos períodos de crise ou próximos à mesma, mas os achados não são suficientemente específicos para serem considerados patognomônicos.[27] As alterações, quando presentes, são mais comuns em pacientes com a doença de longa data, uma vez que esses achados podem aparecer ao longo da evolução da doença.

A grande maioria dos pacientes apresenta respostas normais nos testes vestibulares. A Tabela 101.2 apresenta as principais anormalidades que podem ser encontradas nos indivíduos com MV.[26,28]

TRATAMENTO

O tratamento da MV pode ser didaticamente classificado em tratamento profilático, da crise vertiginosa e da crise de cefaleia enxaquecosa.

Tratamento profilático

O tratamento profilático pode ser realizado por meio da evitação de gatilhos que dão início aos mecanismos fisiopatológicos envolvidos na MV e de medicamentos preventivos destes mecanismos.

Os principais gatilhos deflagradores ou agravantes dos episódios recorrentes da MV, que devem ser controlados e/ou evitados são o estresse, erros alimentares (jejum prolongado, abusos de alimentos ricos em açúcar refinados ou de cafeína), alguns alimentos (bebidas alcoólicas, queijos, enlatados, aspartame), movimentação excessiva da cabeça e dos objetos do campo visual, estímulos visuais (*shopping centers*, simuladores, jogos eletrônicos, realidade

Tabela 101.2 Alterações nos testes vestibulares em pacientes com migrânea vestibular.

Videonistagmografia	Nistagmo espontâneo (21%), nistagmo de posicionamento com característica central (33%), perseguição (56%) e movimento sacádico (70%) anormais
vHIT	Diminuição de ganho ou sacadas em apenas um canal (21%) ou ganho aumentado uni ou bilateral, especialmente nos canais horizontais
Prova calórica	Hipofunção uni ou bilateral (23%)
cVEMP	Alteração de interamplitude (25%)
oVEMP	Alteração de interamplitude (15%)

cVEMP = potencial evocado miogênico vestibular cervical; oVEMP = potencial evocado miogênico vestibular ocular; vHIT = *video head impulse test*.

virtual, listras ou imagens em xadrez, tela de computador, celular ou GPS), flutuação hormonal (período menstrual), falta ou excesso de sono, desidratação, dor crônica, alergias, fatores ambientais (clima quente, mudança de tempo, altitude e pressão atmosférica) e atividade física, entre outros.[29-31]

O tratamento profilático farmacológico da MV está indicado quando a frequência das crises for alta, geralmente quando ocorrem três ou mais crises ao mês, por pelo menos 3 meses; falha do efeito analgésico de medicamentos abortivos das crises (estes são considerados efetivos quando a dor desaparece em até 2 horas da sua ingestão); e ineficácia da profilaxia não farmacológica (mudança do estilo de vida, correção dos erros alimentares e controle/evitação de outros gatilhos). Se o grau de incapacidade gerado for grande, mesmo com menos crises mensais, o seu emprego também estará indicado. O objetivo é melhorar a qualidade de vida, diminuir o grau de desconforto gerado, reduzir a frequência, a duração e a intensidade dos episódios e facilitar a resposta ao tratamento abortivo, em caso de novas crises.[32]

Os principais medicamentos preventivos dos sintomas da MV podem ser didaticamente citados de acordo com a sua classe medicamentosa em antidepressivos, betabloqueadores, bloqueadores de canais de cálcio e anticonvulsivantes. Esses medicamentos devem ser escolhidos de acordo com a experiência do médico assistente, levando-se em consideração as doenças e outras condições de saúde prévias (gravidez, lactância, idade), os seus possíveis eventos adversos, as interações com outros medicamentos que porventura o paciente já faça uso e o custo/benefício de cada droga.[31,32]

A seguir, estão os medicamentos e respectivas doses mais efetivas na profilaxia da MV, de acordo com a experiência dos autores deste capítulo e da literatura científica pertinente.[31,32]

- Os principais antidepressivos profiláticos da MV são a amitriptilina (10 a 150 mg/dia), a venlafaxina (37,5 a 150 mg/dia) e a vortioxetina (5 a 10 mg/dia)[31-33]
- Os principais betabloqueadores são o propranolol (40 a 240 mg/dia) e o atenolol (50 a 100 mg/dia)[31,32]
- O principal bloqueador de canais de cálcio é a flunarizina (10 mg/dia). O uso deste medicamento deve ser evitado de forma prolongada, em especial em idosos, devido à possibilidade de desencadeamento de parkinsonismo[31,32]
- Os principais anticonvulsivantes utilizados são topiramato (50 a 200 mg/dia), ácido valproico (250 a 1.000 mg/dia) e divalproato de sódio (250 a 1.000 mg/dia)[31,34]
- Os anticorpos monoclonais direcionados ao peptídeo relacionado com o gene da calcitonina (anti-CGRP) ou ao seu receptor têm sido recentemente aventados no tratamento profilático da MV.[35]

O tratamento farmacológico profilático da MV deve ser inicial e preferencialmente realizado com o emprego de um único medicamento (monoterapia), embora em alguns casos a associação de profiláticos possa ser mais efetiva e necessária. O tratamento deve começar com a menor dose terapêutica e aumentar gradualmente até a melhora clínica relevante ou até alcançar a dose máxima segura permitida para cada medicamento. Recomenda-se que o uso de profiláticos na MV seja de, no mínimo, 6 meses a 1 ano. A sua retirada deve ser lenta, com regressão paulatina da dose.[32,34]

Tratamento da crise vertiginosa

O tratamento da crise vertiginosa da MV segue os mesmos princípios e medicamentos do tratamento das síndromes vestibulares agudas de origem periférica, descritos em outro capítulo deste Tratado. Para aqueles pacientes que conseguem ingerir medicamento via oral, pode-se utilizar a associação de dimenidrinato (50 mg) e piridoxina (10 mg) a cada 6 ou 8 horas na dependência da intensidade da crise vertiginosa. A meclizina (25 a 50 mg a cada 6 ou 8 horas) corresponde a outra opção efetiva. A flunarizina (10 mg) é um antivertiginoso com ação profilática da migrânea e também pode ser administrada 1 vez/dia, isolada ou associada a dimenidrinato associado a piridoxina ou à meclizina.

Para os pacientes que estejam apresentando vômito, dá-se preferência ao uso do dimenidrinato associado à piridoxina DL, administrado via endovenosa (EV) a cada 6, 8 ou 12 horas. Outras opções medicamentosas via EV são o diazepam 10 mg ou corticosteroides, vinculando a sua utilização se não houver contraindicação de uso destes fármacos.

Tratamento da crise de cefaleia enxaquecosa

Os medicamentos para o tratamento farmacológico das crises de cefaleia enxaquecosa também devem ser escolhidos de acordo com o histórico de saúde de cada paciente e possíveis contraindicações e interações medicamentosas de cada fármaco. O tratamento pode ser realizado por meio da administração de medicamentos específicos e/ou não específicos. Os não específicos correspondem aos analgésicos simples (dipirona e paracetamol) e aos anti-inflamatórios não hormonais (naproxeno, diclofenaco). Os medicamentos específicos são os triptanos (sumatriptana, naratriptana, zolmitriptana e rizatriptana) e os derivados ergotamínicos (dihidroergotamina). O uso concomitante de antieméticos, antagonistas dopaminérgicos (metoclopramida, bromoprida e domperidona) e corticosteroides pode ser necessário, dependendo da intensidade dos sintomas e da evolução clínica de cada paciente. Recomenda-se que as crises de cefaleia enxaquecosa sejam tratadas pelo neurologista, que é o especialista mais experiente nesse assunto que o otorrinolaringologista.[36,37]

Os pacientes devem ser desencorajados a usar excessivamente os analgésicos e anti-inflamatórios abortivos de crise de cefaleia, pelo risco de continuidade da dor de cabeça causada pelo uso prolongado e frequente dos próprios analgésicos.[37]

REFERÊNCIAS BIBLIOGRÁFICAS

1. Baloh RW. Vestibular migraine I: Mechanisms, diagnosis, and clinical features. Semin Neurol [Internet]. 2020 Feb [Acesso em: 2024 Jul];40(1):76-82.

2. Fernández MM, Birdi JS, Irving GJ, Murdin L, Kivekäs I, Strupp M. Pharmacological agents for the prevention of vestibular migraine. Cochrane Database Syst Rev [Internet]. 2015 Jun 21 [Acesso em:2024 Jul];2015(6):CD010600.
3. Silva VR, Castro LH, Calderaro M. Vestibular migraine. Arq Neuropsiquiatr [Internet]. 2022 May 1 [Acesso em: 2024 Jul];80:232-7.
4. Lempert T, von Brevern M. Vestibular Migraine. Neurol Clin [Internet]. 2019 Nov [Acesso em: 2024 Jul];37(4):695-706.
5. Lempert T, Olesen J, Furman J, Waterston J, Seemungal B, Carey J, et al. Vestibular migraine: Diagnostic criteria. J Vestib Res [Internet]. 2022 [Acesso em: 2024 Jul];32(1):1–6.
6. Çelebisoy N, Kısabay Ak A, Özdemir HN, Gökçay F, Durmaz GS, Kartı DT et al. Vestibular migraine, demographic and clinical features of 415 patients: A multicenter study. Clin Neurol Neurosurg [Internet]. 2022 Apr [Acesso em: 2024 Jul];215:107201.
7. Formeister EJ, Rizk HG, Kohn MA, Sharon JD. The epidemiology of vestibular migraine: A population-based survey study. Otol Neurotol [Internet]. 2018 Sep [Acesso em: 2024 Jul];39(8):1037-44.
8. Headache Classification Committee of the International Headache Society (IHS). The International Classification of Headache Disorders, 3rd edition (beta version). [Internet]. 2013 Jul [Acesso em: 2024 Jul];33(9):629-808.
9. Oh AK, Lee H, Jen JC, Corona S, Jacobson KM, Baloh RW. Familial benign recurrent vertigo. Am J Med Genet [Internet]. 2001 May 15 [Acesso em: 2024 Jul];100(4):287-91.
10. Lipton RB, Bigal ME, Diamond M, Freitag F, Reed ML, Stewart WF et al. Migraine prevalence, disease burden, and the need for preventive therapy. Neurology [Internet]. 2007 Jan 30 [Acesso em: 2024 Jul];68(5):343-9.
11. Teggi R, Colombo B, Albera R, Libonati GA, Balzanelli C, Caletrio AB et al. Clinical features of headache in patients with diagnosis of definite vestibular migraine: The VM-phenotypes projects. Front Neurol [Internet]. 2018 Jun 5 [Acesso em: 2024 Jul];9:395. Errata em: Front Neurol. 2020 Jan 24;10:1374.
12. O'Connell Ferster AP, Priesol AJ, Isildak H. The clinical manifestations of vestibular migraine: A review. Auris Nasus Larynx [Internet]. 2017 Jun [Acesso em: 2024 Jul];44(3):249-52.
13. Huang TC, Wang SJ, Kheradmand A. Vestibular migraine: An update on current understanding and future directions. Cephalalgia [Internet]. 2020 Jan [Acesso em: 2024 Jul];40(1):107-21.
14. Neff BA, Staab JP, Eggers SD, Carlson ML, Schmitt WR, Van Abel KM et al. Auditory and vestibular symptoms and chronic subjective dizziness in patients with Ménière's disease, vestibular migraine, and Ménière's disease with concomitant vestibular migraine. Otol Neurotol [Internet]. 2012 Sep [Acesso em: 2024 Jul];33(7):1235-44.
15. Kırkım G, Mutlu B, Olgun Y, Tanriverdizade T, Keskinoğlu P, Güneri EA et al. Comparison of audiological findings in patients with vestibular migraine and migraine. Turk Arch Otorhinolaryngol [Internet]. 2017 Dec [Acesso em: 2024 Jul];55(4):158-61.
16. Neuhauser HK, Radtke A, von Brevern M, Feldmann M, Lezius F, Ziese T et al. Migrainous vertigo: prevalence and impact on quality of life. Neurology [Internet]. 2006 Sep 26 [Acesso em: 2024 Jul];67(6):1028-33.
17. Neuhauser H, Leopold M, Von Brevern M, Arnold G, Lempert T. The interrelations of migraine, vertigo, and migrainous vertigo. Neurology [Internet]. 2001 Feb 27 [Acesso em: 2024 Jul];56(4):436-41.
18. Dieterich M, Brandt T. Episodic vertigo related to migraine (90 cases): Vestibular migraine? J Neurol [Internet]. 1999 Oct [Acesso em: 2024 Jul];246(10):883-92.
19. Olesen J, Larsen B, Lauritzen M. Focal hyperemia followed by spreading oligemia and impaired activation of rCBF in classic migraine. Ann Neurol [Internet]. 1981 Apr [Acesso em: 2024 Jul];9(4):344-52.
20. Vincent MB. Fisiopatologia da enxaqueca [Physiopathology of migraine]. Arq Neuropsiquiatr [Internet]. 1998 Dec [Acesso em: 2024 Jul];56(4):841-51. .
21. Teive HA, Kowacs PA, Maranhão Filho P, Piovesan EJ, Werneck LC. Leao's cortical spreading depression: From experimental 'artifact' to physiological principle. Neurology [Internet]. 2005 Nov 8 [Acesso em: 2024 Jul];65(9):1455-9.
22. Tedeschi G, Russo A, Conte F, Laura M, Tessitore A. Vestibular migraine pathophysiology: Insights from structural and functional neuroimaging. Neurological Sciences [Internet]. 2015 May 30 [Acesso em: 2024 Jul];36:37-40.
23. Lempert T. Vestibular migraine. Semin Neurol [Internet]. 2013 Jul [Acesso em: 2024 Jul];33(3):212-8.
24. Espinosa-Sanchez JM, Lopez-Escamez JA. New insights into pathophysiology of vestibular migraine. Front Neurol [Internet]. 2015 Feb 6 [Acesso em: 2024 Jul];6:12.
25. Halmágyi GM, Akdal G, Welgampola MS, Wang C. Neurological update: Neuro-otology 2023. J Neurol [Internet]. 2023 Dec [Acesso em: 2024 Jul];270(12):6170-92.
26. Gufoni M, Casani AP. "The pupillary (hippus) nystagmus": A possible clinical hallmark to support the diagnosis of vestibular migraine. J Clin Med [Internet]. 2023 Mar 1 [Acesso em: 2024 Jul];12(5):1957.
27. Waissbluth S, Sepúlveda V, Leung JS, Oyarzún J. Vestibular and oculomotor findings in vestibular migraine patients. Audiol Res [Internet]. 2023 Aug 8 [Acesso em: 2024 Jul];13(4):615-26.
28. Eliezer M, Toupet M, Housset J, Houdart E, Hautefort C. Recurrent vestibulopathy: Are cVEMP, oVEMP and inner ear MRI useful to distinguish patients with Menière's disease and vestibular migraine? Eur Arch Otorhinolaryngol [Internet]. 2022 Feb [Acesso em: 2024 Jul];279(2):713-21.
29. Luzeiro I, Luís L, Gonçalves F, Pavão Martins I. Vestibular migraine: Clinical challenges and opportunities for multidisciplinarity. Behav Neurol [Internet]. 2016 [Acesso em: 2024 Jul];2016:6179805.
30. Bisdorff AR. Management of vestibular migraine. Ther Adv Neurol Disord [Internet]. 2011 [Acesso em: 2024 Jul];4(3):183-91.
31. Salmito MC, Duarte JA, Morganti LO, Brandão PV, Nakao BH, Villa TR et al. Prophylactic treatment of vestibular migraine. Braz J Otorhinolaryngol [Internet]. 2017 Jul-Aug [Acesso em: 2024 Jul];83(4):404-10.
32. Melhado EM, Santos PS, Kaup AO, Costa AT, Roesler CA, Piovesan ÉJ et al. Consensus of the Brazilian Headache Society (SBCe) for the prophylactic treatment of episodic migraine: Part I. Arq Neuropsiquiatr [Internet]. 2022 Aug [Acesso em: 2024 Jul];80(8):845-61.
33. Adamo D, Calabria E, Coppola N, Pecoraro G, Mignogna MD. Vortioxetine as a new frontier in the treatment of chronic neuropathic pain: A review and update. Ther Adv Psychopharmacol [Internet]. 2021 Sep 3 [Acesso em: 2024 Jul];11:20451253211034320.
34. Santos PS, Melhado EM, Kaup AO, Costa AT, Roesler CA, Piovesan ÉJ et al. Consensus of the Brazilian Headache Society (SBCe) for prophylactic treatment of episodic migraine: Part II. Arq Neuropsiquiatr [Internet]. 2022 Sep [Acesso em: 2024 Jul];80(9):953-969.
35. Lovato A, Disco C, Frosolini A, Monzani D, Perini F. Monoclonal antibodies targeting CGRP: A novel treatment in vestibular migraine. Medicina (Kaunas) [Internet]. 2023 Aug 28 [Acesso em: 2024 Jul];59(9):1560.
36. Webster KE, Dor A, Galbraith K, Haj Kassem L, Harrington-Benton NA, Judd O et al. Pharmacological interventions for acute attacks of vestibular migraine. Cochrane Database Syst Rev [Internet]. 2023 Apr 12 [Acesso em: 2024 Jul];4(4):CD015322.
37. Bordini CA, Roesler C, Carvalho DS, Macedo DD, Piovesan É, Melhado EM et al. Recomendations for the treatment of migraine attacks - A Brazilian consensus. Arq Neuropsiquiatr [Internet]. 2016 Mar [Acesso em: 2024 Jul];74(3):262-71.

CAPÍTULO **102**

Vertigem Posicional Paroxística Benigna

Bernardo Faria Ramos • Francisco Carlos Zuma e Maia • Renato Cal • Pedro Luiz Mangabeira Albernaz

INTRODUÇÃO

A vertigem posicional paroxística benigna (VPPB) foi descrita inicialmente por Alfred Adler, em 1897. Adler foi um eminente neurologista que mais tarde se tornou um discípulo de Sigmund Freud. Ele a designou como vertigem paroxística. Robert Bárány, o pai da otoneurologia, em 1922 descreveu vários casos, mas ela só foi estudada em detalhes por Hallpike, em 1952, que tornou mais preciso o diagnóstico, inclusive permitindo a percepção do canal semicircular causador da doença. A manobra de Dix-Hallpike continua a ser utilizada para identificar a VPPB.

Apesar das contribuições importantes de Dix e Hallpike, não havia, naquela ocasião, nenhum conhecimento sobre a etiologia da doença. Muitos pacientes foram submetidos a tratamentos cirúrgicos, como a secção do nervo singular e a obliteração do canal semicircular posterior.

Em 1969, Schuknecht[1] encontrou em ossos temporais de pacientes com história de VPPB alterações estruturais das cúpulas dos canais semicirculares, que denominou cupulolitíase, e concluiu que ela era a causadora das crises de vertigem da VPPB.

Somente em 1994 Epley[2] verificou que não apenas a cupulolitíase provocava crises de VPPB, e descreveu a canalolitíase, em que os otólitos livres se encontravam nos ductos dos canais semicirculares. Ele foi um dos pioneiros das manobras de reposição, nas quais visava mover os otólitos livres para o utrículo. Houve muita controvérsia quando ele divulgou suas ideias, mas o tempo demonstrou que estava realmente certo.

A VPPB é a causa mais comum de vertigem periférica de origem vestibular. A prevalência da doença durante a vida, a prevalência em 1 ano e a incidência em 1 ano são de 2,4, 1,6 e 0,6%, respectivamente.[3] É uma doença mecânica do labirinto resultante da presença de otoconias da mácula utricular circulando livremente nos canais semicirculares (canalolitíase) ou aderidas à cúpula (cupulolitíase). Nesses casos, os canais semicirculares, que normalmente se comportam como detectores de aceleração angular, se "transformam" em detectores de aceleração linear sensíveis à gravidade. Dessa forma, quando viramos na cama para um dos lados, as otoconias, caracterizadas por peso molecular maior que a endolinfa, se deslocam no interior dos canais semicirculares ou deslocam a cúpula e provocam movimentação da endolinfa. Essa movimentação gera nistagmo e vertigem.

Os sintomas mais característicos são de episódios recorrentes de vertigem com duração de segundos, induzidos por mudanças posicionais relacionadas com a gravidade, sobretudo com a mudança de decúbito na cama, ao levantar da cama, ao olhar para cima ou para baixo.

De modo geral, a VPPB é idiopática. Porém, há potenciais fatores de risco relacionados com o aumento da incidência, como idade avançada, traumatismo craniano, migrânea/migrânea vestibular, doenças de orelha interna (neurite vestibular, doença de Ménière e surdez súbita), predisposição genética,[4] deficiência de vitamina D[5] e baixa exposição solar.[6]

Uma abordagem fisiologicamente racional de pacientes com tontura posicional baseada na interpretação dos nistagmos é fundamental para o diagnóstico e tratamento adequados da VPPB. É importante lembrar que o diagnóstico da VPPB deve ser sempre baseado no nistagmo evocado pelo teste posicional e não pelo tipo de teste realizado.[7]

Nesse contexto, torna-se fundamental o uso de lentes de Frenzel/vídeo Frenzel, tanto nos testes diagnósticos como nas manobras de reposicionamento, com o objetivo de eliminar a fixação ocular e avaliar a direção e a intensidade do nistagmo evocado de acordo com os fluxos endolinfáticos, descritos pelas leis de Ewald.[8] De acordo com elas, o fluxo endolinfático excitatório é ampulífugo (fluxo que se afasta da ampola) nos canais verticais (posterior e anterior) e ampulípeto (fluxo que se aproxima da ampola) nos canais laterais. O sistema visual, sobretudo nas baixas frequências de movimento, tem a capacidade de suprimir nistagmos de origem vestibular periférica. Nem sempre visualiza-se nistagmos típicos de VPPB e muitas vezes a avaliação dos mesmos torna-se um desafio para o examinador.

Deve-se lembrar, entretanto, que por convenção, a direção do nistagmo é classificada pela fase rápida, que é contrária aos movimentos das partículas e da endolinfa dentro do canal. As características do nistagmo como latência, intensidade e duração estão diretamente relacionadas com o peso e com o número de partículas flutuando dentro do canal (canalitíase) ou aderidas à cúpula (cupulolitíase).[9,10] Além disso, vale destacar que a duração e a intensidade do nistagmo na VPPB dos canais semicirculares laterais são maiores quando comparadas aos canais verticais devido à maior representatividade central e à ligação com mecanismo de velocidade armazenada (*velocity storage*).[11,12]

A utilização da estratégia do estímulo mínimo[13] facilita o diagnóstico, sobretudo nos casos nos quais os otólitos encontram-se em localização atípica. Além disso, publicações recentes a respeito de simulações das manobras de reposicionamento com modelos tridimensionais[14-16] permitiram melhor entendimento e otimização do tratamento de todas as variantes da doença.

DIAGNÓSTICO

As partículas podem estar em qualquer um dos seis canais semicirculares – estatisticamente, entre 60 e 79% no canal semicircular posterior, entre 16 e 31% nos horizontais e entre 1 e 2% nos anteriores.[17,18]

É empregada a estratégia de estímulo mínimo[13] (Figura 102.1) no intuito de criar um fluxograma diagnóstico fisiologicamente racional, provocar o mínimo de vertigem e curar o paciente com uma única manobra, quando possível. O fluxograma respeita a seguinte ordem:

- Com o paciente sentado, observa-se se há nistagmo pseudoespontâneo (p. ex., esse nistagmo se diferencia do nistagmo espontâneo de uma neurite vestibular por mudar de direção com a mudança da posição da cabeça)[19]
- Flexão anterior da cabeça (teste de *bow*)[20]
- Extensão posterior da cabeça (teste de *lean*).[20]

Na ausência de nistagmo ou na presença de nistagmo vertical e torcional, que pode mudar de direção nos testes de *bow* e *lean* nos passos 1 a 3 da Figura 102.1, prossegue-se com manobra de Dix-Hallpike. Na VPPB do canal posterior, o nistagmo típico tem componente vertical para cima e torcional para o lado afetado.

Na presença de nistagmo horizontal, que muda de direção nos testes de *bow* e *lean* nos passos 1 a 3, realiza-se o Seated Supine

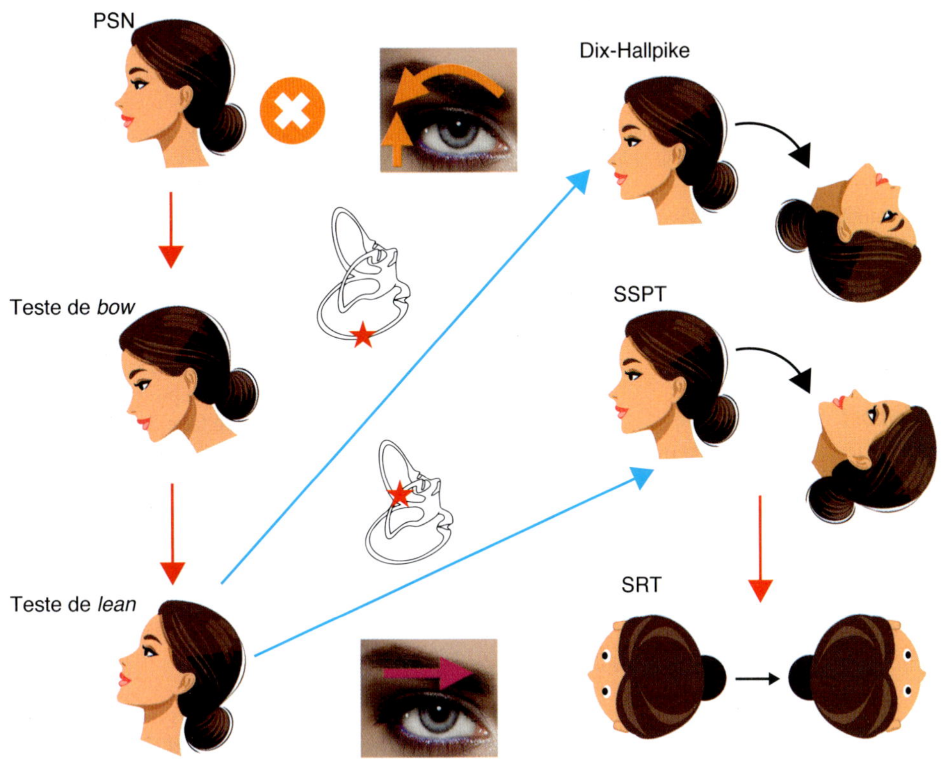

Figura 102.1 Fluxograma da estratégia do estímulo mínimo. Na ausência de nistagmo ou na presença de nistagmo vertical e torcional, prossegue-se com a manobra de Dix-Hallpike (provavelmente, as partículas estão nos canais verticais). Na presença de nistagmo horizontal, realiza-se o Seated Supine Positioning Test seguido pelo Supine Roll Test (provavelmente, as partículas estão no canal lateral). PSN = nistagmo pseudoespontâneo; SSPT = Seated Supine Positioning Test; SRT = Supine Roll Test.

Positioning Test,[13] seguido pelo Supine Roll Test[11] (provavelmente, as partículas estão flutuando no braço ampular, grudadas na cúpula no lado do canal ou do lado do utrículo - variante apogeotrópica - ou flutuando no braço não ampular - variante geotrópica - do canal lateral). Em ambas as variantes, o diagnóstico do lado afetado é fundamental para o sucesso terapêutico e o nistagmo mais intenso bate na direção do lado afetado no Supine Roll Test. Consequentemente, na variante geotrópica, o lado afetado é aquele, no qual a cabeça do paciente é girada, que o nistagmo é mais intenso. Por outro lado, na variante apogeotrópica, o lado afetado é aquele, no qual a cabeça do paciente é girada, que o nistagmo é menos intenso.

O nistagmo típico da VPPB do canal anterior tem componente vertical para baixo e torcional para o lado afetado.

MANOBRAS DE REPOSICIONAMENTO

Além de ser a causa mais comum de vertigem, a VPPB é a doença mais facilmente conduzida e tratada sem necessidade de exames de imagem e medicações. Várias manobras foram descritas para o tratamento das variantes da doença, e algumas regras devem ser seguidas para a otimização do resultado:

- O plano do canal a ser tratado deve ser respeitado durante a manobra. Retirar o canal do seu plano (p. ex., levantar a cabeça entre as posições da manobra de Epley) pode diminuir a eficácia da manobra
- Deve-se utilizar a força adequada para cada manobra. Por exemplo, a manobra de Epley[2] utiliza a força gravitacional, enquanto a manobra de Semont[21] depende da inércia para trazer as partículas de volta ao utrículo.

Canal posterior

Se as partículas estão flutuando no braço ampular do canal (quadro típico), pode-se realizar a manobra de Epley[2] ou Semont.[21] Recentemente, a manobra de Semont Plus[22] foi descrita, na qual a cabeça é hiperestendida em 45° abaixo do plano horizontal ao colocar o paciente no decúbito lateral para o lado afetado.

Se as partículas estiverem localizadas no braço não ampular do canal, próxima à crura comum, utiliza-se a manobra de Demi-Semont.[23]

Manobra de Epley (Vídeo 102.1)

1. A manobra inicia-se pela manobra de Dix-Hallpike para o lado afetado. O paciente sentado tem a cabeça girada em 45° para o lado afetado e, em seguida, é levado à posição de decúbito dorsal de modo que haja uma angulação entre 20 e 30° abaixo do plano horizontal da cabeça em relação ao tronco.
2. Após o esgotamento do nistagmo com componente vertical para cima e torcional para o lado afetado, a cabeça do paciente é girada lentamente em 90° em direção ao lado não afetado, mantendo-a no plano do canal posterior. Nesse momento, pode-se observar, em alguns pacientes, o mesmo sentido torcional e vertical do nistagmo, que demonstra que os otólitos estão se deslocando ao longo do braço ampular do canal na direção do utrículo.
3. O tronco do paciente é girado para o decúbito lateral para o lado não afetado e, em seguida, a cabeça é girada em mais 45° para o lado não afetado. Neste passo, às vezes é possível visualizar um nistagmo vertical para baixo que sugere que as partículas entraram na crura comum. A presença desse nistagmo é considerado fator de bom prognóstico terapêutico.[7]
4. Por fim, com o queixo junto ao tórax, o paciente retorna para a posição sentada.

Manobra de Semont

1. A manobra inicia-se pelo teste de *side lying* para o lado afetado. O paciente, na posição sentada, tem a cabeça girada em 45° para o lado não afetado e, em seguida, é levado para o decúbito lateral para o lado afetado.

2. Após o esgotamento do nistagmo com componente vertical para cima e torcional para o lado afetado, o paciente é levado ao decúbito lateral para o lado não afetado, utilizando a força da inércia e mantendo a sua cabeça no plano do canal tratado.
3. Por fim, o paciente retorna para a posição sentada.

A manobra de Semont Plus[22] diferencia-se da manobra de Semont[21] (Figura 102.2) no primeiro passo. O paciente, na posição sentada, tem a cabeça girada em 45º para o lado não afetado e, em seguida, é levado para o decúbito lateral para o lado afetado, de maneira que a cabeça esteja hiperestendida em 45º abaixo do plano horizontal.

Manobra de Demi-Semont

Esta manobra equivale à segunda posição da manobra de Semont.

1. O paciente, na posição sentada, tem a cabeça girada em 45º para o lado não afetado e, em seguida, é levado com movimento lento (sem utilizar a força da inércia) ao decúbito para o lado não afetado.
2. O paciente retorna para a posição sentada.

Essa sequência deve ser repetida por 5 vezes na mesma sessão.

Canal lateral

Estudos recentes[24-28] demonstraram a eficácia terapêutica da manobra de Zuma[24] para o tratamento de ambas as variantes geotrópica e apogeotrópica da VPPB do canal lateral, independentemente da localização das partículas. Estudo recente com modelo de simulação tridimensional[16] demonstrou que, além da manobra de Zuma, a manobra de Barbecue (Lempert) 360º também é efetiva para a variante apogeotrópica, apenas nos casos nos quais as otoconias estão circulando livremente no braço ampular do canal lateral. Esse mesmo estudo mostrou que a manobra de Gufoni (*nose down*) também é efetiva para o manejo da variante geotrópica do canal lateral.

Manobra de Zuma (Vídeo 102.2)

1. O paciente, na posição sentada, é deitado no decúbito lateral para o lado afetado, utilizando desaceleração brusca (inércia).
2. Após o esgotamento do nistagmo ou após 3 minutos no caso da variante apogeotrópica, a cabeça e o corpo do paciente são girados em 90º para o lado não afetado.
3. Após o esgotamento do nistagmo ou após 3 minutos no caso da variante apogeotrópica, a cabeça do paciente é novamente girada em 90º para o lado não afetado.
4. Por fim, com o queixo junto ao tórax, o paciente retorna para a posição sentada, a fim de evitar que as partículas retornem para o lúmen do canal.

Na variante geotrópica, na primeira posição da manobra observa-se nistagmo horizontal excitatório batendo para o lado afetado, que muda de direção na segunda posição. A reversão da direção do nistagmo pode ser considerado fator de bom prognóstico terapêutico.[27]

Na variante apogeotrópica, na primeira posição observa-se nistagmo horizontal inibitório batendo para o lado não afetado, que não muda de direção nos demais passos da manobra nos casos nos quais as partículas estiverem flutuando no braço ampular ou grudadas na cúpula do lado do canal lateral. Se as partículas estiverem grudadas na cúpula do lado do utrículo, observa-se inversão da direção do nistagmo na segunda posição da manobra.[8]

Canal anterior

Estudo recente com modelo de simulação tridimensional propôs a manobra de Yacovino modificada, com objetivo de minimizar a conversão da VPPB do canal anterior para o canal posterior.[15] Não é necessária a identificação do lado afetado nessa variante, já que a manobra trata a doença que acomete os canais anteriores direito e esquerdo.

Manobra de Yacovino modificada (Vídeo 102.3)

1. O primeiro passo da manobra é o teste de *head hanging* (decúbito dorsal com extensão posterior da cabeça em 30º).
2. Após o esgotamento do nistagmo, coloca-se o paciente na posição sentada.
3. Após 30 segundos, flexiona-se anteriormente a cabeça do paciente em 45º.

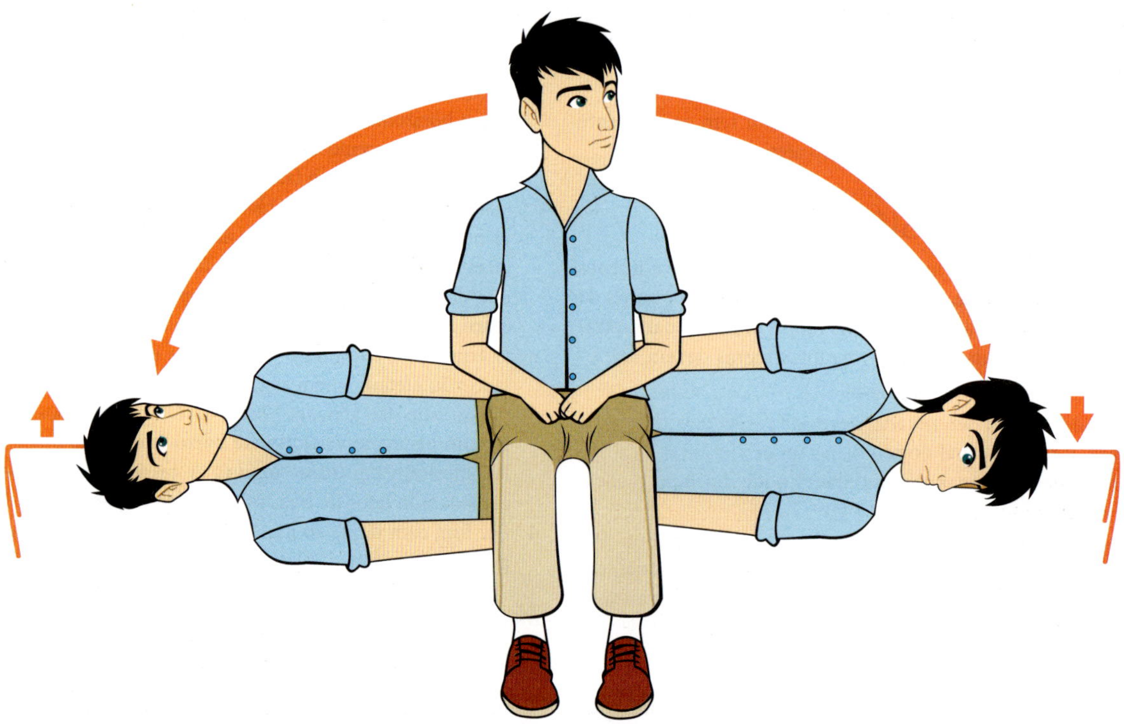

Figura 102.2 Manobra de Semont. Tratamento da vertigem posicional paroxística benigna do canal posterior direito.

VARIANTES ATÍPICAS DA VPPB DO CANAL POSTERIOR

Otólitos localizados no braço ampular do canal posterior afastados da ampola

Na variante típica da VPPB de canal posterior, os otólitos normalmente se localizam no braço ampular do canal mais próximo à ampola. Quando estão localizados mais afastados da ampola, pode-se visualizar nistagmos com componente vertical e torcional nos testes de bow e lean. No teste de bow, as partículas se aproximam da ampola, geram fluxo endolinfático ampulípeto inibitório e provocam nistagmo vertical para baixo e torcional batendo para o lado não afetado. Por outro lado, no teste de lean, assim como no teste de Dix-Hallpike para o lado afetado, as partículas se afastam da ampola, geram fluxo endolinfático ampulífugo excitatório e provocam nistagmo vertical para cima e torcional batendo para o lado afetado. O tratamento não difere da variante típica da VPPB do canal posterior.

Otólitos localizados no braço não ampular do canal posterior próxima à crura comum

Esta variante também é chamada variante apogeotrópica do canal posterior, na qual as partículas estão localizadas no braço não ampular do canal próximas à crura comum. A apresentação do nistagmo é variável, mas há algumas características sugestivas: apresenta-se com componente vertical para baixo (partículas se aproximam da ampola e geram corrente ampulípeta inibitória) com componente torcional (batendo para o lado não afetado) às vezes imperceptível; não é provocado por apenas uma única posição e em geral ocorre durante teste de Dix-Hallpike, para ambos os lados, e o teste de *head hanging*; pode não ter latência; normalmente, apresenta-se com baixa intensidade e longa duração; não inverte de direção ao sentar; é não fatigável.[23] O tratamento proposto é a manobra de Demi-Semont.

O principal diagnóstico diferencial de etiologia periférica é a VPPB do canal anterior, que também se apresenta com nistagmo com componente vertical para baixo, mas com componente torcional batendo para o lado afetado. Entretanto, as características do nistagmo podem provocar dificuldades para o diagnóstico diferencial com patologias centrais, que são as principais causas de nistagmo *downbeating* (vertical para baixo) posicional.

Otólitos localizados no braço curto do canal posterior

O achado clínico mais citado para pacientes com esta variante é o nistagmo com componente vertical para cima e torcional para o lado afetado ao levar o mesmo da posição de Dix-Hallpike em direção ao lado afetado para a posição sentada. Nessa posição, os otólitos podem defletir a cúpula no sentido a se afastar do utrículo (estímulo excitatório). Sintomas neurovegetativos, queixas de vertigem e retropulsão de tronco também são descritas na literatura.[29] Na posição da manobra de Dix-Hallpike, pode não haver nistagmo posicional ou nistagmo com componente vertical para baixo e torcional para o lado não afetado. As manobras de bow e Yaw[30] e Demi-Semont[23] são alternativas terapêuticas propostas pela literatura.

CUIDADOS APÓS O REPOSICIONAMENTO DAS PARTÍCULAS

Os pacientes podem ser retestados aproximadamente 30 minutos após a primeira manobra. Em pacientes com manifestações neurovegetativas intensas durante as manobras e/ou com migrânea/migrânea vestibular pode-se optar pelo reteste entre 24 e 72 horas após a manobra inicial.

É muito frequente, após o reposicionamento, ser referida sensação de instabilidade, que pode persistir por alguns dias. Não há evidências científicas que justifiquem a imobilização com colar cervical.

REFERÊNCIAS BIBLIOGRÁFICAS

1. Schuknecht HF. Cupulolithiasis. Arch Otolaryngol [Internet]. 1969 Dec [Acesso em: 2024 Jul];90(6):765-78.
2. Epley JM. Canalith repositioning maneuver. Otolaryngol Head Neck Surg [Internet]. 1994 Nov [Acesso em: 2024 Jul];111(5):688-90.
3. Neuhauser HK. The epidemiology of dizziness and vertigo. Handb Clin Neurol [Internet]. 2016 [Acesso em: 2024 Jul];137:67-82.
4. Dror AA, Taiber S, Sela E, Handzel O, Avraham KB. A mouse model for benign paroxysmal positional vertigo with genetic predisposition for displaced otoconia. Genes Brain Behav [Internet]. 2020 Jun [Acesso em: 2024 Jul]; e12635.
5. Yang B, Lu Y, Xing D, Zhong W, Tang Q, Liu J, et al. Association between serum vitamin D levels and benign paroxysmal positional vertigo: A systematic review and meta-analysis of observational studies. Eur Arch Otorhinolaryngol [Internet]. 2020 Jan [Acesso em: 2024 Jul];277(1):169-77.
6. Zuma e Maia F, Fraga RB de, Ramos BF, Cal RV, Albernaz PM. Seasonality and solar radiation variation level in benign paroxysmal positional vertigo. Acta Otolaryngol [Internet]. 2019 Jun [Acesso em: 2024 Jul];139(6):497-9.
7. Asprella-Libonati G. Benign paroxysmal positional vertigo and positional vertigo variants. Otorhinolaryngol Clin Int J [Internet]. 2012 Jan-Apr [Acesso em: 2024 Jul];4(1):25-40.
8. Ramos BF, Cal R, Brock CM, Albernaz PM, Maia FZ. Apogeotropic variant of horizontal semicircular canal benign paroxysmal positional vertigo: Where are the particles? Audiol Res [Internet]. 2019 Aug 29 [Acesso em: 2024 Jul];9(2):228.
9. Rajguru SM, Ifediba MA, Rabbitt RD. Three-dimensional biomechanical model of benign paroxysmal positional vertigo. Ann Biomed Eng [Internet]. 2004 Jun [Acesso em: 2024 JUl];32(6):831-46.
10. Zuma e Maia F, Albernaz PM, Cal RV. Behavior of the posterior semicircular canal after Dix-Hallpike maneuver. Audiol Res [Internet]. 2016 May 12 [Acesso em: 2024 Jul];6(1):140.
11. Pagnini P, Nuti D, Vannucchi P. Benign paroxysmal vertigo in the horizontal canal. ORL J Otorhinolaryngol Relat Spec [Internet]. 1989 [Acesso em: 2024 Jul];51(3):161-70.
12. Baloh RW, Yue Q, Jacobson KM, Honrubia V. Persistent direction-changing positional nystagmus: Another variant of benign positional nystagmus? Neurology [Internet]. 1995 Jul [Acesso em: 2024 Jul];45(7):1297-301.
13. Asprella-Libonati G. Diagnostic and treatment strategy of lateral semicircular canal canalolithiasis. Acta Otorhinolaryngol Ital [Internet]. 2005 Oct [Acesso em: 2024 Jul];25(5):277-83.
14. Bhandari A, Kingma H, Bhandari R. BPPV simulation: A powerful tool to understand and optimize the diagnostics and treatment of all possible variants of BPPV. Front Neurol [Internet]. 2021 Mar 26 [Acesso em: 2024 Jul]:12:632286.
15. Bhandari A, Bhandari R, Kingma H, Strupp M. Diagnostic and therapeutic maneuvers for anterior canal BPPV canalithiasis: Three-dimensional simulations. Front Neurol [Internet]. 2021 Sep 24 [Acesso em: 2024 Jul]:12:740599.
16. Bhandari A, Bhandari R, Kingma H, Zuma E Maia F, Strupp M. Three-dimensional simulations of six treatment maneuvers for horizontal canal benign paroxysmal positional vertigo canalithiasis. Eur J Neurol [Internet]. 2021 Dec [Acesso em: 2024 Jul];28(12):4178-4183.
17. Caruso G, Nuti D. Epidemiological data from 2270 PPV patients. Audiol Med [Internet]. 2009 Jul [Acesso em: 2024 Jul];3(1):7-11.
18. Moon SY, Kim JS, Kim BK, Kim JI, Lee H, Son SI et al. Clinical characteristics of benign paroxysmal positional vertigo in Korea: A multicenter study. J Korean Med Sci [Internet]. 2006 Jun [Acesso em: 2024 Jul];21(3):539-43.

19. Asprella-Libonati G. Pseudo-spontaneous nystagmus: A new sign to diagnose the affected side in lateral semicircular canal benign paroxysmal positional vertigo. Acta Otorhinolaryngol Ital [Internet]. 2008 Apr [Acesso em: 2024 Jul];28(2):73-8.
20. Choung Y-H, Shin YR, Kahng H, Park K, Choi SJ. "Bow and lean test" to determine the affected ear of horizontal canal benign paroxysmal positional vertigo. Laryngoscope [Internet]. 2006 Oct [Acesso em: 2024 Jul];116(10):1776-81.
21. Semont A, Freyss G, Vitte E. Curing the BPPV with a liberatory maneuver. Adv Otorhinolaryngol [Internet]. 1988 [Acesso em: 2024 Jul];42:290-3.
22. Strupp M, Goldschagg N, Vinck A-S, Bayer O, Vandenbroeck S, Salerni L et al. BPPV: Comparison of the Sémont PLUS with the Sémont maneuver: A prospective randomized Trial. Front Neurol [Internet]. 2021 Apr 14 [Acesso em: 2024 Jul]:12:652573.
23. Vannucchi P, Pecci R, Giannoni B, Di Giustino F, Santimone R, Mengucci A. Apogeotropic posterior semicircular canal benign paroxysmal positional vertigo: Some clinical and therapeutic considerations. Audiol Res [Internet]. 2015 Mar 31 [Acesso em: 2024 Jul];5(1):130.
24. Zuma e Maia F. New treatment strategy for apogeotropic horizontal canal benign paroxysmal positional vertigo. Audiol Res [Internet]. 2016 Nov 24 [Acesso em: 2024 Jul];6(2):163
25. Zuma e Maia F, Ramos BF, Cal R, Brock CM, Albernaz PM, Strupp M. Management of lateral semicircular canal benign paroxysmal positional vertigo. Front Neurol [Internet]. 2020 Sep 15 [Acesso em: 2024 Jul]:11:1040.
26. Ramos BF, Cal R, Albernaz PM, Zuma e Maia F. Practical approach for lateral canal benign paroxysmal positional vertigo. J Neurol Sci [Internet]. 2022 Mar 15 [Acesso em: 2024 Jul]:434:120180.
27. Ramos BF, Cal R, Albernaz PM, Zuma e Maia F. The role of the reversed nystagmus during Zuma maneuver in patients treated for geotropic lateral canal benign paroxysmal positional vertigo. J Neurol Sci [Internet]. 2022 Mar 15 [Acesso em: 2024 Jul]:434:120160.
28. Linera-Alperi MA, Garaycochea O, Calavia D, Terrasa D, Pérez-Fernández N, Manrique-Huarte R. Apogeotropic horizontal canal benign paroxysmal positional vertigo: Zuma e Maia maneuver versus Appiani variant of Gufoni. Audiol Res [Internet]. 2022 Jun 19 [Acesso em: 2024 Jul];12(3):337-46.
29. Helminski JO. Case report: Atypical patterns of nystagmus suggest posterior canal cupulolithiasis and short-arm canalithiasis. Front Neurol [Internet]. 2022 Oct 10 [Acesso em: 2024 Jul]:13:982191.
30. Ping L, Yi-Fei Z, Shu-Zhi W, Yan-Yan Z, Xiao-Kai Y. Diagnosis and treatment of the short-arm type posterior semicircular canal BPPV. Braz J Otorhinolaryngol [Internet]. 2022 Sep-Oct [Acesso em: 2024 Jul];88(5):733-9.

CAPÍTULO

103

Síndrome da Terceira Janela

Camila de Giacomo Carneiro • Aline Emer Faim

INTRODUÇÃO

A síndrome da terceira janela apresenta uma série de sintomas auditivos e vestibulares decorrentes de uma janela móvel patológica no labirinto ósseo da orelha interna. A janela móvel patológica se soma às demais janelas – oval e redonda – modificando a biomecânica da orelha interna e alterando a fisiologia auditiva e vestibular.[1]

No início do século 20, o médico italiano Pietro Tullio descreveu os resultados da abertura de uma terceira janela no ducto ósseo do canal semicircular de pombos e observou movimentos oculares.[2] O nistagmo e a vertigem induzidos pelo som são agora denominados fenômeno de Tullio. Após tais achados, vários autores descreveram o fenômeno em outras condições. Em humanos, a presença da síndrome da terceira janela foi considerada um indício de sífilis congênita, pois os pacientes apresentavam osteomielite e posterior fístula labiríntica. Camille Hennebert, otorrinolaringologista belga, estudou estes pacientes e descreveu um nistagmo induzido por alterações de pressão no conduto auditivo externo.[3] Esse fenômeno pôde ser observado em vários distúrbios labirínticos e representa um mecanismo de terceira janela dentro da orelha interna. A alteração que deflagra o então denominado sinal de Hennebert ainda permanece controversa – não se sabe qual subgrupo de células ciliadas representa o sensor-alvo. Entretanto, reconhece-se nos dias de hoje que o fenômeno de Tullio e o sinal de Hennebert não são ferramentas diagnósticas para doença específica, mas podem apontar para uma patologia otológica ou cócleo-vestibular que merece investigação complementar.

Atualmente, a presença do fenômeno de Tullio e do sinal de Hennebert associa-se a deiscência do canal semicircular superior (DCSS). Descrita por Minor et al. em 1998, a DCSS é caracterizada por vertigem ou movimentos oculares induzidos por sons ou mudança de pressão intracraniana, desequilíbrio crônico, oscilopsia, autofonia, perda auditiva condutiva e hiperacusia para sons conduzidos por via óssea.[4] Os pacientes podem exibir uma variedade de sintomas, mas as diretrizes atuais mencionam pelo menos um dos sintomas áudio-vestibulares para formalizar o diagnóstico. Na maioria dos casos predominam os sintomas vestibulares.

FISIOPATOLOGIA

Várias condições podem criar aberturas no labirinto ósseo e produzir terceiras janelas hidrodinâmicas. A condução sonora normal é transmitida através das janelas oval e redonda que servem como interfaces fluidas entre o ar na orelha média e os espaços perilinfáticos da orelha interna. Em 2008, Merchant e Rosowski propuseram um mecanismo para a hipoacusia que acompanha estes defeitos.[5] Embora não elucidada completamente, a perda auditiva condutiva (PAC) apresenta um mecanismo duplo de redução da condução aérea e aumento da condução óssea. A energia acústica é desviada da cóclea, especialmente em baixas frequências, pela presença de uma terceira janela que reduz a quantidade de energia propagada entre as janelas oval e redonda, resultando na diminuição do som conduzido por via aérea. Como resultado do aumento do diferencial de pressão entre as escalas vestibular e timpânica, há a amplificação do som conduzido por via óssea. A percepção anormalmente alta do som conduzido pelos ossos (hiperacusia condutiva) é explicada pela menor impedância coclear, que resulta na hipersensibilidade às vibrações no crânio. Não há acometimento da transmissão na orelha média nos pacientes com DCSS.

O *gap* aéreo-ósseo máximo tem sido correlacionado com o aumento da área da deiscência óssea em uma avaliação multivariada de pacientes com DCSS. Verificando as pressões intracocleares, os autores sugerem que à medida que aumenta a extensão da deiscência, a impedância é reduzida. Esta extensão representa de 1 a 2 vezes o diâmetro do canal semicircular. Também a localização da deiscência do canal (próxima à ampola ou próxima à crura comum) não influencia a quantidade de perda auditiva.[6]

Os sintomas vestibulares evocados por esforço ou pressão na orelha média são resultado do fluxo de fluido acionado pelo gradiente de pressão entre a janela oval e a deiscência. O deslocamento de fluido atinge alta velocidade quando está próximo à fístula. Assim, os maiores gradientes de pressão transmembrana ocorrem perto da deiscência, a partir de ondas que se propagam para longe da deiscência.[7]

Tipos de terceiras janelas de acordo com a localização anatômica

Canais semicirculares

Deiscência de canal semicircular superior

Considerada a mais comum das síndromes de terceira janela, a DCSS cursa com ampla diversidade de apresentações clínicas. Pode ocorrer isoladamente ou secundária a outras patologias. Sabe-se hoje que nem sempre o afilamento ósseo da eminência arqueada visualizado nas reconstruções de tomografias de alta resolução causa sintomas. Sendo assim, pelos desafios diagnósticos, complexidade de exames complementares para quantificar os efeitos da deiscência, falta de consenso no tratamento e técnicas cirúrgicas, esse assunto será abordado em um tópico separado da DCSS.[8]

Deiscência de canal semicircular lateral e deiscência de canal semicircular posterior

Assim como a DCSS, as deiscências dos outros canais semicirculares também têm apresentação clínica diversa, entretanto diferem da DCSS por estarem sempre associadas a outras patologias. Processos inflamatórios ou lentamente erosivos podem resultar em comunicação entre a orelha média acometida e o canal semicircular adjacente. Nos casos de otite média crônica colesteatomatosa, enzimas osteolíticas podem levar à reabsorção da cápsula ótica e formação de comunicações aberrantes entre a orelha média e o canal semicircular lateral. Paragangliomas também podem levar a quadros de deiscência de canal semicircular lateral. Bulbo da jugular alto e displasias fibrosas no osso temporal são outros exemplos de patologias que podem se associar às deiscências pela relação anatômica.[9]

Aqueduto vestibular

Aqueduto vestibular alargado

O alargamento do aqueduto vestibular na região do ducto endolinfático atua como uma terceira janela transmitindo energia acústica através do aqueduto até a dura-máter. A conexão aberrante entre o espaço subaracnóideo e a cápsula ótica parece estar associada a erosão óssea em torno do aqueduto, de acordo com estudos mais recentes. Clinicamente, apresenta-se com uma perda auditiva progressiva ou flutuante na infância. As perdas são predominantemente sensorioneurais, mas podem ser condutivas ou mistas.

Cóclea

Deiscência carotídeo-coclear

A ausência óssea entre a porção petrosa da artéria carótida e o giro basal ou apical da cóclea caracteriza a deiscência carotídeo-coclear. Os sintomas podem incluir aqueles característicos da síndrome da terceira janela, mas o zumbido pulsátil é mais comum pela conexão com uma estrutura arterial.

Deiscência facial-coclear

Casos de deiscência facial-coclear podem ser congênitos ou adquiridos. O segmento labiríntico do facial fica próximo à parte superior do giro basal da cóclea. Como exemplo, os schwannomas do nervo facial envolvendo o segmento labiríntico podem resultar em erosão coclear. Alguns autores citam a estimulação facial em pacientes submetidos a implante coclear, uma vez que a estimulação do implante pode se espalhar ao nervo facial pela deiscência óssea.

Fístula perilabiríntica

A comunicação entre os espaços peri e endolinfáticos resulta em mecanismos de terceira janela. Podem envolver os canais semicirculares, vestíbulo ou escala vestibular lateral da cóclea, sendo a otite média colesteatomatosa a etiologia mais comum. A inflamação/infecção crônica leva à erosão da cápsula ótica e por estar localizado adjacente à orelha média, o canal semicircular lateral é o mais frequentemente atingido. Quando ocorre o extravasamento de perilinfa, são chamadas de fístulas perilinfáticas. A apresentação clínica com sintomatologia auditiva e vestibular é bastante variável e pode simular outras doenças neurológicas e otológicas mais prevalentes. As fístulas também podem ser iatrogênicas, secundárias a barotraumas, traumas mecânicos e até tumores.

Deiscência de canal semicircular superior

A DCSS em pessoas assintomáticas tem prevalência de 0,7% em estudos do osso temporal,[10] e pode ser ainda maior em estudos radiológicos. Já a prevalência de pacientes com sinais e sintomas auditivos e vestibulares associados tende a ser menor. Os sintomas mais comumente aparecem durante a quinta e sexta décadas de vida, e os estudos divergem se há maior prevalência em homens ou mulheres.[11]

A causa da DCSS ainda é desconhecida. Evidências indicam que há falha congênita no desenvolvimento ósseo na parte superior do canal semicircular. Esta condição é necessária, mas não suficiente para desencadear os efeitos de uma terceira janela. Nesses casos, os sintomas podem aparecer de forma secundária após um trauma cranioencefálico. Existem ainda teorias que sustentam que ocorre um remodelamento ósseo, com reabsorção da cobertura óssea do canal superior.

A DCSS somada a sinais e sintomas de síndrome da terceira janela configuram a síndrome da deiscência do canal semicircular superior (SDCSS), que teve seus critérios diagnósticos estabelecidos pela Sociedade de Bárány (Tabela 103.1).[11] O quadro clínico apresentado é de uma síndrome vestibular episódica: episódios de vertigem e/ou oscilopsia desencadeados por sons específicos ou por mudança na pressão da orelha média ou intracraniana. O paciente pode apresentar também desequilíbrio crônico, que ocorre pela movimentação dos líquidos labirínticos, por mudanças na pressão das membranas intracranianas por meio da pulsação cerebral, de variação respiratória ou de mudanças na posição cefálica. Deve-se suspeitar de SDCSS quando há quadro clínico compatível e audiometria com *gap* aéreo-ósseo em baixas frequências na ausência de doenças da orelha média (documentada por meio de timpanometria, presença de reflexos acústicos e/ou emissões otoacústicas, presença de resposta na VEMP [potencial evocado miogênico vestibular] por estímulo sonoro por via aérea, ou por cirurgia exploradora).

O exame de imagem com tomografia computadorizada (TC) de alta resolução é fundamental para demonstrar a presença de falha na cobertura óssea do canal superior (Figura 103.1), e também auxilia na avaliação dos diagnósticos diferenciais. Os principais diferenciais são DCSS secundária (por meningioma, meningocele ou displasia fibrosa), deiscência de outros canais semicirculares (lateral ou posterior), e fístula perilinfática pós-estapedotomia, pós-implante coclear, por barotrauma ou por colesteatoma.

QUADRO CLÍNICO

A síndrome da terceira janela apresenta quadro clínico conhecido por vertigem recorrente desencadeada por pressão (por meio de manobra de Valsalva, tosse, espirros, pressões externas – através do conduto auditivo externo) ou por exposição a sons intensos (fenômeno de Tullio). Os sintomas vestibulares podem se apresentar como vertiginosos ou como sensação de oscilopsia. No caso de estímulo sonoro, geralmente sons de alta intensidade e baixa frequência são necessários para desencadear os sintomas vestibulares, que começam no início do estímulo sonoro e melhoram quando cessa o estímulo. Quando desencadeados por pressão, os sintomas vestibulares mais comumente aparecem induzidos por manobras

Tabela 103.1 Critérios diagnósticos.

Apresentar todos os critérios abaixo
1. Pelo menos 1 dos sintomas abaixo presentes na síndrome da terceira janela
a) Hiperacusia por sons conduzidos por via óssea
b) Vertigem e/ou oscilopsia induzida por som
c) Vertigem e/ou oscilopsia induzida por pressão
d) Zumbido pulsátil
2. Pelo menos 1 dos sinais ou testes diagnósticos abaixo indicando presença de terceira janela
a) Nistagmo característico (vertical) desencadeado por som ou mudança de pressão da orelha média ou intracraniana do lado afetado
b) Limiares tonais negativos da via óssea em baixas frequências
c) Respostas melhoradas das VEMP (redução do limiar no teste cervical e maior amplitude no teste ocular)
3. Tomografia computadorizada de osso temporal de alta resolução com reconstrução multiplanar demonstrando a deiscência anatômica do CSS
4. Ausência de evidência de outra doença vestibular que justifique o quadro

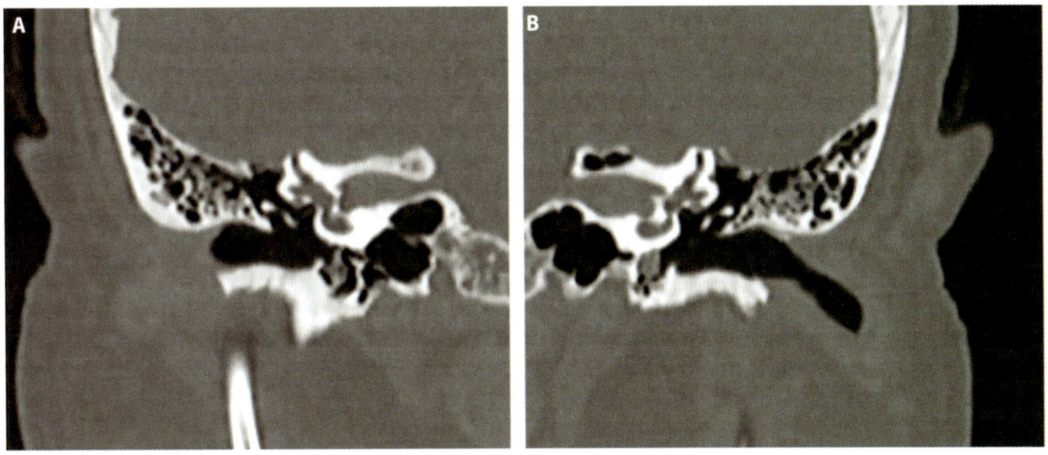

Figura 103.1 Tomografia computadorizada com deiscência em canal superior à direita (**A**) e normal à esquerda (**B**).

de Valsalva ou pressões no conduto auditivo externo, também iniciando e melhorando concomitantes ao início e fim da mudança de gradiente pressórico.

Outro sintoma apresentado pelo paciente é a hiperacusia relacionada com sons conduzidos por via óssea, podendo apresentar autofonia e percepção anormalmente alta de sons internos do organismo (p. ex., percebe mais com intensidade sons relacionados com piscadas e crepitação da mandíbula). Também pode apresentar zumbido pulsátil associado, que pode estar relacionado com a hiperacusia desencadeada pela pulsação de vasos.

Alguns autores têm descrito a terceira janela como causa de disfunção cognitiva, desorientação espacial, ansiedade e piora de sintomas migranosos. A relação entre a função vestibular e os testes cognitivos nestes casos ocorreria por alteração no processamento visuoespacial.[12]

EXAMES

Avaliação de nistagmo por vídeo-oculografia ou óculos de Frenzel

O fenômeno de Tullio e o sinal de Hennebert podem ser documentados através de vídeo quando há suspeita de SDCSS. O estímulo sonoro pode ser feito com o audiômetro: deve-se usar som de alta intensidade (em torno de 100 dB) e com breve duração; e o estímulo pressórico através de manobra de Valsalva ou pressão no conduto auditivo externo. Observa-se surgimento de nistagmo vertical (no plano do canal superior) concomitante com o início do estímulo, que cessa junto com o fim do estímulo. Sons de baixa frequência e pressões externas geram gradiente pressórico na orelha interna que vão da janela oval em direção à deiscência, desencadeando corrente endolinfática ampulífuga (excitatória). Estímulos pressóricos através de Valsalva aumentam a pressão intracraniana, gerando gradiente pressórico da deiscência em direção à janela oval, que desencadeia corrente endolinfática ampulípeta (inibitória).[11]

Audiometria

Na presença de terceira janela, a energia sonora é dissipada para longe da cóclea, resultando em menor sensibilidade ao som conduzido por via aérea primariamente nas frequências baixas. Ao mesmo tempo, ocorre aumento na diferença da impedância entre as janelas, aumentando a sensibilidade à vibração óssea.[1,12] Dessa maneira, os exames de audiometria tonal apresentam maiores limiares de via aérea e menores limiares de via óssea, formando *gap* aéreo-ósseo nas frequências de 250, 500 e 1.000 Hz, e menos comumente em 2.000 Hz. Nessas mesmas frequências, encontram-se um ou mais limiares de via óssea negativos (entre 0 e -20 dB), ou seja, em limiares além dos apresentados pela população normal.

Também devem-se encontrar testes de imitanciometria com curva A ipsilateral à deiscência, assim como reflexos estapedianos presentes. Tais achados indicam que o *gap* apresentado na audiometria tonal não é decorrente de patologia da orelha média (Figura 103.2).

Potencial evocado miogênico vestibular

O exame de potencial evocado miogênico vestibular (VEMP) apresenta respostas mais eficientes na presença de terceira janela. A energia dissipada para longe da cóclea, em direção ao labirinto vestibular, aumenta a ativação dos neurônios aferentes otolíticos, fazendo com que sejam ativados com estímulos menos intensos.[1] Dessa forma, na VEMP cervical encontram-se respostas com maiores amplitudes, e presença de resposta mesmo com estímulos menos intensos (redução do limiar) na orelha afetada (Figura 103.3). Na VEMP ocular, encontra-se também maior amplitude na resposta apresentada, e maior realce de N10.

É importante ressaltar que os resultados da VEMP devem ser interpretados de acordo com os achados audiométricos: o exame com estímulo sonoro por via aérea tem achados limitados quando a perda auditiva condutiva tem origem na orelha média. Portanto, o *gap* aéreo-ósseo compatível deve ser acompanhado de timpanometria normal e reflexos acústicos presentes.

Eletrococleografia

A eletrococleografia (Ecog) não auxilia no diagnóstico da síndrome da terceira janela, mas pode ser usada para monitorização intraoperatória. A resposta da Ecog nesses pacientes apresenta aumento do potencial de somação (SP) em relação ao potencial de ação (AP), ocasionando aumento da relação SP/AP: maior que 40%. No intraoperatório, a Ecog atua como monitor da oclusão do canal, normalizando a relação SP/AP assim que o canal é ocluído e perde-se o efeito de terceira janela.[1]

Exames de imagem

A TC de osso temporal de alta resolução deve ser feita com cortes finos (0,2 mm ou menos) e com reconstrução multiplanar: oblíqua, paralela ao plano do canal semicircular (CSC) superior (Poschl) e perpendicular ao plano do CSC superior (Stenver). A TC tem objetivo de identificar deiscências ósseas e outras alterações anatômicas que podem cursar com efeito de terceira janela; as alterações por si só não fazem diagnóstico de síndrome da terceira janela. Deve ser realizada em todos os pacientes em investigação a fim de avaliação etiológica.

A ressonância magnética não é utilizada na avaliação de terceira janela.

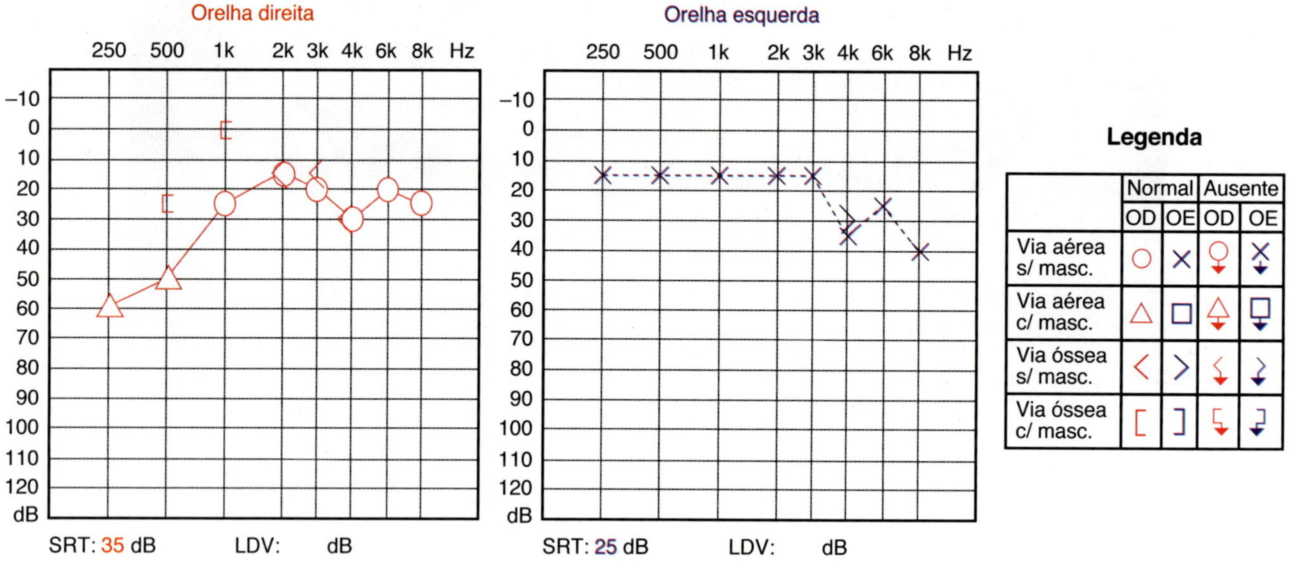

Figura 103.2 Curva audiométrica em orelha direita com *gap* aéreo-ósseo.

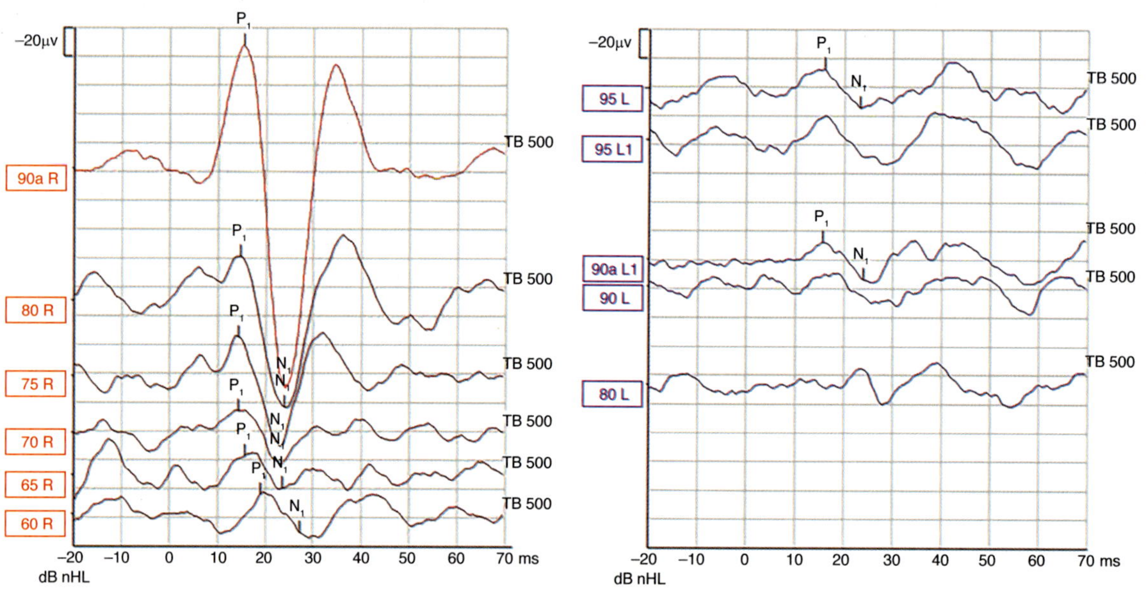

Figura 103.3 Exame de potencial evocado miogênico vestibular (VEMP) cervical com maiores amplitudes e presença de resposta, mesmo com estímulos menos intensos (redução do limiar) na orelha direita.

TRATAMENTO

O tratamento da síndrome da terceira janela pode seguir diferentes diretrizes conforme a experiência de cada serviço. No caso de pacientes com sintomas leves ou moderados podem ser usados medicamentos antivertiginosos durante os episódios de vertigem, e orientar o paciente a evitar exposição a ruídos intensos e evitar atividade física.

Pacientes com sintomas incapacitantes podem ser candidatos a tratamento cirúrgico nos casos de deiscência. Após o procedimento há melhora a longo prazo do quadro de vertigem induzida por som ou pressão, da autofonia, dos índices de qualidade de vida e impacto da tontura. A função vestibular tende a piorar imediatamente após a cirurgia, e a recuperação parcial ocorre após cerca de 6 semanas.[1] No quadro de DCSS, o reforço da janela redonda pode ser uma opção para melhora dos sintomas vestibulares.

REFERÊNCIAS BIBLIOGRÁFICAS

1. Iversen MM, Rabbitt RD. Biomechanics of third window syndrome. Front Neurol [Internet]. 2020 Aug 25 [Acesso em: 2024 Jul];11:891.
2. Tullio P. Das Ohr und die Entstehung der Sprache und Schrift. [The ear and the origin of language and writing]. Oxford: Urban & Schwarzenberg. 1929.
3. Hennebert C. Reactions vestibulaires dans les labyrinthites heredosyphilitiques. Arch Int Laryngol Otol Rhinol Brocho Oesophagoscopie [Internet]. 1909 [Acesso em: 2024 Jul];28:93-6.
4. Minor LB, Solomon D, Zinreich JS, Zee DS. Sound- and/or pressure induced vertigo due to bone dehiscence of the superior semicircular canal. Arch Otolaryngol Head Neck Surg [Internet]. 1998 [Acesso em: 2024 Jul];124(3):249-58.
5. Merchant SN, Rosowski JJ. Conductive hearing loss caused by

third-window lesions of the inner ear. Otol Neurotol [Internet]. 2008 [Acesso em: 2024 Jul];29(3):282–9.
6. Niesten ME, Stieger C, Lee DJ, Merchant JP, Grolman W, Rosowski JJ et al. Assessment of the effects of superior canal dehiscence location and size on intracochlear sound pressures. Audiol Neurootol [Internet]. 2015 [Acesso em: 2024 Jul];20(1):62-71.
7. Iversen MM, Zhu H, Zhou W, Della Santina CC, Carey JP, Rabbitt RD. Sound abnormally stimulates the vestibular system in canal dehiscence syndrome by generating pathological fluid-mechanical waves. Sci Rep [Internet]. 2018 [Acesso em: 2024 Jul];8:10257.
8. Spasic M, Trang A, Chung LK, Ung N, Thill K, Zarinkhou G et al. Clinical characteristics of posterior and lateral semicircular canal dehiscence. J Neurol Surg B Skull Base [Internet]. 2015 Dec [Acesso em: 2024 Jul];76(6):421-5.
9. Eberhard KE, Chari DA, Nakajima HH, Klokker M, Cayé-Thomasen P, Lee DJ. Current trends, controversies, and future directions in the evaluation and management of superior canal dehiscence syndrome. Front Neurol [Internet]. 2021 Apr 6 [Acesso em: 2024 Jul];12:638574.
10. Carey JP, Minor LB, Nager GT. Dehiscence or thinning of bone overlying the superior semicircular canal in a temporal bone survey. Arch Otolaryngol Head Neck Surg [Internet]. 2000 Feb [Acesso em: 2024 Jul];126(2):137-47.
11. Ward BK, van de Berg R, van Rompaey V, Bisdorff A, Hullar TE, Welgampola MS et al. Superior semicircular canal dehiscence syndrome: Diagnostic criteria consensus document of the committee for the classification of vestibular disorders of the Bárány Society. J Vestib Res [Internet]. 2021 [Acesso em: 2024 Jul];31(3):131-41.
12. Wackym PA, Agrawal Y, Ikezono T, Balaban CD. Editorial: Third window syndrome. Front Neurol [Internet]. 2021 Jun 18 [Acesso em: 2024 Jul];12:704095.

CAPÍTULO 104

Tonturas de Origem Cervical

Marco Aurélio Bottino • César Bertoldo • Arlindo C. Lima Neto

INTRODUÇÃO

São chamados vertigens ou tonturas cervicais aquelas em que a etiologia se encontra no pescoço, e nele ficam as três estruturas que explicam, de modo consistente, os sinais e os sintomas dessas doenças, os sistemas proprioceptivo, simpático cervical posterior e vertebrobasilar. Recentemente, foi acrescentada a enxaqueca entre as doenças.

Embora para nós, autores, esses mecanismos expliquem essas afecções, eles não são aceitos por muitos.

Recentemente, a Sociedade Bárány de Otoneurologia estabeleceu critérios para diagnósticos das tonturas e vertigens agudas de origem vascular, e em nossa opinião eles não se aplicam e não explicam todos os casos que são desencadeados pela redução do fluxo sanguíneo nos territórios alcançados pelo sistema vertebrobasilar. Salientamos, ainda, que as artérias vertebrais e a basilar proveem as estruturas do equilíbrio, labirinto, cerebelo e tronco encefálico.

Apesar de terem sido preteridas pela Sociedade Bárány de Otoneurologia, as síndromes do roubo da subclávia, de Barré-Lieou e do *whiplash* e da transição crânio-vertebral, como a platibasia, a síndrome de Arnold Chiari e o espectro de Klippel-Feil, incluí-las neste capítulo, a nosso ver, não seria despropósito.

Dividimos essas síndromes por serem fisiopatologicamente distintas em dois grupos: proprioceptivos e vasculares.

TONTURA CERVICAL PROPRIOCEPTIVA

A tontura cervical (TC) foi descrita pela primeira vez como vertigem cervical por Ryan e Cope, em 1955.[1] Desde então, vários outros termos têm sido empregados para se referir a essa entidade, incluindo vertigem cervical, tontura cervicogênica e vertigem cervicogênica. Devido ao tipo de tontura mais frequentemente mencionado pelos indivíduos não ser a vertigem, e considerando que o termo cervicogênica implicaria uma etiologia que, até o momento, ainda não está plenamente estabelecida, o termo mais adequado é realmente tontura cervical.[2]

Diversas teorias foram propostas como possíveis causas da TC. Entre elas, destacam-se a teoria proprioceptiva, a relacionada com enxaqueca, a trigeminal não relacionada com enxaqueca, as causas cardiovasculares e a síndrome do simpático cervical posterior (SSCP), também conhecida como síndrome de Barré-Lieou.[2] Uma vez que a teoria proprioceptiva é a mais amplamente pesquisada, o enfoque desta seção é a tontura cervical proprioceptiva (TCP).

Alguns autores propõem que receptores articulares danificados na região cervical superior enviam informações anômalas ao núcleo vestibular e produzem uma representação imprecisa da orientação do polo cefálico no espaço.[1,3-5] Muitos casos de TCP foram identificados após lesão cervical, associados a disfunções inflamatórias, degenerativas ou mecânicas da coluna cervical.[6] Além disso, a TCP também pode ter sua origem em espasmos musculares sintomáticos na região cervical, que se manifestam de forma súbita ou gradual, após dias ou anos da lesão.[5]

Vários experimentos foram realizados com o objetivo de comprovar a teoria da TCP. Gray[7] percebeu que poderia aliviar uma tontura atribuída à disfunção muscular ao injetar anestésico nos músculos cervicais posteriores. O relato de Gray deu credibilidade à teoria de Ryan e Cope.[1] Wrisley também utilizou anestésico injetável em tecidos mais profundos, ao redor das raízes dorsais cervicais em humanos, e o procedimento provocou forte sensação de desequilíbrio e lateropulsão para o lado da injeção.[8] A mesma sensação de inclinação ou queda foi demonstrada por Wapner utilizando a estimulação elétrica dos músculos cervicais.[9]

Em 150 anos de pesquisa experimental, foram demonstradas conexões neurais entre os proprioceptores cervicais e articulares com as raízes dorsais e os núcleos vestibulares. Essas conexões desempenham papel de destaque na coordenação olho/mão, percepção de equilíbrio e ajustes posturais.[10]

Bases anatômicas

A manutenção do equilíbrio humano engloba a integração dos sistemas vestibular, proprioceptivo e visual no sistema nervoso central (SNC), com ênfase no tronco encefálico e cerebelo.[11] A propriocepção compreende receptores sensoriais localizados em músculos, tendões e articulações, responsáveis por detectar posição, movimento e tensão muscular, transmitindo informações essenciais ao cérebro sobre a posição e o movimento corporal.

A percepção da posição, tanto em repouso como em movimento, está intimamente ligada ao conhecimento preciso dos ângulos das articulações em todos os planos e suas taxas de variação. Múltiplos tipos de proprioceptores contribuem para essa determinação. Eles podem ser de adaptação lenta, quando transmitem impulsos para o SNC durante todo o tempo em que o estímulo estiver presente, ou de adaptação rápida, que se acomodam rapidamente e são estimulados apenas quando a força do estímulo se altera.

Entre os principais proprioceptores responsáveis pela percepção da posição e do movimento corporal destacam-se: (1) os fusos musculares, localizados no interior dos músculos esqueléticos, que detectam o estiramento muscular e fornecem informações sobre a taxa de alongamento dos músculos e a angulação articular; (2) os corpúsculos de Pacini, que se encontram nas articulações e ligamentos e respondem a mudanças rápidas na posição; (3) os órgãos tendinosos de Golgi, presentes nos tendões e que reagem à tensão muscular; e (4) os corpúsculos de Ruffini, situados na derme, nos discos intervertebrais e nas cápsulas articulares, que são sensíveis a estímulos mecânicos contínuos como pressão prolongada. Especificamente, os fusos musculares e os corpúsculos de Pacini são especializados em detectar altas velocidades de variação e desempenham um papel primordial na percepção da velocidade do movimento. Nos extremos do movimento, o estiramento dos ligamentos e tecidos ao redor das articulações também é relevante, envolvendo os órgãos tendinosos de Golgi, os corpúsculos de Ruffini e também os de Pacini.[12]

A densidade de proprioceptores do tipo fuso muscular nos músculos cervicais é muito maior do que nos músculos do ombro e da coxa, o que remete fortemente a uma associação com tarefas motoras delicadas. Os músculos cervicais profundos, especialmente os pequenos músculos suboccipitais, têm um alto conteúdo de fusos musculares. Mecanismos integrativos complexos, como a coordenação entre cabeça e olhos, necessitam de entradas proprioceptivas complexas desses músculos cervicais, o que justifica o alto conteúdo de fusos musculares neles.[13] Os reflexos cérvico-ocular, cérvico-espinal e cérvico-cólico interagem respectivamente com os reflexos vestíbulo-ocular, vestíbulo-espinal e vestíbulo-cólico, e sua atuação é particularmente importante quando há perda da função labiríntica.[14]

Essa diversidade de mecanorreceptores, em conjunto, desempenha um papel fundamental na manutenção do equilíbrio, na coordenação motora e na prevenção de lesões e quedas. Esses receptores operam como um sistema de retroalimentação contínua, possibilitando ao SNC monitorar incessantemente a posição e o estado dos músculos e articulações, ajustando o controle motor conforme as exigências corporais.[14] Eles fornecem informações tanto sobre o sentido de posição estática, indicando a consciência perceptiva da orientação das diferentes partes do corpo em relação umas às outras, como sobre o sentido de velocidade do movimento, também conhecido como cinestesia ou propriocepção dinâmica. Dessa maneira, de forma análoga ao que ocorre nas cristas ampulares dos canais semicirculares, os mecanorreceptores presentes em nossas articulações nos capacitam, durante o movimento, a antecipar a posição do nosso corpo no próximo segundo, permitindo ajustes para manter o equilíbrio e evitar quedas.[12]

A conexão entre os proprioceptores e o SNC ocorre através de vias sensoriais compostas de fibras nervosas que podem ser classificadas em tipos A e C. As fibras do tipo A, encontradas nos fusos musculares e nos tendões, são mielinizadas, apresentam calibre de médio a grande e transmitem impulsos a velocidades de até 120 m/s. Em contraste, as fibras tipo C, que transmitem, por exemplo, a sensação de pressão e tato profundos, são finas, não mielinizadas e conduzem impulsos com velocidade reduzida, de até 0,5 m/s. Uma outra classificação alternativa utilizada pelos fisiologistas sensoriais divide as fibras pelo diâmetro, de modo que as maiores, como as presentes nos fusos musculares e órgãos tendinosos de Golgi, estão no grupo I e as menores nos grupos II, III e IV, sendo que no grupo IV encontram-se as fibras mais finas e amielínicas.[12]

Os impulsos transmitidos pelos mecanorreceptores, que exigem rapidez e precisões temporal e espacial, ocorrem através da via da coluna dorsal (também referida como coluna posterior) e lemnisco medial. Essa via é vital para comunicar as sensações somáticas, relacionadas com posição, movimento e deslocamento mecânico dos músculos, tendões e articulações. As fibras nervosas que ingressam nas colunas dorsais seguem um caminho contínuo até a porção dorsal do bulbo, onde estabelecem sinapses com os núcleos da coluna dorsal, nomeadamente os núcleos grácil e cuneiforme. A partir desses núcleos, surgem neurônios de segunda ordem, que imediatamente cruzam para o lado oposto do tronco encefálico e ascendem pelos lemniscos mediais em direção ao tálamo. Devido ao cruzamento dos lemniscos mediais no bulbo, o lado esquerdo do corpo é representado no lado direito do tálamo, e o lado direito do corpo no lado esquerdo do tálamo.

A integração entre as informações proprioceptivas e táteis discriminativas provenientes da via coluna dorsal-lemnisco medial com as informações do sistema vestibular, também responsável pelo equilíbrio e orientação espacial, ocorre no tronco encefálico, mais precisamente no núcleo vestibular.[12]

No tálamo, as fibras do lemnisco medial terminam no complexo ventrobasal, uma área de retransmissão sensorial. Do complexo ventrobasal, as fibras nervosas de terceira ordem projetam-se principalmente para o giro pós-central do córtex cerebral, conhecido como área somatossensorial primária. Adicionalmente, essas fibras também se dirigem para uma área menor no córtex parietal lateral, denominada área somatossensorial secundária. Isso é vital para a percepção e interpretação consciente das informações sensoriais provenientes das diversas partes do corpo.[12]

Uma via alternativa que conduz informações sensoriais dos segmentos somáticos do corpo até o encéfalo é a do sistema anterolateral, que, ao contrário do sistema da coluna dorsal-lemnisco medial, possui fibras nervosas mais finas e mielinizadas e propaga informações sensoriais que não precisam ser transmitidas rapidamente ou com grande precisão espacial, além de incluir um amplo espectro de modalidades sensoriais, como dor, calor, frio e sensações táteis não discriminativas grosseiras.[12]

Incidência e prevalência

A queixa de tontura, incluindo vertigem e desequilíbrio, afeta entre 11 e 20% da população anualmente,[15,16] e a cervicalgia é uma das três síndromes dolorosas mais frequentes na população adulta,[17] e entre 30 e 70% dos indivíduos experimentarão dor cervical, dos quais 5% poderão desenvolver grandes níveis de incapacidades.[18,19] Com base nessas altas incidências de tontura e dor cervical na população, há um questionamento se essa associação poderia ser somente uma casualidade. Porém, o que ocorre na TCP é que existe uma clara correlação entre os índices de dor cervical e tontura, de forma que o aumento de uma está intimamente relacionado com o aumento da outra, e vice-versa, o que evidencia uma forte relação de causa e efeito, em vez de uma simples coincidência.

A incidência da TCP é de 7,5% entre todas as tonturas.[20] Entre os casos de TCP atendidos em prontos-socorros, aproximadamente entre 20 e 58% são de indivíduos que sofreram trauma na cabeça e/ou no pescoço.[8] Cerca de 20% dos casos de *whiplash* podem culminar em deficiência significativa e necessidade de afastamento superior a 20 semanas.[21] A piora da qualidade de vida,[22] dependência de medicamentos, depressão, isolamento social, dificuldades no trabalho e alterações emocionais[23] são algumas das comorbidades também observadas nesses indivíduos.

Diagnóstico e características clínicas

Até o momento, não existem testes específicos, clínicos ou laboratoriais, para o diagnóstico da TCP, sendo o diagnóstico estabelecido por exclusão.[24] Wrisley et al. propõem que o diagnóstico de TCP é muito provável quando: (1) houver uma estreita relação temporal entre a dor no pescoço e a tontura, (2) for identificado comprometimento prévio na coluna cervical ou músculos do pescoço e (3) outras causas de tontura forem afastadas.[8]

O quadro clínico deve ser típico. A maioria dos estudos definem a TCP como uma sensação de instabilidade ou desequilíbrio, que pode durar de minutos a horas. Essa sensação está diretamente ligada à cervicalgia e tende a se agravar com os movimentos cervicais.[25] A TCP mais frequentemente ocorre no período da manhã e ao final da tarde, e ocorre porque a posição inadequada da coluna cervical durante o sono ou após um dia de trabalho extenuante pode intensificar as informações proprioceptivas errôneas transmitidas aos núcleos vestibulares, causando os sintomas. A flexão cervical costuma ser restrita e dolorosa e, em geral, as vértebras mais acometidas são C3 e C5.[26]

A TCP está frequentemente associada a lesões por flexo-extensão, presente em pacientes com artrite cervical grave, hérnia de disco cervical e traumatismo craniano.[27] A informação aberrante dos proprioceptores cervicais também pode estar relacionada com espasmos musculares no esternocleidomastóideo e no trapézio superior.[28] Os sintomas decorrentes da TCP costumam piorar com movimentos ou dores cervicais e diminuir com a analgesia.[24] A investigação da dor local, em repouso, em atividade ou na palpação, é fundamental porque a TCP é menos provável em um paciente sem cervicalgia.[29]

Os achados radiológicos da coluna cervical dos pacientes diagnosticados com TCP remetem às alterações degenerativas, como discopatias e osteofitose, seguidas por alterações do eixo axial e defeitos congênitos.[1,30] Alguns estudos propõem quantificar a severidade das alterações degenerativas da coluna cervical e correlacioná-las com a TCP.[31] Há relato de caso de um indivíduo com diagnóstico de TCP e inversão da lordose cervical fisiológica ao exame de radiografia (RX) que, após tratamento com fisioterapia e quiropraxia, foi revertida e os sintomas cessaram totalmente.[32] No entanto, para alguns autores, a indicação formal de exames de imagem só se justifica em casos de trauma cervical, tumores locais e/ou déficits neurológicos progressivos,[33,34] pois muitas das alterações que podem ser encontradas também ocorrem em indivíduos assintomáticos e, dessa forma, a solicitação dos exames de imagem para os pacientes com TCP deve ser precisa e seus achados podem não apresentar relação direta com os sintomas referidos.[35]

Em casos de trauma contuso, são propostos alguns fluxogramas, como o Canadian C-Spine Rule, para orientar a decisão de solicitar ou não um exame de imagem.[24] Para isso, a estratégia baseia-se na identificação de sinais de alerta como idade acima de 65 anos, o mecanismo do trauma envolvido, a presença de parestesias em extremidades, entre outros.[36] Quando esses sinais estão ausentes, os exames de imagem deveriam ser evitados com foco na redução de custos[37] e pelo risco de neoplasias associadas a radiação, como as de tireoide e as de esôfago.[38] Na investigação dos sintomas relacionados com a presença de radiculopatia cervical (dor local, alterações de sensibilidade e/ou motricidade dos membros superiores e de reflexos neurais), a ressonância magnética é o exame de escolha.[39] A tomografia computadorizada detalha a extensão dos esporões ósseos, a presença de invasão foraminal ou calcificação do ligamento longitudinal posterior, e é utilizada na suspeita de tumores e infecções.[40]

A suposição de que os sujeitos com múltiplas alterações degenerativas na coluna cervical experimentassem uma maior incidência de tontura é plausível, mas nem sempre verdadeira. Algumas teorias são utilizadas para explicar essa situação. Uma delas destaca a descoberta de uma concentração elevada de mecanorreceptores do tipo corpúsculo de Ruffini nos discos cervicais degenerados de indivíduos com TCP, e não naqueles que apresentavam apenas degeneração discal com queixa de dor, mas sem tontura, ou nos controles assintomáticos.[41] Uma outra explicação envolveria os mecanismos de neuroplasticidade, a partir dos quais os indivíduos com TCP tornariam-se assintomáticos ou pouco sintomáticos em uma fase mais tardia, já que o SNC possui a habilidade de se reorganizar ao longo do tempo, em resposta a lesões, visando a compensação.[42] Essa capacidade envolve a criação de novas conexões neurais, o fortalecimento ou enfraquecimento de conexões preexistentes e, até mesmo, a reorganização funcional em diferentes regiões do cérebro. Uma analogia possível é a intensificação do reflexo cérvico-ocular em pacientes com disfunção vestibular periférica.[43]

Por fim, é essencial que outras doenças de origem vestibular, neurológica e cardiovascular sejam rigorosamente afastadas, como doença de Ménière, enxaqueca vestibular, esclerose múltipla, arritmias cardíacas, hipotensão ortostática, vertigem posicional paroxística benigna (VPPB), fístula perilinfática, concussão labiríntica, entre outras. Na TCP, a duração dos sintomas varia consideravelmente, podendo oscilar entre minutos, horas, dias e até anos.[8] Em estudo comparativo entre VPPB e TCP, a sensação de "embriaguez" foi significativamente mais frequente no grupo de TCP, enquanto a vertigem rápida foi comum no grupo de VPPB.[44] A TCP não inclui perda auditiva, fato que diminui o risco de confusão com a doença de Ménière.[45]

Tratamento

A abordagem terapêutica se concentra no segmento cervical,[46] utilizando técnicas-chave como Maitland e SNAGs (Sustained Natural Apophyseal Glides), que envolvem mobilizações articulares passivas e ativas, respectivamente, além do *dry needling*, ou agulhamento a seco.[47,48] O principal objetivo do tratamento é aliviar a dor e a inflamação local, resultando em uma melhor função neuromuscular. É também importante incluir programas de exercícios adaptados para aprimorar o controle sensório-motor. A reabilitação deve ser cuidadosamente planejada após a identificação das causas subjacentes da tontura e das disfunções posturais associadas. Durante e após o tratamento, é importante avaliar a possibilidade de recorrências, que podem surgir tanto devido às mudanças no padrão da dor e no grau de tensão muscular cervical como pela interação complexa entre os sistemas proprioceptivo, vestibular e oculomotor.[14,49]

Em um estudo amplo com 86 pacientes, tratamento ativo e placebo, foram aplicados ao longo de 6 semanas e após reavaliados com 12 semanas e 1 ano. O tratamento incluiu as técnicas de Maitland e de Mulligan (SNAGs). Resultados preliminares indicaram melhora na intensidade da tontura nos grupos de intervenção nas primeiras 12 semanas, o que não ocorreu no grupo placebo. Entretanto, após 12 meses, todos os grupos mostraram melhora na intensidade da tontura, sem diferença entre eles,[50] o que poderia ser explicado pelos mecanismos de neuroplasticidade.

Um outro estudo tipo ensaio clínico randomizado e duplo cego teve como principal objetivo avaliar a eficácia do calor gerado por nanotubos de carbono (NTC) na redução da dor cervical e da tontura em indivíduos diagnosticados com TCP. Os voluntários foram divididos em grupo de estudo (GE) e grupo de controle (GC), e o GE recebeu adesivos termoterapêuticos com NTC e o GC, adesivos inertes. Durante um período de 60 dias, foram avaliados parâmetros de dor, tontura e assimetria da tensão muscular cervical em ambos os grupos. Os resultados demonstraram uma significativa melhora das variáveis estudadas no GE, mantendo-se inalterados no GC. O tratamento termoterapêutico com NTC mostrou-se eficaz no alívio dos sintomas da TCP e reforçou a interligação entre dor, tontura e a assimetria da tensão muscular cervical.[51]

O tratamento farmacológico com relaxantes musculares, opioides e anti-inflamatórios não esteroides tem sua função no controle da dor cervical, em especial nos casos de artrite ou artrose com compressão neural, e os antidepressivos podem ser prescritos para tratamento de dores crônicas ou quando houver quadros de depressão ou enxaqueca associados. Bloqueios cervicais e injeções de toxina botulínica também são opções para alívio da dor. Nos casos em que essas abordagens não funcionam, a imobilização com colar cervical ou cirurgia pode ser considerada, sendo esta última uma medida mais extrema.[52]

Considerações

Até o momento, não há testes específicos, clínicos ou laboratoriais para o diagnóstico da TCP, que é estabelecido mediante: (1) existência de uma estreita relação temporal entre dor no pescoço e tontura, (2) identificação de comprometimento prévio na coluna cervical ou nos músculos do pescoço e (3) exclusão de outras causas de tontura.

Para um avanço cada vez maior na compreensão da TCP, é imperativo que novos ensaios clínicos sejam conduzidos e adotadas abordagens rigorosas. A formação de uma equipe multidisciplinar, composta de médicos, fisioterapeutas e estatísticos, é crucial para garantir uma abordagem abrangente. A seleção adequada de participantes deve ser priorizada, recrutando pacientes com TC pura para assegurar a homogeneidade dos casos estudados.

TONTURAS E VERTIGENS DE ORIGEM VASCULAR

De maneira didática, as tonturas e vertigens de origem vascular (TVV) podem ser estudadas conjuntamente com as outras patologias de origem cervical, uma vez que grande parte do sistema vertebrobasilar, que constitui a circulação posterior, situa-se no pescoço.

A irrigação do tronco encefálico, cerebelo, porção posterior do lobo occipital e orelha interna é feita pelo sistema vertebrobasilar,[53] formado pelas artérias vertebrais que, logo após irrigarem a artéria cerebelar posteroinferior (PICA), unem-se para formar a artéria basilar, que origina as artérias cerebelar anteroinferior (AICA) e artéria cerebelar superior, para, então, bifurcarem formando as artérias cerebrais posteriores. A artéria vertebral é dividida de maneira didática em V1 (da origem até a entrada no forâmen transverso de C6), V2 (do forâmen transverso de C6 até C2), V3 (do forâmen transverso de C2 ao forâmen magno) e V4 (do forâmen magno até a artéria basilar).[54] A orelha interna é vascularizada por ramos da AICA, que, conjuntamente com a PICA, também irriga o cerebelo e tronco encefálico.[55] Porém, estima-se que apenas 56% dos indivíduos apresentam essa configuração arterial, ou seja, 46% teriam alguma variação anatômica.[56]

Existe uma gama de possibilidades de variações anatômicas, que podem se estender desde os troncos das grandes artérias até o polígono de Willis. As variações de maior importância clínica estão relacionadas com o ponto de origem da PICA e AICA (Figura 104.1). Deve-se, ainda, considerar que, muitas vezes, as variações são assimétricas, isto é, a arquitetura de um lado difere do lado oposto, ampliando o espectro de possibilidades.[57]

Não cabe pormenorizar toda a trama vertebrobasilar até seus terminais no tronco encefálico, cerebelo, orelha interna, tálamo, hipocampo e lobos occipitais e temporais, mas é de fácil compreensão que, mediante a um processo obstrutivo, a sintomatologia dependerá da velocidade de evolução, do grau de estenose e da região que está sendo privada de fluxo. Há casos que são assintomáticos, outros se manifestam como ataques isquêmicos transitórios (AITs) e alguns chegam a ser acidentes vasculares encefálicos (AVEs) propriamente ditos.[58] Existem também eventos isquêmicos que afetam a orelha interna isoladamente.[59] O labirinto não tem uma rede anastomótica colateral, o que o torna muito suscetível à isquemia. Apenas 15 segundos de privação sanguínea são necessários para eliminar a excitabilidade do VIII nervo craniano.[60] Apesar da difícil comprovação clínica, um evento isquêmico dos órgãos maculares poderia ocasionar a fragmentação de otólitos e, por conseguinte, uma vertigem posicional paroxística benigna caso migrassem para um dos canais semicirculares.[61]

Fisiopatologia

Em última análise, o fenômeno fisiopatológico relacionado com todas as etiologias das TVVs é a insuficiência vertebrobasilar (IVB), isto é, qualquer condição clínica que ocasionar hipofluxo da circulação posterior pode ocasionar tontura ou vertigem.[62-64]

O estudo do fluxo sanguíneo segue os princípios de Poiseuille, em que o fluxo é diretamente proporcional à variação de pressão e à quarta potência do raio do vaso, e inversamente proporcional à viscosidade do sangue, e consequentemente à resistência periférica.[62] Assim, pequenas alterações do diâmetro dessas artérias causam grande redução do fluxo, já que a redução do raio tem implicação exponencial.

Equação de Poiseuille:

$$\phi = \frac{\Delta P \pi r^4}{8 \eta l}$$

Em que:

- Fluxo: ϕ
- Variação de pressão: ΔP
- Raio: r
- Viscosidade: η
- Comprimento: l.

Existem ainda outras particularidades do sistema vertebrobasilar que facilitam a ocorrência de hipofluxo. Alguns autores o descrevem como um sistema desprovido do mecanismo barossensível,

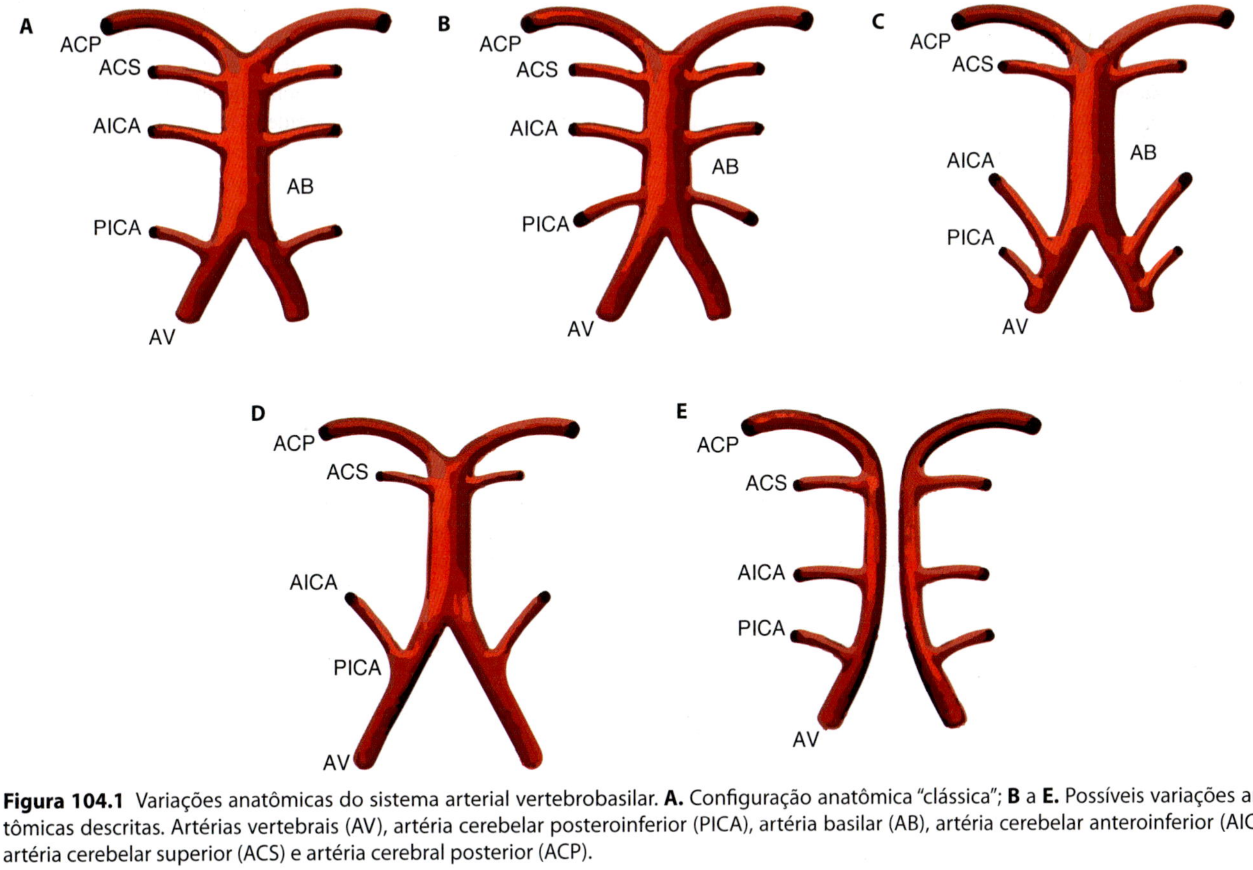

Figura 104.1 Variações anatômicas do sistema arterial vertebrobasilar. **A.** Configuração anatômica "clássica"; **B** a **E.** Possíveis variações anatômicas descritas. Artérias vertebrais (AV), artéria cerebelar posteroinferior (PICA), artéria basilar (AB), artéria cerebelar anteroinferior (AICA), artéria cerebelar superior (ACS) e artéria cerebral posterior (ACP).

diferentemente do sistema carotídeo, tornando-o mais sensível às variações de pressão arterial.[64] O seu fluxo também é influenciado pela rotação da cabeça e pescoço, que pode ser reduzido em até 50% na lateralização com hiperextensão cervical.[63] Apesar de ser um fenômeno fisiológico, mediante variações anatômicas ou presença de alguma obstrução parcial das artérias, a rotação cefálica pode desencadear ou potencializar sintomas de hipofluxo.[65]

Portanto, patologias que cursem com estreitamento vascular, em qualquer ponto desse sistema, podem ocasionar sintomas. Os mecanismos obstrutivos mais prevalentes são a formação de placas de ateroma, migração de êmbolos, falhas da parede arterial (como ocorre na dissecção) e compressões extrínsecas por vértebras ou corpos estranhos.[66] Por esse motivo, patologias que aumentem o risco cardiovascular, como hipertensão arterial, diabetes, dislipidemias, arritmias (principalmente, fibrilação atrial) e doenças coronarianas, devem ser sempre consideradas na suspeição diagnóstica da TVV.[58,66]

A literatura inclusive menciona a teoria da vasoconstricção da artéria vertebral devido à estimulação do plexo simpático cervical posterior, descrita por Barré-Lieou, em 1928.[6] Nessa condição, um agente externo, como um osteófito vertebral, poderia causar essa estimulação anômala e o reflexo simpático gerado seria o responsável pela vasoconstricção e hipofluxo.[62]

Considerando os princípios físicos expostos, qualquer etiologia que altere a dinâmica do fluxo vertebrobasilar, como arritmias, disautonomias (hipotensão), anemias, coagulopatias e outras condições que afetem a viscosidade sanguínea, também podem ocasionar tontura. Por isso, essas patologias se enquadram entre os principais diagnósticos diferenciais das doenças esteno-oclusivas.

Apresentação clínica

De forma geral, as TVVs se apresentam como uma síndrome vestibular episódica aguda, têm duração variada e podem ter caráter vertiginoso ou não. A tontura, o desequilíbrio ou a vertigem podem ser um sintoma isolado ou associado a outros sintomas neurológicos, como síncope, disfagia, disartria, ataxias, instabilidade de tronco, manifestações visuais (principalmente, diplopia e cegueira transitória – visão totalmente escura), quedas relacionadas com perda de tônus de membros inferiores sem perda de consciência (*drop attack*), descoordenação e fraqueza muscular de braços e pernas, confusão mental, cefaleia (principalmente quando inédita), perda auditiva, parestesias na face e membros superiores e zumbido.[67-69] Muitas vezes, a tontura ou vertigem podem ser um sintoma isolado de isquemia do território vertebrobasilar.[70-73]

A Sociedade Bárány de Otoneurologia define como TVV os quadros de AVEs isquêmicos ou hemorrágicos da circulação posterior, AITs vertebrobasilares, isquemias ou hemorragias labirínticas isoladas e as síndromes de compressão das artérias vertebrais.[58] Todas essas etiologias podem cursar com os sintomas citados, variando de acordo com local, grau e tempo de acometimento.

Diagnóstico

O diagnóstico sindrômico da TVV é clínico. A sua caracterização etiológica (AVE, AIT e/ou isquemia ou hemorragia isolada da orelha interna) depende de achados dos exames de imagem. O topodiagnóstico funcional pode ser realizado por meio dos testes *bedsides* (HINTS, sacadas, rastreio, pares cranianos, marcha, testes de força e sensibilidade, testes posicionais, testes de equilíbrio estático e dinâmico etc.) e auxiliado por exames funcionais do equilíbrio, como a nistagmografia, avaliação audiológica, potenciais evocados miogênicos vestibulares, vertical visual subjetiva, *video head impulse test*, entre outros.[74]

O tema é muito extenso e transpassa em vários aspectos a área de atuação do otorrinolaringologista. O segmento conjunto com o neurologista e cardiologista é urgente e fundamental. Mesmo assim, deve-se considerar que muitos dos pacientes portadores de TVV, por apresentarem episódios repetitivos de tontura, muitas vezes de tonturas isoladas e com imagens sem lesões (p. ex., AITs de repetição), procuram ajuda em consultórios e ambulatórios.

Por isso, mediante à suspeita de TVV, além da anamnese e exame clínico cuidadoso, o primeiro passo é responder à pergunta "qual o evento isquêmico envolvido?". A ressonância magnética (RM) de crânio, principalmente com técnica de difusão (RM-DWI – *diffusion-weighted*), é o melhor método diagnóstico para avaliar lesões isquêmicas na fossa posterior. Porém, quando na fase aguda, é necessário considerar que a RM-DWI pode apresentar resultado falso-negativo entre 12 e 50% dos casos.[58,75] Nas primeiras 48 horas de crise, o protocolo HINTS é de grande valia porque sua sensibilidade e especificidade são de 100 e 96%, respectivamente,[76] e por isso deve ser utilizado conjuntamente com a RM-DWI.

Porém, se o doente estiver fora da crise e tiver sofrido um pequeno AVE que não deixou sequelas, muitos dos *bedsides* podem se apresentar normais, mas a RM-DWI denunciará a área de isquemia tecidual. Caso os sintomas estejam ausentes e o evento tenha ocorrido há mais de 48 horas, a ausência de sinais isquêmicos na RM nos coloca diante de um possível AIT.[77]

A isquemia labiríntica isolada é um evento raro causado por obstrução de fluxo da artéria labiríntica (também chamada artéria auditiva interna), que se manifesta como uma síndrome vestibular periférica associada a perda auditiva, sendo quase impossível de ser documentada a não ser por estudo patológico. Os principais diagnósticos diferenciais são as vestibulopatias unilaterais agudas (neurite vestibular) e isquemias do território da AICA.[58,59] A presença de um hipersinal na RM (T1 ou FLAIR) pode indicar hemorragia labiríntica, fenômeno ainda mais raro que o isquêmico.[78]

Ressalta-se ainda que a tomografia computadorizada (TC) de crânio tem uso limitado na investigação de lesões isquêmicas da fossa posterior, e está restrita à investigação de hemorragias e outras patologias.[58] Caso não se disponha de RM para uso de urgência, a TC pode ser útil ao comprovar a ausência de um evento hemorrágico, permitindo o início de terapia, se for o caso.[74]

Para se investigar um possível ponto de obstrução, a arteriografia é o padrão-ouro,[58,62] mas há outros métodos mais recentes e menos invasivos que têm ocupando espaço cada vez maior nessa investigação, como a angioressonância magnética (angio RM), angiotomografia (angio TC) e o Doppler transcraniano (DTC).[68]

Tanto a angio TC como a angio RM, quando solicitadas, precisam abranger o segmento cervical e craniano, para avaliar a artéria basilar e os quatro segmentos das artérias vertebrais. O principal critério na avaliação do fluxo vertebrobasilar seria a presença de um estreitamento maior ou igual a 50% (Figura 104.2 A).[58] Apesar de ser considerada normal a assimetria entre as vertebrais, com predominância de uma delas, alguns autores consideram que essa diferença de diâmetros não poderia exceder a proporção de 1:1,7. O diâmetro de uma das vertebrais também não poderia ser menor que 2 mm (Figura 104.2 B e C).[79]

O DTC é um teste dinâmico que permite a manipulação do doente, posicionando-o da forma específica em que refere os sintomas, no caso de uma síndrome compressiva.[58] Deve ser realizado em conjunto com o Doppler cervical das vertebrais. Em pacientes portadores de AIT da circulação posterior e sem estenoses apreciáveis, o DTC pode, ainda, demonstrar aumento da resistência na microcirculação por medidas indiretas, como o índice de pulsatilidade (IP) da artéria basilar.[68]

Considerações

O diagnóstico de TVV deve ser sempre considerado nos casos de tontura episódica no idoso e no paciente com outros riscos

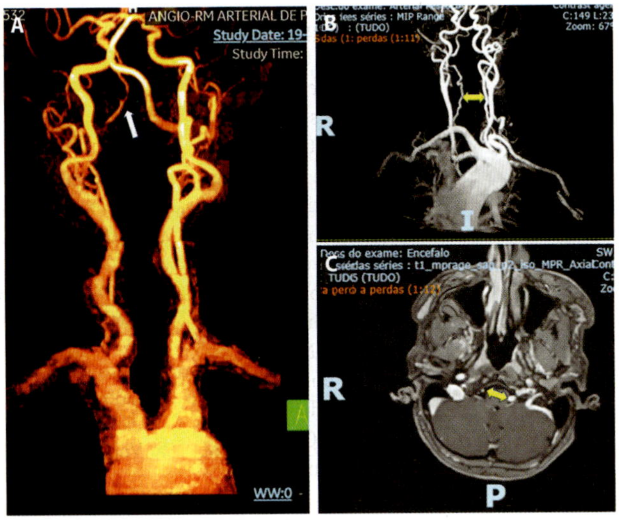

Figura 104.2 Angioressonância magnética cervical e craniana para avaliação do fluxo vertebrobasilar. **A.** Obstrução maior que 50% em V4 direita (seta branca); **B** e **C.** Assimetria maior que 1:1,7 entre as artérias vertebrais (setas amarelas).

cardiovasculares. O entendimento dos aspectos anatômicos e fisiopatológicos dessa entidade nos ajuda a compreender suas amplas possibilidades de manifestações clínicas.

Como na TCP, é também um paciente multidisciplinar. O segmento conjunto com cardiologista e neurologista é prioritário, e o otorrinolaringologista atento ao diagnóstico e às demandas urgentes da doença pode salvar vidas ao antecipar exames necessários e, por vezes, até iniciar o tratamento profilático.

REFERÊNCIAS BIBLIOGRÁFICAS

1. Ryan GM, Cope S. Cervical vertigo. Lancet [Internet]. Dec 1955 31 [Acesso em: 2024 Jul];269(6905):1355-8.
2. Seemungal BM, Agrawal Y, Bisdorff A, Bronstein A, Cullen KE, Goadsby PJ et al. The Bárány Society position on 'cervical dizziness'. J Vestib Res [Internet]. 2022 [Acesso em: 2024 JUl];32(6):487-99.
3. Fischer AJ, Verhagen WI, Huygen PL. Whiplash injury. A clinical review with emphasis on neuro-otological aspects. Clin Otolaryngol Allied Sci [Internet]. 1997 Jun [Acesso em: 2024 Jul];22(3):192-201.
4. Bracher ES, Almeida CI, Almeida RR, Duprat AC, Bracher CB. A combined approach for the treatment of cervical vertigo. J Manipulative Physiol Ther [Internet]. 2000 Feb [Acesso em: 2024 Jul];23(2):96-100.
5. Brandt T. Cervical vertigo-reality or fiction? Audiol Neurootol [Internet]. 1996 Jul-Aug [Acesso em: 2024 Jul];1(4):187-96.
6. Lieou Y-C. Syndrome sympathique cervical postérieur et arthrite chronique de la colonne vertébrale cervicale: (étude clinique et radiologique). Université de Strasbourg-Médecine; 1928. 194 p.
7. Gray LP. Extra labyrinthine vertigo due to cervical muscle lesions. J Laryngol Otol [Internet]. 1956 Jun [Acesso em: 2024 Jul];70(6):352-61.
8. Wrisley DM, Sparto PJ, Whitney SL, Furman JM. Cervicogenic dizziness: a review of diagnosis and treatment. [Internet]. 2000 Dec [Acesso em: 2024 Jul];30(12):755-66.
9. Wapner S, Werner H, Chandler KA. Experiments on sensory-tonic field theory of perception: I. Effect of extraneous stimulation on the visual perception of verticality. J Exp Psychol [Internet]. 1951 Nov [Acesso em: 2024 Jul];42(5):341-4.
10. Brown JJ. Cervical contributions to balance: Cervical vertigo. In: Berthoz A, Vidal PP, Graf W, editors. The Head Neck Sensory Motor System. New York: Oxford University Press; 1992. p. 644-47. Disponível em: https://doi.org/10.1093/acprof:oso/9780195068207.003.0107. Acesso em: 2024 Jul.
11. Baloh RW, Honrubia V. Clinical neurophysiology of the vestibular system. Contemp Neurol Ser [Internet]. 1979 [Acesso em: 2024 Jul];18:1-21.
12. Hall JE. Guyton and Hall textbook of medical physiology. Philadelphia: Saunders Elsevier; 2020. 1112 p.
13. Peng B, Yang L, Li Y, Liu T, Liu Y. Cervical proprioception impairment in neck pain-pathophysiology - Pathophysiology, Clinical Evaluation, and Management: A Narrative Review. Pain Ther [Internet]. 2021 Jun [Acesso em: 2024 Jul];10(1):143-64.
14. Herdman SJ, Clendaniel R. Vestibular rehabilitation. Philadelphia: F. A. Davis Company; 2014. 617 p.
15. Neuhauser HK. The epidemiology of dizziness and vertigo. Handb Clin Neurol [Internet]. 2016 [Acesso em: 2024 Jul];137:67-82.
16. Corrales CE, Bhattacharyya N. Dizziness and death: An imbalance in mortality. Laryngoscope [Internet]. Sep 2016 [Acesso em: 2024 Jul];126(9):2134-6.
17. Breivik H, Collett B, Ventafridda V, Cohen R, Gallacher D. Survey of chronic pain in Europe: Prevalence, impact on daily life, and treatment. Eur J Pain [Internet]. May 2006 [Acesso em: 2024 Jul];10(4):287-333.
18. Chaves TC, Nagamine HM, Hannai MT, Bevilaqua-Grossi D, Oliveira AS de. Confiabilidade da fleximetria e goniometria na avaliação da amplitude de movimento cervical em crianças. Braz. J. Phys Ther [Internet]. 2008 Ago [Acesso em: 2024 Jul];12(4).
19. Trinh K, Graham N, Irnich D, Cameron ID, Forget M. Acupuncture for neck disorders. Cochrane Database Syst Rev [Internet]. May 2016; [Acesso em: 2024 Jul];4:(5):CD004870.
20. Ardiç FN, Topuz B, Kara CO. Impact of multiple etiology on dizziness handicap. Otol Neurotol [Internet]. Aug 2006 [Acesso em: 2024 Jul];27(5):676-80.
21. Oostendorp RB, Elvers H, VanEupen AM, Van Erp JM. Dizziness following whiplash injury: A neuro-otological study in manual therapy practice and therapeutic implication. J Man Manip Ther [Internet]. 1999 Jul [Acesso em: 2024 Jul];7:123-30.
22. Barnes PM, Bloom B, Nahin RL. Complementary and alternative medicine use among adults and children: United States, 2007. Natl Health Stat Report [Internet]. Dec 2008 [Acesso em: 2024 Jul];(12):1-23.
23. Wade JB, Price DD, Hamer RM, Schwartz SM, Hart RP. An emotional component analysis of chronic pain. Pain [Internet]. 1990 Mar [Acesso em: 2024 Jul];40(3):303-10.
24. Reiley AS, Vickory FM, Funderburg SE, Cesario RA, Clendaniel RA. How to diagnose cervicogenic dizziness. Arch Physiother [Internet]. 2017 Sep 12 [Acesso em: 2024 Jul];7:12.
25. Bittar R, Alves NG, Bertoldo C, Brugnera C, Oiticica J. Efficacy of Carbon Microcoils in Relieving Cervicogenic Dizziness. Int Arch Otorhinolaryngol [Internet]. 2017 Jan [Acesso em: 2024 Jul];21(1):4-7.
26. Bittar RM, Nedison G, Garcia CB. Clinical evaluation of neck in patients with proprioceptive cervicogenic dizziness. Int Tinnitus J [Internet]. 2022 Mar 3 [Acesso em: 2024 Jul];25(2):143-8.
27. Choi MS, Shin S-O, Yeon JY, Choi YS, Kim J, Park SK. Clinical characteristics of labyrinthine concussion. Korean J Audiol [Internet]. Apr 2013 [Acesso em: 2024 Jul];17(1):13-7.
28. Jong P de, Jong J de, Cohen B, Jongkees L. Ataxia and nystagmus induced by injection of local anesthetics in the neck. Ann Neurol [Internet]. 1977 Mar [Acesso em: 2024 Jul];1(3):240-6.
29. Brandt T, Huppert D. A new type of cervical vertigo: Head motion-induced spells in acute neck pain. Neurology [Internet]. 2016 Mar 8 [Acesso em: 2024 Jul];86(10):974-5.
30. Olszewski J, Majak J, Pietkiewicz P, Repetowski M. [Analysis of select diagnostic examination results and their connection with cervical vertigo diagnosis]. Pol Merkur Lekarski [Internet]. 2005 Sep [Acesso em: 2024 Jul];19(111):393-5.
31. Malmström EM, Karlberg M, Melander A, Magnusson M, Moritz U. Cervicogenic dizziness - musculoskeletal findings before and after treatment and long-term outcome. Disabil Rehabil [Internet]. 2007 Aug 15 [Acesso em: 2024 Jul];29(15):1193-205.
32. Chu ECP, Chin WL, Bhaumik A. Cervicogenic dizziness. Oxf Med Case Reports [Internet]. 2019 Dec 9 [Acesso em: 2024 Jul];2019(11):476-8.

33. Furman JM, Whitney SL. Central causes of dizziness. Phys Ther [Internet]. Feb 2000 [Acesso em: 2024 Jul];80(2):179-87.
34. Stiell IG, Clement CM, Grimshaw J, Brison RJ, Rowe BH, Schull MJ et al. Implementation of the canadian C-spine Rule: Prospective 12 centre cluster randomised trial. BMJ [Internet]. 2009 Oct 29 [Acesso em: 2024 Jul]:339:b4146.
35. Fakhran S, Alhilali L, Branstetter BF. Yield of CT angiography and contrast-enhanced MR imaging in patients with dizziness. AJNR Am J Neuroradiol [Internet]. 2013 May [Acesso em: 2024 Jul];34(5):1077-81.
36. Saragiotto BT, Michaleff ZA. The Canadian C-Spine Rule. J Physiother [Internet]. 2016 Jul [Acesso em: 2024 Jul];62(3):170.
37. Miller P, Kendrick D, Bentley E, Fielding K. Cost-effectiveness of lumbar spine radiography in primary care patients with low back pain. Spine (Phila Pa 1976) [Internet]. 2002 Oct 15 [Acesso em: 2024 Jul];27(20):2291-7.
38. González AB de, Darby S. Risk of cancer from diagnostic X-rays: Estimates for the UK and 14 other countries. Lancet [Internet]. 2004 Jan 31 [Acesso em: 2024 Jul];363(9406):345-51.
39. Brown BM, Schwartz RH, Frank E, Blank NK. Preoperative evaluation of cervical radiculopathy and myelopathy by surface-coil MR imaging. AJR Am J Roentgenol [Internet]. 1988 Dec [Acesso em: 2024 Jul];151(6):1205-12.
40. Carette S, Fehlings MG. Clinical practice. Cervical radiculopathy. N Engl J Med [Internet]. 2005 Jul 28 [Acesso em: 2024 Jul];353(4):392-9.
41. Yang L, Yang C, Pang X, Li D, Yang H, Zhang X et al. Mechanoreceptors in diseased cervical intervertebral disc and vertigo. Spine (Phila Pa 1976) [Internet]. 2017 Apr 15 [Acesso em: 2024 Jul];42(8):540-6.
42. Gulyaeva NV. Molecular mechanisms of neuroplasticity: An expanding universe. Biochemistry (Mosc) [Internet]. 2017 Mar [Acesso em: 2024 Jul];82(3):237-42.
43. Bronstein AM, Hood JD. The cervico-ocular reflex in normal subjects and patients with absent vestibular function. Brain Res [Internet]. 1986 May 14 [Acesso em: 2024 Jul];373(1-2):399-408.
44. Furman JM, Mendoza JC. Visual-vestibular interaction during off-vertical axis rotation. J Vestib Res [Internet]. 1996 Mar-Apr [Acesso em: 2024 Jul];6(2):93-103.
45. L'Heureux-Lebeau B, Godbout A, Berbiche D, Saliba I. Evaluation of paraclinical tests in the diagnosis of cervicogenic dizziness. Otol Neurotol [Internet]. 2014 Dec [Acesso em: 2024 Jul];35(10):1858-65.
46. Greters ME, Bittar RM, Bottino MA, Greters PM. Evaluation of the physiotherapic treatment on cervical vertigo (preliminary study). Int Arc Otorhinolaryngol [Internet]. 2007 Oct-Dec [Acesso em: 2024 Jul];11(4):406-10.
47. Reid SA, Rivett DA, Katekar MG, Callister R. Efficacy of manual therapy treatments for people with cervicogenic dizziness and pain: Protocol of a randomised controlled trial. BMC Musculoskelet Disord [Internet]. 2012 Oct 18 [Acesso em: 2024 Jul]:13:201.
48. Escaloni J, Butts R, Dunning J. The use of dry needling as a diagnostic tool and clinical treatment for cervicogenic dizziness: A narrative review & case series. J Bodyw Mov Ther [Internet]. 2018 Oct [Acesso em: 2024 Jul];22(4):947-55.
49. Kristjansson E, Treleaven J. Sensorimotor function and dizziness in neck pain: implications for assessment and management. J Orthop Sports Phys Ther [Internet]. 2009 May [Acesso em: 2024 Jul];39(5):364-77.
50. Reid SA, Callister R, Snodgrass SJ, Katekar MG, Rivett DA. Manual therapy for cervicogenic dizziness: Long-term outcomes of a randomised trial. Man Ther [Internet]. 2015 Feb [Acesso em: 2024 Jul];20(1):148-56.
51. Garcia CB, Alves NP, Bittar RM. A new treatment for cervical dizziness.Braz J Otorhinolaryngol [Internet]. 2023 Nov-Dec [Acesso em: 2024 Jul];89(6):101321.
52. Hain TC. Treatment of cervical vertigo. Dizz Bal [Internet]. 2023 Jan 16. Disponível em: https://dizziness-and-balance.com/disorders/central/cervical/cervical_treat.html. Acesso em: 2023 Dec 2.
53. Tatu L, Moulin T, Bogousslavsky J, Duvernoy H. Arterial territories of human brain: Brainstem and cerebellum. Neurology [Internet]. 1996 Nov [Acesso em: 2024 Jul];47(5):1125-35.
54. Piccinin MA, Munakomi S. Neuroanatomy, vertebrobasilar system. [Updated 2023 Jul 24]. In: StatPearls [Internet]. Treasure Island (FL): StatPearls Publishing; 2024 Jan-. Disponível em: https://www.ncbi.nlm.nih.gov/books/NBK540995/. Acesso em: 2024 Jul.
55. Lima AC Neto. Sensibilidade e especificidade dos nistagmos de privação vertebrobasilar, angioressonância magnética e Dopple transcraniano no diagnóstico da insuficiência vertebrobasilar relacionada à tontura [dissertation on the Internet]. São Paulo: Faculdade de Medicina, Universidade de São Paulo; 2017 [Acesso em: 2024 Jul]. Disponível em: teses.usp.br.
56. Inui H, Yoneyama K, Kitaoku Y, Nakane M, Ohue S, Yamanaka T et al. Four cases of vertebrobasilar insufficiency. Acta Otolaryngol Suppl [Internet]. 1998 [Acesso em: 2024 Jul]:533:46-50.
57. Moreira ES. Vascularização arterial do sistema nervoso (encéfalo e medula espinhal), retorno venoso.Barreiras hemato-encefálicas, sistema ventricular, plexo coróide e menínges. Coleção Monografias Neuroanatômicas Morfo-Funcionais. Vol 25. Volta Redonda: UniFOA; 2017. p. 92.
58. Kim J-S, Newman-Toker DE, Kerber KA, Jahn K, Bertholon P, Waterson J et al. Vascular vertigo and dizziness: Diagnostic criteria. J Vestib Res [Internet]. 2022 [Acesso em: 2024 Jul];32(3):205-222.9
59. Kim JS, Lopez I, DiPatre PL, Liu F, Ishiyama A, Baloh RW. Internal auditory artery infarction: clinicopathologic correlation. Neurology [Internet]. 1999 Jan 1 [Acesso em: 2024 Jul];52(1):40-4.
60. Han TC, Ramaswamy TS, Hillman MA. Anatomia e fisiologia do sistema vestibular. In: Herdman SJ. Reabilitação Vestibular. Giannini ML, tradutor. São Paulo: Editora Manole; 2002. p. 3-19.
61. Yu T, Zhang H, Yan Y-M, Liu Y-N, Huang X-F, Qiao S et al. Correlation of idiopathic benign paroxysmal positional vertigo with cerebral small vessel disease. Am J Emerg Med [Internet]. Dec 2023 [Acesso em: 2024 Jul];74:140-5.
62. Bottino MA, Molanar YL, Bittar RM, Venosa AR, Morais FV de, Angélico FV Junior et al. Nistagmo de privação vértebro-basilar e doppler no diagnóstico de insuficiência vértebro-basilar. Rev Bras Otorrinolaringol [Internet]. 1991 [Acesso em: 2024 Jul]. Disponível em: teses.usp.br.
63. Coll J. Nystagmographie et pathologie cervicale. Rev Otoneuroophtalmol [Internet]. 1982 [Acesso em: 2024 Jul];(5):417–445.
64. Basseres F. Insuffisance circulatoire vertebro-basilaire - A propor de 85 cas confirmés. Oto-Neuro-Opht [Internet]. 1976 [Acesso em: 2024 Jul];48:321-34.6.
65. González A, Marco J. Nuestra experiencia en la exploración y estudio del nistagmus de origen cervical [Our experience with the exploration and study of cervical nystagmus]. An Otorrinolaringol Ibero Am [Internet]. 1976 [Acesso em: 2024 Jul];3(4):372-86. Spanish..
66. Lima Neto AC, Bittar R, Gattas GS, Bor-Seng-Shu E, Oliveira ML, Monsanto RC et al. Pathophysiology and diagnosis of vertebrobasilar insufficiency: A review of the literature. Int Arch Otorhinolaryngol [Internet]. Jul 2017 [Acesso em: 2024 Jul];21(3):302-7.
67. Grad A, Baloh RW. Vertigo of vascular origin. Clinical and electronystagmographic features in 84 cases. Arch Neurol [Internet]. Mar 1989 [Acesso em: 2024 Jul];46(3):281-4.
68. Neto AL, Bor-Seng-Shu E, Oliveira ML, Macedo-Soares A, Topciu FR, Bittar RM. Magnetic resonance angiography and transcranial Doppler ultrasound findings in patients with a clinical diagnosis of vertebrobasilar insufficiency. Clinics (São Paulo) [Internet]. 2020 Jan 20 [Acesso em: 2024 Jul];75:e1212.
69. Filippopulos FM, Strobl R, Belanovic B, Dunker K, Grill E, Brandt T et al. Validation of a comprehensive diagnostic algorithm for patients with acute vertigo and dizziness. Eur J Neurol [Internet]. 2022 Oct [Acesso em: 2024 Jul];29(10):3092-3101.
70. Lee H, Sohn SI, Cho YW, Lee S-R, Ahn B-H, Park B-R et al. Cerebellar infarction presenting isolated vertigo: Frequency and vascular topographical patterns. Neurology [Internet]. 2006 Oct 10 [Acesso em: 2024 Jul];67(7):1178-83.
71. Choi J-H, Park M-G, Choi SY, Park K-P, Baik S-K, Kim J-S et al. Acute transient vestibular syndrome: Prevalence of stroke and

efficacy of bedside evaluation. Stroke [Internet]. 2017 Mar [Acesso em: 2024 Jul];48(3):556-62.

72. Gomez CR, Cruz-Flores S, Malkoff MD, Sauer CM, Burch CM. Isolated vertigo as a manifestation of vertebrobasilar ischemia. Neurology [Internet]. 1996 Jul [Acesso em: 2024 Jul];47(1):94-7.
73. Kim SK, Kim YB, Park I-S, Hong SJ, Kim H, Hong SM. Clinical analysis of dizzy patients with high levels of depression and anxiety. J Audiol Otol [Internet]. 2016 Dec [Acesso em: 2024 Jul];20(3):174-8.
74. Lima Neto A, Bittar R. Tontura e vertigem vascular: bases, classificação e condutas. São Paulo: Aborl-CCF; 2023. 12 p. Disponível em: aborlccf.org.br. Acesso em: 2024 Jul.
75. Tehrani AS, Kattah JC, Mantokoudis G, Pula JH, Nair D, Blitz A et al. Small strokes causing severe vertigo: Frequency of false-negative MRIs and nonlacunar mechanisms. Neurology [Internet]. 2014 Jul 8 [Acesso em: 2024 Jul];83(2):169-73.
76. Kattah JC, Talkad AV, Wang DZ, Hsieh YH, Newman-Toker DE. HINTS to diagnose stroke in the acute vestibular syndrome: Three-step bedside oculomotor examination more sensitive than early MRI diffusion-weighted imaging. Stroke [Internet]. 2009 Nov [Acesso em: 2024 Jul];40(11):3504-10.
77. Easton JD, Saver JL, Albers GW, Alberts MJ, Chaturvedi S, Feldman E et al. Definition and evaluation of transient ischemic attack: a scientific statement for healthcare professionals from the American Heart Association/American Stroke Association Stroke Council; Council on Cardiovascular Surgery and Anesthesia; Council on Cardiovascular Radiology and Intervention; Council on Cardiovascular Nursing; and the Interdisciplinary Council on Peripheral Vascular Disease. The American Academy of Neurology affirms the value of this statement as an educational tool for neurologists. Stroke [Internet]. 2009 Jun [Acesso em: 2024 Jul];40(6):2276-93.
78. Kim HA, Yi HA, Lee H. Failure of fixation suppression of spontaneous nNystagmus in cerebellar infarction: Frequency, pattern, and a possible structure. Cerebellum [Internet]. Apr 2016 [Acesso em: 2024 Jul];15(2):182-9.
79. Katsanos AH, Giannopoulos S. Increased risk for posterior circulation ischaemia in patients with vertebral artery hypoplasia: A systematic review and meta-analysis. Eur Stroke J [Internet]. 2017 Jun [Acesso em: 2024 Jul];2(2):171-7.

CAPÍTULO **105**

Outras Causas de Síndrome Vestibular Episódica

Guilherme A. Mangabeira Albernaz • Nathália Prudencio • Rafael Albertino

INTRODUÇÃO

As tonturas episódicas possuem um importante papel nas disfunções vestibulares e certamente estão dentro das principais queixas relatadas no consultório do otorrinolaringologista.

Os temas abordados neste capítulo, em sua maioria, já apresentam critérios diagnósticos bem estabelecidos pela Bárány Society, portanto, deverão sempre ser levados em conta no diagnóstico diferencial do paciente com síndrome vestibular episódica.

Assim como as grandes síndromes vestibulares episódicas já abordadas em capítulos anteriores, as doenças discutidas neste capítulo também apresentam um diagnóstico baseado, principalmente, em pilares clínicos, por isso deve-se sempre ouvir a queixa do paciente de forma atenta e respeitosa, praticando uma anamnese e um exame físico de qualidade, todos imprescindíveis para direcionar a investigação e o tratamento correto.

PAROXISMIA VESTIBULAR

A paroxismia vestibular é uma doença incomum, mas sem dúvida alguma incapacitante para os seus portadores. É considerada uma das várias síndromes de compressão neurovascular, em que alguma estrutura vascular está em contato direto com um nervo craniano, causando sintomas relacionados. Ou seja, neste caso, uma estrutura vascular está em contato com o VIII nervo craniano (nervo vestibulococlear).

Em 1975, Jannetta fez a primeira definição da compressão neurovascular do VIII nervo craniano.[1] O mesmo autor, em 1984, a descreveu como vertigem postural incapacitante;[2] porém, o termo paroxismia vestibular somente foi introduzido em 1994, por Brandt e Dietrich,[3] baseado em um estudo observacional composto por 11 pacientes. Ainda dentro do contexto histórico, foram feitas várias tentativas para critério diagnóstico, até a última e atual, publicada em 2016 pela Bárány Society, a ser comentada posteriormente.[4]

A paroxismia vestibular é considerada uma doença incomum, o que pode explicar os escassos estudos a respeito, assim como suas baixas amostragens; os poucos trabalhos publicados até o momento estimam uma prevalência de 4% dos pacientes com tontura, e isso em um centro terciário de saúde. Ainda dentro da epidemiologia, é relatado um padrão de dois picos (faixa etária): o primeiro em jovens, tendo como explicação anomalia dos vasos vertebrobasilares, e um segundo pico, entre 40 e 70 anos, relacionado com alterações ateroscleróticas dos vasos e hipertensão arterial.[5] Dentro da fisiopatologia, apesar da óbvia explicação da compressão neurovascular ser a causa dos sintomas apresentados, tal qual seus análogos como neuralgia do trigêmeo, espasmo hemifacial, neuralgia do glossofaríngeo, dentre outros, na paroxismia vestibular, porém, o local onde ocorre o contato não seria tão próximo do tronco cerebral. Isto é explicado pelo fato da zona de transição (ZT), ou zona de Obersteiner-Redlich do nervo vestibulococlear, ou seja, onde a bainha de mielina muda de um padrão central (oligodendrócito), para um padrão periférico (células de Schwann), estar mais distante (cerca de 10 mm) da raiz do nervo, já próximo à entrada do conduto auditivo interno. Além disso, diferente das outras síndromes neurovasculares: o provável local de compressão não está na ZT, e sim na porção mais central (entre 0 e 9 mm do tronco encefálico).[6]

Na maioria das vezes, a estrutura responsável pela compressão é a artéria cerebelar anteroinferior (AICA) (Figura 105.1), menos comum a artéria cerebelar posteroinferior (PICA), ou eventualmente a artéria vertebral, ou mesmo cisto aracnoide de grandes proporções. Os sintomas, por sua vez, provavelmente são desencadeados por uma compressão vascular pulsátil sobre o nervo, levando a descargas efápticas, ou menos comumente por bloqueio de condução. Descargas efápticas, como visto na Figura 105.2, seriam a comunicação entre células neuronais através da condução elétrica pelo espaço extracelular circundante, em oposição à comunicação mediada por sinapses químicas; resumindo, seria a propagação de impulsos ao longo e através de axônios adjacentes.[7]

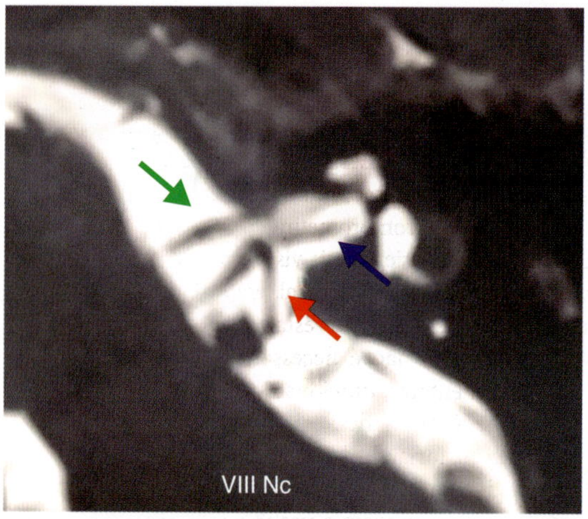

Figura 105.1 Ressonância magnética do crânio em sequência T2 em 3D mostrando em região próxima ao conduto auditivo interno esquerdo o contato entre a artéria cerebelar anteroinferior (seta vermelha) com o nervo vestibular esquerdo (azul). Nota-se formação de uma alça. Nervo facial (seta verde).

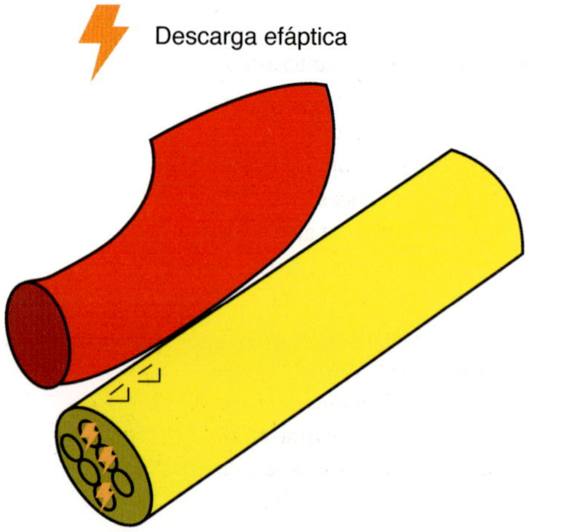

Figura 105.2 Ilustração da compressão de uma artéria (vermelho) com o nervo vestibulococlear (amarelo), mostrando dentro deste o contato entre axônios adjacentes, levando às descargas efápticas.

Por ser considerada uma síndrome vestibular episódica, o quadro clínico clássico é a presença de várias, às vezes dezenas, crises diárias, rápidas e breves de tontura, que podem durar de segundos a poucos minutos. Essa tontura pode ser espontânea *(out of the blue*, ou seja, do nada), ou muitas vezes pode estar associada à mudança de posição cefálica, e também à hiperventilação. Além disso, durante a crise pode ocorrer hipoacusia ou zumbido unilateral. O curso da doença é crônico, ou seja, mais de três meses e muitas vezes por ano.

Em 2016, a Bárány Society, dentro da Classificação Internacional de Distúrbios Vestibulares, criou um novo critério diagnóstico de fácil aplicabilidade, como visto a seguir:

- Paroxismia vestibular definida – todos os tópicos devem estar presentes:
  - No mínimo 10 episódios de tontura espontânea, rotatória ou não
  - Duração inferior a 1 minuto
  - Fenomenologia estereotipada
  - Resposta clínica com uso de carbamazepina/oxcarbazepina
  - Não é melhor explicada por outra causa
- Paroxismia vestibular provável:
  - Pelo menos cinco crises de tontura, rotatória ou não
  - Duração menor de 5 minutos
  - Tontura espontânea, ou provocada por movimentação cefálica
  - Fenomenologia estereotipada
  - Não é melhor explicada por outra causa.

Importante ressaltar (dentro do significado da fenomenologia estereotipada), que algumas crises podem vir associadas a sintomas auditivos unilaterais, como zumbido ou hiperacusia, ou mesmo espasmo hemifacial (indicando comprometimento do nervo facial). Pode também ocorrer, caso o paciente seja visto durante uma crise, um nistagmo espontâneo horizontal, torcional, em direção ao lado afetado.

Nota-se que nesse critério, estabelecido pela Bárány Society, e de forma proposital, não é necessário a realização de quaisquer exames complementares, funcionais ou de imagem, o que tem duas razões em especial: simplificar seu diagnóstico, sendo feito primordialmente pela história clínica, e pela falta de especificidade e de sensibilidade dos exames complementares. Um exemplo é que 50% dos portadores de paroxismia vestibular podem apresentar hipofunção vestibular (fora da crise), assim como alteração auditiva que, quando ocorre, é inespecífica e menos evidente que na Ménière, por exemplo.[8] Dentro da hipofunção, pode também ser observada a presença de nistagmo durante o exame *head shaking test* e o nistagmo de hiperventilação, mas com baixa sensibilidade.

Entretanto, a grande polêmica desta doença é a necessidade ou não do uso da ressonância magnética do crânio como condição obrigatória do diagnóstico; e como visto anteriormente, e seguindo o critério atual, segundo a Bárány Society,[4] não é necessário exame de imagem para a confirmação. E talvez a grande justificativa seja o fato dos estudos atuais mostrarem a presença do contato neurovascular em até 45% de indivíduos saudáveis, assintomáticos, muito longe de ser, portanto, específico, como mostrado por Hüfner et al.[8] Claro que, em portadores da doença, a imagem é positiva em praticamente todos sintomáticos. Resumindo, a ressonância é um exame que pode, e costuma ser pedido em suspeitas de paroxismia vestibular, mas muito mais com o objetivo de excluir outras causas do que para afirmar, visto que a imagem da compressão pode ser vista em grande parcela da população.

O tratamento na paroxismia vestibular tem especial importância pois as opções terapêuticas, e eventual melhora clínica do paciente, são usadas no critério diagnóstico.[4] Sem dúvida alguma, a primeira e talvez a única opção terapêutica seja o uso de fármacos da classe de bloqueadores do canal de sódio, neste caso, a carbamazepina e a oxcarbazepina são os mais usados, tendo outros anticonvulsivantes como ácido valproico e levetiracetam como opções, além da gabapentina. Este capítulo trata apenas dos dois primeiros, que já possuem alguns estudos corroborando sua eficácia;[7,9] ainda assim, cabe ressaltar que são estudos observacionais.

Normalmente, doses baixas de carbamazepina (200 a 800 mg/dia) e de oxcarbazepina (300 a 900 mg/dia) são efetivas no controle dos sintomas da paroxismia, em um curto período, já com duas semanas de uso.[9] Quanto à duração, convém não retirar em um período menor de 6 meses, e se possível, manter por pelo menos 1 ano. Não existe ainda um padrão de uso dessas drogas; entretanto, uma forma racional de uso seria iniciar carbamazepina na dose diária de 200 mg, ou oxcarbazepina 150 mg e aumentar 100 ou 150 mg respectivamente, a cada 2 semanas, até atingir controle razoável das crises (menos da metade do pré-tratamento). Caso não esteja controlada em 30 dias, considerar outra doença.[9]

Não se deve esquecer de monitorar o paciente, solicitando exames laboratoriais como enzimas hepáticas e hemograma periodicamente (a cada 6 meses, pelo menos) e dosagem sérica do sódio, pelo risco de hiponatremia, em especial na oxcarbazepina. O tratamento cirúrgico, apesar de já documentado, fica apenas reservado em casos refratários, e com o real benefício para o paciente muito bem analisado, pelo risco considerável de infarto do tronco encefálico, e pelo vasoespasmo intra ou pós-operatório.

TONTURA ORTOSTÁTICA

A tontura/vertigem ortostática é uma causa comum de tontura de origem não vestibular. A nomenclatura e os critérios diagnósticos foram publicados pela Bárány Society em 2019,[10] portanto, é um tema que merece atenção e deverá ser um dos diagnósticos diferenciais da síndrome vestibular episódica.

A tontura ao se levantar rapidamente é uma queixa para a qual os pacientes comumente buscam orientação médica em diferentes especialidades, e costumam relatar episódios de tontura, sensação de desmaio e, em alguns casos vertigem, que podem durar de segundos a minutos, ao se levantarem rapidamente da posição sentada para ortostática ou deitada para sentada ou em pé.

Radtke et al. mostraram em pesquisa que a prevalência de tontura ortostática em 12 meses foi de 10,9% e a prevalência ao longo da vida foi de 12,5%.[11] A tontura ortostática foi responsável por 42% de todos os participantes com tontura/vertigem e por 55% dos diagnósticos de tontura não vestibular. Além disso, a tontura ortostática levou à síncope em 19%, a quedas em 17% e lesões traumáticas em 5% dos indivíduos afetados.[11]

Ela deve ser diferenciada do que se chama de tontura posicional, em que o paciente relata sintomas com a movimentação cefálica, incluindo o movimento de se deitar ou se abaixar, o que faz pensar principalmente na vertigem posicional paroxística benigna (VPPB).[10]

A tontura ortostática hemodinâmica ocorre, principalmente, no contexto da hipotensão postural ou da síndrome da taquicardia postural.

Hipotensão ortostática

A hipotensão ortostática é definida como uma queda sustentada na pressão sistólica de pelo menos 20 mmHg e diastólica de 10 mmHg dentro de três minutos após mudança de posição ou na inclinação no *tilt* teste.[12]. A hipotensão ortostática pode ocorrer devido a uma falha na atividade simpática que controla o tônus vascular periférico, como ocorre na neuropatia autonômica diabética e não diabética, em doenças degenerativas como o Parkinson ou atrofia de múltiplos sistemas e insuficiência autonômica primária. Porém, existem causas não neurogênicas, como uso de medicamentos para controle pressórico, hipovolemia ou infecção sistêmica.[10]

Algumas situações podem exacerbar a hipotensão ortostática, como o esforço físico excessivo, dias mais quentes, baixa ingesta hídrica, situações que podem causar vasodilatação como banho quente, atividades como subir escadas e alguns pacientes podem relatar uma piora dos sintomas após a refeição.

Apesar da hipotensão postural ser uma das causas mais comuns de tontura ortostática, quando sintomática, ela não é a única causa e por isso essas nomenclaturas devem ser diferenciadas.

Síndrome da taquicardia postural

A síndrome da taquicardia postural é caracterizada por um aumento na frequência cardíaca de, pelo menos, 30 batimentos por minuto ou uma frequência cardíaca de 120 batimentos por minuto ou mais dentro de 10 minutos após ficar em pé ou durante a inclinação no *tilt* teste na ausência de hipotensão ortostática. Para indivíduos de 12 a 19 anos, o aumento mínimo necessário para o diagnóstico é de 40 batimentos por minuto.[10,12]

Sua fisiopatologia é heterogênea, podendo ocorrer por um distúrbio autoimune, aumento anormal da atividade simpática e excesso de catecolaminas, e denervação simpática levando à hipovolemia central e taquicardia reflexa. O início pode ser precipitado por estressores imunológicos típicos, como infecção viral, frequentemente do trato respiratório superior ou gastrintestinal, vacinação, trauma, gravidez, cirurgia ou mesmo um período de intenso estresse psicossocial.[10,12,13]

Tontura/vertigem ortostática hemodinâmica

Os seguintes critérios, definidos pela Bárány Society,[10] deverão ser preenchidos para o diagnóstico de tontura/vertigem ortostática hemodinâmica:

- Cinco ou mais episódios de tontura, instabilidade ou vertigem desencadeados ao se levantar (mudança da postura corporal de deitado para sentado/ortostático ou de sentado para ortostático) ou presentes durante a posição em pé e que desaparecem ao se sentar ou se deitar
- Hipotensão postural, síndrome da taquicardia postural ou síncope documentada na posição ortostática ou durante inclinação no *tilt* teste
- Não é melhor explicado por outra doença ou distúrbio.

A provável tontura/vertigem ortostática hemodinâmica é definida de acordo com os seguintes critérios:[10]

- Cinco ou mais episódios de tontura, instabilidade ou vertigem desencadeados ao se levantar (mudança da postura corporal de deitado para sentado/ortostático ou de sentado para ortostático), ou presentes durante a posição em pé e que desaparecem ao se sentar ou se deitar
- Pelo menos um dos seguintes sintomas acompanhando:
  - Fraqueza generalizada ou cansaço
  - Dificuldade de pensar ou concentrar-se
  - Visão embaçada
  - Taquicardia ou palpitações
- Não é melhor explicado por outra doença ou distúrbio.

A fisiopatologia da tontura ortostática pode ser explicada por uma queda repentina e global na perfusão cerebral após uma queda severa da pressão arterial, porém, o mecanismo da vertigem ortostática ainda é pouco conhecido. Revisão sistemática, que buscou ver com que frequência a tontura de origem cardiovascular era relatada como vertigem, mostrou que aproximadamente 63% das tonturas relatadas eram vertigem.[15] Se a vertigem ocorre principalmente por uma assimetria vestibular, reduções globais na pressão arterial podem levar a assimetrias locais no fluxo sanguíneo para o sistema vestibular (devido a assimetrias esquerda-direita congênitas ou adquiridas no calibre vascular como estenose na artéria vertebral ou basilar), causando vertigem através de um mecanismo do tipo ataque isquêmico transitório.[14]

Em estudo recente foram encontrados vertigem rotatória e nistagmo *downbeat* durante testes ortostáticos em 30% dos pacientes com hipotensão ortostática profunda, o que mostra que a hipoperfusão cerebral pode levar a disfunções vestibulares objetivas.[15]

A escolha do tratamento para tontura/vertigem ortostática dependerá da intensidade e gravidade dos sintomas e da causa subjacente que sempre deverá ser investigada, porém, as orientações dadas ao paciente devem ser o ponto principal e inicial em todos os casos.

É importante que o paciente aumente a ingesta hídrica e em alguns pode-se considerar a suplementação de sódio, orientar o paciente a levantar-se de forma gradual, usar meias compressivas, incluir em sua rotina exercícios de melhora do condicionamento físico e manobras físicas que possam ajudar na hipotensão ortostática, como exercícios isométricos envolvendo braços, pernas e músculos abdominais durante mudanças de posição ou quando se mantiver na posição ortostática por um período prolongado. São recomendadas elevações dos dedos dos pés, contrações das coxas e flexão da cintura. Além disso, é importante verificar a possibilidade de descontinuação de medicações que possam levar aos sintomas.

Em casos mais graves ou sem melhora com as medidas comportamentais, pode-se incluir fármacos como a fludrocortisona, que é um mineralocorticoide sintético, que aumenta a retenção de sódio, porém, seus efeitos colaterais devem ser levados em conta. O uso de simpaticomiméticos, como a midodrina também é uma opção e alguns estudos citam o uso da piridostigmina, um inibidor da colinesterase que melhora a neurotransmissão nos neurônios do sistema nervoso autônomo mediados pela acetilcolina.[13,16]

MAL DE DESEMBARQUE

O mal de desembarque (MD) é um distúrbio neurológico funcional caracterizado pela percepção subjetiva de movimento como um oscilar ou balançar contínuo após exposição à movimentação passiva, que tem como característica ser um estímulo oscilatório ou periódico. Os gatilhos mais comuns incluem viagens marítimas, como em embarcações, mas também pode ocorrer após viagem em outros veículos de transporte.

Os sintomas do MD podem durar de dias a semanas e causar um impacto funcional e emocional importante no paciente e, neste quadro, os sintomas reduzem acentuadamente durante uma nova exposição ao movimento passivo, como dirigir um carro. Ocorre principalmente em mulheres, e a idade de início atinge um pico entre 40 e 49 anos, e pode ter influência hormonal importante, como no período da perimenopausa.[17,18]

A fisiopatologia do MD ainda não está clara, mas algumas teorias têm sido levantadas para explicar os sintomas relacionados com o quadro, como alteração no sistema de armazenamento de velocidade em nódulo cerebelar causando mal adaptação no reflexo vestíbulo-ocular,[18,19] hipermetabolismo cerebral em área do sistema límbico como a amígdala, e alterações na substância cinzenta relacionada com o processamento visual-vestibular.[18] O diagnóstico se baseia somente na história clínica do paciente, e os exames audiométricos e vestibulares costumam ser normais ou apresentar alterações inespecíficas. Os seguintes critérios estabelecidos pela Bárány Society devem ser preenchidos:[17]

- Presença de vertigem não rotatória com sensação oscilatória ou de balanço presente continuamente ou na maior parte do dia
- O início dos sintomas ocorre dentro de 48 horas após ter cessado a exposição
- Os sintomas reduzem temporariamente com a exposição à movimentação passiva
- Sintomas persistem por mais de 48 horas
- Sintomas não são melhor explicados por outra doença ou distúrbio.

A percepção de balanço pelo paciente pode ser para frente e para trás, para cima e para baixo, ou um balançar de um lado para o outro, sendo que essa sensação pode não ser tão clara para o paciente. Sintomas semelhantes de curta duração, inferior a 48 horas, são extremamente comuns, mesmo entre indivíduos jovens saudáveis.

Outros sintomas que podem fazer parte da síndrome são a piora da tontura com a movimentação cefálica ou com estímulos visuais, lentidão cognitiva como fadiga, fotofobia, fonofobia e ansiedade.

Alguns diagnósticos diferenciais devem ser considerados nesses pacientes como a migrânea vestibular, que compartilha algumas semelhanças com o MD, pois ocorre principalmente em mulheres, é influenciada por fatores hormonais como o período pré-menstrual e perimenopausa, e envolvem sintomas vestibulares que começam mais tardiamente na vida. Além disso, a tontura postural perceptual persistente (TPPP) também deve ser considerada nesses pacientes, porém na TPPP os pacientes costumam relatar uma piora da tontura diante da movimentação passiva, como dentro de veículos, ao contrário dos pacientes com MD que relatam uma redução acentuada da tontura nessas situações.

Como a fisiopatologia do quadro ainda não é clara, o tratamento ainda é um desafio e dependerá da persistência dos sintomas e do impacto na qualidade de vida do paciente. Medidas farmacológicas iniciais como uso de benzodiazepínicos e inibidores da recaptação de serotonina podem trazer um alívio nos sintomas, apesar de não haver estudos controlados suficientes que mostrem benefícios claros com o uso desse tipo de medicação. A reabilitação vestibular com exposição a estímulos optocinéticos para correção da má adaptação do reflexo vestíbulo-ocular e medidas de controle de estresse são relatados como benéficos nesses casos.[18,19] Além disso, a neuromodulação também tem sido utilizada na tentativa de amenizar os sintomas no MD.[18] Porém, estudos que abordam tratamento apresentam ainda diversas limitações como o baixo número de indivíduos e a ausência de grupo controle para estabelecer um protocolo de tratamento nesses casos.

TONTURA DE ORIGEM METABÓLICA

Nossa sociedade vive uma vida corrida, com excesso de informações e busca de imediatismos, consequentemente trazendo indivíduos poliqueixosos, polimedicados, sedentários, ansiosos, com sobrepeso ou com importantes distúrbios alimentares. Isso conduz ao atendimento não apenas voltado à função vestibular, mas também a uma avaliação global dos pacientes, muitas vezes necessitando de suporte de outras especialidades.

Discussões sobre nosso metabolismo ficam cada dia mais em evidência, a partir do momento em que o estilo de vida e a baixa qualidade dos alimentos influenciam a fisiologia do labirinto, sendo a tontura metabólica responsável por até 17% dos quadros de tontura.[20] O distúrbio metabólico pode ser o causador da tontura ou um potencializador de uma comorbidade.

Por apresentar vascularização periférica, nossa orelha interna fica muito exposta às disfunções metabólicas, principalmente por não haver reserva energética. Assim, a bomba de sódio e potássio que mantém a concentração iônica de endolinfa e perilinfa pode funcionar de forma incorreta e acarretar um desequilíbrio de gradiente.

As alterações da glicemia e insulina podem alterar significativamente o processo da homeostase da orelha interna por atuarem na bomba de sódio e potássio. É uma disfunção bem frequente, inclusive pelos distúrbios alimentares por excesso ou restrição por conta própria (para emagrecimento), principalmente pós-pandemia de covid-19.

No diabetes, quando não controlado, há que se atentar para maior chance de quedas decorrentes de complicações, como a neuropatia diabética, comprometendo a propriocepção, e a retinopatia diabética, acometendo a visão. Em alguns casos também pode ocorrer a paralisação da musculatura extrínseca ocular, causando diplopia.[21]

A hiperglicemia pode atuar sobre a micro vascularização labiríntica, podendo estar associada algumas vezes à plenitude auricular e tontura. Com índices glicêmicos abaixo de 70 mg/dℓ, a hipoglicemia comumente se apresenta em pacientes com tontura associada à sudorese e/ou próxima às grandes refeições, ou após longos períodos de jejum. E pode ocorrer concomitante à cefaleia, tremores, calafrios, taquicardia e náuseas.

Atualmente, a hipoglicemia é classificada em três níveis:

- Nível 1: glicemia entre 69 e 54mg/dℓ
- Nível 2: glicemia abaixo de 54mg/dℓ
- Nível 3: hipoglicemia severa (exige atendimento hospitalar, devido a sintomas cognitivos).[22]

Na avaliação da hipoglicemia, as curvas glicêmica e insulinêmica de 3 horas exercem um papel de grande relevância. Vale destacar a baixa tolerância ao teste se o paciente investigado já realizou cirurgia bariátrica, pelo risco de ocorrência da síndrome de *dumping*.

As curvas glicêmica e glicoinsulinêmica de 2, 3 e 4 horas são mais sensíveis para diagnóstico dos casos alterados do que a glicemia de jejum apenas. A curva glicoinsulinêmica de 3 horas possui percentual diagnóstico maior que a curva glicêmica de 2 horas e apresenta o mesmo percentual diagnóstico que a curva de 4 horas.[23]

Segundo critérios da Associação Americana de Diabetes, a curva glicêmica alterada ocorre quando se observam valores abaixo de 55 mg/dℓ em qualquer parte do exame ou queda maior que 1 mg/dℓ por minuto (hipoglicemia), valor igual ou maior que 200 mg/dℓ (hiperglicemia) ou valores iguais ou maiores que 140 mg/dℓ aos 120 minutos (intolerância à glicose).[24]. De acordo com os critérios de Kraft, a curva insulinêmica é considerada alterada quando: a insulina de jejum for maior que 25 µUI/mℓ, o pico de insulina for atrasado (aos 120 ou 180 minutos), o valor da insulina aos 120 minutos for maior que 50 µUI/dℓ e a soma dos valores das insulinemias na segunda e terceira hora for maior que 60 µUI/mℓ (caracterizados como hiperinsulinemia). A hipoinsulinemia ocorre quando todos os valores da insulinemia forem menores do que 50 µUI/dℓ.[25]

O exame de hemoglobina glicada pode auxiliar na suspeita de uma pré-diabetes quando está entre 5,7 e 6,4%, ou na diabetes acima de 6,5%.

Nos exames de potencial evocado miogênico vestibular (VEMP), os estudos mostram que existe uma maior prevalência de exames alterados no VEMP cervical em pacientes diabéticos e com vertigem posicional paroxística benigna (VPPB). Os autores observaram que nos pacientes diabéticos existe uma maior prevalência de VPPB.[21] Pacientes com hiperinsulinemia ou hiperglicemia possuem maior chance de recorrência da VPPB.[26]

Quanto às causas hormonais, estudos demonstram o importante mecanismo entre os sintomas vestibulares e a migrânea vestibular, apesar da correlação da fisiopatologia da migrânea vestibular com o vestíbulo ainda ser desconhecida.[27] Assim como nas variações hormonais na mulher, também se observa na prática clínica correlações entre sintomas vestibulares e períodos pré-menstruais ou no início da menopausa.[28]

Foram encontrados vários hormônios como testosterona, aldosterona, progesterona ou estradiol em células do saco endolinfático em mamíferos. A vasopressina foi citada na patogênese da cinetose e da doença de Ménière. Observações revelam que as variações endócrinas estimulam as vias vestibulares e ativam os núcleos secretores centrais. As alterações tireoidianas causam distúrbios tanto no sistema vestibular periférico quanto no central. O hipotireoidismo parece ter um importante papel pelo nível de lipídeos circulantes.[28]

As vitaminas são importantes marcadores e a vitamina D apresenta fundamental relevância pela presença de seu receptor na orelha interna. Pode apresentar relação com a perda auditiva neurossensorial por desmineralização da cóclea. A taxa de normalidade da vitamina D no sangue para indivíduos normais até 60 anos é maior que 20 ng/mℓ, e nos indivíduos idosos ou com comorbidades, é maior que 30 ng/mℓ. Em ambos não deve ultrapassar 100 ng/mℓ pelo risco de intoxicação e hipercalcemia. A VPPB pode estar mais prevalente em pacientes com deficiência de vitamina D e osteoporose, porque a otocônia formada por carbonato de cálcio pode sofrer um distúrbio no nível do cálcio iônico da endolinfa, resultando em uma otocônia disforme. Alguns autores relatam menor suscetibilidade da atividade sacular aos efeitos da deficiência da vitamina D e por isso as alterações são mais visíveis no VEMP ocular se comparado ao VEMP cervical.[29]

Estudo retrospectivo com 376 pacientes com distúrbios do metabolismo dos carboidratos mostrou algumas características nos exames complementares. Nas audiometrias foi observada, com certa frequência, a forma do "U invertido", demonstrando a existência do sofrimento coclear nas frequências altas e médias, poupando as médias. No exame de eletronistagmografia tanto a hiperreflexia quanto a assimetria vestibular podem ocorrer. Os exames de imagem não trazem grandes informações neste tipo de acometimento labiríntico, apenas para efeito de exclusão em complicações centrais.[30]

Uma das condutas importantes nessas tonturas, além da correção metabólica, é a realização da reabilitação vestibular. Entretanto, se ainda houver o distúrbio metabólico, o sucesso terapêutico pode ser limitado.

TONTURA EM SITUAÇÃO DE MERGULHO E ALTITUDE

Denominada como vertigem alternobárica, esse tipo de acometimento benigno ocorre em mudanças bruscas de pressão entre as duas orelhas médias durante a exposição do indivíduo em um local de pressão adversa. Pode ocorrer durante um voo, devido à redução de pressão na altitude ou durante um mergulho ou tratamento em câmara hiperbárica, devido ao aumento de pressão no meio externo. Também pode acontecer durante o uso de equipamento de pressão positiva contínua em vias aéreas, devido ao aumento de pressão dentro da orelha média. Relatos de trabalhos observam uma maior prevalência no sexo feminino.[31]

O mecanismo de abertura da tuba auditiva para sua equalização ocorre de forma ativa, mas ainda assim há condições que podem dificultar essa situação, como malformações da tuba auditiva ou, a mais comum, a infecção de via aérea superior.

A fisiopatologia dessa vertigem ocorre devido à assimetria de pressão entre as orelhas médias, provocando uma assimetria no estímulo labiríntico, quando essa diferença for maior que 60 cmH_2O. Sua duração pode ser de segundos a dias, dependendo da etiologia e grau de pressão exposto.

A história clínica e o exame físico devem ser consistentes com os quadros de vertigem periférica. Os pacientes podem apresentar queixas relacionadas com o equilíbrio, e a sensação rotacional é na direção da orelha de maior pressão. Pode ser observado um nistagmo horizontal, *head impulse* e *skew test* sugestivos de acometimento periférico. O diagnóstico é clínico por meio da história e exame físico, podendo ser realizado quando possível o exame de função tubária e impedanciometria.

O tratamento proposto é baseado na provável etiologia, tendo como objetivo a equalização da pressão entre as orelhas médias. A realização da manobra de Valsalva, ou a própria deglutição, podem equalizar a pressão. Uma atenção que se deve ter é na vertigem durante o mergulho, já que o retorno à superfície de forma rápida pode expor o paciente a graves complicações. Apesar de ser de resolução autolimitada, grande parte das vezes, deve-se acender o sinal de alerta em quadros nos mergulhos com duração maior que um minuto. As principais complicações seriam o barotrauma de orelha interna, quando a pressão da orelha média é muito grande. A doença de descompressão e a embolia gasosa arterial ocorrem quando surgem bolhas de ar nos tecidos e no sangue, dificultando o fluxo sanguíneo, tendo uma chance maior de acidente vascular cerebral.

REFERÊNCIAS BIBLIOGRÁFICAS

1. Jannetta PJ. Neurovascular cross-compression in patients with hyperactive dysfunction symptoms of the eighth cranial nerve. Surg Forum [Internet]. 1975 [Acesso em: 2024 Jul];26:467-9.
2. Jannetta PJ, Møller MB, Møller AR. Disabling positional vertigo. N Engl J Med [Internet]. 1984 Jun 28 [Acesso em: 2024 Jul];310(26):1700-5.
3. Brandt T, Dieterich M. Vestibular paroxysmia: Vascular compression of the eighth nerve? Lancet [Internet]. 1994 Mar 26 [Acesso em: 2024 Jul];343(8900):798-9.
4. Strupp M, Lopez-Escamez JA, Kim JS, Straumann D, Jen JC, Carey J et al. Vestibular paroxysmia: Diagnostic criteria. J Vestib Res [Internet]. 2016 [Acesso em: 2024 Jul];26(5-6):409-15.
5. Karamitros A, Kalamatianos T, Stranjalis G, Anagnostou E. Vestibular paroxysmia: Clinical features and imaging findings; a literature review. J Neuroradiol [Internet]. 2022 Mar [Acesso em: 2024 Jul];49(2):225-33.
6. Haller S, Etienne L, Kövari E, Varoquaux AD, Urbach H, Becker M. Imaging of neurovascular compression syndromes: Trigeminal neuralgia, hemifacial spasm, vestibular paroxysmia, and glossopharyngeal neuralgia. AJNR Am J Neuroradiol [Internet]. 2016 Aug [Acesso em: 2024 Jul];37(8):1384-92.
7. Brandt T, Strupp M, Dieterich M. Vestibular paroxysmia: A treatable neurovascular cross-compression syndrome. J Neurol [Internet]. 2016 Apr [Acesso em: 2024 Jul];263 Suppl 1:S90-6.
8. Hüfner K, Barresi D, Glaser M, Linn J, Adrion C, Mansmann U et al. Vestibular paroxysmia: Diagnostic features and medical treatment. Neurology [Internet]. 2008 Sep 23 [Acesso em: 2024 Jul];71(13):1006-14.
9. Chen CC, Lee TY, Lee HH, Kuo YH, Bery AK, Chang TP. Vestibular paroxysmia: Long-term clinical outcome after treatment. Front Neurol [Internet]. 2022 Oct 14 [Acesso em: 2024 Jul];13:1036214.
10. Kim HA, Bisdorff A, Bronstein AM, Lempert T, Rossi-Izquierdo M, Staab JP et al. Hemodynamic orthostatic dizziness/vertigo: Diagnostic criteria. J Vestib Res [Internet]. 2019 [Acesso em: 2024 Jul];29(2-3):45-56.
11. Radtke A, Lempert T, von Brevern M, Feldmann M, Lezius F, Neuhauser H. Prevalence and complications of orthostatic dizziness in the general population. Clin Auton Res [Internet]. 2011 Jun [Acesso em: 2024 Jul];21(3):161-8.
12. Freeman R, Wieling W, Axelrod FB, Benditt DG, Benarroch E, Biaggioni I et al. Consensus statement on the definition of orthostatic hypotension, neurally mediated syncope and the postural tachycardia syndrome. Clin Auton Res [Internet]. 2011 Apr [Acesso em: 2024 Jul];21(2):69-72.
13. Fedorowski A. Postural orthostatic tachycardia syndrome: Clinical presentation, aetiology and management. J Intern Med [Internet]. 2019 Apr [Acesso em: 2024 Jul];285(4):352-66.
14. Newman-Toker DE, Dy FJ, Stanton VA, Zee DS, Calkins H, Robinson KA. How often is dizziness from primary cardiovascular disease true vertigo? A systematic review. J Gen Intern Med [Internet]. 2008 Dec [Acesso em: 2024 Jul];23(12):2087-94.
15. Choi JH, Seo JD, Kim MJ, Choi BY, Choi YR, Cho BM et al. Vertigo and nystagmus in orthostatic hypotension. Eur J Neurol [Internet]. 2015 Apr [Acesso em: 2024 Jul];22(4):648-55.
16. Lanier JB, Mote MB, Clay EC. Evaluation and management of orthostatic hypotension. Am Fam Physician [Internet]. 2011 Sep [Acesso em: 2024 Jul];84(5):527-36.

17. Cha YH, Baloh RW, Cho C, Magnusson M, Song JJ, Strupp M et al. Mal de débarquement syndrome diagnostic criteria: Consensus document of the Classification Committee of the Bárány Society. J Vestib Res [Internet]. 2020 [Acesso em: 2024 Jul];30(5):285-93.
18. Van Ombergen A, Van Rompaey V, Maes LK, Van de Heyning PH, Wuyts FL. Mal de debarquement syndrome: A systematic review. J Neurol [Internet]. 2016 May [Acesso em: 2024 Jul];263(5):843-54.
19. Dai M, Cohen B, Smouha E, Cho C. Readaptation of the vestibulo-ocular reflex relieves the mal de debarquement syndrome. Front Neurol [Internet]. 2014 Jul 15 [Acesso em: 2024 Jul];5:124.
20. Silva ML, Munhoz MS, Ganança MM, Caovilla HH, Ganança CF. Quadros clínicos otoneurológicos mais comuns. 1. ed. São Paulo: Atheneu, 2000:37-45.
21. Piker EG, Romero DJ. Diabetes and the vestibular system. Semin Hear [Internet]. 2019 Nov [Acesso em: 2024 Jul];40(4):300-7.
22. Diretrizes da Sociedade Brasileira de Diabetes 2019-2020. Disponível em: https://portaldeboaspraticas.iff.fiocruz.br/wp-content/uploads/2021/08/Diretrizes-Sociedade-Brasileira-de-Diabetes-2019-20201.pdf. Acesso em: 2024 Jul.
23. Serra AP, Lopes KC, Dorigueto RS, Ganança FF. Blood glucose and insulin levels in patients with peripheral vestibular disease. Braz J Otorhinolaryngol [Internet]. 2009 Sep-Oct [Acesso em: 2024 Jul];75(5):701-5.
24. American Diabetes Association. Diagnosis and classification of diabetes mellitus. Diabetes Care [Internet]. 2011 Jan 34 [Acesso em: 2024 Jul];(Suppl 1): S62-S69.
25. Kraft LR. Detection of diabetes mellitus in situ (occult diabetes). Lab Med [Internet]. 1975 [Acesso em: 2024 Jul];6:10-22.
26. Webster G, Sens PM, Salmito MC, Cavalcante JR, Santos PR, Silva AL et al. Hiperinsulinismo e hiperglicemia: fatores de risco para recorrência de vertigem postural paroxística benigna. Braz J Otorhinolaryngol [Internet]. 2015 [Acesso em: 2024 Jul];81(4):347-51.
27. Zhang Y, Zhang Y, Wang Y, Zhang X, Qin G, Zhang D et al. Inhibition of glutamatergic trigeminal nucleus caudalis-vestibular nucleus projection neurons attenuates vestibular dysfunction in the chronic-NTG model of migraine. J Headache Pain [Internet]. 2023 Jun 30 [Acesso em: 2024 Jul];24(1):77.
28. El Khiati R, Tighilet B, Besnard S, Chabbert C. Vestibular disorders and hormonal dysregulations: State of the art and clinical perspectives. Cells [Internet]. 2023 Feb 18 [Acesso em: 2024 Jul];12(4):656.
29. Talebi H, Moallemi M, Ghorbani M. Evaluation of saccule function in patients with vitamin D deficiency. J Audiol Otol [Internet]. 2019 Jan [Acesso em: 2024 Jul];23(1):49-52.
30. Albernaz PL. Hearing loss, dizziness and carbohydrate metabolism. Int Arch Otorhinolaryngol [Internet]. 2016 Jul [Acesso em: 2024 Jul];20(3):261-70.
31. Francescon D, Jamal Z, Cooper JS. Alternobaric vertigo. 2023 May 1. In: StatPearls [Internet]. Treasure Island (FL): StatPearls Publishing; 2024 Jan [Acesso em: 2024 Jul].

CAPÍTULO

106 Hipofunção Vestibular Crônica

Bruno Takegawa • Ana Paula Serra • Mário Greters

INTRODUÇÃO

A hipofunção vestibular bilateral (HVB) é uma condição clínica definida pela ausência ou redução significativa da função dos órgãos vestibulares e/ou do VIII par craniano e/ou estruturas neurais centrais, ou pela combinação de ambos, o que resulta em comprometimento ou perda das principais funções dos órgãos vestibulares: estabilização do olhar, manutenção do equilíbrio, controle postural e orientação espacial.[1,2,3]

Os sintomas predominantes são desequilíbrio corporal, instabilidade da marcha e oscilopsia. O desequilíbrio e a instabilidade são causados pela redução do reflexo vestibulo-espinal (RVE), levando à maior oscilação corporal e marcha com a base ampla. Esses sintomas são piores em ambientes menos iluminados ou em terrenos irregulares, pois essas condições interferem no controle visual e somatossensorial. Isso também está associado a um maior risco de quedas no escuro. Normalmente, não há sintomas quando o paciente está sentado ou deitado em situação estática, condições em que não há dependência do sistema vestibular.[4,5]

A oscilopsia é causada pelo déficit do reflexo vestíbulo-ocular (RVO), levando a uma redução da acuidade visual dinâmica que se manifesta com a percepção de movimento ou de imagem borrada de um objeto estacionário durante os movimentos corporais ativos, como caminhar, e/ou passivos, como viajar em um veículo.[2]

Além do desequilíbrio e da oscilopsia, outros sintomas físicos como cansaço, zumbido, cefaleia, vertigem, tontura, cervicalgia, náusea, inquietude mental e alterações do sono são relatados pelos pacientes.

Dificuldade de executar dupla tarefa, problemas com orientação espacial e concentração foram apontados como sintomas cognitivos associados à HVB.

Tristeza e medo foram os sintomas emocionais mais comumente encontrados.[5] Dependendo da etiologia, os pacientes podem também apresentar sintomas autonômicos e/ou neurológicos.[2,5,6]

Embora os indivíduos com HVB, como grupo, relatem prejuízos profundos na qualidade de vida, o comprometimento funcional pode variar dependendo da idade, do tempo de início e do grau da perda vestibular.[7] Pacientes que sofrem de HVB podem ter uma percepção muito diferente de sua deficiência, com alguns focados principalmente na instabilidade visual e outros na instabilidade postural.[4,6,7]

Devido à origem heterogênea da doença, foram descritos quatro tipos diferentes de quadros clínicos:

- Vertigem recorrente e HVB: os pacientes apresentam episódios de vertigem que ocorrem ao longo de vários anos, seguidos de sintomas de hipofunção vestibular
- HVB lentamente progressiva: os pacientes apresentam início gradual dos sintomas de hipofunção vestibular, sem episódios de vertigem
- HVB rapidamente progressiva: os pacientes apresentam início súbito ou progressão rápida de sintomas de hipofunção vestibular, com ou sem episódios de vertigem (isso pode ser observado, por exemplo, em doenças autoimunes ou como efeito de medicação vestibulotóxica)
- HVB com outros déficits neurológicos, como ataxia cerebelar e neuropatia: combinados com os sintomas de HVB.

Esses quatro tipos apresentam uma ampla variedade de quadros clínicos e a vertigem não precisa ser um sintoma de HVB.

Os sintomas da HVB afetam a qualidade de vida e a autonomia dos pacientes, podendo levar a incapacidades relevantes. Muitos relatam mudança nos hábitos de dirigir veículos, falta ao trabalho ou escola, têm participação reduzida em atividades sociais e dificuldades nas atividades da vida diária.[7,8] Muitos pacientes restringem suas atividades diárias com o intuito de reduzir o risco de aparecimento destes sintomas e para evitar o constrangimento social e o estigma que estes podem causar.[9]

A HVB pode levar a riscos adicionais de lesões relacionadas com quedas. O risco de queda nos pacientes com HVB foi 9 vezes maior do que o risco naqueles que relataram problemas com tontura/equilíbrio por outras causas e 31 vezes maior do que a população geral. Além disso, um quarto dos pacientes com HVB apresenta lesões relacionadas com quedas nos últimos 12 meses.[4,7]

Nos portadores de HVB, a maior pontuação no *Dizziness Handicap Inventory* (DHI) e menor pontuação no *UniPedal Stance Test* (UPST) foram mais relevantes do que a idade, quando avaliada a frequência de quedas.[4]

As taxas de prevalência da HVB variam na literatura, sendo estimadas entre 28 a 81 a cada 100.000 adultos.[7] Em um centro terciário de referência, a HVB representou cerca de 1% dos pacientes,[8] enquanto um trabalho realizado por Hain et al. demonstrou uma prevalência de 0,7%.[10] A idade de acometimento varia de acordo com a etiologia, atingindo desde pacientes jovens até pacientes idosos, com idade média em que o diagnóstico é estabelecido variando de 50 a 70 anos.[1,2,8,10,11] A proporção entre homens e mulheres varia de acordo com a literatura consultada, ora sendo semelhante entre os gêneros, ora maior em mulheres ou em homens.[7,8,11]

As etiologias identificadas da HVB variam em frequência nos diversos estudos. Parte dos pacientes com HVB apresenta doenças neurológicas, como síndromes cerebelares ou neuropatias cranianas.[10] Entre 20 e 51% dos pacientes ainda permanecem com a causa desconhecida.[1,8,10,11] A ototoxicidade, a meningite e a doença de Ménière bilateral aparecem como as principais causas da HVB, de acordo com Ward et al.[7] Para Hain et al. as etiologias mais comuns, em ordem decrescente de frequência, foram: idiopática (50,7%), ototoxicidade por aminoglicosídeos (33,8%), neurite vestibular bilateral (8,9%), traumatismo cranioencefálico (3,8%), autoimune (3,3%), doença de Ménière (1,9%), e congênita (0,9%).[10] As principais etiologias para a HVB estão descritas a seguir e variam em frequência nos diferentes estudos (Tabela 106.1).[1,3,8,10,11]

O Comitê de Classificação da Sociedade Bárány definiu os critérios diagnósticos para vestibulopatia bilateral de acordo com a história clínica, exame físico e avaliação armada.[1]

Critérios diagnósticos para vestibulopatia bilateral:

- Síndrome vestibular crônica com os seguintes sintomas:
    - Instabilidade ao caminhar ou ficar em pé, associada a pelo menos um dos critérios;[2] ou
    - Visão turva ou oscilopsia induzida por movimento durante caminhada ou movimentos rápidos de cabeça/corpo; e/ou
    - Piora da instabilidade na escuridão e/ou em terreno irregular
- Nenhum sintoma ao sentar ou deitar em condições estáticas
- Função do reflexo vestíbulo-ocular angular bilateralmente reduzida ou ausente documentada por:

Tabela 106.1 Principais causas de hipofunção vestibular bilateral.

Ototóxicas	Antibióticos aminoglicosídeos (gentamicina, estreptomicina, vancomicina, tobramicina) agentes quimioterápicos (cisplatina, carboplatina), furosemida, ácido acetilsalicílico, álcool, envenenamento por estireno, combinação de anti-inflamatório não hormonal com penicilina
Metabólicas	Deficiência de vitamina B12, deficiência de folato, hipotireoidismo
Infecciosas	Meningite, encefalite, cerebelite, borreliose, neurite vestibular bilateral, sífilis, doença de Behçet, herpes-vírus simples, doença de Lyme, Epstein-Barr
Autoimunes	Sarcoidose, síndrome de Cogan, síndrome de Susac, síndrome de Sjogren, granulomatose com poliangiite (granulomatose de Wegener), doença celíaca, poliarterite nodosa, síndrome anti-fosfolípide, colites e outras doenças sistêmicas
Neurodegenerativas	CANVAS (ataxia cerebelar, neuropatia e arreflexia vestibular), polineuropatia, ataxia episódica, ataxia espinocerebelar 3 e 6, siderose superficial, atrofia de múltiplos sistemas, neuropatia sensorial e autonômica tipo IV e outras ataxias
Genéticas	DFNA6, DFNA9 (mutação COCH), DFNA11, DFNA5, DFNB4, mutações nos cromossomos 5q, 6q, 11q ou 22q, síndrome de Muckle-Wells
Vasculares	Dolicoectasia vertebrobasilar, lesões supra ou infra-tentoriais
Neoplásicas	Neurofibromatose tipo 2, schwannoma vestibular bilateral, metástases e outros tumores
Traumáticas	Trauma cranioencefálico, implante coclear (iatrogenia)
Doenças otológicas	Doença de Ménière, otosclerose, colesteatoma, labirintite e outras labirintopatias
Doenças congênitas	Síndrome CHARGE, síndrome de Turner, síndrome de Usher, síndrome de Alport, aqueduto vestibular alargado, Mondini
Outras	Presbivestibulopatia, atelectasia vestibular

DFNA = *deafness autosomal dominant inherited hearing loss*; DFNB = *deafness autosomal recessive hearing loss*; CHARGE = *coloboma, heart defects, atresia of the choanae, retardation of growth and development.*

  - Ganho angular horizontal patológico bilateral do reflexo vestíbulo-ocular menor do que 0,6 (RVO < 0,6), medido pelo teste do impulso cefálico por vídeo (vHIT) ou *scleral-coil*; e/ou
  - Resposta calórica reduzida (soma do pico bitérmico máximo em cada lado < 6/seg, com irrigação com água quente e fria); e/ou
  - Ganho do RVO angular horizontal reduzido < 0,1 após estimulação sinusoidal em uma cadeira rotatória (0,1 Hz, Vmax = 50/seg) e avanço de fase > 68° (constante de tempo < 5 s)
- Não é melhor explicado por outra doença.

Critérios diagnósticos para provável vestibulopatia bilateral:

- Síndrome vestibular crônica com os seguintes sintomas:
  - Instabilidade ao caminhar ou ficar em pé, associada a pelo menos um dos critérios;[2] ou
  - Visão turva ou oscilopsia induzida por movimento durante caminhada ou movimentos rápidos de cabeça/corpo e/ou
  - Piora da instabilidade na escuridão e/ou em terreno irregular
- Nenhum sintoma ao sentar ou deitar em condições estáticas
- Teste de impulso cefálico horizontal à beira do leito bilateralmente patológico (o teste do impulso cefálico realizado à beira do leito detecta com segurança apenas déficits mais graves, com ganhos abaixo de 0,4)
- Não é melhor explicado por outra doença.

Os principais diagnósticos diferenciais para a HVB são:

- Ataxias cerebelares sem vestibulopatia bilateral
- Nistagmo *downbeat*
- Tontura funcional: tontura postural perceptual persistente, tontura postural fóbica, tontura induzida visualmente
- Hipofunção vestibular unilateral
- Intoxicações
- Medicações supressoras vestibulares
- Tremor ortostático
- Alterações visuais (com oscilopsia proeminente)
- Neuropatias periféricas
- Distúrbios do movimento: doença de Parkinson, síndromes parkinsonianas atípicas, atrofias de múltiplos sistemas
- Distúrbios centrais da marcha devido a hidrocefalia de pressão normal, distúrbios frontais da marcha, Parkinson na parte inferior do corpo, encefalopatia vascular subcortical ou esclerose múltipla.

A hipofunção vestibular também pode ser unilateral (HVU), variando de hipofunção à arreflexia, demonstrada por prova calórica e/ou vHIT e/ou prova da cadeira rotatória. Em uma revisão sistemática, as principais etiologias encontradas para a HVU foram: doença de Ménière (38%), inflamatórias ou infecciosas (16%), neoplasia, iatrogenia, migrânea vestibular, vascular e trauma, em ordem decrescente de frequência. Em 33% dos casos a causa não foi definida.[12] Os sintomas auto-relatados foram tontura crônica (98%), desequilíbrio (81%), sintomas agravados por movimentos de cabeça (75%), tontura visualmente induzida (61%), sintomas que pioram no escuro (51%) e oscilopsia (22%). Pacientes com HVU e HVB geralmente compartilham dos mesmos sintomas, exceto pela oscilopsia, que é mais prevalente nos pacientes com HVB.[1] Juntamente com estes sintomas, a HVU pode ser acompanhada por vertigens recorrentes (77%), cansaço (68%), sintomas cognitivos (58%) e sintomas autonômicos (46%), além de sintomas auditivos, como zumbido e perda auditiva. Quatro estudos relataram sintomas adicionais além dos déficits vestibulares e auditivos, como dores de cabeça, dores de ouvido/pescoço/costas, atividades sociais limitadas e redução da qualidade de vida.[12]

Quanto aos questionários aplicados nos estudos, os escores totais médios do DHI e do *Vertigo Symptom Scale* (VSS) mostraram-se elevados, categorizando a maioria dos pacientes com déficits moderado e elevado, respectivamente.[12]

Os pacientes com HVU, em geral, compartilham os mesmos sintomas, apesar das diferenças quanto à etiologia, ao início e ao curso clínico da disfunção, bem como ao tipo e extensão da lesão vestibular.[13]

A maioria dos pacientes com disfunção vestibular se recupera dentro de semanas ou meses após o episódio inicial, por uma combinação de processos conhecidos coletivamente como compensação vestibular. Quando uma disfunção vestibular é bem compensada, o paciente é capaz de coordenar os movimentos dos olhos, da cabeça e do corpo, a fim de manter a estabilidade do olhar e a postura, sem quaisquer sintomas adversos. Em alguns pacientes, a recuperação pode ser incompleta, levando à tontura por períodos prolongados, com sintomas constantes ou intermitentes, incluindo episódios agudos de desequilíbrio e tontura. As razões para este fracasso da compensação nem sempre são claras, mas provavelmente são multifatoriais, ou seja, dependentes da extensão da lesão, da flutuação da disfunção vestibular, do comprometimento de outras vias relacionadas com o controle do equilíbrio, da postura e do movimento, assim como as comorbidades deste paciente.[14]

AVALIAÇÃO DA CLÍNICA E LABORATORIAL DA HV

Exames à beira do leito

A avaliação é feita primeiramente pela histórica clínica e seguida pelo exame físico. Nesta etapa, obrigatoriamente devem-se realizar as seguintes provas:[2]

- Teste do impulso cefálico (*head impulse test*): essa prova testa o reflexo vestíbulo-ocular angular (aRVO). Nos casos em que o indivíduo apresenta uma hipofunção vestibular unilateral, podem-se encontrar sacadas corretivas quando testado o lado da lesão, indicando a falência labiríntica ipsilateral. Nas hipofunções bilaterais periféricas, as sacadas se apresentam no teste para ambos os lados, e nas centrais pode-se ter o desvio dos olhos no sentido do impulso sem sacadas corretivas
- Teste do reflexo vestíbulo-ocular com otimização visual (VVOR), que é específico para a VB e disfunção cerebelar, como no CANVAS, por exemplo. Nele, move-se lentamente a cabeça do paciente de um lado para o outro e pede-se para que ele fixe o olho no nariz do examinador. O esperado é que os olhos façam movimentos suaves para acompanhar de um modo harmônico. Quando alterado, esses movimentos são irregulares ou apresentam pequenas sacadas compensatórias
- Teste da acuidade visual dinâmica: na presença de alterações no RVO é esperado uma queda na acuidade visual, sendo que um decréscimo de ≥ 0,2 unidades na escala LogMAR (logaritmo do mínimo ângulo de resolução) é considerado patológico
- Teste de Romberg: é um teste do equilíbrio estático. O portador de hipofunção vestibular geralmente apresenta um importante desequilíbrio ou tendência à queda ao fechar os olhos, indicando uma forte dependência visual para manter o equilíbrio corporal. O teste também pode se mostrar alterado nas modificações proprioceptivas
- Provas cerebelares como o teste índex-nariz, índex-índex e testes para avaliar a diadococinesia: quando alterados, indicam comprometimento do sistema vestibular central.

Avaliação laboratorial

Acuidade visual dinâmica

Acuidade visual dinâmica, também chamada de HIT funcional,[6] pode ser testada por meio de vários métodos, com movimentos ativos ou passivos do paciente, como, por exemplo, caminhando em uma esteira. Este exame pode apresentar falsos negativos devido a mecanismos compensatórios oculares, apresentando uma sensibilidade de 94,5% e especificidade de 95,2%.

Prova calórica

A prova calórica bitermal testa ambos os labirintos podendo mostrar assimetria das respostas nos casos de HVU e redução das respostas em ambas as orelhas nos casos de HVB.

Teste da cadeira rotatória

Pode demonstrar uma função residual do canal semicircular lateral em pacientes com HVB severa. Também pode indicar a falta de compensação central nas vestibulopatias unilaterais.

Vídeo teste do impulso cefálico

É possível quantificar o aRVO através de sistema de vídeo-oculografia, medindo a velocidade da cabeça e dos olhos. Assim é possível mensurar o ganho do aRVO e também observar a ocorrência de sacadas corretivas cobertas, que são as sacadas ocorridas durante a movimentação cefálica, impossíveis de serem detectadas pelo olho humano.

Portadores de HV apresentam diminuição do ganho com a presença de sacadas nos casos periféricos. Os casos centrais podem apresentar ganho reduzido com ausência de sacadas.

A Figura 106.1 mostra uma imagem de um paciente com uma doença relacionada com a mutação do gene *RFC1*, antigamente denominada CANVAS, e pode-se observar que o paciente quase não apresentou movimentos oculares durante e após os movimentos cefálicos passivos, com ganho próximo a zero e sacadas ausentes.

Potencial evocado miogênico vestibular

Um ótimo teste para avaliar a via dos órgãos otolíticos. Tanto o potencial evocado miogênico vestibular (VEMP) ocular quanto o cervical, na maioria dos pacientes com HVB, apresenta respostas menores se comparada à população normal, ou mesmo ausente. Alguns outros estudos sugerem que a via sacular, testada pelo VEMP cervical por via aérea apresenta resposta menor se comparada a sujeitos normais e frequentemente ausentes, assim como a via utricular feito por VEMP ocular preferencialmente por via óssea.[15] No entanto, o VEMP permanece normal em alguns pacientes, mostrando que os órgãos otolíticos são menos afetados que os canais semicirculares.

O VEMP apenas agrega mais informações ao caso estudado, mas não entra nos critérios diagnósticos, mostrando a extensão da doença, progressão ou resposta a terapias.

Tratamento

O tratamento da HV pode ser realizado por meio de medicamentos, reabilitação vestibular, substituição sensorial ou até cirurgia.

A terapia medicamentosa da HV deve ser dirigida principalmente para o controle da doença de base e de condições clínicas que possam afetar a compensação central.

Com o objetivo de melhora dos sintomas, de minimizar as restrições para as atividades do dia a dia e para a prevenção de quedas, a reabilitação vestibular (RV) deve ser uma das primeiras linhas de tratamento, após a correção de todas as condições clínicas desfavoráveis. Cerca de 50% dos pacientes apresentam melhora do controle postural e da marcha. A baixa efetividade da RV na HV provavelmente está relacionada com as múltiplas comorbidades e com a progressão da perda da função vestibular. Os portadores de HV unilateral apresentam prognóstico mais favorável com melhora em até 68% dos pacientes tratados.[16,17,18]

O uso de estímulos vibrotáteis associado a RV baseia-se na hipótese de que novas contingências sensoriais podem ser aprendidas e integradas às respostas aos estímulos, adaptando a experiência sensorial.

Aparelhos ajustados à cintura do paciente, como o Vertiguard™ ou o BalanceBelt® fornecem um *feedback* vibrotátil que auxiliam no controle do posicionamento estático e dinâmico.[19,20]

O implante vestibular (IV) é uma modificação do implante coclear em que os eletrodos são implantados no espaço perilinfático, junto ao labirinto membranoso de cada canal semicircular. Sensores fixos na cabeça capturam a informação do movimento, alimentando um processador que envia um estímulo de padrão neural aos eletrodos, desta forma, os nervos vestibulares são estimulados, levando o impulso até o sistema nervoso central (SNC).[21,22]

Essa técnica tem mostrado resultados promissores, mas ainda se encontra em fase experimental, recomendada apenas para adultos que apresentem, além do quadro clínico típico, alteração significativa nos três testes de função vestibular, vHIT, provas calóricas e testes com cadeira rotatória, sem lesões do SNC e sem alterações psicológicas ou psiquiátricas.[23]

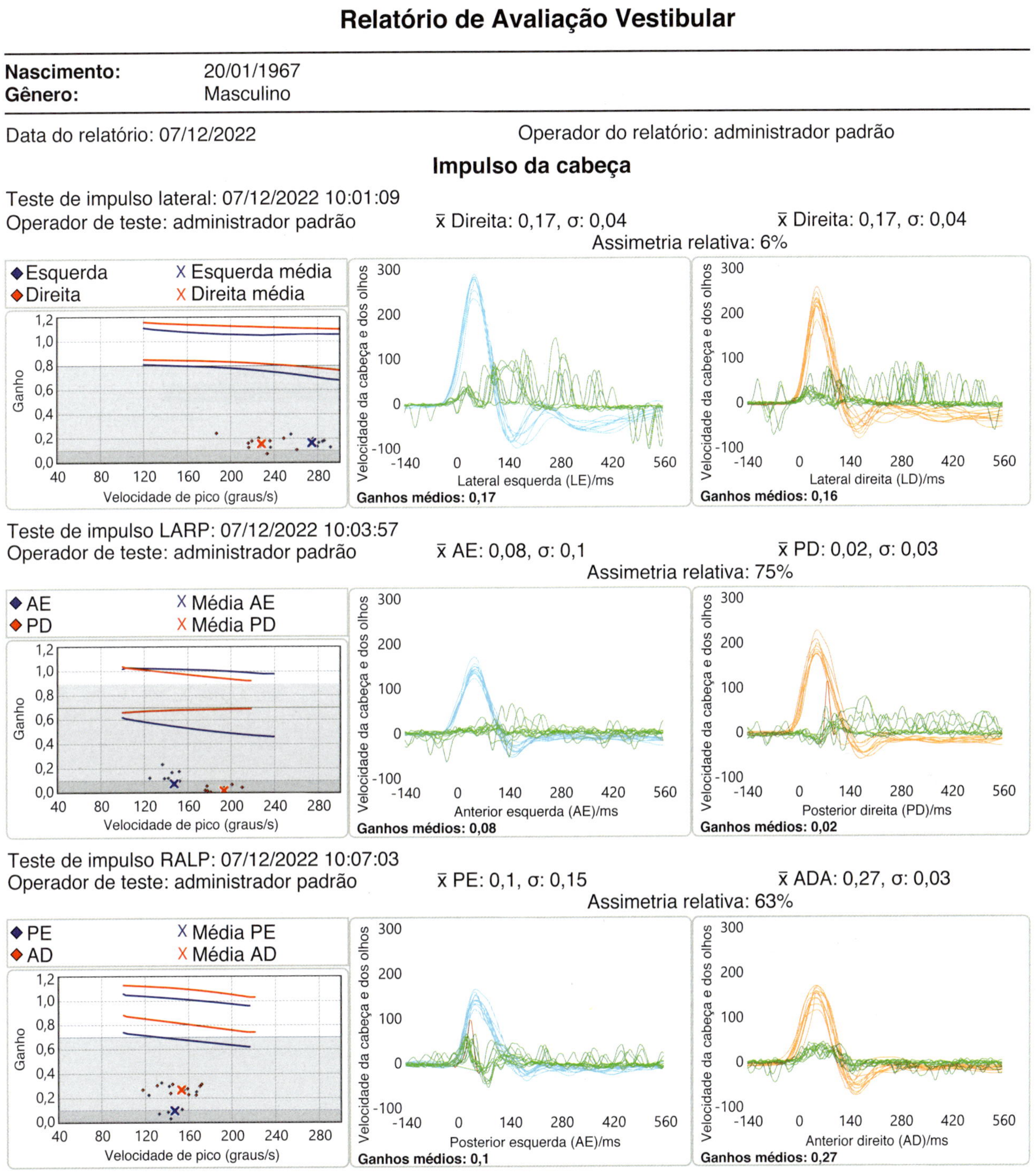

Figura 106.1 Registro de vHIT em paciente com ausência de movimentos oculares durante e após os movimentos cefálicos passivos. (*Continua*)

Relatório de Avaliação Vestibular

Nascimento: 20/01/1967
Gênero: Masculino

Impulso da cabeça

Teste de impulso lateral: 07/12/2022 10:01:09
Teste de impulso LARP: 07/12/2022 10:03:57
Teste de impulso RALP: 07/12/2022 10:07:03

Assimetria
● Relativa
● Relativa normalizada
Anterior: **70%**
Lateral: **6%**
Posterior: **80%**

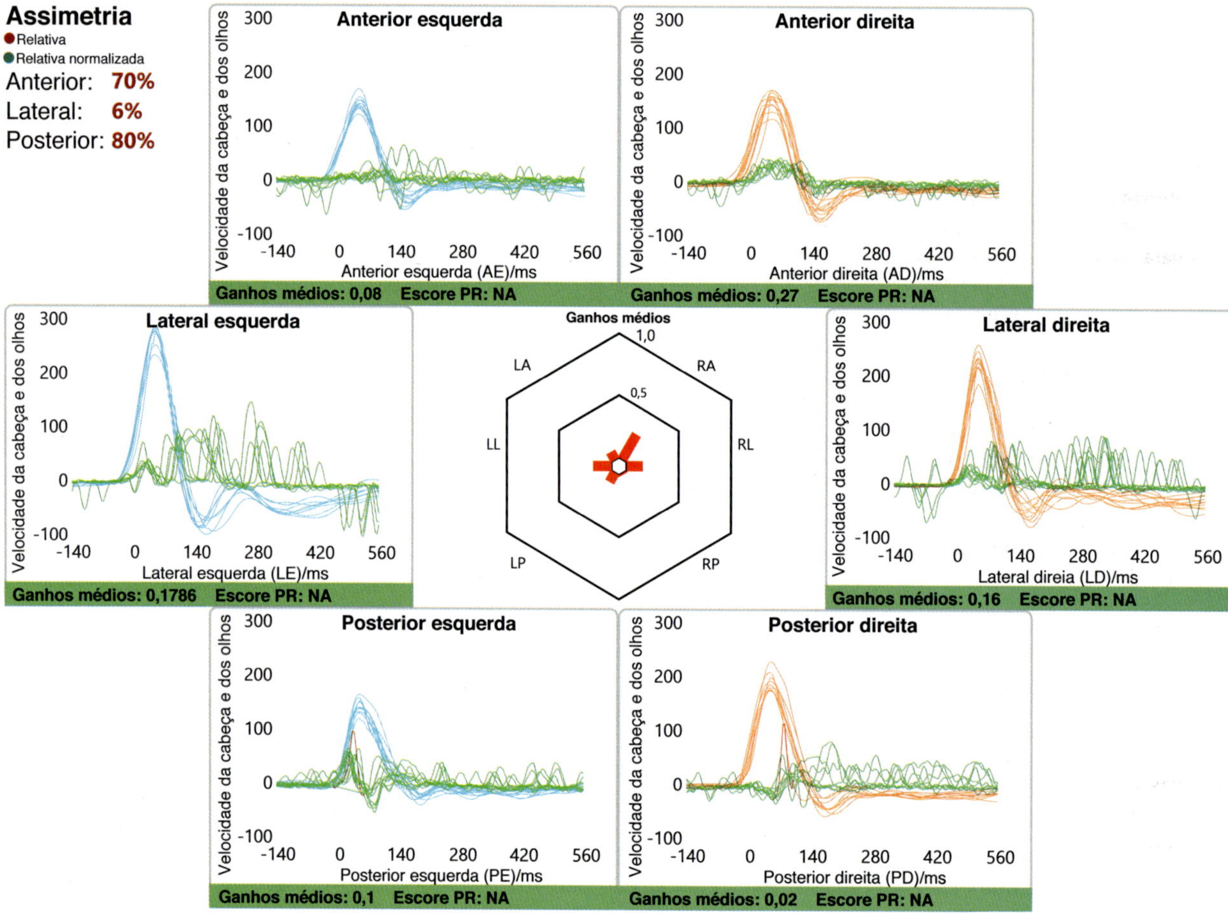

Análise sacádica de recuperação

		LL	RL	LA	RP	RA	LP
Total %		0	0	0	11	0	0
Escore geral PR (%)		NA	NA	NA	NA	NA	NA
Classificação							
Cabeça							
	Latência (ms)	48	48	48	48	48	48
	Amplitude (°/s)	274	227	146	192	152	146
Encoberto							
	%	0	0	0	11	0	0
	Latência (ms)	NA	NA	NA	76	NA	NA
	Amplitude (°/s)	NA	NA	NA	120	NA	NA
	Escore PR (%)	NA	NA	NA	NA	NA	NA
Aberto							
	%	0	0	0	0	0	0
	Latência (ms)	NA	NA	NA	NA	NA	NA
	Amplitude (°/s)	NA	NA	NA	NA	NA	NA
	Escore PR (%)	NA	NA	NA	NA	NA	NA

Legenda
- Normal
- Reunidos
- Dispersos

Figura 106.1 (*Continuação*) Registro de vHIT em paciente com ausência de movimentos oculares durante e após os movimentos cefálicos passivos.

CONSIDERAÇÕES FINAIS

A hipofunção vestibular bilateral é uma condição complexa que impacta significativamente a qualidade de vida dos pacientes, afetando funções essenciais como estabilização do olhar, manutenção do equilíbrio, controle postural e orientação espacial. Os sintomas variados, que incluem desequilíbrio, oscilopsia, fadiga, dores de cabeça, entre outros, contribuem para a incapacidade funcional e emocional desses indivíduos.

A diversidade de etiologias, que vão desde causas ototóxicas e metabólicas até condições genéticas e neurodegenerativas, destaca a necessidade não só do diagnóstico da HVB, mas principalmente da condição que levou a seu aparecimento. A variedade nos quadros clínicos e a heterogeneidade nos sintomas tornam crucial uma abordagem integrada, considerando tanto os aspectos clínicos quanto os laboratoriais e, muitas vezes, multiprofissional.

As avaliações clínica e laboratorial desempenham um papel fundamental na identificação e caracterização da HVB, permitindo a aplicação de critérios diagnósticos específicos. Os pacientes enfrentam desafios significativos em suas vidas diárias, desde restrições nas atividades sociais até um aumento substancial no risco de quedas, evidenciando a necessidade de intervenções terapêuticas eficazes.

No campo do tratamento, abordagens multidisciplinares, como a reabilitação vestibular, mostram-se favoráveis na melhoria dos sintomas e na minimização das limitações funcionais. Além disso, avanços em terapias inovadoras, como o implante vestibular, oferecem perspectivas promissoras, embora estejam em fase experimental.

Diante da complexidade da HVB, é essencial um enfoque holístico que leve em consideração não apenas a variedade de sintomas e etiologias, mas também as necessidades individuais dos pacientes. A pesquisa contínua e o desenvolvimento de abordagens terapêuticas mais eficazes são cruciais para melhorar a qualidade de vida e a funcionalidade dos indivíduos afetados pela hipofunção vestibular bilateral.

REFERÊNCIAS BIBLIOGRÁFICAS

1. Paredis S, van Stiphout L, Remmen E, Strupp M, Gerards M-C, Kingma H et al. DISCOHAT: An acronym to describe the spectrum of symptoms related to bilateral vestibulopathy. Front Neurol [Internet]. 2021 Nov [Acesso em: 2024 Jul];12:771650.
2. Strupp M, Kim JS, Murofushi T, Straumann D, Jen JC, Rosengren SM et al. Bilateral vestibulopathy: Diagnostic criteria Consensus document of the Classification Committee of the Bárány Society. J Vestib Res [Internet]. 2017 [Acesso em: 2024 Jul];27(4):177-89.
3. van de Berg R, Tilburg M, Kingma H. Bilateral vestibular hypofunction: Challenges in establishing the diagnosis in adults. ORL J Otorhinolaryngol Realt Spec [Internet]. 2015 [Acesso em: 2024 Jul];77(4):197-218.
4. Hermann R, Ionescu EC, Dumas O, Tringali S, Truy E, Tilikete C. Bilateral vestibulopathy: Function, dynamic visual acuity and functional impact. Front Neurol [Internet]. 2018 Jul [Acesso em: 2024 Jul]10;9:555.
5. Lucieer FM, van Hecke R, van Stiphout L, Duijn S, Perez-Fornos A, Guinand N et al. Bilateral vestibulopathy: Beyond imbalance and oscillopsia. J Neurol [Internet]. 2020 [Acesso em: 2024 Jul];267 Suppl 1:241-55.
6. van Stiphout L, Szmulewicz DJ, Guinand N, Fornos AP, Van Rompaey V, van de Berg R. Bilateral vestibulopathy: A clinical update and proposed diagnostic algorithm. Front Neurol [Internet]. 2023 [Acesso em: 2024 Jul];14:1308485.
7. Ward BK, Agrawal Y, Hoffman HJ, Carey JP, Santina CD. Prevalence and impact of bilateral vestibular hypofunction: Results from the 2008 United States National Health Interview Survey. JAMA Otolaryngol Head Neck Surg [Internet]. 2013 Aug [Acesso em: 2024 Jul];139(8):803-10.
8. Propper EJ, van Eijsden HM, Schermer TR, Bruintjes T. Bilateral vestibular hypofunction in a tertiary dizziness center: Occurrence and etiology. J Int Adv Otol [Internet]. 2022 [Acesso em: 2024 Jul];18(4):327-33.
9. Yardley L, Putman J. Quantitative analysis of factors contributing to handicap and distress in vertiginous patients: A questionnaire study. Clin Otolaryngol [Internet]. 1992 [Acesso em: 2024 Jul];17(3)12:1-5.
10. Hain TC, Cherchi M, Yacovino DA. Bilateral vestibular weakness. Front Neurol [Internet]. 2018 [Acesso em: 2024 Jul];9:344.
11. Moyaert J, Dobbels B, Peetermans O, Boon B, Lucieer F, Guiand N et al. Etiologies and hearing status in bilateral vestibulopathy: A retrospective study of 315 patients. Front Neurol [Internet]. 2023 Nov 29 [Acesso em: 2024 Jul];14:1271012.
12. Karabulut M, Van Laer L, Hallemans A, Vereeck L, Van Rompaey V, Viechtbauer W et al. Chronic symptoms in patients with unilateral vestibular hypofunction: Systematic review and meta-analysis. Front Neurol [Internet]. 2023 [Acesso em: 2024 Jul];14;1177314.
13. Whitney SL, Herdman SJ. Avaliação fisioterapêutica da hipofunção vestibular. In: Herdman SJ. Reabilitação vestibular. São Paulo: Manole; 2002. p. 327-68.
14. Bamiou DE, Davies RA, Mckee M, Luxon LM. Symptons, disability and handcap in unilateral peripheral vestibular disorders. Effects of early presentation and initiation of balance exercises. Scand Audiol [Internet]. 2000 [Acesso em: 2024 Jul];29(4):238-44.
15. Matsuzaki M, Murofushi T. Vestibular evoked myogenic potentials in patients with idiopathic bilateral vestibulopathy. Report of three cases. ORL J Otorhinolaryngol Relat Spec [Internet]. 2001 Nov-Dec [Acesso em: 2024 Jul];63(6):349-52.
16. Herdman SJ, Hall CD, Maloney B, Knight S, Ebert M, Lowe J. Variables associated with outcome in patients with bilateral vestibular hypofunction: Preliminary study. J Vestib Res [Internet]. 2015 [Acesso em: 2024 Jul];25(3-4):185-94.
17. Gillespie MB, Minor LB. Prognosis in bilateral vestibular hypofunction. Laryngoscope [Internet]. 1999 Jan [Acesso em: 2024 Jul];109(1):35-41.
18. Brown KE, Whitney SL, Wrisley DM, Furman JM. Physical therapy outcomes for persons with bilateral vestibular loss. Laryngoscope [Internet]. 2001 Oct [Acesso em: 2024 Jul];111(10):1812-7.
19. Brugnera C, Bittar RS, Greters ME, Basta D. Effects of vibrotactile vestibular substitution on vestibular rehabilitation - preliminary study. Braz J Otorhinolaryngol [Internet]. 2015 Nov-Dec [Acesso em: 2024 Jul];81(6):616-21.
20. Basta D, Rossi-Izquierdo M, Wonneberger K, Brugnera C, Bittar RS, Greters ME et al. Individualized vibrotactile neurofeedback training in patients with chronic bilateral vestibulopathy. Brain Sci [Internet]. 2023 Aug 18 [Acesso em: 2024 Jul];13(8):1219.
21. Phillips JO, Ling L, Nie K, Jameyson E, Phillips CM, Nowack AL et al. Vestibular implantation and longitudinal electrical stimulation of the semicircular canal afferents in human subjects. J Neurophysiol [Internet]. 2015 Jun [Acesso em: 2024 Jul];113(10):3866-92.
22. Perez Fornos A, Cavuscens S, Ranieri M, van de Berg R, Stokroos R, Kingma H et al. The vestibular implant: A probe in orbit around the human balance system. J Vestib Res [Internet]. 2017 [Acesso em: 2024 Jul];27(1):51-61.
23. Perez Fornos A, Guinand N, van de Berg R, Stokroos R, Micera S, Kingma H et al. Artificial balance: restoration of the vestibulo-ocular reflex in humans with a prototype vestibular neuroprosthesis. Front Neurol [Internet]. 2014 Apr 29 [Acesso em: 2024 Jul];5:66.

CAPÍTULO 107

Síndrome Vestibular Crônica: Síndrome do Desequilíbrio do Idoso

Denise Utsch Gonçalves • Rita de Cássia Cassou Guimarães

INTRODUÇÃO

O envelhecimento é um fenômeno biológico de todos os seres vivos e não deve ser considerado doença. É um processo de senescência que envolve inúmeras transformações - anatômicas e fisiológicas, potencialmente capazes de afetar a funcionalidade do idoso.[1] O olhar sobre a saúde do idoso deve considerar a interação multidimensional da saúde física, mental (aspectos cognitivos e emocionais), integração social, suporte familiar, autonomia e independência de modo a lhe permitir uma vida ativa.

O envelhecimento contribui de forma multifatorial para a ocorrência de instabilidade através das doenças crônicas, uso de medicamentos que inibem a função do labirinto, comprometimento da visão e propriocepção, e sedentarismo.[2-4] Por outro lado, muitos sintomas associados à perda de equilíbrio fazem parte do envelhecimento primário, ou seja, da senescência, caracterizada por mudanças orgânicas que não aumentam diretamente nossa vulnerabilidade para morrer.[4,5]

Os sistemas orgânicos envolvidos no equilíbrio corporal são o vestibular, auditivo, visual, proprioceptivo, musculoesquelético e ósseo, além do sistema vascular e sistema nervoso central (SNC). A perda ou prejuízo dessas funções resulta na síndrome da instabilidade postural, com risco aumentado da síndrome de imobilidade, ambas consideradas grandes síndromes geriátricas.[1-6]

A tontura constitui queixa crônica na população idosa e pode conduzir a uma dramática debilidade funcional e psicológica. Considerada uma condição geriátrica complexa que ocorre e interage com outras situações comuns aos idosos e os expõem a eventos adversos de saúde, como risco de quedas recorrentes e traumas.[7] Conhecer as peculiaridades do equilíbrio corporal do idoso, com abordagem sobre a fisiologia, as doenças mais comuns e os tratamentos, significa um manejo adequado na abordagem geriátrica com menor risco de iatrogenias.

Considerações sobre o envelhecer e o declínio da função do equilíbrio corporal no idoso, suas manifestações, avaliação e relação com outras condições clínicas relevantes serão abordadas neste capítulo, de modo a apresentar o contexto multifatorial que favorece a tontura crônica nesta faixa etária.

EPIDEMIOLOGIA

O envelhecimento da população brasileira foi destaque no censo do IBGE de 2022. Em 2010, existiam 31 pessoas com 60 anos ou mais para cada 100 crianças de 0 a 14 anos de idade; em 2022, os números mudaram para 80 pessoas com 60 anos ou mais para cada 100 crianças.[8] A expectativa é que, em 2050, o número de pessoas com 60 anos ou mais alcance o patamar de 30% da população brasileira.[8] Nesse contexto, o envelhecimento está associado a piora do equilíbrio corporal. A instabilidade postural associa-se a incremento significativo no risco de queda no idoso, importante fator relacionado com a morbimortalidade nessa faixa etária.[9]

Vertigem e tontura são sintomas prevalentes ao longo da vida. Estudos indicam que, anualmente, entre 15 e 20% da população adulta queixa-se de tontura.[10] Em cerca de 68% dos idosos com tontura, a queixa apresenta-se como episódios diários ou semanais.[11] Aproximadamente 35% dos idosos com tontura chegam a consultar mais de três profissionais por conta do sintoma.[5] Os diagnósticos são diferentes para a tontura conforme o idoso é atendido na emergência, na atenção à saúde primária, secundária ou terciária, o que contribui para iatrogenias e polifarmácia.[12-14]

INSTABILIDADE POSTURAL CRÔNICA

Manter a postura correta é um desafio com o avanço da idade e a instabilidade postural está relacionada, entre outros componentes, com o declínio funcional do sistema vestibular.[5] A dificuldade em manter o equilíbrio tem a queda como o desfecho mais temido entre os idosos. O número de quedas do paciente no último ano informa sobre a gravidade da instabilidade e o manejo difere dependendo do tipo de queixa apresentada, sendo, pois, crucial determinar as características do sintoma antes de se prosseguir com estudos diagnósticos exaustivos.[15]

Como a instabilidade postural pode representar muitas sensações ruins, os pacientes devem ser encorajados a descrever a sensação de instabilidade com as suas próprias palavras, com detalhes dos momentos de piora e como a instabilidade interfere em suas atividades da vida diária. As sensações anormais da percepção do corpo no espaço podem ser referidas pelos idosos como ilusão de movimento, desorientação, instabilidade postural, vertigem, sensação de desmaio (pré-síncope), sensação de cabeça vazia, fadiga, dificuldade de concentração, flutuação e tendência à queda.

A definição clara do sintoma facilita o diagnóstico. Pré-síncope é a sensação de perda da consciência e da força muscular com turvação visual; desequilíbrio é a sensação de estar continuamente instável estando parado ou caminhando; tontura é a sensação de alteração na orientação espacial com uma sensação distorcida de movimento; vertigem é a falsa sensação de movimento da cabeça ou do corpo no espaço sem estar acontecendo um movimento real. A vertigem ou a tontura podem ocorrer de modo espontâneo ou serem deflagradas por gatilhos, tais como: mudança da posição da cabeça em relação à gravidade (vertigem posicional); estímulo visual ou auditivo; manobra de Valsalva.[12]

Os fatores indicativos de sofrimento do idoso pela alteração do equilíbrio com perda de funcionalidade são: 1) tontura diária; 2) duração de mais de 1 minuto; 3) evolução de mais de 6 meses; 4) associação com problemas visuais, osteoarticulares, ansiedade, depressão, uso de drogas supressoras vestibulares, principalmente benzodiazepínicos. Os idosos costumam apresentar descrições vagas e contraditórias em relação à queixa de instabilidade, o que dificulta e confunde o diagnóstico.[9] A capacidade do indivíduo para lidar com a instabilidade crônica é influenciada por fatores psicossociais, pela subjetividade, pela imprevisibilidade da ocorrência do sintoma e pelo curso da doença. Desse modo, traços da personalidade, tais como alterações do humor, corroboram para manter a tontura.

EXAME OTONEUROLÓGICO

No exame do idoso com tontura, avalia-se o equilíbrio estático, o equilíbrio dinâmico, a função cerebelar, os nervos cranianos, a motricidade ocular e nistagmo. É também essencial a ausculta cardíaca e cervical como método de triagem para arritmias, valvulopatias e sopros cervicais, assim como a medida da frequência cardíaca e da pressão arterial nas posições deitada, sentada e em ortostatismo.

Na avaliação do equilíbrio estático, quando em ortostatismo, o paciente pode apresentar oscilações e aumentar a base de sustentação por comprometimento cerebelar, por alteração na propriocepção ou por distonias e discinesias. O teste de Romberg no idoso sofre interferência das doenças neurodegenerativas e osteodegenerativas. Desse modo, Romberg normal em um paciente idoso com tontura indica maior reserva funcional, enquanto um teste alterado tem causas multifatoriais sendo, portanto, analisado à luz do contexto clínico de cada paciente. Nas vestibulopatias periféricas, na fase aguda e subaguda, o Romberg segue o estereótipo de lateralizar para o lado do labirinto comprometido.

O equilíbrio dinâmico é avaliado durante a marcha em um recinto amplo. O examinador avalia a marcha do paciente dentro de uma perspectiva global e, em seguida, avalia os movimentos associados dos membros superiores. Algumas manobras poderão ser empregadas durante o exame da marcha:

- Ordenar ao paciente para acelerar ou lentificar os passos
- Executar meia volta durante a marcha ou deter-se bruscamente sob comando
- Andar sobre a ponta dos pés ou sobre os calcanhares
- Andar de olhos fechados.

A marcha espástica que decorre de hipertonia em extensão no membro inferior pode ocorrer nas mielopatias com comprometimento do neurônio motor superior. Na marcha atáxica por alteração da sensibilidade profunda, o paciente é privado de informação proprioceptiva e caminha olhando para o solo procurando regularizar os movimentos incoordenados dos membros inferiores através do controle visual. Pode ocorrer, por exemplo, na neuropatia diabética em fase mais avançada. Na marcha atáxica da síndrome cerebelar, o paciente apresenta um andar vacilante e mantém base de sustentação alargada, com tendência à queda para qualquer direção. Afecções no tronco cerebral também podem causar marcha atáxica. A marcha parética é observada nas afecções do neurônio motor inferior e caracteriza-se por flacidez de determinados grupos musculares, que são compensados com a intensificação da força de outros. Pode ocorrer nas hérnias lombares, polineuropatias periféricas, polirradiculoneurites. A marcha nas miopatias em que há comprometimento da cintura pélvica caracteriza-se por amplo afastamento das pernas, lordose e movimentos exagerados da pelve. Pode ser observada na distrofia muscular progressiva ou na polimiosite. A marcha parkinsoniana se caracteriza, na fase inicial, pela perda dos movimentos sincronizados entre braços e pernas e, na fase avançada, pela rigidez muscular, o que confere à marcha o caráter de movimento em bloco. Uma maneira simples de se pesquisar rigidez muscular é movimentar a articulação do cotovelo e punho do paciente, movimento feito de forma ativa pelo examinador, na busca pelo efeito do tipo engrenagem (roda denteada).

Na avaliação cerebelar, além da marcha, os testes mais utilizados são a prova índex-nariz, com sua variante, dedo-nariz-dedo e a prova dos movimentos alternados. Na prova dedo-nariz-dedo, ordena-se ao paciente que coloque a ponta do dedo indicador sobre a ponta do seu nariz e, a seguir, na ponta do dedo indicador do examinador, que deve estar cerca de 30 cm à frente do nariz do paciente. O movimento é repetido alternadamente, primeiro com os olhos abertos e depois com os olhos fechados. Realiza-se o teste com a mão direita e com a esquerda. Alterações podem ser observadas no decorrer da prova. A dismetria é caracterizada por erro na distância ou na amplitude do movimento sendo este maior ou menor do que a medida certa para a realização de um ato motor voluntário. Na prova dos movimentos alternados, ordena-se o paciente para estender os antebraços e mãos sobre a coxa e efetuar, com a maior velocidade possível, movimentos sucessivos de pronação e supinação. No indivíduo com lesão cerebelar unilateral, o movimento será mais lento no lado afetado, sendo mal executado, caracterizando a disdiadococinesia, que é a incapacidade de realizar movimentos rápidos e alternados. Outras manifestações cerebelares são: ataxias, que são distúrbios na coordenação muscular; disartria, devido à incoordenação dos movimentos orofaciais; decomposição de movimentos, quando as várias fases de um movimento complexo são realizadas como uma série de movimentos simples sucessivos, o que pode ser verificado pedindo-se ao paciente para pegar um objeto no chão; tremor de intenção, que ocorre na fase final do movimento e é ausente no repouso; hipotonia muscular do lado da lesão e a presença de nistagmo que não melhora quando é solicitado ao paciente que execute a ação de fixação visual.

Na pesquisa dos nervos cranianos, a avaliação do olhar conjugado é muito importante. Os nervos oculomotor (III), troclear (IV) e abducente (VI) são responsáveis pela inervação da musculatura ocular extrínseca e envolvidos no reflexo vestíbulo-ocular. Por isso, devem ser examinados como uma unidade funcional. Alterações no olhar conjugado indicam, na maioria das vezes, doença neurológica.

A avaliação dos movimentos oculares pode trazer informações valiosas no exame de um idoso com tontura. A sacada e o rastreio (ou movimento de perseguição) podem ser avaliados durante o exame físico. Na avaliação desses movimentos, o examinador pode utilizar a mão espalmada como uma barreira entre os olhos a fim de, além de avaliar tais movimentos, verificar o olhar conjugado.

O movimento sacádico caracteriza-se pela habilidade de mudar rapidamente a fixação visual para alvos distintos. O movimento de rastreio caracteriza-se pela habilidade de seguir objetos que passam lentamente pelo campo visual. Tanto a sacada quanto o rastreio nunca se alteram nas labirintopatias periféricas, pois dependem da integridade do SNC. Por outro lado, a sacada pode ser um movimento reflexo auxiliar durante o processo de compensação vestibular que se instala após um episódio de perda vestibular unilateral. O movimento sacádico é pesquisado oferecendo ao paciente alvos distintos para a fixação visual localizados cerca de 50 cm à frente da visão. O paciente deve alternar a fixação de um para o outro alvo de forma rápida e sem o auxílio do movimento da cabeça. Para a pesquisa do rastreio, a cabeça deve também estar imóvel e o paciente realiza um movimento lento e rítmico do olhar, seguindo, por exemplo, um pêndulo simples posicionado cerca de 50 cm a frente da visão. Alteração na sacada ou no rastreio, associada a outras alterações no exame neurológico, torna indispensável a investigação por imagem.

O nistagmo caracteriza-se por ser um movimento ritmado dos globos oculares, podendo ser observado nas lesões centrais de fossa posterior ou nas doenças vestibulares periféricas em fase aguda. A direção do nistagmo pode variar, sendo o nistagmo classificado como horizontal, vertical, ou rotatório, de acordo com o sentido em que se processa o deslocamento do globo ocular. O movimento tem duas componentes, uma rápida e outra lenta. A denominação do nistagmo é dada pela orientação da componente rápida. O nistagmo como manifestação cerebelar decorre de hipotonia dos músculos extraoculares. Pode variar de direção e não é inibido quando se ordena o paciente para fixar o olhar. Como manifestação de doença vestibular periférica, o nistagmo ocorre devido à disfunção do reflexo vestíbulo-ocular. De modo característico, é horizontal ou horizonto-rotatório, é inibido pela fixação visual e não muda de direção. Aumenta quando a direção do olhar coincide com a direção da componente rápida do nistagmo e diminui em situação contrária (lei de Alexander).[9] Dependendo da enfermidade do labirinto, a duração do nistagmo vestibular pode variar de alguns segundos (VPPB, vertigem posicional paroxística benigna) a algumas horas (doença de Ménière, neurite vestibular).[5,9]

A avaliação cardiovascular sumária faz parte do exame otoneurológico. Merecem atenção o ritmo e a frequência cardíaca. É importante medir a pressão arterial com o paciente deitado e em posição ereta para se avaliar hipotensão ortostática, causa comum de instabilidade no idoso. Respeitando-se o intervalo de três minutos entre a medida com o paciente deitado e com o paciente ereto, a diminuição de 20 mmHg na pressão sistólica ou de 10 mmHg na diastólica define hipotensão ortostática.

DIAGNÓSTICO

O diagnóstico da causa da vertigem/tontura/desequilíbrio pode ser realizado de modo acurado com ferramentas do exame físico de fácil execução, incluindo exame otoneurológico, testes de posicionamento e teste de pressão arterial na posição deitada e em ortostatismo. A Tabela 107.1 apresenta a recomendação clínica e nível de evidência no manejo do idoso com queixa de alteração do equilíbrio.

Causas de instabilidade postural no idoso

A senilidade e as comorbidades inerentes do envelhecimento promovem a disfunção dos sistemas relacionados com o equilíbrio corporal com perda de função vestibular, proprioceptiva e visual, associado a um concomitante comprometimento da integração do processamento vestibular. A degeneração do sistema vestibular relacionada com o envelhecimento conduz para a instabilidade da marcha, aumento do risco e quedas e perda de funcionalidade.[2,10,16]

Fancello et al. apresentaram em uma revisão sistemática as publicações entre 2012 e 2022 sobre tontura e vertigem em idosos. Em relação às diferentes etiologias de vertigem, distúrbios áudio-vestibulares foram os mais comuns (28,4%), seguidos pelas doenças cardiovasculares (20,4%), neurológicas (15,1%) e psiquiátricas (9,1%). Outras causas foram doenças oftalmológicas (7,5%), musculoesqueléticas (6,3%), efeito colateral de medicamentos (4,7%) e doenças metabólicas (3,6%).[2] A Tabela 107.2 é um resumo das doenças que podem causar instabilidade postural em relação à queixa mais comumente referida pelo paciente.

DISFUNÇÕES VESTIBULARES

Vertigem posicional paroxística benigna

A VPPB representa 38% dos casos de vertigem periférica no idoso e torna-se ainda mais predominante com o envelhecimento das estruturas da orelha interna.[10] Essa condição cursa com a redução da densidade e o deslocamento das otocônias, o que é favorecido pelas doenças senis.

A VPPB recorrente é frequente no idoso e está associada a várias condições comuns em geriatria: hipertensão, diabetes mellitus, dislipidemia, osteoporose, deficiência de vitamina D e uso prolongado de medicações que interferem na absorção de cálcio, como, por exemplo, os inibidores de bomba de prótons.[17-19] Logo, a VPPB é consequência de outros agravos à saúde que levam à disfunção das otocônias. O tratamento com as manobras de reposicionamento dessas otocônias (p. ex., manobra de Epley) é efetivo, porém a recidiva ocorre devido ao desprendimento de outras otocônias, caso os motivos que levaram à fragilidade não forem corrigidos.[20] Desse modo, no idoso, a VPPB recorrente é resolvida após a revisão da agenda de medicamentos, tratamento de osteoporose, se presente, reposição de vitamina D, cálcio e orientações nutricionais.

Tabela 107.1 Abordagem clínica do paciente com alteração do equilíbrio em relação ao nível de evidência.

Recomendação clínica	Nível de evidência
Medida da pressão arterial em posição supina e em ortostatismo, avaliação quanto à presença de nistagmo e manobra de Dix-Hallpike	C16
Exames laboratoriais e testes de imagem não são recomendados quando o exame neurológico é normal	C17
VPPB é tratada com manobras de reposicionamento das otocônias (p. ex., manobra de Epley)	A18

Para mais informações sobre o nível de evidência científica, pesquisar em http://www.aafp.org/afpsort

Hidropsia endolinfática

A hidropsia endolinfática, aqui considerada doença de Ménière uni ou bilateral, é uma síndrome vestibular episódica espontânea e de 15 a 18% de pacientes acima de 65 anos podem apresentar a doença. Desse percentual, 40% representam reativação de doença de Ménière prévia e 60% representam doença atual. A evolução é para redução progressiva da função vestibular.[21]

A crise de Tumarkin, causada pela degeneração acentuada das máculas otolíticas, é mais frequente em idosos quando comparado à população geral. A falência do controle postural e da marcha aumenta o risco de quedas, e as crises otolíticas são indicadores de risco para fraturas, perda da independência e aumento da morbimortalidade.[22] Assim, pacientes com doença de Ménière podem evoluir com o aumento da idade para comprometimento bilateral. Já não se verificam as crises de vertigem e sim o desequilíbrio crônico da hipofunção vestibular bilateral. O aumento significativo da prevalência anual da doença de Ménière nos idosos pode ser atribuída ao aumento da expectativa de vida.[21]

Presbivestibulia

A manifestação clássica da presbivestibulia é desequilíbrio para situações em que ocorre rotação do corpo com desvio da marcha. A frequência é diária e a duração é de alguns minutos na dependência da exposição ao movimento que é o gatilho para a instabilidade. O paciente queixa-se de oscilopsia, ou seja, dificuldade para visão clara e precisa durante o movimento, o que leva a dificuldades para a leitura de placas indicativas e para reconhecer pessoas. A presbivestibulia deve-se ao comprometimento bilateral da função vestibular periférica devido ao envelhecimento com deterioração do sistema receptor sensorial labiríntico. A prevalência aproximada é de 50% para indivíduos acima dos 65 anos de idade.[4] Idosos com perda auditiva devem ser aconselhados a complementar a investigação com exames vestibulares para o diagnóstico e prevenção de desfechos desfavoráveis decorrentes das alterações cocleo-vestibulares.

Tontura cervicogênica

As cervicalgias e lombalgias, sintomas prevalentes em idosos, podem estar associadas à tontura decorrente da degeneração proprioceptiva cervical com alteração dos reflexos vestíbulo-cólico e vestíbulo-espinal que estabilizam a cabeça e o corpo durante movimentos de rotação.[2] O comprometimento inflamatório dos receptores cervicais altera as terminações nervosas dos músculos e articulações que, por sua vez, ativam vias medulares e encefálicas responsáveis pelo controle neuromuscular e postural. A tontura está relacionada com a assimetria da tensão muscular na região cervical com alteração dos reflexos vestibulares relacionados com a estabilização da cabeça. O tratamento inclui fisioterapia e tratamentos locais com o objetivo de reduzir a inflamação local e corrigir a assimetria na tensão muscular.[23]

Ototoxicidade

A exposição do idoso a medicamentos que lesam a orelha interna pode levar a sintomas auditivos e vestibulares. O nível de toxicidade é variável. É essencial o cuidado com a escolha dos medicamentos

Tabela 107.2 Sintomas mais comuns *versus* causas de alteração do equilíbrio corporal em idosos.

Vertigem	Pré-síncope	Desequilíbrio	Tontura
Doenças isquêmicas da orelha interna, tronco cerebral ou cerebelo	Síncopes situacionais (defecação, tosse, riso, micção)	Alteração da propriocepção cervical (tontura cervicogênica)	Alteração da propriocepção cervical (tontura cervicogênica)
Vertigem posicional paroxística benigna	Síndrome do seio carotídeo	Redução da acuidade visual	Síndrome do seio carotídeo
Vestibulopatia deficitária unilateral	Efeito de medicamentos	Efeito de medicamentos	Efeito de medicamentos
Doenças cerebelares	Hiperventilação	Doenças cerebelares	Tontura postural perceptual persistente
Fístula perilinfática	Estenose aórtica	Doenças metabólicas	Doenças metabólicas
Doença de Ménière	Disfunção do nó sinusal	Doenças neurodegenerativas	Síndrome do pânico Agorafobia
Insuficiência vertebrobasilar	Insuficiência vertebrobasilar	Mielopatias motoras	Mielopatias motoras
Esclerose múltipla	Fibrilação atrial	Esclerose múltipla	Esclerose múltipla
Enxaqueca vestibular	Hipoglicemia	–	Hipoglicemia

potencialmente vestibulotóxicos como, por exemplo, antibióticos aminoglicosídeos e quimioterápicos, com especial atenção à revisão da dosagem em idosos com redução da função renal.

Clinicamente, o paciente pode queixar-se de tontura, desequilíbrio constante com dependência visual e oscilopsia que varia conforme o grau da lesão vestibular. Mesmo que determinados medicamentos não sejam ototóxicos, a ação indireta pode alterar o controle do equilíbrio corporal de modo que a queixa de instabilidade é comum no caso de polifarmácia. A Tabela 107.3 apresenta os medicamentos comumente prescritos para idosos que podem causar instabilidade como efeito colateral.

DISFUNÇÕES VASCULARES

A tontura que surge com o ortostatismo, muitas vezes referida erroneamente pelo idoso como "vertigem ao se levantar", tem múltiplas causas. A disfunção pode ser no sistema nervoso autônomo, pode decorrer de uma bradiarritmia ou disfunção do nó sinusal, pode ser uma doença estrutural cardíaca como, por exemplo, a estenose aórtica, pode estar associada a uma hipotensão por desidratação ou repouso prolongado no leito e pode ser efeito colateral de medicamentos.

Em idosos, a tontura que surge com o movimento do pescoço pode estar associada à síndrome do seio carotídeo, também denominada hipersensibilidade do seio carotídeo, que pode ser facilmente confundida com uma labirintopatia periférica. Mais comum em homens, a prevalência da síndrome do seio carotídeo aumenta com o envelhecimento. Dados da história clínica importantes para o correto diagnóstico são quedas repentinas precedidas por movimentos bruscos do pescoço, doença cardíaca estrutural, uso de medicamentos do tipo betabloqueador. A massagem do seio carotídeo para replicar os sintomas e confirmar o diagnóstico pode ser arriscada se realizada por profissional não habilitado para manobras de reanimação, pois existe o risco de bradicardia e parada cardíaca. Orientar o paciente quanto aos gatilhos na movimentação cervical, evitar a restrição de sal, manter boa hidratação e incentivar o uso de meia compressiva são medidas de suporte para a síndrome do seio carotídeo e também para o controle da hipotensão ortostática.[25]

Em idosos com suspeita de tontura associada à disautonomia, o teste de inclinação (*tilt test*) para diagnóstico é considerado com ressalvas devido ao risco de bradicardia de difícil reversão. O exame clínico cuidadoso, com medida da pressão arterial nas posições deitada, sentada e ereta, associado ao monitoramento do comportamento da frequência cardíaca durante as mudanças de posição, é suficiente, na maioria dos casos, para o diagnóstico. Na hipotensão ortostática com função autonômica normal, espera-se, com o ortostatismo, que ocorra um aumento da frequência cardíaca. Se este aumento não ocorre, ou se ocorre uma redução da frequência cardíaca na posição ereta, associado à tontura, isso é um indicativo de alteração no sistema simpático, caracterizando disautonomia. Outra possível causa de tontura no idoso associada a alteração no controle do sistema nervoso autonômico é a apneia do sono.[25]

Tabela 107.3 Medicações que podem alterar o controle postural quando em uso contínuo.[24]

Comprometimento	Medicamentos
Atenção e velocidade do pensamento	Benzodiazepínicos, anti-histamínicos, analgésicos narcóticos, antidepressivos tricíclicos, ISRSs, etanol
Alterações no sistema extrapiramidal e gânglios da base	Antipsicóticos, metoclopramida, fenotiazina, ISRSs, cinarizina, flunarizina
Miopatia	Corticoide, colchicina, estatinas, etanol
Hipotensão arterial	Anti-hipertensivos, antidepressivos tricíclicos, antipsicóticos, bloqueadores alfa-1 não seletivos (p. ex., doxazosina)
Efeito anticolinérgico acentuado	Antidepressivos tricíclicos, paroxetina, dimenidrinato, meclizina, hidroxizina, antipsicóticos

ISRS = inibidor seletivo de recaptação da serotonina.

DOENÇAS NEUROLÓGICAS

Fancello et al. apresentaram em sua revisão sistemática as doenças neurológicas mais comumente associadas à tontura e vertigem. Migrânea foi a mais comum (28,5%), seguida de eventos cerebrovasculares (25,8%), polineuropatia (14,8%), distúrbios neurodegenerativos (9,9%), distúrbios cerebelares (5,2%), tumores (3,5%), hidrocefalia (1,7%), epilepsia (1,6%), trauma (1,2%) e estenose do canal espinhal (1%). A instabilidade e lentificação da marcha são predominantes, e uma anamnese e exame neurológico cuidadosos revelam outros dados clínicos sobre o diagnóstico.[2]

A migrânea vestibular pode se apresentar no idoso como uma síndrome vestibular crônica com redução bilateral da função do reflexo vestíbulo-ocular, hipofunção vestibular unilateral ou disfunção vestibular periférica inespecífica.[2]

As doenças cerebrovasculares somam cerca de 25% dos casos neurológicos de tontura em idosos e incluem a aterosclerose, a microangiopatia secundária à hipertensão arterial e o aumento da resistência vascular das artérias cerebrais distais, estando estas condições vasculares encefálicas correlacionadas com eventos vestibulares vasculares centrais e periféricos. Parâmetros alterados de fluxo vascular cerebral obtido por ecodoppler transcraniano podem sugerir hipoperfusão vestíbulo-coclear.[26]

A doença arterial de pequenos vasos frequentemente observada nos idosos com queixa de tontura "inexplicada" tem como explicação lesões da substância branca com disfunção dos tratos neurais envolvidos na marcha e no controle de equilíbrio.[27]

Outras causas para tontura no idoso decorrente de comprometimento vestibular central são polineuropatias, doenças neurodegenerativas (doença de Parkinson e demência), síndromes cerebelares, hidrocefalia de pressão normal, trauma cranioencefálico, epilepsias focais e tumores cerebrais.[2]

DOENÇAS PSIQUIÁTRICAS

Pacientes idosos com tontura crônica apresentam frequência aumentada de alterações do humor, principalmente ansiedade e depressão.[28] Com o envelhecimento, as doenças psiquiátricas podem ter papel causador ou de contribuição para a tontura. A insegurança física desencadeada pela perda da percepção de um equilíbrio normal e o medo de cair levam à insegurança psíquica, irritabilidade, perda da autoconfiança, ansiedade, depressão e pânico.

Crises frequentes de estresse psicológico gerando ansiedade são fatores determinantes para deflagrar a percepção de tontura e, ao mesmo tempo, os distúrbios do equilíbrio geram insegurança física que geram insegurança psíquica. Assim, o transtorno de ansiedade generalizada deve ser considerado como um sinal de alerta para conduzir o paciente para tratamento psicológico e medicamentoso. Da mesma forma, um quadro depressivo pode ser a causa ou a consequência de um estado de instabilidade postural. Sintomas leves a moderados de depressão podem aumentar em até cinco vezes o risco do paciente queixar-se de tontura.[29]

Tontura postural perceptual persistente

A tontura postural perceptual persistente (TPPP) deve fazer parte do diagnóstico diferencial de tontura no idoso, principalmente aqueles do gênero feminino com queixa de tontura crônica ou recorrente. É definida como tontura de mais de 3 meses sem etiologia identificável, sensação de balanço persistente não detectável ao exame físico, piora na posição ortostática, com movimento cefálico e com estímulos visuais complexos.[30] É um transtorno funcional do equilíbrio corporal deflagrado por doença física aguda ou estresse emocional no início dos sintomas. O sistema de manutenção da estabilidade postural torna-se hiperativo ao movimento, especialmente em ambientes com alta demanda visual. É uma complexa síndrome de desintegração multissensorial da informação vestibular com outras aferências gerando disfunção da memória espacial, distúrbio autonômico, alteração de atenção e memória, ansiedade e depressão, sintomas de desrealização e despersonalização.[30]

O exame otoneurológico é normal, sendo comum história pregressa de vertigem aguda, enxaqueca vestibular ou hipersensibilidade ao movimento, o que leva o paciente a temer o retorno da vertigem. A grande maioria dos pacientes tem um perfil ansioso ou experimenta alto grau de ansiedade no início dos sintomas. O diagnóstico é por exclusão de doenças vestibulares periféricas e centrais, além de avaliação cuidadosa da agenda de medicamentos, com desprescrição, se possível, daqueles que se associam com tontura. O tratamento está direcionado para o controle da ansiedade. Os inibidores seletivos de recaptação de serotonina são utilizados no tratamento, com destaque para a sertralina. Portanto, o tratamento da TPPP combina medicamentos, reabilitação vestibular e psicoterapia, com ênfase em esclarecimentos e orientações sobre o quadro. O prognóstico é de melhora em cerca de 70% dos pacientes.[30]

CONTROLE POSTURAL COGNITIVO

O sistema vestibular garante um equilíbrio corporal efetivo com respostas mais rápidas que o sistema visual e proprioceptivo. Áreas corticais integram essas aferências e oferecem respostas motoras oculares e musculares do corpo coordenadas e comparadas com informações de mapas de memória de experiências prévias. Evidencia-se a integração entre o sistema vestibular e a função cognitiva.[5] O envelhecimento altera a percepção da redução da aferência vestibular, fenômeno denominado agnosia vestibular.[3]

Evidências indicam conectividade entre as aferências vestibulares e o hipocampo, área encefálica responsável pela orientação e memória. A ativação vestibular no hipocampo processa o reconhecimento espacial, formação da memória visuoespacial e respostas emocionais. Estudos de neuroimagem funcional mostraram redução da atividade espontânea no hipocampo em pacientes com lesões vestibulares, assim como redução da cognição espacial.[31] Percebem-se sinais clínicos de interação disruptiva da marcha e da cognição na idade avançada quando, por exemplo, o paciente interrompe a marcha enquanto fala. Em uma situação de normalidade, o andar é automático e requer pouca atenção. A deterioração da marcha nas demandas de dupla tarefa é típica do envelhecimento cerebral cortical e subcortical, como nas demências vasculares. Com o envelhecimento, pode ocorrer comprometimento do controle cerebral da marcha associado à dificuldade de interação sensorial e processamento central, levando ao quadro de percepção alterada do ambiente a sua volta, que o idoso caracteriza como tontura ou sensação de cabeça oca ao andar.[5]

ESTADO NUTRICIONAL

Hábitos dietéticos inadequados com ingesta indevida de nutrientes essenciais são uma preocupação nos idosos. O distúrbio nutricional mais observado em idosos é a desnutrição, que está associada ao aumento da mortalidade e da susceptibilidade para infecções.[32]

Tontura e zumbido podem ser manifestações de alterações metabólicas, tais como hiperglicemia, hipoglicemia, dislipidemia. Deficiência de minerais e vitaminas são comuns no idoso em decorrência de dietas não balanceadas. É comum a insuficiência de alimentos ricos em ferro, predispondo para anemia; deficiência de cálcio e vitamina D, predispondo para osteoporose; e deficiência de vitamina B12, predispondo para alterações cognitivas.

A VPPB recorrente em idosos foi associada à ingestão inadequada de carboidratos, gorduras saturadas e baixa ingestão de fibras.[32] Além disso, baixos níveis de vitamina D3 foram associados com maior risco para VPPB.[33]

A deficiência de vitamina B12 é uma condição comum nos idosos e deve ser considerada naqueles com alterações cognitivas.[34] Desmielinização é observada nos pacientes com baixos níveis séricos de vitamina B12. Essa alteração leva a neuropatia central e periférica com redução da propriocepção, principalmente nos membros inferiores, devido à perda da sensibilidade profunda e superficial. Os reflexos osteomusculares profundos também se alteram, o que causa parestesias, alterações da marcha, fraqueza e maior risco de queda em situações de desafio para o equilíbrio corporal.[35]

Considerando que o risco de deficiência de vitamina B12 aumenta com a idade, que os sintomas podem passar despercebidos e que o tratamento é seguro, todos esses fatores tornam o rastreio da deficiência de vitamina B12 por exames laboratoriais regulares como uma opção favorável.[36]

A ingestão adequada de proteínas, carboidratos, lipídios e fibras, o tipo de preparo do alimento e o consumo adequado, associado a atividade física regular, são fatores que protegem os idosos de desenvolver instabilidade postural.

CONSIDERAÇÕES FINAIS

Ao se analisar a multiplicidade de fatores relacionados com a instabilidade postural no idoso, a tontura passa a ser considerada nesta faixa etária como uma síndrome geriátrica.[6] Estudos com idosos que vivem em instituições de longa permanência identificaram fatores preditores de tontura: aumento da idade, sexo feminino, sintomas depressivos, diabetes, doença cardiovascular, visão comprometida, osteoporose, apneia obstrutiva do sono, incontinência, comprometimento cognitivo, alteração da marcha, quedas, três ou mais condições que comprometem a saúde e quatro ou mais medicações de uso contínuo. Polifarmácia, hipotensão ortostática, drogas psicotrópicas e ansiedade se somam a causas vestibulares para levar à instabilidade postural. Logo, o controle da instabilidade postural no idoso depende, na sua essência, de uma abordagem multidisciplinar.

REFERÊNCIAS BIBLIOGRÀFICAS

1. Brasil. Ministério da Saúde. Secretaria de Atenção Primária à Saúde. Departamento de Gestão do Cuidado Integral. Guia de Cuidados para a Pessoa Idosa. Brasília, 2023. Disponível em: https://bvsms.saude.gov.br/bvs/publicacoes/guia_cuidados_pessoa_idosa.pdf. Acesso em: 2024 Jul.
2. Fancello V, Hatzopoulos S, Santopietro G, Fancello G, Palma S, Skarżyński PH et al. Vertigo in the elderly: A systematic literature review. J Clin Med [Internet]. 2023 [Acesso em: 2024Jul];12(6):1-9.
3. Guimarães RC. Tontura no idoso. In: Pinna T, Bezerra R, Frizzanini R, Pourеçone L, editors. Pro-ORL ABORL-CCP. Porto Alegre: Artmed Panamericana Editora Ltda; 2022. p. 65-136. Disponível em: https://portal.secad.artmed.com.br/artigo/tontura-no-idoso. Acesso em: 2024 Jul.
4. Agrawal Y, Van de Berg R, Wuyts F, Walther L, Magnusson M, Oh E et al. Presbyvestibulopathy: Diagnostic criteria Consensus document of the classification committee of the Bárány Society. J Vestib Res [Internet]. 2019 [Acesso em: 2024 Jul];29(4):161-70.
5. Jahn K. The aging vestibular system: Dizziness and imbalance in the elderly. Adv Otorhinolaryngol [Internet]. 2019 [Acesso em: 2024 Jul];82:143-9.
6. Ahearn DJ, Umapathy D. Vestibular impairment in older people frequently contributes to dizziness as part of a geriatric syndrome. Clin Med J R Coll Physicians London [Internet]. 2015 [Acesso em: 2024 Jul];15(1):25-30.
7. Moraes SA, Soares W, Ferriolli E, Perracini MR. Prevalence and correlates of dizziness in community-dwelling older people: A cross sectional population based study. BMC Geriatr [Internet]. 2013 [Acesso em: 2024 Jul];13(1).
8. Gomes I, Brito V. Censo 2022: número de pessoas com 65 anos ou mais de idade cresceu 57,4% em 12 anos. Agência IBGE Notícias. 2023 Nov 1:Editoria IBGE. [Acesso em: 2023 Jan 17].
9. Muncie HL, Sirmans SM, James E. Dizziness: Approach to evaluation and management. Am Fam Physician [Internet]. 2017 [Acesso em: 2024 Jul];95(3):154-62.
10. Prell T, Mendorf S, Axer H. Tolerance to dizziness intensity increases with age in people with chronic dizziness. Front Neurol [Internet]. 2022 [Acesso em: 2024 Jul];13(July):1-9.
11. Gassmann KG, Rupprecht R; IZG Study Group.. Dizziness in an older community dwelling population: Multifactorial syndrome. J Nutr Health Aging [Internet]. 2009 [Acesso em: 2024 Jul];13(3):278-82.
12. Alla S, Rao MY, Aslam SM. Clinical profiles of elderly patients presenting with persistent dizziness. J Natl Med Assoc [Internet]. 2020 [Acesso em: 2024 Jul];112(4):362-73.
13. Maarsingh OR, Dros J, Schellevis FG, van Weert HC, van der Windt DA, ter Riet G et al. Causes of persistent dizziness in elderly patients in primary care. Ann Fam Med [Internet]. 2010 [Acesso em: 2024 Jul];8(3):196-205.
14. Roberts DS, Lin HW, Bhattacharyya N. Health care practice patterns for balance disorders in the elderly. Laryngoscope [Internet]. 2013 [Acesso em: 2024 Jul];123(10):2539-43.
15. Schlick C, Ashniepp R, Loidl V, Wuehr M, Hesselbarth K, Jahn K. Falls and fear of falling in vertigo and balance disorders: A controlled cross-sectional study. J Vestib Res Equilib Orientat [Internet]. 2015 [Acesso em: 2024 Jul];25(5-6):241-51.
16. Sloane PD, Maarsingh O, Brown MM. Priorities in management of the geriatric patient with dizziness. J Am Med Dir Assoc [Internet]. 2020 [Acesso em: 2024 Jul];21(3):297-99.
17. Guo T, Xing Y, Zhu H, Yang L, Xiao Y, Xu J. Relationship between osteoporosis and benign paroxysmal positional vertigo based on evidence-based medicine and bioinformatics. Arch Osteoporos [Internet]. 2021 [Acesso em: 2024 Jul];16(1):1-11.
18. Chen J, Zhang S, Cui K, Liu C. Risk factors for benign paroxysmal positional vertigo recurrence: A systematic review and meta-analysis. J Neurol [Internet]. 2021 [Acesso em: 2024 Jul];268(11):4117-127.
19. Kang HS, Kim SY, Kim JH, Kim ES, Choi HG, Lim H et al. Association between migraines and prior proton pump inhibitor use: A nested case-control study using a national health screening cohort. Pharmaceuticals (Basel) [Internet]. 2022 Nov 10 [Acesso em: 2024 Jul];15(11):1385.
20. Bhattacharyya N, Gubbels SP, Schwartz SR, Edlow JA, El-Kashlan H, Fife T et al. Clinical practice cuideline: Benign paroxysmal positional vertigo (update) executive summary. Otolaryngol Head Neck Surg [Internet]. 2017 Mar [Acesso em: 2024 Jul];156(3):403-16.
21. Jeng Y, Young YH. Evolution of geriatric Meniere's disease during the past two decades. J Formos Med Assoc [Internet]. 2023 [Acesso em: 2024 Jul];122(1):65-72.
22. Teggi R, Meli A, Trimarchi M, Liraluce F, Bussi M. Does Ménière's disease in the elderly present some peculiar features? J Aging Res [Internet]. 2012 [Acesso em: 2024 Jul];2012:10-15.
23. Garcia CB, Alves NG, Bittar RS. A new treatment for cervical dizziness. Braz J Otorhinolaryngol [Internet]. 2023 [Acesso em: 2024 Jul];89(6):101321.
24. Semla TP, Steinman M, Beizer J, Brandt N, Dombrowski et al., collaborators. American Geriatrics Society 2019 Updated AGS Beers Criteria® for potentially inappropriate medication use in older adults. J Am Geriatr Soc [Internet]. 2019 Apr [Acesso em: 2024 Jul];67(4):674-94.
25. Dani M, Dirksen A, Taraborrelli P, Panagopolous D, Torocastro M, Sutton R et al. Orthostatic hypotension in older people: Considerations, diagnosis and management. Clin Med J R Coll Physicians London [Internet]. 2021 [Acesso em: 2024 Jul];21(3):E275-E282.
26. Fu S, Zhang J, Zhang H, Zhang S. Predictive value of transcranial doppler ultrasound for cerebral small vessel disease in elderly patients. Arq Neuropsiquiatr [Internet]. 2019 [Acesso em: 2024 Jul];77(5):310-14.
27. Ahmad H, Cerchiai N, Mancuso M, Casani AP, Bronstein AM. Are white matter abnormalities associated with "unexplained dizziness"? J Neurol Sci [Internet]. 2015 [Acesso em: 2024 Jul];358(1-2):428-31.
28. Peluso ET, Quintana MI, Ganança FF. Anxiety and depressive disorders in elderly with chronic dizziness of vestibular origin. Braz J Otorhinolaryngol [Internet]. 2016 [Acesso em: 2024 Jul];82(2):209-14.
29. Anson E, Jeka J. Perspectives on aging vestibular function. Front Neurol [Internet]. 2016 [Acesso em: 2024 Jul];6:1-7.
30. Bittar RS, von Söhsten Lins EM. Clinical characteristics of patients with persistent postural-perceptual dizziness. Braz J Otorhinolaryngol [Internet]. 2015 [Acesso em: 2024 Jul];81(3):276-82.
31. Bosmans J, Jorissen C, Gilles A, Mertens G, Engelborghs S, Cras P et al. Vestibular function in older adults with cognitive impairment: A systematic review. Ear Hear [Internet]. 2021 Sep/Oct [Acesso em: 2024 Jul];42(5):1119-26.
32. Kushwaha S, Khanna P, Srivastava R, Jain R, Singh T, Kiran T. Estimates of malnutrition and risk of malnutrition among the elderly (≥ 60 years) in India: A systematic review and meta-analysis. Ageing Res Rev [Internet]. 2020 [Acesso em: 2024 Jul];63(August):101137.

33. Yang B, Lu Y, Xing D, Zhong W, Tang Q, Liu J et al. Association between serum vitamin D levels and benign paroxysmal positional vertigo: a systematic review and meta-analysis of observational studies. Eur Arch Otorhinolaryngol [Internet]. 2020 [Acesso em: 2024 Jul];277(1):169-77.
34. Jatoi S, Hafeez DA, Riaz SU, Ali A, Ghauri MI, Zehra M. Low vitamin B12 levels: An underestimated cause of minimal cognitive impairment and dementia. Cureus [Internet]. 2020 [Acesso em: 2024 jul];12(2):8-13.
35. Stolakis K, Megas P, Panagiotopoulos E, Mentis M, Antoniadou E, Kalivioti X et al. Association of vitamins B12 and D3 with balance and falls in a sample of Greek older people. J Musculoskelet Neuronal Interact [Internet]. 2023 [Acesso em: 2024 Jul];23(2):205-14.
36. Wong CW. Vitamin B12 deficiency in the elderly: Is it worth screening? Hong Kong Med J [Internet]. 2015 [Acesso em: 2024 Jul];21(2):155-64.

CAPÍTULO 108

Tontura Postural Perceptual Persistente

Eliane von Söhsten • Priscila Valéria Caus Brandão

INTRODUÇÃO

Tontura postural perceptual persistente (TPPP) é uma disfunção vestibular crônica que foi definida na classificação dos distúrbios vestibulares da Bárány Society em 2017 e entrou na 11ª edição da Classificação Internacional das Doenças em 2022, com o CID AB 32.0.[1]

TPPP é definida por um ou mais sintomas vestibulares como tontura, instabilidade ou vertigem não rotatória com duração de 3 meses ou mais. Os sintomas estão presentes na maioria dos dias, podem crescer ao longo do dia, mas podem aumentar ou diminuir. Pioras momentâneas podem ocorrer espontaneamente ou com movimentos repentinos. Indivíduos afetados pioram quando em postura ortostática (em pé ou sentados), expostos a estímulos visuais complexos ou em movimento, e durante atividade passiva ou ativa da cabeça. Essas situações podem não ser igualmente provocativas. Tipicamente, a disfunção ocorre após um episódio vestibular agudo ou problemas com o equilíbrio. Sintomas podem ser intermitentes e então se consolidarem. Início gradual é incomum.[1]

Neste capítulo, os termos tontura e vertigem serão usados de acordo com as definições da classificação internacional dos distúrbios vestibulares da Bárány Society. O termo tontura anteriormente englobava o desequilíbrio, a instabilidade e a vertigem (tontura rotatória). Segundo a nova classificação, tontura e vertigem estão no mesmo nível hierárquico, sendo a tontura definida como a sensação de prejuízo ou distúrbio na orientação espacial sem um senso falso ou distorcido de movimento, enquanto a vertigem é definida como a sensação de automovimento sem a existência de movimento real ou a distorção na percepção do automovimento durante a movimentação normal da cabeça. Tontura e vertigem frequentemente coexistem em um mesmo paciente, mas para um diagnóstico mais preciso é fundamental distinguir as sensações vivenciadas por ele, por exemplo, a TPPP se caracteriza por tontura; caso o paciente descreva vertigem, provavelmente não se trata de TPPP ou ele apresenta mais de um diagnóstico (TPPP e outra disfunção que curse com vertigem).[2]

EPIDEMIOLOGIA

Em clínicas de atendimento primário, 14,4% dos pacientes com sintomas vestibulares ou de equilíbrio têm TPPP. Entre adultos em clínicas neurológicas, a prevalência de TPPP dentre os pacientes com queixas vestibulares é de 20%. Em clínicas de tontura, a TPPP representa 53,4% dos pacientes com tontura crônica, como diagnóstico único (9,2%) ou, mais comumente, coexistindo com outras doenças (44,2%). Entre crianças e adolescentes, em uma clínica pediátrica terciária de equilíbrio, representa 7,3% dos pacientes. Mas até hoje não foi realizado um estudo epidemiológico para TPPP na população.[3]

Em estudos com análise em pacientes adultos, a média de idade de TPPP varia de 53 a 59 anos e a relação mulher/homem é de 2:1. Em crianças, adolescentes e adultos jovens, a média de idade é de 14,6 anos e a relação mulher/homem é de 5:1. A incidência de TPPP após um evento vestibular agudo, como neurite vestibular e vertigem posicional paroxística benigna, é estimada entre 7,5 a 53% (média 26,3%).[3]

QUADRO CLÍNICO

Os sintomas descritos pelos pacientes com TPPP são instabilidade, balanço (pode não ser percebido por observadores), sensação de cabeça pesada, leve ou nublada com duração de quase o dia todo. Alguns pacientes relatam ilusões de que objetos fixos do ambiente não estão parados.[3]

Os principais sintomas da TPPP são:[4]

- Sintomas vestibulares como instabilidade, tontura e sensações como: cabeça leve, enevoada, pesada, nublada ou de algodão
- Instabilidade, como a sensação de balanço ou movimento quando sentado ou em pé, ou sensação de desvio para o lado quando caminha
- Sensação de que o equilíbrio não é mais tão bom como costumava ser
- Persistência dos sintomas há, pelo menos, 3 meses.

E os sintomas agravantes são:[4]

- Postura em pé ou sentada
- Movimento da cabeça ou do corpo
- Exposição a ambientes complexos ou movimentados
- Estímulos visuais
- Leitura
- Trabalho no computador
- Assistir à televisão
- Jogar *videogame*
- Caminhar sobre carpetes com desenhos complexos
- Privação do sono.

FATORES PRECIPITANTES (GATILHOS) E PREDISPONENTES

TPPP pode ser precipitada por desequilíbrios homeostáticos no corpo gerados por estresse psicológico, doenças médicas ou desordens neurológicas ou vestibulares. Pode se desenvolver após uma variedade de causas como neurite vestibular, concussão cerebral, disautonomia e ataques de pânico severos. O diagnóstico de TPPP independe do gatilho inicial. Pode ser comórbida a outras disfunções vestibulares tais como migrânea vestibular, doença de Ménière, neurite vestibular ou vertigem posicional paroxística benigna (VPPB), mas seu diagnóstico é individualizado, somado ao dessas outras desordens.[2]

São gatilhos de TPPP:[4]

- Disfunções vestibulares periféricas ou centrais (VPPB, vestibulopatias periféricas unilaterais, acidentes vasculares cerebrais) entre 21 e 25% dos pacientes
- Doenças neurológicas (25% dos casos), migrânea vestibular (de 11 a 25% dos pacientes), concussão cerebral leve (de 3 a 15%), e disautonomias (de 1 a 7%)
- Distúrbios psiquiátricos (pânico e desordens de ansiedade generalizada) entre 20 e 25% dos pacientes
- Condições médicas (arritmias cardíacas e doenças metabólicas) entre 3 e 11%.

O curso temporal evolutivo da TPPP pode variar de acordo com o gatilho inicial. Geralmente se desenvolve após um evento agudo e menos comumente de forma insidiosa. Se o gatilho inicial for episódico (migrânea vestibular, VPPB, ataques de pânico), pode ter uma evolução mais irregular até se firmar, ocorrer de forma transiente no início e então gradualmente se estender através dos períodos intercríticos até se consolidar.[3]

TPPP pode ser diagnosticada sem um gatilho conhecido, principalmente em pacientes com sintomas prolongados, que não recordam, pelo grande intervalo temporal, as circunstâncias de início dos seus sintomas.[2] Contudo, um curso lentamente progressivo sem um gatilho claro aumenta a suspeita para outros processos, tais como desordens neurodegenerativas.[2] Gatilhos para TPPP podem ser identificados em 90% dos pacientes.[3]

Fatores predisponentes

Em pacientes com TPPP, distúrbios de humor, desordens ou traços de ansiedade são considerados condições comórbidas que atuam como fatores de risco para TPPP, mas não como causa primária dos sintomas.[2]

Os fatores predisponentes são:[4]

- Temperamento introvertido
- Traço de personalidade neurótica
- Perfil ansioso
- Excesso de vigilância corporal
- Percepção negativa em relação à doença.

Comorbidades

Entre as comorbidades associadas à TPPP estão:

- Ansiedade
- Depressão
- Distúrbios do sono
- Distúrbio moderado do sono (insônia)
- Disfunção cognitiva leve
- Síndrome da apneia obstrutiva do sono (SAOS)
- Migrânea (26%)
- Síndrome cervical proprioceptiva (21%)
- Disautonomia (7%).

DIAGNÓSTICO

Anamnese

Ferramenta fundamental para o diagnóstico da TPPP, deve ser feita de forma detalhada, remeter o paciente para o início dos seus sintomas, a partir do momento em que percebeu prejuízo ao seu equilíbrio, investigar os gatilhos, os fatores agravantes e atenuantes, as características psicológicas do paciente e seus traços de personalidade, bem como o impacto da tontura na sua vida. Investigar presença de disfunções clínicas e psiquiátricas pregressas e atuais. Colher um pouco da história familiar, principalmente no que se refere a disfunções psiquiátricas. Lembrar que a ansiedade é um fator predisponente bem documentado para TPPP, mas investigar também outras disfunções psiquiátricas, como transtornos de humor - caso presentes, é importante dividir o paciente com a psiquiatria.

Questionários

Como triagem rápida para ansiedade e depressão, pode-se aplicar a Escala Hospitalar de Ansiedade e Depressão (do inglês *Hospital Anxiety and Depression Scale* [HADS]).

O *Dizziness Handicap Inventory* (DHI) é uma ferramenta importante, pois avalia a percepção do paciente em relação a sua tontura. Os pacientes com TPPP têm alta pontuação nessa escala, geralmente superior à de pacientes com outras vestibulopatias.[4]

O Questionário TPPP Niigata (NPQ) acessa a severidade da TPPP pela análise de três tipos de fatores que exacerbam os sintomas (visuais, marcha/movimentação ativa e movimentos passivos/postura em pé). O escore que tem melhor sensibilidade e especificidade para discriminar pacientes com TPPP é o visual. Infelizmente, o questionário NPQ ainda não foi validado em português, o que limita seu uso clínico.[5]

Exame físico

O exame físico ajuda pouco no diagnóstico da TPPP; os pacientes podem apresentar oscilação no teste de Romberg, que melhora com o desvio de seu foco em relação ao exame, ou terem um Romberg normal.

Nos testes posicionais e de posicionamento (de Dix-Hallpike e *head roll*) podem relatar tontura pela sensibilidade que apresentam aos movimentos corporais, mas sem nistagmo (a não ser que tenham alguma comorbidade que justifique o nistagmo).

Pacientes com TPPP exibem uma marcha mais lenta e cuidadosa e foi demonstrado no teste de Unterberger cronometrado por 30 segundos que têm uma taxa menor do que 108 a 106 passos/minuto, servindo como sinal clínico diagnóstico comparativo com controles sadios e com pacientes com outras vestibulopatias.[6]

Critérios diagnósticos

Os critérios diagnósticos[7] definidos pelo consenso do Comitê para Classificação de Doenças Vestibulares da Bárány Society estão apresentados na Tabela 108.1.

Exames complementares

São dispensáveis para o diagnóstico de TPPP, utilizados mais para diagnóstico diferencial e avaliação da existência de comorbidades.

Tabela 108.1 Critérios diagnósticos.

Os critérios A a E devem ser satisfeitos para o diagnóstico
A. Um ou mais sintomas de tontura, instabilidade ou vertigem não rotatória está presente na maioria dos dias por 3 meses ou mais
1. Sintomas são persistentes, mas podem aumentar e diminuir
2. Sintomas tendem a aumentar com a progressão do dia, mas podem não estar ativos durante o dia todo
3. Pioras momentâneas podem ocorrer espontaneamente ou com movimentos súbitos
B. Sintomas estão presentes sem provocação específica, mas são exacerbados por (estes três fatores podem não ser igualmente provocativos):
1. Postura vertical
2. Movimentação passiva ou ativa sem relação com direção ou posição
3. Exposição a estímulos visuais de movimento ou padrões visuais complexos
C. O distúrbio em geral começa logo após um evento que cause sintomas vestibulares agudos ou problemas com equilíbrio, embora, menos comumente, desenvolva-se de forma lenta
Eventos precipitantes incluem síndromes vestibulares agudas, episódicas ou crônicas, outras doenças neurológicas ou médicas e angústia psicológica. Quando o gatilho é um evento precipitante agudo ou episódico, sintomas estabelecem tipicamente o padrão do critério A logo que o evento precipitante se resolve, mas pode ocorrer intermitentemente no início e, então, consolidar-se dentro de um curso persistente
Quando o gatilho é um evento precipitante crônico, os sintomas podem se desenvolver lentamente e piorar de forma gradual
D. Sintomas causam angústia significativa e prejuízo funcional
E. Sintomas não são melhor atribuídos a nenhuma outra doença ou disfunção
Os sintomas devem estar presentes por mais de 15 e 30 dias e podem não ser contínuos, mas devem estar presentes demoradamente (duração de horas). A TPPP pode coexistir com outras desordens

Exames para avaliação da função vestibular (vectoeletronistagmografia, videonistagmografia, prova calórica, *video head impulse test* - vHIT, potencial evocado miogênico vestibular cervical e ocular - VEMPc e VEMPo) e audiometria não apresentam achados característicos na TPPP, geralmente normais se não houver comorbidade otoneurológica.[4]

VEMP alterado foi descrito em pacientes com TPPP, mas não justifica a TPPP e sim uma provável disfunção otolítica prévia que pode até ter sido o gatilho para ocorrência da TPPP.[4]

Posturografia

Achados anormais:[4] redução dos limites de estabilidade, excessivo deslocamento do centro de massa, escores mais baixos do que controles normais nas condições de 2 a 6 e mais baixos do que pacientes recuperados de vestibulopatias nas condições de 2 e 3, má performance em condições de baixa demanda para o equilíbrio (padrão afisiológico).

Posturografia alterada foi observada entre 45 a 79% dos pacientes com TPPP, logo, caso o exame seja positivo em relação a alguma das disfunções descritas, auxilia na confirmação do diagnóstico, mas a normalidade não refuta a hipótese de TPPP.

Avaliações funcionais

- Déficit de habituação ao estímulo doloroso trigeminal em nível de tronco encefálico testado pela aplicação do reflexo nociceptivo de piscamento[4]
- Redução do limiar de percepção de movimento corporal à estimulação vestibular galvânica[4]
- Redução significativa no limiar de percepção vestibular, maior sensibilidade aos movimentos e mais sintomas vegetativos durante e após o teste com cadeira rotatória quando comparados a controles saudáveis[4]
- Alto ganho perceptual (relação entre o ângulo do *tilt* percebido/ângulo do *tilt* atual) no *head roll-tilt*, teste da visual vertical subjetiva quando comparados com pacientes com tontura psicogênica ou com hipofunção vestibular unilateral[4]
- Pior desempenho, tanto qualitativo quanto quantitativo, no teste de navegação espacial do labirinto aquático virtual de Morris quando comparado a um grupo de vestibulopatias e de controles sadios[4]
- Percepção distorcida (superestimada) da amplitude da oscilação corporal em pé sobre uma espuma quando comparados a indivíduos normais ou com vestibulopatia bilateral[8]
- Maior desconforto visual para imagens estacionárias que se desviam do espectro natural do que indivíduos sem sintomas de TPPP, provavelmente por um processamento visual atípico[9]
- O paciente com TPPP parece ter uma disfunção multimodal em várias áreas sensoriais, irrestrita ao sistema vestibular.[3]

Exames laboratoriais

Não apresentam achados característicos na TPPP; devem ser solicitados os exames usuais para investigação de tontura para descartar comorbidade metabólica, hormonal ou infecciosa.[4]

Em uma pesquisa, observaram-se níveis de citocinas pró-inflamatórias (fator de necrose tumoral alfa [TNF-α] e interferon gama [IFN-γ]), o cortisol e adrenalina mais elevados em um grupo de pacientes com TPPP comparado a um grupo controle de pacientes normais; bem como níveis séricos de serotonina significativamente mais baixos nos pacientes com TPPP, mas não faz sentido essa investigação em nível individual.[4]

Exames de imagem

Os achados estruturais e funcionais mais consistentes em vários exames de imagem com técnicas diferentes foram observados no homólogo humano do córtex vestibular parieto-insular, no giro temporal superior, córtex visual, córtex frontal, hipocampo, pré-cúneo, cúneo, giro pré-central e cerebelo.[4]

Acredita-se que a atividade local e a conectividade funcional nas áreas do córtex vestibular multimodal estão diminuídas na TPPP, o que potencialmente relaciona-se com anormalidades estruturais (redução na camada cortical e no volume da massa cinzenta). Adicionalmente, a conectividade entre o córtex pré-frontal, que regula respostas de atenção e emoção, e regiões visual primária e motora parecem aumentadas na TPPP.[4]

Maywald et al., em exame de ressonância funcional, esclareceram as diferenças funcionais existentes entre TPPP e distúrbios de ansiedade. Pacientes com TPPP e com disfunções ansiosas têm muita similaridade clínica e há um *link* bidirecional entre *networks* vestíbulo-espaciais e da ansiedade, por isso, muitos acreditavam que TPPP fosse puramente mais um tipo de transtorno de ansiedade. Nessa pesquisa, pacientes com TPPP foram submetidos à ressonância funcional enquanto visualizavam imagens com conotação emocional neutra ou negativa e comparados com pacientes só com ansiedade e ambos os grupos com seus controles normais; observou-se que o grupo com TPPP teve um aumento na resposta neural no *network* vestíbulo-espacial, e no giro temporal superior quando comparados ao grupo ansioso, e ao seu controle e respostas superiores aos seus controles no *network* da ansiedade, incluindo amígdala, ínsula, giro lentiforme, hipocampo, giro frontal inferior e tronco encefálico. Isso leva a concluir que pacientes com TPPP têm uma disfunção cerebral que não pode ser explicada unicamente como um transtorno ansioso e uma grande sensibilidade e pobre adaptação para figuras indutoras de ansiedade e de tontura.[10]

Classificação

Há duas classificações para TPPP, a de Staab e Ruckenstein, baseadas no tipo de gatilho e na existência ou não de sintomas ansiosos prévios; e a de Niigata, definida pelos fatores que exacerbam os sintomas, identificados pela aplicação do questionário de TPPP de Niigata:[4]

- Classificação de Staab e Ruckenstein:
  - Otogênica: disfunção otoneurológica age como um gatilho que ativa o circuito da ansiedade (p. ex., VPPB, neurite vestibular, migrânea vestibular)
  - Psicogênica: um transtorno ansioso é gatilho (síndrome do pânico, agorafobia, transtorno de ansiedade generalizada [TAG], estresse pós-traumático)
  - Interativa: disfunção otoneurológica é gatilho para a tontura, que exacerba sintomas ansiosos preexistentes (VPPB em um paciente com TAG)
- Classificação de Niigata, subtipos:[5,11]
  - Dominância visual
  - Dominância motora ativa
  - Misto.

Segundo os autores da classificação de Staab e Ruckenstein, as três formas têm prevalência similar (otogênica, 33%, psicogênica, 33%, e interativa, 34%).

Quanto à classificação de Niigata, os pacientes do subtipo movimentação ativa eram predominantemente mais velhos do que os do subtipo dominância visual. O fator que mais comumente levou à exacerbação foi o visual, seguido de movimentação ativa e de movimentação passiva (sensibilidade a movimentos passivos e postura ortostática).[11]

Diagnóstico diferencial

Deve-se fazer o diagnóstico diferencial de TPPP com as seguintes condições:[4]

- Migrânea vestibular
- Tremor ortostático
- Vestibulopatia bilateral
- Neuropatia periférica
- Paroxismia vestibular
- Fístula perilinfática
- Ataxia episódica
- Distúrbios neurodegenerativos (ataxias espinocerebelares, atrofia multissistêmica)
- Síndromes vestibulares centrais
- Concussão cerebral leve
- Disautonomia
- Síndrome do *downbeat* nistagmo
- Mal do desembarque
- Efeitos adversos de medicamentos
- *Bodily distress disorder* (BDD).

Contudo, alguns fatores dificultam o diagnóstico diferencial. Nos pacientes com sintomas crônicos após síndrome vestibular aguda, é importante definir se a síndrome foi completamente compensada ou se persistem déficits vestibulares residuais.[3] Já nas síndromes vestibulares episódicas, como Ménière e migrânea vestibular, o desafio é determinar a coexistência da TPPP com os ataques recorrentes.[3] E, nas síndromes crônicas, é difícil determinar se TPPP realmente se desenvolveu.[3]

Para ajudar a diferenciar, é importante verificar se o paciente preenche os critérios diagnósticos de TPPP definidos pela Bárány Society e lembrar que eles não incluem sintomas de quase quedas ou quedas; na presença desses relatos, considerar outras causas para tontura. Já a presença de tontura induzida visualmente quando o paciente está parado é mais sugestiva do diagnóstico de TPPP.[3]

A evolução diária da tontura também pode auxiliar no diagnóstico diferencial: pacientes com TPPP geralmente acordam bem e pioram ao longo do dia, já os com vestibulopatia bilateral ou *downbeat* nistagmo acordam sintomáticos.[4]

FISIOPATOLOGIA

Os primeiros modelos fisiopatológicos para TPPP derivaram da hipótese de que o alto nível de ansiedade (traço e estado) atuava como gatilho para um desvio de um controle postural de alto risco (postura enrijecida e dependência visual). Contudo, TPPP pode ocorrer em pacientes sem uma ansiedade identificável, e estudo de ressonância usando figuras indutoras de emoção indicam que pacientes com TPPP podem responder mais para aspectos espaciais do que emocionais do estímulo visual.[12]

Um novo modelo fisiopatológico foi proposto baseado em achados clínicos, psicológicos, funcionais e de imagem. Nessa nova hipótese, foram incorporados dados referentes à orientação espacial. A orientação espacial e a locomoção são controladas por sistemas hierárquicos e adaptativos, com controles mestres. Na teoria, em um indivíduo saudável, esses controles avaliam custos, enumeram limites e priorizam parâmetros-chaves para otimizar a performance em testes específicos, comparando o custo funcional para a estabilidade postural e para a locomoção fluida. Essas funções diferem substancialmente, sendo assim, a manutenção da postura em pé e a marcha são dirigidos por diferentes conjuntos de comandos de *topdown*. Manter a postura em situações de baixo ou alto risco também difere e foram investigados em voluntários saudáveis no térreo e em plataformas elevadas. A percepção alterada do movimento quebra o limite de tempo de uso de controle postural de alto risco de forma transitória (só quando necessário) para uso contínuo dessa estratégia, portanto, limitando a flexibilidade normal. O custo funcional para o controle postural de alto risco restringe o foco da orientação espacial para as vizinhanças imediatas da superfície de suporte, porque postura de estabilidade não requer observação além do estreito da área circunvizinha. Pacientes com controle postural de alto risco têm pouca necessidade de uso de *networks* que suportem orientação em um ambiente mais amplo. Pacientes com TPPP restringem seu olhar para objetos na vizinhança quando caminham indicando que utilizam elementos de alto risco no controle postural da locomoção. O uso persistente de funções de alto risco para controle postural mantém a prioridade na estabilidade postural sobre a locomoção fluida, gerando as alterações na marcha, no olhar e na postura.[3]

Com a incorporação dos vários achados funcionais de prejuízo visuoespacial e alteração na percepção de movimento, a TPPP passou a ser atribuída a sete processos funcionais (Figura 108.1):[3]

1. Possível predisposição para uma diátese ansiosa.
2. Promoção por resposta ansiosa a eventos precipitantes.
3. Controle alterado da postura, marcha e olhar.
4. Dependência visual.
5. Cognição espacial pobre.
6. Atividade e conectividade alterada nos córtex vestibular e visual; hipocampo e lobo frontal.
7. Percepção incorreta do movimento.

TRATAMENTO

Os tratamentos convencionais, já bem estabelecidos para as doenças vestibulares, não se mostraram efetivos para a condução dos casos de tontura crônica.

Infelizmente, não há ensaios clínicos randomizados e controlados em grande escala sobre qualquer tratamento para TPPP. Existem, no entanto, vários ensaios clínicos medicamentosos não controlados e investigações controladas com amostras pequenas sobre reabilitação vestibular e psicoterapia.[13]

Jeffrey P. Staab, em 2012, propôs uma abordagem terapêutica baseada em três estratégias de intervenção, que podem ser usadas isoladamente ou em combinação. Consequentemente, os pacientes passaram a ser tratados de uma maneira mais ampla, com enfoque psíquico e somático. De acordo com tal abordagem, pode-se interferir nas principais etapas que fazem com que os sintomas vestibulares se tornem crônicos (ver Figura 108.1).[13]

O tratamento está baseado na reabilitação vestibular, psicoterapia (terapia cognitivo comportamental) e medicamentos, o que também é conhecido por tratamento multimodal.[14]

Reabilitação vestibular

Trata-se de um recurso terapêutico baseado em programas de exercícios específicos que visam a recuperação do equilíbrio e alívio dos sintomas vestibulares causados tanto por doenças periféricas como centrais.[4] Tal recurso combina adaptação, habituação e substituição para aumentar a estabilidade postural estática e dinâmica e melhorar a interação visuovestibular em situações em que existam informações sensoriais conflituosas.[4]

Frequentemente, a compensação dos déficits (quer sejam periféricos ou centrais) está associada como principal responsável pelo sucesso terapêutico da reabilitação vestibular (RV). Entretanto, pesquisas mais recentes têm evidenciado que, na tontura crônica, a habituação e a dessensibilização sejam mais efetivas para amenizar a hipersensibilidade a estímulos de movimento e alterações de marcha e no controle postural.[4]

Estudo feito com pacientes com tontura crônica (não especificamente TPPP) sugere uma eficácia de 60 a 80% da RV para reduzir a gravidade dos sintomas vestibulares, aumentando a mobilidade e melhorando as funções e atividades diárias.[15]

É muito importante que os exercícios sejam individualizados para as queixas específicas de cada paciente. Nos casos de TPPP,

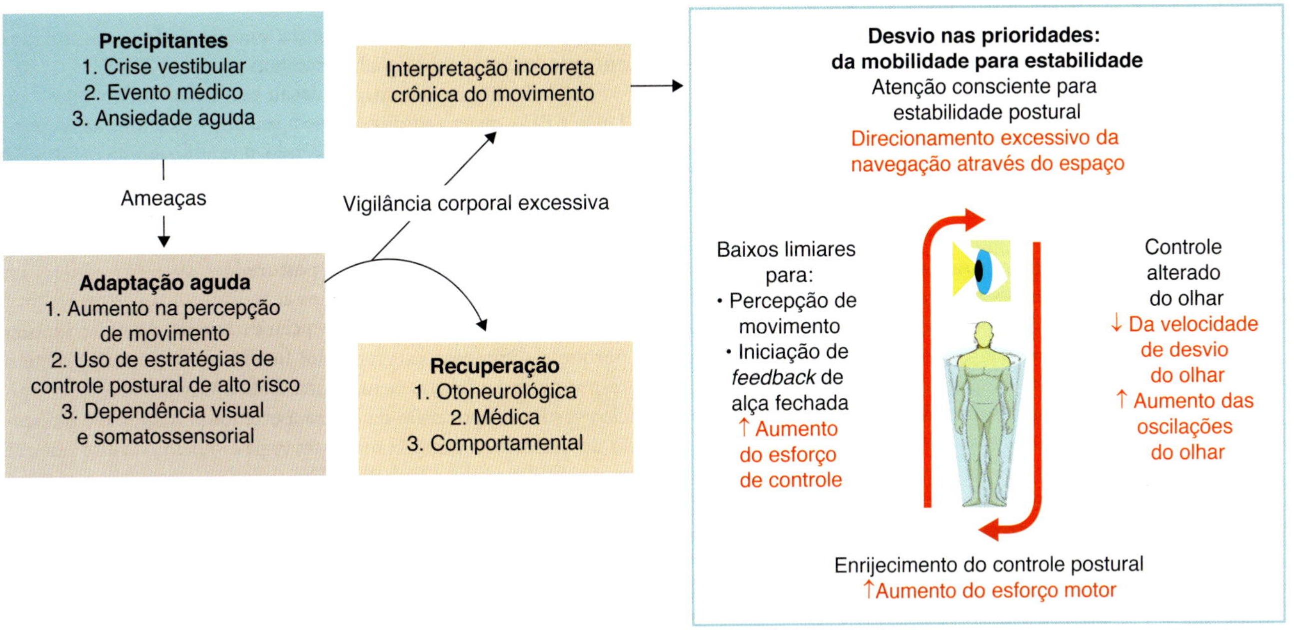

Figura 108.1 Modelo do presumido processo fisiopatológico para precipitar, provocar e perpetuar a tontura postural perceptual persistente (TPPP), seguindo as setas a partir do topo à esquerda. TPPP pode ser engatilhada por qualquer condição que gere sintomas vestibulares ou interrupção do equilíbrio. A ameaça à estabilidade postural inerente a essas condições propicia desvios fisiológicos que incluem: aumento na sensibilidade ao movimento, uso de estratégias posturais de alto risco e preferência pelo uso de pistas visuais na orientação postural e na locomoção. Sob circunstâncias normais, há retorno para o padrão fisiológico natural quando o evento incidente se resolve ou remite. Contudo, na presença de excessiva vigilância corporal, a sensibilização para os próprios movimentos e de objetos torna-se crônica. O paciente instintivamente desvia sua prioridade da locomoção fluida para estabilidade postural, com percepção excessiva do desvio postural. Com isto, a atenção para dinâmica da estabilidade postural predomina sobre foco natural da orientação espacial e da locomoção, gerando excessivo controle da postura e do olhar e contínua dependência excessiva dos *inputs* visuais. (Adaptada de: Staab, 2023.)

como os pacientes têm uma grande dependência das pistas visuais, uma abordagem personalizada com dessensibilização e aumento da tolerância a estímulos visuais através de estímulos optocinéticos geralmente proporciona maior benefício no alívio da tontura (Figuras 108.2 e 108.3). Exercícios dessensibilizantes para movimentos corporais, de marcha e de postura também devem ser estimulados.[4]

Um estudo retrospectivo indicou que a sensibilidade a estímulos visuais pode ser mais difícil de ser tratada do que a sensibilidade a estímulos cefálicos ou corporais.[16]

Quanto aos estímulos optocinéticos, eles podem ser feitos de maneira tradicional (p. ex., esfera rotatória) ou através de realidade virtual.

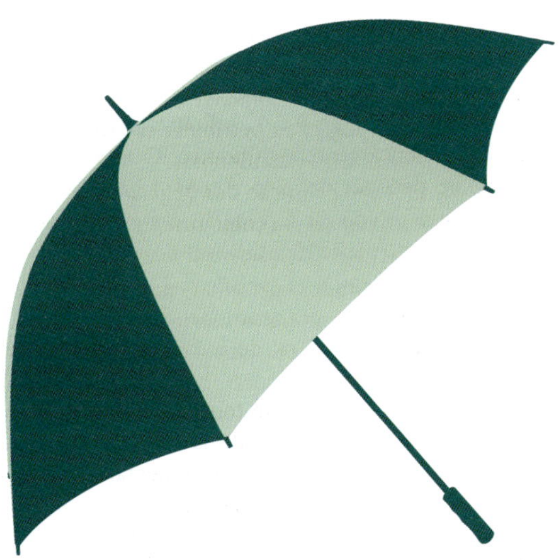

Figura 108.2 Sistema virtual de guarda-chuva giratório.

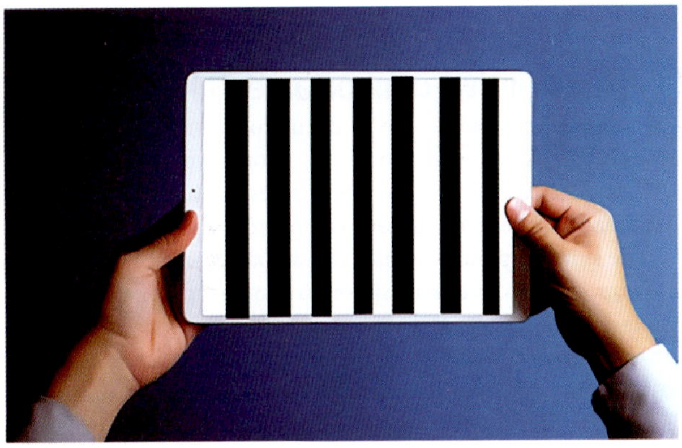

Figura 108.3 Aplicativo em *tablet* com listras em movimento.

Existem aplicativos que mostram listras em movimento que podem ser usados em celulares, *tablets* e computadores, que são capazes de promover estimulação optocinética. Há também DVDs com filmes para estimulação optocinética.

A realidade virtual parece ter um impacto positivo na reabilitação dos pacientes com TPPP. Ela tem benefícios mais relevantes nas queixas vestibulares induzidas por estímulos visuais, promovendo uma imersão dos pacientes em ambiente tridimensional, o que faz com que os mesmos fiquem expostos a movimentos, sons e sensações que geram percepções desagradáveis. Por meio da realidade virtual, é possível simular reações físicas e psicológicas da vida real para os estímulos visuais, permitindo que os gatilhos sejam identificados e a terapia seja melhor programada, com taxas de sucesso alcançando 78% dos pacientes.[4]

Estudos mostram que quando a terapia é realizada sob supervisão de um terapeuta, a adesão é mais significativa (10% de descontinuidade do tratamento). Porém, quando é feita sem o auxílio de um profissional habilitado, a interrupção do tratamento chega a 55%.[15]

Algumas pesquisas evidenciam que a habituação é eficaz em reduzir os graus de ansiedade e depressão em pacientes com tontura crônica.[13] No entanto, para que o tratamento seja bem-sucedido, é de fundamental importância que os estímulos sejam mais suaves do que os requeridos para uma reabilitação vestibular convencional (p. ex., paciente com uma síndrome vestibular aguda). O aumento deve ser gradual para não exacerbar os sintomas e não aumentar as taxas de abandono.[13] Os pacientes podem apresentar piora transitória dos sintomas no início da terapia e, por esse motivo, eles devem ser avisados previamente para que não optem por descontinuar o tratamento. Em média, a resposta da terapia é vista entre 3 e 6 meses.[13]

Um artigo sugeriu a possibilidade de sessões de reabilitação *online* com exercícios mostrados em vídeo. O resultado foi favorável, porém apenas um pequeno grupo de pacientes foi estudado.[4]

O uso de programas para treino do equilíbrio como, por exemplo, o Nintendo Wii *fit* mostrou eficácia na melhora do equilíbrio em idosos. Alguns pesquisadores sugerem que o uso da realidade virtual, que é tridimensional, tem vantagens adicionais quando comparada aos programas bidimensionais.[17]

O treino de realidade virtual usando o sistema mediVR Kagura® foi testado em uma única sessão de 10 minutos em pacientes com TPPP e mostrou eficácia na melhora da estabilidade postural estática e dinâmica, bem como nos escores da HADS, da escala de depressão e no NPQ quando comparado à fisioterapia convencional, uma semana após o treino, mas não foi avaliado se esse bom resultado é duradouro. Se esses benefícios forem confirmados em futuras pesquisas, o treino com o mediVR Kagura® poderá ser uma ferramenta adicional para melhorar a orientação espacial, a atenção nas atividades diárias e a funcionalidade de pacientes com TPPP, facilitando a reabilitação motora e cognitiva.[18]

Terapia cognitivo-comportamental

Baseia-se no princípio de que os distúrbios mentais e o sofrimento psíquico são perpetuados por fatores cognitivos. Dessa forma, a TCC estimula o paciente a identificar e desafiar a validade de cognições desadaptativas e modificar esses padrões comportamentais.[19]

É de suma importância informar ao paciente sobre a sua doença. Deve-se explicar que os sintomas são decorrentes de uma má adaptação que foi gerada após um quadro que levou a um sintoma de vertigem ou tontura ou qualquer outro distúrbio de equilíbrio. Deve-se também orientar que essa hiper-reatividade a estímulos visuais, posturais e de movimentos é consequência de um erro de percepção, mas que é possível que haja uma reversão.[4]

O paciente deve ser orientado de que os seus sintomas não são ameaçadores. Solicitar que os seus fatores limitantes sejam enumerados geralmente auxilia na programação da terapia. Saber quais os estímulos levam à exacerbação dos sintomas facilita na elaboração de experimentos e atividades, como distração e reversibilidade.[4]

Caso o paciente permita, é interessante filmá-lo em situações em que o mesmo está realizando atividades de baixo risco com recursos de alto risco devido ao medo de queda. São informações que podem ajudar o paciente a entender o processo mal-adaptativo do processamento sensorial e do controle postural.[4]

Técnicas de *mindfulness* ou de relaxamento são utilizadas como ferramentas para reduzir os sintomas particularmente quando os pacientes são submetidos a testes de exposição gradual.[20]

Nos pacientes com TPPP, a TCC foi bem-sucedida em melhorar a eficácia e a aceitabilidade da sertralina no tratamento, assim como possibilitar a redução da dose.[21]

Acredita-se que quanto mais precoce a terapia for instituída, melhores as chances de sucesso terapêutico.[4]

Tratamento medicamentoso

Infelizmente, não há ensaios clínicos randomizados e controlados em grande escala sobre qualquer tratamento para TPPP.[3]

Em relação ao tratamento medicamentoso, foram feitos no Japão e EUA quatro ensaios abertos prospectivos e uma série grande de casos com inibidores da recaptação de serotonina (ISRSs) e um ensaio aberto com inibidores da recaptação de serotonina e norepinefrina (IRSNs). Esses ensaios clínicos, apesar de não serem randomizados e controlados, são muito importantes porque evidenciaram que os ISRSs e IRSNs são drogas seguras e efetivas no tratamento da tontura crônica.[22]

Acredita-se que essas drogas possam ter efeito direto na tontura porque a serotonina está presente no núcleo vestibular e afeta a responsividade de vias neurais sensíveis à movimentação do núcleo vestibular, por meio da oliva inferior, para o nódulo e o flóculo do cerebelo. É possível que essas regiões sejam os sítios em que esses antidepressivos tenham ação.[2]

As medicações estudadas estão listadas na Tabela 108.2.[22]

No geral, essas medicações foram bem toleradas pelos pacientes. Aproximadamente dois terços dos pacientes que começaram o tratamento tiveram, pelo menos, 50% de redução dos sintomas vestibulares.[23] De acordo com os resultados dos estudos, nenhum medicamento foi superior ao outro.[23]

Foi possível observar também que os sintomas de ansiedade e depressão melhoraram simultaneamente às queixas de tontura e instabilidade em pacientes que tinham associação desses sintomas.[23]

Um estudo piloto retrospectivo com *hangebyakujutsutemmato* (HBT), um remédio da medicina japonesa feito com uma mistura de ervas, demonstrou que HBT foi um tratamento adjuvante efetivo para pacientes com TPPP; porém, mais estudos são necessários para confirmar esse achado.[24]

Em relação aos medicamentos, são ressaltadas as seguintes peculiaridades:[23]

- Há relatos de uso de outros antidepressivos, como mirtazapina e tricíclicos, no entanto, esses não foram investigados sistematicamente
- Benzodiazepínicos e outros supressores vestibulares não estão indicados no tratamento da TPPP; porém, em pacientes com grau de ansiedade muito elevado, eles podem ser utilizados por um curto período de tempo até que o tratamento definitivo seja instituído adequadamente
- A introdução da medicação geralmente é feita com um quarto à metade da dose inicial para o tratamento de depressão maior e, posteriormente, as doses serão tituladas para a metade da dose mais baixa para depressão
- Doses mais altas podem ser necessárias para pacientes com comorbidades psiquiátricas graves
- Em pacientes idosos deve-se começar com doses ainda mais baixas
- Podem ser necessárias de 8 a 12 semanas de tratamento para um resultado clinicamente significativo. O tempo de duração do tratamento deve ser de, pelo menos, 1 ano. Pacientes com disfunções otoneurológicas e psiquiátricas persistentes podem requerer um tempo maior de tratamento.

De acordo com os estudos, pacientes que não toleraram um ISRS podem se beneficiar com outra medicação da mesma classe. Na falha de dois ISRSs, opta-se por introduzir IRSN.[23] Não obstante serem consideradas drogas seguras, tanto os ISRSs quanto os IRSNs podem apresentar efeitos colaterais, sobretudo no início da terapia. A taxa de abandono do tratamento devido à intolerância a esses medicamentos foi em média de 20%, o que é aproximadamente a mesma taxa vista nos estudos com esses medicamentos para outras indicações. As principais queixas foram: náuseas, distúrbios de sono e disfunção sexual.[23]

Tabela 108.2 Tratamento medicamentoso para tontura postural perceptual persistente.

Inibidores seletivos da recaptação de serotonina (ISRSS) e de serotonina e norepinefrina (ISRSNS)				
Medicação	**Dose terapêutica[a] Diária inicial (mg)**	**Titulação (2 semanas) Dose diária (mg)**	**Titulação (4 a 6 semanas) Dose diária (mg)**	**Alcance terapêutico Dose diária (mg)**
Inibidores seletivos da recaptação de serotonina				
Fluoxetina	5 a 10	10 a 20	20 a 40	20 a 60
Sertralina	12,5 a 25	25 a 50	50 a 100	50 a 150
Paroxetina	5 a 10	10 a 20	20 a 40	20 a 60
Citalopram	5 a 10	10 a 20	20 a 40	20 a 40
Escitalopram	2,5 a 5	5 a 10	10 a 20	10 a 20
Fluvoxamina[b]	25	25 a 50, 2 vezes/dia	50 a 100, 2 vezes/dia	50 a 100, 2 vezes/dia
Inibidores seletivos da recaptação de serotonina e norepinefrina				
Venlafaxina	25 a 37,5	37,5 a 50	75 a 150	75 a 225
Milnaciprano[c]	12,5 a 25, 2 vezes/dia	25 a 50, 2 vezes/dia	50, 2 vezes/dia	50 a 75, 2 vezes/dia
Duloxetina[d]	20 a 30	40 a 60	40 a 60	40 a 60
Desvenlafaxina[e]	...	...	...	...

[a]A maior dose inicial pode ser prescrita para a maioria dos pacientes. Para aqueles que não toleram essa dose ou que preferem começar o tratamento mais cautelosamente, pode ser prescrita a menor dose inicial.
[b]Fluvoxamina tipicamente é iniciada na dose de 25 mg, 1 vez/dia por 1 a 2 semanas e, então, aumentada para 2 vezes/dia, e daí em diante.
[c]Milnaciprano é tipicamente iniciado na dose de 12,5 mg, 1 vez/dia por 2 a 3 dias e, então, aumentado para dose 2 vezes/dia, e daí em diante.
[d]Duloxetina não foi estudada em ensaios clínicos para TCS, mas é usada clinicamente.
[e]Desvenlafaxina não foi estudada em ensaios clínicos para TCS. Está disponível apenas em cápsulas de 50 e 100 mg, o que não permite titulação gradual; portanto, não é usada comumente na prática clínica de pacientes com TCS.
(Fonte: Staab JP, 2012.)

A tontura foi referida em 8% dos pacientes em uso de ISRS. Fadiga física e lentificação mental podem ser confundidos com os sintomas que acompanham o próprio quadro de tontura crônica.[25]

É importante ressaltar a síndrome da descontinuação dos ISRSs. Ela ocorre após suspensão abrupta da medicação. A tontura é o principal sintoma, mas diversos outros já foram relatados, como sintomas sensoriais, afetivos, de sono, gastrintestinais, cognitivos e sexuais (hipersensibilidade genital e ejaculação precoce). A interrupção do uso dessa droga deve ser feita gradualmente.[25]

Abordagens complementares

Bittar e Söhsten relataram que a privação de sono foi gatilho para TPPP em 38% dos 81 pacientes analisados.[26] Um estudo preliminar com uma amostra de 25 pacientes realizado no Canadá e publicado em 2021 relatou uma prevalência de apneia obstrutiva do sono maior em pacientes com TPPP do que na população geral, portanto, a investigação e tratamento dos distúrbios do sono devem fazer parte da conduta em pacientes com TPPP.[27]

Uma nova forma de abordagem para o tratamento multidisciplinar da TPPP foi proposta por Axer et al., na Alemanha. Nesse método, os pacientes passaram 5 dias com uma equipe multidisciplinar, em sistema de *day care,* composta por uma enfermeira, um médico neurologista, um psicólogo e um fisioterapeuta. Os pacientes receberam orientações sobre a doença, fizeram exercícios de fisioterapia e foram submetidos à técnica de relaxamento muscular progressivo de Jacobson, além de passarem em sessões de terapia cognitivo-comportamental e consulta com o médico neurologista. Houve melhora dos sintomas dos pacientes avaliados.[14]

Pacientes com TPPP geralmente apresentam uma alta percepção de desequilíbrio. Sistemas artificiais que proveem *feedback* vibrotátil da oscilação do tronco poderiam, em teoria, ajudar na recalibração dos sinais sensoriais erroneamente programados nesses pacientes. Candreia et al. testaram essa hipótese em 23 pacientes com TPPP através de treino com estimulação vibrotátil por 2 semanas. Em média, os pacientes melhoraram do controle do equilíbrio, principalmente os que, além da queixa de tontura, tinham também alterações detectáveis no índice de controle do equilíbrio. A melhora foi mais evidente nos testes de marcha do que nos estáticos. Esse estudo favorece a compreensão da fisiopatologia da TPPP e pode prover base para futuras intervenções.[28]

CONSIDERAÇÕES FINAIS

TPPP é a tontura crônica otoneurológica de maior prevalência, uma tontura funcional, com base fisiopatológica complexa, explicada por sete processos funcionais: predisposição para uma diátese ansiosa; promoção por resposta ansiosa a eventos precipitantes; controle alterado da postura, marcha e olhar; dependência visual; cognição espacial pobre; atividade e conectividade alteradas nos córtex vestibular e visual, hipocampo e lobo frontal; percepção incorreta do movimento. Seu diagnóstico é pautado no preenchimento dos critérios postulados na Classificação das Doenças Vestibulares da Bárány Society. O seu tratamento deve ser multimodal visando a normalização das alterações funcionais através de reabilitação vestibular com riqueza em estímulos optocinéticos para melhora da vertigem visual, drogas serotoninérgicas e terapia cognitiva comportamental. Modalidades terapêuticas adicionais parecem auxiliar na evolução, como o relaxamento muscular progressivo de Jacobson, o uso da realidade virtual para reabilitação vestibular e do *feedback* vibrotátil das oscilações do tronco no treino do equilíbrio. Mais estudos confirmatórios são necessários para oferecer opções terapêuticas aos pacientes, embora sejam favoráveis os argumentos pelos novos achados fisiopatológicos de cognição espacial pobre e de percepção incorreta do movimento.

REFERÊNCIAS BIBIOGRÁFICAS

1. ICD-11 for Mortality and Morbidity Statistics. Persistent Postural-Perceptual Dizziness. Code: AB32.0. Disponível em: https://icd.who.int/browse11/l-m/en#/http%3a%2f%2fid.who.int%2ficd%2fentity%2f2005792829. Acesso em: 2024 Jul.

2. Cha YH. Chronic dizziness. Continuum (Minneap Minn) [Internet]. 2021 Apr 1 [Acesso em: 2024 Jul];27(2):420-46.
3. Staab JP. Persistent postural-perceptual dizziness: Review and update on key mechanisms of the most common functional neuro-otologic disorder. Neurol Clin [Internet]. 2023 Nov [Acesso em: 2024 Jul];41(4):647-64.
4. Söhsten E. Desafios da tontura postural perceptual persistente. In: Pro-ORL C16V4. Secad Artmed; 2022. Disponível em: https://doi.org/10.5935/978-65-5848-716-6.C0003. Acesso em: 2024 Jul.
5. Yagi C, Morita Y, Kitazawa M, Nonomura Y, Yamagishi T, Ohshima S et al. A validated questionnaire to assess the severity of persistent postural-perceptual dizziness (PPPD): The Niigata PPPD questionnaire (NPQ). Otol Neurotol [Internet]. 2019 Aug [Acesso em: 2024 Jul];40(7):e747–52.
6. Zachou A, Armenis G. Slow stepping rate in the Unterberger test in persistente postural-perceptual dizziness. Journal of Neurology [Internet]. 2023 [Acesso em: 2024 Jul];270:555–58
7. Staab JP, Eckhardt-Henn A, Horii A, Jacob R, Strupp M, Brandt T et al. Diagnostic criteria for persistent postural-perceptual dizziness (PPPD): Consensus document of the committee for the classification of vestibular disorders of the Bárány society. J Vestib Res [Internet]. 2017 [Acesso em: 2024 Jul];27(4):191-208.
8. San Pedro Murillo E, Bancroft MJ, Koohi N, Castro P, Kaski D. Postural misperception: A biomarker for persistent postural perceptual dizziness. J Neurol Neurosurg Psychiatry [Internet]. 2023 Feb [Acesso em: 2024 Jul];94(2):165-6.
9. Powell G, Penachio O, Derry-Summer H, Rushton S, Rajenderkumar D, Summer P. Visual stress responses to static images are associated with symptoms of persistent postural perceptual dizziness (PPPD). J Vestib Res [Internet]. 2022 [Acesso em: 2024 Jul];32(1):69-78.
10. Maywald M, Pogarell O, Levai S, Paolini M, Tschentscher N, Rauchmann BS et al. Neurofunctional differences and similarities between persistent postural-perceptual dizziness and anxiety disorder. Neuroimage Clin [Internet]. 2023 [Acesso em: 2024 Jul];37:103330.
11. Yagi C, Morita Y, Kitazawa M, Yamagishi T, Ohshima S, Izumi S et al. Subtypes of persistent postural-perceptual dizziness. Front Neurol [Internet]. 2021 Apr [Acesso em: 2024 Jul];12:652366.
12. von Söhsten Lins EM, Bittar RS, Bazán PR, Amaro E Júnior, Staab JP. Cerebral responses to stationary emotional stimuli measured by fMRI in women with persistent postural perceptual dizziness. Int Arch Otorhinolaryngol [Internet]. 2021 [Acesso em: 2024 Jul];25(3):e355–64.
13. Staab JP. Persistent postural-perceptual dizziness. Semin Neurol [Internet]. 2020 Feb [Acesso em: 2024 Jul];40(1):130-7.
14. Axer H, Finn S, Wassermann A, Guntinas-Lichius O, Klingner CM, Witte OW. Multimodal treatment of persistent postural-perceptual dizziness. Brain Behav [Internet]. 2020 Dec [Acesso em: 2024 Jul];10(12):e01864.
15. Staab JP. Behavioral aspects of vestibular rehabilitation. NeuroRehabilitation [Internet]. 2011 [Acesso em: 2024 Jul];29(2):179-83.
16. Thompson KJ, Goetting JC, Staab JP, Shepard NT. Retrospective review and telephone follow-up to evaluate a physical therapy protocol for treating persistent postural-perceptual dizziness: a pilot study. J Vestib Res [Internet]. 2015 [Acesso em: 2024 Jul];25(2):97-104.
17. Agmon M, Perry CK, Phelan E, Demiris G, Nguyen HQ. A pilot study of Wii Fit exergames to improve balance in older adults. J Geriatr Phys Ther [Internet]. 2011 [Acesso em: 2024 Jul];34:161-7.
18. Yamaguchi T, Miwa T, Tamura K, Inoue F, Umezawa N, Maetani T et al. Temporal virtual reality-guided, dual-task, trunk balance training in a sitting position improves persistent postural-perceptual dizziness: Proof of concept. J Neuroeng Rehabil [Internet]. 2022 Aug [Acesso em: 2024 Jul];19(1):92.
19. Hofmann SG, Asnaani A, Vonk IJ, Sawyer AT, Fang A. The efficacy of cognitive behavioral therapy: A review of meta-analyses. Cognit Ther Res [Internet]. 2012 Oct [Acesso em: 2024 Jul];36(5):427-40.
20. Waterston J, Chen L, Mahony K, Gencarelli J, Stuart G. Persistent postural-perceptual dizziness: precipitating conditions, co-morbidities and treatment with cognitive behavioral therapy. Front Neurol [Internet]. 2021 Dec [Acesso em: 2024 Jul];12:795516.
21. Yu YC, Xue H, Zhang YX, Zhou J. Cognitive behavior therapy as augmentation for sertraline in treating patients with persistent postural-perceptual dizziness. Biomed Res Int [Internet]. 2018 Mar [Acesso em: 2024 Jul];2018:8518631.
22. Staab JP. Chronic subjective dizziness. Continuum (Minneap Minn) [Internet]. 2012 Oct [Acesso em: 2024 Jul];18(5 Neuro-otology):1118-41.
23. Dieterich M, Staab JP, Brandt T. Functional (psychogenic) dizziness. In: Hallett M, Stone J, Carson A (edits.) Handbook of clinical neurology. Cambridge: Elsevier; 2016. p. 447–68.
24. Miwa T, Kanemaru SI. Effects of Kampo medicine hangebyakujutsutemmato on persistent postural-perceptual dizziness: A retrospective pilot study. World J ClinCases [Internet]. 2022 Jul 16 [Acesso em: 2024 Jul];10(20):6811-24.
25. Horowitz MA, Taylor D. Tapering of SSRI treatment to mitigate withdrawal symptoms. Lancet Psychiatry [Internet]. 2019 Jun [Acesso em: 2024 Jul];6(6):538–46.
26. Bittar RS, Lins EM. Caracterização clínica dos pacientes com tontura postural-perceptual persistente (TPPP). Braz J Otorhinolaryngol [Internet]. 2015 [Acesso em: 2024 Jul];81(3):276–82.
27. Bery AK, Azzi JL, Le A, Spitale NS, Leech J, Lelli DA et al. Association between obstructive sleep apnea and persistent postural-perceptual dizziness. J Vestib Res [Internet]. 2021 [Acesso em: 2024 Jul];31(5):401–6.
28. Candreia C, Rust HM, Honegger F, Allum JHJ. The effects of vibrotactile biofeedback balance training on balance control and dizziness in patients with persistent postural-perceptual dizziness (PPPD). Brain Sci [Internet]. 2023 May 11 [Acesso em: 2024 Jul];13(5):782.

CAPÍTULO

109

Síndromes Vestibulares Centrais

Sergio Albertino • Leticia Boari

INTRODUÇÃO

Tontura e vertigem não são sintomas exclusivamente relacionados com afecções do labirinto, sendo que outras estruturas podem estar envolvidas, sobretudo do sistema vestibular central. Desta forma, o otorrinolaringologista precisa ter conhecimento básico de áreas afins para avaliar adequadamente seus pacientes. Este capítulo abordará algumas doenças neurológicas frequentes que fazem parte do universo das tonturas e são importantes diagnósticos diferenciais das labirintopatias.

O diagnóstico das doenças neurológicas se baseia nos quadros clínicos que podem ser agudos ou crônicos, exuberantes ou frustros e focais ou difusos. Apesar das síndromes vestibulares periféricas serem mais frequentes do que as centrais, é fundamental uma avaliação detalhada para identificar sinais centrais. Mais de 90% das lesões vestibulares centrais estão associadas à disfunção oculomotora ou nistagmo. As áreas mais acometidas são o cerebelo, tronco encefálico e vias conectivas.[1]

Os achados clínicos das disfunções centrais geralmente diferem do nistagmo horizontal unidirecional característico das crises vestibulares agudas periféricas. Podem apresentar um nistagmo espontâneo vertical, torcional ou pendular, persistente, sem latência, não fatigável, multidirecional, dissociado, alternante nas direções cardinais do olhar e ausência de efeito inibidor de fixação ocular.[2] As vestibulopatias centrais geralmente estão associadas a desequilíbrio e sinais neurológicos. As Tabelas 109.1 e 109.2 resumem os principais sinais e sintomas presentes nos quadros vestibulares periféricos e centrais.[2] Vale a ressalva de que há casos de acometimento misto e há casos em que o quadro central mimetiza uma doença periférica. Os vídeos exemplificam achados periféricos (Vídeos 109.1, 109.2 e 109.4) e centrais (Vídeos 109.3 e 109.5).

São diversas doenças de acometimento central, e serão expostos, neste capítulo, os principais quadros agudos, recorrentes e crônicos.

Tabela 109.1 Sintomas presentes nas síndromes vestibulares centrais e periféricas.

Sintomas	Central	Periférico
Náuseas	Raro	Frequente
Vertigem	Raro	Frequente
Exacerba com movimentação cefálica	Raro	Sim
Sinais neurológicos	Frequente	Não
Desequilíbrio	Severo	Leve
Hipoacusia	Raro	Frequente

Tabela 109.2 Sinais frequentes nas síndromes vestibulares centrais e periféricas.

Sinais	Central	Periférico
Nistagmo	Vertical Torcional Oblíquo Horizonto-torcional Horizontal puro Dissociado Alternante	Horizontal Horizonto-torcional (Vídeo 109.1)
Efeito inibidor da fixação ocular (EIFO)	Ausente	Presente
Lei de Alexander	Não	Sim
Direção do nistagmo	Multidirecional (Vídeo 109.3) Unidirecional	Unidirecional (Vídeo 109.2)
Head impulse test (HIT)	Normal	Alterado com sacada corretiva (Vídeo 109.4)
Skew deviation	Alterado (Vídeo 109.5)	Ausente

QUADROS AGUDOS

Síndrome vestibular vascular

A maioria dos infartos vestibulares é resultante de oclusão de circulação posterior, principalmente da artéria cerebelar posteroinferior (PICA) e da artéria cerebelar anteroinferior (AICA). Quando apresentam um quadro clínico completo, são facilmente reconhecidos. Porém, as manifestações parciais, que muitas vezes cursam com tontura/vertigem isoladas, são desafiadoras. O quadro pode ser transiente, com duração menor que 24 horas, ou prolongado, que ultrapassa esse período.

Diante de uma síndrome vestibular aguda, deve-se ter especial atenção em casos de pacientes acima de 65 anos, com doenças vasculares preexistentes ou fatores de risco como tabagismo, hipertensão arterial sistêmica, diabetes e dislipidemia.

Embora os achados de neuroimagem sejam importantes no diagnóstico de infarto, há muitos casos de falso negativo em ressonância magnética com difusão realizadas nas primeiras 48 horas. Sendo assim, atualmente valoriza-se muito o exame físico sistemático do protocolo HINTS *(head impulse test, nystagmus, test of skew)* além de motricidade ocular, marcha e pares cranianos na avaliação inicial do paciente, podendo-se reconhecer um infarto de PICA ou AICA, com maior sensibilidade e especificidade em relação ao exame de imagem.[3-5]

Infarto de PICA

A PICA é uma ramificação da artéria vertebral e irriga a porção lateral e posterior bulbar, incluindo os núcleos vestibulares e grande parte da porção caudal do cerebelo. O infarto desta artéria geralmente é decorrente de dissecção ou oclusão da artéria vertebral. É conhecida também como síndrome de Wallenberg ou síndrome bulbar lateral.[6]

As manifestações clínicas dependem da isquemia das estruturas irrigadas pela PICA. Os quadros clássicos comumente apresentam vários achados neurológicos, dentre eles vertigem, diplopia, síndrome de Horner (miose, ptose, paralisia oculossimpática e anidrose facial), disfonia, disfagia, disartria, ausência de reflexo nauseoso ipsilateral, disgeusia, paresia e dor facial, ataxia de membros, perda sensorial trigeminal de dor e temperatura, diminuição da sudorese.

No exame físico, o nistagmo espontâneo está presente podendo se apresentar com diferentes características, sendo comum o nistagmo horizonto-torcional batendo para o lado sadio. Pode, porém, apresentar-se ipsilateral à lesão ou alternado. Quanto ao desalinhamento vertical dos olhos (*skew deviation*), está presente em metade dos casos, sendo que o olho ipsilateral à lesão é desviado para baixo (*downward*). Esse desalinhamento é pesquisado pelo *cover test*.[4,5,7]

As síndromes incompletas do infarto de PICA são frequentes devido às variações anatômicas individuais do território vascular. O quadro geralmente mimetiza uma neurite vestibular aguda. Estudos mostram que muitos pacientes apresentam vertigem aguda isolada, especialmente em infartos pequenos que acometem a região do nódulo e da úvula ventral do cerebelo.

A síndrome de Wallenberg é um quadro potencialmente grave que necessita atendimento de emergência realizado por equipe especializada.

Os Vídeos 109.6 e 109.7 e a Figura 109.1 exemplificam um quadro vestibular agudo misto por oclusão da artéria vertebral direita, apresentando características periféricas e centrais.

Infarto de AICA

A artéria cerebelar anteroinferior (AICA) irriga importantes áreas do sistema vestibular incluindo o labirinto, o VIII nervo craniano, a região lateral da ponte e as porções anterior/caudal do cerebelo (vestíbulo-cerebelo). No infarto de AICA completo, há sintomas vestibulares periféricos e centrais. Os achados mais comuns são: nistagmo espontâneo horizonto-torcional para o lado sadio; nistagmo evocado ao olhar para o lado afetado (cerebelo); teste do impulso cefálico alterado; perda auditiva; síndrome de Horner; paralisia facial e alteração da sensibilidade trigeminal para dor e temperatura.[3]

Quando a oclusão do vaso é parcial, poucos sintomas estão presentes, podendo sugerir falsamente um quadro vestibular periférico.

Vertigem pós-traumática

Na dependência do tipo e a gravidade do traumatismo crânioencefálico (TCE) podem ocorrer alterações estruturais e funcionais na orelha interna com vertigem secundária devido a fraturas do osso temporal, traumas neuronais, edemas e hemorragias, no tronco encefálico, cerebelo, centro de integração no mesencéfalo e área vestibular no córtex temporoparietal. As principais causas de TCE são os acidentes automobilísticos, agressões e quedas. A avaliação precoce do paciente pode evitar que lesões sejam diagnosticadas tardiamente. A vertigem pode ser persistente devido a alterações neurológicas e psicológicas.[8]

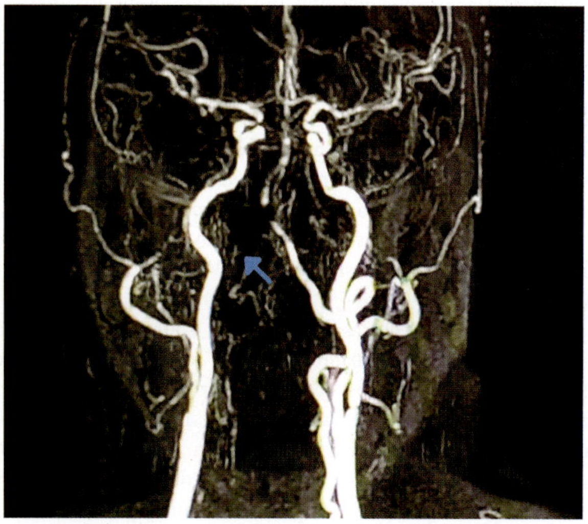

Figura 109.1 Oclusão de artéria vertebral direita.

Outros sinais e sintomas podem estar associados a vertigem central traumática como paralisia facial, hipoacusia e zumbidos.

Outras etiologias para quadro vestibular agudo são processos inflamatórios que podem ocorrer em casos de esclerose múltipla, sarcoidose, vasculites e doenças autoimunes.

QUADROS RECORRENTES

Os quadros recorrentes podem ser bastante diversos, sendo que a duração dos sintomas varia de segundos a horas e a frequência pode ser de muitas vezes ao dia a crises esporádicas por mês. Os principais quadros de vestibulopatia central recorrente são a migrânea vestibular e a ataxia episódica.

Migrânea vestibular

A migrânea vestibular é uma vestibulopatia de característica mista, de comprometimento periférico e central. Essa doença será abordada em um capítulo específico deste Tratado.

Ataxia episódica

Existem oito subtipos de ataxia episódica, sendo a tipo II a mais frequente. A ataxia episódica do tipo II é uma doença genética autossômica dominante, sendo que as mutações levam a mudanças de corrente iônica, liberação de neurotransmissores e alteração de pH e metabolismo, o que induz às crises e à neurodegeneração. Geralmente, inicia-se na infância, antes dos 20 anos. Raramente o início dos sintomas manifestam-se em pacientes com mais de 50 anos.

O quadro clínico é caracterizado por crises recorrentes de ataxia com duração de minutos a horas e são provocadas por atividade física, estresse e álcool. As crises podem ser diárias ou recorrentes. Mais da metade dos casos apresenta migrânea associada.[9]

Entre as crises, mais de 90% dos pacientes apresentam distúrbios oculomotores centrais, geralmente por disfunção cerebelar, como nistagmo multidirecional no olhar excêntrico (déficit de *gaze-holding*) (Vídeo 109.8), rastreio pendular sacádico (Vídeo 109.9), comprometimento da supressão do reflexo vestíbulo-ocular (RVO) e especialmente nistagmo vertical batendo para baixo (*downbeat*). Há presença de nistagmo de posicionamento de característica central. Alguns pacientes apresentam desequilíbrio e ataxia de membros lentamente progressiva. No *video head impulse test* (vHIT), podem apresentar déficit de RVO em pelo menos um canal semicircular.[10]

Pode ter atrofia cerebelar na ressonância magnética, principalmente em vérmis anterior. A migrânea vestibular é um diagnóstico diferencial importante. O tratamento de escolha é acetazolamida.[9]

QUADROS CRÔNICOS

Desordens cerebelares

As desordens cerebelares podem afetar diversas áreas do cerebelo determinando quadro clínico específico. A ataxia de extremidades reflete comprometimento de hemisférios cerebelares, enquanto a ataxia de tronco e de marcha são resultantes de afecções das estruturas centrais, sobretudo o vérmis cerebelar. Já as principais áreas cerebelares relacionadas com o controle dos movimentos dos olhos são vestíbulo-cerebelo (flóculo/paraflóculo, nódulo e úvula ventral), dorso de vérmis e região oculomotora do núcleo fastigial. Sendo assim, alterações oculomotoras auxiliam na detecção de lesões dessas estruturas.[1,11]

As disfunções cerebelares crônicas mais comuns que cursam com tontura/vertigem ou desequilíbrio estão dispostas na Tabela 109.3.

Serão expostas sucintamente algumas destas afecções para o conhecimento do médico otorrinolaringologista, principalmente pelo fato de atender com frequência pacientes com queixa de desequilíbrio, tontura e vertigem.

Tabela 109.3 Principais desordens cerebelares crônicas.[1]

Etiologia	Principais doenças
Degenerativo	• Síndrome do *downbeat* nistagmo • CANVAS • Atrofia cerebelar de múltiplos sistemas
Hereditário	• Ataxia espinocerebelar (mais frequentes subtipos 1, 2, 3, 6) • Ataxias episódicas (mais frequentes EA-1 e EA-2) • Niemann-Pick tipo C
Adquirido	• Autoimune não paraneoplásica • Degeneração cerebelar paraneoplásica • Tóxica: álcool, medicações (antiepiléticos, lítio), produtos químicos, desordens metabólicas • Deficiência de vitaminas (B1, B12, E)
Infeccioso	• Encefalites por vírus, bactérias Gram-negativas e Gram-positivas
Malformações	• De Arnold-Chiari
Tumores	• Meduloblastoma • Schwannomas • Ependimomas • Cavernomas

Síndrome de downbeat nystagmo

A síndrome de *downbeat* nistagmo (DBN) é caracterizada por nistagmo espontâneo batendo vertical para baixo no olhar primário, por comprometimento vestíbulo-cerebelar. Várias doenças podem lesar essa região, como degeneração cerebelar, ataxia episódica, malformação de Arnold-Chiari, sendo, porém, muitos quadros idiopáticos. As queixas frequentes são oscilopsia, vertigem, ataxia postural, instabilidade leve e quedas. O DBN está presente no olhar primário e pode se intensificar no olhar extrínseco. Geralmente está associado ao movimento ocular de perseguição (*smooth pursuit*) com padrão sacádico e à deficiência da supressão do RVO. No teste de Romberg, o paciente tende a cair para trás. Outra característica da doença observada no exame físico é a modificação do padrão da marcha. Ao andar lentamente, a marcha é cambaleante e desequilibrada, e melhora bastante ao andar rápido. O tratamento é pouco efetivo, mas há melhora parcial da oscilopsia com o uso de baclofeno, clonazepam e aminopiridina.[12]

CANVAS

A ataxia cerebelar com neuropatia e arreflexia vestibular (CANVAS) é uma síndrome de neurodegeneração atáxica lentamente progressiva, multissistêmica e que apresenta um fenótipo bastante variado. Atualmente, foi identificada a fisiopatogenia relacionada com a causa genética (mutação no gene *RFC1*). Os estudos mostram que a média de idade do aparecimento dos sintomas é por volta da quarta década de vida, podendo, no entanto, iniciar em adultos jovens ou em idosos. O sintoma inicial pode ser tosse espasmódica crônica que precede em décadas as demais manifestações.

A apresentação clínica é predominantemente desequilíbrio severo que se agrava no escuro, tontura, oscilopsia e/ou quedas. Há também hipoestesia e alteração somatossensorial. Outras queixas menos frequentes são disartria, disfagia e disfunção autonômica (hipotensão ortostática, constipação, boca seca, pés frios, disfunção urinária e erétil). O aparecimento desses sintomas pode ser dissociado, o que dificulta e retarda o diagnóstico.[13] Testes oculomotores são importantes para o diagnóstico de CANVAS sendo a deficiência do reflexo viso-vestíbulo-ocular (VVOR) um achado essencial. O teste está alterado se houver movimentos oculares sacádicos compensatórios durante o movimento lento da cabeça com a fixação ocular (Figura 109.2). O teste do impulso cefálico também está alterado bilateralmente, devido à redução ou à ausência de RVO (Vídeo 109.10). O teste de Romberg é positivo e reflete o comprometimento vestibular e/ou proprioceptivo.

A disfunção cerebelar é evidente pela presença de ataxia apendicular, ataxia de tronco e déficits oculomotores. Pode apresentar nistagmo na fixação extrínseca dos olhos (Vídeo 109.3), perseguição fragmentada, *downbeat nistagmo* e dismetria do movimento sacádico (Vídeo 109.11).

Por fim, a neuropatia é evidenciada por diminuição da sensação vibrátil, alteração dos reflexos de tendões e déficit de temperatura /dor.

Para auxiliar o diagnóstico é importante a realização de eletroneuromiografia (ENMG), ressonância magnética (RM) de crânio e testes vestibulares.

A ENMG identifica redução ou ausência de potencial de ação do nervo sensorial de membros superiores e inferiores. A RM evidencia atrofia cerebelar, sobretudo em vérmis e região relacionada com oculomotricidade. Os testes vestibulares são importantes para determinar objetivamente a hipofunção do sistema. Pode-se realizar o vHIT (Figura 109.3), prova da cadeira rotatória ou a prova calórica, que estimulam o sistema vestibular respectivamente na alta, média e baixa frequência.[13,14]

Ataxias espinocerebelares hereditárias

As ataxias espinocerebelares correspondem a um grupo variado de desordens neurodegenerativas hereditárias caracterizadas por ataxia cerebelar progressiva, anormalidades oculomotoras e diversas alterações neurológicas. Há mais de 40 subtipos autossômicos dominantes identificados geneticamente, com variados fenótipos. Os principais diagnósticos diferenciais são as ataxias adquiridas causadas por alcoolismo, deficiência de vitaminas, esclerose múltipla, doenças vasculares, tumores e doenças paraneoplásicas.

O médico otorrinolaringologista tem que estar atento a essas condições pois muitos quadros têm envolvimento auditivo, vestibular, fonatório e digestório, com queixas de perda auditiva, disartria, desequilíbrio, disfagia, além de alterações oculomotoras e nistagmo.[15]

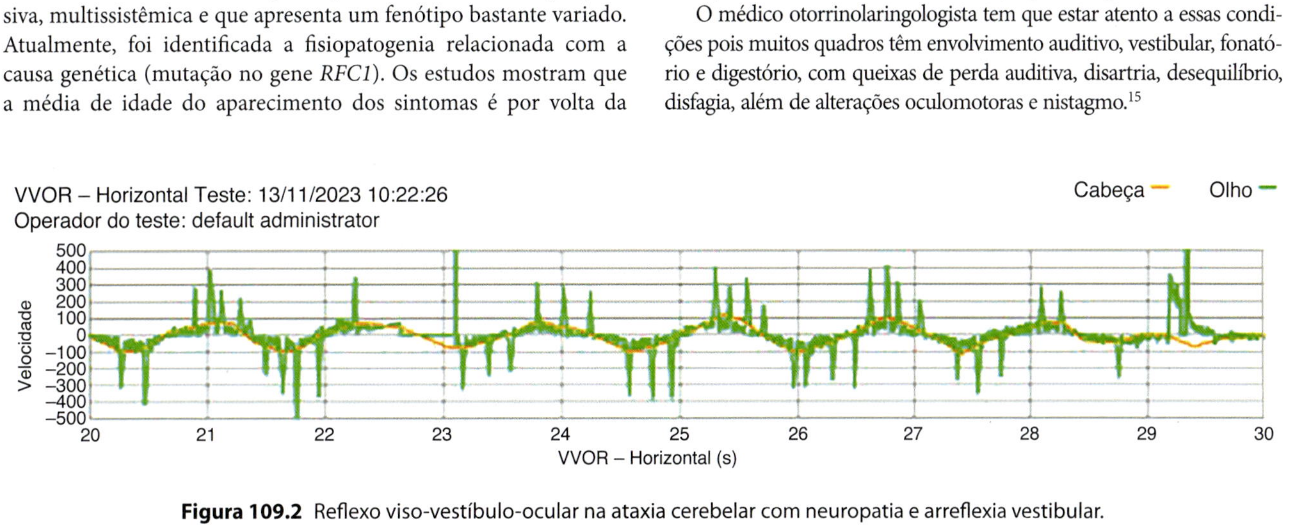

Figura 109.2 Reflexo viso-vestíbulo-ocular na ataxia cerebelar com neuropatia e arreflexia vestibular.

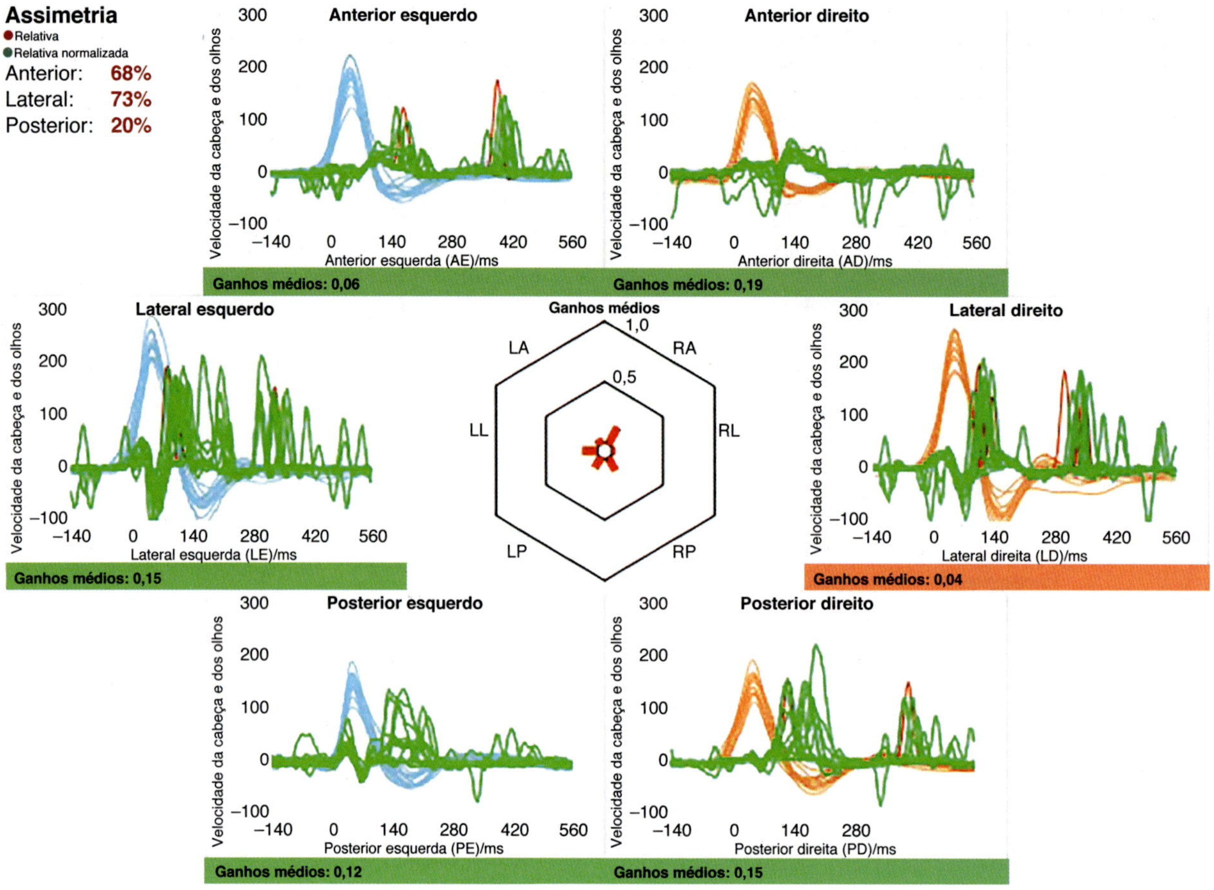

Figura 109.3 vHIT na na ataxia cerebelar com neuropatia e arreflexia vestibular.

Malformação de Arnold-Chiari

A malformação de Arnold-Chiari corresponde a um grupo heterogêneo de anormalidades da base do crânio em que há herniação de tonsilas cerebelares e tronco cerebral abaixo do nível do forame magno. Atualmente, foram descritas diversas variantes de malformações, sendo o tipo I o mais frequente. Essas deformidades podem ou não determinar sintomas, sendo que há casos assintomáticos considerados achado incidental de variantes anatômicas. A etiologia ainda é controversa tendo casos esporádicos e casos hereditários.

Os principais sintomas são cefaleia, instabilidade postural, ataxia e parestesias. Em geral, a cefaleia é predominantemente occipital e exacerba com manobras de Valsalva, devido ao comprometimento do livre fluxo do liquor. Há casos com queixas audiovestibulares como zumbido, vertigem postural, náuseas, hipoacusia e plenitude aural. O sinal clínico característico é o nistagmo vertical batendo para baixo (*downbeat*) na posição primária do olhar com maior amplitude no olhar lateral para ambos os lados (disfunção flóculo e paraflóculo). A ressonância magnética é fundamental para confirmação diagnóstica.

Em pacientes com compressão da porção inferior do tronco encefálico e cerebelo podem regredir os sintomas com cirurgia de descompressão suboccipital posterior.[16-18]

REFERÊNCIAS BIBLIOGRÁFICAS

1. Zwergal A, Feil K, Schniepp R, Strupp M. Cerebellar dizziness and vertigo: Etiologies, diagnostic assessment, and treatment. Semin Neurol [Internet]. 2020 Feb [Acesso em: 2024 Jul];40(1):87-96.
2. Eggers SD, Bisdorff A, von Brevern M, Zee DS, Kim JS, Perez-Fernandez N et al. Classification of vestibular signs and examination techniques: Nystagmus and nystagmus-like movements. J Vestib Res [Internet]. 2019 [Acesso em: 2024 Jul];29(2-3):57-87.
3. Kim JS, Newman-Toker DE, Kerber KA, Jahn K, Bertholon P, Waterston J et al. Vascular vertigo and dizziness: Diagnostic criteria. J Vestib Res [Internet]. 2022 [Acesso em: 2024 Jul];32(3):205-22.
4. Zwergal A, Möhwald K, Salazar López E, Hadzhikolev H, Brandt T, Jahn K et al. A prospective analysis of lesion-symptom relationships in acute vestibular and ocular motor stroke. Front Neurol [Internet]. 2020 Aug 6 [Acesso em: 2024 Jul];11:822.
5. Dieterich M, Brandt T. Functional brain imaging of peripheral and central vestibular disorders. Brain [Internet]. 2008 Oct [Acesso em: 2024 Jul];131(Pt 10):2538-52.
6. Gasca-González OO, Pérez-Cruz JC, Baldoncini M, Macías-Duvignau MA, Delgado-Reyes L. Neuroanatomical basis of Wallenberg syndrome. Cir Cir [Internet]. 2020 [Acesso em: 2024 Jul];88(3):376-82.
7. Voetsch B, Sehgal S. Acute dizziness, vertigo, and unsteadiness. Neurol Clin [Internet]. 2021 May [Acesso em: 2024 Jul];39(2):373-89.
8. Pereira S, Sousa A, Helena D. Perturbações audiovestibulares nos traumatismos da cabeça e do pescoço. Port J ORL [Internet]. 2012 Dec [Acesso em: 2024 Jul];50(4):339-43.
9. Verriello L, Pauletto G, Nilo A, Lonigro I, Betto E, Valente M et al. Epilepsy and episodic ataxia type 2: Family study and review of the literature. J Neurol [Internet]. 2021 Nov [Acesso em: 2024 Jul];268(11):4296-302.
10. Choi JH, Oh EH, Choi SY, Kim HJ, Lee SK, Choi JY et al. Vestibular impairments in episodic ataxia type 2. J Neurol [Internet]. 2022 May [Acesso em: 2024 Jul];269(5):2687-95.
11. Hermann R, Robert C, Lagadec V, Dupre M, Pelisson D, Tilikete CF. Catch-up saccades in vestibular hypofunction: A contribution of the cerebellum? Cerebellum [Internet]. 2024 Feb [Acesso em: 2024 Jul];23(1):136-43. Erratum in: Cerebellum [Internet]. 2024 Feb;23(1):144.

12. Dietrich H, Pradhan C, Heidger F, Schniepp R, Wuehr M. Downbeat nystagmus becomes attenuated during walking compared to standing. J Neurol [Internet]. 2022 Dec [Acesso em: 2024 Jul];269(12):6222-7.
13. Dupré M, Hermann R, Froment Tilikete C. Update on cerebellar ataxia with neuropathy and bilateral vestibular areflexia syndrome (CANVAS). Cerebellum [Internet]. 2021 Oct [Acesso em: 2024 Jul];20(5):687-700.
14. Sullivan R, Kaiyrzhanov R, Houlden H. Cerebellar ataxia, neuropathy, vestibular areflexia syndrome: Genetic and clinical insights. Curr Opin Neurol [Internet]. 2021 Aug [Acesso em: 2024 Jul];34(4):556-64.
15. Manto M, Gandini J, Feil K, Strupp M. Cerebellar ataxias: an update. Curr Opin Neurol [Internet]. 2020 Feb [Acesso em: 2024 Jul];33(1):150-60.
16. Langridge B, Phillips E, Choi D. Chiari malformation type 1: A systematic review of natural history and conservative management. World Neurosurg [Internet]. 2017 Aug [Acesso em: 2024 Jul];104:213-19.
17. Guerra Jiménez G, Mazón Gutiérrez Á, Marco de Lucas E, Valle San Román N, Martín Laez R, Morales Angulo C. Audio-vestibular signs and symptoms in Chiari malformation type i. Case series and literature review. Acta Otorrinolaringol Esp [Internet]. 2015 Jan-Feb [Acesso em: 2024 Jul];66(1):28-35.
18. Kular S, Cascella M. Chiari malformation. StatPearls [Internet]. Treasure Island (FL): StatPearls Publishing; 2024 Jan. Disponível em: https://www.ncbi.nlm.nih.gov/books/NBK554609. Acesso em: 2024 Jul.

CAPÍTULO **110**

Reabilitação Vestibular

Marcelo Henrique de Oliveira • Patrícia Mano

INTRODUÇÃO

O equilíbrio corporal é fundamental na vida do indivíduo e sua ausência pode provocar desde alta ansiedade até interrupção de suas atividades devido ao sintoma.[1]

Distúrbios vestibulares estão entre as doenças mais incapacitantes que levam a limitações de atividades e restrições de participação.[2] Em uma pesquisa realizada na cidade de São Paulo, em 2013, verificou-se que 42% da população adulta da cidade sofre de tontura, sendo mais suscetível em mulheres, com uma razão de 1,67 mulher para cada homem afetado. Esse sintoma pode atingir todas as faixas etárias, desde crianças até idosos, e provocar diversos níveis de limitação nas capacidades do indivíduo em realizar suas atividades de vida diária e na sua capacidade laboral.

Nessa mesma pesquisa, 67% dos respondentes sintomáticos relataram interferência da tontura nas suas atividades, destacando a importância de abordagens de tratamento que visam não apenas aliviar o sintoma, mas também melhorar a qualidade de vida dos afetados.[3]

Na década de 1940, Cawthorne e Cooksey introduziram uma técnica baseada em exercícios para o manejo da tontura conhecida como reabilitação vestibular (RV).[4,5] Em 2015, uma revisão Cochrane relatou evidências moderadas a fortes de que a RV é segura e eficaz para pessoas com disfunção vestibular periférica.[6]

Apesar do nome popularmente adotado, visto que o sistema vestibular não é o único responsável pelo equilíbrio, preferimos nos referir ao termo reabilitação do equilíbrio.

A reabilitação do equilíbrio consiste em um processo terapêutico com diferentes programas de exercícios que tem como principal objetivo promover a compensação central e, assim, melhorar a função global do equilíbrio. A compensação central dos déficits vestibulares é essencialmente um processo fisiológico de neuroplasticidade, em que os estímulos vestibulares remanescentes não prejudicados e os sistemas não vestibulares que participam do equilíbrio (p. ex., os músculos posturais, visão e propriocepção) se reorganizam para manter o equilíbrio.[7]

Promover a compensação do sistema nervoso central a partir de técnicas baseadas em exercícios é o principal objetivo da reabilitação.[6]

De maneira bem didática, pode-se dizer que reabilitar o equilíbrio consiste em estimular os outros sistemas relacionados com o equilíbrio, com o objetivo de "suprir" o déficit do sistema vestibular.

Reduzir ou acabar com a sensação de tontura, melhorar a estabilização do olhar, melhorar o controle postural, evitar quedas, trazer o máximo de independência para o paciente executar suas atividades e trazer mais qualidade de vida são as principais metas da terapia de reabilitação.[8]

EQUIPE MULTIDISCIPLINAR

Um programa abrangente de reabilitação do equilíbrio inclui uma abordagem multidisciplinar. A equipe de reabilitação inclui, minimamente, um médico otorrino ou neurologista para realizar o diagnóstico otoneurológico, e um reabilitador do equilíbrio, que, no Brasil, habitualmente são fonoaudiólogos e fisioterapeutas. Entretanto, o papel do médico não se resume apenas em realizar o diagnóstico, ele deve acompanhar e coordenar todo o processo de reabilitação.

De acordo com as necessidades específicas de cada paciente, outros profissionais podem estar envolvidos no processo terapêutico de reabilitação, como psiquiatras, psicólogos, educadores físicos e terapeutas ocupacionais, especializados no manejo de pessoas com tontura.

Tipicamente, o programa individual de exercícios vestibulares é projetado para restaurar atividades funcionais de equilíbrio e prevenir quedas. A experiência do reabilitador em perceber as dificuldades dos pacientes e as possíveis reações em cada exercício prescrito durante todo o processo é fundamental para obter os resultados esperados. Ao contrário do que muitos acreditam, o processo de reabilitação vestibular não consiste em seguir listas de exercícios predefinidas para todos os pacientes. A experiência no tratamento de pessoas com distúrbios de equilíbrio por toda a equipe de saúde, bem como o diagnóstico médico assertivo, é fator chave na recuperação funcional.

O diagnóstico médico correto de pessoas com tontura é essencial para garantir uma recuperação funcional ótima. É fundamental que o médico que acompanha o paciente saiba que, em alguns casos, o uso de certos medicamentos, prescritos inclusive para tratar determinadas causas de tontura, pode atrapalhar o processo de reabilitação do equilíbrio.[9] Da mesma maneira, ressalta-se que os exercícios de reabilitação vestibular nem sempre irão substituir outras modalidades de tratamento, inclusive medicamentosa. Em muitos casos, essa modalidade de tratamento é um complemento, muito útil por sinal. Sendo assim, cabe ao médico decidir qual o tipo de tratamento adequado.

A prescrição medicamentosa inadequada, a não avaliação ou não correção prévia de distúrbios metabólicos ou a prescrição de exercícios vestibulares inadequados ou exercícios que são muito difíceis/fáceis podem atrasar ou até mesmo dificultar a recuperação funcional.

O diálogo constante de toda a equipe multidisciplinar envolvida no tratamento do paciente, aliando a farmacoterapia com a reabilitação do equilíbrio, promove taxas superiores no sucesso terapêutico, inclusive de doenças mistas ou centrais, como observado nos pacientes com enxaqueca vestibular ou tontura posicional perceptual persistente (TPPP).[8]

SISTEMA DO EQUILÍBRIO

Todos os dias somos confrontados com uma variedade de situações dinâmicas nas quais informações precisas sobre movimento da cabeça e do corpo e sobre as posições espaciais da cabeça e do corpo são necessárias para garantir a função adequada do sistema do equilíbrio, e, consequentemente, a nossa segurança e o bem-estar. O sistema vestibular é um dos principais sistemas responsáveis por garantir o controle postural, a estabilização do olhar e uma orientação espacial, contribuindo para a manutenção do equilíbrio.[10]

O sistema vestibular, como o próprio nome já diz, não consiste em um órgão único, mas, sim, uma série de sensores de percepção de movimento e posição que captam as informações e levam até o sistema nervoso central para serem processadas e, então, efetivar uma resposta reflexa de equilíbrio e manutenção postural.

Os sistemas visual, vestibular e somatossensorial são responsáveis por fornecer ao cérebro as informações sensoriais que precisam ser integradas para determinar a posição do corpo no espaço.[11] A interação entre os três sistemas sensoriais é importante para se ter controle postural normal e locomoção em diversos ambientes.

Os principais reflexos que colaboram para a manutenção do equilíbrio corporal são o reflexo vestíbulo-ocular (RVO) e o reflexo vestibuloespinal (RVE).

O RVO é um arco reflexo trineural responsável por manter a imagem estável na fóvea do olho, mantendo, assim, a imagem clara durante todo o movimento da cabeça. As suas aferências sensoriais estão localizadas na orelha interna e são as principais responsáveis por fornecer ao córtex informações simultâneas sobre a posição e a aceleração da cabeça em relação ao corpo.

O RVO tem a função de gerar movimentos oculares compensatórios na direção oposta ao movimento da cabeça, com o objetivo de manter um campo visual estável na retina.[8]

Se esse sistema sensorial aferente for danificado por doença, envelhecimento ou lesão, a pessoa experimentará uma redução da função vestibular. Como resultado, um RVO ineficiente ou ausente provocará uma redução da acuidade visual durante a movimentação da cabeça.

A função do RVE é estabilizar o corpo durante os movimentos naturais de cabeça.[12] Os seus neurônios efetores encontram-se no corno anterior da medula espinal que inerva a musculatura esquelética. Diferente do RVO, as conexões entre o núcleo vestibular e os neurônios da musculatura esquelética são bem mais complexas, já que o RVE inclui inúmeras estratégias posturais, que podem ser usadas isoladamente ou em combinação para a prevenção de quedas.

Os tratos espinais, através das respostas motoras, estão diretamente relacionados com a manutenção da postura ereta. As duas principais finalidades do controle postural são a manutenção do centro de massa corporal sobre a superfície de apoio (os pés) e seu reposicionamento frente a uma perturbação postural. Essas habilidades são importantes para que o indivíduo possa se deslocar em ambientes repletos de pessoas, superfícies irregulares ou escorregadias, mudanças de luminosidade ou perturbações inesperadas do centro de massa.[13]

Não há um sistema sensorial específico que detecte a posição do centro de massa, é a integração dos sistemas e as respostas motoras corretas que determinam a reação adequada a uma instabilidade inesperada.

Além do RVO e RVE, existem outros reflexos "secundários" que não desempenham originalmente um papel tão importante na manutenção do equilíbrio, mas que, em situações de déficit do RVO e RVE, podem desempenhar um papel mais relevante no processo de compensação do paciente com desequilíbrio.

Como reflexos secundários citam-se o reflexo cervicoespinal (RCE), reflexo vestibulocólico (RVC), reflexo cervicocólico (RCC) e o reflexo cérvico-ocular (RCO). Na arreflexia vestibular bilateral (um dos grandes desafios no processo de reabilitação), o RVO está comprometido e, neste caso, os exercícios que estimulam o RCO podem colaborar para uma melhora no equilíbrio do paciente.

O conhecimento dos reflexos motores é de grande importância no planejamento do processo de reabilitação vestibular.

Um exame vestibular completo também deve incluir, além da avaliação do RVO e do RVE, a avaliação de força e controle postural, a fim de excluir outros potenciais causadores de desequilíbrio que possam influenciar no processo de reabilitação, como a sarcopenia e a disautonomia.

PRINCÍPIOS DOS EXERCÍCIOS DE REABILITAÇÃO

Adaptação vestibular, habituação e substituição são os três principais mecanismos de reabilitação de lesões vestibulares.

De acordo com o diagnóstico e com a avaliação funcional do paciente, um tipo particular de exercício ou um combinado entre eles pode ser prescrito. A prescrição deve ser sempre individualizada porque nem todos os pacientes precisam de todos os tipos de exercícios para sua reabilitação.[8]

Adaptação

A adaptação vestibular requer modificação do ganho do RVO,[14] e é classicamente usada para auxiliar na compensação de pacientes com déficits vestibulares unilaterais.[15]

Exercícios de adaptação ou exercícios de interação visual-vestibular utilizam estímulos combinados de movimentação da cabeça e estabilização do olhar para promover a adaptação do sistema vestibular remanescente.

A redução do ganho da resposta vestibular aos movimentos da cabeça causa um prejuízo do RVO e instabilidade do olhar.[13]

Movimentos da cabeça horizontais ou verticais enquanto mantém-se a fixação visual em um alvo podem induzir deslizamento retiniano - que é o movimento da imagem na retina durante o movimento da cabeça -, em pacientes com RVO defeituoso. O objetivo do exercício de adaptação é minimizar o deslizamento retiniano para aumentar o ganho do RVO.[8]

O exercício do RVOx1 (ou apenas X1) consiste na pessoa focar em um alvo (próximo ou distante) com vários fundos (tipicamente, um fundo branco simples progredindo para padrões complexos) enquanto move a cabeça nos planos de *pitch* (vertical) e *yaw* (horizontal). Os exercícios normalmente começam em velocidade lenta, progredindo para velocidades mais rápidas ao longo do tratamento, desde que o alvo visual permaneça em foco, sem um aumento significativo nos sintomas dentro de 15 e 20 minutos após cessar o programa de exercícios. Os exercícios do RVO são progredidos de sentar para ficar em pé e para caminhar, e podem ser realizados durante em dupla tarefa, como ao caminhar e falar ou ao realizar contas matemáticas.[8]

Apresentar um alvo que está se movendo na direção oposta da cabeça enquanto move a cabeça horizontal ou verticalmente é chamado de exercício RVOx2 (ou apenas X2) e aumentará o fator de magnificação e a duração da exposição ao deslizamento retiniano, levando a um maior ganho de RVO, quando tolerado.[16]

Cabe salientar que os movimentos da cabeça mais eficazes para aumento de ganho de RVO são no plano horizontal (*yaw*) e vertical (*pitch*). Movimentos da cabeça no plano de rolagem (*roll*) não causam mudanças suficientes no ganho do RVO.[16]

Habituação

A habituação[4,17] é um processo central de aprendizagem que é, em geral, mais utilizado quando os pacientes têm problemas de sensibilidade ao movimento ou quando apresentam vertigem induzida por posição sem um diagnóstico definitivo, mas com uma etiologia benigna.[18]

Exercícios de habituação utilizam a exposição repetida e sistemática a estímulos que provocam sintomas leves e temporários, com o objetivo de reduzir, ao longo do tempo, a tontura induzida por determinada posição.[13]

A exposição repetitiva a um movimento provocador pode causar uma redução na magnitude da resposta à estimulação sensorial repetitiva. Exercícios de habituação são específicos para o tipo, intensidade e direção dos estímulos que os provocam. Quando a compensação central se desenvolveu suficientemente após o exercício, os sintomas diminuem.[19]

Como exemplo de exercício de habituação há o treinamento optocinético. O objetivo principal desse treinamento é recriar o conflito sensorial experimentado pelos pacientes que apresentam sensibilidade visual ao movimento.[8]

Além dos pacientes portadores de cinetose, que por definição já apresentam um conflito do sistema visual e do sistema vestibular, muitos pacientes, após um distúrbio vestibular, se tornam visualmente sensíveis ao movimento. Alguns pacientes reclamam de ter dificuldade em caminhar em um supermercado, uma estação de metrô ou em um *shopping*. Luzes brilhantes, fluorescentes ou piscantes muitas vezes incomodam o paciente que é visualmente sensível ao movimento. O treinamento optocinético, na forma de listras móveis, bolas de discoteca e cenas de realidade virtual, tem sido usado com sucesso para ajudar a modular esse desconforto.

A condição de sensibilidade ao movimento visual já foi chamada por muitos nomes na literatura, incluindo vertigem visual,[20] fobia de espaço e movimento, vertigem fóbica, ou tontura perceptual postural persistente.[21]

A vantagem da estimulação visual optocinética é que ela não requer movimento da cabeça e pode ser produzida usando um estímulo emissor de luz ou oscilação de um tambor optocinético. Entretanto, o treinamento optocinético deve ser cuidadosamente dosado, pois pode aumentar rapidamente os sintomas do paciente e causar mal-estar.[8]

Substituição sensorial

A substituição sensorial é útil quando ocorre uma perda profunda ou completa das aferências vestibulares, sendo necessária a utilização de mecanismos alternativos para compensar a função vestibular perdida.[22]

Schubert et al.[23] relataram que pacientes com hipofunção vestibular bilateral usam sacadas para compensar a perda da função do RVO, resultando em uma redução da oscilopsia.

Pacientes com hipofunção vestibular bilateral sofrem de desequilíbrio postural durante condições cotidianas, o que, por sua vez, leva a uma alta frequência de quedas. Exercícios de substituição são utilizados para aprimorar o controle postural e diminuir quedas, utilizando outros estímulos sensoriais, como a entrada visual ou somatossensorial, para substituir a função vestibular ausente ou diminuída.[24]

Não é ideal incentivar a dependência visual, ou seja, ensinar o paciente a focar em um objeto estacionário e a reduzir movimentos da cabeça enquanto caminha, a menos que essa seja a única maneira de a pessoa conseguir se locomover sem cair, uma vez que sinais visuais podem ser excepcionalmente desestabilizadores e servir como uma referência postural em pacientes com déficits vestibulares.[8]

Quando um paciente é visualmente dependente, uma cena visual em movimento (p. ex., caminhões passando diante do paciente em vias urbanas e estradas) pode ser interpretada erroneamente como um movimento próprio, e a modificação postural pode resultar em instabilidade e queda.

É sabido que a reabilitação do equilíbrio convencional promove uma melhora no controle postural de apenas aproximadamente 50% dos casos de hipofunção vestibular bilateral.[25] Abordagens novas e mais promissoras se fazem necessárias.

O treinamento com *neurofeedback* vibrotátil individualizado em condições de postura e marcha já foi descrito como altamente eficaz em pacientes com diversos distúrbios vestibulares. Basta et al.[7] demonstraram alta eficácia do seu uso também para reabilitação do equilíbrio em pacientes com hipofunção vestibular bilateral.

A abordagem do treinamento *neurofeedback* vibrotátil visa garantir postura ou equilíbrio normais mesmo com entrada vestibular, visual ou proprioceptiva reduzida, transmitindo as informações ausentes por meio de estimulação tátil.

Apesar dessa divisão de reabilitação por adaptação, habituação e substituição, grande parte dos exercícios costumam utilizar mais de um mecanismo de promoção da reabilitação do equilíbrio, o que dificulta muito a classificação didática dos exercícios de reabilitação. Pensando nisso, diversos autores têm feito propostas de classificações de exercícios com o intuito de desenvolver protocolos mais intuitivos.[26,27]

MODELO DE PROTOCOLO DE REABILITAÇÃO

O modelo apresentado neste capítulo consiste em dividir didaticamente os exercícios de reabilitação em três modalidades: exercícios básicos, exercícios de sensibilização e exercícios complementares.

Os exercícios básicos são classificados em habituação, estabilização do olhar e estabilização postural:

- Os exercícios de habituação consistem em exercícios que promovem uma redução das respostas sensoriais por meio de mecanismos de repetição de determinados estímulos sensoriais (Figura 110.1)
- Os exercícios de estabilização do olhar consistem nos exercícios de coordenação de olho e cabeça. Geralmente, são os exercícios mais utilizados no início da reabilitação. São importantes no processo de minimizar o desconforto gerado pelos nistagmos, quando presentes (Figura 110.2)
- Estabilização postural são exercícios que ajudam na estabilização corporal. Geralmente, são introduzidos após os exercícios de estabilização do olhar e colaboram nas respostas relacionadas com RVE (Figura 110.3).

Os exercícios de sensibilização objetivam potencializar os exercícios básicos. Geralmente, consistem em exercícios que afetam o sistema proprioceptivo e/ou visual. Quando pede-se a um paciente para realizar exercícios movimentando a cabeça e os olhos em direção a um alvo, promove-se a realização de exercícios de estabilização do olhar. Quando pede-se que o paciente realize este mesmo exercício sentado em uma bola suíça, sensibiliza-se o primeiro exercício (Figura 110.4).

Os exercícios complementares são aqueles que não se enquadram como básicos ou de sensibilização, pois costumam ser exercícios que se enquadram em mais de uma classificação devido à complexidade de estímulos que podem ser gerados. Como exemplo, os exercícios giratórios, optocinéticos, *biofeedback* e realidade virtual e aumentada.

A realidade virtual e a realidade aumentada não são a mesma coisa. A realidade virtual é quando é utilizado algum dispositivo para criar uma realidade que verdadeiramente não existe. Ela pode ser imersiva ou não. Já a realidade aumentada consiste em uma mistura do real com o mundo virtual.

A realidade virtual tem sido uma das tecnologias emergentes aplicadas em diferentes áreas da medicina.[28,29] Da mesma maneira, há estudos sobre a aplicabilidade da realidade virtual na reabilitação de pacientes com distúrbios do equilíbrio.[30,31]

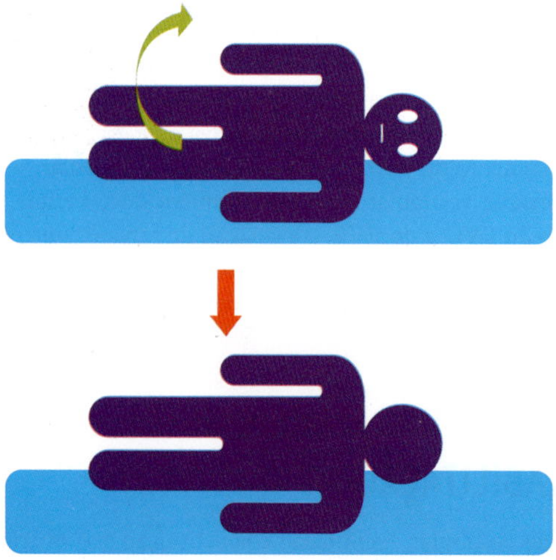

Figura 110.1 Exemplo de exercício de habituação. O paciente é orientado a deitar para um lado e depois virar o corpo para o outro lado repetidas vezes.

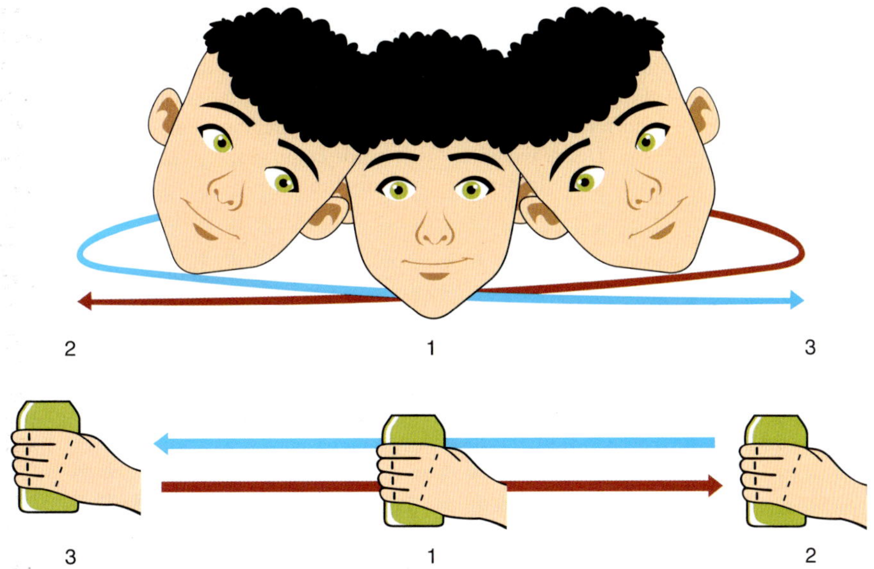

Figura 110.2 Exemplo de exercício de estabilização do olhar. O paciente é orientado a fixar os olhos em um objeto e movimentar a cabeça para um lado e para o outro (movimento de "NÃO", enquanto o objeto se movimenta no sentido oposto, SEM tirar os olhos do objeto. Exercício X2.

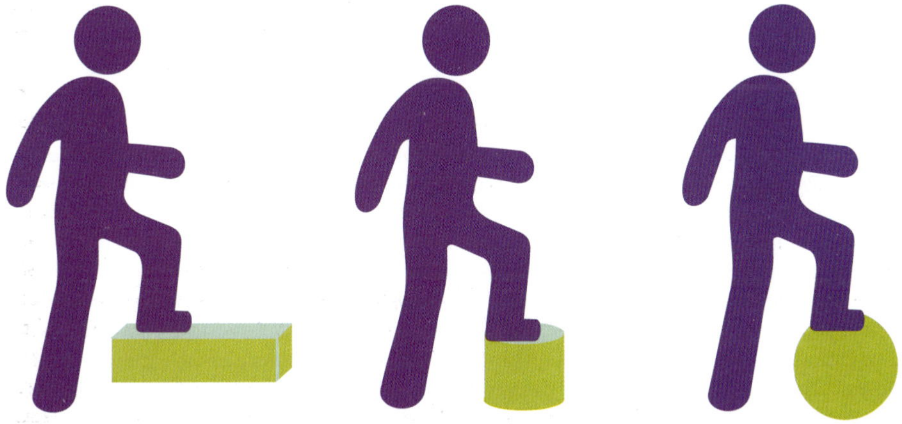

Figura 110.3 Exemplo de exercício de estabilização postural. O paciente é orientado a manter o pé erguido em diferentes superfícies por um determinado tempo.

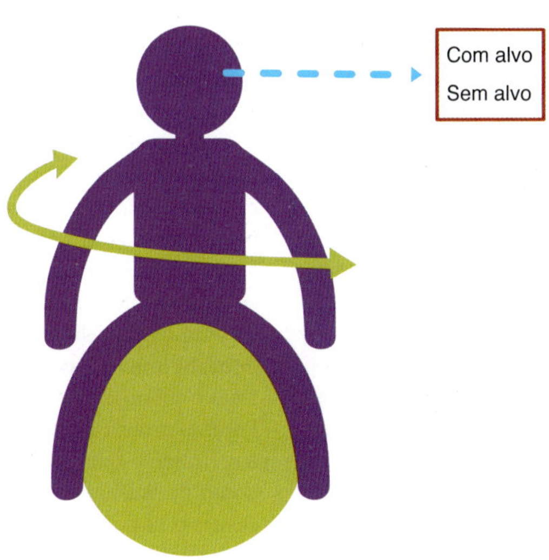

Figura 110.4 Exemplo de exercício de sensibilização. O paciente faz exercício de estabilização do olhar sentado na bola suíça.

REABILITAÇÃO E MANOBRAS DE REPOSICIONAMENTO DE OTÓLITOS

A reabilitação do equilíbrio (reabilitação vestibular) é um programa de exercícios que utiliza processos de neuroplasticidade e/ou inibição neuronal, e, a partir da repetição e do fornecimento de novos e graduais desafios, atinge seu objetivo. Dessa maneira, considera-se que manobras de reposicionamento de otólitos para tratamento de vertigem posicional paroxística benigna (VPPB) não são de reabilitação vestibular.

PROGRAMA DA REABILITAÇÃO

Idealmente, o programa de reabilitação deve ser prescrito de forma individualizada, iniciado o mais cedo possível e pode incluir a utilização de mecanismos de *feedback* para acelerar a adaptação e eventual substituição sensorial da função vestibular prejudicada.[7]

Os exercícios devem ser realizados no consultório do reabilitador, em uma sala que tenha iluminação adequada. Geralmente, a maioria das sessões de tratamento individual ocorre por aproximadamente 1 hora.

Além do treino no consultório, na grande maioria das vezes, o paciente realiza determinados exercícios no ambiente doméstico. Em geral, solicita-se aos pacientes que executem os exercícios em casa duas a três vezes por dia, de 10 a 15 minutos por sessão, reforçando, assim, a importância da repetição no processo de neuroplasticidade, que é o princípio básico da reabilitação.[8]

De maneira geral, os exercícios prescritos pelo reabilitador causam desconforto nos pacientes inicialmente. A presença desse desconforto, também percebido como tontura, é fundamental no estímulo da neuroplasticidade, mas a sensibilidade individual de cada paciente deve ser levada em consideração para que ele não perca a confiança no tratamento ou passe a ter medo de executar os exercícios sozinho em casa. A prescrição de exercícios é alterada à medida que o paciente tem melhora e é tipicamente personalizada para abordar déficits específicos.

O aconselhamento e educação sobre a condição vestibular individual é um elemento essencial de todos os programas de exercícios vestibulares, assim como o apoio e o encorajamento para que o paciente se mova mais dentro dos limites estabelecidos pelo reabilitador. Ganhar a confiança dos pacientes é um elemento essencial na recuperação, já que eles são frequentemente solicitados a se fazer sentir tonturas e são encorajados a estender com frequência os limites de sua estabilidade postural.

A frequência e a duração do tratamento de reabilitação do equilíbrio não foram bem estudadas. Pessoas com acometimento vestibular bilateral, especialmente aquelas com perda completa, parecem levar mais tempo para melhorar do que pacientes com acometimento unilateral. O tempo de tratamento é muito menos compreendido em pessoas com distúrbios centrais. Os distúrbios vestibulares centrais são complexos e apresentam-se de forma diferente, tornando mais difícil comparar os achados entre estudos.[8]

FERRAMENTAS DE ACOMPANHAMENTO

A tontura é um sintoma muito amplo e bastante relativo na percepção de cada paciente. O uso de testes ou questionários auxiliam a avaliar e registrar como a tontura influencia em seu dia a dia, além de servir para quantificar, de forma objetiva, a evolução do seu tratamento.

Existem diversos testes validados na literatura, mas os mais comumente utilizados são o Dizziness Handicap Inventory (DHI) e a Escala de Equilíbrio de Berg.

O DHI é um questionário de 25 itens que avalia a incapacidade causada pela tontura percebida pelo próprio paciente.[32] O DHI possui três domínios – funcional, emocional e físico – que cobrem aspectos da tontura e desequilíbrio.

A Escala de Berg é uma ferramenta comumente utilizada para avaliação do equilíbrio estático e dinâmico (sentado e em pé), funcionando como uma medida quantitativa do equilíbrio durante atividades funcionais.[33]

A evolução do processo de reabilitação vestibular também pode ser quantificada a partir de exames, como as posturografias estática e dinâmica, que avaliam diversos aspectos do equilíbrio corporal.

Caso o objetivo de registro da evolução tenha apenas a finalidade de acompanhamento informal do próprio reabilitador, e não uma publicação científica, filmar o paciente realizando suas atividades na primeira consulta e nas consultas subsequentes pode ser uma escolha interessante, pois dessa forma torna mais fácil que os pacientes também visualizem os ganhos ao longo do processo terapêutico.

FATORES QUE AFETAM A RECUPERAÇÃO FUNCIONAL

Pacientes com disfunção vestibular periférica e/ou central podem ter resultados variáveis. A presença de comorbidades dos sistemas visual ou proprioceptivo, como a presença de catarata, degeneração macular ou polineuropatia periférica, podem complicar o processo de reabilitação.[8] O diagnóstico otoneurológico também, por si só, é capaz de afetar o resultado.

Os distúrbios vestibulares centrais são complexos e apresentam-se de forma diferente, tornando mais difícil comparar os achados entre estudos. Brown et al.[34] reuniu uma série de casos de pacientes com diagnósticos centrais em reabilitação, e concluiu que todos melhoraram com o programa de exercícios, mas não em todas as medidas. Pacientes com disfunção cerebelar melhoraram menos.

Pacientes com hipofunção vestibular bilateral, como já relatado previamente, apresentam melhora no controle postural em apenas aproximadamente 50% dos casos com a reabilitação do equilíbrio convencional. A associação com o treinamento com *neurofeedback* vibrotátil aumenta a eficácia desses resultados.[7]

Uma alternativa que visa substituir a função dos órgãos vestibulares e está atualmente em fase de estudos são os implantes vestibulares, e seu uso em humanos tem sido estudado por grupos de pesquisa na Europa (hospitais universitários de Genebra e Centro Médico Universitário de Maastricht) e nos EUA (Universidade de Washington) como uma alternativa terapêutica para pessoas com perda vestibular definitiva sem melhoria com tratamento clínico. Pesquisas tanto em animais como em humanos mostraram que a estimulação elétrica é um meio potencialmente eficaz de ativar o sistema vestibular.[10]

Até o momento, duas estratégias cirúrgicas foram descritas para a inserção do implante: a abordagem cirúrgica intralabiríntica e a abordagem extralabiríntica. Em uma revisão sistemática realizada em 2019 por Azevedo et al.[10] observou-se que a abordagem intralabiríntica foi a mais utilizada, provavelmente porque a abordagem extralabiríntica é cirurgicamente mais desafiadora em relação à extensão do local exato de estimulação. No entanto, a principal desvantagem da abordagem intralabiríntica é o risco de comprometimento auditivo quando o labirinto é aberto e os eletrodos são inseridos nos canais semicirculares. Por essa razão, os grupos de Genebra e Maastricht optaram por realizar cirurgias apenas em pacientes surdos no ouvido implantado. O grupo de Washington realizou implantação cirúrgica em quatro pacientes com doença de Ménière com audição residual, mas todos perderam a audição após o implante.

Os resultados negativos, no entanto, não implicam necessariamente que a audição sempre será afetada pela implantação de eletrodos nos canais semicirculares. Pesquisas em macacos *rhesus* mostraram que a preservação da audição é possível com a abordagem intralabiríntica.[10] Portanto, o principal desafio de futuros estudos é otimizar a técnica cirúrgica e desenvolver eletrodos que possam realizar uma estimulação eficaz para a ativação da função vestibular e, simultaneamente, preservar a audição dos pacientes.

Assim, pesquisas adicionais e ajustes no desenvolvimento dessa tecnologia e da sua técnica cirúrgica ainda devem ser feitos a fim de que ela seja capaz de garantir uma melhoria na função vestibular sem que ocorram outros efeitos adversos relevantes.

Fatores que também podem afetar negativamente o processo de reabilitação, independentemente do diagnóstico apresentado, é a presença de comorbidades metabólicas, doenças crônicas descompensadas ou o uso de determinadas medicações. A presença de hipotireoidismo, síndrome metabólica ou climatério são exemplos de patologias comuns que, se não forem previamente ajustadas, atrasam o processo de reabilitação.

A presença de distúrbios psiquiátricos como ansiedade, síndrome do pânico, transtorno obsessivo-compulsivo e até mesmo uma personalidade perfeccionista merecem ser acompanhados e abordados em conjunto para os melhores resultados.[8]

É fundamental lembrar que o equilíbrio é uma função cognitiva, e como tal, disfunções cognitivas, por si só, podem afetar a capacidade de recuperação com o tratamento.

Por último, e não menos importante, é preciso reforçar que o uso de supressores vestibulares e benzodiazepínicos, sejam eles para manejar doenças vestibulares ou para distúrbios psiquiátricos, enxaqueca ou distúrbios de sono, reduzem o ganho da terapia e podem retardar a recuperação funcional.

CONSIDERAÇÕES FINAIS

Ainda que o processo de compensação central seja uma função natural e fisiológica, o crescente corpo de evidências relacionado com a terapia de reabilitação do equilíbrio sugere que os pacientes melhoram mais rapidamente com essa terapêutica em comparação à ausência de intervenção.[8]

Pessoas com distúrbios vestibulares podem desenvolver disfunção psicológica e medo de movimento quanto mais tempo experienciam sintomas vestibulares. A intervenção precoce é aconselhada e programas personalizados parecem ser superiores a um programa de exercícios genéricos.

Para que a terapia de reabilitação do equilíbrio tenha sucesso, faz-se fundamental que três pilares sejam rigorosamente sustentados:

- Um diagnóstico médico assertivo, com controle e tratamento também das comorbidades apresentadas
- Um reabilitador experiente e com conhecimento das doenças vestibulares, seus processos peculiares e dos tipos de exercícios que podem ou devem ser realizados pelo paciente
- A adesão do paciente, que segue repetindo os exercícios prescritos no ambiente domiciliar, favorecendo assim a neuroplasticidade.

REFERÊNCIAS BIBLIOGRÁFICAS

1. Kurre A, Straumann D, van Gool CJ, Gloor-Juzi T, Bastiaenen CH. Gender differences in patients with dizziness and unsteadiness regarding self-perceived disability, anxiety, depression, and its associations. BMC Ear Nose Throat Disord [Internet]. 2012 Mar 22 [Acesso em: 2024 Jul];12:2.
2. Mira E. Improving the quality of life in patients with vestibular disorders: The role of medical treatments and physical rehabilitation. Int J Clin Pract [Internet]. 2008 Jan [Acesso em: 2024 Jul];62(1):109-14.
3. Bittar RS, Oiticica J, Bottino MA, Ganança FF, Dimitrov R. Population epidemiological study on the prevalence of dizziness in the city of São Paulo. Braz J Otorhinolaryngol [Internet]. 2013 Nov-Dec [Acesso em: 2024 Jul];79(6):688-98.
4. Cawthorne T, Cawthorne DF. The physiological basis for head exercises. J Charter Soc Physiother [Internet]. 1944 [Acesso em: 2024 Jul];30:106-107.
5. Cooksey FS. Rehabilitation in vestibular injuries. Proc R Soc Med [Internet]. 1946 Mar [Acesso em: 2024 Jul];39(5):273-8.
6. McDonnell MN, Hillier SL. Vestibular rehabilitation for unilateral peripheral vestibular dysfunction. Cochrane Database Syst Rev [Internet]. 2015 Jan 13 [Acesso em: 2024 Jul];1(1):CD005397.
7. Basta D, Rossi-Izquierdo M, Wonneberger K, Brugnera C, Bittar RM, Greters ME et al. Individualized vibrotactile neurofeedback training in patients with chronic bilateral vestibulopathy. Brain Sci [Internet]. 2023 Aug 18 [Acesso em: 2024 Jul];13(8):1219.
8. Whitney SL, Alghwiri AA, Alghadir A. An overview of vestibular rehabilitation. Handb Clin Neurol [Internet]. 2016 [Acesso em: 2024 Jul];137:187-205.
9. Ganança MM, Caovilla HH, Silvia MG. Como lidar com a tontura e sintomas associados. In: Ganança MM, Munhoz ML, Caovilla HH, Silva MG da, authors. Estratégias terapêuticas em otoneurologia. 1. ed. Rio de Janeiro: Editora Atheneu; 2001. 300 p.
10. Azevedo YJ, Ledesma ALL, Pereira LV, Oliveira CA, Bahmad Junior F. Vestibular implant: does it really work? A systematic review. Braz J Otorhinolaryngol [Internet]. 2019 Nov-Dec [Acesso em: 2024 Jul];85(6):788-98.
11. Shumway-Cook A, Woollacott MH. Motor control: Translating research into clinical practice. 4th ed. Baltimore: Lippincott Williams & Wilkins; 2007. 612 p.
12. Zwergal A, Strupp M, Brandt T, Büttner-Ennever JA. Parallel ascending vestibular pathways: Anatomical localization and functional specialization. Ann N Y Acad Sci [Internet]. 2009 May [Acesso em: 2024 Jul];1164:51-9.
13. Herdman SJ. Vestibular rehabilitation. Curr Opin Neurol [Internet]. 2013 Feb [Acesso em: 2024 Jul];26(1):96-101.
14. Shelhamer M, Tiliket C, Roberts D, Kramer PD, Zee DS. Short-term vestibulo-ocular reflex adaptation in humans. II. Error signals. Exp Brain Res [Internet]. 1994 [Acesso em: 2024 Jul];100(2):328-36.
15. Lacour M, Bernard-Demanze L. Interaction between vestibular compensation mechanisms and vestibular rehabilitation therapy: 10 recommendations for optimal functional recovery. Front Neurol [Internet]. 2015 Jan 6 [Acesso em: 2024 Jul];5:285.
16. Herdman SJ. Role of vestibular adaptation in vestibular rehabilitation. Otolaryngol Head Neck Surg [Internet]. 1998 Jul [Acesso em: 2024 Jul];119(1):49-54.
17. Shepard NT, Telian SA, Smith-Wheelock M (1990). Habituation and balance retraining therapy. A retrospective review. Neurol Clin [Internet]. 1990 May [Acesso em: 2024 Jul];8(2):459-75.
18. Shepard NT, Telian SA. Programmatic vestibular rehabilitation. Otolaryngol Head Neck Surg [Internet]. 1995 [Acesso em: 2024 Jul];112 (1): 173-82.
19. Pavlou M, Lingeswaran A, Davies RA, Gresty MA, Bronstein AM. Simulator based rehabilitation in refractory dizziness. J Neurol [Internet]. 2004 Aug [Acesso em: 2024 Jul]251(8):983-95.
20. Bronstein A. Visual symptoms and vertigo. Neurol Clin [Internet]. 2005 Aug [Acesso em: 2024 Jul];23(3):705-13, v-vi.
21. Staab JP. Persistent postural-perceptual dizziness. Semin Neurol [Internet]. 2020 Feb [Acesso em: 2024 Jul];40(1):130-37.
22. Halmagyi GM, Weber KP, Curthoys IS. Vestibular function after acute vestibular neuritis. Restor Neurol Neurosci [Internet]. 2010 [Acesso em: 2024 Jul]28(1):37-46.
23. Schubert MC, Hall CD, Das V, Tusa RJ, Herdman SJ. Oculomotor strategies and their effect on reducing gazeposition error. Otol Neurotol [Internet]. 2010 Feb [Acesso em: 2024 Jul];31(2):228-31.
24. Herdman SJ, Clendaniel RA. Assessment and interventions for the patient with complete vestibular loss. In: SJ Herdman, editor. Vestibular rehabilitation, 3rd ed. Philadelphia: F. A. Davis; 2014. p. 338-59.
25. Gillespie MB, Minor LB. Prognosis in bilateral vestibular hypofunction. Laryngoscope [Internet]. 1999 Jan [Acesso em: 2024 Jul];109(1):35-41.

26. Sauvage JP, Grenier H. Reabilitação vestibular: Guia prático. Rio de Janeiro: Revinter; 2017. 168 p.
27. Oliveira MH. Reabilitação vestibular. 1. ed. Rio de Janeiro:Revinter; 2019. 90 p.
28. Tamires TG, Debora SS, Carolina F. Reabilitação com uso de realidade virtual: atividade física para pacientes admitidos na unidade de terapia intensiva. Rev Bras Ter Intensiva [Internet]. 2019 Oct-Dec [Acesso em: 2024 Jul];31(4):456-63.
29. Faria JV de, Figueiredo EG, Teixeira MJ. Histórico da realidade virtual e seu uso em medicina. Rev Med [Internet]. 2014 Sep [Acesso em: 2024 Jul];93(3):106.
30. Meldrum D, Glennon A, Herdman S, Murray D, McConn-Walsh R. Virtual reality rehabilitation of balance: Assessment of the usability of the Nintendo Wii Fit Plus. Disabil Rehabil Assit Technol [Internet]. 2012 [Acesso em: 2024 Jul];7(3):205-10.
31. Whitney Sl, Sparto P, Brown K, Furman J, Jacobson JL, Redfern MS. The potential use of virtual reality in vestibular rehabilitation: Preliminary findings with the BNAVE. Neurology Report [Internet]. 2002 [Acesso em: 2024 Jul];26(2):72-8.
32. Jacobson GP, Newman CW. The development of the dizziness handicap inventory. Arch Otolaryngol Head Neck Surg [Internet]. 1990 Apr [Acesso em: 2024 Jul];116(4):424-7.
33. Berg KO, Wood-Dauphinee SL, Williams JI et al. Measuring balance in the elderly: Validation of an instrument. Can J Public Health [Internet]. 1992 Jul-Aug [Acesso em: 2024 Jul]:83 Suppl 2:S7-11.
34. Brown KE, Whitney SL, Marchetti GF, Wrisley DM, Furman JM. Physical therapy for central vestibular dysfunction. Arch Phys Med Rehabil [Internet]. 2006 Jan [Acesso em: 2024 Jul];87(1):76-81.

CAPÍTULO 111

Tratamento Cirúrgico da Vertigem

Joel Lavinsky • Fábio André Selaimen • Luiz Lavinsky

INTRODUÇÃO

A vertigem é um sintoma comum a diversas doenças, podendo variar de intensidade conforme a etiologia e fatores intrínsecos a cada paciente. Nesse contexto, é crucial realizar o diagnóstico preciso e descartar outras doenças em um diagnóstico diferencial. Na maioria das situações, o manejo clínico é suficiente para o alívio na incidência das crises vertiginosas e, consequentemente, para a reabilitação do paciente às suas atividades cotidianas.

Uma vez que várias síndromes vestibulares apresentarão o tratamento clínico como sua primeira escolha, é importante ressaltar que o primeiro passo na avaliação do paciente vertiginoso é a busca pela etiologia. Uma vez definida, pode-se buscar o tratamento adequado. Apesar de algumas doenças apresentarem o tratamento cirúrgico como primeira escolha, é de conhecimento do otorrinolaringologista que esta não é a regra nas doenças vestibulares. Desta forma, é vital expor com clareza ao paciente o seu diagnóstico, bem como o plano terapêutico individualizado.

Neste capítulo será explorado o tratamento cirúrgico da vertigem de acordo com o diagnóstico, considerando os critérios para indicação e a técnica cirúrgica. O presente capítulo não tem como finalidade analisar os critérios diagnósticos e opções não cirúrgicas para cada etiologia abordada, mas realizar uma revisão bibliográfica atualizada, além de trazer a experiência dos autores e aspectos práticos inerentes às cirurgias.

INDICAÇÕES

As indicações fundamentais para a realização de cirurgia de vertigem estão relacionadas com as seguintes doenças:

- Doença de Ménière
- Fístulas labirínticas (iatrogênicas, traumáticas, colesteatomas)
- Deiscência do canal semicircular superior
- Vertigens posicionais (VPPB grave e refratária)
- Alças arteriais
- Em menor frequência, doenças infecciosas e inflamatórias (labirintite infecciosa e serosa).

Doença de Ménière

A doença de Ménière refratária é, talvez, a mais frequente indicação de cirurgia para o controle da vertigem. Uma vez que tenham falhado todas as tentativas de tratamento clínico, passa-se ao tratamento cirúrgico, o qual pode ser necessário em até 25% dos casos.[1] Considera-se a indicação do tratamento cirúrgico quando for um quadro refratário e incapacitante, sendo geralmente indicado quando ocorrem mais de quatro crises de vertigem ao mês, mesmo em tratamento clínico pleno. São cinco as opções principais, conforme abordadas a seguir.

Quimiocirurgia

Existem duas opções de quimiocirurgia para o tratamento da doença de Ménière: a gentamicina e a dexametasona intratimpânica. Geralmente, utiliza-se a gentamicina naqueles pacientes que não têm audição considerada útil, ou seja, limiares piores que 50 dB na média quadritonal. No caso da dexametasona, poderia ser utilizada em pacientes refratários, mas com audição considerada ainda útil. A aplicação de dexametasona pode ser realizada com agulha fina por via endoscópica ou com o microscópio, em consultório, sob anestesia local.

No caso da escolha pela gentamicina, a técnica consiste na realização de injeção transtimpânica de solução de gentamicina tamponada, para que, através do nicho da janela redonda, a solução chegue no meio intralabiríntico. Utiliza-se gentamicina a uma concentração de 40 mg/mℓ, à qual é adicionada bicarbonato de sódio a 8,4% (para o tamponamento), na proporção de ½ para ½ ou ⅓ para ⅔, respectivamente (pH de 6,4).[2]

O protocolo mais utilizado atualmente consiste em aplicações semanais, pois é a técnica que tem demonstrado maior taxa de sucesso, com controle de até 95% dos pacientes, com menor risco de cocleotoxicidade.[1,3] Pelo risco de ototoxicidade (não apenas vestibulotoxicidade), a audiometria deve ser realizada semanalmente (antes de cada nova aplicação). Uma forma de reduzir o risco de cocleotoxicidade seria a aplicação através de um tubo de ventilação instalado, pois permite que seja aspirada a gentamicina após o término da sessão. Isso impede que a gentamicina depositada na orelha média permaneça sendo absorvida por um tempo prolongado. Recomenda-se que em cada sessão o paciente permaneça pelo menos 30 minutos em decúbito dorsal, a cabeça rotada e sem deglutir. É recomendado o preenchimento de um Termo de Consentimento Livre e Esclarecido. Realizam-se no máximo quatro aplicações, mas podem ser suspensas antes se houver piora da vertigem/instabilidade, piora acima de 10 dB e/ou melhora do quadro. Seguindo esse protocolo, há um baixo risco de cocleotoxicidade com a gentamicina intratimpânica. Logo após o tratamento, exercícios de compensação labiríntica podem ser introduzidos.

Esse protocolo é mais simples quando é utilizado a dexametasona intratimpânica, considerando que não existe risco de cocleotoxicidade. Portanto, pode ser realizado em intervalos menores, sem necessidade de colocação de tubo de ventilação e um maior número de sessões, se for necessário.

Em metanálise utilizando dois ensaios clínicos randomizados controlados por placebo utilizando a gentamicina intratimpânica para o tratamento da doença de Ménière, foi demonstrada redução estatisticamente significativa das crises vertiginosas.[4,5] Da mesma forma, em ensaio clínico randomizado utilizando a dexametasona comparada ao placebo no tratamento da doença de Ménière, foi possível evidenciar uma redução estatisticamente significativa das crises vertiginosas.[6] Além disso, no grupo em que foi utilizado a dexametasona houve uma redução dos sintomas de zumbido e plenitude aural.

Quando a gentamicina foi comparada com a dexametasona através de um ensaio clínico randomizado em pacientes com doença de Ménière, houve superioridade estatisticamente significativa da gentamicina no controle das crises vertiginosas em relação ao grupo em que foi administrado a dexametasona.[7] No entanto, considerando o risco, mesmo que pequeno, de cocleotoxicidade com a gentamicina, opta-se por realizar a dexametasona quando o paciente ainda tem audição considerada útil, e a gentamicina quando o paciente já evoluiu com uma audição com limiares piores que 50 dB na média quadritonal.

Descompressão do saco endolinfático

A vantagem da descompressão do saco endolinfático consiste em sua natureza não destrutiva e funcional. É o procedimento de escolha quando a quimiocirurgia não tem sucesso, ou nos pacientes com audição ainda útil, devido ao risco de piora auditiva pela gentamicina (relatada em alguns artigos como acima de 18%).[2] Também, em pacientes em que se acredita que a gênese da doença de Ménière esteja associada a uma mastoide ebúrnea, a indicação poderá ser considerada.

A técnica é relativamente simples para o cirurgião otológico. Inicialmente, procede-se à mastoidectomia simples e se realiza uma cuidadosa esqueletização entre o canal semicircular posterior e o bulbo da jugular. O saco endolinfático é encontrado medialmente às células retrofaciais, em posição inferior ao canal semicircular posterior (Figura 111.1). Pode-se, também, seguir a linha Donaldson no sentido do canal semicircular lateral em direção à região infralabiríntica (Figura 111.2).

Após devidamente identificado, procede-se a uma ampla descompressão; a exposição final é feita com broca diamantada. O seio lateral pode ser descomprimido e retraído se a mastoide for reduzida. Pode ser associada a descompressão à realização do *shunt* a partir de uma incisão no saco endolinfático, e se coloca um *shunt*, que é uma peça de *silastic* ou silicone em forma de T.

No passado, somente dois ensaios clínicos randomizados[8,9] foram realizados comparando a descompressão do saco endolinfático com o placebo. Não foi possível demonstrar superioridade estatisticamente significativa da descompressão do saco endolinfático em relação ao placebo na redução das crises vertiginosas, pois ambas as pesquisas apresentaram limitações metodológicas como amostra reduzida, baixo poder estatístico e seleção dos pacientes. Por questões éticas atuais, não é possível replicar esse tipo de pesquisa, comparando-se a cirurgia ao placebo.

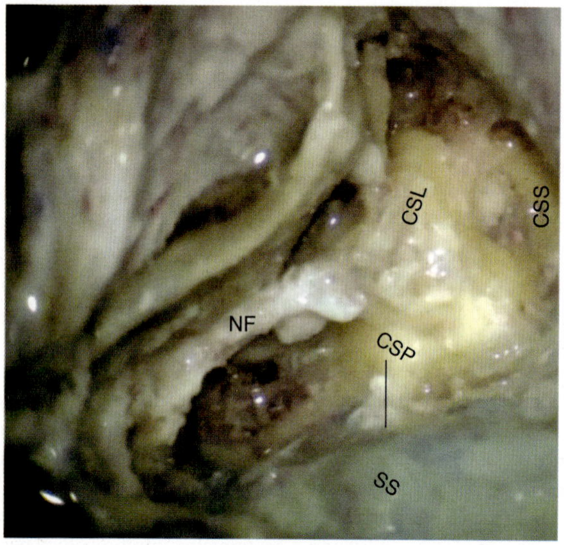

Figura 111.1 Identificação dos marcos anatômicos para localização do saco endolinfático. CSL = canal semicircular lateral; CSP = canal semicircular posterior; CSS = canal semicircular superior; NF = nervo facial; SS = seio sigmoide.

Na contramão destes estudos, Paparella, em grande série de casos, descreveu melhora significativa em mais de 90% dos pacientes submetidos à cirurgia de descompressão do saco endolinfático.[10] Este autor defende que os procedimentos mais destrutivos, como labirintectomia e neurectomia vestibular, devem ser reservados aos casos de falha na descompressão, e nunca como primeira escolha.

Neurectomia vestibular retrolabiríntica

Indica-se a neurectomia vestibular retrolabiríntica quando ocorre insucesso na descompressão do saco endolinfático. Essa técnica está associada a baixa morbidade e pode ser feita em qualquer idade. A neurectomia vestibular apresenta uma desvantagem importante, que é o fato de se perder o plano de clivagem entre o nervo coclear e o vestibular, o que pode determinar uma secção incompleta do nervo.

A técnica inicia-se também por mastoidectomia simples ampla, até a exposição da dura da fossa posterior. Uma ampla exposição do seio sigmoide é a chave para uma adequada exposição por esta rota. Faz-se uma grande incisão em forma de U na dura-máter, com base anterior e sutura-se o *flap* com seda. Pela liberação do liquor, o cerebelo afasta-se e os nervos são expostos; às vezes, consegue-se melhorar a exposição com a ajuda de manitol intravenoso. O VII e VIII nervos cranianos situam-se entre o V cefalicamente e o IX caudalmente. O VII está por baixo. A posição vestibular ocupa a porção superior do nervo, mais acinzentada, e a porção coclear está na porção inferior, mais branca. Se o corte do nervo for completo, este geralmente se retrai. Posteriormente, sutura-se a meninge, tampona-se com gordura abdominal e realiza-se o curativo compressivo. O paciente permanece 2 dias em terapia intensiva e se mantém hospitalizado, em geral, por 7 dias.

Os resultados por esta via são semelhantes aos da fossa média, porém são melhores na manutenção da audição. Em série de casos, a neurectomia vestibular por via retrolabiríntica se mostrou eficiente em controlar a vertigem em até 96,7% dos casos.[11]

Cocleosaculotomia

A cocleosaculotomia é indicada como tratamento dos pacientes idosos com sintomas incapacitantes e que têm perda auditiva. Trata-se de uma opção favorável, pois pode ser realizada com anestesia local,

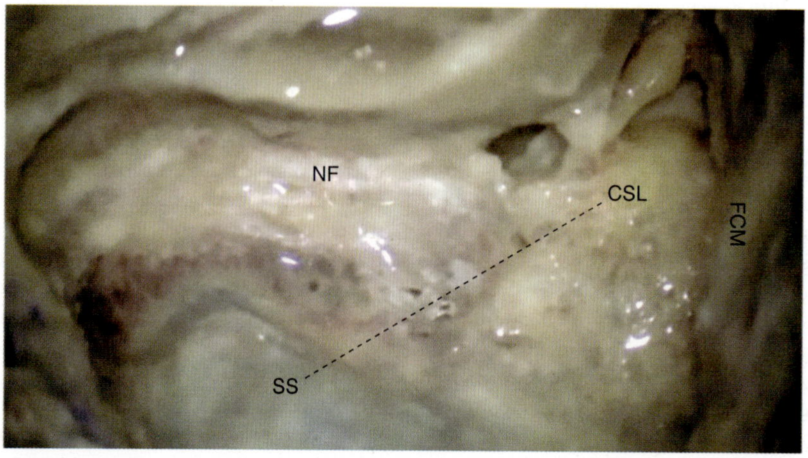

Figura 111.2 Linha de Donaldson. CSL = canal semicircular lateral; FCM = fossa craniana média; NF = nervo facial; SS = seio sigmoide.

dispensando importante compensação labiríntica, que pode ser difícil em idosos. A cocleosaculotomia é reservada a pacientes com audição bem comprometida e em pacientes com doença de Ménière unilateral. A técnica baseia-se no trabalho de Schuknecht,[1] que observou que a realização de uma perfuração no ducto coclear, associada a uma fratura óssea da lâmina espiral, determina uma fístula permanente (procedimento rápido e seguro). O acesso à caixa é feito de forma semelhante ao da estapedectomia (retalho timpanomeatal). Um estilete em ângulo reto de 3 mm é introduzido na janela redonda e dirigido à janela oval. A janela redonda é tamponada com gordura, e o retalho é reposicionado.

Labirintectomia

A labirintectomia tem sido indicada para pacientes com vertigem e/ou outras perturbações da função labiríntica de caráter persistente ou recorrente, sem possibilidade de controle clínico e que exibam comprometimento auditivo significativo. O comprometimento auditivo tem sido definido por um limiar tonal médio superior a 70 dB e uma discriminação igual ou inferior a 40%. Duas abordagens têm sido utilizadas para a realização da labirintectomia: a transcanal e a transmastóidea.

A labirintectomia transcanal é indicada a pacientes com vertigem incapacitante, estado de saúde precário, além de audição não viável. Exige rápida anestesia geral, pois a vertigem transoperatória é desconfortável. A técnica baseia-se em retirar a bigorna e o estribo. Expõe-se a janela oval e se aspira o conteúdo do vestíbulo. Com broca, juntam-se as duas janelas, removendo-se o osso do promontório. Introduz-se um gancho de 4 mm, que viabiliza a remoção do neuroepitélio de forma sistemática e meticulosa. O vestíbulo é tamponado com esponja hemostática embebida com ototóxicos ou tecido adiposo. O paciente recebe alta quando a vertigem pós-operatória cede. Trata-se de uma técnica mais simples que a neurectomia vestibular. É mais indicada a pessoas que não podem submeter-se a uma anestesia prolongada.

A labirintectomia transmastóidea é uma técnica que visa à remoção do neuroepitélio a céu aberto, sendo, portanto, mais efetiva. É indicada a pacientes com audição precária e vertigem incapacitante. Consiste na realização de uma mastoidectomia simples, identificando os canais semicirculares com a respectiva fenestração. O bordo anterior do canal semicircular lateral é mantido para proteger o nervo facial. Ao dissecar os canais, atinge-se o vestíbulo e, depois, retira-se a mácula do utrículo e do sáculo e a ampola dos canais semicirculares.

Atualmente são técnicas pouco recomendadas, pois esse tipo de intervenção pode gerar uma importante calcificação intracoclear. Dessa forma, isso impediria a realização de um implante coclear em um momento subsequente. Se forem realizadas, conforme o caso, pode ser feito o implante coclear de forma simultânea à realização da labirintectomia.

Fístulas labirínticas

A fístula labiríntica é caracterizada por uma falha no revestimento ósseo da cápsula ótica, o que consequentemente conecta o espaço perilinfático (contido ao labirinto ósseo) às estruturas adjacentes, como a orelha média ou a cavidade mastóidea. Nos casos em que há extravasamento de perilinfa, recebe o nome de fístula perilinfática. Esta comunicação leva o paciente a apresentar sintomatologia auditiva e vestibular diversa, em grau variado.

Por ter apresentação bastante variável, é necessário saber quando suspeitar e como investigar adequadamente esta entidade, para assim realizar o diagnóstico e a terapia precoce. A demora na instituição do tratamento pode desencadear sintomas que trazem muita angústia ao paciente, além de infecções com elevada morbimortalidade como as labirintites e meningites otogênicas, além de provocar déficits irreversíveis, como a anacusia.

O aparecimento de uma fístula perilinfática decorre habitualmente da instrumentação da janela oval nas cirurgias para otosclerose, de trauma mecânico do osso temporal ou de barotrauma. Existem também as fístulas perilinfáticas verdadeiramente espontâneas, porém, acredita-se cada vez mais na necessidade de um evento deflagrador, mesmo que este não seja identificado na história médica pregressa. Há, ainda, as fístulas labirínticas secundárias à erosão da cápsula ótica pelo colesteatoma, em que a matriz colesteatomatosa habitualmente retém o extravasamento de perilinfa por este defeito ósseo, mesmo quando o labirinto membranoso é acometido.

É importante entender a definição da fístula perilinfática e da fístula labiríntica. Reserva-se o termo fístula perilinfática para as afecções das janelas oval e redonda com extravasamento de perilinfa. A fístula labiríntica, causada quase exclusivamente pela ação erosiva do colesteatoma sobre o canal semicircular horizontal, não cursa rotineiramente com vazamento de perilinfa. Outras causas de fístula labiríntica são a otossífilis e tumores.

Fístula perilinfática iatrogênica

A fístula perilinfática foi primeiro identificada como uma complicação das estapedectomias. O melhoramento da técnica cirúrgica e a realização de perfurações menores nas estapedotomias, selando a abertura ao nível da janela oval em torno da prótese com gordura ou coágulos, contribuíram para uma diminuição da prevalência desta complicação, hoje praticamente restrita aos casos de *gusher* (vazamento profuso de perilinfa) relacionados com malformações da orelha interna.

Em uma revisão sistemática, a incidência de *gusher* foi descrita entre 1/500 a 1/3300 cirurgias do estribo.[13] Por ser uma situação extremamente rara, o otologista (felizmente) vai se deparar com ela poucas vezes ao longo da vida. Assim, há poucos estudos e relatos sobre o manejo no transoperatório. Na maioria das situações, se opta pelo selamento da janela oval e da orelha média com enxertos autólogos ou material absorvível (esponja hemostática), o que não impede o correto posicionamento da prótese de estapedotomia. No entanto, os desfechos considerando a audição são extremamente variáveis.[13]

Já os pacientes diagnosticados no pós-operatório receberão primeiro tratamento expectante, com elevação da cabeceira e repouso no leito, antivertiginosos, prescrição de descongestionantes ou anti-histamínicos para pacientes com espirro ou tosse e até emolientes para evitar esforço evacuatório se o cirurgião julgar necessário. Levantar-se do leito deve ser permitido, sempre de forma assistida. Esse período inicial de observação visa dar tempo para a cicatrização espontânea que acontece na maioria dos casos. Estas medidas podem ser tentadas por até 14 dias e, se as queixas persistirem, e se houver hipoacusia progressiva ou tontura incapacitante, há indicação de cirurgia revisional.

Nos casos de cirurgia revisional, caso se confirme a fístula na topografia da janela oval, é realizada a escarificação dos bordos e o fechamento com gordura ou pericôndrio. Em alguns casos de fístula mais profusa, a substituição da prótese seguida da interposição de uma cartilagem tragal sob a janela oval pode ser necessária. Uma lombostomia pode ser necessária por alguns dias para favorecer a cicatrização da área.

Fístula perilinfática idiopática

Denomina-se idiopática a comunicação entre o labirinto membranoso e a fenda auditiva de origem idiopática ou incerta, em um paciente sem história de cirurgia otológica, doença inflamatória, trauma ou outro fator causal que justifique a existência desta fístula, sendo assim um diagnóstico de exclusão.

O local mais frequentemente identificado para esta fístula é a janela redonda, pois apresenta membrana mais delgada e não há a proteção da platina do estribo como na janela oval. A abrupta entrada de ar na orelha média através da tuba auditiva durante uma manobra de Valsalva (espirros, tosse, esforço) por um mecanismo implosivo rompe a membrana da janela redonda de fora para dentro, criando assim o pertuito para a fístula.

Por décadas, timpanotomias exploradoras foram realizadas em incontáveis pacientes à procura de fístulas perilinfáticas espontâneas, com a crença que fosse a causa das mais variadas síndromes labirínticas. Hoje, com indicação bem mais restrita, quando encontrada a fístula no transoperatório, o fechamento é executado no mesmo tempo cirúrgico. Inicialmente, realiza-se a escarificação da área ao redor da fístula. Após, procede-se ao fechamento utilizando enxertos de fáscia, gordura ou músculo selando o sítio. O procedimento idealmente poder ser também realizado com anestesia local e sedação, solicitando ao paciente a realização de manobras para provocação da fístula. Alguns autores advogam que mesmo na ausência de comprovação da fístula durante a timpanotomia exploradora, pela dificuldade em visualizar vazamentos intermitentes ou muito sutis de perilinfa, o selamento das janelas redonda e oval deve ser realizado.

Fístula labiríntica secundária a colesteatoma

A fístula associada ao colesteatoma está descrita em até 7 a 10% dos casos, sendo o canal semicircular (CSC) lateral o local mais comum. A matriz colesteatomatosa geralmente tampona o vazamento de perilinfa, constituindo-se em uma verdadeira barreira protetora. A suspeição da complicação deve ocorrer em pacientes portadores de colesteatoma e que apresentem perda auditiva neurossensorial ou tontura desencadeada por sons intensos e/ou mudanças de pressão. O diagnóstico será por tomografia computadorizada (TC), com confirmação no transoperatório. A Figura 111.3 mostra TC, em corte coronal, de paciente com fístula do canal semicircular lateral à direita.

A melhor abordagem do local acometido pela fístula depende de alguns fatores, dando espaço a mais de uma conduta possível. O principal interesse é a erradicação da doença, tentando sempre que possível a preservação auditiva nos casos de presença de audição residual. Além disso, deve-se avaliar o tamanho da fístula, audição contralateral e infecções ativas na fenda auditiva. Tudo isto levado em conta, o cirurgião escolherá o reparo mais adequado entre os seguintes:

- Nos casos onde há indicação de timpanomastoidectomia aberta (após avaliação da extensão da doença e da pneumatização da mastoide), o cirurgião poderá preservar a matriz colesteatomatosa sobre o local deiscente caso haja audição residual. Nestes casos não há necessidade de reabordagem, pois a matriz remanescente será exteriorizada, podendo ser diretamente visualizada por otoscopia
- Nos pacientes em que existe a possibilidade de se fazer timpanomastoidectomia fechada, há de se avaliar o tamanho da fístula. No caso de fístulas maiores (> 2 mm) ou naqueles de audição contralateral pior, é preferível a técnica aberta para evitar anacusia. Nos casos em que há a indicação da técnica fechada, novamente o tamanho da fístula definirá a conduta. Se esta é maior que 1 mm, mesmo na técnica fechada se preservará a matriz, recobrindo o defeito deixando uma margem de 1 mm nas laterais da área deiscente. Caso seja menor que 1 mm, remove-se cuidadosamente a matriz com material delicado e se oclui com cera de osso e fáscia ou pericôndrio
- Quando é realizada a técnica fechada com preservação da matriz, a reabordagem é realizada em 6 a 9 meses. Segundo Sanna et al.,[14] em 70% das cirurgias revisionais a epiderme já foi reabsorvida e no restante apenas uma pequena pérola de colesteatoma é removida na cirurgia revisional
- Nos casos em que há anacusia e arreflexia vestibular do labirinto acometido, a remoção da matriz deve ser realizada, independente da indicação cirúrgica.

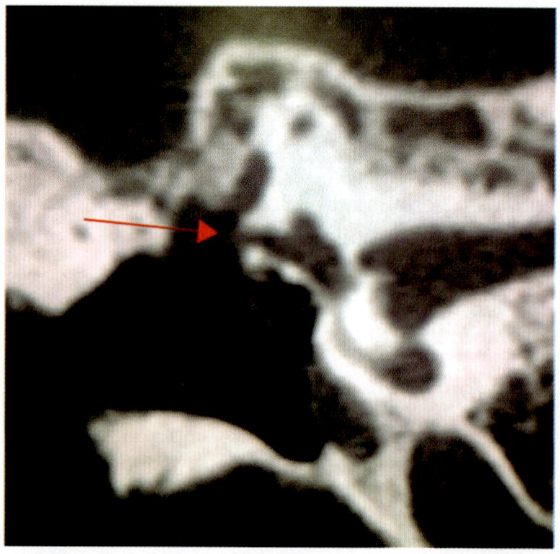

Figura 111.3 Tomografia computadorizada em corte coronal. Seta vermelha aponta fístula do canal semicircular lateral à direita, com velamento da região apical e orelha média, sugerindo etiologia por colesteatoma.

Deiscência do canal semicircular superior

Em 1998, Minor et al. descreveram uma síndrome caracterizada por ausência ou adelgaçamento do revestimento ósseo labiríntico sobre o canal semicircular superior em pacientes com manifestações audiovestibulares.[15] A síndrome da deiscência do canal semicircular superior (SDCSS) preencheria então uma vasta lacuna em pacientes com diagnóstico errôneo de otosclerose, fístulas perilinfáticas, doença de Ménière, entre outras doenças.

Após a suspeição clínica, o diagnóstico é realizado pela TC de ossos temporais sem contraste, idealmente com cortes finos de 0,5 mm e reconstrução no plano do CSC superior (incidência de Pöschl) e ortogonal (incidência de Stenvers) que mostre uma área deiscente maior que 0,2 mm. A Figura 111.4 mostra a incidência de Pöschl em paciente com SDCSS. Uma vez confirmado o diagnóstico, o tratamento deve ser discutido com o paciente, pois nos casos de sintomas leves, o manejo pode ser inicialmente conservador.

Para os casos mais incapacitantes e refratários pode ser recomendado o tratamento cirúrgico. O reparo cirúrgico da deiscência pode ser realizado por duas vias: fossa média (Figuras 111.5 e 111.6) através de uma craniotomia, com retração do lobo temporal, expondo de forma mais ampla o defeito, ou por acesso transmastóideo.

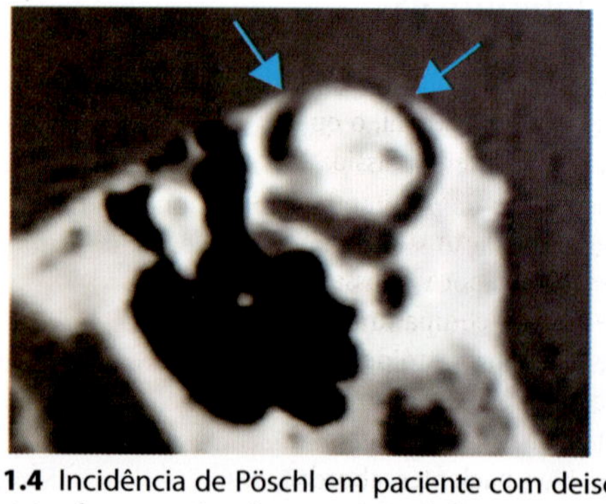

Figura 111.4 Incidência de Pöschl em paciente com deiscência de canal semicircular superior (setas azuis delimitam início e fim da deiscência).

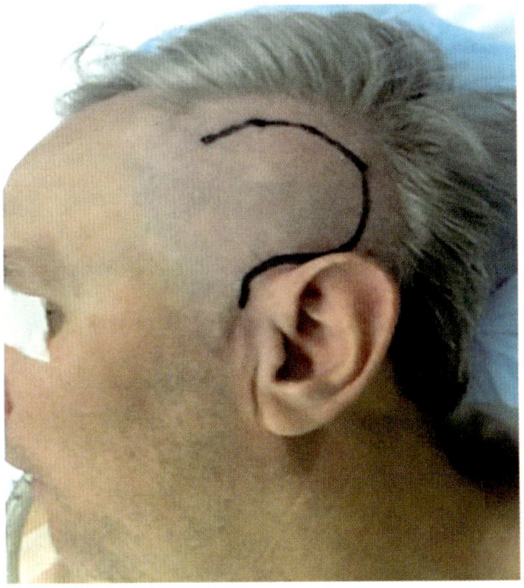

Figura 111.5 Marcação da incisão para acesso por fossa média, lado esquerdo.

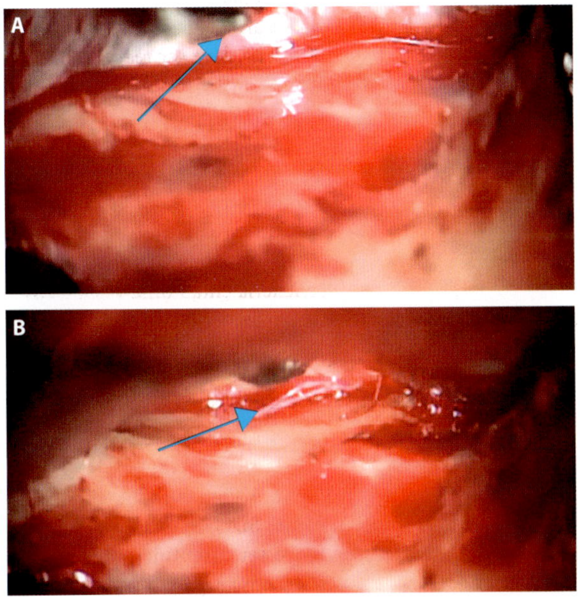

Figura 111.6 Fechamento da deiscência de canal superior. **A.** Retração do lobo temporal (seta azul); **B.** Posicionamento da fáscia (seta azul).

Entre as diferentes abordagens, há as seguintes opções:

- Oclusão total do defeito, obliterando o CSC superior, também chamado de *plugging* do canal superior
- Reconstrução de camada sobre o canal (*resurfacing*) utilizando fáscia e osso cortical.

Uma terceira possibilidade menos invasiva é o selamento da janela redonda pela via transcanal, o que diminuiria o número de janelas a duas, reduzindo a energia dissipada, mas perpetuando a comunicação com a fossa média. É considerada uma opção de primeira linha de tratamento antes de partir diretamente para a cirurgia do canal semicircular superior, seja por via fossa média ou via transmastóidea.

Rodgers et al. compararam o desfecho entre a abordagem por fossa média e transmastóidea em 29 orelhas de 27 pacientes, sendo mais comum a manutenção de sintomas auditivos na abordagem transmastóidea com cartilagem, notadamente plenitude auricular e autofonia. Nos pacientes abordados por fossa média, o sintoma mais residual foi o desequilíbrio. Em 80% dos pacientes abordados pela mastoide, e 71% dos abordados por fossa média, ao menos a queixa principal do paciente foi completamente resolvida. Em nenhum dos pacientes houve qualquer complicação relacionada com a via de acesso.[16]

Vertigem posicional paroxística benigna

A vertigem posicional paroxística benigna é uma doença que responde às manobras de reposicionamento e que pode se resolver espontaneamente na maioria dos pacientes. Porém, o tratamento cirúrgico é recomendado aos pacientes que estão incapacitados pela vertigem posicional benigna por mais de um ano, apesar do tratamento médico. A neurectomia singular envolve a exposição e secção do nervo ampular posterior (nervo "singular"), que se encontra inferior e medial à membrana da janela redonda. Este acesso é tecnicamente difícil e não permite a identificação do nervo ampular posterior em todos os casos.[17]

Existe, ainda, a chamada obliteração do canal semicircular posterior, que consiste na realização de mastoidectomia parcial realizada no nível do bloco labiríntico posterior. Identifica-se o canal semicircular posterior, que é aberto em um diâmetro de 2 mm, e seu interior é preenchido com cera de osso.[16]

CONSIDERAÇÕES FINAIS

É muito importante que o otorrinolaringologista conheça as diferentes opções de tratamento cirúrgico disponíveis para indicar quando necessário. E, principalmente, para oferecer um alívio no sofrimento dos pacientes que persistem sintomáticos mesmo após um tempo prolongado de tratamento conservador. Por isso, é crucial que o médico acompanhe de perto os pacientes com labirintopatias crônicas para identificar o momento certo de intervir em cada caso, quando necessário.

REFERÊNCIAS BIBLIOGRÀFICAS

1. Albera R, Canale A, Parandero F, Ducati A, Lanotte M. Surgical indication in Menière's disease therapy: Clinical and epidemiological aspects. Eur Arch Otorhinolaryngol [Internet]. 2011 [Acesso em: 2024 Jul];268(7):967-72.
2. Delgado LP, Rodrigo JF, Peña PA. Intratympanic gentamicin in Ménière's disease: Our experience. J Laryngol Otol [Internet]. 2011 Apr [Acesso em: 2024 Jul];125(4):363-9.
3. Chia SH, Gamst C, Anderson P, Harris JP. Intratympanic gentamicin therapy for Ménière's disease: a meta-analysis. Otol Neurotol [Internet]. 2004 Jul [Acesso em: 2024 Jul];25(4):544-52.
4. Postema RJ, Kingma CM, Wit HP, Albers FWJ, Van Der Laan BF. Intratympanic gentamicin therapy for control of vertigo in unilateral Ménière's disease: A prospective, double-blind, randomized, placebo-controlled trial. Acta Otolaryngol [Internet]. 2008 [Acesso em: 2024 Jul];128(8):876-80.
5. Stokroos R, Kingma H. Selective vestibular ablation by intratympanic gentamicin in patients with unilateral active Ménière's disease: A prospective, double-blind, placebo-controlled, randomized clinical trial. Acta Otolaryngol [Internet]. 2004 [Acesso em: 2024 Jul];124(2):172-5.
6. Garduño-Anaya MA, De Toledo HC, Hinojosa-González R, Pane-Pianese C, Ríos-Castañeda LC. Dexamethasone inner ear perfusion by intratympanic injection in unilateral Ménière's disease: A two-year prospective, placebo-controlled, double-blind, randomized trial. Otolaryngol Head Neck Surg [Internet]. 2005 Aug [Acesso em: 2024 Jul];133(2):285-94.
7. Casani AP, Piaggi P, Cerchiai N, Seccia V, Franceschini SS, Dallan I. Intratympanic treatment of intractable unilateral Ménière disease: Gentamicin or dexamethasone? A randomized controlled trial. Otolaryngol Head Neck Surg [Internet]. 2012 Mar [Acesso em: 2024 Jul];146(3):430-7.

8. Bretlau P, Thomsen J, Tos M, Johnsen NJ. Placebo effect in surgery for Menière's disease: Nine-year follow-up. Am J Otol [Internet]. 1989 [Acesso em: 2024 Jul];10(4):259-61.
9. Thomsen J, Bonding P, Becker B, Stage J, Tos M. The non-specific effect of endolymphatic sac surgery in treatment of Meniere's disease. Acta Otolaryngol [Internet]. 1998 Nov [Acesso em: 2024 Jul];118(6):769-73.
10. Paparella MM, Sajjadi H. Endolymphatic sac enhancement. Otolaryngol Clin North Am [Internet]. 1994 Apr [Acesso em: 2024 Jul];27(2):381-402.
11. Aristegui M, Madrid M, Rinaldo Canalis SF, Los Angeles M, Maged Naguib C, Saleh E et al. Retrolabyrinthine vestibular nerve section: A current appraisal. Ear Nose Throat J [Internet]. 1997 [Acesso em: 2024 Jul];76(8):578-83.
12. Schuknecht H. Cochleosacculotomy for Meniere's disease: Theory, technique and results. Laryngoscope [Internet]. 1982 Aug [Acesso em: 2024 Jul];92(8):853-8.
13. Alicandri-Ciufelli M, Molinari G, Rosa MS, Monzani D, Presutti L. Gusher in stapes surgery: A systematic review. Eur Arch Otorhinolaryngol [Internet]. 2019 Sep [Acesso em: 2024 Jul];276(9):2363-76
14. Sanna M, Zini C, Scandellari R, Jemmi G. Residual and recurrent cholesteatoma in closed tympanoplasty. Am J Otol [Internet]. 1984 [Acesso em: 2024 Jul];5: 277-82..
15. Minor LB, Solomon D, Zinreich JS, Zee DS. Sound-and/or pressure-induced vertigo due to bone dehiscence of the superior semicircular canal. Arch Otolaryngol Head Neck Surg [Internet]. 1998 [Acesso em: 2024 Jul];124:249-58.
16. Rodgers B, Lin J, Staecker H. Transmastoid resurfacing versus middle fossa plugging for repair of superior canal dehiscence: Comparison of techniques from a retrospective cohort. World J Otorhinolaryngol Head Neck Surg [Internet]. 2016 Sep [Acesso em: 2024 Jul];2(3):161-7.
17. Behar GC, de la Cruz MAG. Surgical treatment for recurrent benign paroxysmal positional vertigo. Int Arch Otorhinolaryngol [Internet]. 2017 Apr [Acesso em: 2024 Jul];21(2):191-4.

CAPÍTULO

112 Zumbido Primário

Marcelo José Abras Rates • Ricardo Figueiredo

INTRODUÇÃO

Atender pacientes com zumbido é uma lição e um exercício diários de humildade.

O estudo da história da medicina se confunde, em vários aspectos, com o estudo da trajetória do próprio homem ao longo de toda a sua existência. Desde a Pré-História, passando pelos egípcios, chineses, gregos, romanos e árabes, dentre outros, as doenças que afetam os ouvidos, o nariz e a garganta vêm sendo descritas e estudadas. Em 1500 a.C., os egípcios já faziam referência a tratamentos para o zumbido.[1] Contudo, um conceito racional e científico de doença, em contrapartida a ação de maus espíritos e demônios, pertence a era moderna.

Desse modo, escrever um capítulo sobre zumbido *primário* em pleno século 21 parece um tanto constrangedor. Contudo, se nos debruçarmos sobre o tema com um olhar mais perspicaz, percebemos diversos motivos pelos quais, mesmo nos dias atuais, o assunto ainda permaneça como tópico desafiador e, ao mesmo tempo, extremamente interessante, revelando-se como um mundo inteiro de descobertas e progressos a conquistar. Não bastasse a enorme complexidade funcional do sistema auditivo, de suas múltiplas conexões e inter-relações neurais, que vão muito além do ouvido e das vias auditivas, a verdade é que, até o momento, não há uma base teórica bem constituída de definição para o zumbido. Como causas dessa dificuldade pode-se apontar variadas situações. Por exemplo, percebe-se que não há um modelo fisiopatológico universalmente aceito. Também constata-se que não há zumbido, mas, sim zumbidos. E verifica-se que há uma multiplicidade de áreas da ciência envolvidas em seu estudo, cada uma utilizando-se de uma matriz teórica diferente. Sem citar a dificuldade de se criar um modelo animal para pesquisa e de se fazer a transposição desses resultados para os estudos em humanos.

Zumbido é um sintoma clínico associado a alterações no próprio sistema auditivo, assim como em outras áreas do cérebro. Várias definições vêm sendo publicadas; contudo, nenhuma delas é capaz de gerar uma base sólida e pacífica que permita abranger toda a complexidade do tema, acarretando dificuldades para a pesquisa e para o estabelecimento de grupos e subgrupos de pacientes.

Assim como na dor, o zumbido não consiste apenas em um componente sensorial (como intensidade e frequência), mas também apresenta um componente afetivo que se traduz por incômodo e sofrimento. O sofrimento está relacionado com um componente autônomo e também cognitivo e emocional. O quadro pode incluir depressão e ansiedade, bem como alterações do sono, dificuldade de concentração, de atenção e memória, o que pode gerar alterações de comportamento e incapacidade funcional.

Como ocorre em associação com diversas morbidades, apresenta fisiopatologia heterogênea, estando presente como sintoma em variadas patologias, como a doença de Ménière, a otosclerose e o neurinoma do acústico. A maioria dos pacientes com zumbido também apresenta perda auditiva demonstrada pela audiometria tonal convenciona.[2] Assim, apesar de toda a evolução da medicina e dos métodos de propedêutica disponíveis, uma etiologia específica não pode ser identificada, e diz-se tratar de zumbido essencial ou primário.

Por fim, para estabelecer uma conceituação básica que possa nos orientar, assumimos o zumbido como uma percepção consciente de um som, constante ou intermitente, sem significado intrínseco, e sem correspondência a nenhuma fonte sonora externa identificada. Entretanto, observa-se na prática clínica diária que nem todos aqueles que têm zumbido se incomodam ou sofrem com ele. E isso nos leva a uma segunda definição, a de zumbido como desordem (*tinnitus desorder*), estando o sofrimento associado a ele em geral relacionado com três fatores principais de estresse psicológico: o pensamento desproporcional, um alto nível de ansiedade e uma grande energia ou tempo gastos com o sintoma. Assim, assumimos o zumbido como desordem da seguinte maneira: trata-se da percepção consciente de um som, constante ou intermitente, sem significado intrínseco, e sem correspondência a nenhuma fonte sonora externa identificada, associada a sofrimento.

EPIDEMIOLOGIA

Zumbido é um sintoma com prevalência significativa. Nos EUA, estima-se que acometa cerca de 50 milhões de indivíduos, sugerindo uma prevalência entre 10 e 15% da população. A prevalência varia desde cerca de 1,6% em adultos jovens até 9% em idosos. Já para a Organização Mundial da Saúde, as estimativas são de que o zumbido acometa em torno de 278 milhões de pessoas em todo o mundo, em torno de 15% da população mundial, aumentando a prevalência para algo em torno de 30% nos idoso.[3] No Brasil, um estudo realizado na cidade de São Paulo sugere uma prevalência em torno de 22%, aumentando também com a idade.[4] Apesar da prevalência significativa do zumbido, estima-se que em torno de 20% dos pacientes venham a requerer tratamento.

Como não se trata de uma doença, e sim de um sintoma, múltiplos fatores estão envolvidos no aparecimento, desenvolvimento e manutenção do zumbido, muitas vezes sendo encontrados múltiplos fatores em um mesmo indivíduo. Perdas auditivas costumam preceder o aparecimento do zumbido, e estima-se que entre 85 e 90% dos pacientes apresentem audiometrias anormais. Esse número pode ser ainda maior se considerarmos perdas auditivas temporárias e alterações em audiometria de altas frequências e emissões otoacústicas. Sendo assim, doenças que levam a perdas auditivas podem, consequentemente, levar ao zumbido. Como causas principais, citam-se a exposição a ruído, profissional ou recreacional, presbiacusia, perdas auditivas genéticas, metabólicas e autoimunes, doenças virais e muitas outras (Onishi et al., 2018).[5]

FISIOPATOLOGIA

Embora a compreensão da fisiopatologia do zumbido tenha evoluído significativamente nos últimos 20 anos, ainda existem inúmeras lacunas a ser preenchidas, principalmente se considerarmos os múltiplos fatores envolvidos, tanto na sua geração como na modulação do mesmo.

De um modo geral, o problema começa com uma alteração periférica, seja na orelha interna ou no nervo auditivo, a chamada "deaferentação" ou redução do *input* periférico. Qualquer causa de perda auditiva, de intensidade e duração variáveis, pode dar início às alterações que culminarão no aparecimento do zumbido. Dentre as causas mais frequentes citadas na literatura, estão a exposição a ruído (profissional ou recreacional), doenças metabólicas, presbiacusia, schwannomas do VIII par, doenças infecciosas, autoimunes e muitas outras. A associação entre zumbido e perda auditiva foi previamente demonstrada em diversos estudos, sendo a frequência do zumbido (Hz) semelhante às frequências da perda auditiva. Mesmo nos casos em que o paciente apresenta audiometria tonal liminar convencional normal, o zumbido pode ter sido deflagrado por uma temporária, ou ainda estar relacionado com uma cocleopatia subclínica ou sinaptopatia, eventualmente evidenciadas a partir da análise das emissões otoacústicas e audiometria de altas frequências.[6]

A redução do *input* periférico é detectada pelas vias auditivas centrais, que tentam "compensá-la" deflagrando mecanismos neuroplásticos, como redução da inibição periférica e reorganização tonotópica, tendo como resultado um aumento da atividade elétrica nas vias auditivas. Quando essa atividade é espontânea, tem-se o zumbido, quando é deflagrada por estímulos de baixa a moderada intensidade (aumento do "ganho"), tem-se a hiperacusia. Zumbido e hiperacusia comungam de uma fisiopatologia similar e frequentemente estão associados.[7]

Considerando-se o exposto anteriormente, pode-se indagar como explicar os cerca de 10% dos portadores de zumbido que apresentam audiometria convencional normal. Várias explicações podem ser postuladas, como a presença de cocleopatia subclínica (que pode ser detectada nos exames de emissões otoacústicas e audiometria de altas frequências), o zumbido como sequela de perdas auditivas temporárias (como em alguns casos de surdez súbita e pós-otites médias) e, ainda, os casos de sinaptopatia, com envolvimento dos botões sinápticos sem alterações nas células ciliadas.[8]

Outro fator relevante com relação à gênese do zumbido é a excitotoxicidade do glutamato. Em situações como exposição a ruídos intensos e isquemia, há uma excessiva liberação de glutamato, principal neurotransmissor excitatório, na fenda sináptica, levando à sobre-expressão dos receptores glutamatérgicos do tipo NMDA e consequente lesão neuronal, que pode se estender por toda a via auditiva. Para além do glutamato, outros neurotransmissores podem estar envolvidos na fisiopatologia do zumbido, aumentando, reduzindo ou modulando a atividade elétrica nas vias auditivas. Nesse aspecto, citam-se o GABA, dopamina e a serotonina.[9]

A hiperatividade elétrica se expande para todas as vias auditivas centrais, sendo o núcleo coclear dorsal um importante sítio de hiperatividade elétrica. Áreas não pertencentes às vias auditivas também podem estar envolvidas, contribuindo para vários aspectos relacionados com o zumbido. Os núcleos cocleares dorsais recebem aferências das vias somatossensoriais, o que explica a modulação do zumbido a partir de atividades relacionadas, por exemplo, com coluna cervical e articulações temporomandibulares (ATMs), o que configura o chamado "zumbido somatossensorial". Outras áreas cerebrais, como o sistema límbico, córtex pré-frontal, córtex cingulado anterior e posterior, pré-cúneo e ínsula anterior, podem estar envolvidas, configurando distintas redes neuronais eventualmente associadas a vários aspectos do zumbido, como a percepção, incômodo, saliência e memória.[10]

Mais recentemente, têm sido descritos mecanismos inflamatórios relacionados com o aparecimento de alguns tipos de zumbido. Exposição a ruído excessivo pode aumentar a liberação de TNF-α (fator de necrose tumoral alfa), em nível periférico e central. A ativação do TNF-α tem sido relacionada com várias doenças, omo o mal de Alzheimer, alguns tipos de câncer e depressão, podendo ser responsável pela neuroplasticidade associada a zumbido.[11]

PROPEDÊUTICA

Zumbido é um sintoma presente em diversas patologias, locais ou sistêmicas, podendo ocorrer como efeito colateral de diversas drogas, e que extrapola, e muito, o sistema auditivo. Pode ter causa única, pode ocorrer por associação de variados fatores e tem seu entendimento, em todas as áreas que compõem sua complexidade, repleto de lacunas.

Propedêutica, na medicina, é um conjunto de procedimentos e técnicas empregados no exame de um paciente, com a finalidade de se chegar a uma hipótese diagnóstica.

Assim, ao iniciar esta seção, nos deparamos com um aparente paradoxo: como falar sobre algo que, tendo falhado em sua essência (propedêutica), gerou o título deste capítulo? Contudo, logo nos damos conta de que é aí que reside sua importância. De que é aqui, na busca de uma causa, que devemos concentrar os maiores esforços. Temos, então, um enorme desafio. Em uma era em que os relógios parecem andar acelerados e na qual a pressa e a correria viraram sinônimo de alicerce para o sucesso, como ter tempo para perguntar, para ouvir respostas, para ler as entrelinhas e perceber o outro? Pacientes podem ser prolixos, confusos, carentes, ansiosos. Médicos são ensinados a demonstrar confiança, sabedoria, domínio da situação e muitas vezes se sentem desconfortáveis diante de uma queixa que acreditam difícil e pouco conhecida. Junte-se a isso uma sala de espera lotada e uma remuneração do trabalho que se baseia em volume e produtividade e ficará fácil perceber o surgimento de um terreno fértil para a falha e a decepção de todas as partes. No ambiente de um consultório médico, acredita-se que instrumentos básicos na resolução desse enigma sejam a técnica e a organização.

Dessa forma, sugerimos iniciar a anamnese utilizando-se de um questionário. Perguntas objetivas e que demandam respostas objetivas ajudam a controlar melhor a situação e a ansiedade. Deverá ser um questionário abrangente, que, de certa maneira, ajude o paciente a esgotar seus relatos e ao médico, organizar seus pensamentos. Assim, ao final de sua aplicação, o paciente habitualmente sentirá que o médico está atento aos detalhes e, com a repetição de seu trabalho, perceberá que irá desenvolver maior clareza de raciocínio e agilidade de pensamento para as tomadas de decisão que envolverão os próximos passos. Ao término desta etapa, sempre dê ao paciente um espaço para que possa fazer complementos ou reforçar ideias e/ou preocupações que julgue não terem sido adequadamente contempladas ou esclarecidas. Isso pode ser muito útil.

Escalas e questionários

Um modelo de questionário que consideramos interessante e deixamos como sugestão básica é o do Tinnitus Research Initiative (Tabela 112.1), organização composta de pesquisadores de diversas nacionalidades que se dedica à pesquisa ampla do tema e ao desenvolvimento de novos tratamentos e da qual somos membros.

Sugerimos, ainda, acrescentar perguntas que contemplem o impacto do zumbido no sono, na concentração, nas atividades sociais, e se é causa de preocupação. Também é necessário perguntar sobre exposição a ruído, remédios de uso diário, doenças crônicas, cirurgias ou internações pregressas, familiares com zumbido ou outras queixas otológicas, doenças comuns na família, hábitos alimentares, uso de suplementos e fórmulas.

Deve-se atentar para o emprego da escala visual análoga (EVA), de grande ajuda tanto para mensurar a queixa como para avaliar a evolução e o resultado de eventual tratamento instituído (Figura 112.1). Pede-se ao paciente, diante da apresentação da "régua" de notas, que aponte o número que melhor quantifica o "tamanho" do problema que o zumbido representa em sua vida. Pode-se utilizá-la tanto na primeira consulta como em encontros posteriores. Trata-se de método simples, de fácil e rápida aplicação e bastante confiável.

Outro questionário sucinto e útil para avaliação de impacto é o chamado Tinnitus Handicap Inventory (THI) (Tabela 112.2). Foi desenvolvido por Newman[12] e está validado para o português por Schmidt.[13] Utilizam-se perguntas simples, e, cada resposta escolhida (são oferecidas três alternativas) recebe uma pontuação que varia da seguinte forma: sim = 4 pontos, às vezes = 2 pontos e não = 0 ponto. Quanto maior a pontuação, maior o impacto do zumbido na vida do paciente.

Tabela 112.1 Modelo de questionário da Tinnitus Research Initiative.

1. Data de nascimento: ____/____/____ (dd/mm/aaaa)
2. Sexo: ☐ Masculino ☐ Feminino
3. Mão de preferência: ☐ Direita ☐ Esquerda ☐ Ambas
4. História familiar de zumbido: ☐ SIM ☐ NÃO
   Se sim: ☐ Pais ☐ Irmãos ☐ Filhos
5. Início: Quando você percebeu o zumbido pela primeira vez? ____/____/____ (dd/mm/aaaa)
6. Como foi essa percepção no início? ☐ Gradual ☐ Súbita
7. O início do seu zumbido foi relacionado com: ☐ Ruído intenso ☐ *Whiplash* (p. ex., acidente de carro por trás) ☐ Perda auditiva ☐ Estresse ☐ Trauma craniano ☐ outros
8. O seu zumbido parece PULSAR? ☐ SIM, como o coração ☐ SIM, diferente do coração ☐ NÃO
9. Onde você percebe seu zumbido? ☐ Orelha direita ☐ Orelha esquerda ☐ Ambas, pior à esquerda ☐ Ambas, pior à direita ☐ Ambas iguais ☐ Na cabeça ☐ Outro lugar
10. Como o seu zumbido se manifesta ao longo do tempo? ☐ Intermitente ☐ Constante
11. A INTENSIDADE do seu zumbido muda de um dia para o outro? ☐ SIM ☐ NÃO
12. Descreva a INTENSIDADE do seu zumbido em uma escala de 1 a 100 (1 = MUITO BAIXO e 100 = MUITO ALTO):
    _____-_____ (1-100)
13. Por favor, descreva com suas palavras o tipo de som do seu zumbido:

____
____
____
____
____
____
____
____
____
____
____
____
____

Essa lista exemplifica algumas sensações, mas fique à vontade para usar outros termos: chiado, apito, assobio, grilo, cigarra, pulsação, clique, tonal (como linha de telefone ou outros tons), estalos, mar, bolhas, rugido etc.

14. O seu zumbido é mais parecido com um tom ou com um chiado? ☐ Tom ☐ Chiado ☐ Grilos ☐ Outro
15. Por favor, descreva a FREQUÊNCIA do seu zumbido: ☐ Muito aguda ☐ Aguda ☐ Média ☐ Grave
16. No ultimo mês, que porcentagem do seu tempo total acordado você esteve consciente do seu zumbido? Por exemplo, 100% indicaria que você esteve consciente do seu zumbido o tempo todo, enquanto 25% indicaria ¼ do tempo
    __________% (Por favor, escreva um único número de 1 a 100)
17. No último mês, que porcentagem do seu tempo total acordado você esteve incomodado, estressado ou irritado com o seu zumbido?
    __________% (Por favor, escreva um único número de 1 a 100)
18. Quantos tratamentos diferentes você se submeteu por causa do seu zumbido? ☐ Nenhum ☐ 1 ☐ 2 a 4 ☐ 5 ou mais
19. O seu zumbido diminui na presença de música ou outros sons ambientais, como o de uma cachoeira ou da água corrente quando você está no chuveiro?
    ☐ SIM ☐ NÃO ☐ Não sei
20. Sons altos fazem o seu zumbido piorar? ☐ SIM ☐ NÃO ☐ Não sei
21. Algum movimento da cabeça ou do pescoço (p. ex., movimentos de mandíbula ou apertamento dos dentes) ou algum toque nos seus braços, mãos ou cabeça mudam o seu zumbido? ☐ SIM ☐ NÃO
22. Tirar uma soneca durante o dia altera o seu zumbido? ☐ Piora meu zumbido ☐ Melhora meu zumbido
23. Há alguma relação entre o seu sono à noite e o seu zumbido durante o dia? ☐ SIM ☐ NÃO ☐ Não sei
24. O estresse influencia o seu zumbido? ☐ Piora meu zumbido ☐ Melhora meu zumbido

(continua)

Tabela 112.1 Modelo de questionário da Tinnitus Research Initiative. (*Continuação*)

25. Algum medicamento teve efeito no seu zumbido?

Medicamento	Detalhe o efeito

26. Você acha que tem um problema de audição?	☐ SIM	☐ NÃO		
27. Você usa aparelho de audição?	☐ À direita	☐ À esquerda	☐ Nos dois ouvidos	☐ NÃO
28. Você tem dificuldade para tolerar sons porque eles geralmente parecem muito altos? Isto é, você frequentemente acha que os sons que outras pessoas acham confortáveis são muito altos ou até dolorosos para você?	☐ Nunca ☐ Geralmente	☐ Raramente ☐ Sempre	☐ Algumas vezes	
29. Os sons lhe causam dor ou desconforto físico?	☐ SIM	☐ NÃO	☐ Não sei	
30. Você costuma ter dor de cabeça?	☐ SIM	☐ NÃO		
31. Você costuma ter vertigens ou tonturas?	☐ SIM	☐ NÃO		
32. Você tem problemas na articulação temporomandibular (da mastigação)?	☐ SIM	☐ NÃO		
33. Você costuma ter dores no pescoço?	☐ SIM	☐ NÃO		
34. Você costuma ter outros tipos de dor?	☐ SIM	☐ NÃO		
35. Você está atualmente em tratamento de problemas psiquiátricos?	☐ SIM	☐ NÃO		

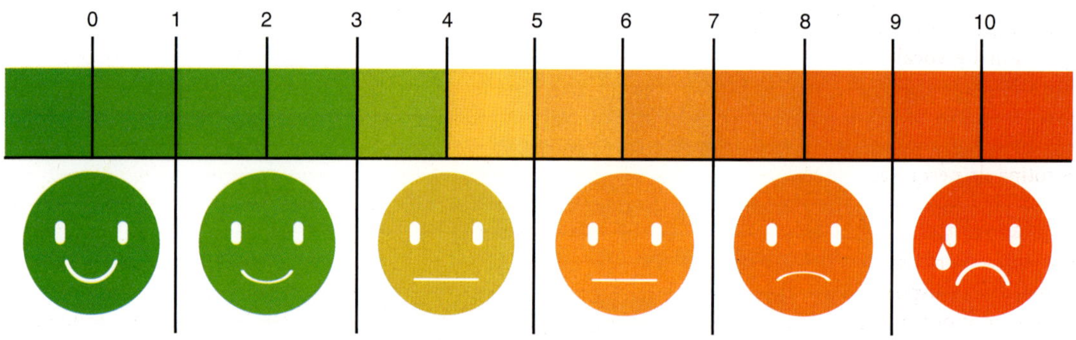

Figura 112.1 Escala visual análoga.

Tabela 112.2 Tinnitus Handicap Inventory, questionário para avaliação do impacto do zumbido.

Instruções: o objetivo deste questionário é identificar os problemas que o zumbido está causando. Por favor, responda a cada pergunta com Não, Sim, às vezes. Marque um x na resposta que melhor se aplica ao seu caso. Não pule nenhuma pergunta.			
1. O zumbido prejudica sua concentração?	☐ Sim	☐ Às vezes	☐ Não
2. O volume do zumbido o(a) faz ter dificuldades para escutar as pessoas?	☐ Sim	☐ Às vezes	☐ Não
3. O zumbido o deixa nervoso(a)?	☐ Sim	☐ Às vezes	☐ Não
4. O zumbido o(a) deixa confuso(a)?	☐ Sim	☐ Às vezes	☐ Não
5. Você está desesperado(a) por causa do zumbido?	☐ Sim	☐ Às vezes	☐ Não
6. Você reclama muito do seu zumbido?	☐ Sim	☐ Às vezes	☐ Não
7. Você tem dificuldades para pegar no sono por causa do zumbido?	☐ Sim	☐ Às vezes	☐ Não
8. Você sente como se não pudesse escapar do seu zumbido?	☐ Sim	☐ Às vezes	☐ Não
9. O seu zumbido prejudica suas atividades sociais (sair para jantar, ir ao cinema etc.)?	☐ Sim	☐ Às vezes	☐ Não
10. Você sente frustração devido ao zumbido?	☐ Sim	☐ Às vezes	☐ Não
11. Você se sente como se tivesse uma doença terrível devido ao seu zumbido?	☐ Sim	☐ Às vezes	☐ Não
12. O zumbido torna difícil para você aproveitar a vida?	☐ Sim	☐ Às vezes	☐ Não

Exame do paciente

O exame físico deve seguir, cuidadosamente, o básico da otorrinolaringologia (rinoscopia anterior e posterior, exame da orofaringe e da laringe, otoscopia e palpação cervical, complementados, quando necessário, com o emprego de estudos endoscópicos). A ausculta cervical e de pontos cefálicos podem ser úteis na avaliação de zumbidos pulsáteis. Pesquisar, inclusive, pontos de gatilho e de modulação que podem estar presentes na face ou mesmo fora dela. Examinar também as articulações temporomandibulares e a boca, observando se há sinais de parafunção (como bruxismo e apertamento), facetas de desgaste dentário, sinais de trauma nas linhas de oclusão no vestíbulo jugal e impressões do relevo dentário nas bordas da língua. A inclusão das medidas da pressão arterial e a verificação dos pulsos arteriais podem trazer importantes contribuições para o diagnóstico. Tudo isso pode parecer bastante banal, mas a verdade é que muitos pacientes percorrem longas trajetórias de idas e vindas, uma verdadeira peregrinação por consultórios médicos, simplesmente porque esses tópicos básicos não foram observados.

Exames complementares

Quanto aos exames laboratoriais, a princípio, deve-se trabalhar com hemograma, glicemia de jejum, lipidograma, dosagem dos hormônios tireoideanos e VDRL (*venereal disease research laboratory*). Dosagem das vitaminas B e D também podem ser solicitadas (ainda que careçam de mais estudos de validação).

Deve-se considerar a ideia de que zumbido é uma manifestação presente em diversas condições. Dentre elas, estatisticamente, destacam-se as que se associam a perda auditiva. Portanto, a realização de uma bateria de exames audiológicos será necessária. As audiometrias tonal e vocal, a imitanciometria, a audiometria de altas frequências, a pesquisa das emissões otoacústicas, bem como a eletrococleografia, a eletro-oculografia e a pesquisa de potenciais evocados auditivos de tronco encefálico (PEATE) fazem parte da rotina da pesquisa.

Medição do zumbido

Ter zumbido é uma experiência pessoal, uma vivência particular que, até o presente, não dispõe de qualquer ferramenta que verdadeiramente o quantifique, tanto no que diz respeito ao campo da audiologia como no que se refere a outros marcadores (estudos de imagem e eletrofisiologia). Está demonstrado que não existe uma forte relação entre as chamadas medidas psicoacústicas (*pitch match* [PM] e *loudness match* [LM]) e o desconforto ou sofrimento referidos pelo paciente. De fato, as mudanças observadas no relato de sua percepção de desconforto e sofrimento são as que realmente apresentam correlação com o resultado observado em um dado tratamento instituído.[14] Nesse sentido, o emprego da chamada escala visual análoga apresenta-se como ferramenta mais confiável.[15,16]

Quanto aos exames de imagem, bem como todo o processo propedêutico complementar que deverá estar lastreado pela história clínica e exame físico minuciosos, em geral emprega-se a tomografia computadorizada e a ressonância magnética de ossos temporais. As variações desses métodos para o estudo dos vasos sanguíneos também poderão ser necessárias, bem como uma avaliação por ultrassom.

TRATAMENTO

Tratamento não farmacológico

Os indivíduos têm sido estudados e definidos de vários modos: pela psicologia, sociologia, bioquímica, pela genética e pelas mais diversas especialidades da medicina. Entretanto, é importante compreender que o todo compreende os vários níveis da existência, e também as divisões didáticas em sistemas, úteis para a compreensão e estudo de organismos complexos, com a realidade que existe de forma ampla e integrada.

No mundo moderno, a incidência de zumbido tem aumentado, principalmente na medida em que cresce a exposição da população a níveis danosos de ruído e a expectativa de vida apresenta evidente crescimento. Com frequência, o zumbido causa insônia, ansiedade, depressão, irritabilidade e perda de concentração, proporcionando danos individuais e coletivos nos campos social e econômico.[17] A combinação de diversos eventos, nem sempre marcantes, pode gerar zumbido, o que torna difícil, muitas vezes, estabelecer um quadro claro do problema, trazendo enormes dificuldades na escolha de um tratamento quando a opção terapêutica se baseia no uso racional de medicamentos.

Sabe-se que a neuroplasticidade pode ter valor compensatório. Contudo, nem sempre isso ocorre, porque as transformações neuronais podem não restaurar funções perdidas e gerar algum prejuízo para a homeostase, incluindo o zumbido. Entretanto, a plasticidade é uma característica constante da função neural. Baseado nisso, surgiram diversas possibilidades terapêuticas na tentativa de se reestabelecer um equilíbrio. A seguir, faz-se uma análise crítica de algumas ferramentas disponíveis. Algumas constatações podem parecer desanimadoras, mas isso não significa invalidação dessas alternativas e nem deve invalidar seu emprego. Por outro lado, deve-se reforçar a importância de engendrar esforços para o estabelecimento de um diagnóstico causal que oriente uma intervenção o mais precoce e específica possível.

Hábitos

Considerando-se a relevância das alterações da orelha interna na fisiopatologia do zumbido, e as alterações metabólicas associadas em muitos casos, recomenda-se evitar o abuso de doces, sal e gorduras, e também a alimentação fracionada, idealmente a cada 3 horas. Deve-se estimular a cessação tabágica e moderação no consumo de álcool, pois ambos foram associados a zumbido. Com relação à cafeína, não é necessária a recomendação para abolição do consumo, uma vez que ela se mostrou ineficaz na melhora do zumbido. Além disso, estudos recentes com grandes séries de pacientes sugerem um efeito benéfico do consumo de quantidades moderadas de cafeína. Atualmente, para os pacientes que consomem grandes quantidades de cafeína (acima de 200 mℓ diários), recomenda-se um período de teste com redução do consumo. Estimula-se, também, a atividade física, que parece estar associada a uma redução do risco de desenvolvimento de zumbido.[18]

Suplementos

De acordo com o *Guideline* da American Academy of Otolaryngology-Head and Neck Surgery, não há evidências suficientes que recomendem o uso de suplementos dietéticos para o tratamento do zumbido.[3] Por outro lado, considerando o impacto do zumbido na qualidade do sono dos pacientes, qualidade que, por sua vez, também pode impactar negativamente o zumbido, existem evidências de que o uso da melatonina, em dosagens diárias de 3 ou 5 mg, pode ser útil como coadjuvante no tratamento.[19]

Protetização auditiva

Ainda que a protetização auditiva seja uma ferramenta largamente empregada, estudos mostraram resultados variados como opção terapêutica para o tratamento do zumbido.[20,21] Esse fato pode estar relacionado com a grande heterogeneidade das amostras utilizadas em cada estudo, aspectos técnicos de configuração das próteses e a própria complexidade envolvida na fisiopatologia do zumbido.

Entretanto, apesar de que muito ainda precise ser esclarecido, a indicação precoce de protetização, considerando-se o estado atual de entendimento dos processos envolvidos na cascata de eventos relacionada com o surgimento do zumbido, deverá ser considerada, mesmo que se saiba que os resultados sejam incertos.

Implante coclear

Sabe-se que mais de 60% dos pacientes com perda auditiva severa ou profunda apresentam zumbido.[22] Diversas revisões sistemáticas da literatura relatam um efeito positivo, ainda que não conclusivo, da estimulação elétrica após o implante coclear (IC) no zumbido, tanto em pacientes com indicação primária de perda auditiva bilateral[23] como em surdez unilateral.[24] Porém, alguns estudos descreveram piora do zumbido em alguns pacientes após o IC. Desse modo, sua indicação primária em pacientes com zumbido ainda carece de evidências mais robustas.

Mascaramento

O mascaramento tem sido amplamente utilizado como terapia para zumbido, com grandes diferenças de resultado nos diversos ensaios. A base da variação é desconhecida. Apesar de seu uso frequente, os benefícios do mascaramento ainda são incertos.[25]

Neurofeedback

O *neurofeedback* (NFB) é um tipo de treinamento que permite otimizar o funcionamento cerebral. Utiliza-se de uma análise da atividade elétrica gerada pelo comportamento de populações de neurônios, que por sua vez pode ser definida por faixas de frequências de onda, as quais podem ser registradas por aparelhos de eletroencefalografia. A premissa é que a experiência e o comportamento estão ligados à predominância de faixas de frequências no cérebro, que são medidas pelo eletroencefalograma. Essas características são apresentadas ao indivíduo para que se estabeleça uma interação. Uma recompensa é dada ao paciente de acordo com o aumento da atividade alvo. O NFB é considerado um processo de aprendizado/condicionamento pelo qual os pacientes são levados a modular sua atividade cerebral em direção a um padrão predefinido. O uso para o tratamento de zumbido é relativamente recente e parece apresentar resultados promissores.[26]

Neuromodulação

A neuromodulação é uma modalidade terapêutica relativamente recente que tem como objetivo alterar a atividade neural através de estímulos direcionados a determinados alvos. Tem sido utilizada em zumbido, com resultados variáveis, isoladamente ou combinada a estimulação auditiva. Pode-se citar quatro modalidades:

- rTMS: estimulação magnética transcraniana repetitiva
- tDCS: estimulação elétrica por corrente direta
- Bimodal: combina estimulação do nervo vago (cervical) ou língua à estimulação auditiva
- DBS: estimulação cerebral direta.

São tratamentos de alto custo, muitos deles ainda não disponíveis no Brasil. Recentemente, a Food and Drug Administration (FDA), dos EUA, aprovou o tratamento combinado de estimulação lingual e auditiva para o zumbido. Mais estudos ainda são necessários para se estabelecer o verdadeiro papel dessas modalidades de tratamento.[27]

Tratamento farmacológico

Para muitos pacientes e profissionais de saúde, sem dúvida um dos tratamentos mais desejáveis seria algum tipo de "pílula mágica", que fosse capaz de proporcionar um alívio sintomático para a maioria dos pacientes. Embora muito se tenha tentado na busca pela tal "pílula", ainda estamos muito distantes dela, e, de fato, talvez nunca venhamos a descobri-la, considerando que o zumbido, sendo um sintoma de múltiplas origens, provavelmente requeira estratégias de tratamento distintas e individualizadas.

O tratamento farmacológico é uma das possibilidades para o tratamento do zumbido, embora controversa. Um consenso recente publicado pela American Academy of Otolaryngology-Head and Neck Surgery não recomenda nenhuma droga para o tratamento do zumbido, não havendo também nenhuma droga aprovada pela FDA para isso.[3] Por outro lado, em artigo de revisão sobre o tema, os autores concluem não haver nenhuma razão para que o zumbido não possa ser farmacologicamente abordado, considerando-se os conhecimentos atuais de neurofisiologia e bioquímica.[28] Adicionalmente, em artigo recente em que os autores analisaram casos de completa remissão do zumbido, o tratamento mais frequentemente reportado como eficaz foi o farmacológico.[29]

A nosso ver, existem múltiplas razões que podem explicar essas controvérsias e o fato de que muitos resultados positivos não puderam ser replicados, que são:

- Como o zumbido é um sintoma multifatorial, pode ser causado ou modulado por diferentes condições; logo, a amostra de um estudo pode ser completamente diferente da de outro
- O incômodo gerado pelo zumbido difere entre os pacientes; então, dependendo do grau de incômodo, a amostra de um estudo pode ser diferente da de outro
- Aspectos sociais e culturais do zumbido podem variar entre diferentes regiões e países
- A metodologia empregada pode variar entre diferentes estudos
- Muitas vezes, as doses dos medicamentos estudados são diferentes entre um estudo e outro
- O efeito placebo é, em geral, muito significativo em estudos sobre zumbido (em torno de 40% dos pacientes podem melhorar com o uso de placebo).

Outro ponto incerto é a questão da duração do tratamento. Em geral, a duração mínima do tratamento é de 3 meses, não havendo consenso quanto à duração máxima, que deve ser, a nosso ver, individualizada. A maioria dos estudos avaliou o tratamento em forma de monoterapia, havendo poucos estudos com combinações de tratamento.

Em nossa opinião, o tratamento do zumbido constitui, portanto, uma situação de se levar a droga correta, em quantidade correta, ao local correto. Em outras palavras, um tratamento individualizado, análogo à dualidade chave-fechadura: encontrar a chave correta para a fechadura de cada zumbido, em particular. Isso, sem dúvida, aplica-se aos tratamentos farmacológicos e não farmacológicos.

Mecanismo de ação das drogas

Em nossa experiência clínica e acadêmica, as drogas para o tratamento do zumbido podem ter os seguintes mecanismos de ação:

- Melhora dos suprimentos vasculares e metabólicos para a orelha interna (em tese mais efetivos para zumbidos recentes, com até 2 anos de instalação)
- Ação em canais iônicos (sódio, potássio e cálcio)
- Ação na produção, recaptação e receptores de neurotransmissores (principalmente glutamato, GABA, dopamina e serotonina)
- Outros mecanismos de ação.

Nem todas as drogas possuem mecanismos de ação totalmente elucidados com relação ao zumbido, enquanto outras apresentam múltiplos mecanismos de ação. Usamos a classificação anterior para efeitos didáticos.[30]

Drogas com ação no suprimento vascular e metabólico da orelha interna

Trimetazidina

A trimetazidina aumenta a produção de ATP (adenosina trifosfato) desviando o metabolismo dos ácidos graxos para a glicose, reduzindo, assim, a acidose celular, a sobrecarga de cálcio e protegendo contra lesões causadas pela produção de radicais livres. Alguns estudos sugerem que a droga é mais efetiva em zumbidos recentes (até 1 ano de sintoma), sendo a posologia recomendada 30 mg 3 vezes/dia, 35 mg 2 vezes/dia ou 80 mg 1 vez/dia.[31] Efeitos colaterais são raros e leves (náuseas discretas). A Agência Europeia de Medicamentos (European Medicine Agent) publicou um comunicado em 2012 em que não recomenda a utilização da trimetazidina para o tratamento do zumbido e tonturas devido à falta de evidências acadêmicas e aos possíveis efeitos colaterais, incluindo parkinsonismo e tendência a quedas.

Ginkgo biloba

Vários extratos de ginkgo biloba (GB) têm sido utilizados para o tratamento de múltiplas condições clínicas, incluindo tonturas e zumbidos. No caso do zumbido, na maioria dos trabalhos foi empregado o extrato EGb 761. Foi demonstrado que o GB é capaz de melhorar o fluxo sanguíneo coclear, bem como os suprimentos de glicose e oxigênio para as células ciliadas. A redução da viscosidade sanguínea e deformabilidade das hemácias também foi descrita, bem como um aumento na recaptação de serotonina em nível sináptico. Supõe-se que o GB também seja mais efetivo para zumbidos recentes (com até 2 anos de existência), sendo a dosagem ideal a de 120 mg 2 vezes/dia. Efeitos colaterais observados incluem cefaleia e sangramentos, o que determina cautela na utilização em pacientes que utilizam anticoagulantes e candidatos a procedimentos cirúrgicos, devendo ser suspensos 15 dias antes do procedimento. O GB é uma das drogas mais estudadas para o tratamento do zumbido, e, embora alguns estudos tenham demonstrado benefícios, eles não foram replicados na maioria dos estudos. Uma revisão sistemática Cochrane, incluindo 1.543 pacientes de quatro estudos, concluiu que as evidências de benefício são limitadas.[32]

Vimpocetina

A vimpocetina age como um vasodilatador cerebral, possuindo também um efeito de neuroproteção. Outras ações da droga incluem bloqueio de canais de sódio e cálcio, inibição da fosfodiesterase e aumento da produção de dopamina. Um único estudo sugere um efeito benéfico em zumbidos associados a trauma acústico (melhora em 50% dos casos).[33]

A dose inicial recomendada é de 5 mg 3 vezes/dia, sempre com as refeições. Após 1 mês, a dose deve ser reduzida para 5 mg 1 vez/dia. Trata-se de uma droga, em geral, bem tolerada, tendo como raros efeitos colaterais hipotensão arterial, aumento do intervalo QT no eletrocardiograma, sonolência e desconforto intestinal.

Betaistina

A betaistina é um antagonista dos receptores histamínicos H3 que produz vasodilatação, estando indicada para tratamento de disfunções vestibulares. Alguns estudos sugerem efeitos benéficos em zumbidos associados a disfunções vestibulares, especialmente na doença de Ménière. Por outro lado, uma revisão sistemática recente concluiu não haver evidências suficientes que suportem o uso da betaistina para o tratamento do zumbido, ressaltando a qualidade moderada a baixa dos estudos clínicos existentes.[34] A posologia recomendada em bula é de 8 a 24 mg 2 vezes/dia, preferencialmente com as refeições. Entretanto, com relação às disfunções vestibulares, existem inúmeros trabalhos que preconizam doses ainda maiores. A droga é, em geral, muito bem tolerada, e os efeitos colaterais mais frequentes são náuseas e epigastralgia, que raramente ocorrem quando a droga é administrada junto com as refeições. Está contraindicada em pacientes com asma severa, úlcera péptica ativa e feocromocitoma.

Drogas com ação em canais iônicos

Bloqueadores de canais de sódio

Embora os efeitos imediatos da aplicação endovenosa de lidocaína em um número significativo de pacientes sejam conhecidos há décadas, o uso da mesma para o tratamento do zumbido não é viável, devido à efemeridade dos efeitos positivos e aos importantes efeitos colaterais cardiológicos da droga. Vários medicamentos com ação similar (bloqueio dos canais de sódio) foram testados considerando essa premissa. Anticonvulsivantes têm sido advogados, especialmente em seguida a um teste da lidocaína positivo (melhora significativa ou abolição do zumbido após administração endovenosa da lidocaína), ou, então, em casos associados a conflito neurovascular e paroxismia vestibular. A carbamazepina e a lamotrigina foram avaliados e não houve resultados positivos. Uma revisão Cochrane sobre o uso de anticonvulsivantes para o tratamento do zumbido não foi capaz de estabelecer resultados positivos.[35]

Moduladores de canais de potássio

O modulador de canais de potássio Kv7 Flindokalner foi avaliado para o tratamento do zumbido em modelos animais, com bons resultados em zumbidos associados a salicilatos. Até onde conseguimos averiguar, não foi ainda testado em seres humanos. Os canais de potássio Kv3 estão presentes nas vias auditivas do tronco encefálico, especialmente nos núcleos cocleares. Alterações no funcionamento desses canais têm sido implicadas na geração de zumbidos associados a exposição ao ruído, podendo contribuir para os fenômenos neuroplásticos patológicos. O estudo de fase II *QUIET-1*, realizado na Inglaterra, no qual moduladores desses canais foram testados para o tratamento do zumbido, não mostrou resultados positivos (Hall et al., 2019).[36] Para além disso, o estudo questiona a reprodutibilidade de resultados obtidos em animais em seres humanos, devido à ausência de feitos benéficos em seres humanos.

Bloqueadores de canais de cálcio

Gabapentina

Não existe consenso quanto ao mecanismo de ação da gabapentina, mas, para além de uma possível atividade GABAérgica, supõe-se que sua principal ação seja como bloqueadora de canais de cálcio. A sua principal indicação é para o tratamento da dor neuropática e como anticonvulsivante. Cinco estudos randomizados foram realizados com essa droga, e somente um apresentou resultados positivos, em um subgrupo de pacientes com zumbido associado a exposição ao ruído. Uma revisão sistemática concluiu que as evidências são escassas para recomendar a gabapentina como tratamento para o zumbido (Aazh et al., 2011).[37]

A dose recomendada varia de 1.800 a 2.400 mg diários, em doses crescentes. Os efeitos colaterais em geral são leves ou moderados, incluindo desconforto gástrico, tonturas e sonolência.

A pregabalina, agente anticonvulsivante análogo à gabapentina, tem sido proposta para o tratamento do zumbido.[38] Entretanto, além da falta de evidências clínicas benéficas, observa-se, com certa frequência, pacientes desenvolvendo quadros de zumbidos e tonturas após utilizá-la, o que está de acordo com a possível ototoxicidade reportada.

Drogas com ação em neurotransmissores e seus receptores

Glutamato

O glutamato é o principal neurotransmissor excitatório nas vias aéreas auditivas, o que o torna um potencial alvo para o tratamento do zumbido. Foi demonstrado que a excitotoxicidade do glutamato está relacionada com o zumbido, especialmente nos estágios iniciais. Existem duas classes de receptores glutamatérgicos: os ionotrópicos, que incluem os receptores AMPA, NMDA e cainato, e os metabotrópicos. Os receptores NMDA são os mais estudados para o tratamento do zumbido.

Memantina

A memantina é um bloqueador NMDA, reduzindo, assim, a excitotoxicidade e o consequente influxo de íons Ca^{++} através do receptor. A sua indicação principal é para o tratamento do mal de Alzheimer. Estudos experimentais demonstraram um efeito benéfico da memantina para o tratamento do zumbido em animais.[39] Embora estudos clínicos em seres humanos não tenham sido capazes de demonstrar um efeito benéfico claro, há evidências de que seu uso por tempo mais prolongado (acima de 6 meses) pode ser útil.[40] A dose usual é de 10 mg 2 vezes/dia, em doses crescentes, começando com 5 mg à noite e aumentando 5 mg a cada semana até o total de 20 mg/dia, em duas tomadas. Efeitos colaterais são raros e leves, incluindo tonturas e cefaleia.

Acamprosato

O acamprosato é um análogo da taurina, que age como bloqueador NMDA e GABAérgico (duplo mecanismo de ação). É indicado para o tratamento do alcoolismo. O primeiro estudo, duplo-cego contra placebo, foi realizado no Brasil e publicado em 2005,[41] mostrando uma redução acentuada nos escores da escala visual-análoga após 3 meses de tratamento, na dosagem de 333 mg 3 vezes/dia. Os efeitos colaterais foram infrequentes e brandos, incluindo epigastralgia e flatulência. Posteriormente, mais dois estudos randomizados, realizados na Índia e no Irã, replicaram esees resultados.[42,43]

A droga não está mais disponível comercialmente no Brasil desde 2006. Um estudo experimental utilizando suplementação dietética da taurina também demonstrou efeitos benéficos.

Escetamina

Esta droga, um bloqueador NMDA, é administrada por via transtimpânica e supostamente poderia beneficiar pacientes com zumbidos muito recentes (até 3 meses de instalação). Infelizmente, os estudos de fase 3 foram suspensos devido à ausência de resultados positivos.

Caroverina

A caroverina é um potente bloqueador competitivo do receptor glutamatérgico AMPA e, em altas doses, bloqueador não competitivo do receptor NMDA, que é utilizada como antiespasmódico. Alguns estudos demonstraram efeitos imediatos, com alívio do zumbido, após uma única dose endovenosa da droga; entretanto, os efeitos não se mantiveram após a injeção inicial.[44] Os efeitos também não puderam ser confirmados em um estudo subsequente. A caroverina não está disponível comercialmente no Brasil.

Gaciclidina

A gaciclidina é um bloqueador NMDA com efeitos neuroprotetivos. Em um estudo de 2010, a gaciclidina foi perfundida de forma contínua através da janela redonda de 6 pacientes com surdez unilateral e zumbido, levando a um alívio temporário do zumbido.[45] Espera-se que novos estudos possam avaliar o seu potencial para tratamento do zumbido.

Neramexane

O neramexane age como antagonista de receptores NMDA e receptores colinérgicos nicotínicos. Os resultados promissores dos estudos em fase II não foram confirmados no estudo de fase III.[46]

Selurampanel

Trata-se de uma antagonista dos receptores glutamatérgicos AMPA e cainato. Um estudo prova-de-conceito mostrou resultados promissores após 2 semanas de tratamento em pacientes com zumbidos moderados a catastróficos; entretanto, seu uso seria bastante limitado pelos severos efeitos colaterais.[47]

GABA

Uma revisão sistemática sobre o uso de benzodiazepínicos, que atuam como GABAérgicos, para tratamento do zumbido concluiu que não há evidências robustas que deem suporte ao seu uso, indicando, todavia, o clonazepam como o mais efetivo dessa classe de fármacos para o tratamento do zumbido.[48]

Clonazepam

O clonazepam é um benzodiazepínico com propriedades anticonvulsivantes. Trata-se de um agonista dos receptores GABA-A, possuindo efeitos inibitórios em ambos os tratos olivococleares, medial e lateral. Em um estudo aberto, o clonazepam melhorou o incômodo gerado pelo zumbido em 32% dos pacientes.[49] Em um estudo randomizado contra placebo, o clonazepam também apresentou resultados significativos, embora a amostra tenha sido muito pequena (10 pacientes por braço do estudo). Outro estudo randomizado *cross-over* contra GB, em subdoses (40 mg/dia) deste último, demonstrou efeitos superiores do clonazepam. O clonazepam é uma medicação de baixo custo, disponível no Sistema Único de Saúde. A dose normalmente empregada para o tratamento do zumbido é 0,5 mg à noite, preferencialmente na forma de gotas (0,1 mg por gota), o que torna mais fácil o "desmame". Os efeitos colaterais mais comuns são sonolência, retenção urinária e, como em todos os benzodiazepínicos, risco de dependência química. Deve ser evitado em pacientes com glaucoma e hipertrofia prostática.

Alprazolam

O alprazolam apresenta meia-vida plasmática mais curta do que o clonazepam, o que o torna, em tese, menos adequado para o tratamento do zumbido. Um único estudo clínico, duplo-cego contra placebo, foi realizado, com resultados encorajadores. Entretanto, problemas metodológicos, como tamanho reduzido da amostra, metodologia estatística empregada e falta de replicação dos dados limitam o seu uso.

Baclofen

O baclofen é um agonista dos receptores GABA-B utilizado como relaxante muscular. Apesar de resultados encorajadores em estudos experimentais em animais, um estudo duplo-cego contra placebo não mostrou resultados positivos.[50] Mais recentemente, novos estudos realizados em animais demonstraram eficácia em zumbidos associados a trauma acústico, o que reforça a necessidade de novos estudos clínicos.

Serotonina

Atualmente, os inibidores seletivos da recaptação da serotonina (ISRS) são largamente utilizados como antidepressivos, substituindo, em grande parte, os antidepressivos mais antigos, como os inibidores da monoaminaoxidase e tricíclicos. O uso racional de antidepressivos para tratamento do zumbido decorre da observação de uma frequente associação entre zumbido e depressão/ansiedade. Entretanto, uma revisão sistemática sobre o tema concluiu não existir, até o momento da realização da revisão, evidências que suportem um efeito direto dos antidepressivos sobre o zumbido, podendo, entretanto, atuar sobre o quadro depressivo associado.[51] Há ainda que considerar a possibilidade de os antidepressivos desencadearem zumbido, o que pode estar relacionado com uma maior excitabilidade de vias neuronais associadas a vias auditivas, devido ao aumento dos níveis de serotonina. Em nossa experiência, observamos com alguma frequência o aparecimento de zumbido após a utilização de amitriptilina e bupropiona, o que nos leva, em alguns casos, a recomendar a substituição desses fármacos pelo psiquiatra/neurologista. Não utilizamos antidepressivos para tratamento do zumbido, mas encaminhamos o paciente para avaliação de um psiquiatra quando há suspeitas de depressão ou ansiedade associadas.

Sertralina

A sertralina é um ISRS amplamente utilizado como antidepressivo. Um estudo clínico concluiu que a sertralina é superior ao placebo para tratamento do zumbido. Neste estudo, o tratamento foi realizado por 16 semanas, com dose inicial de 25 mg diários na primeira semana, passando a 50 mg diários nas semanas subsequentes. De acordo com os autores, após um alto índice de *drop-outs* nas primeiras 2 semanas (17% dos participantes), a droga foi bem tolerada.[52] Os efeitos adversos mais frequentemente relatados foram náuseas, diarreia, tonturas e sonolência.

Trazodona

A trazodona é um modulador serotoninérgico utilizado como antidepressivo. O único estudo realizado para tratamento do zumbido não foi capaz de demonstrar superioridade em relação ao placebo.[53]

Ciclobenzaprina

A ciclobenzaprina é um relaxante muscular de ação central, utilizada para o tratamento de várias desordens musculares e fibromialgia. O seu mecanismo de ação é incerto e, provavelmente, múltiplo, incluindo bloqueio de receptores 5 HT 2, H1 e mACh, além de aumento dos níveis de noradrenalina. Um estudo experimental demonstrou supressão parcial a completa do zumbido associado a trauma acústico em ratos. Dois estudos clínicos abertos concluíram que a ciclobenzaprina pode ser efetiva no alívio do zumbido na dose de 30 mg diários.[54,55] Não foram feitas análises por subgrupos, e por isso não é possível determinar se a droga poderia ser mais efetiva em zumbidos somatossensoriais, e não há, até o momento, estudos controlados contra placebo. Os efeitos adversos mais frequentes são sonolência dose-dependente, que limita muitas vezes o tratamento, e ressecamento da mucosa oral. Não pode ser utilizada em conjunto com inibidores da monoaminoxidase.

Dopamina

A dopamina participa da neurotransmissão nas vias auditivas, periféricas e centrais. Na orelha interna, a liberação de dopamina pelas terminações do sistema eferente lateral exerce um efeito inibitório, enquanto acredita-se que em níveis centrais haja atividade dopaminérgica em várias áreas associadas a zumbido, como o córtex pré-frontal, córtex temporal e temporoparietal e o sistema límbico, áreas nas quais exerce atividade excitatória.

Piribedil

O piribedil é uma droga antiga que age como agonista dopaminérgico. A indicação principal é como coadjuvante no tratamento do mal de Parkinson, mas também é utilizada no tratamento de tonturas e zumbidos. Em um estudo randomizado duplo-cego *crossover* contra placebo, não foi possível confirmar um efeito benéfico no tratamento do zumbido, exceto para um subgrupo de pacientes que apresentavam um duplo-pico no potencial de ação à eletrococleografia.[56] A droga foi descontinuada no Brasil há alguns anos, permanecendo disponível na Europa. A dose recomendada é de 50 mg no almoço, o que reduz significativamente os efeitos adversos mais comuns, epigastralgia e náuseas.

Olanzapina

A olanzapina é um antipsicótico que atua como antagonista dos receptores D2 e 5 HT2 nas vias mesolímbica e pré-frontal. Um estudo piloto aberto com 15 pacientes mostrou resultados promissores, que devem ser confirmados por estudos controlados.[57]

Opioides

Naltrexona

A naltrexona é uma antagonista de receptores opioides da classe μ, que estão presentes em várias áreas cerebrais implicadas na fisiopatologia do zumbido, como o tálamo, giro cingulado, amígdala e *nucleus accumbens*. É utilizada no tratamento do alcoolismo de dependência de opioides. Um estudo aberto demonstrou efeitos positivos no tratamento do zumbido com a dose de 50 mg diários, quando comparados com pacientes de uma lista de espera que não receberam nenhum tratamento.[58] Mais estudos são necessários para avaliar o seu uso em pacientes com zumbido.

Drogas com outros mecanismos de ação

Corticosteroides

Os corticoides podem ser úteis no tratamento de zumbidos agudos e recentes (até 3 meses de instalação), reduzindo a irritabilidade do plexo timpânico e a tensão no meato acústico interno. Alguns estudos demonstraram efeitos positivos em pacientes após injeção intratimpânica de dexametasona, mas as evidências não são conclusivas.[59]

Ocitocina

A ocitocina é um neuro-hormônio que age eventualmente como neurotransmissor. Para além de suas conhecidas ações na lactação e parto, ela exerce um papel bastante complexo na cognição social e no comportamento.

Em um estudo piloto aberto, efeitos benéficos sobre o zumbido foram demonstrados após o tratamento com 16 UI diárias, fracionadas em duas vezes e aplicadas por via intranasal por um período de 10 semanas. Não se verificaram efeitos adversos.[60]

Sugestões práticas para tratamento dos distintos subgrupos de zumbido com medicamentos

As sugestões a seguir estão de acordo com a experiência dos autores, não havendo estudos controlados que as suportem:

- Zumbidos recentes: GB EGb 761, trimetazidina, vimpocetina, memantina
- Zumbidos somatossensoriais: ciclobenzaprina
- Zumbidos associados a tonturas: betaistina
- Zumbidos com alterações cognitivas: memantina
- Zumbidos associados a exposição ao ruído: gabapentina
- Zumbidos em geral: clonazepam.

REFERÊNCIAS BIBLIOGRÁFICAS

1. Hawkins JE. Sketches of otohistory. Part 1: otoprehistory: How it all began. Audiol Neurotol [Internet]. 2004 Mar-Apr [Acesso em: 2024 Jul];9(2):66-71.
2. Langguth B, Landgrebe M, Schlee W, Schecklmann M, Vielsmeier V, Steffens T et al. Different patterns of hearing loss among tinnitus patients: A latent class analysis of a large sample. Front Neurol [Internet]. 2017 Feb 20 [Acesso em: 2024 Jul]:8:46.
3. Tunkel DE, Bauer CA, Sun GH, Rosenfeld RM, Chandrasekhar SS, Cunningham ER Jr et al. Clinical practice guideline: Tinnitus. Otolaryngol Head Neck Surg [Internet]. 2014 Oct [Acesso em: 2024 Jul];151(2 Suppl):S1-S40.
4. Oiticica J, Bittar RS. Tinnitus prevalence in the city of São Paulo. Braz J Otorhinolaryngol [Internet]. 2015 Mar-Apr [Acesso em: 2024 Jul];81(2):167-76.

5. Onishi ET, Coelho CB, Oiticica J, Figueiredo RR, Guimarães RC, Sanchez TG et al. Tinnitus and sound intolerance: Evidence and experience of a Brazilian group. Braz J Otorhinolaryngol [Internet]. 2018 Mar-Apr [Acesso em: 2024 Jul];84(2):135-49.
6. Baguley D, McFerran D, Hall D. Tinnitus. Lancet [Internet]. 2013 Nov 9 [Acesso em: 2024 Jul];382(9904):1600-7.
7. Langguth B, Kreuzer PM, Kleinjung T, De Ridder D. Tinnitus: Causes and clinical management. Lancet Neurol [Internet]. 2013 Sep [Acesso em: 2024 Jul];12(9):920-30.
8. Vasilkov V, Caswell-Midwinter B, Zhao Y, de Gruttola V, Jung DH, Liberman MC et al. Evidence of cochlear neural degeneration in normal-hearing subjects with tinnitus. Sci Rep [Internet]. 2023 Nov 30 [Acesso em: 2024 Jul];13(1):19870.
9. Pujol R, Puel JL. Excitotoxicity, synaptic repair, and functional recovery in the mammalian cochlea: A review of recent findings. Ann N Y Acad Sci [Internet]. 1999 Nov 28 [Acesso em: 2024 Jul];884:249-54.
10. Sanchez TG, Rocha CB. Diagnosis and management of somatosensory tinnitus: Review article. Clinics (São Paulo) [Internet]. 2011 [Acesso em: 2024 Jul];66(6):1089-94.
11. Shulman A, Wang W, Luo H, Bao S, Searchfield G, Zhang J. Neuroinflammation and tinnitus. Curr Top Behav Neurosci [Internet]. 2021 [Acesso em: 2024 Jul];51:161-74. doi: 10.1007/7854_2021_238. PMID: 34282564.
12. Newman CW, Jacobson GP, Spitzer JB. Development of the tinnitus handicap inventory. Arch Otolaryngol Head Neck Surg [Internet]. 1996 [Acesso em: 2024 Jul];122:143-8.
13. Schmidt LP, Teixeira VN, Dall'Igna C, Dallagnol D, Smith MM. Adaptação para a língua portuguesa do questionário Tinnitus Handicap Inventory: validade e reprodutibilidade. Braz J Otorhinolaryngol [Internet]. 2006 Nov-Dec [Acesso em: 2024 Jul];72(6):808-10.
14. Rabau S, Cox T, Punte AK, Waelkens B, Gilles A, Wouters K et al. Changes over time of psychoacoustic outcome measurements are not a substitute for subjective outcome measurements in acute tinnitus. Eur. Arch. Otorhinolaryngol [Internet]. 2015 Mar [Acesso em: 2024 Jul];272(3):573-81.
15. Hall DA, Mehta RL, Fackrell K. How to choose between measures of tinnitus loudness for clinical research? A report on the reliability and validity of an investigator-administered test and a patient-reported measure using baseline data collected in a phase IIa drug trial. Am J Audiol [Internet]. 2017 Sep 18 [Acesso em: 2024 Jul];26(3):338-46.
16. Figueiredo RR, Rates MA, Azevedo AA, Oliveira PM de, Navarro PA de. Correlation analysis of hearing thresholds, validated questionnaires and psychoacoustic measurements in tinnitus patients. Braz J Otorhinolaryngol [Internet]. 2010 Jul-Aug [Acesso em: 2024 Jul];76(4):522-6.
17. Langguth B, Kleinjung T, Fischer B, Hajak G, Eichhammer E, Sand PG. Tinnitus severity, depression, and the big five personality traits. Prog Brain Res [Internet]. 2007 [Acesso em: 2024 Jul]:166:221-5.
18. Hofmeister M. Do dietary factors significantly influence tinnitus? Aust J Gen Pract [Internet]. 2019 Mar [Acesso em: 2024 Jul];48(3):153-7.
19. Miroddi M, Bruno R, Galletti F, Calapai F, Navarra M, Gangemi S et al. Clinical pharmacology of melatonin in the treatment of tinnitus: A review. Eur J Clin Pharmacol [Internet]. 2015 Mar [Acesso em: 2024 Jul];71(3):263-70.
20. Sereda M, Hoare DJ, Nicholson R, Smith S, Hall DA. Consensus on hearing aid candidature and fitting for mild hearing loss, with and without tinnitus: Delphi review. Ear Hear [Internet]. 2015 Jul-Aug [Acesso em: 2024 Jul];36(4):417-29.
21. Hoare DJ, Edmondson-Jones M, Sereda M, Akeroyd MA, Hall D. Amplification with hearing aids for patients with tinnitus and coexisting hearing loss. Cochrane Database Syst Rev [Internet]. 2014 Jan 31 [Acesso em: 2024 Jul];2014(1):CD010151.
22. Kim DK, Bae SC, Park KH, Jun BC, Lee DH, Yeo SW et al. Tinnitus in patients with profound hearing loss and the effect of cochlear implantation. Eur Arch Otorhinolaryngol [Internet]. 2013 May [Acesso em: 2024 Jul];270(6):1803-8.
23. Ramakers GJ, van Zon A, Stegeman I, Grolman W. The effect of cochlear implantation on tinnitus in patients with bilateral hearing loss: A systematic review. Laryngoscope [Internet]. 2015 Nov [Acesso em: 2024 Jul];125(11):2584-92.
24. Peter N, Liyanage N, Pfiffner F, Huber A, Kleinjung T. The influence of cochlear implantation on tinnitus in patients with single-sided deafness: A systematic review. Otolaryngol Head Neck Surg [Internet]. 2019 [Acesso em: 2024 Jul];161(4), 576-88.
25. McKenna L, Irwin R. Sound therapy for tinnitus-sacred cow or idol worship?: An investigation of the evidence. Audiological Med [Internet]. 2009 Jul [Acesso em: 2024 Jul];6(1):16-24.
26. Vanneste S, Joos K, Ost J, De Ridder D. Influencing connectivity and cross-frequency coupling by real-time source localized neurofeedback of the posterior cingulate cortex reduces tinnitus related distress. Neurobiol Stress [Internet]. 2016 Nov 30 [Acesso em: 2024 Jul]:8:211-24.
27. Lefebvre-Demers M, Doyon N, Fecteau S. Non-invasive neuromodulation for tinnitus: A meta-analysis and modeling studies. Brain Stimul [Internet]. 2021 Jan-Feb [Acesso em: 2024 Jul];14(1):113-28.
28. Expert Opin Emerg Drugs [Internet]. 2009 Dec [Acesso em: 2024 Jul];14(4):687-702.
29. Sanchez TG, Valim CCA, Schlee W. Long-lasting total remission of tinnitus: A systematic collection of cases. Prog Brain Res [Internet]. 2021 [Acesso em: 2024 Jul];260:269-82.
30. Figueiredo RR, Azevedo AA. Tratamento farmacológico do zumbido. In: Oiticica J, Mezzalira R, Guimarães RC, Bittar RM, authors. 1. ed. Zumbido. Rio de Janeiro: Thieme Revinter; 2022. 468 p.
31. Azevedo AA, Figueiredo RR. Tinnitus treatment with acamprosate: Double-blind study. Braz J Otorhinolaryngol [Internet]. 2005 Sep-Oct [Acesso em: 2024 Jul];71(5):618-23.
32. Hilton MP, Zimmermann EF, Hunt WT. Ginkgo biloba for tinnitus. Cochrane Database Syst Rev [Internet]. 2013 Mar 28 [Acesso em: 2024 Jul]:(3):CD003852.
33. Pilgramm M, Schumann K. Need for rheologically active, vasoactive and metabolically active substances in the initial treatment of acute acoustic trauma. HNO [Internet]. 1986 Oct [Acesso em: 2024 Jul];34(10):424-8.
34. Wegner I, Hall DA, Smit AL, McFerran D, Stegeman I. Betahistine for tinnitus. Cochrane Database Syst Rev [Internet]. 2018 Dec 28 [Acesso em: 2024 Jul];12(12):CD013093.
35. Hoekstra CE, Rynja SP, van Zanten GA, Rovers MM. Anticonvulsants for tinnitus. Cochrane Database Syst Rev [Internet]. 2011 Jul 6 [Acesso em: 2024 Jul];2011(7):CD007960.
36. Hall DA, Ray J, Watson J, Sharman A, Hutchison J, Harris P et al. A balanced randomised placebo controlled blinded phase IIa multi-centre study to investigate the efficacy and safety of AUT00063 versus placebo in subjective tinnitus: The QUIET-1 trial. Hear Res [Internet]. 2019 Jun [Acesso em: 2024 Jul];377:153-166.
37. Aazh H, El Refaie A, Humphriss R. Gabapentin for tinnitus: A systematic review. Am J Audiol [Internet]. 2011 Dec [Acesso em: 2024 Jul];20(2):151-8..
38. Cil ÖÇ, Zateri C, Güçlü O, Oymak S, Tezcan E. The effect of fibromyalgia treatment on tinnitus. Am J Otolaryngol [Internet]. 2020 May-Jun [Acesso em: 2024 Jul];41(3):102390
39. Zheng Y, McNamara E, Stiles L, Darlington CL, Smith PF. Evidence that memantine reduces chronic tinnitus caused by acoustic trauma in tats. Front Neurol [Internet]. 2012 Aug 15 [Acesso em: 2024 Jul];3:127.
40. Figueiredo RR, Langguth B, Oliveira PM de, Azevedo AA. Tinnitus treatment with memantine. Otolaryngol Head Neck Surg [Internet]. 2008 Apr [Acesso em: 2024 Jul];138(4):492-6.
41. Azevedo AA, Figueiredo RR. Tinnitus treatment with acamprosate: Double-blind study. Braz J Otorhinolaryngol [Internet]. 2005 Sep-Oct [Acesso em: 2024 Jul];71(5):618-23.
42. Sharma DK, Kaur S, Singh J, Kaur I. Role of acamprosate in sensorineural tinnitus. Indian J Pharmacol [Internet]. 2012 Jan [Acesso em: 2024 Jul];44(1):93-6.
43. Farhadi M, Salem MM, Asghari A, Daneshi A, Mirsalehi M, Mahmoudian S. Impact of acamprosate on chronic tinnitus: A randomized-controlled trial. Ann Otol Rhinol Laryngol [Internet]. 2020 Nov [Acesso em: 2024 Jul];129(11):1110-19.
44. Nishad RK, Jain AK, Singh M, Verma R, Jain S. Randomised controlled clinical study of injection caroverine and ginkgo biloba extract in cochlear synaptic tinnitus. Indian J Otolaryngol Head Neck Surg [Internet]. 2019 Nov [Acesso em: 2024 Jul];71(Suppl 2):1523-8.
45. Wenzel GI, Warnecke A, Stöver T, Lenarz T. Effects of extracochlear gacyclidine perfusion on tinnitus in humans: A case series. Eur Arch Otorhinolaryngol [Internet]. 2010 May [Acesso em: 2024 Jul];267(5):691-9.

46. Suckfüll M, Althaus M, Ellers-Lenz B, Gebauer A, Görtelmeyer R, Jastreboff PJ et al. A randomized, double-blind, placebo-controlled clinical trial to evaluate the efficacy and safety of neramexane in patients with moderate to severe subjective tinnitus. BMC Ear Nose Throat Disord [Internet]. 2011 Jan 11 [Acesso em: 2024 Jul];11:1.
47. Langguth B, Elgoyhen AB, Cederroth CR. Therapeutic approaches to the treatment of tinnitus. Annu Rev Pharmacol Toxicol [Internet]. 2019 Jan 6 [Acesso em: 2024 Jul];59:291-313.
48. Jufas NE, Wood R. The use of benzodiazepines for tinnitus: Systematic review. J Laryngol Otol [Internet]. 2015 [Acesso em: 2024 Jul];129:14-22.
49. Ganança MM, Caovilla HH, Ganança FF, Ganança CF, Munhoz ML, Silva MG da et al. Clonazepam in the pharmacological treatment of vertigo and tinnitus. Int Tinnitus J [Internet]. 2002 [Acesso em: 2024 Jul];8(1):50-3.
50. Westerberg BD, Roberson JB Jr, Stach BA. A double-blind placebo-controlled trial of baclofen in the treatment of tinnitus. Am J Otol [Internet]. 1996 Nov [Acesso em: 2024 Jul];17(6):896-903.
51. Baldo P, Doree C, Lazzarini R, Molin P, McFerran DJ. Antidepressants for patients with tinnitus. Cochrane Database Syst Rev [Internet]. 2006 Oct 18 [Acesso em: 2024 Jul];(4):CD003853.
52. Zöger S, Svedlund J, Holgers KM. The effects of sertraline on severe tinnitus suffering-a randomized, double-blind, placebo-controlled study. J Clin Psychopharmacol [Internet]. 2006 Feb [Acesso em: 2024 Jul];26(1):32-9.
53. Dib GC, Kasse CA, Alves de Andrade T, Gurgel Testa JR, Cruz OL. Tinnitus treatment with trazodone. Braz J Otorhinolaryngol [Internet]. 2007 May-Jun [Acesso em: 2024 Jul];73(3):390-7.
54. Coelho C, Figueiredo R, Frank E, Burger J, Schecklmann M, Landgrebe M et al. Reduction of tinnitus severity by the centrally acting muscle relaxant cyclobenzaprine: An open-label pilot study. Audiol Neurootol [Internet]. 2012 [Acesso em: 2024 Jul];17(3):179-88.10.
55. Vanneste S, Figueiredo R, De Ridder D. Treatment of tinnitus with cyclobenzaprine: An open-label study. Int J Clin Pharmacol Ther [Internet]. 2012 May [Acesso em: 2024 Jul];50(5):338-44.
56. Azevedo AA, Langguth B, Oliveira PM de, Figueiredo RR. Tinnitus treatment with piribedil guided by electrocochleography and acoustic otoemissions. Otol Neurotol [Internet]. 2009 Aug [Acesso em: 2024 Jul];30(5):676-80.
57. Figueiredo RR, Azevedo AA, Schlee W, Penido NO. An open pilot study to evaluate efficacy and safety of olanzapine to treat tinnitus. In: TRI Conference [Internet]; 2018 March 14-16; Regensburg, Germany. [Acesso em: 2024 Jul].
58. Vanneste S, Azevedo A, De Ridder D. The effect of naltrexone on the perception and distress in tinnitus: an open-label pilot study. Int J Clin Pharmacol Ther [Internet]. 2013 Jan [Acesso em: 2024 Jul];51(1):5-11.
59. Choi SJ, Lee JB, Lim HJ, In SM, Kim J-Y, Bae KH et al. Intratympanic dexamethasone injection for refractory tinnitus: Prospective placebo-controlled study. Laryngoscope [Internet]. 2013 Nov [Acesso em: 2024 Jul];123(11):2817-22.
60. Azevedo AA, Figueiredo RR, Elgoyhen AB, Langguth B, Penido NO, Schlee W. Tinnitus treatment with oxytocin: A pilot study. Front Neurol [Internet]. 2017 Sep 21 [Acesso em: 2024 Jul];8:494. 4 Jul];26(1):32-9.

CAPÍTULO

113

Zumbido Secundário

Ligia Oliveira Gonçalves Morganti • Alexandre C. Gasperin

INTRODUÇÃO

A definição de zumbido é a percepção de som na ausência de uma fonte sonora externa. Esse conceito abrange tanto o sintoma originado de uma atividade anômala na via auditiva, por perda auditiva, nem sempre detectável à audiometria convencional, mas, também, percepções de sons gerados mecanicamente em estruturas da orelha ou próximas a ela.

O zumbido acomete de 10 a 19% da população, de acordo com estudos dos EUA e na Europa, e aumenta com a idade, chegando a 35% em indivíduos com mais de 60 anos.[1,2] Uma pesquisa realizada na cidade de São Paulo revelou uma prevalência ainda maior, de 22%.[3]

CLASSIFICAÇÃO

Diversas são as classificações existentes para o zumbido:[1,4,5]

- Subjetivo (percebido apenas pelo indivíduo) e objetivo (percebido também por um observador)
- Rítmico (ou pulsátil) e não rítmico (contínuo)
- Tonal ou não tonal (complexo, chiado)
- Agudo (duração inferior a 6 meses) e crônico (duração maior que 6 meses)
- Unilateral ou bilateral
- Neurossensorial (iniciado na cóclea, nervo auditivo ou sistema nervoso central) ou periótico (para-auditivo, gerado em estruturas ao redor do sistema auditivo)
- Primário ou secundário, a depender de sua etiologia.

Segundo a Academia Americana de Otorrinolaringologia (American Academy of Otolaryngology Head and Neck Surgery [AAO-HNS]), zumbido primário é aquele sem causa definida, ou idiopático, relacionado ou não com perdas auditivas sensorioneurais. Zumbido secundário, tema deste capítulo, é aquele associado a uma causa específica (exceto perda auditiva sensorioneural puramente), ou a uma condição orgânica identificável, e pode ocorrer em:

- Alterações do sistema auditivo: incluindo desde a oclusão do conduto auditivo externo por rolha de cerume, até doenças da orelha média, como otosclerose, disfunção da tuba auditiva ou doenças da orelha interna
- Alterações não relacionadas com o sistema auditivo: vasculares, musculares, respiratórias, esqueléticas e hipertensão intracraniana.[1]

Para que esses zumbidos mecanicamente produzidos pelo corpo sejam percebidos pelo examinador, é preciso que atinjam um certo limiar de intensidade sonora. Logo, muitas vezes, não são, de fato, "objetivos", embora frequentemente sejam assim considerados. Prefere-se, então, a denominação para-auditivo (ou periótico, ou "somatossom").

AVALIAÇÃO DO PACIENTE COM ZUMBIDO

A anamnese e o exame físico do paciente com zumbido são extremamente importantes para o adequado raciocínio clínico, diagnóstico e condução do tratamento.

Anamnese

A história clínica deve incluir tempo de início, sintomas associados, fatores de melhora e piora, presença ou não de perda auditiva e exposição a ruído, história otológica e otoneurológica prévia, comorbidades, uso de medicamentos (incluindo ototóxicos), hábitos, dieta e história familiar.[6]

Para caracterização do zumbido é importante questionar sobre:

- Tipo de som percebido (apito, chiado, cigarra etc.)
- Apresentação constante ou intermitente
- Ritmicidade (rítmico/pulsátil ou arrítmico/não pulsátil/contínuo)
- Localização (unilateral ou bilateral - simétrico ou assimétrico ou, ainda, percebido "na cabeça")
- Presença ou não de modulação: modificação imediata de quaisquer características (intensidade, frequência ou localização) frente a algum estímulo como contração muscular, mudança de posição da cabeça, estresse, ruído etc.

Exame físico

O paciente com zumbido deve sempre ser submetido ao exame otorrinolaringológico completo, incluindo avaliação otoneurológica e de nervos cranianos, além de testes somáticos, com movimentações ativas da articulação temporomandibular, cervical e olhos, principalmente, procurando modulação do zumbido.[6]

À otoscopia deve-se investigar:

- Orelha externa: rolha de cerume, infecções, exostoses, corpo estranho etc.
- Membrana timpânica: integridade, coloração (área avermelhada da retrotimpânica pode sugerir paraganglioma, artéria carótida aberrante, bulbo da jugular alto ou deiscente), pulsação (também percebida em alterações vasculares), movimentação síncrona com movimentos respiratórios e com o próprio zumbido (sugere tuba auditiva patente).

Nos zumbidos pulsáteis, a ausculta cervical, periauricular e periorbitária, bem como a palpação e os testes de movimentação cervical são fundamentais para a pesquisa de alterações vasculares (estenoses, malformações vasculares, fístulas arteriovenosas e "hum venoso").[6,7]

ZUMBIDOS SECUNDÁRIOS A ALTERAÇÕES DO SISTEMA AUDITIVO

Assim como o zumbido primário, trata-se de zumbido subjetivo, descrito como percepção tonal ou complexa de sons, na ausência de fonte sonora externa. Considerado um sintoma fantasma, em analogia à dor fantasma, constitui uma desordem heterogênea, capaz de afetar o indivíduo nos aspectos físico, emocional e cognitivo.[8]

Fisiopatologia

Qualquer doença ou condição que cursa com perda auditiva, ainda que transitória ou não detectável à audiometria convencional, pode provocar zumbido. A redução dos *inputs* entre o nervo auditivo e a via auditiva central resulta, como mecanismo autorregulatório, no aumento da atividade neural espontânea a partir do núcleo coclear dorsal - primeira estrutura integrante da via auditiva central. A propagação e manutenção desta hiperatividade para outros níveis centrais, com aumento da sincronicidade dos disparos, associada aos mecanismos de neuroplasticidade e alteração no mapa tonotópico cortical, participam da geração do zumbido.[9]

Sabe-se, entretanto, que a fisiopatologia do zumbido não se limita ao sistema auditivo. A manutenção do zumbido depende de circuitos extra-auditivos, principalmente relacionados com o sistema límbico, responsável pelas associações emocionais – tálamo, hipotálamo, amígdala, hipocampo e giro do cíngulo são estruturas envolvidas. Já o incômodo desencadeado pelo sintoma tem relação com a consequente ativação do sistema nervoso autônomo.[10]

A Figura 113.1 corresponde ao modelo neurofisiológico, que representa os mecanismos citados.

Por fim, o sistema somatossensorial, por meio de conexões via núcleo coclear dorsal, pode participar interferindo na manifestação do zumbido.[4]

Estudos de neuroimagem têm sido utilizados com o intuito de melhorar a compreensão dos mecanismos neurais subjacentes ao zumbido. A ressonância magnética (RM) é um dos métodos mais utilizados e permite estudar propriedades estruturais e funcionais do cérebro por diversas técnicas. A morfometria baseada em voxels e a RM com tensor de difusão são métodos estruturais, enquanto a RM funcional baseada no nível de oxigenação sanguínea (Bold, do inglês *blood oxygenation level dependent effect*) permite avaliar a atividade neuronal.[4,10]

E a eletroencefalografia e a magnetoencefalografia são métodos que registram a atividade sincronizada de aglomerados de células maiores de forma direta e totalmente não invasiva.[4,11]

Alterações estruturais e atividade neural anormal são relatadas não apenas no córtex auditivo, mas também em regiões do sistema límbico, áreas temporais extra-auditivas, além de regiões frontal e parietal.[4]

Um aumento da concentração de glutamato foi observado no núcleo coclear dorsal e córtex auditivo primário, além de regiões do lobo temporal envolvidas na percepção auditiva consciente e memória.[12]

Principais causas associadas e diagnósticos diferenciais

Alterações da orelha externa

A oclusão do conduto auditivo externo pode provocar perda auditiva de condução e/ou percepção distorcida dos sons, com surgimento de zumbido, podendo ocorrer devido a: corpo estranho, malformações, tumores, exostoses ou infecções.[1]

Alterações da orelha média

Também são causadoras de perda auditiva condutiva e podem cursar com zumbido: otite média com efusão, malformações, perfurações timpânicas, tumores e otosclerose - 60 a 90% dos indivíduos com otoscleroses apresentam zumbido, que pode anteceder a perda auditiva documentada.[1]

Alterações da orelha interna

- Infecções como meningite, sífilis, caxumba, herpes-zóster e síndrome de Ramsay-Hunt podem provocar perda auditiva sensorioneural e, consequentemente, zumbido
- Doença de Ménière. Síndrome clínica caracterizada por episódios recorrentes de vertigem, perda auditiva sensorioneural flutuante, plenitude aural e zumbido. Nos estágios iniciais, o zumbido costuma ocorrer de forma intermitente, nos momentos de crise (ou antecedendo a crise). Com a evolução da doença, entretanto, observa-se piora progressiva da audição, e o zumbido frequentemente torna-se constante, secundário à perda auditiva, com piora nas crises.[13] Associada ao aumento do volume de endolinfa no ducto coclear e órgãos vestibulares
- Ação de drogas:
  - Ototoxicidade: aminoglicosídeos, antimaláricos, diuréticos de alça, antineoplásicos (cisplatina), anti-inflamatórios
  - Efeito de retirada: benzodiazepínicos
  - Efeito colateral ou de retirada: antidepressivos
- Doenças autoimunes que cursam com perda auditiva
- Doença imunomediada da orelha interna
- Distúrbios metabólicos: diabetes, distúrbios tireoidianos, dislipidemias etc.
- Distúrbios vasculares como hipertensão arterial sistêmica
- Gestação: o zumbido pode ocorrer secundário a alterações hormonais e/ou vasculares, podendo ser acompanhado de tontura e plenitude aural[14]
- Outras doenças que provocam perda de audição.

Alterações do nervo auditivo ou ângulo pontocerebelar

Infecções

- Herpes-zóster: manifesta-se como quadro agudo de perda auditiva, zumbido e vertigem
- Covid-19: a incidência relatada de surdez súbita em pacientes com covid-19 é de 5 a 30 casos por 100 mil. São descritos zumbido, perda de audição e tontura. O tratamento geralmente é feito com corticoterapia oral e intratimpânica, evoluindo com melhora parcial da perda de audição e dos sintomas. Zoccali et al. sugerem que o aumento do neurofilamento após o tratamento poderia indicar bom prognóstico para recuperação.[15] Outro tema novo, observado após a pandemia, são os possíveis efeitos colaterais descritos pelas vacinas do covid. Um estudo avaliou 1.254 indivíduos, dos quais 27 apresentaram tinido pós-vacina. Depois de análises, não foi comprovada correlação definitiva da vacina como causa de zumbido ou perdas de audição. Quando acontece perda auditiva súbita, sugere-se o tratamento com corticoterapia intratimpânica.[16]

Tumores do ângulo pontocerebelar

O schwannoma vestibular é o mais frequente e pode provocar perda auditiva, zumbido e tontura. Zumbido pode ser o primeiro sintoma percebido (Figura 113.2).

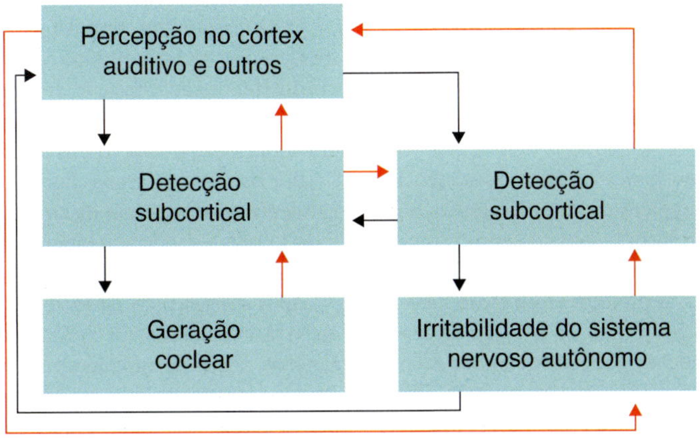

Figura 113.1 Modelo neurofisiológico proposto por Pawel Jastreboff que explica a fisiopatologia do incômodo provocado pelo zumbido.

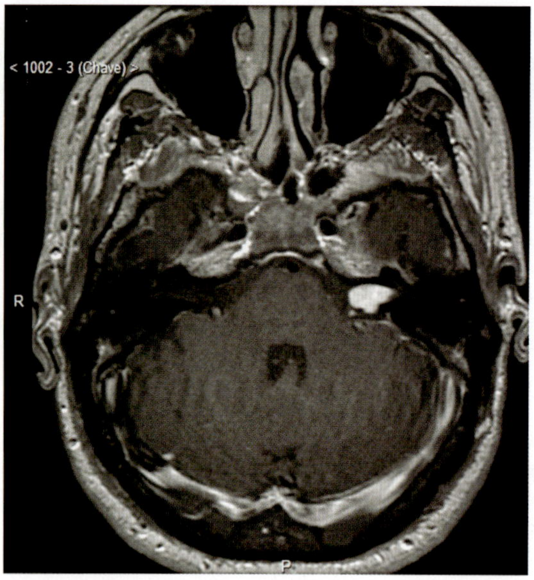

Figura 113.2 Schwannoma vestibular: ressonância magnética, sequência T1 pós-contraste evidenciando lesão nodular com intenso realce pelo contraste, preenchendo praticamente todo o conduto auditivo interno e com pequeno componente na cisterna do ângulo pontocerebelar.

A neurofibromatose tipo II é uma condição genética, hereditária, comumente associada à presença de schwannomas vestibulares bilaterais.[17,18]

Outros tumores como hemangioma e cisto dermoide (raro) também podem ocorrer.[19,20]

Alterações neurológicas

Acidentes vasculares encefálicos em território vertebrobasilar podem cursar com perda auditiva súbita, zumbido e vertigem, além de alterações visuais, náusea e outros sintomas neurológicos. O diagnóstico diferencial com síndromes vestibulares agudas periféricas é primordial.[13,21]

Zumbido somatossensorial

Em alguns indivíduos, o zumbido pode ser evocado ou modulado por manobras de contração muscular forçada da articulação temporomandibular, cabeça e pescoço, olhos e membros, resultando em alteração transitória de suas características psicoacústicas, como intensidade e frequência.[22]

A modulação somatossensorial do zumbido pode ocorrer com ou sem distúrbios somáticos concomitantes. Quando o zumbido é precedido ou é fortemente associado a alguma alteração somática e aparenta ter mais relação com o sistema musculoesquelético do que com a via auditiva, tem-se o zumbido somatossensorial.[2,22]

Mecanismos de neuroplasticidade parecem ser a principal origem desta capacidade de modulação, sugerindo interações anormais entre vias sensoriais, sensoriomotora, neurocognitiva e neuroemocional.[2,22]

Diversos estudos demonstraram conexões entre as aferências auditivas e somatossensoriais das regiões de cabeça e pescoço no núcleo coclear (NC). Tais informações somatossensoriais são oriundas de fibras aferentes cujos corpos encontram-se nos gânglios da raiz dorsal e trigeminal. Essas projeções terminam, principalmente, no domínio das células granulares do NC que circunda o núcleo coclear ventral, e se estende até a segunda camada do núcleo coclear dorsal. Esta relação fisiológica explica a possibilidade de interferência do sistema somatossensorial sobre a via auditiva, em situações de atividade anormal.[2,22]

De acordo com estudos experimentais em animais, uma lesão coclear inicial induz respostas aberrantes deste sistema aumentando as taxas de disparo nos núcleos cocleares dorsal e ventral. Isto resulta em *upregulation* do sistema glutamatérgico nas células granulares e magnocelulares do núcleo coclear e inicia um mecanismo de hiperexcitabilidade da via auditiva.[2]

Após o diagnóstico pelo médico otorrinolaringologista, o manejo do paciente com zumbido somatossensorial costuma envolver o tratamento de tensões musculares em regiões de articulação temporomandibular e pescoço, com ação conjunta de médico, fisioterapeuta e dentista.[23]

ZUMBIDOS SECUNDÁRIOS NÃO RELACIONADOS COM O SISTEMA AUDITIVO

Neste grupo encontram-se os zumbidos provocados pela percepção de algum som físico que estimula a cóclea, sendo chamados zumbidos para-auditivos, perióticos, pulsáteis ou somatossons.

Geralmente apresentam característica rítmica ou pulsátil e correspondem a menos de 10% de todos os zumbidos.[7]

A presença de sincronicidade com o ritmo cardíaco sugere etiologia vascular, enquanto pulsações mais aceleradas sugerem etiologia muscular.[24]

Zumbidos pulsáteis de causas vasculares

A investigação do zumbido pulsátil (ZP) de origem vascular é primordial, uma vez que algumas causas representam risco de desfechos graves como acidentes vasculares isquêmicos ou hemorrágicos. Com o avanço das técnicas de diagnóstico por imagem, em 70% dos casos é possível identificar a causa.[25]

Por meio da história e do exame físico, frequentemente é possível diferenciar as causas venosas das arteriais.

Diagnóstico por imagem

A tomografia de ossos temporais e a ressonância magnética são úteis na investigação de alterações percebidas à otoscopia como lesões pulsáteis retrotimpânicas que, frequentemente, correspondem a tumor glômico, artéria carótida aberrante ou bulbo da jugular alto.[26]

Em casos de otoscopia normal, a escolha deve ser feita, preferencialmente, por métodos que melhor avaliam as estruturas vasculares.[26]

A angiotomografia arterial e venosa intracraniana apresenta como vantagens o fato de ser um método rápido, não invasivo, e capaz de estudar vasos, estruturas ósseas e tumores.[26]

A angioressonância magnética intracraniana detecta lesões vasculares com grande acurácia, além de ser um método que não utiliza radiação ionizante. Entretanto, apresenta limitações para avaliação de estruturas ósseas e a relação entre os vasos e os ossos, além de requerer múltiplas sequências, o que torna o exame prolongado.[26]

O ultrassom com doppler dos vasos do pescoço e o ultrassom transcraniano são limitados à avaliação dinâmica dos vasos, principalmente na investigação de ateromatose. Em casos de alteração, o fluxo sanguíneo deixa de ser laminar. São geralmente solicitados em conjunto com algum dos exames anteriores.[26]

Por fim, a angiografia digital é um teste dinâmico que permite excelente caracterização da angioarquitetura. Entretanto, é um método invasivo, especialmente utilizado para o planejamento de tratamentos complexos.[26]

Após identificação da fonte geradora, o tratamento da disfunção que o provocou constitui o próprio tratamento do zumbido. Enquanto algumas causas de zumbido pulsátil demandam tratamento para eliminação do potencial risco representado pela condição subjacente, outras causas são tratadas para resolver o desconforto relacionado com o sintoma e suas consequências psíquicas e funcionais.[7]

Zumbido pulsátil de causa venosa

Trata-se de zumbido pulsátil ("hum venoso"), síncrono com o batimento cardíaco, constante ou intermitente, frequentemente auscultado em região supraclavicular como sopro ruidoso, de baixa frequência, e pode ser modificado por manobras cervicais.

Indivíduos com "hum venoso" percebem alívio do sintoma com a rotação ipsilateral do pescoço ou compressão manual da veia jugular interna ou do plexo venoso suboccipital do mesmo lado. Por outro lado, o indivíduo pode perceber piora do sintoma com a rotação contralateral do pescoço (com retificação da veia), a compressão da veia jugular interna contralateral, em posição deitada e durante a inspiração.

Sua fisiopatologia pode ser decorrente de:[27]

- Alterações relacionadas com a veia jugular: aumento de diâmetro de sua luz, bulbo jugular alto, seio sigmoide largo com bulbo jugular estreito, compressão da veia jugular na região superior do pescoço pelo processo transverso da segunda vértebra cervical
- Alterações sistêmicas como aumento da pressão intracraniana e estados circulatórios hipercinéticos (gestação, anemia, tireotoxicose, anticoncepcionais e febre)
- Causa idiopática.

Formações atípicas do bulbo jugular e dos seios venosos

Um bulbo jugular alto, lateralizado ou aumentado, bem como um divertículo do bulbo jugular, frequentemente são achados incidentais assintomáticos, mas podem, em alguns casos, provocar zumbido pulsátil (Figura 113.3).

Um bulbo jugular alto e deiscente pode ser visto à otoscopia como uma estrutura azulada atrás do tímpano. Pacientes com bulbo deiscente podem apresentar perda auditiva condutiva caso o mesmo esteja em contato com os ossículos de forma a restringir sua mobilidade. Se o bulbo invade o labirinto ósseo, um mecanismo de terceira janela aparece, podendo levar a uma redução da condução sonora, de forma semelhante à deiscência do canal semicircular superior (ver Figura 113.3).[28]

Deiscência do seio sigmoide também é uma possível causa de zumbido pulsátil, que ocorre em 25 a 35% dos casos. Mais frequente em mulheres, corresponde à presença de uma falha óssea entre o seio sigmoide e a orelha média. Pode, ainda, ocorrer a formação de um divertículo, com a saída de parte do próprio seio pelo orifício. Corresponde a uma das causas da chamada síndrome da terceira janela óssea do labirinto. Os sintomas mais comuns incluem hiperacusia por condução óssea, autofonia, zumbido pulsátil e vertigem induzida por som ou pressão. O diagnóstico é confirmado por exames de imagem, como tomografia e ressonância. O tratamento pode ser expectante ou com o reparo cirúrgico da deiscência via mastoidectomia cortical.[29]

O alargamento do seio oblíquo occipital, resultando em divertículo com o muro do seio sigmoide-jugular, manifestando com zumbido pulsátil, também é descrito.[30]

Por fim, estenoses de seios venosos podem cursar com zumbido em quase 50% dos pacientes.[30] Bai et al. avaliaram 144 pacientes com estenose de seio venoso cerebral tratados com *stents* nos segmentos estenóticos. Foi observada recuperação imediata do fluxo venoso, com melhora importante de cefaleias, tinido e insônia após o procedimento.[31] Lim et al. avaliaram 26 pacientes com tinido pulsátil por obstrução parcial de seio sigmoide, que foram submetidos à revascularização e colocação de *stents*, com resolução completa do sintoma em 53,8% dos casos e melhora importante em 26,9%.[32]

Hipertensão intracraniana idiopática

A hipertensão intracraniana idiopática (HII) tem etiologia desconhecida e corresponde à elevação isolada da pressão intracraniana (PIC), que cursa com sintomas e sinais associados.[33]

A condição acomete predominantemente mulheres obesas em idade reprodutiva. Apresenta incidência entre 0,5 a 2 a cada 100 mil pessoas, com tendência a aumentar, dado o aumento mundial da obesidade. A causa da doença, bem como a preferência por gênero e sua relação fisiopatológica com a obesidade, permanecem em grande parte desconhecidas.[24]

Os principais sintomas da HII são a deterioração visual progressiva resultante de papiledema e cefaleia crônica. Zumbido pulsátil, paralisias de nervos cranianos, déficits cognitivos e disfunção olfatória também podem ocorrer.

A cefaleia é relatada em mais de 80% dos pacientes e pode ter características de enxaqueca ou de cefaleia do tipo tensional. Mais de um terço dos pacientes faz uso excessivo de medicamentos. As cefaleias geralmente melhoram drasticamente após a punção lombar diagnóstica. Entretanto, mais de de 50% dos pacientes permancem com o sintoma a longo prazo, apesar da normalização da PIC e da resolução do papiledema.

A paralisia do VI par craniano ocorre em 14% dos pacientes com HII. A insuficiência de divergência também é descrita.

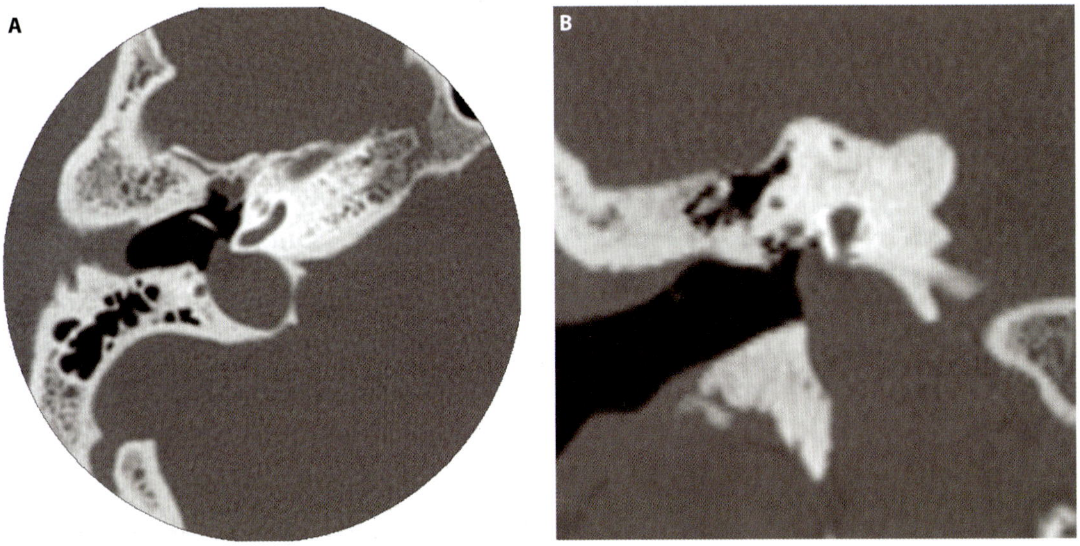

Figura 113.3 Bulbo jugular alto/deiscente: tomografia computadorizada em planos axial (**A**) e coronal (**B**) evidenciando bulbo alto da veia jugular, com divertículo em seu aspecto mais cranial, com protrusão para o interior do hipotímpano e com deiscência do seu revestimento ósseo.

O zumbido pulsátil é o sintoma otológico mais comum, sendo relatado por 52 a 61% dos pacientes com HII. O sintoma é frequentemente bilateral e relativamente simétrico. A aplicação de pressão digital leve na veia jugular interna pode diminuir ou resolver por completo o zumbido.[7,33]

O diagnóstico diferencial deve ser feito, principalmente, com condições potencialmente mais graves. A trombose unilateral de seio transverso resulta no aumento do fluxo de drenagem venosa pelo lado contralateral, o que pode provocar zumbido pulsátil. Além disso, outras causas de hipertensão intracraniana são neoplasias, outras lesões intracranianas com efeito de massa, alterações na transição craniocervical, estenoses cranianas e distúrbios que levam a hidrocefalia.[28]

O tratamento da hipertensão intracraniana idiopática geralmente é clínico e envolve redução de peso, dieta reduzida em sal e acetazolamida. Topiramato, por reduzir a ação da anidrase carbônica, além de ser efetivo no tratamento da cefaleia migranosa e redução de peso, também tem sido considerado uma alternativa. Punções lombares não são indicadas de rotina, mas em alguns casos podem ser necessárias.

Alguns autores descrevem o tratamento de hipertensão intracraniana idiopática por meio da colocação de *stent* em seios durais, considerando a possibilidade de a estenose dos seios estar envolvida no mecanismo fisiopatológico do distúrbio.[34]

Zumbido pulsátil de causa arterial

As principais causas arteriais de zumbido pulsátil, descritas a seguir, são: malformação ou fístula arteriovenosa, estenoses vasculares, displasia fibromuscular, persistência da artéria estapediana e artéria carótida aberrante.

Malformação arteriovenosa e fístula arteriovenosa dural

Uma malformação arteriovenosa (MAV) consiste em uma rede de artérias e veias tortuosas e dilatadas que se conectam por meio de uma estrutura anormal denominada nidus, no local onde deveria existir um leito capilar normal. Através do nidus, ocorre o *shunt* entre artérias e veias.[25]

Tipicamente, uma MAV ocorre por erros no desenvolvimento embrionário, entre a quarta e sexta semanas gestacionais. Entretanto, se desenvolve na adolescência ou na idade adulta jovem, mas pode, ainda, permanecer oculta por um longo período. Uma MAV localizada na região de cabeça e pescoço, além do risco potencial de sangramento, pode ser a causa do zumbido pulsátil.[25]

Uma fístula arteriovenosa (FAV), por sua vez, é uma conexão anormal, geralmente adquirida, entre uma artéria e uma veia, sem um nidus interveniente. Quando localizadas ao longo da dura-máter ou dentro de um seio dural, são chamadas de FAV durais. Um *shunt* arteriovenoso direto entre uma artéria cerebral e uma veia de drenagem cortical é chamado de FAV pial e ocorre dentro do cérebro ou ao longo da superfície cerebral. Uma FAV pode ter uma angioarquitetura simples (FAV única) ou mais complexa.[25]

A fisiopatologia das FAVs é controversa, mas principalmente considerada como resultado da hipoperfusão local dentro de um seio dural trombosado. O zumbido pulsátil pode ser percebido em 2 a 27% dos casos.[35]

O zumbido pulsátil ocorre com maior frequência nas FAVs, quando comparado com as MAVs, chegando a 13,33% dos pacientes. Náusea, vômitos e cefaleia costumam estar associados.

Embora o zumbido seja o primeiro sintoma em alguns pacientes e, com frequência, causador de grande desconforto, o tratamento visa primordialmente tratar e/ou evitar complicações neurológicas (sintomas focais, hipertensão intracraniana, hemorragia intracraniana). Náuseas, vômitos e cefaleias são associados.[36]

O tratamento pode ser realizado por meio de cirurgia ou embolização endovascular, com controle do sintoma.[37]

Estenoses vasculares

Na população idosa, acredita-se que a doença aterosclerótica das artérias carótidas ou vertebrais seja a causa mais comum de zumbido pulsátil. O fluxo turbulento de uma artéria estenosada ou ocluída significativamente, ou o aumento do fluxo vascular no lado contralateral, podem levar ao zumbido pulsátil como sintoma.[25]

Displasia fibromuscular

A displasia fibromuscular é uma doença vascular segmentar, não ateromatosa, não inflamatória e de etiologia desconhecida, que acomete quase exclusivamente mulheres, tipicamente na sexta década de vida.[25]

É uma doença rara, que afeta sobretudo a musculatura das artérias de pequeno e médio calibres, levando a lesões focais, com estenoses, ou multifocais, com áreas de estenose e dilatação, frequentemente descritas como "colar de contas" ao estudo de imagem. Acredita-se que tenha componente genético complexo, com 10% dos casos sendo familiar, 25% relatando um parente de primeiro grau com aneurisma arterial e metade relatando uma história familiar de acidente vascular cerebral. Os fatores de risco ambientais incluem tabagismo, exposição a hormônios femininos e fatores mecânicos.[25,38,39]

Os territórios renais e cerebrovasculares são os mais acometidos, com predomínio de lesões nas artérias carótidas e vertebrais extracranianas. A apresentação clínica é determinada pelos vasos acometidos. Sintomas comuns incluem cefaleia e zumbido pulsátil, com ataques isquêmicos transitórios, acidente vascular cerebral isquêmico e hemorragia subaracnóidea ou intracerebral constituindo as manifestações clínicas mais graves.[38]

Embora a angiografia por cateter seja a investigação padrão-ouro, angiotomografia computadorizada e a angiorressonância magnética, modalidades não invasivas, costumam ser a primeira linha de escolha, com base em fatores do paciente, recursos e experiência local.[25]

O tratamento inicial costuma ser conservador, com vigilância rigorosa. Intervenções são indicadas conforme necessário, para controlar as complicações.[38,39]

Persistência da artéria estapediana

A artéria estapediana persistente é um pequeno vaso anormal que se origina da porção petrosa da artéria carótida interna e atravessa a orelha média. Resulta da falha de regressão da artéria estapediana embrionária. Como resultado, o trajeto proximal da artéria meníngea média não se desenvolverá e o forame espinhoso estará ausente. Além disso, a TC pode mostrar discreto alargamento do segmento timpânico do canal do nervo facial no plano coronal. Esses achados são, portanto, sinais indiretos de possível persistência da artéria estapediana, especialmente porque a própria artéria estapediana persistente, geralmente, é pouco visível.[40]

Acredita-se que a prevalência varie de 0,02 a 0,48% na população.[40]

O quadro clínico caracteriza-se por:[25,40,41]

- Zumbido pulsátil
- Perda auditiva condutiva por anquilose do estribo
- Perda auditiva neurossensorial por erosão da cápsula ótica (rara)
- Massa vista sobre o promontório à otoscopia
- Achado incidental durante a cirurgia, que pode levar a hemorragia se não for identificado corretamente.

Moreano et al. descreveram os achados tomográficos de nove pacientes (10 orelhas acometidas), em uma série de casos. Destes, seis persistências da artéria estapediana (PAEs) eram do lado esquerdo e quatro do lado direito, incluindo um bilateral. Todos apresentavam forame espinhoso ipsilateral ausente e vaso visível atravessando o promontório coclear. Sete apresentavam aumento do canalículo caroticotimpânico associado; os outros três apresentavam aumento do canalículo timpânico inferior. Seis tinham duplicação do canal de Falópio associada. Um vaso obturável dentro do forame obturador do estribo foi observado em oito casos; nos dois restantes, um vaso percorria anteriormente a um pilar estapediano displásico e o outro estava obscurecido por tecido de granulação (confirmado na cirurgia).[40]

Anatomia macroscópica da artéria estapediana

- Origina-se da artéria hióidea proximal com 4 a 5 semanas de vida. A artéria hióidea é a remanescente dorsal do segundo arco aórtico e constitui o tronco da artéria estapediana, em torno do qual se formará o anel estapediano, dando origem ao característico forame obturador do estribo
- Passa pelo forame obturador do estribo
- Ramifica-se em divisões superior e inferior
- A divisão posterior do ramo superior torna-se artéria meníngea média
- Ramo inferior (maxilomandibular) possui dois ramos:
  - Artéria mandibular (torna-se artéria alveolar inferior no adulto)
  - Artéria infraorbital (torna-se artéria infraorbital no adulto).

A anastomose se forma entre a artéria faríngea ventral (precursora da artéria carótida externa) e a divisão inferior da artéria estapediana. À medida que os suprimentos da artéria faríngea ventral fluem para a artéria meníngea média, a artéria estapedial regride, deixando uma pequena artéria caroticotimpânica (remanescente vestigial).[42,43]

É denominada persistente, pois normalmente é encontrada até a 10ª semana, quando o fluxo se inverte no forame espinhoso que, por sua vez, induz degeneração ao longo do terceiro mês fetal. Sua irrigação sanguínea pode ser proveniente da artéria caroticotimpânica ou da artéria timpânica inferior.[44]

Características radiográficas

As características radiográficas, apresentadas a seguir, podem ser observadas na Figura 113.4.[42,43]

- Pequeno canalículo originando-se do segmento petroso da artéria carótida interna
- Densidade linear de partes moles cruzando o promontório coclear
- Canal do nervo facial aumentado ou canal separado, paralelo ao nervo facial
- Forame espinhoso aplásico ou hipoplásico.

O ramo caroticotimpânico é um pequeno ramo do segmento C2 da artéria carótida interna. É um remanescente vestigial da artéria hióidea. Ele passa posterolateralmente para a cavidade da orelha média e anastomosa-se com a artéria timpânica inferior (ramo da artéria faríngea ascendente). É essa anastomose que forma a base da artéria carótida interna aberrante.[42,43]

A artéria estapediana pode estar associada à artéria carótida interna aberrante. Observa-se, então, aumento do canalículo timpânico inferior. Pode, ainda, estar associada a outras anomalias da orelha média.[42]

Artéria carótida aberrante

Um curso aberrante da artéria carótida interna (ACI) na orelha média pode mimetizar uma massa de tecidos moles, incluindo paraganglioma, à otoscopia.[44]

A ACI aberrante entra na cavidade timpânica através de um canalículo timpânico inferior alargado, percorre anteriormente a cavidade timpânica sob o promontório coclear e, em seguida, entra medialmente no canal carotídeo horizontal através de uma deiscência na placa carotídea. (Figura 113.5).[44]

Os sintomas e sinais de ACI aberrante incluem perda auditiva, zumbido pulsátil e uma massa retrotimpânica anteroinferior. Vertigem, otalgia e plenitude aural também podem ocorrer.[43]

O diagnóstico diferencial deve ser feito com tumores glômicos, colesteatoma congênito, otite média secretora, fístula arteriovenosa, fístula do seio cavernoso, fístula carotídea, bulbo de jugular deiscente, granuloma de colesterol, aneurismas carotídeos petrosos, pseudoaneurismas, hemangioma, dilatação de artéria basilar e alteração da artéria meníngea média. Embora seja uma condição geralmente assintomática, um diagnóstico errôneo dessa anomalia pode sujeitar os pacientes a sangramentos volumosos durante procedimento cirúrgico, com consequências graves e até potencialmente fatais.[45]

Paragangliomas

Os paragangliomas da orelha média, também chamados de glômus timpânico ou tumores glômicos do tímpano, são tumores raros, benignos, altamente vascularizados e de crescimento lento, que acometem mais mulheres de meia idade.[46,47] São tumores neuroendócrinos, de origem nos paragânglios não cromafins do sistema nervoso autônomo simpático, que são um grupo de células encontradas em vários locais do corpo. As localizações mais frequentes dos tumores glômicos são jugular, timpânico ou jugulo-timpânico, corpo carotídeo, órbita, subclávia, laringe, pulmão, rins, entre outros.[48]

Os paragânglios apresentam células do tipo I, que contêm grânulos de catecolaminas, e células tipo II, de sustentação. Portanto,

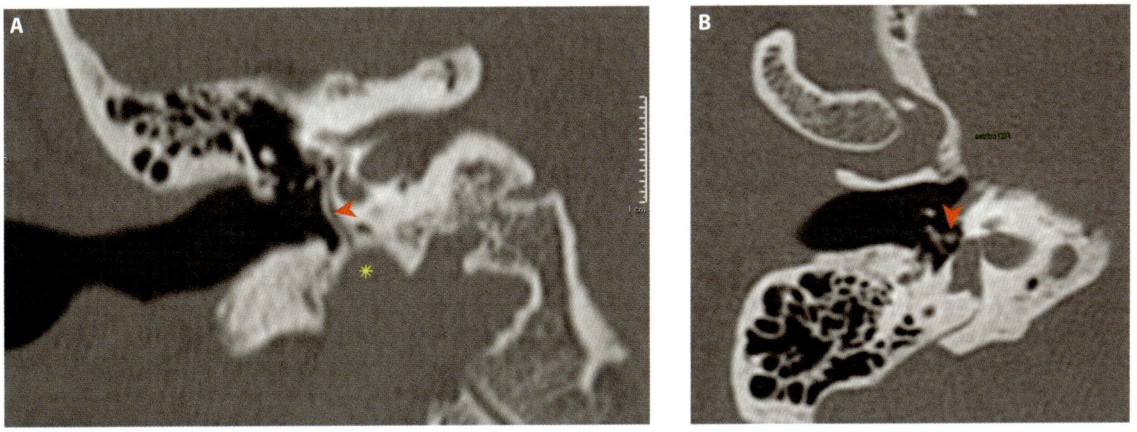

Figura 113.4 Artéria estapediana persistente: tomografia computadorizada em planos coronal (**A**) e axial (**B**) evidenciando estrutura vascular anômala (ponta de seta vermelha) emergindo da artéria carótida interna (asterisco amarelo) e com protrusão para o interior da orelha média, com trajeto adjacente ao promontório coclear (**A**) e junto à crura anterior do estribo (**B**).

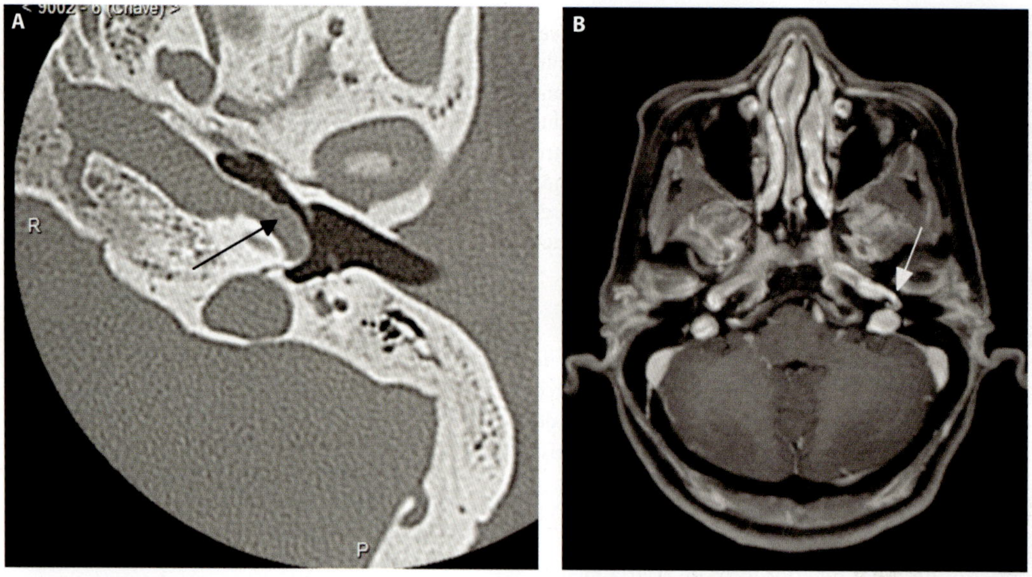

Figura 113.5 Artéria carótida aberrante: tomografia computadorizada em plano axial (**A**) e ressonância magnética em plano axial e sequência T1 pós-contraste (**B**), evidenciando estrutura vascular (setas) contígua com o segmento horizontal da artéria carótida interna projetando-se para o interior da orelha média, lateralmente ao promontório coclear.

alguns tumores são produtores de catecolaminas - adrenalina, noradrenalina e dopamina. De modo geral, são benignos, mas com potencial de malignização em 6 a 19%, dependendo da localização, podendo evoluir com invasão local, metástase para linfonodos, e para outros sítios como mediastino, pulmão e ossos.[49]

Os tumores glômicos do tímpano são classificados em quatro tipos, de acordo com seu tamanho e localização: tipo 1, pequena massa limitada ao promontório; tipo 2, tumor preenchendo completamente a orelha média; tipo 3, tumor preenchendo a orelha média e estendendo-se para o processo mastoide, e tipo 4, tumor preenchendo orelha média, estendendo-se para a mastoide ou através da membrana timpânica para preencher o meato acústico externo, podendo se estender anteriormente à artéria carótida interna.[48]

Os sintomas do paraganglioma de orelha média incluem perda auditiva, inicialmente condutiva; zumbido pulsátil, algumas vezes objetivo; tontura e sintomas relativos ao possível comprometimento de nervos cranianos, dependendo do crescimento do tumor.[48]

Zumbido pulsátil pode ser o primeiro sintoma. A maioria é visível à otoscopia, mas, dependendo da posição, TC ou RM são necessárias para avaliação.[46] A TC de alta resolução do osso temporal é a modalidade de imagem de escolha para o diagnóstico (Figura 113.6).[7]

O tratamento para os paragangliomas pode ser realizado por radioterapia, observação ou remoção cirúrgica. O tratamento cirúrgico é o escolhido na maioria dos casos devido ao risco de perda auditiva e outros sintomas decorrentes do crescimento do tumor. A avaliação audiológica geralmente é realizada antes e após o tratamento, para fins de diagnóstico e monitoramento.[48]

Embolização endovascular pré-operatória é frequentemente realizada, com o objetivo de reduzir o sangramento.[44]

Síndrome da deiscência do canal semicircular superior

Indivíduos com deiscência da cápsula ótica na região do canal semicircular superior podem apresentar sintomas da chamada síndrome da terceira janela (móvel). Em condições normais, a pressão recebida pela orelha interna através da janela oval é aliviada pela janela redonda. Entretanto, quando uma terceira "janela" é aberta, a biomecânica da orelha interna é alterada.

A energia sonora que chega pela janela oval através do estribo é parcialmente perdida pela deiscência no canal semicircular superior. Ao mesmo tempo, para os sons conduzidos por via óssea, o sistema apresenta uma impedância anormalmente reduzida.[50]

Como consequência à audiometria pode-se observar: 1) *gap* aéreo-ósseo nas frequências abaixo de 2 kHz e 2) limiares de via óssea algumas vezes negativos nas frequências abaixo de 2 kHz (-5 a 15 dB), com reflexos estapedianos presentes.[50]

Ao potencial evocado auditivo vestibular (VEMP), observam-se respostas presentes, com menores limiares e aumento das amplitudes de resposta.[50]

Os sintomas tipicamente presentes são tontura, vertigem, ou oscilopsia induzidos por exposição a sons intensos (Fenômeno de Tullio) ou pressão, autofonia e zumbido pulsátil. Com frequência, os pacientes relatam ouvir zumbido pulsátil no ouvido afetado, provavelmente devido a pulsações transmitidas da dura-máter através do canal semicircular deiscente, por alterações da pressão intracraniana ou percepção do fluxo de seios venosos.[50]

Alguns indivíduos referem percepção anormal de sons corporais (movimentos oculares, piscadas, borborigmos, crepitação da mandíbula e pescoço e passos). Por fim, pode-se observar nistagmo no plano do canal semicircular superior induzido por Valsalva, estímulo pressórico ou sonoro.

A TC de ossos temporais de alta resolução, com reconstrução de imagens no plano do canal semicircular superior e ortogonal a ele, é útil para demonstrar a deiscência (Figura 113.7).

O diagnóstico da síndrome da deiscência do canal semicircular superior requer todos os seguintes critérios:[50]

- Pelo menos 1 dos seguintes sintomas consistentes com a presença de uma terceira janela no ouvido interno:
  - Hiperacusia por condução óssea
  - Vertigem e/ou oscilopsia induzida pelo som
  - Vertigem e/ou oscilopsia induzida por pressão
  - Zumbido pulsátil
- Pelo menos um dos seguintes sinais ou testes de diagnóstico que indicam uma terceira janela no ouvido interno:
  - Nistagmo característico de excitação ou inibição do canal semicircular superior afetado evocado por som, ou por alterações na pressão da orelha média ou pressão intracraniana

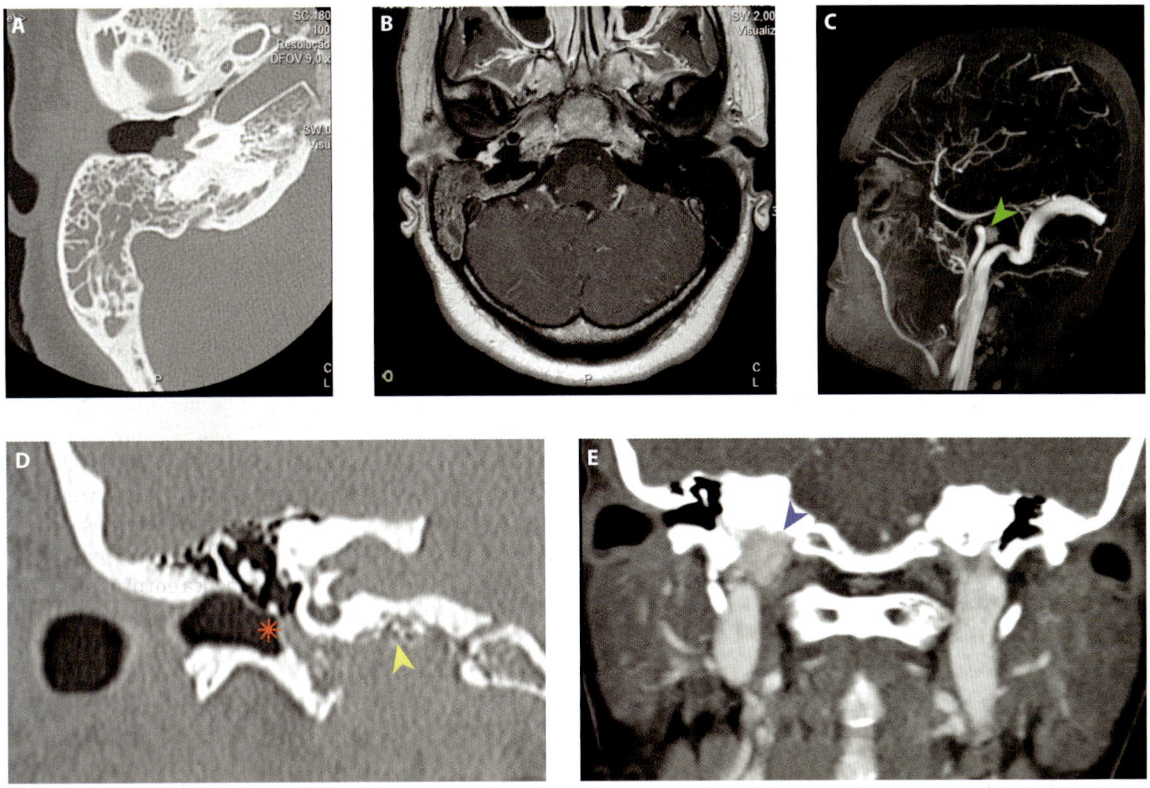

Figura 113.6 **A** a **C.** Paraganglioma timpânico. Lesão com densidade de partes moles e intenso realce pelo contraste (ponta de seta verde) junto ao promontório coclear. Forame jugular preservado. **A.** Tomografia computadorizada (TC) em plano axial; **B.** Ressonância magnética sequência T1 pós-contraste; **C.** Angiorressonância; **D** e **E.** Paraganglioma jugulotimpânico. Lesão com densidade de partes moles adjacente ao promontório (asterisco vermelho) e intenso realce pelo contraste (ponta de seta azul), associada a erosão óssea de aspecto permeativo do bulbo jugular (ponta de seta amarela); **D.** TC em plano coronal sem contraste; **E.** TC pós-contraste.

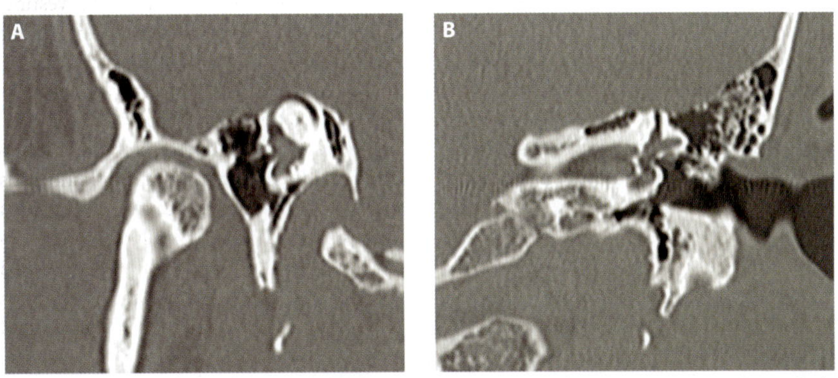

Figura 113.7 Deiscência do canal semicircular superior. Tomografia computadorizada com reconstrução sagital oblíqua (**A**) e coronal (**B**) evidenciando adelgaçamento do revestimento ósseo entre o canal semicircular superior e a fossa craniana média, com descontinuidade na eminência arqueada.

  - Perda auditiva condutiva de baixa frequência na audiometria tonal liminar
  - Respostas aumentadas ao VEMP (baixos limiares ao VEMP cervical ou altas amplitudes ao VEMP ocular)
- TC de ossos temporais de alta resolução com reconstrução multiplanar demonstrando deiscência do canal semicircular superior
- Não é melhor explicado por outra doença ou distúrbio vestibular.

O tratamento pode ser expectante, com controle clínico dos sintomas ou, nos casos de sintomas incapacitantes, cirúrgico. O tratamento cirúrgico é feito com bloqueio do canal semicircular superior (*plug*) ou correção da deiscência óssea, via fossa média ou transmastóidea.[51]

SÍNDROME DE EAGLE

A síndrome de Eagle é causada pelo alongamento anormal do processo estiloide ou pela mineralização do ligamento estilo-hióideo, levando ao comprometimento, por compressão, de estruturas neurovasculares vizinhas, como os nervos cranianos V, VII, IX e X, e artéria carótida. Tal condição pode apresentar uma grande variedade de sintomas clínicos, incluindo dor orofacial, alteração da sensibilidade, disfagia, odinofagia, otalgia e zumbido. Algumas vezes seu diagnóstico ocorre de forma incidental, com exame direcionado a outra condição.[52]

São consideradas possíveis causas: processo estiloide alongado devido à variação anatômica, hiperplasia/metaplasia reativa induzida por trauma, extração dentária ou tonsilectomia e inflamação crônica relacionada com a idade.

A tomografia computadorizada do pescoço é o exame de escolha para confirmação do diagnóstico (Figura 113.8).

A síndrome de Eagle é tratada clinicamente com analgésicos, corticosteroides, antidepressivos e anticonvulsivantes, ou cirurgicamente, com exérese do processo estiloide.[52]

A síndrome estilocarótida é uma variante da síndrome de Eagle em que o alongamento do processo estiloide ou a calcificação do ligamento estilo-hióideo resulta em compressão da artéria carótida externa ou interna. Consequentemente, diversas apresentações neurológicas podem ocorrer, desde ataques isquêmicos transitórios até dissecção de carótida e acidente vascular encefálico (AVE) extenso. É uma causa rara de AVE, mas que pode ser facilmente diagnosticada por angiotomografia. A estiloidectomia constitui o tratamento definitivo.[46]

A compressão da porção superior da veia jugular interna contra o arco anterior da vértebra C1 pelo processo estiloide (alongado ou não) é outra variante da síndrome de Eagle, cujas principais manifestações são zumbido pulsátil, cefaleia e tontura possivelmente relacionadas com a obstrução ao fluxo venoso cerebral.[47]

ZUMBIDO PULSÁTIL DE ORIGEM MUSCULAR

O zumbido pulsátil de origem muscular é provocado pela contração rítmica e involuntária de um ou mais músculos da orelha média ou do palato mole e apresenta frequência mais alta que os zumbidos de origem vascular.

A mioclonia de músculos da orelha média (tensor do tímpano e tensor do estapédio) é uma condição rara, mas bastante reconhecida como causadora de zumbido rítmico. Geralmente é percebida como zumbido unilateral e subjetivo, sendo comparado muitas vezes ao bater de asas de um inseto e pode estar associada a espasmos hemifaciais, paralisia facial ou mioclonia palpebral.[53]

A mioclonia de músculos do palato geralmente é percebida como zumbido bilateral, podendo estar associada a mioclonia de outros músculos como salpingofaríngeo, constritor superior da faringe, laríngeo, diafragmático, facial e ocular. Pode ser objetivo, mas nem sempre é possível percebê-lo durante o exame físico, já que pode ter caráter intermitente e a abertura de boca pode suprimí-lo. A observação por meio da nasofibroscopia é um recurso que pode permitir ao examinador deflagrar a movimentação da musculatura.[53,54]

A contração involuntária de músculos da região periauricular, como o músculo auricular posterior e músculo temporal, é uma forma rara descrita de zumbido muscular.[55]

O tratamento do zumbido pulsátil de origem muscular envolve medicamentos relaxantes musculares, ansiolíticos, anticonvulsivantes, aplicação de toxina botulínica e secção cirúrgica dos tendões dos músculos da orelha média.[56,57]

TUBA AUDITIVA PATENTE

A tuba auditiva comunica a orelha média à nasofaringe e, normalmente, encontra-se fechada em repouso, para proteger a orelha média das secreções nasofaríngeas. Durante a deglutição, fala, espirro e choro, por ação dos músculos tensor do véu palatino e elevador do véu palatino, a tuba auditiva abre-se, brevemente, permitindo a equalização da pressão do ambiente externo com a caixa timpânica e drenagem de secreções da orelha média. Quando esse mecanismo é alterado, tem-se uma disfunção da tuba auditiva. A tuba auditiva permanentemente aberta é chamada de tuba auditiva patente e acomete entre 0,3 e 6,6% da população, com preponderância feminina.[58,59]

Embora a disfunção tubária seja frequentemente dividida em obstrutiva ou patente, os sintomas raramente são bem definidos para cada condição. A presença de autofonia e movimentação anormal do tímpano durante a respiração são típicos da tuba anormalmente aberta. No entanto, a maioria dos pacientes apresenta uma variedade de sintomas que se sobrepõem a outros distúrbios.[58]

Classicamente, a tuba auditiva patente tem maior probabilidade de ocorrer após perda de peso, radioterapia, gravidez, alergias ou refluxo gastresofágico mas pode, também, ser considerada idiopática. A rápida perda ponderal pode resultar em redução do tecido gorduroso de revestimento da tuba auditiva, gerando sintomas como autofonia, plenitude aural e tinido.[60] Albawardi et al. identificaram a ocorrência de tuba auditiva patente em 20,22% dos pacientes submetidos a cirurgia bariátrica.[59]

Sintomas comuns dessa condição são autofonia, plenitude aural e percepção do som da própria respiração. Os sintomas podem ser desencadeados por exercício vigoroso e podem melhorar pela manhã, devido à congestão venosa noturna ao redor da nasofaringe, com piora ao longo do dia. Alguns pacientes percebem melhora da autofonia ao deitar.[58]

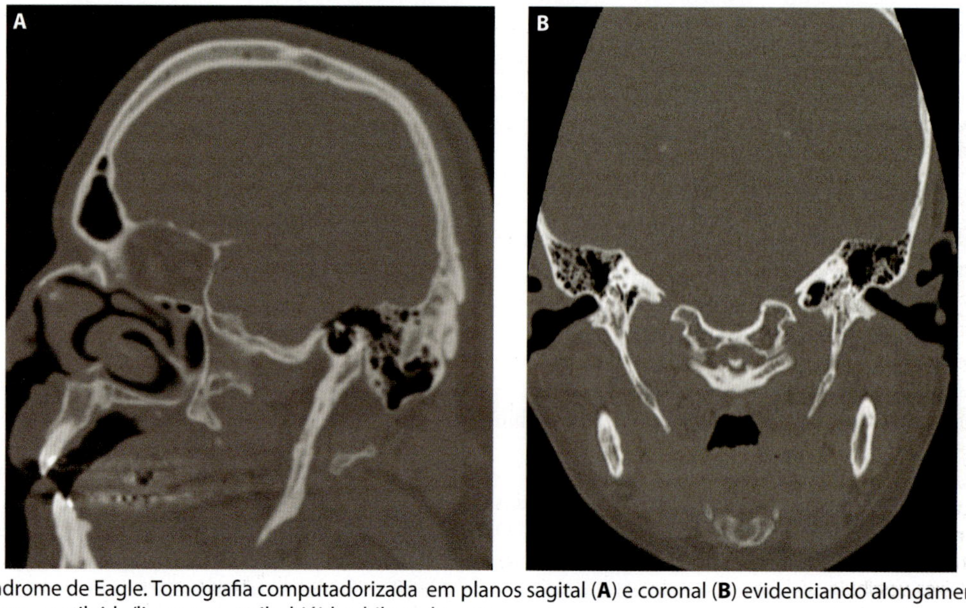

Figura 113.8 Síndrome de Eagle. Tomografia computadorizada em planos sagital (**A**) e coronal (**B**) evidenciando alongamento e calcificação do complexo processo estiloide/ligamento estilo-hióideo bilateralmente.

O diagnóstico da tuba auditiva patente é essencialmente clínico. A presença dos sintomas típicos, fatores de risco e a observação da movimentação da membrana timpânica em sincronia com os movimentos respiratórios ao exame físico são sugestivos desta condição. Entretanto, os sintomas da tuba auditiva patente são, geralmente, intermitentes e flutuantes, o que dificulta o exame clínico. É importante que o exame físico seja realizado com o paciente sentado, já que a movimentação da membrana timpânica, síncrona com a respiração, pode parar com a inclinação do corpo. Pedir ao paciente que faça uma respiração forçada (inspiração e expiração), com a oclusão da narina contralateral, pode facilitar a observação da movimentação da membrana timpânica (Vídeo 113.1).[58]

A avaliação endoscópica da nasofaringe permite avaliar o tecido peritubário, além de excluir outras causas de disfunção da tuba auditiva. Exames de imagem como tomografia e ressonância também podem ser utilizados na investigação de diagnósticos diferenciais.

Diversas opções de tratamento são propostas, desde conduta expectante, irrigação nasal com solução salina e aplicação intranasal de creme com estrogênio, até intervenções cirúrgicas.

A inserção de tubo de ventilação pode resultar em alívio da plenitude aural em 50% ou mais dos indivíduos. Entretanto, alguns pacientes referem piora do sintoma após o procedimento.[58]

Outros procedimentos cirúrgicos da membrana timpânica, como timpanoplastia com uso de cartilagem, são descritos com sucesso em alívio dos sintomas em torno de 75% dos pacientes.[61]

A obstrução do orifício da tuba timpânica com catéter ou cera de osso ou *plug* de silicone também é descrita. Por fim, são relatados procedimentos realizados na nasofaringe, como preenchimento da parede lateral da tuba auditiva com materiais como ácido hialurônico e hidroxiapatita, além da inserção de cartilagem na mesma região.[58]

COMPRESSÃO DO NERVO AUDITIVO

Geralmente de origem vascular (artéria cerebelar anteroinferior [AICA], artéria cerebelar posteroinferior [PICA] ou artéria vertebral); raramente ocorre por tumor (Figura 113.9).

Descrito tinido tipo máquina de escrever em paciente com paroxismia vestibular, causada por meningioma de ângulo pontocerebelar. O tinido aparecia secundário à crise de paroxismia. Utilizado carbamazepina 400 mg/dia, 30 dias depois com melhora significativa.[62]

OBSTRUÇÃO TUBÁRIA

A obstrução da tuba auditiva, seja por processos alérgicos, inflamatórios, infecciosos ou tumorais, é bastante comum. Causa sensação de plenitude auricular e hipoacusia, com muitos casos com tinido persistente. O tratamento é normalmente clínico, mas pode ser cirúrgico, como em casos tumorais.

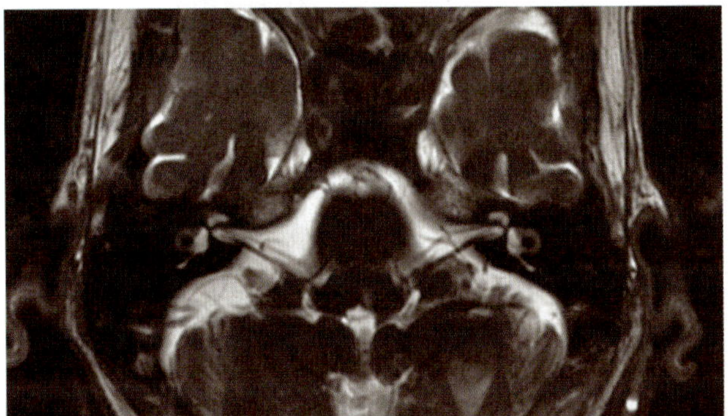

Figura 113.9 Alça vascular. Ressonância magnética axial em sequência líquido-sensitiva ponderada em T2 evidenciando insinuação das artérias cerebelares anteroinferiores nos poros acústicos internos, em íntimo contato com os feixes vestíbulo-cocleares bilateralmente, associada a discreto deslocamento anterior do nervo facial à esquerda.

A dilatação da tuba auditiva em casos de obstrução é uma opção de tratamento e é um procedimento minimamente invasivo, mas que pode ter complicações no pós-operatório, como dissecção de carótida, enfisema subcutâneo, mucocele de nasofaringe e tinido.[63]

TRATAMENTO

A abordagem do paciente com zumbido secundário envolve adequados diagnóstico e tratamento das causas subjacentes, além do tratamento do zumbido em si. O tratamento da condição que desencadeou o zumbido e o do próprio zumbido devem, de preferência, ser iniciados ao mesmo tempo.

Frequentemente, o desconforto pelo zumbido supera os demais sintomas e a própria preocupação com a doença de base, sendo o motivo pela busca por atendimento. Não se pode, então, desconsiderar o fato de o zumbido, isoladamente, ser um distúrbio que merece ser tratado, ainda que tenha sido desencadeado por uma doença ou condição sistêmica.

Várias são as possibilidades e indicações de tratamentos relatados na literatura mundial. O compilado abrangente a seguir traz as principais formas propostas atualmente:

- Terapia cognitiva comportamental: como elemento endossado fortemente na literatura, pode identificar e modular a interação comportamental e emotiva, vinculada ao distúrbio[64,65]
- TRT (*tinnitus retraining therapy*): atuando como habituação e aconselhamento. Alguns estudos inclusive comprovam alterações nas respostas encefálicas após 8 semanas de terapia[65,66]
- Musicoterapia ou estímulos específicos musicais[65,66]
- Aparelhos de amplificação sonora individual (AASIs) para indivíduos com perda de audição e tinido, compensando a privação auditiva, reduzindo, inclusive, estresse social e com melhora da cognição[67]
- Implantes cocleares: a viabilidade de reduzir a percepção do zumbido proporciona uma nova perspectiva de tratamento nos pacientes com perda auditiva e candidatos ao procedimento[68]
- Neuromodulação: estudos ainda não confluem sobre a sua efetividade. Algumas pesquisas recentes associam o estimulo transmagnético a estímulos auditivos, visuais e táteis. O estímulo também pode ser aplicado no nervo vago por via transcutânea auricular. O aparelho de Lenire, que integra sons e estímulos elétricos na língua, mostrou resultados promissores. Alguns estudos mostram melhora ou satisfação adequada com os estímulos bimodais variando de 70 a 80%[69-71]
- *Neurofeedback*: presente em alguns estudos com melhora da manipulação de ondas alfa e delta, mas ainda sem comprovação científica adequada[72,73]
- Farmacoterapia: apesar de inúmeros estudos com muitos medicamentos propostos, ainda faltam estudos com relevância estatística para comprovação adequada de indicação. São citados o EGB (extrato de ginkgo biloba), antidepressivos, benzodiazepínicos, zinco, melatonina, *cannabis*, oxitocina, esteroides e gabapentinas. Relatado o acamprosato como uma droga com resultados consistentes de redução do tinido, utilizado em tratamento de pacientes alcoólatras. A metilenodioxianfetamina - um estudo apenas que relata mesmo efeito que placebo[65,74]
- Suplementos dietéticos: sabe-se que o tinido é, na maioria das vezes, causado por diversos fatores, mas alterações nutricionais, algumas hipovitaminoses, hipozincemia, carência de vitaminas B2 e B12 e desidratação, podem causar piora do tinido[74]

- Cirurgias: utilizadas para quando a causa tem fator mecânico, na sua maioria vasculares.[75] Também na mioclonia de orelha média - a secção endoscópica do tendão do estapédio ou injeção de botox, podem ser efetivas
- Psicoterapia e manipulação miofascial: para os tratamentos de alteração somatossensorial, em que as disfunções motoras podem ser acompanhadas de distúrbios emocionais, a fisioterapia se mostra muito efetiva.

O tratamento orofacial multidisciplinar em pacientes com zumbido somatossensorial também é citado como capaz de reduzir a severidade do incômodo. Alguns autores identificaram que os fatores de melhor prognóstico na abordagem multimodal desse tipo de zumbido seriam mulheres jovens, duração curta do zumbido e alta pontuação na subescala somática do TQ (*Tinnitus Questionnaire*).[72] A fisioterapia precoce em pacientes com disfunção temporomandibular (DTM) e alterações cervicais foi proposta diante dos resultados de melhora com abordagem fisioterápica precoce se comparada ao grupo de início tardio. Foi observada redução nos scores do TFI (*Tinnitus Functional Index*).[76]

Alguns autores avaliaram a eficácia do estimulo trans-magnético (ETM) repetitivo em pacientes com resultados insatisfatórios em tratamentos prévios. Obtiveram resultados de reversão de áreas de irritação central após tratamento, evidenciando ser um método efetivo de controle. Os 25 pacientes estudados obtiveram boas repostas de acordo com os questionários aplicados - THI (*Tinnitus Handicap Inventory*).[77] O ETM parece regular o potencial membranoso das células neuronais, afetando o metabolismo cerebral e atividade neuroelétrica, inibindo ou estimulando o sistema simpático. Estímulos de alta frequência do ETM induzem potencialização de longo tempo da atividade cortical e baixas frequências, depressão dessa atividade. Porém o mecanismo claro que atenua o tinido ainda não está elucidado. Sugere-se que o estímulo de alta frequência pode, direta ou indiretamente, ativar células do sistema reticular talâmico, que geraria efeito inibitório no núcleo geniculado medial, e consequente redução da atividade cortical auditiva.[78] Baixas frequências podem induzir plasticidade sináptica, reduzindo atividade excessiva do córtex auditivo. Por isso, a estimulação dupla tem sido sugerida como mais efetiva que única.[78]

Outro estudo realizou ETM em 10 pacientes com tinido. A melhora foi significativa quando associada conectividade às áreas temporais superiores bilaterais, e foi negativa quando associada a áreas frontais bilaterais.[79]

A associação de tratamento de estímulo transmagnético direto, com indução de emoção positiva (PEI) também tem sido relatada. Doze pacientes, durante as sessões de estímulo, foram submetidos à intervenção com imagens validadas pelo *Nencki Affective Picture System*, reduzindo impactos negativos da sessão e estresse causado pelo tinido. Após, eram avaliados com neuro-imagem, verificando áreas de impacto e estímulo centrais. Evidenciou-se redução de irritabilidade nas amígdalas, bilateralmente, e no lóbulo parietal superior, córtex pré-frontal dorsolateral e no córtex geniculado anterior. Os autores sugerem a correlação do tinido e seu incômodo com áreas cognitiva e emocional. No estudo, foi observada redução nas pontuações do THI na pós-intervenção, com significância estatística.[80]

A estimulação TM é utilizada para tratamento de transtornos do humor, como depressão, catatonia e modulação do sono. Neste caso, indiretamente já ajudaria no tratamento de alguns casos de tinido.[81]

A acupuntura também é bastante descrita como alternativa de tratamento em alguns casos, como tratamento em paciente com tinido idiopático. Identificaram na RM funcional redução de irritação na amígdala pontina e o giro frontal superior, além de redução nas pontuações da escala visual analógica (EVA), dos questionários *Tinnitus Evaluation Questionnaire* (TEQ) e THI.[73]

REFERÊNCIAS BIBLIOGRÁFICAS

1. Tunkel DE, Bauer CA, Sun GH, Rosenfeld RM, Chandrasekhar SS, Cunningham ER Jr et al. Clinical practice guideline: Tinnitus. Otolaryngol Head Neck Surg [Internet]. 2014 Oct [Acesso em: 2024 Jul];151(2 Suppl):S1-S40.
2. Cima RF, Mazurek B, Haider H, Kikidis D, Lapira A, Noreña A et al. A multidisciplinary European guideline for tinnitus: Diagnostics, assessment, and treatment. HNO [Internet]. 2019 Mar [Acesso em: 2024 Jul];67(Suppl 1):10-42.
3. Oiticica J, Bittar RS. Tinnitus prevalence in the city of Sao Paulo. Braz J Otorhinolaryngol [Internet]. 2015 [Acesso em: 2024 Jul];81:167-76.
4. Han BI, Lee HW, Ryu S, Kim JS. Tinnitus update. J Clin Neurol [Internet]. 2021 Jan [Acesso em: 2024 Jul];17(1):1-10.
5. Fukuda Y. Tinnitus: Diagnosis and treatment. Rev Bras Med Otorrinolaringol [Internet]. 1997 [Acesso em: 2024 Jul];4(2);39-43.
6. Onishi ET, Coelho CB, Oiticica J, Figueiredo RR, Guimarães RC, Sanchez TG et al. Tinnitus and sound intolerance: Evidence and experience of a Brazilian group. Braz J Otorhinolaryngol [Internet[. 2018 Mar- Apr [Acesso em: 2024 Jul];84(2):135-49.
7. Narsinh KH, Hui F, Duvvuri M, Meisel K, Amans MR. Management of vascular causes of pulsatile tinnitus. J Neurointerv Surg [Internet]. 2022 Nov [Acesso em: 2024 Jul];14(11):1151-7.
8. Dobel C, Junghöfer M, Mazurek B, Paraskevopoulos E, Groß J. Tinnitus and multimodal cortical interaction. Laryngorhinootologie [Internet]. 2023 May [Acesso em: 2024 Jul];102(S 01):S59-S66.
9. Shore SE, Roberts LE, Langguth B. Maladaptive plasticity in tinnitus-triggers, mechanisms and treatment. Nat Rev Neurol [Internet]. 2016 Mar [Acesso em: 2024 Jul];12(3):150-60.
10. Adjamian P, Hall DA, Palmer AR, Allan TW, Langers DR. Neuroanatomical abnormalities in chronic tinnitus in the human brain. Neurosci Biobehav Rev [Internet]. 2014 Sep [Acesso em: 2024 Jul];45:119-33.
11. Salvari V, Korth D, Paraskevopoulos E, Wollbrink A, Ivansic D, Guntinas-Lichius O et al. Tinnitus-frequency specific activity and connectivity: A MEG study. Neuroimage Clin [Internet]. 2023 [Acesso em: 2024 Jul];38:103379.
12. Wójcik J, Kochański B, Cieśla K, Lewandowska M, Karpiesz L, Niedziałek I et al. An MR spectroscopy study of temporal areas excluding primary auditory cortex and frontal regions in subjective bilateral and unilateral tinnitus. Sci Rep [Internet]. 2023 Oct 27 [Acesso em: 2024 Jul];13(1):18417.
13. Zhao J, Luo B, Yao X, Zhang X, He D, Cai L et al. Cerebellar infarction caused by vertebral artery dissection: A case report. Medicine (Baltimore) [Internet]. 2023 Jun 16 [Acesso em: 2024 Jul];102(24):e34033.
14. Swain SK, Pati BK, Mohanty JN. Otological manifestations in pregnant women - A study at a tertiary care hospital of eastern India. J Otol [Internet]. 2020 Sep [Acesso em: 2024 Jul];15(3):103-6.
15. Zoccali F, Petrella C, Zingaropoli MA, Fiore M, Ralli M, Minni A et al. Neurofilament expression as a biomarker of post-COVID-19 sudden sensorineural hearing loss. Diseases [Internet]. 2023 Jun 29 [Acesso em: 2024 Jul];11(3):92.
16. Lin D, Selleck AM. Tinnitus cases after COVID-19 vaccine administration, one institution's observations. Am J Otolaryngol [Internet]. 2023 Jul-Aug [Acesso em: 2024 Jul];44(4):103863.
17. Park JY, Kim CH. Vestibular schwannoma presenting as acute vertigo mimicking vestibular neuritis. Case Rep Neurol [Internet]. 2022 Nov 22 [Acesso em: 2024 Jul];14(3):464-8.
18. Walter J, Greene JS, Gadre AK. Vestibular schwannoma presenting with cough-induced vertigo. J Int Adv Otol [Internet]. 2023 Jan [Acesso em: 2024 Jul];19(1):66-9.
19. Yu Z, Lu T, Yu T, Liang R. Cavernous hemangioma of the cisternal segment of the auditory nerve: Case report. BMC Neurol [Internet]. 2023 Jun 6 [Acesso em: 2024 Jul];23(1):217.
20. Cao D, Xu H, Hu J, Mo J, Yu X, Wang J, Hu H. Frontotemporal giant extradural dermoid cyst: Illustrative case. J Neurosurg Case Lessons [Internet]. 2023 Apr 3 [Acesso em: 2024 Jul];5(14):CASE22547.
21. Yuan Z, Xiang L, Liu R, Yue W. Case report: Bilateral sudden deafness in acute middle cerebellar peduncle infarction: Central or peripheral? Front Med (Lausanne) [Internet]. 2023 May 5 [Acesso em: 2024 Jul];10:1174512.

22. Ralli M, Greco A, Turchetta R, Altissimi G, de Vincentiis M, Cianfrone G. Somatosensory tinnitus: Current evidence and future perspectives. J Int Med Res [Internet]. 2017 Jun [Acesso em: 2024 Jul];45(3):933-47.
23. Sanchez TG, Rocha CB. Diagnosis and management of somatosensory tinnitus: Review article. Clinics (Sao Paulo) [Internet]. 2011 [Acesso em: 2024 Jul];66(6):1089-94.
24. Raoof N, Hoffmann J. Diagnosis and treatment of idiopathic intracranial hypertension. Cephalalgia [Internet]. 2021 Apr [Acesso em: 2024 Jul];41(4):472-8.
25. Pegge SA, Steens SC, Kunst HP, Meijer FJ. Pulsatile tinnitus: Differential diagnosis and radiological work-up. Curr Radiol Rep [Internet]. 2017 [Acesso em: 2024 Jul];5(1):5.
26. Kumar R, Rice S, Lingam RK. Detecting causes of pulsatile tinnitus on CT arteriography-venography: A pictorial review. Eur J Radiol [Internet]. 2021 Jun [Acesso em: 2024 Jul];139:109722.
27. Dib GC, Onishi E, Penido NO. O "hum" venoso como causa de zumbido pulsátil de origem vascular. Rev Bras Otorrinolaringol [Internet]. 2004 [Acesso em: 2024 Jul];70(2).
28. Hofmann E, Behr R, Neumann-Haefelin T, Schwager K. Pulsatile tinnitus: imaging and differential diagnosis. Dtsch Arztebl Int [Internet]. 2013 Jun [Acesso em: 2024 Jul];10(26):451-8.
29. Ravichandran AP, Su Y, Yacoub HA. A treatable cause of pulsatile tinnitus: A case of sigmoid sinus dehiscence. Cureus [Internet]. 2023 Feb 28 [Acesso em: 2024 Jul];15(2):e35577.
30. Hsieh YL, Wang S, Wang W. Case report: Venous pulsatile tinnitus induced by enlarged oblique occipital sinus and resultant diverticulum/dehiscence of the sigmoid-jugular wall. Front Surg [Internet]. 2023 Jan 6 [Acesso em: 2024 Jul];9:1014649.
31. Bai C, Chen Z, Ding Y, Ji X, Yuan J, Meng R. Long-term safety and efficacy of stenting on correcting internal jugular vein and cerebral venous sinus stenosis. Ann Clin Transl Neurol [Internet]. 2023 Aug [Acesso em: 2024 Jul];10(8):1305-13.
32. Lim JH, Han JS, Aliyeva A, Seo JH, Park SY, Park SN. Surgical outcomes of sigmoid sinus resurfacing for pulsatile tinnitus: The predictive value of the water occlusion test and imaging studies. Clin Exp Otorhinolaryngol [Internet]. 2023 Aug [Acesso em: 2024 Jul];16(3):244-50.
33. Chen BS, Newman NJ, Biousse V. Atypical presentations of idiopathic intracranial hypertension. Taiwan J Ophthalmol [Internet]. 2020 Dec 2 [Acesso em: 2024 Jul];11(1):25-38.
34. Desai P, Dada O, Warner J, Pierre K, Lucke-Wold B. Cerebral venous sinus stenting in idiopathic intracranial hypertension. Adv Neurol (Singap) [Internet]. 2023 [Acesso em: 2024 Jul];2(2):284.
35. Maruyama F, Ishibashi T, Abe Y, Murayama Y. Three-dimensional fusion images from digital subtraction angiography for the treatment of direct carotid-cavernous fistulas: Illustrative case. J Neurosurg Case Lessons [Internet]. 2023 Jul 17 [Acesso em: 2024 Jul;6(3):CASE23214.
36. Huang X, Shen H, Fan C, Chen J, Meng R. Clinical characteristics and outcome of dural arteriovenous fistulas secondary to cerebral venous sinus thrombosis: A primary or secondary event? BMC Neurol [Internet]. 2023 Mar 30 [Acesso em: 2024 Jul];23(1):131.
37. Kondo H, Kiura Y, Tsuyuguchi S, Satoh H, Tominaga A. Two cases of idiopathic middle meningeal arteriovenous fistula initially diagnosed by magnetic resonance angiography. Cureus [Internet]. 2023 Feb 26 [Acesso em: 2024 Jul];15(2):e35501.
38. Kythreotou A, Weerakkody RA, Koysombat K, Marzouqa N, Baker DM. A retrospective cohort study of cerebrovascular fibromuscular dysplasia. Ann Vasc Surg [Internet]. 2023 May [Acesso em: 2024 Jul];92:104-10.
39. Kesav P, Manesh Raj D, John S. Cerebrovascular fibromuscular dysplasia – A practical review. Vasc Health Risk Manag [Internet]. 2023 Aug 28 [Acesso em: 2024 Jul];19:543-56.
40. Moreano EH, Paparella MM, Zelterman D, Goycoolea MV. Prevalence of facial canal dehiscence and of persistent stapedial artery in the human middle ear: A report of 1000 temporal bones. Laryngoscope [Internet]. 1994 Mar [Acesso em: 2024 Jul];104(3 Pt 1):309-20.
41. LoVerde ZJ, Shlapak DP, Benson JC, Carlson ML, Lane JI. The many faces of persistent stapedial artery: CT findings and embryologic explanations. AJNR Am J Neuroradiol [Internet]. 2021 Jan [Acesso em: 2024 Jul];42(1):160-6.
42. Sair H, Baba Y, Weerakkody Y et al. Persistent stapedial artery. Reference article, Radiopaedia.org [Internet]. [Acesso em: 2024 Jan 26].
43. Muderris T, Bercin S, Sevil E, Cetin H, Kiris M. A potentially catastrophic anatomical variation: Aberrant internal carotid artery in the middle ear cavity. Case Rep Otolaryngol [Internet]. 2013 [Acesso em: 2024 Jul];2013:743021.
44. Ferjaoui M, Kolsi N, Boughzala W, Kharrat O, Bouatay R, Harrathi K et al. Management of jugular tympanic paraganglioma: A case report. Pan Afr Med J [Internet]. 2022 Dec 2 [Acesso em: 2024 Jul];43:166.
45. Viana C, Coelho F, Caldas Neto S, Oliveira K, Caldas N. Artéria carótida interna aberrante na orelha média. Relato de Caso. Rev Bras Otorrinolaringol [Internet]. 2003 [Acesso em: 2024 Jul];6:69.
46. Ramadan SM. Stylocarotid syndrome causing middle cerebral artery infarction. J R Coll Physicians Edinb [Internet]. 2021 Dec [Acesso em: 2024 Jul];51(4):380-1.
47. Mantovani G, Zangrossi P, Flacco ME, Di Domenico G, Nastro Siniscalchi E, De Ponte FS et al. Styloid jugular nutcracker: The possible role of the styloid process spatial orientation - A preliminary morphometric computed study. Diagnostics (Basel) [Internet]. 2023 Jan 13 [Acesso em: 2024 Jul];13(2):298.
48. Mahadevaiah A, Parikh B, Kumaraswamy K. Surgical management of glomus tympanicum tumor. Indian J Otolaryngol Head Neck Surg [Internet]. 2007 [Acesso em: 2024 Jul];59:5-8.
49. Pollak N, Soni RS. Endoscopic excision of a tympanic paraganglioma: Training the next generation of ear surgeons. World J Otorhinolaryngol Head Neck Surg [Internet]. 2017 [Acesso em: 2024 Jul]; 3:160-2.
50. Ward BK, van de Berg R, van Rompaey V, Bisdorff A, Hullar TE, Welgampola MS et al. Superior semicircular canal dehiscence syndrome: Diagnostic criteria consensus document of the committee for the classification of vestibular disorders of the Bárány Society. J Vestib Res [Internet]. 2021 [Acesso em: 2024 Jul];31(3):131-41.
51. Yew A, Zarinkhou G, Spasic M, Trang A, Gopen Q, Yang I. Characteristics and management of superior semicircular canal dehiscence. J Neurol Surg B Skull Base [Internet]. 2012 Dec [Acesso em: 2024 Jul];73(6):365-70.
52. Badhey A, Jategaonkar A, Anglin Kovacs AJ, Kadakia S, De Deyn PP, Ducic Y et al. Eagle syndrome: A comprehensive review. Clin Neurol Neurosurg [Internet]. 2017 Aug [Acesso em: 2024 Jul];159:34-8.
53. Bhimrao SK, Masterson L, Baguley D. Systematic review of management strategies for middle ear myoclonus. Otolaryngol Head Neck Surg [Internet]. 2012 May [Acesso em: 2024 Jul];146(5):698-706.
54. Sanchez TG, Netto BM, Sasaki F, Santoro PP, Bento RF. Tinnitus generated by vascular and muscular disorders. Int Arch Otorhinolaryngol [Internet]. 2000 [Acesso em: 2024 Jul];4(4).
55. Lee K, Chang J, Park S, Im GJ, Choi HJ, Kim JH, Kim HJ. Bilateral muscular tinnitus due to myoclonus of extrinsic auricular muscles. Auris Nasus Larynx [Internet]. 2015 Apr [Acesso em: 2024 Jul];42(2):173-5.
56. Hidaka H, Honkura Y, Ota J, Gorai S, Kawase T, Kobayashi T. Middle ear myoclonus cured by selective tenotomy of the tensor tympani: Strategies for targeted intervention for middle ear muscles. Otol Neurotol [Internet]. 2013 Dec [Acesso em: 2024 Jul];34(9):1552-8.
57. Wong WK, Lee MF. Middle ear myoclonus: Systematic review of results and complications for various treatment approaches. Am J Otolaryngol [Internet]. 2022 Jan-Feb [Acesso em: 2024 Jul];43(1):103228.
58. Bance M, Tysome JR, Smith ME. Patulous Eustachian tube (PET), a practical overview. World J Otorhinolaryngol Head Neck Surg [Internet]. 2019 Oct 11 [Acesso em: 2024 Jul];5(3):137-42.
59. Albawardi KA Sr, Alsanad FA, Aldosari HS, Alhelal SA, Alasmari MM, Alsadi MA et al. The prevalence of hearing smptoms associated with patulous eustachian tube dysfunction following bariatric surgery at King Khalid University Hospital, Saudi Arabia. Cureus [Internet]. 2023 Aug 10 [Acesso em: 2024 Jul];15(8):e43255.
60. Kinasr LR, Sousa HE, Cavalcanti MA, Polanski JF. Prevalence of hearing symptoms related to patulous eustachian tube after

bariatric surgery. ABCD Arq Bras Cir Dig [Internet]. 2020 [Acesso em: 2024 Jul];33(2):e1520.

61. Brace MD, Horwich P, Kirkpatrick D, Bance M. Tympanic membrane manipulation to treat symptoms of patulous eustachian tube. Otol Neurotol [Internet]. 2014 Aug [Acesso em: 2024 Jul];35(7):1201-6.
62. Zhang Y, Janssen ML, Gommer ED, Zhang Q, van de Berg R. Typewriter tinnitus with time-locked vestibular paroxysmia in a patient with cerebellopontine angle meningioma. J Neurol [Internet]. 2023 Nov [Acesso em: 2024 Jul];270(11):5645-8.
63. Jeoung S, Man LX, Mandych AK, Schmale IL. Adverse events and subsequent management associated with eustachian tube balloon dilation. OTO Open [Internet]. 2023 Aug 9 [Acesso em: 2024 Jul];7(3):e70.
64. Lee HY, Jung DJ. Recent updates on tinnitus management. J Audiol Otol [Internet]. 2023 Oct [Acesso em: 2024 Jul];27(4):181-92.
65. Grossan M, Peterson DC. Tinnitus. [Updated 2023 Mar 20]. In: StatPearls [Internet]. Treasure Island (FL): StatPearls Publishing; 2024 Jan-. [Acesso em: 2024 Jul].
66. Alonso-Valerdi LM, Ibarra-Zárate DI, Torres-Torres AS, Zolezzi DM, Naal-Ruiz NE, Argüello-García J. Comparative analysis of acoustic therapies for tinnitus treatment based on auditory event-related potentials. Front Neurosci [Internet]. 2023 Apr 4 [Acesso em: 2024 Jul];17:1059096.
67. Hoare DJ, Edmondson-Jones M, Sereda M, Akeroyd MA, Hall D. Amplification with hearing aids for patients with tinnitus and co-existing hearing loss. Cochrane Database Syst Rev [Internet]. 2014 Jan 31 [Acesso em: 2024 Jul];2014(1):CD010151.
68. Borges AL, Duarte PL, Almeida RB, Ledesma AL, Azevedo YJ, Pereira LV et al. Cochlear implant and tinnitus - A meta-analysis. Braz J Otorhinolaryngol [Internet]. 2021 May-Jun [Acesso em: 2024 Jul];87(3):353-65.
69. Fernández-Hernando D, Fernández-de-Las-Peñas C, Machado-Martín A, Angulo-Díaz-Parreño S, García-Esteo FJ, Mesa-Jiménez JA. Effects of non-invasive neuromodulation of the vagus nerve for management of tinnitus: A systematic review with meta-analysis. J Clin Med [Internet]. 2023 May 25 [Acesso em: 2024 Jul];12(11):3673.
70. Yakunina N, Nam EC. Direct and transcutaneous vagus nerve stimulation for treatment of tinnitus: A scoping review. Front Neurosci [Internet]. 2021 May 28 [Acesso em: 2024 Jul];15:680590.
71. Butt MF, Albusoda A, Farmer AD, Aziz Q. The anatomical basis for transcutaneous auricular vagus nerve stimulation. J Anat [Internet]. 2020 Apr [Acesso em: 2024 Jul];236(4):588-611.
72. Van der Wal A, Van de Heyning P, Gilles A, Jacquemin L, Topsakal V, Van Rompaey V et al. Prognostic indicators for positive treatment outcome after multidisciplinary orofacial treatment in patients with somatosensory tinnitus. Front Neurosci [Internet]. 2020 [Acesso em: 2024 Jul];14:561038.
73. Zhang Y, Zha B, Shi H, Cheng L, Fan Y, Zhang W et al. Acupuncture decreases amygdala functional connectivity in subjective tinnitus. Front Neurol [Internet]. 2022 Dec 1 [Acesso em: 2024 Jul];13:986805.
74. Mazurek B, Böcking B, Dobel C, Rose M, Brüggemann P. Tinnitus and influencing comorbidities. Laryngorhinootologie [Internet]. 2023 May [Acesso em: 2024 Jul];102(S 01):S50-S58.
75. Lenkeit CP, Al Khalili Y. Pulsatile Tinnitus. 2023 Apr 10. In: StatPearls [Internet]. Treasure Island (FL): StatPearls Publishing; 2024 Jan [Acesso em: 2024 Jul].
76. Van der Wal A, Michiels S, Van de Heyning P, Braem M, Visscher C, Topsakal V et al. Treatment of somatosensory tinnitus: A randomized controlled trial studying the effect of orofacial treatment as part of a multidisciplinary program. J Clin Med [Internet]. 2020 Mar 5 [Acesso em: 2024 Jul];9(3):705.
77. Yang S, Yang D, Gou C, Tu M, Tan Y, Yang L, Wang X. Brain alterations in patients with intractable tinnitus before and after rTMS: A resting-state functional magnetic resonance imaging study. Clin Neurol Neurosurg [Internet]. 2023 Apr [Acesso em: 2024 Jul];227:107664.
78. Langguth B. Non-invasive neuromodulation for tinnitus. J Audiol Otol [Internet]. 2020 Jul [Acesso em: 2024 Jul];24(3):113-18.
79. Kim E, Kang H, Noh TS, Oh SH, Suh MW. Auditory cortex hyperconnectivity before rTMS is correlated with tinnitus improvement. Neurologia (Engl Ed) [Internet]. 2021 Mar 12 [Acesso em: 2024 Jul]:S0213-4853(21)00023-2.
80. Vaziri Z, Salmon CE, Ghodratitoostani I, Santos AC, Hyppolito MA, Delbem ACB et al. Down-regulation of tinnitus negative valence via concurrent HD-tDCS and PEI technique: A pilot study. Brain Sci [Internet]. 2023 May 19 [Acesso em: 2024 Jul];13(5):826.
81. Richter K, Kellner S, Licht C. rTMS in mental health disorders. Front Netw Physiol [Internet]. 2023 Jul 28 [Acesso em: 2024 Jul];3:943223.

CAPÍTULO 114

Zumbido Somatossensorial e Sensibilidade Auditiva

Ektor Tsuneo Onishi • Elaine Miwa Watanabe • Sandra Bastos

ZUMBIDO SOMATOSSENSORIAL

Zumbido é definido como uma sensação auditiva que é percebida na ausência de uma fonte sonora externa correspondente e afeta aproximadamente entre 10 e 15% da população mundial. Ele parece estar correlacionado com uma atividade neural aberrante ao longo da via auditiva central,[1] em resposta a uma redução da entrada de fibras do nervo auditivo da cóclea para o cérebro, secundária a uma lesão auditiva.[2] Mesmo com a contribuição necessária das alterações advindas da periferia na fisiopatologia do zumbido, as teorias mais abrangentes e atuais sobre onde se inicia o zumbido envolvem os processos centrais, particularmente o núcleo coclear.[1,3]

A principal causa de dano coclear que resulta em deaferentação é a exposição a ruído ambiental, e mesmo nos casos em que não há mudança mensurável nos limiares audiométricos após um dano coclear, ele é suficiente para ocasionar perda de sinapses da cóclea para a primeira estação do nervo auditivo (o núcleo coclear), o que já faz com que o sistema auditivo entre em um processo de reorganização, para ajuste do dano.[2]

Estudos em modelos animais demonstraram que, após exposições a ruído que levam a algum dano à cóclea, os neurônios nas divisões dorsal e ventral do núcleo coclear apresentaram algumas alterações nas suas atividades. As mudanças neurais observadas a partir do núcleo coclear e em diferentes níveis do sistema auditivo, e que foram específicas para animais com evidência de zumbido, estavam ausentes naqueles sem zumbido.[2]

As mudanças foram vistas nos principais neurônios de saída do núcleo coclear dorsal, as células fusiformes, que foram aumentando nas taxas espontâneas de disparo, sincronia neuronal e explosão neuronal, o que pode-se chamar de uma das "assinaturas do zumbido".

Um dado importante na base do entendimento do zumbido somatossensorial é que o núcleo coclear, além de processar as informações auditivas do nervo auditivo, é também um centro integrador sensorial. As projeções somatossensoriais iniciam interação com o sistema auditivo pelo local mais periférico, o núcleo coclear, que fisiologicamente recebe informações de outros sistemas e especificamente do sistema somatossensorial, que recebe dos núcleos do tronco encefálico e da raiz dorsal da coluna.[1,2]

Essa integração já é mais bem entendida atualmente; todavia, para que os neurônios somatossensoriais alterem a intensidade e o caráter do zumbido, eles têm que alterar as taxas espontâneas de disparo ou a sincronia neuronal que ocorrem no núcleo coclear, no colículo inferior e no córtex auditivo, alterações que são próprias da fisiopatologia do zumbido, como mencionado anteriormente.[1,3]

Com essa base fisiopatológica, entende-se que o zumbido somatossensorial, também conhecido como zumbido somático, é uma forma característica de zumbido que pode estar intimamente relacionada com quadros de tensão ou dores na região orofacial, cervical ou cintura escapular. Ao contrário do zumbido sem envolvimento somático evidentemente clínico, no qual os sons são percebidos de forma constante ou intermitente nas orelhas ou na cabeça, o zumbido somatossensorial costuma ser unilateral e pode ser influenciado por movimentos da boca, cabeça, pescoço e atividades físicas - fenômeno denominado modulação.

Muitas pessoas com zumbido podem apresentar a modulação na sua intensidade e frequência. Esta observação deixa evidente o envolvimento das projeções somatossensoriais na atividade do zumbido,[2] que pode ser influenciada pela reorganização funcional das interações que existem entre os sistemas auditivo e somatossensorial. Isso costuma acontecer após entradas aferentes diminuídas do órgão periférico auditivo para o centro auditivo integrador, como também de alterações no sistema somatossensorial, como, por exemplo, após perda auditiva induzida por ruído ou disfunção somatossensorial, como a que acontece na articulação temporomandibular.[1,3]

Os distúrbios da articulação temporomandibular são uma das condições clínicas que mais participam da composição do zumbido somatossensorial. Não raro, histórias de traumas cranianos, acidentes automobilísticos, tratamentos dentários ou outros procedimentos na região da face ou pescoço podem anteceder o início dos sintomas. O curioso é que essa associação entre as disfunções temporomandibulares e sintomas otológicos como plenitude, otalgia e zumbido, entre outros, não é fenômeno recente e foi descrito há tempos por James Costen.[4] Uma outra curiosidade é que a integração entre os sistemas auditivo e somatossensorial é fisiológica e pode se dar de forma subclínica.[1,3]

Por muito tempo, por falta de explicações para a interligação entre os dois sistemas, esses casos eram pouco entendidos e valorizados. A maioria dos pesquisadores se dedicava ao estudo das doenças e alterações da audição e do sistema auditivo como causas do zumbido. Com descrições repetidas sobre o zumbido somatossensorial ou zumbido com participação clínica somatossensorial, passou-se a ser considerado como algo a se valorizar tanto por otorrinolaringologistas como por dentistas e fisioterapeutas.

O zumbido somatossensorial é uma condição clínica multifatorial de fisiopatologia complexa e ainda pouco conhecida, mas conhecer alguns conceitos básicos pode auxiliar no seu entendimento:

- Estímulo doloroso periférico conectado à via auditiva: condição primordial no zumbido somatossensorial, pois a condução nervosa da dor interage com a via auditiva em algum ponto dos diversos estágios das vias neurais até o córtex sensorial no sistema nervoso central. Uma das hipóteses que explica essa interconexão entre as vias sensorial e auditiva foi descrita por Levine[5] por meio da desinibição do núcleo coclear dorsal ipsilateral ao estímulo doloroso proveniente dos nervos trigêmeo, facial, glossofaríngeo, vago ou raízes cervicais da segunda vértebra cervical (C2)
- Pontos gatilho miofasciais: algumas áreas de músculos estriados podem apresentar tensão sustentada com alterações locais que mantêm a contração das fibras musculares (maior concentração de cálcio, redução do aporte sanguíneo e de oxigênio).[6] Denominados bandas tensas, clinicamente se apresentam como pontos endurecidos e dolorosos à palpação. As dores musculares por tensão do trapézio são exemplos clássicos. Quando o estímulo dessas bandas tensas provoca respostas a distância, são denominados pontos gatilho, à semelhança do que ocorre com o acionamento do gatilho de um revólver que provoca a destruição do alvo em outro local. Os pontos gatilho podem ser identificados por meio da palpação, pois geralmente apresentam uma região de maior tensão muscular e sensibilidade. Nos pacientes com zumbido somatossensorial o

estímulo por digitopressão de pontos gatilho miofasciais é capaz de modular as características do zumbido pela interação entre as vias da dor e auditiva[7,8]

- Disfunção temporomandibular (DTM): a sobrecarga dos músculos da mastigação por hábitos inadequados ou períodos de estresse físico ou emocional pode causar dores orofaciais e zumbido somatossensorial como consequência direta
- Fatores emocionais: períodos de estresse e ansiedade podem ser causa de tensão e dores musculares, insônia e maior sensibilidade do sistema auditivo e somático.

Suspeita clínica de envolvimento somatossensorial no zumbido

As características clínicas dos pacientes são de especial importância, uma vez que o diagnóstico é clínico, mas elas não são patognomônicas:

- Ausência de evidências de lesão auditiva que explique o zumbido (audiometria com limiares auditivos dentro dos padrões de normalidade, perda de audição oculta, perda auditiva transitória)
- História de trauma craniano ou cervical (p. ex., síndrome do chicote [*whiplash*]), tratamento dentário, procedimentos cirúrgicos ou estéticos que antecedem o início dos sintomas
- Unilateralidade (mas pode ser bilateral)
- Dores (cervical e/ou na mandíbula) ipsilaterais ao zumbido
- Modulação do zumbido (aumento ou diminuição de intensidade ou mudança da frequência) com movimentos da cabeça, pescoço ou mandíbula, ou à palpação sob pressão de pontos gatilho miofasciais
- Variações do zumbido ao longo do dia ou com determinadas atividades que provoquem maior tensão dos músculos da mastigação, cervicais ou da cintura escapular
- Bruxismo (noturno ou de vigília) e/ou sinais de desgaste ou apertamento dentário
- Hábitos que promovem contração e/ou tensão muscular sustentada ou de repetição (roer unhas, apertar ou morder lábios, mascar chiclete etc.)
- Posturas corporais inadequadas para realização de atividades cotidianas (posturas ao trabalhar, dirigir, dormir, assistir a televisão).

Alguns pacientes podem apresentar zumbido pulsátil com características de origem vascular (síncrono com os batimentos cardíacos), mas relacionado com dor ou tensional muscular. A síndrome do zumbido somatossensorial pulsátil pode ocorrer de forma semelhante ao somatossensorial sem essas características, por maior percepção dos ruídos corporais. É um diagnóstico de exclusão, feito somente após investigação pormenorizada por imagem à procura de causas vasculares centrais e periféricas.[9]

Os critérios definidos em consenso[10] e que são sugeridos para diagnóstico do zumbido somatossensorial são:

- Itens sobre a modulação do zumbido que, se presentes, sugerem fortemente a influência somatossensorial do zumbido, quanto à modulação:
  - O paciente é capaz de modular o zumbido por movimento voluntário da cabeça, pescoço, mandíbula ou olhos
  - O paciente é capaz de modular o zumbido por meio de manobras somáticas
  - O zumbido é modulado pela pressão nos pontos gatilho miofasciais
- Características do zumbido que, se presentes, sugerem fortemente a influência somatossensorial do zumbido, quanto à queixa:
  - Queixas de zumbido e dor no pescoço ou mandíbula apareceram simultaneamente
  - Sintomas de zumbido e dor no pescoço/mandíbula agravam-se simultaneamente
  - O zumbido é precedido por um trauma na cabeça ou pescoço
  - O zumbido aumenta durante posturas incorretas
  - O tom do zumbido, o volume e/ou a localização variam, segundo relatos
  - Em caso de zumbido unilateral, o audiograma não leva em conta o zumbido unilateral
- Sintomas que acompanham e, se presentes, sugerem fortemente a influência somatossensorial do zumbido, quanto a sintomas associados:
  - O zumbido é acompanhado por dores frequentes na coluna cervical, cabeça ou cintura escapular
  - O zumbido é acompanhado pela presença de pontos gatilho miofasciais sensíveis à digitopressão
  - O zumbido é acompanhado por aumento da tensão muscular nos músculos suboccipitais
  - O zumbido é acompanhado por aumento da tensão muscular nos músculos extensores da coluna cervical
  - O zumbido é acompanhado por distúrbios temporomandibulares
  - O zumbido é acompanhado por aperto dos dentes ou bruxismo
  - O zumbido é acompanhado por doenças odontológicas.

Investigação diagnóstica

Por sua complexidade, o diagnóstico do zumbido somatossensorial pode demandar tempo e avaliação interdisciplinar para investigação dos vários fatores causais:

- Anamnese: fazer história clínica detalhada, com especial caracterização do início dos sintomas, quadros dolorosos associados, variação da intensidade e fatores desencadeantes ou de melhora, história de bruxismo ou apertamento dentário
- Exame físico: além do exame otorrinolaringológico completo, o médico otorrinolaringologista deve procurar por alterações posturais, pontos de tensão dolorosos e pontos gatilho miofasciais nos principais músculos (masseter, temporal, pterigóideos, esternocleidomastóideo, trapézio, esplênio da cabeça, esplênio do pescoço, occipital), sinais de desgaste dentário ou alterações de abertura da boca e da articulação temporomandibular
- Avaliação audiométrica e do sistema vestibular: para avaliar e descartar possíveis lesões ou disfunções auditivas e vestibulares primárias esperadas no zumbido
- Exames por imagem: para avaliação das estruturas das orelhas média e interna e do sistema nervoso central em relação a outras possíveis causas do zumbido
- Avaliação da articulação temporomandibular: deve ser realizada por dentista capacitado e com formação específica em dor orofacial e articulação temporomandibular
- Avaliação fisioterapêutica: o fisioterapeuta é o profissional indicado para avaliação postural e identificação de fatores musculares e articulares que possam estar associados a zumbido somatossensorial.

O paciente ainda deve ser orientado quanto à importância de evitar os hábitos e fatores perpetuantes do quadro tensional muscular.

Tratamento

O tratamento do zumbido somatossensorial deve ser feito por equipe multiprofissional para ser bem-sucedido:

- Tratamento da disfunção somatossensorial ou de algum diagnóstico associado: identificar e tratar a causa subjacente do zumbido somatossensorial é fundamental. Isso pode envolver o tratamento de distúrbios musculoesqueléticos, distúrbios neurológicos, lesões ou outros problemas físicos que contribuem para o zumbido

- Tratamento da DTM: a mais comum, quando presente, deve ser tratada e acompanhada por dentista especialista, com tratamento específico (odontológico, ortodôntico) e medidas como adaptação de placa de mordida[11]
- Medicamentos: alguns pacientes podem se beneficiar de medicamentos relaxantes musculares (p. ex., ciclobenzaprina) ou para dor crônica (p. ex., amitriptilina, pregabalina) para o controle da dor e do zumbido[12,13]
- Desativação de pontos gatilho miofasciais: podem ser tratados com procedimentos como o agulhamento seco (*dry needling*), manipulações, massagens, liberação miofascial, exercícios de alongamento, calor local, entre outros
- Fisioterapia: profissionais com formação específica e domínio de técnicas de manipulação e relaxamento muscular podem intervir com sucesso nos casos de zumbido somatossensorial relacionados com disfunções musculoesqueléticas ou articulares. A orientação quanto à postura e atividades que possam sobrecarregar os músculos também fazem parte das atribuições do fisioterapeuta
- Terapia fonoaudiológica: especialistas em audiologia podem orientar e propor estratégias de enriquecimento sonoro e amplificação sonora, quando indicada, para redução da percepção momentânea e circunstancial do zumbido.

Deve-se ter em mente que o tratamento do zumbido somatossensorial precisa ser adaptado às necessidades individuais de cada paciente e suas particularidades. Além disso, o tratamento pode ser um processo contínuo e envolver a combinação de várias abordagens terapêuticas. A orientação de um profissional de saúde experiente em zumbido é essencial para criar um plano de tratamento eficaz.

SENSIBILIDADES AUDITIVAS

Hipersensibilidades auditivas são também conhecidas como transtornos da percepção dos sons ou distúrbios de tolerância aos sons. São transtornos em que o paciente se incomoda com sons que geralmente não chamam a atenção das pessoas e nem são considerados de alta intensidade.[14]

Hiperacusia

Trata-se de uma intolerância a sons considerados de baixa a moderada intensidade em indivíduos com limiares audiométricos dentro dos padrões de normalidade. São sons comuns no dia a dia, como ventilador, motor de carro, refrigerador, água corrente, entre outros. Acomete entre 8 e 15% da população adulta,[15] e em crianças, a literatura é inconclusiva em relação à prevalência.[14]

Fisiopatologia

A seguir estão as principais hipóteses que levariam à hiperacusia:

- Situações de estresse promovem liberação de peptídeos opioides potencializando o efeito do neurotransmissor glutamato, que é excitatório na cóclea, aumentando a sensibilidade auditiva, sobretudo das células ciliadas internas
- Lesões na porção periférica do sistema auditivo ou mesmo uma longa exposição ao ruído causam alterações na percepção auditiva e simultaneamente uma adaptação central. Isso ocorre devido a uma plasticidade da via auditiva ascendente, também conhecido como ganho central. Nesses casos, mesmo na presença do reflexo do acústico, o limiar do desconforto auditivo (LDA) pode se apresentar reduzido, originando a hiperacusia[14]
- Alguns estudos sugerem que a lesão coclear aumenta a atividade do córtex auditivo e da amígdala cerebral, uma área importante do sistema límbico, responsável pelas respostas emocionais relativas ao comportamento, causando a hipersensibilidade sonora[16]
- A teoria da evitação do medo propõe que a ativação do sistema nervoso autônomo e do sistema límbico simultaneamente, também conhecidos como "luta e fuga", amplificaria as respostas auditivas, justificando as hipersensibilidades auditivas como hiperacusia, misofonia e fonofobia[14]
- A presença da influência somatossensorial na hiperacusia pode ser explicada pela conexão entre fibras auditivas, somatossensoriais e centrais. Hipoteticamente, a via do sistema auditivo em comunicação com o núcleo dorsomedial e o tálamo seria capaz de hipersensibilizar o paciente, semelhantemente ao que ocorre em dor crônica, causando hipersensibilidades não somente sonora, mas também tátil, visual, gustativa e outros.[17]

Diagnóstico

A história clínica é de desconforto em relação a alguns sons e é muito comum o relato do uso de protetores auriculares ou fones de ouvido pelo paciente. Porém, a sintomatologia pode ser inespecífica e variada, com queixas como otalgia, cansaço e ansiedade.[18]

Em crianças, atenta-se quando há reações como dizer que o ouvido "dói" ou queixar-se mostrando desconfortável em ambientes com ruído cobrindo as orelhas com as mãos, afastando-se da origem do som. Isso pode ser observado em festas ou mesmo na escola, durante o intervalo, principalmente em momentos em que não seria esperado um comportamento aborrecido. Cabe ressaltar que até 4 anos, a hiperacusia é considerada normal como parte do desenvolvimento do sistema auditivo central.[19]

Questionários podem ajudar na avaliação da severidade e no seguimento do tratamento. No Brasil, existe o questionário de hiperacusia elaborado por Khalfa et al.,[20] traduzido e validado por Bastos e Sanchez.[21] Quanto maior a pontuação, maior a hipersensibilidade, considerada severa quando maior ou igual a 28 pontos.

Na pesquisa do reflexo do nervo acústico, seu limiar pode estar diminuído em hiperacúsicos, especialmente em pacientes com hipoadrenalismo e hipertireoidismo. É bem comum o examinador precisar interromper essa pesquisa devido ao extremo desconforto referido pelo paciente.

O *loudness discomfort level* (LDL), ou LDA, se apresenta diminuído em pelo menos duas ou mais frequências pesquisadas, geralmente entre 500 e 8.000 Hz. Embora o padrão de resposta seja variável, a maioria dos estudos considera hiperacusia leve quando o LDA está entre 80 e 90 dBNA, moderado entre 65 e 75 dBNA e severo quando menor ou igual a 60 dBNA.[21]

Exames de imagem estão indicados quando a queixa ou os achados audiológicos são assimétricos, sobretudo a ressonância magnética, preferencialmente, sob uso de contraste. Porém, esse exame pode ser extremamente desagradável para os pacientes devido ao seu ruído intenso, mesmo sob uso de protetores auriculares. Nesse caso, pode-se considerar a tomografia computadorizada, que é mais silenciosa, mas menos sensível.[14]

Tratamento

Recomenda-se no aconselhamento o enriquecimento sonoro e o não uso de protetores auriculares para dessensibilizar a audição, assim como a terapia sonora e a terapia cognitivo comportamental.[14,18]

A literatura é muito exígua em relação ao tratamento medicamentoso. Há casos de melhora com imipramina em pacientes depressivos e carbamazepina em pacientes hiperacúsicos com doença de Lyme associada. Alguns pequenos estudos demonstraram melhora sob uso de relaxantes musculares (alprazolam, fluvoxamina, fluoxetina e citalopram). Porém, pesquisas mais robustas se fazem necessárias.[22]

Em crianças, há relatos de casos de melhora com risperidona, topiramato e ácido valproico.[19] Há estudos com resultados positivos para tratamentos com estimulação elétrica coclear e estimulação vagal combinada com terapia sonora, mas ainda requerem mais investigação.[22]

RECRUTAMENTO

Essa hipersensibilidade resulta da percepção do som, pelo paciente, mais alta do que é realmente. E distintamente das outras hipersensibilidades, o recrutamento cursa com perda auditiva neurossensorial, especialmente nas frequências mais altas.

O mecanismo fisiopatológico implica em lesão das células ciliadas externas que acabam recrutando mais fibras nervosas para um determinado estímulo, que de forma distorcida e exagerada faz o paciente perceber o som muito mais alto, causando o desconforto.[14]

Um exemplo comum dessa situação é a queixa do paciente presbiacúsico quando outra pessoa, percebendo a dificuldade auditiva, acaba falando mais alto: "Não precisa gritar comigo. Estou ouvindo". Em outras palavras, embora não ouça bem, ao ocorrer o processo de recrutamento, a pessoa acaba paradoxalmente percebendo o som mais alto do que é.

Para o diagnóstico, podem ser usados alguns testes: de Fowler, de Lüscher-Zwislocki, do reflexo do estapédio e teste de SISI (*short increment sensitivity index*, ou teste de sensitividade a pequenos incrementos). No teste de SISI, o paciente recrutante consegue perceber 60% ou mais dos incrementos de intensidade dados em som puro nas frequências testadas, enquanto o indivíduo normal é capaz de perceber apenas cerca de 20% desses incrementos.[14]

O tratamento consiste na amplificação sonora para estimular as células das frequências lesadas a trabalharem de forma "organizada".

CHOQUE ACÚSTICO

Trata-se de uma síndrome com sintomas auditivos desenvolvida após uma repentina e inesperada exposição sonora. A população predominante afetada é a de atendentes telefônicos sob uso de fones de ouvido.

Essa condição refere-se a um som que aparece abruptamente, de forma breve e percebido como alto, mas que não necessariamente cause alguma lesão auditiva induzida pelo ruído. Resta ainda saber quais as características sonoras que seriam o gatilho dessa condição.

Os principais sintomas são otalgia ou dor periauricular, zumbido, manifestações vestibulares, plenitude aural, hiperacusia, hipervigilância, ansiedade, dor de cabeça, queimação, pressão, sensação de cabeça "oca" e eco.

A fisiopatologia inclui várias teorias relacionadas com hiperatividade do músculo tensor do tímpano, lesão coclear, distorções do sistema auditivo central e transtorno do estresse pós-traumático.

O diagnóstico é essencialmente feito pela história clínica e os exames audiológicos auxiliam na avaliação do grau de comprometimento da via auditiva, muitas vezes sem alterações.[23]

O tratamento é baseado em sintomáticos, e em caso de transtornos emocionais, a avaliação do psiquiatra é necessária.[24]

SÍNDROME TÔNICA DO TENSOR DO TÍMPANO

A síndrome tônica do tensor do tímpano, ou STTT, é uma condição descrita inicialmente por Klockhoff,[25] na qual o indivíduo se queixa de um zumbido pulsátil causado por movimentos involuntários relativos ao aumento da atividade do músculo tensor do tímpano. Isso ocorre pela diminuição do limiar do reflexo muscular, o que consequentemente acaba desencadeando espasmos.[26]

As informações epidemiológicas são limitadas. Existem várias etiologias relacionadas com STTT, e variam de distúrbios idiopáticos, vasculares, desmielinizantes (esclerose múltipla), traumáticos, tumorais e infecciosos.[27]

Boa parte dos pacientes que sofreram de choque acústico evolui com STTT. Por outro lado, é possível que transtornos relacionados com ansiedade e com DTM estejam associados a essa síndrome mesmo sem antecedentes de trauma acústico.[26]

Os principais sintomas estão relacionados com contração, seguida de relaxamento muscular provocando um zumbido rítmico percebido como cliques ou estalos. Pode ocorrer também a percepção de uma vibração timpânica, conhecida como *flutter*. Além desses, vertigem, náusea, sensação de abafamento na audição, cefaleia, hiperacusia, queimação ou dor na região da orelha também são comuns. A área afetada corresponde justamente à da inervação do músculo tensor do tímpano feita pela porção motora do ramo mandibular do V par craniano, o nervo trigêmeo.

O diagnóstico é essencialmente clínico e a investigação vai depender da sintomatologia. A otoscopia, por visualização direta, e a imitanciometria podem detectar a movimentação timpânica durante a crise. A audiometria pode ou não apresentar sinais de perda auditiva. O limiar do desconforto auditivo pode ser utilizado tanto na confirmação da hiperacusia como na avaliação do seu seguimento. Exames de imagem para avaliar a articulação temporomandibular e a avaliação da parte emocional podem ser necessários.

O tratamento é variável de acordo com a gravidade dos sintomas.[26] A terapia de dessensibilização utilizada na hiperacusia pode ser muito útil. Além disso, é necessário tratar a ansiedade e a DTM, caracterizando o aspecto multidisciplinar do tratamento.[26] Quanto à parte medicamentosa, existem vários relatos de estudos limitados utilizando-se benzodiazepínicos, carbamazepina, piracetam, citrato de orfenadrina. Há relatos do uso de toxina botulínica e tenotomia do tensor do tímpano, mas ainda é controverso, inclusive nos casos de mioclonia. Portanto, mais estudos ainda são necessários.[27]

MISOFONIA

A misofonia é uma condição mais recentemente descrita em que sons comuns específicos, como respirar, deglutir, mastigar, estalar dedos, digitar, dentre outros, provocam sentimentos involuntários desproporcionalmente fortes quando comparado aos sons que provocaram, de raiva, ansiedade e/ou repulsa, com relatos de contração muscular esquelética (estremecimento/apertamento) e/ou tensão muscular, acompanhados por sintomas autonômicos, como sudorese e aumento da frequência cardíaca, associados a prejuízos no trabalho/estudo, na vida social e familiar.

Foi proposto que estímulos de baixa intensidade se tornam gatilhos condicionados ao longo do tempo, resultando em experiências e reações desagradáveis que se repetem. Esse padrão consistente dos sintomas sugere que pode-se estar diante de um transtorno mental discreto, mas as evidências neurobiológicas permanecem escassas.

As áreas ativadas em estudos de neuroimagem mostram hiperatividade da ínsula anterior em resposta a sons desencadeantes.[28] Relatam, ainda, que a ínsula anterior esquerda está hiperconectada com o córtex pré-frontal ventromedial, córtex cingulado posterior, hipocampo e amígdala,[29] implicam adicionalmente hiperatividade no córtex cingulado anterior e no córtex temporal superior. Regiões mais primárias do córtex auditivo também apresentam respostas eletrofisiológicas aberrantes durante a discriminação automática de sons que não estão relacionados com a doença. Considera-se que anormalidades estruturais e funcionais implicam disfunção do sistema emocional e de atenção na misofonia.[30]

CRITÉRIOS DE DIAGNÓSTICO PROPOSTOS PARA MISOFONIA

Os critérios de diagnóstico propostos para misofonia[31] estão listados a seguir:

- A presença ou antecipação de um som específico, produzido por um ser humano (p. ex., sons de comer, sons de respiração), provoca uma reação física aversiva impulsiva que começa com irritação ou nojo, que instantaneamente se transforma em raiva.
- Essa raiva inicia uma profunda sensação de perda de autocontrole com explosões raras, mas potencialmente agressivas.
- A pessoa reconhece que a raiva ou repulsa é excessiva, irracional ou desproporcional às circunstâncias ou ao estressor que a provocou.
- O indivíduo tende a evitar a situação misofônica ou se ele/ela não a evita, enfrenta encontros com a situação de som misofônico com intenso desconforto, raiva ou nojo.
- A raiva, repulsa ou evasão do indivíduo causa angústia significativa (ou seja, incomoda a pessoa por ter raiva ou repulsa) ou interferência significativa no dia a dia da pessoa. Por exemplo, a raiva ou nojo pode tornar difícil para a pessoa realizar tarefas importantes no trabalho, fazer novos amigos, frequentar aulas ou interagir com outras pessoas.
- A raiva, nojo e evitação da pessoa não são mais bem explicados por outro transtorno, como transtorno obsessivo-compulsivo (p. ex., nojo em alguém com uma obsessão sobre contaminação) ou transtorno de estresse pós-traumático (p. ex., evitação de estímulos associados a um trauma relacionado com ameaça de morte, lesão grave ou ameaça à integridade física de si mesmo ou de outros).

O diagnóstico da misofonia é basicamente clínico; no entanto, ferramentas de objetivação, tanto para auxílio diagnóstico como na avaliação da gravidade da condição, já foram desenvolvidas, para auxílio na prática clínica diária como também em ambientes.

Quanto aos questionários, estão disponíveis para uso: Amsterdam Misophonia Scale (A-MISO-S), ou escala de misofonia de Amsterdã, MisoQuest, Questionário de Misofonia (MQ), Questionário de Impacto da Misofonia (MIQ).

Quando falamos em tratamento para misofonia, falamos dos quesitos cognitivos, psíquicos e motores. Com acolhimento, aconselhamento, psicoterapia no formato de terapia cognitiva comportamental ou terapia cognitiva dialética - terceira onda e *mindfulness* (atenção plena) costumam ajudar.[32]

Algumas outras possibilidades terapêuticas que podem ser utilizadas são: concentração de tarefas (desviar a atenção para estímulos neutros durante as exposições), manipulação de estímulos (assumir um senso de controle sobre as respostas por meio de manipulação de sons de gatilho, aos quais eles se expuseram em um computador), exercícios de relaxamento, relaxamento progressivo da musculatura, ansiolíticos e antidepressivos.[33]

FONOFOBIA

A fonofobia pode ser definida como aversão a sons normalmente não aversivos. Quando abordada pela audiologia, descreve o medo antecipatório ao som. É também considerada uma resposta emocional, como ansiedade e evitação a sons devido ao "medo" de que possam ocorrer sons que piorem uma condição comórbida (p. ex., zumbido) ou que o próprio som resulte em desconforto ou dor.[34]

A International Headache Society (IHS) lista a fonofobia (junto com a fotofobia) como um dos critérios diagnósticos para enxaqueca, a "fonofobia de enxaqueca", uma condição diferente do abordado neste capítulo. A "fonofobia da enxaqueca" foi relatada entre 70 e 80% dos pacientes com enxaqueca durante uma crise aguda. Os mecanismos da fonofobia relacionados ou não com enxaqueca são pouco compreendidos.[35]

O medo ao som existente na fonofobia está relacionado com o significado do som. Isso pode ser entendido pelo conhecimento do trajeto fisiológico dos sinais sensoriais até chegar na amígdala. Nesse trajeto, os sinais vêm da via auditiva clássica, onde os sons usam a parte ventral do tálamo para conexões que vão levar para o córtex auditivo primário e para o secundário, córtex associativo e para o núcleo lateral da amígdala. O trajeto acontecendo de forma associada ao significado que foi atribuído ao som vai gerar clinicamente a fonofobia.[36]

REFERÊNCIAS BIBLIOGRÁFICAS

1. Shore S, Zhou J, Koehler S. Neural mechanisms underlying somatic tinnitus. Prog Brain Res [Internet]. 2007 [Acesso em: 2024 Jul];166:107-123.
2. Shore SE, Wu C. Mechanisms of noise-induced tinnitus: Insights from cellular studies. Neuron [Internet]. 2019 [Acesso em: 2024 Jul];103(1):8-20.
3. Heeringa AN, Wu C, Chung C et al. Glutamatergic projections to the cochlear nucleus are redistributed in tinnitus. Neuroscience [Internet]. 2018 Nov [Acesso em: 2024 Jul];391:91-103.
4. Costen JB. A syndrome of ear and sinus symptoms dependent upon disturbed function of the temporomandibular joint. 1934. Ann Otol Rhinol Laryngol [Internet]. 1997 Oct [Acesso em: 2024 Jul];106(10 Pt 1):805-19.
5. Levine RA. Somatic (craniocervical) tinnitus and the dorsal cochlear nucleus hypothesis. Am J Otolaryngol Head Neck Med Surg [Internet]. 1999 [Acesso em: 2024 Jul];20:351-62.
6. Michiels S, De Hertogh W, Truijen S, Van de Heyning P. Cervical spine dysfunctions in patients with chronic subjective tinnitus. Otol Neurotol [Internet]. 2015 [Acesso em: 2024 Jul];36:741-5.
7. Rocha CB, Sanchez TG, Siqueira JT de. Myofascial trigger point: A possible way of modulating tinnitus. Audiol Neurotol [Internet]. 2008 [Acesso em: 2024 Jul];13:153-60.
8. Rocha CB, Sanchez TG. Efficacy of myofascial trigger point deactivation for tinnitus control. Braz J Otorhinolaryngol [Internet]. 2012 [Acesso em: 2024 Jul];78:21-6.
9. Levine RA, Nam EC, Melcher J. Somatosensory pulsatile tinnitus syndrome: Somatic testing identifies a pulsatile tinnitus subtype that implicates the somatosensory system. Trends Amplif [Internet]. 2008 [Acesso em: 2024 Jul];12:242-53.
10. Michiels S, Sanchez TG, Oron Y, Gilles A, Haider HF, Erlandsson S et al. Diagnostic criteria for somatosensory tinnitus: A delphi process and face-to-face meeting to establish consensus. Trends Hear [Internet]. 2018 [Acesso em: 2024 Jul];22:1-10.
11. Won JY, Yoo S, Lee SK, Choi HK, Yakunina N, Le Q et al. Prevalence and factors associated with neck and jaw muscle modulation of tinnitus. Audiol Neurotol [Internet]. 2013 [Acesso em: 2024 Jul];18:261-73.
12. Coelho C, Figueiredo R, Frank E, Burger J, Schecklmann M, Landgrebe M et al. Reduction of tinnitus severity by the centrally acting muscle relaxant cyclobenzaprine: An open-label pilot study. Audiol Neurotol [Internet]. 2012 [Acesso em: 2024 Jul];17:179-88.
13. Levine RA. Somatosensory pulsatile tinnitus syndrome (SSPT) revisited. Int Tinnitus J [Internet]. 2021 [Acesso em: 2024 Jul];25:39-45.
14. Watanabe E, Oiticica J. Hiperacusia e transtornos da percepção dos sons. In: Oiticica J, Mezzalira R, Guimarães R, Bittar RM, authors. Zumbido. São Paulo: Thieme Revinter; 2022. 771 p.
15. Smit AL, Stegeman I, Eikelboom RH, Baguley DM, Bennett RJ, Tegg-Quinn S et al. Prevalence of hyperacusis and its relation to health: The Busselton Healthy Ageing Study. Laryngoscope [Internet]. 2021 Jul 22 [Acesso em: 2024 Jul]; 131(12):E2887-E2896.
16. Radziwon K, Auerbach B, Ding D, Liu X, Chen G, Salvi R. Noise-induced loudness recruitment and hyperacusis: Insufficient central gain in auditory cortex and amygdala. Neuroscience [Internet]. 2019 [Acesso em: 2024 Jul]; 422:212-227.
17. Demoen S, Michiels S, Gilles A, Vermeersch H, Joossen I,

Vanderveken OM et al. Pilot study on the role of somatic modulation in hyperacusis. Eur Arch Otorhinolaryngol [Internet]. 2023 Mar [Acesso em: 2024 Jul];280(3):1425-35.

18. Adams B, Sereda M, Casey A, Byrom P, Stockdale D, Hoare D. A Delphi survey to determine a definition and description of hyperacusis by clinician consensus. Int J Audiol [Internet]. 2021 Aug [Acesso em: 2024 Jul];60(8):607-13.
19. Potgieter I, Fackrell K, Kennedy V, Crunkhorn R, Hoare DJ. Hyperacusis in children: A scoping review. BMC Pediatr [Internet]. 2020 Jun 29 [Acesso em: 2024 Jul];20(1):319
20. Khalfa S, Dubal S, Veuillet E, Perez-Diaz F, Jouvent R, Collet L. Psychometric normalization of a hyperacusis questionnaire. ORL J Otorhinolaryngol Relat Spec [Internet]. 2002 Nov-Dec [Acesso em: 2024 Jul];64(6):436-42.
21. Bastos S, Sanchez TG. Validation of the portuguese version of Hyperacusis Questionnaire and comparison ofdDiagnostic skills with loudness discomfort levels. Otolaryngol Res Rev [Internet]. 2017 Nov 8 [Acesso em: 2024 Jul];1(1):49-54.
22. Tyler R, Pienkowski M, Roncancio ER, Jun HJ, Brozoski T, Dauman N et al. A feview of hyperacusis and future directions: Part I. Definitions and Manifestations. Am J Audiol [Internet]. 2014 Dec [Acesso em: 2024 Jul];23(4):402-19.
23. McFerran D. Hyperacusis: Medical diagnoses and associated syndromes. In: Fagelson M, Baguley M, editors. Hyperacusis and disorders of sound intolerance: Clinical and research perspectives. 1st ed. San Diego: Plural Publishing; 2018. 280 p.
24. Hooper R. Acoustic shock controversies. J Laryngol Otol [Internet]. 2014 Jul [Acesso em: 2024 Jul];128 Suppl 2:S2-9.
25. Klockhoff I, Lindholm L, Westerberg CE. Spontaneous impedance fluctuation-a "tensor tympani syndrome" with special reference to tension headache. Nord Med [Internet]. 1971 May [Acesso em: 2024 Jul];85(18):577.
26. Westcott M, Sanchez T, Diges I, Saba C, Dineen R, McNeill C et al. Tonic tensor tympani syndrome in tinnitus and hyperacusis patients: A multi-clinic prevalence study. Noise Health [Internet]. 2013 Mar-Apr [Acesso em: 2024 Jul];15(63):117-28.
27. Keidar E, Jong R de, Kwartowitz G. Tensor tympani syndrome. [Updated 2024 Jan 2]. In: StatPearls [Internet]. Treasure Island (FL): StatPearls Publishing; 2024 Jan-. Disponível em: https://www.ncbi.nlm.nih.gov/books/NBK519055/. Acesso em: 2024 Jul.
28. Kumar S, Tansley-Hancock O, Sedley W, Winston JS, Callaghan ME, Allen M et al. The brain basis for misophonia. Curr Biol [Internet]. 2017 Feb 20 [Acesso em: 2024 Jul];27(4):527-33.
29. Schröder A, van Wingen G, Eijsker N, Giorgi RS, Vulink NC, Turbyne C et al. Misophonia is associated with altered brain activity in the auditory cortex and salience network. Sci Rep [Internet]. 2019 May 17 [Acesso em: 2024 Jul];9(1):7542.
30. Eijsker N, Schröder A, Smit DJA, van Wingen G, Denys D. Neural basis of response bias on the stop signal task in misophonia. Front Psychiatry [Internet]. 2019 Oct 23 [Acesso em: 2024 Jul];10:765.
31. Schröder A, Vulink N, Denys D. Misophonia: Diagnostic criteria for a new psychiatric disorder. PLoS One [Internet]. 2013 [Acesso em: 2024 Jul];8(1):e54706.
32. Cassiello-Robbins C, Anand D, McMahon K, Brout J, Kelley L, Rosenthal MZ. A preliminary investigation of the association between misophonia and symptoms of psychopathology and personality disorders. Front Psychol [Internet]. 2021 Jan 14 [Acesso em: 2024 Jul];14:11:519681.
33. Potgieter I, MacDonald C, Partridge L, Cima R, Sheldrake J, Hoare DJ. Misophonia: A scoping review of research. J Clin Psychol [Internet]. 2019 Jul [Acesso em: 2024 Jul];75(7):1203-18.
34. Henry JA, Theodoroff SM, Edmonds C, Martinez I, Myers PJ, Zaugg TL et al. Sound tolerance conditions (hyperacusis, misophonia, noise sensitivity, and phonophobia): Definitions and clinical management. Am J Audiol [Internet]. 2022 Sep [Acesso em: 2024 Jul];31(3):513-27.
35. Ashkenazi A, Mushtaq A, Yang I, Oshinsky ML. Ictal and interictal phonophobia in migraine-a quantitative controlled study. Cephalalgia [Internet]. 2009 Oct [Acesso em: 2024 Jul];29(10):1042-48.
36. Møller A. Misophonia, phonophobia, and "Exploding Head" syndrome. In: Møller A, Langguth B, De Ridder D, Kleinjung T, editors. Textbook of Tinnitus. New York: Springer; 2011. p. 25-27.

CAPÍTULO

115

Terapia Sonora no Paciente com Zumbido

Patricia Ciminelli • Tanit Ganz Sanchez

INTRODUÇÃO

O tratamento do paciente com zumbido ainda é um desafio. O sintoma pode estar associado a inúmeras causas e algumas delas podem estar associadas em um mesmo paciente.[1-3] Apesar de hoje entendermos melhor a fisiopatologia do zumbido, ainda há controvérsia sobre vários mecanismos,[4] como, por exemplo, a falta de relação entre o grau de incômodo do paciente e as características psicoacústicas do zumbido que ele apresenta (frequência, intensidade, localização, limiar mínimo de mascaramento), ou seja, um paciente pode ter sua vida gravemente afetada por um zumbido percebido como um apito suave, enquanto outro paciente raramente percebe e/ou se incomoda com um apito de maior intensidade.[5-8]

As condutas mais atuais para o tratamento do zumbido visam dividir os pacientes em subgrupos para um tratamento mais individualizado, abordando as causas de forma específica para maior sucesso terapêutico. Os tratamentos que utilizam a terapia sonora podem ajudar uma parte dos pacientes, independente da causa do zumbido, pois visam tratar as reações geradas pelo sintoma e a sua percepção[1,9]. Atualmente, existe uma variedade de terapias sonoras e todas se baseiam em dois pilares: 1) aconselhamento; 2) enriquecimento sonoro.

A seguir estão as principais opções de terapia sonora. Porém, reforça-se que o zumbido deve ser sempre investigado de forma minuciosa para que suas causas sejam tratadas de modo personalizado [8,10]

MODELO NEUROFISIOLÓGICO DE JASTREBOFF

Descrito em 1990, o modelo neurofisiológico propõe o zumbido como resultado de uma interação dinâmica de algumas áreas auditivas e não auditivas no sistema nervoso central (Figura 115.1). Segundo ele, apesar da etiologia estar relacionada com questões cocleares como gatilho do processo, a causa não determina a gravidade do zumbido, agindo apenas como ponto de partida para uma avalanche de processos dentro do sistema nervoso.[11-14]

Assim, o processo pelo qual o zumbido aparece é dividido em três etapas: geração, detecção e percepção (ver Figura 115.1).

A geração frequentemente ocorre nas vias periféricas, especialmente na cóclea e nervo coclear. A detecção ocorre nos centros subcorticais e baseia-se em um padrão de reconhecimento específico. Por fim, a percepção ocorre no córtex auditivo com significativa participação do sistema límbico, do córtex pré-frontal e de outras áreas corticais.[11,14]

O processo de detecção do zumbido ocorre a nível subcortical, onde a habilidade do sistema auditivo central permite que sons importantes sejam realçados, enquanto sons ambientais são ignorados.[15] No caso do zumbido, o padrão anormal da atividade neuronal é detectado e pode se tornar persistentemente percebido ou ser mudado com a exposição do paciente a baixos níveis de sons neutros por um longo período de tempo. Esses sons interferem no padrão de reconhecimento do zumbido, dificultando a separação desse sinal daquele referente à atividade neuronal de base, facilitando o processo de habituação.[11,14]

A percepção cortical de um sinal depende dos padrões armazenados na memória auditiva e da sua associação com o sistema límbico. Infelizmente, para algumas pessoas que sofrem com zumbido, ele é prontamente associado a fatores negativos (medo de tumor, perda auditiva ou piora progressiva), tornando sua percepção mais evidente e sua reação mais intensa, mesmo que a intensidade seja baixa.[11,14]

As associações corticais podem ser mais facilmente modificadas do que as subcorticais. Para que um som seja percebido, seu significado também é levado em consideração, e não apenas a sua intensidade. Assim, sem que tenhamos consciência, essas informações são avaliadas nas áreas subcorticais do sistema nervoso e, se forem valorizadas como suficientemente importantes, chegarão a regiões específicas do córtex para serem percebidas conscientemente. Se essas mesmas informações forem classificadas como irrelevantes, são imediatamente descartadas sem que tomemos conhecimento delas.[11-16]

Esse conhecimento da neurofisiologia nos permite valorizar a importância de associar a terapia sonora ao aconselhamento, como instrumento de mudança das associações corticais que facilitarão o fenômeno da habituação do zumbido.[17]

Habituação do zumbido

A terapia de habituação do zumbido (TRT, do inglês *tinnitus retraining therapy*) foi baseada no modelo neurofisiológico de Jastreboff.[17]

A ideia do tratamento parte da premissa que, se podemos usar capacidades cerebrais para descartar e ignorar sinais irrelevantes, seria possível eliminar a percepção do zumbido da consciência, contanto que ele não fosse relevante para o paciente, mesmo que a atividade neuronal continuasse presente nas vias auditivas.[18]

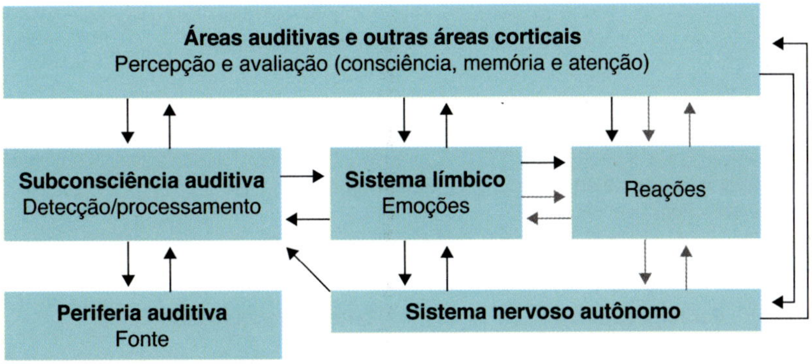

Figura 115.1 Modelo neurofisiológico mostra as interconexões do sistema auditivo com o sistema límbico (responsável pelas emoções) e o sistema nervoso autônomo (responsável pelas reações fisiológicas) como responsáveis pela percepção e incômodo com o zumbido.

Esse processo é baseado na plasticidade do sistema nervoso central e seu objetivo principal é enfraquecer as alças de ativação do sistema límbico e do sistema nervoso autônomo. O tratamento se baseia no seguinte protocolo:

- Habituação da reação ao zumbido, i. e., ele ainda é percebido, mas não mais provoca reações negativas e pode ser ignorado por alguns momentos (Figura 115.2). Essa etapa é fundamental para o sucesso do tratamento e, para alcançá-la, é necessário remover os receios do paciente em relação ao seu sintoma (aconselhamento terapêutico)[11,16,17]
- Habituação da percepção do zumbido, que é o objetivo final, quando o zumbido deixa de ser percebido, a não ser que o paciente preste atenção nele. A fonte geradora do zumbido não se alterou, mas o sinal codificado como zumbido passou a ser descartado antes de alcançar o córtex por ter perdido sua conotação de importância (Figura 115.3). Para alcançar essa fase, é necessário associar o aconselhamento terapêutico ao enriquecimento sonoro.[11,16,17]

Reforça-se que todo esse processo ocorre por meio de dois princípios que devem ser igualmente valorizados: a orientação (aconselhamento terapêutico) e o enriquecimento sonoro.[18]

Antes de se indicar a TRT, o paciente deve ser avaliado por um otorrinolaringologista para uma anamnese, exame físico e solicitação de exames complementares para estabelecimento do(s) provável(is) diagnóstico(s) etiológico(s) e consequente abordagem terapêutica personalizada. Em nossa opinião, a TRT pode ser melhor aplicada nos casos idiopáticos, quando a etiologia identificada não é passível de tratamento clínico/cirúrgico ou quando o incômodo persiste apesar do tratamento da causa.

Aconselhamento terapêutico

Um dos principais pontos do aconselhamento é mostrar os exames ao paciente e assegurar-lhe que nada de grave foi encontrado em seu caso, desassociando o zumbido de qualquer ameaça a sua saúde. Nem sempre é fácil alterar as ideias negativas do paciente, sobretudo aquelas referentes à falta de recursos para tratamento.

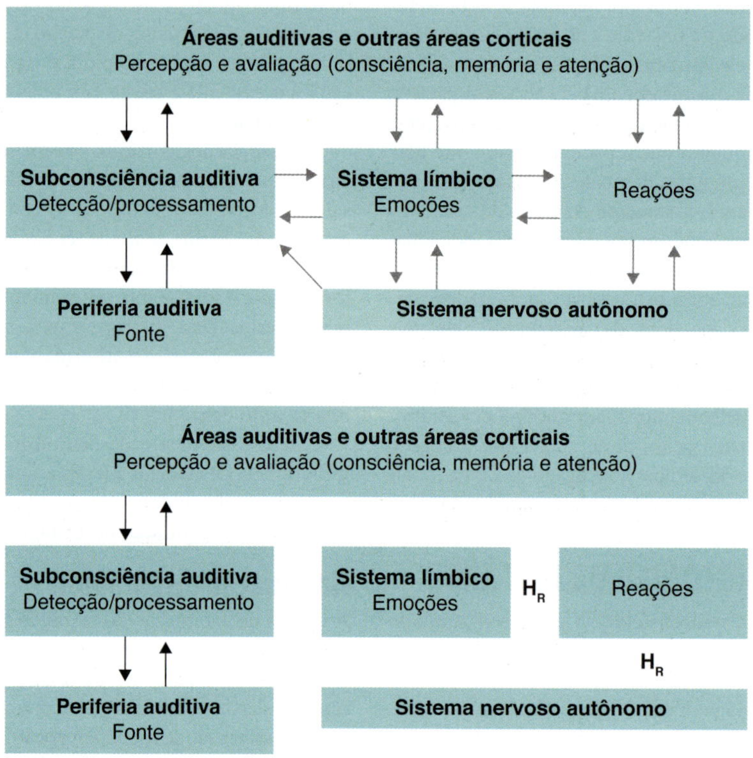

Figura 115.2 Evolução progressiva da fase da habituação da reação ao zumbido (HR), em que as conexões do sistema límbico e do sistema nervoso autônomo com o córtex auditivo começam a se enfraquecer.

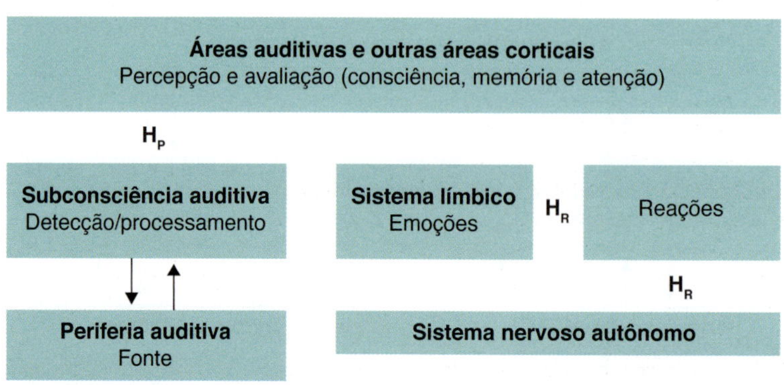

Figura 115.3 Fase de habituação da percepção do zumbido (HP), com a desativação das conexões das vias auditivas com o sistema límbico e o sistema nervoso autônomo. A fonte geradora do zumbido ainda existe, mas ele deixa de ser percebido pelo córtex auditivo.

Porém, é fundamental tentarmos a eliminação das associações negativas, já que o processo da habituação não ocorre para sons que possam significar algum perigo.[15-17]

Nessa etapa, é importante dialogar e checar suas ideias em relação ao zumbido, e não somente passar-lhe informações.[17] É natural que um paciente se preocupe muito mais diante de algo desconhecido e, portanto, a "desmistificação" do zumbido pode provocar rápida melhora em 20 a 30% dos casos como medida isolada.

O aconselhamento terapêutico é fundamental para alcançar a fase de habituação da reação ao zumbido, que é o objetivo inicial do tratamento.[18]

Enriquecimento sonoro

Função do som no tratamento do zumbido

De acordo com a neurofisiologia, nossos órgãos dos sentidos trabalham baseados no contraste, de modo que qualquer sinal muito contrastante com o meio ambiente passa a ser destacado. É possível que não incomode, e certamente será percebido. O zumbido à noite, no silêncio, é intensamente percebido devido ao contraste com a ausência de som no ambiente, enquanto muitas vezes passa despercebido durante o dia.

Como já citado anteriormente, após a fase de habituação da reação ao zumbido, o segundo objetivo é alcançar a habituação da sua percepção. Apesar do aconselhamento terapêutico ser uma parte importante e insubstituível do tratamento, a habituação da percepção não acontece automaticamente, e por isso é necessário associar o enriquecimento sonoro contínuo e por longo prazo, devendo o paciente evitar permanecer em ambientes totalmente silenciosos.

Principais formas de utilização do som

O enriquecimento sonoro pode ser realizado de várias maneiras, mas o princípio é sempre o mesmo: diminuir o ganho obtido ao longo das vias auditivas por meio de um som neutro, estável e de intensidade mais baixa do que a do próprio zumbido. Assim, a atividade neuronal evocada pelo zumbido, que é distinta daquela evocada pelos sons externos, passa a ser menos contrastante em relação à atividade neuronal contínua nas vias auditivas (habituação).

O enriquecimento sonoro para a TRT pode ser feito com:[16,19]

- Sons ambientais como os da natureza, músicas suaves, ar-condicionado, ventilador, obtidos de fontes reais ou por meio de aplicativos no celular. É a maneira mais acessível aos pacientes
- Geradores de som adaptados a cada ouvido, com ou sem a amplificação permitida pelas próteses auditivas, preferencialmente sem ocluir o meato acústico externo. É a maneira mais prática e eficiente.

Embora o tipo de som seja secundário, sempre sugerimos o uso das opções mais agradáveis e neutras ao paciente, inclusive durante o sono.

Muitas vezes, nos pacientes com zumbido e disacusia, a amplificação isoladamente já pode funcionar como enriquecimento sonoro, pois amplifica os sons ambientais que o paciente não era capaz de perceber pela perda auditiva. Caso a amplificação não seja suficiente para interferir com a percepção do zumbido, pode ser ativado o gerador de som na mesma prótese.

A intensidade do som deve ser sempre menor do que a do zumbido, evitando-se mascará-lo, já que o mascaramento desse sinal impede o processo da habituação. O uso do enriquecimento sonoro deve ser prioritariamente binaural, mesmo em zumbidos unilaterais.[16,19]

Para o melhor resultado, o volume dos sons não deve mascarar o zumbido. Quando o paciente apresenta hipersensibilidade auditiva associada, o volume do gerador de som deve ser ainda menor.[16,19]

É importante frisar que mascaramento e habituação são processos diferentes e não devem ser confundidos. O primeiro, apesar de promover um alívio rápido em alguns pacientes, não promove nenhuma mudança em termos de neuroplasticidade, e por isso o zumbido geralmente retorna logo após a retirada do som mascarador, fazendo com que esse tratamento precise ser usado por longo período. A habituação é um processo que, embora lento para iniciar, tem a proposta de alcançar resultados definitivos após 12 a 18 meses, pela vantagem de alterar as conexões das vias auditivas com o sistema límbico e o sistema nervoso autônomo. Uma vez que o processo da habituação esteja estabelecido após alguns meses, o uso dos geradores de som não é mais necessário. Como medida de proteção, os pacientes devem continuar evitando o silêncio e, no mais, devem levar uma vida normal, pois o zumbido aos poucos deixa de ser um problema.[20,21]

Normalmente, esse processo tem altos e baixos, e o paciente pode desanimar por alguns períodos, principalmente quando a ansiedade é importante, apesar daqueles que cumprem o processo notarem avanços progressivos e estimulantes.[22]

Ao término do tratamento, é raro que a percepção e/ou incômodo com o zumbido tenha recaída, mas, nesse caso, poderá novamente ser atenuada após uma breve repetição do uso dos geradores. Segundo a neurofisiologia, uma vez que se aprende algo e por qualquer motivo o esquecemos, o reaprendizado é mais fácil.[22]

Embora alguns casos melhorem apenas com o aconselhamento terapêutico, não sendo necessário enriquecimento sonoro, o contrário não é verdadeiro, o que significa que a terapia sonora isolada provou ser inútil. Assim, vale a pena reforçar a necessidade de submeter o paciente ao tratamento integral, como preconizado por Jastreboff, para alcançar uma taxa de sucesso semelhante.[20,22]

Outras terapias sonoras

Atividades de tratamento do zumbido

As atividades de tratamento do zumbido (TAT, do inglês *tinnitus activities treatment*) foram idealizadas por pesquisadores da Universidade de Iowa e têm como objetivo orientar o paciente e identificar as necessidades e diferenças individuais, de forma estruturada em três áreas: pensamentos e emoções; audição e comunicação; sono e concentração.[9]

O TAT também é composto de duas etapas: aconselhamento e enriquecimento sonoro. O aconselhamento é voltado para os impactos de cada indivíduo em cada uma das quatro áreas citadas anteriormente. A informação é sistematicamente aplicada em várias consultas e o paciente deve seguir as atividades propostas no dia a dia. Nessa etapa, semelhante à TRT, conceitos errôneos que atrapalham o tratamento são desmistificados e são passadas orientações realistas e otimistas sobre audição, fisiopatologia do zumbido, audição, causas e expectativas. O objetivo do tratamento é mudar o comportamento e atitude do indivíduo diante do zumbido nos quatro aspectos, focando em outras atividades, novos *hobbies*, atitudes durante o sono, concentração e melhora da audição quando necessário.[9]

O uso de som ambiente é encorajado de forma a reduzir a intensidade do zumbido, principalmente nos momentos de silêncio e à noite para dormir, o que pode ser feito com dispositivos de som ambiental ou através das próteses auditivas com geradores de som.[9]

Terapia sonora com música

Estudos com terapia sonora para zumbido (Neuromonics e Notch) têm revelado um grande potencial com uso da música, com eficácia semelhante à das próteses auditivas em pessoas que têm perda auditiva associada ao zumbido.[4] A música age não só como uma forma de reduzir o silêncio ambiental, diminuindo a percepção do zumbido, mas também tem o objetivo de relaxamento e ativação positiva de áreas associadas às emoções (hipocampo, córtex frontal, cerebelo).[23]

O dispositivo Neuromonics, idealizado na Austrália por Paul Davis et al.[24] utiliza música personalizada, pré-gravada de acordo com a perda auditiva do paciente e com a frequência sonora do zumbido. Essa forma de terapia sonora não se encontra mais disponível atualmente.

Outro tipo de terapia sonora musical, a Taylor-made Notched Music Therapy (TNMT)[25] é baseada na ausência de estimulação na região da frequência do zumbido, que induz uma resposta cortical menor pelo mecanismo de inibição lateral aumentado, proveniente da hiperatividade dos neurônios de áreas adjacentes à do zumbido. Por isso, a terapia é realizada com um entalhe na música a ser ouvida pelo paciente, na região da frequência sonora do zumbido. A TNMT é feita com aparelhos auditivos e pode ser usada em associação com amplificação nos pacientes com zumbido e perda auditiva.

Tons fractais

Os tons fractais consistem em tons harmônicos e melódicos repetitivos não previsíveis, mas que se tornam familiares pela repetição. Os tons fractais parecem ser mais agradáveis e relaxantes para os pacientes e, muitas vezes, melhores que o uso de sons do tipo ruído branco, já que são indicados na terapia por período prolongado. Em pacientes com perda auditiva associada, os sinais são filtrados e amplificados para cada paciente, de acordo com sua necessidade.[26,27]

Mascaramento

O mascaramento foi a primeira forma de terapia sonora descrita para zumbido e proposta por Vernon em 1976.[28] O objetivo do mascaramento é expor o paciente a um som que seja capaz de encobrir o som do zumbido de forma a torná-lo não perceptível, promovendo um alívio imediato. Entretanto, a intensidade do som capaz de mascarar o zumbido pode ser tão alta que gera desconforto e risco para a audição do paciente.

Diversos sons diferentes podem ser utilizados para mascarar o zumbido, como música, sons ambientais, sons de banda larga, ruído branco; a melhor indicação depende da frequência do zumbido e do seu nível mínimo de mascaramento. Os sons mascaradores ajudam no alívio imediato do paciente, mas têm eficácia limitada a médio e longo prazos para o controle do zumbido.[29]

CONSIDERAÇÕES FINAIS

O tratamento de sintomas subjetivos nunca é uma tarefa fácil. O zumbido pode estar associado a várias etiologias diferentes, às vezes sobrepostas em um mesmo paciente, além de sofrer influência de inúmeros fatores, o que dificulta a existência de um único tipo de tratamento capaz de controlar um número significativo de pacientes.

Existem diferentes terapias sonoras descritas na literatura com o objetivo de tornar o zumbido menos audível e perceptível pelo paciente, pelo maior tempo possível. Para melhor viabilizar o tratamento pelo tempo necessário, a escolha do tipo de terapia sonora a ser utilizado também deve levar em consideração a opinião do paciente, e não a experiência do profissional.

Adicionalmente, o aconselhamento eficaz é fundamental para a redução das reações geradas pelo zumbido e, consequentemente, da sua percepção.

Pesquisas futuras certamente trarão descobertas cada vez mais promissoras para o tratamento do zumbido. Enquanto o futuro não chega, é fundamental que os profissionais se motivem a ajudar os pacientes que sofrem com o zumbido com os métodos disponíveis atualmente.

REFERÊNCIAS BIBLIOGRÁFICAS

1. Cima RF, Mazurek B, Haider H, Kikidis D, Lapira A, Noreña A et al. A multidisciplinar european guideline for tinnitus: Diagnositics, assesment and treatment. HNO [Internet]. 2019 Mar [Acesso em: 2024 Jul];67(Suppl 1):10-42.
2. Coles RA. Epidemiology, aetiology and classification. In: Vernon JA, Reich G, editors. Proceedings of the Fifth International Tinnitus Seminar, 1995. Portland: American Tinnitus Association; 1996. p. 25-30.
3. Tunkel DE, Bauer CA, Sun GH, Rsenfeld RM, Chandrasekhar SS, Cunningham ER Jr et al. Otolaryngol Head Neck Surg [Internet]. 2014 [Acesso em: 2024 Jul];15:s1-40, 2014.
4. Knochkin S, Tyler R, Born J. Prevalence of tinnitus and efficacy of tretaments. Hear Rev [Internet]. 2011 [Acesso em: 2024 Jul];18(12):10-26.
5. Hazell JP, Sheldrake J. Hyperacusis and tinnitus. In: Aran JM, editor. Tinnitus 91: Proceedings of Fourth International Tinnitus Seminar. Amsterdam: Kugler Publications; 1992. p. 245-8.
6. Meikle MB, Vernon J, Johnson RM. The perceived severity of tinnitus. Some observations concerning a large population of tinnitus clinic patients. Otolaryngol Head Neck Surg [Internet]. 1984 Dec [Acesso em: 2024 Jul];92(6):689-96.
7. Noreña A, Lacher-Fougère S, Fraysse MJ, Bizaguet E, Grevin P, Thai-Van TG et al. A contribution to the debate on tinnitus definition. Prog Brain Res [Internet]. 2021 [Acesso em: 2024 Jul]:262:469-85.
8. Sanchez TG, Zonato AY, Bittar RM, Bento RF. Controvérsias sobre a fisiopatologia do zumbido. Int Arc Otorhinolaryngol [Internet]. 1997 Jan-Mar;1(1):2-8. Disponível em: https://arquivosdeorl.org.br/additional/acervo_port.asp?id=2. Acesso em: 2024 Jul.
9. Tyler RS, Gogel AS, Gehringer AK. Tinnitus activities treatment. Prog Brain Res [Internet]. 2007 [Acesso em: 2024 Jul]:166:425-34.
10. Sanchez TG, Bento RF, Miniti A, Câmara J. Zumbido: características e epidemiologia. Experiência do Hospital das Clínicas da Faculdade de Medicina da Universidade de São Paulo. São Paulo: Rev Bras Otorrinolaringologia; 1997. v. 63, Nº 3, p. 229-235. Disponível em: https://repositorio.usp.br/item/000988582. Acesso em: 2024 Jul.
11. Jastreboff PJ. Phantom auditory perception (tinnitus): Mechanisms of generation and perception. Neurosci Res [Internet]. 1990 Aug [Acesso em: 2024 Jul];8(4):221-54.
12. Jastreboff PJ, Hazell JP. A neurophysiological model for tinnitus: Clinical implications. Br J Audiol [Internet]. 1993 Feb [Acesso em: 2024 Jul];27(1):7-17.
13. Jastreboff PJ, Gray WC, Gold SL. Neurophysiological approach to tinnitus patients. Am J Otol [Internet]. 1996 Mar [Acesso em: 2024 Jul];17(2):236-40.
14. Jastreboff PJ. The neurophysiological model of tinnitus and hyperacusis. In: Hazell J, editor. Proceedings of the Sixth International Tinnitus Seminar. Londres: Cambridge Tinnitus and Hyperacusis Centre; 1999. p.32-8.
15. Jastreboff PJ, Hazell JP. Treatment of tinnitus based on a neurophysiological model. In: Vernon JA. Tinnitus. 1st ed. Treatment and relief. Massachussets: Allyn & Bacon; 1997. 234 p.
16. Jastreboff PJ. Optimal sound use in TRT – theory and practice. In: Hazell J, editor. Proceedings of the Sixth International Tinnitus Seminar. Londres: Cambridge Tinnitus and Hyperacusis Centre; 1999. p.491-4.
17. Jastreboff PJ, Hazell JP. Tinnitus retraining therapy: Implementing the neurophysiological model. Londres: Cambridge University Press. 2004. 268 p.
18. Hazell JP. The TRT method in practice. In: Hazell J, editor. Proceedings of the Sixth International Tinnitus Seminar. Londres: Cambridge Tinnitus and Hyperacusis Centre; 1999. p 92-8.
19. Sereda M, Xia J, El Refaie A, Hall DA, Hoare DJ. Sound therapy (using amplification devices and/or sound generators) for tinnitus. Cochrane Database Syst Rev [Internet]. 2018 Dec 27 [Acesso em: 2024 Jul];12(12):CD013094.
20. Heitzman T, Rubio L, Cárdenas MR, Sofio E. The importance of continuity in TRT patients: Results at 18 months. In: Hazell J, editor. Proceedings of the Sixth International Tinnitus Seminar. Londres: Cambridge Tinnitus and Hyperacusis Centre; 1999. p.509-11.
21. Jastreboff PJ. Thirty years of the neurophysiological model of tinnitus and tinnitus retraining therapy (TRT). Canadian Audiologist [Internet]. 2019 [Acesso em: 2024 Jul];6(4).

22. Sheldrake JB, Hazell JP, Graham RL. Results of tinnitus retraining therapy. In: Hazell J, editor. Proceedings of the Sixth International Tinnitus Seminar. Londres: Cambridge Tinnitus and Hyperacusis Centre; 1999. p.292-6.
23. Lockwood AH, Salvi RJ, Coad ML. The functional neuroanatomy of tinnitus: Evidence for limbic system links and neural plasticity. Neurology [Internet]. 1998 Jan [Acesso em: 2024 Jul];50(1):114-20.
24. Davis PB, Wilde RA, Steed LG, Hanley PJ. Treatment of tinnitus with a customized acoustic neural stimulus: A controlled clinical study. Ear Nose Throat J [Internet]. 2008 Jun [Acesso em: 2024 Jul];87(6):330-9.
25. Okamoto H, Stracke H, Stoll W, Pantev C. Listening to taylor made notched music reduces tinnitus loudness and tinnitus-related auditory cortex activity. Proc Natl Acad Sci USA [Internet]. 2010 Jan 19 [Acesso em: 2024 Jul];107(3):1207-10.
26. Sweetow RS, Sabes JH. Effects of acoustical stimuli delivered through hearing aid on tinnitus. J Am Acad Audiol [Internet]. 2010 Jul-Aug [Acesso em: 2024 Jul];21(7):461-73.
27. Sweetow RS, Kuk F, Caporali S. A controlled study on the effectiveness of fractal tones on subjects with minimal need for amplification. Hear Rev [Internet]. 2015 Aug 18. Disponível em: https://hearingreview.com/hearing-loss/tinnitus/controlled-study-effectiveness-fractal-tones-subjects-minimal-need-amplificatio. Acesso em: 2024 Jul.
28. Vernon J. Attempts to relieve tinnitus. J Am Audiol Soc [Internet]. 1977 Jan-Feb [Acesso em: 2024 Jul];2(4):124-31.
29. Henry JA, Schechter MA, Zaugg TL, Griest S, Jastreboff PJ, Vernon JA et al. Clinical trial to compare tinnitus masking and tinnitus retraining therapy. Acta Otolaryngol Suppl [Internet]. 2006 Dec [Acesso em: 2024 Jul]:(556):64-9.

TRATADO DE OTORRINOLARINGOLOGIA & CIRURGIA DE CABEÇA E PESCOÇO

O GEN | Grupo Editorial Nacional – maior plataforma editorial brasileira no segmento científico, técnico e profissional – publica conteúdos nas áreas de ciências da saúde, exatas, humanas, jurídicas e sociais aplicadas, além de prover serviços direcionados à educação continuada e à preparação para concursos.

As editoras que integram o GEN, das mais respeitadas no mercado editorial, construíram catálogos inigualáveis, com obras decisivas para a formação acadêmica e o aperfeiçoamento de várias gerações de profissionais e estudantes, tendo se tornado sinônimo de qualidade e seriedade.

A missão do GEN e dos núcleos de conteúdo que o compõem é prover a melhor informação científica e distribuí-la de maneira flexível e conveniente, a preços justos, gerando benefícios e servindo a autores, docentes, livreiros, funcionários, colaboradores e acionistas.

Nosso comportamento ético incondicional e nossa responsabilidade social e ambiental são reforçados pela natureza educacional de nossa atividade e dão sustentabilidade ao crescimento contínuo e à rentabilidade do grupo.

TRATADO DE OTORRINOLARINGOLOGIA & CIRURGIA DE CABEÇA E PESCOÇO

EDITORES

Carlos Takahiro Chone

Graduado em Medicina pela Unicamp. Especialista em Otorrinolaringologia e Cirurgia de Cabeça e Pescoço pela Unicamp. Doutor em Ciências Médicas pela Unicamp. Professor Associado Livre-docente da Unicamp. Membro da ABORL-CCF e da SBCCP. Livre-docente pela Disciplina de Cirurgia de Cabeça e Pescoço do Depto. de Oftalmologia, Otorrinolaringologia e Cirurgia de Cabeça e Pescoço da FMRP-USP.

Wilma Terezinha Anselmo Lima

Graduada em Medicina pela UFTM-Uberaba. Especialista, Mestre e Doutora em Otorrinolaringologia pela FMRP-USP. Professora Titular da FMRP-USP. Membro da ABORL-CCF

Shirley Shizue Nagata Pignatari

Graduada em Medicina pela EPM-Unifesp. Especialista, Mestre e Doutora em Otorrinolaringologia pela EPM-Unifesp. Professora Adjunta da EPM-Unifesp. Membro da ABORL-CCF.

José Jurado

Graduado em Medicina pela USP. Especialista em Otorrinolaringologia pela USP. Membro da ABORL-CCF. Ex-Presidente da ABORL-CCF (2023). Presidente da ABCPF (gestão 2012-2014). Coordenador dos cursos de pós-graduação do Instituto Jurado.

Fabrizio Ricci Romano

Graduado em Medicina pela FMUSP. Doutor em Ciências pela FMUSP. Pós-doutor em Otorrinolaringologia pela FMUSP-RP. Ex-Presidente da ABORL-CCF (2024). Membro da ABORL-CCF.

Leonardo Haddad

Graduado em Medicina pela FCMS. Especialista em Otorrinolaringologia pela FMABC. Mestre e Doutor em Ciências pela Unifesp. Professor Adjunto do Depto. de Otorrinolaringologia e Cirurgia de Cabeça e Pescoço da EPM-Unifesp. Presidente da ABORL-CCF (2025).

4ª edição

gen | GUANABARA KOOGAN

ABORL — ASSOCIAÇÃO BRASILEIRA DE OTORRINOLARINGOLOGIA E CIRURGIA CERVICOFACIAL

- Os autores deste livro e a editora empenharam seus melhores esforços para assegurar que as informações e os procedimentos apresentados no texto estejam em acordo com os padrões aceitos à época da publicação, *e todos os dados foram atualizados pelos autores até a data do fechamento do livro*. Entretanto, tendo em conta a evolução das ciências, as atualizações legislativas, as mudanças regulamentares governamentais e o constante fluxo de novas informações sobre os temas que constam do livro, recomendamos enfaticamente que os leitores consultem sempre outras fontes fidedignas, de modo a se certificarem de que as informações contidas no texto estão corretas e de que não houve alterações nas recomendações ou na legislação regulamentadora.
- Data do fechamento do livro: 15/05/2025.
- Os autores e a editora se empenharam para citar adequadamente e dar o devido crédito a todos os detentores de direitos autorais de qualquer material utilizado neste livro, dispondo-se a possíveis acertos posteriores caso, inadvertida e involuntariamente, a identificação de algum deles tenha sido omitida.
- **Atendimento ao cliente: (11) 5080-0751 | faleconosco@grupogen.com.br**

Publicado pelo selo Editora Guanabara Koogan Ltda.
Travessa do Ouvidor, 11
Rio de Janeiro – RJ – CEP 20040-040
www.grupogen.com.br

- Capa: Bruno Sales
- Editoração eletrônica: Cambacica Projetos Editoriais
- Ficha catalográfica

CIP-BRASIL. CATALOGAÇÃO NA PUBLICAÇÃO
SINDICATO NACIONAL DOS EDITORES DE LIVROS, RJ

T698
4. ed.
v. 2

Tratado de otorrinolaringologia e cirurgia de cabeça e pescoço / editores Carlos Takahiro Chone ... [et al.] ; coordenadores Eduardo Tanaka Massuda ... [et al.]. - 4. ed. - Rio de Janeiro : Guanabara Koogan, 2025.

28 cm.

Inclui bibliografia e índice
ISBN 978-65-6111-017-4

1. Otorrinolaringologia. 2. Cabeça - Cirurgia. 3. Pescoço - Cirurgia. I. Chone, Carlos Takahiro. II. Massuda, Eduardo Tanaka.

CDD: 617.5
25-97535.0 CDU: 617.5

Meri Gleice Rodrigues de Souza - Bibliotecária - CRB-7/6439

Coordenadores

OTOLOGIA

Eduardo Tanaka Massuda

Graduado em Medicina pela USP. Especialista, Mestre e Doutor em Otorrinolaringologia pela FMRP-USP. Professor Doutor da FMRP-USP. Membro da ABORL-CCF.

Fayez Bahmad Jr

Graduado em Medicina pela UnB. Especialista em Otorrinolaringologia pela UnB. Doutor em Ciências da Saúde pela UnB. Professor Livre-docente da FMUSP.

Mariana de Carvalho Leal

Graduada em Medicina pela UPE. Especialista em Otorrinolaringologia pelo HC-UFPE. Doutora em Ciências pela USP. Professora Associada da UFPE. Membro da ABORL-CCF.

RINOLOGIA

Edwin Tamashiro

Graduado em Medicina pela FMRP-USP. Doutor em Otorrinolaringologia pela FMRP-USP. Pós-doutor em Microbiologia pela Universidade da Pensilvânia (EUA). Professor Associado da FMRP-USP.

Eulália Sakano

Graduada em Medicina pela FCM-Unicamp. Especialista em Otorrinolaringologia pela ABORL-CCF. Doutora em Ciências Médicas pela Unicamp. Professora Associada da FCM-Unicamp. Membro da ABORL-CCF e da ERS. Livre-docente pela FCM-Unicamp.

Otavio B. Piltcher

Graduado em Medicina pela Famed-UFRGS. Especialista em Otorrinolaringologia pelo HCPA. Mestre em Medicina pela FCM da Santa Casa de São Paulo (SCSP). Doutor em Medicina pela FCMSCSP/University of Pittsburgh. Professor Faculdade de Medicina da UFRGS. Membro da ABORL-CCF. Presidente da ABR (2024).

CIRURGIA CRANIOMAXILOFACIAL

Adalberto Novaes

Graduado em Medicina pela UFMT e em Odontologia pela Unesp. Especialista em Otorrinolaringologia pela Famerp. Mestre e Doutor em Otorrinolaringologia pela FMRP-USP. Professor Associado IV na UFMT. Certificado em Cirurgia Craniomaxilofacial pela AMB/ABCCMF.

CIRURGIA PLÁSTICA DA FACE

José Eduardo Lutaif Dolci

Graduado em Medicina pela Santa Casa de Misericórdia de São Paulo. Especialista em Otorrinolaringologia pela Santa Casa de Misericórdia de São Paulo. Mestre e Doutor em Otorrinolaringologia pela EPM. Professor Titular da Santa Casa de Misericórdia de São Paulo. Membro da ABORL-CCF.

OTONEUROLOGIA

Osmar Mesquita de Sousa Neto

Mestre e Doutor em Otorrinolaringologia pela FCM da Santa Casa de São Paulo (FCMSCSP). Professor Adjunto da FCMSCSP.

Camila de Giacomo Carneiro

Graduada em Medicina pela FMRP-USP. Especialista em Otorrinolaringologia pela ABORL-CCF. Mestre em Ciências Médicas pela FMRP-USP. Doutora em Medicina pela FMUSP. Docente da Divisão de Otorrinolaringologia do Depto. de Oftalmologia, Otorrinolaringologia e Cirurgia de Cabeça e Pescoço da FMRP-USP. Conselheira da ABON. Coordenadora dos Ambulatórios de Otoneurologia e Zumbido do HC-FMRP-USP.

Karen de Carvalho Lopes

Graduada em Medicina pela UFMS. Especialista em Otorrinolaringologia pela FMJ. Mestre em Ciências pela EPM-Unifesp. Doutora em Otorrinolaringologia pela EPM-Unifesp. Professora Adjunta da EPM-Unifesp. Membro da ABORL-CCF e da ABON. Editora da Seção de Otoneurologia da BJORL.

OTORRINOLARINGOLOGIA PEDIÁTRICA

Fabiana Cardoso Pereira Valera

Graduada em Medicina pela FMRP-USP. Especialista em Otorrinolaringologia pelo HC-FMRP-USP. Mestre e Doutora em Otorrinolaringologia pela FMRP-USP. Professora Associada da FMRP-USP. Membro da ABORL-CCF.

FONIATRIA

Mariana Lopes Fávero

Graduada em Medicina pela FMABC. Especialista em Otorrinolaringologia pela ABORL-CCF. Doutora em Ciências pela FMUSP. Membro do Comitê de Foniatria da ABORL-CCF. Certificado de Área de Atuação em Foniatria pela ABORL-CCF/AMB.

FARINGOESTOMATOMATOLOGIA

Cleonice Hirata

Graduada em Medicina pela EPM-Unifesp. Especialista e Mestre em Otorrinolaringologia pela Unifesp. Doutora em Medicina pela Unifesp. Membro da ABORL-CCP.

MEDICINA DO SONO

Edilson Zancanella

Graduado em Medicina pela PUC-Campinas. Especialista em Otorrinolaringologia e Medicina do Sono pela Famema e EPM-Unifesp. Mestre em Otorrinolaringologia pela FMRP-USP. Doutor em Medicina Translacional pela EPM-Unifesp. Professor Colaborador da Unicamp. Presidente da ABMS. Membro do Conselho de Governo da Sociedade Mundial do Sono. Presidente da Sociedade Ibero-Americana de Cirurgia do Sono.

LARINGOLOGIA E VOZ

Luciano Rodrigues Neves

Graduado em Medicina pela EPM-Unifesp. Especialista e Mestre em Otorrinolaringologia pela EPM-Unifesp. Doutor em Ciências pela EPM-Unifesp. Presidente da ABLV (gestão 2015-2017). Editor de Laringologia da BJORL.

CIRURGIA DE CABEÇA E PESCOÇO

Carlos Takahiro Chone

Graduado em Medicina pela Unicamp. Especialista em Otorrinolaringologia e Cirurgia de Cabeça e Pescoço pela Unicamp. Doutor em Ciências Médicas pela Unicamp. Professor Associado Livre-docente da Unicamp. Membro da ABORL-CCF e da SBCCP. Livre-docente pela disciplina Cirurgia de Cabeça e Pescoço do Depto. de Oftalmologia, Otorrinolaringologia e Cirurgia de Cabeça e Pescoço da FMRP-USP.

Gilberto Vaz Teixeira

Graduado em Medicina pela UFSC. Especialista em Cirurgia de Cabeça e Pescoço pela FMUSP. Doutor em Medicina pela FMUSP. Professor Adjunto da UFSC. Pós-doutor em Cirurgia pela Johns Hopkins University, Baltimore (EUA). Membro da SBCCP.

José Vicente Tagliarini

Graduado em Medicina pela FMB-Unesp. Especialista em Otorrinolaringologia pela FMB-Unesp. Mestre e Doutor em Bases Gerais da Cirurgia pela FMB-Unesp. Professor Associado (Adjunto) de Otorrinolaringologia e Cirurgia de Cabeça e Pescoço da FMB-Unesp. Membro da FMB-Unesp. Especialista em Otorrinolaringologia e em Cirurgia de Cabeça e Pescoço. Certificado de Área de Atuação em Cirurgia Craniomaxilofacial.

Onivaldo Cervantes

Graduado em Medicina pela EPM-Unifesp. Especialista em Otorrinolaringologia e Cirurgia de Cabeça e Pescoço pela ABORL-CCF e SBCCP. Mestre em Otorrinolaringologia pela EPM-Unifesp. Doutor em Medicina pela EPM-Unifesp. Livre-docente pela EPM-Unifesp. Professor Associado Livre-docente da EPM-Unifesp. Membro da ABORL-CCF, da SBCCP e da AAO-HNS.

DOENÇAS OTORRINOLARINGOLÓGICAS RELACIONADAS COM O TRABALHO

Josemar dos Santos Soares

Graduado em Medicina pela UFPB. Especialista em Otorrinolaringologia pela NOSP. Mestre em Neurociência Cognitiva e Comportamento pela UFPB (PPGNeC). Membro da ABORL-CCF. Coordenador do Depto. de Doenças Otorrinolaringológicas do Trabalho da ABORL-CCF. Médico do Trabalho. Perito Judicial do Trabalho. Membro da Diretoria da APBIAS. Preceptor da Residência em Otorrinolaringologia do SOS Otorrino.

Colaboradores

Ademar Yamanaka
Graduado em Medicina pela Unicamp. Especialista em Ultrassonografia pelo CFM, CBR. Mestre em Ultrassonografia pela Chiba University (Japão). Doutor em Clínica Médica pela Unicamp. Professor Assistente Doutor na Unicamp. Membro da SBUS. Autor do livro *Ultrassonografia abdominal e geral.*

Adriana Hachiya
Graduada em Medicina pela FMUSP. Especialista em Otorrinolaringologia pela FMUSP. Doutora em Ciências pela FMUSP. Médica Assistente da disciplina Otorrinolaringologia da FMUSP.

Agnaldo Graciano
Graduado em Medicina pela FCM-Unicamp. Especialista em Otorrinolaringologia pela FCM-Unicamp e em Cirurgia de Cabeça e Pescoço pela EPM-Unifesp. Mestre em Otorrinolaringologia e Cirurgia de Cabeça e Pescoço pela EPM-Unifesp. Doutor em Ciências Médicas pela FCM-Unicamp. Preceptor do programa Residência Médica de Cirurgia Geral do Hospital São José (Joinville-SC). Membro do Hospital São José.

Agrício Crespo
Graduado em Medicina pela FCM-Unicamp. Especialista em Otorrinolaringologia pela Unicamp. Mestre e Doutor em Otorrinolaringologia e Cirurgia de Cabeça e Pescoço pela Unifesp. Professor Titular do Depto. de Otorrinolaringologia e Cirurgia de Cabeça e Pescoço da FCM-Unicamp. Membro da AAO-HNS.

Alan L. Eckeli
Graduado em Medicina pela UFSC. Especialista em Neurologia pela UFSC. Doutor em Neurologia pela USP. Professor Doutor da FMUSP-RP. Membro da ABN e da ABMS.

Alan Roger dos Santos Silva
Graduado em Odontologia pela Unesp. Especialista em Estomatologia pelo CFO. Mestre em Estomatologia pela Unicamp. Doutor em Patologia pela Unicamp. Professor Livre-docente da Unicamp. Membro da FOP-Unicamp. Coautor do livro *IARC/WHO Handbook of Oral Cancer Prevention.*

Aldo Stamm
Graduado em Medicina pela UFSM. Especialista em Otorrinolaringologia pelo Hospital Ibirapuera. Mestre em Enxerto de Nervo para Correção de Paralisia Facial pela Unifesp. Doutor em Neurocirurgia pela Unifesp. Membro do Hospital Prof. Edmundo Vasconcelos. Diretor do Centro de Otorrinolaringologia do Hospital Prof. Edmundo Vasconcelos.

Alessandra Loli
Graduada em Medicina pela Unesp. Mestre em Cirurgia e Medicina Translacional pela FMB-Unesp. Especialista em Otorrinolaringologia Pediátrica pela USP. Membro da Câmara Técnica de Otorrinolaringologia do CRM-SP.

Alexandre Beraldo Ordones
Graduado em Medicina pela UFMG. Especialista e Doutor em Otorrinolaringologia pela FMUSP. Diretor do Depto. de Sono da ABORL-CCF.

Alexandre C. Gasperin
Graduado em Medicina pela UFPR. Especialista em Otorrinolaringologia pelo Instituto Penido Burnier. Doutor em Otorrinolaringologia – Cirurgia pela Universitat Autònoma de Barcelona. Professor Adjunto da PUC-PR. Membro da ABORL-CCF.

Alexandre Minoru Enoki
Graduado em Medicina pela UFTM. Especialista em Otorrinolaringologia pelo Hospital Paulista. Doutor em Ciências pela USP. Professor Assistente do Hospital Paulista.

Alexandre Wady Debes Felippu
Graduado em Medicina pela Unimes. Especialista em Otorrinolaringologia pelo Instituto Felippu de Otorrinolaringologia. Doutor em Otorrinolaringologia pela FMUSP. Membro da ABORL-CCF.

Alfio José Tincani
Graduado em Medicina pela Universidade São Francisco – Faculdade Bandeirante de Medicina. Especialista em Cirurgia de Cabeça e Pescoço pela Unicamp. Mestre e Doutor em Cirurgia pela Unicamp. Professor Titular da Unicamp. Coordenador da disciplina Cirurgia de Cabeça e Pescoço do Depto. de Cirurgia da FCM-Unicamp.

Alfredo Lara Gaillard
Graduado em Medicina pela Famerp. Especialista em Otorrinolaringologia pela Famerp. Título de Especialista em Cirurgia Craniomaxilofacial pela ABCCMF.

Ali Mahmoud
Graduado em Medicina pela FMUSP. Especialista em Otorrinolaringologia pelo HC-FMUSP. Membro da ABORL-CCF. Chefe do Ambulatório de Estomatologia da Divisão de Otorrinolaringologia do HC-FMUSP. *Fellowship* em Bucofaringolaringologia pelo HC-FMUSP.

Alice Lang Silva
Graduada em Medicina pela UFRGS. Especialista em Otorrinolaringologia pelo HCPA. Mestre em Saúde da Criança e do Adolescente pela UFRGS. Membro da ABORL-CCF. Otologista pelo HCPA.

Aline de Oliveira Ribeiro Viana
Graduada em Medicina pela UPE. Especialista em Cirurgia de Cabeça e Pescoço pelo A. C. Camargo Cancer Center. Doutora em Ciências pela FMUSP. Membro da SBCCP.

Aline Emer Faim
Graduada em Medicina pela FMRP-USP. Especialista em Otorrinolaringologia pelo HCRP-USP. Mestre em Medicina pela FMRP-USP. Membro da ABORL-CCF e da ABON. *Fellowship* em Otoneurologia pelo HCRP-USP.

Aline G. Bittencourt
Graduada em Medicina pela FMP. Especialista em Otorrinolaringologia pelo HCPM. Doutora em Otorrinolaringologia pela FMUSP. Professora de Otorrinolaringologia da UFMA. Membro da SBO. *Fellowship* em Cirurgia Otológica Avançada e Base de Crânio pelo HC-FMUSP.

Allex Itar Ogawa
Graduado em Medicina pela UEL. Especialista em Otorrinolaringologia pelo HC-FMUSP. Professor Assistente da PUC-PR *Campus* Londrina. Membro da ABORL-CCF. *Fellowship* em Faringolaringologia pela Divisão de Clínica Otorrinolaringológica do HC-FMUSP.

Aloysio Augusto Tahan de Campos Netto
Graduado em Medicina pela FMRP-USP. Especialista e Mestre em Otorrinolaringologia pela FMRP-USP. Doutor em Ciências pela FMRP-USP. Membro Titular da ABORL-CCF e da ABCPF.

Álvaro Muiños de Andrade
Graduado em Medicina pela UFBA. Especialista em Otorrinolaringologia pela Clínica Prof. José Kós. Mestre em Otorrinolaringologia pela UFRJ. Chefe do Serviço de Otorrinolaringologia da UFBA.

Álvaro V. Pontes Jr.
Graduado em Medicina pela UFPE. Especialista em Otorrinolaringologia pela FMJ. Mestre em Ciências da Saúde pela FCM da Santa Casa de São Paulo (SCSP). Preceptor da Residência Médica em Otorrinolaringologia do SOS Otorrino-PB. Perito Médico Federal. Título de Especialista em Perícias Médicas e Medicina Legal e em Medicina do Trabalho.

Amanda Carvalho Villa de Camargo
Graduada em Medicina pela Univas. Especialista em Otorrinolaringologia pelo Hospital BP – Clínica Dr. Ivan Fairbanks Barbosa. Membro da ABORL-CCF e da ABCPF.

Amanda Jayne Guedes Risuenho
Graduada em Medicina pela UFRN. Especialista em Cirurgia de Cabeça e Pescoço pela Unicamp. Mestranda em Ciências da Cirurgia pela Unicamp. Membro da ABORL-CCF e da SBCCP. Título de Especialista em Otorrinolaringologia pela Clínica Pedro Cavalcanti.

Ana Célia Faria
Graduada em Odontologia pela Unicamp. Especialista em Cirurgia e Traumatologia Bucomaxilofacial pela Unicamp. Mestre em Ciências Médicas pela FCM-Unicamp. Doutora em Ciências Médicas pela FMRP-USP. Pós-doutora em Apneia do Sono pela FMRP-USP. Professora Colaboradora da disciplina Otorrinolaringologia da FCM-Unicamp. Membro da ABS. Certificada em Odontologia do Sono pela ABS. Pesquisadora em Apneia do Sono na FMRP-USP.

Ana Cristina Kfouri Camargo
Graduada em Medicina pela EPM-Unifesp. Especialista em Otorrinolaringologia pela Santa Casa de Misericórdia de São Paulo. Mestre e Doutora em Otorrinolaringologia pela Santa Casa de Misericórdia de São Paulo. Professora do Depto. de Otorrinolaringologia e da FCM da Santa Casa de São Paulo (SCSP). Membro da ABORL-CCF. Médica Assistente do Depto. de Otorrinolaringologia. Coordenadora da Estomatologia da Santa Casa de Misericórdia de São Paulo.

Ana Laura P. Ranieri
Graduada em Odontologia pela Unesp. Especialista em Dor Orofacial pelo HC-FMUSP. Mestre em Ciências da Saúde pelo HC-FMUSP. Título de Especialista em Odontologia do Sono pela Associação Brasileira do Sono (ABS); em Ortodontia pela AOB; e em Odontologia Hospitalar pelo Conselho de Odontologia. Membro da ABS. Cirurgiã-dentista do HCRP-USP.

Ana Paula F. F. Dualibi
Graduada em Medicina pela PUC-SP. Especialista em Otorrinolaringologia pela ABORL-CCF. Mestre em Ciências Aplicadas à Pediatria pela Unifesp. Doutora em Ciências da Saúde pela Unifesp. Professora Associada do Hospital Oftalmológico de Sorocaba - BOS. Membro da ABORL-CCF. *Fellow* em Otorrinolaringologia Pediátrica pela Unifesp. *Fellow* em Foniatria pela DERDIC PUC-SP. Certificado de Área de Atuação em Foniatria pela AMB.

Ana Paula Saccab Zarzur
Graduada em Medicina pela FCM da Santa Casa de São Paulo (SCSP). Especialista em Otorrinolaringologia pela ABORL-CCF. Mestre e Doutora em Otorrinolaringologia pela FCMSCSP. Professora Adjunta da Unaerp. Membro da ABORL-CCF.

Ana Paula Serra
Graduada em Medicina pela PUC-Campinas. Especialista em Otorrinolaringologia pelo Hospital Vera Cruz. Mestre em Ciências pela Unifesp. Membro da ABORL-CCF e da ABON.

Anderson Castelo Branco
Graduado em Medicina pela EBMSP. Especialista em Otorrinolaringologia pela Santa Casa da Bahia, Hospital Santa Izabel. Professor Assistente de Cirurgia Craniomaxilofacial da Santa Casa da Bahia, Hospital Santa Izabel. Membro da ABORL-CCF. Titular em Otorrinolaringologia, Cirurgia Craniomaxilofacial e Medicina do Sono. *Certified Advanced Robotic Surgeon* (CARS).

André Alcantara Csordas
Graduado em Medicina pela FMUSP. Especialista em Otorrinolaringologia - Faringolaringologia pela FMUSP. *Fellowship* em Bucofaringolaringologia pelo HC-FMUSP.

André Alencar Araripe Nunes
Graduado em Medicina pela UFC. Especialista em Cirurgia de Cabeça e Pescoço pela FMRP-USP. Mestre e Doutor em Ciências Médicas e Cirúrgicas pela UFC. Professor Adjunto da Faculdade de Medicina da UFC. Membro da ABORL-CCF.

André Ataide
Graduado em Medicina pela UFPR. Especialista em Otorrinolaringologia pela UFPR. Mestre em Tecnologia em Saúde pela PUC-PR.

André Bandiera de Oliveira Santos
Graduado em Medicina pela FMUSP. Especialista em Cirurgia de Cabeça e Pescoço pelo HC-FMUSP. Doutor em Ciências (Clínica Cirúrgica) pela USP. Professor Facilitador da Uninove. Professor Colaborador de Cirurgia da FMUSP.

André Caroli Rocha
Graduado em Odontologia pela Unifal-MG. Especialista em Cirurgia e Traumatologia Bucomaxilofacial pelo HC-FMUSP. Mestre em Patologia Bucal pela FOUSP. Doutor em Diagnóstico Bucal pela FOUSP. Membro da Sobep.

André de Campos Duprat
Graduado em Medicina pela FMUSP. Especialista em Otorrinolaringologia pela FCM da Santa Casa de São Paulo (SCSP). Mestre e Doutor em Otorrinolaringologia pela FCMSCSP. Professor Assistente da FCMSCSP.

André de Carvalho Sales Peres
Graduado em Medicina pela Fameca/Unifipa. Especialista em Otorrinolaringologia pela FMB-Unesp e em Cirurgia Craniomaxilofacial pelo HRAC/USP. Mestre em Cirurgia Otorrinolaringológica pela FMB-Unesp. Doutorando em Ciências da Reabilitação pelo HRAC/USP.

André Freire Kobayashi
Graduado em Medicina pela FCM da Santa Casa de São Paulo (SCSP). Especialista em Otorrinolaringologia pela SCSP.

Andre Souza de Albuquerque Maranhão
Graduado em Medicina pela PUC-PR. Mestre e Doutor em Otorrinolaringologia pela EPM-Unifesp.

André V. Guimarães
Graduado em Medicina pela FCMS. Especialista em Cirurgia de Cabeça e Pescoço pelo Hospital Heliópolis. Mestre em Ciências da Saúde pelo Hospital Heliópolis. Doutor em Cirurgia pela FMUSP. Professor Livre-docente da FMUSP. Membro da SBCCP e da ABORL-CCF.

André Wady Debes Felippu
Graduado em Medicina pela Unimes. Especialista em Otorrinolaringologia pelo Instituto Felippu de Otorrinolaringologia.

Andrea Braga
Graduada em Medicina pela FMRP-USP. Especialista em Otorrinolaringologia Pediátrica e Foniatria pela FMRP-USP. Doutora e Pós-doutora em Otorrinolaringologia pela FMRP-USP.

Andressa Guimarães do Prado Almeida
Graduada em Medicina pela FCM da Santa Casa de São Paulo (SCSP). Especialista em Otorrinolaringologia pela SCSP e em Foniatria pela DERDIC/PUC-SP. Mestre em Pesquisa em Cirurgia pela SCSP. Membro da ABORL-CCF.

Angélica Tiegs
Graduada em Fonoaudiologia pela Unicamp. Especialista em Voz pelo CEV. Membro da SBFa.

Anna Carolina Arraes
Graduada em Medicina pela Unigranrio. Especialista em Alergia e Imunologia pela UERJ e em Otorrinolaringologia pela Policlínica do Rio de Janeiro. Professora Adjunta da UERJ. Membro da Comissão de Doenças Respiratórias da ASBAI-RJ. Diretora Médica da Clínica Otogrupo. Coordenadora do Ambulatório de Rinossinusite da PPC/UERJ.

Anna Paula Batista de Ávila Pires
Graduada em Medicina pela UFMG. Especialista em Otorrinolaringologia pela Santa Casa de Belo Horizonte. Mestre em Ciências da Saúde pela Unifesp. Doutora em Ciências Fonoaudiológicas pela UFMG. Professora Assistente do Depto. de Oftalmologia e Otorrinolaringologia da UFMG. Coordenadora da Equipe de Otoneurologia do Hospital Mater Dei Contorno/Betim.

Antonio Antunes Melo
Graduado em Medicina pela UFPE. Mestre e Doutor em Cirurgia pela UFPE. Título de Especialista em Otorrinolaringologia pela ABORL-CCF e MEC. Membro da ABORL-CCF.

Antonio C. Cedin
Graduado em Medicina pela FMUSP. Especialista em Otorrinolaringologia pelo HC-FMUSP. Mestre e Doutor em Otorrinolaringologia pela Unifesp. Professor do Programa de Residência e *Fellow* em Otorrinolaringologia do Hospital Beneficência Portuguesa de São Paulo. Membro da ABORL-CCF, da ARS, da ABCPF e da SBR.

Antonio Pontes
Graduado em Medicina pela Unicamp. Mestre e Doutor em Ciências da Saúde pela Unifesp. Título de Especialista em Otorrinolaringologia e Cirurgia Cervicofacial pela ABORL-CCF. Membro do INLAR.

Antonio Roberto Ferreira Setton
Graduado em Medicina pela UFS. Mestre e Doutor em Ciências da Saúde pela UFS.

Aparecida Machado de Moraes
Graduada em Medicina pela FCMS. Especialista em Dermatologia pela FCM-Unicamp. Doutora em Dermatologia pela FMUSP. Professora Associada Livre-docente da FCM-Unicamp. Membro da SBD.

Arlindo C. Lima Neto
Graduado em Medicina pela UFPA. Especialista em Otorrinolaringologia pela Unesp. Doutor em Ciências pela USP.

Pesquisador do Setor de Otoneurologia do HC-FMUSP. Responsável pelo Ambulatório de Tonturas de Causas Vasculares do HC-FMUSP.

Arthur Jotz
Graduando em Medicina pela PUC-RS.

Arthur Menino Castilho
Graduado em Medicina pela FMUSP. Especialista em Otorrinolaringologia pela FMUSP. Doutor em Ciências pela FMUSP. Professor Associado Livre-docente da Unicamp. Membro da SBO/GCIAN/IFOS. *Fellowship* em Otologia e Cirurgia da Base Lateral do Crânio pela FMUSP.

Artur Grinfeld
Graduado em Medicina pela Unigranrio.

Arturo Carpes
Graduado em Medicina pela UCPel. Título de Especialista em Otorrinolaringologia pela ABORL-CCF. Doutor em Ciências - Cirurgia Plástica pela FMUSP. Cirurgião Crânio-Maxilo-Facial pelo HC-FMUSP e pela ABCCMF. Membro da ABCCMF, da ABORL-CCF, da SBR e da ABS.

Atílio M. Fernandes
Graduado em Medicina pela Funfarme/Famerp. Especialista em Cirurgia Nasossinusal pela Famerp. Mestre em Otorrinolaringologia pela FMRP-USP. Doutor em Oftalmologia, Otorrinolaringologia e Cirurgia de Cabeça e Pescoço pela FMRP-USP. Professor Associado da Famerp.

Augusto Abrahão
Graduado em Medicina pela PUC-SP. Especialista em Otorrinolaringologia pela FMUSP. Doutorando em Otorrinolaringologia pela FMUSP. Professor de Otorrinolaringologia na Faculdade São Camilo.

Barbara Greggio
Graduada em Medicina pela EPM-Unifesp. Especialista em Otorrinolaringologia e Cirurgia de Cabeça e Pescoço pela Unifesp. Mestre em Ciências pela Unifesp.

Beatriz Villano Krentz
Graduada em Medicina pela FMUSP. Especialista em Otorrinolaringologia pela FMABC. *Fellowship* em Bucofaringolaringologia pela FMUSP.

Berenice Dias Ramos
Graduada em Medicina pela UFRGS. Mestre em Otorrinolaringologia pela Unifesp. Professora Preceptora de Foniatria do Serviço de Otorrinolaringologia do HCPA. Título de Especialista em Otorrinolaringologia pela ABORL-CCF e AMB. Membro da ABORL-CCF. Certificado de Área de Atuação em Foniatria pela ABORL-CCF e AMB. *Fellow* em Foniatria pela DERDIC/PUC-SP.

Bernardo Faria Ramos
Graduado em Otorrinolaringologia pela FMUSP. Doutor em Medicina pela FMUSP. Professor Adjunto da UFES. Membro da Bárány Society.

Bianca Maria Liquidato
Graduada em Medicina pela FCM da Santa Casa de São Paulo (SCSP). Especialista em Otorrinolaringologia pela Santa Casa de Misericórdia de São Paulo. Mestre e Doutora em Otorrinolaringologia pela FCMSCSP. Professora Assistente da FCMSCSP. Membro da ABORL-CCF.

Bruna Brasil Carneiro Costa
Graduada em Medicina pela UFRGS. Título de Especialista em Cirurgia de Cabeça e Pescoço pela SBCCP.

Bruno Bernardo Duarte
Graduado em Medicina pela PUC-Campinas. Especialista em Otorrinolaringologia e Cirurgia Cervicofacial pela PUC-Campinas. Doutor em Ciências Médicas pela FMUSP. Professor da disciplina Otorrinolaringologia da PUC-Campinas. Membro da ABORL-CCF/ABMS/ABS. Título de Especialista em Medicina do Sono pela AMB.

Bruno Pinna
Graduado em Medicina pela EPM-Unifesp. Especialista em Otorrinolaringologia pela EPM-Unifesp. Mestre e Doutor em Ciências pela EPM-Unifesp. Membro da ABORL-CCF.

Bruno Takegawa
Graduado em Medicina pela FMABC. Especialista em Otorrinolaringologia pela FMABC. Mestre em Ciências da Saúde pela Unifesp. *Fellowship* em Otoneurologia pela Unifesp. MBA em Gestão de Saúde pela FGV.

Bruno Teixeira de Moraes
Graduado em Medicina pela UFPE. Especialista em Otorrinolaringologia pelo Hospital Santo Antônio (OSID). Mestre e Doutor em Otorrinolaringologia pela Unifesp. Professor Adjunto da UFPE.

Caio Simas
Graduado em Medicina pela Unirio. Especialista em Urgência e Emergência pela UFRJ e em Otorrinolaringologia pela Unirio. Mestre em Medicina pela Unirio. Professor Associado da Unirio. Membro da ABORL-CCF. Cirurgião de Cabeça e Pescoço pelo Hospital Central da Aeronáutica. Foniatra e Médico do Sono pela Unirio.

Caio Soares
Graduado em Medicina pela UFPR. Especialista em Otorrinolaringologia pela UFPR. Mestre e Doutor em Clínica Cirúrgica pela UFPR. Membro da ABORL-CCF. Preceptor de Residência de Otorrinolaringologia do HC-UFPR. Professor de Pós-graduação de Estética de Face do IPO. Professor Preceptor do Programa de *Fellowship* do IPO. Autor do livro *Otoplastia Baseado em Evidências com Realidade Aumentada.*

Camila Alves Costa Silva
Graduada em Medicina pela Unesa. Especialista em Otorrinolaringologia pela Policlínica de Botafogo. Professora Preceptora Titular de Otorrinolaringologia do Hospital Santa Izabel. Membro da ABORL-CCF. Preceptora de Otorrinolaringologia do setor Rinologia de Base de Crânio do Hospital Santa Izabel – Santa Casa da Bahia.

Camila Bae Uneda
Graduada em Medicina pela Emescam. Especialista em Otorrinolaringologia e Medicina do Sono pelo HNMD e pelo HC-FMUSP. Doutora em Ciências pela FMUSP. Membro da ABORL-CCF, da ABS e da Marinha do Brasil.

Camila de Castro Corrêa
Graduada em Fonoaudiologia pela FOB-USP. Especialista em Motricidade Orofacial pela CFFa. Mestre em Ciências pela FOB- USP. Doutora em Bases Gerais da Cirurgia pela FMB-Unesp. Professora Adjunta da Univale. Membro da SBFa e da Abramo.

Camila Degen Meotti
Graduada em Medicina pela UFRGS. Especialista em Otorrinolaringologia pelo HCPA. Mestre em Ciências Cirúrgicas pela UFRGS. *Fellowship* em Rinologia pelo HCPA. Preceptora da Residência de Otorrinolaringologia do HCPA.

Carla C. A. Torres
Graduada em Medicina pela UFF. Especialista em Otorrinolaringologia pela UERJ. Mestre em Saúde Ocupacional pela University McGill. Membro da SBMH. Formação em Medicina Hiperbárica e do Mergulho pela Sociedade Canadense de Medicina Hiperbárica e pela Marinha do Brasil.

Carlos A. Caropreso
Graduado em Medicina pela PUC-SP. Especialista em Otorrinolaringologia pela FMUSP. Doutor em Medicina pela FMUSP. Membro da ABORL-CCF, da ABCPF e da SBR.

Carlos Augusto Correia de Campos
Graduado em Medicina pela FCM da Santa Casa de São Paulo (SCSP). Especialista em Otorrinolaringologia pela Santa Casa Misericórdia de São Paulo. Mestre em Otorrinolaringologia pela FCMSCSP. Doutor em Pesquisa em Cirurgia pela FCMSCSP. Membro da ABORL-CCF.

Carlos Neutzling Lehn
Graduado em Medicina pela FURG. Mestre em Cirurgia de Cabeça e Pescoço pelo HOSPHEL. Doutor em Medicina pela Unifesp. Título de Especialista em Cirurgia de Cabeça e Pescoço pela SBCCP. Membro da SBCCP. Diretor do Serviço de Cirurgia de Cabeça e Pescoço do Iamspe. Codiretor do Centro Brasileiro de Ablação por Micro-ondas.

Carlos Pinheiro-Neto
Graduado em Medicina pela UFC. Especialista em Otorrinolaringologia – Cirurgia de Cabeça e Pescoço pela USP.

Carlos Segundo Paiva Soares
Graduado em Medicina pela UFPB. Especialista em Cirurgia de Cabeça e Pescoço pelo Hospital de Câncer de Barretos. Doutor em Fisiopatologia da Clínica Médica pela Unesp. Membro da SBCCP.

Carlúcio Ragognete
Graduado em Medicina pela Univas. Especialista em Otorrinolaringologia e Cirurgia Cervicofacial. Pós-graduado em Cirurgia Plástica da Face. Professor do Serviço de Cirurgia Plástica da Face/Otorrinolaringologia no HC-FMUSP. Coordenador do iFace Lisboa.

Carmen Silvia Passos Lima
Graduada em Medicina pela FMRP-USP. Especialista em Oncologia Clínica pela SBOC e em Hematologia e Hemoterapia pela ABHH. Doutora em Clínica Médica pela Unicamp. Professora Titular da Unicamp. Pós-doutora em Citogenética Convencional e Molecular pelo Academic Haematology and Cytogenetics Department, The Royal Marsden Hospital, Institute of Cancer Research, University of London. Membro da ESMO.

Carolina Cincurá Barreto
Graduada em Medicina pela Faculdade de Medicina da UFBA. Especialista em Otorrinolaringologia pelo Hospital Universitário Prof. Edgard Santos (UFBA). Doutora em Ciências da Saúde pela UFBA. *Fellowship* em Rinologia e Cirurgia de Base de Crânio pelo Hospital Universitário Prof. Edgard Santos (UFBA).

Carolina Ferraz de Paula Soares
Graduada em Medicina pela Unioeste. Especialista em Otorrinolaringologia pelo Iamspe e em Pesquisa Clínica pela Harvard T.H. Chan School of Public Health. Mestre em Ciências da Saúde pelo Iamspe. Doutora em Ciências pela HC-FMUSP. Professora Adjunta do Centro Universitário Fundação Assis Gurgacz. Membro do Depto. de Medicina do Sono ABORL-CCF.

Carolina Passamani Fagundes
Graduada em Medicina pela Emescam. Especialista em Otorrinolaringologia pela UERJ.

Carolina Rodrigues Laranjeira Vilar
Graduada em Medicina pela Faculdade Pequeno Príncipe. Pós-graduanda em Otorrinolaringologia pela UFPR.

Carolina Sponchiado Miura
Graduada em Ciências Médicas pela FMRP-USP. Especialista em Otorrinolaringologia Pediátrica pelo HC-FMRP-USP. Doutora em Ciências Médicas pela USP.

Caroline Fernandes Rímoli
Graduada em Medicina pela Fameca/Fipa. Especialista em Otorrinolaringologia pela Unesp. Mestre em Medicina pela Unesp. Doutora em Clínica Cirúrgica pela UFPR. Membro do Comitê de Ética em Pesquisa do Hospital IPO (CEP/IPO).

Celso Augusto Lemos
Graduado em Odontologia pela USP. Especialista em Estomatologia pelo CRO-SP. Mestre e Doutor em Diagnóstico Bucal pela FOUSP. Professor Associado da FOUSP. Membro da Sobep.

Celso Dario Ramos
Graduado em Medicina pela USP. Especialista em Medicina Nuclear pela USP. Doutor em Ciências Médicas pela Unicamp. Professor Associado da FCM-Unicamp. Membro da SBMN.

César Bertoldo
Graduado em Medicina pela UFU. Doutor em Ciências pela USP.

Chin Shien Lin
Graduado em Medicina pela USP. Especialista em Cirurgia de Cabeça e Pescoço pelo HC-FMUSP. Membro da SBCCP.

Christiano de Giacomo Carneiro
Graduado em Medicina pela UEL. Especialista em Otorrinolaringologia pelo Instituto Felippu de Otorrinolaringologia. Doutor em Ciências pela USP.

Cicero Matsuyama
Graduado em Medicina pela EPM-Unifesp. Especialista em Otorrinolaringologia pela EPM-Unifesp. Mestre e Doutor em Otorrinolaringologia pela EPM-Unifesp. Professor Instrutor do Hospital Cema. Membro da ARS.

Clara Mônica Figueredo de Lima
Graduada em Medicina pela UFBA. Especialista em Otorrinolaringologia pelo Hospital Universitário Prof. Edgard Santos (UFBA). Mestre e Doutora em Ciências da Saúde pela UFBA. Professora Adjunta da UFSB. Membro da ABR. *Fellow* em Cirurgia Endoscópica Nasal e Base de Crânio pelo Hospital Universitário Prof. Edgard Santos (UFBA).

Claudia A. Eckley
Graduada em Medicina pela FCM da Santa Casa de São Paulo (SCSP). Especialista em Otorrinolaringologia pela Santa Casa de Misericórdia de São Paulo. Mestre e Doutora em Medicina pela FCMSCSP. Professora Assistente da FCMSCSP. Membro da ABORL-CCF e da The Voice Foundation. *Fellow* em Voz Profissional pela Thomas Jefferson University.

Claudia Maniglia
Graduada em Medicina pela Famerp. Especialista em Otorrinolaringologia e Cirurgia de Cabeça e Pescoço pela Famerp. Mestre em Otorrinolaringologia pela Famerp. Membro da ABORL-CCF.

Cláudia Mendonça Xavier
Graduada em Medicina pela Fameca/Unifipa. Especialista em Otorrinolaringologia pela FMB-Unesp. Mestre em Otorrinolaringologia pela FMB-Unesp. Membro da ABORL-CCF.

Cláudia Schweiger
Graduada em Medicina pela UFRGS. Especialista em Otorrinolaringologia pelo HCPA. Mestre e Doutora em Saúde da Criança e do Adolescente pela UFRGS. Professora do Programa de Pós-Graduação em Saúde da Criança e do Adolescente da UFRGS. Membro da ABORL-CCF e da ABOPE. *Research Fellowship* no Cincinnati Children's Hospital (EUA).

Cláudio Marcio Yudi Ikino
Graduado em Medicina pela FMUSP. Especialista em Otorrinolaringologia pela FMUSP. Doutor em Ciências (Otorrinolaringologia) pela FMUSP. Professor Associado da UFSC.

Claudio R. Cernea
Graduado em Medicina pela FMUSP. Especialista em Cirurgia de Cabeça e Pescoço pela SBCCP. Doutor em Clínica Cirúrgica pela FMUSP. Professor Associado Livre-docente da FMUSP. Membro da SBCCP. Presidente do Conselho da IFHNOS.

Clayson Alan dos Santos
Graduado em Medicina e Ciências Médicas pela FMUSP. Especialista em Otorrinolaringologia pela FMUSP. Doutorando pelo Depto. de Otorrinolaringologia da FMUSP. Membro da FORL.

Corintho Viana Pereira
Graduado em Medicina pela UFPE. Especialista em Otorrinolaringologia; e em Cirurgia Craniomaxilofacial pela UFPE. Mestre e Doutor em Cirurgia pela UFPE. Membro da ABORL-CCF, da ABSONO, da ABCCMF, da APCPF e da SBCefaleia.

Cristiane Spitz
Graduada em Medicina pela UFF. Mestre em Saúde Pública pela ENSP/Fiocruz. Professora Coordenadora Acadêmica da Pós-graduação em Medicina do Trabalho da Estácio/Idomed. Título de Especialista em Otorrinolaringologia pela ABORL-CCF e em Saúde do Trabalhador pela ENSP/Fiocruz. Membro da ABORL-CCF. Secretária do Depto. de Otorrinolaringologia Ocupacional da ABORL-CCF. *Fellow* da Case Western Reserve University.

Cristiano Gaujac
Graduado em Odontologia pela UFS. Especialista em Cirurgia Bucomaxilofacial pelo HC-FMUSP. Mestre em Cirurgia Bucomaxilofacial pela Unesp. Doutor em Implante Dentário pela Unesp.

Cristiano Tonello
Graduado em Medicina pela UFSM. Especialista em Otorrinolaringologia pelo HSFE-RJ. Doutor em Clínica Cirúrgica pela USP. Professor Associado da USP. Membro da ABORL-CCF e da ABCCMF.

Cynthia Castilho Moreno
Graduada em Medicina pela Unesp. Especialista em Otorrinolaringologia pela Unesp. Membro do Depto. de Foniatria da ABORL-CCF. Preceptora da Residência de Otorrinolaringologia do HUJM-UFMT.

Dalva Regina Neto Pimentel
Graduada em Medicina pela Unifesp. Especialista em Dermatologia pelo Hospital Estadual de São Paulo. Mestre e Doutora em Ciências pela Unifesp. Pós-doutora pela Unifesp. Ex-Docente Adjunta da Unifesp. Membro da SBD.

Daniel Naves Araujo Teixeira
Graduado em Medicina pela Unifenas. Especialista em Cirurgia de Cabeça e Pescoço pela Unicamp. Mestre em Ciências da Cirurgia pela Unicamp. Título de Especialista em Otorrinolaringologia pela Rede Mário Gatti.

Daniel Perin
Graduado em Medicina pela Unisa. Especialista em Anestesiologia pela FMUSP. Doutor em Ciências pela FMUSP. Membro da Society for Airway Management.

Daniel Vasconcelos d'Avila
Graduado em Medicina pela EBMSP. Especialista em Otorrinolaringologia pela FMUSP. Doutor em Ciências pela FMUSP. Professor Assistente da Unit-Aracaju. Membro da ABLV.

Daniela Capra
Graduada em Medicina pela Unitau. Especialista em Otorrinolaringologia pela ABORL-CCF. Mestre em Medicina pela UFRJ. Doutoranda em Neurociência pelo INNT-UFRJ. Membro da ABORL-CCF.

Daniela Preto da Silva
Graduada em Medicina pela PUC-RS. Especialista em Otorrinolaringologia pelo HCPA-UFRGS. Mestre em Ciências Cirúrgicas pela UFRGS.

Danilo Anunciatto Sguillar
Graduado em Medicina pela Unimes. Especialista em Otorrinolaringologia pelo Hospital da Beneficência Portuguesa de São Paulo. Mestre e Doutor em Ciências pela Unifesp. Membro do Depto. de Medicina do Sono da ABORL-CCF.

Davi Knoll Ribeiro
Graduado em Medicina pela Centro Universitário São Camilo. Especialista em Otorrinolaringologia e Cirurgia de Cabeça e Pescoço pela Unifesp. Doutorando pela EPM-Unifesp.

Davi Sandes Sobral
Graduado em Medicina pela EBMSP. Mestre em Ciências Cirúrgicas pela UFRGS. Professor Associado do Serviço de Otorrinolaringologia do Hospital Santo Antônio das Obras Sociais de Irmã Dulce. Título de Especialista em Otorrinolaringologia e Cirurgia Craniomaxilofacial e Medicina do Sono pela FMJ/MEC, pela ABCCMF e pela ABS. Membro da ABORL-CCF, da ABCCMF, da ABS, da ABCPF e da ABR. Membro do Corpo de Revisores da BJORL, da *Sleep Science* e da *ASJ*.

Dayse Manrique
Graduada em Medicina pela UFG. Título de Especialista em Otorrinolaringologia pela AMB.

Débora dos Santos Queija
Graduada em Fonoaudiologia pela PUC-Campinas. Especialista em Voz pelo CEV e em Educação em Saúde pelo Cedem-FMUSP. Mestre em Ciências pelo Curso de Pós-graduação do Hospital Heliópolis. Doutora em Ciências pela FMUSP. Professora Coordenadora do Curso de Graduação em Fonoaudiologia do Unilus. Membro da SBFa.

Debora Emi Shibukawa
Graduada em Otorrinolaringologia pelo HC-UFPR. Especialista em Rinologia Funcional pelo Hospital Otorrinos Curitiba.

Debora Petrungaro Migueis
Graduada em Medicina pela UFRJ. Especialista em Otorrinolaringologia pela UERJ. Mestre e Doutora em Neurociências/Sono pela Unirio. Professora Assistente da UFF. Título de Especialista em Medicina do Sono pelo IMS e pela ABS. Membro da ABORL-CCF e da ABS.

Denilson Fomin
Graduado em Medicina pela Famerp. Mestre em Otorrinolaringologia pela FMRP-USP. Doutor em Medicina pela FMRP-USP. Membro da ABORL-CCF.

Denise Engelbrecht Zantut Wittmann
Graduada em Medicina pela FCMS. Especialista em Endocrinologia e Metabologia pela Unicamp. Doutora em Medicina Interna pela Unicamp. Professora Associada da Unicamp. Membro da disciplina Endocrinologia do Depto. de Clínica Médica da FCM-Unicamp.

Denise Utsch Gonçalves
Graduada em Medicina pela UFMG. Especialista em Otoneurologia pela Maastricht University. Mestre e Doutora em Infectologia pela UFMG. Professora Titular da UFMG. Membro da ABORL-CCF.

Deusdedit Brandão Neto
Graduado em Medicina pela Universidade Severino Sombra. Especialista em Otorrinolaringologia pelo HC-FMUSP. Doutor em Ciências pela FMUSP. Membro da ARS e da ERS. *Fellowship* em Cirurgia Endoscópica Endonasal e Base do Crânio Anterior pelo HC-FMUSP.

Diderot Rodrigues Parreira
Graduado em Medicina pela Famerp. Especialista em Otorrinolaringologia e Cirurgia Craniomaxilofacial pelo Hospital de Base da Famerp. Mestre em Bioengenharia pela USP. Doutor em Ciências da Saúde pela Famerp. Professor Chefe da disciplina Otorrinolaringologia da UCB. Membro Titular da ABORL-CCF e da ABCCMF. Preceptor da Residência Médica em Otorrinolaringologia no Serviço de Fissurados do HRAN – Secretaria de Saúde do Distrito Federal.

Diego Guzman Rodrigues
Graduado em Medicina pela UFBA. Especialista em Otorrinolaringologia pela USP. *Fellowship* em Bucofaringolaringologia pela USP.

Dino Pérez
Graduado em Medicina pela FCM da Santa Casa de São Paulo (SCSP). Especialista em Otorrinolaringologia pelo Hospital da Irmandade da Santa Casa de Misericórdia de São Paulo. *Fellowship* em Rinologia/Base de Crânio pela SCSP.

Domingos H. Tsuji
Graduado em Medicina pela FMUSP. Especialista em Otorrinolaringologia pelo HC-FMUSP. Doutor em Otorrinolaringologia pela FMUSP. Professor Associado e Livre-docente da FMUSP. Membro da ABORL-CCF.

Dorival De Carlucci Jr

Graduado em Medicina pela USP. Especialista em Cirurgia de Cabeça e Pescoço pelo HC-FMUSP. Doutor em Cirurgia pelo HC-FMUSP. Professor de Medicina da Universidade Anhembi-Morumbi. Membro da SBCCP. Médico Assistente Doutor do Serviço de Cirurgia de Cabeça e Pescoço do HC-FMUSP.

Edson Ibrahim Mitre

Graduado em Medicina pela FMUSP. Mestre em Otorrinolaringologia pela FCM da Santa Casa de São Paulo (SCSP). Doutor em Otorrinolaringologia pela FCMSCSP. Professor Adjunto da FCMSCSP. Título de Especialista em Otorrinolaringologia pela SCSP, pelo MEC e pela ABORL-CCF. Membro da ABORL-CCF, da SBO e da ABCPF. Coordenador da disciplina Otorrinolaringologia da FCMSCSP.

Eduardo Baldon

Graduado em Medicina pela PUC-Campinas. Especialista em Radioterapia pela Unifesp. Mestre em Medicina pela Unicamp. Membro da SBRT. Diretor Técnico do Serviço de Radioterapia do HC-Unicamp.

Eduardo Baptistella

Graduado em Medicina pela Fempar. Especialista em Otorrinolaringologia pelo CARON. Mestre em Otorrinolaringologia pela Capes. Membro da ABORL-CCF.

Eduardo de Arnaldo Silva Vellutini

Graduado em Medicina pela FMUSP. Especialista em Neurocirurgia pela FMUSP. Doutor em Neurologia pela FMUSP. Membro da SBN.

Eduardo Landini Lutaif Dolci

Graduado em Medicina pela FCMS. Especialista em Otorrinolaringologia pela Santa Casa de São Paulo (SCSP). Doutor em Medicina pela FCM da SCSP. Professor Assistente do Depto. de Otorrinolaringologia da SCSP.

Eduardo Macoto Kosugi

Graduado em Medicina pela EPM-Unifesp. Especialista em Otorrinolaringologia pela EPM-Unifesp. Mestre e Doutor em Ciências pela EPM-Unifesp. Professor Adjunto Livre-docente da EPM-Unifesp. Coordenador do *Fellowship* em Rinologia da EPM-Unifesp.

Eduardo Vieira Couto

Graduado em Medicina pela PUC-PR. Especialista em Otorrinolaringologia e Cirurgia de Cabeça e Pescoço pelo Hospital Universitário Evangélico de Curitiba/Unicamp. Membro da Vitta Medicina Integrada.

Ektor Tsuneo Onishi

Graduado em Medicina pela EPM-Unifesp. Especialista em Otorrinolaringologia pela EPM-Unifesp. Mestre em Otorrinolaringologia e Cirurgia de Cabeça e Pescoço pela EPM-Unifesp. Doutor em Ciências pela Unifesp. Professor Afiliado da disciplina Otologia e Otoneurologia da EPM-Unifesp. Membro da ABORL-CCF e da SOB. Título de Especialista em Acupuntura pelo CMBA e pela AMB.

Elaine Miwa Watanabe

Graduada em Medicina pela Unesp. Doutoranda pela FMUSP. Título de Especialista em Otorrinolaringologia pela ABORL-CCF.

Eliana Rodrigues Biamino

Graduada em Medicina pela FCM da Santa Casa de São Paulo (SCSP). Especialista em Otorrinolaringologia pela SCSP. Assistente estrangeira com bolsa de estudos da Fondation Georges Portmann (Bordeaux, França). Doutora em Otorrinolaringologia pela FMUSP. Professora Associada do Iamspe. Membro da ABORL-CCF.

Eliane von Söhsten

Graduada em Medicina pela UFPE. Especialista em Otorrinolaringologia pelo Hospital Santa Marcelina. Doutora em Ciências pela USP.

Eliézia Helena de Lima Alvarenga

Graduada em Medicina pela UFTM. Especialista e Mestre em Otorrinolaringologia pelo HC-FMRP-USP. Doutora em Medicina pela EPM-Unifesp. Professora Afiliada da EPM-Unifesp. Título de Especialista em Otorrinolaringologia e Foniatria pela ABORL-CCF.

Elisabete Carrara de Angelis

Graduada em Fonoaudiologia pela EPM-Unifesp. Especialista e Mestre em Distúrbios da Comunicação Humana pela EPM-Unifesp. Doutora em Neurociências pela EPM-Unifesp. Docente do A. C. Camargo Cancer Center. Membro da Dysphagia Research Society, da ABD e da Rede NAPeN.

Elisabeth Araújo

Graduada em Medicina pela UFRGS. Especialista em Otorrinolaringologia pelo HCPA. Mestre e Doutora em Medicina pela UFRGS.

Elza Maria Lemos

Graduada em Medicina pela FMABC. Especialista em Otorrinolaringologia pelo Iamspe. Doutora em Ciências (Otorrinolaringologia) pela FMUSP. Membro da ABORL-CCF e Membro Benemérito da Fundação Otorrinolaringologia.

Eric Thuler

Graduado em Medicina pela FMRP-USP. Especialista em Otorrinolaringologia pelo HCRP-USP. Mestre em Negócios da Saúde pela FGV. Doutor em Cirurgia pela IEP-HSL. Pós-doutor em Sonocirurgia na University of Pennsylvania (UPenn). Professor Adjunto da UPenn. Membro da AAO-HNS.

Erica Ortiz

Graduada em Medicina pela FCM-Unicamp. Especialista em Otorrinolaringologia pela FCM e pelo HC-Unicamp. Mestre e Doutora em Otorrinolaringologia pela FCM-Unicamp. Membro da ABORL-CCF. *Fellowship* em Rinologia e Laringologia pela UCSD San Diego.

Erich Christiano Madruga de Melo

Graduado em Medicina pela UFPB. Especialista em Bucofaringolaringologia pela USP. Doutor em Otorrinolaringologia pela USP. Professor Associado da UFPB. Membro da ABORL-CCF e da ABLV.

Erik Frota Haguette

Graduado em Medicina pela UFC. Especialista em Otorrinolaringologia pelo Hospital Geral de Fortaleza. Mestre em Ciências pela Unifesp.

Erika Cabernite Marchetti

Graduada em Medicina pela Unisa. Especialista em Otorrinolaringologia pelo Iamspe. Doutora em Ciências pela Unifesp. *Fellowship* em Rinologia e Cirurgia de Base de Crânio pela Unifesp.

Erivelto Volpi

Graduado em Medicina pela FCMS. Especialista em Cirurgia de Cabeça e Pescoço pela SBCCP. Doutor em Ciências da Saúde pela USP. Membro do Comitê de Cirurgia Endócrina da AAO-HNS e do Comitê de Cirurgia da LATS.

Esther Mandelbaum Gonçalves Bianchini

Graduada em Fonoaudiologia pela PUC-SP. Especialista em Motricidade Orofacial pelo CFFa. Mestre em Distúrbios da Comunicação pela PUC-SP. Doutora em Ciências: Fisiopatologia Experimental pela FMUSP. Membro da SBFa, da Abramo, da ABS, da World Sleep Society e do ISPA.

Evaldo Dacheux de Macedo Filho

Graduado em Medicina pela UFPR. Especialista em Broncologia e Oncologia Clínica para Detecção de Câncer de Pulmão pela JICA (Japão). Mestre e Doutor em Medicina Clínica Cirúrgica pela UFPR. Membro da SBMDN, da ABVL, da ABORL-CCF e da *Revista Brasileira de Otorrinolaringologia*.

Fabiana Danieli Hyppolito

Graduada em Fonoaudiologia pela Unesp. Especialista em Audiologia pelo ALFA – Instituto de Comunicação e Audição. Mestre em Ciências pela EESC-USP. Doutora e Pós-doutora em Ciências pela FMRP-USP.

Fábio A. W. Rabelo

Graduado em Medicina pela FMRP-USP. Especialista em Otorrinolaringologia pelo HC-FMRP-USP. Doutor em Ciências Médicas pela FMRP-USP.

Fábio André Selaimen

Graduado em Medicina pela UFRGS. Especialista em Otorrinolaringologia pelo HCPA. Mestre em Cirurgia pela UFRGS. Membro da SOB. *Fellowship* em Otologia e Implante Coclear pelo HCPA. Preceptor em Otologia no Hospital São Lucas da PUC-RS e no HCPA.

Fábio Brodskyn

Graduado em Medicina pela EPM-Unifesp. Especialista em Otorrinolaringologia e Cirurgia de Cabeça e Pescoço pela EPM-Unifesp. Mestre e Doutor em Ciências pelo Depto. de Otorrinolaringologia e Cirurgia de Cabeça e Pescoço da Unifesp. Membro da SBCCP e da ABORL-CCF.

Fábio de Azevedo Caparroz

Graduado em Medicina pela EPM-Unifesp. Especialista e Doutor em Otorrinolaringologia pela EPM-Unifesp. *Fellowship* em Rinologia e Cirurgia de Base de Crânio pela EPM-Unifesp. Capacitação Profissional em Medicina do Sono pela AMB. Preceptor e Médico Assistente de Otorrinolaringologia da Famerp.

Fabio de Rezende Pinna

Graduado em Medicina pela FMUSP. Especialista em Rinologia e Cirurgia de Base de Crânio pela FMUSP. Doutor em Otorrinolaringologia pela FMUSP. Professor Livre-docente da FMUSP. Membro da ABORL-CCF. Diretor Técnico de Rinologia do HC-FMUSP.

Fábio F. Maniglia

Graduado em Medicina pela Unoeste. Especialista em Otorrinolaringologia pelo HC-UFPR. Mestre em Cirurgia pelo HC-UFPR. Professor de Plástica Facial do Hospital IPO.

Fabio Montenegro

Graduado em Medicina pela FMUSP. Especialista em Cirurgia de Cabeça e Pescoço pelo HC-FMUSP. Doutor em Medicina pela FMUSP. Professor Livre-docente do Depto. de Cirurgia da FMUSP. Membro da SBCCP.

Fabio Pupo Ceccon

Graduado em Medicina pela EPM-Unifesp. Especialista em Cirurgia de Cabeça e Pescoço pela FMUSP. Mestre em Otorrinolaringologia e Cirurgia de Cabeça e Pescoço pela Unifesp. Doutor em Medicina pela Unifesp.

Fabio Tadeu Moura Lorenzetti

Graduado em Medicina pela PUC-SP. Especialista em Otorrinolaringologia e Medicina do Sono pela USP. Doutor em Ciências pela USP. Professor do Depto. de Otorrinolaringologia da PUC-SP. Chefe do Depto. de Otorrinolaringologia do BOS.

Fabricio Egidio Pandini

Graduado em Medicina pela FMJ. Especialista em Otorrinolaringologia e Cirurgia Cervicofacial pela FMJ. Mestre em Ciências da Saúde pela FMJ. Título de Especialista em Cirurgia Craniomaxilofacial pela AMB. Habilitado em Cirurgia Craniomaxilofacial pela SPCP, ABORL-CCF, SBCCP e AMB. Professor Assistente da disciplina Otorrinolaringologia e Cirurgia Cervicofacial da FMJ.

Fabrício Scapini

Graduado em Medicina pela UFSM. Doutor em Ciências (Otorrinolaringologia) pela USP. Professor Associado da UFSM. Membro da ABR. Preceptor do Programa de Residência Médica em Otorrinolaringologia da UFSM. Título de Especialista em Otorrinolaringologia pela ABORL-CCF. Presidente da Associação Gaúcha de Otorrinolaringologia e Cirurgia Cervicofacial (gestão 2023-2024).

Fatima C. M. Matos

Graduada em Medicina pela FTESM. Especialista em Cirurgia de Cabeça e Pescoço pelo INCA-RJ. Doutora em Clínica

Cirúrgica pela FMUSP. Professora Chefe do Serviço de Cirurgia de Cabeça e Pescoço da UPE. Membro da SBCCP. Presidente da SBCCP (gestão 2023-2025).

Fatima Regina Abreu Alves
Graduada em Medicina pela Unisa. Especialista em Otorrinolaringologia pelo Iamspe. Mestre e Doutora em Otorrinolaringologia pela FCM da Santa Casa de São Paulo. Membro da ABORL-CCF. Coordenadora da Seção Técnica de Otorrinolaringologia e Cirurgia de Cabeça e Pescoço do Iamspe.

Felipe Piccarone Gonçalves Ribeiro
Graduado em Medicina pela Unilus. Especialista em Medicina Nuclear pela Unicamp.

Felippe Felix
Graduado em Medicina pela UFF. Especialista em Otorrinolaringologia pela UFRJ. Mestre em Cirurgia Geral pela UFRJ. Doutor em Clínica Médica pela UFRJ. Membro da ABORL-CCF.

Fernanda Bolfi
Graduada em Medicina pela FMB-Unesp. Especialista em Endocrinologia e Metabologia pela FMB-Unesp. Mestre e Doutora em Endocrinologia pelo Programa de Pós-graduação em Fisiopatologia em Clínica Médica pela FMB-Unesp. Professora Médica Assistente da FMB-Unesp. Membro da SBEM. Título de Especialista em Endocrinologia e Metabologia pela SBEM.

Fernanda Ferreira Caldas
Graduada em Fonoaudiologia pelo Uniplan. Especialista em Audiologia Clínica pelo Uniplan. Mestre e Doutora em Ciências da Saúde pela Unb. Membro do IBO.

Fernanda Louise Martinho Haddad
Graduada em Medicina pela FMABC. Especialista em Otorrinolaringologia pela FMABC. Mestre e Doutora em Saúde pela Unifesp. Professora Adjunta da Unifesp. Certificado de Área de Atuação em Medicina do Sono.

Fernanda Madeiro
Graduada em Medicina pelo Centro Universitário do Planalto Central. Especialista em Otorrinolaringologia pela Otorrinoseul; e em Medicina do Sono pela FMUSP. Doutora em Ciências da Saúde pela FMUSP. Professora Adjunta da Unisa. Membro da ABORL-CCF e da ABSONO.

Fernanda Viviane Mariano
Graduada em Odontologia pela FOP-Unicamp. Especialista em Estomatologia e Patologia Oral pelo CRO-SP. Mestre em Estomatopatologia (Estomatologia) pela FOP-Unicamp. Doutora em Estomatopatologia (Patologia) pela FOP-Unicamp. Pós-doutora em Anatomia Patológica pela FCM-Unicamp e pela FOP-Unicamp. Professora Associada MS5.1 da FCM-Unicamp. Membro da Sobep.

Fernando Balsalobre
Graduado em Medicina pela FMUSP. Especialista em Otorrinolaringologia pela FMUSP. Membro da SBO. Ex-*Fellowship* em Neurotologia da FMUSP. Membro do Depto. de Otologia do Hospital Edmundo Vasconcelos. Coordenador do Serviço de Otologia do BOS-Sorocaba.

Fernando Cezar Cardoso Maia Filho
Graduado em Medicina pela Unoeste. Especialista em Otorrinolaringologia pelo Hospital Regional de Presidente Prudente. Professor Assistente de Otorrinolaringologia da Unipar. Membro da ABON. *Fellowship* em Otoneurologia Clínica pela disciplina Otorrinolaringologia da FMUSP.

Fernando Danelon Leonhardt
Graduado em Medicina pela EPM-Unifesp. Especialista em Otorrinolaringologia e Cirurgia de Cabeça e Pescoço pela EPM-Unifesp. Mestre e Doutor em Otorrinolaringologia e Cirurgia de Cabeça e Pescoço pela EPM-Unifesp.

Fernando F. Ganança
Graduado em Medicina pela FMABC. Especialista e Mestre em Otorrinolaringologia pela Unifesp. Doutor em Ciências Otorrinolaringológicas pela Unifesp. Professor Adjunto Livre-docente da Unifesp. Membro da ABORL-CCF. Ex-Presidente da ABORL-CCF (2014).

Fernando Gustavo Stelzer
Graduado em Medicina pela UFCSPA. Especialista em Neurologia pela HC-FMRP-USP. Mestre em Neurologia pela FMRP-USP. Doutor em Ciências da Saúde pela UFSCPA. Membro da ABN.

Fernando Sasaki
Graduado em Medicina pela FMUSP. Especialista em Otorrinolaringologia pelo HC-FMUSP. Médico Assistente do Serviço de Otorrinolaringologia do Iamspe.

Fernando Veiga Angelico Junior
Graduado em Medicina pela FMUSP. Especialista em Otorrinolaringologia pelo HC-FMUSP. Mestre em Ciências da Saúde pelo Centro Universitário da FMABC. Professor Assistente do Centro Universitário da FMABC.

Fernando Walder
Graduado em Medicina pela Unisa. Especialista em Cirurgia de Cabeça e Pescoço pelo Hospital Heliópolis. Mestre em Cirurgia de Cabeça e Pescoço pelo HOSPHEL. Doutor em Oncologia pela FMUSP. Professor Assistente da Unifesp. Membro da SBCCP. Ex-Presidente da SBCCP. Ex-Presidente Executivo da Federação Latino-Americana de Cirurgia de Cabeça e Pescoço.

Flávio Carvalho Santos Filho
Graduado em Medicina pela UPE. Especialista em Otorrinolaringologia pelo HC-FMUSP. Membro da ABORL-CCF. *Fellowship* em Cirurgia de Ouvido e Base Lateral de Crânio pelo HC-FMUSP (gestão 2022-2024).

Flavio Hojaij
Graduado em Medicina pela FMUSP. Especialista em Cirurgia de Cabeça e Pescoço pelo HC-FMUSP. Doutor em Clínica Cirúrgica pela FMUSP. Professor Associado da FMUSP. Membro da SBCCP.

Flávio M. Gripp
Graduado em Medicina pela PUC-Campinas. Especialista em Cirurgia de Cabeça e Pescoço pela SBCCP. Membro da ABORL-CCF.

Flavio Massao Mizoguchi
Graduado em Medicina pela UEL. Título de Especialista em Otorrinolaringologia pela ABORL-CCF/MEC.

Francini Pádua
Graduada em Medicina pela FMABC. Especialista em Otorrinolaringologia pelo HC-FMUSP e em Rinologia e Cirurgia Nasossinusal pela disciplina Otorrinolaringologia do HC-FMUSP e pela University of Graz. Doutora em Otorrinolaringologia pela FMUSP.

Francisco Carlos Zuma e Maia
Graduado em Medicina pela Unirio. Especialista em Otorrinolaringologia pela AMB. Mestre e Doutor em Otorrinolaringologia pela UFRGS. Membro da Bárány Society. Delegado da ABON.

Francisco de Souza Amorim Filho
Graduado em Medicina pela UPE. Especialista e Mestre em Cirurgia de Cabeça e Pescoço pelo Hospital Heliópolis. Doutor em Otorrinolaringologia e Cirurgia de Cabeça e Pescoço pela Unifesp. Membro Efetivo da ABORL-CCF. Diretor do Instituto da Tireoide e Laringe.

Gabriel Kuhl
Graduado em Medicina pela UCS. Especialista em Otorrinolaringologia pelo HCPA. Professor Assistente da UFRGS. Membro da ABORL-CCF.

Gabriel Manfro
Graduado em Medicina pela UFSC. Especialista em Cirurgia de Cabeça e Pescoço pelo INCA. Mestre em Microcirurgia Reconstrutiva pela Universitat Autònoma de Barcelona. Doutor em Ciências pela USP. Professor Associado da Unoesc.

Gabriel Zorron Cavalcanti
Graduado em Medicina pela FMP. Especialista em Otorrinolaringologia e Cirurgia Craniomaxilofacial pela UFU. Professor Associado do IPO. Membro da ABORL-CCF, da ABCCMF e da ABCPF.

Gabriela Ricci Lima Luz Matsumoto
Graduada em Medicina pela Famerp. Especialista em Otorrinolaringologia pela Unifesp. Mestre em Tecnologias e Atenção à Saúde pela Unifesp. Doutora em Ciências pela Unifesp. *Fellowship* em Rinologia pela Unifesp.

Geraldo Augusto Gomes
Graduado em Medicina pela UFRJ. Especialista em Otorrinolaringologia pela UFRJ. Mestre em Cirurgia pela UFRJ. Membro da ABORL-CCF e da ABCPF. Membro Titular da ABCPF. Presidente da SORL-RJ (gestão 2013-2014). Presidente ABCPF/ABORL-CCF (gestão 2024-2025).

Geraldo Druck Sant'Anna
Graduado em Medicina pela UFRGS. Especialista em Otorrinolaringologia pelo HCPA. Professor de Otorrinolaringologia da UFCSPA. Membro da ABORL-CCF. Otorrinolaringologista da Santa Casa de Porto Alegre.

Geraldo Pereira Jotz
Graduado em Medicina pela PUC-RS. Mestre e Doutor em Otorrinolaringologia e Cirurgia de Cabeça e Pescoço pela EPM-Unifesp. Título de Especialista em Otorrinolaringologia pela ABORL-CCF. Professor Titular da UFRGS. Membro da ABORL-CCF. Membro Titular do Corlas.

Gerson Schulz Maahs
Graduado em Medicina pela UCPEL. Especialista em Otorrinolaringologia pelo Hospital São Lucas da PUC-RS. Mestre em Medicina pela PUC-RS. Doutor em Cirurgia pela PUC-RS. Professor Associado da UFRGS. Professor da Faculdade de Medicina da UFRGS. Chefe do Serviço de Otorrinolaringologia e Cabeça e Pescoço do Hospital São Lucas da PUC-RS e do Serviço de Cirurgia de Cabeça e Pescoço do HCPA.

Gilberto Bolivar Ferlin Filho
Graduado em Medicina pela Unisa. Mestre em Distúrbios da Comunicação Humana pela PUC-SP. Título de Especialista em Otorrinolaringologia pela ABORL-CCF e pela AMB. Membro do Depto. de Foniatria da ABORL-CCF.

Gilberto Formigoni
Graduado em Medicina pela Unifesp. Especialista e Doutor em Otorrinolaringologia pela USP. Professor Colaborador da USP. Membro do HC-FMUSP.

Giovana Piovesan Dall'Oglio
Graduada em Medicina pela PUC-RS. Especialista em Otorrinolaringologia pela AMB. Doutora em Ciências pela Escola Paulista de Medicina.

Gisele Vieira Hennemann Koury
Graduada em Medicina pela FMRP-USP. Especialista em Otorrinolaringologia pelo HC-FMRP-USP. Mestre e Doutora em Neurociências pela UFPA. Membro do Depto. de Foniatria da ABORL-CCF. Médica Foniatra pela ABORL-AMB. Preceptora da Residência Médica em Otorrinolaringologia do Hospital Universitário Bettina Ferro de Souza da UFPA.

Giulianno Molina de Melo
Graduado em Medicina pela PUC-Campinas. Especialista em Cirurgia de Cabeça e Pescoço pela SBCCP. Mestre em Oncologia. Doutor em Ciências (Medicina) pela Unifesp. Professor Afiliado da Unifesp. Membro da American College of Surgeons: FACS/AHNS, AHNS Salivary Gland Section, MSGS, iSIAL. *Fellowship* MSKCC.

Giulliano Enrico Ruschi e Luchi
Graduado em Medicina pela Emescam. Especialista em Otorrinolaringologia pela PUC-SP. Mestre e Doutor em Otorrinolaringologia pela FCM da Santa Casa de São Paulo. Professor Associado da UFES. Membro da Otoclínica Giulliano Luchi.

Gláucia Maria Ferreira da Silva Mazeto
Graduada em Medicina pela FMB-Unesp. Especialista em Endocrinologia e Metabologia pela FMB-Unesp. Doutora em Patologia pela FMB-Unesp. Professora Associada de Endocrinologia e Metabologia da FMB-Unesp. Membro da SBEM.

Glaucya Madazio
Graduada em Fonoaudiologia pela PUC-SP. Especialista em Voz pela CFFa. Mestre em Distúrbios da Comunicação Humana pela Unifesp. Doutora em Ciências pela Unifesp. Membro da SBFa e da TVF.

Graziela de Oliveira Semenzati
Graduada em Medicina pela USF. Especialista em Otorrinolaringologia pela Unesp. Mestre e Doutora em Bases Gerais da Cirurgia pela Unesp. Professora Assistente do Depto. de Otorrinolaringologia e Cirurgia de Cabeça e Pescoço do HC-Unicamp. Membro do IOU.

Grazzia Guglielmino
Graduada em Medicina pela UMC. Especialista em Laringologia e Voz pela EPM-Unifesp. Mestre em Ciências Médicas pela Unifesp. Membro da ABORL-CCF. Médica Assistente da Residência Médica de Otorrinolaringologia da Beneficência Portuguesa de São Paulo.

Guilherme A. Mangabeira Albernaz
Graduado em Medicina pela USF – Medicina *Campus* Bragança Paulista. Especialista Otorrinolaringologia pelo Hospital Vera Cruz. Membro da ABORL-CCF e da ABON. *Fellowship* em Otoneurologia pela Unifesp.

Guilherme F. Gomes
Graduado em Medicina pela UFPR. Especialista em Cirurgia pela HNSG. Mestre e Doutor em Cirurgia pela UFPR.

Guilherme Simas do Amaral Catani
Graduado em Medicina pela UFPR. Especialista em Otorrinolaringologia pelo HC-UFPR. Mestre e Doutor em Clínica Cirúrgica pela UFPR. Professor Adjunto da UFPR. Membro da ABORL-CCF, do IATVS, da WPATH e da ELSOC.

Gustavo Antonio Moreira
Graduado em Medicina pela Unifesp. Especialista em Pediatria pela Unifesp. Doutor em Ciências pela Unifesp. Membro da SBP. Certificado de Área de Atuação em Medicina do Sono.

Gustavo Coelho dos Anjos
Graduado em Medicina pela UFMG. Especialista em Otorrinolaringologia pelo HC-UFMG. Mestre em Medicina pela UFMG. Membro da ABORL-CCF.

Gustavo Cunha
Graduado em Medicina pela EBMSP. Especialista em Otorrinolaringologia e Cirurgia de Cabeça e Pescoço pela Santa Casa da Bahia – Obras Sociais Irmã Dulce. Mestre em Ciências pela Unifesp. Coordenador do Ambulatório de Laringologia da Santa Casa da Bahia.

Gustavo de Souza Vieira
Graduado em Odontologia pela FOUFF. Especialista em Estomatologia pela FOUFRJ. Mestre em Patologia (Patologia Humana) pela FMUFF. Doutorando em Estomatopatologia (Patologia) pela FOP-Unicamp. Doutorado-sanduíche pela University of Michigan School of Dentistry.

Gustavo Faller
Graduado em Medicina pela FFFCMPA. Especialista em Otorrinolaringologia pelo Núcleo de Otorrinolaringologia de São Paulo. Mestre em Cirurgia pela UFRGS.

Gustavo Haruo Passerotti
Graduado em Medicina pela FMUSP. Especialista em Bucofaringolaringologia pelo HC-FMUSP. Título de Especialista em Otorrinolaringologia pela ABORL-CCF.

Gustavo Jacob Lourenço
Graduado em Ciências Biológicas pela FHO. Mestre em Clínica Médica pela FCM-Unicamp. Doutor em Fisiopatologia Médica pela FCM-Unicamp. Professor Pleno dos Programas de Pós-graduação em Clínica Médica e em Oncologia da FCM-Unicamp.

Gustavo Mercuri
Graduado em Ciências Médicas pela FCMS. Especialista em Otorrinolaringologia pela FMB-Unesp e em Cirurgia de Cabeça e Pescoço pela FCM-Unicamp. Mestre em Medicina (Cirurgia Otorrinolaringológica) pela FMB-Unesp. Doutor em Ciências da Cirurgia pela FCM-Unicamp. Preceptor FCM-Unicamp. Membro da ABORL-CCF e da SBCCP.

Gustavo Polacow Korn
Graduado em Medicina pela FCM da Santa Casa de São Paulo (SCSP). Especialista em Otorrinolaringologia pela Irmandade da Santa Casa de Misericórdia de São Paulo. Mestre e Doutor em Otorrinolaringologia pela Unifesp. Pós-doutor pela Unifesp. Professor Afiliado da Unifesp. Membro da ABORL-CCF, da ALA e do Comitê de Relações Internacionais da ABEA. Chefe do Ambulatório de Voz Profissional e Disfonia Funcional da Unifesp. Ex-Presidente da ABLV.

Gustavo Santos Boasquevisque
Graduado em Medicina pela Fundação Técnico-Educacional Souza Marques. Especialista em Radiologia e Diagnóstico por Imagem pelo INCA-MS/RJ. Membro da SBR.

Gustavo Subtil Magalhães Freire
Graduado em Medicina pela UnB. Especialista em Otorrinolaringologia pela UnB. Mestre em Ciências Médicas pela UnB. *Fellowship* em Rinologia pelo Hospital Universitário de Brasília. Coordenador do Programa de Residência Médica em Otorrinolaringologia do Hospital Universitário de Brasília.

Helaina P. Gurgel
Graduada em Otorrinolaringologia pela UFS. Especialista em Cirurgia Plástica Facial pelo Hospital Otorrinos. Membro da ABCPF e da ABORL-CCF.

Helena Hotz Arroyo Ramos
Graduada em Medicina pela Fameca/Unifipa. Especialista em Otorrinolaringologia pela USP. Doutora em Otorrinolaringologia pela USP. *Fellow* em Cirurgia Plástica da Face pela USP.

Henrique Faria Ramos
Graduado em Medicina pela UFES. Especialista em Otorrinolaringologia pelo HC-FMUSP. Doutor em Ciências pela FMUSP. Professor Adjunto da UFES. Membro da ABR.

Henrique Furlan Pauna
Graduado em Medicina pela Unicamp. Especialista em Otorrinolaringologia pela Unicamp. Doutor em Ciências pela FMRP-USP. Membro da IHF, da International Otopathology Society (Schuknecht Society), da IWGEES e da Politzer Society. Preceptor e Coordenador Científico da Residência de Otorrinolaringologia do Hospital Universitário Cajuru.

Henrique Gobbo
Graduado em Medicina pela PUC-Campinas. Especialista em Otorrinolaringologia pela Clínica Otorhinus. Membro da Residência Médica Hospital Vera Cruz – Clínica Gobbo.

Heron Fernando de Sousa Gonzaga
Graduado em Medicina pela FMB-Unesp. Especialista em Dermatologia pela FMB-Unesp. Mestre em Patologia Bucal pela FOB-USP. Doutor em Dermatologia pela EPM-Unifesp. Professor Adjunto do Depto. de Dermatologia da FMB-Unesp. Membro da SBD. Coordenador do Grupo de Estomatologia do Depto. de Dermatologia da EPM-Unifesp.

Hugo Fontan Köhler
Graduado em Medicina pela Unicamp. Especialista em Cirurgia de Cabeça e Pescoço pelo A. C. Camargo Cancer Center. Membro da SBCCP. Membro titular do Depto. de Cirurgia de Cabeça e Pescoço e Otorrinolaringologia do A. C. Camargo Cancer Center.

Hugo Valter L. Ramos
Graduado em Medicina pela UFG. Especialista em Otorrinolaringologia pela Unifesp. Mestre e Doutor em Otorrinolaringologia pela Unifesp. Preceptor de Residência de Otorrinolaringologia da UFG e do CRER-GO.

Ian Selonke
Graduado em Medicina pela UFPR. Especialista em Otorrinolaringologia pela Irmandade da Santa Casa de Misericórdia de Curitiba. Professor da Universidade Positivo. Membro da ABORL-CCF.

Irene de Pedro Netto Vartanian
Graduada em Fonoaudiologia pela UCP. Especialista em Voz e Disfagia pelo CFFa. Mestre e Doutora em Ciências da Oncologia pela Fundação Antônio Prudente do A. C. Camargo Cancer Center.

Isabela Carvalho de Queiroz
Graduado em Medicina pela UFPE. Especialista em Otorrinolaringologia pela UFBA. Mestre em Ciências da Saúde pela UnB. Membro da ABORL-CCF. *Fellowship* em Otologia Cirúrgica pelo IBO.

Isabelle Oliveira Jataí Capelo
Graduada em Medicina pela UECE. Especialista em Otorrinolaringologia pela ABORL-CCF. Mestre em Cirurgia pela UFC. Doutoranda em Cirurgia pela UFC. Professora de Otorrinolaringologia da Unifor.

Isabelle P. Soares Mariz
Graduada em Otorrinolaringologia pela USP. Título de Especialista em Otorrinolaringologia pela ABORL-CCF, em Medicina Legal e Perícias Médicas pela ABMLPM e em Medicina do Trabalho pela ANAMT. Membro da ABMLPM e da ABORL-CCF.

Isadora Aquino Ragognete
Graduada em Medicina pela Uninove.

Ivan Dieb Miziara
Graduado em Medicina pela FMUSP. Especialista em Otorrinolaringologia e Medicina Legal e Perícia Médica pela FMUSP. Doutor em Otorrinolaringologia pela FMUSP. Professor Titular de Medicina Legal, Bioética e Medicina do Trabalho da FMUSP. Membro da ABORL-CCF e da ABMLPM.

Izabella Costa Santos
Graduada em Medicina pela UNIFAA. Especialista em Cirurgia de Cabeça e Pescoço pelo INCA. Doutora em Clínica Cirúrgica pela USP. Pesquisadora e Coordenadora do Laboratório Interdisciplinar de Cabeça e Pescoço do INCA.

Jair Cortez Montovani
Graduado em Medicina pela FMB-Unesp. Especialista em Otorrinolaringologia pela Unesp. Mestre e Doutor em Medicina pela Unesp. Professor Titular em Otorrinolaringologia e Cirurgia de Cabeça e Pescoço da Unesp. Livre-docente em Otorrinolaringologia. Membro da ABORL-CCF e da SBP.

Jair de Carvalho e Castro
Graduado em Medicina pela ECMVR. Especialista em Otorrinolaringologia pela AMB. Mestre em Otorrinolaringologia pela UFRJ. Doutor em Otorrinolaringologia pela EPM-Unifesp. Professor Adjunto da UFRJ. Membro da ANM.

Janaína Cândida Rodrigues
Graduada em Medicina pela UFPB. Especialista em Otorrinolaringologia pelo HBDF. Mestre em Produtos Naturais e Sintéticos Bioativos pela UFPB. Doutora em Otorrinolaringologia pelo HC-FMUSP. Preceptora do Curso de Medicina da Unifesp. Membro da ABORLD-CCF. Médica Assistente Concursada do Depto. de Otorrinolaringologia e Cirurgia de Cabeça e Pescoço da Unifesp. Médica Assistente do Grupo de Implante Coclear do CDA-Unifesp.

Janaina De Rossi
Doutra em Medicina pela USP. Especialista em Otorrinolaringologia pela AMB.

Janaina Gonçalves da Silva Leite
Graduada em Medicina pelo Unichristus. Especialista em Otorrinolaringologia pelo HGF. Mestre e Doutora em Cirurgia pela UFC. Professora Assistente do Unichristus.

Jeanne Oiticica
Graduada em Medicina pela Ufal. Especialista em Otoneurologia pela USP. Doutora em Otorrinolaringologia pela FMUSP. Professora Colaboradora da FMUSP. Membro da ABON. Chefe do Grupo de Pesquisa em Zumbido do HC-FMUSP. Chefe do Ambulatório de Surdez Genética do HC-FMUSP. Chefe do Laboratório de Investigação Médica (Lim-32) do HC-FMUSP. Orientadora da disciplina Otorrinolaringologia do Programa de Pós-graduação *Stricto Sensu* da FMUSP.

Jeferson D'Avila
Graduado em Medicina pela UFS. Especialista em Otorrinolaringologia pela PUC-RJ. Mestre em Otorrinolaringologia pela PUC-RJ. Doutor em Otorrinolaringologia pela USP. Pós-doutor pela Universidade de Lisboa (Portugal). Professor de Otorrinolaringologia da UFS. Membro da Academia Sergipana de Medicina.

João Daniel Caliman e Gurgel
Graduado em Medicina pela Emescam. Especialista em Otorrinolaringologia pelo Hospital Geral de Bonsucesso. Mestre e Doutor em Otorrinolaringologia pela FCM da Santa Casa de São Paulo. Professor Associado da Emescam.

João Ferreira de Mello Júnior
Graduado em Medicina pela FMUSP. Professor Livre-docente da FMUSP. Membro da ABORL-CCF e da ASBAI.

João Figueira Scarini
Graduado em Odontologia pelo Instituto de Saúde de Nova Friburgo da UFF. Mestre e Doutor em Estomatopatologia pela FOP-Unicamp. Membro da FCM-Unicamp.

João Flávio Nogueira
Graduado em Medicina pela UFC. Título de Especialista em Otorrinolaringologia pela ABORL-CCF.

João Jairney Maniglia
Graduado em Medicina pela FMRP-USP. Especialista em Otorrinolaringologia e Cirurgia de Cabeça e Pescoço e Cirurgia Plástica Facial (EUA). Doutor em Otorrinolaringologia pela Unifesp. Professor Honoris Causa da Fac. do Leste Paraguai.

João Luiz Garcia de Faria
Graduado em Medicina pela UGF. Especialista em Otorrinolaringologia e Plástica Facial pela UFPR. Mestre e Doutorado em Clínica Cirúrgica pela UFPR.

João Mangussi-Gomes
Graduado em Medicina pela UnB. Especialista em Otorrinolaringologia pela Unifesp. Mestre em Tecnologias e Atenção à Saúde pela Unifesp. Membro da ABORL-CCF. *Fellowships* em Rinologia e Cirurgia Endoscópica da Base do Crânio com o Prof. Dr. Aldo Stamm (São Paulo), pelo Depto. de Neuroanatomia da Universidade de Pittsburgh, e com o Prof. Dr. Richard Harvey (Sydney).

João Paulo Valente
Graduado em Medicina pela Unicamp. Especialista em Otorrinolaringologia pela Unicamp.

João Vianney
Graduado em Medicina pela UNIFASE Petrópolis. Título de Especialista em Otorrinolaringologia e Alergia-Imunologia pela UFF/AMB/ABORL-CCF/ASBAI. Professor de Otorrinolaringologia Pediátrica do Curso de Pediatria do Instituto de Pós-graduação Médica Carlos Chagas. Membro do Depto. de Alergia da ABORL-CCF e do Comitê Científico de Rinite Alérgica da ASBAI. Presidente da SORL-RJ (gestão 2023-2024).

Joel Lavinsky
Graduado em Medicina pela UFRGS. Especialista em Otorrinolaringologia pela UFSCPA. Mestre em Cirurgia pela UFRGS. Doutor em Cirurgia pela UFRGS e pela University of Southern California. Professor Associado da UFRGS. Vice-Presidente da SBCBC e da Assogot-CCF.

Jordana Carvalhais Barroso
Graduada em Medicina pela UFMG. Especialista em Otoneurologia pela EPM-Unifesp. Mestre em Ciências Fonoaudiológicas pela UFMG. Professora Auxiliar da PUC-Minas. Título de Especialista em Otorrinolaringologia pela ABORL-CCF.

Jordão Leite Fernandes
Graduado em Medicina pela UPE. Especialista em Otorrinolaringologia pelo Iamspe. Membro da ABORL-CCF. Cirurgião de Cabeça e Pescoço pelo Iamspe. Título de Especialista em Cirurgia de Cabeça e Pescoço pela SBCCP.

José Antonio Patrocinio
Graduado em Medicina pela FMUFPr. Especialista em Otorrinolaringologia pela FMUFPr. Mestre e Doutor em Otorrinolaringologia pela Unifesp. Professor Titular da UFUF. Membro da ABORL-CCF.

José Caporrino Neto
Graduado em Medicina pela EPM-Unifesp. Especialista em Otorrinolaringologia pela EPM-Unifesp. Mestre e Doutor em Otorrinolaringologia e Cirurgia de Cabeça e Pescoço pela EPM-Unifesp. Professor Técnico Administrativo do Depto. de Otorrinolaringologia e Cirurgia de Cabeça e Pescoço da EPM-Unifesp. Responsável pelo Ambulatório de Lesões Benignas e Alterações Estruturais Mínimas da Laringe do Setor de Laringologia e Voz do Depto. de Otorrinolaringologia e Cirurgia de Cabeça e Pescoço da EPM-Unifesp.

José Eduardo de Sá Pedroso
Graduado em Medicina pela Unifesp. Especialista em Otorrinolaringologia pela Unifesp. Mestre e Doutor em Ciências da Saúde pela Unifesp. Membro da ABORL-CCF. Chefe do Ambulatório de Tumores Iniciais de Laringe e Estenose Laringotraqueal do Depto. de Otorrinolaringologia e Cirurgia de Cabeça e Pescoço da Unifesp.

José Faibes Lubianca Neto
Graduado em Medicina pela UFRGS. Mestre em Clínica Médica pela UFRGS. Doutor em Clínica Médica pela Harvard Medical School e UFRGS. Título de Especialista em Otorrinolaringologia pelo HCPA, pelo CFM e pela ABORL-CCF. Professor Titular da UFCSPA. Membro da ABORL-CCF.

Fellowship na Divisão de Otorrinolaringologia Pediátrica do Massachusetts Eye and Ear Infirmary da Harvard Medical School. Chefe do Serviço de Otorrinolaringologia Pediátrica do Hospital da Criança Santo Antônio da Santa Casa de Misericórdia de Porto Alegre.

José Fernando Polanski

Graduado em Medicina pela FEMPAR. Especialista em Otorrinolaringologia pelo Hospital Universitário Evangélico de Curitiba. Mestre e Doutor em Otorrinolaringologia pela Unifesp. Professor Adjunto da disciplina Otorrinolaringologia da UFPR. Professor da disciplina Otorrinolaringologia da FEMPAR.

José Guilherme Vartanian

Graduado em Medicina pela UEL. Especialista em Cirurgia de Cabeça e Pescoço pelo A. C. Camargo Cancer Center. Doutor em Oncologia pela Fundação Antônio Prudente do A. C. Camargo Cancer Center. Membro do Depto. de Cirurgia de Cabeça e Pescoço e Otorrinolaringologia do A. C. Camargo Cancer Center.

Jose Higino Steck

Graduado em Medicina pela FCM-Unicamp. Especialista em Cirurgia de Cabeça e Pescoço pela Unicamp. Doutor em Cirurgia pela USP. Professor da Unicamp. Membro da ABORL-CCF e SBCCP.

José Luiz T. Rodrigues

Graduado em Medicina pela FCMS. Especialista em Otorrinolaringologia pelo HC-FMUSP. Professor Adjunto do HC-FMUSP. Membro da ABORL-CCF. Coordenador do Grupo de Plástica Facial da Divisão de Otorrinolaringologia do HC-FMUSP.

José Ricardo Gurgel Testa

Graduado em Medicina pela Unifesp. Especialista em Otorrinolaringologia pela ABORL-CCF. Mestre em Otorrinolaringologia e Cirurgia de Cabeça e Pescoço pela Unifesp. Doutor em Medicina Otorrinolaringologia pela Unifesp. Professor Adjunto da Unifesp. Livre-docente de Otorrinolaringologia do Depto. de Otorrinolaringologia e Cirurgia de Cabeça e Pescoço da EPM-Unifesp. Membro da SBO, da ABORL-CCF, da APM e da SPO.

José Victor Maniglia

Graduado em Medicina pela Famerp. Mestre e Doutor em Otorrinolaringologia pela Unifesp. Professor Livre-docente na Famerp. Membro da ABORL-CCF.

Juliana Antoniolli Duarte

Graduada em Medicina pela UFSC. Especialista em Otorrinolaringologia e em Otoneurologia pela Unifesp e em Aprimoramento em Eletrofisiologia da Audição pela DERDIC/PUC. Mestre e Doutora em Otorrinolaringologia pela Unifesp. Professora Titular do Centro Universitário São Camilo. Membro da ABORL-CCF.

Juliana Caldeira

Graduada em Medicina pela UNIFOA Especialista em Otorrinolaringologia pela Clínica Prof. José Kós; em Medicina Legal e Perícias Médicas pela FCM da Santa Casa de São Paulo; e em Medicina Aeroespacial pela Universidade da Força Aérea. Doutora em Ciências Médicas pela USP. Chefe da Seção de Otorrinolaringologia do Hospital de Força Aérea de São Paulo.

Juliana Cardoso Bertoncello

Graduada em Medicina pela PUC-Campinas. Título de Especialista em Otorrinolaringologia pela ABORL-CCF e em Foniatria pela AMB/ABORL-CCF. Professora Associada de Foniatra Responsável pelo Ambulatório de Distúrbios da Comunicação da PUC-Campinas.

Juliana Carron

Graduada em Biomedicina pelo FHO/Uniararas. Mestre e Doutora em Ciências (Clínica Médica) pela Unicamp.

Juliana Cristina Pacheco

Graduada em Medicina pela Unifesp. Especialista em Cuidados Paliativos pelo Albert Einstein Instituto Israelita de Ensino e Pesquisa e em Cirurgia de Cabeça e Pescoço pela Unifesp. Membro do Depto. de Cuidados Paliativos e Integrativos da SBCCP.

Juliano de Alencar Vasconcelos

Graduado em Medicina pela FMJ. Especialista em Otorrinolaringologia pela FMJ. Doutor em Reabilitação Oral pela Unesp. Professor Adjunto da disciplina Otorrinolaringologia da FMJ. Membro da ABORL-CCF. Cirurgião-dentista pela FORP-USP.

Julio Freire Peixoto

Graduado em Medicina pela UFPE. Especialista em Otorrinolaringologia pela HC-UFPE. Membro da ABORL-CCF. *Fellowship* em Otologia pela EPM-Unifesp.

Karoline Cedraz

Graduada em Medicina pela UEFS. Especialista em Otorrinolaringologia pelo Hospital Otorrinos de Feira de Santana. Membro da ABORL-CCF e da ABCPF. *Fellowship* em Rinoplastia e Plástica Facial pelo Hospital Otorrinos de Feira de Santana.

Leandro Luongo de Matos

Graduado em Medicina pela FMABC. Especialista em Cirurgia de Cabeça e Pescoço pela FMABC. Mestre em Ciências da Saúde pela FMABC. Doutor em Biologia Molecular pela Unifesp. Professor Titular da disciplina Clínica Cirúrgica da FICSAE. Membro da SBCCP. Professor Livre-docente e Pesquisador (Lim28) da FMUSP.

Leidianny Firmino Costa

Graduada em Otorrinolaringologia pelo IMIP. Especialista em Otoneurologia pela Unifesp. Membro da ABORL-CCF e da ABON.

Leila Freire

Graduada em Medicina pela UFPE. Especialista em Otorrinolaringologia pela USP. Doutora em Ciências da Saúde pela FMRP-USP. Pós-doutoranda pela FCM da Santa Casa de São Paulo. Membro da ABCPF, da SBR, da ABORL-CCF e da EAFPS.

Leonardo Balsalobre
Graduado em Medicina pela Unifesp. Especialista em Otorrinolaringologia pela Unifesp. Mestre e Doutor em Ciências da Saúde pela Unifesp. Professor Afiliado da Unifesp. Membro da ABORL-CCF.

Leonardo Lopes
Graduado em Fonoaudiologia pelo Unipê. Especialista em Voz pela UFPE. Mestre em Ciências da Linguagem pela Unicap. Doutor em Linguística pela UFPB. Pós-doutor em Distúrbios da Comunicação Humana pela Unifesp. Professor Permanente do Programa Associado de Pós-graduação em Fonoaudiologia da UFPB/UFRN/Uncisal e do Programa de Pós-graduação em Modelos de Decisão e Saúde da UFPB. Professor Titular do Depto. de Fonoaudiologia da UFPB. Membro da SBFa.

Leonardo Palma Kuhl
Graduado em Medicina pela PUC-RS. Especialista em Otorrinolaringologia e Cirurgia Cervicofacial pelo Hospital São Lucas da PUC-RS. Mestre em Saúde da Criança e do Adolescente pela UFRGS. Membro da ABORL-CCF.

Leticia Boari
Graduada em Medicina pela Santa Casa de Misericórdia de São Paulo. Especialista em Otorrinolaringologia pela Santa Casa de Misericórdia de São Paulo e em Otoneurologia pela Unifesp. Mestre em Otorrinolaringologia pela Santa Casa de Misericórdia de São Paulo. Docente da Unicid. Membro da ABORL-CCF e da ABON.

Leticia Petersen Schmidt Rosito
Graduada em Medicina pela UFRGS. Especialista em Otologia pelo HCPA. Mestre e Doutora em Ciências Cirúrgicas pela UFRGS. Professora Adjunta da UFRGS. Membro da SBO.

Leticia Tavares Cintra
Graduada em Fonoaudiologia pela Unesp. Especialista em Motricidade Oral em Oncologia e Voz pela Fundação Antônio Prudente do A. C. Camargo Cancer Center e pelo CEV. Membro da SBFa.

Lica Arakawa Sugueno
Graduada em Fonoaudiologia pela Unesp. Especialista em Voz pelo CFFa. Mestre e Doutora em Ciências FMUSP. Professora Colaboradora Voluntária do Programa em Saúde da Comunicação Humana da FCM da Santa Casa de São Paulo. Membro da SBFa e da ABD.

Ligia Oliveira Gonçalves Morganti
Graduada em Medicina pela CMMG. Especialista em Otorrinolaringologia pela UFMG. Mestre em Otorrinolaringologia pela Unifesp. Membro da ABORL-CCF e da ABON. Certificado de Área de Atuação em Medicina do Sono pela AMB.

Ligia Traldi Macedo
Graduada em Medicina pela Unicamp. Especialista em Oncologia Clínica pela Unicamp. Doutora em Ciências pela Unicamp. Membro da SBOC, da HAA e da GBCP.

Lilian Ferreira Muniz
Graduada em Fonoaudiologia pela Unicap. Especialista em Audiologia pela Unifran. Mestre em Fonoaudiologia pela PUC-SP. Doutora em Psicologia Cognitiva pela UFPE. Professora Associada da UFPE. Membro da ABA e da SBFa. Aperfeiçoamento em Audiologia pela Université de Bordeaux.

Lílian N. Aguiar Ricz
Graduada em Fonoaudiologia pela Unisagrado. Especialista em Voz e Disfagia pelo CEV-SP e pelo CEFAC-SP. Mestre e Doutora em Ciências Médicas pelo Programa de Clínica Médica – Investigação Biomédica – Curso de Pós-graduação da FMRP-USP. Pós-doutora no IEL-Unicamp. Livre-docente em Fonoaudiologia pelo Depto. de Oftalmologia, Otorrinolaringologia e Cirurgia de Cabeça e Pescoço da FMUSP. Professora Associada do Depto. de Oftalmologia, Otorrinolaringologia e Cirurgia de Cabeça e Pescoço da FMRP-USP. Membro da SBFa.

Livia Ferraz de Almeida Cyrino
Graduada em Medicina pela Unimes. Especialista em Otorrinolaringologia pela FMJ. Membro da ABORL-CCF.

Lívia Nolêto
Graduada em Medicina pela FMP. Especialista em Otorrinolaringologia/Zumbido pela UFF/USP. Mestre em Otoneurologia pela Unifesp. Preceptora de Otorrinolaringologia do Instituto de Medicina Integral Professor Fernando Figueira/IMIP. Membro da ABON.

Loyanna Diniz Silva
Graduada em Fonoaudiologia pela Uniplan. Título de Especialista em Audiologia pela CEFAC e pelo CFFa.

Lucas Bevilacqua Alves da Costa
Graduado em Medicina pela UFS. Especialista em Otologia pela Santa Casa de Misericórdia de São Paulo. Doutor em Ciências pela FMUSP. Residência Médica em Otorrinolaringologia pela Santa Casa de Misericórdia de São Paulo. *Fellowship* em Otologia pela Santa Casa de Misericórdia de São Paulo. Médico Otorrinolaringologista e Coordenador Médico do ALFA – Instituto de Comunicação e Audição. Médico do Programa de Implante Coclear do Hospital Universitário Alzira Velano.

Lucas Gomes Patrocínio
Graduado em Medicina pela UFU. Especialista em Otorrinolaringologia pela UFU. Doutor em Ciências da Saúde pela Famerp. Presidente da ABCPF (gestão 2022-2023).

Lucas Lemes
Graduado em Medicina pela UGF. Especialista em Otorrinolaringologia pelo HSE-RJ. Mestre e Doutor em Biociências Nucleares pela UERJ. Professor Adjunto da UERJ. Membro da SORL-RJ.

Lucas Mangia
Graduado em Medicina pela UFMG. Especialista em Otorrinolaringologia pelo HC-UFPR. Mestre em Medicina (Clínica Cirúrgica) pela UFPR. Professor Adjunto da UFPR. Membro da ABON. Especialista em Otoneurologia.

Lucia Joffily
Graduada em Medicina pela UERJ. Especialista em Otorrinolaringologia pelo HSFE-RJ. Mestre em Clínica Médica – Neurologia pela UFRJ. Doutoranda pela UFRJ. PhD Visitor na UCL. Médica Concursada e Coordenadora do Ambulatório de Otoneurologia da UFRJ. Membro da ABORL-CCF.

Luciana Balester Mello de Godoy
Graduada em Medicina pela Unicamp. Especialista em Otorrinolaringologia pelo Núcleo de Otorrinolaringologia e Cirurgia de Cabeça e Pescoço de São Paulo. Doutora em Ciências pela Unifesp. Título de Especialista em Medicina do Sono pela AMB. Otorrinolaringologista no Hospital Universitário Pedro Ernesto na UERJ.

Luciana Fernandes Costa
Graduada em Medicina pela UFRJ. Especialista em Otorrinolaringologia pelo Iamspe. Membro da ABLV. *Fellowship* em Bucofaringolaringologia pelo HC-FMUSP. Médica Colaboradora do Grupo de Laringologia e Voz do HC-FMUSP.

Luciana Miwa Nita Watanabe
Graduada em Medicina pela FMUSP. Especialista em Otorrinolaringologia pelo HC-FMUSP. Doutora em Ciências da Saúde pela FMUSP. Membro da ABORL-CCF. Médica Otorrinolaringologista do HUB-UnB.

Luciane M. Steffen
Graduada em Medicina pela Ulbra. Especialista em Otorrinolaringologia pela PUC-RS. Mestre e Doutora em Pediatria e Saúde da Criança pela PUC-RS. Professora Adjunta da Escola de Medicina da PUC-RS. Membro da ABORL-CCF.

Luciane Mello
Graduada em Medicina pela UFRJ. Especialista em Otorrinolaringologia pelo Hospital Federal da Lagoa. Mestre em Neurologia/Medicina do Sono pelo HUGG-Unirio. Doutora em Doenças Infecciosas/Medicina do Sono pelo INI-Fiocruz.

Luciano G. Nina
Graduado em Medicina pela FMJ. Especialista em Otorrinolaringologia pela FMJ. Mestre em Otorrinolaringologia pela FCM da Santa Casa de São Paulo.

Luciano Lobato Gregorio
Graduado em Medicina pela FMABC. Especialista em Otorrinolaringologia pela Unifesp. Doutor em Otorrinolaringologia pela EPM-Unifesp. Professor Adjunto da EPM-Unifesp. Membro da ABORL-CCF. *Fellowship Research* na Massachussets Eye and Ear Infirmary da Harvard Medical School.

Luisa Karla Arruda
Graduada em Medicina pela Faculdade de Medicina da UFC. Especialista em Alergia e Imunologia pela Asbai. Mestre em Pediatria pela Unifesp. Doutora em Medicina pela Unifesp e pela University of Virginia. Professora Titular da FMRP-USP. Membro da Asbai. *Fellow* da AAAAI. Pós-doutora em Alergia e Imunologia pela University of Virginia. Chefe do Serviço de Alergia e Imunologia e Coordenadora do Programa de Residência Médica em Alergia e Imunologia do HC-FMRP-USP.

Luisa Robalinho de Faria
Graduada em Medicina pela UFAL. Especialista em Otorrinolaringologia pelo Hospital Agamenon Magalhães e em Clínica Médica pelo Hospital Geral Clériston Andrade. Mestre em Saúde da Comunicação Humana pela UFPE. Professor Assistente da UFAL. Membro da Otoclinic-Maceió.

Luiz Carlos de Melo Barboza
Graduado em Medicina pela FMUSP. Especialista em Otorrinolaringologia pelo HC-FMUSP. Doutor em Medicina pela FMUSP. Membro da ABORL-CCF.

Luiz Fernando Manzoni Lourençone
Graduado em Medicina pela UEM. Especialista em Otorrinolaringologia pela USP. Doutor em Otorrinolaringologia pela FMUSP. Professor Associado da FMBRU-USP. Membro da ABORL-CCF.

Luiz Henrique Barbosa
Graduado em Medicina pela Unifesp. Especialista em Otorrinolaringologia pela Unifesp. Mestre em Ciências pela Unifesp.

Luiz Henrique Guilherme
Graduado em Medicina pela EPM-Unifesp. Especialista em Otorrinolaringologia e Cirurgia de Cabeça e Pescoço pela EPM-Unifesp.

Luiz Lavinsky
Graduado em Medicina pela UFSC. Especialista em Otorrinolaringologia pelo Hospital Italiano da Universidad del Salvador. Mestre em Otorrinolaringologia pela PUC-RJ. Doutor em Otorrinolaringologia pela EPM-Unifesp. Pós-doutor pela EPM-Unifesp. Professor Titular de Otorrinolaringologia da UFRGS. Titular da Academia Sul-Rio-Grandense de Medicina.

Luiz Paulo Kowalski
Graduado em Medicina pela UFPR. Especialista em Cirurgia de Cabeça e Pescoço pelo Hospital Heliópolis. Mestre e Doutor em Otorrinolaringologia pela Unifesp. Professor Titular de Cirurgia de Cabeça e Pescoço da FMUSP. Membro da ABORL-CCF. *Head* do Centro de Referência em Tumores de Cabeça e Pescoço do A. C. Camargo Cancer Center. Ex-Presidente da SBCCP e da IAOO. Presidente do Surgical Affairs Committee da LATS.

Luiz Ubirajara Sennes
Graduado em Medicina pela FMUSP. Especialista e Doutor em Otorrinolaringologia pela FMUSP. Professor Livre-docente da FMUSP. Certificado de Área de Atuação em Cirurgia Craniomaxilofacial e Medicina do Sono.

M. Valeria Schmidt Goffi-Gomez
Graduada em Fonoaudiologia pela FMUSP. Especialista em Audiologia pela Santa Casa de Misericórdia de São Paulo. Mestre e Doutora em Distúrbios da Comunicação pela EPM-Unifesp. Livre-docente pelo Depto. de Oftalmologia e Otorrinolaringologia da FMUSP.

Mara Behlau
Graduada em Fonoaudiologia pela Unifesp-EP. Especialista em Voz pela CFFa. Mestre e Doutora em Distúrbios da Comunicação Humana pela EPM-Unifesp. Professora Diretora da CEV. Membro da SBFa e do IALP. Pós-doutora pela University of California.

Mara Edwirges Rocha Gândara
Graduada em Medicina pela FMIT. Especialista em Otorrinolaringologia pelo HC-FMUSP e pela AMB.

Marcel das Neves Palumbo
Graduado em Medicina pela EPM-Unifesp. Especialista em Otorrinolaringologia e Cirurgia de Cabeça e Pescoço pela EPM-Unifesp. Mestre e Doutor em Ciências pela EPM-Unifesp. Médico Assistente da disciplina Cirurgia de Cabeça e Pescoço no Depto. de Otorrinolaringologia e Cirurgia de Cabeça e Pescoço da EPM-Unifesp.

Marcel Menon Miyake
Graduado em Medicina pela FCM da Santa Casa de São Paulo (SCSP). Especialista em Otorrinolaringologia pela FCMSCSP. Doutor em Pesquisa em Cirurgia pela FCMSCSP.

Marcell de Melo Naves
Graduado em Medicina pela UFU. Especialista em Cirurgia Craniomaxilofacial pela UFU. Mestre em Ciências da Saúde pela UFU. Membro da ABORL-CCF.

Marcello Rosano
Graduado em Medicina pela FMJ. Especialista em Cirurgia de Cabeça e Pescoço pela Unifesp. Doutor em Medicina pela Unifesp. Professor Afiliado da Unifesp. Membro da SBCCP.

Marcelo Augusto Antonio
Graduado em Medicina pela UFU. Especialista em Otorrinolaringologia pela PUC-SP. Pós-graduando em Ciências da Cirurgia pela FCM-Unicamp. Médico Voluntário do Instituto de Otorrinolaringologia da Unicamp.

Marcelo Benedito Menezes
Graduado em Medicina pela UMC. Especialista em Cirurgia de Cabeça e Pescoço pelo Hospital Heliópolis. Mestre em Cirurgia pelo HOSPHEL. Doutor em Cirurgia pela FCM da Santa Casa de São Paulo (SCSP). Professor Assistente da FCMSCSP. Membro da SBCCP. Titular do CBC. Chefe do Serviço de Cirurgia de Cabeça e Pescoço da Irmandade da Santa Casa de Misericórdia de São Paulo.

Marcelo C. Alves de Sousa
Graduado em Medicina pela UFMG. Especialista em Otorrinolaringologia pela Santa Casa de Belo Horizonte. Mestre em Cirurgia pela UFMG. Professor Emérito da FCMMG.

Marcelo H. Sampaio
Graduado em Medicina pela Unicamp. Especialista em Otorrinolaringologia pela Unicamp. Doutor em Ciências Médicas pela Unicamp. Professor Colaborador da Unicamp. Membro da ABORL-CCF.

Marcelo Henrique de Oliveira
Graduado em Medicina pela UFMG. Especialista em Otorrinolaringologia pela FMJ. Mestre em Infectologia e Medicina Tropical pela UFMG. Membro da ABON.

Marcelo José Abras Rates
Graduado em Medicina pela UFMG. Especialista em Otorrinolaringologia pelo HC-UFMG. Mestre em Cirurgia Geral pela Faculdade de Medicina da UFMG. Membro da ABORL-CCF.

Marcelo M. Hueb
Graduado em Medicina pela UFTM. Especialista em Otorrinolaringologia pela FMRP-USP. Mestre em Medicina pela FMRP-USP. Doutor em Otorrinolaringologia pela USP. Professor Associado (aposentado) da UFTM. Membro do CORLAS.

Marcelo Ribeiro de Toledo Piza
Graduado em Medicina pela FMRP-USP. Especialista em Otorrinolaringologia pelo HC-FMRP-USP. Mestre em Otorrinolaringologia pela FMRP-USP. Membro da ABORL-CCF. *Fellow* do Laboratório de Otopatologia da Universidade de Minnesota. *Fellow* da International Hearing Foundation.

Marcia Ale
Graduada em Medicina pela UFMS. Especialista em Otorrinolaringologia pelo Iamspe. Mestre em Otorrinolaringologia e Cirurgia de Cabeça e Pescoço pela Unifesp. Doutora em Medicina pela Unifesp. Pós-doutora pela Unifesp.

Marcia Pinho
Graduada em Medicina pela Escola de Ciências Médicas de Volta Redonda (UniFOA). Mestre em Otorrinolaringologia pela UFRJ. Título de Especialista em Otorrinolaringologia pela AMB.

Márcio Abrahão
Graduado em pela UFRJ. Especialista em Otorrinolaringologia pela ABORL-CCF. Mestre e Doutor em Medicina (Otorrinolaringologia) pela EPM-Unifesp. Professor Titular Livre-docente da EPM-Unifesp. Membro da Comissão de Planejamento Estratégico da ABORL-CCF.

Márcio C. Salmito
Graduado em Medicina pela UFC. Especialista em Otoneurologia pela Unifesp. Mestre e Doutor em Otorrinolaringologia pela Unifesp. Membro da Bárány Society. Presidente da ABON. Fundador e Coordenador do Núcleo de Tontura do Hospital Alemão Oswaldo Cruz.

Marcio Martines dos Santos
Graduado em Anestesiologia pela USP. Especialista em Anestesiologia pela USP. Membro da ESAIC. Anestesiologista do Corpo Clínico Aberto do Hospital Israelita Albert Einstein e do Hospital Sírio-Libanês.

Márcio Nakanishi
Graduado em Medicina pela FMB-Unesp. Especialista em Otorrinolaringologia pela FMB-Unesp. Doutor em Otorrinolaringologia pela USP. Professor Associado da UnB. Membro da AMEB. *Fellowship* pela Jikei University School of Medicine (Japão).

Marco Antonio dos Anjos Corvo
Graduado em Medicina pela FCM da Santa Casa de São Paulo (SCSP). Especialista em Otorrinolaringologia pela Santa Casa de Misericórdia de São Paulo. Mestre em Otorrinolaringologia pela FCMSCSP. Doutor em Pesquisa em Cirurgia pela FCMSCSP. Professor Instrutor da FCMSCSP. Membro da ABR e da ABORL-CCF.

Marco Aurélio Bottino
Graduado em Medicina pela FMB-Unesp. Especialista, Mestre e Doutor em Otorrinolaringologia pela FMUSP. Professor Colaborador da FMUSP. Membro do HC-FMUSP.

Marco Aurélio Fornazieri
Graduado em Medicina pela UEL. Especialista em Otorrinolaringologia pela UEL. Doutor em Otorrinolaringologia pela USP. Professor Adjunto da UEL e PUC-PR. Membro da ABORL-CCF, da ARS e da ERS.

Marco Aurélio Vamondes Kulcsar
Graduado em Medicina pela Faculdade de Medicina da UMC. Especialista em Cirurgia de Cabeça e Pescoço pela FMUSP. Doutor em Cirurgia pela FMUSP. Professor Livre-docente em Cirurgia de Cabeça e Pescoço da FMUSP. Membro da SBCCP.

Marco Cesar Jorge dos Santos
Graduado em Medicina pela FEMPAR. Especialista em Otorrinolaringologia pelo Hospital Universitário Evangélico de Curitiba. Doutor em Otorrinolaringologia pela USP. Professor Adjunto da PUC-PR. Membro da ABORL-CCF.

Marcos Antônio Nemetz
Graduado em Medicina pela UFSC. Mestre em Ciências da Saúde pela Unifesp. Título de Especialista em Otorrinolaringologia, em Cirurgia de Cabeça e Pescoço e em Medicina de Tráfego pela AMB-CFM. Membro da ABORL-CCF.

Marcos R. Tavares
Graduado em Medicina pela Unicamp. Especialista em Cirurgia de Cabeça e Pescoço pela FMUSP. Doutor em Clínica Cirúrgica pela FMUSP. Professor Associado da FMUSP. Membro da SBCCP.

Marcos Rabelo de Freitas
Graduado em Medicina pela UFC. Especialista em Medicina pela UFC. Mestre em Medicina (Otorrinolaringologia) pela FMRP-USP. Doutor em Cirurgia pela UFC. Pós-doutor pelo Gruppo Otologico di Piacenza. Professor Associado IV da Faculdade de Medicina da UFC. Membro da ABORL-CCF.

Marcos Sarvat
Graduado em Medicina pela UERJ. Mestre em Otorrinolaringologia pela UFRJ. Doutor em Otorrinolaringologia e Cirurgia de Cabeça e Pescoço pela Unifesp. Professor Associado da Unirio. Título de Especialista em Otorrinolaringologia e Cirurgia de Cabeça e Pescoço pela ABORL-CCF, pela SBCCP, pela AMB e pelo CFM. Membro da ABORL-CCF, da ABLV e da SBCCP.

Marcus Miranda Lessa
Graduado em Medicina pela Faculdade de Medicina da UFBA. Especialista em Otorrinolaringologia pela FMUSP. Doutor em Ciências da Saúde pela disciplina Otorrinolaringologia da FMUSP. Professor Associado da disciplina Otorrinolaringologia da Faculdade de Medicina da UFBA. Professor Livre-docente pelo Depto. de Otorrinolaringologia da FMUSP.

Marcus Vinicius Martins Collares
Graduado em Medicina pela UFRGS. Doutor em Medicina e Cirurgia pela Universitat Autònoma de Barcelona. Título de Especialista em Cirurgia Plástica e Craniomaxilofacial pela AMB/CMF. Professor Associado da UFRGS. Membro da SBCP. Residência em Cirurgia Plástica pelo HCPA. *Fellow* em Cirurgia Plástica pela Clínica Planas (Espanha). Professor e Chefe da disciplina Cirurgia Plástica e Craniomaxilofacial do Depto. de Cirurgia da Faculdade de Medicina da UFRGS. *Fellow* em Cirurgia Craniomaxilofacial pela Universitat Autònoma de Barcelona e pelo Institute for Craniofacial Surgery.

Maria Cláudia Soares Oliveira
Graduada em Medicina pela FMABC. Especialista em Otorrinolaringologia e Medicina do Sono pela Unifesp. Mestre e Doutora em Ciências pela Unifesp. Professor Adjunta da UFPA.

Maria Júlia Abrão Issa
Graduada em Medicina pela FMMG. Especialista em Otorrinolaringologia pela Santa Casa de Belo Horizonte. Membro da ABORL-CCF, da ABR, da ABCPF e da SBR.

Maria Stella A. Amaral
Graduada em Medicina pela FMRP-USP. Especialista em Otorrinolaringologia pelo HC-FMRP-USP. Mestre em Medicina pela USP. Doutora em Ciências pela USP. Título de Especialista em Foniatria pela ABORL-CCF. Membro da ABORL-CCF.

Mariana Cardoso Guedes
Graduada em Fonoaudiologia pela USP. Especialista em Audiologia pela Santa Casa de Misericórdia de São Paulo. Mestre em Ciências pela FMUSP. Membro da SBFa e da ABA. Certificada em Terapia Auditiva Verbal pela AGBell Academy (LSLS AVT® Cert.).

Mariana Dalbo Contrera Toro
Graduada em Medicina pela FCM-Unicamp. Especialista em Otorrinolaringologia pela FCM-Unicamp. Mestre em Saúde da Criança e do Adolescente pela FCM-Unicamp. Doutoranda em Ciências da Cirurgia pela FCM-Unicamp. Membro do Depto. de Otorrinolaringologia do IOU-Unicamp. *Fellowship* em Rinologia Avançada pela Unicamp.

Mariana Maldonado Loch
Graduada em Medicina pela UCPel. Título de Especialista em Otorrinolaringologia e Foniatria pela AMB. Professora do Idomed. Médica Adida do CEOF do HCRP-USP.

Mariana Moreira de Castro Denaro
Graduada em Medicina pela UFMG. Especialista em Otorrinolaringologia pelo HC-UFMG. Mestre em Cirurgia pela UFMG. *Fellow* em Otologia pela Fisch International Microsurgery Foundation.

Marianne Yumi Nakai
Graduada em Medicina pela FCM da Santa Casa de São Paulo (SCSP). Especialista em Cirurgia de Cabeça e Pescoço pela Irmandade da Santa Casa de Misericórdia de São Paulo. Doutora em Ciências da Saúde pela FCMSCSP. Professora Instrutora da FCMSCSP. Membro da SBCCP.

Marília Ribeiro Brum
Graduada em Medicina pela USCSPA. Especialista em Laringologia pela Irmandade da Santa Casa de Misericórdia de Porto Alegre. Mestre em Ciências da Saúde pela UFRGS. Membro da ABORL-CCF e da ABLV.

Marina Padovani
Graduada em Fonoaudiologia pela Unifesp. Especialista em Voz pela CFFa. Mestre e Doutora em Distúrbios da Comunicação Humana pela Unifesp. Professora Assistente da FCM da Santa Casa de São Paulo. Membro da SBFa.

Mário Greters
Graduado em Medicina pela Fundação do ABC. Especialista em Otorrinolaringologia pela ABORL-CCF. Doutor em Ciências pela FMUSP. Professor Titular da PUC-Campinas. Membro da ABON e da ABORL-CCF.

Mateus Aires
Graduado em Medicina pela UFPE. Especialista em Otorrinolaringologia pela UFPE e em Laringologia e Voz pela Unifesp. Doutor em Otorrinolaringologia pela Unifesp. Professor Adjunto da UPE. Membro da ABLV. Corresponsável pelo Ambulatório de Laringologia e Voz – Assistência à Pessoa Transgênero do HC-UFPE.

Mateus Campestrini Harger
Graduado em Medicina pela FURB. Especialista em Otorrinolaringologia pela FMJ. Professor Colaborador na FMJ. *Fellow* em Otorrinolaringologia Pediátrica pela Unicamp, em andamento.

Matheus Fernandes De Oliveira
Graduado em Medicina pela UFPE. Especialista em Neurocirurgia pela Iamspe. Mestre em Ciências pela Iamspe. Doutor em Ciências pela USP. Membro da Equipe DFV Neuro.

Matheus Simão Marcos
Graduado em Medicina pela FMUSP. Especialista em Otorrinolaringologia pelo HC-FMUSP. Médico Colaborador do Ambulatório de Estomatologia do HC-FMUSP. Membro do Depto. de Estomatologia da ABORL-CCF. Membro do Comitê de Título de Especialista da ABORL-CCF.

Mauricio Kurc
Graduado em Medicina pela FMUSP. Especialista em Otorrinolaringologia pela FMUSP. Doutor em Otorrinolaringologia pela FMUSP. Pós-doutor pelo NIDCD-NIH.

Mauricio Maniglia
Graduado em Medicina pela Unoeste. Especialista em Otorrinolaringologia pela Famerp. Mestre em Medicina pela UFPR. Doutor em Medicina pela Famerp. Professor Adjunto da Famerp-Funfarm /HIORP. Membro da ABORL-CCF e da ABCCMF.

Mauricio Miura
Graduado em Medicina pela UFRGS. Especialista em Otorrinolaringologia pela UFCSPA. Doutor em Ciências Médicas pela UFRGS. Pós-doutor em Otorrinopediatria pela State University of New York - Downstate Medical Center. Coordenador do Programa de Implante Coclear da Santa Casa de Misericórdia de Porto Alegre.

Maurício Noschang Lopes da Silva
Graduado em Medicina pela UFRGS. Especialista em Otorrinolaringologia pelo HCPA. Mestre e Doutor em Cirurgia pela UFRGS.

Mauro Becker Martins Vieira
Graduado em Medicina pela UFMG. Especialista em Otorrinolaringologia pelo Hospital Felício Rocho, em Cirurgia Geral pelo Hospital do IPSEMG e em Cirurgia de Cabeça e Pescoço pelo HOSPHEL.

Mayara Celentano Laporta Bernardo
Graduada em Medicina pela FCM da Santa Casa de São Paulo. Especialista em Otorrinolaringologia pela Santa Casa de São Paulo. *Fellowship* em Laringologia pela Santa Casa de Misericórdia de São Paulo. Preceptora do Ambulatório de Disfagia da Santa Casa de Misericórdia de São Paulo. Preceptora do Hospital de Clínicas de São Bernardo do Campo.

Melânia Marques
Graduada em Medicina pela UFMG. Especialista em Otorrinolaringologia pela Santa Casa de Misericórdia de Limeira e em Medicina do Sono pela USP. Doutor em Ciências pela USP. Membro da ABORL-CCF e da ABSONO. *Research Fellowship* pelo Brigham and Women's Hospital & Harvard Medical School.

Melissa A. G. Avelino
Graduada em Medicina pela PUC-Campinas. Especialista em Otorrinolaringologia pela PUC-Campinas. Mestre, Doutora e Pós-doutora em Otorrinolaringologia e Cirurgia de Cabeça e Pescoço pela EPM-Unifesp. Professora Associada da UFG. *Fellow* em Otorrinolaringologia Pediátrica pela EPM-Unifesp. Coordenadora do Programa de Pós-graduação de Ciências da Saúde da UFG.

Melissa Ferreira Vianna
Graduada em Medicina pela Santa Casa de Misericórdia de São Paulo. Especialista em Otorrinolaringologia pela Santa Casa de Misericórdia de São Paulo. Mestre e Doutora em Medicina pela Santa Casa de Misericórdia de São Paulo. Professora Instrutora da Santa Casa de Misericórdia de São Paulo.

Michel Burihan Cahali
Graduado em Medicina pela FMUSP. Doutor em Otorrinolaringologia pela FMUSP.

Michelle Lavinsky

Graduada em Medicina pela UFRGS. Especialista em Otorrinolaringologia pelo HCPA. Mestre em Cirurgia pela UFRGS. Doutora em Epidemiologia pela UFRGS. Professora do Depto. de Oftalmologia e Otorrinolaringologia da Faculdade de Medicina da UFRGS. Membro da Diretoria de ABCPF. Coordenadora do Programa de *Fellowship* em Cirurgia Plástica da Face com Ênfase em Rinoplastia do Serviço de Otorrinolaringologia do HCPA.

Miguel Angelo Hyppolito

Graduado em Medicina pela FMRP-USP. Especialista em Otorrinolaringologia e Otologia pelo HC-FMRP-USP. Doutor em Ciências Medicas pela USP. Professor Associado III MS5 da FMRP-USP. Membro da ABORL-CCF e da SBO. Coordenador do Serviço de Otologia e do Programa de Saúde Auditiva e Implante Coclear do HCRP-FMRP-USP. Vice-Chefe do Depto. de Oftalmologia Otorrinolaringologia e Cirurgia de Cabeça e Pescoço da FMRP-USP.

Miguel Soares Tepedino

Graduado em Medicina pela Fundação Técnico Educacional Souza Marques. Especialista em Otorrinolaringologia pela Policlínica de Botafogo. Doutor em Ciências Médicas pela FMUSP. Pós-doutor em Ciências pela EPM-Unifesp. Professor Adjunto da UERJ. Membro da ABORL-CCF. Coordenador de Rinologia e Cirurgia Endoscópica da Base de Crânio da UERJ. Chefe do Serviço de Otorrinolaringologia da Policlínica de Botafogo.

Milena de Almeida Torres Campanholo

Graduada em Medicina pela FMABC. Especialista em Otorrinolaringologia pela FMABC. Mestre em Ciências Médicas pela Unifesp. Professora Associada da disciplina Otorrinolaringologia da FMABC.

Mirna Duarte Barros

Graduada em Ciências Biológicas pela Instituto de Biociências da USP. Especialista em Educação em Saúde pela FMUSP. Mestre em Ciências pelo Instituto de Biociências da USP. Doutora em Biologia pela Instituto de Biociências da USP. Professora Adjunta da FCM da Santa Casa de São Paulo (SCSP). Membro da SBA. Coordenadora do Programa de Doação de Corpos da FCMSCSP.

Moacyr Saffer

Graduado em Medicina pela UFSM. Especialista em Otorrinolaringologia pela Clínica Prof. José Kos. Mestre em Otorrinolaringologia pelo Serviço Nacional Especialidades Quirurgicas da Espanha. Professor Titular da UFCSPA. Membro da ASRM. Professor Adjunto da UFRGS.

Mônica Alcantara de Oliveira Santos

Graduada em Medicina pela FCM da Santa Casa de São Paulo (SCSP). Especialista e Mestre em Otorrinolaringologia pela FCMSCSP. Doutora em Pesquisa em Cirurgia pela FCMSCSP. Professora Assistente da FCMSCSP e do Iamspe. Membro da ABORL-CCF e da ABON.

Monica Caiafa Bretas

Graduada em Fonoaudiologia pelo Centro Universitário Izabela Hendrix. Especialista em Motricidade Oral em Oncologia pela Fundação Antônio Prudente do A. C. Camargo Cancer Center e em Voz pelo CEV. Doutora em Ciências em Oncologia pela Fundação Antônio Prudente do A. C. Camargo Cancer Center. Membro da SBFa e da DRS.

Monica G. Amatuzzi

Graduada em Medicina pela FMUSP. Especialista em Otorrinolaringologia pela FMUSP. Doutora em Otorrinolaringologia pela FMUSP. *Fellow* em Otorrinolaringologia na Harvard Medical School.

Mônica Lúcia Rodrigues

Graduada em Medicina pela UFES. Especialista em Cirurgia Plástica pelo Hospital Brigadeiro – SBCP. Mestre em Ciências (Oncologia) pela Fundação Antônio Prudente do A. C. Camargo Cancer Center. Membro da SBCP.

Mônica Simons Guerra

Graduada em Medicina pela Santa Casa de São Paulo (SCSP). Especialista em Otorrinolaringologia pela SCSP. Mestre e Doutora em Comunicação Humana e Saúde pela PUC-SP. Membro da ABORL-CCP. Certificado de Área de Atuação em Foniatria pela ABORL-CCP e pela AMB.

Monique Nakayama Ohe

Graduada em Medicina pela FCM da Santa Casa de São Paulo. Especialista, Mestre e Doutora em Endocrinologia e Metabologia pela EPM-Unifesp. Pós-doutora em Endocrinologia e Metabologia em Seguimento pela EPM-Unifesp. Colaboradora do Serviço de Doenças Osteometabólicas da EPM-Unifesp. Membro da SBEM.

Morena Morais Rezende

Graduada em Otorrinolaringologia pelo Hupes-UFBA. Especialista em Otologia pelo Hupes-UFBA. Membro do Hospital São Rafael (Salvador-BA).

Murilo Catafesta das Neves

Graduado em Medicina pela USP. Especialista em Cirurgia de Cabeça e Pescoço pela Unifesp. Doutor em Ciências pela Unifesp. Professor Afiliado da Unifesp. Membro da SBCCP.

Naiana Manuela Rocha Arcanjo da Cruz

Graduada em Medicina pela UEFS. Especialista em Otorrinolaringologia pelo HRAC-USP. Membro da ABORL-CCF e da ABON. *Fellowship* em Otoneurologia pela Unifesp.

Natasha Andrade Braga

Graduada em Medicina pela UFBA. Especialista em Otorrinolaringologia pela Santa Casa de Misericórdia da Bahia. Doutora em Ciências Médicas pela USP. Professora Associada III da UFBA. Membro da ABORL-CCF e da AAO-HNS. *Fellowship* em Laringologia e Disfagia no Hospital Johns Hopkins. Coordenadora do Serviço de Laringologia da Residência Médica do Hospital Universitário Prof. Edgard Santos (UFBA).

Nathalia de Paula Doyle Maia Marchesi

Graduada em Medicina pela Emescam. Especialista em Otorrinolaringologia pelo HCA. Mestre em Otorrinolaringologia pela Unifesp. Membro da ABORL-CCF. *Fellowship* em Otoneurologia pela Unifesp. Médica da UFES.

Nathalia Gimenes
Graduada em Oncologia Clínica pelo Hospital do Câncer de Barretos. Especialista em Oncologia Torácica e Câncer de Cabeça e Pescoço pelo Instituto Oncoclínicas. Membro da SBOC, da ESMO, da ASCO, da IALSC, do GBOT e do GBCP.

Nathália Prudencio
Graduada em Medicina pela UFRJ. Especialista em Otorrinolaringologia pela UERJ. Mestre em Otoneurologia pela Unifesp. Otoneurologista pela Unifesp.

Nedio Steffen
Graduado em Medicina pela Faculdade Católica de Medicina de Porto Alegre. Especialista em Otorrinolaringologia e Cirurgia de Cabeça e Pescoço pela CIM. Mestre em Clínica Médica pela PUC-RS. Doutor em Otorrinolaringologia pela Escola Paulista de Medicina. Professor Adjunto da Escola de Medicina PUC-RS. Membro da ABORL-CCF.

Nilvano Andrade
Graduado em Medicina pela EBMSP. Mestre em Cirurgia pela UFBA. Doutor em Otorrinolaringologia pela USP. Professor Adjunto da Escola Bahiana de Medicina. Título de Especialista em Otorrinolaringologia pela ABORL-CCF. Membro da ABORL-CCF.

Nivaldo Alonso
Graduado em Medicina pela EPM-Unifesp. Especialista em Cirurgia Plástica pela FMUSP. Doutor em Medicina pela FMUSP. Professor Associado MS5-3 da FMUSP. Membro da SBCP. Pesquisador CNPq 1-B. Diretor do Serviço de Cirurgia Craniofacial do HRAC-USP Bauru.

Noemi Grigoletto De Biase
Graduada em Medicina pela FMRP-USP. Especialista e Mestre em Otorrinolaringologia pela FMRP-USP. Doutora em Otorrinolaringologia pela EPM-Unifesp. Professora Associada e Livre-docente da EPM-Unifesp. Membro da ABORL-CCF.

Norma de Oliveira Penido
Graduada em Medicina pela UFU. Especialista e Mestre em Otorrinolaringologia pela EPM-Unifesp. Doutora em Medicina pela Unifesp. Professora Associada com Livre-docência da Unifesp. Membro da ABORL-CCF e da AAO-HNS.

Olavo Mion
Graduado em Medicina pela FCM da Santa Casa de São Paulo. Doutor em Otorrinolaringologia pela USP. Título de Especialista em Otorrinolaringologia pela ABORL-CCF. Professor Assistente da USP. Membro da ABORL-CCF.

Osiris de Oliveira C. do Brasil
Graduado em Medicina pela FCM da Santa Casa de São Paulo. Especialista em Otorrinolaringologia pela EPM-Unifesp. Mestre em Cirurgia de Cabeça e Pescoço pela EPM-Unifesp. Doutor em Otorrinolaringologia pela EPM-Unifesp.

Oswaldo Laercio Mendonça Cruz
Graduado em Medicina pela EPM-Unifesp. Especialista em Otorrinolaringologia pela FMUSP. Doutor em Clínica Médica pela FMUSP. Professor Livre-docente da FMUSP. Membro da ABORL-CCF.

Otavio Augusto Iavarone
Graduado em Medicina pela Unifesp. Especialista em Otorrinolaringologia e Cirurgia Cervicofacial pela Unifesp. Pós-graduado em Microcirurgia Reconstrutiva em Cabeça e Pescoço pela Universitat Autònoma de Barcelona. Especialista em Cirurgia de Cabeça e Pescoço pelo Hospital Amaral Carvalho de Jaú (SP). Membro da ABORL-CCF e da SBCCP.

Otávio Pereira Lima Zanini
Graduado em Medicina pela UFPel. Especialista em Otorrinolaringologia pelo HC-UFPR. Mestre em Clínica Cirúrgica pela UFPR. *Fellowship* pela Fisch International Microsurgery Foundation.

Pablo Pinillos Marambaia
Graduado em Medicina pela EBMSP. Especialista em Otorrinolaringologia pelo INOOA. Mestre e Doutor em Medicina e Saúde Humana pela EBMSP. Professor Adjunto da EBMSP. Membro do Instituto de Otorrinolaringologia Otorrinos Associados.

Pablo Soares Gomes Pereira
Graduado em Medicina pela Unicamp. Especialista em Otorrinolaringologia e Cirurgia de Cabeça e Pescoço pela Unicamp. Membro da ABORL-CCF e da SBCCP.

Paola Andrea Galbiatti Pedruzzi
Graduada em Medicina pela PUC-PR. Especialista em Cirurgia de Cabeça e Pescoço pela SBCCP. Mestre em Oncologia pela USP. Especialista em Medicina Paliativa pelo Instituto Paliar (SP) *Fellowship* em Medicina Integrativa pela University of Arizona (EUA). Membro da Society of Integrative Oncology.

Patricia Ciminelli
Graduado em Medicina pela UFRJ. Especialista em Otorrinolaringologia pela UFRJ. Mestre e Doutora em Medicina pela UFRJ. Chefe do Ambulatório de Zumbido e Otoneurologia do Hospital Universitário da UFRJ. Membro da ABORL-CCF.

Patrícia Mano
Graduada em Medicina pela UERJ. Especialista em Otorrinolaringologia pelo Hospital Antonio Pedro - UFF; e em Otoneurologia pelo HC-FMUSP. Membro do Depto. de Otoneurologia da ABORL-CCF e da ABON.

Patrícia Paula Santoro
Graduada em Medicina pelo HC-FMUSP. Especialista e Doutora em Distúrbios da Deglutição pelo HC-FMUSP. Membro da ABORL-CCF e da APM.

Patrícia Soares Montemagni
Graduada em Medicina pela FCM da Santa Casa de São Paulo (SCSP). Especialista em Otorrinolaringologia pela

Irmandade da Santa Casa de Misericórdia de São Paulo. Subespecialidade em Otologia e Otoneurologia pela Irmandade da Santa Casa de Misericórdia de São Paulo.

Paula Lobo Furtado Machado
Graduado em Medicina pela UnB. Especialista em Otoneurologia pela FMUSP. Membro da ABON.

Paula Lopes
Graduada em Medicina pela FMABC. Especialista em Otorrinolaringologia pela FMABC. Doutora em Saúde Baseada em Evidências pela Unifesp. Professora Associada da FMABC. *Fellowship* em Otoneurologia na Unifesp.

Paula Moreno
Graduada em Medicina pela Fundação Técnico Educacional Souza Marques. Título de Especialista em Otorrinolaringologia pela ABORL-CCF. Doutora em Otorrinolaringologia pela FCM da Santa Casa de São Paulo. Professora Coordenadora da Residência Médica da Policlínica de Botafogo (RJ). *Medical Fellow* na Case Western Reserve University of Cleveland (EUA).

Paula Santos Silva Fonsêca
Graduada em Medicina pela EBMSP. Residência em Otorrinolaringologia pelo HSPE-Iamspe. Mestranda e *Fellowship* em Otoneurologia pela Unifesp. Membro da ABON.

Pauliana Lamounier
Graduada em Medicina pela UFTM. Especialista em Otorrinolaringologia pelo Hospital Federal do Andaraí (RJ). Mestre e Doutora em Ciências da Saúde pela UnB. Chefe do Serviço de Otologia/Implante Coclear e Preceptora da Residência de Otorrinolaringologia do CRER (Goiânia-GO).

Paulo Perazzo
Graduado em Medicina pela UFBA. Especialista em Otorrinolaringologia pela PUC-RS. Mestre em Otorrinolaringologia pela Santa Casa de São Paulo. Doutor em Otorrinolaringologia pela Unifesp. Professor Adjunto da UNEB. Membro da ELSOC e da IAP. Ex-Presidente da ALLF.

Paulo Ricardo R. Larosa
Graduado em Odontologia pela OSEC. Especialista em Implantodontia pela UNIP. Mestre em Ciências Morfofuncionais pelo ICB-USP. Professor Instrutor da FCMSCP. Membro da APCD e SBAnatomia.

Paulo Roberto Lazarini
Graduado em Medicina pela FCM da Santa Casa de São Paulo (SCSP). Especialista e Doutor em Otorrinolaringologia pela FCMSCSP. Professor Titular da FCMSCSP. Membro da ABORL-CCF. Ex-Presidente da SBO. Fundador do Núcleo de Cirurgia da Base de Crânio da SCSP.

Paulo Rogerio C. Porto
Graduado em Medicina pela FCM-Unicamp. Especialista e Mestre em Otorrinolaringologia pela FCM-Unicamp. Membro da ABORL-CCF. Médico Fundador do Setor de Implantes Cocleares da FCM-Unicamp.

Pedro de Aguiar Soares
Graduando em Medicina pela Universidade Positivo.

Pedro Fragoso de Almeida
Graduado em Medicina pela ESCS. Especialista em Otorrinolaringologia pela UFU. Membro da ABORL-CCF. Cirurgião Craniomaxilofacial pela UFU.

Pedro Luis Cóser
Graduado em Medicina pela UFSM. Especialista em Otorrinolaringologia pelo Hospital Ibirapuera. Mestre em Distúrbios da Comunicação Humana pela UFSM. Doutor em Distúrbios da Comunicação Humana pela Unifesp. Professor Associado da UFSM. Membro da ABORL-CCF.

Pedro Luiz Mangabeira Albernaz
Graduado em Medicina pela EPM-Unifesp. Especialista e Doutor em Otorrinolaringologia pela EPM-Unifesp. Master of Arts pela Washington University (EUA). Professor Aposentado da EPM-Unifesp. Sócio Honorário da American Society of Otology.

Pedro Moreno Fraiha
Graduado em Medicina pela Universidade Iguaçu. Especialista em Otorrinolaringologia pela Policlínica de Botafogo (RJ).

Priscila Bogar
Graduada em Medicina pela PUC-SP. Especialista em Otorrinolaringologia pela USP. Doutora em Medicina pela USP. Professora Titular do Centro Universitário da FMABC.

Priscila Novaes Ferraiolo
Graduada em Medicina pela UFRJ. Especialista em Otorrinolaringologia pela UFRJ. Mestre em Pesquisa Clínica pela Fiocruz.

Priscila Oliveira
Graduada em Fonoaudiologia pelo Unipê. Especialista em Voz e Comunicação Profissional pela Faculdade Redentor. Mestre e Doutora em Modelos de Decisão e Saúde pela UFPB. Professora Adjunta da UFPB. Membro da SBFa. Pesquisadora do Programa Associado de Pós-graduação em Fonoaudiologia UFPB/UFRN/UNCISAL. Vice-Coordenadora do Depto. de Voz da SBFa (gestão 2023-2024). Pesquisadora e Diretora Executiva do LIEV.

Priscila Valéria Caus Brandão
Graduada em Medicina pela Unilus. Especialista em Otorrinolaringologia pelo Hospital Santa Marcelina - São Paulo; e em Otoneurologia pela EPM-Unifesp. Membro da ABON.

Rafael Albertino
Graduado em Medicina pela UNESA. Especialista em Otorrinolaringologia pela UFF. *Fellowship* em Otoneurologia pela FMUSP. Oficial Médico da FAB.

Rafael da Costa Monsanto
Graduado em Otorrinolaringologia pelo Banco de Olhos de Sorocaba-SP. Mestre em Otopatologia pela University of Minnesota (EUA). Doutor em Otorrinolaringologia pela EPM-Unifesp. Professor Associado da University of Minnesota (EUA).

Rafael de Andrade Balsalobre
Graduado em Odontologia pela USP. Especialista em Ortodontia pela APCD. Mestre em Ciências da Saúde pela Unifesp. Membro da Abros. Certificação em Odontologia do Sono pela Absono.

Rafael De Cicco
Graduado em Medicina pela UMC. Especialista em Cirurgia de Cabeça e Pescoço pelo ICAVC. Doutor em Oncologia pela Fundação Antônio Prudente. Membro da SBCCP e da AHNS. Chefe do Serviço de Cirurgia de Cabeça e Pescoço do ICAVC.

Rafael Ferreira Zatz
Graduado em Cirurgia Plástica pelo HC-FMUSP. Especialista em Cirurgia Plástica Pediátrica pelo HC-FMUSP. Membro da ISAR.

Rafael Figueiredo dos Santos
Graduado em Medicina pela UFMG. Especialista em Otorrinolaringologia pela EPM-Unifesp. CEO da ORL Academy.

Rafael Rossell Malinsky
Graduado em Medicina pela UCPel. Título de Especialista em Otorrinolaringologia e Medicina do Sono pela AMB. Doutor em Ciências Médicas pela FMRP-USP. Pós-doutor pela Unifesp. *Clinical Fellowship* em Cirurgia do Sono pela Université de Montréal (Canadá).

Raimar Weber
Graduado em Medicina pela UFRGS. Especialista e Doutor em Otorrinolaringologia pela FMUSP. *Fellowship* em Cirurgia Plástica Facial pela FMUSP.

Ramon Nobre Leal Oliva
Graduado em Medicina pela EPM-Unifesp. Especialista em Otorrinolaringologia e Cirurgia de Cabeça e Pescoço pela EPM-Unifesp.

Raquel Mezzalira
Graduada em Medicina pela Unicamp. Especialista em Otorrinolaringologia pela Unicamp. Mestre em Ciências Médicas pela Unicamp. Doutora em Medicina pela Unicamp.

Rebeca Silva Chiabai Loureiro
Graduada em Medicina pela Santa Casa de Vitória/Emescam. Especialista em Otorrinolaringologia pela USP. *Fellowship* de Cirurgia Plástica da Face pela USP.

Rebecca Maunsell
Graduada em Medicina pela FCM-Unicamp. Especialista, Mestre e Doutora em Otorrinolaringologia pela FCM-Unicamp. Professora Associada da FCM-Unicamp.

Regina Helena Garcia Martins
Graduada em Medicina pela PUC-SP. Especialista em Laringologia pela FMB-Unesp. Mestre e Doutora em Cirurgia pela FMB-Unesp. Professora Titular da FMB-Unesp. Membro da ABORL-CCF.

Regina Lúcia Elia Gomes
Graduada em Medicina pela FMUSP. Especialista em Radiologia e Diagnóstico por Imagem pela CBR. Doutora em Ciências da Saúde pelo Depto. de Radiologia da FMUSP. Professora Colaboradora do Depto. de Radiologia da FMUSP. Membro da Coex-COREME.

Reginaldo R. Fujita
Graduado em Medicina pela EPM-Unifesp. Especialista, Mestre e Doutor em Otorrinolaringologia pela EPM-Unifesp. Especialista em Cirurgia de Cabeça e Pescoço pela ABORL-CCF. Professor Livre-docente Adjunto da EPM-Unifesp. Membro da ABORL-CCF.

Renan Lira
Graduado em Medicina pela UFRN. Especialista em Cirurgia de Cabeça e Pescoço pelo A. C. Camargo Cancer Center. Doutor em Oncologia pela FMUSP. Coordenador da Pós-graduação em Cirurgia Robótica de Cabeça e Pescoço do Hospital Israelita Albert Einstein.

Renata Azevedo
Graduada em Fonoaudiologia pela Unifesp. Especialista em Voz pelo CFFa. Especialista, Mestre e Doutora em Distúrbios da Comunicação Humana (Fonoaudiologia) pela Unifesp. Professora Adjunta do Depto. de Fonoaudiologia da Unifesp. Coordenadora Adjunta do Núcleo TransUnifesp. Coordenadora de Otorrinolaringologia Pediátrica. Presidente do Depto. de Otorrinolaringologia da SBP.

Renata C. Di Francesco
Graduada em Medicina pela FMUSP. Especialista e Doutora em Otorrinolaringologia pelo HC-FMUSP. Professora Livre-docente da FMUSP.

Renata Ferreira Magalhães
Graduada em Medicina pela Unicamp. Especialista em Dermatologia pela Unicamp. Doutora em Clínica Médica pela Unicamp. Professora Adjunta da Unicamp. Membro da SBD.

Renata L. V. Guedes
Graduada em Fonoaudiologia pela Uncisal. Especialista em Disfagia pelo A. C. Camargo Cancer Center e pelo CFFa. Mestre e Doutora em Ciências - Oncologia pelo A. C. Camargo Cancer Center. Membro da Academia Brasileira de Disfagia, da SBFa e da Dysphagia Research Society.

Renato Cal
Graduado em Medicina pela UEPA. Especialista em Otorrinolaringologia pela Policlínica de Botafogo (RJ). *Fellow* em Otologia e Neurotologia pela Harvard University (EUA). Professor Adjunto do CESUPA. Membro da ABORL-CCF.

Renato Capuzzo
Graduado em Medicina pela FMUSP. Especialista em Cirurgia de Cabeça e Pescoço pela HC-FMUSP. Mestre em Oncologia pela Fundação PIO XII.

Renato Prescinotto
Graduado em Medicina pela FMABC. Especialista em Otorrinolaringologia pela FMABC. Mestre em Psicobiologia pela Unifesp.

Renato Roithmann
Graduado em Medicina pela UFRGS. Especialista em Otorrinolaringologia e Cirurgia Cervicofacial pela HCPA. Doutor em Otorrinolaringologia pela UFRGS. Professor Adjunto de Otorrinolaringologia da Ulbra. Membro da ABORL-CCF e da ASSOGOT CCF. *Associate Scientific Staff, Department of Otolaryngology H N Surgery*, Mount Sinai Hospital, Toronto, Canadá.

Renato Stefanini
Graduado em Medicina pela EPM-Unifesp. Especialista em Otorrinolaringologia pela EPM-Unifesp. Mestre e Doutor em Ciências pela EPM-Unifesp. Professor Afiliado da EPM-Unifesp. Certificado em Medicina do Sono pela AMB.

Ricardo Bento
Graduado em Medicina pela FMJ. Especialista em Otorrinolaringologia pela FMUSP. Doutor em Ciências pela FMUSP. Professor Titular de Otorrinolaringologia da FMUSP. Membro da ABORL-CCF. Diretor da Divisão de Otorrinolaringologia da FMUSP.

Ricardo Cassiano Demarco
Graduado em Medicina pela UFPR. Especialista, Mestre e Doutor em Otorrinolaringologia pela FMRP-USP. Professor Médico Assistente da FMRP-USP.

Ricardo Figueiredo
Graduado em Medicina pela UFRJ. Especialista em Otorrinolaringologia pela UFRJ. Mestre em Cirurgia Geral - Otorrinolaringologia pela UFRJ. Doutor em Ciências - Otorrinolaringologia pela Unifesp. Professor Adjunto do UNIFAA. Membro da ABORL-CCF. Pesquisador da Tinnitus Research Initiative.

Ricardo Godinho
Graduado em Medicina pela UFMG. Mestre e Doutor em Pediatria pela UFMG. Título de Especialista em Otorrinolaringologia pela ABORL-CCF. Membro da ABORL-CCF, Diretor da IAPO e Diretor da Otorrinoped Educação. *Research Fellowship Pediatric Otorhinolaryngology* pela Harvard University (EUA).

Ricardo Landini Lutaif Dolci
Graduado em Medicina pela Unitau. Especialista em Otorrinolaringologia pela Santa Casa de Misericórdia de São Paulo. Doutor em Otorrinolaringologia pela Ohio Sate University (EUA) e pela Santa Casa de Misericórdia de São Paulo. Professor Assistente da Santa Casa de Misericórdia de São Paulo.

Ricardo Maniglia
Graduado em Medicina pela PUC-PR. Especialista em Otorrinolaringologia pela UFPR. Mestre em Otorrinolaringologia pela Santa Casa de São Paulo. Membro da IFFPS (*board certified*).

Ricardo Miranda Lessa
Graduado em Medicina pela UFBA. Mestre em Medicina pela Santa Casa de Misericórdia de São Paulo. Doutor em Medicina pela FMRP-USP. Título de Especialista em Otorrinolaringologia pela ABORL-CCF. Membro da SBR. Chefe do Serviço de Otorrinolaringologia da Santa Casa de Ribeirão Preto e Médico Assistente do HC-FMRP-USP.

Ricardo Schaffeln Dorigueto
Graduado em Medicina pela Santa Casa de Misericórdia de Vitória/Emescan. Especialista em Otorrinolaringologia pela FMJ. Mestre e Doutor em Ciências pela Unifesp. Professor Adjunto do Hospital Paulista. Coordenador do *Fellowship* em Otoneurologia e Eletrofisiologia Vestibular do Hospital Paulista.

Richard Voegels
Graduado em Medicina pela FMUSP. Professor Associado e Livre-Docente da FMUSP. Presidente da Fundação Otorrinolaringologia.

Rita de Cássia Cassou Guimarães
Graduada em Medicina pela FEMPAR. Mestre em Clínica Cirúrgica pela UFPR. Título de Especialista em Otorrinolaringologia pela ABORL-CCF. Membro da ABON da ABORL-CCF. Chefe do Ambulatório de Otoneurologia e Zumbido do Serviço de Otorrinolaringologia do HC-UFPR.

Rita de Cássia Soler
Graduada em Medicina pela FCM da Santa Casa de São Paulo (SCSP). Especialista em Otorrinolaringologia pelo Hospital Nossa Senhora de Lourdes de São Paulo. Mestre e Doutora em Otorrinolaringologia pela SCSP. Professora de Otorrinolaringologia da Residência Otorrinoseul de São Paulo. Membro da ABORL-CCF. Otorrinolaringologista do Instituto de Infectologia do Hospital Emílio Ribas de São Paulo.

Robert T. Sataloff
Professor and Chairman of the Department of Otolaryngology-Head and Neck Surgery and Senior Associate Dean for Clinical Academic Specialties at Drexel University College of Medicine.

Roberta Ismael Dias Garcia
Graduada em Medicina pela PUC-Campinas. Especialista em Otorrinolaringologia pela ABORL-CCF. Doutora em Ciências pela FMUSP. Professora Associada da FMABC. Membro da AAO-HNS.

Roberta Noer Pilla
Graduada em Medicina pela PUC-RS. Especialista em Otorrinolaringologia pela PUC-RS. Mestre em Ciências Cirúrgicas pela UFRGS. Membro da ABORL-CCF.

Roberta Ribeiro de Almeida
Graduada em Medicina pela FMUSP. Especialista em Otorrinolaringologia pelo HC-FMUSP. Doutora em Otorrinolaringologia pelo HC-FMUSP.

Roberto A. C. Bonanomi
Graduado em Medicina pela FMUSP. Especialista e Mestre em Otorrinolaringologia pelo HC-FMUSP. Professor Associado do HC-FMUSP. Membro da ABORL-CCF.

Roberto Campos Meirelles
Graduado em Medicina pela UFRJ. Especialista em Otorrinolaringologia pela UFRJ, pelo CFM e pela AMB. Mestre em Otorrinolaringologia pela UFRJ. Doutor em Otorrinolaringologia pela USP. Professor Titular de Otorrinolaringologia da UERJ. Livre-docente em Otorrinolaringologia pela UERJ e pela Unirio.

Roberto E. S. Guimarães
Graduado em Medicina pela FM-UFMG. Especialista em Otorrinolaringologia pela Clínica Prof. José Kós. Mestre e Doutor em Otorrinolaringologia - Cirurgia pela FM-UFMG. Professor Associado da FM-UFMG. Membro da Academia Mineira de Medicina.

Roberto Massao Takimoto
Graduado em Medicina pela UFSC. Especialista em Cirurgia de Cabeça e Pescoço pela EPM-Unifesp. Mestre e Doutor em Ciências (Otorrinolaringologia) pela EPM-Unifesp. Título de Especialista em Otorrinolaringologia e Cirurgia Cervicofacial pela ABORL-CCF e pela AMB. Professor Afiliado do Depto. de Otorrinolaringologia e Cirurgia de Cabeça e Pescoço da EPM-Unifesp. Membro da ABORL-CCP, da SBCCP e da AHNS.

Roberto Miquelino de Oliveira Beck
Graduado em Medicina pela Universidade São Francisco. Especialista em Otorrinolaringologia pela Santa Casa de Campinas-SP. Doutor em Ciências Médicas pela USP.

Robinson Koji Tsuji
Graduado em Medicina pela FMUSP. Especialista em Otorrinolaringologia pelo HC-FMUSP. Doutor em Ciências Médicas pela FMUSP. Professor Livre-docente da FMUSP. Membro da ABORL-CCF e da SOB. Presidente da SBO (gestão 2024-2025).

Robson Capasso
Graduado em Medicina pela Stanford University (EUA).

Rodolfo Alexander Scalia
Especialista em Rinologia e Rinoplastia pela Santa Casa de São Paulo (SCSP). Doutor em Pesquisa e Cirurgia pela SCSP. Professor Instrutor da SCSP. Membro da ABORL-CCF, da Sociedade de Rinoplastia e da Sociedade de Plástica Facial.

Rodolfo Borsaro
Graduado em Medicina pela Famerp. Especialista em Otorrinolaringologia pela Famerp. Doutor em Otorrinolaringologia pela USP.

Rodrigo Cesar Silva
Graduado em Medicina pela Famema. Especialista em Otorrinolaringologia (ABORL-CCF e AMB) pela Famema. Preceptor-Voluntário da Disciplina Otoneurologia do Depto. de Otorrinolaringologia e Cirurgia de Cabeça e Pescoço da EPM-Unifesp. *Fellowship* em Otoneurologia pela EPM-Unifesp. Membro da ABON.

Rodrigo de Morais Hanriot
Graduado em Medicina pela UFMG. Especialista em Radioterapia pelo A. C. Camargo Cancer Center. MBA em Gestão de Saúde pela FIA-USP. Membro da SBRT. Membro Internacional das Sociedades Americana e Europeia de Radioterapia.

Rodrigo de Paiva Tangerina
Graduado em Medicina pela EPM-Unifesp. Especialista em Otorrinolaringologia e Medicina do Sono pela EPM-Unifesp. Mestre em Ciências pela EPM-Unifesp.

Rodrigo de Paula Santos
Graduado em Medicina pela Unifesp. Especialista, Mestre e Doutor em Otorrinolaringologia pela Unifesp. Responsável pelo Setor de Cirurgia Endoscópica de Base de Crânio do Depto. de Otorrinolaringologia da Unifesp.

Rodrigo Guimarães Pereira
Graduado em Medicina pela UFPR. Especialista em Otorrinolaringologia pelo Instituto Penido Burnier. Estágio Monitorado em Otorrino Pediátrica no Children's Hospital da University of Washington (EUA). Presidente da ABOPe.

Rodrigo Oliveira Santos
Graduado em Medicina pela EPM-Unifesp. Especialista em Cirurgia Cabeça e Pescoço pela SBCCP. Mestre em Otorrinolaringologia e Cirurgia de Cabeça e Pescoço pelo Depto. de ORL-CCP da EPM-Unifesp. Doutor em Ciências pelo Depto. de ORL-CCP da EPM-Unifesp. Professor Adjunto do Depto. de ORL-CCP da EPM-Unifesp. Membro da ABORL-CCF.

Rogerio A. Dedivitis
Graduado em Medicina pela FMUSP. Especialista em Cirurgia de Cabeça e Pescoço pela SBCCP. Especialista em Educação Médica pelo CEDEM da FMUSP. Mestre em Medicina - Cirurgia de Cabeça e Pescoço pelo Complexo Hospitalar Heliópolis. Doutor em Otorrinolaringologia e Cirurgia de Cabeça e Pescoço pela Unifesp. MBA em Gestão em Saúde pela FGV. Professor Livre-docente da FMUSP.

Rogério Hamerschmidt
Graduado em Medicina pela UFPR. Especialista em Otorrinolaringologia pela UFPR. Mestre e Doutor em Clínica Cirúrgica pela UFPR. Professor Associado de Otorrinolaringologia da UFPR. Pós-doutor em Saúde da Comunicação Humana pela UTP. Membro da ABORL-CCF, da SBO e do Instituto Georges Portmann de Cirurgia Otológica em Bordeaux (França).

Ronaldo Kennedy de Paula Moreira
Graduado em Medicina pela UFJF. Especialista em Otorrinolaringologia pela Santa Casa de Belo Horizonte. Mestre em Otoneurologia pelo Instituto de Ensino e Pesquisa da Santa Casa de Belo Horizonte. Doutorando em Ciências

Fonoaudiológicas pela UFMG. Preceptor e Assistente Efetivo da Equipe de Otorrinolaringologia da Santa Casa de Belo Horizonte.

Ronaldo N. Toledo
Graduado em Medicina pela UFU. Especialista em Otorrinolaringologia pela Unifesp. Mestre em Otorrinolaringologia e Cirurgia de Cabeça e Pescoço pela Unifesp. Doutor em Ciências pela Unifesp. Médico do Depto. de Cirurgia de Cabeça e Pescoço e Otorrinolaringologia do A. C. Camargo Cancer Center em São Paulo. Médico do Centro do Deficiente Auditivo da Unifesp. Membro da ABORL-CCF.

Rosalia Padovani
Graduada em Medicina pela PUC-SP. Especialista em Endocrinologia pela FCM da Santa Casa de São Paulo (SCSP). Doutora em Endocrinologia pela Unifesp. Professora Instrutora da FCM-SCSP. Coordenadora do Centro de Excelência em Doenças da Tireoide da Beneficência Portuguesa de São Paulo. Membro da SBEM. Diretora da SBEM-SP.

Roseli Saraiva Moreira Bittar
Graduada em Medicina pela FMUSP. Especialista em Otorrinolaringologia pela FMUSP. Doutora em Medicina - Ciências da Saúde pela FMUSP.

Rosiane Yamasaki
Graduada em Fonoaudiologia pela Unifesp. Especialista em Voz pelo CFFa. Mestre em Distúrbios da Comunicação Humana - Campo Fonoaudiológico pela Unifesp. Doutora em Ciências pela Unifesp. Professora Adjunta da Unifesp. Membro da SBFa.

Rubens de Brito
Graduado em Medicina pela Universidade Santo Amaro. Especialista e Doutor em Otorrinoloringologia pela USP. Pós-doutor pelo Depto. de Cirurgia (Disciplina Topografia Estrutural Humana) da FMUSP. Professor Livre-docente e Associado da FMUSP.

Rui Imamura
Graduado em Medicina pela FMUSP. Especialista e Doutor em Otorrinolaringologia pelo HC-FMUSP. Professor Livre-docente da FMUSP. *Fellowship* de Pesquisa em Otorrinolaringologia - Cirurgia de Cabeça e Pescoçoda na Kurume University (Japão). Membro da ABLV.

Sady Selaimen da Costa
Graduada em Medicina pela UFSCPA. Especialista em Otorrinolaringologia pelo HCPA. Mestre em Otorrinolaringologia pela FMRP-USP. Doutora em Neurorcirurgia pela FMRP-USP. Professora Titular da UFRGS.

Samuel Serpa Steck
Graduado em Medicina pela PUC-Sorocaba (SP). Residente de Otorrinolaringologia do HC-FMB-Unesp.

Sandra Bastos
Graduada em Medicina pela UFPE. Especialista em Otorrinolaringologia pela PUC-SP. Mestre em Administração Hospitalar pela INSPER. Membro da ABORL-CCF.

Sandra Doria Xavier
Graduada em Medicina pela Santa Casa de São Paulo (SCSP). Especialista em Otorrinolaringologia e Medicina do Sono pela SCSP. Mestre e Doutora em Otorrinolaringologia pela SCSP. Professora e Pesquisadora no Instituto do Sono de São Paulo e Pós-doutoranda pela Unifesp.

Sarah Evangelista de Oliveira e Silva
Graduada em Medicina pela UnB. Especialista em Otorrinolaringologia pela FMJ.

Sergio Albertino
Graduado em Medicina pela UFF. Especialista em Otorrinolaringologia pela PUC-RJ. Mestre em Otorrinolaringologia pela PUC-RJ. Doutor em Neurologia pela UFF. Professor Adjunto IV da UFF.

Sérgio F. Maniglia
Graduado em Medicina pela PUC-PR. Especialista em Otorrinolaringologia pela UFPR.

Sergio Henrique Kiemle Trindade
Graduado em Medicina pela PUC-Campinas. Especialista em Otorrinolaringologia - Medicina do Sono pela FMB-Unesp. Doutor em Ciências - Otorrinolaringologia pela FMUSP. Professor Associado (Livre-docente) da FMBRU USP. Médico Otorrinolaringologista do HRAC/Centrinho-USP.

Signe Schuster Grasel
Graduada em Medicina pela Universität Bonn (Alemanha). Especialista em Otorrinolaringologia pelo HC-FMUSP. Doutora em Medicina pela Universität Bonn (Alemanha) e pela FMUSP. Médica Assistente da Clínica de Otorrinolaringologia do HC-FMUSP. Coordenadora do Setor de Eletrofisiologia, Clínica de Otorrinolaringologia do HC-FMUSP. Membro da ABORL-CCF.

Silke A. T. Weber
Graduada em Medicina pela FMB-Unesp. Especialista em Otorrinolaringologia pela FMB-Unesp e ABORL-CCF. Mestre em Doenças Infeciosas pela FMB-Unesp. Doutora em Bases Gerais de Cirurgia e Medicina Translacional pela FMB-Unesp. Professora Titular da FMB-Unesp. Coordenadora do Laboratório de Sono do HC-FMB. Membro da ABORL-CCF.

Silvana Nobre de Assis Maziviero
Graduada em Medicina pela UEPA. Especialista em Otorrinolaringologia pela FMJ. Mestre e Doutora em Otorrinolaringologia pela FCM da Santa Casa de São Paulo. Professora Associada 3 e Professora Adjunta 4 da UFPA e da UEPA. Membro da ABORL-CCF e da ABON. Diretora Regional Norte da ABON.

Silvio da Silva Caldas Neto
Graduado em Medicina pela UFPE. Especialista e Doutor em Otorrinolaringologia pela FMUSP. Professor Titular da UFPE. Professor Adjunto da FCM-UPE. Livre-docente de Otorrinolaringologia da FMUSP. Membro da Academia Pernambucana de Medicina. Ex-Presidente da SBO.

Silvio José de Vasconcelos
Graduado em Medicina pela UFPE. Especialista em Otorrinolaringologia pelo Hospital das Clínicas da UFPE. Doutor em Ciências pela USP. Professor Adjunto da UFPE. Membro da ABLV.

Sulene Pirana
Graduada em Medicina pela FCM da Santa Casa de São Paulo. Especialista e Doutora em Otorrinolaringologia pela USP. Professora Doutora da USF. Coordenadora do Serviço de Otorrinolaringologia e Cirurgia Cervicofacial do Hospital Universitário São Francisco. Médica Foniatra do HC-FMUSP. Membro da SBP.

Sung Woo Park
Graduado em Medicina pela EPM-Unifesp. Mestre em Ciências da Saúde pela EPM-Unifesp.

Tania Maria Sih
Graduada em Medicina pela FMUSP. Especialista, Mestre e Doutora em Otorrinolaringologia pela FMUSP. Membro da IAPO.

Tanit Ganz Sanchez
Graduada em Medicina pela USP. Especialista em Otorrinolaringologia pela USP. Doutora em Otorrinolaringologia - Zumbido pela USP. Professora Associada da USP.

Tatiana A. Vidigal
Graduada em Medicina pela Faculdade de Medicina de Barbacena (MG). Título de Especialista em Otorrinolaringologia pela ABORL-CCF. Título de Especialista em Medicina do Sono pela AMB. Mestre e Doutora em Ciências pela Unifesp. Membro da ABORL-CCF e da ABS.

Tatiana Abdo
Graduada em Medicina pela FMABC. Especialista em Otorrinolaringologia pela FMABC. Doutora em Medicina - Otorrinolaringologia pela FMUSP. Professora Assistente do Grupo de Rinologia do HC-FMUSP.

Tatiana B. A. Della Giustina
Graduada em Medicina pela UCPel. Especialista em Otorrinolaringologia pelo Hospital São Lucas da PUC-RS. Mestre em Distúrbios da Comunicação Humana pela UFSM. Doutora em Saúde Pública pela Universidad UCES (Argentina). Conselheira Federal de Medicina (gestão 2019-2024).

Thaís Bianca Brandão
Graduada em Medicina pela FOUSP. Especialista em Prótese Dentária pela APCD. Mestre em Prótese Bucomaxilofacial pela FOUSP. Doutora em Estomatopatologia pela FOP-Unicamp.

Thaís Gomes Abrahão Elias
Graduada em Medicina pela PUC-GO. Especialista em Otorrinolaringologia pela Unesp. Mestre em Ciências da Saúde pela Unesp. Doutora em Ciências da Saúde pela Unifesp.

Thais Helena Buffo
Graduada em Medicina pela Unicamp. Especialista em Dermatologia pela Unicamp. Especialista em Cirurgia Dermatológica e Cirurgia Micrográfica de Mohs pela Unicamp. Mestre em Ciências da Saúde pela Unicamp.

Thays Vaiano
Graduada em Fonoaudiologia pela FCM da Santa Casa de São Paulo. Especialista em Voz pelo CFFa. Especialista em Fisiologia do Exercício Aplicada à Clínica pela Unifesp. Mestre e Doutora em Distúrbios da Comunicação Humana pela Unifesp. Professora Associada do CEV. Membro da SBFa, da Academia do Grammy Latino. Criadora dos Atletas da Voz.

Thiago Bezerra
Graduado em Medicina pela UFPE. Doutor em Ciências - Otorrinolaringologia pela FMUSP. Professor de Otorrinolaringologia da UFPE. Membro da Academia Americana de Rinologia e da ABORL-CCF.

Thiago Bittencourt Ottoni de Carvalho
Graduado em Medicina pela Universidade José do Rosário Velano. Mestre e Doutor em Ciências da Saúde pela Famerp. Supervisor do Programa de Residência Médica em Otorrinolaringologia do HBDF.

Thomas Peter Maahs
Graduado em Medicina pela UFCSPA. Especialista em Otorrinolaringologia pela PUC-RS.

Thomaz Fleury Curado
Graduado em Medicina pela Unifenas. Título de Especialista em Otorrinolaringologia pela ABORL-CCF. Doutor em Otorrinolaringologia pela USP. Professor Assistente da Case Western Reserve University (EUA). Membro da ABORL-CCF.

Tobias Torres
Graduado em Medicina pela UFRGS. Especialista em Otorrinolaringologia pelo Hospital Beneficência Portuguesa de São Paulo. *Fellowship* em Otologia pelo HCPA.

Tomas G. Patrocinio
Graduado em Medicina pela PUC-Campinas. Residência em Otorrinolaringologia pela UFU. Especialista em Cirurgia Craniomaxilofacial. Doutor em Medicina pela Famerp. Membro Titular da ABORL-CCF, da Academia Brasileira de Cirurgia Plástica da Face e da International Federation of Facial Plastic Surgery Societies.

Trissia Maria Farah Vazzoler
Graduada em Medicina pela UFMT. Especialista em Otorrinolaringologia pelo HRAC-USP-Bauru. Mestre em Tecnologia Aplicada à Saúde na Infância e Adolescência pelo Hospital Pequeno Príncipe das Faculdades Pequeno Príncipe. Membro da ABORL-CCF, SBOT, ABOPE e IAPO.

Vagner Rodrigues
Graduado em Medicina pela Unicamp. Especialista, Mestre e Doutor em Otorrinolaringologia pela Unicamp. Professor Colaborador e da Pós-graduação da Unicamp. Membro da SBO.

Vanessa B. Campoy Rocha

Graduada em Medicina pela Unicamp. Especialista em Otorrinolaringologia e em Otoneurologia pela Unicamp. Mestranda em Ciências Médicas pela Unicamp. Professora Médica Colaboradora da Unicamp e PUC-Campinas. Membro da ABON.

Vanessa Carvalho de Oliveira Lobato

Graduada em Medicina pela UFMA. Especialista em Otorrinolaringologia pela Famerp; e em Cirurgia de Cabeça e Pescoço pela Unicamp. Mestranda do Programa de Pós-Graduação em Ciências da Cirurgia da Unicamp. Membro da ABORL-CCF.

Vanessa Magosso Franchi

Graduada em Medicina pela FMABC. Título de Especialista em Otorrinolaringologia e Foniatra pela ABORL-CCF. Mestre em Distúrbios da Comunicação Humana pela PUC-SP. Doutoranda pela PUC-SP. Professora de Aprimoramento em Fonoatria da Derdic PUC-SP. Médica da Derdic e do CEAC. Membro do Depto. de Foniatria da ABORL-CCF.

Vanessa Ramos Pires Dinarte

Graduada em Medicina pela Famema. Especialista em Otorrinolaringologia pela Famema. Doutora em Ciências pela FMRP-USP. Membro da ABORL-CCF e da ABR.

Vergilius José Furtado de Araujo Filho

Graduado em Medicina pela FMUSP. Especialista em Cirurgia de Cabeça e Pescoço pela FMUSP. Doutor em Clínica Cirúrgica pela FMUSP. Professor Associado da FMUSP.

Victor José Timbó Gondim

Graduado em Medicina pela UFC. Especialista em Otorrinolaringologia pela Unisa. Mestre em Tecnologia Minimamente Invasiva e Simulação na Área de Saúde pelo Unichristus. *Fellowship* em Otoneurologia pela EPM-Unifesp. Professor da Faculdade de Medicina do Unichristus. Presidente da SCORLEP. Membro da ABON.

Vinícius Teixeira Silva

Graduado em Odontologia pela FOUSP. Especialista em Cirurgia e Traumatologia Bucomaxilofacial pelo Conjunto Hospitalar do Mandaqui-SP. Mestre e Doutorando em Estomatologia pela FOUSP.

Vitor Guo Chen

Graduado em Medicina pela PUC-SP. Especialista em Otorrinolaringologia pela EPM-Unifesp. Mestre em Otorrinolaringologia pela EPM-Unifesp. *Fellowship* em Otorrinolaringologia Pediátrica pela EPM-Unifesp. Chefe de Clínica da Disciplina Otorrinolaringologia Pediátrica da EPM-Unifesp. Membro da ABORL-CCF e da ABOPe.

Vítor Yamashiro Rocha Soares

Graduado em Medicina pela UFPI. Especialista em Otorrinolaringologia pela UnB. Doutor em Ciências da Saúde pela UnB. Membro da ABORL-CCF e da SOB.

Viviane Cristina Martori Pandini

Graduada em Medicina pela Fameca/Unifipa. Especialista em Otorrinolaringologia pela FMJ; e em Otorrinolaringologia Pediátrica pela USP. Mestre em Ciências da Saúde pela FMJ.

Washington Almeida

Graduado em Medicina pela Escola Bahiana de Medicina. Especialista em Otorrinolaringologia pelo Hospital Ibirapuera, de São Paulo. Doutor em Ciências - Otorrinolaringologia pela FMUSP. Membro da ABORL-CCF e da Federação Internacional de Cirurgia Plástica da Face.

Weder Pereira Cardoso

Graduado em Medicina e Odontologia pela FOUSP e UMC. Especialista em Cirurgia de Cabeça e Pescoço/Cirurgia Craniomaxilofacial pelo Hospital Heliópolis. Mestre em Cirurgia de Cabeça e Pescoço e Cirurgia Craniomaxilofacial pelo Hospital Heliópolis. Membro do Instituto da Face/Hospital Israelita Albert Einstein/Rede D'Or.

Wladimir Gushiken de Campos

Graduado em Odontologia pela FOUSP. Especialista em Cirurgia Bucomaxilofacial pelo HC-FMUSP. Mestre e Doutor em Estomatologia pela FOUSP.

Yuri Costa Farago Fernandes

Graduado em Medicina pela FAG. Pós-graduação em Pesquisa Clínica pela Harvard University (EUA). Especialista em Otorrinolaringologia pela Unicamp. *Fellowship* em Laringologia pela Unicamp. Médico Otorrinolaringologista do Instituto IOU-Unicamp.

Agradecimentos

Aos organizadores, coordenadores e autores, que tão brilhantemente idealizaram e executaram a árdua tarefa de elaborar este tratado em otorrinolaringologia e cirurgia de cabeça e pescoço.

Um agradecimento especial aos autores, que de modo tão solícito atenderam aos nossos pedidos para escrever os capítulos deste nosso tratado.

Também, especial agradecimento à Srta. Sara de Barros Neves do Santos, secretária geral do Depto. de Publicações da Associação Brasileira de Otorrinolaringologia e Cirurgia Cervicofacial (ABORL-CCF) e da *Brazilian Journal of Otorhinolaryngology* (BJORL), pela incansável e imprescindível participação em todas as fases da elaboração deste projeto.

Carlos Takahiro Chone
Wilma Terezinha Anselmo Lima
Shirley Shizue Nagata Pignatari
José Jurado
Fabrizio Ricci Romano
Leonardo Haddad

Prefácio

A otorrinolaringologia e a cirurgia de cabeça e pescoço evoluíram exponencialmente nas últimas décadas, impulsionadas por avanços tecnológicos, novas abordagens terapêuticas e uma compreensão cada vez mais refinada de anatomia e fisiopatologia de doenças que afetam essa região complexa do corpo humano. Este tratado foi concebido para reunir, de maneira abrangente e atualizada, o conhecimento essencial para especialistas, residentes e demais profissionais da Saúde interessados na área. O volume de novos conhecimentos e as grandes transformações científicas nos últimos anos, aliados à expansão de nossa especialidade, tornaram necessárias não apenas a atualização, mas a constituição de um novo *Tratado de Otorrinolaringologia e Cirurgia de Cabeça e Pescoço*.

Esta edição permitiu não somente uma atualização do livro, mas a incorporação de novas áreas, a troca de capítulos e a inserção de novos, de acordo com o avanço de nossa especialidade. Atualizamos todas as (sub)especialidades com muito cuidado e esmero, inclusive com novos sistemas gráficos.

Nesta obra, buscamos integrar a tradição e a inovação, abordando desde os fundamentos clássicos até as mais recentes descobertas científicas e técnicas cirúrgicas minimamente invasivas, como a cirurgia robótica e a endoscopia avançada. Além disso, temas como terapias biológicas e personalização dos tratamentos refletem o futuro da especialidade e a necessidade de uma prática médica cada vez mais embasada em evidências.

Outro aspecto fundamental é a abordagem multidisciplinar, essencial no manejo de doenças otorrinolaringológicas e nas cirurgias de cabeça e pescoço. O trabalho conjunto entre otorrinolaringologistas, cirurgiões de cabeça e pescoço, oncologistas, radio-oncologistas, fonoaudiólogos, radiologistas, médicos nucleares, dermatologistas, endocrinologistas e demais especialistas é cada vez mais indispensável para oferta de tratamentos completos e individualizados aos pacientes.

A revolução digital possibilitou a inclusão de vídeos, exames, discussão de casos clínicos e cirurgias que certamente farão diferença em muitos capítulos. Organizamos o livro para a forma impressa plena com 265 capítulos distribuídos em dois volumes. Toda a versão impressa também é disponibilizada em versão digital. Os vídeos são visualizados na versão digital e disponibilizados *online* para quem adquirir a versão impressa.

Ademais, agradecemos enfaticamente a todos os autores e colaboradores que trabalharam de modo incansável para que este novo *Tratado de Otorrinolaringologia e Cirurgia de Cabeça e Pescoço* chegasse até você.

Esperamos que esta obra seja uma fonte de conhecimento e inspiração para todos os profissionais que dedicam suas vidas ao estudo e cuidado das patologias de otorrinolaringologia e cirurgia de cabeça e pescoço. Que ela contribua não apenas para o aprimoramento técnico e científico, mas também para a humanização do atendimento, um pilar fundamental da medicina contemporânea.

Boa leitura!

Carlos Takahiro Chone
Wilma Terezinha Anselmo Lima
Shirley Shizue Nagata Pignatari
José Jurado
Fabrizio Ricci Romano
Leonardo Haddad

Material Suplementar

Este livro conta com o seguinte material suplementar:

- Vídeos de exames clínicos e técnicas cirúrgicas.

O acesso ao material suplementar é gratuito. Basta que o leitor se cadastre, faça seu *login* em nosso *site* (www.grupogen.com.br) e, após, clique em Ambiente de aprendizagem. Em seguida, insira no canto superior esquerdo o código PIN de acesso localizado na primeira capa interna.

O acesso ao material suplementar online fica disponível até seis meses após a edição do livro ser retirada do mercado.

Caso haja alguma mudança no sistema ou dificuldade de acesso, entre em contato conosco (gendigital@grupogen.com.br).

Sumário

VOLUME 1

PARTE 1 • OTOLOGIA, 1

PARTE 2 • RINOLOGIA, 335

VOLUME 2

PARTE 6

Otorrino-laringologia Pediátrica

CAPÍTULO

116

Embriologia da Orelha

José Fernando Polanski • Marcos Rabelo de Freitas •
Luiz Fernando Manzoni Lourençone

INTRODUÇÃO

A orelha humana é uma estrutura que apresenta funções relacionadas com a audição e o equilíbrio. Está dividida em três regiões: a orelha externa, que compreende o pavilhão auricular e meato acústico externo (MAE); a orelha média, correspondendo à caixa timpânica e à cavidade mastóidea; e a orelha interna, composta pela cóclea, canais semicirculares, sáculo e utrículo. O MAE funciona como uma cavidade de ressonância, que direciona o som à membrana timpânica. A onda sonora vibra a membrana timpânica e os ossículos, vibração que é transmitida para os líquidos da orelha interna. Já a orelha interna tem dupla função: uma função auditiva, com o órgão de Corti, responsável pela amplificação e transdução dos sinais em impulsos nervosos que irão atingir o córtex auditivo no lobo temporal; e uma no equilíbrio corporal, com os canais semicirculares sendo sensíveis a acelerações rotacionais, e sáculo e utrículo a acelerações lineares.

A formação dessas estruturas implica em um movimento embriológico complexo, que envolve os três folhetos embrionários: ectoderma, mesoderma e endoderma. Apesar do desenvolvimento continuar ao longo da gestação, o feto já é capaz de ouvir a partir da 26ª semana.[1] Neste capítulo, serão abordados os principais processos que envolvem a embriologia normal da orelha humana.

ARCOS FARÍNGEOS

Na região cefálica do embrião se formam os arcos faríngeos, ou arcos branquiais. Eles começam a se desenvolver no início da quarta semana e, ao final dela, já são visíveis quatro pares de arcos faríngeos (Figuras 116.1 e 116.2). O quinto e sexto arcos não são visíveis na superfície do embrião. Externamente, entre os arcos, há reentrâncias que são chamadas de sulcos faríngeos e, internamente, são delimitadas as bolsas faríngeas. Os arcos são revestidos externamente por ectoderma e, na sua face interna, pelo endoderma da faringe primitiva, além de um eixo central mesenquimal, na sua maior parte proveniente de células da crista neural.[2]

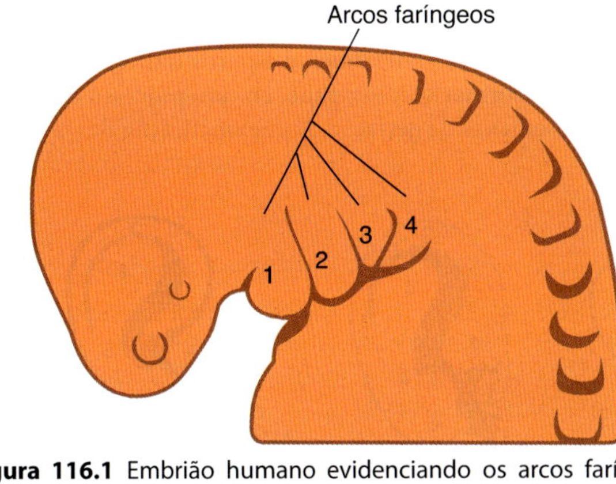

Figura 116.1 Embrião humano evidenciando os arcos faríngeos. (Adaptada de: Moore, Torchia, Persaud, 2021.)

O primeiro arco faríngeo é dividido em processo maxilar e mandibular. O processo maxilar participa da formação da maxila e palato, e o mandibular dá origem à cartilagem de Meckel, na região dorsal da cartilagem do primeiro arco. A cartilagem de Meckel origina a cabeça do martelo, o corpo da bigorna e o seu ramo curto. As porções ventrais da cartilagem do primeiro arco estão relacionadas com a formação da mandíbula.[2,3]

No segundo arco faríngeo, uma cartilagem independente se origina próxima à extremidade dorsal da cartilagem do segundo arco, a cartilagem de Reichert. Essa cartilagem dará origem ao cabo do martelo, ramo longo da bigorna, superestrutura do estribo e à superfície timpânica da platina do estribo. O processo estiloide e o corno menor do hioide também têm origem no segundo arco faríngeo.[3]

O terceiro arco faríngeo origina o corpo e corno maior do osso hioide. As cartilagens do quarto e sexto arcos formam as cartilagens da laringe, com exceção da epiglote, que se desenvolve a partir da saliência hipofaríngea, derivada do terceiro e quarto arcos faríngeos.[2,3] O quinto arco é rudimentar e não tem derivados.[2]

ORELHA EXTERNA

A orelha externa inicia seu desenvolvimento na região cervical inferior, mas move-se posterolateralmente até alcançar sua localização definitiva.[4] O pavilhão auricular se desenvolve a partir de uma proliferação mesenquimal, ao final da quarta semana de gestação, em torno da primeira fenda faríngea. Seis proeminências, ou tubérculos, são bem definidas (Figuras 116.3 e 116.4): os primeiros três tubérculos surgem a partir do primeiro arco faríngeo, e darão origem ao trágus, hélix e cimba da concha. Os tubérculos 4 a 6 formarão a concha, anti-hélix, antitrágus, porções inferiores da hélix e lóbulo.[1] O desenvolvimento do pavilhão auricular está quase completo ao nascimento. Há uma deposição adicional da matriz cartilaginosa e, por volta dos 6 anos, ele tem 80% do tamanho de um adulto. Essa é considerada a época adequada para o tratamento das deformidades, sem risco de crescimento adicional importante. O crescimento se completa na adolescência.[5]

O desenvolvimento simultâneo de precursores mesenquimais dá origem às musculaturas intrínseca e extrínseca do pavilhão auricular e ao suprimento sanguíneo. Ramos sensoriais e motores do V (primeiro arco) e VII (segundo arco) pares cranianos, suprem a orelha externa.[5]

Falha de fusão ou diferenciação dos tubérculos resultam em malformações do pavilhão auricular como microtia, anotia, fístulas, seios e apêndices pré-auriculares. Microtia acontece em cerca de 0,03% dos nascidos vivos, e pode estar acompanhada de estenose ou atresia do MAE e malformação dos ossículos. Oitenta e cinco por cento dos casos de microtia são unilaterais. A ocorrência bilateral está mais associada a pacientes com síndromes genéticas.[1,5]

O MAE surge de uma invaginação do ectoderma da primeira fenda faríngea. Em torno da quinta semana de gestação, o divertículo ectodérmico se estende em direção à faringe, e a proliferação de células ectodérmicas forma um tampão que preenche sua luz. Em torno da décima semana de gestação, a extremidade medial alcança seu limite e se expande de forma circunferencial para dar origem a uma estrutura em formato de disco. Essa estrutura entra em contato com o martelo primitivo, divide-se e deixa uma fina camada de ectoderma que fará parte da membrana timpânica (MT). A expansão medial da invaginação ectodérmica da primeira fenda faríngea se funde com a expansão laterossuperior do endoderma da primeira bolsa faríngea (que formará a cavidade timpânica), deixando entre elas o mesoderma (Figura 116.5). Assim, a MT é formada pelos três folhetos embrionários.[1,5] A reabsorção do tampão epitelial do MAE se inicia com 21 semanas de gestação e se completa por volta da 28ª semana. A falha nessa absorção resultará

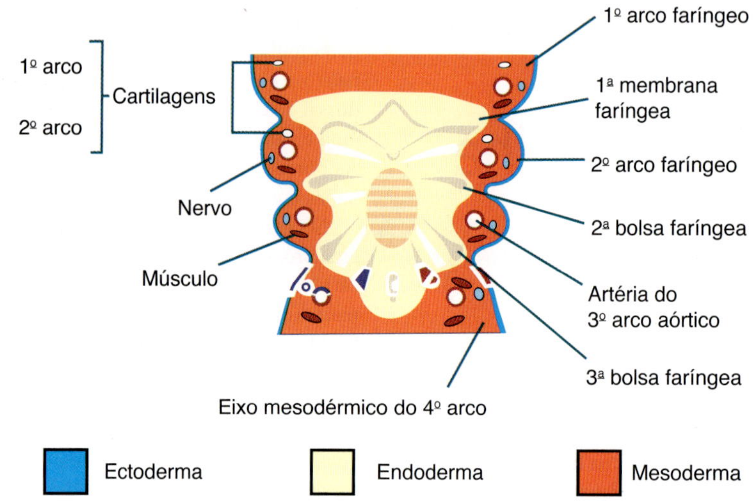

Figura 116.2 Corte esquemático do embrião evidenciando os arcos faríngeos e suas camadas germinativas.(Adaptada de: Moore, Torchia, Persaud, 2021.)

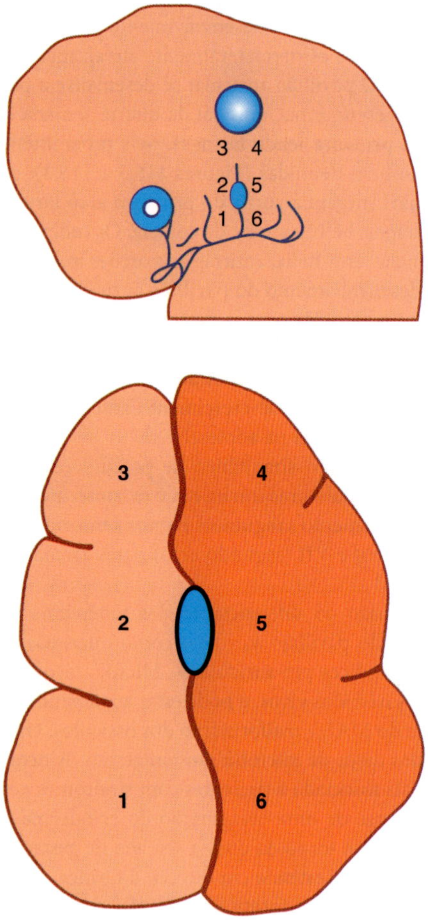

Figura 116.3 Embriologia do pavilhão auricular – tubérculos.

em malformações que variam de estenose a atresia completa. Após o nascimento, o anel timpânico continua a crescer e dará origem à porção óssea do MAE. A atresia congênita do MAE ocorre entre 1:10.000 a 1:20.000 recém-nascidos, predominantemente unilateral, do lado direito e em indivíduos do sexo masculino.[6]

ORELHA MÉDIA

A membrana timpânica, considerada o limite da transição entre a orelha externa e a orelha média, é formada pelas três camadas embrionárias: a sua camada externa tem origem semelhante ao MAE, sendo formada por um epitélio de origem ectodérmica. A camada interna, por sua vez, tem semelhança com o tecido que reveste a orelha média, de origem endodérmica. Entre as duas camadas há uma terceira camada, de origem mesodérmica, que faz a conexão entre ambas.[7] A membrana timpânica assim formada vai se aderir ao sulco timpânico, do MAE, entre a nona e a 16ª semanas gestacionais.[8,9]

O espaço denominado orelha média é derivado do recesso tubotimpânico, que se desenvolve principalmente da primeira bolsa faríngea, com pequena participação da segunda bolsa, a partir da terceira semana de gestação. Na faringe primitiva se forma um pregueamento, o recesso tubotimpânico, que é revestido pela endoderme, e que vai migrar em direção lateral, dando origem à tuba auditiva medialmente e à orelha média lateralmente, por volta da sétima semana de gestação.[10] Esses dois espaços são preenchidos internamente por tecido mesenquimal, que passa a ser absorvido em seguida, permitindo a sua expansão e crescimento, principalmente da orelha média, cuja expansão se completa por volta da 30ª semana gestacional.[10] O antro mastóideo se expande lateralmente a partir da região da orelha média que irá formar o epitímpano, em um processo que se inicia com 22 semanas de gestação. A pneumatização das células da

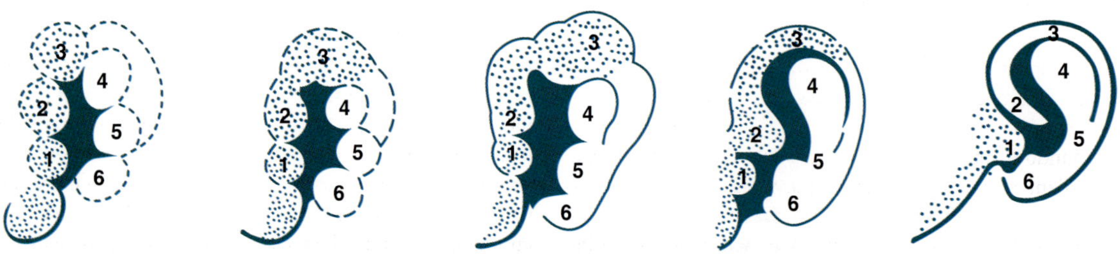

Figura 116.4 Embriogênese do pavilhão auricular.

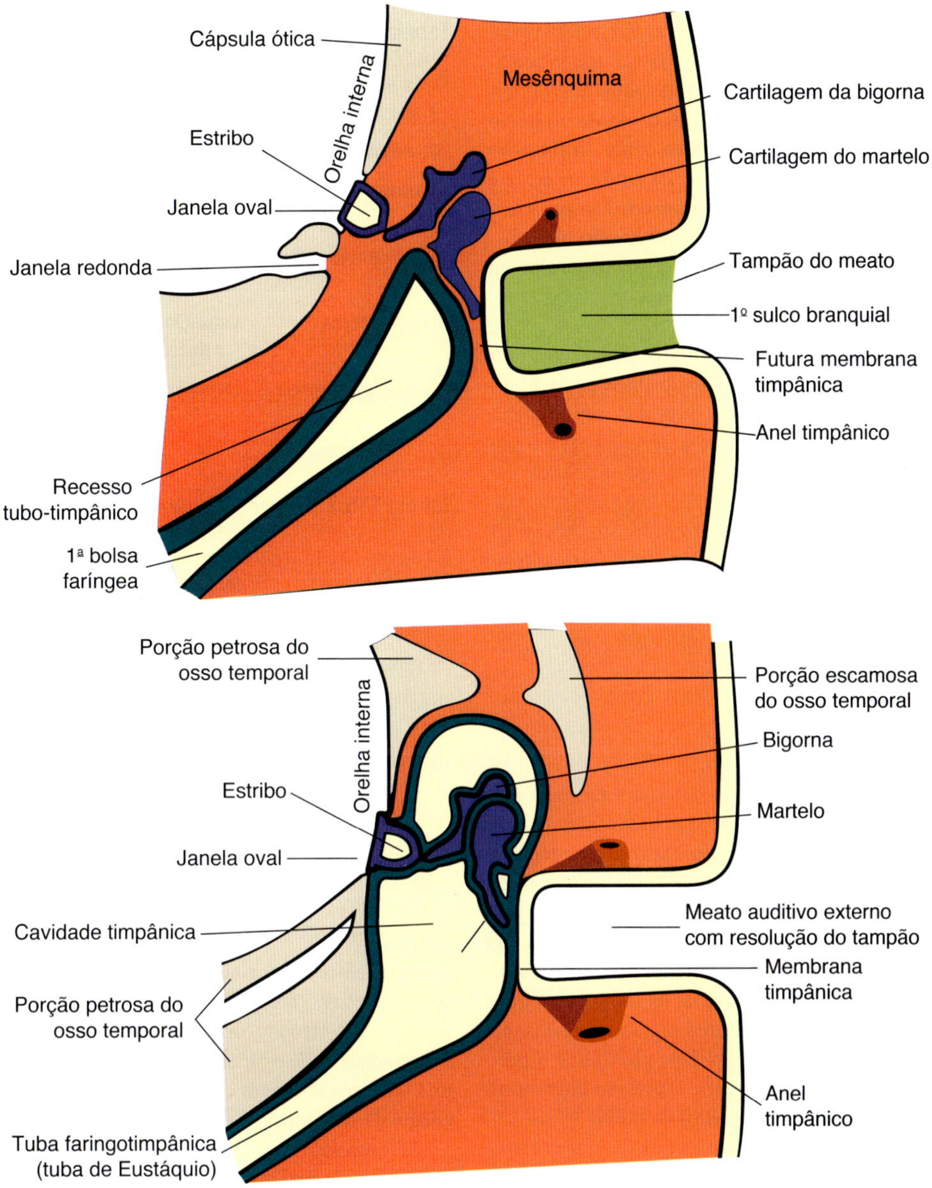

Figura 116.5 Formação do meato acústico externo e membrana timpânica.

mastoide se inicia por volta da 33ª semana, sendo que o desenvolvimento completo da mastoide e da sua pneumatização só ocorrerá após o nascimento.[10]

Com relação aos ossículos, eles têm origem mesenquimal, a partir da crista neural. A cabeça do martelo, o corpo da bigorna e o seu ramo curto, se desenvolvem a partir da cartilagem de Meckel, do primeiro arco branquial. O cabo do martelo, o ramo longo da bigorna, a superestrutura do estribo, bem como a superfície timpânica da platina do estribo são formadas a partir da cartilagem de Reichert, do segundo arco branquial (Figura 116.6).[7,10,11] A superfície medial da platina do estribo, bem como o ligamento anular do estribo são formados juntos com a cápsula ótica e têm origem mesodérmica. O desenvolvimento da cadeia ossicular se inicia precocemente, por volta da sexta semana de gestação, em um molde cartilaginoso que estará completamente ossificado na 30ª semana. Além disso, as cruras do estribo são formadas ao redor da artéria estapediana dando o seu formato característico. Posteriormente, a artéria estapediana regride e desaparece. Por volta do sexto mês, os ossículos atingem o seu tamanho final; a orelha média em si, as janelas oval e redonda atingem o seu tamanho definitivo por volta do nono mês de idade gestacional.[10]

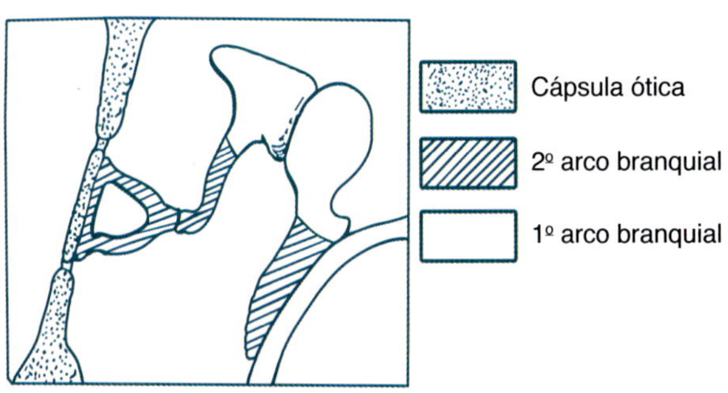

Figura 116.6 Origem embriológica da cadeia ossicular.

Durante o seu desenvolvimento, os ossículos, tendões e músculos da orelha média são cobertos por revestimento epitelial proveniente da primeira bolsa branquial. O músculo tensor do tímpano é proveniente do primeiro arco branquial sendo, por isso, inervado pelo ramo mandibular do V par craniano, que é o nervo do primeiro arco. O músculo do estapédio, por sua vez, é derivado do segundo arco branquial, sendo inervado, portanto, pelo VII par craniano, que é o nervo do segundo arco.[10]

O VII par craniano, o nervo facial, aparece na terceira semana em um feixe conjunto chamado facioacústico, que na quinta semana se divide em dois nervos: o VII e o VIII pares cranianos. O nervo intermédio, que tem um trajeto muitas vezes conjunto ao nervo facial, é distinguível na sétima semana. O nervo corda do tímpano se forma na quarta semana, o petroso superficial maior na sexta e o nervo do estapédio na sétima semana. Já o canal de Falópio é formado pelo mesoderma da cápsula ótica e, na sua região mais distal, pela cartilagem de Reichert. A forma como a posição do nervo facial se modifica ao longo do desenvolvimento embrionário se relaciona a como ele é influenciado pelas estruturas ao seu redor. A formação do primeiro joelho pode ser interpretada como um deslocamento provocado pelo desenvolvimento da cápsula ótica. O crescimento do anel timpânico e de estruturas do epitímpano posterior ajudam a deslocar posteriormente o nervo facial e o seu posicionamento inferior é influenciado pelo desenvolvimento do MAE e pelo complexo pneumático da mastoide. Da mesma forma, o nervo facial se encontra em uma situação mais superficial ao nascimento e será posicionado mais profundamente pelo desenvolvimento da ponta da mastoide. A influência desses elementos próximos no posicionamento do nervo facial justifica o fato de o nervo normalmente ser mais superficial e anterior em malformações das orelhas externa e média.[3,12]

ORELHA INTERNA

O desenvolvimento embrionário da orelha interna é também um processo intricado e essencial, que estabelece as bases para a audição e o equilíbrio. Esse desenvolvimento começa com a indução e especificação inicial do otocisto, uma estrutura embrionária precursora da orelha interna. O início deste processo é marcado por sinais do mesoderma próximo ao tubo neural do embrião, com moléculas como o fator de crescimento fibroblástico (FGF) e o ácido retinoico desempenhando um papel crucial na indução do otocisto. A formação do placoide auditivo, uma região especializada de tecido ectodérmico, é o próximo passo. Este placoide é o precursor do otocisto e é caracterizado por uma expressão diferencial de genes relacionados com o desenvolvimento da orelha.[1,13]

A invaginação do placoide auditivo forma o otocisto, uma estrutura oca que se assemelha a uma bolsa. Dentro do otocisto, as células começam a se diferenciar em vários tipos celulares especializados. A porção dorsal do otocisto forma a cúpula acústica, essencial para a detecção de ondas sonoras e a transmissão eficiente de estímulos para as células sensoriais. A diferenciação das células auditivas e vestibulares ocorre durante a oitava e a 12ª semana de gestação, um período marcado por mudanças significativas, como o desenvolvimento de padrões de inervação e a formação de células sensoriais especializadas. Esse processo tem implicações significativas para pesquisas futuras e tratamentos de distúrbios auditivos e vestibulares.[1,14]

Os canais semicirculares, originários do labirinto membranoso, começam a se desenvolver a partir da terceira semana de gestação. Inicialmente, são formadas pequenas elevações, as cristas ampulares, que se alongam e formam estruturas em forma de arco, delineando os canais semicirculares. A estrutura básica dos canais é formada até o final do primeiro trimestre, mas a maturação continua até o nascimento (Tabela 116.1).[1]

A formação da cóclea durante o desenvolvimento embrionário segue um padrão similar, iniciando-se com a indução do placoide auditivo, passando pela proliferação e diferenciação celular, a espiralização da cóclea e a diferenciação de regiões específicas. A maturação estrutural e a inervação acontecem entre a 13ª e a 20ª semana de gestação, preparando a cóclea para a funcionalidade auditiva (Tabela 116.2).[1,14]

Finalmente, a inervação auditiva e vestibular, crucial no desenvolvimento embrionário, envolve a formação de conexões nervosas entre as células sensoriais da orelha interna e os centros auditivos e vestibulares do cérebro. Isso inclui a mielinização, que começa por volta da 20ª semana de gestação, e o refinamento das conexões neurais, que ocorre durante o terceiro trimestre e após o nascimento. O desenvolvimento complexo é essencial para a funcionalidade adequada da audição e do equilíbrio.[1,13,14]

Tabela 116.1 Resumo da formação dos canais semicirculares.

Semana de gestação	Evento do desenvolvimento
3ª semana	Formação do placoide auditivo
4ª semana	Invaginação do placoide auditivo para formar o otocisto
5ª semana	Início da diferenciação dos canais semicirculares a partir do otocisto
5 a 12ª semana	Desenvolvimento e alongamento progressivo dos canais semicirculares
13 a 24ª semana	Maturação dos canais semicirculares e conexão com o sistema nervoso central
A partir da 25ª semana	Conclusão do desenvolvimento dos canais semicirculares

Tabela 116.2 Resumo da formação da cóclea.

Semana de gestação	Evento do desenvolvimento
3ª semana	Formação do placoide auditivo
4ª semana	Invaginação do placoide auditivo para formar o otocisto
5ª semana	Início da diferenciação da cóclea a partir do otocisto
6 a 9ª semana	Desenvolvimento inicial da cóclea, com formação da espiral
10 a 12ª semana	Continuação do crescimento e espiralização da cóclea
13 a 20ª semana	Maturação das estruturas internas da cóclea e formação das células ciliadas sensoriais
21ª semana em diante	Conclusão do desenvolvimento estrutural da cóclea

Resumo sobre as principais doenças associadas a alterações embriológicas da orelha interna:

- Síndrome de Scheibe:
  - Descrição: displasia da membrana coclear e do sáculo
  - Manifestação clínica: surdez congênita
  - Relação temporal: desenvolvimento inicial do labirinto membranoso (quinta semana em diante)
- Malformação de Mondini:
  - Descrição: malformação coclear
  - Manifestação clínica: surdez neurossensorial, vertigem
  - Relação temporal: sétima a nona semana
- Anomalia de Michel:
  - Descrição: aplasia total da orelha interna
  - Manifestação clínica: surdez profunda congênita
  - Relação temporal: primeiras 5 semanas
- Síndrome do aqueduto vestibular alargado:
  - Descrição: dilatação anormal do aqueduto vestibular
  - Manifestação clínica: surdez neurossensorial, vertigem
  - Relação temporal: anomalia no desenvolvimento do labirinto ósseo (sétima a oitava semana).

REFERÊNCIAS BIBLIOGRÁFICAS

1. Helwany M, Arbor TC, Tadi P. Embryology, Ear. [Updated 2023 Aug 8]. In: StatPearls [Internet]. Treasure Island (FL): StatPearls Publishing; 2023 Jan. [Acesso em: 2024 Jul].

2. Moore KL, Torchia MG, Persaud TV. Aparelho faríngeo, face e pescoço. In: Embriologia clínica. 11. ed. Rio de Janeiro: Guanabara Koogan; 2021. 488 p.
3. Wareing MJ, Lalwani AK, Jackler RK. Development of the ear. In: Bailey B, Johnson JT (editors). Head and neck surgery - Otolaryngology. 4th ed. Philadelphia: Lippincott Williams and Wilkins; 2006:1869-82.
4. Fuchs JC, Tucker AS. Development and integration of the ear. Curr Top Dev Biol [Internet]. 2015 [Acesso em: 2024 Jul];115:213-32.
5. Choo DI. Development of the Ear. In: Wackym PA, Snow JB (editors). Ballenger's otorhinolaryngology: head and neck surgery. Connecticut: People's Medical Publishing House (PMPH); 2016: 109-42.
6. Mallo M, Schrewe H, Martin JF, Olson EN, Ohnemus S. Assembling a functional tympanic membrane: signals from the external acoustic meatus coordinate development of the malleal manubrium. Development [Internet]. 2000 Oct [Acesso em: 2024 Jul];127(19):4127-36.
7. Mallo M. Formation of the outer and middle ear, molecular mechanisms. Curr Top Dev Biol [Internet]. 2003 [Acesso em: 2024 Jul];57:85-113.
8. Kenna MA, Hirose K. Embryology and developmental anatomy of the ear. In: Bluestone CD, Stool SE, Alper CM et al, editors. Pediatric otolaryngology. 4th ed. Philadelphia: Saunders; 2003. p. 129-45.
9. Sadler TW. Ouvido. In: Embriologia médica. 8. ed. Rio de Janeiro: Guanabara Koogan, 2001:248-55.
10. Rodriguez K, Shah RK, Kenna M. Anomalies of the middle and inner ear. Otolaryngol Clin North Am [Internet]. 2007 [Acesso em: 2024 Jul];40:81-96.
11. Miyake T, Cameron AM, Hall BK. Stage-specific onset of condensation and matrix deposition for Meckel's and other first arch cartilages in inbreed C57BL/6 mice. J Craniofac Genet Dev Biol [Internet]. 1996 [Acesso em: 2024 Jul];16:32-47.
12. Sataloff RT. Embryology of the facial nerve and its clinical applications. Laryngoscope [Internet]. 1990 [Acesso em: 2024 Jul];100:969-84.
13. Whitfield TT. A symphony of inner ear developmental control genes. BMC Genomic Data. 2023;24(1):1-16. Disponível em: https://bmcgenomdata.biomedcentral.com/articles/10.1186/s12863-023-01004-6. Acesso em: 2024 Mar 1.
14. Leary SJ, Nakagawa T. Growth and cellular patterning during fetal human inner ear development studied by a correlative imaging approach. BMC Developmental Biology. 2023;23(1):1-14. Disponível em: https://bmcdevbiol.biomedcentral.com/articles/10.1186/s12861-023-00295-7. Acesso em: 2024 Mar 1.

CAPÍTULO

117 Obstrução Nasal na Infância

Andrea Braga • Melissa A. G. Avelino

INTRODUÇÃO

A obstrução nasal na infância é um dos mais frequentes sintomas que levam os pais a procurar atendimento com otorrinolaringologista.[1] É ainda mais frequente na faixa etária pré-escolar, quando aumentam as infecções e acontece o pico de crescimento do tecido linfoide. A obstrução nasal em crianças pode causar grande comprometimento da qualidade de vida e repercussões locais e sistêmicas importantes, no entanto, raramente é letal.[2] Exceto quando a causa da obstrução nasal é uma neoplasia maligna ou quando a obstrução é completa e acontece nos primeiros meses de vida podendo acarretar insuficiência respiratória. Isto porque os recém-nascidos são respiradores nasais obrigatórios até 4 a 6 meses de vida. Assim, qualquer alteração ao longo das cavidades nasais pode causar diferentes sintomas respiratórios, e até mesmo se tornar uma emergência, a depender da localização, do tipo e da intensidade deste comprometimento, ou se este atinge uma ou ambas as cavidades nasais. Isto ocorre devido a uma questão anatômica, em que o rebaixamento do palato mole e elevação da laringe (epiglote) dificultam a passagem de ar pela cavidade oral, mas que facilita a sucção neste período.

Assim, ao avaliar um recém-nascido com qualquer obstrução nasal é imperativo levar em consideração a preocupação com o comprometimento da via aérea, pois o adequado conhecimento e identificação de possíveis problemas pode evitar uma emergência previsível. Em um estudo, 65% dos pacientes com anomalias craniofaciais exigiram algum manejo das vias aéreas, variando desde apenas um posicionamento, colocação de cânula de Guedel, chupeta de McGovern (chupeta longa com ponta cortada), intubação orotraqueal até a necessidade de uma traqueostomia, e 80% destas intervenções foram no primeiro mês de vida.[2-5]

No caso das malformações nasais, podem ocorrer de forma isolada ou fazer parte de uma síndrome, em diferentes sítios; na cavidade nasal e terço médio da face, há as estenoses de abertura piriforme, a síndrome de CHARGE e as cranioestenoses (Crouzon, Apert, Pfeiffer).[6]

A anamnese de uma criança com obstrução nasal deve abordar:

- Questões pré, peri e pós-natais, como exposição a teratógenos na gestação, alterações encontradas em ultrassom obstétrico, idade gestacional, escala de Apgar necessidade de internação em unidade de terapia intensiva (UTI)
- Dificuldade durante amamentação ou alimentação
- Lateralidade da obstrução e sintomas nasais associados, como respiração oral e suas consequências musculares e esqueléticas, rinorreia, epistaxe e ronco
- Gravidade e repercussões como retração intercostal, batimento de asa nasal, cianose, disfagia, perda de peso, distúrbios do sono, apneia
- Duração da queixa e situações de melhora e piora da obstrução
- Comorbidades, antecedentes cirúrgicos e antecedente familiar de atopia.[1-3]

O exame físico deve ser completo com inspeção facial, rinoscopia anterior, oroscopia, avaliação de padrão respiratório e se há presença de ruídos respiratórios como roncos, estertores ou estridores. A nasofibroscopia flexível é o exame que permite avaliar qualquer ponto de obstrução desde o vestíbulo nasal até as pregas vocais, e pode ser realizada em qualquer faixa etária.[1] Nesse exame, é possível posicionar o endoscópio através do meato inferior e/ou meato médio, o que permite avaliar: posição e deformidades do septo nasal; secreções anormais na cavidade nasal; coloração das conchas nasais e suas dimensões; alterações ao nível do meato médio, como hiperemia, secreção, edema da mucosa, degeneração polipoide ou pólipos nasais; tecido adenoideano; outras lesões e tumores nasais. Sua maior vantagem consiste em permitir a visualização direta da mucosa nasal e suas possíveis características patológicas.

Para identificação de fluxo nasal expiratório é possível verificar a presença de condensação de espelho (Glatzel) posicionado próximo ao vestíbulo nasal.[3] Outros métodos objetivos de medir fluxo nasal são o pico de fluxo nasal inspiratório (PFNI), rinometria acústica e rinomanometria, todas possíveis de serem realizadas em crianças, porém, com a necessidade de adequar os parâmetros utilizados para aplicar o exame e para interpretar os resultados dependendo da faixa etária avaliada.[7-9] Quanto aos exames de imagem, a tomografia computadorizada (TC) pode ser realizada para avaliação de malformações ósseas, no entanto, expõe a criança à radiação. Da mesma forma, a ressonância magnética (RM) pode ser realizada para avaliação de tecido mole e extensão intracraniana; entretanto, é necessária a sedação, pois é um exame mais demorado.[3]

A etiologia da obstrução nasal é muito variável e, por isso, difícil de ser classificada.[2] A Tabela 117.1 traz as principais causas e, ao longo do capitulo, serão descritas as mais relevantes.[1]

ALTERAÇÕES CONGÊNITAS DO NARIZ

Entre as alterações anatômicas congênitas do nariz, a atresia de coanas é a mais frequente e será abordada separadamente em outro capítulo. Mas há também a estenose de abertura piriforme, as alterações de linha média como cisto dermoide, glioma e encefaloceles ou meningoencefaloceles, assim como as dacriocistoceles, o cisto de Thornwaldt, entre outras.

Atresia de coanas

A atresia de coanas tem uma incidência de 1 a cada 5000 a 8000 nascidos vivos, 50% apresentam outras malformações congênitas associadas e entre 65 e 75% delas são unilaterais. A atresia pode ser óssea ou membranosa, sendo que cerca de 90% têm algum componente ósseo. Essa patologia será abordada com mais detalhes em outro capítulo.

Estenose de abertura piriforme

A estenose de abertura piriforme é uma malformação congênita do nariz bem menos comum que a atresia de coanas, porém sua real incidência é ainda desconhecida. Ela ocorre mais comumente de forma isolada, mas pode ser uma variante da holoprosencefalia.

A apresentação clínica da estenose de abertura piriforme é semelhante a qualquer outra causa de obstrução nasal no recém-nascido. Os sintomas são: presença do estertor, taquipneia, apneia obstrutiva, dificuldade nas mamadas, desconforto respiratório e episódios de cianose, a depender do nível de obstrução. Muitas vezes o quadro tende a melhorar com o choro, pois este vai permitir a respiração também oral.

Com o exame físico é possível fechar o diagnóstico, pois o estreitamento da abertura piriforme pode ser facilmente observado na tentativa de se passar uma sonda ou o endoscópio flexível, que já vão encontrar resistência na parte anterior da cavidade nasal. Deve-se então

Tabela 117.1 Etiologia de obstrução nasal na criança.

1. Alterações congênitas	
I.	Fissuras labiopalatinas
II.	Atresia de coana
III.	Cisto dermoide
IV.	Encefalocele/Meningoencefalocele
V.	Glioma
VI.	Cisto de ducto nasolacrimal
VII.	Estenose da abertura piriforme
VIII.	Cisto de Thornwaldt
IX.	Cisto nasolabial/nasopalatino
2. Alterações anatômicas/inflamatórias/infeciosas	
X.	Hiperplasia adenoideana
XI.	Rinite alérgica
XII.	Rinite não alérgica
XIII.	Rinite vasomotora
XIV.	Rinite medicamentosa
XV.	Rinossinusite aguda ou crônica
XVI.	Hipertrofia de conchas nasais inferiores
XVII.	Desvio septal
XVIII.	Pólipo nasal
XIX.	Pólipo antrocoanal ou esfenocoanal
XX.	Polipose nasal (discinesia ciliar, fibrose cística)
3. Alterações neoplásicas	
3.1 Benignas	
I.	Nasoangiofibroma juvenil (NAFJ)
II.	Hemangioma
III.	Teratoma
IV.	Papiloma
V.	Osteoma
VI.	Neurofibroma
VII.	Tumor de glândula salivar
3.2 Malignas	
I.	Rabdomiosarcoma
II.	Carcinoma de nasofaringe
III.	Adenocarcinoma
IV.	Estesioneuroblastoma
V.	Linfoma
VI.	Metástase
VII.	Carcinoma de células escamosas
VIII.	Tumor maligno de glândula salivar
4. Alterações traumáticas/iatrogênicas	
I.	Corpo estranho nasal
II.	Trauma nasal (desvio, edema, hematoma, abscesso)
III.	Sinequia/estenose de vestíbulo nasal
IV.	Alteração de válvula nasal
V.	Síndrome do nariz vazio

proceder com a investigação diagnóstica através da solicitação de TC de seios da face, que permite confirmar este diagnóstico se a medida da abertura piriforme for menor que 11 mm. Esta TC vai ainda permitir avaliar a presença do broto dentário do incisivo central único e se, portanto, é um caso de estenose de abertura piriforme isolado ou uma variante da holoprosencefalia.[10]

O tratamento da estenose de abertura piriforme vai sempre depender da severidade dos sintomas respiratórios apresentados. Pode ser apenas observação, com higiene nasal, corticosteroides tópicos e descongestionantes nasais, as dilatações nasais ou a cirurgia para correção da estenose. A cirurgia mais utilizada é o que alguns chamam de *mini-degloving*, em que é realizado uma incisão sublabial e, após o descolamento da mucosa, uma broca é utilizada para expandir a abertura piriforme inferior e lateralmente (Figura 117.1). Sempre tendo-se o

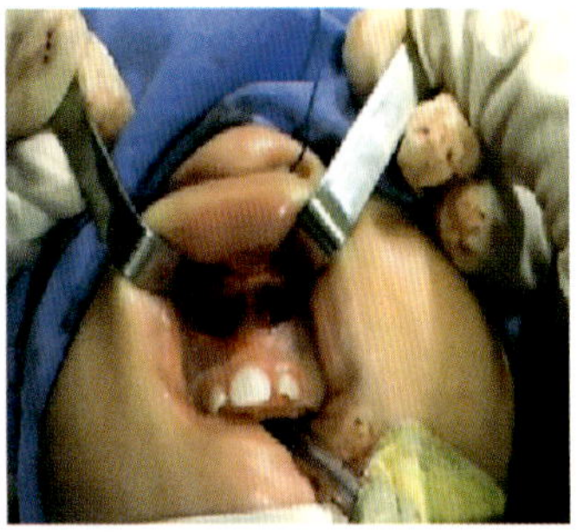

Figura 117.1 Cirurgia com incisão sublabial para correção de estenose de abertura piriforme.

cuidado para evitar lesões do ducto nasolacrimal lateralmente e dos brotos dentários inferiormente.[11] Em relação ao uso de *stents* após o procedimento, muitos autores recomendam o uso por pelo menos 1 semana, sendo que, quando associado a outras malformações, recomenda-se o uso mais prolongado dos *stents*. (Figura 117.2)

Cisto dermoide

Os cistos dermoides nasais são malformações congênitas raras. Podem estar associados a uma fistula, podem ser isolados ou mesmo haver somente uma fistula. Podem ser superficiais ou ter extensão intracraniana.

O diagnóstico é fácil e o achado de cabelos exteriorizando-se por uma pequena depressão no dorso da pirâmide nasal é patognomônico da afecção. No entanto, se não existe este sinal, o diagnóstico fica mais difícil, como neste caso descrito por Avelino et al. de uma fístula na columela com extensão intracraniana (Figura 117.3).[12]

Assim, os cistos superficiais que se abaúlam na pele são mais fáceis de diagnosticar do que os profundos, pois estes muitas vezes não se tornam evidentes, até que produzam uma deformidade ou se tornem infectados. Comumente localizam-se junto ao osso próprio nasal, mas algumas vezes são encontrados no septo nasal, etmoide, esfenoide ou mesmo em plena cavidade craniana em contato com a dura-máter. Na maior série de casos publicada na literatura, os autores propõem uma nova classificação para os cistos dermoides. Eles relatam que, dos 103 casos avaliados em 10 anos em um hospital pediátrico, 89% dos pacientes tinham lesão nasoglabelar ou columelar e 11% lesão cantal medial. Estes 58 pacientes tinham lesão superficial, e 45 deles com extensão aos outros planos, sendo 38 com extensão intraóssea para osso frontonasal, e oito com extensão intracraniana, sendo a maioria extradural, e apenas dois casos com extensão intradural. Assim, eles propõem uma classificação dos cistos dermoides em: superficial, intraósseo, intracraniano, extradural e intradural.[13] O diagnóstico diferencial deve ser feito sobretudo com encefaloceles, meningoceles, gliomas nasais e neurofibromas.

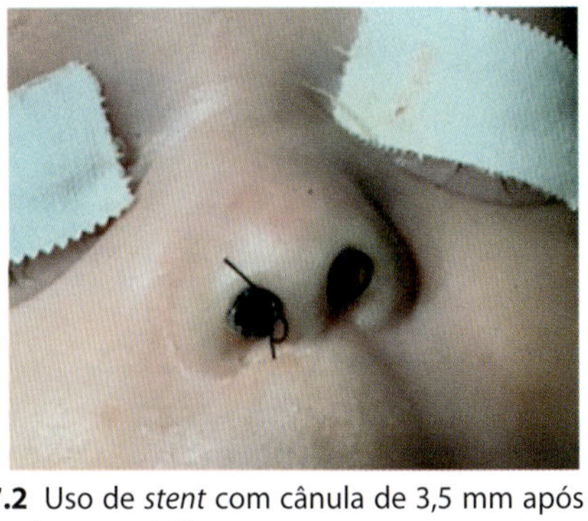

Figura 117.2 Uso de *stent* com cânula de 3,5 mm após cirurgia de estenose de abertura piriforme.

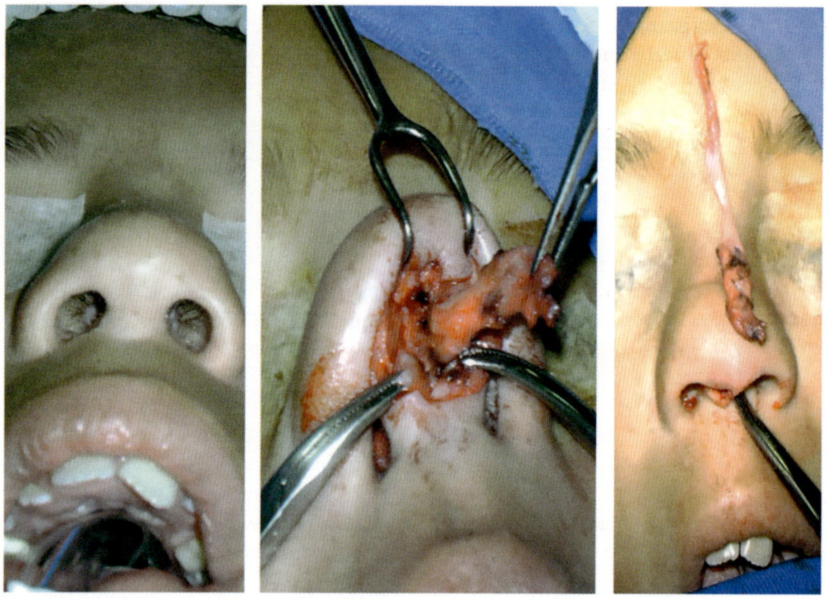

Figura 117.3 Fístula em columela de cisto dermoide com extensão intracraniana.

Dacriocistocele

A dacriocistocele é uma anomalia congênita rara que pode cursar com obstrução nasal, causada pela obstrução distal (ao nível da válvula de Hasner) e proximal (ao nível da válvula de Rosenmüller) da via lacrimal, com subsequente dilatação do saco lacrimal (Figura 117.4).

Encefaloceles e gliomas

As encefaloceles ocorrem devido à herniação do conteúdo craniano através de um defeito do crânio. Este conteúdo pode incluir apenas as meninges, então definido como meningocele, ou pode envolver as meninges e o tecido cerebral sendo definido como meningoencefalocefe. Já os gliomas são encefaloceles que perderam a conexão intracraniana, embora 15% permaneçam ligados ao sistema nervoso central (SNC) por meio de um cordão fibroso.[11,14-16]

Durante um desenvolvimento embriológico normal, o espaço pré-nasal fica entre o osso nasal e frontal e esqueleto cartilaginoso. O neuroporo ectodérmico anterior se desenvolve e se funde antes que a base do crânio por volta da terceira semana de gestação. O espaço entre o osso frontal e nasal, conhecido como *fonticulus frontalis*, se funde totalmente na área que vai originar a placa cribriforme com o forame ceco, separando o conteúdo intracraniano das estruturas extracranianas e nariz. Uma falha neste fechamento levará a uma herniação de conteúdos intracranianos, podendo levar a uma encefalocele externa ou intranasal. Alguns casos podem ainda estar associados a fístula liquórica.[11] Nos gliomas, ocorre um fechamento defeituoso do neuroporo anterior e pode não haver herniação, mas o desenvolvimento de restos extracranianos de tecidos do SNC, os quais podem permanecer ligados à dura por um cordão fibroso, sem comunicação intracraniana.

As encefaloceles e gliomas podem apresentar manifestações clínicas semelhantes. Quanto à localização podem ser classificados em: occipital, frontonasal e basal; sendo que as occipitais vão representar 75% dos casos. As lesões frontonasais podem ainda ser divididas em três grupos: nasofrontais (protrui entre o osso nasal e frontal), nasoetmoidais (ao lado do nariz) e naso-orbital (protuberam na parte medial da órbita). Estes pacientes podem ainda

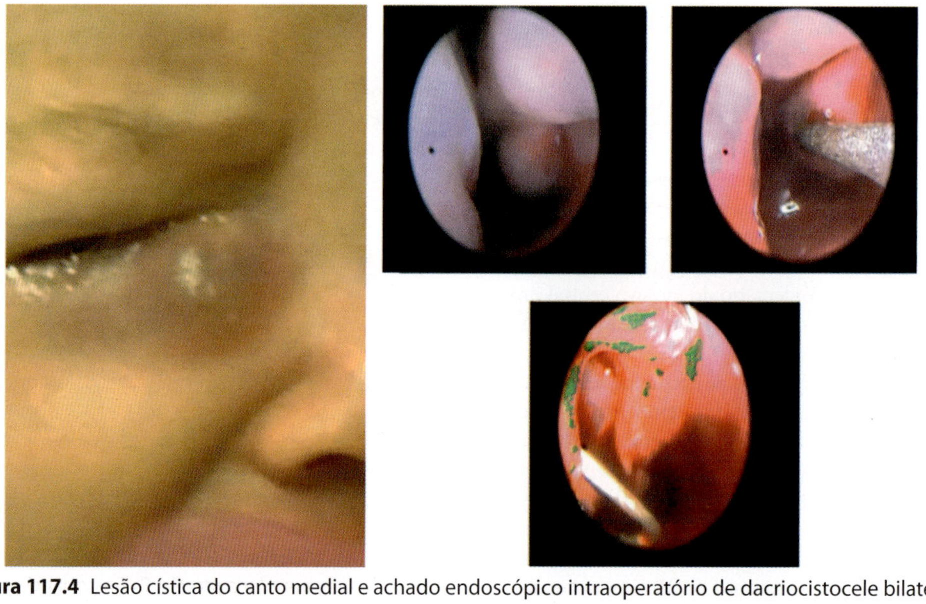

Figura 117.4 Lesão cística do canto medial e achado endoscópico intraoperatório de dacriocistocele bilateral.

apresentar o nariz alargado, hipertelorismo, além de outras alterações do SNC. As lesões basais, embora sejam menos comuns, aparecendo em cerca de 10% dos casos, podem muitas vezes ter um diagnóstico mais tardio (Figura 117.5). As basais podem ser divididas, também de acordo com a localização, em transetmoidais, esfenoetmoidais, transesfenoidal e esfenorbital.

Embora as manifestações clínicas possam ser semelhantes, as encefaloceles tendem a ser massas compressivas, azuladas, macias que transiluminam e aumentam ao choro. Já os gliomas são massas não compressíveis, avermelhadas, firmes, que não transiluminam, e a pele que cobre a lesão pode ter telangiectasias.

Os gliomas podem ser classificados em: extranasais (60%), intranasais (30%) e ambos (10%). Em relação ao exame clínico nas encefaloceles, defeitos no crânio podem ser observados durante a inspeção ou palpados, já nos gliomas normalmente não são encontrados. O teste de Furstenberg (compressão da veia jugular interna) normalmente leva a um aumento da massa no caso de encefalocele, o que não ocorreria com o glioma. Mas os diagnósticos dessas massas só serão confirmados com exames radiológicos, a ressonância nuclear magnética (RNM) de crânio e tomografia computadorizada (TC) de crânio (ver Figura 117.5). Enquanto a RNM permite melhor avaliar se há conexão com SNC, a TC permite melhor avaliação da anatomia dos ossos da base do crânio.

Ainda em relação ao diagnóstico, vale ressaltar que, quando esta se estende para a cavidade nasal sem alterações externas visíveis, o diagnóstico pode ser tardio[17] e, então, o neonato ou lactente com desconforto respiratório ou obstrução nasal persistente deve ser sempre submetido à endoscopia flexível para se evitar a situação. E nos casos de fenda labiopalatina, há sempre que se considerar a possibilidade de outro defeito na linha média.

Arrinia

A ausência completa de nariz, ou arrinia, trata-se de malformação muito rara. Pode ocorrer isolada ou associada a outras anomalias. Pode ser necessária a intubação já na sala de parto (Figura 117.6).

Nesses casos, pode se tentar a colocação de cânula de Guedel, chupeta de McGovern (chupeta longa com ponta cortada) para tentar a extubação, mas pode ser necessária a traqueostomia.

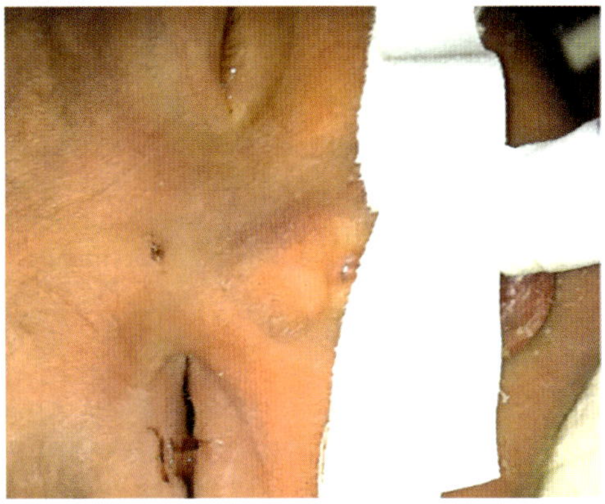

Figura 117.6 Recém-nascido com arrinia que necessitou de intubação na sala de parto.

ALTERAÇÕES ANATÔMICAS, INFLAMATÓRIAS E INFECIOSAS

Hiperplasia adenoideana

Também conhecida como "adenoides", na linguagem leiga, expressa-se pelo aumento das tonsilas faríngeas que compõem o anel linfático de Waldeyer, e representa uma das principais causas de obstrução nasal na infância. Em sua forma crônica, promove a mudança do padrão respiratório, o que ocasiona desvios do crescimento craniofacial e dentário, além de maior frequência de infecções das vias respiratórias superiores e distúrbios do sono. Tais manifestações são denominadas síndrome do respirador bucal, que pode ou não estar associada a síndrome da apneia obstrutiva do sono na infância. Ambas as síndromes têm como principal fator etiológico a hiperplasia adenoamigdaliana.

As crianças podem apresentar roncos noturnos, sono agitado, pausas respiratórias durante a noite, sonolência e/ou irritabilidade durante o dia. Costumam dormir com a boca aberta em decorrência da obstrução nasal. Ao exame físico evidenciam-se maxila atrésica, protrusão dos incisivos superiores, mordida aberta e cruzada, eversão do lábio inferior, lábio superior hipodesenvolvido, narinas estreitas e hipotonia da musculatura perioral.

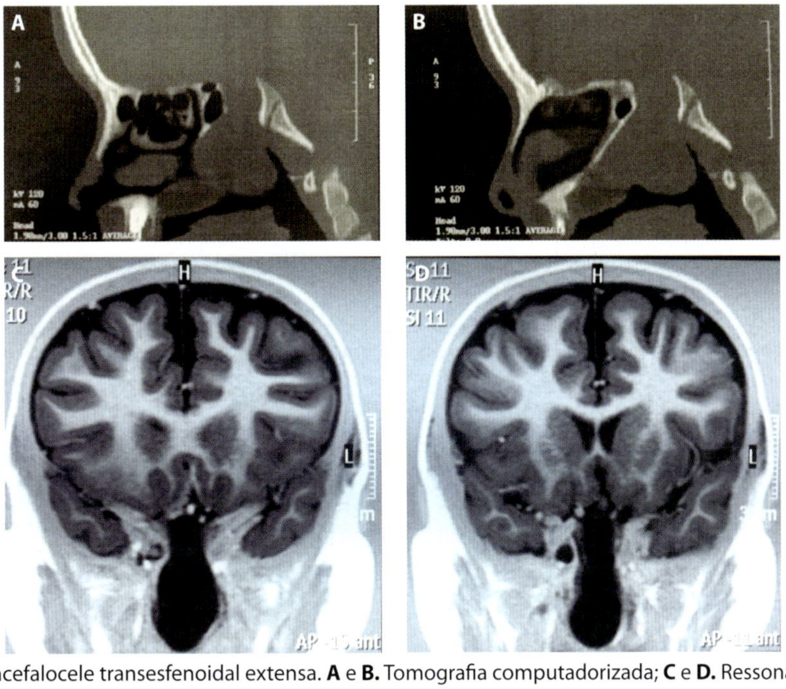

Figura 117.5 Encefalocele transesfenoidal extensa. **A** e **B.** Tomografia computadorizada; **C** e **D.** Ressonância magnética.

Para a confirmação do diagnóstico, pode-se utilizar a radiografia simples de cavum, a rinoscopia posterior (pouco utilizada/difícil na população pediátrica) ou a endoscopia nasal (Vídeo 117.1).

Recomenda-se utilizar corticosteroide tópico nasal em alguns casos durante 60 a 90 dias. Após esse período, deve-se reavaliar a hiperplasia adenoideana e discutir a indicação cirúrgica. Em casos com apneia obstrutiva do sono e hiperplasia acentuada, a indicação cirúrgica é absoluta.

Rinite alérgica

A rinite alérgica caracteriza-se por inflamação da mucosa, mediada por IgE, após exposição a alérgenos, e é uma das principais causas de obstrução nasal na infância.

Quanto à duração dos sintomas, pode ser classificada em: intermitente, quando os sintomas estão presentes por menos de 4 dias por semana ou menos de 4 semanas por ano; e persistente, quando os sintomas estão presentes por mais de 4 dias por semana e mais de 4 semanas por ano.

Quanto à intensidade:

- Leve: nenhum dos seguintes itens está presente: distúrbio do sono; impacto nas atividades diárias, lazer ou esporte; impacto na escola; sintomas que incomodam
- Moderada/grave: ao menos um dos seguintes itens está presente: distúrbio do sono; impacto em atividades diárias, lazer ou esporte; impacto na escola; sintomas que incomodam.

O prurido não se limita ao nariz; em alguns casos, envolve palato, olhos, faringe e laringe, assim como orelhas. A rinorreia normalmente é hialina, sendo anterior, posterior ou ambas, denominada coriza.

A obstrução nasal pode ser bilateral ou intermitente, alternando de uma cavidade nasal para a outra. Quando a congestão é intensa podem ocorrer anosmia ou hiposmia e perda do paladar.

Ao exame físico, observa-se em alguns pacientes edema das pálpebras e cianose periorbitária. Além disso, podem-se evidenciar as linhas de Dennie-Morgan (pregas nas pálpebras inferiores), característica de pacientes atópicos; e prega ou linha horizontal no dorso nasal, resultado de frequentes movimentos de suspensão da ponta no ato de coçar para evitar a rinorreia, conhecido como "saudação do alérgico".

Associados à obstrução nasal crônica, pode-se identificar fácies alongada, fechamento da boca sem contato dos lábios, eminências malares planas, narinas estreitas e mandíbulas retraídas que caracterizam, como já mencionado anteriormente, a síndrome do respirador bucal, cujas principais causas são a hiperplasia do tecido adenoamigdaliano e a rinite alérgica.

O tratamento consiste nas orientações de controle ambiental, uso de anti-histamínicos orais para controle do prurido, espirros e rinorreia, e corticosteroides tópicos nasais.

Desvio septal

O desvio septal na infância é sempre um assunto que gera muitas discussões, mas hoje há embasamento suficiente na literatura que respalda a abordagem cirúrgica (septoplastia), podendo ser realizada sem afetar o crescimento craniofacial. Esse desvio septal pode já estar presente ao nascimento (Figura 117.7) e gerar um ruído respiratório e dificuldades para mamar no recém-nascido, mas normalmente isto vai compensar em um primeiro momento. A cirurgia de septoplastia na infância, na maioria dos casos, será realizada após 6 anos de idade, mas se necessário pode ser realizada antes.[18]

ALTERAÇÕES NEOPLÁSICAS BENIGNAS

Nasoangiofibroma juvenil

A principal hipótese diagnóstica de um menino com obstrução nasal unilateral acompanhada de epistaxe recorrente ipsilateral e uma

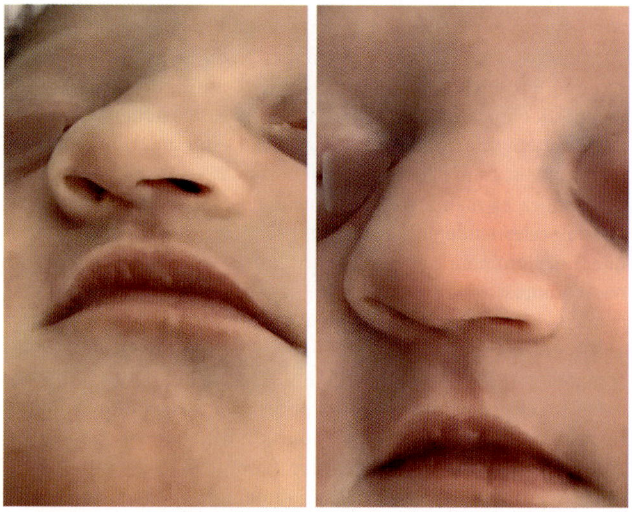

Figura 117.7 Desvio septal com laterorrinia ao nascimento.

massa na rinofaringe lobulada vista na endoscopia é o nasoangiofibroma juvenil (tríade do NAJ). É um tumor benigno vascularizado que acomete 1:150.000 meninos de 9 a 19 anos e raramente adultos e mulheres; acredita-se que por motivos hormonais e genéticos. Origina-se no forame esfenopalatino e pode progredir de forma destrutiva para nasofaringe, fossa pterigopalatina, nariz, órbita e base do crânio. Nos exames de imagem se observa aumento da fossa pterigopalatina com remodelamento ósseo da parede posterior do seio maxilar (sinal de Holman-Miller) com alargamento do forame esfenopalatino, erosão óssea e grande realce com contraste (Figuras 117.8 e 117.9).[19] A biopsia é contraindicada pelo risco de sangramento, e a embolização 1 a 2 dias antes da cirurgia é recomendada para reduzir sangramento e evitar transfusão sanguínea.[20]

Hemangioma

Hemangioma é o tumor mais comum da infância. Ele pode acometer todo corpo, porém é mais comum na região de cabeça e pescoço, sendo o terço médio da face o mais afetado.[3] Hemangioma intranasal é raro, mas quando presente causa obstrução nasal e epistaxe. Podem ser classificados em hemangioma cavernoso ou capilar, este último também conhecido como granuloma piogênico. O hemangioma cavernoso normalmente se localiza na parede nasal lateral, surge nos primeiros dias de vida (congênito), apresenta um aumento progressivo e depois involui espontaneamente; pode ser tratado com medicação (corticosteroide ou betabloqueadores - propanolol ou atenolol), laserterapia e cirurgia.[3,21] O hemangioma capilar se localiza mais em região septal, aparece em adolescentes e adultos, aparentemente tem etiologia relacionada com trauma ou hormonal e não costuma involuir (Figura 117.10 e Vídeo 117.2). Tanto histologia como exames de TC e RNM podem diferenciar os dois subtipos de hemangioma.[21,22]

Teratoma

É um tumor embrionário benigno que em até 6% dos casos se localiza na região de cabeça e pescoço, onde a nasofaringe e palato são os locais mais acometidos.[23] Geralmente, o diagnóstico é intrauterino, quando está localizado na nasofaringe e orofaringe, e pode ser acompanhado por polidrâmnio e ser ameaçador à vida por obstruir a via aérea. Exames de imagem são importantes para delimitar o tumor, verificar o grau de acometimento da via aérea, avaliar se há comunicação com sistema nervoso central e, desta forma, permitir a programação da cirurgia. O tratamento consiste na remoção cirúrgica completa e o tumor dever ser avaliado por completo pelo patologista a fim de se rastrear sinais de imaturidade e malignidade.[2] A alfafetoproteina é um marcador importante para seguimento e pode ser indicativo de recidiva.[1]

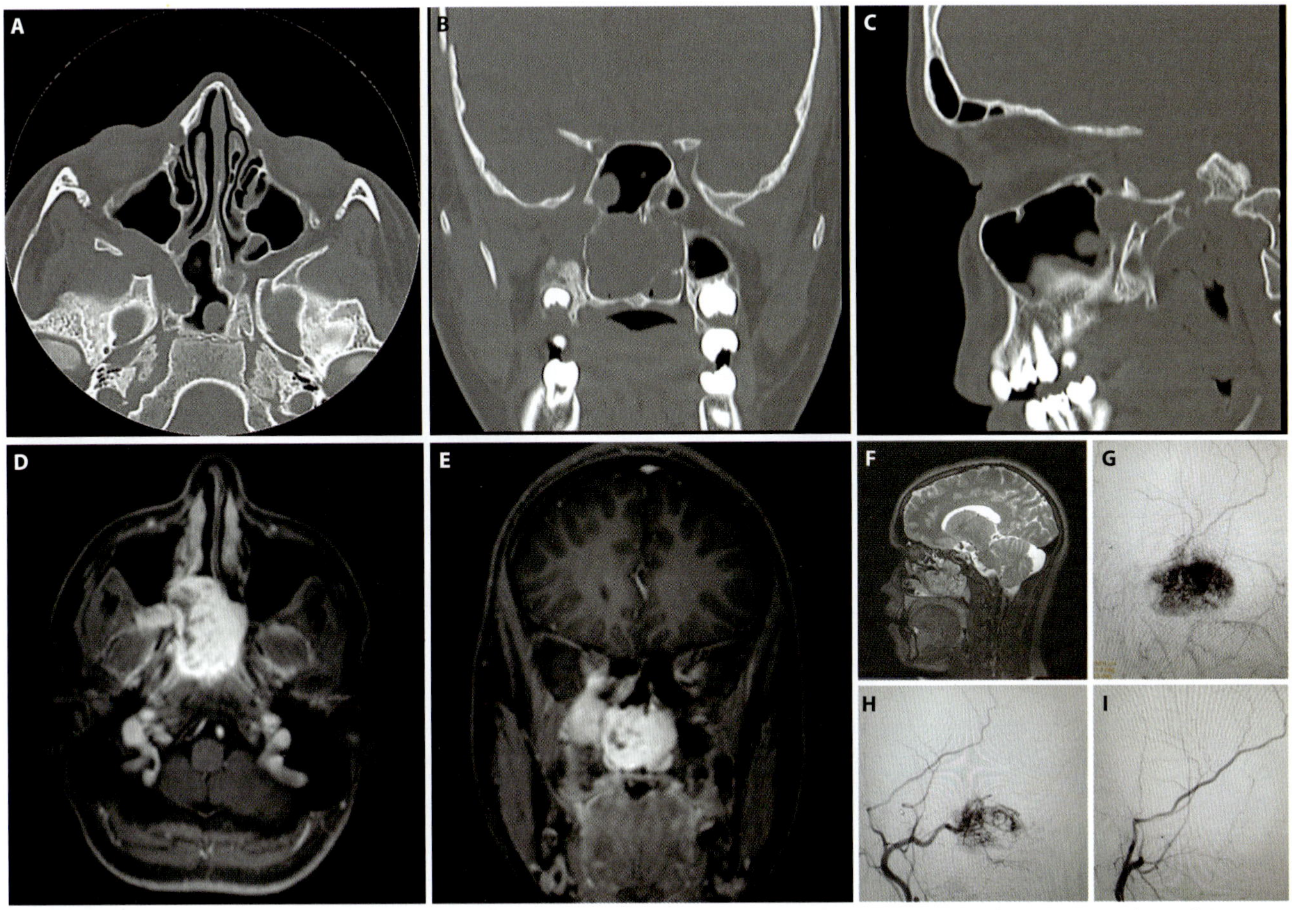

Figura 117.8 Nasoangiofibroma juvenil. Nasoangiofibroma de paciente de 15 anos com obstrução nasal e epistaxe à direita há 2 anos. **A.** Tomografia computadorizada (TC) sem contraste em corte axial; **B.** TC sem contraste em corte coronal; **C.** TC sem contraste em corte sagital; **D.** Ressonância nuclear magnética (RNM) ponderação T1 com contraste em corte axial; **E.** RNM ponderação T1 com contraste em corte coronal; **F.** RNM ponderação T2 em corte sagital; **G.** Imagem pré-embolização; **H** e **I.** Imagens pós-embolização.

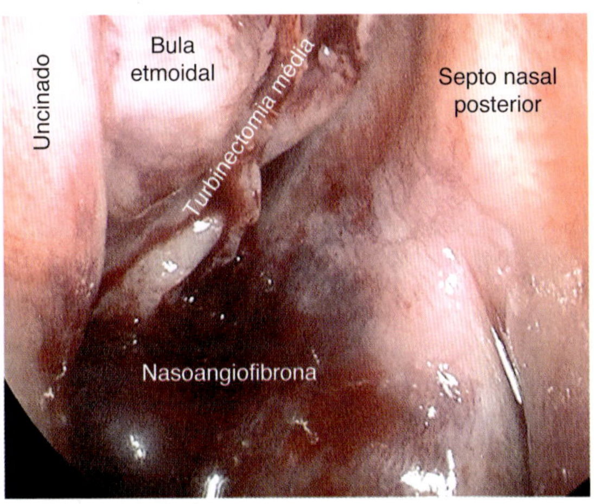

Figura 117.9 Nasoangiofibroma juvenil. Nasoangiofibroma de paciente de 15 anos com obstrução nasal e epistaxe à direita há 2 anos. Visão endoscópica intraoperatória após turbinectomia média.

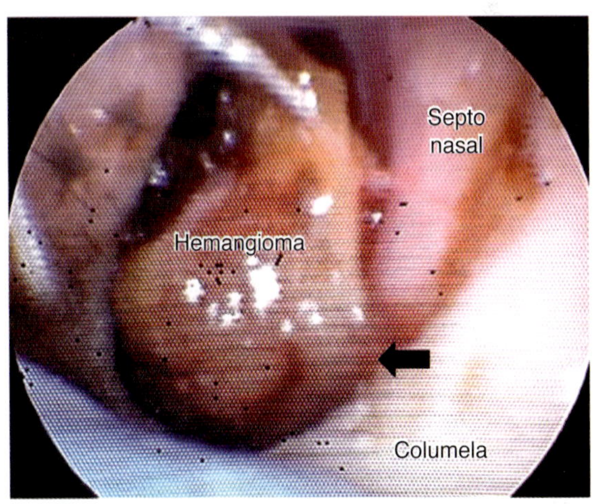

Figura 117.10 Hemangioma capilar.

ALTERAÇÕES NEOPLÁSICAS MALIGNAS

Rabdomiossarcoma

Na população pediátrica, o rabdomiossarcoma é o sarcoma de tecido mole mais comum, o tumor maligno nasal mais frequente e o de melhor prognóstico.[2] A manifestação clínica é semelhante em todas as neoplasias malignas nasais e envolve obstrução nasal progressiva, epistaxe, dor, assimetria facial, otite média, adenomegalia, alteração neurológica e mal-estar geral. O diagnóstico normalmente é feito por volta dos 5 anos, pode ter crescimento lento e geralmente é rápido, pode invadir estruturas adjacentes e potencialmente causar metástase (Figura 117.11).[19] O tratamento consiste em quimioterapia, possível radioterapia e cirurgia para remoção do tumor residual.[2]

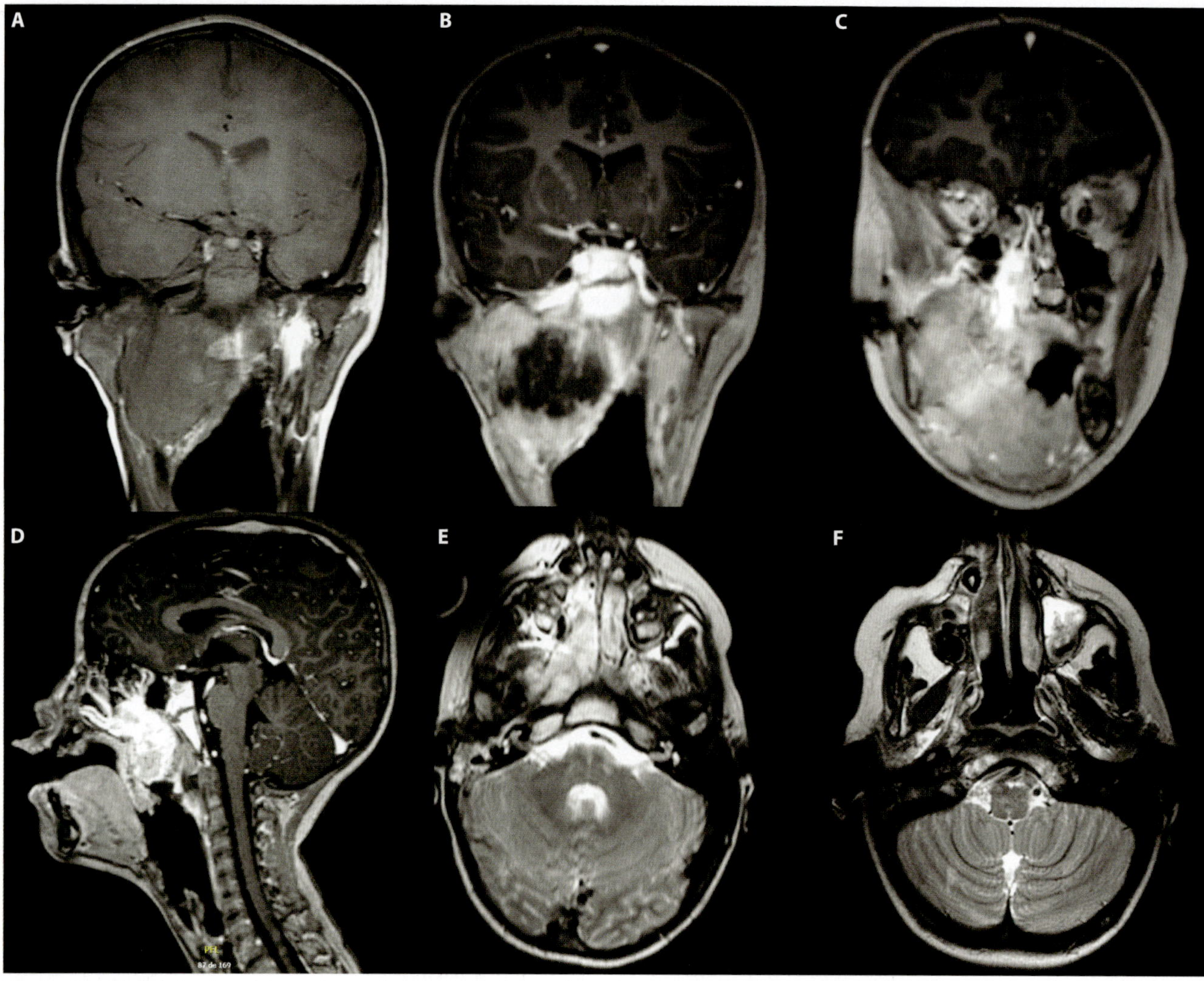

Figura 117.11 Rabdomiossarcoma de nasofaringe. Lesão expansiva volumosa centrada no espaço mucosofaríngeo da nasofaringe à direita, de aspecto heterogêneo. Sinal predominantemente baixo na ponderação T1. Sinal predominantemente alto na ponderação T2. Realce heterogêneo pós-contraste, definindo-se área extensa mal delimitada sem realce apreciável sugestiva de necrose. Dimensões 6,9 × 3,5 × 5,3 cm (LxAxT). Há moldagem óssea, bordas bem delimitadas e área central sugestiva de necrose, sugerindo indiferenciação. **A.** Corte coronal ponderação T1; **B.** Corte coronal ponderação T1 pós-contraste da nasofaringe; **C.** Corte coronal ponderação T1 pós-contraste da região da fossa nasal posterior; **D.** Corte sagital ponderação T1 pós-contraste; **E.** Corte axial ponderação T2 pré-quimio e radioterapia; **F.** Corte axial ponderação T1 pós-quimio e radioterapia.

Carcinoma de nasofaringe

É um tumor raro da infância mas pode corresponder a 20 a 50% dos tumores malignos de nasofaringe dessa população,[1,19] e está relacionado com infecção pelo Epstein-Barr, e os títulos de vírus circulantes no sangue do paciente podem ser utilizados para se estabelecer o prognóstico.[1,24] Mais de 90% das crianças e adolescentes com carcinoma de nasofaringe são diagnosticadas com tumores em estágio avançado, porém, menos de 10% apresentam metástase a distância.[24] O tratamento consiste em radioterapia para tumores menos avançados e quimioterapia para os mais avançados.[1] Cirurgia geralmente não é uma opção pois os tumores frequentemente são irressecáveis devido ao seu aspecto infiltrativo.[24]

ALTERAÇÕES TRAUMÁTICAS E IATROGÊNICAS

Corpo estranho nasal e rinolito

Diante de uma criança com obstrução nasal e rinorreia purulenta unilaterais sempre deve haver a suspeita de corpo estranho nasal. Se confirmado pela rinoscopia anterior ou por exame de nasofibroscopia devem ser prontamente removidos, pois podem migrar para esôfago ou via aérea configurando um quadro de emergência médica. Da mesma forma acontece quando o corpo estranho for uma pilha, pois seu conteúdo derramado na mucosa nasal causa necrose e, portanto, aumenta o risco de perfuração septal, deformidade facial e sinequias.[1] A vasoconstrição tópica nasal facilita a visualização e remoção do corpo estranho, que na grande maioria dos casos é possível de ser realizado em ambulatório sem necessidade de sedação ou anestesia.[2] A utilização de material apropriado como fonte de luz adequada, espéculo nasal, sonda de Itard, gancho para remoção de corpo estranho nasal ou pinças aumentam a rapidez e o sucesso do procedimento. Quando o corpo estranho não é removido e permanece na fossa nasal por anos a décadas, ele sofre um processo de mineralização, cresce progressivamente ao se calcificar e se transforma em rinolito. Por este caráter progressivo, eles são raros em crianças e mais frequentes em adultos jovens.[25]

Trauma nasal (desvio, edema, hematoma, abscesso)

O desvio septal em criança pode ser decorrente do crescimento nasal natural ou secundário a trauma.[1] O trauma pode acontecer por acidentes na infância ou durante partos traumáticos, nos quais o desvio septal tende a se resolver espontaneamente sem necessidade de procedimento cirúrgico. A septoplastia ou a redução fechada é necessária apenas quando o desvio é importante e a obstrução nasal é completa.[3] Nesse caso, a cirurgia se faz necessária pois o recém-nascido apresenta respiração nasal de preferência.[2,3]

Ao longo da vida, a criança fica mais sujeita a traumas de face e com isso aumenta a chance de apresentar desvio septal. No trauma agudo, a obstrução pode ser decorrente de edema, hematoma ou abscesso. O hematoma e abscesso devem ser prontamente drenados para evitar complicações como a perfuração septal, deformidades faciais, complicações intracranianas ou sistêmicas.[1]

Muitos autores contraindicam septoplastia em criança, pois existe um temor de que ela possa acarretar alteração de crescimento facial ao remover uma das regiões de crescimento nasal, que é a junção osteocartilaginosa do septo.[2] Outros estudos reforçam que a própria respiração oral decorrente do desvio septal pode causar alterações faciais.[1,26] Da mesma forma, estudos recentes, ainda que com baixa evidência científica devido à falta de uniformidade metodológica e pequeno tamanho amostral, contrapõem esta teoria.[26] Portanto, a cirurgia de septoplastia pode ser indicada em crianças, porém a técnica cirúrgica deve ser menos agressiva (com conservação da área K [*Keystone*]) e os pais e o paciente devem ser avisados de que o desvio pode recidivar/resurgir.[27]

Sinequia/estenose de vestíbulo nasal

Sinequias nasais em criança normalmente são iatrogênicas ou secundárias à lesão causada por corpo estranho (Figuras 117.12 e 117.13).[1] Podem ser secundárias a algum procedimento cirúrgico como correção de atresia de coana ou secundária à utilização inadequada ou prolongada de dispositivos de suporte nas Unidades de Terapias Intensivas (UTIs) como sondas nasogástricas e nasoentéricas ou CPAP (*continuous positive airway pressure*) e BPAP (*bi-level positive airway pressure*). Estes últimos podem, inclusive, causar estenose de vestíbulo nasal, lesões com retração de columela e outras deformidades nasais.

O estreitamento das fossas nasais infantis predispõe a formação de sinequia a partir de uma lesão inicial e isso é ainda mais evidente em crianças com malformações nasais como em crianças com síndrome de Crouzon ou Apert. A correção cirúrgica é importante, porém, normalmente são necessários vários procedimentos para um bom resultado final.[28] Portanto, a melhor estratégia é a prevenção da formação de lesões da mucosa nasal. Para isso, é importante escolher a melhor técnica cirúrgica e o melhor curativo pós-operatório que pode ou não envolver a colocação de *stent* e de medicações tópicas como pomadas de corticoide para melhorar a cicatrização. Da mesma forma, se faz necessária a passagem cautelosa de sondas com fixação adequada e

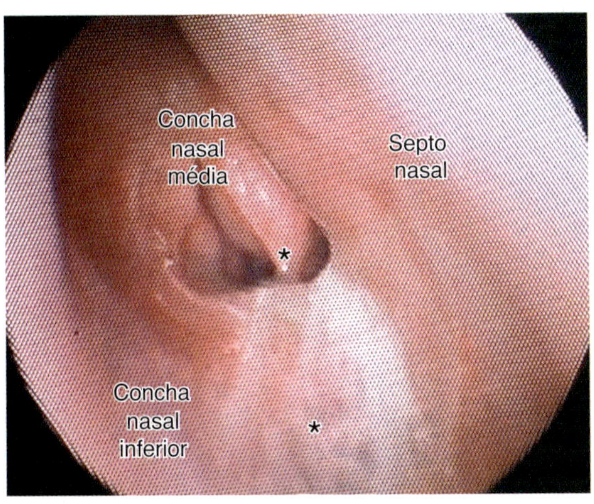

Figura 117.12 Sinequias nasais (*) de fossa nasal direita.

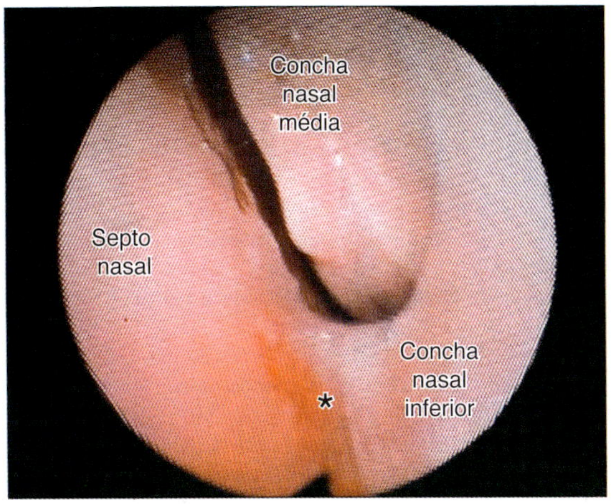

Figura 117.13 Sinequias nasais (*) de fossa nasal esquerda.

uma boa adaptação do CPAP/BPAP ao escolher o melhor tipo de fixação e força, a melhor máscara ou *prung*, utilizar dispositivos de proteção local (hidrocoloide) e treinamento da equipe de saúde para identificar sinais de gravidade e solicitar avaliação especializada otorrinolaringológica a qualquer sinal de complicação.[29]

REFERÊNCIAS BIBLIOGRÁFICAS

1. Smith MM, Ishman SL. Pediatric nasal obstruction. Otolaryngol Clin North Am [Internet]. 2018 Oct [Acesso em: 2024 Jul];51(5):971-85.
2. Leboulanger N. Nasal obstruction in children. Eur Ann Otorhinolaryngol Head Neck Dis [Internet]. 2016 [Acesso em: 2024 Jul];133:183-6.
3. Frank S, Schoem SR. Nasal obstruction in the infant. Pediatr Clin North Am [Internet]. 2022 Apr [Acesso em: 2024 Jul];69(2):287-300.
4. Kumar S, Jain M, Sogi S, Thukral A. McGovern nipple: An alternative for nose breathing in newborn with CHARGE syndrome, having bilateral choanal atresia. J Indian Soc Pedod Prev Dent [Internet]. 2020 [Acesso em: 2024 Jul];38:204-7.
5. Perkins JA, Sie KC, Milczuk H, Richardson MA. Airway management in children with craniofacial anomalies. Cleft Palate Craniofac J [Internet]. 1997 [Acesso em: 2024 Jul];34:135-40.
6. Nguyen CV, Javia LR. Craniofacial Syndromes with Airway Anomalies: An Overview. In: Lioy J, Sobol S, editors. Disorders of the Neonatal Airway. New York: Springer; 2015.
7. Welkoborsky HJ, Rose-Diekmann C, Vor der Holte AP, Ott H. Clinical parameters influencing the results of anterior rhinomanometry in children. Eur Arch Otorhinolaryngol [Internet]. 2022 [Acesso em: 2024 Jul];279:3963-72.
8. Vieira AK, Alvim CG, Braga CP, Dinardi RR, Borba MV, Rodrigues RM et al. Peak nasal inspiratory flow in children and adolescents with sickle cell disease: A case-control study. Rev Assoc Med Bras [Internet]. 2023 [Acesso em: 2024 Jul];69:e20210819.
9. Distinguin L, Louis B, Baujat G, Amaddeo A, Fauroux B, Couloigner V et al. Evaluation of nasal obstruction in children by acoustic rhinometry: A prospective study. Int J Pediatr Otorhinolaryngol [Internet]. 2019 Dec [Acesso em: 2024 Jul];127:109665.
10. Campisi P, Busato, GM. Embryology of congenital airway disorders. In: Lioy J, Sobol S. (eds). Disorders of the neonatal airway. New York (NY): Springer, 2015.
11. Brown K, Brown OE. Congenital malformation of the nose. In: Cummings CW, editor. Otolaryngology-Head and Neck Surgery. 3rd ed. St. Louis: Mosby; 1998. p. 92-103.
12. Avelino MA, Ferri RG. Diagnóstico tardio de cisto dermoide nasal com extensão intracraniana. Revista Catarinense de Pediatria. 2011;11:39-41.
13. Hartley BE, Eze N, Trozzi M, Toma S, Hewitt R, Jephson C et al. Nasal dermoids in children: a proposal for a new classification based on 103 cases at Great Ormond Street Hospital. Int J Pediatr Otorhinolaryngol [Internet]. 2015 Jan [Acesso em: 2024 Jul];79(1):18-22.

14. Van Den Abbeele T, Triglia JM, François M, Narcy P. Congenital nasal pyriform aperture stenosis: diagnosis and management of 20 cases. Ann Otol Rhinol Laryngol [Internet]. 2001 Jan [Acesso em: 2024 Jul];110(1):70-5.
15. Visvanathan V, Wynne DM. Congenital nasal pyriform aperture stenosis: A report of 10 cases and literature review. Int J Pediatr Otorhinolaryngol [Internet]. 2012 [Acesso em: 2024 Jul];76:28-30.
16. Hengerer A, Yanofsky S. Congenital malformations of the nose and paranasal sinuses. In: Bluestone C, Stool S, Kenna M, editors. Pediatric Otolaryngology. Philadelphia: WB Saunders; 1996. p. 831-42.
17. Gonçalves MC, Riberiro PJ, Ferri RG, Peleja SB, Avelino MG. Meningoencefalocele congênito e obstrução nasal. Relato de diagnóstico tardio com abordagem endoscópica. Jor Bras Neurocir [Internet]. 2019 Jan 26. Disponível em: https://www.jbnc.com.br/artigo/meningoencefalocele-congenito-e-obstrucao-nasal-relato-de-diagnostico-tardio-com-abordagem-endoscopica/1368. Acesso em: 2024 Jul.
18. Cingi C, Muluk NB, Ulusoy S, Lopatin A, Şahin E, Passali D et al. Septoplasty in children. Am J Rhinol Allergy [Internet]. 2016 Mar-Apr [Acesso em: 2024 Jul];30(2):e42-7.
19. Cunha B, Kuroedov D, Conceição C. Imaging of pediatric nasal masses: A review. J Neuroimaging [Internet]. 2022 Mar [Acesso em: 2024 Jul];32(2):230-244.
20. Diaz A, Wang E, Bujnowski D, Arimoto R, Armstrong M, Cyberski T et al. Embolization in Juvenile Nasopharyngeal Angiofibroma Surgery: A Systematic Review and Meta-Analysis. Laryngoscope [Internet]. 2023 Jul [Acesso em: 2024 Jul];133(7):1529-39.
21. Kita AE, Long JL. Hemangioma. Ear Nose Throat J [Internet]. 2016 Jan [Acesso em: 2024 Jul];95(1):19-20.
22. Kim JH, Park SW, Kim SC, Lim MK, Jang TY, Kim YJ et al. Computed tomography and magnetic resonance imaging findings of nasal cavity hemangiomas according to histological type. Korean J Radiol [Internet]. 2015 May-Jun [Acesso em: 2024 Jul];16(3):566-74.
23. Alexander VR, Manjaly JG, Pepper CM, Ifeacho SN, Hewitt RJ, Hartley BE. Head and neck teratomas in children: A series of 23 cases at Great Ormond Street Hospital. Int J Pediatr Otorhinolaryngol [Internet]. 2015 Dec [Acesso em: 2024 Jul];79(12):2008-14.
24. Childhood Nasopharyngeal Cancer Treatment (PDQ(R)): Health Professional Version. PDQ Cancer Information Summaries. Bethesda (MD); 2002.
25. Nguyen J, Omiunu A, Patel R, Patel P, Fang CH, Eloy JA. Endoscopic management of rhinolithiasis: A systematic review. Otolaryngol Head Neck Surg [Internet]. 2023 Jun [Acesso em: 2024 Jul];168(6):1338-45.
26. Calvo-Henríquez C, Neves JC, Arancibia-Tagle D, Chiesa-Estomba C, Lechien JR, Mayo-Yáñez M et al. Does pediatric septoplasty compromise midfacial growth? A systematic review. Eur Arch Otorhinolaryngol [Internet]. 2020 Jun [Acesso em: 2024 Jul];277(6):1565-74.
27. Shah JP, Youn GM, Wei EX, Kandathil C, Most SP. Septoplasty revision rates in pediatric vs adult populations. Jama Otolaryngol [Internet]. 2022 [Acesso em: 2024 Jul];148:1044-50.
28. DeRowe A, Landsberg R, Fishman G, Halperin D, Fliss D. Neonatal iatrogenic nasal obstruction. Int J Pediatr Otorhinolaryngol [Internet]. 2004 May [Acesso em: 2024 Jul];68(5):613-7.
29. Mariam S, Buddhavarapu S. Impact of systematic training and CPAP checklist in the prevention of NCPAP related nasal injuries in neonates - A quality improvement study. Indian J Pediatr [Internet]. 2020 Apr [Acesso em: 2024 Jul];87(4):256-61.

CAPÍTULO

118

Desenvolvimento Embrionário da Laringe

Marcia Pinho • Erik Frota Haguette

INTRODUÇÃO

A laringe é um órgão de extrema importância, dotado de múltiplas funções, e seu desenvolvimento embrionário é um processo complexo que tem sido objeto de diversas teorias, e continua a suscitar controvérsias na literatura médica.

DESENVOLVIMENTO LARÍNGEO

O desenvolvimento laríngeo pode ser dividido em duas fases distintas: a fase embrionária, que abrange as primeiras 8 semanas de gestação, e a fase fetal, que se estende ao longo dos 7 meses restantes.

Mall e Streeter criaram o sistema Carnegie de classificação, que divide o desenvolvimento do embrião humano em 23 estágios.[1] A laringe, por sua vez, começa a se desenvolver predominantemente a partir do nono estágio, entre os 20 e 51 dias de gestação.[2] É importante destacar que agressões teratogênicas nos estágios primordiais da formação da laringe podem resultar na ocorrência de membranas laríngeas, atresias e estenoses.[3]

A fase fetal não é meramente uma continuação da organogênese embrionária, mas, sim, o período em que ocorre o estabelecimento da atividade fisiológica e a integração dos sistemas orgânicos.[3]

Fases do desenvolvimento laríngeo

O desenvolvimento embrionário da laringe pode ser dividido didaticamente em oito fases, correlacionadas com os estágios do sistema Carnegie, como proposto por Holinger:[1]

- **Fase I:** a formação do trato respiratório inicia-se por volta da terceira semana gestacional, a partir de uma pequena protuberância epitelial na parede anterior do intestino primitivo, o primórdio respiratório, que se transforma em uma goteira com a luz intestinal patente
- **Fase II:** o septo transverso começa a se desenvolver, dividindo o primórdio respiratório (futura traqueia) do tubo digestivo (esôfago). Nessa fase, surge o divertículo respiratório, correspondente ao assoalho faríngeo primitivo, que originará futuramente a subglote.[1] A porção mais caudal da goteira se divide em dois brotos broncopulmonares, que originarão o trato respiratório inferior (Figuras 118.1 e 118.2)
- **Fase III:** a parte superior do intestino primitivo e o divertículo respiratório migram em direções opostas, resultando este último na formação da carina e dos brônquios principais
- **Fase IV:** na quinta semana, aparece a laringofaringe primitiva como uma extensão da quarta bolsa faríngea. A condensação mesenquimatosa na parte superior da goteira forma as cartilagens aritenoides, enquanto a epiglote surge na porção posterior da eminência hipobranquial. Há a obliteração temporária da luz pelo surgimento da lâmina epitelial. A configuração laríngea tem agora um formato em "T". Os músculos, artérias e nervos também começam a se desenvolver nessa fase (Figura 118.3)
- **Fase V:** a bolsa transversa do "T" desce para a região da glote, para formar o ceco laríngeo.[4] Os tecidos mesenquimatosos do II, III, IV e V arcos branquiais, responsáveis pela futura musculatura, pelo arcabouço cartilaginoso e pela inervação, começam a proliferar no curso da sexta semana[5]
- **Fase VI:** o ceco laríngeo, uma depressão entre as aritenoides e a epiglote, cresce e desce até o nível da região glótica
- **Fase VII:** com a separação das protuberâncias aritenoides, ocorre a recanalização da lâmina epitelial, que, quando finalizada, proporcionará a união entre os três andares laríngeos, ou seja, a região glótica é a última a ser constituída na evolução embrionária da laringe.[1] Falhas na recanalização podem resultar em membranas, atresias e estenoses laríngeas[6]. Essa fase ocorre durante os estágios 19 a 23 do desenvolvimento do embrião humano[4]
- **Fase VIII:** a recanalização da lâmina epitelial ocorre no sentido dorsoventral e cefalocaudal. Nesse estágio, o ventrículo laríngeo cresce a partir da face ventral do ceco laríngeo, e com a completa recanalização da lâmina epitelial estabelece-se a comunicação definitiva entre supraglote e subglote. No estágio 23, o ligamento vocal pode aparecer.[4] A partir deste ponto, inicia-se o período fetal.

Ao final do terceiro mês, todas as estruturas laríngeas já estão formadas e, a partir daí, há apenas modificações quanto ao comprimento e volume de suas formas e amadurecimento de suas estruturas.[5]

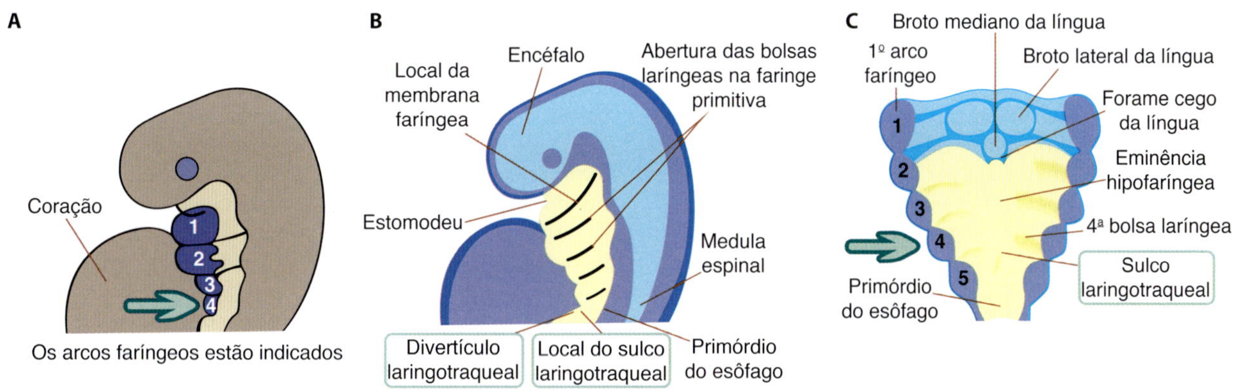

Figura 118.1 A. Vista lateral de um embrião de 4 semanas evidenciando o aparelho laríngeo. Nota-se a posição do quarto arco faríngeo na seta verde; **B.** Corte sagital da metade cefálica do embrião, evidenciando-se o local do sulco laringotraqueal e o aparecimento do divertículo laringotraqueal; **C.** Corte horizontal do embrião ilustrando o assoalho da faringe primitiva e a localização do sulco laringotraqueal. (Adaptada de: Moore, 2012.)

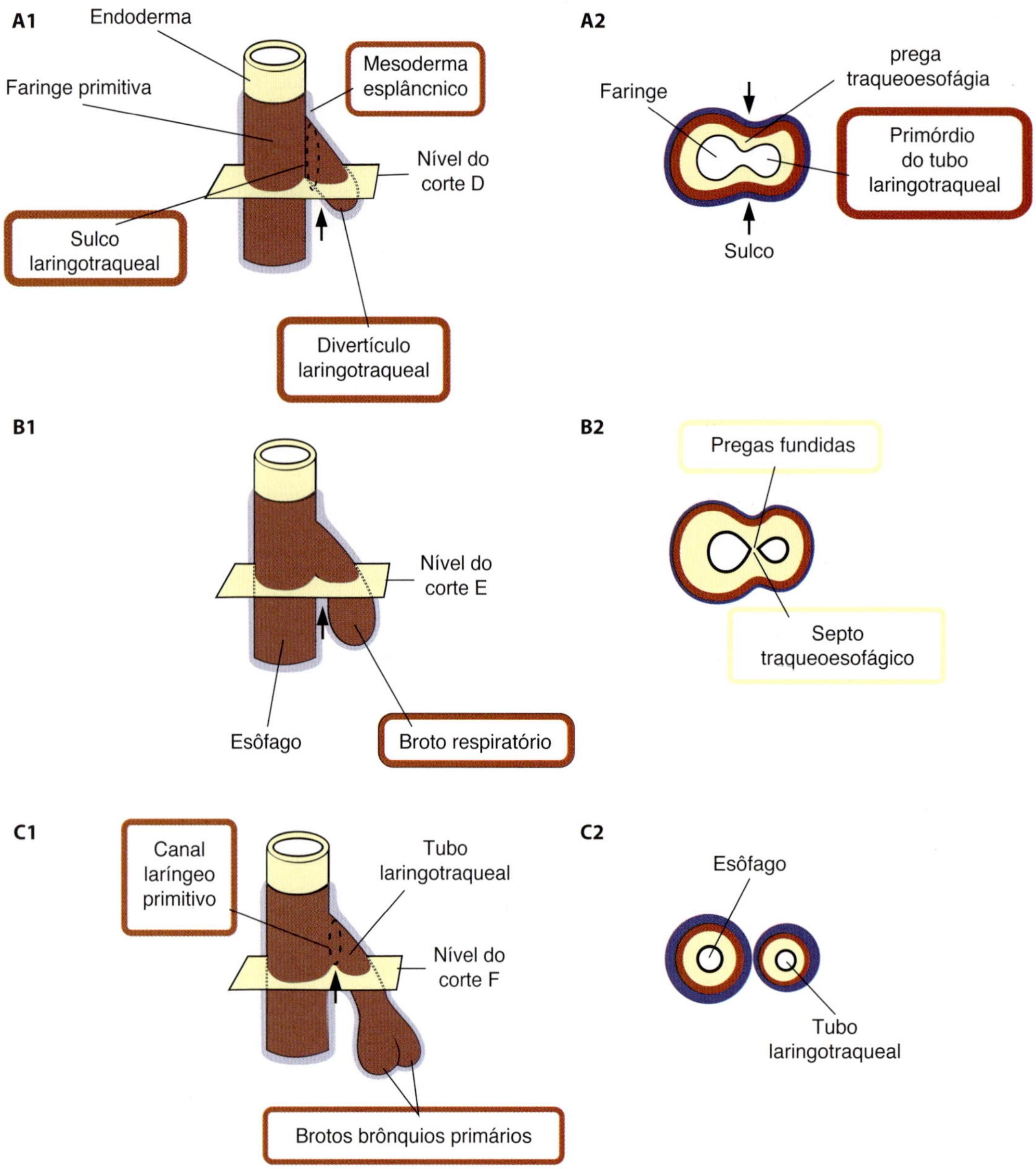

Figura 118.2 Desenvolvimento do septo traqueoesofágico. **A1** e **C1.** Vistas laterais da parte caudal da faringe mostrando o divertículo laringotraqueal e a divisão do intestino anterior em esôfago e tubo laringotraqueoesofágico. (Adaptada de: Moore, 2012.)

Desenvolvimento embriológico das estruturas da laringe

O sistema de arcos faríngeos (antigamente chamado de sistema branquial) é fundamental para a compreensão do desenvolvimento do sistema respiratório superior. As estruturas musculares e cartilaginosas do sistema respiratório superior têm sua origem a partir dele. Seu surgimento ocorre em torno da quarta e quinta semanas de desenvolvimento e é constituído por seis pares de arcos separados externamente entre si por cinco fendas branquiais e, internamente, por cinco bolsas faríngeas. O quinto par de arcos é rudimentar.[8]

Embriologicamente, os arcos branquiais são estruturas mesodérmicas e cada um deles possui uma artéria dominante, nervo, cartilagem e músculo. As fendas são revestidas por ectoderme e as bolsas por endoderme.[8] As estruturas da laringe são derivadas do II, III, IV, V e VI arcos branquiais (Figura 118.4).[9]

O epitélio que reveste a laringe é de origem endodérmica e inicialmente é do tipo poliédrico embrionário, que vai se modificando e em torno do terceiro mês apresenta cílios (região do ventrículo).[5] No sexto mês, o epitélio já é pavimentoso e estratificado.

As glândulas começam a ser vistas entre o terceiro e o quinto meses de gestação e encontram-se espalhadas pelas pregas vestibulares, ventrículos, subglote, e algumas podem, eventualmente, se desenvolver na porção superior das pregas vocais.

As cartilagens, os músculos, os sistemas vascular e linfático e os nervos laríngeos derivam do mesoderma.[2]

O osso hioide se origina (porção superior do corpo e cornos menores) do II arco branquial e do III arco branquial (porção inferior do corpo).[2] Até o sexto mês, estará fundido à porção superior da cartilagem tireoide. O IV arco branquial dá origem à cartilagem tireoide. O anel da cricoide começa a se formar a partir do 40º dia oriunda do V arco branquial.[5] As cartilagens aritenoides se originam do V arco e junto com a articulação cricoaritenóidea só estarão completas a partir do quarto mês.[5] A epiglote inicia-se na eminência hipobranquial e aos poucos se diferencia da base da língua, estando completa ao final do quinto mês.[5]

A musculatura intrínseca da laringe e a musculatura faríngea derivam do IV e VI arcos branquiais.[2] Os músculos esfinctéricos e dilatadores (interaritenóideos, cricoaritenóideos posterior e lateral, e os

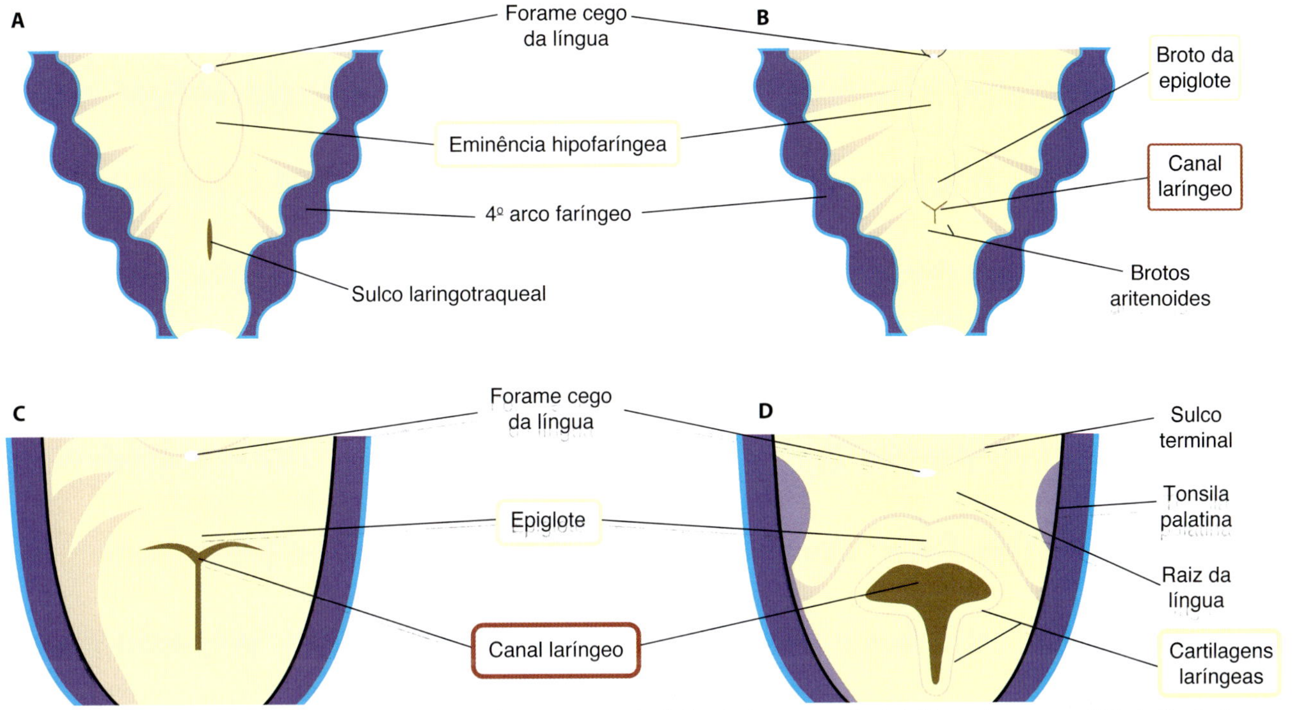

Figura 118.3 Desenvolvimento da laringe em cortes horizontais. **A.** Embrião de 4 semanas; **B.** Embrião de 5 semanas; **C.** Embrião de 6 semanas; **D.** Embrião de 10 semanas. Observa-se que o canal laríngeo muda de forma, de uma abertura em forma de fenda para um canal no formato da letra "T" à medida que o mesênquima envolve a laringe sofre proliferação. (Adaptada de: Moore, 2012.)

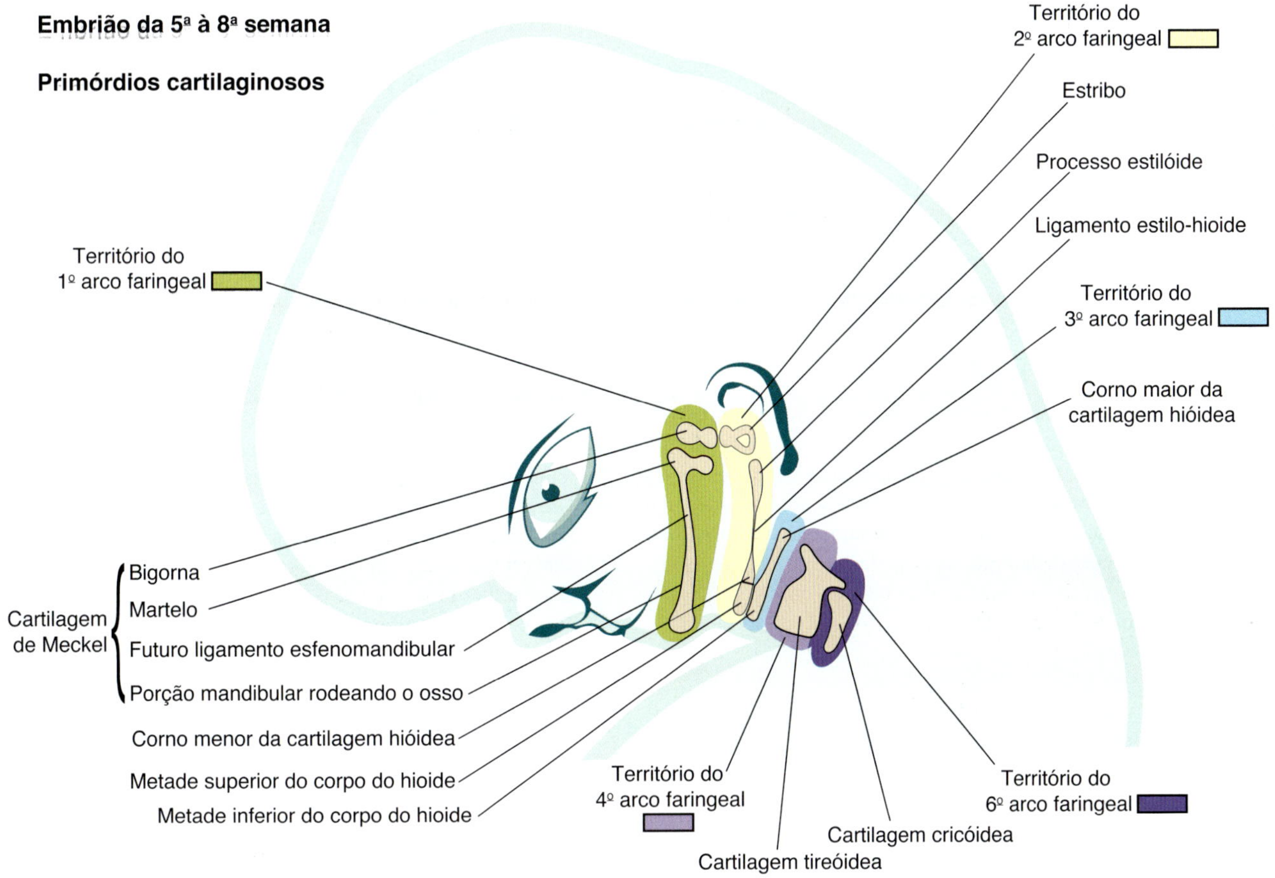

Figura 118.4 Correspondência entre os arcos faríngeos e estruturas a que dão origem. (Adaptada de: Netter, 1978.)

Tabela 118.1 Correspondência entre os arcos faríngeos e as estruturas adultas a que dão origem.

Arco faríngeo	Nervo craniano	Músculos	Ossos e cartilagens	Ligamentos
1º	Trigêmeo (NC V)	Músculos mastigadores, tensor do tímpano, tensor do véu palatino, ventre anterior do digástrico e o músculo milo-hióideo	Mandíbula, martelo (exceto o cabo), bigorna (exceto a longa apófise)	Ligamento esfenomandibular, ligamento maleolar anterior
2º	Facial (NC VII)	Músculos da mímica desde o couro cabeludo até o platisma, ventre posterior do digástrico, músculos estilo-hióideo e estapédico	Apófise estiloide, cabo do martelo, longa apófise da bigorna, *capitulum* e ramos do estribo, pequenos cornos e parte do corpo do osso hioide	Ligamento estilo-hióideo
3º	Glossofaríngeo (NC IX)	Músculo estilofaríngeo	Grandes cornos e parte restante do corpo do osso hioide	–
4º e 6º*	Nervo laríngeo superior, nervo laríngeo recorrente (ramos do vago, NC X)	Músculos intrínsecos e extrínsecos da laringe, músculos constritores da faringe, músculos estriados do terço superior do esôfago	Cartilagens tireóidea, cricóidea, aritenóidea, corniculada e cuneiforme da laringe	–

*O 5º arco faríngeo está frequentemente ausente, e quando presente é rudimentar e não origina nenhuma cartilagem. Os componentes cartilagíneos do 4º e 6º arcos fundem-se para formar as cartilagens da faringe.

músculos tireoaritenóideos) se originam da camada constritora interna da faringe primitiva. Os músculos tensores (cricotireóideos) se originam do anel muscular externo que circunda a faringe primitiva.[10]

O nervo laríngeo superior se origina do IV arco e o nervo laríngeo inferior, do VI arco (Tabela 118.1).[10]

Em termos embriológicos, a laringe desenvolve a maior parte de suas características anatômicas até o terceiro mês de gestação. A seguir, inicia-se a fase fetal com o crescimento, maturação e estabelecimento das funções fisiológicas.

ALTERAÇÕES ANATÔMICAS APÓS O NASCIMENTO

Ao nascimento, ainda ocorrem algumas modificações, como a separação entre a cartilagem tireoide e o osso hioide, que estavam até então fundidos. Com o crescimento, inicia-se o processo de ossificação do hioide e das cartilagens, e outras alterações, como a modificação de aspecto da epiglote que inicialmente tem formato em ômega e vai se abrindo, a decida da laringe no pescoço, a alteração da proporção entre porção cartilaginosa e membranosa das pregas vocais, dentre outras, também se manifestam.

CONSIDERAÇÕES FINAIS

Em resumo, o desenvolvimento da laringe é um processo notável e intricado, que culmina na formação de um órgão essencial para funções de proteção, respiratórias e fonatórias. A compreensão do desenvolvimento laríngeo é importante para a identificação e o manejo de distúrbios congênitos e no entendimento das bases anatômicas e funcionais da laringe.

REFERÊNCIAS BIBLIOGRÁFICAS

1. D'Avila JS, Setton AF, D'Avila DV. Embriologia e anatomia da laringe. In: Costa SS. Tratado de Otorrinolaringologia e Cirurgia Cervicofacial. 2. ed. Rio de Janeiro: Roca; 2011.p. 749-56.
2. Behlau M, Azevedo R, Madazio G. Anatomia da laringe e fisiologia da produção vocal. In: Behlau M. Voz: O livro do especialista. 1. ed.; v.1. Rio de Janeiro: Thieme Revinter; 2001. p. 1-51.
3. Tucker JA. Development of the human air and food passages. In: Fried MP, editor. The larynx: A multidisciplinar approach. Missouri: Mosby; 1996. p. 15-24.
4. Henick DH, Sataloff RT. Desenvolvimento vocal e embriologia da laringe. In: Sataloff RT, Gould WJ, Spiegel JR. Manual prático de fonocirugia. 1. ed. Rio de Janeiro: Thieme Revinter; 2001. p. 123-36.
5. Costa HO, Duprat AC. Embriologia do aparelho deglutofonatório. In: Costa HO, Duprat A, Eckley CA. Laringologia pediátrica. 1. ed. Rio de Janeiro: Roca; 1999. p. 1-5. 330 p.
6. Martins AZ. Embriologia e anatomia da laringe. In: Campos CH, Costa HO. Tratado de otorrinolaringologia. Rio de Janeiro: Roca; 2003. p. 743-50.
7. Moore KL, Torchia MG, Persaud TN. Embriologia clínica. 11. ed. Rio de Janeiro: Guanabara Koogan; 2012.
8. Gomes LC. Desenvolvimento embriológico do sistema respiratório superior. Faculdade de Medicina de Lisboa [mestrado integrado em medicina]. Lisboa: Universidade de Lisboa; 2020. 26 p.
9. Netter FH, Craig JA. Development of the upper respiratory system. In: Clinical symposia. Novartis; 1978.
10. Groves J, Gray RF. Development of the larynx. In: Groves J, Gray RF. A synopsis of otolaryngology. 1st ed. Bristol: Wright; 1985. p. 351-2.

CAPÍTULO 119

Particularidades da Traqueostomia em Crianças

Carolina Sponchiado Miura • Melissa A. G. Avelino • Vitor Guo Chen

INTRODUÇÃO

A traqueostomia é um procedimento cirúrgico no qual realiza-se uma comunicação direta entre a traqueia e o meio externo, facilitando assim a passagem de ar.

A traqueostomia é uma das cirurgias mais antigas, com descrições em hieróglifos de mais de 3000 a.C. Porém, o procedimento só se tornou mais difundido no século 19, com Chevalier Jackson, responsável por padronizar o procedimento e os seus cuidados pós-operatórios.[1] Ao longo dos anos observa-se uma mudança nas suas indicações, principalmente devido à diminuição das infecções obstrutivas agudas das vias aéreas superiores e ao avanço da medicina intensiva, em especial os materiais médicos empregados nos tubos orotraqueais utilizados para intubação e manutenção do paciente sob ventilação mecânica. Atualmente, é cada vez mais frequente pacientes submetidos à traqueostomia para gerenciar condições crônicas e prolongadas de ventilação.[2]

PRINCIPAIS INDICAÇÕES

As indicações para traqueostomia em crianças têm mudado ao longo do tempo, com uma prevalência crescente para suporte ventilatório prolongado, em detrimento de doenças infecciosas. As principais indicações são:

- Obstrução de via aérea: estenoses subglóticas, alterações congênitas da laringe e outras malformações. As estenoses subglóticas podem ser congênitas ou adquiridas (pós-intubação) e são as principais causas obstrutivas para indicação da traqueostomia. Nestes casos, a cânula tem a finalidade de proporcionar uma entrada de ar alternativa à região estenosada
- Suporte ventilatório: pacientes dependentes de ventilação mecânica invasiva. Neuropatas e pacientes com deficiência no *drive* respiratório necessitam de mecanismos para realizar a ventilação mecânica invasiva, e a traqueostomia permite a desospitalização destes doentes para um suporte em ambiente de menor complexidade ou até mesmo na própria residência
- Toalete pulmonar: pacientes neuropatas crônicos com dificuldade de mobilização da secreção traqueobrônquica. Com a cânula de traqueostomia, a aspiração de secreções é facilitada.

Mais de 30% das traqueostomias em crianças são em bebês com menos de 1 ano de vida, e desses, quase 30% passam por essa cirurgia por questões pulmonares, incluindo prematuridade. Um segundo pico ocorre em adolescentes de 15 a 18 anos, cerca de um terço da população pediátrica total de traqueostomia, quase 80% dos quais necessitam de estabilização das vias aéreas após trauma.[3]

A traqueostomia tem mortalidade e complicações raras atualmente, graças a iniciativas focadas em otimizar a tomada de decisões, reduzir custos cirúrgicos, e diminuir o tempo de cuidados intensivos.[4] A idade no momento do procedimento também mudou, com uma incidência maior em pacientes com menos de 1 ano de vida, indicando a importância crescente da traqueostomia na gestão de condições pediátricas complexas.[5]

TÉCNICAS CIRÚRGICAS

Anestesia

A maioria das traqueostomias é realizada sob anestesia geral em centro cirúrgico, com a via aérea assegurada por um tubo endotraqueal. A anestesia local tópica pode ser utilizada, atentando-se à dosagem máxima (aproximadamente 4 mg/kg para lidocaína).

Posicionamento

Um coxim é colocado sob os ombros do paciente, facilitando a extensão do pescoço e possibilitando a anteriorização da traqueia. Em pacientes com uma maior quantidade de tecido adiposo (Figura 119.1), na região cervical pode ser utilizada uma fita (plástica ou adesiva) fixada à mesa operatória e ao queixo para facilitar a extensão cervical. A antissepsia é realizada com clorexidina aquosa sendo aplicada do queixo até os mamilos, da ponta de um ombro à outra, e pelas laterais do pescoço até a superfície da cama.

Incisão e dissecção da pele

Primeiro, localiza-se e marca-se a cartilagem cricoide, a estrutura mais proeminente na linha média. A laringe infantil é relativamente mais alta no pescoço do que nos adultos. A fúrcula esternal também é marcada (Figura 119.2). A incisão da pele é geralmente horizontal e localizada na metade do caminho entre a cricoide e o entalhe esternal na linha média. É realizada a infiltração de anestésico local na incisão planejada da pele, e então uma lâmina nº 15 é utilizada para realizar a incisão horizontal.

Retalhos de pele são dissecados superior e inferiormente. Após a incisão do músculo platisma, encontra-se o tecido celular subcutâneo.

Quando há um excesso de gordura subcutânea, esta pode ser excisada facilitando as suturas que serão realizadas na pele e as futuras trocas de cânulas. Na linha média revela-se a fáscia sobre os músculos pré-tireoidianos. Realiza-se uma incisão vertical na fáscia e os músculos são afastados em sua linha média para a lateral, expondo a traqueia.

Em algumas situações é necessária a realização da istmectomia da glândula tireoide, em outras, apenas o afastamento da glândula já se faz suficiente.

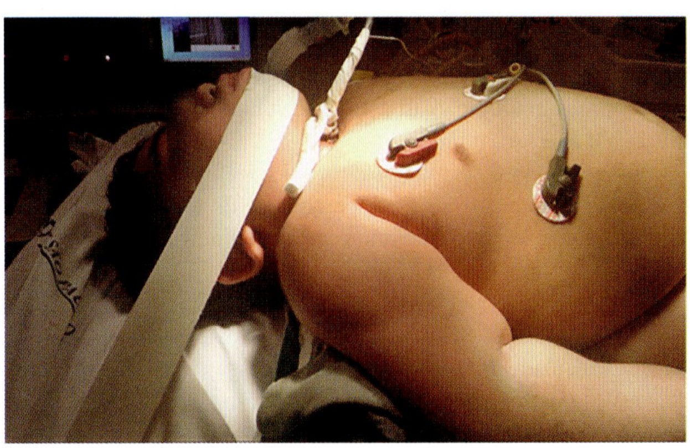

Figura 119.1 Fita adesiva sob o queixo auxiliando na extensão cervical.

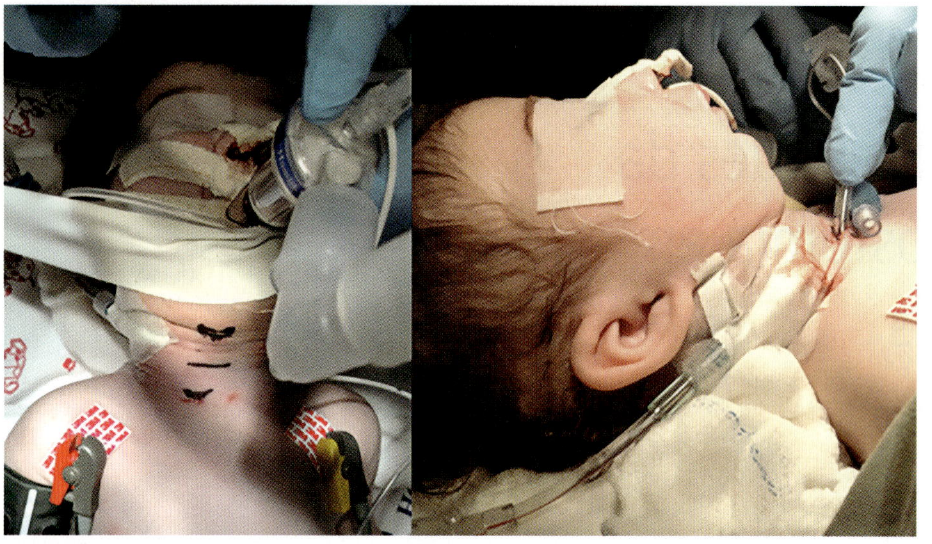

Figura 119.2 Marcação dos pontos anatômicos para realização da incisão na pele da traqueostomia.

Incisão traqueal

A técnica de incisão traqueal e a opção pela maturação do estoma é controversa e não há consenso na literatura[6] sobre a melhor técnica na população pediátrica, sendo suas principais preocupações: prevenção de decanulação acidental (a principal causa de fatalidade relacionada com a traqueostomia em crianças); prevenção de estenose traqueal de longo prazo; e consciência da indicação subjacente para a traqueostomia. Por exemplo, se a criança tem estenose subglótica que será reparada como um procedimento de único estágio no futuro, pode ser benéfico colocar a traqueostomia alta no pescoço.

O princípio básico consiste em incisar o menor número possível de anéis traqueais. Neste capítulo, serão citadas as três principais técnicas.

Utilização de fios de reparo

É realizada uma incisão vertical na traqueia, em sua linha média, entre o terceiro e quarto anéis traqueais. As suturas de reparo são locadas à esquerda e à direita a alguns milímetros de distância da linha média através da cartilagem (terceiro e quarto anéis), mas não através da mucosa da via aérea. Geralmente, utiliza-se uma sutura não absorvível, como uma seda ou *nylon* 3.0. Ao final do procedimento, marca-se o fio como "esquerda" e "direita" e estes são fixados com uma fita adesiva no tórax do paciente.

Maturação do estoma

Muitos relatos descrevem os benefícios e os métodos de maturação de um estoma de traqueostomia infantil para prevenir decanulação acidental e formação de tecido de granulação.[7] Na presença de um estoma maduro, há uma diminuição na morbidade de decanulação acidental precoce. No entanto, existe grande receio em ressecar parte da parede anterior da traqueia de uma criança,[8] e a maioria dos métodos de estomaplastia envolve suturar a pele ao redor das bordas da abertura traqueal.

Em geral, esses métodos são apenas realizados em pacientes nos quais a traqueostomia é esperada ser de longo prazo ou há uma preocupação com a decanulação acidental.

Técnica de Bjork

Na técnica de Bjork é realizado um retalho da parede traqueal anterior pediculado inferiormente, que transpassa apenas um anel traqueal, suturado à borda inferior da incisão da pele da traqueostomia horizontal. O restante da pele é, então, suturada ao redor da abertura traqueal.

Técnica de estrelaplastia

A técnica de estrelaplastia (Figura 119.3), descrita por Koltai,[9] envolve criar um estoma maduro através de uma técnica de zetaplastia tridimensional. O procedimento mostrou ser superior a outras técnicas na redução da incidência de complicações maiores, incluindo morte por decanulação acidental, bem como a incidência de estenose traqueal após traqueostomia. No entanto, devido à natureza e intenção do procedimento, quase 100% das crianças terão uma fístula traqueocutânea persistente após a decanulação que requererá reconstrução secundária.

Uma vez que o tubo de traqueia esteja completamente seguro, o tórax é auscultado para garantir que ambos os pulmões estejam sendo ventilados.

COMPLICAÇÕES DA TRAQUEOSTOMIA EM CRIANÇAS

As complicações relacionadas com a traqueostomia na população pediátrica apresentam incidência entre 19,9 a 77% e podem ser classificadas em precoces, quando ocorrem até 7 dias após a realização da traqueostomia, ou tardias, quando ocorrem após 7 dias.[2,10-13]

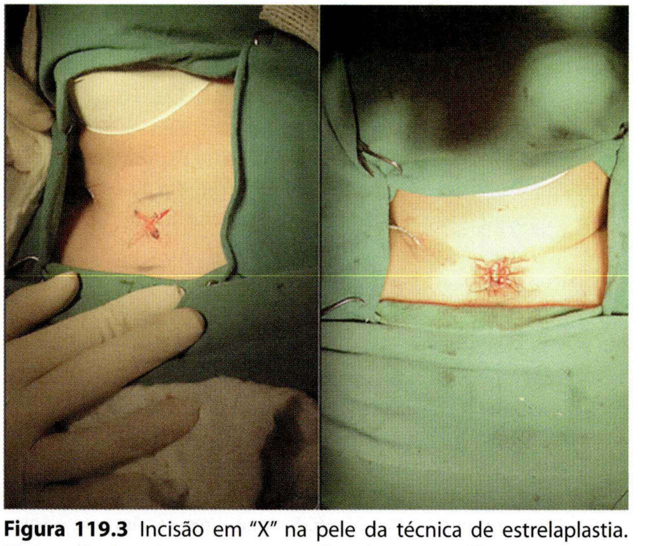

Figura 119.3 Incisão em "X" na pele da técnica de estrelaplastia. Maturação do estoma com sutura da pele na traqueia.

Complicações precoces

Escape de ar para o tecido intersticial

Durante e logo após a cirurgia de traqueostomia em crianças pode ocorrer o escape de ar da traqueia para o tecido intersticial, podendo resultar em enfisema subcutâneo, pneumotórax e pneumomediastino.[2] O diagnóstico pode ser feito através da radiografia simples de tórax.

O enfisema subcutâneo ocorre quando a incisão da traqueostomia é fechada muito apertada e o ar que escapa pelo orifício da traqueia fica aprisionado no tecido subcutâneo, ou quando é utilizada pressão positiva em excesso. O pneumotórax ocorre quando há lesão da cúpula pleural, e o pneumomediastino quando o ar disseca entre a fáscia cervical superficial e a profunda até o mediastino. Tanto o pneumotórax como o pneumomediastino podem ser prevenidos minimizando a dissecção pré e paratraqueal durante a cirurgia. Na maior parte dos casos, o escape de ar é pequeno e a conduta expectante, no entanto, dependendo do volume, a drenagem pode ser necessária.[10]

Complicações da ferida operatória

Complicações da ferida operatória podem ocorrer tanto pela pressão da cânula contra a pele como pela proximidade constante com secreções respiratórias e saliva, resultando em lesões que podem variar desde um eritema superficial até a formação de úlceras.[12] Além disso, pode ocorrer a infecção dessas lesões por bactérias, agravando a inflamação e podendo causar deiscência.

Hemorragia intra ou pós-operatória

Hemorragia intra ou pós-operatória importante pode ocorrer, principalmente em crianças com alterações anatômicas cervicais ou distúrbios de coagulação, ou quando a dissecção se estende para a região paratraqueal ou anéis traqueais mais baixos.

Decanulação acidental e falso trajeto

Nos primeiros dias após a cirurgia de traqueostomia ocorre a formação do trajeto da traqueia até a pele. Nesse período, caso ocorra decanulação acidental, a tentativa de recanulação pode resultar em falso trajeto. Suturas de reparo ou a maturação do estoma na pele podem ajudar a prevenir essa complicação.

Obstrução da cânula por muco

A obstrução da cânula por muco é mais frequente em crianças devido ao diâmetro reduzido da luz. Pode ser prevenida pela umidificação das secreções e cuidados constantes com a traqueostomia, incluindo a aspiração frequente nas crianças mais secretivas.

Tanto a decanulação acidental como a obstrução da cânula por muco são complicações que podem ocorrer tanto precoce como tardiamente e são as principais responsáveis pela mortalidade diretamente relacionada com a traqueostomia entre 1,25 e 6%.[2,14,15]

Complicações tardias

Tecido de granulação

O trauma crônico da cânula de traqueostomia com a via aérea e a pele causa irritação persistente e estimula o crescimento de tecido inflamatório, friável e sangrante (Figura 119.4). Granuloma na pele periestomal pode ser tratado com medicamentos tópicos como nitrato de prata e pomadas contendo corticoide e/ou antibióticos, e raramente necessitam ser ressecados.[4] Já os granulomas dentro da traqueia devem ser ressecados quando forem obstrutivos, estiverem causando sangramento, impedindo a passagem de ar para a fala ou durante o planejamento para decanulação eletiva (Vídeo 119.1).[10]

A ressecção pode ser totalmente endoscópica através da laringotraqueoscopia ou pode-se utilizar a laringotraqueoscopia para visualizar o granuloma através da laringe e ressecá-lo pelo estoma (Vídeo 119.2). Em ambos os casos, intensificar os cuidados de

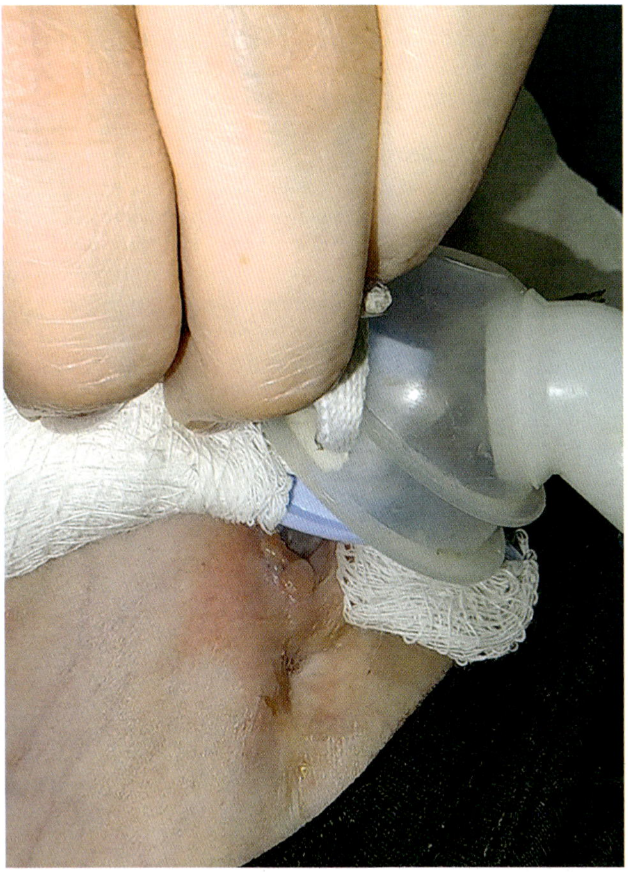

Figura 119.4 Aspecto da pele ao redor do traqueostoma de uma criança de 4 anos demonstrando hiperemia e tecido de granulação.

higiene e reduzir o intervalo entre as trocas de cânula pode ajudar a reduzir o processo inflamatório. Tecido de granulação e cicatricial ao redor do estoma podem dificultar as trocas de cânula.

Colapso supraestomal

Ocorre pela pressão contínua da cânula sobre o anel supraestomal causando inflamação e enfraquecimento da cartilagem com consequente traqueomalácia e colapso da porção anterior do anel para a luz. Durante o planejamento para a decanulação, se este colapso for um obstáculo, pode ser corrigido através de traqueoplastia utilizando enxerto de cartilagem ou ressecção traqueal segmentar.

Infecção

Ao contrário do nariz que filtra, aquece e umidifica o ar, a traqueia das crianças traqueostomizadas está constantemente exposta à germes e agressões do ambiente.

Alterações na consistência, odor ou quantidade de secreção traqueal podem indicar traqueíte bacteriana, que deve ser tratada com antibióticos e intensificação dos cuidados de higiene da traqueostomia.

Estenose subglótica e traqueal

Ocorre em cerca de 5% das crianças traqueostomizadas em consequência do trauma da cânula com a cartilagem cricoide, nos casos de traqueostomias posicionadas muito altas, ou com a cartilagem traqueal.[14] Pode ser tratada com ressecção parcial com ou sem interposição de enxerto de cartilagem.

Fístula traqueoinominada

Apesar de rara, essa complicação é potencialmente letal. É mais comum em crianças que dependem da traqueostomia por um período prolongado e ocorre quando a ponta distal da cânula erode a parede anterior da traqueia até atingir a artéria inominada. O tratamento pode ser realizado através de cirurgia aberta ou endovascular.[4,10]

Fístula traqueocutânea

A fístula traqueocutânea é uma complicação que ocorre após a decanulação eletiva, quando o estoma não se fecha totalmente de forma espontânea, mantendo um trajeto entre a traqueia e a pele.

Crianças que fizeram traqueostomia em idade mais precoce ou que dependem da traqueostomia por um período prolongado têm maior chance de evoluir com fístula traqueocutânea.

A incidência após a decanulação eletiva varia de 1 a 37%.[16,17] A presença da fístula pode causar desconforto importante para a criança, com saída de secreção persistente, irritação da pele, prejuízo à fonação e infecções frequentes.

A correção da fístula traqueocutânea pode ser feita através de fechamento primário (ressecção do trajeto fistuloso e fechamento primário por planos) ou secundário (ressecção do trajeto fistuloso e cicatrização por segunda intenção), sendo que o fechamento primário apresenta um resultado estético melhor.[17] Uma revisão sistemática mostrou taxa de sucesso de 95,7% com fechamento primário e 92,7% com fechamento secundário. Enfisema subcutâneo ou problemas urgentes de via aérea foram incomuns, acontecendo em 3,8 e 3,6% dos pacientes, respectivamente.[18] A taxa de complicações entre os dois métodos também é similar (8,7% no fechamento primário *versus* 10% no fechamento secundário).[17] Complicações secundárias ao fechamento de fístula traqueocutânea são: infecção, deiscência, enfisema subcutâneo, pneumomediastino/tórax, necessidade de intubação orotraqueal ou recanulação de urgência.

Cuidados com a traqueostomia

Para evitar complicações e a mortalidade decorrente da traqueostomia na infância são necessários cuidados que envolvem desde a indicação cirúrgica até a técnica cirúrgica, escolha da cânula e os cuidados pós-operatórios.

Com esse objetivo, um programa de traqueostomia multidisciplinar composto por enfermeiro, otorrinolaringologista, pneumologista, intensivista, fisioterapeuta respiratório e fonoaudiólogo pode ser uma ferramenta poderosa para melhorar a segurança do paciente e a qualidade do atendimento.[13] Desde o momento da indicação da traqueostomia deve-se assegurar que a criança terá acesso a um centro de referência com profissionais treinados e aos insumos necessários para realizar os cuidados de rotina com a traqueostomia e lidar com situações de urgência/emergência. Cânulas com balão só devem ser utilizadas em pacientes com necessidade de ventilação com pressão positiva ou para prevenir a aspiração. A escolha do tamanho da cânula deve seguir as recomendações do Consenso Clínico e Recomendações em Crianças Traqueostomizadas (Tabela 119.1).[19]

Tabela 119.1 Cânula de traqueostomia adequada de acordo com a idade e o peso da criança.

Idade e peso	Cânula recomendada (diâmetro interno)
Prematuros e recém-nascidos < 1.000 g	2,5 mm
Recém-nascidos entre 1.000 e 2.500 g	3 mm
Recém-nascido entre 0 e 6 meses	3 a 3,5 mm
Lactente entre 6 e 12 meses	3,5 a 4 mm
Lactente entre 1 e 2 anos	4 a 4,5 mm
Maiores de 2 anos	(Idade + 16)/4

Adaptada de: Primeiro Consenso Clínico e Recomendações Nacionais em Crianças Traqueostomizadas da Academia Brasileira de Otorrinolaringologia Pediátrica (ABOPe) e Sociedade Brasileira de Pediatria (SBP).[19]

A primeira troca de cânula deve ser realizada por equipe treinada entre 3 e 7 dias após a traqueostomia, e depois, trocas regulares ou antes se necessário, utilizando técnica limpa, não necessariamente estéril.[20] É aconselhável seguir as orientações do fabricante para higiene da cânula e manejo do balão. Os pais e cuidadores devem ser educados e treinados em relação aos cuidados com a traqueostomia, incluindo higiene adequada do estoma e da pele, troca da fixação, técnica de aspiração e como proceder em situações de emergência como a decanulação acidental. Além disso, devem receber insumos que permitam exercer esses cuidados como oxímetro de pulso, bomba de aspiração, ambu, oxigênio se aplicável, álcool em gel, luvas, tesoura, sondas de aspiração, flaconetes de soro, mandril, cânulas extras, seringa, cordão de fixação, lubrificante e gaze. A umidificação dos gases inspirados ajuda a prevenir a obstrução da cânula por muco.[21] A aspiração deve ser realizada quando houver evidência visual ou audível de secreção, utilizando sonda de calibre menor que ⅔ do calibre da cânula, prestando atenção à profundidade da aspiração e ao tempo, para evitar hipóxia e pneumotórax. O uso de válvula de fala e deglutição pode ser considerado em crianças que usam cânula sem balão ou que toleram o balão desinsuflado. Com a válvula acoplada na cânula, o ar entra pela válvula durante a inspiração e, durante a expiração ou deglutição, a válvula se fecha direcionando o ar superiormente para a laringe e pregas vocais. Para usar a válvula de fala, a criança deve estar acordada, responsiva, ter uma via aérea pérvia e ser capaz de manejar secreções orais e traqueais. Em caso de decanulação acidental, os pais devem ser treinados a passar uma cânula de mesmo tamanho ou meio milímetro menor e encaminhar a criança com urgência a um serviço de referência. A presença da traqueostomia não deve impedir a criança de frequentar a escola, desde que na presença de um cuidador habilitado.[19]

Decanulação

A traqueostomia é um procedimento realizado em crianças com obstrução grave da via aérea, necessidade de ventilação mecânica prolongada ou de toalete traqueobrônquica e, isoladamente, não pode ser considerada um tratamento. Dessa forma, tão logo o problema de base seja resolvido, deve-se iniciar o planejamento da decanulação eletiva, que deve ser realizada o mais cedo possível, com o objetivo de reduzir complicações, reduzir o impacto negativo no paciente, na família e na qualidade de vida, além de reduzir gastos do paciente e do sistema de saúde. A decisão da decanulação deve ser multiprofissional, entre otorrinolaringologista, fonoaudiólogo, pneumologista, fisioterapeuta respiratório e outros profissionais responsáveis pelos cuidados de saúde do paciente. Cada hospital tem seu protocolo próprio de decanulação, que pode ser modificado de acordo com as particularidades da criança. No geral, se melhorou ou resolveu a condição que levou à traqueostomia, deve ser realizada uma endoscopia de via aérea (EVA) para avaliar a patência e ressecar granuloma supraestomal quando presente. Se a EVA estiver satisfatória, a criança sem uso de ventilação nos últimos 3 meses, sem necessidade da traqueostomia para toalete traqueobrônquica, com tosse efetiva, sem nenhum procedimento com anestesia geral programado para um futuro próximo, pode ser realizada a redução progressiva e oclusão da cânula em casa durante o dia. A decanulação deve ser realizada em ambiente hospitalar. Crianças maiores de 2 anos devem ficar em observação por 48 horas (as primeiras 24 horas em unidade de terapia intensiva se a criança tiver comorbidades).

Crianças menores de 2 anos não precisam passar pelo teste de oclusão da cânula pois como a traqueia nessa idade tem um calibre pequeno, e a cânula pode ocupar toda a luz. Após a decanulação, devem ser observadas por 72 horas, sendo as primeiras 24 horas em unidade de terapia intensiva.[19] De modo geral, a polissonografia com a cânula ocluída não é necessária, porém alguns autores sugerem que pode ser uma ferramenta útil para complementar a EVA na decisão pela decanulação na população pediátrica, sendo os principais parâmetros o índice de apneia e hipopneia (IAH) e a presença de dessaturações.[4,22] A taxa de sucesso da decanulação depende das características da população estudada, podendo variar de 22,5 a 75%.[10,14] A presença de comorbidade neurológica ou pulmonar reduz a chance de decanulação.[14]

CONSIDERAÇÕES FINAIS

A traqueostomia é um procedimento cirúrgico em que se comunica a traqueia com o meio externo. Em crianças, as principais indicações são obstrução da via aérea, necessidade de ventilação mecânica prolongada e para toalete pulmonar.

A técnica cirúrgica varia entre os cirurgiões, mas nenhuma está isenta de complicações.

As famílias das crianças traqueostomizadas devem ser educadas e treinadas em relação aos cuidados com a traqueostomia e situações de emergência. Além disso, é fundamental o acesso aos insumos necessários para esses cuidados e a um serviço de saúde especializado.

Sempre que possível, a decanulação eletiva deve ser planejada de acordo com o protocolo de cada instituição e assistida por uma equipe multiprofissional.

REFERÊNCIAS BIBLIOGRÁFICAS

1. Trachsel D, Hammer J. Indications for tracheostomy in children. Paediatr Respir Rev [Internet]. 2006 Sep [Acesso em: 2024 Jul];7(3):162-8.
2. Kremer B, Botos-Kremer AI, Eckel HE, Schlöndorff G. Indications, complications, and surgical techniques for pediatric tracheostomies - An update. J Pediatr Surg [Internet]. 2002 Nov 1 [Acesso em: 2024 Jul];37(11):1556-62.
3. Lewis CW, Carron JD, Perkins JA, Sie KY, Feudtner C. Tracheotomy in pediatric patients: A national perspective. Arch Otolaryngol Head Neck Surg [Internet]. 2003 May [Acesso em: 2024 Jul];129(5):523-9.
4. Fuller C, Wineland AM, Richter GT. Update on pediatric tracheostomy: Indications, technique, education, and decannulation. Curr Otorhinolaryngol Rep [Internet]. 2021 Apr 15 [Acesso em: 2024 Jul];9(2):188-99.
5. Fraga JC, Souza JK, Kruel J. Pediatric tracheostomy. J Pediatr [Internet]. 2009 Mar 12 [Acesso em: 2024 Jul];85(2):97-103.
6. Song JJ, Choi IJ, Chang H, Kim DW, Chang HW Park GH, et al. Pediatric tracheostomy revisited: A nine-year experience using horizontal intercartilaginous incision. Laryngoscope [Internet]. 2015 Feb [Acesso em: 2024 Jul];125(2):485-92.
7. Craig MF, Bajaj Y, Hartley BJ. Maturation sutures for the paediatric tracheostomy - An extra safety measure. J Laryngol Otol [Internet]. 2005 Dec [Acesso em: 2024 Jul];119(12):985-7.
8. Colman KL, Mandell DL, Simons JP. Impact of stoma maturation on pediatric tracheostomy-related complications. Arch Otolaryngol Head Neck Surg [Internet]. 2010 May [Acesso em: 2024 Jul];136(5):471-4.
9. Koltai PJ. Starplasty: A new technique of pediatric tracheotomy. Arch Otolaryngol Head Neck Surg [Internet]. 1998 Oct [Acesso em: 2024 Jul];124(10):1105–11.
10. Watters KF. Tracheostomy in infants and children. Respir Care [Internet]. 2017 Jun [Acesso em: 2024 Jul];62(6):799-825.
11. Carr MM, Poje CP, Kingston L, Kielma D, Heard C. Complications in pediatric tracheostomies. Laryngoscope [Internet]. 2001 Nov [Acesso em: 2024 Jul];111(11 Pt 1):1925-8.
12. D'Souza JN, Levi JR, Park D, Shah UK. Complications following pediatric tracheotomy. JAMA Otolaryngol Head Neck Surg [Internet]. 2016 May 1 [Acesso em: 2024 Jul];142(5):484-8.
13. Gaudreau PA, Greenlick H, Dong T, Levy M, Hackett A, Preciado D et al. Preventing complications of pediatric tracheostomy through standardized wound care and parent education. JAMA Otolaryngol Head Neck Surg [Internet]. 2016 Oct 1 [Acesso em: 2024 Jul];142(10):966-71.
14. Schweiger C, Manica D, Lubianca Neto JF, Sekine L, Krumenauer R, Caixeta JA et al. Determinants of successful tracheostomy decannulation in children: A multicentric cohort study. J Laryngol Otol [Internet]. 2020 Jan [Acesso em: 2024 Jul];134(1):63-7.
15. Dal'Astra AP, Quirino AV, Caixêta JA, Avelino MA. Tracheostomy in childhood: Review of the literature on complications and mortality over the last three decades. Braz J Otorhinolaryngol [Internet]. 2017 Mar-Apr [Acesso em: 2024 Jul];83(2):207-14.
16. Wine TM, Simons JP, Mehta DK. Comparison of 2 techniques of tracheocutaneous fistula closure: Analysis of outcomes and health care use. JAMA Otolaryngol Head Neck Surg [Internet]. 2014 Mar [Acesso em: 2024 Jul];140(3):237-42.
17. Osborn AJ, de Alarcón A, Hart CK, Cotton RT, Rutter MJ. Tracheocutaneous fistula closure in the pediatric population: Should secondary closure be the standard of care? Otolaryngol Head Neck Surg [Internet]. 2013 Nov [Acesso em: 2024 Jul];149(5):766-71.
18. Lewis S, Arjomandi H, Rosenfeld R. Systematic review of surgery for persistent pediatric tracheocutaneous fistula. Laryngoscope [Internet]. 2017 Jan [Acesso em: 2024 Jul];127(1):241-6.
19. Avelino MA, Maunsell R, Valera FC, Lubianca Neto JF, Schweiger C, Miura CS et al. First clinical consensus and national recommendations on tracheostomized children of the Brazilian Academy of Pediatric Otorhinolaryngology (ABOPe) and Brazilian Society of Pediatrics (SBP). Braz J Otorhinolaryngol [Internet]. 2017 Jun 27 [Acesso em: 2024 Jul];83(5):498-506.
20. Mitchell RB, Hussey HM, Setzen G, Jacobs IN, Nussenbaum B, Dawson C et al. Clinical consensus statement: tracheostomy care. Otolaryngol Head Neck Surg [Internet]. 2013 Jan [Acesso em: 2024 Jul];148(1):6-20.
21. Volsko TA, Parker SW, Deakins K, Walsh BK, Fedor KL, Valika T et al. AARC Clinical Practice Guideline: Management of pediatric patients with tracheostomy in the acute care setting. Respir Care [Internet]. 2021 Jan [Acesso em: 2024 Jul];66(1):144-55.
22. Mitchell RB, Archer SM, Ishman SL, Rosenfeld RM, Coles S, Finestone SA et al. Clinical Practice Guideline: Tonsillectomy in children (update). Otolaryngol Head Neck Surg [Internet]. 2019 Feb [Acesso em: 2024 Jul];160(1_suppl):S1-42.

CAPÍTULO 120

Disfagia Orofaríngea: Particularidades na Infância

Dayse Manrique • Roberta Noer Pilla

INTRODUÇÃO

A disfagia é uma alteração da deglutição que pode ocorrer no processo alimentar da boca ao estômago, caracterizando o comprometimento da fase oral, faríngea ou esofágica da deglutição. A dificuldade na deglutição pode ser caracterizada pelo maior esforço ou pelo atraso no processo da deglutição, acompanhada ou não de dor para engolir. Pode ocorrer em qualquer idade, desde o nascimento até fases da infância mais avançadas.

Qualquer distúrbio na sucção, na coordenação respiração-deglutição ou no controle neuromuscular para a propulsão do leite materno à faringe, esôfago e estômago pode desencadear, poucas horas após o nascimento, uma situação de risco que deve ser imediatamente diagnosticada e controlada. A correlação da deglutição e respiração, principalmente nos primeiros meses de vida, é muito expressiva e a falha de qualquer um desses estágios pode prejudicar a capacidade da criança em proteger suas vias respiratórias durante a deglutição. Alterações no padrão da deglutição também podem ocorrer durante um episódio de infecção ou evolução de quadro pulmonar, uma vez que esses processos aumentam o risco de incoordenação entre as funções de sucção, respiração e deglutição. É importante salientar que as habilidades alimentares de recém-nascidos prematuros são correspondentes ao nível de desenvolvimento neurológico e não somente estão relacionadas com idade cronológica ou idade ajustada da criança. O refluxo fisiológico ou a doença do refluxo gastroesofágico (DRGE) estão intimamente relacionadas com a recusa alimentar ou com a incoordenação da deglutição em lactentes.

A disfagia apresenta repercussões diversas, incluindo quadros de desnutrição e aspiração pulmonar, outras consequências na alteração de desenvolvimento e risco de infecção pulmonar, além de conflitos sociais e familiares. Em episódios de aspiração crônica, o desenvolvimento pulmonar é amplamente afetado, causando problemas respiratórios como sibilância recorrente, hipersecretividade, pneumonia, bronquiolite, comprometimento da função pulmonar e fibrose pulmonar, aumentando as taxas de internações hospitalares e até mesmo evoluindo ao óbito.

EPIDEMIOLOGIA

Na população, aproximadamente 1% das crianças apresentam dificuldades de deglutição.[1] A incidência de disfagia e de dificuldades alimentares é maior em algumas populações, como em crianças com prematuridade, distúrbios neurológicos, paralisia cerebral, distúrbios respiratórios e cardíacos, traumatismo cranioencefálico, distúrbios gastrointestinais, malformações das vias aéreas e anomalias congênitas.[2,3] O número de crianças com distúrbios de deglutição apresenta um crescente epidemiológico. Diversos fatores estão relacionados, desde um maior reconhecimento desses distúrbios por familiares e profissionais de saúde, diagnósticos mais fidedignos, avanços na medicina que melhoraram a sobrevida de crianças com histórico de prematuridade,[4] baixo peso ao nascer e com condições médicas complexas, e melhoria de tecnologias para a sobrevida em sistemas domiciliares e hospitalares.[5]

Estudos apontam que entre 25 e 35% das crianças com desenvolvimento típico têm problemas alimentares. As taxas de incidência aumentam com o nível aumentado do comprometimento cognitivo e declínio da função motora. Achados entre 30 e 80% de quadros disfágicos ocorrem em crianças com algum tipo de comprometimento neurológico,[6] 19,2 a 99% em crianças com paralisia cerebral,[7-9] 33 a 83% em crianças com distúrbios craniofaciais[10] e um risco maior de cinco vezes de disfagia em pacientes autistas.[11]

ANATOMIA E FISIOLOGIA

Em neonatos e crianças pequenas, todos os quatro estágios da deglutição são reflexivos e involuntários. A língua preenche a cavidade oral e o palato mole fica mais baixo. O osso hioide e a laringe ficam posicionados mais acima (altura da laringe em relação à idade e aos corpos vertebrais) do que nos adultos, e, portanto, a laringe se eleva menos do que nos adultos durante a fase faríngea da deglutição. Uma vez que a criança começa a comer consistências mais pastosas, as fases oral e faríngea ficam semelhantes às de um adulto, embora com menor elevação da laringe. À medida que a criança cresce, o espaço intraoral aumenta com o crescimento da mandíbula para baixo e para frente, a cavidade oral se alonga na dimensão vertical. O espaço entre a língua e o palato aumenta, e a laringe e o osso hioide se abaixam, alongando e alargando a faringe, mantendo uma evolução de erupção dentária. A mastigação também evolui à medida que a criança se desenvolve. Nesse período, a fase oral fica sob controle voluntário, o que é essencial para permitir que ela comece a mastigar alimentos sólidos. A mastigação segura e eficaz, por meio do morder e mastigar, depende do registro sensorial apropriado da fonte de alimento e de uma resposta motora coordenada e influenciada pelos processos cognitivos. Ao longo da vida, o desencadeamento do reflexo de deglutição e fase oral é geralmente uma atividade involuntária, que pode ser controlada voluntariamente; entretanto, as fases faríngea e esofágica da deglutição são atividades reflexivas e involuntárias.[12-14]

Fases da deglutição

- Oral:
    - Preparatória oral: inclui a fase preparatória pré-oral, na qual o alimento da dieta vai para a cavidade oral. Depois, pela sequência de uma fase voluntária durante a qual o alimento ou líquido é manipulado na boca para formar um bolo alimentar, inclui sugar líquidos, manipular conteúdos e mastigar alimentos sólidos
    - Trânsito oral: fase voluntária que se inicia com a propulsão posterior do bolo alimentar pela língua e termina com o início da deglutição faríngea
- Faríngea: começa com o início de uma deglutição voluntária da faringe que, por sua vez, impulsiona o bolo alimentar através da faringe por meio da contração peristáltica involuntária dos constritores da faringe
- Esofágica: fase involuntária durante a qual o bolo é transportado para o estômago através do processo de peristaltismo esofágico.

Os distúrbios da deglutição podem ocorrer em uma ou mais fases da deglutição: preparatória oral e trânsito oral, faríngea e esofágica, sendo a disfagia orofaríngea o distúrbio de deglutição mais comum na infância.[12,13,15,16]

CAUSAS

- Condições maternas: circulatórias, hematológicas, metabólicas, neurológicas, manobras obstétricas, partos cirúrgicos, medicamentos analgésicos, anestésicos, placentárias
- Condições fetais: malformações congênitas, doenças ou lesões, anomalias de posição, displasia broncopulmonar, doença pulmonar crônica, síndrome do desconforto respiratório, alterações esofágicas (atresias) e fístulas traqueoesofágicas
- Incompetência na coordenação do sistema sucção-deglutição-respiração, prematuros, baixo peso ao nascimento, retardo do crescimento intrauterino
- Alteração na função neuromuscular: distúrbios neuromusculares (Figura 120.1), patologia neurofisiológica de nervo ou junção neuromuscular, redução do tônus (coordenação), imaturidade do sistema neuromuscular, sofrimento fetal, hipoxia, anoxia, hemorragia peri-intraventricular, paralisia cerebral, encefalopatia neonatal, hidrocefalia por obstrução do aqueduto de Sylvius ou secundária a infecção, tumores, cisto subaracnoide, angioma do plexo coroide, atrofia muscular espinhal, síndrome de Arnold-Chiari, meningite
- Doenças congênitas e genéticas:
  - Malformações craniofaciais: fenda palatina e labial, glossoptose, síndromes de Pierre Robin, de Treacher Collins, de Cri-du-chat, de Prader Willi, de Down, de Beckwith-Wiedemann, de West, Optiz e de Moebius e CHARGE (coloboma, defeito cardíaco, atresia do cóano, crescimento e desenvolvimento retardados, anomalia genital e dos ouvidos)
  - Cardiopatias congênitas: estenose aórtica, miocardiopatias, comunicação interatrial (CIA), alterações anatômicas de grandes vasos (duplo arco aórtico, anel vascular, artéria subclávia anômala)
- Alterações anatômicas no trato aerodigestivo:
  - Cavidade nasal e nasofaringe: atresia de coana, estenose da abertura piriforme, massas tumorais congênitas (gliomas, meningoceles), rinite alérgica, hipertrofia de cornetos, hipertrofia adenoamigdaliana, laringomalácia (Figura 120.2), estenose laríngea, paralisia de prega vocal, cisto de valécula, *cleft* laríngeo, membrana laríngea

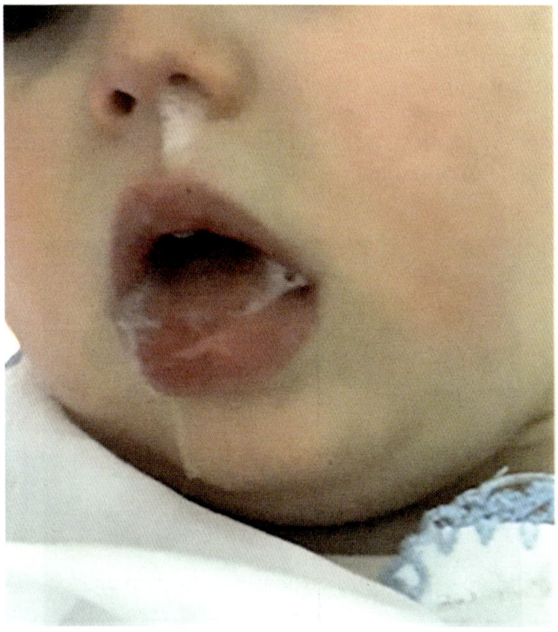

Figura 120.1 Sialorreia por distúrbio de desenvolvimento neuromuscular secundário à meningite.

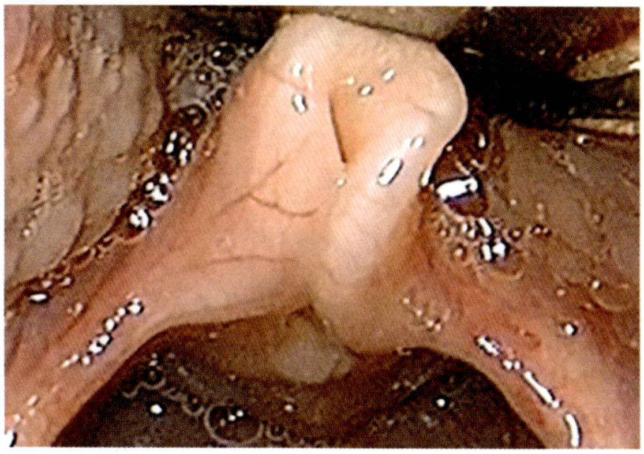

Figura 120.2 Laringomalácia.

  - Esofágicas: atresia, fístulas, doenças do refluxo gastroesofágico (alteração do ângulo esôfago-gástrico)
  - Ventilação mecânica prolongada
  - Traqueostomia
  - Sondas nasais e orais
- Processos infecciosos: epiglotite, abscesso retrofaríngeo, difteria, tétano, poliomielite
- Corpo estranho em via aerodigestiva, lesões orais
- Tumores cerebrais
- Pós-operatórios
- Compressão extrínseca: tumores tireoideanos, linfonodos, anel vascular
- Comportamentais, psicológicos, fatores ambientais
- Doenças neuropsiquiátricas, autismo.

DIAGNÓSTICO

A avaliação da disfagia na criança exige uma atenção multidisciplinar. Uma coesão de equipe de cuidados com médicos, fonoaudiólogos, fisioterapeutas, nutricionistas, enfermeiros, familiares e cuidadores é fundamental para o diagnóstico e manejo dessas alterações, definindo severidade e complexidade de cada caso.

A avaliação da função dos músculos e das estruturas utilizadas na deglutição envolve a avaliação da sensibilidade, força, tônus, amplitude, simetria, frequência e coordenação de movimento, assim como a observação do controle de postura, posição de cabeça-pescoço, reflexos orais e faríngeos, movimentos involuntários e respostas no contexto do nível de desenvolvimento da criança. Limitações e habilidades de posicionamento (controle cervical inadequado, alteração do desenvolvimento global, oral e motor, dependência para as atividades diárias) podem interferir no processo de deglutição e respiração.

A dificuldade de comunicação dessa faixa etária exige uma avaliação ainda mais minuciosa a partir do histórico clínico, dados de dispositivos de monitoramento e formas não verbais de comunicação (hábitos comportamentais). Dessa forma, a avaliação funcional da capacidade de deglutição não se limita apenas às habilidades típicas de desenvolvimento e componentes da tarefa de intenção alimentar, sucção, mastigação, contenção oral, manipulação e transferência do bolo alimentar.

Investigação clínica

Avaliação clínica, medidas de qualidade de vida, bem como uma série de ferramentas e instrumentais são utilizados para diagnosticar e acompanhar os pacientes pediátricos.

A história do neonato e da criança deve ser ampla e completa, incluindo avaliação de idade de nascimento ou corrigida para prematuros, história gestacional, dados do nascimento e período perinatal, doenças, comorbidades, síndromes associadas, histórico de ganho de peso, curva de crescimento, estado nutricional e hidratação. Também deve-se investigar padrão alimentar e dispositivos utilizados, tipo de alimento e consistência, quantidade e duração, assim como presença de alterações respiratórias, cardíacas ou pulmonares, fatores de piora ou melhora, necessidade de ventilação mecânica ou uso de respiradores, oxigênio e traqueostomia, regurgitação, tosse e engasgos, manejo da saliva e sialorreia, alterações comportamentais como choro ou aversão alimentar durante a alimentação. Deve-se pesquisar internações prévias (principalmente por causas pulmonares, desnutrição ou desidratação), medicações em uso, fatores ambientais, alterações psicológicas e diagnóstico de doenças neuropsíquicas e autismo, condições dos cuidadores no momento das refeições, utilização de dispositivos e telas no momento da refeição que distraem o ato de deglutição, locais inapropriados e posicionamento da criança, observando os ajustes necessários para que ocorra a deglutição de forma funcional.[17,18]

A avalição funcional engloba um contexto de observações no momento da alimentação, o que inclui habilidades pré-alimentares e prontidão para alimentação, avaliação da musculatura da face, cavidade oral, coordenação da sucção, perda de alimento pela boca, alteração na mastigação, propulsão e manejo da saliva. Avaliar a presença de reflexos, voz e choro molhado, vômitos, tosse, engasgos, fluxo retrógrado de alimentos na cavidade nasal. Movimentos sugestivos como caretas, introdução de dedo na boca, rotação de cabeça, posição com curvatura dorsal, controle cervical, postura, dessaturação também devem ser observados. Também é importante avaliar se ocorre negação para texturas e certos alimentos, volume alimentar tolerado, tempo alimentar, presença de estresse respiratório, frequências respiratória e cardíaca, cor da pele, apneia, pausas frequentes, dessaturação, alteração de responsividade e ausculta cervical.[19,20]

Avaliação anatômica

A avaliação realizada pelo otorrinolaringologista[21] inclui o exame físico, com a necessidade de exames complementares em muitos casos, como a nasofibroendoscopia, videoendoscopia da deglutição, assim como a laringoscopia rígida e broncoscopia em casos selecionados.

A associação de outras especialidades colabora para investigação e diagnóstico das alterações do trato aerodigestivo e pode ser indicada com base na patologia em investigação, como exames radiográficos (esofagograma, cintilografia), estudos de motilidade gastrintestinal, endoscopia digestiva alta, manometria esofágica, tomografia computadorizada e ressonância nuclear magnética.[9,22-26]

A avaliação otorrinolaringológica deve englobar:

- Cavidade nasal e nasofaringe: estenose de abertura piriforme, atresia de coana, massas tumorais congênitas (gliomas, meningoceles), hipertrofia de cornetos e adenoide
- Orofaringe: hipertrofia de amígdalas palatinas e lingual, fissuras labiopalatinas, frênulo lingual, mobilidade de língua, palato e paredes faríngeas, quantidade de saliva
- Laringe: seios piriformes, valéculas, ligamentos ariepiglóticos, mobilidade de prega vocal, sensibilidade, espaços glótico e subglótico, se possível
- Traqueia: região de cricoide e anéis traqueais, fístula traqueoesofágica, compressão extrínseca
- Esôfago: estreitamentos, acalasia do cricofaríngeo, divertículo de Zenker, sinais de refluxo gastroesofágico, esofagite de refluxo e esofagite eosinofílica.

Avaliação objetiva instrumental

O exame mais indicado pelo otorrinolaringologista para a avaliação da disfagia é a videoendoscopia da deglutição (VED), a qual auxilia na avaliação da capacidade da criança em realizar deglutições espontâneas e eficazes com controle de conteúdo oral.[27,28] A VED foca mais na avaliação da fase faríngea da deglutição, em tempo real e dinâmico, avaliando a anatomia e a função de proteção das vias aéreas durante a deglutição, a partir da resposta do fechamento glótico (Vídeos 120.1 e 120.2). Durante o exame, também se observam refluxo nasal, função da região velofaríngea e faringolaríngea, sensibilidade, motricidade e coordenação das estruturas, *clearance* faríngeo, estase (Figura 120.3), penetração e aspiração de conteúdo alimentar ou de saliva para a via respiratória, reflexo de tosse. É possível associar manobras terapêuticas e de investigação durante a realização do procedimento.

O exame não apresenta exposição à radiação, pode ser realizado no colo dos cuidadores ou em cadeira, da forma mais natural possível. Alguns pontos devem ser observados e discutidos em equipe. O local do exame depende da gravidade e das comorbidades da criança em avaliação, se em nível hospitalar ou consultório médico. O uso de anestésicos tópicos nasais é questionável e depende da experiência do grupo envolvido, mas deve ser evitado em crianças com menos de um ano de vida, com comprometimento neurológico severo, crises convulsivas e dificuldade conhecida ou suspeita no manejo de secreções orais. O uso de sonda nasal (nasogástrica ou entérica) durante o exame também deve ser questionado. Em neonatos pequenos, os respiradores nasais são obrigatórios, porque a respiração pode ficar comprometida na colocação de um endoscópio flexível em uma narina quando uma sonda nasal está alocada na outra e, portanto, pode ser uma limitação na avaliação completa da deglutição e deve-se enfatizar os aspectos relacionados com a alimentação segura e com o risco de aspiração.

A avaliação com videofluoroscopia da deglutição ou videodeglutograma (VDG) oferece uma avaliação de todas as fases da deglutição e de interações entre as fases (preparatória, oral, faríngea e esofágica), de mobilidade de língua e mastigação, tempo de deglutição, presença de estase ou refluxo nasal, competência velofaríngea e contato de língua e faringe, movimento do complexo hiolaríngeo e da dismotilidade cricofaríngea, observação de transição faringoesofágica, presença de penetração e aspiração (Vídeo 120.3).[29] É realizada em conjunto com fonoterapeuta experiente e radiologista. A VDG tem algumas limitações, pois necessita de exposição e ingesta de conteúdo contrastado com bário, local de realização específico, dificuldade de avaliar a amamentação por seio materno, exposição à radiação e falha no diagnóstico de aspiração que ocorre de forma intermitente ou com saliva. É necessária a ingesta de alimentos em volume suficiente por via oral para avaliar com precisão a deglutição pela fluoroscopia. Além da exposição à radiação, pode haver necessidade de deslocamento para unidades específicas de imagem.

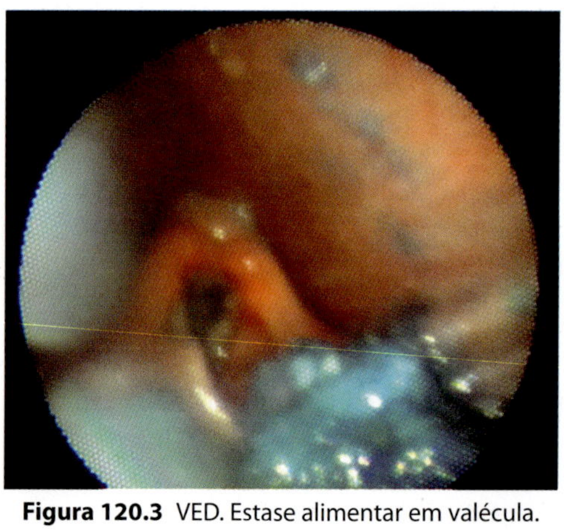

Figura 120.3 VED. Estase alimentar em valécula.

VED e VDG podem ser usados de forma complementar. Podem ser utilizadas algumas estratégias terapêuticas e investigativas para determinar o efeito na segurança e eficiência da deglutição em ambos exames. Para esses procedimentos, o mais adequado é permitir que o exame seja o mais natural possível, com um mínimo de pessoas em sala, uma vez que a ansiedade e choro podem ser reações esperadas a qualquer procedimento instrumental, prejudicando significativamente a avaliação da deglutição.

CLASSIFICAÇÃO

A classificação da disfagia auxilia no acompanhamento e planejamento terapêutico de cada paciente. Escalas foram formuladas, baseadas em avaliações clínicas e instrumentais, mas muitas ainda sem validação para a pediatria e com objetivos distintos. A maioria das escalas não apresenta os requisitos para classificá-las como ferramenta completa na avaliação de qualquer disfagia, dificultando a padronização da classificação da disfagia em crianças. Exemplos de algumas escalas utilizadas são: FOIS (Functional Oral Intake Scale) e a DOSS (Dysphagia Outcome Severity Scale).[16-20]

ABORDAGEM TERAPÊUTICA

A proposta terapêutica deve ser baseada na avaliação multidisciplinar do paciente, correspondendo à identificação do problema de base e comorbidades relacionadas. É necessário manter a estabilidade física da criança com cuidados gerais da via aerodigestiva associados a um mecanismo alimentar não traumático. Os cuidados incluem observacão de padrão respiratório, como saturação de oxigênio, frequência respiratória e cardíaca, tônus muscular, estado comportamental e aceitabilidade. A terapêutica e o acompanhamento com o fonoaudiólogo são fundamentais para o ajuste e segurança do processo alimentar dos pacientes. O início da terapia pode englobar medidas e estímulos não nutritivos com o uso de instrumentos como dedo, chupeta e seio vazio até o momento de segurança para a instituição de uma deglutição segura. Dos pontos fundamentais destacam-se a adoção da nutrição e hidratação seguras e adequadas, definindo métodos e técnicas de alimentação ideais para a segurança da deglutição e a eficiência alimentar. Sempre buscar encontrar as habilidades alimentares apropriadas para a idade da maneira e forma mais normais possíveis, adequadas ao ajuste do baixo ganho de peso, desnutrição, desidratação e quadros gastrintestinais associados, como síndromes gastrintestinais, intestino curto e gastroparesia, por exemplo. Maximizar a qualidade de vida do paciente, colaborando com a família em relação aos ajustes alimentares, experiências positivas relacionadas com a alimentação para evitar problemas futuros de aversão alimentar e outras repercussões psicossociais na criança e na sua família.

Procedimentos para ajuste e correção da doença de base ou de repercussões concomitantes ou anteriores à terapêutica fonoaudiológica podem ser necessários. A terapêutica pode incluir o tratamento de sialorreia[30] com medidas clínicas, medicamentosas ou cirúrgicas, para correção de atresia de coana, distração mandibular, hipotonia do cricofaríngeo, supraglotoplastia para correcão de laringomalácia, correção de *cleft* laríngeo e paralisia de prega vocal, assim como cirurgias de outras especialidades, como descompressão de tronco cerebral na síndrome de Arnold-Chiari, compressões extrínsecas e traqueais, entre outras.

A terapêutica mais direcionada para o manejo da disfagia inclui:

- Medidas gerais: medidas posturais, ajustes de consistências, volumes e utensílios para a alimentação segura. Inclui especialmente o uso de espessantes alimentares naturais ou artificiais, ou fórmulas alimentares com maior viscosidade
- Terapias medicamentosas:
  - Drogas anticolinérgicas:
    - Atropina 0,5 a 1% (colírio oftálmico): uso sublingual. Geralmente, é a primeira opção medicamentosa devido a sua eficácia, mas com curto efeito de duração. Atenção aos efeitos adversos, como taquicardia, *rash* cutâneo, retenção urinária, agitação e *delirium*
    - Propantelina: pode ser aplicada por via oral ou enteral; observam-se efeitos colaterais a partir de 2,5 a 3 mg/kg/dia (pele seca, constipação, cólicas abdominais, retenção urinária, sonolência, midríase). Deve ser fracionada de 8/8 horas até 6/6 horas
    - Escopolamina: usada em diversos veículos (oral, enteral, gel ou *patch*) para absorção transdérmica. Algumas vezes, é indicado o uso inalatório, com pouco efeito, podendo ser usado como adjuvante com outras medicações. Aplicação em gel na região retroauricular de 3 a 4 vezes/dia; na forma de *patch* transdérmico, a quantidade é calculada pelo peso da criança, com troca a cada 72 horas. Apresenta bom efeito xerostômico, e os efeitos colaterais incluem pele seca, obstipação intestinal, cólicas abdominais, retenção urinária, sonolência, midríase. A excreção ocorre por via urinária e fecal
    - Ipratrópio: uso inalatório, diluído em soro fisiológico; efeito xerostômico mais restrito. Usado como medicação adjuvante
  - Toxina botulínica em glândulas salivares: a injeção de toxina botulínica tipo A nas glândulas parótidas e submandibulares é segura e eficaz no controle da sialorreia. O procedimento é repetido regularmente, em intervalos de 4 a 6 meses, com resposta que pode diminuir com o uso a longo prazo. Realizada geralmente quando há contraindicação ou falha com medicações anticolinérgicas. O procedimento é realizado sob orientação ultrassonográfica, em glândulas parótidas e submandibulares (Figuras 120.4 e 120.5). O efeito xerostômico geralmente inicia após 5 a 14 dias da aplicação. As melhores técnicas e dosagem ainda não foram amplamente estabelecidas; dessa forma, os protocolos variam em diferentes serviços. Os efeitos colaterais incluem irritação no local da injeção, dor, hematoma, espessamento salivar, alteração em mastigação e deglutição se houver difusão para os músculos adjacentes
- Aspiração mecânica de vias aéreas e sugadores orais: realizada com aspiradores a vácuo no trato respiratório para remover secreções líquidas ou espessas das vias aéreas superiores e inferiores quando o paciente não tem condições para removê-las

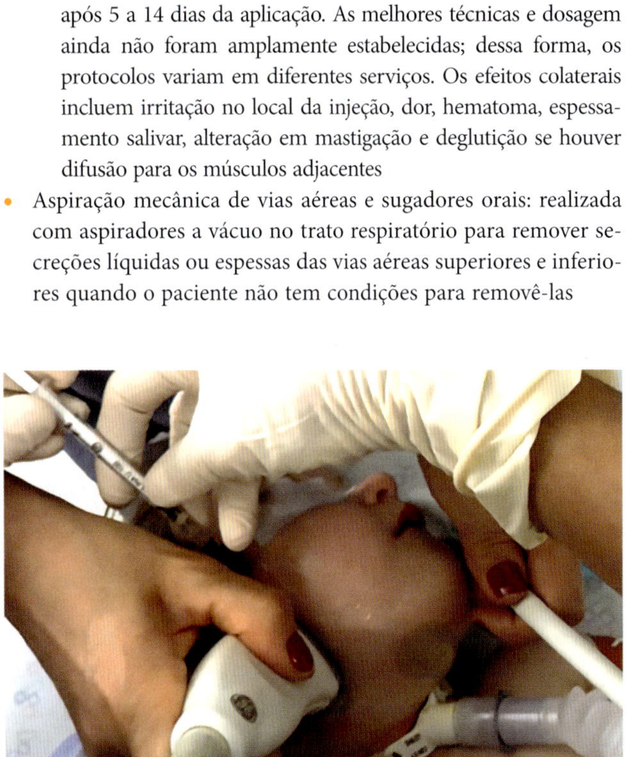

Figura 120.4 Aplicação de toxina botulínica em glândula parótida guiada por ultrassom.

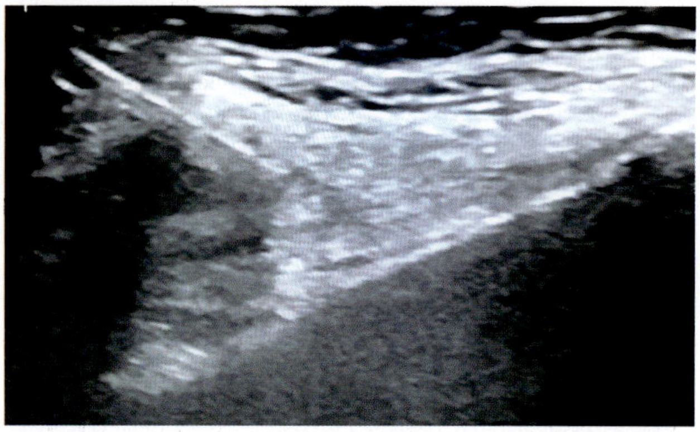

Figura 120.5 Ultrassonografia de aplicação de toxina botulínica em glândula parótida.

- Vias alternativas de alimentação (sondas orogástricas, nasoenteral ou gastrostomia): o tratamento também envolve a discussão ampla pela equipe multidisciplinar sobre a necessidade da via alimentar alternativa, como a colocação de uma sonda alimentar, assim como a gastrostomia de forma definitiva ou temporária, no momento mais oportuno. A indicação deve ser discutida e definida para minimizar o risco de complicações pulmonares e nutrição adequada, mantendo a segurança do paciente
- Tratamentos cirúrgicos para a redução da saliva: os tratamentos cirúrgicos são indicados para sialorreia moderada a grave refratária ao tratamento medicamentoso e aplicação de toxina botulínica, podendo ser escolhida dependendo de cada caso:
  - Ligadura dos ductos salivares via bucal: a ligadura dos ductos submandibulares e parotídeos bilaterais de Stenon (parótida) (Figura 120.6) e de Wharton (submandibular) tem sido relatada como um método simples, seguro e eficaz com poucas complicações. Por ser pouco invasiva, foi considerada como o método cirúrgico de primeira escolha para tratar o sintoma. As glândulas sofrem atrofia funcional após o procedimento e a saliva necessária é produzida pelas glândulas sublinguais e glândulas salivares menores, não havendo a presença de secura da boca
  - Submandibulectomia: a excisão de glândula submandibular mostra-se como uma abordagem terapêutica com maior eficácia e menos falha que a ligadura dos quatro ductos. Muitas vezes, associa-se o procedimento à ligadura dos ductos parotídeos. É realizada via cervical (ver Figura 120.6). Os riscos podem incluir sangramento e hematoma local, infecção, paresia do ramo mandibular do nervo facial e nervo lingual
  - Desconexão laringotraqueal: isolamento da via respiratória inferior das vias aerodigestivas superiores, com a separação laringotraqueal em casos em que as condições pulmonares secundárias à aspiração oferecem risco de morte. É um método mais invasivo que consiste em fechar a traqueia proximal em fundo cego com maturação de novo trajeto da traqueia distal para a pele, com traqueostoma definitivo (Figura 120.7). Indicada para casos graves como medida protetiva pulmonar, para evitar broncoaspiração crônica, aumentando a sobrevida e qualidade de vida do paciente. O paciente perde a capacidade da fonação pela ausência de fluxo glótico, e muitas vezes a maior dificuldade é a aceitação familiar pelo procedimento
  - Traqueostomia: pode ser indicada para alguns casos onde há contraindicação para cirurgias de maior morbidade. Ela auxilia na higiene pulmonar (Figura 120.8). O uso de cânulas com *cuff* pode ser uma opção para crianças com necessidade de ajuste de ventilação e para casos de broncoaspiração. A cânula com *cuff* deve ser ao máximo evitada pelos maiores riscos de lesão em traqueia. Dessa forma, a substituição, assim que as condições clínicas permitam, para as cânulas sem *cuff*, associadas à adaptação de válvula fonatória para ajuste da pressão subglótica, reestabelecimento da sensibilidade laríngea e melhora da eficácia da tosse, além da vocalização em crianças maiores, na medida do possível, são sempre estimuladas.

CONSIDERAÇÕES FINAIS

A disfagia na criança pode causar um prejuízo muito severo por envolver funções primordiais, como a nutrição, hidratação e *status* pulmonar. A avaliação é bastante abrangente e sinais de desidratação,

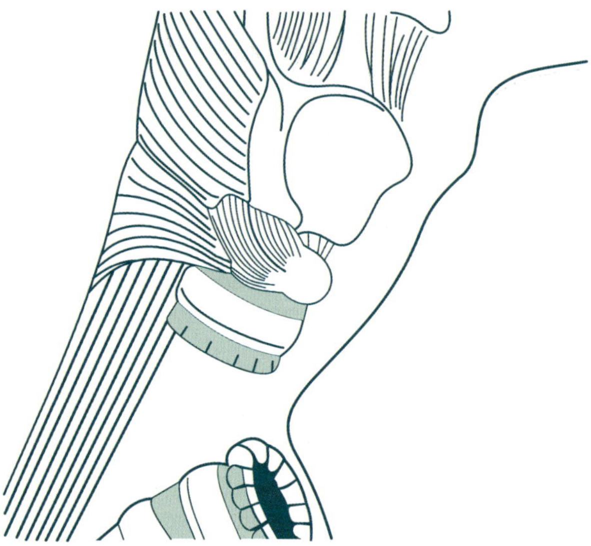

Figura 120.7 Desconexão laringotraqueal.

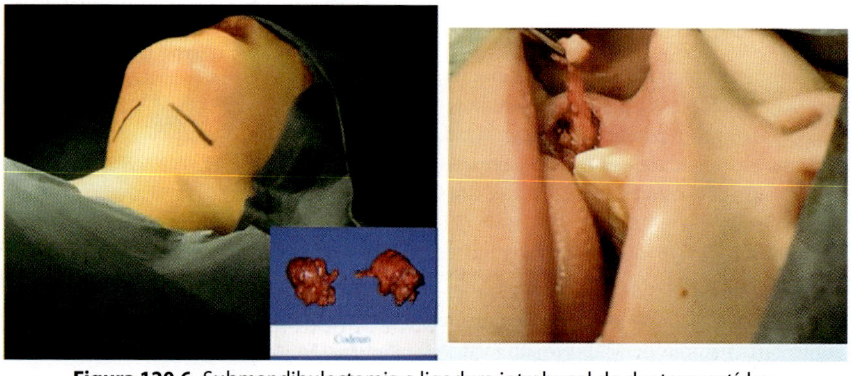

Figura 120.6 Submandibulectomia e ligadura intrabucal de ducto parotídeo.

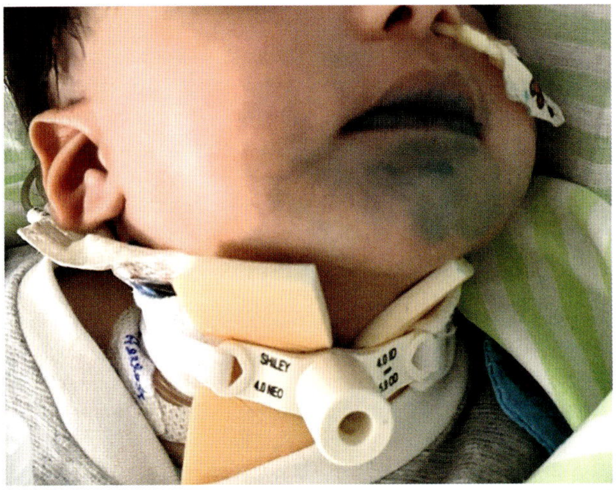

Figura 120.8 Criança com traqueostomia sem *cuff* e sonda nasoenteral.

desnutrição, perda de peso e alterações pulmonares devem ser sempre observados. A sintomatologia é ampla e pode incluir sensação de alimento parado na garganta, esforço para engolir, salivação excessiva, babação, vômitos e regurgitação, tosse e engasgos ao engolir, e resistência alimentar para algumas consistências.

O diagnóstico é feito a partir de uma história clínica adequada, associada a alguns exames de imagem, estudos dinâmicos da deglutição, como a videoendoscopia da deglutição, videodeglutograma, endoscopias e exames de imagem radiológicos.

O tratamento depende da causa identificada e da gravidade da disfagia, podendo variar de reabilitação da deglutição com fonoterapia, adaptação de hábitos dietéticos, uso de medicações e procedimentos cirúrgicos.

O momento da oferta alimentar na terapia de reabilitação oral necessita de um plano que engloba a avaliação de severidade da deglutição, um diagnóstico adequado, assertivo e um plano terapêutico com envolvimento de familiares e cuidadores.

REFERÊNCIAS BIBLIOGRÁFICAS

1. Bhattacharyya N. The prevalence of pediatric voice and swallowing problems in the United States. Laryngoscope [Internet]. 2015 Mar [Acesso em: 2024 Jul];125(3):746-50.
2. Lefton-Greif MA. Pediatric dysphagia. Phys Med Rehabil Clin N Am [Internet]. 2008 Nov [Acesso em: 2024 Jul];19(4):837-ix.
3. Etges CL, Scheeren B, Gomes E, Barbosa LR. Screening tools for dysphagia: A systematic review. Codas [Internet]. 2014 Sep-Oct [Acesso em: 2024 Jul];26(5):343-9.
4. Gosa M, Dodrill P. Pediatric dysphagia rehabilitation: Considering the evidence to support common strategies. Perspectives of the ASHA Special Interest Groups [Internet]. 2017 Jan [Acesso em: 2024 Jul];2(13):1-C17
5. Duffy KL. Dysphagia in Children. Curr Probl Pediatr Adolesc Health Care [Internet]. 2018 Mar [Acesso em: 2024 Jul];48(3):71-3.
6. Burklow KA, Phelps AN, Schultz JR, McConnell K, Rudolph C. Classifying complex pediatric feeding disorders. J Pediatr Gastroenterol Nutr [Internet]. 1998 Aug [Acesso em: 2024 Jul];27(2):143-7.
7. Calis EA, Veugelers R, Sheppard JJ, Tibboel D, Evenhuis HM, Penning C. Dysphagia in children with severe generalized cerebral palsy and intellectual disability. Dev Med Child Neurol [Internet]. 2008 Aug [Acesso em: 2024 Jul];50(8):625-30.
8. Erkin G, Culha C, Ozel S, Kirbiyik EG. Feeding and gastrointestinal problems in children with cerebral palsy. Int J Rehabil Res [Internet]. 2010 Sep [Acesso em: 2024 Jul];33(3):218-24.
9. Lefton-Greif MA. Pediatric dysphagia. Phys Med Rehabil Clin N Am [Internet]. 2008 Nov [Acesso em: 2024 Jul];19(4):837-51,ix.
10. Caron CJ, Pluijmers BI, Joosten KF Mathijssen IJ, van der Schroeff MP, Dunaway DJ et al. Feeding difficulties in craniofacial microsomia: A systematic review. Int J Oral Maxillofac Surg [Internet]. 2015 Jun [Acesso em: 2024 Jul];44(6):732-7.
11. Sharp WG, Berry RC, McCracken C, Nuhu NN, Marvel E, Saulnier CA et al. Feeding problems and nutrient intake in children with autism spectrum disorders: A meta-analysis and comprehensive review of the literature. J Autism Dev Disord [Internet]. 2013 Sept [Acesso em: 2024 Jul];43(9):2159-73.
12. Logemann JA. Dysphagia: Evaluation and treatment. Folia Phoniatr Logop [Internet]. 1995 [Acesso em: 2024 Jul];47(3):140-64.
13. Logemann JA. The evaluation and treatment of swallowing disorders. 2nd ed. Austin: Pro-Ed Inc.; 1998.
14. Gisel EG, Patrick J. Identification of children with cerebral palsy unable to maintain a normal nutritional state. Lancet [Internet]. 1988 Feb 6 [Acesso em: 2024 Jul];1(8580):283-6.
15. Erasmus CE, van Hulst K, Rotteveel JJ, Willemsen MP, Jongerius PH. Clinical practice: Swallowing problems in cerebral palsy. Eur J Pediatr [Internet]. 2012 Mar [Acesso em: 2024 Jul];171(3):409-14.
16. Dodrill P, Gosa MM. Pediatric dysphagia: Physiology, assessment, and management. Ann Nutr Metab [Internet]. 2015 [Acesso em: 2024 Jul];66 Suppl 5:24-31.
17. Yi YG, Shin HI. Psychometrics of the functional oral intake scale for infants. Front Pediatr [Internet]. 2019 Apr 18 [Acesso em: 2024 Jul];7:156.
18. Crary MA, Mann GC, Groher ME. Initial psychometric assessment of a functional oral intake scale for dysphagia in stroke patients. Arch Phys Med Rehabil [Internet]. 2005 Aug [Acesso em: 2024 Jul];86(8):1516-20.
19. Rogers B, Arvedson J. Assessment of infant oral sensorimotor and swallowing function. Ment Retard Dev Disabil Res Rev [Internet]. 2005 [Acesso em: 2024 Jul];11(1):74-82.
20. O'Neil KH, Purdy M, Falk J, Gallo L. The dysphagia outcome and severity scale. Dysphagia [Internet]. 1999 Summer [Acesso em: 2024 Jul];14(3):139-45.
21. Clayburgh D, Milczuk H, Gorsek S, Sinden N, Bowman K, MacArthur C. Efficacy of tonsillectomy for pediatric patients with dDysphagia and tonsillar hypertrophy. Arch Otolaryngol Head Neck Surg [Internet]. 2011 Dec [Acesso em: 2024 Jul];137(12):1197-202.
22. Kakodkar K, Schroeder JW Jr. Pediatric dysphagia. Pediatr Clin North Am [Internet]. 2013 Aug [Acesso em: 2024 Jul];60(4):969-77.
23. Durvasula VS, O'Neill AC, Richter GT. Oropharyngeal dysphagia in children: Mechanism, source, and management. Otolaryngol Clin North Am [Internet]. 2014 Oct [Acesso em: 2024 Jul];47(5):691-720.
24. Lawlor CM, Choi S. Diagnosis and management of pediatric dysphagia: A review. JAMA Otolaryngol Head Neck Surg [Internet]. 2020 Feb [Acesso em: 2024 Jul];146(2):183-91.
25. Vandenplas Y, Rudolph CD, Di Lorenzo C, Hassall E, Litak G, Mazur L et al. Pediatric gastroesophageal reflux clinical practice guidelines: Joint recommendations of the North American Society for Pediatric Gastroenterology, Hepatology, and Nutrition (NASPGHAN) and the European Society for Pediatric Gastroenterology, Hepatology, and Nutrition (ESPGHAN). J Pediatr Gastroenterol Nutr [Internet]. 2009 Oct [Acesso em: 2024 Jul];49(4):498-547.
26. Matsuo K, Palmer JB. Anatomy and physiology of feeding and swallowing: Normal and abnormal. Phys Med Rehabil Clin N Am [Interent]. 2008 Nov [Acesso em: 2024 Jul];19(4):691-707, vii.
27. Manrique D, Melo ECM, Bühler RB. Alterações nasofibrolaringoscópicas da deglutição na encefalopatia crônica não-progressiva. J Pediatr (Rio J) [Internet]. 2002 Fev [Acesso em: 2024 Jul];78(1):67-70.
28. Miller CK, Willging JP. Fiberoptic endoscopic evaluation of swallowing in infants and children: Protocol, safety, and clinical efficacy: 25 years of experience. Ann Otol Rhinol Laryngol [Internet]. 2020 May [Acesso em: 2024 Jul];129(5):469-81.
29. Lawlor CM, Choi SS. Videofluoroscopic swallow study and fiberoptic endoscopic evaluation of swallow, which is superior?. Laryngoscope [Intenert]. 2023 Oct [Acesso em: 2024 Jul];133(10):2445-6.
30. Dias BL, Fernandes AR, Maia Filho HS. Sialorrhea in children with cerebral palsy. J Pediatr (Rio J) [Internet]. 2016 Nov-Dec [Acesso em: 2024 Jul];92(6):549-58.

CAPÍTULO

121 Cistos Congênitos do Pescoço

Vitor Guo Chen

INTRODUÇÃO

Os cistos congênitos do pescoço representam um desafio diagnóstico e terapêutico na otorrinolaringologia pediátrica. A maior parte dos cistos são benignos, porém alguns podem causar complicações importantes que impactam no desenvolvimento físico e no bem-estar emocional da criança, exigindo uma abordagem multidisciplinar para seu manejo.[1] Além das implicações físicas, os cistos congênitos influenciam a qualidade de vida da criança e de sua família, destacando a importância da intervenção precoce e adequada.[2]

Historicamente, o manejo dos cistos congênitos no pescoço era predominantemente cirúrgico, limitando-se à excisão simples devido à falta de compreensão detalhada da embriologia e da anatomia complexa do pescoço. Essa abordagem muitas vezes resultava em recorrências e complicações pós-operatórias.[3]

ANATOMIA E EMBRIOLOGIA

O desenvolvimento embrionário do pescoço inicia-se nas primeiras semanas de gestação e é crucial para o entendimento da formação de cistos congênitos. Falhas no processo de reabsorção de estruturas embrionárias transitórias podem resultar na formação desses cistos.[4] O conhecimento detalhado deste processo é fundamental para a compreensão da etiologia dos cistos congênitos e para a abordagem diagnóstica e tratamento adequado.

A anatomia complexa do pescoço está intrinsicamente relacionada com a formação de cistos congênitos. Os cistos branquiais, por exemplo, originam-se de remanescentes dos arcos branquiais, enquanto os cistos do ducto tireoglosso resultam da falha na obliteração do ducto tireoglosso. Uma compreensão aprofundada desta anatomia é essencial não apenas para o diagnóstico preciso, mas também para o planejamento cirúrgico eficaz.

Os cistos congênitos do pescoço podem ser divididos em lesões mediais e laterais.[5] As lesões mediais incluem cistos do ducto tireoglosso, cistos dermoides e cistos broncogênicos, já as lesões laterais incluem cistos de fenda branquial, linfangiomas e cistos tímicos.

QUADRO CLÍNICO

Como a maioria das lesões congênitas se manifesta durante a primeira infância, a idade do paciente fornece informações diagnósticas importantes. Um tumor de consistência macia ou com flutuação, indolor à palpação, costuma ser a primeira manifestação clínica na maioria dos casos. Estas lesões são geralmente de crescimento lento e normalmente causam sintomas devido ao seu aumento de volume ou infecção. Mesmo sendo lesões "benignas", a depender de sua localização, um procedimento cirúrgico pode ser necessário com maior brevidade.

DIAGNÓSTICO

Após o exame físico, a ultrassonografia (US) é o método mais utilizado na modalidade de imagem devido à sua acessibilidade e ausência de radiação ionizante. A tomografia computadorizada (TC) também fornece essas informações e é ideal para a avaliação de tecidos moles adjacentes e para lesões maiores que não podem ser totalmente visualizadas pelo ultrassom. Além disso, a TC é superior para detecção de calcificações e, quando é administrado material de contraste, vascularização das lesões. Imagens de ressonância magnética (RM), com sua capacidade multiplanar e resolução de contraste superior, demonstram toda a extensão do cisto e fornecem importantes informações adicionais para um planejamento pré-operatório preciso. Isto pode ser especialmente relevante nos casos de extensão para o mediastino ou espaços profundos do pescoço. A punção aspirativa por agulha fina (PAAF) às vezes se faz necessária para confirmação do diagnóstico.[6]

Lesões neoplásicas malignas originadas desses cistos cervicais são muito raras e surgem em associação com um tecido heterotópico. Apesar da raridade dos tumores malignos, deve-se sempre suspeitar de malignidade quando a lesão apresentar uma imagem heterogênea com componentes císticos ou apresentações clínica e radiológica duvidosas.[6]

A classificação dos cistos congênitos no pescoço é fundamental para o diagnóstico preciso e o planejamento terapêutico adequado (Figura 121.1 e Tabelas 121.1 e 121.2).

CISTO DO DUCTO TIREOGLOSSO

O cisto do ducto tireoglosso é o tumor cervical congênito da linha media mais comum e a segunda mais comum de todas as lesões cervicais na infância.[7] A maioria é diagnosticada antes dos 10 anos de idade.[8] Ele é resultante da falha na obliteração do ducto tireoglosso durante o desenvolvimento embrionário (Figura 121.2). Durante a embriogênese, a tireoide desce caudalmente em estreita relação com o osso hioide antes de atingir sua posição final na linha média do pescoço, abaixo do nível da cartilagem cricoide. O trato do ducto tireoglosso remanescente normalmente atrofia por volta da décima semana de gestação. Não há predileção por gênero. O cisto do ducto tireoglosso pode ser localizado em qualquer lugar ao longo do caminho de descida da glândula tireoide, na linha média do pescoço (15 a 50% na altura do osso hioide, 25 a 65% abaixo do osso hioide e 20 a 25% acima do osso hioide) e podem mover-se verticalmente com a deglutição ou a protrusão da língua (sinal de Sistrunk).

Quadro clínico

Os cistos do ducto tireoglosso são frequentemente assintomáticos. Nos casos em que o cisto é muito grande, a disfagia pode estar presente. A infecção pode ocorrer, muitas vezes em conjunto com infecções do trato respiratório superior, e causar aumento doloroso do cisto, desenvolvimento de abscesso ou ruptura com lesões cutâneas.

Diagnóstico

O diagnóstico precoce é essencial para evitar complicações, como infecção ou disfagia.[9] O principal diagnóstico diferencial clínico inclui cisto dermoide, cisto ectópico ou tireoide lingual e linfadenopatia. A ultrassonografia é o exame de escolha, podendo ser complementado com a PAAF e a RM.

No ultrassom, um cisto típico do ducto tireoglosso aparece como lesão anecoica lisa e bem circunscrita, com realce posterior na região anterior do pescoço. No entanto, essa aparência é observada apenas em 42% dos casos.[10] O resto das lesões apresenta padrão de eco hipoecoico, com ecos internos, homogêneos ou heterogêneos, devido a infecções repetidas, hemorragia ou presença de proteínas. Uma aparência ecogênica pseudo-sólida também pode

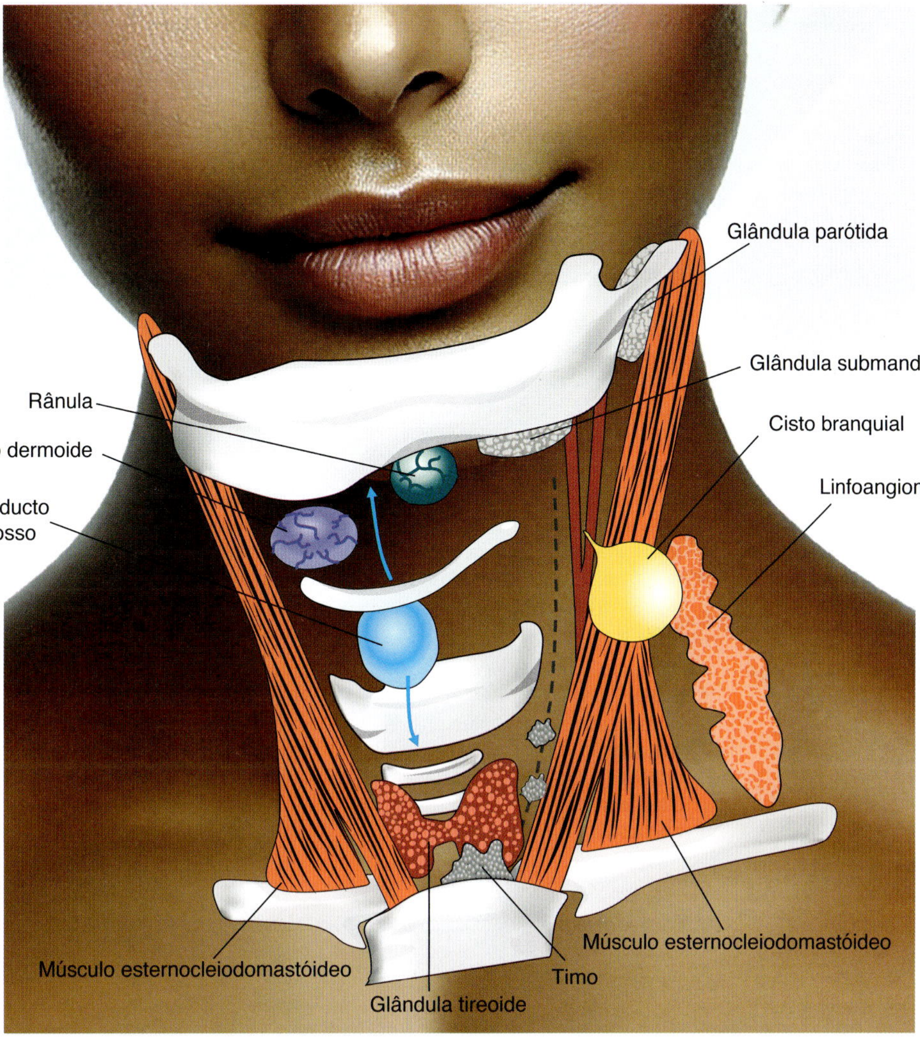

Figura 121.1 Localização dos principais cistos congênitos do pescoço.

Tabela 121.1 Tipos de cistos, frequência, localização, quadro clínico, característica nos exames de imagem, síndromes associadas e principal tratamento.[10]

Tipos de cisto	Frequência	Localização usual	Quadro clínico	Apresentação por imagem	Síndromes associadas	Tratamento
Cisto de primeira fenda branquial	Segundo mais comum (4 a 10% dos cistos branquiais)	Tipo I: periauricular Tipo II: periparotídeo ou área submandibular	Otalgia, otorreia, parotidite, abscesso recorrente no ângulo da mandíbula ou área submandibular	Tomografia computadorizada e ressonância magnética: cisto superficial/profundo na glândula parótida – com/sem comunicação com o meato acústico externo	Nenhuma	Excisão cirúrgica completa
Cisto de segunda fenda branquial	Mais comum (80 a 95% dos cistos branquiais)	Lateral do pescoço anterior ao esternocleido-mastóideo	Tumor no pescoço flutuante +/– dor (quando ocorre infecção do trato respiratório superior)	Cisto unilocular, bem circunscrito, homogêneo	Branchio-oto-renal Branchio-oculofacial	Excisão cirúrgica completa
Cisto de terceira e quarta fendas branquiais	Raro (1 a 8% dos cistos branquiais)	Predomínio do lado esquerdo (97%), pescoço anteroinferior, pode estar em associação próxima à glândula tireoide	Ligeira predominância feminina Cisto lateral no pescoço inferior Pode se apresentar como tireoidite	Cisto unilocular	Nenhuma	Excisão cirúrgica completa

(continua)

Tabela 121.1 Tipos de cistos, frequência, localização, quadro clínico, característica nos exames de imagem, síndromes associadas e principal tratamento.[10] (*Continuação*)

Tipos de cisto	Frequência	Localização usual	Quadro clínico	Apresentação por imagem	Síndromes associadas	Tratamento
Ducto tireoglosso	Primeiro cisto de linha média mais comum (70% dos tumores de linha média)	Tumor no pescoço de linha média flutuante, em relação próxima ao osso hioide	Tumor no pescoço de linha média palpável assintomática com movimento durante deglutição ou protrusão da língua Dor se infectado, dispneia e/ou disfagia se grande	Cisto juxta/infra-hióideo que pode cruzar o osso hioide	Síndrome de Cowden	Procedimento de Sistrunk
Dermoide	Segundo cisto de linha média mais comum (25% dos tumores de linha média)	Incluindo o pescoço: tumor no pescoço de linha média Incluindo a face: região nasal ou palpebral	Tumor no pescoço de linha média, pode estar associada a um tufo de cabelo	Ressonância magnética: intensidade de sinal variável baseada no conteúdo de proteína/ lipídeo/queratina	Síndrome de Gardner	Excisão cirúrgica completa
Tímico	Raro (1% dos tumores de linha média)	Mais comum em homens Pescoço esquerdo, anterolateral com/sem extensão para o mediastino	Assintomático ou Infecção respiratória superior, rouquidão, sibilância, tosse, disfagia e até desconforto respiratório	Cisto unilocular alongado – ressonância magnética > Tomografia computadorizada	Branchio-oculofacial	Excisão cirúrgica completa
Broncogênico	Muito raro Mais comum em homens	Incisura supraesternal ou área supraclavicular	Inchaço assintomático	Padrão tubular anterior à traqueia Ar dentro da lesão se infectado	Nenhuma	Excisão cirúrgica completa
Malformação linfática	Muito comum (20% dos tumores cervicais em crianças)	Comumente no triângulo posterior ou no espaço submandibular	Tumor macio, indolor e compressível Cresce lentamente, ou rapidamente se secundário à hemorragia ou infecção	Multilocular predominantemente cístico	Turner Noonan Trissomia 13, 18, 21 Cowchock Wapner Kurtz	Corticoide *Laser* (escleroterapia, radiofrequência, ablação) Excisão cirúrgica

Tabela 121.2 Tipos de cistos, tipo histológico e diagnóstico diferencial.[10]

Tipos de cisto	Exame histológico	Diagnóstico diferencial
Cisto de primeira fenda branquial	Tipo 1: revestido por epitélio escamoso Tipo 2: contendo anexos cutâneos e cartilagem Tecido linfático ausente, a menos que haja inflamação ou infecção	Cisto dermoide Cisto epidérmico Teratoma
Cisto de segunda fenda branquial	Revestido por epitélio escamoso (90%) ou epitélio colunar ciliado (8%) e raramente por ambos os tipos de epitélio (2%) Ocasionalmente presente: tecido salivar, glândulas sebáceas e fendas de colesterol com reação a corpo estranho Tecido linfático nodular ou difuso	Cisto epidérmico, cisto dermoide, teratoma, cisto broncogênico, cisto linfoepitelial, linfadenite, linfoma
Cisto de terceira e quarta fendas branquiais	Revestido por epitélio escamoso ou epitélio colunar ciliado e raramente por ambos os tipos de epitélio Infiltrado linfoide Tecido tímico Glândula paratireoide e tireoide	–

(*continua*)

Tabela 121.2 Tipos de cistos, tipo histológico e diagnóstico diferencial.[10] (*Continuação*)

Tipos de cisto	Exame histológico	Diagnóstico diferencial
Cisto do ducto tireoglosso	Unilocular/multilocular Revestido por epitélio escamoso estratificado na parte superior; epitélio colunar pseudoestratificado ciliado na parte inferior; epitélio cúbico estratificado no nível do osso hioide Glândulas mucosas (tipo salivar) Folículos tireoidianos ectópicos ao longo do trajeto do ducto em até 62% dos casos, paratireoide ectópica, estruturas anexas da pele, cartilagem Epitélio desnudado e inflamação secundária (linfócitos, neutrófilos, tecido de granulação, granuloma de colesterol e fibrose)	Cisto epidérmico, cisto dermoide, tireoide ectópica, teratoma, cisto de fenda branquial, cisto broncogênico, cisto linfoepitelial Metástase de linfonodo de carcinoma papilífero da tireoide com degeneração cística
Cisto dermoide	Unilocular Revestido por epitélio escamoso queratinizado com uma camada granulosa, preenchido com queratina lamelar No caso de cisto dermoide, folículos capilares e glândulas sebáceas, glândulas sudoríparas écrinas em 35%, glândulas apócrinas em 15%, ocasionalmente músculo liso	Cisto sebáceo Teratoma dermoide Cisto folicular Esteatocistoma Cisto de pelo vélus
Cisto tímico	Unilocular Parede fina com algumas camadas de células blandas escamóides ou cúbicas Tecido tímico na parede	Cisto tímico adquirido (Sjögren) Malformação vascular linfática Tumores da tireoide
Cisto broncogênico	Unilocular ou multilocular Revestido por epitélio colunar, ciliado, pseudoestratificado. Metaplasia escamosa em cisto previamente infectado Vasos sanguíneos, cartilagem hialina, músculos lisos, glândulas seromucinosas e fibras elásticas na parede do cisto	Cistos branquiais Cisto do ducto tireoglosso Teratoma Divertículo traqueal

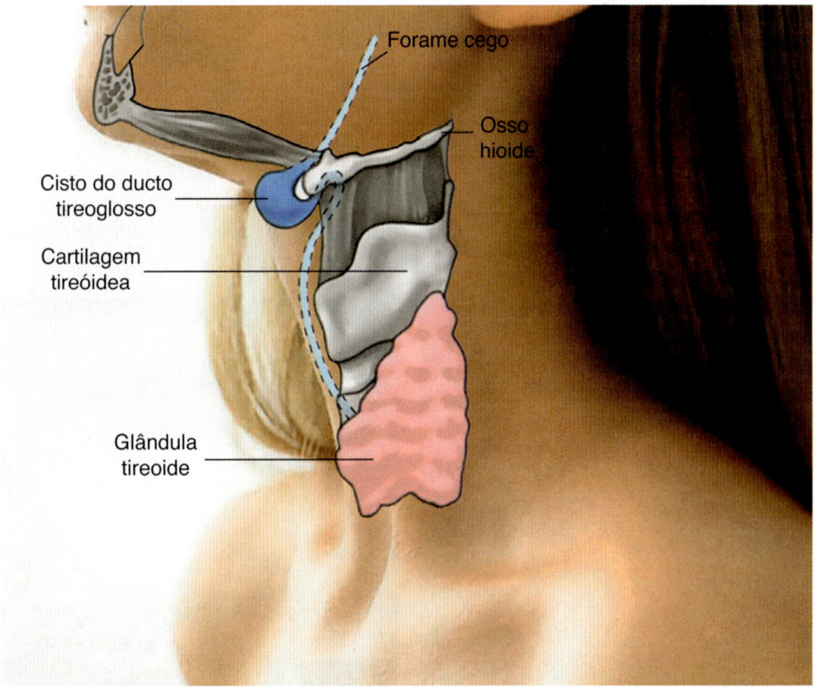

Figura 121.2 Presença do cisto no trajeto do ducto tireoglosso.

ser vista. Pode ter maior atenuação ou mostrar realce periférico após administração de contraste intravenoso. Na ressonância magnética, é invariavelmente hiperintenso.

Características macroscópicas e histopatológicas

Um cisto do ducto tireoglosso geralmente corresponde a um único cisto, normalmente com menos de 2 cm de diâmetro, preenchido por material mucoide, escamoso ou purulento. Também pode ser composto por vários cistos menores que às vezes são difíceis de identificar macroscopicamente.

Ocasionalmente, quando os processos inflamatórios são frequentes, nenhum espaço cístico residual pode ser claramente identificado.

Em cistos não inflamados, o revestimento do cisto é ciliado pseudoestratificado colunar e/ou epitélio escamoso. Tecido tireoidiano normal ectópico na parede do cisto pode ser encontrado em 50 a 70% dos casos.[11]

Tratamento

O tratamento recomendado para cistos do ducto tireoglosso é a excisão cirúrgica (cirurgia de Sistrunk) que envolve a ressecção completa do cisto, todo o pedúnculo remanescente do trato tireoglosso, e o corpo do osso hioide. Em alguns casos, uma ressecção na base da língua requer uma abordagem cirúrgica intraoral concomitante, quando presente (Figuras 121.3 e 121.4).

CISTOS BRANQUIAIS

Os cistos branquiais, também conhecidos como cistos de fenda branquial, originam-se dos remanescentes embrionários das fendas branquiais. Eles são comumente localizados ao longo do trajeto da segunda fenda branquial, apresentando-se como tumores no pescoço, que podem ser assintomáticos ou inflamar e infectar.[1] A identificação desses cistos é crucial, pois eles podem mimetizar outras afecções, incluindo abscessos ou neoplasias.[2]

Os cistos de fenda branquial são a segunda causa mais comum de tumores cervicais congênitos na população pediátrica. Essas anomalias estão relacionadas com alterações embriológicas do desenvolvimento do aparelho branquial resultando em cistos (sem abertura), *sinus* (abertura única para a pele ou trato aerodigestivo) ou fístulas (abertura para ambos, pele e trato aerodigestivo).[7]

O aparelho branquial aparece pela primeira vez no embrião em desenvolvimento ao redor da quarta semana de gestação. Consiste de seis arcos mesodérmicos pares, separados internamente pelo endoderma constituindo as quatro bolsas faríngeas, e externamente pelo ectoderma, formando as quatro fendas branquiais.

Os primeiros quatro arcos proliferam e os dois últimos tornam-se rudimentares. Cada arco e fenda dá origem aos seus próprios componentes cartilaginosos, musculares, vasculares, glandulares e neurais.[12]

Os cistos de fenda branquial são clinicamente divididos em primeiro, segundo, terceiro e quarto, dependendo da localização anatômica da lesão. Essa estratificação corresponde ao arco envolvido na patogênese. Esses cistos são estruturas fechadas revestidas por epitélio escamoso.

O primeiro aparelho branquial normalmente dá origem à tuba auditiva, à cavidade timpânica, ao antro da mastoide, uma porção da membrana timpânica, ao meato acústico externo (MAE), à mandíbula, à maxila, ao martelo e à bigorna.

Cistos de primeira fenda branquial podem surgir em qualquer lugar do MAE através da glândula parótida até o trígono submandibular.[13] Podem ter formato oval ou redondo. É a segunda anomalia de fenda branquial mais comum, representando menos de 10% de todos os defeitos de fenda branquial e, apesar disso, na maioria dos casos, é mais comum a presença de fístulas ou *sinus* do que os cistos.

Foram descritos dois tipos de cistos de primeira fenda branquial: tipo I (Figura 121.5 A), periauricular, de origem ectodérmica, correspondente ao MAE duplicado, e tipo II (Figura 121.5 B), periparotídeo, de origem ectodérmica e mesodérmica, contendo pele e cartilagem.[14] Uma diferença anatômica importante é que o trajeto fistuloso dos cistos do tipo I passa lateralmente (superior) ao VII nervo craniano, enquanto que nos cistos tipo II, o trajeto fistuloso passa medialmente (inferiormente) ao nervo facial.

Um diagnóstico diferencial importante é o com lesões císticas intra ou periparotídeas.

As lesões do segundo arco branquial são a anomalia branquial mais comum, representando de 67 a 93% dos casos. Clinicamente, esses cistos estão presentes na região lateral do pescoço, ao longo borda anterior do músculo esternocleidomastóideo. O trajeto da fístula começa na lateral do pescoço, corre entre as artérias carótidas externa e interna, profundamente ao VII par craniano e superficial aos nervos glossofaríngeo e hipoglosso, com abertura interna na orofaringe.[15]

Bailey classificou os cistos de segunda fenda branquial em quatro tipos (Figura 121.6): o tipo I ocorre anterior ao músculo esternocleidomastóideo, logo abaixo do músculo platisma; tipo II é o tipo mais comum e ocorre profundo ao esternocleidomastóideo e lateral ao espaço carotídeo; o tipo III se estende medialmente entre as artérias carótidas interna e externa até a parede lateral da faringe; e o tipo IV ocorre no espaço da mucosa faríngea medial e a bainha carotídea.[16]

No ultrassom é encontrado um tumor anecoico bem delimitado com uma camada fina e bem definida na parede da borda anteromedial do músculo esternocleidomastóideo, na junção dos

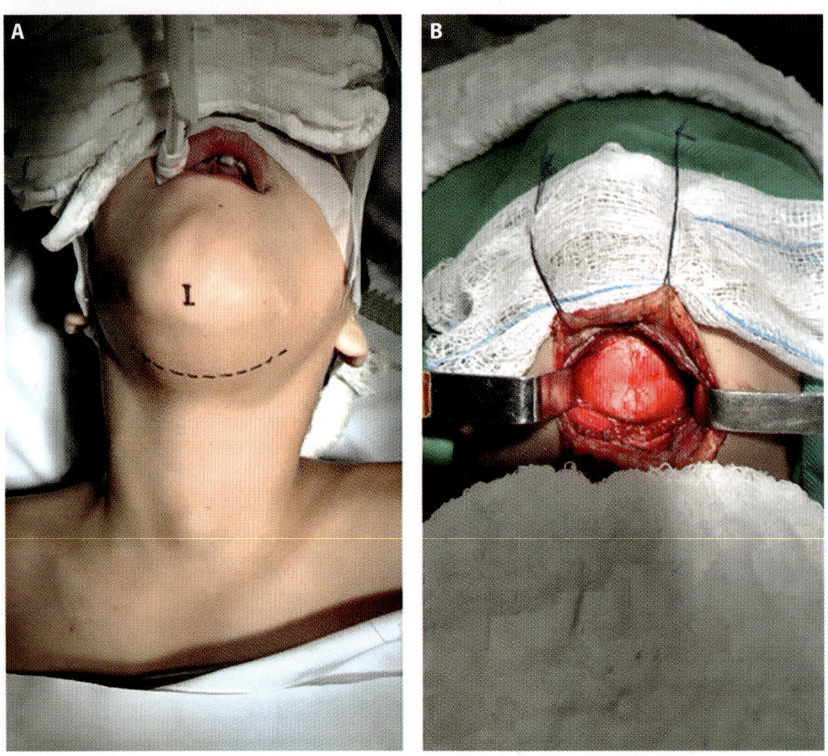

Figura 121.3 Abordagem cervical em cirurgia para exérese de cisto do ducto tireoglosso. **A.** Posicionamento do paciente; **B.** Exposição do cisto.

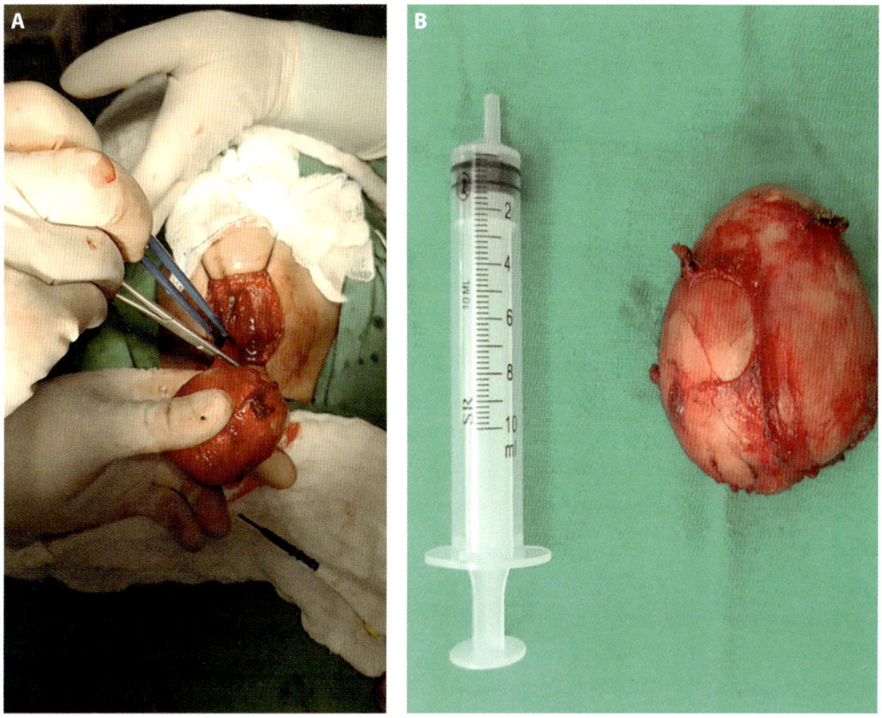

Figura 121.4 Abordagem cervical em cirurgia para exérese de cisto do ducto tireoglosso. **A.** Ressecção do pedículo do ducto tireoglosso; **B.** Cisto do ducto tireoglosso.

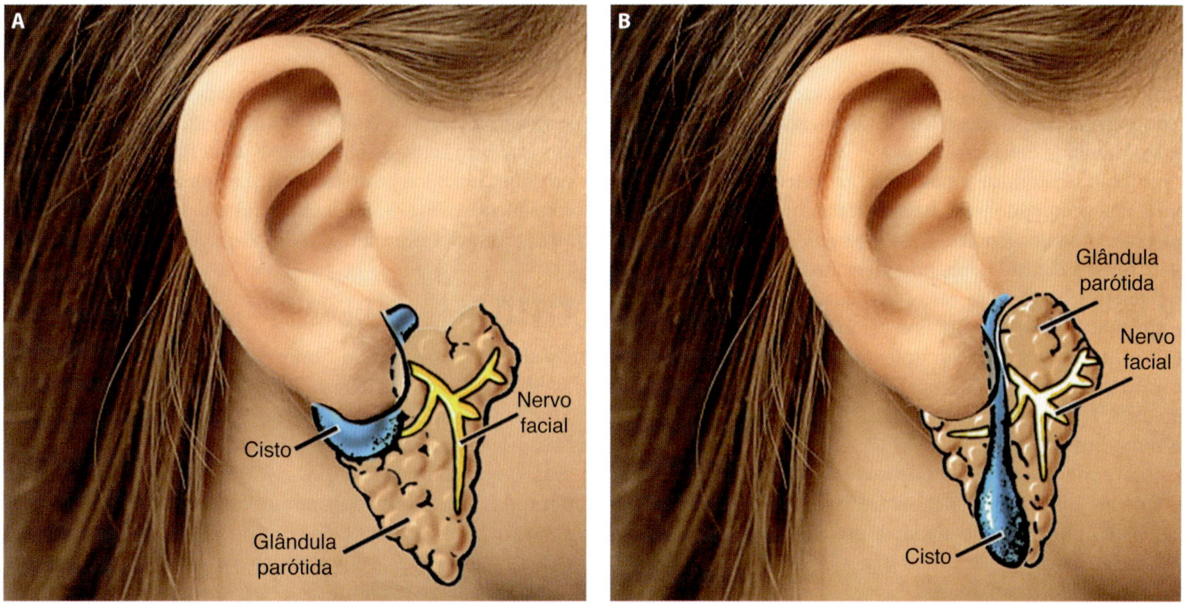

Figura 121.5 Cistos de primeira fenda branquial. **A.** Tipo I; **B.** Tipo II.

terços superior e médio, lateral ao espaço carotídeo e na margem posterior da glândula submandibular. Na tomografia computadorizada, é visualizado um tumor bem circunscrito e sem realce, de baixo teor homogêneo atenuação.

As anomalias da terceira e quarta fendas branquiais são raras, geralmente se apresentam com uma longa história de infecções cervicais de repetição, tornando a distinção entre essas duas identidades desafiadoras. As anomalias geralmente se manifestam como *sinus* em vez de um cisto ou fístula. Os cistos aparecem na parte inferior do pescoço, predominantemente esquerdo devido ao desenvolvimento assimétrico das estruturas vasculares (à esquerda, o arco aórtico e, à direita, a artéria subclávia proximal). Os *sinus* e as fístulas têm uma abertura interna no seio piriforme.[17,18]

Ambas alterações têm abertura no seio piriforme com aqueles da terceira fenda estando acima do nervo laríngeo superior, e os da quarta, abaixo do nervo.

As anomalias da quarta fenda branquial são geralmente *sinus* ou fístulas e surgem no seio piriforme, perfuram a membrana tireo-hióidea e descem ao longo do sulco traqueoesofágico.

Quadro clínico

As anomalias branquiais clássicas geralmente são isoladas. Os cistos apresentam-se como tumores flutuantes e indolores, que podem infeccionar e levar à formação de abscessos. *Sinus* e fístulas podem estar associados a descarga de secreções mucoides e/ou purulentas do interior e/ou abertura externa do trato.

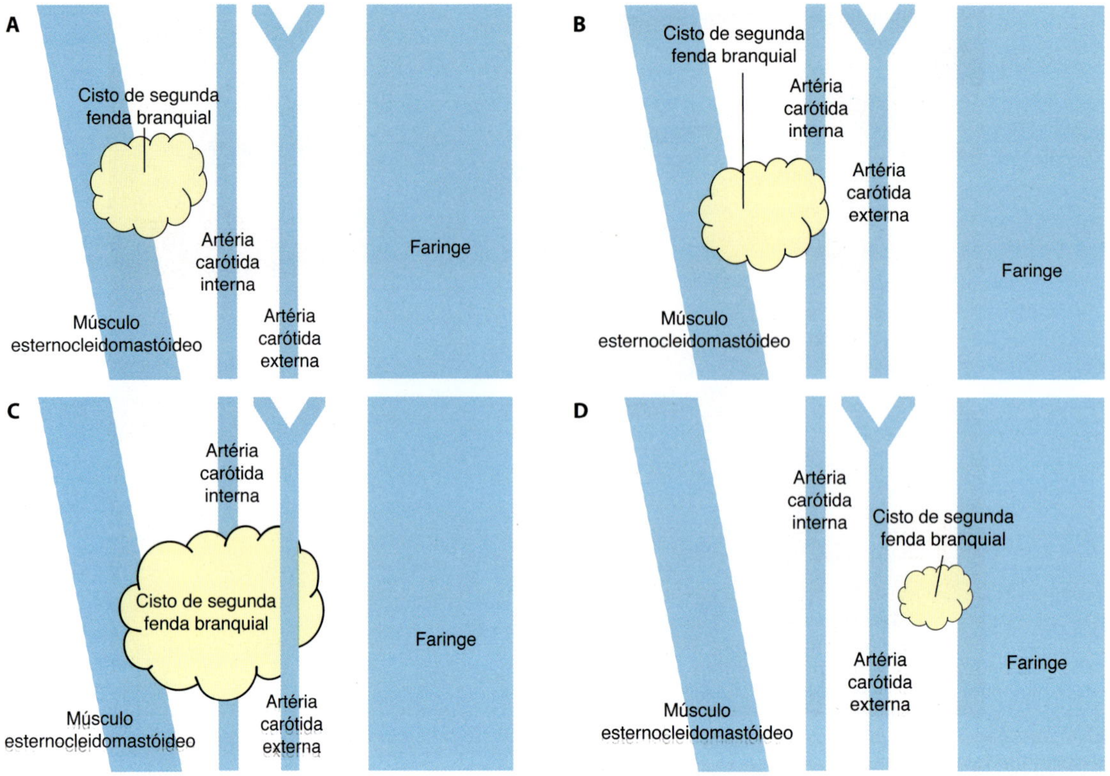

Figura 121.6 Cistos de segunda fenda branquial. **A.** Tipo I; **B.** Tipo II; **C.** Tipo III; **D.** Tipo IV.

Diagnóstico

O diagnóstico diferencial pode ser desafiador entre cisto branquial infectado e linfadenopatia cervical. A localização anatômica deve ser cuidadosamente detalhada.

A avaliação anatômica topográfica permite definir qual arco branquial está acometido para diagnosticar o tipo de cisto.

Nos exames de imagem, a ultrassonografia é a investigação inicial de escolha. TC e RM também podem auxiliar no diagnóstico e planejamento cirúrgico. Em casos sem quadro de infecção recorrente, são tipicamente visualizados como estruturas císticas bem delineadas que aparecem centralmente hipoecoicas no US com realce acústico posterior. Suas aparições no US podem variar, no entanto, às vezes aparecendo multilocular com septações, heterogêneas ou mesmo sólidas.

Eles são uniformemente hipodensos na TC e podem demonstrar o "entalhe" ou "sinal do bico" entre as artérias carótidas internas e externas. A RM pode ajudar a determinar a presença e o caminho de formação do *sinus* e presença de alterações inflamatórias nos tecidos moles adjacentes.

A bilateralidade é rara (apenas de 2 a 3%) e frequentemente associada à predisposição familiar.[17] A síndrome branquio-oto-renal (BOR) pode ser suspeitada com base na história familiar ou quando as anomalias do segundo arco branquial estão clinicamente associadas à surdez, *sinus* pré-auricular, malformação auricular e/ou anomalias renais (malformações ou hipoplasia). Se houver suspeita, exames audiológicos e ultrassonografia renal devem ser realizados.

A síndrome BOR é herdada em um padrão autossômico dominante, com prevalência de 1/40.000 em países ocidentais e resulta de uma mutação no gene *EYA1*.[18,19]

Características macroscópicas e histopatológicas

Os cistos de fenda branquial são geralmente revestidos por epitélio escamoso (90%) ou cistos ciliados, epitélio colunar (8%) e raramente por ambos os tipos de epitélio (2%).

Tratamento

A excisão cirúrgica completa é realizada para evitar infecção e prevenir recorrência (Figuras 121.7 e 121.8). Isso inclui uma excisão completa do cisto, bem como de quaisquer *sinus* ou fístulas. Dados os vários padrões de comunicação destas anomalias, uma abordagem combinada é comumente usada incluindo uma mistura de rotas endaural, transcervical, transparotídea e intraoral/intralaríngea (endoscópica).

CISTO DERMOIDE

Os cistos dermoides são tumores congênitos que resultam do sequestro de tecido cutâneo ao longo de linhas de fusão embrionária. Eles são compostos de ectodérmico e mesodérmico, incluindo apêndices epidérmicos, como folículos capilares e glândulas sebáceas, o que contrasta com os cistos teratoides, que são compostos por todas as três camadas embrionárias (p. ex., derivados endodérmicos, mucosa gastrintestinal ou respiratória ou músculo liso) e cistos epidermoides, compostos apenas de elementos ectodérmicos (sem apêndices epidérmicos). Os cistos dermoides apresentam crescimento lento.

Quadro clínico

Os cistos dermoides estão presentes ao nascimento e podem crescer lentamente a partir de então, ou permanecer estáveis.

A maioria dos cistos é subcutânea com o aparecimento em crianças menores de 5 anos. Os cistos dermoides podem ocorrer em qualquer parte do corpo, com 50% apresentando-se na cabeça e área do pescoço (30% no rosto e 20% no pescoço). As localizações nasais e palpebrais são mais comuns no rosto. No pescoço, a localização na linha média é muito característica do diagnóstico e pode ser associada a um tufo de cabelo.

Diagnóstico

O diagnóstico é feito através da biopsia excisional. Devido à localização na linha média, o diagnóstico diferencial inclui cisto do ducto

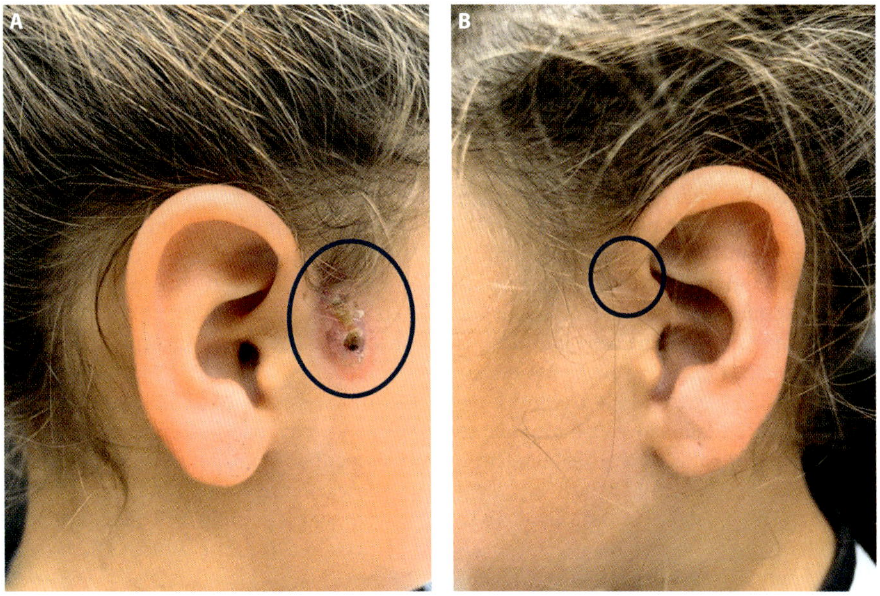

Figura 121.7 Cistos de segunda fenda branquial. **A.** Lado direito, observa-se a recorrência de quadros infecciosos levando à lesão da pele e anexos; **B.** Lado esquerdo da mesma paciente, abertura na pele característico da patência do trajeto da fenda branquial.

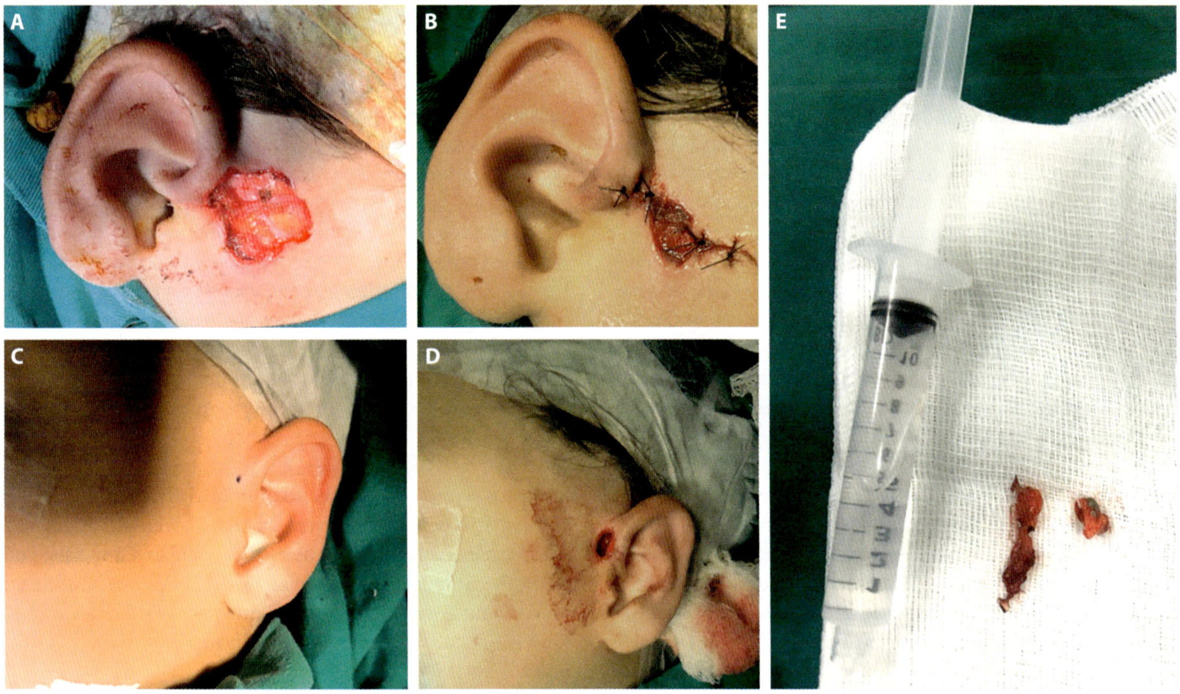

Figura 121.8 Exérese de cistos de segunda fenda branquial. **A.** Lado direito, ressecção de pele lesionada pelos quadros recorrentes de infecção; **B.** Sutura da incisão com área destinada à cicatrização por segunda intenção; **C.** Lado esquerdo, observa-se a marcação do ponto de abertura na pele; **D.** Após a ressecção do cisto e *sinus*; **E.** Material da exérese de *sinus* e cisto de segunda fenda branquial, material de maior volume sendo do lado direito.

tireoglosso. Em contraste com os cistos do ducto tireoglosso, os cistos dermoides são menores em tamanho, perfeitamente redondos, mais superficiais (subcutâneo, superficial aos músculos tensores) e não se movem ao engolir. A localização submentoniana levanta diagnóstico diferencial específico: a rânula geralmente desenvolve-se no assoalho da boca, mas pode se expandir para a parte posterior do músculo milo-hióideo.

A localização anatômica e a extensão do cisto devem ser analisadas minuciosamente para não ignorar tal lesão devido à retenção salivar.[20]

Características macroscópicas e histopatológicas

Ao exame macroscópico, o cisto pode chegar até a 12 cm, apresenta material queratinoso branco-amarelado, são revestidos por epitélio escamoso estratificado com pequenos folículos capilares e glândulas sebáceas. Glândulas sudoríparas écrinas e glândulas apócrinas são menos frequentes.

Tratamento

O tratamento de escolha é a exérese completa da lesão (*sinus*, cisto ou fístula).[21]

MALFORMAÇÕES LINFÁTICAS

Acredita-se que as malformações linfáticas surjam do sequestro precoce dos canais linfáticos embrionários. Existem três tipos principais de malformações linfáticas: microcístico (< 2 mℓ, ocorrendo principalmente acima do músculo milo-hióideo, comumente envolvendo a cavidade oral); macrocístico (≥ 1 cisto, ≥ 2 mℓ de tamanho, ocorrendo abaixo do músculo milo-hióideo); e misto (de longe o mais comum, também conhecido como linfangioma, anteriormente denominado higroma cístico).[7,22] Malformações linfáticas constituem cerca de 5% de todos os tumores benignos da infância. O sequestro de canais linfáticos ocorre mais comumente no par de sacos linfáticos jugulares em desenvolvimento do que nos outros quatro locais embrionários de desenvolvimento do sistema linfático. A partir deste local, o sequestrado local segue o caminho do mesênquima circundante destinado ao pescoço ou ao desenvolvimento do mediastino. Portanto, essas lesões tendem a ocorrer no pescoço, axila e mediastino superior.[23]

A esmagadora maioria (entre 80 e 90%) é próxima aos 2 anos, idade de maior crescimento linfático. Nenhuma predileção por gênero é relatada. Aproximadamente 75 a 80% das malformações linfáticas envolvem o pescoço e o terço inferior do rosto. Em crianças, a localização mais comum é o espaço cervical posterior, seguido pela cavidade oral. Essas lesões são caracteristicamente de natureza infiltrativa. Consequentemente, elas podem estender-se inferiormente do triângulo cervical posterior até a axila e mediastino ou anteriormente no assoalho da boca e na língua. Se o tumor for muito grande, pode estender-se pela linha média.

Quadro clínico

A maioria dos pacientes é clinicamente assintomática. A lesão apresenta-se como uma lesão macia e indolor com abaulamento compressível no pescoço. O tamanho é extremamente variável. Tumores muito grandes podem causar disfagia ou dispneia por compressão extrínseca. A lesão pode tornar-se dolorosa ou aumentar rapidamente devido à hemorragia ou infecção aguda. A desfiguração também pode ser uma preocupação significativa. Podem estar associados a anomalias cromossômicas, como síndrome de Turner, trissomia 13, 18 e 21, bem como síndrome de Noonan. Investigações adicionais por meio de amniocentese são, portanto, indicadas quando detectadas no ultrassom pré-natal.

Características macroscópicas e histopatológicas

As malformações linfáticas são compostas por múltiplos espaços císticos dilatados separados por estroma intermediário mínimo. Os cistos variam em diâmetro de alguns milímetros até mais de 10 cm, e a maioria contém líquido quiloso, um número variável de linfócitos e/ou macrófagos e eritrócitos ocasionais. Esses espaços de paredes finas são revestidos por células endoteliais e estroma de tecido conjuntivo de suporte. O tipo macrocístico é definido por coleções de grandes vasos linfáticos interconectados; alguns vasos podem ter um revestimento muscular liso, relativamente espesso, mas incompleto.

Agregados linfoides murais estão comumente presentes e ajudam a distinguir essas lesões de malformações venosas.

O tipo microcístico é composto por canais linfáticos menores que podem se interdigitar entre elementos teciduais locais. Nas lesões superficiais, estas frequentemente se projetam e se expandem nas papilas dérmicas ou mucosas, formando vesículas cheias de linfa.

Um painel imuno-histoquímico composto de D2-40 (coloração mais consistente de canais linfáticos pequenos *versus* grandes), gene *homeobox 1* relacionado com o *Prospero* (*Prox-1*), receptor 3 do fator de crescimento endotelial vascular (VEGFR3), anticorpos CD31 e CD34 permite a diferenciação das malformações linfáticas das venosas na prática.

DIAGNÓSTICO

A ressonância magnética é a investigação diagnóstica de escolha. Se a lesão for assintomática, pode-se considerar o acompanhamento sem intervenção cirúrgica.

TRATAMENTO

O tratamento médico inclui antibióticos, se o cisto estiver infectado, e corticosteroides conforme necessário. O tratamento não cirúrgico pode ser realizado com escleroterapia (com álcool, bleomicina ou picibanil), ablação por radiofrequência ou terapia a *laser*. A ressecção cirúrgica pode ser considerada como último recurso para lesões macrocísticas, mas pode ser a única opção viável para lesões microcísticas, porque os cistos são pequenos demais para escleroterapia. O *PIK3CA* é conhecido por desempenhar um papel na regulação do crescimento celular por sinalização através da via PI3K/mTOR. Terapia médica com medicamentos sirolimus ou sildenafil pode ser usada para tratar linfáticos localizados e difusos.[24]

CISTO TÍMICO

Os cistos tímicos cervicais e o timo ectópico são extremamente raros.[25] No entanto, a presença de timo assintomático no tecido no pescoço é muito mais comum, com uma incidência relatada de 30% em crianças em autópsia. Representam, portanto, menos de 1% dos tumores cervicais císticos.

Acredita-se que surjam pela persistência dos ductos timofaríngeos embrionários, derivados da superfície ventral da terceira bolsa faríngea durante a sexta semana de vida intrauterina. A falha na regressão desses ductos durante a oitava semana de desenvolvimento pode causar formação de cistos tímicos.

Eles podem estar presentes em qualquer lugar ao longo da descida dos primórdios tímicos da mandíbula para o mediastino.[26] Eles são mais comumente encontrados no pescoço esquerdo, anterior ao músculo esternocleidomastóideo, com aproximadamente 50% apresentando extensão para a parte superior do mediastino. Em geral, estão mais presentes durante a primeira década de vida, com leve preponderância para o sexo masculino.

Quadro clínico

Os cistos tímicos cervicais são tumores indolores que podem se apresentar repentinamente em crianças, ou em associação com defeitos cutâneos faríngeos e anomalias oculares e faciais, como em síndrome branquio-óculo-facial, uma doença transmitida autossômica dominante com mutações no gene *TFAP2A*. A presença de timo ectópico (dérmico) pode justificar.

Características macroscópicas e histopatológicas

O líquido cístico pode ser claro, amarelo, marrom, verde ou até purulento. O diagnóstico é estabelecido pela demonstração histológica de tecido tímico residual mostrando corpúsculos de Hassall e diferenciação corticomedular. O revestimento da parede do cisto pode ser fusiforme, cuboide ou colunar, estratificado ou pseudoestratificado, ciliado ou não ciliado.

Os cistos tímicos congênitos devem ser diferenciados dos cistos tímicos multiloculares, pois o último representa uma lesão inflamatória adquirida, multilocular, decorrente da dilatação cística do ducto medular e associada a doenças autoimunes, como síndrome de Sjögren e anemia aplástica.[27]

Tratamento

A excisão cirúrgica completa, mesmo com lesões assintomáticas, é utilizada para diagnóstico e tratamento. A confirmação da presença de tecido tímico mediastinal deve ser realizada antes da remoção de cistos tímicos ou tecido tímico ectópico para prevenir imunocomprometimento.

CISTO BRONCOGÊNICO

Os cistos broncogênicos cervicais são extremamente raros e resultam de um desenvolvimento anômalo do intestino anterior. Em geral, são localizados na tireoide ou região paratraqueal, raramente na localização supraesternal ou supraclavicular. São encontrados predominantemente dentro do mediastino ou no parênquima pulmonar e, em alguns casos, no pescoço.

Quadro clínico

Infecção pode ocorrer com febre, hemorragia e/ou perfuração.

Os cistos podem ser compressivos em neonatos e responsáveis por desconforto respiratório. Eles não estão conectados ao trato respiratório.

Diagnóstico

O diagnóstico é muitas vezes realizado com análise histológica devido à apresentação clínica pouco específica: cisto da linha média também levanta diagnóstico diferencial como cisto do ducto tireoglosso, cisto dermoide, cisto vascular, malformação ou cisto cervical tímico.

Características macroscópicas e histopatológicas

O cisto broncogênico apresenta-se como um cisto unilocular extrapulmonar. O lúmen contém material fluido, turvo, mucinoso ou purulento. Sua parede é revestida por vias respiratórias, epitélio sobrejacente ao tecido conjuntivo fibromuscular contendo glândulas seromucinosas e placas de cartilagem. Pode ocorrer metaplasia escamosa.

Tratamento

A excisão cirúrgica geralmente é necessária para confirmar o diagnóstico e evitar infecção ou hemorragia. Os cistos broncogênicos não têm potencial maligno.

REFERÊNCIAS BILBIOGRÁFICAS

1. Nicoucar K, Giger R, Pope HG Jr, Jaecklin T, Dulguerov P. Management of congenital fourth branchial arch anomalies: A review and analysis of published cases. J Pediatr Surg [Internet]. 2009 Jul [Acesso em: 2024 Jul];44(7):1432-9.
2. LaRiviere CA, Waldhausen JH. Congenital cervical cysts, sinuses, and fistulae in pediatric surgery. Surg Clin North Am [Internet]. 2012 Jun [Acesso em: 2024 Jul];92(3):583-97.
3. Ryu J, Igawa T, Mohole J, Coward M. Congenital neck masses. Neoreviews [Internet]. 2023 Oct 1 [Acesso em: 2024 Jul];24(10):e642-e649.
4. Ibrahim M, Hammoud K, Maheshwari M, Pandya A. Congenital cystic lesions of the head and neck. Neuroimaging Clin N Am [Internet]. 2011 Aug [Acesso em: 2024 Jul];21(3):621-39.
5. Curtis WJ, Edwards SP. Pediatric neck masses. Atlas Oral Maxillofac Surg Clin North Am [Internet]. 2015 Mar [Acesso em: 2024 Jul];23(1):15-20.
6. Mittal MK, Malik A, Sureka B, Thukral BB. Cystic masses of neck: A pictorial review. Indian J Radiol Imaging [Internet]. 2012 Oct [Acesso em: 2024 Jul];22(4):334-43.
7. Allard R. The thyroglossal cyst. Head Neck Surg [Internet]. 1982 [Acesso em: 2024 Jul];5:134–46.
8. Telander R, Deane S. Thyroglossal and branchial cleft cysts and sinuses. Surg Clin North Am [Internet]. 1977 [Acesso em: 2024 Jul];57:779-91.
9. Koeller KK, Alamo L, Adair CF, Smirniotopoulos JG. Congenital cystic masses of the neck: Radiologic-pathologic correlation. Radio Graphics [Internet]. 1999 [Acesso em: 2024 Jul];19:121-46
10. Fanous A, Morcrette G, Fabre M, Couloigner V, Galmiche-Rolland L. Diagnostic approach to congenital cystic masses of the neck from a clinical and pathological perspective. Dermatopathology (Basel) [Internet]. 2021 Aug 1 [Acesso em: 2024 Jul];8(3):342-58.
11. Tokarz E, Gupta P, McGrath J, Szymanowski AR, Behar J, Behar P. Proposed ultrasound algorithm to differentiate thyroglossal duct and dermoid cysts. Int J Pediatr Otorhinolaryngol [Internet]. 2021 Mar [Acesso em: 2024 Jul];142:110624.
12. Adams A, Mankad K, Offiah C, Childs L. Branchial cleft anomalies: A pictorial review of embryological development and spectrum of imaging findings. Insights Imaging [Internet]. 2016 Feb [Acesso em: 2024 Jul];7(1):69-76.
13. Olivas AD, Sherman JM. First branchial cleft anomalies. Oper Tech Otolaryngol Head Neck Surg [Internet]. 2017 [Acesso em: 2024 Jul];28:151–5.
14. Work WP. Newer concept of first branchial cleft defects. Laryngoscope [Internet]. 1972 [Acesso em: 2024 Jul];9:1581-93.
15. Grohmann NC, Herrington HC. Second branchial cleft anomalies. Oper Tech Otolaryngol Head Neck Surg [Internet]. 2017 [Acesso em: 2024 Jul];28:156–60.
16. Bailey H. Branchial cysts and other essays on surgical subjects in the faciocervical region. London (England): Lewis; 1929.
17. Brown RE, Harave S. Diagnostic imaging of benign and malignant neck masses in children - A pictorial review. Quant Imaging Med Surg [Internet]. 2016 Oct [Acesso em: 2024 Jul];6(5):591-604.
18. Au PB, Chernos JE, Thomas MA. Review of the recurrent 8q13.2q13.3 branchio-oto-renal related microdeletion, and report of an additional case with associated distal arthrogryposis. Am J Med Genet A [Internet]. 2016 Nov [Acesso em: 2024 Jul];170(11):2984-7.
19. Newton SS. Thyroglossal duct cyst: Operative technique. Oper Tech Otolaryngol Head Neck Surg [Internet]. 2017 [Acesso em: 2024 Jul];28:173–8.
20. Chorney SR, Irace AL, Sobin L. Cervical dermoid cysts. Oper Tech Otolaryngol Head Neck Surg [Internet]. 2017 [Acesso em: 2024 Jul];28:179–82.
21. Paradis J, Koltai PJ. Pediatric teratoma and dermoid cysts. Otolaryngol Clin N Am [Internet]. 2015 [Acesso em: 2024 Jul];48:121–36.
22. Smith D. Recognizable patterns of human malformation. Genetic, embryologic, and clinical aspects. 3rd ed. Philadelphia: WB Saunders; 1982. p. 4723.
23. Harnsberger HR, Wiggins RH, Hudgins PA, Davidson HC, Macdonald AJ, Glastonbury CM et al. Diagnostic Imaging Head and Neck. 1st ed. Altona: Amirsys; 2004. p. 303.
24. Lerat J, Mounayer C, Scomparin A, Orsel S, Bessede JP, Aubry K. Head and neck lymphatic malformation and treatment: Clinical study of 23 cases. Eur Ann Otorhinolaryngol Head Neck Dis [Internet]. 2016 [Acesso em: 2024 Jul];133:393–6.
25. De Caluwé D, Ahmed M, Puri P. Cervical thymic cysts. Pediatr Surg Int [Internet]. 2002 Sep [Acesso em: 2024 Jul];18(5-6):477-9.
26. Statham MM, Mehta D, Willging JP. Cervical thymic remnants in children. Int J Pediatr Otorhinolaryngol [Internet]. 2008 [Acesso em: 2024 Jul];72:1807–13.
27. Sturm JJ, Dedhia K, Chi DH. Diagnosis and management of cervical thymic cysts in children. Cureus [Internet]. 2017 Jan 11 [Acesso em: 2024 Jul];9(1):e973.

CAPÍTULO 122

Particularidades da Fisiologia e da Avaliação do Sono na Infância

Gustavo Antonio Moreira • Alan L. Eckeli • Fernando Gustavo Stelzer

INTRODUÇÃO

Sono é essencial para a vida humana assim como sono de qualidade é fundamental para a saúde. Sabe-se que o sono promove aprendizado e melhora a cognição, regula ritmos hormonais e comportamentos, relaciona-se com o bom funcionamento do sistema imunológico e tem papel fundamental no desenvolvimento encefálico na infância.[1,2]

De modo simplista, uma definição de sono seria um estado comportamental reversível de desengajamento perceptual dos estímulos ambientais. Do ponto de vista fisiológico, pode ser descrito como um processo ativo, dinâmico, com características fisiológicas específicas de tempo, duração, ciclo, microarquitetura (avaliada pelo eletroencefalograma [EEG]), e de padrões respiratórios que são idade-dependentes. O sono é caracterizado por (1) quiescência comportamental, com redução da atividade motora; (2) posturas corporais específicas, recumbente, com olhos fechados; (3) aumento do limiar para despertar, com necessidade de estímulos de intensidade maior para desencadear resposta; (4) reversibilidade rápida e espontânea; (5) regulação homeostática, sendo sono uma resposta à privação do mesmo; e (6) regulação, ao menos em parte, por ritmos circadianos e ultradianos. A idade é um dos fatores que mais influenciam o sono nos seres humanos, especialmente nos primeiros anos de vida, levando ao desenvolvimento de padrões semelhantes aos de adulto a partir da adolescência.[2-4] Mais de 80 condições e patologias de sono foram descritas e reconhecidas na Classificação Internacional de Transtornos do Sono,[5] apresentada na Tabela 122.1.

Este capítulo irá caracterizar a normalidade do sono, do nascimento até a adolescência, descrevendo sua avaliação clínica, além de exames complementares, com maior foco na polissonografia (PSG), com objetivo de reconhecimento das manifestações das principais condições de sono que afetam a faixa etária.

Tabela 122.1 Principais condições e transtornos do sono, com especial destaque para as que afetam crianças e adolescentes.

Transtornos de insônia
Transtorno de insônia crônica
• Transtorno de insônia comportamental da infância
Transtornos respiratórios do sono
Apneia obstrutiva do sono (classificada em forma adulta e pediátrica)
Transtornos de apneia central
• Apneia central primária da infância
• Apneia central primária da prematuridade
Síndromes de hipoventilação
• Síndrome de hipoventilação alveolar central congênita
Sintomas isolados
• Ronco
Transtornos de hipersonolência de origem central
• Narcolepsia tipo I e tipo II
• Síndrome do sono insuficiente
Transtornos de ritmo circadiano
• Transtorno de atraso de fase de sono
Parassonias
Parassonias do sono não REM (transtornos do despertar)
• Despertar confusional
• Terror noturno
• Sonambulismo
Parassonias do sono REM
• Transtorno de comportamento do sono REM
• Transtorno de pesadelo
• Paralisia de sono recorrente
Outras parassonias
• Disfunção urológica relacionada com sono
• Sonilóquio
Transtornos de movimento relacionados com sono
Síndrome das pernas inquietas
Bruxismo relacionado com sono
Transtorno do movimento rítmico do sono

Adaptada de: Classificação Internacional de Transtornos do Sono.[5]

AVALIAÇÃO CLÍNICA DO SONO

A avaliação de saúde de crianças e adolescentes deve incluir questionamento sobre o sono. Muitas vezes, os responsáveis não fornecem voluntariamente informações sobre o sono ou não compreendem a importância deste nos problemas de saúde e no comportamento durante o dia. Devido à elevada prevalência de transtornos de sono em crianças e adolescentes, recomenda-se que profissionais da saúde que se ocupam destas faixas etárias se familiarizem com o reconhecimento dos principais sinais e sintomas das principais patologias de sono:

- Transtorno de insônia, especialmente insônia comportamental da infância
- Transtornos respiratórios do sono, sobretudo apneia obstrutiva do sono de padrão pediátrico
- Transtornos de hipersonolência de origem central, como a narcolepsia
- Transtorno de ritmo circadiano, principalmente transtorno de atraso de fase de sono
- Parassonias, com maior enfoque nos transtornos de despertar (sonambulismo, terror noturno e despertar confusional)
- Transtornos de movimento, sobretudo a síndrome das pernas inquietas ou doença de Willis-Ekbom.[6]

Estimar a duração total do sono noturno e das sonecas diurnas permite o reconhecimento de déficit crônico de sono e de suas consequências. Crianças com sono insuficiente, ao contrário dos adultos, podem não ser sonolentas. Pelo contrário, podem apresentar dificuldade de atenção, hiperatividade ou comportamento agressivo e não colaborativo.[1,7]

A avaliação do sono deve iniciar pela identificação da queixa principal do sono. Uma vez que a criança nem sempre é capaz de verbalizar as queixas ou não as percebe, por estar dormindo, a informação deve ser colhida com o responsável que convive com o paciente e que testemunha as suas manifestações. Para facilitar a avaliação das queixas de sono, diversos questionários foram desenvolvidos. Um dos mais empregados na prática clínica é a sigla BEARS:[8]

- B: ***B**edtime issues* = queixas da hora de deitar
- E: ***E**xcessive daytime sleepiness* = sonolência excessiva durante o dia
- A: ***A**wakenings during the night* = despertares durante a noite
- R: ***R**egularity and duration of sleep* = regularidade e duração do sono
- S: ***S**leep-disordered breathing* (ou *snoring*) = dificuldades respiratórias durante o sono ou ronco.

O questionário BEARS pode ser empregado de 2 a 18 anos, servindo de triagem para pacientes com problemas de sono. Não inclui perguntas sobre sono agitado ou sobre movimentos excessivos durante o sono.[6]

Transtornos respiratórios do sono podem ser investigados interrogando-se sobre a presença de roncos ou dificuldades de respiração durante o sono, despertar com sufocamento ou engasgos, sinais de refluxo gastresofágico relacionados com sono, congestão nasal, cefaleia matinal, sensação de boca seca ao despertar, dificuldade de deglutição, recorrência de infecções de ouvido, além de dificuldades cognitivas, de atenção e memória, dificuldade de rendimento escolar ou alterações de humor.[6,9]

Para avaliação de síndrome das pernas inquietas, a criança deve ser questionada sobre a presença de sensação de mal-estar nas pernas, que ocorre predominantemente no final da tarde ou à noite, quando está sentada ou deitada, e que melhora com movimento. Deve-se investigar diretamente sobre a presença de movimentos recorrentes dos membros inferiores durante o sono.[6,9]

Sonolência diurna excessiva é um sintoma bastante frequente e pode ser decorrente de diferentes condições, incluindo doenças clínicas, neurológicas, psiquiátricas, bem como do uso de medicações e do déficit crônico de sono. Para investigação de narcolepsia, deve-se questionar sobre a ocorrência de crises de sono, além de cataplexia (redução do tônus muscular, mantendo a vigília preservada, que pode ser desencadeada por emoções, riso ou susto, por exemplo), paralisia de sono recorrente ou alucinações hipnagógicas (persistência de imagens ao despertar, não ameaçadoras).[6,9] Para determinação da presença de sonolência excessiva, podem ser empregadas escalas, dentre as quais a mais frequentemente utilizada é a de Epworth.[10,11]

A anamnese deve investigar ainda:

- Horários de sono e de vigília, bem como as atividades realizadas durante o dia (incluindo alimentação, atividades físicas, exposição à luz, uso de telas etc.)
- Duração, frequência e momento (vigília, sono, ao despertar, período preferencial ao longo da noite) em que a queixa ocorre, bem como o padrão de instalação e a sua variação à noite
- Tratamentos prévios, incluindo medidas comportamentais e farmacológicas (nome da droga, dose e posologia, incluindo fitoterápicos, medicamentos de uso não médico ou controlados)
- Impacto das queixas de sono nas atividades diárias do indivíduo, bem como suas manifestações diurnas, como sonolência, alterações de comportamento, dificuldade escolar etc.
- Ambiente do sono da criança, incluindo nível de ruído, temperatura e luminosidade, presença de outras pessoas e animais no quarto (coquarto, coleito), uso de celulares, *tablets* e televisão quando na cama, entre outros.[6,9]

Considerando-se as possíveis dificuldades de recordação ou observação das manifestações noturnas, bem como a necessidade de melhor documentação do padrão vigília-sono, a história pode ser complementada por diários de sono.[4]

Existem diferentes modelos disponíveis (Figura 122.1), registrados manualmente ou de forma eletrônica. Independente do diário escolhido, recomenda-se que este contenha informações sobre:

- Horário de deitar e de levantar
- Estimativa da latência de início de sono (período entre o horário de deitar e o início do sono)
- Ocorrência de eventos noturnos (horário em que ocorrem e sua frequência), especialmente para movimentos, comportamentos complexos ou eventos suspeitos de crises epilépticas
- Satisfação com o sono noturno
- Ocorrência de sonolência excessiva
- Horário das refeições
- Consumo de cafeína (horário e tipo de bebida cafeinada, incluindo café, chá preto, energéticos e refrigerantes à base de cola
- Horário de prática de atividades físicas

Nome: ______________________________

Instruções:

1. Use ↓ para indicar toda vez que seu(sua) filho(a) se deitar na cama e ↑ para indicar quando seu(sua) filho(a) se levantar.
2. Pinte os quadrados referentes aos horários que você acredita que seu(sua) filho(a) está dormindo. Pinte tanto os quadrados referentes aos horários que seu(sua) filho(a) estiver dormindo de noite quanto de dia. Deixe os quadrados em branco nos momentos em que seu(sua) filho(a) estiver acordado tanto de dia quanto de noite. Se ficar mais de 15 minutos acordado, deixe parte do quadrado em branco.
3. Coloque a letra "C" no horário que seu(sua) filho(a) tomar café, Coca-Cola ou chá. Coloque a letra "M" quando seu(sua) filho(a) tomar algum medicamento. Coloque a letra "E" quando fizer exercícios.
4. Nas observações, anote os fatos importantes que possam ter ocorrido durante o dia.

		Tarde						Noite						Madrugada						Manhã						
Data	Dia da semana	12h	13h	14h	15h	16h	17h	18h	19h	20h	21h	22h	23h	0h	1h	2h	3h	4h	5h	6h	7h	8h	9h	10h	11h	Observações
	Segunda																									
	Terça																									
	Quarta																									
	Quinta																									
	Sexta																									
	Sábado																									
	Domingo																									
	Segunda																									
	Terça																									
	Quarta																									
	Quinta																									
	Sexta																									
	Sábado																									
	Domingo																									

Figura 122.1 Exemplo de diário de sono. (Fonte: Departamento de Neurociências e Ciências do Comportamento do Hospital das Clínicas da Faculdade de Medicina de Ribeirão Preto - Universidade de São Paulo.)

- Período de atividades escolares
- Sonecas diurnas (horário e duração)
- Uso de medicações (horário e nome da substância)
- Observações sobre prováveis fatores desencadeantes, como estressores psicológicos.

Além disso, para crianças com relato de movimentos ou comportamentos complexos durante o sono, recomenda-se sempre o registro com vídeos domésticos, com uso de celular. A análise dos eventos por vídeo é bastante útil para complementação das informações da anamnese.[12]

O exame físico para investigação de queixas de sono deve se focar na identificação das possíveis causas, bem como das consequências da doença de sono. Inicia-se pela avaliação do nível de alerta, tanto pela observação de sinais diretos (bocejos, aparência cansada, mudanças frequentes de posição do corpo, hiperatividade ou irritabilidade, que podem indicar sonolência excessiva), bem como aplicação de questionários específicos, como a Escala de Sonolência de Epworth. Medidas antropométricas, como peso e altura, associadas à estimativa do índice de massa corporal, podem apontar para obesidade, associada, por exemplo, à apneia obstrutiva do sono. Respiração oral ou ruidosa pode sugerir obstrução das vias aéreas superiores ou apneia obstrutiva do sono (AOS). Hipotonia facial, micrognatia e dismorfias faciais podem ser associadas a determinadas síndromes genéticas, como síndrome de Down, sequência de Pierre-Robin, e associadas à AOS. Avaliação da orofaringe também pode evidenciar achados frequentemente associados com AOS, como hipertrofia de amígdalas e adenoides, palato em ogiva, hipoplasia mandibular, micrognatia, retrognatia, mordida cruzada. Devem ser registrados perímetro cervical na altura da cartilagem tireoide, bem como os escores das Mallampati modificado e de amígdalas. Ausência de reflexo nauseoso, redução do movimento do palato mole e dificuldades de deglutição são sugestivas de disfunção bulbar, também associada a AOS.[4]

DURAÇÃO IDEAL DO SONO POR FAIXA ETÁRIA

Definir o que constitui sono normal ou ideal por faixa etária é um desafio, na medida em que o sono tem múltiplas dimensões, incluindo duração, tempo e qualidade. Além disso, sono é influenciado por fatores biológicos, ambientais e culturais que determinam grande variabilidade entre indivíduos e intraindivíduo, ao longo da vida.[2] Os padrões de vigília do sono modificam-se radicalmente desde o nascimento, com o sono noturno consolidando-se gradualmente na infância (Tabela 122.2). Os padrões e comportamentos de sono transformaram-se de forma importante nas últimas décadas, refletindo modificações socioculturais, com redução da duração do sono.[13] A duração recomendada do sono por faixa etária foi recentemente estabelecida em consenso da National Sleep Foundation (Figura 122.2).[14]

Tabela 122.2 Evolução dos padrões de sono do recém-nascido ao adolescente.[2]

Idade	Tempo total de sono (horas)	Padrão de sono	Preferência de sono	Duração dos períodos de sono (horas)	Número de sonecas
Recém-nascido (até 2 meses)	14 a 17	Altamente polifásico	Noturno = diurno	3 a 4	–
Lactente (3 a 11 meses)	12 a 16	Polifásico	Noturno > diurno	7 a 9	2 a 4
Primeira infância (12 a 36 meses)	11 a 14	Bifásico	Noturno >> diurno	7 a 9	1 a 2
Pré-escolar (3 a 5 anos)	10 a 13	Bifásico	Noturno >>> diurno	7 a 9	1
Escolar (6 a 12 anos)	6 a 12	Monofásico	Noturno	–	0
Adolescente (13 a 18 anos)	8 a 10	Monofásico	Noturno	–	0

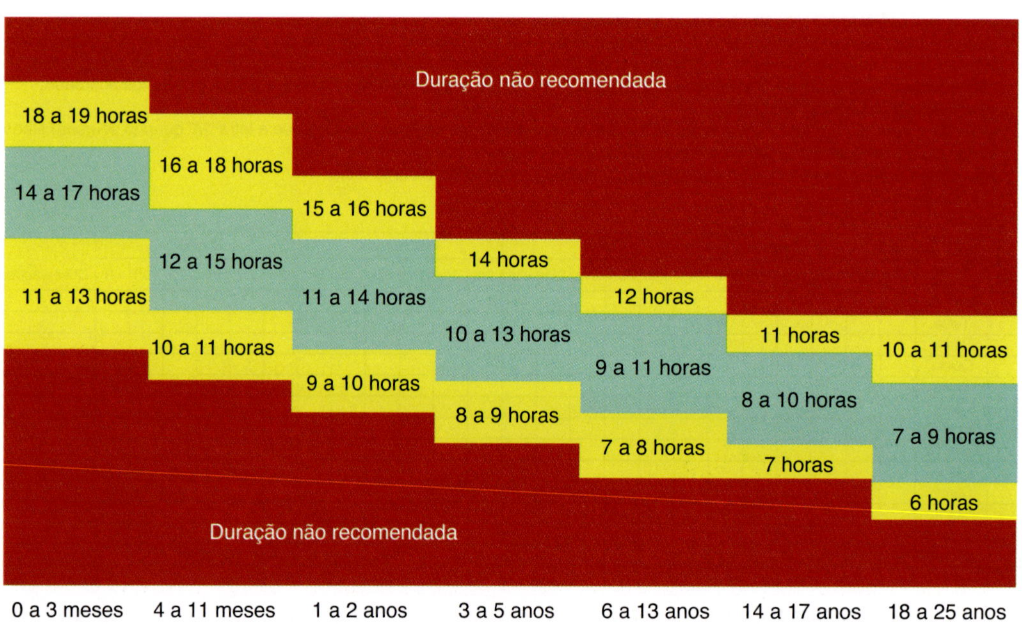

Figura 122.2 Recomendação para duração do sono na infância e adolescência, de acordo com a faixa etária. (Adaptada de: Hirshkowitz et al., 2015.)

Estima-se que cerca de 60% dos adolescentes norte-americanos durmam menos de sete horas durante os dias de semana, duração de sono inferior ao recomendado para a faixa etária (8 a 10 horas/noite). Estimar a duração total do sono noturno e das sonecas diurnas permite o reconhecimento de déficit crônico de sono e de suas consequências. Como já mencionado, crianças com sono insuficiente, ao contrário dos adultos, podem não ser sonolentas. Pelo contrário, o déficit crônico de sono pode se manifestar por dificuldade de atenção, devida à sonolência não clinicamente evidente; por hiperatividade, decorrente dos esforços para se manter desperto; ou por comportamento agressivo e não colaborativo, secundário da incapacidade do corte frontal, privado de sono, de regular o controle emocional de forma satisfatória.[15]

AVALIAÇÃO COMPLEMENTAR DOS TRANSTORNOS DO SONO

Polissonografia

A polissonografia (PSG) consiste do registro simultâneo de diferentes sinais envolvidos na avaliação e estagiamento de sono, bem como de parâmetros respiratórios, eletrocardiográficos e de oxigenação periférica e de movimentos dos membros inferiores. Na PSG tipo I, exame que tem melhor padronização científica para avaliação de sono e de suas patologias em crianças, os parâmetros avaliados incluem EEG, eletrooculograma, eletromiografia do mento, fluxo aéreo nasal (cânula de pressão nasal e termistor), esforço respiratório (cintas torácica e abdominal), oximetria de pulso, capnografia (transcutânea ou do ar expirado), eletromiografia dos membros inferiores, eletrocardiograma (ECG) (Figuras 122.3 a 122.7). Além disso, recomenda-se o registro simultâneo com vídeo sincronizado, indicado especialmente para avaliação de movimentos complexos do sono ou para suspeita de crises epilépticas. A análise da PSG segue regras específicas, determinadas pela American Association of Sleep Medicine (AASM), atualizadas periodicamente.[5]

Em crianças, as indicações de PSG incluem:[16,17]

- Avaliação do diagnóstico de AOS
- No período pós-operatório de adenoamigdalectomia, em crianças com persistência dos sintomas diurnos e noturnos
- No período pós-operatório de adenoamigdalectomia, em crianças com diagnóstico de AOS moderada a grave, obesidade, anomalias craniofaciais relacionadas com obstrução das vias aéreas superiores, doenças neurológicas (p. ex., síndrome de Down, síndrome de Prader-Willi, mielomeningocele)
- Titulação de pressão positiva das vias aéreas (PAP) em crianças com AOS
- Suspeita de hipoventilação alveolar central congênita ou hipoventilação associada a doença neuromuscular ou deformidades da caixa torácica, e na suspeita de apneia primária da infância
- Após tratamento com expansão rápida da mandíbula, para avaliação do nível residual e determinação da necessidade de tratamento adicional
- Avaliação da resposta ao tratamento em crianças com diagnóstico prévio de AOS em uso de aparelho intraoral
- Em crianças com traqueostomia indicada para transtornos respiratórios do sono que se beneficiariam de PSG como parte da avaliação prévia à decanulação
- Suspeita de transtornos respiratórios do sono em crianças portadoras de asma crônica, fibrose cística, hipertensão pulmonar, displasia broncopulmonar ou deformidade de parede torácica, como cifoescoliose
- Suspeita de transtorno de movimento periódico dos membros inferiores
- Antecedendo o teste de latências múltiplas de sono, em crianças com suspeita de narcolepsia ou de transtornos de hipersonolência de origem central

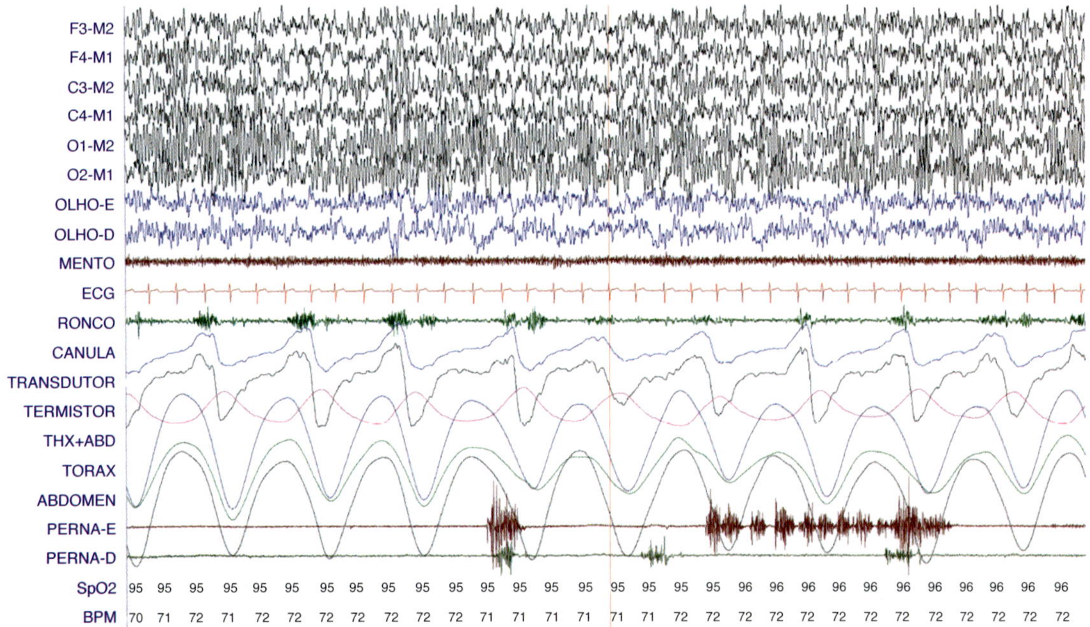

Figura 122.3 Época de 30 segundos de polissonografia em vigília em criança de 3 anos, com olhos fechados, observando-se boa definição do ritmo dominante posterior de vigília na frequência alfa. Observa-se a presença de movimentos dos membros inferiores, caracterizando tremor hipnagógico do pé. D = direito; E = esquerdo; ECG = eletrocardiograma; PLET = pletismografia; SpO_2 = saturação da oxi-hemoglobina; THX+ABD = somatório do esforço respiratório torácico e abdominal. F3, F4, C3, C4, M1, M2, O1, O2 referem-se aos eletrodos do Sistema Internacional 10-20 de colocação de eletrodos do eletroencefalograma.

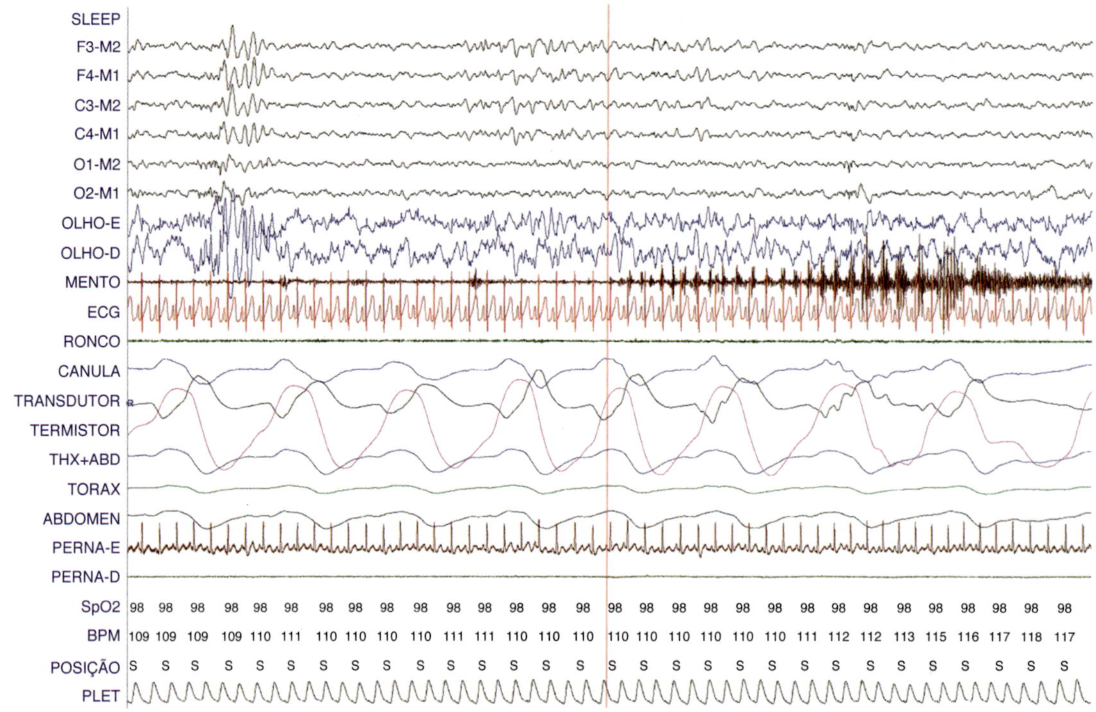

Figura 122.4 Época de 30 segundos de polissonografia em estágio N1 em criança de 3 anos. Observa-se a presença de atividade muscular mastigatória rítmica, observada no canal do mento, manifestando-se como sequência de contrações musculares breves (fásicas) dos músculos mandibulares, sugestiva de bruxismo. D = direito; E = esquerdo; ECG = eletrocardiograma; PLET = pletismografia; SpO_2 = saturação da oxi-hemoglobina; THX+ABD = somatório do esforço respiratório torácico e abdominal. F3, F4, C3, C4, M1, M2, O1, O2 referem-se aos eletrodos do Sistema Internacional 10-20 de colocação de eletrodos do eletroencefalograma.

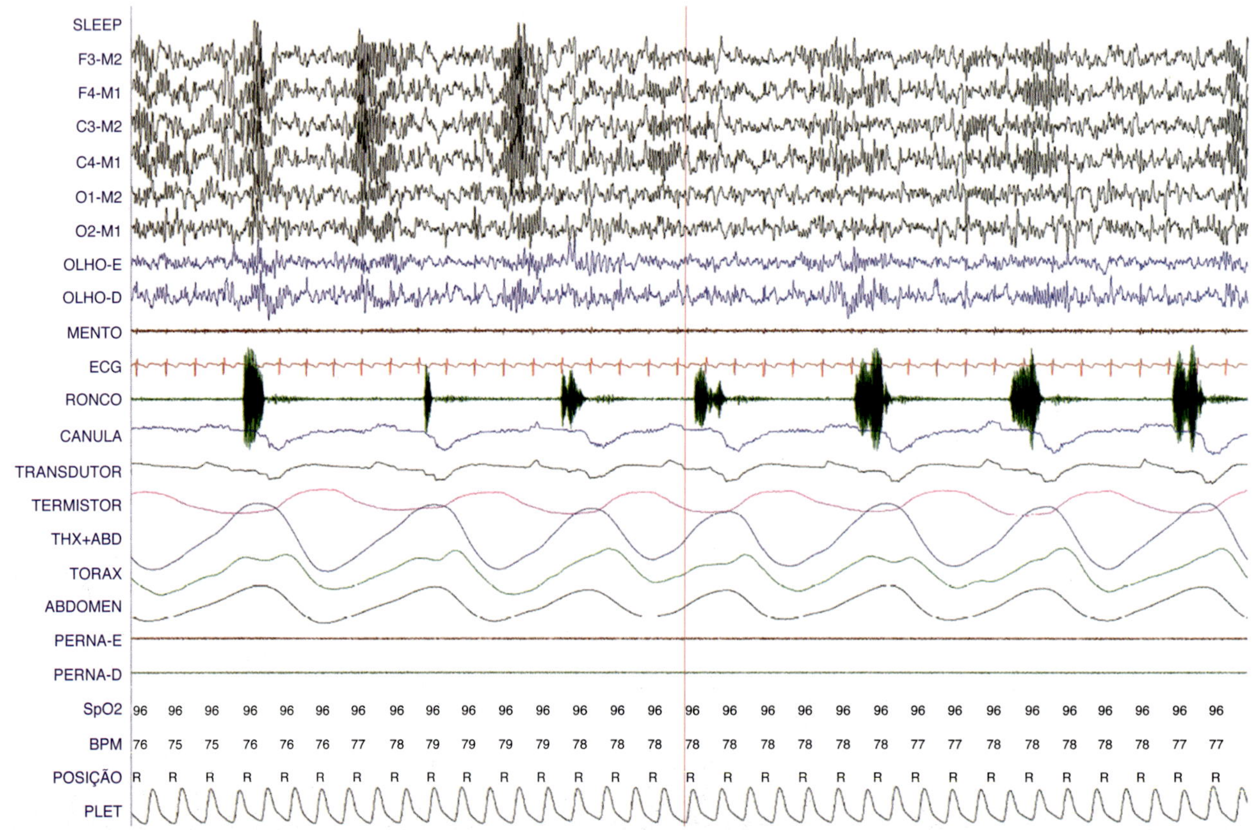

Figura 122.5 Época de 30 segundos de polissonografia em estágio N2 em criança de 8 anos. Observa-se a presença de roncos. D = direito; E = esquerdo; ECG = eletrocardiograma; PLET = pletismografia; SpO_2 = saturação da oxi-hemoglobina; THX+ABD = somatório do esforço respiratório torácico e abdominal. F3, F4, C3, C4, M1, M2, O1, O2 referem-se aos eletrodos do Sistema Internacional 10-20 de colocação de eletrodos do eletroencefalograma.

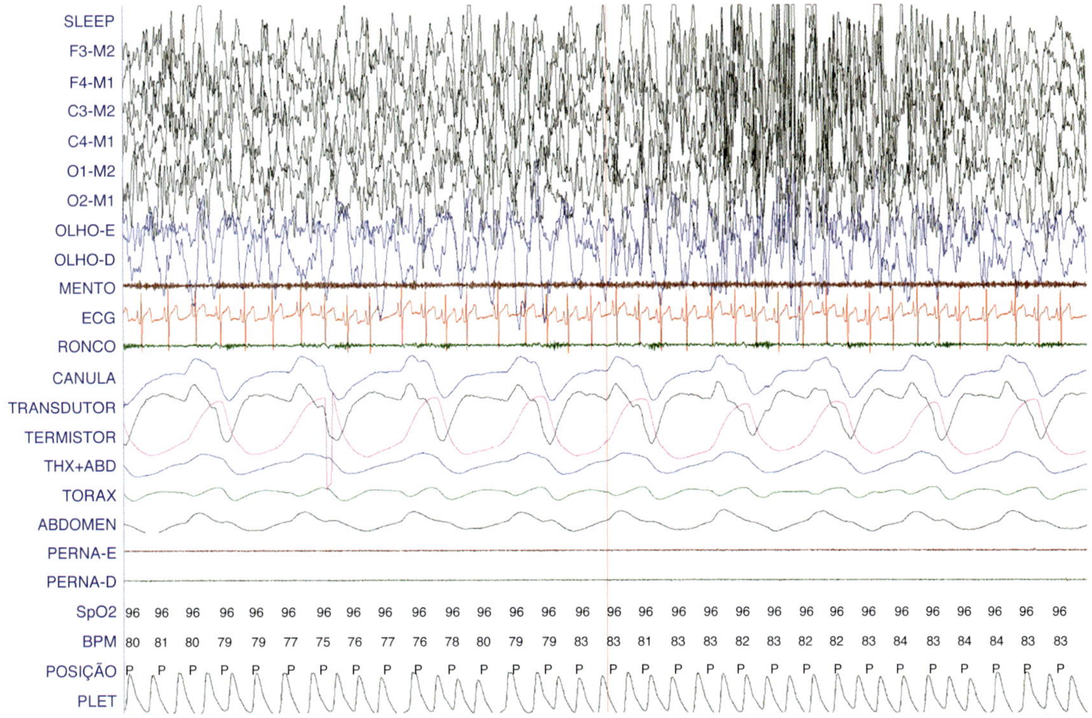

Figura 122.6 Época de 30 segundos de polissonografia em estágio N3 em criança de 6 anos. Observa-se a presença de roncos. D = direito; E = esquerdo; ECG = eletrocardiograma; PLET = pletismografia; SpO_2 = saturação da oxi-hemoglobina; THX+ABD = somatório do esforço respiratório torácico e abdominal. F3, F4, C3, C4, M1, M2, O1, O2 referem-se aos eletrodos do Sistema Internacional 10-20 de colocação de eletrodos do eletroencefalograma.

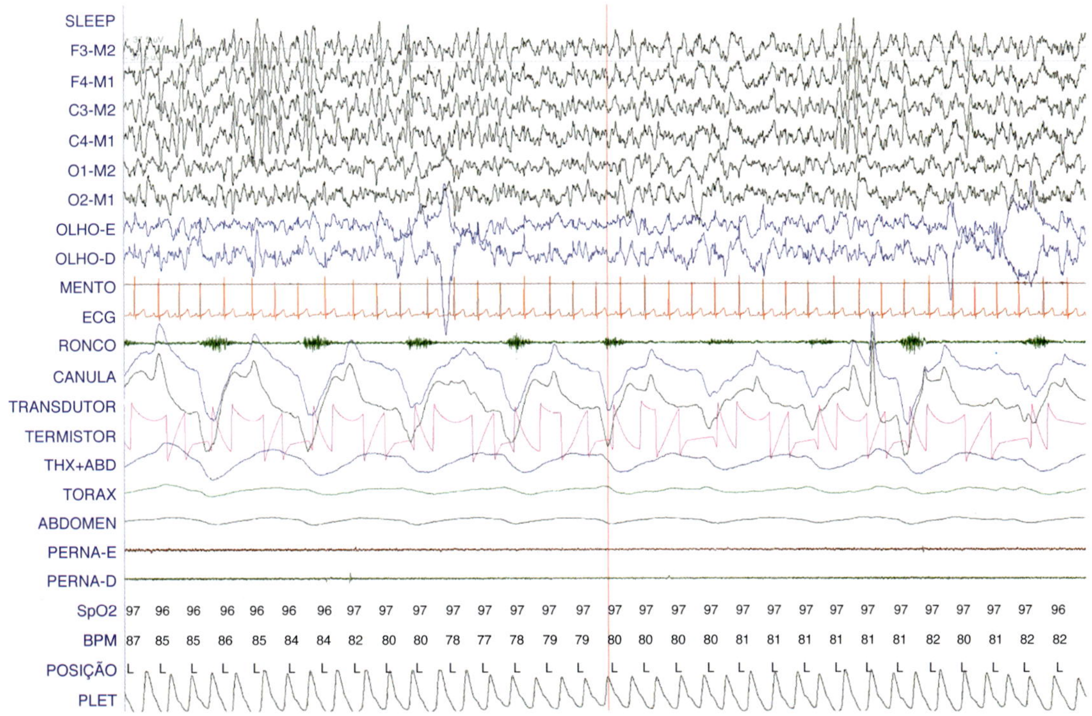

Figura 122.7 Época de 30 segundos de polissonografia em estágio R, ou sono REM, em criança de 8 anos. Observa-se a presença de roncos. D = direito; E = esquerdo; ECG = eletrocardiograma; PLET = pletismografia; SpO_2 = saturação da oxi-hemoglobina; THX+ABD = somatório do esforço respiratório torácico e abdominal. F3, F4, C3, C4, M1, M2, O1, O2 referem-se aos eletrodos do Sistema Internacional 10-20 de colocação de eletrodos do eletroencefalograma.

- Avaliação de frequentes parassonias do sono não REM, epilepsia ou de enurese noturna associada a transtornos de sono, especialmente AOS ou transtorno de movimento periódico dos membros inferiores
- Diagnóstico diferencial entre parassonia e crises epilépticas noturnas, especialmente nos casos em que há manifestações atípicas ou potencialmente traumáticas
- Avaliação complementar de suspeita de síndrome das pernas inquietas ou doença de Willis-Ekbom, que necessitam de dados de suporte para o diagnóstico.

Por outro lado, a PSG não é indicada para diagnóstico de doenças de sono cujo diagnóstico é clínico, como bruxismo ou síndrome das pernas inquietas (nos casos em que não há dúvida do diagnóstico, sem necessidade de dados suplementares). Da mesma forma, a PSG não é indicada para avaliação de dificuldade de iniciar e de manter o sono, transtornos de ritmo circadiano, parassonias do sono não REM não complicadas.

O uso de exames domiciliares para diagnóstico de AOS tem se popularizado nos últimos anos. No entanto, é consenso da AASM que estes não são recomendados para a avaliação de crianças com suspeita de AOS.[18]

A PSG fornece uma série de informações relacionadas com a noite de sono do paciente, incluindo:[5]

- Latência de início de sono: tempo decorrido entre o início do exame e a primeira época (página) de sono
- Latência para sono REM: tempo entre o início do sono e a primeira época de sono REM
- Tempo total de sono: tempo de sono registrado durante a noite
- Eficiência de sono: percentual decorrente da divisão entre o tempo total de sono e o tempo total de exame
- Vigília após início de sono (WASO, do inglês *wake after sleep onset*): tempo de vigília após o início do sono
- Tempo absoluto e relativo em cada estágio de sono
- Índice de despertares: número de despertares dividido pelo tempo total de sono multiplicado por 60
- Hipnograma: representação gráfica da distribuição dos estágios de sono ao longo da noite
- Número absoluto de apneias, hipopneias e despertares relacionados com o esforço respiratório (Figuras 122.8 e 122.9)
- Índice de apneia-hipopneia: número total de apneias e hipopneias divididos pelo tempo total de exame, multiplicado por 60
- Índice de apneia-hipopneia obstrutivas: número de eventos obstrutivos dividido pelo tempo total de exame, multiplicado por 60
- Valor basal, médio e mínimo de saturação da oxi-hemoglobina
- Presença de respiração periódica em crianças
- Valor médio da saturação da oxi-hemoglobina durante o sono
- Tempo de saturação inferior a determinado limiar (geralmente 88 ou 90%)
- Índice de dessaturações: número de dessaturações (queda ≥ 3 ou 4%) dividido pelo tempo total de sono, multiplicado por 60
- Índice de movimentos periódicos dos membros inferiores: número de movimentos periódicos dos membros inferiores, dividido pelo tempo total de sono, multiplicado por 60.

ESTAGIAMENTO DO SONO

O processo de classificação do sono em diferentes estágios, na PSG, é denominado de estagiamento de sono. Desta forma, com base em determinados parâmetros fisiológicos (EEG, eletrooculograma, tônus muscular), o sono é classificado em dois estágios distintos: sono REM (do inglês *rapid eye movement*) e

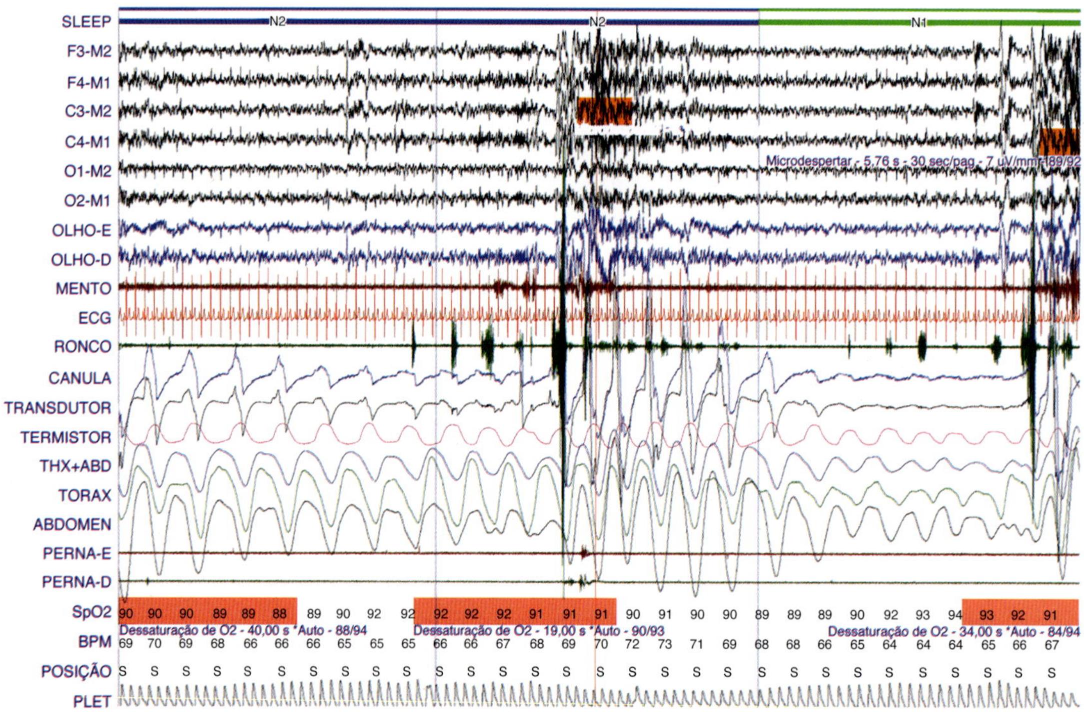

Figura 122.8 Trecho de 90 segundos de polissonografia em estágios N1 e N2 em adolescente de 12 anos. Observa-se a presença de hipopneias obstrutivas, caracterizadas por redução superior a 30% da incursão do sinal na cânula de pressão nasal, associada a despertares breves (marcados em laranja), queda da saturação da oxi-hemoglobina > 3% e persistência de esforço respiratório nas cintas torácica e abdominal, com duração superior a dois ciclos respiratórios. D = direito; E = esquerdo; ECG = eletrocardiograma; PLET = pletismografia; SpO_2 = saturação da oxi-hemoglobina; THX+ABD = somatório do esforço respiratório torácico e abdominal. F3, F4, C3, C4, M1, M2, O1, O2 referem-se aos eletrodos do Sistema Internacional 10-20 de colocação de eletrodos do eletroencefalograma.

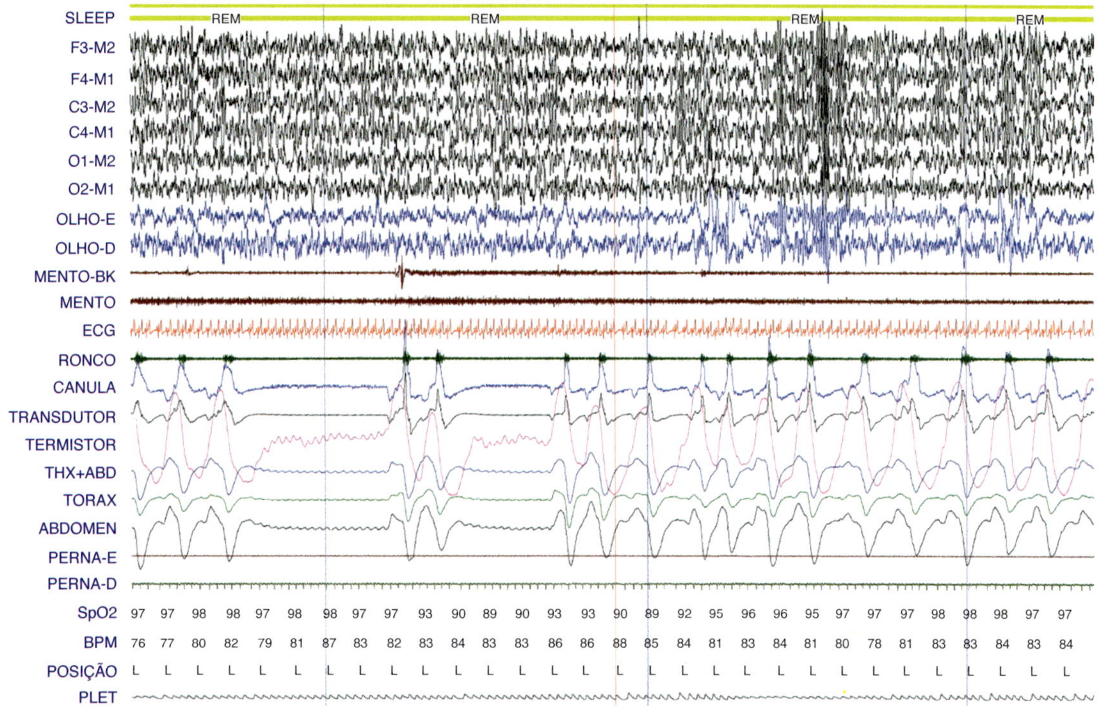

Figura 122.9 Trecho de 90 segundos de polissonografia em sono REM em criança de 8 anos. Observa-se a presença de apneias centrais associadas a dessaturações da oxi-hemoglobina superiores a 3% em relação ao nível anterior ao evento. Há redução superior a 90% da incursão do termistor, associada a ausência de esforço respiratório nas cintas torácica e abdominal, com duração superior a dois ciclos respiratórios. D = direito; E = esquerdo; ECG = eletrocardiograma; PLET = pletismografia; SpO_2 = saturação da oxi-hemoglobina; THX+ABD = somatório do esforço respiratório torácico e abdominal. F3, F4, C3, C4, M1, M2, O1, O2 referem-se aos eletrodos do Sistema Internacional 10-20 de colocação de eletrodos do eletroencefalograma.

sono não REM (NREM) (Figura 122.10). Tipicamente, estes dois estágios se alternam durante o período de sono, sendo o seu momento e duração bastante variável ao longo da vida.[5]

O sono NREM é, por sua vez, dividido em três estágios, definidos por suas características típicas de EEG, em N1, N2 e N3. A atividade do EEG no sono NREM é dita sincronizada, e a classificação nestes estágios é determinada pela ocorrência de determinados padrões de atividade (ver Tabela 122.1), que vão se desenvolvendo ao longo da infância. O limiar de despertar aumenta progressivamente ao longo destes estágios, sendo baixo no estágio N1 e muito elevado no estágio N3.[2,5]

O estágio N1 é caracterizado pela presença de atividade de frequências mistas, predominando entre 4 e 7 Hz, e de baixa amplitude, associadas a ondas agudas de vértex (que persistem no estágio N2) e movimentos oculares lentos. Nem sempre o indivíduo percebe que está dormindo neste estágio. No estágio N2, ocorrem os fusos de sono (atividades sinusoidais que predominam no vértex, com frequência de 12 a 14 Hz) e os complexos K (atividades bifásicas de elevada amplitude que predominam nas regiões frontais). O estágio N3, na população pediátrica, é caracterizado por atividades de ondas lentas, geralmente de elevada amplitude (100 a 400 mV), com frequência de 0,5 a 2 Hz, máxima nas regiões frontais.[5]

Por outro lado, o sono REM é caracterizado por atividade dessincronizada no EEG, de modo similar ao que ocorre na vigília, com frequências mistas e de baixa amplitude, com ondas em dente de serra, além de atonia muscular, surtos episódicos de movimentos oculares rápidos e irregularidade cardíaca e respiratória. A

Vigília	Sono não REM			Sono REM
Estágio W	Estágio N1	Estágio N2	Estágio N3	Estágio R
Ritmo dominante posterior de vigília > 50% da época Movimentos oculares rápidos Piscamentos Movimentos oculares de leitura Tônus muscular elevado	EEG com frequências mistas e de baixa amplitude (predomínio 4-7 Hz) em > 50% da época Ondas agudas do vértex Movimentos oculares lentos Redução do tônus em relação à vigília	Fusos de sono Complexos K Sem movimentos oculares típicos Redução do tônus muscular em relação aos estágios prévios	Atividade delta (0,5-2 Hz), com amplitude > 75 μV, em > 20% da época nas regiões frontais Fusos de sono e complexos K persistem Sem movimentos oculares típicos	EEG com frequências mistas e de baixa amplitude Ondas em dente de serra Movimentos oculares rápidos Atonia muscular Irregularidade respiratória e cardíaca

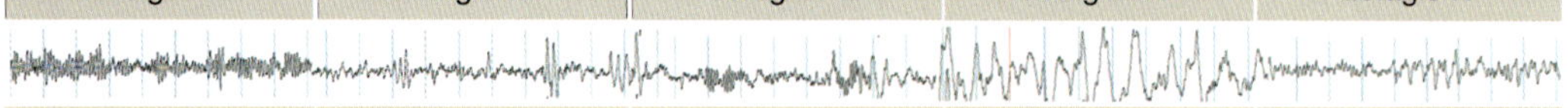

Figura 122.10 Principais achados no estagiamento da vigília e do sono na polissonografia, conforme a American Academy of Sleep Medicine.[5]

atividade do EEG nas crianças é semelhante à dos adultos, com frequências aumentando com a idade, indo de cerca de 3 Hz na sétima semana de idade pós-termo para 5 a 7 Hz entre 1 e 5 anos de vida. A partir de 5 a 10 anos, a atividade de frequências mistas e de baixa amplitude no sono REM é semelhante à dos adultos.[5] A inibição dos motoneurônios do corno anterior da medula, por mecanismos do tronco encefálico, media a supressão do tônus muscular postural. Sonhos são tipicamente observados neste estágio.[2]

A vigília (estágio W; do inglês *wake*) é caracterizada, na PSG, pela presença de piscamentos, movimentos oculares rápidos, movimentos oculares de leitura, tônus muscular elevado e, em períodos com olhos fechados, pela presença de ritmo dominante posterior, cuja frequência é variável, de acordo com a idade (Tabela 122.3).[5]

Em neonatos, especialmente nos pré-termo, o estagiamento do sono é possível determinado a presença de sono não-REM (denominado de sono quieto) e de sono REM (sono ativo), uma vez que os grafoelementos fisiológicos de sono anteriormente descritos ainda não se desenvolveram, e porque os padrões de EEG são distintos. A análise da poligrafia neonatal é complexa, uma vez que os padrões de EEG e de comportamento do sono modificam-se muito nesta faixa etária, indo muito além do escopo do presente capítulo. A partir dos 3 meses de vida, já é possível distinguir os três estágios de sono NREM, sendo possível o estagiamento com regras apropriadas para a idade.[5]

Em neonatos nascidos de termo, até cerca de 3 meses de vida, o sono inicia-se pelo sono REM, ao contrário do que ocorre em idades mais avançadas. Em adultos, a arquitetura do sono é altamente estruturada com alternância cíclica de sono NREM-REM ao longo da noite, com duração de cerca de 90 minutos. Esses ciclos repetem-se cerca de 4 a 5 vezes por noite. Em crianças pré-escolares, no entanto, os ciclos NREM-REM duram cerca de 45 a 60 minutos, ocorrendo uma a duas vezes e sendo interrompidos por despertares. Além disto, a distribuição dos estágios de sono se modifica profundamente na infância, na medida em que o sono noturno passa a ser predominante. A partir de 6 meses, o estágio N3 passa a predominar na primeira metade da noite, sendo que o sono REM predomina na segunda metade.[2]

O tempo percentual em sono REM diminui ao longo da vida, de forma que, aos 3 meses de vida, o sono NREM ocupa de 25 a 49% do tempo total de sono (TTS) e o sono REM, em torno de 55% do tempo. Aos 12 meses, no entanto, o sono NREM representa cerca de 51 a 61% do TTS e o sono REM, de 26 a 40%. Após um ano de vida, o sono REM passa a ocupar de 20 a 30% do TTS. A eficiência do sono aumenta entre 12 a 24 meses de vida, em parte em decorrência do maior limitar para despertar. Com cerca de 12 anos, a arquitetura do sono é semelhante à do adulto.[2] A partir da puberdade, há um gradual declínio da duração do sono de ondas lentas (estágio N3), que persiste ao longo da vida adulta. Também na adolescência, há um atraso fisiológico da fase de sono, com tendência a início de sono em horários mais avançados, bem como maior irregularidade dos padrões sono-vigília (com grande discrepância entre os dias de semana e os fins de semana).[19]

Os valores normativos destes parâmetros são variáveis conforme a idade do paciente, devendo ser analisados de acordo com a mesma, e avaliados à luz do quadro clínico (Tabela 122.4).

Teste de latências múltiplas do sono

O teste das latências múltiplas de sono (TLMS) é uma avaliação objetiva de sonolência. Consiste de cinco oportunidades de cochilar, durante o dia, devendo ser realizado após PSG na noite anterior. No TLMS, o paciente será mantido no quarto, com sensores de EEG, eletrooculograma e eletromiografia do mento, e orientado a dormir. Para cada oportunidade, é permitido tempo de 20 minutos para que o paciente durma. Caso isso ocorra, é registrado período adicional de 15 minutos. O exame é considerado diagnóstico para narcolepsia caso a latência de início de sono seja inferior a 8 minutos e ocorram dois episódios de sono REM no período de registro. O preparo do TLMS implica no preenchimento de diário de sono nas semanas anteriores ao exame, para evitar privação de sono, bem como interrupção de medicações supressoras de sono REM (p. ex., antidepressivos inibidores de recaptação de serotonina). Não se dispõem, no momento, de dados normativos para TLMS para todas as faixas etárias, sendo os valores disponíveis e o protocolo recomendados para adultos.[20,21]

Actigrafia

A actigrafia consiste do registro de movimentos através de um acelerômetro, colocado no membro superior não dominante, pelo período de 7 a 14 dias. Já foi validada, em crianças e em adultos, como um método satisfatório para a estimativa de sono e vigília. A vantagem sobre a PSG é permitir o registro de padrões de atividade e de quiescência, no ambiente do paciente, por períodos mais prolongados. Permite estimativa de latência de sono, fragmentação do sono, duração total de sono, ocorrência de sonecas durante o dia, bem como períodos de atividade e exposição à luz. Indicações de actigrafia incluem estimativa de parâmetros de sono para pacientes com

Tabela 122.3 Idade inicial de aparecimento de atividades eletroencefalográficas típicas.

Atividade eletroencefalográfica	Vigília ou estágio de sono	Idade inicial de aparecimento
Ritmo dominante posterior de vigília		
Frequência de 3,5 a 4,5 Hz	Vigília	3 a 4 meses pós-termo
Frequência de 5 a 6 Hz	Vigília	5 a 6 meses pós-termo
Frequência de 7,5 a 9 Hz	Vigília	3 anos
Frequência média de 9 Hz	Vigília	9 anos
Frequência média de 10 Hz	Vigília	15 anos
Ondas agudas de vértex	N1	4 a 6 meses pós-termo
Hipersincronia hipnagógica	Transição vigília-sono (N1)	3 a 6 meses
Fusos de sono	N2	6 semanas a 3 meses pós-termo
Complexos K	N2	3 a 6 meses pós-termo
Atividade de onda lenta	N3	2 a 5 meses pós-termo
Ondas em dente de serra	Sono REM	5 meses

N1 = estágio 1 de sono não REM; N2 = estágio 2 de sono não REM; N3 = estágio 3 de sono não REM. Adaptada de: American Academy of Sleep Medicine.[5]

Tabela 122.4 Valores normativos de polissonografia em crianças e adolescentes típicos.

Idade (anos)	1,1 a 1,7	2,4 a 3,3	4,6 a 5,6	6,7 a 9,5	10,3 a 12,7	11,2 a 14,4	13,8 a 16,6	16 a 17,8
Estadiamento puberal				Tanner 1	Tanner 2	Tanner 3	Tanner 4	Tanner 5
TTS (min)	448,7 (87,1)	489 (92,2)	541,7 (67,3)	512,2 (61,7)	478,6 (53,7)	477,5 (68)	481,5 (46,2)	452,1 (80,2)
WASO (%)	12,1 (8,1)	7,7 (7,3)	4,1 (3,2)	5,1 (5,2)	5,2 (4,9)	6,7 (5,9)	4,2 (3,7)	5,1 (3)
Índice de despertar† (n/h)	1,1 (0,5)	1,1 (0,5)	1 (0,4)	1,1 (0,6)	1,3 (0,8)	1,3 (0,5)	1,3 (0,7)	1,8 (0,8)
Latência início do sono (min)	24,4 (29,7)	33,1 (25,9)	32 (30,5)	21,8 (23,5)	20,4 (19,6)	34,3 (33,8)	22 (21,7)	22,6 (29,8)
Latência para sono REM (min)	83,9 (36,6)	100,2 (38,3)	140 (57,5)	155,1 (44,1)	161,8 (42,3)	125,2 (40,3)	138,2 (54,5)	132,7 (36,4)
Eficiência de sono (%)	83,5 (7,9)	86 (9)	90 (6,5)	89,6 (6,4)	89,8 (5,6)	85,7 (7,6)	90,7 (6)	88,9 (6,9)
Estágios de sono								
N1 (%TTS)	7 (3,3)	7,3 (2,9)	6,4 (4,1)	6,7 (2,8)	6,9 (4,1)	7,6 (4)	7,9 (5,1)	7,7 (3,1)
N2 (%TTS)	31,1 (7,6)	29,6 (6,2)	36,5 (7,4)	38,6 (6,8)	42,6 (5)	42,2 (8,3)	45,6 (7,9)	49,4 (7)
N3 (%TTS)	34,9 (8,6)	38,4 (8,3)	32,9 (7,1)	31,9 (6,7)	28,9 (5,2)	28,6 (7,5)	25,5 (4,7)	22,9 (7,3)
REM (%TTS)	25,6 (4)	23,2 (4,8)	22,6 (3,8)	21,1 (3,7)	20,3 (4,5)	20,3 (5,1)	19,4 (3,9)	19 (5,4)
Índice de apneia-hipopneia (n/h)	**Pediátrico‡**				**Adulto***			
	Normal	Leve	Moderado	Grave	Normal	Leve	Moderado	Grave
	< 1	1 a 5	5 a 10	> 10	< 5	5 a 15	15 a 30	> 30

h = hora; min = minutos; n = número absoluto; REM = movimentos oculares rápidos; TTS = tempo total de sono; WASO = tempo acordado após início do sono (do inglês *wake after sleep onset*). Valores são apresentados em média e desvio-padrão (entre parênteses).[9]
† Refere-se ao índice de despertares, e não aos microdespertares ou despertares breves.
‡ Em crianças, emprega-se, como critério de diagnóstico e classificação de gravidade para apneia obstrutiva do sono, o índice de apneia-hipopneia obstrutivo (IAHO), distinto do critério para adultos, com o índice de apneia-hipopneia (IAH). Em crianças, o índice de apneia central considerado como normal é < 5/h.
*De acordo com a American Academy of Sleep Medicine, não há um limiar bem determinado de idade para se considerar a faixa etária pediátrica ou adulta. Em alguns casos, emprega-se o limite de 12 anos para considerar o indivíduo como adulto no que se refere ao índice de apneia-hipopneia.

transtorno de insônia, transtornos de ritmo circadiano, estimativa de duração de sono anterior ao TLMS, em adultos e crianças, bem como avaliação de adultos com suspeita de síndrome do sono insuficiente. No entanto, não permite registro de estágios de sono, e não é válida para diagnóstico de transtornos respiratórios de sono, por exemplo, e não deve ser empregada para diagnóstico de transtorno de movimento periódico dos membros inferiores, seja em adultos ou em crianças.[22]

REFERÊNCIAS BIBLIOGRÁFICAS

1. Agostini A, Centofanti S. Normal sleep in children and adolescence. Child Adolesc Psychiatr Clin N Am [Internet]. 2021 Jan [Acesso em: 2024 Jul];30(1):1-14.
2. Zandieh SO, Johnson S, Katz ES. Sleep from infancy through adolescence. Sleep Med Clin [Internet]. 2023 Jun [Acesso em: 2024 Jul];18(2):123-34.
3. Siegel JM. Defining sleep. In: Kryger MH, Roth T, Golstein CA. Principles and practice of sleep medicine. 7th ed. Elsevier; 2022. p. 52-3.
4. Meltzer LJ, Paisley C. Beyond polysomnography: Clinical assessment of pediatric sleep health and sleep problems. Sleep Med Clin [Internet]. 2023 Jun 1 [Acesso em: 2024 Feb 4];18(2):147–60.
5. Troester MM, Quan SF, Berry RB et al. For the American Academy of Sleep Medicine. The AASM Manual for the Scoring of Sleep and Associated Events: Rules, Terminology and Technical Specifications. Version 3. Darien, IL: American Academy of Sleep Medicine; 2023.
6. Luginbuehl M, Kohler WC. Screening and evaluation of sleep disorders in children and adolescents. Child Adolesc Psychiatr Clin N Am [Internet]. 2009 Oct [Acesso em: 2024 Jul];18(4):825-38.
7. Tapia I, Wise MS, Chervin RD (section editor), Hoppin AG (deputy editor). Assessment of sleep disorders in children (UpToDate). Medi Media; 2023. Disponível em: https://medilib.ir/uptodate/show/6357. Acesso em: 2024 Jul.
8. Owens JA, Dalzell V. Use of the "BEARS" sleep screening tool in a pediatric residents' continuity clinic: A pilot study. Sleep Med [Internet]. 2005 Jan [Acesso em: 2024 Jan 28];6(1):63-9.
9. The AASM International Classification of Sleep Disorders – Third Edition, Text Revision (ICSD-3-TR). American Academy of Sleep Medicine; 2023. Disponível em: https://aasm.org/clinical-resources/international-classification-sleep-disorders/. Acesso em: 2024 Jul.
10. Bertolazi AN, Fagondes SC, Hoff LS, Pedro VD, Barreto SM, Johns MW. Portuguese-language version of the epworth sleepiness scale: Validation for use in Brazil [Validação da escala de sonolência de Epworth em português para uso no Brasil.] J Bras Pneumol [Internet]. 2009 [Acesso em: 2024 Jul];35(9):877-83.
11. Janssen KC, Phillipson S, O'Connor J, Johns MW. Validation of the Epworth Sleepiness Scale for children and adolescents using Rasch analysis. Sleep Med [Internet]. 2017 May 1 [Acesso em: 2024 Feb 4];33:30-5.
12. Mainieri G, Loddo G, Provini F, Nobili L, Manconi M, Castelnovo A. Diagnosis and management of NREM sleep parasomnias in children and adults. Diagnostics (Basel, Switzerland) [Internet]. 2023 Apr 1 [Acesso em: 2024 Feb 4];13(7).
13. Iglowstein I, Jenni OG, Molinari L, Largo RH. Sleep duration from infancy to adolescence: Reference values and generational trends. Pediatrics [Internet]. 2003 Feb 1 [Acesso em: 2024 Jan 27];111(2):302–7.
14. Hirshkowitz M, Whiton K, Albert SM, Alessi C, Bruni O, DonCarlos L et al. National sleep foundation's sleep time duration recommendations: Methodology and results summary. Sleep Heal [Internet]. 2015 Mar 1 [Acesso em: 2024 Jul];1(1):40-3.
15. Paruthi S, Brooks LJ, D'Ambrosio C, Hall WA, Kotagal S, Lloyd RM et al. Recommended amount of sleep for pediatric

populations: A consensus statement of the American Academy of Sleep Medicine. J Clin Sleep Med [Internet]. 2016 [Acesso em: 2024 Jul];12(6):785-6.

16. Aurora RN, Lamm CI, Zak RS, Kristo DA, Bista SR, Rowley JA et al. Practice parameters for the non-respiratory indications for polysomnography and multiple sleep latency testing for children. Sleep [Internet]. 2012 Nov 1 [Acesso em: 20224 Jan 28];35(11):1467-73.
17. Aurora RN, Zak RS, Karippot A, Lamm CI, Morgenthaler TI, Auerbach SH et al. Practice parameters for the respiratory indications for polysomnography in children. Sleep [Internet]. 2011 Mar 1 [Acesso em: 2024 Jul];34(3):379-88.
18. Kirk V, Baughn J, D'Andrea L, Friedman N, Galion A, Garetz S et al. American Academy of Sleep Medicine Position Paper for the use of a home sleep apnea test for the diagnosis of OSA in children. J Clin Sleep Med [Internet]. 2017 Oct 15 [Acesso em: 2019 Oct 2];13(10):1199-203.
19. Sadeh A, Dahl RE, Shahar G, Rosenblat-Stein S. Sleep and the transition to adolescence: A longitudinal study. Sleep [Internet]. 2009 Dec 1 [Acesso em: 2024 Feb 4];32(12):1602-9.
20. Krahn LE, Arand DL, Avidan AY, Davila DG, DeBassio WA, Ruoff CM et al. Recommended protocols for the Multiple Sleep Latency Test and Maintenance of Wakefulness Test in adults: Guidance from the American Academy of Sleep Medicine. J Clin Sleep Med [Internet]. 2021 Dec 1 [Acesso em: 2024 Jan 28];17(12):2489-98.
21. Maski KP, Amos LB, Carter JC, Koch EE, Kazmi U, Rosen CL. Recommended protocols for the Multiple Sleep Latency Test and Maintenance of Wakefulness Test in children: Guidance from the American Academy of Sleep Medicine. J Clin Sleep Med [Internet]. 2024 Apr 1 [Acesso em: 2024 Feb 4];20(4):631-41.
22. Smith MT, McCrae CS, Cheung J, Martin JL, Harrod CG, Heald JL et al. Use of actigraphy for the evaluation of sleep disorders and circadian rhythm sleep-wake disorders: An American Academy of Sleep Medicine Clinical Practice Guideline. J Clin Sleep Med [Internet]. 2018 Jul 15 [Acesso em: 2024 Jan 28];14(7):1231–7.

CAPÍTULO

123

Malformações Congênitas da Orelha

Marcelo C. Alves de Souza • Robinson Koji Tsuji • Vitor Yamashiro Rocha Soares

ORELHA EXTERNA

Embriologia resumida do pavilhão da orelha

No final da quarta semana de gestação, seis pequenas elevações ou tubérculos (saliências auriculares ou tubérculos de His) formam-se externamente, dispostas três no primeiro arco branquial e três no segundo, rodeando a primeira fenda branquial. Estes tubérculos fundem-se gradualmente para formar o pavilhão da orelha. Os tubérculos do primeiro arco branquial dão origem ao trágus e parte ascendente da hélix; os do segundo formam o restante do pavilhão (Figura 123.1).[1]

As malformações de orelha externa são divididas em malformações do pavilhão da orelha e malformações do meato acústico externo (MAE).

Malformações do pavilhão da orelha

Orelha de abano

É a alteração estética mais comum. Caracteriza-se pelo aumento da distância entre a mastoide e a hélix, que é de 1,5 a 2 cm. Resulta de três fatores associados: uma abertura do ângulo céfalo-concha, uma hipertrofia da concha, um defeito na plicatura da anti-hélix.[2]

Orelhas constritas

Uma forma de criptotia (sepultamento da borda superior da orelha) (Figura 123.2 A). É o termo usado para agrupar uma série de malformações do pavilhão que apresentam como defeitos comuns a rotação inadequada do complexo hélice/anti-hélice/escafa, resultando em um pavilhão auricular fletido para frente.[2]

Classificação:

- Leve: pequena alteração do contorno superior da hélice
- Moderada: alteração envolvendo a hélice e parte da escafa
- Grave: envolve o terço superior e outros segmentos da orelha.

Orelha em ponto de interrogação

É uma atrofia do segmento médio da concha e da escafa. Tem caráter hereditário e o tratamento é cirúrgico (ver Figura 123.2 B).[2]

Anomalias

Anomalias de lóbulo e de trágus.

Apêndices pré-auriculares

São tumefações congênitas cutâneo-cartilaginosas de forma nodular, ovoide, séssil ou pediculada, situadas geralmente em frente ao trágus. Sua origem embriológica está nos seis tubérculos mesenquimatosos de His (três no primeiro arco e três no segundo arco branquial) que vão dar origem ao pavilhão da orelha. Podem estar associadas à surdez neurossensorial ou a algumas síndromes (ver Figura 123.2 C).[1,2]

Fístulas e cistos pré-auriculares

Também chamadas *coloboma auris* ou *sinus* pré-timpânico, consistem na fusão incompleta dos seis botões óticos que formarão o pavilhão da orelha e cuja origem está no primeiro e segundo arcos branquiais. A localização destas fístulas, geralmente, é na margem ascendente da hélice, o que corresponde à falta de fusão entre o primeiro e o segundo tubérculo do primeiro arco branquial (ver Figura 123.2 D). São revestidas por tecido ectodérmico. O trajeto da fístula é tortuoso e muitas vezes forma prolongamentos como as raízes de uma árvore, podendo alcançar a parótida ou passar sob o periósteo do osso temporal. Geralmente, são sítios de infecção que se manifestam pela saída de pus pelo orifício da fístula ou então pela formação de abscesso superior e anterior ao trágus, junto à hélice.[1,2]

Alterações do tamanho do pavilhão da orelha

O pavilhão da orelha, seguindo seu eixo vertical, pode ser dividido anatomicamente em três porções iguais. O terço superior é formado pela hélice, sulco da hélice e fossa triangular; o terço médio é formado pela concha; e o terço inferior, pelo conjunto anti-trágus-hélice.[2]

As medidas de uma orelha normal variam com a idade. O comprimento tem cerca de 40 mm ao nascimento, 56 mm entre 8 e 9 anos, e 62 mm entre 18 e 19 anos. A largura corresponde a 60% do comprimento.[1]

Macrotias

Podem se originar de duas formas: a primeira é o exagero do crescimento anatômico, e a segunda é uma alteração na sua forma. Nestes casos, há o que se chama de orelha de Stahl, de duende ou de Spock. No idoso, a impressão de que a orelha cresce é devido ao relaxamento das estruturas componentes.[1,2]

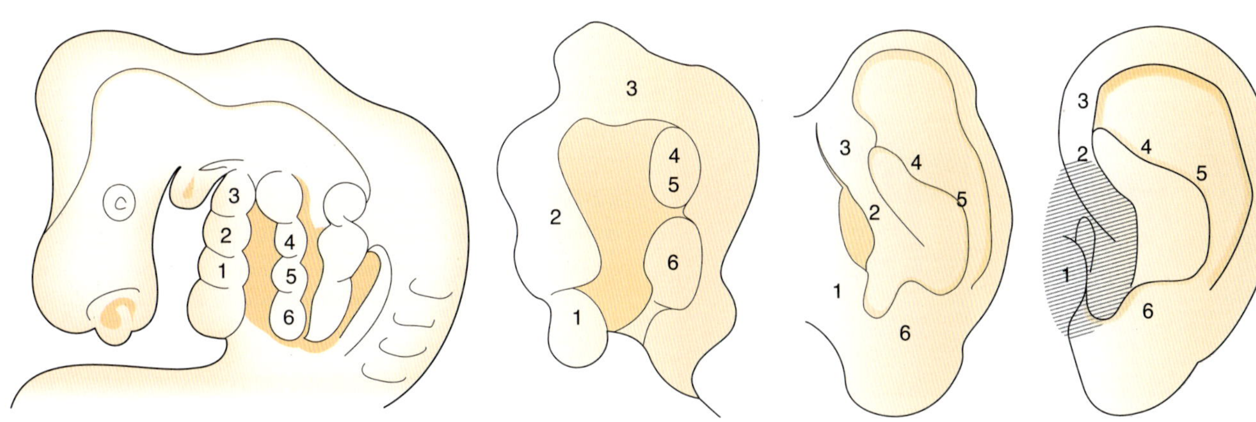

Figura 123.1 Formação do pavilhão auditivo. Os números correspondem às saliências auriculares, ou tubérculos de His.

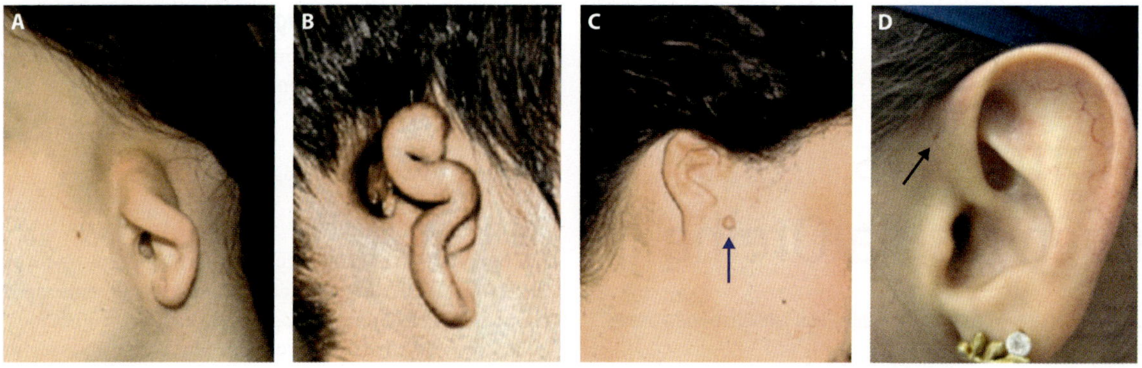

Figura 123.2 Malformações do pavilhão da orelha. **A.** Orelha constrita; **B.** Orelha em ponto de interrogação; **C.** Apêndice pré-auricular (seta azul); **D.** Coloboma auris (seta preta indicando orifício de abertura do coloboma).

Microtias

Existem várias classificações para descrever as microtias.[1]

A classificação de Weerda,[1] do ponto de vista clínico, consiste em:

- Displasia grau I (malformação leve): a maioria das estruturas do pavilhão auricular normal é reconhecível. A reconstrução apenas ocasionalmente requer o uso de pele ou cartilagem adicional
- Displasia grau II: algumas estruturas de um pavilhão auricular normal são reconhecíveis (Figura 123.3 A). A reconstrução requer o uso de pele e cartilagem
- Displasia grau III: existem malformações graves, nenhuma das estruturas normais do pavilhão auricular é reconhecível (Figura 123.3 B). A reconstrução total requer o uso de pele e grandes quantidades de cartilagem.

Outra classificação para microtia bastante utilizada é a de Aguillar modificada por Marx:[1,2]

- Microtia tipo I: pavilhão auricular com dimensões diminuídas e restante das estruturas normal. Difícil de distinguir defeitos do cálice. Meato acústico externo é geralmente patente. Defeitos da cadeia ossicular são infrequentes
- Microtia tipo II: aglomerado de cartilagem disposto longitudinalmente guardando alguma semelhança com o pavilhão normal. Muitas vezes o pavilhão rudimentar apresenta formato de "ponto de interrogação". Quase sempre associado com atresia de MAE e algum grau de hipoplasia de mandíbula
- Microtia tipo III: o pavilhão rudimentar é geralmente formado apenas por tecido mole, sem cartilagem, e é difícil encontrar qualquer semelhança com um pavilhão normal. Quase sempre associado com atresia de MAE e algum grau de hipoplasia de mandíbula
- Microtia tipo IV: anotia, ausência do pavilhão auricular por completo.

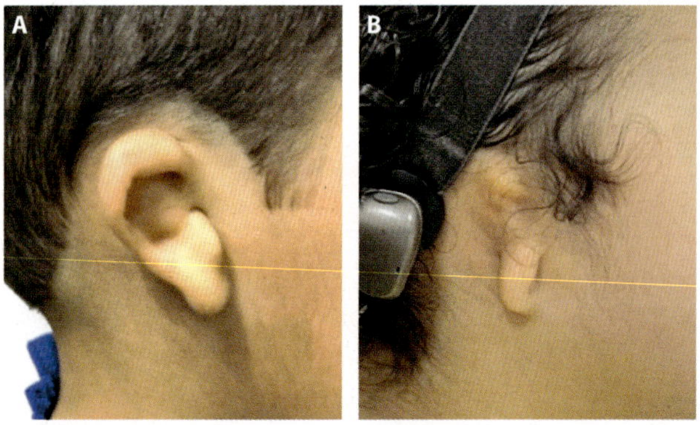

Figura 123.3 **A.** Microtia grau II de Weerda; **B.** Microtia grau III de Weerda.

Embriologia resumida do meato acústico externo

Meato acústico externo

Forma-se a partir da primeira fenda branquial ou sulco branquial. Por volta da terceira semana de gestação, células ectodérmicas, no fundo desta fenda ou sulco afunilando, proliferam e formam um cordão epitelial maciço em direção à bolsa faríngea correspondente. Por volta da sexta semana de gestação, este cordão começa a canalizar formando um tubo oco, que será o conduto auditivo externo (Figura 123.4).[1]

Membrana do tímpano

É formada por três estruturas histológicas, cada uma com origem distinta: o revestimento externo deriva do ectoderma superficial da fenda branquial; a camada média, do mesoderma das membranas branquiais; e o revestimento interno, do endoderma do recesso tubo timpânico da primeira bolsa faríngea.[1]

Anel timpânico

Na nona semana de vida fetal, relacionando-se com a cartilagem de Meckel e ao local de formação da futura membrana timpânica, aparecem dentro da cartilagem quatro pontos de ossificação. Eles se dispõem formando um semicírculo, sendo o ponto mais superior maior e com desenvolvimento mais complexo. Durante a décima semana, eles se fundem, formando então um anel incompleto em forma de C voltado para cima, com desenvolvimento maior em sua porção caudal. Assumem a sua forma primordial na 19ª semana sem, entretanto, completar o anel que mantém aberta sua porção mais cefálica formando a incisura de Rivinus. Sua fixação no osso temporal envolve linhas de sutura com a porção escamosa e petrosa do temporal. Ao nascimento, duas proeminências nodulares aparecem no meio da haste anterior e posterior do semianel. Elas vão se desenvolvendo até se unirem por volta do primeiro ano, dividindo o espaço formado em dois segmentos: o superior mantém-se como o conduto auditivo externo e o inferior como forame de Huschke, que logo a seguir é ocluído. A partir daí, o anel timpânico se espessa e desenvolve sua porção inferior com expansões anteriores e posteriores formando o osso timpânico.[1,2]

Malformações do meato acústico externo

Duplicação do meato acústico externo tipo I e tipo II

A fusão incompleta do primeiro e segundo arcos branquiais provocará anomalias na primeira fenda branquial, descritas a seguir:[2]

Duplicação do MAE tipo I

Normalmente revestido por pele, é, com mais frequência, pós-auricular do que pré-auricular, corre paralelamente ao MAE e geralmente termina cegamente lateral ou superior ao nervo facial.

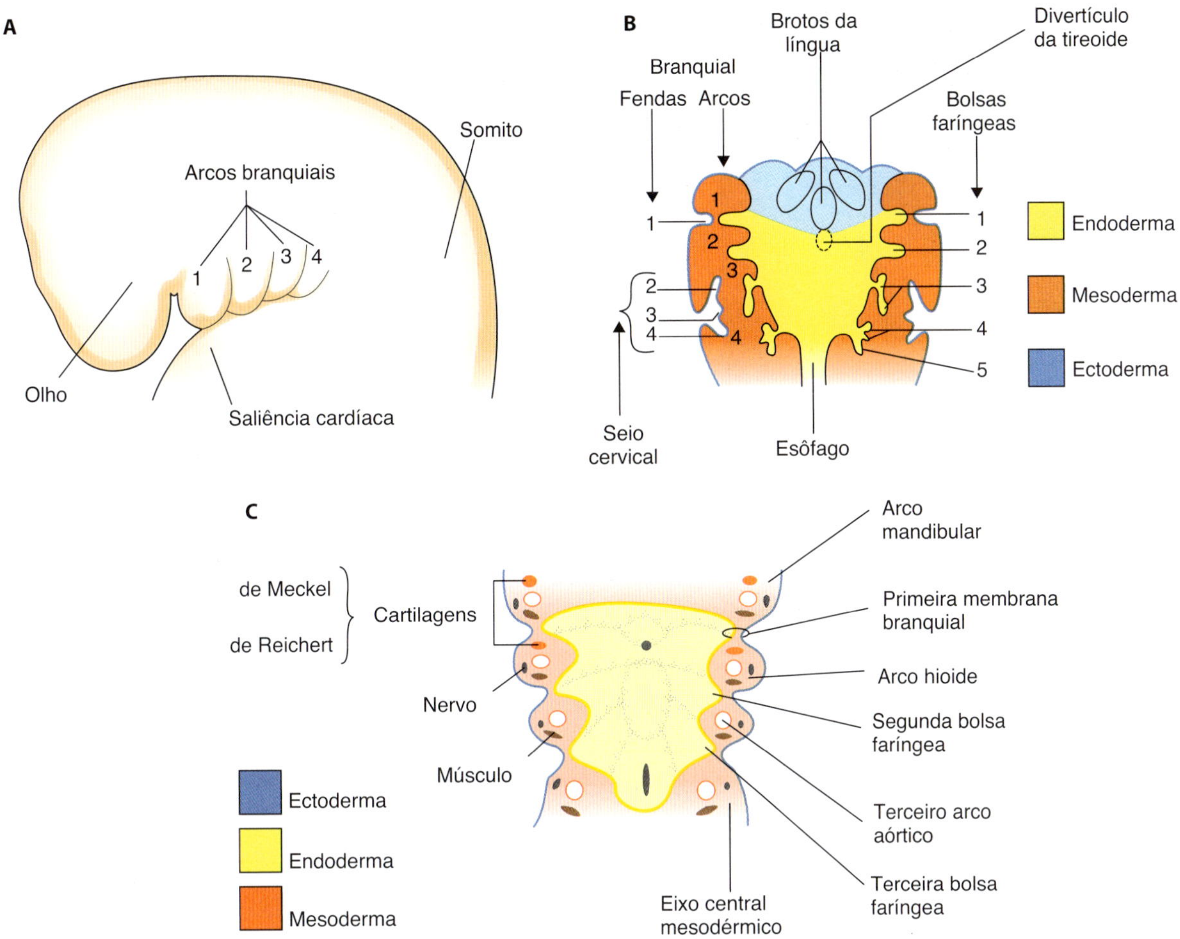

Figura 123.4 A a **C.** Embriologia do meato acústico externo.

Clinicamente, manifesta-se como um cisto, sendo comuns as infecções recorrentes ou a formação de abscessos periauriculares incorretamente tratados com incisão e drenagem.

Duplicação do MAE tipo II

São as verdadeiras duplicações do MAE, revestidas pela pele e normalmente contendo cartilagem. Muitas vezes terminam em fundo cego na região de transição entre o MAE cartilaginoso e ósseo e aberto na frente do músculo esternocleidomastóideo. Muita atenção deve ser dada à anatomia individual em pacientes tratados com excisão cirúrgica, pois podem cruzar acima ou abaixo do nervo facial.

Para o diagnóstico das duplicações, deve-se inspecionar o MAE, examinar e palpar o pescoço e a região periauricular. Como exame complementar, a tomografia computadorizada (TC) de alta resolução é muito útil para o planejamento pré-operatório, quando delineia os detalhes ósseos e determina a natureza cística da lesão.[1,2]

O diagnóstico diferencial é feito com fístula pré-auricular, apêndices auriculares, anomalias do segundo arco branquial e outros processos que ocorrem na porção lateral do pescoço e região da parótida.

Estenose congênita do meato acústico externo

Estenose denomina um estreitamento congênito ou adquirido do MAE que, em condições normais, tem diâmetro aproximado de 5,5 mm. Ela se subdivide em: leve, quando tem um conduto igual ou maior que 2 mm, e severa, cujo diâmetro é menor que 2 mm (Figura 123.5). Nas estenoses em conduto com diâmetro menor ou igual a 2 mm, o risco de colesteatoma destrutivo excede 90%; entre 2 e 4 mm, a possibilidade fica em torno de 50% e acima de 4 mm praticamente não tem risco.[2]

As estenoses leves devem ser cuidadas com limpezas frequentes e pouco contato com água. As estenoses severas devem ser tratadas cirurgicamente por canaloplastia para evitar a formação de colesteatoma.[2]

Atresia meatal congênita ou agenesia meatal auricular

Atresia significa fechamento total do meato acústico externo, cujas causas podem ser genéticas, infecciosas ou traumáticas. Agenesia significa ausência de MAE, cuja causa é sempre congênita. Cerca de 40% dos portadores de microtia têm outras malformações associadas. Destes, 75% são atresias do meato acústico externo que podem ser uni ou bilateral, isolada ou associadas.[1]

Classificação das agenesias de MAE

Encontram-se na literatura médica várias classificações para as deformidades da orelha externa e média (Altmann, Chiossone, Jahrsdoerfer, Schuknecht, De La Cruz, Meurmann e Ombredanne). A classificação de Weerda, citada anteriormente, focaliza somente a microtia. A classificação apresentada por Altmann, em 1951, correlaciona as alterações de meato e alterações de orelha média, que sob o ponto de vista cirúrgico é mais objetiva. Ele divide as alterações em três grupos, descritos na Tabela 123.1.[1,3]

Síndromes associadas a agenesia de MAE

As malformações de orelha podem vir isoladas ou associadas a síndromes, dentre elas destacam-se:[1]

- Microssomia hemifacial ou displasia facial unilateral
- Síndrome de Treacher-Collins: também denominada de Franceschetti ou disostose mandíbulo-facial

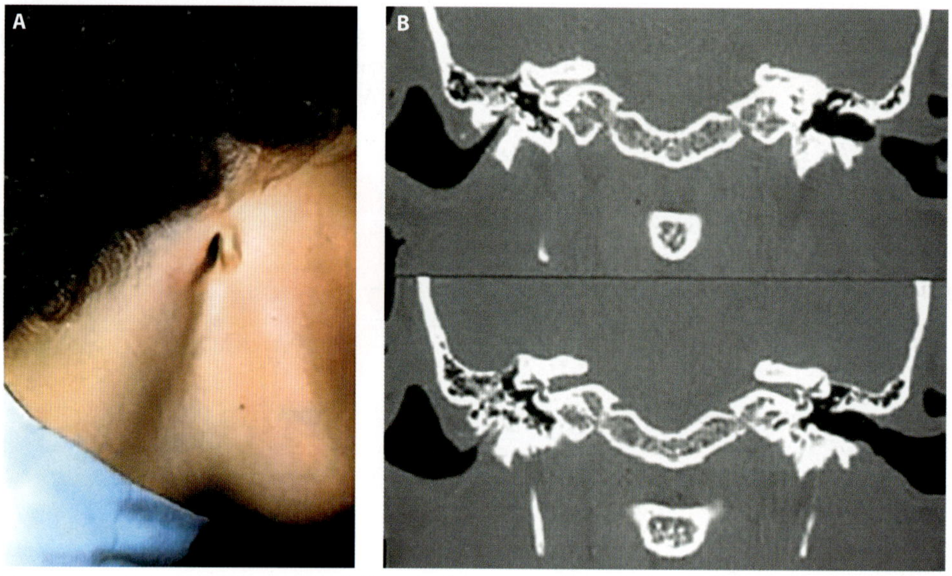

Figura 123.5 **A.** Estenose congênita da orelha externa; **B.** Tomografia computadorizada de osso temporal, corte coronal, evidenciando estenose de meato acústico externo direito.

Tabela 123.1 Classificação de Altmann para pacientes com malformação congênita do meato acústico externo e orelha média.

Grau	Características
Primeiro grau Malformação leve	Conduto auditivo externo presente, estenosado Cavidade da orelha média normal Ossículos alterados Bom desenvolvimento das células da mastoide
Segundo grau Malformação moderada	Conduto auditivo externo ausente Cavidade da orelha média pequena Placa atrésica presente Ossículos deformados e fixos Bom desenvolvimento de células da mastoide
Terceiro grau Malformação severa	Conduto auditivo externo ausente Orelha média hipoplásica Ossículos deformados Pouco desenvolvimento de células da mastoide

Tabela 123.2 Classificação de Jahrsdoerfer para pacientes com malformação congênita de orelha candidatos à cirurgia.

Classificação de Jahrsdoerfer	
Parâmetro	**Pontos**
Presença de estribo	2
Janela oval presente e desobstruída	1
Presença de cavidade timpânica	1
Nervo facial normal	1
Complexo maléolo-bigorna presente	1
Mastoide bem pneumatizada	1
Bigorna e estribo articulados	1
Janela redonda normal	1
Aparência da orelha externa normal	1

- Sequência de Pierre-Robin: associada a síndrome de Stickler e a síndrome velocardiofacial
- Síndrome otobranquiorrenal
- Síndrome de Goldenhar ou oculoauriculovertebral
- Síndrome de Townes-Brocks
- Síndrome de Fraser.

Tratamento cirúrgico da atresia de MAE

A atresioplastia foi descrita pela primeira vez por Thomson, em 1843. Schuknecht descreveu a atresioplastia precoce realizada por meio de uma mastoidectomia de cavidade aberta.[4] No entanto, hoje, a maioria dos cirurgiões prefere a abordagem anterior modificada, inicialmente descrita por Jahrsdoerfer.[5,6] A seleção de candidatos cirúrgicos passa por uma meticulosa avaliação audiológica e anatômica, com estudo detalhando a anatomia por meio de exame de tomografia computadorizada e ressonância magnética.[7]

Jahrsdoerfer et al.[6] desenvolveram um sistema de classificação pré-operatória baseado em tomografias computadorizadas do osso temporal para avaliar o prognóstico auditivo do paciente (Tabela 123.2). O grau de melhora auditiva está positivamente correlacionado com pontuações mais altas de Jahrsdoerfer. Frequentemente, pacientes com síndromes craniofaciais, como Treacher-Collins, são maus candidatos à cirurgia devido à anatomia pouco desenvolvida do ouvido médio associada, conforme refletido pelos baixos escores de Jahrsdoerfer.[3]

Conceitos básicos da cirurgia da estenose de MAE (atresioplastia)

A atresioplastia é realizada com o paciente sob anestesia geral, sendo a monitorização do nervo facial um recurso essencial a ser utilizado.

Incisão e retalho: inicialmente realiza-se uma incisão retroauricular com dissecção subperiosteal para exposição da cortical da mastoide e identificação da articulação temporomandibular (ATM).

Abertura do meato ósseo

O meato acústico externo será criado broqueando a região posterior à articulação temporomandibular e abaixo da linha *temporalis*. Nesta região, muitas vezes há uma pequena depressão ou área cribriforme que se correlaciona com o canal atrésico e pode ser observada na TC. Pode haver um tampão atrésico de tecido mole que pode ser seguido diretamente na placa atrésica em direção ao anel timpânico. Se não houver pontos de referência que indiquem a localização do MAE, a perfuração deve ser iniciada o mais próximo possível da fossa glenoide e do tégmen. Deve-se tomar cuidado para preservar o osso entre a ATM e o canal anterior. Além disso, a perfuração deve ser confinada ao canal atrésico para evitar comunicação com as células da mastoide. Deve-se maximizar o tamanho do anel timpânico recém-criado que definirá as dimensões da nova membrana timpânica (MT). Uma vez identificada a placa atrésica, a placa é esqueletizada e retirada dos remanescentes fibrosos da MT.

Nervo facial

A localização do nervo facial deve ser cuidadosamente revisada e antecipada durante a cirurgia. As anomalias mais comuns na orelha atrésica são o deslocamento anterior e lateral do segmento vertical.

Avaliação e reconstrução da cadeia ossicular

A anatomia do ouvido médio é identificada. A cadeia ossicular, frequentemente, apresenta-se com o martelo e a bigorna malformados e fundidos. Essa cadeia deve ser liberada da placa atrésica. O estribo é inspecionado e palpado para verificar a mobilidade. Se for identificada fusão do complexo martelo-bigorna ou forem encontradas conexões fibrosas incudoestapediais, a bigorna deve ser removida do estribo e reservada para ossiculoplastia. Se estiver disponível, uma prótese de reconstrução ossicular parcial (PORP) ou uma prótese de reconstrução ossicular total (TORP) pode ser usada. Deve-se avaliar a supraestrutura do estribo e a mobilidade da platina. Um *laser* pode ser usado para remover aderências de tecidos moles e anexos ósseos para minimizar o risco de perda auditiva neurossensorial devido à manipulação da cadeia ossicular.

Confecção do neotímpano

A membrana timpânica é reconstruída usando a fáscia temporal. Se for utilizado PORP ou TORP, é necessária cartilagem para reforçar o enxerto, a fim de evitar a extrusão da prótese. A fáscia é colocada sobre o anel ósseo e uma pequena porção é inserida no hipotímpano e anteriormente ao prototímpano para evitar a lateralização. A fáscia deve permanecer em contato com a massa ossicular para manter o benefício auditivo.

Posicionamento do enxerto de pele e meatoplastia

Um enxerto de pele de espessura parcial é usado para revestir o neocanal e a membrana timpânica. Isso pode ser obtido em vários locais doadores, incluindo braço ou parte lateral da coxa. Antes da colocação do enxerto de pele é realizada a meatoplastia. A abertura meatal deve cobrir o canal recém-criado e ser grande o suficiente para caber no polegar do cirurgião, pois geralmente ocorre uma estenose pós-operatória. As bordas laterais do enxerto de pele são suturadas ao meato. Um tampão não absorvível é colocado no neocanal.

Cuidados pós-operatórios

O tampão é removido duas semanas após a cirurgia. Se o canal auditivo se estreitar durante o período pós-operatório, um *stent* é colocado com um pacote de *merocel* ou material de moldagem auricular. O paciente é avaliado a cada 2 semanas para inspecionar o canal e garantir que o enxerto de pele esteja se integrando. Podem desenvolver-se pequenas camadas de tecido de granulação, o que requer desbridamento e possivelmente cauterização do tecido. Os esteroides tópicos também podem ser úteis no tratamento de pequenas quantidades de tecido de granulação.

Complicações da atresioplastia

Complicações pós-operatórias comuns incluem estenose do canal, lateralização da membrana timpânica, perda auditiva condutiva persistente, perfuração da membrana timpânica e otorreia. Podem ocorrer complicações mais graves, embora menos comuns: perda auditiva neurossensorial, lesão do nervo facial e fístula liquórica.

ORELHA MÉDIA

Embriologia resumida da orelha média

A cavidade timpânica se forma a partir do endoderma da primeira bolsa faríngea (quarta à 30ª semana de gestação). Já os ossículos derivam do mesênquima do primeiro (cabeça do martelo e corpo da bigorna) e segundo arcos branquiais (cabo do martelo, ramo longo e processo lenticular da bigorna e supraestrutura do estribo até face timpânica da platina), exceto a superfície vestibular da platina e o ligamento anular, que são formados a partir da cápsula ótica (a partir da oitava semana até o sétimo mês).[1,2,8]

Malformações da orelha média

As malformações isoladas de orelha média (OM) são raras. Mais frequentemente estão associadas às malformações de orelha externa e interna, assim como associadas a diferentes síndromes (otobranquiorrenal, Crouzon, Treacher-Collins, Klippel-Feil, dentre outras).[8]

As deformidades da orelha média podem afetar o desenvolvimento da cavidade timpânica, como o tamanho de seus espaços, assim como na configuração e tamanho dos ossículos, em um grau variável de acometimento.[8]

Vários autores classificaram as malformações da orelha. As alterações de OM associadas às da orelha externa foram classificadas por Altmann,[9] de acordo com a Tabela 123.1. No caso de alteração isolada da orelha média, o mesmo autor classifica as alterações como citado anteriormente, em graus leve, moderado e grave.

As alterações ossiculares que são mais frequentes e que estão associadas às alterações de orelha externa são: as fusões do martelo e da bigorna e sua fixação no recesso epitimpânico, anquilose da cabeça do martelo à placa atrésica e hipoplasia do cabo do martelo. Também podem ocorrer ausência de martelo e bigorna, além de várias alterações da bigorna e do estribo, como malformação de suas cruras, sendo sua fixação menos comum.[1,2]

Já nas alterações isoladas da orelha média, podem aparecer alterações ossiculares e não ossiculares.

Ossiculares

Martelo

As alterações dos martelos são as menos comuns. Os achados mais frequentes são deformidades e hipoplasias da cabeça e seu cabo, fixação no recesso epitimpânico e anormalidades na articulação incudomaleolar.[10]

Bigorna

As malformações mais comuns da bigorna são a ausência ou hipoplasia do seu ramo longo, causando desarticulação incudoestapediana. Com menor frequência, encontram-se alterações da posição do ramo longo ou aplasia completa. Também pode ser encontrado fixação no epitímpano, associado à fusão com martelo como um "aglomerado" ósseo.[10]

Estribo

Malformações do estribo normalmente acometem casos de deformidades leves da orelha média. A alteração isolada de cadeia ossicular mais comum é a deformidade da supraestrutura do estribo associada com deformidades do ramo longo da bigorna. É comum haver fusão da articulação incudoestapedial e aplasia ou hipoplasia de suas cruras (afinamento ou fusão das cruras). A sua fixação pode acontecer por displasia do ligamento anular. Também pode haver ausência do estribo. Essas alterações congênitas são frequentemente associadas às malformações do trajeto do nervo facial, como deiscências e deslocamento inferior de sua porção timpânica. Algumas vezes, o nervo facial pode cruzar inferiormente a janela oval, sobre o promontório. A associação da fixação do estribo com a surdez mista severa profunda tem sido associada a uma herança ligada ao cromossomo X e vem acompanhada de *gusher* perilinfático no ato da platinotomia.[1,2,10]

Não ossiculares

Além da cadeia ossicular, outras estruturas da orelha média podem ter malformações.

Persistência da artéria estapediana

A artéria estapediana, um remanescente do segundo arco branquial, deveria regredir por volta da décima semana de gestação, deixando o estribo com seu formato característico de um arco. Quando não ocorre esta regressão, a artéria corre sobre a platina do estribo, entre suas cruras, em direção ao canal do nervo facial, gânglio geniculado e dura. Neste caso, a artéria carótida pode estar alterada, podendo estar mais lateral e posterior que o normal. Na TC haverá ausência do forame espinhoso (passagem da artéria meníngea média), podendo mostrar partes moles na região da porção timpânica do nervo facial.[10]

Janelas

Atresia isolada da janela oval pode ocorrer e ser identificada na tomografia computadorizada. É comum vir associada a alterações do curso do nervo facial e de bigorna e estribo. Pacientes com essas alterações podem evoluir com surdez condutiva ou mista.[1,2]

Bulbo jugular alto

Pode ocorrer por deiscência congênita na orelha média, evoluindo como uma massa retrotimpânica, muitas vezes assintomática, ou pode causar surdez condutiva ou o "*hum* venoso" ou até zumbido.[1,2,10]

Artéria carótida aberrante

Deiscências da artéria carótida interna (ACI) na orelha média são raras e podem ser encontradas em até 1% da população. Já a presença de uma artéria carótida aberrante é ainda mais rara. Os sintomas incluem zumbido pulsátil e hipoacusia, ou podem ser assintomáticos. Algumas teorias explicam a formação desta alteração na orelha média. Uma persistência da artéria faríngea embriológica causaria um fluxo sanguíneo pela artéria faríngea ascendente até a artéria timpânica, causando um atraso na progressão do segmento cervical da ACI. Esta artéria entraria na cavidade timpânica pelo canalículo timpânico inferior alargado, correndo sobre o promontório coclear e entrando no canal carotídeo horizontal por uma deiscência na placa carotídea. O diagnóstico diferencial inclui os paragangliomas timpânico ou jugular, bulbo da jugular deiscente e alto, aneurisma da carótida petrosa, granuloma de colesterol, entre outros.[11]

Nervo facial

As alterações de posição do seu canal não são raras quando se estudam todas as malformações de orelha externa e média. Nas alterações isoladas de orelha média, podem-se encontrar alterações dessa posição em mais de 30% dos casos. Hao et al. encontraram alterações em 82 de 256 casos estudados. Dentre as alterações destacam-se as deiscências ósseas no canal de Falópio, deslocamento anterior e inferior do nervo, cobrindo parcial ou totalmente a janela oval, bifurcação do nervo em volta da janela oval e localização do nervo inferior à janela oval. Deve-se lembrar que a grande maioria destas malformações é acompanhada de alterações do estribo e/ou da janela oval (atresia ou estenose) (Figura 123.6).[12]

ORELHA INTERNA

Embriologia resumida da orelha interna

No início da quarta semana, um espessamento do ectoderma na superfície externa do embrião ao nível da porção caudal do encéfalo posterior forma o placoide ótico. Assim formado, ele sofre uma invaginação que mergulha profundamente no ectoderma até atingir o mesênquima subjacente. Neste seu deslocamento, cria uma fosseta que, fechando as suas bordas, o isola do exterior formando uma vesícula, o otocisto, que será o primórdio do labirinto membranoso. Formando inicialmente a porção vestibular e depois a porção coclear, o otocisto vai se diferenciando em divertículos que darão origem aos canais semicirculares, ao saco endolinfático, ao utrículo, ao sáculo e à cóclea.[1,2]

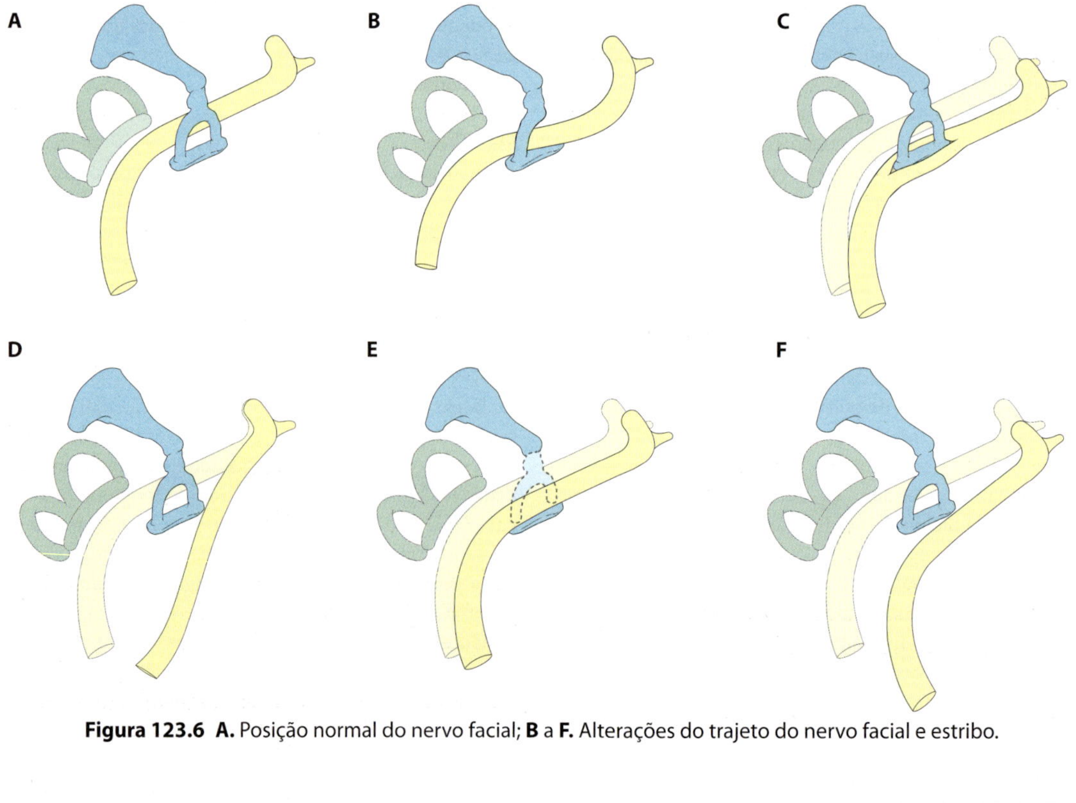

Figura 123.6 A. Posição normal do nervo facial; **B** a **F.** Alterações do trajeto do nervo facial e estribo.

O mesênquima em volta do otocisto condensa e se diferencia em uma cápsula cartilaginosa onde surgem vacúolos que formarão o espaço perilinfático. Nos seus limites aparece uma ossificação que dá origem ao labirinto ósseo da orelha interna ou cápsula ótica, cuja característica é atingir o tamanho adulto por volta da 20ª ou 22ª semana.[1,2]

Malformações da orelha interna

O sistema de classificação das malformações do ouvido interno mais utilizado foi proposto por Jackler et al.[13] em 1987 (Tabela 123.3). Esse sistema se baseou em falhas no desenvolvimento em pontos específicos da embriogênese. Posteriormente, Sennaroglu et al.[14] modificaram o sistema de classificação, categorizando cinco principais tipos de malformação em 2002 (Tabela 123.4).

As malformações do ouvido interno, segundo a literatura recente, podem ser divididas em oito grupos distintos.[15]

Aplasia completa do labirinto

A aplasia completa do labirinto (ACL), ou deformidade de Michel, foi primeiramente descrita por Michel em 1863. É bastante rara e corresponde a menos de 1% das malformações do ouvido interno.

Tabela 123.3 Classificação das malformações do ouvido interno proposta por Jackler et al. em 1987.[13]

Classificação	Descrição
Categoria A: aplasia coclear ou malformação	1. Aplasia de Michel (aplasia do labirinto)
	2. Aplasia coclear (vestíbulo e canais semicirculares presentes)
	3. Hipoplasia coclear
	4. Cóclea incompleta 5. Cavidade comum
	Nota: possibilidade de aqueduto vestibular dilatado
Categoria B: cóclea normal	1. Displasia do vestíbulo e canal semicircular lateral
	2. Aqueduto vestibular dilatado

Tabela 123.4 Classificação das malformações do ouvido interno proposta por Sennaroglu et al. em 2002.[14]

Categoria	Subgrupos
A: desenvolvimento embrionário incompleto	Aplasia completa do ouvido interno (deformidade de Michel) Cavidade comum
	Aplasia/hipoplasia coclear (labirinto posterior normal)
	Aplasia/hipoplasia do labirinto posterior (cóclea normal)
	Hipoplasia de todo o labirinto Displasia de Mondini
B: desenvolvimento embrionário aberrante	Aqueduto vestibular dilatado Conduto auditivo interno estreitado (diâmetro intraósseo menor que 2 mm)
	Crista transversa alongada Conduto auditivo interno triplo Separação cocleomeatal incompleta
C: malformações hereditárias isoladas	Perda auditiva ligada ao cromossomo X
D	Malformações associadas a síndromes

Caracteriza-se pela ausência de desenvolvimento das estruturas do ouvido interno (cóclea, vestíbulo, canais semicirculares, aquedutos vestibular e coclear) (Figura 123.7). Embriologicamente, consiste na falha da diferenciação do placoide ótico na terceira semana de gestação.[1,15]

O osso petroso pode apresentar desenvolvimento normal ou pode ser hipoplásico e até aplásico. Da mesma forma, a cápsula ótica também pode apresentar desenvolvimento normal ou pode ser hipoplásica e até aplásica. O nervo facial apresenta trajeto anômalo, exceto quando a cápsula ótica apresenta formação normal.[1,15]

Os pacientes com ACL apresentam perda auditiva profunda. Como a realização do implante coclear (IC) não é possível, o implante auditivo de tronco encefálico (ABI, do inglês *auditory brainstem implant*) é a única opção cirúrgica para a habilitação auditiva desses pacientes.[1,15,16]

Otocisto rudimentar

O otocisto rudimentar consiste em uma capsula ótica incompleta de formato redondo ou oval e sem a presença do conduto auditivo interno (CAI). Partes dos canais semicirculares podem acompanhar o otocisto. Os pacientes apresentam perda auditiva profunda. Como não há comunicação entre o otocisto e o tronco encefálico, o ABI é a opção de reabilitação auditiva.[15]

Aplasia coclear

A aplasia coclear representa a completa ausência de formação da cóclea por uma falha no desenvolvimento ocorrida na quinta semana de gestação. Corresponde a apenas 3% das malformações cocleares. O vestíbulo e os canais semicirculares estão em sua topografia anatômica. Ela pode ser dividida em aplasia coclear com labirinto normal e aplasia coclear com vestíbulo malformado/dilatado, sendo esta última a mais frequente. Os pacientes apresentam perda auditiva profunda e o ABI é a opção de reabilitação auditiva.[1,15,16]

Cavidade comum

A cavidade comum representa cerca de 25% das malformações cocleares. Consiste em um erro na diferenciação do otocisto nas estruturas do ouvido interno, entre a quarta e a quinta semana de gestação. O vestíbulo e a cóclea estão representados por uma única cavidade, redonda ou ovoide. Sua localização pode ser anterior mas normalmente é posterior à localização normal do labirinto. Possui, em seu interior, estruturas neurais da cóclea e vestibulares. O CAI está presente e entra na cavidade no seu centro.[1,17]

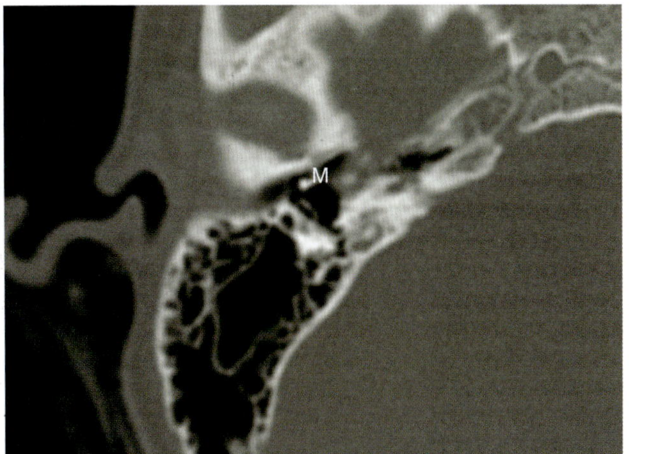

Figura 123.7 Aplasia completa do labirinto com ausência da cóclea, vestíbulo e canais semicirculares. M = martelo.

Os pacientes apresentam perda auditiva neurossensorial (PANS), normalmente severa a profunda. A presença do nervo coclear no interior do CAI e de estruturas neurais cocleares dentro da cavidade possibilitam a realização do IC, embora com resultados piores quando comparado aos pacientes com o desenvolvimento do ouvido interno normal. Deve-se optar por um eletrodo reto que possa ser posicionado na periferia da cavidade, aumentando o contato com as estruturas neurais.[1,17]

Hipoplasia coclear

A hipoplasia coclear representa 15% das malformações cocleares e ocorre devido a uma alteração no desenvolvimento normal da cóclea em torno da sexta semana de gestação. Existe uma clara diferenciação entre vestíbulo e a cóclea. Entretanto, a cóclea é menor que a cóclea normal e apresenta deformidades na sua estrutura interna. A altura coclear geralmente mede cerca de 6 mm, ao contrário de 10 a 12 mm, que seria a altura normal da cóclea. Em alguns casos mais severos, o segmento labiríntico do nervo facial é deslocado anteromedialmente.[15]

Existem quadro subtipos de hipoplasia coclear:[15]

- Tipo I (*bud-like cóclea)*: a cóclea é redonda ou ovoide, com a arquitetura interna severamente acometida, não sendo possível identificar o modíolo ou o septo interescalar
- Tipo II (cística): a cóclea é menor que o normal e apresenta defeito no modíolo e no septo interescalar. Pode haver ampla comunicação com o CAI, podendo ocorrer *gusher* e posicionamento nos eletrodos dentro do CAI. Alguns pacientes também apresentam aqueduto vestibular dilatado e malformações na platina do estribo
- Tipo III (menos de duas voltas): a cóclea apresenta poucos giros com um modíolo curto. O vestíbulo e os canais semicirculares são normalmente hipoplásicos (Figura 123.8 A)
- Tipo IV (hipoplasia dos giros médio e apical): o giro basal é normal enquanto os giros médio e apical são severamente hipoplásicos. O nervo facial frequentemente está mais anterior à cóclea que o normal (Figura 123.8 B e C).

Os pacientes com hipoplasia coclear podem apresentar diversos tipos de perda auditiva. Alguns possuem perda condutiva em decorrência de malformação do estribo, enquanto outros podem apresentar perda auditiva neurossensorial profunda podendo se beneficiar com IC ou ABI a depender da formação do nervo coclear. Como existem menos giros cocleares que o normal e as escalas são estreitas, deve-se optar por eletrodos mais finos e mais curtos. O risco de *gusher*, fístula liquórica e posicionamento incorreta dos eletrodos é maior quando existe uma ampla comunicação entre o modíolo e o CAI.[16]

Partição incompleta da cóclea

Esse grupo corresponde a 41% das malformações da orelha interna. A partição incompleta (PI) é resultado de uma alteração no desenvolvimento do embrião por volta da sétima semana gestacional. Existe uma clara diferenciação entre a cóclea e vestíbulo, com dimensões externas normais mas com malformação da arquitetura interna.[1]

Podem ser divididas em três tipos, descritos a seguir.[15]

Partição incompleta tipo I

Consiste na ausência de modíolo e septo interescalar. Corresponde a 20% das malformações da orelha interna. A presença de aqueduto vestibular alargado é um achado raro. Pode ocorrer um defeito na abertura coclear e a cóclea pode estar completamente preenchida por liquor, favorecendo a ocorrência de meningite principalmente quando acompanhada de defeito na platina do estribo. A maioria dos pacientes apresenta perda auditiva neurossensorial severa a profunda e quase sempre os pacientes são candidatos a implante coclear.

Partição incompleta tipo II

A malformação encontra-se na porção apical da cóclea. A ausência do septo interescalar com a confluência dos giros médio e apical da cóclea dá um aspecto cístico ao ápice coclear. Esta anomalia foi inicialmente descrita por Carlo Mondini, juntamente com vestíbulo dilatado e aqueduto vestibular dilatado. O termo Mondini deve ser usado apenas se essa tríade estiver presente (Figura 123.9). A audição desses pacientes varia de normal a surdez profunda. A perda auditiva pode ser simétrica ou assimétrica, e quando presente possui caráter progressivo. A reabilitação depende do nível de audição do paciente. Nos pacientes que necessitam de IC, o cirurgião deve estar preparado para possibilidade de *oozing*, *gusher* ou fístula liquórica.

Partição incompleta tipo III

Nesses casos, a cóclea apresenta o septo interescalar, mas o modíolo é completamente ausente. É a forma mais rara e foi incluída como um terceiro tipo de PI em 2006 por Sennaroglu et al.[16] A perda auditiva pode ser mista ou neurossensorial profunda. Pacientes com perda mista devem ser manejados com aparelhos de amplificação sonora individual (AASI), uma vez que a estapedotomia está contraindicada pelo risco de *gusher* e perda neurossensorial. Paciente com necessidade de implante coclear apresenta um risco de inserção no CAI em decorrência da ampla abertura coclear, além da possibilidade de *gusher*. Todos os pacientes com partição incompleta tipo III apresentam nervo coclear normal.

Aqueduto vestibular alargado

Foi primeiramente descrita em 1978, por Valvassori e Clemis.[18] O aqueduto vestibular alargado (AVA) é descrito quando o ponto

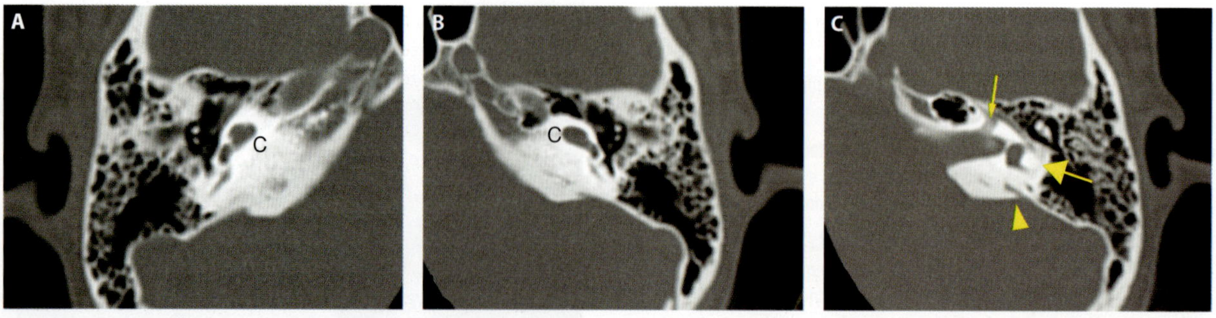

Figura 123.8 A. Hipoplasia coclear tipo III com a cóclea apresentando poucos giros com um modíolo curto; **B** e **C.** Hipoplasia coclear tipo IV com o giro basal normal e giros médio e apical severamente hipoplásicos, com a duplicação do trajeto labiríntico do nervo facial associado a posicionamento mais anterior e lateral de sua porção timpânica. C = cóclea; ponta de seta = saco endolinfático; seta maior = canal semicircular lateral; seta menor = porção labiríntica do nervo facial.

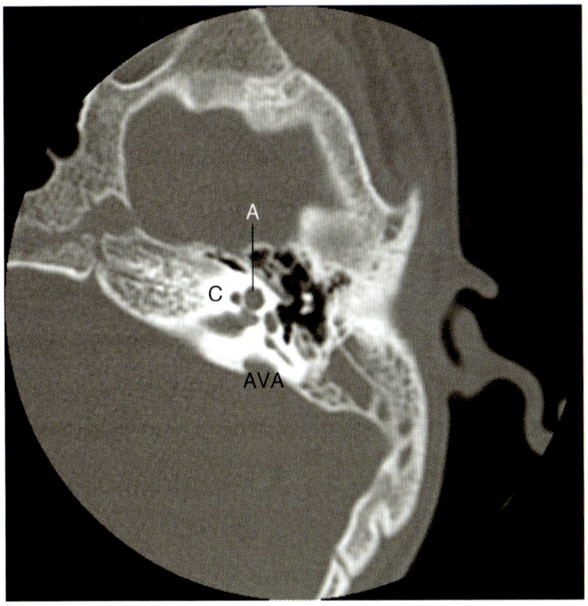

Figura 123.9 Partição incompleta tipo II com a confluência dos giros médio e apical da cóclea e presença de aqueduto vestibular alargado. A = ápice coclear com aspecto cístico; AVA = aqueduto vestibular alargado; C = cóclea.

médio entre a crura comum posterior e o opérculo é maior que 1,5 mm no corte axial na presença de uma cóclea, vestíbulo e canais semicirculares normais. Outros critérios utilizados são se o diâmetro for igual ou maior que 2 mm ou se o diâmetro no ponto médio for maior que o dobro do diâmetro do canal semicircular posterior.[1,18]

O sintoma mais frequente é a perda auditiva neurossensorial, sendo mais comum bilateral. Apresenta padrão descendente e assimétrica. Alguns pacientes também podem ter um componente condutivo.[18] Até o presente momento, não existe correlação significativa entre o diâmetro ou volume do saco ou ducto endolinfático com o tipo, grau e progressão da perda auditiva.[1]

Os pacientes que não se beneficiam mais com os aparelhos auditivos de amplificação devem ser submetidos ao implante coclear. Os resultados com IC se equiparam aos de outras causas de PANS.[19] O cirurgião deve estar preparado para uma possibilidade de *gusher* ou *oozing* nesses pacientes.[1]

Anormalidades da abertura coclear

A abertura coclear (AC) consiste no canal ósseo que conecta o nervo coclear no CAI com o modíolo. Ela é considerada hipoplásica quando a largura é menor que 1,4 mm (Figura 123.10). É considerada aplásica quando o canal é completamente fechado por osso.[15]

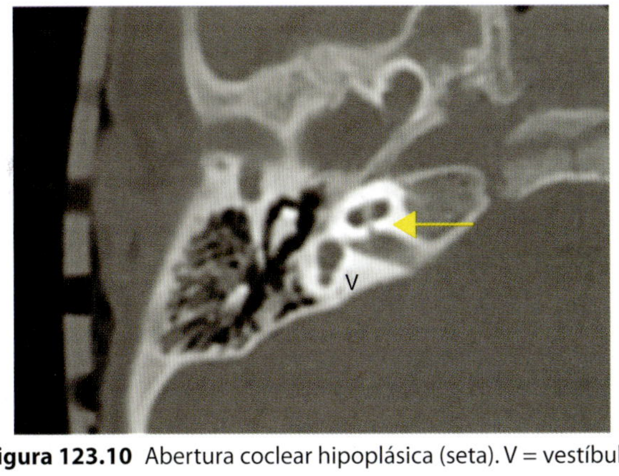

Figura 123.10 Abertura coclear hipoplásica (seta). V = vestíbulo.

Anormalidades na AC podem vir acompanhadas de malformações no CAI e do nervo coclear. Quando a AC é aplásica, tipicamente existe aplasia do nervo coclear. Quando a AC é hipoplásica, o nervo coclear também pode ser hipoplásico ou aplásico.[15]

O paciente normalmente apresenta PANS severa a profunda. Os pacientes devem testar AASIs inicialmente e, se não houver ganhos auditivos, o IC estaria indicado. Em casos de aplasia da AC, o ABI estaria indicado.[15]

Anormalidades do nervo coclear

As anormalidades do nervo coclear são responsáveis por aproximadamente 2% das perdas auditivas profundas congênitas. Dentre as anormalidades do nervo coclear, estão: a) nervo coclear hipoplásico: o tamanho do nervo coclear é menor que o nervo coclear normal contralateral ou menor que o nervo facial normal ipsilateral; b) nervo coclear ausente: não existe nervo coclear na porção anteroinferior do CAI.[19,20]

Os pacientes podem apresentar perda auditiva neurossensorial severa a profunda. A presença e a quantidade de fibras no nervo coclear determinarão o nível de audição e a estratégia terapêutica a ser adotada (AASI, IC ou ABI).[15,20]

REABILITAÇÃO AUDITIVA NAS MALFORMAÇÕES DE ORELHA

Um dos principais sintomas das malformações da orelha é a surdez, que poderá ser diagnosticada durante a triagem auditiva, seja nas hipoacusias condutivas ou neurossensoriais.[21]

Nos casos da orelha externa, a hipoacusia condutiva será evidente quando houver atresia do conduto auditivo externo. Será importante determinar se não há componente neurossensorial associado. O AASI poderá ser indicado se o conduto externo permitir. Em casos de estenose importante ou atresia do meato acústico externo, quando não há possibilidade de uso do AASI, pode-se usar uma prótese auditiva de estimulação óssea, acoplada a uma faixa, em crianças de até 5 anos, ou através de cirurgias, em crianças maiores ou adultos. As alterações estéticas também poderão ser tratadas, e é importante a discussão sobre o tipo de tratamento a ser realizado conjuntamente com o tipo de prótese auditiva a ser implantada.[21]

Nas malformações isoladas da orelha média, a hipoacusia condutiva pode apresentar diferentes graus, desde perdas leves a moderadas, uni ou bilaterais, e o tratamento vai depender da necessidade de cada paciente. Pode ser indicado o AASI assim como pode ser oferecido uma timpanotomia exploradora, baseados nos achados dos exames de imagem (tomografia computadorizada). A cirurgia poderá ser uma reconstrução ossicular ou estapedotomia. Outras opções para o tratamento desses casos são as próteses osteoancoradas (percutâneas ou transcutâneas) ou mesmo as próteses ativas de orelha média (Vibrant Soundbridge®).[3,21]

E por fim, em casos de malformações da orelha interna, a hipoacusia será neurossensorial ou mista, de graus também variáveis até profunda. Neste caso, os exames de imagem (tomografia computadorizada e ressonância magnética) também serão importantes para definir o melhor tratamento. No caso do implante coclear para a surdez severa-profunda, pode-se optar por diferentes tipos de eletrodos baseados na anatomia.[16,21]

REFERÊNCIAS BIBLIOGRÁFICAS

1. Eldem LM, Zur KB (editors). Congenital malformations of the head and neck. New York, NY: Springer; 2014.
2. Bartel-Friedrich S, Wulke C. Classification and diagnosis of ear malformations. GMS Curr Top Otorhinolaryngol Head Neck Surg [Internet]. 2007 [Acesso em: 2024 Jul];6:Doc05.

3. Declau F, Cremers C, Van de Heyning P. Diagnosis and management strategies in congenital atresia of the external auditory canal. Study Group on Otological Malformations and Hearing Impairment. Br J Audiol [Internet]. 1999 [Acesso em: 2024 Jul];33(5):313-27.
4. Schuknecht HF. Congenital aural atresia. Laryngoscope [Internet]. 1989 [Acesso em: 2024 Jul];99:908-17.
5. Jahrsdoerfer RA. Congenital atresia of the ear. Laryngoscope [Internet]. 1978 [Acesso em: 2024 Jul];88:1-48.
6. Jahrsdoerfer RA, Yeakley JW, Aguilar EA, Cole RR, Gray LC. Grading system for the selection of patients with congenital aural atresia. Am J Otol [Internet]. 1992 [Acesso em: 2024 Jul];13:6-12.
7. Yeakley JW, Jahrsdoerfer RA. CT evaluation of congenital aural atresia: What the radiologist and surgeon need to know. J Comput Assist Tomogr [Internet]. 1996 [Acesso em: 2024 Jul];20:724-31.
8. Kosling S, Omenzetter M, Bartel-Friedrich S. Congenital malformations of the external and middle ear. Eur J Radiol [Internet]. 2009 [Acesso em: 2024 Jul];69:269-79.
9. Altmann F. Congenital aural atresia of the ear in men and animals. Ann Otol Rhinol Laryngol [Internet]. 1955 [Acesso em: 2024 Jul];64:824-58.
10. Rodrigues K, Shah R, Kenna M. Anomalies of the middle and inner ear. Otolayngol Clin N Am [Internet]. 2007 [Acesso em: 2024 Jul];40:81-96.
11. Muderris T, Bercin S, Sevil E, Cetin H, Kiris M. A potentially catastrophic anatomical variation: Aberrant internal carotid artery in the middle ear cavity. Case Rep Otolaryngol [Internet]. 2013 [Acesso em: 2024 Jul];2013:743021.
12. Hao J, Xu L, Li S, Fu X, Zhao S. Classification of facial nerve aberration in congenital malformation of middle ear: Implications for surgery of hearing restoration. J Otol [Internet]. 2018 [Acesso em: 2024 Jul];13(4):122-7.
13. Jackler RK, Luxford WM, House WF. Congenital malformations of the inner ear: A classification based on embryogenesis. Laryngoscope [Internet]. 1987 [Acesso em: 2024 Jul];97(3 Pt 2 Suppl 40):2-14.
14. Sennaroglu L, Saatci I. A new classification for cochleovestibular malformations. Laryngoscope [Internet]. 2002 [Acesso em: 2024 Jul];112(12):2230-41.
15. Sennaroglu L, Bajin MD. Classification and current management of inner ear malformations. Balkan Med J [Internet]. 2017 [Acesso em: 2024 Jul];34:397-411.
16. Sennaroglu L, Sarac S, Ergin T. Surgical results of cochlear implantation in malformed cochlea. Otol Neurotol [Internet]. 2006 [Acesso em: 2024 Jul];27:615-23.
17. Li Y (editor). Cochlear implantation for common cavity deformity. Singapura: Springer; 2022.
18. Jackler RK, De La Cruz A. The large vestibular aqueduct syndrome. Laryngoscope [Internet]. 1989 [Acesso em: 2024 Jul];99(12):1238-43.
19. Pan L, Lin H, Li X, Liu S. Systematic review and meta-analysis of cochlear implantation in deaf patients with large vestibular aqueduct deformity. Ann Palliat Med [Internet]. 2021 [Acesso em: 2024 Jul];10(12):12598-606.
20. Casselman JW, Offeciers FE, Govaerts PJ, Kuhweide R, Geldof H, Somers T et al. Aplasia and hypoplasia of the vestibulocochlear nerve: Diagnosis with MR imaging. Radiology [Internet]. 1997 [Acesso em: 2024 Jul];202(3):773-81.
21. Lloyd SK, Donnelly NP, editors. Advances in Hearing Rehabilitation. Adv Otorhinolaryngol. Karger Medical and Scientific Publishers; 2018. P. 81-92.

CAPÍTULO 124

Surdez Hereditária

Rafael da Costa Monsanto • Mariana Moreira de Castro Denaro • José Faibes Lubianca Neto

INTRODUÇÃO

A surdez é a deficiência sensorial mais comum em todo o mundo. A incidência das perdas auditivas clinicamente relevantes é estimada entre 1 em cada 500 recém-nascidos. Entretanto, a incidência varia significativamente entre países, já que seu cálculo depende dos métodos de triagem e diagnóstico aplicados e da forma que o seguimento dos pacientes é realizado, chegando à incidência de 1 a 3/1.000 nascidos vivos e 2,7 a 3,5/1.000 na idade de 5 a 9 anos. Apesar do impacto das deficiências auditivas ser frequentemente subestimado, as suas consequências podem ser graves. As perdas auditivas na infância afetam a aquisição de fala e o desenvolvimento cognitivo, social e emocional. Apesar de impactarem negativamente na educação, o resultado pode ser satisfatório quando aplicadas medidas de detecção precoce e intervenção.

Quando a perda auditiva é identificada, apesar de os esforços serem inicialmente focados na reabilitação, o próprio paciente ou membro da família geralmente questiona sobre a etiologia. Etiologias genéticas e não genéticas são importantes em recém-nascidos, e a contribuição das causas não genéticas tende a aumentar com a idade do paciente por razões diversas (infecções, medicamentos ototóxicos, trauma e exposição ao ruído). Estimam-se que as anomalias genéticas causam cerca de 68% dos casos ao nascimento, reduzindo-se para 54% em pacientes com a surdez identificada aos 4 anos de vida.

Cerca de 50% das perdas auditivas neurossensoriais bilaterais congênitas são pré-linguais e estão associadas a etiologia genética, com até 75% de caráter recessivo. A identificação do gene *GJB2*, em 1997, que codifica a proteína conexina 26 como primeiro gene recessivo associado à perda auditiva não sindrômica, mudou o panorama da genética na perda auditiva.

O entendimento do papel genético na perda auditiva relacionada com a idade ainda é um desafio. Estima-se o papel da hereditariedade seja entre 31 a 38% e 41 a 47%, respectivamente, de acordo com o estudo de Framingham e com populações de gêmeos.

MECANISMOS CAUSAIS

As perdas auditivas são geralmente multifatoriais e incluem insultos ambientais, idade e defeitos hereditários. Na população geral, a principal causa de perda auditiva é o envelhecimento, que afeta não só a condução auditiva mecânica (membrana timpânica, cadeia ossicular, membranas da orelha interna) como também a transmissão elétrica (perda de células sensoriais e alterações neurais e sinápticas). Geralmente, as alterações relacionadas com o processo natural de envelhecimento se sobrepõem às demais potenciais causas, acelerando o processo de perda auditiva.

Do ponto de vista celular, as lesões podem afetar um ou múltiplos sítios, resultando em diferentes mecanismos de lesão. Mesmo estímulos similares podem gerar lesões em locais diferentes. Um exemplo é a lesão auditiva causada por ruído: ruídos extremos podem gerar destruição estrutural das células ciliadas ou dos feixes de estereocílios, gerando lesão permanente. Por outro lado, exposição prolongada a estímulos ruidosos menos traumáticos pode não afetar as células ciliadas, mas causar desconexão ou denervação de neurônios que recebem sinais das células ciliadas. Um fator preocupante quanto a tais alterações neurais é que podem não aparecer inicialmente em testes auditivos convencionais, embora gerem problemas clínicos como inabilidade de audição em ambientes ruidosos (conhecido como "problema da festa de coquetéis"). Outros insultos ambientais incluem exposição à medicamentos ototóxicos (p. ex., antibióticos aminoglicosídeos e derivados da platina usados em quimioterapia). Estes medicamentos costumam gerar degeneração das células ciliadas após acúmulo intracelular. Os defeitos genéticos também são causa importante de perda auditiva; apesar da perda auditiva hereditária ser menos comum que as alterações causadas pela idade e insultos ambientais, encontram-se entre as doenças monogênicas mais prevalentes em humanos.

Dentre as principais estruturas cuja função está alterada por perdas auditivas de causa genética, encontram-se a estria vascular, o epitélio sensorial e os neurônios aferentes do gânglio espiral (Figura 124.1). O estudo exato de alterações funcionais (não estruturais) é extremamente complexo em humanos, já que a orelha interna é inacessível em vida. Portanto, estudos anatômicos e histopatológicos em humanos e modelos animais são fundamentais na compreensão destas doenças.

CONSIDERAÇÕES FISIOPATOLÓGICAS

Estria vascular: geração de ambiente iônico propício para a detecção de sons

Para assegurar o funcionamento adequado das células ciliadas, é necessário adequado ambiente iônico propício para indução e condução da onda mecânica e despolarização sensorial. A endolinfa, fluido presente no ducto coclear da orelha média, possui alta concentração de potássio, ímpar no corpo humano, gerando um potencial de membrana elevado. A geração de endolinfa é comandada por uma estrutura especializada chamada de "estria vascular" (ver Figura 124.1). A estria vascular possui três camadas (basal, intermediária e marginal) que trabalham juntas para secretar íons de potássio da perilinfa para a endolinfa. Portanto, alterações em canais iônicos e suas subunidades expressas na estria vascular (p. ex., KCNQ1, KCNE1, KCNQ10 e BARTTIN), ou em moléculas de *tight junction* como CLDN11, responsáveis pela integridade das camadas celulares, resulta em perda do potencial endococlear e consequente perda auditiva.

Células ciliadas: detecção mecânica do som

A alta concentração de potássio da endolinfa é um fator-chave para o funcionamento das células ciliadas da orelha interna. As células ciliadas fazem a transdução mecanoelétrica do estímulo sonoro, no qual um estímulo mecânico é convertido em um sinal elétrico. Tais células fazem a transdução dos sons quando a onda sonora causa deflexão do feixe apical de estereocílios, que consequentemente alongam os *tip-links*, e abrem os canais de mecanotransdução, permitindo o influxo de potássio e cálcio. A passagem de potássio por estes canais gera a despolarização celular, enquanto o cálcio é importante na formação de vesículas sinápticas. Diferentemente dos neurônios, que possuem resposta do tipo "tudo ou nada", a excitação das células ciliadas é gradual, o que é extremamente importante na transmissão de informação sobre a intensidade sonora. A informação sobre a frequência é dada através da tonotopia coclear: porções diferentes de células ciliadas em regiões diferentes da membrana basilar, que possui diferentes características vibratórias ao longo do seu trajeto da base para o ápice da cóclea, são responsáveis pela identificação de frequências diferentes.

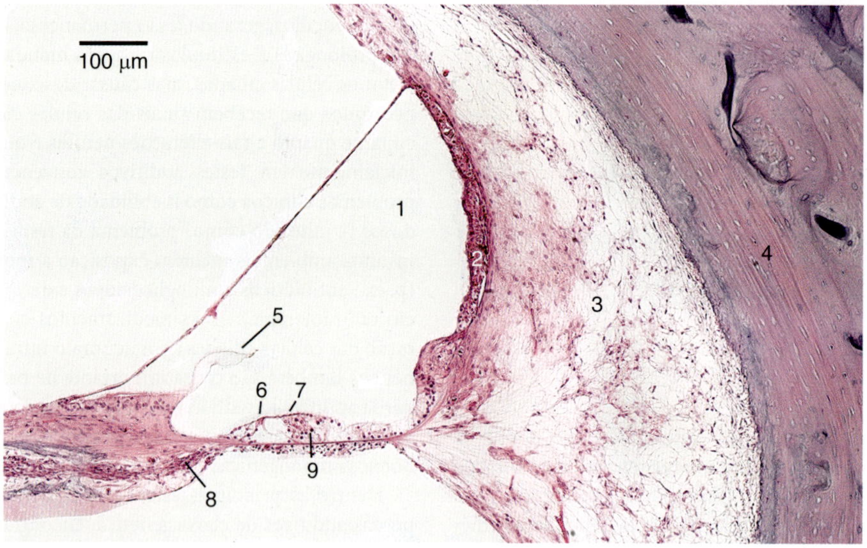

Figura 124.1 Corte histológico de osso temporal mostrando as estruturas do ducto coclear (1), além da estria vascular (2), fibrócitos do ligamento espiral (3), parte da cápsula ótica (4), membrana tectórica (5), célula ciliada interna (6), células ciliadas externas (três colunas) (7), nervo coclear distal (8) e células de suporte (9) . Alterações em cada uma dessas estruturas pode resultar em danos auditivos, por mecanismos variados. (Cortesia de: Laboratório de Otopatologia da Universidade de Minnesota, EUA.)

No órgão de Corti, existem vários tipos diferentes de células ciliadas: as células ciliadas externas (três colunas), que são responsáveis pela amplificação do estímulo mecânico; as células ciliadas internas (uma coluna), que fazem a mecanotransdução; e as células de suporte, que exercem função de manutenção da integridade estrutural, fazem o clareamento do potássio e excesso de neurotransmissores, e geram estruturas extracelulares que facilitam a mecanotransdução (ver Figura 124.1).

A grande maioria das mutações identificadas em pacientes com surdez neurossensorial causa efeitos deletérios nas células ciliadas. Os genes identificados possuem efeitos negativos em diversas funções biológicas dessas células, incluindo transcrição de genes, organização do citoesqueleto, mecanotransdução e transmissão sináptica. O fenótipo mais comum observado em estudos experimentais e em ossos temporais humanos é a degeneração das células ciliadas, sendo a via final de lesão após a progressão dos insultos. O desfecho é semelhante à perda de células ciliadas resultante de alterações iônicas secundárias à disfunção da estria vascular.

Neurônios aferentes: transmissão da informação auditiva

A última etapa da mecanotransdução é a liberação de neurotransmissores na superfície basolateral das células ciliadas internas, que são inervadas por neurônios aferentes. Os contatos entre as células ciliadas e os neurônios aferentes são sinapses de primeira ordem do sistema auditivo central. Os neurônios aferentes possuem morfologia bipolar, com os dendritos formando as sinapses com as células ciliadas e seus axônios longos, que se projetam da porção interna da cápsula ótica para o sistema nervoso central. Sabe-se que existem dois tipos de neurônios do gânglio espiral: as células tipo I (maioria), que inervam as células ciliadas internas, e as células tipo II (minoria), que inervam as células ciliadas externas. A organização tonotópica da cóclea é preservada no padrão de projeção dos neurônios do gânglio espiral para seu alvo central, o núcleo coclear. Portanto, as informações sobre a frequência sonora também são preservadas nas sinapses de segunda ordem do sistema auditivo.

As mutações genéticas também podem afetar os neurônios do gânglio espiral, gerando neuropatias. Entretanto, existem poucos genes relacionados com esses neurônios que foram associados a perda auditiva em humanos. Dentre esses genes, incluem-se *DIAPH1*, *TMPRSS3* e *PJVK*. A mutação do gene *OTOF* é uma das mais principais causas de neuropatia auditiva genética. Está associada a disfunção na liberação de neurotransmissores nas células ciliadas para a fenda sináptica, prejudicando a transmissão dos sinais elétricos para o nervo auditivo.

PERDA AUDITIVA GENÉTICA

As perdas auditivas não são propriamente um diagnóstico; são sintomas de uma alteração patológica subjacente que afeta o sistema auditivo. Cerca de 80% das perdas auditivas pré-linguais são atribuídas a causas genéticas (Figura 124.2). De forma similar, uma causa genética pode ser identificada em uma proporção significativa de indivíduos com perda auditiva de início na vida adulta. A determinação dos defeitos genéticos que causam a perda auditiva é importante, já que auxilia o médico assistente a prover informações importantes à família, incluindo prognóstico (p. ex., progressão da perda auditiva), se é sindrômica ou não sindrômica, opções de reabilitação e outros tratamentos de suporte, como aconselhamento genético e as promissoras terapias específicas, como a terapia gênica, já em estudo na Europa e nos EUA para tratamento de perda auditiva em humanos.

O conhecimento sobre as bases genéticas das perdas auditivas sofreu transformações dramáticas nas últimas décadas, desde a descoberta de mutações no gene *GJB2*, que codifica a conexina 26, responsável por cerca de 30 a 50% dos casos de surdez ao nascimento em países desenvolvidos. Entretanto, mesmo antes da identificação das mutações neste gene, era claro que uma parte significativa das perdas auditivas seriam causadas por mutações genéticas. Em torno de 30% das perdas auditivas genéticas se apresentam como formas sindrômicas, na qual a surdez se associa a outros fenótipos incluindo cegueira (Usher), bócio (Pendred), ou nefrite (Alport), distopia do canto do olho (Waardenburg), entre outros. Os restantes 70% dos casos são desordens esporádicas (não sindrômicas), embora também possam se associar com disfunção vestibular, como no caso da DFNA 9 (nona forma descrita de perda auditiva não sindrômica autossômica dominante, causada pelo gene *COCH*, que simula, exceto pelo padrão audiométrico, a síndrome de Ménière).

Para identificar padrões de herança, famílias com perda auditiva hereditária foram observadas por muitos anos. O principal método

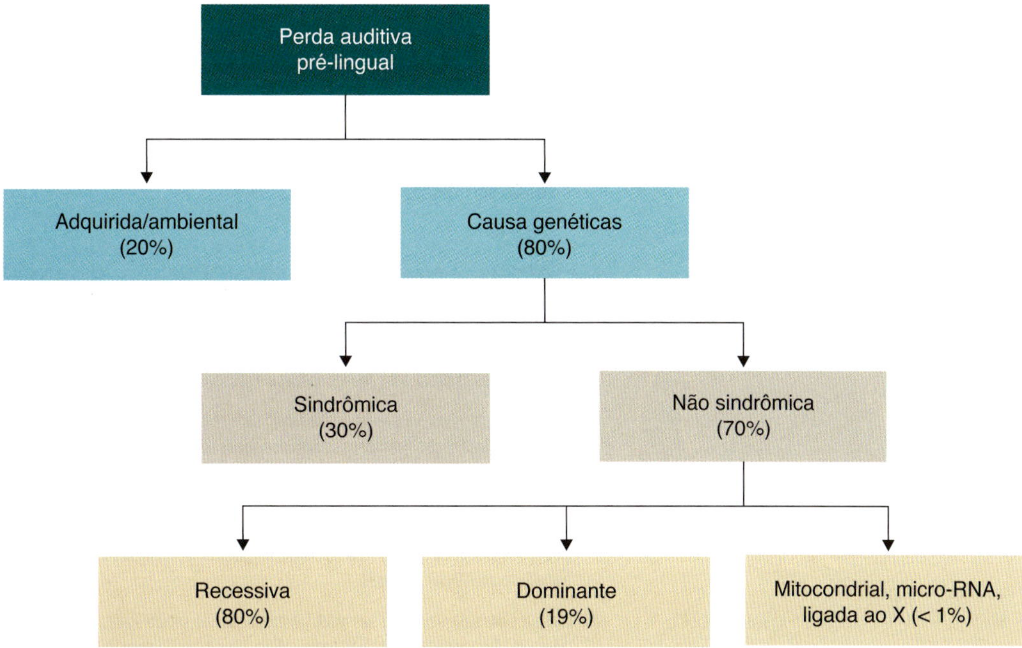

Figura 124.2 Causas de perda auditiva pré-lingual em países desenvolvidos. (Adaptada de: Morton, Nance, 2006 e Sheffield, Smith, 2019.)

de herança identificado (em torno de 80% dos casos), especialmente em países com altas taxas de consanguinidade, é a herança recessiva (ver Figura 124.2). Essa forma é frequentemente responsável por perda auditiva pré-lingual severa a profunda, embora esta não seja a regra para todos os casos. Herança dominante, responsável por aproximadamente 20% dos casos, geralmente resulta em perda auditiva de surgimento tardio, frequentemente pós-linguais e de caráter progressivo. Outros grupos, menos frequentes, incluem mutações no cromossomo X (herança ligada ao cromossomo X) e em genes mitocondriais (herança materna) que juntos não perfazem mais do que 1% dos casos. No entanto, a predisposição à ototoxicidade dos aminoglicosídeos conferida pela variante mitocondrial m.1555A > G aumenta a importância de seu rastreamento. Há também uma forma inusitada que está ligada à transmissão pelo cromossomo Y e outras por micro-RNA.

Formas sindrômicas

As formas sindrômicas da perda auditiva são as que mais foram estudadas inicialmente, devido à facilidade de definição clínica. Muito antes de se ter *loci* não sindrômicos mapeados, já se dispunham de genes sindrômicos identificados e sequenciados.

A Tabela 124.1 descreve resumidamente as síndromes mais conhecidas, apresentando um resumo do fenótipo, a localização cromossômica e o gene mutado causador (quando já descrito). Algumas centenas de síndromes foram descritas nas quais a surdez é uma das anomalias associadas. Uma grande proporção destas consiste em defeitos da formação embriológica da orelha e aproximadamente 30 genes implicados nessas síndromes já foram mapeados no genoma humano; mais da metade destes já foram clonados.

Uma importante contribuição da genética molecular no estudo das formas sindrômicas de surdez foi a demonstração de que

Tabela 124.1 Resumo das síndromes mais conhecidas, fenótipo, localização cromossômica e gene mutado causador descrito.

Síndrome	Tipo	Localização	Gene	Observações
Alport		Xq22	*COL4A5*	Ligada ao cromossomo X, responsável por 80% dos casos de síndrome de Alport. Nefrite progressiva, geralmente em combinação com PANS, principalmente nas altas frequências, que aparece a partir dos 10 anos de idade, quando a função renal deteriora
		2q36-q37	*COL4A3* *COL4A4*	Herança autossômica recessiva em 10% dos casos de síndrome de Alport
Branquio-oto-renal	BOR1	8q13.3	*EYA1*	Autossômica dominante. Anormalidades do segundo arco branquial (pavilhão auricular em concha, apêndices auriculares, perda condutiva mista ou às vezes perda neurossensorial pura) e malformações renais. A orelha média pode apresentar alterações do desenvolvimento, às vezes ausência de ossículos ou fixação do estribo. A cóclea e os canais semicirculares podem estar ausentes ou hipodesenvolvidos, resultando em malformação tipo Mondini. Alargamento do aqueduto vestibular pode estar presente; PANS progressiva e flutuante é mais frequente nesses pacientes. Catarata e anomalias renais, desde leve até aplasia bilateral, podem estar presentes
	BOR 2	19q13.3	*SIX5*	–
	Desconhecido	1q31	Desconhecido	–
	BOS3	14q21.3-q24.3	*SIX1*	–

(*continua*)

Tabela 124.1 Resumo das síndromes mais conhecidas, fenótipo, localização cromossômica e gene mutado causador descrito. (*Continuação*)

Síndrome	Tipo	Localização	Gene	Observações
Jervell e Lange-Nielsen	JLNS1	11p15.5	*KCNQ1*	Autossômica recessiva. Prolongamento do intervalo QT, arritmias ventriculares e PANS grave a profunda. A perda geralmente envolve altas frequências. As arritmias não somente causam síncopes, mas também podem ser responsáveis por convulsões e morte súbita, que podem ser induzidas por estresse
	JLNS2	21q22.1-q22.2	*KCNE1*	–
Norrie	NDP	Xp11.3	*NDP*	Recessiva ligada ao cromossomo X. Difícil diagnóstico, inclui alterações oculares específicas como pseudotumor da retina, hiperplasia de retina, hipoplasia e necrose da camada interna da retina, catarata, descolamento de retina, atrofia e sinequias da íris, cegueira e *phthisis bulbi*. Menos de 50% dos pacientes têm também PANS progressiva e/ou retardo mental. Psicose, suscetibilidade aumentada para infecções, criptorquidia, hipogonadismo e microcefalia podem também ser encontrados
Pendred	PDS	7q21-34	*SLC26A4*	PANS moderada a profunda pré-lingual e bócio com teste do perclorato positivo. A maioria dos pacientes tem função tireoidiana normal, enquanto uma minoria tem hipotireoidismo. Em muitos casos, a PANS é progressiva e flutuante com vestibulopatia periférica. Outras características como hipoplasia da cóclea (Mondini), aqueduto vestibular alargado (> 80% dos pacientes) e alargamento do saco endolinfático podem ocorrer. Mutações específicas neste gene podem também causar a perda auditiva não sindrômica recessiva DFNB4 e síndrome do aqueduto vestibular alargado
Stickler	STL1	12q13.11-q13.2	*COL2A1*	Autossômica dominante. PANS nas altas frequências, não progressiva, geralmente leve, ocorre em aproximadamente 50% dos pacientes. Miopia progressiva com início a partir dos 10 anos de idade, degeneração vitreorretiniana, catarata, descolamento da retina e cegueira, degeneração prematura das articulações (epífises anormais), irregularidades dos corpos vertebrais, hipoplasia do terço médio da face, fissura palatina, prolapso de válvula mitral
	STL2	1p21	*COL11A1*	–
	STL3	6p21.3	*COL11A2*	–
	STL3	6q13	*COL9A1*	–
Treacher Collins	TCOF1	5q32-q33.1	*TCOF1*	Autossômica dominante. Diversas alterações importantes de desenvolvimento, como coloboma da pálpebra inferior, micrognatia, microtia, apêndices auriculares, coloboma auricular, estreitamento do meato acústico externo, perda auditiva condutiva, hipoplasia dos arcos zigomáticos, fenda palatina, atresia de coana, hipoplasia mandibular, insuficiência velofaríngea, macrostomia e queda do canto dos olhos geralmente bilateral. Orelha média, ossículos e cóclea frequentemente malformados. A perda condutiva ocorre em 50% dos pacientes e perda mista ou neurossensorial ocorre esporadicamente
Usher	USH1A	(14q32)	Desconhecido*	Três tipos de síndrome de Usher têm sido diferenciados, com base em critérios clínicos, cada um dos quais é subdividido (em 7, 3 e 1 subtipos) com base nos genes e *loci* envolvidos. Subtipos adicionais provavelmente existem, pois há famílias com subtipos não ligados a qualquer um dos *loci* conhecidos. Estudos recentes mostram que o subtipo 2 é o mais prevalente. Perda auditiva grave a profunda congênita, respostas vestibulares ausentes ou severamente diminuídas desde o nascimento, retinopatia pigmentar evoluindo para perda da visão, iniciando na primeira década de vida com visão noturna diminuída e depois diminuição da visão periférica. Devido à arreflexia vestibular, as crianças têm atraso do desenvolvimento motor e não começam a andar até a idade de 18 a 24 meses
	USH1B	11q13.5	*MYO7A*	–
	USH1C	11p15.1	*USH1C*	–
	USH1D	10q22.1	*CDH23*	–
	USH1E	21q21	Desconhecido	–
	USH1F	10q21-22	*PCDH15*	–
	USH1G	17q24-25	*SANS*	–
	USH2A	1q41	*USH2A*	–
	USH2B	3p23-24.2.	Desconhecido	–
	USH2C	5q14.3-q21.3	*VLGR1*	–
	USH2D	9q32	*WHRN*	–
	USH3	3q21-q25	*USH3*	–

(*continua*)

Tabela 124.1 Resumo das síndromes mais conhecidas, fenótipo, localização cromossômica e gene mutado causador descrito. (*Continuação*)

Síndrome	Tipo	Localização	Gene	Observações
Waardenburg	Tipo I (SW1)	2q35	*PAX3*	Distopia *canthorum* (deslocamento lateral do canto interno de cada olho), alterações pigmentares do cabelo, íris e pele (geralmente mecha branca no cabelo e heterocromia da íris), PANS. Alguns sintomas podem estar ausentes. A síndrome de Waardenburg (SW) é subdividida em dois tipos (1 e 2), com base na distopia *canthorum*. A combinação de características da SW tipo 1 com anormalidades dos membros superiores é denominada síndrome de Klein-Waardenburg SW tipo 3. A combinação de características da SW tipo 2 recessivamente herdada com doença de Hirschsprung é denominada síndrome de Waardenburg-Shah ou SW tipo 4
	Tipo 2A (SW2A)	3p14.1-p12.3	*MITF*	–
	Tipo 2B (SW2B)	1p21 – p13.3	Desconhecido	–
	Tipo 2C (SW2C)	8p23	Desconhecido	–
	Tipo 2D (SW2D)	8q11	*SNAI2*	–
	Tipo 3 (SW3)	2q35	*PAX3*	–
	Tipo 4 (SW4)	13q22	*EDNRB*	–
	Tipo 4 (SW4)	20q13.2-q13.3	*EDN3*	–
	Tipo 4 (SW4)	22q13	*SOX10*	–

*Embora esse *locus* tenha sido encontrado por análise de ligação, essa ligação não foi comprovada em estudos posteriores.
PANS = perda auditiva neurossensorial. (Fonte: Hereditary Hearing Loss Homepage.)

mesmo síndromes clássicas podem ter um espectro de diferentes genótipos (diferentes genes ou diferentes mutações dentro do mesmo gene). A classificação clínica da síndrome de Waardenburg subdivide-a em quatro grupos: tipo 1,com lateralização do canto medial do olho (distopia *canthorum*); tipo 2, sem distopia *canthorum*; tipo 3, com anormalidades de membros superiores + tipo 1; e tipo 4, doença de Hirschsprung + tipo 2. Já a classificação molecular dessa síndrome a divide em quatro tipos, causados por sete diferentes genes (ver Tabela 124.1). O mesmo ocorre com a síndrome de Usher, que tem três tipos clínicos: tipo 1, com perda auditiva congênita profunda com labirintopatia; tipo 2, com perda auditiva "em declive" sem labirintopatia, e tipo 3, com perda auditiva progressiva com acometimento labiríntico variável. Entretanto, de acordo com a classificação molecular, já são reconhecidos no mínimo 11 subtipos (ver Tabela 124.1). Alguns exemplos de síndromes genéticas que cursam com perda auditiva estão listados a seguir.

Síndrome de Pendred

Gene associado: *SLC26A4*. É uma das formas mais comuns de perda auditiva neurossensorial hereditária sindrômica, com herança autossômica recessiva. Está associada a bócio em geral com função tireoidiana normal, aqueduto vestibular alargado e partição incompleta tipo II da cóclea (Mondini). Perda auditiva neurossensorial ou mista, progressiva, mais comumente assimétrica, de grau leve a severo. Mutação nesse gene também pode levar à perda auditiva não sindrômica recessiva (como DFNB4). As características da perda auditiva e as alterações morfológicas do osso temporal são semelhantes às descritas na DFNB4.

Conforme citado anteriormente, a síndrome de Pendred se caracteriza por alterações tireoidianas. O bócio é de penetração incompleta e tipicamente não se manifesta antes da adolescência. Portanto, pode inicialmente se apresentar como uma perda não sindrômica. A alteração mais comum é a deficiência da organificação do iodo na síntese do hormônio tireoidiano, que pode ser detectada por alteração no teste de descarga de perclorato. A função em geral está normal, mas pode ocorrer hipotireoidismo.

Síndrome de Usher

Síndrome autossômica recessiva, que apresenta três subtipos, associada a pelo menos nove genes. Apresenta variação no grau de perda auditiva, disfunção vestibular e idade da perda visual por retinite pigmentar. O eletroretinograma ou avaliação de limiares adaptados no escuro podem mostrar sinais da retinose antes dos exames oculares de rotina. Algumas variantes podem se apresentar apenas como retinose pigmentar ou perda auditiva isoladamente.

- Tipo I: genes associados: *MYO7A*, *USH1C*, *CDH23*, *PCDH15*, *SANS*, *USH1G*
    - Caracteriza-se por perda auditiva profunda e disfunção vestibular que se manifestam ao nascimento. Problemas visuais de aparecimento precoce
- Tipo II: genes associados: *USH2A*; *ADGRV1*; *WHRN*
    - Caracteriza-se por perda auditiva moderada a severa que se manifesta ao nascimento, problemas visuais que iniciam na adolescência com evolução progressiva. A função vestibular é normal
- Tipo III: gene associado: *CLRN1*
    - Caracteriza-se por perda auditiva progressiva, manifestações tardias de disfunção vestibular e perda visual que surgem tardiamente na infância ou na adolescência.

Síndrome de Alport

Genes associados: *COL4A5*, *COL4A3*, *COL4A4*. Síndrome ligada ao cromossomo X (80% dos casos) ou recessiva, dependendo do gene mutado. Apresenta-se com disfunção renal, anormalidades oculares (lenticone anterior, retinopatia) e hipoacusia neurossensorial progressiva de início tardio. O sintoma renal mais característico é a hematúria. Biopsia renal pode evidenciar uma glomerulonefrite.

Síndrome de Jervell e Lange-Nielsen

Genes associados: *KCNQ1*, *KCNE1*. Síndrome autossômica recessiva, que se manifesta como perda auditiva neurossensorial congênita severa a profunda bilateral, síncope e maior risco de morte súbita. Caracteriza-se pelo aumento do intervalo QT no eletrocardiograma.

Síndrome de Waardenburg

Genes associados: *PAX3-WS1/3, MITF-WS2, SNAI2-WS2D, SOX10-WS2E, 4CEDNRB-WS4A, EDN3-WS4B*. Síndrome autossômica dominante ou recessiva. Caracterizada por perda auditiva neurossensorial congênita uni ou bilateral, que pode se associar a anomalias estruturais do ouvido interno, como aqueduto vestibular alargado. A *dystopia canthorum* (aumento da distância entre os cantos internos das pálpebras, distanciamento dos pontos lacrimais inferiores com distância interpupilar e entre os cantos internos dos olhos normais) é o achado mais consistente, com penetrância estimada em mais de 60% dos pacientes. Caracteriza-se ainda pela heterocromia de íris, mecha branca no cabelo. Anomalias de membros superiores e doença de Hirschsprung podem ocorrer na presença de determinadas mutações.

Síndrome branquio-oto-renal

Síndrome autossômica dominante caracterizada por perda auditiva congênita e malformações que podem acometer as orelhas externa, média e interna. As anomalias renais podem ser estruturais e/ou funcionais.

Uma contribuição brasileira no estudo da surdez sindrômica aparece na descoberta do *locus* da síndrome de Bjornstad (associação de surdez neurossensorial congênita e *pili torti* - Figura 124.3). Lubianca Neto et al. mapearam o gene responsável pela síndrome no *locus* 2q34-36. O símbolo 2q significa braço longo do cromossomo 2, e 34 e 36 são duas das bandas cromossômicas que aparecem nos estudos citogenéticos usando-se corantes específicos, sendo o intervalo flanqueado pelas mesmas o *locus* do gene para a síndrome. Mais tarde, foi sequenciado o gene *BCS1L* e descrita a mutação que induz a produção de radicais livres que danificam o aparato auditivo levando à surdez. Foi a primeira vez que se conseguiu demonstrar associação entre radicais livres e surdez hereditária.

Para maior aprofundamento no campo da surdez sindrômica, o leitor é referido para o livro de Gorlin et al., livro-texto clássico para o estudo da perda auditiva hereditária e suas síndromes.

PERDA AUDITIVA GENÉTICA NÃO SINDRÔMICA

Em 1992, o primeiro *locus* dominante foi mapeado no cromossomo 5q31, e com isso seguiu-se a identificação do gene *DIAPH1*, em 1997. O primeiro *locus* responsável por surdez recessiva foi identificado no cromossomo 13q12 em 1994, o que resultou finalmente na identificação do gene *GJB2*, em 1997. Por volta de 1995, mutações no gene *POU3F4* (cromossomo X) foram identificadas. Hoje, são conhecidos um total de 124 genes relacionados com a surdez não sindrômica, sendo 51 autossômicos dominantes, 77 autossômicos recessivos, e 5 ligados ao X (para uma lista completa, verificar em Hereditary Hearing Loss Homepage).

Em relação à nomenclatura, convencionou-se denominar as perdas auditivas não sindrômicas de acordo com o local genético. Os *locus* não sindrômicos são chamados de DFN (do inglês *DeaFNess*, ou surdez) seguidos do modo de herança (DFNA: autossômica dominante; DFNB: autossômica recessiva; DFNX: ligada ao X) (Tabelas 124.2 a 124.6), além de um número indicando o *locus* numérico assinalado no curso do mapeamento genético.

Existem diversas classes de genes envolvidos nas formas não sindrômicas de surdez. Estes podem ser categorizados de acordo com as alterações resultantes em: (1) genes responsáveis pela reciclagem de eletrólitos e comunicação celular; (2) alterações no transporte iônico; (3) genes estruturais; (4) neuropatia auditiva; e (5) outros (Figura 124.4).

Reciclagem de eletrólitos e comunicação celular

A família gênica das conexinas é a principal contribuinte para perda auditiva, sendo a conexina 26 a principal responsável por perda auditiva não sindrômica pré-lingual; além disso, é a conexina expressa

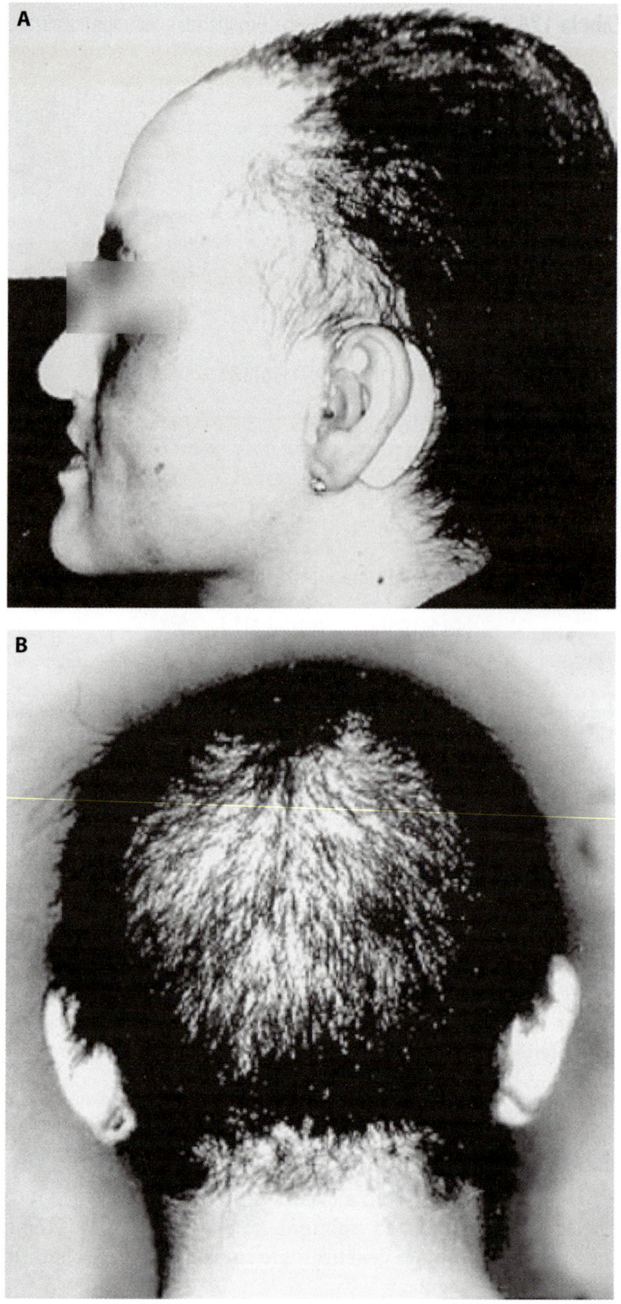

Figura 124.3 Fotografia de um membro afetado pela síndrome de Bjornstad. **A.** Cabelos curtos característicos e uso de prótese de amplificação sonora; **B.** Visão posterior do paciente, mostrando o cabelo esparso, curto.

de forma mais abundante na orelha interna. Seis conexinas se conectam formando hexâmetros que formam as junções do tipo GAP, que conectam células de sustentação entre si. A conexina 26 está presente em diversas partes da orelha interna, incluindo células de Sertoli, nas células de sustentação do órgão de Corti, e também na parede lateral da cóclea. Não se expressa, no entanto, nas células ciliadas do órgão de Corti. O gene *GJB2* codifica a proteína conexina 26 e mutações nesse gene podem causar perda auditiva tanto recessiva quanto dominante, principalmente por mutações nos padrões DFNB1A ou DFNA3. Mutações no gene *GJB2* são responsáveis por 50% das perdas auditivas autossômicas recessivas não sindrômicas na Europa e em 16,9% da população mundial. Em geral, a surdez se manifesta ao nascimento, de forma severa. Mutações causativas distintas foram

Tabela 124.2 Genes autossômicos dominantes.

Locus	Localização cromossômica	Gene
DFNA1	5q31	*CRYM, DIAPH1*
DFNA2A	1p34	*KCNQ4*
DFNA2B	1p34	*GJB3 (Cx31)*
DFNA3A	13q12	*GJB2 (Cx26)*
DFNA3B	13q12	*GJB6 (Cx30)*
DFNA4	19q13	*MYH14/CEACAM16*
DFNA5	7p15	*DFNA5*
DFNA6/DFNA14/DFNA38	4p16.3	*WFS1*
DFNA8/DFNA12	11q22-24	*TECTA*
DFNA9	14q12-q13	*COCH*
DFNA10	6q22-q23	*EYA4*
DFNA11	11q12.3-q21	*MYO7A*
DFNA13	6p21	*COL11A2*
DFNA15	5q31	*POU4F3*
DFNA17	22q	*MYH9*
DFNA20/26	17q25	*ACTG1*
DFNA22	6q13	*MYO6*
DFNA28	8q22	*GRHL2*
DFNA36	9q13-q21	*TMC1*
DFNA41		*P2RX2*
DFNA44	3q28-29	*CCDC50*
DFNA48	12q13-q14	*MYO1A*
DFNA50		*MIRN96*
DFNA51		*TJP2*
DFNA56		*TNC*
DFNA64		*SMAC/DIABLO*
DFNA65		*TBCD24*
DFNA66		*CD164*
DFNA67		*OSBPL2*
		HOMER2
		MCM2
		KITLG

investigadas em diversas populações, incluindo a 35delG na Europa, 235delG no leste asiático, e W24X na Índia. Estudos mostraram que a mutação 35delG é responsável por 85% dos casos de DNFB1 em italianos. Estudos brasileiros mostram resultados semelhantes: em estudo na população brasileira, observou-se que a frequência de heterozigotos para a mutação 35delG variou de 1:47 a 1:124 indivíduos. Em Campinas (SP), demonstrou-se que a 35delG é responsável por cerca de 80% dos casos de DFNB1. Atualmente, a mutação 35delG possui alta relevância no rastreamento em pacientes com surdez. Essa mutação parece ter ocorrido somente uma vez na população caucasoide há cerca de 500 gerações (10.000 anos) e, talvez por gerar vantagem reprodutiva, manteve-se com prevalência elevada até hoje (efeito fundador).

Tabela 124.3 Genes autossômicos recessivos.

Locus	Localização cromossômica	Gene
		SLC26A5 (Prestin)
DFNB1A	13q12	*GJB2 (Cx26)*
DFNB1B		*GJB6 (Cx30)*
DFNB2	11q13.5	*MYO7A*
DFNB3	17p11.2	*MYO15*
DFNB4	7q31	*SLC26A4*
DFNB6	3p14-p21	*TMIE*
DFNB7/DFNB11	9q13-q21	*TMC1*
DFNB8/DFNB10	21q22/21q22.3	*TMPRSS3*
DFNB9	2p22-p23	*OTOF*
DFNB12	10q21-q22	*CDH23*
DFNB15/72/95		*GIPC3*
DFNB16	15q21-q22	*STRC*
DFNB18	11p14-15.1	*USH1C*
DFNB18B		*OTOG*
DFNB21	11q	*TECTA*
DFNB22	16p12.2	*OTOA*
DFNB23	10p11.2-q21	*PCDH15*
DFNB24	11q23	*RDX*
DFNB25		*GRXCR1*
DFNB28	22q13	*TRIOBP*
DFNB29	21q22	*CLDN14*
DFNB30	10p12.1	*MYO3A*
DFNB31	9q32-q34	*WHRN*
DFNB35		*ESRRB*
DFNB36	1p36.3	*ESPN*
DFNB37	6q13	*MYO6*
DFNB39		*HGF*
DFNB42		*ILDR1*
DFNB44		*ADCY1*
DFNB48		*CIB2*
DFNB49	5q12.3-q14.1.	*MARVELD2*
DFNB49		*BDP1*
DFNB53	6p21.3	*COL11A2*
DFNB59	2q31.1-q31.3	*PJVK*
DFNB60		*SLC22A4*
DFNB61		*SLC26A5*
DFNB63		*LRTOMT/COMT2*
DFNB66		*DCDC2*
DFNB66/67	6p21.2-22.3/6p21.1-p22.3	*LHFPL5*
DFNB68		*S1PR2*
DFNB70		*PNPT1*
DFNB73		*BSND*
DFNB74		*MSRB3*

(*continua*)

Tabela 124.3 Genes autossômicos recessivos. (*Continuação*)

Locus	Localização cromossômica	Gene
DFNB76		*SYNE4*
DFNB77		*LOXHD1*
DFNB79		*TPRN*
DFNB82		*GPSM2*
DFNB84		*PTPRP*
DFNB84		*OTOGL*
DFNB86		*TBC1D24*
DFNB88		*ELMOD3*
DFNB89		*KARS*
DFNB91		*SERPINB6*
DFNB93		*CABP2*
DFNB94		*NARS2*
DFNB97		*MET*
DFNB98		*TSPEAR*
DFNB99		*TMEM132E*
DFNB101		*GRXCR2*
DFNB102		*ESP8*
DFNB103		*CLC5*
DFNB105		*CDC14A*
		FAM65B
		EPS8L2

Tabela 124.4 Genes ligados ao cromossomo X.

Locus	Localização cromossômica	Gene
DFNX1		*PRPS1*
DFNX2		*POU3F4*
DFNX4		*SMPX*
DFNX6		*COL4A6*

Tabela 124.5 Mutações mitocondriais associadas à deficiência auditiva não sindrômica.

Gene	Mutação	Observações/sintomas adicionais nos pacientes
MTRNR1	1555A → G	Induzido ou piorado por aminoglicosídeos
MTRNR1	1494C → T	Disartria ou mioclônus
MTRNR1	961 (mutações diferentes)	Induzido ou piorado por aminoglicosídeos
MTTS1	7445A → G	Queratoderma palmoplantar
MTTS1	7472insC	Disfunção neurológica incluindo ataxia, disartria ou mioclônus
MTTS1	7510T → C	Nenhum sintoma adicional relatado
MTTS1	7511T → C	Nenhum sintoma adicional relatado

Tabela 124.6 Mutações mitocondriais associadas à deficiência auditiva sindrômica.

Gene	Mutação	Fenótipo
tRNA Leu (UUR)	3243A → G	MELAS[a] e MIDD[b]
tRNA Lys	8344A → G	MERRF[c]
	8356T → C	MERRF
	8296A → G	MIDD
tRNA Ser (UCN)	7512T → C	Epilepsia mioclônica progressiva, ataxia e surdez
Muitos	Grandes deleções	KSS[d]
Muitos	Grande deleção/duplicação	MIDD
tRNA Glu	14709T → C	MIDD

As formas mais frequentes de perdas auditivas hereditárias mitocondriais sindrômicas compreendem as síndromes neuromusculares como KSS, MERFF e MELAS, assim como a diabetes e surdez maternamente herdadas (MIDD). Todas as mutações mitocondriais que levam à perda auditiva são mutações pontuais em genes tRNA. Nenhuma mutação pontual em genes codificando para proteínas foi encontrada.

[a]MELAS (*mitochondrial encephalomyopathy lactic acidosis, and stroke-like episodes*): encefalopatia mitocondrial, acidose láctica e episódios tipo acidente vascular cerebral; é uma doença infantil caracterizada por vômitos intermitentes, fraqueza dos membros proximais e episódios recorrentes de insultos cerebrais semelhantes a acidentes vasculares cerebrais (AVC) e cegueira cortical. MELAS é frequentemente associada à baixa estatura. A variada gama de sinais clínicos e sintomas inclui perda auditiva em 30% dos casos.

[b]MIDD (*maternally inherited diabetes and deafness*): diabetes mitocondrial ou diabetes e surdez de herança maternal. Diabete melito e perda auditiva neurossensorial com ocorrência familiar.

[c]MERRF (*myoclonic epilepsy associated with ragged red fibers*): epilepsia mioclônica com fibras rotas vermelhas: mioclônus, epilepsia e ataxia, embora demência, atrofia óptica e surdez frequentemente ocorram. O grau de perda auditiva é variável.

[d]KSS (*Kearns-Sayre syndrome*): síndrome de Kearns-Sayre: oftalmoplegia externa progressiva e retinopatia manifestam-se antes dos 20 anos de idade; ataxia, bloqueio cardíaco ou elevação de proteínas do líquido cefalorraquidiano subsequentemente aparecem. Perda auditiva neurossensorial ocorre como parte do fenótipo.

Estudos em animais demonstraram diversas alterações resultantes de anormalidades do *GJB2*. Animais com este defeito genético possuem perda auditiva significativa, causada por apoptose das células ciliadas e degeneração das células de Sertoli. O processo de apoptose se inicia rapidamente após o início da função auditiva, sugerindo que a exposição a sons possa iniciar a resposta apoptótica. Observou-se também um declínio significativo no potencial coclear e redução do conteúdo de potássio endolinfático. Entende-se que estas alterações sejam secundárias às anormalidades no transporte de potássio, impedindo a absorção de glutamato por conta dos níveis de potássio extracelulares elevados, o que leva à apoptose das células ciliadas por redução do estímulo.

As conexinas 30 e 31 são codificadas pelos genes *GJB6* e *GJB3*, respectivamente; esses genes também podem estar envolvidos em perda auditiva hereditária. A etiologia da perda auditiva autossômica dominante conhecida como DFNA2B, associada a mutações no gene *GJB3*, permanece desconhecida. Por outro lado, mutações no gene *GJB6* podem resultar em surdez autossômica recessiva (DFNB1b) e autossômica dominante (DFNA3B). Descreveu-se, até agora, uma das primeiras e únicas formas identificadas de transmissão digênica (geralmente a surdez humana tem um caráter monogênico), em que mutações em somente um alelo no *GJB2* (portanto, o indivíduo é heterozigoto para a mutação no *GJB2*) pode se associar a mutação em um alelo do *GJB6*, que está próximo no éxon (fazem parte de um mesmo *locus*, o DFNB1), e gerar surdez. Em animais com deficiência de *GJB6*, não se observa dano auditivo estrutural significativo, e os órgãos cocleares e vestibulares se desenvolvem normalmente. Por outro lado, há alteração importante do potencial coclear, que é essencial para a fisiologia auditiva.

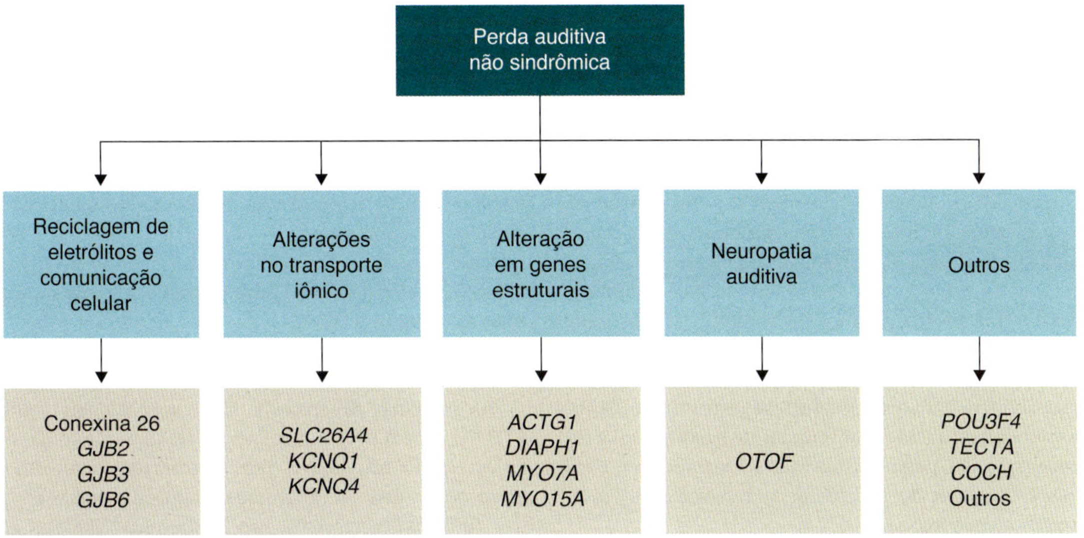

Figura 124.4 Principais alterações na função do sistema auditivo e os principais genes responsáveis.

Com o tempo, talvez por conta das alterações iônicas, alterações estruturais no órgão de Corti começam a surgir, incluindo apoptose no epitélio sensorial.

Alterações no transporte iônico

O gene *SLC26A4* é responsável pela codificação de pendrina, uma proteína transportadora transmembrana que facilita o transporte de ânions como cloreto, iodo e bicarbonato através das membranas celulares. Esse gene exibe expressão elevada em órgão específicos, incluindo a cóclea, tireoide e túbulos renais.

Mutações diferentes nesse mesmo gene podem causar perda auditiva sindrômica (síndrome de Pendred) e não sindrômica (DFNB4) recessiva. Assim como na síndrome de Pendred, está associada ao alargamento do aqueduto vestibular. O termo síndrome do aqueduto vestibular alargado (síndrome AVA) não se refere propriamente a uma síndrome, mas a um fenótipo de perda auditiva associada à síndrome de Pendred, DFNB4 e outras formas de perda auditiva não sindrômicas com aqueduto alargado, sendo um dos genes mais envolvidos na perda auditiva hereditária. Outra alteração da orelha interna associada é a partição incompleta do tipo II (PI-II; displasia de Mondini). Na PI-II há uma coalescência do ducto coclear do giro médio e apical da cóclea, com ápice cístico, resultado em 1,5 giro ao invés de 2,5 giros. A incidência de PI-II em pacientes com AVA varia de 21,7 a 73,9%.

A perda auditiva neurossensorial caracteriza-se por ser flutuante ou progressiva, de início pré, peri ou até mesmo pós-lingual. O grau, lateralidade e idade de início são variáveis. A audiometria com frequência revela um GAP (indicativo de perda condutiva) em baixas frequências resultando em uma perda auditiva mista com orelha média normal. Esse fenômeno é atribuído ao efeito de "terceira janela" do aqueduto vestibular alargado. Há associação da progressão da perda auditiva com traumas cranianos, mesmo leves, no entanto essa relação é questionada por vários estudos. Também podem ocorrer disfunções vestibulares com prevalência variável. Os sintomas incluem vertigem rotatória episódica, instabilidade, inclinação da cabeça, vômitos e atraso na deambulação independente (> 18 meses). Os testes vestibulares como prova calórica, cadeira rotatória, *video head impulse test* (v-HIT) e potencial evocado cervical (cVEMP) podem estar alterados. Porém não há correlação entre alteração dos sintomas vestibulares e a severidade da perda auditiva.

Outra alteração que resulta em anormalidades no transporte iônico é a que afeta um grupo de canais de potássio, o KCNQ. Alterações no KCNQ se associam com diversos achados como perda auditiva e arritmia cardíaca. A proteína KCNQ é um canal de membrana potencial-dependente que pode ser ativado durante a despolarização da membrana celular. O funcionamento auditivo normal requer a presença de KCNQ1 e KCNQ4, que quando estruturalmente anormais por mutações nos genes codificadores, podem causar surdez de herança autossômica dominante. Tais alterações mostram o quanto é importante o papel do potássio na manutenção estrutural e funcional na homeostase da orelha interna. Embora o KCNQ1 tenha sido associado tanto a doenças cardiovasculares e perda auditiva (síndrome de Jervell e Lange-Nielsen – intervalo QT alargado no eletrocardiograma [ECG], com consequentes síncopes ou morte súbita), o KCNQ4 se associa de forma mais específica à perda auditiva.

Neuropatia auditiva

As mutações no gene *OTOF* (DFNB9) também são causas de perda auditiva de herança autossômica recessiva. O gene *OTOF* codifica a otoferlina, que é uma proteína chave para sinapses do epitélio sensorial coclear. A deficiência de otoferlina resulta em problemas na liberação de vesículas sinápticas nas sinapses das células ciliadas internas, que se manifestam como uma neuropatia auditiva. Estima-se que as alterações do gene *OTOF* correspondam entre 2 e 7% dos casos de perda auditiva recessiva. O gene *OTOF* compreende 28 éxons que codificam diversos isótipos longos e curtos; os quais são necessários para a manutenção da função auditiva. Variantes foram identificadas em outros grupos étnicos, sendo as mais comuns a Q829X, observada na população espanhola; e p.R1939Q na população japonesa.

Apesar de as anormalidades que afetam o epitélio coclear serem causas extremamente comuns de perda auditiva hereditária, lesões em outras regiões (p. ex., nervo coclear e sinapses) representam até 10% dos casos de perda auditiva permanente em jovens. Exames úteis para a avaliação desses casos incluem a combinação de emissões otoacústicas (EOA) e o potencial auditivo de tronco encefálico (PEATE/BERA). Em casos de neuropatia auditiva, as células ciliadas externas estão intactas (EOA normal), porém o PEATE apresenta ausência de resposta ou sinais bastante distorcidos. O primeiro gene associado a este tipo de alteração foi o *DFNB59* (cromossomo 2q31.1-q31.3). Este gene foi inicialmente identificado como a causa de neuropatia auditiva de herança autossômica recessiva em quatro famílias. Desde então, o *DFNB59* tem se associado a padrões de perda auditiva recessiva em diversas outras famílias. A Pejvakin, um produto da DFNB59, possui papel importante na fisiologia dos neurônios auditivos, e é expressa em todos os pontos de retransmissão da via auditiva aferente da cóclea para o mesencéfalo. Embora o papel da Pejvakin ainda esteja sob investigação, estudos mostram que esta proteína esteja ligada à proliferação de peroxissomos induzida por estresse oxidativo. Os peroxissomos são organelas celulares que possuem um papel vital na homeostasia do sistema auditivo e provêm proteção contra danos cocleares induzidos por ruído. A deficiência da Pejkavin resulta em diversas alterações no sistema auditivo: (1) formação de peroxissomos anormais durante a formação do sistema auditivo, impedindo seu papel na defesa antioxidante, gerando um aumento do dano coclear causado por espécies reativas de oxigênio; (2) heterogeneidade fenotípica auditiva por conta de alterações estruturais; (3) aumenta a susceptibilidade a lesões em traumas de baixa energia; (4) impede a propagação dos potenciais de ação na via auditiva; e (5) aumenta a susceptibilidade dos neurônios auditivos à lesão, mesmo por estímulos leves e fugazes.

Alterações em genes estruturais

O citoesqueleto celular é composto por uma rede de filamentos e túbulos interconectados que se estendem do núcleo para a membrana plasmática. Diversos genes associados com perda auditiva hereditária são causados por alterações em um ou mais dos componentes do citoesqueleto, incluindo *ACTG1* (DFNA20/26), que codifica gama-actina; *DIAPH1* (DFNA1), que regula a polimerização dos filamentos de actina; *ESPN* (DFNB36), envolvido na produção dos feixes de actina; *RDX* (DFNB24), que facilita as conexões entre filamentos de actina e os estereocílios. Adicionalmente, diversos genes que codificam miosinas não convencionais também podem causar perda auditiva, incluindo *MYO7A* (DFNA11, DFNB2, síndrome de Usher 1B), *MYO6* (DFNA22 e DFNB37) e *MYO15A* (DFNB3).

As células ciliadas da orelha interna são responsáveis pela detecção de som, gravidade, e movimentação cefálica. O citoesqueleto das células ciliadas e estereocílios consiste principalmente de filamentos intermediários, microtúbulos e filamentos de actina. A conversão dos estímulos mecânicos em sinais elétricos, que são depois transmitidos para o cérebro, ocorre nos estereocílios, que se localizam na superfície apical das células ciliadas. Durante o desenvolvimento, os estereocílios se derivam de microvilos que se tornam estruturas longas, espessas e rígidas por conta do *cross-linking* de filamentos de actina por espina, fascina e plastina/fimbrina. Em espécies animais e em humanos, é sabido que as células ciliadas deveriam, em teoria, durar por toda a vida, já que não há neurogênese no período pós-natal em mamíferos. Os estereocílios são organizados evolucionariamente em uma arquitetura em "escada". Cada estereocílio é ancorado à sua respectiva célula ciliada por uma estrutura-raiz, que fica embutida no platô cuticular. Diversos tipos de miosinas, actinas, e outras moléculas, contribuem com o desenvolvimento do estereocílio ou com sua manutenção, participando de processos que são essenciais à conservação de sua integridade e funcionalidade ao longo do desenvolvimento embrionário e durante a vida.

O gene *ACTG1* é responsável pela produção da gama-actina, encontrada predominantemente nas células ciliadas da orelha interna. Mutações neste gene foram associadas à perda auditiva autossômica dominante (DFNA20/DFNA26). Por conta da alteração deste componente estrutural, exposição a ruido ou o envelhecimento resultam em dano à estrutura coclear e disrupção em vários processos como polimerização, manutenção estrutural, ou movimentação da miosina entre as células ciliadas. Consequentemente, isto afeta a capacidade de autorregeneração dos feixes, resultando em declínio gradual da função auditiva ao longo do tempo. Achados recentes de sequenciamento de DNA sugerem que alterações na gama-actina podem afetar a formação da F-actina, contribuindo para a patogênese da perda auditiva.

DIAPH é um gene da família das forminas responsáveis pela definição da polaridade celular. A DFNA1 foi a primeira forma de surdez não sindrômica identificada. O gene *DIAPH1* possui um papel crucial na regulação da polimerização da actina nas células ciliadas da orelha interna. A expressão de *DIAPH1* é predominantemente observada nas células de sustentação do órgão de Corti. Mutações no *DIAPH1* são responsáveis por perda auditiva autossômica dominante (DFNA1). Estudos recentes também identificaram o *DIAPH1* como causador de neuropatia auditiva por alteração no desenvolvimento de neurônios do gânglio espiral.

As proteínas de miosina não convencionais codificadas por *MYO7A* e *MYO15A* podem ter papel importante na síndrome de Usher, sendo responsável por aproximadamente 50% dos casos. Mutações no gene *MYO7A* podem também resultar em perda auditiva autossômica recessiva não sindrômica. Modelos animais (camundongos Shaker-1 e *headband*) que carregam mutações na *MYO7A* exibem sintomas indicativos de disfunção vestibular que incluem hiperatividade e movimentação cefálica anormal. Estes modelos também mostraram degeneração progressiva do órgão de Corti, o que é comum em pacientes com síndrome de Usher. Nesses animais, avaliações histopatológicas demonstraram posicionamento anormal dos estereocílios das células ciliadas externas, enquanto as células ciliadas internas apresentavam estereocílios gigantes.

Outro tipo de perda auditiva autossômica recessiva (DFNB3) também é causada por mutações no gene *MYO15A*, que possui papel crucial na progressão do comprimento e desenvolvimento dos estereocílios e filamentos de actina. A interação entre os fatores de retenção e *MYO15A* são essenciais para manter a coesão das estruturas dos estereocílios. Similarmente, mutações no gene *MYO15A* que foram identificadas em famílias na Indonésia, também podem resultar em estereocílios encurtados e com disfunção coclear e vestibular.

Mutações no gene *CLDN14* são responsáveis por DFNB29, que é uma perda auditiva não sindrômica autossômica recessiva. A expressão de *CLDN14* é primariamente observada na cóclea, fígado e rim. Esse gene codifica a claudina-14, uma proteína *tight-junction* que incrementa a resistência transepitelial através da redução da permeabilidade de cátions, particularmente íons de potássio. Produção insuficiente de claudina-14 resulta em deterioração das células ciliadas internas e morte das células ciliadas externas.

GHRL2 possui expressão em diversos tecidos humanos, incluindo próstata, timo, rim, pulmão, glândulas salivares, glândulas mamárias, e trato digestivo. Mutações no HRHL2 se associam a DFNA28 (perda auditiva por neuropatia tonal não sindrômica autossômica dominante), que resulta em alterações fenotípicas como redução de tamanho dos otólitos ou sua ausência, malformação de canais semicirculares, e surdez. O mecanismo deste tipo de surdez envolve redução ou ausência de expressão de claudina-b e EpCAM (do inglês *epithelial cell adhesion molecule*, ou molécula de adesão celular epitelial), resultando em formação aberrante do complexo juncional apical.

Genes que causam perda auditiva por outros mecanismos

Diversos outros genes identificados também podem causar perda auditiva não sindrômica. A seguir, listam-se alguns dos genes mais importantes já identificados. Para uma lista completa, acessar a Hereditary Hearing Loss Homepage.

O gene *POU3F4* codifica uma proteína relacionada com a transcrição do DNA. Estudos em animais demonstraram papel importante desta proteína na maturação óssea durante o desenvolvimento embrionário. Mutações no *POU3F4* se associam à surdez hereditária não sindrômica ligada ao X (*gusher* estapediano ligado ao X; DFN3). Pacientes com esta alteração desenvolvem perda auditiva congênita progressiva associada à fixação da platina do estribo. A cápsula ótica destes pacientes é formada somente pela camada endocondral, o que resulta em falha da reabsorção óssea, que é necessária à formação da platina, além de anormalidades afetando o canal coclear e o modíolo. Por conta desta anormalidade modiolar, não há separação efetiva entre o labirinto ósseo e o sistema nervoso central, ocasionando aumento de pressão intra-labiríntica e degeneração sensorial progressiva. Por este motivo, tentativas de realização de estapedotomia (a malformação da platina gera perda condutiva) geralmente resultam em *gusher* intenso e resultados catastróficos. Os achados tomográficos costumam ser bastante característicos (Figura 124.5).

O gene *TECTA* é responsável pela síntese de uma proteína estrutural da membrana tectórica do órgão de Corti, a alfatectorina. Anormalidades neste gene foram identificadas em três diferentes formas de surdez pré-lingual, DFNA8, DFNA12 e DFNB21. A membrana tectórica possui papel importante na fisiologia auditiva, sendo tracionada durante a estimulação sonora por ação mecânica mediada pelas células ciliadas externas, e provê ponto de contato com a célula ciliada interna, o que resulta em sua despolarização e subsequente estimulação neural. A alfatectorina, juntamente com a betatectorina, constitui aproximadamente 50% do conteúdo não colagenoso da membrana tectórica. A perda auditiva resultante das alterações na alfatectorina são neurossensoriais e costumam se restringir à faixa de frequência entre 1 e 4 kHz.

Outro gene responsável por parte das perdas auditivas não sindrômicas é o *COCH*, que codifica a proteína coclina. A descoberta deste gene ocorreu por meio de observações em ossos temporais humanos dos arquivos do Massachusetts Eye and Ear Infirmary (Harvard) e da Universidade da Califórnia (UCLA), nas quais ossos temporais de famílias com laços de parentesco apresentavam achado incomum, depósitos eosinofílicos homogêneos presentes na cóclea (exceto no órgão de Corti). Mais tarde, sequenciamento genético realizado por Lubianca et al. identificou o gene específico causador de surdez nestes pacientes. Alterações no gene *COCH* causam surdez não sindrômica de padrão de herança autossômico recessivo de aparecimento tardio e progressivo, inicialmente nas frequências acima de 4 kHz, associado à labirintopatia (DFNA9). Embora a perda auditiva possua progressão lenta, eventualmente resulta em anacusia na meia-idade.

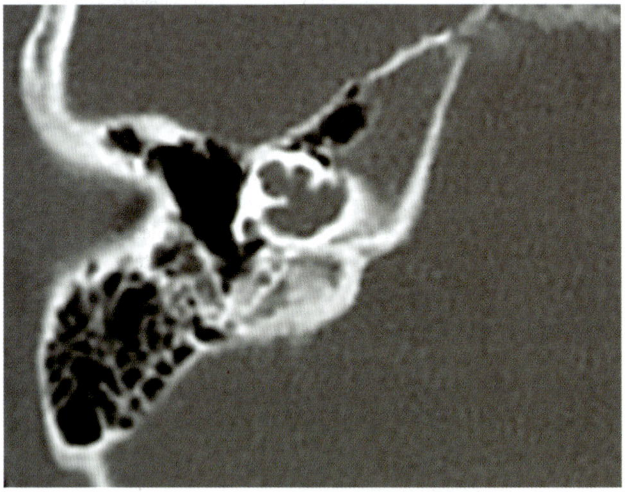

Figura 124.5 Tomografia computadorizada de ossos temporais de paciente com surdez ligada ao cromossomo X. Observa-se que a cápsula ótica possui somente uma camada de ossificação, além da ausência de separação óssea entre a cóclea e o meato acústico interno, e de modíolo. O meato acústico interno encontra-se alargado.

MUTAÇÕES EM GENES MITOCONDRIAIS E PERDA AUDITIVA

Mutações em genes mitocondriais podem causar deficiência auditiva sindrômica (ver Tabela 124.6) ou não sindrômica (ver Tabela 124.5). O DNA mitocondrial (mtDNA) é um pequeno genoma circular localizado no interior da organela citoplasmática mitocôndria. O DNA mitocondrial é transmitido exclusivamente pela mãe, devido à sua localização. Apenas o citoplasma do oócito é transmitido de uma geração para a próxima. O espermatozoide não possui citoplasma, assim não contribui com mtDNA para a prole.

Entre as formas de surdez sindrômica, é frequente observar a deficiência auditiva como parte do fenótipo de síndromes neuromusculares como KSS, MERRF e MELAS, encefalopatia mitocondrial, acidose láctica e episódios tipo acidente vascular cerebral ou ainda como acompanhantes do diabetes melito de herança materna. A perda neurossensorial está presente entre 42 e 70% dos indivíduos com doença mitocondrial, e pode apresentar-se como sindrômica ou não sindrômica.

O defeito molecular homoplástico A1555G, localizado no gene ribossômico 12S rRNA (*MTRNR1*), foi o primeiro a ser identificado no DNA mitocondrial como responsável pela surdez. Foi descrito em 1993 em uma grande família árabe-israelita. Esta mutação apresenta altas frequências em certas populações, como a espanhola e a japonesa. Até o momento, não parece uma mutação prevalente na população brasileira, pois não foi encontrada em nenhuma criança surda pesquisada em São José do Rio Preto (SP). Estudo molecular com maior número de pacientes do grupo de Campinas (SP), envolvendo 645 deficientes auditivos, demonstrou prevalência de 0,46% da mutação A1555G. É essa mutação que ocorre em altas frequências nos pacientes com deficiência auditiva neurossensorial que já tiveram contato com aminoglicosídeos, fazendo supor que a presença da mutação predisponha à surdez na eventualidade de uso de aminoglicosídeo.

A ototoxicidade aminoglicosídica é uma das causas mais comuns de surdez ambiental. Os danos vestibulococleares são quase universais, quando altas doses de aminoglicosídeos são utilizadas por períodos prolongados. Em baixas concentrações desses fármacos, no entanto, nota-se um significante componente genético influenciando a suscetibilidade para ototoxicidade. Aproximadamente 25% dos pacientes com mutações mitocondriais experienciam perda neurossensorial ao receberem aminoglicosídeos. Aproximadamente um terço dos chineses e 17% dos norte-americanos afetados com essa perda neurossensorial ototóxica são carreadores da mutação 12S no RNA ribossômico do gene *MTRNR1* ou, menos frequentemente, de outras mutações predisponentes.

Genes modificadores e microRNA

A presença de genes modificadores, os quais afetam o fenótipo da perda ou do grau de perda auditiva, eventualmente suprimindo a surdez em indivíduos em uma mesma família, foi inicialmente relatada em 2000. O *locus* DFNM1, no qual se acredita haver um gene candidato modificador, foi mapeado no cromossomo 1 (região 1p24). Até o momento, entretanto, nenhum gene compatível com tal função foi localizado nessa região. A heterogeneidade clínica, observada em indivíduos portadores da mutação mitocondrial A1555G no gene *12SrRNA*, também foi associada a gene modificador, localizado no *locus* DFNM2. Desta forma, acredita-se que a interação de genes ou produtos gênicos poderiam permitir a função fisiológica normal da orelha interna apesar das mutações em genes que poderiam romper o processo.

MicroRNAs são RNAs pequenos que agem como repressores de genes-alvo. Foram descobertos em 1993 e, desde então, têm sido implicados no desenvolvimento de numerosos sistemas, assim como na patogênese de múltiplas doenças. Recentemente, mutações em um gene não codificador de microRNA (miRNA), MIR96, o qual é expresso especificamente nas células ciliadas da orelha interna, foi ligado à perda auditiva progressiva em humanos e camundongos. Além disso, demonstrou-se que outros miRNAs exercem importante papel no desenvolvimento e sobrevivência das células ciliadas.

INVESTIGAÇÃO DA PERDA AUDITIVA HEREDITÁRIA

Inicialmente, é necessário investigar potenciais causas da perda auditiva. Cerca de 20% das perdas auditivas possuem causas ambientais ou adquiridas, enquanto 80% são atribuídas a causas genéticas em países desenvolvidos (ver Figura 124.2).

Um algoritmo diagnóstico foi proposto por Shearer et al. (Figura 124.6). A causa mais comum de surdez pré-lingual é a infecção congênita por citomegalovírus (CMV), com prevalência ao nascimento de cerca de 0,64%. Os testes diagnósticos para CMV congênito, geralmente realizados por PCR da saliva ou urina, são mais específicos quando realizados em crianças com menos de 3 semanas de vida. Cerca de 10% das crianças com CMV congênito são sintomáticas, com achados que podem incluir *rash* característico, perda auditiva (cerca de 50% dos casos), déficits neurológicos (p. ex., convulsões e espasticidade), e/ou insuficiência hepática. Dentre os outros 90% considerados "assintomáticos", cerca de 10% desenvolvem perda auditiva uni ou bilateral.

Outras causas de perda auditiva adquirida ou ambiental em crianças são infecções pré-natais causadas por organismos SCRATCH (sífilis, citomegalovirose, rubéola, Aids, toxoplasmose, Coxsackie e herpes); e infecções pós-natais, especialmente meningite bacteriana por *Neisseria meningitidis*, *Haemophilus influenzae*, ou *Streptococcus pneumoniae* (menos comumente por *E. Coli*, *Listeria monocytogenes*, *Streptococcus agalactiae*, e *Enterobacter cloacae*).

Em recém-nascidos, deve-se triar para perda auditiva com o uso das EOA e/ou PEATE-triagem, a depender do grau de risco identificado. Caso alterado, deve-se seguir com teste de confirmação utilizando-se obrigatoriamente o PEATE diagnóstico. Constatada a perda auditiva, o restante do seguimento geralmente é realizado pelo otorrinolaringologista, que fará uma avaliação para determinar a causa da perda auditiva e diferenciar entre causas não permanentes (p. ex., otite média e anormalidades da orelha média e externa que cursam com perdas condutivas) das perdas sensório-neurais. Na avaliação clínica, a anamnese é imprescindível e deve incluir informações gestacionais, história familiar (com ênfase em perdas auditivas, principalmente de início em idade jovem, e em características sindrômicas). O exame físico deve ser detalhado, atentando-se principalmente para anormalidades auriculares (p. ex., tamanho, formato, presença de apêndices, orifícios de *colobomas auris* etc.) e estigmas sugestivos de síndrome. A função da tireoide (síndrome de Pendred) e alterações da pigmentação da pele (Waardenburg tipo 1) também devem ser avaliadas. Exames auditivos complementares também podem ser realizados e indicados de acordo com a idade e capacidade de participação da criança. Em alguns casos, a avaliação vestibular também pode ser indicada, já que algumas das causas de perda auditiva são associadas à disfunção vestibular periférica. Os achados dos testes de função vestibular podem ajudar a guiar estratégias de reabilitação, principalmente em crianças com atraso de desenvolvimento motor. Exames de imagem (tomografia e ressonância) podem ser realizados para auxílio no diagnóstico e para guiar estratégias de reabilitação. Avaliações

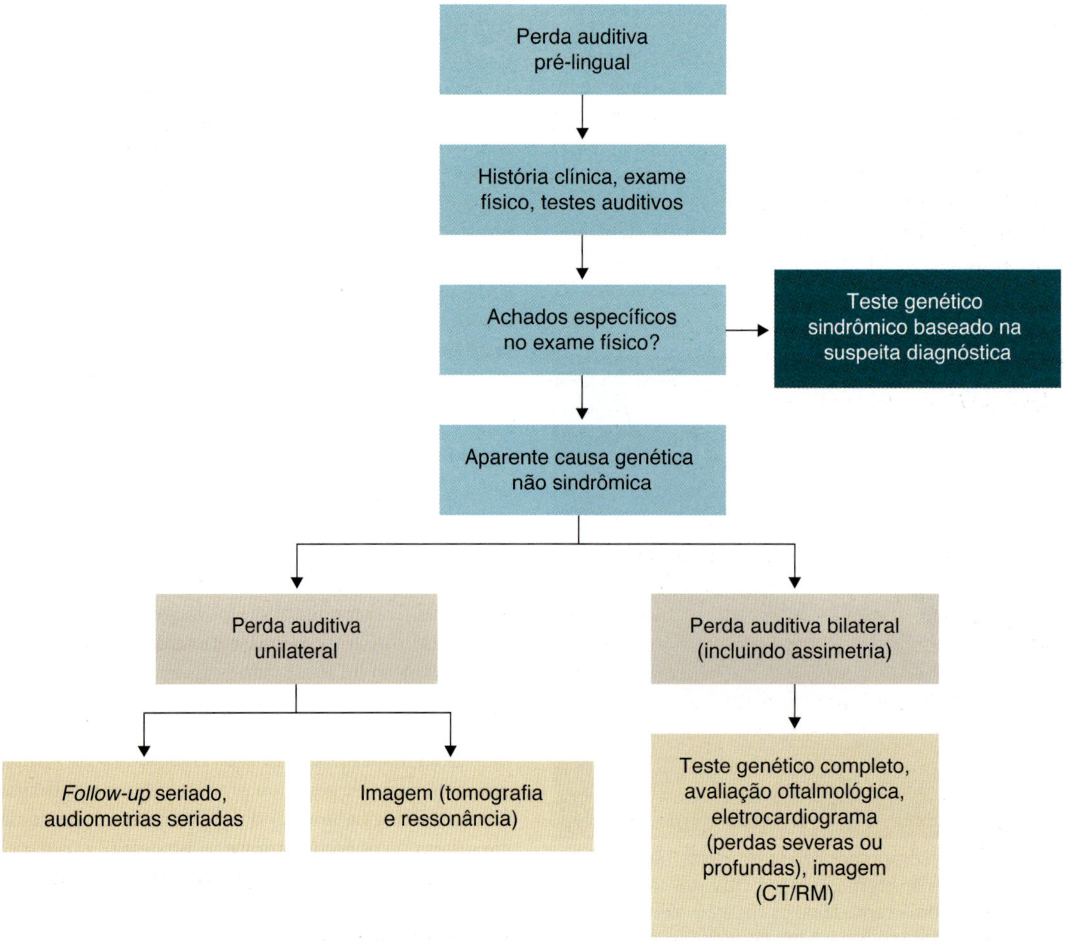

Figura 124.6 Algoritmo para investigação e diagnóstico de perdas auditivas hereditárias. (Adaptada de: Shearer et al., 1993.)

adicionais (cardiológica e oftalmológica) também são essenciais, já que algumas causas de perda auditiva não sindrômica podem cursar com anormalidades cardíacas e de visão. Alterações optométricas (miopia, astigmatismo) são muito comuns em pacientes com surdez, justificando o rastreamento, e alterações cardíacas, embora raras, têm potencial de mortalidade.

Testes genéticos

Até há relativamente pouco tempo, o nosso conhecimento das causas da surdez em bebês e crianças era limitado, e a avaliação diagnóstica refletia essa falta de conhecimento. Mais de 150 genes já foram identificados como causadores de perda auditiva sindrômica e não sindrômica. Esses genes podem ser testados em diferentes painéis genéticos, através de sequência de DNA específicos ou pelo sequenciamento de todo exoma (*whole exoma sequecing*, WES).

A positividade no teste genético varia entre 30 e 50%. Uma correlação negativa é observada entre a idade de início da surdez e a positividade no teste genético, variando de 50% nos casos congênitos a cerca de 20% quando a surdez se inicia na segunda década de vida. O resultado no teste genético também varia com a presença ou ausência de outras anormalidades físicas e com história familiar de perda auditiva. É importante ressaltar que um diagnóstico genético positivo é significativamente mais provável em casos com perda auditiva bilateral (44%) em comparação com casos com perdas auditivas assimétricas (22%) ou unilaterais (2%). Os testes genéticos visam à identificação de causas monogênicas de perda de audição (surdez causada pela mutação de um gene). Como já citado anteriormente, muitas causas de perda auditiva sindrômica se apresentam como não sindrômica ao nascimento. Nesses casos, a relevância do teste genético pode ser ainda maior. Se o teste genético identificar, por exemplo, a síndrome de Usher, QT longo, ou síndrome de Alport, oferece uma oportunidade de procurar precocemente outras características, permitindo um melhor manejo para o paciente e, no caso de QT longo, pode até salvar vidas. Além disso, muitas formas sindrômicas de perda auditiva apresentam-se de forma atípica e passariam despercebidas se o teste genético não fosse realizado.

Um consenso elaborado por um grupo de estudo internacional de otorrinolaringologia pediátrica (International Pediatric Otolaryngology Study Group [IPOG]) delineou os passos para a investigação da perda auditiva neurossensorial em recém-nascidos e lactentes. Se a perda auditiva é bilateral e o teste de CMV negativo (realizado nas primeiras semanas de vida), então, o principal estudo a ser recomendado é o teste genético, usando sequenciamento direcionado de genes de perda auditiva ou teste de exoma completo concentrando-se em genes de perda auditiva, mas com a possibilidade de testes expandidos, se necessário. Se há suspeita de perda sindrômica baseada em testes genéticos, apresentação clínica ou imagem, outros exames específicos de laboratório podem ser solicitados.

Apesar das recomendações do Joint Committee on Infant Hearing de que a genética deve ser incorporada na avaliação diagnóstica rotineira da perda auditiva, ainda existem muitos desafios. Os testes genéticos permanecem fora do alcance de muitos devido aos custos e à não cobertura pelos planos de saúde, ao desconhecimento de tais testes por parte dos médicos e pacientes (por isso não são oferecidos ou solicitados incorretamente) e à falta de acesso até mesmo a cuidados médicos básicos por parte de muitos. A identificação de uma causa genética da perda auditiva é educativa para a família, orienta o manejo e o prognóstico, e pode informar futuras decisões reprodutivas. Algumas causas de perda auditiva genética podem estar associadas a melhores resultados com aparelhos auditivos ou implantes cocleares. E as terapias gênicas estarão disponíveis, pelo menos para alguns genes, no futuro, o que poderá influenciar as decisões de gestação tomadas pelos pais, tanto na gestação já estabelecida como no pré-natal.

Ainda existem muitos desafios a ser vencidos. É necessária educação para os pediatras, otorrinolaringologistas e fonoaudiólogos, sobre a necessidade de testes genéticos, sua indicação e quais resultados podem produzir. Muitos genes permanecem desconhecidos, a função de muitos genes permanece obscura, assim como as relações de fenótipo. Os pacientes não terão acesso a terapias moleculares emergentes, a menos que a etiologia genética seja conhecida.

Vantagens da testagem genética molecular em crianças e adultos

A prioridade inicial dos pais que descobrem que seu filho é surdo é a identificação da causa dessa perda auditiva. A testagem genética tanto em crianças como em adultos com perda auditiva pode ser benéfica para o paciente e para sua família. Em primeiro lugar, a vantagem de testar inclui a habilidade de identificar a causa molecular da perda neusossensorial, para a qual um diagnóstico acurado, baseado em características clínicas isoladamente é impossível, como ocorre na maioria dos indivíduos acometidos. Isso por si só já pode ser um fator de alívio para os pais, não raramente sofrendo de sentimentos improcedentes de culpa. Além disso, pais ou indivíduos acometidos sem uma explicação definitiva, tendem a visitar vários médicos à procura da causa, não raras vezes com repetição de exames desnecessários, onerando o sistema de saúde ou a si próprios e atrasando, em última análise, a reabilitação precoce dos recém-nascidos e lactentes. O diagnóstico definitivo também retira dos indivíduos o medo, muitas vezes presente, de ter outra alteração que ainda não tenha sido detectada.

A segunda vantagem é a da prevenção da surdez. Evita-se uso de aminoglicosídeos naqueles com mutações mitocondriais e esportes de contato suscetíveis a traumas cranianos, que podem agravar a surdez naqueles pacientes com mutações no *SLC26A4* e dilatação do aqueduto vestibular. Também há estudos descrevendo que a suplementação com vitamina A pode postergar a cegueira em vários anos em indivíduos com retinite pigmentosa com síndrome de Usher.

A terceira vantagem é para os pacientes sindrômicos nos quais se identificam as mutações causais, permitindo prevenção ou detecção precoce de sintomas associados. Entre os exemplos, incluem-se diabetes melito em pacientes com mutação A3243G de DNA mitocondrial e bócio em pacientes com mutações no *SLC26A4*. Detecção e manejo precoce desses pacientes podem ajudar a prevenir desordens relacionadas, como retinopatia diabética, e facilitam a recuperação precoce dos sintomas de hipotireoidismo, respectivamente. Já que a ocorrência de sintomas associados pode atrasar mais de 10 anos após o início da surdez neurossensorial, muitos pacientes, e mesmo médicos, podem não notar a associação de sintomas com a perda neurossensorial, e testes desnecessários e até perigosos podem ser feitos para o diagnóstico. Além disso, testes genéticos podem ser valiosos em substituir testes mais estressantes. Um exemplo é a biopsia renal ou epitelial, necessária atualmente para o diagnóstico de síndrome de Alport. A testagem do *COL4A3*, *COL4A4*, *COL4A5* e do *MYH9* já está disponível em laboratórios de pesquisa e, com o barateamento da técnica de sequenciamento, poderão substituir as biopsias. Da mesma forma, detecção da 35delG ou de outra mutação na conexina 26 torna desnecessária a realização de tomografia computadorizada na busca da causa de surdez, a qual em crianças pequenas necessita de anestesia geral.

A quarta vantagem está no fato de que a identificação da mutação causadora determina o tipo célula e a natureza dos danos que são responsáveis pela perda neurossensorial, especificamente importantes para indicação da cirurgia do implante coclear. Já que os neurônios do gânglio espiral, que são necessários para o sucesso do implante coclear, estão preservados na maioria dos tipos de perda auditiva hereditária, a identificação de mutações nos genes de surdez geralmente indica bom prognóstico para a cirurgia. Mesmo em casos de neuropatia auditiva, na qual mutações no *OTOF* são isoladas, já se sabe que o implante tem bons resultados, pois estudos demonstraram que as células especificamente envolvidas nesse tipo de neuropatia, na verdade, não são os neurônios do gânglio espiral, e sim as células ciliadas internas.

Por fim, outra vantagem é a de que, quando se conhece a mutação específica do indivíduo em questão, o aconselhamento genético mais específico pode ser oferecido, incluindo a chance de recorrência em uma gravidez futura, qual será o curso clínico esperado e uma avaliação do heredograma para acessar quais outros membros da família podem potencialmente se beneficiar.

Nos EUA, a aplicação de testes genéticos é considerada padrão na avaliação de indivíduos com perda auditiva hereditária. Na verdade, casos autossômicos recessivos podem representar o primeiro caso de surdez na família e, por isso, em casos em que se exclui causa ambiental, deveriam também ser sempre realizados. No Brasil, dificuldades relacionadas com a disponibilidade, acesso e custo dos testes genéticos dificultam a aplicação em nível populacional. O diagnóstico de uma causa genética específica de perda auditiva é estabelecido pelo reconhecimento de probandos com achados sugestivos e patogênicos no gene causador identificado por estes testes genéticos. Abordagens recomendadas de testes genéticos incluem o uso de painéis multigenéticos para teste de perda auditiva e/ou testes genômicos. Os testes de genes únicos quase não são utilizados e tipicamente não são recomendados. O painel multigenético para perda auditiva frequentemente identifica a causa da perda auditiva genética, ao mesmo tempo que limita a identificação de variantes de significado incerto e variantes patogênicas em genes que são irrelevantes para o fenótipo subjacente. Já o teste genômico não requer que o médico assistente determine qual gene pode estar envolvido. O sequenciamento de exomas é o teste mais frequentemente utilizado. O sequenciamento do genoma também está sendo cada vez mais utilizado na prática clínica, à medida que o custo vai se tornando mais acessível; estes testes são mais confiáveis, já que mesmo regiões não codificadoras são avaliadas para variantes regulatórias patogênicas.

O rendimento da pesquisa genética na busca da causa da surdez em crianças com o diagnóstico etiológico desconhecido já foi avaliado em investigações clínicas. Pesquisando prospectivamente mutações no gene da conexina 26 em 150 crianças com idade média de 4,8 anos, Preciado et al. encontraram prevalência de mutações bialélicas no gene *GJB2* de 12%. Não houve positividade entre casos unilaterais de surdez. Ao contrário, nos casos bilaterais com intensidade de perda auditiva de grave a profunda, a prevalência foi de 22%. Talvez o achado mais importante desse estudo seja a capacidade de predizer os resultados negativos de testes posteriores, como tomografias, em casos inicialmente positivos para mutações. Isso porque apenas um paciente com mutação na conexina 26 também teve tomografia positiva. Concluiu-se não haver necessidade de fazer tomografia em paciente com pesquisa positiva para mutações na conexina 26, e vice-versa. Já para casos unilaterais, a tomografia teve muito melhor rendimento que a pesquisa de mutações.

Investigação clínica da surdez hereditária não sindrômica – aspectos práticos

É lógico que só se começa a pensar em perda hereditária ou genética na investigação etiológica da surdez após terem sido esgotadas as causas ambientais. Aqui, como em outros campos da medicina, a história clínica gestacional e perinatal é fundamental. Deve-se enfatizar os fatores de risco para surdez na anamnese inicial. Resumidamente, os mais importantes estão contidos no mnemônico do inglês *HEARING*, no qual as iniciais correspondem, respectivamente, à história familiar de surdez, às malformações em orelhas (*ears*), nariz e garganta, à anóxia perinatal, ao tratamento (abreviatura de *raio X* em inglês) com ototóxicos, às infecções congênitas (SCRATCH), aos cuidados em unidade de terapia intensiva (UTI) neonatal e ao retardo de crescimento (peso ao nascimento inferior a 1.500 g). Em 22 a 35% das vezes, a causa da surdez pode ser atribuída a algum desses fatores de risco, com a adição de uso materno de droga ilícita (álcool, cocaína, misoprostol) e exposição a teratogênicos. No Brasil, ao contrário dos países desenvolvidos em que as causas genéticas já perfazem 60% de todos os casos de perdas congênitas, as infecções, como a rubéola e a meningite neonatal, são ainda prevalentes.

Apesar dos significantes avanços no entendimento das bases moleculares da perda auditiva, a identificação da causa precisa em um indivíduo permanece difícil. Consequentemente, é importante excluir causas sindrômicas de surdez por investigação clínica, muitas vezes com ajuda do geneticista, além de se utilizar todas as pistas fenotípicas para o diagnóstico.

Utilizando-se conhecimentos básicos de genética, consegue-se excluir no paciente individual grandes grupos de alterações. Perdas autossômicas dominantes apresentam uma árvore genealógica com outros familiares afetados, além do paciente-índice. O mesmo ocorre com as perdas mitocondriais, que, em geral, apresentam multigerações de afetados. Já nas perdas autossômicas recessivas, no entanto, o caso-índice investigado pode ser o único ou o primeiro caso ocorrido. Assim, ao contrário das perdas dominantes e das mitocondriais, as perdas recessivas devem ser investigadas em todos os pacientes, mesmo na ausência de outros casos na família. Isso equivale a dizer que a causa pode ser genética, independentemente de não ter mais ninguém na família afetado, nas perdas com transmissão recessiva. Por isso, o rastreamento molecular do gene *GJB2* (conexina 26) deve ser feito em todos os casos de surdez não sindrômica em que a causa não possa ser identificada, já que é uma causa comum de perda recessiva, o teste diagnóstico simples e barato e o fenótipo pouco elucidativo.

Nas perdas mitocondriais, há um dado adicional que ajuda muito na exclusão. Como comentado anteriormente, a célula-ovo ganha mitocôndrias somente do óvulo. Portanto, se houver indícios de que a perda auditiva tenha sido herdada por parte do pai pelo heredograma, fica afastada completamente a chance de que a perda tenha herança mitocondrial.

Indo mais adiante, é possível valer-se do fenótipo dos indivíduos para a suspeição de seu genótipo. Na surdez, vale a ressalva, existe muita heterogeneidade com determinados genes causando perdas recessivas e também dominantes, além do fato do mesmo gene, na mesma família, determinar perdas auditivas de intensidades diferentes. De qualquer forma, algumas pistas fenotípicas podem ajudar. É o caso da herança mitocondrial de perda auditiva que deve ser considerada em todas as famílias com multigerações afetadas, particularmente se há história de exposição a aminoglicosídeos, já que o teste genético específico para as mutações mitocondriais é factível e disponível, inclusive no Brasil.

A maioria das formas autossômicas recessivas de surdez causa perda pré-lingual, que é geralmente de grave a profunda e não está associada à anormalidade radiográfica. Exceções incluem a DFNB2 (*MYO7A*), DFNB8/10 (*TMPRSS3*) e a DFNB26 (*STRC*) em que a idade de início pode ser, algumas vezes, mais tarde na infância, DFNB4 (*SLC26A4*), em que pode haver dilatação do aqueduto vestibular e do saco endolinfático, e DFNB9 (*OTOF*) em que pode haver também neuropatia auditiva associada.

Fenótipos não usuais em formas de surdez autossômica dominante incluem a perda auditiva em frequências baixas na DFNA1 (*HDIA1*) e DFNA6/14/38 (*WFS1*), perdas em frequências médias na DFNA8/12 (*TECTA*), DFNA13 (*COL11A2*) e sintomas vestibulares na DFNA9 (*COCH*) e algumas vezes na DFNA11 (*MYO7A*).

O rendimento da pesquisa genética na busca da causa da surdez em crianças com o diagnóstico etiológico desconhecido já foi avaliado em investigações clínicas. Pesquisando prospectivamente mutações no gene da conexina 26 em 150 crianças com idade média de

4,8 anos, Preciado et al. encontraram prevalência de mutações bialélicas no gene *GJB2* de 12%. Não houve positividade entre casos unilaterais de surdez. Ao contrário, nos casos bilaterais com intensidade de perda auditiva de grave a profunda, a prevalência foi de 22%. Concluiu-se não haver necessidade de fazer tomografia em paciente com pesquisa positiva para mutações na conexina 26, e vice-versa.

Cabe salientar que nos últimos anos a investigação clínica começou a ficar mais facilitada com a nova abordagem de sequenciamento de última geração que se tornou disponível e factível para uso clínico. Com a introdução de painéis genéticos, popularmente conhecidos como *gene chips,* de 23 a 129 genes podem ser sequenciados na mesma amostra sanguínea. Há diversos *chips* disponíveis, como o Otoscope, o Otoseq, o Otogenetics Deafness Test e o Emry Hearing Loss Expanded Panel, com preços no mercado norte-americano variando de aproximadamente R$ 600 a R$ 22.000. Há alguns laboratórios brasileiros que disponibilizam alguns desses testes.

BIBLIOGRAFIA

Alexandrino F, Oliveira CA, Reis FC, Maciel-Guerra AT, Sartorato EL. Screening for mutation in the GJB3 gene in Brazilian patients with nonsyndromic deafness. J Appl Genet [Internet]. 2004 [Acesso em: 2024 Jul];45:249-54.

Belyantseva IA, Boger ET, Naz S, Frolenkov GI, Sellers JR, Ahmed ZM et al. Myosin-XVa is required for tip localization of whirlin and differential elongation of hair-cell stereocilia. Nat Cell Biol [Internet]. 2005 Feb [Acesso em: 2024 Jul];7(2):148-56.

Bindu LH, Reddy PP. Genetics of aminoglycoside-induced and prelingual non-syndromic mitochondrial hearing impairment: A review. Int J Audiol [Internet]. 2008 [Acesso em: 2024 Jul];47:702-7.

Chan DK, Schrijver I, Chang KW. Connexin-26–associated deafness: Phenotypic variability and progression of hearing loss. Genet Med [Internet]. 2010 [Acesso em: 2024 Jul]; 12: 174-81.

Christiani TV, Alexandrino F, de Oliveira CA, Amantini RC, Bevilacqua MC, Costa OA Filho et al. Molecular study in Brazilian cochlear implant recipients. Am J Med Genet [Internet]. 2007 [Acesso em: 2024 Jul];143:1580-2.

del Castillo FJ, Rodríguez-Ballesteros M, Alvarez A, Hutchin T, Leonardi E, de Oliveira CA et al. A novel deletion involving the connexin-30 gene, Del (GJB6-D13S1854), found in trans with mutations in the GJB2 gene (connexin-26) in subjects with DFNB1 nonsyndromic hearing impairment. J Med Genet [Internet]. 2005 [Acesso em: 2024 Jul]; 42: 588-94

de Moraes VC, Alexandrino F, Andrade PB, Câmara MF, Sartorato EL. Study of modifiers factor associated to mitochondrial mutations in individuals with hearing impairment. Biochem Biophysic Res Communications [Internet]. 2009 [Acesso em: 2024 Jul]; 381: 210-213.

Feng Y, Hu S, Zhao S, Chen M. Recent advances in genetic etiology of nonsyndromic deafness in children. Front Neurosci [Internet]. 2023 Oct 19 [Acesso em: 2024 Jul];17:1282663.

Friedman LM, Avraham KB. MicroRNAs and epigenetic regulation in the mammalian inner ear: Implications for deafness. Mamm Genome [Internet]. 2009 [Acesso em: 2024 Jul]; 20: 581-603.

Friedman TB, Belyantseva IA, Frolenkov GI. (2020). Myosins and Hearing. In: Coluccio LM, editor. Myosins: A superfamily of molecular motors. Advances in experimental medicine and biology. 2nd ed. Vol 1239. Springer, Cham:2020.

Fukui H, Raphael Y. Gene therapy for the inner ear. Hear Res [Internet]. 2013 [Acesso em: 2024 Jul]; 297: 99-105

Gorlin RJ, Toriello HV, Cohen MM. Hereditary hearing loss and its syndromes. 2. ed. Oxford: Oxford University Press, 1995. 630p.

Hereditary Hearing Loss Homepage. Disponível em: http://hereditaryhearingloss.org/

Hinson JT, Fantin VR, Schönberger J, Breivik N, Siem G, McDonough B et al. Missense mutations in the BCS1L gene as a cause of the Björnstad syndrome. N Engl J Med [Internet]. 2007 [Acesso em: 2024 Jul];356:809-19.

Jasper KM, Jamshid A, Reilly BK. Pediatric otolaryngology, molecular diagnosis of hereditary hearing loss: next-generation sequencing approach. Curr Opin Otolaryngol Head Neck Surg [Internet]. 2015 [Acesso em: 2024 Jul]; 23: 480-4.

Kenna MA, Feldman HA, Neault MW, Frangulov A, Wu BL, Fligor B et al. Audiologic phnotype and progression in GJB2 (connexin 26) hearing loss. Arch Otolaryngol Head Neck Surg [Internet]. 2010 [Acesso em: 2024 Jul]; 136: 81-7.

Lynch ED, Lee MK, Morrow JE, Welcsh PL, León PE, King MC. Nonsyndromic deafness DFNA1 associated with mutation of a human homolog of the Drosophila gene diaphanous. Science [Internet]. 1997 Nov [Acesso em: 2024 Jul];278(5341):1315-8.

Lubianca Neto JF, Lu L, Eavey RD, Flores MA, Caldera RM, Sangwatanaroj S et al. The Bjornstad syndrome (sensorineural hearing loss and pili torti) disease maps to chromosome 2q34-36. Am J Hum Genet [Internet]. 1998 [Acesso em: 2024 Jul]:62:1107-12.

Maniglia LP, Moreira BC, Silva MA, Piatti VB, Maniglia JV. Screening of the mitochondrial A1555G mutation in patients with sensorineural hearing loss. Braz J Otorhinolaryngol [Internet]. 2008 [Acesso em: 2024 Jul]; 74: 731-6.

Matsunaga T. Value of genetic testing in the otological approach for sensorineural hearing loss. Keio J Med [Internet]. 2009 [Acesso em: 2024 Jul]; 58: 216-22.

Morton CC, Nance WE. Newborn hearing screening: A silent revolution. N Engl J Med [Internet]. 2006 [Acesso em: 2024 Jul]; 354: 2151-64.

Neuhaus C, Eisenberger T, Decker C, Nagl S, Blank C, Pfister M et al. Next-generation sequencing reveals the mutational landscape of clinically diagnosed Usher syndrome: copy number variations, phenocopies, a predominant target for translational read-through, and PEX26 mutated in Heimler syndrome. Mol Genet Genomic Med [Internet]. 2017 Jul 6 [Acesso em: 2024 Jul];5(5):531-52.

Oliveira CA, Alexandrino F, Abe-Sandes K, Silva WA Jr, Maciel-Guerra AT, Magna LA et al. Frequency of the 35delG mutation in the GJB2 gene in samples of European, Asian, and African Brazilians. Hum Biol [Internet]. 2004 [Acesso em: 2024 Jul]; 76: 313-6.

Oliveira CA, Alexandrino F, Christiani TV, Steiner CE, Cunha JL, Guerra AT et al. Molecular genetics study of deafness in Brazil: 8-Year Experience. Am J Med Genet A [Internet]. 2007 Jul [Acesso em: 2024 Jul];143:1574-9.

Oliveira CA, Maciel-Guerra AF, Sartorato EL. Deafness resulting from mutation in the GBJ2 (connexin 26) gene in Brazilian patients. Clin Genet [Internet]. 2002 [Acesso em: 2024 Jul];61:354-8.

Piatto VB, Oliveira CA, Alexandrino F, Pimpinati CJ, Sartorato EL. Prospects for genetic hearing loss screening: 35delG mutation tracking in a newborn population. J Pediatr [Internet]. 2005 [Acesso em: 2024 Jul]; 81: 139-42.

Preciado DA, Lawson L, Madden C, Myer D, Ngo C, Bradshaw JK et al. Improved diagnostic effectiveness with a sequential diagnostic paradigm in idiopathic pediatric sensorineural hearing loss. Otol Neurotol [Internet]. 2005 [Acesso em: 2024 Jul]; 26: 610-5.

Robertson NG, Lu L, Heller S, Merchant SN, Eavey RD, McKenna M et al. Mutations in a novel cochlear gene cause DFNA9, a human nonsyndromic deafness with vestibular dysfunction. Nat Genet [Internet]. 1998 Nov [Acesso em: 2024 Jul];20: 299-303.

Rodríguez-Ballesteros M, Reynoso R, Olarte M, Villamar M, Morera C, Santarelli R et al. A multicenter study on the prevalence and spectrum of mutations in the otoferlin gene (OTOF) in subjects with nonsyndromic hearing impairment and auditory neuropathy. Hum Mutat [Internet]. 2008 [Acesso em: 2024 Jul]; 29: 823-31.

Shearer AE, Hildebrand MS, Schaefer AM, Smith RJ. Genetic hearing loss overview. In: GeneReviews®. University of Washington, Seattle, Seattle (WA); 1993.

Sheffield AM, Smith RJH. The epidemiology of deafness. Cold Spring Harb Perspect Med [Internet]. 2019 Sep 3 [Acesso em: 2024 Jul];9(9):a033258.

Sloan-Heggen CM, Smith RJ. Navigating genetic diagnostics in patients with hearing loss. Curr Opin Pediatr [Internet]. 2016 [Acesso em: 2024 Jul]; 28: 705-12.

Smith RJ, Bale JR, White KR. Sensorineural hearing loss in children. Lancet [Internet]. 2005 [Acesso em: 2024 Jul]; 365: 879-90.

CAPÍTULO
125
Embriologia do Nariz e Seios Paranasais

Mariana Dalbo Contrera Toro • Marcelo Augusto Antonio

INTRODUÇÃO

A maioria das malformações do feto humano origina-se entre a terceira e a oitava semanas de gestação, e até recentemente, acreditava-se que eram consequências exclusivas de problemas genéticos hereditários. Esse conceito mudou apenas quando o papel de fatores externos ganhou notoriedade, com a confirmação da teratogenicidade do vírus da rubéola na década de 1940, corroborado pelas consequências do uso de talidomida nos anos 1960. Os fatores externos com potencial para alterar a transcrição genética passaram a ganhar atenção.

O desenvolvimento do corpo humano é chamado de embrionário entre a fertilização até o final da oitava semana; passa a ser fetal entre o início da nona semana até o nascimento. O período entre a quarta e a sétima semanas apresenta etapas fundamentais na formação embriológica nasal. Infelizmente, nesse período o tamanho diminuto do embrião dificulta a visualização de seu crescimento a olho nu.

A avaliação microscópica de embriões possibilita acompanhar a organização e desenvolvimento das estruturas com mais exatidão. A classificação do desenvolvimento do embrião pode ser feita de acordo com os estágios de Carnegie, que se valem de medidas ultrassonográficas e histológicas. Apesar de macroscopicamente haver a impressão de pouco mudar na aparência do embrião até a oitava semana, são contabilizados 23 estágios de Carnegie no período. Os estágios 19 a 23 necessitam obrigatoriamente de microscopia para serem descritos, pois é difícil saber em que estágio o embrião se encontra apenas pela data da última menstruação, e medida ultrassonográfica da distância entre extremidades. A literatura médica pode apresentar diferenças na descrição do desenvolvimento embriológico, entre os estudos que utilizam e os que não utilizam os estágios de Carnegie.

O entendimento adequado da embriologia do nariz e seios paranasais facilita o aprendizado da anatomia e do desenvolvimento da face, além de possibilitar a avalição das malformações e doenças congênitas mais prevalentes.[1,2]

GÁSTRULA, ARCOS FARÍNGEOS E PLACÓDIOS NASAIS

O embrião humano, com 3 semanas de desenvolvimento, encontra-se na fase de gastrulação, marcada pela diferenciação celular em camadas conhecidas como ectoderma, mesoderma e endoderma. Essa migração depende da expressão de diferentes genes, com regulação molecular dos receptores que coordenam quais os tipos celulares precisam proliferar, para onde devem ir e quando devem cessar suas funções.

Como a gástrula é ainda similar a um disco, o embrião começa esboçar a região da membrana orofaríngea em uma extremidade e, na outra, a cloacal. Entre elas, mais em direção cefálica, são visíveis a linha e o nó primitivos. Células que se movem para dentro da linha formarão o mesoderma e o endoderma e as que permanecerem sem invaginar, o ectoderma.

Entre a quarta e quinta semanas, os arcos faríngeos, chamados no passado de arcos branquiais, estão visíveis. Eles não constituirão apenas estruturas do pescoço, mas também da cabeça. Em corte coronal, nota-se que cada arco apresenta em seu interior uma artéria, um nervo e um aglomerado de cartilagem, além de ser revestido internamente por endoderma, externamente por ectoderma e ter em seu interior células mesenquimais do mesoderma e da crista neural. Entre os arcos, notam-se externamente as fendas e internamente, as bolsas (Figura 125.1). Cada bolsa expressa um padrão genético específico durante a maturação, organizando a migração e a diferenciação celular. Desse modo, grupos específicos de músculos, ossos e cartilagens desenvolvem-se de acordo com a localização do arco.[1,3]

O primeiro e o segundo arcos faríngeos são de especial interesse para a rinologia. O primeiro possui duas porções chamadas processos mandibular e maxilar e contém a cartilagem de Meckel, a qual irá ossificar, transformando-se em mandíbula, e alguns de seus resíduos diferenciar-se-ão em martelo e bigorna. O processo maxilar, como o nome diz, constituirá a maxila. A inervação existente no primeiro arco será o nervo trigêmeo, com seus três ramos. O segundo arco apresentará o nervo facial.

Entre o segundo e o primeiro arcos faríngeos, há a primeira bolsa. O seu revestimento epitelial endodérmico constituirá a tuba auditiva, orelha média e parte do tímpano; ele vai de encontro ao revestimento da primeira fenda, a qual formará o meato acústico externo e parte do tímpano (Figura 125.2).

Com quatro semanas e meia, notam-se duas proeminências conhecidas como processos maxilar e mandibular, separados pelo estomodeu, além da melhor visualização dos placódios nasais (ou olfatórios) e da proeminência frontonasal, a única estrutura não pareada do embrião, constituída por células que migraram da crista neural (Figura 125.3).[1]

Na quinta semana, os placódios invaginam-se, criando as proeminências nasais laterais e mediais. No fundo dessa invaginação,

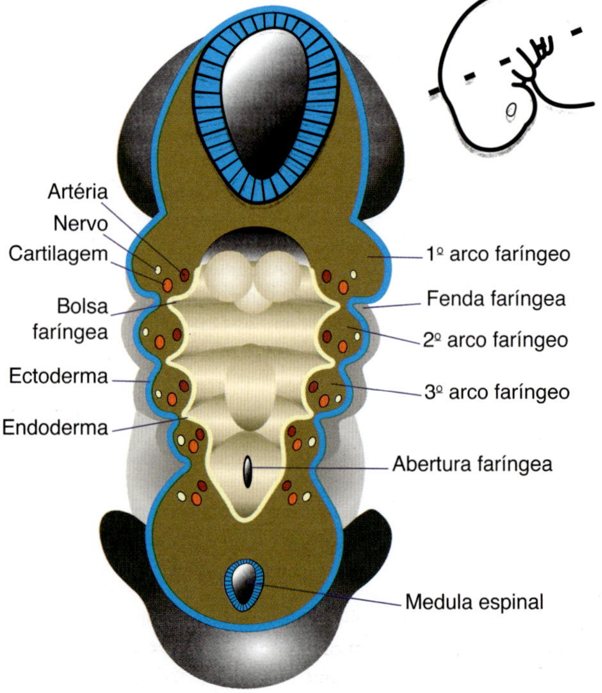

Figura 125.1 Bolsas e fendas dos arcos faríngeos. (Adaptada de: Sadler, 2016.)

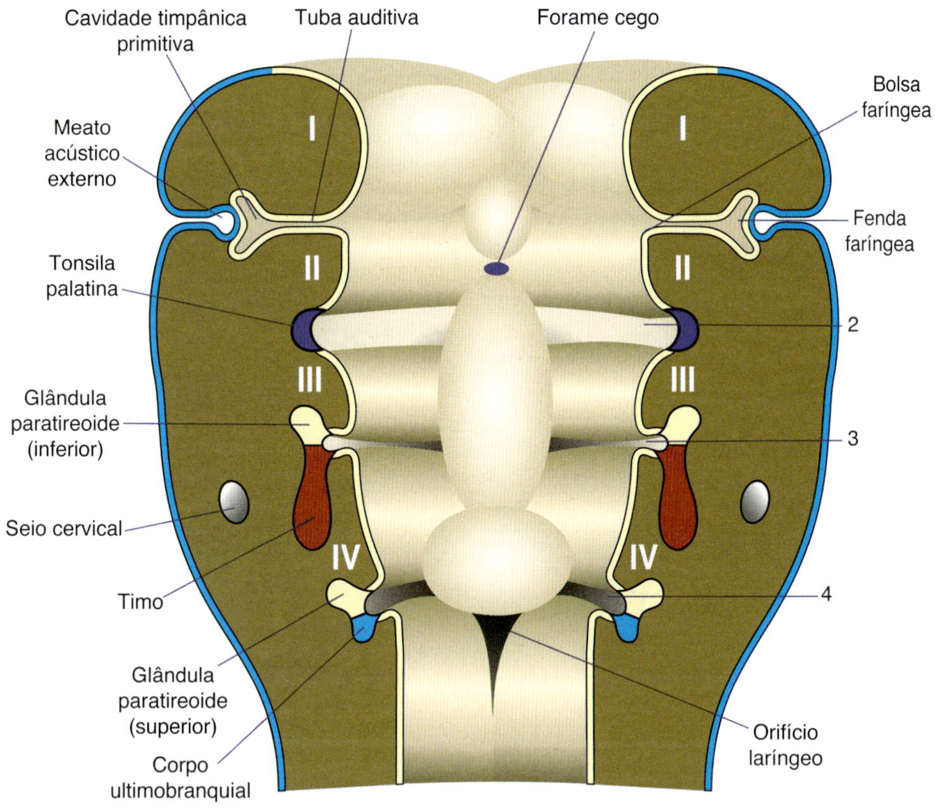

Figura 125.2 Organogênese segundo os arcos faríngeos. (Adaptada de: Sadler, 2016.)

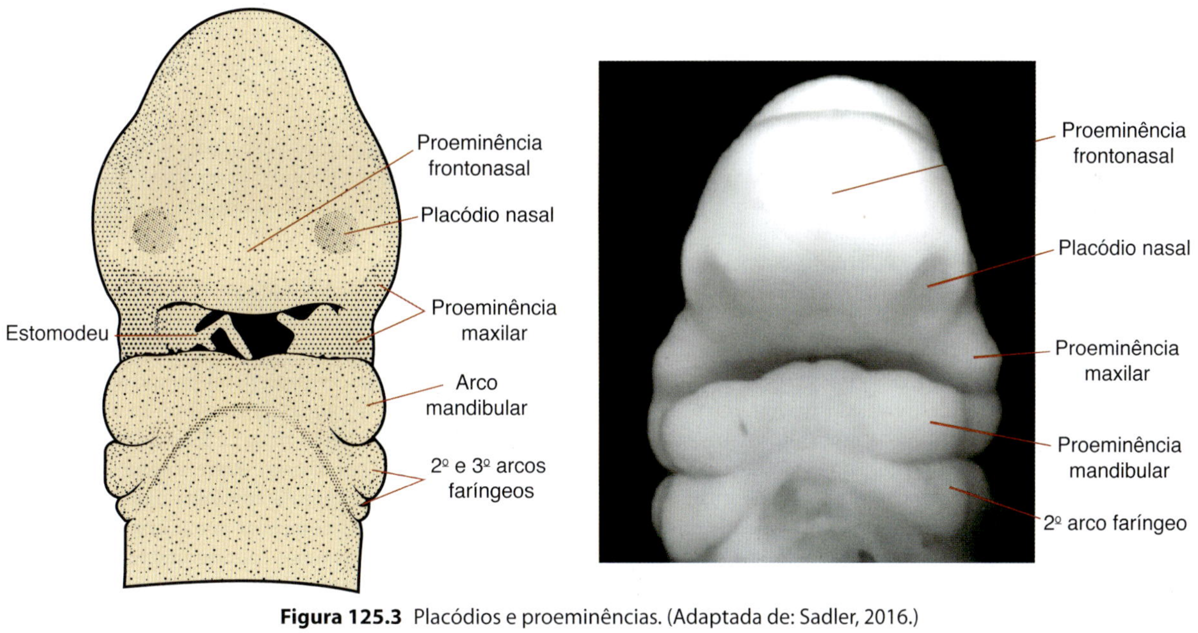

Figura 125.3 Placódios e proeminências. (Adaptada de: Sadler, 2016.)

uma separação chamada membrana nasobucal separa o que será a cavidade nasal primitiva da cavidade oral. Os olhos ainda estão lateralizados (Figura 125.4).

PROEMINÊNCIAS FRONTONASAL E NASAIS LATERAIS E MEDIAIS

Na sexta e sétima semanas, em cada lado da face, a proeminência maxilar cresce, empurrando as proeminências nasais mediais uma de encontro à outra, até que as mesmas se fundem na linha média e os olhos passam a ocupar uma posição anterior na cabeça (ver Figura 125.4).[1,3]

As cavidades nasais primitivas mostram-se ocluídas por uma massa de células epiteliais, que formam um tampão, que passa a dissolver-se entre 13 e 15 semanas e desaparece por volta da 16ª semana.

A proeminência frontonasal formará o dorso do nariz e a porção anterior, do septo nasal. As proeminências nasais laterais constituirão as asas, cartilagem lateral superior e crura lateral da cartilagem inferior; as mediais, já fundidas, formarão a ponta nasal e o filtro nasal, e como crescem também internamente, aprofundando-se no mesênquima (segmento intermaxilar), constituem a porção da maxila com os quatro dentes incisivos superiores e parte triangular do palato, chamado palato primário (Figura 125.5).

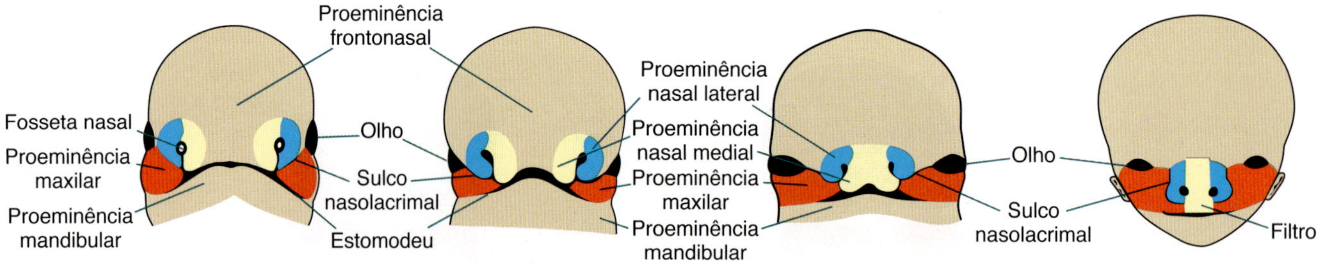

Figura 125.4 Fusão das proeminências. (Adaptada de: Sadler, 2016.)

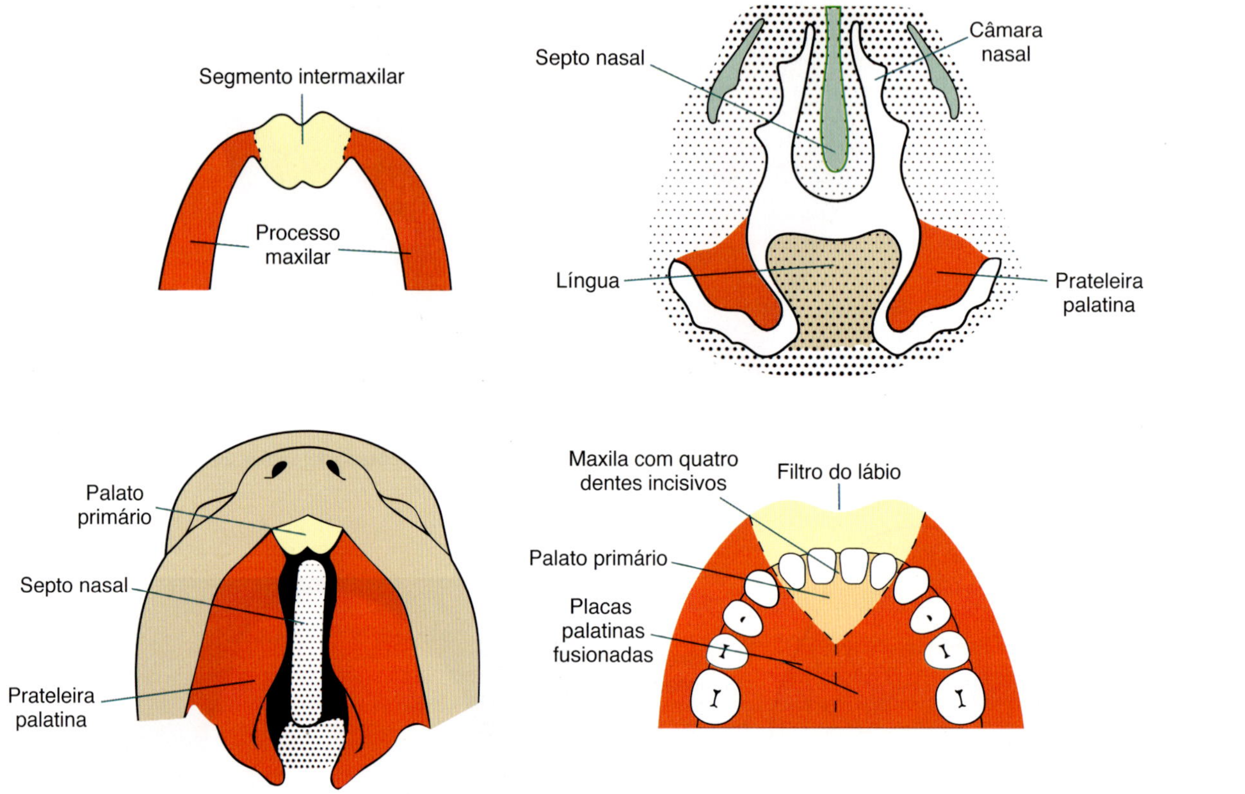

Figura 125.5 Formação dos palatos e septo nasal. (Adaptada de: Sadler, 2016.)

Ainda na sexta semana, os processos maxilares crescem em direção à linha média, formando as prateleiras palatinas (ver Figura 125.5). Na sétima semana, a membrana oronasal de uma das narinas primitivas já está se desfazendo, formando a coana; as prateleiras palatinas posicionam-se acima da estrutura que formará a língua e crescem até se unirem entre si e com o palato primário, formando os palatos duro e mole, por volta da décima semana. No ponto de fusão das prateleiras com o palato primário, existe o forame incisivo, também local de assentamento do septo nasal. Essa remodelação permite, ainda, que cada coana aproxime-se da outra, pareando na linha média (ver Figura 125.5).

EPITÉLIO OLFATÓRIO E PAREDE LATERAL

E como se desenvolvem a parede lateral e o epitélio olfatório? Este último inicia-se na quinta semana, quando o ectoderma no terço superior da cavidade nasal primitiva inicia a diferenciação de algumas células em olfativas, basais ou de suporte, aglomerando-se como um cordão neurovascular até a região do telencéfalo e alcançando a posição definitiva por volta da sétima semana.

Já a parede lateral deve seu desenvolvimento à cápsula cartilaginosa ipsilateral. Por volta da sétima semana, enquanto na presença do tampão que oclui a cavidade nasal primitiva, células mesenquimais do processo frontonasal organizam-se em duas porções: medial (que formará o septo nasal) e lateral (que formará todos os cornetos e os seios paranasais). Entre a nona e a décima semanas, a porção lateral da cápsula apresenta ondulações de tecidos moles chamadas cristas, nomeadas como etmoidoturbinais (superiormente) e maxiloturbinais (inferiormente). Apenas por volta do terceiro mês, a cápsula estará totalmente constituída por cartilagem e algumas porções iniciarão o processo de ossificação (Figura 125.6).[1,3-5]

Inferiormente, a crista maxiloturbinal constituirá a concha nasal inferior, cuja porção óssea tornar-se-á independente da parede lateral na vida adulta. Superiormente, cinco cristas etmoidoturbinais desenvolvem-se completamente até a oitava semana, mas apenas três ou quatro permanecem ao nascimento, formando as conchas média e superior. A concha suprema é detectada em cerca de 65% dos fetos. O primeiro etmoturbinal se dividirá em uma porção ascendente, responsável pelo agger nasi, e uma porção descendente, que formará o processo uncinado por volta da décima semana.

Entre a nona e a décima semanas, a ossificação da maxila é notada, que expande-se em direção ao meato inferior, fazendo a cápsula cartilaginosa regredir nessa região por volta da 14ª semana. Já

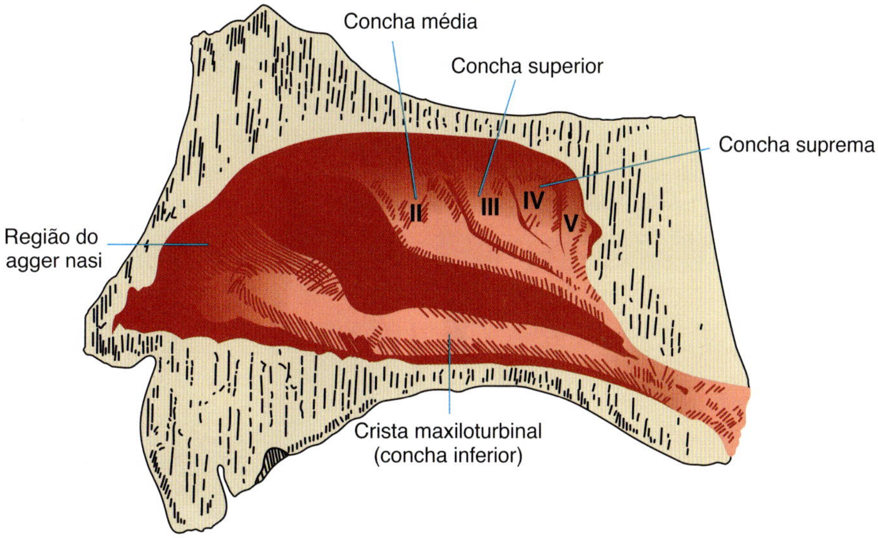

Figura 125.6 Cristas etmoidoturbinais e maxiloturbinais da cápsula cartilaginosa. (Adaptada de: Som, Naidich, 2013.)

com 16 semanas, o primeiro seio paranasal surge conforme a maxila é invadida pela bolsa de epitélio, formando o seio maxilar primitivo. E como os seios paranasais desenvolvem-se?

SEIOS PARANASAIS

No fim do período gestacional, todos os seios já estão presentes; porém, suas pneumatizações só ficam completas após o nascimento, em períodos específicos para cada seio.[3,5-8]

Seio frontal

O seio frontal origina-se da pneumatização anterior do recesso frontal no osso frontal, por volta do quarto mês de gestação. Porém, ele não pode ser identificado ao nascimento. Aos cinco anos de vida, quando a pneumatização atinge o osso frontal, é possível identificá-lo na radiografia. Ele atingirá o tamanho final ao término da adolescência. Os seios frontais direito e esquerdo podem ter pneumatização assimétrica; cerca de 5% da população o apresentará hipoplásico (Figura 125.7).

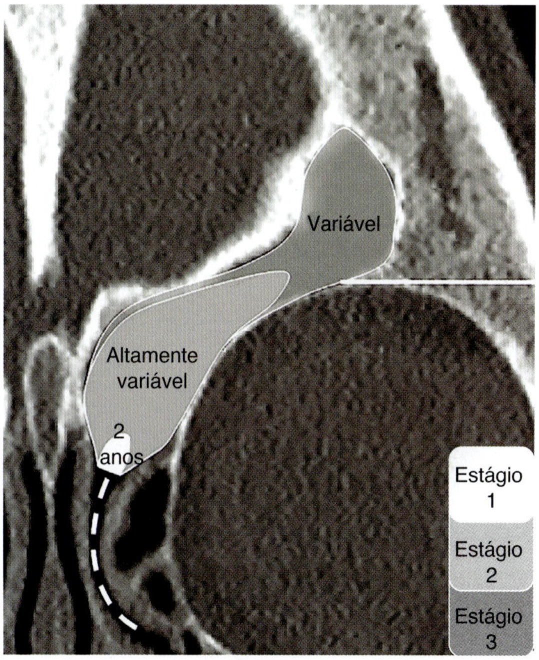

Figura 125.7 Desenvolvimento do seio frontal. (Adaptada de: Goldman-Yassen, Meda, Kadom, 2021.)

Seio maxilar

O seio maxilar começa a se desenvolver lentamente durante a décima semana de vida fetal. As invaginações do infundíbulo etmoidal ocorrem posteriormente ao processo uncinado, em direção ao mesênquima, e se fundem durante a 11ª semana de desenvolvimento, formando uma cavidade oval. Após 5 semanas, tem início a ossificação sinusal. Radiograficamente, só pode ser visualizada no quinto mês de vida e apresenta um padrão de crescimento bifásico: nos primeiros 3 anos e entre os 7 aos 18 anos, quando completará seu crescimento abaixo do assoalho nasal. O óstio do seio maxilar é mais estreito durante o desenvolvimento fetal, localizando-se mais anteriormente no infundíbulo etmoidal e mais posteriormente no indivíduo adulto (Figura 125.8).

Seio esfenoidal

O seio esfenoidal se desenvolve durante o terceiro mês de gestação. Durante esse período, a mucosa nasal invagina-se na porção posterior da cápsula cartilaginosa nasal para formar uma cavidade semelhante a uma bolsa. O osso esfenoide origina-se de uma cartilagem de mesmo nome. Inicialmente, ela está dividida em dois componentes principais: o esfenoide anterior e o posterior. O esfenoide anterior dará origem à asa menor e ao corpo do esfenoide, além da porção anterior da sela túrcica. O esfenoide posterior se transforma em dorso da sela, asa maior do esfenoide e o pterigoide. A pneumatização do osso esfenoide inicia-se no meato superior do nariz (recesso esfenoetmoidal), pela expansão de uma célula etmoidal superior em direção ao corpo do esfenoide.

Ao nascimento, o osso esfenoide é composto de três componentes: porção central (corpo e asa menor) e duas porções laterais (osso pterigoide e asa maior). A parede que circunda essa cartilagem é ossificada nos últimos meses de desenvolvimento fetal. Então, durante o segundo e terceiro anos de vida, a cartilagem é reabsorvida e a cavidade fica aderida ao corpo do esfenoide. Por volta do sexto ou sétimo anos de vida, a pneumatização do seio esfenoidal progride. Aos 12 anos, a pneumatização dos clinoides anteriores e do processo pterigóideo está completa. Antes do desenvolvimento do seio esfenoidal, estruturas nobres como o nervo óptico, nervo vidiano e carótida já estão presentes. À medida que a formação do seio progride, essas estruturas criam irregularidades nas paredes do seio e nos canais (Figura 125.9).

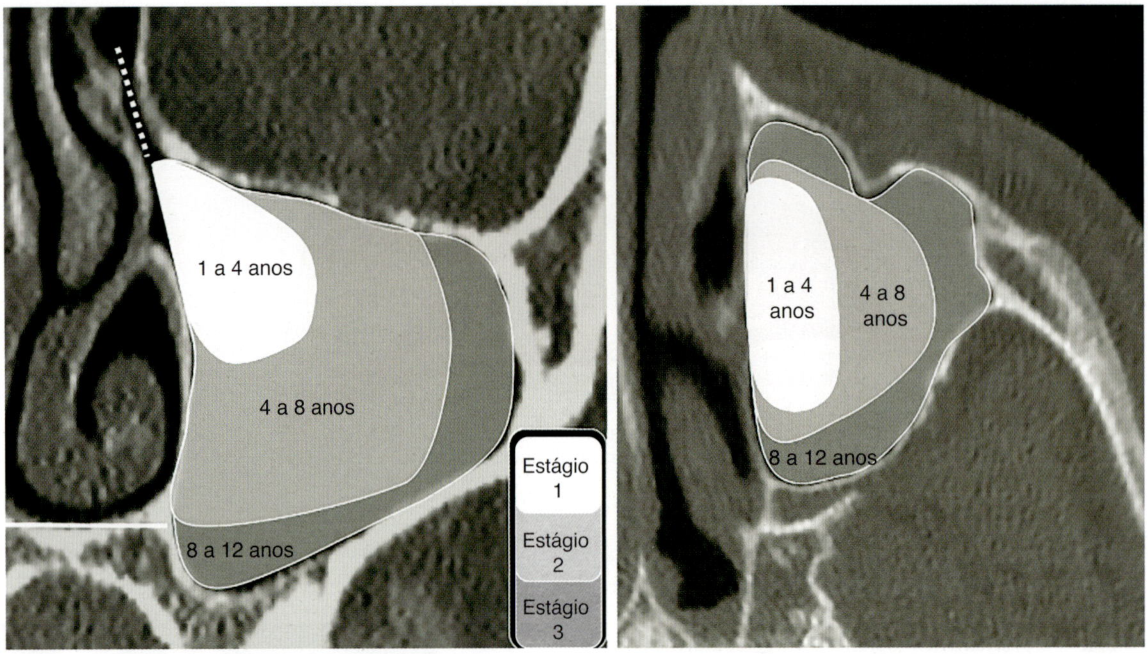

Figura 125.8 Desenvolvimento do seio maxilar. (Adaptada de: Goldman-Yassen, Meda, Kadom, 2021.)

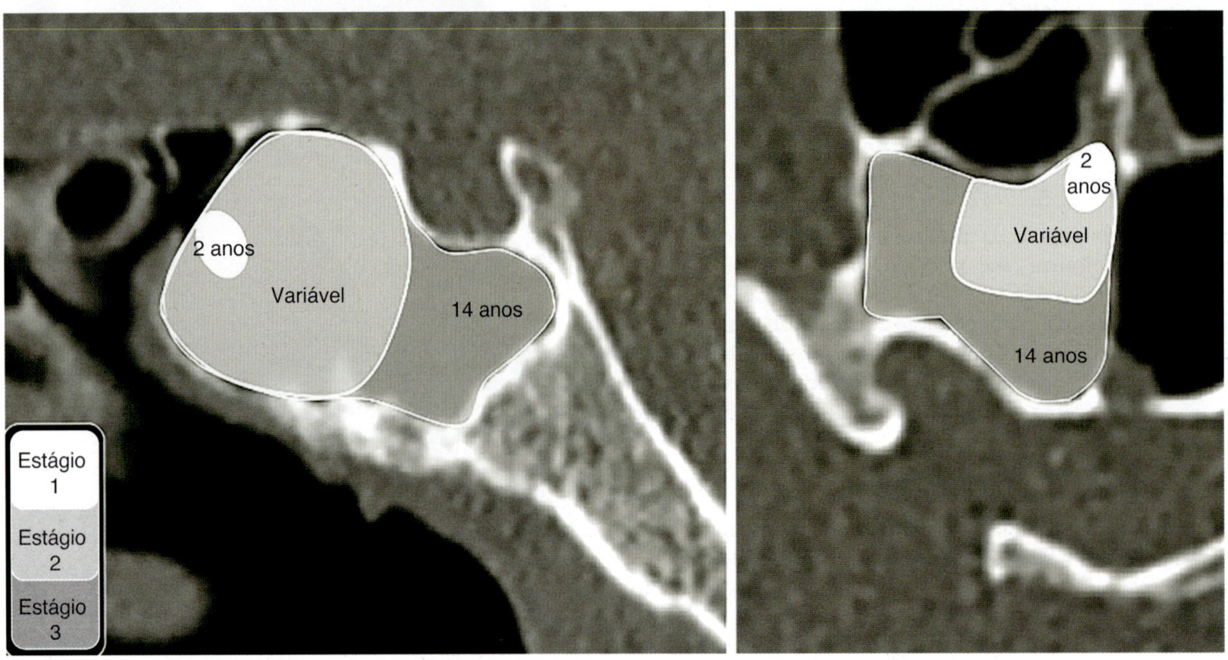

Figura 125.9 Desenvolvimento do seio esfenoidal. (Adaptada de: Goldman-Yassen, Meda, Kadom, 2021.)

Seio etmoidal

O desenvolvimento do seio etmoidal ocorre entre a nona e a 16ª semanas, a partir do infundíbulo. A porção descendente do infundíbulo promove a pneumatização do seio maxilar, das células etmoidais anteriores e da bula etmoidal. Já o seio frontal e as células suprabulares se pneumatizam pela porção ascendente do infundíbulo. As células etmoidais posteriores invaginam a mucosa nasal do meato superior. Essa diferença na origem das células etmoidais anteriores e posteriores explica a via de drenagem distinta dessas células no adulto: meato médio e meato superior, respectivamente.

Os seios etmoidais são compostos de três a quatro células aéreas ao nascimento. Quando um indivíduo atinge a idade adulta, eles consistem em 1 a 15 células aeradas. Aos 12 anos, o seio etmoidal atinge o tamanho final. No adulto, tem a maior variação anatômica, quando comparado aos outros seios. As células dos seios paranasais recebem seu nome conforme o osso em que estão localizadas no final do desenvolvimento; contudo, podem ter localização dentro de outros seios, mas são classificadas como extramurais devido ao seu desenvolvimento embriológico etmoidal. São elas: células etmoidais infraorbitárias (células de Haller), esfenoidais (células de Onodi), frontais e o próprio agger nasi, que se desenvolve a partir da proeminência etmoturbinal (Figura 125.10).

SISTEMA LACRIMAL EXCRETÓRIO

O sistema lacrimal pode ser divido em secretório (produção da lágrima) e excretório (excreção da lágrima). O sistema excretório é de particular interesse devido a sua íntima relação com a cavidade

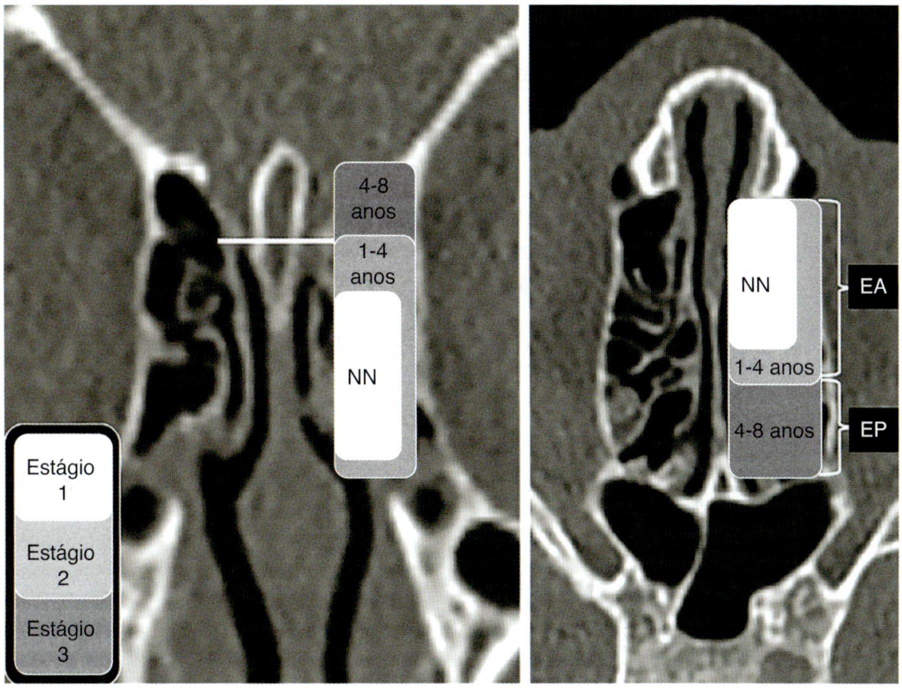

Figura 125.10 Desenvolvimento do seio etmoidal. EA = etmoide anterior; EP = etmoide posterior; NN = estágio neonatal. (Adaptada de: Goldman-Yassen, Meda, Kadom, 2021.)

nasal, e por isso a cirurgia de via lacrimal é campo de atuação otorrinolaringológica. A lâmina lacrimal, que dará origem ao sistema lacrimal, é formada durante o estágio 16 de Carnegie, no qual ocorre um espessamento do sulco lacrimal, localizado entre os processos nasais maxilares e externos. A seguir, no estágio 18, essa lâmina irá se bifurcar e se posicionar lateralmente à cavidade nasal.

Nos estágios 19 a 23 do período embrionário, o sistema lacrimal se desenvolve com canalículos lacrimais e saco lacrimal diferenciados. Nesse período, ocorre a separação da lâmina lacrimal do ectoderma superficial, formando o cordão lacrimal. O cordão bifurca, originando os canalículos. A condensação mesenquimatosa inicia a formação da cápsula nasal pré-cartilaginosa. Ocorre a condrificação da cápsula nasal, e o cordão lacrimal posiciona-se lateralmente à cápsula.

A partir da décima semana do desenvolvimento fetal, ocorre o aparecimento de um lúmen no sistema lacrimal excretor, permitindo distinguir um verdadeiro ducto lacrimal. Além disso, o epitélio dos canalículos lacrimais entra em contato com o epitélio conjuntival palpebral, formando uma lâmina epitelial contínua. Na extremidade caudal do ducto lacrimal, há contato com a lâmina meatal inferior, que começa a cavitar. Durante a 12ª semana, a reabsorção da lâmina meatal inferior é claramente visível. Contudo, o ducto nasolacrimal não está inicialmente patente em 73% dos recém-nascidos. Em alguns lactantes, isso pode ocasionar epífora congênita, com 95% de chance de resolução espontânea no primeiro ano de vida à medida que ocorre canalização através da válvula de Hasner (Figura 125.11).[9]

MALFORMAÇÕES MAIS COMUNS

A Tabela 125.1 elenca as malformações mais comuns e os sítios com falha de desenvolvimento embriológico. Exames de imagem auxiliam na visualização de lesões concomitantes, que também podem estar presentes ao nascimento, como meningocele e meningoencefaloceles, gliomas, dermoides, malformações vasculares, fibromas, fibromixomas, lipomas, dentre outros.[10]

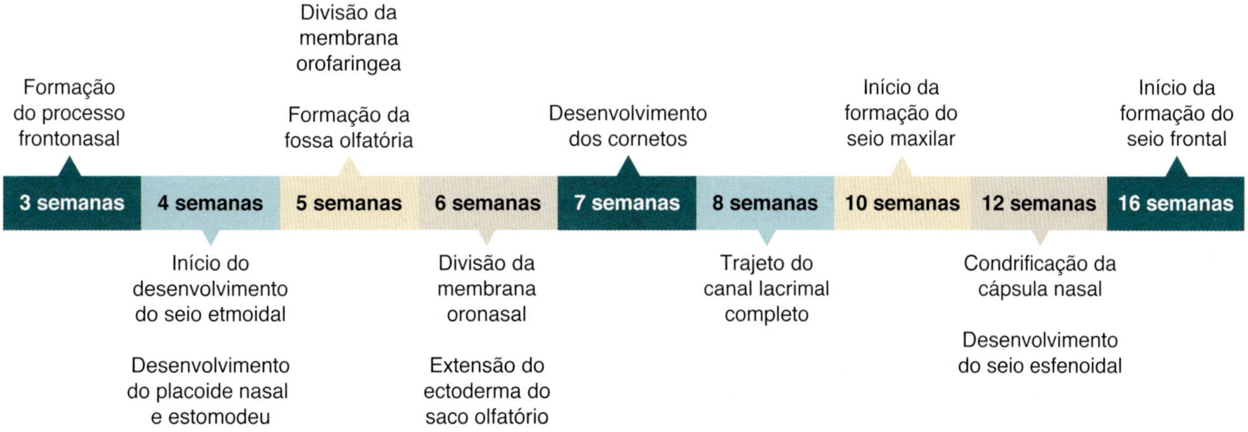

Figura 125.11 Linha do tempo da formação das estruturas nasais e paranasais nos períodos embrionário e fetal (Adaptada de: Schofield, Tan, 2023.)

Tabela 125.1 Malformações mais comuns.

Malformações	Hipótese(s)
Arrinia	Não desfazimento das células do tampão da cavidade nasal primitiva/falha na invaginação dos placódios nasais
Atresia de coana	Não desfazimento das células da membrana oronasal e/ou excesso de ossificação/falha de migração de células do tecido ósseo da cápsula cartilaginosa
Fissura labiopalatina	Falha da fusão das proeminências mediais, laterais e/ou segmento intermaxilar
Estenose de abertura piriforme	Falha na migração celular/excesso de ossificação ou não desfazimento da cápsula cartilaginosa
Estenose médio-nasal	Igual à anterior, mas aquém da abertura piriforme
Cisto nasolacrimal	Falha na canalização da porção distal do ducto nasolacrimal e/ou persistência da membrana de Hasner
Narina supranumerária	Duplicação do placódio nasal e/ou da duplicação de sua invaginação
Probóscide lateral	Falha no desenvolvimento da proeminência lateral/do sistema lacrimal/encefalocele cicatrizada/compressão por bandas fibrosas amnióticas
Fissura craniofacial	Falha na migração e fusão do mesoderma da proeminência frontonasal/bandas amnióticas/erros no metabolismo celular

REFERÊNCIAS BIBLIOGRÁFICAS

1. Sadler TW. Langman - Embriologia médica. 13. ed. Rio de Janeiro: Guanabara Koogan; 2016.
2. Kim C-H, Park HW, Kim K, Yoon J-H. Early development of the nose in human embryos: A stereomicroscopic and histologic analysis. Laryngoscope [Internet]. 2004 Oct [Acesso em: 2024 Jul];114(10):1791-800.
3. Som PM, Naidich TP. Illustrated review of the embryology and development of the facial region, part 1: Early face and lateral nasal cavities. AJNR Am J Neuroradiol [Internet]. 2013 Dec [Acesso em: 2024 Jul];34(12):2233-40.
4. Bingham B, Wang RG, Hawke M, Kwok P. The embryonic development of the lateral nasal wall from 8 to 24 weeks. Laryngoscope [Internet]. 1991 Sep [Acesso em: 2024 Jul];101(9):992-7.
5. Cappello ZJ, Minutello K, Dublin AB. Anatomy, head and neck, nose paranasal sinuses. [Updated 2023 Feb 11]. In: StatPearls. Treasure Island (FL): StatPearls Publishing [Internet]; 2024 Jan [Acesso em: 2024 Jul].
6. Goldman-Yassen AE, Meda K, Kadom N. Paranasal sinus development and implications for imaging. Pediatr Radiol [Internet]. 2021 Jun [Acesso em: 2024 Jul];51(7):1134-48.
7. Lee S, Fernandez J, Mirjalili S A, Kirkpatrick J. Pediatric paranasal sinuses-Development, growth, pathology, & functional endoscopic sinus surgery. Clin Anat [Internet]. 2022 Sep [Acesso em: 2024 Jul];35(6):745-61.
8. Scholfield D, Tan NC-W. Embryology of the nose and paranasal sinuses. In: Swift AC, Carrie S, Souza C de, editors. Contemporary rhinology: science and practice. Berlim: Springer; 2023. p. 3-11.
9. Cuadra-Blanco D de la, Peces-Peña L, Jáñez-Escalada L, Mérida-Velasco JR. Morphogenesis of the human excretory lacrimal system. J Anat [Internet]. 2006 Aug [Acesso em: 2024 Jul];209(2):127-35.
10. Losee JE, Kirschner RE, Whitaker LA, Bartlett SP. Congenital nasal anomalies: A classification scheme. Plast Reconstr Surg [Internet]. 2004 Feb [Acesso em: 2024 Jul];113(2):676-89.

CAPÍTULO 126

Estridor Laríngeo

José Faibes Lubianca Neto • Carolina Sponchiado Miura

INTRODUÇÃO

O estridor é um som anormal, geralmente agudo, produzido pelo turbilhonamento do fluxo de ar através de uma via aérea maior parcialmente obstruída (supraglote, laringe, subglote e traqueia proximal). A obstrução pode ser desde mínima até ameaçadora à vida, principalmente em crianças pequenas. Por esse motivo, é importante que o estridor seja avaliado por um profissional treinado e que a causa subjacente seja diagnosticada e tratada de forma a garantir uma via aérea pérvia e segura. Nesse sentido, algumas características podem auxiliar no diagnóstico, como o momento do ciclo respiratório em que ele ocorre, se é agudo ou crônico, congênito ou adquirido.

É importante saber diferenciar o estridor de outros sons respiratórios como o ronco, que é um som inspiratório, de frequência mais grave, causado por obstrução nasal ou nasofaríngea, e o sibilo, que é um som expiratório, de *pitch* mais agudo, produzido pelo turbilhonamento do fluxo de ar pelas vias aéreas menores obstruídas (bronquíolos).

A abordagem diagnóstica do neonato com estridor deve assegurar que, apesar de a causa mais comum nessa faixa etária ser a laringomalácia, outras lesões de via aérea com potencial de risco possam ser detectadas.

ANATOMIA E PATOFISIOLOGIA DO ESTRIDOR

Para entender a fisiopatologia das principais causas de estridor em crianças, é fundamental conhecer as diferenças entre a via aérea infantil e a adulta (Tabela 126.1).

Ao nascimento, a laringe tem aproximadamente um terço do tamanho que atingirá no adulto. Nos primeiros 2 a 5 meses de vida, o neonato apresenta uma língua proporcionalmente maior, que toca todas as bordas da cavidade oral e faz com que ele seja um respirador nasal quase obrigatório. Dessa forma, a obstrução nasal, principalmente bilateral, nessa faixa etária, seja por malformações, tumores ou corpos estranhos, pode causar um desconforto respiratório importante.

Além disso, na via aérea pediátrica, as cartilagens aritenoides e cuneiformes são proporcionalmente muito maiores, a epiglote é mais frouxa e em formato de ômega e mais alta (entre C3 e C4),[1] a traqueia é mais estreita e mais curta, a laringe tem um formato de funil, sendo o ponto mais estreito a subglote, o posicionamento das pregas vocais sobre a cartilagem cricoide é inclinado e o volume pulmonar é muito menor que nos adultos. Todas essas características conferem à via aérea pediátrica maior resistência.

Ao nascimento, a subglote tem entre 5 e 7 mm, e um diâmetro igual ou menor que 4 mm no neonato é indicativo de estenose subglótica.[2] Ela é recoberta por tecido conectivo frouxo, suscetível a edema causado por inflamação ou trauma. Um estreitamento de 1 mm nesse diâmetro resultará em uma diminuição da área da secção transversal de 75% (Figura 126.1).

A ocorrência do estridor depende de dois princípios básicos da física. A lei de Poiseuille e o fenômeno de Bernoulli.[3] O primeiro relaciona o fluxo de um líquido passando por um tubo cilíndrico (Q) com o raio (r), comprimento (c), pressão (P) e coeficiente de viscosidade (η) e pode ser extrapolada para o fluxo de ar por um tubo cilíndrico: $Q = \Delta P \pi r4/8\eta c$. Por essa equação, 1 mm de redução de diâmetro, por edema ou lesão, em uma subglote com 4 mm de diâmetro é capaz de causar um aumento na resistência de 16 vezes (Figura 126.2).

A diminuição da área de secção transversal aumenta a velocidade do fluxo de ar na região estreitada e, de acordo com o fenômeno de Bernoulli, se a velocidade aumenta, a pressão diminui, e essa pressão negativa nas paredes delicadas da via aérea da criança predispõe ao colapso (Figura 126.3).

Pontos de estreitamento na via aérea causam alteração do fluxo laminar e turbilhonamento do fluxo de ar. Esse fluxo alterado, ao passar por paredes justapostas, causa um efeito de ressonância vibratória, gerando o estridor.

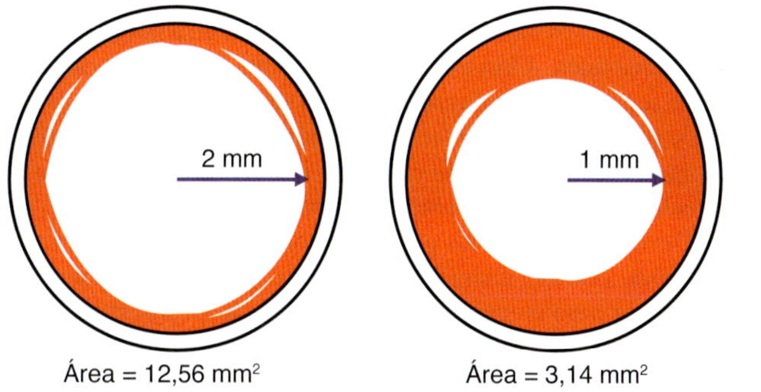

Figura 126.1 Comparação entre a área transversal da luz da subglote de um recém-nascido antes e após edema de 1 mm.

Tabela 126.1 Diferenças entre a via aérea pediátrica e a adulta.

Anatomia	Pediátrica	Adulta
Língua	Grande	Normal
Epiglote	Frouxa, ômega	Firme, vertical
Cuneiforme	Proeminente	Pouco visível
Altura da epiglote	C3–C4	C5–C6
Traqueia	Mais estreita e curta	Mais larga e longa
Formato da laringe	Funil	Coluna
Posição das PPVVs	Inclinadas	Perpendiculares
Ponto mais estreito	Subglote	Pregas vocais
Tecido submucoso supraglótico	Frouxo	Aderido
Tamanho dos pulmões	250 mℓ	6.000 mℓ

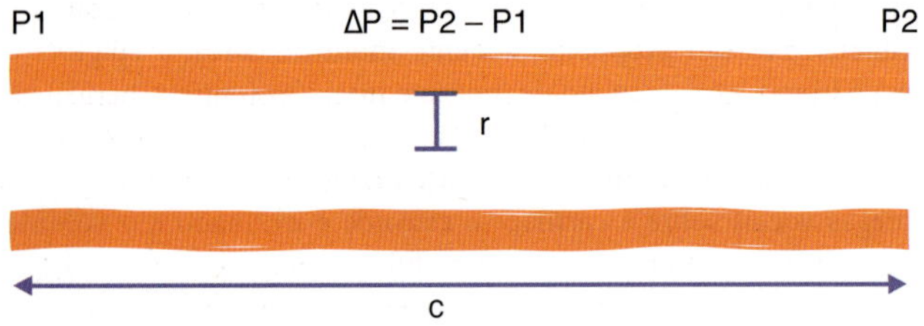

Figura 126.2 Lei de Pouseuille $Q = \Delta P \pi r4 / 8\eta c$. Por essa equação, uma pequena redução no diâmetro da via aérea pode causar um grande aumento na resistência. c = comprimento; η = coeficiente de viscosidade; P = pressão; Q = fluxo; r = raio.

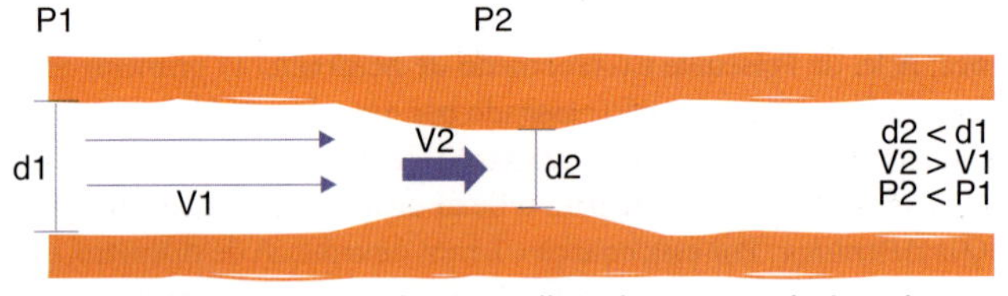

Figura 126.3 Fenômeno de Bernoulli. A diminuição da área de secção transversal aumenta a velocidade do fluxo de ar na região estreitada e diminui a pressão, predispondo ao colapso. d = diâmetro; P = pressão; V = velocidade.

Como o diâmetro das vias aéreas maiores (extratorácicas) é menor durante a inspiração, o estridor geralmente é inspiratório e se torna bifásico na presença de estreitamento crítico. Para as vias aéreas intratorácicas, o diâmetro é menor durante a expiração (Tabela 126.2).

AVALIAÇÃO DO ESTRIDOR

A avaliação da criança com estridor começa com uma história completa e exame físico. A história clínica deve conter a data de início do estridor, se é intermitente ou contínuo, quais são os fatores desencadeantes ou de piora, se está estável, se vem melhorando ou piorando. Quadros de início agudo ou evolução rapidamente progressiva podem estar associados a infecção ou presença de corpo estranho na via aérea.

Deve-se perguntar aos pais ou responsáveis sobre a presença de retrações, cianose, alteração do nível de consciência, dificuldade em ganhar peso ou perda de peso, dificuldade na alimentação, apneias presenciadas, comprometimento do sono e sintomas de refluxo ou infecciosos. Além disso, é fundamental questionar sobre história de prematuridade, intubações, cirurgias prévias, doenças neurológicas e síndromes genéticas.

Observar a fase respiratória em que o estridor ocorre pode ajudar a determinar a altura da obstrução. Mais importante que isso, a avaliação do esforço respiratório e de alterações no nível de consciência pode ajudar a identificar crianças com risco iminente de falência respiratória e necessidade de suporte ventilatório.

Tabela 126.2 Principais causas de estridor laríngeo, de acordo com o perfil de estridor gerado.

Estridor inspiratório	Estridor bifásico	Estridor expiratório
Laringomalácia	Estenose subglótica	Traqueomalácia
Cisto de valécula	Cisto subglótico	Anel traqueal completo
Epiglotite	Hemangioma subglótico	Compressão vascular
Laringite aguda	Paralisia de cordas vocais	Duplo arco aórtico *Sling* da artéria pulmonar
	Web laríngeo	Artéria inominada aberrante
	Papilomatose respiratória	

Apesar de importantes, a história clínica e o exame físico isoladamente não são suficientes para o diagnóstico preciso da origem do estridor. Entre as crianças com estridor menores de 1 ano, encaminhadas pelo não especialista ao otorrinolaringologista com um diagnóstico presuntivo, cerca de 30% recebem um diagnóstico diferente daquele para o qual estavam sendo tratadas após a realização de nasofibrolaringoscopia.[4]

A visualização da via aérea a partir de exame endoscópico é fundamental para o diagnóstico. A nasofibrolaringoscopia é um exame seguro, que pode ser realizado em consultório sem sedação, e é suficiente para o diagnóstico da maioria dos casos de estridor de origem extratorácica sem sinais de gravidade. Além disso, traz informações importantes sobre a anatomia nasal e faríngea, sítios importantes de obstrução na criança. É o exame de escolha para o diagnóstico das alterações dinâmicas da laringe que causam estridor, como laringomalácia e paralisia das pregas vocais. Crianças com estridor e sinais de gravidade devem ser submetidas à nasofibrolaringoscopia preferencialmente em ambiente hospitalar.

A laringotraqueobroncoscopia é um exame realizado em centro cirúrgico, sob sedação. É feita a laringoscopia de suspensão e visualização da via aérea da supraglote até os brônquios, com endoscópio geralmente rígido. Além do diagnóstico, permite a avaliação objetiva do calibre da via aérea e a realização de procedimentos para tratamento do estridor, como dilatação de estenose subglótica com balão, ressecção de granulomas e aplicação de medicações tópicas. Deve ser indicada nos casos em que os achados da nasofibrolaringoscopia são insuficientes para explicar a gravidade do estridor e naqueles com história e apresentação sugestiva de lesão abaixo das pregas vocais ou intratorácica.

Os exames de imagem apresentam indicações específicas e limitadas no diagnóstico do estridor em crianças. O raio X cervical e torácico pode ter algum papel no diagnóstico de laringite aguda, epiglotite ou corpo estranho.

A tomografia computadorizada de tórax deve ser solicitada na suspeita de compressão extrínseca da traqueia por malformações vasculares ou de outras etiologias.

O esofagograma e a videofluoroscopia da deglutição podem auxiliar nos casos de estridor associado a disfagia.

PRINCIPAIS CAUSAS DE ESTRIDOR

Laringomalácia

A laringomalácia é a principal causa de estridor em recém-nascidos e lactentes e é a malformação laríngea mais comum, correspondendo a mais de 60% dos casos.[5] No entanto, outras causas de estridor devem ser consideradas no diagnóstico. Meninos são duas vezes mais afetados que meninas.

A patogênese da laringomalácia ainda não foi totalmente esclarecida, e a teoria mais aceita atualmente é a neurológica. De acordo com a teoria neurológica, uma disfunção neurossensorial resulta na perda da coordenação neuromuscular e de tônus da supraglote.[6] Tanto a hipotonia laríngea como a alteração sensorial e motora da laringe podem ajudar a explicar as dificuldades de alimentação encontradas em alguns casos de laringomalácia.

Ainda não se sabe qual o papel exato da doença do refluxo gastroesofágico na laringomalácia, mas cerca de 70% das crianças com laringomalácia têm doença do refluxo gastroesofágico associada e sua presença pode agravar os sintomas.[7]

O estridor é tipicamente inspiratório e agudo, causado pelo colapso das estruturas supraglóticas durante a inspiração, e piora durante o choro, alimentação, agitação e na posição supina. O estridor pode estar ausente ao nascimento, por não haver pressão inspiratória negativa o suficiente para causar o colapso, e iniciar entre 2 e 4 semanas de vida. Geralmente, ocorre uma progressão dos sintomas até 6 a 8 meses de vida e, a partir de então, a grande maioria dos pacientes começa a apresentar melhora gradual com resolução espontânea do quadro até 2 anos.

O diagnóstico pode ser confirmado a partir da nasofibrolaringoscopia flexível com o paciente acordado no consultório (Vídeo 126.1). Nos casos em que os achados do exame forem incompatíveis com a gravidade dos sintomas, a laringotraqueobroncoscopia em centro cirúrgico pode ajudar a identificar lesões sincrônicas de via aérea. A videoendoscopia da deglutição está indicada nos casos com dificuldade de alimentação.

Crianças com laringomalácia e dificuldade de alimentação associada devem ser avaliadas em conjunto com fonoaudiólogo para avaliar a deglutição e o risco de aspiração, e para propor estratégias para melhorar a alimentação, como realização de pausas na amamentação e espessamento da dieta.

Em todos os casos, os pais devem ser orientados em relação à postura antirrefluxo. Os casos leves, com estridor inspiratório isolado, podem ser seguidos clinicamente. Casos moderados a graves podem ser tratados inicialmente com supressão ácida, mas se a criança mantiver dificuldade de alimentação e ganho de peso, ou se apresentar apneias obstrutivas, desconforto respiratório severo, hipóxia, hipercapnia, deformidade torácica, hipertensão pulmonar ou *cor pulmonale*, o tratamento cirúrgico deve ser indicado.[8] A cirurgia é necessária em cerca de 10% dos casos.

O tratamento cirúrgico consiste na realização da supraglotoplastia (Vídeo 126.2), realizada utilizando laringoscopia de suspensão e visualização da laringe através de endoscópio ou microscópio. Os procedimentos incluem a secção das pregas ariepiglóticas, ressecção de mucosa redundante sobre as cuneiformes, ressecção parcial das bordas da epiglote e epiglotopexia, de acordo com o local do colapso. Pode ser feita com instrumentos frios, *laser* de CO_2 ou microdebridador, com a criança entubada ou em ventilação espontânea.

A cirurgia tem altas taxas de sucesso, mas esse sucesso pode ser prejudicado pela gravidade da doença e presença de comorbidades.[9]

Paralisia de pregas vocais

É a segunda malformação congênita da laringe mais comum, sendo responsável entre 15 e 20% dos casos. O estridor pode ser inspiratório ou bifásico e o diagnóstico é feito com nasofibrolaringoscopia no consultório, com o paciente acordado.

Além do estridor, os sintomas incluem rouquidão, dificuldade de alimentação com aspiração e desconforto respiratório. A intensidade dos sintomas depende se a paralisia é uni ou bilateral e da posição da prega paralisada.

A paralisia de prega vocal unilateral é causada principalmente por lesão periférica. Em recém-nascidos, o mais comum é o trauma de parto, enquanto em lactentes e crianças maiores o mais comum é a lesão iatrogênica do nervo laríngeo recorrente, que inerva a prega vocal esquerda (Vídeo 126.3). A lesão ocorre principalmente em cirurgias cardíacas (50%), mas também em outras cirurgias torácicas.

Na maior parte dos casos unilaterais, ocorre uma compensação pela prega contralateral e nenhuma terapia é necessária, apenas orientações em relação à alimentação, como posicionamento da criança e espessamento da dieta. Apenas 8% dos casos unilaterais necessitam de traqueostomia.[10] Para crianças maiores e adolescentes com disfonia persistente mesmo após fonoterapia, a medialização da prega paralisada através da injeção de gordura autóloga ou outras substâncias biocompatíveis é uma opção. Procedimentos de reinervação também são uma opção, apesar de raramente realizados em crianças.

Já a paralisia bilateral de cordas vocais geralmente é congênita, idiopática, mas também pode ser traumática ou secundária a alterações do sistema nervoso central, como malformação de Chiari tipo II, hidrocefalia, mielomeningocele, hemorragia intracraniana e outras condições que podem comprimir a emergência do nervo vago ou seu núcleo.[11] Por esse motivo, nos casos bilaterais, além da nasofibrolaringoscopia, a ressonância nuclear magnética de encéfalo é necessária para diagnosticar alterações do sistema nervoso central.

A traqueostomia é necessária para assegurar a via aérea em mais de 50% dos casos, principalmente quando há comorbidades associadas.[10] Nos casos idiopáticos, 50% podem apresentar recuperação espontânea em 1 a 2 anos.

Quando não há recuperação espontânea, existem outras opções de tratamento cirúrgico com técnica aberta ou endoscópica. As cirurgias abertas utilizam o acesso posterolateral da laringe ou a laringofissura para realização de aritenoidectomia e lateralização da prega vocal por sutura. Já as endoscópicas também envolvem aritenoidectomia associada ou não a cordectomia posterior com *laser* de CO_2 ou instrumentos frios, sutura para lateralização da prega vocal ou divisão da cricoide posterior com interposição de enxerto de cartilagem costal. Mais recentemente, foi descrita a técnica do *split* cricóideo anterior e posterior, sem interposição de enxerto.[12]

Estenose subglótica

É a terceira malformação laríngea mais frequente (entre 10 e 15%). A estenose subglótica congênita é definida como um diâmetro da subglote menor que 4 mm no recém-nascido a termo,[2] e, assim como nos *webs* laríngeos, ocorre devido à uma falha de recanalização da luz da laringe no período embrionário. Nos casos congênitos, a estenose em geral é cartilaginosa, o que tem implicação importante na escolha do tratamento, uma vez que as dilatações são ineficientes.

Já os casos adquiridos são, em sua maioria, relacionados com trauma de intubação ou intubação prolongada[13] que levam a edema, erosões e ulcerações com exposição da cartilagem com posterior formação de tecido de granulação e tecido cicatricial (Figura 126.4).

O estridor geralmente é bifásico e pode piorar em situações de aumento de demanda de oxigênio, como alimentação, agitação e choro, ou condições que cursam com edema da via aérea, como infecções virais e doença do refluxo gastroesofágico.

O diagnóstico pode ser feito com nasofibrolaringoscopia em consultório, com a criança acordada, mas muitas vezes o exame não permite uma visualização adequada da subglote. Já a laringotraqueobroncoscopia em centro cirúrgico, com a criança sedada, em ventilação espontânea, além de propiciar a visualização ideal da estenose, permite a realização de procedimentos como, por exemplo, a dilatação com balão.

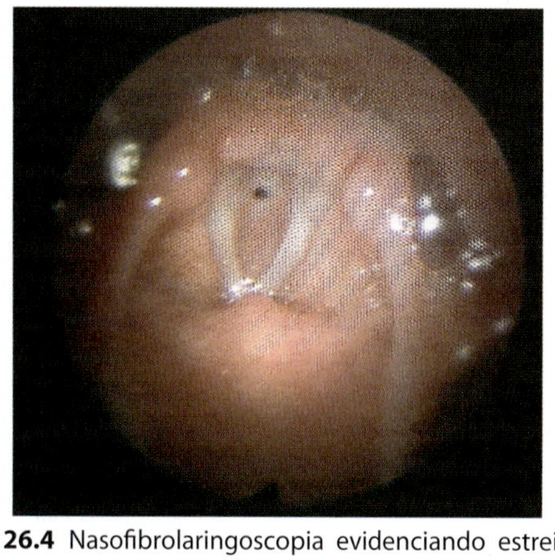

Figura 126.4 Nasofibrolaringoscopia evidenciando estreitamento importante da luz da subglote por estenose.

Casos de estenose subglótica congênita ou casos adquiridos, em que a estenose é extensa e espessa, podem ser tratados com cirurgia aberta. Os principais procedimentos utilizados nesses casos são a ressecção cricotraqueal parcial e a reconstrução laringotraqueal com enxerto de cartilagem costal.

Estenoses extensas em crianças menores podem exigir a realização de traqueostomia antes do procedimento corretivo definitivo.

Hemangioma laríngeo

Apesar de os hemangiomas serem os tumores mais comuns da infância, os hemangiomas laríngeos são raros, e cerca de 1,5% das malformações congênitas da laringe. São tumores benignos associados a proliferação de células endoteliais. São mais comuns em meninas que em meninos, na proporção 2-3:1. Mais de 50% dos pacientes com hemangioma laríngeo também apresentam hemangioma em região de barba (região parotídea, mento, região cervical anterior e abaixo do lábio inferior).

A criança é assintomática ao nascimento e os sintomas iniciam por volta de 2 a 4 meses, período em que o tumor começa a se proliferar rapidamente. O estridor pode ser inicialmente inspiratório, mas depois se torna bifásico, associado a rouquidão, tosse ladrante, semelhante à da laringite aguda, e desconforto respiratório que piora durante agitação, choro e na presença de infecção respiratória. Após a fase de crescimento rápido, que dura de 6 a 10 meses, ocorre um período de estabilização, seguido por uma fase de involução lenta. Cerca de 50% das crianças acometidas apresentam resolução completa até 5 anos de vida.[14]

O diagnóstico pode ser obtido com nasofibrolaringoscopia em consultório com o paciente acordado, que também é fundamental para excluir outras causas de estridor no lactente. Porém, quando a alteração subglótica não é visualizada, a criança deve ser submetida a uma laringotraqueobroncoscopia em centro cirúrgico sob anestesia geral. O aspecto endoscópico é de um estreitamento assimétrico da luz da subglote, compressível à palpação, de superfície lisa e coloração avermelhada ou violácea.

Em crianças com suspeita de envolvimento extralaríngeo, a ressonância magnética com contraste (gadolínio)[2] está indicada.

A biopsia da lesão não deve ser realizada pelo risco de sangramento.

Considerando a evolução autolimitada da doença, o objetivo do tratamento é manter a via aérea pérvia e evitar a necessidade de realização de traqueostomia.

Atualmente, o tratamento de escolha do hemangioma laríngeo é o propranolol. O tratamento inicial apresenta taxa de sucesso de 88% e o índice de recidiva após suspensão da medicação gira em torno de 8%.[15,16] A dose recomendada na literatura é de 2 a 3 mg/kg/dia, e a retirada deve ser gradual e acompanhada de perto pelo especialista.

Corticoides sistêmicos podem ser utilizados como terapia adjuvante por tempo limitado. Procedimentos para ressecção da lesão devem ser reservados aos pacientes com doença refratária ao propranolol.

Diafragmas e atresia laríngea

Assim como a estenose subglótica congênita, os diafragmas e atresia laríngea também são decorrentes de falha na recanalização da laringe no período embrionário. Os diafragmas laríngeos são raros, correspondendo a apenas 5% das malformações congênitas da laringe,[13] e há uma associação significativa com a síndrome de deleção cromossômica 22q11.2, também conhecida como síndrome velocardiofacial ou síndrome de DiGeorge.[17,18] Por esse motivo, é recomendável encaminhar o paciente para avaliação genética.

Os principais sintomas são disfonia e sintomas de via aérea como estridor bifásico e desconforto respiratório. A intensidade dos sintomas depende da extensão do diafragma.

O diagnóstico pode ser feito com nasofibrolaringoscopia (Vídeo 126.4), que também é útil para excluir outras causas de disfonia e estridor, e para avaliar a integridade e função do palato. Pode ser complementada pela laringotraqueobroncoscopia com anestesia geral em centro cirúrgico para avaliar a extensão da lesão e o diâmetro da luz glótica, e se há extensão cartilaginosa.

O tratamento de escolha depende da extensão da lesão e da gravidade dos sintomas. Pode incluir secção do diafragma via endoscópica (a frio ou com *laser* de CO_2) com rotação de *flap* de mucosa, dilatações, para prevenir recidiva, e cirurgia aberta como a reconstrução laringotraqueal e a ressecção cricotraqueal parcial. Aproximadamente 40% dos casos, dependendo da gravidade do acometimento, acabam necessitando de traqueostomia, que em geral não é definitiva.[19,20]

Traqueomalácia

É um defeito no suporte cartilaginoso da traqueia que resulta em colapso da luz durante a respiração. Pode ser primária, quando há um segmento do arcabouço traqueal enfraquecido e de formato anormal. O estridor é expiratório e, na maior parte dos casos, inicia nos primeiros meses de vida. Outros sintomas associados são esforço respiratório, chiado no peito, tosse ladrante, cianose, voz fraca e infecção de vias aéreas de repetição. Tanto o estridor como o desconforto respiratório pioram durante a alimentação, o choro e quando a criança está agitada.

Assim como a laringomalácia, a traqueomalácia primária costuma apresentar melhora espontânea até 2 anos de vida.[21] Por isso, tratamentos mais invasivos, como a aortopexia, devem ser evitados sempre que possível. Casos leves podem ser seguidos com conduta expectante, casos moderados podem ser tratados com o uso intermitente de aparelhos de pressão positiva e, nos casos graves, a realização de uma traqueostomia temporária pode ser uma boa alternativa.

Já na laringomalácia secundária, o colapso da parede traqueal é decorrente de compressão extrínseca por alterações mediastinais, como anéis vasculares, massas ou malformações de esôfago. O anel vascular mais comum é o duplo arco aórtico, correspondendo a 50% dos casos.[22] O estridor também é predominantemente expiratório.

A laringotraqueobroncoscopia é o exame de escolha para o diagnóstico. Nos casos secundários, exames de imagem, como a seriografia de esôfago, a angiotomografia e a angiorressonância de tórax, são indicados para esclarecer a causa da compressão extrínseca. O tratamento envolve a correção da doença primária. Casos graves podem necessitar de traqueostomia. Opções de tratamento cirúrgico são a traqueoplastia e a ressecção segmentar da traqueia.

Cistos saculares da laringe

Geralmente, ocorrem no limite anterior do ventrículo laríngeo e se estendem posterossuperiormente pela falsa prega vocal e pela prega ariepiglótica (Figura 126.5).[23] Apresentam conteúdo mucoso, e os principais sintomas são choro abafado, estridor, desconforto respiratório e disfagia.

O diagnóstico pode ser obtido com nasofibrolaringoscopia em consultório, com o paciente acordado, e o tratamento pode ser tanto endoscópico, com a ressecção completa do cisto utilizando *laser*, ou instrumentos frios, como através do acesso cervical anterolateral.

Papilomatose respiratória recorrente

A papilomatose recorrente da laringe é causada pela infecção da via aérea, principalmente da laringe, pelo papilomavírus humano (HPV). Caracteriza-se pela presença de lesões exofíticas proliferativas. Os subtipos mais comumente envolvidos são o 6 e o 11, considerados de baixo risco de malignização.

A forma juvenil é a que se manifesta até 14 anos. A idade de início dos sintomas e o subtipo envolvido têm relação com a evolução

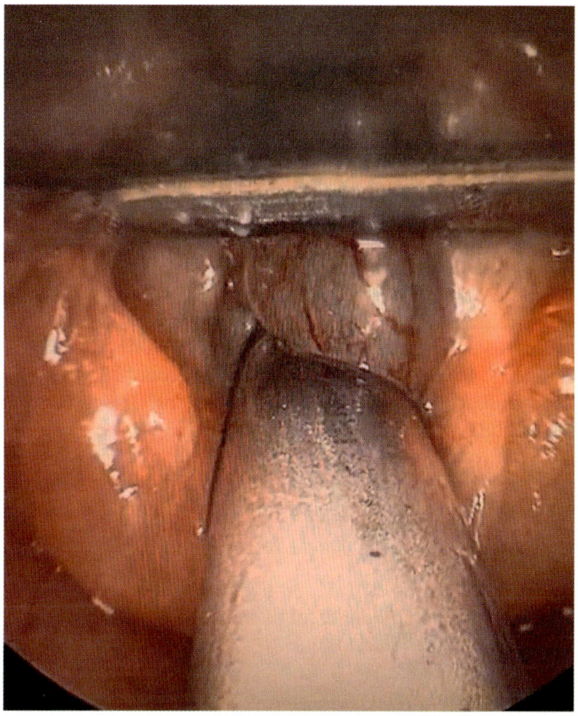

Figura 126.5 Laringoscopia evidenciado lesão de aspecto cístico em topografia de seio piriforme direito correspondendo a cisto sacular.

da doença. Outro fator importante seria o *status* da imunidade celular do hospedeiro.[24] Quanto mais jovem é a criança ao diagnóstico, maior a extensão da doença e o número de cirurgias necessárias para o tratamento. A infecção pelo subtipo 11 também está associada a doença mais agressiva.[25]

A forma de contaminação é desconhecida. As principais hipóteses são de contaminação no canal de parto de mães com lesões anogenitais por HPV, transmissão transplacentária ou através do líquido amniótico. O vírus tem tropismo pelas regiões de transição entre epitélio escamoso e epitélio colunar ciliado.

A apresentação clínica depende da extensão das lesões, e a disfonia é o principal sintoma. Casos mais graves podem evoluir com estridor e desconforto respiratório (Figura 126.6).

O tratamento tem o objetivo de manter a patência da via aérea e uma boa qualidade da voz. As cirurgias para ressecção das lesões podem ser realizadas utilizando *laser* ou instrumentos frios, mas não são suficientes para evitar a recorrência. Terapias adjuvantes com

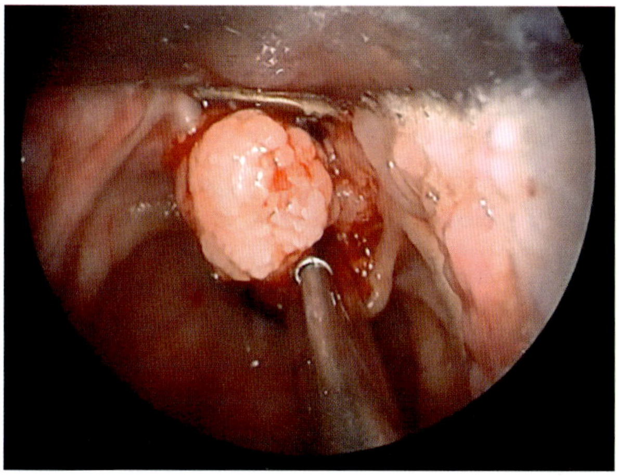

Figura 126.6 Laringoscopia demonstrando lesão papilomatosa extensa acometendo toda a laringe, pior à esquerda.

drogas antivirais, antineoplásicas e imunomoduladoras são muito estudadas, com resultados positivos publicados na literatura. As principais drogas são o cidofovir, o bevacizumab e o interferon.

Mais recentemente, a vacinação contra o HPV tem se mostrado uma aliada importante na profilaxia das recorrências.[26]

Laringite aguda

Também conhecida como crupe, é uma causa importante de estridor na infância, acometendo cerca de 3% das crianças ao ano, principalmente na faixa etária entre 3 meses e 3 anos de vida.[27] A principal etiologia é a infecção pelo vírus parainfluenza, responsável por 75% dos casos, mas outros vírus como o sincicial respiratório, *influenza* A e B, e o coronavírus, incluindo o SARS-CoV-2,[28] podem estar envolvidos. Os sintomas costumam ter início abrupto, à noite, e incluem tosse ladrante, estridor inspiratório, disfonia e desconforto respiratório.

O diagnóstico é baseado na história clínica e exame físico. A nasofibrolaringoscopia na fase aguda só está indicada na suspeita de corpo estranho de laringe para guiar a intubação em casos graves ou para diagnóstico diferencial de traqueíte bacteriana. O tratamento dos casos leves é o corticoide sistêmico em dose única, geralmente prednisolona ou dexametasona. Em casos moderados e graves, além do corticoide sistêmico, o uso de adrenalina inalatória também é indicado.[27]

Casos recorrentes, quando há mais de dois episódios por ano, podem estar associados a múltiplas causas, como malformações laringotraqueais, alergia respiratória, doença do refluxo gastroesofágico e tumores. Nesses casos, a nasofibrolaringoscopia está indicada entre as crises. A laringotraqueobroncoscopia está indicada em crianças com história de prematuridade, intubações prévias, sintomas graves e persistentes e que não apresentam boa resposta ao tratamento padrão.[29]

Corpo estranho de via aérea

A presença de um corpo estranho na via aérea de uma criança é um problema que pode resultar em morbidade e mortalidade elevadas, principalmente nas menores de 3 anos. A faixa etária mais suscetível é a de 1 a 2 anos, idade em que a dentição incompleta compromete a mastigação, a coordenação da deglutição ainda está imatura e a criança tende a se distrair facilmente enquanto se alimenta.[30] Materiais orgânicos como nozes, sementes e outros de origem vegetal são os principais envolvidos.

Os sintomas variam de acordo com o tamanho do corpo estranho, sua localização e o tempo de aspiração, e vão desde nenhum desconforto aparente até tosse, estridor, chiado no peito, desconforto respiratório, febre e pneumonias de repetição.

A radiografia de tórax nas incidências anteroposterior e perfil ainda é um bom exame para iniciar a investigação de uma criança com suspeita de aspiração de corpo estranho. Apesar de apenas 10 a 15% dos corpos estranhos serem radiopacos, cerca de 75% dos exames demonstram alguma alteração, como aprisionamento aéreo com hiperinsuflação, atelectasia e pneumonia.[31]

A nasofibrolaringoscopia pode visualizar corpos estranhos impactados na região glótica e a laringotraqueobroncoscopia sob anestesia, em centro cirúrgico, é o exame indicado tanto para confirmação diagnóstica como para a remoção do corpo estranho, e deve ser realizada por equipe com treinamento em via aérea infantil (Figura 126.7).

CONSIDERAÇÕES FINAIS

Nem todo estridor é laringomalácia. Existem muitas outras doenças que podem causar estridor na infância e é preciso estar atento aos diagnósticos diferenciais. O exame endoscópico é fundamental

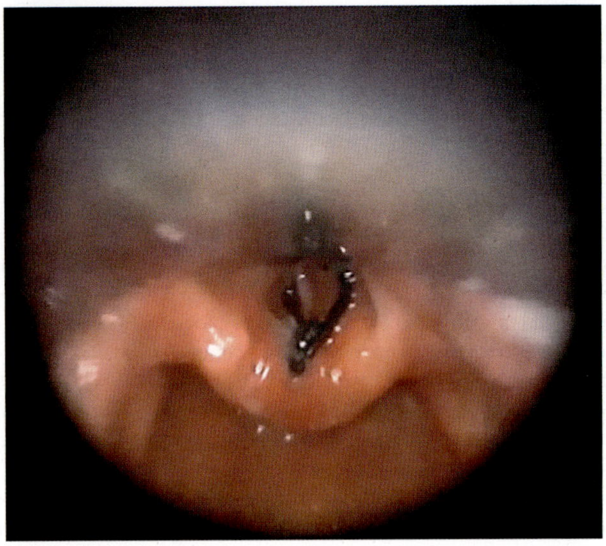

Figura 126.7 Laringoscopia evidenciando corpo estranho impactado na luz glótica, entre as pregas vocais.

na investigação da etiologia e, no caso da laringotraqueobroncoscopia, também pode ser útil para o tratamento, cujo objetivo é estabelecer uma via aérea pérvia e segura. A traqueostomia não é tratamento, mas, em alguns casos, pode salvar vidas.

REFERÊNCIAS BIBLIOGRÁFICAS

1. Dobbie AM, White DR. Laryngomalacia. Pediatr Clin North Am [Internet]. 2013 Aug [Acesso em: 2024 Jul];60(4):893-902.
2. Rutter MJ. Congenital laryngeal anomalies. Braz J Otorhinolaryngol [Internet]. 2014 Aug 21 [Acesso em: 2024 Jul];80(6):533-9.
3. Ida JB, Thompson DM. Pediatric stridor. Otolaryngol Clin North Am [Internet]. 2014 Oct [Acesso em: 2024 Jul];47(5):795-819.
4. Zoumalan R, Maddalozzo J, Holinger LD. Etiology of stridor in infants. Ann Otol Rhinol Laryngol [Internet]. 2007 May [Acesso em: 2024 Jul];116(5):329-4.
5. Daniel SJ. The upper airway: Congenital malformations. Paediatr Respir Rev [Internet]. 2006 Jun 6 [Acesso em: 2024 Jul];7 Suppl 1:S260-3.
6. Thompson DM. Abnormal sensorimotor integrative function of the larynx in congenital laryngomalacia: A new theory of etiology. Laryngoscope [Internet]. 2007 Jun [Acesso em: 2024 Jul];117(6 Pt 2 Suppl 114):1-33.
7. Bibi H, Khvolis E, Shoseyov D, Ohaly M, Ben Dor D, London D et al. The prevalence of gastroesophageal reflux in children with tracheomalacia and laryngomalacia. Chest [Internet]. 2001 Feb [Acesso em: 2024 Jul];119(2):409-13.
8. Carter J, Rahbar R, Brigger M, Chan K, Cheng A, Daniel SJ et al. International Pediatric ORL Group (IPOG) laryngomalacia consensus recommendations. Int J Pediatr Otorhinolaryngol [Internet]. 2016 Jul [Acesso em: 2024 Jul];86:256-61.
9. Drummond RL, Padoin RCPK, Salgueiro BD, Lubianca Neto JF. Efficacy and predictors of success on laryngomalacia surgery: Experience from a tertiary pediatric care center in Brazil. Braz J Otorhinolaryngol [Internet]. 2023 Aug 30 [Acesso em: 2024 Jul];89(6):101315.
10. Sulica L, Blizter A, editors. Vocal fold paralysis. Alemanha: Springer 2006; 253 p.
11. Miyamoto RC, Parikh SR, Gellad W, Licameli GR. Bilateral congenital vocal cord paralysis: A 16-year institutional review. Otolaryngol Head Neck Surg [Internet]. 2005 Aug [Acesso em: 2024 Jul];133(2):241-5.
12. Rutter MJ, Hart CK, Alarcon A de, Daniel SJ, Parikh SR, Balakrishnan K et al. Endoscopic anterior-posterior cricoid split for pediatric bilateral vocal fold paralysis. Laryngoscope [Internet]. 2018 Jan [Acesso em: 2024 Jul];128(1):257-63.
13. Monnier P, editor. Pediatric airway surgery: Management of laryngotracheal stenosis in infants and children. Berlim: Springer, 2011. 371 p.
14. Bruckner AL, Frieden IJ. Infantile hemangiomas. J Am Acad Dermatol [Internet]. 2006 Oct [Acesso em: 2024 Jul];55(4):671-82.
15. Schwartz T, Faria J, Pawar S, Siegel D, Chun RH. Efficacy and rebound rates in propranolol-treated subglottic hemangioma: A literature review. Laryngoscope [Internet]. 2017 Nov [Acesso em: 2024 Jul];127(11):2665-72.
16. Léauté-Labrèze C, Hoeger P, Mazereeuw-Hautier J, Guibaud L, Baselga E, Posiunas G et al. A randomized, controlled trial of oral propranolol in infantile hemangioma. N Engl J Med [Internet]. 2015 Feb 19 [Acesso em: 2024 Jul];372(8):735-46.
17. McElhinney DB, Jacobs I, McDonald-McGinn DM, Zackai EH, Goldmuntz E. Chromosomal and cardiovascular anomalies associated with congenital laryngeal web. Int J Pediatr Otorhinolaryngol [Internet]. 2002 Oct 21 [Acesso em: 2024 Jul];66(1):23-7.
18. Miyamoto RC, Cotton RT, Rope AF, Hopkin RJ, Cohen AP, Shott SR et al. Association of anterior glottic webs with velocardiofacial syndrome (chromosome 22q11.2 deletion). Otolaryngol Head Neck Surg [Internet]. 2004 Apr [Acesso em: 2024 Jul];130(4):415-7.
19. Milczuk HA, Smith JD, Everts EC. Congenital laryngeal webs: Surgical management and clinical embryology. Int J Pediatr Otorhinolaryngol [Internet]. 2000 Jan 30 [Acesso em: 2024 Jul];52(1):1-9.
20. Trey LA de, Lambercy K, Monnier P, Sandu K. Management of severe congenital laryngeal webs - a 12 year review. Int J Pediatr Otorhinolaryngol [Internet]. 2016 Jul [Acesso em: 2024 Jul];86:82-6.
21. McNamara VM, Crabbe DCG. Tracheomalacia. Paediatr Respir Rev [Internet]. 2004 Jun [Acesso em: 2024 Jul];5(2):147-54.
22. Smith BM, Lu JC, Dorfman AL, Mahani MG, Agarwal PP. Rings and slings revisited. Magn Reson Imaging Clin N Am [Internet]. 2015 Feb [Acesso em: 2024 Jul];23(1):127-35.
23. Cotton RT, Prescott CJ. Congenital anomalies of the larynx. In: Cotton RT, Myer CM, editors. Practical pediatric otolaryngology. Filadélfia: Lippincott Williams & Wilkins.1998. 1011 p.
24. Stern Y, Felipovich A, Cotton RT, Segal K. Immunocompetency in children with recurrent respiratory papillomatosis: Prospective study. Ann Otol Rhinol Laryngol [Internet]. 2007 Mar [Acesso em: 2024 Jul];116(3):169-71.
25. Nogueira RL, Küpper DS, Bonfim CM do, Aragon DC, Damico TA, Miura CS et al. HPV genotype is a prognosticator for recurrence of respiratory papillomatosis in children. Clin Otolaryngol [Internet]. 2021 Jan [Acesso em: 2024 Jul];46(1):181-8.
26. Goon P, Sauzet O, Schuermann M, Oppel F, Shao S, Scholtz L-U et al. Recurrent respiratory papillomatosis (RRP)-Meta-analyses on the use of the HPV vaccine as adjuvant therapy. NPJ Vaccines [Internet]. 2023 Apr 1 [Acesso em: 2024 Jul];8(1):49.
27. Johnson DW. Croup. BMJ Clin Evid [Internet]. 2014 Sep 29 [Acesso em: 2024 Jul]:2014:0321.
28. Brewster RC, Parsons C, Laird-Gion J, Hilker S, Irwin M, Sommerschield A et al. COVID-19-Associated Croup in Children. Pediatrics [Internet]. 2022 Jun 1 [Acesso em: 2024 Jul];149(6):e2022056492.
29. Petrocheilou A, Tanou K, Kalampouka E, Malakasioti G, Giannios C, Kaditis AG. Viral croup: Diagnosis and a treatment algorithm. Pediatr Pulmonol [Internet]. 2014 May [Acesso em: 2024 Jul];49(5):421-9.
30. Zur KB, Litman RS. Pediatric airway foreign body retrieval: surgical and anesthetic perspectives. Paediatr Anaesth [Internet]. 2009 Jul [Acesso em: 2024 Jul];19 Suppl 1(s1):109-17.
31. Ambrose SE, Raol NP. Pediatric airway foreign body. Oper Tech Otolaryngol Head Neck Surg [Internet]. 2017 Dec 1 [Acesso em: 2024 Jul];28(4):265-9.

CAPÍTULO

127

Doenças Congênitas da Laringe

Cláudia Schweiger • Gabriel Kuhl • Rebecca Maunsell

INTRODUÇÃO

Anomalias congênitas da laringe são consideradas incomuns, mas o risco associado a obstrução respiratória na infância e o impacto dessas doenças na qualidade de vida das crianças torna o seu conhecimento mandatório para todos os otorrinolaringologistas. A apresentação clínica varia de acordo com diversos fatores e os sintomas respiratórios em geral são os mais proeminentes, podendo estar presentes também sintomas relacionados com alimentação e qualidade do sono.[1] Os sintomas podem se apresentar de forma drástica imediatamente após o nascimento, serem mais insidiosos ao longo dos primeiros meses de vida ou, raramente, após alguns anos. Neste capítulo, serão revisadas a embriologia da laringe e a forma de avaliar a via aérea pediátrica, abordando as principais doenças congênitas da laringe.

EMBRIOLOGIA

É interessante que se tenha um conhecimento básico a respeito da embriologia da laringe para auxiliar na compreensão das doenças discutidas, e para que se busque localizar a falha de desenvolvimento em questão e considerar se outras alterações podem ser encontradas seguindo a mesma falha embriológica.

A embriologia da laringe é reconhecidamente complexa. Diferentes sistemas de classificação estão descritos, e é abordado neste capítulo o proposto por Carnegie, que divide o desenvolvimento embrionário em 23 estágios.[2]

Ao redor da terceira semana de gestação, surge na parede anterior do intestino primitivo uma evaginação mediana, gerando uma saliência longitudinal. Essa saliência se transforma em uma goteira, que será o esboço do trato respiratório. Na quarta semana, essa goteira se divide em dois brotos caudais que dão origem aos pulmões. Na porção cranial da goteira, surgirá a laringe. Também na quarta semana, um septo epitelial se desenvolve entre o intestino primitivo (que formará o esôfago) e a goteira (que formará a árvore respiratória) e migra de forma ascendente, separando essas estruturas.

Na quinta semana gestacional, surge uma condensação mesenquimatosa na porção cranial posterior da goteira, a partir da qual surgirão as cartilagens aritenóideas. Também nesse período gestacional aparece uma saliência mesenquimatosa na porção anterior da extremidade caudal da goteira, de onde surgirá a cartilagem epiglote (que estará bem formada ao redor da 20ª semana gestacional).

Nesse momento, a goteira em forma tubular que já está totalmente separada do intestino primitivo apresenta, em sua porção cranial, a laringe primitiva em forma de T ou Y, gerada pela presença das saliências anterior e posterior das cartilagens primitivas. A laringe, nesse momento, apresenta sua porção central livre, o que corresponde à luz glótica. Essa luz é obstruída (entre a sétima e a nona semanas de gestação) por tecido epitelial. Antes da décima semana gestacional, surgem dois canais de recanalização da goteira, um partindo da extremidade caudal, que migra de forma ascendente (canal faringotraqueal) e outro inverso, que se origina na porção cranial e migra descendentemente (canal vestibulotraqueal). Ao redor da décima semana, esses canais já devem ter se encontrado e gerado a recanalização completa da goteira, com nova abertura do espaço glótico. A maior parte das malformações laríngeas com estreitamento da luz do órgão tem sua origem na falha, total ou parcial, da recanalização da luz da laringe.

A cartilagem tireóidea se desenvolve a partir do quarto arco branquial, bilateralmente, por meio do surgimento de duas lâminas. Na porção central, encontra-se o chamado nódulo intermediário, que será responsável pela formação do ligamento, o qual é fundamental para a inserção de vários músculos. Esse nódulo deve involuir gradativamente até desaparecer ao nascimento, deixando as duas lâminas da cartilagem tireóidea fundidas. A cartilagem cricóidea, por sua vez, inicia sua formação a partir da sétima ou oitava semana de gestação, a partir do quinto arco branquial, o qual vai se espessando e a cartilagem fica inicialmente pronta em sua porção anterior. A partir da diferenciação do terceiro anel branquial, tem-se o surgimento do osso hioide, que fica preso à superfície superior da cartilagem tireóidea até bem próximo ao nascimento. A relação das estruturas da laringe originadas de cada arco branquial é apresentada na Tabela 127.1.[2]

AVALIAÇÃO DA VIA AÉREA PEDIÁTRICA

O método de escolha para avaliar a via aérea pediátrica é a endoscopia, que pode ser realizada em consultório com equipamento flexível (fibronasolaringoscopia) ou em centro cirúrgico sob anestesia geral e ventilação espontânea, seja com equipamento flexível (fibrobroncoscopia) e/ou rígido (ópticos). A escolha do método deve ser baseada na hipótese diagnóstica elaborada durante a avaliação clínica.

O exame com o paciente acordado pode ser realizado, teoricamente, em qualquer criança, desde que em ambiente seguro e por pessoas treinadas, e é o método diagnóstico de escolha para a avaliação dinâmica da supraglote e glote. Esse é o método padrão-ouro para diagnóstico e avaliação de laringomalácia e paralisia de pregas vocais.

Diferentes fluxogramas podem ser encontrados na literatura sobre a abordagem da criança com sintomas laríngeos. Os autores costumam utilizar uma adaptação do sistema proposto por Hollinger,[3] que sugere o uso do método mnemônico SPECSR, indicando a endoscopia sob anestesia nos pacientes com estridor e qualquer SPECSR positivo. Considera-se o S (de *sleep*) como a presença de estridor durante o sono, o P (de *progression*) como a progressão rápida da intensidade do sintoma, o E (de *eating*) como a presença de sintomas relacionados com alimentação (principalmente engasgos), o C (de *cyanotic*) como o relato de qualquer evento de cianose associado ao estridor, o S (de *severity*) como a impressão subjetiva dos pais sobre a gravidade do estridor e o R (de *radiology*) como as anormalidades da via aérea detectadas ao raio X. Os autores deste capítulo indicam exame sob anestesia nos

Tabela 127.1 Estruturas da laringe derivadas de cada arco branquial.

Arco branquial	Estrutura originada
II	Porção superior do hioide e cornos menores
III	Porção inferior do hioide, porção posterior da língua
IV	Cartilagem tireóidea, porção cricóidea
V	Restante da cricoide e aritenoide, anéis traqueais
VI	Nervo laríngeo inferior

pacientes com estridor e SPECSR positivo, naqueles com estridor bifásico ou expiratório e naqueles com malformações ou síndromes que sabidamente estão associadas a lesões de via aérea abaixo do nível glótico.[3]

Ressalta-se que a forma de avaliar o paciente varia de acordo com a história clínica e, consequentemente, das hipóteses diagnósticas. Para exemplificar: um lactente que se apresente com estridor bifásico, iniciado aos 3 meses de vida, após quadro de infecção respiratória e portador de hemangioma na face, deve ser avaliado pensando-se primariamente na possibilidade de hemangioma subglótico. Portanto, a região subglótica precisa ser bem visualizada. Se o paciente tiver pregas ariepiglóticas curtas, pode ocorrer de as estruturas supraglóticas colabarem durante a inspiração (secundariamente ao aumento de velocidade do fluxo aéreo gerado pela obstrução subglótica), gerando um quadro de laringomalácia secundária. Se ele for avaliado apenas em consultório com fibronasolaringoscopia, é possível que o médico diagnostique unicamente a laringomalácia e não siga a investigação até diagnosticar o hemangioma, situação que pode ser perigosa.

Os médicos residentes devem ser expostos a casos de patologia de via aérea pediátrica durante sua formação. Nas situações de urgência, entretanto, é comum que, para oferecer a maior segurança possível ao paciente, o residente não possa treinar adequadamente suas habilidades. Por essa razão, diversos centros universitários do mundo têm trabalhado com aprendizado a partir de simulação,[4] quando diferentes cenários clínicos são simulados em um ambiente muito semelhante ao hospitalar (sala de emergência, leito de UTI, centro cirúrgico), assim como os médicos em formação ou em cursos de educação continuada podem exercitar suas habilidades nesse campo, atuando com segurança e preparando-se para as situações reais.

PATOLOGIAS

Laringomalácia

A primeira descrição na literatura de um quadro clínico consistente com laringomalácia ocorreu em 1853, quando Barthez e Rilliet relataram o caso de um lactente com estridor que piorava com a agitação e que melhorou antes de completar 10 meses de vida. O termo "laringomalácia" foi inicialmente empregado por Jackson e Jackson, em 1942.[5]

A laringomalácia consiste no colabamento das estruturas supraglóticas à inspiração, i. é., na inabilidade da laringe em manter a sua permeabilidade durante a fase inspiratória da ventilação (Figura 127.1). É a causa mais frequente de estridor inspiratório não infeccioso em lactentes e é a malformação congênita laríngea mais comum, sendo descrita como diagnóstico principal entre 45 e 75% dos casos de estridor. Há uma predominância masculina e não parece haver predisposição étnica.[6]

Apesar de a maioria dos casos terem evolução benigna, as famílias dos pacientes com laringomalácia podem enfrentar dificuldades para lidar com essa situação. Estudos sobre qualidade de vida confirmam que o impacto do diagnóstico não é pequeno nas famílias de portadores da anomalia, e sugerem aos médicos que atendem a esses pacientes que se atenham a essa informação e que busquem esclarecer os pais/cuidadores da melhor forma possível para diminuir a ansiedade.

Fisiopatologia

Há várias teorias postuladas para explicar a etiologia da laringomalácia, entre anatômicas, disfunção cartilaginosa, doença muscular e neurológica. Atualmente, está estabelecido que os pacientes com laringomalácia realmente possuem uma caraterística anatômica específica, com pregas ariepiglóticas encurtadas. Entretanto, como já salientado neste capítulo, apenas a presença de pregas encurtadas não gera laringomalácia. Os autores avaliaram diversos pacientes com pregas ariepiglóticas curtas e que não têm colabamento supraglótico na inspiração e, consequentemente, não têm estridor. Assim sendo, alteração anatômica não se sustenta como teoria fisiopatológica isolada. Em relação às cartilagens, não há comprovação de que exista uma alteração específica das mesmas nos pacientes com laringomalácia. Assim, não há qualquer suporte na literatura para a indicação de uso de cálcio e vitamina D nesses pacientes.

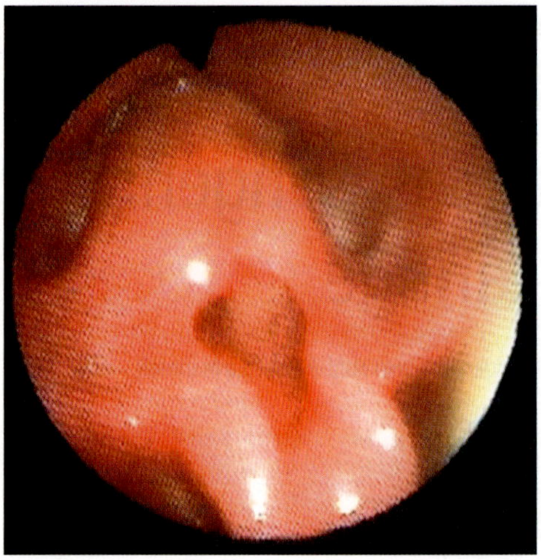

Figura 127.1 Lactente de 2 meses com laringomalácia. Notam-se pregas ariepiglóticas bem curtas, epiglote em ômega acentuada e colapso das estruturas supraglóticas à inspiração.

A teoria fisiopatológica mais aceita atualmente é a de imaturidade neuromuscular com alteração do tônus laríngeo, resultando no prolapso dos tecidos supraglóticos.[7] Acredita-se que a diminuição do tônus é modulada por alteração das funções nervosas periféricas e centrais. Estudo histopatológico recente confirma que não apenas diâmetro, mas também a área do nervo laríngeo superior nos pacientes com laringomalácia grave operados é significativamente maior quando comparados com nervos de espécimes de autópsia pareados por idade e gênero.

História clínica

A descrição clássica de laringomalácia consiste em estridor inspiratório que piora com agitação, choro, alimentação ou na posição supina, melhorando quando a criança está em repouso e quando faz hiperextensão cervical. A intensidade dos sintomas varia com o grau de obstrução, os quais geralmente aparecem entre a primeira e a segunda semanas de vida, e pioram entre 4 e 8 meses, melhoram entre 8 e 12 meses e resolvem-se entre 12 e 24 meses. Infecções das vias respiratórias podem piorar o estridor pelo aumento da demanda respiratória. Pode haver outros sintomas associados, como engasgos, cansaço ao mamar e dificuldade de ganho de peso. Crianças com comorbidades tendem a apresentar quadros mais graves de laringomalácia e respondem pior aos tratamentos, tanto clínico como cirúrgico.[6]

Alguns pacientes apresentam o que é chamado laringomalácia atípica ou de apresentação tardia. Nesses casos, a clínica parece ser distinta e o estridor inspiratório não é um sintoma cardinal, podendo, inclusive, não estar presente. A apresentação clínica pode ser relacionada com distúrbios do sono, disfagia ou sintomas respiratórios induzidos por exercício. O manejo e o tratamento são semelhantes aos recomendados para a laringomalácia clássica, e o diagnóstico é o maior desafio nesses casos.

Diagnóstico

O diagnóstico de laringomalácia é comprovado a partir de fibronasolaringoscopia, com a criança acordada em consultório ou sob anestesia geral e em ventilação espontânea. A fibronasolaringoscopia apresenta alto grau de confiabilidade para o diagnóstico de laringomalácia, e é descrita ao redor de 88%, independentemente da experiência do examinador. Durante o exame, observam-se alterações anatômicas supraglóticas características: pregas ariepiglóticas curtas, difícil visualização das pregas vocais, edema da glote posterior, epiglote longa e retroposicionada e/ou hipertrofia dos tecidos posteriores da laringe. Cabe ressaltar que a presença de alterações anatômicas não é suficiente para o diagnóstico da patologia, necessitando haver o já citado colabamento das estruturas supraglóticas à inspiração e as manifestações clínicas relacionadas com obstrução respiratória.

Exame sob anestesia pode ser necessário quando o exame em consultório não é suficiente para firmar o diagnóstico de laringomalácia ou quando, mesmo após diagnosticada na fibronasolaringoscopia, se faz necessário avaliar outros pontos da via aérea para excluir lesões sincrônicas.[8]

Em se tratando da intensidade dos sintomas, os dados recentes sugerem que aproximadamente 40% dos pacientes têm sintomas leves e podem ser manejados conservadoramente. Outros 40% têm sintomas moderados que podem incluir regurgitação, tosse e crises de engasgos, e pode ser preciso intervenção cirúrgica. Entre 10 e 20% dos casos, a manifestação clínica pode ser considerada intensa, com dificuldade de crescimento, aspiração, hipóxia, apneia, *cor pulmonale*, e provavelmente precisarão de cirurgia. Existem diferentes classificações anatômicas disponíveis na literatura, mas nenhuma parece realmente ter relação direta com as manifestações clínicas e, mais importante ainda, não parece haver uma indicação de quais pacientes precisam ser observados de forma mais cuidadosa ou mesmo submetidos a intervenção mais precoce.[9]

Recentemente, um consenso internacional com recomendações para o diagnóstico e o manejo de pacientes com laringomalácia foi publicado, e os autores sugerem classificar os pacientes em três grupos de acordo com a intensidade de sintomas:[9]

- Laringomalácia leve: estridor inspiratório sem outros sintomas e sem achados radiológicos sugestivos de lesão sincrônica
- Laringomalácia moderada: presença de tosse, engasgos, regurgitação, dificuldade alimentar
- Laringomalácia grave: presença de apneia, cianose, dificuldade de ganho ponderal, hipertensão pulmonar, *cor pulmonale.*

No caso dos pacientes que se apresentam inicialmente já com sintomas intensos, fica claro que a intervenção deve ser imediata ou o paciente deve ser seguido muito cuidadosamente. O que ainda não está muito esclarecido é, dentre aqueles pacientes com laringomalácia leve ou moderada ao diagnóstico, quais têm maior probabilidade de ter progressão dos sintomas e piora clínica e, portanto, deveriam ser acompanhados atentamente. Recentemente, coortes estudaram fatores de prognóstico de pior evolução clínica e prematuridade, idade gestacional, peso ao nascimento, gênero e etnia e não foram relacionados com pior prognóstico. Por outro lado, os fatores APGAR ao nascimento, presença e número de comorbidades, presença de lesão sincrônica e a saturação de oxigênio basal em repouso estão associados a doença mais grave e com pior progressão clínica.[10] O consenso internacional citado sugere que os pacientes que se apresentem inicialmente com laringomalácia leve e que tenham um ou mais desses fatores de risco sejam seguidos de forma bastante cuidadosa.[9]

Comorbidades

Como descrito anteriormente, a presença de comorbidades pode estar diretamente relacionada com pior evolução clínica dos pacientes com laringomalácia e, além disso, também podem estar relacionadas com pior resultado cirúrgico. São descritas como comorbidades refluxo gastroesofágico, refluxo laringofaríngeo, doenças neurológicas, doenças cardíacas, anomalias ou síndromes congênitas, e presença de lesão sincrônica na via aérea. Os pacientes com comorbidades têm tendência a ter quadros clínicos mais intensos.[10]

Lesões sincrônicas de via aérea são definidas como outras alterações encontradas na via aérea em um paciente com laringomalácia e sua incidência é descrita como entre 10 e 60% dos casos.[8] Essa discrepância pode ser compreendida pelas diferentes definições de lesão sincrônica utilizadas e, especialmente, pelas diferentes indicações de exame complementar, como endoscopia sob anestesia e fluoroscopia. Está descrito que pacientes com lesões sincrônicas de via aérea têm chance 4,5 vezes maior de precisar de uma segunda cirurgia.[10]

Malformações e síndromes estão presentes em 5 a 20% dos casos de laringomalácia e podem alterar o curso da doença. A síndrome de Down parece ser a mais frequentemente descrita, com 50% dos pacientes com Down que cursam com sintomas obstrutivos altos têm diagnóstico de laringomalácia.[6]

Os pacientes com doenças neurológicas têm maior necessidade de serem submetidos a cirurgia e também têm maior risco de fazer cirurgia de revisão (aproximadamente 70%). Os índices de indicação de traqueostomia nesse grupo específico de pacientes é de até 60%.[10]

Entretanto, a comorbidade mais comumente associada a laringomalácia é refluxo gastroesofágico (RGE) ou refluxo laringofaríngeo (RLF).[11] O RGE ocorre fisiologicamente na maioria dos neonatos e lactentes. Os sintomas clássicos do RGE patológico são vômitos, disfagia, engasgos e déficit de crescimento, os quais são também comumente encontrados em crianças com laringomalácia.[12] A associação de RGE e laringomalácia é bem estabelecida, com incidência de 65 a 100% de RGE em crianças com a doença. Nos casos de laringomalácia, ocorre pressão negativa no esôfago intratorácico durante o colapso das estruturas supraglóticas na inspiração. Essa pressão negativa funciona como um vácuo, impulsionando o conteúdo do estômago para dentro do esôfago. Quando esse conteúdo ultrapassa o esfíncter esofágico superior e penetra na laringe e faringe, ele é chamado refluxo laringofaríngeo (RLF). Eventos frequentes de RLF causam inflamação e edema dos tecidos laríngeos, levando à piora do comprometimento da via aérea em uma criança com laringomalácia. O RGE foi implicado como um fator causal de laringomalácia em função da forte associação entre os dois, mas o mecanismo é desconhecido. Provavelmente, o mecanismo causal envolve o edema laríngeo resultante do RFL, ocasionando um prolapso das aritenoides para dentro do vestíbulo laríngeo, mas esse fato ainda não está claro.[11]

Tratamento

Tratamento clínico

O tratamento da laringomalácia depende diretamente da intensidade dos sintomas e das comorbidades existentes. Em todos os casos, é fundamental orientar detalhadamente a família sobre o significado do diagnóstico e esclarecer sobre o curso clínico provável.

Para pacientes com laringomalácia leve e sem fatores de risco de pior prognóstico, somente a observação clínica parece ser adequada. A primeira revisão é sugerida em 1 mês após o diagnóstico e, se tudo estiver evoluindo bem, pode ser aumentada para 3 meses na próxima revisão. Existe uma discussão na literatura se nesses casos o tratamento antirrefluxo estaria indicado.

No caso de laringomalácia moderada, parece haver consenso sobre a utilização de tratamento medicamentoso para RGE/RLF, em geral com inibidores da bomba de prótons.[13] Nesse grupo de pacientes, dependendo da sintomatologia, avaliação de deglutição e possível consultoria com fonoaudióloga especialista em deglutição infantil podem ser interessantes.

Já nos casos de laringomalácia grave, o tratamento para refluxo está claramente indicado, assim como a avaliação de deglutição.[13] E, muito provavelmente, a abordagem cirúrgica também seja necessária, dependendo da evolução clínica.

Tratamento cirúrgico

Estima-se que aproximadamente 10% das crianças com diagnóstico de laringomalácia necessitem de cirurgia e não há um consenso sobre o momento de indicação do tratamento cirúrgico. Parece de bom senso indicar cirurgia nos quadros de laringomalácia grave, quando há dificuldade grave de alimentação com *déficit* de crescimento, disfunção respiratória no sono e apneias, episódios de dessaturação associados e cianose.

A cirurgia para correção de laringomalácia é chamada supraglotoplastia e se refere à manipulação dos tecidos supraglóticos, buscando abrir a via aérea para aliviar a obstrução anatômica. Essa cirurgia consiste na secção das pregas ariepiglóticas, da porção superior ou laterais da epiglote ou dos tecidos laríngeos posteriores em excesso, dependendo da alteração anatômica que esteja sendo responsável pela obstrução. O procedimento pode ser feito com instrumentos frios, microdebridadores ou com uso de *laser*.[14] Como não há evidência de superioridade de um ou outro método, a escolha deve ser feita de acordo com a disponibilidade dos materiais e com a experiência do cirurgião.

A secção das pregas ariepiglóticas pode ser realizada uni ou bilateralmente. Alguns autores advogam o uso de cirurgia unilateral inicialmente, por acreditarem em maior risco de estenose supraglótica se a secção for bilateral.[15] Entretanto, esses achados não estão claramente confirmados e a taxa de falha na cirurgia unilateral é de cerca de 50%. Assim, a maioria dos autores recomenda a cirurgia bilateral, que apresenta maiores índices de sucesso e com significativa queda na taxa de reintervenção. A epiglotopexia consiste na fulguração da face lingual da epiglote com *laser* de CO_2, objetivando a formação de fibrose nessa área e o reposicionamento da epiglote por retração em direção à base da língua, e têm excelentes resultados para os pacientes que apresentam a epiglote longa e retroposicionada.[16] Os autores têm realizado a supraglotoplastia sob anestesia geral e ventilação espontânea sem intubação, o que permite excelente exposição do campo cirúrgico (Figura 127.2).

Paralisia de prega vocal

A paralisia de pregas vocais é uma importante causa de desconforto respiratório e distúrbio de deglutição na faixa etária neonatal.[17] Na população pediátrica, a paralisia bilateral de pregas vocais (PBPV) é a segunda anomalia congênita mais frequente, ficando atrás apenas da laringomalácia em causa de estridor congênito. A maior parte dos textos credita à paralisia de prega vocal a responsabilidade por aproximadamente 10% dos casos de anomalia congênita da laringe.[18] O diagnóstico nem sempre é fácil devido à grande mobilidade das estruturas supraglóticas, presença de secreção e dificuldade de visualização da glote com mucosa sobre a região das aritenoides, o que frequentemente impede a completa visualização durante a abdução nos neonatos. A denervação completa das pregas vocais e o efeito de Bernoulli podem ainda dar a falsa sensação de movimento paradoxal com adução das pregas vocais durante a inspiração. Havendo histórico de intubação traqueal, é necessário diferenciar a imobilidade de pregas vocais de eventual fixação de articulação cricoaritenóidea e/ou a presença de uma cicatriz glótica posterior (Figura 127.3).

A incidência de paralisia de prega vocal unilateral ou bilateral parece ser bastante semelhante. Tanto a PBPV como a paralisia unilateral de pregas vocais (PUPV) podem cursar com sintomas respiratórios e dificuldades de deglutição, e por isso merecem um seguimento contínuo do otorrinolaringologista. Na maior parte das vezes, será necessária a avaliação da deglutição e também medidas de ajuste de volumes e consistências de dietas. Além disso, há que se considerar a ocorrência de outras alterações patológicas concomitantes das vias aéreas superiores associadas em 45% dos casos.[19] A história clínica e informações perinatais, como intubação, diagnóstico de outras malformações e cirurgias prévias, são essenciais para o raciocínio clínico diagnóstico e definição de exames a ser solicitados. No caso de PBPV, pode ser necessária a tomada de decisões logo no período neonatal devido à obstrução e esforço respiratório que podem comprometer a deglutição e ganho de peso, assim como levar a episódios de apneia e/ou dessaturações. As medidas podem envolver desde o monitoramento contínuo do neonato e avaliação funcional da deglutição até a necessidade de suporte com ventilação não invasiva, e inclusive exames complementares da via aérea sob anestesia e eventual realização de traqueostomia. Por isso, é essencial que o otorrinolaringologista esteja inserido na equipe multidisciplinar que conduzirá os casos, não apenas na avaliação inicial na maternidade, mas também no seguimento.

Etiologia

As causas de paralisia são diferentes entre os casos unilaterais e bilaterais e particularmente diferentes em crianças quando comparadas aos adultos. A maior parte dos casos unilaterais não é congênito, mas iatrogênico. As cirurgias cardiovasculares são as que mais frequentemente estão relacionadas com a PUPV. Taxas de 12,1% de prevalência são reportadas e alguns fatores de risco são baixo peso e baixa idade gestacional.[20] Iatrogenias também podem estar presentes relacionadas com cirurgias para correção de fístula traqueoesofágica.

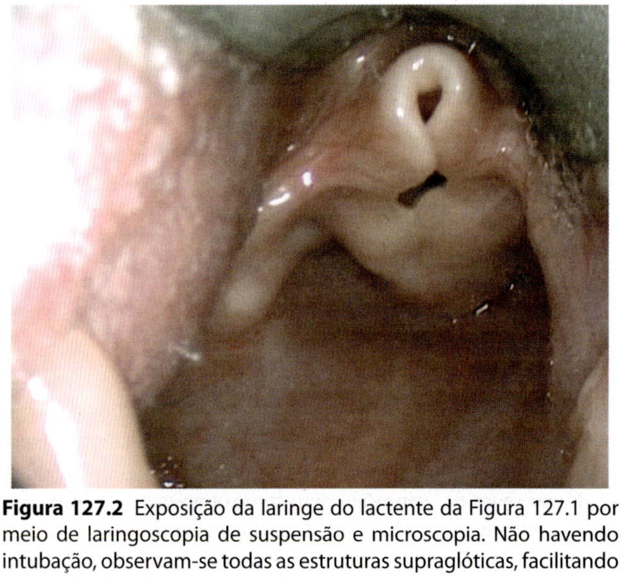

Figura 127.2 Exposição da laringe do lactente da Figura 127.1 por meio de laringoscopia de suspensão e microscopia. Não havendo intubação, observam-se todas as estruturas supraglóticas, facilitando o manejo cirúrgico.

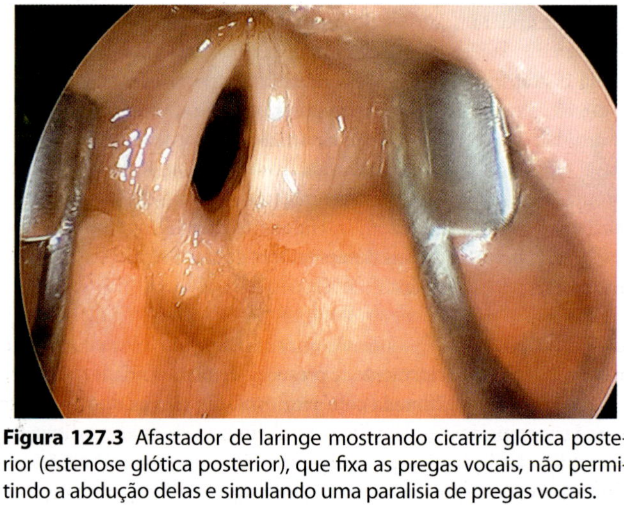

Figura 127.3 Afastador de laringe mostrando cicatriz glótica posterior (estenose glótica posterior), que fixa as pregas vocais, não permitindo a abdução delas e simulando uma paralisia de pregas vocais.

Diante desses antecedentes cirúrgicos, é imprescindível que o otorrinolaringologista e a equipe da unidade de terapia intensiva neonatal estejam atentos a essa potencial complicação. Outros procedimentos cirúrgicos menos comuns, como ressecção de cistos branquiais e tireoidecotomias, também podem ser causa mais tardia de PUPV em crianças. Além de cirurgias, o tocotraumatismo, em geral por estiramento excessivo da região cervical, pode ser uma importante causa de PUPV. Raramente ocorrem paralisias unilaterais por malformações cardiovasculares.

Nas PBPVs, cerca de aproximadamente metade dos casos é idiopática, ou seja, sem causa definida. Dentre as causas possíveis, no entanto, a primeira suspeita deve ser de malformação congênita do sistema nervoso central e, portanto, sempre precisa necessariamente ser descartada. A malformação de Arnold-Chiari é a alteração de sistema nervoso mais frequentemente associada a PBPV e deve ser sempre investigada nesses casos. Nessa situação, o conteúdo da fossa posterior fica herniado e comprime o nervo vago bilateralmente. Outras causas centrais podem levar à paralisia bilateral, entre elas agenesia cerebral, encefalopatia hipóxica isquêmica, hemorragia intraventricular, hemorragia subdural, acidente vascular cerebral, massas intracranianas (encefalocele, meningocele), hidrocefalia. Devido a alta prevalência de distúrbios neurológicos em casos de paralisia de pregas vocais, diante da ausência de agente causal evidente como iatrogenia cirúrgica ou tocotraumatismo é imperativo a realização de tomografia computadorizada ou ressonância nuclear magnética de crânio em neonatos com esse diagnóstico.

Sintomatologia e diagnóstico

Os sintomas nos casos de paralisia de prega vocal variam bastante, de acordo com o acometimento, se uni ou bilateral. A presença de comorbidades também impacta na intensidade dos sintomas.

Diante de um neonato com estridor de *pitch* alto, choro normal e crises de cianose e/ou apneia é imprescindível que o otorrinolaringologista confirme ou exclua o diagnóstico de PBPV, na qual o desconforto respiratório e estridor costumam estar presentes desde o nascimento e pioram durante o choro, agitação e nas mamadas. O estridor é de *pitch* alto e frequentemente perene, ainda que varie de intensidade. Podem ocorrer dessaturações, cianose e apneia que pioram com a agitação e o choro. A voz ou choro é normal. Como é necessária grande coordenação entre sucção e respiração no neonato, é frequente a presença de engasgos ou piora dos sintomas respiratórios durante a mamada, algumas vezes tornando-a impossível, e é necessária a alimentação por via alternativa inicialmente. As dificuldades durante a amamentação podem levar a baixo ganho ponderal. Com a apresentação clínica geral, o diagnóstico é firmado na primeira semana de vida e via de regra os neonatos precisam ser monitorados para tornar mais objetiva a repercussão do estridor e o esforço durante a mamada e a necessidade de intervenções.

Na PUPV, os sintomas respiratórios são mais discretos, o estridor é intermitente, notado algumas vezes apenas durante o esforço, e a disfonia é caracterizada por choro rouco ou fraco. Pode haver, de forma mais rara e branda, sintomas relacionados com deglutição, como engasgos e mais raramente cianose. É extremamente rara a necessidade de suporte respiratório diante do diagnóstico isolado de PUPV; no entanto, podem ocorrer dificuldades de desmame de ventilação ou suporte por disfunção pulmonar secundária à insuficiência glótica, tosse ineficiente e alterações sensitivas que transitoriamente contribuem para disfagia e aspiração. Em crianças portadoras de outras comorbidades, os sintomas, mesmo nos casos unilaterais, podem ser significativos.

O diagnóstico da paralisia de prega vocal é realizado por meio de nasofibroscopia, com o lactente acordado. Em decorrência da conformação da supraglote do recém-nascido e da movimentação durante o exame, pode haver dificuldade de visualização das pregas vocais e sua mobilidade e simetria. Por isso, dependendo da intensidade dos sintomas, condições clínicas do paciente e presença de comorbidades, a nasofibroscopia pode ser feita em centro cirúrgico com sedação leve. O diagnóstico das paralisias bilaterais pode ser particularmente desafiador, e por isso é aconselhável que o exame seja registrado em vídeo com áudio para que possa ser revisto. Diante da suspeita diagnóstica, o examinador mais atento à possibilidade de paralisia pode observar cuidadosamente o movimento das pregas vocais durante o ciclo respiratório e a imobilidade fica mais evidente. No caso de antecedentes de intubação, é imprescindível o diagnóstico diferencial de estenose glótica e/ou subglótica como causa da imobilidade ou como fator associado de obstrução.

Tratamento

Existem diversas opções de tratamento para paralisia de pregas vocais em crianças, que incluem desde observação com orientação de sinais de alarme para a família até a realização de traqueostomia precocemente, antes da alta da maternidade. Uma porcentagem considerável de casos de paralisia, especialmente unilateral, apresenta regressão espontânea. No caso das paralisias unilaterais, excepcionalmente haverá necessidade de tratamento devido à pouca repercussão respiratória. No caso das PBPVs, a tendência é não se propor qualquer cirurgia que possa provocar dano adicional à laringe antes dos 12 meses. Prestwood et al. reportaram em 2022 em uma série de 158 casos de paralisia de prega vocal com 4 anos de seguimento, recuperação espontânea com resolução de sintomas em 22% dos casos, dos quais 78% se recuperaram espontaneamente antes dos 9 meses.[21] Existe, portanto, um relativo consenso entre os autores de estabelecer uma conduta expectante ou que não envolva a abordagem cirúrgica da região glótica antes dos 12 a 24 meses de observação, visto a potencial chance de resolução espontânea.

A indicação de traqueostomia é mais frequente em crianças com malformações de sistema nervoso central associadas ou outras comorbidades. A presença de outras anomalias da via aérea também aumenta a chance de necessidade de traqueostomia. Na ausência de outros fatores de risco, uma boa parte dos lactentes pode ser monitorizada e observada. Em estudos retrospectivos, cerca de metade dos casos de PBPV exige a realização de traqueostomia. A maioria das crianças traqueostomizadas por PBPV pode ser decanulada após um período de observação ou intervenção cirúrgica. Fica claro que o tratamento deve ser individualizado, cabendo à equipe assistente propor a melhor estratégia para cada paciente.

Algumas técnicas cirúrgicas para aumentar o lúmen glótico podem ser alternativas, ainda no período neonatal, na tentativa de evitar uma traqueostomia. A lateralização percutânea de prega vocal[22] (Figura 127.4) e o *split* ou secção endoscópica das lâminas anterior e posterior da cartilagem cricoide[23] têm sido reportados em pequenas séries, com taxas de sucesso acima de 76%. Está além do escopo deste capítulo a descrição dessas técnicas e é importante compreender que elas exigem seguimento durante as primeiras semanas, e podem ser necessários procedimentos adicionais para a remoção de tecido de granulação ou dilatação, e eventualmente suporte respiratório não invasivo. Sendo assim, é imprescindível que o cirurgião que se propõe a realizar procedimentos no período neonatal, ou até mesmo em lactentes, deve ter um treinamento específico para lidar com as complicações e ter o suporte necessário para os pequenos pacientes. Uma crítica aos tratamentos é a sequela permanente da laringe por tecido cicatricial em uma patologia que potencialmente poderia ter resolução espontânea nos primeiros 2 anos de vida.

Na presença de eventos de risco como apneias persistentes, dessaturações e impossibilidade de alimentação por via oral devido ao desconforto respiratório, uma traqueostomia pode estar indicada ainda no período neonatal, a abordagem mais adequada evitando a

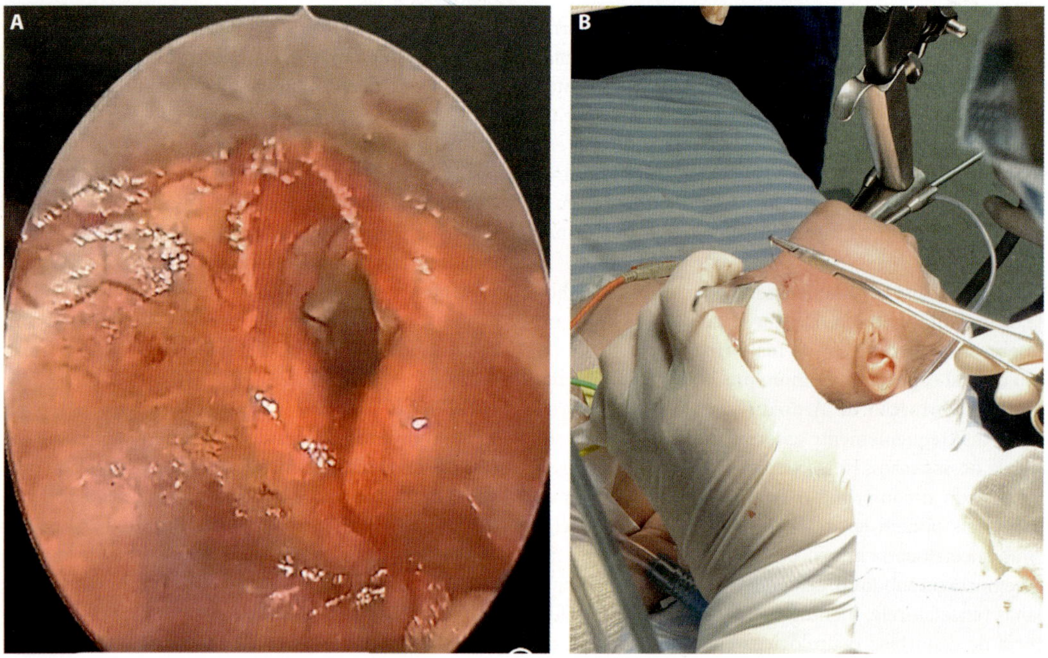

Figura 127.4 Lateralização de prega vocal esquerda. **A.** Visão endoscópica; **B.** Visão externa de ponto percutâneo.

ocorrência de sequelas cicatriciais permanentes em uma condição que tem potencial para ser reversível espontaneamente. Nessa situação, a traqueostomia oferece alívio e segurança respiratória enquanto a prega vocal tem possibilidade de se recuperar. Uma vez traqueostomizado, a maioria dos autores e centros especializados em via aérea pediátrica recomenda observação até os 2 anos para eventual recuperação espontânea da mobilidade laríngea antes de qualquer indicação cirúrgica, visando o aumento do espaço glótico. Não é infrequente, no entanto, que com o crescimento da via aérea, mesmo na ausência de retorno completo da mobilidade, seja possível iniciar-se protocolos de decanulação, como a redução do calibre da cânula de traqueostomia, e períodos de oclusão, progredindo-se para decanulação sem qualquer necessidade de tratamento. Thorpe e Kanotra, em uma revisão sistemática recente, apontam, no entanto, para uma maior taxa de sucesso nas decanulações após algum tratamento cirúrgico.[24] A indicação de tratamento irá se basear na presença de esforço e estridor incompatíveis com as atividades do dia a dia e/ou eventos de risco, como dessaturações e cianose.

Quando a cirurgia laríngea é necessária em lactentes, as técnicas reportadas de maior sucesso por promover um bom aumento do lúmen posterior da glote são a cricotomia posterior com interposição de cartilagem costal (Figura 127.5) e a lateralização de prega vocal. Ambas podem ser realizadas por via endoscópica ou por via externa através de laringofissura. As técnicas de cordotomia posterior associada ou não a aritenoidectomia em crianças devem ser reservadas para crianças maiores, geralmente a partir de 7 anos. Para a maioria dos autores, nenhum acesso externo deve ser considerado como primeira linha de tratamento no período neonatal e, nesse período, a maioria dos autores tem como preferência a traqueostomia para resolução da insuficiência respiratória.

Nos casos de paralisia unilateral, mesmo quando não há retorno da mobilidade de forma espontânea, a voz pode melhorar gradativamente devido a mecanismos de compensação. A medialização da prega vocal, seja com injeção de substância ou por cirurgia de arcabouço, pode ser realizada, mas está reservada para crianças mais velhas e adolescentes. Existem algumas limitações na população

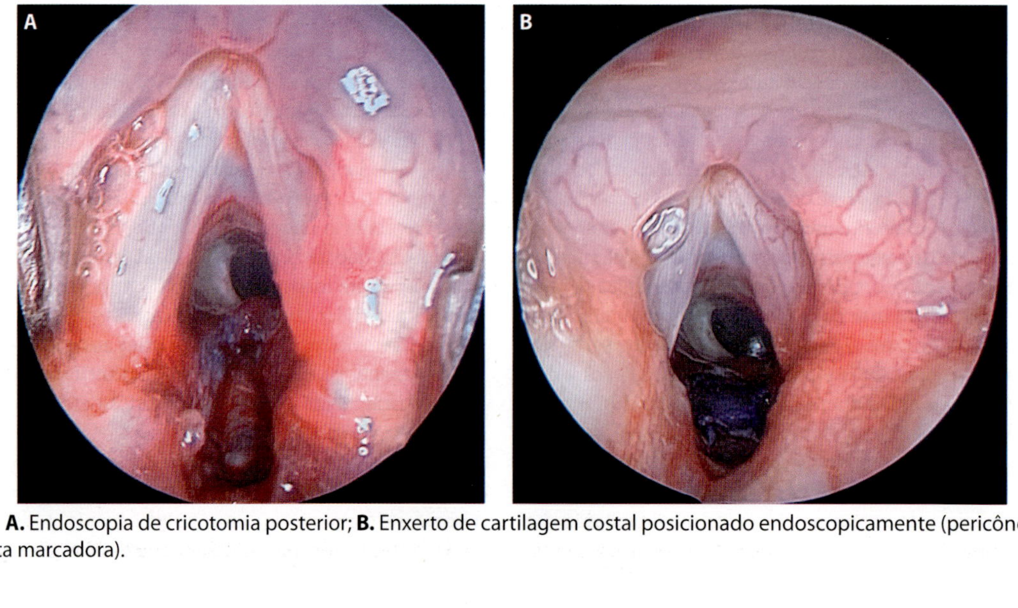

Figura 127.5 **A.** Endoscopia de cricotomia posterior; **B.** Enxerto de cartilagem costal posicionado endoscopicamente (pericôndrio tingido de azul por caneta marcadora).

pediátrica, especialmente porque, na maioria dos casos, não é possível fazer o procedimento sob anestesia local, o que dificulta o ajuste feito durante o procedimento. Além disso, existe uma preocupação com o impacto que a manipulação pode gerar no crescimento da cartilagem. Nessa faixa etária, a preferência geralmente é por técnicas de medicalização com injeções endolaríngeas de gordura autóloga ou de derivados humanos, como o colágeno. A reinervação seletiva bilateral, já descrita em adultos, também pode ser realizada em crianças, e em 2020, a primeira série de casos foi reportada com 8 pacientes com idade média de 2 anos, na qual 6 evoluíram com melhora da qualidade vocal e foram decanulados.[25] Essa é uma técnica ainda pouco explorada na maioria dos centros, embora seja potencialmente o mais funcional dos tratamentos cirúrgicos que pode devolver a mobilidade à laringe.

Estenose, membrana e atresia de laringe

A estenose congênita é considerada a terceira anomalia congênita laríngea mais comum.[26] É definida como um diâmetro menor que 4 mm na região subglótica (cricoide) em recém-nascido a termo ou menor que 3 mm em um prematuro.

Fisiopatologia

A estenose subglótica congênita resulta da recanalização incompleta do tubo laringotraqueal durante o terceiro mês de gestação. Dessa falha de recanalização, dependendo de quanto tecido resta, pode surgir estenose subglótica, atresia de laringe (ausência de luz) ou membrana laríngea (membrana glótica, ligando as pregas vocais, com extensão variável). A estenose subglótica pode ser classificada em dois tipos: membranosa, resultante da hipertrofia da submucosa da subglote, com excesso de tecido conectivo fibroso nessa região, e a cartilaginosa, resultante de anormalidade no formato da cartilagem cricoide.

Sintomatologia e diagnóstico

A estenose subglótica cursa com sintomas variáveis, de acordo com o grau de obstrução. Os sintomas podem não estar presentes ao nascimento e no período neonatal, e alguns pacientes cursam com quadros de laringites atípicas mais tarde (em uma série clássica, em 17% dos casos de um grupo de 115 crianças com estenose congênita, a manifestação clínica foi de laringite atípica).[27] Entretanto, na maioria dos casos, os sintomas se tornam evidentes nas primeiras semanas ou meses de vida. O estridor em geral é bifásico, mas pode ser inspiratório. Dispneia e esforço respiratório são comuns. Não é infrequente avaliar-se pacientes com estenose subglótica e que são tratados erroneamente para broncoespasmo pelo ruído respiratório (cabe aqui lembrar a célebre frase atribuída a Chevalier Jackson: "nem tudo que chia é asma").

A estenose subglótica pode surgir como malformação isolada ou fazer parte de uma síndrome. Nesse caso, o diagnóstico da síndrome pode auxiliar na investigação do sintoma respiratório. Sabe-se, por exemplo, que, em caso de síndrome de Down, a incidência de estenose congênita é maior que nas crianças sem a síndrome.[28]

O diagnóstico é realizado a partir de exame endoscópico. Nos casos de estenose, é fundamental que o otorrinolaringologista tenha em mente que o exame diagnóstico deve ser cuidadoso, pois a manipulação pode ocasionar obstrução respiratória por edemaciar uma via aérea já estreitada. Em geral, esses pacientes apresentam estridor bifásico e sintomas intensos, o que leva à indicação de endoscopia de via aérea sob anestesia. A fibronasolaringoscopia pode ser realizada no consultório, mas o risco de disfunção respiratória em local sem estrutura para atendimento de urgência deve ser considerado, e nem sempre a estenose é visível nesse exame. A laringoscopia direta sob anestesia geral é considerada padrão-ouro para o diagnóstico (Figura 127.6).

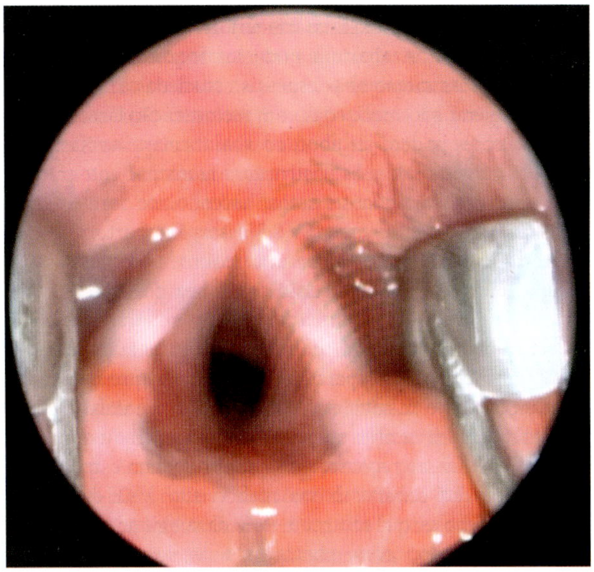

Figura 127.6 Estenose subglótica congênita em recém-nascido. Diagnóstico por laringoscopia direta com uso de óptica de 0°.

A classificação mais utilizada das estenoses subglóticas é a de Cotton-Myer: grau 1 corresponde à obstrução de até 50% da luz; grau 2, 50 a 70%, grau 3, 70 a 99%, e grau 4 corresponde à obstrução completa da luz.[29]

Nos casos raros de atresia de laringe, não há tempo hábil para realização de qualquer exame, pois o recém-nascido apresenta impossibilidade de passagem de ar desde o nascimento. Estima-se que muitos desses pacientes morram sem diagnóstico.

As membranas (*webs*) apresentam clínica de acordo com a sua extensão. As membranas anteriores, finas, em geral não causam sintomas respiratórios. A clínica está relacionada com disfonia (choro rouco e áspero). As membranas espessas (Figura 127.7) podem estar associadas a estenose subglótica anterior e, em geral, cursam com sintomas respiratórios.

Tratamento

Nos casos de atresia, o manejo inicial está focado na obtenção de uma via aérea pérvia, geralmente através de traqueostomia de urgência ou de EXIT (*ex-utero intrapartum treatment*). Após esse momento, é possível planejar o procedimento de reconstrução de laringe.

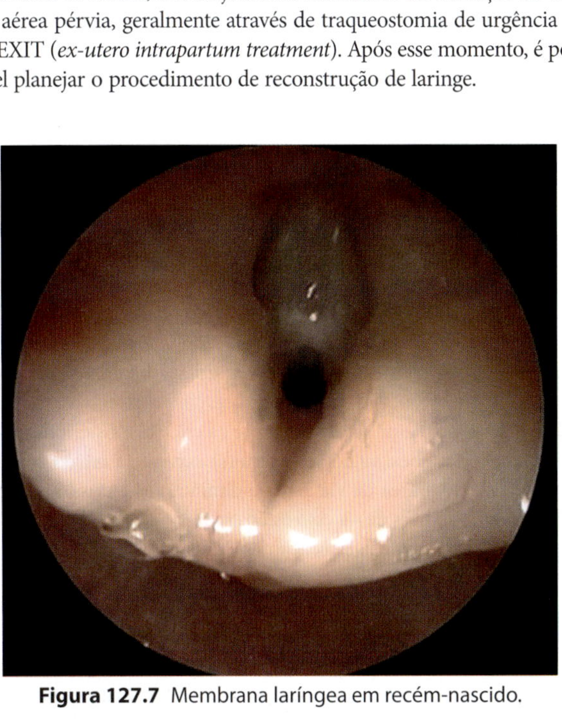

Figura 127.7 Membrana laríngea em recém-nascido.

As membranas, quando finas e anteriores, podem ser abordadas endoscopicamente. A abertura pode ser feita com instrumentos frios ou *laser*. As membranas espessas associadas a estenose subglótica, em geral, são manejadas com reconstrução laríngea.

As estenoses podem ser abordadas de formas diversas, dependendo das características da obstrução. Alguns pacientes com sintomas leves podem ser observados, havendo melhora do espaço subglótico com o crescimento. Nesses casos, é importante definir a segurança de acesso à via aérea: um paciente com poucos sintomas, mas que apresenta obstrução subglótica que dificulta muito ou mesmo impossibilita a intubação em uma situação de urgência, deve ser submetido a um procedimento que garanta uma via aérea segura. Cabe lembrar que, para que uma criança apresente estridor mantido por estenose subglótica, a luz da laringe deve estar com mais de 70% da área obstruída.[26] Assim, encontram-se pacientes oligossintomáticos ao repouso, mas que apresentam estridor intenso aos esforços ou durante infecções de vias aéreas e que são portadores de estenoses que obstruem 90% da subglote.

Estenoses subglóticas membranosas, finas, sem alteração da estrutura da cartilagem cricoide podem ser abordadas por via endoscópica. Seja qual for a forma de abertura endoscópica (*laser* ou a frio), é importante que se façam incisões radiais para que não fique área cruenta circunferencial (o que aumenta o risco de reestenose).

Ainda na abordagem endoscópica, nos últimos anos tem-se utilizado, de forma crescente, a dilatação com balão como tratamento inicial nas estenoses subglóticas.[30] Entretanto, a nosso ver e pelo descrito na literatura, essa técnica parece ter pouca ou nenhuma função nas estenoses congênitas. A dilatação com balão se mostra muito eficaz nas estenoses subglóticas após intubação, especialmente em fase aguda (com granulação local), em que ainda não há deformidade significativa da cartilagem cricoide.

Em neonatos com dificuldade de extubação, alguns autores advogam o uso da técnica de *split* cricotraqueal anterior, descrito em 1980.[31] Esse procedimento consiste em incisão cervical com abertura mediana da cartilagem cricóidea e dos primeiros anéis traqueais.[32] Os casos de falha de extubação no período neonatal em geral são causados por edema e granulação da subglote e o *split* faz a descompressão dessa área, facilitando a extubação. Não se pode descartar, entretanto, que, em alguns casos, é possível que a falha esteja relacionada com estenose congênita. Não há na literatura estudo que discrimine os pacientes submetidos a *split* entre lesão por intubação e estenose congênita; portanto, não se sabe qual o real papel desse procedimento na estenose congênita.

Mais recentemente, nas mesmas situações em que há indicação de *split*, tem-se preferido fazer a incisão e colocar enxerto cartilaginoso anterior na cricoide (sendo o mais utilizado, nessa situação, o enxerto de cartilagem tireóidea), transformando o procedimento em uma laringotraqueoplastia.[33,34] A reconstrução laringotraqueal é uma cirurgia a céu aberto já consagrada no manejo da estenose subglótica, realizada em tempo único (com intubação no pós-operatório, sem manter a traqueostomia) ou em dois tempos (mantendo a traqueostomia até cicatrização completa da laringe). Consiste em laringotraqueofissura mediana, com exposição da via aérea e da área de estenose. Dependendo da característica da estenose, coloca-se enxerto de cartilagem (costal, na maior parte dos casos) na cricoide posterior e/ou anteriormente. A colocação do(s) enxerto(s) expande a região subglótica, aumentando a área da via aérea e diminuindo a possibilidade de reestenose. Os índices de sucesso estão em torno de 90% com essa técnica. Até recentemente, a indicação de laringotraqueoplastia era postergada para crianças acima de 10 kg ou de 2 anos na maioria dos centros. Atualmente, existem trabalhos demonstrando a segurança do procedimento mais precoce, mesmo em prematuros de baixo peso.[34]

Outra possibilidade cirúrgica para o tratamento de estenoses subglóticas (principalmente as de grau 3 e 4 de Cotton-Myer) é a ressecção cricotraqueal. Essa técnica consiste na ressecção completa da área de estenose e anastomose término-terminal da via aérea, com sutura entre a tireoide e a traqueia. Nesses casos, o paciente em geral está traqueostomizado, e a área da traqueostomia deve ser ressecada juntamente com a estenose. Para a escolha dessa técnica, entretanto, é importante que exista uma margem mínima de 5 mm entre a face inferior das pregas vocais e o início da estenose, a fim de que haja espaço para a sutura e ela não seja realizada envolvendo as pregas vocais. Os índices de sucesso da ressecção cricotraqueal também são superiores a 90%.[35]

Hemangioma subglótico

Os hemangiomas são tumores vasculares benignos, e podem acometer qualquer órgão. A pele é o local mais comum, e apenas 1,5% dos casos são laríngeos.[36] Podem surgir hemangiomas em qualquer ponto da laringe; entretanto, o nível mais frequentemente acometido é a subglote. É importante que se possa fazer o diagnóstico diferencial entre hemangiomas verdadeiros e malformações vasculares, pois o manejo terapêutico é distinto.

Sintomatologia e diagnóstico

Na maioria dos casos, o hemangioma cutâneo está presente desde o nascimento, sendo pequeno e passando por uma fase de grande proliferação nos primeiros meses de vida. Aproximadamente metade das crianças com hemangioma subglótico também apresenta hemangioma cutâneo na "área da barba" (queixo, maxilas) (Figura 127.8). Pode haver, inclusive, outros hemangiomas na via aérea (nariz, palato, faringe, supraglote). Há predominância no sexo feminino e no lado esquerdo da subglote. Em casos mais raros e mais agressivos, o hemangioma subglótico pode ser concêntrico, e inicialmente ser confundido com estenose subglótica (Figura 127.9).[36]

Caracteristicamente, os sintomas surgem ao redor do terceiro mês de vida, relacionados com progressão crescente da lesão. Muitos pacientes passam a apresentar os sintomas após uma infecção de via aérea superior, provavelmente por ela colaborar para a obstrução da subglote por gerar edema da mucosa.

O estridor é geralmente bifásico, e pode haver dessaturações e cianose, de acordo com o tamanho do hemangioma. O diagnóstico diferencial deve ser feito principalmente com estenose subglótica, com laringoscopia direta, que é o exame padrão-ouro, e palpação da subglote (o hemangioma é composto de tecido compressível, avermelhado, irregular). A ressonância nuclear magnética com uso de gadolínio também ajuda no diagnóstico, mas não mostra a gravidade do comprometimento da via aérea, geralmente subestimando o tamanho da lesão. Isso ocorre principalmente nos casos em que o paciente é intubado para a realização do exame, com o hemangioma comprimido pelo tubo endotraqueal.

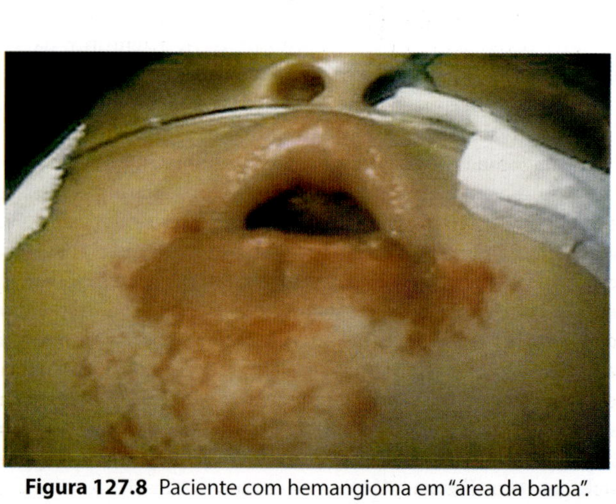

Figura 127.8 Paciente com hemangioma em "área da barba".

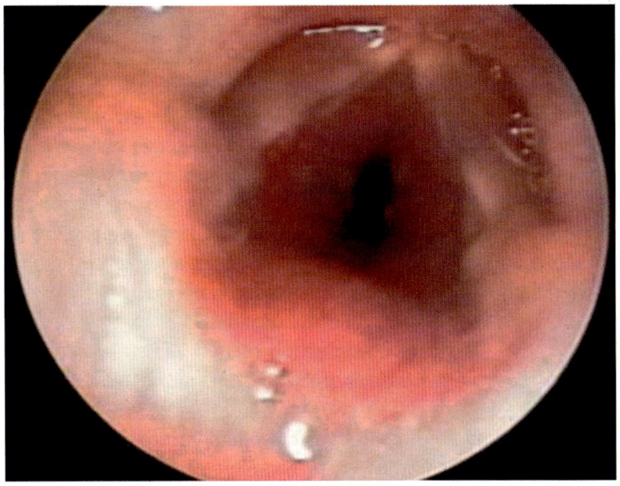

Figura 127.9 Laringoscopia direta com óptica de 0º mostrando hemangioma subglótico.

Tratamento

A história natural na maioria dos casos é a involução espontânea gradual, na idade de 2 a 3 anos, e o tratamento é geralmente conservador. Pode ser necessária a traqueostomia para estabilizar a via aérea em pacientes com obstrução intensa em que não há possibilidade de aguardar a melhora da lesão por meio dos tratamentos clínicos.

O tratamento clínico classicamente utilizado consiste no uso de corticoides em altas doses (prednisolona até 4 mg/kg),[37] embora existam estudos sugerindo que essa droga não seja tão eficaz.[38] Mais recentemente, estudos mostraram que o uso de betabloqueadores, mais especificamente o propranolol, é extremamente eficaz na redução de hemangiomas.[39] Sugere-se que o tratamento seja iniciado com a dose de 1 mg/kg/dia e, em paciente que evolui bem, a dose de manutenção seja aumentada para 2 mg/kg/dia após 3 dias. O início do tratamento pode ser monitorizado em ambiente hospitalar, em razão dos riscos de hipoglicemia (assintomática pelo mascaramento dos sintomas causado pelo betabloqueador), bradicardia e hipotensão. A droga deve ser usada até a melhora da lesão e retirada gradualmente. O mecanismo de ação não está esclarecido, mas provavelmente envolve a vasoconstrição e a inibição dos fatores de crescimento e angiogênese associados a hemangioma.

Existem opções de manejo cirúrgico para alguns casos de hemangiomas, tanto por via endoscópica com uso de *laser* como por via laringofissura. Os casos selecionados para manejo cirúrgico, entretanto, são em geral os que falharam no tratamento clínico (extremamente raros hoje em dia).

Fendas laringotraqueais

Apesar de incomuns e muitas vezes difíceis de serem diagnosticadas, as fendas laringotraqueais já estão bem definidas na literatura e correspondem entre 0,3 e 0,5% de todas as anomalias congênitas da laringe.[40] Elas surgem no segundo mês de embriogênese, resultando da falha de fusão das duas lâminas da cartilagem cricoide. Podem variar de pequenas fendas laríngeas posteriores assintomáticas até fendas laringotraqueoesofágicas completas, que se estendem até a carina, as quais são muito graves e associadas a elevado índice de mortalidade. Muitas vezes, uma fenda laríngea pequena não é diagnosticada até que o paciente apresente aspirações, tosse crônica ou pneumonias. Reporta-se uma alta prevalência de fendas em associação com outras anomalias, como traqueobroncomalácia e fístulas traqueoesofágicas. Outras anomalias genitourinárias, cardíacas e malformações craniofaciais podem estar associadas. Algumas síndromes têm maior prevalência de fenda laringotraqueal e o otorrinolaringologista deve estar familiarizado com elas. As quatro síndromes mais associadas com essa malformação são: síndrome de Opitz-Frias caracterizada também por outros defeitos da linha média, como fenda e labiopalatino, hipospádia, implantação baixa de orelhas e hipertelorismo; síndrome de Pallister-Hall, que cursa com anomalias do sistema nervoso central, imperfuração anal, malformações renais e cardiológicas, além de anormalidades das extremidades, e as associações CHARGE (coloboma, anormaliades cardíacas, atresia de coana, retardo mental e de crescimento, anomalias de genitália e orelha) e VACTERL (malformações vertebrais, atresia anal, anormalidades cardíacas, fístula traqueoesofágica, anormalidades de orelha, rim e membros).

As fendas foram inicialmente descritas por Richter, em 1972. Há várias classificações para as fendas, a maioria delas leva em consideração a extensão da fenda ou a comunicação da via aérea com a via digestiva, que inevitavelmente tem correlação com a severidade dos sintomas e também com as dificuldades no manejo clínico e cirúrgico. A mais aceita é a proposta por Benjamin e Inglis (Figura 127.10) estabelecida em 1989:[41]

- Fenda tipo I (cerca de 59% dos casos): fenda nos tecidos moles da região interaritenóidea, sem comprometimento da cartilagem cricóidea[42]
- Fenda tipo II (cerca de 18% dos pacientes): fenda parcial da cricoide, que se estende abaixo das pregas vocais envolvendo a cricoide, mas sem alcançar a borda inferior dela
- Fenda tipo III (cerca de 20% dos pacientes): fenda laringotraqueoesofágica, que se estende por toda a cartilagem cricóidea, com (tipo IIIb) ou sem comprometimento (tipo IIIa) da traqueia cervical
- Fenda tipo IV (cerca de 3% dos pacientes): fenda laringotraqueoesofágica completa, que se estende para a traqueia intratorácica, podendo se estender até um dos brônquios-fonte.

Uma variante submucosa foi descrita anatomicamente, e recentemente avaliada de forma clínica por Schraff et al.: trata-se de uma fenda (deiscência) na cartilagem cricoide, mas com músculo interaritenóideo intacto.[43] Esse tipo de fenda foi relevante clinicamente quando encontrada durante uma reconstrução laringotraqueal, em que a cricoide não estava completamente fusionada em sua porção posterior, dificultando a colocação de enxertos de cartilagem nessa região. Além disso, os autores referem que esse tipo de fenda poderia levar à estenose subglótica congênita.

Sintomatologia e diagnóstico

A manifestação clínica é variável, como mencionado anteriormente. Fendas tipo IV são potencialmente fatais, a não ser que a reconstrução cirúrgica seja realizada imediatamente após o nascimento com toracotomia. Caso contrário, as secreções da via digestiva invadem a árvore respiratória, além de haver dificuldade ventilatória pelo escape aéreo para o trato digestivo. Fendas laríngeas tipo I certamente são mais comuns do que se imaginava até recentemente. Muitos desses pacientes não apresentam sintomas ao nascimento e, ao longo dos primeiros meses de vida, podem manifestar sintomas frustros, geralmente relacionados com alimentação, como estridor, engasgos, sintomas respiratórios recorrentes não explicados, como estridor, choro rouco e tosse durante a alimentação podem acontecer e até sibilância secundária à aspiração silente particularmente de consistências líquidas. Fendas tipo II e III apresentam os mesmos sintomas; no entanto, de forma muito mais frequente e evidente em que as pneumonias aspirativas são a regra. O estridor se relaciona com a quantidade de mucosa redundante presente que colapsa durante a inspiração, e pode haver também estridor expiratório quando há traqueomalácia associada.

O diagnóstico de certeza é realizado apenas com a endoscopia de via aérea. Sinais radiológicos indiretos de aspiração podem ocorrer,

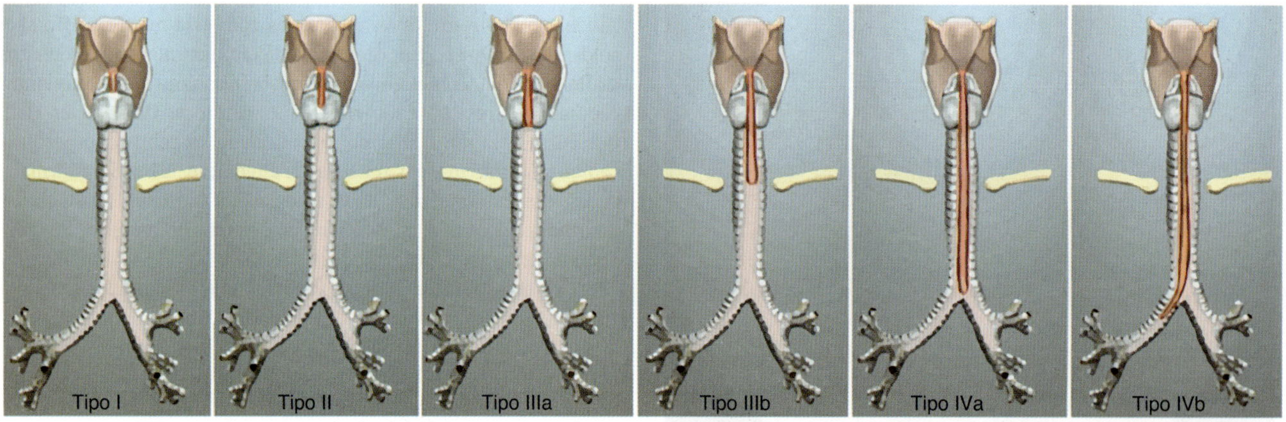

Figura 127.10 Tipos de fendas laríngeas e laringotraqueoesofágicas, segundo modificação de Benjamin e Inglis.

mas não é possível diferenciar de outras causas funcionais de aspiração. Para diagnóstico desse tipo de malformação, é imprescindível o exame sob anestesia com óptica rígida, preferencialmente sob laringoscopia de suspensão e com auxílio de um afastador de pregas vocais e palpador para verificar com precisão a extensão da fenda (Figura 127.11). A nasofibroscopia deve ser realizada para diagnóstico diferencial de outras alterações laríngeas, mas não permite afastar a presença de fendas laríngeas (Figura 127.12).

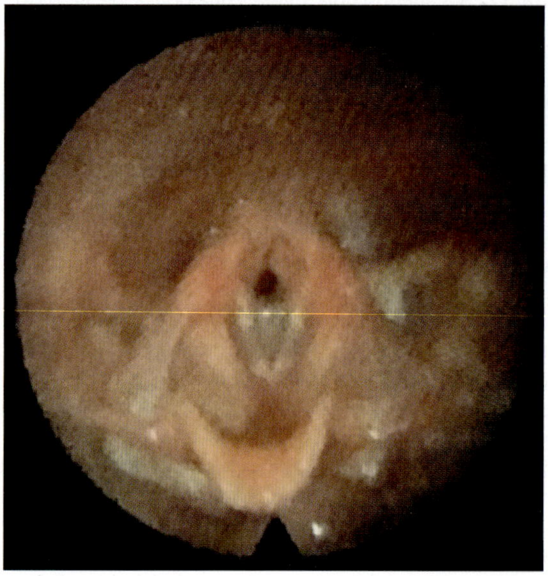

Figura 127.12 Nasofibroscopia do paciente da Figura 127.11. Apesar da suspeita de estreitamento subglótico, não é possível diagnosticar o *cleft*.

Tratamento

Casos com sintomas leves de fendas tipo I não necessariamente precisam ser corrigidos (Figura 127.13). Entretanto, lactentes com sintomas aspirativos devem ter sua fenda corrigida endoscopicamente para evitar a progressão a quadros de broncopneumonias aspirativas.[44]

Fendas do tipo I e II são abordadas endoscopicamente (Figura 127.14). A abordagem endoscópica prevê a necessidade de laringoscopia de suspensão com boa exposição, afastador de pregas vocais e, na maioria das vezes, com auxílio de *laser* de CO_2 para escarificação precisa dos bordos com mínimo sangramento, e sutura com fio absorvível. Nas fendas do tipo IIIa, o tratamento endoscópico tem sido usado cada vez mais com sucesso. No caso de fendas tipo IIIb e IV, é necessário a abordagem aberta.

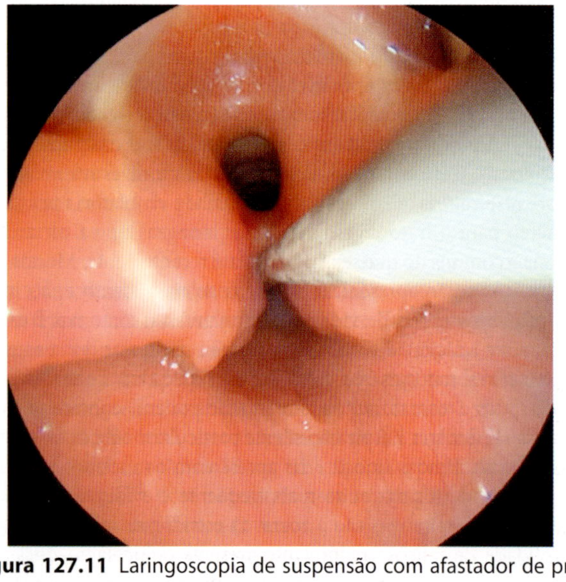

Figura 127.11 Laringoscopia de suspensão com afastador de pregas vocais evidenciando fenda laríngea tipo II (com preservação do limite inferior da cricoide) associada a estenose subglótica congênita. Vê-se que o palpador laríngeo está posicionado no limite inferior da fenda.

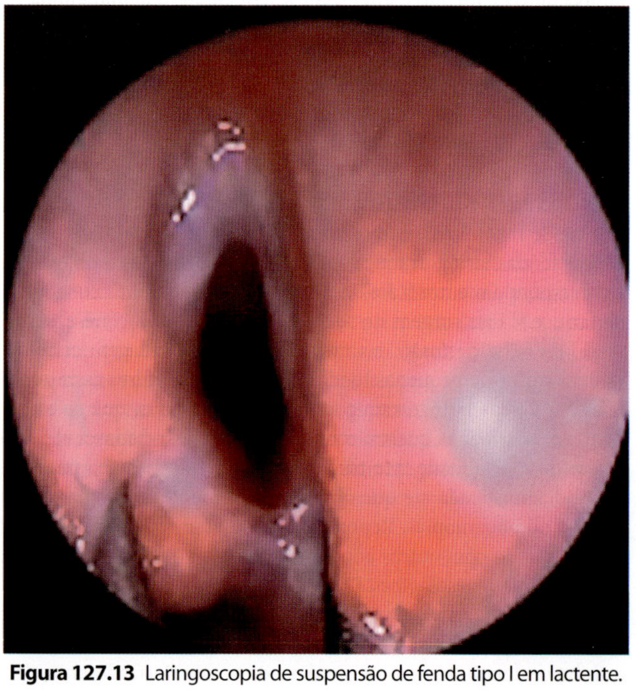

Figura 127.13 Laringoscopia de suspensão de fenda tipo I em lactente.

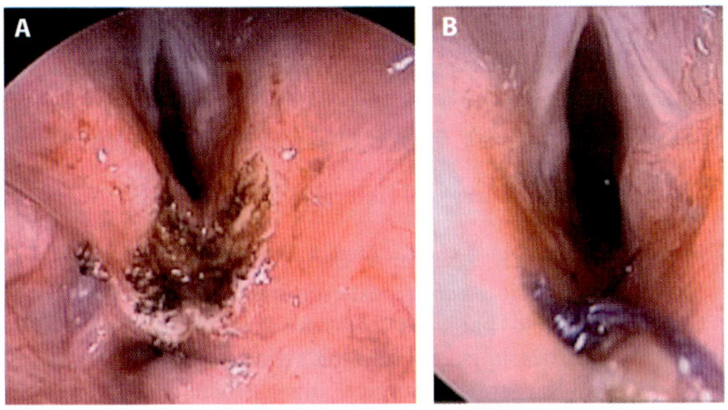

Figura 127.14 Visão endoscópica intraoperatória de fenda tipo I após escarificação dos bordos (**A**) e após sutura (**B**).

Cistos laríngeos

A primeira descrição de um cisto laríngeo foi feita por Verneuil, em 1852, e a segunda por Abercrombie, em 1881. Em 1970, De Santo identificou dois tipos de cisto laríngeo, com base em estudo de 238 casos:[45]

- Cisto de retenção ou cisto ductal: desenvolve-se a partir da obstrução de uma glândula mucosa. Pode ocorrer em qualquer local da laringe
- Cisto sacular: lesão rara, cuja origem é o sáculo do ventrículo de Morgagni. É um cisto preenchido com fluido que pode se estender medial e anteriormente a partir do sáculo (cisto anterior) ou se estender posterossuperiormente (cisto posterior).

Os cistos de laringe podem se localizar em várias regiões. Arens estimou a ocorrência de cistos em estudo publicado em 1997: 58,2% localizados na região glótica, 18,3% no ventrículo, 20,2%, nas valéculas e epiglote, 2,2% nas pregas ariepiglóticas e 0,7% na região interaritenóidea. Cistos na subglote são de prevalência controversa: De Santo descreveu um cisto subglótico apenas em sua série de 238 pacientes, Mitchell encontrou 5 casos de cistos subglóticos em 20 pacientes estudados, e Bauman e Benjamin afirmaram que, de todos os cistos laríngeos, 78% se encontravam na subglote.[44]

Os sintomas dos cistos laríngeos dependem de seu tamanho e de sua localização. Disfonia, disfagia, estridor e disfunção respiratória são os mais comuns.

O diagnóstico é estabelecido pela laringoscopia direta (Figura 127.15). Ressonância nuclear magnética pode ser útil na avaliação da extensão do cisto. O diagnóstico muitas vezes é difícil de ser feito, mas o tratamento em geral é simples: marsupialização do cisto no mesmo momento da laringoscopia direta.

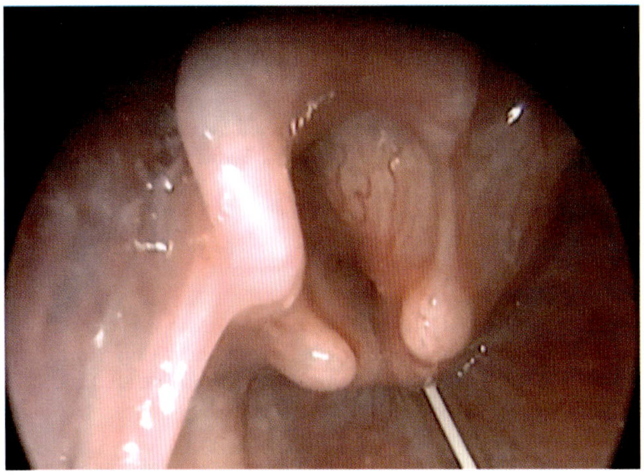

Figura 127.15 Laringoscopia direta mostrando cisto sacular obstrutivo à diretia em recém-nascido.

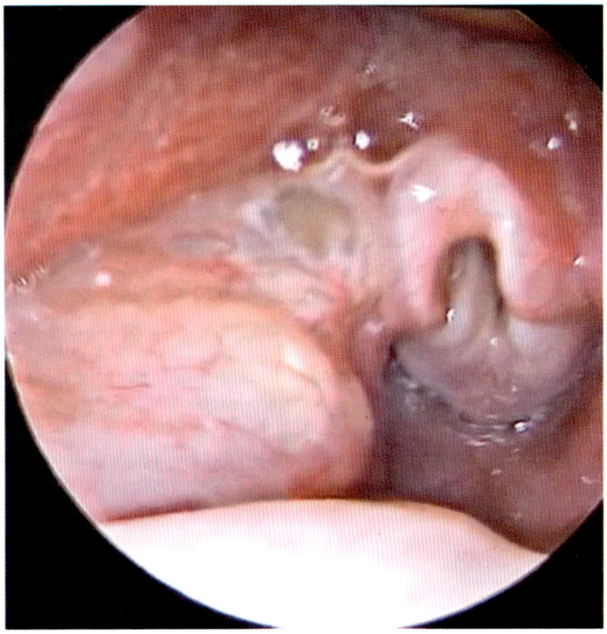

Figura 127.16 Laringoscopia de paciente com grande linfangioma cervical à esquerda, que comprime a parede lateral da faringe e estruturas laríngeas.

Linfangioma de laringe

Outra malformação rara da laringe é o linfangioma laríngeo, que consiste na malformação dos ductos linfáticos. Os linfangiomas são mais frequentes na região cervical, podendo se estender por grandes áreas e causar compressão de estruturas. Em casos muito raros, ocorrem linfangiomas exclusivamente da região da laringe, sem massa cervical associada. Os pacientes podem ser assintomáticos ou apresentar obstrução respiratória grave, caso haja grandes massas (Figura 127.16). O diagnóstico também é firmado a partir da característica clínica da lesão (seja pela inspeção e palpação da massa cervical, seja por endoscopia de via aérea para lesões laríngeas) e por exame de imagem (que contribui para o diagnóstico e, principalmente, para o planejamento do tratamento). O manejo inclui uso de substâncias esclerosantes (mais frequentemente OK432, doxiciclina ou bleomicina) aplicadas localmente nas áreas císticas maiores, cirurgia de ressecção e, em casos selecionados, ablação com *laser*. Os resultados estão diretamente relacionados com a extensão da doença.[44]

Síndrome de cri du chat

A síndrome de *cri du chat* é uma doença genética causada pela perda de componentes do braço curto do cromossomo 5. Caracteriza-se por alterações laríngeas associadas a hipertelorismo, face tipicamente arredondada, implantação baixa das orelhas, hipotonia, microcefalia, pregas epicantais, estrabismo e anomalias viscerais.

A alteração laríngea geralmente encontrada é de abertura posterior da região glótica por provável paralisia da musculatura interaritenóidea. Caracteristicamente, esses pacientes apresentam um estridor em som de "miado de gato". Em geral, não há indicação de tratamento específico, sendo a obstrução respiratória com necessidade de traqueostomia bastante rara. O prognóstico geral desses pacientes é muito ruim.[46]

REFERÊNCIAS BIBLIOGRÁFICAS

1. Dinwiddie R. Congenital upper airway obstruction. Pediatric Respir Rev [Internet]. 2004 Mar [Acesso em: 2024 Jul];5(1):17-24.
2. Silva L. Embriologia do aparelho deglutofonatório. In: Costa HO, Duprat AC, Eckley CA. Laringologia Pediátrica. Rio de Janeiro: Roca, 1999. 348 p.
3. Hollinger LD. Evaluation of stridor and wheezing. In: Hollinger LD, Lusk RP, Green CG, editors. Pediatric laryngology and bronchoesophagology. Philadelphia: Lippincott Williams & Wilkins; 1996. 402 p.
4. Cavel O, Giguere C, Lapointe A, Levy A, Young F, Hickey C et al. Training: Simulating pediatric airway. Pediatr Clin North Am [Internet] 2013 Aug [Acesso em: 2024 Jul];60(4):993-1003.
5. Jackson C. Diseases and injuries of the larynx. Nova York: MacMillan; 1942. 633 p.
6. Vollrath M. Laryngomalacia. Definition, diagnosis and therapy. HNO [Internet] 2004 Apr [Acesso em: 2024 Jul];52(4):336-43.
7. Thompson DM. Laryngomalacia: Factors that influence disease severity and outcomes of management. Curr Opin Otolaryngol Head Neck Surg [Internet]. 2010 Dec [Acesso em: 2024 Jul];18(6):564-70.
8. Thurmond M, Cote DN. Stridor in the neonate: Laryngomalacia. J La State Med Soc [Internet]. 1996 Sep [Acesso em: 2024 Jul];148(9):375-8.
9. Carter J, Rahbar R, Brigger M, Chan K, Cheng A, Daniel SJ et al. International Pediatric ORL Group (IPOG) laringomalacia consensus recommendations. Int J Pediatr Otorhinolaryngol [Internet]. 2016 Jul [Acesso em: 2024 Jul]:86:256-61.
10. Mills JF, Monaghan NP, Nguyen SA, Nguyen CL, Clemmens CL, Carroll WW et al. Characteristics and outcomes of interventions for pediatric laryngomalacia: A systematic review with meta-analysis. Int J Pediatr Otorhinolaryngol [Internet]. 2024 Mar [Acesso em: 2024 Jul];178:111896.
11. Hadfield PJ, Albert DM, Bailey CM, Lindley K, Pierro A. The effect of aryepiglottoplasty for laryngomalacia on gastro-oesophageal reflux. Int J Pediatr Otorhinolaryngol [Internet]. 2003 Jan [Acesso em: 2024 Jul];67(1):11-4.
12. Halstead L. Role of gastroesophageal reflux in pediatric upper airway disorders. Otolaryngol Head Neck Surg [Internet]. 1999 Feb [Acesso em: 2024 Jul];120(2):208-14.
13. Stayroulaki P. Diagnostic and management problems of laryngopharyngeal reflux disease in children. Int J Pediatr Otorhinolaryngol [Internet]. 2006 Apr [Acesso em: 2024 Jul];70(4):579-90.
14. Werner JA, Lippert BM, Dünne AA, Ankermann T, Foz BJ, Seyberth H. Epiglottopexy for the treatment of laryngomalacia. Eur Arch Otorhinolaryngol [Internet]; 2002 Oct [Acesso em: 2024 Jul];259(9):459-64.
15. Reddy AC, Matt BH. Unilateral vs. bilateral supraglottoplasty for severe laryngomalacia in children. Arch Otolaryngol Head Neck Surg [Internet]. 2001 Jun [Acesso em: 2024 Jul];127(6):694-9.
16. Whymark A, Clement WA, Kubba H, Geddes NK. Laser epiglottopexy for laryngomalacia: 10 years' experience in the west of Scotland. Arch Otolaryngol Head Neck Surg [Internet]. 2006 Sep [Acesso em: 2024 Jul];132(9):978-82.
17. Ryan M, Upchurch PA, Senekki-Florent P. Neonatal vocal cord paralysis. Neoreviews [Internet]. 2020 May [Acesso em: 2024 Jul];21(5):e308-e320.
18. Hollinger PH, Brown WT. Congenital webs, cysts, laryngoceles and other anomalies of the larynx. Ann Otol Rhinol Laryngol [Internet]. 1967 Oct [Acesso em: 2024 Jul];76(4):744-52.
19. Daya H, Hosni A, Bejar-Solar I, Evans JG, Bailey CM. Pediatric vocal fold paralysis: A long-term retrospective study. Arch Otolaryngol Head Neck Surg [Internet]. 2000 Jan [Acesso em: 2024 Jul];126(1):21-5.
20. García-Torres E, Antón-Pacheco JL, Luna-Paredes MC, Morante-Valverde R, Ezquerra-Pozo E, Ferrer-Martínez A et al. Vocal cord paralysis after cardiovascular surgery in children: incidence, risk factors and diagnostic options. Eur J Cardiothorac Surg [Internet]. 2020 Feb 1 [Acesso em: 2024 Jul];57(2):359-365.
21. Prestwood CA, Brown AF, Johnson RF. Recovery of vocal cord motion among pediatric patients. Ann Otol Rhinol Laryngol [Internet]. 2022 Jun [Acesso em: 2024 Jul];131(6):587-94.
22. Tan L, Chen C, Li Q. Outcomes of endoscopic percutaneous suture lateralization for neonatal and infantal bilateral vocal ford paralysis. Braz J Otorhinolaryngol [Internet]. 2023 Mar-Apr [Acesso em: 2024 Jul];89(2):271-8.
23. Rutter MJ, Hart CK, Alarcon A, Daniel SJ, Parikh SR, Balkrishnan K et al. Endoscopic anterior-posterior cricoid split for pediatric bilateral vocal fold paralysis. Laryngoscope [Internet]. 2018 Jan [Acesso em: 2024 Jul];128(1):257-63.
24. Thorpe RK, Kanotra SP. Surgical management of bilateral vocal fold paralysis in children: A systematic review and meta-analysis. Otolaryngol Head Neck Surg [Internet]. 2021 Feb [Acesso em: 2024 Jul];164(2):255-63.
25. Lee JW, Bon-Mardion N, Smith ME, Marie J-P. Reinnervation for bilateral vocal fold paralysis in children. JAMA Otolaryngol Head Neck Surg [Internet]. 2020 May 1 [Acesso em: 2024 Jul];146(5):401-7.
26. Monnier P, Bernath MA, Chollet-Rivier M, Cotting J, George M, Perez MH. In: Monnier P, editor. Pediatric airway surgery: Management of laryngotracheal stenosis in infants and children. Berlim: Springer; 2011.
27. Holinger PH, Kutnick SL, Schild JA, Holinger LD. Subglottic stenosis in infants and children. Ann Otol Rhinol Laryngol [Internet]. 1976 Sep-Oct [Acesso em: 2024 Jul];85(5 Pt.1):591-9.
28. Boseley ME, Link DT, Shott SR, Fitton CM, Myer CM, Cottom RT. Laryngotracheoplasty for subglottic stenosis in Down syndrome children: The Cincinnati experience. Int J Pediatr Otorhinolaryngol [Internet]. 2001 Jan [Acesso em: 2024 Jul];57(1):11-5.
29. Myer CM, O'Connor DM, Cotton RT. Proposed grading system for subglottic stenosis based on endotracheal tube sizes. Ann Otol Rhinol Laryngol [Internet]. 1994 Apr [Acesso em: 2024 Jul];103(4 Pt 1):319-23.
30. Durden F, Sobol SE. Ballon laryngoplasty as a primary treatment for subglottic stenosis. Arch Otolaryngol Head Neck Surg [Internet]. 2007 Aug [Acesso em: 2024 Jul];133(8):772-5.
31. Cotton RT, Seid AB. Management of the extubation problem in the premature child. Anterior cricoid split as an alternative to tracheostomy. Ann Otol Rhinol Laryngol [Internet]. 1980 Nov-Dec [Acesso em: 2024 Jul];89(6 Pt 1):508-11.
32. Eze NN, Wyatt BJ, Hartley BJ. The role of the anterior cricoid split in facilitating extubation in infants. Int J Pediatr Otorhinolaryngol [Internet]. 2005 Jun [Acesso em: 2024 Jul];69(6):843-6.
33. Forte V, Chang MB, Papsin BC. Thyroid alar cartilage reconstruction in neonatal subglottic stenosis as a replacement for the anterior cricoid split. Int J Pediatr Otorhinolaryngol [Internet]. 2001 Jul 2 [Acesso em: 2024 Jul];59(3):181-6.
34. White DR, Bravo M, Vijayasekaram S, Rutter MJ, Cotton RT. Laryngotracheoplasty as an alternative to tracheotomy in infants younger than 6 months. Arch Otolaryngol Head Neck Surg [Internet]. 2009 May [Acesso em: 2024 Jul];135(5):445-7.
35. Monnier P, Lang F, Savary M. Cricotracheal resection for pediatric subglottic stenosis. Int J Pediatr Otorhinolaryngol [Internet]. 1999 Oct 5 [Acesso em: 2024 Jul]:49 Suppl 1:S283-6.
36. Perkins JA, Oliaei S, Garrison MM, Manning SC, Christakis DA. Airway procedures and hemangiomas: Treatment patterns and outcome in U.S. pediatric hospitals. Int J Pediatr Otorhinolaryngol [Internet]. 2009 Sep [Acesso em: 2024 Jul];73(9):1302-7.
37. Pope E, Krafichik BR, Macarthur C, Stempak D, Stephens D, Weinstein M et al. Oral versus high-dose pulse corticosteroids for problematic infantile hemangiomas: A randomized, controlled trial. Pediatrics [Internet]. 2007 Jun [Acesso em: 2024 Jul];119(6):e1239-47..
38. Bitar MA, Moukarbel RV, Zalzal GH. Management of congenital subglottic hemangioma: Trends and success over the past 17 years. Otolaryngol Head Neck Surg [Internet]. 2005 Feb [Acesso em: 2024 Jul];132(2):226-31.
39. Léauté-Labrèze C, Duma de la Roque E, Hubiche T, Boralevi F, Thambo J-B, Taïeb A. Propranolol for severe hemangiomas of

infancy. N Engl J Med [Internet]. 2008 Jun 12 [Acesso em: 2024 JUl];358(24):2649-51.
40. Moungthong G, Holinger LD. Laryngotracheoesophageal clefts. Ann. Ann Otol Rhinol Laryngol [Internet]. 1997 Dec [Acesso em: 2024 Jul];106(12):1002-11.
41. Benjamin B, Inglis A. Minor congenital laryngeal clefts: Diagnosis and classification. Ann Otol Rhinol Laryngol [Internet]. 1989 Jun [Acesso em: 2024 Jul];98(6):417-20.
42. Evans KL, Courteney-Harris R, Bailey CM, Evans JN, Parsons DS. Management of posterior laryngeal and laryngotracheoesophageal clefts. Arch Otolaryngol Head Neck Surg [Internet]. 1995 Dec [Acesso em: 2024 Jul];121(12):1380-5.
43. Schraff AS, Zur KB, Jacobs I, Darrow DH, Cotton RT, Rutter MJ. The clinical relevance of the submucosal cricoid cleft. Int J Pediatr Otorhinolaryngol [Internet]. 2007 Jul [Acesso em: 2024 Jul];71(7):1099-104.
44. Daniel SJ. The upper airway: Congenital malformations. Paediatr Respir Rev [Internet]. 2006 [Acesso em: 2024 Jul]:7 Suppl 1:S260-3.
45. Pak MW, Woo JK, van Hasselt CA. Congenital laryngeal cysts: Current approach to management. J Laryngol Otol [Internet]. 1996 Sep [Acesso em: 2024 Jul];110(9):854-6.
46. Ward PH, Engel E, Nance WE. The larynx in the cri-du-chat (cat cry) syndrome. Laryngoscope [Internet]. 1968 Oct [Acesso em: 2024 Jul];78(10):1716-33.

CAPÍTULO

128

Papilomatose Respiratória Recorrente em Crianças

Cláudia Schweiger • Leonardo Palma Kuhl • Gabriel Kuhl

INTRODUÇÃO

A papilomatose respiratória recorrente (PRR) é uma doença de etiologia viral que se manifesta por lesões exofíticas na via aérea, causada pelo papilomavírus humano (HPV, *human papillomavirus*). Ullmann, em 1923, foi o primeiro a descrever a presença de um agente infeccioso após injetar extrato de papiloma laríngeo no próprio braço, resultando na formação de um papiloma.[1]

Apesar de rara, a PRR é a principal causa de neoplasia benigna da laringe (corresponde a 84% dos tumores benignos) e é a segunda causa mais frequente de disfonia na criança.[2] Essa doença envolve geralmente a laringe, mas pode comprometer qualquer área do trato aerodigestivo. O curso dela é variável, com alguns pacientes apresentando remissão completa espontânea e outros manifestando uma forma mais agressiva da doença, requerendo múltiplas cirurgias ao longo de vários anos. Mesmo histologicamente benigna, a PRR pode ser fatal devido a sua tendência à disseminação pelo trato respiratório inferior.[3]

O tratamento da PRR continua sendo um desafio para o otorrinolaringologista, já que ainda não foi identificado um tratamento efetivo contra o vírus.

TRANSMISSÃO

A associação entre a infecção genital pelo HPV nas mães e a incidência de PRR em crianças tem sido estabelecida.[4] O risco estimado de uma criança contrair a doença de uma mãe com condilomatose ativa durante o parto vaginal é de 1 para 400 a 1 para 1.000, sendo fatores de risco para o desenvolvimento de PRR a primiparidade e a mãe jovem.[5] A presença de condiloma vaginal durante a gestação é outro fator de risco importante para o desenvolvimento de PRR juvenil, mas ainda não está definido se o tratamento das lesões maternas diminui esse risco.[6] Mesmo com o risco elevado durante o parto, a contaminação também pode acontecer durante a gestação, visto que já foram descritas partículas virais no líquido amniótico, na placenta e no cordão umbilical.[7] Sabe-se também que a grande maioria dessas crianças nunca apresentará doença e, considerando o baixo risco, argumenta-se que a infecção pelo HPV não contraindica um parto vaginal. Portanto, a opção por cesariana não previne a PRR, mas o risco de transmissão do HPV é maior durante o parto vaginal do que na cesariana (risco relativo [RR]: 1,8; intervalo de confiança [IC] 95%: 1,3 a 2,4).[8]

A forma adulta da PRR pode ser originada de uma ativação do vírus presente desde o nascimento ou de uma infecção adquirida por contato orogenital.

EPIDEMIOLOGIA

A PRR pode afetar pacientes de qualquer idade, sendo cerca de dois terços dos pacientes menores de 15 anos. É classificada clinicamente nas formas juvenil e adulta. A forma juvenil é definida quando o diagnóstico é realizado antes dos 12 anos de idade e ocorre mais frequentemente entre 2 e 4 anos, sendo a distribuição entre meninos e meninas praticamente a mesma.[9]

Dados norte-americanos sugerem uma incidência estimada de PRR juvenil de 1,54 por 100 mil pacientes.[10]

Desde a introdução da vacinação contra o vírus do HPV, vem sendo observada uma redução mundial de novos casos de PRR juvenil. Um estudo norte-americano que reuniu 26 centros terciários de 23 estados identificou uma queda na incidência de novos casos de 2 por 100 mil pacientes nascidos entre 2005 e 2006 (pré-vacinação) para 0,5 caso por 100 mil nascimentos entre 2012 e 2013.[11] Outro exemplo é a Austrália, cujo programa de vacinação universal ocorre desde 2007. O país mantém um programa de vigilância pediátrica que monitora novos casos de papilomatose desde 2011. Foram identificados três novos casos em 2021 e um novo caso em 2022, todos casos de filhos de mães com histórico vacinal incompleto ou desconhecido. Antes disso, o último caso diagnosticado de PRR juvenil havia sido em 2017.[12,13]

PAPILOMAVÍRUS HUMANO

O HPV é um vírus de ácido desoxirribonucleico (DNA, *desoxyribonucleic acid*) pertencente à família *Papillomaviridae*, que infecta a pele e a mucosa, podendo induzir a formação de tumores epiteliais benignos e malignos. Seu genoma é composto de uma fita dupla de DNA circular, com aproximadamente 8 mil pares de base, e forma partículas de aproximadamente 60 nm de diâmetro.

Atualmente, foram isolados 221 tipos oficiais de HPV. Um gênero em especial – alfapapilomavírus – apresenta os tipos virais mais associados ao desenvolvimento de neoplasias epiteliais.[14] Os tipos 6 e 11 são conhecidos por serem capazes de desenvolver patologias histologicamente benignas como verrugas genitais (condiloma acuminado) ou cutâneas, e também os papilomas orais e laríngeos, os quais apresentam pequeno potencial de malignização. Já os tipos 16 e 18 estão associados a desenvolvimento de carcinoma epidermoide no trato genital feminino e masculino, ânus, cavidade oral, orofaringe, hipofaringe e laringe. Outro grupo, embora menos comum, inclui os tipos 31 e 33, com potencial de malignização intermediário. Mesmo que raras na PRR, todas as lesões que forem positivas para os subtipos oncogênicos de HPV (16 e 18) e que demonstrarem características clínicas ou histológicas de doença agressiva ou fulminante devem ter alto índice de suspeita de malignização.[15,16]

FISIOPATOLOGIA

O HPV infecta as células em divisão do epitélio e as lesões papilomatosas ocorrem preferencialmente nos locais de justaposição do epitélio ciliar e escamoso (junção escamocelular). Essas áreas são identificadas na superfície nasofaríngea do palato mole, na zona intermediária da superfície laríngea da epiglote, nas margens superior e inferior das pregas vocais, na carina e na cicatriz da traqueostomia (epitélio ciliado que sofre metaplasia escamosa por trauma), sendo que a maioria das lesões ocorrem nas pregas vocais verdadeiras (Figura 128.1).

Sua replicação acontece nas células da camada basal do epitélio, onde se mantém na forma estável e em múltiplas cópias, garantindo uma infecção persistente. Nas camadas mais superficiais acontece replicação, produzindo partículas virais completas, os víriones. Já nas células indiferenciadas, o DNA do HPV é encontrado

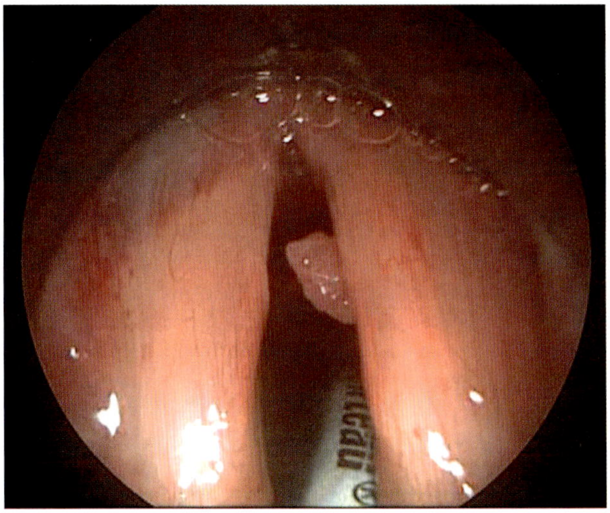

Figura 128.1 Laringoscopia direta com óptica em paciente com lesão pequena e única em prega vocal direita.

incorporado ao genoma celular. Portanto, o HPV introduz-se nas células epiteliais escamosas e o DNA viral estimula a proliferação celular formando o papiloma.

Durante o período de latência, muito pouco ácido ribonucleico (RNA, *ribonucleic acid*) viral é expresso. Mesmo assim, o DNA viral pode ser detectado em mucosa de aparência normal nos pacientes em remissão há anos – e algum estímulo desconhecido pode resultar em reativação e recorrência clínica. É provável que a imunidade do hospedeiro tenha um papel importante na patogênese das lesões induzidas pelo HPV. As respostas imunes, tanto humoral quanto celular, podem estar comprometidas em pacientes com PRR, e a imunocompetência pode estar associada ao curso clínico mais benigno da doença.[3]

RISCO DE MALIGNIZAÇÃO

A transformação maligna em pacientes portadores de PRR tem sido descrita tanto na laringe quanto na árvore broncoalveolar, geralmente se tratando de lesões bem diferenciadas, mas também ocorrendo em tumores muito agressivos e de disseminação extensa. Na forma adulta, séries de casos demonstram risco de malignização entre 3 e 6% dos pacientes portadores de HPV de baixo risco (tipos 6 e 11), sendo o HPV tipo 11 atribuído a uma maior probabilidade em relação ao HPV tipo 6. Fatores de risco para transformação maligna incluem tabagismo, etilismo e irradiação prévia, os quais são fatores de risco independentes para neoplasia maligna. Já o grupo de HPV de alto risco (tipos 16 e 18) podem estar relacionados com carcinoma cervical em 70 a 90% dos casos, estando presente em aproximadamente 50% dos casos de carcinoma de laringe, 40% de base de língua e 74% de tonsilas palatinas.[16,17]

Casos de transformação maligna em PRR juvenil são muito raros, devendo sempre ser extensivamente investigados.

MANIFESTAÇÕES CLÍNICAS

A disfonia é o sintoma mais comum, seguido de obstrução da via aérea e dificuldade respiratória. O estridor, quando presente no início, é inspiratório e com a progressão da doença torna-se bifásico. Outros sintomas menos frequentes são tosse crônica, pneumonia recorrente, dispneia e disfagia. Esses sintomas podem ocorrer por muitos anos e os pacientes podem receber outros diagnósticos no decorrer do período, antes que um diagnóstico correto e definitivo seja realizado.

É importante lembrar que em crianças pré-linguagem, o choro é uma referência importante para alterações ao nível da glote, podendo ser rouco ou fraco na presença de papilomatose.

A apresentação característica do papiloma é a presença de uma lesão exofítica, pedunculada ou nodular, com superfície irregular composta por inúmeras microvilosidades de tamanhos variados. Podem ocorrer como lesões únicas ou múltiplas, de coloração rósea a avermelhada (Figura 128.2). Tratam-se de projeções de tecido conjuntivo altamente vascularizado coberto por epitélio escamoso estratificado com queratinização anormal.[3]

A PRR juvenil pode ser muito agressiva, com necessidade de traqueostomia e disseminação da doença para outros pontos da via aérea. A regressão espontânea da doença na puberdade pode ocorrer principalmente nos pacientes que tiveram o diagnóstico entre 6 e 10 anos e que tiveram a doença em apenas um local anatômico na via aérea. Acredita-se que isso aconteça pela formação de anticorpos anti-HPV, que podem ser detectados no organismo de qualquer pessoa infectada. Esse é um dos fatores que mantêm a infecção na forma latente, e em alguns casos, podem eliminar o vírus, porém, a maioria dos pacientes permanece infectada para o restante da vida.

As crianças com diagnóstico antes dos 3 anos de idade têm pior prognóstico, com maior número de procedimentos cirúrgicos e mais locais anatômicos envolvidos, porém, não houve relação entre a idade ao diagnóstico e o risco de realização de traqueostomia no curso clínico da doença. O diagnóstico prévio aos 3 anos traz risco 3,6 vezes maior de quatro cirurgias por ano ou mais e risco quase duas vezes maior de apresentar mais de um local anatômico afetado pela doença.[18]

Na PRR do adulto, as lesões tendem a ser mais localizadas e até mesmo únicas. Tem comportamento menos agressivo e, às vezes, um procedimento cirúrgico é suficiente para a cura.

A coexistência de outras infecções virais, especialmente os herpes-vírus e o vírus Epstein-Barr, e a presença de refluxo gastresofagiano (RGE) têm sido identificadas como consideráveis fatores de risco para a persistência da doença. Acredita-se que, em alguns casos, o controle do RGE diminua o crescimento papilomatoso e também as complicações pós-operatórias como sinequias e estenoses da laringe.[19]

A extensão extralaríngea da papilomatose ocorre em aproximadamente 30% das crianças e 16% dos adultos com PRR. Os locais extralaríngeos mais frequentes são a cavidade oral, a traqueia e o

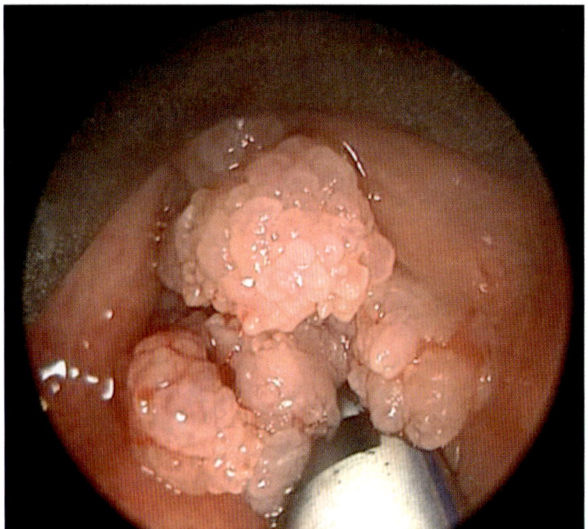

Figura 128.2 Laringoscopia direta com óptica em paciente pediátrico mostrando extensa papilomatose em laringe.

brônquio. Essa extensão pode ser por continuidade da doença, por dispersão das partículas virais durante a manipulação da via aérea, pela intubação traqueal ou pelo vapor do *laser* durante a cirurgia. As lesões pulmonares não tendem a regredir espontaneamente como ocorre com as lesões laríngeas não complicadas.

A contaminação de vias aéreas inferiores é vista mais comumente após traqueostomia, que deve ser evitada tanto quanto possível. Evitar traqueostomias em crianças também é importante para permitir o desenvolvimento de boa fonação e preservar a estrutura e a função da laringe. O comprometimento pulmonar pela PRR apresenta como fatores de risco a extensão extralaríngea da doença ao diagnóstico e a necessidade de mais de dez procedimentos cirúrgicos ao longo do seu curso clínico. A suspeita de comprometimento pulmonar surge quando o paciente passa a ser acometido por repetidos quadros respiratórios inferiores ou focos de proliferação dos papilomas são descobertos em exames de controle. A radiografia de tórax está indicada como primeira escolha no rastreio de tais lesões por sua relação de custo e efetividade. Em casos de maior suspeita, a tomografia computadorizada de tórax pode ser mais esclarecedora. Estima-se que o envolvimento pulmonar ocorra em até 8 a 9% dos casos e, dentre esses, que a malignização atinja 16%.[20]

DIAGNÓSTICO

Exame clínico

O diagnóstico pré-operatório da papilomatose respiratória recorrente é adequadamente realizado por meio de endoscopia da via aérea. Uma cuidadosa e sequencial inspeção de orofaringe, hipofaringe e laringe, incluindo a região subglótica (quando visível), fornece dados suficientes para o diagnóstico e permite a avaliação da mobilidade das pregas vocais e do grau de obstrução da via aérea, determinando a urgência ou não da intervenção cirúrgica.

É vital realizar avaliação endoscópica da laringe em toda criança com disfonia ou alterações de choro persistente, a fim de evitar diagnósticos errôneos e atraso no diagnóstico associado a um aumento de risco de obstrução de via aérea.

Diagnóstico histopatológico

A biopsia deve ser realizada durante o procedimento cirúrgico para confirmar o diagnóstico, que se baseia no efeito citopático do vírus sobre as células e os tecidos infectados, sem identificar propriamente o vírus.

Considera-se que a coilocitose (células com vacuolização perinuclear), observada no exame histológico das lesões papilomatosas, seja patognomônica da infecção por HPV.

O exame histopatológico não é capaz de diagnosticar a infecção latente, mas confirma a existência de doença nas lesões subclínicas e informa a existência ou não de lesões pré-invasivas (neoplasias intraepiteliais).

Técnicas moleculares

Essas técnicas identificam o DNA viral incorporado ou não ao material nuclear da célula infectada e são capazes de identificar os tipos de HPV presentes. São chamadas técnicas de hibridização molecular e incluem, entre outras, a reação em cadeia da polimerase (PCR, *polymerase chain reaction*) e a captura híbrida. Esses meios são capazes de diagnosticar a forma latente, mas não são necessários para o diagnóstico das formas subclínicas ou clínicas da infecção.

O método de detecção do HPV é importante tanto na detecção quanto na definição do tipo de HPV. Diferentes métodos vêm sendo associados a diferentes resultados em pesquisas. A captura híbrida é um método mais recente, que tem a vantagem de utilizar reagentes não radioativos, facilitando seu manuseio e diminuindo seu custo. A PCR é capaz de detectar quantidades ínfimas de DNA do HPV por meio de um processo que multiplica sequências de DNA encontradas, e por meio do uso de técnicas altamente sensíveis de PCR, o HPV foi identificado em até 100% dos casos de PRR.[17]

Assim que a detecção do DNA viral se tornou acessível, diversos estudos tentaram definir diferenças entre os tipos 6 e 11 quanto à gravidade do curso clínico da PRR ou no risco de malignização dos papilomas. O tipo 11 parece ser mais virulento, associado a apresentação mais precoce, atividade de doença mais longa, maior número de procedimentos cirúrgicos, maior mortalidade e maior risco de malignização. Buchinsky et al. demonstraram que tanto o HPV tipo 11 como a idade de diagnóstico da PRR estão relacionados com um curso clínico mais agressivo, necessitando de maior número de intervenções cirúrgicas por ano. Quando essas duas variáveis foram estudadas através de análise multivariável, a precocidade do diagnóstico mostrou-se superior ao tipo viral como preditor de um pior curso clínico.[18]

ESTADIAMENTO DA DOENÇA

Derkay desenvolveu um sistema padronizado de escore objetivo da PRR para permitir melhor determinação da gravidade da doença em qualquer momento e, principalmente, acompanhar seu curso clínico ao longo do tempo. O cirurgião assinala um grau de 0 a 3 (0 = ausente; 1 = lesão superficial; 2 = lesão elevada; 3 = lesão volumosa) para cada local do trato aerodigestivo. Além disso, responde a seis perguntas relacionadas com o curso clínico da doença (intervalo de doença, número total de cirurgias recentes, cirurgia e emergência, qualidade vocal, grau de estridor no momento da cirurgia e grau de dificuldade respiratória). O protocolo demora menos de cinco minutos para ser preenchido, cria um registro que reflete de forma acurada a situação da doença e é sensível o suficiente para detectar tênues mudanças na condição clínica do paciente ao longo do tempo.[21]

TRATAMENTO

Vários tratamentos têm sido propostos na tentativa de controlar a PRR, mas até o momento nenhum deles conseguiu eliminar a causa da doença, isto é, o vírus do HPV. A prevenção primária através da vacina contra o HPV representa talvez o maior avanço relacionado com a PRR nos últimos tempos, podendo no futuro levar à erradicação dessa doença. Para o tratamento da doença já instalada, a repetitiva ablação cirúrgica das lesões associada ao tratamento clínico adjuvante em casos selecionados ainda é o método mais eficaz. Os objetivos principais da terapêutica são a manutenção da via aérea e a melhora da qualidade vocal.

Como esses pacientes, na maioria dos casos, necessitam de repetidas intervenções cirúrgicas e contínuo acompanhamento ambulatorial, um bom vínculo entre os pacientes e os serviços que lhe prestam atendimento é essencial. O estabelecimento de um protocolo de atendimento e a sua discussão com os pacientes e suas famílias é de fundamental importância para evitar abandono no tratamento e posterior necessidade de retorno urgente em função de obstrução da via aérea. Garantir ao paciente livre acesso ao serviço de saúde que lhe acompanha, caso perceba piora da qualidade vocal ou da dispneia, garante uma boa relação médico-paciente e evita complicações inesperadas.

Tratamento cirúrgico

O tratamento cirúrgico é realizado sob anestesia geral. A técnica anestésica e de intubação deve garantir a segurança do paciente, mas também permitir uma boa visualização das estruturas acometidas pela doença. A avaliação de toda a via aérea para estadiamento da doença geralmente é o primeiro passo, e ela pode ser realizada através de anestesia geral com ventilação espontânea ou com a colocação de um tubo endotraqueal de calibre menor do que o previsto para aquela via aérea. A intubação endotraqueal desses pacientes não apresenta dificuldades, uma vez que essas lesões são facilmente compressíveis na passagem do tubo. Pacientes com fibrose e fixação de pregas vocais causadas por múltiplos procedimentos podem ser mais difíceis de intubar.

O uso de ópticas rígidas de diferentes ângulos facilita o estadiamento e permite avaliar toda a via aérea, desde a base da língua até os brônquios. Após a avaliação inicial, coloca-se o laringoscópio de suspensão e, com o auxílio do microscópio, inicia-se o procedimento cirúrgico. A biopsia deve ser sempre realizada, mesmo em pacientes que já tenham o diagnóstico de papilomatose, para afastar a possibilidade de malignização da lesão. A presença de atipias ou de comportamento biológico agressivo das lesões deve alertar o cirurgião para sua transformação maligna.

Vários instrumentos podem ser utilizados para a exérese das lesões. Atualmente, as escolhas são pinças frias, como micro-tesouras e saca-bocados, microdebridadores ou o uso de *lasers*. Estudos não demonstram superioridade de nenhuma técnica sobre a outra, desde que sejam respeitados os limites anatômicos entre a lesão e o epitélio normal da laringe. Instrumentos frios apresentam a desvantagem de causarem maior sangramento na via aérea, mas são mais disponíveis, baratos e, em mãos treinadas, têm a vantagem de permitir a remoção das lesões de forma rápida e eficaz, sem o risco de queimaduras provocadas pelo *laser*. Principalmente em crianças pequenas, os instrumentos frios são o método preferencial, pelo melhor controle da ressecção e menor risco de trauma iatrogênico à mucosa laríngea (mesmo às custas de eventual remoção incompleta das lesões, pois o trauma excessivo inadvertido pode criar estenoses da via aérea com resultados catastróficos) (Figura 128.3).

O *laser* de CO_2 e, mais recentemente, o KTP (*potassium titanyl phosphate*) são amplamente utilizados em adultos e têm demonstrado excelente capacidade hemostática; porém, acrescentam custos e demora ao procedimento, e apresentam risco de queimaduras na via aérea, o que pode ser especialmente grave na via aérea infantil. O KTP-*laser* parece ter menos efeitos térmicos na lâmina própria das pregas vocais quando comparado com o *laser* de CO_2.

O microdebridador parece aliar as vantagens de diminuir o tempo cirúrgico (uma vez que permite a retirada rápida das lesões e a aspiração contínua de sangue) e de não causar danos térmicos à via aérea. Ele é, porém, como o *laser*, um instrumento mais caro do que as pinças convencionais e necessita de uma ponteira especial para o uso na laringe, nem sempre disponível, podendo também lesionar a mucosa laríngea se usado sem técnica adequada.[3]

Em geral, são necessárias repetidas intervenções cirúrgicas em função das frequentes recidivas do papiloma. Em pacientes com doença em comissura anterior e posterior, ou papilomas agressivos, o objetivo deve ser a remoção suficiente para liberar a via aérea ao mesmo tempo em que se evitam complicações de estenose glótica e subglótica e formação de membrana que resultam em redução do calibre da via aérea.

Mesmo com a remoção adequada de todas as lesões papilomatosas evidentes, o vírus se mantém latente nos tecidos adjacentes. Com isso, é prudente deixar papilomas residuais quando a remoção completa puder significar dano tecidual e formação de tecido cicatricial em excesso. Além disso, deve ser evitada de todas as formas a realização de traqueostomia nos casos de obstrução da via aérea, já que ela aumenta a probabilidade de disseminação distal da papilomatose e apresenta riscos cirúrgicos inerentes.

Tratamento adjuvante

Terapias adjuvantes vêm sendo pesquisadas há anos, a fim de reduzir o número de procedimentos cirúrgicos realizados em cada paciente, os custos e, principalmente, as sequelas que repetidas cirurgias podem causar. A complicação mais temida nos pacientes que são submetidos a repetidas cirurgias é a fibrose das pregas vocais, sinequias, e estenoses, que podem levar à disfonia significativa e restringir a ventilação, aumentando a chance de necessidade de realização de traqueostomia.

As terapias adjuvantes mais utilizadas são a alfainterferona sistêmica, o cidofovir intralesional e o bevacizumab intralesional ou sistêmico. Os agentes intralesionais são preferíveis à interferona, pois têm se mostrado eficazes e com baixa taxa de efeitos adversos. Outras alternativas de tratamento incluem medicações antirrefluxo e a vacina contra o HPV.

Os critérios mais utilizados para o uso de medicação adjuvante na PRR são: necessidade de mais de quatro cirurgias por ano, múltiplos locais distais de disseminação da doença e/ou recidiva de papilomas com comprometimento importante da via aérea. Ainda não há consenso sobre esses critérios e muitos cirurgiões aplicam medicações adjuvantes já na primeira microcirurgia de laringe, a fim de diminuir a taxa de recidiva da doença.[2]

Tratamento intralesional

Cidofovir

O cidofovir é um análogo da citosina que se incorpora ao DNA durante a formação de sua cadeia, tanto nos vírus quanto nos mamíferos. Inibe o processo de polimerização do DNA viral e apresenta potente atividade antiviral contra um amplo grupo de herpes-vírus (citomegalovírus, herpes simples tipos 1 e 2, vírus varicela-zóster, vírus Epstein-Barr, herpes-vírus tipos 6 e 8, adenovírus e papilomavírus). O efeito antiviral dura dias a semanas devido à longa meia-vida intracelular do metabólito di-hidrato de cidofovir.

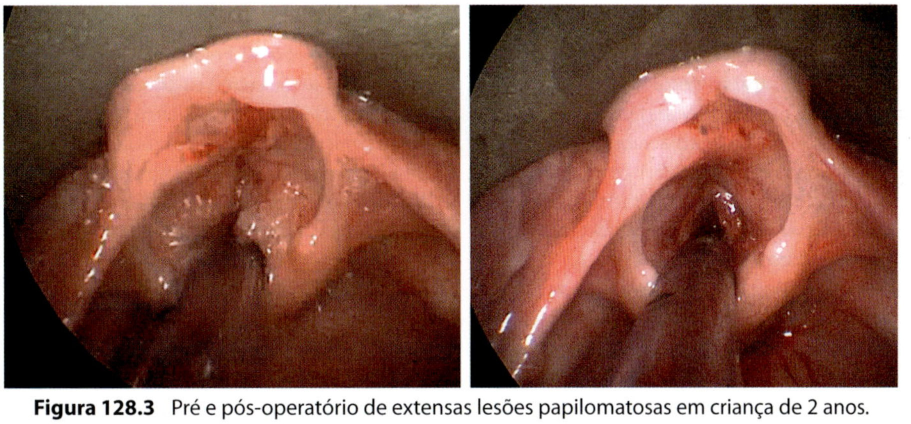

Figura 128.3 Pré e pós-operatório de extensas lesões papilomatosas em criança de 2 anos.

Até o momento, a Food and Drug Administration (FDA), dos EUA, aprovou o uso do cidofovir somente para o tratamento da retinite por citomegalovírus em pacientes com síndrome da imunodeficiência adquirida (AIDS). Portanto, o uso de cidofovir em qualquer outra circunstância é considerado *off-label* e deve ser amplamente discutido com o paciente e os familiares quando da decisão de seu uso, pois ao mesmo tempo em que não existem estudos que autorizem seu uso na PRR, estudos em modelos animais mostram potencial carcinogênico e teratogênico em roedores. O risco de malignização é desconhecido em humanos.

Essa medicação é utilizada desde 1998 para a PRR e é geralmente administrada na dose de 1 a 5 mg/kg. A injeção é realizada com anestesia geral por meio de laringoscopia direta e pode ou não estar associada à remoção das lesões papilomatosas. Em média, são necessárias de seis a nove injeções para um resultado satisfatório, realizadas a cada 2 ou 4 semanas.

A maioria dos estudos avaliando a eficácia do cidofovir é de natureza retrospectiva, com poucos pacientes incluídos. Recente revisão sistemática incluiu 22 estudos e mostrou remissão completa ou significativa em 66% dos pacientes após o término do tratamento, mas desses, 30% tiveram recidiva das lesões menos de um ano depois.[22] Apesar de um estudo com uso do cidofovir *versus* placebo sugerir benefício da medicação, uma revisão sistemática da Cochrane concluiu que não há evidência suficiente que mostre a eficácia do cidofovir intralesional.[23]

Os efeitos adversos associados à administração sistêmica do cidofovir relatados na literatura são vômitos, neutropenia, aumento de enzimas hepáticas e insuficiência renal. Não se sabem os efeitos adversos relacionados com a administração tópica, mas recomenda-se que contagem de células sanguíneas, enzimas hepáticas e função renal sejam monitorizadas durante todo o tratamento.

Bevacizumab

O bevacizumab é um anticorpo monoclonal recombinante que inibe a angiogênese através da inibição do fator de crescimento endotelial vascular. Tem sido administrado intravenosamente para neoplasias metastáticas e intralesionalmente para doenças oftalmológicas, como a degeneração macular. Na última década, surgiu como um promissor tratamento para a PRR, provavelmente inibindo a proliferação vascular necessária ao crescimento dos papilomas. Assim como o cidofovir, porém, esse medicamento é utilizado de modo *off-label* e seu uso deve ser discutido com o paciente e seus familiares.

Poucos estudos utilizaram o bevacizumab como forma de tratamento adjuvante para a PRR, e a maioria trata-se de relatos ou série de casos, com metodologias e pacientes heterogêneos. Tanto os estudos realizados em adultos quanto os realizados em crianças sugerem um aumento no intervalo entre as cirurgias, o que, em última análise, teve impacto significativo nos escores de qualidade de vida desses pacientes.[22]

Um único estudo comparou cidofovir e bevacizumab intralesionais *versus* placebo; os resultados, porém, são limitados pelo tempo de avaliação e número de pacientes.[24]

As doses utilizadas variam amplamente. Em nossa atuação, utilizamos o bevacizumab na concentração de 25 mg/mℓ em adultos e aplicamos em torno de 1 a 1,2 mℓ (25 a 30 mg) nos locais acometidos da laringe. Em crianças pequenas, utilizamos 1 mℓ (2,5 mg) da medicação no total, na concentração de 2,5 mg/mℓ. Há estudos mostrando a utilização de 25 mg em crianças a partir dos 10 anos. Não se sabe qual a dose necessária para se atingir os melhores resultados sem causar efeitos adversos.

Os efeitos adversos mais comumente citados na literatura são sangramento, vômitos, aumento da pressão arterial, insuficiência renal e eventos cardiovasculares, mas todos relacionados com a aplicação sistêmica de bevacizumab. Não há relatos de efeitos adversos importantes no seu uso intralesional.[25]

Tratamento sistêmico

Alfainterferona

As interferonas são um grupo de proteínas imunorreguladoras sintetizadas por linfócitos T, macrófagos, fibroblastos e outros tipos de células, após estimulação com vírus, antígenos, mitógenos, DNA de dupla fita ou lectinas. As alfainterferonas bloqueiam a replicação viral, potencializam a atividade lítica das células *natural killer*, aumentam a expressão de complexo de histocompatibilidade maior de classe I nas células infectadas por vírus e induzem o desenvolvimento de células T *helper* 1. Parecem também ter efeito imunomodulatório.

A terapia adjuvante com interferona foi introduzida em 1980 sendo um dos primeiros tratamentos adjuvantes descritos para a PRR.

Os estudos publicados sobre o uso de alfainterferona no tratamento adjuvante não incluíram randomização ou cegamento, sendo todas séries de casos que mostraram taxa de remissão ao final do tratamento entre 45 e 63% dos pacientes. O seu efeito é dependente de terapia continuada, sendo comum o retorno das lesões após a suspensão do tratamento. A dosagem de interferona também varia muito entre os estudos e os serviços.

O uso está associado a diversos efeitos adversos que limitam a sua utilização. Entre eles, destacam-se febre, mialgias, fadiga, cefaleia, náuseas, vômitos e diarreia, além de neutropenia, plaquetopenia, aumento das enzimas hepáticas e insuficiência renal. Mais raramente, pode haver neurotoxicidade manifestada por sonolência, letargia e até convulsões. O seu uso vem sendo progressivamente descontinuado, sendo limitado apenas a casos graves e na ausência de outras alternativas.[26]

Bevacizumab sistêmico

Mohr[27] primeiro descreveu o uso do bevacizumab sistêmico em uma série de cinco pacientes adultos e crianças com PRR consideradas graves, em que todos tiveram respostas impressionantes.

Na literatura, uma revisão sistemática recente identificou 20 casos de PRR juvenil tratados com bevacizumab sistêmico, todos com doença considerada avançada pela presença de traqueostomia, necessidade frequente de cirurgias ou envolvimento de traqueia e/ou de parênquima pulmonar. Todos obtiveram melhora clinicamente significativa e mais da metade não necessitou de novas intervenções cirúrgicas após o início do tratamento.[28]

Embora as dosagens ideais ainda não estejam bem estabelecidas, recomenda-se iniciar o tratamento na dosagem de 5 a 10 mg/kg com injeções realizadas em intervalos de 3 a 4 semanas e, conforme remissão das lesões, espaçar as aplicações para intervalos de até 2 a 4 meses.

A remissão dramática das lesões, apesar do número diminuto de casos na literatura, muitas vezes sem necessidade de novas intervenções cirúrgicas, vem questionando o paradigma de que a papilomatose laríngea seja uma doença eminentemente de controle cirúrgico.

A limitação desse tratamento é a necessidade de manter uso contínuo da medicação, com casos demonstrando recidiva das lesões papilomatosas na suspensão do tratamento. Também são desconhecidos os efeitos adversos a longo prazo do uso do bevacizumab sistêmico por tempo indefinido. Robinson et al. publicou um caso de PRR juvenil com 5 anos de tratamento com bevacizumab sistêmico que desenvolveu proteinúria e hipertensão arterial sistêmica, manejados com enalapril. Uma biopsia renal evidenciou sinais de microangiopatia trombótica glomerular.[29]

É recomendado acompanhamento multidisciplinar especializado desses pacientes e extensa discussão com pais ou cuidadores antes de iniciar esse tratamento.

Tratamento da papilomatose respiratória recorrente pulmonar

O comprometimento pulmonar da PRR, geralmente ligado à imunodeficiência grave e/ou à presença de traqueostomia, representa um dos preditores de mau prognóstico na sua evolução, devido a possível ampla disseminação dessa doença, à maior complexidade do acesso as vias aéreas inferiores e à baixa eficácia dos tratamentos adjuvantes nas vias aéreas inferiores. Felizmente, a incidência dessa complicação é baixa. Na literatura, há apenas alguns casos descritos, nos quais foram utilizadas a aplicação endovenosa de cidofovir, de alfainterferona, e a aplicação de cidofovir através de fibrobroncoscopia.[20]

Mais recentemente, o uso de bevacizumab sistêmico vem se tornando preferencial no tratamento desses pacientes.[28]

VACINAÇÃO

A infecção pelo HPV é a doença sexualmente transmissível mais prevalente no mundo e pode levar a uma variedade de doenças, desde verrugas até carcinomas genitais. A vacina do HPV surgiu como uma esperança para a diminuição da incidência de PRR e de cânceres cervicovaginais.

Acima de 95% dos casos de câncer de cérvice uterino são associados ao vírus do HPV. Os tipos 16 e 18 estão relacionados com 70% dos casos de câncer de cérvice uterino, enquanto os subtipos 6 e 11, a 90% das verrugas genitais.

Atualmente, existem seis diferentes vacinas licenciadas para prevenção da infecção do vírus HPV, sendo três delas bivalentes, duas quadrivalentes e uma nonavalente, todas baseadas na proteína L1 do vírus do HPV.

Até o final de 2022, 125 países tiveram a vacinação contra o HPV introduzida em seus programas nacionais de imunização.[14] No Brasil, a vacina quadrivalente faz parte do calendário vacinal, sendo distribuída no Sistema Único de Saúde (SUS) para meninas entre 9 e 14 anos e meninos entre 11 e 14 anos, atingindo cobertura vacinal de aproximadamente 49% (dados de 2020), ainda bem longe do alvo de 80% recomendado pela Organização Mundial de Saúde (OMS).[30]

Desde 2008, vários relatos de casos têm sido publicados demonstrando a eficácia da vacina quando utilizada na doença já instalada, como forma de medicação adjuvante à exérese das lesões. A vacina estimularia a imunidade mediada por células T, aumentando o título de anticorpos contra a doença e diminuindo a taxa de recidiva das lesões. Outros relatos de casos semelhantes não demonstraram benefício da vacina nesses pacientes; a explicação para isso seria que a cura da doença necessita de uma resposta imunológica ativa mediada por células do paciente (imunidade celular) e não simplesmente da presença de anticorpos contra o HPV (imunidade humoral). Essa questão ainda precisa ser esclarecida.[31]

REFERÊNCIAS BIBLIOGRÁFICAS

1. Ullman EV. On the aetiology of laryngeal papilloma. Acta Otolaryngol [Internet]. 1923 [Acesso em: 2024 Jul];5:317.
2. Derkay CS, Darrow DH. Recurrent respiratory papillomatosis of the larynx: Current diagnosis and treatment. Otolayngol Clin North Am [Internet]. 2000 [Acesso em: 2024 Jul];33:1127-41.
3. Flint PW, Haughey BH, Lund VJ, Niparko JK, Lesperance MM, Robins T et al. Cummings Otolaryngology. 7th ed. Elsevier; 2020.
4. Gerein V. Prognostic factors of recurrent papillomatosis spread to lower airway passages. Int J Pediatr Otorhinolaryngol [Internet]. 2004 [Acesso em: 2024 Jul];68;1589-90.
5. Shah KV, Stern WF, Shah FK, Bishai D, Kashima HK. Risk factors for juvenile onset recurrent respiratory papillomatosis. Pediatr Infect Dis J [Internet]. 1998 [Acesso em: 2024 Jul];17(5):372-6.
6. Silverberg MJ, Thorsen P, Lindeberg H, Grant LA, Shah KV. Condyloma in pregnancy is strongly predictive of juvenile-onset recurrent respiratory papillomatosis. Obstet Gynecol [Internet]. 2003 [Acesso em: 2024 Jul];101(4):645-52.
7. Sarkola ME, Grenman SE, Rintala MA, Syrjanen KJ, Syrjanen SM. Human papillomavirus in the placenta and umbilical cord blood. Acta Obstetricia et Gynecologica Scandinavica [Internet]. 2008 [Acesso em: 2024 Jul];87:1181-188.
8. Medeiros LR, Ethur AB, Hilgert JB, Zanini RR, Berwanger O, Bozzetti MC et al. Vertical transmission of the human papillomavirus: A systematic quantitative review. Cad Saude Publica [Internet]. 2005 Jul-Aug [Acesso em: 2024 Jul];21(4):1006-15.
9. Reeves WC, Ruparelia SS, Swanson KI, Derkay CS, Marcus A, Unger ER. National registry for juvenile-onset recurrent respiratory papillomatosis. Arch Otolaryngol Head Neck Surg [Internet]. 2003 Sep [Acesso em: 2024 Jul];129(9):976-82.
10. Marsico M, Mehta V, Chastek B, Liaw KL, Derkay C. Estimating the incidence and prevalence of juvenile-onset recurrent respiratory papillomatosis in publicly and privately insured claims databases in the United States. Sex Transm Dis [Internet]. 2014 [Acesso em: 2024 Jul];41(5):300-5.
11. Meites E, Stone L, Amiling R, Singh V, Unger ER, Derkay CS et al. Significant declines in juvenile-onset recurrent respiratory papillomatosis following human papillomavirus (HPV) vaccine introduction in the United States. Clin Infect Dis [Internet]. 2021 [Acesso em: 2024 Jul];73(5):885-90.
12. Teutsch SM, Nunez CA, Morris A, Eslick GD, Elliott EJ. Australian Paediatric Surveillance Unit (APSU) Annual Surveillance Report 2022. Commun Dis Intell (2018) [Internet]. 2023 Aug 24 [Acesso em: 2024 Jul];47. Errata em: Commun Dis Intell (2018). 2023 Oct 19;47.
13. Teutsch SM, Nunez CA, Morris A, Eslick GD, Berkhout A, Novakovic D et al. Australian Paediatric Surveillance Unit (APSU) Annual Surveillance Report 2021. Commun Dis Intell (2018) [Internet]. 2022 [Acesso em: 2024 Jul];46:10.
14. Williamson AL. Recent developments in human papillomavirus (HPV) vaccinology. Viruses [Internet]. 2023 [Acesso em: 2024 Jul];15(7):1440.
15. Lacey CJ, Lowndes CM, Shah KV. Chapter 4: Burden and management of non-cancerous HPV-related conditions: HPV-6/11 disease. Vaccine [Internet]. 2006 [Acesso em: 2024 Jul];24 Suppl 3:S3/35-S3/41.
16. Kreimer AR, Clifford GM, Boyle P, Franceschi S. Human papillomavirus types in head and neck squamous cell carcinomas worldwide: A systematic review. Cancer Epidemiol Biomarkers Prev [Internet]. 2005 Feb [Acesso em: 2024 Jul];14(2):467-75.
17. Donne AJ, Hampson L, Homer JJ, Hampson IN. The role of HPV type in recurrent respiratory papillomatosis. Int J Pediatr Otorhinolaryngol [Internet]. 2010 [Acesso em: 2024 Jul];74(1):7-14.
18. Buchinsky FJ, Donfack J, Derkay CS, Choi SS, Conley SF, Myer CM 3rd et al. Age of child, more than HPV type, is associated with clinical course in recurrent respiratory papillomatosis. PLoS ONE [Internet]. 2008 [Acesso em: 2024 Jul];28:e2263-e2268.
19. San Giorgi MR, Helder HM, Lindeman RJ, de Bock GH, Dikkers FG. The association between gastroesophageal reflux disease and recurrent respiratory papillomatosis: A systematic review. Laryngoscope [Internet]. 2016 [Acesso em: 2024 Jul];126:2330–9.
20. Pai SI, Wasserman I, Ji YD, Gilman M, Hung YP, Faquin WC et al. Pulmonary manifestations of chronic HPV infection in patients with recurrent respiratory papillomatosis. Lancet Respir Med [Internet]. 2022 [Acesso em: 2024 Jul];10(10):997-1008.
21. Derkay CS, Malis DJ, Zalzal G, Wiatrak BJ, Kashima HK, Coltrera MD. A staging system for assessing severity of disease and response to therapy in recurrent respiratory papillomatosis. Laryngoscope [Internet]. 1998 [Acesso em: 2024 Jul];108(6):935-7.
22. Zagzoog FH, Mogharbel AM, Alqutub A, Bukhari M, Almohizea MI. Intralesional cidofovir vs. bevacizumab for recurrent respiratory papillomatosis: A systematic review and indirect meta-analysis. Eur Arch Otorhinolaryngol [Internet]. 2024 [Acesso em: 2024 Jul];281(2):601-27.
23. McMurray JS, Connor N, Ford CN. Cidofovir efficacy in recurrent respiratory papillomatosis: A randomized, double-blind, placebo-controlled study. Ann Otol Rhinol Laryngol [Internet]. 2008 [Acesso em: 2024 Jul];117(7):477-483.
24. Ablanedo-Terrazas Y, Estrada-Camacho O, Alvarado-de la Barrera C, Ramírez-García A, Tona-Acedo G, Bross-Soriano D et al.

Efficacy of cidofovir versus bevacizumab in recurrent respiratory papillomatosis: A randomized, double-blind, placebo-controlled pilot study. Acta Otorrinolaringol Esp (Engl Ed) [Internet]. 2022 [Acesso em: 2024 Jul];73(2):82-88.

25. Drejet S, Halum S, Brigger M, Skopelja E, Parker NP. A systematic review: outcomes in adult recurrent respiratory papillomatosis treated with intralesional cidofovir or bevacizumab.Otolaryngol Head Neck Surg [Internet]. 2017 [Acesso em: 2024 Jul];156(3):1-7.
26. Gerein V, Rastorguev E, Gerein J, Jecker P, Pfister H. Use of interferon-alpha in recurrent respiratory papillomatosis: 20-year follow-up. Ann Otol Rhinol Laryngol [Internet]. 2005 [Acesso em: 2024 Jul];114(6):463-71
27. Mohr M, Schliemann C, Biermann C, Schmidt LH, Kessler T, Schmidt J et al. Rapid response to systemic bevacizumab therapy in recurrent respiratory papillomatosis. Oncol Lett [Internet]. 2014 Nov [Acesso em: 2024 Jul];8(5):1912-18..
28. Derkay CS, Wikner EE, Pransky S, Best SR, Zur K, Sidell DR et al. Systemic use of bevacizumab for recurrent respiratory papillomatosis: who, what, where, when, and Why? Laryngoscope [Internet]. 2023 [Acesso em: 2024 Jul];133(1):2-3.
29. Robinson CH, Hart-Matyas M, Morgenstern DA, Noone D, Campisi P. Renal implications of long-term systemic bevacizumab for recurrent respiratory papillomatosis. Ann Otol Rhinol Laryngol [Internet]. 2024 [Acesso em: 2024 Jul];133(1):119-23.
30. Santos WM, Santos DM, Fernandes MS. HPV immunization in Brazil and proposals to increase adherence to vaccination campaigns. Rev Saúde Pública [Internet]. 2023 [Acesso em: 2024 Jul];57:79.
31. Sullivan C, Curtis S, Mouzakes J. Therapeutic use of the HPV vaccine in recurrent respiratory papillomatosis: A case report. Int J Pediatr Otorhinolaryngol [Internet]. 2017 [Acesso em: 2024 Jul];93:103-6.

CAPÍTULO 129

Disfonias da Infância

Regina Helena Garcia Martins • Alessandra Loli • Cláudia Mendonça Xavier

INTRODUÇÃO

Devido à diversidade de atividades recreativas infantis, muitas delas coletivas, e ao elevado número de infecções recorrentes das vias aéreas superiores, especialmente na primeira infância, os distúrbios vocais são relativamente frequentes em crianças, sendo, muitas vezes, subestimados, pelo seu caráter benigno e transitório. Estudos epidemiológicos apontam uma faixa ampla de prevalência de disfonia na infância, entre 6 e 23%, devido às diversas metodologias utilizadas. Tavares et al.[1] apontaram índice de disfonia na população infantil de 6% ao analisarem apenas questionários preenchidos pelos pais de 2.000 escolares, elevando esse índice para 11% após complementação com avaliação vocal fonoaudiológica perceptivo-auditiva. A maior prevalência entre os meninos é consenso entre os autores. As disfonias infantis apresentam pico de incidência entre 5 e 10 anos e estão relacionadas, na maioria das vezes, com o uso abusivo e indevido da voz; entretanto, podem sinalizar para lesões laríngeas mais preocupantes, como a papilomatose laríngea e as estenoses.

Antes de abordar o tema propriamente dito, algumas considerações anatômicas e estruturais da laringe infantil devem ser apresentadas, pois a laringe da criança não é uma miniatura da laringe do adulto e possui particularidades que são importantes durante o manejo clínico e cirúrgico. Dentre elas destacam-se: as pequenas dimensões proporcionais das pregas vocais (ao nascimento não ultrapassam 0,7 a 0,8 cm), a posição mais elevada da laringe na região cervical (em torno de C3), a epiglote em ômega, a região subglótica mais afunilada, as cartilagens aritenóideas proporcionalmente maiores, a pequena extensão das membranas tireo-hioídea e cricotireóidea, bem como a imaturidade das estruturas da lâmina própria das pregas vocais.[2] Esta última passa a apresentar o aspecto trilaminar, dividindo-se em camadas superficial, intermediária e profunda, a partir dos 6 anos de idade.

As diversas causas dos distúrbios vocais nas crianças são resumidas, didaticamente, em funcionais (relacionadas diretamente com a utilização da voz), orgânico-funcionais (disfonias inicialmente de origem funcional e que evoluíram com lesões orgânicas) e orgânicas (independem do uso da voz).[3] Neste capítulo, serão destacadas as causas mais frequentes das disfonias em cada uma dessas categorias. As demais causas, que cursam com sintomas predominantemente respiratórios, serão abordadas em capítulos específicos desta obra.

DISFONIAS FUNCIONAIS

As disfonias funcionais são aquelas em que não se observam alterações anatômicas ou neurológicas que justifiquem os sintomas vocais. A classificação das disfonias funcionais varia entre os autores, porém, uma das mais aceitas as dividem em: primárias (atribuídas ao uso inadequado da voz), secundárias (atribuídas à inadaptação vocal) e psicoemocionais.[3] Nas disfonias funcionais primárias não são identificadas lesões laríngeas estruturais ao exame de videolaringoscopia e estão relacionadas diretamente com as desordens na utilização da voz. As disfonias funcionais por inadaptação podem ter origem funcional ou por inadequação vocal, a qual pode decorrer da presença de alterações estruturais mínimas da laringe (disfonias funcionais estruturais). Nas disfonias psicogênicas, as causas concentram-se em algum distúrbio psicoemocional.

Disfonias funcionais primárias

Resultam de hábitos vocais falhos, secundários, principalmente ao uso exagerado ou inadequado da voz, na ausência de alteração laríngea orgânica. Correspondem a 7% das disfonias infantis.[4] O padrão fonatório costuma ser de excessiva contração dos músculos que participam da fonação, resultando em tensão musculoesquelética, condição comumente observada entre as crianças, durante as recreações infantis e atividades esportivas. Quando o uso desse padrão fonatório se torna rotineiro, surgem sintomas permanentes de rouquidão, fadiga vocal, períodos de afonia, pigarro, dores de garganta e dores na região cervical.[4]

Diagnóstico

O diagnóstico é obtido pela observação clínica dos padrões fonatórios e pela videolaringoscopia. As avaliações fonoaudiológicas identificam esforço à fonação, voz com *pitch* agravado e intensidade elevada, incoordenação pneumofonoarticulatória, ataque vocal brusco, tensão musculoesquelética, soprosidade, quebras de sonoridade e tempo máximo de fonação diminuído.[4] O exame de nasofibroscopia flexível é preferível aos telescópios rígidos por permitir a avaliação da emissão natural da voz durante a fala espontânea. Observam-se congestão das pregas vocais com acúmulo de secreção mucoide sobre elas, fenda triangular médio-posterior, hipertrofia das bandas ventriculares e constrição supraglótica anteroposterior.

Tratamento

A fonoterapia é o tratamento de escolha, porém, enfrenta as barreiras relacionadas com a falta de colaboração e de conscientização das crianças, além da manutenção dos padrões fonatórios impróprios, favorecidos pelas atividades escolares e esportivas, onde o abuso vocal é frequente.[5] Certamente, o sucesso da fonoterapia dependerá da colaboração da criança e de todos aqueles que convivem com ela, devendo haver mudanças expressivas no ambiente familiar e participação dos pais no processo de reeducação vocal.

Disfonias funcionais por alterações no período da muda vocal

A muda vocal é um fenômeno natural e fisiológico que ocorre na adolescência, em ambos os sexos; porém, é mais evidente nos meninos, por volta de 13 a 15 anos. O fenômeno dura, em média, de 6 a 9 meses e corresponde a um período de incoordenação vocal por adaptação funcional às novas dimensões anatômicas da laringe. Na adolescência, por ação dos hormônios sexuais, especialmente os masculinos, ocorre um rápido crescimento das estruturas da laringe. Nesse período, a cartilagem tireóidea torna-se mais proeminente, formando uma angulação de 90º entre as porções anteriores de suas lâminas ("pomo de adão"), as pregas vocais se alongam e a laringe adquire uma posição cervical mais baixa, entre C5 e C6, a voz torna-se mais grave e instável.

As alterações vocais no período da muda são classificadas em: muda vocal retardada (quando demora para se iniciar), mutação excessiva (quando demora para se completar), mutação incompleta (quando não chega a se completar) e mutação precoce (quando tem início precocemente). O falsete mutacional é a forma mais frequente de apresentação da voz no período da muda, tornando-a aguda, bitonal, instável e soprosa.[6] Os desvios cronológicos do período da muda devem sempre ser abordados de forma multidisciplinar, com a participação do fonoaudiólogo, otorrinolaringologista, psicólogo e endocrinologista.

Disfonias funcionais decorrentes de alterações estruturais

Nestes casos, as alterações vocais resultam de desvios anatômicos das estruturas da laringe, como assimetrias e alterações estruturais mínimas (AEM). Estas correspondem a pequenas imperfeições da cobertura mucosa que podem envolver apenas o epitélio ou mesmo as estruturas da lâmina própria. São elas: sulco vocal, ponte de mucosa, cisto epidermoide, *microweb* em comissura anterior e vasculodisgenesia.[7] Em muitos casos, pode-se diagnosticar mais de uma AEM em um mesmo exame. A seguir, uma breve descrição de cada uma delas, lembrando que os diagnósticos destas alterações não são fáceis em crianças.

Sulco vocal

Corresponde a uma depressão longitudinal na mucosa da borda livre de uma ou de ambas as pregas vocais (mais frequentemente bilateral e simétrica) (Figura 129.1).[7] A etiologia é incerta, sendo discutidas as origens congênita, traumática, iatrogênica e genética. A origem congênita é fundamentada na possível ocorrência de um defeito no desenvolvimento do quarto ao sexto arco branquial durante a embriogênese, uma vez que a alteração pode ser diagnosticada em crianças e associar-se a outras alterações laríngeas também congênitas. A origem traumática deve-se à sua elevada frequência entre profissionais da voz, expostos à grande demanda vocal, além do encontro de alterações histológicas compatíveis com infiltrado de células inflamatórias, aumento de vasos e de tecido fibroso. Reforça essa hipótese o estudo de Batıoğlu-Karaaltın et al.,[8] no qual os autores reproduziram, experimentalmente, sulco vocal em laringes de coelhos, a partir de uma incisão longitudinal na borda livre das pregas vocais. Para outros, a herança é genética autossômica dominante, pelo fato de a lesão ser diagnosticada em vários membros de uma mesma família.[9]

O sulco vocal pode ser dividido em três subtipos: tipo I, considerado fisiológico, pelo fato de a alteração ser superficial e com pouca repercussão sobre a voz; tipo II, a invaginação longitudinal do epitélio se estende ao longo de toda a prega vocal, podendo ser mais profunda, atingindo o ligamento vocal, sulco estria maior (*vergeture*) ou mais rasa, estria menor; tipo III, ou sulco bolsa (Figura 129.2), no qual o defeito da mucosa restringe-se a uma determinada área, porém, compromete profundamente a lâmina própria.[10] Lesões secundárias podem ser diagnosticadas em casos de sulco oculto.

Diagnóstico

O diagnóstico de sulco vocal em crianças nem sempre é confirmado na primeira consulta, devido à pouca colaboração ao exame. A voz pode apresentar características marcantes, induzindo o profissional ao diagnóstico, como voz áspera, fraca e soprosa, com frequência fundamental aguda, diminuição da extensão vocal e do tempo máximo de fonação. Durante o exame de videolaringoscopia, pode-se notar a imagem característica de sulco, correspondendo a uma estria enegrecida que corre paralela à borda livre das pregas vocais, mais evidente durante a fonação inspiratória, além da fenda glótica do tipo fusiforme. A onda mucosa encontra-se assimétrica e diminuída ao exame de videolaringoestroboscopia.

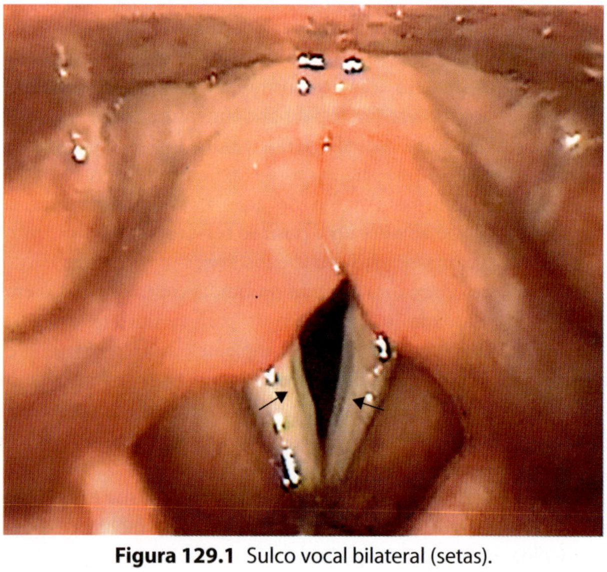

Figura 129.1 Sulco vocal bilateral (setas).

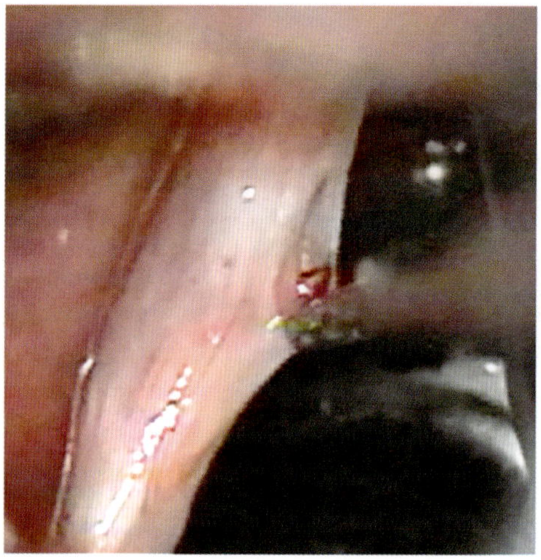

Figura 129.2 Sulco bolsa.

Tratamento

O tratamento do sulco vocal na criança praticamente restringe-se à fonoterapia, cujos resultados são, na maioria dos casos, ineficazes. O tratamento cirúrgico na população infantil encontra obstáculos, especialmente relacionados com as pequenas dimensões da laringe, dificultando a manipulação cirúrgica. Os procedimentos cirúrgicos devem ser protelados até a idade adulta, não havendo um tratamento padrão-ouro para o sulco vocal. As técnicas mais utilizadas são: laringoplastias injetáveis (colágeno, hidroxiapatita, gordura, ácido hailurônico, entre outras), enxertos (gordura, fáscia e pré-fáscia do músculo temporal), microdissecções, franjeamento com micro incisões transversais na mucosa, tireoplastia tipo I, secções múltiplas do ligamento vocal, fator de crescimento de hepatócitos e de fibroblastos.[11,12] Muitas vezes, utiliza-se a associação de técnicas cirúrgicas em um mesmo paciente, na tentativa de diminuir a incompetência glótica. Revisões sistemáticas sobre o tema têm identificado estudos muito heterogêneos em relação aos métodos de avaliação dos desfechos, impedindo análises comparativas de eficácia de um tratamento sobre o outro.[13] Constata-se ainda que, independente da técnica utilizada, o resultado da *performance* vocal quase sempre é apenas parcial. Não identificam-se descrições dos resultados do tratamento cirúrgico do sulco vocal em crianças.

Ponte de mucosa

Corresponde a uma alça epitelizada de mucosa, posicionada sobre a prega vocal (Figura 129.3).[7] Pode ou não causar sintomas vocais, dependendo de sua espessura, localização e extensão. Em muitos casos, o diagnóstico é confirmado apenas durante a cirurgia, uma vez que pode passar despercebida durante o exame endoscópico, especialmente em crianças. É a lesão estrutural mínima da laringe que mais gera lesões secundárias. Nas pontes espessas, a voz apresenta-se rouca, pouco modulada, aguda e com esforços. As pontes de mucosa dificilmente são diagnosticadas pelos exames endoscópicos ambulatoriais de rotina em crianças.

Diagnóstico

O diagnóstico é suspeitado ao exame de videolaringoscopia durante a fonação inspiratória gradual e sustentada, quando se observa o destacamento da ponte sobre a superfície mucosa subjacente (ver Figura 129.2). Essas dificuldades no diagnóstico justificam os dados escassos na literatura sobre pontes de mucosa na população infantil. A utilização da videolaringoestroboscopia pode auxiliar no diagnóstico da lesão, identificando-se o movimento da ponte em *slow motion* sobre a mucosa.

Tratamento

Em pontes delgadas, sem repercussões vocais importantes, o tratamento é conservador. Em pontes espessas, com grande prejuízo vocal, o tratamento é a remoção da lesão ou sua fixação sobre a mucosa, com prévia escarificação de suas faces de contato e posterior aderência com cola de fibrina. A cirurgia de pontes de mucosa em crianças não tem indicação, pelo risco de originar fendas glóticas indesejáveis, cicatrizes e atrofias. A manipulação cirúrgica dessas alterações deve ser protelada para a idade adulta.

Cisto vocal

É a segunda lesão laríngea mais frequente diagnosticada em crianças disfônicas, sendo, didaticamente, classificados em epidérmicos e mucosos. Os epidérmicos têm aspecto perolado, consistência viscosa e densa, e apresentam limites precisos. Implantam-se nas lâminas epiteliais mais profundas das pregas vocais, podendo aderir ao ligamento vocal (Figura 129.4; Vídeo 129.1).[14] É frequente encontrar dilatação da microvascularização sobre o cisto. Raramente são bilaterais, mas nestas condições comprometem consideravelmente a voz. (Figura 129.5).

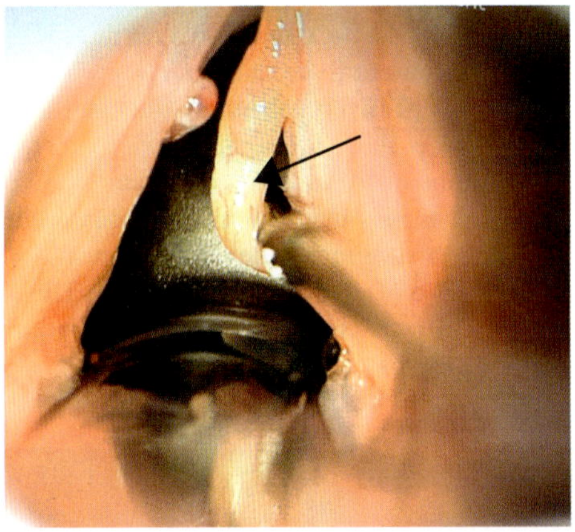

Figura 129.3 Ponte de mucosa em prega vocal direita sob exame de laringoscopia direta (seta).

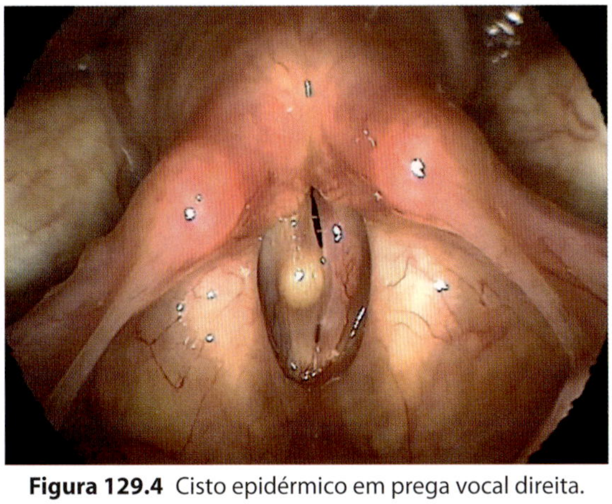

Figura 129.4 Cisto epidérmico em prega vocal direita.

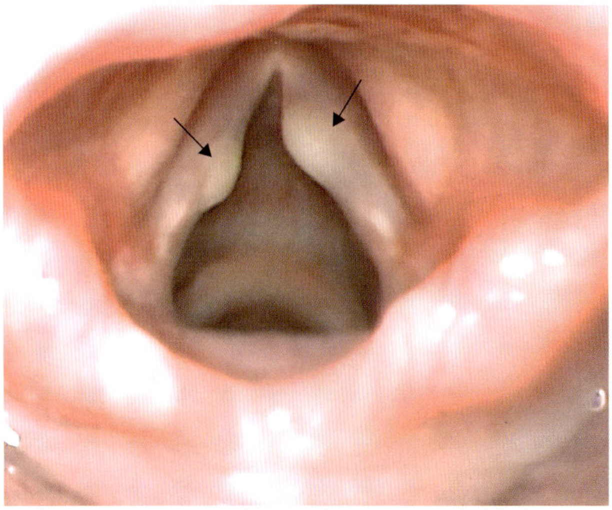

Figura 129.5 Cisto epidérmico bilateral (setas).

O cisto mucoso, ou de retenção, é resultado da obstrução de um ducto de excreção de glândula laríngea seromucosa, secundária aos processos inflamatórios repetidos da mucosa. São raros em crianças e mais frequentes em profissionais da voz.

Os cistos vocais podem se romper espontaneamente e deixar uma cavidade contendo restos de material de descamação epitelial sob a cobertura mucosa (cisto aberto ou fistulizado). Cistos podem se associar a outras alterações estruturais mínimas como sulcos e pontes.[7]

Diagnóstico

O diagnóstico dos cistos vocais é realizado pela videolaringoestroboscopia, identificando-se a lesão característica e a diminuição ou ausência de onda mucosa sobre a lesão cística (área silente). Quando fistulizado, pode-se identificar drenagem periódica de conteúdo leitoso para o exterior, através de uma fístula epitelial. A voz apresenta-se rouca, com frequência fundamental grave, pelo efeito de massa, e por vezes, diplofônica.

Tratamento

O tratamento do cisto vocal deve iniciar com a fonoterapia. Porém, como conduta isolada, nem sempre é eficaz. O tratamento definitivo é cirúrgico, e realizado com dissecção cautelosa, restrita à lesão, evitando-se cicatrizes iatrogênicas e manipulação exagerada das estruturas da lâmina própria e dos tecidos adjacentes. Dá-se preferência à técnica de micro retalhos mediais ou laterais.[15] A dissecção cirúrgica dos cistos vocais, quando realizada por mãos habilidosas, é tratamento eficaz, mesmo em crianças, resultando em melhora considerável e imediata da *performance* vocal.

Microweb em comissura glótica anterior

Corresponde à presença de uma aderência na comissura glótica anterior, secundária a defeitos embrionários da canalização da luz glótica.[7] Normalmente, a aderência é pequena, sem repercussões vocais. Quando maior, pode alterar a proporção glótica e exigir aumento da pressão subglótica durante a fonação, necessário para vencer a resistência causada pela alteração na comissura anterior. O impacto vocal gerado nestas condições pode culminar com a formação de nódulos vocais e *pitch* agudo (Figura 129.6). Ruiz et al.[16] avaliaram 107 pacientes com nódulos vocais e diagnosticaram associação com *microweb* em 9,4% deles.

Diagnóstico

A identificação da *microweb* durante exame de videolaringoscopia é facilitada pela fonação inspiratória e profunda. Nesta condição,

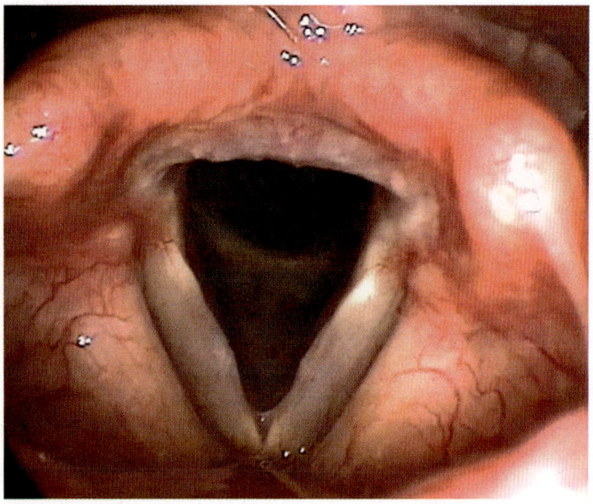

Figura 129.6 Microweb em comissura glótica anterior associada a nódulos vocais.

as pregas vocais em abdução máxima permitem a identificação da alteração. Em alguns casos, o diagnóstico é confirmado apenas durante manipulação cirúrgica. Em crianças, o uso de nasofibroscópio flexível de pequeno diâmetro pode, eventualmente, facilitar a identificação da alteração.

Tratamento

A maioria dos casos de *microweb* anterior não requer correção cirúrgica, porém, a *microweb* mais extensa pode exigir remoção cirúrgica e a colocação de um *stent* na área cruenta para evitar aderência local.[17]

Vasculodisgenesia

Corresponde a um enovelado transversal de capilares dilatados e tortuosos sobre a mucosa de cobertura das pregas vocais (Figura 129.7).[7] A vasculodisgenesia pode provocar alteração nas qualidades vocais e gerar lesões secundárias, sendo raramente diagnosticada na laringe infantil.

Diagnóstico

O diagnóstico é confirmado pela identificação típica do enovelado vascular.

Tratamento

Na maioria dos casos, a lesão não requer tratamento; entretanto, em lesões maiores pode-se realizar eletrocauterização com bisturi elétrico de baixa potência ou com *laser*.

Disfonias psicogênicas

Neste tipo de disfonia, a origem concentra-se em um distúrbio psicoemocional. As principais formas de apresentação são: afonia de conversão (a criança para de falar, especialmente na presença dos familiares e do terapeuta, podendo, em um momento de distração, falar normalmente com outra criança), uso divergente de registro, falsete de conversão, sonoridade intermitente, disfonia ventricular, disfonia por fixação de registro basal, disfonia por tensão muscular e disfonia espasmódica ou por movimentos paradoxais.[18] O diagnóstico e o tratamento merecem avaliação conjunta do otorrinolaringologista, fonoaudiólogo, psiquiatra e psicólogo.

Disfonias orgânico-funcionais

Originam-se a partir de hábitos vocais impróprios, cuja manutenção evolui para o desenvolvimento de lesões laríngeas orgânicas, destacando-se entre elas os nódulos vocais. Embora os pólipos vocais sejam também classificados como lesões fonotraumáticas, estes são raros em crianças antes da puberdade.

Nódulos vocais

São lesões fonotraumáticas de curso crônico, secundárias à elevada demanda vocal. Apresentam-se, na maioria dos casos, como lesões arredondadas, claras, simétricas, posicionadas no terço médio da porção fonatória de ambas as pregas vocais (Figura 129.8; Vídeo 129.2). Com o padrão fonatório de hiperfunção, a porção central das pregas vocais sofre colisão contínua, região de maior atrito e impacto da vibração. Traços de personalidade marcantes são comuns em crianças com nódulos vocais, justificando possíveis falhas no tratamento isolado fonoaudiológico. Lee et al.[19] avaliaram 40 crianças com nódulos vocais e concluíram que essas crianças eram emocionalmente reativas, antagônicas, obstinadas e menos complacentes. Erdur et al.[20] relacionam o surgimento de nódulos vocais em crianças com Transtorno do Déficit de Atenção e Hiperatividade (TDAH) por serem mais comunicativas e por terem comportamentos mais impulsivos.

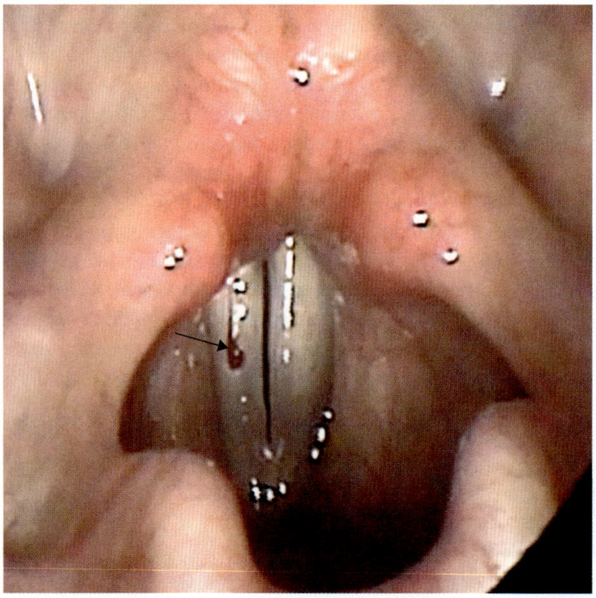

Figura 129.7 Vasculodisgenesia (seta).

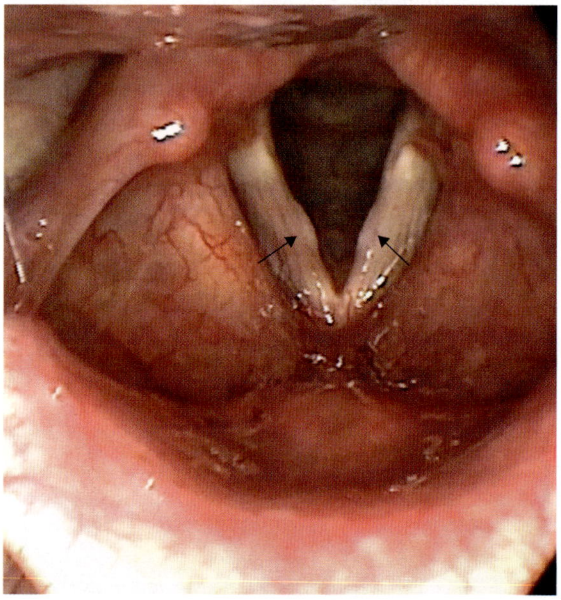

Figura 129.8 Nódulos vocais bilaterais (setas).

Fisiopatologia

O atrito constante do terço médio das pregas vocais culmina com edema, espessamento epitelial e da membrana basal, dando origem aos nódulos vocais. Estudos imunohistoquímicos identificam também excesso de fibronectina na lâmina própria.

Durante a fonação, os nódulos se tocam precocemente, formando a fenda dupla (ou em ampulheta), responsável pela soprosidade da voz. São diagnosticados em 17 a 30% dos escolares, com prevalência entre os meninos.[21] Índices mais elevados de nódulos vocais em crianças foram apontados por Liu et al. (93%).[22]

Com o rápido crescimento da laringe após a puberdade, especialmente em meninos, os nódulos tendem a regredir espontaneamente, como bem documentado por De Bodt et al.[23] Estes autores contataram 91 jovens com diagnóstico de nódulos vocais na infância e verificaram que os sintomas vocais persistiam em apenas 8% dos meninos contra 37% das meninas e que as lesões persistiam em 7% dos meninos e em 47% das meninas.

Etiologia

A etiologia dos nódulos vocais é multifatorial e inclui: abuso vocal, respiração oral, infecções recorrentes das vias aéreas superiores, refluxo gastresofágico, insuficiência velofaríngea, hipoacusia e alterações estruturais mínimas da laringe, como *microweb* e assimetrias.

Diagnóstico

A anamnese revela sintomas de rouquidão, fadiga, esforço e cansaço ao falar, ardor, pigarro e dores cervicais. Durante a avaliação fonoaudiológica, as características vocais e o padrão fonatório são marcantes. A voz é rouca e soprosa, com ataque vocal brusco, incoordenação pneumofônica articulatória, diminuição do tempo máximo de fonação e sinais evidentes de tensão muscular durante a fonação. À videolaringoscopia ou nasolaringofibroscopia, os nódulos apresentam-se como lesões claras, arredondadas, simétricas (na maioria dos casos), posicionadas no meio da porção fonatória das pregas vocais. Durante a fonação, observa-se fenda glótica duplo-fuso.

Tratamento

A terapia vocal fonoaudiológica é o tratamento de escolha dos nódulos vocais, como confirmado por Adriaansen et al.[24] em uma revisão sistemática que incluiu 24 estudos sobre o tema, dos quais apenas cinco deles não conseguiram demonstrar mudanças significativas na voz após a terapia vocal.

Ressalta-se, novamente, a importância da participação dos familiares no processo de reabilitação vocal das crianças. O insucesso da fonoterapia pode decorrer da falta de disciplina das crianças na realização dos exercícios domiciliares, da presença de alterações estruturais mínimas associadas ou de desordens psicoemocionais, ou ainda, de outras comorbidades que favoreçam o aparecimento dessas lesões como obstrução nasal, hipoacusia e incompetência velofaríngea. A indicação cirúrgica é rara e restrita aos casos duvidosos quanto ao diagnóstico, ou em casos de piora da voz, mesmo após fonoterapia. Não há estudos criteriosos e com vasto tamanho amostral sobre o resultado do tratamento cirúrgico dos nódulos em crianças.

Pólipos vocais

São também considerados lesões fonotraumáticas, especialmente em adultos, sendo raros em crianças antes da puberdade. Apresentam-se como lesões arredondadas, translúcidas, com superfície lisa, sésseis ou pediculadas, posicionadas em uma ou em ambas as pregas vocais, projetando-se da borda livre (Figura 129.9).

Etiologia

Destacam-se o abuso vocal, as infecções recorrentes das vias aéreas superiores e os fatores alérgicos. Pólipos vocais podem surgir após episódio único de abuso vocal intenso, cursando com hemorragia subepitelial e edema, que se mantém represado no espaço de Reinke, cuja reabsorção é dificultada pela precária rede linfática local. O grau do comprometimento vocal depende do tamanho e da localização da lesão. Em geral, a voz é rouco-soprosa e diplofônica. Pólipos vocais com aspecto hemorrágico indicam evolução mais recente; pólipos com conteúdo claro e transparente indicam curso mais crônico.

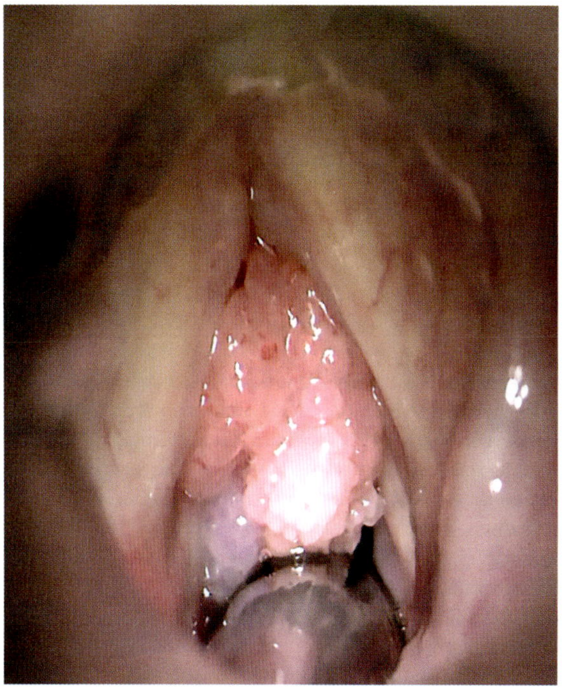

Figura 129.9 Papilomatose laríngea.

Diagnóstico

A história clínica revela hábitos vocais abusivos, sintomas alérgicos ou infecciosos recorrentes das vias aéreas superiores. Ao exame de videolaringoscopia, constata-se a presença de lesão translúcida e clara ou com conteúdo hemorrágico, séssil ou pediculado, neste caso, móvel à respiração e à fonação. Durante a fonação, observa-se prejuízo ao fechamento glótico, cujo grau depende do tamanho e da posição da lesão. À estroboscopia, verifica-se fechamento glótico incompleto, onda mucosa com irregularidades em seus ciclos, diminuição da amplitude do movimento de mucosa na prega vocal afetada e interferência no movimento vibratório da prega vocal saudável.

Tratamento

O tratamento dos pólipos recentes de aspecto hemorrágico deve ser o repouso vocal. Medicamentos sistêmicos (corticosteroides ou anti-inflamatórios não hormonais), por curto período de tempo, são reservados aos pacientes adultos. A fonoterapia e o tratamento dos fatores associados são vantajosos. A persistência da lesão requer remoção cirúrgica. Como os pólipos vocais podem se associar a outras lesões laríngeas, muitas delas congênitas, durante o procedimento cirúrgico é mandatório a palpação cautelosa de ambas as pregas vocais.

Disfonias orgânicas

As disfonias orgânicas independem do uso da voz. Podem ocorrer por alteração nas pregas vocais (lesões laríngeas traumáticas, infecciosas, neoplásicas etc.) ou à distância, secundárias ao comprometimento de outros órgãos (doença do refluxo, doenças sistêmicas reumatológicas, dermatológicas, neurológicas etc.). Em crianças, será abordada neste item a papilomatose laríngea recorrente e as paralisias de pregas vocais, por serem as mais prevalentes.

Papilomatose laríngea recorrente

É o tumor laríngeo benigno mais comum, e importante causa de disfonia na criança. A papilomatose laríngea é causada pelo papilomavírus humano (*human papilloma virus*, HPV), principalmente pelos subtipos 6 e 11, um DNA vírus da família *Papillomaviridae*. Múltiplos brotos verrucosos e pálidos se implantam sobre as pregas vocais, preferencialmente na comissura glótica anterior, acarretando sintomas de disfonia progressiva, podendo evoluir para total afonia e desconforto respiratório. O exame de videolaringoscopia identifica projeções verrucosas, de coloração róseo-clara, friáveis ao toque e com pontilhado hemorrágico em sua superfície (ver Figura 129.9).

A papilomatose laríngea pode ser dividida em duas formas: infanto-juvenil e adulta. A forma infanto-juvenil é mais grave, com maior número de recorrências. Quanto mais precoce o aparecimento das lesões, maior é o número de recidivas. A forma adulta é caracterizada pelo menor número de lesões, bem como de recidivas, podendo estar relacionada com as lesões pré-neoplásicas. Quanto aos mecanismos de contaminação da forma infanto-juvenil, a hipótese da transmissão vertical materno-fetal, pelo canal de parto, é sustentada pela relativa frequência do encontro do papilomavírus nas vias aéreas das crianças de mães portadoras de condilomas genitais. Por outro lado, o papilomavírus tem sido também detectado em mucosas saudáveis e em lesões benignas da laringe, sem manter relação com condiloma materno, indicando que o vírus pode habitar tecidos saudáveis, sem causar a doença.[25]

O curso da doença é variável entre as crianças, questionando-se o exato mecanismo fisiopatológico da mesma. Provavelmente, fatores individuais, genéticos e imunológicos estão envolvidos no curso e no desenvolvimento da doença.

Diagnóstico

A história clínica de rouquidão permanente e progressiva, com ou sem desconforto respiratório, orienta o diagnóstico. A confirmação se dá pelo exame de endoscopia e pela identificação do agente viral pelas técnicas de hibridização *in situ* e pela reação em cadeia da polimerase (PCR, *polymerase chain reaction*), sendo os subtipos 6 e 11 detectados em 90% dos casos.[25] Em caso de disseminação extralaríngea, faz-se necessária a utilização de broncoscopia e de tomografia computadorizada do tórax para avaliar a extensão das lesões.

Tratamento

Os tratamentos mais utilizados são remoção mecânica das lesões com pinças convencionais de preensão ou uso do *laser*. Os tratamentos adjuvantes incluem imunoterapia com interferon, antivirais (aciclovir, ribavirina e cidofovir), a bevacizumabe (anticorpo monoclonal humanizado inibidor do fator vascular endotelial - VEGF) e as vacinas.

O cidofovir [(S)-1-(3-Hydroxy-2-Phosphonylmethoxypropyl) Cytosine, HPMPC, Vistide®] tem se mostrado importante inibidor da replicação de vários DNA vírus por inibir a DNA-polimerase. Tem sido utilizado na papilomatose laríngea por meio de aplicações tópicas intra-lesionais. Após a remoção das lesões pelas técnicas habituais, o leito cirúrgico recebe a infiltração da droga na concentração de 7,5 mg/mℓ, máximo de 3 mℓ, com intervalos entre 2 a 4 semanas. Os pacientes selecionados para o tratamento com cidofovir são aqueles com diversas recidivas em curto intervalo entre as cirurgias. Os exames laboratoriais solicitados no pré-operatório são, basicamente, hematológicos e de função hepática e renal. Os resultados apresentados por alguns autores têm sido animadores, embora sejam poucos os estudos que realizaram seguimento a longo prazo, especialmente em crianças. Por outro lado, algumas revisões não identificaram estudos criteriosos que comprovassem a completa eficácia do uso de cidofovir na papilomatose laríngea recorrente, sendo necessária a ampliação de estudos criteriosos randomizados sobre o tema [26]

A bevacizumabe tem sido indicada na papilomatose de vias aéreas por diminuir a vascularização das lesões, reduzindo as recidivas. Não há um consenso quanto doses e vias de aplicação, especialmente em crianças. Alguns autores têm apresentado os resultados positivos da injeção intra-lesional da bevacizumabe por se tratar de droga que inibe a angiogênese. Os resultados apresentados por outros autores, utilizando a via endovenosa em casos graves, com disseminação extralaríngea da papilomatose e extensão pulmonar, são surpreendentes.[27] Entretanto, as revisões sistemáticas que comparam os resultados do cidofovir e bevacizumabe não conseguem demonstrar a superioridade de uma droga sobre a outra pela heterogeneidade das metodologias utilizadas nos desfechos dos estudos.

A vacina tetravalente Gardasil, contra os quatro tipos de HPV (6, 11, 16 e 18), tem diminuído a incidência da doença, bem como as recidivas. É indicada para meninas a partir de 9 anos e meninos entre 9 e 26 anos.[25]

Paralisias das pregas vocais

As paralisias laríngeas da criança são causas importantes de estridor e disfonia. Podem ter origem congênita ou adquirida e podem ser uni ou bilaterais. Os fatores etiológicos incluem: anomalias congênitas do sistema nervoso central (hidrocefalia, agenesia cerebral, encefalocele e malformação de Arnold-Chiari), malformações de grandes vasos do mediastino, tumores congênitos do mediastino, traumatismos cervicais no momento do parto, traumatismos iatrogênicos secundários às cirurgias torácicas (pulmonares, cardíacas ou esofágicas), paragangliomas vagais, ou massas hipervascularizadas com compressão de todo o trajeto do X nervo, assim como seus núcleos no forame jugular (levando à sua oclusão e ao comprometimento do núcleo ambíguo e processos isquêmicos bulbares). O comprometimento do forame jugular pode envolver também o plexo faríngeo, formado por ramos dos IX, X e XI pares cranianos, além de ramos do tronco simpático.

As paralisias bilaterais, mais raras, cursam com grave desconforto respiratório e correspondem à segunda principal causa de estridor do neonato. As paralisias laríngeas unilaterais são as mais frequentes, tendo como principais causas as cirurgias cardíacas para correção de comunicações entre as câmaras cardíacas e da persistência do ducto arterioso. Com extensão anatômica intratorácica e trajeto mais longo, o nervo laríngeo recorrente esquerdo é mais susceptível às lesões do que o nervo laríngeo recorrente direito. Ele faz sua recorrência na altura da artéria subclávia, apresentando, portanto, trajeto mais curto e mais alto. Uma lesão unilateral do nervo laríngeo recorrente provoca paralisia dos músculos que dependem de sua inervação, ficando comprometidas tanto a adução como a abdução da prega vocal acometida. A prega vocal permanece posicionada na linha mediana ou paramediana. A posição mediana favorece a produção vocal e, em muitos casos, a disfonia é imperceptível; ao contrário, a prega vocal mantida na posição paramediana dificulta a coaptação glótica e a produção vocal é prejudicada, pelo alto grau de soprosidade, principalmente nas fases iniciais. Com o tempo, compensações musculares tentam aproximar a prega vocal saudável da paralisada, minimizando a incompetência glótica.

Diagnóstico

O exame de nasofibrolaringoscopia revela diminuição ou ausência de movimentos regulares de adução e abdução das pregas vocais durante o choro e a inspiração. Nas paralisias unilaterais, a prega vocal comprometida se encontra paralisada, podendo-se observar contrações mínimas da cartilagem aritenóidea paralisada, devido à ação do músculo aritenóideo. Com elevada frequência, constata-se estase salivar em seios piriformes. Nas fases iniciais, a voz apresenta-se soprosa, fraca, instável e diplofônica. Observa-se, ainda, fadiga vocal intensa, extensão vocal diminuída, tempo máximo de fonação reduzido (pela insuficiência glótica e pela perda da tensão muscular). Muitas vezes, a afonia é total, sobretudo nos períodos iniciais da paralisia, podendo-se observar também distúrbios da deglutição, como engasgos e falsas rotas. O quadro inicial é amenizado após período variável de tempo, quando ocorrem adaptações e compensações musculares. Nas paralisias unilaterais, o distúrbio respiratório é mínimo ou mesmo ausente, pois a abdução da prega vocal saudável é suficiente para garantir o lúmen glótico. O choro, ao nascimento, é muito baixo e fraco.

Para o topodiagnóstico, lança-se mão de exames de imagem como radiografia simples de tórax, tomografia computadorizada (TC) e ressonância nuclear magnética (RNM) de crânio, cervical e torácica, dependendo da suspeita do fator causal, rastreando-se assim todo o trajeto do nervo laríngeo recorrente. As estruturas adjacentes à laringe e aquelas que mantêm relação anatômica com o nervo laríngeo recorrente devem ser também investigadas quando a causa da paralisia das pregas vocais não estiver completamente desvendada. Assim, a investigação diagnóstica deve se estender ao esôfago e grandes vasos do mediastino, descartando-se aneurismas do arco aórtico e da artéria subclávia direita, tumores mediastinais, tumores cervicais envolvendo o território da glândula tireóidea, entre outros. A origem idiopática das paralisias laríngeas é detectada em 35% dos casos, porém, esse diagnóstico deve ser de exclusão.

Tratamento

Nas paralisias laríngeas em crianças, recomenda-se aguardar a evolução natural por 6 a 12 meses antes da indicação da cirurgia, considerando a possibilidade de recuperação espontânea nos casos idiopáticos e nos casos iatrogênicos que cursam apenas com neuropraxia. Além disso, especialmente em crianças, compensações musculares laríngeas podem ocorrer e minimizar a incompetência glótica das paralisias unilaterais, principal objetivo do procedimento cirúrgico.

Em crianças maiores, nas paralisias unilaterais, o tratamento fonoaudiológico conjunto é importante e pode contribuir para acelerar o processo de recuperação da voz. Quando as fendas glóticas persistirem por muito tempo, a correção cirúrgica passa a ser o tratamento de escolha. As principais propostas de tratamento são as laringoplastias de preenchimento, os enxertos, a tireoplastia de medialização (tipo I) e as reinervações. Esses procedimentos são realizados especialmente em adultos. Para as laringoplastias de preenchimento e enxertos, diversos materiais têm sido implantados nas pregas vocais com a finalidade de reduzir a incompetência glótica, destacando-se a hidroxiapatita, o ácido hialurônico, a gordura autóloga e fáscia ou a pré-fáscia do músculo temporal. A gordura é de fácil manuseio e causa pouca reação inflamatória, entretanto, pode se reabsorver após alguns meses.

A reinervação do nervo laríngeo recorrente com alça cervical em crianças com paralisias laríngeas uni ou bilaterais tem sido preconizada por alguns autores, demonstrando ser eficaz. A tireoplastia tipo I em crianças encontra dificuldades técnicas, principalmente com a posição do enxerto, e deve ser protelada até a idade adulta.

Nas paralisias laríngeas bilaterais, o desconforto respiratório é o principal sintoma e a traqueotomia é a conduta inicial, na maioria dos casos. Em uma revisão sistemática sobre a melhor conduta inicial no tratamento das paralisias bilaterais das pregas vocais em crianças (traqueotomia imediata ou cirurgia laríngea), Thorpe e Kanotra[28] selecionaram 67 estudos, totalizando 224 crianças. As principais causas da paralisia bilateral foram: idiopática (58,5%), desordem neuromuscular (27,2%), iatrogênicos pós-cirurgia torácica (5,4%), traumatismo de parto (3,1%) e intubação prolongada (2,2%). Em 65% dos estudos, a primeira conduta foi a traqueotomia e em 35% foi a cirurgia laríngea (expansor de cricoide com cartilagem costal, lateralização com sutura, cordectomia e aplicação de botox no músculo cricotireóideo). Os resultados não indicaram haver diferenças nas condutas.

CONSIDERAÇÕES FINAIS

As disfonias da infância são normalmente benignas e de bom prognóstico, tendo como principais causas as disfonias funcionais, os nódulos vocais e os cistos. O exame de videolaringoscopia é essencial no diagnóstico diferencial de causas mais raras e preocupantes como a papilomatose laríngea e as paralisias.

REFERÊNCIAS BIBLIOGRÁFICAS

1. Tavares EL, Brasolotto A, Santana MF, Padovan CA, Martins RH. Epidemiological study of dysphonia in 4-12 year-old children. Braz J Otorhinolaryngol [Internet]. 2011 Nov-Dec [Acesso em: 2024 Jul];77(6):736-46.
2. Narcy P, Andrieu-Guitrancourt J, Beauvillain C, Demos J, Garcin M, Morgon A. Le larynx de l'enfant. Paris: Librairie Arnette, 1979. p.11-49.
3. Pinho SM, Camargo Z, Sakae FA, Pontes P. Disfonias: classificação, diagnóstico e tratamento. In: Caldas S Neto, Mello JF Jr, Maring RG, da Costa SS. Tratado de otorrinolaringologia e cirurgia cervicofacial. ABORL. 2. ed. Rio de Janeiro: Roca; 2011. Vol. IV. p 320-9.
4. Yang J, Xu W. Characteristics of functional dysphonia in children. J Voice [Internet]. 2020 Jan [Acesso em: 2024 Jul];34(1):156.e1-156.e4.
5. Bos-Clark M, Carding P. Effectiveness of voice therapy in functional dysphonia: Where are we now? Curr Opin Otolaryngol Head Neck Surg [Internet]. 2011 Jun [Acesso em: 2024 Jul];19(3):160-4.
6. Gökdoğan Ç, Gökdoğan O, Tutar H, Aydil U, Yılmaz M. Speech Range Profile (SRP) findings before and after mutational falsetto (puberphonia). J Voice [Internet]. 2016 Jul [Acesso em: 2024 Jul];30(4):448-51.
7. Pontes P, Behlau M, Goncalves I. Minor structural alterations of the larynx MSA: Basic considerations. Acta AWHO [Internet]. 1994 [Acesso em: 2024 Jul]; 13:2-6.
8. Batıoğlu-Karaaltın A, Ugurlar M, Enver N, Erdur ZB, Yılmaz YZ, Bozkurt ER. Development of an animal model for type II sulcus (sulcus vergeture). J Voice [Internet]. 2023 Jan 20 [Acesso em: 2024 Jul]:S0892-1997(23)00001-2.
9. Martins RH, Gonçalves TM, Neves DS, Fracalossi TA, Tavares EL, Moretti-Ferreira D. Sulcus vocalis: Evidence for autosomal dominant inheritance. Genet Mol Res [Internet]. 2011 Dec 19 [Acesso em: 2024 Jul];10(4):3163-8.
10. Ford CN, Inagi K, Khidr A, Bless DM, Gilchrist KW. Sulcus vocalis: A rational analytical approach to diagnosis and management. Ann Otol Rhinol Laryngol [Internet]. 1996 Mar [Acesso em: 2024 Jul];105(3):189-200.
11. Singh SK, Gupta SK. Vocal fold insufficiency: How effective is injection laryngoplasty? Short term clinical outcomes. Indian J Otolaryngol Head Neck Surg [Internet]. 2019 Oct [Acesso em: 2024 Jul];71(Suppl 1):960-6.
12. Sueyoshi S, Umeno H, Kurita T, Fukahori M, Chitose SI. Long-term outcomes of basic fibroblast growth factor treatments in patients with vocal fold scarring, aged vocal fold, and sulcus vocalis. Auris Nasus Larynx [Internet]. 2021 Oct [Acesso em: 2024 Jul];48(5):949-55.
13. Medeiros N, Castro ME, van Lith-Bijl JT, Desuter GR. A systematic review on surgical treatments for sulcus vocalis and vocal fold scar. Laryngoscope [Internet]. 2022 Apr [Acesso em: 2024 Jul];132(4):822-30.
14. Alfonso-Ying DA, Clark CM, Scognamiglio T, Rives H, Sulica L. Correlation between laryngoscopic appearance and histopathology in vocal fold cysts. J Voice [Internet]. 2023 Sep 8 [Acesso em: 2024 Jul]:S0892-1997(23)00248-5.

15. Courey MS, Garrett CG, Ossoff RH. Medial microflap for excision of benign vocal fold lesions. Laryngosocope [Internet].1997 [Acesso em: 2024 Jul];107:340-44.
16. Ruiz DM, Pontes P, Behlau M, Richieri-Costa A. Laryngeal microweb and vocal nodules. Clinical study in a Brazilian population. Folia Phoniatr Logop [Internet]. 2006 [Acesso em: 2024 Jul];58(6):392-9.
17. Kuo IC, Rutter M. Surgical management of anterior glottic webs. Front Pediatr [Internet]. 2020 Oct 19 [Acesso em: 2024 Jul];8:555040.
18. Lima L, Behlau M. Emotional/behavioral indicators in children and adolescents with and without vocal problems: Self-evaluation and parental evaluation. J Voice [Internet]. 2021 Jul [Acesso em: 2024 Jul];35(4):664.e1-664.e9.
19. Lee JM, Roy N, Park A, Muntz H, Smith M. Emotional adjustment in children with vocal fold nodules. J Voice [Internet]. 2022 Dec 9 [Acesso em: 2024 Jul]:S0892-1997(22)00346-0.
20. Erdur O, Herguner A, Ozturk K, Kibar E, Elsurer C, Bozkurt MK et al. Attention deficit hyperactivity disorder symptoms in children with vocal fold nodules. Int J Pediatr Otorhinolaryngol [Internet]. 2016 Jun [Acesso em: 2024 Jul];85:5-7.
21. Mudd P, Noelke C. Vocal fold nodules in children. Curr Opin Otolaryngol Head Neck Surg [Internet]. 2018 Dec [Acesso em: 2024 Jul];26(6):426-30.
22. Liu J, Cao W, Sun DH, Wu L, Sun J, Xu B, Fu Y. Vocal nodules in children: Laryngoscopic morphological classification aids prognostic judgment. Front Pediatr [Internet]. 2022 Sep 6 [Acesso em: 2024 Jul];10:941483.
23. De Bodt MS, Ketelslagers K, Peeters T, Wuyts FL, Mertens F, Pattyn J et al. Evolution of vocal fold nodules from childhood to adolescence. J Voice [Internet]. 2007 Mar [Acesso em: 2024 Jul];21(2):151-6.
24. Adriaansen A, Meerschman I, Van Lierde K, D'haeseleer E. Effects of voice therapy in children with vocal fold nodules: A systematic review. Int J Lang Commun Disord [Internet]. 2022 Nov [Acesso em: 2024 Jul];57(6):1160-93.
25. Coordes A, Grund D, Mainka A, Olze H, Hanitsch L, von Bernuth H et al. Rezidivierende Larynxpapillomatose [Recurrent laryngeal papillomatosis]. HNO [Internet]. 2023 Feb [Acesso em: 2024 Jul];71(2):77-82. German.
26. Chadha NK, James A. Adjuvant antiviral therapy for recurrent respiratory papillomatosis. Cochrane Database Syst Rev [Internet]. 2012 [Acesso em: 2024 Jul];12;12:CD005053.
27. Zur KB, Fox E. Bevacizumab chemotherapy for management of pulmonary and laryngotracheal papillomatosis in a child. Laryngoscope [Internet]. 2017 Jul [Acesso em: 2024 Jul];127(7):1538-42.
28. Thorpe RK, Kanotra SP. Surgical management of bilateral vocal fold paralysis in children: A systematic review and meta-analysis. Otolaryngol Head Neck Surg [Internet]. 2021 Feb [Acesso em: 2024 Jul];164(2):255-63.

CAPÍTULO 130

Distúrbios Respiratórios Obstrutivos do Sono na Infância

Reginaldo R. Fujita • Fabiana Cardoso Pereira Valera • Silke A. T. Weber

INTRODUÇÃO

Distúrbios respiratórios durante o sono (DRS) são observados com frequência na criança, abrangendo desde ronco, resistência maior na via aérea superior (VAS) até apneias de forma intermitente. O quadro de maior frequência e importância clínica é a apneia obstrutiva do sono (AOS), que é caracterizada por obstrução parcial prolongada e/ou obstrução completa intermitente durante o sono, a qual interrompe a ventilação normal e altera o padrão do sono.[1]

Estima-se a prevalência do ronco habitual entre 10 e 12% da população pediátrica, com maior frequência na faixa etária pré-escolar e em crianças obesas ou portadoras de síndromes. Em torno de 20% das crianças com ronco habitual têm o diagnóstico de AOS, com prevalência entre 1 e 4% na população pediátrica geral.[1]

A AOS em crianças é associada a complicações neurológicas, cardiovasculares e metabólicas, entre outras. Dentre essas complicações, foram descritas hiperatividade, sonolência diurna, déficit cognitivo, baixo rendimento escolar,[2,3] alteração da pressão arterial, hipertrofia ventricular e disfunção endotelial, resistência à insulina, aumento de leptina e lipidemia (obesidade infantil) e déficit no crescimento e no desenvolvimento (esforço respiratório durante o sono com maior gasto energético), na sua maioria reversíveis após o tratamento da apneia.[4]

Neste capítulo, serão abordados os conceitos atuais de etiopatogenia, sinais e sintomas, avaliação clínica, diagnóstico, tratamento, prognóstico e diagnóstico diferencial da AOS na infância.

ETIOPATOGENIA

A AOS resulta de uma interação complexa de fatores que levam à obstrução da via aérea durante o sono: fatores anatômicos, ativação da musculatura faríngea e controle respiratório central.

Podem ser transferidos para as crianças os quatro mecanismos fisiopatológicos para os endotipos descritos de AOS no adulto, que são: (1) fatores anatômicos e/ou maior colapso da via aérea; (2) limiar mais baixo para despertar, repercutindo em maior fragmentação do sono; (3) *loop gain*, com maior hiper-reatividade da resposta respiratória; e (4) menor capacidade de resposta da musculatura faríngea. Infelizmente, ainda há poucos estudos investigando endotipos de AOS pediátrico.[5]

Fatores anatômicos

Os fatores anatômicos que levam à obstrução podem ser esqueléticos ou aumento de tecidos moles. Os principais fatores esqueléticos são o hipodesenvolvimento e o retroposicionamento de maxila e/ou mandíbula. O aumento de tecidos moles está relacionado com hipertrofia adenoamigdaliana, obesidade e doenças de depósito (p. ex., mucopolissacaridose).

A respiração oral influencia na morfologia dentoalveolar, resultando em palato ogival, atresia maxilar, retrognatia e aumento da face no sentido longitudinal. Portanto, a obstrução da via aérea não só leva a distúrbios respiratórios obstrutivos do sono (DROS), mas também afeta o desenvolvimento do esqueleto facial, que por sua vez aumenta o risco para AOS no adulto. Hábitos orais deletérios (uso de chupeta e mamadeira) podem contribuir para alterar o desenvolvimento normal da face por uso inadequado de musculatura lingual e músculos orofaciais.[6]

Ativação da musculatura faríngea

O calibre da via aérea depende do equilíbrio entre as propriedades viscoelásticas da faringe, da ativação neuromuscular dos músculos dilatadores da faringe e da pressão transmural. Os principais músculos dilatadores da faringe são genioglosso, hioglosso e estiloglosso, e eles apresentam uma resposta normal aos estímulos durante a vigília.

Durante o sono, os mecanismos compensadores neuromusculares estão diminuídos, principalmente durante o sono REM (do inglês *rapid eyes movement*), em que há atonia muscular e redução do volume pulmonar. Doenças neuromusculares, síndromes que causam hipotonia muscular e hipotireoidismo levam à AOS devido à alteração no tônus da musculatura faríngea.[1]

Controle ventilatório

O principal estímulo do controle ventilatório central é o CO_2. A obstrução da via aérea leva ao aumento do esforço respiratório e hiperventilação, e consequente hipocapnia. Os baixos níveis de CO_2 estimulam a musculatura faríngea a reduzir ainda mais o calibre da via aérea, piorando a obstrução. Além disso, se a diminuição dos níveis de CO_2 for mais intensa, pode levar a eventos de apneia central. Esse mecanismo torna-se um ciclo: aumento do esforço respiratório, hipocapnia, apneia, aumento do esforço respiratório, e assim por diante. Lesões e malformações cerebrais podem afetar o controle ventilatório.[1]

O resultado desses fatores é um ciclo obstrutivo que leva ao aumento do esforço respiratório, limitação do fluxo, taquipneia e alterações das trocas gasosas. Consequentemente, ocorre fragmentação do sono, com despertares autonômicos e corticais. De todos esses fatores, no grupo infantil, a hipertrofia de tonsilas palatinas e faríngeas destaca-se como sua principal etiologia; outras são apresentadas na Tabela 130.1.

Tabela 130.1 Principais fatores etiológicos da apneia obstrutiva do sono na infância.

Diminuição da patência da via aérea superior
• Hipertrofia das tonsilas palatinas e/ou faríngea • Rinite alérgica associada a obstrução nasal • Desvio septal • Refluxo gastroesofágico • Obesidade • Doenças de depósito (mucopolissacaridoses, lipossacaridose) • Malformações craniofaciais (incluindo hipoplasia de maxila e mandíbula) • Disostoses craniofaciais, Pierre Robin, estenose congênita, abertura piriforme, imperfuração coanal
Causas de redução do tônus da musculatura faríngea
• Doenças neuromusculares • Hipotireoidismo • Doenças sindrômicas (síndrome de Down, síndrome de Prader-Willi)
Causas de diminuição da resposta respiratória central
• Lesões cerebrais (tumores, trauma, isquemia, congênitas de depósito do sistema nervoso central) • Malformação de Arnold-Chiari • Meningomielocele

REPERCUSSÕES SISTÊMICAS

Os distúrbios respiratórios obstrutivos, desde ronco primário a AOS, têm efeito sobre diversos sistemas, e os mais investigados são sistema cardiovascular, metabólico, incluindo o atraso de crescimento, e as alterações no desenvolvimento neurocognitivo. Os mecanismos envolvidos são mediados principalmente pela hipóxia e hipercapnia, pela fragmentação do sono e pela variação da pressão intratorácica.[1]

Sistema cardiovascular

Similar do que é observado no adulto, AOS na criança induz a variação da pressão arterial, com maior impacto na pressão diastólica e sobre o *dipping* noturno, com perda da queda fisiológica da pressão arterial durante a noite. Os estudos, porém, não conseguiram identificar as características das crianças de maior risco de forma consistente. Visando esse objetivo, em 2022 foi iniciado um ensaio clínico, o *Kids Trial*, para elucidar melhor o impacto da AOS sobre pressão arterial, *dipping* e a resposta com tratamento.[7] Apesar dos resultados apontando que a hipertensão arterial sistêmica (HAS) na criança é associada a AOS, poucas coortes seguiram os efeitos cardiovasculares de AOS na infância até a idade adulta. Chan et al. observaram, em estudo de seguimento de 10 anos, que 243 crianças previamente diagnosticadas com AOS moderada a grave mantiveram maior risco para hipertensão (RR 2,5,95% IC 1,2-5,3) e perda do *dipping* da pressão sistólica (RR 1,3,95% IC 1,0-1,7), independentemente de idade, sexo, obesidade (IMC) e presença atual de AOS.[8]

As variações extremas da pressão intratorácica na inspiração contra uma resistência durante a apneia obstrutiva levam à sobrecarga importante das estruturas cardíacas, principalmente as câmaras cardíacas direitas. Soma-se ainda o efeito nocivo da fragmentação da arquitetura do sono, e da hipóxia e hipercapnia, ativando o sistema simpático, deflagrando a cascata inflamatória de baixo grau e, em resposta reflexa, induzindo a vasoconstrição pulmonar.

Vários estudos reportaram a elevação de marcadores inflamatórios como proteína C reativa (PCR), interleucina-6 (IL-6), fator de necrose tumoral (TNF), peptídeo natriurético (NT-proBNP), endotelina-1 (ET-1), entre outros, sendo mediadores de diversas repercussões, entre elas a aterosclerose. Foi apontado melhora desses marcadores após adenotonsilectomia.[7]

A consequência, *cor pulmonale* com hipertensão pulmonar, foi descrita pela primeira vez em 1965 em uma criança com hipertrofia adenotonsilar, sem nenhuma cardiopatia prévia conhecida, com melhora após o tratamento da hiperplasia linfática. Desde então, vários estudos apontaram para essas alterações estruturais, com maior impacto do tratamento da AOS na pressão da artéria pulmonar e nas câmaras cardíacas direitas.[9]

As repercussões da AOS sobre o sistema cardiovascular também estão sendo estudadas como marcadores de endótipos, ou de diagnóstico, como a ativação simpática modula a variabilidade da frequência cardíaca, gerando uma característica variação dos picos R-R no eletrocardiograma (ECG) durante as apneias, que permitiu o desenvolvimento de um algoritmo como ferramenta de rastreio para AOS. A variabilidade R-R (do inglês *heart rate variability*) está sendo discutida como um marcador de eficácia terapêutica da AOS.[10]

Sistema neurocognitivo

A repercussão mais descrita na criança com AOS é a do desenvolvimento neurocognitivo, com impacto em comportamento, habilidade de aprendizado e desempenho acadêmico. Na própria descrição de Osler da criança sofrendo de distúrbio respiratório do sono, ele se refere à "criança com aparência abobada" e "lenta". Relaciona-se tanto a hipóxia intermitente como a fragmentação do sono como causas dessas alterações, levando à deflagração de inflamação de baixo grau, à desregulação autonômica, disfunção endotelial e estresse oxidativo.[2] Estudos polissonográficos com análise da arquitetura do sono e dos eventos respiratórios, porém, não conseguiram identificar as crianças de maior risco neurocognitivo. Como possível via fisiopatológica, Macey et al. observaram variações na espessura cortical em crianças com AOS, indicando processos inflamatórios ou ativação de astrócitos. Essas alterações estruturais podem contribuir para o desenvolvimento das disfunções neurocognitivas e comportamentais em crianças.[11]

Em relação aos achados comportamentais, diversos estudos correlacionam AOS com sintomas de desatenção, hiperatividade, maior irritabilidade, com menor capacidade em manter a concentração, similar ao transtorno de déficit de atenção e hiperatividade (TDAH), com melhora após o tratamento da AOS, geralmente cirurgia das tonsilas. Entretanto, ensaios randomizados como o *CHAT study* (*Childhood Adenotonsilectomy Trial*) em crianças de 5 a 9 anos com AOS leve a moderada ou o POSTA (*Preschool Obstructive Sleep Apnea Tonsillectomy and Adenoidectomy*) em crianças menores de 5 anos não encontraram diferenças significativas entre o grupo submetido a cirurgia ou em acompanhamento clínico. A privação de sono e a elevação de citocinas inflamatórias como PCR foram apontadas como mediadores dos sintomas. AOS como fator de risco para alterações TDAH ou neurocognitivos ainda é controverso.[3]

Muitos estudos avaliam a habilidade de aprendizado nas crianças com AOS, focando em memorização, capacidade de concentração, visão espacial e outros, com testes como a WASI (Wechsler Abreviated Scale of Intelligence) e CMS (Children's Memory Scale), cujos resultados apontam para um pior desempenho quando comparado a um grupo normal. Apesar dos muitos estudos apontando para o mesmo efeito, a variação das faixas etárias, dos entornos socioculturais diferentes e da grande variedade de testes usados induz a uma heterogeneidade grande, enfraquecendo a evidência.[2]

Quanto ao desempenho acadêmico, a revisão de Galland et al. em 2015 já demonstra a associação significativa tanto de AOS como de ronco primário, com maior impacto negativo nos domínios de matemática, ciências e linguagem, alertando familiares, professores e profissionais da saúde que os distúrbios respiratórios do sono podem contribuir nas dificuldades acadêmicas da criança.[12] Uma atualização dessas evidências em 2022 por Menzies et al. foca nos domínios da inteligência, atenção e funções executivas, memória e habilidades de visão espacial e linguagem, e confirma o impacto negativo de todo o espectro dos distúrbios respiratórios do sono sobre a função cognitiva.[13]

Há pouca informação sobre o desfecho das repercussões neurocognitivas até a idade adulta, e estudos retrospectivos avaliaram alunos com o pior e o melhor desempenho acadêmico, com mais alunos com história de DRS na infância no grupo das piores notas. Uma coorte de 20 anos de seguimento encontrou em entrevista telefônica que os adultos com AOS grave na infância tiveram pior rendimento acadêmico. As evidências estão se consolidando, embora os mecanismos envolvidos e como reconhecer a criança em risco ainda precisam ser mais bem estudados.[2]

Sistema metabólico e atraso de crescimento

A AOS tem sido associada a intolerância à glicose, resistência à insulina e até a desenvolvimento da síndrome metabólica, agravado ainda mais pela elevação alarmante da obesidade e inatividade física na população pediátrica e de adolescentes. Os fatores mais importantes associados parecem ser AOS grave e níveis de hipoxemia maior (maior *hypoxic burden*). Apesar da melhora até a normalização após adenotonsilectomia, pouco se sabe sobre o efeito para a idade adulta.[14]

Desde a década de 1980, estudos apontam para atraso de crescimento nas crianças com AOS, e crianças menores são mais afetadas. São aceitos dois mecanismos envolvidos, o gasto energético maior pelo maior esforço respiratório,[15] e a produção menor do fator de crescimento IGF-1 (*insulin-like growth factor*-1) e da proteína IGFBP-3 (*insulin-like growth factor binding protein* 3).[16] Os mecanismos envolvidos na produção menor do fator de crescimento ainda não estão bem esclarecidos, e há estudos apontando para o estado inflamatório e para o tempo de exposição à AOS e não tanto à gravidade de AOS como fatores determinantes. Independentemente, os achados reforçam a necessidade do diagnóstico precoce e da necessidade de tratamento.

SINAIS E SINTOMAS

Sintomas noturnos

Ronco habitual, dificuldade respiratória durante o sono, pausas respiratórias, cianose, sono agitado, boca seca, posicionamento anormal durante o sono e enurese.

Sintomas diurnos

Respiração oral, cefaleia matinal, dificuldade de acordar, alterações de humor, déficit de atenção/hiperatividade e sonolência diurna, sendo este último mais raro nas crianças que nos adultos (principalmente naquelas com menor idade). O sintoma mais comum é o ronco habitual, e considera-se improvável a ocorrência da AOS em sua ausência.

AVALIAÇÃO CLÍNICA

A avaliação clínica da criança com AOS deve ser completa, iniciando pela avaliação nutricional, com medidas de peso, estatura e índice de massa corporal (IMC), e as respectivas posições nas curvas para a faixa etária, assim como medida de circunferências abdominal e cervical. É importante lembrar que obesidade é fator de risco para AOS. Além disso, as crianças com DRS, principalmente em idade pré-escolar, podem apresentar déficit de crescimento e desenvolvimento.

Ao exame otorrinolaringológico, deve-se observar se há alterações sugestivas de obstrução de VAS, como:

- Estrutura facial: face alongada, hipoplasia de terço médio da face, retrognatia
- Sinais de rinite alérgica: palidez de mucosa nasal, hipertrofia de cornetos inferiores, presença de olheiras (linhas de Dennie-Morgan), prega nasal horizontal (característica da saudação alérgica), hiperemia conjuntival
- Rinoscopia anterior: presença de hipertrofia de cornetos, desvios de septo nasal, tumores/abaulamentos na cavidade nasal
- Oroscopia: tamanho das amígdalas segundo a classificação de Brodsky, volume de língua, classificação de Mallampati modificada, palato ogival.

Na classificação de Brodsky, as tonsilas palatinas são divididas em quatro graus:

- Grau I: tonsilas situadas levemente fora da fossa tonsilar, ocupando menos de 25% da área entre os pilares das fossas tonsilares
- Grau II: tonsilas prontamente visíveis, ocupando entre 25 e 50% da área entre os pilares das fossas tonsilares
- Grau III: tonsilas ocupando entre 50 e 75% da área entre os pilares
- Grau IV: ocupando mais de 75% da área entre os pilares.

São consideradas hipertróficas as tonsilas de graus III e IV (Figura 130.1).

O índice de Mallampati modificado foi proposto por Friedman em 1999,[17] e é dividido em quatro classes. Na classe I, é possível visualizar toda a orofaringe, incluindo o polo inferior das tonsilas palatinas, e na classe IV visualiza-se apenas o palato duro e parte do palato mole, sem conseguir visualizar a parede posterior da orofaringe e nem a inserção da úvula. Por essa classificação, os índices III e IV são indicativos de obstrução (Figura 130.2).

A classificação da oclusão dentária mais utilizada é a de Angle, que considera a posição dos primeiros molares superiores em relação aos inferiores. Os pacientes podem apresentar oclusão normal (classe I), projeção anterior do primeiro molar maxilar em relação ao mandibular (classe II) ou projeção da mandíbula em relação à maxila (classe III) (Figura 130.3).

É considerada mordida aberta anterior a ausência de contato entre os dentes incisivos superiores e inferiores e a mordida cruzada posterior, inversão da oclusão dos dentes posteriores em que um ou mais dentes da arcada dentária superior fecham por dentro dos dentes da arcada dentária inferior. Esta última tem alta relação com a atresia de palato, alteração esquelética

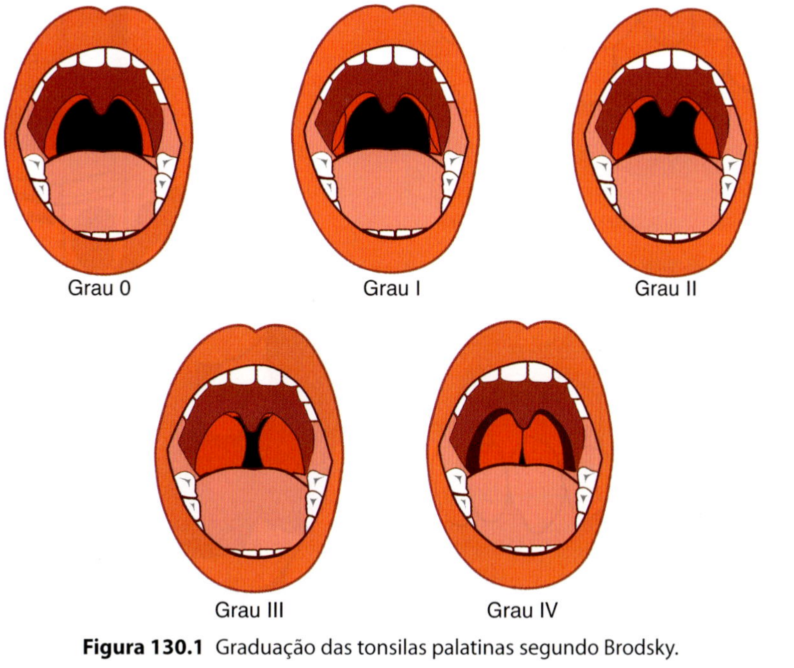

Figura 130.1 Graduação das tonsilas palatinas segundo Brodsky.

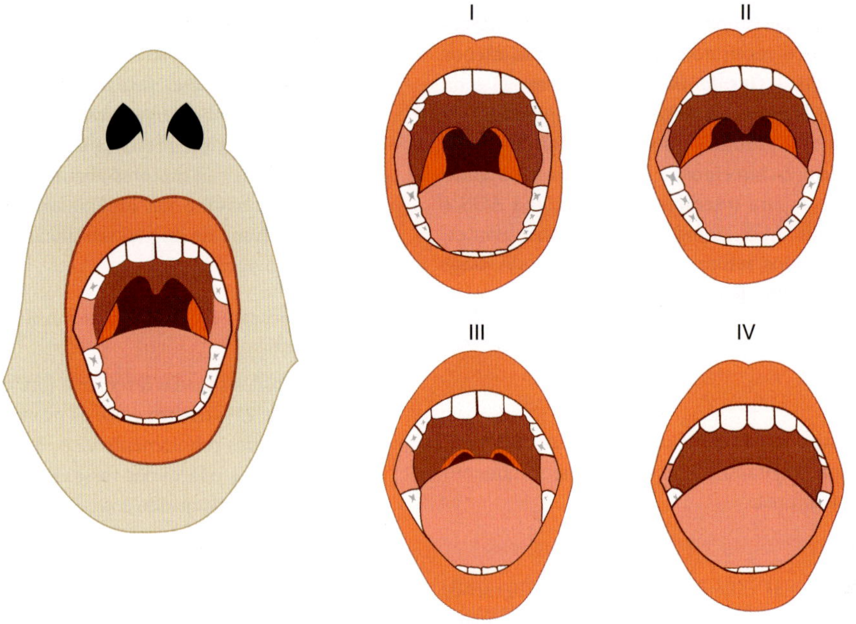

Figura 130.2 Classificação de Mallampati modificada.

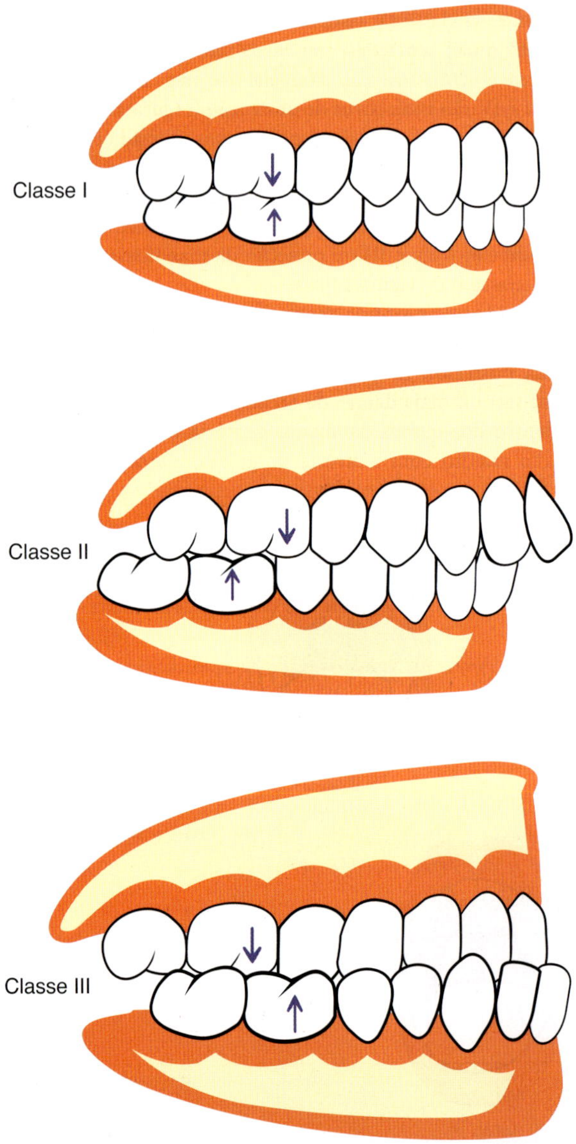

Figura 130.3 Tipo de oclusão dentária segundo Angle.

mais relacionada com DROS na infância, por estreitar toda a faringe, e por estar associada a um desbalanço importante da musculatura orofacial.

A nasofibroscopia é o exame de escolha para avaliação da cavidade nasal, da nasofaringe, da hipofaringe e da laringe, pois permite a avaliação do tamanho da tonsila faríngea a partir da porcentagem de obstrução do cavum (0 a 100%) (Figura 130.4).

Na ausência da nasofibrolaringoscopia, a radiografia de cavum deve ser utilizada para avaliar o tamanho das tonsilas palatinas e faríngeas.

Vários estudos têm procurado identificar parâmetros clínicos associados a presença ou gravidade da AOS. O tamanho das tonsilas apresenta resultados conflitantes, pois alguns estudos não apontam correlação com a presença de AOS[18] e outros apontam uma

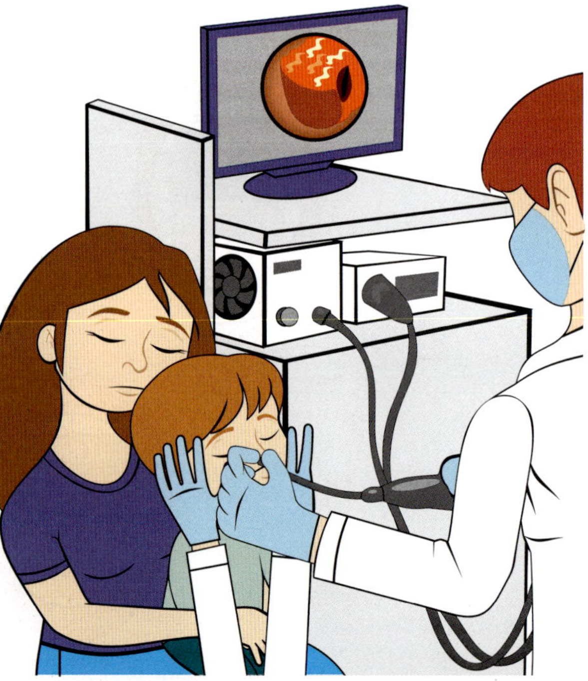

Figura 130.4 Nasofibroscopia em criança.

correlação fraca.[19,20] A obesidade tem sido correlacionada com a presença e gravidade de AOS, mas também não é fator capaz de predizer a doença.[21]

Exames de monitoração domiciliar com diferentes padrões de montagem têm sido sugeridos para o diagnóstico da apneia em adultos. Não existem estudos suficientes que respaldam e validam os mesmos exames em crianças, assim como outros exames de *screening*, como oximetria de noite inteira.

Existe a tendência a acompanhar as crianças de acordo com o tipo físico inicial, mas essa classificação apresenta falhas, não levando em conta a etnia e os tipos faciais que tornam necessárias a realização da polissonografia e a interpretação individualizada.

Crianças denominadas tipo "clássico" apresentam hipertrofia adenotonsilar, hiperatividade e baixo desenvolvimento pôndero-estatural, devido à anorexia ou à disfagia resultante da hipertrofia amigdaliana, secreção irregular dos hormônios do crescimento durante o sono, como a IGF-1 e a IGFBP-3, hipóxia noturna, acidose respiratória noturna e aumento do gasto energético devido ao trabalho respiratório durante o sono. Crianças do tipo "adulto" apresentam síndrome metabólica, sobrepeso e obesidade, aumentando o risco de desenvolver AOS, o que, em alguns casos, se comporta como causa primária da apneia obstrutiva.

Polissonografia tipo I é o exame de escolha para o diagnóstico de AOS. Deve ser realizado em laboratório específico e interpretado por médico experiente na população infantil. O exame deve ser feito à noite em quarto escuro e silencioso, em ar ambiente e na companhia do responsável, sem utilização de métodos de privação do sono ou sedação. Os parâmetros eletrofisiológicos e cardiorrespiratórios são registrados em sistema computadorizado, utilizando eletroencefalograma, eletromiogramas submentoniano e tibial bilateral, eletro-oculogramas direito e esquerdo, fluxo aéreo nasal por cânula de pressão oronasal e termistor, pletismografia por indutância, oximetria de pulso, sensor de ronco (microfone) e de posição no leito (Figura 130.5).

A polissonografia é classificada em quatro tipos:

- Tipo 1: 7 parâmetros + posição corporal: eletroencefalograma, eletro-oculograma, eletroneuromiografia, eletrocardiograma, fluxo aéreo, esforço respiratório e oximetria de pulso
- Tipo 2: polissonografia completa domiciliar
- Tipo 3: 4 parâmetros: ventilação (pelo menos dois canais de movimento respiratório ou movimento respiratório mais fluxo aéreo), frequência cardíaca ou eletrocardiograma e oximetria de pulso
- Tipo 4: apenas um registro contínuo.

Nos estudos que avaliam a acurácia do exame tipo 3, quanto maior o limiar de normalidade para o índice de apneia e hipopneia (IAH), maior a sensibilidade e menor a especificidade do método para diagnóstico de AOS.[22]

DIAGNÓSTICO

A tentativa de utilização de combinações de sinais e sintomas para distinguir a apneia obstrutiva do ronco primário é ineficaz.

Alguns questionários têm sido descritos em literatura, com o intuito de ajudar como *screening* para AOS em crianças. Apesar de ainda apresentarem limitações, eles auxiliam na seleção das crianças com maior risco de terem AOS. Entre os questionários disponíveis atualmente, o PSQ (Pediatric Sleep Questionnaire) tem sido apontado como um questionário simples, com razoável sensibilidade e especificidade.[23]

No entanto, o exame padrão-ouro para o diagnóstico é a polissonografia. Porém, esse não é um exame de fácil acesso e não precisa ser realizado em toda criança com queixa de ronco. São indicações de polissonografia: obesidade, doenças sindrômicas, alterações craniofaciais, doenças neuromusculares, mucopolissacaridose, anemia falciforme. Em casos de discordância entre tamanho das tonsilas e quadro clínico, o exame também pode ser solicitado.[1,24]

Quanto à análise da polissonografia, a principal controvérsia está no número de eventos respiratórios que determinam a AOS. Isso porque os critérios utilizados refletem a anormalidade estatística e não necessariamente são preditores de morbidade. Acompanhando as principais publicações atuais, considera-se AOS leve: índice de apneia obstrutiva (IAO) maior que um evento por hora ou índice de apneia e hipopneia obstrutiva (IAHO) maior que dois eventos por hora; AOS moderada: IAH entre 5 e 10 eventos por hora e AOS grave: IAH acima de 10 eventos por hora.

Pode-se usar também o NADIR como critério. AOS leve: índice entre 85 a 91%, AOS moderada: índice entre 85 a 75% e AOS acentuada: índice menor que 75% de saturação mínima de oxigênio.

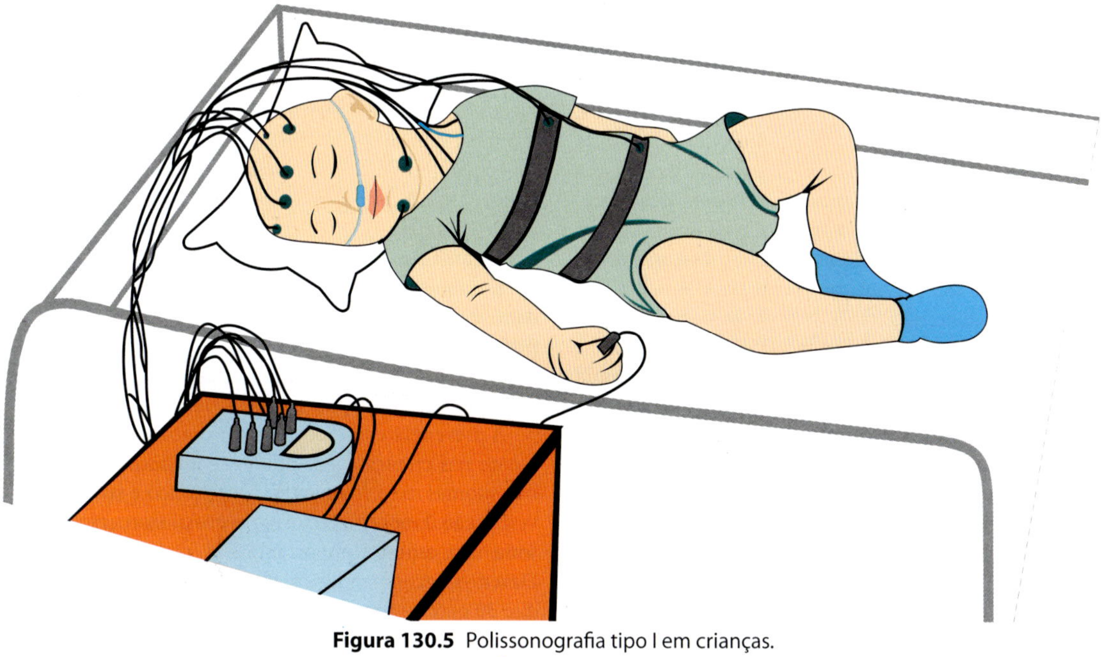

Figura 130.5 Polissonografia tipo I em crianças.

Quando o IAH e o NADIR resultam em estratificação diferente de AOS na infância, considerar o parâmetro pior (IAH ou NADIR) para classificar a gravidade do quadro.

A polissonografia é essencial para o diagnóstico e a estratificação da intensidade da AOS, mas não traz muita relação com o topodiagnóstico. Já a DISE (*drug-induced sleep endoscopy*, também conhecida como endoscopia do sono) pode ajudar no diagnóstico do fator causal quando ele não é evidente com a criança acordada. A DISE é um exame de endoscopia flexível de toda a VAS sob sedação contínua e monitorada pelo anestesista, realizada em ambiente com recursos para eventuais intercorrências de vias aéreas. Está especialmente indicada em crianças que tenham AOS moderada/grave, seja persistente (após adenotonsilectomia), crianças com doenças associadas, ou diante de um exame físico não compatível com a intensidade da AOS.[25] Ela não tem indicação para crianças com sintomas mais leves ou em crianças sem comorbidades e com já evidente hipertrofia adenoamigdaliana.

Durante a realização do exame, são parâmetros importantes: (1) a monitorização da sedação, para que a criança esteja com um nível de sedação superficial, que não aumente inadvertidamente o relaxamento muscular, e (2) a observação dos locais de possível colapso faríngeo (nasofaringe/véu palatino/orofaringe/hipofaringe e epiglote) e padrão desse colapso. Existem diferentes escalas com o propósito de tentar uniformizar a descrição dos achados da DISE.[26]

Diagnóstico diferencial

A diferenciação da AOS com relação ao ronco primário e à síndrome da resistência das vias aéreas superiores depende do exame de polissonografia. As duas doenças anteriores apresentam o IAH menor que 1 evento/hora. O ronco primário caracteriza-se por não apresentar nenhuma alteração polissonográfica, mesmo apresentando os mesmos sintomas da AOS. A síndrome da resistência das vias aéreas superiores apresenta um número de despertares aumentado, gerando sintomas de sonolência diurna mais frequentes que nas outras duas doenças.

TRATAMENTO

O controle de peso do paciente deve ser feito em qualquer criança com apneia, e ela deve ser acompanhada pelo pediatra para evitar deficiências calórico-proteicas e prevenir síndrome metabólica. Com evidência científica para tratamento da AOS, a perda de peso só se mostrou efetiva em crianças com obesidade acentuada e no controle de apneia residual após adenoamigdalectomia.

O tratamento medicamentoso é uma opção para AOS leve e pode ser feito com corticoides tópicos nasais e antileucotrienos, que apresentam resposta discreta, mas consistente, na literatura científica.[27] Podem ser utilizados também na criança que já tenha realizado adenotonsilectomia e que apresente AOS persistente leve.

A cirurgia de adenotonsilectomia é o principal tratamento da AOS e foi considerada inicialmente como curativa em crianças. Porém, considerando-se o IAH como principal parâmetro pós-operatório para efetividade da adenotonsilectomia, observa-se persistência da AOS em literatura em mais de 25% das crianças operadas.[28]

Outros procedimentos cirúrgicos, como adenotonsilectomia lingual, supraglotoplastia, turbinectomia inferior, uvulopalatofaringoplastia e traqueostomia podem ser realizados, mas possuem indicações específicas, a depender da criança.

Os fatores de risco para complicações respiratórias em crianças que são submetidas à adenotonsilectomia são: idade inferior a 3 anos, gravidade da apneia, complicações cardíacas relacionadas com AOS, obesidade, prematuridade, anormalidades craniofaciais e alterações neuromusculares. Nesses casos, deve ser evitado o uso de benzodiazepínicos no pré-operatório e de opioides no intra e no pós-operatório; o despertar deve ser realizado em céfalo-aclive ou decúbito lateral, e a recuperação inicial em ambiente com monitorização contínua de oximetria e possibilidade de reintubação.

As complicações cirúrgicas da adenotonsilectomia são: hemorragias primárias (em menos de 24 horas) e tardias (após 24 horas); interrupção das atividades normais por dor; desidratação pós-operatória imediata e tardia, secundária à odinofagia; e obstrução das vias aéreas. Ainda pode ocorrer recidiva nas tonsilas faríngeas, ocasionando recidiva do ronco, da AOS e das infecções (adenoidites). A incidência de complicações da tonsilectomia não apresenta níveis de evidências estatísticas para as diferentes técnicas; porém, na clínica, o tipo de ressecção das tonsilas (palatinas, tonsilectomia ou tonsilotomia) e o instrumento de corte (lâmina fria, eletrocautério, ultrassom, Coblation ou microdebridador) promovem benefícios diferentes. As hemorragias e a dor são menores com a utilização da tonsilotomia, que preserva a cápsula da tonsila palatina, associada à utilização de Coblation e microdebridadores. Já a comparação entre as duas técnicas a longo prazo indica maior probabilidade de recorrência dos sintomas em pacientes submetidos a tonsilotomia.

Deve-se fazer o acompanhamento de crianças submetidas a cirurgia de adenotonsilectomia para correção da AOS, pois pode ocorrer persistência do ronco ou da AOS a depender da gravidade inicial do IAH/NADIR pré-operatório ou das condições associadas que a criança apresenta.

Alguns estudos têm demonstrado que crianças que apresentam atresia de maxila beneficiam-se de tratamento associado de adenoamigdalectomia e expansão rápida da maxila; portanto, a avaliação conjunta com odontopediatra e ortodontista é essencial em crianças com alteração de mordida. Outras alterações craniofaciais também devem ser corrigidas, para otimizar a oclusão adequada.

Crianças com AOS apresentam comprovada alteração em tonicidade da musculatura orofacial e na coordenação das funções relacionadas, como respiração, mastigação e deglutição.[29] Terapia miofuncional, que consiste na execução de vários exercícios que fortalecem a musculatura e melhoram a coordenação das funções orofaciais, tem ganhado força como terapia em crianças com AOS leve a moderada, ou como terapia adjuvante nos casos mais graves.

O sistema de pressão aérea é indicado na falha de adenotonsilectomia e em pacientes com contraindicação cirúrgica (principalmente pacientes sindrômicos); porém, apresenta dificuldade na adaptação. Recente metanálise com mais de 20 mil crianças indica adesão em torno de 46% delas,[30] e pode causar alteração do crescimento facial com o uso prolongado em crianças. A umidificação do ar pelo aparelho melhora a adaptação em até 70% dos casos, devendo sempre ser observada pelo médico. O aparelho mais utilizado é o CPAP (usando pressão contínua), enquanto o aparelho de pressão positiva em vias aéreas em dois níveis (BiPAP) é indicado para casos de pressão muito elevada no CPAP (14 a 18 cmH_2O), em pacientes com dificuldade expiratória ou hipoventilação associada.

A traqueostomia está indicada em casos graves que não respondam a tratamento cirúrgico ou o uso de pressão positiva, ou na impossibilidade de ambos. Tem sido especialmente implementada em crianças com AOS grave e importante incoordenação orofaríngea, com alto risco de aspiração de saliva.

A prevenção está associada ao combate da obesidade, principalmente nas crianças tipo "adulto", e à educação da população para os sintomas mais frequentes, como ronco e sua necessidade de investigação. É necessário tornar o questionamento das alterações do sono um aspecto importante nas consultas infantis de rotina. Devem-se acompanhar os pacientes com índice de apneia maior que 30 ou dessaturação de oxigênio importante ou com fatores associados mesmo após o tratamento

Tratamento em crianças com condições clínicas associadas

As crianças que apresentam síndromes craniofaciais (síndromes de Crouzon, Apert, Treacher-Collins, Goldenhar e Pierre Robin), doenças neurológicas (malformação de Arnold-Chiari, meningoencefalocele, paralisia cerebral e distrofia muscular de Duchenne), doenças que promovem alterações do tônus muscular (síndrome de Down, de Prader-Willi e hipotireoidismo) e doenças que afetam a patência da via aérea superior (mucopolissacaridose) devem ser submetidas a polissonografia, pela alta prevalência de AOS e pelo alto risco para complicação de adenotonsilectomia, e devem-se tomar os cuidados necessários. O tratamento da doença de base é essencial.

As alterações craniofaciais apresentam tratamento específico e devem ser feitas com equipes multidisciplinares e multiprofissionais (cirurgiões craniofaciais, otorrinolaringologistas, ortodontistas, fonoaudiólogos, fisioterapeutas).

O uso do CPAP ou BiPAP nesses casos deve ser considerado como tratamento inicial, como adjuvante à cirurgia ou a medicações específicas. A traqueostomia nos casos mais graves muitas vezes é a melhor opção.

PROGNÓSTICO

O ronco habitual é o sintoma mais comum da AOS, e pode ocorrer em até 74% das crianças, decrescendo com o aumento da idade: 1 a 6 anos, 5,3%; 7 a 12 anos, 4%; e 13 a 18 anos, 3,8%. O ronco é considerado preditor de sonolência na escola e de prejuízo do rendimento escolar. A adenotonsilectomia é eficaz na redução do ronco, com melhora em seguimentos mais longos da AOS infantil de 47% no primeiro ano.

Os fatores que aumentam a frequência do ronco, como rinite crônica, presença de ronco paterno e fumo passivo, podem justificar o aumento do ronco com o tempo.

A apneia residual após adenotonsilectomia tornou-se um problema de saúde pública pela alta prevalência de sua realização pelo mundo. Em números, o achado para as adenotonsilectomias realizadas em 1 ano, a prevalência de AOS residual é de cerca de 5,7/10.000 crianças por ano no Canadá, 34,5/10.000 crianças por ano na Holanda e 75 mil crianças/ano nos EUA. As principais causas de falha terapêutica na adenotonsilectomia são: IAH pré-operatório elevado, obesidade, idade da cirurgia maior que 7 anos e asma.

Portanto, a avaliação multiprofissional é a melhor garantia de sucesso para o tratamento dos DROS na infância. Da mesma forma, o acompanhamento de crianças com distúrbios respiratórios obstrutivos do sono é muito importante, mesmo que procedimentos cirúrgicos e tratamentos multiprofissionais possam chegar a um bom resultado, uma vez que a hipoxemia durante o sono e todas as alterações podem se manter até a fase adulta. Será que uma criança com DROS pode se tornar um adulto com os mesmos problemas?

REFERÊNCIAS BIBLIOGRÁFICAS

1. Kaditis AG, Alvarez MA, Boudewyns A, Alexopoulos EI, Ersu R, Joosten K et al. Obstructive sleep disordered breathing in 2- to 18-year-old children: Diagnosis and management. Eur Respir J [Internet]. 2016 Jan [Acesso em: 2024 Jul];47(1):69-94.
2. Brockmann PE, Gozal D. Neurocognitive consequences in children with sleep disordered breathing: Who is at risk? Children (Basel) [Internet]. 2022 Aug 25 [Acesso em: 2024 Jul];9(9):1278.
3. Urbano GL, Tablizo BJ, Moufarrej Y, Tablizo MA, Chen ML, Witmans M. The link between pediatric obstructive sdleep apnea (OSA) and attention deficit hyperactivity disorder (ADHD). Children (Basel) [Internet]. 2021 Sep 19 [Acesso em: 2024 Jul];8(9):824.
4. Malicki M, Karuga FF, Szmyd B, Sochal M, Gabryelska A. Obstructive sleep apnea, circadian clock disruption, and Mmtabolic consequences. Metabolites [Internet]. 2022 Dec 30 [Acesso em: 2024 Jul];13(1):60.
5. Eckert DJ. Phenotypic approaches to obstructive sleep apnoea - New pathways for targeted therapy. Sleep Med Rev [Internet]. 2018 Feb [Acesso em: 2024 Jul]:37:45-59.
6. Montgomery-Downs HE, Crabtree VM, Sans Capdevila OS, Gozal D. Infant-feeding methods and childhood sleep-disordered breathing. Pediatrics [Internet]. 2007 Nov [Acesso em: 2024 Jul];120(5):1030-35.
7. Castillo-García M, Solano-Pérez E, Romero-Peralta S, Viejo-Ayuso ME, Silgado-Martínez L, Álvarez-Balado L et al. Prevalence of high blood pressure in pediatric patients with sleep-disordered breathing, reversibility after treatment: The KIDS TRIAL Study Protocol. Children (Basel) [Internet]. 2022 Nov 28; [Acesso em: 2024 Jul];9 (12):1849.
8. Chan KC-C, Au CT, Hui LL, Wing YK, Li AM. Childhood OSA is an independent determinant of blood pressure in adulthood: Longitudinal follow-up study. Thorax [Internet]. 2020 May [Acesso em: 2024 Jul];75(5):422-31.
9. Weber ST, Carvalho R P, Ridley G, Williams K, El Dib R. A systematic review and meta-analysis of cohort studies of echocardiographic findings in OSA children after adenotonsilectomy. Int J Pediatr Otorhinolaryngol [Internet]. 2014 Oct [Acesso em: 2024 Jul];78(10):1571-8.
10. Martín-Montero A, Gutiérrez-Tobal GC, Kheirandish-Gozal L, Vaquerizo-Villar F, Álvarez D, Del Campo F et al. Heart rate variability as a potential biomarker of pediatric obstructive sleep apnea resolution. Sleep [Internet]. 2022 Feb 14 [Acesso em: 2024 Jul];45(2):zsab214.
11. Macey PM, Kheirandish-Gozal L, Prasad JP, Ma RA, Kumar R, Philby MF et al. Altered regional brain cortical thickness in pediatric obstructive sleep apnea. Front Neurol [Internet]. 2018 Jan 22 [Acesso em: 2024 Jul]:9:4.
12. Galland B, Spruyt K, Dawes P, McDowall PS, Dawn E, Schaughency E. Sleep disordered breathing and academic performance: A meta-analysis. Pediatrics [Internet]. 2015 Oct [Acesso em: 2024 Jul];136(4):e934-46.
13. Menzies B, Teng A, Burns M, Lah S. Neurocognitive outcomes of children with sleep disordered breathing: A systematic review with meta-analysis. Sleep Med Rev [Internet]. 2022 Jun [Acesso em: 2024 Jul]:63:101629.
14. Shamsuzzaman A, Szczesniak RD, Fenchel MC, Amin RS. Glucose, insulin, and insulin resistance in normal-weight, overweight and obese children with obstructive sleep apnea. Obes Res Clin Pract [Internet]. 2014 Nov-Dec [Acesso em: 2024 Jul];8(6):e584-91
15. Bland RM, Bulgarelli S, Ventham JC, Jackson D, Reilly JJ, Paton JY. Total energy expenditure in children with obstructive sleep apnoea syndrome. Eur Respir J [Internet]. 2001 Jul [Acesso em: 2024 Jul];18(1):164-9.
16. Zhu J, Fang Y, Wang H-F, Chen X, Yu D-J, Shen Y. Insulin-like growth factor-1 and insulin-like growth factor-binding protein-3 concentrations in children with obstructive sleep apnea-hypopnea syndrome. Respir Care [Internet]. 2015 Apr [Acesso em: 2024 Jul];60(4):593-602.
17. Friedman M, Tanyeri H, La Rosa M, Landsberg R, Vaidyanathan K, Pieri S et al. Clinical predictors of obstructive sleep apnea. Laryngoscope [Internet]. 1999 Dec [Acesso em: 2024 Jul];109(12):1901-7.
18. Nolan J, Brietzke SE. Systematic review of pediatric tonsil size and polysomnogram-measured obstructive sleep apnea severity. Otolaryngol Head Neck Surg [Internet]. 2011 Jun [Acesso em: 2024 Jul];144(6):844-50.
19. Ma AT, Lam Y-y, Wong S-f, Ng DK, Chan C-h. Risk factors for post-operative complications in Chinese children with tonsillectomy and adenoidectomy for obstructive sleep apnea syndrome. Sleep Breath [Internet]. 2012 Sep [Acesso em: 2024 Jul];16(3):909-11.
20. Bhattacharjee R, Dayyat E, Kheirandish-Gozal L, Capdevila OS, Gozal D. Nocturnal polysomnographic characteristics of habitually snoring children initially referred to pediatric ENT or sleep clinics. Sleep Med [Internet]. 2009 Oct [Acesso em: 2024 Jul];10(9):1031.
21. Marcus CL, Brooks LJ, Draper KA, Gozal D, Halbower AC, Jones J et al. Diagnosis and management of childhood obstructive sleep apnea syndrome. Pediatrics [Internet]. 2012 Sep [Acesso em: 2024 Jul];130(3):e714-55.

22. Riha RL, Celmina M, Cooper B, Hamutcu-Ersu R, Kaditis A, Morley A et al. ERS technical standards for using type III devices (limited channel studies) in the diagnosis of sleep disordered breathing in adults and children. Eur Respir J [Internet]. 2023 Jan 6 [Acesso em: 2024 Jul];61(1):2200422.
23. Martins CN, Deus MM de, Abile IC, Garcia DM, Anselmo-Lima WT, Miura CS et al. Translation and cross-cultural adaptation of the pediatric sleep questionnaire (PSQ*) into Brazilian Portuguese. Braz J Otorhinolaryngol [Internet]. 2022 Nov-Dec [Acesso em: 2024 Jul];88 Suppl 1(Suppl 1):S63-S69.
24. Kaditis AG, Alvarez MA, Boudewyns A, Abel F, Alexopoulos EI, Ersu R et al. ERS statement on obstructive sleep disordered breathing in 1- to 23-month-old children. Eur Respir J [Internet]. 2017 Dec 7 [Acesso em: 2024 Jul];50(6):1700985.
25. Baldassari CM, Lam DJ, Ishman SL, Chernobilsky B, Friedman NR, Giordano T et al. Expert consensus statement: Pediatric drug-induced sleep endoscopy. Otolaryngol Head Neck Surg [Internet]. 2021 Oct [Acesso em: 2024 Jul];165(4):578-91.
26. Wilcox LJ, Bergeron M, Reghunathan S, Ishman SL. An updated review of pediatric drug-induced sleep endoscopy. Laryngoscope Investig Otolaryngol [Internet]. 2017 Nov 2 [Acesso em: 2024 Jul];2(6):423-31.
27. Mussi N, Forestiero R, Zambelli G, Rossi L, Caramia MR, Fainardi V et al. The first-line approach in children with obstructive sleep apnea syndrome (OSA). J Clin Med [Internet]. 2023 Nov 14 [Acesso em: 2024 Jul];12(22):7092.
28. Ishman SL, Maturo S, Schwartz S, McKenna M, Baldassari CM, Bergeron M et al. Expert consensus statement: Management of pediatric persistent obstructive sleep apnea after adenotonsillectomy. Otolaryngol Head Neck Surg [Internet]. 2023 Feb [Acesso em: 2024 Jul];168(2):115-30.
29. Felício CM de, Dias FS, Folha GA, Almeida LA de, Souza JF de, Anselmo-Lima WT et al. Orofacial motor functions in pediatric obstructive sleep apnea and implications for myofunctional therapy. Int J Pediatr Otorhinolaryngol [Internet]. 2016 Nov [Acesso em: 2024 Jul]:90:5-11.
30. Sawunyavisuth B, Ngamjarus C, Sawanyawisuth K. Adherence to continuous positive airway pressure therapy in pediatric patients with obstructive sleep apnea: A meta-Analysis. Ther Clin Risk Manag [Internet]. 2023 Feb 3 [Acesso em: 2024 Jul]:19:143-62.

CAPÍTULO

131

Identificação e Avaliação Auditiva do Recém-Nascido e da Criança

Rodrigo Guimarães Pereira • Trissia Maria Farah Vazzoler

INTRODUÇÃO

Em 2013, o relatório do Grupo de Especialistas em Impacto Global da Perda Auditiva da Organização Mundial da Saúde (OMS) mostrou uma prevalência global de disfunções auditivas em crianças de 1,4% entre 5 e 14 anos, o que equaciona para 16 milhões de crianças, baseada em uma metarrevisão de 42 estudos de 29 países.[1] A prevalência foi menor em países desenvolvidos (Leste Europeu, Austrália e EUA), de 0,4%, e mais alta no Sul da Ásia, de 2,2%. A perda auditiva nesse estudo foi calculada como >=35 dBHL, em média quadritonal de 0,5, 1, 2 e 4 kHz. Todos os estudos incorporados tinham metodologia claramente descrita, mas sem separação entre perdas auditivas temporárias e permanentes.[1]

Em países desenvolvidos, a prevalência de perda auditiva mais utilizada é de 4 por 1.000 crianças, mas como a definição de perda auditiva entre os estudos são variáveis (alguns utilizam >=40 dBHL e outros 35 dBHL), variações também são observadas nas prevalências.

AUDIÇÃO NORMAL EM CRIANÇAS

Em crianças, não há uma definição clara do limiar normal em audiometria tonal porque a sensibilidade auditiva muda conforme elas se desenvolvem. Assim, os resultados para diferentes testes também, principalmente em testes subjetivos, porque a sensibilidade para o padrão de normalidade muda com a idade.[2]

Outra situação a ser considerada é a diferença em sensibilidade da criança ou capacidade de resposta para os diferentes tipos de estímulo, sendo os mais utilizados atualmente o tom puro, tons *warble*, ruído de banda curta e FRESH (ruído de frequência específica, ruído de banda curta com *steep filter slope*).

A avaliação comportamental é o teste subjetivo mais comumente utilizado em crianças, e a audiometria com reforço visual é o padrão para aproximadamente 8 meses de vida e audiometria instrumental a partir de aproximadamente 2,5 anos.

Geralmente, os lactentes e as crianças apresentam respostas em níveis mais altos, e por isso não são chamados de limiares auditivos, mas de limiar de resposta mínima. À medida que o desenvolvimento ocorre, a sensibilidade para os testes melhora, diminuindo os limiares de resposta, o que é explicado pela maturação das vias auditivas e pelo desenvolvimento da anatomia da orelha e do conduto auditivo externo. A partir de 12 anos, não se observa mais variação na sensibilidade aos testes. Não há variações consideráveis entre sexo e entre as orelhas direita e esquerda.

A audição está em desenvolvimento contínuo e normalmente é classificado em estágios:[3]

- Estágio fetal (19 a 26 semanas de gestação até o nascimento): ouve os sons maternos e a fala materna, bem como sons externos abafados, através da condução óssea, uma vez que as orelhas estão imersas em líquido amniótico
- Estágio neonatal (1 a 3 dias depois do nascimento): ocorre a conversão da via óssea para via auditiva à medida que a orelha fica cheia de ar e elimina o líquido amniótico. É nesse momento que a triagem auditiva neonatal universal (TANU) deve ser realizada, e se a audição estiver em 20 dB, o neonato será capaz de responder para uma avaliação comportamental em 80 dB
- Estágio pós-natal (primeiro ano de vida): diminuição dos limiares de resposta e desenvolvimento de localização sonora, aumento da velocidade das respostas do tronco cerebral (maturação auditiva), utilização da audição para controlar o choro, balbucio e primeiras palavras a partir do *feedback* auditivo. Nessa idade, a criança consegue localizar os sons movimentando a cabeça para os lados, e para isso precisa ter audição em ambas as orelhas e interação binaural entre elas
- Estágio infantil (de 1 a 16 anos): desenvolvimento das habilidades do processamento auditivo central e desenvolvimento da linguagem e da fala. Essas habilidades permitem a discriminação de fala no ruído, escuta dicótica, memória auditiva e consciência fonológica.[3]

TRIAGEM AUDITIVA NEONATAL

Os programas de TANU são fundamentais para a identificação precoce da perda auditiva e para o início precoce do tratamento, a tempo de reduzir o impacto negativo no desenvolvimento da linguagem. Evidências científicas apontam que a idade ideal para reabilitação auditiva é até 1 ano, sendo o período crítico de 1 a 3 anos.

Existem diversos protocolos para a TANU que utilizam diferentes exames, ou a associação deles. A grande maioria, incluindo a Lei nº 12.303 de 2010, determina o uso das emissões otoacústicas transientes que podem ser utilizadas em associação com o potencial evocado auditivo de tronco encefálico (PEATE), conhecido também como BERA (em inglês, Brainstem Auditory Evoked Response).

A TANU é feita idealmente na maternidade, nas primeiras 48 horas de vida, ou, quando não possível, até 30 dias. Em casos de haver presença de indicadores de risco de deficiência auditiva (IRDA) (Tabela 131.1) ou estadia em UTI neonatal, a testagem deve seguir o mesmo cronograma e o reteste deve ser feito antes da alta hospitalar.

Na presença de IRDA o teste deve incluir a associação das emissões otoacústicas com o PEATE, seja automático ou diagnóstico, para avaliação da função do nervo auditivo pela maior probabilidade de desordem do espectro da neuropatia auditiva (DENA).

A infecção gestacional que mais causa surdez hoje no mundo é a citomegalovirose (CMV). Em caso de falha na TANU, o diagnóstico de CMV deve ser feito imediatamente, por meio de exame de PCR na saliva ou urina, ou até a quarta semana de vida, para possibilitar o tratamento que reduz a chance de piora da audição nos primeiros anos de vida.[4]

Os indicadores de IRDA determinados pelo Joint Committee on Infant Hearing em sua última publicação, de 2019,[5] são abordados a seguir.

PEATE automático para triagem auditiva neonatal

Na triagem auditiva neonatal[6] são utilizados sistemas automatizados de PEATE. Os estímulos geralmente são de 30 ou 35 dB, sem necessidade de interpretação do operador.

É uma triagem altamente eficaz com sensibilidade/especificidade entre 96 e 98%, mas não é sensível para perdas auditivas mínimas ou leves. Os resultados são dados como "passou" ou "encaminhar" para cada orelha.[4]

AVALIAÇÃO AUDITIVA ELETROFISIOLÓGICA

Otoemissões acústicas

Além de participar da TANU, a pesquisa de otoemissões acústicas (OEA) é uma excelente ferramenta para avaliação da função,

Tabela 131.1 Fatores de risco de perda de audição na criança de início precoce: *guidelines* para crianças que passaram na triagem auditiva neonatal universal.

Classificação de fatores de risco	Recomendação de acompanhamento diagnóstico	Frequência de monitoramento
Perinatal		
História familiar de perda auditiva na infância, rapidamente progressiva ou de instalação tardia	Aos 9 meses	Baseada na etiologia da história familiar e preocupação do cuidador
UTI por mais de 5 dias Hiperbilirrubinemia com transfusão independentemente do tempo de tratamento Uso de aminoglicosídeo por mais de 5 dias Encefalopatia isquêmica, hipóxia ou asfixia	Aos 9 meses	Para monitoramento do aprendizado das habilidades auditivas e de comunicação
Oxigenação por membrana extracorpórea (ECMO)	Até os 3 meses	Anuais até idade escolar ou de acordo com queixas dos cuidadores
Infecção intrauterina: herpes, rubéola, sífilis e toxoplasmose Infecção intrauterina: citomegalovírus	Aos 9 meses Até os 3 meses *Standard*	Monitoramento para avaliar aquisição de marcos de habilidades auditivas e de linguagem
Mãe + zika vírus e criança sem evidência laboratorial ou clínica	PEATE automático em 1 mês	
Mãe + zika vírus e criança com evidência laboratorial + achados clínicos		
Mãe + zika vírus e criança com evidência laboratorial, mas sem evidência clínica		
Malformações craniofaciais: microtia, displasia da orelha, fenda palatina, mecha branca no cabelo, microftalmia Microcefalia congênita e hidrocefalia adquirida ou congênita Anormalidades do osso temporal	Aos 9 meses	Monitoramento para avaliar aquisição de marcos de habilidades auditivas e de linguagem
Síndromes genéticas: existem mais de 400 síndromes associadas a alterações auditivas	Aos 9 meses	De acordo com a história natural da síndrome
Perinatal ou pós-natal		
Cultura positiva de infecção associada com perda auditiva neurossensorial, incluindo meningite ou encefalite bacteriana ou viral (herpes e varicela)	Até 3 meses	Anualmente até a idade escolar ou de acordo com queixas dos cuidadores
Eventos associados a perda auditiva: Trauma encefálico importante, principalmente na base do crânio ou temporal Quimioterapia	Até 3 meses	De acordo com achados ou queixas
Queixas das famílias, atraso de desenvolvimento da fala, audição e linguagem, ou regressão de desenvolvimento	Imediatamente	De acordo com achados e queixas

mais especificamente a atividade micromecânica não linear das células ciliadas externas do órgão de Corti, e estimar o limiar auditivo coclear.

As OEAs são respostas de frequências específicas, geradas em bandas de frequências nas quais as células ciliadas estão normais ou muito próximas ao normal, fornecendo, portanto, informações de diferentes partes da cóclea.

Existem as otoemissões espontâneas, que não têm utilidade clínica no momento, e as evocadas. As evocadas são de três tipos: por frequência, transiente e produto de distorção, cujo mecanismo de resposta é o mesmo.

Devido às dificuldades de registro, as otoemissões por frequência são menos utilizadas na prática clínica, e as mais utilizadas são as otoemissões acústicas transientes (EOAT) e as otoemissões acústicas evocadas por produto de distorção (EOAPD).[4,7]

Otoemissões acústicas transientes

As EOATs são sons de fraca intensidade produzidos pela cóclea, que aparecem como uma onda sonora complexa no conduto auditivo externo durante alguns milissegundos após a apresentação do estímulo. Elas apresentam os componentes de alta frequência (4 a 5 kHz), ocorrendo em curta latência, ao passo que os componentes de frequência baixa (1 kHz) ocorrem com latências mais longas.[7,8] Normalmente, são elicitadas por fonte sonora única, geralmente com estímulo clique. Apesar do clique ser um estímulo de banda larga e estimular toda a cóclea, as EOATs podem fornecer um padrão de frequência específica da cóclea. O *software* grava as EOATs e depois separa por faixas de frequência, obtendo, assim, respostas de acordo com a tonotopia coclear.[7,8]

Esse tipo de emissão é a utilizada na TANU, pois é mais tolerante a ruído e movimentação.[7,8] Para analisar as EOATs, são utilizados três parâmetros: a estabilidade e a reprodutibilidade das ondas, geral e por banda de frequência e a relação sinal ruído.

A estabilidade do estímulo deve ser superior a 70%, a reprodutibilidade geral das ondas maior ou igual a 70% em neonatos e crianças, e a relação sinal ruído acima de 6 dB em neonatos.[7,8]

Na TANU, quando as repostas estão presentes na maioria das faixas de frequência, subentende-se que o limiar é melhor que 25 dB. A presença de resposta em 3 das 5 faixas de frequência é considerada como presença de resposta (Figura 131.1).

Otoemissões acústicas evocadas por produto de distorção

As EOAPDs são evocadas como resposta a dois estímulos sonoros, em que a frequência do primeiro é F1 e a do segundo é F2, apresentados simultaneamente à cóclea. Como a cóclea nos humanos funciona como um sistema não linear, quando dois estímulos diferentes são dados e percebidos, ocorre a formação de

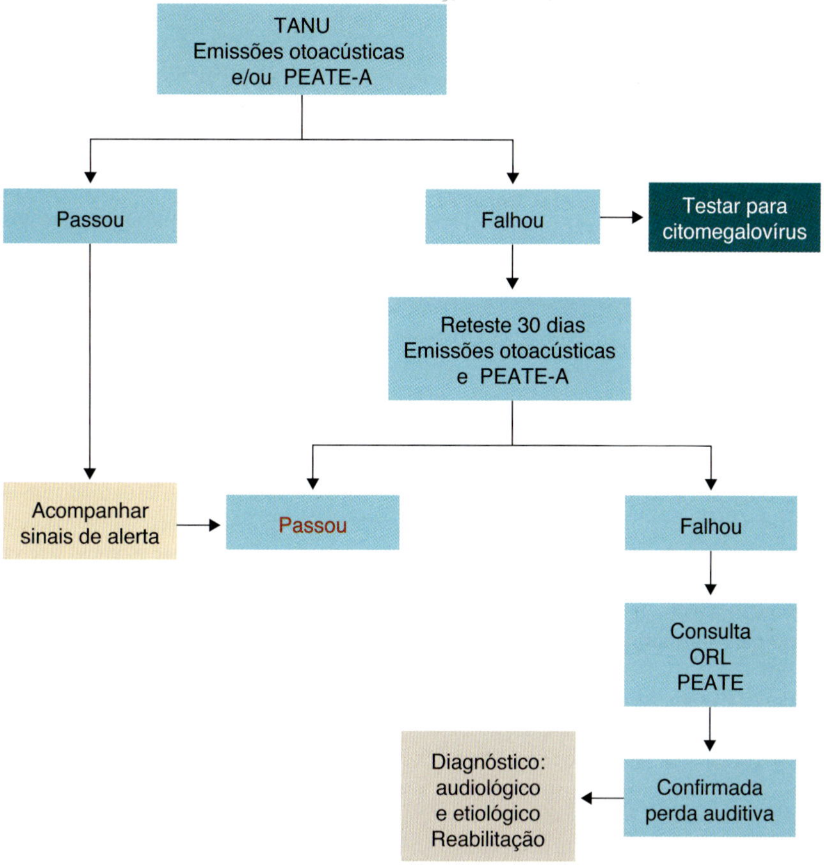

Figura 131.1 Fluxograma da triagem auditiva neonatal universal (TANU). ORL = otorrinolaringologia; PEATE = potencial evocado auditivo de tronco encefálico; PEAT-A = potencial evocado auditivo de tronco encefálico automático. (Adaptada de: Ministério da Saúde, 2012.)

outros tons ou produtos de distorção como frequências que não estão presentes no estímulo, pois são combinação das frequências dos tons apresentados.[8]

As EOAPDs estão presentes em quase toda a população com limiar auditivo normal, e em pessoas com perda auditiva até 45 dBHL. Ela é considerada normal quando a relação sinal/ruído for melhor que 6 dB.[8]

Potencial evocado auditivo de tronco encefálico

O potencial evocado auditivo de tronco encefálico (PEATE) representa a atividade elétrica desde o início do nervo auditivo até o tronco encefálico durante um estímulo auditivo. O PEATE é registrado por 3 a 4 eletrodos de superfície colocados na cabeça, e pode ser obtido por estímulos sonoros do tipo clique, *tone bursts* ou NB CE-Chirp® por via aérea ou óssea. A resposta obtida resulta em um registro com ondas (ou picos) representadas por algarismos romanos de I a VII.[9]

A Tabela 131.2 mostra os locais atualmente reconhecidos de origem dos potenciais auditivos.[9]

O PEATE pode ser empregado com duas intenções:

- PEATE diagnóstico para avaliação da integridade das vias aéreas com clique em forte intensidade, e com cliques em intensidades decrescentes para pesquisa do limiar auditivo, sem especificidade de frequência
- PEATE frequência-específica e com pesquisa do limiar auditivo, utilizando estímulo *tone bursts* ou NB-CE Chirp® em intensidades decrescentes nas frequências de 500 Hz, 1.000 Hz, 2.000 Hz e 4.000 Hz, e pode ser realizado por via aérea e via óssea. O PEATE por frequência específica fornece a melhor estimativa de um audiograma, para identificação de grau e tipo de perda auditiva.[4]

Tabela 131.2 Origem dos potenciais auditivos.

Onda I	Terminação distal do nervo auditivo (próximo à cóclea)
Onda II	Porção proximal intracraniana do nervo auditivo
Onda III	Núcleo coclear no lado estimulado, mas o nervo auditivo pode também contribuir
Onda IV	Complexo olivar superior
Onda V	Trato do lemnisco lateral que sai do complexo olivar superior para o colículo inferior. Um grande potencial negativo segue a onda V e é denominado *slow negative* 10 (SN10, e provavelmente reflete a despolarização do colículo inferior)
Onda VI e VII	Colículo inferior

O estímulo do tipo Chirp é considerado o mais eficaz para evocar respostas eletrofisiológicas, pois estimula uma ampla região coclear, e resulta em melhor sincronia neural, por estimular mais fibras nervosas. Sendo assim, ele é capaz de avaliar a integridade das vias auditivas principalmente para pesquisar lesões do nervo auditivo e do tronco encefálico, com sensibilidade de 90% e especificidade de 80% para tumores maiores que 1 cm. Nessa situação, são avaliadas a relação entre intensidade de estímulo e a latência da onda V, assim como as latências interpicos.

Na pesquisa do limiar com o estímulo clique, diminui-se paulatinamente a frequência dos estímulos buscando a presença apenas da onda V. O limiar auditivo eletrofisiológico é definido como o nível mais baixo de estímulo em que as ondas V podem ser detectadas. À medida que o nível do estímulo é diminuído, a latência das ondas do PEATE aumenta, enquanto as amplitudes reduzem. A onda V é a mais constante e a única que permanece visível até o limiar auditivo.[4,7,8]

Mesmo que o estímulo por cliques seja capaz de respostas bastante robustas, por ser um estímulo de banda larga (contém energia de 100 a 8.000 Hz), a sua utilização não permite obter informação sobre frequências específicas. Configurações descendentes ou ascendentes não são adequadamente representadas pelo valor único de limiar obtido pelo cliques e regiões restritas de perda auditiva podem não ser detectadas, especialmente nas perdas abaixo de 1.000 Hz ou acima de 4.000 Hz.[4]

Devido a essa incerteza, protocolos com estímulos por frequências específicas (*tone bursts* ou NB-CE Chirp®) são absolutamente necessários na avaliação auditiva infantil, a fim de se obter informação sobre a configuração da perda auditiva e para determinar as características da amplificação do aparelho auditivo.[4]

O PEATE para a estimativa de limiares auditivos é o exame padrão-ouro em crianças com menos de 6 meses de vida, mas como não é propriamente um teste de audição, e, sim, uma medida da resposta eletrofisiológica à estimulação auditiva, a confirmação dos limiares auditivos deve ser obtida com avaliação comportamental assim que a criança seja capaz de fornecer respostas confiáveis e consistentes (*crosscheck*). Sempre que os limiares eletrofisiológicos, com estímulos de frequência específica por via aérea, não estiverem dentro do esperado para normalidade, a avaliação por via óssea deve ser realizada.[4,7,8]

Os limiares de PEATE obtidos com estímulos de condução óssea em pacientes com perda auditiva condutiva são piores em comparação com as respostas obtidas utilizando-se estímulos de condução aérea.

No PEATE por cliques nas perdas condutivas, os intervalos interpicos são normais e as latências absolutas prolongadas.

Adicionalmente, em casos de atresia do meato acústico externo, a condução óssea deve ser testada.

Maturação central

A morfologia do PEATE de um neonato é diferente da registrada em adultos. A resposta a estímulos de forte intensidade surge entre 28 a 32 semanas. Por volta da 35ª semana, uma resposta robusta com as ondas I, III e V está presente. Em neonatos, a amplitude da onda I é maior e a amplitude da onda V é geralmente menor que nos adultos. O PEATE gradualmente se torna mais bem definido com uma resposta completa de cinco picos emergindo nos primeiros meses de vida. Por volta de 1 a 3 anos, o PEATE é semelhante em morfologia a uma resposta adulta.[4]

Os efeitos de maturação também são vistos em medidas da latência. As latências absolutas das ondas individuais são maiores nos neonatos e diminuem com a maturação. Há uma rápida redução da latência de todos os componentes do PEATE durante as primeiras semanas de vida, com a onda I do PEATE atingindo a latência adulta entre 8 e 10 semanas após o parto. As ondas III e V continuam uma diminuição gradual da latência, atingindo a latência adulta entre 2 e 3 anos.

Essas alterações na maturação requerem dados normativos em cada faixa etária para que as respostas de pacientes pediátricos sejam interpretadas corretamente.[4]

Interpretação de um PEATE

Para um neuro diagnóstico é importante avaliar a presença das ondas e os intervalos interpicos. No dia a dia, as ondas mais identificadas e marcadas são as ondas I, III e V, ou complexo IV-V (são as mais robustas e com maior utilidade clínica).

As latências absolutas das ondas I, III e V têm seus valores variados pela idade do paciente e pela padronização do equipamento, sendo em geral descritos os valores de referência utilizados em cada exame.[7,8]

Outra avaliação importante são as latências interpicos, principalmente para o neuro diagnóstico. As latências estimadas estão em torno de:

- I-III: normal = 2 ms
- III-V: normal = 2 ms
- I-V: normal = 4 ms.

Outros parâmetros avaliados de forma qualitativa são:

- A morfologia, simetria entre os traçados obtidos em ambas as orelhas
- A amplitude da onda V em relação à onda I
- A diferença interaural das latências, principalmente do intervalo I-V (normal < 0,3 ms)
- A reprodutibilidade dos potenciais obtidos em duas séries distintas de estímulos para eliminar a subjetividade e a variabilidade das interpretações também é um parâmetro importante e que deve ser descrito em laudo.

O menor estímulo que possibilita a identificação da onda V é considerado uma estimativa do limiar auditivo do paciente e, portanto, é considerada resposta presente. Se utilizado um estímulo clique para sua caracterização, deve-se lembrar que se trata apenas de uma estimativa de limiar das frequências desse estímulo, que vai de aproximadamente 2 a 4 kHz, e em alguns equipamentos de 1 a 4 kHz, não conseguindo separar qual das frequências respondeu para aquele limiar.[4,7]

Portanto, quando é necessário estabelecer um limiar auditivo de neonato ou criança que não conseguiu realizar uma avaliação comportamental, a pesquisa de limiar deve ser realizada por frequência específica, com estímulo *tone burst* ou *chirp*, para que se tenha uma avaliação mais clara de quais frequências estão comprometidas e da configuração da perda auditiva, auxiliando inclusive na programação de sua reabilitação.

A Tabela 131.3 traz um resumo das alterações no PEATE nos vários tipos de perda auditiva.

Espectro da neuropatia auditiva

Um PEATE por cliques com ondas bem formadas descarta a presença de neuropatia auditiva. No entanto, quando as respostas no PEATE estão ausentes ou muito alteradas (mal definidas, atrasadas e/ou de pequena amplitude), um protocolo com cliques de forte intensidade com polaridades alternadas (condensado e rarefeito) deve ser feito para avaliar uma possível neuropatia auditiva (espectro da neuropatia auditiva).

Tabela 131.3 Alterações no potencial evocado auditivo de tronco encefálico nos vários tipos de perda auditiva.

Perda auditiva condutiva
Latências absolutas prolongadas Latência da onda I prolongada isoladamente Morfologia pobre das ondas
Perda auditiva sensorial
Onda I diminuída ou ausente Latências absolutas prolongadas Morfologia pobre Intervalos interpicos normais
Perda auditiva neural
Latência da onda I normal Prolongamento de todas as outras latências absolutas Ausência de onda V ou com latência aumentada Latências interaurais alteradas (> 0,3 ms) Intervalos interpicos prolongados
Espectro da neuropatia auditiva
Ausência de potenciais Presença de microfonismo coclear Possivelmente presença de emissões otoacústicas

Alternar a polaridade do estímulo ajuda a distinguir as partes da resposta que são neurais daquelas que são cocleares, como o microfônico coclear (MC). A resposta coclear pré-neural (MC) muda a polaridade junto com o estímulo, enquanto a resposta neural (PEATE) não. A marca registrada da neuropatia auditiva no PEATE é, portanto, um MC proeminente e as ondas subsequentes ausentes ou muito aberrantes. Lembrando que pode haver presença de onda V seguindo o microfonismo coclear. Também deve-se fazer a pesquisa clampeando a sonda de estímulo para diferenciar a presença do microfonismo com possível artefato de exame.[4,7]

PEATE e autismo

A comunidade científica vem estudando o PEATE para avaliar a possibilidade desse exame ser considerado um biomarcador de autismo. Biomarcador seria uma característica de exame que acontece somente nos casos de autismo. No entanto, os achados mais relacionados com autismo também podem aparecer em outras patologias do neurodesenvolvimento como transtorno do desenvolvimento de linguagem e transtorno do déficit de atenção e hiperatividade, que são diagnósticos diferenciais para o autismo. Essas alterações não estão presentes em todas as crianças com autismo e, portanto, o PEATE não pode ser considerado biomarcador, e isso é fácil de entender uma vez que está ligado a muitos genes diferentes e também a fenótipos diferentes.

Estão sendo avaliados também outros biomarcadores como *eye tracking*, reflexo pupilar, tamanho da cabeça, fatores metabólicos etc.

O achado mais associado a autismo é o aumento da latência da onda V. Alguns trabalhos mostram que a onda III também pode estar aumentada, assim como o intervalo interpico, e essa alteração desaparece com o desenvolvimento da criança e o avançar das terapias. Esse achado, entretanto, deve ser avaliado com muito cuidado, como citado anteriormente.[10,11]

Potencial auditivo de estado estável

O potencial evocado auditivo de estado estável (PEAEE), também conhecido como respostas auditivas de estado estável, é um potencial cerebral periódico evocado por estímulos repetitivos apresentados em uma taxa de frequência rápida o suficiente para causar sobreposição de ondas. Os tons contínuos apresentados podem ser modulados em amplitude, frequência ou ambos.[4,7,8]

A resposta neural contínua é chamada estado estável e segue a mesma forma de onda do estímulo apresentado.

O estímulo acústico é formado por tons contínuos apresentados nas frequências que se pretende avaliar o limiar auditivo do indivíduo, chamadas frequências portadoras, geralmente nas frequências de 500, 1.000, 2.000 e 4.000 Hz.

É um teste objetivo, ou seja, não há análise de um profissional envolvido, devido aos algoritmos de detecção que indicam quando respostas estatisticamente significativas estão presentes. Os resultados também podem ser interpretados objetivamente usando fórmulas de regressão ou fatores de correção para converter os limiares do estado estável em estimativas dos limiares comportamentais por tons puros. Além disso, esses limiares podem ser estimados tanto para estímulos por condução aérea como por condução óssea.

Embora o PEATE frequência-específica desencadeado por estímulos *tone burst* ou *chirps* seja o padrão-ouro para estimar os limiares auditivos, os PEAEEs vêm demonstrando tanto especificidade de frequências como eficiência equivalentes ou mesmo superiores ao PEATE em frequências específicas. Os potenciais de estado estável fornecem uma excelente estimativa do limiar auditivo em uma ampla faixa audiométrica (de 500 a 4.000 Hz), pois existe uma forte correlação entre os limiares audiométricos comportamentais e os limiares obtidos pelo estado estável em lactentes, crianças e adultos, principalmente com perda auditiva moderada ou pior.[4,7,8]

Portanto, a principal aplicação PEAEE é prever o limiar auditivo, por respostas eletrofisiológicas, de forma rápida e objetiva, principalmente em perdas auditivas, ou seja, uma audiometria tonal objetiva.

A principal vantagem do PEAEE é que os limiares obtidos podem revelar alguma audição residual em perdas severas, em que o PEATE por cliques ou *tone bursts* podem estar ausentes. Isso ocorre porque a técnica do exame de PEAEE permite o uso de intensidades de estímulo em torno de 30 dB acima do PEATE e de 20 a 30 dB acima da audiometria comportamental. De qualquer forma, estímulos acima de 100 dB são problemáticos com qualquer potencial.

Caracterizar melhor a perda auditiva profunda é importante para definir a forma de reabilitação auditiva com aparelho auditivo ou implante coclear.[4,7,8]

As respostas obtidas permitem melhor caracterizar as perdas severas e profundas, mesmo em perdas auditivas com configurações audiométricas ascendentes ou descendentes, possibilitando uma adaptação mais adequada do aparelho auditivo. Já a ausência de respostas no máximo de intensidade indica pouco resíduo auditivo.

Estímulos por condução óssea também podem ser usados com o PEAEE para determinar a presença e extensão de uma perda condutiva, principalmente entre 0,5 e 4 kHz.

É possível registrar o PEAEE de várias frequências e das duas orelhas simultaneamente, o que reduz drasticamente o tempo do exame, sem comprometer a correlação com o limiar comportamental. Mesmo sendo um exame rápido, muitas vezes é necessário que seja feito com sedação quando não for possível realizar com sono natural.

A origem do PEAEE depende da frequência de repetições utilizada. Na avaliação audiológica infantil, a frequência de modulação utilizada é de 80 a 100 Hz. As respostas geradas nessa modulação são provavelmente as ondas V do PEATE, só que em resposta a estímulos apresentados repetidamente e, portanto, também não são alteradas pelo estado de consciência.

Potenciais evocados por taxas menores provavelmente originam-se de centros superiores, inclusive do córtex cerebral. Por essa razão, potenciais evocados por frequências, por exemplo, de 40 Hz, são dependentes do estado de consciência do paciente e sensíveis à anestesia e sedação.

A desvantagem do PEAEE é que ele não fornece informações sobre a sincronia neural e a integridade do tronco cerebral como o PEATE evocado por cliques oferece através das latências absolutas e relativas de seus picos constituintes.[4]

No espectro da neuropatia auditiva, nem o PEATE nem o PEAEE são bons para indicar o limiar. Se a função coclear parecer normal, como indicado pela presença de emissões otoacústicas, e a função neural parecer anormal, com PEATE ausente ou anormal, o PEAEE também poderá apresentar respostas bastante alteradas ou não condizentes com o limiar auditivo.

Nenhum teste audiométrico deve ser interpretado isoladamente. O PEAEE deve ser usado em conjunto com testes de função da orelha média (timpanometria e reflexo acústico, também conhecido como reflexo estapediano), função coclear (emissões otoacústicas) e outros potenciais evocados (PEATE), e, quando possível, deve-se sistematicamente tentar obter respostas em testes auditivos comportamentais (princípio do *crosscheck*).[4]

AVALIAÇÃO AUDITIVA COMPORTAMENTAL

A Associação Americana de Pediatria recomenda que até os 3 anos as crianças realizem avaliação auditiva completa, com métodos eletrofisiológicos e comportamentais, mesmo tendo passado na triagem neonatal. Após os 3 anos, o acompanhamento deve ser anual até os 10 anos, e a cada 2 anos até os 21 anos. Crianças com indicadores de risco para surdez devem ter seu calendário personalizado de acordo com a sua necessidade.[12]

A avaliação audiométrica de acordo com faixa etária pressupõe:

- 3 a 12 meses: audiometria comportamental + impedanciometria
- 1 a 5 anos: audiometria condicionada (tonal e logoaudiometria) + impedanciometria
- 6 anos a adulto: audiometria tonal limiar + impedanciometria.

Audiometria comportamental

A avaliação do comportamento auditivo da criança utiliza várias técnicas que permitem observar a resposta auditiva a estímulos de diferentes frequências em intensidades diferentes de forma controlada, apresentados em orelhas separadas ou em conjunto. Existem diferentes técnicas e a audiometria instrumental é uma das que podem ser utilizadas desde os 3 a 4 meses de vida, quando a criança começa a sustentar a cabeça e controlar os movimentos do pescoço. Utiliza instrumentos musicais cujas frequências e intensidades de som são conhecidas e calibradas.

Nesses exames, são observadas as seguintes características:

- Reflexo cócleo-palpebral (RCP)
- Atenção
- Sobressalto
- Localização para os lados (LL) direito e esquerdo
- Localização para baixo (LB) e para cima (LC).

Esses parâmetros permitem analisar a medida da quantidade de audição, ou seja, limiares auditivos e verificação da presença de respostas reflexas e desempenho neurocognitivo (qualidade da resposta).

Os parâmetros esperados de normalidade com relação ao comportamento auditivo são:

- 0 a 3 meses: atenção e RCP
- 3 a 6 meses: procura a fonte (PF) e RCP
- 6 a 9 meses: LL e RCP
- 9 a 12 meses: LB e RCP
- > 12 meses: LC e RCP.

Quanto aos limiares auditivos considerados normais, também ocorre variação de acordo com a faixa etária, pois esse dado depende do amadurecimento da atenção auditiva. As respostas em 40 dB ou menos são consideradas normais e as acima de 40 dB, alteradas, não sendo caracterizadas com níveis de intensidade. No laudo consta se os resultados estão dentro da normalidade ou não, além de um descritivo do comportamento da criança durante o exame (Figura 131.2).

Esse exame deve ser avaliado em conjunto com os eletrofisiológicos, primeiramente porque permite uma precisão na determinação dos limiares tonais, e segundo porque também tem-se a avaliação do neurodesenvolvimento em relação ao estímulo auditivo, auxiliando nos diagnósticos difíceis em quadros neurológicos mais graves, na neuropatia auditiva e na surdez central.[4]

Audiometria infantil condicionada

Nesta avaliação, utilizam-se tons puros (500, 1.000, 2.000, 3.000, 4.000, 6.000 e 8.000 Hz) e palavras faladas que estabelecem as medidas dos limiares tonais em campo livre ou orelhas separadas, condução da audição por via aérea e via óssea (audiometria tonal) e o limiar de inteligibilidade de palavras faladas e a discriminação de palavras faladas (logoaudiometria).

É realizado condicionando-se a resposta da criança ao som com o aparecimento de uma luz acesa do lado estimulado (conhecida como audiometria de reforço visual, ou pela sigla em inglês VRA) ou de forma lúdica com brincadeiras de encaixar sempre que o estímulo auditivo é apresentado. Esse exame pode ser feito em crianças de 1 a 5 anos, ou enquanto a criança ainda não é capaz de realizar uma audiometria tonal.[4,13]

Crianças que ainda não têm linguagem oral estabelecida conseguem responder ao teste a partir de ordem simples, identificação de figuras e objetos, ou seja, por meio da linguagem receptiva. Mesmo crianças com limitações neurológicas são capazes de responder a esse tipo de teste. A equipe que faz avaliação audiológica infantil deve conhecer todas as técnicas disponíveis de avaliação e estar prontas para empregar qualquer uma que seja necessária ou a combinação delas.[14]

Impedanciometria

É uma medida objetiva que identifica se há alguma alteração nas pressões da orelha média e na capacidade de complacência timpânica frente a variação de pressões. O mesmo aparelho avalia o reflexo acústico, que emite resposta tanto ipsilateral como contralateral.

DESENVOLVIMENTO NEUROLÓGICO E AUDIOLÓGICO

INTENSIDADE

Instrumento	Sem resposta	Reflexo cócleo-palpebral (RCP)	Sobres-salto	Atenção	Procura a fonte (PF)	Localiza para a direita (LLD)	Localiza para a esquerda (LLE)	Localiza para baixo (LB)	Localiza para cima (LC)
Ovinho 40 dB									
Guizo simples 50 dB									
Chocalho 75 dB									
Sino 82 dB									
Castanhola 92 dB									
Agogô 100 dB									
Tambor 110 dB									
IDADE ESPERADA PARA RESPOSTA		TODAS	0 a 3 meses	0 a 3 meses	3 a 6 meses	6 a 9 meses	6 a 9 meses	9 a 12 meses	> 12 meses

Figura 131.2 Diagrama de avaliação comportamental.

Ela sempre deve ser realizada em conjunto com todas as avaliações auditivas, tanto eletrofisiológica como audiológica, pois permite descartar problemas da orelha externa ou da média que possam estar alterando os resultados dos exames e, dessa forma, não refletirão de forma verdadeira a capacidade auditiva da criança.

A impedanciometria avalia a função da tuba auditiva, se existe líquido na orelha média, ou se a cadeia ossicular tem alguma alteração de rigidez ou mobilidade aumentada (Tabela 131.7).[7,13]

Com o impedanciômetro também é possível avaliar o reflexo auditivo (Tabela 131.8), um complexo sistema de aferência e eferência que interliga o nervo coclear e o núcleo coclear (via aferente) no tronco cerebral e o núcleo do nervo facial e o nervo facial através de fibras motoras acessórias, que formam um "nervo estapédio", chamado ramo acessório do facial (via eferente), tanto de forma ipsilateral como contralateral, permitindo uma análise da função retrococlear.

Apresentação clínica dos diferentes graus de perda auditiva e indicação terapêutica

A análise da avaliação auditiva nos permitirá definir o grau de perda auditiva (Tabela 131.4), o tipo de perda auditiva (Tabela 131.5) e o grau de comprometimento na compreensão da fala (Tabela 131.6). Sabe-se que tanto os sintomas como a indicação terapêutica variam caso a caso, principalmente dependendo da etiologia, e a decisão do tratamento está mais baseada na apresentação dos sintomas que no limiar tonal. Porém, para fins didáticos e de orientação geral, a Tabela 131.9 apresenta as indicações resumidamente.[3]

Tabela 131.4 Classificação do grau da perda auditiva.[1]

	Média entre as frequências de 500, 1.000, 2.000 e 4.000 Hz	
Graus de perda auditiva	Criança	Desempenho
Audição normal	0 a 15 dB	Nenhuma ou pequena dificuldade; capaz de ouvir cochichos
Leve	16 a 30 dB	Capaz de ouvir e repetir palavras em volume normal a 1 m de distância
Moderado	31 a 60 dB	Capaz de ouvir e repetir palavras em volume elevado a 1 m de distância
Severo	61 a 80 dB	Capaz de ouvir palavras em voz gritada próximo à melhor orelha
Profundo	> 81 dB	Incapaz de ouvir e entender mesmo em voz gritada na melhor orelha

Tabela 131.5 Classificação do tipo de perda auditiva.[15]

Tipo de perda	Características
Perda auditiva condutiva	Limiares de via óssea menores ou iguais a 15 dBNA e limiares de via aérea maiores que 25 dbNA, com *gap* aéreo-ósseo maior ou igual a 15 dB
Perda auditiva sensório-neural	Limiares de via óssea maiores que 15 dBNA e limiares de via aérea maiores que 25 dBNA, com *gap* aéreo-ósseo de até 10 db
Perda auditiva mista	Limiares de via óssea maiores que 15 dbNA e limiares de via aérea maiores que 25 dbNA, com *gap* aéreo-ósseo maior ou igual a 15 dB

Tabela 131.6 Classificação do índice percentual de reconhecimento de fala (IPRF).[16]

Resultado de IPRF	Dificuldade de compreensão da fala
100 a 92%	Nenhuma dificuldade para compreender a fala
88 a 80%	Ligeira/discreta dificuldade para compreender a fala
76 a 60%	Moderada dificuldade para compreender a fala
56 a 52%	Acentuada dificuldade para acompanhar uma conversa
Abaixo de 50%	Provavelmente, incapaz de acompanhar uma conversa

Tabela 131.7 Interpretação da impedanciometria.[16]

Curva	Características	Volume	Pressão	Possível diagnóstico
Tipo A	Mobilidade normal	0,3 a 1,6 mℓ	−100 a +100 daPa	Normal
Tipo Ad	Hipermobilidade	> 1,6 mℓ	−100 a +100 daPa	Fratura de cadeia ossicular, desarticulação
Tipo Ar/As	Baixa mobilidade	< 0,3 mℓ	−100 a +100 daPa	Ossificação de ligamentos Otosclerose
Tipo B	Imobilidade	Não detectável	Não detectável	Orelha média preenchida por líquido (OME) ou massa
Tipo C	Pressão excessivamente negativa	Variável mas sem pico	< −100 daPa	Disfunção de tuba

Tabela 131.8 Análise do reflexo acústico.[16]

Reflexo acústico	Curva da impedanciometria	Perda auditiva	Possível diagnóstico
Ausente	Tipo B ou C	Condutiva	Otite média (OMA e OME)
Ausente	Tipo Ad	Condutiva	Alteração de cadeia ossicular (malformação ou trauma)
Ausente	Ar	Condutiva	Otosclerose, hidropsia endolinfática
Ausente	A	Neurossensorial severa a profunda	Surdez coclear severa a profunda
Ausente	A	Neurossensorial leve ou moderada	Alteração neural
Presente	A	Diferença entre limiar do reflexo e limiar auditivo < 70 dB	Recrutamento, indica surdez coclear

Tabela 131.9 Resumo da análise das informações coletadas através dos exames auditivos e manifestações clínicas esperadas.

Limiar tonal médio	Descrição	Condições possíveis	O que pode ser ouvido sem amplificação	Efeitos da deficiência se não tratados no primeiro ano	Necessidades prováveis
0 a 15 dB	Normal	Perda auditiva condutiva	Todos os sons da fala	Nenhum	Nenhuma
15 a 25 dB	Perda auditiva mínima	Perda auditiva condutiva, algumas perdas auditivas neurossensoriais	Sons de vogais são ouvidas claramente, pode não ouvir consoantes surdas	Disfunção auditiva leve no aprendizado de linguagem	Considerar necessidade de aparelhos auditivos; fala, leitura e treinamento auditivo, terapia de fala e assentos preferenciais
25 a 30 dB	Perda auditiva leve	Perda auditiva condutiva, perdas auditivas neurossensoriais	Apenas alguns sons de fala e sons mais altos	Disfunção no aprendizado auditivo, leve retardo de linguagem, problemas de fala leve, falta de atenção	Aparelhos auditivos; fala, leitura e treinamento auditivo, terapia de fala e assentos preferenciais
30 a 50 dB	Perda auditiva moderada	Perda auditiva condutiva por otite crônica, perdas auditivas neurossensoriais	Praticamente nenhum som de fala em volume normal	Problemas de fala, retardo da linguagem, disfunção de aprendizado, falta de atenção	Todos os anteriores e considerar classe especial de acordo com a situação
50 a 70 dB	Perda auditiva severa	Perda auditiva neurossensorial ou mista devido à combinação entre doenças de orelha média e envolvimento da orelha interna	Nenhum som de fala em volume normal	Problemas de fala severos, retardo da linguagem, disfunção de aprendizado, falta de atenção	Todos os anteriores e considerar classe especial
> 70 dB	Perda auditiva profunda	Perda auditiva neurossensorial ou mista devido à combinação entre doenças de orelha média e envolvimento da orelha interna	Nenhum som ou outros sons	Problemas de fala, retardo da linguagem severo, disfunção de aprendizado, falta de atenção	Todos os anteriores e considerar implante coclear e suporte educacional a longo prazo

Adaptada de: Northern e Downs.[3]

REFERÊNCIAS BIBLIOGRÁFICAS

1. World Health Organization [Internet]. Geneva: WHO; c2013 [Acesso em: 2024 Jul]. Disponível em: https://www.paho.org/pt/noticias/2-3-2021-oms-estima-que-1-em-cada-4-pessoas-terao-problemas-auditivos-ate-2050.
2. Zehnhoff-Dinnesen A, Wiskirska-Wóznica B, Neumann K, Nawka T, editors. Phoniatrics I: Fundamentals - Voice disorders - Disorders of language and hearing development. 1st ed. Berlim. Springer. 2020. 2658 p.
3. Northern JL, Downs MP. Hearing in Children. 6th ed. San Diego: Plural Publishing; 2014. 720 p.
4. Pereira RG, Maunsell R. Manual prático de avaliação auditiva na infância. Academia Brasileira de Otorrinolaringologia Pediátrica - ABOPe. Curitiba: CRV; 2021. 60 p.
5. Year 2029 Position Statement: Principles and Guidelines for Early Hearing Detection and Intervention Programs. The Joint Committee Infant Hearing. J Early Hearing Detect Intervention [Internet]. 2019 [Acesso em; 2024 Jul];4(2):1-44.
6. Ministério da Saúde (BR). Secretaria de Atenção à Saúde. Departamento de Ações Programáticas Estratégicas. Diretrizes de atenção da triagem auditiva neonatal. Brasília: Ministério da Saúde; 2012. 32 p.: il.
7. Sousa LA de, Piza MT, Alvarenga KF, Cóser PL. Eletrofisiologia da audição e emissões otoacústicas: princípios e aplicações clínicas. São Paulo: Novo Conceito; 2008.
8. Grasel S, Beck R. Eletrofiosiologia: vias auditivas e vestibulares, monitoramento intraoperatório. 1. ed. Rio de Janeiro: Thieme Revinter; 2019. 174 p.
9. Hall JW. New handbook of auditory evoked responses. 1. ed. Londres: Pearson; 2006. 736 p.

10. Kamita MK, Silva LF, Magliaro FL, Kawai RC, Fernandes FM, Matas CG. Brainstem auditory evoked potentials in children with autism spectrum disorder. J Pediatr (Rio J) [Internet]. 2020 May-Jun [Acesso em: 2024 Jul];96(3):386-92.
11. Pillion JP, Boatman-Reich D, Gordon B. Auditory brainstem pathology in autism spectrum disorder: A review. Cogn Behav Neurol [Internet]. 2018 Jun [Acesso em: 2024 Jul];31(2):53-78.
12. Recommendations for preventive pediatric health care. Committee on Practice and Ambulatory Medicine. Pediatrics [Internet]. 2000 [Acesso em: 2024 Jul];105(3):645-6.
13. Musiek FE, Rintelmann WF. Perspectivas atuais em avaliação auditiva. Barueri: Manole; 2001.
14. Sistema de Conselhos Federal e Regionais de Fonaudiologia. Manual de procedimentos em audiometria tonal limiar, logoaudiometria e medidas de imitância acústica. 2013. Disponível em: https://www.fonoaudiologia.org.br/publicacoes/Manual%20de%20 Audiologia.pdf. Acesso em: 2024 Jul.
15. Silman S, Silverman CA. Basic audiologic testing. In: Silman S, Silverman CA, editors. Auditory diagnosis: Principles and applications. San Diego: Singular Publishing Group; 1997. p. 44-52.
16. Jerger J. Clinical experience with impedance audiometry. Arch Otolaryngol [Internet]. 1970 Oct [Acesso em: 2024 Jul];92(4):311-24.

CAPÍTULO 132

Disfunções da Tuba Auditiva

Priscila Bogar • Maria Stella A. Amaral

INTRODUÇÃO

A tuba auditiva (TA) é um canal ósteo cartilaginoso revestido com mucosa respiratória que comunica a orelha média com a nasofaringe. É responsável pela igualdade pressórica entre a orelha média e a exterior (rinofaringe) e a drenagem de secreções. A TA permanece fechada a maior parte do tempo, protegendo a orelha média do contato direto com a rinofaringe. A sua abertura ocorre pela contração do músculo tensor do véu palatino durante a deglutição ou bocejo. Tanto a falta de abertura como o déficit de seu fechamento podem acarretar a disfunção tubária, levando a alterações dos mecanismos de proteção, aeração e drenagem da orelha, aparentemente as principais causas das otites médias, afecções extremamente comuns em crianças.[1]

Neste capítulo, serão sucintamente abordadas a anatomia e a fisiologia da TA, ponto de partida para a apresentação das principais abordagens terapêuticas nos casos de disfunção tubária.

ANATOMIA E FISIOLOGIA DA TUBA AUDITIVA

A TA constitui o conduto que une a porção anterior da cavidade timpânica à porção posterior das cavidades nasais (rinofaringe) (Figura 132.1). Apresenta um segmento lateral (ou superior) ósseo que se abre na caixa do tímpano por meio de seu óstio timpânico, e um segmento medial (ou inferior) fibrocartilaginoso que se abre na nasofaringe por meio de seu óstio faríngeo (Figura 132.2).

Quatro músculos são diretamente relacionados com a TA: o músculo tensor do véu palatino, o músculo elevador do véu palatino, o músculo salpingofaríngeo e o músculo tensor do tímpano. As aberturas tubárias, que ocorrem de maneira intermitente durante movimentos faríngeos de deglutição e bocejo, devem-se à contração do músculo tensor do véu palatino, com deslocamento lateral e inferior da lâmina lateral da cartilagem tubária, afastando-a da lâmina medial e provocando a abertura do óstio faríngeo da tuba.

A abertura tubária é um fenômeno ativo que envolve a contração da musculatura faríngea, enquanto o seu fechamento é basicamente passivo e relacionado com a elasticidade do sistema fibrocartilaginoso, com a pressão venosa hidrostática e com a camada de muco intraluminal.

As funções básicas da TA relacionam-se com ventilação, drenagem de secreções e a proteção das cavidades da orelha média.[2] O desempenho adequado dessas funções depende do exato equilíbrio entre os mecanismos de abertura e fechamento tubário: enquanto a ventilação da orelha média e a drenagem de secreções para a rinofaringe requerem fundamentalmente mecanismos de abertura eficientes, a proteção da orelha média depende do adequado fechamento tubário e a integridade do sistema mucociliar.

A função de ventilação, a mais importante das funções da TA, é determinada pelas aberturas tubárias ativas intermitentes e serve principalmente para a equalização da pressão de ambos os lados da membrana timpânica, permitindo o funcionamento ótimo do sistema tímpano-ossicular na audição.[2]

A função de drenagem é exercida por meio de dois mecanismos distintos: o sistema mucociliar e o bombeamento exercido pelas contrações do músculo tensor do véu palatino, fazendo com que a tuba se abra. Dessa maneira, o fluido é "sugado" para a sua luz; quando a TA se fecha, o fluido é expelido para a nasofaringe. Já foi demonstrada a importância de fatores surfactantes de superfície no desempenho da função tubária de drenagem.[2]

A função de proteção é sinérgica à de drenagem, à medida que visa a proteção da orelha média de germes patogênicos. Essa função é exercida primordialmente pelo colabamento passivo da tuba fibrocartilaginosa.

A porção anteroinferior da TA, que inclui o protímpano, mesotímpano e hipotímpano, é coberta por uma camada de epitélio

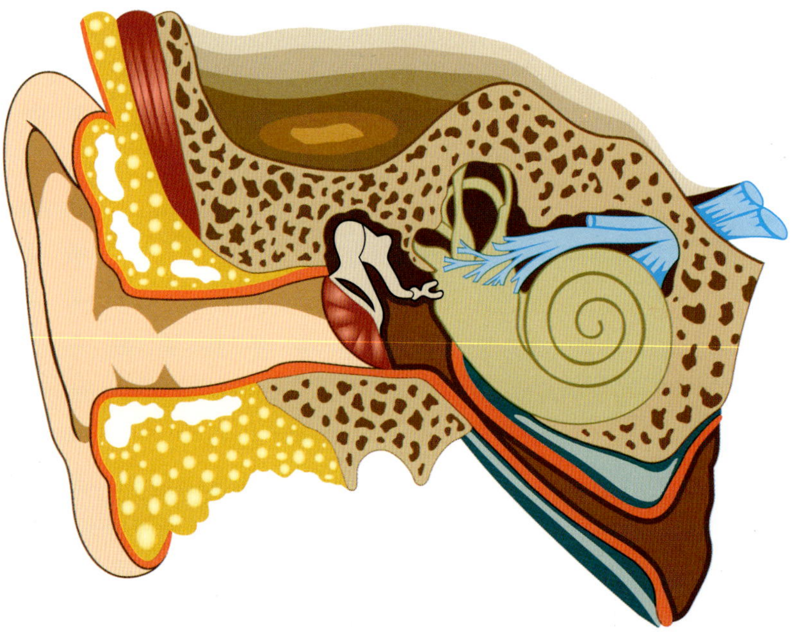

Figura 132.1 Anatomia da tuba auditiva mostrando a relação da cavidade timpânica com a rinofaringe.

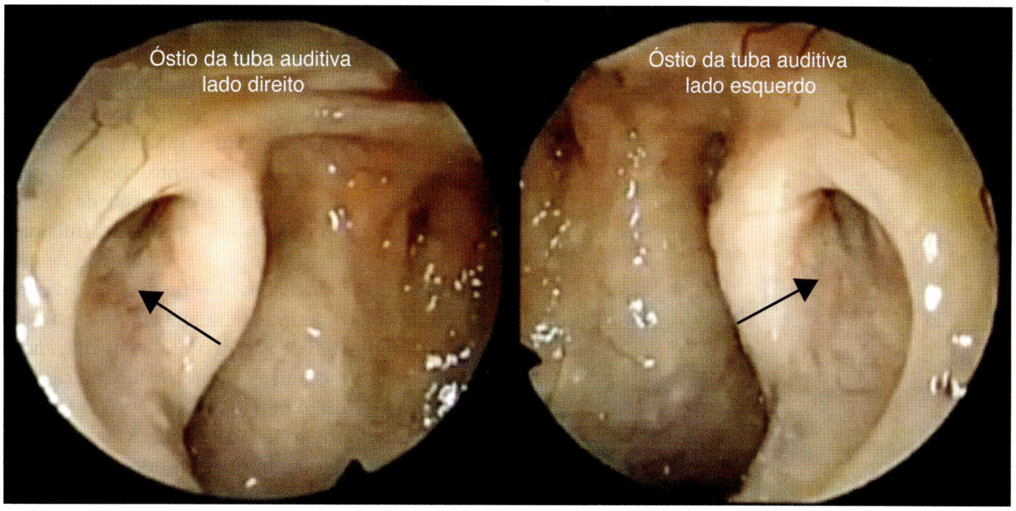

Figura 132.2 Abertura do óstio faríngeo da tuba auditiva na nasofaringe.

pseudoestratificado, com numerosas células mucosas e ciliadas que ajudam na remoção mucociliar de patógenos. O tecido conjuntivo nessa porção do tubo é espesso e denso.

A porção posterossuperior contém tecido conjuntivo frouxo e é coberta por epitélio cúbico ricamente vascularizado, dedicado principalmente à troca gasosa. Não há células ciliadas ou mucosas nesta porção do tubo de Eustáquio.[3]

Interessante hipótese que postula que a *ventilação* ocorre principalmente na porção mais superior da TA, a *drenagem* pode ser localizada em seu assoalho e a *proteção* se deve principalmente à elasticidade cartilaginosa, à presença do tecido gorduroso de Ostmann e às numerosas pregas mucosas presentes no assoalho da tuba.[3]

As dimensões da TA, o seu formato e as suas relações espaciais são distintos na criança e no adulto. Enquanto na criança o comprimento tubário médio é de 18 mm e o ângulo com o plano horizontal de apenas 10°, no adulto o comprimento varia entre 31 e 38 mm, fazendo um ângulo de 45° com o plano horizontal. Atribuem-se às diferenças anatômicas as principais alterações funcionais responsáveis pela maior incidência de quadros de otite média secretora e otite média aguda em crianças.[4] Assim, o menor comprimento da TA, o menor conteúdo de fibras elásticas de sua porção cartilaginosa, a menor inclinação com relação ao plano horizontal e a relação ainda não bem definida que se observa entre o músculo tensor do véu palatino, o músculo elevador do véu palatino e a TA constituem os principais fatores dos quadros obstrutivos funcionais observados na infância. Além disso, o aumento de volume do tecido linfoide adenoideano, geralmente colonizado por microrganismos patogênicos, constitui fator importante de obstrução da TA nessa faixa etária.

Mecanismos de abertura tubária

Acredita-se que o músculo tensor do véu palatino seja o único músculo responsável pela abertura da TA que se dá, conforme mencionado, durante movimentos faríngeos como, por exemplo, na deglutição.[3] O exato mecanismo determinante da abertura tubária, que não ocorre em todos os movimentos de deglutição, e, sim, em apenas alguns movimentos, ainda não é conhecido. Postula-se a existência de um mecanismo de conexão neural entre alguns prováveis receptores e a musculatura tubária.[5] Dsse modo, foi descrita a participação de mecanorreceptores faríngeos subepteliais sensíveis a alterações de pressão na nasofaringe,[6] de quimiorreceptores presentes na orelha média (sensíveis a alterações na sua composição gasosa)[7] e de mecanorreceptores presentes na mucosa da orelha média e na membrana timpânica,[8] sensíveis à compressão e ao estiramento. Há ainda a teoria da participação do músculo tensor do tímpano no mecanismo de abertura tubária, segundo a qual o encurtamento passivo desse músculo devido à reabsorção fisiológica dos gases da orelha média apresentaria uma ação facilitadora na contração ativa do músculo tensor do véu palatino.[3] O músculo tensor do tímpano apresenta estreitas relações anatômicas com o músculo tensor do véu palatino. Ambas são partes contínuas de um mesmo grupo muscular e originam-se do primeiro arco branquial, e são, portanto, inervados pelo nervo trigêmeo (porção mandibular). O deslocamento medial progressivo devido à reabsorção gradual dos gases da orelha média desencadeia uma reação de "encurtamento" no músculo tensor do tímpano e uma contração reflexa do músculo tensor do véu palatino e consequentemente a abertura tubária.[8] Alterações nesse mecanismo neural acarretariam prejuízo na ventilação, proteção e drenagem da orelha média.

Estudos recentes apontam para a participação do músculo pterigóideo medial na abertura tubária, atuando como um coxim móvel (elástico e ativo) do músculo tensor do véu palatino, e influenciando a pressão de abertura passiva da porção fibrocartilaginosa distal da TA. Contrações do músculo pterigóideo medial aparentemente resultam em aumento da pressão de abertura tubária, enquanto o seu relaxamento determina uma diminuição da pressão de abertura.[5]

Disfunções tubárias: conceito e classificação

Embora o termo disfunção tubária seja habitualmente empregado nos quadros de obstrução da TA, ele também engloba os quadros em que ela se encontra patologicamente aberta (ou patente), quadro que será abordado individualmente mais adiante.

Classicamente, acredita-se que os quadros de obstrução da TA possam ter causa mecânica ou disfuncional.[1]

A obstrução mecânica da TA pode ocorrer devido a fatores intrínsecos e extrínsecos a ela. Como *fatores intrínsecos à tuba auditiva* entendem-se aqueles que resultam de alteração da luz tubária, como a que ocorre nos processos inflamatórios alérgicos ou não. *Fatores extrínsecos* são aqueles que causam aumento da pressão tubária extramural, como observado no aumento excessivo do volume adenoideano (presente geralmente em crianças) (Figuras 132.3 e 132.4) ou nos processos neoplásicos (observados geralmente em adultos).[9]

O papel das obstruções mecânicas na disfunção da TA vem sendo recentemente questionado. Aparentemente os processos tumorais de nasofaringe geralmente não acometem os óstios ou a luz tubária, mas infiltram a musculatura (lesão funcional);[10,11] quanto às vegetações adenoideanas, não se observou correlação entre o

23. Tasker A, Dettmmar P, Paneti M, Koufman JA, Birchall JP, Pearson JP. Is gastric reflux a cause of otitis media with effusion in children? Laryngoscope [Internet]. 2002 Nov [Acesso em: 2024 Jul];112(11):1930-4
24. White DR, Heavner SB, Hardy SM, Prazma J. Gastroesophageal reflux and eustachian tube dysfunction in an animal model. Laryngoscope [Internet]. 2002 Jun [Acesso em: 2024 Jul];112(6):955-61.
25. Dalchow CV, Loewenthal M, Kappo N, Jenckel F, Loerincz BB, Knecht R. First results of endonasal dilatation of the eustachian tube (EET) in patients with chronic obstructive tube dysfunction. Eur Arch Otorhinolaryngol [Internet]. 2016 Mar [Acesso em: 2024 Jul];273(3):607-13
26. Sedlmaier B, Pomorzev A , Haisch A, Halleck P, Scherer H , Göktas O. The improvement of middle ear ventilation by laser ablation of the epipharyngeal eustachian tube: A prospective study. Lasers Med Sci [Internet]. 2009 Sep [Acesso em: 2024 Jul];24(5):793-800.
27. Michaud M, Escobar S, Parker G. Diving injuries and the otolaryngologist. Current Opin Otolaryngol Head Neck Surg [Internet]; 1999 Jun [Acesso em: 2024 Jul];7(3):155.

CAPÍTULO

133

Otites Médias Aguda, Recorrente e com Efusão

Mauricio Miura • José Faibes Lubianca Neto • Moacyr Saffer

OTITE MÉDIA AGUDA

Otite média aguda (OMA) é o surgimento rápido de sinais e sintomas de inflamação do mucoperiósteo da orelha média de etiologia viral ou bacteriana. É uma das infecções mais prevalentes na prática pediátrica e continua representando um desafio tanto pela necessidade de certeza no seu diagnóstico, quanto pela decisão do tratamento mais adequado.[1]

Epidemiologia

O pico de incidência ocorre entre 6 e 12 meses de idade, diminuindo com o crescimento da criança, tornando-se pouco frequente por volta dos 7 anos. Estudos mostram que aos 12 meses até 62% das crianças já apresentaram pelo menos um episódio de OMA. Aos 3 anos, esta taxa pode chegar a 84%. Nos primeiros anos de vida não são raros os episódios de OMA recorrente (OMAR). Entre 10 e 19% das crianças irão apresentar três ou mais episódios com 1 ano de idade.[1]

Os EUA monitoram a prevalência da OMA desde 1997, e na última década houve uma redução na frequência de diagnósticos em 28%, passando de 345 para 247 em 1.000 crianças menores de 18 anos. Esta queda foi mais acentuada em crianças menores do que 3 anos (38%). Atribui-se este fenômeno a alguns fatores como vacinação para pneumococo e *influenza*, campanhas de educação quanto à etiologia viral de infecções de vias aéreas superiores (IVAS), e melhor diferenciação de otite média aguda e otite média com efusão pelos médicos.[1]

Fatores de risco

São fatores que influenciam mecanismos da fisiopatogenia da OMA, aumentando o risco da doença. São classificados em relacionados com o ambiente e relacionados com o hospedeiro.[2]

Fatores ambientais

- Infecções de vias aéreas superiores: evidências epidemiológicas demonstram que OMA é frequentemente consequência de IVAS, ambas com pico de incidência nos meses frios[2]
- Creche/escola: aumentam o risco de OMA pela maior exposição a IVAS. O risco para ter OMA é 2,06 vezes (1,81-2,34 IC 95%) maior em relação a crianças que não frequentam creche. Sabe-se que um grupo maior do que 9 crianças por sala de aula aumenta o risco de OMA entre 50 e 100%[2]
- Tabagismo passivo: quando os pais são fumantes, o risco de OMAR é 1,48 vezes (1,08-2,04 IC 95%) maior em relação a crianças não expostas. Dados sugerem que o risco aumenta consideravelmente quando a mãe é tabagista e se fuma mais de uma carteira de cigarro por dia. Deve-se orientar os pais a parar de fumar e, quando não for possível, devem fumar longe da criança e em ambientes bem ventilados[2]
- Uso de chupeta: o uso de chupeta na escola/creche aumenta o risco de OMA e OMAR. Sua interrupção ou uso somente ao dormir pode reduzir a incidência de OMA[2]
- Aleitamento materno: aleitamento materno exclusivo durante os 6 primeiros meses de vida está associado a 43% na redução de OMA nos primeiros 2 anos de vida[2]
- Outros fatores: ordem de nascimento, tamanho da família e condição socioeconômica podem apresentar algum risco para OMA, mas os estudos até o momento são discordantes quanto ao seus efeitos potenciais.[2]

Fatores do hospedeiro

- Idade: primeiro episódio de OMA antes dos 6 meses de idade é um poderoso preditor de OMAR[2]
- Anormalidades craniofaciais: fenda palatina não corrigida, síndrome de Down ou malformações craniofaciais apresentam maior risco para otite média devido à disfunção tubária[2]
- Predisposição genética: vem sendo estudada e evidências mostram uma possível associação com a OMAR, inclusive com *loci* genéticos específicos[2]
- Outros fatores: alergia, refluxo gastresofágico, raça e sexo apresentam dados discordantes quanto ao seu real risco. Sendo alergia um problema frequente em crianças em um período quando as infecções virais e OMA são prevalentes, é razoável pensar que o uso de tratamentos para alergia tenha um efeito benéfico na diminuição dos episódios dessas crianças.[2] Estudos recentes mostram um mecanismo de refluxo para a rinofaringe e otite média. Apesar do impacto desta forma de refluxo estar em estudo, são prudentes recomendações quanto à posição de amamentação em crianças propensas à OMAR (evitar mamar deitado e inclinação da cabeça de 45°).[3]

Patogênese

OMA é mais prevalente no lactente e na criança pequena. Supõe-se que esta predisposição seja decorrente de fatores anatômicos e imunológicos característicos nesta faixa etária.[4]

A tuba auditiva (TA) é o órgão responsável pela ventilação da orelha média. Durante o repouso, encontra-se fechada. Sua luz é virtual e abre-se de forma intermitente pela contração do músculo tensor do véu palatino durante a deglutição ou bocejo. Existem diferenças importantes entre a TA da criança e a do adulto. As diferenças mais relevantes são a TA mais curta e mais horizontalizada na criança, o que facilitaria a progressão de vírus e bactérias do rinofaringe para a orelha média.[4]

Ao nascimento, o sistema imunológico da criança é imaturo. O recém-nascido apresenta altos níveis de imunoglobulina G (IgG) materna, que vão progressivamente diminuindo até os 6 meses de idade. Por outro lado, a criança vai gradualmente produzindo mais IgG, IgA e IgM próprias, atingindo um platô quando a criança está maior. É interessante que estas fases coincidem com a época de início e de desaparecimento dos episódios de OMA na maioria das crianças.[1]

A OMA geralmente é desencadeada por um processo infeccioso, associado a um determinado grau de disfunção da TA e do sistema imunológico. Frequentemente é precedida em 3 a 4 dias por IVAS. Os vírus agiriam como copatógenos, predispondo à infecção bacteriana. Testes microbiológicos detectam o agente etiológico em 96% dos quadros, sendo 66% coinfecção viral e bacteriana, 27% bacteriana e 4% viral. Os vírus mais encontrados na OMA são o vírus sincicial respiratório (15%), *influenza* A e B (5%) e adenovírus (5%).[5]

A distribuição das bactérias na etiologia da OMA pré-vacina pneumocócica era: *S. pneumoniae* (35 a 40%), *H. influenzae* não tipável (30%) e *M. catarrhalis* (10%).[4] Com a introdução das vacinas (PCV7 e PCV13), houve queda do *S. pneumoniae* (28%) e, consequentemente, *H. influenzae* tornou-se o mais prevalente (44%). Ao longo dos anos, observou-se o fenômeno de substituição, em que as cepas de pneumococo contidas na vacina virtualmente desapareceram, mas aumentaram os sorotipos não contidos na vacina. Em países com mais de 20 anos de vacinação, *H. influenzae* representa 34% e *S. pneumoniae* 24% dos casos. *S. pyogenes* é responsável por 5% dos quadros, sendo mais frequente em crianças maiores.[6]

Diagnóstico

Não há um sintoma patognomônico da OMA. Otalgia é frequente e se manifesta entre 50 e 75% das crianças, mas sua ausência não exclui a doença. É importante lembrar que as crianças começam a referir dor de ouvido por volta dos 2 anos, sendo difícil avaliar antes desta idade. A febre, que pode estar presente em metade dos casos, não é discriminante de OMA bacteriana. Irritabilidade, diminuição do apetite, vômitos, diarreia e fadiga são descritos na literatura associados à OMA. Entretanto, como a maioria dos casos é precedido por IVAS, estes sintomas podem ser consequência do quadro viral.[7]

O diagnóstico é através da otoscopia. Os sinais de alteração da membrana timpânica (MT) são as mudanças de translucidez, forma, cor, vascularização e integridade. O achado de maior poder prognóstico para OMA é o abaulamento da membrana timpânica, que apresenta uma sensibilidade de 67% e uma especificidade de 97%. Em fase inicial, o abaulamento pode ser provocado pela produção de gases das bactérias na orelha média. Com a progressão do quadro, ocorre acúmulo de secreção purulenta, levando à distensão da MT e mantendo o abaulamento (Figuras 133.1 e 133.2). A presença de nível hidroaéreo sugere reabsorção da secreção e pode representar a resolução do quadro (Figura 133.3). Hiperemia pode indicar a fase inicial e viral da OMA. Por outro lado, pode ser consequência do aumento da vascularização da mucosa do promontório, visualizada através de uma MT normal, o que pode gerar confusão durante o exame e acentuar-se quando a criança estiver chorando. A presença de otorreia significa a drenagem espontânea do processo da orelha média. Na OMA supurada é um exsudato pulsátil com característica mucopurulenta, associado a uma perfuração puntiforme da MT nem sempre visível.[7]

Tratamento

Para o manejo adequado da OMA, deve-se considerar a história natural, assim como sua microbiologia. A maioria das crianças apresenta evolução favorável durante episódio de OMA com resolução

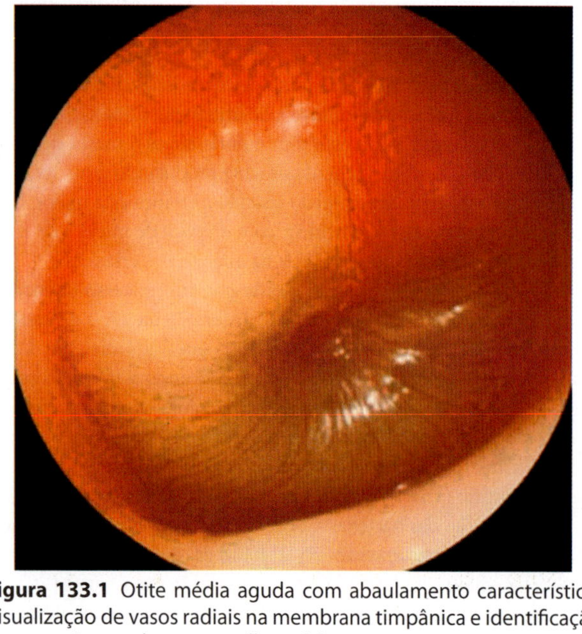

Figura 133.1 Otite média aguda com abaulamento característico. Visualização de vasos radiais na membrana timpânica e identificação de secreção purulenta na orelha média.

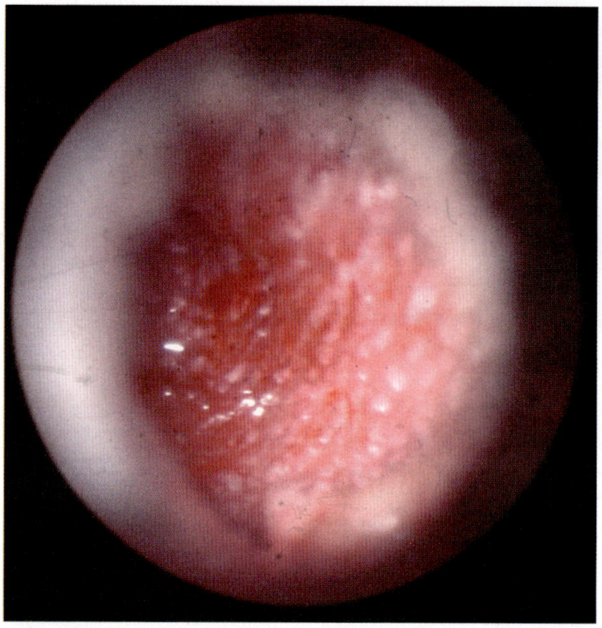

Figura 133.2 Otite média aguda. Membrana timpânica torna-se hiperemiada e o abaulamento produz "ilhas" com descamação de queratina da camada externa.

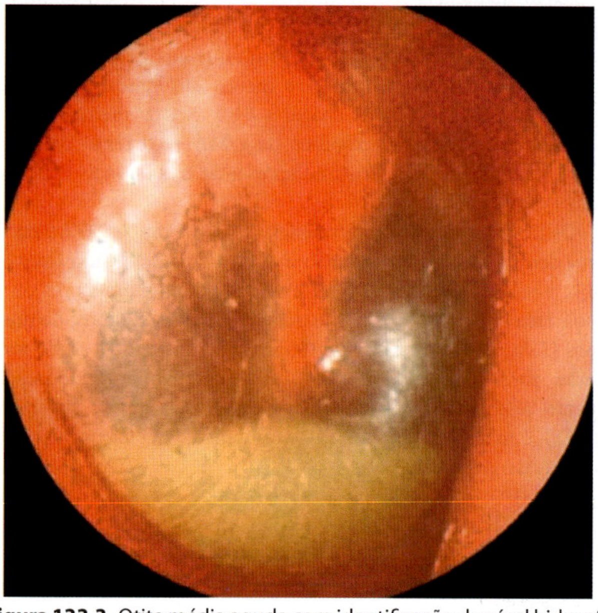

Figura 133.3 Otite média aguda com identificação de nível hidroaéreo, característico na fase de resolução.

espontânea, que fica evidente quando se opta por observação inicial sem o uso de antibióticos; estudos mostram melhora dos sintomas em 60% dos pacientes depois de 24 horas e ausência de sintomas residuais em 80% passados 2 a 3 dias.[1]

O aumento da resistência bacteriana levou à reconsideração do uso de antibióticos para todos os casos de OMA, frente à possibilidade de observação inicial, prática adotada há mais de 50 anos na Holanda. Os ensaios clínicos do tratamento para alívio dos sintomas e resolução clínica da OMA mostram diferenças significativas após 24 horas para o uso de antibióticos. Entretanto, quando é avaliado o número que precisa ser tratado (NNT), observa-se que este benefício é modesto: os ensaios clínicos mostram que de 11 a 25 crianças precisam ser tratadas com antibióticos para que 1 criança melhore do quadro; os resultados de metanálises mostram NNTs variando de 7 a 17 pacientes tratados para que 1 melhore. Somam-se a isso os efeitos adversos dos antibióticos, que incluem reações alérgicas, desconforto gastrintestinal, indução de resistência bacteriana e alteração da flora bacteriana nasofaríngea.[1,8]

A opção de observação inicial é destinada às crianças que apresentam OMA não complicada nas primeiras 48 horas, iniciando-se tratamento sintomático com analgésicos. Antimicrobianos estão indicados quando os sintomas pioram ou permanecem após este período. É condição essencial que seja mantido um canal de comunicação acessível com um responsável pela observação da criança.[1]

São candidatas à observação inicial crianças sem sintomas de gravidade (toxemia, otalgia persistente por mais de 48 horas, ou febre acima de 39°C), sem otorreia, e com OMA unilateral a partir dos 6 meses de idade. Nos casos bilaterais, observação inicial é uma opção somente a partir dos 2 anos (Tabela 133.1).[1]

Não são candidatas para observação inicial: menores do que 6 meses de vida; presença de otorreia; OMA com sintomas de gravidade; OMA bilateral em menores de 2 anos; falhas no tratamento da OMA; recidiva de OMA em menos de 30 dias; imunodeficiências; anormalidades craniofaciais; outra infecção bacteriana associada (tonsilite ou sinusite).[1]

Independente de observação inicial ou uso de antibiótico, a criança tende a sentir dor nas primeiras 24 horas. Assim, devem-se utilizar analgésicos neste período. Ensaio clínico randomizado com 219 crianças entre 1 e 6 anos comparou o uso de ibuprofeno, paracetamol e placebo nas primeiras 48 horas. Houve diminuição significativa da dor com ibuprofeno ou paracetamol, quando comparados ao placebo.[1,8]

Com a prática da observação inicial no manejo da OMA, há uma crescente preocupação em relação aos casos de mastoidite aguda. A literatura não demonstra aumento; observam-se que os casos de mastoidite aguda são mais prevalentes em lactentes e crianças pequenas e podem ser o primeiro sinal de doença em pacientes sem quadro aparente de OMA precedente. Outro dado relevante é o fato de que de 36 a 87% dos pacientes com OMA que evoluem para mastoidite aguda já estão utilizando antibiótico.[1,8]

Antibioticoterapia

O tratamento da OMA geralmente é empírico e devem-se utilizar antibióticos que sejam eficazes e com cobertura para as bactérias mais comuns. Nas últimas décadas, observa-se aumento da resistência do *S. pneumoniae* à penicilina, cefalosporinas, macrolídeos e sulfametoxazol-trimetoprima. Também há aumento progressivo de cepas de *H. influenzae* produtoras de beta-lactamase, tornando-se menos suscetíveis às penicilinas e a algumas cefalosporinas, assim como de *M. catarrhalis*. Por outro lado, é importante lembrar que estas bactérias apresentam resolução espontânea com cura bacteriológica em 75% para *M. catarrhalis*, em 48% para *H. influenzae* e em 19% para *S. pneumoniae*.[9]

Devido à segurança, palatabilidade, baixo custo e eficácia clínica comparável aos outros antibióticos, a amoxicilina é o tratamento de primeira escolha na OMA. Recomenda-se utilizar na dose padrão de 40mg/kg/dia. Dependendo do perfil de resistência local ou falha terapêutica, pode-se utilizar "dose dobrada" de 80 a 90mg/kg/dia. Na suspeita de *H. influenza* produtor de beta-lactamase (p. ex., conjuntivite concomitante), recomenda-se a associação de amoxicilina com clavulanato.[1,9]

Em crianças com história de alergia à penicilina, recomendam-se cefalosporinas de segunda geração. Revisão da literatura demonstrou que a reação cruzada de 10% entre penicilina e cefalosporina era superestimada e que a taxa real é praticamente inexistente (0,1%). Sulfametoxazoltrimetoprima (SMZ-TMP), azitromicina ou claritromicina não possuem boa cobertura para *H. influenzae* e o SMZ-TMP para *S. pneumoniae* resistente, devendo ser evitadas.[1,9]

A duração do tratamento é determinada pela idade e gravidade da OMA. Em menores de 2 anos, ou com sintomas graves, recomendam-se 10 dias. Em crianças entre 2 e 5 anos com OMA leve a moderada, sugerem-se 7 dias. Em maiores de 6 anos com OMA leve a moderada, pode-se tratar por 5 a 7 dias.[1,9]

Depois de instituir o tratamento com antibiótico, a criança pode permanecer sintomática mesmo após 24 horas. Recomenda-se a manutenção do tratamento inicial por 48 a 72 horas. Se após este período não houver melhora do quadro, deve-se considerar a substituição da medicação. Como segunda opção utiliza-se amoxicilina-clavulanato e cefalosporinas de segunda e terceira geração (cefuroxima e ceftriaxona). Na suspeita de *S. pneumoniae* resistente, sugere-se amoxicilina-clavulanato na dose de 90mg/kg/dia. Se mesmo assim houver falha, deve-se considerar a ceftriaxona. Esta deve ser reservada para crianças com doença grave, na suspeita ou na presença de complicações supurativas, ou na persistência de sintomas agudos, apesar do uso de outras opções de antibióticos. O uso de ceftriaxona intramuscular (50mg/kg/dia) por 3 dias mostrou-se mais efetivo do que a aplicação em dose única.[1,9]

Quando não há melhora do quadro após substituição do tratamento, sugere-se realizar timpanocentese e cultura da efusão, que deve ser considerada nos seguintes casos: criança com febre alta ou toxêmica; recém-nascido de alto risco com suspeita de OMA; paciente com OMA em UTI pediátrica; suspeita de OMA na presença de complicações supurativas agudas e na OMA refratária à segunda linha de tratamento com antibióticos (Vídeo 133.1).[1,9]

OTITE MÉDIA AGUDA RECORRENTE

Quando os episódios se tornam frequentes, deve-se considerar uma face distinta da OMA que requer outra forma de abordagem. A OMA recorrente, por definição, caracteriza-se pela presença de três ou mais episódios de OMA em um período de 6 meses, ou quatro ou mais episódios de OMA em um período de 12 meses. É importante considerar 2 fatores no diagnóstico de OMAR. Primeiro, os episódios devem ocorrer em intervalos separados e bem documentados, sendo fundamental a certeza no diagnóstico de OMA. Segundo, entre os episódios, deve haver melhora da orelha média, ficando livre de efusão. É essencial a ausência de efusão para não confundir OMAR com quadros de otite média com efusão (OME) associados com agudizações.[1,2]

Entre as crianças que tiveram OMA, cerca de 15 a 20% terão OMAR, sendo o diagnóstico confirmado em média aos 15 meses. É difícil predizer quais crianças desenvolverão OMAR, mas existem fatores de risco associados: primeiro episódio de OMA antes

Tabela 133.1 Recomendação para manejo inicial de otite média aguda não complicada.

Idade	OMA com otorreia	OMA com sintomas graves[1]	OMA bilateral sem otorreia	OMA unilateral sem otorreia
6 meses a 2 anos	Antibiótico	Antibiótico	Antibiótico	Antibiótico ou observação[2]
Mais de 2 anos	Antibiótico	Antibiótico	Antibiótico ou observação[2]	Antibiótico ou observação[2]

[1]Toxemia, otalgia persistente por mais de 48 horas, temperatura acima de 39°C.
[2]Se observação inicial, garantir possibilidade de acompanhamento ou de iniciar antibióticos; se piora do quadro ou persistência, após 48 a 72 horas.

de 6 meses de idade, frequentar creche, tabagismo passivo, ausência ou curta duração de aleitamento materno, e história de outro filho com OMAR.[1,2]

O manejo inicial visa educação familiar e controle de potenciais fatores de risco. É importante explicar aos pais a fisiologia e o funcionamento normal da orelha média, que a OMA é uma doença própria da faixa etária e a história natural é favorável, melhorando à medida que a criança cresce. Os pais devem ser orientados sobre fatores de risco de OMAR, sendo possível identificar aqueles que afetam sua criança e buscar formas de controlá-los. A educação dos pais e o controle dos fatores de risco, por si só, tendem a diminuir os episódios de OMA.[1,2]

No passado, era preconizado o uso de profilaxia antimicrobiana por períodos prolongados em crianças com OMAR. Entretanto, a indução de resistência bacteriana levou ao abandono desta prática. Excepcionalmente, é utilizada em crianças que não apresentam condições clínicas para outros procedimentos ou casos de imunodeficiências específicas.[1]

Outro tratamento efetivo para prevenir OMAR é a timpanotomia para inserção de tubo de ventilação (TV). Ensaios clínicos randomizados mostram uma redução absoluta de dois episódios de OMA por criança entre 6 e 12 meses após o procedimento, com consequente diminuição do uso de antibióticos.[1]

Na OMAR, a adenoidectomia pode ser indicada em crianças que colocaram TV e, após a sua extrusão, voltaram a ter OMA. A adenoide pode predispor à otite não pelo seu tamanho, mas por ter função de reservatório bacteriano. Em crianças com OMAR que nunca colocaram TV, não parece haver benefício em realizar adenoidectomia associada, exceto por indicação específica (hiperplasia sintomática de adenoides).[1]

Vacinação

O objetivo do uso de vacinas na OMA é prevenir infecções pelos vírus e bactérias mais prevalentes. Atualmente, existem vacinas para o vírus *influenza* e pneumococo.[1,6]

Estudos com vacina para *influenza* mostram uma redução relativa de risco para OMA entre 30 e 55% no pico de infecção por *influenza* (6 semanas no inverno). Como ⅔ das crianças pequenas com gripe desenvolvem OMA, é coerente indicar vacinação nesta faixa etária.[1]

A primeira vacina para o pneumococo foi a PCV7, que contém sete sorotipos e iniciou sua aplicação nos EUA em 2000. A PCV13, contendo 13 sorotipos, iniciou sua aplicação em 2010. Posteriormente, foi lançado vacina para 10 sorotipos de pneumococo conjugada com a proteína D do *H. influenzae* não tipável (PHiD-CV10). Apesar do pneumococo ter 100 sorotipos descritos, a vacina é composta pelos mais frequentes no hemisfério norte. Os dados mais robustos disponíveis na literatura referem-se à PCV7 e PCV13. Metanálise demonstra redução de 29% de OMA causada por pneumococos contidos na vacina. Entretanto, ocorre fenômeno de substituição por outros sorotipos ou pelo *H. influenzae*, de modo que o efeito global na redução da incidência da OMA pela vacinação seja de apenas 6 a 7%. Apesar de pequeno, é relevante em termos de saúde pública e por controlar cepas associadas à maior virulência e resistência antimicrobiana.[6]

OTITE MÉDIA COM EFUSÃO

Define-se otite média com efusão (OME) como a presença de fluido na orelha média na ausência de sinais ou sintomas de inflamação otológica aguda. A efusão reduz a mobilidade da membrana timpânica (MT), formando uma barreira na condução da onda sonora e consequente hipoacusia. Diversos sinônimos são utilizados com o objetivo de descrever a característica do líquido observado: otite média secretora, otite média serosa, otite média mucoide, otite média catarral, otite média crônica com efusão, otite média crônica não supurativa. Este fluido pode ser mucoide, seroso, sanguinolento, purulento ou uma combinação dos mesmos e, por convenção, determinou-se otite média com efusão o termo que melhor engloba estas variações. Utilizando critério temporal, a OME é definida como crônica quando persiste por mais de 3 meses. Apesar da deficiência auditiva ser leve e transitória na maioria dos casos, a OME crônica gera apreensão por potenciais efeitos sobre o desenvolvimento da fala e linguagem, assim como potenciais alterações irreversíveis na orelha média.[10]

Epidemiologia

Mais de 50% dos lactentes apresentam um episódio de OME no primeiro ano de vida, aumentando para mais de 60% aos 2 anos. Aproximadamente 90% das crianças apresentam OME antes da idade escolar, sendo mais frequente entre 6 meses e 4 anos de idade, com média de quatro episódios por ano. Pode ocorrer pelo mau funcionamento da TA e, principalmente, após quadros de OMA e IVAS, explicando seu pico de incidência nos meses de inverno. Entre 75 e 90% destes quadros pós-OMA apresentam resolução espontânea em um período de 3 meses, mas observam-se recorrências em 30 a 40% dos casos e 5 a 10% podem apresentar OME por mais de 1 ano. Em situações com comprometimento anatômico da TA, por exemplo, síndrome de Down e fenda palatina, a prevalência é muito maior, variando entre 60 e 85%. Estes dados refletem o binômio da disfunção fisiológica da TA e da imaturidade fisiológica do sistema imunológico, que na maioria das crianças apresenta melhora com o crescimento. Este binômio é influenciado por determinados fatores de risco observados também na OMA.[4,10]

Fatores de risco

Fatores ambientais

- Infecções de vias aéreas superiores: a OME é frequentemente uma consequência de IVAS ou de OMA, que apresentam maior incidência nos meses de outono e inverno e uma diminuição nos meses de verão[2,10]
- Creche/escola: é um importante fator de risco no desenvolvimento da OME. Tem relação com o número de crianças por sala de aula, pois quanto mais crianças, maior a exposição às IVAS. O risco para a criança que frequenta creche ter OME crônica é 2,56 vezes (1,17-5,57 IC 95%) maior, em relação a crianças que ficam em casa[10]
- Tabagismo passivo: quando os pais são fumantes, o risco de crianças expostas ao tabaco apresentarem OME e OME crônica é de 1,38 vez (1,23-1,55 IC 95%) e de 1,21 vez (0,95-1,53 IC 95%), respectivamente, em relação a crianças não expostas[2,10]
- Aleitamento materno: é um fator de proteção; estudos mostram que amamentar por três meses diminui o risco de OME em 13% e amamentar por mais de seis meses confere alguma proteção até o terceiro ano de vida[2,10]
- Outros fatores: famílias com muitas crianças, condição socioeconômica desfavorável e uso de chupeta podem apresentar algum risco para o desenvolvimento de OME, mas os estudos até o momento são discordantes quanto aos seus efeitos potenciais.[2,10]

Fatores do hospedeiro

- Idade: o risco de OME crônica após OMA é inversamente proporcional à idade, sendo 4 vezes maior em menores de 2 anos, quando comparados a crianças maiores[2,10]
- Anormalidades craniofaciais: fenda palatina não corrigida, síndrome de Down ou malformações craniofaciais apresentam maior risco para otite média devido à disfunção tubária[2,10]
- Predisposição genética: vem sendo estudada, e evidências mostram uma possível associação com OME[2,10]
- Outros fatores: alergia, refluxo gastresofágico, raça e sexo apresentam dados discordantes quanto ao seu real risco.[2,3,10]

Patogênese

Por ser multifatorial e complexa, não existe uma teoria que explique completamente a fisiopatogenia. Honjo observou que na OME a TA é incapaz de aliviar uma pressão negativa criada dentro da cavidade timpânica. O processo começaria com uma reação inflamatória de qualquer etiologia que produziria a efusão. Na sua atividade normal de *clearance*, o batimento do epitélio pseudociliar peritubário geraria pressão negativa na orelha média. O movimento de bombeamento muscular da TA, na tentativa de eliminar este líquido, tornaria a pressão ainda mais negativa, resultando na permanência da efusão dentro da fenda auditiva.[11]

A efusão produzida na orelha média pode ser mucoide, constituída por um exsudato gerado por glândulas secretoras, ou serosa, formada por um transudato, devido ao aumento da permeabilidade capilar. Ambas são causadas pela reação inflamatória da otite média. Diversas linhas de pesquisa tentam explicar o processo inflamatório que desencadearia e manteria a OME, como presença de bactérias, reações alérgicas e refluxo gastresofágico.[3,10,11]

Diagnóstico

Em cerca de 40 a 50% das crianças, nem os pais nem os professores irão perceber alterações atribuíveis à OME. O diagnóstico baseia-se na suspeita clínica. É importante valorizar: falta de atenção, alterações comportamentais, dificuldade em acompanhar uma conversação em volume normal ou uso de aparelhos com som excessivamente elevado; alteração do desempenho escolar; atraso no desenvolvimento de fala ou linguagem; dificuldade em entender adequadamente as frases; sensação de "ouvido tapado" ou estalidos; problemas de equilíbrio, falta de coordenação ou atraso no desenvolvimento motor, e episódios de reagudização de OMA.[10]

O diagnóstico da OME é corroborado pela otoscopia. A visualização de bolhas na secreção (Figura 133.4) ou nível hidroaéreo (Figura 133.5) está associada a uma fase de resolução do processo, indicando que a TA está pérvia, recuperando sua função de equalização de pressão dos gases entre a OM e o ambiente externo. A MT pode apresentar diminuição da translucidez, e a efusão uma coloração amarelo-âmbar, que pode variar de acordo com o tipo e a consistência do líquido, podendo atingir tonalidades escuras, do marrom até um azulado conhecido como *blue ear drum* (Figura 133.6). Outra forma de apresentação é a presença de secreção excessivamente viscosa, conhecida como *glue ear* (Figura 133.7 e Vídeo 133.2). Este conteúdo na OM reduz a translucidez da MT, contrastando com o cabo do martelo, que parece ficar mais branco, com um "aspecto gessado". Frequentemente ocorre um aumento da vascularização radial na *pars tensa* da MT, onde os vasos não são visíveis no tímpano normal. Podem ser observadas retrações da MT, ocorrendo horizontalização do cabo do martelo.[7,10]

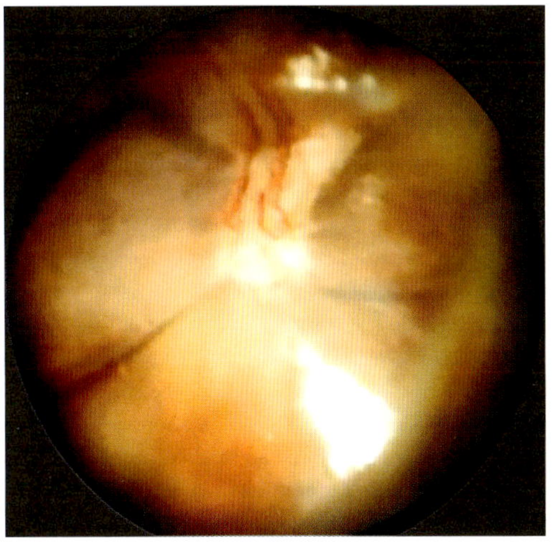

Figura 133.5 Transudato pós-infecção de vias aéreas superiores na orelha média, observando-se nível hidroaéreo ou nível líquido.

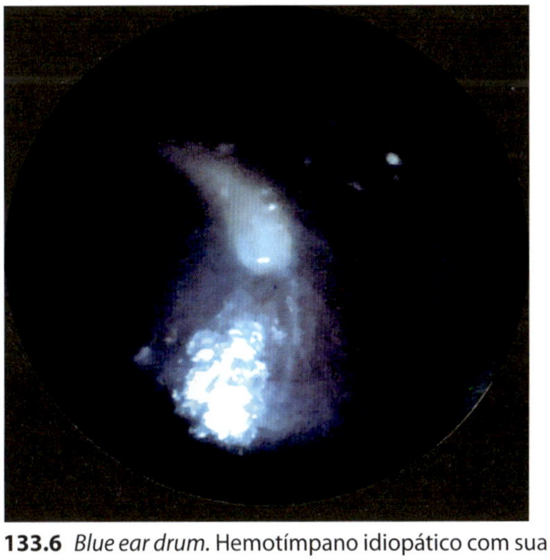

Figura 133.6 *Blue ear drum*. Hemotímpano idiopático com sua coloração azul enegrecida. Observa-se o contraste com o cabo do martelo, que parece ficar mais branco, com "aspecto gessado".

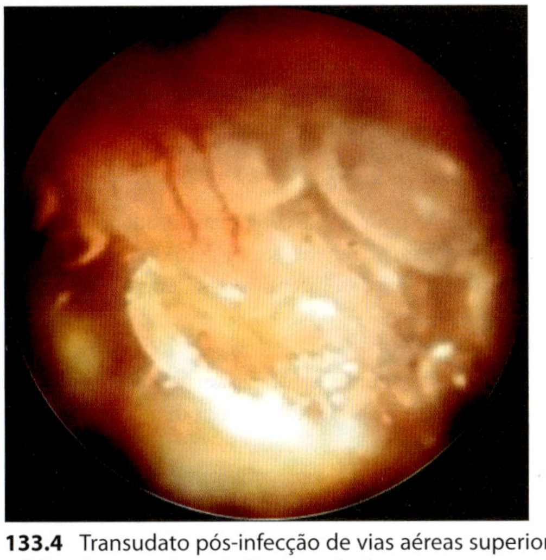

Figura 133.4 Transudato pós-infecção de vias aéreas superiores na orelha média, observando-se bolhas na efusão.

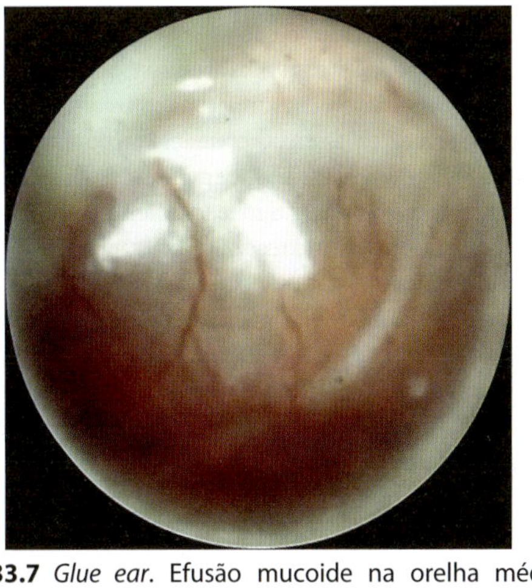

Figura 133.7 *Glue ear*. Efusão mucoide na orelha média, com aspecto opacificado à otoscopia e visualização de vasos radiais na membrana timpânica.

A timpanometria é uma ferramenta que auxilia na confirmação de casos suspeitos de OME, quando há dúvidas na otoscopia, mostrando uma curva de Jerger tipo B. Este exame, quando comparado à miringotomia (padrão-ouro), apresenta sensibilidade de 81% e especificidade de 74%.[10]

Avaliação auditiva é recomendada quando a OME persistir por mais de 3 meses, ou em qualquer momento em que se suspeite de atraso de linguagem, problemas de aprendizado ou deficiência auditiva significativa. As consequências da efusão sobre a audição são variáveis, podendo provocar perdas condutivas de até 55 dB. Em média, a perda auditiva condutiva é de 25 dB, e somente 20% excedem 35 dB.[10]

Tratamento

Independentemente do uso de medicações, a evolução da OME é favorável, com resolução espontânea em 75 a 90% das crianças após 3 meses. Esta taxa é menor nos casos bilaterais e com persistência por mais de 3 meses. Na maioria dos casos, a abordagem é de observação por tempo determinado. Cabe ao médico proteger o paciente de intervenções ineficazes e estar atento para detectar problemas de desenvolvimento da criança, assim como alterações otoscópicas que possam resultar em danos irreversíveis. As crianças com OME sem fatores de risco para dificuldades de desenvolvimento devem ser inicialmente observadas por 3 meses a partir do início da efusão (se conhecido) ou da data do diagnóstico. Na impossibilidade de predizer quando iniciou a OME, um episódio de OMA/IVAS ou audiometria/timpanometria recente podem auxiliar na estimativa de sua duração. A deficiência auditiva condutiva da OME pode afetar o processamento binaural e prejudicar a capacidade da criança de discriminar palavras quando em ambientes ruidosos, assim como a localização da origem dos sons. Estudos demonstram que, após a resolução da OME e o retorno da audição periférica, essas alterações tendem a desaparecer. Sabe-se que o nível de estimulação da criança no ambiente familiar tem maior impacto sobre esses fatores, quando comparado à perda auditiva isoladamente.[10]

Durante o período expectante, orientação e educação dos pais por parte do médico são essenciais. Nesse diálogo, é fundamental abordagem dos seguintes tópicos: explicar que tratamento expectante não significa não fazer nada, mas controlar a evolução; esclarecer a evolução benigna da maioria dos casos; estabelecer uma estimativa de prazo (é válido 3 a 6 meses); explicar que a falta de queixas da criança não significa ausência da doença; estimular mudança em fatores de risco e realizar otoscopia regularmente para detectar alterações na orelha média.[10]

A possibilidade de observação continuada na OME deve ser contraposta à possibilidade de acesso ao sistema de saúde. Quando é possível examinar a criança a cada 3 a 6 meses, o risco de sequelas é baixo. Por outro lado, esta prática não é apropriada em situações em que a criança não possa manter acompanhamento regular. Somam-se a isso fatores de risco conhecidos no atraso do desenvolvimento de fala e linguagem, independentes da perda auditiva, como baixo nível educacional da mãe, ambiente familiar da criança desfavorável e baixo nível socioeconômico.[10]

Recomenda-se, nas crianças com OME crônica, a seguinte abordagem, considerando-se o nível auditivo no melhor lado:

- Níveis ≤ 20 dB (normal): repetir teste auditivo em 3 a 6 meses
- Níveis entre 21 e 39 dB (leve): abordagem individualizada de acordo com a duração da efusão, intensidade da perda auditiva e preferência dos pais
- Níveis ≥ 40 dB (moderado): recomenda-se cirurgia.[10]

Quando a OME crônica for unilateral, é válido considerar cirurgia após período igual ou maior que 6 meses, com perda auditiva condutiva igual ou maior do que 20 dB.[10]

Crianças com OME crônica apresentam risco de danos estruturais irreversíveis da MT. Independentemente do nível de audição ou do tempo de evolução, deve-se colocar tubo de ventilação na presença de bolsa de retração posterossuperior, início de erosão ossicular, atelectasia adesiva ou bolsa de retração com acúmulo de *debris* de queratina.[10]

A OME representa 55% das falhas na triagem auditiva neonatal universal e somente 23% melhoram espontaneamente. Os bebês que não apresentam resolução devem ser encaminhados ao otorrinolaringologista e deve-se tomar cuidado para não atribuir a falha do teste auditivo somente ao componente condutivo.[10]

Crianças em risco

São aquelas que apresentam atraso ou distúrbio sensorial, físico, cognitivo ou comportamental. É essencial esta diferenciação, uma vez que devem ser prontamente diagnosticadas e avaliadas para intervenção.[10]

Tratamento medicamentoso

É difícil avaliar a eficácia de tratamento quando a doença para a qual ele se destina tem alto índice de cura espontânea. Para ser considerado efetivo, estudos comparativos devem demonstrar benefícios sobre a história natural da OME.[10]

- Antibióticos. Essa conduta é pouco efetiva, uma vez que somente um terço dos casos apresenta bactéria viva na efusão. Metanálises demonstram que o efeito do antibiótico é limitado, sem melhora significativa a médio e a longo prazo[12]
- Corticosteroides. Metanálises observando o efeito de corticoide oral e nasal na resolução da OME demonstram uma resolução mais rápida a curto prazo. Entretanto, a longo prazo, não há evidência de benefício sobre placebo, não sendo aconselhado seu uso[10]
- Insuflações. A manobra de Valsalva ou politerização vem sendo preconizada há mais de um século. Metanálises sobre autoinsuflação demonstram que esta forma de tratamento é ineficaz[10]
- Anti-histamínicos e descongestionantes. Metanálises não demonstram benefício com o uso de descongestionante e/ou anti-histamínico na OME.[10]

Tratamento cirúrgico

Na decisão por cirurgia, a timpanotomia para inserção de TV é o procedimento de escolha (Vídeo 133.2). O TV permanece em média 8 a 14 meses. Associar a adenoidectomia à miringotomia tem eficácia semelhante à inserção isolada do TV somente em crianças maiores de 4 anos, apresentando benefício limitado e de curta duração em crianças menores. Cerca de 20 a 50% das crianças apresenta recidiva da OME após a extrusão dos TVs. Quando necessário, repetir a cirurgia em maiores de 4 anos. Recomenda-se adenoidectomia, pois reduz em 50% a necessidade de uma nova intervenção.[13,14]

Crianças menores de 4 anos

Benefício somente com TV. Deve-se evitar adenoidectomia, mesmo quando necessário repetir TV, exceto se indicação específica (hipertrofia de adenoides obstrutiva ou adenoidite crônica).[13,14]

Crianças maiores de 4 anos

Benefício com TV, adenoidectomia isolada, adenoidectomia com timpanotomia (sem TV), ou adenoidectomia com TV.[13,14]

Tubo de ventilação

Uma preocupação com o TV é a persistência de perfuração da MT após sua extrusão, sendo pouco frequente nos modelos de curta permanência (2%), e maior com os de longa permanência (17%).

Outras potenciais sequelas, mas que não causam prejuízos funcionais são a formação de placas de miringosclerose, atrofia focal ou bolsa de retração rasa. A presença de otorreia é incômoda, mas na maioria dos casos transitória. Mais frequente é a otorreia associada a IVAS ou entrada de água na orelha média. É comum a recomendação empírica de proibir a criança de entrar em contato com água, inclusive no banho. A passagem de um líquido é dependente da tensão superficial deste e da pressão que é exercida sobre o orifício do TV (Vídeo 133.3). Evidências apontam que não há razão para proteger a orelha durante banho de chuveiro. Cuidados devem ser tomados em banho em banheira ou mergulho. Há situações de otorreia persistente em que a colocação do TV "exteriorizou uma doença oculta", chamada de otite média crônica silenciosa. O tratamento inicial é a cauterização de granulações peri-TV e, quando não há melhora, remoção do TV.[10,15]

CONSIDERAÇÕES FINAIS

Parafraseando Voltaire, consegue-se distrair o paciente com intervenções de eficácia limitada e transitória (antibióticos, modificação de fatores de risco, vacinas, tubos de ventilação, adenoidectomia), enquanto a natureza (crescimento) o cura. Talvez o mais importante seja educar os pais quanto às características autolimitadas na maioria dos casos do processo inflamatório da orelha média e proteger os pacientes de intervenções ineficazes. Nada cura o processo da otite média, exceto o crescimento da criança: a orelha média se cresce, a tuba auditiva se desenvolve e o sistema imune amadurece.

REFERÊNCIAS BIBLIOGRÁFICAS

1. Lieberthal AS, Carroll AE, Chonmaitree T, Ganiats TG, Hoberman A, Jackson MA et al. The diagnosis and management of acute otitis media. Pediatrics [Internet]. 2013 Mar [Acesso em: 2024 Jul];131(3):e964-99.
2. Lubianca Neto JF, Hemb L, Silva DB. Systematic literature review of modifiable risk factors for recurrent acute otitis media in childhood. J Pediatr (Rio J) [Internet]. 2006 [Acesso em: 2024 Jul];82(2):87-96.
3. Miura MS, Mascaro M, Rosenfeld RM. Association between otitis media and gastroesophageal reflux: A systematic review. Otolaryngol Head Neck Surg [Internet]. 2012 [Acesso em: 2024 Jul];146(3):345-52.
4. Bluestone CD, Stephenson JS, Martin LM. Ten-year review of otitis media pathogens. Pediatr Infect Dis J [Internet]. 1992 [Acesso em: 2024 Jul];11:S7–11.
5. Heikkinen T, Thint M, Chonmaitree T. Prevalence of various respiratory viruses in the middle ear during acute otitis media. N Engl J Med [Internet]. 1999 [Acesso em: 2024 Jul];340:260–4.
6. de Sévaux JL, Venekamp RP, Lutje V, Hak E, Schilder AG, Sanders EA et al. Pneumococcal conjugate vaccines for preventing acute otitis media in children. Cochrane Database Syst Ver [Internet]. 2020 Nov 24 [Acesso em: 2024 Jul];11(11):CD001480.
7. Saffer M, Lubianca Neto JF. Avaliação do poder diagnóstico dos sintomas e sinais otomicroscópicos na otite média aguda em crianças. RBORL [Internet].1994 [Acesso em: 2024 Jul]; 60: 43-6.
8. Van Buchem FL, Peeters MF, Van't Hof MA. Acute otitis media: a new treatment strategy. BMJ [Internet]. 1985 [Acesso em: 2024 Jul];290:1033–7.
9. Dagan R, Leibovitz E, Greenberg D, Yagupsky P, Fliss DM, Leiberman A. Early eradication of pathogens from middle ear fluid during antibiotic treatment of acute otitis media is associated with improved clinical outcome. Pediatr Infect Dis J [Internet]. 1998 Sep [Acesso em: 2024 Jul];17(9):776-82.
10. Rosenfeld RM, Shin JJ, Schwartz SR, Coggins R, Gagnon L, Hackell JM et al. Clinical Practice Guideline: Otitis media with effusion (update). Otolaryngol Head Neck Surg [Internet]. 2016 Feb [Acesso em: 2024 Jul];154(1 Suppl):S1-S41.
11. Honjo I, Hayashi M, lto S, Takahashi H. Pumping and clearance function of the eustachian tube. Am J Otolaryngol [Internet]. 1985 [Acesso em: 2024 Jul];6(3):241-4.
12. Saffer M, Lubianca Neto JF, Piltcher 08, Petrillo VF. Chronic secretory otitis media: Negative bacteriology. Acta Otolaryngol [Internet]. 1996 [Acesso em: 2024 Jul];116(6):836-9.
13. Gates GA, Avery CA, Prihoda TJ. Effect of adenoidectomy upon children with chronic otitis media with effusion. Laryngoscope [Internet]. 1988 [Acesso em: 2024 Jul];98(1): 58-63.
14. Maw AR, Parker A. Surgery of the tonsils and adenoids in relation to secretory otitis media in children. Acta Otolaryngol Suppl [Internet]. 1988 [Acesso em: 2024 Jul];454:202-7.
15. Saffer M, Miura MS. Tympanostomy tubes and water. J Pediatr (Rio J) [Internet]. 2002 [Acesso em: 2024 Jul];78(6):475-80.

CAPÍTULO

134 Avaliação Vestibular na Criança

Mônica Alcantara de Oliveira Santos • Fernando F. Ganança

INTRODUÇÃO

A avaliação vestibular na criança tem sido considerada cada vez mais importante. Isso porque a ideia de que tontura em criança é um evento raro tem sido substituída pelo entendimento de que é uma queixa subdiagnosticada,[1] que poderia acometer até 15% da população pediátrica.[2]

Este Tratado apresenta diversos capítulos sobre avaliação vestibular, e aqui serão abordadas particularidades na avaliação da criança em termos de anamnese, exame físico e exames complementares.

Assim como nos adultos, a tontura na criança tem muitas etiologias: vestibulares, oftalmológicas, metabólicas, neurológicas, psiquiátricas, traumáticas, por ototoxicidade, malformações, genéticas, dentre outras.[3] As mais comuns são a migrânea vestibular da infância e a vertigem recorrente da infância.[4,5] A neurite vestibular, a vertigem posicional paroxística benigna (VPPB) e a doença de Ménière são citadas como causas menos frequentes.[6]

Nessa população, é especialmente importante a investigação de quadros centrais, como tumores e epilepsia. Sabe-se que tumores de fossa posterior são relativamente mais frequentes em crianças. E, embora mais raros, os acidentes vasculares não podem ser esquecidos.[7]

ANAMNESE

A anamnese otoneurológica é um dos passos mais importantes para os diagnósticos sindrômico, topográfico e etiológico das afecções vestibulares, associadas ou não a sintomas auditivos.

A história clínica deve ser averiguada com a própria criança sempre que possível e, até por isso, nem sempre a tontura será bem caracterizada. Uma estratégia útil é solicitar um diário de sintomas, no qual os responsáveis podem auxiliar detalhando o tipo de sensação, tempo da crise, sua periodicidade, fatores desencadeantes e agravantes, fatores de melhora e sintomas acompanhantes. Em relação aos sintomas acompanhantes, cumpre questionar ativamente quanto à presença de sintomas auditivos e neurológicos, incluindo cefaleia, incoordenação e perda de consciência.[3]

Os antecedentes pessoais e familiares da criança são igualmente importantes. É relevante identificar intercorrências na gestação e no parto, assim como questionar sobre o desenvolvimento neuropsicomotor e da linguagem escrita, que podem estar atrasados em crianças com disfunções vestibulares.[8] Estas crianças também podem apresentar prejuízo no desenvolvimento de habilidades motoras, como o controle motor fino, que depende do reflexo vestíbulo-ocular.[9]

A história prévia de cinetose, a presença de erros alimentares como o abuso na ingestão de alimentos ricos em açúcar refinado (bolos, tortas, doces, chocolates, refrigerantes) e o relato de enxaqueca em parentes diretos (pais, irmãos, tios e avós) podem contribuir para o estabelecimento do diagnóstico da migrânea vestibular da infância e/ou da vertigem recorrente da infância.

Além da enxaqueca, deve-se questionar quanto à presença de perda auditiva, diabetes, quadros autoimunes e doença de Ménière, que também pode apresentar manifestação familiar.[10]

Procura-se conhecer a rotina do paciente, detalhando alimentação e hábitos. Em relação à alimentação, além do abuso de alimentos ricos em açúcar refinado, deve-se investigar a possível presença de abuso de cafeína, desnutrição (quantidade e qualidade dos alimentos) e jejum prolongado.

Em rotina, avaliar a atividade física e o rendimento escolar, lembrando que quadros vestibulares podem levar a alterações emocionais, que nas crianças podem se manifestar como dificuldades no convívio social.[11]

O interrogatório sobre os diversos aparelhos deve incluir história de doenças otológicas e oftalmológicas. As otites médias de repetição são fatores de risco para as labirintites, assim como otites médias agudas, as serosas e as crônicas supuradas (com ou sem colesteatoma). É importante lembrar que a visão é uma das aferências que colabora com o equilíbrio corporal, e alterações de acuidade visual, assim como de mobilidade (vergência) ocular, podem ser causas de tontura. Além disso, algumas síndromes genéticas podem cursar com sintomas vestibulares e visuais concomitantemente.[12]

EXAME FÍSICO

Após o exame físico geral, com avaliação de pressão arterial, pulso e temperatura, parte-se para o exame físico otorrinolaringológico, que inclui otoscopia, rinoscopia anterior, oroscopia, pesquisa de nistagmo espontâneo, semi-espontâneo, de posição, avaliação do reflexo vestíbulo-ocular (teste do impulso cefálico, *head shaking nystagmus*), avaliação do equilíbrio corporal estático e dinâmico (marcha, se a criança já deambular) e exame neurológico sucinto de acordo com a faixa etária, que deve incluir avaliação dos nervos cranianos, metria, diadococinesia, força muscular, reflexos, sensibilidade táctil, entre outros.[13] A otoscopia tem importância mais relevante na criança pelos quadros mais frequentes de otites médias nessa faixa etária.

A avaliação vestibular de bebês pode ser realizada por meio dos reflexos, como o reflexo de Moro, que se acredita ser mediado pelo núcleo vestibular.[14] Esse reflexo está presente durante as primeiras 12 semanas de vida e tende a diminuir progressivamente. A persistência da resposta reflexa após 6 meses de vida não é considerada normal e pode dificultar o desenvolvimento dos movimentos voluntários e da atividade motora madura.[15]

Na criança, a avaliação do desenvolvimento neuropsicomotor é muito importante. Existem marcos do desenvolvimento que podem ser analisados por escalas, como a de Denver II,[16] utilizada para crianças de 0 a 6 anos, que definem padrões de desempenho para cada faixa etária em aspectos: pessoal-social (sorrir, comer, vestir-se); motor fino (acompanhar com olhar, pegar objetos, desenhar); linguagem (reagir a sons, vocalizar, falar) e motor grosseiro (sustentar a cabeça, sentar, andar, saltar).

Avaliar a criança antes dos 7 anos nem sempre é fácil e pode necessitar mais de uma consulta. Transformar o exame em uma brincadeira pode facilitar o momento de avaliar a presença de nistagmo espontâneo, semi-espontâneo e a movimentação ocular sacádica e de perseguição. Nistagmo vertical ou multidirecional são indicativos de comprometimento central.

O nistagmo evocado, tanto o produzido com o *head shaking* como o posicional, na criança que não permite que examinador o realize ativamente, pode ser tentado pelos próprios pais ou pela criança, enquanto orientados e acompanhados pelo médico.

A avaliação postural deve ser realizada por meio de testes estáticos (como Romberg e/ou Romberg-Barré) e dinâmicos (como Unterberger-Fukuda e marcha), com o cuidado de se respeitar os limites de habilidade postural e motora de cada faixa etária. Estes testes podem auxiliar na diferenciação de quadro periféricos, que tendem a desviar para uma única direção (desvio para o lado menos funcionante), de quadros centrais, com desequilíbrio, ataxia e base alargada.

O HINTS é um acrônimo que representa a realização de três testes à beira do leito utilizados em síndromes vestibulares agudas, com o objetivo de diferenciar quadros vestibulares periféricos de centrais: *head impulse*, nistagmo, *test of skew*.[17] Casos com *head impulse* normal, nistagmo com fase rápida alternada e refixação vertical no *test of skew* (ou *cover test*) sugerem acometimentos centrais.

EXAMES COMPLEMENTARES

A anamnese e o exame físico são os passos mais importantes para todo o raciocínio clínico a ser desenvolvido para o estabelecimento do(s) diagnóstico(s) sindrômico(s), topográfico(s) e etiológico(s) e, consequentemente, para a escolha do tratamento mais adequado para cada paciente. Os exames complementares devem ser solicitados de forma direcionada e individualizada, de forma a confirmar as hipóteses diagnósticas e avaliar a função do sistema vestibular.

Nesse sentido, exames laboratoriais auxiliam no diagnóstico de distúrbios metabólicos (como diabetes e disfunções tireoidianas), doenças infecciosas, genéticas e autoimunes. As sorologias podem confirmar suspeita de doenças infecciosas, como citomegalovírus e sífilis.

A tomografia computadorizada de ossos temporais avalia alterações morfológicas da orelha interna, como o aqueduto vestibular alargado e outras malformações da orelha interna e acometimentos de orelha média, como o colesteatoma e outras otites médias supurativas, que podem levar a fístulas e labirintites serosas ou infecciosas.[18]

A ressonância magnética encefálica permite a verificação de tumores, extensão de processos infecciosos, doenças degenerativas e malformações do sistema nervoso central. As angioressonâncias de vasos encefálicos e/ou cervicais contribuem para o diagnóstico de doenças vasculares dessas regiões (malformações, dilatações, obstruções, pinçamentos).

A avaliação do sistema auditivo por meio de audiometria tonal e vocal e imitanciometria tem importante valia na população pediátrica, pois a criança nem sempre tem a queixa objetiva de perda de audição, embora perdas possam estar presentes em otites/labirintites, malformações, doença de Ménière e até em alguns casos de migrânea vestibular.[19] Outros testes da função auditiva poderão ser solicitados dependendo das queixas e da idade de cada paciente, como os potenciais evocados de tronco encefálico, emissões otoacústicas, avaliação do processamento auditivo central, entre outros.

O sistema vestibular pode ser avaliado de diversas formas, apresentadas a seguir.

Nistagmografia

A nistagmografia pode ser realizada através de eletrodos – eletronistagmografia (ENG) ou vectoeletronistagmografia (VENG) – ou por vídeo – videonistagmografia (VNG). O objetivo é registrar o movimento ocular durante provas oculares e vestibulares e indiretamente avaliar os sistemas vestibulares periférico e central.

É um exame que depende, mesmo em adultos, da compreensão do movimento realizado com os olhos e da cooperação do paciente. Na população pediátrica, a interpretação depende muito da experiência do examinador e da aceitação da criança.

Em crianças, existem algumas diferenças nos achados, se comparados à população adulta. Além da presença de mais artefatos, os movimentos sacádicos têm latência maior, na perseguição/pendular o ganho é menor e há mais assimetria nos optocinéticos.[20] Também se observa que essas alterações em relação à população adulta vão diminuindo à medida que as crianças ficam mais velhas.[21]

Acredita-se que a prova calórica possa ser realizada desde menos de 1 ano de vida; porém, nas crianças, a resposta ocular tende a estar aumentada, também por uma imaturidade das vias nervosas responsáveis pela inibição central da via vestíbulo-ocular. Por esse motivo, considera-se realizar o teste monotermal e com menor tempo de estimulação.[22]

Video head impulse test

O *video head impulse test* (v-HIT) é bem tolerado por crianças.[23] Pode ser realizado na fase aguda da doença e tem a vantagem de possibilitar a avaliação dos seis canais semicirculares. Assim como a videonistagmografia, depende do uso de um equipamento em forma de óculos, que grava o movimento ocular; dessa forma, em crianças pequenas, geralmente menores de 3 anos, não há boa adaptação, dificultando ou impossibilitando a aquisição do traçado.

Potencial evocado miogênico vestibular

O potencial evocado miogênico vestibular cervical (cVEMP) é uma opção de exame para avaliação vestibular em crianças pequenas, pois o reflexo vestíbulo-cólico desenvolve-se muito precocemente. Alguns autores defendem a sua utilização a partir de 5 dias de vida.[24] A morfologia do VEMP na criança é muito semelhante à do adulto, porém, pode haver latência menor e maior variação da amplitude.[25]

O VEMP ocular (oVEMP) surge mais tardiamente que o cervical, isso porque as vias do reflexo vestíbulo-ocular demoram mais para maturar (mais de 2 anos) que as vias do reflexo vestibuloespinal. A partir de seu surgimento, as respostas são semelhantes às do adulto, em latência e amplitude.[26]

Uma preocupação na realização do VEMP é a exposição a sons de alta intensidade e, embora tenha-se verificado que o exame é seguro para a cóclea, deve-se atentar para que a exposição seja a mais breve possível.[27]

Cadeira rotatória

O teste é de fácil realização na criança pequena que se senta no colo dos pais. Podem ser colocados eletrodos para a captação no movimento ocular, enquanto a cadeira realiza o movimento sinusoidal ou de aceleração e desaceleração.[28]

Quando são registrados os movimentos oculares, pode-se avaliar o ganho (razão entre a velocidade da cadeira e a velocidade dos olhos), a fase (relação de tempo entre o movimento dos olhos e da cadeira) e a simetria (comparação entre a magnitude do nistagmo para a direita como para a esquerda).

Em crianças, a observação da simetria é muito interessante, por ser um indicador de compensação vestibular e pode fornecer informações sobre o provável lado hipofuncionante.[28]

Posturografia computadorizada

A posturografia computadorizada na criança geralmente é realizada a partir dos 7 anos, idade em que a habilidade relacionada com o equilíbrio corporal (controle postural) se encontra semelhante à do adulto. Habitualmente, a maioria dos equipamentos de posturografia dinâmica computadorizada requer que a criança tenha ao menos 1,20 m de altura.

A posturografia frequentemente não detecta a etiologia do distúrbio vestibular, se a alteração vestibular é periférica ou central, e o lado da lesão. Entretanto, permite avaliar a capacidade do indivíduo em manter-se equilibrado em diversas condições sensoriais, podendo indicar a influência das informações visuais, vestibulares e somatossensoriais no controle postural.

Deve ser solicitada em conjunto com outros testes da função vestibular, descritos anteriormente e, também, está indicada para monitorar a evolução clínica do paciente submetido ao tratamento dos sintomas vestibulares, seja ele medicamentoso, reabilitativo e/ou cirúrgico.

CONSIDERAÇÕES FINAIS

A avaliação vestibular na criança pode ser realizada de diversas maneiras, na dependência da suspeita diagnóstica, idade da criança e disponibilidade dos exames. Essa avaliação deve ser criteriosa, personalizada e completa, o que poderá contribuir diretamente para o estabelecimento e/ou confirmação da(s) hipótese(s) diagnóstica(s) e, consequentemente, para a escolha da melhor opção terapêutica para cada paciente.

REFERÊNCIAS BIBLIOGRÁFICAS

1. Santos MA. Vertigem aguda pediátrica. In: Cabral A, ed. Tratado de otoneurologia infantil. Vol. 1. Ribeirão Preto: Book Toy; 2023, p. 123-34.
2. Russel G, Abu-Arafeh I. Paroxysmal vertigo in children - An epidemiological study. Int J Pediatr Otorhinolaryngol [Internet]. 1999 [Acesso em: 2024 Jul];49:105-7.
3. Takegawa B, Leão EM, Duarte JA, Ganança FF. Vestibulopatias periféricas na infância. In: Cabral A, ed. Tratado de otoneurologia infantil. Vol. 1. Ribeirão Preto: Book Toy; 2023, p. 136-57.
4. Santos MA, Vianna MF, Dolci JE. Prevalência da deficiência auditiva na infância no Brasil. In: Levy CC, ed. Manual de audiologia pediátrica. 2. ed. São Paulo: Manole; 2022, p. 33-9.
5. Duarte JA, Leão EM, Fragano DS, Marquez GJ, Pires AP, Silva ML et al. Vestibular syndromes in childhood and adolescence. Int Arch Otorhinolaryngol [Internet]. 2020 Oct [Acesso em: 2024 Jul];24(4):e477-e481.
6. Hülse R, Warken C, Biesdorf A, Erhart M, Rotter N, Hörmann K et al. [Prävalenz peripher-vestibulärer Erkrankungen bei Kindern in Deutschland] Prevalence of peripheral vestibular diseases in children in Germany. HNO [Internet]. 2019 [Acesso em: 2024 Jul];68(5):360-6.
7. Sarikaya H, Steilin M. Cerebellar stroke in adults and children. Handb Clin Neurol [Internet]. 2018 [Acesso em: 2024 Jul];155:301-12.
8. van Hecke R, Daneels M, Dhooge I, van Waelvelde H, Wiersema JR, Deconinck FJ et al. Vestibular function in children with neurodevelopmental disorders: A systematic review. J Autism Dev Disord [Internet]. 2019 [Acesso em: 2024 Jul];49(8):3328-50.
9. Winer-Vacher SR, Hamilton DA, Winer SI. Vestibular activity and cognitive development in children: Perspectives. Front Integr Neurosci [Internet]. 2013 [Acesso em: 2024 Jul];11(7):92.
10. Requena T, Espinosa-Sanchez JM, Cabrera S, Trinidad G, Soto-Varela A, Santos-Perez S et al. Familial clustering and genetic heterogeneity in Meniere's disease. Clin Genet [Internet]. 2014 Mar [Acesso em: 2024 Jul];85(3):245-52.
11. Jahn K, Langhagen T, Heiner F. Vertigo, and dizziness in children. Curr Opin Neurol [Internet]. 2015 [Acesso em: 2024 Jul];28(1):78-82.
12. Brodsky J, Lipson S, Bhattacharyya N. Prevalence of pediatric dizziness and imbalance in the United States. Otolaryngol Head Neck Surg [Internet]. 2020 Feb [Acesso em: 2024 Jul];162(2):241-7.
13. Nishino LK, Santos MA. Tontura na infância. In: Levy CC, ed. Manual de audiologia pediátrica. 2. ed. São Paulo: Manole, 2022, p. 223-8.
14. Futagi Y, Toribe Y, Suzuki Y. The grasp reflex and moro reflex in infants: Hierarchy of primitive reflex responses. Int J Pediatr [Internet]. 2012 [Acesso em: 2024 Jul];191562.
15. Niklasson M, Niklasson I. The importance of an early suppression of the moro reflex. Phys Med Rehabil Int [Internet]. 2022 [Acesso em: 2024 Jul];9(2):1200.
16. Frankenburg WK, Dodds J, Archer P, Shapiro H, Bresnick B et al. DENVER II: Training manual. 2nd ed. Denver, USA: Denver Developmental Materials; 1992.
17. Newman-Toker DE, Kerber KA, Hsieh Y, Pula JH, Omron R, Tehrani AS et al. HINTS outperforms ABCD2 to screen for stroke in acute continuous vertigo and dizziness. Acad Emerg Med [Internet]. 2013 [Acesso em: 2024 Jul];20:987-96.
18. Gersdorff MC, Nouwen J, Decat M, Degols JC, Bosch P. Labyrinthine fistula after cholesteatomatous chronic otitis media. Am J Otol [Internet]. 2000 Jan [Acesso em: 2024 Jul];21(1):32-35.
19. Benjamin T, Gillard D, Abouzari M, Djalilian HR, Sharon JD. Vestibular and auditory manifestations of migraine. Curr Opin Neurol [Internet]. 2022 Feb [Acesso em: 2024 Jul];35(1):84-9.
20. Doettl SM, McCaslin DL. Oculomotor assessment in children. Semin Hear [Internet]. 2018 Aug [Acesso em: 2024 Jul];39(3):275-87.
21. Sinno S, Najem F, Abouchacra KS, Perrin P, Dumas G. Normative values of saccades and smooth pursuit in children aged 5 to 17 years. J Am Acad Audiol [Internet]. 2020 Jun [Acesso em: 2024 Jul];31(6):384-92.
22. D'Agostino R, Melagrana A, Taborelli G, Ravera B, Calevo MG. The air caloric test in children: Subdivision and statistical analysis of the response. Int J Pediatr Otorhinolaryngol [Internet]. 1999 Nov 5 [Acesso em: 2024 Jul];50(3):169-76.
23. Hamilton SS, Zhou G, Brodsky JR. Video head impulse testing (VHIT) in the pediatric population. Int J Pediatr Otorhinolaryngol [Internet]. 2015 [Acesso em: 2024 Jul];79(8):1283-7.
24. Wang SJ, Chen CN, Hsieh WS, Young YH. Development of vestibular evoked myogenic potentials in preterm neonates. Audiol Neurootol [Internet]. 2008 [Acesso em: 2024 Jul];13(03):145–52.
25. Sheykholeslami K, Megerian CA, Arnold JE, Kaga K. Vestibular-evoked myogenic potentials in infancy and early childhood. Laryngoscope [Internet]. 2005 Aug [Acesso em: 2024 Jul];115(8):1440-4. Erratum in: Laryngoscope. 2005 Nov;115(11):2076.
26. Wang SJ, Hsieh WS, Young YH. Development of ocular vestibular-evoked myogenic potentials in small children. Laryngoscope [Internet]. 2013 Feb [Acesso em: 2024 Jul];123(2):512-7.
27. Rodriguez AI, Thomas ML, Fitzpatrick D, Janky KL. Effects of high sound exposure during air-conducted vestibular evoked myogenic potential testing in 10 children and young adults. Ear Hear [Internet]. 2018 Mar-Apr [Acesso em: 2024 Jul];39(2):269-77.
28. Janky KL, Rodriguez AI. Quantitative vestibular function testing in the pediatric population. Semin Hear [Internet]. 2018 Aug [Acesso em: 2024 Jul];39(3):257-74.

CAPÍTULO 135

Vestibulopatias na Infância

Raquel Mezzalira • Juliana Antoniolli Duarte

INTRODUÇÃO

O sistema vestibular, juntamente com a visão, audição, olfato, paladar e tato, compõe o sistema sensorial. O órgão vestibular periférico, composto de vestíbulo e canais semicirculares, tem como função detectar os movimentos da cabeça e se conecta ao cerebelo e a regiões ponto-mesencefálicas que chegam ao córtex parieto-insular. Essa região está intimamente ligada a áreas corticais com funções sensoriais e cognitivas.[1]

A vestibulopatia na infância não se refere apenas a uma única entidade clínica, mas de um fenótipo de crianças com sintomas vestibulares que podem apresentar etiologias diversas, periféricas e centrais. A principal causa, entretanto, está relacionada com os equivalentes de migrânea, que é uma doença do sistema nervoso central que pode cursar com manifestações vestibulares periféricas.[2] A alteração vestibular na população pediátrica é uma condição rara, com prevalência em torno de 0,4%, e pode variar até 15%, aumentando a prevalência com o aumento da faixa etária.[3]

As crianças podem não entender a tontura como algo anormal, não sabendo ao certo o que sentem e, quanto mais novas, maior a dificuldade em se expressarem. Por essas razões, a prevalência das vestibulopatias na infância é subestimada e seu diagnóstico não é um ato fácil.

Em sua maioria, os problemas vestibulares na criança são decorrentes de alterações funcionais secundárias à imaturidade do sistema e, portanto, tendem a ser autolimitados. Porém, assim como o adulto, a criança sofre repercussões dos distúrbios vestibulares em sua vida diária, inclusive com impacto no desempenho emocional e cognitivo e consequente isolamento social, os quais influenciam direta e negativamente seu desenvolvimento e podem gerar ansiedade.[4]

Uma vez afastadas as doenças da orelha média, a doença vestibular mais comumente observada nas crianças é a chamada vertigem paroxística benigna da infância (VPBI), caracterizada por ataques súbitos e fugazes de vertigem acompanhada de náuseas, vômitos, nistagmos e palidez.[5] Um dado importante é a preservação da consciência durante as crises. Entretanto, sabe-se que a migrânea desempenha um papel importante em alguns subgrupos de crianças com vertigens recorrentes. Com base nisso, o Comitê de Classificação dos Distúrbios Vestibulares da Sociedade Bárány (International Classification of Vestibular Disorders [ICVD]) e a Sociedade Internacional de Cefaleia publicaram um novo documento em que é descrito um espectro de três distúrbios: migrânea vestibular da infância (MVI), migrânea vestibular da infância provável (MVIP) e vertigem recorrente da infância (VRI).[2] Para todos os transtornos, a idade do indivíduo é necessariamente inferior a 18 anos.[2] O objetivo da mudança foi permitir uma distinção entre as populações com e sem características proeminentes de migrânea, utilizando um espectro que varia de MVI a provável MVI e VRI, o que permite realizar pesquisas com grupos mais bem definidos e acompanhar a sua evolução ao longo do tempo.

Existem outras causas de vertigem na criança que são pouco frequentes e são descritas ao longo deste capítulo, bem como os métodos de diagnóstico e tratamento atualmente disponíveis.

INVESTIGAÇÃO

Os sintomas vestibulares na infância e adolescência devem ter uma investigação ampla, abrangendo não apenas as funções relacionadas com o sistema vestibular.[6] Recomenda-se que a anamnese e o exame físico abordem vários sistemas e sejam específicos para cada faixa etária, e sempre correlacionados com o desenvolvimento neuropsicomotor e cognitivo da criança.[7] Se o médico que assiste a criança somente avaliá-la do ponto de vista otológico e vestibular periférico nesses casos, seria extremamente simplista, podendo não levar aos diagnósticos sindrômico e etiológico e ao tratamento e reabilitação de deficiências sensoriais, motoras e cognitivas que as crianças possam apresentar.

A anamnese feita com a criança e seu responsável busca caracterizar o sintoma vestibular: tipo, duração, frequência, severidade, fatores que desencadeiam os sintomas e os de melhora e piora, sintomas associados (quedas, cefaleia, diminuição da acuidade visual e/ou auditiva, enurese noturna prolongada, piora no escuro, cinetose, atraso no desenvolvimento da linguagem, comprometimento de aprendizado, entre outros), contexto social e familiar (casos de abuso ou *bullying*), história gestacional e do parto, assim como deve-se questionar sobre os marcos do desenvolvimento neuropsicomotor (DNPM) e a história familiar (migrânea, diabetes, vestibulopatia, perdas auditivas, entre outros).

A anamnese é fundamental no diagnóstico das vestibulopatias na infância e é soberana mesmo na presença de testes vestibulares normais. A investigação funcional do sistema vestibular é possível em qualquer criança, desde que adequada a sua idade. Esse tópico é abordado no Capítulo 134, Avaliação Vestibular na Criança.

Recomenda-se um exame físico geral e observação postural (posições viciosas e preferenciais da cabeça e da marcha), e podem ser solicitados para os pais ou responsáveis vídeos caseiros que possam demonstrar a criança durante as crises. A avaliação do DNPM é mandatória e é feita por meio de escalas como DENVER II[8] e reflexos primitivos para recém-nascidos e neonatos. Também pode ser realizado o exame neurológico evolutivo de Lefévre para crianças dos 3 aos 7 anos.[7] A escala de DENVER II é recomendada pelo Ministério da Saúde do Brasil, e trata-se de uma lista de aquisições motoras e de linguagem segundo cada faixa etária para crianças de 0 a 6 anos, com intervalos de tempo sugeridos para a aquisição de cada marco de desenvolvimento; se a criança ultrapassa esse período, pode apresentar um atraso em seu desenvolvimento neuropsicomotor.[8]

Para a avaliação neurológica evolutiva, é utilizado o exame neurológico evolutivo de Lefévre. O autor, em 1972, descreveu um exame físico específico por faixa etária, no qual relaciona algumas atividades de equilíbrio estático, dinâmico e de coordenação apendicular que a criança deve conseguir executar adequadamente de acordo com sua faixa etária.[7,9]

Testes posicionais e de equilíbrio estático e dinâmico podem ser realizados bem como provas de metria e diadococinesia, e a parte mais importante do exame otoneurológico é o exame da movimentação ocular.

Com o objetivo de estimar a função vestibular e avaliar os reflexos ocular e espinal, podem ser utilizados na avaliação vestibular das crianças os seguintes exames: oculografia, provas rotatórias, potenciais miogênicos vestibulares, posturografia e *video head impulse test* (vHIT).[10]

MANIFESTAÇÕES CLÍNICAS

A Bárány Society implementou, em 2009, por meio de seus comitês multidisciplinares, a classificação ICVD,[11] que deve ser aplicada independentemente da faixa etária, e baseia-se em quatro níveis: nível 1 (sinais e sintomas), nível 2 (síndromes vestibulares), nível 3A (doenças vestibulares) e nível 3B (mecanismos fisiopatológicos das doenças). Os quatro grupos de sintomas vestibulares descritos foram a vertigem, a tontura, os sintomas vestibulovisuais e os sintomas posturais. As síndromes vestibulares foram divididas em três grupos: aguda, episódica e crônica.[12] As principais etiologias das tonturas na infância encontradas nas síndromes vestibulares aguda e episódica são abordadas a seguir.

Síndromes vestibulares episódicas

Equivalentes migranosos

Há alta prevalência dos equivalentes migranosos na população pediátrica. Estão entre eles o torcicolo benigno da infância (TBI), a vertigem paroxística benigna da infância (VPBI) e a migrânea vestibular (MV). Muitos autores consideram que essas três variantes são, na verdade, espectros de uma mesma doença que se manifesta em diferentes faixas etárias na população infantil.

O TBI caracteriza-se por episódios de inclinação com leve rotação da cabeça para um lado e do corpo para o lado oposto, sem fatores desencadeantes e sem dor, diferindo do torcicolo ortopédico. Geralmente, iniciam durante os primeiros meses de vida e podem durar horas ou dias. O torcicolo pode ser para o mesmo lado ou não, e pode ser acompanhado por náuseas, vômitos e palidez e, às vezes, de nistagmo. A criança sente-se confortável com o desvio da cabeça, e a tentativa de correção resulta em choros intensos, e por isso ela muitas vezes prefere o berço ao colo dos pais. Há tendência à resolução espontânea das crises em geral por volta dos 12 meses. Os principais diagnósticos diferencias são refluxo gastroesofágico, distonia torcional idiopática, crise convulsiva parcial complexa, lesões da fossa posterior e junção crânio cervical. Acredita-se que o torcicolo seja uma resposta proprioceptiva a uma disfunção labiríntica e que pode ser um precursor da VPBI e da própria migrânea. Antecedente familiar de migrânea geralmente está presente.[13]

A VPBI tem uma prevalência estimada de 3% na infância e acomete mais frequentemente crianças entre 3 e 8 anos. Caracteriza-se por ataques espontâneos e recorrentes de vertigem que podem ser associadas a vômitos, palidez, medo, desequilíbrio postural, ataxia e nistagmo, com resolução espontânea em minutos a horas, sem perda de consciência. Entre as crises, o exame neurológico e os testes auditivos e vestibulares são normais. É necessário excluir tumor de fossa posterior, epilepsia e doença vestibular. Podem coexistir a cefaleia incaracterística e a cinetose. A sintomatologia clássica geralmente é iniciada por volta de 1 a 4 anos. A frequência das crises é variável. Existe uma maior prevalência no sexo feminino e antecedente familiar de migrânea também é reportado. Durante os ataques, a criança suspende as atividades que está desempenhando naquele momento, fica parada, muitas vezes não consegue manter-se em pé, mas a consciência é preservada. Esse dado é muito importante para diferenciar entre VPBI e epilepsia com crise parcial complexa. Terminada a crise, a criança reassume suas atividades sem grandes dificuldades. O período de manifestações vertiginosas varia de semanas a meses e tende a cessar espontaneamente após alguns anos. No entanto, a criança pode apresentar repercussões clínicas e sociais importantes nesse período, e, portanto, o tratamento é necessário.[5] A cefaleia, com o passar da idade, assume um padrão com características de migrânea em até 50% dos casos. Por esse motivo, acredita-se em uma relação entre VPBI e migrânea e a VPBI é considerada por muitos autores como um equivalente migranoso ou precursora da migrânea.[13]

A MV é considerada a segunda causa de vertigem recorrente na infância depois da VPBI. O antecedente familiar de migrânea é ao redor de 60%. Caracteriza-se por ataques de vertigem ou instabilidade, com duração de minutos a horas, que podem preceder ou acompanhar a cefaleia em indivíduos com antecedente de migrânea com ou sem aura. Habitualmente, ocorre de forma espontânea, mas também pode ser posicional. Assim como na VPBI, o paciente com frequência apresenta cinetose. Em muitos pacientes, são descritos sintomas auditivos como plenitude aural ou zumbido associados a tontura. A duração dos episódios é variável de 5 minutos a 72 horas e a intensidade da tontura é moderada a severa. Alguns indivíduos têm ataques com duração de segundos, que ocorrem várias vezes ao dia, relacionados com a movimentação da cabeça, mudanças posturais e estímulos visuais. Os critérios diagnósticos estabelecidos de MV exigem pelo menos cinco episódios com sintomas vestibulares de intensidade moderada ou grave, com duração entre 5 minutos e 72 horas, e sintomas de migrânea na maioria das crises. Esses critérios podem ser aplicados também para crianças, mas ainda não foram validados para essa população. Portanto, a prevalência exata de MV na população pediátrica até agora é desconhecida. É provável que uma proporção substancial de crianças com vertigem episódica se enquadre tanto nos critérios de VPBI como naqueles de MV.[13]

O diagnóstico da VPBI e da MV baseia-se na história clínica. Os exames complementares são realizados para descartar comprometimento de vias vestibulares centrais.

Levando em consideração esses fatores, recentemente, foi proposto um consenso pela Sociedade Internacional de Cefaleia e pela Sociedade Bárány com critérios para auxiliar no diagnóstico e manejo de crianças com vertigem e migrânea.[2] O documento visa classificar a MV e a MVIP, bem como introduzir um novo termo e classificação de vertigem recorrente em crianças, a VR, que deve substituir o termo vertigem paroxística benigna da infância, ou VPBI.

Os critérios definidos recentemente pela Sociedade Bárány são:[2]

- Migrânea vestibular da infância (MVI)
  - A. Pelo menos cinco episódios com sintomas vestibulares de intensidade moderada ou severa, com duração entre 5 minutos e 72 horas
  - B. História atual ou pregressa de migrânea com ou sem aura
  - C. Pelo menos metade dos episódios estão associados a pelo menos uma característica da migrânea
    1. Cefaleia com pelo menos duas de quatro características:
       - Unilateral
       - Pulsátil
       - Dor de moderada a severa intensidade
       - Piora com atividade física de rotina
    2. Fotofobia e fonofobia
    3. Aura visual
  - D. Idade inferior a 18 anos
  - E. Excluídos outros distúrbios de cefaleia, vestibulares ou outras xondições
- Migrânea vestibular da infância provável (MVIP):
  - A. Pelo menos três episódios de sintomas vestibulares de intensidade moderada ou severa, com duração entre 5 minutos e 72 horas
  - B. São acompanhados de pelo menos um dos critérios vistos em (B) e (C) para a MVI
  - C. Idade inferior a 18 anos
  - D. Excluídos outros distúrbios de cefaleia, vestibulares ou outras condições
- Vertigem recorrente da infância (VRI)
  - A. Pelo menos três episódios com sintomas vestibulares de intensidade moderada ou severa, com duração entre 1 minuto e 72 horas
  - B. Nenhum dos critérios observados em (B) e (C) para a MVI
  - C. Idade inferior a 18 anos
  - D. Excluídos outros distúrbios de cefaleia, vestibulares ou outras condições.

Os sintomas vestibulares ocorrem espontaneamente e sem perda de consciência. Incluem vertigem espontânea, vertigem induzida pela mudança da posição ou movimentação da cabeça, vertigem induzida pela estimulação visual, tontura (sensação de perturbação da orientação espacial) com náusea induzida pela movimentação da cabeça. Sintomas vestibulares de intensidade moderada interferem, mas não impedem as atividades diárias. Sintomas vestibulares de intensidade severa impedem a continuação das atividades rotineiras.

Doença de Ménière

Em sua apresentação clássica com crises agudas e recidivantes de surdez, zumbido e vertigem é muito rara na criança. Quando presente, geralmente acontece na adolescência. Entretanto, os sintomas da doença de Ménière, como a plenitude aural, o zumbido e a hipersensibilidade auditiva, são muito frequentes nas crianças com migrânea, as quais, em geral, não têm perda auditiva, embora raramente ela possa estar presente e inclusive ter caráter flutuante. No entanto, quando presente, a perda auditiva geralmente é bilateral e mais pronunciada nas altas frequências. Portanto, os antecedentes familiares e o critério audiométrico são de extrema relevância para definir o quadro clínico nas crianças.[2]

Paroxismia vestibular

Tem sido descrita recentemente em crianças e caracteriza-se por ataques súbitos e breves de vertigem, sem fatores desencadeantes ou relacionados com mudanças de posição da cabeça. Os sintomas são causados pela compressão do VIII par pela artéria cerebelar anteroinferior no conduto auditivo interno. O diagnóstico é clínico de acordo com os critérios diagnósticos da Sociedade Bárány[14] e tem boa resposta ao tratamento com carbamazepina. A paroxismia vestibular pode ser diferenciada da migrânea pela ausência dos sintomas migranosos e pela duração das crises. No entanto, em alguns pacientes os ataques podem durar alguns minutos. Nesses casos, a resposta ao tratamento pode ajudar a diferenciar entre as duas situações, e pode ser esperada em dias a semanas, dependendo da frequência das crises.[14]

Vertigem posicional paroxística benigna

É uma doença vestibular rara na população pediátrica. De maneira semelhante ao adulto, é caracterizada por ataques breves de vertigem, que ocorrem após movimentos específicos. As formas mais frequentes envolvem os canais posterior e o horizontal. O diagnóstico baseia-se em manobras posicionais, respectivamente a manobra de Dix-Hallpike, que revela nistagmo torcional, e o *head roll test*, que revela nistagmo horizontal.[15]

Síndrome vestibular aguda

A principal representante é a neurite vestibular, cujo diagnóstico diferencial mais comum é feito com doenças centrais que são mais comuns na criança, como meningoencefalite e cerebelite. A hipofunção vestibular aguda também pode ser consequência de traumatismos cranianos e da labirintite infeciosa associada a otites.

A neurite vestibular pode acometer de 1 a 5% das crianças com vertigem.[16] Wiener-Vacher et al., em 2018, encontraram 3,3% de prevalência de neurite vestibular em sua casuística.[6] A neurite vestibular manifesta-se de forma semelhante à observada nos adultos. O quadro clínico compreende crise aguda de vertigem, por vezes incapacitante, sem queixas auditivas ou mesmo neurológicas. Os sintomas autonômicos ocorrem com frequência. A origem é viral, e os vírus mais envolvidos são adenovírus, *influenza*, rubéola, sarampo e parotidite. História recente de resfriado ou gripe pode estar presente entre 30 e 60% dos pacientes.[17]

Brodsky et al., em 2016, descreveram 11 casos de neurite vestibular em pacientes de 5 a 11 anos, e a maioria apresentou hipofunção vestibular nos testes calóricos, rotatórios e também no *video head impulse test* (vHIT). Os pacientes foram tratados com corticosteroides e reabilitação vestibular, e a maioria apresentou recuperação da função vestibular.[17]

A neurite vestibular foi descrita também após infecção por covid-19 em crianças, evidenciando hipofunção vestibular unilateral com compensação espontânea.[18]

PRINCIPAIS DIAGNÓSTICOS DIFERENCIAIS

Quadros otológicos

O sistema vestibular da criança é quase sempre acometido pelas disfunções da tuba auditiva, com ou sem efusão na orelha média. As mudanças pressóricas dentro da orelha média e a labirintite serosa têm sido sugeridas como possíveis mecanismos responsáveis pelos distúrbios vestibulares nesses casos.

Dentre as doenças da orelha média, a otite média com efusão pode gerar períodos recorrentes de instabilidade nas crianças. O gradiente pressórico secundário à disfunção tubária encontrada na orelha média é a hipótese que procura explicar o comprometimento da orelha interna na otite com efusão.

Os quadros de otite média secretora se relacionam com a alteração de equilíbrio corporal na infância,[6,19] e podem causar quedas frequentes e levam à maior probabilidade de a criança desenvolver tontura na idade adulta, quando comparadas às que não apresentaram o quadro de otite.[20]

Por outro lado, a labirintite é um processo inflamatório e/ou infeccioso agudo do labirinto em decorrência da passagem de toxinas provenientes do líquido presente na orelha média ou de infecções meníngeas para a orelha interna. Os sintomas típicos são perda auditiva e hipofunção vestibular agudas, geralmente na vigência de uma otite média ou meningite.

Outras doenças, como a otite média crônica colesteatomatosa, podem também ser responsáveis por doenças do labirinto posterior.

Quadros oftalmológicos

Doenças oftalmológicas que levam a erros de refração e vergência podem ser a causa da vertigem ou causar uma piora. Wiener-Vacher et al. mostraram a importância da avaliação oftalmológica com acuidade e vergência de rotina para todas as crianças com queixas vestibulares ou alterações de equilíbrio. Nesse estudo, os autores relatam que as desordens oculares de acuidade e vergência foram a segunda causa de sintomas vestibulares, ficando atrás apenas dos equivalentes migranosos. Já nos casos com migrânea, a incidência das crises foi reduzida em pelo menos 50% apenas com a correção do distúrbio visual.[6]

Indivíduos com síndrome de Irlen, que é um diagnóstico diferencial para dislexia, apresentam fadiga ocular e dor de cabeça, e frequentemente relatam distorções da percepção visual, duplicação e movimento da impressão na página. Esses sintomas podem ser aliviados com o uso de lentes coloridas ou sobreposições prescritas individualmente. A tontura induzida visualmente, também conhecida como vertigem visual, é caracterizada por tontura e/ou instabilidade desencadeada por estímulos visuais complexos, distorcidos e de grande campo em movimento. A criança com síndrome de Irlen apresenta equilíbrio e estabilidade do olhar prejudicados e sintomas de vertigem visual. A tontura induzida visualmente pode ser tratada de forma eficaz com a reabilitação vestibular, por exemplo, com a exposição progressiva e controlada a estímulos visuais optocinéticos.[21]

Quadros cardiovasculares

Aproximadamente um terço dos adolescentes relatam tontura ao ficar em pé. É mais comum após um surto de crescimento e geralmente melhora com o decorrer do tempo. A hipotensão ortostática é mais comum em adolescentes, em especial meninas magras, e ocorre com mais frequência em pacientes com histórico de ansiedade ou dor crônica. A tontura é desencadeada na mudança de decúbito da posição supina para a posição sentada ou em pé e tem curta duração, menos de 1 minuto.[2]

Traumatismos cranianos

Quando ocorre o envolvimento do osso temporal, podem surgir quadros labirínticos, desde concussões labirínticas até fraturas temporais com fístulas perilinfáticas. A incidência de tontura após trauma varia entre 15 e 78%. A recuperação geralmente é completa, e raramente pode aparecer uma vertigem posicional paroxística benigna (VPPB) secundária.[3]

Causas congênitas e genéticas

Muitas crianças com perda auditiva neurosensorial têm comprometimento vestibular associado. As queixas típicas são o desequilíbrio e o atraso do desenvolvimento motor. Os ataques de vertigem são raros, uma vez que as alterações congênitas causam comprometimento vestibular severo, geralmente arreflexia. A perda súbita ou gradual da função vestibular, que levaria a uma percepção transitória recorrente de vertigem, não é comum. Uma exceção seriam as afecções de natureza progressiva, como o aqueduto vestibular alargado, e a infecção congênita por citomegalovírus. As alterações repentinas da função vestibular podem ser associadas a ataques episódicos de vertigem e desequilíbrio.

A infecção por citomegalovírus é a principal infecção congênita em todo o mundo, e a causa infecciosa mais comum de distúrbios neurológicos e da perda auditiva neurossensorial (PANS) não genética na população pediátrica. Altas taxas de distúrbios vestibulares e posturais têm sido observadas também nessas crianças com alta variabilidade de manifestação clínica.[22]

A síndrome de Usher é a responsável pela PANS autossômica recessiva mais comum associada a disfunção vestibular. Existem três tipos principais: o tipo I inclui perda auditiva profunda, retinite pigmentosa e hipofunção vestibular; o tipo II tem menor perda auditiva e função vestibular normal; e o tipo III é caracterizado por PANS progressiva e disfunção vestibular progressiva.[23]

A síndrome de Pendred é outra causa autossômica recessiva de disfunção vestibular que está associada a malformações da orelha interna, incluindo partição incompleta da cóclea, aqueduto vestibular alargado e disfunção tireoidiana.[23]

Quadros neurológicos

As vestibulopatias de origem puramente central não são comuns nas crianças. Sintomas neurológicos como cefaleia e alteração do nível de consciência, crises convulsivas, síncopes, sinais focais de comprometimento cortical ou de nervos cranianos, alterações de força, motricidade e coordenação e disartria devem despertar no médico a desconfiança de envolvimento não periférico. Algumas condições como epilepsia temporal, tumores de fossa posterior, doença cerebelar e ataxia podem ser responsáveis pelos sintomas. É importante chamar a atenção para a ataxia episódica tipo 2, que é o subtipo mais frequente no qual ocorrem tontura e vertigem durante os ataques de ataxia, que duram de minutos a dias. Esse tipo de ataxia é um importante diagnóstico diferencial da MVI. Trata-se de uma canalopatia de canais de potássio e responde ao tratamento com acetazolamida. Cefaleia, oscilopsia, diplopia, disartria ou fraqueza muscular podem estar presentes durante as crises.[24]

A combinação de vertigem com febre e alteração de nível de consciência pode indicar infecção do sistema nervoso central, como os quadros de meningoencefalite e cerebelite virais ou bacterianos, e nesse contexto a solicitação de liquor e ressonância magnética são mandatórios.[24]

Já a combinação de vertigem com ataxia, vômitos e cefaleia sugerem hipertensão intercraniana. Nessa situação, o exame de imagem também é necessário para afastar os tumores de fossa posterior, como o meduloblastoma, o schwannoma e os ependimomas no assoalho do quarto ventrículo.[24]

Os quadros vasculares, como o acidente vascular encefálico da fossa posterior, são raros na infância. Quando ocorrem, geralmente são decorrentes de dissecção arterial. São de início súbito e podem apresentar-se com ataxia e fraqueza em membros.[24]

As epilepsias das regiões temporo-parietais-occipitais podem se manifestar como crises paroxísticas de sintomas vestibulares, com náuseas, vômitos, parestesias e zumbidos. As epilepsias são importantes diagnósticos diferenciais dos equivalentes migranosos. Pacientes que diferem dos critérios diagnósticos para migrânea vestibular ou refratários ao tratamento são candidatos a realizar eletroencefalograma em sono e vigília.[24]

Quadros psiquiátricos

Os distúrbios funcionais psiquiátricos têm se tornando cada vez mais prevalentes na população pediátrica. Transtornos psiquiátricos episódicos como os ataques de pânico, exacerbações de distúrbios funcionais crônicos ou transtorno de ansiedade generalizada podem causar sintomas vestibulares e autonômicos. A diferenciação pode ser difícil devido à sobreposição de sintomas e comorbidades. Na suspeita, é recomendada investigação do ambiente familiar e escolar.[25]

A observação de que a criança se sente melhor nos fins de semana e nas férias ou evita ir a determinados ambientes são indícios dessa situação. Entretanto, os transtornos somatoformes podem estar associados a outras doenças, como a migrânea. Portanto, o diagnóstico deve ser considerado após a exclusão de outras causas e é necessária uma avaliação psiquiátrica concomitante.

ABORDAGENS TERAPÊUTICAS

O diagnóstico etiológico é o fator mais importante para o tratamento das tonturas ou vertigens na infância. A correção dos fatores envolvidos é imprescindível para o controle clínico e à diminuição das recidivas. O tratamento é o mais conservador possível para não comprometer o desenvolvimento cognitivo.

Independentemente da idade da criança e dos fatores etiológicos envolvidos, o controle alimentar é o primeiro passo na abordagem da tontura na infância. Essa medida adquire maior importância nos equivalentes migranosos. Deve ser estimulada a ingesta hídrica e serem excluídos da alimentação açucares, frituras, cafeína, alimentos ricos em tiraminas e nitritos. A tiramina é um radical químico derivado da amônia presente em queijos, chocolates, lentilha, amendoim e outras sementes. A ingestão desses alimentos pode induzir modificações no fluxo sanguíneo cerebral com a liberação de norepinefrina. Os nitritos presentes no presunto, salsicha, *bacon* e salame atuam no endotélio vascular e causam vasodilatação, que pode induzir ataque de migrânea em crianças predispostas. Nas crianças que apresentam alterações do metabolismo dos carboidratos (intolerância à glicose, hipoglicemia e/ou hiperinsulinemia), a restrição dos açúcares livres e o fracionamento da dieta são indicados como teste terapêutico, especialmente entre os portadores de migrânea e hidropsia endolinfática. Em um estudo realizado com crianças na cidade de São Paulo foi observado que cerca de 50% dos pacientes apresentaram melhora clínica apenas com orientações dietéticas, evitando jejum e doces.[26]

Além do controle alimentar, uma ingestão hídrica adequada deve ser orientada. A hidratação associada aos exercícios para fortalecimento muscular, principalmente de membros inferiores, é o tratamento indicado para a hipotensão ortostática.

A higiene do sono é fundamental uma vez que existe alta prevalência de distúrbios do sono na migrânea.

Crianças migranosas tendem a ser mais introspectivas e ter dificuldade de socialização, o que impacta a vida pessoal e o social. Muitas vezes, elas desenvolvem uma personalidade compulsiva, perfeccionista, rígida com tendência a um excessivo autocontrole. Além disso, pode haver a associação entre migrânea e ansiedade. Nessas situações, a psicoterapia é necessária e o controle da ansiedade também é fundamental.

Nos casos de doenças da orelha média, o tratamento deve ser direcionado no sentido da resolução do quadro otológico com inserção de tubos de ventilação, controle da disfunção tubária ou cirurgia nas otites crônicas. O desenvolvimento do sistema de equilíbrio em crianças portadoras de otite média efusiva ou recorrente é afetado após cada crise e, portanto, nesses casos, recomenda-se a intervenção precoce.

Na VPPB, o tratamento não difere do realizado nos adultos e consiste em manobras de reposicionamento na dependência do canal acometido. É fundamental investigar o equilíbrio após a resolução da VPPB, para que sejam evitadas recidivas.

A terapia medicamentosa apresenta indicação limitada, sobretudo em função de seus efeitos colaterais e de seu efeito sedativo. A apresentação posológica é outra dificuldade. Essas drogas são manipuladas para adultos e poucas têm apresentação em solução, o que restringe o leque de opções.

Algumas drogas são apresentadas na forma de solução. Como exemplo, citam-se os bloqueadores de canais de cálcio (flunarizina), extrato de Gingko biloba (EGB 761) e benzodiazepínicos (clonazepam).

Em crianças, o Gingko biloba pode ser usado com a vantagem de poucos efeitos colaterais e resultados relevantes no controle das tonturas. A sua utilização em crianças tem apresentado efeito benéfico, potencializando a compensação central e ausência de efeitos colaterais.

O tratamento dos quadros migranosos deve ser iniciado com o controle dos fatores desencadeantes, alimentares e comportamentais, associado a uso de medicamentos para controle da dor (paracetamol ou ibuprofeno) quando necessário. Essa abordagem inicial é muitas vezes suficiente para diminuir a frequência e a intensidade das crises. Quando as medidas preventivas são insuficientes, é necessária a introdução de medicamentos profiláticos. betabloqueadores (propranolol), antidepressivos (amitriptilina), ácido valproico, topiramato, além dos clássicos bloqueadores de canais de cálcio (flunarizina), podem ser utilizados, mas sempre com cautela.

A paroxismia vestibular tem boa resposta a baixas doses de carbamazepina.

Mais importante do que o uso de medicação, é a prática de atividade física como dança, judô, caratê, tênis, natação, futebol etc. Essas atividades auxiliam no processo de compensação vestibular, além de serem medidas importantes para o controle metabólico.

Em adição ao tratamento da causa da vestibulopatia, a reabilitação vestibular é altamente recomendada para crianças. Exercícios de adaptação do reflexo vestíbulo-ocular (RVO) são efetivos e bem tolerados para crianças com VRI. No entanto, a sua aplicação clínica tem algumas limitações em decorrência sobretudo do desconforto que os exercícios podem causar no início, incapacidade de dedicar tempo ao exercício na vida diária, falta de prazer do exercício e de compreensão sobre como os exercícios podem corrigir tonturas.[27] Por esses motivos, muitas vezes é mais interessante orientar a prática de atividade física em que são realizados movimentos com a cabeça e com os olhos e movimentos corporais. Essas atividades auxiliam no processo de compensação vestibular, além de serem medidas importantes para o controle metabólico, e propiciam a interação entre as crianças. Provavelmente, a criança encontrará mais prazer nas atividades que também trabalham a adaptação do RVO e permitem a reinserção em seu meio. Dessa maneira, os objetivos finais da reabilitação vestibular acabam sendo atingidos. E há também a possibilidade dos estímulos vestibulares serem oferecidos por meio de terapias como as de integração sensorial e a psicomotricidade.

SISTEMA VESTIBULAR E OS TRANSTORNOS DO NEURODESENVOLVIMENTO

Segundo a versão atual do Manual Diagnóstico e Estatístico de Transtornos Mentais (DSM-5),[28] os transtornos do neurodesenvolvimento (TND) são classificadas em transtornos do desenvolvimento intelectual (TDI), transtorno do espectro autista (TEA), transtornos de déficit de atenção e hiperatividade (TDAH) e transtornos específicos de linguagem e aprendizagem (TDL). Em quase todos os TNDs, sabe-se que a instabilidade, as alterações de equilíbrio e os distúrbios motores grossos e finos ocorrem frequentemente em um subconjunto de pacientes, o que alerta para a possibilidade de uma associação entre as TNDs e as alterações da função vestibular.[29-31]

Para a percepção dos movimentos da cabeça e do corpo e para a precisão dos mesmos, os sinais vestibulares são combinados com informações extravestibulares para garantir o processamento vestibular central das informações. As informações multimodais sensoriais e motoras se integram para que haja a percepção da ação motora e há evidências de que a perda vestibular impacta na memória espacial do indivíduo, o que coloca o sistema vestibular não somente como um sensor de movimento, mas como um integrador sensorial multimodal,[30] e a memória espacial seria o principal domínio cognitivo do sistema vestibular.[6]

Em crianças portadoras de TDAH foram identificadas anormalidades cerebelares resultando em pobre desempenho postural. Testes em cadeira rotatória nesses pacientes revelaram ganhos do RVO significativamente maiores e redução na capacidade de fixação ocular no grupo com TDAH em relação aos controles, indicando possíveis alterações nas conexões entre vestibulocerebelo e núcleos vestibulares.[29] A avaliação por meio de potencial miogênico cervical (cVEMP) mostrou amplitudes significativamente reduzidas em alguns pacientes com TDAH quando comparados ao grupo controle.[30]

Alguns autores sugeriram que as disfunções vestibulocerebelares são encontradas em pacientes com dislexia. Contudo, esses achados não são consistentes na literatura para justificar o uso de medicamentos antivertiginosos ou da reabilitação vestibular em pacientes com dislexia.[31]

O aumento do ganho do RVO foi observado em crianças com TEA, sugerindo uma possível falta de inibição cerebelar por meio dos núcleos vestibulares. Atualmente, há três principais anormalidades cerebelares observadas em pacientes com TEA: diminuição das células de Purkinje, reduzido volume cerebelar e interrupção de algumas conexões cérebro-cerebelares posteriores.[29]

Ainda não está claro até que ponto os sintomas como incoordenação, desequilíbrio, deficiência na leitura e falta de empatia nos TNDs estão ou não relacionados com o sistema vestibular. Entretanto, a prevalência dos sintomas nesse grupo de pacientes justifica a realização de uma triagem da função vestibular na avaliação de rotina das crianças, uma vez que uma disfunção vestibular não tratada pode resultar em uma redução da qualidade de vida dos pacientes, que já apresentam outras comorbidades.[29]

CONSIDERAÇÕES FINAIS

O diagnóstico das doenças vestibulares na infância é um verdadeiro desafio. A apresentação clínica é muito diferente da dos adultos e a observação das atitudes da criança é fundamental para o raciocínio clínico.

Independentemente da história ou do exame físico, um quadro de tontura deve ser atentamente investigado, pois pode comprometer o desenvolvimento cognitivo e motor do paciente, gerando repercussões de difícil recuperação, como atraso no controle postural, comprometimento da coordenação motora e dificuldades na aquisição de linguagem e aprendizado.

A avaliação otoneurológica é possível em todas as faixas etárias, desde que seja adaptada para a idade. A exclusão de doenças de orelha média, principalmente a otite com efusão, é importante, mas não suficiente. Uma avaliação multissistêmica, e muitas vezes multidisciplinar, é necessária.

As causas mais comuns dos sintomas vestibulares na infância são os equivalentes migranosos.

O tratamento deve ser o mais conservador possível, começando com o controle dos gatilhos e levando-se em conta a plasticidade cerebral, que é muito ativa na infância.

REFERÊNCIAS BIBLIOGRÁFICAS

1. Frank SM, Greenlee MW. The parieto-insular vestibular cortex in humans: More than a single area? J Neurophysiol [Internet]. 2018 Sep 1 [Acesso em: 2024 Jul];120(3):1438-50.
2. van de Berg R, Widdershovena J, Bisdorff A, Evers S, Wiener-Vacher S, Cushing SL et al. Vestibular migraine and recurrent vertigo of childhood: Diagnostic criteria consensus document of the Classification Committee of Vestibular Disorders of the Barany Society and the International Headache Society. J Vest Res [Internet]. 2021 [Acesso em: 2024 Jul];31:1-9.
3. O'Reilly RC, Morlet T, Nicholas BD, Josephson G, Horlbeck D, Lundy L et al. Prevalence of vestibular and balance disorders in children. Otol Neurotol [Internet]. 2010 Dec [Acesso em: 2024 Jul];31(9):1441-4.
4. Van Hecke R, Danneels M, Deconinck FA, Dhooge I, Leyssens L, Van Acker E et al. A cross-sectional study on the neurocognitive outcomes in vestibular impaired school-aged children: Are they at higher risk for cognitive deficits? J Neurol [Internet]. 2023 Sep [Acesso em: 2024 Jul];270(9):4326-41.
5. Basser LS. Benign paroxysmal vertigo of childhood. (A variety of vestibular neuronitis). Brain [Internet]. 1964 Mar [Acesso em: 2024 Jul]:87:141-52.
6. Wiener-Vacher SR, Quarez J, Le Priol A. Epidemiology of vestibular impairments in a pediatric population. Semin Hear [Internet]. 2018 Aug [Acesso em: 2024 Jul];39(3):229-42.
7. Lefévre AB. Exame neurológico evolutivo. 2. ed. São Paulo: Sarvier, 1976. 182 p.
8. Ministério da Saúde (BR). Secretaria de Políticas de Saúde. Saúde da Criança - Acompanhamento do crescimento e desenvolvimento infantil. Série Cadernos de Atenção Básica Nº 11. 2002. Disponível em https://bvsms.saude.gov.br/bvs/publicacoes/crescimento_desenvolvimento.pdf. Acesso em: 2022 Agosto 10.
9. Funayama CR. Exame neurológico em crianças. Medicina (Ribeirão Preto) [Internet]. 30 de março de 1996;29(1):32-43. Disponível em: https://www.revistas.usp.br/rmrp/article/view/710. Acesso em: 2022 Ago 7.
10. Lee CH, Lee SB, Kim YJ, Kong W-K, Kim H-M. Utility of psychological screening for the diagnosis of pediatric episodic vertigo. Otol Neurotol [Internet]. 2014 Dec [Acesso em: 2024 Jul];35(10):e324-30.
11. Bisdorff A, Von Brevern M, Lempert T, Newman-Toker DE. Classification of vestibular symptoms: Towards an international classification of vestibular disorders. J Vestib Res [Internet]. 2009 [Acesso em: 2024 Jul];19(1-2):1-13.
12. Bisdorff AR, Staab JP, Newman-Toker DE. Overview of the international classification of vestibular disorders. Neurol Clin [Internet]. 2015 Aug [Acesso em: 2024 Jul];33(3):541-50, vii.
13. Al-Twaijri WA, Shevell MI. Pediatric migraine equivalents: Ocurrence and clinical features in pratice. Pediatr Neurol [Internet]. 2002 May [Acesso em: 2024 Jul];26(5):365-8.
14. Strupp M, Lopez-Escamez JA, Kim J-S, Straumann D, Jen JC, Carey J et al. Vestibular paroxysmia: Diagnostic criteria. J Vestib Res [Internet]. 2016 [Acesso em: 2024 Jul];26(5-6):409-15.
15. Galluzzi F, Garavello W. Benign paroxysmal positional vertigo in children: A narrative review. J Int Adv Otol [Internet]. 2022 Mar [Acesso em: 2024 Jul];18(2):177-82.
16. Niemensivu R, Kentala E, Wiener-Vacher S, Pyykkö I. Evaluation of vertiginous children. Eur Arch Otorhinolaryngol [Internet]. 2007 Oct [Acesso em: 2024 Jul];264(10):1129-35.
17. Brodsky JR, Cusick BA, Zhou G. Vestibular neuritis in children and adolescents: Clinical features and recovery. Int J Pediatr Otorhinolaryngol [Internet]. 2016 Apr [Acesso em: 2024 Jul]:83:104-8.
18. Giannantonio S, Scorpecci A, Montemurri B, Marsella P. Case of COVID-19-induced vestibular neuritis in a child. BMJ Case Rep [Internet]. 2021 Jun 1 [Acesso em: 2024 Jul];14(6):e242978.
19. Grace AR, Pfleiderer AG. Dysequilibrium and otitis media with effusion: What is the association? J Laryngol Otol [Internet]. 1990 Sep [Acesso em: 2024 Jul];104(9):682-4.
20. Aarhus L, Tambs K, Hoffman HJ, Engdahl B. Childhood otitis media is associated with dizziness in adulthood: The HUNT cohort study. Eur Arch Otorhinolaryngol [Internet]. 2016 Aug [Acesso em: 2024 Jul];273(8):2047-54
21. Hoppes CW, Morrell RL, Woelfel LW, Whitney SL. Dizziness in a child with Irlen syndrome: Differentiating visual and vestibular complaints. Pediatr Phys Ther [Internet]. 2019 Oct [Acesso em: 2024 Jul];31(4):E20-E25.
22. Corazzi V, Hatzopoulos S, Bianchini C, Skarżyńska MB, Pelucchi S, Skarżyński PH et al. Vestibular and postural impairment in congenital cytomegalovirus infection. Int J Pediatr Otorhinolaryngol [Internet]. 2022 Jan [Acesso em: 2024 Jul];152:111005.
23. Devajara K. Vertigo in children; A narrative review of the various causes and their Management. Int J Pediatr Otorhinolaryngol [Internet]. 2018 Aug [Acesso em: 2024 Jul];111:32-8.
24. Beretti T, Desnous B. Vertigo and dizziness in children: When to consider a neurological cause. Arch Pediatr [Internet]. 2023 Oct [Acesso em: 2024 Jul];30(7):505-9.
25. Langhagen T, Schroeder AS, Rettinger N, Borggraefe I, Jahn K. Migraine-rellated vertigo and somatoform vertigo frequently occur in children and are often associated. Neuropediatrics [Internet]. 2013 Feb [Acesso em: 2024 Jul];44(1):55-8.
26. Duarte JA, Leão EM, Fragano DS, Marquez GJ, Pires AA, Silva MS et al. Vestibular syndromes in childhood and adolescence. Int Arch Otorhinolaryngol [Internet]. 2020 Oct [Acesso em: 2024 Jul];24(4):e477-e481.
27. Ma N, Liu H, Liu B, Zhang L, Li B, Yang Y et al. Effectiveness and acceptance of vestibulo-ocular reflex adaptation training in children with recurrent vertigo with unilateral vestibular dysfunction and normal balance function. Front Neurol [Internet]. 2022 Dec 16 [Acesso em: 2024 Jul]:13:996715
28. American Psychiatric Association: Manual Diagnóstico e Estatístico de Transtornos Mentais: DSM-5-TR. 5. ed. rev. Porto Alegre: Artmed; 2023.
29. Van Hecke R, Danneels M, Dhooge I, Van Waelvelde H, Wiersema JR, Deconinck FA et al. Vestibular function in children with neurodevelopmental disorders: A systematic review. J Autism Dev Disord [Internet]. 2019 Aug [Acesso em: 2024 Jul];49(8):3328-3350.
30. Cullen KE. Vestibular processing during natural self-motion: Implications for perception and action. Nat Rev Neurosci [Internet]. 2019 Jun [Acesso em: 2023 Dec 12];20(6):346-63.
31. Ghai S, Hakim M, Dannenbaum E, Lamontagne A. Prevalence of vestibular dysfunction in children with neurological disabilities: A systematic review. Front Neurol [Internet]. 2019 Dec 17 [Acesso em: 2024 Jul];10:1294.

CAPÍTULO

136

Malformações Nasossinusais

Leonardo Balsalobre • Shirley Shizue Nagata Pignatari • Antonio C. Cedin

INTRODUÇÃO

Meningoencefalocele, glioma e cisto dermoide nasal fazem parte das malformações da linha média do nariz. Apresentam-se, frequentemente, como um abaulamento na linha média nasal de neonatos e lactentes ou dentro da cavidade nasal.

Sua frequência é relativamente baixa, cerca de 1 caso para cada 20.000 a 40.000 nascidos vivos.[1]

São lesões que podem compartilhar algum tipo de conexão com o sistema nervoso central (SNC), e nesses casos, aumentar significativamente o risco de complicações neurológicas, tais como a meningite.[2]

Métodos de diagnóstico por imagem, em especial a tomografia computadorizada (TC) de alta resolução e a ressonância nuclear magnética (RNM), contribuíram para melhorar a avaliação diagnóstica e o planejamento terapêutico dessas lesões.[3]

EMBRIOLOGIA

As malformações da linha média nasal são consequências das falhas na embriologia normal das células da crista neural.[4]

Ocorrem por volta da oitava semana de gestação, quando os ossos frontal e nasal sofrem sua ossificação intramembranosa. Diversos espaços transitórios se formam na região anterior da face: o fontículo nasofrontal, que é um hiato entre o osso frontal e os ossos nasais; o espaço pré-nasal, entre os ossos nasais e a cápsula nasal (precursor das cartilagens nasais e do septo, que é contínuo com o labirinto etmoidal) e o forame cego, que por sua vez é a região entre os ossos etmoides e o frontal, que se conecta com o espaço pré-nasal.[5]

Em 1910, Grunwald[6] propôs a teoria da formação do cisto dermoide nasal, segundo a qual um divertículo dural protrai através dos ossos frontal e nasal para entrar no espaço entre o osso nasal e a cápsula nasal. Com o crescimento do processo frontal do osso nasal, circundaria o divertículo para formar o forame cego para então separar a dura-máter da pele. Normalmente, o divertículo involui, mas o fechamento incompleto do seu trajeto poderia resultar na persistência de dura-máter aderida à pele. Como há retração dural, esta leva consigo o ectoderma da pele para cima, o que resulta em um epitélio aderido ao trajeto do divertículo. A proliferação desses elementos aprisionados produz o cisto dermoide, que pode conter glândulas e pelos.

A formação da meningoencefalocele e do glioma segue esse mesmo conceito. A meningoencefalocele é uma herniação de conteúdo encefálico e meninge através de um defeito ósseo (Figura 136.1). O glioma nasal também é considerado uma heterotipia cerebral ou ectopia glial e é composto por tecido nervoso displásico, dentro da cavidade nasal ou cobrindo o tecido subcutâneo sobre a região glabelar, na ausência de um defeito de comunicação com a cavidade intracranial.

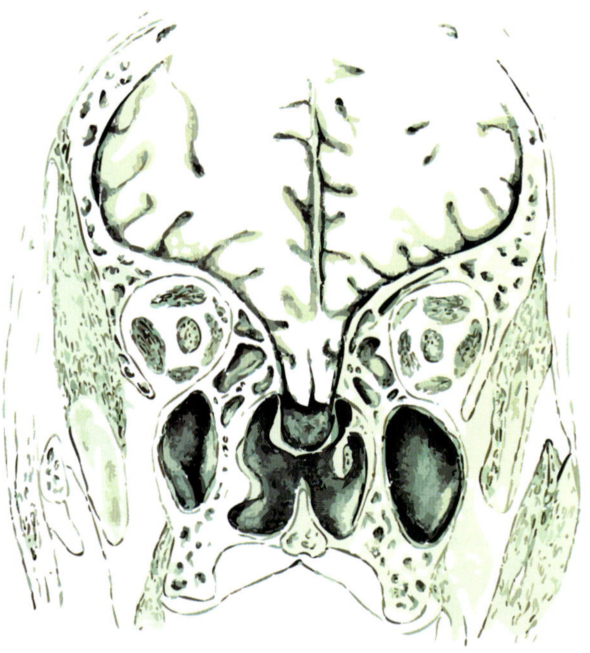

Figura 136.1 Meningoencefalocele basal transetmoidal mostrando herniação do conteúdo encefálico e meninge para a cavidade nasal.

QUADRO CLÍNICO E DIAGNÓSTICO

Meningoencefalocele

A meningoencefalocele pode ser definida como uma protrusão do conteúdo craniano além dos limites normais do crânio. É, usualmente, classificada de acordo com a região do defeito do crânio, que por sua vez está localizada na linha média. O defeito externo pode variar de acordo com os ossos que estão ao seu redor, no esqueleto facial. A meningoencefalocele nasal pode ser dividida em frontoetmoidal ou sincipital (mais comuns), e em basal, com suas subdivisões:[7]

- Meningoencefalocele frontoetmoidal ou sincipital:
  - Nasofrontal
  - Nasoetmoidal
  - Naso-orbital
- Meningoencefalocele basal:
  - Transetmoidal
  - Esfenoetmoidal
  - Transesfenoidal
  - Frontoesfenoidal/esfeno-orbital.

É uma malformação congênita bastante rara no hemisfério ocidental (frequência estimada de 1 a cada 40.000 nascidos vivos), mas é relativamente frequente no Sudeste Asiático (1 em cada 3.500 nascidos vivos). A razão dessa particular distribuição geográfica é multifatorial, indo além da etnia.[8]

Clinicamente, a meningoencefalocele frontoetmoidal apresenta-se como um tumor facial. A nasofrontal aparece na raiz do nariz, logo acima dos ossos próprios do nariz. A meningoencefalocele nasoetmoidal está situada inferiormente aos ossos nasais, tanto uni como bilateral, e a naso-orbital pode causar proptose e deslocamento do olho.

A meningoencefalocele basal não é diretamente visível, mas pode causar obstrução nasal. A transesfenoidal pode causar herniação do canal óptico ou distúrbios endocrinológicos.

Como diagnóstico diferencial da meningoencefalocele basal, incluem-se o glioma nasal, o cisto dermoide nasal e os pólipos nasais. Muitas vezes, pacientes com esse tipo de lesão podem ser equivocadamente submetidos a procedimentos cirúrgicos para remoção de pólipos nasais, ocorrendo fístula liquórica iatrogênica e complicações como meningite.

A endoscopia nasal desses pacientes pode mostrar uma lesão pulsátil com inserção na região da lâmina cribriforme. Para uma melhor avaliação, pode-se realizar a manobra de Valsalva, comprimindo-se a veia jugular no pescoço (sinal de Furstenberg), em que há aumento do volume da lesão.

Os exames de imagem são imprescindíveis para uma avaliação mais completa. A TC é extremamente útil para mostrar a amplitude do defeito ósseo da base do crânio (alargamento do forame cego e crista etmoidal bífida). A RNM é capaz de delinear a conexão com o compartimento intracraniano e o conteúdo do saco herniário (Figura 136.2). Hidrocefalia ou anomalias intracranianas associadas também podem estar presentes.

Glioma

O glioma é diagnosticado sempre que houver lesão tumoral cerebral extracraniana sem a herniação da dura-máter. Conexão com o SNC através de uma fina haste de tecido neural pode estar presente.

A principal teoria sobre a sua formação é a do fechamento da sutura craniana que isola um tecido cerebral fora dos limites do crânio.

Clinicamente, apresenta-se como lesão extranasal em aproximadamente 60% dos casos, intranasal em 30% e combinada em 10%.[3] Pode causar obstrução nasal quando intranasal, e à endoscopia apresenta-se como um tumor não compressível, não pulsátil e com ausência do sinal de Furstenberg (Figura 136.3). Quando extranasal, apresenta-se como uma lesão avermelhada subcutânea abaulando a região do dorso nasal e glabela. O diagnóstico diferencial inclui outros tumores benignos de linha média como hemangiomas, neurofibromas, lipomas, hamartomas e teratomas.

Os gliomas nasais possuem conexão com a dura-máter em aproximadamente 15% dos casos, principalmente os de localização intranasal através do forame cego ou da sutura nasofrontal, o que aumenta o risco de meningite.

A avaliação radiológica inclui TC e RNM em que se deve observar se há comunicação com o tecido nervoso central, pelo maior risco de complicações.

Cisto dermoide

O cisto dermoide nasal é a mais comum das três malformações nasais da linha média. Embriologicamente, ocorre por uma falha na regressão da dura-máter. Forma-se, então, o seio dermoide, que pode abrigar um ou mais cistos dermoides em qualquer local de sua extensão. A extensão intracraniana do cisto dermoide é mencionada em 20 a 36% dos casos. O cisto dermoide nasal representa aproximadamente 10% dos cistos dermoides de cabeça e pescoço e 1% de todos os cistos dermoides.[9]

Apresenta-se como um tumor não compressível sobre o dorso nasal, geralmente associado a um orifício na linha média (Figura 136.4). Esses cistos frequentemente aparecem ao nascimento ou na infância. As lesões e os orifícios podem aparecer em qualquer local, desde a glabela até a columela nasal, sendo que 60% estão localizados no dorso nasal baixo.

Um pelo exteriorizando-se através do orifício do cisto representa um sinal patognomônico. Eventualmente há saída de material sebáceo ou de pus quando infeccionado, podendo causar abscesso septal recorrente, ou osteomielite, e alargamento da raiz nasal. Trinta por cento são intranasais e 10% são combinados. Quando possui extensão intracraniana, existe maior chance de infecção, provocando meningite ou abscesso cerebral. Está associado a outras anomalias congênitas em 5 a 41% dos casos, entretanto, não tem relação com outras síndromes.[10]

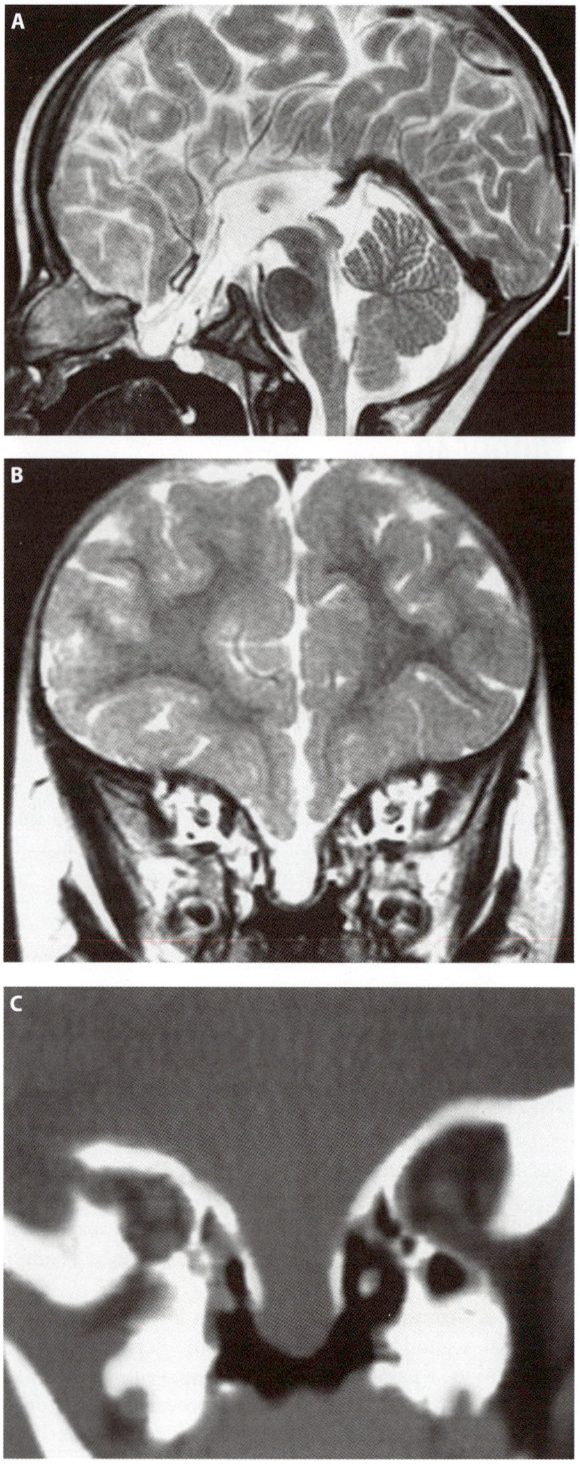

Figura 136.2 Meningoencefalocele basal esfenoetmoidal. **A.** Ressonância magnética em reconstrução sagital ponderada em T2 mostrando a herniação de conteúdo encefálico através das regiões etmoidal posterior e esfenoidal; **B.** Corte coronal de ressonância nuclear magnética ponderada em T2 mostrando meningoencefalocele; **C.** Tomografia computadorizada em corte coronal evidencia defeito ósseo da base do crânio e crista etmoidal bífida.

Ao contrário dos teratomas, que contêm todas as três camadas germinativas embrionárias, os cistos dermoides congênitos contêm apenas elementos embrionários ectodérmicos e mesodérmicos, tais como folículos pilosos, glândulas sebáceas e glândulas sudoríparas. A presença desses elementos na parede do cisto diferencia os cistos dermoides dos cistos epidermoides simples. Os detritos de queratina

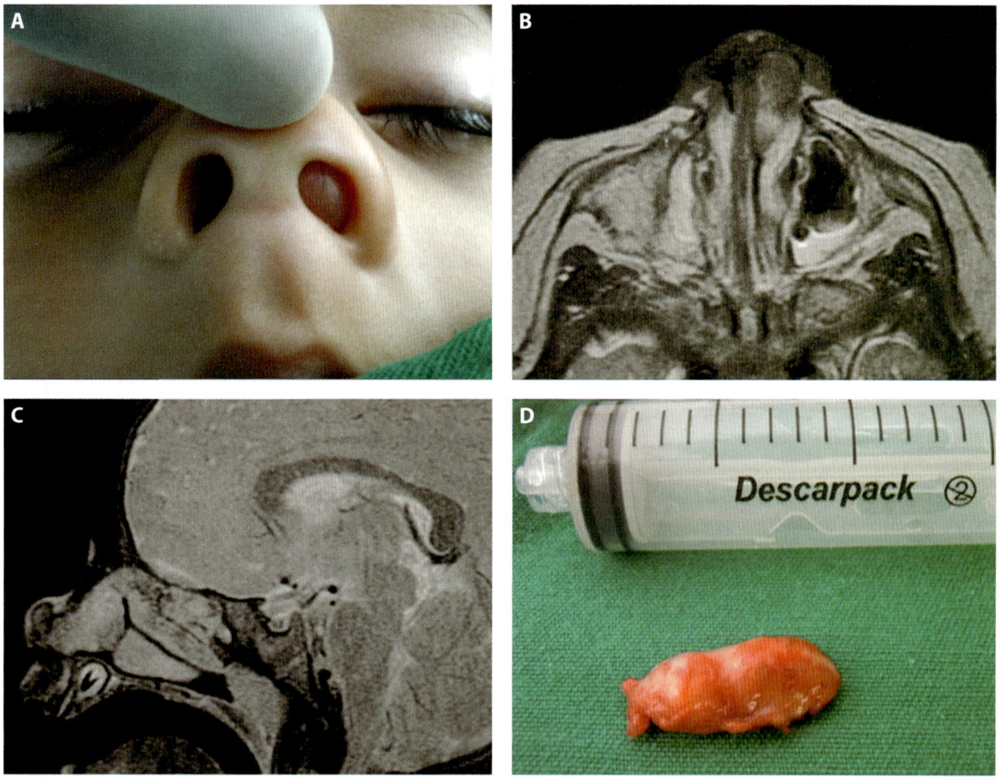

Figura 136.3 Glioma intranasal em criança de 2 anos. **A.** Rinoscopia anterior mostrando lesão de superfície lisa ocupando toda a abertura na narina esquerda; **B.** Ressonância magnética de seios paranasais em corte axial evidencia lesão ocupando fossa nasal esquerda; **C.** Ressonância magnética de seios paranasais em corte sagital mostra glioma nasal intranasal sem comunicação com conteúdo intracraniano; **D.** Peça cirúrgica.

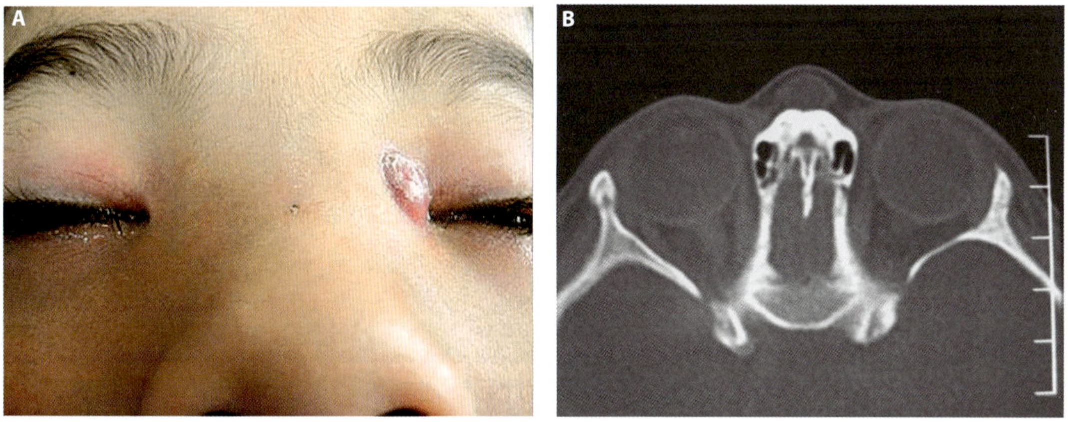

Figura 136.4 Cisto dermoide nasal. **A.** Presença de orifício em dorso nasal e lesão concomitante paramediana à esquerda; **B.** Tomografia computadorizada axial mostrando cisto dermoide nasal sem defeito ósseo.

são outra característica predominante no exame histológico, e os cistos dermoides também não apresentam as características gliais das encefaloceles e dos gliomas.

A avaliação tomográfica é útil para identificar defeitos ósseos associados. Denoyelle avaliou 36 crianças com cisto dermoide, das quais duas apresentaram sinais tomográficos sugestivos de envolvimento intracraniano, o que não se confirmou no intraoperatório, portanto, recomenda-se o uso da RNM para confirmar uma possível conexão intracraniana.[11]

TRATAMENTO (MENINGOENCEFALOCELE, GLIOMA, CISTO DERMOIDE NASAL)

O tratamento de meningoencefalocele, glioma nasal e cisto dermoide é sempre cirúrgico, variando de acordo com a localização da lesão, seu tamanho, extensão e se possui conexão ou não com o SNC. São lesões normalmente identificadas logo após o nascimento, as quais não necessitam de tratamento imediato, porém, devem ser corrigidas o quanto antes, evitando assim quadros obstrutivos de via aérea alta ou sua piora quando já existentes, deformidades estéticas e crescimento da lesão com extensão intracraniana.

As abordagens podem ser por via extracraniana, por via endoscópica endonasal ou associada, incluindo ou não a participação do neurocirurgião.[12]

Tradicionalmente, a meningoencefalocele é tratada por via extracraniana, com excisão do tumor, fechamento do defeito meníngeo e reconstrução de defeito craniano. Inicialmente, o acesso era feito através de incisão bicoronal e craniotomia frontal, e com frequência era necessária a reconstrução do defeito da base do crânio com o uso de um retalho de pericrânio.[13] Algumas complicações foram descritas nessa técnica, como anosmia, hemorragia ou edema intracraniano, epilepsia e déficits de memória e concentração, além de assimetrias faciais pós-operatórias secundárias à ruptura dos centros de crescimentos.

O advento da cirurgia endoscópica endonasal colaborou muito para a mudança da abordagem dessas lesões, com índices bem menores de complicações e comorbidades.[14]

A meningoencefalocele basal, assim como o glioma, pode ser abordada por via exclusivamente endoscópica endonasal, com acesso e remoção completa da lesão. Na grande maioria das meningoencefaloceles, o saco herniário possui tecido glial, o qual pode ser inteiramente removido sem danos neurológicos adicionais, exceto em casos de encefalocele transesfenoidal, em que o conteúdo da herniação pode conter estruturas vitais como glândula hipófise, hipotálamo, estruturas do trato óptico ou até do polígono de Willis (Figuras 136.5 e 136.6).

Defeitos ósseos da base do crânio, defeito dural e fístulas liquóricas podem ser perfeitamente corrigidos usando-se enxertos livres, como, por exemplo, provenientes da mucosa das conchas nasais, cartilagem de septo nasal, ou retalhos confeccionados a partir de mucosa septal pediculados em ramos de artérias provenientes do forame esfenopalatino, ou ainda retalhos septais contralaterais pediculados superiormente nas artérias etmoidais, nos casos de defeitos muito anteriores (Figura 136.7 e Vídeo 136.1).[15]

O tratamento do cisto dermoide deve ser sempre bem planejado, pois pode localizar-se mais superficialmente junto ao osso próprio nasal (extranasal), assim como em regiões intranasais junto ao septo nasal, etmoide, esfenoide, e também em plena cavidade craniana em contato com a dura-máter. A técnica cirúrgica a ser escolhida dependerá da extensão da lesão, podendo variar desde uma simples remoção extracraniana até um complexo procedimento intracraniano e reconstrução nasal.[16]

O acesso mais comum é realizado por meio de uma incisão vertical mediana (Figura 136.8), porém, outros tipos de incisões podem ser utilizadas, como a transversal ou procedimentos tipo *degloving*. A rinotomia lateral e a rinoplastia aberta (ou externa) são outras opções de acesso cirúrgico, sendo a última capaz de proporcionar um melhor resultado estético. A rinoplastia aberta pode ser iniciada com incisão em V ou horizontal na columela, estendendo-se ao redor da margem do vestíbulo do nariz, prosseguindo com dissecção suficiente para expor o cisto logo abaixo da cartilagem lateral superior até seus limites. Osteotomias podem ser necessárias ao longo do trajeto para melhor exposição, sendo rara a necessidade de intervenção neurocirúrgica. O tumor deve ser retirado com a pele sobrejacente se esta estiver aderida ou se apresentar evidência de tecido glial, para se prevenir recorrência.[17]

ESTENOSE CONGÊNITA DA ABERTURA PIRIFORME

A estenose congênita da abertura nasal piriforme (ECAP) é uma malformação incomum, e é resultado de um desenvolvimento deficiente

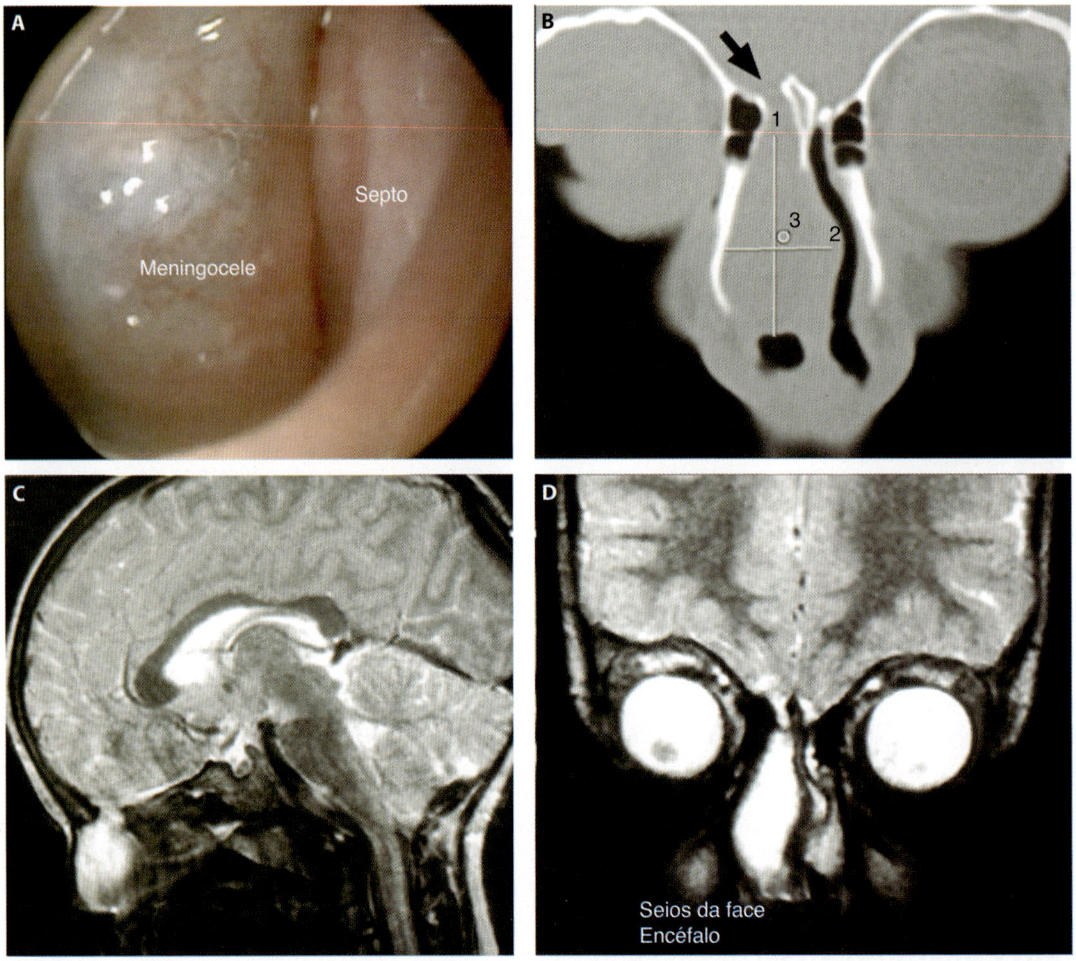

Figura 136.5 Meningoencefalocele basal transetmoidal. **A.** Endoscopia nasal mostra lesão de superfície lisa e transparente; **B.** Tomografia computadorizada em corte coronal mostrando defeito ósseo da lâmina crivosa direita (seta); **C.** Ressonância magnética em corte sagital ponderada em T2 mostrando meningocele; **D.** Ressonância magnética em corte coronal ponderada em T2 mostrando meningocele transetmoidal de fossa nasal direita.

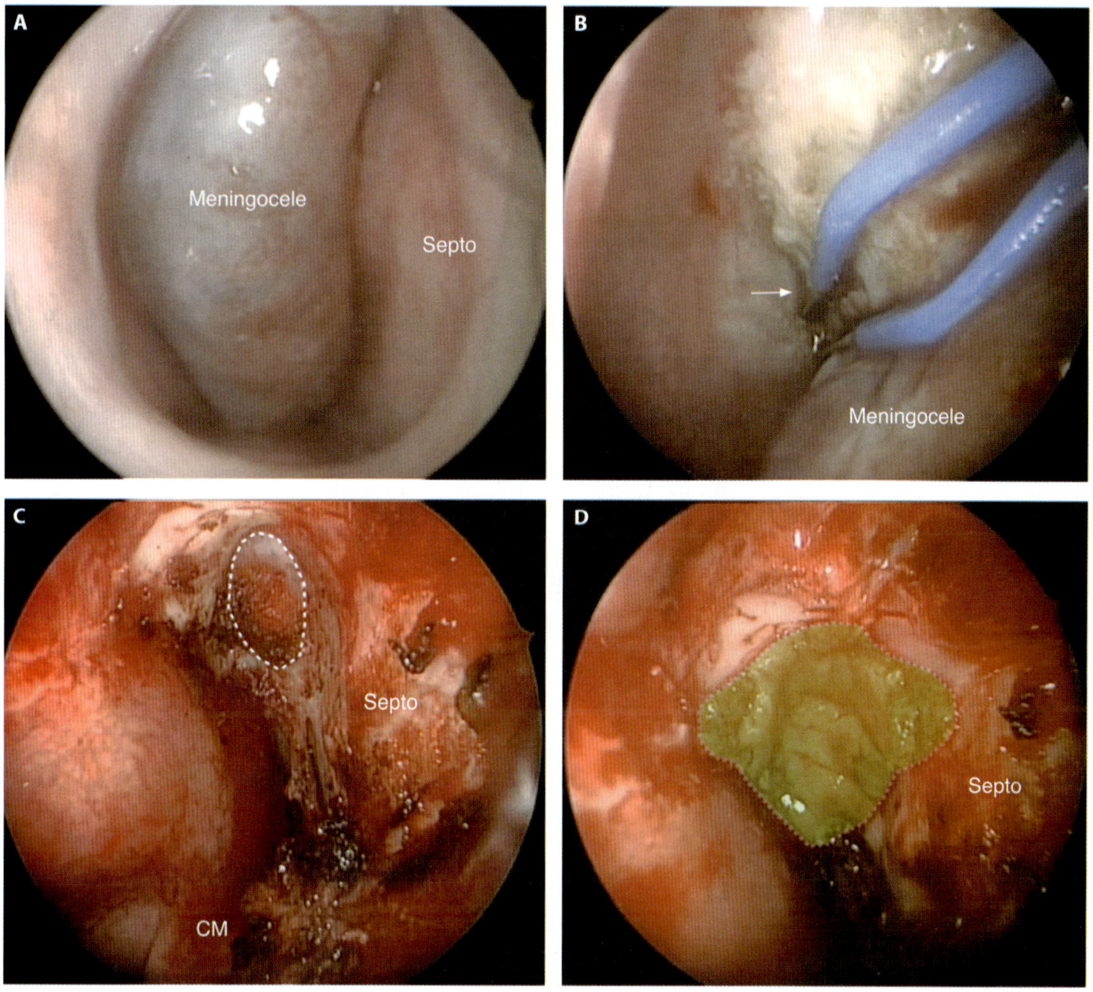

Figura 136.6 Meningoencefalocele transetmoidal (como na Figura 136.5). **A.** Visão endoscópica da meningoencefalocele em fossa nasal direita; **B.** Coagulação para posterior ressecção do colo (seta) do saco herniário da meningocele; **C.** Defeito ósseo (linha tracejada) com exposição da dura-máter após ressecção da meningoencefalocele; **D.** Reconstrução do defeito da base do crânio com enxerto livre (amarelo) retirado do assoalho nasal. CM = concha média.

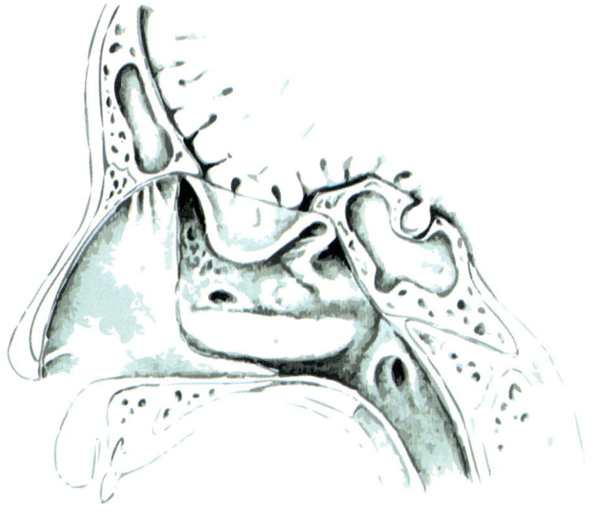

Figura 136.7 Ilustração do retalho septal pediculado no forame esfenopalatino usado para o fechamento do defeito da base do crânio.

do palato primário e crescimento ósseo excessivo do processo nasal da maxila. A deficiência de desenvolvimento do dente incisivo ocasiona um estreitamento da porção inferior da cavidade nasal; um grande dente incisivo central pode estar presente em 60% dos casos.[18]

A ECAP se manifesta geralmente nas primeiras semanas de vida. A abertura piriforme é a parte mais estreita da cavidade nasal, e pequenas alterações na área de secção transversal afetam de forma significativa o fluxo de ar, aumentando a resistência da via aérea nasal. O diagnostico incorreto, de atresia coanal, é relativamente comum devido aos sintomas semelhantes e à dificuldade com a passagem de um cateter nasofaríngeo. Às vezes, os sintomas se tornam mais evidentes na vigência de uma infecção de vias aéreas superiores, quando a obstrução nasal se manifesta de uma forma mais importante.

O diagnóstico é realizado pelo exame físico e confirmado por TC, demonstrando que a largura da abertura piriforme, a área de secção transversal da cavidade nasal e a largura das coanas estão todas reduzidas. (Figura 136.9). A mensuração mais útil é a largura da abertura piriforme definida como a distância entre os aspectos mediais da maxila no nível do meato inferior, obtidas nas imagens no plano axial na TC. Em um estudo de série de casos, em nenhuma das imagens de crianças com ECAP essa distância foi superior a 8 mm, enquanto que no grupo controle sempre excedeu 11 mm.[19]

A ECAP pode ocorrer de forma isolada ou em associação com um dente incisivo central (mega incisivo), assim como o espectro de holoprosencefalia de lesões congênitas da linha média: ciclopia com arrinia e probóscide, etmocefalia (hipertelorismo extremo, órbitas separadas, e arrinia), cebocefalia (hipertelorismo e nariz semelhante a probóscide sem lábio leporino), lábio leporino mediano (hipertelorismo orbital e

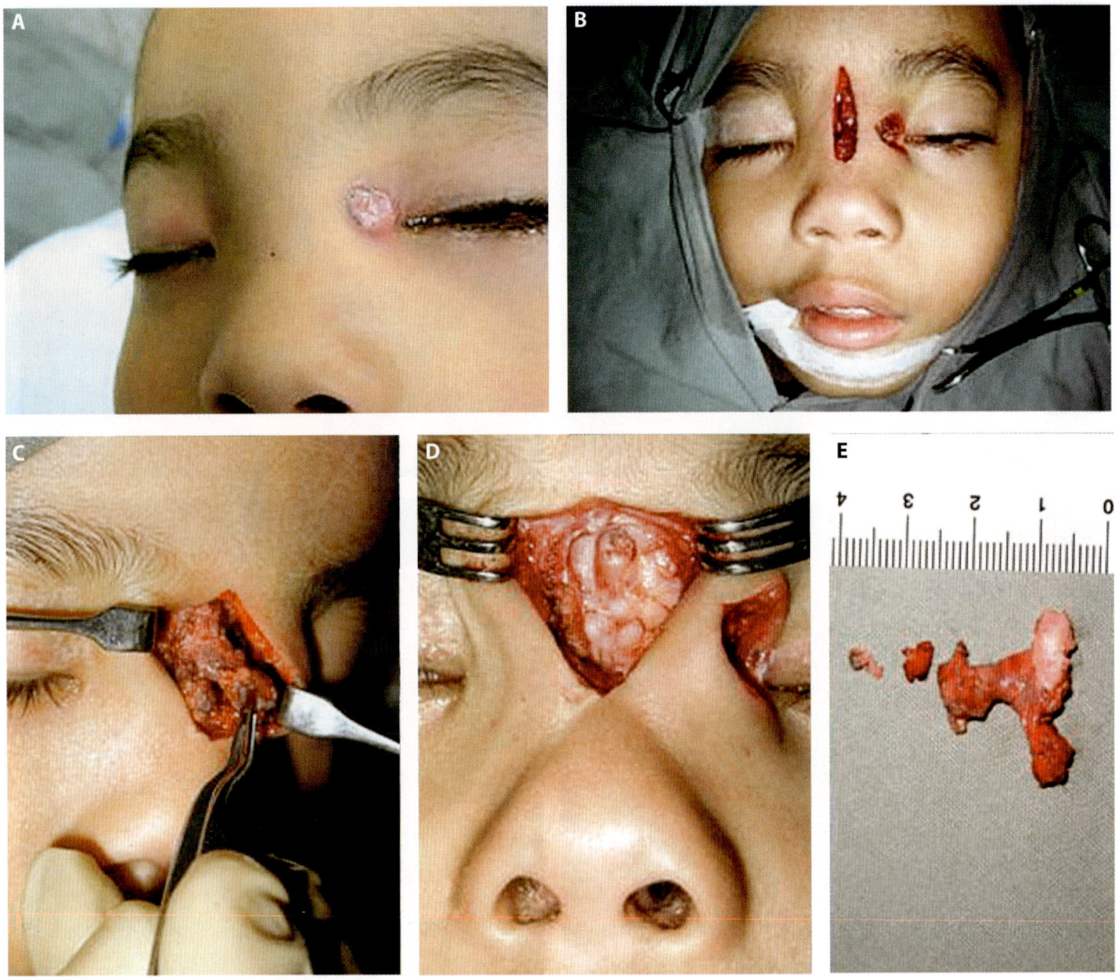

Figura 136.8 Cisto dermoide nasal. **A.** Abaulamento em região paramediana esquerda do dorso nasal e presença de orifício em região mediana; **B** a **D.** Incisão vertical mediana e paramediana esquerda para exérese da lesão; **E.** Peça cirúrgica.

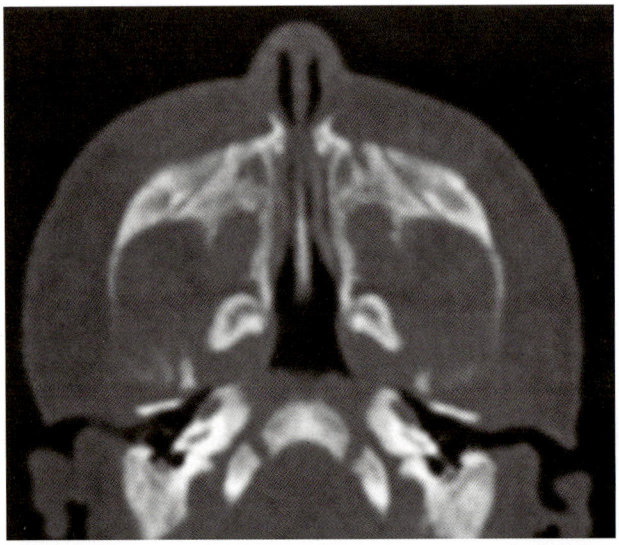

Figura 136.9 Tomografia computadorizada axial de uma criança de 30 dias de vida mostrando estreitamento no nível da abertura piriforme.

nariz achatado), e pré-maxila com sulco nasolabial rudimentar (hipertelorismo, lábio leporino bilateral e um processo mediano representando a maxila/filtro labial rudimentares). Hipertelorismo, ponte nasal achatada e dente incisivo central (mega incisivo) são as características da disgenesia pré-maxilar. Distúrbios pituitários e anomalias dentárias e faciais são também parte desse espectro. É prudente submeter os pacientes com um incisivo central maxilar único a uma investigação suplementar, incluindo imagens específicas para a avaliação de malformações do SNC, análises cromossômicas, e testes das funções pituitárias.

O procedimento cirúrgico nem sempre é necessário em pacientes com ECAP. O tratamento paliativo, através de sondas nasais e medicamentos vasoconstritores em gotas tópicas podem ser suficientes até que, com o crescimento do paciente, ocorra também alargamento da via aérea nasal. Nos pacientes que exigem cirurgia, a reparação é realizada através de uma abordagem sublabial, expondo a abertura piriforme lateral e inferiormente (Figura 136.10). Uma broca otológica é usada para alargar as margens ósseas laterais e inferiores. Nos anos recentes, a disjunção maxilar precoce também tem sido utilizada com sucesso.

ATRESIA COANAL

A atresia coanal congênita, primeiramente descrita por Johann Roederer em 1755, caracteriza-se pela obstrução unilateral ou bilateral da abertura posterior da cavidade nasal. O termo obliteração coanal é mais descritivo, devido ao alargamento do terço posterior do vômer e da medialização das lâminas pterigoides e da parede lateral do nariz. Trata-se uma anomalia rara, de ocorrência estimada em 1:5.000 a 1:8.000 nascidos vivos, sendo duas vezes mais prevalente no sexo feminino.[20]

Classifica-se quanto à lateralidade e quanto à constituição da placa atrésica. Quanto à lateralidade, pode ser classificada como

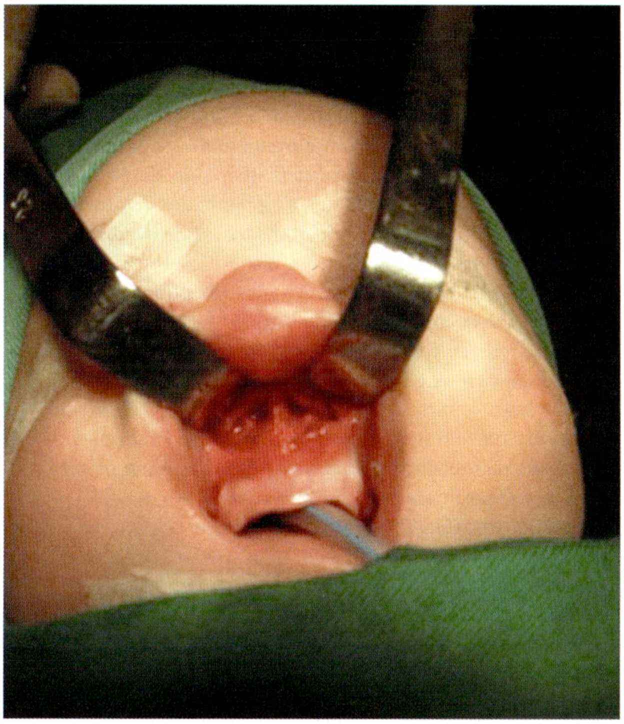

Figura 136.10 Incisão sublabial expondo a abertura narinária bilateralmente, para remoção do excesso de osso do assoalho nasal, e lateralmente, com brocas otológicas.

bilateral ou unilateral. A forma unilateral é a mais comum, ocorrendo em 60 a 70% dos casos. Quanto à constituição, pode ser óssea, membranosa ou mista. Apesar dos primeiros estudos relatarem que 90% eram ósseas e 10% eram membranosas, atualmente, observa-se que 70% das atresias são mistas (ósseo-membranosas), ou seja, há uma membrana mucosa obliterando a abertura coanal, um alargamento do terço posterior do vômer e uma medialização das apófises pterigoides e da parede lateral do nariz.[21]

A atresia apresenta como limite superior a superfície inferior do corpo do esfenoide, como limite lateral as lâminas pterigoides mediais, como limite medial o vômer e, como limite inferior, a porção horizontal do osso palatino.

Teoricamente, apesar de ainda pouco esclarecida, esta malformação ocorre por um erro na embriogênese, entre a quarta e a 11ª semanas de idade gestacional. Existem várias hipóteses, das quais as mais aceitas são: a falta de reabsorção da membrana bucofaríngea, a permanência da membrana nasobucal de Hochstetter e a alteração na orientação das células mesodérmicas que irão constituir a cavidade nasal (teoria de Hengerer e Strome). Também cita-se como causa a fusão dos processos palatinos com o septo e com a base do osso esfenoide, resultando no aspecto em delta visualizado nas tomografias axiais. Novas teorias a relacionam com distúrbios do metabolismo da vitamina A (o ácido retinoico é metabolizado a partir da vitamina A pela retinaldeído desidrogenase e é indispensável para a ontogênese de diversos tecidos. Experimentos em cobaias evidenciaram que a supressão da síntese de ácido retinoico pela falta de retinaldeído desidrogenase 3 causou malformações restritas à área ocular e nasal).[22]

A atresia congênita da coana é considerada um sinal de alerta, pois está associada a outras malformações congênitas em 41 a 72% dos casos. Dentre as malformações que podem ocorrer, destacam-se as cardíacas, as craniofaciais, o palato fendido, as malformações nas mãos, nos dedos e nos ouvidos, o retardo do crescimento, a fístula traqueoesofágica e anormalidades musculoesqueléticas. Também pode estar presente como um dos achados nas síndromes de Down, Treacher-Collins, Apert e Crouzon, entre outras. Pagon, em 1981, cunhou o acrônimo CHARGE com as iniciais em inglês de *coloboma of the eye, heart anomaly, choanal atresia, retarded growth and development, genital hypoplasia and ear anomalies/deafness* para definir essa associação sindrômica.[23,24]

Estudos relacionam ocorrência de atresia coanal em crianças não sindrômicas nascidas de mães com hipertireoidismo tratadas com tionamida. Aparentemente, tanto o elevado nível de tireotropina, causando alteração na expressão do fator de crescimento de fibroblasto (FGF, do inglês *fibroblast growth factor*) e fatores angiogênicos, como também a própria medicação, provocariam essa malformação.[25]

O quadro clínico da atresia coanal congênita depende da sua uni ou bilateralidade. Quando unilateral, pode passar despercebida durante toda a infância. Os sintomas respiratórios não são intensos e não trazem risco ao recém-nascido. Geralmente, há apenas leves sintomas de obstrução nasal e rinorreia persistentes no lado atrésico. Pode ser tratada por muito tempo como uma rinopatia obstrutiva crônica e ser casualmente diagnosticada. Quando bilateral, apresenta-se no recém-nascido como um quadro emergencial. Normalmente, o recém-nascido apresenta sinais de asfixia e cianose, que melhoram com o choro, podendo evoluir rapidamente para insuficiência respiratória grave. Isto ocorre, pois, habitualmente, os neonatos são respiradores nasais obrigatórios até a terceira semana de vida. Esse quadro poderá levar a óbito, caso não sejam tomadas as medidas de urgência necessárias.

Alguns testes podem ser utilizados para a investigação da perviedade das coanas: passagem de cateter nasal até sua visualização na orofaringe; imagem condensada do ar expirado em espelho colocado em frente às narinas; gotas de azul de metileno nas cavidades nasais, verificando sua passagem para a garganta e movimento de fio de algodão frente às narinas com a boca fechada sugerem, quando não observadas, alteração da permeabilidade coanal.[26]

O nasofibroscópio flexível pode ser usado após limpeza das cavidades nasais por sucção. É um exame de fácil manuseio, que facilita o diagnóstico, principalmente nos casos dos recém-nascidos que se encontram internados (Figura 136.11).

A tomografia computadorizada é o procedimento de escolha para a avaliação da atresia coanal congênita, não só para o correto diagnóstico, mas também para a determinação de sua constituição, o que facilita o planejamento cirúrgico. É importante realizar a limpeza da cavidade nasal antes da realização do exame, já que,

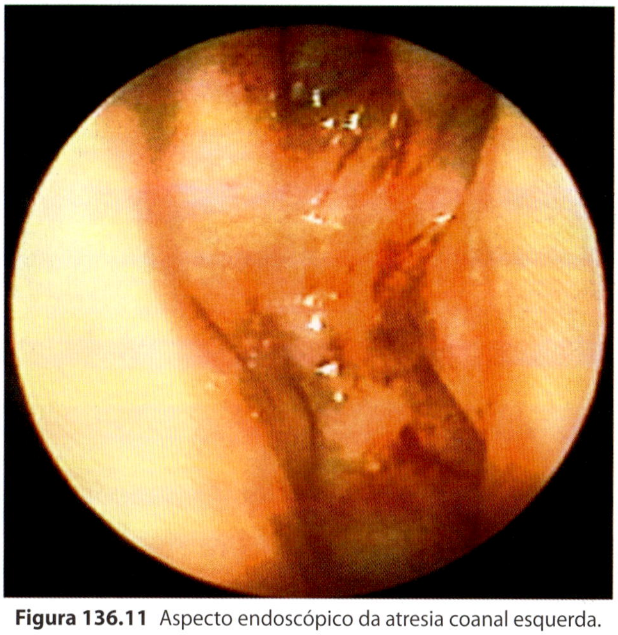

Figura 136.11 Aspecto endoscópico da atresia coanal esquerda.

muitas vezes, é difícil distinguir radiologicamente o muco retido da placa atrésica (Figura 136.12). Adicionalmente, a tomografia computadorizada identifica a natureza e a gravidade da obstrução anatômica, permitindo o diagnóstico diferencial com outras causas obstrutivas como desvios septais, tumores, pólipos, hipertrofias de conchas, estenose da abertura piriforme etc.[27,28]

Usualmente, o aspecto tomográfico das atresias é de estreitamento posterior das cavidades nasais, através do alargamento da porção posterior do vômer e da medialização das lâminas mediais das pterigoides que, nos casos bilaterais, promovem o característico aspecto em delta observado nas incidências axiais. Essa configuração óssea pode complementar sua fusão central com tecido ósseo, configurando as atresias puramente ósseas, ou com tecido mucoso, formando as atresias mistas.

A investigação da obstrução nasal ou pós-nasal no neonato deve levar em consideração os diagnósticos diferenciais como hipertrofia adenoideana, corpo estranho e desvio do septo nasal, assim como *stuffy nose syndrome*, encefalocele e tumores (cisto dermoide, hamartoma, glioma, cordoma e rabdomiossarcoma). Deve-se lembrar também das alterações laríngeas, como a laringomalácia.[29]

TRATAMENTO

As atresias unilaterais podem muitas vezes ser diagnosticadas tardiamente, por se tratarem de pacientes oligossintomáticos, nos quais não há sintomas característicos que ofereçam riscos.

Por outro lado, os casos bilaterais geralmente necessitam de tratamento emergencial, pois, como a respiração oral no recém-nascido normalmente ocorre ao redor da terceira semana de vida, a maioria evolui rapidamente para insuficiência respiratória grave. Entretanto, há casos de atresia bilateral diagnosticados na idade adulta, indicando que alguns raros neonatos podem respirar pela boca.[30]

A abordagem emergencial tem como objetivo primário manter a permeabilidade do trato respiratório superior através do uso de cânula de Guedel, chupeta de McGovern ou até mesmo intubação orotraqueal. Isto permite avaliar adequadamente a malformação e promover condições ideais para o tratamento cirúrgico definitivo.[31]

O tratamento cirúrgico da atresia coanal congênita é um dos procedimentos mais desafiadores da otorrinolaringologia pediátrica.[32]

O primeiro tratamento cirúrgico para a correção da atresia coanal congênita foi realizado por Carl Emmert em meados do século 19, o qual realizou o acesso transnasal e utilizou um trocater com cânula para perfurar a placa atrésica. Esse acesso, à época, representava grande risco de penetração no espaço pré-vertebral, dadas as condições técnicas precárias dos equipamentos cirúrgicos, razão pela qual foi abandonado durante muito tempo. Desde então, diferentes técnicas e abordagens têm sido descritas. Vários desses tratamentos cirúrgicos são acompanhados de procedimentos adjuvantes como moldes, dilatações, antimitóticos etc. Entretanto, ainda não existe consenso sobre qual seja o tratamento ideal para essa malformação. A única unanimidade é o tratamento precoce da atresia bilateral.[33]

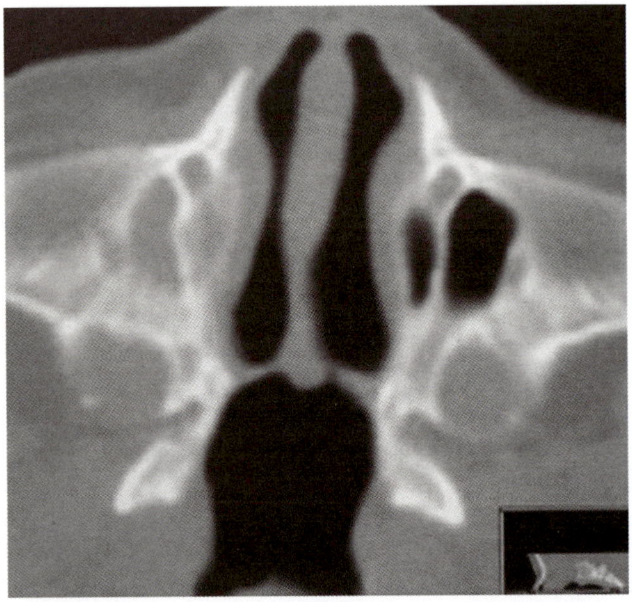

Figura 136.12 Aspecto tomográfico da atresia coanal bilateral.

Os objetivos do tratamento ideal são: promover adequada patência funcional a longo prazo, evitar lesão a qualquer estrutura em desenvolvimento, ter curto tempo cirúrgico e curto período de hospitalização e apresentar mínimas morbidade e mortalidade.

As principais técnicas cirúrgicas descritas utilizam os seguintes principais acessos: transpalatal e transnasal.

O *acesso transpalatal* foi primeiramente descrito por Brunk em 1909. Este procedimento e suas variantes técnicas de incisões palatais permaneceram por anos como a técnica de eleição para o tratamento da atresia de coanas. Este acesso, adequado para uma época sem os recursos de endoscopia nasal atuais, oferece visão ampla do campo operatório. Entretanto, além do tempo cirúrgico longo, da possibilidade ocorrência de sangramento, de fístulas oronasais e de lesão do pedículo da artéria grande palatina provocando necrose do retalho mucoso do palato, este acesso pode provocar alterações do crescimento do maxilar e repercussões na oclusão. Portanto, não é um acesso recomendado para crianças menores de 6 anos. Alguns autores ainda o utilizam, por preferências pessoais, em casos revisionais e em situações de dificuldades de acesso transnasal, como nas malformações craniofaciais com estreitamentos nasais importantes.[34]

O *acesso transnasal* é considerado um procedimento que oferece bons resultados. Permite visão direta do campo operatório, menor tempo cirúrgico, mínimo sangramento, além de não comprometer o crescimento facial.

Em decorrência da morbidade do acesso transpalatal e da evolução da cirurgia endonasal, de início sob microscopia e em seguida por endoscopia videoassistida, a maioria dos cirurgiões passou a preferir o acesso transnasal para a correção das atresias coanais. Esta abordagem não afeta o crescimento do arco mandibular e evita más oclusões e alterações estéticas da face. Como o trauma cirúrgico é menor, há rápida recuperação pós-operatória e menor tempo de hospitalização. Nestes casos, a reintrodução da alimentação via oral é feita no pós-operatório imediato, pois este procedimento cirúrgico não agride a cavidade bucal.

Desde a década de 1980, os endoscópios têm se afirmado como importantes ferramentas no tratamento cirúrgico da atresia coanal, facilitando o acesso transnasal. Com o passar dos anos, nota-se a crescente tendência por seu uso. Esse fato é decorrente da experiência dos cirurgiões, da evolução do instrumental cirúrgico e da qualidade dos equipamentos de videoendoscopia. Seja para simples puntura e colocação de moldes por alguns, como também para ressecções mais extensas das áreas ósseas por outros, o uso do endoscópio permite visão direta do campo operatório em todos os ângulos, permitindo ressecções da porção posterior do septo, da placa atrésica e das lâminas pterigoides mediais com mínimo trauma aos tecidos circunjacentes.

Há frequentes inovações nas técnicas cirúrgicas, que objetivam alcançar melhores resultados a longo prazo e menores índices de reestenose. Muitas variantes de técnicas cirúrgicas foram publicadas, como a utilização de *laser*, debridadores e fresas. O uso do *laser* de fosfato titanílico de potássio (KTP) é utilizado tanto nos procedimentos cirúrgicos primários, quanto nos casos revisionais.

No entanto, ainda não há evidência de suas vantagens na prevenção da reestenose.[35] O emprego de fresa para ressecções ósseas, assim como cautério elétrico e de radiofrequência para hemostasia, deve ser cauteloso. O aquecimento tecidual adjacente provocado por seu uso pode causar risco de necrose das mucosas, osteítes e sinequias, com consequente reestenose.

Talvez a alta incidência de falhas seja explicada por dois motivos: o primeiro, inerente à técnica de puntura utilizada em muitos serviços, que promove sinequias extensas e reossificações locais proporcionadas pelo próprio procedimento e agravadas pelos moldes; o segundo, pela opção de dilatações e reintrodução destes moldes como procedimentos de revisão destes casos.

A principal complicação cirúrgica é a reestenose coanal pós-operatória. As taxas de reestenose variam na literatura de 9 a 36%. Aparentemente, as mais altas taxas de reestenoses estão relacionadas com as faixas etárias mais jovens e com a bilateralidade da imperfuração. Também, a utilização ou não de moldes e particularidades técnicas do procedimento cirúrgico e dos cuidados pós-operatórios são consideradas como fatores de influência no resultado do tratamento.

As complicações intra e pós-operatórias das técnicas transnasais endoscópicas parecem ser menores em comparação às descritas na transpalatal. No entanto, os resultados dos autores que empregam o acesso transnasal com diferentes procedimentos diferem entre si em relação ao índice de recorrência.

Os parâmetros de sucesso cirúrgico geralmente se baseiam no restabelecimento do conforto respiratório para as atividades habituais como sono e alimentação, relatados pelos cuidadores ou profissionais responsáveis. A medida de evolução principal é a "patência" da coana, apesar de não existir uma definição padrão de "patência". As dimensões coanais podem sofrer certo grau de redução pós-cirúrgica, mas suas dimensões anatômicas ligeiramente diminuídas nem sempre acarretam dificuldade respiratória importante. São raros os estudos com medidas objetivas da evolução, como as de dimensão das novas coanas ou rinometria. Outras medidas, como número de re-operações, tempo de permanência de moldes e sintomas, são relatadas de forma variável por diferentes autores. A interpretação da evolução às vezes se torna mais difícil em razão de o desenvolvimento global dessas crianças ser determinado por outras comorbidades associadas à atresia de coana, como, por exemplo, as malformações cardiovasculares e craniofaciais.

Muitos autores consideram bom resultado a resolução da atresia após múltiplos procedimentos adjuvantes como dilatações, reintroduções de moldes por semanas ou uso de mitomicina C.[36] Esse elevado número de procedimentos observado na literatura para se obter o resultado final esperado tem sido aceito, de modo resignado, como normal por vários autores.

Na procura de procedimento resolutivo em tempo cirúrgico único, com menor morbidade e embasado em conceitos fisiológicos de reparação tecidual, Beinfield,[37] em 1959, preconizou o uso de retalho da mucosa faríngea em incisão estrelada para a proteção das áreas desnudas na correção da atresia. Osguthorpe, em 1982, e Stankiewicz, em 1990, com o mesmo objetivo, descreveram a confecção de retalhos de mucosa faríngea da atresia e do septo nasal para a proteção das áreas cirúrgicas cruentas das ressecções ósseas das coanas.[33,38] Rudert, em 1999, também relatou técnica com retalhos da mucosa faríngea da atresia para o recobrimento da área cirúrgica e utilizou cola de fibrina para sua fixação.[39] Stamm e Pignatari, relatam o uso de retalhos de mucosa septais em *crossover*. (Vídeo 136.2).[40] Cedin et al. relatam o uso de retalhos de mucosas de septo e de parede faríngea da atresia fixados com cola de fibrina, em que foi dispensado o uso de moldes no pós-operatório (Vídeos 136.3 e 136.4).[41] Saraniti et al descrevem o uso de retalho único e articulação lateral, sem a necessidade do uso de *stent*. Estas publicações apresentam menores índices de reestenose e ausência de complicações. Esses aspectos técnicos dispensariam o uso de moldes, diminuindo o índice de insucesso e a necessidade de reintervenções.[42]

Todos esses autores seguiram o princípio de técnica cirúrgica em que a utilização de retalhos para recobrimento e proteção de tecidos cruentos expostos nas áreas operatórias favorece a rápida reparação cicatricial. Esses conceitos podem ser extrapolados para a cirurgia das atresias das coanas em que se ressecam o septo posterior, as placas atrésicas e parte das pterigoides mediais, deixando expostas todas estas áreas para sofrerem, a seguir, o processo natural de reparação tecidual das mucosas. Porém, com a proteção das áreas ósseas desnudas com mucosa vascularizada, evita-se o processo de granulação que precede a reparação natural destes locais, que parece ser o responsável pela formação das sinequias e posterior reestenose. Essa fase da re-epitelização coanal se processará com maior rapidez de cicatrização local, menor acúmulo de secreções e menos infecção. Com esse recurso, pretende-se a diminuição das recorrências e, portanto, da necessidade de múltiplas reoperações.[43]

Não há, ainda, consenso na literatura sobre as vantagens do uso de retalhos na cirurgia de atresia coanal para a prevenção de recorrências. A análise dos resultados nos diversos estudos fica prejudicada porque muitos não descrevem os detalhes técnicos das diferentes cirurgias empregadas, agrupam pacientes tratados por estas diferentes cirurgias, com ou sem procedimentos adjuvantes, e englobam todos, sem distinção do resultado final.

Em meio às conjecturas dos autores quanto aos fatores de influência no prognóstico desfavorável da cirurgia da atresia coanal, alguns ainda consideram o uso de retalhos desnecessário e de difícil execução por via endoscópica transnasal, especialmente nos recém-nascidos. Entretanto, as publicações dos resultados dos autores cujos tratamentos empregam retalhos em suas técnicas mostram que as taxas de recorrências são baixas. Advogam que, empregando-se equipamentos cirúrgicos adequados e havendo bom treinamento em cirurgia endonasal videoassistida, essa doença nesses pequenos pacientes não oferece maior complexidade que outras mais graves de base de crânio, as quais também são tratadas com sucesso pelas reconstruções por retalhos pediculados.

Moldes, dilatações e mitomicina C

Estudos atuais demonstram que o uso de moldes em suas diferentes configurações e materiais descritos, além de desconforto e lesões aos tecidos circunjacentes, proporciona acúmulo de secreções, infecções e estímulo à granulação tecidual.[44] Sugerem que seu emprego promove maior propensão a sinequias e reestenose coanal. Não existe uniformidade de conduta dos autores que os utilizam no que se refere ao seu tempo de permanência. Este varia de um dia a várias semanas, de acordo com cada autor. Além disso, exigem dias a semanas de constante atenção por parte dos familiares e profissionais para cuidados de higiene devido ao acúmulo de secreções e formação de crostas. Isso ocasiona desconforto para os pacientes, familiares ou cuidadores e parece que nem sempre se reverte em real benefício quanto aos resultados esperados. Pela literatura, não se conseguem dados convincentes que orientem sua utilização. Pode-se supor, no entanto, com base em princípios de fisiologia da cicatrização, que seu trauma sobre áreas cirúrgicas cruentas seja mais danoso do que em regiões normalmente protegidas por tecidos que as recobrem. Sendo assim, seriam mais perniciosos e proporcionariam mais reestenose quando usados em cirurgias em que os locais desprotegidos dos tecidos que os revestem estiverem em contato com esses corpos estranhos que estimulariam proliferação tecidual exacerbada.[45]

As dilatações pós-puntura são também relatadas por autores que após a retirada dos moldes as realizam por várias vezes até a obtenção da permeabilidade coanal satisfatória. Nota-se que nesses estudos os autores não consideram como insucesso as reestenoses dos primeiros procedimentos.

Outro recurso adjuvante utilizado para diminuir as falhas cirúrgicas é a mitomicina C. É usada com o intuito de minimizar a proliferação fibroblástica e consequentemente reduzir a possibilidade de falha cirúrgica. Seu emprego decorre da experiência de uso em outras áreas como oftalmologia e laringologia. Tem sido utilizada em procedimentos primários tanto quanto em cirurgias revisionais. Ocorre que trabalhos recentes randomizados e controlados não demonstram vantagens em seu emprego na cirurgia da atresia coanal. Além disso, há que se ressaltar sua potencialidade oncogênica quando utilizada em recém-nascidos.

REFERÊNCIAS BIBLIOGRÁFICAS

1. Szeremeta W, Parikh TD, Widelitz JS. Congenital nasal malformations. Otolaryngol Clin North Am [Internet]. 2007 Feb [Acesso em: 2024 Jul];40(1):97-112, vi-vii.
2. Rapport RL 2nd, Dunn RC Jr, Alhady F. Anterior encephalocele. J Neurosurg [Internet]. 1981 Feb [Acesso em: 2024 Jul];54(2):213-9.
3. Rahbar R, Resto VA, Robson CD, Perez-Atayde AR, Goumnerova LC, McGill TJ et al. Nasal glioma and encephalocele: diagnosis and management. Laryngoscope [Internet]. 2003 Dec [Acesso em: 2024 Jul];113(12):2069-77.
4. Campbell LR, Dayton DH, Sohal GS. Neural tube defects: A review of human and animal studies on the etiology of neural tube defects. Teratology [Internet]. 1986 Oct [Acesso em: 2024 Jul];34(2):171-87.
5. Naidich TP, Altman NR, Braffman BH, McLone DG, Zimmerman RA. Cephaloceles and related malformations. AJNR Am J Neuroradiol [Internet]. 1992 Mar-Apr [Acesso em: 2024 Jul];13(2):655-90.
6. Grunwald L. Bettrage zur kenntnis kongenitaler geschwulste und missbildungen an ohf undnase. Ztsch. F. Ohrenhik. 1910;60:270.
7. Suwanwela C, Sukabote C, Suwanwela N. Frontoethmoidal encephalomeningocele. Surgery [Internet]. 1971 Apr [Acesso em: 2024 Jul];69(4):617-25.
8. David DJ. Cephaloceles: Classification, pathology, and management - A review. J Craniofac Surg [Internet]. 1993 Oct [Acesso em: 2024 Jul];4(4):192-202.
9. Hanikeri M, Waterhouse N, Kirkpatrick N, Peterson D, Macleod I. The management of midline transcranial nasal dermoid sinus cysts. Br J Plast Surg [Internet]. 2005 Dec [Acesso em: 2024 Jul];58(8):1043-50.
10. Posnick JC, Bortoluzzi P, Armstrong DC, Drake JM. Intracranial nasal dermoid sinus cysts: computed tomographic scan findings and surgical results. Plast Reconstr Surg [Internet]. 1994 Apr [Acesso em: 2024 Jul];93(4):745-54.
11. Denoyelle F, Ducroz V, Roger G, Garabedian EN. Nasal dermoid sinus cysts in children. Laryngoscope [Internet]. 1997 Jun [Acesso em: 2024 Jul];107(6):795-800.
12. Pollack IF. Management of encephaloceles and craniofacial problems in the neonatal period. Neurosurg Clin N Am [Internet]. 1998 Jan [Acesso em: 2024 Jul];9(1):121-39.
13. McCormack B, Cooper PR, Persky M, Rothstein S. Extracranial repair of cerebrospinal fluid fistulas: Technique and results in 37 patients. Neurosurgery [Internet]. 1990 Sep [Acesso em: 2024 Jul];27(3):412-7.
14. Marshall AH, Jones NS, Robertson IJ. Endoscopic management of basal encephaloceles. J Laryngol Otol [Internet]. 2001 Jul [Acesso em: 2024 Jul];115(7):545-7.
15. Nogueira JF, Stamm AC, Vellutini E, Pires FP. Endoscopic management of congenital meningo-encephalocele.Int J Pediatr Otorhinolaryngol [Internet]. 2009 [Acesso em: 2024 Jul];73:133-7.
16. McCaffrey TV, McDonald TJ, Gorenstein A. Dermoid cysts of the nose: Review of 21 cases. Otolaryngol Head Neck Surg [Internet]. 1979 Jan-Feb [Acesso em: 2024 Jul];87(1):52-9.
17. Bloom DC, Carvalho DS, Dory C, Brewster DF, Wickersham JK, Kearns DB. Imaging and surgical approach of nasal dermoids. Int J Pediatr Otorhinolaryngol [Internet]. 2002 Feb 1 [Acesso em: 2024 Jul];62(2):111-22.
18. Brown OE, Myer CM 3rd, Manning SC. Congenital nasal pyriform aperture stenosis. Laryngoscope [Internet]. 1989 Jan [Acesso em: 2024 Jul];99(1):86-91.
19. Belden CJ, Mancuso AA, Schmalfuss IM. CT features of congenital nasal piriform aperture stenosis: Initial experience. Radiology [Internet]. 1999 Nov [Acesso em: 2024 Jul];213(2):495-501.
20. Flake CG, Ferguson CF. Congenital choanal atresia in infants and children. Ann Otol Rhinol Laryngol [Internet]. 1964 Jun [Acesso em: 2024 Jul];73:458-73.
21. Brown OE, Pownell P, Manning SC. Choanal atresia: A new anatomic classification and clinical management applications. Laryngoscope [Internet]. 1996 Jan [Acesso em: 2024 Jul];106(1 Pt 1):97-101
22. Hengerer AS, Brickman TM, Jeyakumar A. Choanal atresia: Embryologic analysis and evolution of treatment, a 30-year experience. Laryngoscope [Internet]. 2008 May [Acesso em: 2024 Jul];118(5):862-6.
23. Pagon RA, Graham JM Jr, Zonana J, Yong SL. Coloboma, congenital heart disease, and choanal atresia with multiple anomalies: CHARGE association. J Pediatr [Internet]. 1981 Aug [Acesso em: 2024 Jul];99(2):223-7.
24. Blake KD, Prasad C. CHARGE syndrome. Orphanet J Rare Dis [Internet]. 2006 Sep 7 [Acesso em: 2024 Jul];1:34.
25. Barbero P, Valdez R, Rodríguez H, Tiscornia C, Mansilla E, Allons A et al. Choanal atresia associated with maternal hyperthyroidism treated with methimazole: A case-control study. Am J Med Genet A [Internet]. 2008 Sep 15 [Acesso em: 2024 Jul];146A(18):2390-5.
26. Gras JR, Doménech E, Paredes JR, Crespo C. Diagnóstico clínico de la atresia de coanas [Clinical diagnosis of choanal atresia]. An Otorrinolaringol Ibero Am [Internet]. 1991 [Acesso em: 2024 Jul];18(3):265-9.
27. Tadmor R, Ravid M, Millet D, Leventon G. Computed tomographic demonstration of choanal atresia. AJNR Am J Neuroradiol [Internet]. 1984 Nov-Dec [Acesso em: 2024 Jul];5(6):743-5.
28. Shirkhoda A, Biggers WP. Choanal atresia: a case report illustrating the use of computed tomography. Radiology [Internet]. 1982 Jan [Acesso em: 2024 Jul];142(1):93-4.
29. Benjamin B. Evaluation of choanal atresia. Ann Otol Rhinol Laryngol [Internet]. 1985 Sep-Oct [Acesso em: 2024 Jul];94(5 Pt 1):429-32.
30. Ferguson JL, Neel HB 3rd. Choanal atresia: Treatment trends in 47 patients over 33 years. Ann Otol Rhinol Laryngol [Internet]. 1989 Feb [Acesso em: 2024 Jul];98(2):110-2.
31. FH. Bilateral choanal atresia in the newborn - A new method of medical management. Laryngoscope [Internet]. 1961 May [Acesso em: 2024 Jul];71:480-3.
32. Pirsig W. Surgery of choanal atresia in infants and children: Historical notes and updated review. Int J Pediatr Otorhinolaryngol [Internet]. 1986 Apr [Acesso em: 2024 Jul];11(2):153-70.
33. Osguthorpe JD, Singleton GT, Adkins WY. The surgical approach to bilateral choanal atresia. Analysis of 14 cases. Arch Otolaryngol [Internet]. 1982 Jun [Acesso em: 2024 Jul];108(6):366-9.
34. Owens H. Observations in treating twenty-five cases of choanal atresia by the transpalatine approach. Laryngoscope [Internet]. 1965 Jan [Acesso em: 2024 Jul];75:84-104.
35. Tzifa KT, Skinner DW. Endoscopic repair of unilateral choanal atresia with the KTP laser: A one stage procedure. J Laryngol Otol [Internet]. 2001 Apr [Acesso em: 2024 Jul];115(4):286-8.
36. Al-Ammar AY. Effect of use of mitomycin C on the outcome of choanal atresia repair. Saudi Med J [Internet]. 2007 Oct [Acesso em: 2024 Jul];28(10):1537-40
37. Beinfield HH. Surgery for bilateral bony atresia of the posterior nares in the newborn. AMA Arch Otolaryngol [Internet]. 1959 [Acesso em: 2024 Jul];70(1):1-7..
38. Stankiewicz JA. Pediatric endoscopic nasal and sinus surgery. Otolaryngol Head Neck Surg [Internet]. 1995 Sep [Acesso em: 2024 Jul];113(3):204-10.
39. Rudert H. Combined transseptal-transnasal surgery of unilateral choanal atresia without using stents. Laryngorhinootologie [Internet]. 1999 Dec [Acesso em: 2024 Jul];78(12):697-702. German.

40. Stamm AC, Pignatari S, Vellutini E, Harvey RJ, Nogueira JF Jr. A novel approach allowing binostril work to the sphenoid sinus. Otolaryngol Head Neck Surg [Internet]. 2008 Apr [Acesso em: 2024 Jul];138(4):531-2.
41. Cedin AC, Atallah AN, Andriolo RB, Cruz OL, Pignatari SN. Surgery for congenital choanal atresia. Cochrane Database Syst Rev [Internet]. 2012 Feb 15 [Acesso em: 2024 Jul];(2):CD008993.
42. Balsalobre L, Pignatari S, Stamm A. Atresia de coana. In: Balsalobre L, Tepedino MS. Rinologia 360°: Aspectos clínicos e cirúrgicos. Rio de Janeiro: Thieme Revinter Publicações Ltda; 2022. p. 517-21.
43. Saraniti C, Santangelo M, Salvago P. Surgical treatment of choanal atresia with transnasal endoscopic approach with stentless single side-hinged flap technique: 5 year retrospective analysis. Braz J Otorhinolaryngol [Internet]. 2017 Mar-Apr [Acesso em: 2024 Jul];83(2):183-9.
44. Schoem SR. Transnasal endoscopic repair of choanal atresia: why stent? Otolaryngol Head Neck Surg [Internet]. 2004 Oct [Acesso em: 2024 Jul];131(4):362-6.
45. Kubba H, Bennett A, Bailey CM. An update on choanal atresia surgery at Great Ormond Street Hospital for Children: Preliminary results with Mitomycin C and the KTP laser. Int J Pediatr Otorhinolaryngol [Internet]. 2004 Jul [Acesso em: 2024 Jul];68(7):939-45.

CAPÍTULO

137

Faringotonsilites e Hipertrofia das Tonsilas Palatinas e Faríngea

Signe Schuster Grasel • Renata C. Di Francesco • Roberto Miquelino de Oliveira Beck

FARINGOTONSILITES

As faringotonsilites (FT) são queixas comuns no dia a dia não só do otorrinolaringologista, mas também de pediatras e clínicos. São infecções autolimitadas que se desenvolvem nas tonsilas, faringe posterior, palato mole e órgãos linfoides, e representam uma das infecções mais frequentes de vias aéreas superiores, principalmente na população infantil. Representam um grande número de atendimentos e de custos na área de saúde, além de ausências no trabalho, escolas, além de afetar a qualidade de vida. A melhor compreensão das FTs pode orientar quanto à possível etiologia e uma conduta mais racional, o que levará à menor prescrição de antimicrobianos e menos efeitos colaterais em relação ao tratamento.

As tonsilas palatinas e faríngeas, tecidos linfoides periféricos ou secundários são parte do anel linfático de Waldeyer. Estão localizados na entrada dos aparelhos respiratório e digestivo e constituem os primeiros tecidos imunocompetentes a entrarem em contato com microrganismos exógenos e outros antígenos presentes no fluxo aéreo-digestivo. Pertencem ao tecido linfoide associado a mucosa, conhecido como MALT (*mucosa-associated lymphoid tissue*).

Clinicamente, as FTs podem ser classificadas em inespecíficas, quando o agente etiológico não pode ser identificado, e as específicas, quando há correlação entre a clínica e o agente etiológico. A epidemiologia, etiologia, morbidade, conduta diagnóstica e terapêutica da FT requer enfoque e cuidados diferentes nas várias faixas etárias.

Faringotonsilites virais

As FTs virais correspondem a 75% dos casos em crianças menores de 2 anos e diminuem após a puberdade, tanto nos casos isolados como nas recorrências. O principal vírus é o adenovírus (20%), mas rinovírus, coronavírus, *influenzae*, *parainfluenzae* e vírus sincicial respiratório também podem estar envolvidos. Pacientes apresentam febre, exsudato na faringe e tonsilas (Figura 137.1), mialgia, coriza e obstrução nasal. Alguns vírus como o herpes simples e Epstein-Barr também podem se manifestar como FT e/ou estomatite. Geralmente, têm evolução benigna e o tratamento consiste em cuidados com o estado geral, hidratação, medicação analgésica e antitérmica.

As principais complicações da FT estreptocócica por estreptococos do grupo A (GAS) são:

- Febre reumática
- Glomerulonefrite aguda
- Escarlatina
- Bacteremia
- Linfadenite cervical
- Endocardite
- Otite/mastoidite
- Meningite
- Abscesso periamigdaliano/retrofaríngeo
- Pneumonia
- PANDAS (do inglês *pediatric autoimmune neuropsychiatric disorders associated with streptococcal infections*).

Mononucleose infecciosa

É causada por Epstein-Barr vírus (EBV). Outros agentes como citomegalovírus (CMV), toxoplasma, adenovírus ou vírus da hepatite podem causar quadro clínico semelhante, antigamente conhecido como *mono-like*. O EBV, da família *Herpesviridae*, pode causar tonsilite aguda e recorrente ou hipertrofia tonsilar. Na população global, a reatividade sorológica para o antígeno EBV tem sido demonstrada entre 90 e 95% dos adultos. Nos países desenvolvidos, a infecção primária por EBV ocorre na segunda ou terceira décadas de vida, e nos países pobres ou em desenvolvimento, em crianças menores. Quanto mais jovem a aquisição do vírus, menos severos são os sintomas. A transmissão dos vírus ocorre por meio de troca de saliva como beijo, contato próximo, compartilhamento de copos e talheres, por exemplo.

O EBV infecta preferencialmente linfócitos B humanos. Após a contaminação, há um período de replicação e incubação de 2 a 7 semanas, com proliferação de células B infectadas. Esse processo é contido por uma consistente resposta celular imune, com aparecimento de linfócitos T citotóxicos "atípicos" no sangue. Em hospedeiro imunossuprimido, a resposta pelos linfócitos T é limitada, e resulta em proliferação incontrolada de células B.

A mononucleose infecciosa é caracterizada por um pródromo de mal-estar e fadiga, seguida de febre e dor de garganta. O exame físico revela tonsilas aumentadas, eritematosas, em muitos casos com exsudato branco-amarelado, edema de úvula e palato. Há adenopatia cervical envolvendo nódulos cervicais posteriores, o que ajuda a diferenciar de outras infecções. Entre a segunda e quarta semanas, cerca de 50% dos pacientes apresenta esplenomegalia e entre 30 e 50% hepatomegalia, *rash*, petéquias palatais e dor abdominal. A febre e a faringite costumam durar até 2 semanas, enquanto a adenopatia, hepatoesplenomegalia e mal-estar podem se prolongar por até 6 semanas. A infecção por EBV pode ser preditora de futuros episódios de tonsilites recorrentes e abscesso peritonsilar. O vírus pode persistir na faringe por meses ou anos como uma fonte potencial de reinfecções ou transmissão.

Pacientes com imunodeficiência adquirida (p. ex., HIV) ou inata ou imunossuprimidos devido a transplante podem desenvolver sequelas sérias como resultado da proliferação não controlada de células B. Linfomas de Hodgkin e não Hodgkin e carcinoma nasofaríngeo têm

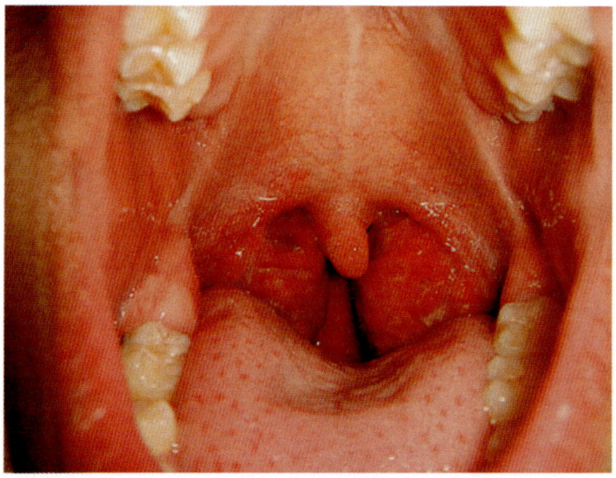

Figura 137.1 Faringotonsilite viral.

sido relacionados com EBV. Há evidências que a imunossupressão pode levar à obstrução significativa da via aérea devido à hiperplasia adenotonsilar.

O diagnóstico inclui hemograma, pesquisa de anticorpos IgM e IgG contra antígenos do capsídeo viral (anti-VCA). O IgM positivo após 10 a 20 dias tem alta sensibilidade e especificidade.

O tratamento é baseado em suporte, hidratação e analgésicos. Repouso é importante pelo risco de ruptura esplênica. Por isso, o paciente deve ser reavaliado antes de retornar às atividades físicas.

Faringotonsilites bacterianas inespecíficas

A FT bacteriana inespecífica pode desencadear sintomatologia com duração de 3 a 6 dias no adulto e de 6 a 10 dias nas crianças, e não teria relevância se não fossem as complicações que podem advir quando o agente etiológico é o *Streptococcus pyogenes* do grupo A (GAS), também denominado *Streptococcus* beta-hemolítico do grupo A (GABHS). Essa bactéria continua sendo uma preocupação no mundo inteiro, tanto nos EUA, Europa Ocidental e, principalmente, nos países em desenvolvimento.

Os estreptococos do grupo C e G também podem levar a um quadro de angina, mas sem as consequências do GAS. *Mycoplasma pneumoniae* e *Chlamydia pneumoniae* podem ser causa de FT, afetando preferencialmente a população entre 9 e 19 anos, e costumam ser acompanhadas por outros sinais de infecção respiratória, especialmente tosse. Deve-se lembrar, inclusive, de outros patógenos, como a *Neisseria gonorrheae*, que ocorrem tipicamente entre adolescentes com história de atividade sexual, com FT acompanhada por sinais de infecção genital ou exantema. *Aracnobacterium haemolyticum* é infrequente e também ocorre mais em adolescentes, apresentando exantema escarlatiniforme. Bactérias como *Staphylococcus aureus*, *Haemophilus* spp, *Moraxella catarrhalis* são, por vezes, responsáveis por recaídas de infecções estreptocócicas. Elas produzem beta-lactamases, o que pode dificultar a erradicação dos *Streptococcus pyogenes* durante a terapêutica com beta-lactâmicos. Esses agentes não são considerados patógenos primários de infecções faríngeas, mas especula-se sobre a possibilidade de estarem associados a infecções persistentes e/ou recorrentes das tonsilas.

O quadro clínico consiste em dor de garganta, disfagia, febre, gânglios submandibulares aumentados de volume e dolorosos à palpação, e são os achados mais frequentes, além de eventualmente, náuseas e vômitos, dor abdominal e cefaleia. O exame físico mostra toda a orofaringe hiperemiada, mucosa edemaciada, tonsilas palatinas com exsudato e criptas com pontos purulentos ou recobertos por secreções. A palpação cervical revela gânglios submandibulares aumentados e dolorosos.

Por que se preocupar com a faringotonsilite?

O *Streptococus pyogenes* do grupo A (GAS) é um agente altamente infeccioso e que, ao causar a FT bacteriana, pode levar a complicações supurativas ou não supurativas.

Os principais sinais e sintomas clínicos da FT por GAS são:

- Início súbito da dor de garganta
- Idade entre 5 e 15 anos
- Febre acima de 38,5ºC
- Cefaleia
- Náuseas, vômitos e dor abdominal
- Inflamação das tonsilas e faringe
- Exsudato faringotonsilar em placas
- Petéquias no palato
- Adenite cervical anterior
- História de exposição à faringite estreptocócica
- Exantema escarlatiniforme.

Incidência do GAS nas faringotonsilites

O GAS é responsável por cerca de 20% das FTs agudas em crianças e adolescentes, e tem início a partir dos 2 ou 3 anos, com prevalência maior entre 5 e 15 anos. A doença tem sido observada cada vez mais em crianças menores. A baixa ocorrência em menores de 2 anos parece decorrer da passagem transplacentária de anticorpos (IgG) e, principalmente, do reduzido número de sítios receptores de *Streptococcus* spp na faringe dos lactentes. A infecção estreptocócica é mais comum em climas frios, temperados, com pico de incidência durante o inverno e primavera.

Acredita-se que a transmissão do GAS ocorra pela disseminação de gotículas, favorecendo a transmissibilidade em escolas, alojamentos e famílias com várias crianças. O contágio depende provavelmente do tamanho do inóculo e da virulência da cepa infectante, e os indivíduos são mais infectantes no início da doença. O período de incubação é em torno de 4 dias. A antibioticoterapia suprime rapidamente a infecção e a criança pode retornar à escola entre 36 e 48 horas após o início do tratamento.

Portador assintomático

É aquele que embora tenha cultura positiva para o GAS não apresenta sorologia positiva ou anticorpo antiestreptolisina O (ASLO) aumentado. Cerca de 20% da população é portadora do GAS, especialmente a população em idade escolar. Esse achado é uma constante ao longo do tempo. O portador sadio provavelmente não desenvolverá febre reumática ou glomerulonefrite aguda, e tem pouca chance de disseminar essa bactéria para outros indivíduos, mas não é uma ameaça totalmente inexistente.

A condição de portador isoladamente não é indicação de tratamento. Em algumas circunstâncias, é desejável o tratamento do portador: antecedente familiar ou pessoal de febre reumática ou glomerulonefrite aguda, ou ainda surto de febre reumática na comunidade, e portadores que trabalham em hospitais e aqueles que apresentam na família a disseminação da doença em pingue-pongue. Em casos refratários ao tratamento, a tonsilectomia deve ser considerada.

Diagnóstico de faringotonsilites estreptocócicas

O diagnóstico clínico de FT estreptocócica pode ser muito difícil quando limitado a critérios clínicos. O mesmo é feito com bases clínicas, epidemiológica e confirmado por exames laboratoriais, seja a partir da cultura (padrão-ouro) ou da detecção antigênica (teste rápido).

O exame físico mostra hiperemia acentuada da faringe, congestão da mucosa, muitas vezes exsudato nas tonsilas (Figura 137.2), nódulos linfáticos cervicais anteriores dolorosos à palpação, ausência de sinais de infecções virais (coriza, rouquidão, tosse, diarreia). Outros sinais e sintomas das FTs virais são:

- Conjuntivite
- Coriza
- Tosse
- Diarreia
- Rouquidão
- Estomatite ulcerativa discreta
- Exantema viral.

Os sinais e sintomas preditivos são mais confiáveis na criança menor de 15 anos que em adultos jovens. O valor preditivo de sinais e sintomas mostra uma taxa de falsos negativos de cerca de 50% e uma taxa de falsos positivos de 75%. A associação de adenopatia, febre e exsudato faríngeo tem o maior valor preditivo para cultura positiva e uma elevação no título de ASLO.

Há vários escores que podem ser utilizados para contribuir na suspeita diagnóstica da FT aguda. A Tabela 137.1 mostra a comparação dos escores mais conhecidos como Centor, McIsaac e febre/dor.

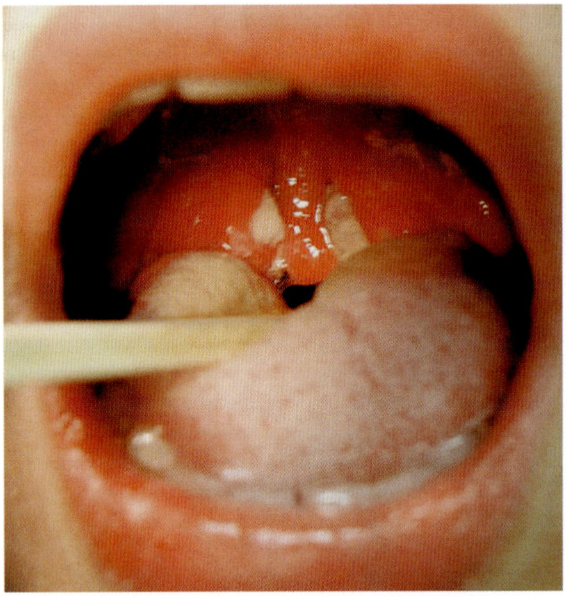

Figura 137.2 Faringotonsilite estreptocócica.

Tabela 137.1 Escores preditivos utilizados no diagnóstico da faringotonsilite estreptocócica.

Parâmetro	Escore Centor	Escore McIsaac	Escore febre/Dor
Faixa etária	≥ 15 anos	3 a 14 anos	–
Início do quadro até 3 dias	–	–	1 ponto
Temperatura corpórea	1 ponto	1 ponto	1 ponto
Ausência de tosse	1 ponto	1 ponto	1 ponto
Linfonodo cervical aumentado	1 ponto	1 ponto	–
Exsudato sobre as tonsilas	1 ponto	1 ponto	1 ponto
Apenas hiperemia	–	–	1 ponto
Idade	–	≤ 15, 1 ponto	–
	–	≥ menos 1 ponto	–
Soma dos pontos e probabilidade	0 = 2,5% 1 = 6 a 7% 2 = 15% 3 = 30 a 35% 4 = 50 a 60%	0 = 2,5% 1 = 4,4 a 5,7% 2 = 11% 3 = 28% 4 = 38 a 63%	0 = 14% 1 = 16% 2 = 33% 3 = 43% 4 a 5 = 63%

O hemograma na fase aguda pode sinalizar se a infecção é viral ou bacteriana. Nas infecções bacterianas, há leucocitose, com desvio à esquerda, e neutrofilia. Na infecção pelo vírus Epstein-Barr (mononucleose infecciosa) se destacam os linfócitos atípicos.

Os testes rápidos para identificação do GAS são: imunoensaio enzimático (ELISA), imunoensaios ópticos (OIA) e sondas (*probes*) de DNA. O custo do teste rápido é inferior ao da cultura. Apresenta elevada especificidade, em torno de 95%, e a sensibilidade varia entre 60 e 90%, dependendo da experiência de quem executa o teste. Deve-se ter em mente que cerca de 18% das crianças abaixo de 12 anos podem ser portadoras assintomáticas do *Streptococccus pyogens* e, portanto, apresentar testes positivos mesmo na ausência de quadro clínico. Dessa forma salienta-se a importância de valorizar a anamnese e o quadro clínico.

O OIA baseia-se na mudança de coloração observada, de forma direta, quando o antígeno se liga ao anticorpo, em superfície refletora. O teste direto que utiliza um *probe* ou sonda de DNA complementar do RNA ribossômico do GAS é designado como teste direto *Gen-probe* para o *Streptococcus pyogenes* do grupo A (sensibilidade 91,4% e especificidade de 97%). Os testes sorológicos são úteis para saber se ocorreu uma infecção estreptocócica, mas não para o diagnóstico inicial da doença. A elevação nos títulos de ASLO geralmente pode ser demonstrada 1 semana após a infecção, com pico entre 3 e 6 semanas. O declínio subsequente ocorre entre 6 e 8 semanas, embora em alguns casos só ocorra depois de meses. Os resultados devem ser interpretados com cuidado, já que o ASLO também é elaborado pelos *Streptococcus* do grupo C e G, e os títulos da ASLO variam com a idade e alguns antibióticos interferem com a resposta. Os testes para detectar anti-DNase B e outros anticorpos extracelulares podem ser úteis em pacientes com sequelas de infecção pelo GAS que não apresentam elevação do ASLO.

A Academia Americana de Pediatria e a Sociedade Americana de Doenças Infecciosas recomendam que os testes para o GAS não sejam realizados em crianças com manifestações clínicas sugestivas de infecção viral. Para melhor orientar o tratamento, os escores preditivos podem ser de grande valor (ver Tabela 137.1).

Tratamento

Além do tratamento sintomático, com analgésico, antitérmico, hidratação e alimentação adequada, o tratamento com antimicrobiano, nos casos de FT estreptocócica, é indicado com o objetivo de melhorar os sintomas da infecção aguda, diminuir o período de contágio e prevenir complicações supurativas, invasivas e não supurativas, principalmente a febre reumática (FR) e a glomerulonefrite.

Para o tratamento da FT estreptocócica (GAS) a penicilina é o antibiótico de escolha. Também pode ser utilizado amoxicilina, ampicilina, macrolídeos e até cefalosporinas. Os macrolídeos têm sido tradicionalmente os fármacos de escolha para os pacientes com alergia à penicilina.

A penicilina G pode ser administrada na dosagem de 600.000 unidades para crianças com peso inferior a 20 kg e de 900.000 a 1.200.000 unidades para aquelas com peso superior a 20 kg, e a penicilina V na dose de 25 a 40 mg/kg/dia divididas em duas tomadas por 10 dias. Uma alternativa seria a amoxicilina por via oral, 40 mg/kg/dia, 3 vezes/dia durante 10 dias.

Podem ocorrer casos de recaídas, apesar do tratamento correto, o que normalmente se deve à presença de copatógenos (produtores de beta-lactamases) e/ou fatores inerentes ao paciente ou à microflora loco-regional. Para esses pacientes, a amoxicilina associada ao ácido clavulânico tem se mostrado eficiente, assim como as cefalosporinas e macrolídeos ou a clindamicina.

Incidência de febre reumática

O risco de desenvolvimento de FR por FT não tratada é de 1% na população e surge entre 1 e 4 semanas após a instalação da angina.

Para alguns autores, o risco de FR após infecção faríngea pelo GABHS é de aproximadamente 0,3% em situações endêmicas e 3% nas circunstâncias epidêmicas.

Paciente com episódio único de FR pode apresentar um alto risco de recorrência se apresentar outros episódios de FT pelo GAS.

PANDAS

PANDAS é uma doença autoimune pediátrica que ocorre como complicação da infecção estreptocócica. A criança apresenta transtorno obsessivo-compulsivo ou tiques semelhantes aos da coreia; outros sinais e sintomas de PANDAS são:

- Transtorno obsessivo-compulsivo
- Início pré-puberal

- Aparecimento ou exacerbações abruptas
- Associação com outras alterações neurológicas (p. ex., hiperatividade motora nas crises)
- Associação temporal com infecção pelo GAS.

Os fatores de risco são sexo masculino e histórico familiar. O tratamento das exacerbações é feito com antibiótico e tratamento neuropsiquiátrico. A indicação de tonsilectomia ainda é controversa.

Faringotonsilite recorrente

Deve-se diferenciar entre recaída da infecção ou recorrência. Na recaída, o processo infeccioso ressurge por ação do mesmo agente infeccioso original, que não foi totalmente debelado. Ocorre na FT tratada com antibiótico inadequado ou com dose ou período de tempo insuficiente. A recorrência caracteriza-se por agente infeccioso diferente daquele que causou a infecção precedente, independentemente do intervalo entre os episódios.

Vários fatores predispõem ou favorecem a ocorrência de FT recorrente, como uso abusivo e incorreto de antibióticos, alterações da microbiota loco-regional, mudanças estruturais no epitélio das criptas e algumas infecções virais. Crianças com história de infecções recorrentes pelo GAS têm menos bactérias aeróbias e anaeróbias em seu interior com capacidade de interferência com o GAS do que adultos sem essa história clínica. Esse fato sugere que a presença de bactérias aeróbias e anaeróbias possa desempenhar um papel na prevenção de infecções pelo GAS.

O número de várias espécies de microrganismos e a concentração de bactérias é maior em tonsilas recorrentemente inflamadas, principalmente pigmentados capsulados como *Prevotella* e *Porphyromonas* spp (anaeróbias). A microbiologia da tonsilite recorrente em crianças é diferente da de adultos.

A seguir estão as principais recomendações para o diagnóstico das tonsilites de repetição:

- História pregressa do paciente detalhada em relação aos episódios de faringotonsilite
- Os episódios necessitam ser caracterizados como FT bacteriana, usando-se os critérios de Centor, McIssac
- Teste rápido do estreptococos ou cultura da orofaringe devem ser positiva para o *Streptococcus pyogens*.

PFAPA

Descrita em 1987 por Marshall et al., o quadro é composto por cinco sintomas principais: febre periódica, estomatite, faringite e adenite cervical, do acrônimo PFAPA (*periodic fever, aphthous stomatitis, pharyngitis, adenitis*). É considerada a causa mais comum de febre periódica na infância. Tem início antes dos 5 anos e resolução na adolescência, mas pode persistir na vida adulta.

A incidência da PFAPA é de 2,3:10.000 crianças abaixo dos 5 anos, predominantemente em meninos. Suspeita-se que a PFAPA apresente um padrão de herança poligênica, com uma combinação de fatores epigenéticos.

Os episódios febris ocorrem a cada 3 a 8 semanas com duração de 3 a 6 dias. É considerada doença autolimitada e benigna, não interfere no crescimento e desenvolvimento. Trata-se de doença imunomediada com disfunção na produção de citocinas e pode estar relacionada com variações nos genes *NLRP3* e *MEFV*. O tratamento preconizado nas crises é prednisona (1 a 2 mg/kg) ou betametasona (0,1 a 0,2 mg/kg), com resposta rápida dos sintomas. A colchicina pode ser usada como profilático entre as crises, baseado nas características clínicas e laboratoriais semelhantes à febre do Mediterrâneo. Quanto à amigdalectomia, segundo revisão Cochrane, estudos mostram benefício significativo da cirurgia no controle imediato e completo dos sintomas. Ainda considera-se indicar a amigdalectomia em pacientes com pequeno intervalo entre as crises, que não respondem ou têm contraindicação ao corticoide.

Tratamento das faringotonsilites recorrentes

A penicilina/amoxicilina é o antimicrobiano de eleição no tratamento da FT recorrente. Nos casos refratários, devem ser usados antibióticos que tenham ação contra bactérias produtoras de beta-lactamases.

A tonsilectomia pode ser indicada quando o tratamento se mostrar ineficaz, de acordo com os critérios de Paradise, que são:

- Sete episódios agudos em um ano
- Cinco episódios por ano, em 2 anos consecutivos
- Três episódios de infecção aguda, em 3 anos consecutivos.

A quantificação dos episódios agudos pode ser útil para a tomada da conduta, mas a avaliação clínica global orienta de forma mais segura em relação à decisão a ser tomada.

A definição de FT recorrente pode trazer dúvidas, assim como a necessidade de tonsilectomia. Normalmente, a indicação é baseada nos critérios de Paradise. De acordo com o autor, faz-se necessário o diagnóstico da FT por um médico, preenchendo os critérios para infecção bacteriana, preferencialmente com teste rápido para identificação do estreptococo do grupo A ou cultura de orofaringe positivos. A revisão Cochrane de 2014 é favorável à tonsilectomia para tonsilite de repetição.

Prevenção

A prevenção das FTs deve ser realizada como a da maioria dos quadros respiratórios, evitando-se o contato próximo de perdigotos e lavando-se as mãos. Quanto à FT de repetição, ainda podem haver questões relacionadas com o próprio indivíduo. Apesar de muitos esforços e pesquisas, a vacina antiestreptocócica do tipo A ainda não foi licenciada.

TONSILITE CRÔNICA

Caracteriza-se por infecção persistente das tonsilas. Muitos autores consideram que dor de garganta superior a 3 meses, associada a inflamação tonsilar, seria a melhor definição de FT crônica. Pode estar associada a halitose, presença de caseum nas criptas, eritema peritonsilar e adenopatia cervical persistente. Nos casos mais intensos, pode-se observar repercussões sistêmicas como febre recorrente, odinofagia, dificuldade de deglutição, enfartamento ganglionar submandibular e cervical, halitose, respiração bucal, alterações gerais na disposição física, aprendizado, apetite, humor e até palidez cutânea. Por vezes, as alterações sistêmicas se tornam evidentes apenas com a evolução no pós-operatório, com melhora do apetite, da disposição, do humor e do rendimento escolar. Existem evidências que a remoção das tonsilas cronicamente doentes permite que o sistema imune dessas crianças desempenhe melhor sua função.

A tonsilite crônica pode ocorrer tanto em tonsilas hiperplásicas como pequenas, inclusive nas atróficas ou ocultas atrás dos pilares (Figura 137.3).

A microbiologia mostra a presença de flora bacteriana mista, frequentemente composta de anaeróbios, GAS e outros estreptococos. Coates relata o encontro de biofilmes bacterianos nas criptas tonsilares, no estroma e também bactérias intracelulares em tonsilites persistentes não responsivas a antibióticos. Essa estratégia de "preservação" bacteriana explica a falta de resposta aos antibióticos, a presença de uma reação inflamatória crônica ou infecções recorrentes. Há evidências de que bactérias anaeróbias interferem no crescimento de bactérias aeróbias patogênicas. A resposta

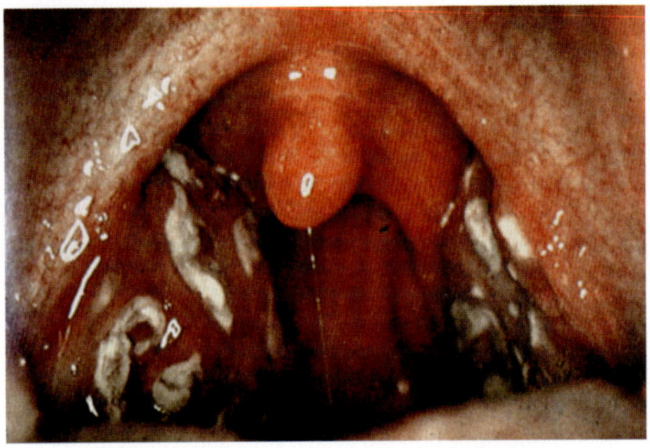

Figura 137.3 Faringotonsilite crônica caseosa.

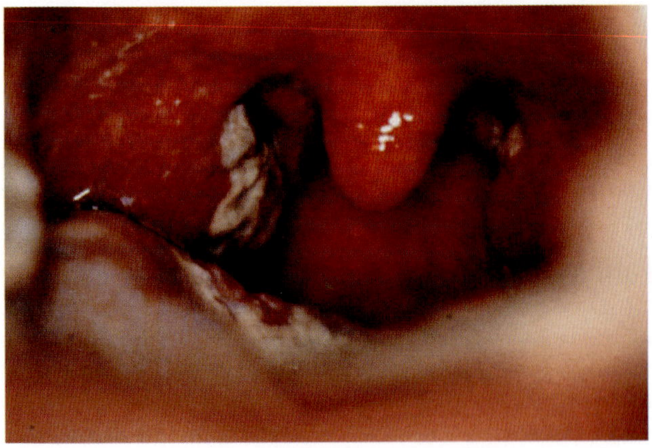

Figura 137.4 Abscesso peritonsilar.

imune a anaeróbios após episódios de tonsilite aguda pode sugerir um possível papel patogênico desses microrganismos em casos de tonsilite, celulite ou abscesso peritonsilar ou mononucleose.

O papel do refluxo laringofaríngeo é melhor documentado na hipertrofia tonsilar que na gênese da FT crônica não específica.

A cirurgia pode ser considerada nas tonsilites crônicas com manifestações loco-regionais e/ou sistêmicas bem evidentes. Pode, ainda, auxiliar no controle de doenças crônicas como pustulose palmoplantar, psoríase vulgar rebelde ao tratamento clínico, hiperostose esternocostoclavicular, artrite reumatoide, poliarterite nodosa.

Abscesso peritonsilar

O abscesso peritonsilar apresenta uma incidência de 30 casos por 100 mil por ano. Trata-se de complicação supurativa de tonsilites, quando o processo infeccioso atinge o espaço peritonsilar, ou seja, entre a cápsula tonsilar e o músculo constrictor superior da faringe. É mais frequente na região do polo superior das tonsilas palatinas, devido às características anatômicas das tonsilas (maior riqueza de criptas nessa região e menor aderência da tonsila em sua loja nesse segmento). Tonsilites recorrentes podem ocasionar obstrução de criptas ou da fosseta supratonsilar em virtude de fibrose, o que facilitaria a retenção de exsudatos, proliferação bacteriana, que levaria à celulite e necrose de tecido conjuntivo peritonsilar, com a formação do abscesso.

Complicações

As complicações potenciais do abscesso peritonsilar são ruptura espontânea e aspiração para a via aérea inferior, ou extensão ao espaço lateral da faringe (abscesso parafaríngeo). Os abscessos são mais frequentes em adultos jovens ou adolescentes e a recorrência é entre 10 e 15%, podendo chegar a 20 ou 30%, nos casos de tonsilites recorrentes.

Sintomas

A sintomatologia é de dor intensa unilateral, com irradiação para a orelha, sialorreia, dificuldade para deglutir, voz anasalada, trismo, febre, mal-estar e calafrios. Ao exame clínico, observa-se abaulamento unilateral, que desloca a tonsila em direção à linha média, com edema, hiperemia e exsudato purulento (Figura 137.4). A tomografia computadorizada com contraste pode auxiliar na diferenciação entre celulite e abscesso peritonsilar, bem como evidenciar disseminação da infecção para os espaços cervicais profundos.

A cultura costuma mostrar flora polimicrobiana (anaeróbios e aeróbios) com aumento de bactérias Gram-negativas. Os anaeróbios predominantes são *Prevotella, Porphyromonas, Fusobacterium e Peptostreptococcus* spp, e mais de 50% das culturas mostram presença de anaeróbios produtores de beta-lactamases. Entre os aeróbios encontram-se o GAS, *Staphylococcus aureus e o H. influenzae.*

Tratamento

O tratamento consiste em punção com agulha com drenagem, antibioticoterapia, analgésicos e anti-inflamatórios. Dependendo da história pregressa, pode-se realizar tonsilectomia "a quente", ou seja, na vigência do abscesso. Como opções de antibioticoterapia recomendam-se penicilina associada a metronidazol, amoxicilina com clavulanato, clindamicina associada ou não a ceftriaxone.

A recorrência do abscesso é pouco frequente, sendo cerca de 2,8% dos casos após drenagem cirúrgica e 10 a 15% após apenas aspiração com agulha.

FARINGOTONSILITES ESPECÍFICAS

Difteria

Trata-se de doença infecciosa aguda grave causada pelo *Corynebacterium diphteriae*, bacilo Gram + anaeróbio. É uma doença de notificação compulsória imediata, já diante da suspeita, atualmente rara em virtude da cobertura vacinal. De acordo com dados do Sistema Nacional de Agravos de Notificação (Sinan), no Brasil, em 2015, foram notificados 101 casos suspeitos de difteria, dos quais 14 casos foram confirmados (13,9%). A letalidade da difteria pode atingir entre 5 e 10%.

Atinge preferencialmente crianças até 10 anos, principalmente no outono e inverno. A transmissão se dá por contato direto com doentes ou portadores através de gotículas respiratórias (tosse, espirros). O período de incubação varia de 1 a 6 dias. O paciente apresenta dor de garganta pouco intensa, febre baixa, sinais de toxemia, prostração e palidez. Observam-se placas pseudomembranosas branco-acinzentadas aderentes às tonsilas, pilares e úvula, além de linfadenopatia cervical e submandibular. O estado geral do paciente agrava-se com a evolução da doença, em virtude da extensão das pseudomembranas e maior absorção das toxinas.

Frente à suspeita clínica, deve ser administrado o soro antidiftérico em ambiente hospitalar para reduzir a quantidade de toxina circulante e prevenir complicações (miocardite, neurite, nefropatia tóxica e insuficiência renal grave). Os antibióticos recomendados são penicilina e eritromicina como medida auxiliar ao soro antidiftérico, além de medidas de suporte (hidratação vigorosa e analgesia). O padrão-ouro para diagnóstico é a cultura do *C. diphtheriae* coletado das lesões. O prognóstico depende da precocidade do diagnóstico e do início do tratamento (pior se > 3 dias), edema periganglionar, manifestações hemorrágicas, placas extensas na faringe, miocardite precoce e insuficiência renal. Como medidas de prevenção, orienta-se a vacinação antidiftérica para os contactantes e quimioprofilaxia para os contactantes com cultura positiva.

Angina de Plaut-Vincent

É causada pela associação entre o *Fusobacterium necrophorum* (Gram-negativo, anaeróbio) e a *Borrelia vincentii,* saprófitas da cavidade oral que, juntos, tornam-se patogênicos em condições de má higiene oral, desnutrição e mau estado dos dentes. Ao exame, nota-se lesão úlcero-necrótica unilateral, recoberta por exsudato pseudomembranoso, fétida, disfagia e odinofagia (Figura 137.5). Febre pode não estar presente.

O diagnóstico baseia-se na avaliação clínica, exame físico e a confirmação com exame bacteriológico que evidencia a natureza fuso-espiralar do agente. O diagnóstico diferencial deve ser feito com lesões tumorais ou doenças granulomatosas. O tratamento é feito com penicilina ou cefalosporina, associado a metronidazol, além de higiene bucal rigorosa com soluções antissépticas.

Angina luética (sífilis)

Doença infectocontagiosa sistêmica bacteriana causada pelo *Treponema pallidum*, cuja hipótese deve ser aventada em pacientes com ulceração tonsilar unilateral, pouco dolorosa, de aspecto tumoral e endurecida à palpação. A boca é o local extragenital mais acometido (10% dos casos). O diagnóstico laboratorial é feito por microscopia de campo escuro ou sorologia (VDRL, FTA-abs). O tratamento é feito com penicilina enzatina na dose de 2.400.000 UI IM, em dose única nos casos de sífilis primária.

Faringite gonocócica

Doença infectocontagiosa produzida pela *Neisseria gonorrheae* (diplococo Gram-negativo) de transmissão sexual. O acometimento primário se dá nas mucosas do trato urogenital, mas pode acometer reto, orofaringe e conjuntiva. Tem maior incidência entre 15 e 30 anos de vida, com predomínio nos homens. O período de incubação é de 2 a 5 dias. A manifestação faríngea acomete em média entre 10 e 20% dos indivíduos que praticam sexo oral em portadores de uretrite gonocócica. Pode ser assintomática, mas em alguns casos pode causar odinofagia e mal-estar local. O tratamento é com ceftriaxone via intramuscular ou doxiciclina, via oral por 7 dias.

Faringite herpética

O vírus herpes simples (HSV) tipo 1 é o mais associado a manifestações orais. A infecção primária geralmente aparece como gengivoestomatite e entre 15 e 30% dos pacientes podem ter faringite herpética concomitante. A transmissão ocorre por meio de saliva ou secreções com período de incubação de 2 a 12 dias. Os sintomas são mal-estar, febre e dor de garganta. Observam-se vesículas sangrantes ao toque ou úlceras com exsudato acinzentado e linfadenopatia cervical. A fase aguda dura entre 7 e 10 dias, com regressão espontânea dos sintomas e desenvolvimento de anticorpos. Após a infecção primária, o vírus fica latente e pode ser reativado em situação de fadiga, estresse, trauma, febre e imunodeficiências. O tratamento é sintomático com anti-inflamatórios não esteroidais e analgésicos. Antirretrovirais são reservados aos pacientes com deficiências imunológicas.

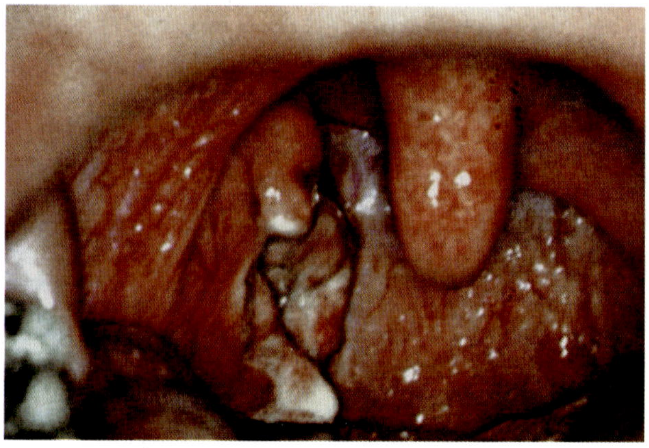

Figura 137.5 Angina de Plaut-Vincent.

Herpangina

Causada pelo Coxsackie vírus tipos 2, 3, 4, 5, 6, 8 e 10 ou enterovírus, por transmissão fecal-oral ou disseminação respiratória. Acomete geralmente crianças entre 1 e 7 anos e se inicia com febre alta acompanhada de anorexia e dor de garganta, além de vômitos e diarreia, e pode durar de 2 a 4 dias. Na orofaringe, observam-se lesões hiperemiadas com vesículas ao centro, principalmente nos pilares das tonsilas, palato mole e úvula. Após o rompimento das vesículas, formam-se úlceras rasas. O tratamento é essencialmente sintomático.

Câncer de tonsila

Deve-se suspeitar da doença na presença de lesão ulcerada ou úlcero-necrótica unilateral que não melhora com tratamento clínico. Histórico de tabagismo, etilismo e papilomavírus humano (HPV) são fatores de risco. O diagnóstico é feito por biopsia com avaliação histopatológica. É necessária a palpação cervical cuidadosa. Ulcerações bilaterais das tonsilas devem chamar atenção para suspeita de leucemia e agranulocitose.

Leishmaniose

É uma infecção por protozoários do gênero Leishmania, cuja transmissão se dá por picada de inseto, geralmente flebotomíneos. A leishmaniose mucosa é causada normalmente pela *Leishmania braziliensis* e tem como alvo principal a mucosa nasal, além de faringe, cavidade oral e laringe. Há infiltração edematosa intensa, principalmente na úvula, pilares amigdalianos e parede posterior da faringe. Observa-se tecido fibroso misturado a tecido de granulação com aspecto vegetante, e pode ocorrer destruição tecidual, inclusive no anel linfático de Waldeyer. O diagnóstico se baseia em biopsia. Como diferencial, deve-se pensar em outras granulomatoses (p. ex., hanseníase, tuberculose e paracoccidioidomicose). Após o tratamento, pode-se observar a formação de cordões esbranquiçados cicatriciais com deformação das estruturas anatômicas do véu palatino e parede posterior da faringe, inclusive com estenoses. O tratamento indicado é o uso de antimoniais pentavalentes (Glucantime®).

Paracoccidioidomicose

Micose sistêmica causada pelo fungo *Paracoccidioides brasiliensis,* de grande prevalência na América Latina. A faixa etária mais acometida situa-se entre 30 e 50 anos, é predominante no sexo masculino e em habitantes de zona rural. A forma crônica (tipo adulto) corresponde a 90% dos casos, e a manifestação mais comum é a pulmonar, e também ocorre nas mucosas e pele. A avaliação clínica e o exame físico devem buscar alterações da mucosa das naso e orofaringe (ulcerações dolorosas, disfagia e disfonia). A lesão oral é pouco comum e pode ser confundida com carcinoma espinocelular. O diagnóstico diferencial deve incluir outras granulomatoses (tuberculose e actinomicose). A avaliação do possível foco pulmonar é fundamental. O padrão-ouro para o diagnóstico é o achado dos fungos no exame a fresco do escarro ou nos raspados de lesão/aspiração de linfonodos. O tratamento consiste em antifúngico por longo período. O mais utilizado atualmente é o itraconazol ou sulfametoxazol + trimetoprima.

HIPERTROFIA DAS TONSILAS PALATINAS E FARÍNGEA

As tonsilas palatinas e faríngeas são bem pequenas ao nascimento, e o seu volume aumenta progressivamente do primeiro ao quarto ano. O maior aumento de volume das tonsilas palatinas é do quarto ao décimo ano, e o das faríngeas é do terceiro ao sétimo ano. Essa hiperplasia fisiológica e natural acompanha o processo de maturação linfoide da criança e há uma involução fisiológica desses tecidos após a puberdade.

Na fase em que o tecido alcança o pico máximo de crescimento, a respiração nasal e a deglutição devem se processar naturalmente, sem sintomatologia clínica.

Não há teoria única para explicar a patogênese da hiperplasia tonsilar que ocasiona a doença clínica. As principais hipóteses são:

- Infecção viral
- Colonização bacteriana crônica – biofilmes
- Fatores relacionados com o hospedeiro:
  - Genéticos
  - Atopia
  - Poluição ambiental
  - Refluxo gastroesofágico
  - Antibioticoterapia (resistência).

Nos estudos histológicos, as tonsilas hiperplásicas não mostram uma diferença significativa no número médio de folículos linfoides entre a tonsilite recorrente e a hiperplásica; todavia, a área média do folículo no grupo com hiperplasia é significativamente maior do que no grupo com tonsilite recorrente, e 55% das crianças com hiperplasia tonsilar não apresentam história de infecções recorrentes.

A hiperplasia tonsilar exuberante e excessiva pode levar a distúrbios respiratórios, como respiração oral, distúrbios fonoarticulatórios, de deglutição e anomalias do desenvolvimento craniofacial.

A literatura traz uma relação clara entre respiração oral e distúrbio respiratório do sono. A postura de boca aberta pode acentuar características craniofaciais e distúrbios da oclusão dentária. A respiração oral gera sinais diferentes, ativando sistemas distintos para o estímulo do crescimento, podendo resultar em uma variação morfológica da face. O indivíduo com respiração oral apresenta um crescimento desarmônico da face, o que resulta em típicas características faciais que podem influenciar distúrbios respiratórios do sono, como:

- Maxila atrésica
- Protrusão de incisivos superiores
- Mordidas aberta e cruzada
- Eversão de lábio inferior
- Lábio superior hipodesenvolvido
- Narinas estreitas
- Hipotonia da musculatura perioral.

A principal causa de apneia obstrutiva do sono na criança é a hipertrofia tonsilar.

Há uma maior prevalência de classe dentária II de Angle, atresia maxilar, em pacientes com hipertrofia adenoideana e mordida aberta na presença de hipertrofia amigdaliana. Crianças com hiperplasia adenoamigdaliana apresentam, ainda, alterações funcionais de mastigação e deglutição.

São sintomas comuns de apneia obstrutiva do sono: sonolência, voz hiponasal, irritabilidade, roncos noturnos, apneia, respiração oral, engasgos, sono não reparador, terror noturno, enurese noturna.

Os distúrbios de comportamento e neurocognitivos são comuns e interferem sobremaneira no desenvolvimento das crianças, que podem ser levados pelo resto da vida e comprometem o desempenho escolar.

Diagnóstico

A anamnese e história clínica são muito importantes. Deve-se avaliar o tamanho das tonsilas. A endoscopia nasal ou nasofibrolaringoscopia é o método de escolha para a avaliação da nasofaringe, pois permite a visão direta da tonsila, avaliação do tamanho, da sua superfície, presença de edema ou secreção e a tuba auditiva. Pode-se utilizar também a radiografia lateral da nasofaringe, conhecida como radiografia de cavum.

A hiperplasia de amígdala palatina pode ser identificada a partir da orofaringoscopia e ser classificada de acordo com a obstrução que causa à orofaringe. A classificação mais comum é a de Brodsky, na qual os graus III e IV são considerados obstrutivos (Figura 137.6). Merece especial atenção o aumento súbito e unilateral das amígdalas, pois pode ser indicativo de doença neoplásica (p. ex., linfoma).

O padrão-ouro para a identificação e diagnóstico do grau de apneia obstrutiva do sono é a polissonografia, que é realizada em laboratório do sono. Vale salientar que a polissonografia é cara e nem sempre está disponível, e deve ser solicitada de acordo com os seguintes critérios: crianças menores de 3 anos, crianças obesas com comorbidades como síndrome de Down e doenças neuromusculares. O diagnóstico de síndrome da apneia obstrutiva do sono (SAOS) nas crianças é feito quando o IAH (índice de apneia-hipopneia) for maior que 1 evento/hora associado a dessaturação da oxi-hemoglobina abaixo de 92% ou retenção de gás carbônico.

Recentemente, tem-se observado que o Questionário Pediátrico de Sono (PSQ, do inglês Pediatric Sleep Questionnaire) pode trazer informações importantes sobre o comportamento, sonolência e qualidade de vida, identificando crianças suspeitas de apneia do sono e ainda comparando com evolução pós-operatória.

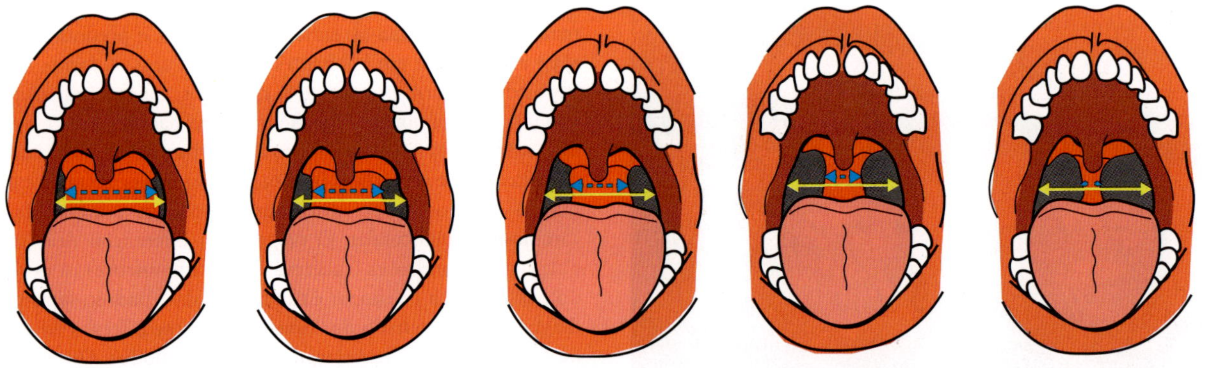

Figura 137.6 Hipertrofia de tonsilas palatinas. Classificação em graus da hiperplasia amigdaliana. (Adaptada de: Brodsky, 1989.)

Tratamento

As revisões sistemáticas mostram que a adenotonsilectomia é o tratamento de escolha frente ao aumento das tonsilas palatinas e faríngeas nos casos de apneia do sono na criança. Em casos selecionados, pode ser indicada apenas tonsilectomia ou adenoidectomia.

O tratamento precoce previne as consequências, melhorando sobremaneira a qualidade de vida dessas crianças, e a abordagem multidisciplinar é fundamental nesses casos.

BIBLIOGRAFIA

Almeida ER, Endo L, Kiss MH, Di Francesco R, Zuguim SL. Dilemas diagnósticos entre tonsilite viral e bacteriana. In: Sih T (coordenadora), Chinski A, Eavery R, Godinho R. V Manual de Otorrinolaringologia Pediátrica da IAPO. Guarulhos: Lis Gráfica e Editora Ltda; 2006. p. 84-8.

Bertran K, Mesa T, Rosso K, Krakowiak MJ, Pincheira E, Brockmann PE. Diagnostic accuracy of the spanish version of the Pediatric Sleep Questionnaire for screening of obstructive sleep apnea in habitually snoring children. Sleep Med [Internet]. 2015 May [Acesso em: 2024 Jul];16(5):631-6.

Brodsky L. Modern assessment of tonsils and adenoids. Pediatr Clin North Am [Internet]. 1989 Dec [Acesso em: 2024 Jul];36(6):1551-69.

Burton MJ, Glasziou PP, Chong LY, Venekamp RP. Tonsillectomy or adenotonsillectomy versus non-surgical treatment for chronic/recurrent acute tonsillitis. Cochrane Database Syst Rev [Internet]. 2014 Nov 19 [Acesso em: 2024 Jul];2014(11):CD001802.

Cassano P, Gelardi M, Cassano M, Fiorella ML, Fiorella R. Adenoid tissue rhinopharyngeal obstruction grading based on fibroendoscopic findings: A novel approach to therapeutic management. Int J Pediatr Otorhinolaryngol [Internet]. 2003 Dec [Acesso em: 2024 Jul];67(12):1303-9.

Coates HO. O "pêndulo" oscila – Tonsilectomia no século XXI. In: Sih T (coordenadora), Chinski A, Eavey R, Godinho R. VII Manual de Otorrinolaringologia Pediátrica da IAPO. São Paulo: Editora e Gráfica Vida & Consciência, 2008. p. 73-80.

Di Francesco R, Monteiro R, Paulo MM, Buranello F, Imamura R. Craniofacial morphology and sleep apnea in children with obstructed upper airways: Differences between genders. Sleep Med [Internet]. 2012 Jun [Acesso em: 2024 Jul];13(6):616-20.

Galioto NJ. Peritonsillar abscess. Am Fam Physician [Internet]. 2008 Jan 15 [Acesso em: 2024 Jul];77(2):199-202.

Li Z, Celestin J, Lockey RF. Pediatric sleep apnea syndrome: An update. J Allergy Clin Immunol Pract [Internet]. 2016 Sep-Oct [Acesso em: 2024 Jul];4(5):852-61.

Han RC, Hagen F, Mendes RP, Burger E, Nery AF, Siqueira NP et al. Paracoccidioidomycosis: Current status and future trends. Clin Microbiol Rev [Internet]. 2022 Dec 21 [Acesso em: 2024 Jul];35(4):e0023321.

Marshall GS, Edwards KM, Butler J, Lawton AR. Syndrome of periodic fever, pharyngitis, and aphthous stomatitis. J Pediatr [Internet]. 1987 [Acesso em: 2024 Jul];110(1):43-6.

McIsaac WJ, White D, Tannenbaum D, Low DE. A clinical score to reduce unnecessary antibiotic use in patients with sore throat. CMAJ [Internet]. 1998 Jan 13 [Acesso em: 2024 Jul];158(1):75-83.

Mitchell RB, Pereira KD, Friedman NR. Sleep-disordered breathing in children:Survey of current practice. Laryngoscope [Internet]. 2006 Jun [Acesso em: 2024 Jul];116(6):956-8.

Nunes WR Jr, Di Francesco RC. Variation of patterns of malocclusion by site of pharyngeal obstruction in children. Arch Otolaryngol Head Neck Surg [Internet]. 2010 Nov [Acesso em: 2024 Jul];136(11):1116-20.

Paradise JL, Bluestone CD, Colborn DK, Bernard BS, Rockette HE, Kurs-Lasky M. Tonsillectomy and adenotonsillectomy for recurrent throat infection in moderately affected children. Pediatrics [Internet]. 2002 Jul [Acesso em: 2024 Jul];110(1 Pt 1):7-15.

Shulman ST, Bisno AL, Clegg HW, Gerber MA, Kaplan EL, Lee G et al. Clinical practice guideline for the diagnosis and management of group A streptococcal pharyngitis: 2012 update by the Infectious Diseases Society of America. Clin Infect Dis [Internet]. 2012 Nov 15 [Acesso em: 2024 Jul];55(10):1279-82.

Valera F, Travitzki LV, Mattar SE, Matsumoto MN, Elias AM, Anselmo-Lima WT. Muscular, functional and orthodontic changes in pre school children with enlarged adenoids and tonsils. Int J Pediatr Otorhinolaryngol [Internet]. 2003 Jul [Acesso em: 2024 Jul];67(7):761-70.

Vanoni F, Theodoropoulou K, Hofer M. PFAPA syndrome: A review on treatment and outcome. Pediatr Rheumatol Online J [Internet]. 2016 Jun 27 [Acesso em: 2024 Jul];14(1):38.

Wang DY, Clement P, Kaufman L, Derde MP. Fiberoptic examination of the nasal cavity and nasopharynx in children. Acta Otorhinolaryngol Belg [Internet]. 1991 [Acesso em: 2024 Jul];45(3):323-9.

Windfuhr JP. Tonsillectomy remains a questionable option for pediatric autoimmune neuropsychiatric disorders associated with streptococcal infections (PANDAS). GMS Curr Top Otorhinolaryngol Head Neck Surg [Internet]. 2016 Dec 15 [Acesso em: 2024 Jul]:15:Doc07.

Windfuhr J. Indications for tonsillectomy stratified by the level of evidence. GMS Curr Top Otorhinolaryngol Head Neck Surg [Internet]. 2016 Dec 15 [Acesso em: 2024 Jul]:15:Doc09.

CAPÍTULO 138

Síndrome do Respirador Oral

Andrea Braga • Carolina Sponchiado Miura • Renata C. Di Francesco

INTRODUÇÃO

A prevalência da síndrome do respirador oral no Brasil é variável. Chedid et al. encontraram uma prevalência de 35,7% entre crianças de 5 a 6 anos, através de questionário aplicado aos pais,[1] e Abreu et al. encontraram uma prevalência de 55% entre crianças de 3 a 9 anos baseados em sinais e sintomas.[2] Nesse estudo, descreveram como principais sintomas: respiração oral noturna (86%), roncos (79%), prurido nasal (77%), sialorreia noturna (62%), sono agitado (62%), obstrução nasal (49%) e irritabilidade durante o dia (43%). É importante destacar que uma grande parcela dos pais não relata espontaneamente esses sintomas, que devem, portanto, ser ativamente questionados por pediatras e otorrinolaringologistas.

As principais etiologias da síndrome do respirador oral encontradas por Abreu et al. foram rinite alérgica (RA) em 81,4% dos casos, hipertrofia adenoideana (HA) em 79,2%, hipertrofia amigdaliana em 12,6% e desvio de septo nasal obstrutivo em 1%.[2] O manejo precoce e correto destas causas, além de reduzir significativamente os custos em saúde pública, pode prevenir o desenvolvimento da síndrome do respirador oral caracterizada por distúrbios do crescimento craniofacial, alterações dentárias, alterações musculares, distúrbios do sono, déficit de crescimento, sintomas neurocognitivos, problemas cardiovasculares e infecções de repetição.[3]

DISTÚRBIOS DO CRESCIMENTO CRANIOFACIAL

A falta da respiração nasal em crianças resulta em aumento da resistência nasal e, consequentemente, respiração oral, o que prejudica sobremaneira a harmonia do desenvolvimento dentocraniofacial.

Grande parte do desenvolvimento da face ocorre no período pós-natal, em conjunto com o desenvolvimento de funções fisiológicas básicas como a respiração nasal e a alimentação, resultado da interação de fatores sistêmicos: genéticos, endócrinos, metabólicos e locais, como dentição, hábitos inadequados (chupeta, sucção de dedo etc.), alterações musculares e a respiração, de modo a garantir um desenvolvimento craniofacial harmonioso. Qualquer alteração funcional nas crianças vai resultar em distúrbios do crescimento. O crescimento da face é completado em idade precoce: 60% ocorre durante os 4 primeiros anos e até os 12, 90% do crescimento craniofacial está finalizado. O desenvolvimento da mandíbula completa-se por volta dos 18 anos.[4]

A respiração oral gera sinais diferentes ativando sistemas distintos para o estímulo do crescimento, podendo resultar em uma variação morfológica da face, mais comumente caracterizada como uma face mais alongada, antigamente chamada de "fácies adenoideano".[5]

O indivíduo com respiração oral apresenta um crescimento desarmônico da face, o que resulta em típicas características faciais:

- Maxila atrésica
- Protusão de incisivos superiores
- Mordidas aberta e cruzada
- Eversão de lábio inferior
- Lábio superior hipodesenvolvido
- Narinas estreitas
- Hipotonia da musculatura perioral.

Alterações craniofaciais

Apesar de ainda controverso, sabe-se que a obstrução nasal e consequente suplência por respiração oral resultam em alterações posturais que alteram o crescimento e desenvolvimento craniofacial: posição mais baixa da língua e mandíbula, e elevação da posição da cabeça. É a postura da mandíbula e da língua rebaixadas que, se for mantida durante o crescimento, pode alterar a relação dos arcos dentários, causando um aumento da altura facial inferior e palato estreito.[6]

Segundo Enlow, a patência da via aérea é a peça-chave para o desenvolvimento da face e crescimento e desenvolvimento do complexo nasomaxilar. A passagem do ar promove a reabsorção óssea na parte interna das fossas nasais e a deposição óssea na parte externa, contribuindo para o rebaixamento do palato duro.[4]

Quando a respiração oral se torna habitual, diversas mudanças posturais podem ocorrer, gerando alterações neuromusculares, esqueléticas e dentárias. Para se criar uma passagem de ar pela boca, os lábios tornam-se entreabertos, a mandíbula é mantida em uma posição inferior e a língua é deslocada para baixo e para frente. Se a boca é mantida aberta durante um longo período, é possível que o crescimento da mandíbula seja levado a uma rotação maior para baixo e para trás, o que permite a irrupção contínua dos dentes posteriores e crescimento alveolar excessivo. Está instalada a mordida aberta esquelética. Isso ocorre devido à falta de contato entre os dentes superiores e inferiores durante a deglutição. Os músculos supra-hioideos se contraem, enquanto o masséter, o pterigóideo interno e o temporal ficam relaxados, dificultando o fechamento da mandíbula. O crescimento alveolar e a irrupção dentária irrestritos inibem, cada vez mais, a volta da mandíbula à sua posição original, perpetuando as modificações craniofacias.[6]

As características craniofaciais de respiradores orais podem ser mais bem estudadas e descritas através do estudo cefalométrico, o qual consiste em uma análise de pontos anatômicos de referência em um traçado do esqueleto facial em perfil, a partir de uma telerradiografia da cabeça. Algumas alterações são mais frequentes em respiradores orais, tais como a relação SNA (medida da posição da maxila em relação à base anterior do crânio) e SNB (medida da posição da mandíbula em relação à base anterior do crânio), que se refere à posição da mandíbula, comumente mais retroposicionada nos respiradores orais. Em pacientes classe III de Angle, o comprimento da nasofaringe, assim com a profundidade da nasofaringe, são diminuídos (Figura 138.1).[6]

Di Francesco et al. estudaram as características morfoesqueléticas de respiradores orais através da cefalometria e concluíram que os meninos apresentam fácies mais longas (dolicofaciais), com menor ângulo da mandíbula, ou seja, mandibula mais retroposicionada. Estas características podem estar correlacionadas com maior prevalência da apneia do sono em adultos (Figura 138.2).[7]

Alterações dentárias

A odontologia descreve as maloclusões dentárias apoiada principalmente na descrição de Angle, de 1889, e baseada em três grandes grupos, a partir da relação anteroposterior entre os primeiros molares permanentes: classe I, em que a cúspide mesiovestibular do primeiro molar superior oclui no sulco mesiovestibular do primeiro molar inferior; classe II, quando a cúspide mesiovestibular do

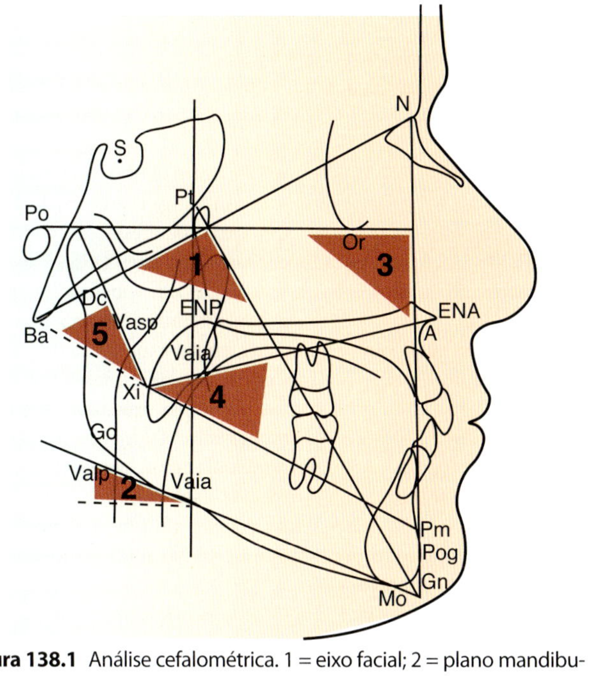

Figura 138.1 Análise cefalométrica. 1 = eixo facial; 2 = plano mandibular; 3 = profundidade facial; 4 = altura facial inferior; 5 = arco mandibular.

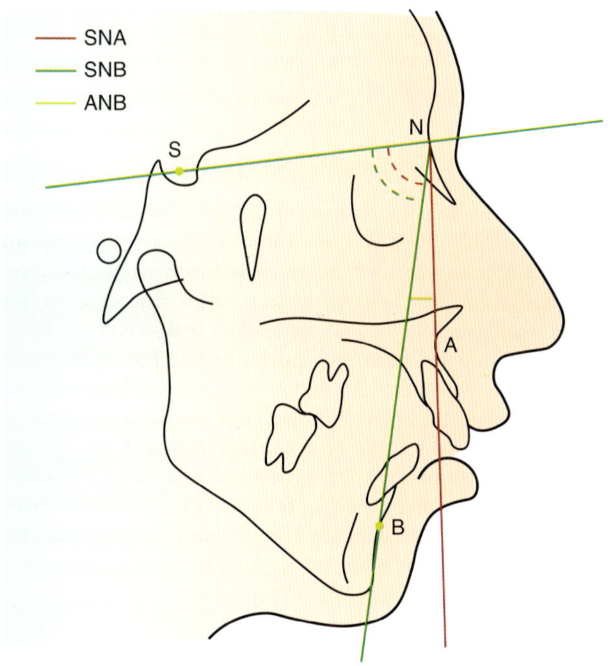

Figura 138.2 Proporção maxila e mandíbula: ângulos SNA e SNB.

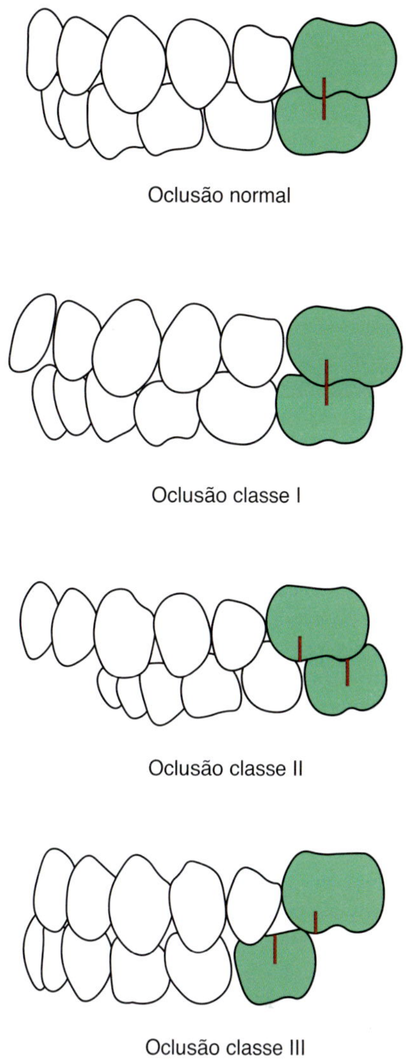

Figura 138.3 Classificação de Angle.

primeiro molar superior oclui anteriormente ao sulco mesiovestibular do primeiro molar inferior (separada em duas divisões: na primeira, os incisivos superiores possuem uma inclinação vestibular e transpasse horizontal aumentado, e na segunda, os incisivos centrais superiores estão retro-inclinados, e os incisivos laterais, vestibularizados; o transpasse horizontal é normal); e classe III, quando a cúspide mesiovestibular do primeiro molar superior oclui à frente do sulco mesiovestibular do primeiro molar inferior (Figura 138.3).[8]

Dentre os pacientes com obstrução nasal, há uma maior prevalência de classe II dentária de Angle, atresia maxilar, além da maior frequência de mordida aberta, principalmente na fase de crescimento pós-puberal, quando já estão definidas as características craniofaciais.

Alterações musculares

O aumento da resistência nasal na infância leva à respiração oral e aos distúrbios respiratórios do sono (DRS) obstrutivos. Para permitir a passagem do ar pela boca, a língua deixa de ter contato com o palato e passa a assumir uma posição de repouso no assoalho bucal. O posicionamento anormal da língua causa um desequilíbrio de forças que tem como consequências a diminuição do tônus da musculatura orofacial e o prejuízo do desenvolvimento e do crescimento maxilomandibular.

A disfunção miofuncional orofacial em crianças respiradoras orais pode perpetuar os DRSs mesmo após a realização de adenotonsilectomia e expansão rápida da maxila,[9] além de ter impactos negativos na fala, mastigação, deglutição, saúde bucal e estética. Consequentemente, a avaliação e o tratamento da criança respiradora oral devem ser multidisciplinares.

Existem protocolos propostos para a avaliação miofuncional em crianças.[10,11] Durante a consulta otorrinolaringológica, é importante avaliar a aparência da face e do palato, a postura e o tônus dos lábios, da língua e das bochechas, além de questionar sobre respiração oral, alterações da fala, mastigação e deglutição. Entre os achados comuns em crianças respiradoras orais estão a hipotonia da face, bochechas volumosas e flácidas, lábio superior encurtado e inferior evertido, palato ogival, língua interposta entre os arcos dentais e dificuldade de protruir e de realizar movimentos de lateralização da língua e da mandíbula (Figura 138.4).

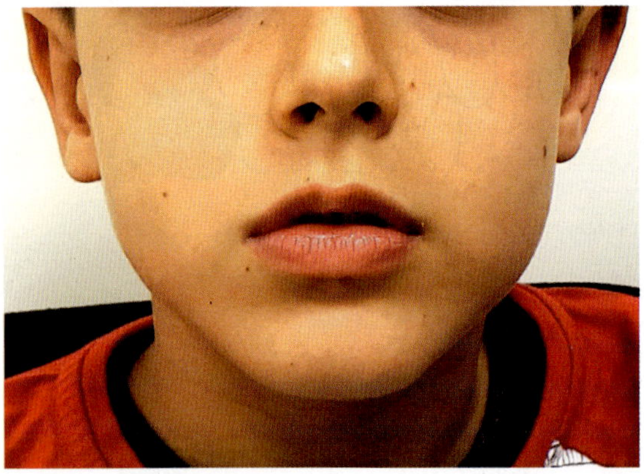

Figura 138.4 Aspecto da face da criança com alteração miofuncional evidenciando ausência de velamento labial, bochechas volumosas e flácidas, encurtamento do lábio superior, lábio inferior evertido.

O tratamento das crianças respiradoras orais e com DRS deve incluir, além da resolução da obstrução, a correção de fatores associados, como a má oclusão e as alterações miofuncionais orofaciais. Após a adenotonsilectomia, ocorre uma recuperação miofuncional espontânea, que é mais acentuada nos primeiros 6 meses após a cirurgia.[12] Crianças com sintomas residuais após esse período devem ser encaminhadas para terapia miofuncional, que pode melhorar o tônus da língua e reduzir os sintomas de DRS e a respiração bucal.[13]

DISTÚRBIOS DO SONO

A respiração oral em crianças está frequentemente associada aos DRSs obstrutivos que incluem desde o ronco primário, com prevalência entre 3 e 12%, até a apneia obstrutiva do sono (AOS), com prevalência em torno de 2%.[14] Além disso, a presença de respiração oral, roncos e apneias também está associada a uma maior probabilidade de bruxismo,[15] que é um distúrbio do movimento relacionado com o sono.

Os DRSs podem ter consequências importantes na cognição, comportamento, sistema cardiovascular e crescimento das crianças, motivo pelo qual o diagnóstico e tratamento precoces são fundamentais.

A história clínica e o exame físico apresentam baixa sensibilidade para o diagnóstico de DRS.[16] A polissonografia ainda é considerada padrão-ouro para o diagnóstico, mas por ser um exame de difícil acesso, especialmente para a população pediátrica, deve ser reservado para casos específicos como obesidade, síndrome de Down, doenças neuromusculares e malformações craniofaciais.

A hipertrofia adenotonsilar é a principal causa de DRS em crianças e a adenotonsilectomia ainda é o tratamento de escolha.

DÉFICIT DE CRESCIMENTO

Casos mais graves de obstrução da via aérea alta durante o sono, como a AOS, estão frequentemente associados à interrupção do crescimento. Entre as causas estão a baixa ingesta calórica por diminuição do apetite e dificuldade em ingerir alimentos sólidos, alto gasto calórico respiratório para vencer a obstrução durante o sono, e a baixa secreção de fator de crescimento semelhante à insulina (IGF-1) durante o sono. A melhora da obstrução após a cirurgia de adenotonsilectomia resulta em ganho de peso e restauração da secreção normal de hormônio do crescimento.[17]

SINTOMAS NEUROCOGNITIVOS

A síndrome do respirador oral pode causar déficits neurocognitivos importantes que, no entanto, muitas vezes são pouco reconhecidos e pouco valorizados. Estes déficits resultam em funcionamento cognitivo e social muito alterado, que pode ser confundido com transtornos do neurodesenvolvimento, como o transtorno do déficit de atenção e hiperatividade (TDAH), e ser tratado de forma incompleta ou incorreta.[18]

Nestes pacientes, o ronco, a AOS e outros DRSs, que podem estar associados à respiração oral, causam fadiga e sonolência diurna. No entanto, estas não são as principais manifestações comportamentais de crianças respiradoras orais, pois estes DRSs,[19] e a própria respiração oral,[20] causam mudanças em seu funcionamento cerebral. Este funcionamento cerebral alterado se expressa por disfunções executivas com prejuízo da atenção e memória de trabalho e consequente desatenção e hiperatividade. Se expressa por alterações cognitivas que, junto com a disfunção executiva, acarretam em distúrbios importantes do aprendizado.[1] Consequentemente, se expressa por alterações comportamentais como agressividade, falta de disciplina, comportamento rebelde, isolamento social e alterações de humor.[1] Portanto, crianças com a síndrome do respirador oral podem apresentar prejuízos importantes no desempenho acadêmico, social e emocional.[18]

Este funcionamento cerebral alterado pela respiração oral e pelos DRSs associados, acrescidos às alterações craniofaciais, dentárias e musculares já descritas, e às alterações auditivas que podem coocorrer nestes pacientes, possibilitam também o surgimento de distúrbios da voz, da fala e da linguagem.[21] Estes distúrbios, por sua vez, pioram ainda mais o desempenho acadêmico, social e emocional desta criança. Felizmente, observa-se melhora do funcionamento cerebral e destes déficits após cirurgia de adenoamigdalectomia.[19,22]

PROBLEMAS CARDIOVASCULARES

As alterações cardiovasculares secundárias a AOS em criança já foram comprovadas por diversos estudos. O fluxo aéreo laminar proporcionado pela passagem de ar pelas fossas nasais favorece a manutenção da patência da via aérea superior. Quando existe obstrução nasal, como na criança respiradora oral, o fluxo aéreo turbulento que ocorre na passagem de ar pela boca acarreta em colapso da via aérea, ronco e AOS.

Sequencialmente, ocorre hipoventilação alveolar, hipoxemia e hipercapnia. Os baixos níveis de pO2 agem na vasculatura do órgão aumentando a permeabilidade ao cálcio e ativando uma resposta vasoconstritora que ocorre em duas fases: rápida ou aguda, reversível, iniciada minutos após a hipóxia; e lenta, caracterizada por remodelamento estrutural em longo prazo, com hipertrofia da túnica muscular das pequenas e médias artérias pulmonares. Esta última tem componentes irreversíveis mesmo com a desobstrução de vias aéreas e reversão dos estímulos hipoxêmicos. Da mesma forma, a AOS causa hipercapnia que acarreta em broncoconstricção pulmonar, e as interrupções do sono causam ativação do sistema nervoso simpático, e consequente aumento da pressão arterial sistêmica.[23]

Todas estas repercussões cardiovasculares podem ser detectadas pelo ecocardiograma com Doppler através do aumento da pressão diastólica, hipertrofia ventricular direita, sinais de hipertensão pulmonar, redução da fração de ejeção, dentre outras. Estas manifestações são geralmente subclínicas e os parâmetros cardiovasculares, apesar de aumentados, se mantêm dentro da faixa de normalidade.[23] O ecocardiograma com Doppler é um exame não invasivo, de baixo custo e eficiente para encontrar alterações cardiovasculares precocemente, no entanto, ele não é realizado em todas as crianças com apneia do sono. Segundo Lima et al., ele é utilizado para identificação de alterações sugestivas de hipertensão pulmonar apenas em crianças com apneia do sono grave e com sinais de repercussão cardiovascular.[24]

Ao corrigir a obstrução e resolver a AOS, estes parâmetros melhoram significativamente, porém, existe risco de complicações como edema agudo de pulmão e morte.[24] Por isso, alguns autores sugerem manter crianças com apneia do sono grave com dessaturações em observação noturna, em leito monitorizado, após correção da apneia cirurgicamente, principalmente quando forem obesas e menores de 3 anos.[14]

INFECÇÕES DE REPETIÇÃO

Crianças respiradoras orais podem ter o dobro de chance de apresentar infecções de vias aéreas superiores comparadas às crianças normais.[25] A explicação desta ocorrência é multifatorial. A obstrução nasal que causa a respiração oral pode prejudicar a drenagem de secreção nasal e otológica e favorecer o surgimento de otites médias com efusão (secretora), otites médias agudas (OMA) e rinossinusites agudas (RSA) nesta população. A redução da passagem de ar pelo nariz prejudica seu aquecimento e umidificação, o que pode predispor a amigdalites e até infecções de vias aéreas inferiores de repetição.[26] O caminho inverso também acontece, à medida que as infecções de repetição podem aumentar o tecido linfoide das vias aéreas superiores e, portanto, aumentar a obstrução que causa a respiração oral.[27] Da mesma forma, o uso frequente de antibióticos pode mudar o perfil de resistência bacteriana nestas crianças e mudar seu microbioma natural, o que também favorece infecções de repetição.

Porém, existem outras doenças que podem coexistir e que devem ser descartadas nestas crianças. Em destaque estão a rinite alérgica e as imunodeficiências primarias (IDP). Na Tabela 138.1 estão listados os 10 sinais de alerta para IDP difundidos pela Jeffrey Model Foundation.[28]

Isso se reflete também no custo elevado que esta condição médica gera. Crianças com obstrução das vias aéreas superiores e AOS apresentam um consumo maior dos recursos de saúde, principalmente abaixo dos 5 anos. Isso se deve ao número de internações, frequência de visitas a serviços de emergências e especialistas, falta ao trabalho dos pais e pelo grande uso de medicamentos. Estes mesmos autores referem que uma das possíveis explicações está no maior número de infecções do trato aéreo superior. Crianças submetidas a adenotonsilectomia reduzem o custo anual em 20%.[29]

Tabela 138.1 Dez sinais de alerta para os erros inatos da imunidade difundidos pela Jeffrey Model Foundation.

1. Duas ou mais pneumonias no último ano
2. Quatro ou mais novas otites no último ano
3. Estomatites de repetição ou monilíase por mais de 2 meses
4. Abscessos de repetição ou ectima
5. Um episódio de infecção sistêmica grave (meningite, osteoartrite, septicemia)
6. Infecções intestinais de repetição/diarreia crônica
7. Asma grave, doença do colágeno ou doença autoimune
8. Efeito adverso ao BCG e/ou infecção por micobactéria
9. Fenótipo clínico sugestivo de síndrome associada a imunodeficiência
10. História familiar de imunodeficiência

REFERÊNCIAS BIBLIOGRÁFICAS

1. Chedid KA, Francesco RC, Junqueira PA. A influência da respiração oral no processo de aprendizagem da leitura e escrita em crianças pré-escolares. Rev Psicopedagogia [Internet]. 2004 [Acesso em: 2024 Jul];21(65):157-63.
2. Abreu RR, Rocha RL, Lamounier JA, Guerra AF. Etiology, clinical manifestations and concurrent findings in mouth-breathing children. J Pediatr (Rio J) [Internet]. 2008 [Acesso em: 2024 Jul];84:529-35.
3. Kuroishi RC, Garcia RB, Valera FC, Anselmo-Lima WT, Fukuda MT. Deficits in working memory, reading comprehension and arithmetic skills in children with mouth breathing syndrome: Analytical cross-sectional study. Sao Paulo Med J [Internet]. 2015 [Acesso em: 2024 Jul];133:78-83.
4. Enlow DH Hans MG. Noções básicas sobre crescimento facial. 1. ed. Santos, São Paulo;GEN:1998.
5. Calvo-Henríquez C, Martins-Neves S, Faraldo-García A, Ruano-Ravina A, Rocha S, Mayo-Yáñez M et al. Are pediatricians and otolaryngologists well prepared to identify early signs of vertical facial growth? Int J Pediatr Otorhinolaryngol [Internet]. 2019 Apr [Acesso em: 2024 Jul];119:161-5.
6. Jaiswal S, Sayed F, Kulkarni VV, Kulkarni P, Tekale P, Fafat K. Comparative evaluation of the relationship between airway inadequacy, head posture, and craniofacial morphology in mouth-breathing and nasal-breathing patients: A cephalometric observational study. Cureus [Internet]. 2023 [Acesso em: 2024 Jul];15:e47435.
7. Di Francesco R, Monteiro R, Paulo ML, Buranello F, Imamura R. Craniofacial morphology and sleep apnea in children with obstructed upper airways: Differences between genders. Sleep Med [Internet]. 2012 [Acesso em: 2024 Jul];13: 616-20.
8. Rezende TG, Soares B, Martins J, Maia T, Yassuda D. Classificação de Angle – uma revisão de literatura. Revista de Trabalhos Acadêmicos. Niteroi; 2018.
9. Guilleminault C, Huang YS, Monteyrol PJ, Sato R, Quo S, Lin CH. Critical role of myofascial reeducation in pediatric sleep-disordered breathing. Sleep Med [Internet]. 2013 [Acesso em: 2024 Jul];14:518-25.
10. Bakke M, Bergendal B, McAllister A, Sjogreen L, Asten P. Development and evaluation of a comprehensive screening for orofacial dysfunction. Swed Dent J [Internet]. 2007 [Acesso em: 2024 Jul];31:75-84.
11. Felicio CM, Ferreira CL. Protocol of orofacial myofunctional evaluation with scores. Int J Pediatr Otorhinolaryngol [Internet]. 2008 [Acesso em: 2024 Jul];72:367-75.
12. Valera FC, Trawitzki LV, Anselmo-Lima WT. Myofunctional evaluation after surgery for tonsils hypertrophy and its correlation to breathing pattern: A 2-year-follow up. Int J Pediatr Otorhinolaryngol [Internet]. 2006 [Acesso em: 2024 Jul];70:221-5.
13. Villa MP, Evangelisti M, Martella S, Barreto M, Del Pozzo M. Can myofunctional therapy increase tongue tone and reduce symptoms in children with sleep-disordered breathing? Sleep Breath [Internet]. 2017 [Acesso em: 2024 Jul];21:1025-32.
14. Marcus CL, Brooks LJ, Draper KA, Gozal D, Halbower AC, Jones J et al. Diagnosis and management of childhood obstructive sleep apnea syndrome. Pediatrics [Internet]. 2012 Sep [Acesso em: 2024 Jul];130(3):e714-55.
15. Oh JS, Zaghi S, Ghodousi N, Peterson C, Silva D, Lavigne GJ et al. Determinants of probable sleep bruxism in a pediatric mixed dentition population: A multivariate analysis of mouth vs. nasal breathing, tongue mobility, and tonsil size. Sleep Med [Internet]. 2021 [Acesso em: 2024 Jul];77:7-13..
16. Goodwin JL, Kaemingk KL, Mulvaney SA, Morgan WJ, Quan SF. Clinical screening of school children for polysomnography to detect sleep-disordered breathing - The Tucson Children's Assessment of Sleep Apnea study (TuCASA). J Clin Sleep Med [Internet]. 2005 [Acesso em: 2024 Jul];1:247-54.

17. Nieminen P, Lopponen T, Tolonen U, Lanning P, Knip M, Lopponen H. Growth and biochemical markers of growth in children with snoring and obstructive sleep apnea. Pediatrics [Internet]. 2002 [Acesso em: 2024 Jul];109:e55.
18. Kalaskar R, Bhaje P, Kalaskar A, Faye A. Sleep difficulties and symptoms of attention-deficit hyperactivity disorder in children with mouth breathing. Int J Clin Pediatr Dent [Internet]. 2021 [Acesso em: 2024 Jul];14: 604-9.
19. Ghaderi S, Mohammadi S, Mohammadi M. Obstructive sleep apnea and attention deficits: A systematic review of magnetic resonance imaging biomarkers and neuropsychological assessments. Brain Behav [Internet]. 2023 Nov [Acesso em: 2024 Jul];13(11):e3262.
20. Jung JY, Kang CK. Investigation on the effect of oral breathing on cognitive activity using functional brain imaging. Healthcare (Basel) [Internet]. 2021 May 29 [Acesso em: 2024 Jul];9(6):645.
21. Alhazmi WA. Mouth breathing and speech disorders: A multidisciplinary evaluation based on the etiology. J Pharm Bioallied Sci [Internet]. 2022 [Acesso em: 2024 Jul];14: 911-6.
22. Shan S, Wang SY, Yang X, Liu F, Xiu LY. Effect of adenotonsillectomy on the growth, development, and comprehensive cognitive abilities of children with obstructive sleep apnea: A prospective single-arm study. BMC Pediatrics [Internet]. 2022 [Acesso em: 2024 Jul];15;22(1):41.
23. Ehsan Z, Ishman SL, Kimball TR, Zhang NH, Zou YS, Amin RS. Longitudinal cardiovascular outcomes of sleep disordered breathing in children: A meta-analysis and systematic review. Sleep [Internet]. 2017 [Acesso em: 2024 Jul];40.
24. Lima MS, Nader CM, Franco LP, Meira ZM, Capanema FD, Guimarães RE et al. Pulmonary hypertension evaluation by Doppler echocardiogram in children and adolescents with mouth breathing syndrome. Braz J Otorhinolaryngol [Internet]. 2017 May-Jun [Acesso em: 2024 Jul];83(3):292-8.
25. Kukwa W, Guilleminault C, Tomaszewska M, Kukwa A, Krzeski A, Migacz E. Prevalence of upper respiratory tract infections in habitually snoring and mouth breathing children. Int J Pediatr Otorhi [Internet]. 2018 [Acesso em: 2024 Jul];107:37-41.
26. Kim JY, Ko I, Kim DK, Yu MS. Adenotonsillectomy does not alter the risk of upper airway infections in children. Laryngoscope [Internet]. 2021 [Acesso em: 2024 Jul];131:2376-83.
27. Aïem E, Leblais C, Lupi L, Doglio A. Is there an association between viral infections and risk for pediatric obstructive sleep apnea? A systematic review. Children (Basel) [Internet]. 2023 [Acesso em: 2024 Jul];10.
28. Fundação Jeffrey Modell, Cruz Vermelha Americana. Imunodeficiência primária (IDP). Disponível em: https://res.cloudinary.com/info4pi/image/upload/v1660320590/warning_signs_portuguese_2_6cbfde7dbd.pdf
29. Reuveni H, Simon T, Tal A, Elhayany A, Tarasiuk A. Health care services utilization in children with obstructive sleep apnea syndrome. Pediatrics [Internet]. 2002 [Acesso em: 2024 Jul];110:68-72.

CAPÍTULO

139

Adenotonsilectomia

Raimar Weber • Marcos Rabelo de Freitas • Isabelle Oliveira Jataí Capelo

INTRODUÇÃO

A adenoidectomia é ainda hoje um dos procedimentos mais frequentemente realizados em crianças. As suas principais indicações incluem o tratamento das condições obstrutivas (obstrução nasal e apneia obstrutiva do sono), do mau funcionamento da tuba auditiva (otite média crônica com efusão) e das infecções crônicas e recorrentes (rinossinusites e otites). Na última década, observou-se um aumento na incidência de crianças sendo submetidas a cirurgia de adenoidectomia, além de passarem pelo procedimento em idades mais precoces.[1] Esses dados provavelmente são consequência de maior facilidade de acesso aos métodos diagnósticos e aos avanços nas técnicas anestésicas.

A cirurgia de remoção das tonsilas é normalmente realizada em crianças e adultos para tratamento da apneia obstrutiva do sono e das tonsilites recorrentes. Segundo as diretrizes da American Academy of Otolaryngology Head and Neck Surgery,[2] a tonsilectomia desempenha um papel importante para resolver os distúrbios respiratórios do sono relacionados com hiperplasia tonsilar em crianças. A morbidade após a cirurgia de tonsilectomia é determinada pela dor e pelas significativas restrições na dieta e nas atividades do dia a dia. Retorno à dieta normal e às atividades diárias, ingestão de analgésicos e tipo de analgésicos consumidos são, consequentemente, desfechos frequentes de estudos que avaliam o benefício das novas tecnologias utilizadas nas cirurgias de tonsilectomia.[3]

Este capítulo aborda as técnicas cirúrgicas da adenoidectomia e tonsilectomia, além de revisar indicações, contraindicações e complicações relacionadas com procedimentos.

INDICAÇÕES

Obstrução nasal e os distúrbios respiratórios do sono

Os distúrbios respiratórios do sono (DRS) incluem desde a síndrome de aumento da resistência das vias aéreas superiores até a apneia obstrutiva do sono (AOS). O distúrbio respiratório obstrutivo do sono é caracterizado pela obstrução parcial ou completa recorrente das vias aéreas superiores durante o sono, resultando na interrupção da oxigenação/ventilação normal e dos padrões de sono. Os sintomas da apneia do sono e dos DRSs são:

- Respiração bucal
- Rinorreia crônica
- Alterações de expressão de fala
- Anosmia/hiposmia
- Engasgos durante a alimentação
- Diminuição de apetite e seletividade alimentar
- Tempo prolongado durante alimentação
- Alterações de comportamento
- Apneia
- Sonambulismo
- Ronco
- Respiração ofegante, engasgos e tosse
- Pesadelos
- Enurese noturna
- Diaforese.

A hiperplasia adenotonsilar é a causa mais comum de DRS em crianças. O tamanho das tonsilas por si só não se correlaciona com a gravidade da obstrução, mas, sim, o volume combinado das tonsilas e das adenoides parece ter estreita correlação com a gravidade da AOS.[4] É provável que a gravidade esteja relacionada com uma combinação de hiperplasia tonsilar e adenoideana, anatomia craniofacial e tônus neuromuscular.

Sabe-se que a AOS aumenta o risco de comportamentos de agressão e em algumas crianças pode levar a sintomas de transtorno de déficit de atenção/hiperatividade. Problemas de memória e atenção, frequentemente associados a AOS, resultam em mau desempenho escolar, e estudos observaram que a qualidade de vida em crianças com AOS é pior do que a dos controles.[5] Foi demonstrado que os problemas comportamentais e neurocognitivos melhoram significativamente após a tonsilectomia, tanto por testes objetivos como por testes subjetivos,[6,7] e essa melhora no comportamento continua por pelo menos 2 anos após a cirurgia. Também foi demonstrado que o desempenho escolar melhora significativamente em crianças com DRS após tonsilectomia, em comparação com aquelas que não foram submetidas a intervenção cirúrgica.[8] Há também uma melhora notável na qualidade de vida em crianças após tonsilectomia por AOS, e essa melhora se mantém por pelo menos 2 anos após a cirurgia.[5]

A enurese noturna secundária também pode estar presente em até 50% das crianças com AOS, e foi demonstrado que a enurese resolve ou melhora na maioria das crianças após adenotonsilectomia.[9]

A AOS pode levar a atraso de crescimento e deve ser considerada em crianças em investigação de déficit de crescimento. Revisão sistemática e metanálise[10] de estudos que avaliaram alterações de altura e peso após tonsilectomia por AOS relataram que os biomarcadores de altura, peso e crescimento aumentaram significativamente.

Os resultados da asma também demonstraram melhorar após tonsilectomia por AOS. Revisão sistemática observou que os marcadores de gravidade da asma – incluindo uso de medicação respiratória, visitas ao pronto-socorro devido a sintomas relacionados, sintomas gerais de asma e exacerbações relacionadas com asma – foram todos significativamente reduzidos após tonsilectomia.[11]

O diagnóstico de distúrbios respiratórios obstrutivos do sono em crianças é frequentemente baseado na história e no exame físico, mas também pode incluir gravações de áudio e vídeo, oximetria de pulso noturna, estudo do sono ou questionários de sono validados.[2,13] As diretrizes atuais[2] recomendam polissonografia em crianças com menos de 2 anos ou se apresentarem obesidade, síndrome de Down, anomalias craniofaciais, doença neuromuscular, doença falciforme ou mucopolissacaridoses. As doenças neuromusculares (neuropatias, paralisia cerebral, miopatias congênitas, distrofias musculares, miotonias e miastenia grave), bem como as mucopolissacaridoses e as anomalias craniofaciais de terço médio, formam um grupo heterogêneo de pacientes que frequentemente manifestam outras formas de distúrbios respiratórios além dos obstrutivos, incluindo apneias centrais e hipoventilação. Em crianças com eventos predominantemente não obstrutivos, o diagnóstico polissonográfico pré-operatório é de extrema importância, uma vez que a tonsilectomia pode não estar indicada e outras opções de tratamento devem ser exploradas. Em crianças, não se recomenda a realização de exames domiciliares, uma vez que a presença de um técnico acompanhando o exame garante que todos os sensores permanecerão com posicionamento adequado durante toda a noite.

Otite média com efusão

A otite média com efusão (OME) ocorre secundariamente à disfunção da tuba auditiva, sendo relativamente comum após infecções das vias aéreas superiores ou após otite média aguda (OMA) em crianças entre 6 meses e 4 anos, particularmente naquelas com síndrome de Down ou fenda palatina. A intervenção cirúrgica para as crianças em geral é indicada após 3 meses de OME associada a perda auditiva. No entanto, os médicos devem identificar aquelas consideradas sob risco aumentado para dificuldades de fala, linguagem ou aprendizado por apresentarem fatores de base sensoriais, físicos, cognitivos ou comportamentais, apresentados na Tabela 139.1. Nessas crianças, o tratamento cirúrgico deve ser considerado o mais precocemente.[13]

Para crianças acima de 4 anos, há evidências suficientes para a recomendação de apenas a adenoidectomia (mesmo sem a realização concomitante de timpanotomia para tubo de ventilação [TTV]) como um tratamento efetivo a longo prazo para a resolução da OME. Para crianças abaixo de 4 anos, a indicação principal para o tratamento da OME é a realização da TTV; a adenoidectomia nesses casos deve ser realizada concomitantemente, desde que haja indicação por outras razões além da OME (como obstrução nasal ou distúrbio respiratório do sono).[13] Revisão sistemática com metanálise incluindo mais de 70 mil cirurgias de TTV observou que a incidência de recidiva de OME com necessidade de nova inserção de tubo de ventilação foi de 31,8% (IC 95%, 23,9-39,8%) após apenas a TTV, e que a realização de adenoidectomia concomitante à TTV diminuiu a incidência da necessidade de uma nova TTV para 17,2% (IC 95%, 12,2-22,2%).[14]

Otite média aguda recorrente e sinusite crônica em crianças

Diversos estudos desde os anos 1990 observam diminuição da incidência de OMA e sinusite em crianças após a realização da adenoidectomia.[15-17] Os mecanismos que causam disfunção da tuba auditiva, bem como o fato de a adenoide funcionar como reservatório de bactérias patogênicas – incluindo *H. influenzae*, *S. aureus* e *S. pneumoniae* –[18] na forma de biofilmes têm sido propostos para explicar a eficácia da adenoidectomia para essas condições.

Revisão sistemática[19] avaliou os efeitos da adenoidectomia (com ou sem TTV) no tratamento de crianças com OMA recorrente com tratamento não cirúrgico ou apenas TTV. O desfecho primário foi falha 12 meses após a cirurgia, definida como quatro ou mais episódios de OMA, presença de efusão na orelha média por mais de 6 meses, necessidade de cirurgia adicional ou melhora da audição em menos 10 dB. Houve menos falhas aos 12 meses no grupo que realizou adenoidectomia; análises adicionais evidenciaram que efeito particularmente favorável da adenoidectomia em crianças com menos de 2 anos com OMA recorrente (taxa de falha de 16 *versus* 27% com ou sem adenoidectomia, respectivamente, com NNT = 9).

Outra revisão sistemática[20] observou que a adenoidectomia reduz os sintomas de rinossinusite crônica relatados pelo cuidador na maioria dos pacientes pediátricos, com sucesso de 69,3% (IC 95% = 56,8-81,7%). O *European Position Paper on Rhinosinusitis and Nasal Polyps 2020*[21] reconhece que, segundo as evidências atuais, bactérias albergadas em biofilmes no interior da adenoide contribuem para a rinossinusite crônica em pediatria, mesmo na ausência de hiperplasia obstrutiva, e que a adenoidectomia é o tratamento cirúrgico padrão em crianças abaixo de 12 anos com rinossinusite crônica refratária ao tratamento clínico.

Tabela 139.1 Fatores de risco para dificuldades de desenvolvimento em crianças com otite média com efusão.

Perda auditiva permanente independente de outra razão (não OME)
Distúrbio ou atraso suspeito ou confirmado de fala e linguagem
Transtorno do espectro autista ou outros transtornos invasivos do desenvolvimento
Síndromes ou distúrbios craniofaciais que incluem atrasos cognitivos, de fala ou de linguagem
Cegueira ou deficiência visual permanente
Fenda palatina, com ou sem síndrome associada
Atraso de desenvolvimento

OME = otite média com efusão. (Adaptada de: Rosenfeld et al.[14])

Tonsilite recorrente

As tonsilites recorrentes em crianças continuam a ser uma indicação comum de consulta de otorrinolaringologia. Embora diversos estudos demonstrem apenas benefícios modestos da tonsilectomia em crianças com tonsilite recorrente, a satisfação dos pais com os resultados do procedimento chega a 92%. Essa disparidade entre as taxas de satisfação dos pais e a eficácia clínica publicada pode ser explicada pela falta de medidas de resultados entre pais/filhos específicas para tonsilectomia e para dores de garganta recorrentes.

A última atualização das diretrizes da American Academy of Otolaryngology Head and Neck Surgery Foundation[2] para a realização de tonsilectomia em crianças traz recomendações de forma separada para as crianças que apresentam fatores modificadores que podem favorecer a decisão a favor da tonsilectomia. Os fatores modificadores a ser considerados na tomada de decisão para a tonsilectomia com objetivo de tratamento de infecções recorrentes são:

- Alergias ou intolerâncias a múltiplos antibióticos
- Abscesso peritonsilar
- Síndrome PFAPA (do inglês *periodic fever, aphthous stomatitis, pharyngitis and adenitis* – febre, estomatite aftosa, faringite e adenite recorrentes)
- Síndrome PANDAS (do inglês *pediatric autoimmune neuropsychiatric disorders associated with streptococcal infection* – transtornos neuropsiquiátricos autoimunes pediátricos associados a infecção estreptocócica)
- Assimetria das tonsilas
- Estado de portador crônico de EBHGA (estreptococo beta-hemolítico do grupo A)
- Halitose
- Convulsões febris.

Infecções recorrentes sem fatores modificantes

Os critérios de Paradise foram descritos em 1984[22] e ainda hoje permanecem o padrão para a tomada de decisão cirúrgica em casos de faringotonsilites recorrentes. Há forte recomendação para a espera vigilante nos casos em que as crianças com infecções recorrentes de garganta não cumprem os critérios de Paradise para indicação de tonsilectomia por infecções recorrentes de garganta,[22] que são frequência de eventos de dor de garganta:

- Sete ou mais episódios no ano anterior, ou
- Cinco ou mais episódios em cada um dos 2 anos anteriores, ou
- Três ou mais eventos em cada um dos 3 anos anteriores.

O objetivo da recomendação é evitar intervenções desnecessárias em crianças com infecção recorrente de garganta que tenham história natural favorável e consequentemente tenham probabilidade de melhora mesmo sem tratamento cirúrgico. A recomendação é embasada em evidências de Grau A (revisões sistemáticas de ensaios clínicos randomizados) que não conseguem demonstrar vantagens clinicamente importantes da cirurgia em relação à observação isolada para esses pacientes, e de Grau C (estudos observacionais) mostrando melhora com espera vigilante.

Já para as crianças que apresentam algum dos critérios descritos anteriormente, com documentação no prontuário médico para cada episódio de dor de garganta e um ou mais dos seguintes eventos: temperatura acima de 38,3°C, adenopatia cervical, exsudato tonsilar ou teste positivo para EBHGA, os médicos têm a opção de recomendar a tonsilectomia para crianças com infecção de garganta recorrente sem fatores modificadores, embasados em evidências Grau B (revisão sistemática de ensaios clínicos randomizados com limitações de randomização, recrutamento ou acompanhamento) e alguns estudos observacionais de Grau C.

Os cuidadores e pacientes que atendem aos critérios devem ser avisados dos modestos benefícios esperados da tonsilectomia, em comparação com a história natural de resolução com espera vigilante, bem como o risco de morbidade e complicações cirúrgicas. Considera-se que existe um equilíbrio que permite indicar a tonsilectomia ou a espera vigilante como uma opção de tratamento adequada para essas crianças e não implica que todas as crianças qualificadas devam ser submetidas a cirurgia.

Infecções recorrentes com fatores modificantes

A presença de fatores modificantes deve encorajar a discussão e a tomada de decisão compartilhada entre profissionais de saúde e cuidadores em relação aos fatores que podem favorecer a decisão pela tonsilectomia, além da consideração focada apenas na frequência de tonsilite recorrente. Os fatores modificantes foram citados anteriormente, sem, porém, estarem limitados a esses.

Abscesso peritonsilar

Abscesso peritonsilar (APT) refere-se a uma coleção de pus localizado entre a cápsula tonsilar e o músculo constritor da faringe. É a infecção mais comum dos espaços profundos do pescoço, com taxas médias de incidência anual na faixa de 9 a 41 casos a cada 100 mil habitantes/ano. Adolescentes e os adultos jovens são mais comumente afetados, e o tabagismo é um fator de risco. Os patógenos frequentemente associados são *Fusobacterium necrophorum* e os estreptococos do grupo A. A fisiopatogenia do APT permanece controversa, podendo estar relacionada com disseminação da infecção através das glândulas de Weber (um grupo de glândulas salivares menores localizadas entre o polo superior da tonsila e o palato mole, conectando-se à superfície da tonsila através de um ducto), a disseminação direta a partir da infecção da mucosa tonsilar ou a combinação de ambas.[23]

A apresentação clínica inclui mal-estar, febre, piora progressiva da dor de garganta e disfagia. A dor de garganta associada é marcadamente mais intensa no lado afetado e é com frequência referida como irradiada para o ouvido. Uma voz abafada, de "batata na garganta", é característica. O exame físico geralmente revela trismo, com dificuldade de abertura da boca secundária à inflamação e espasmo dos músculos mastigadores. Linfadenite cervical acentuada e dolorosa frequentemente é palpada no lado afetado. A inspeção da orofaringe revela abaulamento tenso e hiperemia do pilar anterior e do palato mole, tonsila deslocada inferomedialmente, e úvula desviada da linha média para o lado contralateral (Figura 139.1 A). O diagnóstico do APT geralmente é bem-sucedido apenas com anamnese e exame físico. Se houver dúvida em relação à presença de um abscesso (como a falha após a aspiração com agulha), exames radiológicos podem ser úteis. A tomografia computadorizada (TC) com contraste pode ser utilizada para confirmar a presença e a extensão de um abscesso (Figura 139.1 B); como alternativa, a ultrassonografia intraoral pode identificar e diferenciar com precisão um abscesso de uma celulite.[24]

Os tratamentos do APT incluem drenagem do abscesso, tratamento antimicrobiano e o de suporte para garantir hidratação e controle da dor. O papel da tonsilectomia no tratamento do APT permanece controverso, mas o limiar para indicação da cirurgia diminui quando uma criança com infecção recorrente desenvolve ou tem história de abscesso peritonsilar. Em pacientes com abscessos submetidos a drenagem com aspiração por agulha ou incisão, a necessidade subsequente de tonsilectomia é entre 10 e 20%. Essa taxa parece não justificar a tonsilectomia como rotina após um APT, a menos que o paciente também apresente histórico de infecções recorrentes, especialmente com cultura positiva para estreptococos beta-hemolíticos do grupo A. Alguns autores defendem a tonsilectomia "a quente", quando realizada na vigência de um abscesso ativo, especialmente se for necessária anestesia geral para drenagem (p. ex., criança não cooperante) e histórico de doença tonsilar.[2]

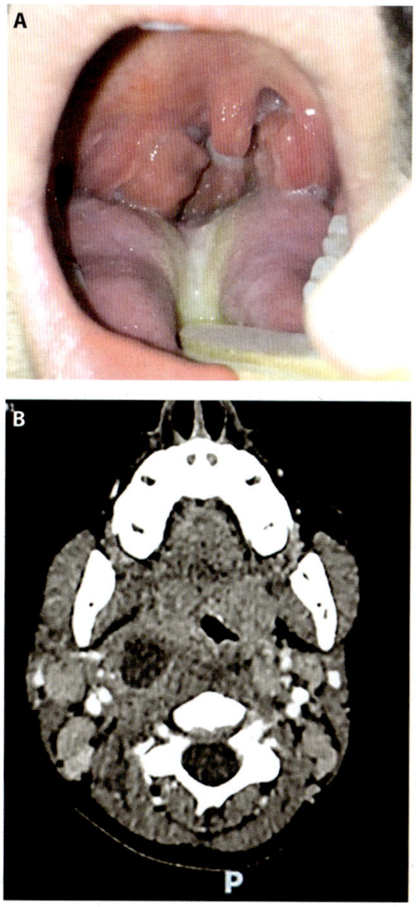

Figura 139.1 Abscesso pertonsilar à direita. **A.** Exame físico observando-se abaulamento tenso e hiperemia do pilar anterior e do palato mole, tonsila deslocada inferomedialmente e úvula desviada da linha média para o lado contralateral; **B.** Corte axial de tomografia computadorizada de pescoço de paciente apresentando abscesso periamigdaliano à direita.

Síndrome PFAPA

A PFAPA é uma doença de etiologia ainda não conhecida. Considerando-se outras síndromes que incluem febre periódica e fazem parte de seu diagnóstico diferencial – a febre familiar do Mediterrâneo, a síndrome febril periódica associada a família de receptores do TNF-α, a síndrome febril periódica e hiperimunoglobulinemia de Muckle-Wells (MWS), a urticária familiar ao frio (FCU) e a síndrome neurológica cutânea e articular infantil crônica –, é provável que a fisiopatogenia da PFAPA tenha fundo genético, apesar de que nenhum gene tenha sido identificado até o momento. Os critérios diagnósticos para PFAPA são:

- Início antes dos 5 anos
- Episódios de febre durando mais de 5 dias associados a sintomas constitucionais

- Assintomático entre as crises
- Exclusão de neutropenia cíclica ou síndromes similares
- Exclusão de doença autoimune, imunodeficiência ou infecção crônica.

Uma rápida melhora dos sintomas com o uso de corticosteroides nos episódios agudos é característica e auxilia no diagnóstico.

A cirurgia de tonsilectomia demonstra-se benéfica no tratamento da síndrome PFAPA. Revisão sistemática encontrou efeito benéfico significativo da tonsilectomia *versus* nenhuma cirurgia na resolução imediata e completa dos sintomas (NNT para obter benefício = 2) e uma redução substancial na frequência e gravidade (duração dos episódios) de quaisquer outros sintomas experimentados (evidência de qualidade Grau A). A tonsilectomia ocasionou uma grande redução no número médio de episódios ao longo do tempo, reduzindo a frequência média de episódios de PFAPA de 1 a cada 2 meses (antes da cirurgia) para menos de 1 episódio a cada 2 anos (após a cirurgia).[1,25]

Síndrome PANDAS

A PANDAS é uma entidade proposta em 1998 para um subconjunto de crianças com transtorno de tiques e/ou transtorno obsessivo-compulsivo (TOC) que tinham início/exacerbação abrupta de sintomas temporalmente associados a infecção por estreptococos. Os critérios diagnósticos incluem presença de TOC e/ou transtorno de tiques; idade de início pré-puberal; início abrupto, "explosivo", de sintomas e/ou um curso de exacerbações e remissões abruptas; uma relação temporal entre os sintomas e infecção pelo estreptococo EBHGA; e a presença de anormalidades neurológicas, incluindo hiperatividade e movimentos coreiformes. Em pacientes com suspeita de PANDAS, a infecção por EBHGA parece desencadear o desenvolvimento de anticorpos antineuronais que reagem de forma cruzada com células dos gânglios da base, de maneira semelhante à coreia de Sydenham. Os títulos de antistreptolisina O (ASLO) parecem aumentar e diminuir com as exacerbações dos sintomas, mas fatores de estresse como infecções virais, febre ou fadiga também podem causar sintomas em um momento em que os títulos de ASLO estão baixos ou negativos. A síndrome PANDAS permanece uma entidade controversa, e até o momento sua validade continua não comprovada, existindo significativas controvérsias ligadas ao seu hipotético mecanismo imunomediado.[26]

Os tratamentos não cirúrgicos propostos para a síndrome incluem o uso de antibióticos, plasmaférese (troca plasmática), imunoglobulina intravenosa, terapia cognitivo-comportamental, drogas anti-inflamatórias esteroides e não esteroides, e inibidores seletivos de recaptação da serotonina (ISRS). A adenotonsilectomia tem sido considerada, juntamente com o uso de antibióticos, uma intervenção precoce para o tratamento de PANDAS. Um estudo[27] que entrevistou uma coorte de 60 cuidadores de crianças diagnosticadas com PANDAS tratadas com antibióticos (n = 60, 100%), adenotonsilectomia (83,3%), imunoglobulina intravenosa (40%), Rituximab® (15%), corticosteroides (20%), e/ou plasmaférese (10%) observou que 66% dos pais ou cuidadores identificaram que a adenotonsilectomia foi o tratamento mais efetivo, e 80% deles realizariam novamente a cirurgia. Embora os cuidadores relatassem a diminuição da frequência dos sintomas ao longo do tempo independentemente do tratamento, e não haver diferença no grau de satisfação com os resultados comparando os diferentes tratamentos, a adenotonsilectomia foi o tratamento preferido e com maior impacto nos sintomas nos pacientes. Por se tratar de uma condição de incidência rara, porém, revisões sistemáticas incluem apenas séries e relatos de caso, havendo escassez de estudos de alto nível sobre esse distúrbio. Dessa forma, o embasamento da indicação cirúrgica puramente para tratamento de PANDAS é fraco, e a cirurgia sem dúvida deve ser realizada naqueles candidatos com indicações baseadas nas diretrizes atuais publicadas.[28,29]

Outros fatores

A última categoria contém uma série de indicações mal validadas para tonsilectomia que não foram testadas em nenhum ensaio controlado ou série de casos: alergias a múltiplos antibióticos, convulsões febris, fala abafada, halitose, má oclusão dentária, e o estado de portador crônico de EBHGA. Há um papel importante para a tomada de decisão compartilhada com os cuidadores ao considerar a tonsilectomia para uma ou mais dessas condições, com decisões individualizadas que levam em conta a gravidade da doença e a qualidade de vida. Os potenciais benefícios da tonsilectomia para essas condições devem ser balanceadas com os potenciais riscos inerentes à cirurgia.[2]

Assimetria das tonsilas

A diferença no tamanho entre as tonsilas direita e esquerda é muito comum, e no passado já houve preocupação com esse fato estar associado a doença maligna, especialmente um linfoma na tonsila maior. Na maioria dos casos, o que ocorre de fato é uma falsa sensação de assimetria, em que as tonsilas têm o mesmo tamanho, mas estão situadas de forma diferente na fossa tonsilar: a tonsila maior está menos superficial na fossa e, consequentemente, torna-se mais aparente. Estudos demonstraram que a assimetria entre as tonsilas por si só não é indicação para sua remoção. Por outro lado, há alta suspeita de linfomas e outras doenças malignas, levando à indicação da remoção das tonsilas, quando houver um aumento unilateral da tonsila associado a alterações na mucosa sobrejacente e/ou linfadenopatia cervical ipsilateral, especialmente quando sintomas constitucionais estiverem presentes. Pacientes unicamente com assimetria tonsilar isolada devem ser apenas monitorados.[30]

Estado de portador crônico de EBHGA

Apesar do desenvolvimento de antibióticos potentes contra a infecção estreptocócica, o estado de portador continua sendo uma condição controversa de tratar. As crianças afetadas apresentam culturas positivas para EBHGA, mas não apresentam sintomas ou têm sintomas mínimos. Evidências mostram a persistência de bactérias viáveis na forma de biofilmes no interior das criptas tonsilares e nas pregas adenoideanas.[31] O tratamento clínico (com amoxicilina-clavulanato, penicilina e rifampicina - não apenas rifampicina - ou clindamicina) para o estado de portador crônico foi delineado pela diretriz da Infectious Diseases Society of America em 2012, e está indicado nas seguintes situações:

- História familiar de febre reumática
- Histórico de glomerulonefrite aguda
- Disseminação tipo "pingue-pongue" na família
- Escola com epidemias de infecção por EBHGA.

O tratamento cirúrgico com tonsilectomia e adenoidectomia é indicado nos casos resistentes.[32]

CONTRAINDICAÇÕES

Com os avanços diagnósticos e tecnológicos na medicina, atualmente não existem contraindicações absolutas para a realização da adenoidectomia e/ou tonsilectomia. Podem ser consideradas contraindicações relativas a condições clínicas que necessitem ser corrigidas ou demandem cuidados especiais no período perioperatório.[33]

As anemias carenciais (ferro, vitamina B12 e ácido fólico) devem ser corrigidas, sugerindo-se postergar o ato cirúrgico até que se atinja um hematócrito superior a 33% e hemoglobina acima de 11 g/dℓ. Já nas anemias por defeitos genéticos da hemoglobina, como as talassemias e a anemia falciforme, deve haver cuidado especial durante o procedimento anestésico para se evitar a hipotermia e a hipoxemia, situações que podem levar à hemólise e a tromboembolias.

A presença de distúrbios de coagulação não são contraindicações para a realização de cirurgia, mas são pacientes que apresentam chances de sangramento intra ou pós-operatórios duas vezes maiores que as da população normal, podendo apresentar índices de sangramento tão altos quanto 53%.[34] As hemofilias tipo A e B, bem como a deficiência de Fator VII, são coagulopatias raras, e de apresentação dramática. No entanto, a doença de von Willebrand é relativamente comum na população em geral, com uma prevalência de até 2%. Uma vez identificada a comorbidade de um distúrbio de coagulação em um paciente com indicação de adenoidectomia ou adenotonsilectomia, é necessário o acompanhamento por médico especialista hematologista para a adequada reposição dos fatores deficientes com o objetivo de reduzir os potenciais riscos de sangramento pós-operatório. Os pacientes podem nem sempre apresentar histórico evidente de hematomas ou sangramento, e o papel da avaliação pré-operatória da hemostasia na adenotonsilectomia ainda é controverso, pois há autores que recomendam sua aplicação apenas para alguns pacientes, enquanto outros defendem seu uso universal. A maioria dos estudos mostrou que um estudo hemostático normal não exclui a possibilidade de um distúrbio de hemostasia e que a maioria dos resultados alterados não está correlacionada com a probabilidade de hemorragia pós-operatória. Assim, as recomendações internacionais desencorajam o rastreio de pacientes saudáveis, embora a maioria dos profissionais de saúde continue a realizar testes pré-operatórios de forma sistemática.

A presença de fissuras submucosas do véu palatino, assim como as fendas palatinas, mesmo depois de corrigidas, aumentam o risco de incompetência velofaríngea após a cirurgia de adenoidectomia. Embora também não seja contraindicação absoluta a realização de adenoidectomia em pacientes fissurados, recomenda-se que a cirurgia seja feita de forma parcial ou modificada: deve-se preservar um pequeno anel de tecido ao longo da crista de Passavant, onde os constritores superior e médio da faringe se encontram.[32]

TÉCNICAS CIRÚRGICAS

Adenoidectomia

A adenoidectomia consiste na remoção do tecido adenoideano. É um procedimento realizado sob anestesia geral e intubação orotraqueal para proteção da via aérea. Em geral, o paciente é colocado na posição de Rose com a cabeça e o pescoço levemente estendidos. Após o posicionamento do paciente, um abridor de boca (Mc-Ivor ou Boyle-Davis) (Figura 139.2) é inserido para uma adequada exposição da orofaringe. Em seguida, uma sonda nasal ou uretral Nº 6, 8 ou 10 é inserida por uma ou por ambas as narinas para retração do palato mole. Realiza-se, então, uma palpação digital da nasofaringe, para excluir deiscência de artéria carótida interna, e do palato mole a procura de fenda submucosa.[35]

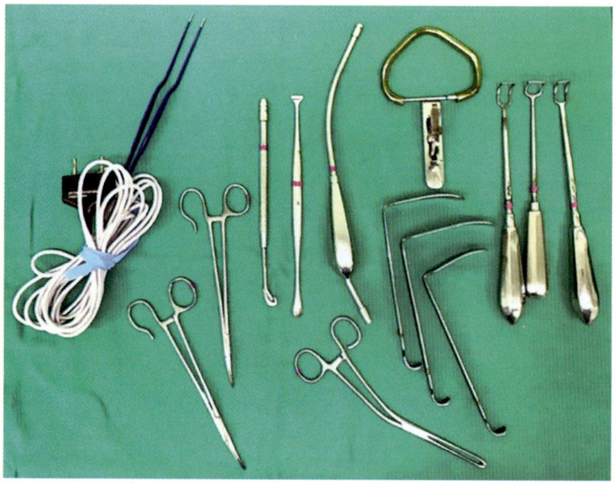

Figura 139.2 Materiais utilizados na adenoidectomia. Da esquerda para a direita: pinça bipolar, pinça Kelly curva, aspirador descolador de tonsila, descolador Hurd, pinça Allis Scoob, aspirador Yankauer, abridor de boca Mc-Ivor e cureta de Beckmann.

A adenoidectomia pode ser realizada de forma convencional, por palpação digital sem a visualização direta do tecido durante sua remoção, ou sob visibilização com a utilização do espelho de Garcia ou de endoscópios. A adequada visualização do tecido adenoideano durante a sua remoção diminui o risco de remoção incompleta ou inadequada. Visualização clara do campo operatório pode ser obtida com o uso de endoscópios, os quais proporcionam excelentes iluminação e foco. Quando comparada com a imagem obtida pelo espelho laríngeo ou dentário, a qualidade da imagem endoscópica é indiscutivelmente melhor. A visão magnificada do endoscópio ajuda a identificar e a evitar estruturas importantes (como a tuba auditiva), permite um melhor controle sobre a profundidade da ressecção do tecido, o que pode ajudar a minimizar danos nos tecidos próximos e melhorar a precisão do procedimento, além de facilitar o aprendizado de médicos em treinamento.[36] Felizmente no Brasil, a cobertura de vídeo para a cirurgia de adenoide tornou-se obrigatória por parte do sistema de saúde complementar a partir da publicação da Resolução Normativa Nº 262 (1/8/2011) pela Agência Nacional de Saúde Suplementar (ANS), que atualizou e incluiu o procedimento Adenoidectomia por Videoendoscopia dentro da lista de procedimentos da ANS de 2012.[37]

Independentemente do instrumento utilizado para a remoção da adenoide, geralmente seu acesso à rinofaringe se dá por via transoral. Também são utilizados abridores de boca, e o palato mole pode ser retraído utilizando-se sondas por uma ou por ambas fossas nasais. A visualização endoscópica da rinofaringe pode ser transnasal, quando o endoscópio é introduzido pelas fossas nasais, ou transoral, quando introduzido pela boca, e ambas podem ser realizadas em qualquer faixa etária (Figura 139.3).

A adenoidectomia assistida por endoscopia transoral não necessita de vasoconstrição. Ópticas de 45 ou 70° de angulação são preferencialmente utilizadas, voltadas sempre em direção cranial. A visão transoral tem melhor visualização da porção sobre os constritores superiores da faringe, e dos recessos retrotubáreos.

A adenoidectomia assistida por endoscopia transnasal requer vasoconstrição tópica nasal. Cotonoides embebidos em solução de lidocaína 2% e adrenalina em concentração de 1:3.500 podem ser utilizados. A utilização de endoscópios de 4 mm e 30° é recomendada, uma vez que as diferentes visões anguladas (caudal, cranial e lateral) permitem maior percepção tridimensional da rinofaringe, especialmente da região dos recessos retrotubáreos. Na visão transnasal, a óptica pode se aproximar da rinofaringe sem "competir" com o instrumento que remove a adenoide por via transoral, e sua lente tende a sujar com menor frequência, já que a gravidade leva os líquidos (sangue, soro e secreções) para longe da óptica, em direção à orofaringe. A visão transnasal é vantajosa em casos nos quais o tecido adenoideano se projeta para o interior da cavidade nasal ou na coana, superiormente ao tórus tubário – regiões que são mal visibilizadas pela via transoral. Deve ser a via de visualização preferencial em crianças com instabilidade cervical, que não podem ter o pescoço estendido, como em alguns casos de síndrome de Down. Essa via também é defendida nos casos de fenda palatina (incluindo a submucosa), em que apenas quantidades limitadas de tecido devem ser removidas. Fatores anatômicos, como desvios septais ou hiperplasia de conchas nasais, podem dificultar a endoscopia transnasal, sendo necessário recorrer a endoscópios mais finos, como os de 3 mm de espessura.

Diferentes instrumentos podem ser utilizados durante a remoção da adenoide, incluindo a cureta, o microdebridador, o

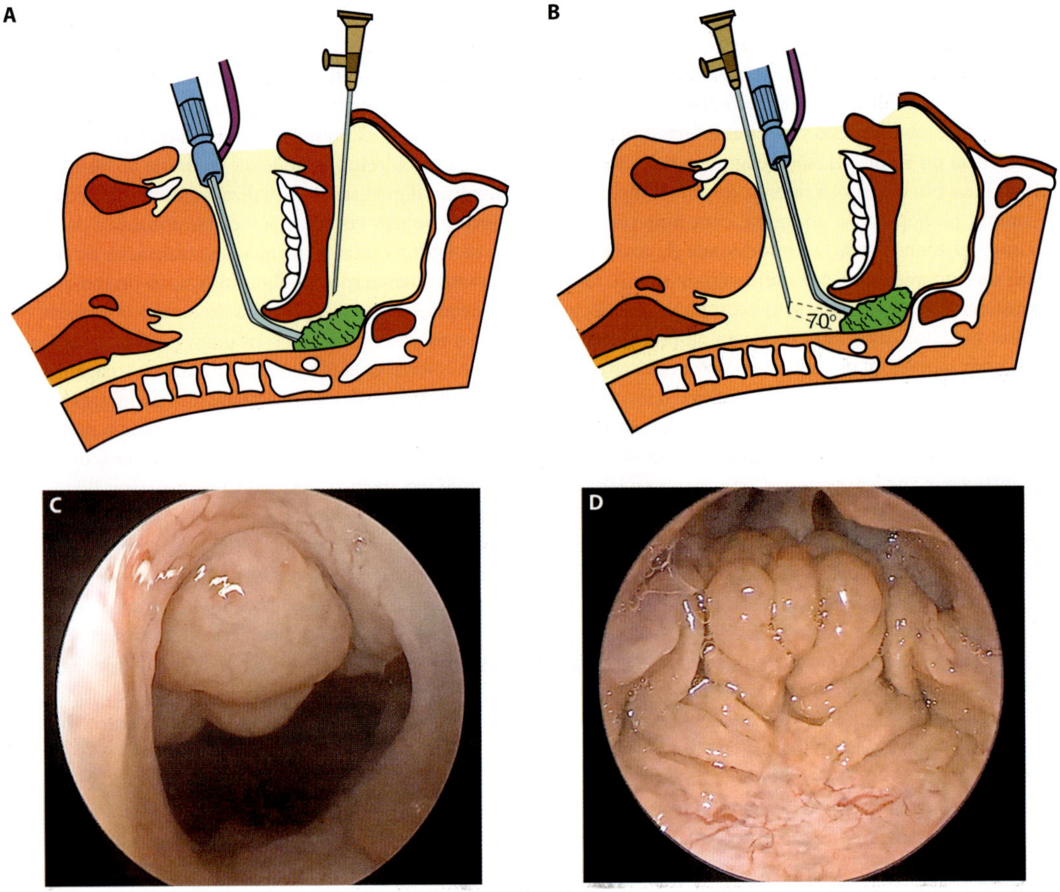

Figura 139.3 Esquema evidenciando as diferenças da visualização endoscópica transnasal (**A**) e transoral (**B**). Nas duas situações, recomenda-se a retração do palato mole utilizando sondas por uma (transnasal) ou ambas (transoral) fossas nasais. Visão da rinofaringe por via transnasal (**C**) e transoral (**D**).

aspirador-cautério e a radiofrequência. Revisão sistemática,[38] incluindo 17 ensaios clínicos randomizados, comparou sangramento intraoperatório, tempo cirúrgico, tecido adenoideano residual e complicações pós-operatórias das diferentes técnicas de adenoidectomia: por curetagem tradicional, com aspirador-cautério, por ablação (Coblation®) assistida por endoscopia, com microdebridador assistida por endoscopia e por *laser*. O estudo observou que a adenoidectomia endoscópica assistida por microdebridador gerou sangramento intraoperatório estatisticamente maior que a curetagem convencional e o aspirador-cautério. Avaliação dos estudos individualmente mostrou que a curetagem convencional levou menor tempo que outras técnicas (incluindo o aspirador-cautério), mas a análise dos dados dos resultados agrupados não revelou qualquer diferença estatisticamente significante entre os grupos, o que significa que os participantes submetidos a qualquer técnica diferente da curetagem tradicional tiveram tempos cirúrgicos, em média, semelhantes aos da curetagem. Pacientes submetidos a adenoidectomia por outras técnicas (que não a curetagem) tinham 97% menos risco de apresentar tecido adenoideano residual do que o grupo curetagem (*odds ratio* 0,03; IC 95% 0,01–0,15), e assim o estudo concluiu que não há uma técnica única que possa ser considerada a melhor para todos os desfechos analisados, mas a curetagem convencional é a técnica menos adequada para a remoção completa do tecido adenoideano.

Adenoidectomia com cureta

A curetagem – controlada pela palpação ou pelo espelho de Garcia –, provavelmente, ainda hoje é a técnica mais utilizada pelos cirurgiões. Demonstra-se altamente eficaz no longo prazo para a maioria dos pacientes, com índices aceitáveis de insucesso e de complicações. A adenoide é removida com a utilização das curetas de Beckmann (Figura 139.4).

A curetagem deve ser realizada na linha média da nasofaringe, desde a porção posterior do septo nasal (superiormente) até o limite inferior da adenoide, tendo cuidado para não lesar estruturas adjacentes, como o tórus tubário. A hemostasia normalmente é feita com a colocação de um tampão de gaze na nasofaringe por alguns

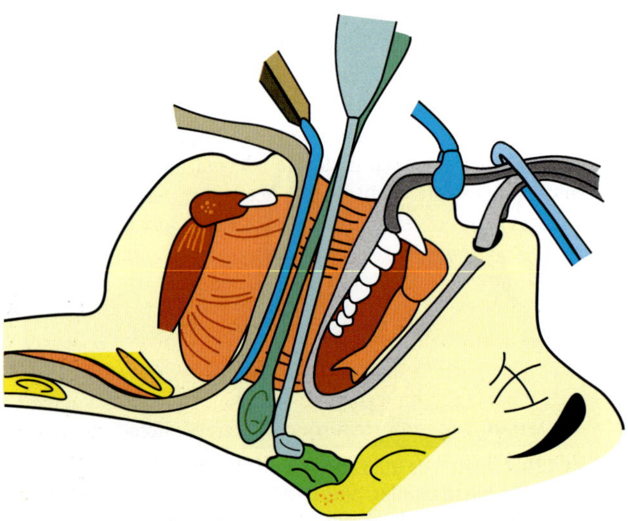

Figura 139.4 Adenoidectomia com cureta.

minutos, e, se necessário, pode ser utilizado um aspirador-cautério para coagular pontos específicos de sangramento sob visualização direta ou através do endoscópio.[35] Após a hemostasia do leito adenoideano, recomenda-se a visualização da nasofaringe com uma óptica de 30, 4 ou 70°, por via transoral ou transnasal, para averiguar se todo o tecido adenoideano foi removido adequadamente.

Aspirador-cautério

O uso do aspirador-cautério monopolar como método primário para a redução do tecido adenoideano foi uma consequência natural de seu uso inicial para hemostasia após a curetagem. A cirurgia é realizada nas mesmas condições que a técnica tradicional, com a necessidade de visualização da rinofaringe com espelho ou por endoscopia (transnasal ou transoral). A potência utilizada está em torno de 30 a 40 W, e o eletrocautério maleável pode ser moldado para se adequar à anatomia do paciente. À medida que o fluido tecidual é vaporizado, há uma drástica redução no tamanho da adenoide. Deve-se tomar cuidado para evitar a cauterização indevida de tecido não adenoideano.[39]

Adenoidectomia com microdebridador

A utilização do microdebridador na otorrinolaringologia já é consagrada em cirurgias nasais como a polipose nasossinusal. Há algum tempo, os microdebridadores ganharam ampla popularidade em outros procedimentos cirúrgicos, como as adenoidectomias,[40] devido a sua facilidade de uso, segurança e eficácia comprovada.

O microdebridador infantil, pré-curvado, é inserido pela cavidade oral, e geralmente é colocado no modo oscilante a 1.500 rpm ou menos, e o tecido é removido apenas no local da lâmina, que é mantida sob visão o tempo todo. Isso permite um controle preciso durante a remoção do tecido (Vídeo 139.1). A profundidade da dissecção pode ser monitorada de forma mais eficaz em comparação com a técnica de cureta para se evitar lesões inadvertidas na musculatura subjacente. Essa técnica permite que o cirurgião realize a remoção parcial do tecido adenoideano para minimizar o risco de insuficiência velo-faríngea pós-operatória em crianças com anomalia de desenvolvimento do palato. A remoção deve ser realizada do centro para a lateral e detrás para a frente. Por último, os tecidos linfoides de mais difícil acesso, como o peritubáreo e o da região superior da coana, são removidos.[41] Um tampão de gaze pode ser utilizado para hemostasia. Essa abordagem tem como desvantagem uma possível remoção inadequada do tecido adenoideano intracoanal. Na abordagem por via transnasal, a nasofaringe e a adenoide são visualizadas com uma óptica de 0 ou 30°, e o microdebridador é inserido em cada uma das fossas nasais para a adenoidectomia.[41] A fossa nasal mais estreita das crianças menores ou a presença de desvios septais podem impedir a passagem adequada dos instrumentos por essa via.

Embora realize com precisão a remoção de tecido, o microdebridador aspira o sangue do campo operatório sem promover hemostasia. Dessa forma, a transição do tecido adenoideano para os tecidos adjacentes pode não ser tão bem identificada e, ao término da remoção, o sangramento deve ser controlado por tamponamento, com o uso do aspirador-cautério ou com o uso de agentes hemostáticos.[39,42]

Adenoidectomia com Coblation® (radiofrequência bipolar)

"*Co*" significa controlado e "*blation*" vem da palavra ablação. A tecnologia Coblation® combina a energia da radiofrequência e solução salina para criar um campo de plasma; é esse plasma que dissolve o tecido que será removido. Diferentemente de outras tecnologias que apenas vaporizam o tecido em altas temperaturas, a remoção pelo plasma é um processo térmico-químico, que ocorre em temperaturas relativamente baixas – entre 40 e 70°C. O plasma remove o tecido de forma precisa, com a vantagem de já promover a hemostasia.[43] O plasma é incapaz de gerar ignição, sendo, portanto, totalmente livre de risco de gerar fogo em via aérea.[44] No entanto, como utiliza energia de radiofrequência, Coblation® é contraindicado em pacientes que usam marca-passo ou outros dispositivos eletrônicos implantáveis.

Uma única ponteira de Coblation® realiza ablação, coagulação e aspiração, e geralmente é utilizada para remover tanto a adenoide como as tonsilas. Por ser maleável, deve ser curvada de forma que possa alcançar adequadamente o tecido adenoideano até as porções mais altas do arco coanal. A potência da ablação durante a adenoidectomia é ajustada entre 8 e 9 W. A remoção de tecido é otimizada com irrigação abundante de solução salina e aspiração potente. A curva de aprendizado para essa técnica certamente é maior do que para outras; a técnica adequada, evitando sangue na ponta do instrumento, previne o entupimento da ponteira. Ela também permite a remoção parcial do tecido adenoideano inferiormente nos casos de risco de insuficiência velo-faríngea. A principal vantagem do Coblation® é promover hemostasia durante o processo de ablação do tecido, o que permite um campo cirúrgico livre de sangramento, promovendo a máxima visualização e segurança durante a remoção do tecido, uma vez que a transição do tecido adenoideano para os tecidos adjacentes pode ser claramente identificada (Vídeo 139.2). Qualquer sangramento ainda existente ao final da cirurgia pode ser controlado com o modo coagulação disponível na própria ponteira.

Tonsilectomia

A tonsilectomia consiste na remoção das tonsilas palatinas. Da mesma forma que na adenoidectomia, o procedimento é realizado sob anestesia geral e intubação orotraqueal, com o paciente na posição de Rose para facilitar a visualização do polo inferior das tonsilas. Um abridor de boca de Mc-Ivor é posicionado para uma adequada exposição da orofaringe.

Diferentes instrumentos podem ser utilizados para a execução da tonsilectomia: dissecção "a frio" com bisturi e pontos hemostáticos, a diatermia (eletrocautério), o microdebridamento com aspiração, a ablação (Coblation®) e *laser*. Independentemente do instrumento utilizado, a maneira pela qual as tonsilas são removidas sempre poderá ser classificada em duas técnicas, de acordo com a preservação ou não de sua cápsula: a intracapsular e a extracapsular (Figura 139.5).

A cápsula tonsilar é uma camada de tecido conjuntivo que envolve o tecido linfoide da tonsila e a separa da musculatura faríngea. Análise histológica do leito amigdaliano em cadáveres[45] evidenciou que o diâmetro dos vasos sanguíneos (artérias e veias) na musculatura faríngea – extracapsulares – são em média duas vezes maiores do que os vasos no tecido linfoide – intracapsulares. Além disso, no interior da tonsila (nível intracapsular) demonstrou-se não haver nervos ou terminações nervosas, ao contrário da mucosa e dos músculos do nível extracapsular que são ricamente inervados. Técnicas de tonsilectomia extracapsulares, com consequente exposição da musculatura faríngea, sempre são seguidas de inflamação secundária ao contato da saliva contendo bactérias e enzimas. Procedimentos que deixam a cápsula tonsilar intacta (intracapsulares), evitando a exposição da musculatura faríngea, reduziriam o grau de resposta inflamatória dentro da musculatura, parecendo razoável afirmar que devem reduzir tanto o risco de sangramento pós-tonsilectomia como a dor pós-operatória, acelerando o processo de cicatrização e, consequentemente, o retorno às atividades diárias.

Desde as primeiras publicações, a partir dos anos 1990, descrevendo o uso de novas tecnologias incluindo o *laser*[46,47] e o microdebridador[48] para a realização de um procedimento intracapsular, diversos estudos demonstraram seus benefícios em relação à diminuição de morbidade com preservação da eficácia. É importante,

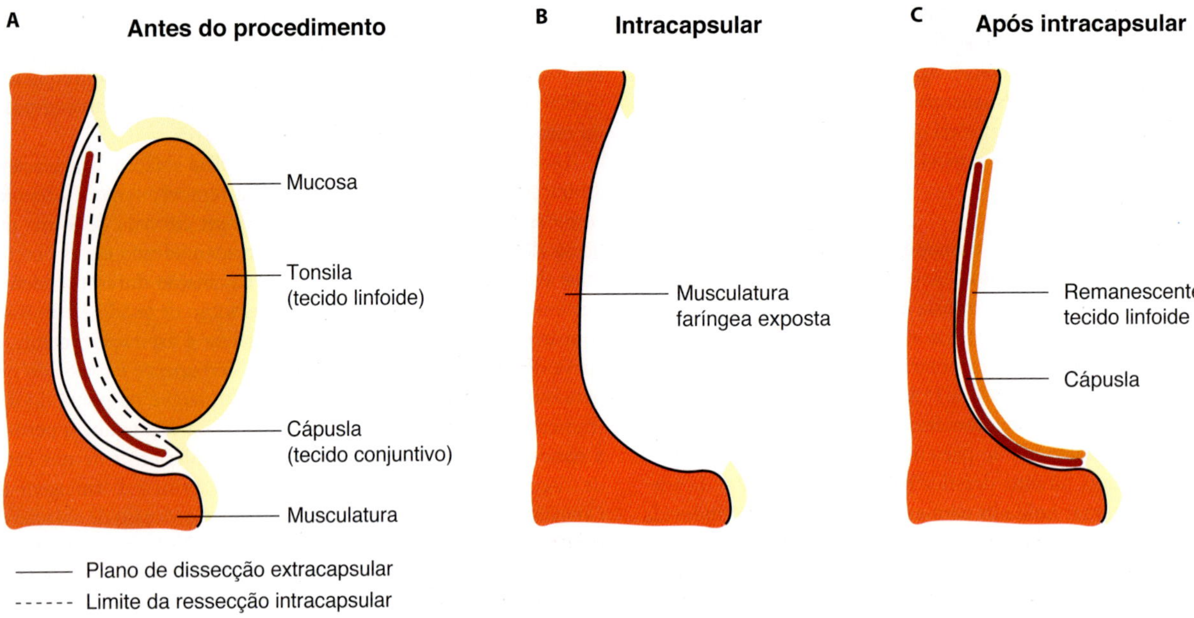

Figura 139.5 Diferença entre as tonsilectomias intracapsular e extracapsular. **A.** Linha contínua indica o plano de dissecção da cirurgia extracapsular, entre a musculatura faríngea e a cápsula tonsilar (tecido conjuntivo), enquanto a linha pontilhada indica o limite da ablação da remoção do tecido linfoide na técnica intracapsular, com preservação da cápsula. Na cirurgia extracapsular, o tecido linfoide é removido em bloco, incluindo a cápsula, deixando a musculatura faríngea exposta após a cirurgia; **B.** Na cirurgia intracapsular, o tecido linfoide é removido aos poucos até se identificar a cápsula, preservando-a; **C.** Cápsula preservada.

porém, considerar que as técnicas de tonsilectomia *parcial* incluem uma grande variedade de diferentes técnicas cirúrgicas, englobando desde a ***tonsilotomia***, a qual preserva algum tecido amigdaliano (tipicamente removendo 50% do tecido), até a ***tonsilectomia intracapsular***, que preserva apenas a cápsula de tecido fibroso (tipicamente removendo mais de 90% do tecido amigdaliano).[3]

Revisão sistemática,[49] com 10.204 tonsilotomias (intracapsulares) utilizando microdebridador, Coblation® ou *laser* de CO_2 comparadas com 7.548 tonsilectomias (extracapsulares) realizadas com lâmina fria, Coblation® ou eletrocautério, a partir de 13 estudos não randomizados, concluiu que a tonsilotomia apresenta eficácia semelhante à tonsilectomia no tratamento da hiperplasia tonsilar. No entanto, a tonsilotomia diminui as chances de hemorragia secundária em 79% (RR 0,21, IC 95% 0,17-0,27), reduz a intensidade da dor pós-operatória e permite um retorno em média 2,7 dias antes à dieta e atividade normais (IC 95% 2,2-3,1). Também foram observadas redução de 62% (RR 0,4 IC 95% 0,2-0,6) nas chances de readmissão hospitalar após a cirurgia e a redução na incidência de hemorragia que requer retorno ao hospital (tonsilotomia: 2:1.000; tonsilectomia: 14:1.000). É provável que esses fatores contribuam para a diminuição da utilização dos cuidados de saúde e melhor custo-efetividade, embora o impacto da possível recorrência dos sintomas (3,99%) e reoperação permaneça obscuro.

Outra metanálise[50] observou resultado semelhante em relação à incidência de sangramento pós-operatório: redução de 56% no risco de sangramento secundário (RR 0,4 IC 95% 0,2-0,8) favorecendo o grupo intracapsular. O estudo incluiu 15 ensaios clínicos randomizados comparando a tonsilectomia extracapsular (com eletrocautério, dissecção a frio ou Coblation®) *versus* a tonsilectomia parcial ou intracapsular (com microdebridador, Coblation® ou *laser* de CO_2).

As evidências atualmente disponíveis sugerem que as técnicas intracapsulares – independentemente da tecnologia utilizada para a cirurgia – são alternativas viáveis à tonsilectomia extracapsular tanto em crianças como em adultos com hiperplasia tonsilar, com resultados comparáveis: são igualmente eficazes no longo prazo para tratar os problemas obstrutivos, com resultados semelhantes em relação à satisfação dos pacientes e melhora de qualidade de vida. Apresentam, no entanto, um melhor perfil de segurança: está associada a menor risco de sangramento pós-operatório e menor tempo com dor, além de retorno mais rápido às atividades normais.

Tonsilectomia extracapsular

Nessa técnica, o polo superior da tonsila é apreendido e medianizado para a incisão do pilar anterior, que pode ser realizada com um bisturi lâmina 12 ou em foice, ou ainda com uma tesoura. A dissecção é feita com um descolador (Colver) de superior para inferior, preservando a musculatura adjacente. O polo inferior é removido com a utilização de uma alça fria ou de um eletrocautério bipolar. A hemostasia da loja tonsilar pode ser feita com a colocação de tampão de gazes ou com o auxílio do eletrocautério.

Esse procedimento também pode ser realizado com um cautério monopolar ou com o Coblation® (Vídeo 139.3), que executa todos os passos descritos anteriormente, desde a incisão da mucosa até o descolamento da tonsila e sua excisão. A sua utilização diminui o sangramento intraoperatório e reduz o tempo cirúrgico. O eletrocautério, porém, pode aumentar a dor no pós-operatório por causar lesão térmica nos tecidos adjacentes.[51]

Tonsilectomia intracapsular

Como citado anteriormente, o objetivo dessa técnica é a remoção do tecido linfoide das tonsilas com a preservação de sua cápsula de tecido conjuntivo que as separa da musculatura faríngea adjacente. Não há evidências na literatura que suportem a eficácia a longo prazo na tonsilectomia intracapsular nos casos de abscesso periamigdaliano, síndromes PFAPA e PANDAS. Não é indicada também a realização de cirurgias intracapsulares quando são realizadas concomitantemente cirurgias que envolvam a confecção de retalhos musculares para apneia do sono (uvulopalatofaringoplastia, faringoplastias laterais etc.), pois poderiam acabar por "sepultar" tecido amigdaliano no interior da musculatura faríngea.

A tonsilectomia intracapsular, da mesma forma que os procedimentos anteriores, também é realizada em centro cirúrgico sob anestesia geral e intubação orotraqueal, com paciente em posição de Rose e com um abridor de boca. Diversos instrumentos podem ser utilizados, desde eletrocautério bipolar, *laser* de CO_2, microdebridador ou o Coblation®.

Na tonsilectomia total intracapsular com Coblation® (Vídeo 139.4), recomenda-se a proteção – utilizando uma gaze umedecida em solução fisiológica – da parede posterior da faringe e da porção medial do palato mole para que o campo de plasma não atinja esses locais, provocando lesões indesejadas, e é particularmente interessante para a proteção da úvula, que, quando não coberta, pode ser facilmente aspirada pela ponteira. A visualização das tonsilas palatinas é realizada com iluminação com fotóforo frontal e visualização direta. Embora sejam desnecessárias, a visualização com endoscópios, microscópios ou lupas cirúrgicas pode magnificar a visualização do leito tonsilar. A potência da ablação é inicialmente ajustada entre 7 (ponteira Procise MAX) ou 9 W (ponteira EZ View). A remoção de tecido é otimizada com irrigação abundante de solução salina e aspiração potente. Da mesma forma que para a adenoidectomia, a técnica adequada, evitando sangue na ponta do instrumento, previne seu entupimento. A ponteira é mantida *próxima* à superfície da tonsila, em vez do contato direto. Isso permite que uma fina camada de solução salina alcance o tecido, lembrando que é a solução salina/plasma gasoso resultante, e não a própria ponteira, que realiza a ablação do tecido. Com toque delicado e movimento constante, o plasma gerado na ponteira dissolve o tecido linfoide, que é aspirado. Após um *debulking* inicial, ao se alcançar a altura dos pilares amigdalianos, a potência da ablação é reduzida (5 a 6 W para ponteira Max e 7 W para ponteira EZ View). Ao se aproximar da cápsula tonsilar, observa-se uma mudança na coloração do tecido, passando de branco-rosado (tecido linfoide) para coloração marrom (tecido conjuntivo da cápsula). Deve-se perceber, inclusive, um aumento na resistência à remoção de tecido, uma vez que a cápsula é bastante fibrosa e consequentemente mais resistente, de modo que a ablação tende a diminuir significativamente nessa camada de dissecção. É importante realizar a tração dos pilares anteriores, afastando-os com retratores, para a adequada exposição do polo superior do leito tonsilar, local onde se observa com maior frequência a ocorrência de tecido linfoide residual. Qualquer sangramento pode ser controlado com o modo coagulação, disponível na mesma ponteira, pressionando-a em vasos menores para permitir a coagulação por meio de aquecimento resistivo. O resultado ao final é um disco achatado e seco de tecido capsular, com pequenos resíduos de tecido tonsilar desnaturado.[52]

Metanálise e revisão sistemática da literatura[53] publicadas recentemente, compararam a tonsilectomia intracapsular por Coblation® com a tonsilectomia total extracapsular por diferentes técnicas ("a frio", com eletrocautério, Coblation®). O estudo incluiu 8 ensaios clínicos randomizados, 1 coorte prospectiva e 8 coortes retrospectivas, totalizando 1.996 cirurgias intracapsulares com Coblation® e 4.565 procedimentos extracapsulares. Ambas as modalidades de tratamento se mostraram igualmente eficazes para controle dos sintomas obstrutivos; porém, tempo livre de dor, tempo sob uso de analgésicos, tempo para retorno à dieta normal e tempo para retorno às atividades normais foram significativamente menores (p<0,001) na cirurgia intracapsular – em média 4,2 (IC 95% 1,5-5,9), 4,1 (2,7-5,4), 3,5 (1,7-5,4) e 2,8 (1,6-4) dias, respectivamente. Também o risco de hemorragia pós-operatória foi significativamente menor após a cirurgia intracapsular (RR 0,36 IC 95% 0,16-0,81, p=0,01).

O principal desfecho não desejado após a cirurgia das tonsilas é a persistência ou a recidiva dos problemas ou sintomas que levaram inicialmente à indicação cirúrgica. As duas principais preocupações ao não se remover a cápsula tonsilar se referem ao risco de recrescimento do tecido remanescente, de maneira a voltar a provocar sintomas obstrutivos, e a persistência de infecções recorrentes desse tecido remanescente. No Reino Unido, uma coorte retrospectiva,[54] que incluiu 5.525 cirurgias em pacientes com idades abaixo de 17 anos submetidos a tonsilectomia total intracapsular com Coblation® e acompanhados no longo prazo, observou a ocorrência de cirurgia revisional em 0,3% dos casos após 1 ano (14 casos em 4.498 observações), 1,1% após 2 anos (n = 45/2.938), 1,7% após 3 anos (n = 59/1.781), 1,9% após 4 anos (n = 62/905) e 2,2% após 5 anos (n = 64/305). Essa mesma coorte confirma a observação de baixas incidências de complicações pós-operatórias: 1,2% (n = 66/5.525) de sangramento pós-operatório levando à internação dentro de 28 dias e 0,3% (15/5.525) de sangramento levando à necessidade de revisão cirúrgica; e apenas 0,3% (n = 18/5.525) de internações por controle inadequado da dor.

Em relação à persistência de infecções recorrentes, não há ensaios clínicos comparando as técnicas intra e extracapsulares que tenham sido desenhados exclusivamente para essa finalidade. Varadharajan et al.[55] publicaram uma série de casos de 80 pacientes com idade entre 2 e 16 anos (média de 7,2 anos) submetidos a tonsilectomia intracapsular com Coblation® apresentando infecções recorrentes como indicação para a cirurgia. Utilizaram um questionário validado como ferramenta para avaliar a qualidade de vida antes e depois da cirurgia de tonsilas: o escore médio do domínio infeccioso do questionário era de 22,1 no período pré-operatório, passando para 1,5 após a cirurgia, com um seguimento médio de 13 meses. Em outra série de casos,[56] 528 crianças foram submetidas a tonsilectomia intracapsular com Coblation®, tendo a tonsilite recorrente entre as indicações para a cirurgia. Com um seguimento médio de 5,8 anos, houve indicação de novo procedimento cirúrgico por conta de persistência de tonsilites recorrentes em 6 (1,1%), sendo que em nenhuma delas a indicação da primeira cirurgia se deu exclusivamente por tonsilites recorrentes. A cirurgia intracapsular elimina as criptas tonsilares e, consequentemente, reservatórios de biofilmes bacterianos. Essa modificação na "flora" bacteriana local pode ser uma das razões pela qual observa-se o controle da recorrência de infecções após a cirurgia intracapsular, mesmo havendo algum tecido amigdaliano residual. Outro aspecto importante para crianças, especialmente as menores de 5 anos, é que a diminuição da recorrência das crises de infecção tende a ser a história natural para uma grande parcela desses pacientes mesmo sem qualquer intervenção.

O impacto econômico da recorrência dos sintomas na relação custo-eficácia no longo prazo na tonsilectomia intracapsular permanece incerto devido à grande disparidade nas taxas de recorrência relatadas na literatura, mas também devido à falta de dados que descrevam a gravidade de qualquer recorrência observada.

COMPLICAÇÕES

O pós-operatório da adenotonsilectomia tem potencial para morbidade e complicações significativas, que podem ocorrer até semanas após o procedimento. No Reino Unido, o National Health Services (NHS), a partir de dados de 48.747 cirurgias, encontrou um índice de 8,5% (média entre os diferentes serviços de saúde analisados) de readmissões hospitalares secundárias a hemorragia, dor ou outras complicações após tonsilectomia, e para algumas instituições esse índice alcançou quase 20%.[57] Crianças menores de 4 anos têm risco significativamente maior de desidratação após tonsilectomia, e é ainda maior em crianças abaixo de 2 anos. Acredita-se que isso pode ser consequência da maior resistência para se tomar analgésicos orais nessa faixa etária, levando a um pior controle da dor, da menor reserva fisiológica para perdas de líquidos e de um limiar mais baixo para se buscar atendimento médico pelos pais de crianças mais novas.

O sangramento após a cirurgia de tonsila palatina e adenoide é tipicamente definido como primário quando ocorre nas primeiras 24 horas, ou secundário, após 24 horas da cirurgia (mais comumente entre 5 e 10 dias). A hemorragia primária é, em geral, resultado de um sangramento que não foi completamente controlado durante o procedimento cirúrgico ou devido a um sangramento que não era inicialmente evidente no momento da conclusão da cirurgia.[32] O sangramento após a tonsilectomia e a taxa de retorno à sala cirúrgica para controle é maior em crianças do sexo masculino e acima de 6 anos.[58,59] Estudos demonstram que esses sangramentos podem ocorrer em até 2,8% dos casos, sendo que 1,6% necessitam de novo internamento e cerca de 0,8% precisa de reintervenção.[60] As teorias sobre as causas da hemorragia secundária (aquela que ocorre 24 horas após a cirurgia) incluem o afrouxamento de pontos hemostáticos, queda de crostas na loja tonsilar após uso de diatermia (cautério) e a infecção do leito tonsilar;[61] no entanto, a verdadeira fisiopatogenia não tem comprovação científica. O uso de antibióticos no período pós-operatório não se mostrou eficaz para a prevenção de hemorragia secundária.[62] A mortalidade relacionada com hemorragia e complicações respiratórias pós-operatórias, apesar de raras, ainda são ocasionalmente observadas.[63-65] A estratificação do risco de hemorragia pós-adenotonsilectomia pela indicação cirúrgica é controversa. Alguns autores sugerem que pacientes operados por apneia obstrutiva do sono têm maior risco de sangramento que os de tonsilite crônica.[66] Kshirsagar et al. encontraram obesidade e idade como fatores de risco, mas não apneia do sono,[67] enquanto outros sugerem, ainda, aumento do risco de hemorragia em pacientes com tonsilite crônica.[68]

Além da técnica cirúrgica adequada e do uso racional dos instrumentos que causam lesão térmica na loja tonsilar, poucas intervenções têm se mostrado eficazes na prevenção do sangramento pós-operatório da cirurgia extracapsular.[69] A sutura e o fechamento das lojas, por exemplo, não reduziram o risco de hemorragia, assim como o uso de cola de fibrina.[70,71] O efeito de agentes anti-hemorrágicos como a ácido tranexâmico foi alvo de recente metanálise, cujos resultados mostraram uma redução significativa da perda sanguínea intraoperatória em 39 mℓ, e da taxa de hemorragia pós-tonsilectomia (RR = 0,42, IC 95% 0,3-0,7), sem diferença significativa na redução do risco de intervenção adicional.[72]

Dor de intensidade moderada a intensa é uma das complicações mais frequentes, podendo levar os pacientes a redução da ingesta por via oral e, consequente, desidratação. Normalmente, a prescrição de analgésicos comuns são suficientes para a melhora do quadro álgico, sendo raros os casos em que medicamentos mais potentes como os opioides são necessários. Náuseas e vômitos também são sintomas comuns, especialmente nas primeiras horas após o procedimento, diminuindo subsequentemente. Estudos sugerem que existe uma relação entre dor pós-operatória e náuseas/vômitos e que a melhora da primeira pode levar à melhora dos outros sintomas.[73]

A insuficiência velofaríngea transitória, com voz hipernasal, e regurgitação nasal dos alimentos que melhoram espontaneamente em dias a semanas podem ser observadas em alguns pacientes. Febre de baixa intensidade e por curto período também é uma complicação descrita. São citados na literatura quadros mais raros e atípicos como subluxação atlantoaxial (síndrome de Grisel), injúria vascular/trombose, estenose nasofaríngea e morte.[73]

REFERÊNCIAS BIBLIOGRÁFICAS

1. Schneuer FJ, Bell KJ, Dalton C, Elshaug A, Nassar N. Adenotonsillectomy and adenoidectomy in children: The impact of timing of surgery and post-operative outcomes. J Paediatr Child Health [Internet]. 2022 [Acesso em: 2024 Jul];58(9):1608-15.
2. Mitchell RB, Archer SM, Ishman SL, Rosenfeld RM, Coles S, Finestone SA et al. Clinical practice guideline: tonsillectomy in children (Update). Otolaryngol Head Neck Surg [Internet]. 2019 [Acesso em: 2024 Jul];160(1_suppl):S1-s42.
3. Windfuhr JP, Werner JA. Tonsillotomy: It's time to clarify the facts. Eur Arch Otorhinolaryngol [Internet]. 2013 Nov [Acesso em: 2024 Jul];270(12):2985-96.
4. Howard NS, Brietzke SE. Pediatric tonsil size: Objective vs subjective measurements correlated to overnight polysomnogram. Otolaryngol Head Neck Surg [Internet]. 2009 [Acesso em: 2024 Jul];140(5):675-81.
5. Baldassari CM, Mitchell RB, Schubert C, Rudnick EF. Pediatric obstructive sleep apnea and quality of life: A meta-analysis. Otolaryngol Head Neck Surg [Internet]. 2008 [Acesso em: 2024 Jul];138(3):265-73.
6. Mitchell RB, Kelly J. Child behavior after adenotonsillectomy for obstructive sleep apnea syndrome. Laryngoscope [Internet]. 2005 [Acesso em: 2024 Jul];115(11):2051-5.
7. Thomas NH, Xanthopoulos MS, Kim JY, Shults J, Escobar E, Giordani B et al. Effects of adenotonsillectomy on parent-reported behavior in children with obstructive sleep apnea. Sleep [Internet]. 2017 [Acesso em: 2024 Jul];40(4):zsx018.
8. Gozal D. Sleep-disordered breathing and school performance in children. Pediatrics [Internet]. 1998 [Acesso em: 2024 Jul];102(3 Pt 1):616-20.
9. Jeyakumar A, Rahman SI, Armbrecht ES, Mitchell R. The association between sleep-disordered breathing and enuresis in children. Laryngoscope [Internet]. 2012 [Acesso em: 2024 Jul];122(8):1873-7.
10. Bonuck KA, Freeman K, Henderson J. Growth and growth biomarker changes after adenotonsillectomy: Systematic review and meta-analysis. Arch Dis Child [Internet]. 2009 [Acesso em: 2024 Jul];94(2):83-91.
11. Kohli N, DeCarlo D, Goldstein NA, Silverman J. Asthma outcomes after adenotonsillectomy: A systematic review. Int J Pediatr Otorhinolaryngol [Internet]. 2016 [Acesso em: 2024 Jul];90:107-12.
12. Todd CA, Bareiss AK, McCoul ED, Rodriguez KH. Adenotonsillectomy for obstructive sleep apnea and quality of life: Systematic review and meta-analysis. Otolaryngol Head Neck Surg [Internet]. 2017 [Acesso em: 2024 Jul];157(5):767-73.
13. Rosenfeld RM, Shin JJ, Schwartz SR, Coggins R, Gagnon L, Hackell JM, et al. Clinical practice guideline: Otitis media with effusion (Update). Otolaryngol Head Neck Surg [Internet]. 2016 [Acesso em: 2024 Jul];154(1 Suppl):S1-s41.
14. Mikals SJ, Brigger MT. Adenoidectomy as an adjuvant to primary tympanostomy tube placement: A systematic review and meta-analysis. JAMA Otolaryngol Head Neck Surg [Internet]. 2014 [Acesso em: 2024 Jul];140(2):95-101.
15. Coyte PC, Croxford R, McIsaac W, Feldman W, Friedberg J. The role of adjuvant adenoidectomy and tonsillectomy in the outcome of the insertion of tympanostomy tubes. N Engl J Med [Internet]. 2001 [Acesso em: 2024 Jul];344(16):1188-95.
16. Gates GA, Avery CA, Prihoda TJ, Cooper JC Jr. Effectiveness of adenoidectomy and tympanostomy tubes in the treatment of chronic otitis media with effusion. N Engl J Med [Internet]. 1987 [Acesso em: 2024 Jul];317(23):1444-51.
17. Paradise JL, Bluestone CD, Colborn DK, Bernard BS, Smith CG, Rockette HE et al. Adenoidectomy and adenotonsillectomy for recurrent acute otitis media: Parallel randomized clinical trials in children not previously treated with tympanostomy tubes. JAMA [Internet]. 1999 [Acesso em: 2024 Jul];282(10):945-53.
18. Nistico L, Kreft R, Gieseke A, Coticchia JM, Burrows A, Khampang P et al. Adenoid reservoir for pathogenic biofilm bacteria. J Clin Microbiol [Internet]. 2011 [Acesso em: 2024 Jul];49(4):1411-20.
19. Boonacker CW, Rovers MM, Browning GG, Hoes AW, Schilder AG, Burton MJ. Adenoidectomy with or without grommets for children with otitis media: Aan individual patient data meta-analysis. Health Technol Assess [Internet]. 2014 [Acesso em: 2024 Jul];18(5):1-118.
20. Brietzke SE, Brigger MT. Adenoidectomy outcomes in pediatric rhinosinusitis: A meta-analysis. Int J Pediatr Otorhinolaryngol [Internet]. 2008 [Acesso em: 2024 Jul];72(10):1541-5.
21. Fokkens WJ, Lund VJ, Hopkins C, Hellings PW, Kern R, Reitsma S et al. European Position Paper on Rhinosinusitis and Nasal Polyps 2020. Rhinology [Internet]. 2020 Feb [Acesso em: 2024 Jul];58(Suppl S29):1-464.

22. Paradise JL, Bluestone CD, Bachman RZ, Colborn DK, Bernard BS, Taylor FH et al. Efficacy of tonsillectomy for recurrent throat infection in severely affected children. Results of parallel randomized and nonrandomized clinical trials. N Engl J Med [Internet]. 1984 [Acesso em: 2024 Jul];310(11):674-83.
23. Klug TE, Rusan M, Fuursted K, Ovesen T. Peritonsillar abscess: Complication of acute tonsillitis or Weber's glands infection? Otolaryngol Head Neck Surg [Internet]. 2016 [Acesso em: 2024 Jul];155(2):199-207.
24. Galioto NJ. Peritonsillar abscess. Am Fam Physician [Internet]. 2017 [Acesso em: 2024 Jul];95(8):501-6.
25. Burton MJ, Pollard AJ, Ramsden JD, Chong LY, Venekamp RP. Tonsillectomy for periodic fever, aphthous stomatitis, pharyngitis and cervical adenitis syndrome (PFAPA). Cochrane Database Syst Rev [Internet]. 2019 [Acesso em: 2024 Jul];12(12):Cd008669.
26. Singer HS. PANDAS - Pediatric autoimmune neuropsychiatric disorders associated with streptococcal infection: constitui-se num transtorno clínico específico? Braz J Psychiatry [Internet]. 2004 [Acesso em: 2024 Jul];26(4).
27. Prasad N, Johng S, Powell D, Williams M, Latimer E, Harley E. Role of tonsillectomy and adenoidectomy in parental satisfaction of treatments for PANDAS. Am J Otolaryngol [Internet]. 2021 [Acesso em: 2024 Jul];42(4):102963.
28. Sigra S, Hesselmark E, Bejerot S. Treatment of PANDAS and PANS: A systematic review. Neurosci Biobehav Rev [Internet]. 2018 [Acesso em: 2024 Jul];86:51-65.
29. Farhood Z, Ong AA, Discolo CM. PANDAS: A systematic review of treatment options. Int J Pediatr Otorhinolaryngol [Internet]. 2016 [Acesso em: 2024 Jul];89:149-53.
30. Dolev Y, Daniel SJ. The presence of unilateral tonsillar enlargement in patients diagnosed with palatine tonsil lymphoma: Experience at a tertiary care pediatric hospital. Int J Pediatr Otorhinolaryngol [Internet]. 2008 [Acesso em: 2024 Jul];72(1):9-12.
31. Stoodley P, Debeer D, Longwell M, Nistico L, Hall-Stoodley L, Wenig B et al. Tonsillolith: Not just a stone but a living biofilm. Otolaryngol Head Neck Surg [Internet]. 2009 [Acesso em: 2024 Jul];141(3):316-21.
32. Wetmore RF. Surgical management of the tonsillectomy and adenoidectomy patient. World J Otorhinolaryngol Head Neck Surg [Internet]. 2017 [Acesso em: 2024 Jul];3(3):176-82.
33. Castro NP Jr, Santos MO. Adenotonsilectomias: Indicações, Contraindicações, Técnica Cirúrgica e Complicações. In: Pignatari SN, Anselmo-Lima WT, editors. Tratado de Otorrinolaringologia. 3 ed. Rio de Janeiro: Guanabara Koogan; 2018. p. 2992-3016.
34. Warad D, Hussain FTN, Rao AN, Cofer SA, Rodriguez V. Haemorrhagic complications with adenotonsillectomy in children and young adults with bleeding disorders. Haemophilia [Internet]. 2015 [Acesso em: 2024 Jul];21(3):e151-e5.
35. Wong BY-h, Chan CP. Adenoidectomy. Operative Techniques in Otolaryngology Head and Neck Surgery [Internet]. 2021 [Acesso em: 2024 Jul];32(1):15-9.
36. Yang L, Shan Y, Wang S, Cai C, Zhang H. Endoscopic assisted adenoidectomy versus conventional curettage adenoidectomy: A meta-analysis of randomized controlled trials. SpringerPlus [Internet]. 2016 [Acesso em: 2024 Jul];5(1):426.
37. Agência Nacional de Saúde Suplementar (BR). Resolução Normativa Nº 262. Rol de Procedimentos e Eventos em Saúde 2012. Ministério da Saúde; 2011. p. 148.
38. Malas M, Althobaiti AA, Sindi A, Bukhari AF, Zawawi F. Comparison of the efficacy and safety of conventional curettage adenoidectomy with those of other adenoidectomy surgical techniques: A systematic review and network meta-analysis. J Otolaryngol Head Neck Surg [Internet]. 2023 [Acesso em: 2024 Jul];52(1):21.
39. Truong MT, Koltai PJ. Current Techniques of Adenoidectomy. In: Friedman M, Jacobowitz O, editors. Sleep apnea and snoring: Surgical and non-surgical therapy. 2nd ed. Amsterdã: Elsevier; 2019. p. 422-5.
40. Walner DL, Parker NP, Miller RP. Past and present instrument use in pediatric adenotonsillectomy. Otolaryngol Head Neck Surg [Internet]. 2007 [Acesso em: 2024 Jul];137(1):49-53.
41. Wadhera R, Vashist A, Kumar P, Ghai A. Endoscopic adenoidectomy with microdebrider. Indian J Otolaryngol Head Neck Surg [Internet]. 2022 [Acesso em: 2024 Jul];74(Suppl 2):1314-8.
42. Liu L, Rodman C, Worobetz NE, Johnson J, Elmaraghy C, Chiang T. Topical biomaterials to prevent post-tonsillectomy hemorrhage. J Otolaryngol Head Neck Surg [Internet]. 2019 [Acesso em: 2024 Jul];48(1):45.
43. Smith+Nephew [Internet]. What is Coblation technology? [Internet]. 2023. Disponível em: https://mytonsils.com/treatment-options/coblation-facts/. Acesso em: 2024 Jul.
44. Roy S, Smith LP. Device-related risk of fire in oropharyngeal surgery: A mechanical model. Am J Otolaryngol [Internet]. 2010 [Acesso em: 2024 Jul];31(5):356-9.
45. Lee KD, Lee HS, Hong JC, Yu TH, Lee HH, Chun BG et al. Diameter of vessels across the tonsillar capsule as an anatomical consideration for tonsillectomy. Clin Anat [Internet]. 2008 [Acesso em: 2024 Jul];21(1):33-7.
46. Krespi YP, Ling EH. Laser-assisted serial tonsillectomy. J Otolaryngol [Internet]. 1994 [Acesso em: 2024 Jul];23(5):325-7.
47. Hultcrantz E, Linder A, Markström A. Tonsillectomy or tonsillotomy? A randomized study comparing postoperative pain and long-term effects. Int J Pediatr Otorhinolaryngol [Internet]. 1999 [Acesso em: 2024 Jul];51(3):171-6.
48. Koltai PJ, Solares CA, Koempel JA, Hirose K, Abelson TI, Krakovitz PR et al. Intracapsular tonsillar reduction (partial tonsillectomy): Reviving a historical procedure for obstructive sleep disordered breathing in children. Otolaryngol Head Neck Surg [Internet]. 2003 [Acesso em: 2024 Jul];129(5):532-8.
49. Zhang LY, Zhong L, David M, Cervin A. Tonsillectomy or tonsillotomy? A systematic review for paediatric sleep-disordered breathing. Int J Pediatr Otorhinolaryngol [Internet]. 2017 [Acesso em: 2024 Jul];103:41-50.
50. Kim JS, Kwon SH, Lee EJ, Yoon YJ. Can intracapsular tonsillectomy be an alternative to classical tonsillectomy? A eta-analysis. Otolaryngol Head Neck Surg [Internet]. 2017 [Acesso em: 2024 Jul];157(2):178-89.
51. Maddern BR. Electrosurgery for tonsillectomy. Laryngoscope [Internet]. 2002 [Acesso em: 2024 Jul];112(8 Pt 2 Suppl 100):11-3.
52. Hoey AW, Foden NM, Hadjisymeou Andreou S, Noonan F, Chowdhury AK, Greig SR et al. Coblation(®) intracapsular tonsillectomy (tonsillotomy) in children: A prospective study of 500 consecutive cases with long-term follow-up. Clin Otolaryngol [Internet]. 2017 [Acesso em: 2024 Jul];42(6):1211-7.
53. Sedgwick MJ, Saunders C, Bateman N. Intracapsular tonsillectomy using plasma ablation versus total tonsillectomy: A systematic literature review and meta-analysis. OTO Open [Internet]. 2023 [Acesso em: 2024 Jul];7(1):e22.
54. Powell S, Tweedie DJ, Jonas NE, Bateman ND, Keltie K, Sims AJ. Coblation intracapsular tonsillectomy: A cohort study of NHS practice in England using hospital episode statistics. Clin Otolaryngol [Internet]. 2022 [Acesso em: 2024 Jul];47(3):471-7.
55. Varadharajan K, Caton N, Faulkner J, Khemani S. Coblation® intracapsular tonsillectomy in children with recurrent tonsillitis: Initial experience. Int J Pediatr Otorhinolaryngol [Internet]. 2020 [Acesso em: 2024 Jul];135:110113.
56. Amin N, Bhargava E, Prentice JG, Shamil E, Walsh M, Tweedie DJ. Coblation intracapsular tonsillectomy in children: A prospective study of 1257 consecutive cases with long-term follow-up. Clinical Otolaryngol [Internet]. 2021 [Acesso em: 2024 Jul];46(6):1184-92.
57. Marshall A. Ear, nose, and throat surgery. GIRFT programme national specialty report. National Health Systems (NHS); 2019. Disponível em: gettingitrightfirsttime.co.uk. Acesso em: 2024 Jul.
58. Lindquist NR, Feng Z, Patro A, Mukerji SS. Age-related causes of emergency department visits after pediatric adenotonsillectomy at a tertiary pediatric referral center. Int J Pediatr Otorhinolaryngol [Internet]. 2019 [Acesso em: 2024 Jul];127:109668.
59. Edmonson MB, Eickhoff JC, Zhang C. A population-based study of acute care revisits following tonsillectomy. J Pediatr [Internet]. 2015 [Acesso em: 2024 Jul];166(3):607-12.e5.

60. Mahant S, Hall M, Ishman SL, Morse R, Mittal V, Mussman GM et al. Association of National Guidelines with tonsillectomy perioperative care and outcomes. Pediatrics [Internet]. 2015 Jul [Acesso em: 202 Jul];136(1):53-60.
61. Doshi J, Damadora M, Gregory S, Anari S. Post-tonsillectomy morbidity statistics: Are they underestimated? J Laryngol Otol [Internet]. 2008 Apr [Acesso em: 2024 Jul];122(4):374-7.
62. O'Reilly BJ, Black S, Fernandes J, Panesar J. Is the routine use of antibiotics justified in adult tonsillectomy? J Laryngol Otol [Internet]. 2003 [Acesso em: 2024 Jul];117(5):382-5.
63. Østvoll E, Sunnergren O, Ericsson E, Hemlin C, Hultcrantz E, Odhagen E et al. Mortality after tonsil surgery, a population study, covering eight years and 82,527 operations in Sweden. Eur Arch Otorhinolaryngol [Internet]. 2015 Mar [Acesso em: 2024 Jul];272(3):737-43.
64. Kou YF, Sakai M, Shah GB, Mitchell RB, Johnson RF. Postoperative respiratory complications and racial disparities following inpatient pediatric tonsillectomy: A cross-sectional study. Laryngoscope [Internet]. 2019 [Acesso em: 2024 Jul];129(4):995-1000.
65. Windfuhr JP, Schloendorff G, Baburi D, Kremer B. Serious post-tonsillectomy hemorrhage with and without lethal outcome in children and adolescents. Int J Pediatr Otorhinolaryngol [Internet]. 2008 [Acesso em: 2024 Jul];72(7):1029-40.
66. Achar P, Sharma RK, De S, Donne AJ. Does primary indication for tonsillectomy influence post-tonsillectomy haemorrhage rates in children? Int J Pediatr Otorhinolaryngol [Internet]. 2015 [Acesso em: 2024 Jul];79(2):246-50.
67. Kshirsagar R, Mahboubi H, Moriyama D, Ajose-Popoola O, Pham NS, Ahuja GS. Increased immediate postoperative hemorrhage in older and obese children after outpatient tonsillectomy. Int J Pediatr Otorhinolaryngol [Internet]. 2016 [Acesso em: 2024 Jul];84:119-23.
68. Perkins JN, Liang C, Gao D, Shultz L, Friedman NR. Risk of post-tonsillectomy hemorrhage by clinical diagnosis. Laryngoscope [Internet]. 2012 [Acesso em: 2024 Jul];122(10):2311-5.
69. Blanchford H, Lowe D. Cold versus hot tonsillectomy: State of the art and recommendations. ORL J Otorhinolaryngol Relat Spec [Internet]. 2013 [Acesso em: 2024 Jul];75(3):136-41.
70. Matt BH, Krol BJ, Ding Y, Juliar BE. Effect of tonsillar fossa closure on postoperative pain and bleeding risk after tonsillectomy. Int J Pediatr Otorhinolaryngol [Internet]. 2012 [Acesso em: 2024 Jul];76(12):1799-805.
71. Sproat R, Radford P, Hunt A. Hemostatic glues in tonsillectomy: A systematic review. Laryngoscope [Internet]. 2016 [Acesso em: 2024 Jul];126(1):236-42.
72. Kuo CC, DeGiovanni JC, Carr MM. The efficacy of tranexamic acid administration in patients undergoing tonsillectomy: An updated meta-analysis. Ann Otol Rhinol Laryngol [Internet]. 2022 Aug [Acesso em: 2024 Jul];131(8):834-43.
73. Randall DA. Current indications for tonsillectomy and adenoidectomy. J Am Board Fam Med [Internet]. 2020 Nov-Dec [Acesso em: 2024 Jul];33(6):1025-30.

CAPÍTULO **140**

Rinosseptoplastia Reparadora em Criança

Claudia Maniglia • José Victor Maniglia • Mauricio Maniglia

INTRODUÇÃO

A anatomia nasal do recém-nascido e a dos adultos são diferentes. O nariz do recém-nascido tem menor projeção frontal, dorso e columela mais curtos, ângulo nasolabial mais largo, narinas mais redondas e septo completamente cartilaginoso. Com a idade, os perfis do nariz, mandíbula e maxila se tornam mais proeminentes e a estrutura cartilaginosa neonatal vai se ossificando progressivamente, sendo muito vulnerável à trauma nos primeiros anos de vida. Mesmo lesões pequenas nesse período podem trazer muitas consequências no desenvolvimento nasal e facial.

Embora o desvio do septo e/ou da pirâmide nasal possa ocorrer em todas as raças e em todas as faixas etárias, ele é mais diagnosticado em adultos jovens e, com menos frequência, em crianças. Sua prevalência varia de acordo com os grupos etários.

Em 1965, Gray mencionou desvio septal ao nascimento e, desde então, um número maior de publicações vem sendo realizado. Durante a gestação e a infância, vários traumas podem ocorrer na face, passando, muitas vezes, despercebidos.

Não se sabe a verdadeira incidência de deformidade septal na infância. Ela pode ter origem congênita ou traumática, e pode prejudicar a função nasal em qualquer idade.

Na maioria das vezes, a etiologia do desvio não é identificada, já que muitos traumas faciais e nasais em crianças não são avaliados por médicos e acabam até sendo esquecidos pelos pais.

O desvio septal causa vários sintomas, como respiração bucal, formação de crostas, epistaxe, sinusite recorrente, problemas dentários, deformidades faciais e pulmonares. As alterações craniofaciais causadas por respiração bucal incluem diminuição do tônus muscular maxilofacial, estreitamento da maxila, micrognatia, retrognatia, protrusão dos incisivos maxilares, aumento da altura facial vertical inferoanterior e diminuição da altura facial posterior.

A correção cirúrgica das deformidades do septo e da pirâmide nasal em crianças ainda é polêmica e controversa, especialmente devido ao medo de dano ou mudança da função nasal e do desenvolvimento facial. No entanto, estudos comprovam que as modificações conservadoras do septo nasal e a realização de osteotomias com osteótomos pequenos em crianças não alteram o crescimento da face. Não corrigir as obstruções nasais cirurgicamente durante a infância pode ser muito mais prejudicial do que a própria cirurgia.

Não há dúvida de que crianças portadoras de obstrução nasal, de qualquer etiologia, podem desenvolver graves sequelas e complicações relacionadas com a respiração bucal. A maioria dos desvios do septo nasal nas crianças ocorre na região anterior do septo, podendo ocasionalmente se localizar na junção da cartilagem septal com o vômer e, com menos frequência, estar associada ao desvio da pirâmide nasal. Alguns pacientes podem também apresentar hipertrofias associadas das conchas nasais, da adenoide e das tonsilas faríngeas.

A permeabilidade das cavidades nasais permite o crescimento e o desenvolvimento adequados do complexo nasomaxilar, e suas deformidades devem ser corrigidas o quanto antes. A correção das patologias associadas, como hipertrofia das conchas nasais, tonsilas faríngeas ou palatinas, pólipos nasais, atresia de coana, entre outras, deve ser realizada no mesmo ato cirúrgico.

CRESCIMENTO FACIAL

A homeostase, ou suficiência do sistema estomatognático, é intensamente alterada por inadequações que atuam sobre o processo de crescimento e desenvolvimento craniofacial.

Entende-se por crescimento craniofacial o seu aumento físico, em tamanho e volume, o que é um fenômeno quantitativo, mensurável de forma objetiva por observação visual ou análise cefalométrica. Já o desenvolvimento facial pode ser definido como um fenômeno qualitativo, caracterizado pela capacidade de executar funções progressivamente mais complexas e perfeitas, e que pode ser avaliado por meio de testes de respiração, mastigação, deglutição e das ações de toda a neuromusculatura da face.

O desenvolvimento do complexo nasomaxilar inicia-se aos 40 dias de vida embrionária, quando surgem os centros de ossificação maxilar, bilateralmente à cápsula nasal cartilaginosa. É seguido pela expansão da ossificação às outras áreas faciais, realizando conexões ósseas com outros processos embrionários. Forma-se a sutura inter-pré-maxilar, pela extensão dos processos palatinos em direção à linha média e o ligamento septo-pré-maxilar. O ligamento septo-pré-maxilar, unindo o septo nasal à pré-maxila, terá grande importância no mecanismo de tração que o crescimento endocondral do septo aplicará sobre os ossos e suturas do terço médio da face.

A cartilagem do septo nasal é o organizador do crescimento facial, demonstrado pela organização regional, com áreas específicas de cartilagem mais delgada e mais espessa, diferenciando em atividades mitóticas e maturação histológica. Em crianças recém-nascidas, a zona de cartilagem mais espessa estende-se entre o esfenoide e o dorso nasal (zona esfenodorsal) e outra semelhante do esfenoide à espinha nasal anterior (zona esfenoespinhal) (Figura 140.1).

O crescimento na zona esfenodorsal parece ser responsável pelo aumento normal do comprimento e altura do dorso nasal. O crescimento na direção sagital da base marginal da cartilagem septal espessa é o que direciona a força de crescimento externo da região pré-maxilar. A área mais delgada, ventrocentral do septo, não tem função morfogenética no desenvolvimento facial.

Interrupções nas zonas esfenodorsal e esfenoespinhal alteram o crescimento facial, permanecendo a face infantil. Hematoma e abscesso do septo podem resultar em perda completa da cartilagem septal, aumentando a deformidade nasal com a idade. Quanto mais jovem for a criança no momento do trauma e da destruição da cartilagem septal, maiores serão os efeitos no crescimento da face.

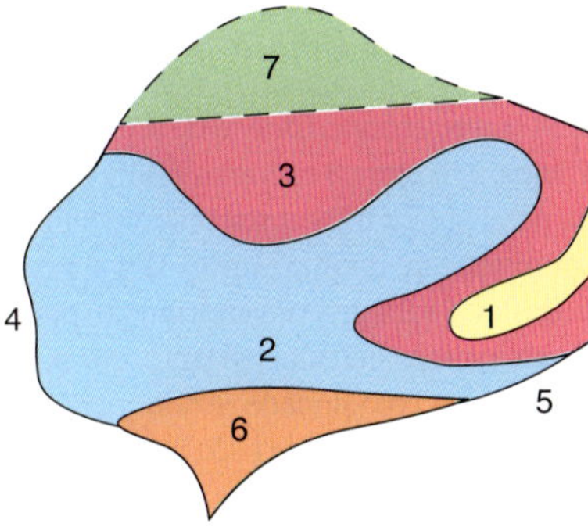

Figura 140.1 Representação esquemática do septo nasal em recém-nascido. 1 = área ventrocentral, com cartilagem delgada; 2 = zona esfenoespinhal; 3 = zona esfenodorsal de cartilagem espessa; 4 = esfenoide; 5 = espinha nasal anterior; 6 = primórdio do vômer; 7 = crista galli.

A curva do crescimento humano, preconizada por Martins, caracteriza-se por crescimento fetal rápido, com desaceleração após o nascimento, seguida por um período de crescimento relativamente lento, mas constante, durante a infância, aceleração na puberdade e parada após a fusão das epífises.

Há três períodos distintos no desenvolvimento inicial do nariz: os primeiros 5 anos são caracterizados por crescimento rápido, seguidos por lentidão nos 5 anos seguintes e aceleração nos 5 anos subsequentes. Quarenta por cento do crescimento e desenvolvimento da face humana dependem do projeto genético, os denominados fatores intrínsecos. Estes estão localizados nos condrócitos, em nível molecular, encontrados nas periferias da cartilagem. Os 60% restantes dependem das alterações dos fatores extrínsecos (espinha nasal anterior, relação crista maxilar-vômer, cartilagens laterais do nariz e hipertrofia das conchas nasais).

DESVIO SEPTAL E DISTORÇÃO EXTERNA DO NARIZ

O plano original de crescimento e desenvolvimento pode ser modificado a qualquer momento pelo ambiente extrassomático e isto é excepcionalmente válido para a região da face, não dependendo da diferenciação da maturação dos genes, mas da interação deles com o meio.

Desvios de septo e pirâmide nasal podem ocorrer em neonatos, independentemente de parto por via vaginal ou cesariana, tanto devido a traumas intrauterinos como por crescimento alterado das estruturas. Durante a infância, traumas faciais leves são frequentes e podem resultar em alterações da posição do septo e dos ossos nasais. Muitas vezes, a criança não tem história de trauma nasal prévio, já que traumas menores não são valorizados, podem não terem sido avaliados por médicos e os pais nem se lembram deles.

A deformidade septal pode causar obstrução nasal e dificuldade alimentar na infância, além de bloqueio dos ductos nasolacrimais, episódios de rinossinusites, otites médias de repetição e as graves sequelas do respirador oral.

A deformidade da pirâmide nasal também pode provocar problemas psicossociais, como insegurança quanto à aparência, dificuldade na escola, *bulling*, baixa autoestima e isolamento social.

Não realizar cirurgia em crianças com desvio de septo obstrutivo pode causar alterações dentárias, anormalidades faciais e morbidade respiratória.

Um estudo realizado na Turquia, em 2004, avaliou 26 crianças entre 6 e 15 anos submetidas a septoplastia, tendo sido realizada rinometria acústica 1 dia antes e 4 meses depois da cirurgia, atestando o sucesso da cirurgia realizada na infância.

Outro estudo realizado na Polônia, em 2006, avaliou 288 crianças entre 3 e 17 anos que frequentavam escolas da cidade. A avaliação incluiu um questionário com tipo de parto, trauma nasal prévio, sintomas nasais, alergia e tratamento prévio com otorrinolaringologista, além de exame físico. Dos 171 meninos (59,4%) e 117 meninas (40,6%) avaliados, 34% apresentavam desvio de septo nasal; 35% deles tinham entre 3 e 7 anos, 25% entre 8 e 13 anos e 40% entre 14 e 17. Do grupo com trauma nasal prévio, 67% apresentavam deformidade septal e, do grupo sem história de trauma prévio, 32% apresentavam deformidade septal. Destes, 38,5% tinham nascido de parto normal e 34% de cesariana. Este estudo concluiu, portanto, que a porcentagem de deformidade nasal muda com a idade, sendo mais prevalente em meninos e o trauma nasal é um fator de risco importante.

RINOCIRURGIA

A rinocirurgia (septoplastia, rinoplastia, rinosseptoplastia) em criança, como procedimento eletivo, deve ser realizada com o objetivo de restaurar a anatomia, melhorar a forma e a função do nariz e promover condições para um desenvolvimento normal do nariz e da face.

De acordo com McNamara, como a forma humana é inteiramente voltada à função, é difícil encontrar beleza em uma face acometida por alterações funcionais, podendo estas serem restabelecidas por meio de correções da harmonia e da reabilitação morfofuncional.

A cirurgia deve ser sempre conservadora e mínima, uma vez que a cartilagem dorsosseptal desempenha um papel fundamental no crescimento do terço médio da face.

Sucesso no tratamento cirúrgico do nariz inclui a melhora da função e forma nasal e também o desenvolvimento normal do nariz e terço médio da face a longo prazo.

Técnicas anestésicas avançadas, melhor valorização da conservação e integridade dos tecidos, novas técnicas de sutura intranasal, menor tempo de hospitalização e melhor conhecimento do crescimento craniofacial e dos efeitos dos mecanismos dos traumas no processo de cicatrização permitiram a realização dessa cirurgia com maior segurança.

Não há indicações absolutas. Elas são relativas, devendo estar associadas aos sintomas do paciente. As indicações mais frequentes são as obstruções nasais severas devido a patologias septais e/ou deformidades externas da pirâmide nasal, traumas nasais, epistaxe, correção da drenagem sinusal, abscesso septal, doenças benignas e malignas, deformidades labiopalatinas, alergia nasal grave, hipertrofia das conchas, defeito de crescimento ou deformidade estética importante.

A descrição da correção cirúrgica do desvio septal é extensa na literatura. Vários autores têm proposto diferentes procedimentos. No início do século 20, empregavam-se técnicas fechadas, realizando a inserção de um instrumento não cortante na narina e fratura do septo nasal em direção à linha média. Essas técnicas foram, então, seguidas por métodos abertos. Freer e Killiam foram os primeiros a propor a visualização da cartilagem e osso, com preservação da mucosa. A ressecção submucosa de quase toda a cartilagem do septo foi certamente uma melhoria nas técnicas fechadas, evidenciando, no entanto, muitas sequelas importantes, não devendo ser realizada em crianças. Várias técnicas são relatadas em estudos bem conduzidos, referindo-se ao desenvolvimento de retalhos de mucopericôndrio unilateral ou bilateral. Não existe, no entanto, nenhum estudo comparativo indicando a superioridade de uma ou outra técnica.

A técnica de Metzenbaum contempla o princípio de incisões completas nas cartilagens nas superfícies côncavas. Quando realizadas no lado convexo, as incisões devem ser desenvolvidas com a retirada de fitas em forma de triângulo. Pode ser completada com a realização das osteotomias, quando associada à forma conservadora de reposição de fragmentos ósseos e cartilaginosos retificados ou de enxertos autólogos, para ocupar os espaços desenvolvidos com a elevação dos retalhos. Este autor já afirmou, em 1928, que o deslocamento do septo em crianças deveria ser corrigido o mais precocemente possível, para restabelecer a patência nasal e o desenvolvimento normal do nariz.

A cuidadosa elevação dos retalhos mucopericondrial e mucoperiosteal, uni ou bilaterais, não causa efeitos negativos no crescimento futuro. Além disso, deve-se realizar a identificação dos desvios ou fraturas e suas relações com as zonas de crescimento, evitando incisões e remoções de cartilagem nessas áreas. Pequenas partes nas áreas de fraturas devem ser retiradas e deve-se evitar condrotomia posterior ou separação da cartilagem com a lâmina perpendicular do etmoide. Os defeitos na cartilagem do septo nasal podem ser reconstruídos, de preferência, com cartilagem autóloga e a cartilagem do septo caudal deve ser suturada à região anteroinferior da cartilagem com a espinha nasal e reposicionada na columela, entre as cruras mediais. Não devem ser utilizados materiais aloplásticos.

A rinoplastia aberta ou externa tem, entre suas indicações, exérese de cisto dermoide, lesões labiopalatais, abscesso septal, desvios septais e deformidades da pirâmide nasal.

No recém-nascido, deve ser realizado o reposicionamento incruento do septo nasal. Em crianças menores de 15 anos, devem ser realizadas técnicas menos destrutivas, sempre com preservação do pericôndrio e periósteo, reposição de fragmentos e uso de osteótomos pequenos. Em adolescentes, pode-se realizar a septoplastia clássica, desde que a perda óssea e o trauma nos tecidos vizinhos sejam minimizados.

Os resultados da rinoplastia reparadora realizada precocemente na vida são comparáveis àqueles obtidos após o término do crescimento. O crescimento nasal e facial não é alterado quando a rinosseptoplastia é indicada antes dos 12 anos de idade, devendo ser realizada de forma conservadora e segura. A cuidadosa mobilização dos ossos próprios do nariz e a reconstrução do septo do nariz devem e podem ser realizadas no mesmo momento.

As possíveis complicações cirúrgicas incluem persistência ou recorrência do desvio, sangramento, hematoma ou abscesso septal, obstrução nasal, sinequia, perfuração septal, anestesia palatal e dental, deformidade estética e supercorreção (desvio septal novo, contralateral, após a realização de septoplastia). Estima-se que de 20 a 50% das septoplastias realizadas na infância necessitarão de revisão no futuro.

EXPERIÊNCIA DOS AUTORES

No Departamento de Otorrinolaringologia e Cirurgia de Cabeça e Pescoço da Faculdade de Medicina de São José do Rio Preto (SP), foi realizado estudo retrospectivo para avaliar a experiência no tratamento das crianças com desvio do septo nasal e/ou da pirâmide nasal. Outro objetivo desse estudo foi desmistificar o conceito de que os procedimentos cirúrgicos recomendados para as correções deveriam ser indicados somente após os 15 anos em meninas e aos 18 anos em meninos, o que, na realidade, foi baseado em observações clínicas vagas e em impressões pessoais, sem comprovação por meio de estudos comparativos bem conduzidos. No estudo, foram avaliados 202 pacientes, 124 (61,4%) do sexo masculino e 78 (38,6%) do feminino, com idade entre 4 e 16 anos, sendo a idade média de 11 anos, no período de janeiro de 1994 a janeiro de 2009.

Os pacientes foram submetidos a rino e/ou septoplastia. Foram também submetidos a procedimentos associados, quando indicados, no mesmo ato cirúrgico, incluindo cirurgia de concha nasal, adenoidectomia e/ou amigdalectomia, cirurgia endoscópica nasal e microcirurgia otológica.

O método utilizado para a correção do desvio do septo foi conservador, com reposição dos fragmentos retificados de osso e cartilagem nos espaços dos retalhos desenvolvidos. Osteotomias laterais e medianas foram realizadas nos pacientes portadores de desvios da pirâmide, isolados ou associados aos desvios septais.

Os pacientes foram avaliados nos 7º, 30º, 90º e 180º dias de pós-operatório.

A septoplastia foi realizada em 157 casos (77,7%), seguida por rinosseptoplastia em 23 casos (11,4%) e rinoplastia em 22 casos (10,9%) (Tabela 140.1).

Tabela 140.1 Distribuição dos procedimentos realizados.

Procedimentos cirúrgicos	Porcentagem (%)
Septoplastia	77,7
Rinosseptoplastia	11,4
Rinoplastia	10,9

Dos procedimentos associados, a cirurgia de concha nasal foi a mais realizada, em 68 casos (33,66%), além de adenoidectomia em 29 casos (14,4%), amigdalectomia em 11 crianças (5,5%), adenoamigdalectomia em quatro casos (2%), cirurgia endoscópica nasal em uma criança (0,5%) e microcirurgia otológica com colocação de tubo de ventilação em uma criança (0,5%) (Tabela 140.2).

A complicação mais frequente foi recidiva e/ou persistência do desvio de septo, que ocorreu em 28 casos (14%), mas também houve oito casos de desvio da pirâmide nasal (4%), quatro casos de sinequia (2%), dois casos de perfuração septal (1%) e um caso de infecção (0,5%). Não houve registro de sangramento no pós-operatório recente ou tardio. Dessas complicações, houve nove reintervenções (4,45%) e sete casos foram reoperados devido a desvio de septo (3,5%), um devido à perfuração septal (0,5%) e um devido à sinequia (0,5%) (Tabela 140.3).

Os desvios do septo do nariz e/ou da pirâmide nasal nas crianças devem ser corrigidos o mais breve possível, para proporcionar crescimento harmônico e evitar as graves sequelas encontradas no respirador oral. Além disso, as cirurgias associadas, quando indicadas para corrigir outras causas de obstrução nasal nas crianças, devem ser realizadas no mesmo ato cirúrgico.

A cirurgia nasal em criança é um procedimento seguro, desde que realizada de maneira cuidadosa, com conservação adequada de cartilagem e respeito aos centros de crescimento facial. O medo de interromper o crescimento facial pode prolongar os problemas funcionais e estéticos. Dessa forma, preconiza-se sempre a realização de técnicas conservadoras de rino/septoplastia em crianças e adolescentes com deformidades importantes do septo e da pirâmide nasal, com preferência às técnicas fechadas, sem incisão externa, com descolamento mínimo, evitando a retirada excessiva de cartilagem e o uso excessivo de enxertos, com reposicionamento sempre que possível dos fragmentos dos ossos e cartilagens retificados.

Tabela 140.2 Distribuição dos procedimentos associados.

Procedimentos associados	Porcentagem (%)
Cirurgia das conchas nasais	33,7
Adenoidectomia	14,4
Amigdalectomia	5,5
Adenoamigdalectomia	2
Cirurgia endoscópica nasal	0,5
Microcirurgia otológica	0,5

Tabela 140.3 Distribuição das complicações identificadas.

Complicações	Porcentagem (%)
Recidiva e/ou persistência do desvio	14
Desvio da pirâmide nasal	4
Sinequia	2
Perfuração de septo	1
Infecção	0,5
Sangramento	0
Hematoma	0
Abscesso	0
Anestesia palatal/dental	0

BIBLIOGRAFIA

Adil E, Goyal N, Fedok FG. Corrective nasal surgery in the younger patient. JAMA Facial Plast Surg [Internet]. 2014 May-Jun [Acesso em: 2024 Jul];16(3):176-82.

Bae JS, Kim ES, Jang YJ. Treatment outcomes of pediatric rhinoplasty: The Asan Medical Center experience. Int J Pediatr Otorhinolaryngol [Internet]. 2013 Oct [Acesso em: 2024 Jul];77(10):1701-10.

Bushey RS. Dentofacial development and upper airway obstruction. In: Balkany TJ, Pashley NR, editors. Clinical pediatric otolaryngology. St. Louis: Mosby, 1986. p. 228-246. 526 p.

Can IH, Ceylan Ka, Bayiz U, Olmez A, Samim E. Acoustic rhinometry in the objective evaluation of childhood septoplasties. Int J Pediatr Otorhinolaryngol [Internet]. 2005 Apr [Acesso em: 2024 Jul];69(4):445-8.

Cardim VL. Crescimento craniofacial. In: Psillakis JM et al. Cirurgia craniomaxilofacial: osteotomias estéticas da face. Rio de Janeiro: Medsi, 1987. p. 25-41.

Coates HL. Nasal obstruction in infancy. In: Cotton RT, Myer CM, editors. Practical pediatric otolaryngology. 1st ed. Philadelphia: Lippincott Williams & Wilkins; 1999.

Dennis SC, den Herder C, Shandilya M, Nolst Trenité GJ. Open rhinoplasty in children. Facial Plast Surg [Internet]. 2007 Nov [Acesso em: 2024 Jul];23(4):259-66.

Enlow DH. Crescimento Facial. 3. ed. Porto Alegre: Artes Médicas, 1993. 553 p.

Freer OT. The correction of deflections of the nasal septum with a minimum of traumatis. JAMA [Internet]. 1902 Mar 8 [Acesso em: 2024 Jul];XXXVIII(10):636-642.

Gray L. The deviated nasal septum--II--prevention and treatment. J Laryngol Otol [Internet]. 1965 Sep [Acesso em: 2024 Jul];79(9):806-16.

Hinderer KH. Fundamentals of anatomy and surgery of the nose. Birmingham: Aesculapius, 1971.

Killan G, Foster EE. XXIII. The submucous window resection of the nasal septum. Ann Otol Rhinol Laryngol [Internet]. 1905 Jun;14(2). Disponível em: https://doi.org/10.1177/000348940501400. Acesso em: 2024 Jul.

Kohler NR. Distúrbios miofuncionais: um estudo de revisão das causas etiológicas e das consequências sobre o processo de crescimento/desenvolvimento da face. São Paulo: UCC, 1994. Monografia (Especialização em Desordens Miofuncionais) – Universidade Camilo Castelo Branco, 1994, 108p.

Kopacheva-Barsova G, Nikolovski N. Justification for rhinoseptoplasty in children - Our 10 years overview. Open Access Maced J Med Sci [Internet]. 2016 Sep 15 [Acesso em: 2024 Jul];4(3):397-403.

Lawrence R. Pediatric septoplasy: a review of the literature. Int J Pediatr Otorhinolaryngol [Internet]. 2012 Aug [Acesso em: 2024 Jul];76(8):1078-81.

Lee BJ, Chung YS, Jang YJ. Overcorrected septum as a complication of septoplasty. Am J Rhinol [Internet]. 2004 Nov-Dec [Acesso em: 2024 Jul];18(6):393-6.

Martins MB, Lima RG, Lima FV, Barreto VM, Santos AC, Júnior RC. Demystifying septoplasty in children. Int Arch Otorhinolaryngol [Internet]. 2014 Jan [Acesso em: 2024 Jul];18(1):54-6.

Martins AM. Genética do crescimento. Clin Pediat. São Paulo; 1995; 19(1):8-12.

Mcnamara JA, editor. Factors affecting the growth of the midface: Proceedings of a Sponsored Symposium Honoring Professor Robert E. Moyers. Michigan: Center for Human Growth and Development, University of Michigan; 1976.

Metzenbaum, M. Replacement of the lower end of the dislocated septal cartilage versus submucous ressection of the dislocated end of the septal cartilage. Arch Otolaryngol [Internet]. 1929 [Acesso em: 2024 Jul];9(3):282–296.

Ortiz-Monasterio F, Olmedo A. Corrective rhinoplasty before puberty: A long-term follow-up. Plast Reconstr Surg [Internet]. 1981 Sep [Acesso em: 2024 Jul];68(3):381-91.

Shah JP, Youn GM, Wei EX, Kandathil C, Most SP. Septoplasty Revision Rates in Pediatric vs Adult Populations. JAMA Otolaryngol Head Neck Surg [Internet]. 2022 Nov 1 [Acesso em: 2024 Jul];148(11):1044-50.

Shandilya M, Den Herder C, Dennis SC, Nolst Trenité G. Pediatric rhinoplasty in an academic setting. Facial Plast Surg [Internet]. 2007 Nov [Acesso em: 2024 Jul];23(4):245-57.

Turk JB, Crysdale WS. Nasal and septal deformities. In: Bluestone CD, Rosenfeld RM, authors/editors. Surgical atlas of pediatric otolaryngology. Ontario: BC Decker; 2002. 847 p.

Verucchi F, Caropreso CA. Indicações e contraindicações da septoplastia em crianças. In: VI Manual de Otorrinolaringologia Pediátrica da IAPO. Barueri: RR Donnelley, 2007.

Verwoerd CD, Verwoerd-Verhoef HL. Rhinosurgery in children: Developmental and surgical aspects of the growing nose. GMS Curr Top Otorhinolaryngol Head Neck Surg [Internet]. 2010 [Acesso em: 2024 Jul];9:Doc05.

Verwoerd CD, Verwoerd-Verhoef HL. Rhinosurgery in children: Basic concepts. Facial Plast Surg [Internet]. 2007 Nov [Acesso em: 2024 Jul];23(4):219-30.

Zielnik-Jurkiewicz B, Olszewska-Sosińska O. The nasal septum deformities in children and adolescents from Warsaw, Poland. Int J Pediatr Otorhinolaryngol [Internet]. 2006 Apr [Acesso em: 2024 Jul];70(4):731-6.

CAPÍTULO

141

Complicações das Rinossinusites

Eduardo Macoto Kosugi • Fabiana Cardoso Pereira Valera • Wilma Terezinha Anselmo Lima

INTRODUÇÃO

Complicações de rinossinusite são eventos potencialmente graves, e muitas vezes fatais, consequentes à extensão extra sinusal da infecção. Geralmente, são decorrentes de infecções agudas primárias ou reagudizações da rinossinusite crônica.

EPIDEMIOLOGIA

Complicações de rinossinusite são ocorrências raras, com incidência de 2,5 a 4,3 casos por milhão de habitantes/ano. Em adultos, estima-se que ocorra um episódio de complicação para cada 32.000 casos de rinossinusite. Já em crianças, a probabilidade é maior, com a ocorrência de uma complicação a cada 12.000 casos de rinossinusite.[1,2]

Sua sazonalidade acompanha a da rinossinusite aguda (RSA). Um levantamento de 3 anos (2010 a 2013) realizado no Pronto Socorro de Otorrinolaringologia (PS ORL) do Hospital São Paulo (HSP) mostrou que, de 70 casos de complicações de rinossinusite atendidos neste período, 43,5% dos eventos se concentraram em apenas 4 meses (abril a julho).

Há claro predomínio masculino. Nesta casuística do PS ORL do HSP, 60% dos pacientes eram masculinos, mas essa preponderância pode chegar a 3:1. Não se sabe o motivo desta discrepância. É mais frequente em crianças. Cerca de um terço destes casos ocorreram em crianças de até 5 anos, e quase dois terços dos pacientes tinham até 15 anos (Figura 141.1). Alguns fatores poderiam explicar esta ocorrência: crianças pequenas podem não possuir seu sistema imunológico totalmente competente, o que poderia contribuir para a evolução desfavorável, e as barreiras ósseas são mais frágeis, como a lâmina papirácea e a crivosa, e são também mais porosas nesta faixa etária.[2] Além disso, devido ao aumento da pneumatização dos seios, há um claro aumento da vascularização, que também favorece a disseminação da infecção, já que o sistema venoso diploico não apresenta válvulas, permitindo fluxo sanguíneo retrógrado dos seios infectados para órbita, ossos ou ao interior do crânio. A principal via é através das veias oftálmicas superior e inferior, que se comunicam com vasos intraorbitários e também diretamente com o seio cavernoso.[1-3]

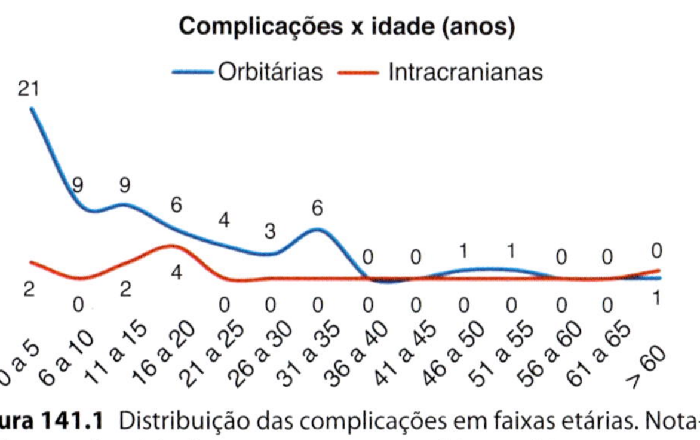

Figura 141.1 Distribuição das complicações em faixas etárias. Nota-se claro predomínio dos casos nas menores faixas etárias.

Fatores individuais do hospedeiro como a infecção pelo vírus da imunodeficiência adquirida (HIV), diabetes desconhecido ou descompensado, déficit global ou seletivo de imunoglobulinas, distúrbios congênitos ou adquiridos dos elementos polimorfonucleares, além de uso de medicação imunossupressora, como corticosteroides e quimioterápicos, podem predispor ao aparecimento de microbiota oportunista e à ocorrência de complicações de rinossinusite. Porém, complicações de rinossinusite ocorrem, tipicamente, em indivíduos previamente hígidos e jovens.[1,2]

O advento dos antibióticos (ATB) provocou evidente melhora da evolução das complicações de rinossinusite. A taxa geral de amaurose pós-complicação de rinossinusite chegava a 20% e a mortalidade por meningite, até 17%. Atualmente, as taxas caíram para menos de 11 e 1 a 2,5%, respectivamente. Porém, estudos epidemiológicos recentes demonstraram que o uso de ATB na rinossinusite aguda não previne a ocorrência de complicações.[3,4] Cerca de 40 a 60% dos pacientes que apresentam algum tipo de complicação de rinossinusite já usava ATB previamente à ocorrência da complicação. Mesmo países com baixas taxas de uso de ATB nas RSA, como a Holanda, apresentam incidências de complicações de rinossinusite semelhantes a países com altas taxas de uso de ATB, como a França e os EUA.[3]

CLASSIFICAÇÃO

As complicações de rinossinusite são classificadas de acordo com o local da extensão extra sinusal:

- Orbitárias
- Intracranianas
- Ósseas.

As complicações orbitárias são as mais comuns. Estima-se que entre 60 a 75% dos casos de complicações das rinossinusites sejam orbitárias.[5] Aproximadamente 15 a 20% dos casos são intracranianos.[6] As complicações ósseas das rinossinusites são as mais raras, correspondendo a 5 a 10%. Pode haver concomitância de complicações no mesmo paciente.[2] No período 2010 a 2013, as complicações orbitárias representaram 87% do total de complicações de rinossinusite no PS ORL do HSP.

DIAGNÓSTICO

Apesar de raras, é fundamental que o médico tenha em mente a possibilidade de ocorrer complicações na evolução da rinossinusite. Principalmente porque, apesar da complicação ser consequência da rinossinusite, na maioria das vezes a história de rinossinusite não é óbvia, e o paciente acaba procurando atendimento devido ao sintoma da complicação (e não pela rinossinusite), cabendo ao médico, na verdade, interrogar e investigar uma possível rinossinusite de base. Não é incomum, por exemplo, um paciente com complicação orbitária de rinossinusite procurar um médico oftalmologista, e não um otorrinolaringologista, já que é o olho o que mais o incomoda naquele momento. Existem alguns sinais e sintomas que devem ser considerados alarmes para complicações de rinossinusites, a saber:

- Edema ou hiperemia periorbitária
- Proptose
- Diplopia
- Oftalmoplegia

- Diminuição da acuidade visual
- Cefaleia frontal uni ou bilateral intensa
- Edema em fronte
- Sinais de meningite
- Sinais neurológicos
- Diminuição do nível de consciência.

Os exames de imagem não são recomendados para o diagnóstico de RSA, portanto, não devem ser realizados rotineiramente. Por outro lado, na suspeita de complicação de rinossinusite, a investigação com esses exames é mandatória. Os exames de imagem são importantes para a confirmação da complicação e, principalmente, para avaliação da extensão e gravidade da doença.[7]

O exame de imagem de escolha para suspeitas de complicações de rinossinusite deve ser a tomografia computadorizada (TC) de seios paranasais e crânio com contraste. A utilização de contraste é fundamental para a correta análise das partes moles, diferenciando adequadamente tecidos com edema e flegmão das coleções. A ressonância magnética (RM) é uma alternativa válida à TC, já que também é bastante eficaz na avaliação de partes moles. Por outro lado, seu maior custo, maior tempo para execução do exame, e incapacidade de avaliar a arquitetura óssea dos seios faz com que a TC ainda seja mais vantajosa na avaliação das complicações de rinossinusite. Sempre que possível, realizar os dois exames.[2,7]

COMPLICAÇÕES ORBITÁRIAS

Os seios paranasais estão em contato direto com a órbita, portanto, processos infecciosos sinusais podem se disseminar para o interior de estruturas orbitárias de maneira relativamente simples. Existem duas vias para esta disseminação: por passagem direta dos microrganismos dos seios acometidos para a órbita através de deiscências na lâmina papirácea ou por disseminação retrógrada através das veias orbitárias que drenam para os seios. As complicações orbitárias de rinossinusite são mais comumente associadas às infecções dos seios etmoidais e maxilares, com menor incidência de rinossinusites frontais ou esfenoidais.[2,8] Normalmente, o acometimento orbitário costuma ser medial, próximo ao seio etmoidal. Por outro lado, pacientes que apresentam células etmoidais supraorbitárias podem apresentar acometimento superior da órbita, associado à rinossinusite frontal. Os principais patógenos são o *Streptococcus pneumoniae* em adultos e o *Haemophilus influenzae*, seguido pelo pneumococo em crianças.[8,9]

Normalmente, as complicações orbitárias tendem a acometer pacientes mais jovens do que as intracranianas. Na casuística do PS ORL do HSP, a média das idades dos pacientes com complicações orbitárias foi de 13,5 anos, enquanto que as complicações intracranianas apresentaram média de 20,2 anos.

Diagnóstico

É fundamental que o médico suspeite de uma complicação de rinossinusite ao se deparar com um quadro clínico e exame físico compatíveis. O diagnóstico precoce é primordial para se evitar complicações irreversíveis.

Alguns autores referem que as complicações orbitárias costumam ocorrer com até 5 dias do início da rinossinusite. Nos pacientes atendidos no PS ORL do HSP, as complicações orbitárias ocorreram, em média, após 6,8 dias de história (mediana 5 dias).

O quadro costuma iniciar com edema palpebral, eritema e dor orbital súbitos, que podem evoluir para proptose, quemose e dor à movimentação ocular (Figura 141.2).[8] As situações mais graves e dramáticas envolvem oftalmoparesia e redução da acuidade visual. Importante recordar que, em crianças, a complicação orbitária pode ser indolor, portanto a presença dos outros sinais deve ser prontamente investigada.[1-4]

Diante da suspeita, deve ser realizada a TC com contraste de seios paranasais, com ou sem a inclusão das órbitas. Com a TC, é possível classificar adequadamente a complicação orbitária para definir melhor a conduta.

Classificação

Existem diversas classificações para as complicações orbitárias de rinossinusite. Todas elas utilizam conceitos anatômicos (p. ex., pré ou pós-septal, subperiosteal ou intraconal) ou tipo de afecção (celulite ou abscesso, trombose) para classificar as complicações. Cada classificação tem seus prós e contras e tem o intuito de sistematizar o diagnóstico e padronizar o tratamento.

O septo orbital é a continuidade do periósteo das estruturas ósseas da órbita e periórbita separando a cavidade orbitária propriamente dita das pálpebras superior e inferior. Infecções que atingem estruturas pós-septais tendem a ser mais graves, já que possibilitam complicações com maior morbidade.[9]

A classificação de Chandler, publicada em 1970, foi a primeira a ganhar notoriedade. Interessante observar que essa classificação não foi baseada em TC, e sim em sintomas e sinais clínicos. A classificação de Chandler pode ser vista no Tabela 141.1 e na Figura 141.3.[10]

Tabela 141.1 Classificação de Chandler.

Grupo 1	Edema inflamatório
Grupo 2	Celulite orbitária
Grupo 3	Abscesso subperiosteal
Grupo 4	Abscesso orbitário
Grupo 5	Trombose de seio cavernoso

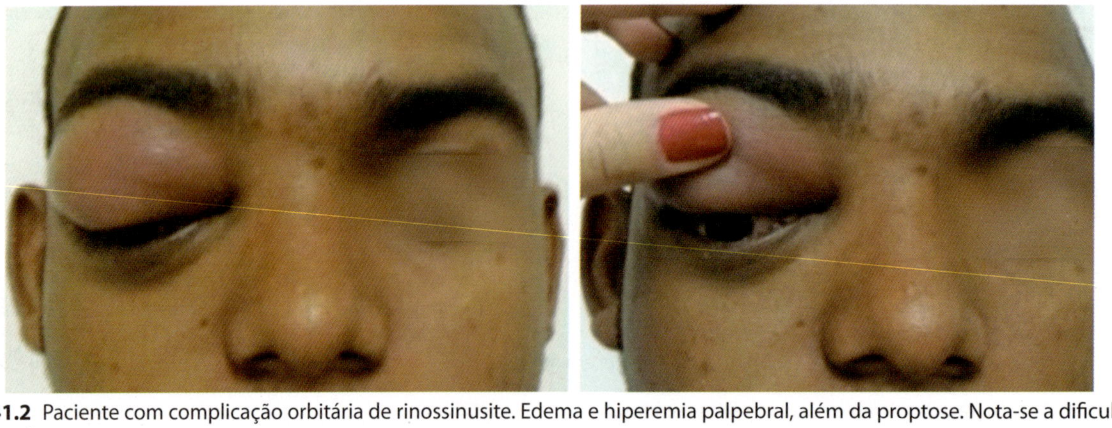

Figura 141.2 Paciente com complicação orbitária de rinossinusite. Edema e hiperemia palpebral, além da proptose. Nota-se a dificuldade na abertura ocular.

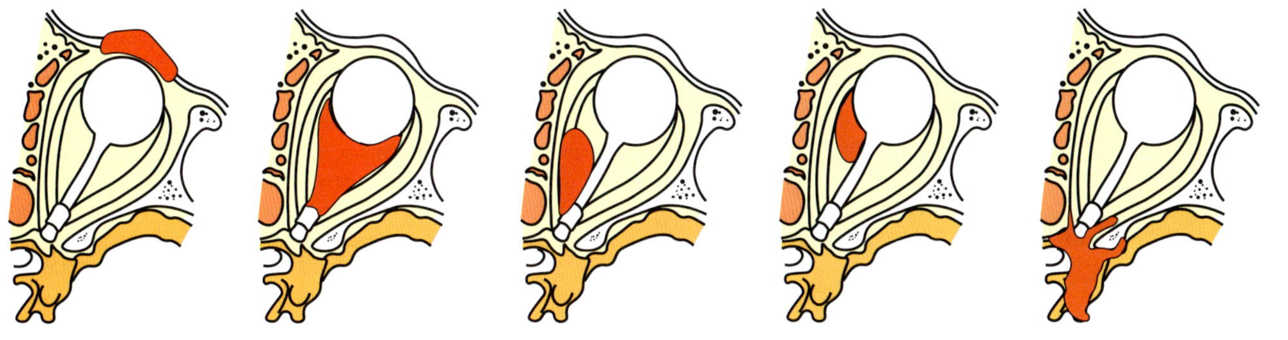

Figura 141.3 Classificação de Chandler. Em vermelho, a área acometida.

Grupo 1: edema inflamatório

Complicação orbitária mais frequente; apresenta hiperemia e edema palpebral com calor local e ocasionalmente dor. Sintomas sistêmicos como prostração, mal-estar e febre podem estar presentes. Sem limitação da mobilidade extrínseca ocular ou diminuição da acuidade visual.

Grupo 2: celulite orbitária

Há o comprometimento difuso do cone orbitário, invasão de seu tecido adiposo por células inflamatórias e bactérias, porém, sem a formação de abscesso. Além dos sintomas anteriores, o paciente irá apresentar hiperemia e edema conjuntival com proptose. A mobilidade ocular pode estar comprometida.

Grupo 3: abscesso subperiosteal

Abscesso formado entre a lâmina papirácea e a periórbita (septo fibroso que envolve o conteúdo orbitário). A proptose se torna mais acentuada com deslocamento inferolateral do olho, restrição e dor à movimentação ocular (Figura 141.4 a 141.7).

Grupo 4: abscesso orbitário

Abscesso formado dentro do cone orbitário. É a complicação orbitária mais grave, podendo levar à amaurose em questão de horas. O paciente evolui com proptose acentuada, restrição e dor à movimentação ocular podendo ocorrer alteração da acuidade visual e do reflexo pupilar (Figuras 141.8 e 141.9).

Grupo 5: trombose do seio cavernoso

Ocorre pela disseminação do processo infeccioso através das vias orbitárias para o seio cavernoso. Seu principal agente etiológico é o

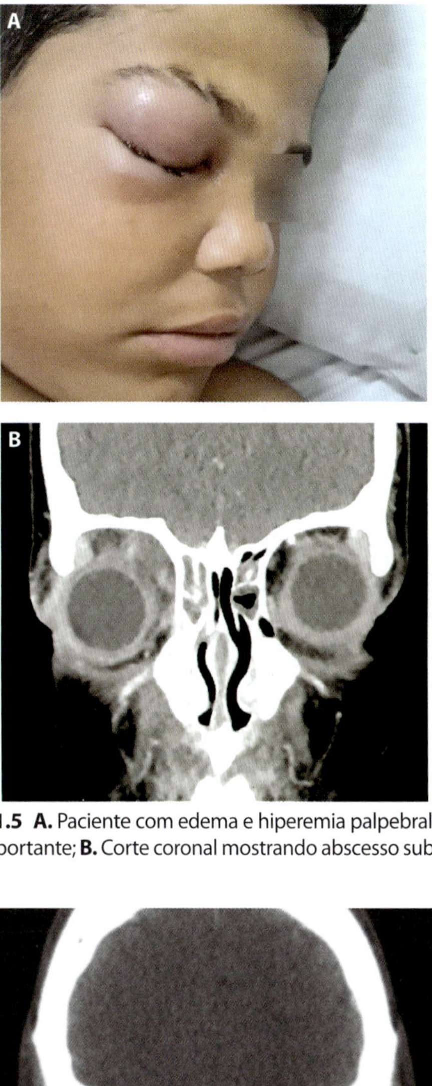

Figura 141.5 A. Paciente com edema e hiperemia palpebral superior e inferior importante; **B.** Corte coronal mostrando abscesso subperiosteal.

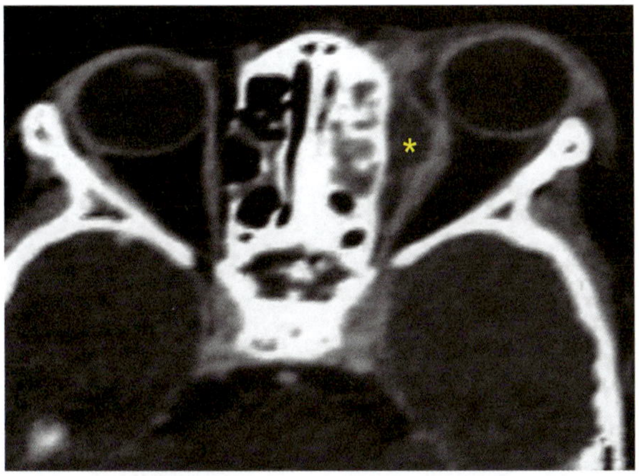

Figura 141.4 Tomografia computadorizada de seios paranasais em corte axial. Abscesso subperiosteal medial em olho esquerdo (asterisco). Nota-se o abaulamento da periórbita, deslocando a musculatura ocular extrínseca.

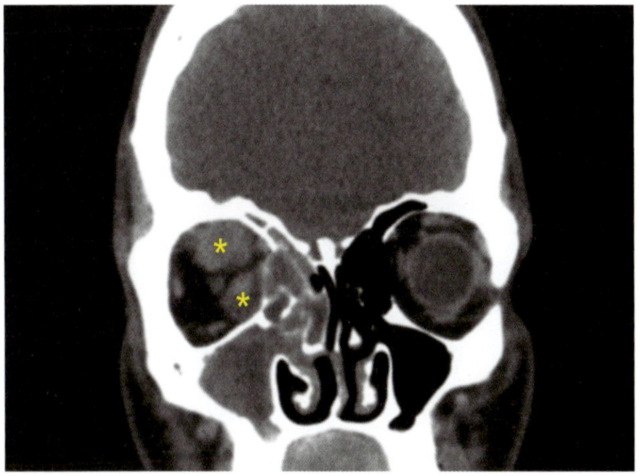

Figura 141.6 Tomografia computadorizada de seios paranasais, corte coronal. Dois abscessos subperiosteais simultâneos no olho direito, um superior e outro medial (asteriscos).

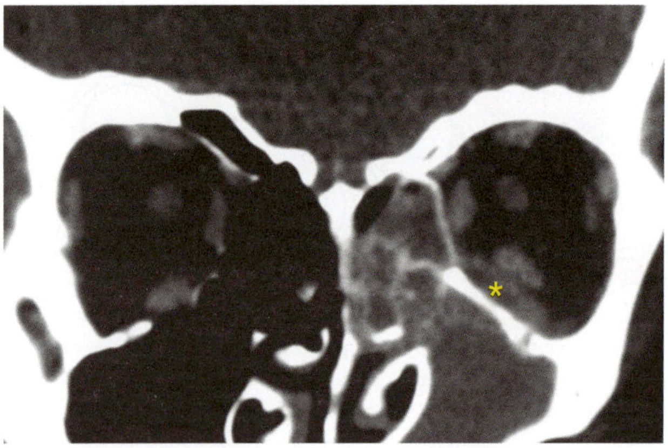

Figura 141.7 Tomografia computadorizada de seios paranasais, corte coronal. Abscesso subperiosteal inferior em olho direito (asterisco).

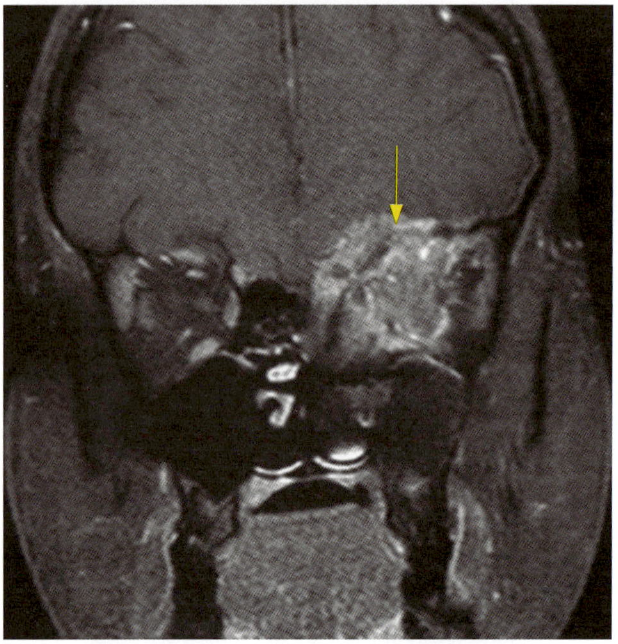

Figura 141.8 Tomografia computadorizada de seios paranasais, corte coronal. Abscesso orbitário em olho esquerdo (seta). Notam-se os limites irregulares, sem definição em relação à musculatura ocular extrínseca.

Staphylococcus aureus. Pode ocorrer o acometimento dos seguintes pares cranianos: III, IV, V e VI. Na fundoscopia, pode ser observada a ingurgitação das veias da retina.

O grande mérito da classificação de Chandler é a de promover um estadiamento baseado em critérios clínicos, portanto, utilizando-se apenas de sintomas e sinais, o médico poderia suspeitar da extensão da doença. Outro foco dessa classificação é o de permitir uma segmentação quanto ao tipo de terapia, já que os grupos 1 e 2, por serem celulites, seriam tratados, a princípio, clinicamente, enquanto que os grupos 3 e 4, por serem abscessos, necessitariam tratamento cirúrgico. Por outro lado, a classificação de Chandler não apresenta uma ordenação por gravidade, já que o grupo 2 (celulite orbitária) pode até promover risco maior de perda visual do que o grupo 3 (abscesso subperiosteal). Por último, a classificação incluiu a trombose de seio cavernoso, que não é uma complicação orbitária.

Posteriormente, outra classificação que ganhou destaque foi a do Hospital Groote Schuur, mais conhecida como classificação de Mortimore, publicada em 1997 e que pode ser vista na Tabela 141.2.[11]

A classificação de Mortimore foi baseada em TC, e envolve também as principais afecções orbitais secundárias às rinossinusites. Tem a vantagem de ser evolutiva, isto é, apresenta gravidade crescente dos seus grupos, e excluiu a trombose do seio cavernoso, que não é uma complicação orbitária. Mas também existem críticas a esta classificação, principalmente em relação ao termo intraconal do grupo 3. Intraconal se refere ao espaço no cone orbitário delimitado pela musculatura extrínseca orbitária, portanto, a classificação de Mortimore excluiria infecções orbitárias extraconais (aquelas entre a periórbita e a musculatura extrínseca orbitária).

Tabela 141.2 Classificação de Mortimore.

Grupo 1	Pré-septal • Celulite • Abscesso
Grupo 2	Pós-septal (subperiosteal) • Flegmão/celulite • Abscesso

Grupo 3	Pós-septal (intraconal)
	• Celulite
	  ◦ Localizado (síndrome do ápice orbitário)
	  ◦ Difuso
	• Abscesso

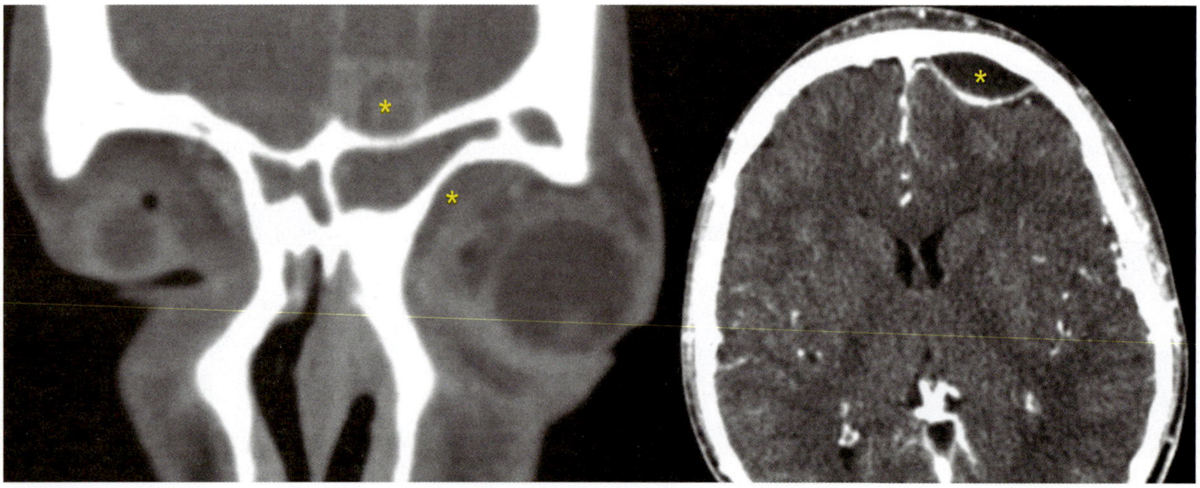

Figura 141.9 À esquerda, tomografia computadorizada (TC) de seios paranasais, corte coronal. Abscesso extradural (asterisco superior) e abscesso subperiosteal em olho esquerdo (asterisco inferior). À direita, TC de crânio, corte axial. Abscesso extradural (asterisco) com aspecto tradicional biconvexo.

Por fim, se considerar-se que a órbita está delimitada pelo septo orbital, o espaço pré-septal não faria parte, em princípio, da órbita. Logo, inflamações pré-septais não deveriam ser consideradas complicações orbitárias das rinossinusites.[9] Realmente, ao considerarem-se as infecções pré-septais, apenas 10% delas são causadas por rinossinusites. Picadas de insetos, traumas e conjuntivites são causas mais comuns de infecções pré-septais. Portanto, anatômica e etiologicamente falando, parece lógico não considerar as infecções pré-septais como complicações de rinossinusites. Pensando nisso, o grupo da Faculdade de Medicina de Ribeirão Preto (SP) preconizou a classificação de Velasco e Cruz & Anselmo-Lima, mais simplificada, mais assertiva quando à evolução da doença, e mais prática para direcionar tratamento, a qual que pode ser vista na Tabela 141.3.[9]

Independentemente da classificação utilizada, é importante realizar um diagnóstico preciso do tipo de complicação orbitária para instauração do tratamento adequado. Basicamente, diferenciar celulites de abscessos, topografar o sítio da infecção (pré-septal, subperiosteal ou orbitário) e monitorizar a acuidade visual são pontos prioritários, pois irão nortear o tipo de tratamento.

Tratamento

O manejo rotineiro dos quadros de complicação orbitária de rinossinusite envolve internação hospitalar com antibioticoterapia endovenosa. Alguns casos selecionados de celulite pré-septal em adultos podem ser tratados, excepcionalmente, sem internação e com antibióticos via oral, desde que acompanhados cautelosamente.

A antibioticoterapia intravenosa de amplo espectro apresenta evidência de benefício no seu uso, devendo ser utilizada. A microbiota costuma ser semelhante à da RSA, porém com maior participação de *Staphylococcus* e anaeróbios.[12,13] Existem vários esquemas terapêuticos preconizados, sem diferença no sucesso terapêutico. Invariavelmente, sua instalação é empírica, já que não se deve aguardar o resultado de culturas para definir a escolha terapêutica. A duração da antibioticoterapia intravenosa também é variável, não havendo consenso, podendo seu uso se encerrar em 48 horas após a melhora clínica ou até completar 14 dias de uso. No HSP, o esquema mais utilizado é de ceftriaxona 2 g, via endovenosa (EV), de 12/12 horas, com clindamicina 600 mg EV, de 6/6 horas, em adultos, enquanto os pacientes pediátricos costumam ser tratados com ceftriaxona 40 a 80 mg/kg/dia, de 12/12 horas, associada a oxacilina 100 mg/kg/dia, de 6/6 horas. Já o Hospital das Clínicas da Faculdade de Medicina de Ribeirão Preto (HC-FMRP), além desse esquema terapêutico infantil, preconiza também: amoxicilina com clavulanato 50 mg/kg/dia, 8/8 horas, cetriaxona 40 a 80 mg/kg/dia EV 1 vez/dia associada a clindamicina 25 a 40 mg/kg/dia EV 8/8 horas, oxacilina 100 mg/kg/dia EV 6/6 horas associada a ciprofloxacino 10 mg/kg/dia EV 12/12 horas, ou ainda, cefuroxima 100 mg/kg/dia EV 8/8 horas associada a metronidazol 22,5 mg/kg/dia EV 8/8 horas.[9]

O uso do corticosteroide endovenoso nas complicações orbitárias é controverso. Não há evidência de benefício em seu uso, mas parece auxiliar na redução do edema e proptose.[2] No HSP, utiliza-se rotineiramente hidrocortisona ou dexametasona intravenosa em dose anti-inflamatória.

Além do tratamento clínico com internação, antibioticoterapia e corticoterapia intravenosa, alguns pacientes com complicações orbitárias podem se beneficiar de tratamento cirúrgico. A cirurgia pode envolver drenagens palpebrais por via externa, sinusectomias endoscópicas, drenagens subperiosteais e orbitárias por via endoscópica ou externa.

Tabela 141.3 Classificação de Velasco e Cruz e Anselmo-Lima.

Grupo 1	Celulite orbitária
Grupo 2	Abscesso subperiosteal
Grupo 3	Abscesso orbitário

Foi estudada a associação entre gravidade dos sintomas, níveis de proteína C reativa (PCR) e exames de imagem. Níveis de PCR elevados estiveram associados com desfechos mais graves, portanto, podem indicar a necessidade de tratamentos mais agressivos já na fase inicial.[13]

Para acesso endoscópico às infecções subperiosteais, há a necessidade de etmoidectomia ampla com remoção da lâmina papirácea, sem necessidade de abertura da periórbita. Abscessos subperiosteais superiores e inferiores (ver Figuras 141.6 e 141.7) podem ser de difícil acesso por via endoscópica, então necessitam de adequado planejamento cirúrgico pré-operatório e experiência do cirurgião na realização do procedimento. Lembrando que, nestes casos superiores e inferiores, há a necessidade de abordagem direta do abscesso, pois a exposição somente da periórbita medialmente não permitirá a drenagem passiva do pus, já que o próprio globo ocular acaba bloqueando a drenagem passiva (Vídeo 141.1).[2,9] O acesso externo pode ser uma boa opção nestes casos. Abscessos laterais não podem ser acessados por via endoscópica, sendo facilmente abordados por via externa. Já para o acesso endoscópico às infecções orbitárias, há a necessidade de remoção ampla da lâmina papirácea com incisão na periórbita e exposição ampla da gordura orbitária (Vídeo 141.2).

As indicações mais comuns para cirurgia nas complicações orbitárias são:

- Presença de abscesso
- Diminuição da acuidade visual
- Ausência de melhora após 48 horas de antibioticoterapia intravenosa
- Piora na vigência de antibioticoterapia intravenosa.

Em todos os casos de complicação orbitária das rinossinusites, independentemente de tratamento clínico ou cirúrgico, é importante o acompanhamento do paciente por médico oftalmologista, para a adequada avaliação dos parâmetros oftalmológicos.

Atualmente, tem sido proposto o tratamento clínico isolado em alguns casos selecionados de abscessos subperiosteais. Inicialmente, foi uma conduta utilizada em crianças pequenas, menores que 4 anos. Mas, no momento, tem sido utilizado em outras faixas etárias também. Os critérios para tratamento conservador de abscessos subperiosteais são:[2,9,13]

- Visão, pupila e retina normais
- Sem oftalmoplegia
- Pressão intraocular < 20 mmHg
- Proptose ≤ 5 mm
- Largura do abscesso (TC axial) ≤ 4 mm.

É importante ressaltar que o tratamento conservador em abscessos subperiosteais é uma conduta de exceção. A regra é a abordagem cirúrgica destes casos. De qualquer maneira, é um tratamento factível em casos selecionados, com bons resultados. Nessa casuística de complicações de rinossinusite do PS ORL do HSP, 43% dos casos de abscesso subperiosteal puderam ser tratados clinicamente com boa evolução, sem necessidade de cirurgia.

COMPLICAÇÕES INTRACRANIANAS

São casos potencialmente mais graves e com risco de morte associado, que raramente são vistos nas complicações orbitárias. Quase um quarto dos pacientes acometidos por complicações intracranianas das rinossinusites pode evoluir com morbidade permanente, e até 6% podem evoluir com óbito.[14]

A infecção sinusal dissemina-se ao sistema nervoso central (SNC) principalmente por via hematogênica, mas raramente pode haver disseminação por contiguidade. Diferentemente das complicações orbitárias, as complicações intracranianas costumam ser originárias de rinossinusites fronto-etmoidais. As infecções esfenoidais também apresentam papel importante nestes casos. Raramente as rinossinusites maxilares levam a quadros de complicação intracraniana, as quais podem acometer mais adolescentes e adultos do que as orbitárias, que tradicionalmente acometem crianças pequenas.

A frequência relativa das complicações intracranianas de rinossinusite é motivo de bastante debate, com discordância entre diversos estudos. Meningite costuma ser considerada a complicação intracraniana mais comum das rinossinusites, porém, uma grande revisão sistemática publicada por Bayonne et al. (2009)[6] mostrou que o empiema subdural é a complicação intracraniana mais frequente (33,2%), seguida pelo abscesso cerebral (27,2%), meningite (24,1%), abscesso extradural (20,6%) e, em menor participação, as tromboses venosas (seio cavernoso e seio sagital superior). Fato mais relevante é que até um quarto dos casos de complicação intracraniana apresentam múltiplas complicações, aumentando a morbimortalidade do quadro.

Diagnóstico

O diagnóstico de uma complicação intracraniana de rinossinusite costuma ser difícil e, na maioria das vezes, diagnosticado isoladamente, sem ser associado à um quadro de rinossinusite. Isto ocorre por vários fatores: inicialmente, pela própria gravidade do quadro intracraniano, o que acaba deixando a investigação sinusal em segundo plano; a rinossinusite pode não ser óbvia nestes casos, e a anamnese pode ser de difícil realização, principalmente nos casos que envolvem diminuição do nível de consciência ou estados confusionais; os sintomas podem ser inespecíficos, como cefaleia e febre; e, por fim, a rinossinusite pode ser assintomática em até 15% destes casos, sendo diagnosticada apenas pelos exames de imagem. Costuma ser causada por microbiota polimicrobiana em 50% dos casos.[1,14]

Os exames de imagem como TC de crânio com contraste e RM de encéfalo são fundamentais tanto para o diagnóstico como para o seguimento dos casos, e fazem parte do arsenal diagnóstico dos neurologistas. Embora a TC com contraste seja excelente na identificação da doença orbital, a RM é superior na caracterização da doença intracraniana.[7]

O achado de cefaleia intensa com RSA em crianças mais velhas, não responsivas à terapia inicial, exige avaliação mais agressiva, incluindo RM.

Meningite

Quando causada por rinossinusites, costuma estar relacionada com infecções etmoidais e esfenoidais (ver Figura 141.8). Seu quadro clínico cursa com febre (92%), cefaleia (85%), náusea e vômitos (62%), alteração do nível de consciência (31%), convulsões (31%), hemiparesias (23%), alteração visual (23%) e sinais meníngeos (23%).[2,14]

Os patógenos mais frequentemente encontrados através da cultura do líquido cefalorraquidiano (LCR) nas complicações de rinossinusite são o *Streptococcus pneumoniae* e o *Staphylococcus aureus*.

Abscesso extradural

Complicação intracraniana de rinossinusite geralmente associada à infecção do seio frontal. Os principais sintomas presentes são a febre (> 50%), cefaleia (50 a 73%), náusea e vômitos, papiledema, hemiparesias e convulsões (ver Figura 141.9).[1,2]

Empiema subdural

É a complicação intracraniana mais frequente. Geralmente, os principais seios acometidos são os frontais e etmoidais (Figura 141.10).

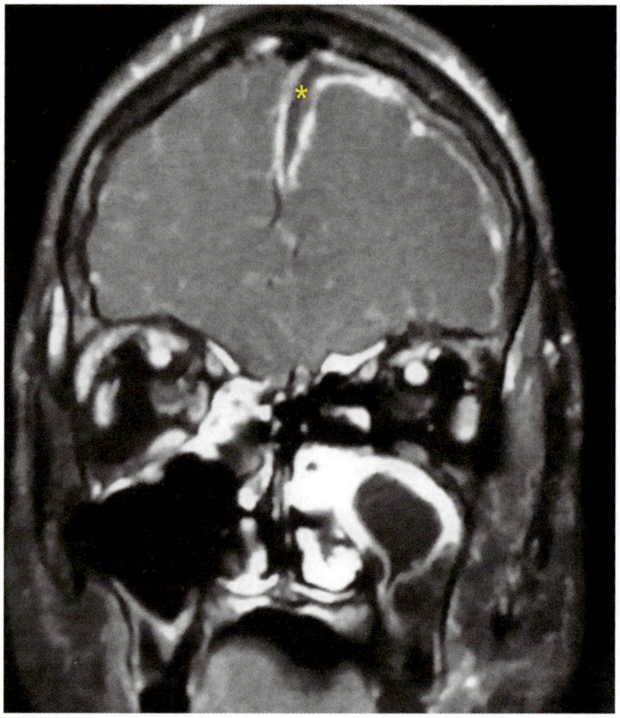

Figura 141.10 Ressonância magnética de encéfalo, corte coronal. Empiema subdural (asterisco).

Sua sintomatologia é mais exuberante que a dos abscessos extradurais, podendo o paciente apresentar-se letárgico e até evoluir para o coma. Apresenta uma rápida deterioração do quadro e sua mortalidade pode chegar a 25%. Sequelas neurológicas também podem ocorrer em cerca de 35 a 55% dos casos.[1,2]

Abscesso cerebral

Pode estar localizado em lobo frontal, frontoparietal ou, mais raramente, temporal. Os principais seios acometidos são o esfenoidal e o etmoidal. Quando do lobo temporal, há maior probabilidade de acometimento devido às otites, tanto agudas quanto crônicas (Figura 141.11).

Os principais sintomas são a cefaleia (70%), rebaixamento do nível de consciência (65%), déficit neurológico focal (65%), febre (50%), náuseas e vômitos (40%), convulsões (25 a 35%), meningismo (25%) e papiledema (25%). Sua mortalidade pode chegar a até 30% e apresentar sequelas neurológicas em 60% dos casos.[2]

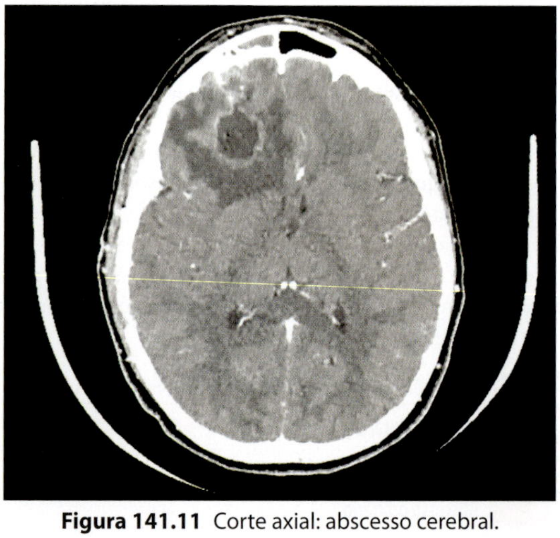

Figura 141.11 Corte axial: abscesso cerebral.

Tratamento

O tratamento das complicações intracranianas das rinossinusites costuma combinar internação hospitalar, antibioticoterapia e corticoterapia endovenosa, e cirurgia.[2,14]

Há evidência de benefício no tratamento das complicações intracranianas com antibioticoterapia endovenosa, devendo incluir drogas eficazes contra germes Gram-positivos e capazes de atravessar a barreira hematoencefálica, administrados por via endovenosa por um período entre 4 a 8 semanas. Na casuística do HSP, a associação de ceftriaxona com drogas com espectro para Gram-positivos (como vancomicina ou oxacilina), ou meropeném, foram os esquemas terapêuticos mais utilizados nas complicações intracranianas.

A corticoterapia intravenosa tem maior utilização nas complicações intracranianas do que nas orbitárias, devido à sua ação na redução do edema cerebral, sendo largamente utilizado por neurologistas e neurocirurgiões.[1,4,6]

A drenagem cirúrgica dos seios acometidos é obrigatória, juntamente com a drenagem das coleções intracranianas, quando houver, pela equipe de neurocirurgia. A avaliação e seguimento desses casos em conjunto com as equipes de neurologia, infectologia e neurocirurgia são imprescindíveis.

COMPLICAÇÕES ÓSSEAS

São as complicações mais raras das rinossinusites. A osteomielite causada pela rinossinusite costuma envolver o osso frontal mais comumente. E apesar da proximidade, a disseminação não costuma ser por contiguidade, e sim hematogênica, devido às veias avasculares diploicas. O principal agente etiológico é o *Staphylococcus aureus*, porém pneumococos e anaeróbios também podem estar envolvidos. Acomete mais adolescentes e adultos jovens.[2]

O sinal clínico mais característico da osteomielite é o edema mole em região frontal (*Pott's puffy tumor*). Este edema, por vezes, pode fistulizar e drenar material purulento pela pele (Figura 141.12).[15]

Devido à sua proximidade com o SNC, é comum haver complicações intracranianas concomitantemente, como meningites, abscessos e empiemas.

Diagnóstico

Por se tratar de doença óssea, a tomografia computadorizada é primordial para confirmação do diagnóstico e planejamento cirúrgico. São comuns áreas de falhas ou rarefações ósseas na díploe, além de sequestro ósseo. Normalmente, não há necessidade de cintilografia com tecnécio para confirmação diagnóstica, já que a associação do tumor de Pott com achados tomográficos costuma ser suficiente para o diagnóstico. A cintilografia com gálio pode ser realizada para avaliação da atividade inflamatória e monitoramento pós-operatório.[15]

Tratamento

O tratamento é sempre clínico-cirúrgico. Há necessidade de abordagem cirúrgica para debridamento do osso infectado, além de abertura do recesso do frontal. Áreas de sequestro ósseo devem ser removidos. A antibioticoterapia intravenosa deve abranger a microbiota envolvida, atingir o SNC, e se estender entre 6 a 12 semanas após o procedimento cirúrgico. Muitos casos podem recorrer.[2,16]

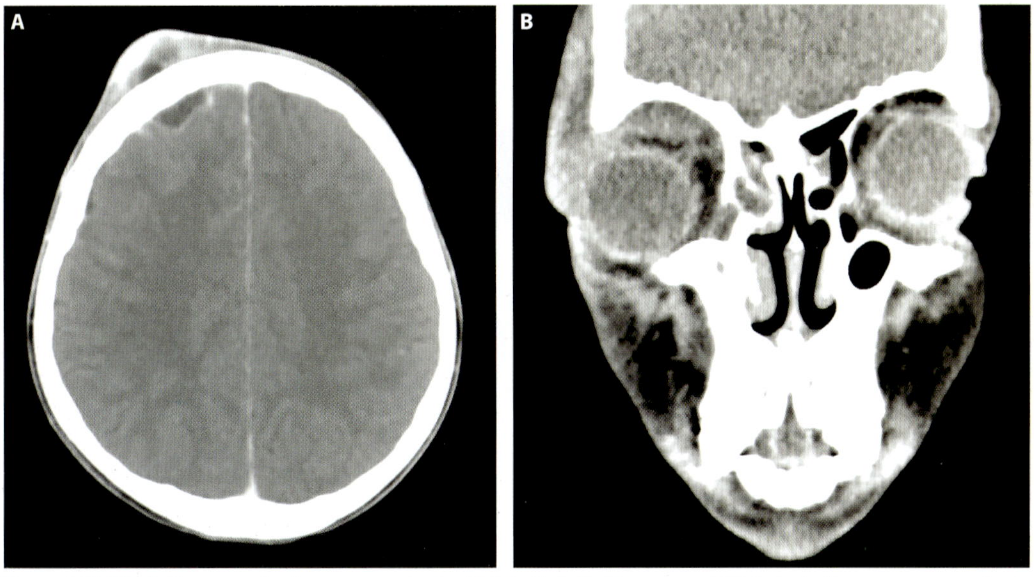

Figura 141.12 A. Presença de abscesso cerebral e Mal de Pott; **B:** Abscesso orbitário à direita no mesmo paciente.

REFERÊNCIAS BIBLIOGRÁFICAS

1. Kastner J, Taudy M, Lisy J, Grabec P, Betka J. Orbital and intracranial complications after acute rhinosinusitis. Rhinology [Internet]. 2010 Dec [Acesso em: 2024 Jul];48(4):457-61.
2. Fokkens WJ, Lund VJ, Hopkins C, Hellings PW, Kern R, Reitsma S et al. European Position Paper on Rhinosinusitis and Nasal Polyps 2020. Rhinology [Internet]. 2020 Feb 20 [Acesso em: 2024 Jul];58(Suppl S29):1-464.
3. Hansen FS, Hoffmans R, Georgalas C, Fokkens WJ. Complications of acute rhinosinusitis in The Netherlands. Fam Pract [Internet]. 2012 Apr [Acesso em: 2024 Jul];29(2):147-53.
4. Babar-Craig H, Gupta Y, Lund VJ. British Rhinological Society audit of the role of antibiotics in complications of acute rhinosinusitis: A national prospective audit. Rhinology [Internet]. 2010 Sep [Acesso em: 2024 Jul];48(3):344-7.
5. Wan Y, Shi G, Wang H. Treatment of orbital complications following acute rhinosinusitis in children. Balkan Med J [Internet]. 2016 [Acesso em: 2024 Jul];33(4):401-6.
6. Bayonne E, Kania R, Tran P, Huy B, Herman P. Intracranial complications of rhinosinusitis. A review, typical imaging data and algorithm of management. Rhinology [Internet]. 2009 [Acesso em: 2024 Jul];47(1):59-65.
7. Caversaccio M, Heimgartner S, Aebi C. Orbital complications of acute pediatric rhinosinusitis: Medical treatment versus surgery and analysis of the computer tomogram. Laryngorhinootologie [Internet]. 2005 [Acesso em: 2024Jul];84:817-21.
8. Siedek V, Kremer A, Betz CS, Tschiesner U, Berghaus A, Leunig A. Management of orbital complications due to rhinosinusitis. Eur Arch Otorhinolaryngol [Internet]. 2010 Dec [Acesso em: 2024 Jul];267(12):1881-6.
9. Anselmo-Lima WT, Soares MR, Fonseca JP, Garcia DM, Velasco E Cruz AA, Tamashiro E et al. Revisiting the orbital complications of acute rhinosinusitis. Braz J Otorhinolaryngol [Internet]. 2023 Sep-Oct [Acesso em: 2024 Jul];89(5):101316.
10. Chandler JR, Langenbrunner DJ, Stevens ER. The pathogenesis of orbital complications in acute sinusitis. Laryngoscope [Internet]. 1970 [Acesso em: 2024 Jul];80: 1414-28.
11. Mortimore S, Wormald PJ. The Groote Schuur hospital classification of the orbital complications of sinusitis. J Laryngol Otol [Internet]. 1997 [Acesso em: 2024 Jul];111(8):719-723.
12. Comer BT, Kincaid NW, Kountakis SE. The association between supraorbital ethmoid air cells and orbital proptosis in patients with chronic rhinosinusitis. Int Forum Allergy Rhinol [Internet]. 2013 Feb [Acesso em: 2024 Jul];3(2):147-9.
13. Hirshoren N, Hirschenbein A, Eliashar R. Risk stratification of severe acute rhinosinusitis unresponsive to oral antibiotics. Acta Otolaryngol [Internet]. 2010 Sep [Acesso em: 2024 Jul];130(9):1065-9
14. Piatt JH Jr. Intracranial suppuration complicationg sinusitis among children: An epidemiological and clinical study. J Neurosurg Pediatrics [Internet]. 2011 [Acesso em: 2024 Jul];7:567-74.
15. Nguyen DK, Idicula W, Nguyen T, Demke J, Cordero J, Dundar Y. Pott's Puffy: First shot is the best shot. J Craniofac Surg [Internet]. 2023 Jul-Aug 01 [Acesso em: 2024 Jul];34(5):1522-5.
16. Hallak B, Bouayed S, Ghika JA, Teiga PS, Alvarez V. Management strategy of intracranial complications of sinusitis: Our experience and review of the literature. Allergy Rhinol (Providence) [Internet]. 2022 Sep 25 [Acesso em: 2024 Jul];13:21526575221125031.

PARTE 7

Foniatria

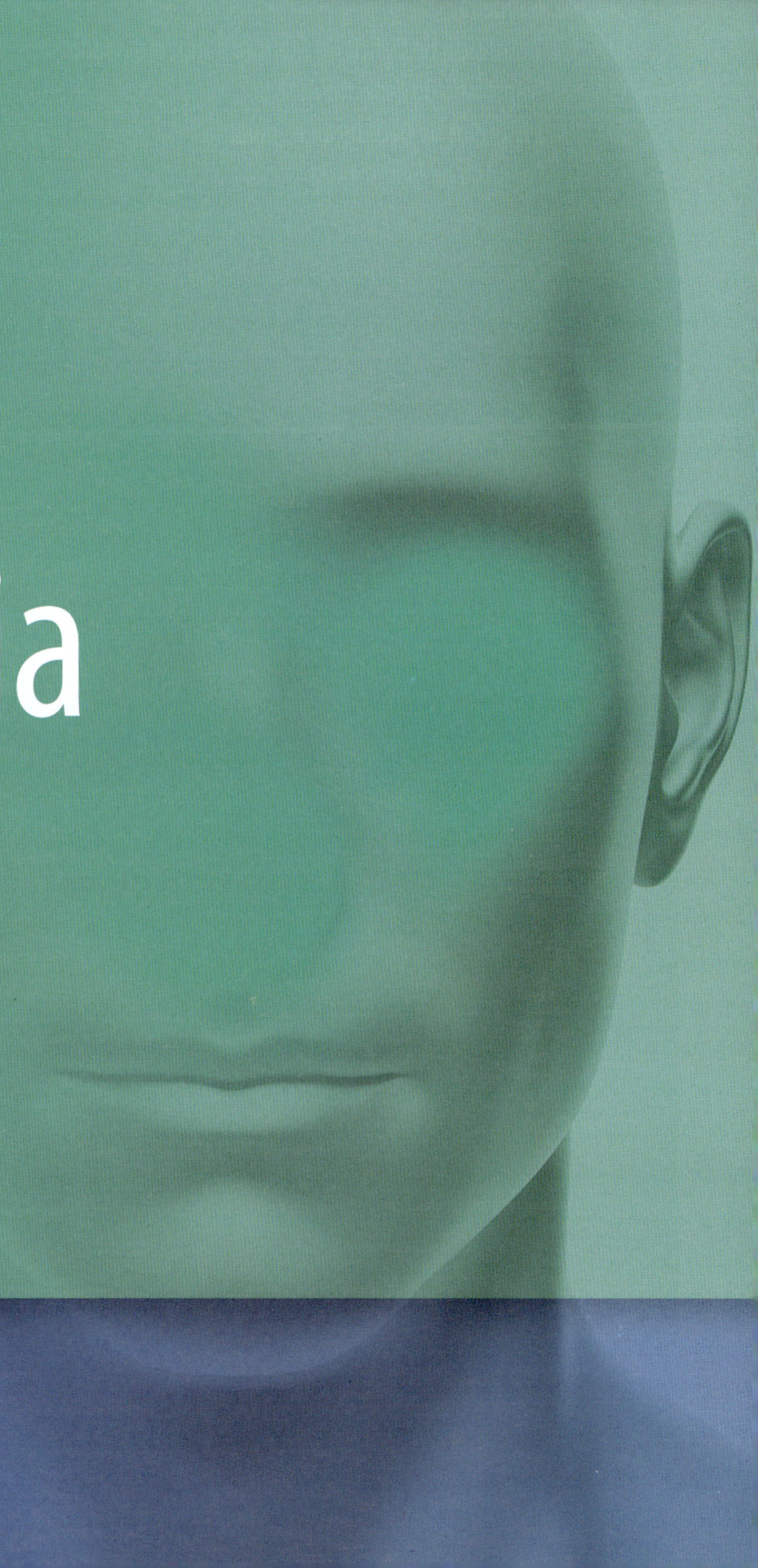

parte, sob controle genético. A superprodução maciça de sinapses nos primeiros 2 anos de vida é refletida por um aumento na atividade metabólica no cérebro, que pode atingir 150% dos níveis dos adultos na primeira infância, antes de diminuir gradualmente.[7]

Mecanismos subtrativos

Os principais processos subtrativos são a morte celular programada, a poda neuronal, que é observada no período pré-natal, e a poda sináptica, a qual é maior no período pós-natal.[7]

O cérebro do recém-nascido tem muito mais neurônios do que o cérebro do adulto. A superprodução de neurônios é equilibrada por um processo de apoptose ou morte celular programada. A apoptose é responsável pela diminuição do número de células até os níveis adultos e está completamente sob controle genético.[7]

Durante o segundo ano de vida, o número de sinapses cai drasticamente. A poda sináptica acontece muito rapidamente entre as idades de 2 e 10 anos. Durante esse período, cerca de 50% das sinapses extras são eliminadas. A poda sináptica elimina as conexões desnecessárias, tornando o processamento auditivo mais rápido e eficiente. A poda em áreas envolvidas em funções cognitivas superiores (como o controle inibitório e a regulação emocional) continua durante a adolescência.[7]

Reorganização crossmodal (intermodal)

Quando as áreas corticais auditivas do cérebro não recebem informações normais, por exemplo, devido a uma perda auditiva, as informações são diminuídas e/ou degradadas e as áreas do cérebro que normalmente processariam o som podem ser reaproveitadas por outros sistemas intactos, como o visual e o somatossensorial. Esse processo é conhecido como reorganização *crossmodal*.[8]

Reorganização intramodal

Alterações na entrada sensorial da cóclea induzem à reorganização tonotópica no córtex auditivo, i. e, a representação das frequências inaudíveis, no córtex auditivo, será substituída pela das frequências preservadas.[9]

MATURAÇÃO DO SISTEMA AUDITIVO

A maturação do sistema auditivo necessita de estimulação adequada, para que as vias, responsáveis pelo processamento auditivo, tornem-se mais rápidas e robustas, graças à mielinização, à formação e poda de sinapses.[10]

Em ratos de laboratório, logo após o início da audição, uma grande área cortical auditiva, dominada por neurônios seletivos de alta frequência e amplamente sintonizados, pode ser identificada no córtex temporal.[11] Durante um período crítico subsequente, de 2 a 3 semanas, o córtex auditivo primário do rato passa por um extenso refinamento para adquirir uma organização semelhante à do rato adulto, exibindo um córtex auditivo primário compacto e tonotopicamente ordenado, que representa todo o espectro de estímulos acústicos com frequência sonora, capacitado para respostas neurais seletivas.[11] No córtex auditivo primário do bebê humano, provavelmente ocorre o mesmo. A representação seletiva emergente da estrutura fonêmica da língua nativa do bebê, que ocorre no córtex auditivo secundário, no segundo semestre de vida pós-natal, seria uma manifestação dessa poderosa plasticidade do período crítico baseada na exposição sonora.[11,12]

O sistema auditivo periférico humano está totalmente maduro 30 dias após o nascimento a termo. Aos 18 meses de vida, o tronco encefálico e o mesencéfalo tornam-se totalmente maduros. A maturação talamocortical e a do corpo caloso, no entanto, podem demorar até duas décadas.[10]

NEUROPLASTICIDADE

Um dos aspectos mais interessantes do cérebro é a sua capacidade de adaptação e mudança. O termo neuroplasticidade refere-se a mudanças nas conexões, vias e redes neurais como resultado da maturação, do desenvolvimento, de privação sensorial, de lesões, de doenças, de disfunções e da aprendizagem. A neuroplasticidade é um processo que ocorre em todos os níveis das vias neurais e ao longo de toda a vida. As alterações de plasticidade acontecem constantemente, sempre que o cérebro tenha que se acomodar a novas influências ambientais. Como profissionais de saúde auditiva, quer o trabalho envolva a ativação de um implante coclear (IC), a adaptação de um aparelho auditivo ou o fornecimento de reabilitação a adultos ou crianças, para ajudá-los a alcançar o seu desempenho ideal, a neuroplasticidade está no centro do que fazemos.[8]

Acreditava-se que o cérebro humano só apresentava plasticidade durante o período crítico e que, ao amadurecer, seria resistente a mudanças. Maturação e plasticidade são dois fenômenos diferentes, embora muito relacionados. Existe um período de maior neuroplasticidade, que seria nos primeiros anos de vida, principalmente nos primeiros meses, quando as conexões sinápticas se formam mais rapidamente.[11]

O amadurecimento do sistema nervoso central (SNC) ocorre ao redor da adolescência, mas já está bem estabelecido que mesmo o cérebro maduro é capaz de apresentar uma reorganização a nível cortical. Se não fosse assim, pararíamos de aprender depois de uma determinada idade, o que não acontece. Toda vez que aprendemos algo, ocorre alguma mudança no nosso cérebro. Todos os mapas, sensoriais e motores, são claramente dinâmicos e podem ser reorganizados rápida e substancialmente em função do desenvolvimento, do comportamento, do treinamento, da exposição frequente a um estímulo, ou de danos encefálicos ou periféricos.[11]

Alguns estudos verificaram que a estimulação ambiental não conseguiu produzir a aceleração prevista no crescimento sináptico. Na verdade, ainda não se sabe por que a estimulação às vezes é eficaz e às vezes não, mas acredita-se que a eficácia dependa da natureza da estimulação, da intensidade e do ponto de desenvolvimento em que é aplicada.[8]

Neuroplasticidade auditiva

A plasticidade auditiva refere-se às alterações no SNC. O sistema auditivo periférico não possui plasticidade, pois as lesões das células da orelha interna humana são irreversíveis.[13]

Existem três tipos de plasticidade auditiva: plasticidade do desenvolvimento, plasticidade compensatória, resultante de alguma lesão do sistema nervoso central e a plasticidade relacionada com aprendizado. Essas duas últimas comprovam a plasticidade no córtex auditivo do adulto.[13]

Plasticidade do desenvolvimento

Está ligada diretamente à interação do indivíduo com o ambiente onde está exposto.[13] Essa plasticidade é maior nos 3 primeiros anos de vida, fase também denominada de período sensível, pois já está demonstrado que se uma criança não for adequadamente estimulada durante esse período podem ocorrer prejuízos irreversíveis.[14]

Plasticidade compensatória

É a capacidade que o cérebro tem de se reorganizar após uma modificação da entrada dos estímulos.[13] Essa modificação pode ser por uma perda auditiva ou por uma melhora de entrada de sinais, como ocorre após a cirurgia de IC.

Plasticidade relacionada com aprendizagem

Pode ocorrer durante toda a vida, e toda vez que aprendemos algo, ocorre alguma mudança no nosso cérebro. Com o passar dos anos, a neuroplasticidade diminui, exigindo mais tempo para ocorrer e demandando um esforço maior para que o aprendizado ocorra de fato.[13]

Por muitos anos, acreditou-se que os mapas neurais corticais sensoriais eram estabelecidos durante o período crítico e que eles permaneceriam imutáveis para o resto da vida. Hoje, sabe-se que os mapas podem mudar com o tempo. Os estudos neurofisiológicos atuais demonstram que os mapas podem ser alterados substancialmente a partir de treinamento comportamental intensivo.[13]

Os conhecimentos sobre neuroplasticidade são extremamente importantes, pois a grande maioria das terapias dos pacientes com transtorno de fala, linguagem e/ou comunicação depende da plasticidade.

FORMANDO OS ENGRAMAS CEREBRAIS

O córtex auditivo, que é a área responsável pelo reconhecimento dos sons, tem um mapa com a representação (engrama) das informações sonoras recebidas: sons, fonemas, palavras etc. O córtex auditivo primário se ocupa da percepção dos sons, o córtex auditivo secundário se ocupa da percepção dos fonemas e várias áreas corticais, principalmente da região temporal, se ocupam da identificação lexical, semântica, gramatical, sintática etc. Quanto mais cedo, mais preciso e com maior número de palavras forem formados os mapas, melhor a compreensão linguística e a cognição. A maturação das vias auditivas e do córtex auditivo depende da estimulação auditiva adequada.[15]

As línguas do mundo contêm aproximadamente 600 consoantes e 200 vogais. Cada língua utiliza um conjunto único de cerca de 40 elementos distintos, os fonemas, que têm a capacidade de mudar o significado de uma palavra como, por exemplo, bola e cola. A tarefa da criança, no primeiro ano de vida, consiste em fazer algum progresso na compreensão da composição das mais de 40 categorias fonêmicas de sua língua antes de tentar adquirir palavras que dependam dessas unidades elementares.[12]

Até os 6 meses, os neonatos podem discriminar sons de quase todos os idiomas. Entre 6 e 12 meses, sintonizam as categorias de consoantes e vogais da língua nativa, começam a se especializar em discriminar os sons da língua, perdendo a capacidade de discriminar sons de línguas não nativas. Esse fenômeno é denominado compromisso neural e significa que a exposição precoce a uma determinada língua produz um comprometimento neuronal, com as propriedades acústicas da língua, que irá interferir na percepção de outras, tornando-a menos eficiente.[12]

Compromisso neural

A experiência da linguagem causa mudanças neurais. A hipótese do comprometimento neural da língua nativa propõe que a aprendizagem de línguas produz redes neurais dedicadas que codificam os padrões da fala da língua nativa. À medida que essas redes se desenvolvem, tornam mais fácil a aprendizagem de novos elementos e padrões da fala, se forem consistentes com os padrões existentes, mas colocam restrições à aprendizagem de padrões de língua estrangeira. O compromisso neural pode explicar o encerramento do período sensível para o aprendizado de línguas, pois quando ocorre uma certa quantidade de aprendizagem, o comprometimento neural interfere na aquisição de novos idiomas, de modo que eles deixam de ser aprendidos tão facilmente. Esse estreitamento da capacidade perceptiva é importante porque está relacionado com a capacidade linguística posterior, na medida em que uma melhor discriminação dos sons da língua nativa prediz melhores competências linguísticas.[12]

Os neonatos começam a usar as categorias fonéticas nativas para direcionar a aprendizagem de palavras entre os 17 e os 20 meses de vida. A utilização de categorias fonéticas para direcionar a aprendizagem de palavras resulta em representações lexicais, que são baseadas nas categorias fonéticas estabelecidas na infância, as quais se autoperpetuam, pois direcionam a observação de detalhes fonéticos em novas situações de aprendizagem de palavras e, simultaneamente, servem como base para rimas e aliterações, que são fundamentais para a alfabetização.[12]

Estudos indicam que o período crítico para a aprendizagem fonética ocorre antes do final do primeiro ano, enquanto a aprendizagem sintática floresce entre os 18 e os 36 meses. Aos 18 meses de vida, 75% das crianças com desenvolvimento típico entendem cerca de 150 palavras e conseguem produzir com sucesso 50 palavras.[12]

O desenvolvimento do vocabulário aumenta aos 18 meses, mas não parece ser tão restrito pela idade como outros aspectos da aprendizagem de línguas, pois é possível aprender novos itens de vocabulário em qualquer idade.[12]

Prejuízos do ruído ambiental durante o período crítico

O ruído ambiental permanente, como televisão, rádio, aparelho de som sempre ligados, prejudica a maturação do sistema auditivo, impede a formação de um mapa tonotópico cortical normal e, ao competir com a fala, dificulta o aprendizado da linguagem oral e escrita.[11]

A habilidade de prestar atenção em uma conversa e eliminar um ruído que não interessa só ocorre a partir dos 5 anos devido à lenta maturação dos vários mecanismos que sustentam o processamento auditivo central.[16] Para que isso ocorra, é necessário, principalmente, atenção sustentada, atenção dirigida, memória, controle inibitório e conhecimento da língua. Se dissermos para uma criança: "Filho, pega a bola!", se houver ruído de fundo, ela ouvirá algo como: " - I-io, -é-a a -ó-a!". Isso ocorre porque as consoantes ocorrem em um intervalo de tempo muito curto, podendo ficar ocultas pelo ruído de fundo.[17] Os fonemas que dão sentido às palavras são as consoantes, as quais, em uma fala normal, ocorrem em 40 ms, enquanto as vogais ocorrem em torno de 160 ms.[17] O cérebro só registra aquilo que ouve claramente: se quisermos que a criança aprenda, devemos diminuir o ruído ambiental!

Desligando a televisão, o tablet e o smarthphone

Crianças cada vez menores estão utilizando dispositivos eletrônicos. Dentro dos consultórios, frequentemente vemos crianças totalmente desligadas do ambiente, distraídos por histórias e músicas do celular ou do *tablet*. Desde 2011, a Academia Americana de Pediatria já se posicionou contra a utilização desses equipamentos até os 2 anos, após a publicação de vários estudos sobre os seus malefícios.[18] A Sociedade Brasileira de Pediatria, em 2016, também estabeleceu diretrizes com as mesmas recomendações. Cabe aos otorrinolaringologistas, ao presenciarem essas cenas, oferecerem algumas informações básicas sobre o tema, principalmente se o motivo da consulta é o atraso da linguagem.[19]

Crianças muito pequenas não aprendem a falar utilizando aparelhos eletrônicos (TV, *tablets, smartphones*), pois não há interação.[12] Na verdade, nessa faixa etária, esses equipamentos são altamente prejudiciais.[11] Se a televisão está ligada, as pessoas falam menos. Além disso, diferentemente dos adultos, que podem processar o ruído da televisão, eliminando-o, as crianças podem ter dificuldades para ouvir quando alguém fala com elas se há algum aparelho ligado.[16] Isso não significa que o ambiente deva permanecer silencioso, porque ao escutar o som de um liquidificador, de uma máquina de lavar roupa ou de uma música, está ocorrendo um aprendizado desses sons. O importante é que o ruído de fundo não seja permanente e que se saiba que, na infância, eles não permitem a escuta adequada da fala.[2]

Importância do diálogo

A ação conjunta entre o adulto e a criança é que permite que a linguagem se desenvolva e se torne eficiente. Linguagem é comunicação, é uma simbolização. Para que ocorra o armazenamento das palavras no cérebro, é necessária uma interação com outro ser humano. Quanto mais os pais ou cuidadores conversam com as crianças, trocando informações e sentimentos, desde os primeiros momentos de vida, melhor e mais depressa elas desenvolvem a linguagem.[20]

Ao conversar com crianças muito pequenas (menores de 24 meses), deve-se falar mais alto, mais devagar e mais melodiosamente, pois a velocidade de processamento das informações auditivas nessa idade é mais lenta do que nas crianças maiores e nos adultos. A maioria das mães já faz isso instintivamente (maternês), mas algumas precisam ser orientadas. Outras estratégias são: conversar de forma clara e correta; devolver para a criança o modelo correto da palavra falada incorretamente, dentro de uma sentença curta; não usar fala infantilizada e evitar empregar todas as palavras no diminutivo.

Um trabalho revolucionário, tentando entender por que crianças de classes sociais mais desfavorecidas não conseguiam acompanhar academicamente os filhos de pais com nível cultural maior, fez a descoberta de quão importante é o número de palavras faladas por hora para a criança.[21] O estudo, realizado nos EUA, acompanhou crianças até os 3 anos e verificou que pais com nível universitário conversavam mais com seus filhos (2.100 palavras/hora ou mais), enquanto os pais das classes mais carentes conversavam muito pouco, cerca de 600 palavras/hora, com a televisão sempre ligada. No final do terceiro ano, as crianças pouco estimuladas tinham ouvido 30 milhões de palavras a menos. Essas crianças foram reavaliadas aos 9 anos e constatou-se que quanto maior o número de palavras ouvidas por hora antes dos 3 anos, maior o QI e o desempenho escolar. O tempo que a televisão ficava ligada também foi registrado: quanto mais tempo de televisão, pior o QI. As conclusões do estudo foram de que o número ideal seria mais do que 2.100 palavras/hora. Saliente-se que a velocidade de uma fala normal é em torno de 8.000 palavras/hora.[21]

Não só o número de palavras por hora, mas a variedade de palavras (substantivos, verbos e adjetivos), assim como o grau de complexidade das frases, também são fatores promotores das habilidades linguísticas.[21]

Ao realizar ressonância magnética funcional em crianças, enquanto escutavam histórias, verificou-se que as que experimentaram maior número de troca de turnos comunicativos com o adulto exibiram maior ativação frontal inferior esquerda (área de Broca), independentemente do nível socioeconômico, do quociente de inteligência e do número de palavras que o adulto falava para a criança, o que explica a relação significativa entre exposição à linguagem e habilidade verbal.[20]

Importância do sono

O sono é essencial para inúmeras funções vitais no SNC. Isso inclui plasticidade neural, aprendizagem, memória, cognição e regulação emocional.[22]

Os marcadores arquitetônicos do sono, incluindo seus estágios, tempo e duração, são de natureza periódica e são impulsionados pelo ciclo circadiano, que é diretamente ligado ao dia e à noite. A claridade do amanhecer estimula a liberação de cortisol, o hormônio que nos deixa despertos. Ao anoitecer, inicia-se a produção de melatonina, o hormônio que induz ao relaxamento e ao sono. Sabe-se que o ciclo circadiano também é influenciado por uma combinação de fatores genéticos e eventos repetitivos ambientais. A ampla gama de avanços tecnológicos, que tornaram possível a nossa sociedade moderna, como a iluminação elétrica, as viagens a jato e a internet 24 horas, trouxe também os distúrbios do sono.[22]

O sono tem sido identificado como um estado que otimiza a consolidação das informações recém-adquiridas na memória, dependendo das condições específicas de aprendizagem e do momento do sono, melhorando preferencialmente a consolidação de memórias que foram explicitamente codificadas e que são comportamentalmente relevantes para o indivíduo. O sono promove a consolidação de memórias declarativas, bem como procedurais e emocionais em uma ampla variedade de tarefas.[22]

Os padrões temporo-espaciais de atividade neuronal, durante a codificação no estado de vigília, são reativados durante o sono subsequente, especificamente durante o sono de ondas lentas (SWS, do inglês *slow-wave sleep*). Essas reativações podem promover a redistribuição gradual das memórias, dependentes do hipocampo, do hipocampo para o neocórtex, para armazenamento a longo prazo (consolidação do sistema) e também podem desencadear alterações sinápticas duradouras para estabilizar as memórias (consolidação sináptica).[22]

A sequência temporal dos sonos SWSs e REM (do inglês *rapid eye movement* [movimento rápido dos olhos]), no ciclo normal do sono, sugere que esses estágios têm papéis complementares na consolidação da memória: durante o SWS, ocorre a consolidação do sistema, que promove a reativação e redistribuição de traços de memória selecionados para armazenamento de longo prazo, enquanto o sono REM subsequente pode favorecer a consolidação sináptica duradoura de memórias no córtex.[22]

Diariamente, o sono REM fortalece seletivamente uma pequena fração de sinapses recém-formadas para serem integradas de forma estável na rede existente. Ao mesmo tempo, o sono REM também remove muitas das sinapses recém-formadas, para que a rede sináptica não fique sobrecarregada e as sinapses mais recentes possam continuar a ser integradas e mantidas durante todo o período de desenvolvimento.[22]

Um dos resultados mais imediatos do sono de má qualidade é a queda no rendimento da performance ou das atividades executadas no dia seguinte, provocando danos durante o período de vigília, como sonolência, atraso puberal, ansiedade, depressão, baixa autoestima, lentidão de raciocínio, mau desempenho escolar e pessoal, predisposição a acidentes e traumas, dificuldades em acumular conhecimentos, alterações do humor e comprometimento da criatividade, atenção, memória e equilíbrio.[22]

Algumas orientações são fundamentais para promover um sono de qualidade:[22]

- Regularidade de horários para dormir e acordar do sono noturno e cochilos, tanto em dias escolares como nos fins de semana. A irregularidade nos horários de dormir, especialmente em idades muito jovens e/ou durante a primeira infância, está ligada ao menor desenvolvimento cognitivo
- Atividade esportiva à noite deve ser evitada, pelo menos até 3 horas antes da hora de dormir
- Evitar uso de telas, pelo menos 1 hora antes do horário habitual de dormir
- Evitar bebidas, como chocolate, café e refrigerante, e medicações que sejam estimulantes perto do horário habitual de dormir.

O tempo de sono varia com a faixa etária:

- 1 a 2 anos: 11 a 14 horas
- 3 a 5 anos: 10 a 13 horas
- 6 a 12 anos: 9 a 12 horas
- 13 a 18 anos: 8 a 10 horas.

Na criança pré-escolar e no escolar, o horário ideal de início do sono é entre 20 e 21 horas. Na adolescência, identifica-se maior lentidão na inibição da secreção de melatonina no início do dia, bem como um atraso no acúmulo da melatonina à noite, o que pode levar a um início do sono tardio, diminuição das horas de sono e aumento da sonolência diurna.[22] O adolescente poderá iniciar seu sono por volta das 22 horas para acordar às 7 horas. Adolescentes que estudam no período da manhã deverão dormir às 21 horas, para conseguirem estar despertos às 6 horas.

Importância da leitura

Durante as interações diárias, o vocabulário é mais restrito e limita-se a algumas frases, correspondendo a uma pequena parte do vocabulário total de uma língua.[23] A leitura proporciona um aumento de vocabulário e de possibilidades que enriquecem o conhecimento da criança. Quanto mais leitura durante o período crítico, melhor será a aprendizagem das linguagens oral e escrita, assim como o desempenho acadêmico e as possibilidades profissionais. Inversamente, quanto menos leitura, maiores as dificuldades no aprendizado e no desenvolvimento cognitivo.[23]

Música e linguagem

Tradicionalmente, a música e a linguagem eram tratadas como habilidades neuropsicológicas diferentes. Esse conceito reflete as teorias antigas sobre a lateralização da fala e da música, acreditando-se que a linguagem oral estava localizada somente no hemisfério esquerdo e as habilidades musicais localizadas no lado direito do cérebro. Esses conceitos têm sido questionados nos últimos anos devido ao advento de técnicas modernas de imagem e ao progresso dos exames neurofisiológicos para investigar as funções cerebrais. Os achados de estudos mais recentes demonstram que a música e a linguagem têm vários módulos neurais em comum e que o treinamento musical pode auxiliar na prevenção, reabilitação e tratamento de uma variedade de distúrbios de linguagem, de audição e de aprendizagem.[24]

Existem inúmeras evidências de que o treinamento musical induz a alterações no cérebro. Na verdade, o cérebro de músicos tem sido usado como modelo de neuroplasticidade. Durante o treinamento, os músicos aprendem gradativamente a prestar atenção ao detalhamento dos sons da música, o que inclui a frequência, a duração e o timbre, os três componentes básicos em que o som pode ser decomposto. A frequência está relacionada com a percepção subjetiva se um som é agudo ou grave, a duração refere-se ao início e ao fim de cada som e o timbre revela a qualidade do som, um atributo multidimensional que diferencia o som de dois instrumentos diferentes ou de duas vozes diferentes.[24]

O estudo de cérebro de músicos demonstra que quanto mais treinado é um músico, mais o seu cérebro trabalha na detecção de uma simples nota musical.[24]

Neuroplasticidade e música: implicações clínicas e educacionais

O treinamento musical pode auxiliar no processamento da linguagem. Pessoas com experiência musical têm maior facilidade do que os não músicos para detectar pequenas diferenças nas sílabas das palavras. O cérebro se torna mais eficiente e pode processar mais rapidamente pistas auditivas que ocorrem simultaneamente.[24]

Crianças com problemas de linguagem não conseguem identificar dois tons puros com diferentes frequências quando eles são apresentados em uma sucessão rápida, mas elas identificam muito bem se estes sons têm um intervalo maior de apresentação.[17] Para podermos nos tornar leitores proficientes e sabermos soletrar, é necessário identificar as mínimas diferenças acústicas nas palavras que, na realidade, representam fonemas e letras.[24]

A experiência musical melhora a forma com que o cérebro detecta alterações sonoras muito rápidas utilizadas na fala e, consequentemente, melhora as habilidades acústicas e fonéticas necessárias para o aprendizado das linguagens oral e escrita. A experiência musical fortalece as habilidades neurais, perceptuais e cognitivas necessárias para a compreensão da fala no ruído durante toda a vida.[24]

O treinamento musical pode oferecer um meio natural e agradável de reforçar o processamento cognitivo auditivo, aumentando a eficiência do controle pré-frontal sobre a função auditiva.[24]

Existe uma correlação entre sincronia musical e capacidade atencional. A capacidade de uma criança sincronizar a sua música com as outras, durante uma apresentação, está relacionada com a habilidade de prestar atenção, manter o foco também em aulas de outras matérias. O fato de o treinamento musical ter o poder de modelar os mecanismos neurais, responsáveis pela atenção seletiva para a fala, acarreta implicações substanciais para os clínicos e educadores envolvidos no tratamento dos distúrbios de linguagem e aprendizagem decorrentes de déficit de atenção. A habilidade de prestar atenção em um determinado sinal e suprimir o ruído competitivo, devido à sua importância no aprendizado diário, é a principal preocupação dos educadores e terapeutas. Também é uma preocupação para aqueles envolvidos com as dificuldades auditivas do idoso, que podem ser prevenidas por meio do reforço de habilidades cognitivas auditivas, como a atenção. Como a sincronia musical pode ser aprendida, atualmente pesquisadores estão estudando quanto tempo é necessário para que se obtenha a melhora atencional em todas as áreas.[24]

Neuroplasticidade e bilinguismo

As vantagens cognitivas secundárias ao bilinguismo são similares às adquiridas com o aprendizado precoce da música. Uma das mais intrigantes descobertas da última década de pesquisa sobre bilinguismo é a que demonstra a vantagem que os bilíngues têm sobre os monolíngues em tarefas que medem o funcionamento executivo não linguístico.[25]

Falar duas línguas, ao invés de somente uma, tem benefícios óbvios em um mundo cada vez mais globalizado. Mas, atualmente, sabe-se que as vantagens do bilinguismo podem ser ainda maiores do que ser capaz de conversar com um maior número de pessoas. O bilinguismo tem um profundo efeito no cérebro, melhorando também as habilidades cognitivas não relacionadas com a linguagem e aumentando a reserva que parece proteger um indivíduo do declínio cognitivo que ocorre na velhice.[25]

Quando um monolíngue vê um gato, gato é a única palavra que ele dirá ou pensará; um indivíduo bilíngue teria duas alternativas.[25] Isso significa que um bilíngue está sempre tendo que tomar decisões que um monolíngue não necessita tomar.[25] Essas decisões permanentes fortalecem o sistema executivo, em tarefas que necessitam flexibilidade cognitiva e susceptibilidade a interferências.[26] Quanto mais o cérebro tem que fazer o mesmo tipo de escolha, melhores ficam as conexões dessa via, ocorrendo uma nova configuração cerebral que torna as funções executivas mais eficientes.[25]

Mesmo com a grande quantidade de evidências demonstrando os benefícios do bilinguismo, por que todas as crianças não são introduzidas ao bilinguismo? A resposta poderia ser devido a uma noção enraizada, ultrapassada e sem comprovação científica de que o bilinguismo resultaria em atraso de linguagem.[25]

Crianças bilíngues têm vantagens linguísticas e de leitura. Se o aprendizado for antes dos 3 anos, melhor.[26] Os pesquisadores sobre bilinguismo consideram que para uma criança ser bilíngue ela deveria ser exposta a pelo menos entre 10 e 25% do tempo a cada língua, embora também admitam que esse nível de exposição não garantiria necessariamente um bilinguismo funcional.[25]

Bilinguismo simultâneo

A criança é exposta a duas línguas desde o início, antes dos 3 anos. Geralmente, ocorre quando os pais são de diferentes nacionalidades. A regra é quanto mais e mais cedo melhor, pois levaria a uma melhor pronúncia, a um vocabulário mais rico, a uma maior proficiência gramatical e a uma maior agilidade no processamento da língua durante a conversação.[26]

Bilinguismo sequencial

A criança aprende uma língua em casa e o aprendizado da segunda língua ocorreria na escola, após os 3 anos. Há evidências de que o bilinguismo simultâneo tem maiores vantagens do que o bilinguismo sequencial. O mais importante é oferecer muitas oportunidades de escuta e prática.[26] Cantar pode ser uma maneira divertida de aprender uma segunda língua.

PERDA AUDITIVA, PERÍODO SENSÍVEL E PERÍODO CRÍTICO

Graças à neurociência, há uma melhor compreensão da importância da audição normal, nos primeiros 3 anos e meio de vida, para a maturação das vias auditivas centrais, que depende não só do aumento da idade cronológica, mas também da estimulação e interação com o meio. Se a informação auditiva é perfeita, o trajeto até o córtex auditivo primário é claro e as imagens auditivas cerebrais serão formadas.

Durante a compreensão da fala, as áreas corticais auditivas primárias, secundárias e terciárias trabalham integradas. A privação auditiva leva ao desligamento do córtex auditivo primário da modulação cognitiva de áreas auditivas de ordem superior.[27,28]

Em crianças, a privação auditiva leva ao atraso do desenvolvimento das vias auditivas centrais, especialmente se a privação ocorrer durante o período sensível, uma janela de tempo estabelecida de aproximadamente 3 anos e meio, durante a qual alterações na entrada sensorial podem levar a impactos profundos e duradouros no cérebro.[14] A plasticidade permanece em algumas crianças, mas não em todas, até aproximadamente os 7 anos, e o período crítico termina depois dessa idade.[27]

Estudos em animais sugerem que a privação auditiva, especialmente aquela que pode continuar além do período sensível, altera a conectividade funcional dentro do sistema auditivo, entre os sistemas sensoriais e entre o sistema auditivo e os centros neurocognitivos de ordem superior, resultando em déficits significativos no cérebro, no comportamento, no processamento de sequência, na memória de trabalho, no funcionamento executivo e na formação de conceitos.[14] As pesquisas sobre neuroplasticidade demonstram que as alterações das informações sensoriais durante o período crítico do desenvolvimento não somente desfazem a organização celular dos mapas neurais, mas também alteram significativamente a estrutura cerebral.[28] Com a falta de experiência auditiva típica, as projeções das áreas auditivas secundárias são dissociadas das áreas auditivas primárias, e a separação das áreas auditivas primárias e secundárias pode, na verdade, tornar as áreas secundárias mais disponíveis para outras modalidades, ocorrendo um processo de reorganização.[28] A modulação das áreas auditivas primárias é alterada, afetando a plasticidade, e áreas corticais secundárias e terciárias de processamento auditivo e linguístico são reaproveitadas por outros sistemas, como o sistema visual e/ou somatossensorial (reorganização *crossmodal*), tornando um desafio a análise eficiente de quaisquer novos estímulos auditivos recebidos.[28] Estudos em animais sugerem que a reorganização *crossmodal* não ocorre no córtex auditivo primário.[14,27]

Na perda auditiva profunda bilateral congênita, a reorganização *crossmodal* é responsável pelos maus resultados do IC se a cirurgia é feita após o período crítico.[27]

Implante coclear e período crítico

O período mais sensível para o desenvolvimento do sistema auditivo é até os 3 anos e meio, e após essa idade o período crítico se encerra. Um dos métodos para verificar a eficácia do IC é o estudo das latências do P1, um exame eletrofisiológico cortical, que reflete o processamento de segunda ordem no córtex auditivo, entre áreas auditivas primárias e de associação. Crianças que receberam estimulação com IC no início da infância (< 3,5 anos) apresentam latências normais de P1, enquanto crianças que receberam estimulação com IC no final da infância (> 7 anos) apresentam latências de resposta cortical anormais. Crianças que receberam IC entre 3,5 e 7 anos revelam latências de resposta altamente variáveis.[28]

Crianças implantadas antes dos 18 meses de vida apresentam desenvolvimento mais rápido na compreensão e na expressão da linguagem. As diferenças entre a linguagem das crianças submetidas a IC com menos de 18 meses e a das crianças normais foram menores, não ocorrendo aumento das diferenças durante o acompanhamento. Crianças implantadas em idades mais avançadas, comparadas com crianças normais, apresentaram diferenças maiores de desenvolvimento linguístico, as quais tinham tendência a se acentuar.[29]

Perda auditiva leve a moderada e reorganização crossmodal

Acreditava-se que a reorganização *crossmodal* somente ocorria quando havia perda auditiva profunda, mas ela também ocorre na perda auditiva leve a moderada. Se o córtex auditivo apresenta diminuição da estimulação sonora, ocorre um esforço de escuta, resultando em uma ativação do córtex frontal. Esses ouvintes compensam confiando mais em dicas visuais, o que provavelmente ajuda a promover o recrutamento da visão (*crossmodal*) que pode ser observado em apenas três meses. Essa reorganização pode ser reversível com a utilização de aparelhos de amplificação sonora individual (AASI) bem-adaptados.[8]

Perda auditiva unilateral

Apesar de terem um ouvido com boa audição, os pacientes com surdez unilateral apresentam muitos problemas funcionais, como dificuldade de compreensão da fala com ruído de fundo e dificuldade de localização dos sons.[8] Pesquisas indicam que crianças com perda auditiva unilateral correm maior risco de atrasos na linguagem, bem como atrasos educacionais e problemas de comportamento.[8] Várias soluções auditivas estão disponíveis para melhorar a audibilidade e diminuir a possibilidade de fadiga auditiva decorrente do esforço de escuta: AASI CROS (do inglês *contralateral routing signal*), próteses auditivas ancoradas no osso, IC e os sistemas auxiliares de escuta, como os de frequência modulada ou de microfones remotos digitais, conhecidos como sistemas FM/DRM (do inglês *digital radio mondiale*), que, além de melhorarem a clareza do som, também reduzem o ruído de fundo.

OTITE MÉDIA, DEFICIÊNCIA AUDITIVA E TRANSTORNO DO PROCESSAMENTO AUDITIVO

Sobre processamento auditivo central, ver Capítulo 143.

Otite média, desatenção e hiperatividade

Muitas vezes, a criança com otite média (OM) é rotulada como tendo transtorno do déficit de atenção com hiperatividade (TDAH), devido à desatenção, à agitação e ao mau humor. Estima-se que apenas entre 3 e 5% das crianças apresentem TDAH. Ao deparar com uma criança muito agitada, que tropeça muito, não presta atenção no que lhe é dito e parece não localizar de onde está sendo chamada, a primeira hipótese diagnóstica deve ser a OM, porque é a segunda doença mais prevalente na infância, precedida apenas pelas viroses respiratórias.

Otite média e timpanotomia com colocação de tubo de ventilação

Quando a criança apresenta OM bilateral, com distúrbios auditivos e comportamentais, por mais do que 3 meses, está indicada a timpanotomia com colocação de tubo de ventilação.[30] Quando os sintomas relatados são decorrentes apenas da presença de efusão na orelha média, eles costumam desaparecer após a cirurgia: a audição, o equilíbrio, a atenção, o humor e o sono retornam ao normal.

Existem fatores sensoriais, físicos, cognitivos ou comportamentais, que colocam crianças que têm OM em risco aumentado de atrasos ou distúrbios de desenvolvimento, necessitando indicação mais precoce de cirurgia:[30]

- Perda auditiva permanente independentemente de otite média com efusão
- Suspeita ou confirmação de atraso ou distúrbio de fala e linguagem
- TEA
- Síndromes (p. ex., Down) ou distúrbios craniofaciais que incluem atrasos cognitivos, de fala ou de linguagem
- Cegueira ou deficiência visual incorrigível
- Fenda palatina, com ou sem síndrome associada
- Atraso no desenvolvimento
- Deficiência intelectual, transtorno de aprendizagem ou TDAH.

PERDA AUDITIVA NA SENESCÊNCIA

Os idosos com perda auditiva têm mais possibilidade de desenvolver demência e declínio cognitivo, se comparados com pessoas com audição normal. Idosos com perda auditiva apresentam progressão de atrofia cerebral mais acelerada do que ouvintes normais da mesma faixa etária. Há evidências de que a presbiacusia acarreta uma atrofia maior em certas regiões: giros temporais superior, médio e inferior, que são as estruturas responsáveis pelo processamento do som e da linguagem. Mas as consequências da atrofia localizada nessas regiões não se restringem a essas funções. Os giros temporais médio e inferior também são importantes na memória e na integração sensorial, e há evidências de que estão também envolvidos nos estágios iniciais do comprometimento cognitivo leve e da doença de Alzheimer.[31]

A perda auditiva é a mais comum entre as deficiências, mas poucas pessoas procuram ajuda quando notam algum sinal de dificuldade auditiva. A perda auditiva pode afetar o indivíduo de diversas formas, como o prejuízo na produtividade, relacionamento interpessoal e até mesmo alterações emocionais.

As pessoas que necessitam ter uma melhor acuidade auditiva nas suas atividades diárias têm um impacto negativo maior na sua qualidade de vida, como seria o caso de um executivo que necessita realizar muitas reuniões em grupo. A mesma perda auditiva em um agricultor ou em um metalúrgico talvez não tenha igual repercussão.

Presbiacusia e AASI

Sabe-se que os efeitos deletérios decorrentes da presbiacusia podem ser minimizados pelo uso de AASI. Além de restabelecer a audição e melhorar a compreensão da fala, os AASIs também colaboram na manutenção da saúde cerebral. Um estudo francês acompanhou 3.670 pacientes durante 25 anos a fim de avaliar os efeitos do envelhecimento sobre o cérebro humano. Os pacientes foram divididos em três grupos: pacientes sem perda auditiva, pacientes com perda auditiva e uso de AASI e pacientes com queixa de perda auditiva e que não faziam uso de AASI. Ao longo do estudo, foram aplicados testes de avaliação do estado mental, e verificou-se que pacientes com queixa de perda auditiva e sem uso de AASI apresentavam uma queda cognitiva superior quando comparados ao grupo com audição normal e ao grupo usuário de AASI.[32]

AUMENTANDO A RESERVA COGNITIVA

O conceito de reserva cognitiva (RC) foi proposto para tentar explicar a falta de associação entre o grau de dano ou patologia cerebral e suas manifestações clínicas. Por exemplo, um ferimento na cabeça da mesma magnitude pode resultar em diferentes níveis de comprometimento cognitivo e de recuperação. Da mesma forma, vários estudos prospectivos sobre o envelhecimento relataram que até 25% dos idosos, cujos testes neuropsicológicos não estão prejudicados antes da morte, atendem a todos os critérios patológicos para a doença de Alzheimer, sugerindo que esse grau de patologia não resulta invariavelmente em demência clínica. O que nos protege da manifestação da doença é a RC. A teoria da RC sustenta que certas variáveis melhoram a habilidade do cérebro de lidar com a deterioração, atenuando os seus efeitos na função cognitiva.[33] Estudos atuais demonstram que o bilinguismo e o aprendizado musical, antes da adolescência, podem retardar o aparecimento da doença de Alzheimer e da demência.[24] Evidências epidemiológicas sugerem que indivíduos com maior inteligência, nível educacional, realização profissional, condicionamento físico aeróbico ou participação em atividades de lazer tem um risco reduzido de desenvolver doença de Alzheimer. O conceito de RC postula que as diferenças individuais de como as tarefas são processadas fornece reservas diferentes contra as doenças neurológicas ou alterações decorrentes da idade.[33]

Estudos de imagem começaram a identificar o substrato neural da RC. Como a RC pode modular a expressão clínica da doença de Alzheimer, ela é muito importante tanto em estudos pré-clínicos como nos estudos sobre tratamento.[33]

A RC pode ser de duas formas: reserva neural ou compensação neural, descritas a seguir.

Reserva neural

Conexões neurais preexistentes que são mais eficientes ou que têm maior capacidade podem ser menos susceptíveis à lesão.[33] O estudo da música e o bilinguismo, aprendidos até a adolescência, podem aumentar a RC neural.[24,25]

Compensação neural

Redes alternativas podem compensar a falha de redes preexistentes.[33] Atividades desafiadoras e não usuais para um determinado indivíduo podem aumentar a compensação neural.[33] Aprender a tocar um instrumento musical, a dançar ou uma nova língua podem ser estratégias de compensação neural.[24,25] Já está provado que os exercícios auditivos podem melhorar não somente as habilidades auditivas, mas também habilidades como atenção e memória.[24]

CONSIDERAÇÕES FINAIS

Inúmeros estudos demonstram que a conversa, a leitura, o bilinguismo e a música, iniciados desde os primeiros dias de vida, são capazes de estimular não só as vias auditivas, mas também inúmeras habilidades responsáveis pelo aprendizado, favorecendo um melhor desempenho acadêmico e aumentando a RC, que é extremamente importante na senescência.

Todas as crianças precisam de relacionamentos fortes, positivos e estimulantes para crescer e se desenvolver. Essas relações entre pais/cuidadores e filhos geralmente começam no nascimento e são essenciais para um desenvolvimento físico, cognitivo e emocional saudável. É importante conversar, ler e cantar com as crianças desde os seus primeiros dias de vida.

Propõe-se que todo otorrinolaringologista, durante os atendimentos pediátricos, faça as seguintes orientações:

- Frequentar creche. Em creches ou nas escolas, há interação com outras crianças e propostas pedagógicas que estimulam o desenvolvimento

- Regularidade no sono. Durante o sono, ocorre a consolidação do aprendizado. O horário ideal de início do sono é entre 20 e 21 horas
  - 1 a 2 anos: 11 a 14 horas sono/dia
  - 3 a 5 anos: 10 a 13 horas sono/dia
  - 6 a 13 anos: 9 a 11 horas sono/dia
- Aumentar as trocas comunicativas. A conversa entre o adulto e a criança é que permite que a linguagem se desenvolva e se torne eficiente. Conversar de forma clara e correta. Falar mais alto, mais devagar e no silêncio, pois crianças menores de 5 anos não conseguem ouvir se há ruído de fundo. Quando a criança fala errado, não repetir a palavra errada. Devolver para a criança a forma correta da palavra dentro de uma sentença curta
- Sentar-se no chão e brincar. As brincadeiras de faz de conta são extremamente importantes, pois desenvolvem a linguagem e a cognição
- Ler histórias infantis diariamente. A leitura proporciona aumento de vocabulário, da atenção, da memória e da imaginação, impactando a cognição
- Incentivar o exercício físico, o aprendizado musical e o aprendizado de uma segunda língua
- Desligar a televisão, o *tablet* e/ou celular. As crianças menores de 5 anos não conseguem ouvir se há ruído de fundo
  - < 2 anos: sem uso de telas
  - 2 e 5 anos: 1 hora, sempre com supervisão. Preferencialmente, antes das 19 horas, pois a faixa de onda de luz azul presente na maioria das telas contribui para o bloqueio da melatonina e para a prevalência cada vez maior das dificuldades de dormir e manter uma boa qualidade de sono.

As orientações acima promovem um aumento da atenção, da memória, da linguagem e de outras habilidades que podem auxiliar o desempenho cognitivo na infância, na adolescência, na idade adulta e na senescência.

REFERÊNCIAS BIBLIOGRÁFICAS

1. Poeppel D, Emmorey K, Hickok G, Pylkkänen L. Towards a new neurobiology of language. J Neurosc [Internet] 2012 Oct 10 [Acesso em: 2024 Jan 19];32(41):14125-31.
2. Maenner MJ, Warren Z, Williams AR, Amoakohene E, Bakian AV, Bilde DA et al. Prevalence and characteristics of autism spectrum disorder among children aged 8 years - Autism and developmental disabilities monitoring network, 11 sites, United States, 2020. MMWR Surveill Summ [Internet] 2023 Mar 24 [Acesso em: 2024 Jan 21];72(2):1-14.
3. National Institute on Deafness and Other Communication Disorders [Internet]. Bethesda: NIH c2022 [Acesso em: 2024 Jan 19]. Disponível em: https://www.nidcd.nih.gov/sites/default/files/developmental-language-disorder.pdf
4. Norbury CF, Gooch D, Wray C, Baird G, Charman T, Simonoff E et al. The impact of nonverbal ability on prevalence and clinical presentation of language disorder: Evidence from a population study. J Child Psychol Psychiatry [Internet]. 2016 Nov [Acesso em: 2024 Jan21];57(11):1247-57.
5. Tierney AL, Nelson 3rd CA. Brain development and the role of experience in the early years. Zero Three [Internet]. 2009 Nov 1 [Acesso em: 2024 Jan 25];30(2):9-13 2009; 30(2): 9-13.
6. Kolb B, Harker A, Gibb R. Principles of plasticity in the developing brain. Dev Med Child Neurol [Internet]. 2017 Dec [Acesso em: 2024 Jan 19];59(12):1218-23.
7. Bishop DVM. How does the brain learn language? Insights from the study of children with and without language impairment. Dev Med Child Neurol [Internet]. 2000 [Acesso em: 2024 Jan 19];42:133-42.
8. Sharma A, Glick H. Cortical neuroplasticity in hearing loss: Why it matters in clinical decision-making for children and adults. Hear Rev [Internet]. 2018 July 27. Disponível em: https://hearingreview.com/hearing-loss/hearing-disorders/apd/cortical-neuroplasticity-hearing-loss-matters-clinical-decision-making-children-adults: Acesso em: 2024 Jan 19
9. Mowery TM, Garraghty PE. Adult neuroplasticity employs developmental mechanisms. Front Syst Neurosci [Internet] 2023 [Acesso em: 2024 Jan 19]; 16:1086680.
10. Eggermont JJ. Development of the central auditory nervous system. In: Musiek FE, Chermak GD. Handbook of central auditory processing disorder. Auditory neuroscience and diagnosis. 2nd ed. San Diego: Plural Publishing; 2014. Vol 1. p. 59-88.
11. Chang EF, Merzenich MM. Environmental noise retards auditory cortical development. Science [Internet]. 2003 Apr 18 [Acesso em: 2024 Jul];300(5618):498-502.
12. Kuhl PK. Early language acquisition: Cracking the speech code. Nat Rev Neurosci [Internet]. 2004 Nov [Acesso em: 2024 Jul];5(11):831-43.
13. Musiek FE. Auditory plasticity: What is it, and why do clinicians need to know? Hear J [Internet]. 2002 Apr [Acesso em: 2024 Jul]; 55(4):70.
14. Glick H. Cross-modal plasticity in developmental and age-related hearing loss: Clinical implications. Hear Res [Internet] 2017 Jan [Acesso em: 2024 Jan 19]:343:191-201.
15. Kral A. Auditory critical periods: A review from system's perspective. Neuroscience [Internet]. 2013 [Acesso em: 2024 Jan 19];247:117-33.
16. Mccullagh J, Bamiou DE. Measures of binaural interaction In: Musiek FE, Chermak GD. Handbook of central auditory processing disorder. Auditory neuroscience and diagnosis. 2nd ed. San Diego: Plural Publishing. 768 p.
17. Tallal P. Improving language and literacy is a matter of time. Nat Rev Neurosci [Internet]. 2004 Sep [Acesso em: 2024 Jan 19];5(9):721-8.
18. American Academy of Pediatrics. Media use by children younger than two years. Council on communications and media; Ari Brown. Pediatrics [Internet]. 2011 Nov [Acesso em: 2024 Jan 19];128(5):1040-5.
19. Sociedade Brasileira de Pediatria [Internet]. Rio de Janeiro: SBP. Departamento de Adolescência; c2016 [Acesso em: 2024 Jan 19]. Disponível em: https://www.sbp.com.br/fileadmin/user_upload/2016/11/19166d-MOrient-Saude-Crian-e-Adolesc.pdf
20. Romeo RR, Leonard JA, Robinson ST, West MR, Mackey AP, Rowe ML et al. Beyond the 30-million-word gap: Children's conversational exposure is associated with language-related brain function. Psychol Sci [Internet]. 2018 May [Acesso em: 2024 Jul];29(5):700-10.
21. Hart B, Risley TR. Meaningful differences in the everyday experience of young american children. Baltimore: Paul Brookes Publishing Company; 1995. 268 p.
22. Diekelmann S, Born J. The memory function of sleep. Nat Rev Neurosci [Internet]. 2010 Feb [Acesso em: 2024 Jan 19];11(2):114-26.
23. Cunningham AE, Stanovich KE. What reading does for the mind. J Dir Inst [Internet] 2001;1:137-49. Disponível em: http://mccleskeyms.typepad.com/files/what-reading-does-for-the-mind.pdf. Acesso em: 2024 Jan 19.
24. Anderson S, Kraus N. Auditory training: Evidence for neural plasticity in older adults. Perspect Hear Hear Disord Res Diagn [Internet]. 2013 [Acesso em: 2024 Jan 19];17:37-57.
25. Buchweitz A, Prat C. The bilingual brain: Flexibility and control in the human cortex. Phys Life Rev [Internet]. 2013 Dec [Acesso em: 2024 Jan 21];10(4):428-43.
26. Byers-Heilein K, Lew-Williams C. Bilinguism in the early years: What science says. Learn Landsc [Internet]. 2013 Fall Acesso em: 2024 Jan 19];7(1):95-112.
27. Sharma A, Campbell J. A sensitive period for cochlear implantation in deaf children. J Matern Fetal Neonatal Med [Internet]. 2011 Oct [Acesso em: 2024 Jan 19];24 Suppl 1(0 1):151-3.
28. Sharma A, Nash AA, Dorman M. Cortical development, plasticity and re-organization in children with cochlear implants. J Commun Disord [Internet]. 2009 Jul-Aug [Acesso em: 2024 Jan 21];42(4):272-9.

29. Niparko JK, Tobey EA, Thal DJ, Eisenberg LS, Wang N-Y, Quittner AL et al. Spoken language development in children following cochlear implantation. JAMA [Internet]. 2010 Apr 21 [Acesso em: 2024 Jan 21];303(15):1498-506.
30. Rosenfeld RM, Tunkel DE, Schwartz SR, Anne S, Bishop CE, Chelius DC et al. Clinical practice guideline: Tympanostomy tubes in children (Update). Otolaryngol Head Neck Surg [Internet]. 2022 Feb [Acesso em: 2024 Jan 19];166(1_suppl):S1-S55.
31. Lin FR. Hearing loss linked to accelerated brain tissue loss. Hear Rev [Internet]. 2014 Jan 27. Disponível em: https://hearingreview.com/inside-hearing/research/hearing-loss-linked-to-accelerated-brain-tissue-loss. Acesso em: 2024 Jan 19.
32. Amieva H, Ouvrard C, Giulioli C, Meillon C, Rullier L, Dartiques J-F. Self-reported hearing loss, hearing aids, and cognitive decline in elderly adults: A 25-year study. JJ Am Geriatr Soc [Internet]. 2015 Oct [Acesso em: 2024 Jan 19];63(10):2099-104.
33. Stern Y. Cognitive reserve. Neuropsychologia [Internet]. 2009 Aug [Acesso em: 2024 Jan 19];47(10):2015-28.

CAPÍTULO 143

Processamento Auditivo Central

Berenice Dias Ramos

INTRODUÇÃO

Muito antes do nascimento, o nosso sistema auditivo já está processando o som. É este processamento que permite à criança identificar a voz da mãe, entre todas as outras vozes que ela passa a ouvir, nos primeiros meses de vida. Ao escutarmos uma música, ao assistirmos a uma aula, ou ao conversarmos com alguém, inúmeros processos são desencadeados para que possamos apreciar a melodia, compreender o que está sendo explicado pelo palestrante, ou escutar uma conversa e elaborar uma resposta.[1] Durante as 24 horas do dia, somos expostos a várias informações auditivas, muitas delas simultâneas, e compete ao nosso sistema auditivo identificar as mensagens que nos interessam, diminuindo ou anulando as interferências que servem apenas para dificultar o entendimento.[1] A realização dessas tarefas conta com a participação do sistema nervoso central (SNC) e é denominada de processamento auditivo central (PAC).[2]

DEFINIÇÃO

PAC refere-se à eficiência e à efetividade com que o sistema nervoso auditivo central (SNAC) utiliza a informação auditiva. O PAC é um conjunto de habilidades específicas das quais o indivíduo depende para compreender o que ouve. Esses mecanismos e processos do SNAC incluem habilidades como lateralização e localização espacial do som; compreensão da fala no ruído; compreensão de uma mensagem, mesmo quando ela está distorcida e fragmentada; capacidade para eleger estímulos apresentados a uma orelha, ignorando informações apresentadas à orelha oposta e/ou reconhecer estímulos diferentes apresentados simultaneamente a ambas as orelhas; capacidade de discriminar e identificar pequenas mudanças nos estímulos como diferenças de frequência, intensidade, ou duração; e capacidade de detectar e perceber modulações e intervalos mínimos, em uma sequência de sons.[3]

O PAC depende também de habilidades cognitivas, pois, além dos conhecimentos da língua, utilizamos as diversas modalidades de atenção (sustentada, seletiva ou dirigida, dividida e alternada), de memória e de funções executivas (flexibilidade cognitiva, controle inibitório, memória de trabalho) para realizá-lo adequadamente.[2,3]

O uso dessas habilidades é extremamente importante em uma sala de aula, por exemplo, em que o aluno deve focalizar a atenção no que é dito pelo professor e ignorar qualquer outro estímulo que possa interferir negativamente na escuta, como conversa dos colegas, arrastar de cadeiras, passos no corredor, barulho do ventilador, buzinas na rua ou gritaria no pátio da escola. A criança que apresenta PAC normal entenderá a professora com facilidade, enquanto a que tem transtorno do PAC poderá ter dificuldade em compreender o que está sendo dito, o que pode interferir negativamente no seu processo de aprendizagem.[2]

IMPORTÂNCIA DA ORELHA DIREITA

Nós ouvimos com as orelhas, mas escutamos com o cérebro.[2] O som, após ser detectado pelo ouvido, sofre inúmeros processos fisiológicos e cognitivos para que seja decodificado e compreendido.[2] A identificação dos diversos sons ocorre no córtex auditivo primário bilateralmente; a identificação dos fonemas (sons das palavras) ocorre no córtex auditivo secundário bilateralmente, e a identificação das palavras, na maioria dos indivíduos, ocorre no hemisfério esquerdo.[2,4]

A informação auditiva percorre um longo caminho desde a cóclea até o córtex auditivo.[2] Oitenta por cento dos estímulos que incidem sobre a orelha direita ativarão o córtex auditivo esquerdo, localizado na região temporal esquerda, e 80% dos estímulos que incidem sobre a orelha esquerda ativarão o córtex auditivo direito.[2] Os 20% restantes estimularão as vias ipsilaterais. Como sabemos que, em 96% dos destros, 73% dos canhotos e 85% dos ambidestros, a área de linguagem está localizada no hemisfério esquerdo, podemos afirmar que a orelha direita, na maioria dos indivíduos, é a mais importante para a fala.[5]

TRANSTORNO DO PROCESSAMENTO AUDITIVO CENTRAL

O transtorno do processamento auditivo central (TPAC) é uma alteração no processamento perceptual da informação auditiva no SNC e na atividade neurobiológica responsável por este processamento, manifestando-se como dificuldades de percepção de sons verbais e/ou não verbais, resultando em um fraco desempenho em uma ou mais habilidades, como: lateralização e localização espacial do som, compreensão da fala no ruído, compreensão de uma mensagem quando ela está distorcida e fragmentada; capacidade para eleger estímulos apresentados a uma orelha, ignorando informações apresentadas à orelha oposta e/ou reconhecer estímulos diferentes apresentados simultaneamente a ambas as orelhas; capacidade de discriminar e identificar pequenas mudanças nos estímulos como diferenças de frequência, intensidade ou duração, e capacidade de detectar e perceber modulações e intervalos mínimos em uma sequência de sons.[6]

O TPAC é primariamente um déficit da percepção auditiva e que deve ser demonstrado e diferenciado dos demais transtornos de desenvolvimento, da cognição ou da linguagem. O TPAC pode ocorrer em qualquer faixa etária, mas as duas fases em que costuma chamar mais atenção são durante a fase escolar e no envelhecimento.[2,3,6]

Sintomalogia

- Dificuldade na localização sonora
- Dificuldade em compreender a linguagem falada com mensagem competitiva, ou em ambiente ruidoso, ou ainda, em ambiente com sinal acústico degradado (ruim)
- Aumento do tempo para responder aos sons
- Dificuldade para discriminar, comparar ou aprender novos sons
- Solicitação frequente de repetição (O quê? Hã?)
- Dificuldade em entender e, por consequência, seguir regras e orientações
- Dificuldade nos mecanismos de atenção auditiva.[6]

Quando há a suspeita de TPAC, a anamnese deve ser cuidadosa, a fim de identificar a real dificuldade escolar: dificuldade de atenção, dificuldade de compreensão das explicações da professora, dificuldade no ditado, dificuldades na fala e linguagem, dificuldade na leitura, dificuldade para cálculos matemáticos, dificuldade para lembrar os temas apresentados na aula. Assim sendo, a distinção de um quadro ou de outro depende de uma avaliação multidisciplinar e de uma bateria de testes que envolvem, no mínimo, a avaliação auditiva (audiometria tonal, vocal, imitanciometria e testes comportamentais do PAC), exame completo da linguagem oral e escrita (expressão e compreensão dos aspectos fonéticos, fonológicos, lexicais, semânticos, sintáticos e pragmáticos). Algumas vezes é necessário também realizar avaliação neuropsicológica, exames eletrofisiológicos e/ou exames de imagem. O primeiro passo é afastar problemas sensoriais, como a presença de uma perda auditiva, cognitivos, emocionais e/ou familiares.[1,2,3,6]

DIFERENÇA ENTRE AUDIOMETRIA E AVALIAÇÃO DO PAC

A detecção do som pela cóclea é avaliada através da audiometria, que é realizada dentro de uma cabine com isolamento acústico, onde a testagem de cada orelha é feita separadamente. Sem ruído de fundo e uma orelha de cada vez, é uma situação que não corresponde à realidade.[1,2]

As avaliações audiológicas convencionais não refletem o cotidiano de uma sala de aula, de um escritório, de uma reunião de negócios, de um congresso ou de uma festa. Esse talvez tenha sido o motivo da dificuldade, até hoje, para auxiliar pacientes que relatam dificuldade de compreensão da fala e que apresentam audiometrias normais ou muito próximas ao normal. Sempre que um paciente apresentar queixas auditivas incompatíveis com os limiares auditivos, deve-se pensar em ampliar a investigação, utilizando os métodos diagnósticos disponíveis.[1]

Na avaliação do PAC, há testes que estimulam as duas orelhas simultaneamente, com informações diferentes, há testes que estimulam uma só orelha com informações diferentes, há testes com ruído de fundo, e o paciente deve entender o que é dito, mesmo quando a fala não é clara:[2]

- Testes monoaurais: estimulam uma só orelha
- Testes binaurais: estimulam as duas orelhas
- Testes dióticos: estimulam as duas orelhas simultaneamente, com informações iguais
- Testes dicóticos: estimulam as duas orelhas simultaneamente, com informações diferentes.

REQUISITOS PARA A REALIZAÇÃO DA AVALIAÇÃO COMPORTAMENTAL

- Idade mínima de 7 anos. Não há testes sensíveis e padronizados para crianças pequenas e, portanto, sugere-se a avaliação formal do PAC a partir dos 7 anos de idade[1-3,6,7]
- Habilidades cognitivas e linguísticas suficientes para compreender as instruções e as tarefas a ser realizadas durante as provas[1-3,6,7]
- Limiares audiométricos dentro dos padrões de normalidade. Em pacientes com perda auditiva de qualquer grau, a indicação desta avaliação deve ser muito criteriosa, pois a perda periférica auditiva influencia os resultados[1,2,7]
- Ausência de alterações de orelha média no momento da avaliação. Não é recomendado realizar a avaliação quando há otite média ou obstrução tubária, pois estas alterações interferem no resultado dos exames[1,2,7]
- Produção articulatória inteligível[1,2,6,7]
- Nível de atenção compatível com as tarefas. Como se trata de uma bateria de exames que requerem atenção, o paciente deve estar descansado e sem fome.[1,7] Caso tenha diagnóstico de transtorno do déficit de atenção e hiperatividade (TDAH), deverá realizar o exame medicado.[2]

OBJETIVO DA AVALIAÇÃO DO PAC

A avaliação comportamental do PAC apenas faz o diagnóstico relacionado com a normalidade ou não das habilidades auditivas centrais, de acordo com os padrões estabelecidos para cada grupo etário nos testes aplicados. Para o diagnóstico diferencial e a comprovação da presença de um TPAC primário (ou seja, de uma disfunção específica de vias auditivas centrais), é necessário a complementação com outras avaliações, para detectar ou excluir quadros relacionados com a linguagem e cognição, ou alterações em decorrência de processos de envelhecimento, psiquiátricos ou neurológicos. O objetivo da avaliação do PAC não é somente diagnosticar se há ou não alteração, mas, principalmente, identificar se há habilidades deficitárias, a fim de estabelecer estratégias de tratamento específicas para cada paciente.[1-3,6,7]

AVALIAÇÃO DAS HABILIDADES DE PAC

Lateralização e localização espacial do som

Capacidade de localizar e lateralizar a fonte sonora. O tronco encefálico nos possibilita localizar o som, analisando as informações oriundas das duas orelhas: por exemplo, o som oriundo do lado direito chegará primeiro e mais intenso na orelha direita e depois, e com menor intensidade, na orelha esquerda.[2]

Fechamento auditivo

Capacidade para entender toda a informação, quando partes são omitidas.[2] É avaliado por meio de tarefas com estímulos distorcidos ou competitivos (figura/fundo),[2] compreensão da fala no ruído (sinal/ruído)[2,3,6,7] e compreensão de uma mensagem, mesmo quando ela está distorcida ou fragmentada.[2] O tronco encefálico facilita a compreensão da fala no ruído e da fala distorcida, auxiliado por habilidades cognitivas como atenção sustentada e seletiva, memória e conhecimento linguístico.[2]

Os testes mais utilizados são o SSI (*synthetic sentence identification*) e o PSI (*pediatric speech intelligibility*). O teste SSI consiste na apresentação de frases sem sentido (sinal) na presença de uma história competitiva (ruído), na mesma orelha. A tarefa é ouvir a frase e apontá-la em um quadro onde há várias frases. A habilidade analisada neste teste é figura-fundo. O teste PSI, para crianças que ainda não sabem ler, consiste na identificação das figuras nomeadas (sinal) na presença de uma história competitiva (ruído), na mesma orelha. Pede-se à criança que aponte a figura mencionada, em um quadro de figuras à sua frente.[2]

Interação binaural

Os testes de interação binaural avaliam a capacidade do SNAC de processar informações diferentes, porém complementares, distribuídas entre as duas orelhas e unificá-las em um evento perceptual. Esses processos são dependentes das diferenças, ouvidas entre as orelhas, de tempo, de intensidade e de frequência, e têm como resultado a habilidade de fusão e síntese, e correspondem também aos mecanismos de processamento espacial. A interação binaural é avaliada por meio de tarefas que pesquisam as mudanças de limiar determinadas por meio de mascaramento. Testes de interação binaural envolvem a estimulação dicótica.[2]

O MLD (*masking level difference test*) pode fornecer uma medida de nossa capacidade de segregar sons com base em sua localização no espaço e é sustentado pelo tronco encefálico baixo, embora também estejam envolvidas contribuições de estágios posteriores do processamento. A localização e a lateralização de estímulos auditivos, a detecção de sinais acústicos em ambientes ruidosos e a fusão binaural dependem dessa habilidade. O MLD binaural é uma medida da capacidade de aproveitar as diferenças de fase interaural, entre o alvo e o ruído, ao detectar um tom no ruído de fundo.[2]

Crianças que tiveram múltiplos episódios de otite média (OM) nos primeiros anos de vida podem ter baixa detecção de sons em ambientes ruidosos, evidenciada pela redução da interação binaural.[8]

Discriminação auditiva

Capacidade para determinar se dois estímulos são iguais ou diferentes e de discriminar e identificar pequenas mudanças nos estímulos como diferenças de frequência, intensidade ou duração. É uma tarefa realizada pelo córtex auditivo.[2]

Na região temporal de cada lado do cérebro, há uma área, denominada córtex auditivo primário, com um mapa (engrama) auditivo capaz de identificar os sons. Esse mapa auxilia a discriminar pequenas variações que ocorrem no sinal auditivo, como diferenças de frequência, intensidade ou duração, e detectar modulações e intervalos mínimos em uma sequência de sons. A capacidade cerebral de decodificar a fala depende da percepção precisa de mudanças acústicas rápidas. A compreensão das palavras, na maioria das pessoas, ocorre no hemisfério cerebral esquerdo, pois este é o hemisfério responsável pela fala, linguagem e aprendizagem. O hemisfério direito auxilia a perceber, associar e interpretar os padrões não verbais (prosódia) da mensagem recebida, como ritmo, entonação e ênfase. Essas habilidades são fundamentais na percepção e compreensão da fala.[2]

A ordenação temporal, ou sequenciamento, refere-se ao processamento de dois ou mais estímulos auditivos em sua ordem de ocorrência no tempo. A ordenação temporal requer que os hemisférios esquerdo e direito estejam anatomofisiologicamente intactos. Também requer a integração das informações de ambos os hemisférios, através do corpo caloso, para que possam ser nomeadas. Os testes mais utilizados são o FPT (*frequency pattern test*) ou TPF (teste de padrão de frequência) e o DPT (*duration pattern test*) ou TPD (teste de padrão de duração).[2]

O TPF é composto de três sons que são de alta frequência (A - 1.122 Hz) ou de baixa frequência (B - 880 Hz). Cada som tem 150 milissegundos (ms) de duração e um intervalo entre sons de 200 ms. Existem seis combinações possíveis da sequência de três sons (BBA, BAB, BAA, ABA, ABB e AAB). O paciente é instruído a ouvir conjuntos de três sons consecutivos, que variam em frequência. A tarefa é repetir murmurando e depois verbalizando (nomeando) a sequência correta dos três sons, por exemplo, alto-baixo-alto, baixo-baixo-alto. Acredita-se que o córtex auditivo primário direito seja o responsável pela identificação dos sons consecutivos, possibilitando o murmúrio da sequência de sons. Para que estes sons sejam verbalizados, a informação deve ser transmitida ao hemisfério esquerdo, responsável pela linguagem, via corpo caloso. Portanto, o murmúrio daria informações sobre o córtex auditivo direito e a nomeação daria informações sobre o funcionamento do corpo caloso, hemisfério esquerdo e memória operacional (de trabalho).[2]

Resolução temporal

Reconhecimento de aspectos temporais da audição, incluindo resolução, integração, ordenação temporal e percepção de intervalos. Capacidade de detectar e perceber modulações e intervalos mínimos em uma sequência de sons. O processamento auditivo temporal é definido como a percepção do som ou da alteração do som durante um tempo restrito ou determinado.

A precisão da resolução temporal do sistema auditivo determina quais as palavras conseguiremos ouvir. Uma boa habilidade de resolução temporal é importante para compreender a fala no ruído em indivíduos com audição normal, em usuários de aparelhos de amplificação sonora, de implante coclear, ou ainda aqueles com distúrbios de linguagem. O processamento temporal é uma habilidade fundamental na percepção dos estímulos verbais e não verbais, tais como música, ritmo, periodicidade, discriminação fonêmica, discriminação de duração e discriminação de frequência.[2]

A resolução temporal é avaliada por meio de tarefas com padrões temporais não verbais, *gap* (intervalo) temporal. O processamento temporal é mediado principalmente no córtex auditivo. Crianças de 7 anos demonstram o mesmo desempenho que os adultos, e nenhuma assimetria de orelha é observada. Os testes mais utilizados são o GIN (*gaps-in-noise*) e o RGDT (*random gap detection test*).[2]

O teste GIN consiste em uma série de sons de 6 segundos, de ruído de banda larga. Cada segmento de ruído contém de zero a três intervalos silenciosos, com durações que variam entre 2, 3, 4, 5, 6, 8, 10, 12, 15 e 20 ms. O paciente é instruído a sinalizar cada vez que percebe um *gap*. O limiar aproximado de detecção de *gap* é definido como a menor duração de *gap* que é corretamente identificada em, pelo menos, quatro de seis vezes. Quanto menor o limiar obtido, melhor o desempenho do teste.[2]

Para poder compreender a mensagem e acompanhar o raciocínio de quem está falando, o ouvinte deve ter um PAC extremamente eficaz, mas principalmente rápido, pois a capacidade cerebral de decodificar a fala recebida depende da percepção precisa de mudanças acústicas rápidas.[2] Ao contrário da informação visual que ocorre no espaço e pode ser analisada, na maioria das vezes, durante o tempo em que o observador estiver olhando, na fala a informação auditiva ocorre no tempo e é extremamente rápida.[2] Na fala normal, não há intervalo de tempo, ou limites explícitos segmentando os fonemas, as sílabas e as palavras.[2] A velocidade da fala, no inglês americano, é de cerca de 2,5 a 3 palavras por segundo, 140 a 180 palavras por minuto e 8.400 a 10.800 palavras por hora.[9] Em adultos jovens, no português brasileiro, a velocidade está entre 103 e 119 palavras por minuto.[10]

A identificação de um fonema deve ser realizada em microssegundos; a identificação de uma sílaba, em alguns milissegundos, e a de uma frase, em poucos segundos. Há crianças que não conseguem processar nesta velocidade.[2,11]

A criança com transtorno do PAC temporal poderá apresentar dificuldades para adquirir a linguagem e transtorno da aprendizagem.[2,11] Isto ocorre, por exemplo, porque a discriminação das sílabas /ba/, /da/, /ga/, /pa/, /ta/, /ka/ é feita à custa dos primeiros 40 ms, o que é um período curto demais para quem tem dificuldades para detectar estímulos acústicos breves.[2,11] Essas dificuldades podem ocorrer em qualquer faixa etária e admite-se que a perda auditiva por um período prolongado seja uma das principais etiologias.[2]

Integração/separação binaural

Capacidade para eleger estímulos apresentados a uma orelha, ignorando as informações apresentadas à orelha oposta e/ou reconhecer estímulos diferentes apresentados simultaneamente a ambas as orelhas.[2]

Ouvintes normais são capazes de compreender duas pessoas falando ao mesmo tempo (integração binaural) e de ignorar um dos falantes e dirigir a atenção para o outro (separação binaural). Estas tarefas envolvem atenção e são realizadas pelos lobos temporais direito e esquerdo e pelo corpo caloso, que realiza as conexões entre os dois hemisférios cerebrais.[2]

Nestes testes são usados estímulos simultâneos e diferentes (dicóticos) nas duas orelhas.[2]

Teste dicótico de dígitos

São ditos quatro números diferentes, dois em cada orelha, simultaneamente. Na tarefa de integração, o avaliado deve repetir os quatro números, independente da ordem. Na tarefa de separação, o avaliado deve repetir os números apenas de um dos lados, ignorando os do outro. Os testes dicóticos dependem dos lobos temporais dos dois hemisférios, do corpo caloso, que realiza a transmissão inter-hemisférica das informações, de atenção dividida para a tarefa de integração e de atenção dirigida para a tarefa de separação.[2]

Staggered spondaic word test

O teste dicótico *staggered spondaic word* (SSW) é composto de 40 grupos de quatro palavras dissílabas paroxítonas, totalizando

160 vocábulos. Exemplos de palavras utilizadas: bota-fora, pega-fogo, manda-brasa, guarda-chuva, roupa-suja, água-limpa, vaga-lume, cerca-viva, milho-verde etc. Em cada item, há a apresentação de duas palavras em cada orelha, em uma intensidade de 50 dB NS, sendo que ocorre uma sobreposição parcial, ou seja, a segunda e a terceira palavra são enviadas simultaneamente a orelhas opostas. Desta forma, alternam-se as condições para cada palavra do item em competitivas e não competitivas. Ainda, ocorre a alternância do início da apresentação dos estímulos (primeiras palavras do item) entre as orelhas. Os itens de número par iniciam-se pela orelha esquerda e os de número ímpar, pela orelha direita. O paciente deve repetir as palavras na ordem em que as ouviu. É o teste com maior demanda linguística.[2]

Cada vocábulo de cada item é analisado separadamente como corretamente identificado, ou não, e computado para compor o número de erros por colunas que são denominadas de a, b, c, d, e, f, g, h. Cada uma dessas colunas corresponde a uma situação do teste quanto à orelha estimulada. Por exemplo, as colunas [a] e [h] são constituídas pelo total de erros de identificação de palavras apresentadas na situação não competitiva e na orelha direita. A semelhança entre essas colunas refere-se à situação não competitiva de apresentação da palavra, e a diferença entre estas colunas diz respeito ao início do teste ter sido pela orelha direita, na coluna [a] ou pela orelha esquerda, coluna [h]. Como erro, são consideradas as omissões ou substituições de palavras.[2]

Teste dicótico consoante-vogal

Este teste, na etapa de atenção livre, tem sido utilizado para inferir sobre a dominância hemisférica para os sons de fala, ou seja, verificar se há assimetria perceptual para estímulos linguísticos. O maior número de respostas corretas na orelha direita poderia ser interpretado como reflexo da dominância do hemisfério cerebral esquerdo para o processamento de fala e linguagem.[2]

Tarefas de atenção auditiva sustentada

A atenção auditiva sustentada é fundamental para o desenvolvimento de algumas habilidades comunicativas e de aprendizagem e, mais recentemente, está disponível no Brasil a possibilidade de complementar a bateria de avaliação do processamento auditivo com o teste de habilidade de atenção auditiva sustentada (THAAS). A literatura mostra que a atenção sustentada e a vigilância são alguns dos processos que caracterizam a atenção e são fundamentais tanto para o processo de aprendizagem, como para que o indivíduo mantenha um bom desempenho em testes comportamentais.[12]

A atenção sustentada refere-se ao processo envolvido em deter-se em um determinado estímulo, durante um período. A vigilância é a habilidade para manter-se preparado para responder a um sinal intermitente. O THAAS é baseado no ACPT (*auditory continuous performance test*). O THAAS é utilizado para avaliar a atenção auditiva sustentada, no qual a criança deve responder para apenas um estímulo auditivo específico, palavra-alvo, mantendo a atenção e concentração na tarefa por um período prolongado.[12]

EXAMES DE IMAGEM E ELETROFISIOLÓGICOS

Por muitos anos, os otorrinolaringologistas se ocuparam da audição até a cóclea. Com o potencial evocado auditivo de tronco encefálico (PEATE), passou-se a avaliar a audição até o tronco encefálico. Hoje, devemos estar preparados para avaliar a audição até o cérebro.

Nos últimos 20 anos, houve um enorme avanço na área das neurociências e isso repercutiu em um melhor entendimento também sobre o PAC.[2] Os conhecimentos sobre a localização das regiões envolvidas no processamento da fala, linguagem e aprendizagem tornaram-se mais precisos graças à tomografia de emissão de pósitrons, à ressonância magnética funcional e à magnetoencefalografia.[4,5,13,14] Exames eletrofisiológicos como o FFR (*frequency following response*), o MMN (*mismatch negativity*) e o P300 conseguem medir o tempo de transmissão e processamento das informações na escala de milissegundos.[15] Essas novas tecnologias, utilizadas principalmente por pesquisadores, permitiram também identificar as áreas que decodificam a informação auditiva, as áreas que fazem as análises fonológica, lexical e semântica, assim como as áreas que elaboram as respostas.[4,5,13,14]

PAC E RUÍDO AMBIENTAL

O córtex auditivo, que é a área responsável pelo reconhecimento dos sons, tem mapas com a representação (engramas) das informações sonoras recebidas: sons, fonemas, palavras etc. Quanto mais cedo, mais preciso e mais ricos forem estes mapas, melhor a compreensão linguística e a cognição. A maturação das vias auditivas e do córtex auditivo depende da estimulação auditiva adequada. Com a estimulação adequada, as vias auditivas, responsáveis pela transmissão do som da cóclea para o córtex auditivo, tornam-se mais robustas e rápidas, graças à mielinização e à formação de sinapses.[2,15,17]

A criança faz um mapa cerebral de todos os fonemas da língua nativa até o final do primeiro ano de vida, mas, para que esse mapa seja perfeito, é necessário garantir uma audição perfeita.[2,15]

O ruído ambiental permanente, como televisão, rádio, aparelho de som, sempre ligados, prejudica a maturação do sistema auditivo, impede a formação de um mapa tonotópico cortical normal e, ao competir com a fala, dificulta o aprendizado da linguagem oral e escrita.[18]

A habilidade de prestar atenção em uma conversa e eliminar um ruído que não interessa, só ocorre a partir dos 5 anos de idade, devido à lenta maturação dos vários mecanismos que sustentam o PAC. Entre 5 e 12 anos, ocorre melhora gradativa da percepção da fala degradada e da fala no ruído, existindo parâmetros definidos para os resultados dos testes de fala no ruído e de fala degradada, específicos para cada faixa etária. Quando há reverberação ou ruído isolados, a identificação das consoantes ocorre ao redor dos 15 anos. Porém, quando a reverberação e o ruído estão associados, as consoantes poderão ser identificadas somente no final da adolescência.[2]

PAC E OTITE MÉDIA

O período mais sensível para o aprendizado da linguagem oral é até os 3 anos e meio,[19] que é o mesmo período de maior incidência de otite média (OM).[20] As inflamações da orelha média devem, portanto, ser monitoradas, pelo menos neste período,[20] pois a audição normal é essencial para o correto aprendizado da linguagem oral.[15]

PAC, otite média e perda auditiva

A presença frequente de efusão na orelha média devido à OM aguda recorrente ou à OM crônica com efusão (uni ou bilateral) pode degradar o sinal auditivo, provocando dificuldades no reconhecimento da fala, no PAC, na percepção da fala no ruído e na localização sonora.[2,20]

Tanto a precisão da codificação biológica do som quanto a estabilidade da representação neural em todo o sistema auditivo são contribuidores importantes para um mapeamento acústico preciso.[21] A perda auditiva flutuante (variável) que ocorre na criança com OM recorrente é extremamente prejudicial para o aprendizado da linguagem.[2,8,20,22,23]

O fator de risco primário para as anormalidades na fisiologia cortical, na percepção auditiva e na compreensão da fala que podem acompanhar a OM na infância não é a presença da efusão, mas a degradação do sinal aferente, decorrente da OM.[22] O sinal aferente degradado nem sempre acompanha a OM.[22] Sessenta e sete por cento das crianças com OM têm, em média, limiares auditivos de 16 dBNA ou mais, 15% têm limiares auditivos maiores do que 25 dBNA, enquanto apenas 6% apresentam limiares que excedem 35 dBNA.[24]

Durante a primeira infância, especialmente nos primeiros 3 anos, a presença de efusão na orelha média (OME) reduz o nível do som que entra no ouvido em até 38 dB[24] e atrasa o som em até 300 ms.[25] O impacto da OME na audição varia de audição normal à perda auditiva condutiva moderada (0 a 55 dB).[26,27] A perda auditiva condutiva média associada à OME em crianças é de 28 dBNA (nível de audição), enquanto uma proporção menor (aproximadamente 20%) excede 35 dBNA.[26,28] A configuração da via aérea é praticamente plana com uma ligeira elevação em 2.000 Hz e um nadir em 8.000 Hz.[29]

A OME oscila entre unilateral e bilateral, com episódios individuais durando de alguns dias a muitas semanas.[30,31] Em geral, os limiares auditivos são mais altos nas crianças mais novas, testadas com audiometria de reforço visual, e mais baixos nas crianças mais velhas, testadas com audiometria convencional.[27] Em média, a presença de OME bilateral foi associada a limiares auditivos 10 a 15 dB superiores aos valores normativos para a faixa etária correspondente.[27]

Os fatores de risco para as consequências tardias são o início precoce, maior grau de perda auditiva, infecções mais frequentes e de longa duração.[20,22] Além de atenuar a intensidade do sinal acústico, a OM pode também atrasar a transmissão da onda sonora a ser transduzida, dificultando a escuta da conversa e a localização da origem do som.[22] A OM provoca, em média, um atraso de 0,44 ms e um aumento dos limiares em 20 dB.[22] A localização da fonte sonora pode modificar mais do que 90º, o que pode dar a impressão de que a criança é desorientada.[22] As vogais serão percebidas claramente por terem maior intensidade, mas haverá dificuldades para perceber as consoantes. As vogais, além de terem intensidade em dB maior do que a maioria das consoantes, têm também um tempo de duração maior.[32] Explicando melhor, em uma fala normal, ao falar a sílaba /da/, a consoante /d/ tem uma duração de cerca de 40 ms, e a vogal /a/, 160 ms.[11] Os sons das vogais carregam a maior energia vocal (intensidade) na fala, enquanto os sons consonantais de frequência mais alta contribuem para a inteligibilidade da fala.[32] É claro que é muito mais fácil entender um fonema que se apresenta com maior intensidade e maior duração; o problema é que, geralmente, são as consoantes que carregam a mensagem.[32] As consoantes surdas /s, p, t, k, f, x/ geralmente ficam, na média, abaixo dos limiares normais de audição em conversas rápidas, podendo ser perdidas.[32] As plosivas surdas e as fricativas sonoras são 30 dB menos intensas do que as vogais e outras consoantes.[32] No entanto, é importante notar que frequências acima de 3.000 Hz contribuem aproximadamente com 25% para a audibilidade da fala.[32] A frequência do som fricativo /s/ pode estar entre 6.300 e 8.300 Hz, dependendo da frequência fundamental da voz do falante.[32]

Exatamente por este motivo, todos os pais e cuidadores deveriam falar um pouco mais alto e um pouco mais lento do que o habitual com crianças menores de 3 anos, pois isto facilitaria a comunicação,[11] principalmente durante os resfriados, quando a possibilidade de haver efusão na orelha média é de cerca de 50%.[33]

Geralmente, a criança que apresentou OM aguda recorrente ou OM crônica com efusão nos 2 primeiros anos de vida normaliza completamente a audição quando ocorre a cura da doença, no entanto, o PAC pode manter-se alterado durante um longo período, provocando transtornos de aprendizagem.[20] A OM nos primeiros anos de vida leva a efeitos negativos no PAC no tronco encefálico, mesmo quando tiver ocorrido por um curto período.[34] Crianças com OM nos primeiros anos de vida, comparadas com crianças normais, apresentam o tempo de latência do PEATE significativamente aumentado e a amplitude das ondas I e III significativamente diminuída.[34]

Crianças com histórico de OM e cirurgia de colocação de tubos de ventilação bilaterais apresentam atrasos significativos de latência e amplitude reduzida ($p < 0,05$) das ondas III e V do PEATE, atraso significativo de latência dos potenciais P2, N2 e P300 (potenciais evocados auditivos de longa latência - PEALL) e atrasos significativos de latência com amplitude reduzida ($p < 0,05$), nos resultados do FFR.[23]

Além disso, a elevação do limiar do reflexo acústico estapediano contralateral, mediado pelo tronco encefálico, também é observada em crianças com história de OM, sugerindo ainda disfunção persistente do circuito neuronal dentro do tronco encefálico auditivo.[35]

PAC, otite média e perda auditiva nas frequências altas

Foi demonstrado que os limiares auditivos aumentados, nas frequências acima de 4 kHz e até 20 kHz, persistem, mesmo após a cura da OM.[35,36] A diferença nos limiares auditivos aumenta nas frequências agudas, sugerindo envolvimento da base da cóclea.[37] Melhores limiares auditivos na região de 6 a 12,5 kHz têm sido associados a uma melhor percepção da fala com ruído de fundo.[37] Piores limiares em frequências altas poderiam ser uma explicação para a pior percepção da fala, especialmente no ruído, em crianças com história de OM recorrente ou crônica.[37]

Estudos em animais, com OM induzida experimentalmente, demonstraram que o mecanismo da perda auditiva nas altas frequências é a transmissão de endotoxinas bacterianas através da janela redonda, acarretando dano na base da cóclea. As alterações patológicas na morfologia da estria vascular na orelha interna, que podem levar à perda auditiva neurossensorial, sugerem que a estria é o alvo do dano induzido pela OM.[38]

PAC, otite média e hiperacusia

A perda auditiva moderada, durante o desenvolvimento, pode alterar as propriedades das sinapses e impedir a evolução da plasticidade sináptica inibitória que é regulada pelos receptores GABA-B. A perda auditiva pode diminuir a tolerância ao som, ao reduzir a inibição GABA no colículo inferior, o que pode estar relacionado com a hiperacusia que ocorre em crianças com OM.[39]

PAC NA SENESCÊNCIA

Muito se tem falado da alteração do PAC decorrente da OM, principalmente quando esta ocorre nos primeiros anos de vida, mas não se pode esquecer do idoso que, ao perder progressivamente a audição, também poderá apresentar dificuldades para compreender a fala, mesmo utilizando um aparelho de amplificação sonora adequado, principalmente, se este for adaptado muito tempo após o início da perda.[2,40]

Sabe-se que a maior queixa de TPAC no idoso é a dificuldade em compreender a linguagem falada em mensagens competitivas, ambiente ruidoso ou em ambientes reverberantes.[2,40] Existem três hipóteses que tentam explicar a diminuição das habilidades perceptuais da fala na senescência:

Hipótese periférica

A presbiacusia, perda auditiva neurossensorial, geralmente simétrica e progressiva, provocada pelo processo de envelhecimento, afeta principalmente a porção basal da cóclea, responsável pela detecção das frequências agudas, diminuindo a resolução temporal e espectral dos sinais, dificultando a compreensão da fala, principalmente na presença de ruído.[40]

Hipótese central

As alterações do SNC relacionadas com a idade diminuiriam as habilidades perceptuais da fala, independentemente da disfunção periférica. Na senescência, ocorre uma diminuição do número e da mielinização das fibras das vias auditivas e do corpo caloso, o que provocaria uma diminuição da velocidade do PAC, acarretando a presbiacusia central.[40]

Hipótese cognitiva

A deterioração cognitiva difusa que ocorre no idoso levaria a dificuldades de processamento, em várias modalidades, inclusive naquelas relacionadas com a escuta e com a percepção da fala.[40]

As perdas auditivas e cognitivas, e do processamento auditivo, não somente coexistem, mas interagem de uma forma complexa e multiplicativa e cada uma delas, individualmente, pode vir a piorar as outras duas.[40]

AVALIAÇÃO DO PAC NA SENESCÊNCIA

A anamnese deve ser cuidadosa, a fim de identificar a real dificuldade. Assim sendo, a distinção de um quadro ou outro depende de uma avaliação multidisciplinar e de uma bateria de testes que envolve, no mínimo, a avaliação auditiva (audiometria tonal, vocal, imitanciometria e testes comportamentais do PAC), além de exame da atenção, da memória (bateria neuropsicológica), e exames eletrofisiológicos e de imagem, quando necessários.[40]

Estudo sobre comprometimentos leves da memória verificou alteração nos testes de PAC, podendo ser uma avaliação que poderia alertar mais precocemente sobre a possibilidade de demência. O exame físico deve ser minucioso, verificando equilíbrio estático e dinâmico, motricidade fina, acuidade visual, otoscopia e acuidade auditiva.[40]

A avaliação do PAC deve ser considerada no exame de idosos com queixas auditivas, como parte de um programa abrangente e individualizado, para atender às necessidades nos domínios da reabilitação auditiva e cognitiva.[40]

Testes de PAC na senescência

Teste da fala no ruído

É um exame útil para avaliar um possível déficit de PAC quando o desempenho for muito pior do que o esperado.[40]

Teste dicótico de identificação de sentenças

As informações auditivas oriundas da orelha direita estimulam diretamente o hemisfério da linguagem. A orelha esquerda necessita do corpo caloso para alcançar o hemisfério esquerdo, dominante na linguagem. Nas crianças, o corpo caloso é imaturo e, nos testes dicóticos, ocorre uma vantagem da orelha direita (déficit da orelha esquerda). Essa vantagem da orelha direita (desvantagem da orelha esquerda) pode retornar com o avançar da idade. Cento e setenta e dois idosos realizaram o teste dicótico, tanto na atenção dividida (escuta simultânea das duas orelhas), quanto na atenção direcionada (escuta de uma orelha, ignorando o estímulo da orelha contralateral) e foi demonstrado que até 58% dos participantes da coorte tiveram resultados anormais em uma orelha (principalmente a orelha esquerda) para a tarefa de atenção dividida. A atenção direcionada não apresentou anormalidade. Em 23% da mesma coorte, houve um déficit unilateral tanto nas tarefas de atenção dividida quanto na de atenção direcionada.[40]

Processamento temporal

Um dos métodos é a detecção de *gap*, que mede a capacidade do indivíduo de identificar um breve silêncio embutido nos estímulos auditivos. Idosos, inclusive aqueles com audição normal, têm desempenho significativamente pior do que adultos jovens, em medidas de habilidades de resolução temporal mono e binaural, em todos os níveis sonoros.[40]

APARELHO DE AMPLIFICAÇÃO SONORA INDIVIDUAL BINAURAL E ENVELHECIMENTO DO CORPO CALOSO

A amplificação binaural é recomendada para os todos os pacientes com presbiacusia, pois possibilita melhor localização da fonte sonora, eliminação do efeito sombra da cabeça, melhor habilidade de separar os sons dos ruídos ambientais, melhor reconhecimento da fala no ruído e somação binaural. O limiar binaural é de cerca de 3 dB melhor que o limiar monaural e a vantagem binaural se expande para 6 dB durante a audição acima do limiar. Apesar das vantagens teóricas da amplificação binaural para indivíduos com perda auditiva bilateral, algumas pessoas, especialmente idosos, preferem usar o aparelho apenas em uma orelha, geralmente a direita, devido à assimetria entre as orelhas, à interferência binaural e/ou a problemas financeiros ou cosméticos.[41]

Interferência binaural

Sabe-se que ouvir com os dois ouvidos é mais eficaz e, consequentemente, que os ouvintes com perda auditiva bilateral devem utilizar aparelhos auditivos nas duas orelhas. No entanto, esta crença comum foi desafiada, em meados da década de 1990, por relatos de casos de interferência binaural.[41]

Denomina-se interferência binaural quando o desempenho com duas orelhas é pior do que apenas com a melhor orelha. A possibilidade de interferência binaural deve ser considerada na adaptação de próteses auditivas em ouvintes com perda auditiva simétrica.[41]

A orelha direita, frequentemente, é a mais importante para a fala, pois os estímulos oriundos dela serão decodificados na área de linguagem do hemisfério esquerdo. A orelha não dominante (geralmente a esquerda) depende do corpo caloso para o processamento de tarefas verbais. No envelhecimento, ocorre uma atrofia progressiva e/ou desmielinização das fibras do corpo caloso, ocasionando uma perda da eficiência da transferência inter-hemisférica das informações auditivas, colocando a orelha esquerda em desvantagem, provocando um declínio no processamento dicótico e um aumento da vantagem da orelha direita. A comparação do desempenho bilateral com o unilateral, em testes de fala no ruído e no teste dicótico de dígitos, pode fornecer dados objetivos para apoiar a preferência subjetiva por um aparelho auditivo, em vez de dois. Uma boa avaliação audiológica, que inclua o PAC, definirá a possibilidade do uso em ambas as orelhas e/ou se haverá a necessidade de um treinamento auditivo específico para garantir uma melhor adaptação binaural.[41]

PREVENÇÃO DO TPAC

Prevenção da otite média

Sugerir adiar a entrada na creche para depois dos 12 meses de vida, para prevenir as infeções de vias aéreas superiores, que são as responsáveis pelos episódios de OM.[33] Indicar tubos de ventilação, sempre que necessário, pois reduzem em 32% a prevalência de OM e melhoram os limiares auditivos em 5 a 12 dB.[42] Muitas vezes, ao cuidar de uma criança com OM, não se sabe se este é o primeiro episódio, se já havia efusão antes do início dos sintomas ou se há perda auditiva. Portanto, deve-se monitorar os episódios de OM e os limiares auditivos.[20]

Durante um episódio de OM, as crianças podem ter perda auditiva leve a moderada por várias semanas ou meses, podendo ter dificuldade em perceber a fala de professores e colegas em salas de aula barulhentas, além de apresentar um maior esforço auditivo, fadiga e diminuição da qualidade de vida.[2,22,42]

Diminuição do ruído ambiental

Os cuidados para evitar ruído de fundo permanente devem ocorrer na escola e em casa, pois, para que a criança desenvolva os mapas auditivos corticais, responsáveis pela percepção da linguagem auditivo-verbal, é necessário ouvir os estímulos sonoros com clareza.[18] Se a televisão, o rádio ou o aparelho de som estiverem sempre ligados, esses mapas não se desenvolverão adequadamente.[18] É importante aconselhar os educadores sobre maneiras de melhorar as condições acústicas desvantajosas da sala de aula e otimizar o ambiente auditivo e de aprendizagem para todas as crianças.[43]

INTERVENÇÃO

Estratégias de escuta

A maneira mais simples de melhorar a percepção da fala é ensinar a criança e o idoso a olharem diretamente para quem fala, a pedirem que direcionem a fala para eles e que garantam que o rosto do interlocutor esteja descoberto.[43]

Modificação do ambiente de escuta

Estratégia com maiores evidências. Aumentar o nível do sinal (fala), em relação ao ruído de fundo, geralmente resultará em percepção aprimorada. Isso pode ser conseguido ficando mais próximo do professor ou de um alto-falante (assento preferencial). Modificações ambientais, como o gerenciamento do ruído e tratamento acústico no ambiente, são altamente benéficas no tratamento e gerenciamento dos TPACs.[43]

Uma das abordagens de reabilitação mais óbvias é o controle do ambiente do ouvinte, que é uma estratégia *bottom-up*.[40,43] O controle dos fatores ambientais pode melhorar significativamente a facilidade da audição.[40,43] Ao reduzir o ruído e a reverberação e ter acesso mais direto aos sons de interesse, as crianças e os idosos poderiam se beneficiar da melhoria da relação sinal-ruído, sem o uso de amplificação.[40] Também se beneficiarão de uma forma *top-down*, reduzindo a utilização de esforço cognitivo.[40,43]

Algumas modificações ambientais comuns, que podem ser benéficas, incluem salas com tratamento acústico, acesso aos melhores assentos e estimular o hábito do paciente em escolher as melhores localizações.[40,43] O tratamento das salas pode incluir a instalação de cortinas, carpetes, pisos, paredes e tetos acústicos, para absorver o ruído e evitar a reverberação.[40,43] Os assentos preferenciais podem ser benéficos, mesmo nas melhores condições da sala, mas não significam, necessariamente, ser na primeira fila.[40]

O posicionamento ideal para ouvir depende de vários fatores, incluindo iluminação, localização do alto-falante e ruído eletrônico. Ganhar posição no centro da primeira fila pode não ser benéfico se o indivíduo com déficit de PAC estiver sentado diretamente sob um projetor barulhento ou no caminho de uma luz forte. Em situações como estas, sentar-se no centro da primeira fila, pode prejudicar a capacidade do indivíduo de se concentrar ou participar.[40]

Os dispositivos de audição sem fio FM e *Bluetooth* estão se tornando mais simples de usar, mais acessíveis e menores. Recomenda-se, no processo de reabilitação do PAC, a utilização de sistemas auxiliares de escuta como os de frequência modulada ou de microfones remotos digitais quando o exame diagnóstico apontar dificuldades específicas em testes monoaurais de baixa redundância, com prejuízo nas habilidades de fechamento auditivo, figura-fundo e atenção seletiva. Esses sistemas são conhecidos como sistemas FM/DRM (*Digital Radio Mondiale*), que melhoram a clareza do som, reduzem o ruído de fundo e a fadiga auditiva. O uso de tecnologia auxiliar, que promove a melhora da relação sinal-ruído no ambiente de aprendizagem formal, promove a atenção sustentada e seletiva, facilita a aprendizagem e resulta em melhora da fidelidade com que o tronco cerebral codifica os sinais de fala.[43]

Treinamento auditivo

O treinamento auditivo (TA) é baseado na plasticidade auditiva e já se sabe que algumas funções auditivas podem ser melhoradas através de treinamento específico. O TA durante 8 semanas melhora a memória de trabalho, a percepção da fala no ruído e da fala rápida, desde a infância até a idade avançada. Os exames comportamentais de PAC nos ajudam a observar e monitorar algumas alterações e modificações do sistema auditivo. Estudos mostram a eficácia do TA na reabilitação das habilidades auditivas alteradas em crianças com transtorno de PAC. Exames de potencial evocado auditivo como o P300 e o MMN podem ser utilizados no acompanhamento de pacientes em programas de TA, verificando-se aumento da amplitude e diminuição da latência das ondas. O FFR tem sido utilizado para comprovar a neuroplasticidade auditiva, pois ele melhora após TA durante 8 semanas.[44]

Estratégias compensatórias

Desenvolvimento das habilidades cognitivas de atenção e memória. Desenvolvimento das habilidades linguísticas específicas. O treinamento em estratégias metacognitivas e metalinguísticas também pode ser considerado. Essas estratégias incluem autorregulação e resolução de problemas, identificando pontos fortes e fracos de escuta individual e situações de escuta que são mais desafiadoras.[43]

Treinamento musical e bilinguismo

Após um ano, as crianças que se envolveram ativamente com o aprendizado de um instrumento musical tiveram resultados mais rápidos e mais robustos no processamento neural da sílaba /da/ do que as crianças que permaneceram na aula somente escutando a música. As medidas neurofisiológicas consideradas melhoradas nas crianças treinadas instrumentalmente foram previamente associadas à habilidade de leitura, sugerindo um ganho em processos neurais importantes para a alfabetização, decorrente da aprendizagem auditiva ativa.[16]

O exame eletrofisiológico FFR é modificado por experiências prolongadas associadas a processos de aprendizagem implícitos, como crescer em um ambiente bilíngue ou de língua tonal como o mandarim, ou explícitos, como o treinamento musical.[16]

A experiência musical envolve aprendizagem explícita e treinamento ativo. Ao utilizar um acrônimo, a hipótese OPERA sugere que a experiência musical pode ser útil no processamento da fala, não somente porque as duas áreas apresentam sobreposições (***O****verlapping*) de representações neurais, mas também porque o treinamento musical ativa estas representações com grande **P**recisão, desencadeia fortes **E**moções positivas, é altamente **R**epetitivo e necessita de uma **A**tenção sustentada. Como a precisão e a atenção estão alteradas nos transtornos do PAC, a emoção e a repetição podem ser fundamentais na reabilitação.[16]

Quando se sabe que a criança tem OM há muito tempo, não há necessidade de esperar que a criança apresente queixas como hiperacusia, dificuldade de compreensão da fala em ambiente ruidoso ou dificuldades de aprendizagem. Deve-se recomendar o treinamento musical para fortalecer o sistema auditivo, a atenção e a memória.[16]

CONSIDERAÇÕES FINAIS

A audição é a maior porta de entrada das informações do meio em que vivemos, mas ter limiares auditivos normais não é suficiente. É preciso processar e reconhecer as informações auditivas, rápido e corretamente. No mundo atual, em que indivíduos com raciocínio rápido são muito valorizados, é importante prevenir, identificar e tratar os problemas relacionados com o PAC. Compete aos otorrinolaringologistas estarem atentos às queixas de seus pacientes, enviando-os para avaliação adequada, sempre que necessário.

REFERÊNCIAS BIBLIOGRÁFICAS

1. Ramos BD, Costa-Ferreira MI, Guedes MC, Alvarez AM. Processamento auditivo e transtornos de aprendizagem. In: Campos D Jr, Burns DA, Lopez FA. Tratado de pediatria. 3. ed. São Paulo: Manole; 2014: 2.341-2.350.
2. Musiek FE, Chermak GD. Handbook of central auditory processing disorder. Auditory neuroscience and diagnosis. Vol 1. San Diego: Plural Publishing; 2014. 768 p.
3. American Speech-Language-Hearing Association [Internet]. Rockville, MD: ASHA; 2005 [Acesso em: 2024 Jan19]. Disponível em: http://www.ak-aw.de/sites/default/files/2016-12/ASHA_CAPD_2005.pdf
4. Binder JR. The Wernicke area: Modern evidence and a reinterpretation. Neurology [Internet]. 2015 [Acesso em: 2024 Jan 19]; 85 (24): 2170-5.
5. Knecht S, Dräger B, Deppe M, Bobe L, Lohmann H, Flöel A et al. Handedness and hemispheric language dominance in healthy humans. Brain [Internet]. 2000 Dec [Acesso em: 2024 Jan 19];123 Pt 12:2512-8.
6. American Academy of Audiology [Internet]. Reston, VA: 2010 [Acesso em: 2024 Jan 19]. Disponível em:https://www.audiology.org/practice-guideline/clinical-practice-guidelines-diagnosis-treatment-and-management-of-children-and-adults-with-central-auditory-processing-disorder/
7. Conselho Federal de Fonoaudiologia [Internet]. Brasília, DF; 2020 [Acesso em: 2024 Jan 19]. Disponível em: https://www.fonoaudiologia.org.br/wp-content/uploads/2020/10/CFFa_Guia_Orientacao_Avaliacao_Intervencao_PAC.pdf
8. Moore DR, Hartley DE, Hogan SC. Effects of otitis media with effusion on central auditory function. Int J Ped Otorhinolaryngol [Internet]. 2003 [Acesso em: 2024 Jul];67:S63-S66.
9. National Center for Voice and Speech [Internet]. Clearfield, UT: NCVS [Acesso em: 2024 Jan 19]. Disponível em: https://ncvs.org/?s=Voice+qualities
10. Martins VO, Andrade CR. Perfil evolutivo da fluência da fala de falantes do português brasileiro. Pró-Fono Rev Atual Cient [Internet]. 2008 [Acesso em: 2024 Jan 19];20(1):7-12.
11. Tallal P. Improving language and literacy is a matter of time. Nat Rev Neurosci [Internet]. 2004 [Acesso em: 2024 Jan 19];5:721-8.
12. Feniman MR, Rissatto AC, Lauris JR, Mondelli MF. Aplicabilidade do teste da habilidade de atenção auditiva sustentada - THAAS em campo livre. Int Arch Otorhinolaryngol [Internet]. 2012 [Acesso em: 2024 Jan 19];16(2):269-77.
13. Price CJ. A review and synthesis of the first 20 years of PET and fMRI studies of heard speech, spoken language and reading. Neuroimage [Internet]. 2012 [Acesso em: 2024 Jan 19];62(2):816-47.
14. Poeppel D, Emmorey K, Hickok G, Pylkkänen L. Towards a new neurobiology of language. J Neurosci [Internet]. 2012 [Acesso em: 2024 Jan 19];32(41):14.125-14.131.
15. Kuhl PK. Brain mechanisms in early language acquisition. Neuron [Internet]. 2010 [Acesso em: 2024 Jan 19];67(5):713-27.
16. Kraus N, Slater J, Thompson EC, Hornickel J, Strait DL, Nicol T et al. Auditory learning through active engagement with sound: Biological impact of community music lessons in at-risk children. Front Neurosci [Internet]. 2014 [Acesso em: 2024 Jan 19];8:1-12.
17. Stromswold K. The cognitive neuroscience of language acquisition. Language [Internet]. 2000 [Acesso em: 2024 Jan 19];63:909-32.
18. Chang EF, Merzenich MM. Environmental noise retards auditory cortical development. Science [Internet]. 2003 [Acesso em: 2024 Jul];300:498-502.
19. Sharma A, Campbell J. A sensitive period for cochlear implantation in deaf children. J Matern Fetal Neonatal Med [Internet]. 2011 [Acesso em: 2024 Jan 19];24(01):151-3.
20. Zumach A, Gerrits E, Chenault MN, Anteunis LJ. Otitis media and speech-in-noise recognition in school-aged children. Audiol Neurotol [Internet]. 2009 [Acesso em: 2024 Jan 19];14:121–9.
21. Benasich AA, Choudhury NA, Realpe-Bonilla T, Roesler CP. Plasticity in developing brain: Active auditory exposure impacts prelinguistic acoustic mapping. J Neurosci [Internet]. 2014 [Acesso em: 2024 Jan 19];34(40):13.349-63.
22. Whitton JP, Polley DB. Evaluating the perceptual and pathophysiological consequences of auditory deprivation in early posnatal life: A comparison of basic and clinical studies. JARO [Internet]. 2011 [Acesso em: 2024 Jan 19];12:535-47.
23. Colella-Santos MF, Donadon C, Sanfins MD, Borges LR. Otitis media: Long-term effect on central auditory nervous system. Biomed Res Int [Internet]. 2019 [Acesso em: 2024 Jan 19];2019:8930904.
24. Gravel JS, Wallace IF. Effects of otitis media with effusion on hearing in the first 3 years of life. J Speech Lang Hear Res [Internet]. 2000 [Acesso em: 2024 Jul];43:631-44.
25. Hartley DH, Moore DR. Effects of conductive hearing loss on temporal aspects of sound transmission through the ear. Hear Res [Internet]. 2003 [Acesso em: 2024 Jul];177(1-2):53-60.
26. Gravel JS. Hearing and auditory function. In: Rosenfeld RM, Bluestone CD, eds. Evidence-based otitis media. 2nd ed. Hamilton, Canadá: BC Decker Inc; 2003. p. 342-59.
27. Sabo DL, Paradise JL, Kurs-Lasky M, Smith CG. Hearing levels in infants and young children in relation to testing technique, age group, and the presence or absence of middle-ear effusion. Ear Hear [Internet]. 2003 [Acesso em: 2024 Jul];24(1):38-47.
28. Hunter LL, Margolis RH, Giebink GS. Identification of hearing loss in otitis media. Ann Otol Rhinol Laryngol Suppl [Internet]. 1994 [acesso em: 2024 Jul];163:S59-S61.
29. Cai T, McPherson B. Hearing loss in children with otitis media with effusion: A systematic review. Int J Audiol [Internet]. 2017 [Acesso em: 2024 Jul];56:65-76.
30. Hogan SC, Stratford KJ, Moore DR. Duration and recurrence of otitis media with effusion in children from birth to 3 years: Prospective study using monthly otoscopy and tympanometry. BMJ [Internet]. 1997 [Acesso em: 2024 Jan 19];314:350-5.
31. Paradise JL, Rockette HE, Colborn DK, Bernard BS, Smith CG, Kurs-Lasky M et al. Otitis media in 2253 Pittsburgh-area infants: prevalence and risk factors during the first two years of life. Pediatrics [Internet]. 1997 [Acesso em: 2024 Jul];99(3):318-33.
32. Northern JL, Downs MP. Hearing in children. 6th ed. San Diego: Plural Publishing; 2014: 720 p.
33. Chonmaitree T, Revai K, Grady JJ, Clos A, Patel JA, Nair S et al. Viral upper respiratory tract infection and otitis media complication in young children. Clin Infect Dis [Internet]. 2008 [Acesso em: 2024 Jan 19];46:815-23.
34. Maruthy S, Mannarukrishnaiah J. Effect of early onset otitis media on brainstem and cortical auditory processing. Behav Brain Funct [Internet]. 2008 [Acesso em: 2024 Jan 19];4:1-17.
35. Gravel JS, Roberts JE, Roush J, Grose J, Besing J, Burchinal M et al. Early otitis media with effusion, hearing loss, and auditory processes at school age. Ear Hear [Internet]. 2006 [Acesso em: 2024 Jul];27(4):353-68.
36. Margolis RH, Saly GL, Hunter LL. High-frequency hearing loss and wideband middle ear impedance in children with otitis media histories. Ear Hear [Internet]. 2000 [Acesso em: 2024 Jan 19];21(3):206-11.
37. Hunter LL, Chelsea M, Blankenship CM, Lin L, Sloat NT, Perdew A et al. Peripheral auditory involvement in childhood listening difficulty. Ear Hear [Internet]. 2021 [Acesso em: 2024 Fev 20];42(1):29-41.
38. Tsuprun V, Sebahattin C, Schachern PA, Ferrieri P, Briles DE, Paparella MM et al. Role of pneumococcal proteins in sensorineural hearing loss due to otitis media. Otol Neurotol [Internet]. 2008 [Acesso em: 2024 Jan 19];29(8):1.056-60.
39. Sun W, Manohar S, Jayaram A, Kumaraguru A, Fu Q2, Li J et al. Early age conductive hearing loss causes audiogenic seizure and hyperacusis behavior. Hear Res [Internet]. 2011 [Acesso em: 2024 Jan 19];282(1-2): 178-83.
40. Atcherson SR, Nagaraj NK, Kennett SE, Levisee M. Overview of central auditory processing deficits in older adults. Semin Hear [Internet]. 2015 Aug [Acesso em: 2024 Jan 19];36(3):150-61.
41. Mussoi BS, Bentler RA. Binaural interference and the effects of age and hearing loss. J Am Acad Audiol [Internet]. 2017 [Acesso em: 2024 Jan 19];28(1):5-13.

42. Rosenfeld RM, Tunkel DE, Schwartz SR, Anne S, Bishop CE, Chelius DC et al. Clinical practice guideline: Tympanostomy tubes in children (Update). Otolaryngol Head Neck Surg [Internet]. 2022 [Acesso em: 2024 Jan 19];166(1S):S1-S55.
43. Moore DR, Campbell NG, Bamiou DE, Sirimanna T. Rehabilitation and prognosis for children with auditory processing disorders. In: Zehnhoff-Dinnesen A, Wiskirska-Wóznica B, Neumann K, Nawka T, editors. European Manual of Medicine. Phoniatrics I: Fundamentals - Voice Disorders – Disorders of language and hearing development. Berlin: Spring Verlag GmgH; 2020: p.1035-7.
44. Anderson S, Kraus N. Auditory training: Evidence for neural plasticity in older adults. Perspect Hear Hear Disord Res Diagn [Internet]. 2013 [Acesso em: 2024 Fev 9];17:37–57.

CAPÍTULO 144

Consulta Foniátrica

Ana Paula F. F. Dualibi • Gilberto Bolivar Ferlin Filho

INTRODUÇÃO

O ser humano se comunica a vida toda, podendo apresentar dificuldades e transtornos da linguagem em todos os momentos. Neste capítulo, é abordada a avaliação foniátrica infantil, já que adultos e idosos são detalhados em capítulo específico desta obra.

É cada vez mais frequente atendermos crianças com alterações de linguagem e aprendizagem. Às vezes, elas vêm com alterações corriqueiras no consultório otorrinolaringológico e na história nos deparamos com o relato do atraso no desenvolvimento da linguagem ou de dificuldades no aprendizado. Outras vezes, vêm diretamente com essa queixa, e geralmente em busca de avaliação auditiva.[1]

Quando há perda auditiva, o otorrino se sente mais confortável, pois tem familiaridade com o tratamento e a reabilitação dos possíveis déficits audiológicos. Porém, há situações em que não há alteração auditiva; ou mesmo após o tratamento ou a reabilitação, que garantem audibilidade normal ou próxima a ela, a criança continua com as mesmas dificuldades. Nesse momento, a avaliação foniátrica pode esclarecer o funcionamento do paciente fundamentando a condução do caso.[1]

Nesse contexto, as patologias da audição e da voz, bem conhecidas do otorrinolaringologista, ganham nova dimensão dentro das alterações que comprometem a linguagem, a cognição e o desenvolvimento e desempenho intelectual do indivíduo.

A linguagem, faculdade humana fundamentada na função simbólica, constitui-se no indivíduo como resultado da interação entre seus aspectos genéticos e o ambiente onde está inserido. O adequado desenvolvimento da linguagem depende da oportuna formação e desenvolvimento dos sistemas sensoriais, da integridade neurológica, favorecendo o desenvolvimento cognitivo, e da constituição das estruturas musculoesqueléticas que são responsáveis pelas mais variadas formas de expressão humana.

No contexto da comunicação oral, destacam-se os componentes orofaciais responsáveis pela fala e pela mímica facial. Da exclusiva combinação do desenvolvimento desses sistemas depende a forma como o indivíduo irá interagir e se comunicar com o seu meio, seja físico ou social, interferindo diretamente na constituição psíquica da criança em formação.[2]

Vários mecanismos podem gerar impacto negativo nesse desenvolvimento, como alterações sensoriais (disacusias e deficiências visuais), malformações ou lesões neurológicas, deficiência intelectual, ou outras alterações globais do neurodesenvolvimento, e até mesmo malformações craniofaciais.[3]

Condições gestacionais ou perinatais desfavoráveis que determinam internações prolongadas, bem como alterações de saúde mental materna, podem interferir no estabelecimento do vínculo mãe/bebê prejudicando o desenvolvimento psíquico da criança.[4,5]

No contexto social, ambientes desfavoráveis como crianças em situação de rua, pais dependentes químicos, uso indiscriminado de telas de computadores, *tablets* e *smartphones* são fatores de risco não só para o desenvolvimento da linguagem, mas também para o desenvolvimento cognitivo, social e psíquico.

Na avaliação foniátrica, busca-se entender se as alterações apresentadas são causadas por problemas primários do sistema de linguagem ou secundários a outros comprometimentos, como quadros neurológicos, psíquicos, cognitivos e/ou sensoriais.[1,4]

Somado ao diagnóstico funcional, o conhecimento médico, que correlaciona funções anatômicas, fisiológicas e patológicas, leva ao diagnóstico etiológico e, às vezes, sindrômico, otimizando as investigações e organizando os esforços de reabilitação para o desenvolvimento individualizado do paciente.

CONSULTA FONIÁTRICA

Pode-se dividir a consulta foniátrica em duas partes: anamnese e exame foniátrico.

Anamnese

Na anamnese, a prioridade é sempre o sujeito em questão, e não a sua patologia. Realizada na forma de entrevista semiaberta com os pais ou responsáveis pela criança, quando alguns questionamentos são apresentados, a família ou o próprio paciente (quando a criança é maior) têm oportunidade de trazer, além das queixas, a sua percepção sobre o problema.

Isso permite estabelecer um vínculo maior entre a família e o examinador, e a partir dele criar uma relação de confiança, possibilitando que exponham experiências e sentimentos difíceis de compartilhar. Para tanto, é preciso estar atento às informações que não são verbalizadas: observar comportamentos e atentar aos pequenos detalhes.

Inicia-se o questionamento buscando a queixa principal: qual é, quando surgiu e como se desenvolveu essa alteração, e quais fatores a influenciaram.

A não resposta aos chamados e interlocuções, relatos de "comportamento distraído", atraso no início da fala ou desenvolvimento da linguagem aquém do esperado para a idade são queixas que trazem preocupação para os pais de crianças menores. Já crianças maiores, em idade escolar, trazem queixas relacionadas com dificuldades no aprendizado de leitura e escrita, associados ou não a alterações atencionais e de comportamento.[1,4]

A investigação que se segue deve ser minuciosa e versar sobre os diversos aspectos que impactam no desenvolvimento da linguagem.

Linguagem

O desenvolvimento da linguagem deve ser investigado desde o nascimento. O desenvolvimento da expressão inicialmente não verbal depende da imitação, da troca de olhar, da capacidade de compartilhar atenção, entre outras. O choro, ato puramente reflexo ao nascimento, em pouco tempo passa a ser a primeira forma de expressão oral. Por isso, questionar sobre o choro, presença de balbucio, idade de aparecimento das primeiras palavras, desenvolvimento após o início e em que ponto a criança se encontra no momento pode trazer, além de dados sobre disfunções anatomofisiológicas, informações sobre a constituição das habilidades verbais do sujeito em desenvolvimento. Involução da fala, presença de ecolalia, ausência de intenção comunicativa e fala fora de contexto podem sugerir alterações mais abrangentes do neurodesenvolvimento. Quando a criança não apresenta oralidade é necessário conhecer as suas habilidades de expressão não verbal: gestos indicativos, gestos representativos, vocalizações, olhar, entre outros.[6,7]

Audição

A percepção dos pais sobre a audição da criança deve ser indagada, assim como a compreensão do que é falado, verificando se ela consegue obedecer a ordens simples. É importante checar o resultado da triagem auditiva neonatal. No entanto, na suspeita de alterações do desenvolvimento da comunicação, é mandatório diagnóstico audiológico consistente, não bastando somente o exame de triagem. Vale lembrar que existem diversos fatores genéticos e ambientais que determinam disacusias progressivas na infância, e por isso a percepção trazida pela família deve ser respaldada posteriormente por avaliações auditivas.[1,4]

Antecedentes pessoais

Infecções, uso de álcool, tabaco ou drogas na gestação bem como anoxia, icterícia e prematuridade são exemplos de condições que predispõem a alterações no desenvolvimento neurológico, auditivo e psíquico e, portanto, deve-se apurar essas ocorrências no período pré, peri e pós-natal.

O desenvolvimento neuromotor pode ser investigado indagando-se sobre marcos importantes, como controle cervical, sentar-se, engatinhar e andar. Dificuldades na marcha e excesso de quedas podem ser indicativos de distúrbios de praxia global. Transtornos de linguagem, dentre eles o transtorno do desenvolvimento de linguagem (TDL), frequentemente cursam com atraso do desenvolvimento motor, embora não seja condição necessária.

Em relação à alimentação, questiona-se sobre a amamentação, mastigação e deglutição. A amamentação gera adequação do tônus muscular, favorecendo o bom desenvolvimento das estruturas fonoarticulatórias. Alterações nas funções de mastigação e/ou deglutição, com presença de sialorreia e engasgos, podem estar associadas a dificuldades na programação e realização de movimentos da fala.

A despeito das questões orgânicas, é importante salientar que, para que a linguagem se desenvolva, é necessário que haja interesse do sujeito em estabelecer relações com o outro. Ao nascimento, a mãe proporciona ao neonato a contenção de suas angústias (fome, frio, dor). Ao experimentar a contenção inicial dessas angústias, ele experimenta uma sensação de fusão com a mãe, que vai permitir que, mais tarde, ele possa assumir a separação. Quando a contenção não ocorre, a criança pode apresentar como defesa uma negação de relação com o meio, afetando o desenvolvimento da linguagem.[5]

Quando o filho nasce com alguma alteração de saúde, pode haver dificuldade de a família acolher a criança, seja pelas inúmeras hospitalizações ou até mesmo pela negação de sua condição, gerando risco para o desenvolvimento de alterações emocionais importantes.

Antecedentes familiares

História familiar positiva para deficiência auditiva, atraso de linguagem e/ou aprendizagem podem contribuir para a suspeita diagnóstica. Há diversas condições genéticas conhecidas (sindrômicas ou não) que geram transtornos de linguagem e aprendizagem, distúrbios do neurodesenvolvimento ou transtornos psiquiátricos que também afetam a linguagem. Consanguinidade deve ser indagada, uma vez que a prevalência desses distúrbios pode aumentar nessa condição.[1,4]

Comportamento

A relação mãe/bebê costuma inaugurar o convívio social humano, fundamental para desenvolvimento de comunicação e cognição. Nas mamadas, o recém-nascido olha para a face materna. Em poucos meses, surgem as imitações, sorrisos e atenção ao outro. Entre 10 e 12 meses, a criança deve atender pelo chamado de seu nome. Percepções sensoriais desviantes (como incômodo com sons, texturas, cheiros), alterações comportamentais como pobre interação social, pouco contato ocular, ausência de atenção compartilhada, brincar sem funcionalidade ou simbolismo, presença de movimentos estereotipados e/ou agitação excessiva podem sugerir quadros mais graves de neurodesenvolvimento.[1,4]

Dinâmica familiar

O primeiro ambiente social da criança é composto da sua família e seus cuidadores, e é nesse universo que desenvolverá a sua comunicação. Os hábitos da família devem ser observados: se a televisão ou rádio costumam ficar ligados constantemente na casa, como é o uso de telas pela criança e por seus pais/cuidadores, como é a interação entre eles, incluindo a qualidade e a quantidade da fala e as brincadeiras e a leitura conjuntas. O estabelecimento de rotinas, especialmente em crianças menores, auxilia a aquisição da noção de tempo e a estruturação da cognição infantil.

Crianças menores de 5 anos apresentam imaturidade na habilidade de ouvir em ambientes ruidosos. Nessa situação, há dificuldade em discriminar sons da fala, o que pode atrapalhar a formação dos "mapas" fonológicos cerebrais e por consequência o desenvolvimento da linguagem.

O período crítico para a constituição psíquica, desenvolvimento cognitivo e linguagem é aproximadamente até os 3 anos. Experiências sensoriais e sociais nesse período são fundamentais para um bom desenvolvimento. O uso indiscriminado de telas gera menor oportunidade de interação e brincar, impactando diretamente no desenvolvimento da criança. Além disso, quando usadas no horário de dormir, atrapalham o sono, com prejuízo nas atividades diárias, na performance acadêmica e no desenvolvimento cerebral.[8]

Questões acadêmicas

Em crianças que frequentam a escola, deve-se indagar sobre o seu funcionamento nesse ambiente junto aos colegas e professores, e sobre o desempenho escolar. Se há relato de dificuldade de aprendizagem, é importante explorar em detalhes a queixa.[1,4]

Questões otorrinolaringológicas

Durante o desenvolvimento, fonemas e palavras devem ser percebidos repetidamente para serem armazenados no léxico mental da criança. Estimulação sonora inconsistente, que ocorre em crianças que apresentam infecções otológicas de repetição, leva à dificuldade na consolidação dos parâmetros acústicos e articulatórios dos sons da fala, e pode evoluir com alterações na linguagem e posteriormente impactar na aprendizagem e nas habilidades de leitura e escrita, uma vez que para que se estabeleça relação adequada entre fonema e grafema, também é necessária entrada auditiva consistente.

A respiração nasal favorece o crescimento e desenvolvimento craniofacial adequados. O respirador oral apresenta hipotonia da musculatura orofacial, o que pode acarretar fala imprecisa, com alterações fonoarticulatórias e muitas vezes hiponasalidade. Distúrbios do sono também podem afetar o desenvolvimento de linguagem e aprendizagem.

Alterações vestibulares devem ser investigadas porque não é infrequente a associação desses sintomas/sinais a quadros de linguagem.

A qualidade vocal pode interferir na inteligibilidade da fala, e por isso também deve ser abordada.

E é importante questionar sobre outras doenças que tenham acometido a criança e que possam impactar no desenvolvimento da sua comunicação.[1,4]

Exame foniátrico

O exame foniátrico é estruturado de acordo com a idade do paciente, grau de desenvolvimento e queixa trazida à consulta. A partir da interação com pretextos lúdicos, o examinador busca interagir brincando com a criança, possibilitando observação fidedigna dos sistemas orgânicos que subsidiam a linguagem. Dessa forma, são obtidos dados sobre o comportamento, as habilidades motoras, a disponibilidade social e o funcionamento da comunicação da criança.[1,3,4]

Para fins didáticos, as propostas para o exame foniátrico infantil são organizadas de acordo com a idade: crianças menores de 3 anos, pré-escolares maiores de 3 anos e crianças em idade escolar.

Crianças menores de 3 anos

Nesta fase, a avaliação é observacional, buscando entender o funcionamento em três aspectos: comportamento, comunicação e desenvolvimento. Também obtêm-se dados sobre discriminação auditiva e visual, percepção visuoespacial e as funções práxicas a partir da manipulação de objetos, montagem de quebra-cabeças, associação de objetos em um mesmo brincar, entre outras. Algumas crianças próximas aos 3 anos já podem ter vivenciado experiências gráficas e, nesse caso, solicita-se a realização de desenhos para observar as suas produções.[1,4,9]

Comportamento

Dados importantes sobre o funcionamento psíquico da criança são obtidos observando-se a capacidade de interação e a qualidade da brincadeira. Alterações comportamentais descritas pelo informante na anamnese também são validadas.

Deve-se observar se a criança é tímida, agressiva, agitada ou desatenta, porque esses comportamentos podem decorrer de dificuldades na linguagem. Se faz contato visual adequado e se convoca e como convoca o interlocutor para iniciar interação.

A brincadeira permite observar se a criança é permeável à participação do examinador, se responde ao ser chamada, se compartilha atenção, se apresenta funcionalidade e simbolismo, contextualizando os achados com dados padronizados pelas escalas de desenvolvimento infantil.

O brincar disfuncional, o contato visual fugaz e a falta de interação podem sugerir alterações psíquicas importantes e pedem intervenções imediatas. Outros achados podem estar relacionados com quadros de alteração do neurodesenvolvimento, como, por exemplo, agitação excessiva, sugerindo quadro de hiperatividade primária. No entanto, os desvios podem estar associados a dificuldades de comunicação. Em quadros graves de desenvolvimento da linguagem, não é incomum encontrar alterações de comportamento e atraso, ou mesmo ausência de jogo simbólico, em idade em que já é esperado. Por isso, firmar diagnósticos intempestivamente baseados em breves observações do comportamento infantil pode induzir a erros.[1,4,9]

Comunicação

Observando o modo como a criança se comunica com a família e com o próprio examinador, e conhecendo o desenvolvimento de linguagem na infância, é possível perceber se os marcos tanto da compreensão como da expressão estão sendo cumpridos (Tabela 144.1).[2,6,7,9]

Em recém-nascidos, a compreensão deve ser observada pela atenção aos sons e reações à voz dos cuidadores. Durante as fases pré-verbais, a criança deve desenvolver troca de turno, aguardando o momento oportuno para utilizar o balbucio na interlocução.

Quando a criança ainda não fala, é possível avaliar a sua capacidade de comunicação observando as habilidades não verbais que ela

Tabela 144.1 Principais marcos do desenvolvimento da linguagem.

Idade (meses)	Compreensão	Expressão
0 a 3	Reações a sons intensos Reage inconsistentemente aos sons familiares	Choro diferenciado Reage à fala humana: sorri, olha, vocaliza
4 a 5	Reconhece pessoas e objetos familiares Localiza sons lateralmente Reconhece a voz materna	Olha quando chamado Vogais e sons articulados
6 a 7	Percebe prosódia Compreende o não	Balbucio indiferenciado ("ba-ba-ba") Demonstra perceber prosódia
8 a 9	Localiza sons para o lado e para baixo indiretamente	Reproduz a entonação da língua materna Balbucio diferenciado ("pa-da-da-ma") Comportamento comunicativo intencional
10 a 11	Localiza sons para o lado e para baixo diretamente Compreende ordem simples com gesto	Tem atividade dialógica por jargões (vogais e consoantes encadeadas com entonação da língua materna)
12 a 15	Compreende ordem simples sem gesto Responde ao nome Localiza sons para o lado, para baixo e para cima	Primeiras palavras Compartilha atenção Aponta para objetos e ações
18	Compreende perguntas e imperativos situacionais Compreende ordens de duas ações rotineiras Aponta partes do corpo quando solicitado	Vinte palavras Apresenta especularidade (repete parte da palavra do outro) Começa a associar duas palavras
24	Entende onde/quem/o que Entende palavras/frases na ausência do objeto	De 50 a 200 palavras Produz frases simples Simplificações fonológicas Nomeia, responde
36	Compreende duas ordens não relacionadas Compreende como e quando Identifica objetos familiares pelo nome e uso Aponta cores primárias quando nomeadas	Fala entendida por estranhos Redução das simplificações, mas omissões/substituições ainda presentes Frases com mais elementos Relata fatos e experiências/mais responde do que inicia diálogo Nomeia as cores
48	Compreende sequência de três ordens Entende conceitos: alguém, ninguém, outro Entende conceitos abstratos: feliz, bonito	Estruturas frasais mais complexas com elementos de conjunção Uso de passado e futuro
60	Conhece opostos Compreende quem/o que/onde/porque	Sistema fonológico adequado Domina o sistema gramatical básico

utiliza para se expressar: gestos indicativos e/ou representativos, posturas corporais, expressões faciais, entre outras. Eventualmente, nota-se que crianças inventam gestos representativos para auxiliar a comunicação, demonstrando capacidade simbólica melhor do que as que só apontam. A ausência de linguagem não verbal frequentemente sinaliza quadros mais graves de neurodesenvolvimento.[9]

Se a criança fala, deve-se observar se ela respeita troca de turnos em situação dialógica, se a fala é fluente e inteligível (fonológico), como é estruturada (sintaxe), se transmite a ideia na mensagem (semântico) com vocabulário adequado para a idade (lexical) e como faz uso dessas habilidades de acordo com o contexto (pragmático). Enfim, como estão funcionando os subsistemas da linguagem.[9]

Quando há alterações na compreensão ou linguagem receptiva, os quadros são mais graves do que quando só há alterações na linguagem expressiva. Se há atraso ou desvios na linguagem, as intervenções devem ser prontamente iniciadas.

Desenvolvimento

A observação do desenvolvimento neuropsicomotor permite diferenciar outras alterações do desenvolvimento associadas a quadro de linguagem e otimizar estratégias terapêuticas. Diversas tabelas de desenvolvimento infantil podem ser utilizadas, como a de Gesell, que padroniza a avaliação de crianças de 0 a 5 anos em cinco eixos de desenvolvimento (Tabela 144.2).[10]

Crianças maiores de 3 anos

A partir de 3 anos, geralmente é possível utilizar instrumentos, padronizados ou não, para estruturar a avaliação. O objetivo continua sendo avaliar as funções perceptuais auditivas e visuais, o funcionamento práxico e a coordenação apendicular e o equilíbrio que subsidiam a comunicação. As funções perceptuais, responsáveis pela compreensão, são também pilares fundamentais para o desenvolvimento expressivo da linguagem, da fala e da aprendizagem.

Há várias maneiras de avaliar essas funções. Testes padronizados reduzem a subjetividade do exame e permitem comparar individualmente o paciente com a população da mesma faixa etária. Porém, devido ao grande número de subsistemas que devem ser acessados na avaliação e as complexas interrelações existentes entre eles, o foniatra se vê limitado pelo tempo de atenção da criança. Por isso, a aplicação de múltiplos testes padronizados pode se tornar inviável na clínica foniátrica. Por outro lado, a avaliação clínica sem testes formais também permite observar essas funções e entender o funcionamento da comunicação da criança, com a vantagem de favorecer dados qualitativos da linguagem, dificilmente acessados por testes padronizados. A aplicação do protocolo clínico completo depende da idade, da disponibilidade da criança e da compreensão para a realização das provas. Perdas sensoriais (especialmente auditiva e visual) devem ser checadas antes da aplicação das provas.[1,4]

A partir da consulta foniátrica, pode ser considerada a avaliação de determinada função a partir de protocolo padronizado específico, buscando informações relevantes ao diagnóstico ou ao seguimento terapêutico do paciente.

Função perceptual auditiva

Muitas alterações de linguagem são decorrentes de alterações na percepção auditiva que podem estar presentes mesmo em crianças com audição normal. Os pretextos utilizados para entender as percepções auditivas na clínica devem trazer dados sobre gnosia, discriminação, memória auditiva e consciência fonológica:[1,4]

- Gnosia auditiva: avalia o reconhecimento dos sons. Testa-se a gnosia tocando algum instrumento (sineta, tambor, chocalho, guizo, pandeiro) sem pistas visuais e pedindo para a criança indicar qual foi tocado. Crianças com distúrbios de linguagem severos e com suspeita de alteração na linguagem receptiva devem ser submetidas a essa prova
- Discriminação auditiva: é a habilidade de distinguir as diferenças entre os sons da fala. Há várias formas de se avaliar: utilizando pares de sílabas com variações fonéticas como ponto/modo de articulação ou traço de sonoridade/nasalidade é uma delas. Também existem testes padronizados como o teste de Rodrigues,[11] para crianças de 5 a 9 anos. A prova é formada por 30 pares de sílabas, sendo 10 pares iguais e 20 diferentes, com variações fonéticas equilibradas. Sem pistas visuais, o examinador deve falar os pares e a cada par, a criança deve responder se são iguais ou diferentes. Não são consideradas corretas as respostas obtidas com apoio tátil cinestésico (repetir sem pronunciar o som) ou articulatório (repetir em viva voz). Por exemplo: pe/te, de/de, re/le, ze/je, re/re. (a criança deve dizer se os sons são iguais ou diferentes).[11] Outro teste padronizado utilizado

Tabela 144.2 Tabela de desenvolvimento infantil de Gesell.

Idade (anos)	Adaptativo	Motor grosseiro	Motor fino	Linguagem	Pessoal social
1	Coloca cubo dentro de um copo Tenta torre com dois cubos	Anda com ajuda Dá alguns passos sem apoio	Preensão em pinça	Fala duas ou três palavras Reconhece objetos pelo nome	Ajuda a se vestir Brinca com bola
1,5	Retira pequeno objeto do copo Rabisca com lápis	Anda com equilíbrio Agacha-se	Faz torre com dois ou três cubos Folheia duas ou três páginas de um livro de uma vez	Reconhece figuras Fala jargões	Puxa brinquedo andando Usa a colher derramando a comida
2	Constrói torre com seis cubos Imita círculo com lápis	Corre com equilíbrio Chuta bola	Folheia páginas uma por vez	Usa frases Compreende ordens simples	Veste-se sozinho com roupas fáceis Brinca com bonecos
3	Imita ponte com três cubos Copia um círculo	Fica em um pé só e pula	Torre com 10 cubos Segura o lápis adequadamente	Fala com sentenças adequadas Responde a questões simples	Usa bem a colher Coloca sapatos Aguarda a vez
4	Copia linha cruzada	Pulos amplos em um pé só	Faz traços entre linhas	Usa conjunções Compreende preposições	Lava e enxuga o rosto Interage na brincadeira
5	Conta 10 objetos Copia triângulo	Pula com pés alternados	Faz traços de forma adequada	Fala sem trocas Pergunta "por que"	Veste-se sozinho Pergunta o significado das palavras

em consulta é o de Seabra e Capovilla,[12] para crianças de 3 a 6 anos. Nele, a criança tem um caderno com 23 pares de figuras cujos nomes diferem em apenas um fonema. O examinador lê a palavra e a criança aponta a figura correspondente[12]

- Memória auditiva: avaliação com apresentação de sequências numéricas para a criança repetir. A tarefa de repetição na ordem inversa potencializa a prova por gerar maior utilização do sistema de armazenamento temporário da memória de trabalho. Por exemplo: 1-3, 2-4-8, 3-8-2-9 (a criança deve repetir primeiro na ordem direta e depois na ordem inversa). O teste padronizado de Silva e Capellini[13] também pode ser usado para essa avaliação
- Consciência fonológica: é a habilidade de perceber e manipular os sons que compõem as palavras (fonemas). São avaliadas a percepção de síntese, segmentação e manipulação silábicas, bem como rimas, aliteração, evocação, entre outras. Exemplo de teste padronizado que pode ser utilizado é o de Seabra e Capovilla[14]
  - Síntese: apresenta-se oralmente uma palavra com as sílabas separadas e pede-se para a criança falar qual é a palavra. Por exemplo: ca-be-lo (a criança deve falar cabelo)
  - Segmentação: faz o caminho oposto. Apresenta-se oralmente uma palavra e pede-se para a criança dizer quais sílabas a compõem. Por exemplo: boneca (a criança deve responder bo-ne-ca)
  - Manipulação: propõe-se uma brincadeira com as palavras. Pede-se para a criança retirar ou adicionar fonemas em uma palavra e dizer em que palavra ela se transformou. Por exemplo: qual palavra aparece quando tiramos o /da/ do final da palavra salada? (a criança deve responder: sala)
  - Rimas: são faladas três palavras e pede-se para a criança dizer quais rimam. Por exemplo: *mão – pão – só (a criança deve responder mão e pão)*
  - Aliteração: como na avaliação das rimas, pede-se para a criança dizer entre três palavras, quais iniciam com o mesmo som. Por exemplo: trabalho – raiz – trazer (a criança deve responder trabalho e trazer)
  - Evocação: solicita-se que a criança diga duas ou mais palavras que tenham o mesmo som. Por exemplo: a partir do som "pra" diga três palavras (p. ex., a criança deve dizer prato – compra – prateleira).

Função perceptual visual

Alterações na percepção visual podem interferir na comunicação e no seu desenvolvimento. Desde os estágios da pré-alfabetização, esses desvios podem causar ou agravar dificuldades de aprendizado da leitura, escrita e demais habilidades acadêmicas que dela dependem.[1,4]

Os pretextos utilizados para entender as percepções visuais devem trazer dados sobre gnosia, discriminação e memória visual:

- Gnosia visual: é a capacidade de interpretar estímulos captados pela visão. Aos 5 anos a criança já deve reconhecer e nomear as cores
- Discriminação visual: utilizam-se tarefas baseadas nos estudos de Johnson e Myklebust.[15] A criança deve marcar em cada linha, as letras iguais ao modelo apresentado no início da linha. Por exemplo: uma linha tem como modelo a letra "b" e a seguir vem uma sequência de letras: t d p d b k q b (a criança deve marcar as letras b que se apresentam)
- Memória visual: apresenta-se à criança uma ficha com três figuras geométricas durante 10 segundos. Ela é retirada e apresentam-se outras três fichas, com três figuras geométricas em cada uma. A criança deve apontar qual é a ficha igual à apresentada anteriormente. Por exemplo: a ficha apresentada inicialmente tem círculo, círculo e quadrado. Depois são apresentadas fichas com círculo, quadrado, círculo/quadrado, quadrado, círculo/círculo, círculo, quadrado (a criança deve marcar a última ficha, que tem a sequência igual à primeira apresentada. Há testes padronizados também para avaliar a memória visual, dentre eles o de Capellini, Smythe e Silva.[16] Nele, são apresentadas fichas com uma figura em uma determinada ordem e posição. A primeira contém duas figuras. Após 10 segundos, é retirada e a criança deve reproduzir a sequência apresentada na ficha em branco que tem na mão, na mesma ordem e posição do modelo. Apresenta-se, então, a seguinte, onde há progressivamente uma figura a mais que na anterior, até que sejam aparentadas cinco figuras em uma mesma ficha.

Funções práxicas

Praxia é a capacidade de realizar gestos sob demanda para determinado fim. Os movimentos devem ser coordenados, fluentes, sequenciais e funcionais buscando atingir uma meta definida. Para isso, é necessário planejar e imaginar o movimento antes da execução pelo sistema efetor. Crianças com alterações de linguagem frequentemente apresentam alterações práxicas, sejam elas orais, verbais e/ou globais. Essa observação traz informações relevantes no planejamento terapêutico.[1,4]

Segurar o copo para beber água, pegar a escova e pentear o cabelo, montar quebra-cabeça, copiar figuras geométricas, escrever, desenhar são atividades que podem mostram as habilidades práxicas da criança.

O teste padronizado de Rodrigues[17] pode ser utilizado para avaliar as praxias orais e manuais. Consiste em realizar sequência de movimentos com línguas e lábios (praxia de órgãos fonoarticulatórios) e depois com mãos e braços (praxia de membros superiores). Por exemplo: solicita-se a protrusão e retração alternada de lábios, articular sem som a sequência "fe" "pe", abrir uma mão enquanto fecha a outra, com os braços estendidos para a frente, dentre outros.

Coordenação apendicular e equilíbrio

Entre as muitas escalas disponíveis na literatura para essa avaliação, utilizamos em nosso serviço a escala evolutiva de Lefèvre,[18] com crianças de 3 a 7 anos, para obter dados sobre equilíbrio estático, dinâmico e coordenação apendicular (Tabela 144.3). Movimentos adequados indicam vias aferentes normais e áreas motoras bem desenvolvidas.

Crianças em idade escolar

Os componentes da avaliação foniátrica apresentadas até aqui subsidiam funções necessárias à aquisição de habilidades acadêmicas. A avaliação adicional de leitura, escrita e habilidades matemáticas nesse contexto agrega dados médicos à avaliação multidisciplinar, otimizando intervenções terapêuticas necessárias. Esse assunto é mais bem discutido em capítulo específico sobre transtornos de aprendizagem. No entanto, a seguir são brevemente ilustradas as propostas utilizadas em nossa clínica.[1,4]

Leitura

Pede-se à criança que faça a leitura de palavras, de pseudopalavras e de um texto. Com isso, observam-se aspectos fonológicos, sintáticos e pragmáticos bem como a fluência da leitura. Além disso, a capacidade de compreensão do texto pode ser examinada com o reconto do texto lido.

No reconto, são acessados dados funcionais de memória de trabalho e de curto prazo, compreensão semântica, acesso lexical, organização sintática, aspectos pragmáticos, entre outros relacionados com a linguagem. Também aspectos cognitivos podem ser avaliados, ainda que de maneira limitada. Testes padronizados como o de Capellini, Smythe e Silva[16] podem ser utilizados e avaliam crianças de 1ª a 5ª séries.

Tabela 144.3 Equilíbrio estático e dinâmico e coordenação apendicular segundo o exame neurológico evolutivo de Lefèvre.

Idade (anos)	Equilíbrio estático	Equilíbrio dinâmico	Coordenação apendicular
3	Permanece em pé com os pés juntos	Sobe escada alternando os pés	Prova dedo-nariz com olhos abertos Constrói torre com nove cubos Copia traço na vertical
4	Igual ao anterior, com os olhos fechados	Sobe e desce escada alternando os pés	Prova dedo-nariz com olhos fechados Copia cruz
5	Permanece com um pé na frente do outro por 10 s	Pula em um pé só por 5 m Anda para frente com um pé na frente do outro	Faz oposição de polegar Copia quadrado
6	Igual ao anterior, com os olhos fechados	Igual ao anterior com o pé não dominante Anda para trás	Movimentos circulares com os indicadores e braços na horizontal
7	Permanece na ponta dos pés e em um pé só por 30 s	Realiza dois polichinelos	Movimentos sucessivos com as mãos Copia losango

Escrita

A partir de ditado com palavras e pseudopalavras, são obtidos dados sobre a escrita do paciente partindo de estímulo auditivo. Pode-se variar a via receptiva dessa avaliação, solicitando a cópia de pequeno texto. Funções práxicas e motoras, especialmente de membros superior e equilíbrio, também podem ser assim observadas em contexto clínico. Por fim, solicitando a produção de um texto livre, é possível obter dados ou reavaliar os dados obtidos de maneira verbal com o reconto.

O teste padronizado de ditado de Capellini, Smythe e Silva[16] pode ser utilizado para essa avaliação.

Matemática

Pede-se para a criança enunciar contagem, contar o número de objetos apresentados e correlacionar quantidade com numerais e algarismos. Verifica-se se conhece formas geométricas básicas. Observa-se se ela domina os conceitos de maior/menor, igual/diferente utilizando ou não objetos concretos. Também com objetos ou com representação de numerais e algarismos, pode-se obter dados sobre o conhecimento das operações matemáticas básicas.

EXAMES COMPLEMENTARES

Exames complementares devem ser solicitados de acordo com os dados obtidos e as necessidades de cada caso para auxiliar o diagnóstico etiológico, ou mesmo para uma melhor compreensão do diagnóstico funcional das dificuldades de linguagem e/ou aprendizagem.[1,3,4]

Avaliação auditiva

Diagnóstico audiológico consistente é obrigatório nos casos de alterações no desenvolvimento da linguagem e/ou aprendizagem, uma vez que da audição depende a aquisição e o desenvolvimento da linguagem. Deve ser observado o princípio do *cross-checking*, utilizando os diversos recursos da propedêutica armada, como os procedimentos comportamentais, eletrofisiológicos e eletroacústicos. A idade cronológica, o desenvolvimento neuropsicomotor e o nível cognitivo da criança devem ser considerados na escolha dos métodos de avaliação.

A observação do comportamento auditivo para sons calibrados, já possível a partir da aquisição do tônus muscular do tronco, audiometria lúdica condicionada e audiometria de reforço visual (VRA) são alguns dos métodos que trazem valores quantitativos e qualitativos. As medidas eletrofisiológicas da audição podem agregar dados e contribuir para a consistência do diagnóstico audiológico.

Vale ressaltar que o exame de escolha é a avaliação psicoacústica (audiometria), executada com a técnica adequada à faixa etária e por audiologista experiente. No entanto, quando há alterações cognitivas ou comportamentais que impeçam a realização desses métodos de avaliação, pode-se recorrer a exames eletrofisiológicos, como o potencial evocado de tronco encefálico ou potencial de estado estável, por frequência específica, se necessário por via aérea e óssea.

Exames de imagem cerebral

Devem ser solicitados quando identificados fatores de risco ou suspeita de injúria neurológica, na vigência de atraso do desenvolvimento neuropsicomotor, em quadros de regressão do neurodesenvolvimento ou quando há alterações práxicas associadas a transtorno de linguagem.

Eletroencefalograma

Crianças com distúrbios de linguagem apresentam incidência aumentada de alterações eletroencefalográficas. Elas podem estar relacionadas com crises subclínicas, especialmente quando envolvem áreas temporais, temporoparietais e parietoccipitais.

Crianças que apresentam convulsões ou alteração importantes de compreensão da linguagem e da percepção auditiva devem ser investigadas. Também em quadros em que a expressão está comprometida, quando são encontradas alterações motoras e/ou práxicas, especialmente com movimentos involuntários ou não justificados, esse exame deve ser considerado. Em casos específicos, como na síndrome de Landau Kleffner, alterações eletroencefalográficas específicas levam ao diagnóstico que norteará as intervenções, podendo determinar o prognóstico.

Exames metabólicos

Diante de quadros de regressão do desenvolvimento ou outros indícios de erros inatos do metabolismo, como hipotonia, déficit de crescimento, microcefalia, alterações gastrointestinais e *rash* cutâneo, entre outros, a investigação laboratorial em sangue e urina, ou mesmo por meio de painéis gênicos, é importante e deve ser considerada.

Exames genéticos

Podem ser solicitados quando há suspeita clínica de determinada síndrome, quando há dismorfismo facial, alterações somatoscópicas, malformações múltiplas, deficiência intelectual associada ou não a suspeita de transtorno do espectro do autismo.

Avaliação do processamento auditivo central

Este exame traz dados sobre a percepção auditiva, uma das vias de compreensão da linguagem, em crianças maiores de 7 anos. A quantificação dessas alterações, mesmo com interferência de outros fatores linguísticos e atencionais, pode auxiliar na definição de estratégias terapêuticas, quando solicitadas dentro do contexto da avaliação foniátrica.

CONSIDERAÇÕES FINAIS

No desfecho da consulta foniátrica, são descritos os achados do paciente, elaborando uma conclusão inicial e levantando hipóteses diagnósticas. Segue-se o encaminhamento para as intervenções. Durante o processo terapêutico, as hipóteses são confirmadas ou não. É fundamental a interlocução dos diversos componentes da equipe multidisciplinar envolvida no caso, somando dados às hipóteses formuladas, contribuindo para maior acurácia do diagnóstico e otimizando as terapias vigentes. Além disso, o diálogo tanto com a equipe terapêutica como com a família e cuidadores garante espaço saudável para alinhar expectativas em benefício do paciente.[1,3,4]

A partir do diagnóstico funcional, o encaminhamento para as intervenções terapêuticas deve ser feito, pautado nas necessidades individuais do paciente. Paralelamente, a investigação para o diagnóstico etiológico deve seguir com exames oportunos, sempre considerando as evoluções e respostas às intervenções propostas.

Para a família, deve-se orientar e esclarecer os benefícios do diagnóstico que norteiam e otimizam o desenvolvimento do paciente. O limitado conceito que considera o diagnóstico um rótulo deve ser abandonado, orientando a família e tornando possível enxergar potencialidades dentro de evidentes limitações. O mais importante é compreender e esclarecer que por trás do diagnóstico há um sujeito que é único, com as suas particularidades de funcionamento. Isso deve ser sempre levado em conta para o sucesso da condução de um caso.[1,4]

REFERÊNCIAS BIBLIOGRÁFICAS

1. Favero ML. Avaliação foniátrica. In: Pignatari S, Anselmo-Lima W, authors. Tratado de Otorrinolaringologia. 3 ed. Rio de Janeiro: Editora Elsevier; 2018. p 182
2. Ferlin GB Filho, Favero ML. Como aprendemos a falar. In: Favero ML, Pirana S, authors. 1. ed. Tratado de foniatria. Rio de Janeiro: Editora Thieme; 2019. 276 p.
3. Neumann K, Zehnhoff- Dinnesen A. Developmental disorders of speech and language. In: Zehnhoff-Dinnesen A, Wiskirska-Woznica B, Neumann K, Nawka T, editors. Phoniatrics I: Fundamentals, voice disorders, disorders of language and hearing development. 1st ed. Germany: Springer; 2019.
4. Dualibi AP, Favero ML, Pirana S. A consulta foniátrica. In: Favero ML, Pirana S, authors. 1. ed. Tratado de foniatria. Rio de Janeiro: Editora Thieme; 2019. 276 p.
5. Vieira DR. Desenvolvimento psicomotor: Importância da maternação no primeiro ano de vida. 1. ed. Rio de Janeiro: Thieme Revinter; 2009. 104 p.
6. Chevrie-Muller C, Narbona J. A linguagem da criança: Aspectos normais e patológicos. 2. ed. Porto Alegre: Editora Artmed; 2005. 544 p.
7. Hage SR, Pinheiro LA. Desenvolvimento típico de linguagem e a importância para a identificação de suas alterações na infância. In: Lamônica DA, Britto DO. Tratado de linguagem: perspectivas contemporâneas. Ribeirão Preto: Editora Book Toy; 2017. 320 p.
8. Ramos BD. Neurociência da linguagem. In: Favero ML, Pirana S, authors. 1. ed. Tratado de foniatria. Rio de Janeiro: Editora Thieme; 2019. 276 p.
9. Zorzi JL, Hage SR. PROC: protocolo de observação comportamental – Avaliação de linguagem e aspectos cognitivos infantis. São José dos Campos: Editora Pulso; 2004. 94 p.
10. Gesell A. A criança dos 0 aos 5 anos. 5. ed. São Paulo: Editora Martins Fontes; 1999. 361 p.
11. Rodrigues EJ. Discriminação auditiva: normas para avaliação de crianças de 5 a 9 anos. São Paulo: Editora Cortez; 1981. 95 p.
12. Seabra AG, Capovilla FC. Teste de discriminação fonológica. In: Seabra AG e Dias NM. Avaliação neuropsicológica cognitiva. Volume 2: Linguagem oral. São Paulo: Editora Memnon; 2012. p 31-42.
13. Silva C, Capellini AS. Protocolo de avaliação de habilidades cognitivo-linguísticas: para escolares em fase inicial de alfabetização. 1. ed. Ribeirão Preto: Editora Book Toy; 2019. 55 p.
14. Seabra AG, Capovilla FC. Prova de consciência fonológica por produção oral. In: Seabra AG e Dias NM. Avaliação neuropsicológica cognitiva. Volume 2: Linguagem oral. São Paulo: Editora Memnon; 2012. p 117-22.
15. Johnson DJ, Myklebust H. Distúrbios de aprendizagem. São Paulo: Editora da Universidade de São Paulo; 1983.
16. Capellini AS, Smythe I, Silva C. Protocolo de avaliação de habilidades cognitivo-linguísticas. 1. ed. Ribeirão Preto: Editora Book Toy; 2017. 116 p.
17. Rodrigues N. Neurolinguística dos distúrbios da fala. 1. ed. São Paulo: Editora Cortez; 1989. 220 p.
18. Lefèvre AB. Exame neurológico evolutivo - do pré-escolar normal. São Paulo: Editora Sarvier; 1976. 182 p.

CAPÍTULO **145**

Transtorno do Desenvolvimento da Linguagem

Mariana Lopes Fávero

INTRODUÇÃO

O transtorno do desenvolvimento da linguagem (TDL) é um dos quadros mais prevalentes de transtorno do neurodesenvolvimento e um dos mais negligenciados.[1,2] Acredita-se que entre 7,5 e 8,5% das crianças aos 5 anos tenham TDL, isso significa 1 criança para cada 14. Em uma sala de 30 alunos no último ano da educação infantil, é esperado que tenhamos 2 crianças com TDL.[1]

Como o próprio nome sugere, TDL é um transtorno na aquisição de linguagem em crianças adequadamente expostas e estimuladas em sua primeira língua e que não têm nenhuma outra razão ou diagnóstico que o justifique. Conhecer o TDL e saber reconhecer as diversas formas clínicas que compõem esse transtorno é fundamental para o diagnóstico e para o encaminhamento terapêutico adequado.[3]

HISTÓRIA DO TDL

Talvez o primeiro relato de um possível diagnóstico de TDL tenha sido feito por Gall em 1822, que descreveu crianças com problemas de linguagem na ausência de outras condições clínicas que justificassem o quadro. Em seguida, vários outros casos foram descritos e receberam os mais diferentes nomes, entre eles, afasia congênita, atraso do desenvolvimento da fala, agnosia auditiva verbal congênita e disfasia do desenvolvimento, sugerindo que muitas crianças tinham não só alterações expressivas de linguagem, mas também alterações receptivas.[3]

Em 1980, o neurologista americano Laurence Leonard propôs o termo distúrbio específico de linguagem (DEL) para definir um grupo heterogêneo de alterações de linguagem em crianças com uma capacidade intelectual normal medida por testes de inteligência não verbal. O diagnóstico obrigatoriamente era baseado no critério de exclusão, ou seja, as limitações de aquisição da primeira língua não poderiam ser causadas por perda auditiva, por deficiência intelectual, por disfunções neurológicas, como paralisia cerebral, convulsões ou alterações anatômicas, por alterações do neurodesenvolvimento, como transtorno do espectro autista (TEA), por alterações psíquicas ou por falhas no sistema educacional. Desse modo, o termo específico se relacionava com a ideia de o quadro ser considerado um problema primário e exclusivo do sistema de linguagem.[4]

O que no início, do ponto de vista científico, parecia a definição ideal para a seleção da população e para as pesquisas, já que deveríamos excluir todas as outras causas de atraso de linguagem, nos consultórios médicos e fonoaudiológicos, muitas crianças com quadros sugestivos de DEL não recebiam esse diagnóstico por não se incluírem completamente nos critérios diagnósticos.[2,5]

Nas políticas de saúde pública de alguns países, essa impossibilidade de diagnóstico deixou várias crianças sem o tratamento adequado.

Diante de situações como essas, muitos pesquisadores e clínicos começaram a interrogar se essa definição, baseada primariamente na exclusão de qualquer causa que justificasse o quadro de atraso de linguagem associada a necessidade de um teste de inteligência não verbal normal (discrepância entre desempenho verbal e não verbal) para o diagnóstico, estaria correta e seria representativa das crianças com dificuldades de aquisição da primeira língua.[6]

O conceito de algo primário do sistema de linguagem também causa estranheza quando nos deparamos com o número de alterações extralinguísticas (memória, atenção, praxia) presentes nessas crianças, dificultando muitas vezes a separação entre esse quadro e outros de alteração de desenvolvimento, como transtorno de déficit de atenção e hiperatividade (TDHA), distúrbio do processamento auditivo ou, ainda, o transtorno do desenvolvimento da coordenação.[5]

Diante dessa polêmica, um grupo de 57 pesquisadores de países de língua inglesa (médicos, fonoaudiólogos, psicólogos, educadores) decidiram discutir quais seriam os melhores critérios para esse diagnóstico e qual seria o nome mais adequado.[6,7] E assim surge o nome TDL e os novos critérios para o diagnóstico, publicados em um documento chamado CATALISE.

A escolha do termo transtorno no lugar de distúrbio, como usado no DEL, segundo os pesquisadores, foi pautada na ideia de que transtornos não melhoram sem tratamento específico e por esse termo já ser usado em outras condições do neurodesenvolvimento, como TEA e TDAH.

CRITÉRIOS DIAGNÓSTICOS

O diagnóstico de TDL é realizado quando há uma dificuldade de aquisição da primeira língua em uma criança devidamente exposta à essa língua e sem outra razão que possa ser a causa desse transtorno.[7]

Vale ressaltar que essa dificuldade vai muito além do atraso para falar. Apesar de a maioria das crianças com TDL ter história de atraso no início das primeiras palavras, essa não é uma condição obrigatória para o diagnóstico.

Ter um bom desenvolvimento de linguagem inclui dominar todos os aspectos dessa língua, ou seja, o fonológico (som da língua), o semântico (vocabulário), o sintático (regras gramaticais dessa língua) e o pragmático (uso da língua na prática). Além disso, não é somente a capacidade de se expressar que está alterada em um quadro de TDL, mas pode haver também dificuldades de compreender e processar a linguagem do interlocutor em todos esses aspectos citados.

Em crianças muito pequenas pode ser difícil diferenciar um atraso de linguagem, quadro com resolução espontânea mesmo sem terapia, de um transtorno, e por isso recomenda-se que o diagnóstico de TDL seja realizado mais tardiamente, após os 4 anos, idade em que já se espera que um quadro de atraso de linguagem esteja resolvido.

Claro que casos graves de TDL, com alterações receptivas e outros comprometimentos (abordados a seguir), esse diagnóstico pode ser realizado antes, já que essa situação é incompatível com um quadro de apenas atraso.

Algumas características clínicas sugerem estar diante de um quadro de transtorno e auxiliam no diagnóstico diferencial:[7]

- Crianças com menos de 3 anos:
  - Não combinar duas palavras aos 24 meses
  - Presença de alteração de compreensão da linguagem do interlocutor
  - Linguagem não verbal ruim. Não usar gestos para ajudar na comunicação ou não imitar posturas e movimentos corporais
  - Alteração atencional
  - História familiar de problemas de linguagem oral e alfabetização

- Crianças entre 3 e 4 anos:
  - Muitos comprometimentos de linguagem, com alteração em todos os subsistemas da língua (fonológico, semântico, sintático e pragmático)
- Crianças com 5 anos ou mais:
  - As alterações de linguagem que persistirem serão provavelmente definitivas. Não se trata de um atraso
  - O prognóstico é particularmente ruim se ainda houver alterações receptivas e poucas habilidades não verbais.

Apesar do diagnóstico do TDL estar relacionado com as características clínicas e com os fatores de inclusão, diferentemente do diagnóstico anteriormente proposto para o DEL, totalmente estruturado nos fatores de exclusão, é importante, para se diagnosticar TDL, excluir qualquer condição médica que poderia estar causando esse transtorno de linguagem.

Entre essas condições está o TEA, a deficiência intelectual, as síndromes, os quadros epilépticos, a surdez, entre outros. Deve-se ressaltar que crianças com essas condições clínicas podem apresentar transtorno de linguagem, mas não podem receber o diagnóstico de TDL.

Vale lembrar que nem toda perda auditiva exclui o diagnóstico de TDL. Perdas leves e/ou condutivas não causam transtornos de linguagem apesar de serem um fator de agravamento a um quadro de TDL.

FORMAS CLÍNICAS DO TDL

TDL é um quadro heterogêneo, com várias formas clínicas diferentes. Muitas classificações já foram publicadas definindo os diversos quadros clínicos ao longo dos anos; no entanto, o CATALISE não recomenda o uso dessas classificações por entender que não há uma representação clínica tão restrita em relação aos subtipos descritos.

Apesar de concordar com essa argumentação, a autora deste capítulo entende que só é possível diagnosticar o que é conhecido. Diante disso, saber os diversos quadros clínicos que compõem o TDL é fundamental para esse diagnóstico.

Dentre as classificações existentes, a mais importante é a de Allen et al. que divide os diversos quadros clínicos em três tipos com dois subtipos cada um:[8]

- TDL com alterações expressivas (predominantemente):
  - Distúrbio de programação fonológica: a linguagem receptiva é adequada. A criança é fluente, mas a compreensão da sua fala é muito prejudicada. A estrutura das sentenças é adequada, mas há alterações gramaticais. Início da fala é normal ou atrasado
  - Dispraxia verbal: linguagem receptiva adequada, mas a fala é extremamente limitada, com a produção prejudicada de sons de fala e enunciados curtos. Sinais de dispraxia oral. O início da fala está muito atrasado. Esse subtipo inclui os quadros diagnosticados hoje em dia como apraxia de fala na infância
- TDL com alterações receptivas e consequentemente expressivas, são os quadros mais graves de TDL:
  - Distúrbio fonológico-verbal: as expressões são curtas com erros gramaticais, como omissões e inflexões. A articulação da fala é deficiente. A compreensão é variável: pode haver dificuldade em entender enunciados complexos e linguagem abstrata. O início da fala está muito atrasado
  - Agnosia auditivo-verbal: a criança entende pouco ou nada do que lhe é falado por ser incapaz de decodificar a linguagem no nível fonológico. O discurso é ausente ou muito limitado com a articulação pobre
- TDL devido a alterações de linguagem de ordem mais superior, ou seja, devido a alterações em centros anatômicos mais distantes da entrada auditiva, do processamento fonológico, ou mais relacionados com o uso e compreensão da língua na prática:
  - Distúrbio sintático-lexical: há dificuldade em colocar as suas ideias em palavras. A linguagem espontânea é superior à linguagem durante a conversação ou restringida por resposta a perguntas. A sintaxe é imatura e a compreensão de frases complexas é pobre. O início da fala é geralmente atrasado
  - Distúrbio semântico-pragmático: as crianças falam em enunciados fluentes e bem formados com articulação adequada. No entanto, o conteúdo da linguagem é bizarro e a criança pode ser ecolálica (repete muito a fala de outras pessoas ou de filmes e desenhos). A compreensão pode ser excessivamente literal ou a criança pode responder apenas a uma ou duas palavras em uma frase. O uso da língua é estranho, a criança pode conversar incessantemente ou produzir uma linguagem sem aparentemente entendê-la. Corresponde hoje ao diagnóstico de transtorno da comunicação pragmática.

FATORES ETIOLÓGICOS

TDL é um quadro genético comprovado tanto por estudos genéticos com a descrição de alguns genes relacionados com o quadro como os da família *FOXP* ou o *CNTNAP2* como por estudos epidemiológicos com gêmeos homo e heterozigóticos.[3]

Apesar da etiologia genética, a herança é multifatorial e, portanto, fatores ambientais como baixa exposição à língua, fatores socioeconômicos e prematuridade leve aumentam o risco de TDL.

TDL é secundário a uma alteração de funcionamento cerebral do sistema de linguagem,[9] e apesar de não haver necessidade de um exame de imagem para esse diagnóstico (ele sempre é clínico), estudos neuroanatômicos (RNM), hemodinâmicos (PET, SPECT e RNM funcional) e eletrocorticais (MEG) já identificaram comprometimentos de áreas localizadas no lobo temporal tanto na sua junção com o lobo parietal (área de Wernicke) como na junção com o lobo frontal (área de Broca).[9,10]

Além disso, também pode haver uma ausência de assimetria cerebral. Normalmente, o hemisfério esquerdo é maior que o direito, mas alguns desses pacientes apresentam hemisférios simétricos ou ainda uma assimetria reversa, com o hemisfério direito maior que o esquerdo.

Deve ficar claro que essas assimetrias atípicas também estão presentes em indivíduos normais da mesma forma que indivíduos com TDL podem não apresentá-las.

PROGNÓSTICO E COOCORRÊNCIAS

O prognóstico do TDL está bem relacionado com o grau de comprometimento do sistema de linguagem e das coocorrências presentes. De uma forma geral, quanto maior for o comprometimento receptivo, ou seja, menor capacidade de compreensão de linguagem, pior o prognóstico.

Por ser uma alteração do neurodesenvolvimento, não há cura para o TDL, e apesar da reabilitação ser extremamente efetiva, pode haver repercussões para além da infância.

A presença de alterações motoras de fala associadas, por exemplo, pode agravar muito a inteligibilidade e piorar a qualidade de comunicação da criança.

Outras coocorrências muito frequentes são a presença de disfunções executivas e TDAH, além das alterações de coordenação motora de membros superiores, que podem impactar severamente a capacidade de aprendizado de uma criança com TDL.

Independentemente das coocorrências, os dados mostram que uma pessoa com TDL tem 12 vezes mais chance de ter um transtorno de aprendizado global, 5,8 vezes mais chances de ter dificuldades com leitura, 5,7 vezes mais chances com escrita e 4,4 vezes mais chances com matemática.[11]

Outro ponto importante é em relação à saúde mental das pessoas com TDL. Dificuldades de comunicação estão amplamente correlacionadas com quadros psíquicos. Pessoas com TDL têm 6 vezes mais chances de vivenciar episódios de ansiedade e 3 vezes mais chances de depressão que pessoas sem TDL. Esses quadros se tornam mais evidentes na adolescência, após 15 anos.[11]

Pensando que TDL é um transtorno do neurodesenvolvimento comum, cerca de 7 vezes mais prevalente que o TEA e 46 vezes mais prevalente que perda auditiva permanente na infância, entender quais possíveis coocorrências e como elas impactam no prognóstico é fundamental para auxiliar essas pessoas.[12]

TRATAMENTO

O tratamento principal do TDL é por meio de terapia fonoaudiológica, e apesar de não haver cura, de uma forma geral, essas crianças melhoram muito e adquirem estratégias para o processamento de linguagem e o aprendizado.

É fundamental que a terapia fonoaudiológica seja conduzida por um profissional especialista em linguagem, que entenda de TDL e que seja capaz de identificar um transtorno motor de fala, se houver essa associação.[3]

Nos casos mais graves, muitas vezes é preciso iniciar a comunicação alternativa aumentativa (CAA). Nessas situações, um fonoaudiólogo que entenda da implementação de CAA também é necessário.

Quando há alterações de coordenação motora, um terapeuta ocupacional pode ser útil, assim como suporte psicopedagógico e psicológico.

Não há nenhum medicamento específico para TDL, mas, nos casos de associação com TDAH, um tratamento específico para melhorar o quadro atencional pode melhorar muito a capacidade de aprendizado e o processo terapêutico.

REFERÊNCIAS BIBLIOGRÁFICAS

1. Tomblin JB, Records N, Buckwalter P, Zhang X, Smith E, O'Brien M. Prevalence of specific language impairment in kindergarten children. J Speech Lang Hear Res [Internet]. 1997 Dec [Acesso em: 2024 Jul];40(6):1245-60.
2. MCgregor K. How we fail children with developmental language disorder. Lang Speech Hear Serv Sch [Internet]. 2020 Oct 2 [Acesso em: 2024 Jul];51(4):981-92.
3. Fávero M. Transtorno do desenvolvimento da linguagem. O que muda, o que fica e o que importa neste diagnóstico. In Favero M, Pirana S. Tratado de Foniatria. Rio de Janeiro: Thieme Revinter; 2020. 256 p.
4. Leonard LB. Children with specific language impairment. Cambridge: MIT Press; 2000. 472 p.
5. Reilly S, Tomblin B, Law J, MCkean C, Mensah FK, Morgan A et al. Specific language impairment: A convenient label for whom? Int J Lang Commun Disord [Internet]. 2014 Jul-Aug [Acesso em: 2024 Jul];49(4):416-51.
6. Bishop DM, Snowling MJ, Thompson PA, Greenhalgh T; CATALISE consortium. CATALISE: A multinational and multidisciplinary Delphi consensus study. Identifying language impairments in children. PLoS One [Internet]. 2016 Jul 8 [Acesso em: 2024 Jul];11(7):e0158753.
7. Bishop DM. Why is it so hard to reach agreement on terminology? The case of developmental language disorder (DLD). Int J Lang Commun Disord [Internet]. 2017 Nov [Acesso em: 2024 Jul];52(6):671-80.
8. Allen D, Rapin I, Wiznitzer M. Communication disorders of preschool children: The physician's responsibility. J Dev Behav Pediatr [Internet]. 1988 Jun [Acesso em: 2024 Jul];9(3):164-70.
9. Friederich AD. The neural basis of language development and its impairment. Neuron [Internet]. 2006 Dec 21 [Acesso em: 2024 Jul];52(6):941-52.
10. Hage SV, Cendes F, Montenegro MA, Abramides DV, Guimarães CA, Guerreiro MM. Specific language impairment: Linguistic and neurobiological aspects. Arq Neuropsiquiatr [Internet]. 2006 Jun [Acesso em: 2024 Jul];64(2A):173-80.0.
11. Young AR, Beitchman JH, Johnson C, Douglas L, Atkinson L, Escobar M et al. Young adult academic outcomes ina longitudinal sample of early identified language impaired and control children. J Child Psychol Psychiatry [Internet]. 2002 Jul [Acesso em: 2024 Jul];43(5):635-45.
12. Wu S, Zhao J, Villiers J, Liu XL, Rolfhus E, Sun X et al. Prevalence, co-occurring difficulties, and risk factors of developmental language disorder: First evidence for Mandarin-speaking children in a population-based study. Lancet Reg Health West Pac [Internet]. 2023 Feb 17 [Acesso em: 2024 Jul]:34:100713.

CAPÍTULO 146

Atrasos, Distúrbios e Transtornos do Aprendizado

Sulene Pirana • Vanessa Magosso Franchi

INTRODUÇÃO

No PISA (Programa Internacional de Avaliação de Alunos) de 2018, os estudantes brasileiros ficaram entre os últimos 10 colocados, de 79 países participantes. Dois terços dos brasileiros de 15 anos sabiam menos que o básico de matemática e 50% dos brasileiros não atingiram o mínimo de proficiência esperada em leitura, ficando 2 anos e meio abaixo dos países da Organização para a Cooperação e Desenvolvimento Econômico (OCDE) em proficiência em leitura.[1]

Diferenciar atraso e transtorno de aprendizagem nunca foi tão importante! Em 30 de novembro de 2021, foi sancionada a lei 14.254 que dispõe sobre os direitos legais das crianças e adolescentes diagnosticados com transtorno de aprendizagem e TDAH (transtorno do déficit de atenção e hiperatividade). A lei garante aos indivíduos com diagnóstico de transtorno de aprendizagem a elaboração de um plano de educação individualizado, dessa forma as escolas passam a ter o dever legal de propiciar as adaptações necessárias para esses indivíduos.[2]

Concomitante a isso, a foniatria vem sendo cada vez mais divulgada e conhecida no Brasil como área de atuação do otorrinolaringologista e, portanto, esse profissional tem sido cada vez mais procurado para esse diagnóstico. Portanto, o otorrinolaringologista deve, dentro da sua formação geral, estar apto a atender e orientar adequadamente os pacientes e familiares com queixa de dificuldades de aprendizado, e para isso, é fundamental que esse profissional saiba distinguir os termos relacionados com os problemas de aprendizagem escolar. Para tanto, esse capítulo começa diferenciando os termos: atraso, transtorno e distúrbio de aprendizagem.

DEFINIÇÕES

O atraso de aprendizagem é uma condição que pode acometer crianças, adolescentes e até adultos, e se refere a resultados acadêmicos significativamente abaixo do esperado para a idade sem que haja uma condição neurobiológica que justifique essa condição, ocorrendo, portanto, por causas externas como problemas pedagógicos, falta de oportunidade de ensino, condições socioeconômicas desfavoráveis ou qualquer outro fator que impeça um individuo de progredir no aprendizado acadêmico. Se os fatores desfavoráveis forem corrigidos, e o individuo tiver reforço e ensino de qualidade, poderá se equiparar aos seus pares em relação ao desempenho acadêmico.

Os transtornos de aprendizagem (TA) são condições relacionadas com problemas neurobiológicos individuais, têm origem multifatorial, frequentemente têm relação com transtornos de linguagem, fatores genéticos associados e/ou fatores relacionados com questões epigenéticas, como afecções perinatais. Compreendem uma inabilidade específica, em leitura, escrita ou matemática, com resultados significativamente abaixo do esperado para o nível de desenvolvimento, escolaridade e capacidade intelectual. Existe grande heterogeneidade entre os indivíduos com TA, o que representa um desafio para o diagnóstico e o tratamento.[3]

De acordo com o *Manual diagnóstico e estatístico de transtornos mentais* (DSM-5-TR [texto revisado]), da American Psychiatric Association, os transtornos específicos de aprendizagem são diagnosticados quando preenchem os quatro critérios diagnósticos a seguir:[4]

- Presença de dificuldades de aprendizagem e no uso de habilidades acadêmicas em leitura, escrita e/ou matemática que persistam por pelo menos 6 meses, apesar da provisão de intervenções dirigidas a essas dificuldades
- As habilidades acadêmicas afetadas estão substancial e quantitativamente abaixo do esperado para a idade cronológica do indivíduo, causando interferência significativa no desempenho acadêmico ou profissional ou nas atividades cotidianas, confirmadas por meio de medidas de desempenho padronizadas administradas individualmente e por avaliação clínica abrangente. Para indivíduos com 17 anos ou mais, história documentada das dificuldades de aprendizagem pode ser substituída por avaliação padronizada
- As dificuldades de aprendizagem iniciam-se durante os anos escolares, mas podem não se manifestar completamente até que as exigências pelas habilidades acadêmicas afetadas excedam as capacidades limitadas do individuo
- As dificuldades de aprendizagem não podem ser explicadas por deficiências intelectuais, acuidade visual ou auditiva não corrigida, outros transtornos mentais ou neurológicos, adversidade psicossocial, falta de proficiência na língua de instrução acadêmica ou instrução educacional inadequada.

O termo distúrbios de aprendizagem refere-se a TA de causa neurobiológica bem definida, como síndromes genéticas ou quadros neurológicos diversos que causem impacto nas habilidades fundamentais para o aprendizado escolar repercutindo de forma substancial no desempenho acadêmico do indivíduo, portanto, sugerimos que possa ser substituído pelo termo TA; no entanto, quando há uma causa definida, não deve ser utilizada a palavra "específico" após o termo "transtorno".

APRENDIZADO

Do ponto de vista filogenético, o aprendizado é uma função neural muito antiga. Os primeiros experimentos que determinaram as bases moleculares do aprendizado foram realizados pelo neurocientista Erick Kandel em uma lesma do mar chamada *Aplysia sp* e rendeu ao neurocientista o Prêmio Nobel de medicina em 2000.[5]

Kandel demonstrou que, ao adquirir um novo aprendizado, os neurônios se modificam estruturalmente promovendo a formação de memórias de longo prazo. Portanto, atualmente entende-se que a neuroplasticidade possibilita a evolução das espécies uma vez que permite que elas se moldem ao meio ambiente.[5]

Quando se fala de aprendizado em um organismo tão complexo como o humano, entende-se que diversos fatores, tanto ambientais quanto genéticos, influenciam a neuroplasticidade cerebral. Mesmo antes do nascimento, o cérebro do bebê possui numerosas redes neurais que, conforme ele vai se desenvolvendo e interagindo com o ambiente, ou seja, através da aprendizagem propiciada pela neuroplasticidade cerebral, as redes neurais importantes à sobrevivência do individuo são fortalecidas e aprimoradas, e as que não são utilizadas se enfraquecem ou desaparecem.[6]

Além disso, injurias ambientais ou mutações genéticas podem desencadear alterações nas redes neurais importantes para habilidades necessárias ao aprendizado de leitura, escrita ou matemática.

No sentido amplo, aprender abrange quase tudo que o ser humano faz. Aprendemos a sentar, a andar, aprendemos sobre o comportamento social, porém, este capítulo se atém a um conceito de aprendizagem no sentido do desenvolvimento das habilidades necessárias para o aprendizado acadêmico, em especial a leitura, a escrita e a matemática.

O que precede o aprendizado da leitura, escrita e matemática?

O ser humano é "bombardeado" por estímulos sensoriais o tempo todo. A eficácia ou eficiência com que processa esses estímulos é fundamental para o desenvolvimento das percepções. Em outras palavras, o processamento sensorial eficaz é fundamental para o desenvolvimento das percepções necessárias ao aprendizado da leitura, da escrita e da matemática.[6]

Eric Kandel afirmou que "as informações que chegam ao córtex por meio das vias aferentes são estruturadas em conjunto para formar uma percepção consciente e unificada do ambiente que nos cerca", portanto, é fundamental entender que o processamento eficaz de todas as informações sensoriais é importante para o aprendizado. Da mesma forma, as experiências e vivências, desde a vida embrionária, podem fortalecer ou enfraquecer as conexões neurais guiadas geneticamente e que são responsáveis pelas percepções.[7]

Seria impossível reagir conscientemente a todos os estímulos o tempo todo, portanto, ter atenção aos estímulos relevantes e ser capaz de manter o que é importante temporariamente em nossos pensamentos, relacionando esses estímulos com as nossas memórias, e com o que vem a seguir, também é imprescindível. Ou seja, a habilidade de atenção e memória de trabalho impactam diretamente na capacidade humana de aprender.[7]

Nossa capacidade inata de neuroplasticidade, as habilidades de atenção, memória e nossas percepções fazem com que o bebê de poucos dias de vida já discrimine contrastes linguísticos de qualquer língua tendo atenção especial à prosódia da língua materna. Aos 2 meses de vida, já existe no hemisfério esquerdo uma rede cortical ativa para o tratamento da linguagem, do ponto de vista ontogenético, e o sistema auditivo é o primeiro adquirido pela criança, uma vez que seu desenvolvimento começa ainda intraútero, promovendo experiências auditivas ao feto a partir da 20ª semana de vida intrauterina. Essa experiência é fundamental para a aquisição de linguagem, além disso, funciona simultaneamente em todas as direções e é compulsória, ou seja, pode ser utilizada enquanto a visão é dirigida para outro lugar.[7]

Enquanto as primeiras experiências auditivas ocorrem ainda intraútero, o sistema visual da criança se estrutura nos primeiros dias de vida extrauterina, quando se inicia o contato com a luz do ambiente. O bebê, ainda nos primeiros dias de vida, apresenta atenção especial aos rostos, gradativamente se atentando aos movimentos de boca e expressões faciais durante a escuta de sua língua materna, tendo, inicialmente, mais atenção auditiva à prosódia e, à medida que se desenvolve, as informações linguísticas ativam áreas perisylvianas em seu hemisfério esquerdo, permitindo o desenvolvimento e aprimoramento de linguagem.[7]

A ativação de áreas visuais e auditivas de tratamento de linguagem em ambos os hemisférios cerebrais é importantíssima para a "explosão de vocabulário" e instalação da gramática que ocorre entre o primeiro e segundo ano de vida da criança.[7]

Portanto, é o desenvolvimento de linguagem que fará com que a criança de 5/6 anos tenha uma fonologia detalhada de sua língua, um vocabulário de milhares de palavras, com domínio das principais estruturas gramaticais e da forma pela qual elas veiculam o significado, tornando-as aptas a ser confrontadas com experiências de leitura e escrita. Além disso, nessa idade elas já têm noções de ordenação temporal (ontem, hoje e amanhã) e conhecimento das primeiras noções financeiras, estando aptas a iniciarem o aprendizado da matemática.[7]

Atualmente, sabe-se que o cérebro humano funciona em rede e que existem três grandes vias: superior ao sulco temporal superior, inferior ao sulco temporal superior e frontal, de tratamento de linguagem.[8] Como visto anteriormente, essas vias estão envolvidas em tarefas de leitura, escrita e matemática e interagem entre si o tempo todo. Cada fluxo recebe sinais de entrada de todas as vias graças aos tratos de substância branca importantes para uma variedade de funções perceptivas e motoras. Sendo assim, o desenvolvimento da escrita também acontece de forma gradual e progressiva, conforme acontece o aprimoramento da percepção visual de objetos e de códigos gráficos e da coordenação motora.

Aprendizado de leitura, escrita e matemática

O ser humano utiliza três sistemas verbais: falado, lido e escrito. As modificações acontecem em situações especiais – a linguagem através de sinais para o surdo e a escrita Braile para o cego.

A linguagem surgiu recentemente, no período Pré-Histórico, cerca de 100 mil anos atrás, e a escrita surgiu não antes de 6 mil anos atrás. Filogenética e ontogeneticamente, os símbolos linguísticos foram os últimos a aparecer e, portanto, a capacidade de ler e escrever é, do ponto de vista evolutivo, bastante recente. A instrução universal só foi considerada necessária no século 19 e era restrita a grupos sociais específicos: homens, de classes sociais superiores, e clero. Há poucas décadas, a instrução foi estendida a todos, independente de gênero, classe social e religião, mas ainda não em todos os países. Portanto, é uma aquisição que está sujeita a erros e aperfeiçoamentos.

Cientistas de diversas disciplinas têm investigado as relações entre as funções cerebrais e os modos pelos quais o Homem aprende, desde o século passado, tomando maior espaço e relevância no meio acadêmico no final do século 20. Apesar de existirem diferentes conceitos, todos eles concordam que a aprendizagem implica em uma relação bilateral, tanto da pessoa que ensina como da que aprende, podendo ser definida como um processo evolutivo e constante, que envolve um conjunto de modificações no comportamento do indivíduo, tanto a nível físico como biológico, e do ambiente no qual se está inserido.

Para que ocorra o aprendizado, certas condições devem estar presentes: oportunidades pedagógicas e sociais adequadas, integridade de processos psicoemocionais, integridade do sistema nervoso periférico, função adequada do sistema nervoso central – integração sensorial, capacidades motoras e inteligência.

Estudos de neuroimagem têm demonstrado que habilidades de leitura se iniciam com o processamento fonológico; nesta fase de aprendizado, as estruturas neurais para a fala são especialmente ativas. Uma rede ventral associada ao córtex ventral occiptotemporal esquerdo, que engloba a chamada "área visual da forma da palavra" (*visual word form area* – VWFA), área que torna-se ativa à medida que o aprendizado da leitura acontece e que fica muito próxima ao córtex visual ativado durante tarefas de nomeação de figuras, é importante para o processamento automático das características ortográficas da linguagem escrita necessárias para o reconhecimento automático de palavras.[9]

Durante a leitura de frases ocorre associação das porções anterior e média dos giros temporais médio e superior esquerdo, sendo que a ativação de áreas cerebrais acontece de forma complexa e envolve diversas redes neurais para a compreensão de leitura, que se sobrepõe às redes neurais de linguagem.[10]

É importante considerar que o cerebelo tem sido amplamente estudado, e atualmente sabe-se que ele tem um papel importante tanto durante tarefas de linguagem quanto de leitura, escrita e matemática. O lobo cerebelar anterior é importante para a correção contínua de movimentos complexos da mão durante atividades de escrita.[11]

A complexidade dos processos funcionais e anatômicos cerebrais envolvidos nas tarefas de leitura, escrita e matemática é alvo constante de estudos neurocientíficos. Estes estudos têm progredido substancialmente nos últimos anos com o advento das novas tecnologias que permitem observar o cérebro humano em desenvolvimento. No entanto, o objetivo desse capítulo não é detalhar o assunto, mas mostrar a complexidade que envolve o aprendizado, dessa forma, o otorrinolaringologista pode entender que lidar com crianças com dificuldades escolares requer um olhar cauteloso e que toda essa complexidade tem que ser considerada, possibilitando condutas mais assertivas.

DESENVOLVIMENTO COGNITIVO

No seu processo evolutivo, do nascimento até a época da alfabetização, a criança passa por experiências de linguagem que envolvem compreensão e expressão. Progressivamente, associa cada vez mais a experiência concreta, a realidade, às imagens acústicas formadas em seu cérebro. Evolui gradativamentbve na capacidade de simbolizar fatos cotidianos, vivências e experiencias às imagens mentais envolvidas no conhecimento semântico, ou seja, cada vez mais entende e atribui significado aos sons de fala ouvidos durante atividades de linguagem.[12]

A partir de 1 ano, passa a expressar com maior clareza, dentro de seu repertório linguístico, suas reações frente a realidade interna ou externa; consegue fazer isso porque sua organização cerebral apresenta maturacionalmente progressos neurofisiológicos compatíveis com o exercício destas funções complexas.[12]

Os requisitos para aprendizagem são a capacidade de percepção, reconhecimento e identificação (audição, visão, tato), memória, atenção (observação e experiência) e uso (treinamento, automatização).

Antes do aprendizado formal acadêmico são necessários o desenvolvimento de funções neurpsicomotoras condicionadoras da função simbólica: estrutura têmporo-espacial, lateralidade e esquema corporal, que são estimuladas e desenvolvidas no período do ensino pré-escolar.[12]

O aprendizado da leitura é um processo complexo, envolvendo muitos aspectos da visão, linguagem, controle motor (movimentos oculares) e atenção. Para ler, a criança deve adquirir certa habilidade cognitiva e perceptiva linguística, que inclui habilidade de focalizar a atenção, a concentração e o seguimento de instruções; habilidade para compreender e interpretar a língua falada no cotidiano; memória auditiva e ordenação; memória visual e ordenação das habilidades no processamento das palavras; análise estrutural e contextual da língua; síntese lógica e interpretação da língua; desenvolvimento e expansão do vocabulário e fluência na leitura.[13]

A linguagem receptiva é a capacidade de compreender a palavra falada e todo o contexto envolvido em uma tarefa de linguagem, portanto, se relaciona com a compreensão fonológica, sintática, semântica e pragmática. Quando essa capacidade é limitada, por deficiência sensorial como a deficiência auditiva, o distúrbio pode ser debilitador. É importante enfatizar que a linguagem receptiva também depende da percepção visual e de aspectos emocionais, ou seja, de tudo que está envolvido em uma boa percepção e interpretação da linguagem de seu interlocutor. A linguagem receptiva também abrange a leitura. Crianças com distúrbios da linguagem receptiva frequentemente apresentam dificuldade em manter atenção a seu interlocutor, apresentando sintomas de hiperatividade, perseverança, desinibição e distração. Podem considerar desnorteantes os sons ambientais e ter dificuldade em selecionar e acompanhar os sons mais relevantes, ficando "à mercê" dos estímulos. A velocidade de processamento de informações desempenha papel importante na visão (processamento visual) e na audição (processamento auditivo), e frequentemente encontra-se alterada em crianças com transtorno de aprendizagem.

Para que as palavras possam ser utilizadas, seu significado deve ser adquirido; uma palavra sem significado não é uma palavra. Para que tenha significado, precisa representar uma unidade de experiência – linguagem interna – que permita a transformação da experiência em símbolos; é a linguagem com a qual se pensa. Depende de processos receptivos para seu desenvolvimento. As capacidades receptiva e expressiva amadurecem simultaneamente, sendo que a aprendizagem em uma fase intensifica a aprendizagem na outra.

A linguagem receptiva, falada ou lida, depende da capacidade metalinguística: combinar sons (sílabas) em palavras, separar as sílabas, identificar sílaba tônica, perceber rimas, aliteração etc. Também pressupõe integridade adequada da memória – imediata, operacional, de longo prazo. Memória em sequência refere-se ao fato de que a informação recebida precisa ser recordada e processada em uma ordem determinada; envolvida na repetição de palavras, números ou sentenças.

A capacidade de formação de sequência de ações também precisa estar preservada. Importante para compreender ordens do tipo: vá até o quarto, abra a gaveta da cômoda, pegue seu casaco, vista-o e vá para escola. A criança que não consegue manter em mente a ordem dos acontecimentos torna-se confusa, irritadiça e desintegrada.

NÍVEIS HIERÁRQUICOS DA EXPERIÊNCIA HUMANA

Processos psicoemocionais permitem internalizar e assimilar o mundo; existe uma hierarquia de processos psíquicos para que se possa aprender: sensação, percepção, formação de imagens mentais, simbolização e conceitualização.[14]

Sensação

Sensação é o nível mais baixo de comportamento; refere-se somente à ativação de estruturas sensorioneurais. Neste nível, as falhas incluem surdez, cegueira e paresias – envolvimento do sistema nervoso periférico causador de privação sensorial.

Percepção

Percepção é a capacidade de discriminar estímulos, tomar consciência de sensações em progresso. Um distúrbio de percepção perturba todos os níveis de experiência subsequentes. Alterações da percepção podem explicar a incapacidade para perceber, através da audição e da visão, a diferença entre letras com articulação igual, que se diferenciam pelo traço de sonoridade, ou pela orientação espacial (p. ex., p e b, t e d, f e v, p e q, b e d). É simplista inferir que todas as crianças com distúrbios de aprendizagem tenham dificuldades de percepção; o defeito pode estar, mais frequentemente, sobre os processos simbólicos ou de conceituação. As alterações neurais podem dificultar a aprendizagem em qualquer nível de experiência e não só no da percepção.

Formação de imagens mentais

Formação de imagens mentais refere-se às sensações ou informações já recebidas e percebidas. Abrange a memória, envolve relembrar certos aspectos de uma experiência. Permite que falemos das coisas sem que estas estejam presentes concretamente. Recorda os modos como a experiência lhe pareceu, visual ou auditivamente. Ocorre também formação de imagens mentais dos aspectos não verbais, como sons, aparências, objetos. Na esfera auditiva, a formação de imagens de maior importância, além das palavras, é a que diz respeito aos sons sociais – sons de animais, motores, buzinas, campainhas, máquinas, água, vento, folhas, instrumentos musicais etc.

Simbolização

Simbolização é o quarto aspecto hierárquico da experiência. Refere-se à linguagem interna, receptiva e expressiva. Bastante abrangente, engloba os tipos verbal e não verbal de aprendizagem e recordação. Refere-se à capacidade de representar a experiência. Comportamento exclusivamente humano. As capacidades simbólicas não verbais também são importantes; simbolização na arte, música, religião e patriotismo (cruz, bandeiras, logotipos etc.).

O nível de linguagem que melhor evidencia a simbolização são a leitura e a escrita, pois demandam maior abstração que a linguagem ouvida, falada ou interna, pois resultam de sistemas arbitrários, convencionalmente criados.

Sua perturbação leva à deficiência na capacidade de aprender a avaliar e recordar o tempo, distância, volume, forma, altura, velocidade e outros aspectos qualitativos da experiência, causando alterações no julgamento em relação à hora do dia, estação do ano, grande ou pequeno, longe ou perto, cheio ou vazio, depressa ou devagar, entre outros. Essas deficiências têm grande importância na vida diária e no aprendizado acadêmico e precisam ser consideradas dentro das desordens do comportamento simbólico.

As deficiências na percepção não devem ser confundidas com deficiências na simbolização. Nas alterações da percepção não é a compreensão da palavra em si que está alterada; se os sons puderem ser discriminados e selecionados, serão compreendidos. Nestes casos, o indivíduo pode não diferenciar palavras que soam parecidas ou têm formas semelhantes. A compreensão pressupõe a discriminação, o agrupamento e a padronização de palavras, estando envolvidos a inflexão, a entonação e o ritmo.

Conceitualização

O nível mais elevado da experiência cognitiva é a *conceitualização*: "a essência das palavras está no fato de que resumem muitas experiências passadas em uma unidade manejável; isto é, produzem ou representam uma integração temporal de muitas experiências diferentes. O uso de palavras como um instrumento de pensamento ou raciocínio, ou resolução de problemas, significa que grande número de experiências passadas influenciam a determinação do comportamento presente. A linguagem, ou respostas de mediação verbal, representa um exemplo de integração central extremamente eficiente com o qual nós, como adultos humanos educados, estamos especialmente familiarizados".[15]

A capacidade simbólica, em grande parte em função da linguagem, se desenvolve e se desdobra em infindáveis manifestações: inicialmente com o brinquedo, posteriormente com o desenho, que faz representando a realidade; desenho que vê, compreende, e ao qual atribui significado. Estabelece assim conexões de forte colorido emocional, a nível pré-léxico, entre a experiência, o som, suas imagens acústicas e suas representações sob forma visual – o desenho léxico; possibilidade de comunicação gráfica a distância.

A partir dos 5 e 6 anos a maturação neurológica permite, pelo exercício da linguagem e de toda atividade gnósica e práxica fazer transcodificações em um universo de alta complexidade simbólica entre as modalidades auditiva, visual e somestésica, e a criança está pronta para ser alfabetizada.

LEITURA E ESCRITA

Ao iniciar a leitura, por volta dos 6 anos, a criança já possui um repertório de cerca de 5.000 palavras e algumas regras gramaticais. De acordo com Vygotsky, em termos cognitivos, estes conhecimentos estão armazenados no sistema de reconhecimento auditivo, no sistema de produção fonológica e no sistema semântico, e irão enriquecer-se progressivamente ao longo do tempo.[16]

Na organização do discurso há uma sequência hierarquicamente organizada, sendo as sílabas sequências de fonemas (consciência fonêmica), as palavras sequência de sílabas (consciência silábica) e as sentenças sequência de palavras (consciência da palavra). O processamento da linguagem escrita envolve os processos mentais de produção e compreensão dependentes das representações fonológicas, sintáticas, semânticas, ortográficas, lexicais e pragmáticas (contexto).

Os processos cerebrais que ocorrem durante a leitura e a escrita podem ser didaticamente divididos em: *processador fonológico*, de base auditiva, analisa o componente fonológico das palavras; *processador ortográfico*, analisa o componente gráfico, base visual e depende da alfabetização; *processador semântico*, que atribui significado das palavras identificadas e *processador contextual*, que escolhe o melhor significado dentro de um contexto específico (pragmática).[17]

O leitor utiliza diferentes rotas para leitura: rota fonológica, rota lexical e dupla rota.

A rota fonológica envolve a mediação fonológica, conversão de grafemas em fonemas, linear, sintético e indutivo. Utilizada pelo leitor não proficiente, que caminha letra por letra, sílaba por sílaba, palavra por palavra. Unidades menores para unidades maiores: c + a = ca; ca + co = caco. Palavras irregulares dificultam a leitura pela rota fonológica que também sofre o efeito de extensão: número de letras das palavras.

Na rota lexical ocorre processamento visual direto, não linear, analítico e dedutivo, automático. Sofre efeito de frequência: palavras de alta ocorrência são reconhecidas com maior rapidez e de lexicalidade: palavras "reais" (com significado) são identificadas mais rapidamente que "não palavras" (sem significado).

Para o leitor eficiente, as duas rotas estão disponíveis e podem intervir paralelamente na leitura, dependendo das características linguísticas do estímulo, da maturidade do leitor, da complexidade do texto e familiaridade com o assunto, do estilo individual de leitura e do gênero do texto.

Enquanto utiliza as duas rotas de leitura de forma eficiente, um leitor habilidoso é capaz de, através das informações contidas no texto explicitamente declaradas, utilizar as informações mentais de seu conhecimento geral para preencher as eventuais lacunas e, dessa forma, adquirir maior compreensão de leitura. Portanto, não basta decodificar bem, para ser um bom leitor, é fundamental ser capaz de tirar conclusões baseadas em evidência e raciocínio, ou seja, ser capaz de produzir inferências durante a leitura.[10]

A leitura silenciosa envolve apenas um tipo de informação no que diz respeito à recepção; pode ocorrer transdução para o auditivo, mas, inicialmente, a informação a ser processada é exclusivamente visual. O leitor examina atentamente, linha por linha, a página escrita, controlando a velocidade de recepção e a direção do fluxo (da esquerda para a direita) e, ao mesmo tempo, integra aquilo que está sendo lido, alcançando o significado – é preciso dar atenção ao que está sendo lido. Se as palavras forem lidas enquanto a atenção estiver voltada para outra coisa, pode-se ler sem se dar conta do conteúdo.

O processo da leitura em voz alta é mais complexo. O leitor precisa controlar e integrar simultaneamente dois tipos de informação. A informação principal a ser considerada é a visual – as palavras impressas. As funções visuais receptivas e integrativas precisam operar como no ato da leitura silenciosa, mas, além disso, as palavras precisam ser pronunciadas.

A finalidade de ler em voz alta é a recepção, por outras pessoas, das informações contidas na palavra escrita. As palavras só podem ser adequadamente pronunciadas se controladas pela audição. Enquanto se controla e integra a recepção visual, o que está sendo visto, é preciso transformar simultaneamente em seus equivalentes auditivos, falados e controlados pela audição. O que é falado precisa adequar-se ao visual e demonstrar inflexão, ênfase e entonação adequadas. Inclui funções intra e interneuro-sensoriais e integrativas ao mesmo tempo.

Para a escrita, redes frontoparietais responsáveis pelo ajuste dos movimentos gráficos das mãos e dedos, que incluem a chamada área frontal grafêmica (GMFA), envolvida em comandos motores altamente coordenados e refinados (caligrafia, desenho, execução musical), fazem interface com redes cognitivas e motoras, sendo importantes para a seleção e planejamento grafomotor das letras.[18] Durante a escrita criativa, há ativação de extensas áreas cerebrais envolvidas no raciocínio e funções executivas, fundamentais para o planejamento da história, processos de decisão cognitiva, início da escrita e elaboração de sequência lógica; compreensão de linguagem, acesso lexical, conhecimento semântico, de gramática, conhecimento ortográfico, planejamento grafomotor para letras e palavras. A escrita criativa pode envolver a rede cortical frontoparietal direita, uma vez que são necessárias inúmeras informações para trabalhar a diversidade de ideias e de estratégias, portanto, ocorrem múltiplos processos multimodais agindo em paralelo que dependem de alta carga de atenção e memória de trabalho. Alguns autores afirmam que a composição da história literária é baseada em mecanismos cerebrais muito complexos, que não são localizáveis em nenhuma área do cérebro, ocorrendo atividade cerebral holística e integrativa durante a composição de uma história.[19]

Portanto, localizar a leitura e a escrita em apenas uma ou duas áreas cerebrais é impossível. Mas compreender a responsabilidade de cada área no processo de leitura e escrita é fundamental no entendimento dos pacientes com problemas de aprendizagem.

Durante a cópia é fundamental o reconhecimento visual adequado de letras e palavras e a transferência sensório-motora para o movimento gestual preciso. Para isso, as informações visuais que chegam ao córtex occipital são transmitidas através de áreas intraparietais para o córtex pré-motor e córtex motor primário de forma contínua, guiando os movimentos das mãos e dos dedos. O córtex parietal é uma área rica em neurônios em espelhos envolvidos no aprendizado motor ao observar-se outras pessoas. A ativação sustentada pelos gânglios da base é importante para a manutenção da habilidade de caligrafia.[11] No entanto, é importante perceber que, durante a cópia, os processos cognitivos superiores descritos anteriormente e fundamentais para a escrita criativa, não são utilizados.[18]

No ditado, o córtex temporal também é ativado: som das palavras. Os processos de cópia e ditado podem ocorrer sem a participação das áreas corticais responsáveis pela semântica, ou seja, sem prestar atenção. No entanto, durante o ditado ocorre conversão fonema-grafema que envolve memória e acesso ao léxico ortográfico, principalmente na escrita de palavras irregulares. Portanto, há envolvimento de áreas auditivas e visuais relacionadas com a codificação, conversão fonema-grafema e acesso ao léxico ortográfico, além de envolvimento de redes frontoparietais que promovem a ligação entre áreas intraparietais e o córtex pré-motor e motor primário, durante os movimentos das mãos e dos dedos, assim como ocorre nas tarefas de cópia.[18]

Modelo de leitura de Scheerer-Newman (process-oriented approach)

Durante o processo de identificação de palavras ocorreriam três operações sequencialmente: operação visual, que consiste na análise distintiva e segmentação do material visual em fragmentos; recordação fonética e decodificação semântica.[19]

Este modelo aponta que o processo deve ser investigado em relação a três aspectos: grau em que estas operações estão desenvolvidas, velocidade do processo e grau em que estas operações se tornam automáticas.

Seja qual for o modelo de leitura adotado, ao final da escolaridade obrigatória, os alunos deverão possuir um conjunto de competências básicas na leitura (Tabela 146.1).

DIAGNÓSTICO

Uma série de disciplinas compartilham a tarefa de avaliação dos indivíduos com dificuldade de aprendizagem e muitas vezes usam uma terminologia própria. O médico foniatra é capacitado para realizar o diagnóstico médico dos problemas persistentes da aprendizagem escolar, contando sempre com o diálogo interdisciplinar.[3]

Muitas crianças em fase escolar apresentam certas dificuldades em realizar uma tarefa, que podem surgir por diversos motivos, como problemas na proposta pedagógica, capacitação do professor, problemas familiares ou déficits cognitivos, entre outros. A presença de uma dificuldade de aprendizagem não implica necessariamente em um transtorno.

Existem fatores sociais que também são determinantes na manutenção dos problemas de aprendizagem, e entre eles estão o ambiente escolar e o contexto familiar. Falta de oportunidades adequadas leva a deficiências na aprendizagem, mesmo que existam potencialidades individuais.

A 11ª revisão da Classificação Internacional de Doenças (CID-11), da Organização Mundial da Saúde (OMS),[20] diferencia os transtornos de aprendizagem e as dificuldades de aprendizagem, e classifica os transtornos de aprendizagem em:

- 6A03.0: com prejuízo em leitura
- 6A03.1: com prejuízo na expressão escrita
- 6A03.2: com prejuizo na matemática
- 6A03.3: com outros prejuízos específicos de aprendizagem
- 6A03.Z: transtorno de aprendizagem não especificado.

Tabela 146.1 Competências básicas na leitura no final da escolaridade obrigatória.

Primeiro ciclo	Segundo ciclo	Terceiro ciclo
Aprendizagem dos mecanismos básicos de extração de significado do material escrito	Autonomia e velocidade de leitura e criação de hábitos de leitura	Fluência de leitura e eficácia na seleção de estratégias adequadas ao fim em vista
Capacidade para decifrar de forma automática cadeias grafemáticas, para localizar informação em material escrito e para apreender o significado global de um texto curto	Capacidade para ler com autonomia, velocidade e perseverança	Capacidade para reconstruir mentalmente o significado de um texto (literário e não literário) em função da relevância e da hierarquização das unidades informativas
Conhecimento de estratégias básicas para a decifração automática de cadeias grafemáticas e para a extração de informação de material escrito	Conhecimento de estratégias diversificadas para procurar e selecionar informação a partir de material escrito	Conhecimento das chaves linguísticas e textuais que permitem desfazer ambiguidades, deduzir sentidos implícitos e reconhecer usos figurativos

- 6E60.Y: inclui os transtornos de aprendizagem secundários a síndromes genéticas ou outros distúrbios neurológicos, e inclui a CID 6A01.2 – transtorno de aprendizagem secundário ao transtorno de desenvolvimento da linguagem. Dentro dessa CID, deve ser especificado se o problema é na matemática, leitura ou escrita.

Além disso, a CID-11 coloca o código QF20 para as dificuldades de aprendizagem e o código QE9Y para designar outros problemas associados a educação.

De acordo com o DSM-5-TR, o termo dislexia é um termo alternativo que pode ser utilizado para designar transtornos específicos de aprendizagem em leitura e escrita quando o padrão de dificuldades inclui problemas de decodificação, caracterizado por problemas no reconhecimento preciso ou fluente de palavras, e dificuldade de ortografia, no entanto, o DSM-5-TR enfatiza que quando esse termo é utilizado, caso o individuo tenha dificuldade em compreensão de leitura, é preciso especificar, pois esse padrão de dificuldade não é abrangido pelo termo dislexia.[4]

O DSM-5-TR enfatiza que o termo discalculia é um termo alternativo que pode ser utilizado quando o indivíduo apresentar dificuldades em senso numérico, memorização de fatos aritméticos, precisão ou fluência de cálculos, no entanto, quando esse termo for utilizado para caracterizar esse padrão particular de dificuldades matemáticas, é importante também especificar quaisquer dificuldades adicionais que estejam presentes, tais como dificuldades no raciocínio matemático ou na precisão de leitura.[4]

CONSEQUÊNCIAS DOS TRANSTORNOS DE APRENDIZAGEM

Estudos de acompanhamento a longo prazo deixam claro que os problemas de leitura, escrita e matemática que persistem na idade adulta estão associados a níveis mais baixos de escolaridade e taxas mais elevadas de desemprego e subemprego.[21]

Estudos mostram um grande progresso no entendimento da epidemiologia, bases cognitivas e neurobiológicas dos transtornos de aprendizagem, porém, ainda persiste grande desconhecimento na classe médica, o que faz com que sejam subdiagnosticados, muitas vezes não tratados ou tratados de forma ineficaz.

Na sala de aula, as crianças com problemas de aprendizagem enfrentam várias dificuldades no desempenho acadêmico, o que pode causar ansiedade, baixa autoestima, humor depressivo, queixas somáticas, problemas comportamentais e dificuldades nas interações sociais.

Em leitores fluentes, inteligência e leitura são ligadas dinamicamente; com o passar do tempo, leitura e QI (quociente de inteligência) influenciam-se mutuamente. Em outras palavras, se uma pessoa é inteligente, espera-se que seja um bom leitor e, inversamente, se é um bom leitor infere-se que é inteligente. No entanto, uma pessoa com transtorno de aprendizagem em leitura pode ser muito inteligente e não ler adequadamente. Os sintomas de leitura lenta na dislexia podem ser confundidos com lentidão de pensamento, criando uma percepção falsa, negativa, o que marginaliza e prejudica o disléxico.[22]

Pesquisas têm demonstrado que intervenções precoces melhoram a habilidade do disléxico para decodificar palavras, tornando-o mais preciso na leitura, mas não o tornam um leitor fluente. Conflitos e frustrações acompanham o disléxico e sua família, pois sendo intelectualmente normal, as expectativas da família são altas e nem a criança nem os pais conseguem explicar por que não são alcançadas, levando à reprovação, abandono escolar, baixa autoestima e reações de delinquência. O diagnóstico precoce evita futuros sofrimentos para família e para o indivíduo.

Intervenção terapêutica

O TA constitui um desafio para o diagnóstico e tratamento; é imperativo que a comunidade de especialistas envolvidos enfrente esse desafio, para que estes indivíduos recebam o apoio necessário ao seu aprendizado e possam desempenhar seu potencial e papel na sociedade.

Diferentes perfis cognitivos associados a diferentes perfis de proficiência devem ser identificados e sua investigação cuidadosa é necessária para planejar os programas de intervenção e necessidades educacionais individualizadas; para tanto, o diagnóstico foniátrico é fundamental. Identificar os meios através do quais cada criança aprende mais eficazmente pode ser a chave para o desenvolvimento escolar das criancas com transtornos de aprendizagem.

OUTRAS CAUSAS DE DEFICIÊNCIAS DE APRENDIZAGEM

Alterações sensoriais: audição e visão

Para aprender, o sistema nervoso periférico deve ser capaz de receber as informações através de seus receptores. Todo sistema sensorial está envolvido, em especial a audição e a visão, os principais canais para a aprendizagem simbólica. A privação sensorial causa déficit de estímulos para o cérebro, fazendo com que as experiências sejam significativamente diferentes para esses indivíduos e alterem os processos de aprendizagem.[22,24]

Uma perda de 35 a 40 dB interfere significativamente na comunicação, podendo resultar em prejuízos para aprendizagem. A amplificação sonora pode ser efetiva para permitir uma adequada percepção dos sinais acústicos em alguns casos. Uma perda visual de 20/40 ou mais afeta negativamente a aprendizagem; a correção com óculos pode permitir uma visão normal.

Porém, analisar uma perda auditiva ou visual somente em termos de limites quantitativos não é suficiente, o tipo de perda também é crucial para a aprendizagem. Ser capaz de ouvir não significa ser capaz de escutar – ser capaz de olhar não significa ser capaz de ver. É preciso avaliar como a criança usa suas capacidades sensoriais.

Na agnosia, o indivíduo recebe informações através dos sentidos (visão, audição, tato) mas não é capaz de compreendê-las; não consegue interpretar o que ouve, vê ou toca.

Aprender depende de diversas habilidades, tanto auditivas, e aí inclui-se o processamento auditivo, quanto visuais e motoras, portanto, atribuir os problemas de aprendizagem apenas às questões de processamento auditivo é simplificar muito esse processo e pode levar a erros importantes de conduta com essas crianças, que poderão agravar ainda mais o sofrimento da criança e das famílias que já sofrem pela dificuldade em aprender.

Diversas são as causas dos atrasos e dos transtornos de aprendizagem, e entender a complexidade que envolve a aprendizagem é fundamental para a condução adequada do caso para ajudar a criança.

Distúrbios psicoemocionais

O estudo do crescimento e desenvolvimento emocional do ser humano é mais recente que o estudo do crescimento físico e mental. A avaliação do *status* emocional das crianças precisa ser feito com base no julgamento clínico. Os testes são também subjetivos, pois dependem muito do ponto de vista e do julgamento da pessoa que os estão aplicando. Pontos divisórios quantitativos não são possíveis nem aconselháveis.

Deficiência intelectual

Um dos diagnósticos mais relevantes é a deficiência mental, que leva a uma incapacidade de graus variados para a aprendizagem, que não é possível suplantar.

Normalmente, define-se deficiência intelectual como capacidade intelectual abaixo da média. A definição do que constitui inteligência adequada não é simples, pois a capacidade mental se constitui de várias habilidades, todas importantes para a aprendizagem. Os limites quantitativos levam em consideração capacidades verbais e não verbais. O quociente intelectual (QI) é o resultado combinado dessas capacidades.

Podem ocorrer escores dúbios sendo importante explicitar qual aspecto da inteligência está sendo medido e os tipos de testes aplicados. Por exemplo, um escore verbal de 95 e um não verbal de 80 são combinados resultando em um QI de 87; considerando inteligência normal QI maior ou igual a 90, esta criança será considerada deficiente intelectual. Consideramos mais adequado utilizar a normalidade quando o QI for acima de 90 na escala verbal, o que pode ser mais esclarecedor do quadro de dificuldade de aprendizagem apresentado.

Distúrbios do sono

Os benefícios do sono para o aprendizado e a memória são amplamente aceitos na comunidade científica. Segundo a visão predominante, as lembranças recém-formadas são repetidas durante o sono e, durante esse processo, são registradas de forma mais intensa. Ao unir essas memórias, os circuitos neurais podem ser fortalecidos. Durante o sono também ocorre o enfraquecimento de conexões neurais para colocar o cérebro de volta em um estado flexível para que a aprendizagem possa ter lugar.[25]

O indivíduo com arquitetura do sono sistematicamente fragmentada apresentará dificuldades cognitivas prejudicando a aprendizagem, memorização, evocação e capacidade de se concentrar em novas e antigas tarefas.

Resultados de um grande estudo,[26,27] realizado com 782 crianças, sugeriram que existe uma associação entre sonolência diurna excessiva, hiperatividade, comportamento agressivo e a presença de ronco. A memória imediata e o nível atencional (que interfere no processamento da memória) estão prejudicados nos indivíduos portadores de distúrbio obstrutivo do sono.

Distúrbios vestibulares

O sistema proprioceptivo vestibular é o primeiro meio de comunicação do ser humano, calcado nas sensações profundas e nas relações físicas com o espaço, e exterioriza-se através dos diferentes estados do tônus muscular. Alterações na sua organização e integração podem interferir na aquisição e estruturação da linguagem.

As repercussões sociais e emocionais dos distúrbios vestibulares na infância são mais deletérias do que em adultos, levando à introspecção: afastamento ou isolamento afetivo, distúrbios escolares, alterações no sono e fobias. As situações que envolvem movimentos ressaltam a insegurança gerada pela vestibulopatia, de modo que atividades normais da infância, como andar de bicicleta, brincar em parques, participar de jogos infantis e esportes passam a ser evitados.

Distúrbios vestibulares e proprioceptivos levam à lentidão motora, tônus muscular diminuído, insegurança gravitacional, deficiências do equilíbrio, distúrbios de linguagem, integração bilateral pobre, dificuldade para manejar ferramentas e realizar tarefas bimanuais, para manter postura adequada, relações espaciais deficientes, dificuldade com espaço gráfico (p. ex., caderno), influência no desenvolvimento emocional e comportamento, alteração do planejamento motor, inquietude motora e distraibilidade.

Transtorno de déficit de atenção e hiperatividade

O transtorno de déficit de atenção e hiperatividade (TDAH) é um dos transtornos neuropsiquiátricos mais conhecidos na infância, e afeta de 3 e 6% das crianças em idade escolar. Este transtorno pode afetar substancialmente o desempeho acadêmico e, portanto, merece atenção especial, que será dada em capitulo à parte.

CONSIDERAÇÕES FINAIS

A aprendizagem escolar é algo complexo e permeado por questões sociais, culturais, acadêmicas e familiares. Algo tão complexo como a aprendizagem jamais deve ser avaliado de forma simplista pois, se assim for, correremos o grande risco de não ajudar ou até prejudicar nossas crianças.

REFERÊNCIAS BIBLIOGRÁFICAS

1. Brasil. Ministério da Educação. Brasil no Pisa 2018 [recurso eletrônico]. Brasília: Instituto Nacional de Estudos e Pesquisas Educacionais Anísio Teixeira (INEP); 2020. Acesso em: 2024 Jul.
2. Brasil. Lei nº 14.254, de 30 de novembro de 2021 Dispõe sobre o acompanhamento integral para educandos com dislexia ou transtorno do deficit de atenção com hiperatividade. Diário Oficial da União. 2021 Dec 1;255(seção 1):5.
3. Franchi VM, Guerra ME, Novaes BC, Fávero ML, Pirana S. Reading and comprehension: Phoniatric assessment in students with reading difficulties. Braz J Otorhinolaryngol [Internet]. 2023 [Acesso em: 2024 Jul];89(1).
4. Manual Diagnóstico e Estatístico de Transtornos Mentais - DSM-5-TR: Texto Revisado. 5. ed. Porto Alegre: ArtMed; 2023.
5. Kandel ER. In search of memory: The emergence of a new science of mind. New York: W. W. Norton & Company; 2006. 352 p.
6. Dehaene S. É assim que aprendemos: porque o cérebo funciona melhor do que qualquer máquina (ainda...). 1. ed. Ilari R, translator. São Paulo: Contexto; 2022. 368 p.
7. Kandel ER, Schwartz JH, Jessell TM, Siegelbaum SA, Hudspeth AJ. Princípios da neurociência. 4 ed. Guedes AC, translator. Barueri: Manole; 2003.
8. Rolls ET, Deco G, Huang CC, Feng J. The human language effective connectome. Neuroimage [Internet]. 2022 Sep [Acesso em: 2024 Jul];258:119352.
9. Norton ES, Black JM, Stanley LM, Tanaka H, Gabrieli JD, Sawyer C et al. Functional neuroanatomical evidence for the double-deficit hypothesis of developmental dyslexia. Neuropsychologia [Internet]. 2014 Aug [Acesso em: 2024 Jul];61:235-46.
10. Gough Kenyon SM, Palikara O, Lucas RM. Explaining reading comprehension in children with developmental language disorder: The importance of elaborative inferencing. J Speech Lang Hear Res [Internet]. 2018 Oct 26 [Acesso em: 2024 Jul];61(10):2517-31.
11. Hulme C, Snowling MJ. The interface between spoken and written language: Developmental disorders. Philos Trans R Soc Lond B Biol Sci [Internet]. 2013 Dec 9 [Acesso em: 2024 Jul];369(1634):20120395.
12. Myklebust HR. Progress in learning disabilities. 2nd ed. Nova York: Grune & Stratton; 1967. 273 p.
13. U.S. Department of Health and Human Services. National Reading Panel: Teaching children to read: An evidence-based assessment of the scientific research literature on reading and its implications for reading instruction. 2000. Disponível em: https://www.nichd.nih.gov/publications/pubs/nrp/smallbook. Acesso em: 2024 Jul.
14. Luria AR. The role of speech in the regulation of normal and abnormal behavior. Tizard J, editor. Nova York: Liveright Publishing Corp.; 1961.
15. 15. Hull CL. Principles of behavior: An introduction to behavior theory. New York: Appleton-Century-Crofts; 1943.
16. Vygotsky LS. Thought and language. Hanfmann E, Vakar G, translators. Cambridge: MIT Press; 1965. 168 p.
17. Giofrè D, Cornoldi C. The structure of intelligence in children with specific learning disabilities is different as compared to typically development children. Intelligence [Internet]. 2015 [Acesso em: 2024 Jul];52:36-43.
18. Planton S, Jucla M, Roux FE, Démonet JF. The "handwriting brain": A meta-analysis of neuroimaging studies of motor versus orthographic processes. Cortex [Internet]. 2013 Nov-Dec [Acesso em: 2024 Jul];49(10):2772-87.

19. Shah C, Erhard K, Ortheil HJ, Kaza E, Kessler C, Lotze M. Neural correlates of creative writing: An fMRI study. Hum Brain Mapp [Internet]. 2013 May [Acesso em: 2024 Jul];34(5):1088-101.
20. World Health Organization (WHO). ICD 11. 2022. Disponivel em: http://icd.who.int/. Acesso em: 2024 Jul.
21. Moll K, Göbel SM, Gooch D, Landerl K, Snowling MJ. Cognitive risk factors for specific learning disorder: Processing speed, temporal processing, and working memory. J Learn Disabil [Internet]. 2016 May-Jun [Acesso em: 2024 Jul];49(3):272-81.
22. Cornoldi C, Giofrè D, Orsini A, Pezzuti L. Differences in the intellectual profile of children with intellectual vs. learning disability. Res Dev Disabil [Internet]. 2014 Sep [Acesso em: 2024 Jul];35(9):2224-30.
23. Fávero ML, Pirana S. Tratado de Foniatria. 1. ed. Rio de Janeiro: Thieme-Revinter; 2020. p. 137-48. 276 p. 740 p.
24. Pirana, S. Avaliação foniátrica da linguagem e do desenvolvimento cognitivo. In: Bento RF, Lima LP Júnior, Tsuji RK, Goffi-Gomez MS, Lima DP, Brito R. Tratado de implante coclear e próteses auditivas implantáveis. 1. ed. Rio de Janeiro: Thieme; 2015. 506 p.
25. Pirana S. Distúrbios da comunicação: foniatria. In: Alves JG, Albuquerque CH, Lins CB. Diagnóstico diferencial em pediatria. 3. ed. Rio de Janeiro: Medbook, 2013. 846 p.
26. Ali NJ, Pitson DJ, Stradling JR. Snoring, sleep disturbance, and behavior in 4-5 year olds. Arch Dis Child [Internet].1993 [Acesso em: 2024 Jul];68:360-6.
27. Ali NJ, Pitson D, Stradling JR. Natural history of snoring and related behavior problems between the ages of 4 and 7 years. Arch Dis Child [Internet]. 1994 [Acesso em: 2024 Jul];71:74-6

CAPÍTULO

147

Alterações no Desenvolvimento da Fala

Cynthia Castilho Moreno

INTRODUÇÃO

A fala é um dos mais esperados marcos do desenvolvimento infantil, e quando uma criança começa a mostrar sinais de atraso na aquisição e desenvolvimento dela, nós, otorrinolaringologistas, somos frequentemente consultados, em um primeiro momento com a finalidade de descartar alterações auditivas que justifiquem esse atraso (e esse é um passo fundamental na avaliação). Mas, atualmente, o nosso papel deve ser maior! Após o estabelecimento da foniatria como área de atuação da otorrinolaringologia, devemos ir além do diagnóstico auditivo e saber, ao menos, identificar em que momento do desenvolvimento essa criança se encontra, se os atrasos estão somente no domínio da fala e se estamos diante de um simples atraso de fala motivado por questões ambientais relacionadas com falta de estimulação, convívio social e condições psicossociais, ou se estamos diante de um quadro maior que se caracteriza como transtorno. Para tanto, é necessário que tenhamos conhecimento dos marcos do desenvolvimento de linguagem.

Na Tabela 147.1, são mostrados os marcos do desenvolvimento da linguagem publicados pelo Centers for Disease Control and Prevention (CDC), dos EUA, juntamente com a American Academy of Pediatrics (AAP) em 2022, elencando cada marco que 75% das crianças deve ter atingido na idade determinada.[1]

HIERARQUIA DO DESENVOLVIMENTO DA FALA E CONSIDERAÇÕES ANATOMOFUNCIONAIS

Antes que sejamos capazes de nos expressar por meio da fala é necessário o desenvolvimento de diversas habilidades. Na Figura 147.1 é feita uma analogia entre o desenvolvimento da linguagem e fala e a estrutura de uma árvore.[2]

A linguagem receptiva representada pelas raízes da árvore é a capacidade de compreender o outro, não só na sua expressão verbal, mas também na expressão de comportamentos não verbais.

Tabela 147.1 Marcos do desenvolvimento da linguagem.

Marcos	Idade
Faz outros sons além de choro	2 meses
Reage a sons altos	2 meses
Faz sons como "oooo" e "aahh" (arrulhar)	4 meses
Emite sons quando você fala com a criança	4 meses
Vira a cabeça em direção ao som da sua voz	4 meses
Se reveza fazendo sons com você	6 meses
Sopra "framboesas" (mostra a língua e sopra)	6 meses
Faz barulhos estridentes	6 meses
Faz sons diferentes como "mamamama" e "babababa"	9 meses
Levanta os braços para ser pega	9 meses
Faz "tchau-tchau"	12 meses
Chama um dos pais de "mamãe" ou "papai" ou outro nome especial	12 meses
Compreende "não" (faz uma breve pausa ou para quando você diz isso)	12 meses
Tenta dizer 1 ou 2 palavras além de mamãe ou papai, como "ba" para bola ou "da" para cachorro	15 meses
Olha para um objeto familiar quando você o nomeia	15 meses
Segue as instruções dadas com gestos e palavras, como a criança que dá um brinquedo quando você estende a mão e diz: "Dê-me o brinquedo"	15 meses
Aponta para pedir algo ou obter ajuda	15 meses
Tenta dizer mais de três palavras além de mamãe ou papai	18 meses
Segue instruções de um passo sem quaisquer gestos, como dar-lhe o brinquedo quando você diz: "Dê para mim"	18 meses
Aponta para coisas em um livro quando você pergunta, por exemplo, "Onde está o urso?"	24 meses
Forma frases com pelo menos duas palavras, como "Mais leite"	24 meses
Aponta para pelo menos duas partes do corpo quando solicitado	24 meses
Usa mais gestos do que apenas acenar e apontar (mandar um beijo, acenar com a cabeça positivamente ou negativamente)	24 meses
Diz cerca de 50 palavras	30 meses
Diz mais de duas palavras, sendo uma palavra de ação, como "Corrida de cachorro"	30 meses

(continua)

Tabela 147.1 Marcos do desenvolvimento da linguagem. (*Continuação*)

Marcos	Idade
Nomeia coisas em um livro quando você aponta e pergunta: "O que é isso?"	30 meses
Diz palavras como eu ou nós	30 meses
Fala com você em uma conversa usando pelo menos dois turnos	3 anos
Faz perguntas sobre quem, o quê, onde ou por que, como "Onde está a mamãe/papai?"	3 anos
Diz que a ação está acontecendo em uma imagem quando perguntado, como correr, comer ou brincar	3 anos
Diz o primeiro nome quando questionado	3 anos
Fala bem o suficiente para que os outros entendam, na maioria das vezes	3 anos
Diz frases com mais de quatro palavras	4 anos
Diz algumas palavras de uma música, história ou canção de ninar	4 anos
Fala sobre pelo menos uma coisa que aconteceu durante o dia, como "Joguei futebol"	4 anos
Responde a perguntas simples, como "Para que serve um casaco" ou "Para que serve um giz de cera?"	4 anos
Conta uma história que ela ouviu ou inventou com pelo menos dois eventos, como um gato preso em uma árvore e bombeiro salvando	5 anos
Responde a perguntas simples sobre um livro ou história que lhe foi contada	5 anos
Mantém uma conversa com mais de três turnos	5 anos
Usa ou reconhece rimas simples (bola – mola, queijo – beijo)	5 anos

Adaptada de: Zubler JM et al.[1]

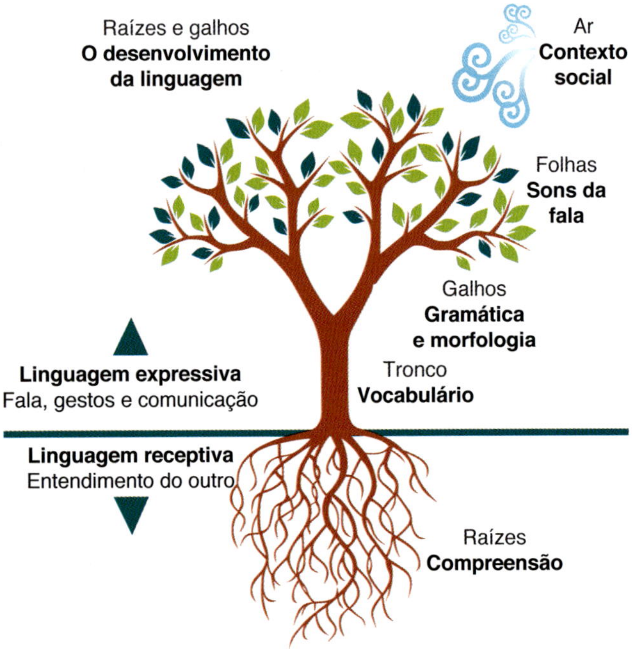

Figura 147.1 Elementos da linguagem. (Adaptada de: Law et al.[2])

É a partir da compreensão do outro que damos sustentação para todo o restante, e é por isso que os quadros de linguagem com alterações na compreensão costumam ser mais graves.

Acima do nível do solo está representada a linguagem expressiva que pode ser demonstrada por gestos, expressões faciais e corporais e pela fala. O tronco da árvore representa o vocabulário sustentando todo o processo linguístico, que continua a se desenvolver a partir daí com a morfossintaxe, a organização sintática das frases representadas pelos galhos da árvore, culminando na fala representada pelas folhas e permeada pelo ar que representa o contexto social.

A produção de fala requer processos neurais que se iniciam desde a percepção auditiva em córtex auditivo primário, percorrendo o lobo temporal esquerdo para o reconhecimento e discriminação dos sons da fala, a identificação desses sons no seu "arquivo" fonológico, seguindo seu caminho no lobo temporal e passando ao seu "arquivo" semântico (palavras e seus significados), chegando na interface sensório-motora localizada na região temporoparietal, onde é feita programação motora utilizando o "arquivo" de programas motores e, então, se dividir em duas vias: os tratos dorsais que fazem a ligação auditivo-motora, conectando áreas de linguagem receptiva (área de Wernicke) a áreas de planejamento motor em lobo frontal (área de Broca 44) no que tange a articulação de fala e sintaxe complexa e os tratos ventrais que conectam a interface lexical no lobo temporal ao lobo frontal (área de Broca 45) para o processamento sintático simples e processamento semântico. Após todo esse caminho e levando-se em conta toda a conectividade cerebral, a mensagem ainda é processada no cerebelo, que organiza e controla as informações de forma sequencial, permitindo o processo de ensaio articulatório, planejamento motor e, juntamente com as áreas pré-motoras e motoras primárias, atuar na execução da fala, que é monitorada em tempo real, mantendo uma dinâmica de comparação entre o que foi planejado e era previsto com o que está sendo executado para correções e o refinamento das habilidades motoras para a fala.[3-5]

Pode-se afirmar que a fala é a representação motora da linguagem e é motora e cognitivamente estruturada, tratando-se de um ato motor complexo. Para realizar com sucesso qualquer ato motor, dependemos da função práxica (praxia), que é a função de planejamento e programação motoras, ou seja, a capacidade de realizar um ato motor complexo formado por diversos atos motores menores, que devem ser planejados e organizados sequencialmente para a sua execução com precisão e velocidade adequadas.[3,6]

Quando ocorrem alterações na função práxica causando uma apraxia, o indivíduo tem dificuldades na coordenação muscular, no desenvolvimento do esquema corporal e atraso na organização e planificação motoras, causando dificuldades em atividades como vestir, comer, andar ou falar.[3,6]

Em 1908, o neurologista e psiquiatra alemão Hugo Karl Liepmann publicou a primeira classificação das apraxias:[3]

- Apraxia ideatória: alteração na sucessão lógica e harmônica do gesto, ou seja, quando o sujeito não tem a representação mental do ato a ser executado na presença do objeto (p. ex., a criança que aceita uma bala e a coloca na boca sem retirá-la da embalagem)
- Apraxia ideomotora: alteração dos gestos simples; enquanto a sequência se mantém íntegra, o paciente tem a representação correta do ato a ser realizado, mas não consegue realizá-lo (p. ex., é oferecido algo para beber, o indivíduo pega o copo, mas não o leva à boca)
- Apraxia melocinética: alteração nas relações da musculatura agonista e antagonista na realização de movimentos rápidos e alternados (lembra síndromes cerebelares).

Portanto, a fala é o resultado de um processo de elaboração que conta com a integridade anatômica e funcional de diversas estruturas e é influenciada por ideação, cognição, linguagem, praxias, funções executivas, habilidades socioemocionais e *inputs* sensoriais integrados e organizados.

ATRASO DE FALA × TRANSTORNO DE FALA

O atraso de fala é um sintoma e se caracteriza por distorções, trocas e omissões de sons na fala relacionados principalmente com questões perceptuais auditivas na ausência de sinais de comprometimento motor, e pode ter como fatores de risco as otites médias e questões genéticas e psicossociais. Quando as dificuldades na fala ultrapassam esse limite, pode-se estar saindo do campo do atraso simples para o campo do transtorno e essa criança deve ser encaminhada para avaliação médica especializada.

Para auxiliar nesta diferenciação segue o *checklist* de nove sinais de alerta para suspeita de envolvimento motor da fala, proposto por Namasivayam et al.:[7]

- Uso limitado da variedade de movimentos de fala usando a mandíbula como articulador primário de fala
- Produções de fala variáveis
- Distorções e uso limitado de vogais
- Distorções e uso limitado de consoantes
- Formas limitadas de sílabas e palavras
- Demonstra padrões de erros atípicos (p. ex., omissão da consoante inicial)
- Entonação atípica
- Tom, velocidade e altura de fala inapropriados
- Dificuldade em manter a integridade dos sons e das sílabas com o aumento da extensão e complexidade da frase evidenciados por:
  - Maior variabilidade de erros (inconsistência)
  - Tateio articulatório
  - Fadiga
  - Redução da inteligibilidade.

A presença de quatro desses 13 sinais sugere envolvimento motor de fala, sugerindo a presença de um dos transtornos motores de fala.[7]

Dentre as diversas propostas de classificação, o Sistema de Classificação dos Transtornos da Fala (SDCS), proposto por Shriberg et al., em 2019,[8] é um dos mais utilizados atualmente (Figura 147.2).

Nessa proposta de classificação, são descritos quatro transtornos motores de fala: apraxia de fala na infância, disartria infantil, atraso motor de fala e apraxia de fala na infância com disartria infantil.[8]

TRANSTORNOS MOTORES DE FALA

Apraxia de fala na infância

A apraxia de fala da infância (AFI) é um transtorno raro, caracterizado pela dificuldade em produzir fonemas e sílabas com precisão e consistência, considerando-se tanto aspectos articulatórios como suprassegmentais da fala. É um déficit no planejamento e programação motora, e a criança apresenta dificuldades para planejar, de maneira eficaz, a sequência de atos motores necessários para a fala.[3,6,8]

Segundo a American Speech-Language-Hearing Association (ASHA), a AFI é um distúrbio de origem neurobiológica caracterizado por prejudicar a expressão da linguagem oral, por déficit na precisão e na consistência dos movimentos articulatórios de fala na ausência de comprometimento neuromuscular.[3,6,8] A prevalência da AFI é de 0,1% na população de 4 a 8 anos e de 2,4% nas crianças com transtorno dos sons da fala.[8]

A etiologia da AFI é genética, e apesar de não se ter determinado todos os genes que podem estar envolvidos na AFI, estudos recentes com exame de sequenciamento do DNA confirmam que uma proporção substancial de crianças com AFI pode ter uma condição monogênica, ou seja, uma mutação em um gene específico. Mutações em diversos genes já foram relacionadas com a AFI (*SETD1A, DDX3X e SETBP1, ARHGEF9, BRPF1, DDX3X, DIP2C, ERF, HRNPNK, KDM5C, PHF21A, PURA, RBFOX3, SETBP1, SETD1A, SETD1B, SHANK3, SPAST, TAOK2, TRIP12, ZBTB18*). Embora alguns indivíduos possam ter AFI na ausência de outros transtornos do neurodesenvolvimento, os estudos apoiam a crescente sobreposição entre genes que conferem risco para diversos transtornos do neurodesenvolvimento, como AFI, epilepsia, transtorno do espectro do autismo e deficiência intelectual.[9]

A tríade diagnóstica clínica da AFI tem como características:

- Erros inconsistentes em vogais e consoantes (trocas inconsistentes são trocas de caráter aleatório cada vez que emite o som ou uma sílaba de uma forma diferente)
- Prolongamento de transições coarticulatórias (dificuldade na mudança ou transição entre os sons ou sílabas das palavras ocasionando pausas)
- Prosódia inadequada (prosódia é o emprego correto da acentuação tônica das palavras, entonação, ritmo, melodia da fala).

Características de fala da AFI

Erros inconsistentes em consoantes e vogais (maior em vogais); variabilidade da produção dependendo da localização do fonema na palavra; uso de sílabas simples; melhor desempenho na produção automática de fala; perda de sons e palavras já adquiridos; coarticulação alterada com pausas e/ou prolongamentos; tateio articulatório; dificuldade na configuração articulatória inicial ou transição; piora do desempenho com aumento da extensão e complexidade do enunciado com perda de inteligibilidade; limitação na imitação de fala.[6,8,10,11]

Características suprassegmentais

Prosódia inadequada, fala monótona, erros de nasalidade, sonoridade e ressonância e pausas inapropriadas.

É comum que crianças com AFI tenham dificuldades práxicas em outras áreas além da fala, e é importante que elas sejam pesquisadas tanto na anamnese como no exame foniátrico. São elas:

- Características motoras globais: atraso motor, dificuldades na coordenação motora fina e/ou grosseira, dificuldade na imitação motora global
- Características não verbais: dificuldades na amamentação, na introdução alimentar, alterações sensoriais orais (recusa ou seletividade alimentar por dificuldade de controle motor oral), dificuldade em movimentos orais isolados ou sequenciais.[6,8,10,11]

Disartria infantil

Transtorno neurológico motor de fala com déficit na execução motora, caracterizado pela lentidão, fraqueza, imprecisão e incoordenação

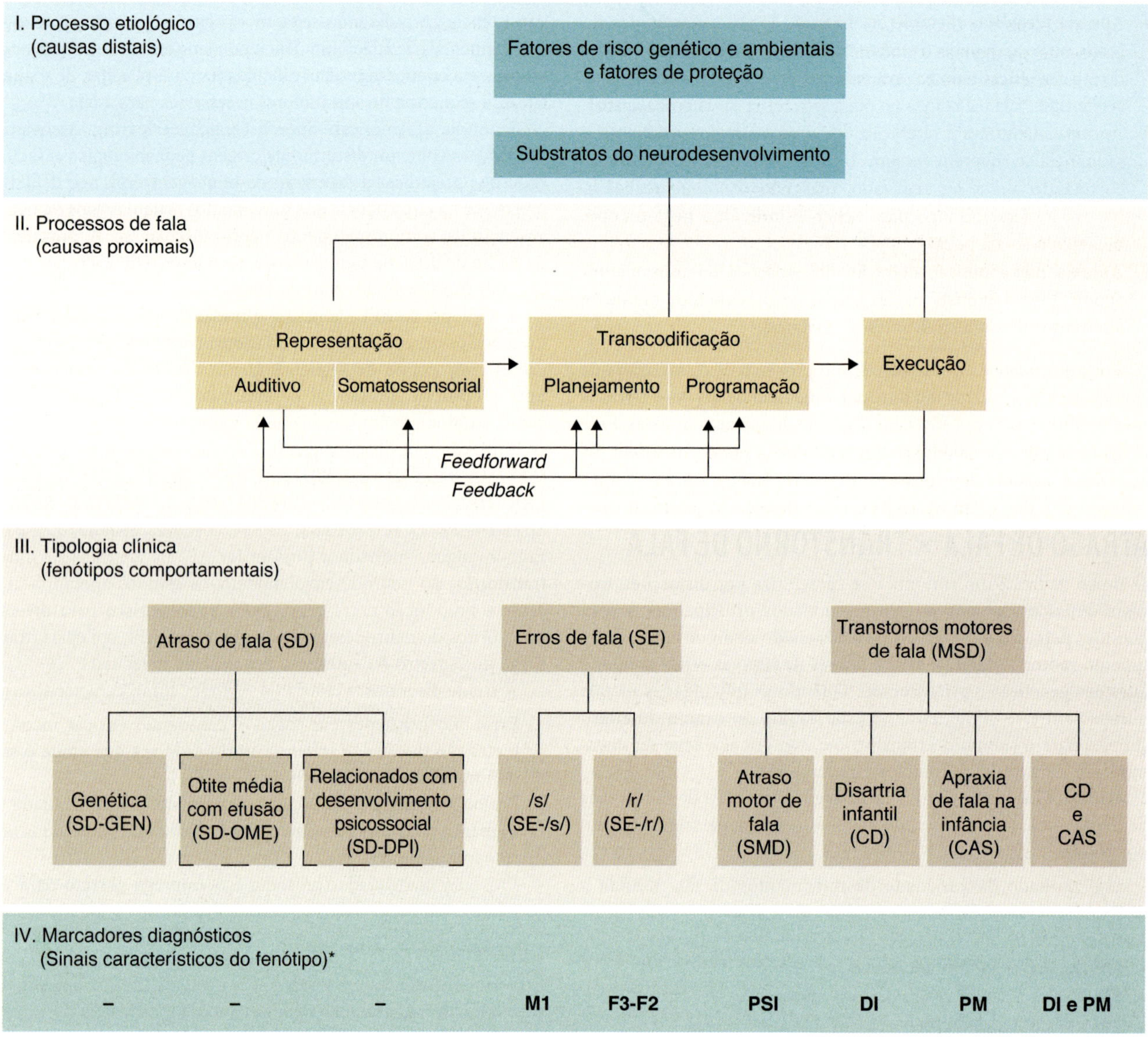

Figura 147.2 Sistema de classificação dos transtornos de fala. *DI = índice de disartria/índice de subtipos de disartria; F3-F2 = formante 3-formante 2; M1 = momento espectral iniciante; PM = marcador de pausa; PSI = índice de precisão-estabilidade. (Adaptada de: Shriberg et al.[8])

dos movimentos dos músculos para a fala.[8] Estão relacionados com paralisia cerebral, encefalopatias crônicas não progressivas, doenças neuromusculares, trissomia do 21 e outras síndromes genéticas.[12]

A prevalência de disartria infantil é de 0,1% na população de 4 a 8 anos e de 3,4% nas crianças com transtorno dos sons da fala.[8]

Características de fala na disartria infantil

Erros consistentes e de simplificação (troca sempre os mesmos sons); erros de sonoridade; intensidade vocal reduzida (regulação *pitch*); capacidade respiratória reduzida; qualidade vocal anormal (respiração, disfonia intermitente); emissão de ar pelo nariz durante a produção de oclusivas; ressonância flutuante (hipo e hipernasalidade); voz suave, abafada, pastosa; imprecisão ("articulação arrastada"), consoantes imprecisas; distorções de vogais, espaço reduzido para vogais; prolongamento dos sons; diversidade limitada dos movimentos dos articuladores; fala lentificada.[8]

Características motoras globais

Alterações de tônus (redução ou aumento); escape salivar; uso compensatório de estruturas com inabilidade para mover os articuladores independentemente de outros músculos.[8]

Atraso motor de fala

Déficit na execução da fala caracterizado pela limitação ou atraso na maturação das habilidades motoras desta, necessárias à precisão temporoespacial e estabilidade da fala, voz e prosódia, mas no qual a prosódia e a voz não preenchem critérios para disartria infantil e/ou apraxia da fala na infância. Foi originalmente proposto classificar indivíduos com suspeita de déficits motores de fala, mas que não atendiam aos requisitos diagnósticos para disartria infantil ou apraxia de fala na infância.[8]

É o mais prevalente dos transtornos motores de fala, acometendo 0,4% da população de 4 a 8 anos e 12% das crianças com transtorno dos sons da fala.[8]

Características de fala no atraso motor de fala

Erros de acentuação, prolongamento de vogais principalmente em ditongos, instabilidade da mandíbula e velocidade de fala aumentada.

Disartria infantil com apraxia de fala na infância

A prevalência de disartria infantil associada a AFI é menor que 0,1% na população de 4 a 8 anos. As crianças apresentam características das duas patologias, na fala e no motor global.

A prevalência dos transtornos motores de fala aumenta consideravelmente quando se estudam populações específicas, como síndromes genéticas e outros transtornos do neurodesenvolvimento.[8] A prevalência nesses casos aumenta para 25,1% de atraso motor de fala, 13,3% de disartria infantil, 4,3% de AFI e 4,8% com disartria infantil e AFI.[13]

Nas crianças com trissomia do 21, a prevalência de transtornos motores de fala aumenta para 97,8%, dos quais, 26,7% com atraso motor de fala, 37,8% com disartria infantil, 11,1% de AFI e 22,2% com disartria infantil e AFI, e somente 2,2% delas não apresenta transtorno motor de fala.[12]

Nas crianças com síndrome velocardiofacial (deleção do *22q11.2*), a prevalência de transtornos motores de fala aumenta para 82,4%, dos quais, 29,4% de atraso motor de fala, 29,4% com disartria infantil, 11,8% com AFI e 11,8% com disartria infantil e AFI.[14]

Esses estudos evidenciam a necessidade de pensar na possibilidade de ocorrência de transtorno motor de fala ao atender a uma criança com algum transtorno do neurodesenvolvimento ou síndrome genética com atraso de linguagem e/ou fala.

CONSIDERAÇÕES FINAIS

É de extrema importância saber suspeitar, identificar e/ou diagnosticar os transtornos motores de fala, tanto quando ocorrem de forma isolada como quando coocorrem com um transtorno de linguagem ou outro transtorno do neurodesenvolvimento. Esse conhecimento permite ao médico avaliar os diagnósticos diferenciais, indicar exames complementares e terapêuticas. Por exemplo, quando a criança apresenta alterações práxicas globais, é importante a investigação de lesões estruturais com exame de imagem para se descartar causas específicas.

A abordagem terapêutica primordial nesses pacientes é a fonoterapia, mas com frequência esses pacientes necessitam de outras terapias associadas, como terapia ocupacional, psicoterapia e fisioterapia ou psicomotricidade. Um dos papéis do médico foniatra é a constituição da equipe multidisciplinar de acordo com as demandas do paciente, promovendo a troca de informações e o acompanhamento da evolução.[7,11]

Além disso, a fonoterapia para transtornos motores de fala tem abordagens específicas que requerem treinamento com estratégias para treino motor de fala com apoio tátil e sensorial,[7,11] e o diálogo do médico com o profissional da fonoaudiologia é fundamental.

Gosto muito de pensar o paciente como um indivíduo único que tem suas especificidades mesmo quando comparado a outro paciente com o mesmo diagnóstico.

Deixo para reflexão um trecho do texto da publicação de Torres e Donnelan,[15] que descreve de forma bela e sábia a relação entre movimento, integração sensorial, linguagem, cognição e habilidades sociais e de como na vida prática é quase impossível dissociar essas funções.

Quando as sensações dos nossos movimentos físicos em constante mudança emergem como uma percepção estável e que podemos prever com segurança, começamos a antecipar as consequências sensoriais das nossas ações iminentes com notável certeza. Começamos a obter a confirmação das consequências previstas das ações que causamos. Começamos a compreender causa e efeito no mundo físico com o qual interagimos, um mundo que inclui também outras pessoas em movimento social. A compreensão das nossas próprias ações através das suas sensações ajuda-nos a estruturar a cognição social, estabelecendo primeiro o sentido do "eu" como uma âncora e, depois, o sentido dos outros e dos seus movimentos relativos. Propomos que é através das sensações dos nossos próprios movimentos e das sensações dos movimentos dos outros, à medida que os sentimos cinestesicamente e visualmente, que aprendemos a navegar mentalmente pelas ações, a adquirir um sentido de agência e autonomia e, eventualmente, a imaginar como seria realizar uma ação física sem realmente ter que executá-la.

REFERÊNCIAS BIBLIOGRÁFICAS

1. Zubler JM, Wiggins LD, Macias MM,Whitaker TM, Shaw JS, Squires JK et al. Evidence-informed milestones for developmental surveillance tools. Pediatrics [Internet]. 2022 Mar 1 [Acesso em: 2024 Jul];149(3):e2021052138.
2. Law J, Charlton J, Asmussen K. Language as a child wellbeing indicator. EIF report [Internet]. 2017 Sep 27. Disponível em: https://www.eif.org.uk/report/language-as-a-child-wellbeing-indicator. Acesso em: 2024 Jul.
3. Fávero ML, Pirana S. Tratado de foniatria. Rio de Janeiro: Thiemi Revinter; 2019. 276 p.
4. Hickok G. The dual stream model of speech and language processing. Handb Clin Neurol [Internet]. 2022 [Acesso em: 2024 Jul]:185:57-69.
5. Friederici AD, Gierhan SM. The language network. Curr Opin Neurobiol [Internet]. 2013 Apr [Acesso em: 2024 Jul];23(2):250-4.
6. American Speech and Hearing Association [Internet]. Rockville: ASHA; c2023 [Acesso em: 2023 Dec]. Disponível em: https://www.asha.org/.
7. Namasivayam AK, Huynh A, Granata F, Law V, Lieshout P van. PROMPT intervention for children with severe speech motor delay: A randomized control trial. Pediatr Res [Internet]. 2021 Feb [Acesso em: 2024 Jul];89(3):613-21.
8. Shriberg LD, Kwiatkowski J, Mabie HL. Estimates of the prevalence of motor speech disorders in children with idiopathic speech delay. Clin Linguist Phon [Internet]. 2019 [Acesso em: 2024 Jul];33(8):679-706.
9. Kaspi A, Hildebrand MS, Jackson VE, Braden R, Reyk O van, Howell T et al. Genetic aetiologies for childhood speech disorder: Novel pathways co-expressed during brain development. Mol Psychiatry [Internet]. 2023 Apr [Acesso em: 2024 Jul];28(4):1647-63.
10. Shriberg LD, Strand EA, Fourakis M, Jakielski KJ, Hall SD, Karlsson HB et al. A diagnostic marker to discriminate childhood apraxia of speech from speech delay: I. development and description of the pause marker. J Speech Lang Hear Res [Internet]. 2017 Apr 14 [Acesso em: 2024 Jul];60(4):S1096-S1117.
11. Namasivayam A, Pukonen M, Hard J, Jahnke R, Kearney E, Kroll R et al. Motor speech treatment protocol for developmental motor speech disorders. Dev Neurorehabil [Internet]. 2015 [Acesso em: 2024 Jul];18(5):296-303.
12. Wilson EM, Abbeduto L, Camarata SM, Shriberg LD. Estimates of the prevalence of speech and motor speech disorders in adolescents with Down syndrome. Clin Linguist Phon [Internet]. 2019 [Acesso em: 2024 Jul];33(8):772-89.
13. Shriberg LD, Strand EA, Jakielski KJ, Mabie HL. Estimates of the prevalence of speech and motor speech disorders in persons with complex neurodevelopmental disorders. Clin Linguist Phon [Internet]. 2019 [Acesso em: 2024 Jul];33(8):707-36.
14. Baylis AL, Shriberg LD. Estimates of the prevalence of speech and motor speech disorders in youth with 22q11.2 deletion syndrome. Am J Speech Lang Pathol [Internet]. 2019 Feb 21 [Acesso em: 2024 Jul];28(1):53-82.
15. Torres EB, Donnellan AM. Editorial for research topic "Autism: The movement perspective". Front Int Neurosci [Internet]. 2015 Mar 15 [Acesso em: 2024 Jul];9:12.

CAPÍTULO 148

Gagueira

Sulene Pirana • Janaína Cândida Rodrigues

INTRODUÇÃO

A fala é um dos comportamentos motores mais complexos e automatizados, tornando possível produzir sequências de movimentos rápidos bem articulados, sem consciência e atenção, pois o foco principal deve ser na mensagem e não na forma.[1]

Gagueira, por sua vez, é uma alteração na fluência da fala, uma falha na coordenação harmônica e temporal dos processos neurais, musculares, auditivos, respiratórios e articulatórios relacionados com a produção da fala, um distúrbio do neurodesenvolvimento, predominantemente de etiologia genética. Não é o único distúrbio da fluência, mas é o mais prevalente deles. Acomete cerca de 1% da população, sendo a maioria (80%) do sexo masculino.[2]

Por muitos anos, a gagueira foi considerada uma alteração emocional. Hoje sabe-se que é um transtorno do neurodesenvolvimento, uma perturbação do funcionamento das áreas cerebrais responsáveis pela temporalização da fala, afetando seu ritmo e coordenação. As pessoas que gaguejam (PQG) têm manifestação intermitente: podem ficar dias, semanas sem se manifestar e em outros momentos ser muito acentuada.[1]

Suas causas ainda não são completamente compreendidas, há combinação de fatores genéticos e ambientais, inclusive infecciosos. Não está relacionada com inteligência ou capacidade cognitiva.

Na CID-11 (11ª revisão da Classificação Internacional de Doenças da Organização Mundial da Saúde [OMS]), apresentada oficialmente em maio de 2019, durante a Assembleia Mundial da Saúde, que ainda não tem sua versão em português divulgada, a gagueira aparece no capítulo 6, *Mental, behavioural or neurodevelopmental disorders*, no grupo dos distúrbios do neurodesenvolvimento, como 6A01.1. "O transtorno do desenvolvimento da fluência da fala é caracterizado por perturbação frequente ou pervasiva do fluxo rítmico e velocidade da fala normais, caracterizada por repetições e prolongamentos de sons, sílabas, palavras e frases, bem como bloqueio e evitação ou substituição de palavras. A disfluência na fala é persistente ao longo do tempo. O início da disfluência na fala ocorre durante o período de desenvolvimento, e a fluência na fala é marcadamente inferior ao que se esperaria para a idade. A disfluência na fala resulta em prejuízo significativo na comunicação social e no funcionamento pessoal, familiar, social, educacional, ocupacional ou em outras áreas importantes. A disfluência na fala não é melhor explicada por um Transtorno do Desenvolvimento Intelectual, Doença do Sistema Nervoso, deficiência sensorial ou uma anormalidade estrutural ou outro transtorno da fala ou da voz." Isso reflete os conhecimentos científicos de que a gagueira não é um distúrbio emocional, e sim, uma alteração neurológica do controle motor da fala.[3]

Segundo o Manual Diagnóstico e Estatístico de Transtornos Mentais (DSM-5), é um transtorno da fluência com início na infância, e os critérios diagnósticos são:[4]

1. Perturbações na fluência normal e no padrão temporal da fala inapropriadas para a idade e para as habilidades linguísticas do indivíduo, persistentes e caracterizadas por ocorrências frequentes e marcantes de um (ou mais) entre os seguintes: repetições de som e sílabas, prolongamentos sonoros das consoantes e das vogais, palavras interrompidas (p. ex., pausas em uma palavra), bloqueio audível ou silencioso (pausas preenchidas ou não preenchidas na fala), circunlocuções (substituições de palavras para evitar palavras problemáticas), palavras produzidas com excesso de tensão física, repetições de palavras monossilábicas (p. ex., "eu-eu-eu-eu vejo").
2. A perturbação causa ansiedade em relação à fala ou limitações na comunicação efetiva, na participação social ou no desempenho acadêmico ou profissional, individualmente ou em qualquer combinação.
3. O início dos sintomas ocorre precocemente no período do desenvolvimento (nota: casos de início tardio são diagnosticados como transtorno da fluência com início da idade adulta).
4. A perturbação não é passível de ser atribuída a um déficit motor da fala ou sensorial, a disfluência associada a lesão neurológica (p. ex., acidente vascular cerebral, tumor, trauma) ou a outra condição médica, não sendo mais bem explicada por outro transtorno mental.

A idade de início da gagueira é entre os 2 e 7 anos para 80 a 90% dos afetados; pesquisas mostram que a média é ao redor dos 33 meses, tanto para meninos quanto para meninas. A incidência, portanto, é semelhante entre os gêneros, mas há uma clara diferença entre gêneros na idade adulta, sendo os homens mais afetados, em uma proporção de 4:1; o que indica maior capacidade de recuperação espontânea no gênero feminino. Isto se reflete nos dados de incidência na população (5%) e de prevalência (1%).[5]

A maioria das crianças se recupera espontaneamente, porém, o grupo que não se recupera, ou seja, o grupo de cronificação terá impacto significativo na sua comunicação com reflexos na autoestima, relacionamentos interpessoais e colocação no mercado de trabalho; portanto, a identificação deste grupo e dos fatores de cronificação é decisiva para o início do tratamento precoce, o que aumenta significativamente as chances de remissão ou diminuição da gravidade da gagueira. São fatores de risco para a cronificação da gagueira:

- Sexo masculino
- Início abrupto
- Gaguejar por mais de 6 meses
- Início após os 3 anos
- História familiar de gagueira
- Mais de 2 repetições por episódio
- Tensões musculares durante a fala
- Interferências familiares e emocionais
- Distúrbios de linguagem ou fala
- Início do tratamento depois de 1 ano do início das rupturas
- Prematuridade
- Distúrbios do sono.

Nos casos com fatores de risco, uma investigação médica e fonoaudiológica deve ser iniciada o mais breve possível, já que o tratamento é benéfico em qualquer idade.

O início dos sintomas pode ser insidioso ou mais repentino. Em geral, as disfluências têm início gradativo, com repetição das consoantes iniciais, das primeiras palavras de uma frase ou de palavras longas sem percepção dos sintomas.[1]

As disfluências podem ser classificadas como típicas/comuns ou gagas/atípicas (ou típicas da gagueira; Tabela 148.1). As comuns podem ser encontradas na fala do indivíduo fluente e manifestar incertezas e/ou imprecisões linguísticas. Qualquer pessoa pode apresentar algum momento de disfluência, sem que isso signifique que esteja gaguejando.[1]

Um discurso é considerado como gaguejado quando apresenta uma taxa de disfluências típicas da gagueira (DTG) igual ou maior do que 3%, ou quando a soma das DTGs e das outras disfluências (OD)

Tabela 148.1 Classificação das disfluências.

Comuns, típicas		Atípicas, gagas ou típicas da gagueira	
Hesitação	Silêncio – 1 a 2 segundos	Repetição de palavra monossilábica	"eu, eu, eu"
Interjeição	Palavra ou expressão que não se relaciona com o texto – "então, mas, tá, daí etc."	Repetição de sílaba	"pe pe pe perigo"
Palavra não terminada / interrompida	Incompleta, não retomada posteriormente – "comprou uma bo..., um novo jogo"	Repetição de som	"ssss sapato"
Revisão Circunlocuções	Refaz o discurso; frequente depois de uma palavra não terminada; evitar uma palavra problemática	Prolongamento de som	"f....aca"
Repetição de palavra	"Pega, pega a panela"	Bloqueio audível ou silencioso (pausas preenchidas ou não preenchidas)	"/pato"
Repetição de segmento	Repetição de pelo menos 2 palavras completas – "vou fazer, vou fazer"	Pausa	Silêncio maior que 2 segundos
Repetição de frase	"Meu cachorro saiu, meu cachorro saiu"	Intrusão de som ou segmento	"tsts, ririri, estalo de língua"

é maior que 10%. Manifesta-se de forma individual, uma vez que varia quanto à tipologia das disfluências e demais aspectos qualitativos apresentados por cada pessoa que gagueja. Os sintomas da gagueira podem variar quanto à frequência e intensidade em determinados períodos, dentro do mesmo mês, da mesma semana e até mesmo dentro de um único dia: a gagueira é complexa e multifatorial.[1]

ETIOLOGIA

Genética

O risco de gagueira entre parentes biológicos de primeiro grau de indivíduos com gagueira é mais de três vezes maior do que na população em geral.

Evidências apontam que a interação entre genética, epigenética e fatores ambientais influenciariam na gênese da gagueira.[6,7] Genes relacionados com o neurometabolismo, interação célula-célula, regulação da transcrição gênica encontrados nos cromossomos 9, 10, 12, 13 e 18 foram associados a gagueira. Outros fatores reforçam a contribuição genética para a gagueira, como estudos em gêmeos, história familiar positiva e parentes do sexo masculino, carregando risco substancialmente maior do que parentes do sexo feminino, bem como a recuperação e persistência da gagueira relacionadas com condições hereditárias distintas.[8]

Um dos genes mais importantes na regulação da fala é o *FOXP2*,[9] que tem a sua expressão predominante no córtex cerebral, gânglios da base, tálamo, oliva inferior e cerebelo, em concordância com os principais sítios de alterações patológicas em pacientes com transtorno motor da fala, entre eles a gagueira, estando envolvido no desenvolvimento dos circuitos córtico-estriatais e olivocerebelares, relacionados com o controle motor. Sua expressão está ligada à concentração de dopamina, no corpo estriado, acarretando aumento do comprimento dos dendritos e aumento da plasticidade sináptica.[10]

A análise do gene *DRD2*, relacionado com um receptor de dopamina, predominante no cérebro, mostrou aumento da frequência de um alelo específico em adultos que gaguejam, porém sem replicação nas análises subsequentes, necessitando de maiores estudos.

Neuroimagem

A tractografia demonstrou vias de conexão entre a área tegmental ventral (VTA) do mesencéfalo e o córtex sensório-motor: a área motora suplementar (SMA) e córtex pré-motor dorsal, com a presença de dopamina no córtex motor relacionada com a plasticidade sináptica e aprendizagem motora.[10]

Estudos de neuroimagem demonstraram que PQGs apresentam anormalidades difusas nas redes cerebrais envolvendo o córtex motor/pré-motor, o giro frontal inferior, o giro temporal superior, os gânglios basais e o cerebelo. Ressonância magnética funcional (fMRI) evidenciou alteração de conectividade funcional, na alça talamocortical dos gânglios da base, na alça auditivo-motora, na alça pré-motora inferior frontal esquerda e na alça cerebelo-cerebral. Desta forma, a gagueira poderia estar associada a déficits tanto na ativação regional, quanto na interação inter-regional, relacionadas com a produção da fala fluente.[11]

Avaliações por meio de neuroimagem mostram que os circuitos auditivo-motor e talamocortical dos gânglios da base se desenvolveram diferentemente nas crianças que gaguejam, podendo estar relacionados com o comprometimento de processos de planejamento e execução da fala fluente.[12]

Nos adultos, observou-se hiperatividade da região hemisférica direita e alterações de coordenação entre áreas do cérebro que planejam e executam a fala. Porém, os estudos não identificaram se essas alterações anatômicas e funcionais estariam relacionadas com a etiologia ou seriam uma adaptação do cérebro adulto.[8]

Magnetoencefalografia (MEG), uma técnica neurofisiológica que mede os campos magnéticos associados a atividade neuronal quando evocado por estímulos auditivos, indicou que adultos com disfluência apresentavam organização atípica nas regiões de processamento auditivo no cérebro: a sensibilidade ao estímulo acústico estava aumentada no hemisfério direito em indivíduos disfluentes, enquanto no adulto fluente foi lateralizada à esquerda.[13]

O advento de novas tecnologias, não invasivas e com melhor resolução temporal, poderá tornar os estudos com essas crianças mais frequentes e com resultados mais significativos e menos conflitantes.

Gânglios da base e sistema dopaminérgico

Os gânglios da base juntamente com a área pré-motora no córtex frontal estão envolvidos na execução de sequências motoras. Por este modelo, o primeiro segmento de uma sequência motora teria início em córtex motor e os gânglios da base regulariam os segmentos motores subsequentes.

O sistema de dopamina e os mecanismos neurais de automatização nos gânglios da base estão relacionados com a aquisição da fala na infância e podem estar envolvidos nos mecanismos da gagueira.[1]

As funções do sistema dopaminérgico cerebral são, em grande parte, relacionadas com os gânglios da base. Um nível bem regulado de dopamina é essencial para o bom funcionamento dos circuitos dos gânglios da base, fortalecendo ou enfraquecendo as sinapses córtico-estriatais.

O corpo estriado (*striatum*) contém o maior número de receptores de dopamina do sistema nervoso, sendo os receptores D1 excitatórios e os D2 inibitórios predominantes no núcleo caudado e putâmen.[10]

A gagueira apresenta similaridades com a doença de Parkinson e a distonia, patologias relacionas com a alteração nos gânglios da base, porém, responde de forma diferente aos tipos de medicamentos dopaminérgicos. Administração de levodopa aumentou a disfluência, enquanto administração de antagonistas da dopamina promoveu melhora da fluência.[8]

Tomografia funcional com emissão de pósitrons demonstrou aumento da captação da 6 fluorodopa (6-FDOPA), precursora de dopamina, em pessoas com gagueira, em comparação com fluentes controles, sugerindo associação entre a hiperatividade dos sistemas dopaminérgicos no sistema nervoso central.[4]

Redes neurais

Exames de ressonância funcional demonstraram que alterações de conectividade das redes cerebrais relacionadas com atenção, motricidade, percepção e emoção, não apenas colocariam os indivíduos em risco de gagueira, mas poderiam influenciar na sua persistência.

A conectividade da rede padrão do cérebro, um conjunto de regiões mais ativas durante tarefas passivas, como modos internos de cognição usados ao lembrar, pensar sobre o futuro e divagar, apresentou-se aumentada com áreas de atenção (rede de atenção ventral VAN, rede de atenção dorsal DAN, rede frontoparietal FPN), controle executivo, processos sensoriais/motores (rede somatomotora) e visão (rede visual) em crianças com gagueira, com as conexões relacionadas com atenção e controle executivo associadas a gagueira persistente.[13]

Infecção streptocócica

A PANDAS (do inglês *pediatric autoimmune neuropsychiatric disorders associated with streptococcal infection*) pode estar associada a desenvolvimento de gagueira. Estudos de neuroimagem são consistentes com a hipótese de inflamação mediada por anticorpos de reação cruzada dos gânglios da base, causando sequelas neurológicas de infecções por GAS (estreptococos beta-hemolíticos do grupo A) e levando a alterações na transmissão de dopamina.[14]

GAS produz estreptolisina, toxina que pode causar hemólise dos glóbulos vermelhos, geralmente pela espécie *Streptococcus pyogenes* (*pyogenes*, do grego: produzir pus), sendo o local mais comum de infecção a orofaringe, especificamente o tecido linfoide – tonsilas. Ocorre mimetismo molecular - anticorpos contra proteínas estreptocócicas levam à reação cruzada com proteínas cerebrais, particularmente nos gânglios da base.

Dados epidemiológicos sobre gagueira indicam redução substancial na incidência desde o início dos anos 1900 até os anos 1960, época do surgimento da penicilina, e redução das infecções por estreptococos. A partir de então, a incidência parece estar estável.

Risco de desenvolver gagueira por infecções por GAS relacionado com fatores individuais: idade – maior risco na idade pré-escolar; sexo - maior risco em meninos; genética. Importante investigar possível ligação entre gagueira e infecções por GAS, principalmente em crianças com início súbito e inexplicável de gagueira.

GAGUEIRA E PROCESSAMENTO AUDITIVO CENTRAL

Smith e Kelly (1997)[15] propõem um modelo multifatorial, não linear da gagueira, em que o sistema motor da fala seria influenciado por uma complexa relação de múltiplos fatores, com o nível de contribuição de cada um deles determinando padrões de comportamento distintos. O processamento auditivo seria, entre muitas variáveis, um contribuinte potencial.[16]

O sistema auditivo monitora, simultânea e continuamente, os sons externos do ambiente acústico durante a fala, além de propiciar a retroalimentação da própria voz. Percepção e a produção da fala caminham juntas, tendo como base a apreciação da frequência, intensidade e duração dos sons.

A relação entre a fluência verbal e a alteração do processamento auditivo não é um fenômeno relacionado somente com a gagueira, mas também um fenômeno normal de fluência e não fluência.

Alguns estudos relatam que PQGs apresentam integração auditivo-motora alterada, em que o processamento da entrada auditiva poderia ser diferente quando comparados com fluentes.[17]

As habilidades de ordenação temporal de frequência e de duração são utilizadas principalmente para análise dos aspectos de prosódia da fala, como ritmo, acentuação e entoação. Indivíduos que apresentam processamento auditivo alterado não possuem uma discriminação de frequência, intensidade e duração sonora adequada, além disso, a prosódia e a entonação da fala não são apreciadas por completo, podendo gerar disfluência.[16]

Indivíduos com gagueira apresentaram resultados abaixo do esperado para os testes comportamentais que avaliaram o processamento temporal, além de maiores valores de latência no potencial evocado auditivo de longa latência.[18]

Os potenciais evocados auditivos de longa latência (PEALL), diferente dos testes comportamentais, que revelam apenas déficits funcionais, avaliam as atividades corticais envolvidas nas habilidades de discriminação, integração, atenção cerebral e memória, revelando a integridade e capacidade do sistema nervoso auditivo central (SNAC), sendo utilizados, cada vez mais, na investigação da via auditiva de PQG.[18]

É importante o conhecimento mais amplo das inabilidades auditivas da população de PQG, considerando a natureza multifatorial do transtorno e as características individuais, para um melhor planejamento terapêutico, no qual o treinamento auditivo acusticamente controlado poderia contribuir de forma positiva.

GAGUEIRA E FUNÇÕES EXECUTIVAS

Teorias cognitivas postulam que a gagueira teria origem em um sistema cognitivo-linguístico mal desenvolvido, com alterações entre o planejamento fonético-linguístico e a execução motora. Observações que PQGs têm dificuldades no planejamento da fala, durante fala espontânea, bem como déficit de percepção fonológica apoiam essas teorias.[19]

A memória operacional fonológica compreende dois *buffers* fonológicos distintos: *buffer* de entrada, envolvido em percepção da fala, e *buffer* de saída, envolvido na produção da fala. O armazenamento fonológico-específico é mediado pelo executivo central.

Estudos demonstraram uma estreita relação entre memória de trabalho fonológica e produção de fala, estabelecendo teorias de relação causal entre esta e a gagueira; a alça fonológica é responsável pelo processamento da informação verbal/fonológica que compreende armazenamento temporário, baseado em audição e processamento de ensaio subvocal. O comprometimento da memória de trabalho em crianças e adultos que gaguejam foi sugerido pelo pior desempenho no teste de repetição de pseudopalavras.[19]

Apesar do amplo conhecimento da relação do cerebelo com atividades motoras, estudos recentes identificaram um papel importante na memória fonológica/verbal de trabalho, bem como relação com o executivo central. A alça frontocerebelar pode estar envolvida na realização de ensaios subvocais, e as projeções do córtex temporoparietal ao cerebelo seriam importantes no armazenamento fonológico. Desta forma, a conectividade reduzida entre a regiões frontal inferior/média direita e cerebelo esquerdo afetaria a memória de trabalho fonológica na gagueira.

TERAPIA DA GAGUEIRA

Feedback auditivo

Existem situações em que a gagueira pode ser temporariamente aliviada, como pelo efeito de falar no ritmo, como no uso de metrônomo, e no canto e no *feedback*/retroalimentação auditiva atrasada.

Desde a década de 1950, o *feedback* auditivo atrasado (FAA), isto é, entrada auditiva alterada, foi utilizado para reduzir a gagueira, com resultados satisfatórios, sugerindo que o processamento auditivo e o *feedback* poderiam desempenhar papéis importantes na gagueira. No entanto, não estava claro se os efeitos de melhora da fluência eram devidos à alteração da entrada ou à velocidade de fala mais lenta resultante.

Pesquisas mais recentes demonstraram que, mesmo em condições de fala rápida, o *feedback* auditivo atrasado e o *feedback* com frequência alterada continuavam a melhorar a fluência em adultos que gaguejam, indicando que o processamento auditivo e o *feedback*, e não apenas a velocidade de fala mais lenta, desempenhavam um papel na fluência aprimorada.[20]

Dispositivos eletrônicos com tecnologia acessível, tanto para o indivíduo quanto para o fonoaudiólogo, podem ser utilizados para terapia baseada no *feedback* auditivo; porém, nem todos os indivíduos se beneficiam. Desta forma, deve-se, previamente, considerar os resultados da avaliação da fala e da audição e realizar uma prova terapêutica.

Efeito de ritmo, controle motor e de tempo

Para execução de uma sequência motora complexa é necessário o controle do padrão espacial de ativação muscular e o tempo exato para realização de cada submovimento. As pessoas que gaguejam podem ter a melhora na fluência, de forma instantânea, ao falar no ritmo de um metrônomo, o chamado efeito de ritmo. Este efeito é independente da velocidade de fala e ocorre devido a pistas externas para o tempo de cada sílaba.

O córtex pré-motor lateral parece desempenhar um papel fundamental nas pistas externas, sendo controlado pelo cerebelo.

Em relação ao *timing* dos movimentos, autores relacionaram os gânglios da base e seu circuito talâmico-cortical às atividades auto-iniciadas, bem aprendidas, complexas e sequenciais. Esse sistema seria formado pelo circuito sensoriomotor do putâmen, sobretudo a área motora suplementar, sendo responsável pelas pistas internas.[21]

O efeito do *timing* na melhora da disfluência pode ser também observado quando lendo em coro e no canto. O ritmo das palavras promove um tempo de iniciação, fornecendo pistas internas e externas, melhorando a gagueira. É comum, também, a diminuição da disfluência quando imitando um sotaque.

REFERÊNCIAS BIBLIOGRÁFICAS

1. Pirana S. Disfluências da fala - gagueira e taquifemia. In: Associação Brasileira de Otorrinolaringologia e Cirurgia Cérvico-Facial; Pinna FR, Bezerra TFP, Frizzarini R, Lourenço LFM, organizadores. PRO-ORL Programa de Atualização em Otorrinolaringologia. Ciclo 14. Porto Alegre: Artmed Panamericana; 2020. p. 57-75.
2. Maguire GA, Yeh C, Ito BS. Overview of the diagnosis and treatment of stuttering. J Exp Clin Med [Internet]. 2012 [Acesso em: 2024 Jul];4(2):92-7.
3. World Health Organization (WHO). ICD 11. 2022. Disponivel em: http://icd.who.int/. Acesso em: 2024 Jul.
4. Manual Diagnóstico e Estatístico de Transtornos Mentais - DSM-5-TR: Texto Revisado. 5. ed. Porto Alegre: ArtMed; 2023.
5. Howell P, Lu C. Assessing risk for stuttering in children. J Fluency Dis [Internet]. 2013 [Acesso em: 2024 Jul];38(2):63-5.
6. Riaz N, Steinberg S, Ahmad J, Pluzhnikov A, Riazuddin S, Cox NJ et al. Genome wide significant linkage to stuttering on chromosome 12. Am J Hum Genet [Internet]. 2005 [Acesso em: 2024 Jul];76(4):647-51.
7. Domingues CE, Olivera CM, Oliveira BV, Juste FS, Andrade CR, Giacheti CM et al. A genetic linkage study in Brazil identifies a new locus for persistent developmental stuttering on chromosome 10. Genet Mol Res [Internet]. 2014 [Acesso em: 2024 Jul];13(1):2094-101.
8. Perez HR, Stoeckle JH. Stuttering: Clinical and research update. Can Fam Physician [Internet]. 2016 [Acesso em: 2024 Jul];62(6):479-84.
9. Enard W. FOXP2 and the role of cortico-basal ganglia circuits in speech and language evolution. Curr Opin Neurobiol [Internet]. 2011 [Acesso em: 2024 Jul];21:415-24.
10. Alm PA. The dopamine system and automatization of movement sequences: A review with relevance for speech and stuttering. Front Hum Neurosci [Internet]. 2021 [Acesso em: 2024 Jul];15:661880.
11. Chang SE, Zhu DC. Neural network connectivity differences in children who stutter. Brain [Internet]. 2013 [Acesso em: 2024 Jul];136(Pt 12):3709-26.
12. Chang SE. Subtle differences in brain network connectivity in children who stutter. Procedia Soc Behav Sci [Internet]. 2015 [Acesso em: 2024 Jul];193:285.
13. Chang SE, Garnett EO, Etchell A, Chow HM. Functional and neuroanatomical bases of developmental stuttering: Current insights. Neuroscientist [Internet]. 2019 Dec [Acesso em: 2024 Jul];25(6):566-82.
14. Maguire GA, Viele SN, Agarwal S, Handler E, Franklin D. Stuttering onset associated with streptococcal infection: A case suggesting stuttering as PANDAS. Ann Clin Psychiatry [Internet]. 2010 Nov [Acesso em: 2024 Jul];22(4):283-4
15. Smith A, Kelly E. Stuttering: a dynamic, multifactorial model. In: Curlee RF, Siegel GM, editors. Nature and treatment of stuttering: new directions. Boston: Allyn & Bacon; 1997. p. 204-17..
16. Romero AC, Oliveira CM, Cardoso AC, Frizzo AC. Aspectos auditivos da gagueira. Verba Volant [Internet]. 2013 [Acesso em: 2024 Jul];4(1):92-103.
17. Mendonça LI. Considerações sobre as relações córtico-subcorticais na fala e linguagem. Revista Neuropsicologia Latinoamericana [Internet]. 2010 [Acesso em: 2024 Jul];2(2):1-10.
18. Prestes R, de Andrade AN, Santos RB, Marangoni AT, Schiefer AM, Gil D. Temporal processing and long-latency auditory evoked potential in stutterers. Braz J Otorhinolaryngol [Internet]. 2017 [Acesso em: 2024 Jul];83(2):142-6.
19. Kaganovich N, Wray AH, Weber-Fox C. Non-linguistic auditory processing and working memory update in pre-school children who stutter: An electrophysiological study. Dev Neuropsychol [Internet]. 2010 [Acesso em: 2024 Jul];35(6):712-36.
20. Picoloto LA, Cardoso AC, Cerqueira AV, Oliveira CM. Efeito da retroalimentação auditiva atrasada na gagueira com e sem alteração do processamento auditivo central. CoDAS [Internet]. 2017 [Acesso em: 2024 Jul];29(6).
21. Civier O, Bullock D, Max L, Guenther FH. Computational modeling of stuttering caused by impairments in a basal ganglia thalamocortical circuit involved in syllable selection and initiation. Brain Lang [Internet]. 2013 [Acesso em: 2024 Jul];126:263-78.

CAPÍTULO

149

Transtorno de Déficit de Atenção e Hiperatividade

Mônica Simons Guerra

INTRODUÇÃO

O transtorno de déficit de atenção e hiperatividade (TDAH) é um transtorno do neurodesenvolvimento altamente heterogêneo, de etiologia multifatorial, com elevada herdabilidade. Caracteriza-se por um padrão persistente dos sintomas cardinais de desatenção, hiperatividade e/ou impulsividade. As estimativas de prevalência mundial para o TDAH estão entre as mais altas para os transtornos do neurodesenvolvimento, sendo frequentemente associado a outras comorbidades neuropsiquiátricas. A neurobiologia, etiologia e tratamento do TDAH são temas de intenso debate e controvérsias na literatura científica contemporânea, apresentando, além disso, elevado impacto social e econômico devido aos prejuízos causados nos âmbitos familiar, escolar e profissional.[1]

Nas últimas décadas, houve avanços significativos na compreensão do transtorno, especialmente no campo da genética molecular e da neuroimagem, resultando na disseminação do conhecimento entre as sociedades e no aumento do reconhecimento e tratamento dos indivíduos afetados. Apesar de o reconhecimento e tratamento do TDAH datarem da segunda metade do século 20, referências históricas ao surgimento do conceito atual de TDAH citam descrições de médicos como Weikard (1775) e Crichton (1798), que abordaram distúrbios de atenção antes dessa data.[2]

Em 1846, Heinrich Hoffmann, médico que mais tarde fundou o primeiro hospital psiquiátrico em Frankfurt, na Alemanha, descreveu os sintomas típicos do TDAH em seu livro infantil alemão chamado *Struwwelpeter*. Este livro ilustra a história do personagem Zappel-Philipp, representando um indivíduo extremamente inquieto, impulsivo, desobediente e hiperativo, características semelhantes à sintomatologia do TDAH. Uma cena emblemática do livro mostra o personagem caindo no chão de tanto se mexer na cadeira, arrastando consigo louça, comida e a toalha de mesa. A expressão "*diable au corps*" ou "diabo em carne e osso" originou-se da tradução francesa de *Struwwelpeter* por Cavanna (1979). Outro marco histórico relevante no contexto do TDAH foi o médico Désiré Magloire Bourneville, que, em meados de 1890, desenvolveu uma estrutura médico-educacional no Hospital Bicêtre, em Paris. Essa estrutura oferecia instrução especializada para crianças e adolescentes rotulados como "anormais escolares", caracterizados pela tríade clássica do TDAH, incluindo hiperatividade, impulsividade e desatenção. Esses contextos históricos evidenciam claramente que o diagnóstico de TDAH não é uma "invenção" dos tempos modernos, mas tem raízes históricas profundas no entendimento das dificuldades comportamentais e acadêmicas associadas a esse transtorno.[3]

DIAGNÓSTICO

Conforme a revisão mais recente do Manual Diagnóstico e Estatístico de Transtornos Mentais (DSM-5-TR), publicado em 2022 pela Associação Americana de Psiquiatria, o TDAH é classificado como um transtorno neurobiológico do desenvolvimento. Sua apresentação pode variar em intensidade e ao longo do tempo, e os critérios diagnósticos incluem a presença clínica de sintomas predominantemente de desatenção, predominantemente hiperativos/impulsivos, ou a combinação de desatenção e hiperatividade/impulsividade, em dois ou mais ambientes, como em casa, escola ou trabalho e em outras atividades.[1]

O TDAH é altamente heterogêneo, resultando em uma ampla variedade de perfis cognitivos e comportamentais, uma vez que os sintomas se manifestam de diversas maneiras, abrangendo desatenção, hiperatividade e impulsividade. A desatenção reflete-se em comportamentos como desvio de tarefas, dificuldade em manter o foco e desorganização. Já a hiperatividade envolve atividade motora excessiva, enquanto a impulsividade refere-se a ações precipitadas sem premeditação, com potencial para prejudicar o indivíduo.[4]

Segundo o DSM-5-TR, as apresentações clínicas devem incluir seis ou mais sintomas em qualquer uma dessas categorias em crianças, enquanto os adultos devem apresentar cinco ou mais sintomas (Tabela 149.1). Além disso, é fundamental que os sintomas estejam presentes desde a infância e interfiram no funcionamento social, acadêmico ou profissional. O Manual destaca a importância de especificar a gravidade atual do TDAH, classificando como leve, moderado ou grave, dependendo do impacto nos diferentes aspectos da vida do indivíduo, frequentemente apresentando comorbidades, como dificuldades de aprendizagem, transtorno do espectro do autismo (TEA), transtorno obsessivo-compulsivo, distúrbio por abuso de substâncias, transtorno disruptivo da desregulação de humor, transtorno de ansiedade e distúrbios do sono.[1]

Seguindo as diretrizes internacionais e estudos de metanálises, o diagnóstico do TDAH deve ser conduzido por profissionais de saúde qualificados, mediante uma avaliação clínica abrangente. Essa avaliação deve incorporar informações provenientes dos pais, professores e, sempre que possível, do próprio paciente. É essencial descartar outras condições médicas ou psiquiátricas que possam explicar os sintomas antes de confirmar o diagnóstico de TDAH. As melhores práticas para diagnosticar o transtorno incluem a realização de uma avaliação diagnóstica clínica completa, levando em consideração diferentes contextos e envolvendo diversos entrevistados, bem como observações diretas. Embora as escalas de classificação sejam recomendadas como ferramentas auxiliares no diagnóstico e como medidas sistemáticas para monitorar o tratamento, elas não devem ser consideradas o padrão-ouro para o diagnóstico. A avaliação neuropsicológica, embora não seja considerada essencial para estabelecer o diagnóstico, pode fornecer informações úteis para adaptar o gerenciamento de forma mais eficaz. Essa abordagem visa uma compreensão mais abrangente das necessidades individuais da criança, levando em conta não apenas os sintomas do TDAH, mas também outros fatores que podem contribuir para o seu desenvolvimento global.[5]

PREVALÊNCIA

O TDAH é reconhecido como um dos transtornos de neurodesenvolvimento mais prevalentes. A sua incidência apresenta variações consideráveis, sendo influenciada por diferentes metodologias, critérios diagnósticos e fontes de informação nos estudos, além das particularidades nos requisitos para o diagnóstico. A localização geográfica e o ano de realização do estudo parecem ter uma influência na variabilidade das estimativas de prevalência.[1,6,7]

A análise epidemiológica do TDAH não apenas proporciona uma compreensão dos impactos do diagnóstico e tratamento na saúde das comunidades, mas também permite o acompanhamento das mudanças ao longo do tempo, contribuindo para o desenvolvimento de novas estratégias nos serviços de saúde.[1]

Tabela 149.1 Transtorno de déficit de atenção/hiperatividade - critérios diagnósticos do Manual Diagnóstico e Estatístico de Transtornos Mentais (DSM-5-TR).

A. Um padrão persistente de desatenção e/ou hiperatividade-impulsividade que interfere no funcionamento e no desenvolvimento, conforme caracterizado por (1) e/ou (2):
1. Desatenção: seis (ou mais) dos seguintes sintomas persistem por pelo menos 6 meses em um grau que é inconsistente com o nível do desenvolvimento e têm impacto negativo diretamente nas atividades sociais e acadêmicas/profissionais: Nota: os sintomas não são apenas uma manifestação de comportamento opositor, desafiador, hostilidade ou dificuldade para compreender tarefas ou instruções. Para adolescentes mais velhos e adultos (17 anos ou mais), pelo menos cinco sintomas são necessários • Frequentemente, não presta atenção em detalhes ou comete erros por descuido em tarefas escolares, no trabalho ou durante outras atividades (p. ex., negligência ou deixa passar detalhes, o trabalho é impreciso) • Frequentemente, tem dificuldade de manter a atenção em tarefas ou atividades lúdicas (p. ex., dificuldade de manter o foco durante aulas, conversas ou leituras prolongadas) • Frequentemente, parece não escutar quando alguém lhe dirige a palavra diretamente (p. ex., parece estar com a "cabeça longe", mesmo na ausência de qualquer distração óbvia) • Frequentemente, não segue instruções até o fim e não consegue terminar trabalhos escolares, tarefas ou deveres no local de trabalho (p. ex., começa as tarefas, mas rapidamente perde o foco e facilmente perde o rumo) • Frequentemente, tem dificuldade para organizar tarefas e atividades (p. ex., dificuldade em gerenciar tarefas sequenciais; dificuldade em manter materiais e objetos pessoais em ordem; trabalho desorganizado e desleixado; mau gerenciamento do tempo; dificuldade em cumprir prazos) • Frequentemente, evita, não gosta ou reluta em se envolver em tarefas que exijam esforço mental prolongado (p. ex., trabalhos escolares ou lições de casa; para adolescentes mais velhos e adultos, preparo de relatórios, preenchimento de formulários, revisão de trabalhos longos) • Frequentemente, perde coisas necessárias para tarefas ou atividades (p. ex., materiais escolares, lápis, livros, instrumentos, carteiras, chaves, documentos, óculos, celular) • Frequentemente, é distraído com facilidade por estímulos externos (para adolescentes mais velhos e adultos, pode incluir pensamentos não relacionados) • Frequentemente, esquece as tarefas diárias (p. ex., fazer tarefas escolares; adolescentes e adultos mais velhos: retornar chamadas, pagar contas, manter compromissos)
2. Hiperatividade e impulsividade: seis (ou mais) dos seguintes sintomas persistem por pelo menos 6 meses em um grau que é inconsistenté com o nível de desenvolvimento e têm impacto negativo diretamente nas atividades sociais e acadêmicas/profissionais: Nota: os sintomas não são apenas uma manifestação de comportamento opositor, desafiador, hostilidade ou dificuldade para compreender tarefas ou instruções. Para adolescentes mais velhos e adultos (17 anos ou mais), pelo menos cinco sintomas são necessários. • Frequentemente, remexe ou batuca as mãos ou os pés ou se contorce na cadeira • Frequentemente, se levanta da cadeira em situações em que se espera que permaneça sentado (p. ex., sai do seu lugar em sala de aula, no escritório ou em outro local de trabalho, ou em outras situações que exijam que se permaneça em um mesmo lugar) • Frequentemente, corre ou sobe em objetos em situações em que isso é inapropriado (Nota: em adolescentes ou adultos, pode se limitar a sensações de inquietude) • Frequentemente, é incapaz de brincar ou se envolver em atividades de lazer calmamente • Frequentemente, "não para", agindo como se estivesse "com o motor ligado" (p. ex., não consegue ou se sente desconfortável em ficar parado por muito tempo, como em restaurantes, reuniões; outros podem ver o indivíduo como inquieto ou difícil de acompanhar) • Frequentemente, fala demais • Frequentemente, deixa escapar uma resposta antes que a pergunta tenha sido concluída (p. ex., termina frases dos outros, não consegue aguardar a vez de falar) • Frequentemente, tem dificuldade para esperar a sua vez (p. ex., aguardar em uma fila) • Frequentemente, interrompe ou se intromete (p. ex., mete-se nas conversas, jogos ou atividades; pode começar a usar as coisas de outras pessoas sem pedir ou receber permissão; para adolescentes e adultos, pode intrometer-se em conversas ou assumir o controle sobre o que outros estão fazendo)
B. Vários sintomas de desatenção ou hiperatividade-impulsividade estavam presentes antes dos 12 anos de vida
C. Vários sintomas de desatenção ou hiperatividade-impulsividade estão presentes em dois ou mais ambientes (p. ex., em casa, na escola, no trabalho; com amigos ou parentes; em outras atividades)
D. Há evidências claras de que os sintomas interferem no funcionamento social, acadêmico ou profissional, ou de que reduzem sua qualidade
E. Os sintomas não ocorrem exclusivamente durante o curso de esquizofrenia ou outro transtorno psicótico, e não são mais bem explicados por outro transtorno mental (p. ex., transtorno do humor, transtorno de ansiedade, transtorno dissociativo, transtorno da personalidade, intoxicação ou abstinência de substância)

Estudos populacionais indicam que o TDAH afeta cerca de 7,2% das crianças no mundo. No entanto, a prevalência varia consideravelmente entre países, situando-se entre 0,1 e 10,2% em crianças e adolescentes, segundo o DSM-5-TR. Observa-se uma prevalência mais elevada em populações específicas, como crianças adotadas ou em ambientes correcionais. Estimativas apontam uma prevalência de até 9% em crianças em idade escolar, com um aumento significativo nos diagnósticos nas últimas décadas nos EUA.[6] Aproximadamente, 55 a 66% dos indivíduos continuam a manifestar sintomas do TDAH e comprometimentos neuropsicológicos na idade adulta, solidificando o reconhecimento do transtorno como uma condição crônica de saúde. Em uma metanálise transnacional, o TDAH foi identificado em 2,5% dos adultos.[1]

Além disso, enquanto o TDAH é mais prevalente em meninos do que em meninas durante a infância e adolescência, observa-se uma distribuição mais equilibrada da prevalência entre os sexos na idade adulta, variando de 3:1 a 10:1 na fase inicial para uma distribuição mais equitativa.[7]

NEUROBIOLOGIA

Considerando a alta heterogeneidade do TDAH e as diversas repercussões da sintomatologia em diferentes contextos da vida, bem como o impacto educacional, social e econômico associado, têm surgido nos últimos anos evidências promissoras para compreender os variados mecanismos neurobiológicos que contribuem para diferentes dimensões dos sintomas, envolvendo múltiplas vias etiológicas.[8,9]

Estudos têm investigado alterações em áreas cerebrais específicas, desregulações em neurotransmissores, padrões de atividade neural atípicos, mudanças anatômicas de microestruturas cerebrais, entre outros. Essa compreensão mais refinada dos substratos neurobiológicos do TDAH pode conduzir ao desenvolvimento de estratégias de intervenção mais direcionadas e individualizadas, levando em consideração a diversidade de perfis clínicos presentes dentro dessa condição.[8]

Alterações dos neurotransmissores no TDAH

Inúmeras redes neurais que implicam funções executivas, de atenção e de recompensa foram identificadas como desempenhando um papel crítico na fisiopatologia do TDAH. Isso envolve principalmente a desregulação dos neurotransmissores dos sistemas monoaminérgicos de neurotransmissão, relacionados com as catecolaminas dopamina e noradrenalina, bem como a serotonina, glutamina e GABA. O prosencéfalo, responsável por processar informações sensoriais, deve discernir quais estímulos merecem maior atenção e priorizar comportamentos com base na experiência. Os sistemas monoaminérgicos ascendentes desempenham papéis-chave nesse processo, entre outras funções.[9]

Os neurônios dopaminérgicos (Figura 149.1.), localizados no mesencéfalo e no hipotálamo, têm papéis distintos em diferentes grupos (A8 a A17). Os grupos A8 e A9, adjacentes à substância negra, influenciam a iniciação do movimento, projetando-se para o estriado. O grupo A10, na área tegmental ventral, projeta-se para áreas como o córtex frontal e temporal, impactando emoção e memória. Grupos A11 e A13, na zona incerta do hipotálamo, regulam neurônios pré-ganglionares simpáticos. Os grupos A12, A14 e A15 integram o sistema neuroendócrino, controlando funções como liberação de prolactina e secreção de gonadotrofinas. Neurônios dopaminérgicos também estão presentes no bulbo olfatório (A16) e na retina (A17).

As funções cerebrais exercidas pela dopamina ocorrem, principalmente, por meio de ações sinápticas metabotrópicas por receptores acoplados à proteína G, classificados em tipo 1 (subtipos D1 e D5) e tipo 2 (subtipos D2, D3, D4). Os receptores dos subtipos D1 e D2 são os mais abundantes e estão envolvidos em funções fisiológicas. Duas principais vias dopaminérgicas, originadas de diferentes núcleos da base, são destacadas (Figura 149.2):

- Via nigroestriatal: da substância negra para o corpo estriado, especialmente o estriado dorsal, essencial para a regulação do movimento voluntário
- Via mesolímbica/mesocortical: da área tegmental ventral para o sistema límbico e córtex cerebral, regulando o sistema de recompensa, motivação, humor, processamento emocional, memória, aprendizado e funções executivas

Disfunções nessas vias estão relacionadas com transtornos psiquiátricos, como TDAH e esquizofrenia.[11]

Os neurônios noradrenérgicos (grupos A) e adrenérgicos (grupos C) estão distribuídos no bulbo e na ponte (Figura 149.3). Isso inclui os grupos A2 e C2 na medula dorsal, parte do núcleo do trato solitário. Grupos A1 e C1, localizados na medula ventral próximo ao núcleo ambíguo, projetam-se em direção ao hipotálamo. Alguns neurônios C1 estendem-se até neurônios pré-ganglionares simpáticos na medula espinhal, regulando funções cardiovasculares e endócrinas. Já os grupos de células A5, A6 (*locus coeruleus*) e A7 na ponte têm projeções na medula espinhal, modulando reflexos autônomos e a sensação de dor. O *locus coeruleus* também apresenta projeções rostrais para o prosencéfalo, desempenhando um papel essencial na excitação e atenção.

Os receptores noradrenérgicos, geralmente ativados por sinapses metabotrópicas acopladas à proteína G, são classificados por tipos alfa (subtipos alfa-1, alfa-2) e beta (beta-1 e beta-2). Em regiões cerebrais específicas, os receptores alfa-2 são frequentemente encontrados, como no córtex pré-frontal, onde desempenham um papel na regulação da liberação de neurotransmissores. Além disso, os receptores beta-1 e beta-2 são mais proeminentes em áreas como o hipotálamo, influenciando a resposta ao estresse e a regulação hormonal.

As vias noradrenérgicas (Figura 149.4), originadas nos núcleos da base, desempenham papel essencial na regulação do humor, estresse, atenção e funções cognitivas. A principal via, conhecida como via tegmento-ponto-noradrenérgica, tem origem no *locus coeruleus*, no tronco cerebral, e se estende para diversas regiões cerebrais, como córtex cerebral, tálamo, hipotálamo e sistema límbico. O *locus coeruleus* contém neurônios noradrenérgicos que liberam noradrenalina nas áreas-alvo. Essa via noradrenérgica regula o estado de vigília, atenção, resposta ao estresse e humor. Disfunções nessas vias estão associadas a distúrbios do humor, como depressão e ansiedade.[11]

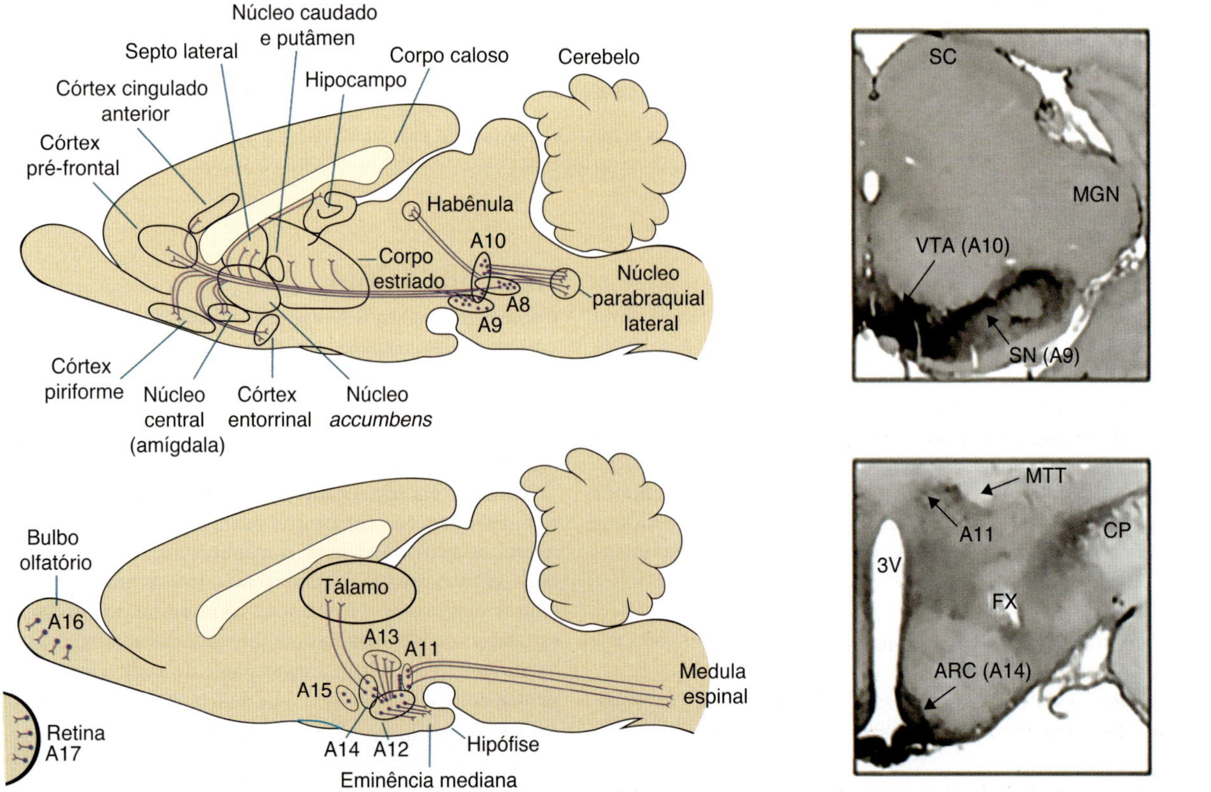

Figura 149.1 Neurônios dopaminérgicos estão localizados no mesencéfalo e no hipotálamo – grupos A8 a A17. (Adaptada de: Kandel et al., 2023.)

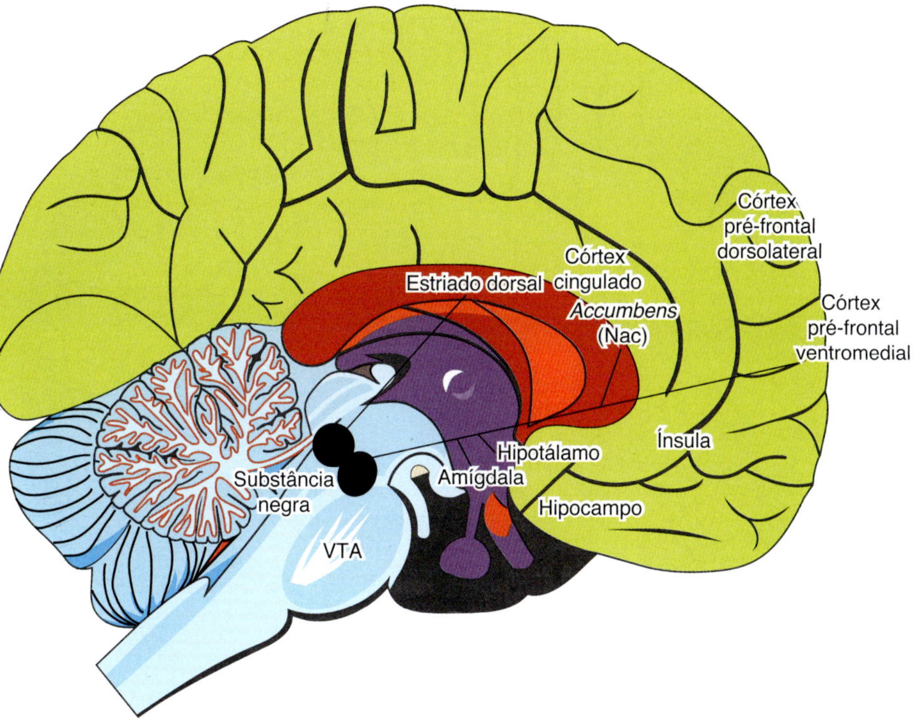

Figura 149.2 Vias dopaminérgicas. (1) Origem: substância negra; via nigroestriatal: da substância negra (substância *nigra pars compacta* – SNc e substância *nigra pars reticulata*) ao corpo estriado (núcleo caudado e putâmen). (2) Origem: área tegmental ventral; via mesolímbica: da área tegmental ventral (VTA) ao hipocampo, núcleo *accumbens,* amígdala e córtex pré-frontal ventromedial; via mesocortical: da VTA para o córtex cerebral, especialmente o córtex pré-frontal dorsolateral.

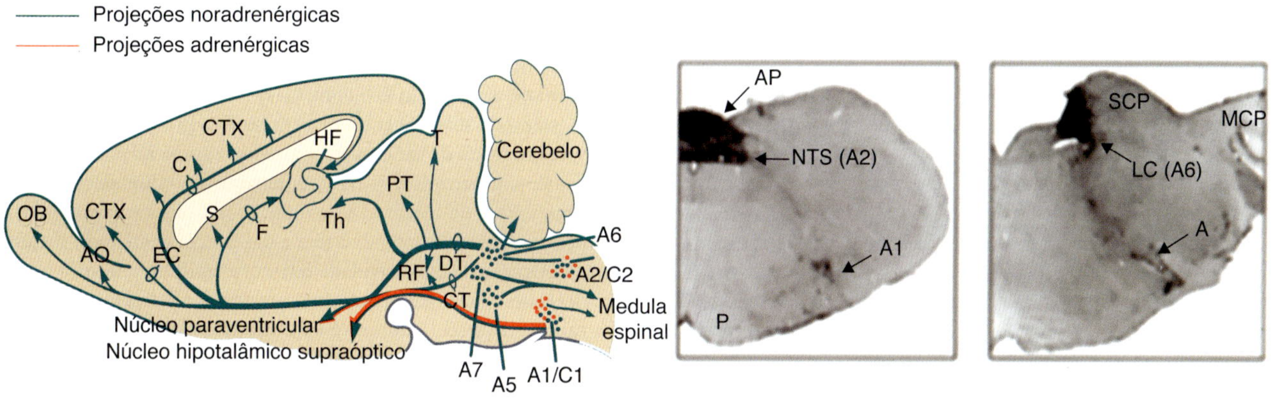

Figura 149.3 Neurônios noradrenérgicos (grupos A) e neurônios adrenérgicos (grupos C) estão localizados no bulbo e na ponte. (Adaptada de: Kandel et al., 2023.)

Tanto a noradrenalina como a dopamina são sintetizadas a partir do aminoácido essencial tirosina, por meio de uma via biossintética comum composta por cinco enzimas. Elas exercem suas funções por meio de um mecanismo com um padrão de curva em forma de "U invertido", ou seja, tanto a atividade muito intensa (p. ex., durante situações estressantes) quanto a atividade muito baixa (p. ex., estados de sonolência) prejudicam o funcionamento desses sistemas.[8,9,11]

As mudanças fisiológicas induzidas pela ligação da dopamina e da norepinefrina aos seus respectivos receptores envolvem a modulação de vários processos cognitivos e executivos geralmente prejudicados no TDAH. Por exemplo, os pacientes com TDAH geralmente apresentam uma maior densidade do transportador de dopamina (DAT), responsável pela recaptação de dopamina em neurônios pré-sinápticos. Isso pode resultar em uma recaptação mais rápida de dopamina, levando a níveis mais baixos desse neurotransmissor na fenda sináptica. A disfunção no sistema noradrenérgico, relacionada com a recaptação excessiva de noradrenalina devido a alterações no transportador de noradrenalina (NET), também foi associada a TDAH. Isso resulta em níveis mais baixos de noradrenalina na fenda sináptica. A ligação da norepinefrina com receptores adrenérgicos demonstrou modular processos de memória de trabalho. Níveis moderados ou altos deste neurotransmissor apresentam afinidades de ligação diferenciais a cada tipo de receptor, resultando em diferentes efeitos fisiológicos na memória de trabalho.[8,9]

Embora não tão extensivamente quanto os sistemas dopaminérgico e noradrenérgico, o envolvimento de outros sistemas também é implicado no TDAH, embora com evidências não consistentes. Alguns pacientes com TDAH relatam baixos níveis de serotonina (5-HT) e níveis alterados de glutamina e GABA (ácido gama-aminobutírico).[8,9]

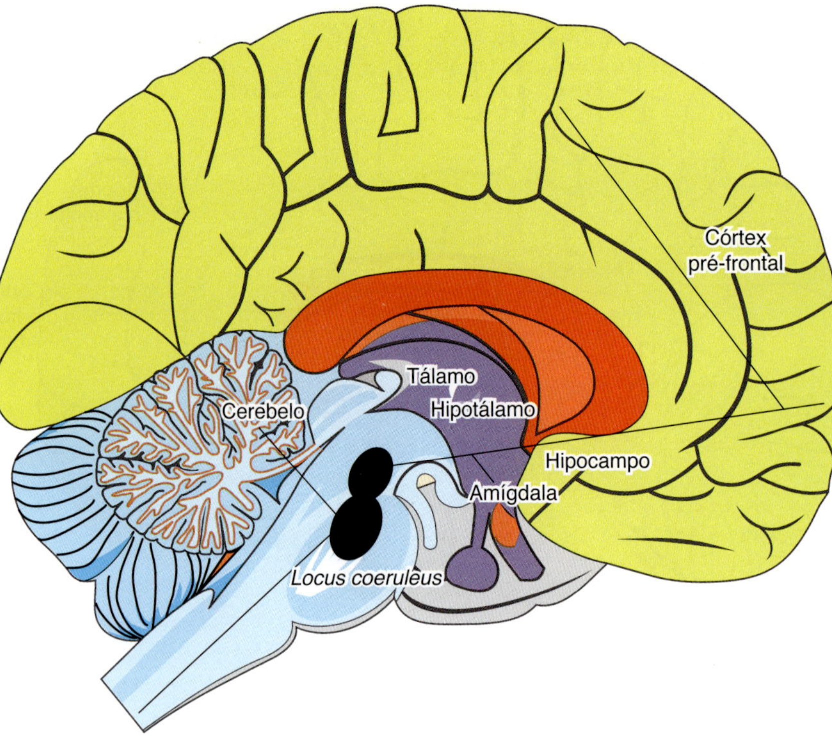

Figura 149.4 Via noradrenérgica. Origem: *locus coeruleus* (localizado no mesencéfalo). Conexões com núcleo do trato solitário e núcleo ambíguo (localizados no bulbo e na ponte). Vias ascendentes: projetam-se para o córtex cerebral, cerebelo, hipocampo, sistema límbico e córtex pré-frontal. Vias descendentes: modulam reflexos autônomos e sensação de dor; influenciam funções endócrinas e cardiovasculares.

Estudos de neuroimagem

A ressonância nuclear magnética (RNM) é uma modalidade não invasiva amplamente utilizada para mapear alterações cerebrais *in vivo* em vários distúrbios neurológicos, incluindo o TDAH, que tem evidenciado alterações na arquitetura estrutural e funcional em diversas regiões do cérebro.[12]

Diversos estudos utilizando ressonância nuclear magnética funcional (RNMf) em estado de repouso e análises de correlação funcional concentram-se principalmente em redes que sustentam funções de controle cognitivo de ordem superior. As investigações apontam para padrões de hipoativação na conectividade funcional, associados a sintomas clínicos ligados à função executiva, como impulsividade e desafio de oposição. Esses padrões são observados por meio de déficits funcionais na sincronização de ativação entre a rede do modo padrão (DMN, do inglês *default mode network*), normalmente mais ativa quando não há realização de tarefas, e a rede do modo ativo (TPN, do inglês *task-positive network*), ativado durante a realização de tarefas. Em indivíduos com TDAH, a ativação prejudicada dessas redes ocorre durante a realização de tarefas que exigem concentração e em tarefas de vários domínios cognitivos. Essas redes são fundamentais para as funções de controle executivo, sendo mediadas principalmente pela rede de controle atencional frontoparietal com base no córtex pré-frontal em crianças e adultos com TDAH.[8,12]

Outros estudos com RNM relataram que crianças com TDAH apresentam alterações na arquitetura anatômica, sustentando o papel do circuito frontoestriatal, independentemente da idade. No entanto, as diferenças de neuroimagem observadas são pequenas e não podem ser usadas para fins de diagnóstico ou como biomarcador. Isso inclui investigações que indicam uma diminuição modesta do volume da substância cinzenta em diferentes regiões cerebrais subcorticais, como globo pálido, núcleo caudado e putâmen em crianças, mas não em adolescentes ou adultos. Além disso, evidências sugerem possivelmente uma diminuição na área de superfície cortical em crianças e adultos com TDAH, em várias regiões do cérebro, como amígdala, hipocampo, núcleo *accumbens*, temporais, além de uma redução do volume total intracraniano em relação aos controles.[12]

O tecido da substância branca em regiões profundas do cérebro consiste em feixes de axônios mielinizados, organizados em setores e principalmente envolvidos na coordenação da comunicação entre diferentes áreas do cérebro. A substância branca intacta é responsável pela melhoria da aprendizagem e das funções cerebrais. Estudos de investigação da conectividade estrutural utilizam a técnica baseada em ressonância magnética, que caracteriza a integridade do tecido microestrutural (natureza e extensão da ruptura neuronal) e as vias da microfibra usando propriedades de difusão de moléculas de água. A anisotropia fracionada (FA) mede a direcionalidade da difusão da água das estruturas teciduais subjacentes, enquanto a difusividade média (MD) estima a magnitude da difusão da água no tecido. Tanto a FA quanto a MD são métricas de imagens por tensor de difusão (DTI, do inglês *diffusion tensor imaging*), usadas para a estimativa quantitativa da integridade da substância branca em vários distúrbios neurológicos e neurodegenerativos, proporcionando descobertas mais robustas relacionadas com o TDAH. Essas alterações envolvem a organização da mielinização em redes cerebrais complexas, relacionadas com as funções cognitivas e com o processamento emocional/recompensa, incluindo o circuito frontoestriatal-cerebelar e a conexão inter-hemisférica por meio do corpo caloso. Suspeitas relacionadas com os sintomas também abrangem o fascículo longitudinal superior direito, fascículo longitudinal inferior, uncinado esquerdo e o feixe do cíngulo.[12]

ETIOLOGIA

As evidências disponíveis indicam claramente que o TDAH é um distúrbio altamente complexo e heterogêneo, envolvendo fatores de risco etiológicos multifatoriais, tais como genéticos, neurológicos, ambientais e psicossociais, e suas interações. Embora o diagnóstico de TDAH seja geralmente estabelecido com base na avaliação clínica dos principais sintomas comportamentais, bem como em sua gravidade e duração, os estudos recentes relacionados com a genética molecular, altamente promissores, ainda deixam questões em aberto quanto às relações entre as definições clínicas e os fatores etiológicos identificados, ou qualquer tentativa de identificação de marcadores biológicos.[4]

Dados provenientes de análises familiares de portadores afetados, identificação de genes comuns e raros, juntamente com estudos sobre a interação de fatores ambientais que aumentam a susceptibilidade genética, sugerem fortemente um componente etiológico genético significativo do distúrbio.[4,13,14]

Genética

A contribuição genética para o TDAH é significativa em comparação com outros transtornos psiquiátricos, com estimativas de hereditabilidade variando entre 60 e 90%. Essa constatação é respaldada por estudos que incluíram parentes de pessoas afetadas, como gêmeos monozigóticos e dizigóticos.[4]

Ao buscar compreender os fatores genéticos associados a neurobiologia do TDAH, diversas variantes genéticas foram identificadas como potenciais candidatas para o desenvolvimento do transtorno em crianças. Destacam-se genes codificadores responsáveis por diferentes elementos neurobioquímicos associados a TDAH, incluindo receptores de dopamina (D2, D3, D4, D5), transportadores de dopamina, receptores noradrenérgicos (ADRA2A, ADRA2C, ADRA1C), transportador de norepinefrina, receptores serotoninérgicos (HTR1B, 5-HTT), e genes relacionados com o neurotransmissor GABA, como *GABRB3*. Além disso, genes que codificam enzimas como a dopamina-beta-hidroxilase (DBH), monoamina oxidase-A (MAO-A) e catecol-O-metiltransferase (COMT) também estão envolvidos nesse complexo cenário genético associado a TDAH. Essas descobertas fornecem informações importantes sobre as bases genéticas do transtorno e abrem caminho para investigações mais aprofundadas.[12,15-17]

Vários polimorfismos gênicos mostraram uma associação com mudanças nas funções neuropsicobiológicas no TDAH. Os estudos de análise de genoma em larga escala, como o *Genome Wide Association Studies* (*GWAS*), uma abordagem inovadora para investigar variantes do DNA genômico para riscos específicos de doenças com efeitos consideravelmente menores, têm desempenhado um papel significativo na compreensão da arquitetura genética do TDAH. O GWAS de 2019, que apresentou os primeiros achados significativos em todo o genoma, estimou a proporção da variação fenotípica atribuída às variantes genéticas comuns (*single nucleotide polymorphism* [SNP] *heritability* (h^2_{SNP}) no TDAH em cerca de 22%. Em uma metanálise GWAS mais recente do TDAH (2022-TDAH), o h^2_{SNP} foi menor em comparação com o GWAS anterior, avaliado em 14%. Essa diferença foi atribuída a diversas estratégias e projetos de verificação, bem como a tamanhos efetivos menores de amostra em coortes individuais específicas que compunham o estudo. No entanto, os resultados indicam que aproximadamente 7.000 variantes comuns podem explicar 90% do h^2_{SNP}, confirmando a extensa arquitetura poligênica do TDAH. Muitas descobertas, além das já identificadas, tornar-se-ão significativas à medida que o tamanho da amostra aumenta. O GWAS de 2019, com uma amostra de 20.183 casos e 35.191 controles, identificou 12 *loci* associados a TDAH. Já o GWAS de 2022, com 38.691 indivíduos com TDAH e 186.843 controles, revelou 27 *loci*, sendo 21 deles novos. Esses *loci* estão relacionados com diversos processos de neurodesenvolvimento e neurogênese, indicando uma ampla influência genética.

Embora a expectativa fosse de que os genes dopaminérgicos e noradrenérgicos fossem destacados nesses GWAS, os resultados não apontaram diretamente para esses candidatos. No entanto, o h^2SNP é explicado por um número muito maior de variantes do que aquelas significativamente associadas. Assim, as variantes genéticas apontadas pelos genes candidatos ainda podem se tornar significativas à medida que o tamanho da amostra aumenta, como observado em outros distúrbios, como esquizofrenia e depressão, nos quais a significância em variantes de genes candidatos surgiu apenas com grandes tamanhos de amostra.[15-17]

Estudos genômicos também revelaram que o TDAH apresenta sobreposição genética com vários fenótipos, incluindo aspectos psiquiátricos, cognitivos, comportamentais e metabólicos. Isso sugere, pelo menos em parte, uma associação cruzada explicada por fatores genéticos compartilhados. Outros estudos destacaram a heterogeneidade clínica do TDAH em diferentes estágios da vida. A comparação entre crianças e adultos demonstrou uma contribuição genética compartilhada, apoiando a persistência do aspecto do neurodesenvolvimento do TDAH em adultos. No entanto, diferenças na arquitetura genética foram observadas entre subgrupos do TDAH, indicando possíveis susceptibilidades genéticas diferenciais para comorbidades específicas em diferentes estágios de desenvolvimento do transtorno.[15-17]

A randomização mendeliana (RM) emerge como uma outra abordagem promissora para explorar relações causais entre exposições e resultados, utilizando variantes genéticas aleatórias como variáveis instrumentais. Essas variantes podem minimizar potenciais efeitos de confusão, permitindo a investigação de efeitos causais entre fatores de risco e fenótipos clínicos, como o TDAH.[18,19]

Por meio da RM, diversos estudos têm explorado associações do TDAH com outros fenótipos psiquiátricos, evidenciando uma contribuição genética causal para transtornos como estresse pós-traumático, espectro do autismo, depressão maior, e problemas relacionados com o uso de substâncias, incluindo tabagismo, uso de *cannabis*, e em menor medida, dependência de álcool. Adicionalmente, investigações sobre a genética neurocognitiva e características cerebrais, tais como inteligência geral, volume cerebral total e conectividade funcional entre redes cerebrais, têm indicado relevância na patogênese do TDAH. Essas descobertas não apenas contribuem para a compreensão dos mecanismos biológicos subjacentes ao TDAH, mas também sugerem possíveis caminhos para pesquisas relacionadas com biomarcadores e estratégias preventivas. Contudo, é essencial ponderar sobre as limitações da RM durante a interpretação dos resultados. Suposições críticas, como a ausência de pleiotropia horizontal e fatores de confusão, podem introduzir viés nas análises, especialmente diante da complexidade e poligenia dos transtornos psiquiátricos. Alternativamente, metodologias como Mendelian Randomization Pleiotropy Residual Sum and Outlier (MR-PRESSO) e Causal Analysis Using Summary Effect estimates (CAUSE) têm sido propostas para contornar essas limitações, visando aprimorar a confiabilidade dos achados.[18,19]

Fatores de riscos ambientais

Os fatores de risco ambientais propostos, que incluem exposições pré, peri e pós-natais, são frequentemente investigados como possíveis desencadeadores do TDAH. Destacam-se o baixo peso ao nascimento e a prematuridade do bebê como eventos associados a transtorno. Além disso, complicações durante a gravidez, como exposição materna ao tabaco, álcool, medicamentos, pesticidas organofosforados, bisfenol e outras substâncias, como chumbo e manganês, estão relacionadas com o TDAH. Danos cerebrais após o nascimento, resultantes de lesão cerebral traumática, também são considerados um fator de risco para o distúrbio.[20]

A influência dos aspectos nutricionais, obesidade e da dieta ao longo da vida na suscetibilidade ao TDAH também é objeto de estudo. Isso inclui a investigação de deficiências vitamínicas e outros elementos nutricionais como suscetibilidade ao TDAH e o uso de suplementos dietéticos como coadjuvantes terapêuticos.[21]

Os fatores de risco associados a condições psicossociais, como estresse, hostilidade no conflito pai-filho, adversidade familiar, baixa renda e privação precoce grave, são investigados quanto à sua relação com o TDAH. Contudo, é importante observar que, até o momento, não foram identificados mecanismos biologicamente plausíveis pelos quais esses riscos possam contribuir diretamente para o TDAH. A continuidade na controvérsia está relacionada com a incerteza se essas associações com os riscos ambientais representam predisposições diretas ou apenas modificadores do curso prognóstico do distúrbio.[20]

Considerando a etiologia multifatorial, é essencial compreender a interação entre genes e ambiente. Estudos têm explorado como os fatores genéticos herdados podem interagir com os fatores de risco ambiental, influenciando o desenvolvimento e os resultados do TDAH. Descobertas indicam, por exemplo, que o tabagismo materno e o uso de álcool durante a gravidez podem interagir com o gene *DAT1*, destacando a complexidade dessas inter-relações.[22]

Epigenética

Alguns estudos exploraram a metilação diferencial em genes candidatos associados a TDAH. No entanto, assim como aconteceu com o estudo de GWAS, a quantidade de pesquisas abrangendo todo o epigenoma (EWAS, do inglês *epigenome-wide association studies*) está em ascensão, embora os resultados disponíveis ainda sejam limitados. O objetivo da EWAS é identificar alterações epigenéticas envolvidas na suscetibilidade e na evolução dos fenótipos por meio de uma análise abrangente dos locais de metilação ao longo do genoma. No contexto do TDAH, já foram publicados alguns resultados promissores, com pelo menos 11 EWAS realizados até o momento. A título de exemplo, o gene *VIPR2* (receptor de peptídeo intestinal vasoativo 2) foi identificado em três estudos como diferencialmente metilado no TDAH, enquanto o gene *ST3GAL3* (ST3 beta-galactoside alfa-2,3-sialiltransferase 3) alcançou significância em todo o epigenoma. Vale ressaltar que este último gene também foi associado a TDAH por meio de GWAS.[23]

TRATAMENTO

O tratamento do TDAH é uma questão de grande relevância para a saúde pública, com potencial impacto positivo na saúde mental e física por meio de intervenções adequadas e precoces. As opções de tratamento envolvem abordagens não farmacológicas, farmacológicas ou combinações de ambas. Estudos indicam que abordagens multimodais, adaptadas às necessidades individuais para diferentes sintomas do TDAH, são preferíveis para crianças e adolescentes, visando minimizar os riscos associados a tratamentos exclusivamente farmacológicos.[2]

No âmbito do tratamento não farmacológico, estratégias de treinamento psicossocial, cognitivo e comportamental são direcionadas de forma específica aos sintomas associados ao TDAH, concentrando-se nas funções cognitivas e executivas.[8,24] Quanto ao tratamento farmacológico, são utilizados medicamentos aprovados pela Food and Drug Administration (FDA), dos EUA, com estimulantes como anfetaminas e metilfenidato considerados a primeira escolha para pacientes com TDAH de moderado a grave, a partir dos 6 anos de idade. Para aqueles que não toleram ou não respondem a esses medicamentos, são prescritos medicamentos de segunda escolha, incluindo não estimulantes como atomoxetina, adrenérgicos como clonidina e guanfacina de liberação prolongada, ou alternativas como antidepressivos tricíclicos e bupropiona.[5]

As principais diretrizes internacionais e estudos de metanálises fornecem evidências consistentes sobre a segurança e eficácia dos medicamentos comumente utilizados para o TDAH. Esses medicamentos demonstram eficácia na redução dos sintomas centrais do transtorno a curto prazo, com potencial para efeitos positivos em períodos mais longos, apesar dos desafios associados ao uso contínuo, como diminuição da eficácia, ajuste inadequado da dose, efeitos adversos e descontinuidade do tratamento. Além de aliviar sintomas, esses medicamentos têm o potencial de melhorar diversos aspectos da qualidade de vida, incluindo desempenho acadêmico, interações sociais e condições neuropsiquiátricas comórbidas.[5]

A segurança durante o tratamento com medicamentos para TDAH pode ser controlada, mas é uma preocupação, especialmente em pacientes com outras condições médicas. Taxas mais altas de descontinuação da medicação foram relatadas em adolescentes, motivadas por efeitos adversos, percepção de falta de eficácia, desgosto em tomar medicamentos, decisão de que o tratamento não era necessário, estigma e problemas na transição dos serviços infantis para adultos. O metilfenidato em crianças e adolescentes, e as anfetaminas em adultos, foram associados a menores taxas de abandono.[4,5]

Compreender a fisiologia molecular dos medicamentos para TDAH no cérebro é útil para compreender os efeitos, apesar de ainda não influenciar diretamente a escolha da medicação na prática clínica. No entanto, esses mecanismos, promissores diante da alta heterogeneidade e complexidade do TDAH em relação aos mecanismos fisiopatológicos, apontam para o GWAS como uma ferramenta promissora na compreensão abrangente dos fundamentos moleculares da neurobiologia do TDAH e dos medicamentos usados para seu tratamento, contribuindo futuramente para o desenvolvimento de melhores estratégias de atendimento ao paciente (Figura 149.5).[4,5,8]

Medicamentos estimulantes

Em termos gerais, os estimulantes demonstram eficácia superior em comparação com outros medicamentos, abrangendo todas as faixas etárias. O metilfenidato, amplamente utilizado em todo o mundo em crianças e adolescentes, é derivado da piperidina, apresentando uma estrutura semelhante à anfetamina usada em adultos. Ambos compartilham efeitos semelhantes, aumentando a disponibilidade de dopamina e norepinefrina na fenda sináptica, embora seus mecanismos de ação apresentem algumas diferenças.[25]

O metilfenidato atua bloqueando os transportadores de dopamina e norepinefrina (DAT e NET), inibindo a recaptação desses neurotransmissores em neurônios pré-sinápticos, aumentando a disponibilidade na fenda sináptica. Além disso, seu tratamento está associado a supressão da atividade do DMN durante tarefas cognitivas e à melhoria da conectividade funcional em estado de repouso dentro do DMN em pacientes com TDAH. Ele normaliza o padrão de ativação de redes cerebrais, como a rede modo-padrão, que é desativada em todas as pessoas durante tarefas que exigem atenção, mas menos desativada em pessoas com TDAH não tratadas. Os efeitos do tratamento com metilfenidato na memória de trabalho parecem depender dos receptores noradrenérgicos alfa-2, enquanto a melhoria na atenção sustentada envolve o subtipo alfa-1. Modelos experimentais também indicam que o metilfenidato restaura a transmissão glutamatérgica prejudicada no córtex pré-frontal, melhorando os sintomas comportamentais do TDAH, processo mediado pelos receptores glutamatérgicos AMPA. Por outro lado, as anfetaminas promovem não apenas o aumento do fluxo pré-sináptico de dopamina no espaço extracelular, mas também a inibição de DAT e NET, ligando-se diretamente a eles como um falso substrato. A regulação desse processo está envolvida na modulação de funções como atenção, prazer e atividade

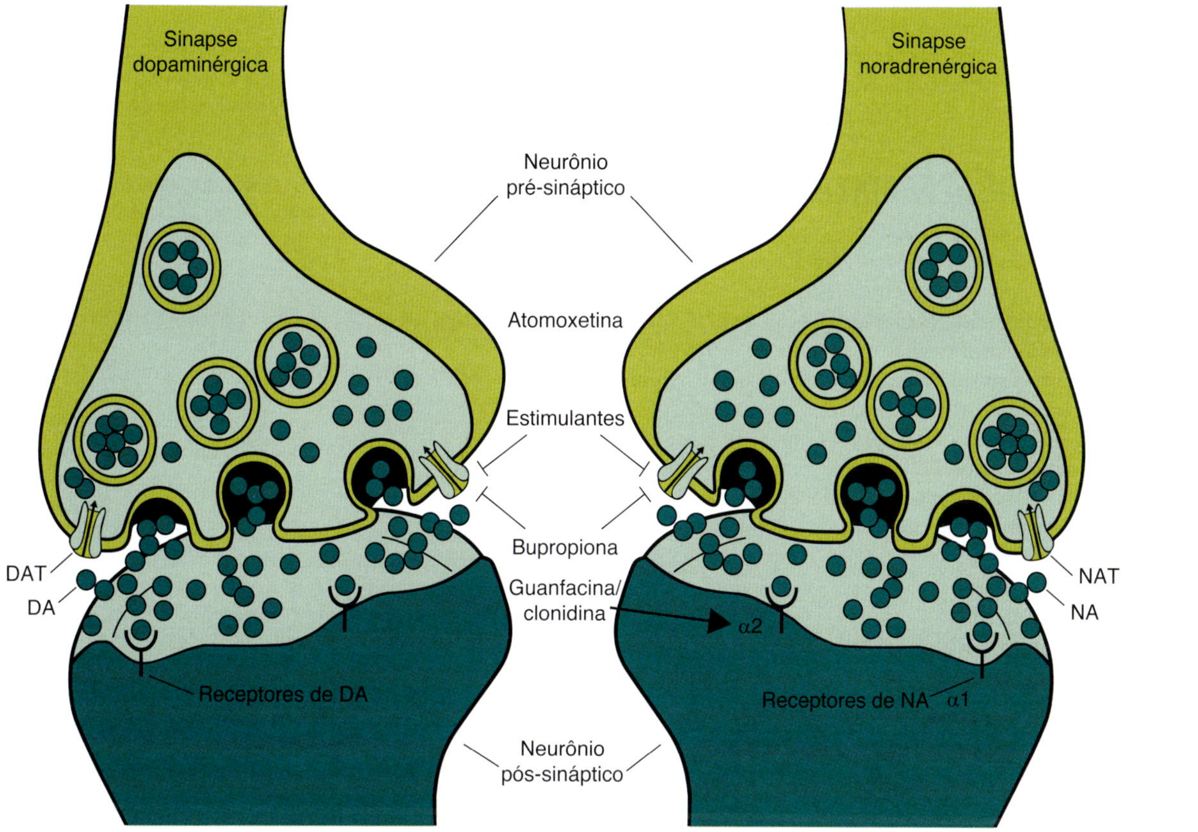

Figura 149.5 Representação esquemática do funcionamento das sinapses dopaminérgicas e noradrenérgicas, e o efeitos dos principais medicamentos utilizados para o tratamento de TDAH. DA: dopamina; DAT: transportador de dopamina; NA: noradrenalina; NAT: transportador de noradrenalina. (Adaptada de: Silva et al., 2023.)

motora, além das funções executivas frequentemente prejudicadas em indivíduos com TDAH, como controle inibitório, memória de trabalho e atenção sustentada em adultos.[25,26]

Ambos os tipos de medicamentos apresentam um perfil semelhante de efeitos colaterais, geralmente leves e transitórios, como diminuição do apetite, boca seca, irritabilidade, distúrbios do sono, taquicardia e dor de cabeça. As anfetaminas, no entanto, estão associadas a uma maior incidência de efeitos colaterais, como perda de peso e insônia. Surgiram preocupações sobre o uso de estimulantes e resultados cardiovasculares adversos, incluindo aumentos na frequência cardíaca ou pressão arterial. As diretrizes adotam uma abordagem individualizada, com base no histórico pessoal e familiar de possíveis antecedentes comórbidos, como doenças cardíacas, juntamente com avaliações físicas contínuas, incluindo altura, peso, pressão arterial e pulso.[8,25-27]

Medicamentos não estimulantes

Medicamentos não estimulantes aprovados pela FDA, como atomoxetina, clonidina e guanfacina, surgem como alternativas para pacientes que não respondem aos estimulantes ou apresentam condições específicas que contraindicam seu uso.[25]

A atomoxetina, inibidor seletivo da recaptação de norepinefrina, atua por meio da inibição pré-sináptica da NET, elevando os níveis extracelulares de norepinefrina. Apresenta eficácia menor e resposta inicial mais lenta, sendo particularmente indicada em casos de comorbidade TDAH e ansiedade, ou para pacientes com histórico de abuso de substâncias. Seus eventos adversos incluem náuseas, perda de apetite, fadiga, tontura, irritabilidade, dor abdominal e distúrbios do sono. Os agonistas alfa-2-adrenérgicos de liberação prolongada, clonidina e guanfacina, são opções secundárias, podendo ser utilizados isoladamente ou em conjunto com estimulantes. Diferem em afinidade e potência, com a guanfacina sendo menos potente e apresentando maior afinidade pelos receptores alfa-2A, enquanto a clonidina possui menor seletividade. Ambos atuam nos receptores imidazólicos, resultando em efeitos sedativos e hipotensivos, além de fadiga, irritabilidade, insônia e pesadelos.[26,27]

Outra abordagem terapêutica envolve o uso do antidepressivo bupropiona. Ao contrário de antidepressivos convencionais, a bupropiona inibe apenas a recaptação de dopamina e norepinefrina, não afetando a serotonina. Além disso, atua como antagonista não competitivo dos receptores nicotínicos de acetilcolina. Pode ser considerada em casos de comorbidades, como transtornos de humor ou dependência de nicotina, devido ao seu efeito antidepressivo e contribuição para a cessação do tabagismo.[8,25-27]

Outras abordagens terapêuticas

Pesquisas recentes têm demonstrado que o uso de suplementos dietéticos como coadjuvantes terapêuticos e a aplicação de estímulos específicos durante determinadas atividades podem aprimorar o desempenho cognitivo em crianças com TDAH, apesar de evidências limitadas receberem alguma atenção.[21,24] Por exemplo, a introdução de ruído de fundo durante tarefas de memória, compreensão de leitura e testes de desempenho auditivo tem demonstrado impactos positivos no desenvolvimento cognitivo, especialmente em indivíduos com TDAH. Nesse contexto, o ruído branco, uma mistura de todas as frequências sonoras audíveis pelo ouvido humano, com potência igual em cada uma dessas frequências, como o som constante de uma cascata d'água ou o zumbido de um ventilador elétrico, apresenta benefícios potenciais, como aprimoramento da cognição, compreensão da fala, comportamentos extrínsecos, memória de trabalho verbal e desempenho acadêmico em pessoas com TDAH. Essas evidências, embora nem todos se beneficiem da mesma maneira, destacam a relevância de adotar estratégias terapêuticas individualizadas, indo além das abordagens tradicionais, para atender às necessidades específicas de cada indivíduo com TDAH.[24]

DIFICULDADE DE APRENDIZAGEM

As dificuldades associadas a TDAH têm impactos significativos em vários aspectos da vida, desde relações familiares e pessoais, como tensões entre pais e filhos e baixa autoestima, até o desempenho educacional, incluindo dificuldades de aprendizagem e comportamentos considerados inadequados ou antissociais na escola. A alfabetização é uma habilidade cognitiva complexa e de ordem superior que, consequentemente, pode ser influenciada por uma ampla gama de habilidades subjacentes, como as funções executivas. Os problemas associados a alfabetização são comuns nas crianças com TDAH, tais como as dificuldades de leitura e escrita, levando ao insucesso escolar tardio, sendo um motivo de preocupação educacional. Testes cognitivos não apenas identificam desafios, mas também revelam pontos fracos acadêmicos, orientando intervenções educacionais.[28,29]

Estudos indicam que crianças e adolescentes com TDAH geralmente apresentam um tempo de reação mais lento e variável em tarefas escolares, impactando aspectos como atenção sustentada, memória de trabalho e controle inibitório. Essas dificuldades se traduzem em problemas de aprendizado, falta de atenção em sala de aula, dificuldades na compreensão do conteúdo proposto pelos professores, inabilidade para concluir tarefas, relacionamentos desafiadores com colegas, comportamentos agressivos e de risco. Considerando que os comportamentos do TDAH podem impactar negativamente o desempenho acadêmico, é relevante observar que 20 a 30% das crianças com TDAH também enfrentam comorbidades com distúrbios de aprendizagem, como a dislexia, apresentando dificuldade na capacidade de processar informações fonológicas, além de prejuízo nas habilidades da função executiva.[28,29]

Uma abordagem educacional inclusiva, adaptada às necessidades individuais, é essencial para otimizar o desenvolvimento dos alunos com TDAH. Como por exemplo o treinamento de controle inibitório para melhorar a compreensão de leitura e na resolução de problemas matemáticos, observado em alguns estudos.

No contexto brasileiro, a Lei Federal Nº 14.254, publicada em novembro de 2021, assegura o acompanhamento integral de educandos com dislexia, TDAH ou outros transtornos de aprendizagem. Essa legislação visa garantir recursos e atendimentos educacionais adequados, além de proporcionar formação continuada aos professores para a identificação precoce dessas condições. As escolas, com apoio da família e serviços de saúde, devem garantir o cuidado e a proteção desses alunos, promovendo seu pleno desenvolvimento em todos os aspectos. A Constituição Federal brasileira respalda a inclusão, proibindo a recusa de alunos, desde a educação básica até o ensino superior.[30]

A atenção multidisciplinar, envolvendo especialistas quando necessário, como pediatras, psiquiatras, foniatras, otorrinolaringologistas, neurologistas, psicólogos, fonoaudiólogos, psicopedagogos e educadores, muitas vezes se torna imperativa para lidar com a complexidade desse transtorno, cujos comportamentos cardinais se manifestam desde a infância. É essencial que os profissionais estejam atentos à importância do diagnóstico precoce e de intervenções adequadas.[28,29]

REFERÊNCIAS BIBLIOGRÁFICAS

1. American Psychiatric Association. Diagnostic and Statistical Manual of Mental Disorders: DSM-5. 5th ed. Washington: APA; 2022.
2. Thome J, Jacobs KA. Attention deficit hyperactivity disorder (ADHD) in a 19th century children's book. Eur Psychiatry [Internet]. 2004 [Acesso em: 2024 Jul];19(5):303-6.
3. Bader M, Tannock R, Hadjikhani N. The Zappel-Philipp a historical example of ADHD Clinics. Atten Defic Hyperact Disord [Internet]. 2018 [Acesso em: 2024 Jul];10(2):119-27.
4. Faraone SV, Perlis RH, Doyle AE, Smoller JW, Goralnick JJ, Holmgren MA et al. Molecular genetics of attention-deficit/hyperactivity disorder. Biol Psychiatry [Internet]. 2005 Jun 1 [Acesso em: 2024 Jul];57(11):1313-23.
5. Coghill D, Banaschewski T, Cortese S, Asherson P, Brandeis D, Buitelaar J et al. The management of ADHD in children and adolescents: Bringing evidence to the clinic: Perspective from the European ADHD Guidelines Group (EAGG). Eur Child Adolesc Psychiatry [Internet]. 2023 Aug [Acesso em: 2024 Jul];32(8):1337-61.
6. Visser SN, Danielson ML, Bitsko RH, Holbrook JR, Kogan MD, Ghandour RM et al. Trends in the parent-report of health care provider-diagnosed and medicated attention-deficit/hyperactivity disorder: United States, 2003-2011. J Am Acad Child Adolesc Psychiatry [Internet]. 2014 Jan [Acesso em: 2024 Jul];53(1):34-46.e2.
7. Faraone SV, Asherson P, Banaschewski T, Biederman J, Buitelaar JK, Ramos-Quiroga JA et al. Attention-deficit/hyperactivity disorder. Nat Rev Dis Primers [Internet]. 2015 Aug 6 [Acesso em: 2024 Jul];1:15020.
8. da Silva BS, Grevet EH, Silva LC, Ramos JK, Rovaris DL, Bau CHD. An overview on neurobiology and therapeutics of attention-deficit/hyperactivity disorder. Discov Ment Health [Internet]. 2023 Jan 5 [Acesso em: 2024 Jul];3(1):2.
9. Beaulieu JM, Gainetdinov RR. The physiology, signaling, and pharmacology of dopamine receptors. Pharmacol Rev [Internet]. 2011 Mar [Acesso em: 2024 Jul];63(1):182-217.
10. Kandel ER, Schwartz JH, Jessell TM, Siegelbaum SA, Hudspeth AJ. Princípios de neurociências. 6. ed. Porto Alegre: Artmed; 2023. 1445 p.
11. Javitch JA, Sulver D. Neurotransmissores. In: Kandel ER, Schwartz JH, Jessell TM, Siegelbaum SA, Hudspeth AJ. Princípios de neurociências. 6. ed. Porto Alegre: Artmed; 2023. 1445 p.
12. Yadav SK, Bhat AA, Hashem S, Nisar S, Kamal M, Syed N et al. Genetic variations influence brain changes in patients with attention-deficit hyperactivity disorder. Transl Psychiatry [Internet]. 2021 Jun 5 [Acesso em: 2024 Jul];11(1):349.
13. Luo Y, Weibman D, Halperin JM, Li X. A review of heterogeneity in attention deficit/hyperactivity disorder (ADHD). Front Hum Neurosci [Internet]. 2019 Feb 11 [Acesso em: 2024 Jul];13:42.
14. Chen W, Zhou K, Sham P, Franke B, Kuntsi J, Campbell D et al. DSM-IV combined type ADHD shows familial association with sibling trait scores: A sampling strategy for QTL linkage. Am J Med Genet B Neuropsychiatr Genet [Internet]. 2008 Dec 5 [Acesso em: 2024 Jul];147B(8):1450-60.
15. Demontis D, Walters RK, Martin J, Mattheisen M, Als TD, Agerbo E et al. Discovery of the first genome-wide significant risk loci for attention deficit/hyperactivity disorder. Nat Genet [Internet]. 2019 Jan [Acesso em: 2024 Jul];51(1):63-75.
16. Chen Q, Brikell I, Lichtenstein P, Serlachius E, Kuja-Halkola R, Sandin S et al. Familial aggregation of attention-deficit/hyperactivity disorder. J Child Psychol Psychiatry [Internet]. 2017 Mar [Acesso em: 2024 Jul];58(3):231-9.
17. Larsson H, Chang Z, D'Onofrio BM, Lichtenstein P. The heritability of clinically diagnosed attention deficit hyperactivity disorder across the lifespan. Psychol Med [Internet]. 2014 Jul [Acesso em: 2024 Jul];44(10):2223-9.
18. Morrison J, Knoblauch N, Marcus JH, Stephens M, He X. Mendelian randomization accounting for correlated and uncorrelated pleiotropic effects using genome-wide summary statistics. Nat Genet [Internet]. 2020 Jul [Acesso em: 2024 Jul];52(7):740-7. Erratum in: Nat Genet. 2020 May 29.
19. Treur JL, Demontis D, Smith GD, Sallis H, Richardson TG, Wiers RW et al. Investigating causality between liability to ADHD and substance use, and liability to substance use and ADHD risk, using Mendelian randomization. Addict Biol [Internet]. 2021 Jan [Acesso em: 2024 Jul];26(1):e12849.

20. Nilsen FM, Tulve NS. A systematic review and meta-analysis examining the interrelationships between chemical and non-chemical stressors and inherent characteristics in children with ADHD. Environ Res [Internet]. 2020 Jan [Acesso em: 2024 Jul];180:108884.
21. Prades N, Varela E, Flamarique I, Deulofeu R, Baeza I. Water-soluble vitamin insufficiency, deficiency and supplementation in children and adolescents with a psychiatric disorder: A systematic review and meta-analysis. Nutr Neurosci [Internet]. 2023 Feb [Acesso em: 2024 Jul];26(2):85-107.
22. Neuman RJ, Lobos E, Reich W, Henderson CA, Sun LW, Todd RD. Prenatal smoking exposure and dopaminergic genotypes interact to cause a severe ADHD subtype. Biol Psychiatry [Internet]. 2007 Jun 15 [Acesso em: 2024 Jul];61(12):1320-8.
23. Wiers CE, Lohoff FW, Lee J, Muench C, Freeman C, Zehra A et al. Methylation of the dopamine transporter gene in blood is associated with striatal dopamine transporter availability in ADHD: A preliminary study. Eur J Neurosci [Internet]. 2018 Aug [Acesso em: 2024 Jul];48(3):1884-95.
24. Lin HY. The effects of white noise on attentional performance and on-task behaviors in preschoolers with ADHD. Int J Environ Res Public Health [Internet]. 2022 Nov 21 [Acesso em: 2024 Jul];19(22):15391.
25. Cortese S. Pharmacologic treatment of attention deficit-hyperactivity disorder. N Engl J Med [Internet]. 2020 Sep 10 [Acesso em: 2024 Jul];383(11):1050-6.
26. Zimmer L. Contribution of clinical neuroimaging to the understanding of the pharmacology of methylphenidate. Trends Pharmacol Sci [Internet]. 2017 Jul [Acesso em: 2024 Jul];38(7):608-620.
27. Cortese S, Adamo N, Del Giovane C, Mohr-Jensen C, Hayes AJ, Carucci S et al. Comparative efficacy and tolerability of medications for attention-deficit hyperactivity disorder in children, adolescents, and adults: A systematic review and network meta-analysis. Lancet Psychiatry [Internet]. 2018 Sep [Acesso em: 2024 Jul];5(9):727-38.
28. Singh LJ, Gaye F, Cole AM, Chan ES, Kofler MJ. Central executive training for ADHD: Effects on academic achievement, productivity, and success in the classroom. Neuropsychology [Internet]. 2022 May [Acesso em: 2024 Jul];36(4):330-45.
29. Rutter M. Commentary: Causal processes leading to antisocial behavior. Dev Psychol [Internet]. 2003 Mar [Acesso em: 2024 Jul];39(2):372-8.
30. Brasil: Lei nº 14.254, de 30 de novembro de 2021. Dispõe sobre o acompanhamento integral para educandos com dislexia ou Transtorno do Déficit de Atenção com Hiperatividade (TDAH) ou outro transtorno de aprendizagem. Diário Oficial da União. 2021 Dec 1;225(1):5.

CAPÍTULO **150**

Transtorno do Espectro Autista

Juliana Cardoso Bertoncello • Mariana Maldonado Loch

INTRODUÇÃO

O leitor deve estar se perguntando: por que existe um capítulo sobre transtorno do espectro autista (TEA) em um Tratado de Otorrinolaringologia? O que um otorrinolaringologista precisa saber sobre TEA?

O tema "autismo", "TEA", está cada vez mais presente nos debates da sociedade atual, quer seja devido à "explosão de diagnósticos", quer seja pela luta desse grupo por ampliar a aceitação da sociedade como um todo, não só a brasileira, como a mundial. O Censo Escolar do Brasil registrou um aumento de 280% no número de estudantes com TEA matriculados em escolas públicas e particulares apenas no período entre 2017 e 2021. Um levantamento recente, do Center for Disease Control and Prevention (CDC), dos EUA, mostrou que, se nos anos 1970 o número de diagnósticos de TEA estava na faixa de 1 para cada 10 mil crianças, em 1995 já havia pulado para 1 em cada mil e continuou crescendo aceleradamente, até chegar a 1 a cada 59 em 2018, 1 a cada 44 segundo o relatório de 2022 e, finalmente, 1 a cada 36 em 2023 (Figura 150.1). Se essa proporção for adaptada à população brasileira, isso resultaria em um contingente de quase 6 milhões de pessoas com transtorno do espectro autista no Brasil.[1]

Logo, você está cada vez mais propenso a se deparar com indivíduos com autismo, tanto no seu dia a dia de consultório, quanto na sua vida social e familiar. Além disso, com o aumento do acesso a informações, cabe a nós médicos, de qualquer especialidade, servirmos de filtro para conteúdo de valor. Como será mostrado a seguir, a otorrinolaringologia é uma das primeiras especialidades a ser buscada pela família desse paciente na fase inicial do diagnóstico, assim, cabe a nós sabermos identificar sinais e sintomas de risco para TEA e encaminhar esse paciente para um diagnóstico mais preciso. Outro ponto a ser considerado: pacientes com autismo apresentam comprometimentos otorrinolaringológicos como quaisquer outros indivíduos, mas algumas patologias podem servir como sobrediagnósticos, comprometendo ainda mais a situação de alguns indivíduos com TEA.

Afinal, vivemos uma epidemia de autismo? Por que essa explosão diagnóstica? Dentre os motivos encontrados para um possível aumento da prevalência estariam o efeito das mudanças nos critérios diagnósticos através do tempo e o maior acesso a rastreamentos e avaliações diagnósticas de maior qualidade. Ou seja, ao que parece, estamos com um olhar mais sensível, tornando-nos aptos a diagnosticar, inclusive, quadros mais leves, que antes passariam despercebidos. Vale ressaltar que ainda há questionamentos quanto a outros fatores epigenéticos envolvidos no aumento real na incidência do TEA, mas que permanecem em estudo.[1]

PREVALÊNCIA

Segundo dados do CDC de 2023, a divisão entre gêneros na prevalência de pessoas com diagnóstico de autismo continua apresentando um número bem maior de homens. Para comprovar esse fato, nota-se que a relação do estudo apresentado hoje é muito próxima aos anos anteriores, de 3,8 homens para cada mulher. Dentro dessa ótica, são realizadas discussões mundo afora a respeito dos critérios diagnósticos, os quais sempre foram mais direcionados às características predominantes no sexo masculino. Além disso, a maior capacidade feminina de mascarar alguns sinais de autismo devido a sua melhor habilidade em imitar comportamentos sociais, acaba tornando a identificação do quadro mais difícil, fato que enfatiza a discrepância na quantidade de diagnósticos entre os gêneros.[1]

ETIOLOGIA E FATORES DE RISCO

Segundo o Manual Diagnóstico e Estatístico de Transtornos Mentais (DSM-5-TR), cuja revisão mais recente foi publicada em 2022 pela Associação Americana de Psiquiatria, o TEA corresponde a um grupo heterogêneo de alterações do neurodesenvolvimento caracterizadas

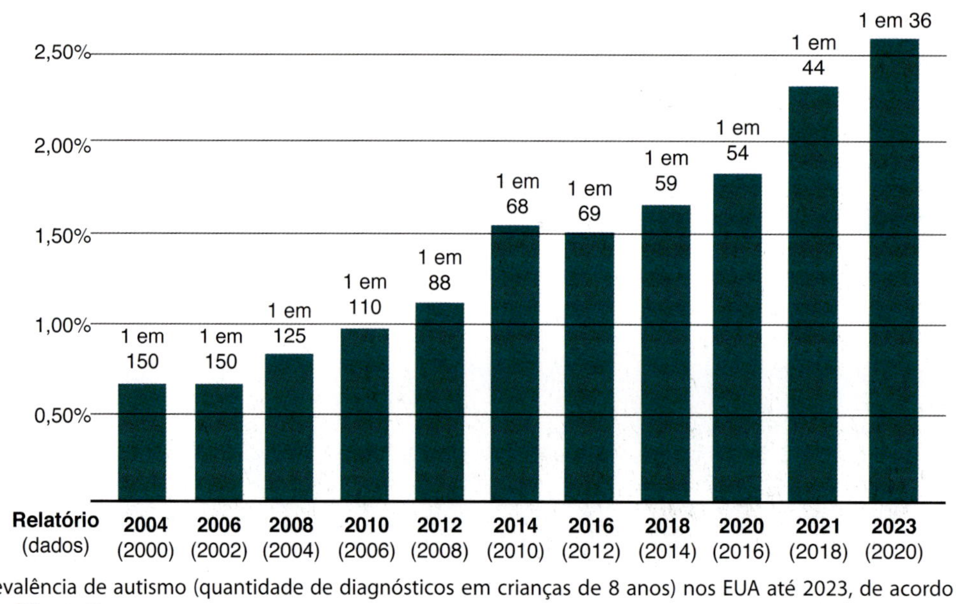

Figura 150.1 Prevalência de autismo (quantidade de diagnósticos em crianças de 8 anos) nos EUA até 2023, de acordo com o Center for Disease Control and Prevention.

por alteração na comunicação social, padrões restritos e repetitivos de interesse e comportamento. Esses sinais estão presentes desde a infância, embora possam ficar mais evidentes com o tempo e o aumento da demanda social, e devem causar prejuízo à vida diária do indivíduo.[2]

O TEA tem etiologia multifatorial, ou seja, envolve uma interação ainda desconhecida entre fatores genéticos e ambientais. A heterogeneidade leva o quadro a se apresentar de diferentes formas: desde o TEA marcado por dificuldades de interação social, mas que não incorre em prejuízos cognitivos e nem linguísticos, até manifestações mais severas, que englobam, além dos problemas de socialização, problemas de comunicação graves e comportamentos repetitivos. A heterogeneidade do autismo é uma das razões pelas quais o diagnóstico e o tratamento dessa condição podem ser complexos.[3]

A busca pela causa do transtorno do espectro autista não é recente e, ao longo do tempo, várias teorias surgiram e, com elas, diversos mitos. As primeiras descrições de quadros de autismo datam da década de 1940, quando os psiquiatras Leo Kanner e Bruno Bettelheim desenvolveram a teoria das "mães geladeira", baseada em impressões psicanalistas, e acreditavam que o autismo da criança era desenvolvido como uma reação à "frieza" de suas mães. Obviamente, ao longo dos anos essa teoria foi descartada e tanto Kanner quanto Bettelheim retrataram-se com a sociedade.[4]

Fatores genéticos

A etiologia do TEA é multifatorial, resultante de uma combinação do efeito entre genes e ambiente. Mecanismos epigenéticos (mudanças na expressão gênica que podem ser herdadas e que não alteram a sequência do DNA) também estão envolvidos na etiologia do TEA. Os estudos atuais apontam a genética como principal fator no desenvolvimento do transtorno. Um estudo publicado no JAMA Psychiatry em 2019 demonstra que de 97 a 99% dos casos de TEA são de origem genética, dos quais 81% eram hereditários e apenas 1 a 3% tinham causas ambientais. Estudos epidemiológicos mais antigos já previam essa origem genética quando demonstravam mais de 50% de herdabilidade em inúmeras famílias e a concordância de até 90% do TEA em gêmeos monozigóticos. Ainda nessa ótica, pesquisas atuais mostraram que o risco de uma mesma família ter um segundo filho autista é de 20%, sendo: 26% se for menino; 11% se for menina; 32% para bebês com mais de um irmão mais velho no espectro.[3,5]

O avanço da ciência, em especial das técnicas moleculares, tornou possível comprovar que o TEA apresenta uma grande heterogeneidade genética que, consequentemente, acarreta em uma elevada heterogeneidade fenotípica. Estima-se que 400 a 1000 genes estejam relacionados com algum grau de susceptibilidade ao TEA, em praticamente todos os cromossomos. A maioria das alterações genéticas estão associadas a processos relacionados com o desenvolvimento e funcionamento cerebral como genes codificantes de proteínas envolvidas no processo de formação de sinapses e motilidade neuronal. Dentre os genes relacionados com esse grupo, podem-se citar: *neurexin, neuroligin, Shank,* dentre outros.[3,5]

À luz da genética, tem-se classificado o TEA em quadro "complexo" e "essencial". Entende -se por TEA "complexo" os quadros relacionados com síndromes, nos quais são encontrados dismorfismos e/ou grau severo de deficiência intelectual. São de pior prognóstico e correspondem a 20 a 30% dos casos, além de serem causados por alterações cromossômicas maiores (p. ex., síndrome do X frágil, síndrome de Prader-Willi, trissomia do cromossomo 21, DiGeorge, Angelman). Já o TEA classificado como "essencial", corresponde à maioria dos casos e tem como causa alterações cromossômicas menores e *de novo,* ou seja, novas mutações, e são de melhor prognóstico.[3,5,6]

O modelo genético que explica o TEA foi chamado de "modelo de copo" e é um modelo de herança e limiar multifatorial que apresenta os impactos das variantes genéticas e ambientais com maior ou menor risco associado ao TEA, representados por círculos de tamanhos diferentes (estudo de 2018)[7] e a borda do copo representa o limite. Observa-se que indivíduos que ultrapassam esse limite estão no TEA (Figura 150.2).[8]

A nova tecnologia de avaliação genética iniciando pelo cariótipo e chegando ao exoma (CGH-array) e sequenciamento genético permitem, em alguns casos, lapidar o diagnóstico, além de poder relacionar o quadro de TEA com outras comorbidades existentes. Ainda nessa ótica, o conhecimento genético poderá colaborar com a ciência através dos bancos de dados internacionais, além de possibilitar uma maior personalização do tratamento e fornecer informação para um aconselhamento genético adequado. Contudo, deve-se lembrar que em grande parte dos pacientes, o exame poderá não elucidar o quadro e ainda é oneroso, o que dificulta o acesso aos mesmos.

Fatores de risco associados ao TEA

Alguns fatores considerados como ambientais, tanto pré como pós-natais podem estar relacionados com o TEA, dentre eles: infecções maternas como a rubéola; drogadição e alcoolismo materno; tabagismo na gestação; uso de algumas medicações (misoprostol, talidomida,

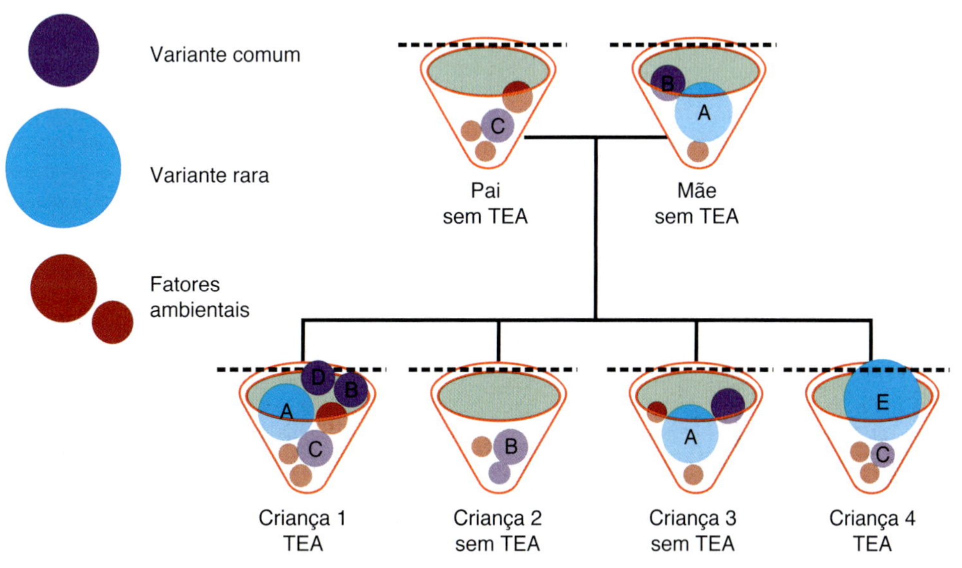

Figura 150.2 Modelo do copo. TEA = transtorno do espectro autista. (Adaptada de: Hoang, 2018.)

ácido valproico; antidepressivos dose-dependente; idade materna e paterna avançada; uso de *cannabis* paterno pré-concepção; doenças autoimunes maternas; prematuridade da criança, assim como baixo peso da mesma.[6]

Teorias funcionais quanto à etiologia do TEA

Ao longo dos tempos, diversas teorias quanto à origem do autismo foram propostas, algumas com bases psicanalíticas, outras comportamentais ou biológicas. Com o advento das descobertas genéticas fica claro que todas essas demais teorias explicam aspectos funcionais do TEA causados por alterações genéticas ou ambientais. Dentre várias, citam-se as abordadas a seguir.

Teoria dos neurônios-espelho

A capacidade de humanos e primatas de imitar expressões faciais mostra que, desde muito cedo, esses cérebros são capazes de realizar representações mentais de expressões. Uma das hipóteses apresentadas para explicar a imitação precoce é o mecanismo dos neurônios-espelho. Este grupo de neurônios possibilita a compreensão da ação e/ou da intenção de outro animal pela ativação subliminar desta ação nos circuitos frontoparietais. No TEA haveria, então, um prejuízo desses neurônios-espelho, levando a menor capacidade de imitar e mesmo compreender as expressões faciais do outro, comprometendo tanto a comunicação como as habilidades sociais.[7,9]

Teoria da mente

A teoria da mente pode ser descrita como a capacidade de compreender que outras pessoas possuem "outras mentes", ou seja, nem todos indivíduos pensam a mesma coisa ou têm os mesmos conhecimentos. Uma pessoa com autismo pode ter muita dificuldade em compreender o que uma pessoa está sentindo, por mais que essa pessoa demonstre de maneiras bem explícitas. Esse déficit na teoria da mente explica diversas dificuldades que aparecem em indivíduos com TEA, como as dificuldades de comunicação e em situações sociais.[7,9]

Poda neuronal

Poda neuronal é o processo coordenado geneticamente que visa eliminar conexões neuronais que não são utilizadas para melhorar o desempenho das que são efetivamente funcionais, ou seja, ela reorganiza a transmissão de informações entre as diferentes regiões cerebrais. Há evidências que, em alguns casos de TEA, alguns genes que controlam a poda estão alterados, fazendo com que o processo não aconteça de forma satisfatória: conexões não funcionais deixam de ser eliminadas, comprometendo a transmissão de informações entre uma área e outra do cérebro. O processo natural de poda neuronal acontece em diversas idades, conforme a área cerebral envolvida. Assim, uma das podas, que ocorre entre 18 e 30 meses de idade, está envolvida em alguns casos de autismo – aqueles chamados de regressivo, quando ocorre perda de habilidades previamente adquiridas.[7,9]

Mitos e controvérsias

De tempos em tempos, suposições e novos mitos aparecem tanto para causa como para tratamento do autismo. Um desses mitos estava relacionado com o transtorno ser causado pela vacina contra sarampo, teoria que já foi desacreditada por diversos estudos. Um outro mito de causa de autismo é o glifosato, um herbicida amplamente usado no Brasil e no mundo. Sabe-se que não há estudos que consigam comprovar a real relação do uso do herbicida como causa do TEA. Quando se fala em tratamento para o TEA, basta uma rápida pesquisa na internet para encontrar fórmulas mágicas para a "cura" do autismo, que variam desde dietas a medicações. É importante ressaltar que não há medicação para tratamento do autismo. A medicação utilizada para pessoas com TEA é destinada às comorbidades que podem estar associadas, como transtorno de déficit de atenção e hiperatividade (TDAH), ansiedade ou distúrbios do sono.

QUADRO CLÍNICO: SINAIS E CARACTERÍSTICAS DO TEA

Mas, afinal, o que levaria um otorrinolaringologista a suspeitar de um quadro de TEA em seu paciente? E mais, por que esse paciente procuraria esse especialista?

Uma alteração percebida precocemente é o "atraso de fala". A maioria dos pais procura um otorrinolaringologista com a queixa de que seu filho "não fala". O atraso de linguagem costuma ser uma manifestação comum e precoce do autismo, acometendo a faixa etária entre 18 e 36 meses. Além da alteração na linguagem expressiva, é comum que haja também uma alteração da linguagem receptiva da criança, ou seja, na compreensão de ordens: "meu filho parece não entender ou não se interessar pelo o que eu digo". Um outro ponto importante é a ausência de gestos para a comunicação, ou seja, uma alteração na linguagem não verbal. Assim, uma criança na faixa etária entre 18 e 36 meses que apresenta atraso de linguagem oral, não se comunica por gestos, parece não compreender ou não se interessar em responder ao outro, e que não responde quando chamada pelo nome, é um caso suspeito e que deverá ser investigado melhor.

Infelizmente, ainda nos dias de hoje, é comum recebermos pais que já passaram por pediatras ou outros colegas que sugerem que "atraso de fala "é uma condição normal e que se deve esperar até os 4 anos para que a linguagem se estabeleça. Ou pior, profissionais que, na vigência de exames auditivos normais, afirmam que "se seu filho escuta, um dia irá falar". Essas afirmações não são verdadeiras, pois marcos de linguagem devem ser adquiridos ao longo do desenvolvimento infantil, tais quais marcos motores. Para falar precisamos, sim, de uma boa audição, mas é necessário muito mais que isso para adquirirmos linguagem. Então, diante de uma criança com um quadro semelhante ao descrito, a conduta, além de avaliação da audição, é ser encaminhada para um diagnóstico diferencial desse atraso de linguagem, que vai desde um atraso simples, a quadros de transtorno de desenvolvimento de linguagem (TDL), ou mesmo o TEA. Na Tabela 150.1, encontram-se os principais marcos da linguagem, dos 2 meses aos 3 anos de idade, proposto pelo CDC.

DIAGNÓSTICO

Diagnosticar uma criança com TEA pode ser difícil, ainda mais dependendo das características apresentadas. Além disso, o diagnóstico é clínico, e depende de uma análise longitudinal, de toda história clínica, dados do neurodesenvolvimento e do comportamento social da criança. Deve ser levada em consideração toda a história pregressa da criança, realizando uma anamnese foniátrica bem minuciosa e detalhada.

O médico foniatra está habilitado para diagnosticar crianças dentro do espectro, bem como neurologistas/neuropediatras e psiquiatras. Em muitos casos, o acompanhamento médico se torna necessário inclusive entre especialistas diversos, pois podem apresentar variadas ocorrências, como alterações alimentares, alterações sensoriais ou até neurológicas.

Mesmo sem um diagnóstico definitivo, diante de uma suspeita ou de fatores de risco, é de suma importância já iniciar o processo de intervenção precoce, que será baseado conforme as necessidades individuais de cada criança. Muitas vezes, a evolução do processo terapêutico é que irá permitir uma melhor análise do caso, e chegar a um consenso com relação ao seu diagnóstico.[11]

Tabela 150.1 Marcos da linguagem, de acordo com o Center for Disease Control and Prevention.[10]

Idade	Produção de linguagem
2 a 4 meses	Consegue distinguir seus principais cuidadores das demais pessoas com quem se relaciona e estabelece com eles uma relação privilegiada; fixa o rosto e sorri, tem choro como principal comunicação
4 a 7 meses	Adquire grande sensibilidade às modulações nos tons de voz que ouve, compreende algumas palavras familiares (o próprio nome, "mamã", "papá"). **Importante:** vira a cabeça em direção ao som quando o chamam
8 a 12 meses	A partir dos 11 meses, já responde a chamados, demonstra total compressão pelo próprio nome e também consegue brincar batendo palmas e dar tchau. Já é capaz, também, de levar a colher à boca para se alimentar. A primeira palavra surge ao redor dos 10 aos 12 meses. Consegue iniciar o processo de imitação e de produção gestual, como dar tchau, jogar beijo
12 a 24 meses	Por volta dos 14 a 16 meses já consegue reconhecer algumas partes do corpo, e aos poucos seu vocabulário começa a expandir, iniciando a produção de um número cada vez maior de palavras. Entre os 20 e 24 meses é também capaz de brincar de atividades que envolvem imaginação, como o faz-de-conta (p. ex., fingir colocar chá de um bule para uma xícara, colocar açúcar, beber etc.) ou seja, lembra uma sequência de acontecimentos e consegue imitá-los ao brincar **Importante:** a capacidade de fazer esse tipo de jogos indica que a criança compreende a diferença entre o que é real e o que não é

Pode-se observar que existem sinais de alerta desde os primeiros meses de vida, e que servem como um sinalizador para que a criança seja encaminhada a um especialista que possa analisar todas as questões envolvidas.

Para trazer mais informação à população geral e aos profissionais de saúde, o CDC se mobiliza para o diagnóstico e a intervenção precoce ao criar uma campanha chamada "Act Early" (ou Aja Cedo), cujo propósito é observar os sinais do desenvolvimento infantil de forma ativa, e assim detectar alterações precoces que sinalizem a necessidade de estimulação precoce.

A campanha defende o controle dos marcos na forma como a criança brinca, aprende, fala, age e se move, e fornece à população materiais para seguimento e para definir a necessidade de encaminhar a criança para uma avaliação profissional especializada. Essas informações podem ser utilizadas como rastreio em qualquer consulta médica, e serve como um guia para acompanhar o neurodesenvolvimento infantil.

Diagnosticar TEA é uma tarefa desafiadora, uma vez que atualmente existem múltiplas técnicas clínicas disponíveis, geralmente envolvendo observação de longo prazo e avaliação aprofundada pelos profissionais. Os procedimentos convencionais de diagnóstico para TEA exigem que os médicos realizem uma avaliação clínica da idade de desenvolvimento do paciente com base em uma variedade de domínios (p. ex., comportamento, comunicação, autocuidado, habilidades sociais, reciprocidade).

Atualmente, utiliza-se como base para o diagnóstico o DSM-5-TR, segundo o qual existem cinco condições obrigatórias dentro das características clínicas:

- Déficits persistentes na comunicação e interação social: o indivíduo com TEA apresenta dificuldades em interagir com outras pessoas, bem como em compreender e usar a linguagem e/ou gestos não verbais de maneira adequada. Isso pode incluir dificuldades na linguagem expressiva e receptiva, atraso na aquisição da fala ou ausência completa de fala. Também pode incluir dificuldades na comunicação não verbal, como a falta de contato visual, gestos limitados ou inadequados e expressões faciais pobres. Esses déficits afetam a capacidade de fazer amigos, falta de interesse em atividades sociais e dificuldades em compreender e seguir normas sociais. Pessoas com TEA podem ter dificuldades em entender as emoções dos outros e em expressar suas próprias emoções
- Comportamentos restritos e repetitivos e aderência excessiva a rotinas: o indivíduo com TEA apresenta comportamentos repetitivos e restritivos, como estereotipias motoras (movimentos repetitivos) como agitar as mãos, balançar o corpo, padrões de comportamento ritualísticos como alinhar objetos de forma repetitiva e interesses intensos e restritos em determinados assuntos ou objetos. Esses comportamentos interferem na capacidade de aprender habilidades sociais e na adaptação às mudanças na rotina
- Sintomas presentes no início da infância: para que um indivíduo seja diagnosticado com TEA, é necessário que os sintomas estejam presentes desde o início da infância, embora possam ficar mais evidentes conforme o aumento da demanda social
- Prejuízos significativos na vida diária: os sintomas devem causar prejuízos significativos na vida diária da pessoa, afetando sua capacidade de se relacionar com seus pares e de funcionar de maneira adequada em diferentes contextos
- Exclusão de outra condição que explique melhor os sintomas: os sintomas do TEA não podem ser mais bem explicados por outra condição médica ou psiquiátrica. Isso significa que o prejuízo na comunicação social e na interação social não pode ser explicado por deficiência intelectual, TDAH ou outros transtornos globais.

Dentro da clínica otorrinolaringológica, é imprescindível que se faça uma boa avaliação das condições auditivas do paciente. Existem quadros de pacientes com TEA que podem, sim, apresentar perdas auditivas progressivas, assim como pode-se estar diante de um paciente com surdez que manifeste comprometimento social secundário à falha do *input* sensorial. Assim sendo, o papel do otorrinolaringologista é fundamental para discernir as condições de entrada auditiva da criança, e outros quadros que possam estar relacionados e trazendo impacto ao seu crescimento e neurodesenvolvimento (como a apneia do sono, a hipertrofia adenoamigdaliana ou a otite média secretora).

Segundo o DSM-5-TR, o critério A para risco de autismo é o prejuízo na comunicação social. É importante lembrar que, devido à heterogeneidade do quadro, podem-se encontrar desde crianças fluentes na fala normal a outras que nunca irão desenvolver a oralidade (não verbais), bem como indivíduos que falam muito, mas cuja produção pode ser desconexa, ou apresentam ecolalias (repetições de fala sem sentido contextual). Antigamente, algumas crianças autistas eram conhecidas como "pequenos professores", pelo linguajar formal e rebuscado, incompatível com a idade do indivíduo. Deve-se então, ficar atento para reconhecer os diversos tipos de manifestações de alterações de linguagem presentes no TEA.

Instrumentos de triagem e de diagnóstico

Existem muitos métodos protocolados disponíveis para avaliar indivíduos com TEA e observar as características clínicas.[12]

Os protocolos utilizados de forma mais abrangente como ferramenta para endossar o diagnóstico incluem *Autism Diagnostic Interview-Revised* (ADI-R), *Autism Diagnostic Observation Schedule*

(ADOS) e o *Childhood Autism Rating Scale* (CARS). Esses são métodos clínicos usados para diagnóstico formal de TEA e planejamento de tratamento. As técnicas, como ADI-R e ADOS, foram clinicamente comprovadas como instrumentos eficazes na diferenciação do TEA de outros transtornos de desenvolvimento relacionados, e com validade e sensibilidade adequadas. No entanto, não costumam ser amplamente utilizados no Brasil porque não existe validação para o português.

Existem outros instrumentos, como a M-CHAT *(Modified Checklist for Autism in Toddlers),* que são considerados como *escala de rastreio,* sendo utilizados por profissionais como pediatras, e que sugerem o encaminhamento para uma avaliação especializada conforme os resultados obtidos. A M-CHAT pode ser utilizada em todas as crianças durante visitas pediátricas com objetivo de identificar sinais em crianças de idade precoce. Existe uma versão traduzida para o português, e indica sinais de risco para realizar o encaminhamento para um especialista conforme a necessidade.

Por ser extremamente simples, a M-CHAT não precisa ser administrada por médicos. A resposta aos itens da escala leva em conta as observações dos pais com relação ao comportamento da criança e dura apenas alguns minutos para ser preenchida.

Essa escala consiste em 23 questões do tipo "sim" e "não", que deve ser preenchida pelos pais ou responsáveis que estejam acompanhando a criança na consulta. Do número total de questões, 14 foram desenvolvidas com base em uma lista de sintomas frequentes em crianças com TEA. Se a criança obtiver mais de 3 pontos oriundos de quaisquer dos itens, ela é considerada em risco para TEA.

Se obtiver 2 pontos derivados de itens críticos (que são as questões 2, 7, 9, 13, 14 e 15) também é considerada em risco. As respostas pontuadas com "não" são: 1, 2, 3, 4, 5, 6, 7, 8, 9, 10, 12, 13, 14, 15, 16, 17, 19, 21 e 23. As respostas pontuadas com "sim" são: 11, 18, 20, 22.

Classificação das crianças com risco de autismo segundo a escala M-CHAT

A escala M-CHAT classifica as crianças em três níveis de risco: baixo, moderado e alto:

- Baixo risco: pontuação de 0 a 2 – poucas chances do paciente desenvolver o transtorno do espectro autista e, assim, não são necessárias medidas de intervenção
- Caso a criança tenha menos de 2 anos, é necessário que o teste seja repetido
- Moderado risco: pontuação de 3 a 7 – nesse caso, é importante que a história da criança seja muito bem coletada, como o início dos sintomas
- Alto risco: pontuação de 8 a 20 – com essa pontuação, deve ser marcada uma consulta com o especialista para uma avaliação detalhada.

É importante lembrar que o diagnóstico do TEA é clínico, e em muitos casos exige um acompanhamento interdisciplinar do paciente, para que possam ser esclarecidas algumas características que podem estar ou não relacionadas com o espectro em si.

Conforme a classificação atual, pode-se basear em níveis de suporte necessários ao indivíduo:

- Nível 1: as pessoas com TEA no nível 1 podem ter dificuldade em iniciar ou manter conversas, interpretar expressões faciais e entender as nuances da linguagem. Porém, por se apresentarem de forma mais suave, normalmente essas dificuldades não são limitantes para a interação social. Eles também podem apresentar comportamentos repetitivos, como balançar as mãos ou o corpo, e ter interesses intensos e restritos, como colecionar objetos específicos ou se concentrar em um tópico específico
- Nível 2: pessoas neste nível podem enfrentar maiores desafios para iniciar ou manter conversas, interpretar expressões faciais e compreender nuances da linguagem. Podem apresentar também dificuldades para se adaptar a mudanças na rotina e necessitar de intermediador para lidar com situações sociais mais complexas
- Nível 3: este nível é o que mais exige apoio para intermediar a interação social. No nível 3, o comprometimento é mais severo nas habilidades de comunicação, tanto verbal quanto não verbal, e, consequentemente, dependem de maior apoio para se comunicar. Isso pode resultar em dificuldades sociais e uma redução na cognição. Além disso, eles tendem a apresentar um perfil comportamental inflexível e podem ter dificuldades em se adaptar a mudanças, o que pode levá-los a se isolar socialmente se não forem incentivados.

Comorbidades

O transtorno do espectro autista é frequentemente associado com comprometimento intelectual e transtorno de linguagem. Muitos indivíduos com TEA apresentam sintomas psiquiátricos que não fazem parte dos critérios diagnósticos para o transtorno (cerca de 70% das pessoas com TEA podem ter um transtorno mental comórbido, e 40% podem ter dois ou mais transtornos mentais comórbidos).

Quando critérios tanto para TDAH quanto para TEA são preenchidos, ambos os diagnósticos devem ser dados. O mesmo princípio aplica-se a diagnósticos concomitantes de transtorno do espectro autista e transtorno do desenvolvimento da coordenação, transtornos de ansiedade, transtornos depressivos e outros diagnósticos de comorbidade.

Entre indivíduos que não falam ou têm déficits de linguagem, sinais observáveis, como mudanças no sono ou na alimentação e aumento no comportamento desafiante, devem desencadear uma avaliação para ansiedade ou depressão. Dificuldades específicas de aprendizagem (leitura, escrita e aritmética) são comuns, assim como o transtorno do desenvolvimento da coordenação. As condições médicas normalmente associadas incluem epilepsia, distúrbios do sono e constipação. Transtorno alimentar restritivo/evitativo é uma característica que se apresenta com bastante frequência no TEA, e preferências alimentares extremas e reduzidas podem persistir.

PROCESSO TERAPÊUTICO

Assim como todo paciente com comprometimento de fala e linguagem, os pacientes sob suspeita de TEA já devem iniciar o processo terapêutico de forma imediata, uma vez detectadas as suas necessidades individualizadas.

O processo terapêutico sempre será modulado conforme a necessidade do paciente, vistas as suas condições e apresentações clínicas. Ou seja, não existe um padrão a ser seguido para todos os pacientes. Existe um planejamento terapêutico, com estabelecimento de objetivos dentro da visão da equipe que seguirá o paciente e o atendimento às suas demandas.

De uma forma geral, todo e qualquer paciente com prejuízo das habilidades sociais se beneficia de terapias psicológicas com abordagem comportamental. Trabalhar o âmbito social dentro dessa esfera é uma das principais necessidades para auxiliar o indivíduo a manter suas funcionalidades. Dentro desse processo terapêutico, os modelos de estratégias mais utilizados atualmente são o Modelo DENVER de intervenção precoce (ESDM) e o ABA (*Applied Behavior Analysis*).

O método Denver possui procedimentos e técnicas naturalistas que são embasados em atividades rotineiras e lembram o ambiente familiar, sendo que pode ser aplicado em vários espaços, como na escola, em casa e em outros locais habitados pela criança.[13] Os pais e a criança assistem a um número de horas de intervenção por semana delimitados pelo profissional capacitado, e este ensina aos pais como implementar o ESDM em casa, durante as rotinas diárias e nas atividades lúdicas. Para esta técnica de implantação do método, é necessário que o profissional que está aplicando a terapia desenvolva objetivos em curto prazo para a criança, como também registre em folhas diariamente, além de transmitir competências e os conteúdos aos pais em sessões semanais para que estes estejam sempre cientes da evolução semanal. O ESDM é indicado como intervenção precoce para crianças de 7 a 48 meses de vida.

O método ABA é uma abordagem científica baseada nos princípios do condicionamento operante abordado originalmente pelo psicólogo Burrhus Frederic Skinner. Há a associação entre realizar um certo comportamento e a consequência que este comportamento acarretará. A intervenção tem como objetivo identificar comportamentos e habilidades a ser desenvolvidos, minimizando padrões de comportamentos restritivos e estereotipias, utilizando, assim, o reforço positivo para condicionar respostas mais funcionais.

A prática do ABA naturalista, vertente amplamente utilizada na atualidade, traz ao ambiente terapêutico uma flexibilidade maior com relação aos instrumentos utilizados, demonstrando mais o uso do lúdico e das manifestações das interações por meio do brincar, para trazer significado às ações desejadas.

Além das estratégias focadas no comportamento social, não se pode esquecer que o TEA também cursa com comprometimentos de linguagem secundários ao transtorno, bem como comprometimentos sensoriais associados na maioria dos casos.

O processo terapêutico fonoaudiológico é crucial para o desenvolvimento da linguagem das crianças dentro do espectro, uma vez que todas apresentam algum grau de comprometimento (mesmo, por vezes, sendo não verbal). A terapia fonoaudiológica visa favorecer o entendimento de todos os aspectos relacionados com a comunicação: tanto ao domínio léxico quanto semântico e pragmático. Ou seja, visa auxiliar a criança a compreender por quê a comunicação é tão importante, bem como facilitar o processo da interação social através dessa comunicação.

Muitas crianças que não são verbais também se beneficiam de estratégias focadas para a comunicação suplementar alternativa. O termo "suplementar" é utilizado para definir o uso de símbolos, recursos e estratégias por pessoas com necessidade complexa de comunicação para ampliar e aumentar as condições de comunicação e interação já existentes, mas que não são suficientes. Há pessoas com deficiência ou TEA que usam a fala, mas essa fala não é suficiente para garantir a funcionalidade da comunicação com diferentes pessoas nas situações de rotina de vida diária e em outras tarefas e/ou contextos mais complexos. Cada sistema tem suas características visuais com diferentes complexidades de representação e organização, e cabe ao profissional que acompanha o processo terapêutico eleger o melhor tipo de estratégia, individualmente para cada criança.

A equipe interdisciplinar que acompanha o paciente, dentro do enfoque terapêutico, normalmente se dá pelo trabalho combinado de psicóloga, fonoaudióloga e terapeuta ocupacional. Vale aqui salientar também a importância da avaliação do terapeuta ocupacional, pois até 90% dos pacientes dentro do espectro podem apresentar transtorno do processamento sensorial. Sendo assim, são necessárias estratégias que englobam suas necessidades para adaptações sensoriais que podem ser diversas.

Além disso, alguns pacientes com comprometimentos motores diversos (p. ex., frouxidão ligamentar) podem se beneficiar da associação com fisioterapeuta infantil ou mesmo osteopatia.

REFERÊNCIAS BIBLIOGRÁFICAS

1. Maenner MJ, Warren Z, Williams AR, Amoakohene E, Bakian AV, Bilder DA et al. Prevalence and characteristics of autism spectrum disorder among children aged 8 years - Autism and developmental disabilities monitoring network, 11 sites, United States, 2020. MMWR Surveill Summ [Internet]. 2023 Mar 24 [Acesso em: 2024 Jul];72(2):1-14.
2. American Psychiatric Association. Diagnostic and Statistical Manual of Mental Disorders: DSM-5. 5th ed. Washington: APA; 2022.
3. Castro T, Gigonzac TC, Gigonzac MA. Aspectos genéticos envolvidos no autismo. In: Castro T, coordinator. Simplificando o autismo. 1. ed. Literate Books; 2023. p.427-37.
4. Costa S. La falsa teoria delle madri frigorifero: una storia dolorosa di famiglie incolpevoli. Revista Query Online [Internet]. 2021 Apr [Acesso em: 2024 Jul].
5. Grove J, Ripke S, Als TD, Mattheisen M, Walters RK, Won H et al. Identification of common genetic risk variants for autism spectrum disorder. Nat Genet [Internet]. 2019 Mar [Acesso em: 2024 Jul];51(3):431-44.
6. Transtorno do espectro autista. In: Fávero ML, Pirana S. Tratado de foniatria.1. ed. Rio de Janeiro:Thieme Revinter: 2020. p. 149-160.
7. Maranhão SS, Pires IA. Funções executivas e habilidades sociais no espectro autista: um estudo multicasos. Cadernos de Pós-Graduação em Distúrbios do Desenvolvimento [Internet]. 2017 [Acesso em: 2024 Jul];17(1).
8. Hoang N, Cytrynbaum C, Scherer SW. Communicating complex genomic information: A counselling approach derived from research experience with Autism Spectrum Disorder. Patient Educ Couns [Internet]. 2018 Feb [Acesso em: 2024 Jul];101(2):352-61.
9. Bosa C, Callias M. Autismo: breve revisão de diferentes abordagens. Psicol Reflex Crit [Internet]. 2000 [Acesso em: 2024 Jul];13(1).
10. Centers for Disease Control and Prevention [Internet]. Atlanta: CDC [Acesso em: 2024 Jul]. Disponível em: https://www.cdc.gov/ncbddd/actearly/index.html
11. Heffler KF, Sienko DM, Subedi K, McCann KA, Bennett DS. Association of early-life social and digital media experiences with development of autism spectrum disorder-like symptoms. JAMA Pediatr [Internet]. 2020 Jul 1 [Acesso em: 2024 Jul];174(7):690-6.
12. Thabtah F, Peebles D. Early autism screening: A comprehensive review. Int J Environ Res Public Health [Internet]. 2019 Sep 19 [Acesso em: 2024 Jul];16(18):3502.
13. Rodrigues AA, Lima MM, Rossi JP. Modelo Denver de intervenção precoce para crianças com transtorno do espectro autista. Revista Humanidades e Inovação [Internet]. 2021 Jun [Acesso em: 2024 Jul];8(48):360.

CAPÍTULO

151

Distúrbios da Deglutição e Foniatria

Eliézia Helena de Lima Alvarenga • Giovana Piovesan Dall'Oglio • Andressa Guimarães do Prado Almeida

INTRODUÇÃO

A Foniatria no Brasil é uma área de atuação da otorrinolaringologia, que se dedica ao estudo dos distúrbios da comunicação, relacionando-os com os processos normais, patológicos e profissionais que envolvem a voz, a fala, a linguagem, a deglutição e a audição.[1] Engloba áreas complexas nos campos da cognição, aprendizagem de habilidades, comportamentos psicológicos e procedimentos de reabilitação.

CONCEITO DE DISFAGIA

Não existe consenso universal sobre o conceito de disfagia, que pode ser definida como uma sensação subjetiva de dificuldade ou anormalidade da deglutição de alimentos em suas variadas consistências (líquida, pastosa e/ou sólida), das secreções (saliva, secreção nasal, traqueobrônquica, digestiva) e medicamentos.

Pode ocorrer em qualquer fase da deglutição, desde a fase pré-oral até a passagem do bolo alimentar pela cavidade oral, faringe e esôfago, chegando ao estômago.[2-4] Apresenta-se de forma isolada ou combinada, seja por alteração anatomofuncional ou comprometimento neuromuscular, perda de massa muscular esquelética e/ou diminuição da força muscular. A disfagia está associada a um amplo espectro de doenças congênitas ou adquiridas, influenciada pela idade e comorbidades.[5-7] É considerada uma das principais causas de aumento da morbimortalidade entre idosos, crianças e adultos com doenças neurológicas (paralisia cerebral, trauma cranioencefálico [TCE], acidente vascular encefálico ou cerebral [AVC], doenças neurodegenerativas, e doenças demenciais, câncer de cabeça e pescoço (própria doença ou seu tratamento), doenças respiratórias, entre outras. As alterações na deglutição refletem no estado nutricional e de hidratação do indivíduo, na segurança da via aérea e na qualidade de vida.[8,9]

Por isso, é preciso uniformizar o conceito de disfagia de forma mais ampla, a fim de avaliar de maneira mais objetiva e tentar identificar sua prevalência. Deve-se deixar bem documentado o momento da avaliação e como ela foi feita, por meio da história clínica, exame físico e avaliação instrumental, sabendo da heterogeneidade do espectro dos pacientes disfágicos, como também o processo dinâmico que está por trás da disfagia. Haverá, com isso, melhor capacidade para diagnóstico e salientar onde existe possibilidade de reabilitação baseada nestas avaliações, repercutindo o melhor cuidar deste paciente de acordo com as suas necessidades, elaborando estratégias terapêuticas a serem empregadas.

DISFAGIA AO LONGO DA VIDA

A disfagia pode se manifestar em qualquer fase da vida, sendo mais comum nos seus extremos. No recém-nascido e infância, pode estar presente pelo não desenvolvimento de habilidades esperadas na deglutição, pela privação da via oral por determinado tempo ou por um efeito secundário de um transtorno funcional e/ou comportamental de deglutição e alimentação.

Nos adolescentes e adultos jovens, a disfagia geralmente ocorre por perda da habilidade associada a eventos agudos como doenças inflamatórias, infecciosas, pós-trauma, por doenças neuromusculares ou tumores do sistema nervoso central (SNC) e seus tratamentos.

Entre os idosos, a disfagia geralmente ocorre ou por perda da habilidade ou compensação inadequada inerentes ao envelhecimento, ou por eventos agudos ou comorbidades (doenças neurodegenerativas, respiratórias, vasculares etc.) que predispõem o seu desenvolvimento ou facilitam a descompensação do mecanismo da deglutição. Tratamento inadequado das comorbidades pode também contribuir para o aparecimento ou piora de um quadro disfágico.[8]

A disfagia manifesta-se por alterações da contenção da saliva ou do bolo alimentar na cavidade oral (disfagia oral), da deglutição do conteúdo oral como saliva, alimentos ou medicamentos, do manejo das próprias secreções (disfagia orofaríngea propriamente dita), da incoordenação entre a deglutição e a respiração, assim como do comprometimento dos componentes neuro-sensoriais que coordenam estas funções.

Além disso, há também a disfagia esofágica, comum nas doenças do refluxo gastresofágico, no refluxo laringofaríngeo, nas dismotilidades esofágicas das doenças inflamatórias (como doenças reumatológicas), nos idosos com hérnia hiatal, nas alterações na transição faringo-esofágica (favorecendo o divertículo de Zenker), na compressão ao longo do esôfago torácico por aneurisma de aorta, entre outras patologias.

Salienta-se que também é possível a presença de disfagia pré-oral em pacientes com comprometimento cognitivo e executivo, comum em doenças neurológicas e psíquicas, como a depressão.

PREVALÊNCIA DA DISFAGIA

Embora a disfagia seja um importante sintoma e/ou sinal de alarme em qualquer fase da vida, sua epidemiologia permanece mal definida e sua verdadeira prevalência é difícil de ser determinada, pois os estudos apresentam grande variabilidade a depender da faixa etária do paciente, do contexto do ambiente do paciente, da doença de base e do país de interesse. A maioria destas informações foi obtida através de estudos observacionais com metodologia diversificada.

A disfagia na população pediátrica é subestimada e a heterogeneidade desta população também reflete na sua prevalência. Pode estar presente em mais de 25% das crianças, podendo variar de 20 até 80% naquelas que apresentam múltiplos comprometimentos (transtornos neurológicos como lesão cerebral adquirida ou doenças neuromusculares, malformações craniofaciais ou das vias aéreas, doenças respiratórias, cardíacas ou gastrintestinais).

Entre os nascidos a termo, a prevalência da disfagia é de cerca de 3,5%, aumentando para 10 e 26%, respectivamente, entre os prematuros abaixo de 37 e abaixo de 28 semanas de gestação, e em crianças que nascem com extremo baixo peso.[9,10]

A prevalência da disfagia na população adulta não é conhecida, sendo muitas vezes subestimada, variando entre 2,3 a 22% na população geral.[11] A população idosa é composta por uma mistura heterogênea de indivíduos saudáveis e com comorbidades vivendo em diferentes lugares na comunidade, e estima-se que de 10 a 30% tenham disfagia, variando de acordo com o grupo estudado: 16% na faixa etária de 70 a 79 anos e 33% entre os super idosos (a partir de 80 anos) que vivem de forma independente.[12]

Entre os pacientes com doenças neurológicas (AVC, doença de Parkinson, TCE) sua incidência varia de 20 a 40% e aumenta para 51% entre aqueles que vivem em instituição de longa permanência. Nos pacientes hospitalizados e naqueles admitidos em unidades de terapia intensiva (UTI), conforme a faixa etária, as comorbidades, as intervenções associadas, o uso de medicações sedativas e o nível de consciência e a demência, a disfagia atingirá um patamar ainda maior.[13]

Embora os distúrbios da deglutição ainda sejam pouco reconhecidos pelos pacientes e profissionais de saúde, esta é uma preocupação emergente, pois a disfagia pode ter um impacto maior na qualidade de vida e se tornar um problema de saúde pública.[13]

FISIOPATOLOGIA DA DISFAGIA

O complexo mecanismo sensório-motor envolvido na deglutição e o conhecimento da sua fisiopatologia ao longo da vida propiciam a individualização de cada caso e o aumento de pontos-alvo a serem reabilitados.

A disfagia orofaríngea caracteriza-se pelo comprometimento funcional de dois pilares primários da deglutiçao:[11,14]

- Eficiência de deglutição prejudicada, em que a depuração pobre do *bolus* leva ao resíduo faríngeo
- Segurança da deglutição envolvendo penetração ou aspiração de material para a laringe e trato respiratório inferior.

MÉTODOS PARA AVALIAÇÃO DA DEGLUTIÇÃO

A história clínica é essencial e fornece diretrizes para investigação, mas é insuficiente isoladamente. Tosse, engasgos, pigarro, irritabilidade, medo, perda do prazer à alimentação, mudanças no hábito alimentar como alteração de consistências, maior tempo gasto em uma refeição, necessidade de ingesta líquida para facilitar a deglutição de alimentos e/ou medicamentos, evitar algum alimento ou mesmo preferir não se alimentar, isolamento social, dor ou cansaço durante a alimentação e perda ponderal não intencional são alguns dos sinais e sintomas da disfagia.[15-17]

Dentre os questionários, muitos são utilizados para avaliar o impacto da deglutição abrangendo a alimentação, a repercussão na vida social e a interferência na qualidade de vida. Há os que são direcionados a patologias específicas que resultam em disfagia, como o MDADI (*M.D. Anderson Dysphagia Inventory*) e o EORTC QLQ-H&N (do inglês *European Organization for Research and Treatment of Cancer, Quality of Life Questionnaire – head and neck*) para câncer de cabeça e pescoço; EORTC QLQ-STO para câncer gástrico; EORTC QLQ-OG para câncer esofágico, junção esôfago-gástrica e estômago; SDQ-PD (*Swallowing Disturbance Questionnaire*) e MDT-PD (*Munich Dysphagia Test – Parkinson's Disease*) para doença de Parkinson; FOIS (*Functional Oral Intake Scale*) e TOR-BSST (*Toronto Bedside Swallowing Screening Test*) no acidente vascular cerebral (Tabela 151.1).

Tabela 151.1 Questionários em disfagia e suas respectivas aplicações.

Questionário em disfagia	Aplicação
MDADI	Câncer de cabeça e pescoço
EORTC QLQ-H&N	Câncer de cabeça e pescoço
EORTC QLQ-STO	Câncer gástrico
EORTC QLQ-OG	Câncer esofágico, de estômago
SDQ-PD	Doença de Parkinson
MDT-PD	Doença de Parkinson
FOIS	Acidente vascular encefálico
TOR-BSST	Acidente vascular encefálico
SWAL-QQL	Disfagia (qualidade de vida)
EAT-10	Disfagia (gravidade inicial e evolução)

Outros como SWAL-QQL (*Quality of Life in Swallowing Disorders*) e DHI (*Deglutition Handicap Index*) podem ser utilizados para avaliar qualidade de vida na vigência da disfagia.[16-18] O *Eating Assessment Tool*[15] de 10 itens (EAT-10), com pontuação de 0 a 4 para cada pergunta e nota de corte 3 para suspeita de disfagia, pode ser utilizado para documentar a gravidade inicial da disfagia e monitorar a resposta ao tratamento em pacientes com uma ampla variedade de distúrbios de deglutição (existe equivalência cultural do EAT-10 no Brasil).[15]

Importante ressaltar que nenhum desses questionários substitui a história clínica, nem a revisão do prontuário que deverá ser conhecida antes de propor qualquer avaliação instrumental.

A avaliação clínica da deglutição inicia-se pela avaliação global do indivíduo desde a sua postura, marcha, exame da cavidade oral e pares cranianos. Deve-se aproveitar a oportunidade para ver como é o manejo dos talheres, copos, autonomia e o comportamento do indivíduo diante da alimentação. Os fonoaudiólogos utilizam muito a avaliação à beira do leito por não ser possível realizar exame instrumental em todos os pacientes com suspeita de disfagia. Portanto, vários procedimentos de triagem minimamente invasivos à beira do leito foram desenvolvidos e nenhum protocolo de triagem demonstrou fornecer valor preditivo adequado para a presença de aspiração. Dentre estas ferramentas estão os testes de ingesta de água de 50, 90 ou 100 mℓ, reflexo de tosse, análise acústica da tosse, oximetria de pulso, voz molhada, teste de corante azul, análise de parâmetros vocais, ausculta brônquica, acelerometria da deglutição, teste volume-viscosidade e questionários.

AVALIAÇÃO INSTRUMENTAL DA DEGLUTIÇÃO

O videodeglutograma (VDG) e a videoendoscopia da deglutição (VED) são considerados padrão-ouro para investigação da deglutição.

Diferentes denominações para o VDG, como estudo dinâmico da deglutição, deglutição de bário modificada, avaliação funcional da deglutição, estudo diagnóstico da disfagia, avaliação videofluoroscópica da função orofaríngea e/ou estudo videofluorográfico geram confusão entre os profissionais da saúde, ainda mais se considerar a VED. Temos tentado nos últimos anos consagrar o uso dos termos videodeglutograma e videoendoscopia da deglutição.

O VDG é um exame radiológico dinâmico que permite capturar e registrar em formato digital as imagens videorradiográficas, de forma sequencial e em tempo real, além de registrar o transporte do alimento e líquido impregnados pelo bário através das estruturas da cavidade oral, da faringe e do esôfago, e sua aplicação se deu a partir de 1950.[18] Para normatizar os dados do exame de VDG, Logemann et al.,[19-21], a partir de 1980, propuseram um protocolo de avaliação considerando a coordenação e o tempo dos eventos relacionados com a deglutição, portanto, uma análise qualitativa, que auxilia no diagnóstico, na determinação da segurança da alimentação oral e no uso de estratégias posturais para reabilitação funcional da deglutição. Correlacionando estes dados à avaliação clínica da deglutição, pode-se minimizar o risco de aspiração, assim como auxiliar no acompanhamento terapêutico. No final do século 20, Rosenbeck et al. propuseram a escala de penetração e aspiração (PAS), que é amplamente utilizada nos dias atuais.[22]

No Brasil, o acesso ao exame ainda é restrito à minoria da população por diversos fatores: custo, acessibilidade, ser pouco conhecido por parte de profissionais da saúde e população em geral, necessidade de um trabalho interdisciplinar e por haver poucos profissionais habilitados na execução e interpretação do exame.

Em 1988, Langmore, Kenneth e Olsen descreveram a *Fiberoptic Endoscopic Examination of Swallowing Safety* (FEESS), um novo procedimento endoscópico para avaliar a fase faríngea da deglutição em pacientes com disfagia como opção ao VDG. O uso do procedimento de FEESS, ou VED no Brasil, é crescente, exigindo padronização na interpretação dos resultados, que muito se baseavam na escala PAS de 8 pontos desenvolvida para avaliação pelo VDG, tendo o nível das pregas vocais como limite entre penetração e aspiração. A busca pelo melhor entendimento da fisiopatologia da deglutição ao longo da vida, a individualização de cada paciente com suas respectivas patologias de base, como também a busca constante por protocolos padronizados têm sido objeto de estudos de diversos pesquisadores desde então.[9]

Surgiram várias publicações comparando VDG com VED no mesmo paciente com alta concordância quanto ao escape posterior do bolo alimentar, resíduo, penetração e aspiração.[21] Esses estudos descobriram que a concordância para presença ou ausência de achados foi muito alta, mas que a VED consistentemente qualificou o resultado visualizado como mais intenso. Os resultados desses estudos "simultâneos" argumentam contra o VDG ser o exame padrão-ouro (Tabela 151.2).

Dentre as características da VED, como visão direta da anatomia, observação das secreções, acesso direto e indireto à função sensorial, avaliação de resíduos faríngeos,[9,19,21] se exalta a capacidade de *biofeedback* na educação dos indivíduos sobre a sua deglutição e maneiras alternativas de deglutição, o que não é possível com o VDG.

Embora a avaliação da deglutição por meio da VED e VDG tenha o mesmo objetivo em determinar a fisiopatologia da disfagia, os resultados do tratamento e imagem *online* de cada ferramenta apresenta vantagens e desvantagens. Langmore et al. salientaram a facilidade da VED ser portátil, permitindo avaliar o paciente em diferentes locais (UTI, enfermaria, instituições de longa permanência, consultórios, laboratórios e na própria residência do paciente), não haver exposição à radiação, podendo ser repetida inúmeras vezes ao longo do tratamento, além do paciente receber alimentos habituais durante o exame, ao passo que o VDG fornece visualização de todo o complexo aerodigestivo em todas as fases da deglutição, sendo mais vantajoso na investigação da disfagia esofágica.

A VED não é um exame de triagem apenas para identificar aspiração. Segundo Langmore et al.,[9,22-25] é muito mais abrangente e, embora não tenha passado por validação, é considerada uma diretriz na avaliação da disfagia orofaríngea.

Não existem protocolos institucionais da VED, mas existem adaptações às necessidades individuais de cada paciente, baseadas no protocolo proposto por Langmore et al. com modificações. Porém, existem protocolos testados e verificados quanto à segurança para a população pediátrica desde a fase de amamentação[26,27] até neonatos internados em unidade de cuidados intensivos, como também para adultos e idosos críticos e pacientes com peculiaridades.

Tabela 151.2 Papel do videodeglutograma (VDG) e da videoendoscopia da deglutição (VED) no diagnóstico da disfagia orofaríngea.

Parâmetros	VDG	VED
Avaliação estrutural e funcional	+	+
Motilidade faríngea e laríngea	+	+
Estase salivar	–	+
Sensibilidade laringofaríngea	–	+
Presença de escape oral anterior e posterior	+	+
Local do desencadeamento do reflexo da deglutição	+	+
Resíduo	+	+
Penetração ou aspiração	+	+
Proteção da via aérea	+	+
Manobras	+	+
Fase esofágica	+	–

São contraindicações do VDG (ASHA, 2014):

- Paciente instável clinicamente
- Paciente incapaz de colaborar ou participar
- A avaliação não modificará o manejo clínico
- Paciente incapaz de ser posicionado adequadamente
- Obesidade – impedindo a captação da imagem ou excedendo o limite dos dispositivos de posicionamento
- Alergia conhecida ao contraste com bário

São contraindicações da VED (relativas):

- Paciente instável clinicamente *no momento da avaliação*
- Paciente sonolento *no momento da avaliação*
- A avaliação não modificará o manejo clínico

Ambos os exames são seguros, porém o VDG requer proteção radiológica, equipamento de proteção individual (EPI) e ambiente apropriado. A dose de radiação é mínima a moderada. Não há evidências a respeito da morbimortalidade relacionada com a aspiração do sulfato de bário e a alergia é raríssima (2:1.000.000). O tempo de exposição é entre 3 a 8 minutos, sendo recomendado nos protocolos nacionais e internacionais um tempo abaixo de 5 minutos.

Os efeitos adversos relatados com a VED são epistaxe, resposta vasovagal e laringoespasmo (autolimitados). Desconsidera-se o risco de aspiração pelo exame por comparar-se ao risco diário a que o paciente já está submetido.

PARÂMETROS AVALIADOS NA VIDEOENDOSCOPIA DA DEGLUTIÇÃO

Na avaliação de adultos, inicia-se com a oferta da consistência pastosa, seguida pelo líquido espessado, líquido fino e sólido, se possível, sempre corados com corante alimentício. Geralmente optamos por alternar entre corante azul e verde para facilitar a visualização da imagem e auxiliar na identificação da consistência observada. Para cada oferta, tentamos seguir o padrão que o paciente está habituado, livre demanda, ou nos casos de restrição de via oral, obedecemos a capacidade de cada paciente referente ao volume e à consistência a ser ofertada sequencialmente, e seguimos na avaliação dos parâmetros definidos adiante:

- Escape posterior: presença de bolo alimentar além da cavidade oral em direção posterior sem ter ocorrido o movimento da deglutição. Classificado como sim (presente) ou não (ausente)
- Disparo do reflexo da deglutição: sítio anatômico do desencadeamento do movimento de deglutição, considerado atraso quando ocorre posterior à valécula (p. ex., recesso piriforme)
- *White-out*: presença de clarão visto na imagem endoscópica durante a contração faríngea da deglutição. Classificado como sim (presente) ou não (ausente)
- Resíduo: presença de resíduo alimentar após a segunda deglutição espontânea, mediante sensação de deglutição completa pelo paciente. Classificado em: nada, traço (algum vestígio) e mais que traço (algum volume)
- Sequenciamento da deglutição: deglutições que ocorrem de forma espontânea após a primeira deglutição. Classificado como sim (presente) ou não (ausente)
- Número de deglutições: deglutições espontâneas necessárias para total limpeza do bolo alimentar
- Refluxo esôfago-faríngeo: retorno do conteúdo deglutido para laringe após o movimento da deglutição. Classificado como sim (presente) ou não (ausente)

- Penetração laríngea: presença de saliva ou resíduo alimentar no vestíbulo laríngeo, desde a face laríngea da epiglote até a borda superior das pregas vocais. Classificado como sim (presente) ou não (ausente). E o momento que ocorreu pré ou pós-oferta, ou durante a deglutição
- Aspiração laringotraqueal: presença de saliva ou resíduo alimentar na via aérea abaixo do nível das pregas vocais. Classificado como sim (presente) ou não (ausente). E o momento que ocorreu pré ou pós-oferta, ou durante a deglutição
- Reflexo de proteção: comportamento do indivíduo na vigência de penetração e/ou aspiração, que pode ser visto como tosse eficiente (conteúdo foi eliminado da via aérea), tosse ineficiente (conteúdo permaneceu na via aérea), adução das pregas vocais ou ausência de movimentos de proteção (aspiração silenciosa).

Por fim, se o paciente responde bem às ofertas anteriores, realizamos como teste de provocação a oferta de 90 mℓ de água, baseados no teste de Yale, com copo descartável para ser deglutido de forma ininterrupta; caso o paciente consiga executar. É considerada falha quando há incapacidade de tomar todo o volume de forma ininterrupta, presença de voz molhada ou de tosse em até um minuto após a oferta.

Em pacientes com alimentação por via alternativa como sonda nasoenteral (SNE) ou sonda nasogástrica (SNG), a avaliação é feita com a passagem do nasofibroscópio pela mesma narina em que está o dispositivo. Se a alimentação é feita por gastrostomia (GTT) ou jejunostomia (JTM), a avaliação é feita de forma habitual respeitando a segurança na oferta dos diferentes volumes e consistências definidos de forma individualizada.

Se o paciente é traqueostomizado, realiza-se aspiração da secreção que pode estar acumulada sobre o *cuff* antes de desinsuflá-lo para então iniciar a avaliação com oferta de alimento, respeitando a segurança.

INTERVENÇÃO NA VIDEOENDOSCOPIA DA DEGLUTIÇÃO

Após a avaliação da deglutição, realizam-se provocações, modificações dietéticas, posturais e/ou comportamentais.

Os foniatras e otorrinolaringologistas devem ter conhecimento das possíveis manobras pois, muitas vezes, não há o acompanhamento em tempo real de um fonoaudiólogo especializado em disfagia.

Manobras voluntárias

1. Escarro: indicada para resíduos, penetração e aspiração; pedimos escarro seguido de deglutição.
2. Deglutição com esforço: solicita-se que o paciente engula com grande esforço, podendo associar-se o esforço de todo o corpo. Com essa manobra, há aumento da pressão intra-oral pelo contato da língua com o palato e da base da língua com a parede posterior da faringe, além de maior elevação hiolaríngea, o que melhora a propulsão do bolo alimentar e diminui resíduos em valéculas, faringe e seios piriformes. Se o indivíduo for idoso ou portador de doença neuromuscular, a manobra pode gerar fadiga muscular.
3. Deglutições múltiplas (deglutição seca): pode ser necessário deglutir pelo menos 2 vezes após a primeira deglutição para diminuição dos resíduos.

Manobras posturais

Flexão de pescoço (cabeça para baixo ou chin-tuck)

Favorece a retração da base da língua, promovendo melhor controle do bolo alimentar na cavidade oral e evitando o escape posterior. Além disso, a manobra aumenta o tempo de transição entre a fase oral e faríngea, aumenta o espaço valecular e estimula a aproximação hiolaríngea, propiciando maior proteção da via aérea. Pede-se para o paciente, após a mastigação, conter o bolo alimentar na cavidade oral, aproximar o queixo do peito e engolir. As principais indicações desta manobra são atraso no disparo da deglutição (quando se dá após a valécula), escape posterior, elevação hiolaríngea diminuída, insuficiência glótica e penetração/aspiração antes da deglutição.

Cabeça para trás (head back ou chin-rises)

Indicada quando o paciente apresenta dificuldade no preparo (escape anterior), organização e ejeção do bolo alimentar (p. ex., glossectomia), resíduos em cavidade oral e faringe ou até regurgitação nasal. O indivíduo direciona a cabeça para trás e deglute, porém, sua aplicação é restrita aos casos nos quais há garantia de adução glótica e controle da fase faríngea eficientes, pois este movimento aumenta a chance de aspiração laringotraqueal.

Cabeça rotacionada (rotação de cabeça ou head rotation)

Pede-se ao paciente que vire a cabeça para o lado para realizar a deglutição e geralmente testa-se o movimento para os dois lados a fim de verificar qual a estratégia mais eficiente. A rotação isola e protege a via aérea do lado mais fraco, impulsionando o bolo alimentar pelo lado mais forte, o que reduz resíduos na laringe e faringe e facilita a abertura do esfíncter esofágico superior (EES), sendo indicada nos casos em que há diminuição unilateral da mobilidade da faringe e laringe. Além disso, esta manobra pode ser associada a outras, como a flexão de pescoço.

Cabeça inclinada (head tilt)

Com a cabeça inclinada ao ombro para o lado não comprometido, solicita-se que o indivíduo degluta. O bolo alimentar será impulsionado pelo lado mais forte, minimizando o acúmulo de resíduos na cavidade oral, faringe e laringe, nos casos de mobilidade reduzida unilateral.

Manobras de proteção

Deglutição supra e supersupraglótica

Na deglutição supraglótica, o indivíduo é orientado a inspirar, interromper a inspiração, deglutir e tossir. A deglutição supersupraglótica é realizada da mesma forma que a manobra anterior, porém, com esforço.

Para realização das duas manobras, o indivíduo deve apresentar estado cognitivo suficiente para entender e executar os comandos. Devem ser evitadas nos cardiopatas e portadores de doenças respiratórias, pois há aumento do ritmo cardíaco, pressão intratorácica e da apneia da deglutição. Estas estratégias favorecem adução glótica e excursão hiolaríngea antes, durante ou após a deglutição; e são indicadas na insuficiência glótica, atraso no início da fase faríngea, presença de resíduos em faringe e laringe, penetração e aspiração.

Mendelsohn

Manobra de difícil execução na qual o paciente deve perceber a elevação da laringe e ser capaz de manter a posição por 2 a 3 segundos até completar a deglutição, podendo ajudar manualmente, segurando a laringe. Esta manobra proporciona maior atividade da musculatura suprahióidea, aumenta a amplitude do movimento hiolaríngeo, o tempo e diâmetro do EES e o tempo de proteção das vias aéreas, diminui resíduos e o risco de penetração e aspiração. É indicada nos pacientes com redução na mobilidade laríngea, *clearance* faríngeo, tempo de abertura do EES e na presença de penetração ou aspiração.

Massako (tongue-hold)

Esta manobra é mais utilizada como exercício na reabilitação fonoaudiológica em pacientes com redução da atividade muscular glossofaríngea. O paciente interpõe a ponta da língua entre os dentes para deglutir, o que restringe a propulsão do bolo alimentar pela língua, podendo levar a mais resíduos e atraso no início da fase faríngea.

Outras técnicas

Outras estratégias que não são manobras propriamente, incluem a utilização de canudo, quando se quer obter maior controle oral, de volume e menor risco de escape posterior, porém há aumento do tempo de apneia. Nos pacientes com propriocepção alimentar diminuída, fase oral prejudicada e resíduos em orofaringe, pode-se oferecer colher vazia após a oferta alimentar, o que aumenta o *input* sensorial sobre a presença de alimento na cavidade oral, comumente utilizada em pacientes com quadros demenciais.

AVALIAÇÃO NA INFÂNCIA

Na criança, segue-se o protocolo apropriado para a idade e necessidade individualizada:[10,11]

- Diferentes consistências (p. ex., líquido, líquido espessado: néctar espesso ou mel, purê, sólido)
- Formas de oferta: colher, copo, mamadeira, frasco ou seringa
- Tamanho do bolo: não padronizado, preferencialmente a comida habitual da criança trazida de casa e levemente tingida com corante alimentar

Os parâmetros avaliados são:

- Sucção não nutritiva x nutritiva; pega do mamilo; movimento da língua
- Alterações estruturais: cavidade nasal, nasofaringe, orofaringe, laringofaringe e laringe; sinais de refluxo laringofaríngeo
- Avaliação da capacidade do paciente de gerenciar com segurança as secreções orofaríngeas/acúmulo de secreções
- Resíduo
- Penetração e/ou aspiração: observar a ativação da mucosa laríngea (leite ou secreção) em bebês prematuros, apneia pelo quimiorreflexo inibitório da laringe. Aspiração silenciosa pode ocorrer em até 94% na população infantil. Os sintomas óbvios como tosse ou engasgo são frequentemente ausentes
- Coordenação sucção-deglutição e respiração
- Comportamento: hiperextensão durante a alimentação pode aumentar o risco de aspiração
- Apneia/taquipneia, bradicardia, estridor/estertor, respiração molhada/gorgolejante ou choro, secreções aumentadas, estresse motor (p. ex., neonato puxando o mamilo e levantando as sobrancelhas), mudança de estado-irritabilidade/estado de alerta, tosse, asfixia ou recusa
- Frequência cardíaca e saturação de oxigênio (com oxímetro no pé).

Para a realização da VED no lactente (amamentação ou mamadeira), deve-se preparar a equipe antecipadamente, definindo as funções de cada um e sempre esclarecer a necessidade do exame aos pais. O ambiente também deve estar preparado com iluminação adequada e cadeira já próxima ao nasofibroscópio.

A mamadeira já deve estar separada com os bicos a serem avaliados e a solução corada (1 gota de corante verde a cada 15 mℓ até 1 gota a cada 5 mℓ). A imagem do endoscópio deve ser verificada antes do exame, de preferência utilizar gel lubrificante no aparelho. A mãe deve sentar-se em uma posição confortável; se a criança estiver em amamentação, deve-se colocar gotas da mistura com seringa de 1 mℓ ao redor do mamilo da mãe.

A avaliação da criança deve considerar sua autonomia, habilidades motoras, estado de alerta, atenção e interação, sucção quando for o caso e a avaliação da prontidão em amamentar. A posição do bebê que é amamentado é preferencialmente nos braços do acompanhante, de lado. Avaliamos sucção não nutritiva e eventualmente oferecemos sacarose.

O plano de alimentação deve envolver a colaboração da família e equipe, iniciando com recomendações claras a todos os cuidadores. Os achados do exame devem ser documentados e então realizada a prescrição.

O exame de VED é extremamente importante em bebês pois a avaliação clínica isoladamente não pode prever aspiração. Não há marcadores ou preditores clínicos válidos para disfagia orofaríngea com aspiração em crianças.

No geral, alguns sinais são importantes: ronco, estertor ou estridor principalmente após as mamadas, sialorreia, doenças respiratórias frequentes, incapacidade de desmame de oxigênio, qualidade vocal úmida (voz molhada), perda de peso ou baixo ganho de peso.

Antes, durante e depois da alimentação oral, observam-se: tosse ou engasgos durante ou depois da deglutição, dificuldade respiratória como aumento da frequência cardíaca, cianose, apneia, dessaturação, bradicardia ou taquicardia, pausas e tempo de alimentação prolongado, sinais de recusa como choro, caretas ou virar a cabeça para longe da mamadeira/mama, pistas de estresse neurocomportamental, responsividade diminuída, escape oral anterior ou vômito, deglutições múltiplas e aceitação de pequenos volumes.

A VED na criança tem um impacto significativo, já que há evidências de mudança de conduta na via de alimentação a partir do exame em porcentagem significativa das crianças avaliadas.

Por fim, a VED deve responder se há segurança da via oral, se a deglutição está entregando hidratação e nutrição suficientes (eficiência) e qual o comportamento do indivíduo diante do risco. Os achados devem ser relatados à equipe multidisciplinar em consonância às nossas propostas e baseadas na nossa avaliação instrumental, consequentemente, seremos mais assertivos na conduta e menos restritivos ou permissivos diante do risco individualizado para cada caso.

TRATAMENTO DA DISFAGIA

A abordagem da disfagia envolve familiares e cuidadores em ação conjunta com equipe multidisciplinar. O objetivo é assegurar um bom estado nutricional, reduzindo a morbimortalidade com identificação precoce da disfagia, e desenvolver estratégias de cuidados buscando a alimentação segura.

O tratamento do paciente disfágico deve ser individualizado, considerando suas queixas, necessidades e perspectivas. Algumas vezes, deve-se abordar a doença de base, por exemplo, divertículo de Zenker ou tumor; outras vezes, a conduta pode ser expectante, dividindo o risco com o paciente e seus familiares.

As orientações podem envolver medidas posturais e comportamentais, mudanças dietéticas, fonoterapia, tratamento protético (para alterações palatais), adaptação de próteses dentárias, cirurgias para proteção de via aérea como desconexão laringotraqueal ou traqueostomia, via alternativa para nutrição (GTT ou JTM).

Considerando o prognóstico de cada caso, diante de um quadro agudo como AVC, provavelmente a conduta será altamente restritiva, com o restabelecimento da via oral somente com toda a segurança. Em outros casos, como a neuropatia sequelar com comprometimento muscular e neurológico, o risco de aspiração crônica durante a alimentação é constante. Nestas situações, a conduta, discutida com o paciente e seus familiares, pode ser de manter a via oral para o prazer, e para a alimentação, será usada uma via alternativa como GTT ou JTM.

Diante de um indivíduo com elevado risco de pneumonia aspirativa, uma orientação imprescindível se baseia na higiene oral, e se houver elementos dentários em mal estado de conservação, estes deverão ser tratados ou removidos.

Em todos os pacientes que requererem via alternativa de alimentação, seja por SNE ou GTT/JTM, devem ser reforçadas as medidas da alimentação, com fracionamento do volume diário, medidas anti-refluxo gastresofágico e esofagofaríngeo, como decúbito elevado após a oferta, muitas vezes, associado ao tratamento pleno com inibidor de bomba de prótons.

A cânula de traqueostomia com *cuff* insuflado não evita aspiração laringotraqueal, e deve-se mantê-la apenas o tempo necessário. Investiremos sempre na decanulação, trabalhando juntamente a deglutição, respiração e fala.[28] Assim que o paciente tolerar a desinsuflação do *cuff*, pode-se adaptar uma válvula de fonação, ou trocar a cânula por uma metálica que nos permite ocluir. Frequentemente observamos melhora da deglutição por retomada da fisiologia respiratória, restabelecendo reflexos de deglutição e proteção respiratória. Entretanto, em alguns pacientes, mesmo diante do quadro de aspiração crônica, optamos pela decanulação e discutimos o não restabelecimento seguro da via oral, dividindo o risco de aspiração ao longo da vida. Mesmo que o paciente não apresente pneumonia aspirativa, o risco de fibrose pulmonar não deve ser subestimado e, em algum momento da vida, pode haver a necessidade de retomar a via aérea pela traqueostomia.

Diante do idoso disfágico mentalmente capaz e que não aceita a restrição da via oral, mas com risco de aspiração, enfrentamos um conflito de valores éticos e morais. Sempre devemos ter o consentimento do paciente para adotarmos qualquer medida conservadora, restritiva ou de intervenção. Se a desnutrição estiver presente, devemos desenvolver programa individualizado, considerando-se diferentes aspectos do idoso como crenças, atitudes, preferências, expectativas e aspirações. O paciente assume inclusive o risco de morte, seja pela aspiração ou pela instalação de desidratação, desnutrição ou sarcopenia, tornando-o mais frágil e susceptível às complicações.

Nos pacientes com doença neurodegenerativa como Parkinson e demência, cuja perda da independência e da capacidade de se alimentar é lenta e progressiva, salientamos a importância da intervenção precoce com avaliação, abordagem e manejo adequados desde os estágios iniciais, mesmo que este seja assintomático, com o objetivo de prevenir disfagia e sarcopenia, considerando sempre o cuidado do paciente e o treinamento do cuidador quanto às suas necessidades diárias, priorizando sempre a qualidade de vida. Desidratação, perda de peso e alto consumo de energia é comum pela hipercinesia e as estratégias do cuidado se baseiam no enriquecimento calórico, mudança de textura, mudanças de postura e coordenação entre engolir e respirar, além de treino de força expiratória para facilitar a tosse.

A indicação de via alternativa nos quadros demenciais é controversa, pois a literatura não mostra aumento da sobrevida, nem melhora da saúde física global ou na qualidade de vida.[29]

Para os pacientes disfágicos com esclerose lateral amiotrófica ou paralisia supranuclear progressiva, cuja progressão se faz de modo mais rápido, a restrição da via oral é discutível. Podemos mantê-la mesmo diante dos riscos aspirativos, prezando sempre as escolhas antecipadas de vontade e qualidade de vida do indivíduo, cuidando do enriquecimento calórico da dieta oral enquanto esta é viável, propondo via alternativa como GTT ao invés de SNE, em função do quadro ser progressivo.[30]

REFERÊNCIAS BIBLIOGRÁFICAS

1. Brasil. Resolução CNRM Nº 6, de 17 de junho de 2021. Aprova a Matriz de Competências dos Programas de Residência Médica em Otorrinolaringologia - Área de Atuação - Foniatria (R4) no Brasil. Diário Oficial República Federativa do Brasil, Poder Executivo, Brasília, DF, 18 jun.
2. Reddy SS, Priyadharshini R. Oropharyngeal dysphagia: Understanding the etiology. J Otolaryngol Res [Internet]. 2017 [Acesso em: 2024 Jul]; 1(1):115.
3. Sasegbon A, Hamdy S. The anatomy and physiology of normal and abnormal swallowing in oropharyngeal dysphagia. Neurogastroenterol Motil [Internet]. 2017 Nov [Acesso em: 2024 Jul];29(11).
4. Nielsen AH, Eskildsen SJ, Danielsen J, Haastrup P, Jellinghof AB, Riis J et al. Defining dysphagia - A modified multi-professional Danish Delphi study. Scand J Gastroenterol [Internet]. 2023 Jun [Acesso em: 2024 Jul];58(6):583-8.
5. Speyer R, Cordier R, Farneti D, Nascimento W, Pilz W, Verin E et al. White Paper by the European Society for Swallowing Disorders: Screening and non-instrumental assessment for dysphagia in adults. Dysphagia [Internet]. 2022 Apr [Acesso em: 2024 Jul];37(2):333-49.
6. Ertekin C, Aydogdu I. Neurophysiology of swallowing. Clin Neurophysiol [Internet]. 2003 Dec [Acesso em: 2024 Jul];114(12):2226-44.
7. Ney DM, Weiss JM, Kind AJ, Robbins J. Senescent swallowing: Impact, strategies, and interventions. Nutr Clin Pract [Internet]. 2009 Jun-Jul [Acesso em: 2024 Jul];24(3):395-413.
8. de Lima Alvarenga EH, Dall'Oglio GP, Murano EZ, Abrahão M. Continuum theory: presbyphagia to dysphagia? Functional assessment of swallowing in the elderly. Eur Arch Otorhinolaryngol [Internet]. 2018 Feb [Acesso em: 2024 Jul];275(2):443-9.
9. Robbins JA, Langmore S, Hind JA, Erlichman M. Dysphagia research in the 21st century and beyond: Proceedings from Dysphagia Experts Meeting, August 21, 2001. J Rehabil Res Dev [Internet]. 2002 Jul-Aug [Acesso em: 2024 Jul];39(4):543-8.
10. Durvasula VS, O'Neill AC, Richter GT. Oropharyngeal dysphagia in children: Mechanism, source, and management. Otolaryngol Clin North Am [Internet]. 2014 Oct [Acesso em: 2024 Jul];47(5):691-720.
11. Miller CK, Willging JP. Fiberoptic edoscopic evaluation of swallowing in infants and children: Protocol, safety, and clinical efficacy: 25 years of experience. Ann Otol Rhinol Laryngol [Internet]. 2020 May [Acesso em: 2024 Jul];129(5):469-81.
12. Barczi SR, Sullivan PA, Robbins J. How should dysphagia care of older adults differ? Establishing optimal practice patterns. Semin Speech Lang [Internet]. 2000 [Acesso em: 2024 Jul];21(4):347-61.
13. Bhattacharyya N. The prevalence of dysphagia among adults in the United States. Otolaryngol Head Neck Surg [Internet]. 2014 Nov [Acesso em: 2024 Jul];151(5):765-9.
14. Wirth R, Dziewas R, Beck AM, Clavé P, Hamdy S, Heppner HJ et al. Oropharyngeal dysphagia in older persons - from pathophysiology to adequate intervention: A review and summary of an international expert meeting. Clin Interv Aging [Internet]. 2016 Feb 23 [Acesso em: 2024 Jul];11:189-208.
15. Belafsky PC, Mouadeb DA, Rees CJ, Pryor JC, Postma GN, Allen J et al. Validity and reliability of the Eating Assessment Tool (EAT-10). Ann Otol Rhinol Laryngol [Internet]. 2008 Dec [Acesso em: 2024 Jul];117(12):919-24.
16. Timmerman AA, Speyer R, Heijnen BJ, Klijn-Zwijnenberg IR. Psychometric characteristics of health-related quality-of-life questionnaires in oropharyngeal dysphagia. Dysphagia [Internet]. 2014 Apr [Acesso em: 2024 Jul];29(2):183-98.
17. McHorney CA, Robbins J, Lomax K, Rosenbek JC, Chignell K, Kramer AE et al. The SWAL-QOL and SWAL-CARE outcomes tool for oropharyngeal dysphagia in adults: III. Documentation of reliability and validity. Dysphagia [Internet]. 2002 Spring [Acesso em: 2024 Jul];17(2):97-114.
18. Wallace KL, Middleton S, Cook IJ. Development and validation of a self-report symptom inventory to assess the severity of oral-pharyngeal dysphagia. Gastroenterology [Internet]. 2000 Apr [Acesso em: 2024 Jul];118(4):678-87.
19. Levine MS, Rubesin SE. History and evolution of the barium swallow for evaluation of the pharynx and esophagus. Dysphagia [Internet]. 2017 Feb [Acesso em: 2024 Jul];32(1):55-72.
20. Daggett A, Logemann J, Rademaker A, Pauloski B. Laryngeal penetration during deglutition in normal subjects of various ages. Dysphagia [Internet]. 2006 Oct [Acesso em: 2024 Jul];21(4):270-4.

21. Martin-Harris B, Logemann JA, McMahon S, Schleicher M, Sandidge J. Clinical utility of the modified barium swallow. Dysphagia [Internet]. 2000 Summer [Acesso em: 2024 Jul];15(3):136-41.
22. Rosenbek JC, Robbins JA, Roecker EB, Coyle JL, Wood JL. A penetration-aspiration scale. Dysphagia [Internet]. 1996 Spring [Acesso em: 2024 Jul];11(2):93-8.
23. Langmore SE. History of fiberoptic endoscopic evaluation of swallowing for evaluation and management of pharyngeal dysphagia: Changes over the years. Dysphagia [Internet]. 2017 Feb [Acesso em: 2024 Jul];32(1):27-38.
24. Pisegna JM, Langmore SE. Parameters of instrumental swallowing evaluations: Describing a diagnostic dilemma. Dysphagia [Internet]. 2016 Jun [Acesso em: 2024 Jul];31(3):462-72.
25. Langmore SE, Schatz K, Olson N. Endoscopic and videofluoroscopic evaluations of swallowing and aspiration. Ann Otol Rhinol Laryngol [Internet]. 1991 Aug [Acesso em: 2024 Jul];100(8):678-81.
26. Willette S, Molinaro LH, Thompson DM, Schroeder JW Jr. Fiberoptic examination of swallowing in the breastfeeding infant. Laryngoscope [Internet]. 2016 Jul [Acesso em: 2024 Jul];126(7):1681-6.
27. Vetter-Laracy S, Osona B, Roca A, Peña-Zarza JA, Gil JA, Figuerola J. Neonatal swallowing assessment using fiberoptic endoscopic evaluation of swallowing (FEES). Pediatr Pulmonol [Internet]. 2018 Apr [Acesso em: 2024 Jul];53(4):437-42.
28. Gross RD, Mahlmann J, Grayhack JP. Physiologic effects of open and closed tracheostomy tubes on the pharyngeal swallow. Ann Otol Rhinol Laryngol [Internet]. 2003 Feb [Acesso em: 2024 Jul];112(2):143-52.
29. Manrique CA, Martínez JD, Garzón MA, Hormaza N, Lizarazo J, Marulanda JC et al. The development of compromised swallowing in patients with Alzheirmer's Disease and dysphagia. Rev Col Gastroenterol [Internet]. 2013 Sep [Acesso em: 2024 Jul];28(3):219-224.
30. Alvarenga FL, Haddad L, Silva DMS, Alvarenga EH. Physicians' behavior regarding non-acceptance of oral restriction (nil per os) by dysphagic patient with risk of laryngotracheal aspiration. Einstein (São Paulo). 2019 Dec 20 [Acesso em: 2024 Jul];18:eAO4952.

CAPÍTULO 152

Foniatria na Senescência

Gisele Vieira Hennemann Koury

INTRODUÇÃO

A foniatria é uma área de atuação da otorrinolaringologia que trabalha na prevenção, diagnóstico e intervenção de alterações relacionadas com a comunicação, linguagem, fala e aprendizagem em todas as faixas etárias. Tem o foco de ação centrado no indivíduo e não somente na queixa principal referida pelo paciente e por sua família. Olha o indivíduo como um ser biológico, porém imerso em um contexto psicológico e sócio-histórico, o qual deve ser levado em conta no tratamento e na reavaliação dos resultados obtidos a fim de se atingir funcionalidade e qualidade de vida. Nesta abordagem, é necessário que atue dentro de uma equipe transdisciplinar, onde a interação entre os membros reabilitadores seja uma parceria sincronizada de ações, fazendo com que o resultado do trabalho seja bem maior que a soma das intervenções individualizadas.[1]

Neste capítulo, será abordada a foniatria no idoso, as peculiaridades que o distinguem do adulto, as características da avaliação foniátrica nesta faixa etária e as alterações que devem ter atenção para uma intervenção mais precoce e eficaz.

ENVELHECIMENTO POPULACIONAL

Segundo a Organização Mundial de Saúde (OMS),[2] idoso é todo indivíduo em países subdesenvolvidos ou em desenvolvimento com 60 anos ou mais, sendo essa idade aumentada para acima de 65 anos em países desenvolvidos.

O envelhecimento, segundo a Organização Pan-Americana de Saúde (OPAS)[3] é um processo intrínseco, heterogêneo, acumulativo, irreversível, universal e não patológico, que acontece em todos os seres vivos de forma progressiva e degenerativa necessitando de adaptações individuais funcionais e sociais para a manutenção de uma vida com autonomia e independência. Essas mudanças biológicas, psicológicas e sócio-históricas formam grupos populacionais heterogêneos pois dependem da história de vida de cada pessoa. Os fatores genotípicos têm influência em um envelhecimento saudável, porém, a genética não é a única a ditar os desfechos nessa população. Fatores ambientais como alimentação ao longo da vida, realização de exercícios físicos, interações sociais significativas, patologias (pregressas ou atuais) e atividades mentais desafiadoras (acadêmicas ou da vida cotidiana) podem interferir positiva ou negativamente neste processo.[4,5]

Assim, o envelhecimento saudável, designado senescência, é um processo natural de redução funcional física, associado a mudanças cognitivas e alterações psicoemocionais progressivas. Ele ocorre quando há uma capacidade de adaptação às mudanças sofridas, utilizando as reservas funcionais e cognitivas construídas ao longo da vida, mantendo a eficiência do indivíduo frente as atividades básicas, instrumentais e avançadas da vida diária.[6] As atividades básicas de vida diária (ABVD) se referem a atividades de autocuidado. As atividades instrumentais da vida diária (AIVD) se referem a uma vida comunitária independente, ao cuidado com o ambiente onde o idoso está inserido, como o cuidado com a casa, com sua vida financeira e de relações. As atividades avançadas de vida diária (AAVD) se referem às atividades sociais, de lazer e produtivas.[4-6] Segundo a OMS,[2] o idoso saudável é a pessoa física e mentalmente com saúde, adaptado às demandas diárias, autônomo, integrado socialmente, com independência econômica, dentro de um núcleo familiar apoiador.

A senilidade é uma condição patológica na qual o idoso apresenta falhas nesta adaptação por motivos biológicos, psicológicos ou sociais, culminando com a perda parcial ou total de sua capacidade funcional, necessitando de assistência em atividades cognitivas, emocionais, de mobilidade e/ou de comunicação.[4-6]

De acordo com o Censo de 2022 do IBGE (Instituto Brasileiro de Geografia e Estatística),[7] a população de idosos (com 60 anos ou mais) no Brasil atingiu 15,6% da população total, havendo um aumento de 56% em relação ao Censo de 2010, quando era de 10,8%. O índice de envelhecimento no Brasil, considerando-se o número de pessoas idosas para cada 100 crianças de 0 a 14 anos foi de 44,8 em 2010, aumentando para 80 no Censo de 2022. A distribuição dos idosos é desigual no território brasileiro, predominando nas regiões Sudeste e Sul. O estado com menor índice de envelhecimento é Roraima (27,1). Os estados com maiores índices de envelhecimento são o Rio Grande do Sul (115) e o Rio de Janeiro (105,9). O fator racial ou etnia também mostrou diferenças, com um índice de envelhecimento dos que se autodenominam raça amarela de 266,5, mais que o triplo da média nacional, e dos indígenas de 35,6, menos da metade que a média nacional. Há o predomínio de mulheres nessa faixa etária, com uma razão de sexo de 50,4 no grupo de 90 a 94 anos, ou seja, praticamente o dobro de mulheres em relação aos homens. Essa mudança no perfil da pirâmide populacional devido a maior expectativa de vida e ao menor número proporcional de nascimentos faz do envelhecimento no Brasil um desafio, necessitando de ações individuais e públicas preventivas, que proporcionem um menor adoecimento e uma abordagem mais eficaz do processo de saúde e doença nesta população. Existem leis que nos auxiliam nesta jornada. A Política Nacional do Idoso, instituída pela Lei Federal Nº 8.842, de 1994, garante o direito à saúde, ao trabalho, à assistência social, à educação, à cultura, ao esporte, à habitação e aos meios de transportes, permitindo a autonomia e participação social de forma integrada e efetiva. O Estatuto do Idoso, instituído pela Lei Nº 10.741 de 2003, regula os direitos adquiridos pela Lei Nº 8.842, priorizando para esta população a formulação e execução de políticas sociais públicas específicas e garantindo, por exemplo, atendimento preferencial em estabelecimentos públicos e privados.[4]

Além de assegurar os direitos adquiridos por esta faixa etária, no atendimento à saúde deste público devemos conhecer as mudanças decorrentes do envelhecimento e ter especial atenção às mudanças observadas na avaliação foniátrica, evitando considerar as alterações decorrentes do envelhecimento normal como patológicas ou subestimar sinais precoces de doenças considerando-os como decorrentes da idade. Nosso maior desafio é manter a capacidade funcional, auxiliando o idoso a superar as progressivas limitações e permitindo que ele redescubra como viver com a máxima qualidade de vida possível.

ASPECTOS DO ENVELHECIMENTO

O envelhecimento humano acontece em nível biológico, psicológico e social. No envelhecimento biológico, a interação de fatores intrínsecos, relacionados com a programação genética de reparação, manutenção e reaproveitamento de componentes celulares, e dos fatores extrínsecos, relacionados com o ambiente (como dieta, tabagismo, uso de álcool) ocasionam deterioração dos diversos sistemas fisiológicos.[4-6]

As alterações sensoriais que ocorrem no envelhecimento modificam a qualidade das informações aferentes ao sistema nervoso central (SNC) prejudicando o *feedback* (retroalimentação que auxilia na modulação de uma ação passada) e o *feedforward* (adequação de ações para aprimorar uma ação futura), com risco de declínio funcional e incapacidade para as atividades de vida diária (AVD).[8]

Diversas alterações visuais ocorrem no senescente, como a perda de parte da acomodação visual, da adaptação a ambientes escuros, da tolerância ao brilho, da acuidade visual em meios pouco contrastantes, da capacidade de discriminar cores, da capacidade de leitura e do campo visual atencional.[5] A flacidez das pálpebras superiores limita o campo visual lateral aumentando o risco de acidentes. A flacidez das pálpebras inferiores desloca o orifício de entrada do canal lacrimal e, mesmo com a redução da secreção lacrimal própria da idade, pode provocar lacrimejamento incômodo e infecções oculares pela limpeza manual inadequada. A opacificação do cristalino acomete 45% dos indivíduos entre 75 e 85 anos, ocasionando visão borrada, podendo desencadear uma senilidade mais precoce. A degeneração macular relacionada com a idade ocasiona perda da visão central e visão distorcida das imagens, sendo a causa mais comum de perda visual grave associada ao envelhecimento. A ceratoconjuntivite seca é comum em idosos, ocasionando sensação de olho seco e irritação conjuntival com lacrimejamento reflexo, e pode ser acentuada com o tabagismo, o uso de antidepressivos e de antiespasmódicos.[5]

A perda auditiva relacionada com a idade, apesar de prevalente, é subdiagnosticada e subvalorizada. A audição tem papel importante na manutenção cognitiva. De acordo com Livingston et al.,[9] dos 40% dos fatores de risco populacional potencialmente conhecidos e modificáveis para a demência, a perda auditiva tratada pode ocasionar uma redução de risco de 8%.

Uma boa audição permite a compreensão da fala, que mantém e auxilia a aquisição de linguagem, além de ser importante para o alerta, a defesa e a segurança pessoal. Permite a comunicação interpessoal, a troca de informações e o aprendizado, mantendo o papel ativo do indivíduo na sociedade.[10]

A perda auditiva não tratada leva a uma plasticidade negativa do SNC. São frequentes neste grupo etário as queixas de ouvir mas não entender o que se escuta, piora da compreensão de fala no ruído, incômodo e distorção dos sons quando se aumenta a intensidade, presença de zumbido, dificuldade para perceber sons agudos.[11,12] A perda auditiva nas altas frequências dificulta a percepção de sons consonantais, principalmente com ruído de fundo associado, ocasionando falhas nas respostas e acentuando a imagem de senilidade do indivíduo. A perda auditiva em baixas frequências dificulta a diferenciação de alguns fonemas surdos e sonoros, como o /p/ e /b/, ocasionando piora da compreensão de fala.[12]

A redução de palavras ouvidas e de sua compreensão dificulta a manutenção da linguagem, com diminuição das palavras utilizadas no dia a dia. Isto reduz a previsibilidade linguística, recrutando áreas de função executiva, com sobrecarga atencional e da memória de trabalho, as quais já estão fragilizadas pela perda neuronal e lentificação do processamento neurológico no idoso.[12,13] Essa dificuldade na compreensão da fala dificulta o armazenamento de novas informações e dos processos decisórios, ocasionando redução do bem-estar físico, sintomas depressivos, insegurança e isolamento social. Pacientes com perda auditiva experimentam um declínio 30 a 40% maior nas habilidades de pensamento em comparação a indivíduos normouvintes, desenvolvendo prejuízos cognitivos significativos mais precoces que pessoas com audição normal em até 3,2 anos mais cedo. A perda auditiva de grau leve pode aumentar em cerca de 2 vezes o risco de desenvolver demência. A perda moderada pode aumentar este risco em cerca de 3 vezes e a perda severa em torno de 5 vezes.[14] Em estudos com ressonância nuclear magnética funcional observou-se que a gravidade da perda auditiva foi associada a maior ativação de área frontal superior esquerda e na ínsula anterior à esquerda no processamento de sentenças complexas, diante de frases onde o objeto era posicionado antes do sujeito, mas isto não ocorreu nas sentenças simples, com ordenação usual dos elementos sintáticos.[15] O uso de aparelhos de amplificação sonora individual (AASI) pode prevenir ou retardar o início e a progressão da demência.[16]

Além da perda auditiva periférica, há o declínio do processamento auditivo central no idoso. Observam-se distúrbios no fechamento auditivo, alterações no processamento temporal da informação linguística e alterações na análise e síntese das informações auditivas. A degeneração progressiva da associação neural entre os hemisférios ocasiona falhas na fusão central da informação auditiva. Ocorre um declínio da velocidade de processamento do SNC, dificultando a pré-análise ou refinamento precoce da informação recebida.[17]

A lentificação dos processos associados às funções executivas ocasiona dificuldade na atenção seletiva aos sons e falhas na memória auditiva para o armazenamento de curta duração, do início ao final da mensagem verbal, o que pode gerar problemas na compreensão e na resposta às situações cotidianas, principalmente em ambientes acusticamente competitivos.[18,19]

O olfato é uma outra importante entrada sensorial que tem degeneração com o envelhecimento. Está envolvido na vontade e no prazer de se alimentar, evita a intoxicação por alimentos estragados e auxilia no alerta a perigos como incêndios. Alterações neste sentido podem existir vários anos antes do início do comprometimento cognitivo.[12] Observa-se um aumento da prevalência de hiposmia de cerca de 4% na faixa etária adulta de 40 a 49 anos, para 13% em indivíduos entre 60 e 69 anos e para 39% em idoso com mais de 80 anos. A hiposmia atinge 1 a cada 8 idosos. A anosmia acomete 1 a cada 30 idosos, e a fantosmia, 1 a cada 15. Testes de identificação de odores podem prever o volume do hipocampo esquerdo avaliado através de ressonância nuclear magnética em pacientes com doença de Alzheimer.[10]

A presbifagia, processo lento e insidioso que ocorre progressivamente com o envelhecimento, acomete cerca de 13% dos idosos com 65 anos e 33% daqueles com mais de 80 anos que vivem de forma independente. O idoso se adapta às mudanças decorrentes do envelhecimento físico (como as alterações sensoriais, perdas de dentes, próteses mal adaptadas, sarcopenia e imobilidade), às mudanças psicológicas (que podem ocasionar inapetência, depressão e isolamento) e sociais (como a perda do papel social). Os mecanismos adaptativos compensatórios e as reservas funcionais e cognitivas conseguem manter a funcionalidade deglutitória, até que os fatores de gatilho intrínsecos e extrínsecos ocasionam a perda do equilíbrio da deglutição compensada e há o declínio funcional com a manifestação da disfagia.[20]

Mudanças no equilíbrio aumentam com o envelhecimento, associadas a diversas causas como alterações vestibulares, visuais e proprioceptivas, diminuição da sensibilidade dos barorreceptores à hipotensão postural, distúrbios musculoesqueléticos e sedentarismo.[5,6,12] A presença de quedas é um marcador importante de alerta para o declínio das funções orgânicas e sempre deve ser investigada, pois é a quinta maior causa de óbito em idosos. Cerca de 30% dos idosos sofrem pelo menos uma queda ao ano, com um aumento deste índice para 51% naqueles com mais de 85 anos. Além do envelhecimento, patologias diversas (como as cardiovasculares, neurológicas, endócrinas, metabólicas, pulmonares) e o uso de medicamentos (como os ansiolíticos, antidepressivos, anti-hipertensivos, anticolinérgicos, hipoglicemiantes, antiarrítmicos e hipnóticos) podem colaborar com a ocorrência de quedas nos idosos.[12]

Os idosos apresentam redução da quantidade e qualidade do sono, com queixas frequentes de insônia, sonolência diurna, cefaleia matutina, despertares durante a noite e sono pouco reparador. Ocorre redução do tempo total de sono (para cerca de 7 horas), com um aumento do tempo do sono superficial (N1 e N2) e redução do sono profundo (N3). Há um avanço da fase do sono, caracterizado pelo adormecer mais precoce e o despertar durante a madrugada, que pode ser confundido com insônia por alguns idosos. Sintomas psicoemocionais como irritabilidade, fadiga, ansiedade e depressão podem surgir ou se acentuar.[5] Eventos obstrutivos (ronco e apneia) e movimentos periódicos dos membros são encontrados nesta faixa etária. O sistema glinfático, que é uma rede perivascular que drena resíduos tóxicos e metabólicos do SNC, como a proteína beta-amiloide, e facilita a distribuição cerebral de aminoácidos, glicose e neuromoduladores, passa a ter um funcionamento inadequado com o envelhecimento, que pode ser exacerbado com os distúrbios do sono. O sistema glinfático tem maior atuação durante o sono profundo (N3) e quando há redução da noradrenalina, a qual propicia uma redução do volume intercelular e a drenagem do liquor do espaço perivascular. O sono entrecortado, superficial e com acordares recorrentes pode promover acúmulo de detritos tóxicos intracelulares, diminuição da memória e agravamento de doenças neurodegenerativas como a doença de Alzheimer.[5,12]

No SNC, observa-se redução da água intra e extracelular, redução do número de neurônios e sinapses, com redução do volume cerebral difusamente. Há alteração na membrana lipídica e lentificação da condução nervosa. Ocorre redução do fluxo sanguíneo cerebral e da utilização da glicose. As células da glia aumentam em resposta ao dano neuronal, ocasionando uma gliose compensatória, que é uma resposta neuroplástica protetiva à perda neuronal.[5] Os mecanismos neurais básicos são mantidos até a idade avançada, porém com lentificação do processo cognitivo, redução da motricidade fina e alteração da memória de curto prazo e de trabalho.[18,19]

Estas alterações funcionais, no idoso senil, podem gerar incapacidades funcionais, que compõem as grandes síndromes geriátricas, ou os "5 Is": insuficiência cognitiva, imobilidade, instabilidade, iatrogenia e incontinência.[5,6] A OPAS acrescentou mais dois "Is" que interferem na funcionalidade do idoso: a incapacidade comunicativa e a insuficiência familiar.[3]

LINGUAGEM E FALA NA SENESCÊNCIA

Ocorrem mudanças na linguagem compreensiva e expressiva do idoso saudável. Elas ocorrem devido às diversas alterações sensoriais, cognitivas e motoras ocasionadas pelo envelhecimento.[1,11,18] O idoso deve ser avaliado individualmente, em relação a sua própria performance na plenitude da vida adulta, devido à heterogeneidade de perfis de competência linguística. O uso da linguagem na vida cotidiana e profissional minimiza o impacto destas mudanças no desempenho comunicativo do idoso.[19]

Há uma mudança do padrão vocal no idoso senescente. A intensidade vocal e o tempo máximo de fonação tendem a diminuir, com aumento do *pitch* vocal no sexo masculino e redução do *pitch* vocal no sexo feminino. Perceptualmente, há algum grau de rouquidão, soprosidade, aspereza, astenia, tensão e instabilidade vocal, muitas vezes associadas a tremor. Estas modificações estão relacionadas com alterações do sistema respiratório, fonte de energia da voz, à atrofia da musculatura corporal e dos músculos intrínsecos da laringe associada a sarcopenia do idoso e às alterações histológicas da cobertura das pregas vocais, com mudanças viscoelásticas que impactam na produção da onda mucosa.[11,12]

Observa-se redução na compreensão de fala com fonemas distorcidos ou apresentados com ruído de fundo. A presbiopia e a presbiacusia ajudam a diminuir a qualidade das informações recebidas. O fato do idoso se comunicar com outros idosos que têm alteração na produção de fonemas, com lentificação e imprecisão articulatória, ausência de dentes e próteses mal adaptadas, pode acentuar esta dificuldade.[12] É necessário o uso pelo senescente de habilidades linguísticas do tipo *top-down* para remontar e contextualizar a mensagem recebida.[18]

Os aspectos semânticos e lexicais da linguagem do idoso nem sempre apresentam perdas ou prejuízos, podendo até aumentar em leitores assíduos. É muito comum o declínio na produção de palavras, com o "efeito de ponta de língua", demonstrado um enfraquecimento da conexão das representações fonológicas e/ou semânticas com o léxico/conceitos.[21,22] Com isto, o idoso não consegue acessar lexicalmente a palavra, apesar de muitas vezes conseguir descrever atributos, usos e significados à palavra esquecida. A dificuldade do acesso lexical ocasiona aumento das hesitações, interjeições e correções, alterando a fluência da fala, podendo comprometer a compreensão do discurso.[18]

A sintaxe normalmente é preservada para frases simples, podendo sofrer alterações em estruturas gramaticais complexas, geralmente associada a alterações do processamento sensorial e de memória.[21]

Ocorrem respostas mais lentas em tarefas de fluência verbal devido à queda da velocidade do processamento das informações e falhas no acesso lexical.[22]

Observa-se alteração do discurso no idoso. Há repetição de ideias, informações redundantes, excesso de pausas ou pausas em locais inesperados, uso de expressões, vocábulos, formas de tratamento e estruturas arcaicas, que necessitam de explicações recorrentes ocasionando perda da fluência, coerência e coesão do discurso. O uso do vocabulário preciso na nomeação e conversação pode estar alterado, causando ambiguidade, dificultando a compreensão e clareza do enunciado.[23] A fala mais prolongada e, muitas vezes, irrelevante ao assunto está associada a um declínio na inibição do lobo pré-frontal e com alterações na memória de trabalho, sendo mais evidente em situações que necessitem de iniciativa, organização e planejamento.[18,21,22]

O declínio de algumas funções cognitivas, como atenção, percepção, velocidade, resolução de problemas, memória e funções executivas do lóbulo frontal do cérebro impacta na performance linguística. Este declínio é maior entre os idosos menos escolarizados. Há uma diminuição na velocidade de processamento cognitivo do idoso, promovendo um desempenho menos eficiente devido ao reduzido tempo de manutenção de informações necessárias para a resolução de problemas.[18,21,22]

A memória prospectiva, uma forma de memória de longo prazo, que nos permite fazer planos futuros, armazená-los e recordá-los é o primeiro tipo de memória de longo prazo a decair, mas pode melhorar em idosos com o treino. Em contrapartida, a memória implícita procedural, memória de longa duração relacionada com o aprendizado de atividades motoras, é mais resistente à perda com o envelhecimento. A memória semântica, relacionada com a aquisição do vocabulário, continua a se aprimorar com o decorrer da idade, desde que haja estímulo significativo, repetição e mais tempo para sua sedimentação.[18,21]

A memória episódica (que se refere aos eventos da história pessoal de cada indivíduo) se mantém mais preservada do que a memória de trabalho e a memória de curto prazo, ocasionando a dificuldade em adquirir novas informações. Apesar da dificuldade de adquirir novas informações, o conteúdo da memória continua a aumentar. Existe uma seletividade socioemocional no idoso, em que a lembrança do passado é frequente, ocasionando um discurso autobiográfico e muitas vezes subjetivo.[18,22]

O comprometimento cognitivo leve (CCL) é considerado um estágio intermediário entre envelhecimento normal e demência. Neste quadro, a deficiência é restrita à memória, com alteração em testes objetivos, preservando os aspectos gerais da cognição, mantendo o funcionamento básico no dia a dia preservado.[24] O CCL é um indicador de risco para desenvolver a doença de Alzheimer, sendo importantes sinais de alerta desta evolução quando:[21,22]

- Em testagens neuropsicológicas apresenta alterações em outras áreas cognitivas além da memória
- Ocorre deficiência somente na memória, porém com desempenho muito ruim
- Observa-se ausência de percepção pelo idoso das próprias dificuldades, sendo as mesmas reconhecidas pelos que convivem com ele.

Alguns mecanismos compensatórios podem otimizar o uso cerebral e se contrapor a uma perda de eficácia funcional no idoso, que comprometa as tarefas cognitivas necessárias para as AVDs com eficácia e eficiência, mantendo a autonomia e independência.

A existência de uma reserva cognitiva, conquistada ao longo de toda a vida do indivíduo, permite a melhora do desempenho através do recrutamento de redes neurais alternativas e do uso de diferentes estratégias para a resolução de problemas.[25]

O efeito HAROLD[26] (*Hemispheric Asymmetry Reduction in Older Adults*) se refere a uma mudança no padrão de ativação habitual das redes neurais. Nas tarefas cognitivas que requerem raciocínio de alto nível, como a resolução de problemas e a tomada de decisões, o córtex pré-frontal, que no adulto é ativado de forma localizada uni hemisférica (à direita ou à esquerda, dependendo da habilidade testada), passa no idoso a ser ativado bilateralmente e de forma mais difusa. Esta mudança de padrão de ativação demonstra uma reorganização do conectoma cerebral com o envelhecimento, adaptando-se funcionalmente devido ao enfraquecimento das redes neurais. Infere a necessidade do uso de maior quantidade de redes neurais para executar as mesmas tarefas cognitivas em comparação ao adulto. Não se sabe se este fenômeno é inevitável com o envelhecimento e se mudanças no estilo de vida poderiam prevenir ou retardar essa reorganização adaptativa cerebral.

O efeito CRUNCH[27] (*Compensation-Related Utilization of Neural Circuits Hypothesis*) preconiza que o cérebro do idoso utilizará maior quantidade de recursos cognitivos quanto maior for a demanda da tarefa executada, e que haverá maior ativação no início e no final da tarefa para compensar o menor processamento e a atrofia cerebral. O idoso chegará a um teto de desempenho, enquanto o adulto, na mesma tarefa, continuará a aumentar sua atividade cerebral, pois não necessita de recrutamento adicional de redes neurais para atender à demanda dos processos perceptuais e atencionais, os quais estão fragilizados com o envelhecimento no idoso.

AVALIAÇÃO FONIÁTRICA DO IDOSO

A avaliação foniátrica do adulto é diferenciada em relação àquela que é realizada com a criança (já abordada em outro capítulo). Apesar do princípio universal de ser centrada no paciente e não na doença, deve-se lembrar que a criança é um ser em constituição, nas quais os processos biológicos, psicológicos e sociais estão sendo habilitados no decorrer do desenvolvimento. O adulto e o idoso já desenvolveram plenamente estes processos, mas podem perdê-los por causas intrínsecas e/ou extrínsecas. Nesse caso, procura-se reabilitar ou adaptar as funções alteradas, visando o ganho funcional. Exceção a esta situação ocorre nos pacientes que, devido a problemas não habilitados adequadamente na infância, prolongam as desabilidades funcionais comunicativas, de linguagem, de fala ou aprendizagem para a fase adulta. Neste grupo, o objetivo terapêutico deve mirar na realização de AVDs e nos ganhos socioemocionais necessários para uma vida adaptada com qualidade, até o limite de intervenção terapêutica acordado entre a equipe transdisciplinar e o núcleo paciente-família.

A avaliação foniátrica do idoso tem como base a avaliação realizada com o indivíduo adulto. Devido às mudanças biopsicossociais do envelhecimento, deve-se adaptar alguns parâmetros avaliativos a estas modificações, a fim de compreender adequadamente o processo de saúde e doença no idoso, atentando de forma individual para as queixas e alterações observadas.

Dentro da equipe geriátrica, o foniatra deve avaliar o núcleo paciente e família com o objetivo de detectar fatores intrínsecos e extrínsecos que possam desencadear ou perpetuar dependência e perda funcional e de autonomia.[1]

A partir da Avaliação Geriátrica Ampla se estabelece um diagnóstico global do idoso, permitindo intervir e recuperar a pessoa e não focar somente na patologia. O contexto múltiplo e complexo do processo saúde-doença do idoso pede esta abordagem. Devido às mudanças degenerativas já discutidas neste capítulo, é praticamente impossível um idoso sem doença. Porém, é altamente provável que consigamos um idoso senescente, pelo maior tempo possível, com boa qualidade de vida, desde que bem acompanhado e manejado por uma equipe transdisciplinar. A abordagem centrada na queixa principal, desprezando uma avaliação do indivíduo em múltiplos domínios, sem um planejamento terapêutico a curto, médio e longo prazos, pode gerar erros diagnósticos que comprometem os resultados esperados. Abordando as alterações biopsicossociais, visando a eficiência funcional e utilizando as reservas cognitivas e funcionais do indivíduo, pode-se atingir o objetivo de obter um idoso saudável, independente e autônomo.[1,5,6]

A anamnese foniátrica deve ser realizada com o idoso e um acompanhante através de entrevista semiaberta. Devem ser direcionadas perguntas específicas quando aspectos importantes para a compreensão do caso não forem abordadas pelo paciente ou pelo seu familiar, como as informações envolvendo aspectos comunicativos, de linguagem, de fala e funções sensoriais (audição, visão, olfato, equilíbrio), cognitivas e emocionais. O sono, a mobilidade, o estado nutricional, as funcionalidades para as AVDs, as condições ambientais e o suporte familiar e social devem ser investigados. Devem ser listados todos os medicamentos utilizados, devido aos efeitos adversos e cognitivos secundários que podem estar associados ao seu uso. Devido ao discurso redundante e prolixo de muitos idosos, o examinador deve conduzir os assuntos com delicadeza e assertividade, otimizando o tempo dispendido na anamnese. Conhecer bem o paciente, sua família ou cuidador é imprescindível para estabelecer uma boa relação médico-paciente-acompanhante, ganhando a confiança necessária para que as condutas propostas sejam realizadas de forma efetiva.[1,5,6]

Deve ser realizado o exame otorrinolaringológico em todos os pacientes, associado a uma avaliação clínica funcional e psicossocial.

AVALIAÇÃO CLÍNICA FUNCIONAL

A avaliação clínica funcional se baseia em testes qualitativos e quantitativos e escalas visando englobar as múltiplas dimensões mapeadas na anamnese.

Para avaliar a comunicação, a linguagem e a fala, os instrumentos utilizados devem ser adaptados conforme o perfil funcional, acadêmico e psicoemocional do paciente.[1,21-23]

- A escuta ativa da fala espontânea: permite observar a estrutura fonológica-sintática-semântica-lexical-pragmática e a fluência
- A compreensão oral: utiliza material com entrada auditiva, com complexidade crescente (fonema, palavra, frase, discurso). O uso de palavras e pseudopalavras é recomendado para avaliar a compreensão dos sons da fala, a semântica e o léxico
- A compreensão escrita: utiliza material com entrada visual, com complexidade crescente (grafema, morfema, frase, texto). O uso de palavras e pseudopalavras é recomendado para avaliar alterações nas rotas perilexicais e lexicais

- Tarefas de repetição oral de palavras e pseudopalavras: auxilia no mapeamento de disfunções na emissão oral de material com e sem acesso semântico e na avaliação das falhas de planejamento motor
- Leitura em voz alta de palavras e pseudopalavras: avalia as rotas lexicais e perilexicais, assim como a habilidade de correlação entre os grafemas e os fonemas
- Nomeação: pode ser realizada por confrontação visual e por confrontação responsiva.
- Escrita: escrita mecânica (cópia), ditado e expressão escrita espontânea.

É importante lembrar que alterações sensoriais, psicoemocionais, de memória e de atenção podem alterar esses resultados. Devido à deterioração auditiva e visual associada a senescência, as avaliações audiológica e oftalmológica são importantes para assegurar a validade das testagens realizadas.

A avaliação do processamento auditivo no idoso deve ser aventada quando, apesar de instituídas as intervenções adequadas para a otimização da audição ainda persistir:[1,12]

- Uma compreensão muito reduzida na presença de ruído ou fala competitiva
- Observar-se grande esforço auditivo para realizar as AVDs
- Ocorrer muita dificuldade de compreensão na fala rápida
- Existir aspectos cognitivos envolvidos, como alterações atencionais e de memória
- Haver muito tempo de privação sonora
- Ocorrer muita dificuldade na adaptação de AASI sem justificativa plausível.

A avaliação do processamento auditivo deve ser realizada nesta faixa etária com cautela. É necessário haver simetria binaural para utilizar testes dicóticos. Nem todos os testes de processamento auditivo têm padronização para serem aplicados no público idoso ou com perda auditiva. É preciso avaliar aspectos relacionados com a frequência e intensidade envolvidos com os testes utilizados.[1,12]

A perda de olfato deve ser investigada tanto pela associação precoce com várias doenças neurodegenerativas (como doença de Alzheimer e na doença de Parkinson), assim como pela interferência nas AVDs e na manutenção e segurança alimentar. O teste do olfato de Connecticut e o UPSIT (teste de identificação de olfato da Universidade da Pensilvânia) estão padronizados para a população brasileira e são alternativas para esta testagem.[12, 28]

O equilíbrio e a mobilidade devem fazer parte da avaliação foniátrica. Utiliza-se a avaliação rotineira, sempre visando analisar a prevenção para quedas e a identificação precoce de alterações do SNC. É importante ressaltar que o desequilíbrio tem efeito psicoemocional e cognitivo, e que seu tratamento, além de prevenir quedas, auxilia na qualidade de vida e melhora do desempenho cognitivo geral do idoso. O uso dos testes provocativos como os HINTS (*Head Impulse Test*, Nistagmo semiespontâneo, Teste do *Skew Deviation*) pode ser uma alternativa de triagem para afastar alterações do SNC.[12] O teste *Timed Up and Go* avalia a mobilidade e o equilíbrio funcional, principalmente enfocando alterações musculosqueléticas em membros inferiores que interferem na marcha, instabilidade postural e predispõe a quedas.[6,12,29]

A avaliação da cognição através de uma triagem cognitiva é importante tanto para assegurar que os resultados obtidos nas provas de linguagem e fala sejam confiáveis como para avaliar a necessidade de fortalecimento de funções que dão suporte à linguagem, como a atenção e a memória.[1,5,6]

O Miniexame do Estado Mental (MEEM) é o instrumento mais utilizado mundialmente. Avalia a orientação temporoespacial, a memória imediata, a atenção e cálculo, a evocação de memória de curto prazo e a linguagem. Tem sensibilidade baixa para o comprometimento cognitivo leve (20 a 50%), porém boa sensibilidade para detecção de quadros demenciais (75 a 80%). Apresenta nota de corte diferenciada dependendo dos anos de estudo do indivíduo e inclui os analfabetos.[6]

O *Montreal Cognitive Assessment* versão brasileira (MoCA) é um instrumento de rastreio cognitivo mais sensível para a detecção de CCL, tendo maior valor preditivo para diferenciar o indivíduo com o envelhecimento normal daquele com CCL e doença de Alzheimer. É utilizado para indivíduos com escolaridade média de 12 anos ou mais. Apresenta tarefas de função executiva e visuoespacial, de nomeação, memória, atenção, linguagem, abstração, evocação tardia e orientação.[1,5]

A versão *Montreal Cognitive Assessment - Basic* (MoCA- B) é um instrumento de rastreio cognitivo mais sensível para a detecção de CCL para baixa escolaridade (menos de 12 anos de estudo) e analfabetos. Avalia a cognição através de tarefas de funções executivas, evocação mediata, fluência, orientação, cálculo, abstração, evocação tardia, percepção visual, nomeação e atenção.[5]

O teste do desenho do relógio (TDR) avalia aspectos cognitivos verbais e não verbais envolvidos com o comando oral de se desenhar um relógio analógico com ponteiros em hora determinada (11 horas e 10 minutos). São pontuados a compreensão do comando verbal de desenhar o relógio, o planejamento, a memória visual, a habilidade visuoespacial, a programação e execução motoras, o conhecimento numérico e o pensamento abstrato. Estas atividades envolvem de forma coordenada a função de áreas temporofrontoparietais. Ocorre influência da escolaridade nesta testagem.[1,6]

O teste de fluência verbal-semântica avalia a linguagem, a memória semântica, o acesso lexical e as funções executivas solicitando ao individuo falar o maior número possível de palavras sobre um tema (p. ex., animais) em 1 minuto. Espera-se que em indivíduos com escolaridade de até 8 anos sejam falados pelo menos 9 itens. Pessoas com escolaridade ≥ 8 anos devem relatar pelo menos 13 itens. Deve ser avaliado como foi utilizado o tempo disponível para execução da tarefa: pacientes com falhas na memória, linguagem e acesso lexical falam as primeiras palavras e não prosseguem. Indivíduos com quadros depressivos tendem a lentificar as respostas, mas manter um fluxo de informações constantes até o final do tempo permitido.[1,6]

O declínio cognitivo do idoso pode ser estimado também pela informação ofertada pelo cuidador ou familiar através de questionários padronizados, como o *Informant Questionnaire of Cognitive Decline of the Elderly* (IQCODE), já adaptado para a população brasileira, que compara o desempenho do paciente em situações cotidianas nos últimos 10 anos.[6]

As AVDs do idoso podem ser avaliadas quanto ao grau de independência através do questionário de atividade funcional de Pfeffer.[1,5,6]

Escalas de AVDs podem avaliar de forma qualitativa e quantitativa a autonomia e a independência do idoso, permitindo intervenções na prevenção, reabilitação e aconselhamento familiar para melhorar qualidade de vida. Existe relação dos resultados com o estado cognitivo e emocional, a possibilidade de comunicação e a mobilidade. Pode-se utilizar o índice de Katz que avalia as ABVD, ou seja, o grau de independência para realizar tarefas de autocuidado e a escala de Lawton, que avalia as AIVD, ou seja, o grau de independência para realizar tarefas de administração do ambiente.[1,5,6]

A escala de depressão geriátrica de Yesavage (*Geriatric Depression Scale* - GDS) pode ser utilizada como triagem para avaliar as condições psicoemocionais do idoso e a necessidade de uma avaliação mais minuciosa com psicólogo ou psiquiatra.[5,6]

A investigação sobre as condições ambientais do domicílio e a orientação para otimizar este ambiente são importantes para prevenir riscos físicos, melhorar a independência do idoso e melhorar a sua capacidade funcional.

A avaliação e intervenção nas alterações do sono no idoso e a orientação sobre a higiene do sono são muito importantes para assegurar o aprendizado, a reabilitação e a qualidade de vida, além de prevenir ou minimizar o impacto físico e psicológico e o aparecimento e agravamento de patologias associada a estes eventos.[12]

A avaliação do estado nutricional deve ser feita, pois alterações neste parâmetro estão relacionadas com maiores riscos de morbidade e mortalidade. Queixas de disfagia, perda de peso sem dieta restritiva associada, redução da mobilidade, pneumonias, índice de massa corporal reduzido (menor que 23) e sintomas psicológicos ou neurológicos devem ser investigados em uma perspectiva transdisciplinar.[12]

O suporte familiar e social deve ser encorajado junto aos pacientes e seus familiares e cuidadores, não só pela melhoria na qualidade de vida e pelos efeitos psicoemocionais e sociais, como pelas evidências de impacto na melhora cognitiva global desta população, mesmo em pacientes cujos cérebros já estão com deterioração/redução volumétrica.[30]

CONSIDERAÇÕES FINAIS

A comunicação, linguagem e fala, focos de estudo da foniatria, são influenciadas pelos processos sensoriais, cognitivos e motores em declínio no envelhecimento. Apesar de serem mantidas com adaptações na senescência, diversos fatores intrínsecos e extrínsecos podem ocasionar prejuízo comunicativo.

O olhar foniátrico para com o idoso deve visar a prevenção, detecção precoce e reabilitação funcional global, sempre que possível. O idoso deve ser considerado como um ser integral e não como um indivíduo com uma patologia. Para isto, devem ser programados objetivos a curto, médio e longo prazos, priorizando os aspectos mais impactantes e discutindo sua implementação com o núcleo paciente-família. Estratégias que utilizam a história individual do idoso auxiliam na adesão socioemocional e melhoram os resultados terapêuticos.

REFERÊNCIAS BIBLIOGRÁFICAS

1. Fávero ML, Pirana S (orgs). Tratado de foniatria. 1. ed. Rio de Janeiro: Thieme Revinter; 2019. 276 p.
2. World Health Organization (WHO). Decade of healthy ageing baseline report. Geneva: WHO [Internet]. 2021 [Acesso em: 2023 Oct 10]. 187 p.
3. Organização Pan-Americana da Saúde (OPAS). Década do envelhecimento saudável: Relatório de Linha de Base. Washington, D.C: OPAS; 2022. [Acesso em: 2023 Dec 20].
4. Brasil. Ministério da Saúde, Secretaria de Atenção à Saúde, Departamento de Atenção Básica. Envelhecimento e saúde da pessoa idosa. Série A. Normas e Manuais Técnicos. Cadernos de Atenção Básica, Nº 19. 1. ed. Brasília: Ministério da Saúde; 2007.192 p.
5. Freitas EV, Py L (orgs.). Tratado de geriatria e gerontologia. 4. ed. Rio de Janeiro: Guanabara Koogan; 2017. 2542 p.
6. Gorzoni ML, Fabbri RM. Livro de bolso de Geriatria. São Paulo: Atheneu; 2013. 380 p.
7. Instituto Brasileiro de Geografia e Estatística (IBGE). Censo Demográfico 2022. [Acesso em: 2023 Dec 15].
8. Ge S, Pan W, Wu B, Plassman BL, Dong X, McConnell ES. Sensory impairment and cognitive decline among older adults: An analysis of mediation and moderation effects of loneliness. Front Neurosci [Internet]. 2023 Jan 9 [Acesso em: 2024 Jul];16:1092297.
9. Livingston G, Huntley J, Sommerlad A, Ames D, Ballard C, Banerjee S et al. Dementia prevention, intervention, and care: 2020 report of the Lancet Commission. Lancet [Internet]. 2020 Aug 8 [Acesso em: 2024 Jul];396(10248):413-46.
10. Xiao Z, Wu W, Zhao Q, Zhang J, Hong Z, Ding D. Sensory impairments and cognitive decline in older adults: A review from a population-based perspective. Aging and Health Research [Internet]. 2021 [Acesso em: 2024 Jul];1(1):100002.
11. Zehnhoff-Dinnesen AA, Wiskirska-Woznica B, Neumann K, Nawka T. Phoniatrics I: Fundamentals – Voice Disorders – Disorders of Language and Hearing Development. Berlin: Springer; 2020.1125 p.
12. Coifman H. Otorrinogeriatria. São Paulo: Payá; 2019. 268 p.
13. Tse ZC, Cao Y, Ogilvie JM, Chau BK, Ng DH, Shum DH. Prospective memory training in older adults: A systematic review and meta-analysis. Neuropsychol Rev [Internet]. 2023 Jun [Acesso em: 2024 Jul];33(2):347-72.
14. Lin FR, Yaffe K, Xia J, Xue QL, Harris TB, Purchase-Helzner E et al. Hearing loss and cognitive decline in older adults. JAMA Intern Med [Internet]. 2013 Feb 25 [Acesso em: 2024 Jul];173(4):293-9.
15. Cardin, V. Effects of aging and adult-onset hearing loss on cortical auditory regions. Front Neurosci [Internet]. 2016 [Acesso em: 2024 Jul];10:199.
16. Cantuaria ML, Pedersen ER, Waldorff FB, Wermuth L, Pedersen KM, Poulsen AH et al. Hearing loss, hearing aid use, and risk of dementia in older adults. JAMA Otolaryngol Head Neck Surg [Internet]. 2024 Feb 1 [Acesso em: 2024 Jul];150(2):157-64.
17. Johnson JC, Marshall CR, Weil RS, Bamiou DE, Hardy CJD, Warren JD. Hearing and dementia: From ears to brain. Brain [Internet]. 2021 Mar 3 [Acesso em: 2024 Jul];144(2):391-401.
18. Brandão L, Parente MA de MP. Os estudos de linguagem do idoso neste último século. Estud interdiscip envelhec [Internet]. 2001 Jun 23 [Acesso em: 2024 Jul];3:37-53.
19. Davis A, McMahon CM, Pichora-Fuller KM, Russ S, Lin F, Olusanya BO et al. Aging and hearing health: The life-course approach. Gerontologist [Internet]. 2016 Apr [Acesso em: 2024 Jul];56 Suppl 2(Suppl 2):S256-67.
20. de Lima Alvarenga EH, Dall'Oglio GP, Murano EZ, Abrahão M. Continuum theory: Presbyphagia to dysphagia? Functional assessment of swallowing in the elderly. Eur Arch Otorhinolaryngol [Internet]. 2018 Feb [Acesso em: 2024 Jul];275(2):443-9.
21. Murdoch BE. Desenvolvimento da fala e distúrbios da linguagem: uma abordagem neuroanatômica e neurológica funcional. Rio de Janeiro: Revinter; 2012.
22. Ortiz KZ. Distúrbios neurológicos adquiridos: Linguagem e cognição. Barueri: Manole; 2010. 484 p.
23. Ortiz KZ. Distúrbios neurológicos adquiridos: Fala e deglutição. Barueri: Manole; 2010. 387 p.
24. Livingston G, Sommerlad A, Orgeta V, Costafreda SG, Huntley J, Ames D et al. Dementia prevention, intervention, and care. Lancet [Internet]. 2017 Dec 16 [Acesso em: 2024 Jul];390(10113):2673-2734.
25. Stern Y. What is cognitive reserve? Theory and research application of the reserve concept. J Int Neuropsychol Soc [Internet]. 2002 Mar [Acesso em: 2024 Jul];8(3):448-60.
26. Cabeza R. Hemispheric asymmetry reduction in older adults: the HAROLD model. Psychol Aging [Internet]. 2002 Mar [Acesso em: 2024 Jul];17(1):85-100.
27. Kang W, Wang J, Malvaso A. Inhibitory control in aging: The compensation-related utilization of neural circuits hypothesis. Front Aging Neurosci [Internet]. 2022 Jul 28 [Acesso em: 2024 Jul];13:771885.
28. Fenólio GH, Anselmo-Lima WT, Tomazini GC, Compagnoni IM, Amaral MS, Fantucci MZ et al. Validation of the Connecticut olfactory test (CCCRC) adapted to Brazil. Braz J Otorhinolaryngol [Internet]. 2022 Sep-Oct [Acesso em: 2024 Jul];88(5):725-32.
29. McLean RR, Kiel DP. Developing consensus criteria for sarcopenia: An update. J Bone Miner Res [Internet]. 2015 Apr [Acesso em: 2024 Jul];30(4):588-92.
30. Salinas J, O'Donnell A, Kojis DJ, Pase MP, DeCarli C, Rentz DM et al. Association of social support with brain volume and cognition. JAMA Netw Open [Internet]. 2021 Aug 2 [Acesso em: 2024 Jul];4(8):e2121122.

PARTE 8

Faringo-estomatologia

CAPÍTULO

153 Embriologia do Sistema Bucofaríngeo

Bianca Maria Liquidato • Mirna Duarte Barros

INTRODUÇÃO

A boca e a faringe constituem a parte inicial do sistema digestório, apresentando desenvolvimento em fases muito precoces da embriogênese.

O processo de gastrulação humana ocorre na terceira semana de vida do embrião e corresponde à formação do embrião trilaminar, isto é, um embrião com três tecidos primitivos, o endoderma, o mesoderma e o ectoderma. Tanto o endoderma quanto o mesoderma são formados a partir de células do epiblasto que migram pelo sulco primitivo, localizado na região caudal do embrião, e as células remanescentes e não migradas do antigo epiblasto formarão o ectoderma.

O mesoderma ocupa uma região intermediária entre as três camadas teciduais que formam o embrião trilaminar, como se fosse "o recheio de um sanduíche". Porém, existem duas regiões onde o mesoderma não se interpõe entre ectoderma e endoderma, a membrana bucofaríngea, localizada cranialmente, e a membrana cloacal, localizada caudalmente.

FORMAÇÃO DA BOCA

A boca primitiva, ou estomodeu, se forma a partir da perfuração da membrana bucofaríngea. A perfuração dessa estrutura cria uma abertura entre o exterior e o sistema digestório em formação, permitindo que haja deglutição de líquido amniótico e, após o nascimento, da alimentação. A membrana bucofaríngea, constituída pela camada dupla de ectoderma e endoderma justapostos, se rompe por apoptose celular, mediada por proteínas reguladoras transcritas a partir de genes específicos. A ruptura deve ocorrer de forma simultânea ao início do desenvolvimento do sistema digestório.[1]

A partir deste momento, o estomodeu passa a ser o centro topográfico em torno do qual a face se forma, por meio do crescimento de cinco saliências, as duas saliências maxilares, as duas saliências mandibulares, ambas originadas do primeiro arco faríngeo (explicado mais adiante), e a saliência frontonasal.

As saliências, ou proeminências, maxilares e mandibulares são constituídas por barras de mesênquima, revestido externamente por ectoderma e internamente por endoderma. Esse mesênquima de todos os arcos faríngeos, e consequentemente, do primeiro arco que origina as saliências maxilares e mandibulares, deriva do mesoderma paraxial e do mesoderma lateral. Porém, além do mesoderma original dos arcos, ocorre a invasão de um grupo de células que serão fundamentais para o desenvolvimento das estruturas e que formarão a boca, as células da crista neural (Figura 153.1).

As células da crista neural são um grupo de células do neuroectoderma localizado na parte mais alta das pregas neurais. Antes do fechamento do tubo neural, essas células sofrem uma transição para mesenquimal e migram para o mesoderma subjacente, onde se misturam com o mesoderma original do arco faríngeo. No entanto, apesar de se misturarem, elas formarão estruturas muito

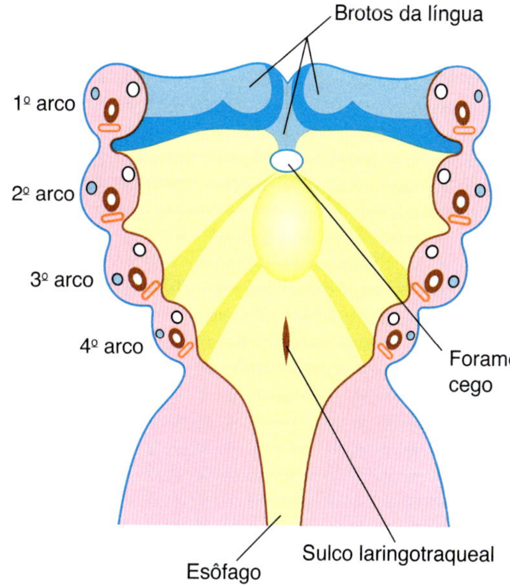

Figura 153.1 Arcos faríngeos e faringe primitiva.

específicas, como gânglios de nervos cranianos, gânglios do sistema nervoso autônomo, melanócitos da pele, esqueleto craniofacial, entre outras. Essa migração celular não ocorre de forma desordenada, de forma que migram para o primeiro arco faríngeo, as células da crista neural da região mais cranial do rombencéfalo.

Todo o desenvolvimento dos terços médio e inferior da face, onde as estruturas que compõem partes e limites da boca se localizam, é induzido pelo centro organizador rombencefálico. Esse centro organizador está posicionado no mesoderma subjacente ao rombencéfalo e é regulado por uma proteína sinalizadora a partir da expressão do gene Sonic Hedgehog (*SHH*).[2]

O tamanho da rima oral depende diretamente do crescimento das saliências maxilares e mandibulares, que pode ser deficitário em síndromes que cursam com macrostomia.

FORMAÇÃO DOS LÁBIOS, BOCHECHAS E OSSOS DA FACE

Os lábios superior e inferior são estruturas fundamentais para o desenvolvimento das funções de articulação das palavras na fonação e preparação dos alimentos para a deglutição. As malformações dos lábios prejudicam a função alimentar inicial do recém-nascido, dificultando a pega da mama para a amamentação.

Com a perfuração da membrana bucofaríngea, as cinco saliências formadoras da face começam a crescer em torno do estomodeu, por proliferação do mesênquima. A saliência frontonasal formará a fronte e o nariz externo. Em torno das duas fossetas nasais em formação se desenvolvem, de cada lado, uma saliência nasal medial e uma saliência nasal lateral.

Simultaneamente, e pelo mesmo motivo, ou seja, proliferação mesenquimal, as saliências maxilares e mandibulares de ambos os lados começam a crescer da sua posição lateral, em direção medial e anterior, para se fundirem no plano sagital mediano.

Inicialmente ocorre a fusão das saliências mandibulares. No seu interior, células mesenquimais se diferenciam em condroblastos e originam a cartilagem de Meckel, em formato de haste. As regiões mais distais de ambas as cartilagens se fundem para formar a sínfise da mandíbula e sofrem ossificação endocondral. Do mesmo modo, as regiões proximais também sofrem ossificação endocondral. A parte intermediária, que é a maior delas, degenera e ocorre ossificação intramembranosa para formação da mandíbula.

O lábio inferior também se forma a partir da fusão das saliências mandibulares. Ocorre um espessamento linear do ectoderma, a lâmina lábio-gengival, que cresce no mesênquima subjacente. Posteriormente, ocorre uma degeneração da maior parte dessa lâmina, o que resulta na formação do sulco lábio-gengival. Um remanescente desta lâmina, no plano sagital mediano, constitui o freio do lábio inferior.

As saliências maxilares também crescem em direção medial e anterior, porém acabam se fundindo com estruturas derivadas da saliência frontonasal. Inicialmente fundem-se com as saliências nasais laterais, as quais originarão as asas nasais. Dessa fusão, permanece um sulco na superfície que originará o sulco nasolacrimal. A proliferação mesenquimal das saliências maxilares, além do seu próprio crescimento, determina também uma aproximação das saliências nasais mediais, originadas também da saliência frontonasal, e que formaram medialmente as fossetas nasais. Ambas se aproximam e se fundem no plano sagital mediano, constituindo uma nova estrutura, o segmento intermaxilar.

No passado, afirmava-se que o segmento intermaxilar apresentaria três partes: uma parte palatina, que participa da formação do palato, uma parte maxilar incisiva, onde se desenvolvem os dentes incisivos superiores e uma parte labial, que daria origem ao filtro do lábio superior. Porém, estudos mais recentes indicam que as saliências maxilares crescem a ponto de se fundir, uma com a outra, e recobrem, então, o segmento intermaxilar, que passa a assumir uma posição mais profunda. Deste modo, as saliências maxilares formam assim o filtro do lábio superior, além das suas demais regiões.

Do mesmo modo já descrito para o lábio inferior, ocorre a formação do freio do lábio superior. No caso de uma degeneração incompleta da lâmina de ectoderma, o freio pode ter uma espessura maior, ou uma posição mais inferior, o que tende a provocar um diastema entre os dentes incisivos centrais superiores, no momento da sua erupção.

O mesênquima do primeiro arco, ou seja, das saliências maxilares e mandibulares, originará os músculos da mastigação, o que explica sua inervação pelo nervo trigêmeo, responsável pela inervação das estruturas do primeiro arco faríngeo. No entanto, ocorre uma invasão dos miótomos, células que darão origem a músculos, do segundo arco faríngeo, no primeiro arco. Lá eles formam os músculos da mímica facial. Isto explica o fato de os músculos da mímica facial serem inervados pelo nervo facial, nervo do segundo arco faríngeo (mais informações na seção sobre faringe).

FORMAÇÃO DO PALATO

O palato constitui o teto da cavidade oral. Apresenta uma parte óssea, mais anterior, que é o palato duro, e uma parte fibromuscular, que é o palato mole, mais posterior. A formação adequada do palato é fundamental para a alimentação e a fonação.

A palatogênese começa na sexta semana de vida e termina na 12ª, sendo o período crítico até a décima semana. Ocorre em duas etapas: a formação do palato primário e, em seguida, do palato secundário.

A formação do palato tem início com o surgimento do segmento intermaxilar. Sua parte palatina, em formato de cunha, constitui o palato primário e corresponde à parte do palato anterior ao forame incisivo.

O palato secundário forma-se a partir de dois processos originados da proliferação do mesênquima, na face interna de cada uma das saliências maxilares, denominados processos palatinos laterais. Inicialmente, eles crescem em direção inferior, um de cada lado e paralelos à língua em desenvolvimento no assoalho da faringe primitiva. Em seguida, com o crescimento da face e desenvolvimento da língua, esses processos, inicialmente laterais, assumem uma posição horizontal e superior à língua, fundindo-se no plano sagital mediano. O palato recém-formado funde-se também ao septo nasal.[3]

O processo de ossificação não envolve todo o mesênquima palatino. A parte posterior constitui o palato mole.

É importante destacar que o processo de fusão de processos e saliências faciais em locais adequados, e não fusão, em locais inadequados, é mediado por uma estrutura de revestimento denominada periderme, que é uma diferenciação do ectoderma que reveste estas saliências.[4,5] A presença da periderme impede, por exemplo, que os processos palatinos laterais fundam-se com a língua, quando estão em posição lateral a ela. A degradação da periderme, com subsequente formação de pontes celulares, permite a fusão das estruturas. Este processo é regulado por múltiplas trilhas de sinalização e fatores de transcrição. A falha deste processo poderia ocasionar sinequias intra-orais.

As fissuras labiopalatinas constituem o resultado fenotípico das falhas neste processo de crescimento, migração e fusão das saliências faciais. A condição apresenta uma incidência de 1,5 em 1000 nascimentos. A fissura pode acometer apenas o lábio, apenas o palato, ambos totalmente, ambos mas parcialmente no palato, uni ou bilateral. Elas podem fazer parte de uma síndrome, ou ocorrer de forma isolada. A etiologia é multifatorial, dependendo de fatores genéticos e ambientais. A falha pode ocorrer na insuficiente migração das células da crista neural para o primeiro arco faríngeo, ou por falha na degradação da periderme, impedindo a fusão das saliências, ou por alguma alteração genética que modifique a interação epitélio-mesenquimal.[5]

DENTES

A odontogênese é um processo contínuo que envolve a indução recíproca entre o mesênquima e o epitélio oral sobrejacente. Tem sua origem durante o desenvolvimento embrionário, mas continua por vários anos após o nascimento. A sinalização para a odontogênese é feita desde o início até a formação da raiz pelo gene Sonic Hedgehog (*SHH*).[6]

Durante o desenvolvimento, surgem dois conjuntos de dentes, os dentes decíduos e os dentes permanentes. As duas dentições se desenvolvem a partir do ectoderma oral, que forma o esmalte dentário e, a partir do mesênquima original com as células da crista neural migradas para o primeiro arco, vão se formar as demais estruturas do dente.

Inicialmente ocorre um espessamento do epitélio oral, formando faixas em forma de "U", que são as lâminas dentárias. Elas acompanham o formato das arcadas dentárias primitivas e formam 10 centros de proliferação, a partir dos quais os brotos dentários crescem no mesênquima subjacente. Primeiro são formados os brotos dentários decíduos e, algumas semanas depois, surgem os brotos dentários permanentes, medialmente aos decíduos. Os permanentes se formam a partir dos brotos decíduos, quando existirem, ou diretamente da lâmina dentária, quando não existirem decíduos predecessores.

O primeiro estágio de desenvolvimento dos dentes é o estágio de capuz. Nesta fase, o broto dentário é invaginado por mesênquima e adquire o formato de um capuz. A parte ectodérmica constitui o órgão do esmalte, que produz o esmalte dentário, e apresenta um epitélio externo e um epitélio interno. A parte de mesênquima constitui a papila dentária que originará a dentina e a polpa dentária. A medida que essas estruturas se desenvolvem, o mesênquima circundante se condensa e forma o saco dentário, que é o primórdio do cemento e do ligamento periodontal.

O estágio seguinte da odontogênese é o estágio de sino. As células do mesênquima adjacente ao epitélio interno do esmalte se diferenciam em odontoblastos, produtores da dentina, enquanto as células do epitélio interno do esmalte diferenciam-se em ameloblastos, produtores do esmalte dentário. Esmalte e dentina são os tecidos mais duros do corpo. A formação de ambos tem início na cúspide do dente e progride em direção à raiz.

A formação da raiz ocorre depois da formação da dentina e do esmalte. Os epitélios interno e externo do esmalte se unem no colo do dente e formam a bainha epitelial da raiz, que cresce no mesênquima. Os odontoblastos dessa região produzem dentina, que é contínua com a dentina da coroa. Em torno da dentina, as células do saco dentário se diferenciam em cementoblastos, que depositam cemento sobre a dentina da raiz. A partir do saco dentário forma-se também o ligamento periodontal, que liga o cemento ao osso alveolar.

À medida que a raiz dos dentes decíduos se forma, eles migram em direção à cavidade oral, no processo de erupção, que ocorre entre o sexto e o 24º mês de vida. A dentição permanente forma-se de modo semelhante e a erupção ocorre após a reabsorção da raiz do dente decíduo por osteoclastos.

GLÂNDULAS SALIVARES

As glândulas salivares são órgãos anexos do sistema digestório. A saliva participa ativamente no preparo inicial do alimento para a deglutição, já que se mistura com os alimentos triturados pelos dentes, lubrificando esse bolo alimentar e transformando sua consistência sólida em pastosa.

Existem três pares de glândulas salivares maiores (parótidas, submandibulares e sublinguais) e inúmeras pequenas glândulas salivares menores. O tipo de secreção exócrina dessas glândulas depende diretamente de suas características histológicas. As parótidas são glândulas serosas e produzem uma secreção mais fluida e aquosa. As submandibulares são glândulas mistas, e as sublinguais e glândulas salivares menores produzem uma secreção mais viscosa e rica em mucina, já que são glândulas predominantemente mucosas.

A origem embriológica de todas as glândulas salivares é a partir do epitélio de revestimento da boca em formação. Esse epitélio é originado do ectoderma do estomodeu.[7,8]

A glândula parótida é a primeira glândula salivar maior a se formar, a partir de brotos ectodérmicos nos ângulos do estomodeu. Estes brotos mergulham no mesênquima subjacente e se ramificam em cordões. Na etapa seguinte, os cordões canalizam-se e formam ductos. As extremidades dos cordões se diferenciam em células acinares, produtoras da secreção salivar, enquanto a porção proximal origina a árvore ductal.

Em relação às glândulas submandibulares, o processo ocorre de forma semelhante, a partir de brotos epiteliais do assoalho do estomodeu, que crescem no mesênquima lateral e posterior à língua em formação. Vale destacar que, diferente dos ácinos serosos, que surgem antes do nascimento, os ácinos mucosos vão se formar somente após o nascimento.

Já as glândulas sublinguais têm sua formação duas semanas depois das parótidas e submandibulares. Elas se desenvolvem a partir de múltiplos brotos epiteliais que se ramificam e canalizam para formar ductos independentes, que se abrirão no assoalho da boca.

O mecanismo que permite o desenvolvimento das glândulas salivares baseia-se na interação epitélio-mesenquimal. O mesênquima produz fator de crescimento de fibroblastos (FGF10), que induz a proliferação do epitélio por meio do seu receptor epitelial FGFR2b. Na ausência do FGF10, o epitélio glandular não se desenvolve.

FARINGE

A faringe desenvolve-se a partir da porção mais cranial do intestino anterior como um tubo revestido de endoderma. Este tubo se expande lateralmente em evaginações pares, formando as bolsas faríngeas que crescem no mesênquima adjacente e entram em contato com o ectoderma dos sulcos faríngeos, formando com este as duas camadas das membranas faríngeas.[9] O único derivado adulto das membranas faríngeas é a membrana timpânica, derivada da primeira membrana faríngea. Entre as bolsas e os sulcos faríngeos estão os arcos faríngeos já mencionados anteriormente (Figura 153.2).[3,8]

O morfógeno FGF8 expressa-se diferentemente nos tecidos da faringe em formação, exercendo papel regulador, em especial na segmentação e diferenciação do primeiro arco faríngeo, mediando as interações entre o ectoderma da primeira fenda faríngea e o endoderma da primeira bolsa faríngea. O epitélio que reveste a faringe primitiva exerce sinais reguladores que influenciam a segmentação dos arcos faríngeos, a proliferação do mesênquima dos arcos faríngeos e a diferenciação dos tecidos derivados deste. Portanto, muitas anomalias craniofaciais estão relacionadas com alterações no balanço da expressão de FGF8 nos tecidos da faringe em formação.[10]

As células da crista neural da região do rombencéfalo migram para a faringe em formação, desempenhando um papel importante no padrão de desenvolvimento do aparato orofaringe, apesar de não serem necessárias para o início da diferenciação da faringe.[11]

Os músculos da faringe derivam dos terceiro e quarto arcos faríngeos. Enquanto o músculo estilofaríngeo e a porção superior do constritor da faringe são derivados do mesênquima do terceiro arco e inervados pelo glossofaríngeo, as porções média e inferior do músculo constritor da faringe derivam do quarto arco e são inervadas pelo vago.[8,11]

No embrião humano, são distinguíveis quatro pares de bolsas faríngeas que se desenvolvem temporalmente no sentido craniocaudal. Há o surgimento de um rudimento de uma quinta bolsa faríngea, que se incorpora à quarta bolsa e passa a ser denominado de corpo ultimobranquial ou ultimofaríngeo. Há divergência em relação à existência ou não de uma sexta bolsa faríngea.[3]

Enquanto os arcos faríngeos são importantes estruturas para o desenvolvimento dos ossos, músculos, vasos e nervos da face, do pescoço e do aparato orofaríngeo, o desenvolvimento e a diferenciação das bolsas faríngeas darão origem a diferentes órgãos da cabeça, pescoço e tórax.

Estruturas da orelha externa e orelha média são derivados das primeiras fenda e bolsa faríngeas, respectivamente. O ectoderma da fenda formará o revestimento do meato acústico externo, enquanto o

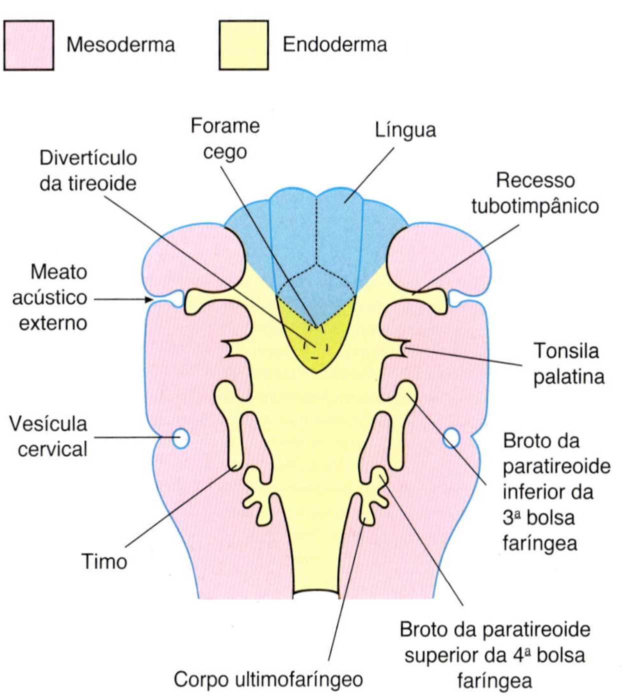

Figura 153.2 Língua e bolsas faríngeas.

endoderma da bolsa revestirá um alongado recesso, o recesso tubotimpânico, cuja parte distal contribuirá para a formação do epitélio interno da membrana timpânica. A cavidade do recesso tubotimpânico amplia-se, formando a cavidade timpânica e o antro mastóideo, e a ligação com a faringe alonga-se formando a tuba auditiva.

A segunda bolsa faríngea originará a tonsila palatina, cujas etapas de desenvolvimento estão descritas mais adiante.

As terceira e quarta bolsas faríngeas distendem-se e formam duas porções, uma dorsal bulbar e outra ventral alongada, permanecendo conectadas à faringe primitiva por um curto e estreito ducto que irá degenerar. O epitélio da parte dorsal de ambas as bolsas prolifera, obliterando a cavidade original, e se diferenciam nas glândulas paratireoides inferiores (terceira bolsa) e superiores (quarta bolsa). A porção ventral da terceira bolsa dará origem ao timo e a porção ventral da quarta bolsa irá fundir-se com o corpo ultimobranquial ou ultimofaríngeo, que advém dos resquícios da quinta bolsa faríngea, dando origem às células C ou parafoliculares da glândula tireoide. O corpo ultimofaríngeo é invadido por células da crista neural que migraram através dos arcos faríngeos e vão se diferenciar nas células produtoras de calcitonina.

LÍNGUA

A língua é um órgão complexo do sistema estomatognático envolvido na mastigação, gustação, deglutição e na fala. O processo de desenvolvimento embrionário da língua apresenta várias etapas, refletindo sua complexidade funcional.

A língua surge pela formação de três brotos linguais no assoalho da faringe primitiva, as tumefações linguais mediana e duas laterais, ao final da quarta semana, todas advindas de proliferação do mesênquima do primeiro arco faríngeo (ver Figura 153.2).

As tumefações linguais laterais crescem, sobrepondo-se à tumefação mediana, também conhecida como tubérculo ímpar, fundindo-se uma com a outra e formando o sulco da linha média, contínuo internamente com o septo lingual, dando origem aos dois terços anteriores da língua ou parte oral.

O terço posterior da língua é formado principalmente por uma saliência proveniente da linha média dos terceiro e quarto arcos faríngeos, a eminência hipofaríngea, que se forma até o final da sexta semana. Alguns autores descrevem uma saliência derivada do segundo arco faríngeo, a cópula, que é encoberta pela proliferação da eminência hipofaríngea e que, assim como o tubérculo ímpar, não são detectáveis na estrutura final do órgão.

O crescimento da eminência hipofaríngea ocorre, em especial, pela expansão de células do terceiro arco faríngeo, formando a maior parte da raiz ou porção faríngea da língua, separada da porção oral pelo sulco terminal em forma de V. O forame cego localizado onde o sulco mediano intersecta o sulco terminal é um vestígio da formação da glândula tireoide, que surge pela proliferação epitelial do endoderma da faringe primitiva na região entre o tubérculo ímpar e a cópula.[12]

A porção mais posterior da raiz da língua e a epiglote originam-se do quarto arco faríngeo. A origem das duas partes da língua derivadas de diferentes arcos faríngeos determina a inervação de cada uma delas. A sensibilidade geral da porção oral é dada pelo nervo lingual, ramo da divisão mandibular do nervo trigêmeo, nervo do primeiro arco faríngeo, enquanto a inervação especial, sensibilidade gustatória, é de responsabilidade do nervo corda do tímpano, ramo do nervo facial, do segundo arco faríngeo. Tanto a sensibilidade geral quanto especial do terço posterior da língua, incluindo as papilas circunvaladas, são feitas pelo nervo glossofaríngeo, do terceiro arco faríngeo. O nervo laríngeo superior, ramo do nervo vago, do quarto arco, inerva a porção posterior extrema da língua, valécula e a epiglote.

Os músculos intrínsecos da língua derivam de mioblastos originários do mesoderma dos somitos occipitais, assim como a maior parte dos músculos extrínsecos, exceto pelo músculo palatoglosso. Assim, exceto pelo músculo palatoglosso, inervado pelo nervo vago, todos os outros músculos linguais são inervados pelo nervo hipoglosso, pois as células mioprogenitoras que migram dos somitos occipitais 2 a 5 para os brotos linguais em formação seguem um caminho específico denominado corda hipoglossal, um condensado de mesoderma que parte ventralmente dos somitos occipitais até a região da língua em formação.

Ao chegarem na região do primórdio da língua, as células mioprogenitoras encontram um suporte mesenquimal de células da crista neural, mais especificamente da porção cranial da crista neural (CCCN), que migraram anteriormente e serão a base da formação do tecido conjuntivo da língua e dos tendões dos músculos linguais. As CCCNs exercem um papel crucial na construção da forma e da arquitetura muscular da língua.

O desenvolvimento da língua, em níveis moleculares, está ligado com a íntima relação que as células mioprogenitoras estabelecem com as CCCNs quando chegam ao mesênquima dos brotos linguais. As CCCNs expressam *DLX5* e *DLX6*, genes cruciais na proliferação e diferenciação dos mioblastos dos músculos da língua; estão envolvidas nas cascatas sinalizadoras de TGFβ e FGF, fundamentais na miogênese e na interação tendão/músculo. Alterações da expressão destes morforreguladores nas CCCNs estão relacionadas com microglossia.

Logo após sua formação, a língua está fixa ao assoalho da boca. Ocorre uma degeneração celular que libera a porção anterior da língua, exceto pelo frênulo, possibilitando sua ampla movimentação.

A partir da interação do epitélio, originado do endoderma, que recobre a face dorsal da língua, com o mesênquima, são formadas as papilas gustativas e, mais tarde, os botões gustativos associados a elas. Em algumas regiões, este epitélio prolifera e torna-se espessado, formando os placoides papilares. Um eixo de mesênquima cresce sob o placoide, evaginando-o e dando origem às papilas linguais.[8]

Algumas células do placoide expressam SHH (Sonic Hedgehog), formando a população celular que irá se diferenciar nas células do botão gustativo.[13]

Os placódios gustativos expressam vários fatores de sinalização, incluindo SHH, BMP e WNT/β-catenina, e sua expressão continua à medida que as papilas gustativas sofrem morfogênese. As células progenitoras das papilas gustativas que expressam SHH podem funcionar como centros de sinalização transitórios dentro do epitélio, que por sua vez regulam o desenvolvimento subsequente dos botões e das papilas gustativas.

As papilas expressam fator neurotrófico derivado do encéfalo (BDNF), que promove a migração de nervos sensoriais para as papilas. O aparecimento dos botões gustativos está relacionado com determinações da diferenciação das células do endoderma, mas a inervação é fundamental para estágios posteriores do desenvolvimento e manutenção das células sensíveis ao gosto. Diferentemente de outras células sensoriais, as do botão gustativo originam-se do endoderma e não do neuroectoderma, e regeneram-se continuamente.[8,13]

TONSILA PALATINA

As tonsilas palatinas desenvolvem-se a partir do endoderma que reveste a segunda bolsa faríngea, entre a quinta e a sexta semanas. Este epitélio prolifera e penetra o mesênquima adjacente, formando brotos em forma de cordões epiteliais sólidos. A parte central dos cordões degenera, formando as criptas tonsilares. Portanto, o endoderma da segunda bolsa faríngea originará o epitélio de revestimento das criptas e da tonsila palatina.[12]

O tecido linfoide só iniciará sua formação a partir da 20ª semana, quando o mesênquima dará origem ao tecido reticular de sustentação das células linfoides, que povoarão as tonsilas a partir do sétimo mês de gestação com a formação dos primeiros centros germinativos apenas no período neonatal. Será durante o primeiro ano de vida que as tonsilas aumentarão consideravelmente de tamanho e surgirão os primeiros centros germinativos ativos. Na tonsila palatina formada, a fossa tonsilar é resquício da cavidade da segunda bolsa faríngea.

As tonsilas faríngeas desenvolvem-se em associação às glândulas mucosas da faringe, e as tonsilas linguais, na região posterior da língua, são formadas por pequenas porções de tecido linfoide.

CONSIDERAÇÕES FINAIS

Desde o período embrionário, a boca se revela como importante comunicação entre o indivíduo e o meio externo, não só permitindo a alimentação, mas, em humanos, é fundamental para a comunicação na vida pós-natal.

Destaca-se o papel de uma sequência extremamente coordenada de expressão gênica, com secreção de proteínas reguladoras e fatores de crescimento que determinam desenvolvimento, migração e fusão de estruturas, como as saliências formadoras da face para a formação da boca.

Ressalta-se também o mecanismo de indução recíproca, com a interação epitélio-mesênquima para o desenvolvimento de estruturas com origem mista.

Por fim, destaca-se o papel fundamental das células da crista neural no desenvolvimento facial. A migração insuficiente dessas células para o mesênquima dos arcos faríngeos e saliência frontonasal é uma das causas das malformações craniofaciais e fissuras labiopalatinas, que podem ocorrer de forma isolada ou fazer parte de uma sequência ou síndrome. Dentre as diversas malformações que cursam com alterações orais, destacam-se a síndrome de Treacher-Collins, Di George, Williams e sequência de Pierre Robin.

REFERÊNCIAS BIBLIOGRÁFICAS

1. Houssin NS, Bharathan NK, Turner SD, Dickinson AJ. Role of JNK during buccopharyngeal membrane perforation, the last step of embryonic mouth formation. Dev Dyn [Internet]. 2017 Feb [Acesso em: 2024 Jul];246(2):100-15.
2. Sperber GH, Guttman GD, Sperber SM. Early orofacial development. In: Sperber GH. Craniofacial development. London: BC Decker Inc; 2001. 240 p.
3. Moore KL, Persaud TN, Torchia MG. Aparelho faríngeo, face e pescoço. In: Embriologia clínica. 11. ed. Rio de Janeiro: Guanabara Koogan; 2020. p. 134-66. 488 p.
4. Hammond NL, Dixon J, Dixon MJ. Periderm: Life-cycle and function during orofacial and epidermal development. Semin Cell Dev Biol [Internet]. 2019 Jul [Acesso em: 2024 Jul];91:75-83.
5. Lan Y, Xu J, Jiang R. Cellular and molecular mechanisms of palatogenesis. Curr Top Dev Biol [Internet]. 2015 [Acesso em: 2024 Jul];115:59-84.
6. Hosoya A, Shalehin N, Takebe H, Shimo T, Irie K. Sonic hedgehog signaling and tooth development. Int J Mol Sci [Internet]. 2020 Feb 26 [Acesso em: 2024 Jul];21(5):1587.
7. Hauser BR, Hoffman MP. Regulatory mechanisms driving salivary gland organogenesis. Curr Top Dev Biol [Internet]. 2015 [Acesso em: 2024 Jul];115:111-30.
8. Schoenwolf S, Bleyl SB, Brauer PR, Francis-West PH. Larsen embriologia humana. 5. ed. Rio de Janeiro: Guanabara Koogan; 2016. 576 p.
9. Miles B, Srinivasan VN. Embryology, pharyngeal pouch. In: StatPearls [Internet]. Treasure Island (FL): StatPearls Publishing; 2024 Jan-. [Acesso em: 2024 Jul].
10. Zbasnik N, Fish JL. Fgf8 regulates first pharyngeal arch segmentation through pouch-cleft interactions. Front Cell Dev Biol [Internet]. 2023 May 23 [Acesso em: 2024 Jul];11:1186526.
11. Toro-Tobon S, Manrique M, Paredes-Gutierrez J, Mantilla-Rivas E, Oh H, Ahmad L et al. Pharyngeal arches, chapter 1: Normal development and derivatives. J Craniofac Surg [Internet]. 2023 Oct 1 [Acesso em: 2024 Jul];34(7):2237-41.
12. Sadler TW Cabeca e pescoço. In: Langman Embriologia Médica. 14 ed. Grupo GEN, 2021, p. 215-233.
13. Thirumangalathu S, Harlow DE, Driskell AL, Krimm RF, Barlow LA. Fate mapping of mammalian embryonic taste bud progenitors. Development [Internet]. 2009 May [Acesso em: 2024 Jul];136(9):1519-28.

CAPÍTULO 154

Anatomia da Boca e da Faringe

Paulo Ricardo R. Larosa

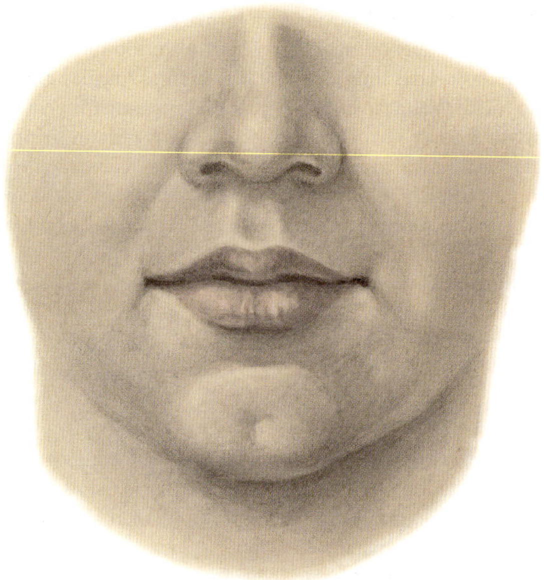

Figura 154.1 Vista da região inferior da face.

INTRODUÇÃO

A boca tem sua formação a partir do primeiro arco faríngeo, na quarta semana do desenvolvimento embrionário, quando o ectoderma se aprofunda e encontra o endoderma do intestino primitivo, formando a membrana bucofaríngea, possibilitando, portanto, uma futura continuidade do meio externo com o meio interno no sistema digestório. Essa formação faz com que a região apresente características histológicas, anatômicas e fisiológicas muito complexas e ricas em detalhes.[1,2]

Anatomicamente, a cavidade oral é um espaço irregular que apresenta seu início no terço inferior da face e se prolonga até seu limite posterior para se comunicar com a faringe, através do istmo das fauces.

LIMITES

Seu limite anterior são os lábios superior e inferior, que funcionalmente se apresentam como um esfíncter e circunscrevem entre si uma abertura, que é a rima da boca. Os lábios são formados pelo músculo orbicular da boca (Tabela 154.1), cuja parte marginal superior começa logo abaixo da base do nariz, enquanto a parte marginal inferior marca externamente o sulco mentolabial. A parte labial desse músculo forma a zona vermelha dos lábios, região de transição entre a pele e a mucosa oral. A união dos lábios superior e inferior formam lateralmente as comissuras labiais (Figuras 154.1 e 154.2).[3-7]

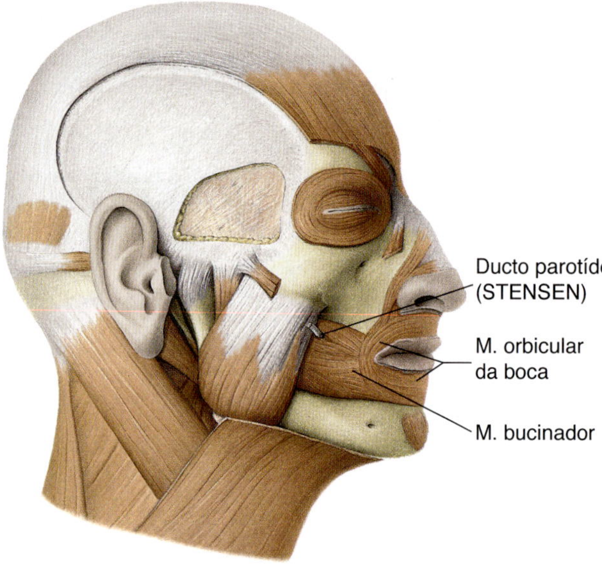

Figura 154.2 Músculos da face que formam o limite anterior e lateral da cavidade oral.

Os lábios são irrigados pelos ramos anteriores da artéria facial, que se sobrepõem superficialmente à margem da mandíbula seguindo um trajeto ascendente junto ao bordo anterior do músculo masseter, passando sobre o músculo bucinador. A cerca de 1,5 cm da comissura labial, a artéria facial emite um ramo para o lábio inferior, a artéria labial inferior, e outro para o lábio superior, a artéria labial superior. Essas artérias apresentam algumas variações no seu trajeto, podendo estar em três situações: submucosa, entre a mucosa oral e o músculo orbicular da boca (78,1%), intramuscular, entre as camadas do músculo orbicular da boca (19,8%) e subcutâneo, entre a pele e o músculo orbicular da boca (2,1%).[3-5] O retorno venoso é feito através de veias homônimas, que drenam para a veia facial para posteriormente chegar na veia jugular interna. A drenagem linfática da região é por pequenos linfondos da face, que drenam para a rede submandibular e júgulo-digástrica, enquanto a parte central do lábio inferior é drenada para os linfonodos submentuais.

A inervação motora dos lábios é proveniente do nervo facial (VII par craniano), que através do seu ramo bucal, com trajeto anterior e superficial ao músculo bucinador, emite um ramo para o lábio superior, e do seu ramo marginal da mandíbula, que após se

Tabela 154.1 Músculos que formam os limites anterior e lateral da cavidade oral.[3,8]

Músculo	Origem	Inserção	Ação
Orbicular da boca	Parte medial da maxila e da mandíbula e ângulo da boca	Pele e mucosa dos lábios	Comprime os lábios contra os dentes, protrai os lábios (ação do beijo)
Bucinador	Parte inferior do processo alveolar da maxila, rafe pterigomandibular, parte inferior do processo alveolar da mandíbula	Ângulo da boca, lábio superior e inferior	Comprime os alimentos contra os dentes na mastigação, distende a bochecha e faz movimento de sucção

exteriorizar da parte inferior e anterior da glândula parótida, segue inferiormente ao músculo platisma para lançar um ramo para o lábio inferior. A inervação sensitiva é proveniente do nervo trigêmeo (V par craniano), através dos ramos labiais superiores do nervo infra-orbital que se exteriorizam pelo forame homônimo. Por sua vez, o lábio inferior recebe inervação do nervo mentual, ramo do nervo alveolar inferior que se exterioriza pelo forame de mesmo nome. Convém salientar que essas inervações se refletem para a pele e mucosa interna da mesma região.[9,10]

O limite lateral da cavidade oral são as bochechas, formadas pelo músculo bucinador (ver Tabela 154.1), potente músculo auxiliar da mastigação, que se localiza posteriormente ao músculo orbicular da boca e ocupa uma posição mais profunda em relação aos outros músculos faciais, fechando o espaço entre a maxila e a mandíbula, lateralmente aos dentes posteriores. Externamente, o músculo bucinador, a bochecha, representa a região bucal da face e é revestido pela fáscia bucofaríngea, apresentando íntimo contato com o corpo adiposo da bochecha. O músculo bucinador é perfurado pelo ducto da glândula parótida, que se abre no vestíbulo da boca na altura dos segundos molares superiores, em uma elevação mucosa denominada de papila parotídea.

O músculo bucinador é irrigado por um ramo da artéria maxilar, a artéria bucal, que emerge entre os músculos pterigóideo lateral e temporal para alcançar a superfície do músculo. O retorno venoso acompanha a artéria de mesmo nome para drenar no plexo pterigóideo. A drenagem linfática da região desemboca nos linfonodos submandibulares.

A inervação motora é feita pelos ramos bucais do nervo facial, após deixar a massa da glândula parótida. A sua inervação sensitiva é responsabilidade do nervo bucal, ramo do nervo mandibular, terceira porção do nervo trigêmeo, que emerge superficialmente pela margem anterior do músculo masseter e se distribui pelo músculo bucinador que, além disso, também faz a inervação da pele e da mucosa dessa região (Figuras 154.3 a 154.6).[9-11]

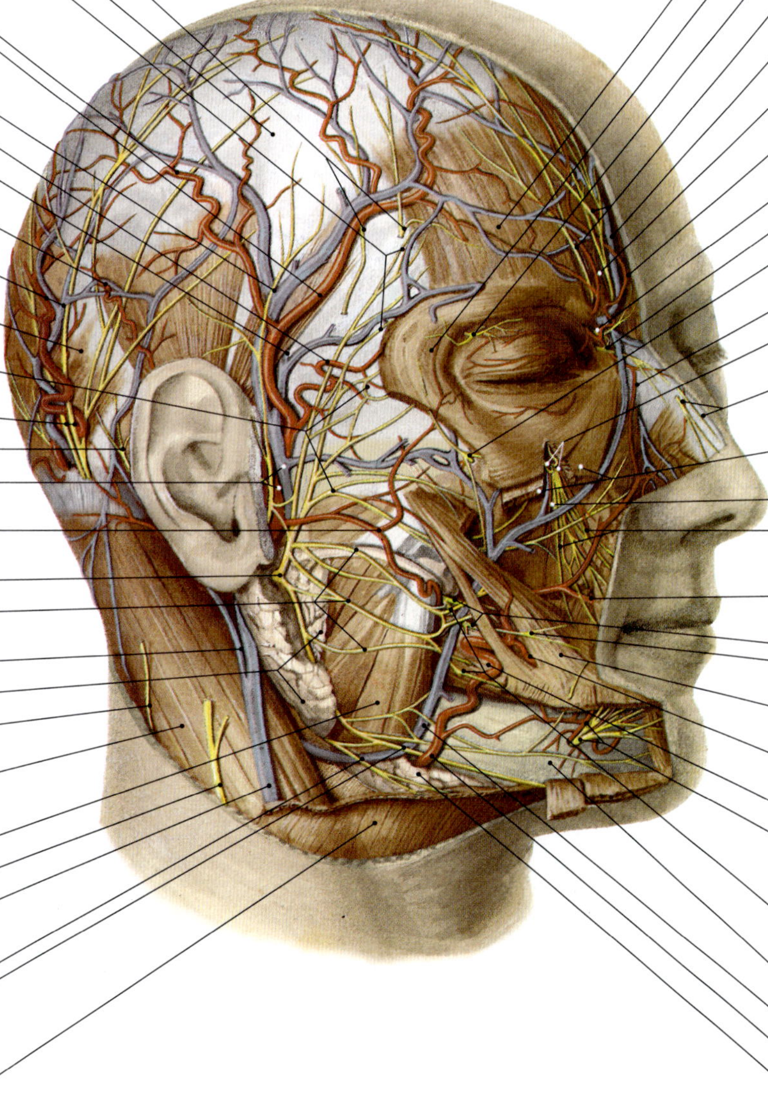

Figura 154.3 Vasos sanguíneos e inervação da cabeça.

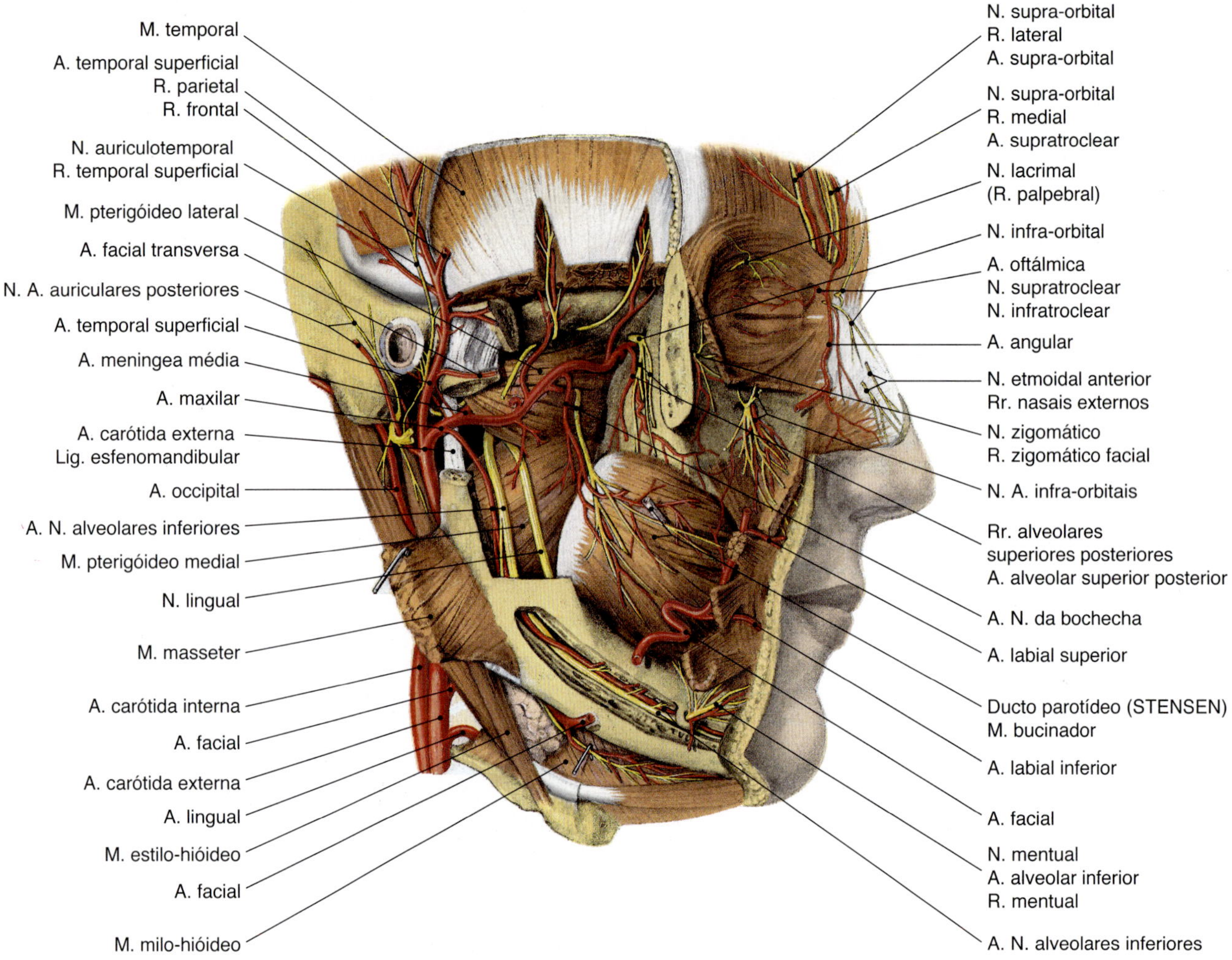

Figura 154.4 Artérias e nervos da região profunda da face.

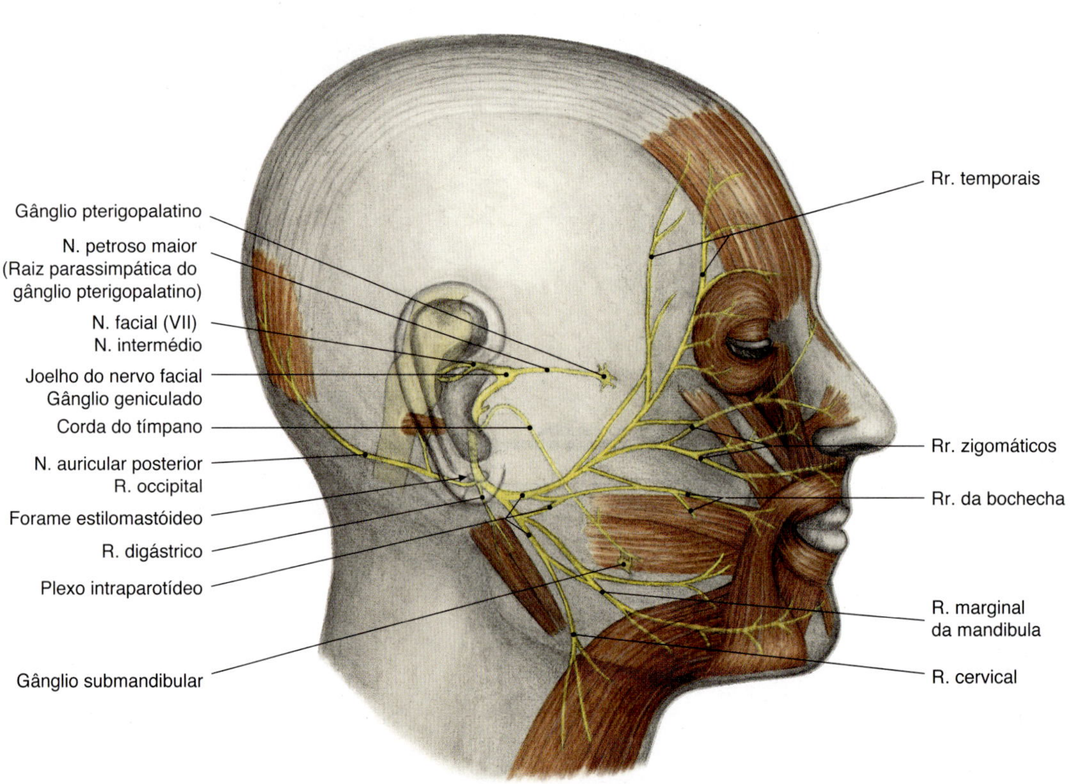

Figura 154.5 Ramificação do nervo facial (nervo VII).

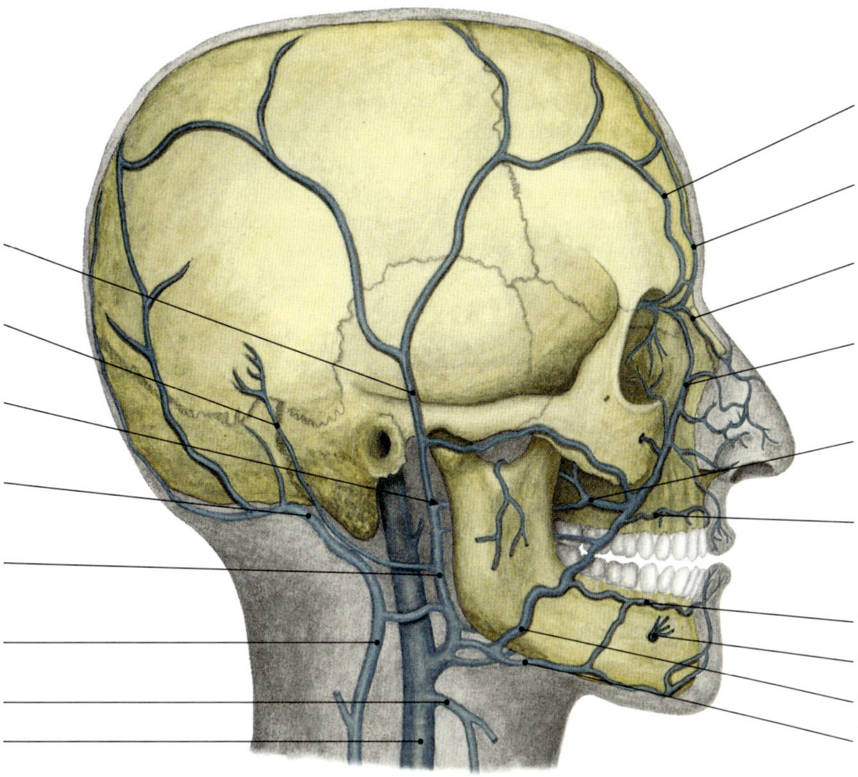

Figura 154.6 Veias superficiais da face.

Os limites anterior e lateral da cavidade oral apresentam uma estratificação de superficial para profundo, cuja sequência é pele, tecido subcutâneo (gordura), camada muscular, camada glandular (glândulas salivares menores) e camada mucosa (ver Tabela 154.1).

Após a transição da zona vermelha dos lábios, passando pela rima da boca, entra-se na cavidade oral, área revestida por mucosa e que pode ser separada em vestíbulo da boca e a cavidade própria da boca.

VESTÍBULO DA BOCA

O vestíbulo da boca é uma região anterolateral, delimitada pela mucosa da região interna dos lábios e bochecha, a gengiva e os dentes. A mucosa contínua dos lábios e bochechas sofre uma reflexão em forma de fundo de saco, denominada fórnice, que é uma área caracterizada pela textura frouxa do tecido submucoso, permitindo assim sua distensão, quando manipulada. Essa mucosa continua até a região da gengiva inserida que recobre o processo alveolar tanto da maxila como da mandíbula. Na região do vestíbulo, na parte mediana, observa-se uma prega mucosa e de tecido fibroso que se prolonga do fórnice até a gengiva inserida, o frênulo do lábio superior e o frênulo do lábio inferior, que têm a função de limitar os movimentos dos lábios e dar maior estrutura mediana a eles, impedindo a exposição da mucosa gengival quando os lábios são distendidos. Anatomicamente, os frênulos têm inserção aquém da papila entre os incisivos centrais, porém eventualmente se tornam mais fibrosos e continuam até a região da cavidade própria da boca, causando a separação anormal entre esses dentes, o diastema.

Também é possível encontrar frênulos labiais laterais na região próxima aos dentes pré-molares, tanto na região superior como na inferior.

Histologicamente, o vestíbulo é formado por epitélio estratificado pavimentoso, tecido conjuntivo e camada submucosa com glândulas mucosas e vasos linfáticos, e discretas fibras musculares também podem ser encontradas na região. Essas glândulas mucosas são denominadas de acordo com a região, e anatomicamente chamadas de glândulas salivares menores labiais e da bochecha.[12]

No vestíbulo da boca, na região dos segundos molares superiores, se destaca uma papila de tamanho variável, a papila do ducto parotídeo, local onde a glândula parótida libera a saliva nela produzida, após seu ducto perfurar o músculo bucinador.

Toda essa região mucosa é lisa e de coloração avermelhada intensa, devido à grande presença de vasos sanguíneos.

A mucosa que recobre o osso alveolar e que fica adjacente ao fórnice é denominada de mucosa alveolar, enquanto a parte voltada ao bordo livre é a gengiva. A transição entre essas áreas é nítida, formando uma linha ondulada, a junção mucogengival.

A gengiva é caraterizada por uma coloração mais rosada, é firme e fixada ao osso alveolar, apresentando um aspecto mais irregular, semelhante à casca da laranja. Uma parte periférica da gengiva, não aderida ao osso alveolar, se projeta sobre os dentes, a chamada gengiva livre, permitindo a formação de um sulco entre ela e os dentes, o sulco gengival, cuja profundidade pode variar de 2 a 3 mm. A parte da gengiva que se localiza entre os dentes é a papila gengival, de formato piramidal e ápice arredondado, e faz a transição entre a mucosa do vestíbulo e a mucosa da cavidade própria da boca, apresentando, assim, uma face voltada para o vestíbulo, outra para a cavidade própria da boca e as outras duas faces em contato com os dentes que a circundam, sendo que nessa área se apresenta livre, em continuidade com o sulco gengival.[3,8,10,13]

A mucosa da região do fórnice superior é vascularizada pelas artérias que suprem a musculatura dessa área, já descritas anteriormente, que fazem pequenas anastomoses com os ramos gengivais. O mesmo acontece com a inervação do vestíbulo superior.

O fórnice inferior também tem sua vascularização proveniente das mesmas artérias que suprem os músculos da região, porém na parte medial. A artéria labial inferior faz anastomose com a artéria mentual, ramo da artéria alveolar inferior, que se exterioriza pelo forame mentual. Esse fato ocorre também na inervação sensitiva dessa área, através dos nervos mentuais (Figura 154.7).

Os dentes delimitam a região do vestíbulo da região da cavidade própria da boca, formado o limite anterior e lateral dessa cavidade.

Os dentes são formados pelo esmalte, camada mais externa, a dentina, intermediária e a polpa, internamente, além do cemento que reveste a porção radicular. Começam a se desenvolver entre a quinta e a sexta semana de gestação, formando os arcos dentais; porém, sua erupção na cavidade oral só acontece por volta do sexto mês após o nascimento (Tabela 154.2). O esmalte dos dentes tem origem a partir do epitélio ectodérmico, enquanto a dentina, a polpa e o periodonto de sustentação se originam do ectomesênquima.

O esmalte dentário é o tecido mais mineralizado e, consequentemente, o mais duro do corpo humano, apresentando 96% de matéria inorgânica, principalmente a hidroxiapatita, 1% de material orgânico, que são as amelogeninas e as enamelinas, e os 3% restantes são de água. O esmalte apresenta espessura variável de acordo com os dentes e suas áreas respectivas e, devido a sua origem, não é vascularizado e nem inervado.

A dentina compõe a maior camada do dente e é a responsável pela sua coloração amarelada. É mineralizada, contendo alta quantidade de cálcio, colágeno, glicosaminoglicanos, fosfolipídios e fosfoproteínas. Sua estrutura permite certa resiliência e elasticidade, absorvendo os impactos da mastigação e impedindo a fratura do esmalte. A dentina se apresenta vascularizada e inervada.

A polpa forma a camada interna do dente e é um tecido conjuntivo frouxo composto por odontoblastos, fibroblastos, colágeno e glicosaminoglicanos. É um tecido altamente vascularizado e inervado, sendo a dor a única modalidade sensorial dos dentes.

O cemento é um tecido conjuntivo mineralizado que recobre a dentina na sua porção radicular. Composto de fibras colágenas, assemelha-se ao tecido ósseo, e nele ficam ancorados os ligamentos periodontais, que farão sua articulação com os alvéolos.

Os dentes apresentam três partes distintas: a coroa, que é revestida pelo esmalte e é a porção que fica exposta acima da gengiva, o colo, região estreitada de transição, e a raiz, parte que se aloja nos alvéolos ósseos da maxila e da mandíbula. Através do complexo cemento, ligamentos periodontais e alvéolos, as forças mastigatórias são transmitidas ao osso adjacente, causando assim suas remodelações ao longo da vida. Essa articulação fibrosa, entre os dentes e os alvéolos, é denominada gonfose.

Os dentes são denominados pela sua forma e função: a partir do plano sagital mediano estão os dentes incisivos centrais, incisivos

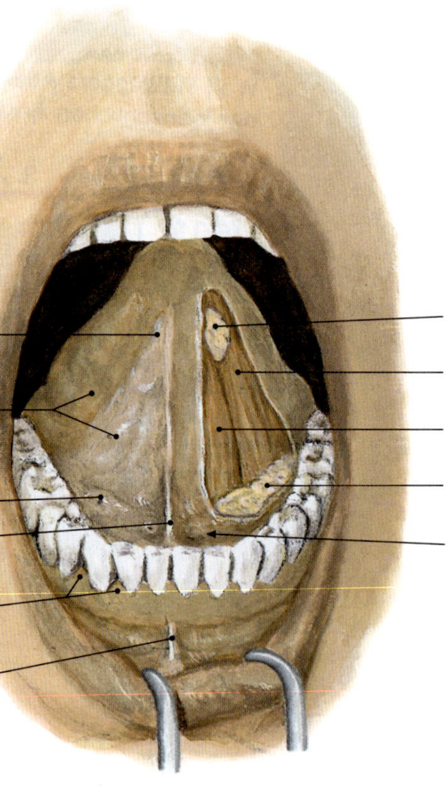

Figura 154.7 Vestíbulo inferior. Observa-se também a cavidade oral e estruturas da língua.

Tabela 154.2 Nominação e período de erupção dos dentes decíduos e permanentes.

Dentes decíduos	Incisivos centrais (IC)	Incisivos laterais (IL)	Caninos (C)	Primeiro molar (1M)	Segundo molar (2M)			
Erupção (meses)	6 a 8	8 a 10	16 a 20	12 a 16	20 a 24			
Dentes permanentes	Incisivos centrais (IC)	Incisivos laterais (IL)	Caninos (C)	Primeiro pré-molar (1PM)	Segundo pré-molar (2PM)	Primeiro molar (1M)	Segundo molar (2M)	Terceiro molar (3M)
Erupção (anos)	6 a 8	8 a 9	9 a 12	10 a 12	10 a 12	5 e meio a 7	11 a 13	17 a 20

laterais (responsáveis por cortar os alimentos), caninos (perfurar), primeiros pré-molares, segundos pré-molares (quebrar), primeiros molares, segundos molares e terceiros molares (triturar).

Duas dentições são necessárias para o desenvolvimento do aparelho estomatognático: a primeira dentição, ou dentição decídua, começa no surgimento do primeiro dente a erupcionar na cavidade oral, próximo ao quinto ou sexto mês de vida até ao redor dos 6 anos, quando surge o primeiro dente permanente. Essa dentição é necessária para induzir o crescimento maxilomandibular e é composta por 20 dentes, uma vez que não possui, nessa fase, os dentes pré-molares e nem os terceiros molares. Já a segunda dentição, ou dentição permanente, se encerra com a erupção dos terceiros molares e é composta por 32 dentes.

A notação dentária, para se referir a cada dente de forma numérica, é dada a partir de cada quadrante da arcada, seguido pelo número sequencial dos dentes. Hemi-arcada superior direita (1), superior esquerda (2), inferior esquerda (3), inferior direita (4). Dente IC (1), IL (2), C (3), 1PM (4), 2PM (5), 1M (6), 2M (7), 3M (8). Por exemplo: ICSD- 11, ICSE (21), ICIE (31), ICID (41). Para os dentes decíduos, as hemi-arcadas passam a ser numeradas como 5,6,7,8, respectivamente.

A vascularização dos dentes superiores é feita através dos ramos da artéria maxilar, um ramo terminal da carótida externa, que se bifurca na altura do colo da mandíbula e segue seu trajeto medialmente, entrando na fossa pterigopalatina, onde emite o ramo alveolar superior posterior, que acompanha o túber da maxila intimamente ao periósteo, e faz a irrigação da região dos dentes molares e pré-molares superiores, periodonto, mucosa vestibular e gengiva da mesma região. Os dentes incisivos e caninos são vascularizados pela artéria alveolar superior anterior, também ramo da artéria maxilar, que alcança essa área pela parede anterior do seio maxilar, nutrindo, além desses dentes, o periodonto e a gengiva dessa região. Os dentes inferiores são vascularizados pela artéria alveolar inferior, ramo descendente da artéria maxilar, que penetra no forame mandibular e continua pelo canal mandibular, irrigando, além dos dentes, o periodonto e a gengiva da mesma área. Essas artérias se anastomosam com artérias superficiais para vascularizar a mucosa vestibular da região mandibular. O retorno venoso é realizado pelas veias homônimas, que drenam para o plexo venoso pterigóideo para desembocarem na veia maxilar. A drenagem linfática dos dentes e seus tecidos de suporte segue para os linfonodos submandibulares para depois alcançar os linfonodos cervicais profundos, exceto os incisivos inferiores, que drenam primeiramente para os linfonodos submentuais.

A inervação dos dentes superiores é responsabilidade do ramo maxilar do nervo trigêmeo (V par craniano), que após atingir a fossa pterigopalatina, emite anteriormente o nervo infraorbitário, o qual, por sua vez, penetra no sulco infraorbitário e dá origem aos ramos alveolares. O nervo alveolar superior posterior desce pela parede vestibular do túber da maxila e, através de pequenos ramos, se distribui pelo osso alveolar para inervar os dentes molares, seu periodonto e gengiva vestibular. O nervo alveolar superior médio tem seu trajeto pela parede lateral do seio maxilar para inervar os dentes pré-molares, seus periodontos e gengiva vestibular. O nervo alveolar superior anterior segue a parede anterior do seio maxilar, abandonando o nervo infraorbitário cerca de 2 mm antes do mesmo entrar no forame infraorbitário, e inerva os dentes incisivos e caninos, seu periodonto e gengiva vestibular. É possível não existir o nervo alveolar superior médio e essa região ser inervada por uma conexão entre os ramos dos outros dois nervos alveolares.

Os dentes inferiores são inervados pelo nervo mandibular do nervo trigêmeo (V par craniano), que na altura da margem inferior do músculo pterigoide lateral emite o nervo alveolar inferior, que atinge a parede medial da ramo da mandíbula e penetra no forame mandibular para percorrer o canal mandibular. Na altura do forame mentual, esse nervo emite o ramo mentual que se exterioriza pelo forame, enquanto sua outra parte continua o trajeto pelo trabeculado ósseo até os dentes incisivos e caninos, inervando todos os dentes inferiores, periodonto e gengiva vestibular. (ver Figura 154.4 e Figuras 154.8 a 154.14).[3,4,10,14]

CAVIDADE PRÓPRIA DA BOCA

Passando pelos arcos dentais maxilar e mandibular, chega-se ao espaço da cavidade própria da boca, cujo limite anterior e lateral é formado por esses próprios arcos.

O limite superior é formado pelo palato, que apresenta duas partes, palato duro e palato mole.

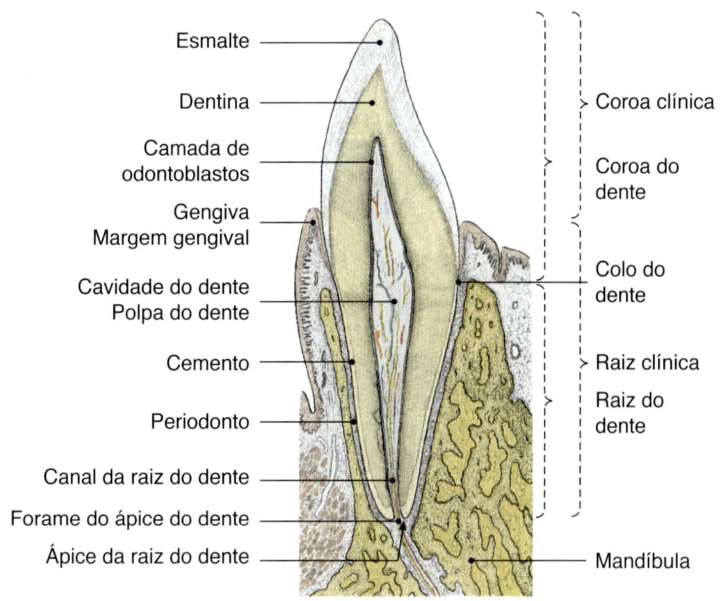

Figura 154.8 Vista lateral, corte sagital esquemático das estruturas que compõem os dentes, no caso, um incisivo inferior.

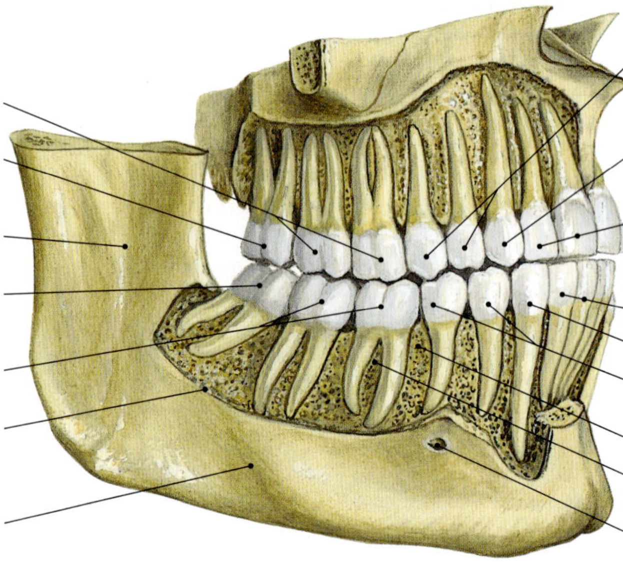

Figura 154.9 Dentes superiores (maxila) e inferiores (mandíbula), vista lateral, com corte esquemático para se observar suas raízes.

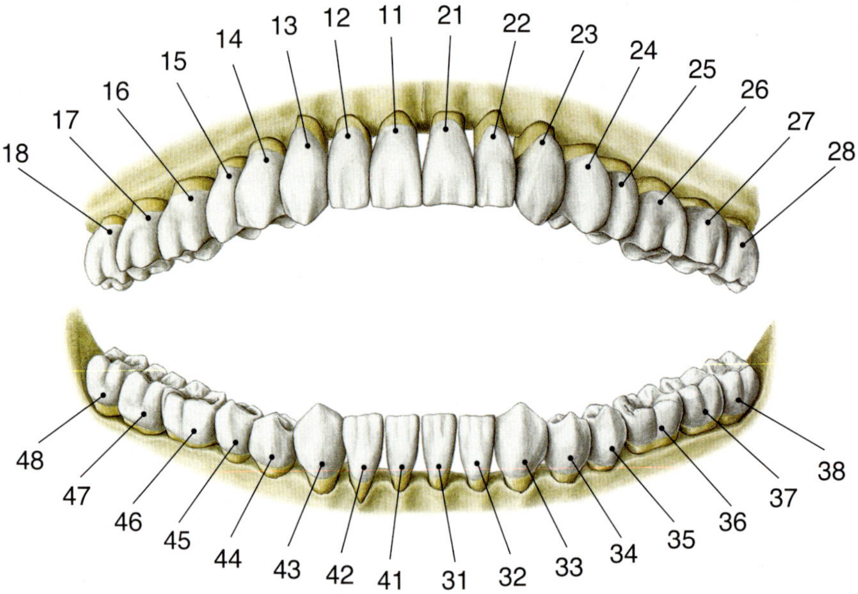

Figura 154.10 Fórmula dental dos dentes permanentes.

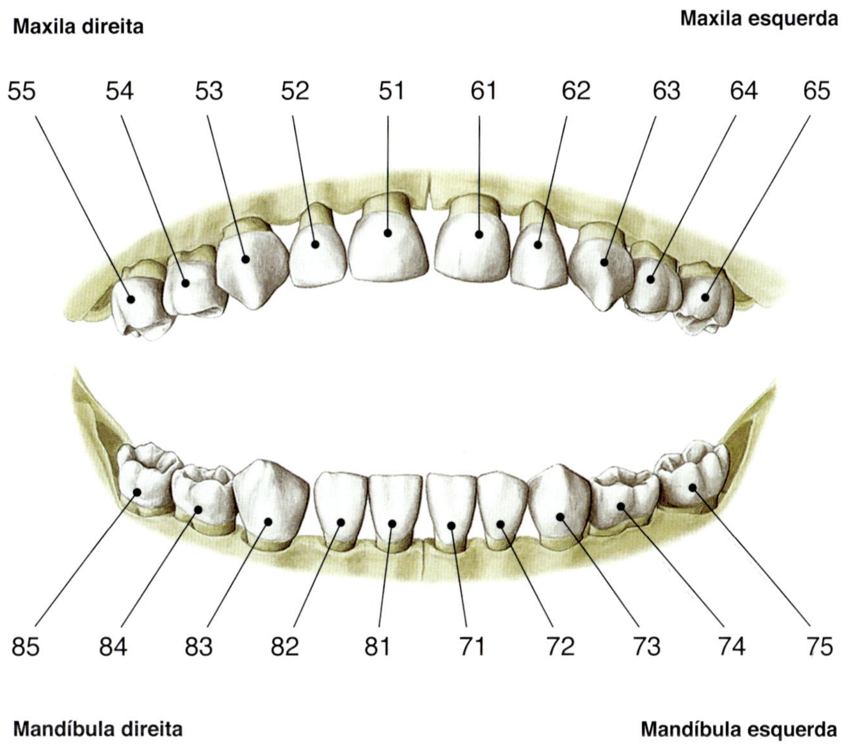

Figura 154.11 Fórmula dental dos dentes decíduos.

O palato duro consiste dos dois terços anteriores, tendo como suporte ósseo o processo palatino da maxila e a lâmina horizontal do osso palatino. De aspecto côncavo, é o espaço ocupado pela língua quando ela se apresenta em repouso. A articulação entre os processos palatinos da maxila e sua continuidade entre as lâminas horizontais dos ossos palatinos compõem a sutura palatina mediana, enquanto a articulação entre as maxilas e as lâminas horizontais dos ossos palatinos formam a sutura palatina transversa. Na porção anterior e mediana, posteriormente aos dentes incisivos centrais, abre-se uma depressão, a fossa incisiva. Na altura dos segundos e terceiros molares superiores encontra-se o forame palatino maior, e posteriormente, já na lâmina horizontal do palatino, os forames palatinos menores.

Essa região é recoberta por uma estrutura densa, formada pelo periósteo e mucosa oral firmemente aderidos, e que apresenta pregas transversais na porção mais anterior, as pregas palatinas transversas. Medial e posteriormente aos dentes incisivos centrais, recobrindo a fossa incisiva, nota-se uma elevação da mucosa, a papila incisiva. Toda essa área mucosa é rica em glândulas salivares menores, denominadas anatomicamente de glândulas palatinas. Recobrindo a parte da sutura palatina mediana, a mucosa oral apresenta um espessamento da mucosa, a rafe do palato.

A vascularização do palato duro é feita pela artéria palatina maior, ramo da artéria palatina descendente que, após exteriorizar pelo forame homônimo, segue um trajeto anterior margeando medialmente o processo alveolar e emitindo pequenos ramos palatinos até se anastomosar com um ramo da artéria esfenopalatina, que sai através da fossa incisiva.

A inervação é realizada pelos ramos do nervo maxilar (V2), o nervo nasopalatino, que emerge da fossa incisiva e inerva o terço anterior do palato duro, e pelo nervo palatino maior, que sai pelo forame palatino maior e inerva os dois terços posteriores da região (Figuras 154.15 a 154.17).

O palato mole forma o terço posterior do palato e é constituído por músculos revestidos por mucosa, que se prendem à margem posterior da lâmina horizontal do osso palatino através da aponeurose palatina, enquanto suas bordas laterais fundem-se com a faringe. A sua margem posterior é livre, pendendo entre a cavidade própria da boca e a faringe, constituindo o véu palatino, de onde se destaca uma estrutura muscular, pendular e cônica, a úvula palatina.

O palato mole é formado pelos músculos levantador do véu palatino, tensor do véu palatino e úvula (Tabela 154.3).

Os músculos palatoglosso e palatofaríngeo serão descritos posteriormente, uma vez que podem ser considerados parte do istmo das fauces.

A irrigação do palato mole é feita pelas artérias palatinas menores, ramos da artéria palatina descendente, após exteriorizar pelos foramens de mesmo nome que se anastomosam com ramos da artéria palatina ascendente, ramo cervical da artéria facial, que em um trajeto ascendente acompanha o músculo constritor superior da faringe para alcançar o palato mole.

A inervação do músculo tensor do véu palatino é realizada pelo nervo pterigóideo medial, ramo do nervo mandibular (V3), enquanto os demais músculos, inclusive os músculos palatoglosso e palatofaríngeo, que serão descritos posteriormente, recebem a inervação pelos ramos faríngeos do nervo vago (X par craniano).[3,9,11,13]

Na deglutição e na sucção o palato mole é tensionado e elevado posterior e superiormente contra a parede da faringe, separando a cavidade nasal e a parte nasal da faringe da cavidade própria da boca e parte oral da faringe, impedindo assim a passagem do bolo alimentar para a cavidade nasal (ver Figuras 154.16 e 154.17 e Figuras 154.18 e 154.19).

O limite inferior da cavidade própria da boca é um diafragma muscular, de sentido transversal, formado pelo músculo milo-hióideo (Tabela 154.4), que anatômica e funcionalmente serve de assoalho dessa cavidade. Suas fibras mais anteriores dirigem-se para a parte interna do corpo da mandíbula enquanto as fibras posteriores seguem para o osso hioide. Esses dois músculos se unem medialmente em uma rafe tendinosa, que parte da sínfise mandibular internamente e dirige-se ao osso hioide, a rafe milo-hióidea. A margem posterior desse músculo é livre e vai da região dos terceiros molares inferiores até corpo do osso hioide, permitindo aí uma importante área de comunicação com a região cervical.

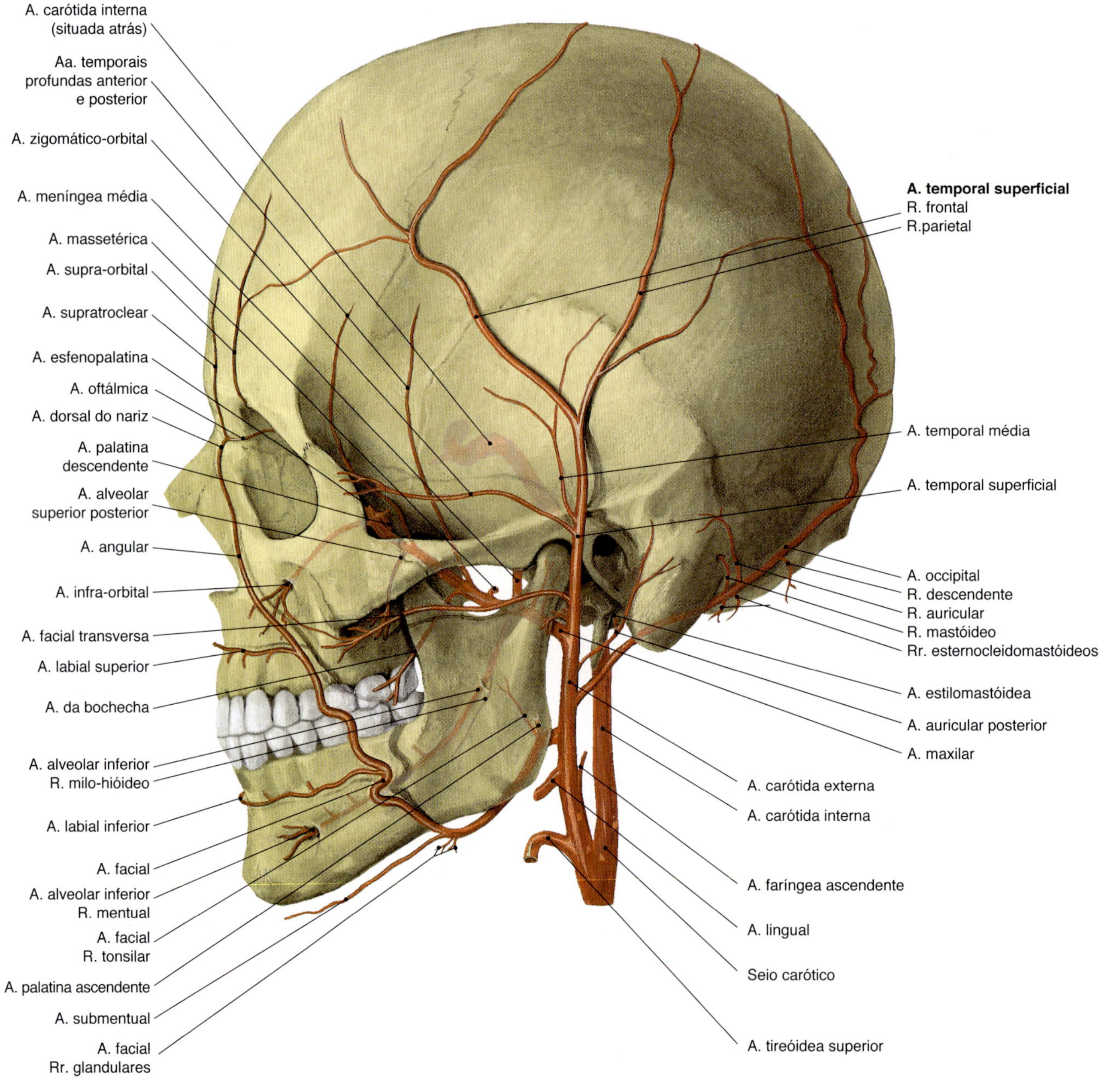

Figura 154.12 Artérias da cabeça.

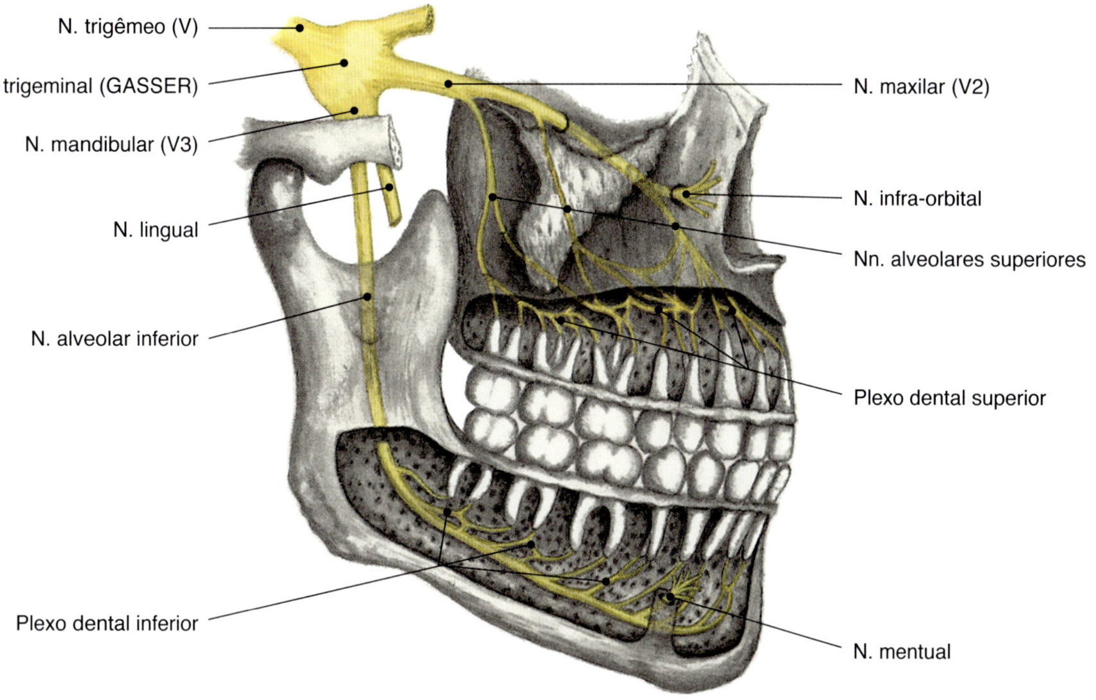

Figura 154.13 Nervo trigêmeo (nervo craniano V). Ramos maxilar e mandibular, vista medial.

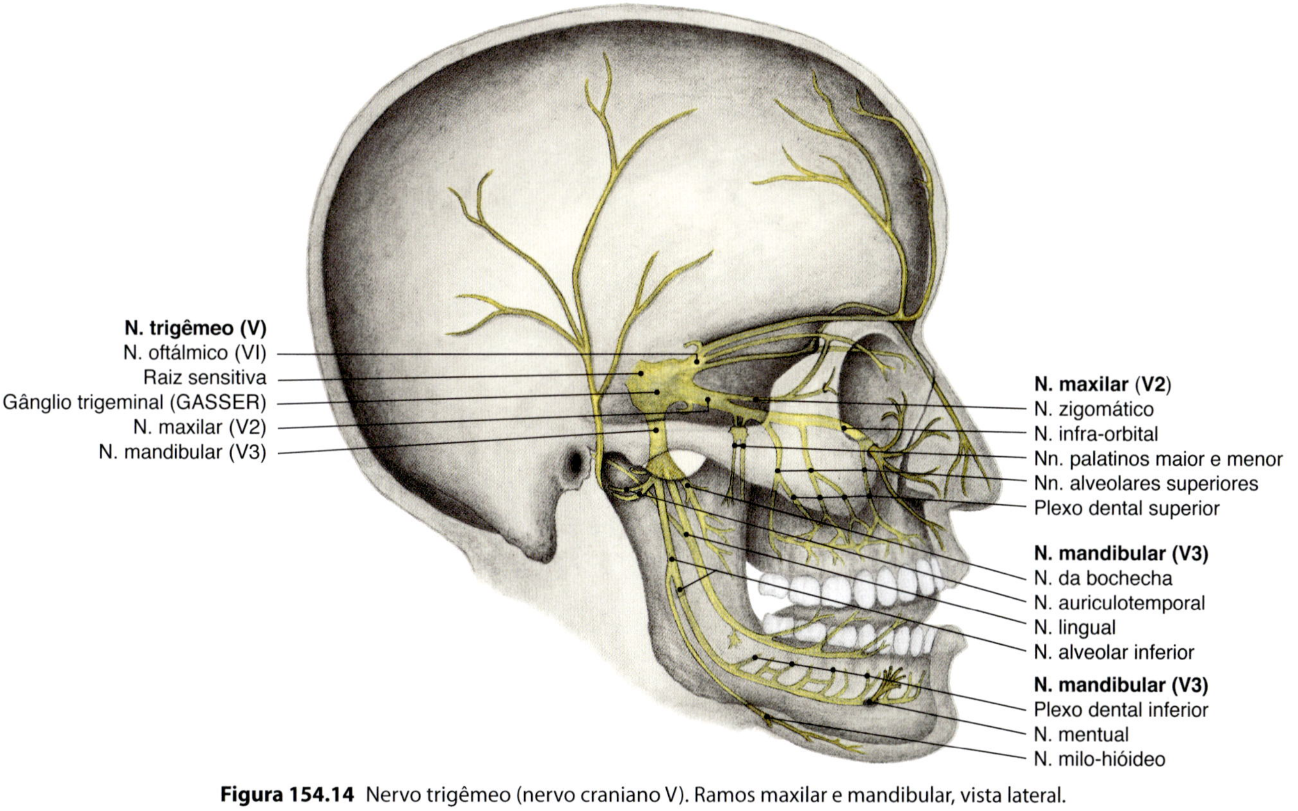

Figura 154.14 Nervo trigêmeo (nervo craniano V). Ramos maxilar e mandibular, vista lateral.

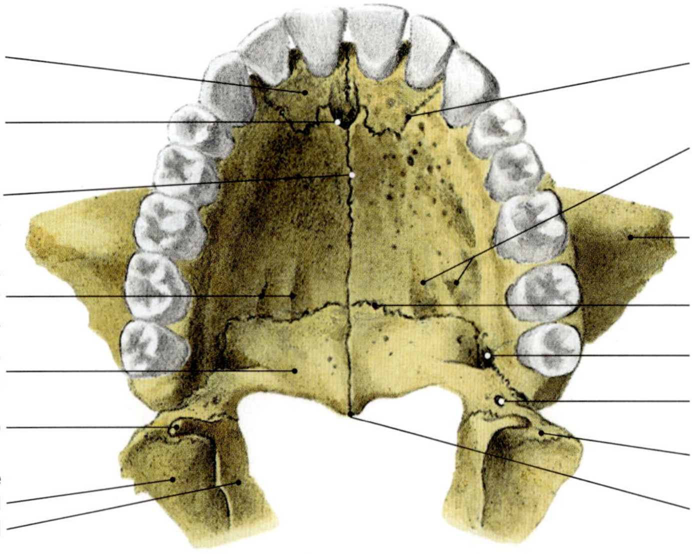

Figura 154.15 Parte óssea do palato duro.

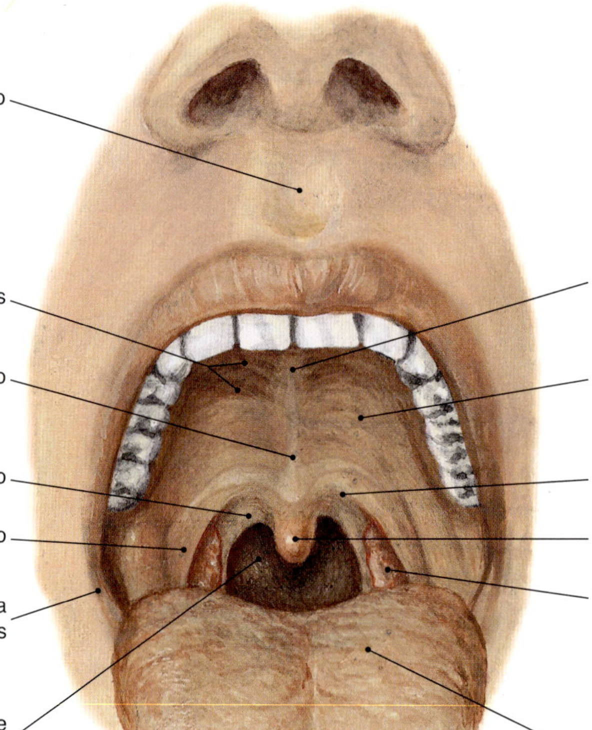

Figura 154.16 Estruturas do palato duro e do palato mole.

O músculo milo-hióideo tem sua irrigação através da artéria milo-hióidea, ramo da artéria alveolar inferior; da artéria submentual, ramo da artéria facial; e do ramo sublingual da artéria lingual. A inervação motora é responsabilidade do nervo milo-hióideo, ramo do nervo alveolar inferior, proveniente no nervo mandibular (V3).

Compondo ainda a região muscular do assoalho da boca, acima do músculo milo-hióideo, em um sentido anteroposterior, encontra-se o músculo gênio-hióideo (Tabela 154.4), que liga a mandíbula ao osso hioide com um trajeto ligeiramente inferior.

A irrigação desse músculo é proveniente da artéria sublingual e dos ramos supra-hióideos da artéria lingual, e sua drenagem venosa segue o mesmo trajeto, com as veias homônimas. A inervação é feita por ramos do primeiro e segundo nervos cervicais, que chegam através do nervo hipoglosso (XII par craniano).

No assoalho da boca, sobre o músculo milo-hióideo, duas glândulas salivares estão assentadas, a glândula submandibular e a glândula sublingual.

A glândula submandibular, de aspecto arredondado, biconvexo, tem sua maior parte localizada no trígono submandibular, porém sua parte mais profunda passa entre o músculo hioglosso, contornando a borda posterior livre do milo-hióideo e se sobrepondo a esse. O ducto submandibular tem cerca de 5 cm de comprimento e parte da porção profunda da glândula, dirigindo-se anteriormente

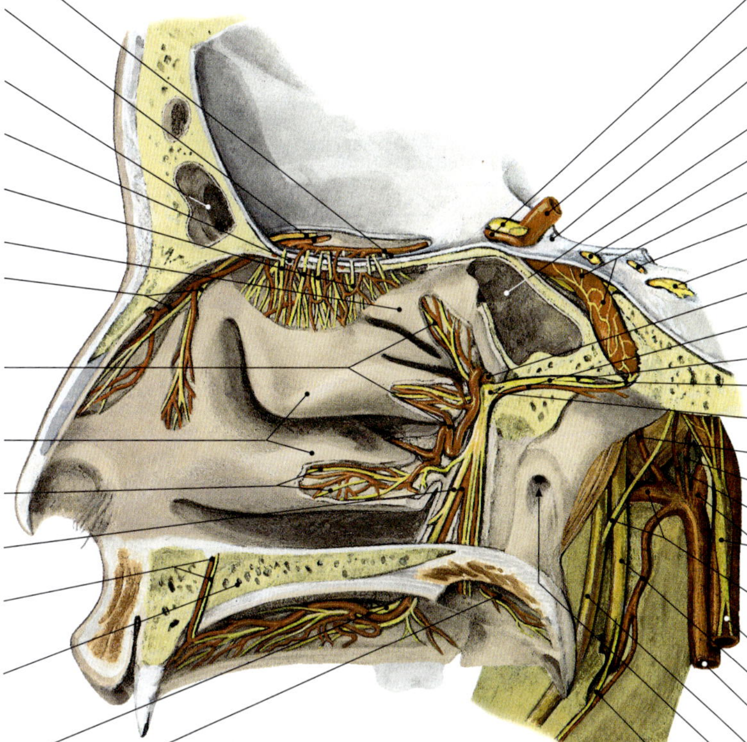

Figura 154.17 Distribuição das artérias e nervos dos palatos duro e mole.

Tabela 154.3 Músculos do véu palatino.[3,8]

Músculo	Origem	Inserção	Ação
Tensor do véu palatino	Espinha do osso esfenoide, cartilagem da tuba auditiva, fossa escafoide, lâmina medial do processo pterigoide, hâmulo pterigóideo	Aponeurose palatina	Tensionar o véu palatino, abrir o óstio da tuba auditiva
Levantador do véu palatino	Cartilagem da tuba auditiva e parte petrosa do osso temporal	Aponeurose palatina	Elevar e tracionar ligeira e posteriormente o palato mole
Da úvula	Espinha nasal posterior e aponeurose palatina	Livre e recoberta por mucosa	Encurtar a úvula

entre os músculos milo-hióideo e hioglosso, onde cruza com o nervo lingual e segue seu trajeto anterior, medialmente à glândula sublingual, para abrir-se em uma elevação visível na mucosa do assoalho da boca, a carúncula sublingual.

Essa glândula apresenta secreção predominantemente serosa, embora uma pequena quantidade mucosa possa ser observada.[15]

A irrigação da glândula submandibular é pela artéria submentual, ramo cervical da artéria facial, assim que essa passa pela glândula submandibular. O retorno venoso ocorre pelas veias homônimas que seguem o mesmo curso.

A inervação é suprida por fibras secretomotoras parassimpáticas pré-ganglionares do nervo corda do tímpano, ramo do nervo facial que segue com o nervo lingual, com sinapse no gânglio submandibular. As fibras simpáticas vasomotoras são provenientes do gânglio cervical superior, por meio dos plexos das artérias carótidas externas e facial.

A glândula sublingual é a menor das três glândulas salivares, de forma amendoada, achatada e alongada, e ocupa o espaço sublingual, entre a margem medial da mandíbula e o músculo gênio-hióideo. Sua íntima relação com a mandíbula marca nessa face medial uma depressão denominada de fossa sublingual. Sua face superior é recoberta pela fina mucosa do assoalho da boca, onde projeta uma visível elevação, sua parte inferior se apoia no músculo milo-hióideo enquanto posteriormente se aproxima da glândula submandibular.

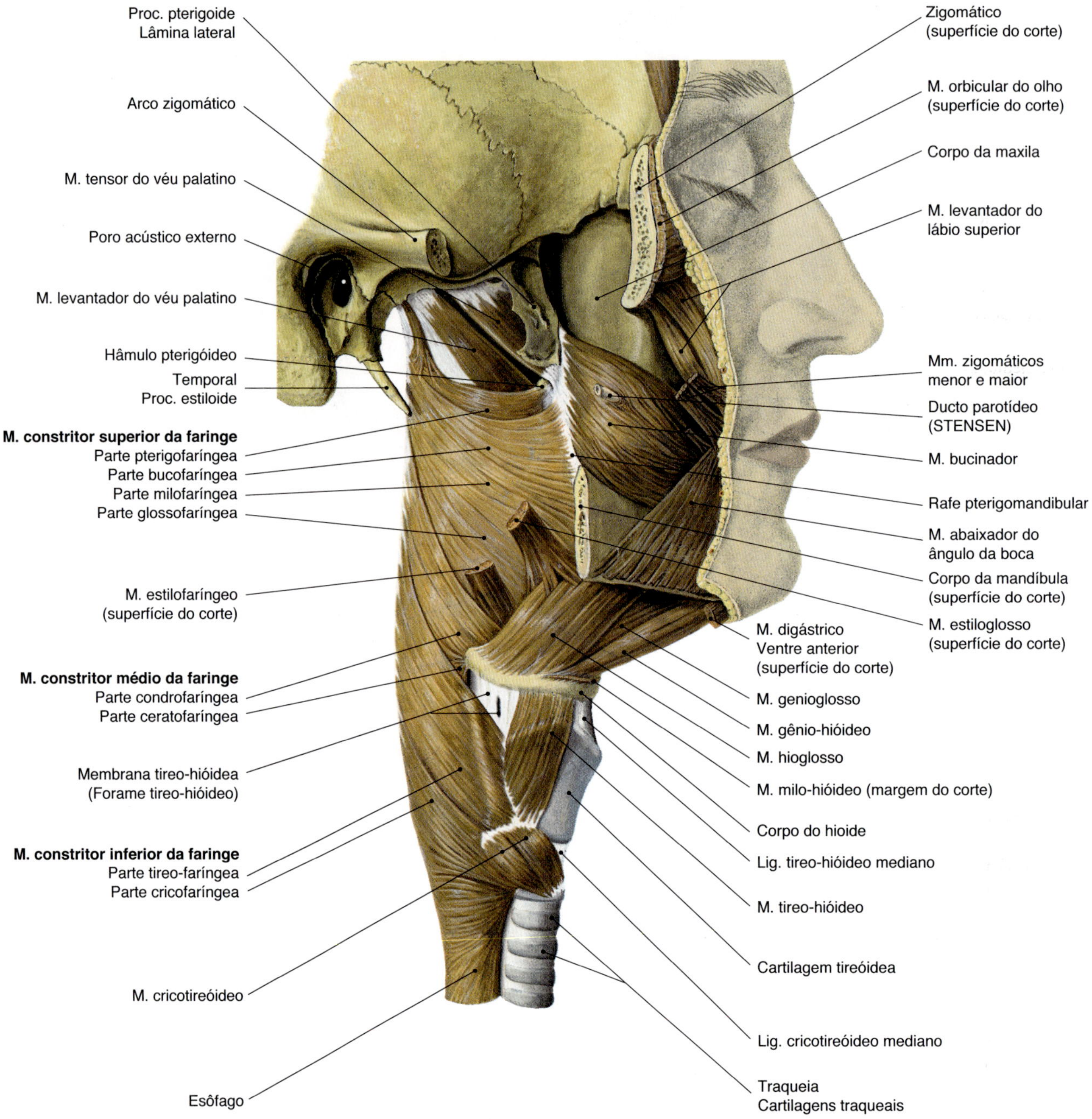

Figura 154.18 Vista lateral dos músculos do palato mole e parede da faringe.

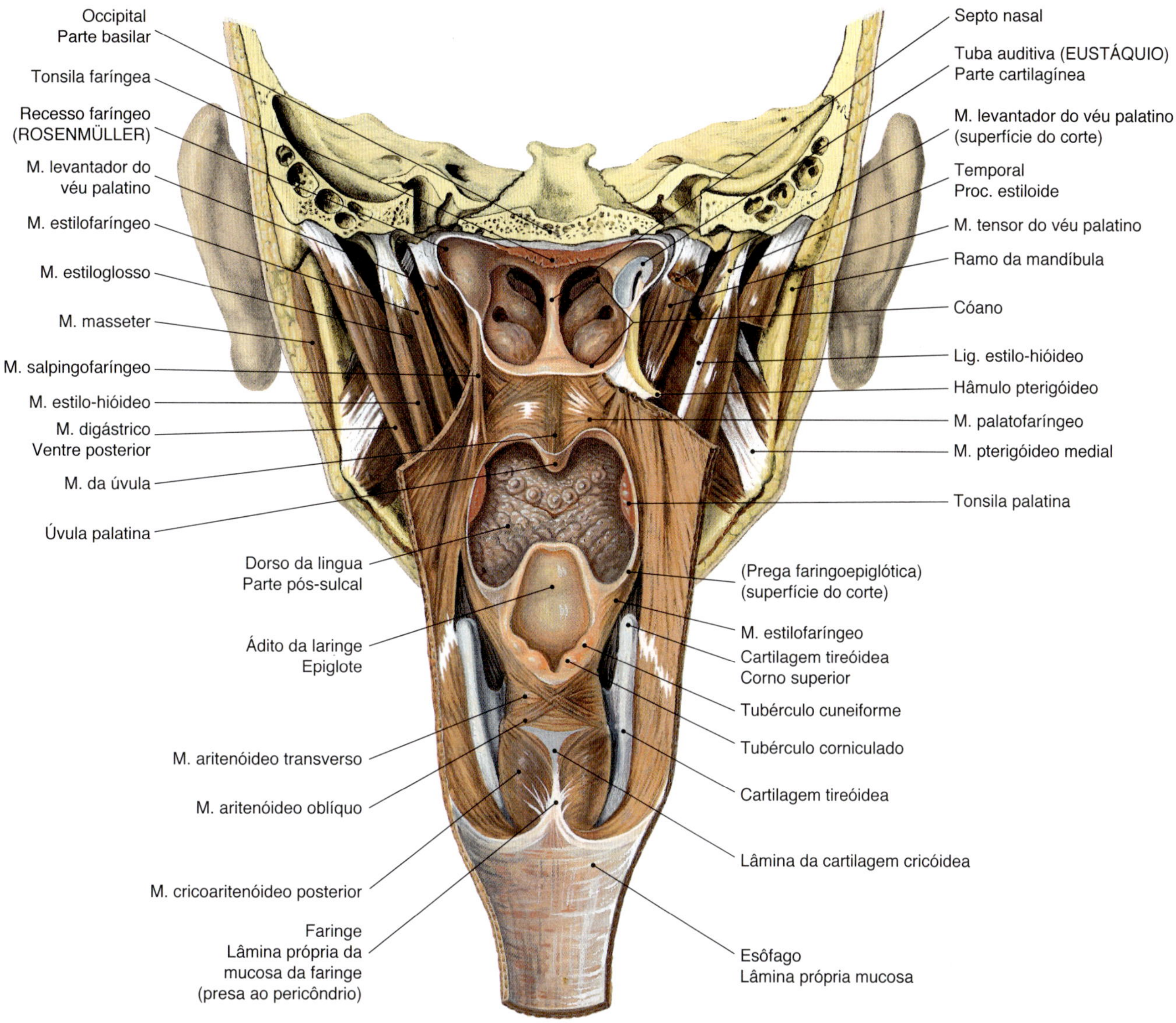

Figura 154.19 Vista posterior dos músculos do palato mole e parede da faringe, aberta.

Tabela 154.4 Músculos localizados no assoalho da cavidade própria da boca.[3,8]

Músculo	Origem	Inserção	Ação
Milo-hióideo	Linha milo-hióidea da mandíbula	Rafe milo-hióidea e margem superior do osso hioide	Elevar o assoalho da cavidade própria da boca e a língua (deglutição), abaixar a mandíbula, elevar o hioide
Gênio-hióideo	Espinhas genianas inferiores da mandíbula	Face anterior do corpo do osso hioide	Elevar a língua (auxiliar do músculo milo-hióideo), fixar o osso hioide, elevar o osso hioide, abaixar a mandíbula

Seus ductos excretores podem ser divididos em ducto sublingual maior, que se une ao ducto da glândula submandibular, onde aumenta de calibre e abre-se juntamente a ele na carúncula sublingual; e os ductos sublinguais menores, cerca de 5 a 15 mm, que se abrem na mucosa do assoalho da boca causando uma elevação denominada de prega sublingual.

A secreção da glândula sublingual é predominantemente mucosa.

A irrigação é feita pelas artérias sublingual e submentual, ramos respectivamente das artérias lingual e facial. O retorno venoso segue o mesmo trajeto com veias homônimas.

A inervação da glândula sublingual acompanha a da glândula submandibular.

As glândulas salivares menores, distribuídas pela mucosa labial, jugal e palatina produzem secreção predominantemente mucosa.

O assoalho da cavidade própria da boca é revestido por uma mucosa fina, altamente vascularizada, que recobre todas as estruturas descritas, associado a grande quantidade de secreção salivar, e torna-se um ótimo ambiente para a absorção de drogas.

Ao observar a mucosa dessa região notam-se alterações do seu relevo, as carúnculas sublinguais na região anteromedial e as pregas sublinguais que apresentam um trajeto posteroanterior margeando medialmente o corpo da mandíbula. Medialmente, no assoalho da cavidade própria da boca, eleva-se uma prega mucosa, fina, que se liga à língua, o frênulo da língua. Sua função é unir a língua ao assoalho, limitando os movimentos da língua, mas deixando a parte anterior dela livre; por esse motivo, raramente o frênulo chega até a sínfise mandibular. A presença de tecido conjuntivo frouxo alveolar, nesse assoalho, permite uma grande mobilidade da língua. Lateralmente ao frênulo da língua, nota-se, por transparência da mucosa, a veia lingual.

O assoalho da boca é irrigado pela artéria sublingual, ramo da artéria lingual, antes dessa penetrar na massa da língua (Figuras 154.20 a 154.25).

Sobre o assoalho da boca e ocupando parcialmente o espaço do palato, quando em repouso, está a língua, órgão muscular espesso, revestido por mucosa, cuja base e parte central do corpo estão fixadas na boca. Sua maior parte situa-se na cavidade própria da boca e sua parte posterior encontra-se na parte oral da faringe. É o órgão do sentido do paladar, importante na fala, mastigação e deglutição.

Formada da terceira à quarta semana do desenvolvimento intrauterino, sua origem embriológica provém a partir de duas porções de origem distintas, uma parte oral, ou ectodérmica, que forma os $^2/_3$ anteriores, a partir do primeiro arco faríngeo, e outra parte faríngea, ou endodérmica, que forma o terço posterior, a partir do terceiro e quarto arcos faríngeos. Essa dupla origem pode ser observada no adulto, pelas diferenças de relevo e pela inervação sensitiva e sensorial.[1,2]

Anatomicamente, a língua pode ser dividida em três partes, o ápice, o corpo e a raiz. O ápice é a ponta livre e anterior, de forma arredondada que, em repouso, apoia-se na face lingual dos dentes incisivos superiores. O corpo é a parte central que ocupa praticamente $^2/_3$ da língua. A raiz é a parte posterior que se liga ao osso hioide através do músculo hioglosso e a cartilagem epiglote da laringe, por meio das pregas glossoepiglóticas laterais e mediana, onde delimita um espaço entre elas, as valéculas epiglóticas. A língua ainda se prende ao palato mole pelo arco palatoglosso, e à faringe, pelo músculo constritor superior da faringe, revestido por sua mucosa. O ápice e o corpo da língua possuem grande mobilidade.

Para melhor descrição, pode-se dizer que a língua possui duas faces, a face inferior, em contato com o assoalho da boca, e a face dorsal, mais extensa, que vai desde o ápice até a raiz. Essas faces são separadas pelas margens da língua, relacionadas de cada lado com a gengiva lingual e com a face lingual dos dentes.

Na face inferior da língua, na parte medial, encontra-se o frênulo da língua, prega mucosa que a liga ao assoalho da boca e já descrito anteriormente. Lateralmente a ele, observam-se duas pregas mucosas de bordos livres, as pregas franjadas.

A face dorsal da língua é dividida em duas partes separadas entre si, por um sulco em forma de "V", o sulco terminal. No vértice desse sulco, na sua parte anterior, nota-se uma pequena depressão, o forame cego, eventualmente ausente, remanescente embriológico da parte proximal do ducto tireoglosso, de onde a glândula tireoide se desenvolveu. A parte anterior ao sulco terminal é denominada parte anterior ou pré-sulcal e faz contato com o palato, enquanto a parte posterior ou pós-sulcal volta-se para a faringe. Devido a essas relações, também podem ser denominadas como parte palatina e faríngea da língua.

A parte pré-sulcal é ligeiramente côncava e apresenta um sulco mediano que vai do ápice ao forame cego, dividindo a língua em duas partes simétricas.

O dorso da língua é recoberto por uma mucosa fina variável de acordo com a região e fortemente aderida à camada muscular adjacente. De textura áspera, apresenta uma série de pequenas elevações irregulares do epitélio oral, as papilas linguais. Existem quatro tipos delas:

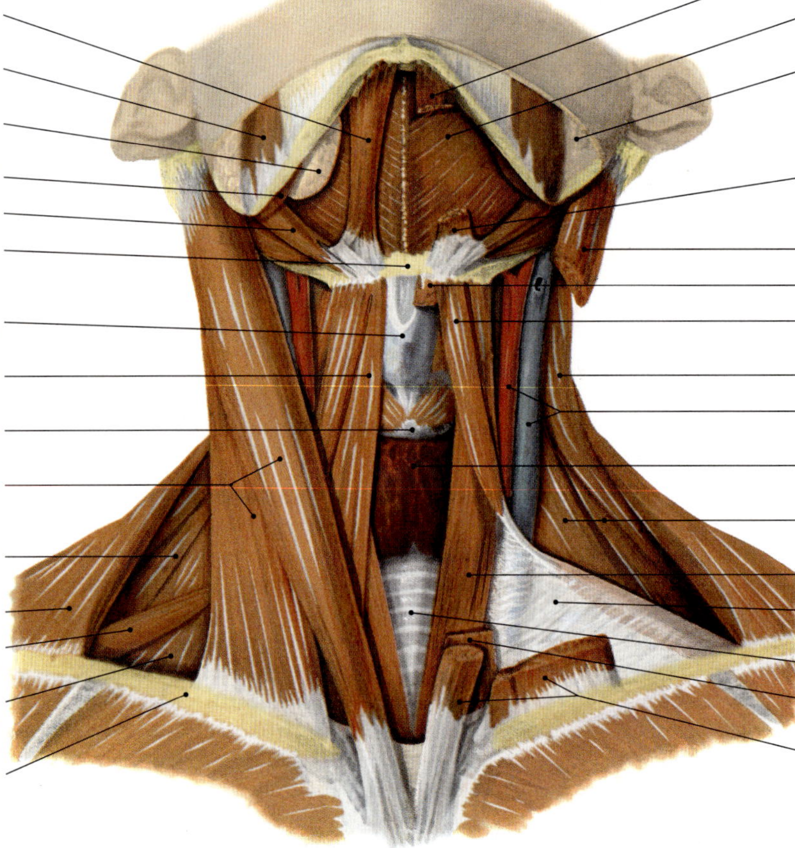

Figura 154.20 Vista inferior do assoalho da cavidade própria da boca e suas relações com os músculos do pescoço.

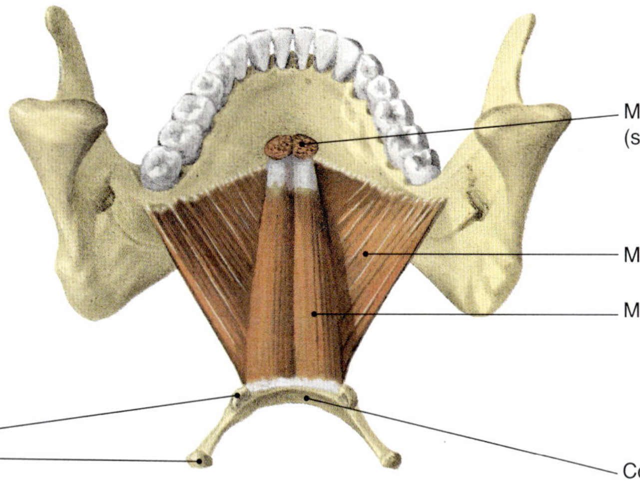

Figura 154.21 Músculos do assoalho da cavidade própria da boca, vista superior.

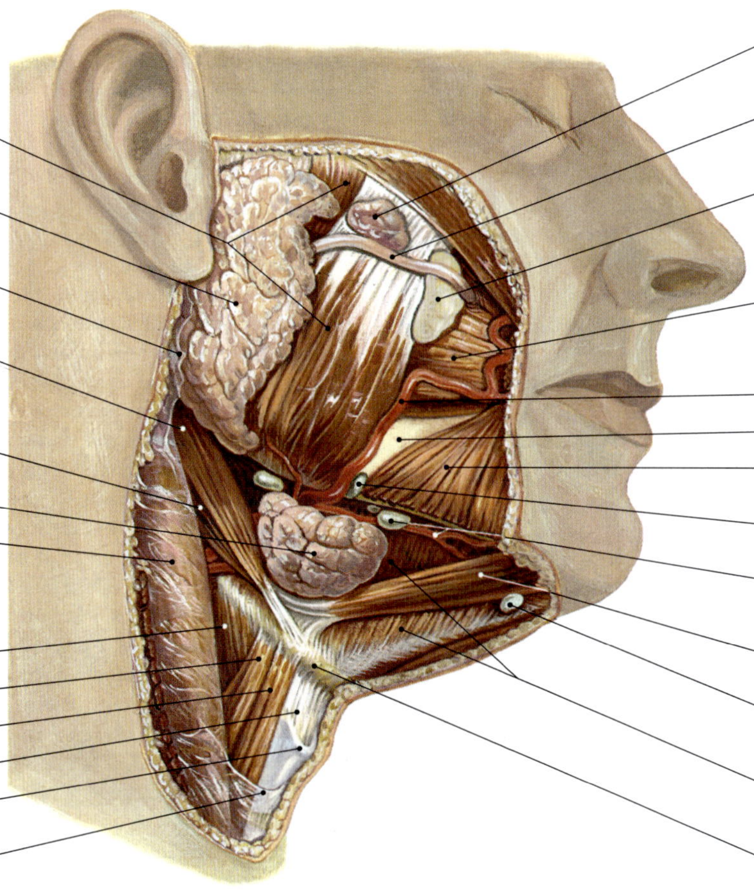

Figura 154.22 Vista lateral da face, onde se observam as glândulas parótida e submandibular.

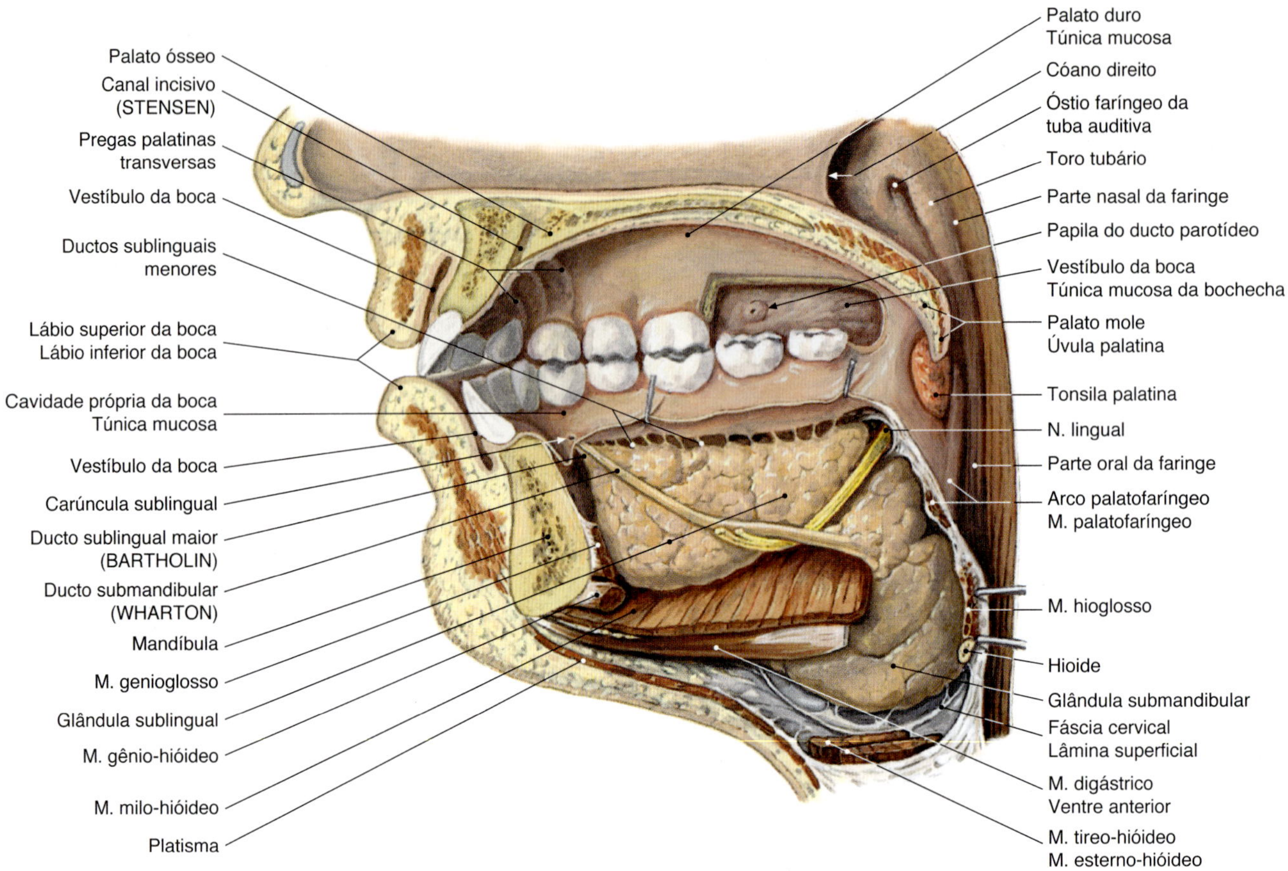

Figura 154.23 Cavidade própria da boca, onde se observam as glândulas sublingual, submandibular e a papila do ducto parotídeo.

- Papilas filiformes: são as mais numerosas e estão presentes nos $^2/_3$ anteriores da língua, dispostas em fileiras em forma de "V", paralelas ao sulco terminal, e chegam até o ápice, onde se dispõem transversalmente. São de formato cônico alongado, têm função mecânica de fricção e não possuem botões gustativos
- Papilas fungiformes: encontram-se distribuídas irregularmente entre as papilas filiformes, são maiores e mais encontradas nas margens e no ápice; têm aspecto de cogumelos, coloração mais avermelhada e possuem poucos botões gustativos
- Papilas folhadas: localizadas nas margens laterais, formam duas ou mais rugas paralelas separadas por sulcos, e possuem grande quantidade de botões gustativos
- Papilas circunvaladas: em número de sete a 12, estão localizadas anteriormente ao sulco terminal e dispostas em forma de "V"; são grandes e salientes. Sua papila central é circundada por um sulco em cujo leito numerosas glândulas serosas secretam seu conteúdo, com o intuito de limpar resíduos de alimento que possam interferir na função dos numerosos botões gustativos existentes nas porções laterais dessas papilas.

A parte pós-sulcal ou faríngea da língua, de mucosa mais espessada, apresenta uma aparência irregular devido ao grande número de nódulos linfoides, as tonsilas linguais, que são recobertas por epitélio estratificado.

A língua é composta por uma massa muscular interna, os músculos intrínsecos (Tabela 154.5), que são separados por um septo fibroso mediano, o septo da língua, que se estende por todo seu comprimento e se fixa posteriormente ao osso hioide. Esse conjunto muscular é responsável pelas alterações na forma da língua, permitindo seu encurtamento, estreitamento e curvaturas em diferentes direções. Os músculos intrínsecos possuem suas fixações completamente na língua, não tendo fixação óssea.

O músculo longitudinal superior é uma camada fina de fibras localizadas profundamente à mucosa do dorso; o músculo longitudinal inferior é uma faixa estreita encontrada na face inferior da língua; o músculo transverso situa-se profundamente ao longitudinal superior e forma a massa da língua, enquanto o músculo vertical atravessa o músculo transverso no sentido superoinferior, sendo mais encontrado na parte anterior do órgão.

Os músculos extrínsecos (Tabela 154.6) são responsáveis pela ação de movimentar a língua, se originam fora dela com origens ósseas e se inserem na mesma para produzir os movimentos de abaixar, levantar, protruir e retrair a língua. São eles o estiloglosso, genioglosso, hioglosso e palatoglosso, sendo esse um músculo que também faz parte da região das fauces e será descrito posteriormente.

A ação dos músculos intrínsecos e extrínsecos são fundamentais para as funções da mastigação, deglutição e fala (ver Tabelas 154.5 e 154.6).

A irrigação de língua é feita pela artéria lingual, ramo anterior da artéria carótida externa na altura do osso hioide que, em um trajeto quase horizontal, passa pelo músculo hioglosso para se distribuir na massa da língua até seu ápice, formando os ramos dorsais que irrigam a raiz da língua e os ramos profundos que irrigam o corpo. A drenagem venosa acompanha o trajeto das artérias, sendo afluentes da veia jugular interna. O retorno linfático da língua segue principalmente para os linfonodos cervicais profundos, embora uma pequena cadeia lateral drene para os linfonodos submandibulares, enquanto o ápice e o frênulo, para a cadeia submentual.

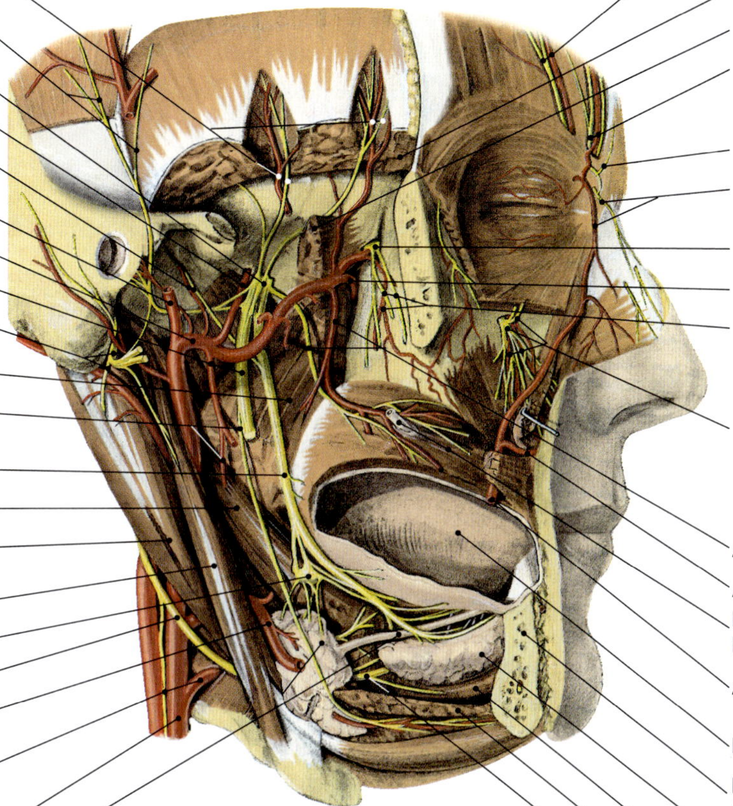

Figura 154.24 Vista lateral direita das artérias e nervos profundos da face.

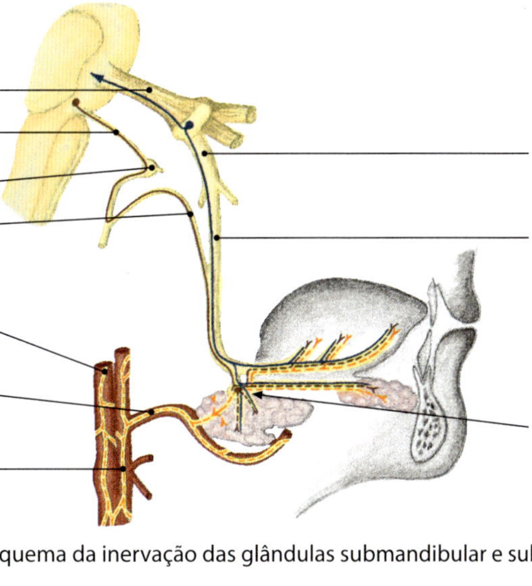

Figura 154.25 Esquema da inervação das glândulas submandibular e sublingual.

Tabela 154.5 Músculos intrínsecos da língua.[3,8]

Músculo	Origem	Inserção	Ação
Longitudinal superior	Tela fibrosa submucosa e septo da língua	Margens da língua	Curva a língua longitudinalmente para cima; eleva o ápice; encurta a língua
Longitudinal inferior	Corpo do osso hioide e raiz da língua	Ápice da língua	Curva a língua longitudinalmente para baixo; abaixa o ápice; encurta a língua
Transverso	Septo da língua	Margens laterais da língua	Estreita e alonga a língua
Vertical	Parte dorsal da língua (submucosa)	Face inferior da língua	Achata e alarga a língua

Tabela 154.6 Músculos extrínsecos da língua.[3,8]

Músculo	Origem	Inserção	Ação
Estiloglosso	Margem anterior e distal do processo estiloide e ligamento estilomandibular	Parte lateral e posterior da língua, cruzando fibras com o músculo hioglosso	Retrai e eleva a língua, curvando-a para formar uma depressão central
Genioglosso	Espinha geniana superior	Dorso da língua até corpo do osso hioide	Protrui e abaixa a ponta da língua
Hioglosso	Corpo e corno maior do osso hioide	Face inferior e lateral da língua	Abaixa e retrai a língua
Palatoglosso	Aponeurose palatina do palato mole	Região posterolateral da língua	Eleva a parte posterior da língua; abaixa o palato mole

A inervação da língua é complexa, devido a sua origem embriológica e suas características motoras e sensitivas especiais.

A motricidade da língua é de responsabilidade do nervo hipoglosso (XII par craniano), que penetra na cavidade da boca após passar pelo bordo posterior do músculo milo-hióideo. A sensibilidade geral, tato e temperatura dos $^2/_3$ anteriores é através do nervo lingual, ramo do nervo mandibular do trigêmeo (V3), emitido cerca de 5 a 10 mm após a sua saída pelo forame oval. A sensibilidade gustativa dos $^2/_3$ anteriores é responsabilidade do nervo corda do tímpano, ramo do nervo facial (VII par craniano), que acompanha o nervo lingual. Finalmente, a sensibilidade geral e gustativa do terço posterior da língua é captada pelo nervo glossofaríngeo (IX par craniano), que penetra na cavidade oral passando abaixo do músculo estiloglosso e medialmente ao músculo hioglosso, para atingir a língua. Fibras secretomotoras parassimpáticas, vindas pelo nervo laríngeo interno, ramo do nervo vago (X) chegam em uma pequena região na raiz da língua para as glândulas serosas lá existentes.[3,4,10,12,13]

Em relação ao paladar, é importante destacar que são quatro sensações básicas: o doce, o salgado, o ácido e o amargo. O doce é melhor captado no ápice da língua; o salgado, nas margens laterais, enquanto que o ácido e o amargo ocupam a parte posterior. Trabalhos recentes classificam ainda o *umami* (glutamato de sódio) como o quinto gosto a ser captado, tanto na parte anterior, como posterior da língua (Figuras 154.26 a 154.31).[16]

Pode-se considerar como limite posterior da cavidade oral propriamente dita as fauces, região de estreitamento que se estende do palato mole até a parte posterior do dorso da língua.

As fauces são formadas lateralmente por duas pregas mucosas que recobrem os músculos palatoglosso (já mencionado anteriormente na descrição do palato mole), e o músculo palatofaríngeo. A união dessas pregas bilaterais com o palato mole forma respectivamente os arcos palatoglosso e palatofaríngeo (Tabela 154.7).

O arco palatoglosso, mais anterior e de maior amplitude, curva-se da úvula palatina em direção às margens laterais e posteriores da língua, enquanto o arco palatofaríngeo, de menor amplitude, parte da porção mais posterior do palato mole em direção à faringe, causando um estreitamento dessa região, o istmo das fauces.

Entre os arcos forma-se uma depressão que é ocupada pela tonsila palatina, a fossa tonsilar. A tonsila palatina é uma massa de tecido linfoide com nódulos com centros germinativos. Cada tonsila apresenta invaginações epiteliais que penetram no parênquima, formado as criptas da tonsila. As tonsilas não ocupam totalmente o espaço entre os arcos, deixando uma área livre acima delas, a fossa supratonsilar. O revestimento da tonsila passa sobre a fossa supratonsilar e delimita uma prega superior denominada de prega semilunar, enquanto sua parte restante forma a prega triangular.

Os arcos palatoglosso e palatofaríngeo são vascularizados por ramos das artérias palatinas ascendente e descendente, já descritas anteriormente, assim como sua inervação. Cabe salientar que a tonsila palatina recebe sua irrigação através do ramo tonsilar da artéria palatina ascendente, e que eventualmente pode ser ramo direto da artéria facial, enquanto sua drenagem venosa forma o plexo tonsilar afluente do plexo pterigóideo ou direto para as veias faciais.

A irrigação e inervação desses músculos é a mesma já mencionada quando da descrição do palato mole. A tonsila palatina é inervada pelos ramos palatinos do nervo maxilar (V2) e por ramos do nervo glossofaríngeo (IX par craniano) (Figura 154.32).

Após a passagem pelo istmo das fauces, ou seja, o limite posterior da cavidade própria da boca, encontra-se a faringe.

FARINGE

A faringe, um tubo muscular revestido por mucosa, é a parte expandida superior do sistema digestório, um espaço de forma afunilada, medindo cerca de 12,5 cm de comprimento, que se estende desde a base do crânio, superiormente, até o nível entre a margem inferior da cartilagem cricoide e a sexta vértebra cervical, inferiormente, e é seguida pelo esôfago. Sua parede posterior fica anteriormente aos corpos vertebrais e a parte anterior é incompleta, já que a faringe passa posteriormente à cavidade nasal, cavidade oral e laringe, podendo, portanto, ser dividida em três partes: a parte nasal da faringe, a parte oral da faringe e a parte laríngea da faringe.

A parte nasal é limitada anteriormente pela abertura posterior da cavidade nasal, o cóanos. O teto da faringe fica inferiormente ao osso esfenoide e ao occipital, e o limite inferior é um plano horizontal passando pelo palato mole.

O teto e a parede posterior da faringe formam uma continuidade, o fórnice da faringe, que é ocupado por uma massa de tecido linfoide, a tonsila faríngea, que é recoberta por um epitélio

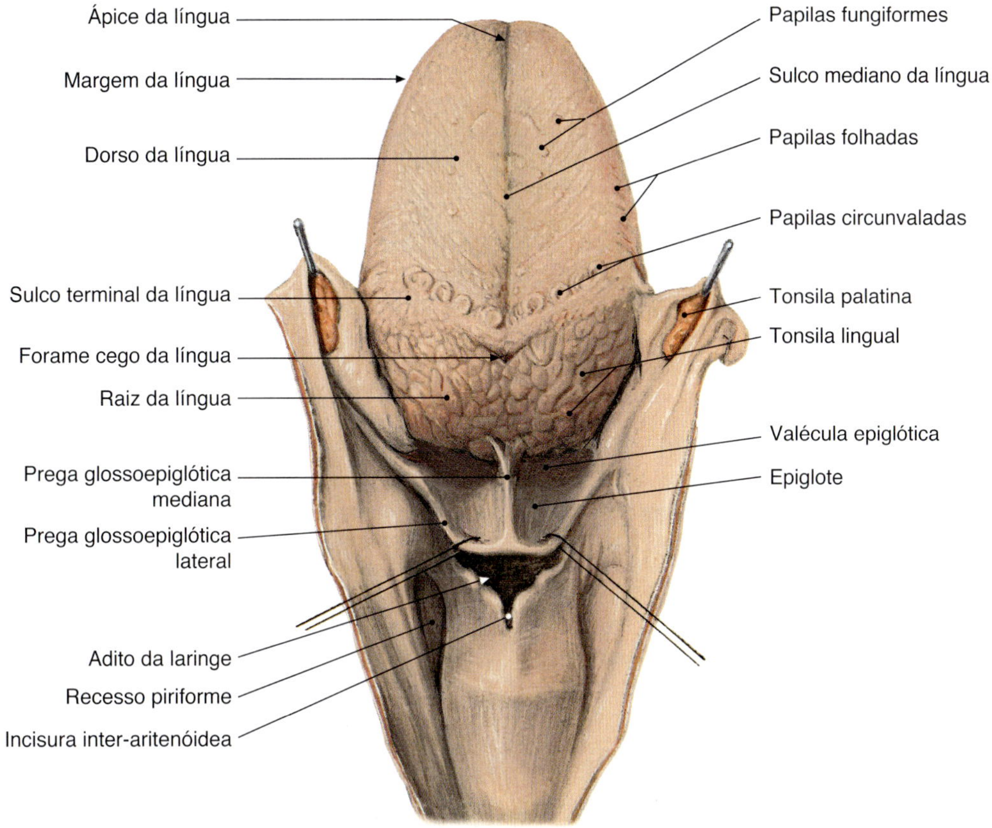

Figura 154.26 Vista dorsal da língua e sua relação com a faringe.

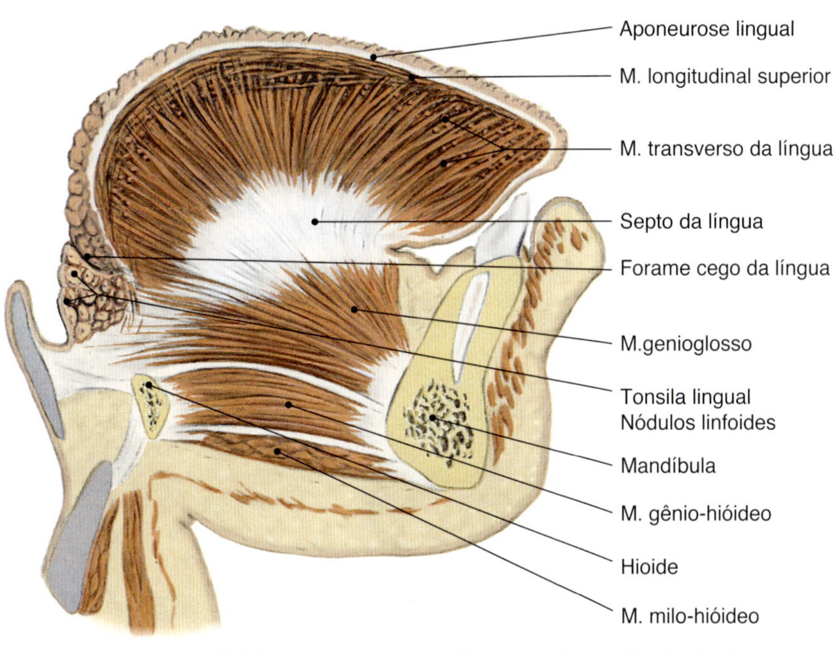

Figura 154.27 Vista medial da língua em corte sagital, mostrando os músculos intrínsecos da mesma.

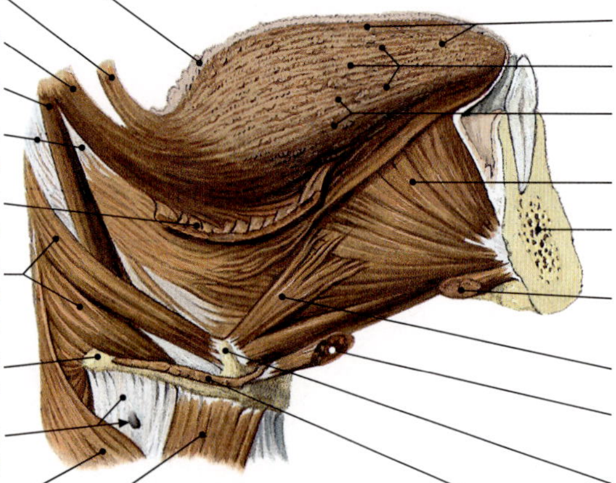

Figura 154.28 Vista lateral da língua em corte sagital, onde se observam os músculos extrínsecos da mesma.

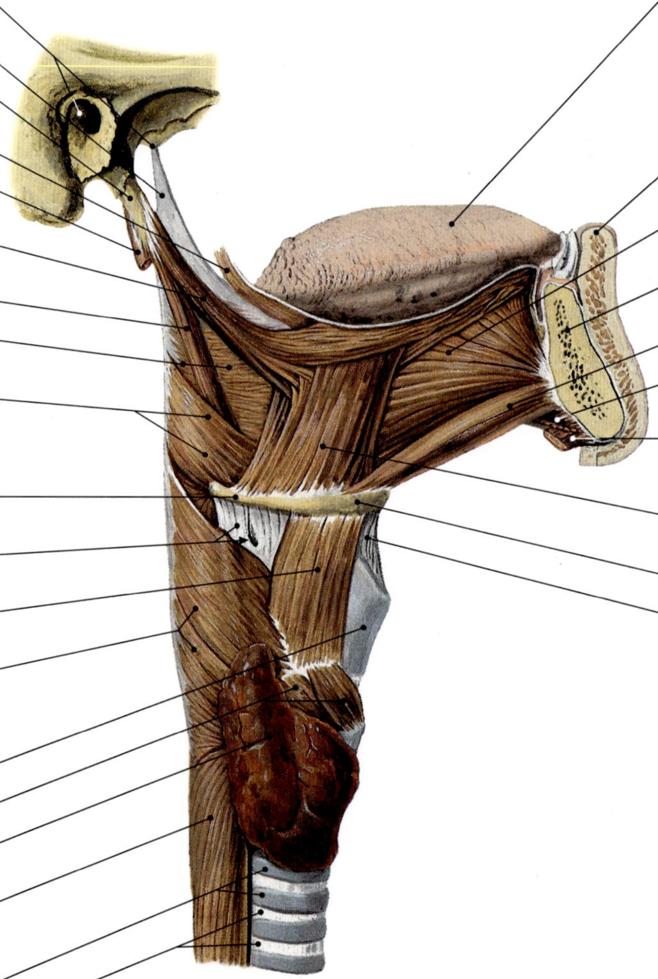

Figura 154.29 Músculos da língua, assoalho da boca e pescoço, em vista lateral.

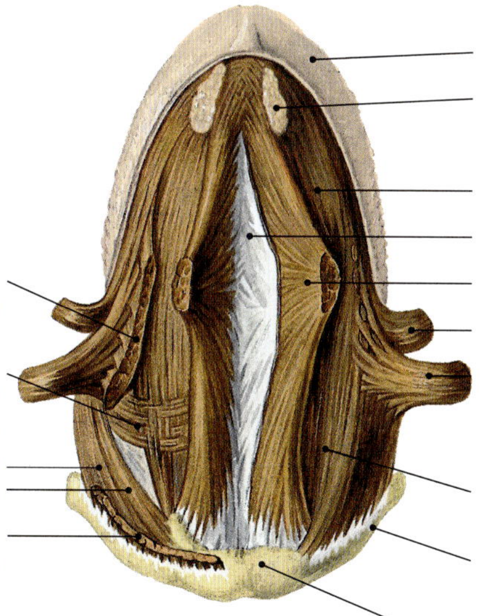

Figura 154.30 Músculos intrínsecos e extrínsecos da língua, em vista inferior.

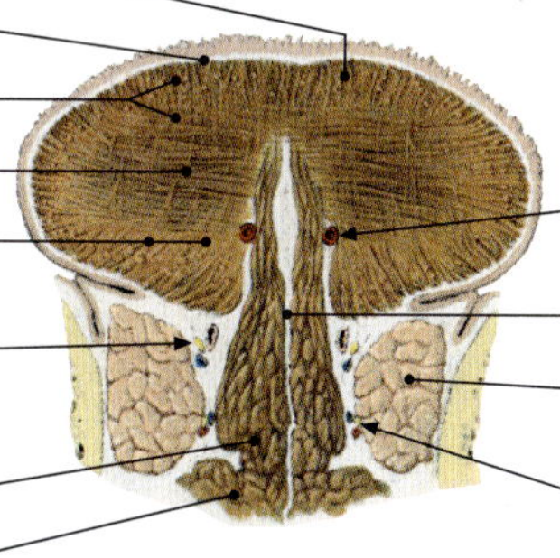

Figura 154.31 Corte coronal da língua, onde se observam os músculos intrínsecos e a região sublingual.

Tabela 154.7 Músculos do palato mole.[3,8]

Músculo	Origem	Inserção	Ação
Palatoglosso	Aponeurose palatina	Margem lateral da língua	Eleva a raiz da língua e abaixa o véu palatino
Palatofaríngeo	Palato duro e aponeurose palatina	Parede lateral da faringe	Tensiona o palato mole, traciona as paredes da faringe superior, anterior e medialmente na deglutição

respiratório, o epitélio pseudoestratificado cilíndrico ciliado. Assim como a tonsila palatina, são mais desenvolvidas na criança, regredindo após a puberdade.

Na parede lateral da parte nasal da faringe encontra-se uma abertura para a tuba auditiva, o óstio faríngeo da tuba auditiva, que permite uma comunicação entre a faringe e a orelha média. A cartilagem da tuba auditiva se projeta para a parede lateral da faringe, contornando superior e posteriormente o óstio, produzindo uma elevação na mucosa dessa região, o toro tubário. Na parte anterior e inferior do toro tubário destaca-se uma prega mucosa que se liga ao palato mole, a prega salpingopalatina; já da parte posterior do toro se observa uma segunda prega mucosa que segue até a parede da faringe, a prega salpingofaríngea, que recobre o músculo de mesmo nome. Posterior ao toro e à prega salpingofaríngea, nota-se uma depressão dessa mucosa semelhante a uma fenda, denominada recesso faríngeo. Uma projeção de tecido linfoide se acumula na mucosa próxima ao toro, chamada tonsila tubária, que juntamente às tonsilas faríngea, palatina, lingual e outras pequenas formações linfáticas da parede da faringe, formam o anel linfático da faringe (Waldeyer), importante cadeia de defesa das vias respiratórias e digestória, portas de entrada do nosso organismo.[17]

Outra projeção da mucosa que se destaca na parede lateral da faringe é o toro do levantador, abaixo do toro tubário e na raiz do palato mole, devido à presença do músculo levantador do véu palatino.

A parte nasal da faringe apresenta função respiratória. A parte oral da faringe apresenta como limite superior um plano horizontal passando pelo palato mole, seu limite anterior é aberto para as fauces e seu limite inferior é um plano passando pela cartilagem epiglote da laringe. Alguns autores consideram as fauces como parte da faringe, aqui preferimos descrevê-la como limite entre a cavidade própria da boca e a faringe.

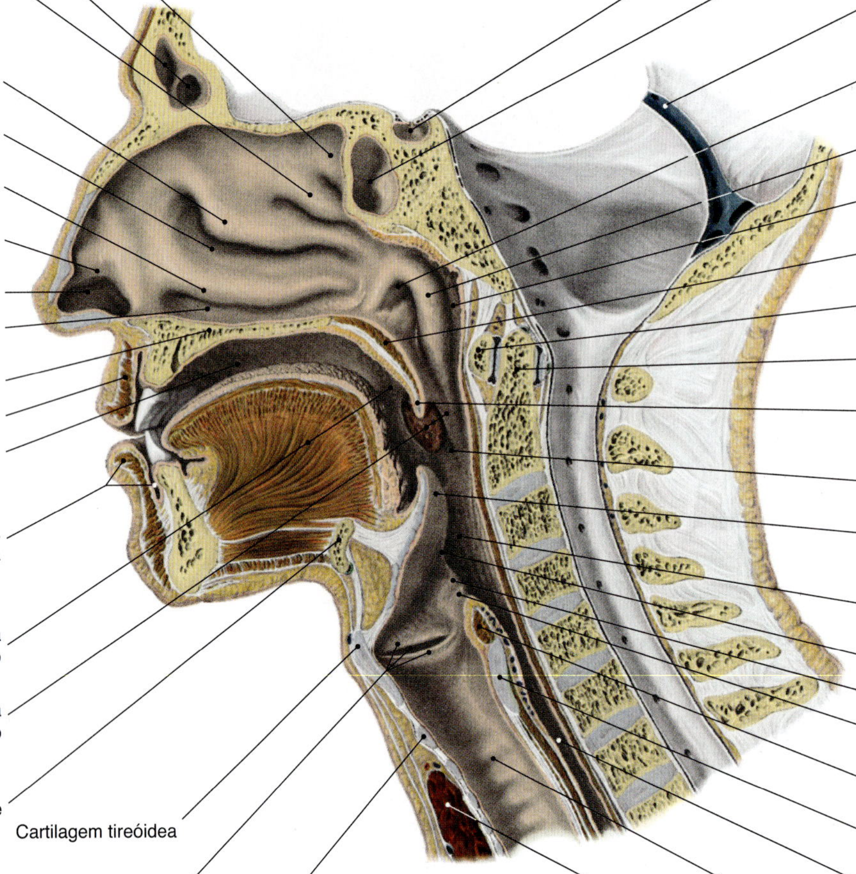

Figura 154.32 Corte sagital da cabeça e do pescoço, onde se observam as fauces e suas relações com as porções digestória e respiratória.

A parte laríngea da faringe é limitada superiormente pelo plano passando sobre a cartilagem epiglótica, seu limite anterior é a laringe e seu limite inferior é o plano passando na margem inferior da cartilagem cricoide.

Em função do seu diâmetro, a laringe se projeta para a região anterior da parte laríngea da faringe, de forma que entre essa projeção da laringe e as paredes laterais da faringe, forma um sulco profundo de cada lado, o recesso piriforme, onde é possível se observar uma prega longitudinal, a prega do nervo laríngeo superior.

As paredes laterais e posteriores da faringe são formadas pelos músculos constritores superiores, médios e inferiores mais externamente e pelos músculos estilofaríngeo, palatofaríngeo e salpingofaríngeo na sua porção interna (Tabela 154.8).

A arquitetura dos músculos constritores, devido à sobreposição de fibras entre eles, permite passagem de estruturas relacionadas com a faringe. A artéria palatina ascendente atravessa o espaço entre o músculo constritor superior e o crânio. O músculo estilofaríngeo, o nervo glossofaríngeo e o ligamento estilo-hióideo atravessam entre os constritores superior e médio da faringe. O ramo interno do nervo laríngeo superior, a artéria e a veia laríngeas superiores passam entre os músculos constritores médio e inferior. O nervo laríngeo recorrente e a artéria laríngea inferior atravessam uma abertura na margem inferior do músculo constritor inferior.

A irrigação da faringe é proveniente de vários ramos da artéria carótida externa: a artéria palatina ascendente, ramo da artéria facial; a artéria faríngea ascendente, que é ramo medial da carótida externa; ramos da artéria maxilar, além da artéria tireóidea superior. O retorno venoso acontece pelo plexo faríngeo que drena para a veia jugular interna, assim como por tributárias das veias lingual e facial. A porção tonsilar da faringe drena para os linfonodos jugulodigástricos (tonsilar), para alcançar a cadeia cervical profunda superior.

A inervação da faringe é responsabilidade do nervo faríngeo, ramo do nervo vago (X par craniano) e do plexo faríngeo. Os músculos constritores médio e inferior também recebem fibras dos ramos laríngeos e recorrente do nervo vago (X par craniano). O músculo estilofaríngeo é inervado pelo nervo glossofaríngeo (IX par craniano) (Figuras 154.33 a 154.36).

Tabela 154.8 Músculos da faringe.[3,8]

Músculo	Origem	Inserção	Ação
Constritor superior da faringe	Hâmulo pterigóideo, parte posterior da linha milo-hióidea, parte lateral da língua	Tubérculo faríngeo do osso occipital	Contrai anteriormente a parede da faringe na deglutição
Constritor médio da faringe	Cornos maior e menor do osso hioide e ligamento estilo-hióideo	Rafe da faringe	Contrai anteriormente a parede da faringe na deglutição
Constritor inferior da faringe	Parte lateral da cartilagem tireoide e cricoide	Rafe da faringe (parte superior) Junção faringoesofágica (parte inferior)	Contrai anteriormente a parede da faringe na deglutição
Estilofaríngeo	Processo estiloide do osso temporal	Margem posterossuperior da cartilagem tireóidea com o músculo palatofaríngeo	Eleva, encurtando e alargando a faringe e a laringe na deglutição e na fonação
Palatofaríngeo	Palato duro e aponeurose palatina	Margem posterior da cartilagem tireoide, face lateral da faringe e esôfago	Eleva, encurtando e alargando a faringe e a laringe na deglutição e na fonação
Salpingofaríngeo	Cartilagem da tuba auditiva	Músculo palatofaríngeo	Eleva, encurtando e alargando a faringe e a laringe na deglutição e na fonação

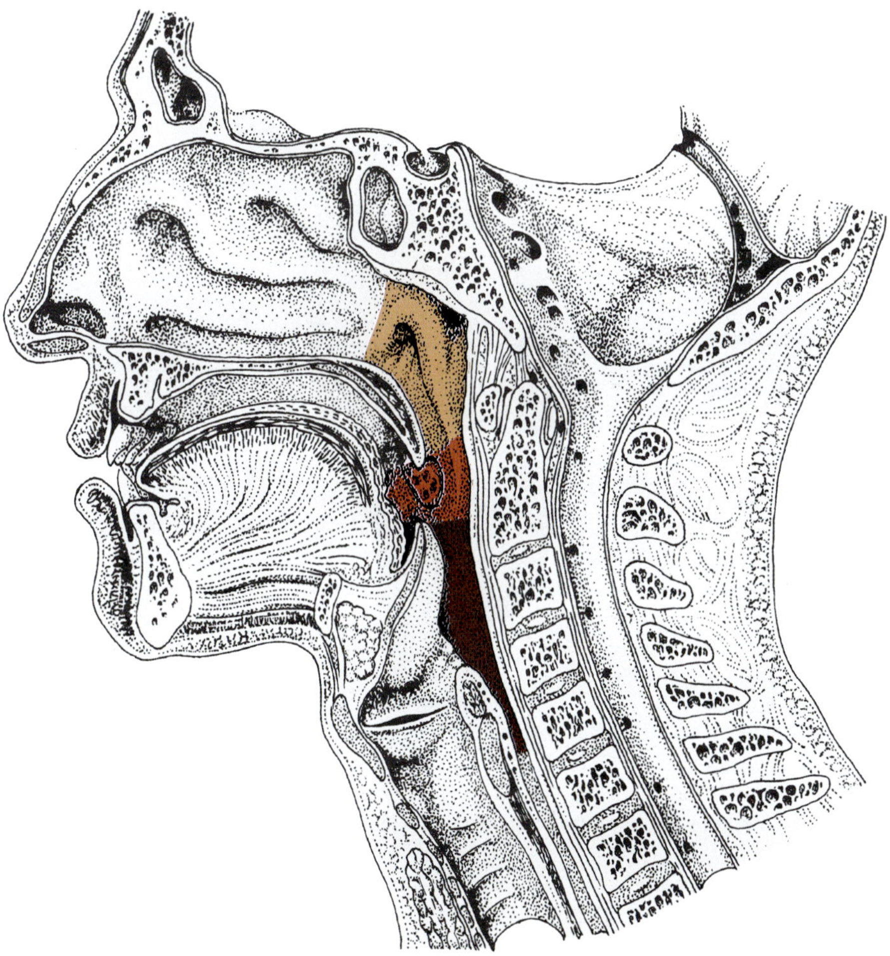

Figura 154.33 Corte sagital mediano, representando as partes nasal, oral e laríngea da faringe.

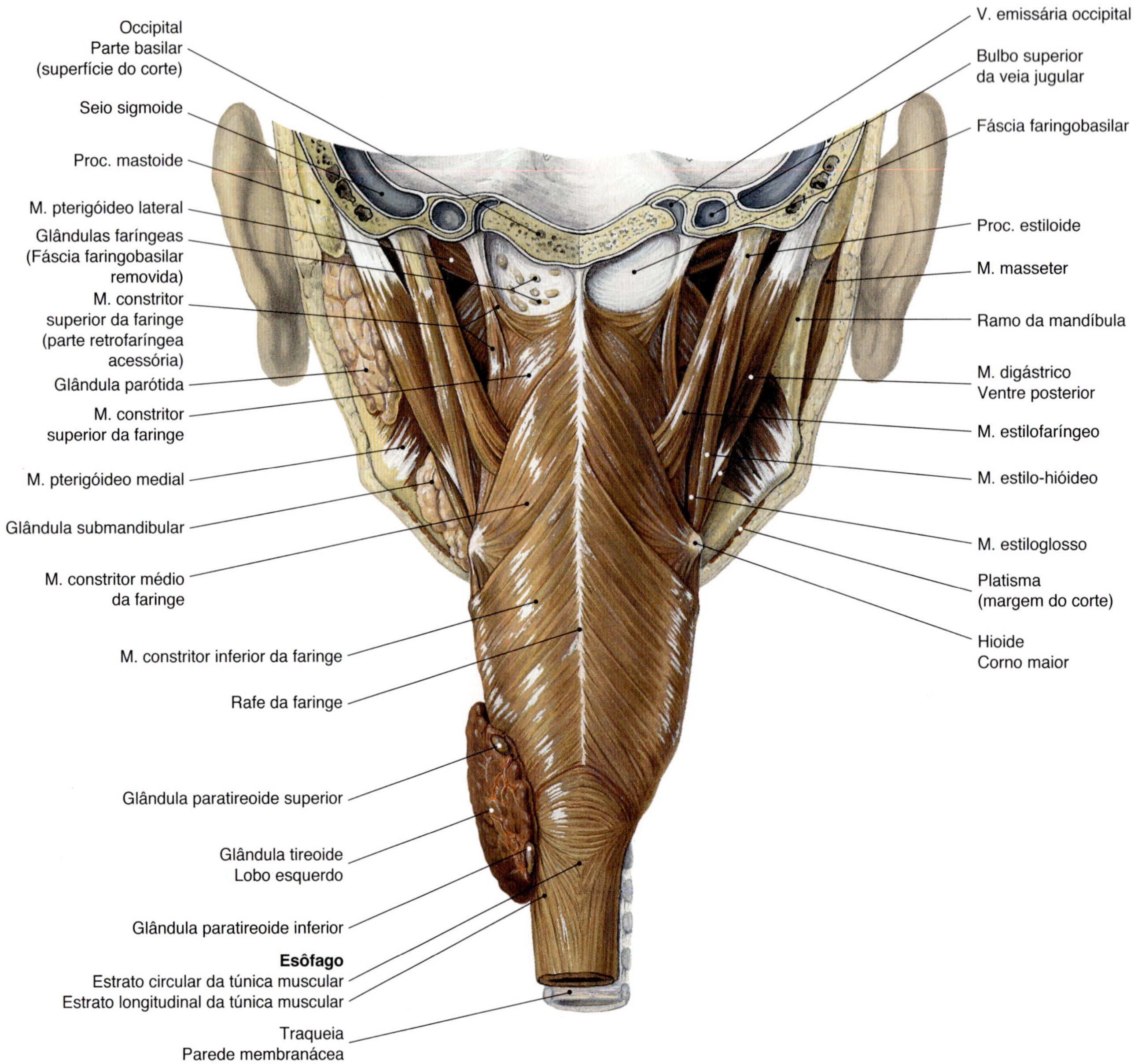

Figura 154.34 Vista posterior dos músculos da parede da laringe.

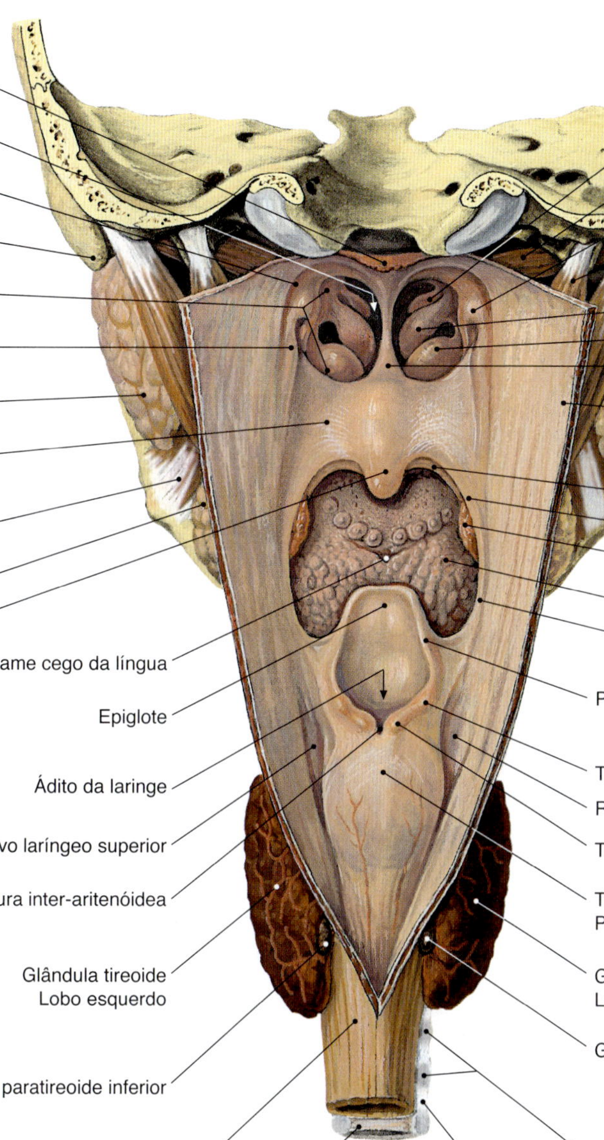

Figura 154.35 Vista posterior da cavidade da faringe. A parede posterior foi cortada no sentido longitudinal e a túnica mucosa foi mantida.

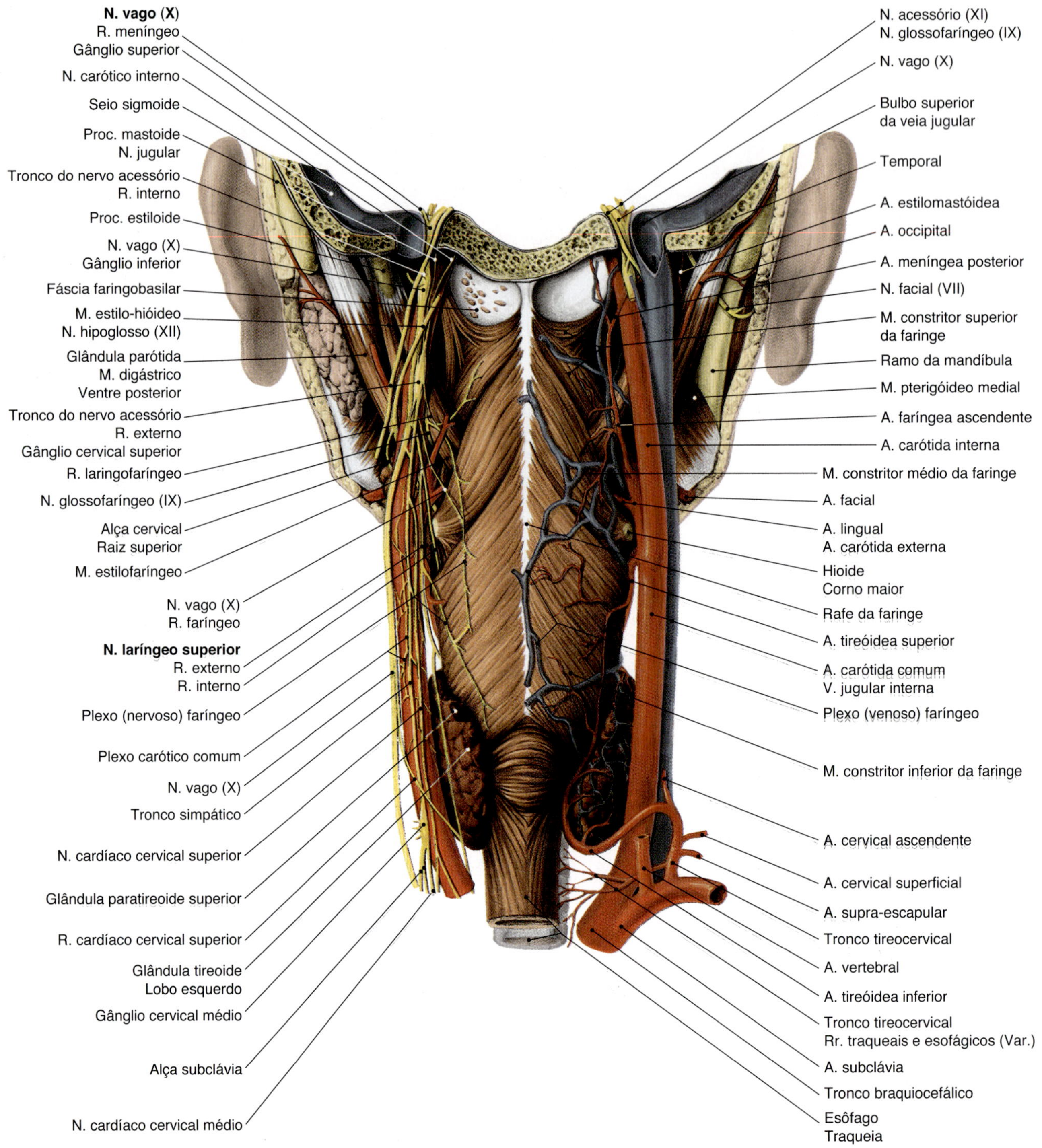

Figura 154.36 Vasos sanguíneos e nervos da parede lateroposterior da faringe.

REFERÊNCIAS BIBLIOGRÁFICAS

1. Sadler TW. Langman Embriologia Médica. 14.ed. Rio de Janeiro: Guanabara Koogan, 2001.
2. Maia GD. Embriologia humana. 1.ed. São Paulo: Atheneu, 2001.
3. Moore KL. Anatomia orientada para a clínica. 7.ed. Rio de Janeiro: Guanabara Koogan, 2018.
4. Altruda L Filho, Cândido PL, Larosa PR, Cardoso EA. Anatomia topográfica da cabeça e do pescoço. São Paulo: Manole, 2005.
5. Cotofana S, Lachman N. Arteries of the face and their relevance for minimally invasive facial procedures: An anatomical review. Plast Reconstr Surg [Internet]. 2019 Feb [Acesso em: 2024 Jul];143(2):416-26.
6. Wolf-Heidegger G. Atlas de anatomia humana. 5.ed. Rio de Janeiro: Guanabara Koogan, 2000.
7. Netter FH. Atlas de anatomia humana. 2.ed. Porto Alegre: Artmed, 2001
8. Larose PR. Anatomia humana: texto e atlas. 1. ed. Rio de Janeiro: Guanabara Koogan, 2016.
9. Gray H. Anatomia. 29.ed. Rio de Janeiro: Guanabara Koogan, 1977.
10. Dangelo JG, Fattini CA. Anatomia humana sistêmica e segmentar. 3.ed. São Paulo: Atheneu, 2007.
11. Machado A. Neuroanatomia funcional. 4.ed. Rio de Janeiro: Atheneu, 2022.
12. Junqueira LC, Carneiro J. Histologia básica. 11. ed. Rio de Janeiro: Guanabara Koogan, 2008.
13. Schünke M, Schulte E, Schumacher U, Voll M, Wesker K. Prometheus. Atlas de anatomia: Anatomia geral e aparelho locomotor. Rio de Janeiro: Guanabara Koogan, 2006.
14. Liberti EA, Picosse M. Anatomia dentária. 1. ed. São Paulo: Napoleão Quintessence, 2018.
15. Souza RP, Paes AJ Junior, Volpato R. O espaço sublingual. Radiol Bras [Internet]. 2003 [Acesso em: 2024 Jul]36(1).
16. Yasuo T, Kusuhara Y, Yasumatsu K, Ninomiya Y. Multiple receptor systems for glutamate detection in the taste organ. Biol Pharm Bull [Internet]. 2008 Oct [Acesso em: 2024 Jul];31(10):1833-7.
17. Montovani JC, Javaroni AC. O papel imunológico do anel linfático de Waldeyer. Braz J of Otorhynolaryngol [Internet]. 1984 [Acesso em: 2024 Jul];50(4):27-32.

CAPÍTULO

155

Anel Linfático de Waldeyer: Histologia e Imunologia

Tania Maria Sih • Jair de Carvalho e Castro • Marcia Pinho

INTRODUÇÃO

O anel linfático de Waldeyer (ALW) é formado por um aglomerado de tecido linfoide localizado de forma a circundar o istmo da orofaringe e a transição entre a nasofaringe e a orofaringe. O ALW desempenha papel importante na vigilância imunológica e no controle de infecções no trato aerodigestivo superior. Sua estrutura única permite respostas rápidas tanto na imunidade inata como na adaptativa (tanto humoral como mediada por células) para desenvolver estimulação imunológica adequada. Mesmo em indivíduos saudáveis e hígidos, as tonsilas podem estar em estado altamente reativo, com ambos os braços do sistema imunológico funcionando em plena atividade. Por outro lado, as doenças tonsilares estão entre as mais comumente encontradas nos problemas relacionados com a saúde na população em geral. As funções das tonsilas sempre foram discutidas, e já foi questionada a sua utilidade (não serviam para nada), até os dias de hoje, quando do achado de que existem linfócitos localizados no tecido superficial tonsilar, demonstrado então que as tonsilas possuem, sim, papel imunológico, com atividade linfocitária de defesa.[1]

DEFINIÇÃO

As tonsilas são estruturas linfoepiteliais que formam um anel de proteção imunológica na abertura tanto do trato aéreo quanto do digestivo. Esse anel é capaz de uma variedade de funções imunológicas complexas. O ALW serve de defesa contra infecções e tem papel importante no desenvolvimento do sistema imune, sendo os primeiros órgãos do sistema linfático que analisam e reagem a estímulos antigênicos veiculados pelo ar e pela alimentação. O anel compreende a tonsila nasofaríngea (TN) ou adenoide, localizada no teto da faringe, um par de tonsilas tubárias (TT), situadas na abertura faríngea da tuba auditiva, um par de tonsilas palatinas (TP), posicionadas na orofaringe, e as tonsilas linguais (TL), localizadas no terço posterior da língua. A mucosa da faringe contém coleções pequenas, subepiteliais de tecido linfoide, completando, assim, o anel circular (Figura 155.1). O maior contingente do ALW é, no entanto, representado por TP e TN.[2,3]

Todos os componentes do ALW estão, na verdade, estrategicamente localizados para promover função imune regional, uma vez que essas estruturas estão expostas a antígenos, tanto alimentares quanto os veiculados por partículas aéreas. Em decorrência disso, o ALW também é conhecido como NALT (*nasal-associated lymphoid tissue*) ou tecido linfoide associado a nariz, por se situar na entrada do trato respiratório e alimentar.

O ALW, de acordo com publicações de Arens,[4] cresce por toda a infância até a idade de 11 anos e depois tem diminuição espontânea.

HISTÓRICO

Heinrich Wilhelm Gottfried von Waldeyer-Hartz (1836-1921), anatomista alemão, cunhou, em 1881, o termo neurônio para descrever a estrutura básica do sistema neurológico central, sendo por isso considerado um dos pais da neurociência. Em 1888, inventou a palavra cromossomo. Como anatomista responsável por esse departamento na Universidade de Berlim até sua aposentadoria, foi responsável pela identificação da estrutura linfoepitelial, conhecida como anel linfático de Waldeyer, que, além das tonsilas tubárias, nasofaríngea, palatinas, linguais e de grânulos subepiteliais dispersos pela faringe, descreveu, em alguns animais, a presença da tonsila do véu palatino e da tonsila paraepiglótica.[5]

A importância de seus registros anatômicos é sentida até hoje, uma vez que, ao menos no campo da otorrinolaringologia, o conhecimento das doenças tonsilares, bem como a condução de alterações, quer seja clínica ou cirúrgica, são essenciais na formação do médico especialista.

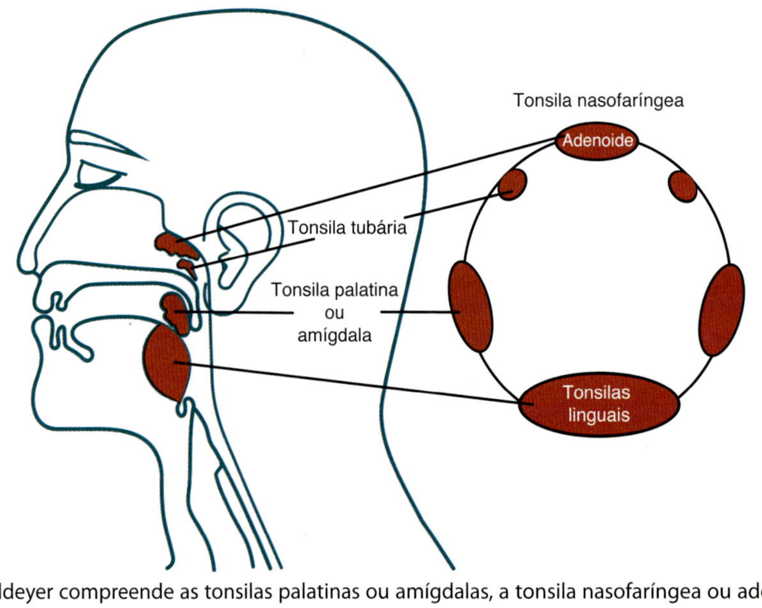

Figura 155.1 O anel de Waldeyer compreende as tonsilas palatinas ou amígdalas, a tonsila nasofaríngea ou adenoide, as tonsilas linguais e as tonsilas tubárias.

DESCRIÇÃO MORFOLÓGICA

Serão abordados os quatro principais elementos do ALW: TP, TN ou adenoide, TT e TL.

Tonsilas palatinas ou amígdalas

As duas TPs com forma oval podem ser encontradas na fossa tonsilar entre os pilares tonsilares anterior (palatoglosso) e posterior (palatofaríngeo). Ao nascimento, as TPs têm aproximadamente 5 mm de diâmetro anteroposterior e 3,5 mm de diâmetro vertical, com peso aproximado de 0,75 g. Durante a infância, as TPs descem em direção à sua fossa tonsilar, uma vez que seu diâmetro vertical cresce mais rápido do que o diâmetro anteroposterior.[6]

Contrastando com outros tecidos linfoides oronasais, as TPs são recobertas com uma cápsula de fáscia faringobasilar. A cápsula é separada da musculatura subjacente por um tecido conjuntivo frouxo. Nessa região, pode ocorrer a coleção de pus, gerando o abscesso peritonsilar. Tanto o nervo glossofaríngeo quanto o processo estiloide descem quase verticalmente na superfície lateral dos músculos subjacentes. A inervação das TPs é feita pelo gânglio pterigopalatino (esfenopalatino), por poucos ramos de nervos palatinos e mais ramos do nervo glossofaríngeo. Pacientes pediátricos muitas vezes se queixam de otalgia pós-tonsilectomia. Essa dor referida é via nervo glossofaríngeo, que também supre a cavidade da orelha média, incluindo a parede medial da membrana timpânica.

Uma relação anatômica importante, em especial na cirurgia das TPs, é a artéria carótida interna, que está, aproximadamente, a 2,5 cm no sentido posterolateral à TP. Dentre os suprimentos sanguíneos das TPs, vale a pena lembrar a artéria facial (ramos tonsilar e palatino ascendente), artéria faríngea ascendente, ramo dorsal lingual da artéria lingual e artéria maxilar interna (artéria palatina descendente e artéria palatina grande). A drenagem venosa é feita pelas veias tonsilares e, subsequentemente, para as veias palatina externa, faríngea e facial. Um outro reparo cirúrgico importante é que as veias palatinas são a causa mais comum de sangramento tonsilar no pós-operatório.

As TPs contêm de 10 a 20 criptas que penetram na superfície para o interior do tecido tonsilar, alcançando comprimentos variados, podendo atravessar a tonsila inteira até atingir a sua cápsula fibrosa. O epitélio que recobre as TPs é do tipo estratificado escamoso, que invagina-se para dentro das criptas, misturando-se com estruturas mesenquimais. No período pós-natal, o crescimento das TPs continua sendo a TP ativa até a idade de 15 anos. Após a puberdade, o tecido da TP tende a involuir, sendo substituído por fibrose.[6]

As tonsilas palatinas possuem quatro compartimentos linfoides especializados:

- Epitélio reticular da cripta
- Área extrafolicular
- Zona do manto do folículo linfoide
- Centro germinativo folicular.

O epitélio da cripta contém de 1 a 10 células de espessura entremeadas por células não epiteliais (linfócitos, macrófagos, células dendríticas e células M), uma membrana basal descontínua e tecido conjuntivo quase inexistente, recobrindo o tecido linfoide diretamente. Sua característica principal são espaços existentes entre suas células epiteliais, que permitem a passagem de células e antígenos do lúmen da cripta para o interior da tonsila e vice-versa. Na área extrafolicular, predominam os linfócitos T, imunócitos produtores de imunoglobulinas (Ig) G e A, e macrófagos, sendo uma zona de apresentação de antígenos. A área folicular subdivide-se em zona do manto, mais periférica e onde predominam linfócitos B, e o centro germinativo, onde predomina a diferenciação e a proliferação de linfócitos B e imunócitos produtores de IgG e IgM7 (Figura 155.2).

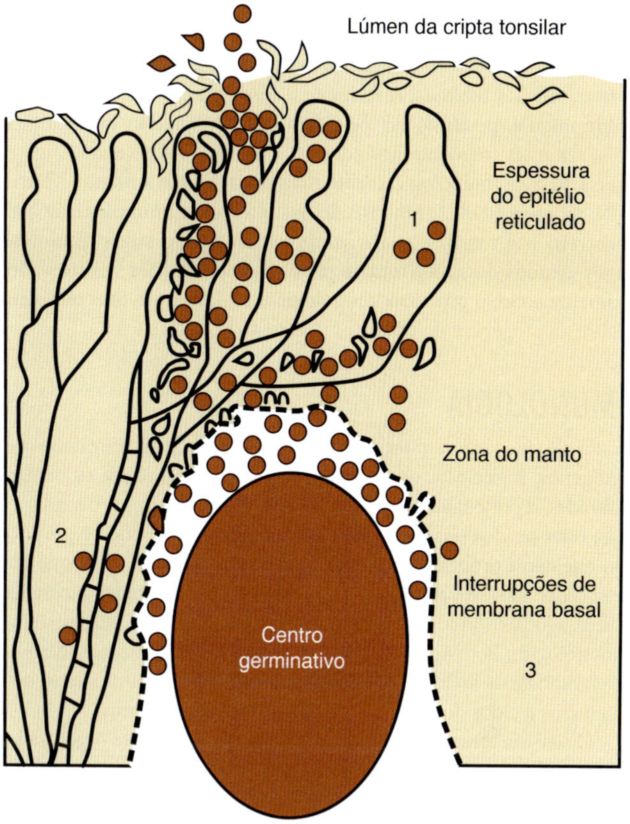

Figura 155.2 Epitélio linfoepitelial da tonsila palatina. As células não epiteliais, em especial os linfócitos, podem entrar no epitélio reticulado por (1) via vascular ou pela (2) via não vascular. A via (3) envolve a entrada a partir dos compartimentos linfoides subepiteliais pelas interrupções da membrana basal.

Tonsilas nasofaríngeas ou adenoide

A TN ou adenoide é localizada no teto da nasofaringe, aumenta rapidamente de tamanho nos primeiros 6 a 7 anos de vida e geralmente atrofia na adolescência. A adenoidectomia isolada é frequentemente realizada em jovens acima de 14 anos. Em neonatos e crianças pequenas, pode se hipertrofiar e preencher a nasofaringe com subsequente obstrução da via aérea nasal, obstrução da entrada nasofaríngea da tuba auditiva e fala hiponasalada. A TN consiste em massa de tecido solitária, lobulada, diferente das TPs, que são em número par. A invaginação do tecido epitelial produz dobras que podem ser mais proeminentes.[6,7]

Tonsilas tubárias

As TTs estão localizadas por trás da abertura faríngea da tuba auditiva. É contínua com a porção lateral da tonsila nasofaríngea (adenoide) e sua estrutura histológica não difere da última.[3]

Tonsilas linguais

As TLs estão situadas na base da língua e são divididas na linha média pelo ligamento glossoepiglótico mediano. Desenvolvem-se mais tarde que as outras tonsilas oronasais, persistindo na vida adulta. Essas TLs são forradas por epitélio estratificado escamoso e consistem em numerosas elevações arredondadas de tecido linfoide, no centro das quais se abrem ductos de glândulas mucosas. O suprimento sanguíneo é o mesmo da base da língua. A inervação se faz pelo nervo glossofaríngeo, e a drenagem linfática é para os linfonodos cervicais profundos.

Pelo exposto anteriormente, foram focalizadas mais as TPs e a TN ou adenoide, uma vez que estas são mais fáceis de serem obtidas para estudo após a adenotonsilectomia e, por isso, têm sido mais amplamente estudadas.[8]. Em comparação, há poucos trabalhos publicados sobre as tonsilas linguais, e virtualmente nada sobre as tonsilas tubárias. A faringite é apresentação comum da tonsilite lingual, podendo ser pelo fato de a inflamação crônica das TLs ser mais frequente nos adultos. Um estudo de Kanata sugere que a TL seja imunologicamente mais ativa do que ambas, a TP e a TN, na meia-idade.[9]. Em virtude das interações imunológicas que ocorrem nas tonsilas, quase sempre acometendo sítios distantes, mais estudos dessas estruturas proverão informações valiosas não somente sobre o processo imunológico fundamental, mas também sobre a patogênese de uma ampla variedade de doenças.

IMUNOLOGIA

Cada vez que você respirar ou cada vez que você deglutir, milhões de antígenos, infecciosos ou não, passarão pelo contato com os órgãos linfoides representados na Figura 155.1. Sendo assim, é necessário que estes tecidos sejam expertos em: 1 - diferenciar o que é próprio do que não é próprio; 2 - montar uma resposta imunológica que tolere o que não seja próprio, e 3 - montar uma resposta imunológica eficaz aguda e duradoura contra aqueles que passarem pela barreira imunológica. Por isso, os tecidos imunológicos das mucosas tiveram de modificar-se ao longo dos anos, e no caso deste capitulo, especialmente os tecidos do ALW adaptaram-se de forma singular.

O sistema imunológico linfoide está anatomicamente organizado em primário (central) e tecidos linfoides secundários (periférico). O timo e a medula óssea são órgãos linfoides primários nos quais os linfócitos se diferenciam a partir de células linfoides primárias. No timo é onde ocorre uma das partes fundamentais do controle de células T, que são naturalmente auto-reatoras, e também é onde ocorre a maturação das células T, através do contato com moléculas MHC classe I e II, transformando aquelas células T ainda imaturas em células T já com capacidade defensiva bem específicas. Por fim, a etapa de seleção central que ocorre no timo é essencial para prevenção de autoimunidade como também para prevenção de riscos aumentados a infecções atípicas. Ao contrário, as células B maturam no fígado fetal e na medula óssea e migram, então, para os órgãos linfoides periféricos, como por exemplo os órgãos que compõem o ALW.

Imunidade inata

A imunidade inata é a mais antiga filogeneticamente do sistema imune, sendo a primeira na defesa do corpo. Como é de se esperar, ela é extremamente importante nos órgãos dos ALW, porém, ainda pouco se sabe sobre os componentes inatos no ALW. O reconhecimento/diferenciação na imunidade inata ocorre por meio de identificação de padrões moleculares associados a agentes infecciosos (PAMPs) e padrões moleculares associados a agentes de perigo (DAMPs). Neste sentido, este processo depende de receptores, tais como aqueles associados (*toll-like receptor* [TLR]). Em situações de infecções bacterianas, principalmente na infecção estreptocócica, os TLR 6, 7 e 8 são os mais expressos na superfície celular das tonsilas palatinas, enquanto que em situações de infecções virais ocorre aumento de expressão de receptores AIM-2 e também TLR.[9] Após ativação destes receptores, ocorre internalização do sinal inflamatório, que ativa componentes citoplasmáticos, levando à produção de citocinas responsáveis por formar um macroambiente pró-inflamatório, ou seja, quando a inflamação ocorre de forma a proteger o corpo contra a invasão de tal agente infeccioso. Dentre estes componentes citoplasmáticos, vale citar os inflamassomas, responsáveis pela produção de citocinas da família da interleucina 1, cuja produção está intimamente associada a sintomas clássicos da inflamação como: IL-1 - febre; IL-18 - morte celular; IL-36 - formação de pus, e o interferon tipo 1 (tanto a fração alfa quanto a fração beta).

Sistema imune adaptativo

O tecido linfoide das superfícies mucosas é chamado de MALT (*mucosa-associated lymphoid tissue*). O MALT consiste em agregados de tecido linfoide não encapsulados na lâmina própria e áreas submucosas. Também existe o tecido linfoide do trato gastrintestinal (*gut-associated lymphoid tissue,* ou GALT), do trato respiratório inferior (*bronchus-associated lymphoid tissue,* ou BALT), bem como o do trato genitourinário.[10]

As células linfoides estão presentes como nódulos agregados contendo centros germinativos (CG ou folículos secundários) ou células isoladas. Os CGs são sítios de proliferação ativa de linfócitos B e sítio de diferenciação, onde a estimulação antigênica de células B tem lugar. Além dos CGs, muitos linfócitos e células plasmáticas são encontrados nas mucosas dos tratos anteriormente mencionados. São também detectadas numerosas células B e células plasmáticas secretoras de IgA. A IgA secretora (IgA-S) é produzida e transportada para superfícies epiteliais dos tratos mucosos. A principal função do MALT é a geração e a disseminação de células B antígeno-sensibilizadas que se diferenciam em células plasmáticas produtoras de anticorpos IgA em vários tecidos secretórios. As células B tonsilares ocorrem predominantemente em três sítios: na zona do manto, nos centros germinativos e nas células intraepiteliais.

Graças a estudos de alguns investigadores como Ishikawa et al.,[11] colocou-se em evidência a produção de imunoglobulinas, de todas as classes, pelas tonsilas (IgA, IgM, IgG, IgE e IgD). Comprovou-se que as imunoglobulinas são encontradas tanto na superfície epitelial quanto no parênquima; IgA na superfície do epitélio, IgG no subepitélio e no folículo germinativo, IgM nas criptas tonsilares e IgE e IgD disseminadas por todo o tecido.

Aqueles antígenos que escapam do controle pela imunidade inata são apresentados à imunidade adaptativa, via linfócitos e macrófagos apresentadores de antígenos. Sendo assim, as células dendríticas e os macrófagos da parede celular das criptas captam o antígeno, levando-o para a zona extrafolicular. O antígeno é, então, processado e apresentado aos linfócitos T, na área extrafolicular, e B, na área folicular. Como consequência, haverá a diferenciação das células B em células produtoras de anticorpos e a criação de células B e T de memória. Todo esse processo é mediado pelas citocinas e interleucinas produzidas na imunidade inata, conforme dito anteriormente. Essas citocinas precipitam uma série de acontecimentos que levam à produção de células B ativadas, que ou vão para a circulação e se associam ao tecido glandular e lâmina própria do epitélio do trato respiratório superior ou se diferenciam localmente em células produtoras de imunoglobulinas.

IMUNO-HISTOLOGIA

As tonsilas palatinas e nasofaríngea (adenoide) representam o maior e mais importante contingente das patologias do ALW.

As tonsilas são órgãos linfoides secundários que contêm um agregado de células linfoides localizadas na lâmina própria da parede faríngea. Semelhantes às placas de Peyer e ao apêndice vermiforme, as tonsilas pertencem ao tecido linfático associado a mucosa (MALT).[10] Os compartimentos linfoides subepiteliais das tonsilas são formados por numerosos folículos linfoides secundários (áreas de células B) rodeados por regiões interfoliculares (áreas de células T). As tonsilas possuem muitas características únicas: 1) diferente do baço e dos linfonodos, elas não são totalmente encapsuladas; 2) semelhantes ao baço, mas diferente dos linfonodos, as tonsilas não possuem vasos aferentes linfáticos (somente eferentes), sugerindo que as tonsilas são designadas para o processamento do antígeno presente na sua superfície; 3) semelhante tanto ao baço quanto aos linfonodos, elas são estruturas linforreticulares, mas, diferente destes, as tonsilas são órgãos linfoepiteliais; e 4) o epitélio das tonsilas não promove uma superfície de cobertura protetora, mas, sim, invagina-se e recobre as criptas tonsilares.[2]

As tonsilas palatinas contêm quatro compartimentos linfoides (o epitélio da cripta, o centro germinativo folicular, a zona do manto e a área interfolicular), todos participantes da resposta imune. As células apresentadoras de antígenos, incluindo macrófagos e células dendríticas,[12] podem ser encontradas em número variável por toda a tonsila e ficam em contato muito próximo umas das outras nos compartimentos subepiteliais e extrafoliculares. É importante lembrar que os macrófagos e as células dendríticas colaboram no processamento e na apresentação do antígeno para ativação das células T. A produção de células B nos centros germinativos é uma das funções mais essenciais das TPs.[3]

Ao nascimento, não existem folículos linfoides ou células plasmáticas nas TPs ou TNs. Com a exposição gradativa do sistema imunológico, inicia-se o desenvolvimento destas. Nos seres humanos, as tonsilas são mais ativas durante a infância, com pico de crescimento entre 3 e 6 anos de idade, com involução após a puberdade.[10] Presumivelmente, a regressão em tamanho corresponde ao decréscimo da função imunológica.

Com a idade, há redução da zona do manto e do epitélio reticular das criptas. O decréscimo na população de células B resulta em aumento relativo na proporção células T/células B. Embora a produção total de imunoglobulinas seja afetada pela idade, considerável atividade de células B ainda é vista em tonsilas palatinas saudáveis até os 80 anos.

É importante correlacionar os aspectos anteriormente mencionados com as apresentações clínicas mais usuais, uma vez que a abordagem prática e com base nas ciências básicas como a anatomia e a imuno-histologia torna a leitura deste capítulo mais interessante. A tonsilite recorrente (TR) e a hiperplasia tonsilar (HT) são comumente diagnosticadas na população pediátrica, embora a origem das entidades que causam essas doenças ainda não esteja totalmente esclarecida. Ambos, células dendríticas e macrófagos, residem dentro do tecido tonsilar normal. Com inflamação e doença, essas populações de células podem sofrer alterações em quantidade, localização e fenótipo. O número de células dendríticas, macrófagos, células B e T aumenta em número nas tonsilas de pacientes com TR e HT, conforme demonstrado por estudos de Gorfien et al.[12] Dentro da família de células dendríticas estão as células de Langerhans, as células indeterminadas e as células interdigitais.

O epitélio de tonsilas palatinas normais consiste em epitélio pseudoestratificado escamoso (na superfície) e epitélio reticulado (forrando as criptas tonsilares). O epitélio pseudoestratificado superficial forma de 10 a 20 invaginações ou criptas. Essas criptas têm papel importante na captação do antígeno. No epitélio reticulado das criptas, encontram-se linfócitos, linfoblastos, plasmócitos, células dendríticas e macrófagos. Macroscopicamente, as criptas assemelham-se a orifícios na superfície tonsilar, e sua presença, atualmente, representa um tecido tonsilar ativo, e não sinal de infecções recorrentes. As criptas "aprisionam" material estranho, transportando-o aos folículos linfoides.

Embora ambos os tipos de epitélio (tanto da superfície quanto das criptas) contenham macrófagos e células dendríticas (células de Langerhans, células indeterminadas e células interdigitais), existem diferenças na localização, na quantidade e nos fenótipos de tonsilas doentes. Isso ocorre na superfície epitelial, no epitélio das criptas, na área extrafolicular, nos centros germinativos e no lúmen dos vasos sanguíneos tonsilares. Nos centros germinativos, encontra-se um subgrupo de população de macrófagos. Facilmente reconhecidas por sua histomorfologia distinta (essas células podem ser coradas com anticorpo monoclonal CD68), credita-se a essas células o desempenho de papel importante na fagocitose de células apoptóticas. O fenótipo de macrófagos em tonsilas doentes difere do encontrado em tonsilas normais. A maioria desses macrófagos pode não estar madura ou ativada (mesmo estando em maior número). Os fenótipos dessas células sugerem que sejam, em tonsilas doentes, pobremente funcionais, deixando a desejar quanto às características associadas a ativação e maturidade funcional.

Essas diferenças fenotípicas entre células dendríticas e macrófagos em tonsilas normais e doenças dão crédito à especulação anterior sobre a possível contribuição de imunossupressão local na doença tonsilar crônica.[12] Em tonsilas hiperplásicas, embora o aumento do número de células T e B seja correlacionado com o aumento em quantidade de bactérias e o aumento do volume tonsilar, esses linfócitos não são totalmente imunocompetentes, sendo relativamente refratários à estimulação antigênica *in vitro*. Considera-se que mecanismo(s) responsável(is) por reduzida imunocompetência linfocítica também seja(m) relevante(s) para a redução da ativação de células apresentadoras de antígeno.

Tem-se proposto que infecções crônicas tonsilares possam contribuir para a imunossupressão local, alterando o epitélio tonsilar. Nessa ótica, infecções tonsilares crônicas ou recorrentes podem refletir um colapso na função de "guardião" (*gatekeeper)* do epitélio tonsilar, incluindo a apresentação de antígenos. A função primária do epitélio normal de uma cripta tonsilar deverá promover ambiente favorável para a interação requisitada entre linfócitos, células apresentadoras de antígenos e antígenos, para iniciar imunidade eficaz e vigorosa. Korsrud e Brandtzaeg (o último, cientista norueguês, uma das maiores autoridades mundiais em patologias do ALW) propuseram que o epitélio da cripta tonsilar funcione como um compartimento linfoide adicional, crucial à proteção da superfície mucosa da tonsila.[13] Inflamações repetidas produzem epitélio metaplásico na cripta com diminuição de antígenos receptores nas células M e diminuição de processamento antigênico. Tonsilas doentes também exibem aumento na incidência de criptite e hiperqueratose.

Para elucidar a etiologia da TR e da HT, é importante determinar se existem diferenças na arquitetura micro anatômica entre essas duas condições. Surjan et al., ao avaliarem o tamanho dos centros germinativos, concluíram que estes estão aumentados na TH, quando comparados com paciente com TR.[14] Estudo realizado por Zhang et al., em Singapura, comparando a histologia da TR e da HT, verificou que a área folicular na HT era maior que no grupo de TR, significando que a resposta imune, em especial a proliferação e a ativação de células T e B, é diferente nessas duas condições clínicas (Figuras 155.3 e 155.4).[15] Na HT, há aumento de células B, células T auxiliadoras ou *helper,* e células T supressoras, quando comparadas com tonsilas normais.

Como conclusão, as diferenças nas áreas foliculares e nos centros germinativos em pacientes com TR e HT indicam que essas duas condições provavelmente resultam de mecanismos patogênicos diferentes, com diferentes padrões de resposta imune local.

Por outro lado, também se fala na atividade tonsilar, a presença de centros germinativos. O achado de plasmócitos e linfócitos no córion, ao redor dos vasos, fala a favor da contribuição das tonsilas na imunidade humoral. A zona interfolicular, ou zona T, pode estar aumentada em casos de TR.

Até agora, comentou-se sobre as tonsilas palatinas, entretanto a tonsila nasofaríngea ou adenoide tem outro tipo de epitélio, o pseudoestratificado ciliado (típico do epitélio respiratório), e, diferentemente das criptas das tonsilas palatinas, a adenoide apresenta invaginações em forma de dobras, sem ramificações. O epitélio respiratório que recobre a adenoide é o mesmo da nasofaringe, porém pode ocorrer metaplasia escamosa. O epitélio que recobre a

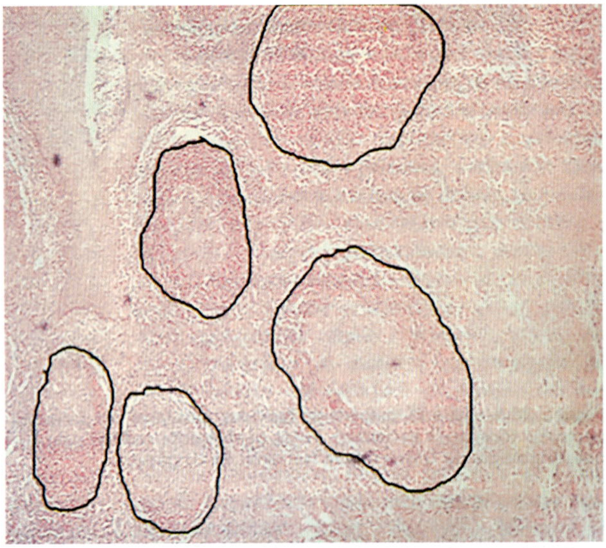

Figura 155.3 Imagem dos folículos com magnificação de 40x. As linhas contínuas de cor preta indicam as áreas medidas. (Cortesia de: Dr. De-Yun Wang, departamento de Otorrinolaringologia da Universidade Nacional de Singapura.)

adenoide é levemente aderido ao tecido, permitindo passagem de células e antígenos; possui somente vasos eferentes linfáticos cuja drenagem flui dos linfonodos retrofaríngeos em direção aos linfonodos cervicais profundos, em especial aos linfonodos do triângulo posterior. A adenoide, com seu epitélio respiratório, produz IgA-S, a qual tem grande importância como uma das primeiras barreiras de defesa.[6]

EFEITOS LOCAIS E SISTÊMICOS DA RESPOSTA IMUNE PÓS-ADENOTONSILECTOMIA: CONTROVÉRSIAS QUANTO À INDICAÇÃO CIRÚRGICA

Existe grande controvérsia quanto à possibilidade de comprometimento da proteção imunológica sistêmica e do trato aerodigestivo superior após remoção das tonsilas, tanto as palatinas quanto as da nasofaringe. Em revisão realizada por Miyake et al., observou-se que cerca de metade dos autores encontrados na literatura relatava baixa significativa de IgG, IgA e IgA-S, contra aproximadamente 20% de autores que encontraram aumento dos níveis de IgG e IgA e 30% que obtiveram números normais de imunoglobulinas.[16]

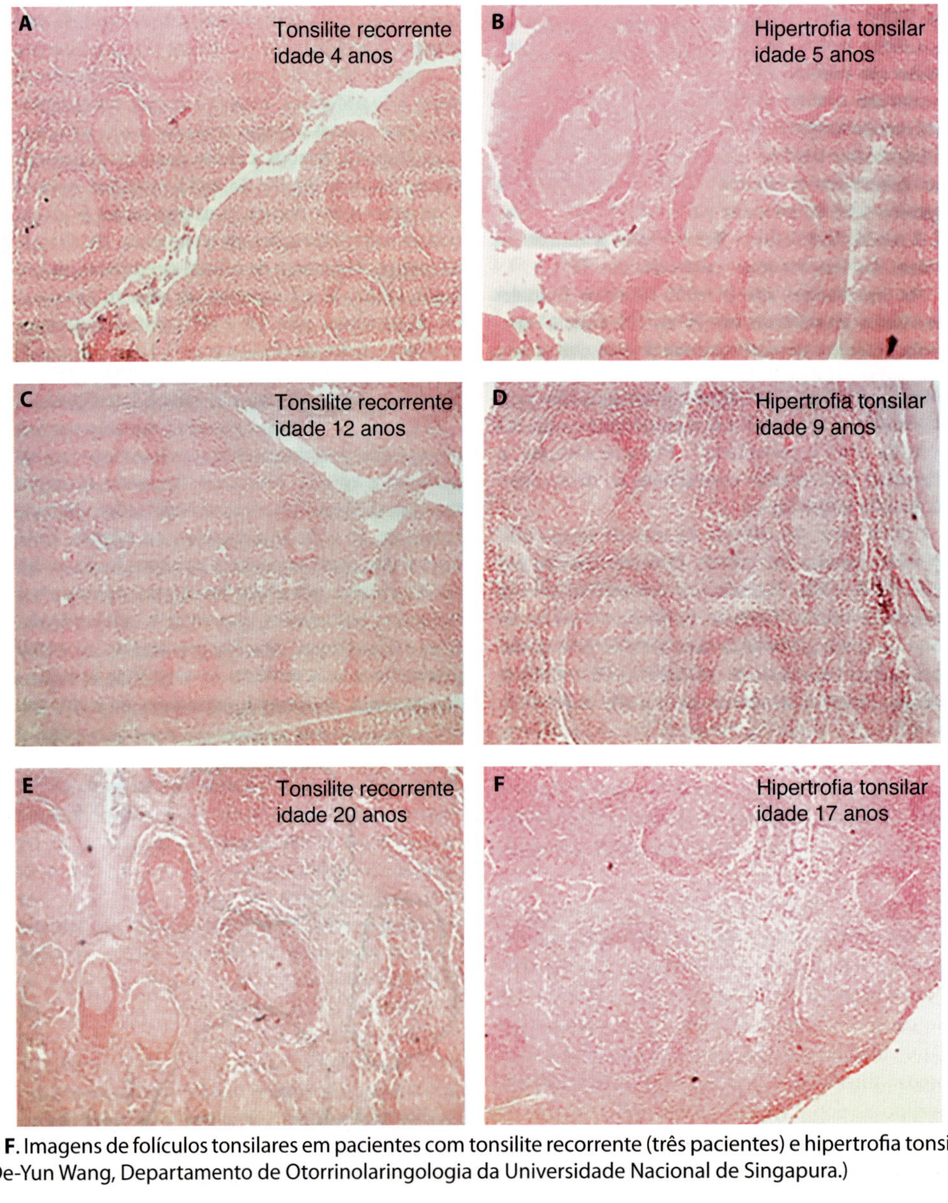

Figura 155.4 A a **F**. Imagens de folículos tonsilares em pacientes com tonsilite recorrente (três pacientes) e hipertrofia tonsilar (três pacientes). (Cortesia de: Dr. De-Yun Wang, Departamento de Otorrinolaringologia da Universidade Nacional de Singapura.)

Há quem tenha observado queda dos níveis de IgA-S no pós-operatório imediato em relação aos níveis pré-operatórios, bem como comprometimento temporário da resposta quimiotática sistêmica, ambos normalizando-se em um prazo não superior a 10 dias. Já no pós-operatório tardio, há grande discrepância nos resultados obtidos por diversos autores.

Na mesma revisão citada anteriormente, quanto a pacientes com rinite alérgica e/ou asma, existem autores que reportam piora do quadro alérgico em função de possível maior exposição dos pacientes a antígenos após a cirurgia. Por outro lado, há autores que referem melhora dos quadros alérgicos pela maior ventilação e maior facilidade de controle dos quadros infecciosos após ablação cirúrgica.

Em relação ao crescimento pondero estatural de crianças, há trabalhos que mostram que a hipertrofia adenotonsilar causa diminuição dos níveis de fator de crescimento semelhante à insulina I (IGF-I, *insulin-like growth factor I*), com interferência na produção do hormônio do crescimento e que, após a retirada das tonsilas palatinas e nasofaríngeas, há aumento significativo desses níveis, sendo a cirurgia boa recomendação para aqueles com déficit pondero estatural.[16]

Como é fácil perceber, há, na literatura, inúmeros autores que mostram alterações e recomendam tratamento conservador, e outros tantos que tentam provar justamente o oposto. O fato é que, apesar de haver decréscimo temporário da qualidade de IgA e outras Ig séricas, não existem evidências de aumento da suscetibilidade a infecções no período pós-operatório quando comparados a grupos-controle da mesma faixa etária.[10]

É claro que, antes da indicação cirúrgica para adenotonsilectomia, deve-se sempre ter em mente o papel das tonsilas como órgãos imunologicamente ativos. No entanto, considerações clínicas ainda constituem a base para indicação cirúrgica na prática diária.

Indicações cirúrgicas incluem tonsilas volumosas causadoras de obstrução das vias aéreas superiores com distúrbios do sono (como apneia), anormalidades no crescimento craniofacial, disfagia grave e complicações cardiopulmonares. Ainda, por questões obstrutivas, associadas ou não a outras doenças como síndrome de Down, paralisia cerebral, obesidade com distúrbios respiratórios, diminuição do olfato e do paladar, distúrbios da fala e alteração da qualidade de vida. As indicações por tonsilites de repetição também são consideradas, mas têm diminuído gradativamente nos últimos anos. A adenoidectomia tem sido indicada em casos de sinusite recorrente, otite média com efusão e/ou otite média aguda recorrente.

TONSILAS COMO SÍTIO DE ENTRADA E REPLICAÇÃO DO VÍRUS DA IMUNODEFICIÊNCIA HUMANA-1

Nos últimos anos, tem havido interesse crescente no papel das tonsilas como possível sítio de entrada e/ou replicação do vírus da imunodeficiência humana-1 (HIV-1).[17] Nesses estudos, os pioneiros foram Pantaleo et al.,[18] em 1991, seguido por Frankel,[19], Perry e White[2] e Wenig et al.[20] que, ao examinarem histologicamente as tonsilas removidas de pacientes cronicamente infectados pelo HIV-1, encontraram células com marcadores para o ácido ribonucleico (RNA, *ribonucleic acid*) do HIV-1 e células dendríticas marcadoras de S-100 localizadas no epitélio da cripta, bem como células foliculares dendríticas altamente infectadas dentro dos folículos linfoides das tonsilas palatinas. As tonsilas palatinas parecem, portanto, desempenhar papel importante na replicação do HIV-1 e também atuariam, possivelmente, como rota para infecção.

O HIV-1 está presente nas tonsilas de indivíduos assintomáticos, sendo a hipertrofia súbita das tonsilas e a consequente apneia obstrutiva do sono quase sempre uma das primeiras manifestações clínicas desse tipo de infecção.

REFERÊNCIAS BIBLIOGRÁFICAS

1. Lopez GM. Adenoides y amígdalas. Rev Chil Pediatr [Internet]. 2001 [Acesso em: 2024 Jul],72(3):251-5.
2. Perry M, White A. Immunology of the tonsils. Immunology Today [Internet]. 1998 [Acesso em: 2024 Jul];19(9):414-20.
3. Brandtzaeg P. Immunology of tonsils and adenoids: Everything the ENT surgeon needs to know. Int J Pediatr Otorhinolaryngol [Internet]. 2003 Dec [Acesso em: 2024 Jul];67 Suppl 1:S69-76. Erratum in: Int J Pediatr Otorhinolaryngol. 2004 Mar;68(3):387.
4. Arens R, McDonough JM, Corbin AM, Hernandez ME, Maislin G, Schwab RJ et al. Linear dimensions of the upper airway structure during development: Assessment by magnetic resonance imaging. Am J Respir Crit Care Med [Internet]. 2002 Jan 1 [Acesso em: 2024 Jul];165(1):117-22.
5. Heinrich Wilhelm Gottfried Waldeyer-Hartz. Whonamedit? [Internet]. Disponível em: https://www.whonamedit.com/doctor.cfm/1846.html. Acesso em: 2010 Feb 9..
6. Goldstein NA, Tomaski SM. Embriology and anatomy of the mouth, pharynx and esophagus. In: Bluestone CD, Simons JP, Healy, editors. Pediatric otolaryngology. 4.ed. Philadelphia: Saunders, 2002. v. 2, p. 1083-1102.
7. Folizzola VC. Imunologia do anel linfático de Waldeyer. In: Associação Brasileira de Otorrinolaringologia e Cirurgia Cérvico-Facial. Tratado de torrinolaringologia. 1. ed. São Paulo: Roca; 2002. p. 712-13.
8. Binu K. Pharynx - Applied aspects. Homeo Book [Internet]. 2011 Nov 27 [Acesso em: 2010 Feb 6]. Disponível em: https://www.homeobook.com/pharynx-applied-aspects/.
9. Mansson A, Adner M, Cardell LO. Toll-like receptors in cellular subsets of human tonsil T cells: Altered expression during recurrent tonsillitis. Respir Res [Internet]. 2006 Feb 27 [Acesso em: 2024 Jul];7(1):36..
10. Hellings P, Jorissen M, Ceuppens JL. The Waldeyer's ring. Acta Otorhinolaryngol Belg [Internet]. 2000 [Acesso em: 2024 Jul];54(3):237-41.
11. Ishikawa T, Wicher K, Arbesman CE. Distribution of immunoglobulins in palatine tonsils. Int Arch Allergy [Internet]. 1972 [Acesso em: 2024 Jul];43:801-12.
12. Gorfien JL, Noble B, Brodsky L. Comparison of the microanatomical distributions of macrophages and dendritic cells in normal and diseased tonsils. Ann Otol Rhinol Laryngol [Internet]. 2001 Feb [Acesso em: 2024 Jul];110(2):173-82.
13. Korsrud FR, Brandtzaeg P. Immunohistochemical evaluation of J-chain expression by intra- and extra-follicular immunoglobulin-producing human tonsillar cells. Scand J Immunol [Internet]. 1981 [Acesso em: 2024 Jul];13(3):271-80.
14. Surjan L Jr, Brandtzaeg P, Berdal P. Immunoglobulin systems of human tonsils. II. Patients with chronic tonsillitis or tonsillar hyperplasia: Quantification of Ig-producing cells, tonsillar morphometry and serum Ig concentrations. Clin Exp Immunol [Internet]. 1978 Mar [Acesso em: 2024 Jul];31(3):382-90.
15. Zhang PC, Pang YT, Loh KS, Wang DY. Comparison of histology between recurrent tonsillitis and tonsillar hypertrophy. Clin Otolaryngol Allied Sci [Internet]. 2003 Jun [Acesso em: 2024 Jul];28(3):235-9.
16. Menon-Miyake MA, Ramos CC, Venosa AR, Lima AS, Marone SA. Mecanismos imunológicos da mucosa das vias aéreas superiores e fisiopatologia do anel linfático de Waldeyer: conceitos atuais. Arq Otorrinolaringol [Internet]. 2003 Jun [Acesso em: 2024 Jul];7(2):143-150.
17. Nave H, Gebert A, Pabst R. Morphology and immunology of the human palatine tonsil. Anat Embryol (Berl) [Internet]. 2001 Nov [Acesso em: 2024 Jul];204(5):367-73.
18. Pantaleo G, Graziosi C, Butini L, Pizzo PA, Schnittman SM, Kotler DP et al. Lymphoid organs function as major reservoirs for human immunodeficiency virus. Proc Natl Acad Sci U S A [Internet]. 1991 Nov 1 [Acesso em: 2024 Jul];88(21):9838-42.
19. Frankel SS, Wenig BM, Burke AP, Mannan P, Thompson LD, Abbondanzo SL et al. Replication of HIV-1 in dendritic cell-derived syncytia at the mucosal surface of the adenoid. Science [Internet]. 1996 Apr 5 [Acesso em: 2024 Jul];272(5258):115-7.
20. Wenig BM, Thompson LD, Frankel SS, Burke AP, Abbondanzo SL, Sesterhenn I et al. Lymphoid changes of the nasopharyngeal and palatine tonsils that are indicative of human immunodeficiency virus infection. A clinicopathologic study of 12 cases. Am J Surg Pathol [Internet]. 1996 May [Acesso em: 2024 Jul];20(5):572-87.

CAPÍTULO

156

Semiologia da Cavidade Oral

Beatriz Villano Krentz

INTRODUÇÃO

Semiologia ou propedêutica é a área dedicada ao estudo dos sinais e sintomas das doenças. Em estomatologia, para que o diagnóstico seja corretamente estabelecido, deve-se seguir um ordenamento sistemático de ações, passando por uma anamnese minuciosa e um exame físico em etapas, a fim de que nenhum detalhe seja esquecido.

ANAMNESE

A anamnese tradicional deve começar com alguns itens básicos: identificação, queixa principal e duração, história da moléstia atual, antecedentes pessoais e familiares e hábitos de vida.

Na identificação, é preciso considerar sexo, idade, etnia, naturalidade e profissão, pensando na prevalência de algumas patologias.

Quanto à história, devem ser indagados sintomas subjetivos relacionados com a lesão oral:[1]

- Dor: se é espontânea ou provocada. Como é percebida, se em pontada ou queimação, por exemplo. Se é contínua ou intermitente. Se é provocada, qual estímulo desencadeante: ácido, frio, calor, doce, salgado, toque
- Tamanho: se a lesão se mantém do mesmo tamanho ou teve algum aumento ou diminuição. Se, pelo tamanho, tem interferência na alimentação ou respiração
- Coloração: qual coloração o paciente percebe tal lesão e se houve alteração ao longo da história
- Hemorragia: se existem episódios de sangramento da lesão e se estes são provocados por algum trauma, como mordida ou dentição ou tipo de alimentação
- Supuração: se existe saída de algum conteúdo da lesão
- Salivação: se associado à lesão, foi percebida alguma alteração de salivação (aumento ou diminuição). Se sim, esta alteração foi percebida antes ou após o aparecimento da lesão
- Deglutição: paciente apresenta disfagia ou odinofagia associada.

É importante questionar quanto ao estado dentário do paciente e uso de próteses dentárias, se estão bem adaptadas e se a higiene é correta.

Doenças prévias e sintomas sistêmicos devem ser perguntados ativamente, já que muitas doenças têm manifestações na mucosa oral e algumas patologias orais podem ter graves manifestações sistêmicas.

Uso de medicações contínuas precisa ser investigado, pensando em efeitos colaterais dessas medicações (como alergias e pigmentações). Tabagismo e etilismo têm grande relevância, pois muitas doenças podem ser desencadeadas por esses hábitos. Alergias alimentares ou à medicação também devem ser questionadas.

Para algumas patologias, é relevante também alguns fatores psicológicos, como o tipo de personalidade, condições psicossociais que antecederam a moléstia e a percepção do indivíduo frente à situação.

EXAME FÍSICO

Para um exame físico adequado, precisa-se de uma fonte de luz, geralmente um fotóforo ou um foco de luz com espelho frontal.

O médico deve examinar com luva nas duas mãos, palpando as lesões existentes. Para doenças vesicobolhosas, opta-se por não usar abaixador de língua, evitando-se sinal de Nikolsky.[2,3] Não se pode esquecer de solicitar a retirada de próteses dentárias removíveis, que podem estar escondendo possíveis alterações.

Sistematizar o exame auxilia o médico a não esquecer nenhuma região da boca. Primeiramente, com o paciente de boca fechada, examinam-se os lábios. Com a boca do paciente aberta, as mucosas jugal e labial são examinadas, em sentido horário ou anti-horário. Neste momento, os dentes e gengivas podem ser visualizados. Palatos duro e mole, úvula e orofaringe são visualizados. Solicita-se que paciente estenda ao máximo a língua e que a mova bilateralmente, de forma que se visualize sua superfície posterolateral de cada lado. Se o paciente não realizar a protrusão o suficiente para expor as papilas circunvaladas, o examinador traciona a língua por sua ponta, com o auxílio de uma gaze. A língua deve ser elevada para se visualizar sua face ventral e o assoalho bucal (Figura 156.1).

ANATOMIA

A região oral inclui a boca, os dentes, as gengivas, a língua, a área das tonsilas palatinas e as glândulas salivares, sendo a cavidade oral compartimentalizada em vestíbulo e cavidade oral propriamente dita (Figura 156.2).[4,5]

O vestíbulo é o espaço delimitado por lábios e mucosa jugal, anteriormente, e por dentes e gengivas, posteriormente. A cavidade oral propriamente dita é delimitada por:

- Anterolateralmente: dentes e gengivas
- Teto: palato
- Posteriormente: orofaringe (palato mole, acima; epiglote, abaixo; arcos palatoglossos, lateralmente).

Dentes e articulação temporomandibular

As arcadas dentárias têm 20 elementos nas crianças e 32 nos adultos.[4,5] Deve-se avaliar sua forma, alinhamento, irregularidades, mobilidade, cor. Pode-se realizar a palpação com um abaixador de língua, testando sua sensibilidade. O estado de conservação dos dentes deve ser observado, procurando por cáries, gengivites e infecções periodontais. A articulação temporomandibular é examinada, observando se há desvio da mandíbula à abertura da boca, e por meio de palpação da cabeça de seu côndilo, anteriormente ao meato auditivo externo, atentando-se para sinais de dor ou crepitação.

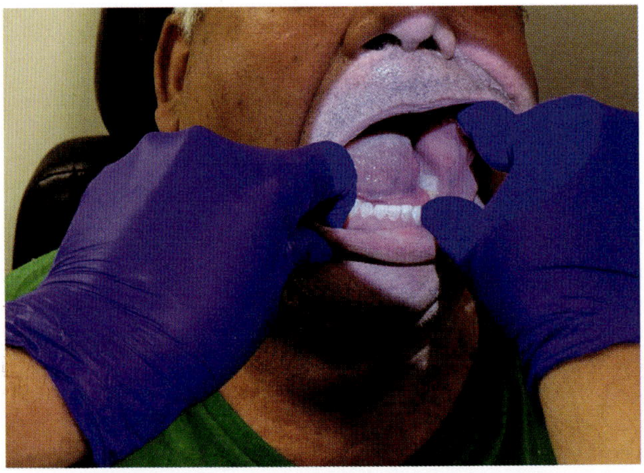

Figura 156.1 Exame da cavidade oral com luvas.

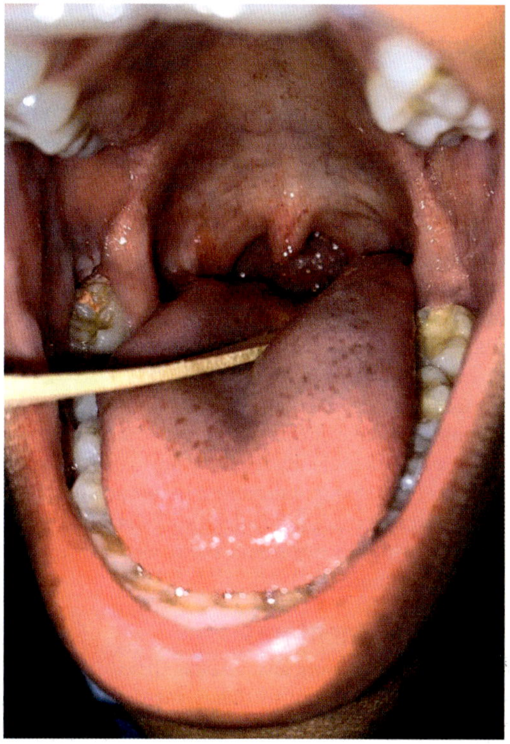

Figura 156.2 Anatomia da cavidade oral.

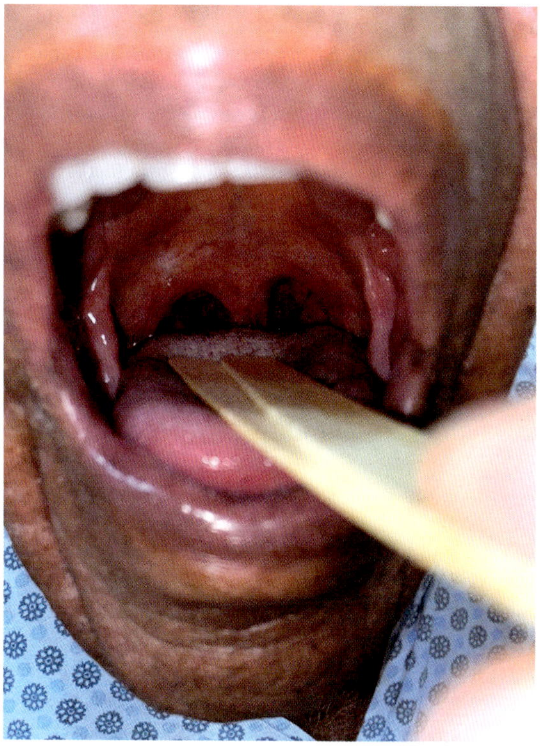

Figura 156.3 Uso do abaixador de língua.

Gengivas

Nas gengivas, deve-se observar áreas de hiperemia, sangramentos, tumorações ou ulcerações. A hiperemia restrita às margens gengivais pode ser um sinal de gengivite ou periodontite crônica, geralmente correlacionado com mau estado dentário, mas podendo ser correlacionada com algumas doenças, por exemplo, doenças vesicobolhosas.

Orofaringe

A orofaringe pode ser avaliada com auxílio de um abaixador de língua, posicionado nos dois terços anteriores da língua, para evitar reflexo de náusea. Lembrando que nas doenças bolhosas evita-se usar o abaixador. Deve-se solicitar ao paciente que mantenha a língua dentro da boca, de forma relaxada (já que sua protrusão para fora da cavidade oral provoca a elevação da sua base, dificultando a avaliação da orofaringe e tonsilas), e delicadamente com o auxílio do abaixador de língua (ou mesmo dos dedos) posicionado nos dois terços anteriores da língua, solicitar que o paciente emita a vogal *A* de maneira suave e contínua.

Nesta região, também pode-se observar os arcos palatoglossos e palatofaríngeos, que delimitam as tonsilas palatinas anterior e posteriormente, respectivamente.[4,5]

As tonsilas devem ser avaliadas quanto a tamanho, simetria, presença de exsudato, ulcerações, tumores ou abaulamentos. É importante observar a presença de cáseo e o tamanho das criptas (Figura 156.3). Clinicamente, as tonsilas podem ser avaliadas utilizando a classificação proposta por Brodsky:[6]

- Grau 0: tonsilas situadas na fossa tonsilar sem causar obstrução da via aérea e orofaringe
- Grau 1: tonsilas situadas levemente fora da fossa tonsilar, com menos de 25% de obstrução da via aérea
- Grau 2: tonsilas prontamente visíveis, causando entre 25 e 50% de obstrução da via aérea
- Grau 3: tonsilas obstruindo entre 50 e 75% da via aérea
- Grau 4: tonsilas causam mais de 75% de obstrução da via aérea.

Lábios

Os lábios estão fixados às gengivas no plano mediano por pregas elevadas, denominadas frênulos labiais superior e inferior.[4,5]

A junção da mucosa que recobre a bochecha e os lábios com a das gengivas delimita um sulco denominado sulco gengivolabial ou gengivojugal (conforme a região).

Nessa região podem aparecer fístulas oroantrais, que são comunicações entre a cavidade oral e o seio maxilar, geralmente de origem traumática, após exodontia.

Há uma grande variação individual e racial no tamanho dos lábios.

Nos lábios, deve-se pesquisar a presença de queilite angular, sangramentos, áreas de trauma, fissuras, vesículas, descamação, crostas, lesões brancas, ulcerações, tumores e queimaduras.

Língua

A língua é o principal órgão do sentido do paladar e um importante órgão da fala, além de auxiliar na mastigação e deglutição dos alimentos. É composta de três partes: raiz, corpo e ápice.[4,5]

O dorso é dividido por um sulco terminal (V lingual) que delimita a área oral separando-a da faríngea. No ápice do sulco terminal, tem-se o forame cego, remanescente da abertura do ducto tireoglosso. A mucosa do dorso é rugosa, pela presença de papilas. No dorso também se encontra um sulco mediano que divide a língua em duas metades simétricas.

A raiz é a parte posterior, se ligando ao osso hioide através dos músculos hioglosso e genioglosso e pela membrana glossióidea; ao palato mole pelos arcos palatoglossos; e à faringe pelos músculos constritores superiores da faringe e pela mucosa.

O ápice da língua é sua porção anterior, arredondada, que fica apoiada sobre a face lingual dos dentes incisivos inferiores.

Deve-se realizar inspeção da língua, avaliar sua mobilidade e possíveis restrições, palpar a língua de forma bidigital, avaliar sua base, a hipertrofia de tonsila lingual, a presença de fissuras, tumores ou ulcerações, além das papilas linguais.

Na língua encontram-se as papilas filiformes, fungiformes, foliadas, cônicas e circunvaladas. As papilas filiformes são mais numerosas. As fungiformes são menores e mais avermelhadas. As foliadas são como pequenas pregas e ficam na lateral da mucosa lingual. E as papilas circunvaladas são maiores e estão à frente do V lingual, sendo circundadas por uma vala profunda na qual se encontram os corpúsculos gustatórios.

Com relação à inervação, anteriormente há a inervação do nervo lingual (ramo do nervo mandibular, V nervo craniano) e, posteriormente, a inervação do nervo glossofaríngeo (IX nervo craniano) e nervo vago (X nervo craniano), responsável também pelas qualidades gustatórias (doce, azedo, salgado e amargo).

Na avaliação do frênulo da língua, é importante observar sua relação com a movimentação da língua e se há alguma restrição devido a eventual frênulo lingual curto (anquiloglossia) (Figura 156.4).

Mucosa jugal e glândulas salivares

As mucosas jugais formam a parede lateral do vestíbulo da boca. O principal músculo dessa região é o bucinador.[4,5] Nessa região se encontra a saída do ducto parotídeo. O ducto da glândula parótida, também chamado de ducto de Stenon, exterioriza-se na altura do segundo molar superior, no vestíbulo da cavidade oral.

Durante o exame físico dessa região, é importante a palpação da glândula parótida ao mesmo tempo em que se observa a saída do ducto na cavidade oral. A característica da saliva que sai pelo ducto pode auxiliar no diagnóstico de determinadas patologias. A palpação bimanual da glândula parótida pode identificar cálculos, nódulos ou alterações de tamanho da glândula salivar.

O ducto da glândula submandibular, também conhecido como ducto de Wharton, é mais longo que o ducto da glândula parótida e tem fluxo antigravitacional. Esse ducto se exterioriza na cavidade oral, na região sublingual e na carúncula sublingual. Durante o exame físico, por meio de palpação bimanual, é possível identificar cálculos, especialmente no assoalho da boca e na saída do ducto. É importante avaliar também as características macroscópicas da secreção proveniente do ducto.

Palato

O palato forma o teto da cavidade oral e o assoalho da cavidade nasal. Os dois terços anteriores são ósseos, e o terço posterior é fibromuscular.[4,5]

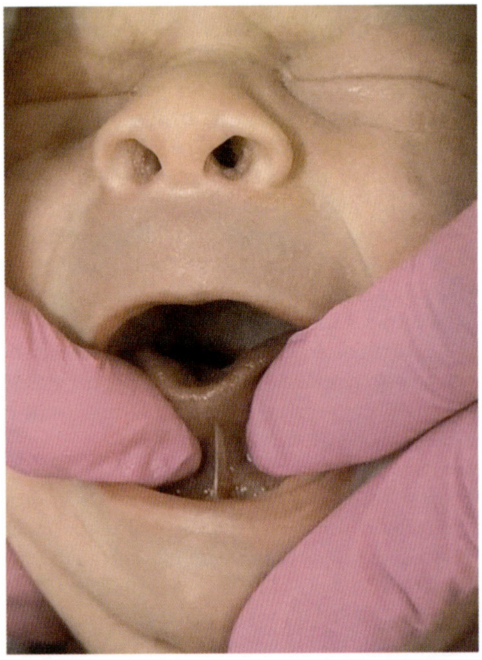

Figura 156.4 Frênulo lingual (anquiloglossia).

O palato duro é formado pelos processos palatinos da maxila e pelas lâminas horizontais dos ossos palatinos. Na região dos dentes incisivos centrais maxilares, aparece o forame incisivo, por onde passam o nervo nasopalatino e o ramo terminal da artéria esfenopalatina. Medialmente ao terceiro molar, tem-se o forame palatino maior, por onde passam os nervos palatinos maiores.

Os forames palatinos menores dão passagem aos nervos e vasos menores que se dirigem ao palato mole.

No palato devem ser observados nódulos (dentes, torus palatino, cistos), sinais inflamatórios, neoplasias e hiperemia. Hiperemia restrita à área do palato que sustenta uma prótese dentária removível geralmente está relacionada com candidíase oral, embora possa aparecer em outras doenças (Figura 156.5).[7]

Os torus palatinos são nódulos ósseos comuns, vistos em até 20% da população, tipicamente na linha média da abóbada palatina. Deve-se atentar à mobilidade do palato.

Um palato ogival pode indicar respiração predominantemente bucal. A presença de úvula bífida deve ser valorizada e, nesse caso, deve-se palpar o palato mole para tentar detectar a presença de fenda palatina submucosa.

Exames complementares

Após uma anamnese completa, muitas vezes faz-se necessário uma biopsia para obtenção do diagnóstico.[1] Com frequência, a biopsia é realizada com anestesia local com xilocaína a 2%. Realizamos preferencialmente sem vasoconstritor, a fim de se evitar possíveis efeitos colaterais e para ter uma maior segurança da hemostasia pós procedimento.

A biopsia pode ser incisional ou excisional, a depender da hipótese diagnóstica, do tamanho e da localização da lesão. Sempre que possível, deve-se incluir na amostra uma parte do tecido normal adjacente.

Para biopsias efetivas, tenta-se obter uma amostra maior que 5 mm de diâmetro. Deve-se mandar sempre a peça orientada ao patologista, de forma que se for preciso uma complementação desta biopsia, se saiba onde este processo deverá ser efetuado.

Para realização do procedimento, pode-se usar *punch* e bisturi ou, em locais de mais difícil acesso, como palato mole, uma pinça saca-bocado. Ao retirar a amostra, deve-se enviá-la em frasco com solução de formalina a 10% para análise anatomopatológica. Os fragmentos que forem enviados para imunofluorescência devem ser mandados em meio de Michell ou em soro fisiológico 0,9% (e encaminhadas imediatamente ao laboratório). De acordo com a hipótese, outros fragmentos devem ser enviados para pesquisa direta de patógenos e cultura, em recipientes e meios específicos.

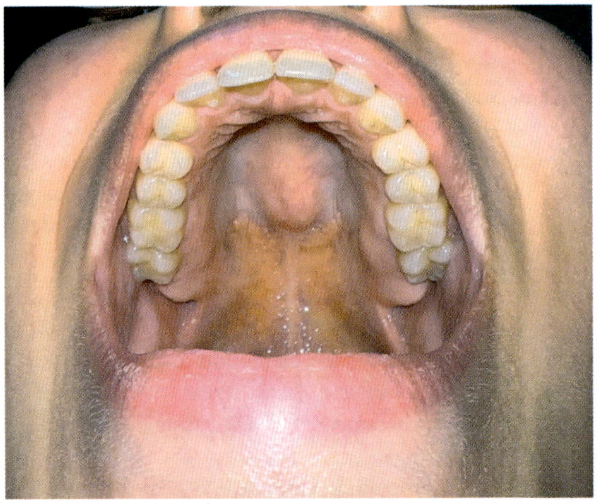

Figura 156.5 Torus palatino.

Sempre enviar a peça com história e hipótese diagnóstica, assim como relatar a topografia da lesão.

A videolaringoscopia pode auxiliar no exame da cavidade oral, pois auxilia na avaliação da base da língua e da porção inferior das tonsilas palatinas.

Para algumas lesões, exames de imagem, como radiografia panorâmica, ou ainda tomografia computadorizada e ressonância magnética, devem ser considerados.

REFERÊNCIAS BIBLIOGRÁFICAS

1. Miziara ID, Frizzarini R. Condutas práticas em estomatologia. São Paulo: Fundação Otorrinolaringologia; 2007.
2. Scully C, Flint SR, Porter SR. Atlas colorido de doenças da boca. Diagnóstico e tratamento. 2. ed. Rio de Janeiro: Revinter; 1997.
3. Neville BW, Damm DD, Allen CM, Chi AC. Patologia oral e maxilofacial. 4. ed. Rio de Janeiro: Guanabara Koogan; 2016. 912 p.
4. Sobotta J. Sobotta atlas de anatomia humana: cabeça, pescoço e neuroanatomia. 23. ed. Rio de Janeiro: Guanabara Koogan; 2015.
5. Netter FH. Atlas de anatomia humana. 7. ed. Rio de Janeiro: Guanabara Koogan, 2018. 602 p.
6. Brodsky L. Modern assessment of tonsils and adenoids. Pediatr Clin North Am [Internet]. 1989 Dec [Acesso em: 2024 Jul];36(6):1551-69.
7. Dedivits RA, Assunção JN Jr, Mahmoud A. Atlas de estomatologia. Rio de Janeiro: Thieme Revinter; 2023. 96 p.

CAPÍTULO 157

Fisiologia e Semiologia da Gustação

Raimar Weber

INTRODUÇÃO

Com o aumento da expectativa de vida, um número crescente de pacientes idosos tem procurado avaliação médica por queixas relacionadas com a percepção de odores e sabores, uma vez que essas funções sensoriais diminuem marcadamente com a idade. O sentido do paladar estimula o corpo humano a consumir substâncias essenciais: açúcares, vegetais, eletrólitos e aminoácidos, paralelamente a uma função de proteção contra substâncias inadequadas, como alimentos excessivamente ácidos, irritantes e potencialmente tóxicos (amargos), incluindo alimentos apodrecidos ou naturalmente contaminados com toxinas.[1] As implicações da perda do paladar vão desde a impossibilidade de se apreciarem sabores dos alimentos e garantir o consumo de substâncias essenciais, até o risco de ingestão de alimentos estragados.

Frequentemente paladar e olfação são confundidos nas queixas dos pacientes. Paladar – gosto – refere-se a sensações originadas dos botões do paladar inclusos nos tecidos da língua, do palato e da garganta. As sensações de paladar são salgado, doce, azedo, amargo e *umami* (sensação característica do glutamato monossódico).

A percepção dos sabores é possível por meio de estruturas chamadas botões gustativos, os quais estão localizadas no epitélio das papilas gustativas da língua, palato, epiglote, faringe e laringe. Nos humanos, há variações individuais na densidade de distribuição e no número de terminações nervosas somatossensoriais nas papilas gustativas linguais, e esta é a principal razão das variações na percepção do paladar entre os indivíduos.

O termo utilizado para referir-se à incapacidade de sentir qualquer sabor é *ageusia*, enquanto a diminuição do paladar é denominada *hipogeusia*. Hoje em dia, o termo *disgeusia* é utilizado para descrever as distorções da sensação do paladar.

Embora o paladar seja considerado menos importante do que os sentidos da visão e da audição, ele desempenha um papel importante na felicidade. A patologia gustativa pode impactar a saúde mental e comprometer as ocupações de algumas pessoas. O paladar evoluiu para nos permitir detectar a qualidade nutricional e os perigos de alimentos potenciais e, como tal, a perda do paladar pode até ser considerada uma ameaça à vida. Identificar e tratar a causa dos distúrbios gustativos é, portanto, de grande importância para cada paciente. O presente capítulo tratará da fisiologia e semiologia da gustação.

ANATOMIA DO SISTEMA GUSTATÓRIO

O paladar ocorre quando as substâncias químicas estimulam células receptoras gustativas. Estes receptores estão presentes dentro de unidades microscópicas, chamadas botões gustativos. Embora estejam localizadas primariamente na língua, os botões gustativos também estão presentes no palato mole, úvula, epiglote, esôfago proximal e mucosa das cartilagens laríngeas. A maioria dos botões gustativos é encontrada encaixada na superfície de protuberâncias determinadas papilas. Estima-se que uma única papila no ser humano contenha entre 2.000 e 5.000 botões gustativos. As papilas fungiformes são prevalentes na região anterior da língua, as circunvaladas no interior do pilar posterior da língua e as foliadas nas margens laterais da região média da língua, separando os setores anteriores e posteriores (Figura 157.1).[1-3] As papilas filiformes não contêm botões gustativos, não estando envolvidas na gustação.

Embora tradicionalmente descrito o mapa lingual por Hänig em 1901 (doce percebido na ponta da língua, azedo ao longo dos bordos, amargo atrás e salgado em todas as localizações), as quatro qualidades de paladar são percebidas em todas as regiões da língua onde há botões gustativos, e cada botão gustativo é capaz de perceber todas as sensações do paladar.[4]

A saliva desempenha um papel importante na gustação. Transporta as moléculas solubilizadas até as membranas das células gustativas removendo-as assim que a estimulação do receptor ocorre. Botões gustativos nas papilas fungiformes são banhados por saliva das glândulas salivares maiores. Os botões gustativos das papilas circunvaladas e foliáceas têm fendas estreitas e profundas que os isolam da saliva das glândulas salivares maiores; essas fendas recebem saliva diretamente através de ductos provenientes das glândulas de Von Ebner.[2]

Múltiplas fibras nervosas inervam cada botão gustativo. A inervação da gustação é suprida por três nervos cranianos: facial (VII), glossofaríngeo (IX) e vago (X). As terminações gustatórias das papilas fungiformes são supridas pelo nervo corda do tímpano, ramo do VII, enquanto as terminações gustatórias das papilas circunvaladas e as foliadas da margem posterior da língua são supridas pelo ramo lingual do IX. Terminações gustatórias localizadas no palato mole enviam suas projeções centralmente via nervo petroso superficial maior, ramo do VII nervo craniano, e aquelas na epiglote, esôfago e laringe transmitem a informação via nervo laríngeo superior, ramo do X. Assim como no olfato, terminações nervosas livres do nervo trigêmeo (V) distribuídas ao longo da cavidade oral medeiam sensações somatossensoriais como ardência e queimação.[2,5]

Os ramos linguais do IX correm ao longo da margem do músculo estiloglosso, correndo profundamente no leito tonsilar. Nesta região, os ramos tonsilares são incorporados para dentro do nervo profundamente ao músculo hioglosso. O nervo então continua em direção cefálica sobre a face lateral do músculo estilofaríngeo e continua ao longo do seu bordo posterior. Continua então medialmente à artéria carótida externa e anteromedial à artéria carótida interna, onde os corpos celulares aferentes estão contidos no gânglio petroso inferior. Este gânglio é imediatamente superior ao gânglio simpático cervical superior e comunica-se com ele e com o gânglio superior do nervo vago. O IX então corre ao longo de um sulco na face inferior do osso petroso e entra no forame jugular. Um gânglio petroso superior menor, também contendo corpos de células unipolares, é comumente encontrado dentro do canal jugular. O IX situa-se anteriormente no forame jugular, fazendo limite com o orifício do seio petroso inferior. A partir daí, o nervo corre 10 a 20 mm através do ângulo cerebelopontino para entrar na área retro-olivar do bulbo. As fibras prosseguem para a porção superior do fascículo solitário, terminando no núcleo solitário (o núcleo gustatório).[2,6]

O nervo corda do tímpano corre lado a lado com o nervo lingual, que fornece sensibilidade à mesma região da língua. Estes nervos saem da superfície inferior da língua, viram-se para baixo mediais ao ducto da glândula submandibular e a seguir ascendem cruzando o ducto lateralmente à superfície dos músculos hioglosso e estiloglosso. Envia fibras parassimpáticas pré-ganglionares ao gânglio submandibular, localizado sobre o músculo, suprindo inervação parassimpática às glândulas submandibular e sublingual. Os nervos então cruzam a inserção mandibular do músculo constritor

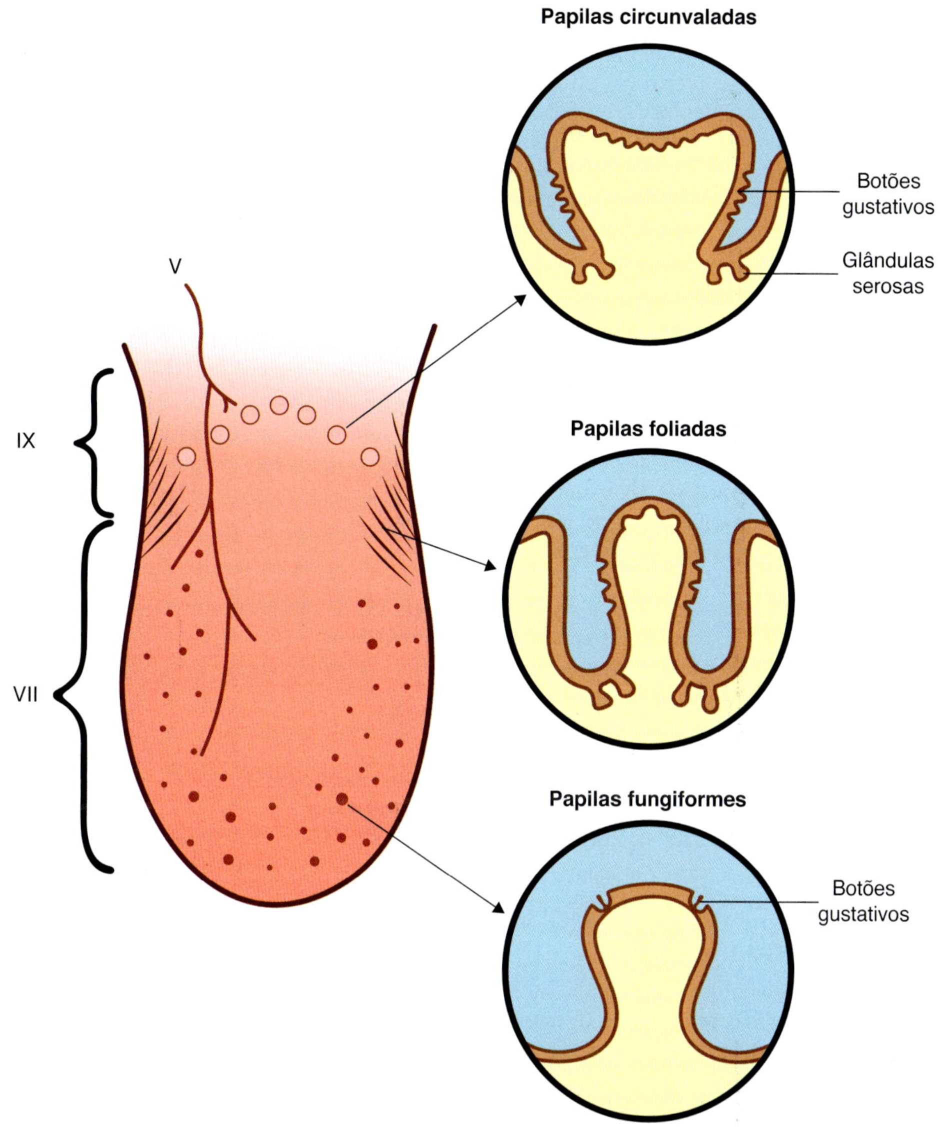

Figura 157.1 Distribuição esquemática dos botões gustativos na língua humana. Os botões gustativos das papilas circunvaladas e foliadas são inervados pelo nervo glossofaríngeo (IX). Os das papilas fungiformes são inervados pelo nervo facial (VII). O nervo trigêmeo (V) transmite sensações somatossensoriais não gustatórias de toda a língua.

superior e entram na fossa infratemporal entre o músculo pterigóideo medial e a mandíbula. No alto na fossa infratemporal, o nervo corda do tímpano deixa o nervo lingual e cruza a superfície medial da espinha do esfenoide. Prossegue para o interior da porção petrosa do osso temporal através da fissura petrotimpânica (canal de Huguier). O nervo corda do tímpano sai então na área superolateral da orelha média, correndo medial ao colo do martelo e lateral ao processo longo da bigorna antes de entrar no canalículo ósseo no tímpano posterior imediatamente medial ao anel fibroso até se unir ao canal do nervo facial (de Falópio) na mastoide. O corda do tímpano então viaja com o nervo facial por toda a mastoide e segmento horizontal do nervo facial para o gânglio geniculado. As fibras aferentes e eferentes viscerais que deixam o gânglio geniculado com o nervo facial são conhecidas como nervo intermediário (nervo de Wrisberg). Este nervo sai do segmento labiríntico do nervo facial separado da divisão motora do nervo facial. Uma vez no meato acústico interno, o nervo intermediário separa-se em um nervo fino de um a vários feixes de fibras e sai para o ângulo cerebelopontino entre o nervo facial e o nervo vestibulococlear. Seu trajeto na fossa posterior é, muitas vezes, mais próximo do VIII nervo que do VIIo até ele entrar na ponte entre as fibras da raiz motora do NC VII e a raiz vestibular do NC VIII. Estas fibras entram no fascículo solitário, terminando na porção superior do núcleo solitário.[2,6]

As fibras palatais do nervo petroso superficial maior correm indistinguivelmente com o nervo palatino menor (V2), entram no forame palatino menor e ascendem pelo canal palatino maior para a fossa pterigopalatina. No gânglio pterigopalatino, estas fibras fazem sinapse e juntam-se com o nervo petroso profundo para atravessar o canal pterigóideo como o nervo do canal pterigóideo. Ao saírem do canal pterigóideo, as fibras se tornam o nervo petroso superficial maior, que cruza o forame lacerado lateral à artéria carótida interna. O nervo prossegue profundo ao gânglio semilunar, atravessando a porção petrosa do osso temporal extraduralmente até sair na fossa média do crânio no hiato facial para juntar-se à margem anterior do gânglio geniculado. A partir do gânglio geniculado, as fibras correm com o nervo intermediário de uma maneira semelhante àquelas da corda do tímpano.[2,6]

Como observado, todos os ramos dos nervos gustatórios entram no tronco cerebral e terminam no núcleo proximal do trato solitário. As projeções subsequentes não são totalmente compreendidas nos humanos, porém existem conexões com o tálamo posteromedial e córtex insular. Um mecanismo de compensação central faz com queixas de perda de paladar sejam muito raras. O dano a um nervo libera a inibição sobre as projeções centrais dos outros, aumentando desse modo suas magnitudes de resposta.[7,8] O fenômeno da liberação de inibição ajuda a explicar por que razão os pacientes não observam alterações na experiência do paladar do dia a dia, mesmo quando se sabe que eles tiveram dano importante ao sistema do paladar.

FATORES GENÉTICOS

A genética pode desempenhar um papel na nossa capacidade de saborear os alimentos e na forma como percebemos o que provamos. Existe um fenômeno em que alguns indivíduos são especialmente sensíveis ao sabor amargo, denominados superdegustadores (*supertasters*), e alguns indivíduos que experimentam muito pouco ou nenhum amargor, denominados não degustadores (*non-tasters*). A maioria dos indivíduos se enquadra em algum lugar no meio. O conceito de superdegustadores originou-se a partir de experimentos sobre o sabor, nos quais uma substância química de sabor amargo (6-n-propiltiouracil - PROP) era colocada na língua dos indivíduos, evidenciando-se que aproximadamente 25% eram extremamente sensíveis ao sabor amargo (superdegustadores). Em contrapartida, outros 25% não conseguiram percebê-lo (não degustadores), e os restantes 50% sentiam apenas um leve amargor. O raciocínio por trás dessa capacidade de perceber o amargor de maneira diferente é atribuído às papilas. Os superdegustadores têm visivelmente mais papilas, o que significa que têm mais células gustativas e receptores para o amargor. Além disso, mas em menor grau, os superdegustadores são mais sensíveis aos sabores salgado, doce e *umami*.[9]

SEMIOLOGIA DA GUSTAÇÃO

O sentido do paladar pode ser afetado por inúmeras condições clínicas que afetam a própria língua, as vias neurais ou o cérebro. A disfunção do paladar devido à perda ou dano às papilas pode ocorrer devido a deficiências nutricionais (anemia perniciosa, anemia por deficiência de ferro), agentes terapêuticos (radiação/quimioterapia, medicamentos anticolinérgicos), doença vascular periférica (vasculite lúpica, angiopatia diabética) ou por fatores locais (irritação por trauma local, xerostomia de longa data ou líquen plano atrófico). A disfunção do paladar também pode ser observada em pacientes com AIDS e naqueles que sofrem de transtornos mentais, como a esquizofrenia.

A avaliação da gustação sempre deve ser feita conjuntamente com avaliação dos distúrbios olfatórios, uma vez que distúrbios puramente gustativos são muito raros.[10] A avaliação dos distúrbios da olfação foi abordada neste Tratado em capítulo específico. O *sabor* de um determinado alimento é a combinação entre seu gosto (paladar) e seu cheiro (olfato). Quando um alimento é cheirado, seus odorantes passam através das narinas; quando o alimento é mastigado e engolido, os gustantes fazem contato com os botões do paladar (presentes em língua, garganta e palato) enquanto os odorantes são bombeados por trás do palato para dentro da cavidade nasal (olfação retronasal). Independentemente da via, os odorantes atingem a fenda olfatória no topo da cavidade nasal. Como gosto e sabor são sinônimos na fala comum, os pacientes com disfunção do olfato geralmente reclamam de falta de gosto também. Algumas perguntas simples podem esclarecer a distinção entre gosto e cheiro para o paciente: se ele for capaz de perceber o gosto de cristais de sal, cristais de açúcar, o gosto azedo do vinagre ou do suco de limão, ou o gosto amargo do chocolate preto ou do café, ele experimenta uma perda olfatória, e não uma perda do paladar verdadeira.

A pesquisa da causa de distúrbios do paladar deve levar em consideração alguns questionamentos: 1) é causado por medicamentos?; 2) é causado por fatores locais, como atrofia, lesão ou alteração na composição salivar?; 3) é causado por dano ao sistema nervoso central ou periférico?; 4) é causado por doença sistêmica?[11] A anamnese deve incluir questionamentos em relação aos aspectos atuais e pregressos da salivação (principalmente presença de xerostomia), da mastigação e da deglutição; presença de lesões orais, de doença periodontal e de halitose. Também deve-se questionar quanto à infecção pelo vírus SARS-Cov-2 (covid-19), distúrbios da dieta, presença de sintomas de refluxo gastresofágico, tratamentos dentários e radioterápicos. O uso de quaisquer medicamentos, especialmente antibióticos, agentes redutores lipídicos e anti-hipertensivos deve ser questionado.

A Tabela 157.1 inclui uma lista dos fármacos que sabidamente podem provocar alterações do olfato e paladar. As alterações gustatórias devido a uso de medicações são muito mais frequentes que as olfatórias.

Tabela 157.1 Lista de medicamentos cujo uso é associado a alterações do olfato e gustação.

Indicação	Medicamentos
Ansiolíticos	Alprazolam Buspirona
Antibióticos, antifúngicos, antiparasitários	Ampicilina Azitromicina Ciprofloxacina Claritromicina Griseofulvina Metronidazol Ofloxacina Terbinafina Ticarcilina Tetraciclina
Anticonvulsivantes	Carbamazepina Fenitoína
Antidepressivos	Amitriptilina Clomipramina Desipramina Doxepina Imipramina Nortriptilina
Antienxaquecosos	Diidroergotamina Naratriptana Rizatriptano Sumatriptano
Anti-histamínicos e descongestionantes	Clorfeniramina Loratadina Pseudoefedrina
Anti-hipertensivos e medicações cardiológicas	Acetazolamida Amiodarona Amilorida Captopril Diltiazem Enalapril Espironolactona Hidroclorotiazida Nifedipina Nitroglicerina Propafenona Propranolol

(continua)

Tabela 157.1 Lista de medicamentos cujo uso é associado a alterações do olfato e gustação. (*Continuação*)

Indicação	Medicamentos
Anti-inflamatórios	Beclometasona Budesonida Colchicina Dexametasona Fluticasona Hidrocortisona Penicilamina
Antineoplásicos	Cisplatina Doxorrubicina Levamisol Metotrexato Vincristina
Antiparkinsonianos	Levodopa
Antipsicóticos	Clozapina Trifluoperazina
Antitireoidianos	Metimazol Propiltiouracil
Antivirais	Ganciclovir Interferon Zalcitabina
Broncodilatadores	Bitolterol Pirbuterol
Enzimas pancreáticas	Pancrelipase
Estabilizadores de humor	Lítio
Hipolipemiantes	Atorvastatina Fluvastatina Lovastatina Pravastatina
Inibidores do desejo de fumar	Nicotina
Relaxantes musculares	Baclofeno Dantrolene

Hipogeusias e ageusias

Queixas de diminuição do paladar podem envolver uma ou mais das qualidades do paladar; assim cada gustante – doce, salgado, azedo e amargo – deve ser testado separadamente. A utilização do cloreto de sódio (salgado), sacarose (doce), quinino (amargo) e ácido cítrico (azedo) para o teste qualitativo é considerada segura, prática e pode ser realizada em qualquer consultório. Diferenças entre o lado direito e esquerdo da língua e da boca podem ser facilmente avaliadas, bem como a ausência de percepção em uma determinada região. Diminuições da intensidade de percepção em relação à normalidade, no entanto, não são tão simples de se avaliar.[10]

Testes gustatórios

Diferentemente do que ocorre com a avaliação do olfato – para a qual existem hoje ferramentas robustas e amplamente validadas na população – a avaliação da gustação ainda hoje carece de testes adequados para a prática clínica rotineira.[12,13] No ambiente clínico, o teste gustativo é indicado em qualquer paciente que relate paladar distorcido e apenas quando a patologia olfativa for descartada. A medição da concentração limiar mínima para a detecção dos determinados gustantes pode parecer uma maneira simples de se avaliar o paladar. No entanto, a percepção dos gustantes não segue de maneira linear como ocorre com a audição, por exemplo. Situações como a radioterapia e o envelhecimento alteram os limiares de detecção dos gustantes e a percepção de estímulos supralimiares de maneiras diferentes e dissociadas. A experiência diária de sabores envolve concentrações supralimiares de gustantes e, uma vez que os limiares gustativos dissociam-se substancialmente do paladar supralimiar, a pesquisa de limiares gustativos tem pouco significado para a avaliação clínica do paladar.

Estudos recentes sugerem que a avaliação de um indivíduo com queixa de perda do paladar deve ser realizada utilizando-se estímulos supralimiares e, uma vez que o paladar pode ser perdido em uma região mas permanecer intacto em outras, a função do paladar deve envolver a avaliação das diferentes regiões da língua. Dano restrito ao nervo corda do tímpano levará à perda da gustação ipsilateral nos terços anteriores da língua, sem diminuir significativamente o paladar como um todo. Consequentemente, a razão entre a intensidade do paladar na ponta da língua *versus* a intensidade global (toda a boca) é útil para avaliação de danos ao nervo corda do tímpano. Da mesma forma, a razão da intensidade do paladar nas papilas circunvaladas *versus* a intensidade global é útil para avaliação de danos ao nervo glossofaríngeo. Lesões combinadas do paladar (corda do tímpano + glossofaríngeo) serão facilmente detectadas por testes do paladar que avaliam da boca como um todo.[12]

Diversos métodos para se quantificar o paladar são descritos, e podem ser divididos pela forma com que é fornecido o estímulo em testes químicos ou testes elétricos. Os testes químicos utilizam estímulos naturais e sabores químicos (doce, azedo, salgado, amargo e *umami*) para avaliar o sabor, enquanto os testes elétricos adotam correntes elétricas aplicadas diretamente na superfície da língua. Exames de imagem, embora não sejam tão úteis na quantificação dos distúrbios do paladar, podem ajudar a diagnosticar lesões periféricas e centrais que podem afetar a via gustativa.[14-17]

Testes elétricos

Eletrogustometria

Utiliza um dispositivo que produz estímulos elétricos fracos que estimulam apenas a via gustatória, e não a aferência trigeminal. A estimulação geralmente produz gosto azedo ou metálico, não servindo, porém, para a avaliação de outras qualidades do gosto. A aplicação do estímulo elétrico em diferentes regiões da língua e da cavidade oral pode localizar áreas de diminuição ou ausência de paladar, sendo um instrumento interessante na avaliação espacial da gustação. O "limiar" gustativo (nível mínimo de corrente elétrica para desencadear a sensação gustativa) de diferentes regiões pode ser aferido, porém, como discutido anteriormente, alterações supralimiares no paladar frequentemente ocorrem de maneira independente de alterações no limiar.[12,15,16]

Potenciais evocados gustativos

Uma tentativa de desenvolver um teste objetivo de degustação resultou na avaliação de potenciais de ação com eletroencefalograma (EEG). Os participantes recebem um estímulo gustativo e são submetidos a um EEG padrão simultaneamente. O estímulo pode ser elétrico ou químico, mas o resultado medido é a latência e as formas de onda do EEG, em vez da resposta do sujeito. A dificuldade deste método é que muitos estudos não conseguiram controlar fatores de confusão como estimulação térmica, tátil ou olfativa. Também é um desafio interpretar a atividade cortical em relação à gustação. Os potenciais evocados gustativos parecem ser ineficazes na detecção de certos tipos de sabor e só fornecem resultados consistentes com sabores ácidos.[13]

Testes químicos

Teste das tiras gustativas (taste strips)

Consiste na apresentação dos quatro gostos em papel-filtro com quatro diferentes concentrações para cada gosto. É um teste tanto quantitativo quanto qualitativo, sendo capaz de avaliar áreas específicas da língua. O examinado permanece com a língua fora da cavidade oral e aponta em um quadro qual é o gosto que acha que lhe foi oferecido. O exame é realizado com concentrações crescentes de sal, doce, amargo e azedo, apresentados em ordem aleatória. Entre a apresentação de um gustante e outro a boca é enxaguada com água. As tiras são posicionadas na região da língua a ser avaliada e o paciente, mantendo a língua fora da cavidade oral, deve apontar em um quadro qual o gosto que está sentindo, entre as seguintes opções: salgado, doce, amargo, azedo e água. Cada acerto soma um ponto; resultados inferiores a 8 (máximo de 16) são considerados hipogeusia.[17]

Teste das três gotas

Este método utiliza soluções aquosas que compreendem os cinco sabores básicos. Três amostras são apresentadas ao sujeito, uma das quais contém o saborizante e as outras duas são simplesmente água. É entregue em três gotas ou em volumes maiores que exigem que o participante beba, engula e cuspa. O sujeito indica qual das três amostras continha a solução gustativa, o que deve ser identificado corretamente três vezes, ou então a próxima solução de concentração (maior) será usada. Pode ser usado para testar tanto o limiar de detecção (a concentração na qual o sujeito identifica corretamente a presença de um sabor) quanto o limiar de reconhecimento (no qual o sujeito também identifica corretamente o sabor). Esse estilo de teste, que utiliza soluções aquosas, é um teste de boca inteira e, portanto, não pode ser localizado, o que é importante no comprometimento iatrogênico, em que uma complicação cirúrgica pode causar um defeito isolado localmente. A solução aquosa também pode eliminar a saliva, o meio habitual através do qual os sabores são entregues às papilas gustativas, alterando assim a sensibilidade gustativa. Como o sujeito deve verbalizar seu resultado ao examinador, este é um teste subjetivo.[13,16]

Comprimidos de sabor (tasting tablets)

O transporte e utilização de soluções aquosas apresentou alguns desafios logísticos, superados com o desenvolvimento de comprimidos ou *wafers* impregnados com os saborizantes básicos, que poderiam ser facilmente armazenados e usados na prática clínica de rotina. Eles apresentam as mesmas desvantagens de qualquer método de teste de boca inteira, mas são uma alternativa adequada ao método de três gotas. A mesma técnica pode ser empregada com pastilhas de sabor, desde que estejam disponíveis concentrações crescentes de saborizante.

A utilização de tabletes ou gotas contendo diferentes concentrações de gustantes avaliam o paladar da boca como um todo, sendo condizente com as sensações diárias de gustação do paciente, não sendo capaz, porém, de detectar lesões seletivas da inervação do paladar.[13,15,16]

Disgeusias

Uma queixa de gosto crônica será descrita pelo nome da qualidade do paladar: amarga, doce, metálica, salgada ou azeda. Os pacientes muitas vezes têm dificuldades em descrever qualitativamente as sensações olfatórias e podem simplesmente descrevê-las como "desagradável". Assim, se o paciente não consegue descrever a sensação ela pode na realidade ser uma queixa olfatória.

Pacientes com percepção de gostos reais (que estão realmente sendo provocados pela presença de um gustante na boca) geralmente são capazes de eliminar a sensação com o enxágue da boca com água, bem como através da anestesia tópica da mucosa oral. A ausência de lesões no teste espacial do sistema do paladar constitui evidência adicional de um sistema gustatório normal percebendo um gustante real. Os gustantes podem chegar à cavidade oral através da saliva (medicações), fluido gengival, refluxo, secreção pós-nasal e de microrganismos que podem estar presentes na boca. Sensações salgadas ou metálicas podem ser provocadas pela presença de sangue; disgeusia amarga sugere a presença de medicamentos na saliva ou no fluido gengival.[6]

Paladares fantasmas são associados a lesões no sistema gustativo. O paciente com queixa de gosto crônico deve ser avaliado quanto à presença de áreas da boca que mostram perda de paladar. O bochecho com anestésico tópico nesses casos não é capaz de abolir a sensação de gosto crônico, e geralmente há intensificação do mesmo, o que pode ser interpretado como fenômeno de liberação da inibição.

Determinadas regiões dos nervos do paladar são particularmente suscetíveis a lesões, gerando fantasmas bastante conhecidos. O nervo corda do tímpano é o mais comumente envolvido em distúrbios do paladar. Pode ser lesado no espaço pterigomandibular durante anestesias do nervo alveolar inferior para procedimentos dentários ou mesmo durante extrações do terceiro molar. Uma vez que atravessa a orelha média entre o ramo longo da bigorna e o manúbrio do martelo, próximo à parte superior do anel da membrana timpânica, paralisias do nervo facial, otite média aguda ou crônica, e principalmente cirurgias da orelha média podem levar a lesões do nervo corda do tímpano, o que classicamente dá origem a uma queixa de gosto metálico, menos frequentemente descrito como amargo ou salgado. A maior parte desses gostos fantasmas são identificados em toda a boca ou só na ponta da língua e a menor parte localizados no lado da boca no qual o nervo corda do tímpano foi cortado.

Por correrem profundamente no leito tonsilar, os ramos linguais dos nervos glossofaríngeos são particularmente suscetíveis a trauma durante tonsilectomias, uvulopalatofaringoplastias e outras cirurgias da hipofaringe onde haja estiramento da parede faríngea lateral. Além disso, lesão também pode ocorrer em nível da base da língua, por um abridor de boca profundo ou laringoscópio que mantenha compressão com força e período suficientes. Massas cervicais no espaço jugular alto (tumores do corpo carotídeo, abscessos) podem alterar a função do glossofaríngeo; se essas lesões ocorrerem no forame jugular, comprometerão a função do paladar estando associadas a neuropatias dos X e XI nervos cranianos. Lesões do glossofaríngeo podem dar origem a gosto amargo na boca que se intensifica com a anestesia tópica.

Processos infecciosos na cavidade oral raramente produzem perda de paladar. O comprometimento neoplásico do assoalho da boca, espaço submandibular, ou fossa infratemporal, no entanto, podem produzir esses sintomas. A perda de sensibilidade ou formigamento da língua indica comprometimento do nervo lingual; se ocorrendo unilateral na ausência de perda do paladar indica uma lesão do nervo trigêmeo. Na ausência de patologia da cavidade oral e entorpecimento lingual, comprometimento da corda do tímpano no osso temporal ou do nervo intermediário no ângulo cerebelopontino deve ser considerado.[6]

A disfunção do paladar é um sintoma comum na fase inicial da infecção por covid-19 que afeta os pacientes por semanas ou mesmo de forma definitiva para alguns casos. Os receptores de entrada do covid-19 são altamente expressos nas papilas gustativas, intensificando assim seu efeito citotóxico. As células receptoras do paladar são vulneráveis à inflamação, e a tempestade de citocinas induzida pela covid-19 causa danos secundários à função gustativa. O interferon e várias citocinas pró-inflamatórias podem desencadear a apoptose celular e interromper a renovação das células-tronco das papilas gustativas.[18]

CONSIDERAÇÕES FINAIS

Olfato e paladar são frequentemente confundidos. O sabor de um alimento é a combinação de seu gosto (paladar) com seu cheiro (olfato). As sensações do paladar são salgado, doce, azedo e amargo. Adicionalmente, o *umami* é considerada a sensação característica evocada pelo glutamato monossódico.

As quatro qualidades do paladar são percebidas de maneira semelhante ao longo de todas as regiões da língua onde há botões gustativos, não existindo um "mapa lingual" como tradicionalmente é descrito.

O paladar é transmitido ao sistema nervoso central por ramos de três diferentes nervos cranianos – facial (VII), glossofaríngeo (IX) e vago (X). Compensações em nível central fazem com que lesões de um nervo raramente produzam perdas do paladar completa (ageusia) ou parcial (hipogeusia).

Alterações no limiar de paladar não predizem necessariamente alterações nas medidas supralimiares. Como o sintoma mais importante nos pacientes são alterações nas capacidades de paladar supralimiares, a avaliação clínica deve depender de medidas supralimiares.

Queixas de gosto crônico na boca podem ser provocadas pela presença real de um gustante na boca (medicamentos, sangue, infecções, entre outros) chegando à cavidade oral através da saliva, fluido gengival, refluxo ou secreção pós-nasal, bem como serem "fantasmas", secundários a lesões no sistema gustativo.

REFERÊNCIAS BIBLIOGRÁFICAS

1. Kikut-Ligaj D, Trzcielińska-Lorych J. How taste works: Cells, receptors and gustatory perception. Cell Mol Biol Lett [Internet]. 2015 Dec [Acesso em: 2024 Jul];20(5):699-716.
2. Hadley K, Orlandi RR, Fong KJ. Basic anatomy and physiology of olfaction and taste. Otolaryngol Clin North Am [Internet]. 2004 [Acesso em: 2024 Jul];37(6):1115-26.
3. Shepherd GM. Neurobiology. 3rd ed. New York: Oxford University Press; 1994.
4. Spence C. The tongue map and the spatial modulation of taste perception. Curr Res Food Sci [Internet]. 2022 [Acesso em: 2024 Jul];5:598-610.
5. Doty RL. Smell and taste. In: Pathy J, Sinclair AJ, Morley JE, editors. Principles and practice of geriatric medicine. 2 vols. 2nd ed: John Wiley & Sons; 2006. p. 1249-60.
6. Kveton JF, Bartoshuk LM. Paladar. In: Bailey BJ, Johnson JT, editors. Otorrinolaringologia: cirurgia de cabeça e pescoço. 4. ed. Rio de Janeiro: Revinter; 2010. p. 371-83.
7. Lehman CD, Bartoshuk LM, Catalanotto FC, Kveton JF, Lowlicht RA. Effect of anesthesia of the chorda tympani nerve on taste perception in humans. Physiol Behav [Internet]. 1995 [Acesso em: 2024 Jul];57(5):943-51.
8. Yanagisawa K, Bartoshuk LM, Catalanotto FA, Karrer TA, Kveton JF. Anesthesia of the chorda tympani nerve and taste phantoms. Physiol Behav [Internet]. 1998 [Acesso em: 2024 Jul];63(3):329-35.
9. Shaikh FH, Shumway KR, Soni A. Physiology, Taste. 2023 Jul 30. In: StatPearls [Internet]. Treasure Island (FL): StatPearls Publishing; 2024 Jan–. Acesso em: 2024 Jul.
10. Wrobel BB, Leopold DA. Clinical assessment of patients with smell and taste disorders. Otolaryngol Clin North Am [Internet]. 2004 [Acesso em: 2024 Jul];37(6):1127-42.
11. Felix F. Avaliação do paladar: um recurso importante na semiologia Rev Bras Med [Internet]. 2009 [Acesso em: 2024 Jul];4:35-40.
12. Snyder DJ, Bartoshuk LM. Epidemiological studies of taste function: Discussion and perspectives. Ann N Y Acad Sci [Internet]. 2009 [Acesso em: 2024 Jul];1170:574-80.
13. Payne T, Kronenbuerger M, Wong G. Gustatory testing. 2023 Jan 16. In: StatPearls [Internet]. Treasure Island (FL): StatPearls Publishing; 2024 Jan–. Acesso em: 2024 Jul.
14. Marks L, Stevens J, Bartoshuk L, Gent J, Rifkin B, Stone V. Magnitude-matching: The measurement of taste and smell. Chem Senses [Internet]. 1988 [Acesso em: 2024 Jul];13:63-87.
15. Tomita H, Ikeda M. Clinical use of electrogustometry: Strengths and limitations. Acta Otolaryngol Suppl [Internet]. 2002 [Acesso em: 2024 Jul];(546):27-38.
16. Ahne G, Erras A, Hummel T, Kobal G. Assessment of gustatory function by means of tasting tablets. Laryngoscope [Internet]. 2000 [Acesso em: 2024 Jul];110(8):1396-401.
17. Mueller C, Kallert S, Renner B, Stiassny K, Temmel AF, Hummel T et al. Quantitative assessment of gustatory function in a clinical context using impregnated "taste strips". Rhinology [Internet]. 2003 [Acesso em: 2024 Jul];41(1):2-6.
18. Wang J, Liu R, Ma H, Zhang W. The pathogenesis of COVID-19-related taste disorder and treatments. J Dent Res [Internet]. 2023 [Acesso em: 2024 Jul];102(11):1191-8.

CAPÍTULO

158

Infecções Virais da Cavidade Oral

Ana Cristina Kfouri Camargo • Bianca Maria Liquidato • Rita de Cássia Soler

INTRODUÇÃO

A cavidade oral contribui para a saúde geral, bem-estar psicossocial e qualidade de vida humana e é considerada uma das principais portas de entrada de patógenos no hospedeiro humano. As doenças inflamatórias bucais representam um importante problema de saúde mundial com significativo impacto social e econômico. A boca abriga a segunda comunidade microbiana mais diversa do corpo humano, com uma variedade de micróbios, incluindo bactérias, vírus e fungos.

As bactérias e fungos têm sido tradicionalmente o centro nas discussões de aspectos microbiológicos das doenças bucais. Por serem considerados os agentes mais comuns responsáveis pelas doenças bucais, os vírus têm uma reputação mais questionável. Os vírus, porém, provavelmente estão muito mais envolvidos em doenças bucais do que previamente reconhecido, visto que as superfícies da mucosa oral também estão associadas a uma população viral complexa. Nossa compreensão atual de como esses vírus se replicam e persistem nos tecidos bucais ainda é incipiente e o melhor conhecimento da virobiota oral representa uma faceta emergente da biologia oral moderna. Muitos vírus identificados até o momento no viroma humano são bacteriófagos, abrindo caminho para novas descobertas interessantes sobre o papel dos bacteriófagos na microbiologia oral. Além disso, as principais famílias virais que ocorrem na cavidade oral e contribuem para a propagação de doenças bucais em indivíduos humanos incluem herpes-vírus, papilomavírus, picornavírus/enterovírus e os retrovírus, além dos Redondoviridae recentemente identificados.

Com exceção à infecção pelo papilomavírus humano (HPV), as manifestações clínicas são bastante variadas e, por vezes, comuns aos diferentes agentes. Habitualmente cursam com um quadro febril, linfoadenomegalia, adinamia e dores de garganta. Diferenciam-se, porém, por alguns detalhes relacionados com os sintomas e/ou com os sinais pertinentes à respectiva infecção. Portanto, tal fato determina a necessidade do conhecimento não só das características das lesões, mas também dos períodos de incubação de cada vírus, evolução, sintomas e sinais sistêmicos associados àquela afecção, além da boa avaliação do estado imunológico prévio do paciente.

Os tratamentos propostos para muitas destas infecções virais, específicos em vários casos, são constantemente modificados e atualizados. Novas drogas surgem, porém, deve-se atentar ao período de introdução delas, cujo intuito, em muitos casos, é o de impedir a replicação viral. Se introduzidas tardiamente, podem assumir apenas um papel de placebo. As vacinas, importantes trunfos para essas afecções, devem, também, receber maior atenção, não apenas como prevenção das doenças em si, mas, principalmente, como precaução ao risco oncológico por algumas oferecido, como por exemplo, pelo papilomavírus (HPV), e ao controle de infecções sexualmente transmissíveis (ISTs), como nos caso do HPV e do herpes-vírus 1 e 2 (HSV-1 e HSV-2).

PAPILOMAVÍRUS HUMANO

O papilomavírus humano (HPV, *human papillomavirus*), antes conhecido principalmente por ser causador de lesões no sistema urogenital, hoje é um agente sabidamente muito relacionado, não só com o câncer do colo de útero, como também com a predisposição de lesões malignas em cavidade oral, em orofaringe e na laringe. A relação deste vírus com o câncer de pênis é menor.[1]

É um vírus que apresenta mais de 200 tipos diferentes divididos, genotipicamente, em subgrupos α e β e ambos podem causar lesões orais.[2] Têm como principais representantes na prática médica, sobretudo para a área estomatológica e de laringe, os HPVs 6 e 11 (mais prevalentes nas lesões benignas)[2] e os tipos 16 e 18 (mais relacionados com lesões malignas).[3] Os principais tipos considerados de baixo risco oncogênico são os tipos 6, 11, 40, 42, 43, 44, 54, 61, 70, 72 e 81. Entre os de alto risco estão os tipos 16, 18, 26, 31, 33, 35, 39, 45, 51, 52, 56, 58, 59, 67, 68, 73 e 82.[4,5] Para sua entrada no organismo, necessita de uma "porta de entrada", isto é, de uma área de abrasão, de microlesões ou de transição epitelial. O vírus migra para as camadas mais basais do epitélio e ali permanece por um período.

Sua disseminação pode dar-se, então, de duas formas diferentes: a epissomal (produtiva) e a transformadora (não produtiva). No primeiro caso, não há integração do vírus com o genoma da célula; há uma replicação intensa de suas partículas que ascendem para as camadas mais superficiais do epitélio, relacionada, principalmente, com as manifestações clínicas benignas. A forma transformadora corresponde àquela em que há integração do HPV ao núcleo celular; quando iniciado o "*start* oncogênico", há aumento das proteínas E6 e E7, com intensa diferenciação celular, assim como as apoptoses celulares. A expressão destas proteínas virais oncogênicas (E6 e E7) são as responsáveis pela transformação neoplásica das células infectadas.[6-8]

O acometimento pelo HPV é considerado uma IST e de grande prevalência. O risco geral estimado para a exposição a essa infecção é de 15 a 25% a cada nova parceria sexual e a quase totalidade das pessoas sexualmente ativas adquirirá a infecção em algum momento de suas vidas. Uma vez contaminado, cerca de 90% dos pacientes eliminam o vírus, demorando, em média, 2 anos no sexo feminino e 6 meses no sexo masculino.[2] Os 10% restantes evoluem para doença de forma clínica ou subclínica. Importante ressaltar que a infecção por um determinado tipo viral não impede a infecção por outros tipos de HPV, podendo ocorrer infecção múltipla.[9]

Assim como algumas ISTs, causa grande preocupação à saúde pública devido ao risco de transmissão do agente mesmo enquanto em uma manifestação subclínica da doença, isto é, sem sinais ou sintomas visíveis da afecção. A infecção pelo HPV é considerada uma das ISTs mais comuns.[7] A transmissão sexual é, sem dúvida, a principal responsável pela difusão viral na população, porém, nos casos de contaminação oral, além do sexo oral, pode haver a transmissão materno-fetal e a autoinoculação do HPV pelos contatos pele-pele, pele-mucosa e mucosa-mucosa.[2,6]

Não há contraindicação de parto normal pela presença das lesões em área genital, ainda que haja a possibilidade de transmissão destas ao recém-nascido. A contraindicação deste procedimento dar-se-ia em casos de obstrução do canal de parto pelas lesões ou por risco de sangramento.[9]

É também responsável por grande impacto psicológico aos pacientes, além de ser geradora de grandes custos para o setor gerenciador da Saúde de um país, visto os gastos implicados no desenvolvimento de tratamentos mais efetivos, além de diagnósticos mais eficientes e precoces, o que implica em melhores prognósticos.

O investimento em vacinas é fundamental para prevenção dos casos de câncer por HPV. No Brasil, desde 2014, está disponível a vacina quadrivalente (Gardasil® 4) (tipos 6, 11, 16, 18) como parte do calendário do Sistema Único de Saúde (SUS);[9] a vacina bivalente para o HPV deixou de ser comercializada em 2021. A nonavalente (Gardasil® 9) (tipos 6, 11, 16, 18, 31, 33, 45, 52 e 58), já aplicada na rede pública de alguns países há muitos anos, aqui só teve sua aprovação a partir de março de 2023 e é encontrada, por enquanto, apenas em rede privada.[9]

A presença do HPV pode ser o único fator de risco para o desenvolvimento de uma neoplasia. É responsável por um acréscimo de 25% dos casos de carcinomas em cabeça e pescoço (CCP). O tempo médio entre a infecção pelo HPV de alto risco e o desenvolvimento de câncer cervical é de aproximadamente 20 anos, de acordo com o tipo do vírus, sua carga viral, sua capacidade de persistência e o estado imunológico do hospedeiro. Quando associado a outros fatores de risco bem estabelecidos, como o tabagismo e o etilismo, favorecem ainda mais o seu surgimento.[4,10] Fatores como idade, promiscuidade, início precoce da vida sexual, prática do sexo oral, imunogenicidade (HLA) e genética também ampliam a lista dos fatores associados de maior risco para a evolução para malignidade. Há alguns estudos que referem como parte dessa lista também uma má saúde bucal, assim como uma dieta pobre em frutas, vegetais e ácidos graxos poli-insaturados (peixes e azeite de oliva). As carnes vermelhas, carnes processadas e frituras são fatores de maior risco. Quanto ao refluxo gastresofágico, muitos acreditam ser um risco para o câncer de laringe e faringe.

Os casos de câncer de boca e de pulmão devido ao tabagismo diminuíram bastante desde os anos 2000 devido ao menor hábito de fumar.[3] Porém, o câncer de boca, de orofaringe e de laringe aumentaram expressivamente desde esta época devido à relação com o HPV, independente de álcool e de fumo; acredita-se que este vírus também esteja relacionado com o papiloma invertido. Acredita-se que a maioria dos cânceres de CCP por HPV são em orofaringe, comprometendo, sobretudo, tonsilas palatinas e base de língua e que cerca de 90% das lesões malignas por este vírus sejam relacionadas com o HPV 16.[3,4] Ainda, é importante ressaltar que mais de 90% dos casos de câncer de CCP são do tipo escamoso[3,4] e apresentam uma incidência de aproximadamente 500.000 casos novos ao ano. Contrapondo alguns estudos, alguns autores pontuam que a real associação do HPV com o câncer de boca é ainda controversa.[4,5]

Quadro clínico

Na maioria das pessoas, a infecção pelo HPV não produz qualquer manifestação. O tempo de latência pode variar de meses a anos. Quando o vírus mostra-se expresso, pode manifestar-se na forma subclínica e clínica.[2]

Quando o vírus não é expresso, tem-se a forma latente, isto é, não há lesões clínicas e o HPV não se replica nem matura. Embora não diagnosticável, exceto se por biologia molecular, não é passível de grande preocupação por não ser transmissível.

Na forma subclínica, embora o paciente também não perceba qualquer sinal ou sintoma, visto que é uma lesão não visível a "olho nu", é identificado apenas como lesões acetobrancas ao exame colposcópico do trato geniturinário; na boca, este exame tem baixa sensibilidade e especificidade. Esta forma, por sua vez, já é bastante preocupante porque, embora não sintomática, é transmissível.[1]

Quando na forma clínica, sua expressão pode se dar de forma benigna ou maligna. Na manifestação benigna, assim como encontrado nas áreas geniturinária, pode expressar-se como um condiloma acuminado, como um papiloma verrucoso, como uma verruga vulgar ou como a hiperplasia focal epitelial (doença de Heck).[2] Normalmente, as lesões restringem-se à região acometida, sem febre, emagrecimento, adinamia ou outras manifestações sistêmicas.

As duas primeiras, mais relacionadas com os HPVs 6 e 11, em geral manifestam-se como lesões verrucosas, exofíticas, de superfície irregular, pediculada ou séssil, indolor, não sangrante e, geralmente, não ulceradas.[2] Podem ter uma cor rósea ou até um componente leucoplásico devido a uma queratinização na superfície. Os papilomas, lesão mais comum da cavidade oral, localizam-se principalmente no palato mole, pilares e úvula e são mais pediculados (Figura 158.1). Os condilomas podem ser múltiplos, sésseis e com tendência à coalescência, apresentam superfície mais áspera e localizam-se principalmente na língua (Figura 158.2).

Já a verruga vulgar apresenta-se mais de forma nodular ou papular, com um componente de queratina maior em sua superfície, dando a cor esbranquiçada (Figura 158.3). De diâmetro geralmente bem pequeno, ocorre principalmente em região de lábios e tem muita relação com a autoinoculação de lesões semelhantes existentes nas mãos. Mais comum encontrar os tipos 2 e 4 do HPV.

A doença de Heck, hiperplasia focal epitelial, relacionada com os HPVs 13 e 32, expressam-se como múltiplas pápulas na mucosa oral, principalmente gengiva e lábios, com superfície lisa, não ulceradas e não sangrantes (Figura 158.4); podem conferir um certo desconforto para alimentação e são muito confundidas com as vesículas de uma primoinfecção herpética ou até neurofibromatose. É mais frequente em alguns povos indígenas e em esquimós.

Há alguns casos em que há uma manifestação mais difusa das lesões, comprometendo, de forma extensa, a cavidade oral. São lesões em placas, brancas, não dolorosas e não sangrantes. Esta é a chamada papilomatose florida (Figura 158.5) e tende a ocorrer principalmente em pacientes idosos ou com algum tipo de

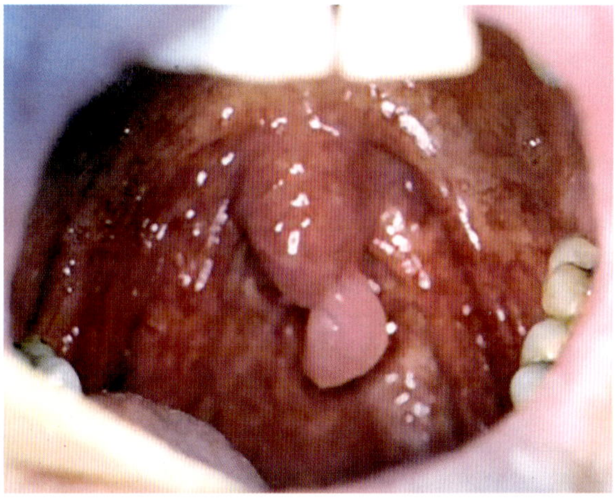

Figura 158.1 Papiloma de úvula. Lesão única pediculada, superfície rugosa irregular, rósea, pediculada em porção distal da úvula: papiloma viral.

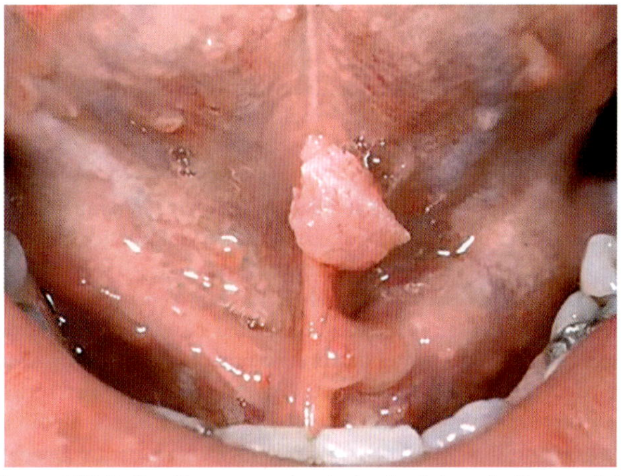

Figura 158.2 Condiloma acuminado. Lesão única, séssil, superfície irregular e rugosa, rósea, em frênulo lingual.

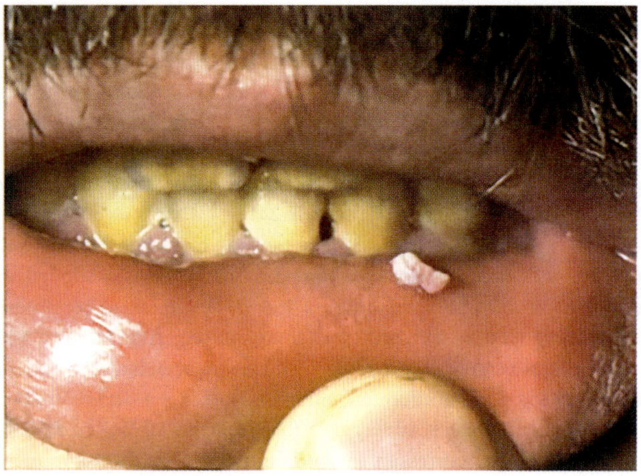

Figura 158.3 Verruga vulgar. Lesão única, séssil, superfície irregular e rugosa, esbranquiçada, em vermelhão de lábio inferior.

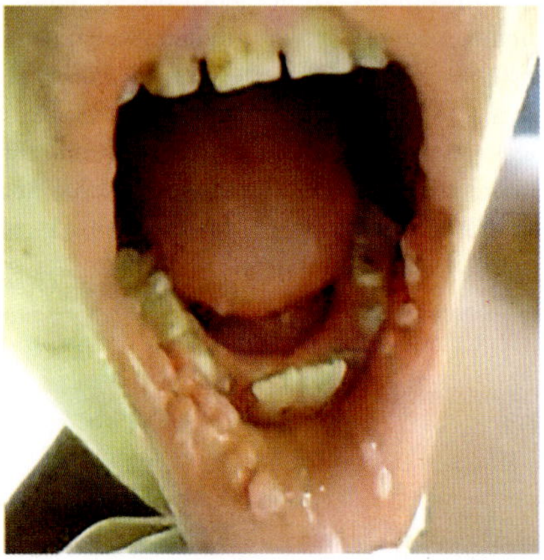

Figura 158.4 Doença de Heck – hiperplasia focal epitelial. Lesões papulares múltiplas, de superfície regular e lisa, róseas, difusas em lábio inferior, mucosa da bochecha e língua.

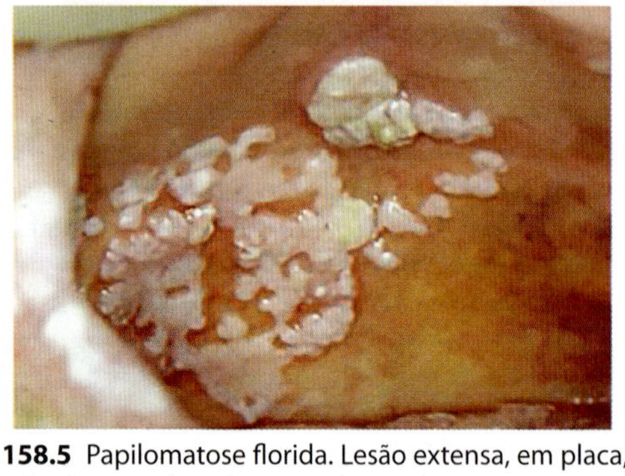

Figura 158.5 Papilomatose florida. Lesão extensa, em placa, difusa, esbranquiçada em palato duro e mole.

imunossupressão. Acredita-se haver a possibilidade de malignidade durante a evolução e, por isto, embora diagnóstico firmado, biopsias múltiplas seriadas são imperativas.

As lesões orais causadas pelo HPV têm repercussão clínica pouco evidentes, principalmente em uma fase inicial, o que faz com que muitos pacientes demorem a procurar auxílio. Por serem de baixa morbidade, atrasam seu diagnóstico e aumentam o risco de maior transmissão, assim como o risco de uma já evolução de pior prognóstico.

As lesões malignas podem iniciar de forma branda, indolor e, na evolução, assim como os demais carcinomas espinocelulares, evoluir com ulcerações, aumento progressivo, infiltração, dor e linfonodos aumentados. A metástase linfonodal, nestes casos, é cística.

Os casos de câncer de CCP por HPV têm um prognóstico melhor do que os induzidos pelo álcool e/ou pelo tabagismo, assim como uma avaliação do TNM (classificação de tumores malignos) menos rigorosa. Quando há o tabagismo associado, o prognóstico piora muito, pois o risco de mortalidade dobra nos casos de pacientes fumantes de mais de 30 anos/maço, diminui em 16% a sobrevida do indivíduo e aumenta o risco de recidiva local e regional. Quanto mais fatores de risco, maior a taxa de mortalidade.

Vale ressaltar que o comportamento dos cânceres e o prognóstico também são diferentes entre os cânceres de CCP por HPV, isto é, divergem se for de boca (mais comum em língua), se for de orofaringe (mais comum em tonsila palatina e base de língua) ou de laringe.[3-5] Nos casos de câncer de orofaringe relacionado com o HPV, esta epidemiologia diferente é bastante nítida: mais prevalente em pacientes jovens, menor de 60 anos, branco, bom *status* sociointelectual e hígido, não fumantes;[6] as metástases, muitas vezes, são identificadas antes da lesão primária.

Em indivíduos HIV positivos, as lesões por HPV são geralmente múltiplas e disseminadas.

Diagnóstico

Como já relatado, os casos latentes passam despercebidos por não apresentarem qualquer manifestação clínica. Embora os métodos de biologia molecular detectem o vírus, como saber onde e quando colher material?

Nos casos subclínicos, tanto na ginecologia, como na urologia, a colposcopia é realizada com o uso prévio de uma solução de ácido acético para corar a região acometida pelo HPV e direcionar a coleta do material. No caso do comprometimento da mucosa oral, em estudos já realizados, a sensibilidade e especificidade de tal técnica é baixa, pois verifica-se a presença viral em 50% da área corada e em 50% da área não corada. Este é um dos motivos pelo qual se verifica uma variação tão grande quanto à prevalência do HPV nos diferentes estudos publicados, assim como os métodos de coleta de material: escova, raspado, enxágue bucal ou biopsia. Métodos diagnósticos mais efetivos são necessários para estes casos.

Nas formas clínicas, o diagnóstico da infecção na cavidade oral é inicialmente clínico. Uma vez levantada a hipótese diagnóstica, faz-se a biopsia para análise histológica. O exame físico exofítico ou multipapular característico associado a anamnese já infere na percepção de uma lesão causada por HPV. Saber diferenciá-las entre um papiloma escamoso, um condiloma acuminado, uma verruga vulgar ou uma hiperplasia focal epitelial, pode ficar a cargo do patologista. A grande maioria dos procedimentos é incisional. São parciais e múltiplos apenas nos casos de manifestações mais difusas.

Na análise histopatológica, alguns detalhes são características de cada manifestação clínica. Os coilócitos, células de núcleos pequenos, redondos e densamente basofílicos, circundados por halo claro e com citoplasma pálido, em camada espinhosa do epitélio, quando presentes, são muito sugestivos de uma lesão por HPV, mas, se ausentes, não excluem o diagnóstico. A palavra patognomônica é perigosa, pois algumas infecções virais podem também apresentar células vacuolizadas em camada superficial do epitélio, semelhantes aos coilócitos, como por exemplo o herpes-vírus, porém de cor mais acinzentada. O citomegalovírus também pode apresentar células semelhantes, porém em camadas mais basais, no endotélio do vaso.

Característico, o papiloma escamoso apresenta projeções exofíticas com mitoses dispersas na camada basal e coilócitos na superfície do epitélio, além das interdigitações, projeções entre derme e epiderme. O condiloma acuminado tem características semelhantes, porém com base mais alargada. A verruga vulgar, também com projeções exofíticas, apresenta um aspecto de torre de igreja e cones epiteliais em direção ao centro da lesão. Já na doença de Heck, há uma hiperplasia epitelial irregular com paraceratose discreta e acantose abundante.

Hoje, uma vez realizada a biopsia da lesão, impera-se a solicitação do tipo viral também, devido ao potencial de oncogenicidade do vírus. Esta pesquisa pode ser feita por identificação do DNA viral específico pelo método de biologia molecular, como hibridização *in situ*, captura híbrida e reação em cadeia da polimerase (PCR, *polymerase chain reaction*).[5-7]

A imunohistoquímica não identifica o tipo do HPV, mas infere na possibilidade de estar associado a um HPV 16, por exemplo, grande responsável pelos cânceres de CCP. Pode-se usar a identificação da proteína p16 (inibidora da diferenciação celular), mais usada, da p53 (inibidora de apoptose celular) e de outras, como as *toll-like receptor* (TLR). Alguns autores relatam que a elevada prevalência do p16 seja, de fato, muito relacionada com o câncer de orofaringe, mas não com o de boca. Neste caso, sugere-se a associação com o PCR para maior acurácia diagnóstica.[4-7]

O surgimento de lesões orais, sabidamente relacionadas com a infecção pelo HPV, poderia servir de alerta para que este paciente fosse encaminhado para uma investigação de lesões genitais, pois sua transmissão geralmente está relacionada com hábitos sexuais, como a prática de sexo oral. O fato que merece ser destacado é que, mesmo em indivíduos infectados pelo HPV na região anogenital, tanto do gênero feminino quanto do masculino, com confirmação por PCR, a infecção da cavidade oral pode ser ausente, inclusive entre praticantes de sexo oral. O inverso também é verdadeiro, isto é, mesmo quando o paciente nega a prática sexual oral, não impede a presença de uma lesão nesta região. De modo geral, não se pode comprovar concomitância de infecções.

Tratamento

O Ministério da Saúde em conjunto com a Vigilância Sanitária publicaram um protocolo clínico e diretrizes terapêuticas para atenção integral às pessoas com ISTs. O tratamento das lesões orais é feito, de maneira geral, por exérese cirúrgica e cauterização da base, química ou elétrica, para evitar recidivas. Contudo, tratamentos alternativos para lesões muito pequenas, como cauterização, podem ser uma opção. A criocauterização pode ser feita, caso a área acometida seja muito extensa.

Pacientes com alguma imunodeficiência não necessitam de mudanças quanto à escolha terapêutica, porém deve-se lembrar que sua resposta ao tratamento pode não ser tão eficaz, requerendo, assim, maior atenção em vista da possibilidade de complicações.[7]

A podofilina e o imiquimode, para lesões em mucosa oral, não têm indicação. Porém, na dermatologia e na urologia têm grande empregabilidade. Importante ressaltar que ambas são contraindicadas na gravidez. O imiquimode é um modulador da resposta imunológica pela indução do interferon alfa e de outras citocinas. Ele não destrói o vírus, mas auxilia na eliminação da verruga. Tem-se a podofilotoxina, que é uma forma purificada da podofilina: suas propriedades são antimitóticas e a absorção sistêmica após a aplicação tópica é muito baixa. A podofilina 10 a 25% (solução), contraindicada na gestação, também de ação antimitótica, pode trazer dano ao tecido lesado e ao tecido normal. Aplica-se sobre as verrugas, evitando o contato com o tecido são. Geralmente é feita com aplicações semanais, com volume e área delimitadas, pois além de irritação local, a absorção de grande quantidade da substância pode acarretar cárdio, neuro e nefrotoxicidade.

O ácido tricloroacético (ATA) 80 a 90% em solução é um agente cáustico que promove a destruição dos condilomas pela coagulação química de seu conteúdo proteico. Pode ser aplicado em uma lesão pequena ou na base, após ressecção de uma lesão, mas cuidando-se para que não tenha contato com a mucosa normal. A frequência e o número de sessões devem variar conforme a resposta, sendo adequado iniciar com aplicações semanais. É um tratamento que pode ser utilizado, inclusive, durante a gestação.

A eletrocauterização também pode ser usada em mucosas, mas é mais indicada para lesões exofíticas, pediculadas e volumosas. Como vantagem, permite a destruição de todas as lesões em uma sessão, porém é necessário anestesia local e pode causar cicatrizes sérias como estenoses e fístulas.

A ablação com *laser* também é outra opção terapêutica. O de CO_2 tem muito emprego, principalmente pela laringologia. Há estudos relatando o uso do *blue diode laser*, teoricamente melhor porque tem menor risco de lesão adjacente pela menor produção de calor local, além de apresentar propriedades fotobiomoduladoras, como o *laser* de baixa amplitude, e antissépticas. Esta última técnica relatada ainda não apresenta relatos para as lesões orais.

Outra alternativa terapêutica, passível de ser utilizada em gestantes e não tóxica, é a crioterapia. Utiliza-se nitrogênio líquido e é atualmente a substância mais usada no tratamento ambulatorial das verrugas, por meio de sondas, aplicadores de algodão ou, em sua forma mais prática, em *spray*, mediante equipamento específico. Opta-se por esta técnica em casos de lesões isoladas ou extensas e queratinizadas, semanalmente, quantas vezes forem necessárias.

Quando se tem lesões volumosas, pode-se propor a exérese cirúrgica. Embora precise de anestesia, permite a análise histológica e a avaliação biomolecular e/ou imunohistoquímica da mesma. Em geral, não é necessário realizar sutura ou procedimento para hemostasia, sendo suficiente a compressão do local operado. Quando possível, pode-se realizar a cauterização da base da lesão.

A droga interferon foi tratamento de escolha durante muitos anos para as infecções genitais clínicas e subclínicas recorrentes, porém sem grande êxito. Atualmente têm sido preferidos imunomoduladores locais, com redução dos efeitos colaterais sistêmicos. O cidofovir foi uma das primeiras drogas a serem utilizadas, mas, atualmente, tem-se obtido bons resultados com a bevacizumabe. As lesões laríngeas têm grande melhora dos quadros clínicos e das recidivas nas papilomatoses juvenis.

Na doença de Heck, a remoção cirúrgica pode ser uma opção, assim como a eletrocauterização, o *laser*, a crioterapia e o uso de agentes químicos podem ser alternativas de tratamento, porém, por serem, muitas vezes, lesões assintomáticas e com tendência à involução, uma conduta expectante pode ser uma escolha.

As vacinas, como já comentadas anteriormente, são fundamentais para a prevenção da infecção, do risco oncogênico e do tratamento da afecção.[6] A vacina é potencialmente mais eficaz para adolescentes vacinadas(os) antes do primeiro contato sexual, induzindo a produção de anticorpos em quantidade 10 vezes maior que a encontrada na infecção naturalmente adquirida em um prazo de 2 anos.[9] A nonavalente (Gardasil® 9), por abranger maior número de tipos virais (6, 11,16, 18, 31, 33, 45, 52 e 58), aumenta a proteção contra o HPV de 70 para 90% quanto ao câncer de colo do útero; na boca, eleva a defesa de 85 para 90%.[9]

No SUS, a quadrivalente, Gardasil® 4, (6, 11, 16 e 18) é aplicada em duas a três doses, dos 9 aos 14 anos; para pacientes HIV positivos, transplantados ou oncológicos, além de vítimas de abuso sexual, a faixa estende-se para os 45 anos nas mulheres e nos homens. Mesmo quem já tomou a quadrivalente pode vacinar-se com a nonavalente após um período determinado pelo Ministério da Saúde. Esta, porém, só é encontrada em rede privada e também são três doses a ser aplicadas (0 a 2 meses e 6 meses).[9]

Seguimento

A exérese ou qualquer outra forma de tratamento proposto às lesões de HPV não promove a extinção viral, por isso o acompanhamento destes pacientes e de seus parceiros sexuais deve permanecer, caso aconteça recorrência do quadro clínico.[9]

Importante saber orientar os pacientes e, muitas vezes, seus parceiros, que o acompanham às consultas. Dona de grande fonte de desentendimento e sofrimento emocional, é fundamental esclarecer que o período de incubação deste vírus pode ser longo, assim, a fonte transmissora pode não ser necessariamente o cônjuge atual. Ainda, muitos podem não manifestar lesões clínicas, o que dificulta conhecer a fonte da transmissão. Tal desconhecimento destes fatos traz embates às relações, inclusive com risco de estabelecimento de violência.

SARAMPO

O sarampo é uma doença viral aguda causada por um RNA vírus da família *Paramyxoviridae*, altamente contagiosa, que pode ser endêmica ou ocorrer em surtos em uma população. A transmissão endêmica foi interrompida no continente americano em 2002 devido à abrangente cobertura vacinal, no entanto, surtos ainda ocorrem, especialmente em grupos populacionais não vacinados e relacionados com casos importados de diversos países com cobertura vacinal parcial.[11]

Em 2016, devido ao baixíssimo número de casos de sarampo registrados em 2015, o Brasil recebeu a certificação da eliminação do vírus. Nos anos de 2016 e 2017 não foram confirmados casos da doença, no entanto, em 2018 o vírus voltou a circular, e em 2019, após um ano de franca circulação mundial do vírus, o Brasil perdeu a certificação de "país livre do vírus do sarampo" – posteriormente recuperada –, dando início a novos surtos da doença.[12]

Foram confirmados, de 2018 a 2021, 9.325, 20.901, 8.100 e 676 casos de sarampo, nos anos estudados, respectivamente. Em 2022, foram confirmados 41 casos no Brasil. Os últimos óbitos ocorreram em Rondônia, em 2022.[12]

Surtos foram relatados na Suíça, Reino Unido, Alemanha e EUA e a doença apresenta comportamento endêmico em países africanos e asiáticos, o que faz com que a vacinação de viajantes seja recomendada.

No calendário nacional de vacinação, a primeira dose da vacina tríplice viral (MMR) deve ser administrada em crianças com 12 meses de vida e o reforço aos 15 meses. Para adolescentes e adultos, a mesma vacina é recomendada em uma única dose, exceto para as gestantes.

Quadro clínico

O vírus do sarampo coloniza inicialmente o epitélio respiratório da nasofaringe e depois se dissemina pelo organismo em duas viremias. O período de incubação é de 10 a 14 dias e é seguido por um período prodrômico que se caracteriza por febre alta, mal-estar, coriza, tosse e conjuntivite, que pode durar de 2 a 4 dias. Durante esta fase, surgem as características manchas de Koplik, que são pápulas puntiformes isoladas ou agrupadas, esbranquiçadas ou amareladas, sobre fundo eritematoso, na mucosa da bochecha, na altura dos dentes pré-molares. Desaparecem com o surgimento do exantema e, como trata-se de sinal patognomônico, permitem o diagnóstico clínico da doença, mesmo sem o surgimento do exantema maculopapular.

Indivíduos parcialmente vacinados podem apresentar um quadro atípico, sendo necessária a confirmação por exames sorológicos ou PCR. Gestantes e imunodeprimidos também podem apresentar quadros atípicos e, muitas vezes, severos.

O sarampo é preocupante devido a sua potencial evolução com complicações severas, que podem muitas vezes ser fatais. Tais complicações podem ser otite média aguda necrotizante, pneumonia viral ou bacteriana secundária e encefalite, dentre outras. Na cavidade oral podem surgir candidose e estomatite necrosante aguda. Vale a pena destacar que a imunodepressão secundária ao sarampo pode permanecer por vários meses.

Tratamento

Não há tratamento específico para as manchas de Koplik, bem como para o sarampo.[13] A vitamina A é recomendada pela Organização Mundial da Saúde (OMS) para os casos diagnosticados, com objetivo de diminuir o risco de complicações. As medidas de suporte são apenas de hidratação e controle da febre. Pode ser feita a profilaxia pós exposição (PEP) com IgG específica, em qualquer indivíduo não vacinado, ou sem história de imunidade, o mais precocemente possível, até 6 dias após a exposição.

VÍRUS EPSTEIN-BARR

O vírus Epstein-Barr (EBV) é membro da subfamília gama da família *Herpesviridae*, e é um dos vírus humanos mais comuns. É um vírus envelopado, com genoma composto por DNA de fita dupla. Dentre os genes existentes, destacam-se os oncogênicos e os que permitem a infecção de linfócitos B. Existem dois subtipos, EBV-1, mais comum e de distribuição mundial, e EBV-2, mais frequente na África, porém não há diferença entre os dois subtipos na infecção aguda.

Do ponto de vista epidemiológico, pode-se dizer que é um dos vírus mais prevalentes, pois infecta mais de 90 a 95% da população mundial no início da vida adulta. A infecção é assintomática ou inespecífica durante a infância e, quando ocorre na adolescência ou entre adultos jovens, se manifesta como mononucleose infecciosa em 30 a 50% dos casos.

A transmissão ocorre por contato com a saliva dos eliminadores virais e, por este motivo, a mononucleose infecciosa é conhecida como a "doença do beijo". Em seguida, infecta o epitélio da nasofaringe, outros órgãos como ductos das glândulas salivares e tecidos linfoides da orofaringe. Em seguida ocorre uma viremia, com infecção do fígado, baço e infecção generalizada nos linfócitos B, chegando a acometer 10% ou mais dos linfócitos B circulantes. Tanto a resposta imune humoral quanto a celular é estimulada, e os anticorpos direcionados contra as proteínas virais são utilizados para o diagnóstico.

Quadro clínico

O período de incubação da mononucleose infecciosa varia de 4 a 6 semanas. Ocorre em adolescentes e adultos jovens. Após o período de incubação, surgem sintomas prodrômicos, como adinamia, anorexia, cefaleia e calafrios, que precedem os sintomas clássicos de febre alta, que pode chegar a 39 ou 40°C, cefaleia, dor de garganta e linfonodomegalia. A febre pode persistir por até 2 semanas. A dor de garganta é causada por um aumento das tonsilas palatinas e, eventualmente, verifica-se um exsudato de coloração esbranquiçada sobre elas (Figura 158.6). Petéquias podem estar presentes no palato.

É importante destacar que a linfonodomegalia é generalizada, principalmente dos linfonodos cervicais posteriores, porém outras cadeias de linfonodos podem estar aumentadas. Além disso, pode surgir hepatomegalia em 30 a 50% dos casos e esplenomegalia em 50%, que devem ser pesquisadas durante o exame, por palpação abdominal. Um exantema maculopapular pode estar presente, principalmente no tronco e nos membros superiores, com duração variável de 1 a 7 dias. Outros comprometimentos são raros. A doença evolui para cura habitualmente em 1 ou 2 meses, mas a sensação de fadiga pode persistir.

O diagnóstico diferencial deve ser feito entre outras infecções que apresentam quadro clínico de mononucleose símile, como

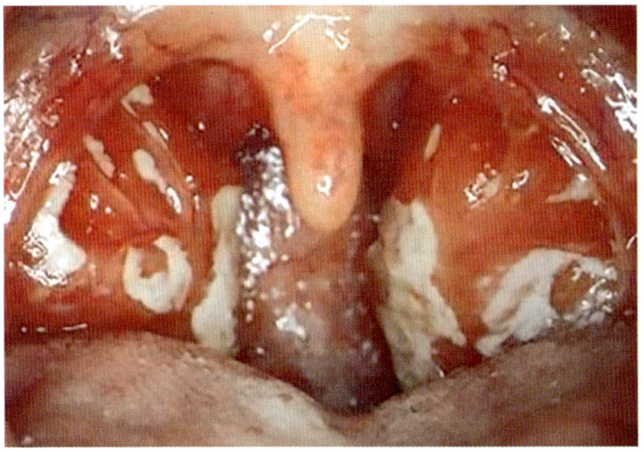

Figura 158.6 Mononucleose (EBV). Tonsilas palatinas aumentadas e recobertas por exsudato de coloração esbranquiçada.

pelo citomegalovírus, toxoplasmose, rubéola e herpes. Além disso, faringotonsilites bacterianas também constituem diagnóstico diferencial. O exantema muitas vezes pode ser confundido com farmacodermia, pois sua presença está, muitas vezes, associada ao uso de antibióticos como ampicilina e amoxicilina.

Diagnóstico

O diagnóstico laboratorial caracteriza-se inicialmente por um hemograma com leucocitose por linfocitose, com a presença de mais de 10% de linfócitos atípicos. O diagnóstico sorológico é feito pela pesquisa de anticorpos heterófilos, que são imunoglobulinas M (IgM) produzidas por linfócitos B infectados pelo EBV. Esses anticorpos causam aglutinação em hemácias de animais. No caso da reação de Paul-Bunnell, a mais utilizada no nosso meio, as hemácias utilizadas são de carneiro. A reação de Paul-Bunnell pode ter resultado falso-negativo em cerca de 10 a 15% dos casos, especialmente em crianças. Os ensaios imunoenzimáticos são usados para detecção de anticorpos IgM e IgG específicos contra antígenos do EBV. A imunofluorescência também pode ser utilizada e, do mesmo modo, pode-se lançar mão do PCR para EBV.

Tratamento

Apesar de muitas vezes ter um curso arrastado, a mononucleose infecciosa é uma doença autolimitada e necessita apenas de medidas de suporte, como antitérmicos e hidratação. O uso de corticoides é discutível, mas aparentemente o alívio dos sintomas tem curta duração e seu uso não está justificado. Deve-se estar atento às possíveis complicações como hepatite, colecistite acalculosa, meningite e ruptura do baço.

Vale destacar que na mononucleose infecciosa o acometimento, do ponto de vista anatômico, é da orofaringe.

Na cavidade oral, o EBV também pode ser responsável pela leucoplasia pilosa. O quadro é quase que exclusivamente visto em indivíduos imunodeprimidos, como transplantados em uso de imunossupressores, pacientes com leucemia, em uso de quimioterapia, em uso crônico de corticoides orais ou inalatórios, e em especial, em infectados pelo vírus da imunodeficiência humana (HIV, *human immunodeficiency virus*). O quadro caracteriza-se por uma lesão branca, espessa, de superfície rugosa nas bordas da língua, que pode se estender para o dorso ou para a face ventral. Normalmente a leucoplasia pilosa é assintomática. O diagnóstico diferencial é feito com as outras lesões brancas da boca. O diagnóstico definitivo é feito pelo achado do EBV por hibridização *in situ*, em fragmentos da lesão. A leucoplasia pilosa raramente necessita de tratamento, mas em caso de queixa estética ou de desconforto local, o quadro responde a zidovudina, a aciclovir e a valaciclovir, mas pode retornar com a interrupção do tratamento.[14]

O EBV está relacionado com outras doenças, especialmente pelo seu potencial oncogênico, como linfoma de Burkitt, linfoma imunoblástico e carcinomas de nasofaringe, entre outros.[15] Existem relatos de relação com esclerose múltipla.[16] A infecção pode também recidivar em situações de imunodepressão ou se tornar crônica ativa, quando está relacionada com a síndrome da fadiga crônica.

HERPES SIMPLES

Alguns vírus, como o grupo dos herpes-vírus, são capazes de causar não só infecções agudas, mas também manterem-se latentes no organismo e, após reativação, promover novos danos teciduais. O vírus do herpes simples (HSV, *herpes simplex virus*) (tipos 1 e 2), assim como o vírus varicela-zóster (VVZ), citomegalovírus (CMV), vírus Epstein-Barr (EBV) e o herpes-vírus humano (HHV) (tipos 6, 7, 8) fazem parte deste grupo e apresentam como peculiaridades, além da capacidade de latência, a ubiquidade, o neurotropismo e a capacidade de gerar infecções subclínicas.

Uma vez latente no gânglio neural sensitivo, dependendo do sistema imune do paciente, o vírus pode reativar e causar lesões diversas, tal como uma meningite, uma paralisia facial. Embora não se consiga comprovação diagnóstica com os exames complementares habituais, acredita-se ser também uma das principais causas, dentre as idiopáticas, de surdez súbita.

A infecção por HSV é uma das mais comuns e estima-se que 90% dos adultos tenham títulos sorológicos positivos para ela. Muito contagiosa, a transmissão do HSV-1 (tipo 1) dá-se, geralmente, pelo contato direto com secreção oral infectada, enquanto a do HSV-2 (tipo 2), por contato direto com lesões ou com secreção genital durante o ato sexual. Objetos de higiene pessoal, fômites, toalhas, também podem ser um meio de contágio, desde que haja predisposição por parte do indivíduo à infecção.

Nos neonatos, a incidência desta infecção é baixa e dá-se, principalmente, pelo HSV-2, frequentemente transmitida no parto normal. Antigamente, acreditava-se que o HSV-1 comprometia apenas face e pele acima da cintura, enquanto o HSV-2 envolvia, principalmente, genitália e pele abaixo da cintura. Hoje, sabe-se que ambos podem infectar qualquer região, embora, o mais comum, seja o preconizado anteriormente.

Quadro clínico

A primoinfecção ocorre normalmente na infância, especialmente entre 1 e 6 anos de vida, de forma assintomática ou com erupções cutâneas, mucosas ou, mais comumente, sob a forma de gengivoestomatite, acompanhada, ou não, de febre e linfonodomegalia, além de disfagia e odinofagia. Autolimitada, tem evolução de 10 a 14 dias. Sintomas como prurido, ardor, maior sensibilidade ou formigamento podem ocorrer cerca de 2 dias antes do aparecimento das lesões vesiculares em uma região. Acredita-se que o período de incubação do vírus seja de 3 a 7 dias, mas há estudos que dizem ser maior.

Para diferenciar as lesões herpéticas das aftas (lesões ulceradas), observa-se que, geralmente, as virais comprometem principalmente a região de mucosa queratinizada que reveste o osso, tal como áreas do palato duro e gengiva (Figura 158.7), mas pode acometer também lábio e porção posterior de orofaringe. São dolorosas e iniciam-se sob a forma de múltiplas vesículas com fluido claro e muito contaminante, confluentes ou não, que se rompem, formando, na evolução, lesões ulceradas e posteriores crostas, sem cicatriz. Podem predispor, ainda, assim como algumas drogas, vacinas, e outros agentes infecciosos, ao eritema multiforme.

A reativação deste vírus pode ser, também, assintomática (subclínica), mas transmissível, ou causar manifestações clínicas mais brandas, com lesões em lábios e pele perilabial (Figura 158.8), cavidade oral, esofagites ou infecções genitais recorrentes. A alta frequência

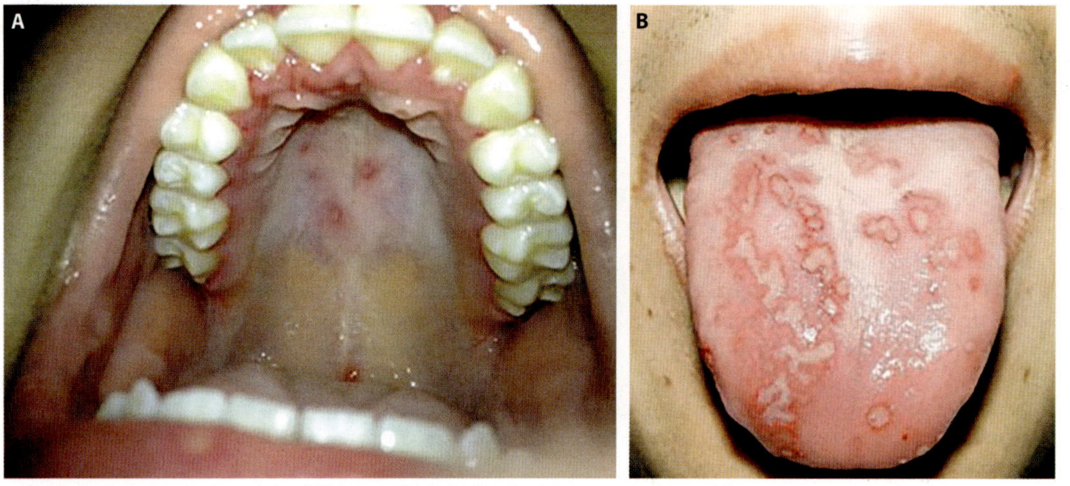

Figura 158.7 A e **B.** Primoinfecção herpética (HSV-1 e HSV-2). Múltiplas lesões vesiculosas difusas, com conteúdo claro, que acometem palato duro, palato mole e gengiva (**A**) e dorso de língua (**B**), áreas queratinizadas.

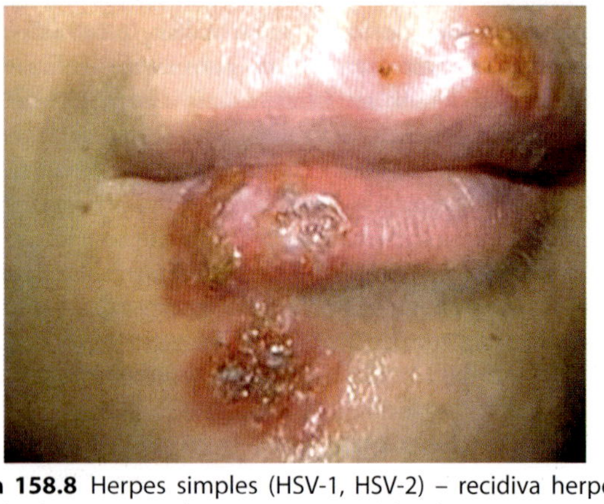

Figura 158.8 Herpes simples (HSV-1, HSV-2) – recidiva herpética. Múltiplas lesões vesiculosas, com conteúdo claro, que acometem região perioral e em lábio inferior.

de reativação subclínica do HSV em pacientes imunocompetentes mostra o importante papel do sistema autoimune neste processo e parece ser mais habitual do que se considera suposto.

Pessoas com imunidade comprometida têm mais chances de desenvolver a doença, como pacientes com HIV e pacientes em quimioterapia, dentre outros. Ainda, como fatores de risco para a reativação viral, pode-se citar a exposição prolongada ao sol, o estresse, febre, frio intenso, menstruação, falta de sono ou qualquer outro fator que debilite a resposta imune do paciente.[17]

Diagnóstico

O diagnóstico da afecção é, sobretudo, clínico, porém a confirmação do agente etiológico pode ser feita por meio de cultura do fluido vesicular, por imunofluorescência direta ou pela técnica de reação de polimerase em cadeia (PCR), principalmente para os casos de encefalite.

Os testes sorológicos são pouco sensíveis para este caso, exceto nos casos de primoinfecção herpética, quando o aumento dos títulos de anticorpos é bastante notável. Nos casos de reativação viral, mesmo quando sintomáticos, nem sempre se consegue observar tal elevação dos títulos de anticorpos.

Tratamento

O tratamento é feito com droga antiviral, desde que se inicie em uma fase mais precoce possível do surgimento das lesões. Se iniciado nos 3 primeiros dias da infecção, e mantido por 5 a 7 dias, o aciclovir diminui a duração das manifestações clínicas e sua infectividade, pois diminui a replicação viral. Para crianças, sugere-se a dose de 15 mg/kg, 5 vezes/dia; e para adultos, 200 mg 5 vezes/dia, 400 mg 3 vezes/dia ou 800 mg 2 vezes/dia. Profilaticamente, pode-se usar 400mg 2 vezes/dia durante o período de risco (p. ex., exposição solar) para evitar recorrência.

Algumas vezes, a internação hospitalar para tratamento de suporte faz-se necessária, devido às dificuldades de ingestão de sólidos e de líquidos. Tão efetivos quanto o aciclovir, o fanciclovir (250 mg 3 vezes/dia, 5 dias) e o valaciclovir (500 mg 2 vezes/dia), por apresentarem uma farmacocinética superior, são necessários em menor número de doses diárias. No caso de pacientes imunodeprimidos, cujo comprometimento tecidual é mais agressivo e arrastado, deve-se evitar o valaciclovir e, em caso de resistência ao aciclovir, usar foscarnet endovenoso (40 mg/kg 3 vezes/dia) até resolução das lesões.[17]

Quanto às pomadas à base de antiviral (aciclovir 5%), associada ou não a corticoide (hidrocortisona 1%) têm indicação ainda muito discutida, mas pressupõe-se serem úteis desde que seu uso inicial seja na fase pré-vesicular. O *laser* pode ser usado para reduzir a exuberância das vesículas, dor e processo inflamatório, abreviando o curso da recidiva.[17]

A vacinação, com uso de vacinas de vírus atenuado, tem como principal intuito o combate a infecções genitais, oculares e reativações virais, sobretudo em pacientes imunodeprimidos, porém, ainda está em fase experimental.[18]

VÍRUS VARICELA-ZÓSTER

O vírus varicela-zóster (VVZ) faz parte do grupo dos herpes-vírus e, deste modo, apresenta as mesmas características do HSV que são: capacidade de latência, ubiquidade e neurotropismo. Assim, também pode causar como manifestações clínicas as lesões cutâneas e orais, além do comprometimento neural e ganglionar sensitivo, por exemplo, a surdez súbita ou a paralisia facial (síndrome de Ramsay Hunt).

É um vírus que causa dois tipos de doença, a varicela, ou catapora, que ocorre principalmente na infância, durante o primeiro contato com o vírus e o herpes-zóster (HZ), que é a reativação do vírus que ficou latente. Sua incidência varia de 0,22 a 0,34%, e sua reativação ocorre, principalmente, em indivíduos mais idosos ou em pacientes imunodeprimidos.

A catapora, ou varicela, é transmitida de pessoa para pessoa. Acomete principalmente crianças em idade escolar e provoca lesões no corpo todo, rosto, tronco e, em menor quantidade, braços, pernas, e, às vezes, até em mucosa oral. As lesões são múltiplas vesículas de surgimento assíncrono, com halo eritematoso, que se transformam em pústulas e deixam crostas, e, na maioria dos casos, evoluem para cura espontânea. Embora incomum, a varicela pode ocorrer também em adultos e ter maior gravidade.

O quadro de HZ, conhecido popularmente como "cobreiro", é outro tipo de doença causada pelo mesmo vírus. Após o quadro de varicela, o vírus fica latente em um gânglio da raiz dorsal, sensitivo, ou em um gânglio de um nervo craniano. Em alguma situação de queda da imunidade, ele pode se reativar e migrar pelo nervo espinhal ou craniano, chegando até a pele e provocando as lesões cutâneas. Estima-se que a incidência seja de 2,9 a 19,5 casos em 1.000 habitantes, dependendo da faixa etária, sendo mais alta em idosos. Sabe-se, porém, que pacientes com algum tipo de imunossupressão, incluindo a infecção pelo HIV, têm maiores chances de apresentar esta afecção. O mesmo acontece com pacientes diabéticos e pacientes fazendo quimioterapia.

O HZ recorrente é uma complicação que pode ocorrer em pacientes mais velhos e imunocomprometidos. Acima de 45 anos, a taxa de recorrência é estimada em 3,9%.[19]

Quadro clínico

As regiões e os nervos mais afetados pelo VVZ são a região torácica (53% dos casos), cervical (20%), trigeminal (15%) e lombossacral (11%). Em pacientes fortemente imunodeprimidos, como os portadores de HIV/AIDS, a doença pode aparecer de maneira disseminada e de distribuição irregular.

Embora sua principal complicação seja o acometimento do nervo oftálmico, primeiro ramo do nervo trigêmeo (V nervo craniano), gerando lesões oculares, quando acomete o segundo ou terceiro ramo deste nervo pode causar lesões bastante dolorosas em face, boca, lábios, língua e palato (Figura 158.9), sempre respeitando a linha média e os dermátomos. As lesões surgem, inicialmente, sob forma de pápulas eritematosas e evoluem para vesículas, bolhas e úlceras, podendo haver até áreas hemorrágicas. A dor pode preceder a lesão de pele e, com isso, dificultar o diagnóstico, assim como o surgimento de uma febre baixa e de uma alteração da sensibilidade no local das futuras lesões.

Embora seja autolimitado na maioria dos casos, em cerca de 7 dias, assim como no caso do HSV, os quadros mais prolongados desta infecção podem estar associados à imunossupressão. A neuralgia pós-herpética (NPH), isto é, persistência da dor no dermátomo afetado após 90 dias da completa resolução das lesões, pode ocorrer em cerca de 20% dos casos. Indivíduos mais idosos, assim como aqueles que apresentam dor aguda mais intensa, comprometimento ocular ou maior severidade das lesões, têm mais chance de desenvolver a NPH que, por sua vez, pode durar meses ou até tornar-se uma síndrome dolorosa persistente. Estima-se que em pacientes maiores de 60 anos que tiveram a infecção por VVZ, a NPH apareça em um terço dos casos; após 70 anos, em 50% dos casos.

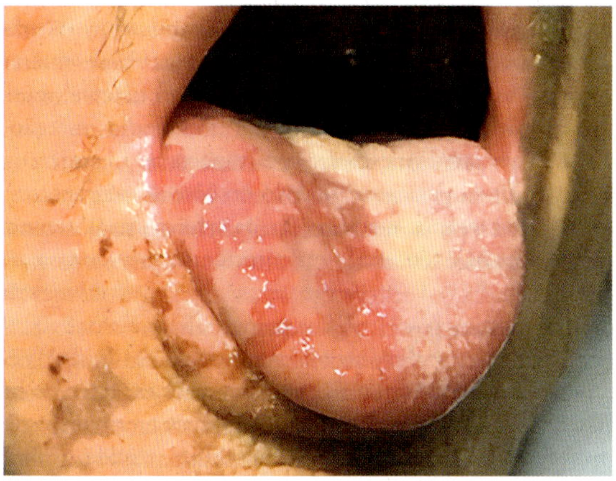

Figura 158.9 Varicela-zóster. Múltiplas lesões vesiculosas, com conteúdo claro, que acometem região de dorso lingual, respeitando linha média, à direita. (Cortesia de: Dr. Matheus Simão Marcos.)

Não apresenta disseminação por via aérea, mas o conteúdo das vesículas é bastante contaminante, repleto de vírus, devendo-se prevenir o contato com a área afetada.

As complicações, além da NPH, incluem a deficiência auditiva, déficit visual (até amaurose), complicações neurológicas (encefalites, meningites), endocardites, glomerulonefrites, infecções cutâneas, pneumonias e, até, segundo estudos mais recentes, aumento do risco para acidente vascular cerebral (2,4 vezes, principalmente na semana após a reativação viral) e para o infarto agudo do miocárdio (1,7 vez).[19]

Diagnóstico

O diagnóstico dos casos habituais é feito pelo exame físico, e, se necessário, por métodos como ELISA (do inglês *enzyme-linked immuno-sorbent assay*), PCR e pela imunofluorescência direta das lesões. A cultura viral é pouco útil, pois seu crescimento é bastante lento, e a sorologia é mais útil para o diagnóstico de uma infecção passada.

Tratamento

Apesar de o HZ ser autolimitado, já que em cerca de 7 dias se notam quase apenas crostas no local afetado, o tratamento medicamentoso com antivirais é indicado, e deve ser realizado o mais precocemente possível. Além disto, a higiene local deve ser bem realizada, a fim de se evitar uma infecção bacteriana secundária e disseminação/contágio da doença. Cuidados com a lavagem das mãos e com o uso em comum de toalhas devem ser orientados.

Sabe-se que os corticosteroides aliviam apenas a dor aguda desta afecção e acredita-se que os antivirais, sobretudo fanciclovir e valaciclovir, também tenham eficácia quanto à diminuição da severidade da dor, da duração das lesões cutâneas e do risco de complicações oculares, porém apresentam eficácia apenas se administrados durante a fase vesicular das lesões, preferencialmente até 72 horas do início do quadro. Quanto à NPH, não há comprovação de que essas drogas possam diminuir sua ocorrência.

Como tratamento de escolha, indica-se, por 7 dias, o aciclovir na dose de 800 mg 5 vezes/dia ou fanciclovir na dose de 500 mg 3 vezes/dia por 7 dias ou valaciclovir, 1.000 mg 3 vezes/dia. A amitriptilina, a gabapentina e a pregabalina podem ser usadas no tratamento da NPH.[19,20]

As vacinas contra VVZ previnem a infecção primária, diminuem a morbidade desta afecção e o risco de NPH, porém pode existir uma queda na imunidade com o passar dos anos.

Existem atualmente dois tipos de vacina contra o VVZ. Uma feita a partir de vírus vivo atenuado, e outra, a partir de uma subunidade de glicoproteína recombinante. Apesar de ambas serem seguras e efetivas, a recombinante apresenta maior chance de prevenção do HZ e a possibilidade de ser administrada de forma segura em indivíduos imunocomprometidos. Ambas podem ser administradas a partir de 50 anos.[19,21]

CITOMEGALOVÍRUS

O citomegalovírus (CMV), também conhecido como HHV-5, é um herpes-vírus humano (HHV) e pertence à família *Herpesviridae*, assim como o vírus varicela-zóster, o vírus Epstein-Barr e a subfamília β-*Herpesviridae*.

Uma característica peculiar desse vírus é a sua capacidade de latência. Assim, após uma infecção primária, geralmente assintomática, o vírus não é eliminado do organismo e, como os outros herpesvírus, permanece de forma latente, e sua viremia mantém-se em níveis reduzidos. Acredita-se que cerca de 50 a 80% dos adultos nos EUA sejam infectados por este vírus. A soroprevalência é dependente da idade: 58,9% dos indivíduos com 6 anos ou mais são infectados, enquanto 90,8% dos indivíduos com 80 anos ou mais são infectados. No Brasil, estudos de soroprevalência na população entre 15 e 45 anos revelaram 81% de positividade na cidade do Rio de Janeiro e aproximadamente 90% na cidade de São Paulo e no estado de Santa Catarina.

Em diferentes circunstâncias, ele pode ser reativado como, por exemplo, em casos de gestação, de uso de drogas imunossupressoras, síndrome da imunodeficiência adquirida (AIDS) ou de qualquer outro fator que altere o sistema imune, causando diversas doenças como faringotonsilites, pneumonia, esofagite, encefalite, hepatite, pancreatite, gastrite, enterite, colite e retinite.

A transmissão da infecção para o feto, na citomegalia, é bem maior quando a mãe tem a primoinfecção (40%) durante a gestação, quando comparada aos casos de reativação (1%). As possíveis complicações nas crianças infectadas pelo CMV podem incluir desde uma deficiência auditiva até um retardo mental, atraso no desenvolvimento, convulsões, paralisia cerebral, defeitos na formação dos dentes ou paralisia de algumas partes do corpo, principalmente das pernas. Já nos adultos, as complicações surgem quando a infecção se desenvolve muito, como acontece em pessoas com o sistema imune enfraquecido, podendo resultar, principalmente, em coriorretinite, amaurose, hepatopatias, mielites, encefalites e até paralisia de membros inferiores, por exemplo.

Na doença adquirida, a transmissão faz-se pelas secreções corporais, como saliva, urina, sangue, leite materno, sêmen, fluidos cervicais e vaginais e, também, por órgãos transplantados; muito raramente por fômites, mas não é impossível, visto que o agente viral não é destruído pelas condições ambientais. Adultos também podem contrair CMV durante o ato sexual ou por transfusões sanguíneas. O período de incubação na infecção adquirida é de 4 a 8 semanas.

Nos indivíduos saudáveis, a infecção localiza-se, muitas vezes, nos tecidos linfoides, assim como a infecção pelo EBV, ao passo que nos neonatos e fetos, compromete, principalmente, as glândulas salivares e os neurônios.

Infecções recorrentes por CMV podem ser causadas por reativação do vírus causador da infecção primária ou por uma reinfecção. A reinfecção tem sido observada em casos de exposição a diferentes cepas de CMV.

Quadro clínico

De 10 a 25% dos recém-nascidos infectados congenitamente apresentam inúmeros sintomas, tais como prematuridade, icterícia, hepatoesplenomegalia, petéquias, púrpuras e alterações neurológicas.

Em qualquer idade, quase 90% das infecções pelo CMV são assintomáticas. A infecção aguda no adulto apresenta-se como um padrão clínico semelhante ao da mononucleose infecciosa, com febre geralmente não muito elevada, mal-estar/adinamia, diminuição do apetite, leve odinofagia e disfagia, dores musculares e adenopatia. A hepatoesplenomegalia pode, também, estar presente. Acompanhando a síndrome, assim como na mononucleose, pode haver linfocitose atípica e enzimas hepáticas elevadas, porém, seus sintomas, embora autolimitados, tendem a ser mais arrastados.

O CMV é considerado um dos mais importantes patógenos oportunistas de pacientes imunocomprometidos.[22]

Crianças e adultos infectados pelo vírus HIV são predispostos a desenvolver as infecções virais oportunistas, principalmente em mucosa oral. Não há uma lesão específica característica do CMV na mucosa oral, mas manifestações como anginas, faringites e presença de ulcerações poderão ocorrer.[22,23]

A progressiva imunossupressão, resultante da infecção do HIV, aumenta a atividade do CMV. Manifestações como coriorretinite, esofagite, pneumonites, bem como anormalidades endócrinas, renais, do sistema nervoso central (SNC) e da medula óssea também são observadas.

Diagnóstico

Há vários métodos para a detecção do CMV. O isolamento viral em culturas de fibroblastos humanos é o método convencional. O vírus geralmente está presente na urina em elevada concentração, principalmente na infecção congênita sintomática, e as culturas são positivas após 3 a 5 dias.

A PCR é uma técnica muito utilizada para investigação do CMV em lesões orais. É uma técnica rápida, de alta sensibilidade e especificidade e requer apenas uma pequena quantidade de material biológico para análise. Pode ser utilizada tanto qualitativamente (diagnóstico por PCR), quanto quantitativamente, na medição da carga viral, que é proporcional ao nível de DNA do CMV.

As detecções de IgM e de IgG pelos diversos métodos sorológicos, como imunofluorescência indireta, ensaio imunoabsorvente ligado à enzima (ELISA e radioimunoensaio, são rotineiramente solicitados para o diagnóstico da infecção congênita e aguda por CMV, porém têm um papel limitado, não permitindo afastar nem confirmar esta infecção na ausência de detecção viral.

No exame histopatológico, como o vírus infecta células endoteliais, pode-se encontrar nelas os corpos de inclusão intranucleares cristalinos e purpúricos circundados por halo claro, que são patognomônicos de CMV.[23]

Tratamento

O tratamento dos casos, semelhante à mononucleose, é feito com medicamentos sintomáticos, lembrando que o vírus não será totalmente eliminado, isto é, permanecerá latente no organismo para sempre. Nos indivíduos imunocomprometidos, o tratamento é baseado na administração de drogas antivirais por um período mais prolongado, ao menos 1 mês, porém, sua toxicidade sobre as células sanguíneas e sobre os rins é bastante preocupante. Nos dias atuais, vem-se utilizando o ganciclovir e o foscarnet. Ambas as drogas possuem pouca biodisponibilidade oral e elevada toxicidade, com efeitos colaterais como neutropenia, trombocitopenia, insuficiência renal e/ou hepática, coma, convulsão, além de distúrbios eletrolíticos (hipocalcemia, hipomagnesemia, hipofosfatemia e hipocalemia).

Sabendo das lesões irreversíveis às quais os fetos estão sujeitos antes do nascimento, um grupo de vacinas começou a ser desenvolvido. De 2 a 4 meses após a inoculação do vírus atenuado, tem-se quantidades máximas de anticorpos anticitomegalovírus (anti-CMV).[24]

A introdução da terapia antirretroviral altamente ativa (HAART, *highly active antiretroviral therapy*), uma combinação de três ou mais drogas antirretrovirais de pelo menos duas classes diferentes, tem conseguido resultados na reconstituição do sistema imune de pacientes com HIV, de tal modo a permitir que a infecção por CMV seja controlada. Apesar disso, a resposta ao tratamento nesses pacientes ainda permanece abaixo do nível ideal e muitos não têm acesso a tal terapia. Deste modo, os esforços para melhorar o tratamento do CMV têm sido uma prioridade.

ENTEROVIROSES

Os enterovírus são responsáveis por um amplo espectro de manifestações clínicas, incluindo exantemas, doença febril não específica, meningite asséptica, doença paralítica flácida, infecções respiratórias, faringite linfonodular, pericardite e miocardite. Pode haver sobreposição de vírus e a mesma síndrome pode ser induzida por vários agentes.[25]

Na cavidade oral, as enteroviroses mais relevantes são a herpangina e a doença da mão-pé-e-boca. Essas afecções podem ser atribuídas a muitos enterovírus humanos, incluindo o vírus Coxsackie A4, A5, A8, A10, A16 (CVA16), B3 e B7 e enterovírus 71 (EV71). Destes, o EV71 e o CVA16 são os dois principais agentes causadores. Eles pertencem à família *Picornaviridae*, têm um único gene RNA e são caracterizados pela alta taxa de mutação e de recombinação frequente. Devido a essas características, repetidas epidemias, principalmente da doença da mão-pé-e-boca, têm ocorrido. Apesar de desenvolverem imunidade, as pessoas podem ser infectadas várias vezes por diferentes linhagens do vírus.[26]

A herpangina e a doença da mão-pé-e-boca, causadas por esses dois agentes (CVA16 e EV71), são clinicamente indistinguíveis, porém o EV71 é mais frequentemente associado a graves complicações neurológicas e morte. Na epidemia de 1998, em Taiwan, pela imunofluorescência indireta e pelo teste de neutralização, 177 casos de doença por EV71 e 64 casos por CVA16 foram confirmados. No grupo de EV71, 120 casos (68%) foram complicados, incluindo 94 casos de doença mão-pé-boca e 15 casos de herpangina, sendo que 14 pacientes (7,9%) morreram. Em contrapartida, 60 (94%) dos 64 casos de infecção por CVA16 foram resolvidos sem qualquer intercorrência.[27]

De acordo com o estudo de Yogarajah et al, o EV71 parece estar associado às maiores chances de complicações cardiopulmonares e neurológicas por apresentar uma maior prevalência de neurotropismo, quando comparado ao CVA16, porém, mais estudos *in vivo* ainda são necessários para esta afirmação.[28]

A maioria dos casos aparece no verão ou no início do outono em áreas não tropicais, com precárias condições de higiene e aglomerações, o que favorece a sua disseminação.

A via orofecal é considerada a principal forma de transmissão e a lavagem frequente das mãos é enfatizada na intenção de diminuir a disseminação durante as epidemias. Durante a fase aguda, o vírus também pode ser transmitido pela saliva ou por gotículas liberadas pela respiração.[27]

A infecção confere imunidade contra uma reinfecção pela mesma linhagem. Apesar dessa imunidade, as pessoas podem se infectar diversas vezes por diferentes tipos de enterovírus, por vários anos, enquanto ainda permanecem suscetíveis a outras diferentes cepas.[28]

Características clínicas

Em muitos países, as epidemias ocorrem a cada 2 a 3 anos e afetam principalmente crianças de 1 a 4 anos. O tempo para o aparecimento das epidemias está relacionado com o acúmulo de novas populações com crianças suscetíveis.

Em todos os três padrões clínicos, a gravidade e as complicações significantes variam e parecem estar associadas a uma determinada linhagem. Em geral, a maioria das linhagens produz uma doença autolimitante que não requer tratamento, mas algumas cepas esporádicas podem produzir epidemias com um grande número de significantes complicações e eventual mortalidade. As complicações sistêmicas incluem pneumonia, edema e hemorragia pulmonar, paralisia branda aguda, encefalite, meningite e cardite. Algumas vezes, a infecção durante a gravidez pelo vírus Coxsackie B tem sido associada a morte fetal e neonatal, enquanto anomalias cardíacas têm sido observadas em crianças que sobreviveram à infecção inicial.[29]

Entre as enteroviroses, existem mais de 30 que podem resultar em infecções sintomáticas associadas a erupções. Poucas são tão distintas clinicamente para permitir a diferenciação entre elas. A maioria é assintomática ou subclínica. Essas infecções podem surgir em qualquer idade, mas a maior parte ocorre em bebês ou crianças. Casos neonatais também têm sido relatados.[29] Apenas a herpangina, a doença da mão-pé-e-boca e a faringite linfonodular aguda merecem discussão.

Quadro clínico

Herpangina

É uma síndrome caracterizada pelo aparecimento súbito de febre, que pode ser alta, anorexia, disfagia e odinofagia, e que possui um período de incubação de 3 a 10 dias.

Durante o período febril, que persiste de 1 a 4 dias, surgem pequenas vesículas, principalmente em áreas pouco queratinizadas como úvula, palato mole, pilares anteriores e, menos frequentemente, nas tonsilas palatinas. São branco-acinzentadas, com 3 a 5 mm de diâmetro, envoltas por um halo hiperemiado. As vesículas rompem-se rapidamente após 2 ou 3 dias, transformando-se em pequenas úlceras que podem durar por até uma semana, mesmo desaparecendo os sintomas (Figura 158.10).[30]

Atinge, principalmente, crianças de 3 a 10 anos. Na maioria das vezes, os casos regridem sem complicação e são comumente confundidos com faringite ou tonsilite bacteriana, faringite herpética e estomatite aftosa recorrente.[30]

Doença mão-pé-boca

Altamente contagiosa, mas autolimitada, a síndrome mão-pé-boca é, em geral, uma doença leve, com pródromos de febre (38 a 39ºC), adinamia e anorexia. Após um período de incubação de 3 a 6 dias, o quadro clínico consiste em uma combinação de erupção vesicular na cavidade oral (Figura 158.11 A) e na pele. Lesões papulovesiculares de 3 a 7 mm de diâmetro estão presentes nas mãos e nos pés, na superfície dorsal e lateral principalmente, podendo acometer a face palmar (Figura 158.11 B) e/ou plantar (Figura 158.11 C) e interdigital, região de fraldas, nádegas e genitália, e joelhos, com menor frequência. Além de assimétricas, as lesões podem ser dolorosas e pruriginosas.[27]

Na mucosa oral, as lesões aparecem geralmente na úvula, palato, gengiva e língua.

A implantação viral inicia-se normalmente na mucosa bucal e ileal e em seguida dissemina-se para os nódulos linfáticos em 24 horas. Uma viremia rapidamente ocorre, com difusão para a mucosa oral e pele. No sétimo dia, os níveis de anticorpos aumentam, neutralizando os vírus, que são eliminados. O vírus pode estar presente nas fezes do paciente por até 1 mês após o início da infecção.[31]

Sarma et al., em um estudo multicêntrico na Índia, mostraram que o tempo de cicatrização de lesões de pele foi de 6 a 13 dias, com descamação posterior e ligeira pigmentação. Os sintomas sistêmicos mais comuns, como febre e anorexia, precederam a erupção na pele em 1 a 4 dias e foram mais leves no momento da apresentação na pele. A faixa etária acometida foi de 1 a 12 anos, tendo prevalência maior em menores de 5 anos.[32]

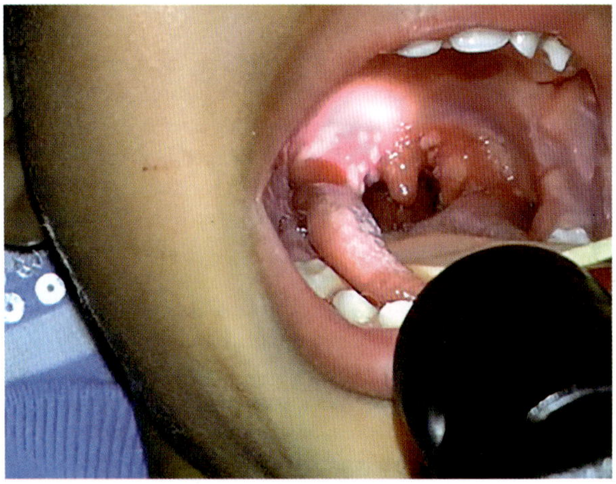

Figura 158.10 Herpangina (vírus Coxsackie). Múltiplas lesões vesiculosas, com conteúdo claro, que acometem palato mole e tonsila palatina (área menos queratinizada).

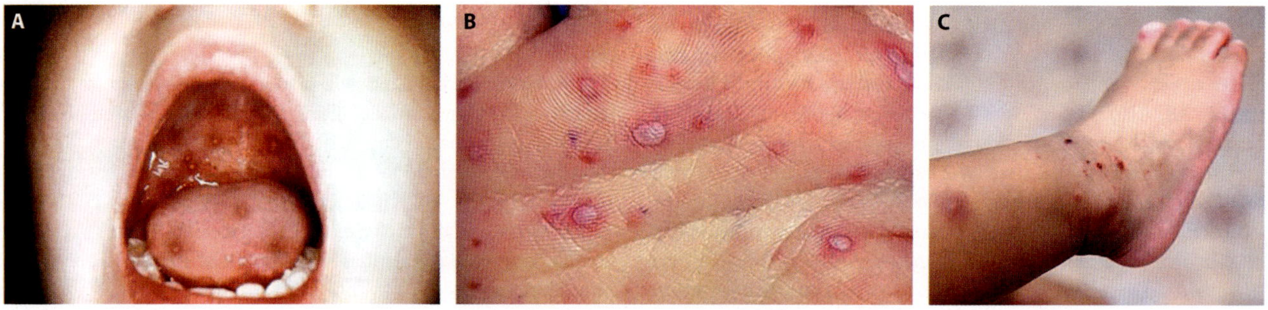

Figura 158.11 Doença mão-pé-boca (vírus Coxsackie). **A.** Múltiplas lesões vesiculares, papulares, em região de palato e língua; **B.** Múltiplas lesões vesiculares, papulares, em região de palma de mão; **C.** Múltiplas lesões vesiculares, papulares, em região de pé.

Acreditava-se que o principal agente causador dessa doença fosse o CVA16, porém novos estudos sobre surtos e epidemias, como o de Cingapura em 2000, revelaram a grande importância do EV71 e, atualmente, é o mais estudado, pois, apesar das proporções variáveis entre o CVA16 e o EV71, este último causa maiores complicações neurológicas, como meningite asséptica, encefalite e paralisia flácida aguda.[30]

O EV71 foi isolado pela primeira vez em 1969, na Califórnia, e durante os 30 anos posteriores, provocou surtos nos EUA, Europa e Ásia. Desde 1997, vários surtos graves ocorreram na região da Ásia-Pacífico, como Sarawak (Malásia Oriental), península da Malásia, Taiwan, Austrália, Cingapura, Japão e Vietnã.[27]

Nilendu et al. concluíram que o aparecimento contínuo de novos subtipos de EV71 nos últimos anos, sugere que o vírus está em constante evolução, adquirindo maior virulência. Os recentes estudos de mapeamento genético visam criar estratégias de vacinação em massa, como tomadas para a poliomelite, a fim de reduzir a possibilidade de novos surtos da epidemia.[33]

Faringite linfonodular aguda

A faringite linfonodular aguda é caracterizada por dor de garganta, febre e cefaleia leve, que pode durar de 4 a 14 dias. Pequenos nódulos podem aparecer nos pilares amigdalianos e palato duro. Geralmente regridem de 7 a 10 dias e é considerada como uma doença rara. Uma pequena odinofagia pode ocorrer.[34]

Diagnóstico

Os diagnósticos da herpangina, da doença da mão-pé-e-boca e da faringite linfonodular aguda são realizados pelas manifestações clínicas distintas.

A cultura pode auxiliar no isolamento do vírus. A técnica PCR está cada vez mais disponível e tem substituído a cultura viral em vários laboratórios de diagnóstico.[30]

Quanto às características histopatológicas, na herpangina e na doença da mão-pé-e-boca, o epitélio irá apresentar um edema intracelular e intercelular, o qual leva à espongiose extensa e à formação de vesícula intraepitelial. A vesícula aumenta de tamanho e se rompe na camada de células basais do epitélio, com a resultante formação de uma vesícula subepitelial. Forma-se necrose epitelial e ulceração.[28]

Tratamento

A herpangina e a mão-pé-e-boca são doenças autolimitadas que exigem apenas uma terapia sintomática para seu tratamento, tal como antipiréticos e anestésicos tópicos. Alguns profissionais sugerem bochechos com corticoides em suspensão, 3 vezes ao dia, até remissão das lesões, para alívio dos sintomas.[30]

Os cuidados com a hidratação são fundamentais, devido à dificuldade para deglutição. Muitas vezes, um tratamento de suporte pode ser necessário, pois a disfagia e a odinofagia podem ser bastante marcantes.[27]

Para reduzir a propagação viral, não se deve romper as vesículas e o afastamento escolar não é imperativo, porém, sugerido. Os sintomas geralmente desaparecem em até 7 a 10 dias, mas as lesões de pele podem demorar um pouco mais para total remissão.[30]

Importante lembrar que a transmissão, mesmo após remissão do quadro clínico, continua, visto haver a presença do vírus nas fezes em cerca de até 30 dias pós início dos sintomas.[27]

Não há vacina para prevenção de tal afecção, mas as medidas de higiene, sobretudo a lavagem das mãos, são fundamentais para coibir a disseminação do vírus e, consequentemente, o contágio da doença.

Complicações podem ocorrer. Além da desidratação, a mais comum, devido à odinofagia e à disfagia presentes, pode haver uma infecção secundária. Uma meningite viral, uma encefalite ou outras já citadas previamente são mais raras e, como já dito, mais relacionadas com infecção pelo EV71, com altas taxas de mortalidade. Estudos mais recentes têm avaliado possíveis drogas para diminuir a proliferação dos enterovírus em questão.[30]

O uso de antivirais é indicado apenas se empregados no início do quadro, visto que sua ação visa diminuir a replicação viral. Em casos graves e, sobretudo, em pacientes imunossuprimidos, tal uso torna-se mais importante.[31]

REFERÊNCIAS BIBLIOGRÁFICAS

1. Liquidato BM, Camargo AC, Soler RC et al. Doenças Infecciosas da cavidade oral – Infecções bacterianas e ulcerogranulomatosas. In: Caldas S Neto, Mello JF Jr, Martins RH, Costa SS. Tratado de otorrinolaringologia e cirurgia cervicofacial. São Paulo: Roca; 2011. p. 65-77.
2. Betz SJ. HPV-related papillary lesions of the oral mucosa: A review. Head Neck Pathol [Internet]. 2019 Mar [Acesso em: 2024 Jul];13(1):80-90.
3. Hübbers CU, Akgül B. HPV and cancer of the oral cavity. Virulence [Internet]. 2015 [Acesso em: 2024 Jul];6(3):244-8.
4. Katirachi SK, Grønlund MP, Jakobsen KK, Grønhøj C, von Buchwald C. The prevalence of HPV in oral cavity squamous cell carcinoma. Viruses [Internet]. 2023 Feb 6 [Acesso em: 2024 Jul];15(2):451.
5. Nauta IH, Heideman DA, Brink A, van der Steen B, Bloemena E, Koljenović S et al. The unveiled reality of human papillomavirus as risk factor for oral cavity squamous cell carcinoma. Int J Cancer [Internet]. 2021 Jul 15 [Acesso em: 2024 Jul];149(2):420-30.
6. Morbini P, Benazzo M. Human papillomavirus and head and neck carcinomas: Focus on evidence in the babel of published data. Acta Otorhinolaryngol Ital [Internet]. 2016 [Acesso em: 2024 Jul];36:249-58.
7. Ntanasis-Stathopoulos I, Kyriazoglou A, Liontos M, A Dimopoulos M, Gavriatopoulou M. Current trends in the management and prevention of human papillomavirus (HPV) infection. J BUON [Internet] 2020 May-Jun [Acesso em: 2024 Jul];25(3):1281-5.
8. Xavier SD. Frequência de aparecimento do papilomavirus humano (HPV) na mucosa oral de homens com HPV anogenital confirmado por biologia molecular [Tese de mestrado]. São Paulo (SP): Santa Casa de Misericórdia de São Paulo; 2007. 80 p.

9. Brasil. Ministério da Saúde. Protocolo Clínico e Diretrizes Terapêuticas para Atenção Integral às Pessoas com Infecções Sexualmente Transmissíveis – IST [Internet]. 2022. Disponível em: http://bvsms.saude.gov.br/bvs/publicacoes/protocolo_clinico_atecao_integral_ist.pdf
10. Lupato V, Holzinger D, Höfler D, Menegaldo A, Giorgi Rossi P, Del Mistro A et al. Prevalence and determinants of oral human papillomavirus infection in 500 young adults from Italy. PLoS One [Internet]. 2017 Jan 19 [Acesso em: 2024 Jul];12(1):e0170091.
11. Porter A, Goldfarb J. Measles: A dangerous vaccine-preventable disease returns. Cleve Clin J Med [Internet]. 2019 Jun [Acesso em: 2024 Jul];86(6):393-8.
12. São Paulo. Equipe Técnica da DDTR/CVE/CCD/SES SP. Alerta sarampo atualização. 2024. Disponível em: https://www.saude.sp.gov.br/cve-centro-de-vigilancia-epidemiologica-prof.-alexandre-vranjac/areas-de-vigilancia/doencas-de-transmissao-respiratoria/agravos/rubeola-sarampo-e-sindrome-da-rubeola-congenita/sarampo-alerta-boletins
13. Plemper RK. Measles resurgence and drug development. Curr Opin Virol [Internet]. 2020 Apr [Acesso em: 2024 Jul];41:8-17.
14. Alramadhan SA, Bhattacharyya I, Cohen DM, Islam MN. Oral hairy leukoplakia in immunocompetent patients revisited with literature review. Head Neck Pathol [Internet]. 2021 Sep [Acesso em: 2024 Jul];15(3):989-93.
15. Andrei G, Trompet E, Snoeck R. Novel therapeutics for Epstein-Barr virus. Molecules [Internet]. 2019 Mar 12 [Acesso em: 2024 Jul];24(5):997.
16. Loosen SH, Doege C, Meuth SG, Luedde T, Kostev K, Roderburg C. Infectious mononucleosis is associated with an increased incidence of multiple sclerosis: Results from a cohort study of 32,116 outpatients in Germany. Front Immunol [Internet]. 2022 Aug 2 [Acesso em: 2024 Jul];13:937583.
17. Gopinath D, Koe KH, Maharajan MK, Panda S. A comprehensive overview of eidemiology, pathogenesis and the management of herpes labialis. Viruses [Internet]. 2023 Jan 13 [Acesso em: 2024 Jul];15(1):225.
18. Wijesinghe VN, Farouk IA, Zabidi NZ, Puniyamurti A, Choo WS, Lal SK. Current vaccine approaches and emerging strategies against herpes simplex virus (HSV). Expert Rev Vaccines [Internet]. 2021 Sep [Acesso em: 2024 Jul];20(9):1077-96.
19. Patil A, Goldust M, Wollina U. Herpes zoster: A review of clinical manifestations and management. Viruses [Internet]. 2022 Jan 19 [Acesso em: 2024 Jul];14(2):192.
20. Saguil A, Kane S, Mercado M, Lauters R. Herpes zoster and postherpetic neuralgia: Prevention and management. Am Fam Physician [Internet]. 2017 Nov 15 [Acesso em: 2024 Jul];96(10):656-63.
21. Freer G, Pistello M Varicella-zoster virus infection: Natural history, clinical manifestations, immunity and current and future vaccination strategies. New Microbiologica [Internet]. 2018 [Acesso em: 2024 Jul];41(2) 95-105.
22. Doraiswamy M, Pesavento TE, Pandey D, Murali RD, Singh P. Rare oral lesions from cytomegalovirus in kidney transplant. Postgrad Med J [Internet]. 2022 Feb 1 [Acesso em: 2024 Jul];98(e1):e32.
23. Pinana M, Rapoport C, Champtiaux N, Lescaille G, Allenbach Y, Rochefort J. Cytomegalovirus-induced oral ulcers: A case report and literature review. Clin Case Rep [Internet]. 2023 Jun 7 [Acesso em: 2024 Jul];11(6):e7459.
24. Boppana SB, van Boven M, Britt WJ, Gantt S, Griffiths PD, Grosse SD et al. Vaccine value profile for cytomegalovirus. Vaccine [Internet]. 2023 Nov 3 [Acesso em: 2024 Jul];41 Suppl 2:S53-S75.
25. Khetsuriani N, Lamonte-Fowlkes A, Oberst S, Pallansch MA; Centers for Disease Control and Prevention. Enterovirus surveillance - United States, 1970-2005. MMWR Surveill Summ [Internet]. 2006 Sep 15 [Acesso em: 2024 Jul];55(8):1-20.
26. Nayak G, Bhuyan SK, Bhuyan R, Sahu A, Kar D, Kuanar A. Global emergence of enterovirus 71: A systematic review. Beni Suef Univ J Basic Appl Sci [Internet]. 2022 [Acesso em: 2024 Jul];11(1):78.
27. Ni XF, Li X, Xu C, Xiong Q, Xie BY, Wang LH et al. Risk factors for death from hand-foot-mouth disease: A meta-analysis. Epidemiol Infect [Internet]. 2020 Feb 27 [Acesso em: 2024 Jul];148:e44.
28. Yogarajah T, Ong KC, Perera D, Wong KT. Enterovirus A71 and coxsackievirus A16 show different replication kinetics in human neuronal and non-neuronal cell lines. Arch Virol [Internet]. 2017 Mar [Acesso em: 2024 Jul];162(3):727-37.
29. Ornoy A, Tenenbaum A. Pregnancy outcome following infections by coxsackie, echo, measles, mumps, hepatitis, polio and encephalitis viruses, Reprod Toxicol [Internet]. 2006 [Acesso em: 2024 Jul];21:446-57.
30. Ye YZ, Dou YL, Hao JH, Zhou L, Lin AW, Wang SN et al. Efficacy and safety of interferon α-2b spray for herpangina in children: A randomized, controlled trial. Int J Infect Dis [Internet]. 2021 Jun [Acesso em: 2024 Jul];107:62-8.
31. Buchner A. Hand, foot, and mouth disease. Oral Surg Oral Med Oral Pathol [Internet]. 1976 [Acesso em: 2024 Jul];41:333-7.
32. Sarma N, Sarkar A, Mukherjee A, Ghosh A, Dhar S, Malakar R. Epidemic of hand, foot and mouth disease in West Bengal, India in August, 2007: A multicentric study. Indian J Dermatol [Internet]. 2009 [Acesso em: 2024 Jul];54(1):26-30.
33. Ho M, Chen ER, Hsu KH, Twu SJ, Chen KT, Tsai SF et al. An epidemic of enterovirus 71 infection in Taiwan. Taiwan Enterovirus Epidemic Working Group. N Engl J Med [Internet]. 1999 Sep 23 [Acesso em: 2024 Jul];341(13):929-35.
34. Steigman AJ, Lipton MM, Braspennickx H. Acute lymphonodular pharyngitis: A newly described condition due to coxsackie virus. J Pediatr [Internet]. 1962 [Acesso em: 2024 Jul]; 61:331-6.

CAPÍTULO

159

Infecções Bacterianas e Ulcerogranulomatosas da Cavidade Oral

Ana Cristina Kfouri Camargo • Bianca Maria Liquidato • Rita de Cássia Soler

INTRODUÇÃO

Entre as doenças infecciosas que acometem a cavidade oral, diversos agentes podem desencadear sinais e sintomas cujo leque de diagnósticos diferenciais torna-se vasto.

As infecções ulcerogranulomatosas da cavidade oral não são diferentes das afecções virais, também constituindo, assim, um desafio ao otorrinolaringologista quanto aos seus diagnósticos diferenciais. Podem apresentar diferentes agentes etiológicos, tais como parasitas, bactérias e fungos, cada qual com sua peculiaridade, embora muitos sintomas e sinais também se assemelham entre as diferentes doenças.

Logo, as características clínicas de cada doença devem ser consideradas, sobretudo, a partir de uma boa anamnese e de um minucioso exame físico do paciente. Em seguida, após estabelecidas as hipóteses diagnósticas, pode-se lançar mão de diferentes exames complementares, tanto para determinar o agente causador envolvido, o que nem sempre é uma tarefa fácil, quanto para avaliar sinais adicionais correlatos àquela morbidade. Em grande parte das vezes, a "clínica é soberana", e tais gastos tornam-se dispensáveis. Em outras, os exames não só colaboram para o diagnóstico definitivo, como também são fundamentais para a documentação científica, visto que muitos dos males são ainda de notificação compulsória ao Estado.

Os tratamentos indicados para estas infecções, específicos em vários casos, estão sendo sempre modificados e atualizados. Tais inovações visam reduzir os efeitos colaterais das drogas, evitar a resistência ao agente etiológico em questão, diminuir o custo do tratamento e, também, facilitar a terapêutica ao paciente quanto a doses e formas de ingestão. Motivo de grande preocupação da área de saúde, várias são de notificação compulsória e de responsabilidade do Estado quanto ao fornecimento das medicações e do acompanhamento e diagnóstico, inclusive, de contactantes.

TUBERCULOSE

A tuberculose (TB) é uma doença rara se comparada com as outras doenças ulcerogranulomatosas que acometem a cavidade oral. Seu agente etiológico é o *Mycobacterium tuberculosis*, micobactéria de multiplicação lenta, também conhecido como bacilo de Koch (BK), um bacilo álcool-ácido resistente, sendo identificado e descrito por Robert Koch em 1882.[1]

O contágio é respiratório na grande maioria dos casos, por meio de aerossóis (fala, espirros, tosse) e as principais formas bacilíferas são a pulmonar, a oral e a laríngea. Estima-se que, em um ano, uma pessoa bacilo positivo pode infectar cerca de 10 a 15 pessoas dentro de uma comunidade. Cerca de 5% dos infectados não conseguem impedir a multiplicação inicial do bacilo e desenvolvem tuberculose ativa na sequência da primoinfecção (tuberculose primária). Outros 5%, apesar de bloquearem a infecção nesta fase, adoecem posteriormente (tuberculose pós-primária ou secundária) por reativação desses bacilos (reativação endógena) ou por exposição à nova fonte de infecção (reinfecção exógena). Cerca de 90% dos infectados não adoece e desenvolve imunidade parcial à doença, com o BK em estado latente: é a infecção latente da tuberculose (ILTB).

Embora a chance de adoecimento nos dois primeiros anos após o contato com a micobactéria seja maior, o indivíduo pode apresentar sintomas em qualquer fase da vida. Contudo, uma vez iniciado o tratamento do doente, a transmissão do agente diminui gradativamente e, em geral, cerca de 15 dias após, já se torna quase ínfima, porém, é claro que os cuidados devem permanecer até que se comprove a baciloscopia negativa por parte deste paciente.[2]

As lesões tuberculosas orais apresentaram um novo aumento nos últimos anos devido ao recrudescimento da tuberculose de maneira geral, seja pelo surgimento de cepas do bacilo de Koch resistentes aos esquemas de tratamento habituais, ou mesmo pelo aumento dos casos de síndrome da imunodeficiência adquirida (aids), o que levou à modificação de programas governamentais de controle da doença. Fatores socioeconômicos e sanitários precários, sobretudo nos países subdesenvolvidos, também contribuem para elevação do número de casos, assim como a dificuldade para acesso ao serviço de saúde.[3]

O grupo BRICS (Brasil, Rússia, Índia, China e África do Sul) é responsável por 46% de todos os casos mundiais de tuberculose e 40% da mortalidade. No Brasil, a tuberculose é um sério problema da saúde pública, com profundas raízes sociais. A cada ano, são notificados, aproximadamente, 70 mil casos novos e ocorrem 4,5 mil mortes em decorrência da doença. Trata-se da causa mais comum de mortalidade por doença infecciosa no mundo. A Organização Mundial da Saúde (OMS) estima que 2 milhões de pessoas tenham tuberculose latente e outras 3 milhões morram anualmente em todo o mundo.[1]

Pode apresentar-se de duas formas na boca: como uma doença primária, mais rara, que ocorre como resultado da inoculação direta de tecidos orais, ou como uma lesão secundária a uma tuberculose pulmonar, devido à disseminação hematogênica ou linfática e extensão para estruturas vizinhas, como na afecção laríngea.[4] É descrita uma prevalência de lesões orais em 0,05 a 1,5% em pacientes com tuberculose pulmonar. A raridade da tuberculose primária pode ser explicada pela grande vascularização da mucosa oral e, também, pela ação germicida da saliva. A forma primária ocorre com mais frequência em crianças e adolescentes, sendo que a secundária é vista em adultos e idosos. Fatores sistêmicos e locais podem ser predisponentes para o surgimento de lesões orais. Dentro dos sistêmicos, pode-se incluir qualquer imunossupressão, o diabetes melito, o alcoolismo, linfomas, tumores malignos e o aumento da virulência do patógeno. Entre os locais, inclui-se a má higiene oral, o trauma local, as inflamações crônicas, as erupções dentárias, as lesões cirúrgicas, as doenças periodontais, as cáries, a exposição da polpa dentária, os cistos e os abscessos dentários. Situações de imunossupressão e alta concentração bacilífera são fatores para agravamento das lesões.[4]

Tuberculose ocorre com mais frequência em homens do que mulheres e afeta mais a população de nível socioeconômico mais baixo. A tuberculose tem cura e o tratamento é gratuito e disponibilizado pelo Sistema Único de Saúde (SUS).

Quadro clínico

As manifestações orais da tuberculose podem apresentar-se sob as mais diferentes formas de lesões elementares, porém apresentam uma característica bastante ratificante, a dor intensa. Podem manifestar-se em forma de ulcerações irregulares extremamente dolorosas e recobertas por fibrina, únicas ou múltiplas, ou como fissuras, máculas, nódulos ou placas; lesões leucoplásicas também são uma possibilidade (Figura 159.1). Mais raramente, a macroglossia também é uma possibilidade.

Os locais mais frequentes são a língua (Figura 159.2), a mucosa labial, o palato (Figura 159.3), a mucosa gengival e bucal e são acompanhados por persistente linfadenopatia cervical. Podem ocasionar hiperssalivação além de dificuldade à ingestão de alimentos e à fala.[5]

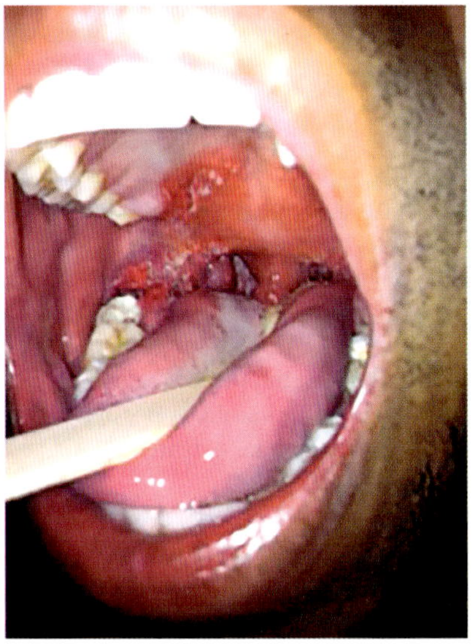

Figura 159.1 Tuberculose oral: lesão enantemática entremeada a lesões leucoplásicas e recobertas por fibrina em área de palato mole, pilar amigdaliano anterior e trígono retromolar.

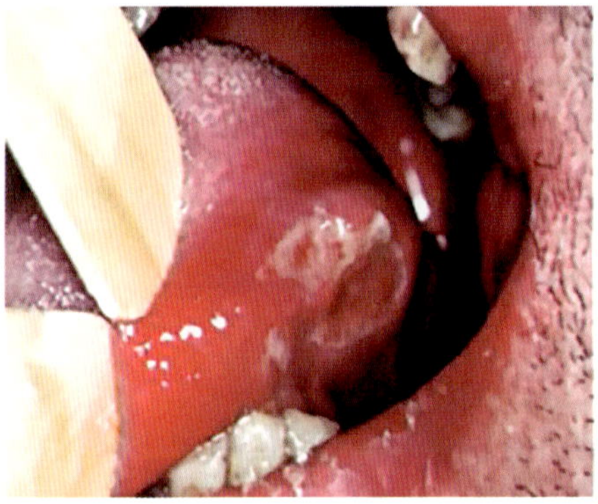

Figura 159.2 Tuberculose oral: lesão ulcerada, parcialmente recoberta com fibrina, em área de borda lateral posterior esquerda de língua.

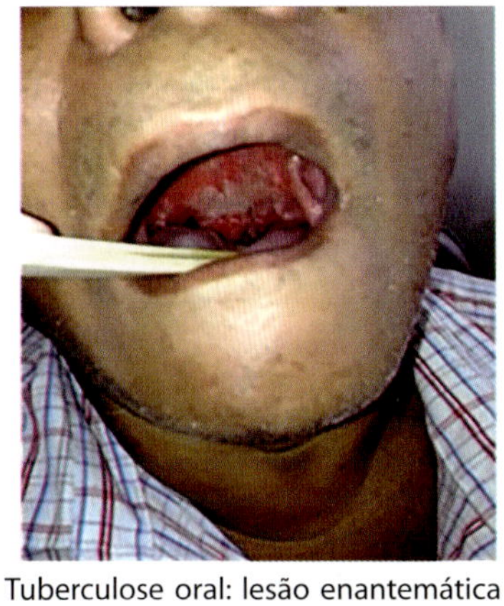

Figura 159.3 Tuberculose oral: lesão enantemática recoberta com fibrina e áreas leucoplásicas em palato mole e úvula.

O bacilo, embora raro, pode infectar glândulas salivares, principalmente a parótida, levando a um aumento, geralmente indolor, da mesma. Pode, inclusive, promover fistulização para pele, proveniente do comprometimento ganglionar ou da glândula salivar.[1]

Nem sempre o paciente apresenta sintomas pulmonares associados, tais como tosse produtiva, dispneia, hemoptise, ou sintomas sistêmicos, tais como febre vespertina, sudorese, emagrecimento.

COINFECÇÃO TUBERCULOSE-HIV

No Brasil, embora a proporção de casos novos de TB testados para o HIV tenha aumentado 23%, de 2012 (67,3%) para 2019 (82,8%), desde 2014 tem-se observado uma redução na proporção de casos novos com a coinfecção TB-HIV, de 10,2% para 8,4% em 2022.[3]

Apesar de ainda aquém do esperado, nosso país vem apresentando uma tendência de aumento na realização da terapia antirretroviral (TARV) entre as pessoas em tratamento para a tuberculose desde 2010, quando se deu início ao monitoramento desse indicador, sugerindo que as ações de vigilância e assistência voltadas para essas pessoas estão sendo eficazes.

Também colaborando para tal controle epidemiológico, desde 2020 foi instituído na Unidade Federal o monitoramento da oferta de tratamento da ILTB para indivíduos com CD4+ ≤ 350 células/mm³ pelo Sistema de Monitoramento Clínico de Pessoas Vivendo com HIV/aids, o que favorece a identificação de uma das populações mais prioritárias para a oferta do tratamento preventivo da TB.[2,3]

Diagnóstico

O diagnóstico de tuberculose oral deve ser suspeitado pelo aspecto clínico das lesões e, principalmente, pela dor intensa que o paciente apresenta. Quando associado ao histórico de tosse crônica, febre vespertina, sudorese noturna e de emagrecimento, a hipótese torna-se ainda mais pertinente.

O diagnóstico diferencial das úlceras tuberculosas inclui uma variedade de doenças ulcerativas, tais como carcinoma de células escamosas, úlceras traumáticas, estomatite aftosa, úlceras sifilíticas, actinomicoses, histoplasmose, granulomatose de Wegener, sarcoidose, doença de Crohn, leishmanioses e doença de Hansen.[1]

Os exames complementares são fundamentais para compor o diagnóstico. O raio X de tórax pode mostrar infiltrado miliar ou mesmo cavernas. O derivado de proteína purificada (PPD, *purified protein derivative*), também chamado de teste de Mantoux, e a pesquisa de bacilo de Koch no escarro (BK no escarro) devem ser sempre solicitados.[2,4]

Um resultado positivo à prova tuberculínica, o PPD, não diagnostica a tuberculose ativa, mas indica que o indivíduo foi infectado pelo *Mycobacterium tuberculosis* em algum momento de sua vida (ILTB). Os indivíduos infectados podem ter sua reação à tuberculina diminuída com o tempo, devido à perda da resposta dos linfócitos T de memória. Isto justifica o porquê de um PPD negativo, mesmo em um indivíduo infectado pelo BK, assim como em pacientes imunossuprimidos.[4]

Estima-se que 5% da população infectada não responde à tuberculina, devido à depressão da imunidade celular: é a anergia tuberculínica. Resultados falso-negativos são mais comuns do que os falso-positivos e geralmente têm muita relação com a técnica malempregada. Algumas reações cruzadas também podem justificar a falsa positividade do teste, tais como infecções por outras micobactérias, vacinação recente ou drenagem linfática local diminuída. Sua sensibilidade é de cerca de 70% e a especificidade, próximo aos 59%. Reações adversas como o surgimento de vesículas, úlceras ou necrose local da pele, além de linfangites e adenopatia regional, autolimitadas, podem ocorrer. Febre é pouco frequente e anafilaxia, raro. Sua leitura é feita entre 48 e 72 horas até 7 dias. Em um paciente imunocompetente, considera-se positivo quando a lesão atinge um diâmetro superior a 10 mm; nos imunossuprimidos, a partir de 5 mm.[4]

A sensibilidade da pesquisa de BAAR (bacilo álcool-ácido resistente) no escarro com amostras sucessivas é de 83,4% na primeira amostra, com acréscimo de 12,2% na segunda e de 4,4% na terceira. A especificidade, no Brasil, é de cerca de 98%. Quando o BK é negativo, tenta-se a indução de nebulização ultrassônica com solução salina hipertônica a 3% antes de partir para qualquer procedimento mais invasivo para coleta de material para a realização da baciloscopia e da cultura da micobactéria. A cultura aumenta em cerca de 30% o diagnóstico nos casos de baciloscopia negativa.[2]

O exame anatomopatológico de fragmento da lesão pode mostrar necrose caseosa e células gigantes de Langerhans e é indispensável no diagnóstico da tuberculose oral primária. Importante ressaltar que em casos de pacientes com algum grau de imunossupressão, o granuloma caseoso nem sempre é encontrado; nestes pacientes, deve-se procurar pelo bacilo disperso na lâmina, sem as células gigantes. Normalmente, a coloração utilizada para identificação do BAAR é a técnica de Ziehl-Neelsen. Há também outra coloração que pode ser usada para identificação da micobactéria chamada *Fite Faraco*.

Mais novo nesse leque diagnóstico, tem-se o teste rápido molecular (TRM-TB ou MRT, de *molecular rapid test*) para tuberculose: é um teste baseado na tecnologia de RT-PCR (*real time - polymerase chain reaction*) para identificação do BK em secreções ou outros materiais, como o de punção ganglionar. Sua alta sensibilidade e especificidade podem, em até duas horas, dar resultados com menores riscos de falso-negativo. Em 2019, foi publicada no Diário Oficial da União a incorporação deste teste no SUS. Este teste molecular também ajuda a avaliar casos de BK resistentes. As drogas favorecem a seleção natural das bactérias resistentes, as quais apresentam alterações cromossômicas em diferentes genes do bacilo. A tecnologia atual permite a identificação, por enquanto, do bacilo resistente à rifampicina.[2,3]

A OMS não recomenda testes sorológicos para o diagnóstico de tuberculose, pois a resposta dos anticorpos à *M. tuberculosis* em infecção crônica é altamente complexa e variável.

Não se deve esquecer que a solicitação de sorologia para HIV é mandatória para esses pacientes pelo risco de coinfecção.

Para rastreio da ILTB, além do PPD, tem-se também o teste de liberação de interferon-gama (IFN-γ) pelos linfócitos T expostos ao BK, chamado de IGRA, do inglês *interferon-gama release assay*. Apresenta grande sensibilidade (95%), alta especificidade (98%) e não sofre interferências nos casos de vacinados, quando comparado ao PPD. Desde 2020, foi incorporado ao SUS e está liberado para casos de crianças contactantes de casos de tuberculose ativa, entre 2 e 10 anos, para candidatos a transplante de células-tronco e para pacientes HIV positivos com contagem de linfócitos T-CD4+ > 350 células/mm^3. Na rede privada, este teste pode ser também solicitado em migrantes vacinados, em pacientes oncológicos, em profissionais da Saúde e em casos de pacientes com doenças autoimunes, em programação de uso de imunobiológicos (drogas anti-TNF). O fator de necrose tumoral (TNF) é uma citocina inflamatória que participa do processo de contenção do bacilo nos pulmões para que a tuberculose não se desenvolva. Claro que a exclusão, por meio de outras técnicas diagnósticas, é essencial.[2,3]

Resultados negativos do IGRA podem ocorrer em casos de imunodeficiência, de idade jovem ou avançada ou de tuberculose extrapulmonar; supõe-se que o tabagismo também pode interferir.

Importante ressaltar que tanto o PPD como o IGRA são testes indiretos que medem as respostas imunológicas; não são testes diretos que detectam o organismo causador.

Tratamento

O tratamento básico deve ser feito durante 6 meses, sendo uma fase de ataque de 2 meses e uma fase de manutenção com duração de 4 meses. O antigo esquema tríplice, composto por rifampicina (R), isoniazida (I) e pirazinamida (P) na fase de ataque por 2 meses, e a fase de manutenção com rifampicina e isoniazida por 4 meses, sofreu modificações. O Programa Nacional de Controle de Tuberculose do Ministério da Saúde orientou a inclusão de uma quarta droga, o etambutol (E), formando, agora, um esquema quádruplo (RIPE) na fase de ataque. A introdução do etambutol foi justificada pelo aumento da resistência primária à isoniazida e espera-se, com isto, evitar o aumento da multirresistência. Este esquema, desde que não haja indicadores de resistência, é o esquema de primeira escolha, que é responsável pela cura de praticamente quase todos os casos da doença, independente do órgão comprometido, se realizado da forma e por tempo corretos. Apresenta uma ação bactericida precoce, prevenção da emergência de bacilos resistentes e ação esterilizante.[1]

A terapia local para as lesões orais inclui a administração de anti-inflamatórios tópicos e de agentes protetores da mucosa oral. Deve-se ressaltar, ainda, a importância de uma boa orientação quanto à higiene oral e à eliminação de possíveis fatores traumáticos, como próteses mal adaptadas e dentes em mau estado de conservação ou quebrados.

Além da introdução do etambutol, a outra mudança consistiu em introduzir a apresentação em comprimidos com dose fixa combinada dos quatro fármacos (4 em 1) para a fase intensiva do tratamento. Os comprimidos são formulados com doses reduzidas de isoniazida e de pirazinamida em relação às atualmente utilizadas no Brasil.[2,3]

As vantagens da mudança da apresentação dos fármacos são, entre outras, o maior conforto do paciente, pela redução do número de comprimidos a serem ingeridos, a impossibilidade de tomada isolada de fármacos e a simplificação da gestão farmacêutica em todos os níveis.

Este novo esquema (Tabela 159.1) é indicado para todos os casos novos, isto é, pacientes sem nenhum uso de medicação antituberculose prévia ou, no máximo, uso inferior a 30 dias. É utilizado para todas as formas de tuberculose pulmonar ou extrapulmonar, infectados, ou não, pelo vírus da imunodeficiência humana, o HIV. A única exceção são os casos de meningoencefalite. O número que antecede a sigla dos medicamentos significa a duração do tratamento em meses.

A pesagem do paciente e a averiguação de interações medicamentosas com possíveis outros medicamentos que o indivíduo utiliza são de suma importância para o sucesso terapêutico.

Em casos de resistência a qualquer fármaco de primeira linha, o esquema terapêutico deve-se basear no resultado do teste de sensibilidade e o paciente deve ser encaminhado a um centro de referência.

Em casos de recidiva, independentemente do tempo decorrido do primeiro episódio, ou de abandono de tratamento em casos de doença ainda ativa, o retratamento é indicado. Nesta situação, deve-se solicitar a cultura do BK, com a identificação da espécie e o teste de sensibilidade em todos os casos. O teste de biologia molecular rápido para o BK, MRT, também ajuda na avaliação de casos resistentes à rifampicina.[2]

O teste de cultura e o teste de sensibilidade também devem ser solicitados para todos os casos de baciloscopia positiva ao final do segundo mês de tratamento.

Nos casos indicados anteriormente para pesquisa ILTB, quando se faz necessário o tratamento profilático do paciente, opta-se pelo uso da associação das drogas rifapentina e isoniazida, uma vez na semana, por 12 a 15 semanas consecutivas. Este esquema

Tabela 159.1 Esquema básico para o tratamento de tuberculose sensível.[6]

Esquema	Peso	Dose	Duração
RIPE 150/75/400/275 mg (comprimidos em doses fixas combinadas) (Fase intensiva – aguda)	20 a 35 kg	2 comprimidos	2 meses (fase intensiva)
	36 a 50 kg	3 comprimidos	
	51 a 70 kg	4 comprimidos	
	Acima de 70 kg	5 comprimidos	
RI 300/150 mg ou 150/75 mg (comprimidos em doses fixas combinadas) (Fase de manutenção)	20 a 35 kg	1 comp 300/150 mg ou 2 comp 150/75 mg	4 meses (fase de manutenção)
	36 a 50 kg	1 comp 300/150 mg + 1 comp 150/75 mg ou 3 comp 150/75 mg	
	51 a 70 kg	2 comp 300/150 mg ou 4 comp 150/75 mg	
	Acima de 70 kg	2 comp 300/150 mg + 1 comp 150/75 mg ou 5 comp 150/75 mg	

E = etambutol; I= isoniazida; P = pirazinamida; R = rifampicina.

é contraindicado em gestantes e em pacientes com história de resistência à rifampicina ou à isoniazida. A notificação desta situação também é compulsória e a medicação é fornecida pelo SUS.[2]

A vacina BCG, prevista no Calendário Nacional de Vacinação e aplicada em crianças ao nascer, ou até os 4 anos, caso nunca tenha sido vacinada, previne as formas graves da doença. Para pessoas que tiveram contato com doentes com tuberculose pulmonar, a imunização pode ser uma medida preventiva.

Por ser uma afecção de notificação compulsória, o Sistema de Saúde não só tenta identificar os possíveis contactantes de pessoas que foram infectadas pelo bacilo, como também oferece gratuitamente medicamentos para prevenção da evolução da doença.

Ainda, em casos de coinfecção de TB e HIV, os benefícios do uso da TARV durante o tratamento da TB já estão bem estabelecidos e o tratamento também se encontra disponível no SUS.[2,3]

LEISHMANIOSES

Nas Américas, as leishmanioses são enfermidades zoonóticas que causam nos humanos um conjunto de síndromes clínicas que podem comprometer a pele, as mucosas e as vísceras. Estão presentes em cinco continentes e são endêmicas em 98 países, apresentando 2 milhões de casos novos por ano (1,5 milhão de leishmanioses cutânea e mucocutânea e 0,5 milhão de leishmanioses viscerais) e 50 mil mortes a cada ano.[7]

A forma mucosa da leishmaniose tegumentar americana (LTA) é uma doença de grande importância no nosso país devido à sua elevada morbidade e sequelas deixadas, mesmo após o tratamento. É geralmente causada pela *Leishmania (Viannia) braziliensis*, que se caracteriza pela alta agressividade e pelo difícil isolamento nos tecidos acometidos. As recidivas são frequentes, mesmo anos após tratamento e aparente cura.[7]

Observou-se uma mudança no perfil do contágio da leishmaniose. No passado, a contaminação era quase que exclusiva de homens e relacionada com o desmatamento; no entanto, atualmente, a distribuição dos casos entre homens e mulheres é mais uniforme, com acometimento também de crianças, o que reforça a ideia de que o contágio, nos dias de hoje, é domiciliar ou peridomiciliar. Pacientes de zona urbana contaminados, muitas vezes, relatam atividades de lazer que envolvem risco de infecção, como a pesca ou, ainda, viagens de turismo a áreas endêmicas.[7]

A LTA é uma zoonose de animais silvestres transmitida por flebotomíneos dos gêneros *Lutzomyia* e *Psychodopygus*. Os seres humanos não fazem parte, habitualmente, da cadeia de veiculação. No Brasil, a LTA pode ser causada por *L. amazonensis*, *L. guyanensis* e *L. braziliensis*.

As leishmanioses circunscrevem-se em algumas zonas geográficas específicas chamadas de focos naturais da enfermidade, onde estão presentes os elementos essenciais para sua transmissão: vetores, reservatórios e parasitos. A presença destes no ambiente está condicionada a múltiplos fatores (clima, umidade, temperatura, vegetação, presença de densidade do vetor etc).

Quando o vetor flebotomíneo pica a pessoa, produz uma mácula de aproximadamente 0,5 cm de diâmetro, rodeada de um halo mais claro, que perdura por 1 a 2 dias. Esta mácula apresenta-se como efeito da picadura e o período de incubação pode variar de 2 semanas a 2 meses. O aumento do tamanho do granuloma dérmico é o primeiro sinal da leishmaniose cutânea que consiste em uma pápula que evolui para nódulo arredondado, indolor, de aumento progressivo e que, na evolução, ulcera. Em algumas ocasiões, forma-se uma placa com descamação epidérmica. Inicialmente, a úlcera está coberta por uma crosta que está bem aderida e, ao retirá-la, sangra com facilidade. Ao desprender a crosta, observa-se a úlcera típica, de fundo límpido, redonda, de cor rósea, tecido granuloso, com bordas regulares e elevadas, indolor e de base endurecida. Na sua evolução natural, e dependendo do agente etiológico, a úlcera pode curar espontaneamente em algumas semanas ou meses ou tornar-se crônica. Quando curada, a úlcera deixa uma cicatriz atrófica.[7]

Quadro clínico

Leishmaniose mucosa e mucocutânea

Considera-se uma complicação de uma metástase, por via hematogênica ou linfática, de uma lesão cutânea distante ou, mais raramente, pela extensão à mucosa da lesão cutânea quando acomete a face. Pode ocorrer vários meses ou muitos anos após a cicatrização da forma cutânea. A maioria das lesões de mucosas aparecem nos dois primeiros anos após a cicatrização da lesão cutânea, portanto, na anamnese, sempre, deve-se interrogar pela cicatriz característica da lesão cutânea. Em alguns pacientes, pode manifestar-se de forma simultânea à lesão cutânea e, em outros casos, pode não ocorrer a evidência de cicatrizes prévias, nem história da enfermidade.[8]

O local mais afetado, geralmente, é a região nasal, com sensação de nariz obstruído, prurido, formação de crostas serohemáticas, presença de secreção muco-sanguinolenta e, às vezes, sangramento nasal. O eritema, o edema e a infiltração produzem aumento do volume da ponta nasal e das asas de nariz. A lesão pode, ainda, perfurar o septo e destruir todas as estruturas, causando uma grave deformidade, como a ponta nasal caída e grossa, simulando um nariz de tapir (Figura 159.4).[1]

As lesões orais da leishmaniose podem ser por acometimento do lábio superior, devido a uma extensão da lesão da cavidade nasal que chega à ponta nasal, columela e filtro labial apresentando um aspecto infiltrativo e de úlceras recobertas por crostas (Figura 159.5).[1]

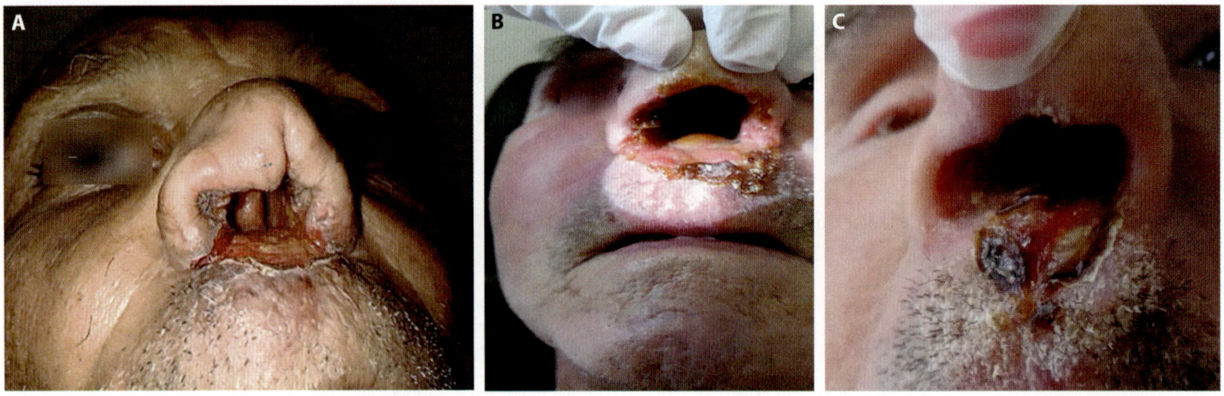

Figuras 159.4 A a **C.** Leishmaniose nasal: lesão extensa ulcerogranulomatosa, infiltrativa e com áreas de destruição de parte anterior de septo e ponta nasal, columela e porção superior de lábio.

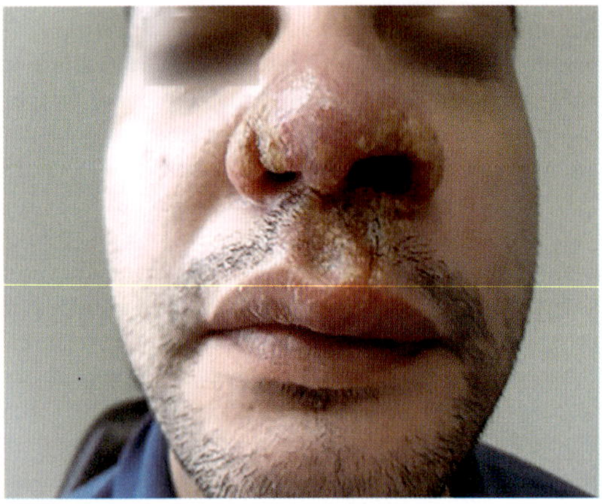

Figura 159.5 Leishmaniose. Lesões crostosas em região da ponta nasal, vestíbulo, com extensão para região do filtro do lábio superior e edema da mucosa labial.

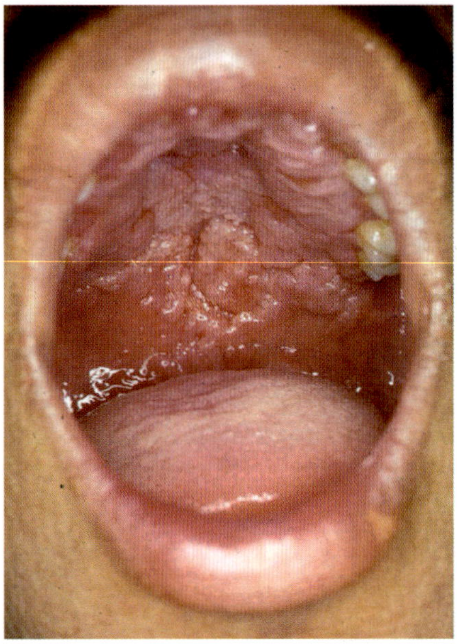

Figura 159.6 Leishmaniose em palato: lesão hipertrófica extensa granulomatosa e infiltrativa em região de palato mole e de palato duro, sem ulceração.

Quando há um comprometimento da mucosa da cavidade oral, afeta principalmente as regiões de palato mole e de palato duro (Figura 159.6), além da úvula, com ulceração recoberta por uma granulação grosseira.[1]

Pode afetar também a região laríngea, ocasionando disfonia e comprometimento da fala. As lesões mucosas não evoluem espontaneamente para a cura, podem provocar graves destruições e mutilações que afetam a qualidade de vida do paciente.

Como as recaídas pós-tratamento são frequentes, é importante reconhecer a sintomatologia associada às sequelas para não administrar medicamentos desnecessários. A perda da arquitetura e da função nasal leva o paciente a apresentar, com permanência, a sensação de ressecamento nasal, formação de crostas e, às vezes, dores. A presença de infecções bacterianas pode evoluir para as infecções de seios paranasais e os pacientes podem apresentar, ainda, transtornos de deglutição como consequência das deformidades faciais, da amputação de úvula ou de sinequias de palato mole e rinofaringe.

Dentro do diagnóstico diferencial de leishmanioses mucosas, deve-se incluir para a região nasal: traumatismos, infecções bacterianas, sífilis, uso de cocaína, intoxicação por cromo, granuloma maligno de linha média, paracoccidiodomicose, histoplasmose, pólipos nasais, rinosporidiose, doença de Hansen, carcinoma espinocelular e basocelular. Para a região de palato e laringe: carcinomas, paracoccidiodomicose, histoplasmose e tuberculose.[1]

Coinfecção HIV-Leishmania

A leishmaniose cutânea e a mucosa podem modificar a progressão da enfermidade pelo HIV e a imunossupressão causada pelo vírus facilita a progressão da doença. Não se tem um perfil clínico associado exclusivamente à coinfecção, mas se tem observado manifestações clínicas mais graves e não usuais (Figura 159.7). As condições que podem sugerir um comportamento oportunista das leishmanioses cutânea e mucosa incluem:

- Aparecimento de qualquer lesão cutânea sem exposição recente (durante o último ano) em uma área de transmissão de leishmaniose
- Forma cutânea disseminada, com ou sem a presença da lesão mucosa concomitante
- Leishmaniose mucosa com comprometimento fora da cavidade nasal
- Leishmaniose mucosa ou cutânea com comprometimento visceral
- Recaída tardia (mais de 6 meses depois da cura clínica)
- Lesões cutâneas que aparecem depois do diagnóstico de leishmanioses de mucosa ativa
- A ausência de cura clínica após 3 meses da finalização do tratamento adequado.[7,9]

Diagnóstico

O aspecto clínico da lesão, a presença de lesões nasais e o encontro de cicatrizes que possam corresponder à lesão de inoculação são

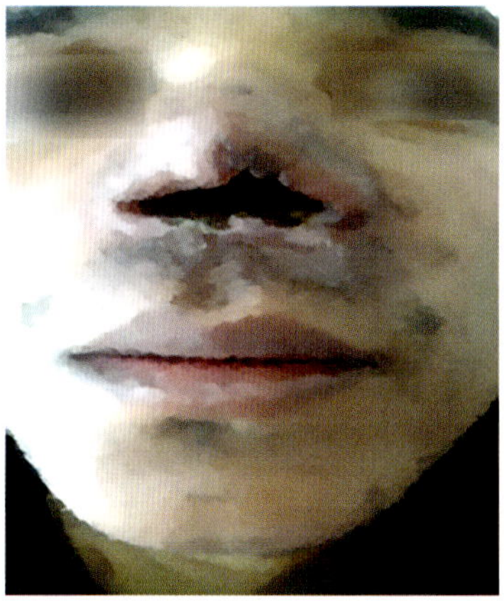

Figura 159.7 Coinfecção leishmaniose/HIV: sequela nasal com destruição de cartilagem septal e de columela.

fatores importantes para o diagnóstico de leishmaniose. Porém, o diagnóstico de certeza só é feito com o achado da *Leishmania spp*, o que na forma mucosa é extremamente raro. O encontro do parasita pode ocorrer no exame anatomopatológico da lesão ou mesmo pela cultura do fragmento (Figura 159.8).

A reação intradérmica de Montenegro contribui para a composição do quadro, mas sua positividade não distingue infecção passada, doença ativa ou inativa. Este teste tem demonstrado resultados positivos em pacientes após 1,5 ano da finalização do tratamento. No entanto, devido à baixa positividade destes métodos, outros métodos diagnósticos vêm sendo utilizados, tais como a imunohistoquímica e a PCR para detecção do DNA do agente, em associação com hibridização *in situ*.[10]

Exames sorológicos com uso da imunofluorescência indireta e do ensaio imunoabsorvente ligado à enzima (ELISA, *enzyme-linked immunosorbent assay*) também podem contribuir para o diagnóstico e podem ser usados para o controle de tratamento. O PCR pode demonstrar a presença do DNA do parasita, mesmo em lesões cicatriciais de pacientes tratados ou não, o que é de grande importância para o diagnóstico diferencial com outras doenças ulcerogranulomatosas e na concomitância de doenças.[11]

Nos últimos anos, várias pesquisas têm se voltado para os mecanismos imunológicos na leishmaniose mucosa, já que esta forma é caracterizada por uma exacerbação da resposta imune que causa lesões teciduais destrutivas. Pacientes com leishmaniose mucosa causada por *Leishmania braziliensis* têm uma forte resposta de células T, caracterizada por proliferação linfocitária e produção de gama-interferon. Existe a possibilidade do gama-interferon estimular a produção do fator de necrose tumoral alfa (TNF-α, *tumor necrosis factor alpha*) que participa da lesão tecidual na doença da mucosa. Assim, as mesmas citocinas envolvidas na morte do parasita podem estar envolvidas na patogênese da leishmaniose mucosa. O TNF-α também está aumentado em indivíduos que não respondem ao tratamento.[10]

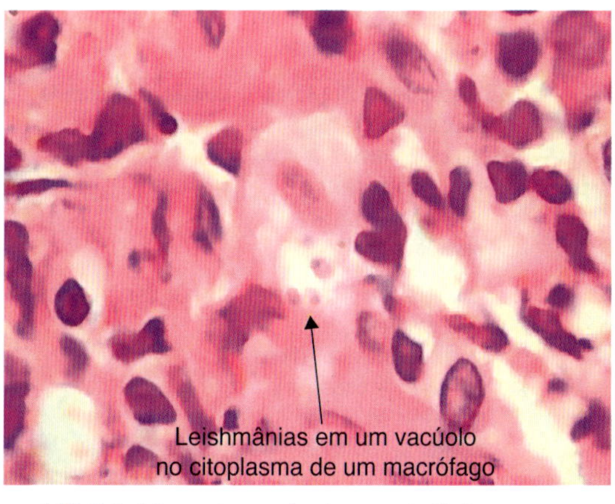

Figura 159.8 Leishmaniose. Anatomopatológico: presença do agente etiológico fagocitado por um macrófago.

Tratamento

O tratamento da leishmaniose mucosa tem um grande fator limitante que é a toxicidade das drogas. Além disso, outros fatores apresentam grande influência no resultado do tratamento, como a imunidade do hospedeiro e a patogenicidade do parasita.[9]

Um dos fatores considerado importante é que a lesão de inoculação deve ser tratada, mesmo que, em algumas semanas, ela tenha evoluído para cura espontânea, a fim de se evitar a doença em mucosa, que pode surgir meses ou anos após a cicatrização da lesão cutânea.[9]

A OMS recomenda o uso do antimônio pentavalente administrado por via intramuscular, ou endovenosa, na dose de 20 mg/kg/dia, no período de 3 semanas, como primeira escolha para o tratamento da leishmaniose cutânea. Existem tentativas de reduzir-se a dose utilizada para que ocorra uma redução dos efeitos colaterais, porém, com resultados terapêuticos semelhantes. Contudo, já existem estudos, inclusive, que mostram a eficácia da terapia intralesional com a mesma medicação, com custos e efeitos colaterais menores.[12]

Para o tratamento da leishmaniose mucosa ou mucocutânea, a Organização Pan-Americana da Saúde (OPAS) recomenda o antimônio administrado por via intramuscular ou endovenosa na dose de 20 mg/kg/dia por um período mínimo de 30 dias (cutânea) e de 28 dias (mucocutânea), associado a pentoxifilina 400 mg administrada por via oral (VO), de 8/8 horas por 30 dias, por atuar no TNF-α.[13]

Desde a década de 1940, os compostos antimoniais pentavalentes, como o estibogluconato de sódio (Pentostam®) e o antimoniato de meglumina (Glucantime®) têm sido as drogas de primeira escolha contra a leishmaniose.[14]

O mecanismo de ação destes compostos é incerto, porém, provavelmente, atuam na inibição de enzimas do parasita, principalmente as envolvidas na síntese de trifosfato de adenosina (ATP, *adenosine triphosphate*). Têm como desvantagem a via de administração parenteral e os efeitos colaterais que são, na maioria, reversíveis, como a fadiga, as dores musculares, as alterações no eletrocardiograma, a alteração nas aminotransferases e a pancreatite química, principalmente em pacientes idosos. Apesar do tratamento adequado, vários pacientes apresentam recidivas. A infecção pelo HIV é um fator de risco para a falha do tratamento.[9]

Como segunda escolha de tratamento, a anfotericina B pode ser usada na dose de 1 mg/kg, diariamente ou em dias alternados, em um total de 20 a 40 mg/kg, porém tem grande toxicidade, podendo causar trombocitopenia, convulsões, febre, flebite, anemia, diminuição da função tubular renal e hipocalcemia. A anfotericina B lipossomal (Ambisome®), isto é, ligada a lipossomas, é utilizada no tratamento da leishmaniose visceral e, nos últimos anos, empregada na doença mucosa com bons resultados. Sua vantagem é que os lipossomas são fagocitados diretamente pelos macrófagos, agindo diretamente no parasita, aumentando a eficácia da droga e a sua tolerabilidade.[15]

Outra droga de segunda escolha é o isotionato de pentamidina (Pentacarinat®), recomendado na dose de 2 a 4 mg/kg, cujo efeito colateral principal é o diabetes. O sulfato de aminosidine foi usado para tratamento da leishmaniose mucosa, porém mostrou resultados pobres.[14]

Recentemente, a miltefosina, um antineoplásico de administração oral, tem sido utilizada nos casos em que doenças associadas, como insuficiência renal, hipertensão arterial não controlada ou diabetes, impeçam o uso das drogas de primeira escolha ou em casos de pacientes que tiveram recidivas ou que apresentaram resistência às drogas. O mecanismo de ação dá-se pela alteração na composição lipídica da membrana plasmática do parasita e indução de apoptose celular. A dose administrada é de 2,5 mg/kg/dia, durante 28 dias, ou seja, 50 mg (um comprimido) VO de 8/8 horas. As tabelas 159.2 e 159.3 trazem as diretrizes para o tratamento segundo a OPAS.

PARACOCCIDIOIDOMICOSE

A paracoccidioidomicose (PCM) é uma das doenças ulcerogranulomatosas mais comuns no nosso meio e tem acometimento da mucosa oral em grande parte dos casos. É causada pelo fungo *Paracoccidioides brasiliensis.* Foi descrita por Adolpho Lutz, em 1908, e chamada inicialmente de blastomicose sul-americana. É prevalente no México e nas Américas Central e do Sul, especialmente nas regiões Sul e Sudeste do Brasil.[1]

Inicialmente, pensava-se que o contágio com o fungo ocorria por inoculação direta, pelo hábito de mascar folhas ou palitar os dentes com gravetos; hoje em dia acredita-se que o contágio, na grande maioria dos casos, ocorra por via inalatória, com o fungo estabelecendo-se no pulmão. A doença pode se resolver com uma cicatriz, permanecer latente com fungos viáveis ou disseminar-se para outras regiões como a mucosa oral.[16]

Tabela 159.2 Tratamentos para o manejo de pacientes com leishmaniose mucosa ou mucocutânea.

Intervenção	Forma de administração	Esquema	Espécie	Qualidade da evidência Referências
Antimoniais pentavalentes	Intravenosa ou intramuscular	20 mg $Sb+^5$/kg/dia de antimônio pentavalente em dose única diária por 30 dias seguidos	Qualquer espécie de *Leishmania*	Muito baixa (10, 33, 64, 65, 67, 79)
Antimonial pentavalente ($Sb+^5$) + pentoxifilina oral	$Sb+^5$ Intramuscular ou intravenoso. De preferência, usar a via intravenosa; se não for possível, usar via intramuscular Pentoxifilina oral	20 mg $Sb+^5$/kg/dia por 30 dias + 400 mg de pentoxifilina 8/8 horas por 30 dias	Qualquer espécie de *Leishmania*	Baixa (67)

Fonte: Organização Pan-Americana de Saúde.[17]

Tabela 159.3 Tratamento de casos especiais* em adultos com leishmaniose mucosa ou mucocutânea.

Caso	Intervenção	Forma de administração	Esquema	Qualidade da evidência Referências**
Gestantes	Anfotericina B lipossomal	Intravenosa	2 a 3 mg/kg/dia até 20 a 40 mg/kg de dose cumulativa total *Intervalos superiores a 24 horas entre as doses podem ser necessários em caso de elevação de creatinina	Opinião de especialista
Lactantes	Anfotericina B lipossomal	Intravenosa	2 a 3 mg/kg/dia até 20 a 40 mg/kg de dose total *Intervalos superiores a 24 horas entre as doses podem ser necessários em caso de elevação de creatinina	(88,89) (Evidências disponíveis para a população em geral) Opinião de especialista
Pacientes com alterações eletrocardiográficas	Miltefosina	Oral	2,5 mg/kg/dia, com dose máxima de 150 mg/dia, por 28 dias. Sugere-se dividir as doses e tomar após as refeições para reduzir efeitos colaterais gastrintestinais	Baixa (37-39, 56) Opinião de especialista
	Anfotericina B lipossomal	Intravenosa	2 a 3 mg/kg/dia até 20 a 40 mg/kg de dose total *Intervalos superiores a 24 horas entre as doses podem ser necessários em caso de elevação de creatinina	Opinião de especialista
Pacientes com doença renal, hepática e/ou cardíaca	Anfotericina B lipossomal	Intravenosa	2 a 3 mg/kg/dia até 20 a 40 mg/kg de dose total *Intervalos superiores a 24 horas entre as doses podem ser necessários em caso de elevação de creatinina	Opinião de especialista

(continua)

Tabela 159.3 Tratamento de casos especiais* em adultos com leishmaniose mucosa ou mucocutânea. (*Continuação*)

Caso	Intervenção	Forma de administração	Esquema	Qualidade da evidência Referências**
Pacientes com HIV e outras causas de imunossupressão	Anfotericina B lipossomal	Intravenosa	2 a 3 mg/kg/dia até 20 a 40 mg/kg de dose total *Intervalos superiores a 24 horas entre as doses podem ser necessários em caso de elevação de creatinina	Opinião de especialista
	Desoxicolato de anfotericina B	Intravenosa	0,7 a 1 mg/kg/dia até 25 a 30 doses *Dose máxima de 50 mg/dia *Intervalos superiores a 24 horas entre as doses podem ser necessários em caso de elevação de creatinina	Opinião de especialista

Fonte: Organização Pan-Americana de Saúde.[17]

*Não há estudos disponíveis com populações especiais. Nesse caso, aplicam-se as evidências para a população geral, com atenção ao risco de interação medicamentosa e ao agravamento da toxicidade dos medicamentos disponíveis, em particular os antimoniais pentavalentes.

**Baseado na experiência do grupo de desenvolvedores e nas evidências disponíveis para a população em geral.

O *Paracoccidioides brasiliensis* é um fungo dimórfico, isto é, pode ser encontrado na forma de micélio em temperaturas baixas e sob a forma de levedura na temperatura do corpo. Ao exame microscópico, apresenta membrana birrefringente e reproduz-se por esporulação, causando o aspecto classicamente descrito como roda de leme. Fatores como índice pluviométrico, vegetação e tipo de solo da região são relacionados com a presença do fungo.[18]

Após o contágio, quando não ocorre regressão do complexo primário, o quadro pode evoluir para a paracoccidioidomicose; a doença vai assumir a forma aguda ou a crônica. As principais formas clínicas da doença são:

- Forma aguda ou subaguda (tipo juvenil): a progressão das lesões primárias evolui rapidamente, de semanas a meses. Essa forma clínica é considerada grave, devido a elevadas taxas de letalidade em crianças e adolescentes. Os sinais podem se manifestar como hipertrofia do sistema retículo endotelial e acometimento generalizado de linfonodos, que geralmente fistulizam (se rompem). O fungo pode se disseminar para outros órgãos ou sistemas como pele, ossos e sistema gastrintestinal, além do fígado, baço e medula óssea
- Forma crônica (tipo do adulto): responsável pela maioria dos casos de PCM, com prevalência de 74 a 96%. Os indivíduos entre 30 e 60 anos e do sexo masculino são os mais acometidos por essa doença. Essa forma clínica manifesta-se de forma mais lenta, com duração da sintomatologia entre 4 e 6 meses, inclusive acima de 1 ano. O comprometimento pulmonar está presente em 90% dos indivíduos. Os pulmões, a mucosa das vias aerodigestivas superiores e a pele são os locais mais acometidos pela PCM
- Forma residual: também chamada "sequelas", manifesta-se clinicamente com alterações anatômicas e funcionais causadas pelas cicatrizes que se seguem ao tratamento da PCM. As sequelas podem ser observadas em vários órgãos, com maior frequência nos pulmões, pele, laringe, traqueia, glândulas adrenais, mucosa das vias aerodigestivas superiores, sistema nervoso central e sistema linfático.[19,20]

A paracoccidioidomicose tem uma marcante predileção por homens, com relação de 15:1 mulher acometida. Acredita-se que esta diferença acentuada seja atribuída ao efeito protetor dos hormônios femininos, uma vez que o estradiol inibe a transformação da forma de hifas dos microrganismos para a forma patogênica de leveduras. Tal teoria é suportada pela observação do mesmo número de homens e mulheres que apresentam anticorpos contra as leveduras.[21]

Quadro clínico

A paracoccidioidomicose na cavidade oral pode apresentar-se como ulcerações rasas, com fundo granuloso e pontilhado hemorrágico, semelhante a "picada de pulga", um aspecto que foi chamado de estomatite moriforme (Figura 159.9). As lesões podem ser múltiplas e são dolorosas, causando disfagia e sialorreia. Toda a cavidade oral pode ser acometida, porém a doença tem grande preferência por gengivas e rebordos alveolares (Figura 159.10), onde pode causar exposição da raiz, amolecimento e perda de elementos dentários.[22]

O acometimento laríngeo na forma crônica é muito frequente e é indicado pelo surgimento de disfonia. O aspecto radiológico do quadro pulmonar é normalmente em asa de borboleta, com acometimento das regiões médias dos campos pulmonares, porém pode haver comprometimento difuso, semelhante à tuberculose.[22]

Diagnóstico

O diagnóstico é feito pelo encontro do fungo, em material obtido por raspado das lesões ou, com maior segurança, por biopsia. O exame microscópico revela acantose, hiperplasia pseudoepiteliomatosa,

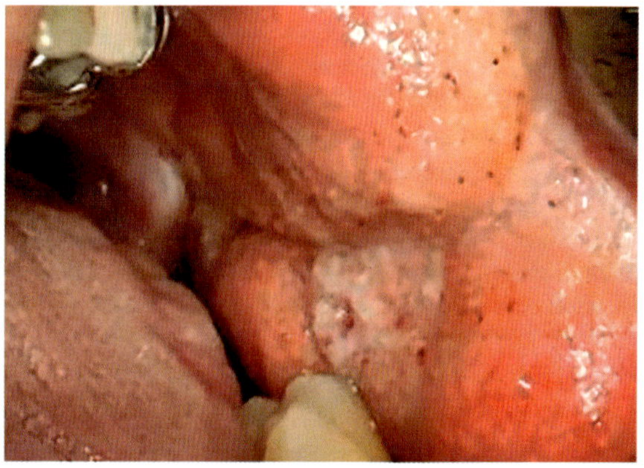

Figura 159.9 Paracoccidioidomicose. Lesões em região de mucosa jugal esquerda de aspecto granuloso, com edema, infiltração, pequena área ulcerada e pontilhado hemorrágico difuso ("picada de pulga"/estomatite moriforme).

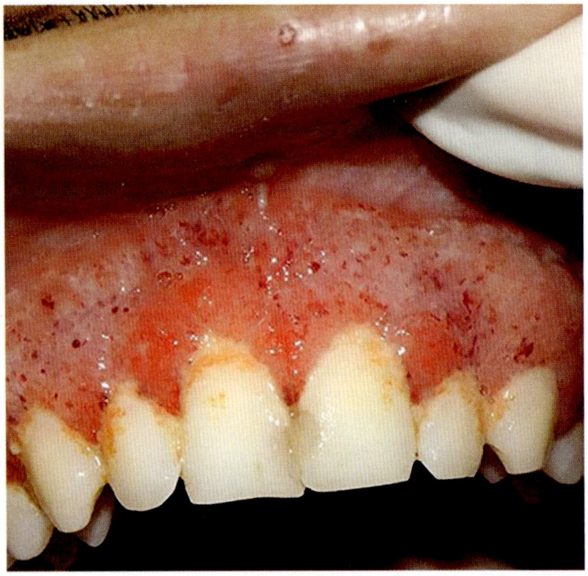

Figura 159.10 Paracoccidioidomicose. Lesões em região de gengiva de fundo ulcerogranulomatoso, infiltrado e com pontilhado hemorrágico ("picada de pulga"/estomatite moriforme).

células inflamatórias, células gigantes multinucleadas e formas esféricas com duplo contorno, membrana birrefringente. Como o fungo reproduz-se por esporulação, causa o aspecto classicamente descrito como "roda de leme" (Figura 159.11). Os fungos podem ser visualizados com a coloração de hematoxilina-eosina ou Grocott, sendo essa última a mais eficaz.[23,24]

As provas sorológicas específicas têm importância não apenas no auxílio diagnóstico, como também para avaliar a resposta do hospedeiro ao tratamento e o critério de cura da doença. Técnicas de imunofluorescência direta ou cultura podem ser usadas para aumentar a sensibilidade. O teste intradérmico com a paracoccidioidina pode ser feito, porém também indica infecção e não apenas doença. A reação sorológica de fixação do complemento pode dar reação cruzada com outras micoses e a reação de precipitação de Fava Netto tem importância para o diagnóstico e se mantém positiva enquanto a doença estiver em atividade.[25,26]

O diagnóstico diferencial é feito principalmente com a leishmaniose e a tuberculose.

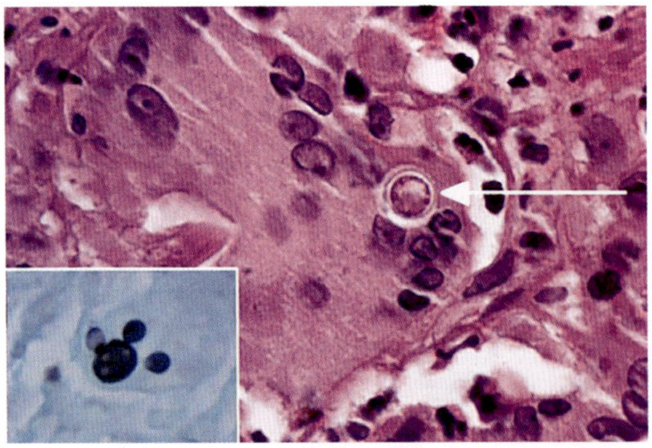

Figura 159.11 Paracoccidioidomicose – anatomopatológico: presença de macrófagos epitelioides e células gigantes multinucleadas. Coloração do tecido com o método de PAS ou de prata metenamina de Grocott-Gomori. Os microrganismos mostram, frequentemente, múltiplos brotamentos filhos ligados à célula mãe, resultando em uma aparência descrita como semelhante às "orelhas de Mickey Mouse" ou raios do leme de um navio ("leme de marinheiro" / "roda de leme").

As sequelas decorrentes da cura das lesões orais da paracoccidioidomicose devem-se ao intenso processo de fibrose e retração locais e podem levar a microstomia, disfonia e retração da língua.[23,24]

Tratamento

A escolha terapêutica dependerá da forma clínica apresentada pelo indivíduo na unidade de saúde e da disponibilidade do medicamento (Tabela 159. 4).

Nas formas leves e moderadas:

- Primeira escolha: itraconazol na dose de 200 mg/dia, em única tomada para adultos, nas formas mais leves, e 200 mg de 12/12 horas nas formas moderadas, VO, uma hora após as refeições. Para crianças menores de 5 anos, 5 a 10 mg/kg/dia (ajustar a dose sem abrir a cápsula). Duração: 9 a 12 meses nas formas leves e 12 a 18 meses nas moderadas
- Segunda escolha: sulfametoxazol + trimetoprima, sendo a opção terapêutica para pacientes com formas leves, moderadas e graves, especialmente nas formas com comprometimento neurológico, quando se recomenda prolongar o tratamento, nas situações em que não haja disponibilidade do itraconazol. Adultos: dose sulfametoxazol 800 mg e trimetoprima 160 mg, VO, de 8/8 horas ou de 12/12 horas. Crianças: sulfametoxazol, 40 a 50 mg/kg, de 12/12 horas, VO. Duração: 12 meses nas formas leves e de 18 a 24 meses nas formas moderadas e graves

Nas formas graves:

- Anfotericina B desoxicolato, na dose de 0,5 a 0,7 mg/kg/dia (máximo 50 mg/dia), dissolvida em soro glicosado a 5%, via endovenosa (EV), administrada diariamente ou em dias alternados; assim que houver estabilização do quadro, passar para medicação oral
- Formulações lipídicas da anfotericina B: 3 a 5 mg/kg/dia até estabilização clínica do paciente (até 4 semanas). Após melhora, passar para medicação oral. Sempre que possível, optar pela utilização de formulação lipídica, tendo em vista os graves efeitos colaterais da anfotericina desoxicolato
- Alternativa: solução endovenosa de sulfametoxazol 400 mg + trimetoprima 80 mg: 2 ampolas, 8/8 horas, até a melhora clínica do paciente, de maneira a permitir a terapêutica antifúngica oral.

O complexo lipídico de anfotericina B e o itraconazol são medicamentos antifúngicos disponíveis no estoque estratégico do Ministério da Saúde, dispensados pela área técnica de Vigilância e Controle das Micoses Sistêmicas, desde 2008. O atendimento à solicitação desses antifúngicos decorre do preenchimento da ficha de solicitação de medicamentos antifúngicos para tratamento de pacientes com micoses sistêmicas endêmicas, como a paracoccidioidomicose, além da comprovação da infecção fúngica em atividade (diagnóstico laboratorial recente) e resultado da sorologia anti-HIV.

O manejo terapêutico da PCM deve obrigatoriamente compreender, além da utilização de drogas antifúngicas, o emprego de medidas que melhorem as condições gerais do paciente, o tratamento de comorbidades infecciosas ou não, a aplicação de critérios de cura e o acompanhamento pós-terapêutico.

HISTOPLASMOSE

Descrita pela primeira vez em 1906 por Samuel Darling,[1] a histoplasmose é uma micose sistêmica causada pelo fungo dimórfico *Histoplasma capsulatum*. Presente no solo e em fezes de morcegos e aves, a inalação de hifas geralmente leva à infecção assintomática ou quadros pulmonares agudos em indivíduos imunocompetentes. A doença disseminada é mais frequente em pacientes imunocomprometidos, como pessoas vivendo com HIV/aids e em uso de

Tabela 159.4 Opções de tratamento medicamentoso para pacientes com paracoccidioidomicose.[2]

Medicamento	Dose	Duração média
Itraconazol*	200 mg diários **Crianças com < 30 kg e > 5 anos: 5 a 10 mg/kg/dia; ajustar dose sem abrir a cápsula	9 a18 meses
Cotrimoxazol*	Adultos: trimetoprima 160 mg + sulfametoxazol 800 mg, VO, 8/8 h ou 12/12 h Crianças: trimetoprima 8 a 10 mg/kg Sulfametoxazol, 40 a 50 mg/kg, VO, 12/12h	18 a 24 meses***
Anfotericina B	Desoxicolato 0,5 a 0,7 mg/kg/dia Formulações lipídicas: 3 a 5 mg/kg/dia	2 a 4 semanas**** (até melhora)

*Não usar concomitantemente com astemizol, antiácidos e bloqueadores de receptor H2, barbitúricos, ciclosporina, didanosina, digoxina, fentanil, fenitoína, rifampicina, cisaprida e terfenadina.
**Maior experiência em crianças: sulfametoxazol/trimetoprima.
***Prolongar a duração do tratamento quando há envolvimento de sistema nervoso central.
****Requer tratamento de manutenção com itraconazol ou cotrimoxazol.

medicações imunossupressoras, podendo acometer todos os sistemas, sendo mais comum o reticuloendotelial, pele, gastrintestinal, adrenal, sistema nervoso central. As formas de acometimento de mucosa (nasal, oral, traqueal) são menos frequentes.[27]

A histoplasmose oral é uma lesão bastante rara. No passado, os casos de histoplasmose eram relacionados com a exploração de cavernas, por causa do contato com fezes de morcegos ou de aves. A histoplasmose se tornou mais frequente com o surgimento da aids, como doença oportunista. Em 1985, a histoplasmose disseminada entrou para o grupo de doenças que definem a aids. Nos últimos anos, o contágio sexual vem sendo considerado como forma de transmissão.

O *Histoplasma capsulatum* é um fungo dimórfico, isto é, um fungo que, no solo, assume a forma de hifa ramificada e, nos tecidos do hospedeiro, assume a de levedura, com 1 a 4 mm. A infecção ocorre pela inalação de esporos desse fungo presentes no solo, principalmente em áreas onde são depositadas fezes de aves ou morcegos.[28]

A apresentação da doença em sua forma disseminada em pessoas vivendo com HIV é definidora de aids, e pacientes com contagem de CD4 abaixo de 150 células/$\mu\ell$ estão em maior risco. A prevalência de histoplasmose apresentou queda desde a introdução da terapia antirretroviral de alta potência, porém apresenta alta mortalidade, que pode variar de 10 a 60% a depender de acesso a atendimento médico, diagnóstico e tratamento adequados.

Nas áreas endêmicas de histoplasmose, mais de 80% da população com idade maior que 20 anos mostra reação cutânea de hipersensibilidade à histoplasmina positiva. Essa prova cutânea, que utiliza a histoplasmina como antígeno, é um método simples e eficaz para reconhecer infecções prévias, assintomáticas e subclínicas, estabelecendo a endemicidade de uma região.[28]

Quadro clínico

A histoplasmose é, em imunocompetentes, uma doença assintomática ou com sinais e sintomas frustros, poucas vezes com necessidade de atendimento médico ou evolução desfavorável.

Após o contato inicial com o fungo e a inalação de microconídeos, aproximadamente 90% dos indivíduos manter-se-ão assintomáticos. Dos pacientes que apresentam sintomas, a maior parte terá cura espontânea, sem necessidade de tratamento medicamentoso específico. A resolução dos sintomas costuma ocorrer em até 1 mês.[29]

Para casos suspeitos é muito importante na anamnese buscar história de exposição ao fungo, definida como residência ou viagem para área endêmica, contato com solo ou vegetação.

Não existe transmissão entre humanos e nem diretamente de animais infectados para humanos.

O período de incubação varia de 3 a 17 dias. A apresentação clínica varia conforme o tamanho do inóculo, idade, presença de imunossupressão e integridade do trato respiratório.

Apresentam maior risco de desenvolver sintomas os seguintes indivíduos:

- Crianças abaixo de 1 ano
- Adultos com mais de 50 anos
- Pessoas vivendo com HIV com contagem de linfócitos T-CD4 inferior a 200 cel/mm^3
- Transplantados
- Pessoas em uso de inibidores de fator de necrose tumoral (TNF-α), como adalimumabe, etanercepte e infliximabe
- Pessoas que fazem uso crônico de corticoide ou outras medicações imunossupressoras para tratamento de doenças autoimunes, como artrite reumatoide e doença de Crohn
- Diabete melito
- Neoplasia avançada/uso de quimioterápicos
- Cirrose hepática.[29]

Quanto às formas de apresentação da doença, diferentes órgãos podem ser comprometidos. São eles:

- Histoplasmose pulmonar aguda – é usualmente assintomática. Mais comum em crianças e adultos jovens, após a primeira exposição ao fungo. Pode ser confundida com pneumonia bacteriana ou viral (especialmente pelo *Influenza virus*)
- Histoplasmose pulmonar crônica – ocorre principalmente em homens acima de 50 anos, tabagistas, já com doença pulmonar prévia, como, por exemplo, doença pulmonar obstrutiva crônica (DPOC)
- Histoplasmose disseminada progressiva – apresentação da doença com crescimento do fungo em diversos órgãos, especialmente aqueles ricos em macrófagos (baço, linfonodos, fígado, medula óssea). Acomete pessoas nos extremos de idade e imunossuprimidos, especialmente pessoas que vivem com HIV
- Histoplasmose disseminada crônica – forma da doença com sintomas prolongados, porém com menor gravidade. Apresenta-se principalmente em imunocompetentes. No geral, com acometimento de um único órgão, lesão de pele ou mucosa ou adenomegalia periférica.[30]

Quando acomete as mucosas, a maior parte dos dados da literatura provém de relatos de casos, por se tratar de apresentação pouco frequente e possivelmente subdiagnosticada. É mais frequente em pacientes imunossuprimidos, especialmente pessoas vivendo com HIV/aids.

A presença de febre é menos comum nesses casos. O principal achado é úlcera de orofaringe, endurada, bem delimitada e pouco dolorosa. As estruturas mais acometidas são a língua, laringe, gengivas, lábios e mucosa oral.

As lesões orais podem manifestar-se como lesões papulares, ulcerativas, nodulares, vegetativas, granulomatosas ou como placas. A forma mais frequente é uma úlcera infiltrada superficial ou profunda, com presença de pseudomembrana. Os locais mais comuns de acometimento em ordem de frequência são língua, palato e mucosa jugal (Figura 159.12). A maioria das lesões orais da histoplasmose ocorre na forma disseminada da doença. Os sítios mais afetados são a língua, palato e mucosa jugal. Geralmente, a condição apresenta-se

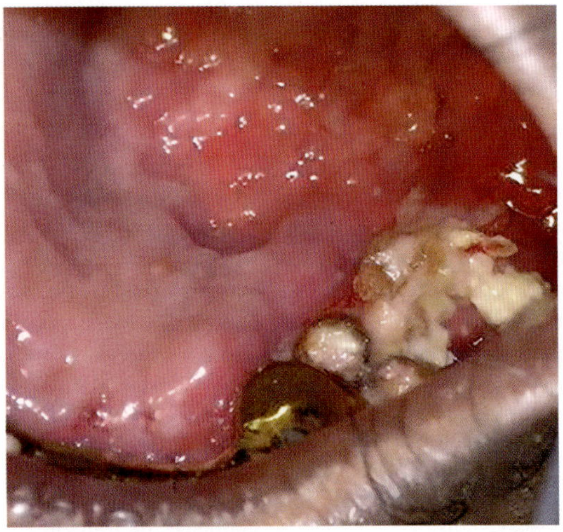

Figura 159.12 Histoplasmose oral: lesões nodulares, infiltradas de aspecto granulomatoso em palato duro.

como uma ulceração solitária, com dor de intensidade variável, com várias semanas de duração; entretanto, algumas lesões podem apresentar-se eritematosas ou brancas com superfície irregular. As lesões ulceradas apresentam margens firmes e elevadas e podem ser indistinguíveis de uma úlcera maligna.[30]

Pode comprometer a laringe, porém, a lesão primária nesta região é incomum; a maior parte dos casos ocorre por disseminação hematogênica do fungo. A forma nasal é extremamente rara e quando ocorre, a maior parte dos relatos descreve destruição de septo nasal e úlcera nasal crônica (Figura 159.13) em pacientes com HIV.[31]

Diagnóstico

A lesão de mucosa pode ser o primeiro sinal de histoplasmose disseminada, sendo necessário investigar acometimento sistêmico e imunodeficiência.

Pela semelhança de apresentação com outras doenças, o diagnóstico de histoplasmose dificilmente será clínico-epidemiológico, necessitando de confirmação por exame complementar na maior parte dos casos.[31]

Testes cutâneos com histoplasmina não são indicados para diagnóstico, pois não diferenciam infecção prévia de doença atual. Além disso, um resultado negativo não afasta doença ativa. Esse exame deve ser utilizado apenas em pesquisas epidemiológicas em áreas endêmicas.[31]

O diagnóstico pode ser feito por meio de exame microbiológico (cultura ou pesquisa direta), histopatológico, sorologia, pesquisa de antígeno.

Cultura

O padrão-ouro de diagnóstico é o isolamento do fungo em cultura. A cultura demora de 2 a 4 semanas para ter crescimento, podendo levar até 8 semanas.

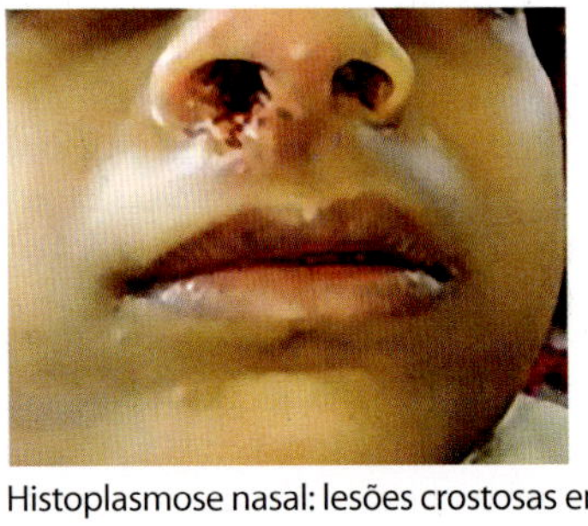

Figura 159.13 Histoplasmose nasal: lesões crostosas em região nasal.

Anatomopatológico

No histopatológico, a presença de leveduras compatíveis com *Histoplasma sp* na biopsia está entre os critérios diagnósticos. Se apresentam como estruturas geralmente intracelulares, ovoides, de 2 a 4 micras de tamanho. Os achados histológicos normalmente são infiltrados linfo-histiocitários difusos com elementos fúngicos intracelulares em macrófagos (Figura 159.14). Granulomas bem formados são infrequentes. O granuloma pode ser caseoso ou não caseoso. As colorações de Gromori-Grocott e PAS auxiliam na identificação do agente. Outra possibilidade para auxílio no diagnóstico é a realização de imunohistoquímica.

Sorologia

A sorologia pode ser usada em casos de doença subaguda ou crônica, pois os anticorpos aparecem de 4 a 8 semanas após a infecção inicial. Apresenta menor sensibilidade em pacientes imunossuprimidos. Pode apresentar reação cruzada, com falso positivo, em caso de infecção por outros fungos, como o *Paracoccidioides spp*. Sorologia negativa ou títulos baixos não excluem a doença em pacientes com comprometimento da imunidade.

A sorologia pode ser realizada por diferentes métodos, como imunodifusão, fixação do complemento ou ELISA com diferentes sensibilidades e especificidades para cada método.

Teste de antígeno

É um teste de resultado rápido, não invasivo, com boa sensibilidade e especificidade em pacientes com HIV. Uma metanálise mostrou sensibilidade de 95% e especificidade de 97% nessa população. Pode ser feito por método imunocromatográfico de fluxo lateral ou ELISA. Mais comumente realizado com urina ou soro, mas também pode ser realizado em amostras de lavado broncoalveolar e liquor.[32]

Tratamento

A terapia deve ser iniciada preferencialmente com anfotericina B lipossomal na dose de 3 mg/kg/dia ou anfotericina B complexo lipídico na dose de 5 mg/kg/dia.

Caso seja disponível apenas a anfotericina B desoxicolato, a dose inicial deve ser de 0,7 a 1 mg/kg diariamente. Após melhora clínica e laboratorial, em geral após 14 dias de terapia endovenosa, o tratamento pode ser substituído por itraconazol via oral, na dose 200 mg, 3 vezes/dia, durante 3 dias, seguido de 200 mg 2 vezes/dia por um período de 12 meses. Para casos com doença leve ou moderada e que não apresentam instabilidade clínica, o itraconazol é a droga de escolha inicial.[33]

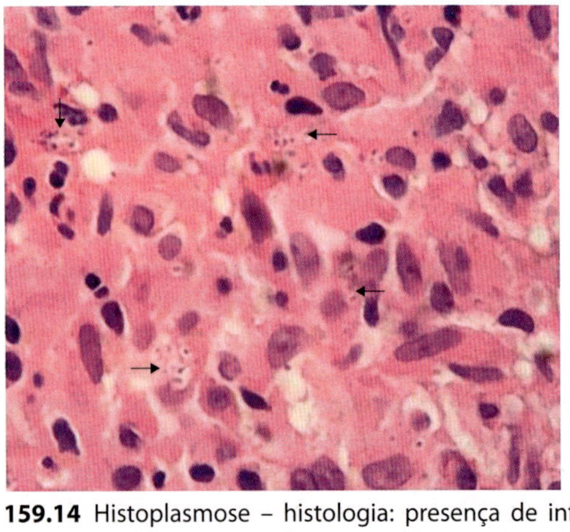

Figura 159.14 Histoplasmose – histologia: presença de infiltrado linfo-histiocitários difusos com elementos fúngicos intracelulares em macrófagos.

SÍFILIS

A sífilis foi a doença sexualmente transmissível que no passado dominava o pensamento de todos os médicos. Com o surgimento da penicilina e de seu tratamento efetivo, ela deixou de ter papel de destaque na medicina e sua incidência diminuiu consideravelmente. No entanto, há alguns anos, sua incidência voltou a aumentar, principalmente nos casos associados à infecção pelo HIV, o que aumenta, também, o risco de reinfecções.[5,34] Mais recentemente, porém, sua incidência continua aumentando, independente da infecção pelo vírus da imunodeficiência. Importante não esquecer que continuam sendo considerados casos de notificação compulsória os diagnósticos de sífilis adquirida, sífilis em gestantes e sífilis congênita.[2,3]

Recentes estudos demonstram que o número de casos de infecções sexualmente transmissíveis (IST) na população acima de 50 anos tem dobrado nas últimas décadas, pois eles não se consideram como grupo de risco e, sobretudo, não foram educados para o uso de barreiras protetoras para suas atividades sexuais. O aumento deve-se, também, ao arrefecimento do sistema imune nesta população mais idosa.[2,3]

Em 2016, a incidência foi de 6,3 milhões de casos novos no mundo. Enquanto em 2010, a incidência era cerca de 2 casos em cada 100 mil habitantes, número que aumentou para 58,1 casos/100.000 habitantes em 2017 e, em 2021, estes números ascenderam para 78,5 casos/100.000 habitantes. Os casos congênitos e em gestantes também apresentaram uma elevação considerável: em 2021, a incidência de lues congênita foi de 27.019 casos e a de sífilis gestacional, 27,1 casos/1.000 nascidos vivos. Antigamente, notava-se uma prevalência de acometimento do gênero masculino (semelhante a 6:1); hoje, principalmente nas faixas da terceira década de vida, tal proporção inverteu-se, sendo quase 2 mulheres para 1 homem, de acordo com o Boletim Epidemiológico de sífilis do Ministério da Saúde de 2022. Esta doença é um problema de saúde pública devido ao constante aumento de sua incidência não só em países desenvolvidos, como os EUA, como também nos subdesenvolvidos e em desenvolvimento.[34-36]

A sífilis era conhecida como "a grande imitadora" devido à sua grande variedade de sinais e sintomas, além de evolução, por vezes, complexas. Com a aids, a variedade ulceronodular ou lues maligna, manifestação rara da sífilis secundária, tornou-se menos rara na cavidade oral.[1]

A sífilis é causada pelo *Treponema pallidum*, uma bactéria de forma espiralar cujo comprimento varia entre 6 e 15 mm e a largura é de aproximadamente 0,15 mm. Ele não é visível ao microscópio de luz comum e não se cora pelo Gram. Pode ser corado pela técnica especial de Fontana Tribondeau, na qual o sal de prata do corante precipita-se no citoplasma da bactéria, conferindo uma coloração escura intensa.[1]

A transmissão da sífilis, no caso da congênita, dá-se pela passagem do *Treponema pallidum* da corrente sanguínea da gestante infectada para o feto por via transplacentária ou, ocasionalmente, por contato direto com a lesão no momento do parto (transmissão vertical).[35] A taxa de transmissão vertical de sífilis para o feto é de até 80% intraútero. A maioria dos casos acontece porque a mãe não foi testada para sífilis durante o pré-natal, ou porque recebeu tratamento inadequado para sífilis antes ou durante a gestação. A transmissão vertical é passível de ocorrer em qualquer fase gestacional ou estágio da doença materna e pode resultar em aborto, natimorto, prematuridade ou um amplo espectro de manifestações clínicas; apenas os casos muito graves são clinicamente aparentes ao nascimento. Uma característica bastante conhecida desta forma luética é a presença dos dentes de Hutchinson.[1,2,37,38]

No caso da sífilis adquirida, a transmissão é principalmente sexual, sendo raro o contágio por meio de objetos, visto que o treponema não sobrevive muito tempo no ambiente. A infecção pelo contato pele-pele, pele-mucosa ou mucosa-mucosa infectadas são possíveis, mas o contágio pelo sangue e seus derivados é bastante difícil devido aos testes de controle aplicados nas bolsas de sangue pré-transfusão sanguínea e às baixas temperaturas de seu armazenamento. São descritos também casos de contágio acidental em profissionais da saúde.[1,37,38]

Quadro clínico

A sífilis adquirida apresenta três estágios denominados como sífilis primária, secundária e terciária.[5] Com exceção da neurosífilis, todas as outras formas da sífilis podem manifestar-se na cavidade oral.

A sífilis primária é representada pelo surgimento do cancro duro ou protossifiloma, que ocorre de 2 a 3 semanas após o contágio. A boca é a localização extragenital mais frequente de lesão e, nela, 60% das lesões são em lábios ou ângulo da boca. O cancro duro (Figura 159.15) surge, inicialmente, como uma pápula e, depois, evolui para uma úlcera endurecida, recoberta por crosta ou, quando na mucosa, por uma pseudomembrana necrótica, sempre acompanhada por linfonodomegalia regional. Embora de modo menos frequente, em alguns casos a lesão primária pode ser múltipla. Geralmente desaparece em 3 a 8 semanas, independente de tratamento e, por ser indolor e passageira, pode não ser notada ou valorizada pelo paciente, porém, é bastante transmissível.[1,38]

Em torno de 6 semanas a 6 meses depois, surgem as lesões da sífilis secundária, que na cavidade oral apresentam-se como lesões vermelhas escuras que coalescem em placas ovais infiltradas (Figura 159.16) e tornam-se opalescentes, acinzentadas ou serpiginosas. Ulcerações indolores na cavidade oral também podem ser uma forma de manifestação, e na tonsila palatina pode constituir um quadro de angina luética (Figura 159.17). O condiloma plano, lesão vegetante branca, pode surgir em dobras mucosas mimetizando uma lesão causada pelo HPV e pode ocorrer em boca, mas, mais comum, em

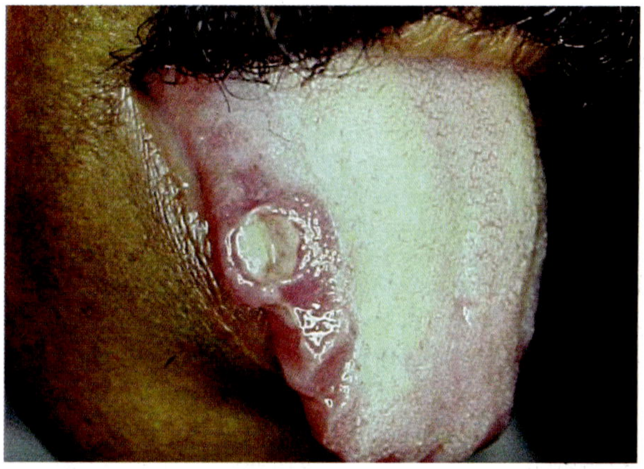

Figura 159.15 Lues primária: lesão do cancro duro, úlcera em borda direita de língua, bem delimitada, recoberta por fibrina.

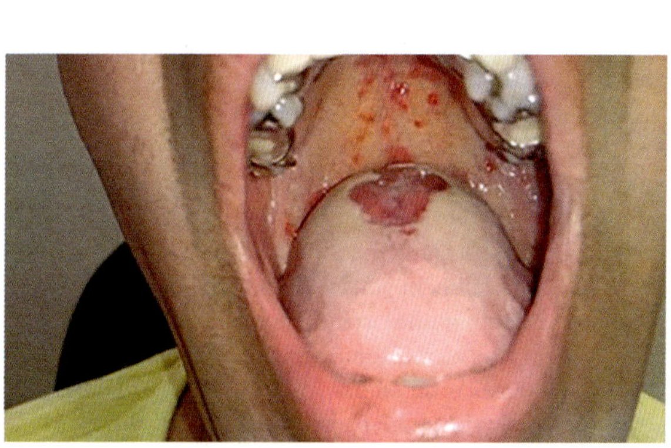

Figura 159.16 Lues secundária: área enantemática, despapilada em dorso de língua, região posterior, além de lesões enantemáticas múltiplas em palato mole.

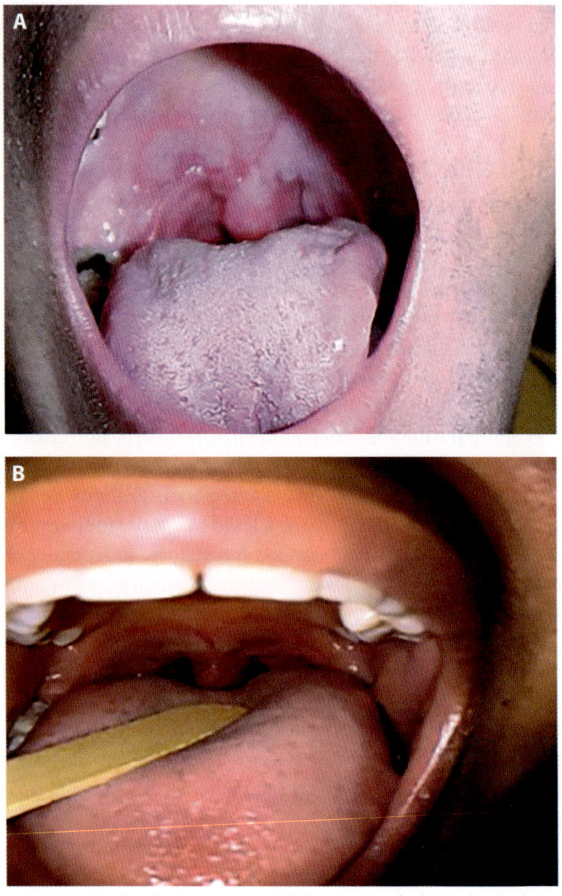

Figura 159.17 A e **B.** Lues secundária, angina luética: lesão branco-acinzentada em palato mole e pilar amigdaliano anterior, bem delimitado por um halo enantemático.

área anogenital. Deve-se lembrar que, frequentemente, a sífilis secundária pode cursar com lesões cutâneas e outros sinais e sintomas, o que deve ser indagado ao paciente, tais como roséola (mácula eritematosa), principalmente em tronco e raiz de membros, ou pápulas e sifílides palmo-plantares, que podem evoluir com uma descamação característica, alopecia em clareira, madarose e até rouquidão, além de poliadenopatia e febre baixa, mal-estar, adinamia e cefaleia. Quadros neurológicos, oculares e hepáticos também podem ocorrer, embora mais comuns em paciente HIV positivo.[1,38]

Independentemente de tratamento, o quadro clínico desaparece em algumas semanas, trazendo a falsa impressão de cura.

Importante ressaltar que as formas primárias e secundárias da sífilis são bastante contaminantes. Porém, diferente das lesões de pele, o secundarismo luético oral é muito mais contaminante que a lesão primária do cancro duro. É fundamental o cuidado e prevenção durante o exame físico do paciente.[1]

Muitas vezes, as manifestações orais da sífilis secundária podem ser confundidas com várias outras doenças sistêmicas e de pele, tais como histoplasmose, paracoccidioidomicose e farmacodermias, baseadas no local e nas características clínicas das lesões. Doenças inflamatórias como granulomatoses orofaciais, neoplasias e doença de Crohn também podem ser um diagnóstico diferencial, além de doenças autoimunes, como pênfigo vulgar e líquen plano, traumas, leucoplasias e carcinoma espinocelular.[38]

Caso o diagnóstico de sífilis não seja feito e o paciente não seja tratado, a infecção evolui para a forma assintomática e é classificada como latente: sífilis latente recente, se até 1 ano de evolução; sífilis latente tardia, se mais de 1 ano de duração. A maioria dos diagnósticos ocorre nesse estágio.

A sífilis terciária ocorre em aproximadamente 15 a 25% das infecções não tratadas, depois de 1 a 40 anos após a infecção, e é caracterizada pela goma.[38] A goma é um granuloma destrutivo que, na cavidade oral, acomete a linha média do palato duro, inicialmente causando uma úlcera, porém com grande tendência destrutiva e de fistulização. Outro quadro oral que faz parte da sífilis terciária é a glossite luética, que se caracteriza por atrofia intensa da mucosa lingual e pode estar relacionada com carcinoma de língua. Quadro de leucoqueratose já foi descrito como manifestação da sífilis terciária. Pode apresentar lesões cutâneas, também caracterizadas por manifestação gomosa, assim como nódulos de caráter destrutivo, além de comprometimento ósseo (periostite, osteíte gomosa ou esclerosante, artrites, sinovites e nódulos justa-articulares) e cardiovascular, como estenose de coronárias, aortite e aneurisma da aorta, especialmente da porção torácica.

Também merece destaque a neurossífilis, assunto bastante polêmico na literatura, com variadas formas de apresentação.[38] Antigamente, considerava-se a neurossífilis como uma manifestação exclusiva da sífilis terciária, na era pré-antibiótica, afetando 5 a 10% de todas as pessoas que apresentavam sífilis não tratada. Porém, atualmente, esse conceito tem mudado, classificando-se as manifestações neurológicas em:

- Neurossífilis precoce: há uma neuro invasão precoce que pode evoluir com os seguintes possíveis desfechos: "clareamento" espontâneo ou meningite persistente inicialmente assintomática. Após semanas, meses ou poucos anos, pode tornar-se sintomática recente; se após muitos anos/décadas, sintomática tardia. Quando assintomática, é diagnosticada apenas laboratorialmente; quando sintomática recente, pode manifestar-se com meningite sifilítica (meningismo, febre e alteração de pares cranianos) ou com lesão meningovascular (meningite associada a acidente vascular cerebral [AVC] isquêmico, podendo comprometer, geralmente, os territórios das artérias cerebral média, basilar, cerebral posterior, carótida, da cápsula interna e de vasos cerebelares)
- Neurossífilis tardia: manifestação bastante tardia, como já dito, sob a forma de demência paralítica (demência rapidamente progressiva), acidente vascular cerebral e *tabes dorsalis* (ataxia sensorial e disfunção esfincteriana), além de epilepsia.

As manifestações da neurossífilis precoce podem ocorrer em qualquer estágio da sífilis, sendo comuns anormalidades laboratoriais do líquido cefalorraquidiano (LCR) em pessoas infectadas já nos estágios iniciais da doença, pois, embora possa ser transitório, o treponema invade precocemente o sistema nervoso central (SNC) dentro de horas a dias após a inoculação. Formas atípicas incluem manifestações neurológicas isoladas sem alterações liquóricas (p. ex., neurite óptica ou hipoacusia, geralmente bilaterais). A investigação diagnóstica da neurossífilis parte da confirmação sorológica da sífilis (testes não treponêmicos reagentes – VDRL ou RPR – confirmados por um teste treponêmico reagente – TPHA, FTA-Abs, ELISA ou IE). Algumas manifestações iniciais da neurossífilis, além das supracitadas, podem envolver o comprometimento ocular (uveíte, paralisia de nervos cranianos), auditivo, deficiência cognitiva, mudanças de comportamento, depressão, psicose com alucinações visuais ou auditivas, dificuldades de memória e confusão mental.

COINFECÇÃO SÍFILIS-HIV

A evolução da sífilis pode ser alterada em pacientes que apresentam a coinfecção com HIV, com a ocorrência de manifestações atípicas ou mais agressivas, caso doentes; quando compensados, com carga viral bastante baixa ou não detectável do vírus da imunodeficiência. A clínica da lues dá-se como a dos pacientes sem infecção pelo HIV. No entanto, pode ocorrer maior frequência da forma clínica de secundarismo e de sobreposição de estágios com concomitância de lesões primárias e secundárias no momento do diagnóstico, de desenvolvimento de cancros múltiplos e profundos ou atípicos, cuja resolução dá-se de forma mais lenta. Normalmente as lesões cutâneas são mais agressivas e a predisposição para o desenvolvimento de lesões oftálmicas e neurológicas, mais frequentes.[2]

Nestes indivíduos pode ocorrer uma manifestação rara que é a lues maligna, cuja lesão oral caracteriza-se por ulcerações semelhantes a crateras (profundas) ou rasas em gengiva, palato ou mucosa jugal, além de múltiplas erosões no palato, língua e lábio inferior.

Os casos de neurossífilis meningovascular de apresentação precoce são mais prevalentes em pessoas com infecção pelo HIV, particularmente naquelas com aids. A neurossífilis deve ser considerada no diagnóstico diferencial das encefalites.[2]

As indicações para punção liquórica em pacientes infectados pelo HIV, segundo o CDC (Centro de Controle de Doenças), dos EUA, são as seguintes: presença de sintomas neurológicos ou oftalmológicos, sífilis terciária ativa, falha terapêutica e sífilis latente tardia ou de duração indeterminada. Essa abordagem é bastante conservadora, principalmente porque não inclui os pacientes com sífilis precoce e sem sintomas neurológicos. Por esse motivo, nos últimos anos, alguns estudos têm recomendado realizar punções liquóricas em pacientes assintomáticos que apresentam determinados títulos sorológicos nos testes não treponêmicos (VDRL ≥ 1:16 ou RPR ≥ 1:32), independentemente do estágio da sífilis. Além disso, alguns especialistas recomendam puncionar os pacientes que apresentam valores das contagens de células CD4 < 350 células/mm^3. A identificação de VDRL reagente no liquor estabelece o diagnóstico definitivo da neurossífilis. Esse teste, embora específico, é pouco sensível especificamente nos casos de neurossífilis e de sífilis tardia, diferente do que acontece na sífilis primária e secundária. Portanto, um teste não reagente não exclui o diagnóstico. Por esse motivo, pacientes infectados pelo HIV com ≥ 20 células/μℓ no liquor devem ser tratados para neurossífilis. Por outro lado, os testes treponêmicos são muito sensíveis, porém, pouco específicos também nos pacientes com acometimento nervoso ou tardio da infecção. Portanto, um teste não reagente no liquor exclui o diagnóstico de neurossífilis, mas o teste positivo, isoladamente, não define o diagnóstico. Em casos de dúvida diagnóstica, o tratamento deverá ser instituído.[1,2]

Diagnóstico

Na teoria, o diagnóstico definitivo deveria ser feito embasado no achado do agente etiológico na lesão presente. A pesquisa do treponema em campo escuro possibilita o diagnóstico antes da produção de anticorpos em quantidade suficiente para detecção sorológica, e embora útil no diagnóstico da doença, na fase primária e nas lesões mucosas da fase secundária, não é um teste confiável na cavidade oral, devido à presença de outras espiroquetas. Quando realizado, a "leitura" deve ser imediatamente após a coleta, enquanto os treponemas mantêm sua mobilidade, e depende muito da experiência do observador. Em estudo realizado em Valência, na Espanha, sua utilização possibilitou o diagnóstico definitivo por campo escuro em 429 pacientes com sífilis primária genital. Desses, 48% ainda tinham testes sorológicos negativos. Não se aplica à investigação de lesões da cavidade bucal pela presença do *Treponema denticola*, constituinte da microbiota local e indistinguível morfologicamente de *T. pallidum.*

Os testes sorológicos podem ser de dois tipos: inespecíficos (não treponêmicos) e treponêmicos, que detectam anticorpos contra componentes antigênicos do próprio *T. pallidum*. São úteis para o diagnóstico da sífilis e têm sua sensibilidade variável de acordo com o estágio da doença (Figura 159.18).[1,2,35,38]

Os testes não treponêmicos procuram anticorpos (Ac) contra o difosfatidilglicerol (anticardiolipina), reagínicos ou lipoídicos e podem ser titulados. Colaboram não só para o diagnóstico da doença, como, também, para acompanhamento evolutivo da afecção pós-tratamento.

O mais usado é o *Venereal Disease Research Laboratories* – pesquisa laboratorial de doença venérea (VDRL), um teste anticardiolipina de floculação em lâmina. O VDRL é o teste de triagem de escolha. Ele torna-se positivo mais tardiamente na sífilis primária, 2 ou 3 semanas após o cancro duro aparecer, logo, há grandes chances de um resultado sorológico falso-negativo nesta fase. Nas fases mais tardias da doença, diminui sua reatividade. Já na sífilis secundária, a chance de ser positivo é de 99% dos casos. Por outro lado, por não ser um teste treponêmico, o VDRL pode apresentar, também, grandes chances de falso-positivo, principalmente em pacientes com malária, pneumonia atípica, lúpus e outras doenças autoimunes, hanseníase, hepatite crônica, em idosos e em casos de

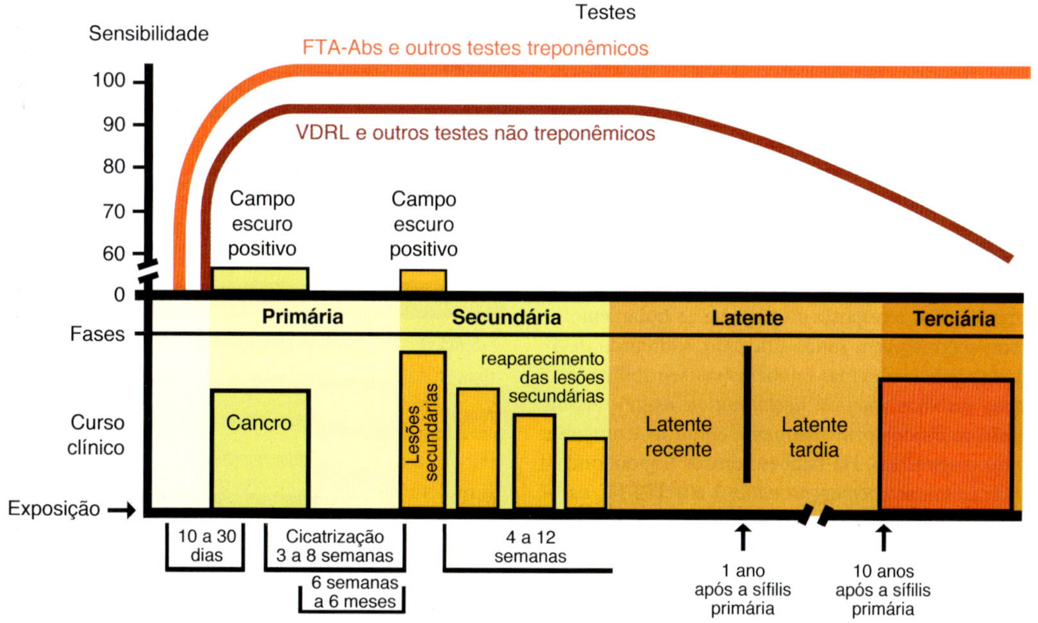

Figura 159.18 Esquema da evolução quanto à sensibilidade dos exames diagnósticos treponêmicos e não treponêmicos frente aos diferentes estágios clínicos da sífilis. (Adaptada de: Brasil, 2022.)

outras infecções bacterianas ou virais, assim como, às vezes, em gestantes. Após o tratamento da doença, o VDRL deve normalizar, o que ocorre, geralmente, após 12 meses na sífilis primária e 24 meses na secundária. Um pequeno número de indivíduos permanece com títulos baixos. Nestes, o aumento dos títulos em quatro vezes ou mais após tratamento, indica a necessidade de novo tratamento, provavelmente devido a uma reinfecção.

Sempre que um teste não treponêmico é realizado, é imprescindível analisar a amostra pura e diluída, em virtude do fenômeno prozona que consiste na ausência de reatividade em uma amostra que, embora contenha anticorpos não treponêmicos, quando testada sem diluir, ou mesmo em baixas diluições, apresenta resultado não reagente. Esse fenômeno decorre da relação desproporcional entre quantidade dos antígenos e dos anticorpos presentes na reação não treponêmica, gerando resultados falso-negativos. Ocorre nas amostras de doentes com sífilis, em virtude da elevada quantidade de anticorpos presentes. Esse fenômeno não é observado nos testes treponêmicos. É observado principalmente na sífilis secundária, fase em que há produção de grande quantidade de anticorpos. Em suma, o efeito prozona é um fenômeno que ocorre quando existe excesso de anticorpos no soro testado, o qual interfere na formação do complexo antígeno-anticorpo (Ag-Ac) necessário para que aconteça a reação de floculação. Ocorre em 1 a 2% dos casos.

É importante reforçar que, para os casos de neurossífilis e de sífilis terciária, este comportamento quanto à sensibilidade e à especificidade é diferente, oposta. Nestas situações, a sensibilidade do VDRL no liquor para o diagnóstico de neurossífilis é de 50 a 60%, enquanto a especificidade é de 99%. Assim, o teste não treponêmico, nesta situação, é menos sensível e mais específico quando comparado aos testes treponêmicos.

Outros testes não treponêmicos existentes são o RPR (*rapid plasm reagin*), o TRUST (*toluidine red unheated serum test*) e o USR (*unheated serum reagin*). O PRP é de mais fácil execução, automatizado e aplicável em casos de grande volume de amostras, além de igual desempenho ao VDRL.

Os testes treponêmicos, por sua vez, tornam-se positivos mais precocemente que os não treponêmicos e têm melhores sensibilidade e especificidade, podendo ser utilizados como primeiro teste ou teste complementar. Esses testes, no entanto, não podem distinguir infecção ativa de infecção passada, e em muitos casos, ainda permanecem positivos mesmo após um tratamento efetivo, em até 85% dos casos, por toda vida, e, por isso, não são indicados para o monitoramento da resposta ao tratamento. Portanto, a anamnese é fundamental para a decisão terapêutica.

Dos testes treponêmicos, o mais utilizado é o teste de absorção de anticorpo treponêmico fluorescente (FTA-Abs, *fluorescent treponemal antibody absorption*). É um exame sensível e apresenta alto grau de especificidade, sendo positivo em 1% dos indivíduos normais, em 85% na sífilis primária, em 99% na sífilis secundária e em 95% na sífilis tardia. O FTA-Abs permanece positivo por anos, mesmo após tratamento adequado. Desta maneira, seus títulos não podem ser usados para avaliar a resposta do paciente ao tratamento.

Outro teste treponêmico vem sendo utilizado, sobretudo devido à sua elevada especificidade, mas também boa sensibilidade, o TPPA (*Treponema pallidum particle agglutination assay*). Assim como o ELISA, são utilizados principalmente como instrumentos de confirmação do diagnóstico. Há também outros treponêmicos, como o TPHA (*T. pallidum haemagglutination*) e o TPI (*T. pallidum immobilization*), ambos mais específicos que o FTA-Abs, sendo o segundo mais caro, porém bastante precoce.

Há também os testes rápidos por imunocromatografia, igualmente treponêmicos, que representam grande avanço no diagnóstico, pois apresentam performance superponível à dos testes realizados em laboratório e disponibilizam resultados em até 30 minutos.

Os testes de hemaglutinação (TPHA), de aglutinação de partículas (TPPA) e de imunofluorescência indireta (FTA-Abs) são produzidos com antígenos naturais de *Treponema pallidum*. Esses antígenos são difíceis de obter, o que os tornam mais caros. As metodologias do tipo ELISA, CMIA (*chemiluminescent microparticle immunoassay*) e dos testes rápidos (TRs) são produzidas com antígenos sintéticos ou recombinantes, fator que favorece sua comercialização por preços menores. Os TRs são distribuídos pelo Ministério da Saúde para os Estados e o Distrito Federal, sendo os mais indicados para início de diagnóstico. A Tabela 159.5 mostra um resumo dos exames treponêmicos e não treponêmicos.

Embora a microscopia não seja o exame de primeira escolha, quando realizada, espera-se encontrar um infiltrado inflamatório importante em camadas mais profundas, porém com uma característica peculiar: quase totalidade de plasmócitos e extrema escassez, quase ausência, de macrófagos; há a presença de alguns neutrófilos mais superficialmente, além de deposição de fibrina e a detecção de perda de tecido (úlcera). Na coloração de hematoxilina-eosina (HE), não se vê a espiroqueta; para tal, lança-se mão da coloração Warthin Starry (WS), uma coloração de nitrato de prata na qual os microrganismos são corados em preto ou marrom escuro, porém, apresenta como desvantagem da coloração inespecífica das fibras elásticas do tecido, dificultando a interpretação das seções da pele. A WS também é utilizada para detecção do *Helicobacter pylori* e na confirmação da *Bartonella henselae*, agente causador da doença da arranhadura do gato. Há outras colorações que podem também ser usadas para identificar a espiroqueta, tais como a Fontana Tribondeau, já previamente citada, também à base de impregnação de prata, e as de Burri, Giemsa e Levaditi, raramente utilizadas. Normalmente, as espiroquetas são encontradas ao redor dos vasos, na úlcera (epitélio) e no tecido conjuntivo.

A imunofluorescência direta, apesar de apresentar ótimas sensibilidade e especificidade, é pouco utilizada pela dificuldade de obtenção dos insumos.

Os exames de biologia molecular tais como o PCR, reação da polimerase em cadeia de amplificação de DNA, também são considerados definitivos. Em uma metanálise realizada, notou-se uma especificidade deste método em amostras de sífilis primária de cerca de 80 a 96% e a sensibilidade em 78,4%.

Tabela 159.5 Exames treponêmicos e não treponêmicos para diagnóstico da sífilis.

Testes treponêmicos	
VDRL	*Veneral disease research laboratory*
TRUST	*Toluidine red unheated serum test*
USR	*Unheated serum reagin*
RPR	*Rapid plasma reagin*
Testes não treponêmicos	
FTA-Abs	*Fluorescent treponemal antibody absortion test*
TPHA	*T. pallidum haemagglutination*
TPPA	*T. pallidum passive particle haemagglutination*
TPI	*T. pallidum immobilization*
MHATP	*Micro-haemagglutination assay for T. pallidum*
TR	*Teste rápido*
ELISA	*Enzyme-inked immunossorbent assay*
CMIA	*Chemiluminescent Microparticle Immunoassay*
EQL	*Chemiluminescence Immunoassay for T. pallidum*

Mediante ao já exposto, fica clara, hoje, a importância da investigação também para HIV nos pacientes com diagnóstico de sífilis: é um fato que não deve ser esquecido na investigação do caso.

A Figura 159.18 mostra um resumo da positividade, sensibilidade, dos diferentes exames diagnósticos, treponêmicos e não treponêmicos, para sífilis de acordo com o estágio da doença.

Considerando-se ser a sífilis uma das mais prevalentes ISTs, e ter muitos sinais que podem confundir com outras afecções sexualmente transmissíveis, tal como pelo vírus herpes simples (HSV-1 e HSV-2), a OMS promoveu um organograma para facilitar a investigação e manejo destas afecções cuja manifestação clínica dá-se com lesões vesiculosas ou ulceradas.

A Figura 159.19 mostra um fluxograma para manejo de lesões vesiculares ou ulceradas em caso de suspeita de IST.

Tratamento

A droga de escolha para tratamento desta doença é a penicilina.[5,35,38] A sífilis recente, de até um ano de duração, enquanto primária, deve ser tratada com penicilina G benzatina, na dose de 2,4 milhões de unidades, intramuscular, aplicada em dose única.

Já na sífilis secundária e na terciária, preconiza-se a utilização de penicilina G benzatina, na dose de 2,4 milhões de unidades, intramuscular, semanalmente, por 3 semanas consecutivas. O intervalo preconizado de administração de penicilina benzatina para o tratamento de sífilis é de 1 semana entre as doses. Em gestantes, o esquema deve ser reiniciado se o intervalo ultrapassar os 7 dias entre as doses. Em não gestantes, deve-se reiniciar o esquema caso transcorram mais de 14 dias entre as doses.

Importante ficar bem claro que a penicilina benzatina é a única opção segura e eficaz para o tratamento adequado das gestantes.[35] Qualquer outro tratamento realizado é considerado tratamento não adequado da mãe e, por conseguinte, o recém-nascido será notificado como sífilis congênita e submetido a avaliação clínica e laboratorial.

Em pacientes alérgicos à penicilina, deve ser usada a doxiciclina, 100 mg, via oral, 2 vezes/dia por 2 semanas, ou a tetraciclina, 500 mg, via oral, 4 vezes/dia por 2 semanas, ou a ceftriaxona, 1.000 mg/dia por 8 a 10 dias.[2] A azitromicina incorre em fracasso terapêutico assim como relato de casos resistentes a esta droga, logo, não é uma opção de tratamento aos alérgicos à penicilina.[36,38]

O tratamento de escolha para neurossífilis é penicilina cristalina por 10 a 14 dias. A primeira alternativa é o uso de penicilina procaína associada à probenecida por 10 a 14 dias. Em pacientes alérgicos à penicilina, recomenda-se a dessensibilização. Se isso não for possível, a alternativa é o uso de ceftriaxona por 10 a 14 dias.

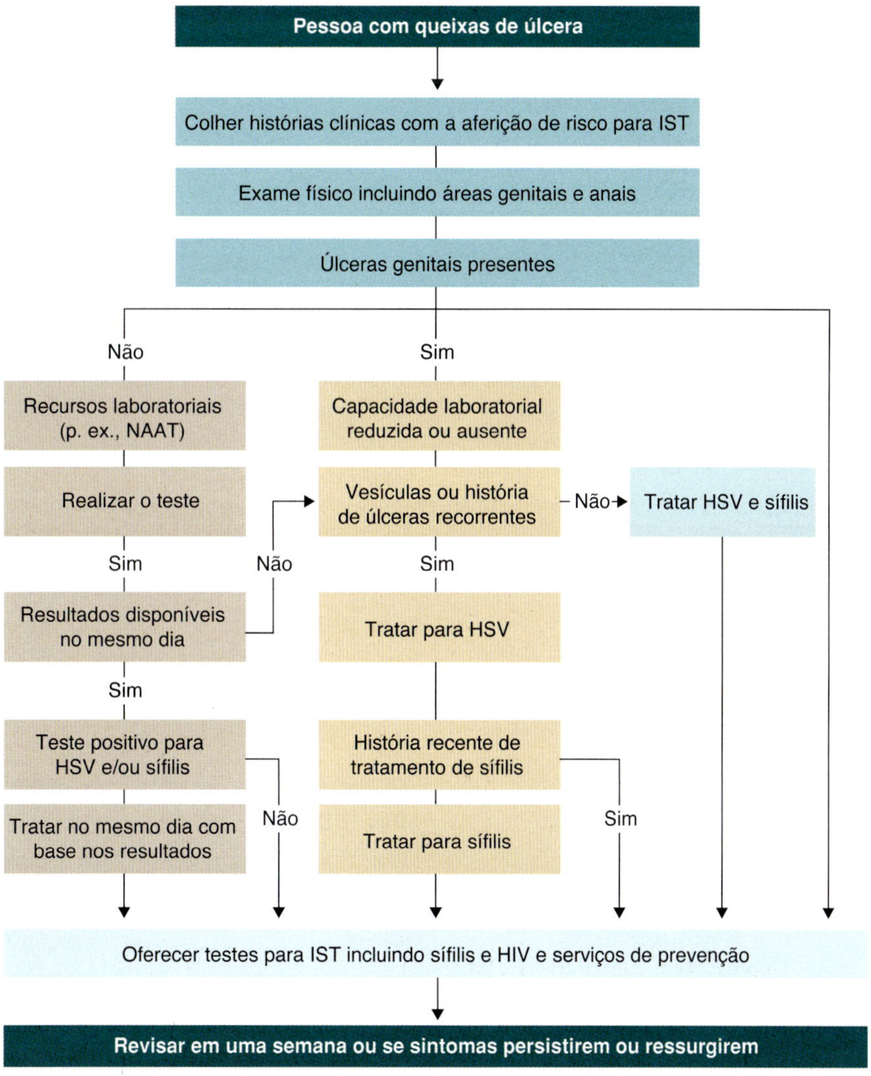

Figura 159.19 Fluxograma para manejo de lesões vesiculares ou ulceradas em caso de suspeita de IST. HSV = herpes simples vírus; IST = infecção sexualmente transmissível. Fonte: Organização Mundial da Saúde, 2021.

Muito confundida com uma farmacodermia, após 24 horas da primeira dose de penicilina, em especial nas fases primária ou secundária, o paciente pode apresentar exacerbação das lesões cutâneas, mal-estar geral, febre, cefaleia e artralgia, que regridem espontaneamente após 12 a 24 horas: é a reação de Jarisch-Herxheimer. Pode ser controlada com o uso de analgésicos simples, quando necessário, sem descontinuidade do tratamento. Gestantes que apresentam essa reação podem ter risco de trabalho de parto prematuro em razão da liberação de prostaglandinas em altas doses, porém, se a gestante não for tratada de forma correta, o risco de abortamento ou de morte fetal é maior que os riscos potenciais da reação.

Seguimento terapêutico

De acordo com os dados propostos pelo Ministério da Saúde, para um bom acompanhamento para o sucesso terapêutico da sífilis, a conduta a ser seguida resume-se em:

- Os testes não treponêmicos devem ser realizados mensalmente nas gestantes e, na população geral, a cada 3 meses no primeiro ano e a cada 6 meses no segundo ano
- A redução de dois ou mais títulos do teste não treponêmico (p. ex., de 1:32 para 1:8) ou a negativação após 6 a 9 meses do tratamento demonstra a cura da infecção. É importante ressaltar que a completa negativação dos testes não treponêmicos é diretamente proporcional à precocidade da instauração do tratamento. O mais comum é que pessoas que tiveram o diagnóstico de sífilis efetuado após o secundarismo permaneçam com resultados reagentes nesses testes, com títulos baixos e estáveis, pelo resto da vida
- No caso de sífilis primária e secundária, os títulos devem declinar em torno de duas diluições em 3 meses e três diluições em 6 meses (p. ex., de 1:32 para 1:8 após 3 meses e para 1:4 após 6 meses). Se os títulos se mantiverem baixos e estáveis em duas oportunidades, após 2 anos pode-se dar alta
- A elevação de títulos dos testes não treponêmicos em duas diluições (p. ex., de 1:16 para 1:64), em relação ao último exame realizado, indica reinfecção e um novo tratamento deve ser iniciado
- Considerar a necessidade de oferta de testagem periódica em pessoas com vulnerabilidade aumentada.

Um resumo do esquema terapêutico e como fazer o seguimento desses pacientes encontra-se na Tabela 159.6.[2]

Prevenção e controle

O objetivo do controle da sífilis é a interrupção da cadeia de transmissão e a prevenção de novos casos.

Evitar a transmissão da doença consiste na detecção e no tratamento precoce e adequado do paciente e do parceiro, ou parceiros. Um terço das parcerias sexuais de pessoas com sífilis recente pode desenvolver a infecção em até 30 dias da exposição, mas se houve exposição à pessoa com sífilis em até 90 dias anteriores, recomenda-se oferta de tratamento presuntivo a esses parceiros sexuais, independentemente de seus sinais e sintomas. Utiliza-se a dose única de penicilina benzatina, 2,4 milhões UI, IM (1,2 milhão de UI em cada glúteo). O ideal é que todos os parceiros sejam testados. Quando o teste de sífilis for reagente, recomenda-se tratamento de sífilis adquirida no adulto, de acordo com o estágio clínico.[2]

Portanto, na detecção de novos casos de sífilis, a introdução do teste rápido em parceiros de pacientes ou de gestantes é muito importante. O tratamento adequado consiste no emprego da penicilina como primeira escolha e nas doses adequadas. Em situações especiais, como aumento localizado do número de casos, o tratamento profilático pode ser avaliado.

A prevenção de novos casos deverá ter como estratégia a informação para a população geral e, especialmente, para as populações mais vulneráveis (prostitutas, usuários de drogas intravenosas etc.) sobre a doença e as formas de como evitá-la. É importante o aconselhamento ao paciente, procurando mostrar o quão fundamental é a necessidade de comunicação ao parceiro, em caso de estar infectado, e o estímulo ao uso dos preservativos durante a relação sexual. A reciclagem constante e continuada das equipes de saúde integra esse conjunto de medidas para a prevenção e o controle da sífilis.

Quebrar a barreira do preconceito, o medo do diagnóstico, o esclarecimento correto sobre a doença e ajudar na orientação psicológica dos pacientes são estratégias que também colaboram para o controle da doença.

Importante lembrar que a sífilis não confere imunidade natural, por isto, a reinfecção pode acontecer quantas vezes o paciente for exposto ao agente. O paciente tratado com sucesso pode ser dispensado de novas coletas após um ano de seguimento pós-tratamento, porém, a aquisição de uma nova IST, especialmente sífilis, é um fator de risco para outras ISTs.[2]

Tabela 159.6 Esquema terapêutico dos pacientes com sífilis de acordo com o estágio da infecção e forma de seguimento.

Classificação	Tratamento de escolha	Tratamento alternativo	Seguimento teste não treponêmico
Recente	Penicilina benzatina	Doxiciclina	Gestante: mensal
(até 1 ano)	2,4 milhões UI, IM	100 mg, 12/12h, VO,	Outros pacientes: trimestral
Primária	Dose única	15 dias	Por até 2 anos
Secundária	1,2 milhão UI em cada glúteo		
Latente recente			
Tardia	Penicilina benzatina	Doxiciclina	Gestante: mensal
(mais de 1 ano)	2,4 milhões UI, IM/semana	100 mg, 12/12h, VO	Outros pacientes: trimestral
Latente tardia	3 semanas consecutivas	30 dias	Por até 2 anos
Terciária	Dose total: 7,2 milhões UI, IM		
Neurossífilis	Penicilina cristalina	Ceftriaxona	Exame de LCR de 6/6 meses
	3 a 4 milhões UI, 4/4h, EV	2 g, EV, 1x/dia	Até normalização
	14 dias	10 a 14 dias	Até normalização
	Dose total/dia: 18 a 24 milhões UI		

Fonte: DCCI/SVS/MS[40]
EV = endovenoso; IM = intramuscular; LCR = líquido cefalorraquidiano; UI = unidades; VO = via oral.

Vale ressaltar novamente o quanto é imperativo que, durante a investigação etiológica do caso, sorologia para o HIV seja sempre solicitada, embora não seja uma condição pré-existente para que a infecção pelo *Treponema pallidum* ocorra, e que o parceiro também seja submetido a exames.[1-3]

ACTINOMICOSE

A actinomicose é uma infecção bacteriana crônica supurativa e granulomatosa causada por bacilo anaeróbico Gram-positivo.[39,41] Foi inicialmente descrita como entidade clínica há 100 anos e, em 1845, von Langenbeck descreveu o primeiro caso em humanos.

A doença é de evolução lenta, caracterizando-se por inflamação granulomatosa e formação de abscessos e fístulas.

Classicamente, a actinomicose apresenta-se em três formas clínicas: cervicofacial, torácica e abdominopélvica.[39,42] A actinomicose cervicofacial é responsável por cerca de 60% dos casos, sendo a mandíbula o local anatômico mais frequentemente afetado, seguido de face, glândula parótida, língua, lábios, mucosa oral, dentes, gengiva, criptas tonsilares, cavidade nasal e espaço parafaríngeo. É uma infecção endógena e não há transmissão de pessoa para pessoa.[43]

As bactérias *Actinomyces spp* comumente envolvidas são agentes saprófitas, como *Actinomyces israelii*, mais prevalentes em infecções humanas, e *Actinomyces bovis*, habitantes de cavidades naturais de humanos[43] e animais; *A. meyeri, naeslundii, gerencseriae, odontolyticus, neuii, viscosus* e outras espécies também são encontrados. Os *Actinomyces spp* são de baixa patogenicidade e estão presentes mais comumente em gengivas, criptas amigdalianas, bolsas periodontais e no restante do trato digestório. Para se tornarem patogênicas, necessitam de uma destruição da mucosa para que ocorra a doença. Podem ocorrer em casos de má higiene bucal, cáries e extrações dentárias, traumatismos, gengivites, intervenções cirúrgicas, tonsilites crônicas, doenças neoplásicas ou irradiações. Outros fatores predisponentes são: diabetes melito, imunossupressão, má nutrição, alcoolismo e por administração de esteroides e infecções virais, em indivíduos imunodeficientes. Vale ressaltar que a espécie *A. meyeri* é a mais propensa à disseminação.

Há uma leve predominância pelo sexo masculino entre adultos jovens, de 20 a 50 anos; no sexo feminino, pode ocorrer entre 11 e 40 anos. Não há predisposição racial ou fatores geográficos.

Quadro clínico

Quando patogênicas, podem afetar diversas regiões além da cabeça e pescoço, entre 45 e 60% dos casos, tais como a torácica, 25% deles, e a abdominal, 20%. No segmento cefálico, a mandíbula é uma das áreas mais afetadas; na torácica, o pulmão, sobretudo entre tabagistas; e na abdominal, a cavidade uterina, principalmente quando associado ao uso de DIU (dispositivo intrauterino contraceptivo). O sistema nervoso central também é um órgão que pode ser afetado.

Há uma grande variabilidade na apresentação e localização da lesão. Em alguns casos, pode apresentar-se como um quadro piogênico agudo. Menos comum, cursa com evolução rápida, dor, edema, febre e formação de vários abscessos.

A maioria dos casos apresenta-se como um quadro subagudo ou crônico, insidioso, indolor, com uma tumoração endurecida, que, embora não muito comum, pode evoluir para flutuação e supuração, com formação de fístulas que eliminam secreção purulenta granulosa. Esta granulação é devido aos denominados "grânulos de enxofre", massas compactas inodoras de elementos bacterianos.

Febre e dor, quando presentes, são de baixa intensidade. Na evolução natural, tendem à cronicidade com fibrose. A possibilidade de cura espontânea é muito rara. Quando *Staphylococcus aureus* ou *Streptococcus* beta-hemolítico também estão presentes, pode ocorrer um abscesso agudo doloroso ou um flegmão como manifestação inicial. A infecção pode complicar e estender-se para a artéria carótida, língua (Figura 159.20), seios paranasais, orelha, órbita, glândulas salivares, faringe, músculo masseter, tireoide, laringe, traqueia e tórax. Em 10% dos casos, pode também acometer ossos, principalmente a mandíbula, e podem evoluir para periostite e osteomielite. Fato raro, mas possível, pode ainda apresentar disseminação hematogênica[42] e infecções de base de crânio podem evoluir para empiema subdural e invadir o sistema nervoso central; o comprometimento de outros órgãos como coração e pulmões também são passíveis de acontecer e, se não tratado, culminar em óbito do paciente.

Mais especificamente no segmento oro cervical, além do pescoço (Figura 159.21), a mandíbula (50% dos casos), a bochecha (15%), o queixo (15%), a região submandibular (10%) e, mais raramente, a articulação temporomandibular também podem ser acometidas, assim como as glândulas salivares maiores. Também, mais raramente, menos de 3% dos casos, devido a sua alta vascularização e ao grau de queratinização, além do efeito germicida da saliva e movimentos

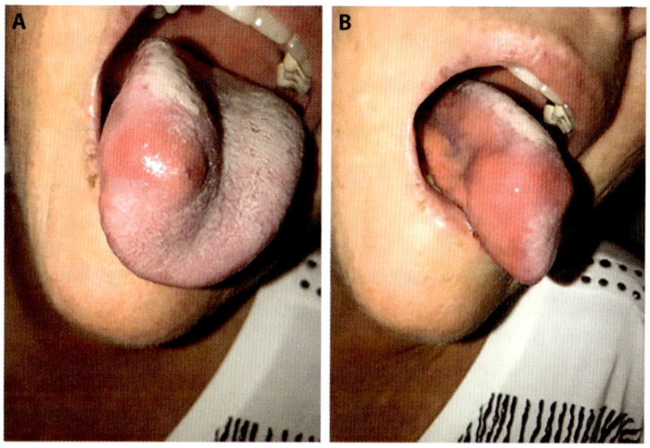

Figura 159.20 A e **B.** Actinomicose de língua: tumoração em hemidorso direito anterior de língua. (Cortesia de: Dra. Paula Moreno, Clínica Jesus Moreno.)

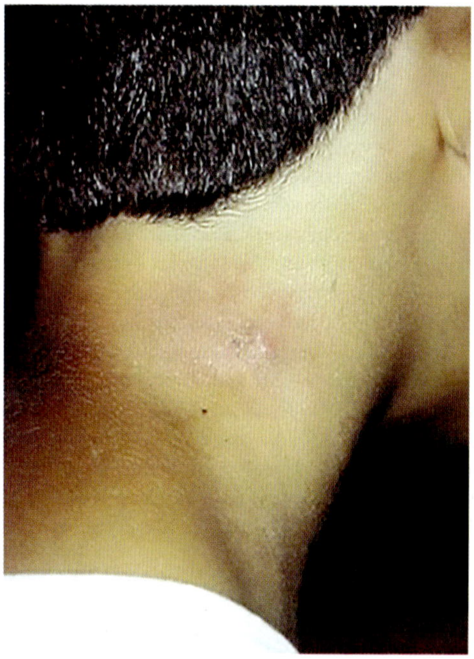

Figura 159.21 Actinomicose cervical.

frequentes, a língua é outro órgão que também pode ser afetado.[41] Em estágios mais avançados, pode comprometer a musculatura mastigatória causando dor e trismo; a linfonodomegalia não é tão comum.

Ainda na otorrinolaringologia, esta afecção é mais rara em nariz e em seios paranasais. Quando acomete pregas vocais, pode mimetizar um carcinoma ou uma papilomatose laríngea.

Por apresentar sintomas e sinais frustros e comuns a diversas outras afecções, seu diagnóstico pode ser bastante postergado. O diagnóstico diferencial inclui tuberculose (escrofulose), infecções fúngicas, nocardiose, infecções supurativas, como linfadenites, sialoadenites, doenças granulomatosas e até neoplasias.

Diagnóstico

Padrão-ouro para o diagnóstico desta doença são os estudos microscópicos e patológicos, obtidos pelo material de drenagem das lesões, das punções de agulha e de biopsias do tecido lesado. Na lesão, a avaliação histológica pela coloração de hematoxilina-eosina (HE) identifica um processo inflamatório rico em neutrófilos, como também a presença de células gigantes multinucleadas e de macrófagos que rodeiam os centros purulentos, abscessos formados de áreas de necrose, além de "grânulos de enxofre" que são, na realidade, um conglomerado de microrganismos, colônias de *Actinomyces*, que se formam *in vivo*.[42] Estas bactérias, exceto *A. meyeri*, apresentam uma coloração escura com múltiplos filamentos, chamados de hifas pelos patologistas, como em uma formação de roseta radiada ao redor das bactérias, mimetizando um fungo: daí o nome actinomicose. Estes grânulos são muito característicos, mas não são patognomônicos, porque outras bactérias como *Nocardia*, *Staphylococcus*, *Streptococcus* também podem formá-los, ocasionalmente.

A punção de agulha fina é o método de escolha para o diagnóstico de actinomicose cervical. É fácil, rápido, seguro e altamente efetivo. A demonstração dos grânulos de enxofre na secreção purulenta e no método histológico é uma das formas mais sensíveis de diagnóstico, visto que as bactérias são saprófitas.

Importante lembrar que uma cultura positiva isolada não indica a infecção, visto que esta bactéria faz parte da flora do ser humano; uma cultura negativa, por sua vez, também não afasta este mal, visto a dificuldade técnica do processo (50% mantêm-se estéril). Para confirmar que não é um simples saprófita, a presença de infiltrado inflamatório polimorfonuclear no anatomopatológico colabora para o diagnóstico da infecção e as bactérias tendem a ficar em planos mais profundos, em meio ao processo inflamatório e aos vasos.

A positividade da cultura é baixa devido ao comum uso de antibioticoterapia prévia, condições inadequadas do meio ou da incubação e possíveis outras bactérias associadas. O crescimento deste agente se dá em meio anaeróbico e lento, prolongado. Inicia-se em 5 dias, porém, para boa avaliação, deve-se esperar por 15 a 20 dias, ao menos.[42] Os *swabs* devem ser evitados.

A técnica de imunofluorescência, embora tenha boa especificidade, ainda apresenta baixa sensibilidade. Há também a possibilidade de utilizar-se da imunohistoquímica para diagnóstico da doença, assim como as técnicas de biologia molecular, como o PCR.

Entre os exames de imagem, a tomografia computadorizada e a ressonância nuclear magnética não são exames específicos para o diagnóstico etiológico da afecção, mas contribuem para definir características morfológicas da massa e envolvimento de tecidos adjacentes e para auxiliar a afastar os diagnósticos diferenciais.[41] Saber precocemente se há comprometimento ósseo ou se é uma possível neoplasia, é fundamental para raciocínio terapêutico e prognóstico do paciente.

Tratamento

O tratamento baseia-se na antibioticoterapia prolongada. A penicilina G é a droga de escolha para o tratamento das infecções por *Actinomyces*, sendo administrada em altas doses por períodos prolongados, porque a doença tem altos índices de recidiva. A dose recomendada é de 18 a 24 milhões de unidades diárias por via intravenosa, por 2 a 6 semanas, continuando com a amoxicilina, por via oral, por 6 a 12 meses.[43] A clindamicina é também tida como outra boa alternativa medicamentosa. Pacientes alérgicos à penicilina podem utilizar, além da clindamicina, também macrolídeos, como a azitromicina, claritromicina e eritromicina. A doxiciclina, por sua vez, parece apresentar resultados pobres quanto a sua efetividade.[43] Cefalosporinas de terceira geração, ceftriaxona, também têm sido administrados com sucesso, principalmente contra o *A. israelii*. Embora proponham-se opções além das penicilinas, é importante ressaltar sobre relatos de espécies resistentes à ceftriaxona, principalmente as espécies *A. graevenitzii* e *A. europaeus*.

Outros antibióticos como imipenem, meropenem e piperacilina-tazobactam também são considerados efetivos contra o *Actinomyces spp*, porém devem ser usados com parcimônia devido ao risco de resistência bacteriana.

Já drogas como cefalosporina de primeira geração (cefalexina), oxacilina, aminoglicosídeos e metronidazol, assim como as fluoroquinolonas (ciprofloxacina e moxifloxacina) não apresentam atividade contra estas bactérias. Ainda, sabendo-se que os *Actinomyces spp* não são produtores de betalactamase, a associação da amoxicilina com ácido clavulânico não é uma escolha para tratamento, exceto para casos de infecções associadas.[39,42]

O tratamento cirúrgico é frequentemente indicado para a curetagem do osso, remoção do tecido necrótico e drenagem de abscessos de tecidos moles.

A actinomicose pode recorrer depois de meses ou anos de cura, o que explica a necessidade do prolongado curso de administração da antibioticoterapia.

Concluindo, embora a actinomicose cervicofacial seja o tipo mais comum, lesões intraorais são raras. Devido às características oportunistas da infecção pelo *Actinomyces spp*, um diagnóstico precoce deverá ser realizado, especialmente na cavidade oral, para prevenir a extensão da doença.

ESTOMATITES ULCERONECROSANTES DE BOCA E OROFARINGE

A NOMA, necrose osteomuscular aguda, é uma infecção oportunista e descrita inicialmente, por Tourdes, em 1848, como uma afecção gangrenosa crônica. Noma deriva do grego *nomein* e significa "devorar". Afeta o tecido de boca, face e áreas adjacentes, podendo comprometer mandíbula, maxila, nariz e, ocasionalmente, estender-se às margens infraorbitárias. Inicialmente, compromete o processo alveolar ósseo e papila interdentária, estende-se para mucosa gengivolabial, área maxilar e/ou lábios. Esta fase aguda é conhecida como gengivite ulceronecrosante aguda (GUNA) e está associada aos mesmos fatores predisponentes e agentes infecciosos da NOMA.

A GUNA também é conhecida como infecção de Vincent, gengivite fagedênica, gengivite fusoespiroquetal ou gengivite ulceromembranosa e corresponde a uma infecção gengival aguda e de etiologia complexa, caracterizada por comprometimento de rápida progressão, sintomatologia bastante dolorosa no tecido gengival, necrose do epitélio e de tecido conjuntivo da gengiva interdental (papila invertida interdental) até exposição óssea. Se a doença avançar mais profundamente nos tecidos periodontais, ela passa a se denominar periodontite ulcerativa necrosante (PUN).

"Boca de trincheira" é também uma sinonímia utilizada, pois esta doença era comum entre os militares da Primeira Guerra Mundial devido aos fatores predisponentes, sobretudo o estresse emocional e físico.[44,45] Depois, considerou-se, nos meados de 1993, pela OMS, que a GUNA, a PUN e o eritema linear gengival eram doenças relacionadas com a infecção pelo HIV. A partir de 1999, a Academia Americana de Periodontia classifica GUNA e PUN como gengivites necróticas e de prováveis diferentes estágios evolutivos. Hoje sabe-se que esta doença está relacionada com diversos fatores além dos proporcionados pelo HIV, tais como outras causas de baixa imunidade, pós-infecção respiratória aguda, deficiências nutricionais (principalmente de vitaminas A, complexo B e vitamina C), diabetes melito, estresse psicológico e físico, tabagismo, alcoolismo e higiene bucal inadequada. Acredita-se que os níveis de cortisol alterados pelo estresse (desequilíbrio adrenocortical) possam gerar uma mudança da relação CD4/CD8 linfocitária, o que, por sua vez, promove a diminuição da quimiotaxia dos neutrófilos e da resposta fagocitária, propiciando a fisiopatogenia desta afecção. Ainda, a epinefrina, relacionada com o estresse, pode levar a uma isquemia gengival localizada, e, por sua vez, também predispor à GUNA. Já o diabetes contribui com as microangiopatias/isquemias, além de alteração da resposta neutrofílica e distúrbios do colágeno. A NOMA é um quadro ainda mais avançado e grave, também conhecido como cancro oral (*cancrum oris*) ou estomatite gangrenosa.[44,46]

Acredita-se que as GUNAs se diferenciam das simples gengivites por placas bacterianas, histologicamente, por apresentar uma considerável invasão gengival microbiana, especialmente na região das papilas interdentais e gengiva marginal. Há uma camada necrótica mais externamente, formando uma pseudomembrana acinzentada, contendo poucos agentes microbianos; já na camada intermediária, há o predomínio das *Fusobacterium* e na mais profunda, das espiroquetas.[44,45] Na área de ulceração há um intenso infiltrado linfopolimorfonuclear cujas enzimas celulares causam esta grande destruição celular nas camadas epiteliais e conjuntiva.

A GUNA, em sua evolução para a PUN, produz a destruição do periodonto de sustentação, com sequestros ósseos nos primeiros molares superiores. Ainda em uma progressão, mais tecidos começam a ser afetados, culminando na NOMA. A NOMA afeta crianças de 1 a 16 anos (pico de incidência: 1 a 4 anos), sem gênero preferencial e, predominantemente, no verão. Subnotificada, é uma doença essencialmente da pobreza, de países subdesenvolvidos, cujas condições nutricionais, de saneamento básico e de higiene oral são bastante precárias ou mesmo ausentes. Nos países industrializados, as gengivites ulceronecrosantes têm baixa prevalência e estão relacionadas, atualmente e principalmente, com infecções como a do HIV.

Algumas infecções prévias como sarampo e malária, principalmente tuberculose, varicela e diarreia são essenciais para o desenvolvimento destas doenças, assim como por vírus do herpes simples (HSV), citomegalovírus (CMV) ou vírus Epstein-Barr (EBV). Nos adultos, doenças que comprometem o sistema imunológico também podem estar associadas. No caso da aids, a GUNA pode ser uma das primeiras manifestações clínicas da doença.

Acredita-se que a associação de bacilos fusiformes e espiroquetas (*Borrelia vincentii*) seja a principal origem destas infecções. Os principais envolvidos são *Fusobacterium necrophorum* e *Prevotella intermedia* (isolada em 75% das amostras das lesões orais). Outros microrganismos também podem estar envolvidos na patogenia desta enfermidade, tais como *Lisinibacillus fusiformis*, *Porphyromonas gingivalis*, *Actinomyces israelii*, *Staphylococcus aureus*, *Treponema vincentii*, organismos anaeróbios (produtores da enzima colagenase), *Bacteroides asaccharolyticus* e *Streptococcus* não hemolítico e alfa-hemolítico.[45,46]

O baixo potencial de oxirredução, os fatores de crescimento liberados durante a destruição tecidual e a diminuição da ação de imunoglobulinas, como a imunoglobulina G (IgG), permitem a multiplicação dos agentes. A vasta lesão ocorre devido à degradação de materiais ricos em lipídios e da produção de enzimas proteolíticas. Ainda, o *F. necrophorum* produz uma leucotoxina que age contra os glóbulos brancos, principalmente polimorfonucleares, impedindo a resposta imune local.

Quadro clínico

A evolução pode ocorrer em três fases. Inicialmente, é essencial a queda de imunidade do hospedeiro. A seguir, uma lesão oral para a entrada do agente que produzirá a infecção e condições ideais para proliferação dos demais agentes associados a NOMA. Por fim, e geralmente autolimitada, a fase de invasão e destruição do cancro oral. Inicia-se por um intenso processo inflamatório gengival e sensibilidade alterada com edema de boca e lábios; a halitose acentuada, a hiperssalivação e o sangramento vão tornando-se bastante evidentes. A febre e a adinamia são outros sintomas que podem acompanhar o quadro, além de odino e disfagia e dificuldade, inclusive, para falar.[46] Áreas necróticas recobertas por uma pseudomembrana branco-amarelada ou acinzentada e crostas nas papilas interproximais chamadas de "papilas em saca-bocado", danos vasculares, osteonecrose e sequestro ósseo surgem, além de uma linfonodomegalia cervical. Raramente, os tecidos tonsilares ou faríngeos são acometidos. Uma vez iniciada a fase gangrenosa, independente do tratamento, ao menos uma parte tecidual é perdida.

Pode levar a deformidades faciais estéticas e funcionais muito importantes, permanecendo sequelas definitivas. Além da perda dentária e tecidual, limitações dos movimentos da articulação temporomandibular, insuficiência velofaríngea, perda salivar, alteração fonatória e mastigatória (Figura 159.22) são inconveniências frequentes, assim como anemia e hipoproteinemia. Sem um rápido tratamento, a mortalidade é bastante alta (70 a 90%), devido principalmente às infecções associadas e suas complicações, tais como pneumonia, diarreia e septicemia.

A NOMA *neonatorum*, que afeta recém-nascidos de baixo peso e retardo acentuado de crescimento intrauterino nas duas primeiras semanas de vida, tem prognóstico bastante restrito.

O diagnóstico diferencial deve ser feito com angina gangrenosa, angina de Plaut-Vincent, infecção por *Pseudomonas aeruginosa* em um paciente imunossuprimido, sífilis, necroses por infecção fúngica, hanseníase e febre tifoide. Hemopatias, como leucemia aguda e agranulocitose, assim como queimadura química, trauma e carcinoma de células escamosas também entram no quadro diferencial da GUNA e NOMA devido à necrose de mucosa oral que podem ocasionar. A estomatite ulcerativa crônica apresenta descamação gengival e lesões ulcerativas que, embora dolorosas, têm melhor prognóstico e não são destrutivas como as da GUNA e da NOMA.[44]

Diagnóstico

Essencialmente clínico, dados sobre os antecedentes pessoais e condições ambientais do paciente são fundamentais.

Radiologicamente, encontra-se um alargamento do ligamento periodontal, reabsorção radicular e perda óssea alveolar; na

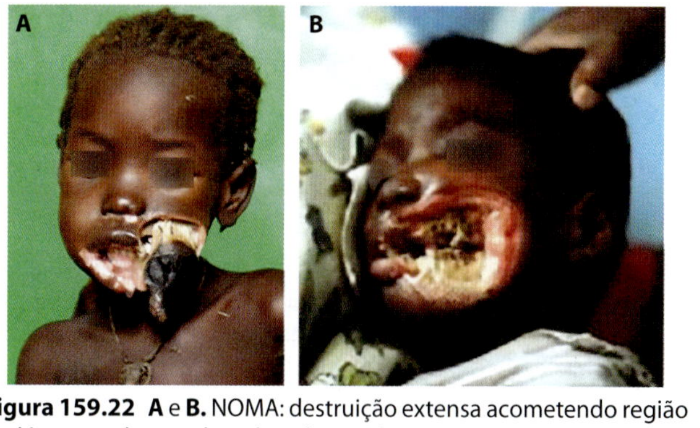

Figura 159.22 A e B. NOMA: destruição extensa acometendo região oral à esquerda, envolvendo pele, tecido conjuntivo, tecido muscular e ósseo, além de perda dentária. (Fonte: NOMA-AID-SWITZERLAND/NOMA-HILFE-SCHWEIZ)

evolução, há uma grande área de necrose óssea, afetando dentição, desenvolvimento craniofacial e até a articulação temporomandibular. Cultura do material e imunofluorescência também podem ser realizadas. As alterações histológicas são bastante inespecíficas, revelando uma extensa necrose, intenso processo inflamatório, muitas células polimorfonucleares e ausência de queratinização dos tecidos gengivais mesmo em áreas não ulceradas.

Não se deve esquecer da solicitação da sorologia para o HIV, visto ser uma afecção muito comumente associada a estados de imunossupressão. Embora não seja mais comum atualmente, muitas vezes fazia-se o diagnóstico de infecção viral já na vigência de uma GUNA, PUN ou NOMA.

Como a GUNA pode ter diversos diagnósticos diferenciais, como infecção por vírus (HSV, EBV), por bactéria (gonococo ou estreptococo), doenças imunomediadas ou autoimunes (eritema multiforme, pênfigo vulgar, penfigoide), essas possibilidades devem ser investigadas.

Tratamento

O tratamento inicial tem dois objetivos importantes: parar o processo infeccioso e a destruição tecidual, além de melhora da morbidade do paciente quanto aos sintomas de dor principalmente, a fim de possibilitar melhor higiene local e alimentação.[44]

A antibioticoterapia sistêmica precoce com o uso de penicilina, clindamicina, tetraciclina, clavulanatos ou metronidazol, combinada à higiene oral com soluções antissépticas, em especial o peróxido de hidrogênio (10 volumes) e a clorexidina 0,12%, e o debridamento gengival da necrose, além das medidas de suporte, levam a um melhor prognóstico destas afecções.[45,47-49]

Uma vez controlada a fase aguda, a importância ao tratamento das doenças associadas deve ser estabelecida a fim de restaurar o estado geral do paciente, assim como a reversão dos fatores de predisposição também é imperativa na melhora do quadro clínico.[44]

Por último, uma vez ocorrida a cura e a cicatrização das lesões, a reconstrução cirúrgica é o próximo passo a ser tomado, em uma tentativa de restabelecimento, inclusive, das condições estético-funcionais do paciente.

Principalmente em casos de qualquer imunossupressão, incluindo aids, ou de possível associação a uma outra infecção viral, como por exemplo a herpética, o emprego de antirretrovirais é indubitável, e nos casos de leucemias sugere-se a suspensão das drogas citotóxicas e a diminuição das doses dos corticosteroides como parte imediata do tratamento. A associação de antifúngicos também deve ser pensada nos casos dos imunodeprimidos sob antibioticoterapia.

O acompanhamento destes pacientes deve ser cuidadoso e prolongado.

As Tabelas 159.7 e 159.8 resumem, didaticamente, as diferenças entre as doenças ulcerogranulomatosas e bacterianas apresentadas.

Tabela 159.7 Comparação entre as doenças granulomatosas e ulceronecrosantes na cavidade oral: agente etiológico, transmissão e quadro clínico.

Doença	Etiologia	Transmissão	Características	Locais
Tuberculose	Micobactéria *Mycobacterium tuberculosis*	Inoculação direta (rara) Respiratória por via linfática, hematogênica ou contiguidade	Ulceração irregular, muito dolorosa, única ou múltipla	Língua, mucosa jugal, gengiva e palato
Paracoccidioidomicose	Fungo *Paracoccidioides brasilienses*	Respiratória Mascar folhas ou gravetos	Úlceras rasas com fundo granuloso, pontilhado hemorrágico em picada de pulga, dolorosas	Toda a cavidade, principalmente gengivas e rebordos alveolares
Histoplasmose	Fungo *Histoplasma capsulatum*	Fezes de morcego Infecções sexualmente transmissíveis	Ulceração com borda elevada e dolorosa	Gengiva, palato e língua
Sífilis	Bactéria *Treponema pallidum*	Infecções sexualmente transmissíveis Perfuração por agulhas contaminadas Transplacentária	Primária: cancro duro, indolor Secundária: placas ovais, coalescentes e vermelho escuras, que se tornam serpiginosas, com fundo acinzentado, pouco dolorosas Terciária: goma; glossite luética	Primária: lábio ou ângulo da boca Secundária: língua, tonsila, mucosa jugal e palato Terciária: língua e palato duro
Leishmaniose	Protozoário *L. braziliensis* *L. amazonensis* *L. guyanensis*	Picada do flebótomo	Ulceração com granulação grosseira, indolor	Lábio superior, palato mole e úvula
Actinomicose	Bactérias *Actinomyces israelii*, *Actinomyces bovis* e outras	Endógena, mediante lesão prévia e/ou imunossupressão	Tumoração endurecida, supuração, abscessos e fístulas	Língua, lábios, mucosa oral, dentes, gengiva, criptas tonsilares
GUNA e NOMA	Bactérias *F. necrophorum*, *P. intermedia*, *Borrelia vincentii* e outros bacilos fusiformes e espiroquetas	Orofecal Imunossupressão	Gengivite molar com sensibilidade alterada, edema de boca e lábios, salivação excessiva, hálito fétido característico, dor importante, ulcerações e sangramento	Processo alveolar ósseo, papila interdentária, mucosa gengivolabial, lábios

Tabela 159.8 Doenças granulomatosas e ulceronecrosantes da cavidade oral: diagnóstico e tratamento.

Doença	Diagnóstico	Tratamento
Tuberculose	Raio X de tórax, derivado de proteína purificada (PPD) e bacilo de Koch no escarro Anatomopatológico: necrose caseosa, células de Langerhans	Fase de ataque: rifampicina, isoniazida, pirazinamida, etambutol por 2 meses Fase de manutenção: rifampicina e isoniazida por 4 meses
Paracoccidioidomicose	Biopsia: aspecto histopatológico e presença do fungo (roda de leme, orelha de "Mickey") Cultura ou imunofluorescência direta	Sulfas por 12 a 24 meses Itraconazol preferencialmente por 6 a 9 meses Anfotericina B nas formas graves
Histoplasmose	Biopsia: aspecto histopatológico e presença do fungo Cultura Manifestações pulmonares e hepatoesplenomegalia	Casos mais leves: itraconazol Casos resistentes ou recidivantes: anfotericina B
Sífilis	VDRL FTA-Abs, TPHA, TPPA, ELISA, PCR Pesquisa do treponema em campo escuro ou coloração por prata	Recente: penicilina G benzatina, 2.400.000 U, dose única Secundária e tardia: penicilina G benzatina, 2.400.000 U, 1 vez por semana, por 3 semanas consecutivas Alérgicos: doxiciclina ou tetraciclina por 2 semanas na doença recente Prolongar por 4 semanas na tardia
Leishmaniose	Presença de lesões nasais ou cicatrizes da lesão primária Reação de Montenegro, presença do parasita no anatomopatológico (raro) PCR, ELISA	Antimoniato de meglumina Segunda escolha: Anfotericina B Miltefosina
Actinomicose	Punções de agulha fina e biopsias: aspecto histopatológico e demonstração dos grânulos de enxofre	Inicialmente, usar penicilina e, depois, amoxicilina Alérgicos: tetraciclina, eritromicina, cloranfenicol e clindamicina Cirurgia, se necessário
GUNA e NOMA	Essencialmente clínico Raio X de arcada dentária com área de necrose Cultura	Penicilina, clindamicina, tetraciclina e metronidazol Cuidados com estado geral, nutricional e higiene local Debridamento

ELISA = *enzyme-linked immunosorbent assay* (ensaio imunoabsorvente ligado à enzima); FTA-Abs = *fluorescent treponemal antibody absorption* (absorção de anticorpo treponêmico fluorescente); PCR = *polymerase chain reaction* (reação em cadeia da polimerase); VDRL = *veneral disease research laboratory* (pesquisa laboratorial de doença venérea).

REFERÊNCIAS BIBLIOGRÁFICAS

1. Liquidato BM, Camargo AC, Soler RC, Saliture TB. Doenças infecciosas da cavidade oral – Infecções bacterianas e ulcerogranulomatosas. In: Caldas Neto S, Mello JF Jr, Martins RH, Costa SS. Tratado de otorrinolaringologia e cirurgia cervicofacial. São Paulo: Roca; 2011: 65-77.
2. Brasil. Ministério da Saúde, Secretaria de Vigilância em Saúde, Departamento de Doenças de Condições Crônicas e Infecções Sexualmente Transmissíveis. Protocolo Clínico e Diretrizes Terapêuticas para Atenção Integral às Pessoas com Infecções Sexualmente Transmissíveis – IST [recurso eletrônico] / Ministério da Saúde, Secretaria de Vigilância em Saúde, Departamento de Doenças de Condições Crônicas e Infecções Sexualmente Transmissíveis. Brasília: Ministério da Saúde, 2022. 211 p. Disponível em: http://bvsms.saude.gov.br/bvs/publicacoes/protocolo_clinico_atecao_integral_ist.pdf
3. Brasil. Ministério da Saúde. Boletim Epidemiológico de Tuberculose Número Especial [Internet]. Secretaria de Vigilância em Saúde e Ambiente; 2023 Mar [Acesso em: 2024 Jul].
4. Souza BC, Lemos VM, Munerato MC. Oral manifestation of tuberculosis: A case-report. Braz J Infect Dis [Internet]. 2016 Mar-Apr [Acesso em: 2024 Jul];20(2):210-3.
5. Hook EW 3rd. Syphilis. Lancet [Internet]. 2017 Apr 15 [Acesso em: 2024 Jul];389(10078):1550-1557.
6. Brasil. Ministério da Saúde. Manual de recomendações para o controle da tuberculose no Brasil. Brasília: Ministério da Saúde, 2019.
7. Nuwangi H, Agampodi TC, Price HP, Shepherd T, Weerakoon KG, Agampodi SB. Stigma associated with cutaneous and mucocutaneous leishmaniasis: A systematic review. PLoS Negl Trop Dis [Internet]. 2023 Dec 28 [Acesso em: 2024 Jul];17(12):e0011818.
8. Abadías-Granado I, Diago A, Cerro PA, Palma-Ruiz AM, Gilaberte Y. Cutaneous and mucocutaneous leishmaniasis. Actas Dermosifiliogr (Engl Ed) [Internet]. 2021 Feb 27 [Acesso em: 2024 Jul]:S0001-7310(21)00108-3.
9. Goto H, Lindoso JA. Current diagnosis and treatment of cutaneous and mucocutaneos leishmaniasis. Expert Rev Anti Infect Ther [Internet]. 2010 Apr [Acesso em: 2024 Jul];8(4):419-33.
10. Satow MM, Yamashiro-Kanashiro EH, Rocha MC, Oyafuso LK, Soler RC, Cotrim PC et al. Applicability of kDNA-PCR for routine diagnosis of American tegumentary leishmaniasis in a tertiary reference hospital. Rev Inst Med Trop Sao Paulo [Internet]. 2013 Nov-Dec [Acesso em: 2024 Jul];55(6):393-9.
11. Galluzzi L, Ceccarelli M, Diotallevi A, Menotta M, Magnani M. Real-time PCR applications for diagnosis of leishmaniasis. Parasit Vectors [Internet]. 2018 May 2 [Acesso em: 2024 Jul];11(1):273.
12. Berbert TR, de Mello TF, Wolf Nassif P, Mota CA, Silveira AV, Duarte GC et al. Pentavalent antimonials combined with other therapeutic alternatives for the treatment of cutaneous and mucocutaneous leishmaniasis: A systematic review. Dermatol Res Pract [Internet]. 2018 Dec 24 [Acesso em: 2024 Jul];2018:9014726.
13. Faria DR, Barbieri LC, Koh CC, Machado PR, Barreto CC, Lima CM et al. In situ cellular response underlying successful treatment of mucosal leishmaniasis with a combination of pentavalent antimonial and pentoxifylline. Am J Trop Med Hyg [Internet]. 2019 Aug [Acesso em: 2024 Jul];101(2):392-401.
14. Carvalho JP, Silva SN, Freire ML, Alves LL, Souza CS, Cota G. The cure rate after different treatments for mucosal leishmaniasis in the Americas: A systematic review. PLoS Negl Trop Dis [Internet]. 2022 Nov 17 [Acesso em: 2024 Jul];16(11):e0010931.
15. Cunha MA, Leão AC, de Cassia Soler R, Lindoso JA. Efficacy and safety of liposomal amphotericin B for the treatment of mucosal leishmaniasis from the New World: A retrospective study. Am J Trop Med Hyg [Internet]. 2015 Dec [Acesso em: 2024 Jul];93(6):1214-8.

16. Bagagli E, Franco M, Bosco S de M, Hebeler-Barbosa F, Trinca LA, Montenegro MR. High frequency of Paracoccidioides brasiliensis infection in armadillos (Dasypus novemcinctus): An ecological study. Med Mycol [Internet]. 2003 Jun [Acesso em: 2024 Jul];41(3):217-23
17. PAHO. Diretrizes para o tratamento das leishmanioses na Região das Américas. Segunda edição 2022. Disponível em: https://doi.org/10.37774/9789275725030. Acesso em: 2024 Jul..
18. Paes de Almeida O, Jorge J, Scully C. Paracoccidioidomycosis of the mouth: An emerging deep mycosis. Crit Rev Oral Biol Med [Internet]. 2003 [Acesso em: 2024 Jul];14:268-74.
19. Bethlem EP, Capone D, Maranhao B, Carvalho CR, Wanke B. Paracoccidioidomycosis. Curr Opin Pulm Med [Internet]. 1999 Sep [Acesso em: 2024 Jul];5(5):319-25.
20. Nogueira MG, Andrade GM, Tonelli E. Clinical evolution of paracoccidioidomycosis in 38 children and teenagers. Mycopathologia [Internet]. 2006 Feb [Acesso em: 2024 Jul];161(2):73-81.
21. de Oliveira LL, de Arruda JA, Marinho MF, Cavalcante IL, Abreu LG, Abrahão AC et al. Oral paracoccidioidomycosis: A retrospective study of 95 cases from a single center and literature review. Med Oral Patol Oral Cir Bucal [Internet]. 2023 Mar 1 [Acesso em: 2024 Jul];28(2):e131-e139.
22. Godoy H, Reichart PA. Oral manifestations of paracoccidioidomycosis. Report of 21 cases from Argentina. Mycoses [Internet]. 2003 [Acesso em: 2024 Jul];46:412-7.
23. Bruinmet E, Castaneda E, Restrepo A. Paracoccidioidomycosis: An update. Clin Microbiol Rev [Internet]. 1993 [Acesso em: 2024 Jul];6:89-117.
24. San-Blas G. Paracoccidioidomycosis and its etiologic agent Paracoccidioides brasiliensis. J Med Vet Mycol [Internet]. 1993 [Acesso em: 2024 Jul];31:99-113.
25. Hahn RC, Hagen F, Mendes RP, Burger E, Nery AF, Siqueira NP et al. Paracoccidioidomycosis: Current status and future trends. Clin Microbiol Rev [Internet]. 2022 Dec 21 [Acesso em: 2024 Jul];35(4):e0023321.
26. Peçanha PM, Peçanha-Pietrobom PM, Grão-Velloso TR, Rosa M Júnior, Falqueto A, Gonçalves SS. Paracoccidioidomycosis: What we know and what is new in epidemiology, diagnosis, and treatment. J Fungi (Basel) [Internet]. 2022 Oct 18 [Acesso em: 2024 Jul];8(10):1098.
27. Antonello VS, Zaltron VF, Vial M, Oliveira FM, Severo LC. Oropharyngeal histoplasmosis: report of eleven cases and review of the literature. Rev Soc Bras Med Trop [Internet]. 2011 Jan-Feb [Acesso em: 2024 Jul];44(1):26-9.
28. Develoux M, Amona FM, Hennequin C. Histoplasmosis caused by histoplasma capsulatum var. duboisii: A comprehensive review of cases from 1993 to 2019. Clin Infect Dis [Internet]. 2021 Aug 2 [Acesso em: 2024 Jul];73(3):e543-e549.
29. Guerra BT, Almeida-Silva F, Almeida-Paes R, Basso RP, Bernardes JP, Almeida MA et al. Histoplasmosis outbreaks in Brazil: Lessons to learn about preventing exposure. Mycopathologia [Internet]. 2020 Oct [Acesso em: 2024 Jul];185(5):881-92.
30. Valdez AF, Miranda DZ, Guimarães AJ, Nimrichter L, Nosanchuk JD. Pathogenicity & virulence of Histoplasma capsulatum - A multifaceted organism adapted to intracellular environments. Virulence [Internet]. 2022 Dec [Acesso em: 2024 Jul];13(1):1900-19.
31. Linder KA, Kauffman CA. Histoplasmosis: Epidemiology, diagnosis, and clinical manifestations. Curr Fungal Infect Rep [Internet]. 2019 May [Acesso em: 2024 Jul];13,120-8.
32. Azar MM, Loyd JL, Relich RF, Wheat LJ, Hage CA. Current concepts in the epidemiology, diagnosis, and management of histoplasmosis syndromes. Semin Respir Crit Care Med [Internet]. 2020 Feb [Acesso em: 2024 Jul];41(1):13-30.
33. Bongomin F, Kwizera R, Baluku JB, Asio LG, Otu AA. Treatment of histoplasmosis. Histoplasma and Histoplasmosis. IntechOpen [Internet]. 2020 [Acesso em: 2024 Jul].
34. Ramchandani MS, Cannon CA, Marra CM. Syphilis: A modern resurgence. Infect Dis Clin North Am [Internet]. 2023 Jun [Acesso em: 2024 Jul];37(2):195-222.
35. Peeling RW, Mabey D, Chen XS, Garcia PJ. Syphilis. Lancet [Internet]. 2023 Jul 22 [Acesso em: 2024 Jul];402(10398):336-46.
36. Lasagabaster MA, Otero Guerra L. Syphilis. Enferm Infecc Microbiol Clin (Engl Ed) [Internet]. 2019 Jun-Jul [Acesso em: 2024 Jul];37(6):398-404.
37. Bussoloti I Filho, Camargo AC, Liquidato BM, Soler RC, Saliture TB. Doenças infecciosas da cavidade oral – Infecções virais. In: Caldas Neto S, Mello JF Jr, Martins RH, Costa SS. Tratado de otorrinolaringologia e cirurgia cervicofacial. São Paulo: Roca; 2011: 38-46.
38. Seibit CE, Munerato MC. Secondary syphilis in the oral cavity and the role of dental surgeon in STD prevention, diagnosis and treatment: A case series study. Braz J Infect Dis [Internet]. 2016 Jul-Aug [Acesso em: 2024 Jul];20(4):393-8.
39. Ahmed S, Ali M, Adegbite N, Vaidhyanath R, Avery C. Actinomycosis of tongue: Rare presentation mimicking malignancy with literature review and imaging features. Radiol Case Rep [Internet]. 2018 Nov 8 [Acesso em: 2024 Jul];14(2):190-194.
40. Brasil. Ministério da Saúde. Fluxogramas para manejo clínico das infecções sexualmente transmissíveis. 1. ed. Brasília (DF); 2021.
41. Won J, De Silva HL, De Silva RK, Colambage S.An unusual lesion: Actinomyces of the tongue. Oral Surgery [Internet]. 2020 Fev [Acesso em: 2024 Jul];13(1):33-6.
42. Valour F, Sénéchal A, Dupieux C, Karsenty J, Lustig S, Breton P et al. Actinomycosis: Etiology, clinical features, diagnosis, treatment, and management. Infect Drug Resist [Internet]. 2014 Jul 5 [Acesso em: 2024 Jul];7:183-97.
43. Acevedo F, Baudrand R, Letelier LM, Gaete P. Actinomycosis: a great pretender. Case reports of unusual presentations and a review of the literature. Int J Infect Dis [Internet]. 2008 Jul [Acesso em: 2024 Jul];12(4):358-62.
44. Wade DN, Kerns DG. Acute necrotizing ulcerative gingivitis-periodontitis: a literature review. Mil Med [Internet]. 1998 May [Acesso em: 2024 Jul];163(5):337-42.
45. Dufty J, Gkranias N, Donos N. Necrotising ulcerative gingivitis: A literature review oral health prev dent [Internet]. 2017 [Acesso em: 2024 Jul];15(4):321-7.
46. Malek R, Gharibi A, Khlil N, Kissa J. Necrotizing ulcerative gingivitis. Contemp Clin Dent [Internet]. 2017 Jul-Sep [Acesso em: 2024 Jul];8(3):496-500.
47. Dufty J, Gkranias N, Petrie A, McCormick R, Elmer T, Donos N. Prevalence and treatment of necrotizing ulcerative gingivitis (NUG) in the British Armed Forces: A case-control study. Clin Oral Investig [Internet]. 2017 Jul [Acesso em: 2024 Jul];21(6):1935-44.
48. Rowland RW. Necrotizing ulcerative gingivitis. Ann Periodontol [Internet]. 1999 Dec [Acesso em: 2024 Jul];4(1):65-73.
49. Wade DN, Kerns DG. Acute necrotizing ulcerative gingivitis-periodontitis: A literature review. Mil Med [Internet]. 1998 May [Acesso em: 2024 Jul];163(5):337-42.

CAPÍTULO

160

Doenças Aftoides

Ali Mahmoud

DEFINIÇÃO

Aftas são lesões orais caracterizadas por ulcerações superficiais, dolorosas, únicas ou múltiplas, localizadas na mucosa oral não queratinizada. A lesão aftoide típica é pequena, redonda ou ovoide, com margens circunscritas, halo eritematoso e fundo branco ou amarelado. A estomatite aftoide recidivante (EAR) é a doença da mucosa oral caracterizada pela presença de lesões ulceradas, solitárias ou múltiplas, de aparecimento na infância ou adolescência, por período igual ou superior a 1 ano, em intervalos regulares de 15 a 30 dias, e que se curam em um período de 1 a 4 semanas na ausência de doença sistêmica associada.[1,2]

EPIDEMIOLOGIA

A EAR tem prevalência de 10 a 20% na população geral,[3] mas pode chegar a 50% em grupos específicos (p. ex., pacientes com vírus da imunodeficiência humana [HIV, *human immunodeficiency virus*]). Sua ocorrência é mais rara na infância, porém, lentamente sua frequência vai aumentando com a idade, até atingir seu pico de incidência na terceira década de vida. Antes da puberdade, afeta igualmente os dois sexos, porém nos adultos acomete mais as mulheres. A ocorrência familiar tem sido relatada com certa frequência. É mais comum em brancos, com maior nível socioeconômico, não fumantes e pacientes com herpes labial recidivante.[3,4]

ETIOLOGIA

A etiologia da EAR é incerta, em muitos casos acredita-se que seja um defeito menor da imunomodulação. Em cerca de 30% dos pacientes, encontra-se histórico familiar, acompanhado de aumento na frequência dos antígenos leucocitários humanos (HLA) de histocompatibilidade A33 e B35 na população brasileira.[3]

Tentativas de implicar vários microrganismos na etiologia da EAR não obtiveram sucesso, mas pode haver reações cruzadas entre antígenos da mucosa oral e bactérias como *Streptococcus sanguinis*. Além disso, vários estudos tentaram implicar o vírus do herpes simples, o vírus varicela-zóster, o citomegalovírus e o vírus Epstein-Barr como agentes etiológicos da EAR. No entanto, os trabalhos mostraram-se inconclusivos.[4]

Mecanismos imunológicos mediados por células T (aumento de células T CD8 e redução de células T CD4), além de um desequilíbrio entre linfócitos T auxiliar 1 e 2 (LTh1 e LTh2, *lymphocyte T helper*), parecem estar envolvidos e há evidências da ocorrência de uma reação citotóxica tecidual anticorpo-dependente, durante os surtos de EAR. Além disso, os níveis de interleucina 10 (IL-10) parecem estar diminuídos em pacientes com EAR.[5,6]

Estudos mostram que nos pacientes acometidos, o pH bucal é mais baixo em relação ao pH da população geral. Outros fatores implicados na gênese da EAR são: déficits nutricionais (vitamina B12, ácido fólico e ferro), alterações hormonais, estresse, trauma local e alergia alimentar (chocolate e glúten).[5,6]

HISTOPATOLOGIA

O aspecto histopatológico encontrado é de processo inflamatório crônico ulcerativo não específico, com sinais próprios de reação de hipersensibilidade do tipo tardio. Antes do estágio de úlcera, podem-se identificar numerosos linfócitos (principalmente T *helper*) na camada submucosa. Macrófagos e mastócitos podem ser encontrados na base da úlcera. Os exames citológicos e de ultramicroscopia não revelam alterações conclusivas. A imunofluorescência não mostra depósitos de imunocomplexos na mucosa, sendo reservada para o diagnóstico diferencial com doenças vesicobolhosas (pênfigo vulgar ou penfigoide das membranas mucosas).[7]

QUADRO CLÍNICO

Alguns pacientes referem um período prodrômico de cerca de 24 horas antes do aparecimento das lesões, no qual apresentam sensação de prurido e queimação no próprio local onde irá surgir a afta. Surge, em seguida, uma mancha eritematosa, com discreta zona central esbranquiçada onde irá aparecer a erosão. Com a evolução do processo, verifica-se que as bordas se tornam regulares, com margens eritematosas bastante características (Figura 160.1). Após período médio de 6 a 10 dias, ocorre cura espontânea, sem sequelas.[8]

Todas as aftas são bastante dolorosas, o que constitui ótimo elemento para o diagnóstico. Frequentemente são únicas, em geral poucas e pequenas, porém mais raramente podem ser muito numerosas e grandes. Podem se situar na mucosa labial ou bucal, ventre lingual, assoalho de boca, palato mole e faringe pois estas áreas possuem mucosa não queratinizada.[8]

Normalmente, não causam sintomas gerais nem adenopatias regionais; contudo, isto pode ocorrer se o número de lesões for muito grande e houver infecção secundária.

Os elementos morfológicos das lesões são constantes e característicos, permitindo diagnóstico clínico seguro. A ausência de fatores traumáticos e irritantes externos e a história de recorrência confirmam o diagnóstico.

As aftas podem ser de três tipos: menores ou *minor*, maiores ou *major* e herpetiformes. Acredita-se que sejam formas diferentes da mesma doença. As úlceras aftoides menores ocorrem em indivíduos de 10 a 40 anos. As lesões são múltiplas (normalmente duas ou três lesões), dolorosas, ovais e arredondadas, de 2 a 4 mm de diâmetro, localizadas na gengiva, são bem delimitadas e duram de 7 a 10 dias (Tabela 160.1).[8]

A recorrência é variável; caracteristicamente, existem longos períodos de remissão. Cerca de 10 a 20% dos pacientes apresentam anormalidades hematológicas como déficit de ferro, deficiência de vitamina B12 ou folato, e em 3% dos casos o paciente apresenta doença celíaca, e a retirada de alimentos contendo glúten melhora a sintomatologia.[8]

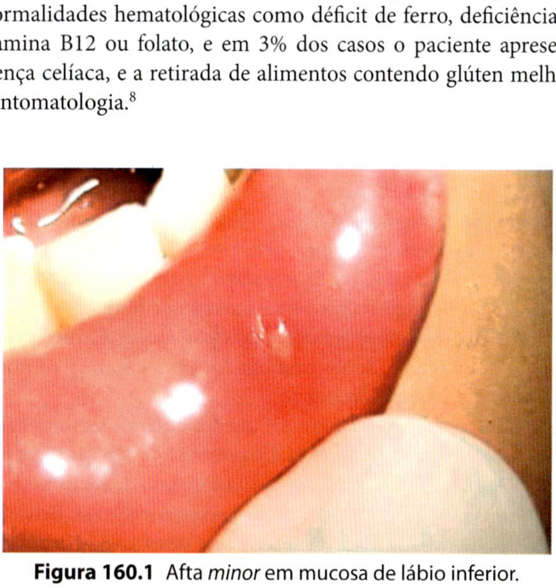

Figura 160.1 Afta *minor* em mucosa de lábio inferior.

Tabela 160.1 Formas clínicas da estomatite aftoide recidivante (EAR).

Lesões aftoides	Aspectos clínicos
Menores	Localizadas predominantemente em áreas não queratinizadas (mucosas labial e jugal e assoalho da boca), bem delimitadas, esbranquiçadas, com halo eritematoso, até 0,5 cm de diâmetro, geralmente. Podem ser únicas ou múltiplas. Duram de 7 a 14 dias
Maiores	Em torno de 10% dos casos de EAR, mais severas, entre 1 e 6 lesões de 0,5 a 3 cm de diâmetro. Localizadas em lábios e palato mole, causando disfagia. Podem durar até 6 semanas e deixar cicatrizes após remissão
Herpetiformes	Menos frequentes, pequenas (2 a 3 mm), múltiplas (2 a 200), dolorosas. Diferenciam-se do herpes pela ausência da fase vesicular e do vírus do herpes simples

As úlceras aftoides maiores são menos frequentes, porém mais severas, múltiplas (normalmente 1 a 6 lesões), durando de 6 semanas até vários meses. As úlceras são usualmente maiores que 1 cm, podendo acometer qualquer área da mucosa oral, língua e palato.

As úlceras herpetiformes são pequenas, dolorosas e múltiplas (2 a 200), diferentes das lesões por vírus do herpes simples (HSV, *herpes simplex virus*) por não ter o vírus e pela ausência do estágio vesicular. Duram de 1 a 2 semanas.

É frequente o aparecimento de estomatite aftoide recorrente em pacientes portadores do vírus HIV. Os pacientes com graus mais avançados de imunossupressão costumam apresentar maior número de lesões por surto. Da mesma maneira, os pacientes portadores de úlceras do tipo *major* apresentaram menor contagem de células CD8+, CD4+ e relação CD4+/CD8+, e maior valor médio da carga viral do que os pacientes portadores de aftas herpetiformes e *minor*.[7,8]

O acometimento laríngeo na estomatite aftoide recorrente é raro, por isso, durante o diagnóstico, faz-se necessária uma boa história clínica e um adequado exame físico, incluindo os exames fibroscópicos. Diante de lesões atípicas, faz-se necessário o uso de biopsia para estudo histológico e de imunofluorescência direta.[9]

DIAGNÓSTICO DIFERENCIAL

A associação de lesões de EAR com doenças hematológicas (p. ex., neutropenia cíclica, rara desordem hematológica, que ocasiona episódios de aftas recorrentes causados por diminuição periódica na contagem de neutrófilos), deficiências vitamínicas e doenças gastrintestinais, como a doença celíaca e a doença de Crohn, leva à possibilidade de estar frente a um paciente que, com tratamento apropriado, pode resultar na remissão ou em uma significativa diminuição da atividade da doença.[8,10]

Outro importante diagnóstico diferencial deve ser feito com primoinfecção herpética (gengivoestomatite herpética): nesta afecção, há também inúmeras lesões vesiculosas ou vesicopustulosas nos lábios e regiões periorais, ao lado de outros sintomas relevantes para o diagnóstico diferencial, tais como febre alta, sialorreia e importante linfonodomegalia submandibular.[8,10]

Outros inúmeros quadros mórbidos que podem causar lesões erosivas na cavidade bucal, como o eritema multiforme, o pênfigo vulgar, o penfigoide, o líquen plano e outros, poderão ser diagnosticados com segurança pela presença de sintomatologia cutânea que os acompanha. É necessário chamar a atenção para o fato de que o pênfigo vulgar pode causar, por longo período, lesões recorrentes exclusivamente na cavidade oral, merecendo, portanto, toda a atenção do examinador para que não confunda o quadro com aftas recorrentes.

Além disso, deve-se lembrar que um dos critérios maiores para o diagnóstico da doença de Behçet é a presença de úlceras orais e/ou genitais. A EAR é um achado universal na doença de Behçet. Alguns estudos mostram que 100% dos pacientes com doença de Behçet estudados tinham EAR, e que a recorrência desta moléstia naqueles pacientes era maior do que comparados com o grupo-controle.[11]

É preciso lembrar também que as estomatites medicamentosas, sobretudo aquelas causadas pelo metotrexato e pelo fluoracil, não raramente costumam causar lesões aftoides.

TRATAMENTO

Em linhas gerais, baseia-se no uso de anti-inflamatórios e imunomoduladores. Psicoterapia adjuvante para controle de estresse emocional pode ser necessária, caso o componente psicogênico desempenhe um papel importante na gênese da doença.

No alívio da dor sugere-se o uso de anti-inflamatórios não hormonais (AINH) e analgésicos orais, evitando-se o uso dos tópicos. O uso de corticosteroides pode ser tópico em orabase (betametasona e triancinolona), podendo diminuir a duração da crise. O uso sistêmico pode estar indicado para controlar surtos mais graves com muitas lesões dolorosas. Nestes casos, pode-se usar prednisona 20 a 40 mg/dia por 7 a 10 dias. Antibioticoterapia deve ser usada quando houver suspeita de infecção secundária.[8,10]

Para prevenção das crises, existem algumas opções: uma delas, bastante eficaz principalmente em pacientes infectados pelo HIV é a talidomida, mas seus efeitos colaterais e teratogênicos limitam seu uso. O uso em pacientes do sexo feminino deve ser restrito e associado a anticoncepcionais, se necessário. Uma ótima opção é a dapsona (100 a 200 mg/dia) e também deve-se atentar para os efeitos colaterais como a meta-hemoglobinemia, que se apresenta clinicamente como arroxeamento de extremidades, cefaleia e mal-estar levando à necessidade de suspensão da medicação. Quando estes sintomas não ocorrem, há a demanda de controle de hemograma mensalmente. A colchicina também pode ser usada, principalmente nos quadros cutaneomucosos da doença de Behçet (0,5 mg/dia, aumentando-se até 5 mg/dia). Entre os efeitos colaterais dessa droga pode-se citar: diarreia, dor abdominal, náuseas e vômitos.[8-10]

DOENÇA DE BEHÇET

A doença de Behçet é uma vasculite crônica, recorrente, multissistêmica, descrita pelo dermatologista turco Hulusi Behçet em 1937 e definida inicialmente por uma tríade clássica: aftas orais (Figura 160.2), genitais (Figura 160.3) e uveíte de caráter recidivante. Também pode afetar as articulações, todo tipo de vasos, pulmões, sistema nervoso central (SNC) e trato digestivo.[12,13]

A doença ocorre com mais frequência no Oriente Médio e é mais comum em populações residentes ao longo da histórica Rota da Seda, que se estende da Ásia Oriental à costa do Mediterrâneo, principalmente Turquia e Irã, daí o porquê de muitos a chamarem de "doença da rota da seda", mas também ocorre nas Américas e norte da Europa. As diferenças regionais são um fato bem conhecido na doença de Behçet, por exemplo, a frequência de lesões gastrintestinais é elevada nos casos reportados no Japão, mas são raras nas populações da Europa e do Mediterrâneo.[13,14]

A incidência por sexo é variável em cada país: os homens são mais afetados que as mulheres na Turquia e países árabes, e a proporção é usualmente de 2 a 3 homens para cada mulher, enquanto no Japão e em alguns países europeus são as mulheres as mais afetadas. A doença de Behçet desenvolve-se mais frequentemente em adultos jovens, é rara em crianças, mas pode acometer todas as faixas etárias.[13,14]

A etiologia é desconhecida. Úlceras aftoides dolorosas recorrentes na boca são o maior componente e sempre devem estar presentes; sem as mesmas não é possível fazer o diagnóstico. Úlceras genitais, uveíte e vasculite pustular cutânea podem aparecer. Outros comemorativos clínicos também podem fazer parte do quadro clínico, tais como artrite e/ou artralgia, eritema nodoso e lesões (vasculite) em pequenos ou em grandes vasos sanguíneos (como aneurisma de artéria pulmonar). O envolvimento ocular consiste na inflamação da parte média ou posterior do olho (úvea) incluindo a íris, e ocorre em mais de metade dos pacientes com doença de Behçet.[8] O diagnóstico é clinico-patológico, baseado em sinais clínicos (Tabela 160.2) e em um escore, em que o paciente com 4 ou mais pontos tem o diagnóstico de doença de Behçet.[11-14] O exame anatomopatológico típico, porém raro, mostra tecido inflamatório com a presença de vasculite.[15,16]

A conduta terapêutica é semelhante ao das úlceras aftoides, enfatizando-se o uso de colchicina (3 mg/dia) nas formas cutaneomucosas e artríticas. Nas formas mais graves está indicado o uso de ciclofosfamida e/ou corticoides.[11-16]

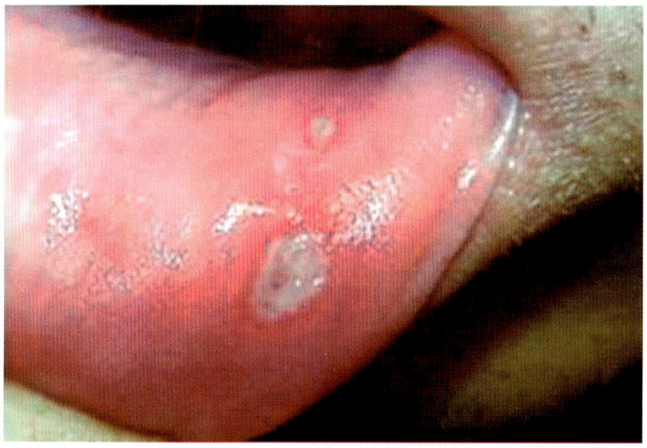

Figura 160.2 Afta oral em paciente portador de doença de Behçet.

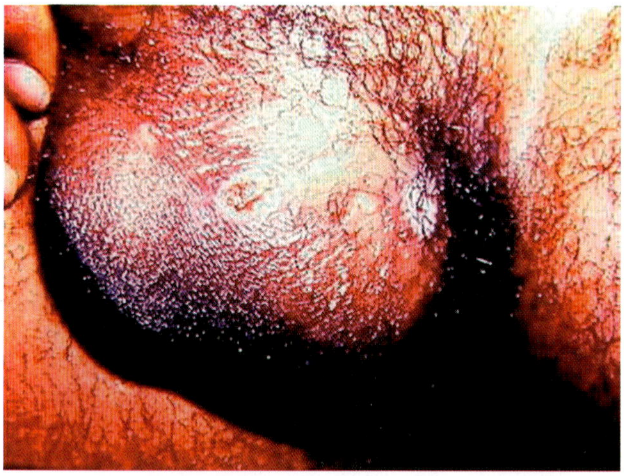

Figura 160.3 Afta genital em paciente portador de doença de Behçet.

Tabela 160.2 Critérios para diagnóstico da doença de Behçet.

Sinal ou sintoma	Pontos
Lesão oral	2
Lesão genital	2
Lesão ocular	2
Lesão cutânea	1
Manifestação vascular	1
Manifestação gastrintestinal	1
Teste de patergia	1

REFERÊNCIAS BIBLIOGRÁFICAS

1. Scully C. Clinical practice. Aphthous ulceration. N Engl J Med [Internet]. 2006 Jul 13 [Acesso em: 2024 Jul];355(2):165-72.
2. Ship JA, Chavez EM, Doerr PA, Henson BS, Sarmadi M. Recurrent aphthous stomatitis. Quintessence Int [Internet]. 2000 Feb [Acesso em: 2024 Jul];31(2):95-112.
3. Wilhelmsen NS, Weber R, Monteiro F, Kalill J, Miziara ID. Estudo da associação entre antígenos de histocompatibilidade e estomatite aftoide recorrente em população brasileira. Braz J Otorhinolaryngol [Internet]. 2005 [Acesso em: 2024 Jul];71(4):517-20.
4. Natah SS, Konttinen YT, Enattah NS, Ashammakhi N, Sharkey KA, Häyrinen-Immonen R. Recurrent aphthous ulcers today: A review of the growing knowledge. Int J Oral Maxillofac Surg [Internet]. 2004 Apr [Acesso em: 2024 Jul];33(3):221-34.
5. Miziara ID. Estomatite aftoide recidivante. Braz J Otorhinolaryngol [Internet]. 1995 [Acesso em: 2024 Jul];61(5):418.
6. Savage NW, Seymour GJ, Kruger BJ. T-lymphocyte subset changes in recurrent aphthous stomatitis. Oral Surg Oral Med Oral Pathol [Internet]. 1985 Aug [Acesso em: 2024 Jul];60(2):175-81.
7. Wilhelmsen NS, Weber R, Miziara ID. O papel da imunofluorescência direta na fisiopatologia e no diagnóstico diferencial da estomatite aftóide recorrente. Braz J Otorhinolaryngol [Internet]. 2008 [Acesso em: 2024 Jul];74(3):331-6.
8. Miziara ID, Frizzarini R, Constantino GT, Bento RF. Condutas práticas em estomatologia. São Paulo: Fundação Otorrinolaringologia, 2007.
9. Miziara ID, Costa KC, Mahmoud A, Weber R, Wilhelmsen NS, Imamura R. Manifestações laríngeas da estomatite aftoide recorrente atípica. Braz. J. Otorhinolaryngol [Internet]. 2009 [Acesso em: 2024 Jul];75(5):660-4.
10. Miziara ID, Araujo BC Filho, Weber R. Aids e estomatite aftóide recidivante. Braz. J. Otorhinolaryngol [Internet]. 2005 [Acesso em: 2024 Jul];71(4):517-520.
11. Ghate JV, Jorizzo JL. Behçet's disease and complex aphthosis. J Am Acad Dermatol [Internet]. 1999 Jan [Acesso em: 2024 Jul];40(1):1-18.
12. McCarty MA, Garton RA, Jorizzo JL. Complex aphthosis and Behçet's disease. Dermatol Clin [Internet]. 2003 Jan [Acesso em: 2024 Jul];21(1):41-8, vi.
13. Letsinger JA, McCarty MA, Jorizzo JL. Complex aphthosis: a large case series with evaluation algorithm and therapeutic ladder from topicals to thalidomide. J Am Acad Dermatol [Internet]. 2005 Mar [Acesso em: 2024 Jul];52(3 Pt 1):500-8.
14. Albuquerque PR, Terreri MT, Len CA, Hilário MO. Doença de Behçet na infância. J Pediatr (Rio de Janeiro) [Internet]. 2002 [Acesso em: 2024 Jul];78(2):128-132.
15. Femiano F, Gombos F, Nunziata M, Esposito V, Scully C. Pemphigus mimicking aphthous stomatitis. J Oral Pathol Med [Internet]. 2005 Sep [Acesso em: 2024 Jul];34(8):508-10.
16. Davatchi, F.; Assaad-khalil, S.; calamia K.T.; the international criteria on behcet disease: a collaborative study of 7 countries on the sensitivity and specificity of the new criteria. jeadv., 2b: 338-347.

CAPÍTULO

161

Lesões Brancas de Boca

Eliana Rodrigues Biamino

INTRODUÇÃO

As lesões brancas decorrem da difusão da luz ao atravessar uma camada espessa de queratina, hiperplasia epitelial, edema intracelular ou redução de vascularização do conjuntivo. As lesões brancas podem ser divididas em condições hereditárias, reacionais, potencialmente malignas, imunomediadas ou não epiteliais.

Enquanto alguns aspectos clássicos podem distingui-las, outras características semelhantes às diferentes lesões brancas podem levar à dificuldade no diagnóstico diferencial.

CONDIÇÕES HEREDITÁRIAS

Nevo branco esponjoso

Doença genética, rara, autossômica dominante associada a mutações em genes que codificam queratina 4 e/ou 13, definida como hiperplasia disqueratótica das membranas mucosas, sem predominância por sexo. A prevalência é 1 para 200 mil na população e são vistas já na adolescência.[1]

Características clínicas

As lesões orais são simétricas, espessas, brancas, corrugadas ou aveludadas, difusas, com aspecto esponjoso em placas, acometendo diferentes áreas da mucosa oral, principalmente áreas não queratinizadas como a mucosa jugal, superfície ventral da língua, lábios, palato mole, mucosa alveolar e assoalho da boca. Dentre as mucosas extra orais observam-se lesões em nariz, esôfago, laringe e mucosa anogenital. Estas lesões não acometem a pele e não desaparecem quando estiradas.[2,3]

Entre os diagnósticos diferenciais estão a reação liquenoide a medicamentos, lúpus eritematoso, hiperqueratose focal por mordedura crônica e candidíase leucoplásica. Caso o diagnóstico seja firmado com a história e achados clínicos, não é necessário realizar a biopsia.

Histopatologia

O epitélio apresenta acentuada paraqueratose, acantose e espongiose com degeneração hidrópica em camada espinhosa principalmente nas camadas parabasais e condensação eosinofílica perinuclear do citoplasma como característica importante desta doença.[1,2]

Tratamento

Em geral, estas lesões são assintomáticas e, frente ao seu aspecto benigno e bom prognóstico, o tratamento não se faz necessário.

Leucoedema

O leucoedema corresponde a uma variação da normalidade em mucosa oral, sem causa definida. Ele é comum em grande parte da população e com maior prevalência entre indivíduos melanodérmicos, sem predileção quanto ao sexo. Alguns fatores como hábitos de mastigação, tabaco, álcool, infecções e alterações salivares podem estar relacionados.[1]

Características clínicas

Clinicamente, caracteriza-se como opalescência leitosa, branca acinzentada, não destacável, assintomática e de distribuição simétrica em mucosa jugal e com tendência a desaparecer ao estiramento da mucosa. Em alguns casos evolui para superfície enrugada (Figura 161.1).[1-3]

Em decorrência da similaridade clínica com hiperqueratose focal consequente à reação de mordedura crônica, nevo branco esponjoso e líquen plano, a biopsia poderá ser necessária e as características histológicas diferenciarão estas lesões.

Histopatologia

O epitélio apresenta acantose, hiperqueratose e evidente edema intracelular na camada espinhosa.[2]

Tratamento

Como estas alterações são assintomáticas e sem potencial de malignização, não é necessário qualquer tratamento.

LESÕES REATIVAS

Hiperqueratose focal (friccional)

A hiperqueratose focal é uma lesão branca, não destacável, induzida por atrito ou fricção contínua e crônica contra a superfície da mucosa oral sujeita a traumas como lábios, bordas de língua, mucosa jugal e rebordo alveolar de edêntulos.[1]

Características clínicas

Esta lesão se caracteriza por placa branca hiperqueratótica na área de atrito. Ela pode ser autoinduzida pelo hábito de mordiscar caracterizando o *morsicatio buccarum* (Figura 161.2).[1-3]

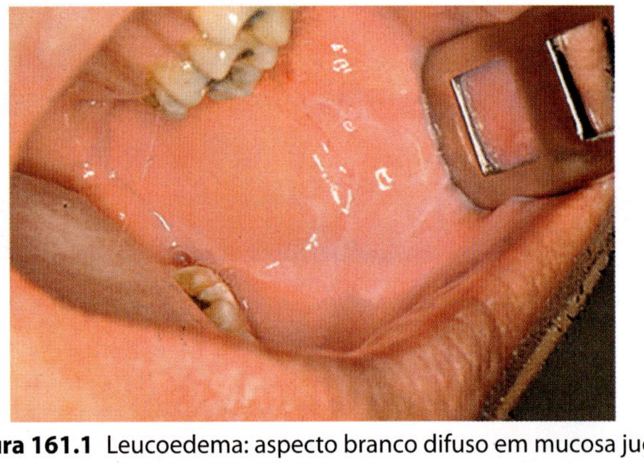

Figura 161.1 Leucoedema: aspecto branco difuso em mucosa jugal com discretas estrias.

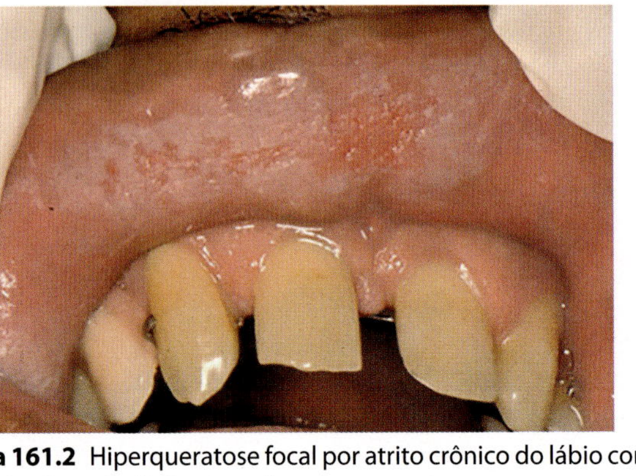

Figura 161.2 Hiperqueratose focal por atrito crônico do lábio contra os dentes (*morsicatio buccarun*).

Histopatologia

O aspecto histológico mais importante é a hiperqueratose com estratificação normal do epitélio.

Tratamento

O tratamento consiste em retirar o fator traumático e acompanhamento clínico até resolução do quadro. A biopsia será realizada em caso de dúvida diagnóstica ou se não houver melhora clínica após retirada do fator desencadeante.

Estomatite nicotínica

A estomatite nicotínica é uma lesão branca, hiperqueratótica, que ocorre em palato duro relacionada com o hábito de fumar charuto, cachimbo, fumo invertido ou bebidas muito quentes. O calor parece ter maior influência no desenvolvimento desta lesão do que os produtos químicos presentes no fumo do tabaco. A intensidade do hábito exibe correlação positiva com a gravidade da condição. Estas lesões são mais frequentes em homens acima de 45 anos.[1]

Características clínicas

As alterações em palato ocorrem principalmente após exposição ao fumo invertido e calor local por período prolongado, e caracteriza-se por comprometimento da mucosa do palato duro, inicialmente eritematosa, evoluindo com queratinização e numerosas pápulas umbilicadas com área central avermelhada. Estas alterações correspondem ao processo inflamatório das glândulas salivares menores e ductos hiperemiados no centro da lesão (Figura 161.3).[4]

A estomatite nicotínica raramente evolui para transformação maligna, exceto em tabagistas que usam fumo invertido.

Histopatologia

À microscopia observam-se hiperqueratose, acantose do epitélio do palato, infiltrado inflamatório da lâmina própria e das glândulas salivares acessórias com metaplasia escamosa dos seus ductos. O grau de hiperqueratose e metaplasia está diretamente relacionado com a duração e intensidade de exposição ao calor. A displasia é raramente observada.[5]

Tratamento

O quadro é reversível após a cessação do fator que desencadeou o desenvolvimento da lesão mesmo após anos de sua presença. A biopsia deverá ser realizada se a lesão persistir após um mês da interrupção do fator desencadeante.[2]

Leucoplasia pilosa

A leucoplasia pilosa foi inicialmente descrita em 1984 como lesão branca em borda lateral de língua em homens homossexuais.

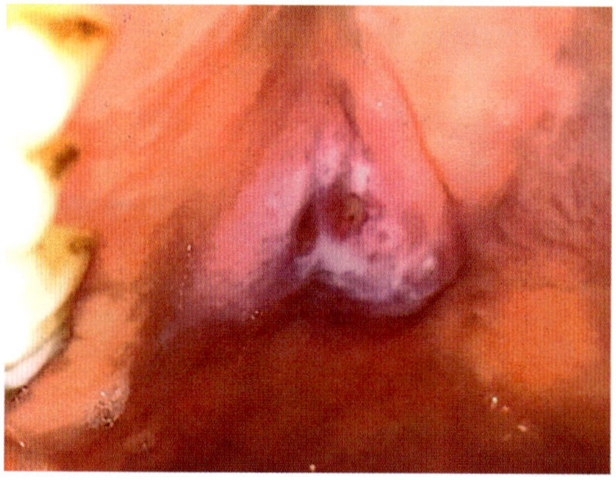

Figura 161.3 Estomatite nicotínica em palato duro por hábito de fumar cachimbo de *crack*.

Ela é uma infecção oportunista relacionada com o vírus Epstein-Barr e ocorre em pacientes imunocomprometidos, principalmente em pacientes infectados pelo vírus da imunodeficiência humana (HIV), transplantados ou pacientes oncológicos em tratamento imunossupressor.[6]

Características clínicas

Esta lesão é assintomática, branca, em placa, observada em borda lateral de língua, frequentemente bilateral, de aspecto corrugado ou filiforme (Figura 161.4).[7]

Histopatologia

O aspecto microscópico da leucoplasia pilosa revela acantose, paraqueratose e edema. Os queratinócitos das camadas superficiais evidenciam inclusões virais nucleares e a hibridização *in situ* permite a confirmação e localização dos vírus Epstein-Barr nas camadas mais superficiais do epitélio.[1]

Entre os diagnósticos diferenciais da leucoplasia pilosa estão a leucoplasia idiopática, hiperqueratose friccional, candidíase e líquen plano.

Tratamento

O tratamento é essencialmente estético. O uso de antivirais como aciclovir, ganciclovir e antirretrovirais associados a abrasivos como a podofilina 5% tópica mostram resolução do quadro, porém, com recidivas frequentes.[1]

LESÕES POTENCIALMENTE MALIGNAS

Leucoplasias

A Organização Mundial de Saúde (OMS) definiu pela primeira vez a leucoplasia em 1978, e atualizou esta definição em 2005, como uma placa branca, não destacável, sem diagnóstico definido clínica e histologicamente, excluindo-se desta forma lesões brancas diagnosticáveis como líquen plano, *morsicatio buccarum*, queratose friccional, estomatite nicotínica, leucoedema, queratose da bolsa de tabaco e nevo branco esponjoso.[8,9]

Na literatura permanecem dúvidas quanto a melhor forma de predizer ou prevenir a malignização na leucoplasia oral.[10]

Na tentativa de melhorar o prognóstico destas lesões propõe-se o diagnóstico precoce e manejo adequado seguindo diretrizes disponíveis e definição dos aspectos clinicopatológicos implicados na possível malignização.[11,12]

Apesar da leucoplasia ser um diagnóstico clínico, o estudo histopatológico é de extrema importância por se tratar de lesão com risco de transformação maligna. Ela corresponde a 85% das lesões potencialmente malignas em boca e tem prevalência mundial de transformação maligna em 4,1% dos casos. Em geral, afeta pessoas com mais de 40 anos e aumenta sua incidência com a idade.[2]

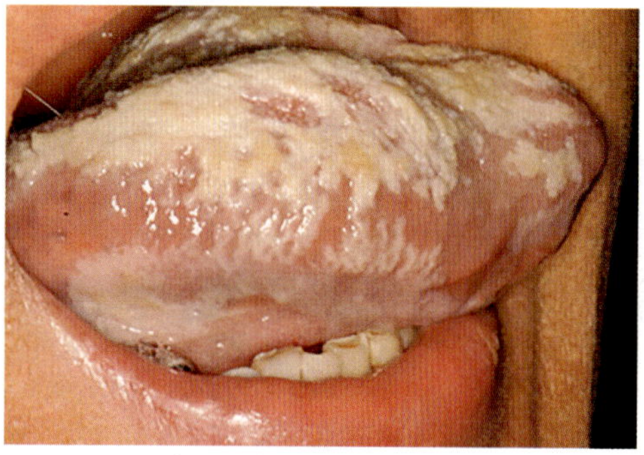

Figura 161.4 Leucoplasia pilosa em borda, ventre e dorso de língua após transplante de pulmão.

Tabaco, álcool, trauma, papilomavírus humano, candidíase e deficiências nutricionais podem ter relação com o desenvolvimento das leucoplasias. Pacientes tabagistas apresentam regressão das leucoplasias após suspensão do tabaco em 80% dos casos. A ação sinérgica do álcool associado ao tabaco no desenvolvimento da leucoplasia é semelhante à sua ação no carcinoma oral. A maior frequência das leucoplasias é observada em homens tabagistas acima de 60 anos.[13-15] A radiação ultravioleta é responsável pela leucoplasia no vermelhão do lábio inferior, também denominada de queilite actínica (Figura 161.5).[1]

Alguns microrganismos têm sido relacionados com o aparecimento da leucoplasia, como *Treponema pallidum* na sífilis tardia e a infecção oral pela *Candida albicans,* que coloniza a camada mais superficial do epitélio da mucosa oral e produz uma camada espessa granulosa com coloração vermelha e branca chamada de hiperplasia por cândida associada a displasia epitelial. Quanto ao papilomavírus humano (HPV), permanece incerto seu envolvimento na formação da leucoplasia.[2]

A transformação maligna nas leucoplasias está relacionada com a localização intraoral, faixa etária, diversidade geográfica e diferenças populacionais.[16]

Características clínicas

As leucoplasias são observadas em 70% dos casos nos lábios inferiores, seguido pela mucosa bucal e gengiva. No entanto, 90% das leucoplasias que mostram displasia ou que evoluem para carcinoma estão localizadas na porção lateral da língua, vermelhão do lábio e assoalho de boca. Entre os usuários de *betel quid,* ou que mascam o tabaco, a localização mais frequente da leucoplasia é na mucosa jugal e comissura labial.[17]

No início do desenvolvimento das leucoplasias, elas aparecem como manchas que evoluem para placas brancas homogêneas progredindo com fissuras e superfície rugosa e nodular. Estas lesões podem desaparecer ou manter-se inalteradas. Nos pacientes com leucoplasia que não suspendem o fator causal desencadeante da lesão, poderá haver progressão para placas espessas, corrugadas, salpicadas, verrucosas, com fissuras profundas, nodulações e aspecto verruciforme, denominadas leucoplasias verrucosas (Figura 161.6).[15,17]

Alguns aspectos das leucoplasias orais são determinantes quanto ao risco de potencial malignização: grau de displasia, idade avançada, sexo feminino, leucoplasia extensa maior que 200 mm^2 e tipo não homogêneo, principalmente as eritroleucoplasias.[10]

A leucoplasia verrucosa proliferativa (LVP) apresenta características que a diferenciam das outras leucoplasias. Ela apresenta crescimento lento, progressivo, com múltiplas placas queratóticas e projeções verrucosas, exofíticas e fissuradas. A gengiva quase sempre está envolvida, podendo afetar alvéolos e palato duro. As lesões se expandem progressivamente, sendo multicêntricas, resistentes a tratamento e recorrentes. Apesar das lesões de LVP inicialmente se mostrarem como lesões brancas únicas, homogêneas e assintomáticas, invariavelmente elas progridem para ocorrência de lesões múltiplas até formarem massas volumosas verrucosas em sua fase final de crescimento.[18]

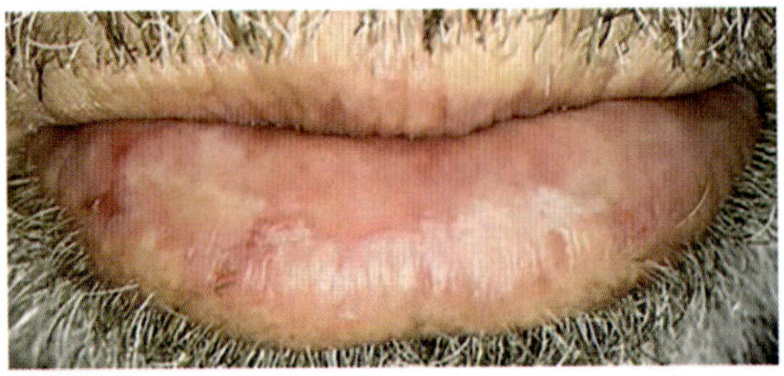

Figura 161.5 Queilite actínica com hiperqueratose, atrofia e crostas em vermelhão de lábio.

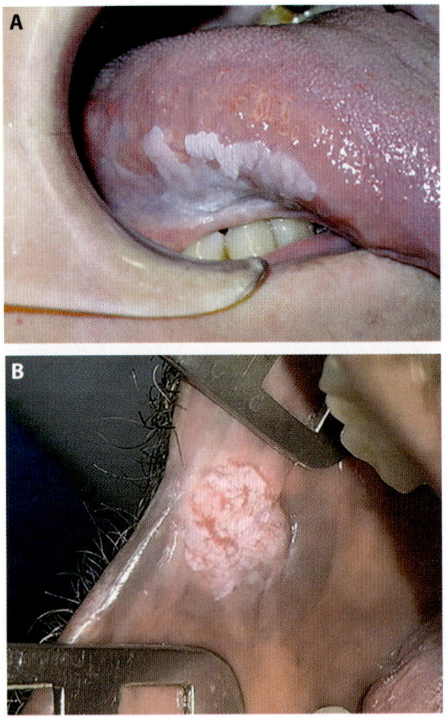

Figura 161.6 A. Leucoplasia idiopática homogênea em borda lateral e ventral de língua; **B.** Leucoplasia idiopática verrucosa em ângulo labial.

Elas ocorrem principalmente em mulheres, entre 50 e 60 anos, sem relação com radiação ultravioleta, tabaco ou álcool. A transformação maligna para carcinoma verrucoso ou carcinoma espinocelular ocorre, em geral, 5 anos a partir da lesão precursora em 80% dos casos, com ausência de características displásicas identificáveis em biopsias anteriores (Figura 161.7).[19]

Histopatologia

A biopsia permanece como o procedimento investigativo mais importante durante a identificação de leucoplasias de alto grau.

A leucoplasia é caracterizada por hiperqueratose com ou sem acantose, hiperplasia, atrofia. Estas lesões inicialmente homogêneas e únicas evoluem com proliferações exofíticas e papilares tornando-se hiperplásicas, heterogêneas e evoluem para displasias, carcinoma *in situ* ou microinvasivo.[2]

A displasia apresenta alterações citoarquiteturais intraepiteliais combinando atipias e indiferenciações celulares. A graduação histológica da displasia é realizada em três níveis: displasia leve com alterações discretas nas camadas basais e parabasais do epitélio;

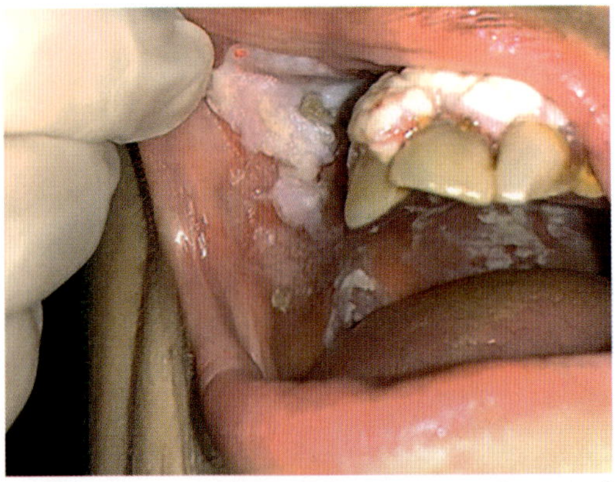

Figura 161.7 Leucoplasia verrucosa proliferativa (LVP) associada a carcinoma verrucoso em palato, alvéolos, gengiva superior e mucosa jugal.

displasia moderada, notando-se que as alterações celulares e arquiteturais atingem dois terços do epitélio; e displasias severas, em que o comprometimento citológico e arquitetural pode atingir todo epitélio.[13,16]

A severidade da displasia é o padrão-ouro como preditor de progressão das lesões e aumento da probabilidade de transformação maligna. A classificação pode ser comprometida se o material for insuficiente. Para diminuir a subjetividade nesta determinação, foi definida uma nova classificação, chamada binária, em que os critérios morfológicos da displasia determinam se ela será de baixo ou alto grau.[8,11,20,21]

As alterações displásicas ocorrem entre 5 a 25% dos casos de leucoplasias. As displasias se iniciam nas camadas basais e parabasais do epitélio, sendo classificadas como leves ou de baixo grau. As características citológicas e arquiteturais do epitélio sofrem alterações progressivas, evoluindo para displasias moderadas a severas, sendo classificadas em alto grau quanto ao risco de transformação maligna.[12]

As displasias orais carregam uma taxa significativa de transformação para câncer e este risco aumenta consideravelmente nas displasias de alto grau (severas e carcinoma *in situ*).[12,16] No carcinoma *in situ* a displasia celular e arquitetural envolve a espessura total do epitélio, sendo considerado como neoplasia verdadeira antes da invasão na lâmina própria e, portanto, sem metástase.[12]

As leucoplasias verrucosas proliferativas apresentam no início do processo evolutivo características semelhantes às outras leucoplasias. Estas lesões inicialmente homogêneas e únicas evoluem com proliferações exofíticas, papilares, semelhantes às leucoplasias verrucosas. Em estágios posteriores, a proliferação papilar evolui com invaginação do epitélio pavimentoso bem diferenciado em cristas epiteliais indistinguíveis do carcinoma verrucoso e, nos estágios finais, o epitélio torna-se francamente invasivo e menos diferenciado, transformando-se em carcinoma epidermoide.[17]

Tratamento

O objetivo principal do tratamento da leucoplasia é prevenir ou diminuir o risco de transformação para carcinoma oral.

Como opções de tratamento poderiam-se incluir cirurgia convencional, excisão a *laser*, criocirurgia, além de terapias medicamentosas como ácido retinóico, vitamina A, drogas anti-inflamatórias ou até observar e esperar com seguimento clínico e histológico.[10,22]

A decisão de ressecção cirúrgica nas leucoplasias sem displasias dependerá de outros aspectos como tamanho, características clínicas da lesão e a localização. Na presença de displasia moderada ou severa, o tratamento cirúrgico é recomendado.[16]

A cirurgia é considerada o tratamento de primeira escolha. No caso de remoção a *laser* (CO_2, Nd: YAG, diodo), existe a vantagem de uma ótima hemostasia para lesões extensas durante o procedimento e mais rápida cicatrização. No entanto, não é possível o exame histopatológico de toda lesão, a qual pode conter displasia em alto grau, focos de câncer ocultos e não visualizados nas amostras de biopsia coletadas previamente ao procedimento, comprometendo a análise histopatológica.[21]

A excisão cirúrgica diminui o risco de transformação maligna em mais de 50% dos casos de displasia severa ou em carcinoma *in situ*, mas não elimina totalmente o risco de recidiva, observada em mais de 35% dos casos. Desta forma, a contínua vigilância após excisão é extremamente importante e recomendada. Além disto, ressecção de grandes lesões pode causar significativa morbidade com necessidade de técnicas reconstrutivas. Por esta razão, não existe consenso em relação à melhor estratégia.[16,17,22]

Tratamentos medicamentosos, incluindo retinoides, vitamina A, carotenos, drogas anti-inflamatórias não hormonais, até o momento não mostraram nenhuma efetividade ou resolução clínica das lesões ou redução da progressão destas lesões para câncer.[22]

A decisão de manter os pacientes sob vigilância sem intervenção cirúrgica fica restrita às displasias leves ou de baixo grau, lembrando da necessidade de controle periódico destas lesões.

LESÕES IMUNOMEDIADAS

Lúpus eritematoso

O lúpus eritematoso é uma condição imunomediada e de etiologia desconhecida, sendo classificada em formas sistêmica e discoide. Afeta principalmente as mulheres de meia idade em uma proporção de 8 para 1 em relação aos homens.

O lúpus eritematoso sistêmico compromete diferentes órgãos e cursa com sintomas como febre, anemia, dores articulares, *rash* cutâneo, em especial na região malar, com placas eritematosas semelhantes a asa de borboleta. O envolvimento renal é frequente, podendo progredir para insuficiência renal. Alterações cardíacas e oculares também podem estar presentes, além da presença de anticorpos anti-DNA e RNA de fita dupla, trombocitopenia a anemia hemolítica observados aos exames laboratoriais.[2]

Características clínicas

As lesões orais são compostas de áreas eritematosas ou erosivas centrais irradiadas por placas brancas queratóticas podendo ser simétricas e localizadas em mucosa jugal e palato (Figura 161.8).[1]

Histopatologia

Os achados microscópicos revelam degeneração e liquefação da camada basal, presença de corpos coloides, epitélio com acantose entremeado a áreas de atrofia. A membrana basal encontra-se espessada e a imunofluorescência direta evidenciará depósitos de imunocomplexos perivasculares IgG, IgM ou C3.[1,2]

Tratamento

O tratamento do lúpus eritematoso inclui anti-inflamatórios, antimaláricos, corticosteroides sistêmicos e tópicos e imunossupressores.[2]

Líquen plano

O líquen plano é uma doença mucocutânea, imunomediada por linfócitos T CD8, de etiologia desconhecida, com prevalência de 0,2 a 2% da população, sendo as mulheres entre 40 e 60 anos as mais acometidas. A doença é crônica e cursa com períodos de exacerbação e acalmia.[1,2]

Ele é desencadeado por um fator antigênico que estimula o aumento das células de Langerhans na região de interface entre epitélio e conjuntivo, regulação positiva de moléculas de adesão vascular (VCAM), de leucócitos e endotélio (ELAM) e intercelular (ICAM), com recrutamento e retenção de linfócitos T em submucosa. Estes fatores são mediados por interleucina 1, interferon gama e fator de necrose tumoral alfa, que desencadeiam a citotoxicidade entre linfócitos T e queratinócitos levando à apoptose das células basais.[1]

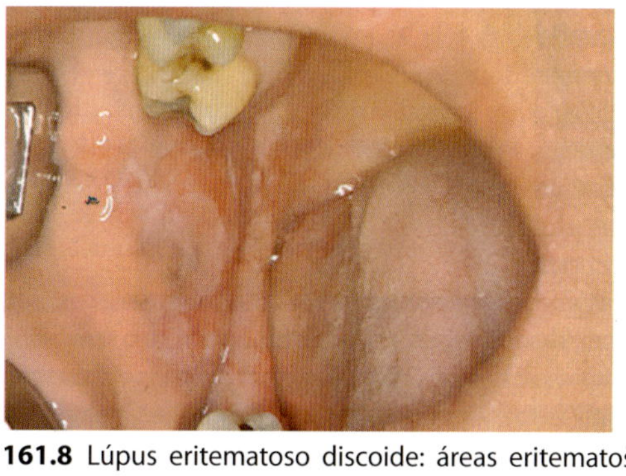

Figura 161.8 Lúpus eritematoso discoide: áreas eritematosas circundadas por estrias e placas hiperqueratóticas em mucosa jugal.

Características clínicas

A forma reticular é a mais frequente, em geral assintomática e caracterizada por linhas brancas e estrias queratóticas (estrias de Wickham) que determinam um padrão rendilhado ou anelar, acometendo de forma simétrica a mucosa jugal na maioria dos casos, seguidas pela língua, lábios e gengivas.[3]

A forma em placa se assemelha a leucoplasia e são mais comuns em dorso de língua e mucosa jugal. Já a forma atrófica ou eritematosa mostra manchas eritematosas associadas a estrias brancas finas, sendo a gengiva inserida um sítio frequente e com distribuição em faixa (Figura 161.9 A).[1] No líquen plano erosivo, a área central é ulcerada com placa de fibrina sobre ela, eritema e estrias com placas hiperqueratóticas em sua periferia e 1% de malignização (Figura 161.9 B).[23]

A forma bolhosa é rara, com bolhas e vesículas variando de milímetros a centímetros, que se rompem formando úlceras profundas e dolorosas observadas na região posterior e inferior dos segundos e terceiros molares, raras em língua, gengiva e mucosa labial e entremeadas com áreas estriadas hiperqueratóticas e reticulares.[3]

O comprometimento da pele no líquen plano ocorre em 20 a 60% dos líquens planos orais e cursa com pápulas pruriginosas, violáceas, achatadas e poligonais em superfície flexora de antebraços e membros inferiores.[2]

Histopatologia

Os critérios microscópicos incluem hiperqueratose, degeneração hidrópica da camada basal com queratinócitos apoptóticos e infiltrado inflamatório linfocitário na interface do epitélio e subjuntivo. Corpos ovoides eosinofílicos, que correspondem a queratinócitos apoptóticos e denominados corpúsculos de Civatte, são observados na camada basal.[1,2]

O líquen reticular tem como diagnósticos diferenciais: reação liquenoide a medicamentos, doença de enxerto *versus* hospedeiro, mordedura crônica de mucosa jugal e candidíase. Na forma erosiva, o líquen deve ser diferenciado de penfigoide cicatricial, pênfigo vulgar e lúpus eritematoso crônico.

Tratamento

Não há cura e o tratamento consiste na estabilização do quadro. Os corticosteroides são os medicamentos de primeira escolha tanto na forma tópica como sistêmica.

OUTRAS LESÕES BRANCAS

Língua geográfica

A língua geográfica, também conhecida como glossite migratória benigna ou eritema migratório, não tem etiologia definida, com prevalência de 2% na população. Esta condição é frequente principalmente em jovens, não tabagistas, atópicos e alérgicos e associadas a língua fissurada.[2]

Características clínicas

Clinicamente, estas lesões podem ser assintomáticas ou pouco dolorosas e com sintomas relacionados com a ingestão de alimentos condimentados ou ácidos. Elas se apresentam como manchas eritematosas e atróficas, circundadas por placas brancas queratóticas. Afetam a superfície dorsal e lateral da língua e cursam com períodos de exacerbação e acalmia. A mudança de padrão e deslocamento das lesões para novas áreas é característico desta lesão (Figura 161.10).[1]

O diagnóstico é clinico e em raras situações uma biopsia será necessária. Como possíveis diagnósticos diferenciais encontram-se candidíase hiperplásica, líquen plano, leucoplasia, psoríase, dermatites atópicas ou reação liquenoide.

Histopatologia

À análise histopatológica notam-se papilas filiformes amórficas com bordas da lesão mostrando acantose e hiperqueratose, presença de exocitose, micro abscessos com coleções de neutrófilos (abscessos de Munro) em superfície do epitélio e processo inflamatório misto.[1,2]

Tratamento

Geralmente estas lesões são assintomáticas e autolimitadas. Caso haja sintomas, o tratamento será empírico com higiene oral,

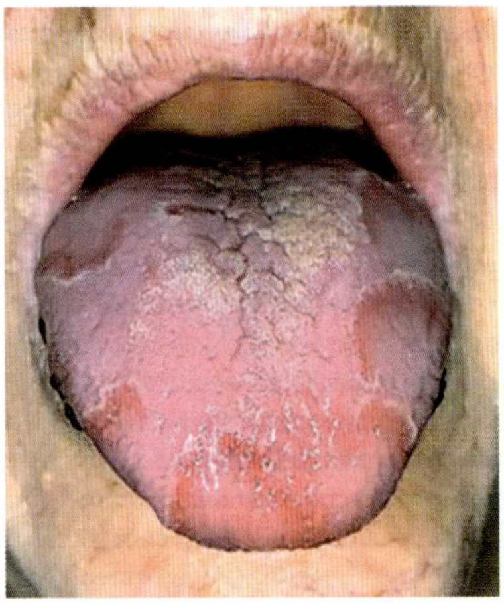

Figura 161.10 Língua geográfica (glossite migratória benigna): áreas eritematosas atróficas circundadas por bordas hiperqueratóticas em dorso e borda lateral da língua.

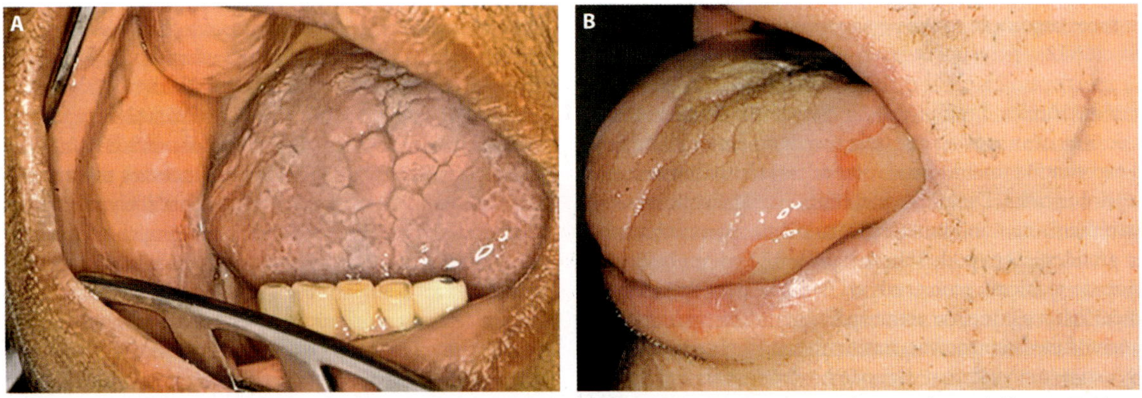

Figura 161.9 A. Líquen plano reticular em mucosa jugal com estrias brancas hiperqueratóticas e em placa no dorso da língua; **B.** Líquen plano na forma erosiva. Ulceração extensa em borda lateral de língua com hiperqueratose na periferia da lesão.

bochechos com bicarbonato, corticoides tópicos e tranquilizar o paciente quanto à condição benigna desta lesão e sem riscos de malignização.

Grânulos de Fordyce

Os grânulos de Fordyce são glândulas sebáceas ectópicas ou coristomas sebáceos (tecido normal em localização anômala). Considerados como variação da normalidade, são perceptíveis já na adolescência e 80% da população é afetada por esta alteração do desenvolvimento.[1]

Características clínicas

As lesões são assintomáticas e se apresentam como agregados confluentes de pápulas brancas e amareladas, simétricas, preferencialmente em mucosa jugal e lábios (Figura 161.11).

Histopatologia

Microscopicamente, observam-se glândulas sebáceas bem formadas e agrupadas ao redor dos ductos excretores adjacentes.

Tratamento

Em nenhuma destas lesões se faz necessário qualquer tipo de intervenção, pois não apresentam risco de transformação maligna.

Candidíase

A candidíase é a infecção oportunista mais frequente em boca. Ela é causada por um fungo saprófita chamado cândida, sendo a espécie *albicans* a mais comum. A mudança para quadros patogênicos depende de fatores tópicos e sistêmicos, e está relacionada com diferentes fatores predisponentes como imunodeficiências primárias e secundárias, diabetes, neoplasias e seus tratamentos (radioterapia e quimioterapia), hipossalivação, má higiene oral, tratamentos com corticosteroides tópicos e sistêmicos, antibioticoterapia sistêmica.[2,24]

Comumente esta infecção acomete as áreas mais superficiais da mucosa oral. Nos pacientes imunocomprometidos, com quadro de deficiência imunológica grave, esta infecção pode progredir para o trato digestivo, determinando a candidíase esofágica e trato broncopulmonar.[2]

Características clínicas

As formas clínicas da candidíase oral podem ser agudas ou crônicas. A candidíase pseudomembranosa aguda é a forma mais comum de apresentação. Essa infecção é comum em crianças e idosos, pacientes em tratamento oncológico e portadores de AIDS. Elas aparecem como placas brancas confluentes, facilmente destacáveis e fundo eritematoso, doloroso, com erosões e úlceras superficiais (Figura 161.12).[24]

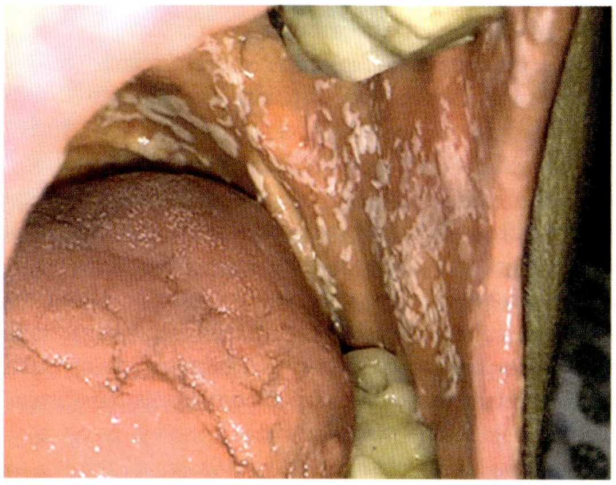

Figura 161.12 Candidíase pseudomembranosa em mucosa jugal.

As localizações mais comuns desta forma de candidíase são mucosa jugal, fundo de vestíbulo, palato mole e orofaringe. Com a persistência desta candidíase, ocorre a perda da pseudomembrana surgindo a candidíase eritematosa aguda.[25]

A candidíase eritematosa crônica é frequente em pacientes idosos com prótese total superior mal adaptada, relação oclusal insatisfatória ou não remoção da prótese durante a noite. A queilite angular aparece associada à forma eritematosa crônica com fissuras, erosões e placas brancas em ângulo labial (Figura 161.13).[2,24,25]

As infecções crônicas por cândida podem produzir formas hiperplásicas. A candidíase hiperplásica decorre de infecção crônica por cândida e aparece como placa branca não destacável, nódulo ou fissura. No dorso da língua é denominada glossite romboide mediana e apresenta formato oval e simétrico em relação à linha média, superfície lisa ou fissurada e assintomática.[1]

A forma mucocutânea mostra padrão familiar autossômico recessivo e endocrinopatia associada em 50% dos pacientes. Em geral, a manifestação clínica da doença ocorre já na segunda década de vida. Ela pode se apresentar sob forma localizada ou generalizada, compromete mucosa oral, genital, pele e unhas e geralmente é resistente a tratamento.[2]

Histopatologia

O estudo histológico na candidíase aguda mostra a detecção de hifas do fungo por coloração da prata ou ácido periódico de Schiff (PAS) penetrando as camadas superficiais do epitélio em ângulos agudos e infiltrado de neutrófilos formando microabscessos superficiais. Na candidíase crônica, o achado característico é a hiperplasia epitelial e presença de poucos fungos. A identificação e quantificação dos fungos pode ser realizada por cultura de tecido.[2]

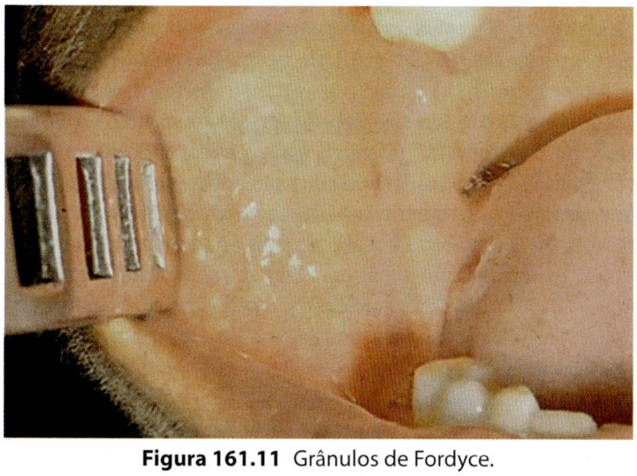

Figura 161.11 Grânulos de Fordyce.

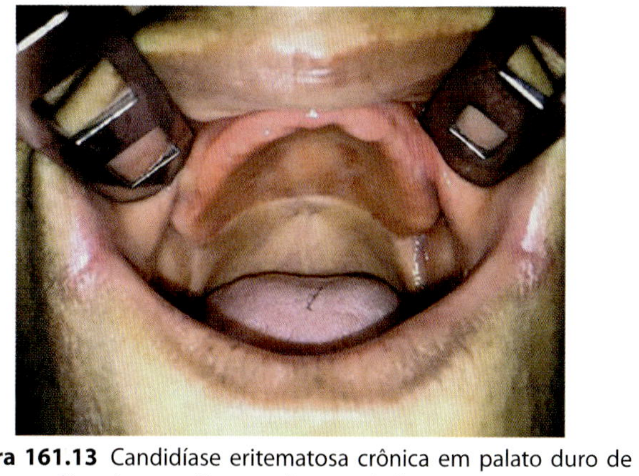

Figura 161.13 Candidíase eritematosa crônica em palato duro de paciente edêntulo e queilite angular associada.

O diagnóstico diferencial inclui queimaduras químicas, úlceras traumáticas, placas mucosas de sífilis, reações medicamentosas, lúpus eritematoso discoide e líquen plano.

Tratamento

O tratamento irá depender dos fatores desencadeantes. A maioria das infecções responde ao tratamento com antifúngicos tópicos isoladamente ou associados a sistêmicos. O uso de clotrimazol, miconazol ou nistatina deve se estender até 1 semana após o desaparecimento das lesões. Os antifúngicos sistêmicos deverão ser utilizados nos pacientes que não obtiveram respostas ao tratamento tópico ou pacientes imunocomprometidos.[2]

REFERÊNCIAS BILIOGRÁFICAS

1. Regezi JA, Sciubba JJ, Jordan RC. Patologia oral: correlações clinicopatológicas. 7.ed. Rio de Janeiro: GEN Editora Guanabara Koogan Ltda; 2022. p 80-101, 110,104-8.
2. Neville B, Damm D, Allen C, Chi A. Patologia oral e maxilofacial. 4.ed. Rio de Janeiro: Editora Elsevier; 2016.
3. Mortazavi H, Safi Y, Baharvand M, Jafari S, Anbari F, Rahmani S. Oral white lesions: An updated clinical diagnostic decision tree. Dent J [Internet]. 2019 Mar [Acesso em: 2024 Jul];7(1):1-24.
4. Ortiz GM, Pierce AM, Wilson DF. Palatal changes associated with reverse smoking in Filipino women. Oral Dis [Internet]. 1996 Jul [Acesso em: 2024 Jul];2(3):232–7.
5. Reddy CR, Kameswari VR, Ramulu C, Reddy PG. Histopathological study of stomatitis nicotina. Br J Cancer [Internet]. 1971 Sep [Acesso em: 2024 Jul];25(3):403-10.
6. Coogan MM, Greenspan J, Challacombe SJ. Oral lesions in infection with human immunodeficiency vírus. Bull World Health Organ [Internet]. 2005 Sep [Acesso em: 2024 Jul];83(9):700-6.
7. Piperi E, Omlie J, Koutlas IG, Pambuccian S. Oral hairy leukoplakia in HIV-negative patients: Report of 10 cases. Int J Surg Pathol [Internet]. 2010 Jun [Acesso em: 2024 Jul];18(3):177-83.
8. van der Waal I. Historical perspective and nomenclature of potentially malignant or potentially premalignant oral epithelial lesions with emphasis on leukoplakia - some suggestions for modifications. Oral Surg Oral Med Oral Pathol Oral Radiol [Internet]. 2018 Jun [Acesso em: 2024 Jul];125(6):577-81.
9. Kramer IR, Lucas RB, Pindborg JJ, Sobin LH. Definition of leukoplakia and related lesions: An aid to studies on oral precancer. Oral Surg Oral Med Oral Pathol [Internet]. 1978 Oct [Acesso em: 2024 Jul];46(4):518-39.
10. van der Waal I. Oral potentially malignant disorders: Is malignant transformation predictable and preventable? Med Oral Patol Oral Cir Bucal [Internet]. 2014 Jul 1 [Acesso em: 2024 Jul];19(4):e386–90.
11. Warnakulasuriya S, Kujan O, Aguirre y Urizar JM, Bagan JV, González y Moles MA, Kerr AR et al. Oral potentially malignant disorders: A consensus report from an international seminar on nomenclature and classification, convened by the WHO Collaborating Centre for Oral Cancer. Oral Dis [Internet]. 2021 Nov [Acesso em: 2024 Jul];27(8):1862-80.
12. Aguirre y Urizar JM, Mendoza ILI, Warnakulasuriya S. Malignant transformation of oral leukoplakia: Systematic review and meta-analysis of the last 5 years. Oral Dis [Internet]. 2021 Nov [Acesso em: 2024 Jul];27(8):1881-95.
13. El-Naggar A, Chan JK, Grandis JR, Takata T, Slootweg PJ, editors. WHO Classification of Head and Neck Tumours. 4th ed., vol. 9. Lyon: IARC Publications, 2017.
14. Mello FW, Melo G, Pasetto JJ, Silva CA, Warnakulasuriya S, Rivero ER. The synergistic effect of tobacco and alcohol consumption on oral squamous cell carcinoma: A systematic review and meta-analysis. Clin Oral Investig [Internet]. 2019 Jul [Acesso em: 2024 Jul];23(7): 2849-59.
15. van der Waal I. Oral leukoplakia: A diagnostic challenge for clinicians and pathologists. Oral Dis [Internet]. 2019 Jan [Acesso em: 2024 Jul];25(1):348-9.
16. Mehanna HM, Rattay T, Smith J, McConkey CC. Treatment and follow-up of oral dysplasia - A systematic review and meta-analysis. Head Neck [Internet]. 2009 Dec [Acesso em: 2024 Jul];31(12):1600-9.
17. Martorell y Calatayud A, Botella y Estrada R, Bagán y Sebastian JV, Sanmartin y Jimenez O, Guillén y Barona C. Oral leukoplakia: Clinical, histopathologic, and molecular features and therapeutic approach. Actas Dermosifiliogr [Internet]. 2009 Oct [Acesso em: 2024 Jul];100(8):669-84.
18. Aguirre y Urizar JM. Proliferative multifocal leukoplakia better name that proliferative verrucous leukoplakia. World J Surg Oncol [Internet]. 2011 Oct [Acesso em: 2024 Jul];9:122.
19. Silverman S Jr, Gorsky M, Lozada F. Oral leukoplakia and malignant transformation. A follow-up study of 257 patients. Cancer [Internet]. 1984 Feb 1 [Acesso em: 2024 Jul];53(3):563-8.
20. Kujan O, Oliver RJ, Khattab A, Roberts AS, Thakker N, Sloan P. Evaluation of a new binary system of grading oral epitelial dysplasia for prediction of malignant transformation. Oral Oncol [Internet]. 2006 Nov [Acesso em: 2024 Jul];42(10):987-93.
21. Nankivell P, Williams H, Matthews P, Suortamo S, David Snead D, McConkey C et al. The binary oral dysplasia grading system. Oral Surg Oral Med Oral Pathol Oral Radiol [Internet]. 2013 Jan [Acesso em: 2024 Jul];115(1):87.
22. Lodi G, Franchini R, Warnakulasuriya S, Varoni EM, Sardella A, Kerr AR et al. Interventions for treating oral leukoplakia to prevent oral cancer. Cochrane Database Syst Rev [Internet]. 2016 Jul 29 [Acesso em: 2024 Jul];7(7):1-84.
23. Lodi G, Scully C, Carrozzo M, Griffiths M, Sugerman PB, Thongprasom K. Current controversies in oral lichen planus: report of an international consensus meeting. Part 2. Clinical management and malignant transformation. Oral Surg Oral Med Oral Pathol Oral Radiol Endod [Internet]. 2005 Aug [Acesso em: 2024 Jul];100(2):164-78.
24. Kramer IR, Pindborg JJ, Bezroukov V, Infirri JS. Guide to epidemiology and diagnosis of oral mucosal diseases and conditions. World Health Organization. Community Dent Oral Epidemiol [Internet]. 1980 Feb [Acesso em: 2024 Jul];8(1):1-26.
25. Greenspan D. Treatment of oral candidiasis in HIV infection. Oral Surg Oral Med Oral Pathol [Internet]. 1994 Aug [Acesso em: 2024 Jul];78(2):211-5.

CAPÍTULO

162

Lesões Pigmentadas Orais

Dalva Regina Neto Pimentel • Cleonice Hirata •
Heron Fernando de Sousa Gonzaga

INTRODUÇÃO

A coloração da mucosa oral normal humana apresenta variações cromáticas dependendo do grau de: queratinização, atividade melanogênica, número de melanócitos e vascularização.

Os melanócitos são encontrados ao longo da mucosa oral, mas habitualmente apresentam baixo nível de produção de melanina. A proliferação de melanócitos no epitélio oral resulta em hiperpigmentação.

A cor da mucosa oral é predominantemente rosada e ocasionalmente apresenta pigmentação. A pigmentação pode ser observada devido às alterações fisiológicas ou patológicas e pode ser resultante de causas exógenas ou endógenas. A alteração da pigmentação predominante da mucosa oral ocorre devido à melanina, melanoide, oxiemoglobina, hemossiderina, bilirrubina, ferro ou caroteno, ou pode estar associada a presença de corpo estranho que contém algum tipo de coloração.[1-3] Esta pode classificada em: origem melanocítica e não melanocítica.

A Figura 162.1 esquematiza as possíveis etiologias das alterações pigmentares da mucosa oral.

Um estudo retrospectivo de 45 anos analisou a distribuição das lesões pigmentadas orais em uma população brasileira e, das 77.074 lesões diagnosticadas neste período, concluiu que por volta de 1% representava lesões pigmentadas da mucosa oral, sendo 46% melanocíticas e 54% não melanocíticas, e maior frequência no gênero feminino entre a quarta e sétima décadas de vida. A tatuagem de amálgama representou a lesão mais comum, seguida pela mácula melanótica e pigmentação racial. A mucosa bucal foi o local mais acometido.[4]

A avaliação da pigmentação deve ser feita para descartar condições patológicas, especificamente malignidades. Deve ser feita a avaliação da história médica, medicamentosa, odontológica e exame

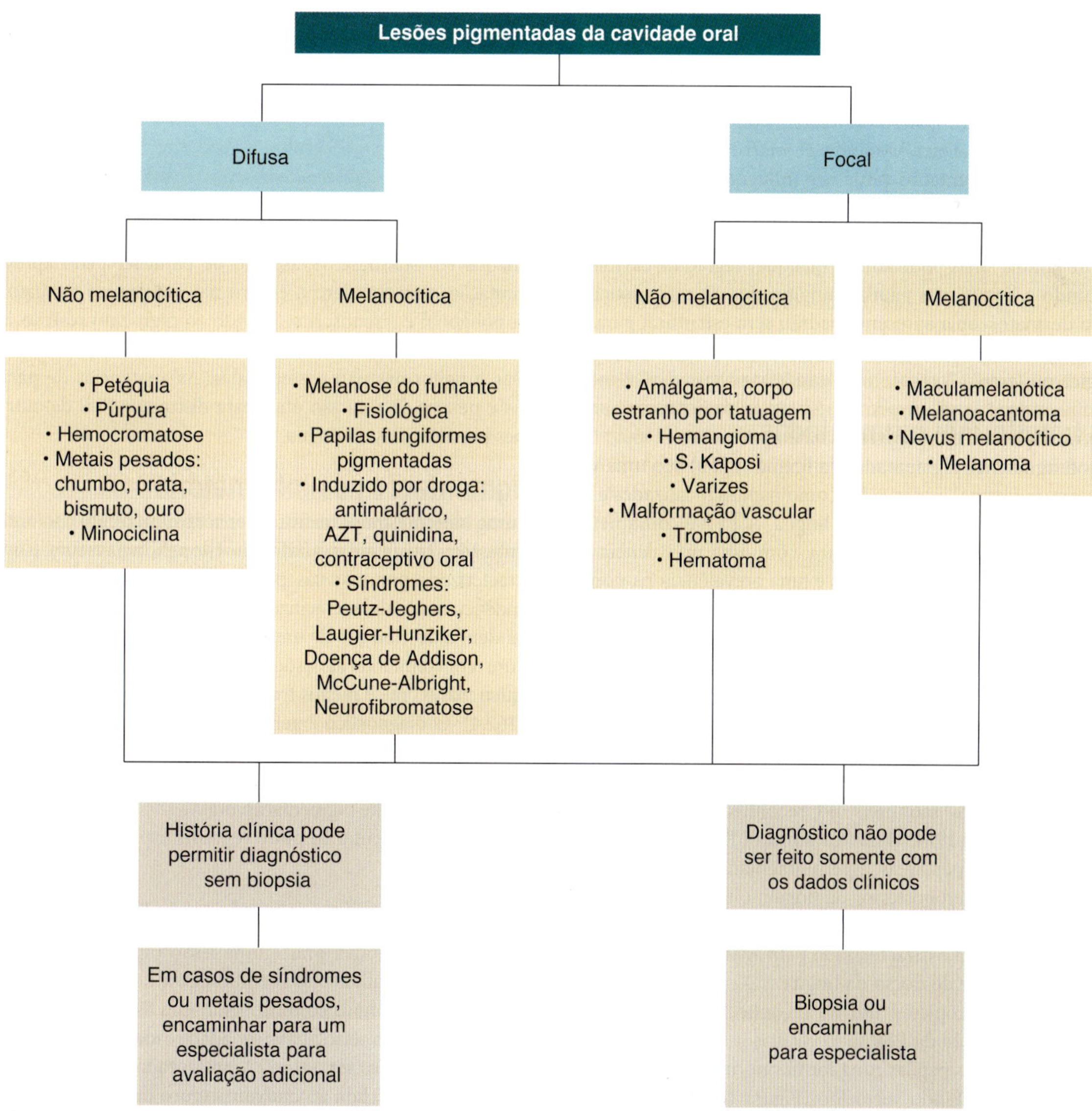

Figura 162.1 Algoritmo para diagnóstico e manejo das lesões pigmentadas da cavidade oral. (Adaptada de: Müller, 2010.)

extra e intraoral. A história deve coletar informações como: início, duração da lesão pigmentada, presença e ausência de hiper ou hipopigmentação cutânea associada, ulceração ou outros sintomas. Os detalhes do exame como cor, número, localização, distribuição, aparência e características associadas são importantes na formulação do diagnóstico diferencial. A maioria das pigmentações da mucosa oral é diagnosticada através da apresentação clínica e dos sintomas.[3]

LESÕES MELANOCÍTICAS LOCALIZADAS

Efélides

São pequenas manchas pigmentadas que ocorrem na pele e lábios, comumente conhecidas como sardas. São mais frequentes nos indivíduos de pele clara e cabelos loiros ou ruivos. As manchas estão presentes durante a primeira infância e após a exposição solar e queimaduras solares antes dos 20 anos, especialmente durante o verão. Alterações genéticas podem estar associadas a efélides como gene *MC1R*.[5] Clinicamente, apresentam-se como máculas acastanhadas claras ou acobreadas pequenas, bem definidas na face, pescoço, tórax e membros superiores, geralmente numerosas. Não há necessidade de tratamento, a não ser cosmético; porém, devido ao fototipo, estes pacientes têm risco aumentado para cânceres de pele não melanoma e melanoma.

Pigmentação fisiológica ou étnica

A pigmentação fisiológica é comum e resulta não de um aumento no número de melanócitos, mas de atividade melanocítica aumentada. Indivíduos de pele mais escura são mais comumente afetados e não tem predileção por gênero ou idade. A pigmentação fisiológica é simétrica e persistente, variando de marrom claro ao preto; a intensidade da pigmentação pode ser influenciada por tabaco, hormônios e medicamentos.[2] Acomete principalmente a região gengival, sendo a gengiva inserida a mais frequente, dando aspecto de "casca de laranja", mas pode atingir qualquer região da cavidade oral, incluindo a língua, nas papilas fungiformes. O diagnóstico é clínico. Na dermatoscopia apresenta padrão sem estrutura, paralelo e homogêneo.[3] O tratamento é apenas estético com uso de abrasão cirúrgica ou *laser*.

Papilas fungiformes pigmentadas

As papilas fungiformes pigmentadas da língua (PFPs) são uma variante anatômica normal, observadas como papilas localizadas e de pigmentação escura sobre o dorso da língua. A PFP é comumente observada em indivíduos de pele escura, com uma prevalência de 33% entre indivíduos afro-americanos e uma prevalência na população geral de 1 a 3%. Um estudo mencionou que a PFP é observada em 30% das mulheres negras e 25% de homens negros, e ocorre desde a infância até a idade adulta jovem.

O exame microscópico na PFP mostra deposição de melanina com hiperpigmentação dos queratinócitos basais e presença de melanófagos. O estroma do tecido conjuntivo pode apresentar infiltrado inflamatório, principalmente linfócitos.

Os detalhes clínicos são úteis no reconhecimento do PFP. Holzwanger et al.,[6] em 1974, classificaram a PFP em três tipos: o tipo 1 é caracterizado por áreas hiperpigmentadas bem definidas nas faces anterior e anteroposterior da língua; o tipo 2 é caracterizado por poucas papilas pigmentadas na superfície dorsal, variando entre 3 e 7; e o tipo 3 é caracterizado pelo aparecimento disperso de PFP na superfície do dorso da língua.

O exame dermatoscópico é útil no reconhecimento dos tipos clínicos e na confirmação da PFP.

A dermatoscopia das papilas fungiformes normais apresenta papilas esbranquiçadas e fundo vermelho (Figura 162.2). Na PFP, as papilas apresentam aspecto de paralelepípedo e aspecto de pétala de rosa. O aspecto de pétalas de rosa apresenta bordas pigmentadas, projeções ovoides hiperpigmentadas com vasos dicotomizados originados em sua base. O aspecto de paralelepípedo apresenta pigmentação marrom claro a escuro nas papilas, de formato redondo ou poligonal e circunscrito. Devido ao pigmento restrito às bordas, apresentam contorno muito melhor definido do que as habituais papilas fungiformes não pigmentadas. As aparências de paralelepípedos e pétalas de rosa são úteis para distinguir PFP de outras condições pigmentadas da língua.[3]

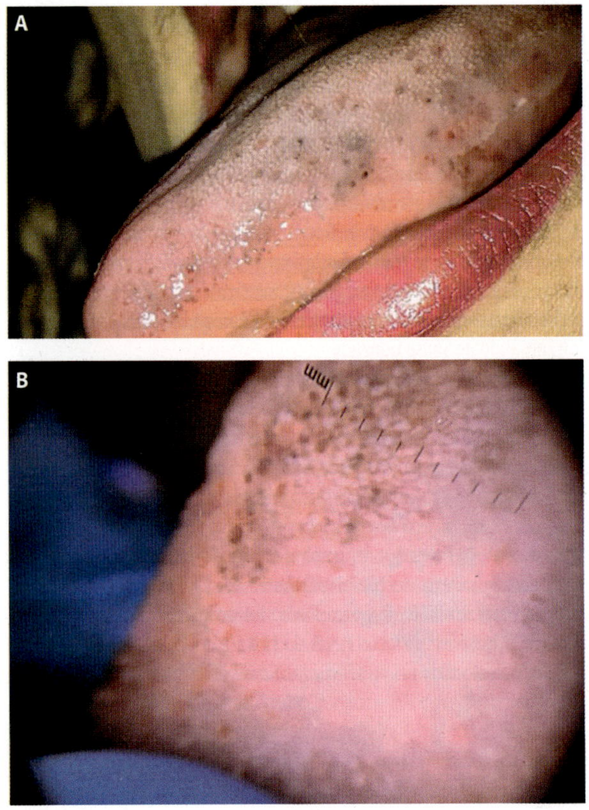

Figura 162.2 Visão dermatoscópica. **A** e **B.** Papilas fungiformes pigmentadas.

Pigmentação pós-inflamatória

É uma hipermelanose reativa do epitélio e/ou tecido conjuntivo subjacente. Mais frequente nos indivíduos de pele mais escura. Clinicamente caracterizada por máculas pigmentadas variando de castanho com tendência a tonalidade acinzentada ou azul-acinzentado, que correspondem à distribuição de uma inflamação original anterior, muito comum concomitante às lesões liquenoides, ou após a regressão do líquen plano oral, e menos frequente no pênfigo vulgar (Figuras 162.3 e 162.4). O diagnóstico é geralmente clínico, e a história pregressa é muito importante quanto à existência prévia de um processo inflamatório; porém, por vezes requer investigação histopatológica para afastar outras causas de pigmentação oral.

A hiperpigmentação pode regredir espontaneamente em tempo prolongado.

Mácula melanótica (melanose focal)

A mácula melanótica oral é uma lesão pigmentada focal benigna que ocorre nos lábios e as membranas mucosas. É a segunda lesão pigmentada oral mais comum.[1] Não está associada a exposição solar, pode ocorrer em qualquer idade, mas é mais frequente no adulto e no gênero feminino. Representada por mancha de coloração acastanhada clara ao marrom escuro de até 1 cm. Mais comum no vermelhão e gengiva, podendo ocorrer em qualquer localização

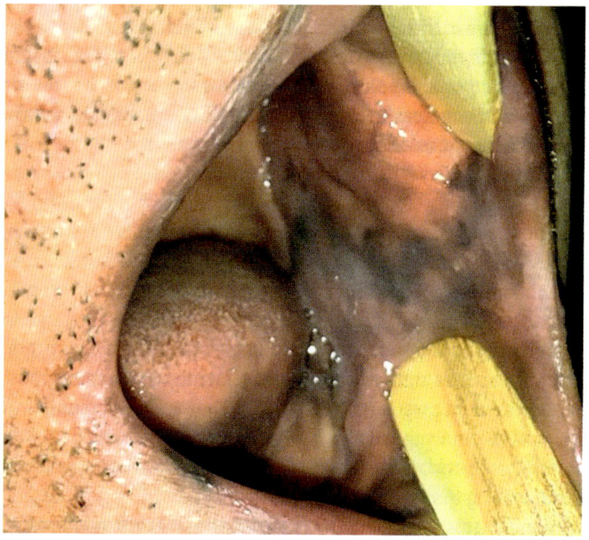

Figura 162.3 Hipercromia pós-inflamatória por pênfigo vulgar.

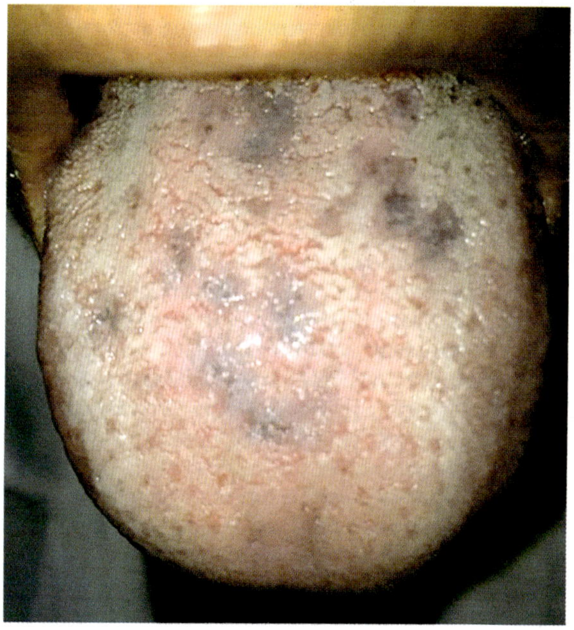

Figura 162.4 Hipercromia pós-inflamatória por líquen plano oral.

da mucosa oral, assintomática e geralmente única (Figura 162.5). Quando as lesões são múltiplas podem estar associadas a síndrome de Peutz-Jeghers, entre outras doenças cutâneas e/ou sistêmicas.

O diagnóstico é clínico. Na dermatoscopia apresenta-se com linhas paralelas ou padrão reticular com grânulos, glóbulos ou pontos acinzentados. Se necessário, deve ser feito estudo histopatológico para afastar a suspeita de melanoma.[5] O tratamento não é necessário, exceto estético, que pode ser feito com exérese da lesão ou *laser*.

Melanose do fumante

É uma pigmentação associada a tabagismo, sendo mais frequente com uso de cachimbo.

Acredita-se que haja aumento da melanina causada pelo estímulo dos melanócitos ao calor e pelos componentes do tabaco, e talvez isto ocorra como efeito protetor contra os componentes danosos da fumaça. Postula-se a influência dos hormônios sexuais femininos neste quadro, pois é mais frequente no gênero feminino e nas que fazem uso de contraceptivos orais. A localização mais frequente é a gengiva vestibular anterior, sendo encontrada na mucosa jugal, comissura do

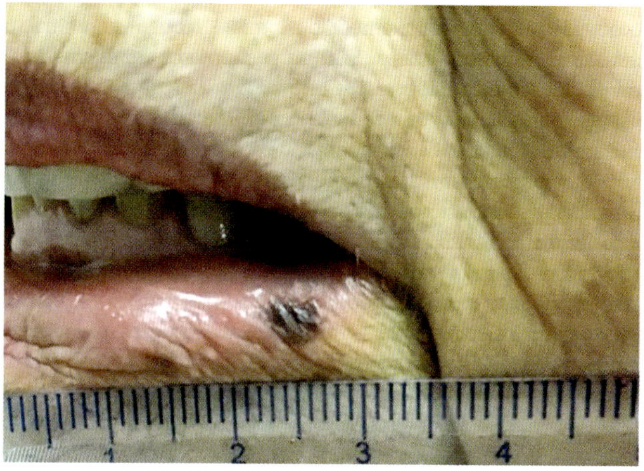

Figura 162.5 Mácula melanótica focal no lábio.

lábio ao longo da borda do vermelhão e palato, associada a uso de cachimbo. A intensidade da pigmentação está associada a tempo e consumo do tabaco.[2]

A histopatologia é semelhante à mácula melanótica e fisiológica com aumento de melanina nos queratinócitos basais.

O tratamento não é necessário. Ocorre lento clareamento da pigmentação com a suspensão do fumo.

Melanoacantoma

O melanoacantoma oral é uma doença benigna incomum, considerada por alguns como lesão reativa, provavelmente a traumas; de surgimento rápido, pode regredir espontaneamente.

Mais frequente no gênero feminino, de fototipo alto na quarta década de vida. Apresenta-se como lesão assintomática como mácula marrom escura até negra, geralmente única, localizada mais comumente na mucosa jugal, mas pode também ser vista nos lábios, palato e gengiva. É caracterizada pelo rápido aumento de tamanho, atingindo centímetros.

O melanoacantoma cutâneo é distinto do melanoacantoma oral, o primeiro sendo considerado uma variante da queratose seborreica com predileção em adultos caucasianos de meia-idade. Deve ser feito o exame histopatológico para afastar a possibilidade de melanoma.[2,5]

O melanoacantoma oral microscopicamente exibe acantose e espongiose do epitélio. Os melanócitos dendríticos são dispersos por todo epitélio, evidenciados pela imuno-histoquímica pela proteína S100. Pode haver infiltrado inflamatório discreto na lâmina própria superficial.

Nevos melanocíticos

Os nevos melanocíticos são proliferações benignas congênitas ou adquiridas de células de origem melanocítica derivadas da crista neural.

Os nevos melanocíticos são muito menos comuns na mucosa oral do que na pele. Uma incidência anual estimada de 4,35 casos por 10 milhões de indivíduos foi descrita anteriormente para nevos melanocíticos orais excisados. São observados principalmente no palato duro e na mucosa bucal, afetando mais frequentemente mulheres com idade média de 35 anos.[7]

No estudo brasileiro observado no período de 45 anos, os nevos corresponderam apenas a 9,9% das lesões pigmentadas, sendo o nevo intramucoso o mais frequente dentre os nevos intraorais.[1,4] Em um estudo apenas sobre as peças de patologia oral em um período de 10 anos, os nevos corresponderam a 39% das lesões pigmentadas encontradas.[3]

Clinicamente, os nevos orais são máculas pequenas e bem circunscritas, mas comumente aparecem como pápulas levemente elevadas. Eles podem ser marrons, cinza-azulados ou quase pretos e ocasionalmente não pigmentados; mais frequentes no palato duro e mucosa bucal, mas podem ser encontrados em qualquer local da cavidade oral (Figura 162.6).

A maioria dos nevos melanocíticos intraorais é adquirido, não congênito. Aproximadamente 15% dos nevos intraorais são amelanóticos e apresentam-se como uma lesão solitária, séssil, de cor mucosa que pode ser confundido com um fibroma.

Diferente dos melanócitos normais, que são regularmente intercalados como células únicas entre os queratinócitos basais, formando a chamada "unidade epidérmica-melanina", os nevos melanocíticos tendem a agrupar-se em tecas compactas. Tendo em vista as muitas semelhanças histológicas, parece plausível que a patogênese do nevo melanocítico oral seja semelhante à das lesões cutâneas. Quanto à morfogênese, a proliferação melanocítica pode ser dividida em três fases: proliferação de melanócitos neoplásicos benignos ao longo da junção submucosal-mucosa (nevo juncional); migração destas células para o tecido mesenquimal subjacente (nevo composto); e perda do componente juncional dos nevos, de modo que todos os nevos melanocíticos restantes estão localizados dentro do estroma do tecido conjuntivo subepitelial (nevo subepitelial ou intramucoso). Na cavidade oral, os nevos mais comuns são os intramucosos, o que pode refletir a idade do paciente no momento da biopsia. Nevos displásicos intraorais não foram relatados.

Não há relatos de transformação maligna de nevos intraorais mesmo em pacientes que tiveram múltiplos nevos ou nevos congênitos.

O nevo azul é o segundo tipo mais comum de nevo intraoral, apresentando-se como uma pequena mácula preto-azulada ou pápula em forma de cúpula menor que 1 cm, mais comumente no palato. Nevos azuis são mais comuns nas mulheres e são observados geralmente na segunda a quarta décadas, embora nevos azuis congênitos já terem sido relatados.[2,8]

Dois terços de todos os nevos azuis intraorais são encontrados no palato duro, e a mucosa bucal é o segundo local mais comum.

O nevo azul é caracterizado por uma variedade de subtipos histológicos, embora a maioria seja classificada como "comum" ou "celular". O nevo azul comum, que é o subtipo mais frequente observado na cavidade oral, é caracterizado por uma proliferação intramucosa de melanócitos alongados, bipolares e fusiformes, frequentemente agrupados em fascículos curtos dispostos paralelamente ao epitélio sobrejacente. Em contraste, um nevo azul celular é geralmente caracterizado por uma proliferação nodular intramucosa de melanócitos pigmentados fusiformes dendríticos, além de agregados compactados de melanócitos maiores, ovais a redondos, com citoplasma pálido e pouca ou nenhuma melanina. Do ponto de vista clínico, os nevos azuis comuns são quase sempre lesões inócuas e raramente recorrem. Foram relatados casos raros de melanoma maligno que surgem em nevos azuis celulares.[8]

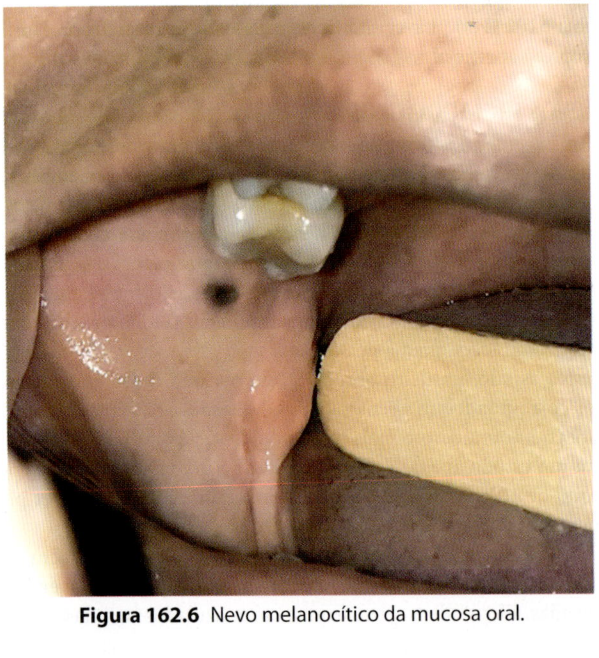

Figura 162.6 Nevo melanocítico da mucosa oral.

Nevo congênito oral

O termo nevo melanocítico congênito (NCO) deve ser aplicado a proliferações melanocíticas benignas presentes ao nascimento, bem como a lesões que, embora não aparentes ao nascimento, apresentam características clínicas e histológicas típicas do NCO. Os NCOs são raros e apenas alguns casos foram relatados na literatura.

As principais características clínicas são placas ou pápulas bem demarcadas, com pigmentação homogênea ou dispersa e tamanho pequeno, com todas as lesões apresentando diâmetro geralmente não superior a 1,5 cm.

Quando pequenos são indistinguíveis dos nevos adquiridos. O NCO difere do nevo adquirido devido à sua presença ao nascimento, tamanho maior e características histopatológicas. Na histopatologia, ambos os tipos podem ser juncionais, compostos ou intradérmicos (intramucosa); um padrão congênito é caracterizado por uma infiltração difusa de células névicas que se estende ao redor de vasos sanguíneos, nervos, ductos salivares, bem como entre feixes de colágeno.[9]

Não há evidências de transformação maligna de NCO em melanoma, mesmo em pacientes com nevos múltiplos ou congênitos.[7]

Melanoma oral

Melanoma da mucosa

Os melanomas da mucosa (MM) da cabeça e pescoço são responsáveis por 0,2 a 8% de todos os MMs que surgem em todos os locais; a variação na incidência é baseada em diferenças na predisposição racial, com uma taxa mais elevada em indivíduos de origem asiática, nativa americana, africana ou centro-sul-americana. A cavidade oral é a mais frequentemente acometida pelo melanoma seguida da nasossinusal considerando a região da cabeça e pescoço.[10]

O melanoma oral é raro, representando menos de 1% de todas as malignidades orais. O local mais comum é o palato duro, responsável por cerca de 40% dos casos, seguido pela gengiva, que representa um terço dos casos. O melanoma oral é geralmente encontrado entre a quarta e a sétima décadas de vida, com maior incidência em homens do que em mulheres.

Os melanomas orais geralmente são silenciosos, com sintomas mínimos até o estágio avançado. Clinicamente, o melanoma oral pode apresentar-se como uma mancha marrom ou preta assintomática, de crescimento lento, com bordas assimétricas e irregulares, ou como uma massa de crescimento rápido associada a ulceração, sangramento, dor e destruição óssea.[8] Entre os melanomas da mucosa da cavidade oral, uma porcentagem extremamente pequena é identificada como melanoma *in situ*.[11,12]

As lesões amelanóticas são eritematosas ou vermelho-escuras. Os pacientes podem apresentar mobilidade dentária e achados radiográficos mal definidos.[10]

Na dermatoscopia, as características mais comuns do melanoma da mucosa, em oposição às lesões pigmentadas da mucosa benigna, são: assimetria de estrutura, múltiplas cores, véu branco-azulado, pontos ou glóbulos irregulares, estrutura de regressão, vasos irregulares e rede pigmentar irregular.[13,14]

O diagnóstico diferencial inclui mácula melanótica, pigmentação pós-inflamatória, melanose induzida por medicamentos, nevos, doença de Addison, síndrome de Peutz-Jeghers, sarcoma de Kaposi e muitas outras condições.[12]

É improvável que a luz UV desempenhe um papel no desenvolvimento destas lesões. Um risco ligeiramente aumentado na população japonesa sugere uma possível correlação com fatores hereditários ou ambientais. No entanto, a etiologia e a patogênese do melanoma da mucosa ainda permanecem em grande parte desconhecidas.

Existem várias vias responsáveis pela transformação maligna dos melanócitos normais. A via de mutação c-KIT é comum e superexpressa em cerca de 80% dos melanomas da mucosa. Embora as mutações nas proteínas do Bioinformatics Resources and Applications Facility (BRAF) sejam comuns em melanomas cutâneos, são observadas apenas em menos de 10% dos casos de melanomas mucosos.

Na histologia, o melanoma é caracterizado pela proliferação de melanócitos malignos ao longo da junção entre os tecidos epitelial e conjuntivo, bem como dentro do tecido conjuntivo. Em contraste com o melanoma cutâneo, o melanoma envolvendo a região da cabeça e pescoço frequentemente apresenta a fase de crescimento radial mais curta, seguida rapidamente do crescimento vertical com invasão dos tecidos submucosos subjacentes.[10]

Histologicamente, a fase de crescimento radial representa o melanoma *in situ* e superficial e a fase de crescimento vertical representa o melanoma nodular ou invasivo.[8,11]

Um painel de marcadores é empregado para maximizar a sensibilidade e a especificidade no diagnóstico do MM, como: proteína S100, HMB-45, tirosinase, melan-A, MITF, SOX10.

Os fatores utilizados para o prognóstico em melanomas cutâneos (p. ex., espessura de Breslow e ulceração) não se aplicam aos melanomas da mucosa. Fatores histológicos, anatômicos e clínicos foram investigados no melanoma oral para prever o resultado (idade, mitoses, tipo de célula, ulceração); no entanto, os estudos permanecem limitados nesta doença rara, impedindo a validação para utilidade clínica por enquanto.

As características mais importantes a documentar para fins de gestão e prognóstico ao relatar um melanoma oral são as seguintes: (i) local de envolvimento, (ii) ulceração da mucosa, (iii) extensão ao longo dos ductos das glândulas salivares, (iv) invasão vascular ou neural; (v) envolvimento de estruturas esqueléticas subjacentes e (vi) se o melanoma oral é de origem primária ou metastática - esta é a variável mais crítica.[10]

O sistema de estadiamento clínico tumor-nódulo-metástase (TNM) para melanoma oral entra no estadiamento do melanoma das mucosas modificado, segundo a Organização Mundial da Saúde (OMS), 2017.

Em 2018, o American Joint Committee on Cancer (AJCC) atualizou o manual de estadiamento do melanoma da mucosa da cabeça e pescoço.[12,15]

A avaliação do sistema TNM começa em T3 (T de tumor); não há T1 ou T2 no melanoma da mucosa.

- T3: tumores limitados à mucosa e tecidos moles imediatamente subjacentes, a despeito da espessura ou maior dimensão; por exemplo, doença nasal polipoide, lesões pigmentadas ou não pigmentadas da cavidade oral, faringe ou laringe
- T4: moderadamente avançado ou muito avançado
- T4a: doença moderadamente avançada. Tumor envolvendo tecidos moles profundos, cartilagem, osso ou pele sobrejacente
- T4b: doença muito avançada. Tumor envolvendo cérebro, duramáter, base do crânio, nervos cranianos inferiores (IX, X, XI, XII), espaço mastigatório, artéria carótida, espaço pré-vertebral ou estruturas mediastinais.

Linfonodos (N):

- NX: os linfonodos regionais não podem ser avaliados
- N0: sem metástases linfonodais regionais
- N1: metástases linfonodais regionais presentes.

Os grupos de estágios prognósticos foram removidos da oitava edição do manual do estadiamento do AJCC.

O tratamento padrão para o melanoma da mucosa oral é a ressecção. A cirurgia pode acarretar morbidade significativa e, apesar da ressecção completa, a recorrência é comum.[16]

Estão em andamento investigações sobre alterações genéticas que contribuem para a tumorigênese para identificar alvos para intervenção terapêutica. Extensa avaliação molecular ocorreu em melanomas cutâneos, mutações BRAF V600E e mutações RAS estavam entre as mais frequentemente identificadas em melanomas de origem cutânea. Isto contrasta fortemente com apenas mutações raras do BRAF V600E no MM (< 6%). Por outro lado, um marcador observado no MM é a alta expressão de CD117 (C-Kit), que é identificada em pelo menos 25% dos tumores. A expressão de CD117 (> 50% das células tumorais) frequentemente se correlaciona com alterações moleculares (mutações em CD117)

Essas diferenças genéticas notáveis entre melanomas cutâneos mucosos destacam a necessidade de validação de terapias adjuvantes especificamente em cada grupo de pacientes com melanoma para determinar a eficácia.

Lesões de *in situ* melanoma são completamente curáveis por excisão. A taxa de sobrevida de 5 anos ocorre em 95% dos pacientes com lesões menores de 1 mm de espessura e sem ulcerações.[17]

A radiação e a quimioterapia, em geral, são ineficazes, o que aumenta as dificuldades associadas a tratamento desta doença maligna.

As metástases à distância geralmente afetam os pulmões, o cérebro, o fígado ou os ossos. O prognóstico para pacientes com melanoma oral é muito pior do que para aqueles com lesões cutâneas, e a taxa de sobrevida global em 5 anos é de 15%.[8] As taxas de sobrevivência para pacientes com metástase são muito baixas.

As características clínico-radiográficas e histológicas do melanoma metastático para a região da cavidade oral são semelhantes às de qualquer doença metastática para os maxilares e boca. Os pacientes geralmente apresentam uma massa expansiva de rápida progressão nos maxilares (mandíbula > maxila), potencialmente com dentes móveis, parestesia, dor, perda de peso e história conhecida de melanoma metastático. Intraoralmente, a massa pode apresentar-se nodular, de cor preto-marrom, com superfície ulcerada e eritematosa. Radiograficamente, o melanoma metastático para os maxilares apresenta-se com uma radiolucência lítica mal definida com reabsorção radicular, destruição das estruturas ósseas alveolares e apagamento das bordas. As características microscópicas e genéticas do melanoma metastático serão semelhantes às do tumor original.[10]

LESÕES NÃO MELANOCÍTICAS

A pigmentação preta e marrom da mucosa oral pode ocorrer devido a uma infinidade de causas não neoplásicas. Pigmentos endógenos ou exógenos podem ser responsáveis pela descoloração oral, que pode variar de natureza inócua a potencialmente fatal. É apresentada a produção de melanina fisiológica, reativa e idiopática, observada na melanose do fumante, descolorações relacionadas com medicamentos, mácula melanótica, melanoacantoma e doenças sistêmicas. Fontes exógenas de pigmentação, como tatuagem de amálgama e língua negra e peluda, também são discutidas. Determinar o significado das lesões pigmentadas da mucosa pode representar um desafio diagnóstico para os médicos. A biopsia é indicada sempre que a fonte da pigmentação não pode ser definitivamente identificada com base na apresentação clínica.[18,19]

Hemangioma

Os hemangiomas da boca são relativamente frequentes, e podem ser planos ou de aspecto lobulado, pequenos ou extensos. Quando pequenos e com sintomas como sangramentos, podem ser esclerosados. O grande problema desses pacientes com hemangiomas extensos é o risco de sangramentos principalmente em caso de cirurgias ou procedimentos odontológicos (Figura 162.7).

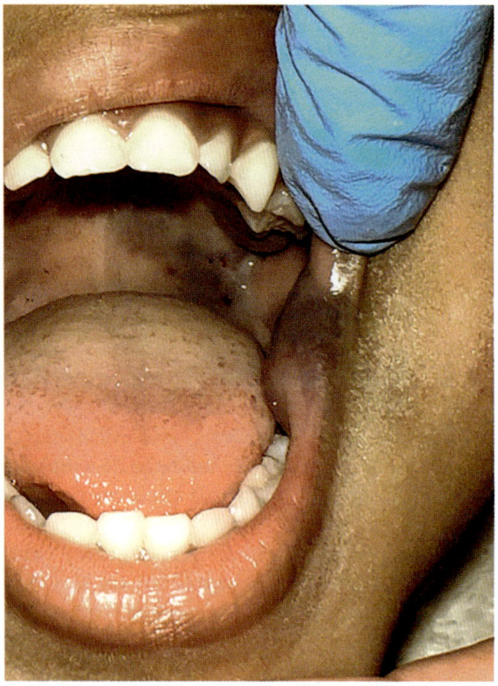

Figura 162.7 Hemangioma congênito no palato e lábio.

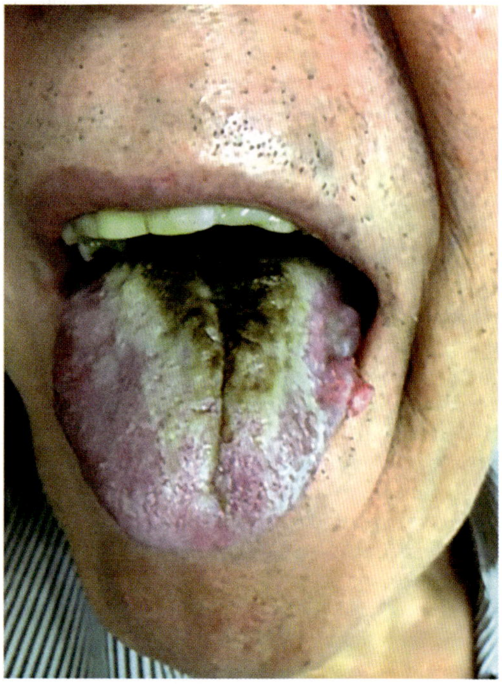

Figura 162.8 Língua pilosa negra.

Língua pilosa negra

Na língua negra pilosa ocorre uma hiperplasia das papilas filiformes, que podem adquirir uma coloração marrom ou preta. São decorrentes de pigmentos produzidos por bactérias cromogênicas e/ou fungos, ou ainda decorrentes de alguns alimentos, produtos de higienização bucal ou medicamentos (corticoide, antibióticos). Também associada a uso de tabaco e pacientes submetidos a radioterapia. A superfície dorsal da língua apresenta-se espessa devido ao prolongamento das papilas filiformes, de coloração amarelada, castanho clara, esverdeada a negra, dependendo do tipo de dieta, higiene bucal e composição das bactérias. O tratamento é a higienização adequada, raspagem dessas papilas e uso de antifúngicos quando necessário. Vale lembrar que a língua negra pilosa também pode estar presente em pacientes debilitados, os quais devem ser investigados (Figura 162.8).[20]

Pigmentação exógena

Depósito de material estranho nos tecidos (via local) ou ingestão, inalação ou introdução sistêmica de metais nos tecidos bucais levando a pigmentação.

Tatuagem por amálgama

A tatuagem de amálgama é uma das causas mais comuns de pigmentação intraoral. Tatuagens de amálgama são duas vezes mais comuns que máculas melanóticas e 10 vezes mais comuns que nevos orais. As tatuagens por amálgama apresentam-se como manchas, ou, raramente, como lesões ligeiramente elevadas. Elas podem ser pretas, azuis ou cinzas. As bordas podem ser bem definidas, irregulares ou difusas. Os sítios mais frequentes são a gengiva, a mucosa alveolar e a mucosa jugal (Figura 162.9).

A tatuagem de amálgama pode acontecer quando áreas anteriores de abrasão da mucosa estão contaminadas por pó de amálgama presente nos fluidos orais; pedaços quebrados de amálgama caem nos locais de extração se o fio dental for contaminado com partículas de amálgama de uma restauração recentemente colocada; áreas lineares de pigmentação forem criadas no tecido gengival como resultado de procedimentos de higiene; o amálgama dos procedimentos de retrobturação endodôntica for deixado dentro do tecido mole no local da cirurgia; e quando partículas finas de metal forem conduzidas através da mucosa oral pela pressão de brocas de turbina a ar de alta velocidade.[21]

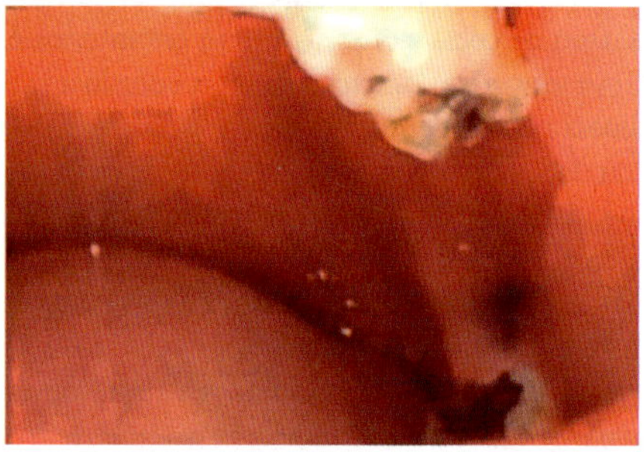

Figura 162.9 Tatuagem por amálgama.

A imagem hiperespectral é uma ferramenta diagnóstica emergente para diferenciar entre tatuagens de amálgama e outras lesões pigmentadas. Embora as tatuagens de amálgama não necessitem de tratamento, a remoção cirúrgica pode ser realizada por questões estéticas. A remoção com *laser* de neodímio YAG (ítrio-alumínio-granada) dopado com érbio é menos invasiva e mais fácil do que a remoção com enxertos gengivais livres e pode reduzir o tempo operatório e a dor pós-operatória.[22]

O exame histológico revela fragmentos pigmentados de metal dentro do tecido conjuntivo. Pode ocorrer reação inflamatória junto ao depósito do metal.

Os fragmentos grandes costumam estar cercados por tecido conjuntivo fibroso denso com inflamação discreta. As partículas menores estão associadas tipicamente a uma resposta inflamatória mais significativa

O diagnóstico diferencial são os nevos, melanoma e outros metais.

Não há necessidade de tratamento quando os fragmentos podem ser detectados radiograficamente. Quando a lesão não pode ser diferenciada clinicamente, a biopsia pode ser necessária para excluir a possibilidade de neoplasia melanocítica.[20-22]

Tatuagens não relacionadas com amálgama

A implantação na submucosa de grafite de lápis, carvão e pó metálico, fragmentos e brocas dentárias resultam em áreas com pigmentação semelhante.

Grafite

Às vezes, o grafite pode ser incorporado à mucosa oral através de lesão acidental com um lápis de grafite, o que por sua vez causa pigmentação. Esse tipo de lesão é comum em crianças. Clinicamente, apresenta-se como uma mácula irregular de cor cinza a preta na região anterior do palato. Lesões malignas como o melanoma devem ser diferenciadas dessas lesões, pois o melanoma ocorre muito comumente no palato.[23]

A microanálise de radiação dispersa por raios X pode ser utilizada para identificar o tipo de material presente no interior de áreas de tatuagem por corpo estranho. Tatuagens intencionais: realizadas com frequência em mucosa labial, gengivas e palato expressam manifestações culturais ou religiosas.[18,23]

Metais pesados

Níveis aumentados de metais pesados (p. ex., chumbo, bismuto, mercúrio, prata, arsênico e ouro) no sangue são comumente conhecidos por causar descoloração da mucosa oral. Vários metais causam diversos tipos de pigmentação. Por exemplo, a pigmentação devido ao envenenamento por chumbo, também chamada de plumbismo, aparece como uma linha preto-azulada ao longo da gengiva marginal conhecida como linha burtoniana. A exposição ocupacional a vapores de metais pesados é causa comum de pigmentação em adultos. No passado, era corriqueiro o tratamento da sífilis com medicamentos contendo metais pesados, como arsênicos.[23]

CAUSAS SISTÊMICAS DE LESÕES PIGMENTADAS DA MUCOSA ORAL

As lesões pigmentadas na mucosa oral podem mostrar um distúrbio sistêmico ou metabólico subjacente. Os hormônios e medicamentos podem influenciar a produção de melanina.[24] Nos pacientes em hemodiálise, essa pigmentação foi frequentemente observada.[25,26]

Distúrbios endócrinos

A principal doença endocrinológica envolvida é a doença de Addison (DA).[24,27,28] A pigmentação difusa da melanina pode ser uma manifestação precoce da DA.[28] As manifestações orais da DA afetam 92% dos pacientes, como hiperpigmentação sincronizada ou precedendo as manifestações gerais em até uma década. A pigmentação intraoral pode ser o único sinal de DA; portanto, o reconhecimento precoce é obrigatório e a biopsia é útil em casos selecionados. A região jugal é o local mais afetado; outros locais são arcos palatinos, lábios, gengivas e língua. As lesões orais são irregulares ou difusas, principalmente assintomáticas; e, ocasionalmente, acompanhadas de dor, prurido e lesões semelhantes a queimaduras.[26] O manejo envolve o tratamento da causa subjacente e terapia de reposição com corticosteroides.[24]

Pigmentação induzida por drogas

Vários medicamentos prescritos podem causar lesões pigmentadas na mucosa oral, como metronidazol, amitriptilina, estrogênios conjugados e gluconato de clorexidina.[29] A minociclina também pode causar pigmentação difusa da mucosa oral. Geralmente causa descoloração acastanhada no palato duro, gengiva, membranas mucosas e língua. Cloroquina e outros derivados de quinina podem causar pigmentação dos tecidos orais, devido a uma ação direta de efeito estimulante sobre os melanócitos. Essas drogas geralmente causam pigmentação dos tecidos palatinos.[24] Estudo sistemático de pacientes em uso de hidroxicloroquina demonstrou que a pigmentação induzida pela mesma não é rara. O estudo apresenta a hipótese de que equimose, antiagregantes plaquetários e anticoagulantes orais podem ser os principais fatores predisponentes à pigmentação induzida pela hidroxicloroquina.[30] Máculas hiperpigmentadas na mucosa oral em pacientes lúpicos em tratamento antimalárico não são frequentes e não representam achado preditivo de toxicidade do medicamento.[31] No entanto, trabalho recente mostrou que, em pacientes com lúpus eritematoso sistêmico (LES), houve correlação estatisticamente significativa entre maior atividade da doença cutânea e máculas pigmentadas.[32] A pigmentação oral também pode ser causada pela ingestão de pílulas anticoncepcionais. Essas lesões geralmente ocorrem devido às alterações hormonais que influenciam a estimulação dos melanócitos.[24] Também foi encontrada pigmentação oral devido à quimioterapia oncológica. TS-1, carboplatina, ciclofosfamida, capecitabina, fluorouracil, gencitabina e paclitaxel causaram pigmentação da mucosa oral.[33] Uma causa muito rara de pigmentação oral, do tipo melânica, foi relacionada com o uso de premarin.[34]

Doenças genéticas

A pigmentação "café com leite" se manifesta como pigmentações maculares multifocais difusas que aparecem na pele e mucosa oral. Geralmente está associada a neurofibromatose (síndrome de von Recklinghausen), síndrome de Albright (displasia fibrosa poliostótica) e síndrome de Peutz-Jeghers (SPJ).[24]

As pigmentações na neurofibromatose têm bordas lisas e estão associadas a sardas axilares. É uma doença hereditária autossômica dominante com múltiplos nódulos cutâneos.[24] A SPJ é uma condição autossômica dominante, na qual os pacientes desenvolvem máculas melanóticas peribucais e polipose, predominantemente intestinais.[35] É chamada também de síndrome de câncer hereditário, caracterizada por polipose gastrintestinal, máculas pigmentadas mucocutâneas e predisposição ao câncer. Pacientes com SPJ apresentam risco aumentado de desenvolver cânceres gastrintestinais dos órgãos colorretais, pancreáticos e gástricos, além de câncer de mama, útero e colo do útero, câncer de pulmão, e tumores dos ovários e testículos. Entre as diversas doenças malignas, a colorretal é a mais comum.[36] Manchas pigmentadas semelhantes também estão associadas a síndrome de McCune-Albright, (SAM) caracterizada por displasia fibrosa poliostótica e puberdade precoce. É uma condição esporádica causada por uma mutação missense no *locus* GNAS, localizado no cromossomo 20q13.3, resultando na ativação em mosaico da subunidade alfa da proteína G.[37] O fenótipo clínico da SAM é variável devido ao mosaicismo, mas a pigmentação oral que se desenvolve no meio da infância até o início da idade adulta deve ser reconhecida como uma característica clínica da SAM.[38] As manchas café com leite associadas a ela têm bordas regulares, em contraste com a neurofibromatose.[24] A síndrome de Laugier-Hunziker é um distúrbio pigmentar hereditário caracterizado por uma expressão única de pigmentação nas mucosas, unhas e locais acrais. É conhecida por ser benigna; no entanto, foram relatadas algumas associações com melanocitose esofágica, líquen plano actínico, medula óssea hipocelular e trombocitopenia. Devido à sua semelhança com condições mais graves, como DA, SPJ, síndrome de Cronkhite-Canada e lentiginose profusa, geralmente é classificada como um diagnóstico de exclusão.[39,40]

Doenças infecciosas

A sífilis secundária pode mostrar no exame clínico pápulas pigmentadas nas palmas das mãos, plantas dos pés, mucosa oral, tronco e genitais.[41] Em pacientes infectados pelo vírus da imunodeficiência humana (HIV), é relatada hiperpigmentação progressiva da mucosa oral, a qual está relacionada com a deficiência adrenocortical primária e à terapia antirretroviral, como a terapia com zidovudina (azidotimidina). Clinicamente, a pigmentação oral apresenta-se como máculas irregulares de cor marrom ou marrom escuro. A língua, a mucosa jugal, palato e gengiva são os locais mais comumente afetados.[24,42]

Hemocromatose

A hemocromatose é uma doença crônica caracterizada pela deposição de excesso de ferro (ferritina e hemossiderina) nos tecidos do organismo. A hiperpigmentação pode aparecer tanto na pele como nas mucosas da cavidade oral e conjuntiva. A mucosa oral apresenta pigmentação difusa e homogênea, que pode variar de cor cinza azulada, marrom acinzentada a marrom profundo. Qualquer parte da cavidade oral pode estar envolvida, mas mucosa jugal, gengiva e palato duro são os locais mais frequentemente envolvidos.[5,24]

REFERÊNCIAS BIBLIOGRÁFICAS

1. Dhanuthai K, Theungtin N, Theungtin N, Thep-Akrapong P, Kintarak S, Klanrit P et al. Pigmented oral lesions: A multicenter study. Eur J Dent [Internet]. 2022 May [Acesso em: 2024 Jul];16(2):315-9.
2. Müller S. Melanin-associated pigmented lesions of the oral mucosa: Presentation, differential diagnosis, and treatment. Dermatol Ther [Internet]. 2010 May-Jun [Acesso em: 2024 Jul];23(3):220-9.
3. Surboyo MD, Santosh AB, Hariyani N, Ernawati DS, Cecilia PH. Clinical utility of dermoscopy on diagnosing pigmented papillary fungiform papillae of the tongue: A systematic review. J Oral Biol Craniofac Res [Internet]. 2021 Oct-Dec [Acesso em: 2024 Jul];11(4):618-23.
4. Albuquerque DM, Cunha JL, Roza AL, Arboleda LP, Santos-Silva AR, Lopes MA et al. Oral pigmented lesions: A retrospective analysis from Brazil. Med Oral Patol Oral Cir Bucal [Internet]. 2021 May 1 [Acesso em: 2024 Jul];26(3):e284-e291.
5. Ko E, Panchal N. Pigmented lesions. Dermatol Clin [Internet]. 2020 Oct [Acesso em: 2024 Jul];38(4):485-94.
6. 6. Holzwanger JM, Rudolph RI, Heaton CL. Pigmented fungiform papillae of the tongue: A common variant of oral pigmentation. Int J Dermatol [Internet]. 1974 [Acesso em: 2024 Jul];13:403-8.
7. Marangon H Júnior, Souza PE, Soares RV, de Andrade BA, de Almeida OP, Horta MC. Oral congenital melanocytic nevus: A rare case report and review of the literature. Head Neck Pathol [Internet]. 2015 Dec [Acesso em: 2024 Jul];9(4):481-7.
8. Gondak RO, da Silva-Jorge R, Jorge J, Lopes MA, Vargas PA. Oral pigmented lesions: Clinicopathologic features and review of the literature. Med Oral Patol Oral Cir Bucal [Internet]. 2012 Nov 1 [Acesso em: 2024 Jul];17(6):e919-24.
9. Gilbert ML, Hanna W, Ghazarian D, Dover D, Klieb HB. Congenital melanocytic nevus of the oral mucosa: Report of a rare pigmented lesion and review of the literature. Clin Pract [Internet]. 2011 Apr 7 [Acesso em: 2024 Jul];1(1):e17.
10. Natarajan E. Black and brown oro-facial mucocutaneous neoplasms. Head Neck Pathol [Internet]. 2019 Mar [Acesso em: 2024 Jul];13(1):56-70.
11. Jasper P, Jungbauer WN, Poupore NS, Nguyen SA, Howell J, Neville BW et al. Mucosal melanoma in situ of the oral cavity: A case report and systematic review of the literature. Turk Arch Otorhinolaryngol [Internet]. 2022 Sep [Acesso em: 2024 Jul];60(3):161-9.
12. Aloua R, Kaouani A, Kerdoud O, Salissou I, Slimani F. Melanoma of the oral cavity: A silent killer. Ann Med Surg (Lond) [Internet]. 2021 Jan 18 [Acesso em: 2024 Jul];62:182-5.
13. Lin J, Koga H, Takata M, Saida T. Dermoscopy of pigmented lesions on mucocutaneous junction and mucous membrane. Br J Dermatol [Internet]. 2009 Dec [Acesso em: 2024 Jul];161(6):1255-61.
14. Hajar-Serviansky T, Gutierrez-Mendoza D, Galvan IL, Lammoglia-Ordiales L, Mosqueda-Taylor A, Hernandez-Cázares Mde L et al. A case of oral mucosal melanoma. Clinical and dermoscopic correlation. J Dermatol Case Rep [Internet]. 2012 Mar 27 [Acesso em: 2024 Jul];6(1):1-4.
15. Amin MB, Greene FL, Edge SB, Compton CC, Gershenwald JE, Brookland RK et al. The Eighth Edition AJCC Cancer Staging Manual: Continuing to build a bridge from a population-based to a more "personalized" approach to cancer staging. CA Cancer J Clin [Internet]. 2017 Mar [Acesso em: 2024 Jul];67(2):93-9.
16. Satish T, Khan S, Levin M, Carvajal R, Yoon AJ. Treatment of recurrent mucosal melanoma of the oral cavity with topical imiquimod and pembrolizumab achieves complete histopathologic remission. J Immunother Cancer [Internet]. 2021 Oct [Acesso em: 2024 Jul];9(10):e001219.
17. Ashok S, Damera S, Ganesh S, Karri R. Oral malignant melanoma. J Oral Maxillofac Pathol [Internet]. 2020 Feb [Acesso em: 2024 Jul];24(Suppl 1):S82-S85.
18. Rosebush MS, Briody AN, Cordell KG. Black and Brown: Non-neoplastic Pigmentation of the Oral Mucosa. Head Neck Pathol [Internet]. 2019 Mar [Acesso em: 2024 Jul];13(1):47-55.
19. Regezi JA, Sciubba JJ, Jordan RC, editors. Oral pathology. Clinical pathological correlations. 5th ed. Philadelphia: WB Saunders; 2009.
20. Neville BW, Damm DD, Allen CM, Bouquot JE. Patologia oral e maxilofacial. 3.ed. Rio de Janeiro: Elsevier, 2009.
21. Pimentel N, Watashi H, Hitomi C, Abranches DC. Lesões pigmentadas da mucosa oral. In: Tratado de Otorrinolaringologia. 3. ed. São Paulo: Atheneu; 2017.
22. Sasaki R, Taneda S, Okamoto T. Gingival amalgam tattoo. CMAJ [Internet]. 2023 Aug 21 [Acesso em: 2024 Jul];195(32):E1083-E1084.
23. Telang L. Body art: Intraoral tattoos. Br Dent J [Internet]. 2015 [Acesso em: 2024 Jul];218:212–3.
24. Ongole R, Praveen BN. Orofacial pigmentation disorders. In: Ongole R, Praveen BN. Textbook of oral medicine, oral diagnosis and oral radiology. 2nd ed. New Delhi: Elsevier; 2013. p. 61-81.
25. Osiak M, Wychowanski P, Grzeszczyk M, Durlik M, Fiedor P. Differences in the incidence of pathologic lesions on the oral mucosa in patients undergoing hemodialysis vs renal organ transplant recipients subjected to long-term. Pharmacologic Immunosuppressive Therapy. Transplant Proc [Internet]. 2020 [Acesso em: 2024 Jul];52(8):2409-11.
26. Ras AA, Kheir El Din NH, Talaat AM, Hussein RR, Khalil E. Mucocutaneous changes in end-stage renal disease under regular hemodialysis - A cross-sectional study. Indian J Dent Res [Internet]. 2023 Apr-Jun [Acesso em: 2024 Jul];34(2):130-5.
27. Bugălă NM, Carsote M, Stoica LE, Albulescu DM, Ţuculină MJ, Preda SA et al. New approach to Addison disease: Oral manifestations due to endocrine dysfunction and comorbidity burden. Diagnostics (Basel) [Internet]. 2022 [Acesso em: 2024 Jul];12(9):2080.
28. Chi AC, Neville BW, Krayer JW, Gonsalves WC. Oral manifestations of systemic disease. Am Fam Physician [Internet]. 2010 Dec 1 [Acesso em: 2024 Jul];82(11):1381-8.
29. Mallagray-Montero MC, Moreno-López LA, Cerero-Lapiedra R, Castro-Janeiro M, Madrigal-Martínez-Pereda C. Medication related to pigmentation of oral mucosa. Med Oral Patol Oral Cir Bucal [Internet]. 2022 May 1 [Acesso em: 2024 Jul];27(3):e230-e237.
30. Bahloul E, Jallouli M, Garbaa S, Marzouk S, Masmoudi A, Turki H et al. Hydroxychloroquine-induced hyperpigmentation in systemic diseases: Prevalence, clinical features and risk factors: A cross-sectional study of 41 cases. Lupus [Internet]. 2017 [Acesso em: 2024 Jul];26(12):1304-8.
31. Chacón-Dulcey V, López-Labady J, Villarroel-Dorrego M, Frías J, Tirado W, González N et al. Oral manifestations associated with antimalarial therapy in patients with systemic lupus erythematosus. Lupus [Internet]. 2020 [Acesso em: 2024 Jul];29(7):761-6.
32. Del Barrio-Díaz P, Reyes-Vivanco C, Cifuentes-Mutinelli M, Manríquez J, Vera-Kellet C.Association between oral lesions and disease activity in lupus erythematosus. J Eur Acad Dermatol Venereol [Internet]. 2020 [Acesso em: 2024 Jul];34(2):349-56.
33. Yamada M, Iijima Y, Seo M, Hino S, Sano M, Sakagami H et al. Cancer chemotherapy-associated pigmentation of the oral mucosa. In Vivo [Internet]. 2023 Jul-Aug [Acesso em: 2024 Jul];37(4):1880-5.
34. Pérusse R, Morency R. Oral pigmentation induced by Premarin. Cutis [Internet]. 1991 [Acesso em: 2024 Jul];48(1):61-4.
35. Regezi JA, Sciubba JJ, Pogrel MA. Lesões vermelhas, azuis, negras. In: Regezi JA, Sciubba JJ, Pogrel MA. Atlas de patologia oral e maxilofacial. 1. ed. Rio de Janeiro: Editora Guanabara Koogan; 2002. p. 37-52.

36. Wu M, Krishnamurthy K. Peutz-Jeghers syndrome. In: StatPearls [Internet]. Treasure Island (FL): StatPearls Publishing; 2023. Acesso em: 2023 Nov 5.
37. Apperley LJ, Senniappan S. Burosumab therapy in a paediatric patient with McCune-Albright syndrome: A case report. Horm Res Paediatr [Internet]. 2023 [Acesso em: 2024 Jul];96(3):341-8.
38. Pichard DC, Boyce AM, Collins MT, Cowen EW. Oral pigmentation in McCune-Albright syndrome. JAMA Dermatol [Internet]. 2014 [Acesso em: 2024 Jul];150(7):760-3.
39. Aboobacker S, Gupta G. Laugier-Hunziker syndrome. 2023 Jan 30 [Acesso em: 2024 Jul]. In: StatPearls [Internet]. Treasure Island (FL): StatPearls Publishing; 2023.
40. Iijima Y, Nakayama N, Yamada M, Hino S, Horie N, Kaneko T. Laugier-Hunziker syndrome: A rare cause of oral mucosa pigmentation. Gerontol Geriatr Med [Internet]. 2023 [Acesso em: 2024 Jul];9:23337214231191295.
41. Mougui A, Baba Z, El Bouchti I. Case of secondary syphilis with mucocutaneous, articular, and pulmonary involvement in a 74-year-old Moroccan man. Am J Case Rep [Internet]. 2022 Oct 15 [Acesso em: 2024 Jul];23:e937513.
42. Langford A, Pohle HD, Gelderblom H, Zhang X, Reichart PA. Oral hyperpigmentation in HIV-infected patients. Oral Surg Oral Med Oral Pathol [Internet]. 1989 Mar [Acesso em: 2024 Jul];67(3):301-7.

CAPÍTULO

163

Doenças Vesicobolhosas da Cavidade Oral

Paula Moreno • Pedro Moreno Fraiha • Camila Alves Costa Silva

INTRODUÇÃO

A cavidade oral pode ser o cenário de diversas condições dermatológicas, incluindo algumas doenças imunomediadas, que devem entrar como diagnóstico diferencial de outras lesões. De um modo geral, essas doenças repercutem na qualidade de vida do paciente, podendo levar a complicações graves, com envolvimento de outras áreas mucosas e cutâneas. Com isso, reconhecer e diagnosticar estas doenças é essencial para reduzir o grau de morbimortalidade, iniciando o tratamento precoce para um melhor prognóstico e qualidade de vida dos pacientes.[1,2]

Neste capítulo serão abordados os principais grupos de doenças que se caracterizam clinicamente pelo aparecimento de bolhas que, ao se romperem, formam ulcerações dolorosas na cavidade oral. Serão discutidas suas características clínicas e histológicas, achados da imunofluorescência direta e indireta, além do tratamento e seguimento dessas doenças, que incluem o pênfigo vulgar, penfigoide bolhoso, eritema multiforme e epidermólise bolhosa adquirida. As lesões elementares presentes nestas enfermidades são as bolhas, ulcerações e crostas. Bolhas são lesões de conteúdo líquido, superficiais ou profundas e maiores que 5 mm. As ulcerações ocorrem quando há perda de tecido após a ruptura das lesões, e as crostas, após ressecamento do conteúdo líquido das mesmas.

Diversos mecanismos podem estar envolvidos no processo fisiopatológico, como autoimunidade, infecções, reação a medicamento e fatores físicos. As doenças de pele e mucosa imunomediadas são divididas em duas categorias principais, dependendo do local em que as bolhas se localizam. As intraepidérmicas ocorrem nos pênfigos, e as subepidérmicas, nos penfigoides. Existem estruturas que possuem papel importante na manutenção da integridade tecidual, como os desmossomos e os hemidesmossomos. O primeiro ancora as células queratínicas umas às outras. O segundo liga estas células à membrana basal subjacente (Figura 163.1). Os componentes dos desmossomos são: desmogleína, desmocolina, placoglobina e desmoplaquina, estruturas alvos dos anticorpos. (Figura 163.2).[2,3]

O médico otorrinolaringologista muitas vezes é o primeiro profissional a ser procurado para a investigação diagnóstica. O seu conhecimento sobre estas doenças é fundamental para que haja reconhecimento da mesma, conduta adequada para confirmação diagnóstica e para restabelecimento do paciente o mais rápido possível, evitando assim maior chance de aparecimento de complicações. A boca é comumente o primeiro órgão acometido nestas afecções. Pode ser necessário realização de biopsias, solicitação de exames como imunofluorescência direta (IFD), imunofluorescência indireta (IFI) e reação em cadeia da polimerase (PCR). Uma equipe multidisciplinar é de extrema importância para o diagnóstico e controle das enfermidades. Os históricos clínicos das doenças bolhosas podem ser muito semelhantes. O conjunto dos resultados dos exames é que irá diferenciar as doenças entre si e confirmar o diagnóstico. A anamnese detalhada, o exame físico minucioso, a solicitação adequada de exames complementares e a biopsia da lesão com técnicas específicas aumentam a possibilidade do correto diagnóstico.[4]

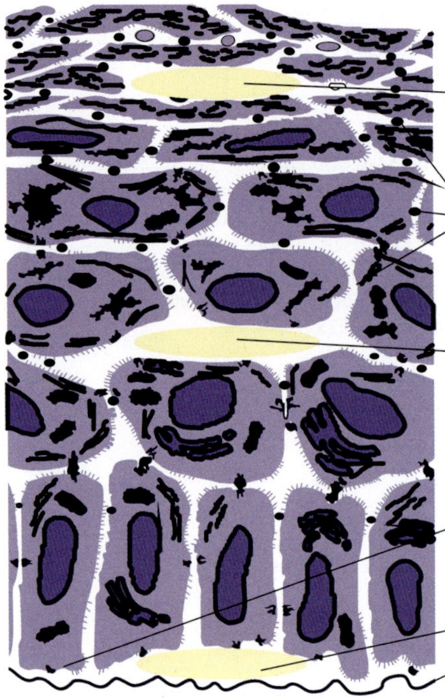

Figura 163.1 Esquema histológico do epitélio.

PÊNFIGO VULGAR

O pênfigo vulgar (PV) é uma doença dermatológica que entra no grupo das afecções bolhosas e ocasiona a formação de bolhas intraepidérmicas em pele e mucosas. É caracterizada pelo desenvolvimento de bolhas flácidas que se rompem facilmente e criam áreas exulceradas e dolorosas. Essas bolhas podem se manifestar na pele ou mucosa e a cavidade oral pode ser o primeiro local de acometimento, por envolver áreas expostas ao trauma mecânico, principalmente pela mastigação. A mucosa bucal é considerada o local mais comum, seguida pela mucosa palatina e lingual. Após a década de 1950, com o advento da corticoterapia, o prognóstico do PV mudou bastante e houve aumento da sobrevida dos pacientes acometidos.[3,5,6]

As lesões da pele e da mucosa são resultado de uma resposta imune alterada contra proteínas de adesão celular, os desmossomos. Tanto os desmossomos cutâneos como os da mucosa possuem desmogleínas (Dsg) na sua constituição. A maior predominância de Dsg 1 ocorre na pele, enquanto que nas mucosas a predominância é de Dsg 3. Os autoanticorpos encontram-se na pele, nas mucosas e no sangue circulante. Com a destruição dessas pontes de união intercelulares, ocorre o fenômeno de acantólise. Os mecanismos envolvidos neste fato envolvem os autoanticorpos, a ativação do complemento, proteases e seus inibidores, a imunidade inata tipo B e T, assim como outros mediadores inflamatórios e a apresentação antigênica contínua por células específicas.[7]

A incidência da doença é estimada em 0,1 a 0,5 por cada 100.000 pessoas diagnosticadas por ano e a sua incidência maior está presente nos indivíduos com ascendência mediterrânea e na população judaica. Com relação ao gênero, estudos mostram um acometimento da doença igual entre homens e mulheres, com idade média de 40 a 60 anos. A doença pode ocorrer em indivíduos suscetíveis geneticamente (classe II do sistema antígeno leucocitário humano, HLA-II, DR4 e DRW6), quando há indução de algum

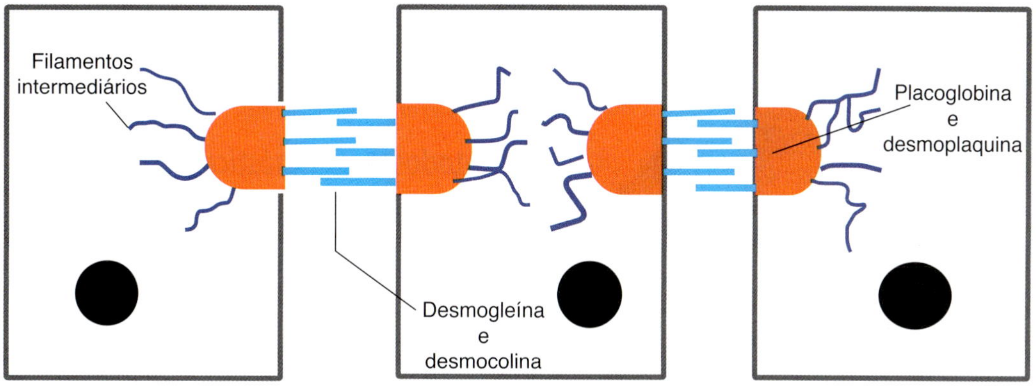

Figura 163.2 Desenho esquemático do desmossomo.

fator externo. Os fatores indutores externos compreendem: cirurgias, infecções, reações a drogas, queimaduras, viroses, radiações e situações estressantes. Ainda nos dias de hoje existe controvérsia sobre o papel dos vírus na etiopatogênese dos pênfigos, assim como em outras doenças imunomediadas. Alguns estudos tentaram relacionar o vírus da hepatite B e C com a doença, porém sem resultado comprobatório, e outros estudos colocam o uso de algumas medicações como fator etiológico principal, como o grupo do tiol (captopril, rifampicina).[4,6]

O PV apresenta uma evolução variável e raramente evolui para a cura. São frequentes os períodos de exacerbações e remissões e existe relato de indivíduos que apresentam simultaneamente o pênfigo foliáceo e o PV.[3]

Características imuno-histológicas

Como citado, os antígenos envolvidos nesta enfermidade são os desmossomos e suas glicoproteínas Dsg 1 e Dsg 3, com 160 e 130 KDa, respectivamente. São proteínas de adesão cálcio-dependente. Os pacientes com PV produzem anticorpos anti-Dsg, principalmente imunoglobulina G (IgG), mas também podem ser encontradas IgA e IgM. A ligação antígeno-anticorpo ativa as proteinases (como o plasminogênio ativado), que se transforma em plasmina, ocorrendo lise da substância intercelular. O mecanismo de desenvolvimento das bolhas intraepiteliais é a partir da ligação dos autoanticorpos (IgG) às Dsg3, que vão formar os complexos antígeno-anticorpo e desativam a função de adesão, formando as fendas acantolíticas e bolhas. Como mencionado, os anticorpos séricos do tipo IgG são os principais responsáveis pelo desenvolvimento da doença, sendo que o IgG1 indica a fase de remissão e o IgG4 a fase ativa da doença.[3,4,6]

As fendas formadas com a disjunção das células do epitélio escamoso estratificado são chamadas de fendas acantolíticas. As placas de adesão dos desmossomos são observadas na periferia celular e os tonofilamentos retraem-se perinuclearmente. Ocorre então, edema intercelular e as células livres flutuam no interior da bolha. Estas células adquirem forma mais esférica e são denominadas células de Tzanck. São caracterizadas pelo aumento e hipercromasia de seus núcleos. Nos pênfigos, a fenda acantolítica é sempre suprabasal, ou seja, as células basais permanecem intactas, ligadas à lâmina própria e produzem aspecto de fileira de pedras tumulares. O tecido conjuntivo apresenta um infiltrado inflamatório leve a moderado (Figura 163.3). Os autoanticorpos encontrados no soro dos pacientes com PV são patogênicos e seus níveis podem se relacionar diretamente com a atividade da doença.[3,4,6,7]

Pacientes com lesões limitadas à mucosa, como as lesões orais, têm exclusivamente autoanticorpos anti-Dsg 3, enquanto que indivíduos que desenvolvem lesões cutaneomucosas têm anticorpos anti-Dsg 1 e anti-Dsg 3. Isso é explicado porque a Dsg 3 é

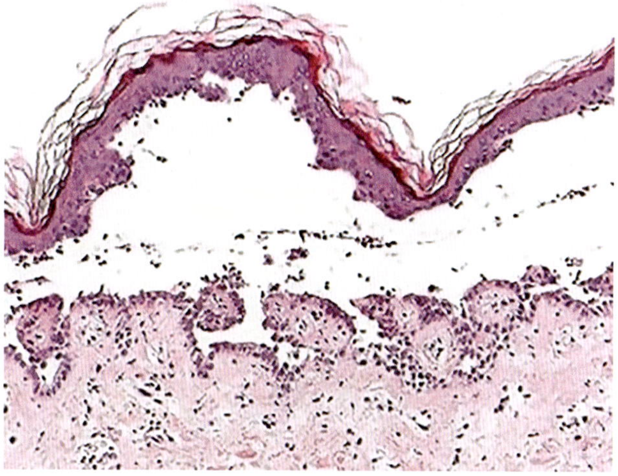

Figura 163.3 Histologia evidenciando fenda acantolítica suprabasal.

predominantemente expressa em região de mucosa, mas pode ser expressa na pele também, e a Dsg 1 tem a sua expressão na pele. Pacientes com lesões de pele possuem exclusivamente anticorpos anti-Dsg 1 e são portadores de pênfigo foliáceo.[6,8]

Características clínicas

Em aproximadamente 88% dos pacientes, o PV se expressa com lesões orais, que geralmente são a primeira manifestação, precedendo as lesões cutâneas, e inicialmente podem se expressar de maneira muito inespecífica, o que dificulta o diagnóstico. Muitas vezes os sintomas persistem por 2 a 6 meses antes de se chegar ao diagnóstico definitivo. As lesões podem ser vistas na pele do couro cabeludo, tronco e extremidades e nas mucosas de várias regiões do corpo (Figura 163.4). O epitélio escamoso estratificado da mucosa oral é o tecido-alvo e por isso é tão frequente manifestar-se na boca. As bolhas podem estar íntegras, mas se rompem com facilidade e é frequente encontrar tecido com erosão enantemática e ulcerações. Uma pseudomembrana cobre as erosões devido a um exsudato inflamatório. As bolhas rotas podem estar muito próximas umas das outras, formando áreas extensas de ulcerações dolorosas que dificultam a mastigação, deglutição e a fonação. As lesões podem acometer qualquer região da mucosa bucal, em especial áreas sujeitas a traumas por fricção, como palato, mucosa labial, mucosa jugal, ventre da língua e gengiva (gengivite descamativa), os mais frequentemente envolvidos (Figuras 163.5 e 163.6). O paciente pode apresentar halitose, sialorreia, dificuldade de mastigação e deglutição. Semiologicamente pode-se pesquisar o sinal de Nikolsky. Este sinal está presente quando ocorre a formação de uma bolha ao se friccionar o epitélio próximo às lesões já

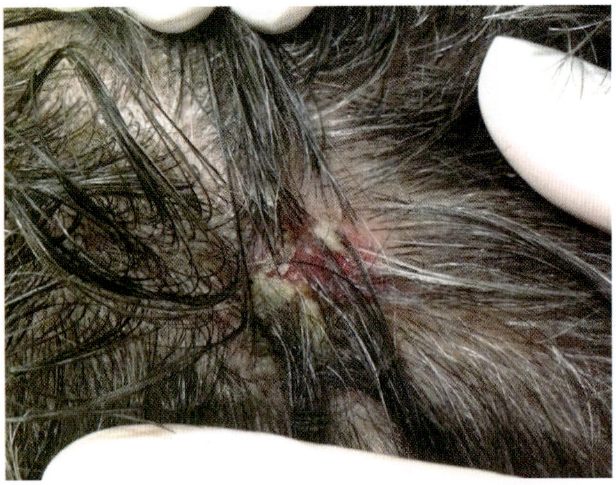

Figura 163.4 Pênfigo vulgar em lesão em couro cabeludo.

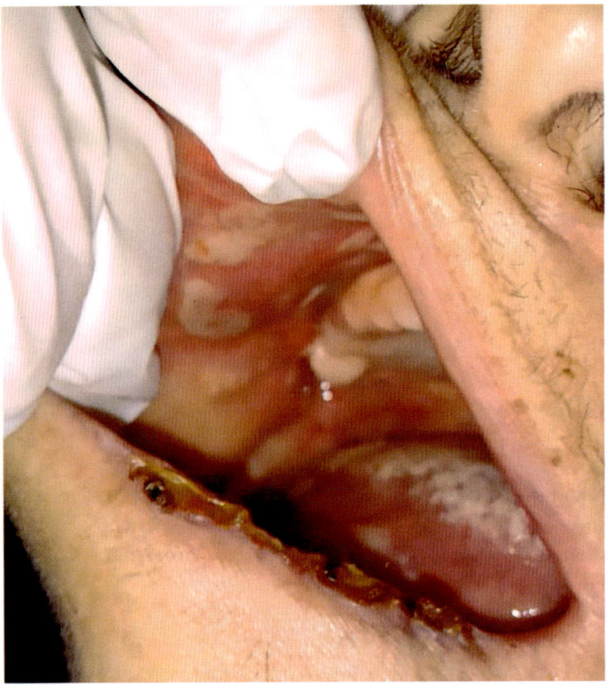

Figura 163.5 Lesões orais no pênfigo vulgar.

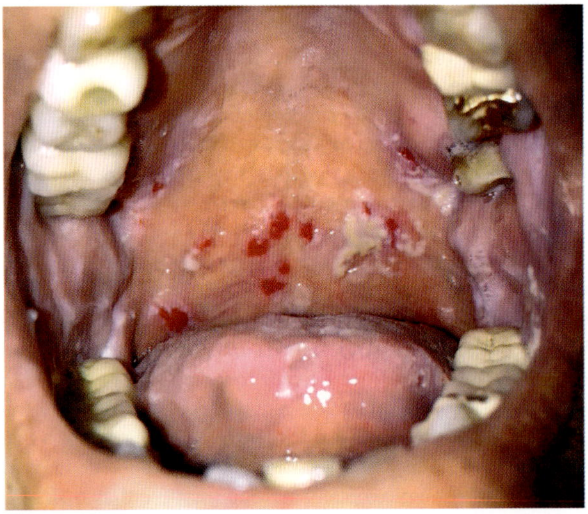

Figura 163.6 Lesões exulceradas no palato após rompimento das bolhas no pênfigo vulgar.

presentes, não sendo patognomônico da doença, mas é de grande valia nas doenças bolhosas. A detecção e o tratamento precoces das lesões orais trarão um bom prognóstico e uma melhor qualidade de vida para esses pacientes.[4,6,7]

Métodos de diagnóstico

As principais técnicas para investigar as doenças bolhosas autoimunes são a imunofluorescência indireta (IFI) e a imunofluorescência direta (IFD). A primeira permite a titulação de anticorpos em várias diluições do soro em solução salina e determina a maior diluição com fluorescência visível. A segunda detecta anticorpos presentes nos tecidos acometidos (Figura 163.7). Faz-se uma biopsia perilesional e coloca-se o material no meio de Michel, transporte ideal, que não causa prejuízo na imunomarcação. Outra amostra do material deve ser colhida para exame histopatológico e colocada em formol para transporte. Utiliza-se a coloração hematoxilina-eosina (HE) e evidencia-se a fenda acantolítica suprabasal.[7]

Tratamento

O diagnóstico precoce é importante para o manejo do paciente com PV. O início imediato do tratamento pode inibir a progressão para outras regiões mucosas e cutâneas, prevenindo complicações, até mesmo fatais, que ocorrem devido à perda da barreira epidérmica, com consequente desidratação ou infecção bacteriana secundária. O PV pode ser tratado com medicação tópica ou sistêmica, podendo ser utilizada sozinha ou em conjunto para o manejo dos sintomas e das lesões.[7,9]

A droga escolhida para o tratamento desta doença é o corticosteroide em doses imunossupressoras. Agentes imunossupressores como o metotrexato, azatioprina, ciclofosfamida, rituximabe e micofenolato de mofetil também são usados em casos graves da doença. O anticorpo anti-CD20 (rituximabe) demonstrou, em alguns estudos, ser eficaz em casos refratários e foi superior ao micofenolato mofetil na produção de remissão completa da doença, porém, apresentou mais efeitos colaterais com o seu uso. Estudos demonstraram que o uso da azatioprina pode evitar aumento da dosagem dos corticosteroides para o controle da doença, reduzindo os seus efeitos colaterais associados a tratamento em casos graves.[8-10]

O uso do corticosteroide sistêmico, em conjunto com os agentes imunossupressores, segue como base terapêutica para controle da doença. Utilizam-se as drogas imunossupressoras quando o paciente possui contraindicação ao uso de corticoterapia em altas doses ou quando apresenta grandes efeitos colaterais relacionados com a duração prolongada da terapia, que seria um período maior do que 4 meses. Se a doença for grave e progredir rapidamente, sem apresentar resposta aos corticosteroides orais, já se utiliza a

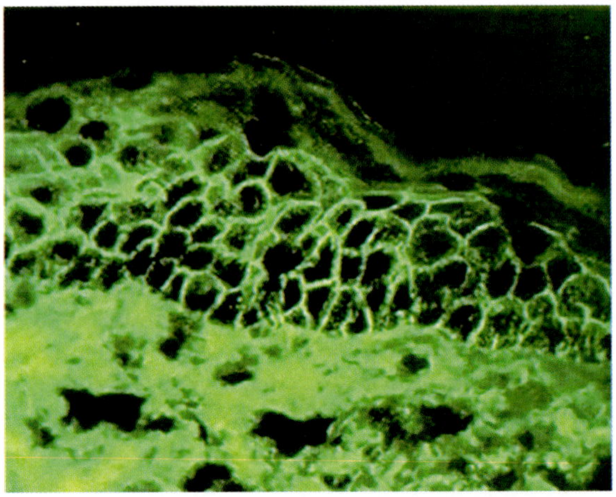

Figura 163.7 Imunofluorescência direta (IFD) no pênfigo vulgar.

pulsoterapia imunossupressora com altas doses de metilprednisolona ou ciclofosfamida, plasmaférese e imunoglobulina intravenosa. O rituximabe reduz os linfócitos B auto-reativos que mantêm a doença em atividade. Os efeitos adversos da corticoterapia incluem hipertensão arterial, osteoporose, aterosclerose, dispepsias, necrose asséptica da cabeça do fêmur, formação de cataratas, infecções oportunistas, miopatias e síndrome de Cushing.[8,9]

A dapsona e os sais de ouro podem ser utilizados como opções terapêuticas. A dapsona, quando utilizada, requer controle clínico e laboratorial porque seus efeitos colaterais podem ser idiossincrásicos e dose dependentes. Nos casos de doença recorrente pode-se tentar o uso de etanercepte, um antagonista do fator de necrose tumoral. A plasmaférese pode ser utilizada quando o paciente não apresenta boa resposta clínica com uso de corticosteroide. Promove grande remissão das lesões, porém é necessário que o paciente mantenha o uso de corticosteroide em dose menor do que a anterior para não correr risco de rebote por *feedback*.[7-9]

A *laserterapia* de baixa potência tem sido utilizada para diversos tratamentos de lesões orais. O laser de baixa potência (Figura 163.8) estimula a produção de colágeno e elastina, e promove a revascularização tecidual. Logo, acelera o processo de cicatrização das lesões. Além disso, possui efeito inibidor da COX2 e, com isso, propriedades anti-inflamatórias. Não apresenta efeitos colaterais significativos, não é traumático e é de baixo custo. Além de todas as medicações citadas, é importante orientar uma boa higiene oral, tratamento periodontal de rotina e aconselhamento dietético para esses pacientes.[2,7]

PENFIGOIDE BOLHOSO

O penfigoide bolhoso (PB) é a doença bolhosa autoimune mais frequente, atingindo principalmente indivíduos idosos, entre a sétima e nona décadas de vida, e não possui predileção por raça ou sexo. A incidência é estimada em 10 casos por milhão de pessoas por ano e o aumento das taxas na incidência nas últimas décadas tem sido atribuído principalmente ao envelhecimento populacional, incluindo também o aumento de casos induzidos por medicamentos e ao aumento do reconhecimento e diagnóstico da doença, principalmente com a melhora das técnicas laboratoriais na identificação dos autoanticorpos.[11,12]

Os autoanticorpos são direcionados contra componentes da membrana basal, logo, é uma doença subepidérmica. Seu curso é normalmente limitado. O desencadeamento da doença por medicamentos é conhecido. As drogas citadas na literatura incluem furosemida, losartana, amiodarona, ibuprofeno, ampicilina, cefalexina, captopril e enalapril. O PB induzido por medicamentos afeta pacientes mais jovens e surge em média 3 meses após o início da droga indutora. Outros fatores que podem desencadear ou exacerbar a doença também são descritos, como as queimaduras térmicas ou elétricas, transplantes e infecções. Identificar esses fatores aumenta a compreensão da patogênese da doença e também melhora o prognóstico, pois ao serem identificados, podem ser removidos no momento imediato do diagnóstico, diminuindo a progressão da doença. Seu prognóstico geralmente é bom e pode haver remissão espontânea.[11-13]

Características imuno-histológicas

O exame histológico evidencia a separação do epitélio e o tecido conjuntivo na zona da membrana basal, formando uma fenda. Podem existir células inflamatórias infiltradas nestas áreas, inclusive eosinófilos dentro das bolhas. O processo inflamatório é mais intenso neste caso do que no PV. Também existe risco de ativação da cascata de coagulação, relação desta com a eosinofilia, dano tecidual e maior chance de quadros trombóticos.[11-13]

Os anticorpos circulam no plasma e não parecem estar correlacionados à atividade da doença, diferentemente do que ocorre no PV. Os anticorpos teciduais geralmente são IgG e complemento 3 (C3). Os antígenos-alvo são as proteínas dos hemidesmossomos, que unem a camada de células basais do epitélio à membrana basal e ao tecido conjuntivo subjacente (ver Figura 163.1). As principais proteínas envolvidas são BP180 e BP230. No PB ocorre uma resposta imune desregulada de células T, formando autoanticorpos IgG e IgE contra as proteínas dos hemidesmossomos (BP180 e BP230), levando à quimiotaxia de neutrófilos e degradação da zona da membrana basal.[12,13]

Características clínicas

O PB pode ter apresentação polimórfica, podendo ter manifestação bolhosa ou não bolhosa. Com isso, alguns diagnósticos diferenciais devem ser considerados, como o pênfigo vulgar, pênfigo herpetiforme, dermatose por IgA linear, epidermólise bolhosa adquirida, lúpus eritematoso sistêmico, eczema, urticária, impetigo, eritema multiforme, síndrome de Sweet, entre outras. A mucosa oral pode estar acometida isoladamente ou associada a outras lesões de mucosa ou pele (Figura 163.9). A gengivite descamativa é um achado bastante comum. A bolha é mais tensa e resistente do que a lesão formada no PV. Surge em uma base eritematosa ou na pele sã e possui conteúdo seroso ou hemático. Na pele se localizam principalmente nas superfícies flexoras e podem ser acompanhadas de prurido intenso (Figuras 163.10 e 163.11). Após sua ruptura também formam ulcerações extensas. Pode existir associação de PB e desordens neurológicas como a demência; estudos evidenciam que isso ocorreria por reação imunológica. Embora raro, pode haver associação de PB com a psoríase vulgar.[12-14]

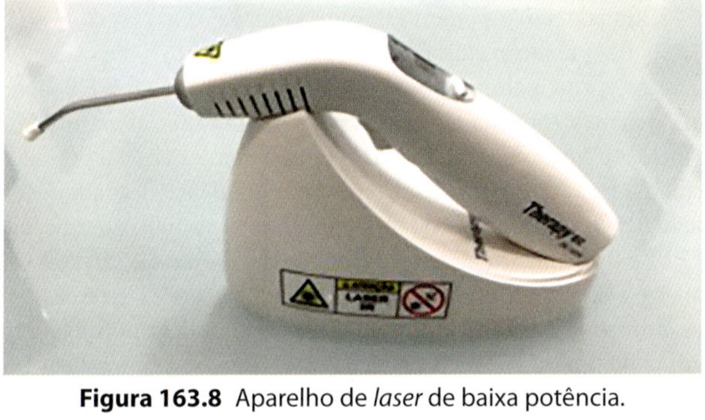

Figura 163.8 Aparelho de *laser* de baixa potência.

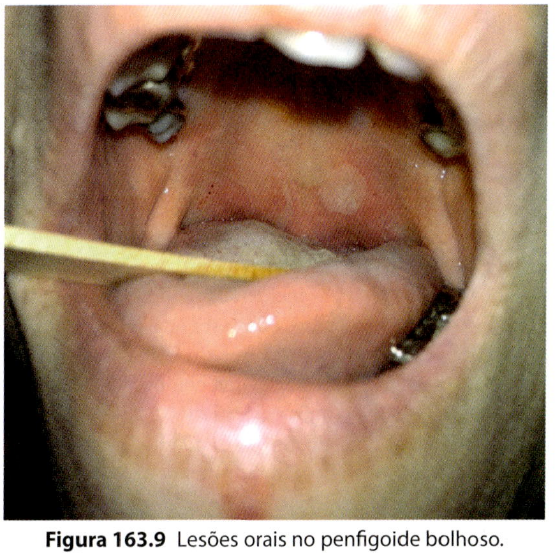

Figura 163.9 Lesões orais no penfigoide bolhoso.

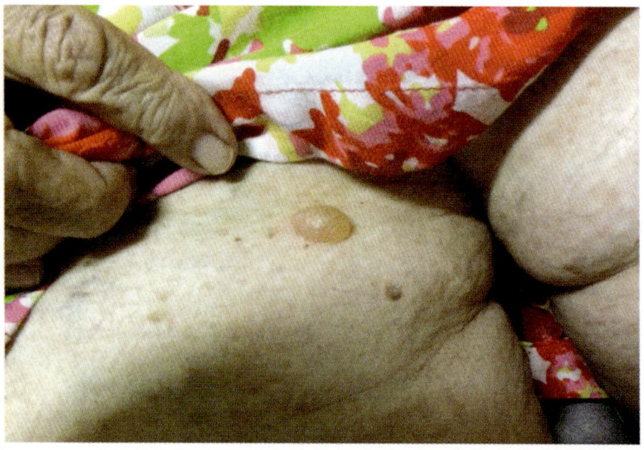

Figura 163.10 Bolha tensa em paciente com penfigoide bolhoso.

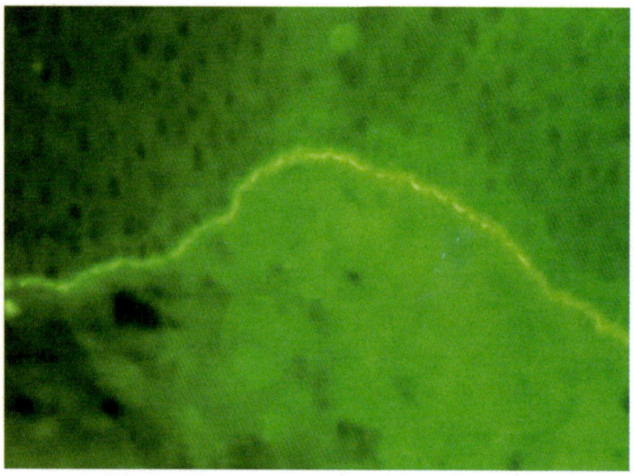

Figura 163.12 Imunofluorescência direta (IFD) no penfigoide bolhoso.

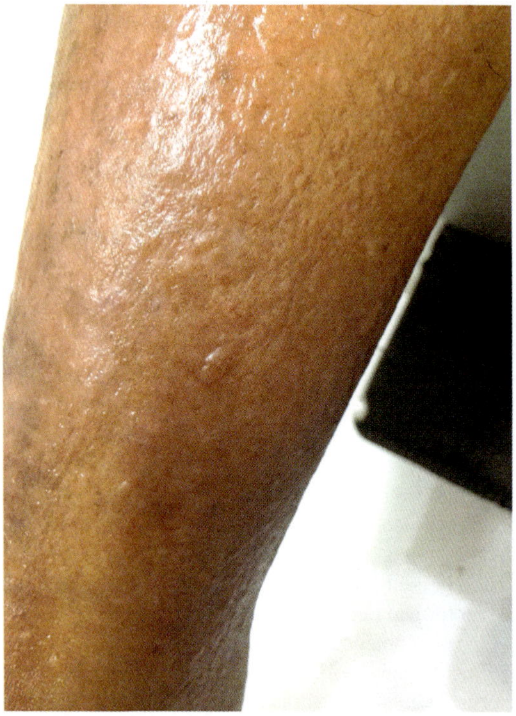

Figura 163.11 Bolhas no membro inferior no penfigoide bolhoso.

Métodos de diagnóstico

O diagnóstico do PB baseia-se na avaliação histopatológica, na detecção de deposição de IgG ou C3 na zona da membrana basal (Figura 163.12) e na quantificação de autoanticorpos circulantes contra a BP180 e BP230. Portanto, na suspeita da doença, os pacientes devem se submeter à biopsia para exame histopatológico e IFD. A IFI pode ser solicitada para avaliar os anticorpos circulantes no sangue.[11,13,15]

Tratamento

O tratamento do PB tem como objetivo interromper o desenvolvimento de novas lesões, permitindo a cicatrização cutânea e o controle do prurido. Como a incidência é maior em indivíduos idosos, a escolha medicamentosa deve ser adaptada às comorbidades, dependendo da gravidade do quadro e da capacidade de autocuidado do paciente, visando evitar complicações, até mesmo fatais. A terapia baseia-se mais em experiência clínica do que em estudos controlados. A corticoterapia sistêmica, mesmo em baixas doses, geralmente controla o quadro e permanece ainda hoje como tratamento de primeira linha. Em casos de contraindicações ou resistência aos corticosteroides, pode-se recomendar o uso de outras terapias adjuvantes, como o metotrexato, azatioprina, micofenolato mofetil, e plasmaférese. Essas drogas podem ser usadas em conjunto com o corticosteroide sistêmico, reduzindo, portanto, a sua dose cumulativa, ou até mesmo substituindo o corticosteroide como tratamento padrão. Alguns estudos citam o uso da doxiciclina como terapia adjuvante devido à sua propriedade anti-inflamatória e também da dapsona, porém, o uso dessas drogas ainda é controverso. Rituximabe, omalizumabe e dupilumabe também entram como tratamento adicional, apresentando boas respostas no controle da doença em alguns estudos, incluindo casos nos quais houve falha com a terapia convencional. A *laserterapia* de baixa potência pode ser utilizada nas lesões orais assim como nos casos de PV.[12,14,16,17]

ERITEMA MULTIFORME, SÍNDROME DE STEVENS-JOHNSON, NECRÓLISE EPIDÉRMICA TÓXICA

O eritema multiforme (EM), a síndrome de Steven-Johnson (SSJ) e a necrólise epidérmica tóxica (NET) são doenças com um grande espectro de características clínicas, daí o termo multiforme. Suas lesões podem se manifestar com bolhas, úlceras, erosões e crostas.[18,19]

O eritema multiforme é uma reação de hipersensibilidade que envolve a pele e a mucosa, com lesões descritas classicamente como em alvo, sendo dividido em duas formas: menor e maior, esta última denominada síndrome de Stevens-Johnson, na qual existem manifestações sistêmicas com maior grau de morbidade e mortalidade. A etiologia ainda é indefinida, mas pode estar relacionada com infecções, como o vírus do herpes simples (HSV) ou *Mycoplasma pneumoniae*, e ao uso de diversos medicamentos, principalmente antibióticos, analgésicos e anti-inflamatórios. Esses fatores desencadeiam reações imunológicas que produzem a doença. O desenvolvimento da SSJ e da NET é potencializado na população brasileira em decorrência do hábito errôneo da automedicação. Infecções fúngicas também podem iniciar o quadro e doenças do tecido conectivo podem estar associadas.[18,20]

No EM, a faixa etária mais acometida é por volta dos 20 a 30 anos, principalmente em sexo masculino. Já a NET ocorre em pacientes com idade mais avançada, em especial as mulheres. A incidência estimada é de 1/1.000.000 habitantes/ano na população geral. Nos pacientes com síndrome da imunodeficiência adquirida a incidência sobe para 1/1.000 indivíduos/ano na população infectada. O EM é uma doença aguda e autolimitada. O que difere essas entidades é a superfície corpórea atingida. A SSJ e a NET estão associadas a uma maior morbidade e mortalidade, sendo importante a realização de um diagnóstico e tratamento precoces para alcançar bons resultados e melhorar o prognóstico do paciente.[19,21]

Considerações imuno-histológicas

As células T citotóxicas têm um papel importante na fisiopatologia destas doenças, provocam apoptose dos queratinócitos ocorrendo necrose na camada basal com formação de vesículas intra e subepiteliais. No interior das vesículas podem-se encontrar células necróticas e eosinófilos. O sistema HLA pode estar relacionado com a fisiopatologia destas doenças. Os antígenos HLA Bw62, B35 e DR35 são encontrados nos pacientes com EM associado ao HSV. O HLA B12 pode estar associado a SSJ e NET. As características imunológicas não são específicas e o diagnóstico acaba se baseando na apresentação clínica e no afastamento de outras doenças bolhosas. O EM apresenta histologicamente três tipos de lesões: dérmica, dermoepidérmica e epidérmica.[19,20]

Características clínicas

Estas enfermidades se manifestam de forma aguda com acometimento mucoso grave e generalizado. A variação clínica difere de uma para outra (Tabela 163.1).[19]

O EM é a forma mais branda destas doenças. O paciente pode apresentar febre, mal-estar geral, cefaleia, tosse e dor de garganta. Logo a seguir aparecem as lesões mucosas e cutâneas com aparência variável. As lesões iniciais são planas, redondas, vermelho-escuras, e rapidamente se transformam em pápulas, podendo evoluir para bolhas. Com a evolução do quadro, as bolhas se rompem e depois aparecem crostas sobre as áreas ulceradas (Figura 163.13). As lesões características da doença são as lesões em alvo, como halos eritematosos circulares (Figura 163.14). No término do processo pode haver descamação e pigmentação pós-inflamatória. O quadro pode ser recorrente.[22]

Na SSJ, podem haver pródromos mais intensos. É considerada um EM *major*. A mucosa é intensamente acometida, existem áreas inflamatórias na pele. A mucosa oral, nasal e as conjuntivas estão acometidas e, pelo menos, duas delas estão associadas (Figura 163.15).[20]

A NET também é denominada de doença de Lyell por ter sido descrita por este autor em 1956. Ocorre um quadro febril seguido de exantema generalizado. Nela, ocorre perda epidérmica extensa, como se houvesse uma grande queimadura. Vários sistemas podem ser acometidos: ocular, respiratório, digestivo e urogenital, podendo evoluir para o óbito. Toda superfície cutânea pode estar acometida. É um quadro bastante grave e requer internação imediata (Figura 163.16).[20,23]

Tabela 163.1 Diferenças clínicas entre eritema multiforme, síndrome de Stevens-Johnson e necrólise epidérmica tóxica.

Eritema multiforme
Lesões pequenas, menores que 3 cm de diâmetro Lesões em alvo Uma mucosa envolvida, geralmente a mucosa oral Lábios sempre acometidos
Síndrome de Stevens-Johnson
Lesões menores que 3 cm de diâmetro Lesões em alvo Pelo menos 2 superfícies mucosas envolvidas Febre Menos de 10% da superfície corpórea acometida
Necrólise epidérmica tóxica
Lesões maiores que 3 cm de diâmetro Envolvimento mucoso intenso Acometimento de tecido cutâneo não exposto ao sol Lesões bolhosas generalizadas Febre Acometimento de mais de 20% da superfície corpórea

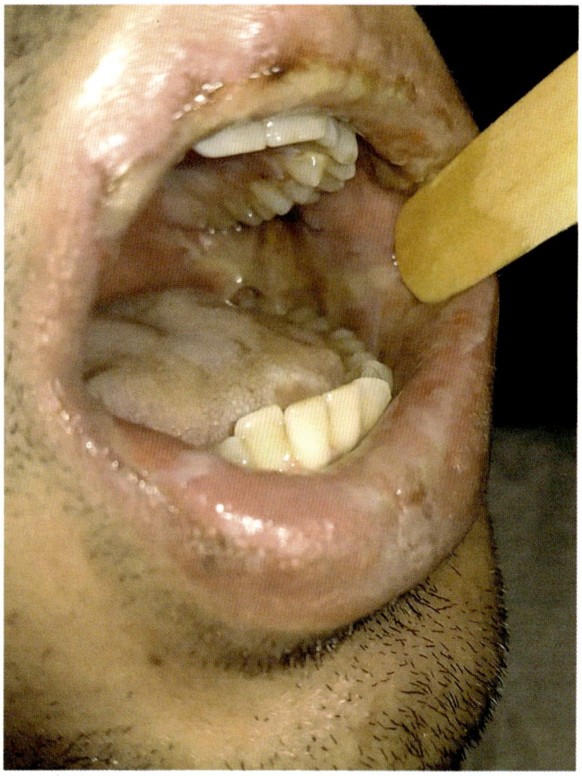

Figura 163.13 Lesões orais no eritema multiforme.

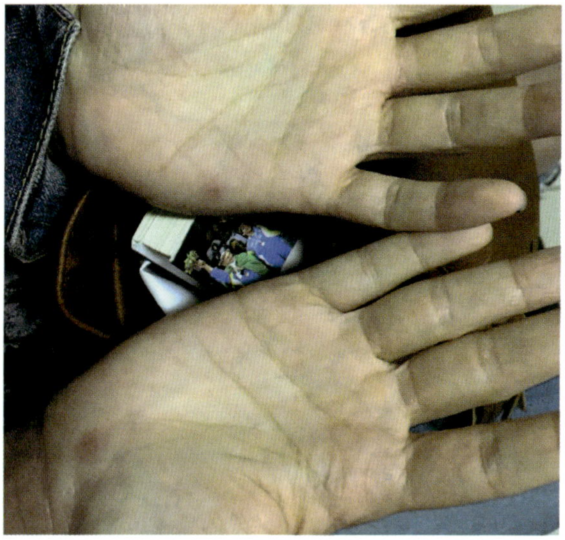

Figura 163.14 Eritema multiforme: lesões em alvo nas mãos.

Diagnóstico

Para correto diagnóstico dessas doenças é necessária correlação entre os exames clínicos e histopatológicos. A biopsia cutânea pode ser necessária, porém o quadro histológico não é específico, logo, a clínica e a história do paciente são soberanas no diagnóstico final. Nos casos de SSJ e NET, análise laboratorial é bastante importante. Podem ser necessárias hemocultura e sorologias para os vírus mais frequentes, como o vírus da herpes, e também para o *Mycoplasma pneumoniae*.[21]

Tratamento

Nos casos de EM, pode-se manter o tratamento a nível ambulatorial e tratar as causas precipitantes, se forem identificadas. O afastamento de drogas predisponentes é fundamental. Alguns autores

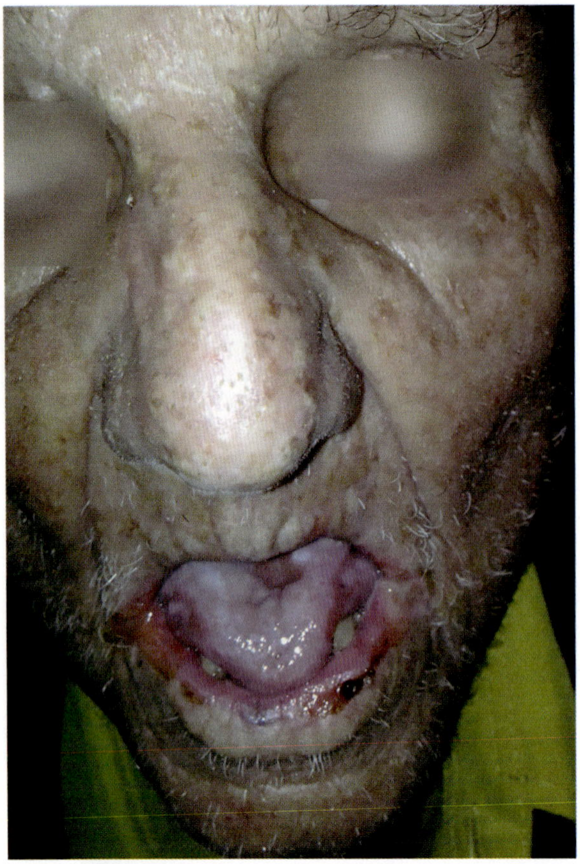

Figura 163.15 Síndrome de Stevens-Johnson.

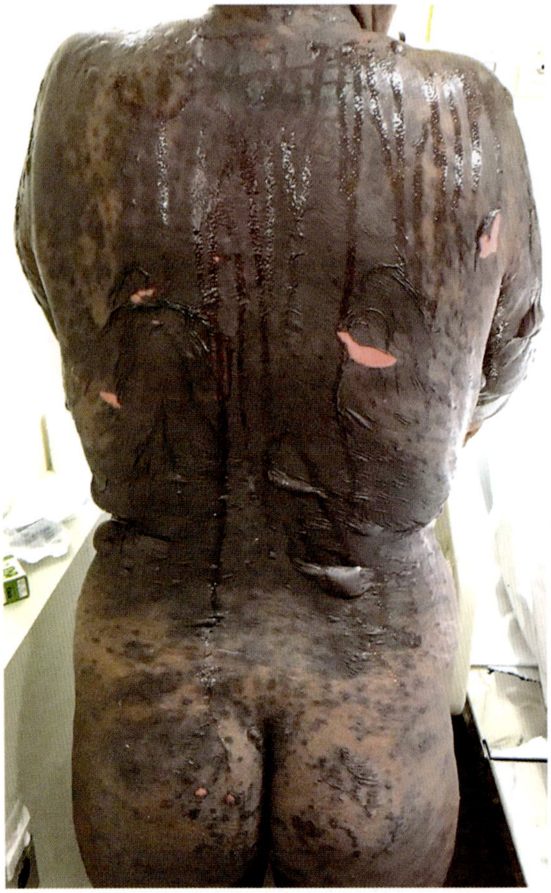

Figura 163.16 Necrólise epidérmica tóxica.

recomendam tratamento tópico nos casos brandos. A corticoterapia sistêmica pode ser utilizada, com doses anti-inflamatórias e curto período de tempo. Os quadros recorrentes, associados ao vírus da herpes, deve ser tratado com terapia antiviral profilática. *Laserterapia* de baixa potência está indicada por acelerar o processo de cicatrização e pelo seu efeito anti-inflamatório, inibindo a COX2 (Figura 163.17 e 163.18).[22]

Os pacientes que apresentarem SSJ e NET devem ser admitidos em ambiente hospitalar. Tratamento para controle da dor, suporte metabólico e controle hidroeletrolítico deve ser preconizado. A abordagem será igual à preconizada em pacientes grandes queimados. Alguns autores ainda discutem a inclusão sistemática de corticoterapia sistêmica por não encurtar a duração do processo e aumentar o risco de infecção secundária. Alguns autores discutem que a terapia combinada de adalimumabe com corticosteroides sistêmicos encurtou de forma significativa o tempo de reepitelização e cicatrização mucocutânea, com redução dos efeitos colaterais do uso prolongado dos corticosteroides isolados.[24]

EPIDERMÓLISE BOLHOSA ADQUIRIDA

A epidermólise bolhosa adquirida (EBA) é uma doença autoimune crônica rara que apresenta uma fragilidade da pele e das mucosas com formação de vesículas, bolhas e erosões. Não possui predileção por gênero e geralmente se inicia entre a quarta e quinta décadas de vida.[25] Caracteriza-se pela síntese de anticorpos anticolágeno

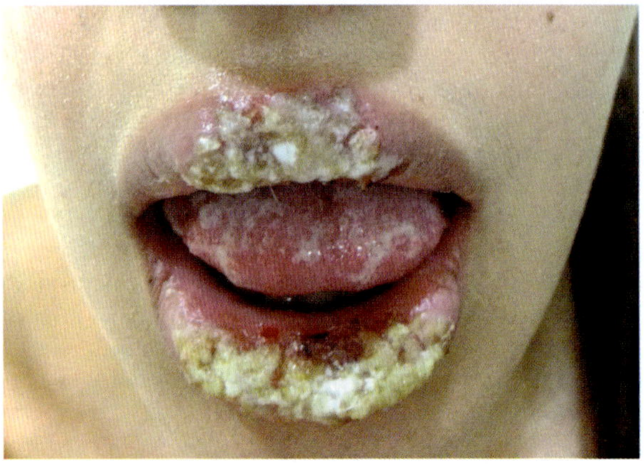

Figura 163.17 Eritema multiforme: lesões orais anteriores ao tratamento com *laser* de baixa frequência.

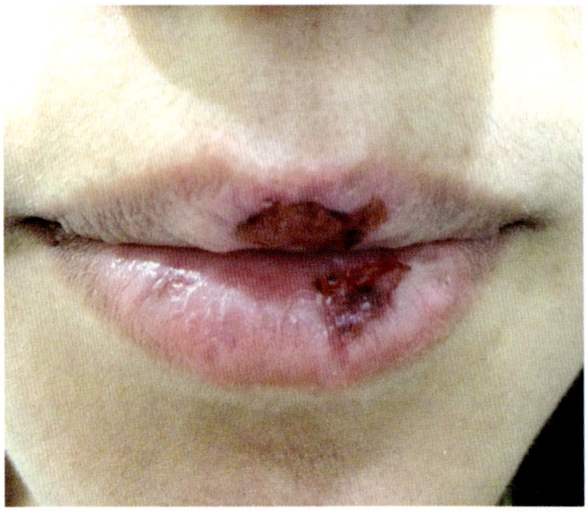

Figura 163.18 Eritema multiforme: lesões orais após cinco sessões de *laser* de baixa potência.

VII, principal componente das fibrilas de ancoragem dos hemidesmossomos. O antígeno-alvo na EBA é a proteína de 290 kDa, colágeno VII. A EBA possui uma predisposição genética. A incidência de EBA está em torno de 0,08 e 0,5 novos casos por milhão de pessoas por ano.[26]

Considerações imuno-histológicas

O estabelecimento de um diagnóstico preciso depende da correlação de dados clínicos, genealógicos e imuno-histológicos. As bolhas são subepidérmicas e geralmente os anticorpos são do tipo IgG. Os auto-anticorpos se depositam na junção dermo-epidérmica por meio da ligação ao epítopo do colágeno VII. A avaliação imuno-histoquímica do tecido perilesional é utilizada tanto para a identificação dos defeitos específicos quanto para classificar os subtipos de modo mais preciso.[27]

Características clínicas

A EB é caracterizada pela formação de bolhas na pele e nas mucosas. O envolvimento oral da doença pode produzir alterações capazes de serem devastadoras na anatomia e na sua função. O acometimento oral ocorre principalmente por conta da cicatrização dos tecidos moles após a formação de bolhas, mas em geral são manifestações leves, podendo apresentar sensibilidade gengival, eritema, retração gengival e redução da profundidade do vestíbulo bucal (Figura 163.19).[25]

As formas clínicas principais são a inflamatória e a mecanobolhosa. Na forma inflamatória, as lesões surgem em todo tegumento, mas a fragilidade cutânea não é tão importante. É a forma mais comum. Nesta forma o quadro se assemelha com o penfigoide bolhoso, com a doença de IgA linear e outras formas de penfigoide. As lesões orais são seguidas de lesões oculares, genitais, esofagianas, traqueais, laríngeas e anais.[25,28]

Diagnóstico

O diagnóstico se baseia na apresentação clínica, na correlação histopatológica e na presença de autoanticorpos IgG anti-membrana basal *in situ* e/ou sérico contra o colágeno VII. Na forma mecanobolhosa, encontram-se clivagem subepidérmica com edema papilar e escasso infiltrado inflamatório. Na forma inflamatória, há presença grande de neutrófilos, eosinófilos e linfócitos na derme papilar. Na imunofluorescência direta existe depósito linear de IgG e C3 na zona da membrana basal. Na técnica *salt-split skin* ocorre fluorescência no lado dérmico da clivagem. A imunofluorescência indireta detecta anticorpos circulantes que geralmente se relacionam com a atividade da doença.[25,29]

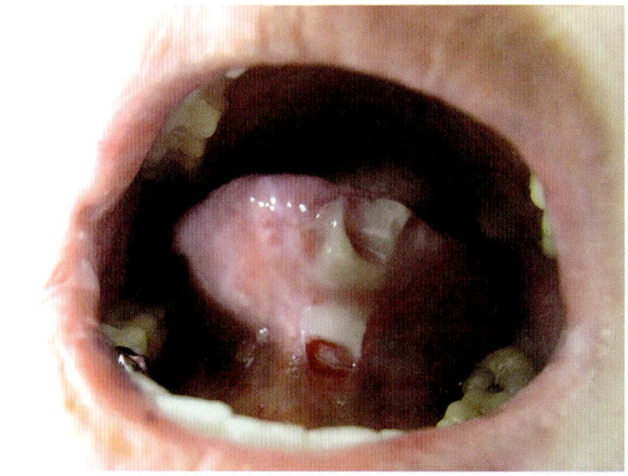

Figura 163.19 Epidermólise bolhosa adquirida. (Cortesia de: Prof. Ali Mahmoud.)

Tratamento

Não existe tratamento específico, mas o cuidado das feridas e a prevenção da colonização bacteriana são essenciais no manejo da EBA. É fundamental que o paciente esteja acompanhado por uma equipe multidisciplinar para prevenir e tratar as complicações que possam ocorrer durante o curso da doença. O objetivo do tratamento é obter o controle da atividade da doença e prevenir sequelas permanentes. É importante que os pacientes saibam que as lesões cicatriciais são irreversíveis na maioria das vezes.[28,30]

Antibióticos tópicos e sistêmicos são utilizados para o tratamento das lesões infectadas e ulcerações, a fim de reduzir a sua morbidade. É importante que seja realizado o desbridamento das lesões e o manejo da dor. Além disso, o paciente deve ser orientado a prevenir traumas mínimos, uso de hidratantes para redução de fissuras da pele e uso de proteção solar sempre que possível, dado o risco de carcinomas. Imunossupressores, imunomoduladores e rituximabe podem poupar grandes doses de corticosteroides. As drogas direcionadoras de neutrófilos podem ser utilizadas como a dapsona, a colchicina e a minociclina.[27,30]

CONSIDERAÇÕES FINAIS

As doenças bolhosas relatadas neste capítulo são de importante conhecimento do otorrinolaringologista. Conhecimento da patogênese, dos aspectos clínicos, da investigação diagnóstica e do tratamento é fundamental para preservação da vida destes pacientes.

Uma equipe multidisciplinar é necessária ao manejo destas doenças. A maior experiência do médico aumenta a capacidade de identificação das lesões e atenção para os possíveis diagnósticos diferenciais. Quanto mais precoce e preciso for o diagnóstico, melhor o prognóstico do paciente.

REFERÊNCIAS BIBLIOGRÁFICAS

1. Cura MJ, Torre AC, Sarmiento KY, Garlatti ML, Riganti J, Puga MC et al. Pemphigus vulgaris: A retrospective cohort study of clinical features, treatments, and outcomes. Actas Dermosifiliogr (Engl Ed) [Internet]. 2020 Jun [Acesso em: 2024 Jul];111(5):398-407. English, Spanish.
2. Alramadhan SA, Islam MN. Vesiculobullous lesions of the oral cavity. Oral Maxillofac Surg Clin North Am [Internet]. 2023 May [Acesso em: 2024 Jul];35(2):203-17.
3. Batistella EÂ, Silva RS, Rivero ER, Silva CA. Prevalence of oral mucosal lesions in patients with pemphigus vulgaris: A systematic review and meta-analysis. J Oral Pathol Med [Internet]. 2021 Sep [Acesso em: 2024 Jul];50(8):750-7
4. Joly P, Horvath B, Patsatsi A, Uzun S, Bech R, Beissert S et al. Updated S2K guidelines on the management of pemphigus vulgaris and foliaceus initiated by the European Academy of Dermatology and Venereology (EADV). J Eur Acad Dermatol Venereol [Internet]. 2020 Sep [Acesso em: 2024 Jul];34(9):1900-13
5. Porro AM, Seque CA, Ferreira MC, Enokihara MM. Pemphigus vulgaris. An Bras Dermatol [Internet]. 2019 Jul 29 [Acesso em: 2024 Jul];94(3):264-78.
6. Subadra K, Sathasivasubramanian S, Warrier SA. Oral pemphigus vulgaris. Cureus [Internet]. 2021 Sep 15 [Acesso em: 2024 Jul];13(9):e18005
7. Buonavoglia A, Leone P, Dammacco R, Di Lernia G, Petruzzi M, Bonamonte D et al. Pemphigus and mucous membrane pemphigoid: An update from diagnosis to therapy. Autoimmun Rev [Internet]. 2019 Apr [Acesso em: 2024 Jul];18(4):349-58.
8. Werth VP, Joly P, Mimouni D, Maverakis E, Caux F, Lehane P et al. Rituximab versus mycophenolate mofetil in patients with pemphigus vulgaris. N Engl J Med [Internet]. 2021 Jun 17 [Acesso em: 2024 Jul];384(24):2295-2305.
9. Davarmanesh M, Zahed M, Sookhakian A, Jehbez S. Oral pemphigus vulgaris treatment with corticosteroids and azathioprine: A long-term study in Shiraz, Iran. Evid Based Complement Alternat Med [Internet]. 2022 Sep 17 [Acesso em: 2024 Jul];2022:7583691.

10. Pile HD, Yarrarapu SN, Crane JS. Drug induced pemphigus. 2022 Aug 8 [Acesso em: 2024 Jul]. In: StatPearls [Internet]. Treasure Island (FL): StatPearls Publishing; 2023 Jan–.
11. Miyamoto D, Santi CG, Aoki V, Maruta CW. Bullous pemphigoid. An Bras Dermatol [Internet]. 2019 Mar-Apr [Acesso em: 2024 Jul];94(2):133-46.
12. Moro F, Fania L, Sinagra JL, Salemme A, Di Zenzo G. Bullous pemphigoid: Trigger and predisposing factors. Biomolecules [Internet]. 2020 Oct 10 [Acesso em: 2024 Jul];10(10):1432.
13. Borradori L, Van Beek N, Feliciani C, Tedbirt B, Antiga E, Bergman R et al. Updated S2 K guidelines for the management of bullous pemphigoid initiated by the European Academy of Dermatology and Venereology (EADV). J Eur Acad Dermatol Venereol [Internet]. 2022 Oct [Acesso em: 2024 Jul];36(10):1689-1704.
14. Abdat R, Waldman RA, de Bedout V, Czernik A, Mcleod M, King B et al. Dupilumab as a novel therapy for bullous pemphigoid: A multicenter case series. J Am Acad Dermatol [Internet]. 2020 Jul [Acesso em: 2024 Jul];83(1):46-52.
15. Singh S, Kirtschig G, Anchan VN, Chi CC, Taghipour K, Boyle RJ et al. Interventions for bullous pemphigoid. Cochrane Database Syst Rev [Internet]. 2023 Aug 11 [Acesso em: 2024 Jul];8(8):CD002292.
16. Heymann WR. Bullous pemphigoid: Rituximab to the rescue? J Am Acad Dermatol [Internet]. 2020 May [Acesso em: 2024 Jul];82(5):1089-90.
17. Pérez-López I, Moyano-Bueno D, Ruiz-Villaverde R. Bullous pemphigoid and COVID-19 vaccine. Med Clin (Barc) [Internet]. 2021 Nov 26 [Acesso em: 2024 Jul];157(10):e333-e334.English, Spanish.
18. Soares A, Sokumbi O. Recent updates in the treatment of erythema multiforme. Medicina (Kaunas) [Internet]. 2021 Sep 1 [Acesso em: 2024 Jul];57(9):921.
19. Grünwald P, Mockenhaupt M, Panzer R, Emmert S. Erythema multiforme, Stevens-Johnson syndrome/toxic epidermal necrolysis - diagnosis and treatment. J Dtsch Dermatol Ges [Internet]. 2020 Jun [Acesso em: 2024 Jul];18(6):547-53.
20. Frantz R, Huang S, Are A, Motaparthi K. Stevens-Johnson syndrome and toxic epidermal necrolysis: A review of diagnosis and management. Medicina (Kaunas) [Internet]. 2021 Aug 28 [Acesso em: 2024 Jul];57(9):895.
21. Li Y, Chu Y, Li Q, Li L, Tuo Y, Wang H et al. Clinical features and management of Stevens-Johnson syndrome and toxic epidermal necrolysis: A retrospective single-center study. Dermatitis [Internet]. 2023 Mar-Apr [Acesso em: 2024 Jul];34(2):156-7.
22. Trayes KP, Love G, Studdiford JS. Erythema multiforme: Recognition and management. Am Fam Physician [Internet]. 2019 Jul 15 [Acesso em: 2024 Jul];100(2):82-8.
23. Pisano C, Brown M, Jambusaria A. A comparison of international treatment guidelines for Stevens-Johnson syndrome and toxic epidermal necrolysis. Int J Dermatol [Internet]. 2023 Mar [Acesso em: 2024 Jul];62(3):397-403.
24. Hamad A, Shemesh F, Ohry A, Slutzky Y, Kaplan V, Kartoon S et al. Rehabilitation medicine approach to the treatment of patients with Stevens-Johnson syndrome. Isr Med Assoc J [Internet]. 2023 Mar [Acesso em: 2024 Jul];25(3):235-6.
25. Ball K, Camilleri S, Kiefel S, Schulz I, Weston L, Sacks B. Epidermolysis bullosa in pediatric palliative care: A case series. J Palliat Med [Internet]. 2023 Aug [Acesso em: 2024 Jul];26(8):1159-64.
26. Zwicklhuber J, Kocher T, Liemberger B, Hainzl S, Bischof J, Strunk D et al. A novel fluorescence-based screen of gene editing molecules for junctional epidermolysis bullosa. Int J Mol Sci [Internet]. 2023 Mar 8 [Acesso em: 2024 Jul];24(6):5197.
27. Niti A, Koliakos G, Michopoulou A. Stem cell therapies for epidermolysis bullosa treatment. Bioengineering (Basel) [Internet]. 2023 Mar 27 [Acesso em: 2024 Jul];10(4):422.
28. Tešanović Perković D, Bukvić Mokos Z, Marinović B. Epidermolysis bullosa acquisita-current and emerging treatments. J Clin Med [Internet]. 2023 Feb 1 [Acesso em: 2024 Jul];12(3):1139.
29. Giacaman A, Gregg Azcárate E, Saus Sarrias C, Martín-Santiago A. Skin biopsy in a patient with suspected epidermolysis bullosa. Actas Dermosifiliogr [Internet]. 2023 Jul-Aug [Acesso em: 2024 Jul];114(7):642-3. English, Spanish.
30. Hou PC, Del Agua N, Lwin SM, Hsu CK, McGrath JA. Innovations in the treatment of dystrophic epidermolysis bullosa (DEB): Current landscape and prospects. Ther Clin Risk Manag [Internet]. 2023 Jun 14 [Acesso em: 2024 Jul];19:455-73.

CAPÍTULO 164

Afecções da Língua

Celso Augusto Lemos • Wladimir Gushiken de Campos • Vinícius Teixeira Silva

INTRODUÇÃO

Quase todas as enfermidades que se manifestam na mucosa oral podem também impactar as superfícies mucosas da língua. No entanto, há patologias ou condições que exclusivamente afetam a língua, e é sobre essas que este capítulo se debruça. Em outras seções desta obra, os leitores encontrarão informações sobre manifestações na mucosa lingual de outras enfermidades orais, bem como seu papel em doenças sistêmicas

ANATOMIA

A língua é um órgão muscular fundamental para as funções de comunicação, paladar e mastigação. Composta essencialmente por um músculo esquelético, ela exibe uma complexa gama de movimentos devido à presença de múltiplos músculos dispostos em diversas direções. Firmemente ancorada no assoalho da boca, a língua se conecta aos ossos e estruturas adjacentes por meio de músculos extrínsecos, como o músculo genioglosso (ligado à mandíbula), o músculo hioglosso (ao osso hioide), o músculo estiloglosso (ao processo estiloide) e o músculo palatoglosso (ao palato), além dos músculos intrínsecos. Estes músculos se entrelaçam com a mucosa lingual, a qual exibe variações de consistência, inervação, coloração e função em diferentes áreas da língua. A inervação da língua é provida pelo nervo hipoglosso; sua disfunção pode resultar em atrofia, desvio para o lado afetado durante a protrusão e tremor persistente.[1,2]

Os dois terços anteriores da língua compreendem o dorso, as margens, o ventre e o ápice (Figura 164.1). O terço posterior compreende a base ou a raiz da língua. O ventre da língua está voltado para o assoalho, suas mucosas são contínuas e semelhantes. A mucosa forma uma dobra, chamada de prega franjada, recobrindo a veia profunda da língua, que clinicamente é vista como uma mancha azul. Há ainda a glândula lingual anterior e o freio lingual.[2]

O dorso da língua pode ser separado em três terços, sendo o terço posterior (base da língua ou porção imóvel) separado pelo sulco terminal (o "V lingual") (Figura 164.2), e sua mucosa cobre massas de tecido linfoide que formam saliências superficiais, inúmeras vezes confundidas com lesões bucais (Figura 164.3). Esse tecido linfoide faz parte do anel linfático de Waldeyer, que compreende as tonsilas tubária, faríngea, palatina e lingual. As tonsilas linguais ficam localizadas bilateralmente nas áreas laterais do dorso lingual na região posterior e podem ficar aumentadas na presença de infecção. Esse anel de aglomerados linfoides na entrada dos tubos digestivo e respiratório constitui o primeiro sistema de defesa do organismo contra agentes patógenos. Esse tecido linfoide é bastante desenvolvido nas crianças e diminui com a idade.[1,2]

As papilas linguais podem ser divididas em três grupos: as circunvaladas, as fungiformes e as filiformes (ver Figura 164.2 e Figura 164.4). As maiores são as papilas circunvaladas, que se enfileiram à frente do sulco terminal e paralelas a ele. Se apresentam como uma saliência central circundada por uma parede circular, entre as quais há uma vala (daí o termo "valada") com 2 ou 3 mm de profundidade, onde se abrem canais de glândulas serosas e são encontrados os calículos gustatórios (ver Figura 164.3). As papilas fungiformes são lisas e avermelhadas, com formato de cogumelo, distribuindo-se de forma bem espaçada, porém, concentram-se mais no ápice e nas margens e possuem calículos gustatórios. As papilas filiformes permeiam abundantemente todo o dorso da língua, são longas e estreitas e, por isso, conferem aspecto piloso à língua; não possuem calículos gustatórios, mas possuem corpúsculos de tato.[1,2]

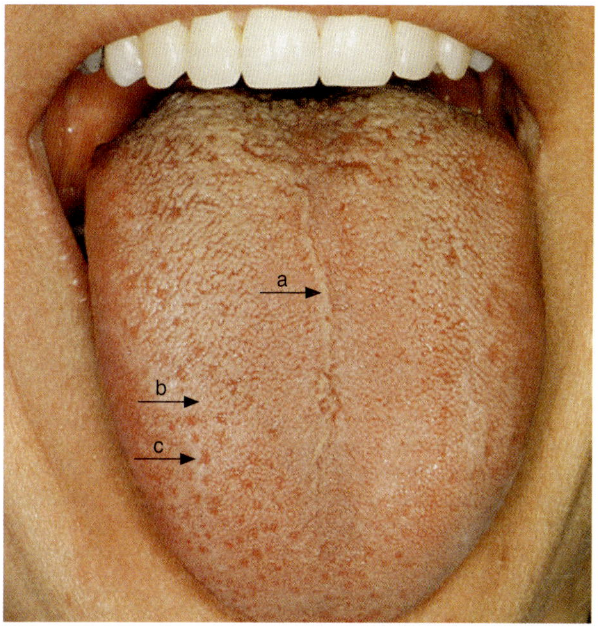

Figura 164.1 Aspecto de normalidade da língua, em que pode-se visualizar a linha média (a), as papilas filiformes (b) e as fungiformes (c).

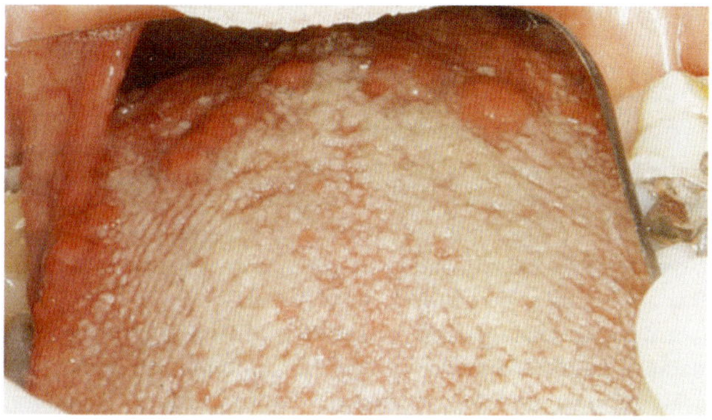
Figura 164.2 Papilas circunvaladas formando o V lingual no terço posterior da língua.

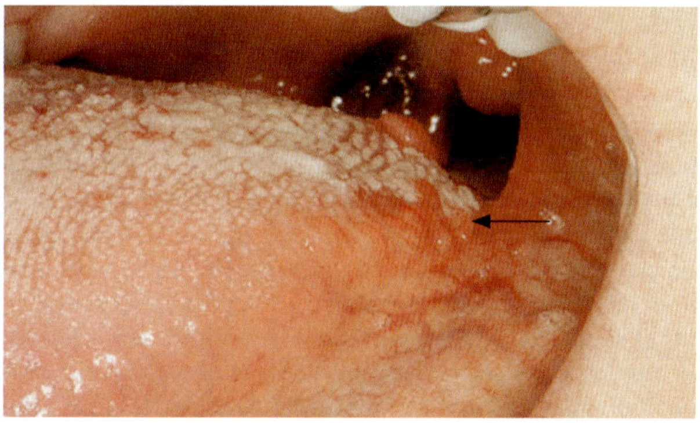
Figura 164.3 Região das papilas foliáceas e tonsilas linguais na borda posterior da língua.

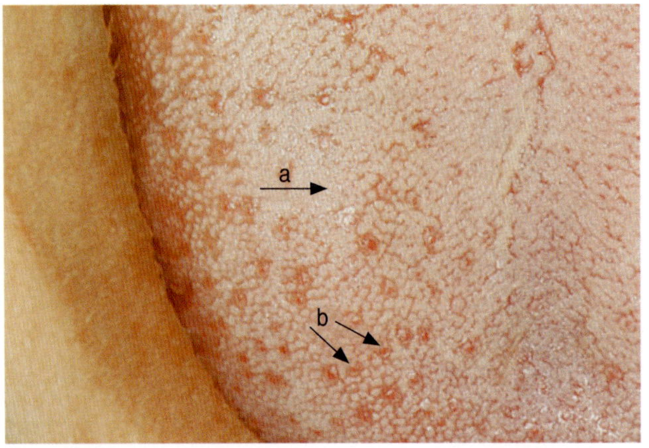

Figura 164.4 Em maior aumento, as papilas filiformes (a) e as fungiformes (b). Na parte anterior do dorso estão os dois terços da língua, recobertos por mucosa rugosa devido à presença de papilas linguais, e o sulco mediano, que estende-se do forame cego (base do V lingual) ao ápice da língua, separando as duas metades da língua.

Consideramos importante essa breve explanação anatômica, pois, por vezes, na clínica diária somos solicitados a atender pacientes que não apresentam qualquer patologia específica a não ser anatomia normal da língua.

EXAME DA LÍNGUA

O exame da língua é parte crucial do exame físico intraoral, revelando informações sobre alterações locais e sistêmicas. Recomenda-se realizar o exame com boa iluminação, utilizando luz artificial, e sugerindo ao paciente um enxágue bucal para remover sujeiras. Inicialmente, pode-se usar um espelho odontológico ou espátulas de madeira, seguido pela palpação com luvas para detectar alterações de superfície e consistência. Durante o exame, é importante observar aspectos como higiene, movimentação, tecidos, contato com dentes, cor, consistência e textura. Familiaridade com as características normais da língua é essencial antes do início do exame.[3]

LÍNGUA FISSURADA

Características clínicas

Língua fissurada, plicata ou escrotal é uma condição relativamente comum. Em um estudo brasileiro, que avaliou 2.010 pacientes, essa condição foi encontrada em 22,6% dos casos;[4] outros estudos estimaram sua prevalência de 5 a 11,4% da população em geral. Pode estar associada a língua geográfica em até 50% dos casos. Clinicamente, se caracteriza pela presença de várias fissuras ou sulcos no dorso da língua, podendo se estender até as suas margens (Figura 164.5). As papilas linguais podem estar presentes nas fissuras somente até uma profundidade limitada; em áreas mais profundas da fissura, a superfície é despapilada e, em geral, pode contribuir para o aumento da inflamação e facilitar o crescimento bacteriano.[4]

A etiologia é incerta, porém, a hereditariedade parece ter um papel significante, e algumas evidências indicam que essa condição pode ser tanto de caráter poligênico como autossômico dominante com penetrância incompleta. Fatores ambientais e de idade podem contribuir para seu desenvolvimento, portanto, aumento da quantidade e da profundidade das fissuras é normal com a idade. As fissuras em geral são assintomáticas, porém a falta de higiene local pode facilitar a proliferação bacteriana e causar algum grau de inflamação com sintomatologia. A associação da língua fissurada e língua geográfica em um mesmo paciente foi encontrada em alguns trabalhos. A base hereditária para a língua geográfica e a fissurada pode ter os mesmos genes relacionados.[3,4]

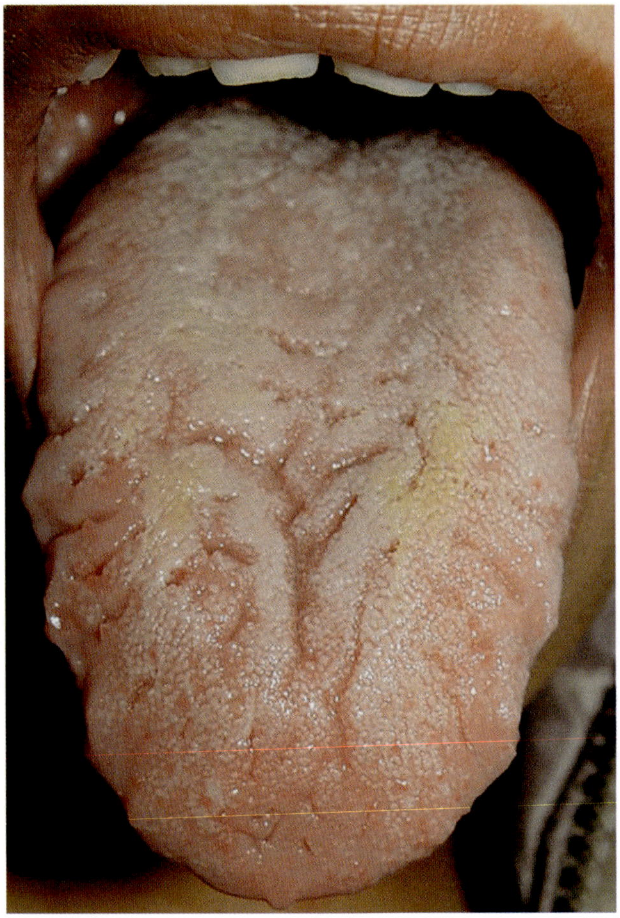

Figura 164.5 Aspecto clínico típico da língua fissurada ou escrotal.

Diagnóstico e tratamento

A língua fissurada pode apenas ser uma manifestação isolada encontrada acidentalmente ou estar associada a síndrome de Down, acromegalia, síndrome de Sjögren, psoríase, língua geográfica e síndrome de Melkersson-Rosenthal. Quando encontrada isoladamente, e a anamnese não a associar a qualquer outra manifestação, o diagnóstico é clínico. Os pacientes devem ser esclarecidos sobre a natureza benigna da lesão e orientados a escovar a língua delicadamente com escova macia e pasta de dente após as refeições e também, antes de dormir, para evitar o acúmulo de resíduos alimentares e bactérias nas fissuras, que podem causar inflamação e halitose. Eventualmente, pode-se recomendar a utilização de colutórios antissépticos ou água oxigenada de 10 volumes para bochechos como recursos auxiliares na higiene da região. Na presença de sintomatologia, a lidocaína tópica pode ser recomendada antes das refeições, mas apenas a higiene local costuma ser suficiente.[4]

LÍNGUA GEOGRÁFICA (GLOSSITE MIGRATÓRIA BENIGNA)

Características clínicas

A glossite migratória benigna (GMB) foi inicialmente descrita por Rayer em 1831.[5] Além de GMB, essa manifestação também pode receber as seguintes sinonímias: eritema migratório, língua geográfica, exantema viajante da língua, eritema areata e estomatite areata migratória. Mais raramente, essa desordem pode se estender ao ventre lingual e até mesmo a outras mucosas da boca, recebendo então o nome de eritema migratório benigno. Determinados autores preferem até mesmo chamar todas as manifestações com esse último nome.[5,6] A etiologia da doença permanece desconhecida, sendo associada a variadas condições como psoríase, alergias, distúrbios hormonais, diabetes juvenil, síndrome de Reiter, síndrome de Down, deficiências nutricionais, estresse, dermatite seborreica, problemas gastrintestinais, uso de contraceptivos orais, terapias com lítio, gravidez e língua fissurada. Devido à predisposição familiar, existe a hipótese de a hereditariedade ter um papel significante. Sua prevalência na população varia de 1 a 3%, mas estudos demonstraram prevalências maiores, que podem chegar a 14,4%, e essas diferenças podem ser explicadas com base nas populações estudadas e nos critérios de diagnóstico adotados.[5-7]

A GMB é considerada atualmente uma mucosite psoriasiforme do dorso da língua. Na maioria das vezes apresenta-se como uma desordem inflamatória assintomática que se caracteriza por múltiplas áreas bem demarcadas de eritema concentradas na ponta e nas bordas laterais da língua.[8,9]

Esse eritema está relacionado com a atrofia das papilas filiformes, e essas áreas atróficas são circundadas, pelo menos em parte, por bordas serpiginosas e/ou festonadas branco-amareladas e levemente elevadas. Essa aparência lembra um mapa geográfico de continentes no globo, o que fez com que os primeiros autores adotassem o nome de língua geográfica (Figura 164.6).[8]

A aparência clínica costuma mudar bastante com o passar do tempo, podendo praticamente desaparecer e retornar em poucos dias, em locais e intensidades diferentes.[5]

A GMB, segundo alguns autores, pode ser também uma manifestação da psoríase, hipótese sustentada pela semelhança histológica entre as lesões de pele e de língua e a melhora obtida em pacientes sob tratamento sistêmico com ácido retinóico; porém, outros autores observaram que a GMB é raramente vista em pacientes com psoríase, portanto, o debate permanece.[8-10]

Pacientes com histórico familiar ou pessoal de alergia, asma, eczema, febre do feno, ou níveis séricos elevados de vitamina E são mais propensos a terem a GMB. Associações hormonais também foram relatadas, pois em algumas mulheres o uso de contraceptivos orais parece interferir no aparecimento, na forma e na duração das lesões de GMB.[5,7,8]

Diagnóstico e tratamento

O diagnóstico é estabelecido, na maioria das vezes, somente com a história da doença e os aspectos clínicos, raramente havendo necessidade de exame anatomopatológico, em que são observados hiperqueratose, espongiose, acantose e alongamento das cristas epiteliais com neutrófilos (abscessos de Munro) dentro do epitélio, linfócitos e neutrófilos envolvendo a lâmina própria e um intenso infiltrado neutrofílico, que pode ser responsabilizado pela destruição da porção superficial do epitélio, produzindo, assim, uma mucosa atrófica e avermelhada conforme a progressão da doença, decorrendo o termo mucosite psoriasiforme das semelhanças histopatológicas entre GMB e psoríase. O diagnóstico diferencial pode incluir: candidose, psoríase, síndrome de Reiter, líquen plano, leucoplasia, lúpus eritematoso sistêmico, herpes e reação medicamentosa.[5,7]

Felizmente, a maioria dos pacientes com GMB não refere sintomatologia, bastando para estes apenas orientação e esclarecimento, pois é muito comum pacientes se apresentarem ansiosos e cancerófobos com a presença da GMB.[5] Alguns pacientes podem referir sensibilidade ou ardência que pode variar de discreta a intensa, chegando até mesmo a interferir na rotina diária. Pacientes sintomáticos também devem ser orientados a evitar qualquer alimento que estimule a sintomatologia, como sal, pimenta, frutas ácidas, queijos e molho de tomate. Em casos moderados e graves em relação aos sintomas, pode-se recomendar o uso de anti-histamínicos, corticosteroides tópicos, anestésicos e ansiolíticos. Não raramente, o tratamento se mostra ineficaz, porém, considera-se adequado sempre investigar e orientar quanto a problemas alérgicos e de estresse relacionados em pacientes portadores de GMB sintomática.[11]

LÍNGUA PILOSA

Características clínicas

A língua pilosa é uma condição benigna que atinge de 0,5 a 3,4% da população. Também é denominada língua saburrosa e língua pilosa negra.[12]

Caracteriza-se pelo acúmulo acentuado de queratina nas papilas filiformes, dando, assim, um aspecto de pelos nos dois terços anteriores do dorso lingual, de cor negra ou amarronzada (Figura 164.7). A cor escura que recobre essa hiperplasia e hiperqueratose das papilas filiformes decorre da porfirina, um metabólito resultante da microbiota bucal, além de pigmentos externos associados

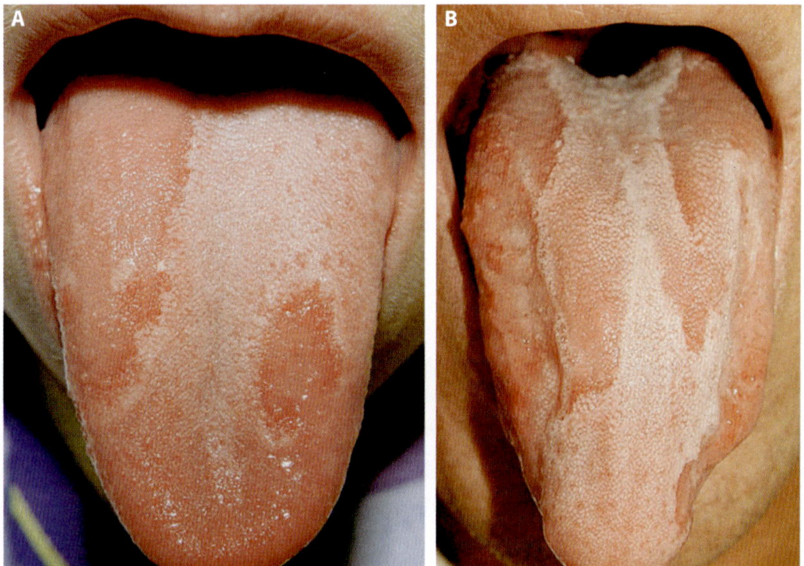

Figura 164.6 A e B. Padrões clínicos de língua geográfica.

particularmente ao tabaco e à má higiene da região. Não ocorre pigmentação de outras papilas linguais, somente das filiformes, por isso, não há pigmentação no terço posterior do dorso.

A maioria dos pacientes é assintomática, mas alguns podem apresentar halitose, alterações do paladar e náuseas, provavelmente devido a alongamentos das papilas. Algumas condições podem estar associadas, como o uso de medicamentos, especialmente antibióticos como a penicilina e a tetraciclina, além da hipossalivação, e também podem ocorrer casos idiopáticos.[12-16]

Diagnóstico e tratamento

O diagnóstico é essencialmente clínico, baseado em exame objetivo e anamnese, eliminando a necessidade de biopsia. O tratamento recomendado inclui a escovação da língua com escova macia em solução de água oxigenada a 1 ou 2%, 2 vezes/dia, combinada com práticas regulares de higiene bucal e o uso de raspadores mecânicos específicos para limpeza lingual. A cessação do tabagismo é fortemente aconselhada. Casos relacionados com o uso de antibióticos geralmente apresentam melhora após a interrupção do tratamento. Em situações idiopáticas, a aplicação periódica em consultório de agentes queratóticos, como podofilina (25% em tintura de benzoína) por 30 segundos, seguida de enxágue, pode ser benéfica.[16,17]

ATROFIA PAPILAR CENTRAL (GLOSSITE MEDIANA RÔMBICA)

Características clínicas

A maioria dos autores modernos considera essa manifestação uma infecção fúngica, e não mais como se acreditava no passado, como sendo uma alteração de desenvolvimento da língua, ocorrendo em 0,01 a 1% dos adultos, em que a lesão seria, supostamente, originada por uma falha dos processos laterais da língua na cobertura do tubérculo ímpar embrionário. Portanto, essa alteração é atualmente interpretada como uma infecção fúngica crônica, associada na maioria das vezes (90%) à colonização pela *Candida albicans*.[14,16,17]

Porém, há ainda reflexões de que, em determinados casos, a glossite mediana rômbica seja de fato uma alteração de desenvolvimento. A prevalência na doença é de aproximadamente 1%, sendo até 3 vezes mais comum em homens.

Clinicamente, a lesão manifesta-se como uma área eritematosa, plana ou lobulada, bem demarcada, na linha média da região posterior do dorso da língua (Figura 164.8). A lesão é geralmente simétrica e pode estar associada a outras áreas de infecção por cândida, não sendo incomum a visualização de lesão especular em palato devido ao contato do dorso da língua quando em repouso com o palato, conhecida como "lesão beijante ou beijadoura".[14,18]

Em geral, é uma lesão assintomática, e eventualmente pode haver queixa pelos pacientes de moderada sensação de ardência ou queimação no dorso da língua, em especial ao ingerirem alimentos quentes, condimentados ou cítricos, devido à despapilação da área, que se apresenta lisa. Histologicamente observam-se ausência de papilas filiformes e inflamação crônica intensa.[6,13,18]

Diagnóstico e tratamento

O diagnóstico é principalmente clínico, podendo ser complementado por exames como citologia esfoliativa com coloração específica para fungos e culturas em ágar Sabouraud. A biopsia raramente é necessária, exceto quando há outras hipóteses diagnósticas relevantes. Em geral, trata-se de uma manifestação local, mas se a aparência clínica for mais agressiva, é importante descartar possíveis imunossupressões sistêmicas.[18]

O tratamento é recomendado em caso de sintomas ou resultados positivos nos exames micológicos. Antifúngicos tópicos, como bochechos de nistatina ou miconazol, 4 vezes/dia por 1 minuto, são a base do tratamento, similar a outras infecções fúngicas locais. O uso de antifúngicos sistêmicos é raro. Geralmente, após 15 dias de tratamento, ocorre melhora dos sintomas e da aparência clínica, com redução da inflamação local. Contudo, o desaparecimento completo da área eritematosa é incomum, portanto, é importante informar ao paciente sobre a natureza benigna da lesão.[18,19]

LÍNGUA ATRÓFICA (LISA OU CARECA)

Características clínicas

Essa condição é também conhecida como língua careca ou glossite atrófica. Clinicamente, observa-se uma superfície lisa e brilhante no dorso da língua, com uma variação de cor que pode ir do vermelho pálido ao vermelho intenso (Figuras 164.9 e 164.10). Essa aparência resulta da atrofia generalizada das papilas filiformes e está associada classicamente a problemas nutricionais, como deficiência de vitamina B12 (pelagra), ácido fólico e ferro. No entanto, em 72,5% dos casos, os níveis desses elementos nos exames laboratoriais são normais. Outros fatores frequentemente relacionados

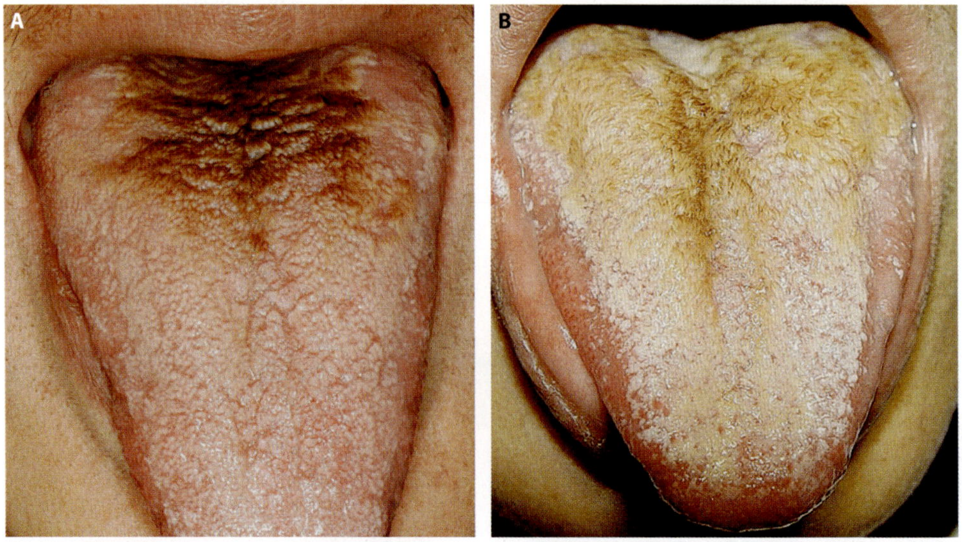

Figura 164.7 A e **B.** Língua pilosa negra caracteriza-se por hiperplasia e pigmentação das papilas filiformes, normalmente associadas a tabaco e a higiene deficiente.

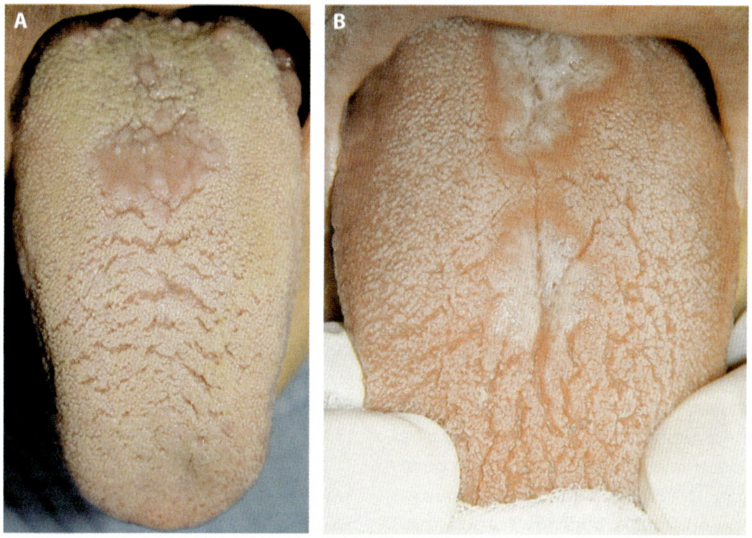

Figura 164.8 A e **B.** Aspectos clínicos da atrofia papilar central, também conhecida como glossite mediana rômbica.

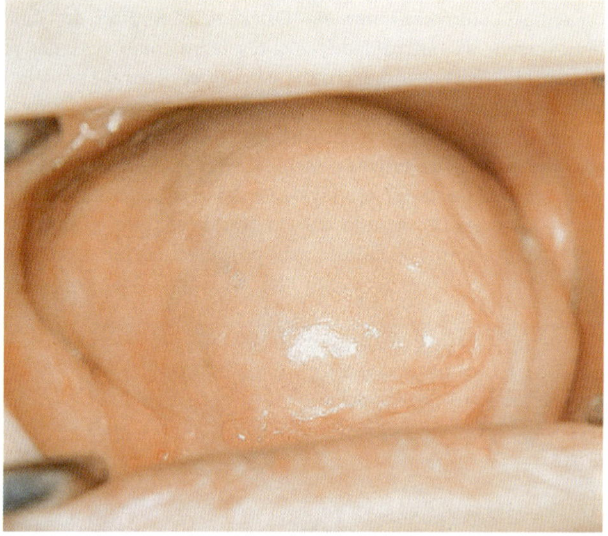

Figura 164.9 A língua careca caracteriza-se pela atrofia das papilas filiformes, podendo estar associada a estados de anemia.

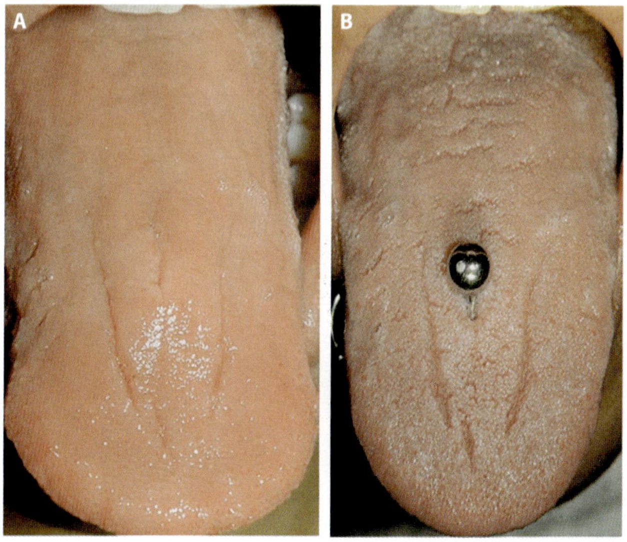

Figura 164.10 A. Língua careca idiopática de paciente jovem sem alteração sistêmica detectável; **B.** Mesmo paciente, com repapilação após duas semanas. Nota-se que o paciente adicionou um *piercing*.

incluem diabetes, doença celíaca, hipossalivação, sífilis, amiloidose e candidíase. Mais raramente, pode estar presente em condições como insuficiência cardíaca, síndrome de Sjögren, síndrome de Plummer-Vinson e síndrome de Riley-Day. Os pacientes podem não estar conscientes da presença da língua atrófica ou podem se queixar de ardência ou queimação.[12,16,20]

O diagnóstico da língua atrófica requer investigação clínica e laboratorial para avaliar as condições locais e as doenças sistêmicas frequentemente associadas. A estabilização da condição sistêmica geralmente resulta em melhora do quadro lingual.

MACROGLOSSIA

Características clínicas

A macroglossia é uma condição relativamente rara em pacientes pediátricos, caracterizada pelo aumento do volume da língua em relação ao tamanho da cavidade bucal. Pode ser de origem congênita, resultante da hipertrofia dos músculos linguais, com bases genéticas identificadas. Além disso, a macroglossia pode ser adquirida, resultando da infiltração da língua por tecidos como vasos sanguíneos ou linfáticos, ou ser provocada por doenças como mieloma, amiloidose, mucopolissacaridose ou infecções bucais.[16,21]

Em alguns casos, a língua pode parecer aumentada devido à atrofia da maxila e mandíbula, ou por hipotonia muscular, como na síndrome de Down. A macroglossia pode causar problemas funcionais e estéticos significativos, afetando a qualidade de vida dos pacientes.[21]

No exame clínico, observa-se uma língua que excede o tamanho da cavidade bucal, frequentemente com bordas crenadas devido à pressão constante dos dentes sobre a língua. Se houver ausência de dentes, essa parte da língua pode parecer expandida para preencher o espaço vazio anteriormente ocupado pelos dentes, criando uma aparência fibrosa. Traumatismos são comuns devido à dificuldade de mastigação. À palpação, a língua apresenta uma consistência mais firme do que o normal.[3,19]

Diagnóstico e tratamento

O diagnóstico inicialmente é clínico, porém, a correta identificação da causa pode demandar exames de imagem ou laboratoriais, podendo até mesmo ser descoberta por um exame de ultrassom durante a gestação.

Biopsia pode ser necessária em alguns casos, para excluir as doenças mencionadas anteriormente. A maior preocupação deve ser a manutenção das vias aéreas. Não há na literatura estudos randomizados sobre qual o melhor tratamento da macroglossia, que pode variar de medidas locais para resolução do problema de base e até evoluir para variadas técnicas cirúrgicas visando diminuir o volume da língua. De qualquer maneira, o controle da higiene e a eliminação ou redução de qualquer estímulo inflamatório devem ser rigorosos. O melhor tratamento de macroglossia de causa genética ou natureza idiopática permanece desafiador.[21]

ANQUILOGLOSSIA (LÍNGUA PRESA)

Características clínicas

Etimologicamente, a palavra anquiloglossia vem do grego *agkilos* (curva ou torta) e *glossa* (língua), sendo popularmente referida como língua presa. Esse termo é utilizado em diferentes situações clínicas: quando a língua está aderida ao assoalho da boca ou quando o freio lingual é curto (Figura 164.11). A anquiloglossia pode ser observada em neonatos, crianças ou adultos, podendo acarretar problemas funcionais e anatômicos em diferentes situações da vida diária. A prevalência da anquiloglossia pode variar de 0,1 a 10,7%, e a explicação para essa variação parece ser mais uma vez a falta de critérios diagnósticos a serem observados por todos os estudos avaliados. Em geral, os homens parecem ser mais afetados, porém, alguns estudos encontram valores inversos ou semelhantes na diferença entre os sexos. Nenhuma relação étnica foi encontrada.[16,22]

Clinicamente, os sinais e sintomas mais observados devem-se às limitações de movimento da língua durante a fala, mastigação e algumas situações diárias que se tornam dificultadas pela limitação mecânica de movimento, além de problemas relacionados, como recessão gengival e má-oclusão.[16]

Diagnóstico e tratamento

O diagnóstico é clínico, objetivo e subjetivo, baseado na avaliação histórica das potenciais limitações causadas pela anquiloglossia, relacionadas com a fala e com as atividades diárias normais. Após criteriosa avaliação clínica, a frenectomia costuma ser a estratégia terapêutica mais adotada, com técnicas cirúrgicas de bisturi a frio, ou eletrocautério ou *laser* de alta intensidade de CO_2, diodo ou érbio, porém, não há suficientes subsídios na literatura para avaliar qual das técnicas teria resultado terapêutico superior. Cabe ressaltar que o trabalho interdisciplinar com a fonoaudiologia deve ser estimulado sempre que possível durante a fase de diagnóstico e pós-tratamento cirúrgico, para que todas as habilidades fonéticas possam ser alcançadas corretamente.[22]

VARIZES SUBLINGUAIS

Características clínicas

As varicosidades, ou varizes sublinguais, consistem em veias anormalmente dilatadas, bastante comuns em pacientes idosos, portanto, a idade parece ser um agente etiológico importante. Quando ocorre em pacientes jovens, pode estar relacionada com síndromes congênitas como síndrome de Osler ou síndrome de Fabry. Clinicamente, as varicosidades se apresentam como vesículas papulares, múltiplas, azul-purpúreas, na margem lateral e no ventre da língua (Figura 164.12).[3,16,19]

Geralmente são assintomáticas, exceto quando ocorre trombose secundária. As varizes podem ocorrer em outras regiões da boca, como lábios e mucosa jugal, e essas varicosidades solitárias apenas são notadas quando sofrem trombose, que se apresenta clinicamente como aumento azul-purpúreo, firme e indolor.

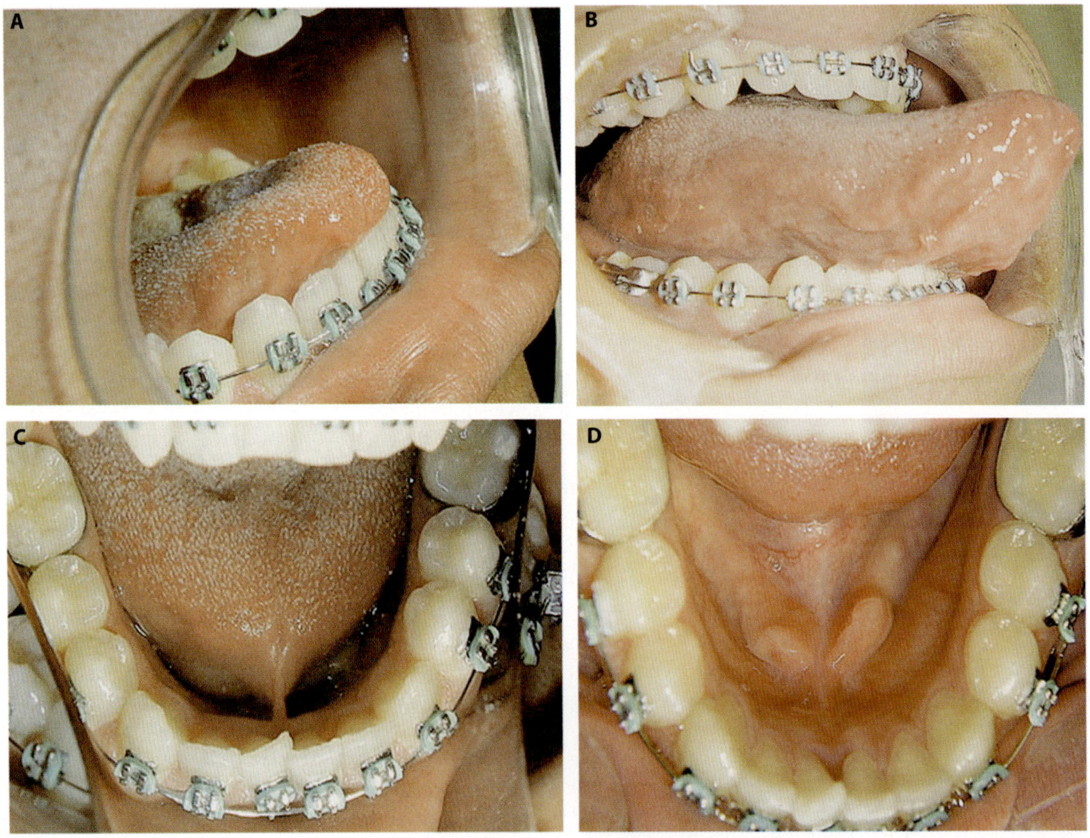

Figura 164.11 A e **B.** Anquiloglossia: no início, o paciente não conseguia movimentar a língua em extrusão; **C.** Inserção do freio lingual no rebordo alveolar, **D.** Após frenectomia realizada com *laser* de alta intensidade, o paciente recuperou os movimentos linguais normais. A exata patogênese da língua presa é desconhecida.

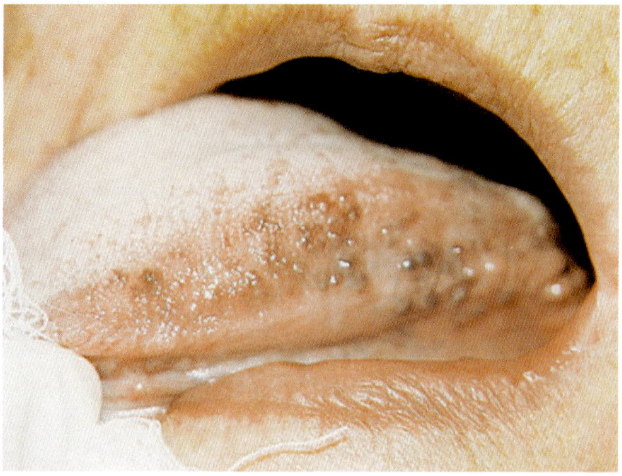

Figura 164.12 Varicosidades linguais exuberantes em paciente idoso.

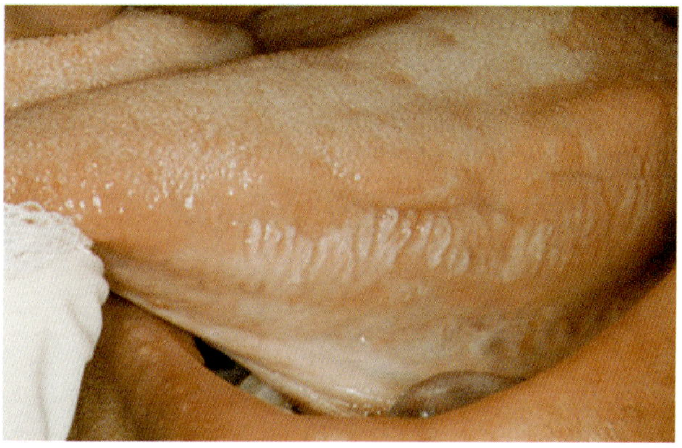

Figura 164.13 Língua pilosa em paciente positivo para o vírus da imunodeficiência humana antes do início da terapia antirretroviral.

A prevalência média de ocorrência na população em geral é de 16%, mas esse número aumenta bastante, chegando a cerca de 60% em pacientes idosos.[13,23,24]

Alguns estudos tentaram correlacionar sua presença a outras condições sistêmicas como hipertensão, varizes em pernas e doenças cardiorrespiratórias. Foram encontradas associações positivas com probabilidade (*odds ratio* [OR] ou razão de chance) em relação à idade (OR: 1,1), ao tabaco (OR: 2,4) e a doenças cardiovasculares (OR: 2,7).[24]

Diagnóstico e tratamento

As varicosidades linguais são assintomáticas e podem necessitar de tratamento por motivos estéticos e raramente por limitações funcionais. O *laser* de diodo de alta intensidade demonstrou ser um tratamento bastante eficiente, quando necessário.[24]

LEUCOPLASIA PILOSA ORAL

Características clínicas

A língua pilosa oral (LPO) é uma condição benigna de baixa morbidade, causada pelo vírus Epstein-Barr (EBV), comumente encontrada em pacientes imunossuprimidos, especialmente aqueles positivos para o vírus da imunodeficiência humana (HIV). O EBV é um herpes-vírus humano associado a diversas doenças, como mononucleose, linfoma e carcinoma nasofaríngeo, sendo que cerca de 95% dos adultos possuem sorologia positiva para o vírus.[3,19,25]

A LPO é caracterizada pela replicação abundante do EBV em células epiteliais. Clinicamente, manifesta-se como uma placa branca corrugada na borda lateral da língua, que não é removida pela raspagem (Figura 164.13). Costuma ser assintomática, mas ocasionalmente o paciente pode queixar-se de sensação de queimação na região. Mais de 50% dos casos de LPO podem apresentar colonização fúngica, especialmente por cândida, sobreposta à lesão. A condição é mais comum em homens e em pacientes com contagem de células CD4 abaixo de 200 células/mm^3.[25]

Diagnóstico e tratamento

O diagnóstico da LPO no tratamento de rotina do paciente imunossuprimido é suficiente para o diagnóstico presuntivo. Quando o diagnóstico definitivo é necessário, pode-se realizar uma citologia esfoliativa ou biopsia da área, pois as características histológicas são típicas, e a identificação do vírus somente é atingida por hibridização *in situ*, reação em cadeia da polimerase (PCR, *polymerase chain reaction*), imuno-histoquímica, *southern blotting* ou microscopia eletrônica.

Em geral, o tratamento específico da LPO não é necessário, embora leve desconforto ou necessidades estéticas possam requerer terapêutica específica.

Os protocolos antivirais sistêmicos (HAART, *highly active antiretroviral therapy*) regulares para controle do HIV em geral são suficientes para a melhora clínica do paciente. O tratamento tópico com retinoides ou podofilina resultou em melhora temporária; remoção cirúrgica e criocirurgia foram relatadas por alguns autores.[25]

ÚLCERA TRAUMÁTICA

Características clínicas

Devido às particularidades da mucosa bucal, frequentemente é acometida por traumas que podem resultar em úlceras. Essas úlceras podem ser causadas por traumas mecânicos relacionados com próteses, dentes e alimentos.

Os traumas físicos estão relacionados principalmente com lesões térmicas provocados por alimentos quentes, como o causado pela extrema temperatura do queijo da pizza em palato, e eventualmente traumas químicos devido ao uso incorreto de medicações, por exemplo, o uso de ácido acetilsalicílico na forma de comprimido, aplicado topicamente à mucosa oral, na tentativa de aliviar alguma dor de origem odontogênica.[16]

A úlcera traumática mais comum em língua é causada por trauma mecânico infligido pelo próprio paciente durante a mastigação (Figura 164.14). Caracteriza-se por aparecimento rápido (agudo) após o trauma, acompanhado de dor intensa; caso o agente traumático permaneça, essa úlcera se torna crônica. Quando o trauma é removido, a úlcera tende a cicatrizar em até 15 dias, na maioria dos casos. Um tipo histopatológico único de ulceração traumática crônica da mucosa bucal é a ulceração eosinofílica, que exibe profunda reação inflamatória pseudoinvasiva, a qual regride de forma bastante lenta. O fato interessante é que essas úlceras tendem a regredir após a realização de uma biopsia incisional.[3,19]

Clinicamente, as úlceras são circundadas por área eritematosa e apresentam uma pseudomembrana central destacável, fibrinopurulenta e amarelada, podendo desenvolver margem endurecida branca de hiperqueratose imediatamente adjacente à área ulcerada. As ulcerações eosinofílicas são mais comuns, mas pouco relatadas, ocorrem em pessoas de todas as idades e acometem mais homens, sendo a maioria na língua e podendo permanecer de 1 semana a 8 meses. Essas ulcerações se parecem muito com as úlceras traumáticas simples, porém, o tecido de granulação proliferativo subjacente pode resultar em lesão elevada e parecida com granuloma piogênico.[3,19]

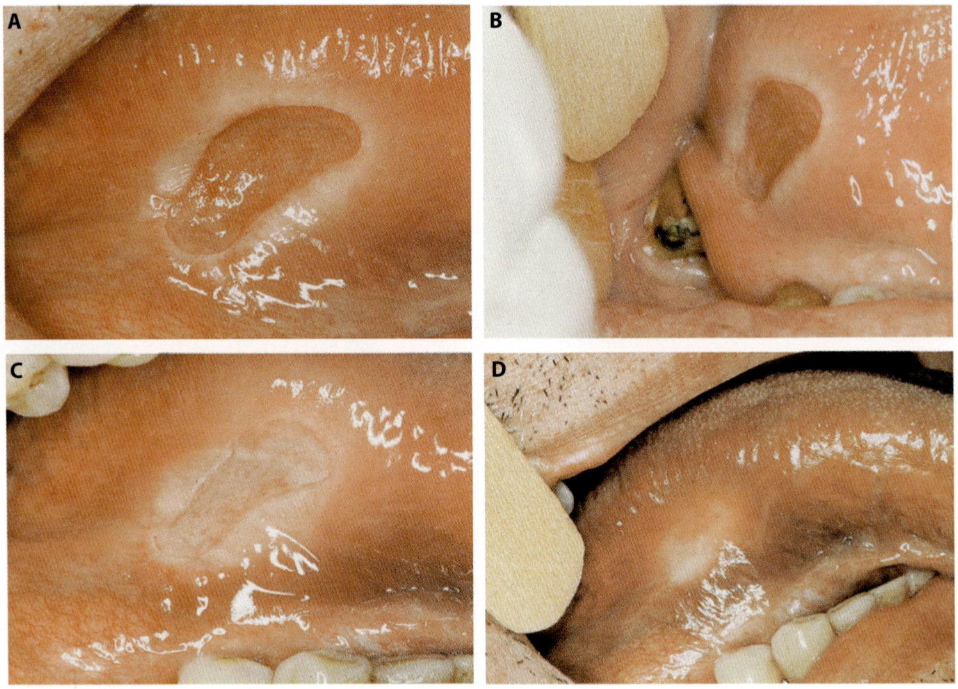

Figura 164.14 **A.** Úlcera traumática crônica com 30 dias de evolução; **B.** Causada pela raiz fraturada do molar; **C.** Sete dias após a remoção da raiz; **D.** Reparação com cicatriz após 4 semanas.

Diagnóstico e tratamento

Um exame clínico minucioso é suficiente para estabelecer o diagnóstico, desde que se observe a causa traumática envolvida, que deve ser removida imediatamente. Medicações tópicas ou sistêmicas só devem ser utilizadas se o objetivo for o controle da dor, como colutórios anestésicos e anti-inflamatórios. O uso de corticosteroide tópico em orabase é tido como controverso, pois alguns autores consideram que esse medicamento pode retardar a cicatrização. Muitos profissionais, porém, têm regularmente utilizado a corticoterapia tópica em orabase com sucesso, quando necessário. Deve-se ter em mente que, se o trauma foi efetivamente removido, a lesão cicatrizará em até 15 dias; se isso não ocorrer, deve-se obrigatoriamente reavaliar o diagnóstico inicial. Essa regra clínica deveria ser utilizada por todos os profissionais que lidam com paciente: "após 15 dias de tratamento, caso a lesão não evolua satisfatoriamente, devemos reavaliar nosso diagnóstico".[3,19]

CARCINOMA EPIDERMOIDE

Características clínicas

No Brasil, são registrados mais de 15.100 novos casos de câncer de boca anualmente, com uma predominância média de 2,4 homens para cada mulher afetada. O número de mortes decorrentes dessa doença atinge 6.338, sendo 4.878 homens e 1.460 mulheres, conforme dados de 2021. O carcinoma epidermoide é responsável por 95% desses novos casos a cada ano.[26-28]

Oitenta por cento dos casos estão associados ao consumo excessivo de tabaco e álcool. Aproximadamente metade dos casos afeta a língua. A etiologia do câncer de boca é multifatorial, envolvendo uma combinação de fatores intrínsecos e extrínsecos, sem que um único agente carcinogênico atue isoladamente. A hereditariedade parece não desempenhar um papel significativo na causa do carcinoma epidermoide. A maioria dos casos é diagnosticada em estágios avançados, em parte devido à ausência de dor nas fases iniciais da lesão, o que retarda a busca por ajuda profissional por parte do paciente, ou devido a diagnósticos incorretos no primeiro atendimento. Em geral, os pacientes levam de 4 a 8 meses após notarem alguma alteração na boca para procurar ajuda profissional, o que destaca a importância deste tema nesta seção do capítulo.

O carcinoma epidermoide pode se manifestar de diversas formas clinicamente, podendo ser exofítico (aumento de volume), endofítico (úlcera), leucoplásico (mancha branca), eritroplásico (mancha vermelha) ou leucoeritroplásico (mancha com áreas vermelhas e brancas). As lesões iniciais tendem a ser leucoplásicas ou eritroplásicas, sem apresentar aumento de volume ou ulceração.[3,19]

A língua é o local mais comum de ocorrência, geralmente afetando a lateral posterior e a face ventral. Dois terços dos carcinomas de língua se apresentam com aumento de volume ou úlceras endurecidas e indolores na margem lateral posterior, enquanto 20% afetam as superfícies anterior lateral ou ventral, e apenas 4% ocorrem no dorso da língua (Figura 164.15). Este tipo de câncer é especialmente prevalente em pacientes jovens.[3,27]

Diagnóstico e tratamento

O diagnóstico definitivo do carcinoma epidermoide de boca requer uma biopsia incisional realizada com bisturi, *punch* ou saca-bocados. É crucial escolher uma área representativa, evitando regiões com muita necrose, o que pode complicar ou impedir a interpretação do laudo histopatológico. Não deve haver receio por parte do profissional quanto ao risco de estimular metástases à distância, pois a disseminação do carcinoma epidermoide de língua ocorre principalmente pela cadeia linfática. É fundamental compreender que, sem um diagnóstico definitivo, o paciente não poderá ser encaminhado adequadamente para centros especializados em oncologia.[26,28]

O tratamento primário é cirúrgico, podendo ser complementado com radioterapia, adjuvante ou exclusiva, dependendo do estágio da doença e do protocolo terapêutico adotado. A quimioterapia ainda desempenha um papel importante como estratégia adjuvante ou paliativa em casos avançados; apesar dos avanços recentes na área, a imunoterapia tem demonstrado ser uma opção em determinadas situações.[28]

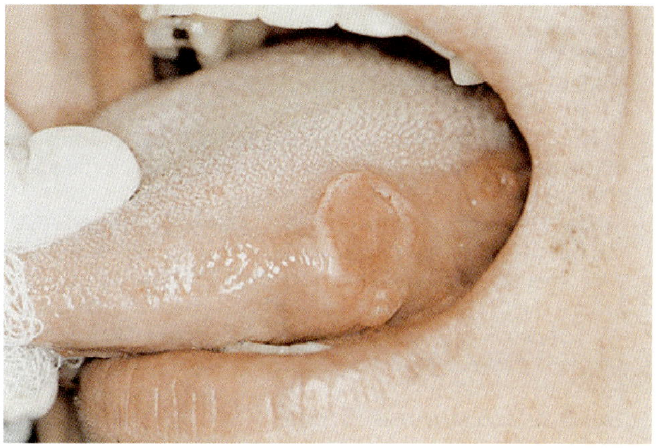

Figura 164.15 Úlcera de bordas elevadas e endurecidas na borda da língua, indolor, com 2 meses de evolução; aspecto clínico típico do carcinoma epidermoide.

TUMOR DE CÉLULAS GRANULARES

Características clínicas

O tumor de células granulares é uma neoplasia benigna rara que pode ocorrer em qualquer região do corpo. Cinquenta porcento dos casos afetam cabeça e pescoço e, destes, 70% na cavidade bucal, especialmente a língua (dorso), mucosa bucal e o palato duro. Sua origem permanece incerta, apesar de colorações de imuno-histoquímica sugerirem sua origem nas células de Schwann, porém, estudos mais recentes com novos marcadores indicam sua origem a partir de células neuroendócrinas. Os pacientes acometidos por esse tumor geralmente estão entre a segunda e a sexta décadas de vida, com predominância de mulheres (2:1) e negros. A lesão se apresenta na forma de nódulo (Figura 164.16) ou pápula menor de 2 cm de diâmetro, solitária, séssil, assintomática, recoberta por mucosa normal ou discretamente amarelada.[29]

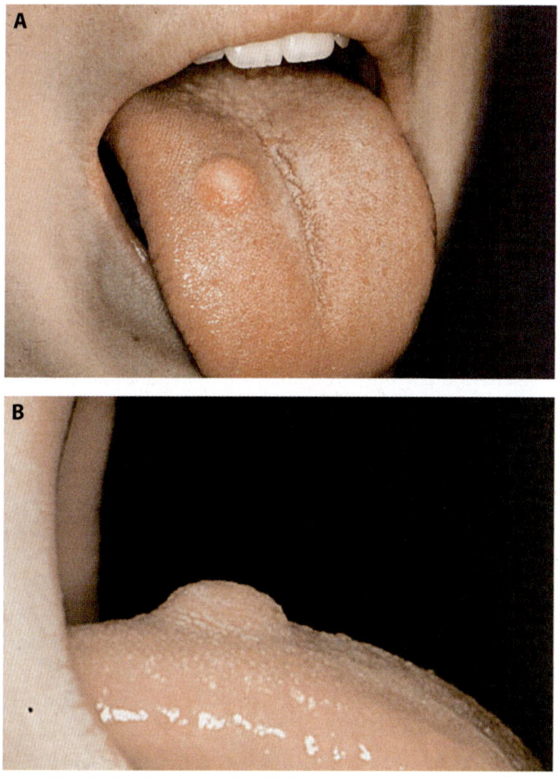

Figura 164.16 A e B. Tumor de células granulares em dorso de língua.

Diagnóstico e tratamento

O diagnóstico é estabelecido pelas características clínicas, em especial em nódulos de dorso de língua, mas, em definitivo, somente pelo exame histopatológico. Histologicamente, é uma lesão não encapsulada, composta de grandes células poligonais com abundante citoplasma eosinofílico pálido, granular e pequeno núcleo vesiculado. As células se apresentam em camadas, mas podem ser encontradas em cordões e ninhos, parecendo infiltrar os tecidos adjacentes. O melhor tratamento é a cirurgia local conservadora, que por vezes se confunde com a biopsia excisional, sendo a recidiva local extremamente rara. Alguns poucos casos de tumores de células granulares malignos foram relatados.[3,19,29]

REFERÊNCIAS BIBLIOGRÁFICAS

1. Rizzolo RJ, Madeira MC. Anatomia facial com fundamentos de anatomia. São Paulo: Sarvier; 2004. 350 p.
2. Dotiwala AK, Samra NS. Anatomy, head and neck, tongue. 2023 Aug 21 [Acesso em: 2024 Jul]. In: StatPearls [Internet]. Treasure Island (FL): StatPearls Publishing; 2024 Jan–.
3. Marcucci G (editor). Fundamentos de Odontologia - Estomatologia. Editora Santos; 2020. p. 257–66.
4. Minelli L, Minelli LD, Minelli HH. Estudo clínico-epidemiológico da língua plicata. Rev Bras Med [Internet]. 1994 [Acesso em: 2024 Jul];51(3):183-209.
5. Assimakopoulos D, Patrikakos G, Fotika C, Elisaf M. Benign migratory glossitis or geographic tongue: an enigmatic oral lesion. Am J Med [Internet]. 2002 Dec 15 [Acesso em: 2024 Jul];113(9):751-5.
6. Milo-lu Ö, Göregen M, Akgül HM, Acemo-lu H. The prevalence and risk factors associated with benign migratory glossitis lesions in 7619 Turkish dental outpatients. Oral Surg Oral Med Oral Pathol Oral Radiol Endod [Internet]. 2009 Feb [Acesso em: 2024 Jul];107(2):e29-33.
7. Pereira RP, Oliveira JM, Pauletto P, Munhoz EA, Guerra EN, Massignan C et al. Worldwide prevalence of geographic tongue in adults: A systematic review and meta-analysis. Oral Dis [Internet]. 2023 Nov [Acesso em: 2024 Jul];29(8):3091-100.
8. Femiano F. Geographic tongue (migrant glossitis) and psoriasis. Minerva Stomatol [Internet]. 2001 Jun [Acesso em: 2024 Jul];50(6):213-7.
9. Migliari DA, Penha SS, Marques MM, Matthews RW. Consideraciones en el diagnóstico de psoriasis oral: Presentación de un caso clínico. Medicina Oral [Internet]. 2004 [Acesso em: 2024 Jul];9(4):300-3.
10. Costa SC, Hirota SK, Takahashi MD, Andrade H, Migliari DA. Oral lesions in 166 patients with cutaneous psoriasis: A controlled study. Med Oral Patol Oral Cir Bucal [Internet]. 2009 [Acesso em: 2024 Jul];14(8):371-5.
11. de Campos WG, Esteves CV, Fernandes LG, Domaneschi C, Júnior CA. Treatment of symptomatic benign migratory glossitis: A systematic review. Clin Oral Investig [Internet]. 2018 [Acesso em: 2024 Jul];22(7):2487-93.
12. McNally MA, Langlais RP. Conditions peculiar to the tongue. Dermatol Clin [Internet]. 1996 [Acesso em: 2024 Jul];14(2):257-72.
13. Byrd JA, Bruce AJ, Rogers RS. Glossitis and other tongue disorders. Dermatol Clin [Internet]. 2003 [Acesso em: 2024 Jul];21(1):123-34.
14. Laskin DM, Giglio JA, Rippert ET. Differential diagnosis of tongue lesions. Quintessence Int [Internet]. 2003 May [Acesso em: 2024 Jul];34(5):331-42.
15. Bánóczy J, Rigó O, Albrecht M. Prevalence study of tongue lesions in a Hungarian population. Community Dent Oral Epidemiol [Internet]. 1993 Aug [Acesso em: 2024 Jul];21(4):224-6.
16. Reamy BV, Derby R, Bunt CW. Common tongue conditions in primary care. Am Fam Physician [Internet]. 2010 Mar 1 [Acesso em: 2024 Jul];81(5):627-34.
17. Avcu N, Kanli A. The prevalence of tongue lesions in 5150 Turkish dental outpatients. Oral Dis [Internet]. 2003 [Acesso em: 2024 Jul];9(4):188-95.
18. Putra Gofur NR. The correlation between median rhomboid glossitis and fungal infection: A review article. Biomed J Sci Tech Res [Internet]. 2020 [Acesso em: 2024 Jul];32(4):25202-4.

19. Neville BW, Damm DD, Allen CM, Chi AC. Oral and maxillofacial pathology. 5th ed. Elsevier; 2023.
20. Lee HJ, Jo DY. Images in clinical medicine. A smooth, shiny tongue. N Engl J Med [Internet]. 2009 Feb 5 [Acesso em: 2024 Jul];360(6):e8.
21. Dietrich E, Grimaux X, Martin L, Samimi M. Etiological diagnosis of macroglossia: Systematic review and diagnostic algorithm. Ann Dermatol Venereol [Internet]. 2022 [Acesso em: 2024 Jul];149(4):228-37.
22. Frezza A, Ezeddine F, Zuccon A, Gracco A, Bruno G, De Stefani A. Treatment of ankyloglossia: A review. Children [Internet]. 2023 [Acesso em: 2024 Jul];10(11):1-10.
23. McNally MA, Langlais RP. Conditions peculiar to the tongue. Dermatol Clin [Internet]. 1996 Apr [Acesso em: 2024 Jul];14(2):257-72.
24. Mangold AR, Torgerson RR, Rogers RS 3rd. Diseases of the tongue. Clin Dermatol [Internet]. 2016 [Acesso em: 2024 Jul];34(4):458-69.
25. Khammissa RA, Fourie J, Chandran R, Lemmer J, Feller L. Epstein-Barr virus and its association with oral hairy leukoplakia: A short review. Int J Dent [Internet]. 2016 [Acesso em: 2024 Jul]; 2016:4941783.
26. Moore SR, Johnson NW, Pierce AM, Wilson DF. The epidemiology of tongue cancer: A review of global incidence. Oral Dis [Internet]. 2000 [Acesso em: 0224 Jul];6(2):75-84.
27. Santos MO, Lima FC, Martins LF, Oliveira JF, Almeida LM, Cancela MC. Estimativa de incidência de câncer no Brasil, 2023-2025. Rev Bras Cancerol [Internet]. 2023 Fev [Acesso em: 2024 Jul];69(1):e-213700.
28. Warnakulasuriya S, Kerr AR. Oral cancer screening: Past, present, and future. J Dent Res [Internet]. 2021 [Acesso em: 2024 Jul];100(12):1313-20.
29. Haikal F, Maceira J, Dias E, Ramos-E-Silva M. Histogenesis of Abrikossoff tumour of the oral cavity. Int J Dent Hyg [Internet]. 2010 Feb [Acesso em: 2024 Jul];8(1):53-62.

CAPÍTULO 165

Manifestações Orais das Doenças Sistêmicas

Allex Itar Ogawa • Ali Mahmoud

INTRODUÇÃO

O exame oral é capaz de detectar pequenas alterações que isoladamente não revelam um diagnóstico, mas quando associado a história e exame clínicos pode ser fundamental para definir qual o problema que acomete o paciente.

Há pelo menos 200 doenças sistêmicas que cursam com lesões orais. Muitas vezes, as manifestações orais são a primeira evidência da doença sistêmica e, em outros casos, a lesão oral aparece paralelamente à doença de base ou no decorrer do quadro.[1]

A apresentação da lesão oral varia bastante, sendo importante correlacionar todos os sintomas referidos na história clínica/interrogatório dos diversos aparelhos para o diagnóstico adequado.[2]

O enfoque deste capítulo são as principais doenças sistêmicas que podem cursar com lesões orais, conforme Tabela 165.1.

DOENÇAS AUTOIMUNES

Lúpus eritematoso sistêmico

O lúpus eritematoso sistêmico (LES) é uma doença autoimune, multissistêmica crônica, cuja característica é o desenvolvimento de focos inflamatórios em vários tecidos e órgãos. A doença evolui com períodos de exacerbações e remissões. Acomete predominantemente mulheres jovens (15 a 45 anos), com proporção mulher/homem de 9:1.[3]

Os sintomas constitucionais são bastante frequentes (90% apresentam fadiga, 80% febre, 60% emagrecimento), mas inespecíficos. Os locais mais caracteristicamente envolvidos pelo processo patológico do LES são pele, articulações, membranas serosas, rins e sistema nervoso central.[4]

A lesão de pele mais característica é a erupção malar ou em "asa de borboleta" (50%). A fotossensibilidade (70%), também lesão específica do LES, é o surgimento de uma erupção cutânea eritematosa após exposição aos raios solares. A lesão cutânea crônica do LES é representada pelo lúpus discoide (eritema, atrofia central, hiper ou hipopigmentação, telangiectasias, rolhas foliculares e hiperqueratose). Envolvimento mucoso ocorre em 50% dos pacientes. As manifestações orais incluem ulcerações superficiais de mucosa oral circunscritas com halo eritematoso e leucoplasias (Figuras 165.1 e 165.2). A localização predominante é no palato duro e mucosa jugal. Em pacientes com lúpus discoide crônico as lesões se apresentam como pápulas ou placas queratóticas (Figura 165.3) com alteração da pigmentação, fotossensíveis ou atróficas no lábio. Diferentemente das lesões dolorosas do lúpus discoide, as lesões do LES são indolores.[5]

Quase todos os pacientes com LES apresentam poliartralgias e mialgias, que, portanto, representam as manifestações mais comuns. A artrite lúpica é mais comum nas mãos, punhos e joelhos de padrão assimétrico, distal e migratório.[3,4]

A dor pleurítica é uma manifestação frequente no LES, e é mais comum do que o achado radiográfico de derrame pleural. O derrame pericárdico é muito comum, mas o tamponamento e a pericardite constritiva são infrequentes.[3,4]

A glomerulonefrite lúpica é um dos critérios diagnósticos de LES, sendo evidenciado pelo achado de proteinúria ou identificação de cilindros celulares no sedimento urinário.[3,4]

Tabela 165.1 Doenças sistêmicas que podem cursar com lesão oral.

Doença	Causa	Manifestação sistêmica	Manifestação oral	Exames subsidiários	Tratamento da lesão oral
Lúpus eritematoso sistêmico	Autoimune	*Rash* malar, fotossensibilidade, artrite, pleurite/pericardite	Úlceras superficiais indolores com halo eritematoso em palato e mucosa jugal	Sorologias: FAN, anti-DNA, anti-Sm	Corticosteroide tópico
Síndrome de Sjögren	Autoimune	Xeroftalmia, xerostomia, vaginismo, ressecamento nasal	Cáries, sinais de candidíase, ressecamento oral	Biopsia de glândula salivar e sorologias: anti-Ro, anti-La, FAN, FR	Ingesta hídrica, sialogogos, evitar anti-histamínicos, atentar para candidíase oral
Esclerodermia	Autoimune	Fenômeno de Raynaud, esclerodactilia, pele endurecida e fina	Gengivite, ressecamento oral, perda dentária, lesões endurecidas na mucosa	Quadro clínico, tomografia de tórax, anticorpo antinúcleo	Ingesta hídrica, sialogogos, avaliação do dentista
Polimiosite (PM) e dermatomiosite (DM)	Autoimune	Fraqueza muscular proximal e simétrica, *rash* cutâneo na DM	Úlceras superficiais, petéquias, lesões atróficas, leucoplasias	Enzimas musculares, eletromiografia, biopsia de músculo	Tratamento da doença de base: glicocorticoides
Doença de Kawasaki	Vasculite	Adenopatia cervical, febre, *rash* cutâneo	Lábio seco e eritematoso, língua "em morango"	Quadro clínico	Tratamento da doença de base: imunoglobulina e salicilato
Granulomatose de Wegener	Vasculite	Sinusites de repetição, epistaxe, perfuração septal, otite média serosa	Gengivite, hiperplasia gengival "em morango"	Biopsia e sorologia ANCA-c	Tratamento da doença de base: esteroides e imunossupressores
Doença de Behçet	Vasculite	Úlceras genitais, uveíte	Úlceras orais recorrentes	Quadro clínico	Corticosteroides tópicos
Poliarterite nodosa	Vasculite	Nódulos subcutâneos, dor testicular, necrose digital, dor mesogástrica	Petéquias ou áreas de necrose puntiformes	Arteriografia dos vasos celíacos, mesentéricos e renais, biopsia	Tratamento da doença de base: esteroides e imunossupressores

(continua)

Tabela 165.1 Doenças sistêmicas que podem cursar com lesão oral. (*Continuação*)

Doença	Causa	Manifestação sistêmica	Manifestação oral	Exames subsidiários	Tratamento da lesão oral
Púrpura de Henoch-Schönlein	Vasculite	Púrpura palpável em nádegas e membros inferiores, artralgia, artrite, dor abdominal	Petéquias em palato mole ou duro	Quadro clínico	Tratamento da doença de base: sintomáticos ou, nos casos graves, prednisona
Doença de Crohn	Gastrintestinal	Diarreia crônica, dor abdominal, emagrecimento, doença perianal	Edema labial, queilite angular, gengivite, úlceras aftoides	Ileocolonoscopia com biopsias, enema opaco	Tratamento da doença de base: aminossalicilatos
Anemia ferropriva	Hematológica	Fraqueza, mal-estar	Palidez da mucosa oral, língua lisa e sensível	Ferritina, hemograma, ferro sérico	Reposição de ferro
Anemia por deficiência de vitamina B12	Hematológica	Fraqueza, mal-estar, parestesias de extremidades, espasticidade de membros inferiores	Glossite atrófica, sensação dolorosa na língua	Hemograma, dosagem de vitamina B12	Reposição parenteral de vitamina B12
Anemia por deficiência de folato	Hematológica	Fraqueza, mal-estar	Glossite atrófica, sensação dolorosa na língua	Hemograma, dosagem de folato	Reposição oral de folato
Leucemias	Hematológica	Perda de peso, febre, fraqueza, adenopatia cervical	Gengivite, úlceras, hemorragias	Hemograma, biopsia de medula	Tratamento da doença de base: quimioterapia
Sarcoidose	Pulmonar	Perda de peso, sudorese noturna, fadiga, mialgia	Lesões ulceradas indolores, nodulares, múltiplas na gengiva, mucosa jugal, lábio e palato	Biopsia e radiografia de tórax	Tratamento da doença de base: corticosteroides

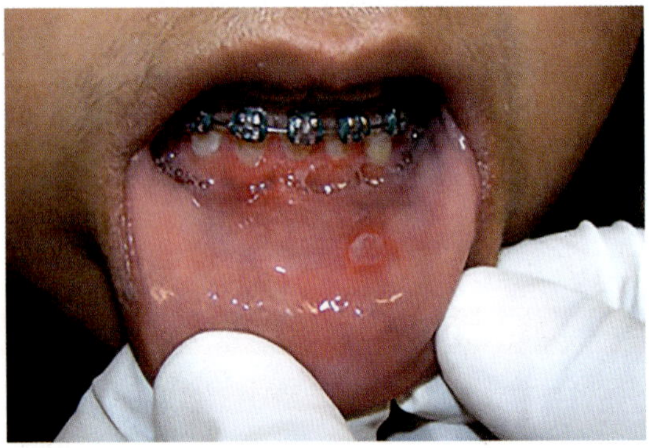

Figura 165.1 Úlcera no lábio inferior provocada pelo lúpus eritematoso sistêmico.

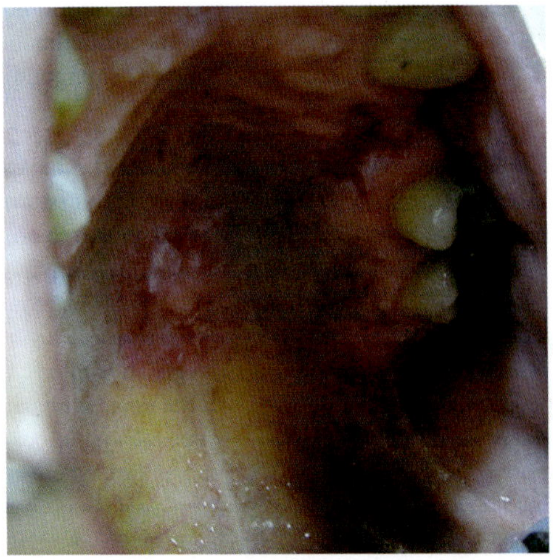

Figura 165.2 Lesão de mucosa provocada pelo lúpus eritematoso sistêmico. (Cortesia de: Prof. Dr. Ivan D. Miziara.)

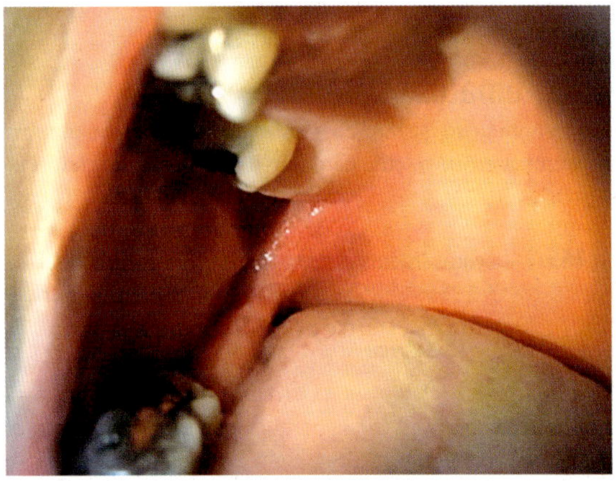

Figura 165.3 Placa branca no trígono retromolar direito provocada pelo lúpus eritematoso sistêmico.

A manifestação neurológica mais frequente é a cefaleia do tipo enxaqueca, geralmente pouco responsiva a analgésicos. As convulsões podem ser do tipo grande mal, pequeno mal ou mesmo focais. O acidente vascular cerebral (AVC) isquêmico pode ser resultado de três processos: trombose, vasculite ou embolia.[3,4]

As manifestações laboratoriais específicas incluem 1) FAN (fator antinuclear fluorescente): muito sensível, considerado teste de triagem (título ≥ 1:80); 2) anti-DNA dupla hélice: bastante específico e correlação com a nefrite lúpica; 3) anti-Sm (anti-Smith): altamente específico para o LES; 4) anti-Ro (SS-A) e anti-La (SS-B): presentes nos raros casos de LES com FAN negativo, associados a síndrome de Sjögren (frequentemente relacionada com LES); 4) VDRL (*venereal disease research laboratory*) falso-positivo: pode estar relacionado com a síndrome anti-fosfolípide.[5]

Os critérios de classificação para LES da Aliança Europeia de Associações de Reumatologia (EULAR; anteriormente conhecida como Liga Europeia Contra o Reumatismo/Colégio Americano de Reumatologia) foram desenvolvidos para melhorar a detecção de LES de início precoce ou recente, bem como melhorar a sensibilidade e especificidade em comparação com critérios anteriores. A classificação para LES exige a presença de anticorpos antinucleares (FAN) positivos como critério de entrada. Os critérios aditivos consistem em sete categorias clínicas (constitucionais, hematológicas, neuropsiquiátricas, mucocutâneas, serosas, musculoesqueléticas, renais) e três imunológicas (anticorpos antifosfolípides, proteínas do complemento, anticorpos específicos do LES), cada uma das quais é ponderada de 2 a 10. Os pacientes são classificados como portadores de LES com pontuação de 10 ou mais pontos.[5]

O tratamento da doença inclui esteroides sistêmicos e imunossupressores. Os corticosteroides constituem a pedra angular da terapêutica do LES. As drogas citotóxicas (ciclofosfamida, azatioprina, clorambucila) combinadas ou não aos corticosteroides são reservadas para acometimentos graves da doença. Os antimaláricos (cloroquina) são utilizados com bons resultados no controle das manifestações dermatológicas e estão relacionados com menores índices de recidiva, permitindo poupar corticoides.[3-6]

O tratamento das lesões orais pode ser feito com corticosteroides tópicos. Saliva artificial nos casos de xerostomia. Avaliação odontológica deve ser feita periodicamente.[3-6]

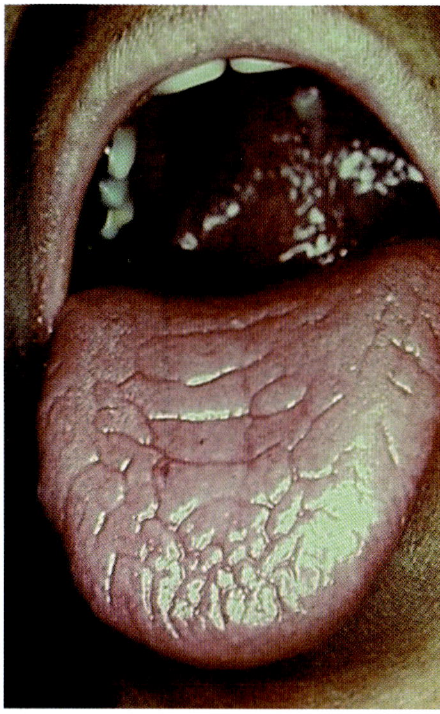

Figura 165.4 Atrofia papilar lingual ocasionada pela síndrome de Sjögren. (Cortesia de: Prof. Dr. Ivan D. Miziara.)

Síndrome de Sjögren

A síndrome de Sjögren (SS) é uma doença inflamatória crônica, caracterizada pela infiltração linfocitária progressiva de glândulas exócrinas, predominantemente as salivares e as lacrimais. O achado mais característico da doença é a síndrome *sicca*, que resulta da menor produção de saliva e lágrima. Pode ser encontrada em até 3% da população geral, é mais comum em mulheres (9:1) e mais frequente na quarta e quinta décadas de vida. Pode ser primária, quando ocorre isoladamente (síndrome *sicca*), ou secundária, quando ocorre acompanhada de doenças do tecido conectivo.[7]

Na maioria dos pacientes, a SS segue um curso lento e benigno. As manifestações mais comuns são a ceratoconjuntivite seca e a xerostomia. A diminuição da produção de saliva e a infiltração das glândulas da mucosa esofagiana, com redução da motilidade, podem causar disfagia, principalmente para sólidos. A mucosa oral pode apresentar atrofia, com fissuras inflamatórias e ulcerações, sendo frequente a halitose e a ocorrência de cáries (Figura 165.4). Outras manifestações otorrinolaringológicas incluem as parotidites e o ressecamento e o sangramento nasal.[7,8]

O diagnóstico inclui biopsia de glândula salivar menor e as sorologias (fator reumatoide, anticorpo antinuclear e os anticorpos específicos Anti-Ro e Anti-La). A biopsia da glândula parótida está indicada na suspeita de transformação maligna (risco aumentado de linfoma em 44 vezes quando comparado com a população normal).[8]

O diagnóstico diferencial para a boca seca inclui: drogas xerostômicas, radioterapia, sarcoidose, doença relacionada com IgG4, doença crônica do enxerto contra o hospedeiro, agenesia de glândula salivar, doença da glândula salivar do HIV, sialoadenite da hepatite C, ansiedade, depressão.[8-10]

O seguimento do paciente é multidisciplinar com oftalmologista, reumatologista, otorrinolaringologista e dentista. O tratamento local é feito com ingestão líquida abundante, sialogogos (p. ex., balas de limão sem açúcar), evitar anti-histamínicos e exames periódicos para descartar candidíase oral.[7]

Esclerose sistêmica

A esclerodermia ou esclerose sistêmica (ES) é uma doença rara, mais comum no sexo feminino (4:1) e tem maior incidência entre 35 e 50 anos. Causa sintomas pela inflamação e fibrose tecidual progressiva e pela oclusão da microvascularização pelos depósitos de colágenos tipo I e III. Pode estar restrita à pele ou ocorrer como uma doença multissistêmica agressiva. É classificada em difusa (cutâneo-difusa e órgãos internos), limitada (cutâneo-limitada ou síndrome CREST) e visceral (órgãos internos).[11,12]

Ao contrário do LES, a esclerodermia é uma doença monofásica. Inicia-se com o edema inflamatório (fase precoce), seguido pela fibrose progressiva e atrofia tecidual (fase tardia). O fenômeno vascular (Raynaud) pode ser o primeiro a aparecer (fase pré-esclerodermia).

O fenômeno de Raynaud pode ser definido como um episódio de vasoconstricção temporária das artérias e arteríolas digitais, com vasodilatação rebote (alteração de cor: palidez, cianose e rubor). Está presente em 90 a 99% dos pacientes com ES.[13]

A síndrome CREST (calcinose, Raynaud, esofagopatia, esclerodactilia e telangiectasia) compõe os sinais e sintomas da forma limitada da ES. É uma forma mais branda de apresentação da ES. A primeira manifestação não-Raynaud costuma ser a pirose. A calcinose aparece como depósitos de material calcificado principalmente nos tecidos moles das mãos e cotovelos. As telangiectasias costumam ser numerosas na face, mãos e mucosas. As lesões cutâneas limitam-se a determinadas áreas: mãos, pés, cotovelos, face e pescoço. Clinicamente, o paciente apresenta fácies com a pele endurecida, rugas periorais e lábios finos. Disfagia, dificuldade para abrir a boca, espessamento da membrana periodontal e gengivite são queixas comuns. A mucosa bucal frequentemente apresenta lesões esclerosadas de cor branca, próximas às comissuras labiais. A mucosa adquire um aspecto brilhante e tenso, com manchas de hiperpigmentação ou despigmentação e de ectasias dos vasos capilares. A língua apresenta aspecto liso e atrófico com perdas das papilas, e, por vezes, endurecida com a mobilidade diminuída. A síndrome *sicca* pode ocorrer predispondo à cárie dentária e à doença periodontal.[11,12]

A forma visceral é uma forma rara de apresentação. Na maioria das vezes é um diagnóstico de exclusão sendo suspeitada em pacientes que surgem inexplicavelmente com fibrose pulmonar, insuficiência cardíaca e insuficiência renal. A forma cutâneo-difusa desenvolve lesões em qualquer parte do corpo, sem predileção. Também desenvolvem lesões graves em órgãos internos.[11,12]

A biopsia de glândula salivar menor não vai indicar infiltrado linfocitário como na síndrome de Sjögren, e, sim, fibrose. O anticorpo antinuclear está presente em 90 a 95% dos pacientes. Os critérios das manifestações da doença das três características da ES são: fibrose da pele ou órgãos internos, produção de autoanticorpos específicos e evidência de vasculopatia. O espessamento da pele dos dedos estendendo-se proximalmente às articulações metacarpofalângicas é suficiente para que o paciente seja classificado como portador de ES. Se isso não estiver presente, devem ser usados sete itens aditivos com pesos variados para cada um: espessamento da pele dos dedos, lesões nas pontas dos dedos, telangiectasia, capilares anormais nas pregas ungueais, doença pulmonar intersticial (DPI) ou hipertensão arterial pulmonar (HAP), fenômeno de Raynaud (RP) e autoanticorpos relacionados com ES. A sensibilidade e a especificidade para os critérios de 2013 foram de 0,91 e 0,92, respectivamente.[11,12]

O tratamento é sintomático, e o encaminhamento para o reumatologista é imperativo para o início do tratamento o mais precoce possível, de forma a evitar a progressão para estágios avançados da doença. O arsenal terapêutico inclui agentes antifibróticos e anti-inflamatórios; terapia imunossupressora e drogas de ação vascular.

Polimiosite e dermatomiosite

Polimiosite (PM) é uma doença autoimune com miopatia inflamatória caracterizada por dor muscular, fraqueza e falha da musculatura proximal dos ombros e quadris. Na dermatomiosite (DM) existe um *rash* concomitante. Pode estar associada a outras doenças autoimunes como o lúpus e a artrite reumatoide. Possui uma baixa incidência (1:100.000 habitantes), predominância em mulheres (2:1), e o pico de incidência na quinta década de vida.[12]

As manifestações são decorrentes do envolvimento da musculatura proximal. Disfonia e disfagia decorrem do envolvimento da musculatura da língua. À inspeção, nota-se uma expressão facial triste e sofrida, e adinamia. A língua apresenta diminuição da capacidade funcional com sensibilidade dolorosa.[12]

Os achados cutâneos da DM incluem as pápulas de Gottron (formações escamosas, elevadas, de coloração violácea, sobre os nós dos dedos, cotovelos e joelhos), o heliótropo (erupção nas pálpebras superiores) e as hemorragias das cutículas (hemorragias em estilha).[12]

As manifestações da mucosa oral não são patognomônicas e lembram lesões do lúpus eritematoso, do líquen plano, leucoplasia inespecífica e alterações secundárias, como secura da boca e candidíase. Petéquias, telangiectasias e áreas atróficas também podem ser notadas. Na gengiva e nos lábios podem-se observar edemas e isquemia.[12]

O diagnóstico baseia-se na biopsia de pele e músculos, na dosagem de creatina urinária, na eletromiografia e dosagem de enzimas no soro (CPK, TGO, aldolase, DHL e mioquinase).[12]

O tratamento consiste na administração de esteroides e imunossupressores. Inicialmente com glicocorticoides em doses imunossupressoras com redução até a menor dose possível que mantenha o paciente assintomático. Quando não houver resposta aos esteroides, recorrências frequentes ou necessidade de doses muito altas de esteroides pode-se fazer uso dos imunossupressores (mais comumente a azatioprina e o metotrexato).[12]

VASCULITES

Doença de Kawasaki

É uma vasculite multissistêmica de origem desconhecida, primeira causa de doença cardíaca adquirida na infância nos países desenvolvidos (mais prevalente que a febre reumática). Predomina nas crianças abaixo de 5 anos, com ligeiro predomínio entre meninos (1,5:1).

Os pacientes apresentam de forma aguda: febre, edema e eritema das mãos, exantema polimorfo, língua "em morango" (ou "em framboesa"), adenopatia cervical aguda, lábios secos e eritematosos e congestão ocular.

O paciente deve ser encaminhado a um cardiologista pelo risco de aneurisma e infarto do miocárdio. As manifestações orais apresentarão melhora com o tratamento da doença de base. O tratamento da doença de Kawasaki consiste na utilização de altas doses de imunoglobulina venosa, que parece ser efetiva na prevenção da coronariopatia se realizada até o 10º dia da doença. Além da gamaglobulina, devem ser administrados salicilatos. O dipiridamol pode ser empregado juntamente com o ácido acetilsalicílico quando aneurismas coronarianos coexistirem com elevações marcantes na contagem plaquetária.[14]

Granulomatose de Wegener

Granulomatose de Wegener (GW) é uma vasculite sistêmica idiopática rara, imunologicamente mediada, caracterizada por acometer as pequenas artérias dos tratos respiratórios superior e inferior e do rim, provocando reação inflamatória com necrose, formação de granuloma e vasculite nestes órgãos. A doença é mais comum em brancos, não tem predomínio de sexo e a idade média de início é entre 30 e 50 anos.[15]

O acometimento da via aérea superior está presente em quase todos os casos. Incluem: sinusites, rinites purulentas, epistaxe, ulceração de palato e do septo nasal, nariz em sela, otite média e mastoidite. Na cavidade oral ocorre hiperplasia gengival "em morango" e gengivite.[16]

Cerca de 90% desenvolvem sintomas pulmonares e 80% têm sintomas renais. A glomerulonefrite da GW pode ter um padrão rapidamente progressivo, que responde pela maior parte da mortalidade da doença.[16]

O exame histopatológico é o exame padrão-ouro. A sorologia de ANCA-c é um método diagnóstico seguro e menos invasivo com sensibilidade (65 a 90%) e especificidade (98%) altas.[16]

O tratamento das lesões orais consiste no tratamento da doença de base. Devido aos altos índices de mortalidade em pacientes sem tratamento (até 90% em 2 anos nas formas mais graves), é imperativo o encaminhamento ao reumatologista.

Doença de Behçet

A doença de Behçet é uma vasculite sistêmica que envolve artérias e veias de qualquer calibre, de etiologia desconhecida. Ambos os sexos são igualmente acometidos e a idade de início situa-se em torno de 25 a 35 anos. É composta pela tríade: aftas orais recorrentes, úlceras genitais e uveíte.[17]

A lesão oral é a manifestação inicial da doença na maioria dos casos. A úlcera aftoide pode ser *minor*, *major* ou herpetiforme (Figura 165.5). São tipicamente dolorosas, e podem surgir em qualquer local da mucosa oral, com duração de 1 a 3 semanas. As úlceras genitais recorrentes ocorrem no pênis, bolsa escrotal, vulva, vagina ou colo uterino. Assemelham-se às orais, mas não costumam ser dolorosas. Conjuntivite e episclerite podem ocorrer, porém, mais frequente e mais grave é a uveíte anterior com hipópio (presença de pus na câmara anterior do olho), assim como a uveíte posterior.[17,18]

O diagnóstico é feito pelos achados do quadro clínico. O tratamento das manifestações orais (úlceras aftoides) pode ser feito com corticosteroide tópico. Já para as úlceras do tubo digestivo, costumam-se empregar corticoides sistêmicos. A azatioprina pode ser usada em quadros mais severos ou refratários.[19]

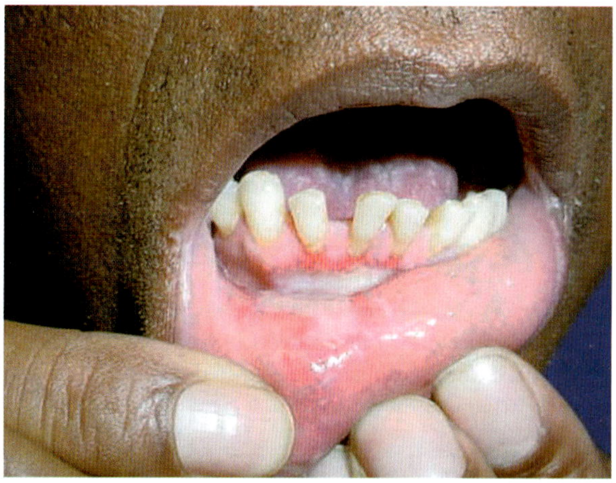

Figura 165.5 Úlcera aftoide em paciente com Behçet. (Cortesia de: Prof. Dr. Ivan D. Miziara.)

Poliarterite nodosa

A poliarterite nodosa (PN) é uma vasculite necrosante sistêmica que acomete artérias de médio e pequeno calibres, de etiologia desconhecida. A idade média de início é de 40 a 60 anos, com uma relação homens e mulheres de 2:1.[1-3]

As queixas frequentes são dores neurálgicas, artralgias e mialgias. O exame histológico revela quadro de panvasculite com infiltrado de neutrófilos, às vezes com necrose fibrinoide da camada média. A mucosa bucal pode apresentar petéquias ou áreas de necrose puntiformes ou anulares.

Para o diagnóstico da PN, devem estar presentes três dos 10 critérios: perda de peso > 4 kg, livedo reticular, dor ou hipersensibilidade testicular, mialgias ou fraquezas, mono ou polineuropatia, hipertensão arterial diastólica, elevação de ureia e creatinina, presença de HBsAg ou anti-HBs, aneurisma ou oclusões de artérias viscerais à arteriografia e biopsia de artéria contendo neutrófilos.

Se não tratadas, apresentam baixa taxa de sobrevida. Por isso, esquemas terapêuticos agressivos costumam ser empregados com prednisona e ciclofosfamida. Está indicado o uso do alfa-interferon nos casos de poliarterite nodosa associada ao HBsAg (hepatite B crônica).

Púrpura de Henoch-Schönlein

Processo inflamatório de pequenos vasos (vênulas, capilares e arteríolas). É a vasculite mais comum da infância. Tem discreta predominância no sexo masculino, sendo a idade de início média de 5 anos (3 a 20 anos). Mecanismos imunológicos parecem estar implicados, envolvendo uma hiperprodução de IgA e de deposição tecidual de imunocomplexos.

O início é agudo, com púrpura palpável (mais comumente nas nádegas e membros inferiores), artralgia ou artrite (mais comuns nos joelhos e tornozelos), dor abdominal e lesão renal (glomerulite por nefropatia por IgA). A manifestação oral é a presença de petéquias; não são frequentes na região de palato duro e mole. Costuma ter curso autolimitado (4 a 6 semanas). O diagnóstico é feito essencialmente em base clínica.

Pelo seu curso autolimitado e benigno, na maioria dos casos o tratamento restringe-se a repouso e analgésicos. Prednisona é a terapêutica de escolha nos quadros de acometimento abdominal mais intenso e nefrite grave.[1-3]

DOENÇAS GASTRINTESTINAIS

Doença de Crohn

Doença intestinal crônica e idiopática que pode envolver todo trato gastrintestinal (boca ao ânus) com inflamação transmural, formação de granulomas não caseosos e fissuras. Caracteriza-se por um acometimento descontínuo e focal, tanto macroscópica quanto microscopicamente.

Lesões intraorais ocorrem em 8 a 9% dos casos e podem preceder o quadro intestinal. Incluem: úlceras aftoides, mucosa jugal e gengiva em pedras de calçamento (*cobblestoning*), inflamação difusa do lábio, gengiva e mucosa e queilite angular (Figura 165.6).

A porção distal do íleo e o cólon ascendente são os mais comprometidos (ileocolite), mas outros padrões de lesão incluem acometimento exclusivo do cólon (colite de Crohn) com preservação do reto e acometimento exclusivo do íleo (ileíte do Crohn ou enterite regional). Um terço dos pacientes com doença de Crohn tem doença perianal (fístulas, fissuras, abscessos).

Clinicamente manifesta-se com diarreia crônica invasiva associada a dor abdominal, sintomas constitucionais, doença perianal e massa palpável no quadrante inferior direito (abscesso intra-abdominal ou alça intestinal inflamada).

O tratamento depende da localização, gravidade e presença de complicações. A ileíte e a ileocolite (formas mais comuns) costumam responder aos aminosalicilatos nos sintomas leves, ou a associação com corticosteroides nas formas moderadas. Nas formas graves, e após exclusão de abscessos abdominais, iniciam-se corticosteroides endovenosos e antibioticoterapia de amplo espectro (ciclosporina e infliximabe podem ser tentados na falha desta terapia). A cirurgia tem sua indicação restrita ao tratamento das complicações, uma vez que a cirurgia não cura a DC. O tratamento das lesões orais está no tratamento da doença de base. A gravidade da lesão oral pode estar correlacionada com a gravidade da doença.[20,21]

ALTERAÇÕES HEMATOLÓGICAS

Anemia ferropriva

A carência de ferro é mais prevalente nos países não desenvolvidos, onde a alimentação é pobre neste metal e a prevalência das parasitoses intestinais é alta. De fundamental importância é o conceito de que a anemia ferropriva não é o diagnóstico final.

Na anemia ferropriva pode-se notar, inicialmente, uma sintomatologia subjetiva de queimação e secura na boca. Posteriormente, se observam coloração pálida da mucosa bucal e atrofia da mucosa, principalmente da língua. A atrofia das papilas filiformes dá aspecto de língua lisa com aumento de sua sensibilidade. Outros achados da ferropenia incluem unhas quebradiças e coiloníquia (unhas em colher), esplenomegalia (de pequena monta), perversão do apetite (*pica* ou parorexia, desejo de comer amido, gelo, terra).[21,22]

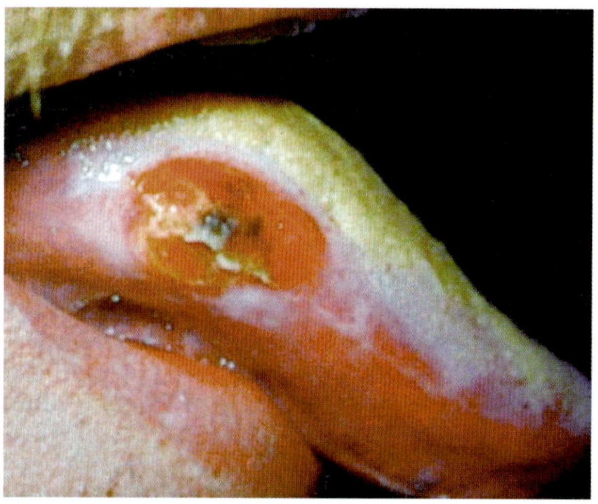

Figura 165.6 Lesão em língua de paciente com doença de Crohn. (Cortesia de: Prof. Dr. Ivan D. Miziara.)

Laboratorialmente, manifesta-se com uma anemia microcítica e hipocrômica, trombocitose, ferritina baixa (teste simples e de maior acurácia para o diagnóstico), ferro sérico baixo. O exame padrão-ouro para o diagnóstico de anemia ferropriva é a biopsia de medula óssea e coloração para ferro com azul da Prússia.[21,22]

As alterações da mucosa bucal regridem rapidamente com a reposição de ferro.

Anemia megaloblástica

A anemia megaloblástica é um distúrbio ocasionado pela assincronia da maturação do núcleo em relação ao citoplasma – as células se preparam para uma divisão que não ocorre, e, como resultado, acabam se tornando maiores. Até que se prove o contrário, uma anemia megaloblástica é causada pela carência de ácido fólico ou vitamina B12, importantes cofatores da síntese de DNA.[21,22]

São causas de deficiência de folato: ingesta inadequada (alcoólatras, fonte alimentar única por leite de cabra), aumento das necessidades (gravidez, hemólise, hemodiálise), má-absorção (espru, doença celíaca, drogas como a fenitoína). São causas de deficiência de vitamina B12: ingesta inadequada, prejuízo da liberação da vitamina do alimento (acloridria, gastrectomia parcial), produção inadequada de fator intrínseco (anemia perniciosa, gastrectomia total), desordens do íleo terminal (ressecção intestinal, doença de Crohn), drogas. Em nosso meio, a anemia perniciosa é doença que mais comumente causa deficiência de vitamina B12, enquanto o alcoolismo, a gestação e a má-nutrição (baixa ingesta de frutas e vegetais) são as principais causas de carência de folato.[21,22]

A anemia perniciosa é uma doença caracterizada pelo desenvolvimento de autoanticorpos que atacam as células do corpo e fundo gástricos (células parietais), reduzindo tanto a produção de ácido e pepsina quanto a de fator intrínseco. Mais comum entre 45 e 64 anos e em mulheres (1,6:1). Os anticorpos anticélulas parietais estão presentes em 90% dos casos, enquanto os anticorpos antifator intrínseco são encontrados em 60%. A anemia perniciosa está associada a outras afecções autoimunes (vitiligo, tireoidite de Hashimoto, doença de Addison, hipoparatireoidismo e doença de Graves).[21,22]

As manifestações clínicas da deficiência de folato diferem da deficiência de vitamina B12 por não apresentar manifestações neurológicas (parestesia de extremidades, diminuição da sensibilidade profunda, desequilíbrio, marcha atáxica, Romberg positivo, fraqueza e espasticidade de membros inferiores, hiperreflexia patela, déficits cognitivos). Ambas as deficiências vitamínicas cursam com queixas referentes à anemia (fraqueza, cefaleia, irritabilidade) e à trombocitopenia (petéquias e púrpura). Na região da cavidade bucal apresenta glossite dolorosa, com sensação de queimação da língua e atrofia da mucosa lingual, tornando-a lisa.[22]

Os achados laboratoriais são anemia macrocítica, anisocitose, neutropenia, trombocitopenia, hipersegmentação dos neutrófilos, dosagem de vitamina B12 ou folato baixos. Os níveis de DHL e bilirrubina indireta encontram-se aumentados (hemólise no interior da medula óssea). O mielograma é o exame padrão-ouro.

O tratamento consiste na reposição das vitaminas. Na deficiência de vitamina B12, opta-se pela via parenteral (normalmente o problema está na má-absorção) e, na deficiência de folato, a via oral é na maioria das vezes suficiente.[22]

Policitemia

Policitemia é o aumento da eritropoiese, que pode ocorrer por aumento neoplásico ou ser secundária às pneumopatias crônicas. A mucosa oral apresenta intensa hiperemia e edema da mucosa, que sangram com facilidade espontaneamente ou ao mínimo traumatismo. As gengivas podem estar edemaciadas ou hiperplásicas.[21,22]

Leucopenias e agranulocitose

Agranulocitose é a diminuição acentuada dos neutrófilos por diversas causas, como inibição da leucopoiese medular (ação tóxica de medicamentos, alergia, citostáticos, infecções).

Na mucosa oral as manifestações dependem diretamente do grau de leucopenia. As lesões mais frequentes são a gengivite bacteriana aguda com quadro de periodontite associada, lesões erosivas e úlceras gangrenosas profundas, chegando à necrose (Figura 165.7).

O tratamento local é sintomático (gargarejos com clorexidina e outros antissépticos), uso de antibióticos, repouso e medidas gerais. Pode haver indicação para transfusão de sangue e uso de corticoide sistêmico, dependendo da etiologia da agranulocitose.[21,22]

Neutropenia cíclica

A neutropenia cíclica é um quadro de origem genética, infrequente, em que o número de leucócitos diminui drasticamente por um período variável de aproximadamente 5 dias e se repete a cada 3 ou 4 semanas. Nesse período, o paciente pode apresentar mal-estar geral, fraqueza e linfadenopatia cervical. Na mucosa oral as lesões mais frequentes são a gengivite, estomatite hemorrágica e aftas bucais.[21,22]

Leucemias

Leucemias são desordens malignas que ocorrem no sistema hematopoiético, caracterizadas pela proliferação anormal das células hematopoiéticas, nas quais os processos de diferenciação e apoptose estão desregulados. Qualquer tecido ou órgão pode estar acometido, dependendo da infiltração pelas células leucêmicas.

As leucemias agudas e crônicas são acompanhadas de uma série de sintomas orais, inespecíficos, que incluem gengivite, úlceras, hemorragias e infecções por vírus, bactérias e fungos.

Nas leucemias agudas há aumento de elementos imaturos (formas blásticas: mieloblastos, linfoblastos ou monoblastos). Na mucosa oral as manifestações mais comuns são as hemorragias gengivais, petéquias, infiltrados inflamatórios na gengiva e palidez de mucosa.

Nas leucemias crônicas as manifestações orais são menos frequentes. A observação mais comum é a palidez de mucosa, e a menos habitual são as úlceras isoladas ou múltiplas, pouco dolorosas. As hemorragias intensas podem ocorrer após extração dentária.[21,22]

O diagnóstico é feito pela identificação de células hematopoiéticas anormais no sangue periférico e medula óssea. O tratamento

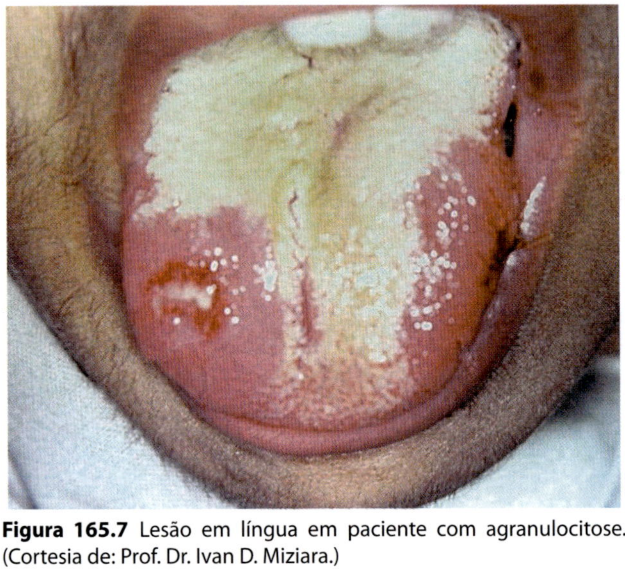

Figura 165.7 Lesão em língua em paciente com agranulocitose. (Cortesia de: Prof. Dr. Ivan D. Miziara.)

quimioterápico para leucemia objetiva redução da contagem de leucócitos e a eliminação de todas as células neoplásicas. Existem variados protocolos e combinações quimioterápicos. A escolha da terapêutica depende de fatores prognósticos como a idade, tipo de leucemia, características citogenéticas, resposta a tratamentos anteriores, duração da doença, dentre outros.[21,22]

AVITAMINOSES

Avitaminose B2

A arriboflavinose, em geral, é decorrente de acidez gástrica, hepatopatia e diabetes melito. Os sinais clínicos mais frequentes são palidez cutânea mucosa e queilite angular.[22]

Avitaminose C

A avitaminose C ou escorbuto manifesta-se na cavidade oral com hiperemia e edema das papilas interdentais, com sangramentos durante a escovação e posteriormente amolecimento e perda dos dentes. Podem aparecer áreas ulceradas no palato.[22]

Avitaminose A

A avitaminose A na mucosa apresenta quadro de secura e coloração pálida, podendo ainda apresentar áreas de leucoplasia e hiperceratose.[22]

DOENÇA PULMONAR

Sarcoidose

A sarcoidose[21] é uma doença sistêmica idiopática crônica caracterizada por acúmulo de linfócitos e fagócitos mononucleares em determinados órgãos, de maneira a formar granulomas não caseosos. O pulmão é o órgão mais frequentemente afetado, mas qualquer parte do corpo pode ser acometida. Tem pico de incidência em indivíduos entre 20 e 40 anos.

Pode ser assintomática (detectado em exame de rotina como uma radiografia de tórax com adenopatia hilar bilateral simétrica com ou sem infiltrado pulmonar associado), aguda (síndrome de Löfgren ou síndrome de Heerfordt-Waldenström) ou crônica. A síndrome de Löfgren é caracterizada por uveíte, eritema nodoso, achados radiológicos de adenopatia hilar e artrite periférica aguda. A síndrome de Heerfordt-Waldenström é caracterizada por febre, aumento da parótida, uveíte anterior e paralisia do nervo facial. A forma crônica da sarcoidose desenvolve-se ao longo de meses, sem sintomas sistêmicos associados. As manifestações orais são comuns, e incluem lesões ulceradas indolores, nodulares, múltiplas na gengiva, mucosa jugal, lábio e palato.

Laboratorialmente, pode-se encontrar linfopenia, hiperglobulinemia e hipercalcemia/hipercalciúria. O diagnóstico baseia-se na suspeita clínica, na radiografia de tórax e na biopsia (na ausência de acometimento cutâneo, o pulmão é o local mais indicado através do broncoscópio).

O tratamento da sarcoidose praticamente se baseia no uso de corticosteroide. As lesões granulomatosas da sarcoidose são, na maioria das vezes, extremamente sensíveis aos corticosteroides.

REFERÊNCIAS BIBLIOGRÁFICAS

1. Lodi G. Oral lesions. UpToDate [Internet]. 2023 Oct 4 [Acesso em: 2024 Mar 01].
2. Porter S, Mercadante V, Fedele S. Oral manifestations of systemic disease. Br Dent J [Internet]. 2017 [Acesso em: 2024 Jul];223:683-91.
3. Newlands SD. Degenerative, idiopathic, and connective tissue diseases. In: Bailey BJ, Johnson JT. Head and neck surgery otolaryngology. 4th ed. Philadelphia: Lippincott Williams & Wilkins; 2006, pp. 169-95
4. Rahman A, Isenberg DA. Systemic lupus erythematosus. N Engl J Med [Internet]. 2008 [Acesso em: 2024 Jul];358(9):929-39.
5. Aringer M, Costenbader K, Daikh D, Brinks R, Mosca M, Ramsey-Goldman R et al. 2019 European League Against Rheumatism/ American College of Rheumatology Classification Criteria for Systemic Lupus Erythematosus. Arthritis Rheumatol [Internet]. 2019 Sep [Acesso em: 2024 Jul];71(9):1400-12.
6. Tench CM, McCurdie I, White PD, D'Cruz DP. The prevalence and associations of fatigue in systemic lupus erythematosus. Rheumatology (Oxford) [Internet]. 2000 Nov [Acesso em: 2024 Jul];39(11):1249-54.
7. Freitas TM, Medeiros AM, Oliveira PT, Lima KC. Síndrome de Sjögren: revisão de literatura e acompanhamento de um caso clínico. Rev Bras Otorrinolaringol [Internet]. 2004 [Acesso em: 2024 Jul];70(2):283-8.
8. Baer AN. Diagnosis and classification of Sjögren's disease. UpToDate [Internet]. 2022 Dec 20 [Acesso em: 2024 Mar 01].
9. Cerchiari DP, Moricz RD, Sanjar FA, Rapoport PB, Moretti G, Guerra MM. Síndrome da boca ardente: etiologia. Rev Bras Otorrinolaringol [Internet]. 2006 [Acesso em: 2024 Jul];72(3);419-24.
10. Fox RI, Saito I. Criteria for diagnosis of Sjögren's syndrome. Rheum Dis Clin North Am [Internet]. 1994 May [Acesso em: 2024 Jul];20(2):391-407.
11. Varga J. Clinical manifestations and diagnosis of systemic sclerosis (scleroderma) in adults. UpToDate [Internet]. 2023 Apr 18 [Acesso em: 2024 Mar 01].
12. van den Hoogen F, Khanna D, Fransen J, Johnson SR, Baron M, Tyndall A et al. 2013 classification criteria for systemic sclerosis: An American college of rheumatology/European league against rheumatism collaborative initiative. Ann Rheum Dis [Internet]. 2013 Nov [Acesso em: 2024 Jul];72(11):1747-55.
13. Wigley FM. Clinical practice. Raynaud's Phenomenon. N Engl J Med [Internet]. 2002 Sep 26 [Acesso em: 2024 Jul];347(13):1001-8.
14. Ogershok PR. Kawasaki Disease. Emedicine.com [última atualização em 6 de agosto de 2009]. Disponível em www.emedicine.com. Acesso em: 2010 Jan 10.
15. Rezende CE, Rodrigues RE, Yoshimura R, Uvo IP, Rapoport PB. Granulomatose de Wegener: relato de caso. Rev Bras Otorrinolaringol [Internet]. 2003 [Acesso em: 2024 Jul];69(2);261-5.
16. Eufinger H, Machtens E, Akuamoa-Boateng E. Oral manifestations of Wegener´s granulomatosis: Review of the literature and report of a case. Int J Oral Maxillofac Surg [Internet]. 1992 [Acesso em: 2024 Jul];21(1);50-3.
17. Yousefi M, Ferringer T, Lee S et al. Behçet Disease. Emedicine.com [última atualização em 19 de junho de 2009]. Disponível em: www.emedicine.com. Acesso em: 2010 Jan 10.
18. Alcântara LJ, Trentin A Júnior, Mocellin M, Mira JG, Robert F, Rosa OA. Rinossinusite em paciente com síndrome de Behçet. Rev Bras Otorrinolaringol [Internet]. 2005 [Acesso em: 2024];71(2);250-3.
19. Kontogiannis V, Powell RJ. Behçet's disease. Postgrad Med J [Internet]. 2000 Oct [Acesso em: 2024 Jul];76(900):629-37.
20. Trost LB, McDonnell JK. Important cutaneous manifestations of inflammatory bowel disease. Postgrad Med J [Internet]. 2005 Sep [Acesso em: 2024 Jul];81(959):580-5.
21. Napeñas JJ, Brennan MT, Elad S. Oral manifestations of systemic diseases. Dermatol Clin [Internet]. 2020 Oct [Acesso em: 2024 Jul];38(4):495-505.
22. Stones HH. Oral manifestations in systemic diseases; hypovitaminoses and blood dyscrasias. Ann R Coll Surg Engl [Internet]. 1951 Oct [Acesso em: 2024 Jul];9(4):234-44.

CAPÍTULO 166

Sialoadenite

Carlos Takahiro Chone

INTRODUÇÃO

Sialoadenite é uma condição médica caracterizada pela inflamação das glândulas salivares, que são responsáveis pela produção e secreção de saliva na boca, ajudando na digestão dos alimentos, na lubrificação dos tecidos e na proteção contra infecções bacterianas. Quando ocorre inflamação nestas glândulas, é denominada sialoadenite.

Essa inflamação pode ser causada por uma variedade de fatores, incluindo infecções virais ou bacterianas, obstrução dos ductos salivares por cálculos ou tumores, desidratação, doenças autoimunes, como a síndrome de Sjögren, e até mesmo uso de certos medicamentos. Os sintomas comuns da sialoadenite incluem dor, inchaço e sensibilidade nas glândulas salivares, dificuldade para comer e engolir, febre, mal-estar geral e, em casos mais graves, formação de abscessos.

O tratamento da sialoadenite depende da causa subjacente da inflamação e da gravidade dos sintomas. Em casos leves, medidas como compressas quentes, hidratação adequada e analgésicos podem ser suficientes para aliviar os sintomas. No entanto, em casos de infecção bacteriana, pode ser necessário o uso de antibióticos. Em situações mais graves, procedimentos como drenagem de abscessos ou remoção de cálculos salivares podem ser necessários.

CLASSIFICAÇÃO

A sialoadenite pode ser classificada em aguda e crônica, com base na duração e gravidade dos sintomas. São abordadas as características distintas de cada tipo de sialoadenite, bem como suas manifestações clínicas e evolução ao longo do tempo. Também podem ser classificadas com base em vários critérios, incluindo a duração dos sintomas, a gravidade da inflamação e a etiologia subjacente.[1,2] A seguir, as classificações das sialoadenites são detalhadas.

Aguda × crônica

A sialoadenite aguda caracteriza-se por um início súbito de sintomas, geralmente associados a dor intensa, inchaço e vermelhidão na região das glândulas salivares. Pode ser causada por infecções virais ou bacterianas agudas, obstrução do ducto salivar ou outros fatores.

A sialoadenite crônica desenvolve-se gradualmente ao longo do tempo e pode estar associada a episódios recorrentes de inflamação das glândulas salivares. Pode ser causada por condições crônicas, como doenças autoimunes (p. ex., síndrome de Sjögren)[3] ou obstrução crônica dos ductos salivares.

Etiologia

Sialoadenite infecciosa

Resulta de uma infecção viral ou bacteriana das glândulas salivares, sendo a caxumba (causada por vírus da família Paramyxoviridae) uma das causas mais comuns de sialoadenite viral. Outras bactérias, como *Staphylococcus aureus*, também podem causar sialoadenite bacteriana.

Sialoadenite obstrutiva

Ocorre devido à obstrução dos ductos salivares por cálculos salivares (também conhecidos como sialolitos), mucosas ou outros materiais, que levam à estagnação do fluxo salivar e subsequente inflamação das glândulas salivares.

Sialoadenite autoimune

Associada a doenças autoimunes, como a síndrome de Sjögren, na qual o sistema imunológico ataca as glândulas salivares e lacrimais, causando inflamação crônica.

Localização

- Parotidite: inflamação das glândulas parótidas, localizadas na região lateral das bochechas
- Submandibulite: inflamação das glândulas submandibulares, situadas abaixo da mandíbula
- Sublingualite: inflamação das glândulas sublinguais, localizadas sob a língua
- Sialoadenite mista: quando mais de uma glândula salivar é afetada simultaneamente.

ETIOLOGIA E FATORES DE RISCO

Infecções virais

Caxumba (parotidite epidêmica)

O vírus da caxumba é uma das causas mais comuns de sialoadenite viral. A infecção leva à inflamação das glândulas parótidas, resultando em dor, inchaço e febre.

Infecções bacterianas

Staphylococcus aureus

Esta bactéria pode causar sialoadenite bacteriana, principalmente quando há uma infecção secundária após um trauma na região das glândulas salivares.

Outras bactérias

Outras bactérias, como *Streptococcus viridans*, *Streptococcus pneumoniae* e *Haemophilus influenzae*, também podem causar sialoadenite em certas circunstâncias.

Obstrução dos ductos salivares

Cálculos salivares (sialolitos)

Depósitos de cálcio e outras substâncias podem se acumular nos ductos salivares, bloqueando o fluxo de saliva e causando inflamação das glândulas salivares.

Estenose ductal

Estreitamento anormal dos ductos salivares devido a cicatrizes, inflamação crônica ou lesões podem levar à estagnação da saliva e subsequente inflamação.

Condições autoimunes

As doenças autoimunes[4] estão intimamente ligadas ao desenvolvimento de sialoadenites, especialmente a síndrome de Sjögren, que é uma das principais condições autoimunes associadas a essa inflamação das glândulas salivares. A seguir, é mostrado como as doenças autoimunes, em particular a síndrome de Sjögren, estão relacionadas com as sialoadenites.

Síndrome de Sjögren

A síndrome de Sjögren é uma doença autoimune em que o sistema imunológico ataca as glândulas exócrinas, incluindo as glândulas salivares e lacrimais.

A inflamação crônica das glândulas salivares é uma característica proeminente da síndrome de Sjögren, levando à redução da produção de saliva e ao ressecamento da boca (xerostomia).

A redução do fluxo salivar e a alteração da composição da saliva tornam o ambiente oral mais propício ao desenvolvimento de infecções, inflamações e formação de cálculos salivares, predispondo à sialoadenite.

Além disso, a inflamação crônica das glândulas salivares na síndrome de Sjögren pode resultar em danos progressivos às glândulas, fibrose e atrofia, aumentando ainda mais o risco de sialoadenite.

Mecanismos imunológicos

Nas doenças autoimunes, os mecanismos imunológicos subjacentes levam à produção de autoanticorpos e à ativação de células do sistema imunológico, que atacam os tecidos do próprio organismo.

No caso da síndrome de Sjögren, acredita-se que a produção de autoanticorpos, como os anticorpos anti-Ro (SSA) e anti-La (SSB), desempenhe um papel importante na patogênese da doença, causando danos às glândulas salivares e lacrimais.

Diagnóstico

Em pacientes com sialoadenite, especialmente se houver sinais de xerostomia ou outros sintomas sistêmicos, é importante considerar a possibilidade de uma doença autoimune subjacente, como a síndrome de Sjögren, no diagnóstico diferencial.

O diagnóstico da síndrome de Sjögren pode ser desafiador devido à sua ampla variedade de sintomas e à sobreposição com outras condições. Os principais métodos e critérios utilizados para diagnosticar a síndrome de Sjögren são abordados a seguir.

Anamnese e exame físico

O médico realiza uma entrevista detalhada para coletar informações sobre os sintomas do paciente, incluindo xerostomia (boca seca), xeroftalmia (olhos secos), dor articular, fadiga e outros sintomas sistêmicos.

Durante o exame físico, o médico observa sinais de boca seca, como mucosa oral seca, lábios rachados e língua fissurada, bem como sinais de olhos secos, como hiperemia conjuntival e diminuição da produção de lágrimas.

Testes laboratoriais

- Anticorpos autoimunes: os anticorpos antinucleares, anticorpos anti-Ro (SSA) e anticorpos anti-La (SSB), são marcadores comuns da síndrome de Sjögren. A presença desses anticorpos no sangue pode sugerir a presença da doença
- Testes de função renal e hepática: a síndrome de Sjögren pode afetar outros órgãos além das glândulas salivares e lacrimais, e por isso os testes para avaliar a função renal e hepática devem ser realizados.

Testes oftalmológicos

- Teste de Schirmer: mede a produção de lágrimas. Em pacientes com síndrome de Sjögren, é comum observar uma diminuição na produção de lágrimas
- Teste de coloração com rosa bengala: avalia a integridade da superfície ocular. Pacientes com síndrome de Sjögren podem apresentar áreas de coloração positiva devido à falta de lubrificação adequada da superfície ocular.

Testes de função das glândulas salivares

- Teste de fluxo salivar: mede a quantidade de saliva produzida em um determinado período de tempo. Pacientes com síndrome de Sjögren tendem a ter uma diminuição no fluxo salivar.

Biopsia de glândulas salivares

A biopsia das glândulas salivares menores, como as glândulas labiais, pode ser realizada para detectar sinais de inflamação crônica e infiltração linfocítica, características da síndrome de Sjögren.

Critérios diagnósticos

Os critérios diagnósticos mais amplamente aceitos para a síndrome de Sjögren são os critérios do American-European Consensus Group (AECG) e os critérios do American College of Rheumatology (ACR). Esses critérios levam em consideração uma combinação de sintomas, achados clínicos e resultados de testes laboratoriais.

Critérios do American-European Consensus Group (AECG):

- Critérios principais:
  - Presença de sintomas de boca seca (xerostomia)
  - Achados de olho seco (xeroftalmia) confirmados por testes objetivos, como teste de Schirmer ou coloração com rosa bengala
- Critérios secundários:
  - Biopsia de glândulas salivares com evidência histológica de sialoadenite focal linfocítica
  - Presença de anticorpos anti-Ro (SSA) ou anti-La (SSB) no sangue.

Para atender aos critérios do American College of Rheumatology (ACR), o paciente deve ter pelo menos quatro dos seguintes critérios:

- Sintomas oculares:
  - Sensação crônica de olhos secos
  - Uso frequente de colírios lubrificantes
- Sintomas orais:
  - História de boca seca persistente
  - Sensação de areia na boca
  - Uso frequente de líquidos para deglutição de alimentos secos
- Achados oftalmológicos:
  - Teste de Schirmer menor que 5 mm em 5 minutos
  - Coloração com rosa bengala anormal
- Achados laboratoriais:
  - Presença de anticorpos anti-Ro/SSA ou anti-La/SSB no sangue
  - Biopsia de glândula salivar com evidência de linfocítica focal sialoadenite.

Os critérios do AECG são mais inclusivos e requerem apenas a presença de um critério principal e um critério secundário, ou dois critérios secundários, para o diagnóstico. Enquanto isso, os critérios do ACR exigem a presença de pelo menos quatro de seus critérios para diagnosticar a síndrome de Sjögren.

Outras doenças autoimunes

Além da síndrome de Sjögren, outras doenças autoimunes, como o lúpus eritematoso sistêmico[5] e a artrite reumatoide, também podem estar associadas a sialoadenite. Nessas condições, a inflamação das glândulas salivares pode ser uma manifestação extra-articular da doença autoimune subjacente.

O tratamento das sialoadenites associadas a doenças autoimunes geralmente envolve abordagens específicas para controlar a inflamação sistêmica e preservar a função das glândulas salivares. Isso pode incluir o uso de medicamentos imunossupressores, como corticosteroides, imunomoduladores ou terapias biológicas, além de medidas para aliviar os sintomas locais, como xerostomia, e prevenir complicações, como infecções secundárias. O manejo desses pacientes geralmente requer uma abordagem multidisciplinar com a colaboração de reumatologistas, otorrinolaringologistas e outros especialistas.

Outras etiologias

- Trauma: lesões na região das glândulas salivares, como fraturas de mandíbula ou procedimentos odontológicos invasivos, podem predispor à sialoadenite
- Desidratação: a falta de hidratação adequada pode levar à espessamento da saliva, facilitando a formação de cálculos salivares e obstrução dos ductos
- Irradiação: a radioterapia na região da cabeça e pescoço pode causar danos às glândulas salivares, aumentando o risco de desenvolver sialoadenite.

Vários fatores aumentam o risco de desenvolver sialoadenites, e alguns dos principais fatores de risco associados a condição são:[6,7]

- Infecções virais e bacterianas: a exposição a vírus como o da caxumba (causador da parotidite epidêmica) e bactérias como o *Staphylococcus aureus* pode aumentar o risco de desenvolver sialoadenite infecciosa
- Histórico de cálculos salivares: pessoas que têm um histórico de formação de cálculos salivares (sialolitos) têm maior probabilidade de desenvolver obstrução dos ductos salivares e sialoadenite obstrutiva
- Condições autoimunes: doenças autoimunes, como a síndrome de Sjögren, estão associadas a um maior risco de sialoadenite devido à inflamação crônica das glândulas salivares
- Idade: a sialoadenite pode ocorrer em qualquer idade, mas é mais comum em adultos, especialmente em pessoas mais velhas, devido ao aumento da probabilidade de condições como cálculos salivares e doenças autoimunes
- Desidratação: a desidratação pode levar ao espessamento da saliva e aumento da concentração de minerais, o que eleva o risco de formação de cálculos salivares e obstrução dos ductos salivares
- Radioterapia: pacientes que receberam radioterapia na região da cabeça e pescoço, como parte do tratamento de câncer, têm um risco aumentado de desenvolver sialoadenite devido aos danos nas glândulas salivares causados pela radiação
- Medicamentos: alguns medicamentos, como anticolinérgicos e antidepressivos tricíclicos, podem diminuir a produção de saliva e aumentar o risco de sialoadenite[8]
- Histórico de cirurgia na região da cabeça e pescoço: cirurgias como a de tireoide ou a maxilofacial podem aumentar o risco de lesão nas glândulas salivares e inflamação subsequente
- Tabagismo: o tabagismo pode aumentar o risco de desenvolver sialoadenite, possivelmente devido aos efeitos adversos do tabaco nas glândulas salivares e na função imunológica
- Higiene oral inadequada: a má higiene oral e a falta de cuidados adequados com os dentes e a boca podem aumentar o risco de infecções bacterianas que podem levar à sialoadenite.

FISIOPATOLOGIA

Os mecanismos fisiopatológicos envolvidos na sialoadenite incluem a resposta inflamatória, formação de cálculos salivares, obstruções ductais e outras alterações patológicas nas glândulas salivares.

Inflamação aguda

Na sialoadenite aguda, a inflamação geralmente é desencadeada por uma infecção viral ou bacteriana aguda, como o vírus da caxumba ou *Staphylococcus aureus*.

A presença de agentes infecciosos ativa a resposta imunológica, levando à liberação de mediadores pró-inflamatórios, como citocinas e quimiocinas. Esses mediadores aumentam a permeabilidade vascular e a migração de leucócitos (células brancas do sangue) para o local da infecção, resultando em edema, hiperemia (aumento do fluxo sanguíneo) e dor.

Inflamação crônica

Na sialoadenite crônica, a inflamação é frequentemente o resultado de uma resposta autoimune, como na síndrome de Sjögren, ou de obstrução crônica dos ductos salivares.

A presença prolongada de inflamação crônica pode levar à fibrose (formação de tecido cicatricial) e atrofia das glândulas salivares, resultando em comprometimento da função secretora.

Obstrução dos ductos salivares

A obstrução dos ductos salivares, seja por cálculos salivares, mucosas ou outros materiais, pode levar à estagnação da saliva e subsequente inflamação das glândulas salivares.

A estase salivar cria um ambiente propício para o crescimento bacteriano, aumentando o risco de infecção secundária e inflamação.

Danos teciduais

Em casos de sialoadenite grave ou recorrente, os tecidos das glândulas salivares podem sofrer danos irreversíveis, resultando em necrose (morte tecidual) e formação de abscessos.

A necrose tecidual pode levar à disfunção das glândulas salivares e à diminuição da produção de saliva, predispondo a complicações como xerostomia (boca seca) e cáries dentárias.

Resposta imunológica alterada

Em condições autoimunes, como a síndrome de Sjögren, o sistema imunológico ataca erroneamente as glândulas salivares, desencadeando inflamação crônica e danos teciduais. A resposta imunológica alterada pode contribuir para a progressão da sialoadenite e aumentar o risco de complicações a longo prazo.

DIAGNÓSTICO

As abordagens diagnósticas utilizadas na avaliação de pacientes com suspeita de sialoadenite, incluindo exames físicos, exames laboratoriais e técnicas de imagem, são discutidas, com destaque para a importância de um diagnóstico preciso para o manejo adequado da condição.

O diagnóstico de sialoadenite envolve uma avaliação clínica abrangente, que pode incluir uma combinação de história clínica detalhada, exame físico, exames laboratoriais e técnicas de imagem.

História clínica

Dor, inchaço, dificuldade para engolir, febre e qualquer fator desencadeante recente, como infecções virais, procedimentos odontológicos ou trauma na região das glândulas salivares.

Exame físico

Avaliar a presença de sinais de inflamação nas glândulas salivares, como inchaço, sensibilidade à palpação e vermelhidão.

O exame pode incluir palpação das glândulas parótidas, submandibulares e sublinguais, bem como avaliação da presença de cálculos salivares ou obstruções nos ductos salivares. A presença de secreção salivar purulenta à expressão da glândula, favorece uma infecção aguda (Figura 166.1).

Exames laboratoriais

Testes laboratoriais, como hemograma completo (incluindo contagem de leucócitos), taxa de sedimentação de eritrócitos (VHS) e dosagem de marcadores inflamatórios como a proteína C reativa (PCR), podem ser úteis para avaliar o grau de inflamação sistêmica associada a sialoadenite.

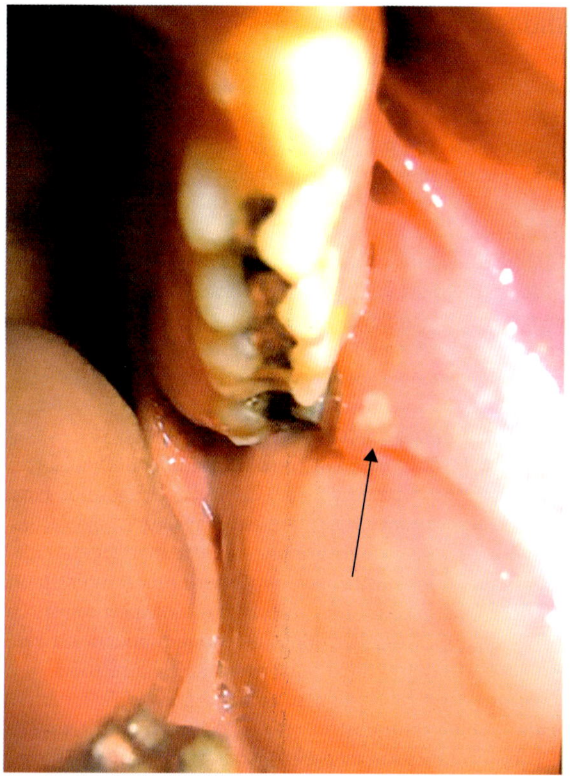

Figura 166.1 Orifício de drenagem de ducto de glândula salivar parótida com saída de secreção purulenta.

Culturas microbiológicas de saliva ou secreção das glândulas salivares podem ser realizadas para identificar o agente infeccioso responsável, especialmente em casos de suspeita de sialoadenite bacteriana.

Técnicas de imagem

- Ultrassonografia: a ultrassonografia das glândulas salivares pode ser realizada para avaliar o tamanho, a forma e a presença de anormalidades, como cálculos salivares ou abscessos[9]
- Tomografia computadorizada (TC) ou ressonância magnética (RM): fornecem imagens mais detalhadas das glândulas salivares e dos ductos salivares, permitindo uma avaliação mais precisa de obstruções, inflamação e outras anormalidades[9]
- Sialografia: é uma técnica especializada que pode ser utilizada no diagnóstico de sialoadenites e outras condições das glândulas salivares (Figura 166.2). Envolve a administração de um agente de contraste radiopaco nos ductos salivares, seguido pela realização de radiografias para avaliar a morfologia e função das glândulas salivares.[10]

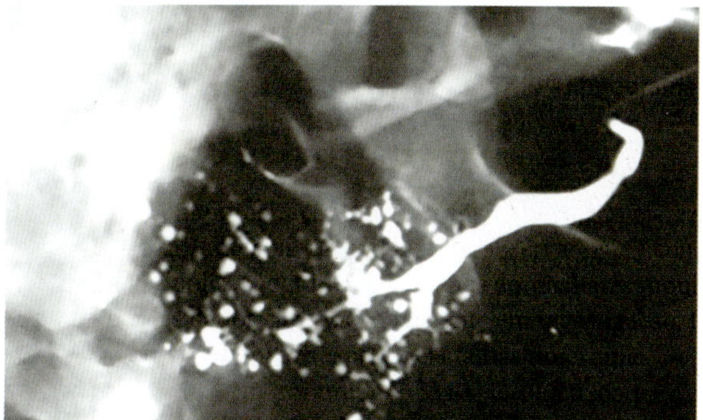

Figura 166.2 Sialografia com dilatações saculares e de ducto salivar.

Identificação de obstruções ductais

A sialografia pode ajudar a identificar obstruções nos ductos salivares, como cálculos salivares (sialolitos) ou estenoses, que podem causar sialoadenites obstrutivas.

O contraste radiopaco é injetado nos ductos salivares, e radiografias são obtidas para visualizar o fluxo do contraste e identificar possíveis áreas de estreitamento ou interrupção do fluxo salivar.

Avaliação da anatomia das glândulas salivares

A sialografia pode fornecer informações detalhadas sobre a anatomia das glândulas salivares, incluindo o tamanho, a forma e a distribuição dos ductos salivares e a presença de anormalidades estruturais.

Isso pode ser útil para diferenciar entre diferentes tipos de sialoadenites e determinar a localização e extensão da inflamação.

Detecção de alterações morfológicas

Alterações morfológicas nas glândulas salivares, como dilatação dos ductos salivares, atrofia das glândulas ou presença de massas tumorais, podem ser identificadas com a sialografia.

Essas alterações morfológicas podem ser sugestivas de condições subjacentes, como sialoadenite crônica, tumores das glândulas salivares ou doenças autoimunes.

Auxílio no planejamento cirúrgico

Em alguns casos, a sialografia pode ser utilizada como parte do planejamento pré-operatório em procedimentos cirúrgicos nas glândulas salivares, como a remoção de cálculos salivares ou a resseção de lesões.

A informação fornecida pela sialografia pode ajudar os cirurgiões a visualizar com precisão a anatomia das glândulas salivares e planejar o procedimento cirúrgico de forma mais eficaz.

Embora a sialografia possa ser uma ferramenta útil no diagnóstico de sialoadenites e outras condições das glândulas salivares, é importante considerar que é um procedimento invasivo e que envolve exposição à radiação. Portanto, seu uso deve ser avaliado caso a caso, levando em consideração os potenciais riscos e benefícios para o paciente. Em muitos casos, a combinação de sialografia com outras técnicas de imagem, como ultrassonografia, TC ou RM, pode fornecer uma avaliação mais abrangente das glândulas salivares.

A sialoendoscopia (Figura 166.3) é uma técnica endoscópica avançada, utilizada para diagnosticar e tratar condições das glândulas salivares, incluindo sialoadenites. Ela envolve a inserção de um endoscópio fino e flexível nos ductos salivares para visualização direta do interior das glândulas salivares e dos ductos, bem como para realizar procedimentos terapêuticos.[11,12]

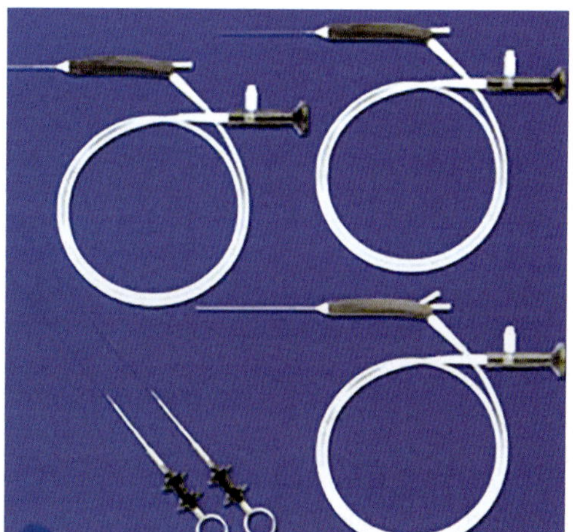

Figura 166.3 Sialoendoscópios.

Avaliação direta das glândulas salivares

A sialoendoscopia permite uma visualização direta do interior das glândulas salivares e dos ductos salivares, o que pode fornecer informações detalhadas sobre a presença de inflamação, obstruções, cálculos salivares, lesões ou outras anormalidades.

Identificação de obstruções ductais

A sialoendoscopia pode ser utilizada para identificar e localizar obstruções nos ductos salivares, incluindo cálculos salivares (sialolitos), mucosas, corpos estranhos ou estenoses, que podem causar sialoadenites obstrutivas.

Remoção de cálculos salivares e desobstrução dos ductos

Durante a sialoendoscopia, os cálculos salivares e outras obstruções dos ductos salivares podem ser removidos ou fragmentados usando-se instrumentos endoscópicos especializados, como cestas de captura, cestas de dormir, cestas de balão ou *lasers*.

Biopsia de lesões suspeitas

Se forem identificadas lesões suspeitas durante a sialoendoscopia, como massas tumorais ou áreas de inflamação crônica, podem ser realizadas biopsias para avaliação histopatológica e determinação do diagnóstico definitivo.

Irrigação e lavagem das glândulas salivares

A irrigação e a lavagem das glândulas salivares durante a sialoendoscopia podem ajudar a remover detritos, muco, pus ou outras secreções das glândulas, promovendo a resolução da inflamação e aliviando os sintomas.

Avaliação de resposta ao tratamento

Após a realização de procedimentos terapêuticos durante a sialoendoscopia, é possível avaliar a resposta do paciente ao tratamento, monitorando a melhora dos sintomas, a redução da inflamação e a restauração da função glandular.

A sialoendoscopia é considerada uma técnica minimamente invasiva e segura, que pode ser realizada em regime ambulatorial com anestesia local. É particularmente útil em casos de sialoadenites recorrentes, sialoadenites crônicas ou sialoadenites obstrutivas refratárias ao tratamento conservador. Essa técnica oferece uma abordagem eficaz para o diagnóstico e tratamento das sialoadenites, com potencial para melhorar os resultados clínicos e reduzir a necessidade de procedimentos cirúrgicos mais invasivos.

Biopsia

Em casos de sialoadenite crônica ou suspeita de condições autoimunes, como a síndrome de Sjögren, uma biopsia das glândulas salivares pode ser feita para avaliar a presença de inflamação crônica e danos teciduais.

A biopsia também pode ser útil para descartar a presença de tumores ou outras condições subjacentes que possam mimetizar os sintomas da sialoadenite.

TRATAMENTO

As opções terapêuticas disponíveis para o tratamento da sialoadenite são medidas conservadoras, terapia medicamentosa e procedimentos cirúrgicos.[13,14] Destacam-se as diretrizes de tratamento atualmente recomendadas com base na gravidade e etiologia da sialoadenite.

O tratamento de sialoadenites depende da causa subjacente da inflamação, da gravidade dos sintomas e das características individuais de cada paciente.

Medidas conservadoras

- Repouso e hidratação adequada: descanso e ingestão de líquidos em abundância podem ajudar a aliviar os sintomas e promover a recuperação
- Aplicação de compressas quentes: aplicada na região afetada pode ajudar a reduzir a dor e o inchaço.[5,14-16]

Medicamentos

- Analgésicos e anti-inflamatórios não esteroidais (AINEs): medicamentos como ibuprofeno ou paracetamol podem ajudar a aliviar a dor e a inflamação associadas a sialoadenite
- Antibióticos: em casos de sialoadenite bacteriana, antibióticos podem ser prescritos para tratar a infecção subjacente.

Procedimentos terapêuticos

- Drenagem de abscessos: em casos de sialoadenite com formação de abscesso, pode ser necessária a drenagem cirúrgica ou percutânea do abscesso para aliviar a pressão e prevenir complicações
- Remoção de cálculos salivares: se a sialoadenite for causada por cálculos salivares obstrutivos, procedimentos como sialolitotomia (remoção cirúrgica do cálculo) ou litotripsia salivar (fragmentação do cálculo por ondas de choque) podem ser realizados para restaurar o fluxo salivar normal (Figura 166.4)
- Sialoendoscopia: pode ser usada para diagnosticar e tratar sialoadenites, removendo obstruções dos ductos salivares, realizando biopsias de lesões suspeitas e irrigando as glândulas salivares.

Tratamento da causa subjacente

Se a sialoadenite estiver associada a condições subjacentes, como doenças autoimunes (p. ex., síndrome de Sjögren) ou infecções virais recorrentes, o tratamento específico dessas condições pode ser necessário para controlar a inflamação das glândulas salivares. Em casos de sialoadenite induzida por medicamentos, a suspensão ou ajuste da medicação causadora pode ser recomendada.

Manejo de sintomas crônicos

Em casos de sialoadenite crônica ou recorrente, o manejo pode incluir medidas para controlar a dor, inflamação e disfunção das glândulas salivares a longo prazo, como uso de saliva artificial, estimulação salivar, manejo da xerostomia e acompanhamento regular com um especialista em glândulas salivares.

O tratamento da sialoadenite deve ser individualizado de acordo com as necessidades específicas de cada paciente, e pode envolver uma abordagem multidisciplinar em conjunto com médicos especialistas, como otorrinolaringologistas, cirurgiões de cabeça e pescoço, dentistas e reumatologistas, dependendo da causa subjacente e das complicações associadas.

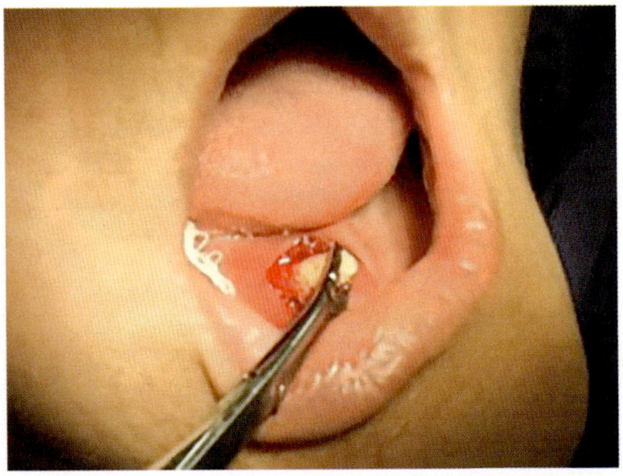

Figura 166.4 Cálculo submandibular removido via transoral.

Tratamento cirúrgico

Em geral, é reservado para casos graves ou recorrentes que não respondem ao tratamento conservador. Existem várias abordagens cirúrgicas que podem ser consideradas, dependendo da causa subjacente da sialoadenite e das características individuais do paciente.[17]

Sialolitotomia ou sialolitíase

Na presença de cálculos salivares que obstruem os ductos salivares e causam sialoadenite obstrutiva, a remoção dos cálculos pode ser necessária. A sialolitotomia envolve a incisão do ducto salivar afetado para remover o cálculo ou fragmentá-lo para facilitar a remoção.

Sialoendoscopia e litotripsia salivar

A sialoendoscopia é uma técnica endoscópica que permite a visualização direta dos ductos salivares e a realização de procedimentos terapêuticos, como a remoção de cálculos salivares. Durante a sialoendoscopia, os cálculos salivares podem ser fragmentados usando *laser* ou outras fontes de energia (litotripsia salivar) para facilitar a remoção.

Drenagem de abscesso

Em casos de sialoadenite com formação de abscesso, a drenagem cirúrgica ou percutânea do abscesso pode ser necessária para aliviar a pressão e prevenir complicações. A drenagem do abscesso pode ser realizada através de uma incisão na pele sobre a área afetada ou utilizando técnicas de imagem guiada, como ultrassonografia ou tomografia computadorizada.

Ressecção parcial ou total da glândula salivar

Em casos graves de sialoadenite crônica ou recorrente, ou quando outras opções de tratamento falharam, a ressecção parcial (parotidectomia parcial) ou total (parotidectomia total) da glândula salivar afetada pode ser considerada (Figura 166.5).

A ressecção da glândula salivar pode ser realizada através de uma abordagem aberta (cirurgia convencional) ou utilizando técnicas minimamente invasivas, como a cirurgia endoscópica assistida por vídeo.[18-20]

Descompressão do ducto salivar

Em casos de sialoadenite crônica associada a dilatação dos ductos salivares (dilatação de Stenon ou Wharton), a descompressão do ducto salivar pode ser realizada para restaurar o fluxo salivar normal. O procedimento envolve a criação de uma comunicação entre o ducto salivar dilatado e a cavidade oral para permitir a drenagem da saliva acumulada.

O tratamento cirúrgico da sialoadenite deve ser realizado por um cirurgião experiente e geralmente é reservado para casos selecionados que não respondem ao tratamento conservador. A escolha da abordagem cirúrgica depende da causa subjacente da sialoadenite, da localização e extensão da doença e das características individuais do paciente. É importante discutir os riscos, benefícios e alternativas de tratamento com o médico antes de optar por qualquer procedimento cirúrgico.

COMPLICAÇÕES

As sialoadenites podem levar a uma série de complicações, especialmente se não forem tratadas adequadamente.

Abscesso das glândulas salivares

A infecção bacteriana das glândulas salivares pode resultar na formação de abscessos, que são coleções de pus dentro das glândulas salivares (Figura 166.6), o que pode causar dor intensa, inchaço e vermelhidão na região afetada.[21,22]

Recorrência da infecção

Sem tratamento adequado, a sialoadenite pode retornar, especialmente em casos de sialoadenite crônica ou recorrente. Isso pode resultar em episódios repetidos de dor e inflamação das glândulas salivares.

Obstrução crônica dos ductos salivares

A presença de cálculos salivares (sialolitos) ou fibrose dos ductos salivares devido à inflamação crônica pode levar à obstrução persistente dos ductos salivares. Isso pode interferir no fluxo salivar normal e aumentar o risco de infecções recorrentes.

Danos permanentes às glândulas salivares

Em casos graves de sialoadenite não tratada, pode ocorrer dano permanente às glândulas salivares, incluindo fibrose, atrofia e perda da função glandular. Isso resulta em redução da produção de saliva e complicações relacionadas, como cárie dentária, candidíase oral e dificuldade na alimentação e deglutição.

Ruptura do ducto salivar

A inflamação e obstrução dos ductos salivares podem aumentar a pressão dentro das glândulas salivares, levando à ruptura do ducto salivar e extravasamento de saliva para os tecidos circundantes, causando formação de cistos salivares ou fístulas salivares.

Infecção sistêmica

Em casos graves de sialoadenite com formação de abscesso, a infecção pode se espalhar para outras partes do corpo, resultando em infecção sistêmica (sepse) que pode ser potencialmente fatal se não tratada rapidamente.[23]

Complicações associadas a cirurgia

Procedimentos cirúrgicos para tratamento de sialoadenites, como sialolitotomia, drenagem de abscesso ou ressecção da glândula

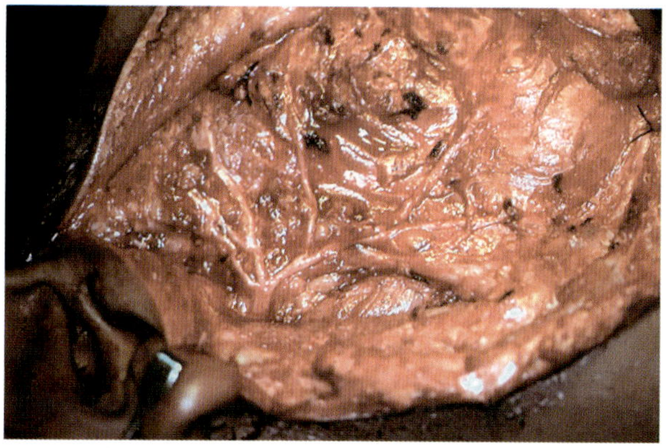

Figura 166.5 Dissecção cirúrgica de nervo facial em parotidectomia.

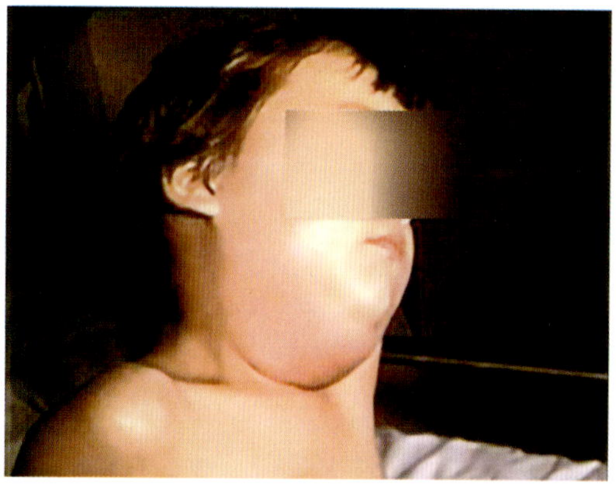

Figura 166.6 Paciente com abscesso em glândula submandibular.

salivar, podem estar associados a complicações como sangramento, lesão do nervo facial, infecção pós-operatória e formação de cicatrizes.

É importante buscar tratamento médico adequado ao primeiro sinal de sialoadenite para prevenir complicações graves. O tratamento precoce e adequado pode ajudar a evitar complicações a longo prazo e promover a recuperação completa das glândulas salivares afetadas.

REFERÊNCIAS BIBLIOGRÁFICAS

1. Seifert G, Donath K. Classification of the pathohistology of diseases of the salivary glands: Review of 2,600 cases in the Salivary Gland Register. Beitr Pathol [Internet]. 1976 Oct [Acesso em: 2024 Jul];159(1):1-32.
2. Kopec T, Wierzbicka M, Szyfter W. A proposal for the classification of chronic sialadenitis of the major salivary glands with current diagnostic and treatment schedule. Otolaryngol Pol [Internet]. 2011 May-Jun [Acesso em: 2024 Jul];65(3):188-93.
3. Capaccio P, Torretta S, Ottavian F, Sambataro G, Pignataro L. Modern management of obstructive salivary diseases. Acta Otorhinolaryngol Ital [Internet]. 2007 Aug [Acesso em: 2024 Jul];27(4):161-72.
4. Shiboski CH, Shiboski SC, Seror R, Criswell LA, Labetoulle M, Lietman TM et al. 2016 American College of Rheumatology/ European League Against Rheumatism classification criteria for primary Sjogren's syndrome: A consensus and data-driven methodology involving three international patient cohorts. Ann Rheum Dis [Internet]. 2017 Jan [Acesso em: 2024 Jul];76(1):9-16.
5. Gillespie MB, O'Connell BP, Rawl JW, McLaughlin CW, Carroll WW, Nguyen SA. Clinical and quality-of-life outcomes following gland-preserving surgery for chronic sialadenitis. Laryngoscope [Internet]. 2015 Jun [Acesso em: 2024 Jul];125(6):1340-4.
6. Afanas'ev VV, Romacheva IF. The role of concomitant diseases in the etiology of chronic sialadenitis. Stomatologiia (Mosk) [Internet]. 1989 Jan-Feb [Acesso em: 2024 Jul];68(1):46-8.
7. Seifert G. Etiology and differential diagnosis of sialadenitis. Laryngorhinootologie [Internet]. 1995 May [Acesso em: 2024 Jul];74(5):274-81.
8. Brooks KG, Thompson DF. A review and assessment of drug-induced parotitis. Ann Pharmacother [Internet]. 2012 Dec [Acesso em: 2024 Jul];46(12):1688-99.
9. Capaccio P, Cuccarini V, Ottaviani F, Minorati D, Sambataro G, Cornalba P et al. Comparative ultrasonographic, magnetic resonance sialographic, and videoendoscopic assessment of salivary duct disorders. Ann Otol Rhinol Laryngol [Internet]. 2008 Apr [Acesso em: 2024 Jul];117(4):245-52.
10. Kandula S, Nagi R, Nagaraju R. Sialography: A pictorial review. Oral Radiol [Internet]. 2023 [Acesso em: 2024 Jul];39(2):225-34.
11. Nahlieli O, Nakar LH, Nazarian Y, Turner MD. Sialoendoscopy: A new approach to salivary gland obstructive pathology. J Am Dent Assoc [Internet]. 2006 [Acesso em: 2024 Jul];137(10):1394-400.
12. Vavro M, Dvoranova B, Czako L, Hirjak D. Sialendoscopy in treatment of obstructive sialadenitis. Bratisl Lek Listy [Internet]. 2023 [Acesso em: 2024 Jul];124(8):562-6.
13. Flint PW, Haughey BH, Lund VJ, Robbins KT, Thomas JR, Lesperance MM et al. Cummings otolaryngology: head and neck surgery. 7th ed. Philadelphia: Elsevier; 2020.
14. Bezrukhov SG. The treatment of patients with chronic sialadenitis resulting from salivary outflow disorder. Stomatologiia (Mosk) [Internet]. 1991 Jul-Aug [Acesso em: 2024 Jul];(4):41-3.
15. Choi JS, Hong SB, Hyun IY, Lim JY, Kim YM. Effects of salivary secretion stimulation on the treatment of chronic radioactive Iodine-Induced sialadenitis. Thyroid [Internet]. 2015 [Acesso em: 2024 Jul];25(7):839-45.
16. Troeltzsch M, Pache C, Probst FA, Troeltzsch M, Ehrenfeld M, Otto S. Antibiotic concentrations in saliva: A systematic review of the literature, with clinical implications for the treatment of sialadenitis. J Oral Maxillofac Surg [Internet]. 2014 [Acesso em: 2024 Jul];72(1):67-75.
17. Capaccio P, Bottero A, Pompilio M, Ottaviani F. Conservative transoral removal of hilar submandibular salivary calculi. Laryngoscope [Internet]. 2005 [Acesso em: 2024 Jul];115(4):750-2.
18. Capaccio P, Torretta S, Pignataro L. The role of adenectomy for salivary gland obstructions in the era of sialendoscopy and lithotripsy. Otolaryngol Clin North Am [Internet]. 2009 [Acesso em: 2024 Jul];42(6):1161-71.
19. Goomany A, Sood S. Superficial parotidectomy for chronic parotid sialadenitis: A case series and review of the literature. J Laryngol Otol [Internet]. 2021 [Acesso em: 2024 Jul];135(10):883-6.
20. Schultz PW, Woods JE. Subtotal parotidectomy in the treatment of chronic sialadenitis. Ann Plast Surg [Internet]. 1983 [Acesso em: 2024 Jul];11(6):459-61.
21. Rivero VP, Hernandez CP, Palomino AG, Ruíz GT, García MM, Camacho MG et al. Suppurative bacterial acute parotitis in adults. Clinic and microbiological findings in 10 admitted patients. An Otorrinolaringol Ibero Am [Internet]. 2006 [Acesso em: 2024 Jul];33(1):57-64.
22. Saibene AM, Allevi F, Ayad T, Lechien JR, Mayo-Yanez M, Piersiala K et al. Treatment for parotid abscess: A systematic review. Acta Otorhinolaryngol Ital [Internet]. 2022 Apr [Acesso em: 2024 Jul];42(2):106-15.
23. Lampropoulos P, Rizos S, Marinis A. Acute suppurative parotitis: A dreadful complication in elderly surgical patients. Surg Infect (Larchmt) [Internet]. 2012 [Acesso em: 2024 Jul];13(4):266-9.

CAPÍTULO

167

Hipossalivação e Sialorreia

André Caroli Rocha • Cristiano Gaujac • Alan Roger dos Santos Silva • Thaís Bianca Brandão

INTRODUÇÃO

A saliva é um fluido corporal secretado por três pares de glândulas salivares maiores (parótidas, submandibulares e sublinguais) e por meio das glândulas salivares menores, que estão distribuídas por toda a mucosa bucal. A mistura dos fluidos produzidos por essas glândulas é conhecida como saliva total, secreção que atua em diversos cenários fisiológicos bucais e sistêmicos, incluindo a lubrificação e a manutenção da integridade da mucosa oral e orofaríngea; a digestão, por meio da solubilização e formação do bolo alimentar; a função gustativa; a mastigação; a deglutição e a fala. Adicionalmente, a saliva é central no controle da microbiota (equilíbrio ecológico) e do pH bucal, sendo decisiva para a manutenção da integridade dos dentes. Finalmente, uma série de imunoglobulinas, glicoproteínas e enzimas salivares possuem efeitos antimicrobianos com potencial para prevenir infecções da mucosa oral e orofaríngea de origem bacteriana, fúngica e viral.[1] A produção diária normal de saliva varia entre 0,15 e 0,5 ℓ, com uma taxa de fluxo de 0,3 a 0,4 mℓ/min. Essa taxa diminui para 0,1 mℓ/min durante o sono e aumenta para 0,4 a 0,5 mℓ/min durante a mastigação e a alimentação.

A sialorreia ou hipersalivação (quando o fluxo de saliva excede 0,7 mℓ/min) ou a salivação excessiva em muitos casos não é acompanhada por um aumento do fluxo salivar. Em geral, o fluxo de saliva é normal ou reduzido, e apenas a distribuição oral e o manuseio da saliva são interrompidos.[2] Já a redução do fluxo salivar é conceituada como hipossalivação, enquanto a sensação da boca seca – subjetiva por natureza e não necessariamente associada a hipossalivação – é designada como xerostomia. Os conceitos de hipossalivação e xerostomia não devem ser usados como sinônimos na prática clínica.

A hipossalivação é diagnosticada por meio da sialometria e definida em situações clínicas em que a avaliação do fluxo salivar não estimulado, durante 10 minutos, resultar em volume salivar ≤ 0,1 mℓ/min. Ou, alternativamente, quando a avaliação do fluxo salivar estimulado (mascando parafina), durante 5 min, resultar em volume salivar ≤ 0,5 mℓ/min.[3] A xerostomia, por sua vez, é diagnosticada de modo predominantemente subjetivo, por meio da anamnese.

Eisbruch et al.,[4] contudo, contribuíram para o melhor diagnóstico da xerostomia sugerindo uma classificação em três diferentes graus (Tabela 167.1). Já na sialorreia, Shao et al.[5] propõem uma escala de gravidade e frequência da baba (Tabela 167.2).

HIPOSALIVAÇÃO

A prevalência da xerostomia é incerta e difícil de ser determinada com precisão devido à escassez de estudos epidemiológicos neste contexto e à falta de padronização no diagnóstico da condição. Uma revisão sistemática desenvolvida com base nessa problemática validou a evidência ao descrever uma prevalência que variou de 0,9 a 64,8%.[6] Todavia, estudos bem delineados e baseados em populações notoriamente reconhecidas por desenvolver xerostomia sugerem que 30% dos indivíduos com idade igual ou superior a 65 anos desenvolverão xerostomia e que aproximadamente 100% dos pacientes com síndrome de Sjögren e dos pacientes oncológicos submetidos a radioterapia na região de cabeça e pescoço desenvolverão xerostomia.[7]

Tabela 167.1 Classificação da xerostomia de acordo com Eisbruch et al.

A. Subjetiva
Grau 1: funções orais normais
Grau 2: secura bucal com necessidade de líquidos para deglutição
Grau 3: secura bucal causando alterações na dieta, interferência no sono, fala ou outras atividades
B. Objetiva
Grau 1: fluxo salivar não estimulado > 0,2 mℓ/min
Grau 2: fluxo salivar não estimulado 0,1 a 0,2 mℓ/min
Grau 3: fluxo salivar não estimulado < 0,1 mℓ/min

Tabela 167.2 Escalas de gravidade e frequência da baba de acordo com Shao et al.

Escala de gravidade	
1. Seco	Nunca baba
2. Suave	Somente lábios molhados
3. Moderado	Úmido nos lábios e no queixo
4. Severo	A baba se estende às roupas
5. Profusa	Roupas, mãos, bandeja e objetos molhados
Escala de frequência	
1. Nunca	–
2. Ocasionalmente	Não todos os dias
3. Frequentemente	Parte de todos os dias
4. Constantemente	–

Tendo em vista as funções da saliva na miríade de processos fisiológicos bucais e sistêmicos mencionados, é possível compreender que a hipossalivação tem potencial para gerar um impacto negativo na qualidade de vida dos pacientes. Alguns dos eventos clínicos clássicos nesse cenário são limitações, dor e prejuízos às funções bucais, incluindo xerostomia, alterações gustativas (disgeusia) e na habilidade de fala e deglutição (disfagia e odinofagia) que, por sua vez, podem gerar alterações nos padrões de dieta, inapetência, déficit nutricional, perda de peso, insônia e depressão, entre outros. Adicionalmente, a hipossalivação predispõe os pacientes à ardência bucal, a infecções oportunistas da mucosa bucal e às cáries dentárias rampantes. Fissuras labiais crônicas, queilite angular persistente, ulcerações traumáticas recorrentes e língua despapilada podem ocorrer com maior frequência em pacientes com hipossalivação. As complicações bucais frequentemente associadas à hipossalivação são:

- Xerostomia
- Disgeusia
- Dificuldade de fala
- Dificuldade de mastigação
- Disfagia
- Inapetência
- Halitose
- Ardência bucal

- Candidose
- Queilite angular
- Língua atrófica (despapilada)
- Língua fissurada
- Ulceração traumática recorrente da mucosa bucal
- Risco aumentado à cárie dental
- Dificuldade para retenção de próteses odontológicas removíveis.

Diagnóstico

Do ponto de vista diagnóstico, deve-se lançar mão de abordagem sistemática de investigação clínica a fim de distinguir pacientes com xerostomia daqueles com hipossalivação genuína.[1,4] A queixa de "boca seca" e a necessidade de ingestão de líquidos para facilitar a deglutição são geralmente relatados pelos pacientes, demandando anamnese cuidadosa com o objetivo de uma caracterização completa das queixas bucais e do histórico médico, incluindo identificação de doenças sistêmicas, modalidades de tratamentos médicos realizados e eventuais medicações em uso que estão associadas a desenvolvimento da hipossalivação.[3] Posteriormente, o exame físico extraoral deve ser realizado com o objetivo de identificar alterações das glândulas salivares maiores, como aumentos de volume, dor ou parestesia associada a quadros inflamatórios, infecciosos ou neoplásicos que podem gerar hipossalivação.

O exame intrabucal será então realizado com objetivo de identificar complicações bucais da hipossalivação, incluindo os eventos clínicos elencados como complicações da hipossalivação. Adicionalmente, as porções terminais (bucais) dos ductos das glândulas salivares maiores devem ser avaliadas clinicamente quanto à presença de obstruções (sialolitíase), preservação da secreção de saliva após ordenha das glândulas e aparência da secreção. A liberação de saliva turva ou purulenta por esses ductos pode indicar quadros de sialoadenites infecciosas, enquanto a presença de uma secreção salivar mais viscosa ou até espumosa também pode indicar hipofunção das glândulas salivares.[1]

E por fim, pode-se lançar mão de uma série de exames a fim de identificar anormalidades nas glândulas salivares maiores que podem alterar o fluxo salivar normal, incluindo exames de imagem (sialografia, ultrassonografia, cintilografia, tomografia computadorizada, ressonância magnética e sialoendoscopia), exames citopatológicos (punção aspirativa por agulha fina), a sialometria, o estudo da bioquímica do sangue e de marcadores sorológicos, entre outros. Em resumo, esses métodos buscam identificar a presença de condições locais ou sistêmicas que podem desencadear hipossalivação.[1] A Tabela 167.3 apresenta uma sequência de investigação sistemática de hipofunção das glândulas salivares.

A sialometria é um dos métodos objetivos mais utilizados na prática clínica para o diagnóstico de hipossalivação. Ela permite avaliar a produção de saliva em repouso ou em função, por meio da estimulação gustativa (ácido cítrico), ou mecânica (mastigação de parafina) das glândulas salivares maiores. Essa técnica também permite a coleta da saliva total para análise da composição química salivar.

De um modo geral, os valores de referência da normalidade para o volume de secreção salivar são de 1,5 mℓ/min pelo método estimulado e 0,3 mℓ/min pelo método não estimulado. É importante que, antes da realização da sialometria, o paciente não realize procedimentos que interfiram na secreção salivar como fumar, consumir bebidas alcoólicas, se alimentar ou realizar bochechos por um período de 1 hora e 30 minutos a 2 horas antes do início do procedimento. A saliva pode ser coletada pelo método de cuspir ou simplesmente deixando a secreção escorrer diretamente da boca para um reservatório com escala de referência milimetrada. Para a realização do método mecanicamente estimulado, o paciente é orientado a mascar 1 g de parafina durante 5 minutos antes da coleta salivar. Na estimulação química, pode ser aplicada uma gota de solução de ácido cítrico a 4% no dorso da língua, a cada 30 segundos, durante 10 minutos, antes do paciente cuspir o volume salivar produzido em um reservatório com escala de referência milimetrada.

É importante esclarecer que o fluxo salivar, na medida do possível deve ser determinado em diferentes oportunidades e combinando os métodos estimulados e não estimulados para se obter uma estimativa quantitativa mais fidedigna de cada paciente investigado. Um exemplo da relevância dessa orientação é o fato de a hipossalivação relacionada com medicamentos geralmente reduzir o fluxo salivar não estimulado de modo seletivo – sem prejuízo ao fluxo salivar. De modo diferente, nos quadros de hipossalivação relacionados com doenças sistêmicas que afetam as glândulas salivares (como a síndrome de Sjögren) ou que geram danos às glândulas salivares maiores (citotoxicidade secundária à radioterapia ou à quimioterapia), o fluxo salivar estimulado estará reduzido.

Tabela 167.3 Investigação da hipofunção das glândulas salivares.

História médica
Anamnese direcionada para: • Doenças locais ou sistêmicas afetando glândulas salivares • Trauma facial • Tratamentos médicos realizados (radioterapia em cabeça e pescoço, quimioterapia etc.) • Medicações em uso
Questões sobre os sintomas bucais: • Quantidade de saliva reduzida (secura) em boca? • Ardência bucal? • Boca seca durante a refeição? • Dificuldade para deglutir alimentos? • Necessidade de ingestão de líquidos para auxiliar deglutição de alimentos?
Exame físico
Exame extrabucal: • Glândulas salivares maiores • Linfonodos cervicais
Exame intrabucal: • Ver complicações bucais associadas a hipossalivação apresentadas na Tabela 167.2
Sialometria
Fluxo salivar não estimulado Fluxo salivar estimulado
Análise sialoquímica
Bioquímica do sangue Hemograma completo com contagem diferencial Marcadores de doenças imunologicamente mediadas como síndrome de Sjögren (anticorpo antinuclear, anti-SS-A, anti-SS-B, fator reumatoide etc.) Imunoglobulinas séricas Velocidade de hemossedimentação
Exames de imagens
Sialografia Ultrassonografia Cintilografia Tomografia computadorizada Ressonância nuclear magnética
Sialoendoscopia
Microscopia das glândulas salivares Biopsia de glândula salivar menor labial (investigação para síndrome de Sjögren) Punção aspirativa por agulha fina das glândulas salivares maiores

Adaptada de: Napenas et al.[1]

Etiologia

Como mencionado anteriormente, diversas patologias – locais ou sistêmicas – podem gerar hipossalivação e xerostomia, podendo ou não estar associadas a dano permanente das glândulas salivares. Existem, ainda, fatores de risco não glandulares incluindo quadros médicos complexos de desidratação, alterações neurológicas, disfunções sensoriais bucais, respiração bucal crônica, desordens psicogênicas e idiopáticas.[3] Os principais fatores de risco da hipossalivação relacionados diretamente com hipofunção das glândulas salivares incluem eventos fisiológicos (hipossalivação senil), aplasia de glândula salivar, doenças sistêmicas (diabetes, síndrome de Sjögren e doença do enxerto contra hospedeiro, entre outras), efeitos colaterais do uso de medicamentos (p. ex., anti-histamínicos, antidepressivos, ansiolíticos e anti-hipertensivos), toxicidades de tratamentos médicos (radioterapia e quimioterapia), traumas faciais, patologias inflamatórias, infecciosas ou neoplásicas de glândulas salivares, distúrbios alimentares (deficiência de ingestão de líquidos, anorexia e bulimia), fatores hormonais, alcoolismo e tabagismo, entre outros.[8-10]

Idade

Os principais componentes estruturais secretores das glândulas salivares maiores são os ácinos, que são sensíveis ao envelhecimento e acabam sendo substituídos por tecido fibroso e gorduroso, resultando em significativa diminuição do peso das glândulas.[1] Esse fenômeno é mais comum nas glândulas salivares submandibulares, e menos frequente nas parótidas e glândulas salivares menores. Além da diminuição do fluxo salivar senil, também foram documentadas alterações qualitativas na composição salivar, incluindo diminuição da concentração de Na^+, aumento de K^+, aumento de IgA, lisozima e lactoferrina.[8,9] Não está claro, contudo, se a idade é um fator de risco independente para as alterações quantitativas e qualitativas salivares ou se os distúrbios médicos comuns na população idosa são os maiores responsáveis pela hipossalivação senil.

Doenças sistêmicas

Uma série de doenças tem sido relacionada com hipossalivação e com xerostomia. Neste cenário, a síndrome de Sjögren, doenças autoimunes (lúpus eritematoso sistêmico, artrite reumatoide, esclerodermia, cirrose biliar primária), diabetes melito, síndrome da imunodeficiência adquirida, sarcoidose, infecções por vírus da família do herpes-vírus (citomegalovírus, vírus Epstein-Barr), infecção pelo vírus da hepatite C, doença renal crônica e doença do enxerto contra hospedeiro estão entre as principais condições associadas a hipossalivação.[8-10]

Neste campo, destaca-se a síndrome de Sjögren, um distúrbio inflamatório crônico imunologicamente mediado que se caracteriza pela infiltração linfocítica de múltiplas glândulas exócrinas, mais comumente as glândulas lacrimais e salivares. Em sua apresentação primária, a síndrome de Sjögren afeta apenas as glândulas lacrimais e salivares, gerando xeroftalmia (queratoconjuntivite seca) e xerostomia. Na forma secundária, existe a associação com outra doença autoimune, como o lúpus eritematoso sistêmico ou a artrite reumatoide. Manifestações extraglandulares, como aumento bilateral de glândulas salivares maiores, vasculites, insuficiência tireoidiana, acidose tubular renal e pneumonia intersticial também podem ocorrer.[10] A síndrome de Sjögren merece atenção especial no contexto da hipossalivação por ser uma doença comum que afeta principalmente mulheres adultas – muitas vezes, a primeira manifestação da doença é a xerostomia relatada pelos pacientes. O diagnóstico definitivo da síndrome de Sjögren é obtido por meio de abordagem multiespecialidade e o teste oftalmológico de Schirmer, a biopsia de glândula salivar menor de lábio inferior, o estudo da bioquímica do sangue e marcadores sorológicos (detecção de anticorpos anti-SS-A e SS-B) e análise do fluxo salivar.

Toxicidades de tratamentos médicos

Uma grande diversidade de medicamentos já foi descrita com potencial de causar hipossalivação, incluindo anti-histamínicos, descongestionantes, analgésicos, diuréticos, antidepressivos, antipsicóticos, ansiolíticos, sedativos, relaxantes musculares e anti-hipertensivos. Muitos desses medicamentos causam xerostomia sem causar efeitos detectáveis no fluxo salivar, tornando importante, nesses casos, a distinção diagnóstica entre xerostomia e hipossalivação genuína para que se possa tomar decisão clínica cuidadosa e zelando pela manutenção do tratamento da condição médica que gerou a prescrição do medicamento com potencial xerostômico. De um modo geral, os medicamentos atuam em vias de atividade anticolinérgica (inibem a secreção das glândulas salivares) ou ligando-se a receptores colinérgicos muscarínicos.[1,11]

Em adição à hipossalivação medicamentosa, a diminuição do fluxo salivar é notoriamente associada a toxicidades de algumas modalidades de tratamento médico, como a radioterapia na região de cabeça e pescoço, a quimioterapia em protocolos altamente citotóxicos e o transplante de células progenitoras hematopoéticas.[11] Nesse contexto, pacientes com câncer na região de cabeça e pescoço são, na maioria das vezes, tratados por meio de protocolos que envolvem a radioterapia que, devido à localização anatômica dos tumores, acaba por incluir no campo de radiação de tecidos não alvo as glândulas salivares maiores. Sabe-se que pacientes que receberam doses de radiação superiores a 50 Gy desenvolveram dano radiogênico direto no parênquima glandular, gerando dano permanente nos ácinos secretores, resultando em hipovascularização e fibrose tecidual que, por sua vez, geram hipossalivação e alteração na composição salivar (alterações no pH, nas concentrações de cálcio, sódio e bicarbonatos e alterações no microbioma salivar).[12] Quando as glândulas salivares maiores forem submetidas a doses inferiores a 50 Gy, as alterações qualitativas e quantitativas da saliva costumam ser transitórias e menos graves.

Outro cenário frequentemente associado a hipossalivação importante é a doença do enxerto contra hospedeiro que se desenvolve em parte significativa dos pacientes com doenças hematológicas submetidos a transplante alogênico de células progenitoras hematopoéticas. As células hematopoéticas transfundidas frequentemente reagem contra o organismo do paciente (hospedeiro) por meio de uma resposta inflamatória multicêntrica, associada a grande morbidade dos pacientes, que gera dano (destruição acinar e fibrose) às glândulas salivares maiores e menores ocasionando hipossalivação. Em concomitância ao envolvimento primário das glândulas salivares pelo processo inflamatório multi-órgão, na fase prévia ao transplante de células progenitoras hematopoéticas, os pacientes são submetidos a um protocolo de condicionamento da medula óssea que combina medicamentos imunossupressores, quimioterápicos e a radioterapia de corpo total que, em conjunto, também apresentam potencial para diminuir o fluxo salivar dos pacientes.

Tratamento

Protocolos contemporâneos de tratamento da hipossalivação ainda são baseados no alívio dos sintomas associados, uma vez que, até o presente momento, poucas opções preventivas foram validadas clinicamente por meio de ensaios clínicos. É consenso, contudo, que nos casos de hipossalivação grave associada a medicação ou a desordens sistêmicas deve-se lançar mão da abordagem interdisciplinar, zelando pela continuidade do tratamento médico.

Em linhas gerais, o tratamento da hipossalivação e da xerostomia associadas é considerado desafiador e direcionado, sobretudo para o controle dos sintomas (xerostomia), baseando-se principalmente no uso de agentes lubrificantes da mucosa bucal (saliva artificial), no aumento da ingestão de água (2 a 3 ℓ/dia) e nas orientações de dieta como evitar consumo de alimentos secos, duros, pegajosos ou ácidos (cítricos). Adicionalmente, goma de mascar e balas sem açúcar podem auxiliar, estimulando quimicamente e mecanicamente o aumento do fluxo salivar residual.

Dentre os medicamentos sialogogos, o cloridrato de pilocarpina é um medicamento parassimpaticomimético agonista que, quando usado sistemicamente (doses de 5 a 10 mg, 3 a 4 vezes/dia), apresenta potencial para estimular a secreção salivar e minimizar a xerostomia. A sua eficácia é perceptível geralmente após 3 semanas de tratamento. Contudo, é contraindicado para pacientes que apresentam úlcera gastrintestinal, asma, hipertensão arterial sistêmica, glaucoma, problemas cardiovasculares e mal de Parkinson, entre outros. Os efeitos adversos mais comuns da pilocarpina são sudorese excessiva, náusea, diarreia, rinite, cefaleia, cervicalgia, aumento da frequência cardíaca e hipertensão arterial sistêmica. Embora controversos, diferentes estudos apontaram um aparente efeito citoprotetor da pilocarpina sobre as glândulas salivares, fato que sugere um potencial efeito profilático da pilocarpina para a hipossalivação relacionada com radioterapia, resultando na redução da queixa de xerostomia.[12]

O cloreto de betanecol, outro medicamento da classe dos sialogogos sistêmicos, é um análogo da acetilcolina e atua como agonista colinérgico com mecanismo de ação semelhante à pilocarpina; contudo, estimula o sistema nervoso parassimpático de modo mais seletivo, gerando menor quantidade de efeitos colaterais, maior tempo de atividade sialogoga e melhor custo-benefício do que a pilocarpina. Ensaios clínicos baseados no uso de betanecol, administrado via oral em dose de 25 mg, 2 a 3 vezes/dia, demonstraram bons resultados tanto em protocolos profiláticos como em protocolos terapêuticos na manutenção do fluxo salivar não estimulado, no controle da xerostomia e em aspectos relacionados com a qualidade de vida de pacientes submetidos a radioterapia na região de cabeça e pescoço.[13-15]

A amifostina é outro medicamento que vem sendo utilizado para a prevenção de hipossalivação induzida pela radioterapia; todavia, ainda há dúvidas quanto a sua aplicabilidade, o potencial citoprotetor das glândulas salivares e a segurança no contexto oncológico de progressão tumoral.[14] A droga é geralmente administrada via intravenosa antes de cada sessão de radioterapia na dose de 200 mg/m^2.

A transferência cirúrgica das glândulas submandibulares para o espaço submentoniano foi proposta para a prevenção da hipossalivação e da xerostomia induzidas por radioterapia. Esse procedimento tem por objetivo deslocar as glândulas submandibulares do campo primário de radioterapia, minimizando os efeitos diretos da radiação sobre essas glândulas e, consequentemente, preservando sua secreção salivar. A transferência cirúrgica deve ser realizada durante o esvaziamento cervical (parte do tratamento cirúrgico dos pacientes com câncer de cabeça e pescoço) e previamente à radiação.[13]

Os avanços recentes tecnológicos do planejamento da radioterapia desenvolveram a radioterapia de intensidade modulada (IMRT, *intensity modulated radiation therapy*) que permite um planejamento de entrega de dose baseado em exames de imagens tridimensionais, como a tomografia computadorizada (TC) e tomografia com emissão de pósitrons (PET, *positron emission tomography*/TC), delineando com maior precisão o volume e a localização espacial do tumor primário e das metástases regionais. Dessa maneira, altas doses de radiação podem ser direcionadas com maior precisão para o tumor primário, diminuindo a toxicidade nos tecidos sadios adjacentes, como as glândulas salivares maiores. Essa técnica tem mostrado bom potencial na prevenção da hipossalivação e da xerostomia induzidas pela radioterapia.[15]

Finalmente, a instituição e a manutenção de protocolos de higiene bucal são essenciais em pacientes diagnosticados com hipossalivação, incluindo uso diário de bochechos fluoretados e visitas sistemáticas ao cirurgião-dentista com o objetivo de prevenir cáries rampantes e infecções bucais oportunistas à hipossalivação.[11]

SIALORREIA

Sialorreia, hipersalivação, hipersialose, polissialia, baba ou ptialismo são termos usados para descrever o derramamento involuntário aumentado ou aumento do fluxo salivar, em razão da incapacidade de manipulação das secreções bucais. Muitas condições neurológicas e sistêmicas estão envolvidas, e pode ser causada pela produção excessiva de saliva ou diminuição da capacidade de deglutição. O distúrbio é associado a ineficiência na fase faríngea e incoordenação do fechamento labial.

A atividade normal da deglutição depende do funcionamento neuromuscular e da coordenação do esôfago, da laringe, da faringe e da cavidade oral. Há três fases da deglutição: a primeira fase, oral, sob controle voluntário; a segunda, faríngea; e a terceira, esofágica, sob controle involuntário (autonômico) do centro da deglutição, que está centrado na ponte inferior e na medula oblonga do tronco cerebral; mais especificamente, no núcleo ambíguo. A baba da boca anterior é o resultado da incoordenação da musculatura lingual que inibe a passagem da saliva para a orofaringe através da boca com base em uma redução acentuada no reflexo da deglutição que regula a secreção salivar, que é controlada pelo ligamento periodontal (e seus mecanorreceptores) e pelas papilas gustativas (com seus quimiorreceptores).[16]

Diagnóstico

Medidas subjetivas e objetivas foram desenvolvidas e validadas para quantificar a salivação excessiva. As escalas subjetivas incluem a escala de frequência e gravidade da sialorreia (EFGS), como a proposta por Shao et al.,[5] com uma escala fácil de usar que mede e classifica a gravidade da sialorreia em uma escala de 5 pontos e a frequência em uma escala de 4 pontos. Outras medições se baseiam na Drooling Impact Scale (que é uma escala de 10 pontos para determinar a frequência e a gravidade da sialorreia e seu impacto nas atividades da vida diária)[17] e na escala visual analógica (usada para medir a gravidade da sialorreia).[18] Entretanto, as evidências mais recentes revelam que o Radboud Oral Motor Inventory for Parkinson's Disease (ROMP) é a única escala válida para quantificar o sintoma não motor (ou sialorreia) em pacientes com doença de Parkinson.[19]

O método objetivo inclui a observação direta da perda de saliva, contando o número de guardanapos e medindo o peso de toalhas ou rolos de algodão dental.[20] O outro método de medição objetiva da saliva (sialometria) inclui o uso de radioisótopos (cintilografia). As medidas objetivas são mais sensíveis na medição da saliva do que as escalas subjetivas.

Etiologia

O acúmulo de saliva na boca é, na maioria das vezes, devido à diminuição da função de deglutição (sialorreia secundária) e pode até estar presente com baixas taxas de fluxo salivar. A sialorreia primária geralmente está relacionada com o refluxo gastroesofágico, gravidez ou se desenvolve como um efeito colateral do tratamento farmacológico. Por outro lado, doenças neurodegenerativas, como a esclerose lateral amiotrófica e a doença de Parkinson, geralmente causam sialorreia secundária, pois afetam os centros de deglutição na medula e na área pontina, os neurônios motores ou os centros corticais e subcorticais que iniciam ou regulam a deglutição.[21]

A sialorreia é comum em pacientes psiquiátricos, e tem sido apontada como um efeito colateral de muitos agentes psicotrópicos, como, por exemplo, clozapina e olanzapina. Outras patologias que podem contribuir para esse fenômeno incluem disfunção postural, hipersecreção de saliva, má oclusão dentária e reconhecimento de derrame salivar, especialmente em pacientes com doenças neurológicas.[22]

Idade

É incomum em indivíduos saudáveis após os 5 anos de vida.[21] A partir dessa idade, a sialorreia estará associada a algum distúrbio, geralmente neurológico, como doença de Parkinson,[23] paralisia cerebral[24,25] ou em pacientes com idades mais avançadas com características de demência.

Distúrbios associados

A sialorreia é uma consequência do uso de medicamentos psicotrópicos como clozapina, olanzapina, risperidona, quetiapina, aripiprazol e lítio, que causam sialorreia como efeito colateral,[26] e é uma sequela clínica comum em crianças que sofrem de paralisia cerebral, com uma prevalência geral de 20 a 22%.[25] Doenças neurodegenerativas, como a esclerose lateral amiotrófica e a doença de Parkinson, geralmente causam sialorreia.[21]

Complicações

A sialorreia está associada a formação reduzida de bolo alimentar, desidratação, perda das características antibacterianas da saliva, alterações dermatológicas periorais e dificuldades de fala. As suas complicações podem ser divididas de acordo com o direcionamento que o excesso de saliva ocasiona. A sialorreia pode se manifestar anteriormente como derramamento de saliva sobre os lábios, ou posteriormente com acúmulo de secreções na orofaringe. A sialorreia anterior tende a estar associada a irritação e ruptura da pele, odor e pode afetar as relações sociais e a autoestima. A sialorreia posterior pode ter graves sequelas médicas, como dificuldade de desobstrução das vias aéreas, aspiração crônica e pneumonia recorrente. Os problemas pulmonares são uma das principais causas de morbidade em crianças com condições médicas complexas, sendo responsáveis por 29% das hospitalizações na população. As doenças respiratórias também são a causa mais comum de morte tanto em crianças quanto em adultos com paralisia cerebral, o que ressalta a importância de intervenções eficazes, como a redução da sialorreia, para reduzir as complicações pulmonares. Tanto a sialorreia anterior como a posterior afetam a saúde e a qualidade de vida das crianças e de suas famílias.[21,27]

A sialorreia causa problemas de saúde e psicológicos nesses pacientes, resultando em estresse e isolamento social para a família e o paciente. As crianças que sofrem de sialorreia podem sofrer danos e dermatites na pele ao redor da boca, distúrbios eletrolíticos e até mesmo desidratação.[28] A necessidade de trocar de roupa com frequência, a redução da comunicação com a família e os amigos, a inflamação e a infecção ao redor da boca e a cárie dentária também são outros problemas físicos que surgem para crianças com paralisia cerebral.[24]

Tratamento

O tratamento da sialorreia inclui métodos farmacológicos e não farmacológicos e, raramente, intervenções cirúrgicas nas glândulas salivares. O tratamento de curto prazo da sialorreia na doença de Parkinson pode incluir o agente anticolinérgico brometo de ipratrópio (um derivado da atropina) e o glicopirrolato, enquanto para o tratamento de longo prazo as toxinas botulínicas A e B são consideradas eficazes. A aplicação de botulínicos está associada a risco de dificuldades transitórias de deglutição e disfagia e, portanto, requer monitoramento especializado.[23]

Ghazavi et al.[24] alegam que o uso da injeção de toxina botulínica em crianças com paralisia cerebral com sialorreia tem efeitos terapêuticos limitados e de curto prazo, e não satisfaz aos pais. Portanto, esse método de tratamento não pode ser usado para reduzir a gravidade e a frequência da sialorreia e só pode ser usado como um método auxiliar junto com outros métodos de tratamento definitivo.

Intervenções não farmacológicas, que incluem terapia da fala e regulação orofacial, modificam a deglutição e reduzem a baba em pacientes com doença de Parkinson, mas poucas delas foram realmente aplicadas em pacientes. As opções de tratamento cirúrgico incluem neurectomia (secção dos nervos da corda do tímpano) e excisão da glândula salivar, ou ligadura do ducto salivar e realocação do ducto salivar. Os três últimos procedimentos mencionados são combinados ou realizados individualmente e têm sido usados principalmente em crianças com problemas neurológicos. Esses procedimentos também são mais invasivos do que os métodos farmacológicos e não farmacológicos e podem causar complicações, como xerostomia e cárie dentária.[23]

CONSIDERAÇÕES FINAIS

A hipossalivação é uma doença muito frequente na população, com maior prevalência em idosos e pacientes com doenças sistêmicas. Muitas vezes, a hipossalivação e a xerostomia associadas representam a primeira manifestação de uma doença sistêmica. A distinção entre xerostomia isolada e xerostomia secundária à hipossalivação genuína é essencial para determinar a estratégia terapêutica a ser adotada. Para que bons resultados sejam alcançados nesse sentido, é fundamental que o tratamento se baseie nos aspectos etiológicos multifatoriais da hipofunção glandular.

A sialorreia é uma alteração do controle da retenção da saliva na cavidade bucal, seja por consequência da ingestão de substâncias químicas ou pelo descontrole mecânico, sendo indesejada em qualquer situação. Ela é responsável por situações constrangedoras, gerando problemas psicológicos nos pacientes e na família. Além disso, geram problemas de saúde graves, como pneumonias e problemas na própria saúde bucal. Rigorosos protocolos de higiene bucal são imperiosos para prevenir as complicações bucais decorrentes da hipossalivação persistente e da sialorreia.

REFERÊNCIAS BIBLIOGRÁFICAS

1. Napenas JJ, Brennan MT, Fox PC. Diagnosis and treatment of xerostomia (dry mouth). Odontology [Internet]. 2009 Jul [Acesso em: 2024 Jul];97(2):76-83.
2. Metta V, Chung-Faye G, Benamer H, Mrudula R, Goyal V, Falup-Pecurariu C et al. Hiccups, hypersalivation, hallucinations in Parkinson's disease: New insights, mechanisms, pathophysiology, and management. J Pers Med [Internet]. 2023 Apr 13 [Acesso em: 2024 Jul];13,711.
3. Fox PC, Busch KA e, Baum BJ. Subjective reports of xerostomia and objective measures of salivary gland performance. J Am Dent Assoc [Internet]. 1987 Oct [Acesso em: 2024 Jul];115(4):581-4.
4. Eisbruch A, Rhodus N, Rosenthal D, Murphy B, Rasch C, Sonis S. et al. How should we measure and report radiotherapy-induced xerostomia? Semin Radiat Oncol [Internet]. 2003 Jul [Acesso em: 2024 Jul];13(3):226-34.
5. Shao M, Chen K, Wu X, Lin J, Jiang M, Zhuo F et al. Botulinum toxin in the treatment of sialorrhea in severe neurological patients with tracheotomy. Brain Behav [Internet]. 2023 Aug [Acesso em: 2024 Jul];13(8):e3164.
6. Orellana MF, Lagravère MO, Boychuk DJ, Major PW, Flores-Mir C. Prevalence of xerostomia in population-based samples: A systematic review. J Public Health Dent [Internet]. 2006 Spring [Acesso em: 2024 Jul];66(2):152-8.
7. Ship JA, Pillemer SR, Baum BJ. Xerostomia and the geriatric patient. J Am Geriatr Soc [Internet]. 2002 Mar [Acesso em: 2024 Jul];50(3):535-43.
8. Baum BJ, Costa PR Jr, Izutsu KT. Sodium handling by aging human parotid glands is inconsistent with a two-stage secretion model. Am J Physiol [Internet]. 1984 Jan [Acesso em: 2024 Jul];246(1 Pt 2):R35-9.

9. Finkelstein MS, Tanner M, Freedman ML. Salivary and serum IgA levels in a geriatric outpatient population. J Clin Immunol [Internet]. 1984 Mar [Acesso em: 2024 Jul];4(2):85-91.
10. Garcia-Carrasco M, Ramos-Casals M, Rosas J, Pallarés L, Calvo-Alen J, Cervera R et al. Primary Sjogren syndrome: Clinical and immunologic disease patterns in a cohort of 400 patients. Medicine (Baltimore) [Internet]. 2002 Jul [Acesso em: 2024 Jul];81(4):270-80.
11. Santos-Silva AR, Feio PQ, Vargas PA, Correa MP, Lopes MA. cGVHD-related caries and its shared features with other 'dry-mouth'-related caries. Braz Dent J [Internet]. 2015 Jul-Aug [Acesso em: 2024 Jul];26(4):435-40.
12. Bhide SA, Miah AB, Harrington KJ, Newbold KL, Nutting CM. Radiation-induced xerostomia: Pathophysiology, prevention and treatment. Clin Oncol (R Coll Radiol) [Internet]. 2009 Dec [Acesso em: 2024 Jul];21(10):737-44.
13. Seikaly H, Jha N, Harris JR, Barnaby Pam, Liu R, Williams D et al. Long-term outcomes of submandibular gland transfer for prevention of postradiation xerostomia. Arch Otolaryngol Head Neck Surg [Internet]. 2004 Aug [Acesso em: 2024 Jul];130(8):956-61.
14. Khosravani N, Birkhed D, Elström J. The cholinesterase inhibitor physostigmine for the local treatment of dry mouth: A randomized study. Eur J Oral Sci [Internet]. 2009 Jun [Acesso em: 2024 Jul];117(3):209-17.
15. Jaguar GC, Lima EP, Kowalski LP, Pellizzon AC, Carvalho AL, Boccaletti KW et al. Double blind randomized prospective trial of bethanechol in the prevention of radiation-induced salivary gland dysfunction in head and neck cancer patients. Radiother Oncol [Internet]. 2015 May [Acesso em: 2024 Jul];115(2):253-6.
16. Pedersen A, Sørensen CE, Proctor GB, Carpenter GH. Salivary functions in mastication, taste and textural perception, swallowing and initial digestion. Oral Dis [Internet]. 2018 Nov [Acesso em: 2024 Jul];24(8):1399-1416.
17. Sforza E, Onesimo R, Leoni C, Giorgio V, Proli F, Notaro F et al. Drooling outcome measures in pediatric disability: A systematic review. Eur J Pediatr [Internet]. 2022 Jul [Acesso em: 2024 Jul];181(7):2575-92.
18. Van Hulst K, Van Der Burg JJ, Jongerius PH, Geurts AC, Erasmus CE. Changes in severity and impact of drooling after submandibular gland botulinum neurotoxin A injections in children with neurodevelopmental disabilities. Dev Med Child Neurol [Internet]. 2020 Mar [Acesso em: 2024 Jul];62(3):354-362.
19. Nascimento D, Carmona J, Mestre T, Ferreira JJ, Guimarães I. Drooling rating scales in Parkinson's disease: A systematic review. Parkinsonism Relat Disord [Internet]. 2021 Oct [Acesso em: 2024]:91:173-180.
20. Bavikatte G, Sit PL, Hassoon A. Management of drooling of saliva. Brit J Med Pract [Internet]. 2012 [Acesso em: 2024 Jul];5(1):a507.
21. Bakke M. Botulinum toxin, a drug with potential interest for dentists - An introduction. Toxins (Basel) [Internet]. 2022 Sep 25 [Acesso em: 2024 Jul];14(10):667.
22. Johnson BO, Oke O, Nwabueze C, Azam M, Ogunlesi C. Lithium-induced sialorrhea. Cureus [Internet]. 2023 May 1 [Acesso em: 2024 Jul];15(5):e38370.
23. Špiljak B, Lisak M, Pašić H, Trkanjec Z, Lovrenčić Huzjan A, Kes VB. Sialhorrhea and xerostomia in Parkinson's disease patients. Acta Clin Croat [Internet]. 2022 Aug [Acesso em: 2024 Jul];61(2):320-26.
24. Ghazavi M, Rezaii S, Ghasemi M, Azin N, Reisi M. Botox injection in treatment of sialorrhea in children with cerebral palsy. Am J Neurodegener Dis [Internet]. 2023 Jun 15 [Acesso em: 2024 Jul];12(3):97-102.
25. Heinen F, Kanovský P, Schroeder AS, Chambers HG, Dabrowski E, Geister TL et al. IncobotulinumtoxinA for the treatment of lower-limb spasticity in children and adolescents with cerebral palsy: A phase 3 study. J Pediatr Rehabil Med [Internet]. 2021 [Acesso em: 2024 Jul];14(2):183-97.
26. Freudenreich O. Drug-induced sialorrhoea. Drugs Today (Barc) [Internet]. 2005 Jun [Acesso em: 2024 Jul];41(6):411-8.
27. Petkus KD, Noritz C, Glader L. Examining the role of sublingual atropine for the treatment of sialorrhea in patients with neurodevelopmentaldDisabilities: A retrospective review. J Clin Med [Internet]. 2023 Aug 11 [Acesso em: 2024 Jul];12(16):5238.
28. Gutierrez GM, Siqueira VL, Loyola-Rodriguez JP, Diniz MB, Guaré RO, Ferreira AC et al. Effects of treatments for drooling on caries risk in children and adolescents with cerebral palsy. Med Oral Patol Oral Cir Bucal [Internet]. 2019 Mar 1 [Acesso em: 2024 Jul];24(2):204-10.

CAPÍTULO

168

Síndrome da Boca Ardente

Matheus Simão Marcos

INTRODUÇÃO

Existem diversas definições para a síndrome da boca ardente, feitas por variadas associações de estudiosos do tema ao longo do tempo. A mais utilizada atualmente é a da Sociedade Internacional de Cefaleias, de 2018, que a define como "queimação intraoral ou sensação disestésica, recorrendo diariamente por mais de 2 horas, por um período maior que 3 meses, sem lesões causais clinicamente evidentes e não explicada por outro diagnóstico".[1] É, portanto, uma doença crônica e idiopática - um diagnóstico de exclusão.

Esta definição atual coloca em xeque a classificação da síndrome em primária e secundária.[2] A forma secundária é aquela na qual se encontram fatores causais locais ou sistêmicos que justifiquem os sintomas. Quando causas orgânicas não são identificadas, tem-se a forma primária, que é idiopática.

Atualmente, considerando essa definição, a tendência é chamar de síndrome de boca ardente somente a forma primária. As formas secundárias são, na realidade, outras doenças que apresentam manifestações clínicas semelhantes e que devem ser excluídas durante a investigação diagnóstica.

Há ainda casos de pacientes com queixa de queimação oral secundária a uma doença específica e que, mesmo após a resolução desta, permanecem com a sintomatologia de queimação oral. Nestes casos, o diagnóstico de síndrome da boca ardente também pode ser estabelecido.

EPIDEMIOLOGIA

Os dados de prevalência e incidência são bastante variáveis, devido aos diferentes critérios diagnósticos utilizados na literatura ao longo do tempo.

A prevalência, considerando os critérios diagnósticos atuais, varia entre 1 e 3,7% da população.[3] A incidência, avaliada em estudo populacional retrospectivo conduzido em Minnesota, nos EUA, em 2014, é de 11,4 casos novos por 100.000 pessoas/ano.[4]

Muito bem estabelecido na literatura é o fato de que as mulheres são as mais acometidas, em uma proporção de 7 mulheres para cada homem, principalmente na pós-menopausa. Além disso, ocorre aumento da prevalência com a idade, mais acentuado após os 50 anos.

FISIOPATOLOGIA

A etiologia da síndrome da boca ardente é complexa e provavelmente multifatorial. Apesar de ainda não completamente compreendida, diversos estudos foram conduzidos nas duas últimas décadas a fim de elucidar os mecanismos fisiopatológicos da doença, de modo que haja alvos específicos de tratamento, aumentando, portanto, sua eficácia.

Atualmente, acredita-se que as manifestações clínicas são decorrentes de alterações neuropáticas, tanto do sistema nervoso periférico como do central (Figura 168.1).[5]

Teoria fisiopatológica

Uma teoria proposta para explicar a síndrome da boca ardente reúne evidências de alterações neuropáticas, endocrinológicas, inflamatórias e psicológicas.[5,6]

Ela propõe que fatores como menopausa, estresse crônico, ansiedade ou exposição a agentes neurotóxicos causam uma diminuição da produção de esteroides neuroprotetores, o que induz atrofia das fibras neurais da mucosa oral.

A nível do núcleo do trato solitário, existe um balanço fisiológico entre as aferências do trigêmeo, do nervo corda do tímpano e do glossofaríngeo. As fibras atrofiadas da mucosa oral são principalmente do nervo corda do tímpano, e tal denervação leva à desinibição de impulsos trigeminais nociceptivos, assim como a uma predominância de fibras ricas em nociceptores TRPV-1, o que se traduz clinicamente como dor em queimação.

A nível central, a diminuição dos esteroides neuroprotetores inibe a síntese de serotonina, a modulação GABAérgica e leva a uma desregulação do sistema dopaminérgico nos gânglios da base. Estas alterações produzem mudanças de humor e uma disfunção do sistema modulador da dor, contribuindo para a queimação oral crônica.

Neuropatia periférica e central

Um estudo fisiopatológico clássico, conduzido em 2010, avaliou os efeitos do bloqueio anestésico do nervo lingual na dor oral em

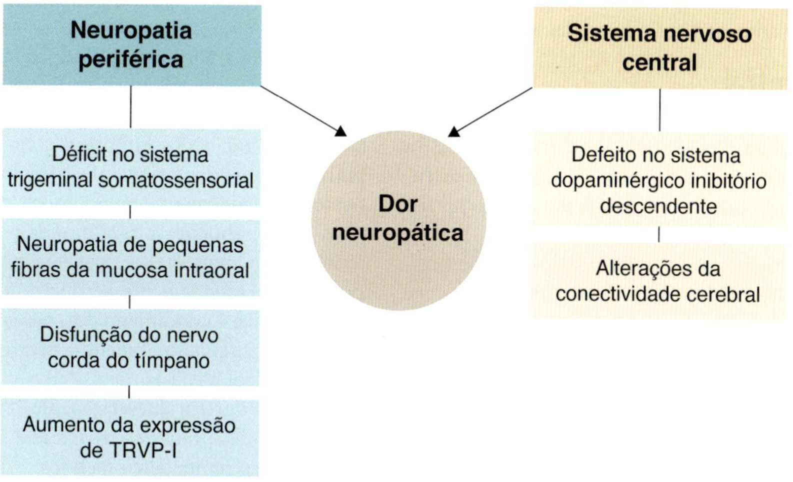

Figura 168.1 Neuropatia periférica e central levam à dor neuropática.

queimação.[7] Foram identificados dois grupos de pacientes: um deles, chamado de periférico, apresentou diminuição significativa da intensidade da dor após a injeção de lidocaína; o outro grupo, chamado de central, apresentou uma piora da dor após o bloqueio anestésico. Característica deste último grupo eram maiores índices de depressão e ansiedade.

Este estudo revela uma heterogeneidade fisiopatológica dos pacientes com a síndrome da boca ardente – a alteração neuropática pode ser periférica, central ou mista. Isto é particularmente importante para o tratamento, que deverá ser personalizado dependendo de a qual grupo o paciente pertence.

Neuropatologia periférica

A neuropatia periférica da síndrome da boca ardente envolve hipofunção do nervo corda do tímpano e das fibras trigeminais táteis, que também estão diminuídas em densidade na mucosa oral, além de hiperfunção das fibras trigeminais nociceptivas e aumento de expressão do receptor TRPV-1, responsável pela queimação intraoral.

O dano ao sistema trigeminal tornou-se evidente inicialmente com o estudo de reflexos de tronco encefálico, como o reflexo do piscamento à estimulação dos nervos supraorbital, mentoniano e lingual. Os limiares elétricos para disparar o reflexo são maiores nos pacientes com síndrome da boca ardente, indicando hipofunção das fibras trigeminais táteis.[5]

Adicionalmente, testes sensoriais térmicos quantitativos mostram aumento dos limiares de detecção do calor ou frio na mucosa da língua, com 75% dos pacientes tendo hipoestesia ou anestesia a estímulos térmicos e, menos frequentemente, à dor pelo calor.[8]

A perda de função neural é corroborada por estudos histopatológicos com biopsias da mucosa oral, que mostram diminuição da densidade de fibras neurais intraepiteliais.[9]

Outro sintoma comum, presente em cerca de dois terços dos pacientes, é a disgeusia, atribuída a uma disfunção do nervo corda do tímpano. As alterações do paladar são demonstradas objetivamente pela eletrogustometria, exame no qual se aplica uma corrente elétrica nos dois terços anteriores da língua, desencadeando uma percepção gustatória.[10] Os pacientes com a síndrome da boca ardente apresentam elevação dos limiares de detecção de sabor, indicando hipofunção do nervo corda do tímpano, responsável pelo paladar. No entanto, as fibras trigeminais que conduzem estímulos nociceptivos são poupadas. Assim, acredita-se que a disfunção do nervo corda do tímpano induz uma hiperfunção do nervo lingual, gerando a dor em queimação.

Isto é corroborado por estudos de imuno-histoquímica que mostram uma expressão significativamente aumentada do canal de cátions não seletivo TRPV-1 (*transient receptor potential vanilloid channel type 1*), implicado na nocicepção e hiperalgesia pelo calor nas papilas linguais de pacientes com a síndrome da boca ardente.[11]

Sistema nervoso central

Os primeiros indícios de alterações do sistema nervoso central (SNC) também vieram dos estudos do reflexo do piscamento: 25 a 36% dos pacientes acometidos têm habituação deficiente ou ausente do reflexo ao estímulo repetido, o que denota um defeito no sistema dopaminérgico inibitório descendente.[8]

Posteriormente, estudos com tomografia por emissão de pósitrons (PET) mostraram declínio dos níveis de dopamina endógena nos gânglios da base, resultando em um defeito no controle inibitório *top-down* da dor pelo sistema dopaminérgico, predispondo à dor neuropática crônica.[12]

Estudos mais recentes também mostram alterações neuroplásticas em regiões e conexões cerebrais associadas a funções somatossensoriais, percepção e controle de dor.[13]

Inflamação

A hipótese de um mecanismo neuroinflamatório para a síndrome da boca ardente é sustentada pelo fato de os pacientes apresentarem alterações nos níveis salivares e plasmáticos de diversos fatores imunológicos, embora os dados na literatura ainda sejam conflitantes.

Níveis plasmáticos de IL-8, uma citocina pró-inflamatória, estão aumentados nos pacientes, e se relacionam com a intensidade da dor oral e da sintomatologia depressiva. Já os níveis salivares de IL-8 não são significantemente alterados, sugerindo uma inflamação sistêmica.[14]

Os níveis de IL-10, por sua vez uma citocina anti-inflamatória, estão diminuídos.

Fatores psicogênicos

Existem incertezas sobre o papel dos transtornos psiquiátricos na síndrome da boca ardente. Há uma evidente associação com ansiedade, presente em 47,5% dos pacientes, depressão em 35%, transtornos de personalidade, hipocondria e cancerofobia,[15] mas ainda não é bem estabelecido se os fatores psicogênicos são comorbidades, fatores causais, fatores moduladores ou consequência de um quadro doloroso crônico.

Uma coorte retrospectiva publicada no JAMA, periódico da Associação Americana de Medicina, em 2020, comparou pacientes com síndrome da boca ardente e controles em um período de 10 anos para avaliar o risco de desenvolver condições neuropsicológicas – depressão, ansiedade, demência e doença de Parkinson.[16] Os resultados mostraram que a incidência de ansiedade e depressão é maior em indivíduos com a síndrome da boca ardente, mesmo ajustando por condições sociodemográficas. As incidências de demência e Parkinson não eram diferentes da população geral. Este estudo mostra que os transtornos psiquiátricos podem ser resultantes do quadro doloroso crônico.

Por outro lado, na prática clínica, pelo menos um terço dos pacientes já possui um diagnóstico psiquiátrico concomitante. Muitas das medicações utilizadas no tratamento dos transtornos psiquiátricos têm efeitos adversos como xerostomia e alterações do paladar, podendo induzir ou exacerbar os sintomas da síndrome da boca ardente.

De qualquer forma, os transtornos psiquiátricos estão frequentemente presentes e devem ser manejados, porque têm impacto na qualidade de vida e nos resultados do tratamento.

QUADRO CLÍNICO

Os pacientes tipicamente se apresentam com queixa de dor oral em queimação, crônica, com duração de meses a anos. A dor é bilateral e simétrica, e localizada principalmente na ponta e nos dois terços anteriores da língua, seguida pelo dorso e borda lateral da língua, palato anterior e gengiva, lábio inferior e faringe.[5]

Na maioria dos casos, os sintomas aparecem espontaneamente e duram vários anos. Alguns pacientes, no entanto, conseguem relacionar o início dos sintomas com fatores precipitantes, como procedimentos dentários, infecções, uso de medicamentos ou estressores psicogênicos, como a morte de um parente.

A dor geralmente é mais branda pela manhã e aumenta de intensidade ao longo do dia, mas não costuma interferir no sono. Os pacientes frequentemente se queixam de piora ao consumir alimentos ácidos e condimentados, ou quando estão mais estressados e cansados, enquanto alimentos neutros, líquidos frios e gomas de mascar podem aliviá-la.

Além da dor em queimação, até 70% dos pacientes se queixam de xerostomia e dois terços referem disgeusia, com presença de gosto amargo ou metálico na boca.

Exame físico

O objetivo do exame físico é excluir as causas secundárias de queimação intraoral.

Para isso, deve-se realizar detalhado exame extra e intraoral, avaliando sistematicamente toda a mucosa da boca, que deve ser normal, ou não haver lesões que justifiquem a sintomatologia apresentada. É importante pedir ao paciente para apontar o local onde sente a queimação, avaliando então se há alguma lesão ou se há relação com alterações dentárias ou com próteses que porventura ele utilize.

Além disso, deve-se avaliar a salivação, tendo em vista que xerostomia é uma queixa comum nestes pacientes.

Exame neurológico pode ser necessário para excluir outras neuropatias.

Exames complementares

Assim como o exame físico, os exames complementares são solicitados para a exclusão dos diagnósticos diferenciais. Dentre os exames a serem realizados, encontram-se:

- Hemograma, perfil de ferro, ácido fólico, vitamina B12
- Glicemia de jejum e hemoglobina glicada
- TSH e T4 livre
- Sialometria, pesquisa de autoanticorpos (anti-Ro, anti-La) e ultrassonografia de glândulas salivares se suspeita clínica de Sjögren
- Nasofibrolaringoscopia
- Endoscopia digestiva alta
- Micológico direto e cultura para fungos
- Testes alérgicos
- Biopsia.

Diagnóstico diferencial

A queimação oral pode ser secundária a fatores locais intraorais ou sistêmicos,[17] a saber:

- Fatores locais:
  - Trauma local decorrente de próteses mal adaptadas, alterações dentárias, restaurações, aparelhos ortodônticos
  - Hábitos parafuncionais como bruxismo, apertamento dos dentes, mordeduras
  - Infecções, principalmente candidíase
  - Xerostomia, que pode ser induzida por medicamentos, pós-radioterapia, pós-cirúrgica, ou consequência da respiração oral
  - Reações alérgicas por contato com amálgama, restaurações, pasta de dente, enxaguante bucal
- Fatores sistêmicos:
  - Deficiências nutricionais: vitamina B12, ferro, ácido fólico, zinco
  - Alterações metabólicas e hormonais, como diabetes melito, hipotireoidismo, menopausa
  - Medicamentos: antidepressivos, anti-histamínicos, neurolépticos, anti-hipertensivos (inibidores da enzima conversora de angiotensina) e benzodiazepínicos
  - Doença do refluxo gastresofágico
  - Síndrome de Sjögren.

TRATAMENTO

O tratamento para a síndrome da boca ardente é bastante desafiador, tanto porque a taxa de resposta é baixa quanto pela pouca evidência científica de qualidade existente.

Revisão sistemática da literatura realizada pela Cochrane, em 2016, sobre as intervenções terapêuticas disponíveis para a síndrome da boca ardente, conclui que, para alívio de sintomas a longo prazo, existe evidência científica, de baixa qualidade, somente para capsaicina tópica, benzodiazepínicos tópicos e terapia cognitivo-comportamental. Para alívio de sintomas a curto prazo, também existe evidência para *laser* de baixa potência, benzodiazepínicos tópicos e anticonvulsivantes.[18]

A fim de aumentar a taxa de melhora e diminuir a heterogeneidade de resposta ao tratamento, buscam-se atualmente alvos terapêuticos específicos na fisiopatologia da síndrome, para que, no futuro, a modalidade de tratamento seja escolhida individualmente considerando o perfil neuropático específico de cada paciente.

Manejo inicial

O tratamento somente deve ser iniciado depois de excluídas todas as causas secundárias para a queimação intraoral, ou então, se não houver melhora significativa da sintomatologia após a correção dos possíveis fatores etiológicos diagnosticados durante a investigação.

É importante educar o paciente sobre o diagnóstico. Deve-se estabelecer uma boa relação médico-paciente, baseada em empatia e escuta, assegurando ao paciente que existe uma base fisiopatológica para os seus sintomas e explicando que o tratamento pode não atingir uma cura completa, mas sim alívio significativo dos sintomas. A intensidade da dor deve ser registrada em todas as consultas, utilizando-se a escala visual analógica, a fim de avaliar a resposta às terapias propostas.

É fundamental que todos os pacientes sejam orientados quanto a cuidados orais não farmacológicos para alívio sintomático: estímulo à ingesta hídrica, higiene oral e, se xerostomia, uso de sialogogos e saliva artificial. Consultas de rotina com o dentista também são recomendadas.

A abordagem do paciente também deve ser multidisciplinar. Considerando que a síndrome da boca ardente é uma doença que acomete principalmente mulheres na pós-menopausa, é importante assegurar que a paciente tenha um seguimento ginecológico adequado. Também é importante realizar uma investigação de transtornos psiquiátricos e, caso haja necessidade, solicitar avaliação do especialista.

Para a escolha do tratamento inicial, o ideal seria reconhecer o perfil neuropático do paciente – periférico ou central. No entanto, a avaliação neurofisiológica e psicofísica com testes sensoriais térmicos e eletrogustometria ainda não está disponível na prática clínica, sendo realizada somente em protocolos de pesquisa. O bloqueio anestésico do nervo lingual também não é justificável para a decisão terapêutica inicial. A história clínica é o que fornece pistas para esta classificação, tendo em vista que pacientes com alterações centrais tendem a apresentar mais transtornos psiquiátricos.

As alternativas terapêuticas são mostradas na Figura 168.2 e descritas a seguir.

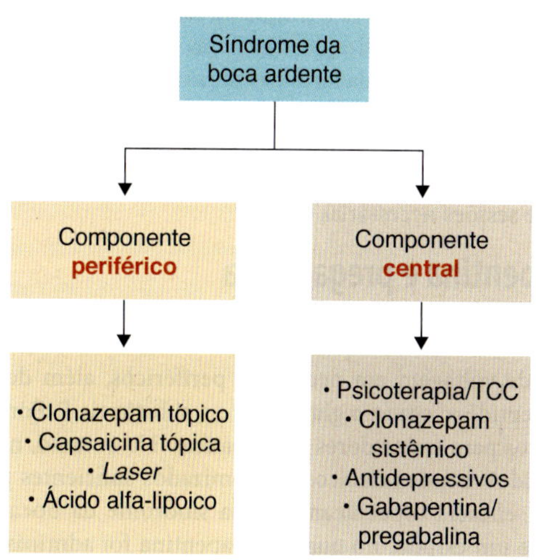

Figura 168.2 Fluxograma terapêutico. TCC = terapia cognitivo comportamental.

CAPÍTULO 169

Disfunção Velofaríngea

Daniela Preto da Silva • Roberta Noer Pilla • Marcus Vinicius Martins Collares

INTRODUÇÃO

O esfíncter velofaríngeo (EVF) é um complexo muscular localizado entre a orofaringe e a nasofaringe, compreendendo a musculatura do palato mole e das paredes laterais e posterior da faringe. Por ser um grupamento muscular que atua sinergicamente com um movimento valvular, alguns autores passaram a chamar esta região de mecanismo velofaríngeo, não configurando propriamente um esfíncter (músculo em formato circular ao redor de uma víscera oca).

A faringe é uma víscera oca recoberta por mucosa, a qual pode ser subdividida em três níveis: nasofaringe, orofaringe e laringofaringe. Anatomicamente, o EVF separa a orofaringe da nasofaringe, e sua função envolve diversos aspectos: deglutição, fala, sopro, respiração e aeração da orelha média. Há uma íntima relação deste grupamento muscular com a tuba auditiva, com inserções na própria cartilagem da tuba e na base do crânio adjacente, permitindo a abertura tubária intermitente (Figura 169.1).

Na deglutição e no sopro deve haver fechamento total do EVF para evitar refluxo oronasal dos alimentos e perda da pressão do ar intraoral. Na respiração, tem-se o esfíncter em repouso, permitindo o fluxo de ar das narinas para faringe e laringe. Durante a fala existe um controle complexo do grau de abertura e fechamento do EVF, permitindo maior ou menor ressonância nasal dos fonemas.

Os músculos que compõem o EVF podem ser divididos naqueles que movimentam o palato mole ou véu palatino, e naqueles que movimentam as paredes laterais e posterior da faringe.[1]

Os músculos responsáveis pela mobilidade do palato mole são:

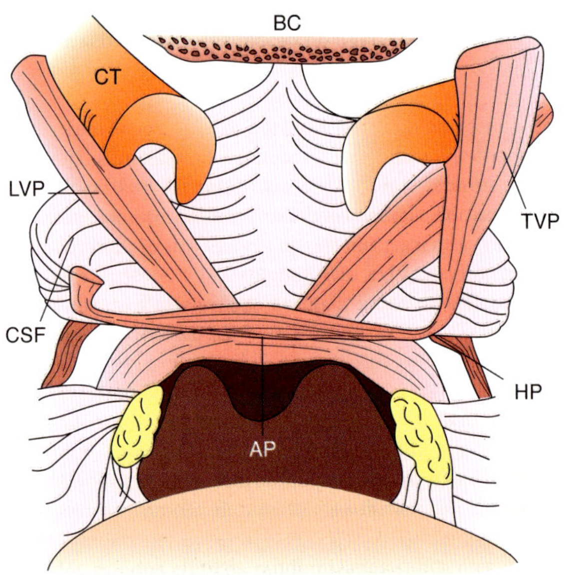

Figura 169.1 Visão esquemática coronal da região do esfíncter velofaríngeo. AP = aponeurose palatina; BC = base do crânio; CSF = constritor superior da faringe; CT = cartilagem tubária; HP = hâmulo pterigoide; LVP = levantador do véu palatino; TVP = tensor do véu palatino.

- Elevador do véu palatino e tensor do véu palatino: ambos elevam, posteriorizam e tensionam o palato mole. Apresentam inserção mediana no músculo contralateral na aponeurose palatina (linha média do palato mole) e origem na base do crânio. O tensor do véu palatino é o principal músculo relacionado com a abertura da tuba auditiva por sua origem na lâmina lateral da cartilagem tubária e na base do crânio
- Palatofaríngeo (porção palatotireóidea ou vertical): rebaixa o palato mole e eleva a laringe. Origina-se nas bordas do palato duro ipsilateral e insere-se na cartilagem tireóidea e fáscia faríngea
- Palatoglosso: rebaixa o palato mole. Tem origem na base da língua e inserção na linha média do palato mole (aponeurose palatina e demais músculos). Este músculo compõe o pilar tonsilar anterior
- Músculo(s) da úvula: pequeno músculo ou par de músculos originado na espinha nasal posterior e aponeurose palatina, inserido na úvula. De anatomia e função controversas, parece ser responsável pelo abaulamento cranial no palato mole, visto à videonasoendoscopia durante a fala.

Os músculos que movimentam as paredes posterior e laterais da faringe são:

- Constritor superior da faringe: origina-se no hâmulo pterigoide e na rafe pterigomandibular. Insere-se no músculo contralateral, na rafe mediana da faringe. Responsável por reduzir o diâmetro da luz da faringe (constritor), medializando e anteriorizando as paredes laterais e posterior da faringe. Em alguns indivíduos normais ou mesmo com disfunções velofaríngeas, observa-se a formação de banda ou prega com a contração deste músculo, chamada de prega de Passavant
- Palatofaríngeo (fibras horizontais): origina-se na aponeurose palatina e insere-se na rafe mediana da faringe, também contribui para estreitar o istmo nasofaríngeo. Uma outra subdivisão do palatofaríngeo, eventualmente tratada como um músculo à parte, é o salpingofaríngeo, com trajeto vertical desde a tuba até a cartilagem tireóidea, de função não bem conhecida.

A inervação da musculatura do EVF é fornecida pelos nervos glossofaríngeo, vago e simpático cervical. O músculo tensor do véu palatino recebe inervação do trigêmeo.

Fibras do sistema de neurônios motores superiores, núcleos do tronco cerebral (motores inferiores) dos nervos vagos (X nervos cranianos) se ramificam para a maior parte do palato mole e da musculatura da faringe. Em uma extensão muito menor, componentes dos nervos facial (VII craniano) e glossofaríngeo (IX craniano) também contribuem para a inervação motora dupla do mecanismo velofaríngeo.[2]

Existem dois padrões de fechamento velofaríngeo descritos: pneumático e não pneumático. As ações motoras relacionadas com sopro, assovio e fala caracterizam o fechamento pneumático, em que uma coluna aérea é direcionada, em diferentes velocidades de fluxo, à cavidade oral. Já ações motoras como o vômito e a deglutição caracterizam o fechamento não pneumático, acionado em situações de impedimento de passagem de líquidos, pastosos e até mesmo sólidos para a nasofaringe.[3]

Além dos tipos de padrões de fechamento, o mecanismo do EVF também é classificado em quatro padrões de fechamento, com base nos variados graus de movimentação palatina e das paredes laterais da faringe. Sob esse prisma, os padrões podem ser classificados em coronal, sagital, circular e circular com prega de Passavant.[4]

No padrão de fechamento coronal, o fechamento do EVF se dá principalmente pelo movimento anteroposterior do palato mole, com amplitude relativamente pequena das paredes laterais da faringe e nenhum movimento da parede posterior. No padrão sagital, o

Exame físico

O objetivo do exame físico é excluir as causas secundárias de queimação intraoral.

Para isso, deve-se realizar detalhado exame extra e intraoral, avaliando sistematicamente toda a mucosa da boca, que deve ser normal, ou não haver lesões que justifiquem a sintomatologia apresentada. É importante pedir ao paciente para apontar o local onde sente a queimação, avaliando então se há alguma lesão ou se há relação com alterações dentárias ou com próteses que porventura ele utilize.

Além disso, deve-se avaliar a salivação, tendo em vista que xerostomia é uma queixa comum nestes pacientes.

Exame neurológico pode ser necessário para excluir outras neuropatias.

Exames complementares

Assim como o exame físico, os exames complementares são solicitados para a exclusão dos diagnósticos diferenciais. Dentre os exames a serem realizados, encontram-se:

- Hemograma, perfil de ferro, ácido fólico, vitamina B12
- Glicemia de jejum e hemoglobina glicada
- TSH e T4 livre
- Sialometria, pesquisa de autoanticorpos (anti-Ro, anti-La) e ultrassonografia de glândulas salivares se suspeita clínica de Sjögren
- Nasofibrolaringoscopia
- Endoscopia digestiva alta
- Micológico direto e cultura para fungos
- Testes alérgicos
- Biopsia.

Diagnóstico diferencial

A queimação oral pode ser secundária a fatores locais intraorais ou sistêmicos,[17] a saber:

- Fatores locais:
  - Trauma local decorrente de próteses mal adaptadas, alterações dentárias, restaurações, aparelhos ortodônticos
  - Hábitos parafuncionais como bruxismo, apertamento dos dentes, mordeduras
  - Infecções, principalmente candidíase
  - Xerostomia, que pode ser induzida por medicamentos, pós-radioterapia, pós-cirúrgica, ou consequência da respiração oral
  - Reações alérgicas por contato com amálgama, restaurações, pasta de dente, enxaguante bucal
- Fatores sistêmicos:
  - Deficiências nutricionais: vitamina B12, ferro, ácido fólico, zinco
  - Alterações metabólicas e hormonais, como diabetes melito, hipotireoidismo, menopausa
  - Medicamentos: antidepressivos, anti-histamínicos, neurolépticos, anti-hipertensivos (inibidores da enzima conversora de angiotensina) e benzodiazepínicos
  - Doença do refluxo gastresofágico
  - Síndrome de Sjögren.

TRATAMENTO

O tratamento para a síndrome da boca ardente é bastante desafiador, tanto porque a taxa de resposta é baixa quanto pela pouca evidência científica de qualidade existente.

Revisão sistemática da literatura realizada pela Cochrane, em 2016, sobre as intervenções terapêuticas disponíveis para a síndrome da boca ardente, conclui que, para alívio de sintomas a longo prazo, existe evidência científica, de baixa qualidade, somente para capsaicina tópica, benzodiazepínicos tópicos e terapia cognitivo-comportamental. Para alívio de sintomas a curto prazo, também existe evidência para *laser* de baixa potência, benzodiazepínicos tópicos e anticonvulsivantes.[18]

A fim de aumentar a taxa de melhora e diminuir a heterogeneidade de resposta ao tratamento, buscam-se atualmente alvos terapêuticos específicos na fisiopatologia da síndrome, para que, no futuro, a modalidade de tratamento seja escolhida individualmente considerando o perfil neuropático específico de cada paciente.

Manejo inicial

O tratamento somente deve ser iniciado depois de excluídas todas as causas secundárias para a queimação intraoral, ou então, se não houver melhora significativa da sintomatologia após a correção dos possíveis fatores etiológicos diagnosticados durante a investigação.

É importante educar o paciente sobre o diagnóstico. Deve-se estabelecer uma boa relação médico-paciente, baseada em empatia e escuta, assegurando ao paciente que existe uma base fisiopatológica para os seus sintomas e explicando que o tratamento pode não atingir uma cura completa, mas sim alívio significativo dos sintomas. A intensidade da dor deve ser registrada em todas as consultas, utilizando-se a escala visual analógica, a fim de avaliar a resposta às terapias propostas.

É fundamental que todos os pacientes sejam orientados quanto a cuidados orais não farmacológicos para alívio sintomático: estímulo à ingesta hídrica, higiene oral e, se xerostomia, uso de sialogogos e saliva artificial. Consultas de rotina com o dentista também são recomendadas.

A abordagem do paciente também deve ser multidisciplinar. Considerando que a síndrome da boca ardente é uma doença que acomete principalmente mulheres na pós-menopausa, é importante assegurar que a paciente tenha um seguimento ginecológico adequado. Também é importante realizar uma investigação de transtornos psiquiátricos e, caso haja necessidade, solicitar avaliação do especialista.

Para a escolha do tratamento inicial, o ideal seria reconhecer o perfil neuropático do paciente – periférico ou central. No entanto, a avaliação neurofisiológica e psicofísica com testes sensoriais térmicos e eletrogustometria ainda não está disponível na prática clínica, sendo realizada somente em protocolos de pesquisa. O bloqueio anestésico do nervo lingual também não é justificável para a decisão terapêutica inicial. A história clínica é o que fornece pistas para esta classificação, tendo em vista que pacientes com alterações centrais tendem a apresentar mais transtornos psiquiátricos.

As alternativas terapêuticas são mostradas na Figura 168.2 e descritas a seguir.

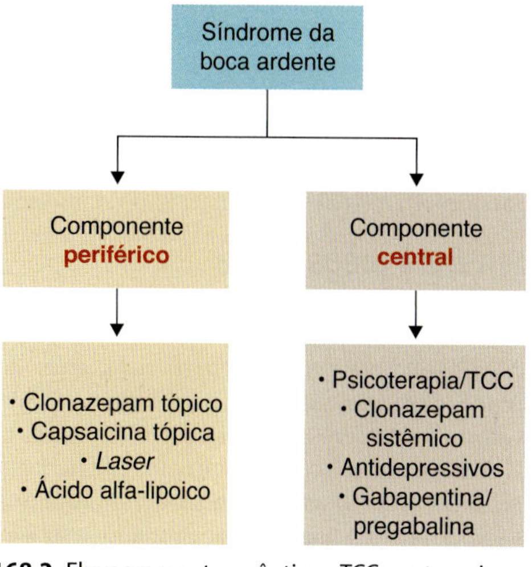

Figura 168.2 Fluxograma terapêutico. TCC = terapia cognitivo comportamental.

Ácido alfa-lipoico

O ácido alfa-lipoico (ALA) é uma coenzima mitocondrial com propriedades antioxidantes e neuroprotetoras, que evita o dano neural por radicais livres.

É a medicação mais estudada, porém com resultados conflitantes na literatura. No início dos anos 2000, foram publicados artigos que mostraram benefício no seu uso, principalmente associado à terapia comportamental[19] e a anticonvulsivantes, como a gabapentina.[20] Posteriormente, novos ensaios clínicos mantiveram resultados positivos na diminuição da intensidade da dor, porém sem diferença em relação ao placebo.

Em 2023, foi publicada uma nova revisão sistemática advogando a favor do uso do ALA, devido ao bom perfil de segurança aliado a resultados positivos, apesar de ponderar que mais estudos de boa qualidade com um maior número de pacientes devem ser realizados para tornar o ALA uma medicação de primeira escolha.[21]

Clonazepam

O clonazepam pode ser administrado tanto por via tópica, por sua ação periférica nos receptores GABAérgicos localizados nas fibras nervosas da mucosa oral, quanto via sistêmica, por seu efeito ansiolítico central.

Para a administração tópica, o paciente é orientado a deixar o comprimido sobre a área em que sente a queimação até que ele dissolva, devendo então cuspir fora o conteúdo. Há uma boa taxa de melhora dos sintomas, com poucos efeitos adversos, como xerostomia. Já no uso sistêmico, existe também redução efetiva da dor, mas é a maior a ocorrência de efeitos adversos como xerostomia, sonolência e dependência.[22]

É também possível combinar a administração tópica com a sistêmica, orientando o paciente a engolir o medicamento após a dissolução na boca.[23]

Capsaicina

A capsaicina é o componente da pimenta vermelha responsável pela sensação de queimação. Age no neurônio aferente sensorial, ligando-se ao TRPV-1, um potente canal nociceptivo. A exposição prolongada à capsaicina depleta o TRPV-1, levando à dessensibilização dos receptores de dor.[24]

Dessa forma, a capsaicina tópica pode ser usada como agente dessensibilizante ou analgésico, apesar de, no início do tratamento, aumentar a sensação de queimação no momento da sua aplicação.

Laser

A terapia com *laser* de baixa potência tem ação analgésica e anti-inflamatória, aumentando a síntese de serotonina e β-endorfinas e diminuindo a despolarização das fibras C nociceptivas, além de propriedades bioestimuladoras nas fibras neurais. Por isso, tem eficácia na diminuição dos escores de dor nos pacientes com síndrome da boca ardente.[25] No entanto, não existe padronização na literatura quanto à intensidade do *laser*, locais de aplicação e número de sessões necessárias.

Gabapentina e pregabalina

Anticonvulsivantes atingem seus efeitos analgésicos por vários mecanismos, como bloqueio de canais de sódio e cálcio dependentes de voltagem em neurônios periféricos, além de agir em neuropeptídios, como o glutamato e a substância P. Por isso, são utilizados para tratar dores neuropáticas. No entanto, não foram conduzidos estudos clínicos randomizados suficientes para avaliar sua eficácia especificamente na síndrome da boca ardente; somente um estudo, no qual a gabapentina foi administrada associada ao ALA por 2 meses,[20] mostrou redução na dor comparado com placebo.

Antidepressivos

Existe evidência de resposta com uso de antidepressivos. A ressalva é que muitos deles causam xerostomia, o que pode intensificar a sintomatologia e limitar a adesão. Outra dificuldade para seu uso é que muitos pacientes com diagnósticos psiquiátricos prévios já se apresentam usando algum antidepressivo, mas mantêm a queixa.

A amitriptilina é um antidepressivo tricíclico bastante utilizado nas dores neuropáticas, porém, não muito estudada na síndrome da boca ardente. A fluoxetina,[26] um inibidor seletivo da receptação da serotonina, tem boa resposta, com a maioria dos pacientes apresentando efeito positivo com seu uso. A duloxetina, um inibidor da recaptação de serotonina e noradrenalina, é uma droga de primeira linha para dor neuropática, e leva à melhora significativa na intensidade da dor, independente da presença de sintomas depressivos.

Há também evidência mais recente para o uso de vortioxetina,[27] que apresentou maior taxa de resposta e maior segurança do que outros antidepressivos, porém, em estudos com alguns vieses.

Psicoterapia

Terapia cognitivo comportamental e psicoterapia em grupo foram avaliadas em dois ensaios clínicos randomizados, com redução da intensidade da dor na maioria dos pacientes.[19,24] O impacto dessas terapias, no entanto, pode ser maior no humor e em lidar com o problema do que nos mecanismos primários de dor.

Tratamentos que enfatizam a redução dos fatores cognitivos disfuncionais, incluindo a catastrofização da dor, são especialmente efetivos em aliviar os sintomas relacionados com a síndrome da boca ardente.

CONSIDERAÇÕES FINAIS

A síndrome da boca ardente é uma entidade clínica caracterizada por dor intraoral em queimação, crônica e idiopática, que acomete principalmente mulheres na pós-menopausa, decorrente de alterações neuropáticas, tanto periféricas quanto centrais, com tratamento bastante desafiador.

REFERÊNCIAS BIBLIOGRÁFICAS

1. Olesen J. Headache Classification Committee of the International Headache Society (IHS) The International Classification of Headache Disorders. 3rd ed. Nova York:Sage Publishing; 2018. p. 1-211.
2. Scala A, Checchi L, Montevecchi M, Marini I, Giamberardino MA. Update on burning mouth syndrome: Overview and patient management. Crit Rev Oral Biol Med [Internet]. 2003 [Acesso em: 2024 Jul];14(4):275-91.
3. Currie CC, Jääskeläinen SK. Burning mouth syndrome: A review. Oral Surgery [Internet]. 2019 [Acesso em: 2024 Jul];13(4):379-88.
4. Kohorst JJ, Bruce AJ, Torgerson RR, Schenck LA, Davis MD. A population-based study of the incidence of burning mouth syndrome. Mayo Clin Proc [Internet]. 2014 Nov 1 [Acesso em: 2024 Jul];89(11):1545-52.
5. Jääskeläinen SK, Woda A. Burning mouth syndrome. Cephalalgia [Internet]. 2017 Jun [Acesso em: 2024 Jul];37(7):627-647.
6. Imamura Y, Shinozaki T, Okada-Ogawa A, Noma N, Shinoda M, Iwata K et al. An updated review on pathophysiology and management of burning mouth syndrome with endocrinological, psychological and neuropathic perspectives. J Oral Rehabil [Internet]. 2019 Jun 10 [Acesso em: 2024 Jul];46(6):574-87.
7. Grémeau-Richard C, Dubray C, Aublet-Cuvelier B, Ughetto S, Woda A. Effect of lingual nerve block on burning mouth syndrome (stomatodynia): A randomized crossover trial. Pain [Internet]. 2010 Apr [Acesso em: 2024 Jul];149(1):27-32.
8. Forssell H, Jääskeläinen S, Tenovuo O, Hinkka S. Sensory dysfunction in burning mouth syndrome. Pain [Internet]. 2002 Sep [Acesso em: 2024 Jul];99(1):41-7.

9. Puhakka A, Forssell H, Soinila S, Virtanen A, Röyttä M, Laine M et al. Peripheral nervous system involvement in primary burning mouth syndrome-results of a pilot study. Oral Dis [Internet]. 2016 May 1 [Acesso em: 2024 Jul];22(4):338-44.
10. Eliav E, Kamran B, Schaham R, Czerninski R, Gracely RH, Benoliel R. Evidence of chorda tympani dysfunction in patients with burning mouth syndrome. J Am Dent Assoc [Internet]. 2007 May [Acesso em: 2024 Jul];138(5):628-33.
11. Yilmaz Z, Renton T, Yiangou Y, Zakrzewska J, Chessell IP, Bountra C et al. Burning mouth syndrome as a trigeminal small fibre neuropathy: Increased heat and capsaicin receptor TRPV1 in nerve fibres correlates with pain score. J Clin Neurosci [Internet]. 2007 Sep [Acesso em: 2024 Jul];14(9):864-71.
12. Jääskeläinen SK, Rinne JO, Forssell H, Tenovuo O, Kaasinen V, Sonninen P et al. Role of the dopaminergic system in chronic pain – A fluorodopa-PET study. Pain [Internet]. 2001 Feb [Acesso em: 2024 Jul];90(3):257-60.
13. Pereira SR, Tello Velasquez J, Duggan S, Ivanisevic B, McKenna JP, McCreary C et al. Recent advances in the understanding of the aetiology and therapeutic strategies in burning mouth syndrome: Focus on the actions of cannabinoids. Eur J Neurosci [Internet]. 2022 Feb [Acesso em: 2024 Jul];55(4):1032-50.
14. Barry A, O'Halloran KD, McKenna JP, McCreary C, Downer EJ. Plasma IL-8 signature correlates with pain and depressive symptomatology in patients with burning mouth syndrome: Results from a pilot study. J Oral Pathol Med [Internet]. 2018 Feb [Acesso em: 2024 Jul];47(2):158-65.
15. de Souza FT, Teixeira AL, Amaral TM, Santos TP, Abreu MH, Silva TA et al. Psychiatric disorders in burning mouth syndrome. J Psychosom Res [Internet]. 2012 Feb [Acesso em: 2024 Jul];72(2):142-6
16. Kim JY, Kim YS, Ko I, Kim DK. Association between Burning Mouth Syndrome and the Development of Depression, Anxiety, Dementia, and Parkinson Disease. JAMA Otolaryngol Head Neck Surg [Internet]. 2020 Jun 1 [Acesso em: 2024 Jul];146(6):561-9.
17. Tan HL, Renton T. Burning mouth syndrome: An update. Cephalalgia Reports. SAGE Publications Ltd [Internet]. 2020 [Acesso em: 2024 Jul];3.
18. Mcmillan R, Forssell H, Buchanan JA, Glenny AM, Weldon JC, Zakrzewska JM. Interventions for treating burning mouth syndrome. Cochrane Database Syst Ver [Internet]. 2016 Nov 18 [Acesso em: 2024 Jul];11(11):CD002779.
19. Bergdahl J, Anneroth G, Ferris H. Cognitive therapy in the treatment of patients with resistant burning mouth syndrome: A controlled study. J Oral Pathol Med [Internet]. 1995 May [Acesso em: 2024 Jul];24(5):213-5.
20. López-D'alessandro E, Escovich L. Combination of alpha lipoic acid and gabapentin, its efficacy in the treatment of Burning Mouth Syndrome: A randomized, double-blind, placebo controlled trial. Med Oral Patol Oral Cir Bucal [Internet]. 2011 Aug 1 [Acesso em: 2024 Jul];16(5):e635-40.
21. Banik S, Ghosh A, Sato H, Onoue S. The efficacy of alpha-lipoic acid in the management of burning mouth syndrome: An updated systematic review of randomized controlled clinical trials. Health Sci Rep [Internet]. 2023 Apr 3 [Acesso em: 2024 Jul];6(4).
22. Gremeau-Richard C, Woda A, Navez ML, Attal N, Bouhassira D, Gagnieu MC et al. Topical clonazepam in stomatodynia: a randomised placebo-controlled study. Pain [Internet]. 2004 Mar [Acesso em: 2024 Jul];108(1).
23. Amos K, Yeoh SC, Farah CS. Combined topical and systemic clonazepam therapy for the management of burning mouth syndrome: A retrospective pilot study. J Orofac Pain [Internet]. 2011 [Acesso em: 2024 Jul];25(2):125-30.
24. Miziara I, Chagury A, Vargas C, Freitas L, Mahmoud A. Therapeutic options in idiopathic burning mouth syndrome: Literature review. Int Arch Otorhinolaryngol [Internet]. 2014 Dec [Acesso em: 2024 Jul];19(01):086-089.
25. Valenzuela S, Lopez-Jornet P. Effects of low-level laser therapy on burning mouth syndrome. J Oral Rehabil [Internet]. 2017 Feb 1 [Acesso em: 2024 Jul];44(2):125-32.
26. Zoric B, Jankovic L, Kuzmanovic Pficer J, Zidverc-Trajkovic J, Mijajlovic M, Stanimirovic D. The efficacy of fluoxetine in BMS - A cross-over study. Gerodontology [Internet]. 2018 Jun 25 [Acesso em: 2024 Jul];35(2):123-8.
27. Adamo D, Pecoraro G, Aria M, Favia G, Mignogna MD. Vortioxetine in the treatment of mood disorders associated with burning mouth syndrome: Results of an open-label, flexible-dose pilot study. Pain Medicine (United States) [Internet]. 2020 Jan 1 [Acesso em: 2024 Jul];21(1):185-94.

CAPÍTULO

169

Disfunção Velofaríngea

Daniela Preto da Silva • Roberta Noer Pilla • Marcus Vinicius Martins Collares

INTRODUÇÃO

O esfíncter velofaríngeo (EVF) é um complexo muscular localizado entre a orofaringe e a nasofaringe, compreendendo a musculatura do palato mole e das paredes laterais e posterior da faringe. Por ser um grupamento muscular que atua sinergicamente com um movimento valvular, alguns autores passaram a chamar esta região de mecanismo velofaríngeo, não configurando propriamente um esfíncter (músculo em formato circular ao redor de uma víscera oca).

A faringe é uma víscera oca recoberta por mucosa, a qual pode ser subdividida em três níveis: nasofaringe, orofaringe e laringofaringe. Anatomicamente, o EVF separa a orofaringe da nasofaringe, e sua função envolve diversos aspectos: deglutição, fala, sopro, respiração e aeração da orelha média. Há uma íntima relação deste grupamento muscular com a tuba auditiva, com inserções na própria cartilagem da tuba e na base do crânio adjacente, permitindo a abertura tubária intermitente (Figura 169.1).

Na deglutição e no sopro deve haver fechamento total do EVF para evitar refluxo oronasal dos alimentos e perda da pressão do ar intraoral. Na respiração, tem-se o esfíncter em repouso, permitindo o fluxo de ar das narinas para faringe e laringe. Durante a fala existe um controle complexo do grau de abertura e fechamento do EVF, permitindo maior ou menor ressonância nasal dos fonemas.

Os músculos que compõem o EVF podem ser divididos naqueles que movimentam o palato mole ou véu palatino, e naqueles que movimentam as paredes laterais e posterior da faringe.[1]

Os músculos responsáveis pela mobilidade do palato mole são:

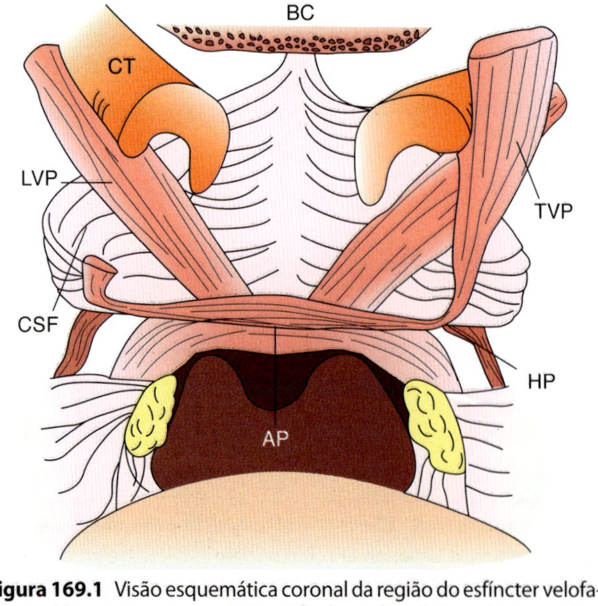

Figura 169.1 Visão esquemática coronal da região do esfíncter velofaríngeo. AP = aponeurose palatina; BC = base do crânio; CSF = constritor superior da faringe; CT = cartilagem tubária; HP = hâmulo pterigoide; LVP = levantador do véu palatino; TVP = tensor do véu palatino.

- Elevador do véu palatino e tensor do véu palatino: ambos elevam, posteriorizam e tensionam o palato mole. Apresentam inserção mediana no músculo contralateral na aponeurose palatina (linha média do palato mole) e origem na base do crânio. O tensor do véu palatino é o principal músculo relacionado com a abertura da tuba auditiva por sua origem na lâmina lateral da cartilagem tubária e na base do crânio
- Palatofaríngeo (porção palatotireóidea ou vertical): rebaixa o palato mole e eleva a laringe. Origina-se nas bordas do palato duro ipsilateral e insere-se na cartilagem tireóidea e fáscia faríngea
- Palatoglosso: rebaixa o palato mole. Tem origem na base da língua e inserção na linha média do palato mole (aponeurose palatina e demais músculos). Este músculo compõe o pilar tonsilar anterior
- Músculo(s) da úvula: pequeno músculo ou par de músculos originado na espinha nasal posterior e aponeurose palatina, inserido na úvula. De anatomia e função controversas, parece ser responsável pelo abaulamento cranial no palato mole, visto à videonasoendoscopia durante a fala.

Os músculos que movimentam as paredes posterior e laterais da faringe são:

- Constritor superior da faringe: origina-se no hâmulo pterigoide e na rafe pterigomandibular. Insere-se no músculo contralateral, na rafe mediana da faringe. Responsável por reduzir o diâmetro da luz da faringe (constritor), medializando e anteriorizando as paredes laterais e posterior da faringe. Em alguns indivíduos normais ou mesmo com disfunções velofaríngeas, observa-se a formação de banda ou prega com a contração deste músculo, chamada de prega de Passavant
- Palatofaríngeo (fibras horizontais): origina-se na aponeurose palatina e insere-se na rafe mediana da faringe, também contribui para estreitar o istmo nasofaríngeo. Uma outra subdivisão do palatofaríngeo, eventualmente tratada como um músculo à parte, é o salpingofaríngeo, com trajeto vertical desde a tuba até a cartilagem tireóidea, de função não bem conhecida.

A inervação da musculatura do EVF é fornecida pelos nervos glossofaríngeo, vago e simpático cervical. O músculo tensor do véu palatino recebe inervação do trigêmeo.

Fibras do sistema de neurônios motores superiores, núcleos do tronco cerebral (motores inferiores) dos nervos vagos (X nervos cranianos) se ramificam para a maior parte do palato mole e da musculatura da faringe. Em uma extensão muito menor, componentes dos nervos facial (VII craniano) e glossofaríngeo (IX craniano) também contribuem para a inervação motora dupla do mecanismo velofaríngeo.[2]

Existem dois padrões de fechamento velofaríngeo descritos: pneumático e não pneumático. As ações motoras relacionadas com sopro, assovio e fala caracterizam o fechamento pneumático, em que uma coluna aérea é direcionada, em diferentes velocidades de fluxo, à cavidade oral. Já ações motoras como o vômito e a deglutição caracterizam o fechamento não pneumático, acionado em situações de impedimento de passagem de líquidos, pastosos e até mesmo sólidos para a nasofaringe.[3]

Além dos tipos de padrões de fechamento, o mecanismo do EVF também é classificado em quatro padrões de fechamento, com base nos variados graus de movimentação palatina e das paredes laterais da faringe. Sob esse prisma, os padrões podem ser classificados em coronal, sagital, circular e circular com prega de Passavant.[4]

No padrão de fechamento coronal, o fechamento do EVF se dá principalmente pelo movimento anteroposterior do palato mole, com amplitude relativamente pequena das paredes laterais da faringe e nenhum movimento da parede posterior. No padrão sagital, o mecanismo de fechamento ocorre por movimentação das paredes laterais da faringe, com pobre participação do palato mole e quase nula participação da parede posterior. Já no fechamento circular, o movimento do palato mole e das paredes laterais é praticamente igual, porém não há qualquer ação motora da parede posterior. O padrão circular com prega de Passavant apresenta atividade motora quase idêntica à descrita anteriormente, diferindo apenas por apresentar a participação da parede posterior da faringe.[4]

CLASSIFICAÇÃO E ETIOLOGIA

O fechamento velofaríngeo representa uma operação de esfíncter valvular, essencial para o êxito em ações motoras, tais como fala, assovio, sopro, sucção, reflexo de vômito e deglutição.[5] O referido mecanismo de fechamento é o resultado da ação do conjunto muscular que trabalha de forma coordenada e sinérgica, mediante funcionamento adequado e simultâneo de estruturas da velofaringe, sendo capaz de promover alternadamente a aproximação ou separação das cavidades da orofaringe e da nasofaringe.[1] A falha nesse processo origina um espaço, resultante da falta de coaptação, que permite a penetração de alimentos na cavidade nasal, bem como propicia alterações na qualidade da fala.[6]

Os prejuízos no fechamento do EVF podem estar associados a variadas etiologias, tais como causas orgânicas, anatômicas, funcionais e, frequentemente, a associação desses fatores. Historicamente, as fissuras labiopalatinas (FLP) apresentam relação intrínseca com as disfunções velofaríngeas em virtude da falta de tecidos nessa região ou por apresentarem atividade motora débil.[6]

Existem dois grandes grupos de alterações do EVF: as insuficiências e as incompetências velofaríngeas. Nos casos de incapacidade de fechamento de ordem funcional, com as estruturas anatômicas normais, denomina-se incompetência velofaríngea. Porém, se esta capacidade for decorrente de alterações anatômicas do EVF, as quais o tornem insuficiente para a oclusão, tem-se a insuficiência velofaríngea. O tratamento pode ser cirúrgico, ou não cirúrgico (com fonoterapia) a depender do adequado diagnóstico das estruturas e da mobilidade desta região.

DISFUNÇÃO VELOFARÍNGEA E FISSURAS PALATINAS

Na fissura de palato, a inserção anômala da musculatura do véu palatino pode comprometer o fechamento velofaríngeo, ocasionando a disfunção velofaríngea. Este é o termo empregado pela literatura para designar de forma genérica qualquer condição de fechamento inadequado do esfíncter velofaríngeo na produção dos sons orais.

A investigação da disfunção velofaríngea (DVF) na fissura labiopalatina inicia-se pela impressão clínica, em que o profissional verifica, por meio da percepção auditiva, uma possível alteração no mecanismo velofaríngeo. A confirmação disso ocorre por meio de métodos instrumentais de avaliação da disfunção velofaríngea. Esses métodos devem contribuir na detecção e caracterização da DVF e no acompanhamento após a palatoplastia ou outras intervenções cirúrgicas a que o paciente tenha sido submetido.

Os métodos de avaliação da função velofaríngea podem ser divididos em diretos e indiretos. Os métodos diretos permitem que o avaliador visualize as estruturas no fechamento velofaríngeo e também observe como essas estruturas se movimentam nas funções de deglutição, fala, entre outras. Por outro lado, existem as avaliações indiretas, que fornecem dados referentes aos resultados funcionais da atividade velofaríngea, cujas informações permitem inferir sobre a adequação ou não da função velofaríngea. Segundo a literatura, os pacientes com fissura labiopalatina devem ser avaliados no mínimo por um dos seguintes métodos de avaliação do mecanismo velofaríngeo: videonasoendoscopia, videofluoroscopia, nasometria, técnica de fluxo-pressão, ressonância nuclear magnética, entre outros, sendo a videonasoendoscopia o exame mais realizado atualmente, por sua praticidade, disponibilidade no consultório otorrinolaringológico e ausência de radiação. O otorrinolaringologista é o profissional habilitado a realizar a videonasoendoscopia para avaliação da disfunção velofaríngea e, com as imagens capturadas neste exame, uma equipe multidisciplinar incluindo otorrinolaringologista, cirurgião craniofacial e fonoaudiólogo, poderá realizar um adequado diagnóstico e planejamento de tratamento (Vídeos 169.1 a 169.3). As fendas submucosas também devem ser investigadas. A úvula bífida é uma variação anatômica que pode ser preditiva de fissura palatina submucosa e que pode causar insuficiência velofaríngea, podendo estar relacionada com algumas síndromes. A presença de uma zona translúcida no palato mole e uma incisura óssea na borda posterior do palato duro também são sinais de fenda submucosa, que pode ter graus e sintomas variados entre cada paciente.

OUTRAS CAUSAS DE DISFUNÇÃO VELOFARÍNGEA

As disfunções velofaríngeas podem ocorrer em pacientes sem fissuras palatinas. As causas neuromusculares, como paralisias ou paresias de pares cranianos como glossofaríngeo e vago, distúrbios dos gânglios da base, miastenia *gravis* com predominância de sintomas bulbares, doença de Parkinson, doença de Huntington (associadas geralmente a quadros de alteração de fala e distúrbios articulares), doenças de neurônio motor superior como esclerose lateral ou anatômicas após retirada de tumores de orofaringe, faringoplastia, hipoplasia ou agenesia de músculos da orofaringe, não relacionadas com as fissuras palatinas, requerem ainda mais cuidado no diagnóstico e manejo. A avaliação com um neurologista pode auxiliar na elucidação do diagnóstico. Frequentemente, os pacientes com disfunção velofaríngea não relacionadas com fissura palatina são avaliados por profissionais com menos experiência neste diagnóstico e não recebem o tratamento adequado.[7] As equipes interdisciplinares para tratamento de fissuras palatinas são as mais treinadas no manejo destas situações e devem ser consultadas quando há suspeita clínica (hipernasalidade e/ou alterações anatômicas na região do EVF).

AVALIAÇÃO FONOAUDIOLÓGICA

O fonoaudiólogo é um dos profissionais que participa do diagnóstico e avaliação da disfunção velofaríngea. A avaliação perceptivo-auditiva é um dos primeiros recursos utilizados para identificar a presença de alterações na ressonância e de fala por meio de uso de escalas de classificação, gravação de trechos de fala em áudio e vídeo. No entanto, é consenso que a avaliação perceptivo-auditiva seja complementada com outros métodos: videonasoendoscopia, nasometria, rinometria acústica e rinomanometria. Esta possibilita aferir características aerodinâmicas da função velofaríngea com dados quantitativos que auxiliam na avaliação da intervenção terapêutica.

O sucesso da cirurgia primária na fissura labiopalatina é a chave para o bem-estar e a qualidade de vida desses pacientes. A qualidade da ressonância vocal é influenciada pelo mecanismo velofaríngeo, que direciona o fluxo aéreo, repercutindo na fala. Na produção de fonemas plosivos (p. ex., /p/ e /b/) e fricativos (p. ex., /f/ e /v/), o palato mole se eleva para permitir o fechamento velofaríngeo completo, direcionando o fluxo aéreo totalmente na direção da orofaringe e cavidade oral, com "alta pressão" oral e completa oclusão do EVF. Já nos fonemas nasais como, por exemplo, os fonemas /m/ e /n/ do português brasileiro, o esfíncter velofaríngeo permanece aberto, com o véu (palato mole) em posição parcialmente elevada, permitindo o escape de ar pelas fossas nasais. O fechamento velofaríngeo inadequado repercute na produção de sons orais, podendo ocasionar na hipernasalidade, distúrbios da fala e fraca pressão intraoral.

AVALIAÇÃO DO ESFÍNCTER VELOFARÍNGEO

Existem vários métodos de avaliação do EVF, e a escolha por alguma ferramenta específica está diretamente relacionada com o foco de interesse de investigação clínica, bem como com a necessidade de acurácia na investigação.[6,8] O profissional que atua clinicamente em investigação anatomofuncional de disfunções do EVF encontra uma gama de exames para completar dados à investigação acerca da alteração no mecanismo velofaríngeo, desde os mais simples, como o espelho de Glatzel, até os mais complexos, como os exames radiológicos. Desta forma, no campo radiológico, pode-se lançar mão desde o raio X estático simples, passando por telerradiografia, cinerradiografia, tomografia computadorizada, ressonância magnética e chegando até as imagens radiológicas dinâmicas, como a videofluorosopia.[6,9]

As ferramentas de mensuração aerodinâmicas empregam medidas de pressão e de fluxos de ar, oral e nasal, para quantificar o grau de insuficiência velofaríngea. Os métodos mais utilizados para essa modalidade são espirometria, manometria e fluxometria.[13,10]

A fala e a voz, quando analisadas em formas de ondas e representadas em gráficos, tornam-se registros complementares valiosos no estudo da fisiologia do EVF. Os métodos acústicos baseiam-se na análise do conjunto de características, investigando desde medidas de nasalidade e pressão sonora, até espectrografias da voz. Estas ferramentas geralmente são analisadas confrontando-se os dados encontrados com análises perceptivas da fala. A avaliação perceptivo-auditiva é o principal método para a detecção de possíveis alterações da nasalidade da fala, sendo uma fonte de informação a respeito da função das estruturas velofaríngeas durante a fala, isto é, permite a identificação de sintomas específicos da fissura palatina associada ou não à disfunção velofaríngea.[11,12] Este método é o mais aplicado na atividade clínica por ser de fácil aplicação.[13,14]

Estudos eletromiográficos e de ultrassonografia também estão disponíveis, porém são exames ainda não incorporados à rotina clínica diagnóstica.[6] Em contrapartida, as avaliações endoscópicas são utilizadas em ampla escala para esse fim, permitindo uma visualização direta do EVF.

A videofluoroscopia é um método de radioimagem não invasivo, realizado através de imagens geradas por um aparelho de raio X com intensificador de imagens, em que paciente recebe aplicação de sulfato de bário em cavidade nasal e via oral, permitindo a avaliação da competência do fechamento velofaríngeo. Possibilita também observação simultânea dos movimentos fonoarticulatórios, em especial do esfíncter velofaríngeo e da língua, durante a produção da fala. Imagens em ângulo frontal e lateral são executadas. Os exames são gravados em mídia de imagem e som para avaliação posterior mais detalhada.[8]

A videonasoendoscopia é um método de avaliação endoscópica da função velofaríngea que permite a visualização das cavidades nasais e estruturas faringolaríngeas. Apresenta imagens dinâmicas, diretas e naturais das estruturas anatômicas, sendo um dos instrumentos mais adequados para avaliação do EVF.[15] O endoscópio nasal utilizado é um instrumento fibro-óptico, portátil, delicado e flexível, que pode ser utilizado em qualquer faixa etária. Possui a vantagem principal de, ao contrário da videofluoroscopia, não expor o paciente à radiação.[10,16,17] Pode auxiliar em situações distintas, isto é, no diagnóstico, no controle pós-operatório e no prognóstico destes pacientes.[6] Durante o exame é possível observar os padrões de fechamento velofaríngeo (ou a melhor tentativa para o fechamento), inclusive na fala, com sua peculiaridade e graus de mobilidade do véu e das paredes da faringe, base da língua e, ainda, complementar com a avaliação laríngea. Com base no tamanho da cavidade nasal e nas estruturas anatômicas associadas (abertura piriforme, domo, columela, assoalho nasal, cartilagens laterais, desvios septais, tamanho das conchas nasais, retrações cicatriciais ou fibrose), escolhe-se a cavidade nasal mais acessível. O aparelho é então introduzido pela cavidade nasal até a região da rinofaringe, de forma que se possa identificar a área do esfíncter velofaríngeo. Por meio da aplicação do protocolo de fonemas e sentenças, observa-se a presença de escapes aéreos, o grau de fechamento do esfíncter, o *gap* existente (escala de Golding-Kushner) e avalia-se a forma de movimentação das paredes laterais, posterior e anterior (Figura 169.2). A avaliação da função velofaríngea pode incluir a aplicação de protocolos mais extensos de avaliação perceptivo-auditiva e instrumental associados, para melhorar a avaliação quando se incluem a repetição de fonemas de forma isolada e sustentada, frases com fonemas nasais e orais, consoantes plosivas e fricativas surdas, períodos de fonação livre, emissão das vogais orais /a/, /i/, /u/, além da avaliação de golpe glótico, sopro, deglutição e demais observações como presença de pressão intraoral e uso de mímica.

A videonasoendoscopia e a videofluoroscopia do EVF fornecem informações complementares.[19] A videofluoroscopia permite a visão sagital do EVF, ao passo que a videonasoendoscopia possibilita a visão frontal e direta. Além disso, ela não expõe o paciente à radiação, é mais acessível e disponível em consultórios médicos otorrinolaringológicos.

Idealmente, os métodos para avaliação do esfíncter deveriam ser não invasivos e facilmente reprodutíveis. A ressonância nuclear magnética, além destas características, não apresenta o risco da radiação, diferentemente da videofluoroscopia. É um método não utilizado com frequência para a avaliação da região do esfíncter velofaríngeo, porém, em casos selecionados, apresenta benefícios. Diversos estudos descrevem a possibilidade na realização deste exame para a avaliação da região velofaríngea, tanto na forma estática como na forma dinâmica, para o diagnóstico das fendas submucosas, avaliação no tamanho do músculo elevador do véu palatino, origem de

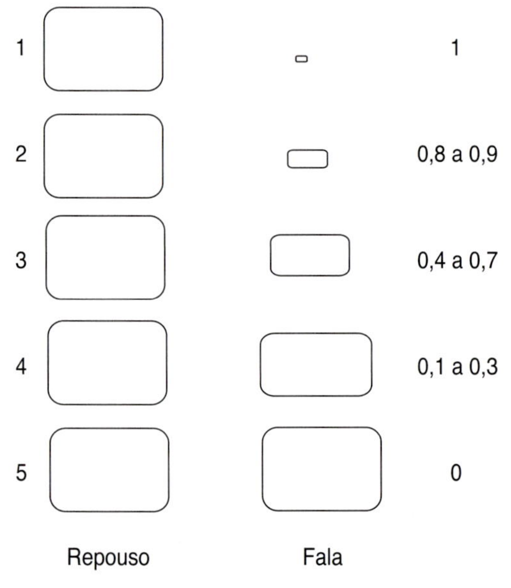

Figura 169.2 Escala adaptada de Lam et al.[18] e Golding-Kushner et al.[8] para o *gap* do esfíncter velofaríngeo. 1 = sem *gap*, fechamento completo; 0,8 a 0,9 = *gap* pequeno, fechamento eficiente; 0,4 a 0,7 = *gap* médio, fechamento intermediário; 0,1 a 0,3 = *gap* grande, fechamento ineficiente; 0 = *gap* muito grande, ausência de fechamento.

inserção das fibras musculares e investigação da largura do espaço orofaríngeo. As desvantagens ocorrem pela frequente necessidade de sedação em crianças, o que impede a avaliação dinâmica do esfíncter neste grupo, o custo elevado e a imagem bidimensional, que pode gerar imagens incertas em pontos fundamentais.[19]

TRATAMENTO CIRÚRGICO

O tratamento de escolha é a palatoplastia secundária (repalatoplastia), sempre que se identifique um palato pouco móvel e com os tecidos (mucosa e músculos) com pouco dano cicatricial. As exceções ocorrem quando, embora o palato seja muito móvel, é curto; ou quando o palato está muito "congelado", com dano cicatricial muito significativo aos tecidos (principalmente muscular). Nestes casos, as opções de tratamento são: uma bulboplastia, quando as paredes laterais são móveis e o constritor superior da faringe é pouco móvel; uma esfincterofaringoplastia, quando as paredes laterais são pouco móveis; ou, o alongamento palatino com inserção de tecido na transição palato duro/mole, independente da mobilidade das paredes laterais e posterior. Nos casos mais graves (dano cicatricial importante), a faringoplastia é a opção, apesar de ser menos anatômica e de maior morbidade.

A repalatoplastia segue a mesma técnica e os mesmos princípios da palatoplastia primária. Utiliza-se a técnica de preferência do cirurgião para o palato anterior e recomenda-se fortemente a musculoplastia intravelar pela técnica de Braithwaite estendida e a zetaplastia extensa da mucosa nasal de Collares para alongar o palato mole e aproximá-lo da parede posterior da nasofaringe.

A bulboplastia consiste na confecção de um retalho faríngeo de pedículo superior, seu deslizamento cranial e a inserção de um bloco de cartilagem (conchal ou costal) sob o retalho. É fundamental fixar essa cartilagem com pontos de retenção na fáscia pré-vertebral para assegurar a manutenção do correto posicionamento, o mais superior possível (junto à amígdala palatina). Essa manobra anterioriza a parede posterior da faringe, diminuindo o espaço retropalatino.

A esfincterofaringoplastia utilizada é a proposta por Hines e modificada por Jackson, com deslocamento dos pilares tonsilares posteriores para a linha média e com inserção mais superior, cruzando a linha média. Esse reposicionamento propicia um estreitamento do esfíncter tanto nas paredes laterais como na posterior.

O alongamento palatino por inserção tecidual consiste na rotação de retalhos miomucosos do músculo bucinador. Um dos retalhos é tombado para alongar a parte nasal e o outro rotado para preencher a porção oral do defeito criado com a incisão, de todas as camadas do palato, 2 a 3 mm ao longo da borda posterior do palato duro.

A faringoplastia deve ser realizada com um retalho faríngeo de base superior e sua inserção deve ser na borda posterior do palato ou substituindo parcialmente a mucosa nasal, permitindo que essa seja rotada para cobrir a área cruenta do retalho faríngeo. Essa técnica resulta em dois orifícios paramedianos. A faringoplastia impede eventuais intubações nasotraqueais e tem risco de provocar apneia do sono.[20]

REFERÊNCIAS BIBLIOGRÁFICAS

1. Cassell M, Elkadi M. Anatomy and physiology of the palate and velopharyngeal structures. In: Schpritzen JR, Bardach J (eds.). Cleft palate speech management: A multidisciplinary approach. St Louis: Mosby, 1995, p. 45-74.
2. Zemlin WR. Speech and hearing science: Anatomy and physiology. Englewood Cliffs, NJ: Prentice-Hall, 1988.
3. Shprintzen RJ, Lencione RM, McCall GN, Skolnick ML. A three dimensional cinefluoroscopic analysis of velopharyngeal closure during speech and nonspeech activities in normals. Cleft Palate J [Internet]. 1974 [Acesso em: 2024 Jul];11:412-28.
4. Shprintzen RJ. Insuficiência velofaríngica. In: Altmann EC, organizator. Fissuras labiopalatinas. 4. ed. Carapicuíba: Pró-Fono; 1997. 555 p.
5. Brunner M, Stellzig-Eisenhauer A, Pröschel U, Verres R, Komposch G. The effect of nasopharyngoscopic biofeedback in patients with cleft palate and velopharyngeal dysfunction. Cleft Palate Craniofac J [Internet]. 2005 [Acesso em: 2024 Jul];42(6):649-57.
6. Rocha DL. Insuficiência velofaríngea. In: Mélega JM, author. Cirurgia plástica: fundamentos e arte, cirurgia reparadora de cabeça e pescoço. Rio de Janeiro: Medsi, 2002. 637 p.
7. Kummer AW, Marshall JL, Wilson MM. Non-cleft causes of velopharyngeal dysfunction: Implications for treatment. Int J Pediatr Otorhinolaryngol [Internet]. 2015 [Acesso em: 2024 Jul];79(3):286-95.
8. Golding-Kushner KJ, Argamaso RV, Cotton RT, Grames LM, Henningsson G, Jones DL et al. Standardization for the reporting of nasopharyngoscopy and multiview videofluoroscopy: A report from an International Working Group. Cleft Palate J [Internet]. 1990 Oct [Acesso em: 2024 Jul];27(4):337-47.
9. D'Antonio LL, Scherer NJ. The evaluation of speech disorders associated with clefting. In: Shpritzen RJ, Bardach J. Cleft palate speech management: Multidisciplinary approach. St. Louis/Missouri: Mosby, 1995. p. 176-218.
10. Pegoraro-Krook MI, Dutka Souza JC, Teles Magalhães L. et al. Intervenção fonoaudiológica na fissura palatina. In: Ferreira LP, Befi-Lopes DM, Limonge SC (org.). Tratado de fonoaudiologia. 1. ed. São Paulo: Roca, 2004. p. 439-455.
11. Shpritzen RJ, Bardach J. Cleft palate Speech management: A multidisciplinary approach. New York: Mosby, 1995.
12. Sell D. Issues in perceptual speech analysis in cleft palate and related disorders: A review. Int J Lang Commun Disord [Internet]. 2005 [Acesso em: 2024 Jul];40(2):103-21.
13. Trindade IE, Genaro KF, Yamashita RP, Miguel HC, Fukushiro AP. Proposta de classificação da função velofaríngea na avaliação perceptivo-auditiva da fala [Proposal for velopharyngeal function rating in a speech perceptual assessment]. Pro Fono [Internet]. 2005 [Acesso em: 2024 Jul];17(2):259-62.
14. Zraick RI, Liss JM, Dorman MF, Case JL, LaPointe LL, Beals SP. Multidimensional scaling of nasal voice quality. J Speech Lang Hear Res [Internet]. 2000 [Acesso em: 2024 Jul];43(4):989-96.
15. Pontes PA, Behlau MS. Nasolaringoscopia. In: In: Altmann EC, organizator. Fissuras labiopalatinas. 4. ed. Carapicuíba: Pró-Fono; 1997. 555 p.
16. Henningsson G, Kuehn DP, Sell D, Sweeney T, Trost-Cardamone JE, Whitehill TL et al. Universal parameters for reporting speech outcomes in individuals with cleft palate. Cleft Palate Craniofac J [Internet]. 2008 Jan [Acesso em: 2024 Jul];45(1):1-17.
17. Kuehn DP, Henne LJ. Speech evaluation and treatment for patients with cleft palate. Am J Speech Lang Pathol [Internet]. 2003 [Acesso em: 2024 Jul];12(1):103-9.
18. Lam DJ, Starr JR, Perkins JA, Lewis CW, Eblen LE, Dunlap J et al. A comparison of nasendoscopy and multiview videofluoroscopy in assessing velopharyngeal insufficiency. Otolaryngol Head Neck Surg [Internet]. 2006 Mar [Acesso em: 2024 Jul];134(3):394-402.
19. Rowe MR, D'Antonio LL. Velopharyngeal dysfunction: Evolving developments in evaluation. Curr Opin Otolaryngol Head Neck Surg [Internet]. 2005 [Acesso em: 2024 Jul];13(6):366-70.
20. Bozola AR, Gasques JA, Carriquiry CE, Cardoso de Oliveira M. The buccinator musculomucosal flap: Anatomic study and clinical application. Plast Reconstr Surg [Internet]. 1989 [Acesso em: 2024 Jul];84(2):250-7.

PARTE 9

Medicina do Sono

CAPÍTULO

170

Sonolência Excessiva

Sandra Doria Xavier • Sergio Henrique Kiemle Trindade • Alan L. Eckeli

INTRODUÇÃO

A sonolência excessiva (SE) representa uma condição altamente prevalente associada a morbidade significativa. Pesquisas com amplas amostras populacionais indicam que até 33% dos adultos e 41,5% dos adolescentes norte-americanos relatam sonolência excessiva durante o dia.[1,2] A presença de SE está relacionada com uma variedade de comorbidades, tais como distúrbios do sono, obesidade, transtornos psiquiátricos (como depressão) e limitação funcional.[3] Adicionalmente, a SE está vinculada a riscos pessoais, como acidentes automobilísticos, e riscos ocupacionais que podem impactar a segurança pública.[3,4] Estudos destacam que a sonolência excessiva em médicos e outros profissionais de saúde está associada a um aumento do risco de erros médicos.[5] Uma pesquisa longitudinal com participantes da Penn State Adult Cohort, da Universidade da Pensilvânia, nos EUA, revelou uma associação significativa entre obesidade, ganho de peso, e a ocorrência e persistência de SE. Evidências na literatura indicam que a SE aumenta o risco cardiovascular independentemente da presença concomitante de distúrbios do sono, como apneia obstrutiva do sono (AOS) e narcolepsia.[6]

NEUROBIOLOGIA DO SONO E DA VIGÍLIA

Estudos clínicos e experimentais evidenciam que o hipotálamo anterior, posterior e lateral (centro de indução do sono) e a formação reticular pontina-mesencefálica (centro de alerta - vigília) constituem a sede do controle neural dos ritmos circadianos, destacando-se o sono e a vigília. A ativação do hipotálamo anterior induz e mantém o sono NREM em animais experimentais. Em contrapartida, a lesão dessa região resulta na desorganização do ciclo sono-vigília. A estimulação da formação reticular pontina-mesencefálica ou do hipotálamo posterior lateral induz a dessincronização do eletroencefalograma (EEG) e o despertar de cobaias. A destruição desta área, por sua vez, provoca profunda hipersonia ou coma.[7]

Em 1989, Hobson propôs uma teoria sobre os mecanismos neurais do sono, destacando que as variações do ciclo vigília-sono resultam da interação recíproca de neurotransmissores excitatórios e inibitórios.[8] Durante a vigília, a atividade aminérgica (inibitória para o sono) é elevada. No sono NREM, a atividade aminérgica diminui, e a excitação GABAérgica aumenta. O sono REM ocorre quando a excitação colinérgica está presente. Evidências farmacológicas sugerem que um decréscimo das monoaminas, associado a aumento da concentração colinérgica na fenda sináptica, provoca aumento da atividade REM. A atividade neural nos circuitos talamocorticais (núcleos reticulares do tálamo e córtex cerebral) causa sincronização-dessincronização das ondas do EEG no sono NREM-REM e vigília. Isso resulta da interação entre os núcleos monoaminérgicos e colinérgicos do tronco encefálico. "*REM-and-wake-on*" é o termo usado para descrever as células colinérgicas, cujo neurotransmissor é a acetilcolina. "*Wake-on-and-sleep-off*" é o termo utilizado para descrever os neurônios aminérgicos, cujos transmissores são a serotonina e a noradrenalina.[8]

O postulado atual de interação recíproca, baseado no modelo clássico de Hobson,[8] sugere que a vigília é um estado predominantemente adrenérgico, enquanto o sono REM é colinérgico e o sono NREM está em uma posição intermediária, com aumento adicional da concentração do GABA. Este modelo identifica dois tipos de células localizadas na formação reticular: as células REM-on colinérgicas e as células REM-off serotoninérgicas-noradrenérgicas. O sistema aminérgico REM-off, quando ativado, inibe o sistema colinérgico REM-on, impedindo a progressão do sono para a fase REM. Durante o sono REM, as células aminérgicas REM-off interrompem sua atividade, permitindo que o sistema colinérgico se liberte das influências inibitórias atingindo seu máximo. Assim, o sono REM ocorre somente quando o sistema aminérgico interrompe a atividade inibitória sobre a atividade colinérgica.

Além disso, a hipocretina (orexina), proteína sintetizada no hipotálamo lateral e posterior, estimula a substância reticular, promovendo a vigília. A promoção da vigília está associada ao aumento tanto da atividade hipocretinérgica no hipotálamo lateral quanto do sistema reticular ativador ascendente. Esse sistema é composto por um conjunto de núcleos neurais produtores de neurotransmissores específicos, incluindo o *locus coeruleus* (noradrenalina), núcleo tuberomamilar (histamina), área tegmentar ventral (dopamina), área pedúnculopontina e laterodorsal (acetilcolina), e núcleos da rafe (serotonina).[9]

INVESTIGAÇÃO CLÍNICA

A anamnese desempenha papel crucial na investigação de SE, sendo fundamental a coleta de informações detalhadas sobre os padrões de sono do paciente, hábitos de vida (como consumo de cafeína ou álcool), horário de trabalho e fatores estressantes. Questões relevantes incluem a duração e qualidade do sono, despertares noturnos, roncos e apneias testemunhadas por acompanhantes.[10] No que tange à queixa de sonolência, é essencial indagar sobre a frequência, intensidade e impacto nas atividades diárias. Essa etapa é crucial para determinar a gravidade da condição e orientar a necessidade de exames subsidiários.

A escala de sonolência de Epworth é uma ferramenta útil como complemento na identificação de SE, composta por oito situações cotidianas. Avalia-se a probabilidade de adormecer em uma escala de 0 a 3, em que 0 indica nenhuma chance e 3 indica chance muito grande. Por consenso, uma pontuação de 11 ou mais sugere sonolência excessiva.[11,12]

Exames subsidiários

Quatro exames subsidiários podem ser empregados para investigar a SE: polissonografia completa de noite inteira (PSG), actigrafia, teste múltiplo de latência para o sono (TMLS) e teste de manutenção de vigília (TMV) (Tabela 170.1).[13]

Para investigação de distúrbios do sono, como apneia do sono e movimento periódico de membros inferiores, a PSG é fundamental. Esse exame abrange registros de diversos parâmetros durante o sono, incluindo eletrocardiograma, eletro-oculograma, eletromiograma, eletroencefalograma, oximetria, movimento de pernas, movimento do tórax e fluxo de ar nasal e oral.[14]

Para o diagnóstico de narcolepsia, o TMLS é indicado. O paciente é submetido a cinco oportunidades de cochilo de 20 minutos cada, em intervalos de 2 horas, após despertar pela manhã. Esse teste objetiva quantificar a propensão do paciente a adormecer sob condições padronizadas, avaliando a média de tempo que o paciente leva para dormir nessas cinco oportunidades.[14]

A história clínica, na maioria dos casos, é suficiente para diagnosticar distúrbios de ritmo circadiano, enquanto a actigrafia pode confirmar suspeitas diagnósticas em alguns casos. Este dispositivo,

Tabela 170.1 Valores normativos para os exames de polissonografia, teste das múltiplas latências para o sono e teste de manutenção de vigília.[13]

Exame	Variável	Valores de normalidade
Polissonografia	Latência para o início do sono	10 a 30 minutos
	Latência para o sono REM	60 a 120 minutos
	Eficiência do sono	> 85%
	Tempo acordado para o início do sono	< 30 minutos
	N1 (% do TTS)	Até 7%
	N2 (% do TTS)	50 a 60%
	N3 (% do TTS)	15 a 20%
	REM (% do TTS)	15 a 20%
	IDR	< 5 eventos por hora
	Índice de PLM	< 15 eventos por hora
	Saturação de oxigênio	> 92%
Teste das múltiplas latências para o início do sono	Latência média para início do sono	< 8 minutos
	Número de episódios de sono REM precoce	Até 1 episódio
Teste de manutenção de vigília	Latência média para início do sono	> 8 minutos

IDR = índice de eventos respiratórios; PLM = movimentos periódicos dos membros; REM = movimento rápido dos olhos; TTS = tempo total de sono.

equipado com um acelerômetro, identifica movimento e repouso, possibilitando a identificação de períodos de sono e vigília ao longo das semanas.

O TMV é utilizado para avaliar a capacidade do indivíduo de manter-se vígil durante o período de avaliação, diferente do TMLS, que avalia a propensão para o sono. Habitualmente, está indicado para avaliação de pacientes com queixa prévia de SE que estejam em tratamento para condição de base, como AOS, narcolepsia ou outra condição clínica. Nesse sentido, avalia-se a eficácia da intervenção realizada.

DIAGNÓSTICO DIFERENCIAL DA SONOLÊNCIA EXCESSIVA

A avaliação de um paciente com SE inicia-se por uma minuciosa análise clínica, incluindo a aplicação de questionários para quantificação da queixa e a realização de exames complementares quando indicado. Após a confirmação e detalhamento da queixa, prossegue-se com a identificação das condições que podem causar a SE.

Essas condições são organizadas em cinco grupos distintos (Figura 170.1):

1. Condições comportamentais.
2. Condições clínicas.
3. Condições mentais.
4. Doenças do sono.
5. Uso de medicações e substâncias.

Condições comportamentais

Como exemplos de condições comportamentais associadas a SE estão a higiene do sono inadequada, as mudanças frequentes de horário do sono e a restrição do sono. Destas, a última condição, também conhecida como síndrome do sono insuficiente (SSI), é a mais estudada. Esta condição emergiu como uma preocupação de saúde pública, apresentando relatos de prevalência de até 30% na população adulta. A SSI origina-se da disparidade entre o tempo total de sono (TTS) necessário para a funcionalidade adequada do indivíduo e o tempo disponibilizado para o sono.[15] Em outras palavras, o indivíduo dorme menos do que é necessário. Importante notar que o TTS varia conforme a idade, observando-se uma redução progressiva desde a primeira infância até a idade adulta (Figura 170.2). Nesse contexto, durante a avaliação inicial, é crucial verificar se o TTS do indivíduo está alinhado com os valores esperados para a respectiva faixa etária.

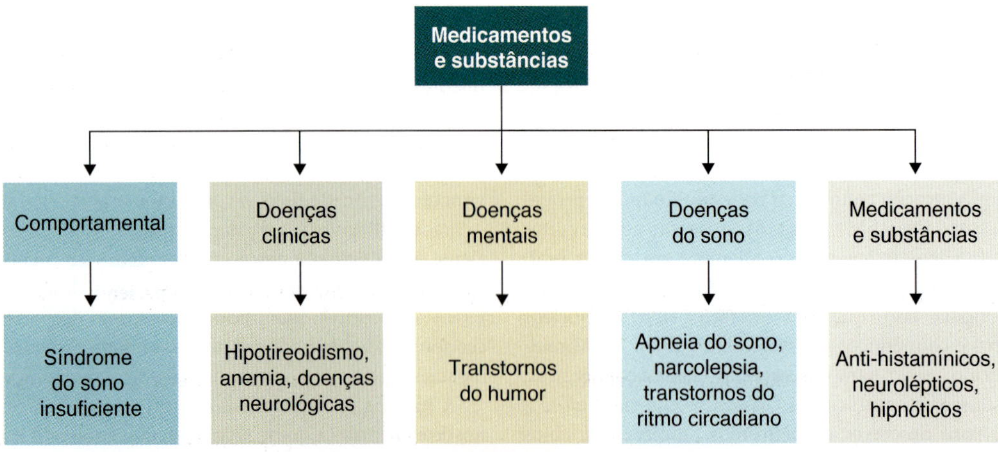

Figura 170.1 Diagnóstico diferencial e exemplos de condições associadas a sonolência excessiva.

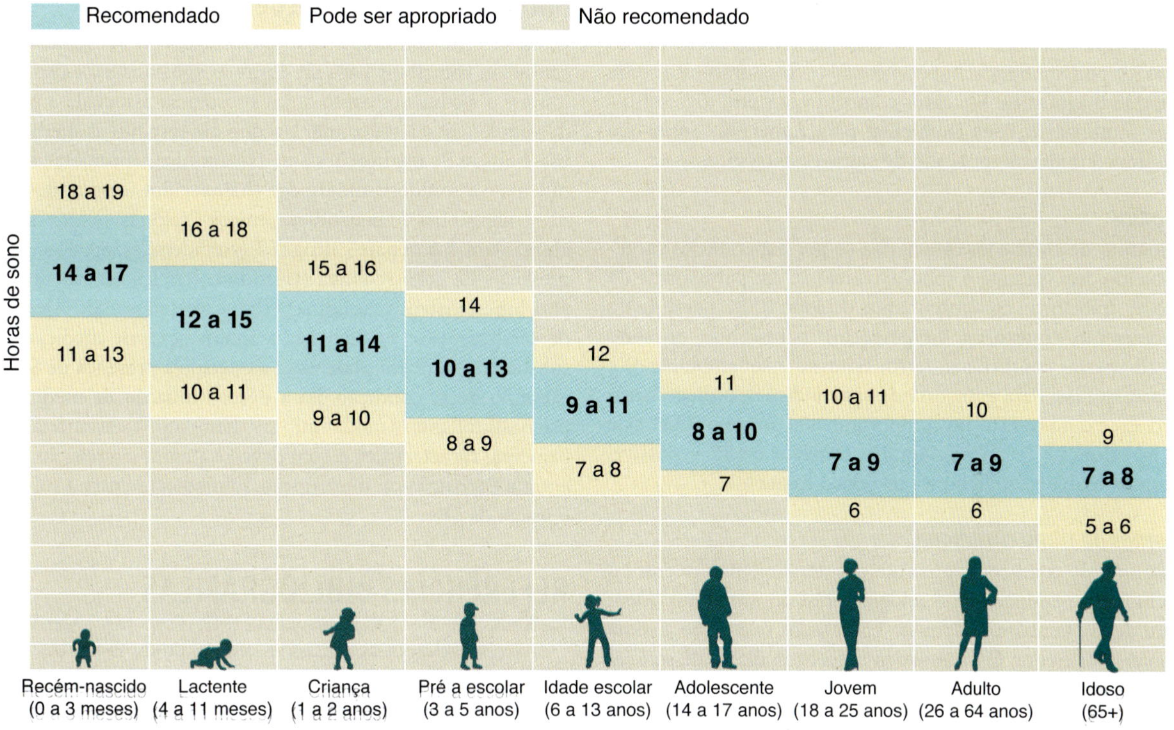

Figura 170.2 Tempo total de sono em função da idade. (Fonte: National Sleep Foundation.[16])

Características adicionais observadas no padrão de sono de pacientes com SSI incluem o aumento do TTS nos finais de semana em comparação com os dias úteis, bem como o crescimento progressivo da SE ao longo da semana. Para confirmar essa condição, é essencial que o paciente tenha a oportunidade de dormir pelo período correspondente ao seu TTS, resultando na extinção da SE. O emprego do diário do sono e a realização do exame de actigrafia podem desempenhar um papel auxiliar na avaliação e documentação dessa condição.

Condições clínicas

Diversas condições clínicas podem induzir SE. Portanto, uma avaliação minuciosa das comorbidades de cada paciente torna-se essencial. Destaca-se a importância de uma anamnese ampla e detalhada para identificar potenciais condições associadas a SE. Na Tabela 170.2 encontram-se exemplos dessas condições clínicas, cuja investigação complementar pode ser necessária e será direcionada à condição clínica suspeita.

Tabela 170.2 Condições clínicas que causam sonolência excessiva.

Áreas	Condição clínica
Hematologia	Anemia, leucemia
Endocrinologia	Hipotireoidismo, diabetes, obesidade
Pneumologia	DPOC, asma
Nefrologia	Insuficiência renal crônica
Gastrenterologia	Insuficiência hepática
Cardiologia	Insuficiência cardíaca
Genética	Doença de Niemann-Pick tipo C, Prader-Willi, Smith-Magenis
Neurologia	Demência de Alzheimer, doença de Parkinson, distrofia miotônica, AVC, esclerose múltipla, tumores

AVC = acidente vascular cerebral; DPOC = doença pulmonar obstrutiva crônica.

Condições mentais

A manifestação de SE é frequente em pacientes com doenças mentais, especialmente nos transtornos de humor (depressão, transtorno bipolar e transtorno afetivo sazonal). Durante episódios depressivos, a queixa de SE pode ocorrer em até 76% dos pacientes.[17] Nessas condições, diferenciar SE de fadiga e apatia representa um desafio, destacando a necessidade de uma anamnese atenta e detalhada. No contexto dos transtornos de humor, a presença de SE parece associar-se a um prognóstico desfavorável, resposta ao tratamento comprometida, aumento do risco de recorrência e suicídio.[18] Ao abordar pacientes com doenças mentais, é crucial estar atento à presença de outras condições, como distúrbios do sono (AOS) e ao uso de medicações sedativas (benzodiazepínicos e neurolépticos).

Doenças do sono

De maneira geral, praticamente todas as doenças do sono podem causar SE. Essas condições serão abordadas de forma semelhante à encontrada na Classificação Internacional de Distúrbios do Sono - Terceira Edição (ICSD-3) em sua versão revisada, a ICSD-3-TR.[15]

Insônia

A SE pode ser uma das queixas diurnas relacionadas com os pacientes com insônia. No Brasil, estima-se uma prevalência de 15% na população adulta.[19] Para compreender melhor a insônia, distingue-se entre aqueles com TTS reduzido e aqueles com TTS normal. A queixa de SE está mais presente naqueles com TTS reduzido. O diagnóstico do transtorno da insônia é clínico, sendo recomendado o uso de diário do sono. Exames complementares, como polissonografia e actigrafia, podem ser necessários, dependendo do quadro clínico de cada paciente.

Doenças respiratórias do sono

A condição mais comum que causa SE nesse grupo é a apneia obstrutiva do sono. Em São Paulo, um estudo estimou a prevalência de AOS em 32% da população adulta.[20] Fatores como sexo masculino, aumento de peso e idade estão associados a um maior risco de desenvolver AOS. Manifestações clínicas comuns incluem ronco, apneia testemunhada, noctúria, insônia, fadiga, entre outros sintomas. A polissonografia supervisionada é o padrão-ouro para confirmação diagnóstica. Em casos com alto valor preditivo positivo, pode-se utilizar o Teste Domiciliar para Apneia do Sono, que adquire um conjunto simplificado de variáveis biológicas.

Parassonias

Este conjunto de condições caracteriza-se por experiências ou fenômenos motores durante o sono. Dividem-se em parassonias do sono REM (transtorno comportamental do sono REM, paralisia do sono recorrente, transtorno do pesadelo), parassonias do sono NREM (despertar confusional, terror noturno e sonambulismo) e outras parassonias. Para a maioria dessas condições, o diagnóstico é clínico, exceto no transtorno comportamental do sono REM, que requer a realização de polissonografia. O relato de SE é possível nesse grupo de doenças, embora seja pouco frequente.

Transtornos do ritmo circadiano

Este conjunto de condições apresenta um desalinhamento entre o relógio biológico endógeno e o relógio social do indivíduo. Além do relato de SE, também podem ser observados relatos de insônia e sono não restaurador. O diagnóstico requer um diário de sono e/ou a realização de actigrafia.

Hipersonias de origem central

Neste grupo, encontram-se a narcolepsia, a hiperssonia idiopática e a hiperssonia recorrente. A narcolepsia é frequentemente associada à redução do neurotransmissor hipocretina, apresentando uma prevalência aproximada de 30 indivíduos a cada 100.000 habitantes.[21] Clinicamente, caracteriza-se por SE grave. Cerca de dois terços a três quartos dos pacientes manifestam cataplexia, uma perda de tônus muscular na face, pescoço ou pernas, desencadeada por emoções positivas repentinas, geralmente associadas a alegria. Alucinações hipnagógicas e paralisia do sono podem estar presentes, resultando da intrusão da fase de movimento rápido dos olhos (REM) na vigília, sendo fenômenos menos específicos. Os cochilos diurnos são caracteristicamente restauradores, contribuindo para a produtividade desses indivíduos. Por outro lado, a hipersonia idiopática é caracterizada por SE, inércia grave do sono, sem cataplexia, sem intrusões do sono REM, e cochilos diurnos não reparadores. Por último, a síndrome de Kleine-Levin é um distúrbio raro do sono, geralmente ocorrendo em adolescentes do sexo masculino. Caracteriza-se por períodos remitentes-recorrentes de sonolência excessiva, comprometimento cognitivo, percepção alterada, transtorno alimentar (hiperfagia ou anorexia), humor deprimido e comportamento desinibido, incluindo hipersexualidade. Os episódios podem durar de 2 dias a 5 semanas, ocorrendo pelo menos uma vez a cada 18 meses, com períodos de cognição normal e sonolência entre os episódios. O transtorno com frequência resolve-se espontaneamente aos 30 anos de idade.[21]

Transtornos do movimento relacionado com o sono

Neste grupo, a condição mais frequente é a síndrome das pernas inquietas ou doença de Willis Ekbom (DWE). Esta condição possui uma prevalência estimada em 6,4% da população adulta no Brasil.[22] O diagnóstico é clínico e baseado na presença dos seguintes sintomas: relato de desconforto nos membros inferiores associados à vontade de movimentá-los.

Esses sintomas ocorrem ou pioram ao final da tarde e no período noturno, durante o repouso e melhoram com o movimento. Durante a avaliação, é crucial avaliar o metabolismo do ferro, pois essa substância desempenha um papel crucial na fisiopatologia. Portanto, solicitam-se os seguintes exames complementares: hemograma, ureia, creatinina, ferritina e saturação de transferrina.

Substâncias e medicações

O uso e a descontinuação de medicações ou substâncias podem causar ou contribuir para SE. Entre as substâncias, o uso mais comum é o álcool, enquanto outra substância associada a promoção de sonolência é a maconha. No que diz respeito às medicações, o uso e abuso de medicações anti-histamínicas (prometazina, dimenidrinato), antidopaminérgicas (haloperidol, amplictil, quetiapina, olanzapina), benzodiazepínicos (clonazepam, diazepam, alprazolam, lorazepam), drogas Z (zolpidem, eszopiclona), antidepressivos de ação sedativa (trazodona, tricíclicos, mirtazapina) e anti-hipertensivos (clonidina) estão associados à SE. Além do uso de medicações e substâncias, a interrupção de medicamentos e substâncias também pode estar associada à presença de SE. Como exemplo dessa condição, há a descontinuação de medicamentos psicoestimulantes (modafinil, metilfenidato, lisdexanfetamina). A principal característica à qual deve-se atentar é a relação temporal entre a exposição ou interrupção do medicamento ou substância e o início da SE.

REFERÊNCIAS BIBLIOGRÁFICAS

1. Kolla BP, He J-P, Mansukhani MP, Frye MA, Merikangas K. Excessive sleepiness and associated symptoms in the U.S. adult population: Prevalence, correlates, and comorbidity. Sleep Heal [Internet]. 2020 Feb [Acesso em: 2024 Jul];6(1):79-87.
2. Kolla BP, He J-P, Mansukhani MP, Kotagal S, Frye MA, Merikangas KR. Prevalence and correlates of hypersomnolence symptoms in US teens. J Am Acad Child Adolesc Psychiatry [Internet]. 2019 Jul [Acesso em: 2024 Jul];58(7):712-20.
3. Fernandez-Mendoza J, Vgontzas AN, Kritikou I, Calhoun SL, Liao D, Bixler EO. Natural history of excessive daytime sleepiness: Role of obesity, weight loss, depression, and sleep propensity. Sleep [Internet]. 2015 Mar [Acesso em: 2024 Jul];38(3):351-60.
4. Garbarino S, Durando P, Guglielmi O, Dini G, Bersi F, Fornarino S et al. Sleep apnea, sleep debt and daytime sleepiness are independently associated with road accidents. A cross-sectional study on truck drivers. PLoS One [Internet]. 2016 [Acesso em: 2024 Jul];11(11):e0166262.
5. Mansukhani MP, Kolla BP, Surani S, Varon J, Ramar K. Sleep deprivation in resident physicians, work hour limitations, and related outcomes: A systematic review of the literature. Postgrad Med [Internet]. 2012 Jul [Acesso em: 2024 Jul];124(4):241-9.
6. Bock J, Covassin N, Somers V. Excessive daytime sleepiness: An emerging marker of cardiovascular risk. Heart [Internet]. 2022 Oct [Acesso em: 2024 Jul];108(22):1761-6.
7. Krieger MH, Roth T, Dement WC. Principles and practice of sleep medicine. 7th ed. Elsevier Health Sciences; 2022. 1784 p.
8. Hobson JA. Sleep. New York: Scientific American Library; 1989.
9. Scammell TE, Arrigoni E, Lipton JO. Neural circuitry of wakefulness and sleep. Neuron [Internet]. 2017 Feb [Acesso em: 2024 Jul];93(4):747-65.
10. Gandhi KD, Mansukhani MP, Silber MH, Kolla BP. Excessive daytime sleepiness: A clinical review. Mayo Clin Proc [Internet]. 2021 May [Acesso em: 2024 Jul];96(5):1288-301.
11. Akerstedt T, Gillberg M. Subjective and objective sleepiness in the active individual. Int J Neurosci [Internet]. 1990 May [Acesso em: 2024 Jul];52(1-2):29-37.
12. Johns MW. A new method for measuring daytime sleepiness: The Epworth sleepiness scale. Sleep [Internet]. 1991 Dec [Acesso em: 2024 Jul];14(6):540-5.
13. Krahn LE, Arand DL, Avidan AY, Davila DG, DeBassio WA, Ruoff CM et al. Recommended protocols for the Multiple Sleep Latency Test and the Maintenance of Wakefulness Test in adults: Guidance from the American Academy of Sleep Medicine. J Clin Sleep Med [Internet]. 2021 [Acesso em: 2024];17(12):2489-98.
14. Sampat AC, Avidan AY. Multiple sleep latency test/maintenance of wakefulness test and central hypersomnias: Evolving diagnostic and therapeutic approaches. J Clin Neurophysiol [Internet]. 2023 Mar [Acesso em: 2024 Jul];40(3):203-14.

15. American Academy of Sleep Medicine. International Classification of Sleep Disorders. 3rd ed. Text revision (ICSD-3-TR); 2023.
16. 16. Hirshkowitz M, Whiton K, Albert SM, Alessi C, Bruni O, DonCarlos L et al. National Sleep Foundation's updated sleep duration recommendations: Final report. Sleep Health [Internet]. 2015 Dec [Acesso em: 2024 Jul];1(4):233-43.
17. Barateau L, Lopez R, Franchi JA, Dauvilliers Y. Hypersomnolence, hypersomnia, and mood disorders. Curr Psychiatry Rep [Internet]. 2017 Feb [Acesso em: 2024 Jul];19(2):13.
18. Plante DT, Finn LA, Hagen EW, Mignot E, Peppard PE. Subjective and objective measures of hypersomnolence demonstrate divergent associations with depression among participants in the Wisconsin Sleep Cohort Study. J Clin Sleep Med [Internet]. 2016 Apr [Acesso em: 2024 Jul];12(4):571-8.
19. Castro LS, Poyares D, Leger D, Bittencourt L, Tufik S. Objective prevalence of insomnia in the São Paulo, Brazil epidemiologic sleep study. Ann Neurol [Internet]. 2013 Oct [Acesso em: 2024 Jul];74(4):537-46.
20. Tufik S, Santos-Silva R, Taddei JA, Bittencourt LR. Obstructive sleep apnea syndrome in the Sao Paulo Epidemiologic Sleep Study. Sleep Med [Internet]. 2010 May [Acesso em: 2024 Jul];11(5):441-6.
21. Kallweit U, Nilius G, Trümper D, Vogelmann T, Schubert T. Prevalence, incidence, and health care utilization of patients with narcolepsy: A population-representative study. J Clin Sleep Med [Internet]. 2022 Jun [Acesso em: 2024 Jul];18(6):1531-7.
22. Eckeli AL, Gitaí LG, Dach F, Ceretta H, Sander HH, Passos AD et al. Prevalence of restless legs syndrome in the rural town of Cassia dos Coqueiros in Brazil. Sleep Med [Internet]. 2011 Sep [Acesso em: 2024 Jul];12(8):762-7.

CAPÍTULO 171

Fisiopatologia e Fenótipos da Apneia Obstrutiva do Sono

Bruno Bernardo Duarte • Luciana Balester Mello de Godoy • Melânia Marques

INTRODUÇÃO

A apneia obstrutiva do sono (AOS) pode ser definida como colapsos da via aérea superior (VAS) durante a inspiração no sono. Esses episódios podem resultar em alteração dos gases sanguíneos, notadamente hipóxia e hipercapnia.[1] Alguns estudos atuais demonstram a alta prevalência da doença na população adulta, chegando a explicitar que cerca de um terço da população adulta tem índice de apneia e hipopneia (IAH) maior que cinco.[2] É comprovado na literatura atual que a AOS pode levar a consequências sociais, laborais, endocrinológicas, cardiovasculares e metabólicas.

Os diversos tratamentos propostos para a AOS visam manter a VAS pérvia durante a noite de sono, impedindo seu colapso. Existem diversas modalidades de tratamentos cirúrgicos e não cirúrgicos propostos hoje. Sabe-se também que diversas pesquisas focam justamente nesses tratamentos, inclusive com investimentos financeiros elevados. No entanto, os mecanismos exatos sobre como a doença ocorre ainda não estão completamente estabelecidos. Infere-se que, ao se desvendar todos os mistérios envolvidos na etiopatogenia da doença, os tratamentos serão mais precisos e individualizados.

A fisiopatologia da AOS não está totalmente esclarecida; entretanto, sabe-se que a topografia dos colapsos ocorre na faringe.[3] A faringe faz parte do trato aerodigestivo, e é um tubo muscular sem estruturas fixas para sua sustentação. Essa característica é importante para que a faringe cumpra seu papel na deglutição, fonação e, em alguns casos, na proteção da via aérea inferior. No entanto, a estrutura possui a característica de ser vulnerável aos colapsos durante a pressão negativa exercida na inspiração durante o sono.

A anatomia da faringe é bastante complexa, mas sumariamente pode-se citar que posteriormente é composta de músculos constritores da faringe, os quais estão apoiados na fáscia bucofaríngea (estrutura que recobre as vértebras). Em localização anterior, verifica-se a presença do palato mole na velofaringe e da língua na oro e hipofaringe.

A parede lateral da faringe é formada por camadas de tecidos: a camada mucosa, que engloba as tonsilas palatinas, e a camada muscular, com a porção superficial (músculos dos pilares tonsilares) e a profunda (músculos constritores da faringe, salpingofaríngeo e estilofaríngeo). Devido à orientação de suas fibras, os músculos palatofaríngeo e constritor superior da faringe reduzem passivamente o lúmen da faringe.

O mecanismo para a ocorrência dos colapsos recorrentes da VAS durante o sono se dá porque as forças que tendem a estreitar a faringe sobrepujam aquelas que tendem a mantê-la pérvia na inspiração.[3] Neste capítulo, são mostrados os mecanismos para que isso ocorra, e como são múltiplos e complexos.

As forças que mantêm a VAS pérvia durante a inspiração no sono seriam a tração caudal da faringe, a extensão do pescoço e a ação dos músculos dilatadores da faringe, e o principal é o músculo genioglosso. As forças que tendem a estreitar ou fechar a VAS no sono são: pressão intraluminal negativa da inspiração (principal), forças adesivas da mucosa, tônus vasomotor, flexão do pescoço, deslocamento inferior da mandíbula, força gravitacional e o efeito Bernouli.[4]

Portanto, verifica-se que, de forma similar à apresentação clínica heterogênea da AOS, sua fisiopatologia é também multifatorial. Esses fatores podem se apresentar de forma isolada ou concomitantes, o que torna ainda mais complexa sua avaliação.[1] Como apresentado neste capítulo, existem fatores anatômicos e não anatômicos no desenvolvimento da AOS. Recentemente, estudos avançam na tentativa de se identificar em cada paciente cada um desses fatores, no intuito de se individualizar o tratamento.[1]

A tentativa de individualizar o mecanismo fisiopatológico da AOS em cada paciente faz parte do estabelecimento de uma medicina de precisão. A partir do momento que se elucidam as nuances da etiopatogenia em um paciente, pode-se vislumbrar os alvos terapêuticos de forma mais precisa. Por essa razão, a formatação dos fenótipos da AOS se torna cada vez mais importante.

Os fenótipos fisiopatológicos da AOS, inicialmente descritos pelo grupo do professor Danny Eckert, vêm sendo caracterizados a partir de estudos com a medida da colapsabilidade da faringe. Atualmente, tenta-se descrever também os fenótipos clínicos da doença, como os *clusters* de sintomas e os fenótipos de AOS entre homens e mulheres. Além disso, pode-se acrescentar os fenótipos da apresentação polissonográfica da AOS, como os fenótipos de apneias obstrutivas em sono REM e as apneias posicionais.[5]

Estudos modernos e onerosos foram úteis para descobrir os fenótipos anatômicos e não anatômicos, e o desafio nos dias atuais é transportar essas descobertas para avaliações próximas do cotidiano do otorrinolaringologista e do médico do sono, como dados polissonográficos, avaliação da via aérea superior durante a vigília, sonoendoscopia e a técnica de sonoendoscopia com PhOP (do inglês *pharyngeal opening pressure*).

MECANISMOS FISIOPATOLÓGICOS DA AOS

Os mecanismos fisiopatológicos da AOS, de forma resumida, podem ser divididos em anatômicos e não anatômicos. O fator anatômico é compreendido como a óbvia predisposição de uma faringe mais estreita para o colapso durante a noite de sono. Os fatores não anatômicos predispõem aos eventos de apneia obstrutiva do sono de forma indireta, e serão melhor explicados a seguir. São fatores não anatômicos da fisiopatologia da AOS: neuromuscular, muscular, redução do volume pulmonar, baixo limiar para despertar e instabilidade do controle ventilatório.

Fator anatômico

Como abordado anteriormente, a AOS é uma desordem multifatorial. Entretanto, algum grau de alteração na anatomia da VAS é crucial para o desenvolvimento da doença. Sendo assim, é bastante evidente que a maior parte das terapias propostas é voltada para a correção do problema anatômico.[1]

Estudos de imagem e de sonoendoscopia têm identificado inúmeras anormalidades anatômicas em indivíduos portadores de AOS. Esses indivíduos comprovadamente possuem um estreitamento do lúmen faríngeo e um maior comprimento da VAS. Essas duas características certamente deixam a faringe mais propensa ao colapso porque uma faringe mais estreita tem mais facilidade para colabar durante a inspiração no sono, e porque uma faringe mais longa tem uma área colapsável maior.[1]

A faringe pode colapsar em um ou mais sítios, e as estruturas que podem contribuir para o colapso são: parede lateral da faringe, língua, palato mole e epiglote.

A obesidade é um fator de risco importante para a ocorrência dos eventos de AOS. Ela pode contribuir com a redução da tração caudal da faringe, ou como fator anatômico propriamente dito, já que o acúmulo de tecido gorduroso na região perifaríngea pode estreitar a VAS e predispor a faringe aos colapsos.[1]

Os fatores anatômicos podem contribuir para a fisiopatologia da AOS por deixar a faringe mais estreita, como as anormalidades craniofaciais, notamente a retrusão maxilomandibular, a macroglossia e a hipertrofia de tonsilas palatinas. Além disso, a faringe mais longa pode contribuir para o desenvolvimento de AOS, como a localização baixa do osso hioide.

O fator anatômico, como descrito anteriormente, é fundamental ao desenvolvimento da AOS, e pode ser tratado com o uso dos aparelhos de pressão positiva (PAPs), dos dispositivos de avanço mandibular, da perda ponderal, das cirurgias orofaríngeas e das esqueléticas.

No entanto, existem indivíduos sem alterações anatômicas significativas que apresentam AOS, inclusive com gravidade elevada. Assim como existem indivíduos com características antropométricas e de anatomia faríngea semelhantes, mas com graus de AOS bastante diferentes. Por isso, a AOS não pode ser explicada apenas pelo fator anatômico. Os fatores não anatômicos preenchem essa lacuna da fisiopatologia, e sua compreensão deve passar pelo entendimento do conceito de pressão crítica de fechamento da faringe (Pcrit), a qual avalia a colapsabilidade da faringe.

Colapsabilidade da faringe

A pressão crítica de fechamento da faringe (Pcrit) é uma técnica bem estabelecida para quantificar a colapsabilidade da VAS durante o sono. A Pcrit tem sido utilizada para descrever as diferenças na colapsabilidade faríngea nos diversos espectros dos distúrbios respiratórios obstrutivos do sono (do ronco primário à AOS severa). Essa avaliação é considerada padrão-ouro para quantificar a chamada "anatomia funcional" da faringe durante o sono, e a técnica permite o exame funcional da via aérea com redução significativa da ação neuromuscular dos músculos da VAS.[1]

A técnica para avaliação da Pcrit é complexa, e é realizada em laboratório com um catéter de pressão localizado na faringe, com uma máscara nasal conectada a um aparelho de pressão positiva. Realizam-se, então, alguns protocolos que determinam qual a pressão necessária para o fechamento da faringe (Pcrit) em um ambiente com quase ausência do fator neuromuscular.

É importante entender que quanto mais negativa for a Pcrit, mais resistente é a faringe ao colapso, ou seja, necessita de uma pressão negativa muito intensa para o fechamento da VAS.

Os estudos demonstram que, em média, pacientes apneicos tentem a ter a Pcrit em valores próximos à pressão atmosférica, o que indica que a via aérea desses indivíduos fecha com valores de pressão próximos a 0 cmH_2O durante o sono. Entretanto, existe uma substancial variabilidade na Pcrit dos pacientes apneicos, podendo variar de -5 cmH_2O a +5 cmH_2O. Vale ressaltar que a Pcrit de +5 cmH_2O indica alta colapsabilidade da via aérea superior.[1]

Os valores de Pcrit mais negativos que -5 cmH_2O em apneicos são raros; no entanto, valores entre -5 e 0 cmH_2O podem estar em pacientes com ou sem AOS. Nesse grupo de pacientes, em que os valores de Pcrit são similares entre apneicos e não apneicos, os fatores não anatômicos da fisiopatologia da AOS são considerados relevantes no desenvolvimento da doença. Esses pacientes podem ser beneficiados por outros tratamentos além dos PAPs, quando comparados aos apneicos com valores de Pcrit mais elevados.[1]

Baixo limiar para despertar

O limiar para despertar é definido como o menor estímulo deferido que irá causar um despertar eletroencefalográfico durante o sono. Os estímulos para despertar do sono podem ser de origem visual, sonora, respiratória, dentre outras.

No caso dos distúrbios respiratórios obstrutivos do sono, fala-se em limiar para despertar de origem respiratória. Ou seja, o quanto de estímulo respiratório que é necessário para promover o despertar cortical. O principal estímulo para despertar, decorrente de um evento respiratório, é o aumento do esforço inspiratório por estreitamento da faringe, detectado por mecanorreceptores localizados na faringe que captam o aumento da pressão negativa. Outros estímulos são a hipóxia e a hipercapnia.

Historicamente, a medicina do sono inferia que a maioria dos eventos respiratórios (apneias e hipopneias) culminava com um despertar eletroencefalográfico, o qual era necessário para dar fim ao evento, e reestabelecer o tônus faríngeo e o fluxo inspiratório. No entanto, cerca de 75% dos apneicos adultos têm eventos respiratórios durante o sono sem culminar com um despertar. Ou seja, a reabertura da VAS nesses indivíduos pode ocorrer sem um despertar cortical. Sendo assim, despertares recorrentes desnecessários podem piorar a AOS e contribuir para sua fisiopatologia.[1]

O método padrão-ouro para se verificar o limiar para despertar de origem respiratória é a colocação de um cateter de pressão no esôfago ou na epiglote durante um exame de polissonografia completa.

Pacientes portadores de AOS que requerem altas pressões negativas intratorácicas para causar um despertar cortical tendem a possuir eventos respiratórios mais prolongados durante o sono, especialmente se tiverem uma resposta neuromuscular pobre. Por isso, na ausência de uma compensação neuromuscular, o despertar cortical e a reintrodução da vigília seriam a última linha de defesa para melhorar a respiração durante o sono.[1]

Apesar disso, entre 30 e 50% dos pacientes com AOS despertam com um baixo estímulo respiratório (baixas pressões negativas intratorácicas). Nesses pacientes, em que o estímulo para despertar é aproximadamente o mesmo para requerer o recrutamento dos músculos dilatadores da faringe, despertares prematuros limitam a oportunidade dos mecanismos de compensação neuromuscular.[1]

Ou seja, o baixo limiar para despertar pode contribuir como fator não anatômico para a fisiopatologia da AOS porque, ao despertar precocemente, impede a compensação neuromuscular que abriria a faringe, retomando a respiração sem o despertar. Esses despertares fragmentam o sono, reduzem a quantidade de sono N3 e R, contribuindo para os sintomas diurnos da AOS.

Sendo assim, quando um paciente apneico possui um fenótipo de baixo limiar para despertar, um tratamento óbvio seria a prescrição de medicações que aumentem o limiar para despertar. Nesse campo, destacam-se os hipnóticos, especialmente aqueles não benzodiazepínicos da classe Z, como zopiclona e zolpidem, assim como alguns antidepressivos com características hipnóticas como a trazodona.[6]

Os estudos com o uso dessas medicações em pacientes portadores de AOS com fenótipo de baixo limiar para despertar têm demonstrado bons resultados para a redução do IAH e do número de despertares eletroencefalográficos, não causando aumento na dessaturação de oxi-hemoglobina.[6]

Instabilidade do controle ventilatório

Para se compreender a instabilidade do controle ventilatório na fisiopatologia da AOS, é importante entender o conceito de *loop gain*. O *loop gain* é um conceito físico para descrever a estabilidade da resposta de um sistema a algum estímulo. No contexto da fisiologia respiratória, é a razão entre o estímulo respiratório e a resposta ventilatória.

Sabe-se que o principal estímulo para a respiração, durante a vigília e o sono, é a $PaCO_2$. Quando a $PaCO_2$ está elevada, o centro respiratório é estimulado a comandar a respiração. Quando está muito elevado, em geral estimula a hiperventilação, sendo que o inverso é verdadeiro. Ao mesmo tempo, esse estímulo para a respiração também é seguido de um estímulo à contração dos músculos dilatadores da faringe para estabilizar a via aérea durante a inspiração.[1]

Indivíduos que apresentam elevado *loop gain*, ou seja, respostas ventilatórias exageradas para mínimas mudanças no CO_2 sanguíneo (estímulo), possuem o que se denomina instabilidade do sistema de controle ventilatório. Por outro lado, pessoas com *loop gain* baixo, ou seja, com respostas ventilatórias diminuídas em relação ao estímulo, podem ter hipoventilação, por exemplo.[1]

No contexto da AOS, o alto *loop gain* participa na fisiopatologia da doença, à medida em que há uma exagerada resposta ventilatória a uma elevação pequena da $PaCO_2$, com hiperventilação e consequente redução da $PaCO_2$. A redução da $PaCO_2$, por sua vez, deixaria o indivíduo sem estímulo ventilatório, levando a episódios tanto de apneias centrais quanto de apneias obstrutivas.[7]

Já foi demonstrado que aproximadamente um terço dos indivíduos portadores de AOS possuem *loop gain* elevado. Quando há a combinação entre uma alteração discreta na anatomia faríngea com um elevado *loop gain*, pode haver contribuição desse mecanismo não anatômico na etiopatogenia da AOS.[1]

Demonstrou-se que a terapia com O_2 pode reduzir o *loop gain* e, consequentemente, a severidade da AOS em pessoas com esse fenótipo. Inibidores da anidrase carbônica, como a acetazolamida, também reduzem o *loop gain* em aproximadamente 40%, melhorando a AOS por consequência. Sabe-se que existem combinações entre os tratos fisiopatológicos em indivíduos com AOS, e por isso demonstrou-se que a combinação entre terapia com O_2 e a introdução de hipnóticos atinge maiores reduções na severidade da AOS, quando comparado com esses tratamentos de forma isolada.[1]

Volume pulmonar e capacidade residual funcional

A variação do volume pulmonar na colapsabilidade faríngea é importante na patogênese da AOS. A mecânica da VAS pode ser afetada por alterações no volume pulmonar durante a vigília e o sono. Demonstrou-se que há mudanças na área seccional faríngea quando se compara o volume residual pulmonar com a capacidade total funcional do pulmão.[4]

Essa dependência do volume pulmonar na VAS parece ser mais pronunciada em indivíduos apneicos quando comparados aos controles não apneicos. Estudos demonstraram que o aumento do volume pulmonar expiratório final diminui a colapsabilidade da faringe em controles saudáveis e em indivíduos apneicos.[4]

Apesar dos estudos mostrarem que alterações no volume pulmonar podem alterar a perviabilidade da VAS, seus exatos mecanismos ainda não foram comprovadamente elucidados.[4]

A perda da tração caudal da faringe durante a inspiração no sono, por redução do volume pulmonar, é a explicação mais aceita, apesar da sua difícil comprovação científica.[4]

Infere-se que o tratamento com aparelhos de pressão positiva, além de ampliar a área faríngea, também age aumentando o volume pulmonar, com consequente tração caudal faríngea, e melhora da AOS.

Ação dos músculos da via aérea superior no sono

A faringe humana é uma estrutura única, multifuncional e sem suporte de estruturas rígidas. Essa estrutura muscular possui variação em sua área seccional de acordo com o nível de pressão negativa intraluminal na inspiração e com a ação dos músculos dilatadores da faringe.

Existem mais de 20 músculos na VAS envolvidos em atividades respiratórias e não respiratórias, como a fala, a mastigação, a deglutição e a respiração. Destes, há um subconjunto de músculos com predominante papel na estabilidade da via aérea durante a respiração.[1]

Em indivíduos apneicos e não apneicos a ativação desses músculos durante a vigília é efetiva para evitar o colapso da faringe durante a pressão negativa da inspiração durante a respiração. No entanto, durante o sono, a combinação entre a redução da atividade muscular com uma susceptibilidade anatômica pode induzir ao colapso da VAS culminando com um evento obstrutivo.[1]

Portanto, o entendimento do controle neural dos músculos da faringe, assim como a estrutura histológica dos músculos, é um fator crucial para a compreensão da etiopatogenia da AOS.

Fator neuromuscular

Os músculos da VAS têm um complexo padrão de ativação neural, e os padrões se diferem entre si. Pode-se utilizar como exemplo os músculos genioglosso e o tensor do véu palatino.[1]

O músculo genioglosso é o principal dilatador da via aérea, e recebe até seis padrões de acionamento. A geração dos estímulos se localiza no tronco cerebral, além de haver participação de mecanorreceptores na faringe e dos quimiorreceptores carotídeos como aferência para realizar suas funções. A soma desses estímulos tipicamente resulta em um padrão fásico de ativação, mais importante na inspiração, o qual é reduzido de intensidade no sono e variando nas diferentes fases do sono.[1]

Já o músculo tensor do véu palatino é predominantemente tônico, constante durante a inspiração e a expiração. Ele é menos sensível quando há pequenas alterações na pressão faríngea quando comparado ao músculo genioglosso.[1]

Esses dados demonstram como a questão neuromuscular é complexa, além dos estudos de função neuromuscular, especialmente durante o sono, serem bastante complexos e de difícil execução. Por isso, muitas dúvidas envolvem o papel desse fator na etiopatogênese da AOS.

De qualquer forma, a combinação entre a perda do acionamento central e do reflexo dos músculos da VAS durante o sono poderia contribuir para o surgimento ou piora da AOS.

Estudos mostram que aproximadamente 30% dos apneicos têm uma fraca resposta do músculo genioglosso, como mecanismo reflexo de um estreitamento da via aérea superior captado pelos mecanorreceptores da faringe.[1]

É importante compreender que muitos indivíduos têm um elevado limiar para recrutar os músculos da VAS quando há um estreitamento da faringe, sendo necessário, então, um despertar eletroencefalográfico para retomar o tônus muscular e a passagem do ar. Porém, outros indivíduos são aptos a recrutar os músculos dilatadores da VAS, restabelecendo o fluxo de ar pela faringe sem necessidade de despertar do sono.[1]

Além disso, alguns estudos com ressonância nuclear magnética dinâmica durante o sono demonstraram o movimento anterior da língua com a contração do músculo genioglosso, em forma de leque, durante a inspiração com aumento da área seccional da faringe. Nos apneicos, verificou-se que os padrões de contração do genioglosso variam bastante, muitas vezes com contrações musculares contraproducentes para abertura da VAS.[1]

Acreditava-se que os músculos da VAS de indivíduos apneicos tinham tônus menor do que dos indivíduos não apneicos. No entanto, a atividade eletromiográfica desses músculos é maior nos indivíduos portadores de AOS, especialmente nos estudos realizados em vigília. Portanto, pode-se inferir que a atividade eletromiográfica mais intensa do músculo genioglosso em indivíduos apneicos possa ser um mecanismo compensatório para uma anatomia desfavorável da faringe, ou por uma alteração na histologia desses músculos.[4]

Fator muscular

Quando se tem uma doença que ocorre em uma topografia constituída por músculos, é natural que o estudo muscular seja importante nas pesquisas da etiopatogênese da doença. Entretanto, os estudos voltados para a compreensão histológica dos músculos faríngeos são limitados na literatura.

Isono et al. fizeram um estudo em que se calculou a colapsabilidade da faringe a partir da Pcrit em indivíduos com e sem AOS durante anestesia geral e com infusão de bloqueadores musculares. Verificou-se, então, mesmo com a retirada teórica da ação neuromuscular da avaliação, que a colapsabilidade da faringe era maior em indivíduos apneicos.[8]

Dessa forma, ressalta-se ainda mais a importância de estudos voltados para os músculos faríngeos propriamente ditos, independentemente do componente de resposta neuromuscular. Os estudos que avaliaram a histologia dos músculos da VAS foram direcionados ao genioglosso e aos músculos da parede lateral da faringe.

Um estudo realizou biopsia no músculo genioglosso em indivíduos com ou sem AOS. Verificou-se que os controles apresentavam predomínio de fibras de contração lenta e alta resistência à fadiga muscular (tipo 1), enquanto os portadores de AOS apresentavam predomínio de fibras de contração rápida com alta fatigabilidade (tipo 2). É interessante notar que, após o tratamento com PAP, os indivíduos apneicos passaram a ter a histologia semelhante ao indivíduo normal, concluindo-se que a alteração na distribuição dos tipos de fibras musculares do músculo genioglosso seria consequência e não causa da AOS.[9]

Quando se pensa em um tratamento voltado para a disfunção do músculo genioglosso como possível etiopatogênese da AOS, o mais notável é a neuroestimulação do nervo hipoglosso. No entanto, o sucesso cirúrgico foi atingido em menos de 70% dos pacientes elegíveis ao tratamento (cerca de 20% do total de apneicos), evidenciando que a contribuição da disfunção do músculo genioglosso não é o principal componente na patogênese da AOS.

Sabe-se que a principal região de colapso da VAS durante o sono se dá na parede lateral da faringe. Essa região é composta de tonsilas palatinas e por dois músculos principais, o palatofaríngeo e o constritor superior da faringe. Apesar desses músculos estreitarem a faringe durante a sua contração, especialmente quando se pensa na função da deglutição, durante períodos de hipóxia, hipercapnia e quando há uma faringe mais estreita, a sua contração estabiliza a faringe, contribuindo para prevenção do colapso.

Verificou-se em um estudo com biopsia do músculo constritor superior da faringe em indivíduos com e sem AOS, durante cirurgias orofaríngeas, que há aumento na quantidade de colágeno do tipo 1 na matriz extracelular de indivíduos apneicos, ou seja, apesar de intuitivamente se pensar que a faringe dos apneicos seria menos rígida e, portanto, mais colapsável, verificou-se aumento do colágeno tipo 1. A principal hipótese para justificar esse achado seria que a faringe mais rígida teria uma limitação na sua abertura ao final da expiração, deixando-a mais estreita na inspiração subsequente, predispondo o indivíduo aos episódios de AOS.[10]

Várias pesquisas com foco na histologia dos músculos da parede lateral da faringe, inclusive com sequenciamento de RNA, estão avançando, e, dessa forma, novas informações irão ser acrescidas sobre o fator muscular na etiopatogênese da AOS.

Fatores adicionais da fisiopatologia da AOS: genética, sexo, idade e obesidade

Genética

Sabe-se que a AOS é uma doença hereditária, com herdabilidade estimada da mesma e dos fenótipos relacionados com AOS variando de 0,06 a 0,17 em estudos populacionais.[11] Alguns estudos têm sido realizados na tentativa de elucidar a relação da AOS e fenótipos associados. Um estudo populacional hispânico/latino analisou a correlação genética entre o índice de eventos respiratórios e 54 fenótipos antropométricos, glicêmicos, cardiometabólicos e pulmonares. Foi encontrada correlação genética de obesidade, distribuição de gordura, pressão arterial, glicemia e insônia com o índice de eventos respiratórios e AOS. Foram também encontradas evidências de relação causa-efeito entre IMC e AOS, entre pressão arterial diastólica, pressão de pulso e AOS e entre hemoglobina glicosilada e AOS/índice de eventos respiratórios.[12]

Outros estudos têm analisado o genoma e características objetivas polissonográficas de diferentes origens ancestrais. Wang et al. identificaram uma ampla região no cromossomo 2q37 que demonstrou uma associação negativa entre IAH e ancestralidade africana.[11] Foi encontrada associação positiva entre IAH e intensidade da hipoxemia noturna em europeus ao avaliar-se o cromossomo 18q21. Algumas variantes do cromossomo 18 também estavam associadas a expressão de *FECH* (ferroquelatase). Como o *FECH* catalisa a inserção de ferro como parte da biossíntese do heme B, estes dados sugerem uma nova via biológica que liga a AOS a vias associadas a metabolismo do ferro/heme.[11]

Análises genéticas também têm sido realizadas na tentativa de explicar alguns fenótipos de crianças com AOS. Sonolência excessiva diurna, por exemplo, é um sintoma frequente em adultos apneicos, mas pouco frequente nas crianças. Autores descreveram que a presença de polimorfismo do gene *TNF-α-308G* estava associada a maiores níveis séricos de TNF-α e que a sonolência excessiva diurna era mais frequente em crianças com AOS e esse polimorfismo do gene *TNF-α-308G*.[13]

Sexo

A AOS é uma doença heterogênea que se manifesta de forma diferente quando comparados homens e mulheres. A AOS é 3 a 5 vezes mais prevalente em homens do que em mulheres, com redução dessa diferença após a menopausa. Homens tendem a ter maior colapsabilidade da VAS e, portanto, uma maior quantidade de apneias em relação a hipopneias no sono NREM.[14] Por outro lado, apneia do sono relacionada com o sono REM é mais frequente em mulheres.

Estudo multiétnico comparou características polissonográficas de homens e mulheres na tentativa de diferenciá-los fisiopatologicamente.[14] Os autores relataram que os homens têm maior instabilidade ventilatória, maior colapsabilidade da VAS e maior limiar de despertar do que as mulheres, aspectos condizentes com os sintomas frequentes de roncos, sufocamento e sonolência excessiva diurna. As mulheres apresentaram menor limiar de despertar, mais hipopneias em relação a apneias e menores valores de IAH, aspectos que corroboram as frequentes queixas de sono não reparador, insônia e fadiga.[14]

Idade

Apneia do sono em crianças é uma condição relativamente frequente, sendo o pico de incidência entre 3 e 8 anos. Alguns mecanismos fisiopatológicos foram descritos para explicar a apneia do sono em crianças: a interação entre alterações craniofaciais e anatômicas, aumento de tecido linfoide, inflamação na VAS e reflexos neuromusculares. Esses mecanismos levam a uma redução das dimensões faríngeas e a uma maior colapsabilidade durante a noite.

Crianças com AOS tendem a ter retrognatia mandibular, redução da protrusão maxilar e deficiência do crescimento maxilar. Essas alterações craniofaciais são alterações anatômicas que predispõem aos episódios respiratórios obstrutivos noturnos. Entretanto, a hipertrofia adenoamigdaliana ainda é considerada o fator de risco anatômico mais frequente para a AOS em crianças. O que ainda não se sabe ao certo são os mecanismos que levam à proliferação normal e anormal de tecido linfoide. Acredita-se que fatores ambientais, como poluição, cigarro, vírus, associados a fatores intrínsecos teciduais desencadeiem um processo inflamatório na VAS. Aumento da expressão de leucotrienos, de mudanças na expressão e atividade de receptores de glicocorticoides e proliferação de linfócitos T com aumento de produção de citocinas inflamatórias, como IL-1α, TNF- α e IL-6, foram descritos em tonsilas faríngeas e palatinas de crianças com AOS, e podem estar envolvidos no mecanismo de indução da hiperplasia/hipertrofia desses tecidos.[15]

Vale lembrar que nem todas as crianças com hipertrofia adenoamigdaliana apresentam polissonografia alterada e que nem todas as crianças com AOS e hipertrofia adenoamigdaliana melhoram após adenoamigdalectomia. Nesses casos, alterações neuromusculares podem estar presentes, promovendo o colapso da VAS.

Envelhecer é conhecido como um fator de risco para AOS, sendo que a prevalência aumenta conforme o aumento da faixa etária. Edwards et al. compararam dois grupos de pacientes com AOS: um grupo entre 20 e 40 anos com outro com mais de 60 anos, e concluíram que os idosos, independentemente do sexo e do IMC, apresentam uma maior colapsabilidade faríngea, uma menor sensibilidade do controle ventilatório e uma menor demanda ventilatória em relação aos adultos jovens.[16]

A redução do diâmetro da VAS dos idosos pode ser explicada por alguns fatores. Uma das explicações pode ser a deposição de gordura parafaríngea que ocorre mais em idosos do que em jovens, independentemente do IMC.[16] A mudança noturna de fluidos da periferia para o tronco e pescoço também foi identificada como um fator que pode reduzir o calibre da VAS em idosos e, portanto, sua propensão ao colapso. Um estudo em indivíduos não obesos com AOS demonstrou que a idade estava positivamente correlacionada com a quantidade de fluido deslocado rostralmente durante a noite, já que os idosos costumam ser mais sedentários e tendem a acumular mais fluidos em membros inferiores durante o dia.[17]

O sistema de controle ventilatório também é menos sensível nos idosos. Os eventos respiratórios são mais longos e a sensibilidade ao oxigênio e ao dióxido de carbono também reduzem com a idade.[16] Além disso, observa-se maior prevalência nos idosos de apneia central, respiração periódica e respiração de Cheyne Stokes em pacientes com insuficiência cardíaca congestiva, o que corrobora a teoria da menor sensibilidade do sistema de controle ventilatório nos idosos.[16]

Obesidade

Obesidade é um fator de risco para AOS, sendo o depósito de tecido adiposo na VAS o mecanismo fisiopatológico amplamente descrito. Mortimore et al. compararam a deposição de tecido adiposo no pescoço (e no corpo também) entre pacientes obesos apneicos, não obesos apneicos e pacientes não obesos e não apneicos (grupo controle).[18] A porcentagem total de tecido adiposo foi entre 30 e 44% maior no grupo não obeso apneico e no obeso apneico em relação ao grupo controle, respectivamente. A porcentagem de tecido no pescoço atribuído ao tecido adiposo foi 27% maior em não obesos apneicos e 67% maior em obesos apneicos do que no grupo controle. Nesse estudo, pacientes não obesos apneicos tinham maior depósito de tecido adiposo na VAS do que não obesos não apneicos controlados pelo IMC e circunferência cervical. Essa característica provavelmente contribui para a predisposição à AOS.

Estima-se que cerca de 20% dos adultos apneicos não são obesos e a gravidade da AOS em não obesos é menor do que nos obesos.[18] De fato, Gray et al. encontraram menor gravidade da AOS e menor limiar de despertar em paciente apneico não obesos do que em apneicos obesos (-15,9 × -21,2 cmH_2O, respectivamente), o que inclusive pode justificar a menor adesão ao CPAP após 1 ano de uso encontrada no grupo não obeso em relação ao obeso (42 × 68%, respectivamente).[19]

AVALIAÇÃO DOS MECANISMOS FISIOPATOLÓGICOS DA AOS: DA PESQUISA PARA A APLICAÇÃO CLÍNICA

A fisiopatologia da AOS é complexa e influenciada por diversos fatores. A anatomia da via aérea superior, resultante da interação entre a estrutura craniofacial e partes moles da faringe, é o fator mais importante na maioria dos indivíduos. Porém, outros mecanismos chamados "fatores não anatômicos" influenciam na gênese da apneia do sono: a neuromodulação do tônus da faringe, o limiar de despertar e o controle da ventilação. Durante o sono, há uma diminuição da atividade reflexa da musculatura dilatadora faríngea que responde à pressão negativa intraluminal, fazendo com que os indivíduos com anatomia desfavorável fiquem mais susceptíveis ao colapso. O despertar precoce durante um evento respiratório obstrutivo impede o adequado recrutamento da musculatura dilatadora e pode promover instabilidade ventilatória. A instabilidade respiratória decorre da resposta ventilatória exagerada após um evento respiratório. A hiperventilação resultante promove uma redução da $PaCO_2$, que por sua vez inibe o centro respiratório temporariamente. A consequência é um novo evento respiratório, agora de origem central.

A contribuição de cada um desses fatores chamados "endótipos" na gênese da AOS é variável em cada paciente. Essa nomenclatura tem sido empregada mais recentemente; entretanto, esses mecanismos fisiopatológicos vêm sendo bastante estudados nos últimos anos, destacando-se as pesquisas sobre métodos para avaliá-los.

Estudos pioneiros realizados em laboratórios de fisiologia do sono introduziram técnicas e modelos matemáticos para quantificar os quatro principais mecanismos fisiopatológicos. A metodologia inicialmente descrita realizava essas medições utilizando uma combinação de testes respiratórios e análises gráficas a partir das respostas ventilatórias desencadeadas por variações na pressão aplicada na via aérea dos pacientes através de um dispositivo de CPAP modificado (capaz de gerar pressões positivas e negativas).[20] A partir dessas técnicas, pode-se realizar a medida da pressão crítica de fechamento da faringe (Pcrit), definida pela pressão na qual ocorre o colapso da faringe, além de fatores não anatômicos como o limiar de despertar, o controle ventilatório e a responsividade muscular (Figura 171.1).

A aplicação do método em amostras de pacientes com AOS indica que 36% dos pacientes apresentam uma diminuição da responsividade da musculatura dilatadora da faringe durante o sono, enquanto 37% apresentam um baixo limiar de despertar e 36%, instabilidade do controle ventilatório. Embora a VAS dos pacientes com AOS seja mais propensa ao colapso, 19% dos pacientes apresentam uma VAS relativamente não colapsável similar a indivíduos controle.[22] Esse fato ressalta a heterogeneidade da doença e a necessidade de métodos clínicos simplificados para avaliar os endótipos de forma prática.

Nesse sentido, progressos importantes foram feitos nos últimos anos para quantificar, de maneira não invasiva, os endótipos fisiopatológicos, seja isoladamente ou em conjunto, inclusive utilizando as informações contidas na polissonografia clínica. Esses novos métodos analisam os dados já disponíveis no exame de polissonografia a partir de algoritmos automatizados em plataformas de computação, demonstrando boa correlação com as medidas realizadas pela técnica padrão-ouro e perspectivas para uso clínico.[23,24]

Além disso, foi demonstrado que alguns parâmetros da polissonografia de rotina e dados clínicos se correlacionam com diferentes padrões fisiopatológicos, e os principais são resumidos na Tabela 171.1.

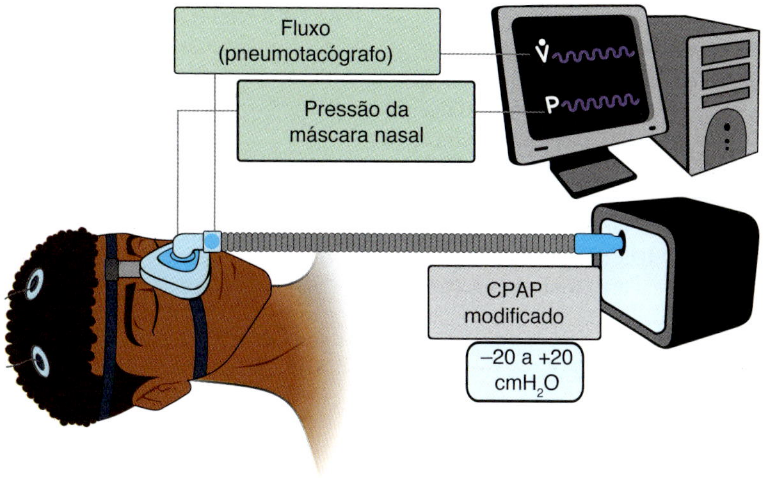

Figura 171.1 Representação do equipamento utilizado para medidas dos mecanismos fisiopatológicos da AOS. CPAP +20 a −20cmH_2O = dispositivo de CPAP (pressão positiva contínua na via aérea) modificado capaz de gerar pressões positivas e negativas; V = fluxo respiratório; P = pressão da máscara. (Adaptada de: Hirata, 2016.)

Tabela 171.1 Parâmetros polissonográficos correlacionados com mecanismos fisiopatológicos da apneia obstrutiva do sono (AOS).

Endótipo	Parâmetros polissonográficos
Colapsabilidade da via aérea superior	Padrão predominante de apneia obstrutiva: apneias obstrutivas representam pelo menos 90% do IAH em pacientes com via aérea mais colapsável
	Valor terapêutico do CPAP: pacientes com uma via aérea menos colapsável geralmente requerem um nível de CPAP ≤ 8 cm^2
Controle ventilatório	Padrão obstrutivo predominante com alguns eventos centrais/mistos: identificado por um padrão predominantemente obstrutivo com uma porcentagem de eventos centrais/mistos, o que indica um controle ventilatório metabólico instável e hiper-responsivo
	Padrão predominante de AOS-NREM: caracterizado por um controle ventilatório metabólico instável durante o estágio de sono NREM
Limiar de despertar	Padrão de baixo limiar de despertar: caracterizado por um IAH < 30 eventos/h, dessaturação da oxi-hemoglobina com um nadir de SpO_2 > 82%, e uma razão hipopneias/apneias > 58,3%
	Padrão de alto limiar de despertar: caracterizado por dessaturações prolongadas e graves, especialmente em pacientes com IAH grave

Adicionalmente, a avaliação da anatomia da faringe também é realizada por métodos de imagem como ressonância magnética, e com maior frequência nos últimos anos pela sonoendoscopia, que possibilita uma avaliação de forma dinâmica da faringe durante o sono.

Na prática clínica, é crescente o foco na medicina de precisão, e é fundamental explorar as diferentes apresentações clínicas e as características fisiopatológicas das doenças a fim de se oferecer alternativas terapêuticas adequadas a cada paciente. O tratamento da AOS tem sido tradicionalmente baseado no índice de IAH. Entretanto, em um mesmo grupo de pacientes com AOS classificada como grave, existem subgrupos específicos de pacientes que diferem na apresentação clínica da doença, sintomatologia e características fisiológicas. Nesses diferentes subgrupos, pode-se identificar determinantes fisiopatológicos com potencial para predizer resposta a diferentes modalidades de tratamento. Em especial as opções de tratamento não pressórica, entre elas a terapia posicional, os aparelhos intraorais de avanço mandibular e as intervenções cirúrgicas, poderiam ser mais bem indicados conforme o maior conhecimento da fisiopatologia da doença.

A terapia posicional não é frequentemente prescrita no tratamento da AOS devido à inconsistência nos resultados de controle dos eventos obstrutivos; entretanto, estudos com sonoendoscopia sugerem que pacientes portadores de AOS com obstrução da epiglote podem se beneficiar da terapia posicional.[25]

Em relação aos aparelhos intraorais de avanço mandibular, eles são mais frequentemente indicados para pacientes com AOS leve ou moderada. Porém, existe uma alta variabilidade na resposta individual a esse tratamento. Pacientes com menor colapsabilidade da faringe (medida pela Pcrit < 1 cmH_2O), língua posteriorizada e controle ventilatório mais estável apresentaram resposta mais favorável ao uso do aparelho intraoral, e por isso são melhores candidatos a essa modalidade de tratamento.[26,27]

A avaliação dos mecanismos fisiopatológicos da AOS também foi conduzida em pacientes submetidos a cirurgias de VAS em diferentes estudos. Em uma análise retrospectiva dos dados de 46 pacientes que se submeteram a cirurgia de VAS para AOS, estimativas do controle ventilatório e do limiar de despertar foram calculadas a partir de polissonografias pré e pós-cirúrgicas. O estudo relatou que pacientes com controle ventilatório menos instável tiveram maior probabilidade de responder à cirurgia.[28] Em um recente estudo prospectivo com pacientes submetidos a cirurgia palatal e pelo menos um outro tipo (cirurgia nasal e/ou cirurgia de base da língua), foram utilizadas duas técnicas para medir os endótipos: o método de redução gradual do CPAP e a análise automatizada de dados extraídos da polissonografia clínica. O tratamento cirúrgico foi associado a uma redução no IAH total e a uma melhora nos escores de sintomas relatados pelos pacientes. Observou-se uma tendência de melhoria na colapsabilidade da VAS, mas o efeito foi altamente variável entre os indivíduos. Entretanto, nenhum dos endótipos fisiopatológicos basais da AOS se mostrou preditor de resposta a cirurgia nesse estudo.[29]

Embora a avaliação rotineira desses mecanismos a partir das polissonografias não esteja pronta para a prática clínica, os estudos têm demonstrado que a compreensão dos endótipos pode ajudar a identificar qual tratamento específico poderá trazer maior benefício a cada paciente.

Fenótipos clínicos da AOS

Fenótipo polissonográfico posicional

Considera-se apneia posicional quando o índice de distúrbio respiratório (IDR) em posição supina é mais do que o dobro do IDR em posição não supina. Estima-se que 55,9% dos apneicos tenham apneia posicional.[30] Pacientes apneicos com esse fenótipo tendem a ser mais magros, mais jovens, menos sonolentos do que pacientes com apneia não posicional[30] e costumam ter menos eventos respiratórios e menor gravidade da AOS. O IDR foi, inclusive, o principal fator preditor de apneia posicional em um estudo populacional, seguido do IMC.[30]

Fenótipo polissonográfico relacionado com REM

Apneia do sono relacionada com REM consiste em episódios de apneia e/ou hipopneias predominante ou exclusivamente ocorrendo durante o sono REM. A prevalência varia na literatura entre 14 e 36%.[31] Alguns autores propuseram outras formas de definição da apneia relacionada com REM, o que dificulta as análises sobre esse fenótipo. Há autores que utilizam a definição do IAH no REM maior ou igual a 5 eventos por hora e o IAH no não REM menor do que 5 eventos por hora, sendo que o tempo mínimo de REM teria que ser de 30 minutos. Entretanto, a maioria concorda que os eventos respiratórios obstrutivos durante o sono REM costumam ser mais longos e seguidos de dessaturação de oxihemoglobina mais acentuada do que os que ocorrem no sono não REM.[31]

Apneia do sono relacionada com REM é mais frequente em mulheres, independentemente da idade, obesidade e decúbito. Como as mulheres têm um maior tônus do músculo genioglosso, induzido pela progesterona, elas são menos propensas a terem eventos respiratórios obstrutivos durante o sono não REM.[31] Os pacientes são mais jovens e mais magros do que os pacientes com AOS não REM. É um fenótipo que parece estar relacionado com hipertensão e difícil controle glicêmico.[31]

Fenótipo clusters de sintomatologia

Pacientes com AOS podem apresentar uma variabilidade significativa em relação aos sintomas, à etiologia e às consequências. Baseando-se nisso, estudos recentes buscaram caracterizar subtipos clínicos classificados conforme gravidade da doença, sintomas, comorbidades e aspectos demográficos. Trata-se da análise de *clusters*. Quanto mais acurados a caracterização e o diagnóstico da AOS, mais individualizado e preciso será o tratamento da doença.

O primeiro grande estudo populacional que buscou identificar subtipos distintos de apresentação clínica foi realizado na Islândia. Três subtipos clínicos foram identificados: um grupo com sono "conturbado" (com insônia e sono não reparador), um grupo com sintomas mínimos e um grupo com sonolência excessiva. Após outros estudos regionais e com populações específicas serem realizados, organizou-se uma coorte internacional de oito centros em seis países, na tentativa de conferir os subtipos clínicos previamente encontrados e propor novos.[32] Essa coorte internacional confirmou os três *clusters* prévios e definiu outros: sono "conturbado", sintomas mínimos, sintomas de VAS com sonolência excessiva, predomínio de sintomas de VAS e predomínio de sonolência. A habilidade de identificar mais prontamente o sintoma principal por meio de *clusters* previamente descritos aumenta a rapidez no diagnóstico e a eficácia do tratamento escolhido.

Em suma, como tanto o quadro clínico como a fisiopatologia da AOS são variáveis e heterogêneos, poder identificar e individualizar esse distúrbio em cada caso por meio da identificação de fenótipos é essencial para a adequada abordagem do paciente e, consequentemente, uma escolha mais assertiva quanto às melhores opções terapêuticas para cada caso.

REFERÊNCIAS BIBLIOGRÁFICAS

1. Osman AM, Carter SG, Carberry JC, Eckert DJ. Obstructive sleep apnea: Current perspectives. Nat Sci Sleep [Internet]. 2018 Jan 23 [Acesso em: 2024 Jul];10:21-34.
2. Tufik S, Santos-Silva R, Taddei JA, Bittencourt LA. Obstructive sleep Apnea syndrome in the Sao Paulo epidemiologic sleep study. Sleep Med [Internet]. 2010 May [Acesso em: 2024 JUl];11(5):441-446.
3. Eckert DJ, Malhotra A. Pathophysiology of adult obstructive sleep apnea. Proc Am Thorac Soc [Internet]. 2008 Feb 15 [Acesso em: 2024 Jul];5(2):144-53.
4. Campana L, Eckert DJ, Patel SR, Malhotra A. Pathophysiology & genetics of obstructive sleep apnoea. Indian J Med Res [Internet]; 2010 Feb [Acesso em 2024 Jul]:131:176-87.
5. Malhotra A, Mesarwi O, Pepin J-L, Owens RL. Endotypes and phenotypes in obstructive sleep apnea. Curr Opin Pulm Med [Internet]. 2020 Nov [Acesso em: 2024 Jul];26(6):609-614.
6. Carberry JC, Amatoury J, Eckert DJ. Personalized management approach for OSA. Chest [Internet]. 2018 [Acesso em: 2024 Jul];153(3):744-755.
7. White DP. Advanced concepts in the pathophysiology of obstructive sleep apnea. Adv Otorhinolaryngol [Internet]. 2017 [Acesso em: 2024 Jul];80:7-16.
8. Isono S, Remmers JE, Tanaka A Sho Y, Nishino T. Anatomy of pharynx in patients with obstructive sleep apnea and in normal subjects. J Appl Physiol (1985) [Internet]. 1997 Apr [Acesso em: 2024 Jul];82(4):1319-26.
9. Carrera M, Barbé F, Sauleda J, Tomás M, Gómez C, Agustí AG. Patients with obstructive sleep apnea exhibit genioglossus dysfunction that is normalized after treatment with continuous positive airway pressure. Am J Respir Crit Care Med [Internet]. 1999 Jun [Acesso em: 2024 Jul];159(6):1960-6.
10. Dantas DS, Mauad T, Silva LF, Lorenzi-Filho G, Formigoni GS, Cahali MB. The extracellular matrix of the lateral pharyngeal wall in obstructive sleep apnea. Sleep [Internet]. 2012 Apr 1 [Acesso em: 2024 Jul];35(4):483-90.
11. Wang H, Cade BE, Sofer T, Sands SA, Chen H, Browning SR et al. Admixture mapping identifies novel loci for obstructive sleep apnea in Hispanic/Latino Americans. Hum Mol Genet [Internet]. 2019 Feb 15 [Acesso em: 2024 Jul];28(4):675-687.
12. Zhang Y, Elgart M, Kurniansyah N, Spitzer BW, Wang H, Kim D et al. Genetic determinants of cardiometabolic and pulmonary phenotypes and obstructive sleep apnoea in HCHS/SOL. EBioMedicine [Internet]. 2022 Oct [Acesso em: 2024 Jul]:84:104288.
13. Khalyfa A, Serpero LD, Kheirandish-Gozal L, Capdevila OS, Gozal D. TNF-α gene polymorphisms and excessive daytime sleepiness in pediatric obstructive sleep apnea. J Pediatr [Internet]. 2011 Jan [Acesso em: 2024 Jul];158(1):77-82.
14. Won CHJ, Reid M, Sofer T, AzarbarzinA, Purcell S, White D et al. Sex differences in obstructive sleep apnea phenotypes, the multiethnic study of atherosclerosis. Sleep [Internet]. 2020 May 12 [Acesso em: 2024 Jul];43(5):zsz274.
15. Tsaoussoglou M, Lianou L, Maragozidis P, Mavromati M, Orologas N, Panaghiotopoulou-Gartagani P et al. Cysteinyl leukotriene receptors in tonsillar B- and T-lymphocytes from children with obstructive sleep apnea. Sleep Med [Internet]. 2012 Aug [Acesso em: 2024 Jul];13(7):879-885.
16. Edwards BA, Wellman A, Sands SA, Owens RL, Eckert DJ, White DP et al. Obstructive sleep apnea in older adults is a distinctly different physiological phenotype. Sleep [Internet]. 2014 Jul 1 [Acesso em: 2024 Jul];37(7):1227-36.
17. Redolfi S, Yumino D, Ruttanaumpawan P, Yau B, Su M-S, Lam J et al. Relationship between overnight rostral fluid shift and obstructive sleep apnea in nonobese men. Am J Respir Crit Care Med [Internet]. 2009 Feb 1 [Acesso em: 2024 Jul];179(3):241-246.
18. Mortimore IL, Marshall I, Wraith PK, Sellar RJ, Douglas NJ. Neck and total body fat deposition in nonobese and obese patients with sleep apnea compared with that in control subjects. Am J Respir Crit Care Med [Internet]. 1998 [Acesso em: 2024 Jul];157(1):280-283.

19. Gray EL, McKenzie DK, Eckert DJ. Obstructive sleep apnea without obesity is common and difficult to treat: Evidence for a distinct pathophysiological phenotype. J Clin Sleep Med [Internet]. 2017 [Acesso em: 2024 Jul];13(1):81-88.
20. Wellman A, Eckert DJ, Jordan AS, Edward BA, Passaglia CL, Jackson AC et al. A method for measuring and modeling the physiological traits causing obstructive sleep apnea. J Appl Physiol (1985) [Internet]. 2011 Jun [Acesso em: 2024 Jul];110(6):1627-1637.
21. Hirata RP. Avaliação da colapsabilidade da via aérea superior durante a vigília por meio da essão negativa expiatória e durante o sono por meio da pressão crítica de fechamento da faringe em indivíduos normais e portadores de apneia obstrutiva do sono [thesis]. São Paulo Universidade de São Paulo; 2016 [Acesso em: 2024 Jul]. 86 p. Disponível em: www.teses.usp.br
22. Eckert DJ, White DP, Jordan AS, Malhotra A, Wellman A. Defining phenotypic causes of obstructive sleep apnea. Identification of novel therapeutic targets. Am J Respir Crit Care Med [Internet]. 2013 Oct 15 [Acesso em: 2024 Jul];188(8):996-1004.
23. Sands SA, Edwards BA, Terrill PI, Taranto-Montemurro L, Azarbarzin A, Marques M et al. Phenotyping pharyngeal pathophysiology using polysomnography in patients with obstructive sleep apnea. Am J Respir Crit Care Med [Internet]. 2018 May 1 [Acesso em: 2024 Jul];197(9):1187-97.
24. Finnsson E, Ólafsdóttir GH, Loftsdóttir DL, Jónsson S, Helgadóttir H, Ágústsson JS et al. A scalable method of determining physiological endotypes of sleep apnea from a polysomnographic sleep study. Sleep [Internet]. 2021 Jan 21 [Acesso em: 2024 Jul];44(1):zsaa168.
25. Marques M, Genta PR, Sands SA, Azarbazin A, Melo C, Taranto-Montemurro L et al. Effect of sleeping position on upper airway patency in obstructive sleep apnea is determined by the pharyngeal structure causing collapse. Sleep [Internet]. 2017 Mar 1 [Acesso em: 2024 Jul];40(3):zsx005.
26. Edwards BA, Andara C, Landry S, Sands SA, Joosten SA, Owens RL et al. Upper-airway collapsibility and loop gain predict the response to oral appliance therapy in obstructive sleep apnea patients. Am J Respir Crit Care Med [Internet]. 2016 Dec [Acesso em: 2024 Jul];194(11):143-22.
27. Marques M, Genta PR, Azarbarzin A, Taranto-Montemurro L, Messineo L, Hess LB et al. Structure and severity of pharyngeal obstruction determine oral appliance efficacy in sleep apnoea. J Physiol [Internet]. 2019 Nov [Acesso em: 2024 Jul];597(22):5399-5410.
28. Joosten SA, Leong P, Landry SA, Sands SA, Terrill PI, Mann D et al. Loop gain predicts the response to upper airway surgery in patients with obstructive sleep apnea. Sleep [Internet]. 2017 Jul 1 [Acesso em: 2024 Jul];40(7).
29. Wong AM, Landry SA, Joosten SA, Thompson LJ, Turton A, Stonehouse J et al. Examining the impact of multilevel upper airway surgery on the obstructive sleep apnoea endotypes and their utility in predicting surgical outcomes. Respirology [Internet]. 2022 Oct [Acesso em: 2024 Jul];27(10):890-9.
30. Oksenberg A, Silverberg DS, Arons E, Radwan H. Positional vs nonpositional obstructive sleep apnea patients: anthropomorphic, nocturnal polysomnographic, and multiple sleep latency test data. Chest [Internet]. 1997 Sep [Acesso em: 2024 Jul];112(3):629-39.
31. Rishi AR, Rishi MA. Rapid eye movement related obstructive sleep apnea: Where do we stand? Respir Investig [Internet]. 2021 Sep [Acesso em: 2024 Jul];59(5):589-95.
32. Keenan BT, Kim J, Singh B, Bittencourt L, Chen N-H, Cistulli PA et al. Recognizable clinical subtypes of obstructive sleep apnea across international sleep centers: a cluster analysis. Sleep [Internet]. 2018 Mar 1 [Acesso em: 2024 Jul];41(3):zsx214.

CAPÍTULO 172

Investigação Diagnóstica da Apneia Obstrutiva do Sono

Luiz Ubirajara Sennes • Tatiana A. Vidigal • Danilo Anunciatto Sguillar

ANAMNESE

A consulta inicial de pacientes com suspeita de apneia obstrutiva do sono (AOS) deve iniciar com perguntas-chave, como "O que o traz aqui?" ou "Qual o motivo do senhor ou da senhora procurar ajuda?", porque as queixas que tangem a AOS são distintas e variadas e a conduta a ser tomada também depende da queixa de cada indivíduo. Há pacientes que têm percepção do seu ronco, especialmente na transição do estado de vigília para o primeiro estágio do sono (N1) em que ocorre o início do relaxamento muscular, mas na grande maioria das vezes, o ronco é relatado pelo parceiro ou parceira de quarto. Desse modo, entende-se que é de fundamental importância a presença de um acompanhante na primeira consulta até porque esse relato faz parte dos critérios diagnósticos publicados na Classificação Internacional de Distúrbios do Sono - Terceira Edição (ICSD-3), de 2014, com revisão em junho de 2023 (ICSD-3 e ICSD-3-TR).[1,2] O ronco ressuscitativo, a respiração ofegante e a sensação de sufocamento relatados pelo próprio paciente ou pelo companheiro ou companheira de quarto também fazem parte dos critérios diagnósticos da AOS (Tabela 172.1).

A utilização de aplicativos, embora limitados, permite a gravação contínua do ronco durante toda a noite, oferecendo gráficos e índices que podem servir como parâmetros ou documentação. Outro aspecto importante na anamnese é perguntar se existem pausas respiratórias que sugiram hipopneia ou apneia do sono. Se existir pausa, é importante questionar a frequência dos episódios, se é durante toda a noite e em quais situações ocorrem. Mais uma vez os aplicativos podem ajudar nessa caracterização. Perguntar se o paciente se movimenta muito durante o sono também é uma referência, pois a interrupção da apneia ocorre por uma superficialização do sono (microdespertar) com aumento do tônus muscular, frequentemente associado a movimentação da cabeça ou do corpo. Se forem observadas pausas respiratórias, é importante questionar se existe esforço respiratório para diferenciar de apneias centrais, quando existe pausa respiratória, mas sem esforço inspiratório. Na AOS geralmente o paciente está roncando, mas quando existe o colapso da via aérea há redução do fluxo inspiratório e do ronco, culminando em um ronco bastante forte pela abertura repentina da via aérea pelo aumento do tônus muscular (microdespertar), frequentemente associado a alguma movimentação.

Tabela 172.1 Critérios diagnósticos para apneia obstrutiva do sono baseados no ICSD-3-TR.

((A e B) ou C) + D precisam estar presentes
A. Presença de um ou mais
• O paciente queixa-se de fadiga, cansaço, sonolência ou outros sintomas que comprometem sua qualidade de vida • O paciente tem ronco ressuscitativo, respiração ofegante ou sufocamento • O parceiro ou parceira de quarto testemunham ronco ou pausas respiratórias
B. Polissonografia realizada em laboratório ou na casa do paciente que demonstra
• Cinco ou mais eventos respiratórios obstrutivos (apneias obstrutivas e mistas, hipopneias ou RERAs) por hora de sono ou de monitorização
C. Polissonografia realizada em laboratório ou na casa do paciente que demonstra
• Quinze ou mais eventos respiratórios obstrutivos (apneias obstrutivas e mistas, hipopneias ou RERAs) por hora de sono ou de monitorização
D. Os sintomas não são melhor explicados por outros distúrbios do sono, doenças clínicas, uso de medicações ou outras substâncias

RERA = parâmetro respiratório que indica um despertar associado a um evento respiratório e um aumento do esforço respiratório.

No que diz respeito às queixas diurnas, há pacientes sem nenhum sintoma e até aqueles com prejuízos na qualidade de vida, com queixas de fadiga, fraqueza, cansaço matinal e sonolência diurna. Esta última também pode ser variável, nem sempre acompanha a gravidade da AOS e pode ser quantificada por questionários específicos que são abordados a seguir.

Na ICSD-3, de 2014, comorbidades como diabetes melito tipo 2, insuficiência cardíaca congestiva, hipertensão, fibrilação atrial, acidente vascular encefálico prévio, alterações de humor ou disfunções cognitivas faziam parte dos critérios diagnósticos, mas a revisão publicada em junho de 2023 eliminou a necessidade da presença dessas comorbidades para se firmar o diagnóstico de AOS quando o índice de apneia e hipopneia (IAH) encontra-se entre 5 e 15 eventos/h. No entanto, perguntar sobre elas ao paciente é de extrema importância, visto que em indivíduos com IAH acima de 15 eventos/h, essas comorbidades podem ser consequência da AOS e merecem o acompanhamento multidisciplinar.

Além das comorbidades citadas, questionar o paciente quanto à doença do refluxo gastroesofágico e possíveis manifestações extraesofágicas como tosse ou rouquidão, é muito importante porque o refluxo pode piorar a AOS devido ao edema tecidual supraglótico, ao mesmo tempo que a AOS pode piorar o refluxo devido ao esforço torácico noturno (a pressão negativa gerada na região torácica desloca o ácido gástrico para a região supraglótica). O laringoespasmo provocado pelo refluxo deve ser diferenciado da AOS. Nessas situações, existe um despertar do paciente com sensação de sufocamento, que persiste mesmo com o paciente acordado, o que não ocorre na AOS. É importante conhecer os hábitos do paciente, como tabagismo e etilismo, bem como possíveis usos de medicamentos ou substâncias ilícitas, pois podem interferir no sono e piorar a AOS.

Por fim, fazem-se necessárias perguntas como horário habitual de dormir, latência para o início do sono, despertares noturnos e horário habitual de se levantar para descartar diagnósticos diferenciais como privação de sono, má higiene do sono ou distúrbios do ritmo circadiano.

QUESTIONÁRIOS

Antes mesmo de uma polissonografia (metodologia objetiva), os questionários (metodologia subjetiva), que fazem o *screening* para o direcionamento do diagnóstico da AOS, são utilizados na prática clínica. Além dos questionários, diários de sono e aplicativos ou dispositivos portáteis (vestíveis ou não), são métodos subjetivos no diagnóstico da AOS. Destaca-se que esses métodos não avaliam variáveis fisiológicas relacionadas com o sono, como, por exemplo, eficiência do sono ou IAH, tampouco firmam o diagnóstico da AOS; no entanto, podem ser utilizados no acompanhamento clínico de pacientes a longo prazo, sugerindo a eficácia do tratamento estipulado. Por exemplo, aplica-se o questionário de Epworth antes de um tratamento com aparelho intraoral, que pode ser reaplicado após avanços seriados da mandíbula. Os questionários tornam-se mais imprecisos e menos comparáveis quanto maior for o intervalo de tempo entre as aplicações.

Ao escolher um questionário, é mandatório que se avalie se não está sujeito a direitos autorais ou à compra de licença, e deve-se garantir que foi devidamente traduzido e validado para o português brasileiro. Além disso, deve-se garantir que a tradução tenha sido clara, transparente e corresponda à versão original.

Em relação à triagem para a AOS, atualmente há três questionários utilizados para identificar indivíduos com alta probabilidade para AOS. São eles: Berlin, STOP-Bang e NoSAS. Apesar dos estudos mostrarem resultados distintos, na prática, todos são eficazes no rastreio da AOS, especialmente em casos moderados a graves, devido a serem bastante sensíveis e pouco específicos, mas tornam-se mais específicos e menos sensíveis quando se está diante de indivíduos com IAH > 15 eventos/h. Nessa situação, em que se eleva o *cut-off*, eleva-se o valor preditivo negativo, que é a proporção de indivíduos verdadeiros negativos dentre todos os indivíduos com *screening* negativo.

Considerando que diferentes métodos de avaliação do sono são necessários para o diagnóstico, tratamento e acompanhamento de pacientes com distúrbios de sono, este capítulo discute os principais métodos subjetivos de avaliação do sono e exame físico realizado nos pacientes com AOS.

Questionário de Berlin

O questionário de Berlin (QB) é composto de três categorias, e a primeira categoria é composta de cinco perguntas e avalia a presença de roncos e apneias presenciadas. A segunda categoria é composta de três perguntas e questiona sobre a sonolência excessiva diurna (SED), e a terceira é composta de duas perguntas em relação à presença de hipertensão arterial sistêmica (HAS) e obesidade. As perguntas são selecionadas como positivas caso a resposta seja aquela sinalizada por asterisco na Tabela 172.2. Caracteriza-se por categoria positiva se duas ou mais questões dentro de cada categoria forem positivas. O QB marca como alta probabilidade de AOS se duas categorias forem positivas (Tabela 172.2).[3,4] Uma metanálise publicada em 2017 demonstrou que o QB apresentou boa sensibilidade para detectar AOS em pacientes que apresentassem IAH acima de 15 eventos/h. A maioria dos trabalhos utilizou este questionário em candidatos à cirurgia faríngea. Dos 36 estudos dessa metanálise, apenas dois estudos aplicaram o QB na população. O trabalho, portanto, conclui que mais estudos são necessários na população ou na atenção primária.[5]

Questionário STOP-Bang

O questionário STOP-Bang foi desenvolvido com o objetivo de ser aplicado em pacientes pré-cirúrgicos e avaliar o risco de AOS.

Tabela 172.2 Questionário de Berlin.

Categoria 1	Categoria 2
1. Você ronca?	**6. Quantas vezes você se sente cansado ou com fadiga depois de acordar?**
( ) Sim*	Praticamente todos os dias*
( ) Não	3 a 4 vezes por semana*
( ) Não sei	1 a 2 vezes por semana
2. Seu ronco é:	Nunca ou praticamente nunca
Pouco mais alto que sua respiração?	**7. Quando você está acordado, se sente cansado, fadigado ou não se sente bem?**
Tão mais alto que sua respiração?	3 a 4 vezes por semana*
Mais alto do que falando?*	1 a 2 vezes por semana
Muito mais alto que pode ser ouvido nos quartos próximos?*	Nunca ou praticamente nunca
3. Com que frequência você ronca?	**8. Alguma vez você cochilou ou caiu no sono enquanto dirigia?**
Praticamente todos os dias*	( ) Sim*
3 a 4 vezes por semana*	( ) Não*
1 a 2 vezes por semana	**Categoria 3**
Nunca ou praticamente nunca	**9. Você tem pressão alta?**
4. O seu ronco incomoda alguém?	( ) Sim*
( ) Sim*	( ) Não
( ) Não	( ) Não sei
5. Alguém notou que você para de respirar enquanto dorme?	Índice de massa corporal (IMC) =
Praticamente todos os dias*	
3 a 4 vezes por semana*	
1 a 2 vezes por semana	
Nunca ou praticamente nunca	

As respostas marcadas com asterisco são consideradas respostas positivas.
A categoria 3 é positiva se a resposta para a questão 9 é positiva ou o IMC > 30.

O questionário é composto de oito perguntas, sendo cinco ou mais perguntas positivas marcando a alta probabilidade do paciente apresentar AOS. As quatro primeiras perguntas são sobre ronco, apneia testemunhada, cansaço e HAS. É também considerada alta propensão à AOS, caso o paciente seja do sexo masculino e responda positivamente duas das quatro perguntas iniciais ou se o paciente tem índice de massa corpórea acima de 35 kg/m^2, e responda positivamente duas das quatro perguntas iniciais ou caso apresente circunferência cervical elevada e também responda positivamente duas das quatro perguntas iniciais (Tabela 172.3).[6,7] Em 2021, uma metanálise e revisão sistemática demonstrou que o Stop-Bang é uma ferramenta válida para o *screening* de AOS na população em geral e em motoristas comerciais.[8] Outro trabalho avaliou a aplicação deste questionário na população feminina de meia-idade. A prevalência de AOS nas mulheres na perimenopausa e na menopausa foi de 27 e 29%, respectivamente, com o uso do questionário.[9]

Escore NoSAS

O questionário NoSAS é uma ferramenta recente de triagem para identificar indivíduos que podem estar em risco de AOS. Instrumento que foi inicialmente desenvolvido em uma coorte de 2.121 participantes na Suíça[10] e validado na população brasileira no estudo *Episono*.[11]

O escore utiliza variáveis facilmente obtidas na prática clínica: circunferência cervical (CC), índice de massa corpórea (IMC), histórico de ronco noturno, idade e gênero. A pontuação varia de 0 a 17 e valores maiores ou iguais a 8 identificam indivíduos com risco clínico significativo de AOS. Fácil de ser aplicado, com apenas cinco questões, e em cada item são atribuídas pontuações específicas (Tabela 172.4).

Escala de sonolência de Epworth

A escala de sonolência de Epworth (ESE), diferentemente dos demais questionários, tem o intuito de avaliar o impacto na qualidade de vida, traduzido em sonolência diurna, nos pacientes com AOS.[12] Não avalia chance de apresentar AOS, mas quantifica a SED, uma das consequências mais comuns dos pacientes que têm AOS.

O questionário é composto de oito perguntas com quatro possibilidades de resposta: nenhuma chance de cochilar, mínima chance de cochilar, moderada chance de cochilar ou acentuada chance de cochilar (Tabela 172.5). A pontuação, portanto, varia

Tabela 172.4 Escore NoSAS.

1. Sua circunferência do pescoço é maior que 40 cm?	
( ) Sim	( ) Não
2. Obesidade IMC = peso ÷ (altura x altura)	
De 25 a 30	Maior que 30
3. Você ronca?	
( ) Sim	( ) Não
4. A sua idade é maior que 55 anos?	
( ) Sim	( ) Não
5. Qual o seu sexo?	
( ) Masculino	( ) Feminino

Tabela 172.5 Escala de sonolência de Epworth.

Dê uma nota de 0 a 3 de acordo com a chance de dormir em cada uma das situações a seguir:	
0 = nenhuma chance de dormir 1 = pouca chance de dormir 2 = chance moderada de dormir 3 = alta chance dormir	
Situações	**Nota**
• Sentado e lendo	
• Assistindo à televisão	
• Sentado, sem fazer nada, em local público	
• Como passageiro em um carro andando por 1 hora sem parar	
• Deitando-se à tarde (quando pode)	
• Sentado e conversando com alguém	
• Sentado, quieto, depois de um almoço sem bebida alcoólica	
• Em um carro, enquanto parado por alguns minutos no trânsito	
Total	

Tabela 172.3 Questionário STOP-Bang.

RoncoS?	OBesidade com índice de massa corporal (IMC) maior que 35 kg/m^2?
Você ronca alto (alto o bastante para ser ouvido através de portas fechadas ou seu parceiro o cutuca por roncar à noite)? ( ) Sim ( ) Não	( ) Sim ( ) Não
FaTigado?	IdAde
Você frequentemente sente-se cansado, fatigado ou sonolento durante o dia (p. ex., dorme enquanto dirige)? ( ) Sim ( ) Não	Idade maior que 50 anos? ( ) Sim ( ) Não
Observado?	CircuNferência de pescoço (medida na altura do "pomo-de-adão")
Alguém já observou você parar de respirar ou engasgando/sufocando durante o sono? ( ) Sim ( ) Não	Para homens: circunferência cervical maior ou igual a 43 cm Para mulheres: circunferência cervical maior ou igual a 41 cm ( ) Sim ( ) Não
Pressão?	Gênero
Você tem ou está sendo tratado por pressão alta? ( ) Sim ( ) Não	Sexo masculino? ( ) Sim ( ) Não

Critérios de pontuação para a população em geral:
- Baixo risco de AOS: sim para 0 a 2 questões
- Intermediário risco de AOS: sim para 3 a 4 questões
- Alto risco de AOS: sim para 5 a 8 questões

ou "sim" para 2 ou mais das 4 questões inicias (STOP) + gênero masculino
ou "sim" para 2 ou mais das 4 questões iniciais (STOP) + circunferência cervical maior ou igual a 43 cm para homens ou maior ou igual a 41 cm para mulheres

entre 0 e 24 pontos. A SED é marcada quando a pontuação é maior do que 10. Um trabalho publicado em 2022 sugeriu que a ESE atrelada com o questionário STOP-Bang pontuando 3 ou mais itens aumenta a especificidade no diagnóstico de AOS.[13]

Escala de Pittsburgh para qualidade de sono

A escala de Pittsburgh de qualidade do sono (Pittsburgh Sleep Quality Index [PSQI]) é um instrumento amplamente utilizado para avaliar a qualidade do sono em adultos.[14,15] É composta de 19 itens, permitindo análise de sete domínios: qualidade de sono autorrelatada, latência de sono, tempo total de sono, eficiência de sono, distúrbios de sono, uso de medicação hipnótica e disfunção diurna. Cada domínio é pontuado individualmente de 0 a 3. Os pontos são somados e geram um escore que varia de 0 a 21. Valores até 5 indicam qualidade de sono adequada, enquanto valores acima de 5 indicam baixa qualidade de sono (Tabela 172.6).

EXAME FÍSICO SISTEMATIZADO DA VIA AÉREA SUPERIOR E DO ESQUELETO FACIAL

O exame físico da via aérea superior (VAS) e craniofacial têm por objetivo identificar possíveis alterações anatômicas que possam predispor ou agravar a AOS. Os procedimentos cirúrgicos habitualmente são indicados de acordo com a presença dessas condições. Desse modo, é fundamental uma avaliação sistematizada e reproduzível.[16]

Avaliação facial

A avaliação subjetiva facial inclui a inspeção do padrão facial, do palato duro e o tipo de oclusão dentária.[16]

Os padrões faciais (tipos I, II e II, face longa e face curta) são avaliados pelas análises de perfil e frontal da face do paciente em posição natural da cabeça,[17] conforme ilustrado na Figura 172.1.

Tabela 172.6 Escala de Pittsburgh de qualidade do sono.

Índice de qualidade de sono de Pittsburgh (PSQI-BR)

Nome: ______________________ Idade: ________ Data: ______________

Instruções:
As seguintes perguntas são relativas aos seus hábitos de sono durante o último mês somente. Suas respostas devem indicar a lembrança mais exata da maioria dos dias e noites do último mês. Por favor, responda a todas as perguntas.

1. Durante o último mês, em qual horário você geralmente foi para a cama à noite?
Hora usual de deitar ______________________

2. Durante o último mês, quanto tempo (em minutos) você geralmente levou para dormir à noite?
Número de minutos ______________________

3. Durante o último mês, em qual horário você geralmente levantou de manhã?
Hora usual de levantar ______________________

4. Durante o último mês, quantas horas de sono você teve por noite? (pode ser diferente do número de horas que você ficou na cama)
Horas de sono por noite ______________________

Para cada uma das questões restantes, marque a melhor (uma) resposta. Por favor, responda a todas as questões.

5. Durante o último mês, com que frequência você teve dificuldade de dormir porque você...

a) Não conseguiu adormecer em até 30 minutos
- Nenhuma no último mês ________ Menos de 1 vez/semana ________
- 1 ou 2 vezes/semana ________ 3 ou mais vezes/semana ________

b) Acordou no meio da noite ou cedo pela manhã
- Nenhuma no último mês ________ Menos de 1 vez/semana ________
- 1 ou 2 vezes/semana ________ 3 ou mais vezes/semana ________

c) Precisou levantar para ir ao banheiro
- Nenhuma no último mês ________ Menos de 1 vez/semana ________
- 1 ou 2 vezes/semana ________ 3 ou mais vezes/semana ________

d) Não conseguiu respirar confortavelmente
- Nenhuma no último mês ________ Menos de 1 vez/semana ________
- 1 ou 2 vezes/semana ________ 3 ou mais vezes/semana ________

e) Tossiu ou roncou forte
- Nenhuma no último mês ________ Menos de 1 vez/semana ________
- 1 ou 2 vezes/semana ________ 3 ou mais vezes/semana ________

f) Sentiu muito frio
- Nenhuma no último mês ________ Menos de 1 vez/semana ________
- 1 ou 2 vezes/semana ________ 3 ou mais vezes/semana ________

g) Sentiu muito calor
- Nenhuma no último mês ________ Menos de 1 vez/semana ________
- 1 ou 2 vezes/semana ________ 3 ou mais vezes/semana ________

h) Teve sonhos ruins
- Nenhuma no último mês ________ Menos de 1 vez/semana ________
- 1 ou 2 vezes/semana ________ 3 ou mais vezes/semana ________

i) Teve dor
- Nenhuma no último mês ________ Menos de 1 vez/semana ________
- 1 ou 2 vezes/ semana ________ 3 ou mais vezes/semana ________

j) Outra(s) razão(ões); por favor descreva-a(s) ______________
- Com que frequência, durante o último mês, você teve dificuldade para dormir devido a essa razão?
- Nenhuma no último mês ________ Menos de 1 vez/semana ________
- 1 ou 2 vezes/ semana ________ 3 ou mais vezes/semana ________

6. Durante o último mês, como você classificaria a qualidade do seu sono de uma maneira geral?
- Muito boa ________
- Boa ________
- Ruim ________
- Muito ruim ________

7. Durante o último mês, com que frequência você tomou medicamento (prescrito ou "por conta própria") para ajudá-lo a dormir?
Nenhuma no último mês ________ Menos de 1 vez/semana ________ 1 ou 2 vezes/semana ________ 3 ou mais vezes/semana ________

8. No último mês, com que frequência você teve dificuldade de ficar acordado enquanto dirigia, comia ou participava de uma atividade social (festa, reunião de amigos, trabalho, estudo)?
Nenhuma no último mês ________ Menos de 1 vez/semana ________ 1 ou 2 vezes/ semana ________ 3 ou mais vezes/semana ________

(continua)

Tabela 172.6 Escala de Pittsburgh de qualidade do sono. (*Continuação*)

9. Durante o último mês, quão problemático foi para você manter o entusiasmo (ânimo) para fazer as coisas (suas atividades habituais)?
Nenhuma dificuldade ________
Um problema leve ________
Um problema razoável ________
Um grande problema ________

10. Você tem um(a) parceiro [esposo(a)] ou colega de quarto?
Não ________
Parceiro ou colega, mas em outro quarto ________
Parceiro no mesmo quarto, mas não na mesma cama ________
Parceiro na mesma cama ________
Se você tem um parceiro ou colega de quarto, pergunte a ele/ela com que frequência, no último mês, você teve ...

a) Ronco forte
- Nenhuma no último mês ______ Menos de 1 vez/semana ______
- 1 ou 2 vezes/semana ______ 3 ou mais vezes/semana ______

b) Longas paradas na respiração enquanto dormia
- Nenhuma no último mês ______ Menos de 1 vez/semana ______
- 1 ou 2 vezes/semana ______ 3 ou mais vezes/semana ______

c) Contrações ou puxões nas pernas enquanto você dormia
- Nenhuma no último mês ______ Menos de 1 vez/semana ______
- 1 ou 2 vezes/semana ______ 3 ou mais vezes/semana ______

d) Episódios de desorientação ou confusão durante o sono
- Nenhuma no último mês ______ Menos de 1 vez/semana ______
- 1 ou 2 vezes/ semana ______ 3 ou mais vezes/ semana ______

e) Outras alterações (inquietações) enquanto você dorme; por favor, descreva-as ________________________________
- Nenhuma no último mês ______ Menos de 1 vez/semana ______
- 1 ou 2 vezes/semana ______ 3 ou mais vezes/semana ___

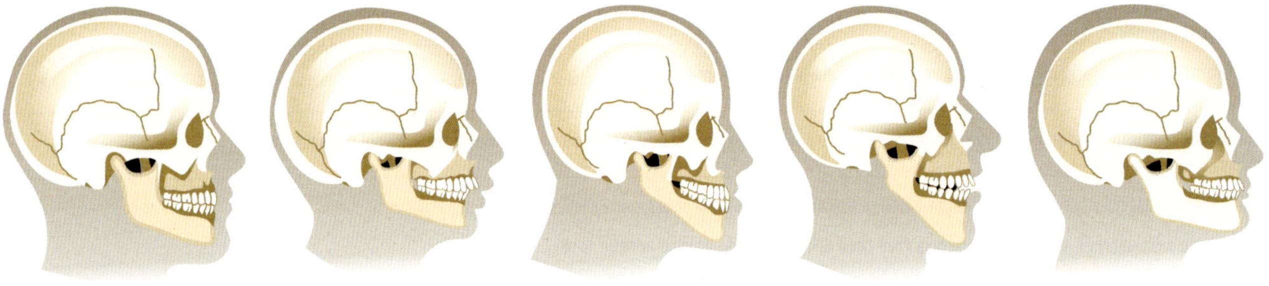

Figura 172.1 Padrões faciais tipos I, II e III, face longa e face curta. (Adaptada de: Capelozza Filho, 2004.)

O padrão I caracteriza-se pela relação equilibrada de desenvolvimento esquelético entre a maxila e a mandíbula, podendo essas bases ósseas estarem bem desenvolvidas (normal), hipodesenvolvidas (birretrusão) ou hiperdesenvolvidas (biprotrusão).

O padrão II facial é caracterizado por um desequilíbrio sagital entre maxila e mandíbula, onde o paciente apresenta um perfil convexo. Nesse caso, podem-se encontrar as seguintes combinações de desenvolvimento das bases ósseas da maxila e da mandíbula: maxila bem posicionada × mandíbula retruída/maxila protruída × mandíbula bem posicionada/maxila protruída × mandíbula retruída. Comumente, o padrão II por retrognatia mandibular está associado a AOS.

O padrão III, também caracterizado por um desequilíbrio sagital, manifesta-se com um perfil facial côncavo. Nesses casos, as seguintes combinações entre maxila e mandíbula podem estar presentes: maxila bem posicionada × mandíbula protruída/maxila retruída × mandíbula normal/maxila retruída × mandíbula protruída. Padrão III por deficiência de maxila pode estar associados a AOS.

O padrão face longa é caracterizado pelo excesso de crescimento vertical da face, particularmente, pelo aumento do terço inferior. Dessa forma, esses indivíduos apresentam uma desproporção no terço inferior da face em relação aos terços médio e superior. O padrão face longa normalmente é associado a paciente respirador oral, e pode estar associado a AOS.

Por fim, o padrão face curta é identificado pelo déficit de crescimento vertical do terço interior da face, também apresentando desproporção em relação aos terços médio e superior da face.

Na inspeção da cavidade oral, é avaliado o palato duro, que é considerado ogival quando apresenta um aspecto elevado e estreito e pode apresentar concomitante uma mordida cruzada posterior (Figura 172.2).

O tipo de oclusão dentária é determinado conforme a classificação de Angle, em que: classe I é a oclusão normal; a oclusão dentária classe II corresponde à presença da mandíbula posteriorizada em relação à maxila, sendo sugestivo de retrognatia (Figura 172.3); e classe III em que há a possibilidade de prognatismo ou deficiência da maxila.

Avaliação nasal

A avaliação nasal é feita por meio da pesquisa de queixas subjetivas, da rinoscopia anterior, da inspeção da inspiração do paciente e complementada pela nasofibrolaringoscopia. Na rinoscopia anterior, os desvios do septo nasal são classificados como grau I (não há ponto de contato entre o septo nasal e o corneto), grau II (há ponto de contato entre o septo nasal e o corneto) e grau III (pontos de contato do septo nasal deformam o corneto). Hipertrofia de cornetos inferiores é classificada como presente ou ausente. Na inspeção, nota-se se há colabamento das áreas das válvulas nasais interna e externa à inspiração (Figura 172.4). Além disso, pode-se utilizar a manobra de

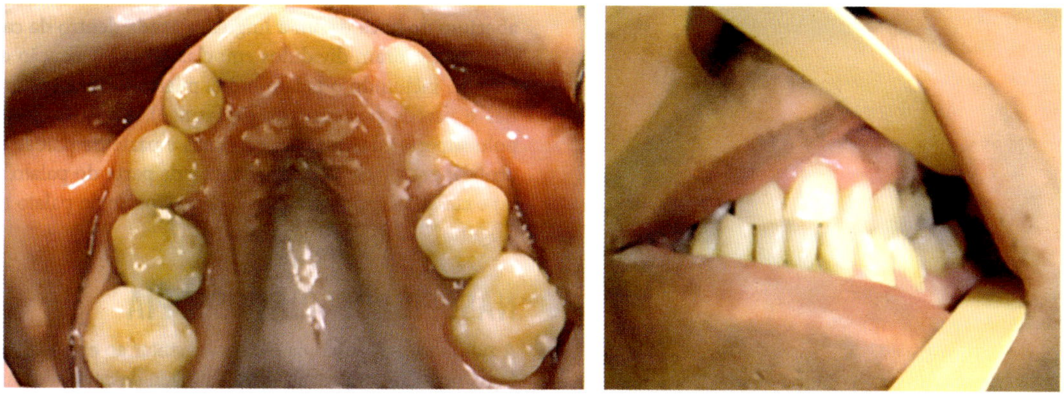

Figura 172.2 Palato duro ogival e mordida cruzada posterior.

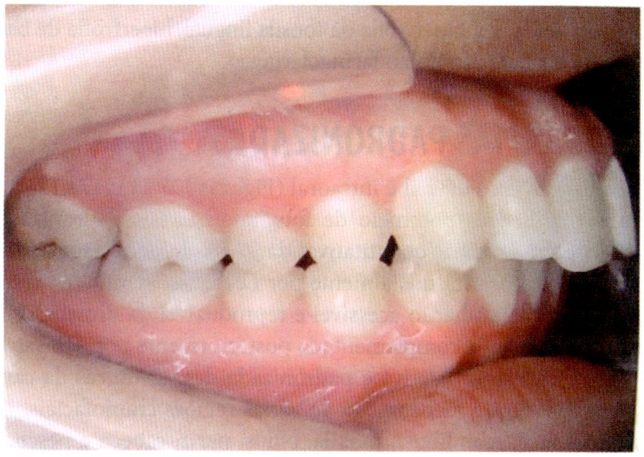

Figura 172.3 Mordida classe II de Angle.

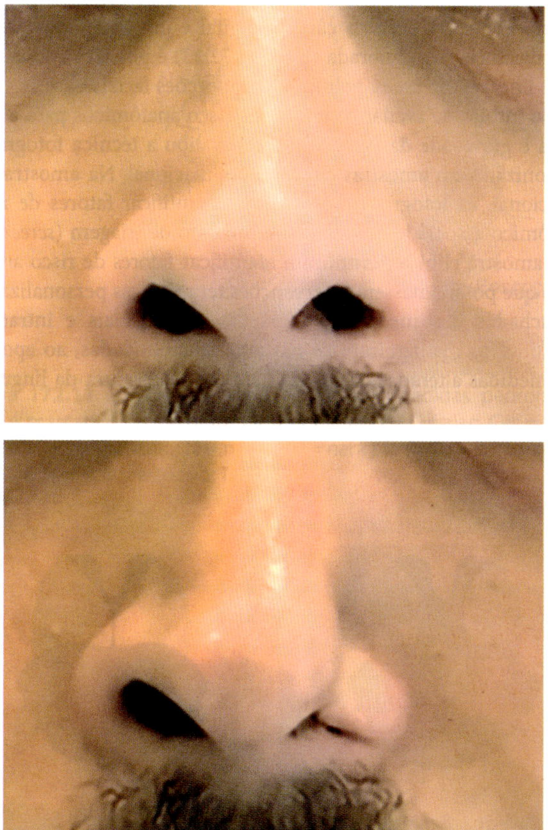

Figura 172.4 Insuficiência de válvula nasal externa em narina esquerda.

Cottle modificada[19] utilizando uma cureta ou ponteira protegida com algodão na ponta para sustentar a região das válvulas interna e externa (Figura 172.5). Esta manobra é boa preditora de sucesso no tratamento da insuficiência de válvula nasal.

Avaliação da orofaringe

Quanto aos tecidos moles da cavidade oral e orofaringe, avaliam-se o volume da língua, o palato mole (pilares amigdalianos), a úvula, o tamanho das tonsilas palatinas e o índice de Mallampati modificado.

A língua é considerada volumosa quando demarcada por dentes, sugestivo de alteração entre conteúdo (língua) e continente (cavidade oral).

O palato mole é classificado como "posteriorizado" (retroposicionado em relação à orofaringe), "medianizado" (estreitamento na linha média da orofaringe), "espesso" (aspecto edemaciado) e/ou "web" (membrana mucosa formada pela inserção baixa do pilar posterior na úvula), como mostra a Figura 172.6.

A úvula é considerada "longa" quando próxima ou tocando a base da língua ou "espessa", caso apresente aspecto edemaciado (Figura 172.7).

As tonsilas palatinas são classificadas em grau I (obstruindo até 25% do espaço orofaríngeo), grau II (obstruindo entre 25 e 50%), grau III (obstruindo entre 50 e 75%) e grau IV (obstruindo mais de 75% do espaço orofaríngeo), ou grau 0 (pacientes previamente amigdalectomizados) (Figuras 172.8 e 172.9).

O índice de Mallampati modificado é analisado como proposto por Friedman et al.,[20] com o paciente sentado, com a máxima

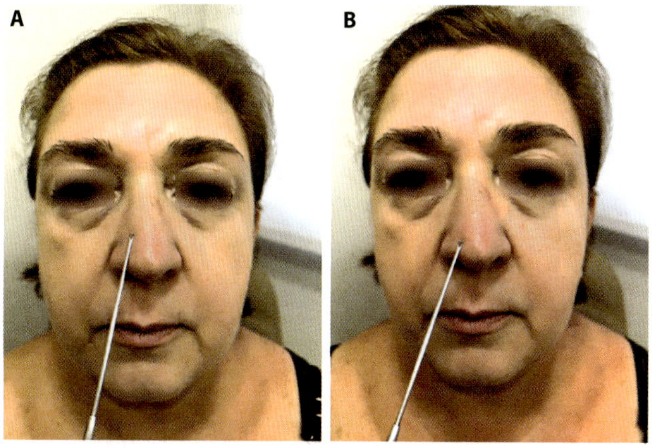

Figura 172.5 Manobra de Cottle modificada com a cureta colocada exteriormente apenas para demonstrar a área a ser suportada intranasal. **A.** Teste da válvula nasal interna; **B.** Teste da válvula nasal externa.

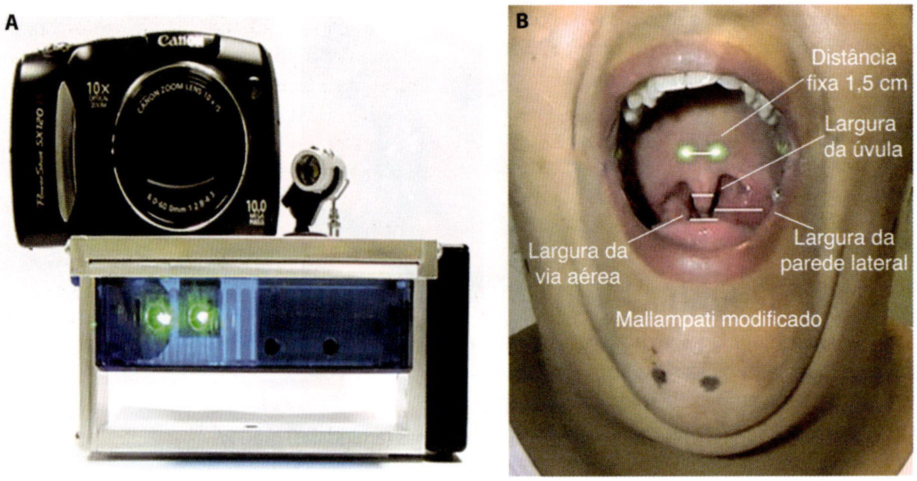

Figura 172.13 **A.** Câmera digital e apontador a *laser*; **B.** Feixe de *laser* com distância fixa em 1,5 cm, apontado para orofaringe permitindo medidas quantitativas da língua, úvula, estreitamento faríngeo e índice de Mallampati modificado.

da mandíbula (volume e largura da mandíbula) foram associadas a aumento do risco da AOS na amostra clínica e medida de altura facial (altura posterior mandibular) na amostra populacional, tornando-se, assim, uma opção de avaliação objetiva da VAS e perfil craniofacial nos pacientes com AOS.

REFERÊNCIAS BIBLIOGRÁFICAS

1. Sateia MJ. International classification of sleep disorders-third edition: highlights and modifications. Chest [Internet] 2014 Nov [Acesso em: 2024 Jul];146(5):1387-94.
2. American Academy of Sleep Medicine. International Classification of Sleep Disorders. 3rd ed. Text revision (ICSD-3-TR); 2023.
3. Netzer NC, Stoohs RA, Netzer CM, Clark K, Strohl K. Using the Berlin Questionnaire to identify patients at risk for the sleep apnea syndrome. Ann Intern Med [Internet]. 1999 Oct 5 [Acesso em: 2024 Jul];131(7):485-91.
4. Andrechuk CR, Netzer N, Zancanella E, Almeida AR, Ceolim MF. Cultural adaptation and evaluation of the measurement properties of the Berlin Questionnaire for Brazil. Sleep Med [Internet]. 2019 Aug [Acesso em: 2024 Jul];60:182-7.
5. Senaratna CV, Perret JL, Matheson MC, Lodge CJ, Lowe AJ, Cassim R et al. Validity of the Berlin questionnaire in detecting obstructive sleep apnea: A systematic review and meta-analysis. Sleep Med Rev [Internet]. 2017 Dec [Acesso em: 2024 Jul];36:116-24.
6. Chung F, Yegneswaran B, Liao P, Chung SA, Vairavanathan S, Islam S et al. STOP questionnaire: A tool to screen patients for obstructive sleep apnea. Anesthesiology [Internet]. 2008 May [Acesso em: 2024 Jul];108(5):812-21.
7. Fonseca LB, Silveira EA, Lima NM, Rabahi MF. STOP-Bang questionnaire: Translation to Portuguese and cross-cultural adaptation for use in Brazil. J Bras Pneumol [Internet]. 2016 Jul-Aug [Acesso em: 2024 Jul];42(4):266-72.
8. Chen L, Pivetta B, Nagappa M, Saripella A, Islam S, Englesakis M et al. Validation of the STOP-Bang questionnaire for screening of obstructive sleep apnea in the general population and commercial drivers: A systematic review and meta-analysis. Sleep Breath [Internet]. 2021 Dec [Acesso em: 2024 Jul];25(4):1741-51.
9. Orbea CP, Lloyd RM, Faubion SS, Miller VM, Mara KC, Kapoor E. Predictive ability and reliability of the STOP-BANG questionnaire in screening for obstructive sleep apnea in midlife women. Maturitas [Internet]. 2020 May [Acesso em: 2024 Jul];135:1-5.
10. Marti-Soler H, Hirotsu C, Marques-Vidal P, Vollenweider P, Waeber G, Preisig M et al. The NoSAS score for screening of sleep-disordered breathing: A derivation and validation study. Lancet Respir Med [Internet]. 2016 [Acesso em: 2024 Jul];4(9):742-8.
11. Tufik S, Santos-Silva R, Taddei JA, Bittencourt LR. Obstructive sleepapnea syndrome in the Sao Paulo Epidemiologic Sleep Study. Sleep Med [Internet]. 2010 [Acesso em: 2024 Jul];11:441-46.
12. Bertolazi AN, Fagondes SC, Hoff LS, Pedro VD, Menna Barreto SS, Johns MW. Portuguese-language version of the Epworth sleepiness scale: Validation for use in Brazil. J Bras Pneumol [Internet]. 2009 Sep [Acesso em: 2024 Jul];35(9):877-83.
13. Zheng Z, Zhang Y, Chen M, Chen X, Li C, Wang C et al. Application value of joint STOP-Bang questionnaire and Epworth Sleepiness Scale in screening for obstructive sleep apnea. Front Public Health [Internet]. 2022 Sep 29 [Acesso em: 2024 Jul];10:950585.
14. Bertolazi NA, Fagondes SC, Hoff LS, Dartora EG, Miozzo IC, Barba ME et al. Validation of the Brazilian Portuguese version of the Pittisburg Sleep Quality Index. Sleep Med [Internet]. 2011 [Acesso em: 2024 Jul];12(1):70-5.
15. Buysse DJ, Reynolds CF, Monk TH, Berman SR, Kupfer DJ. The Pittisburgh Sleep Quality Index: A new instrument for psychiatric practice and research. Psychiatry Res [Internet]. 1989 [Acesso em: 2024 Jul];28(2):193-213
16. Sguillar DA, Vidigal TA, Mangussi JP, Bittencourt L, Gregório LC, Tufik S et al. Inter-examiner agreement of the systematic physical examination in patients with obstructive sleep disorders. Sleep Breath [Internet]. 2016 [Acesso em: 2024 Jul]; 20:1263-8.
17. Zonato AI, Bittencourt LR, Martinho FL, Junior JF, Gregorio LC, Tufik S. Association of systematic head and neck physical examination with severity of obstructive sleep apnea-hypopnea syndrome. Laryngoscope [Internet]. 2003 [Acesso em: 2024 Jul]; 113(6):973-80.
18. Capelozza Filho L. Diagnóstico em ortodontia. 1. ed. Maringá: Dental Press Editora; 2004. 499 p.
19. Fung E, Hong P, Moore C, Mark Taylor S. The effectiveness of modified cottle maneuver in predicting outcomes in functional rhinoplasty. Plast Surg Int [Internet]. 2014 [Acesso em: 2024 Jul]:2014:618313.
20. Friedman M, Tanyeri H, La Rosa M, Landsberg R, Vaidyanathan K, Pieri S et al. Clinical predictors of obstructive sleep apnea. Laryngoscope [Internet]. 1999 [Acesso em: 2024 Jul]; 109:1901-7.
21. Lee RW, Chan AS, Grustein RR, Cistulli PA. Craniofacial phenotyping in obstructive sleep apnea – A novel quantitative photographic approach. Sleep [Internet]. 2009 Jan [Acesso em: 2024 Jul];32:37-45.
22. Schwab RJ, Leinwand SE, Bearn CB, Maislin G, Rao RB, Nagaraja A et al. Digital morphometrics: A new upper airway phenotyping paradigm in OSA. Chest [Internet]. 2017 Aug [Acesso em: 2024 Jul];152(2):330-42.
23. Vidigal TA, Haddad FM, Guimaraes TM, Silva LO, Andersen ML, Schwab R et al. Can intraoral and facial photos predict obstructive sleep apnea in the general and clinical population? Sleep [Internet]. 2024 Mar 11 [Acesso em: 2024 Jul];47(3):zsad307.

CAPÍTULO 173

Consequências Clínicas da Apneia Obstrutiva do Sono

Carolina Ferraz de Paula Soares • Lucas Lemes • Milena de Almeida Torres Campanholo

INTRODUÇÃO

A apneia obstrutiva do sono (AOS) é uma doença extremamente prevalente, e estima-se que aproximadamente 1 bilhão de pessoas ao redor de todo mundo sofriam com a patologia em 2019.[1] Apesar de ser caracterizada por uma alteração local, com colapso da faringe, é importante entender a AOS em um contexto sistêmico. Os repetidos eventos de obstrução parcial ou total da via aérea superior durante o sono estão correlacionados com os seguintes eventos: fragmentação do sono, variações da pressão intratorácica e ciclos de dessaturação da oxi-hemoglobina seguidos por reoxigenação (hipoxemia intermitente) que justificam as consequências clínicas da AOS.[2]

O conhecimento das consequências clínicas é essencial porque permite ao otorrinolaringologista avaliar o diagnóstico e prognóstico de seu paciente, mas também conferir argumentos para escolha e adesão ao tratamento da AOS. Para fins de melhor compreensão entre a fisiopatologia e as consequências da AOS, os desfechos são apresentados por impacto cardiovascular, endócrino (obesidade/glicemia), neurocognitivo e câncer.

CONSEQUÊNCIAS CARDIOVASCULARES

Apenas nos EUA ocorrem anualmente aproximadamente 600 mil mortes por doenças cardiovasculares (CV) segundo o Centers for Disease Control (CDC), fazendo da prevenção de desfechos CV um objetivo de saúde pública. Assim, a melhor compreensão da associação entre a AOS e as doenças cardiovasculares é de suma importância, e o diagnóstico e tratamento da apneia obstrutiva do sono são objetivos importantes na prevenção de desfechos cardiovasculares. Independentemente de fatores associados, como a obesidade e a síndrome metabólica, a AOS apresenta aumento de risco cardiovascular e há forte prevalência de comorbidades cardiovasculares e AOS (Figura 173.1).[3]

Há mais de 20 anos estudos mostraram que a prevalência de AOS entre hipertensos era de 38%, corrigidos fatores como tabagismo e consumo de álcool, além do controle de índice de massa corpórea (IMC), sendo que a prevalência de AOS entre pacientes com hipertensão refratária era ainda maior, alcançando até 83%.[4] Estudos prospectivos populacionais mostraram correlação positiva entre a AOS e o desenvolvimento da hipertensão arterial sistêmica (HAS).[3] O *Sleep Heart Health Study*, utilizando modelos com *machine learning*, avaliou o risco de eventos cardiovasculares ao longo de 10 anos, aplicando o Escore de Risco de Framingham e fatores do sono, mostrando que a gravidade da AOS e a idade são fatores que, significativamente, contribuem para o desfecho cardiovascular em 10 anos.[5]

É importante lembrar que durante o sono ocorre redução da atividade simpática, com consequente redução da pressão arterial (PA) e frequência cardíaca. No entanto, a AOS é disruptiva no processo homeostático do sono, existindo vários mecanismos fisiopatológicos que explicam por que as alterações ocorridas no período noturno pelos distúrbios respiratórios do sono são causadoras da HAS: ativação neuro-humoral, alteração de quimiorreflexo, alteração de barorreflexo, inflamação sistêmica, estresse oxidativo, disfunção endotelial e ativação do sistema renina-angiotensina-aldosterona.[3]

Os eventos de hipoxemia intermitente noturna têm sido apontados como principal fator causal para as consequências cardiovasculares. Estudos animais conseguiram reproduzir em animais sadios as alterações de remodelamento cardíaco encontradas em estudos clínicos, apontando uma relação entre a gravidade da hipoxemia e os desfechos cardiovasculares.[2] Contudo, em um estudo longitudinal, eventos respiratórios curtos foram associados a maior mortalidade; neste fenótipo, haveria maior instabilidade respiratória e maiores respostas do sistema nervoso autônomo.[6] Em verdade, não só a hipoxemia é um mecanismo deletério, mas também os despertares e o aumento da pressão intratorácica que aumentam a atividade simpática, a disfunção endotelial e a inflamação. A movimentação torácica inspiratória inefetiva, que ocorre durante a obstrução da via aérea superior, aumenta a pressão transmural, sobretudo no ventrículo esquerdo e em pós-carga.[3] A presença de apneia obstrutiva do sono é associada a um remodelamento cardíaco com maior volume e massa muscular do ventrículo esquerdo, disfunção diastólica, maior volume atrial esquerdo e alteração de fluxo mitral; no entanto, a fração de ejeção não parece menor em apneicos comparados a não apneicos.[7] Além disso, é descrito que a AOS é fator agravante da insuficiência cardíaca (IC), impactando na sua evolução e mortalidade.[3]

Ademais, evidências robustas mostram que a AOS está relacionada com maior risco de arritmias, sendo que 60% dos apneicos apresentam algum tipo de arritmia cardíaca. Há maior risco entre fibrilação atrial e maior gravidade da AOS, com um risco aumentado entre pacientes apneicos sem sonolência excessiva diurna.[8]

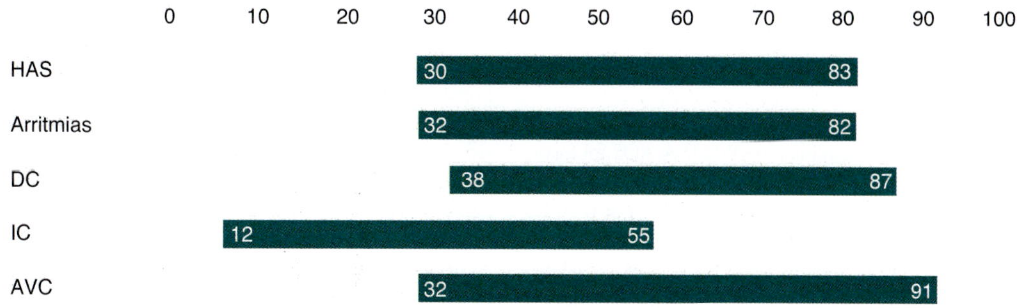

Figura 173.1 Prevalência (%) de apneia obstrutiva do sono em doenças cardiovasculares. AVC = acidente vascular cerebral; DC = doença coronariana; IC = insuficiência cardíaca; HAS = hipertensão arterial sistêmica. (Adaptada de: Drager et al., 2018.)

Alguns estudos encontraram maior incidência de bradiarritmias entre apneicos que em não apneicos, principalmente durante o sono REM e associadas a dessaturações ≥ 4%.[3] Quanto às taquicardias, há maior prevalência de AOS e taquiarritmias ventriculares em pacientes com hipertrofia cardíaca.[9] A morte súbita também é uma patologia de maior prevalência em pacientes apneicos, conforme mostrou estudo longitudinal, particularmente naqueles com idade acima de 60 anos, com saturação média noturna inferior a 78% e IAH superior a 20 eventos/h.[10]

Os mecanismos de hipoxemia intermitente, inflamação e estresse oxidativo contribuem para eventos de aterosclerose. A AOS também tem sido implicada na calcificação coronariana, ainda afetando a estabilidade e a vulnerabilidade da placa, e tem sido associada a um aumento de 2 vezes no risco de eventos cardiovasculares e morte.[3] A intensidade da hipoxemia parece ser determinante maior para a elevação do segmento ST, fazendo com que o infarto miocárdico (IM) em apneicos seja mais frequente durante a noite. Pacientes com IM e elevação do segmento ST que também sofrem de AOS possuem menor sobrevida em 18 meses.[9]

Por fim, existem estudos indicando a AOS como fator de risco para a ocorrência de acidente vascular cerebral (AVC), sendo que a prevalência de AOS em pacientes com AVC ou acidente vascular encefálico (AVE) é altíssima, superando 60% em AVC isquêmico[3] e em pós-AVE alcança 71%, de acordo com uma metanálise.[11] A presença de AOS em pacientes com AVE também é associada a maior recorrência, mortalidade e pior desfecho funcional e cognitivo.[12] A recorrência de AVE por causa da AOS não é explicada apenas pela HAS, mas também por fatores de hipercoagulabilidade, estresse oxidativo, inflamação, disfunção autonômica, embolização paradoxal e hemodinâmica cerebral.[13]

CONSEQUÊNCIAS METABÓLICAS E OBESIDADE

Eventos de hipoxemia intermitente (HI) e fragmentação do sono podem levar a problemas no metabolismo da glicose de várias formas na AOS. Mecanismos potenciais que poderiam explicar a associação entre AOS e disfunção metabólica incluem a ativação do sistema nervoso simpático e do eixo hipotálamo-hipófise-adrenal; ativação do estresse oxidativo e de fatores pró-inflamatórios, como IL-6 e TNF-α; citocinas inflamatórias em adipócitos com redução dos níveis de adiponectina e aumento dos níveis de leptina e resistina, assim como diminuição da secreção de insulina pelas células β pancreáticas.[14] A hipóxia diminui a sensibilidade à insulina em camundongos magros e obesos, bem como em adipócitos cultivados, impedindo a captação de glicose mediada pela insulina e, subsequentemente, induzindo resistência à insulina.[15] Observou-se também que a HI induz um fenótipo pró-inflamatório de tecido adiposo visceral com polarização pró-inflamatória de macrófagos correlacionada com o grau de resistência à insulina. Dessa forma, a AOS pode ser considerada um fator de risco para o desenvolvimento de resistência insulínica, intolerância à glicose e diabetes melito tipo 2 (DM2). Indivíduos com AOS, com IAH superior a 20, apresentam um risco de diabetes melito 5 vezes superior ao de indivíduos sem AOS, independentemente da presença de obesidade central.[16]

Há muitas evidências clínico-epidemiológicas para apoiar a relação da AOS com a resistência à insulina e o DM2.[15] A AOS foi associada de forma independente a DM2,[17] com estudo de uma base de dados de reclamações de seguros de saúde demonstrando que o DM2 foi significativamente mais prevalente em pacientes com AOS do que em controles correspondentes de todas as faixas etárias.[18] A prevalência de DM2 aumentou com a gravidade da AOS de 6,6% em indivíduos sem AOS para 28,9% naqueles com AOS grave, e a gravidade da AOS foi associada a controle glicêmico em pacientes com DM2.[19] No geral, foi relatado que a prevalência de resistência à insulina e intolerância à glicose é maior em pacientes com AOS do que em controles, com estimativas variando de 20 a 67%.[20] Vários estudos transversais mostraram que a AOS prejudica a sensibilidade à insulina e a tolerância à glicose,[21] e foi demonstrado que a AOS está independentemente relacionada com o desenvolvimento de resistência à insulina, enquanto o índice de dessaturação de oxigênio é o principal fator determinante.[22] Este último achado, corroborado por estudos,[23] é particularmente importante, pois favorece o mecanismo de estresse oxidativo da HI no desenvolvimento da resistência à insulina.

Apesar da relação bem estabelecida da AOS na gênese de DM2, a obesidade é o principal fator de risco independente para AOS e DM2.[24] Os mecanismos fisiopatológicos envolvidos na relação entre obesidade e AOS são bem estabelecidos, como o aumento da pressão extrínseca da faringe e redução de seu lúmen, decorrentes do acúmulo adiposo circunjacente à via aérea, menor tração caudal secundária ao maior volume abdominal.[25] No entanto, a relação entre as duas patologias vai além de fatores anatômicos, porque os níveis de leptina estão altamente associados a IMC e grau de adiposidade.[26] A leptina, hormônio da saciedade que é liberado pelo tecido adiposo, é também um promotor da ativação da resposta ventilatória e muscular da via aérea superior. Em pacientes com AOS e obesidade, ocorre uma resistência à ação da leptina, com prejuízo na regulação da patência da via áerea superior e no controle diafragmático.[27]

A relação entre obesidade e AOS é considerada bidirecional, com evidências crescentes de que o AOS pode contribuir para o ganho ponderal a partir de mudanças neuro-hormonais no controle da fome e saciedade, mudanças nos hábitos dietéticos e redução de atividade física, potencialmente justificáveis pela fragmentação do sono e sonolência diurna excessiva, fatores presentes em pacientes com AOS. A fragmentação do sono presente na AOS causa redução do sono de ondas lentas, fase na qual o hormônio anabólico GH é liberado enquanto o cortisol é inibido, sendo um possível fator adicional relacionado com o ganho de peso.[28]

A inter-relação entre a AOS, obesidade e DM2 potencializa distúrbios inflamatórios e metabólicos, processos relacionados com a doença hepática gordurosa não alcoólica (DHGNA) e doenças cardiovasculares (Figura 173.2).[24]

IMPACTO NEUROCOGNITIVO

A fragmentação do sono e a subsequente sonolência excessiva diurna (SED) estão entre as principais etiologias relacionadas com o declínio da função neurocognitva. A SED é o sintoma diurno mais comum na AOS e suas manifestações clínicas podem ser relatadas como sonolência, redução da atenção ou alerta e até mesmo a fadiga, variando subjetivamente entre os pacientes. A avaliação do sintoma é verificada através de questionários e a escala de sonolência de Epworth (ESE), uma das mais utilizadas, verifica a propensão para iniciar o sono em uma variedade de situações cotidianas. Demais avaliações objetivas para avaliação da SED são o teste de múltiplas latências do sono (TMLS) e o teste de manutenção de vigília.[29]

A presença da SED em pacientes com AOS é uma alteração prevalente e um dado de estudo contínuo na literatura, objetivando-se identificar as principais correlações causais do sintoma. A severidade da AOS parece ser um dos principais preditores de SED e a literatura têm demostrado a correlação do IAH com sonolências excessivas objetiva e subjetiva. No entanto, visando avaliar porquê alguns pacientes apneicos não apresentarem SED, vários estudos compararam pacientes apneicos com e sem SED, e a literatura tem demonstrado que fatores como hipóxia intermitente, fragmentação do sono e a alteração da arquitetura do sono também são variáveis que contribuem significamente para SED.[30]

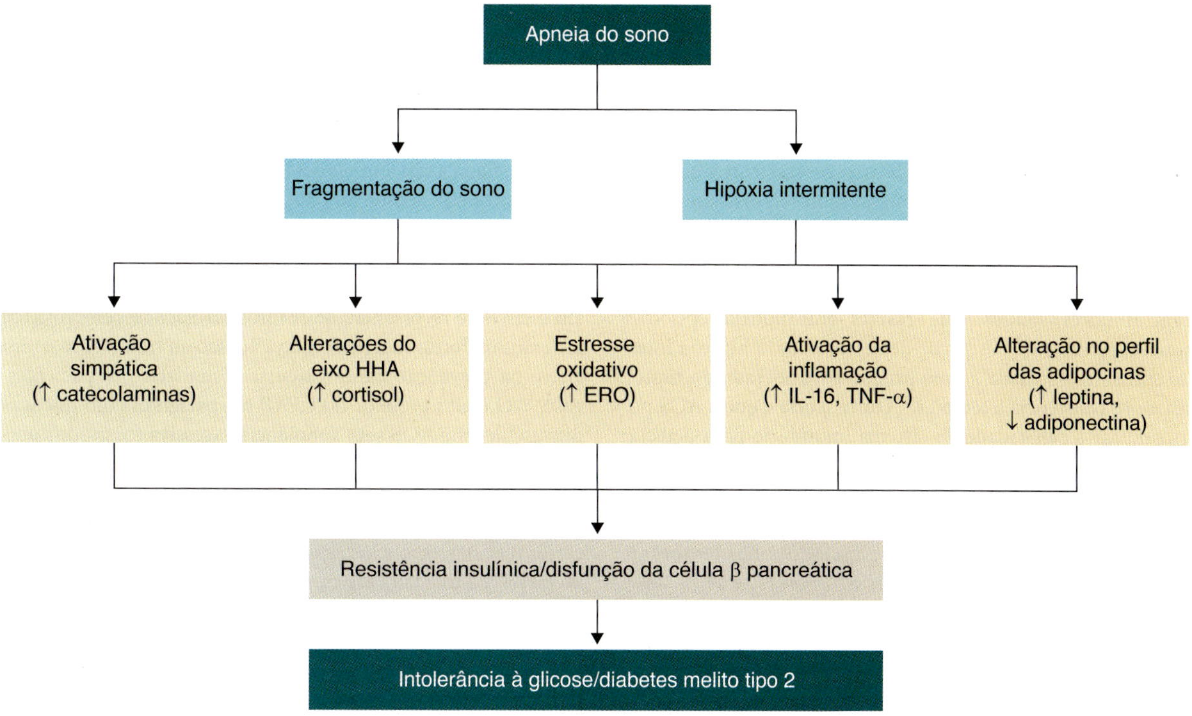

Figura 173.2 Mecanismos potenciais na relação apneia obstrutiva do sono e diabetes melito tipo 2. ERO = espécies reativas de oxigênio; HHA = eixo hipotálamo-hipofisário. (Adaptada de: Figueiredo et al., 2016.)

A associação entre AOS e comprometimento da função neurocognitva ocorre tipicamente em três domínios: atenção e vigilância, aprendizagem e memória e função executiva. Domínios como habilidade linguística e função psicomotora são menos afetados pela AOS. A atenção que envolve vigilância, alerta, concentração e atenção dividida é um dos domínios mais relatados em estudos relacionados com AOS. Em relação à memória, uma função cognitiva complexa, que inclui memória de curto prazo (visual ou verbal) e de longo prazo (processual e declarativa), a maioria dos estudos reportou alterações em pacientes com AOS na memória de curto prazo verbal e visual, memória semântica de longo prazo e memória processual. No entanto, o prejuízo na memória não é global e tende a ser leve.[31] Por fim, a função executiva na AOS apresenta resultados inconsistentes na literatura, devido aos testes utilizados, ao critério de seleção do paciente e à severidade da AOS. Uma revisão sobre o assunto sintetizou que maiores déficits cognitivos, particularmente em termos de função executiva, ocorria em casos de AOS severa; no entanto, alguns estudos não evidenciaram a existência de relação dose-dependente entre IAH e performance neurocognitiva.[32]

A patogênese do déficit cognitivo em pacientes com AOS é multifatorial e vários estudos demonstraram que a recorrência da apneia, a hipoxemia noturna, a fragmentação do sono e a sonolência diurna estão relacionadas com disfunção cognitiva.

Áreas do córtex, como a região pré-frontal, submetidas a anormalidade gasosa sanguínea e fragmentação do sono, têm prejuízo nos seus processos restaurativos relacionados com o sono. A redução da atividade e eficácia dos processos restaurativos no córtex pré-frontal, pode levar a mudanças funcionais e neuronais que estão associadas a disfunção neurocognitiva.[33] O prejuízo da função cognitiva nesse contexto pode estar relacionado também com mudanças adjacentes na estrutura cerebral, com estudos de neuroimagem revelando relação entre disfunção cognitiva e estruturas funcionais cerebrais.[28] Em estudos que utilizam imagens de ressonância magnética funcional, pacientes com AOS apresentam redução na ativação cerebral na região do cíngulo, frontal e parietal, durante testes de atenção, quando comparados ao grupo controle.[34]

É importante ressaltar que a apneia obstrutiva do sono é uma doença muitas vezes inserida em um contexto de multimorbidade, com atuação conjunta de doenças como obesidade, hipertensão e diabetes, com influência sobreposta no processo fisiológico da função neurocognitiva. O próprio envelhecimento natural é um fator inerente do processo de declínio cognitivo, e a apneia obstrutiva do sono, conforme a literatura aponta, pode ser um fator colaborativo do processo.[35] Existe um reconhecimento crescente de que indivíduos com AOS podem evoluir com comprometimento cognitivo leve e doença de Alzheimer décadas antes que indivíduos sem AOS. Biomarcadores de amiloidopatias, patologias relacionadas com a proteína TAU e de neurodegeneração, têm sido identificados em indivíduos com AOS e diferentes hipóteses são propostas para explicar esses achados.[36] Um dos principais mecanismos propostos é relacionado com disfunção do sistema glinfático, responsável pelo mecanismo de remoção de neurotoxinas cerebrais, principalmente durante o sono, que em pacientes com AOS apresenta-se alterado devido à degradação da qualidade do sono. Além disso, fatores mecânicos como o esforço negativo durante os eventos de apneia obstrutiva, alterando o fluxo venoso e glinfático durante o sono, a hipóxia intermitente e a alteração na arquitetura do sono, com redução de sono de ondas lentas e REM, podem ser fatores relacionados com um aumento no risco de processos neurodegenerativos em indivíduos com AOS.[36]

CÂNCER NOS DISTÚRBIOS RESPIRATÓRIOS DO SONO

O interesse por uma potencial associação de algumas formas de câncer e distúrbios respiratórios do sono tem ocorrido a partir de alguns estudos na última década.[37] Uma metanálise sobre esse tema concluiu que metade dos doentes com câncer tem AOS associada, e de forma inversa, a incidência dos tumores está relacionada com a gravidade da AOS, sendo 1,53 vez mais provável para pacientes com AOS também sofrerem de problemas oncológicos.[38] Por exemplo, um estudo de coorte recente com mais de 60 mil pacientes, na Suécia, demonstrou uma relação entre a gravidade da hipóxia intermitente presente na

AOS com a presença de carcinoma pulmonar, prostático e melanomas.[39] Essa relação foi inicialmente explorada em modelos experimentais e mostrou que tanto a hipóxia intermitente como a fragmentação do sono, duas características principais na fisiopatologia da AOS que levam à ativação autonômica simpática, inflamação local, sistêmica e estresse oxidativo, promoviam alterações tanto na tumorigênese como crescimento tumoral, invasão/metástases e angiogênese nos tumores.[40] Os efeitos deletérios da hipóxia intermitente na biologia do câncer são conhecidos e têm sido avaliados principalmente no contexto da circulação aberrante observada em tumores sólidos, que resulta em hipóxia episódica intratumoral recorrente.[41] A partir desses estudos, a hipóxia intermitente tem sido associada a uma progressão acelerada do tumor, a metástases e resistência a terapias.[42] Outra teoria é que a AOS poderia prejudicar a capacidade do sistema imunitário para detectar e destruir as células cancerígenas.[43]

Um possível viés dessa relação poderia ser a presença da obesidade associada, um conhecido fator de risco para alguns tipos de câncer, que, assim como a AOS, leva a oscilações nas tensões de oxigênio dos tecidos em órgãos periféricos. Porém, a AOS causa níveis mais elevados de marcadores inflamatórios no organismo, com maior libertação de citocinas pró-inflamatórias, que pode aumentar o risco de câncer, como foi comprovado por estudos experimentais em modelos animais. Reforçando esses achados, também demonstrou-se que a associação epidemiológica entre AOS e câncer foi mais forte em pacientes jovens não obesos.[44]

O tumor mais estudado nesse contexto é o melanoma, com inúmeros estudos demonstrando uma relação de prevalência, incidência e agressividade desse tumor cutâneo com a gravidade da AOS.[45] Vários outros estudos também sugerem um maior risco de outros tipos de câncer, como de pulmão, colorrectal, próstata, linfoma e mama, particularmente em mulheres pós-menopausa.[46-50] Apesar disso, devido à variabilidade no desenho dos estudos (p. ex., retrospectivo × prospectivo, inclusão de diferentes tipos de câncer) e da duração do seu acompanhamento, há grande inconsistência dos resultados até agora, havendo necessidade crítica de estudos epidemiológicos de alta qualidade para esclarecer a relação da AOS com formas específicas de câncer.

É importante que os médicos considerem a AOS como um potencial fator de risco de câncer nos seus doentes e que os monitorizem em conformidade. Os indivíduos com AOS, especialmente os que apresentam casos graves, poderiam se beneficiar de protocolos de rastreio e deteção precoce do câncer, particularmente para tipos de câncer com associações bem estabelecidas. O tratamento da AOS pode não só melhorar o sono e a qualidade de vida, como também reduzir potencialmente o risco de câncer.

IMPACTO DO TRATAMENTO DA AOS

A AOS é multifatorial e as suas várias consequências acarretam processos adaptativos e mal adaptativos durante seu desenvolvimento. Nesse processo dinâmico, os desfechos relacionados com AOS dependem do tempo de existência da doença, efeitos em demais sistemas no organismo, além da susceptibilidade idiossincrática de cada paciente, o que é importante ao considerar a abordagem terapêutica mais adequada, tendo consciência que o tratamento pode ter benefícios diferentes relacionados não apenas com gravidade da AOS, mas também com a diversidade de suas possíveis consequências, algumas delas potencialmente irreversíveis. Portanto, o tratamento da AOS tem como principal objetivo reduzir o impacto deletério da doença nas comorbidades apresentadas, como desfechos cardiovasculares, neurocognitivos, endócrinos, oncológicos, com resultados limitados e variáveis na melhora completa dessas mesmas patologias (Figura 173.3).

Tendo em vista o CPAP como um dos principais tratamentos da AOS, o seu impacto nas doenças cardiovasculares é um dos principais focos da literatura. Uma das avaliações do *ISSAC study*, trabalho que avalia o impacto do tratamento da AOS com CPAP na síndrome coronariana aguda (SCA), mostrou que a AOS grave está associada a um aumento a longo prazo da PA, e esse risco é reduzido pela boa adesão ao CPAP (mais de 4 horas de uso por noite).[51] No entanto, o impacto global do CPAP na PA é modesto, com redução de aproximadamente 2 mmHg nas pressões médias, sistólicas e diastólicas.[52] Em um estudo adicional, o uso do CPAP reduziu o risco de recorrência de eventos cardíacos e cerebrovasculares adversos maiores, sugerindo que a adesão ao tratamento é um fator chave na prevenção cardiovascular secundária em pacientes com AOS.[53] O efeito protetor do CPAP em pacientes com doenças cardiovasculares e AOS sem sonolência excessiva foi modificado pela resposta elevada da frequência de pulso a eventos respiratórios. Especificamente, pacientes com resposta de frequência de pulso mais elevada a eventos respiratórios apresentam maior benefício cardiovascular com a terapia com CPAP.[54] Considerando o efeito do CPAP na mortalidade cardiovascular, os estudos têm mostrado uma redução da mortalidade para taxas similares a observadas em indivíduos sem AOS[3] nos casos de AOS severa com uso de CPAP.

Quanto ao impacto das cirurgias do sono (incluindo diversas técnicas: uvulopalatofaringoplastia, faringoplastia lateral, avanço maxilomandibular, cirurgia multinível e estimulação do nervo hipoglosso) uma metanálise mostrou que a cirurgia do sono reduz significativamente a PA e o IAH em adultos com AOS. O grau de redução da PA, uma redução significativa na PA sistólica medida em consultório de 5,6 mmHg e uma redução significativa na PA diastólica de 3,9 mmHg após cirurgia do sono, está positivamente correlacionado com o grau de melhora da AOS.[55]

Em relação aos desfechos neurocognitvos da AOS, os estudos avaliaram principalmente a melhora sintomática relacionada com o uso do CPAP, e o tempo de uso é crucial no controle e melhora das consequências relacionadas com AOS. Nesse contexto, uma adesão de 6 horas de terapia de pressão positiva é indicada para melhora significativa de sintomas associados a doença de Alzheimer, por exemplo. Da mesma maneira, períodos prolongados de uso de CPAP, mais de 3 a 6 meses, podem ser necessários para reversão das mudanças neuroestruturais ocasionadas pela AOS.[34] De maneira geral, os estudos sugerem que o CPAP é capaz de reduzir sonolência diurna excessiva e melhorar a função cognitiva objetiva. No entanto, déficits persistentes, mesmo com uso a longo prazo de CPAP em alguns pacientes, sugerem que a detecção precoce das sequelas no sistema nervoso central em indivíduos com AOS é fundamental para tratamento adequado antes da ocorrência de mudanças atróficas e metabólicas irreversíveis.[33]

Por fim, os estudos avaliando os benefícios do CPAP no controle glicêmico têm demonstrado resultados controversos, tendo o tratamento um caráter mais preventivo no desenvolvimento da DM2, com enfoque principal na redução do risco cardiovascular associado.[25] Os estudos confirmam o efeito benéfico do CPAP principalmente na ativação simpática; no entanto, a ação nos marcadores inflamatórios e metabólicos ainda são incertos, refletindo o impacto das demais comorbidades, principalmente a obesidade, na inflamação sistêmica, não sendo revertida com uso exclusivo do CPAP.[56] A obesidade inclusive exige uma atenção especial no acompanhamento de paciente com uso de CPAP porque uma metanálise que avaliou o impacto do tratamento da AOS com o CPAP no IMC e peso mostrou um aumento de peso e IMC após uso de CPAP.[27] Os mecanismos envolvidos ainda não são claros, com possíveis explicações relacionando o uso do CPAP com o acúmulo de fluidos, redução de gasto calórico decorrente da redução do esforço respiratório e aumento de ingesta alimentar secundária a maior

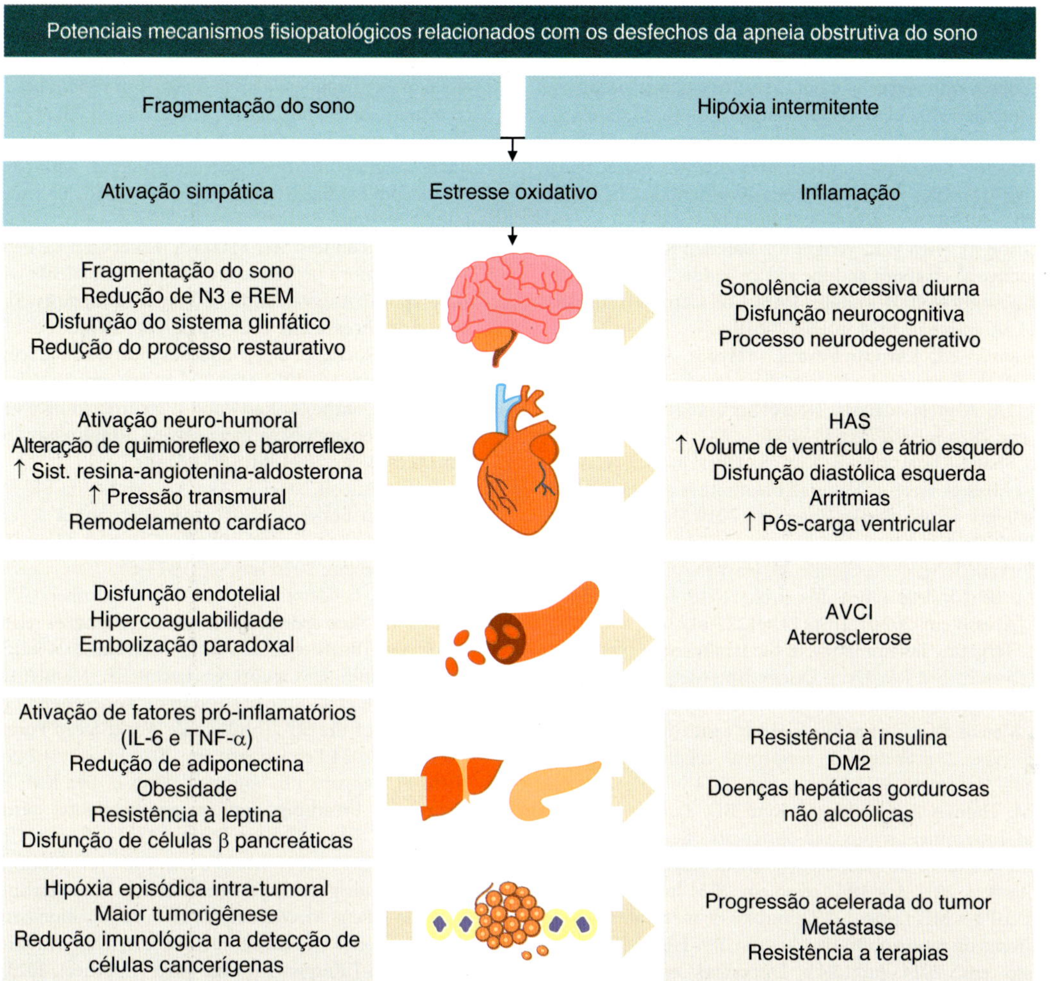

Figura 173.3 Potenciais mecanismos fisiopatológicos relacionados com os desfechos da apneia obstrutiva do sono. AVCI = acidente vascular cerebral isquêmico; HAS = hipertensão arterial sistêmica.

atividade social.[30] Por fim, estudos avaliando o impacto da perda de peso, que incluíam modificação de estilo de vida e dieta para pacientes apneicos com sobrepeso e/ou obesos associados ou não com uso de CPAP, mostraram que a intervenção em dieta e estilo de vida, além do tratamento padrão, leva à maior redução da gravidade e risco cardiometabólico da AOS em comparação com o tratamento padrão isolado. Os benefícios são evidentes independentemente do uso de CPAP e perda de peso.[57]

Portanto, o tratamento e acompanhamento do paciente com AOS deve ser considerado dentro de uma perspectiva sistêmica, na qual o tratamento deve englobar potenciais doenças relacionadas, com acompanhamento multidisciplinar, além de recomendações como de redução de peso e melhora do estilo de vida.

Em conclusão, a AOS é uma doença prevalente, com consequências cardiovasculares, metabólicas, neurocognitivas bem estabelecidas, além de haver um crescente reconhecimento da sua influência negativa em alguns tipos de câncer, sendo um potencial fator de risco modificável para essas desordens. Desse modo, um conhecimento global da doença e das demais patologias correlacionadas permitem um diagnóstico assertivo, com maior foco na identificação precoce e tratamento adequado, reduzindo eventuais sequelas, muitas vezes irreversíveis, relacionadas com AOS.

REFERÊNCIAS BIBLIOGRÁFICAS

1. Benjafield AV, Ayas NT, Eastwood PR, Heinzer R, Ip MS et al. Estimation of the global prevalence and burden of obstructive sleep apnoea: a literature-based analysis. Lancet Resp Med [Internet]. 2019 [Acesso em: 2024 Jul];*7*(8);687-98.
2. Belaidi E, Khouri C, Harki O, Baillieul S, Faury G, Briançon-Marjollet A et al. Cardiac consequences of intermittent hypoxia: A matter of dose? A systematic review and meta-analysis in rodents. Eur Res Rev [Internet]. 2022 [Acesso em: 2024 Jul]; 31(164): 210269.
3. Drager LF, Lorenzi-Filho G, Cintra FD, Pedrosa RP, Bittencourt LA, Poyares D et al. 1° Posicionamento Brasileiro sobre o Impacto dos Distúrbios de Sono nas Doenças Cardiovasculares da Sociedade Brasileira de Cardiologia. Arq Bras Cardiol [Internet]. 2018 Aug [Acesso em: 2024 Jul];111(2):290-340.
4. Worsnop CJ, Naughton MT, Barter CE, Morgan TO, Anderson AI et al. The prevalence of obstructive sleep apnea in hypertensives. Am J Respir Crit Care Med [Internet]. 1998 Jan [Acesso em: 2024 Jul];157(1):111-5.
5. Li A, Roveda JM, Powers LS, Quan SF. Obstructive sleep apnea predicts 10-year cardiovascular disease-related mortality in the Sleep Heart Health Study: A machine learning approach. J Clin Sleep Med [Internet]. 2022 Feb 1 [Acesso em: 2024 Jul];18(2):497-504.
6. Butler MP, Emch JT, Rueschman M, Sands SA, Shea SA Wellman A et al. Apnea-hypopnea event duration predicts mortality in men and women in the sleep heart health study. Am J Respir Crit Care Med [Internet]. 2019 Apr 1 [Acesso em: 2024 Jul];199(7):903-12.
7. Al-Sadawi M, Theodoropoulos K, Saeidifard F, Kiladejo A, Al-Ajam M, Salciccioli L et al. (2022). Sleep apnea as a risk factor for diastolic dysfunction: A systematic review and meta-Analysis. Respiration [Internet]. 2022 [Acesso em: 2024 Jul];101(11):1051-68.

8. Hjälm HH, Thunström E, Glantz H, Karlsson M, Celik Y, Peker Y. Obstructive sleep apnea severity and prevalent atrial fibrillation in a sleep clinic cohort with versus without excessive daytime sleepiness. Sleep Med [Internet]. 2023 Dec [Acesso em: 2024 Jul]:112:63-69.
9. Yeghiazarians Y, Jneid H, Tietjens JR, Redline S, Brown DL, El-Sherif N et al. Obstructive sleep apnea and cardiovascular disease: A scientific statement from the American Heart Association. Circulation [Internet]. 2021 Jul 20 [Acesso em: 2024 Jul];144(3):e56-e67.
10. Gami AS, Olson EJ, Shen WK, Wright RS, Ballman KV, Hodge DO et al. Obstructive sleep apnea and the risk of sudden cardiac death: a longitudinal study of 10,701 adults. J Am Coll Cardiol [Internet]. 2013 Aug 13 [Acesso em: 2024 Jul];62(7):610-6.
11. Seiler A, Camilo M, Korostovtseva L, Haynes AG, Brill AK, Horvath T et al. Prevalence of sleep-disordered breathing after stroke and TIA: A meta-analysis. Neurology [Internet]. 2019 Feb 12 [Acesso em: 2024 Jul];92(7):e648-e654.
12. Brown DL, Shafie-Khorassani F, Kim S, Chervin RD, Case E, Morgenstern LB et al. Sleep-disordered breathing is associated with recurrent ischemic stroke. Stroke [Internet]. 2019 Mar [Acesso em: 2024 Jul];50(3):571-6.
13. Brill AK, Horvath T, Seiler A, Camilo M, Haynes AG, Ott SR et al. CPAP as treatment of sleep apnea after stroke. Neurology [Internet]. 2018 Apr 3 [Acesso em: 2024 Jul];90(14):e1222-e1230.
14. Donath MY. Targeting inflammation in the treatment of type 2 diabetes: time to start. Nat Rev Drug Discov [Internet] 2014 [Acesso em: 2024 Jul];13:465-76.
15. Cerón EM, Mateos RC, García-Río F. Sleep apnea-hypopnea syndrome and type 2 diabetes. A reciprocal relationship? Arch Bronconeumol [Internet]. 2015 [Acesso em: 2024 Jul];51:128-39.
16. Murphy AM, Thomas A, Crinion SJ, Kent BD, Tambuwala MM, Fabre A et al. Intermittent hypoxia in obstructive sleep apnoea mediates insulin resistance through adipose tissue inflammation. Eur Respir J [Internet]. 2017 Apr 19 [Acesso em: 2024 Jul];49:1601731.
17. Figueiredo FO, Pires ME, Lemes LA. Distúrbios do metabolismo glicídico na síndrome da apneia obstrutiva do sono. Rev HUPE [Internet]. 2016 [Acesso em: 2024 Jul];15(1). Disponível em: https://doi.org/10.12957/rhupe.2016.22376. Acesso em: 2024 Jul.
18. Kendzerska T, Gershon AS, Hawker G, Tomlinson G, Leung RS. Obstructive sleep apnea and incident diabetes. A historical cohort study. Am J Respir Crit Care Med [Internet]. 2014 [Acesso em: 2024 Jul];190:218-25.
19. Mokhlesi B, Ham SA, Gozal D. The effect of sex and age on the comorbidity burden of OSA: an observational analysis from a large nationwide US health claims database. Eur Respir J [Internet]. 2016 [Acesso em: 2024 Jul];47:1162-69.
20. Kent BD, Grote L, Ryan S, Pépin JL, Bonsignore MR, Tkacova R et al. Diabetes mellitus prevalence and control in sleep-disordered breathing: The European Sleep Apnea Cohort (ESADA) study. Chest [Internet]. 2014 Oct [Acesso em: 2024 Jul];146(4):982-90.
21. Pamidi S, Tasali E. Obstructive sleep apnea and type 2 diabetes: is there a link? Front Neurol [Internet]. 2012 [Acesso em: 2024 Jul];3:126.
22. Punjabi NM, Shahar E, Redline S, Gottlieb DJ, Givelber R, Resnick HE et al. Sleep disordered breathing, glucose intolerance, and insulin resistance: The Sleep Heart Health Study. Am J Epidemiol [Internet]. 2004 Sep 15 [Acesso em: 2024 Jul];160(6):521-30.
23. Lindberg E, Theorell-Haglöw J, Svensson M, Gislason T, Berne C, Janson C. Sleep apnea and glucose metabolism: a long-term follow-up in a community-based sample. Chest [Internet]. 2012 Oct [Acesso em: 2024 Jul];142(4):935-42.
24. Polotsky VY, Patil SP, Savransky V, Laffan A, Fonti S, Frame LA et al. Obstructive sleep apnea, insulin resistance, and steatohepatitis in severe obesity. Am J Respir Crit Care Med [Internet]. 2009 Feb 1 [Acesso em: 2024 Jul];179(3):228-34.
25. Kurnool S, McCowen KC, Bernstein NA, Malhotra A. Sleep apnea, obesity, and diabetes: An intertwined trio. Curr Diab Rep [Internet]. 2023 Jul [Acesso em: 2024 Jul];23(7):165-71.
26. Shapiro SD, Chin CH, Kirkness JP, McGinley BM, Patil SP, Polotsky VY et al. Leptin and the control of pharyngeal patency during sleep in severe obesity. J Appl Physiol (1985) [Internet]. 2014 May 15 [Acesso em: 2024 Jul];116(10):1334-41.
27. Drager LF, Brunoni AR, Jenner R, Lorenzi-Filho G, Benseñor IM, Lotufo PA. Effects of CPAP on body weight in patients with obstructive sleep apnoea: a meta-analysis of randomised trials. Thorax [Internet]. 2015 Mar [Acesso em: 2024 Jul];70(3):258-64.
28. Zhou J, Camacho M, Tang X, Kushida CA. A review of neurocognitive function and obstructive sleep apnea with or without daytime sleepiness. Sleep Med [Internet]. 2016 Jul [Acesso em: 2024 Jul];23:99-108.
29. Naëgelé B, Launois SH, Mazza S, Feuerstein C, Pépin JL, Lévy P. Which memory processes are affected in patients with obstructive sleep apnea? An evaluation of 3 types of memory. Sleep [Internet]. 2006 Apr [Acesso em: 2024 Jul];29(4):533-44.
30. Sforza E, Roche F. Sleep apnea syndrome and cognition. Front Neurol [Internet]. 2012 May 29 [Acesso em: 2024 Jul];3:87.
31. Bucks RS, Olaithe M, Eastwood P. Neurocognitive function in obstructive sleep apnoea: a meta-review. Respirology [Internet]. 2013 Jan [Acesso em: 2024 Jul];18(1):61-70.
32. Ayalon L, Ancoli-Israel S, Aka AA, McKenna BS, Drummond SP. Relationship between obstructive sleep apnea severity and brain activation during a sustained attention task. Sleep [Internet]. 2009 Mar [Acesso em: 2024 Jul];32(3):373-81.
33. Rosenzweig I, Glasser M, Polsek D, Leschziner GD, Williams SC, Morrell MJ. Sleep apnoea and the brain: A complex relationship. Lancet Respir Med [Internet]. 2015 May [Acesso em: 2024 Jul];3(5):404-14.
34. Ferini-Strambi L, Liguori C, Lucey BP, Mander BA, Spira AP, Videnovic A et al. Role of sleep in neurodegeneration: The consensus report of the 5th Think Tank World Sleep Forum. Neurol Sci [Internet]. 2024 Feb [Acesso em: 2024 Jul];45(2):749-67.
35. Nieto FJ, Peppard PE, Young T, Finn L, Hla KM, Farré R. Sleep-disordered breathing and cancer mortality: results from the Wisconsin Sleep Cohort Study. Am J Respir Crit Care Med [Internet]. 2012 Jul 15 [Acesso em: 2024 Jul];186(2):190-4.
36. Campos-Rodriguez F, Martinez-Garcia MA, Martinez, M, Duran-Cantolla J, Peña M, Masdeu MJ et al. Association between obstructive sleep apnea and cancer incidence in a large multicenter Spanish cohort. Am J Respir Crit Care Med [Internet]. 2013 Jan 1 [Acesso em: 2024 Jul];187(1):99-105.
37. Cao Y, Ning P, Li Q, Wu S. Cancer and obstructive sleep apnea: An updated meta-analysis. Medicine [Internet]. 2022 [Acesso em: 2024 Jul];101:10(e28930).
38. Palm A, Theorell- Haglöw J, Isakson J, Ljunggren M, Sundh J, Ekström M et al. Association between obstructive sleep apnoea and cancer: a cross-sectional, population-based study of the DISCOVERY cohort. BMJ Open [Internet]. 2023 Mar 3 [Acesso em: 2024 Jul];13(3):e064501.
39. Gozal D, Almendros I, Phipps AI, Campos-Rodriguez F, Martínez-Garcia MA, Farré R. Sleep apnoea adverse effects on cancer: True, false, or too many confounders? Int J Mol Sci [Internet]. 2020 Nov 20 [Acesso em: 2024 Jul];21(22):8779.
40. Vaupel P, Mayer A. Hypoxia in cancer: Significance and impact on clinical outcome. Cancer Metastasis Rev [Internet]. 2007 [Acesso em: 2024 Jul];26:225-39.
41. Saxena K, Jolly MK. Acute vs. chronic vs. cyclic hypoxia: Their differential dynamics, molecular mechanisms, and effects on tumor progression. Biomolecules [Internet]. 2019 Aug [Acesso em: 2024 Jul];3;9(8):339.
42. Martinez-Garcia MA, Campos-Rodriguez F, Barbe F. Cancer and OSA: Current evidence from human studies. Chest [Internet]. 2016 Aug [Acesso em: 2024 Jul];150(2):451-63.
43. Martinez-Garcia MA, Campos-Rodriguez F, Nagore E, Martorell A, Rodriguez-Peralto JL, Riveiro-Falkenbach E et al. Sleep-disordered breathing is independently associated with increased aggressiveness of cutaneous melanoma. Chest [Internet]. 2018 Dec [Acesso em: 2024 Jul];154(6):1348-58.
44. Seijo L, Pérez-Warnisher MT, Giraldo-Cadavid LF, Oliveros H, Cabezas E, Troncoso MF et al. Obstructive sleep apnea and nocturnal hypoxemia are associated with an increased risk of lung cancer. Sleep Med [Internet]. 2019 Nov [Acesso em: 2024 Jul]:63:41-45.
45. Lee S, Kim BG, Kim JW, Lee KL, Kii DL, Nam H et al. Obstructive sleep apnea is associated with an increased risk of colorectal neoplasia. Gastrointest Endosc [Internet]. 2017 Mar [Acesso em: 2024 Jul];85(3):568-573.e1.

46. Chung SD, Hung SH, Lin HC, Tsai MC, Kao LT. Obstructive sleep apnea and urological comorbidities in males: A population-based study. Sleep Breath [Internet]. 2016 Dec [Acesso em: 2024 Jul];20(4):1203-8.
47. Choi JH, Kim SY, Han KD, Cho JH. The incidence of non-Hodgkin lymphoma is increased in patients with obstructive sleep apnea. Leuk Res [Internet]. 2020 Nov [Acesso em: 2024 Jul]:98:106455.
48. Chang WP, Liu ME, Chang WC, Yang A, Ku YC, Pai JT et al. Sleep apnea and the subsequent risk of breast cancer in women: A nationwide population-based cohort study. Sleep Med [Internet]. 2014 Sep [Acesso em: 2024 Jul];15(9):1016-20.
49. Sánchez-de-la-Torre M, Gracia-Lavedan E, Benítez ID, Zapater A, Torres G, Sánchez-de-la-Torre A et al. Long-term effect of obstructive sleep apnea and continuous positive airway pressure treatment on blood pressure in patients with acute coronary syndrome: A clinical trial. Ann Am Thorac Soc [Internet]. 2022 Oct [Acesso em: 2024 Jul];19(10):1750-1759.
50. Fatureto-Borges F, Lorenzi-Filho G, Drager, LF. Effectiveness of continuous positive airway pressure in lowering blood pressure in patients with obstructive sleep apnea: a critical review of the literature. Integr Blood Press Control [Internet]. 2016 Mar 15 [Acesso em: 2024 Jul]:9:43-7.
51. Sánchez-de-la-Torre M, Gracia-Lavedan E, Benitez ID, Sánchez-de-la-Torre A, Moncusí-Moix A, Torres G et al. Adherence to CPAP treatment and the risk of recurrent cardiovascular events. JAMA [Internet]. 2023 Oct 3 [Acesso em: 2024 Jul];330(13):1255-65.
52. Azarbarzin A, Zinchuk A, Wellman A, Labarca G, Vena D, Gell L et al. Cardiovascular benefit of continuous positive airway pressure in adults with coronary artery disease and obstructive sleep apnea without excessive sleepiness. Am J Respir Crit Care Med [Internet]. 2022 Sep 15 [Acesso em: 2024 Jul];206(6):767-774.
53. Kang KT, Yeh TH, Ko JY, Lee CH, Lin MT, Hsu WC. Effect of sleep surgery on blood pressure in adults with obstructive sleep apnea: A systematic review and meta-analysis. Sleep Med Rev [Internet]. 2022 Apr [Acesso em: 2024 Jul]:62:101590.
54. Jullian-Desayes I, Joyeux-Faure M, Tamisier R, Launois S, Borel AL, Levy P, Pépin JL. Impact of obstructive sleep apnea treatment by continuous positive airway pressure on cardiometabolic biomarkers: A systematic review from sham CPAP randomized controlled trials. Sleep Med Rev [Internet]. 2015 Jun [Acesso em: 2024 Jul];21:23-38.
55. Carneiro-Barrera A, Amaro-Gahete FJ, Guillén-Riquelme A, Jurado-Fasoli L, Sáez-Roca G, Martín-Carrasco C et al. Effect of an interdisciplinary weight loss and lifestyle intervention on obstructive sleep apnea severity: The INTERAPNEA Randomized Clinical Trial. JAMA Netw Open [Internet]. 2022 Apr 1 [Acsso em: 2024 Jul];5(4):e228212.
56. Alterki A, Abu-Farha M, Al Shawaf E, Al-Mulla F, Abubaker J. Investigating the relationship between obstructive sleep apnoea, inflammation and cardio-metabolic diseases. Int J Mol Sci [Internet]. 2023 Apr 6 [Acesso em: 2024 Jul];24(7):6807.
57. Chirinos JA, Gurubhagavatula I, Teff K, Rader DJ, Wadden TA, Townsend R et al. CPAP, weight loss, or both for obstructive sleep apnea. N Engl J Med [Internet]. 2014 Jun 12 [Acesso em: 2024 Jul];370(24):2265-75.

CAPÍTULO **174**

Monitorização do Sono

Edilson Zancanella • Rodrigo de Paiva Tangerina

INTRODUÇÃO

A abordagem diagnóstica de qualquer doença pressupõe uma investigação iniciada por uma anamnese detalhada, exame físico pertinente e a elaboração de diagnósticos diferenciais. A solicitação de exames complementares pretende confirmar o diagnóstico, estabelecer, em muitas vezes, critérios de gravidade e auxiliar no raciocínio clínico para a abordagem terapêutica. Na medicina do sono, o relato do paciente sobre dados objetivos sobre sua noite de sono é muitas vezes prejudicado. A valorização da polissonografia (monitorização do sono) – talvez ainda o único exame complementar disponível - não pode fugir nunca da lógica clínica. Um conhecimento amplo em distúrbios do sono permite elaboração de diferentes hipóteses diagnósticas e possibilita valorizar os achados do exame. Importante salientar a queixa frequente de pacientes submetidos à polissonografia laboratorial, de que a impressão subjetiva da noite de sono avaliada não corresponde às noites em casa. O entendimento das diferentes modalidades de monitorização e as características de cada paciente e a patologia em investigação trazem clareza para as escolhas. A qualidade da polissonografia é fundamental para o seguimento de qualquer paciente.

TIPOS DE POLISSONOGRAFIA

A polissonografia (PSG) ainda é o padrão-ouro para diagnóstico dos distúrbios respiratórios do sono, porém, é um exame complexo, demorado e de custo elevado, o que, associado a alta prevalência dos distúrbios respiratórios do sono, acarreta longos períodos de espera para a realização, atrasando, muitas vezes, o diagnóstico e o tratamento. Nesse sentido, foram desenvolvidos exames mais simples, avaliando menos parâmetros, que podem ser realizados na casa do paciente, na tentativa de aumentar o acesso das pessoas ao exame e acelerar o início do tratamento. Obviamente, os exames simplificados têm limitações e, portanto, é fundamental que o médico conheça as características de cada tipo de exame para avaliar qual é o mais adequado para cada paciente individualmente.

A primeira classificação dos tipos de PSG foi proposta em 1994 e é usada até hoje, com pequenas modificações (Tabela 174.1).[1] Ela propõe a classificação dos exames em quatro tipos. Na medida em que novas tecnologias foram surgindo, outras classificações mais complexas foram propostas, porém, a classificação original continua sendo a mais conhecida e utilizada na prática clínica. Nessa classificação, o tipo I corresponde à PSG padrão, realizada em laboratório, sob supervisão constante de um técnico, possibilitando intervenções e ajustes durante o exame e que, na classificação original, exigia no mínimo sete canais de monitorização, a saber, um canal de eletroencefalograma (EEG), um canal de eletro-oculograma (EOG), um canal de eletromiograma mentoniano, eletrocardiograma (ECG), uma medida do fluxo respiratório, uma medida de esforço respiratório e saturação de oxigênio.

A posição corporal poderia tanto ser medida objetivamente quanto anotada pelo técnico e a monitorização dos movimentos de membros era opcional. Hoje a PSG considerada padrão tem bem mais canais de monitorização, porém o princípio permanece o mesmo, ou seja, é a PSG completa, realizada em laboratório com supervisão constante de pessoal habilitado. Os canais recomendados atualmente na polissonografia padrão são: mínimo de três canais de EEG, de preferência seis, que seriam uma derivação frontal, uma central e uma occipital unilaterais, preferencialmente bilaterais; dois canais de EOG, direito e esquerdo; eletromiograma mentoniano; dois canais para aferição do fluxo aéreo, sendo cânula de pressão nasal e termístor oronasal; dois canais para esforço respiratório, sendo uma cinta torácica e uma abdominal; oximetria de pulso; sensor de ronco; sensor de posição corporal; no mínimo uma derivação para ECG; eletromiograma para os músculos tibiais anteriores bilaterais, e gravação de vídeo sincronizada. Opcionalmente, pode-se realizar a monitorização de eletromiograma de membros superiores e masseteres, EEG completo e capnografia.[2]

A PSG tipo 2 corresponde à montagem completa, porém sem a supervisão constante do técnico, portanto, pode ser realizada fora do laboratório de sono, em locais como o domicílio do paciente, quartos de hospitais ou hotéis. Pode ser utilizada para a maioria dos pacientes, com a desvantagem de não ser possível a observação de comportamentos anormais no período do sono, como nas parassonias e nem a intervenção do técnico para ajustes e reposicionamento

Tabela 174.1 Estudos para avaliação de apneia do sono (6 horas mínimas de monitorização).

	Tipo I Polissonografia padrão	Tipo II Polissonografia portátil	Tipo III Teste portátil modificado para apneia	Tipo IV Monitorização contínua – única ou dupla de bioparâmetros
Parâmetros	Mínimo de 7 incluindo EEG (C4-A1 ou C3-A2), EOG, EMG mentoniano, ECG, fluxo aéreo, esforço respiratório, saturação oxi-hemoglobina	Mínimo de 7 incluindo EEG (C4-A1 ou C3-A2), EOG, EMG mentoniano, EGG ou frequência cardíaca, fluxo aéreo, esforço respiratório, saturação oxi-hemoglobina	Mínimo de 4, incluindo ventilação (pelo menos dois canais de movimento respiratório ou movimento respiratório e fluxo), frequência cardíaca ou ECG e saturação oxi-hemoglobina	No mínimo 1
Posição corporal	Documentada ou objetivamente avaliada	Pode ser objetivamente avaliada	Pode ser objetivamente avaliada	Não avaliada
Movimento das pernas	EMG ou sensor de movimento opcional	EMG ou sensor de movimento opcional	Pode ser registrado	Não registrado
Técnico	Disponível	Não disponível	Não disponível	Não disponível
Intervenção	Possível	Não possível	Não possível	Não possível

ECG = eletrocardiograma; EEG = eletroencefalograma; EMG = eletromiograma; EOG = eletro-oculograma. (Adaptada de: Ferber et al., 1994.)

de sensores. A PSG tipo III seria um exame bem mais simplificado, em que não há monitorização do sono propriamente dito, mas apenas das variáveis cardiorrespiratórias. Foi concebido para atender exclusivamente os casos de distúrbios respiratórios do sono.

Os parâmetros mínimos para a PSG tipo III são a medida do fluxo respiratório, esforço respiratório, ECG e oximetria. Como trata-se de exame que não avalia o sono, microdespertares e outros parâmetros da PSG tipo I e II, o resultado pode subestimar a presença dos distúrbios respiratórios, portanto, não deve ser indicada para todos os pacientes indiscriminadamente. Os melhores candidatos para a PSG tipo III são os pacientes com forte suspeita clínica de serem portadores de síndrome da apneia obstrutiva do sono (SAOS), sem comorbidades clínicas importantes e sem suspeita de outros distúrbios do sono associados. Ainda assim, se o resultado for positivo para apneia do sono, o tratamento pode ser instituído com segurança, porém, se o exame não confirmar a suspeita clínica, uma PSG completa deve ser indicada, pois pode tratar-se de um falso negativo.[3] Alguns aparelhos tipo III contêm outros parâmetros, como por exemplo a actigrafia para avaliar indiretamente o período de sono, o que contribui, juntamente com a seleção dos pacientes, para uma melhor acurácia do método.

A PSG tipo 4 foi descrita na classificação original como apenas a monitorização da oximetria de pulso, com uma capacidade diagnóstica limitada.

O advento de novas tecnologias para o diagnóstico da apneia do sono, como por exemplo a análise da tonometria arterial periférica, *coupling* cardiopulmonar, os chamados *wearables* etc., extrapolam os limites dessa classificação e seu uso; limitações e benefícios devem ser avaliados individualmente.

Uma outra utilidade da PSG é auxiliar na determinação da pressão positiva ideal para resolução dos eventos respiratórios. É a chamada PSG para titulação de CPAP ou BPAP. Nesse caso, um aparelho de pressão positiva contínua ou bi-nível é instalado no paciente e a pressão é paulatinamente aumentada até a resolução dos eventos obstrutivos. A chamada pressão ideal é atingida quando há correção do ronco e dos eventos respiratórios para um índice inferior a cinco por hora por no mínimo 15 minutos, em posição supina e sono REM, sem interrupções frequentes por microdespertares ou despertares completos.[4]

Existe a possibilidade de se realizar a PSG para diagnóstico e a PSG para titulação de pressão em uma mesma noite, em modalidade conhecida como PSG *split-night*. Nesse caso, a primeira parte da noite é utilizada para diagnóstico e a segunda parte para a titulação. As vantagens desse método são o ganho de tempo e redução de custos para a realização dos exames, e as desvantagens são a maior possibilidade de subestimar a gravidade da doença e não haver tempo suficiente para uma titulação adequada. Os melhores candidatos para a PSG *split-night* são os pacientes com forte suspeita clínica de apneia do sono, nos quais seja possível o diagnóstico de apneia do sono moderada a grave na fase inicial do exame, e que ainda haja um mínimo de 3 horas de exame para a titulação, a qual segue as mesmas regras e objetivos da PSG para titulação de noite inteira.[5]

DEFINIÇÃO DOS EVENTOS E CRITÉRIOS USADOS NA POLISSONOGRAFIA

A definição dos eventos e os critérios utilizados na PSG estão padronizados no Manual de Estagiamento do Sono e Eventos Associados, da Academia Americana de Medicina do Sono,[2] o qual é frequentemente atualizado. Esse capítulo apresenta os critérios utilizados para adultos.

Estagiamento do sono

A PSG é capaz de diferenciar o sono da vigília, bem como os diferentes estágios do sono através dos sinais dos canais de EEG, movimentos oculares e tônus muscular da região mentoniana. O sono é divido em quatro estágios, a saber, o sono REM e os três estágios que compõem o chamado sono não-REM, denominados N1, N2 e N3. Por definição, os estágios do sono são caracterizados analisando-se um período de 30 segundos de sono, chamado de época. Se mais da metade de uma época tem as características de um determinado estágio, a época toda é classificada como sendo esse estágio, e assim sucessivamente, até a análise completa de todo o período de monitorização.

A vigília é caracterizada no EEG por ondas cerebrais rápidas e de baixa amplitude, denominadas ondas beta, que têm frequência maior que 13 Hz e também por ondas alfa, que são um pouco mais lentas (8 a 13 Hz), ocupando 50% ou mais da época, as quais aparecem quando o indivíduo fecha os olhos, sendo mais evidentes na região occipital. Outras características da vigília detectadas pela PSG são piscadas, movimentos oculares rápidos associados a tônus muscular normal ou elevado e movimentos oculares de leitura.

O estágio N1 é caracterizado pela substituição das ondas cerebrais rápidas da vigília por ondas mais lentas, chamadas de ondas de baixa amplitude e frequência mista, que são predominantemente ondas de 4 a 7 Hz, com movimentos oculares lentos; também podem ser observadas ondas agudas na região central da cabeça, chamadas de ondas agudas do vértex e não há outros elementos que caracterizariam outro estágio do sono, como a presença de grafoelementos, por exemplo.

O estágio N2 é caracterizado pelo aparecimento no EEG dos grafoelementos denominados complexo K e fusos do sono, mantendo-se a mesma base de ondas de cerca de 4 a 8 Hz.

O estágio N3, também chamado de sono de ondas lentas, é caracterizado pelo surgimento de ondas lentas e de grande amplitude no EEG, com frequência de 0,5 a 2 Hz, e essas ondas ocupam ao menos 20% da época.

O sono REM, cuja sigla vem do inglês *rapid eye movement,* é caraterizado por uma aceleração das ondas cerebrais, voltando ao padrão das ondas de baixa amplitude e frequência mista sem os grafoelementos do N2, movimentos oculares rápidos e acentuada redução do tônus muscular, podendo surgir também ondas em dente de serra, que são ondas de formato triangular com 2 a 6 Hz de frequência (Figura 174.1).

O EEG na PSG também é utilizado para a marcação dos microdespertares, que são elevações abruptas na frequência das ondas cerebrais com duração de no mínimo 3 segundos. No sono REM, além do aumento da frequência, também deve haver o aumento do tônus muscular. Os microdespertares ocasionam fragmentação do sono, porém, o indivíduo não tem consciência dos mesmos.

Eventos respiratórios

Para identificação dos eventos respiratórios na PSG tradicional são utilizados os seguintes sensores: cânula de pressão nasal, termístor oronasal, cintas torácica e abdominal, oximetria e EEG.

A apneia obstrutiva é definida como uma redução da amplitude do sinal de fluxo aéreo maior ou igual a 90%, preferencialmente observada no termístor oronasal, que tenha uma duração mínima de 10 segundos e esteja associada a presença de esforço respiratório, observado pelas cintas torácica e abdominal. A apneia central segue os mesmos critérios, com a diferença que, nesse caso, não se observa esforço respiratório durante o evento. A apneia mista também segue os mesmos critérios, sendo que na primeira parte do evento não há esforço respiratório, e na segunda parte, o esforço respiratório está presente (Figura 174.2).

Os critérios recomendados para a definição das hipopneias são a redução da amplitude do fluxo aéreo maior ou igual a 30%, preferencialmente observada na cânula nasal, com duração de no mínimo 10 segundos, e que esteja associada a dessaturação da

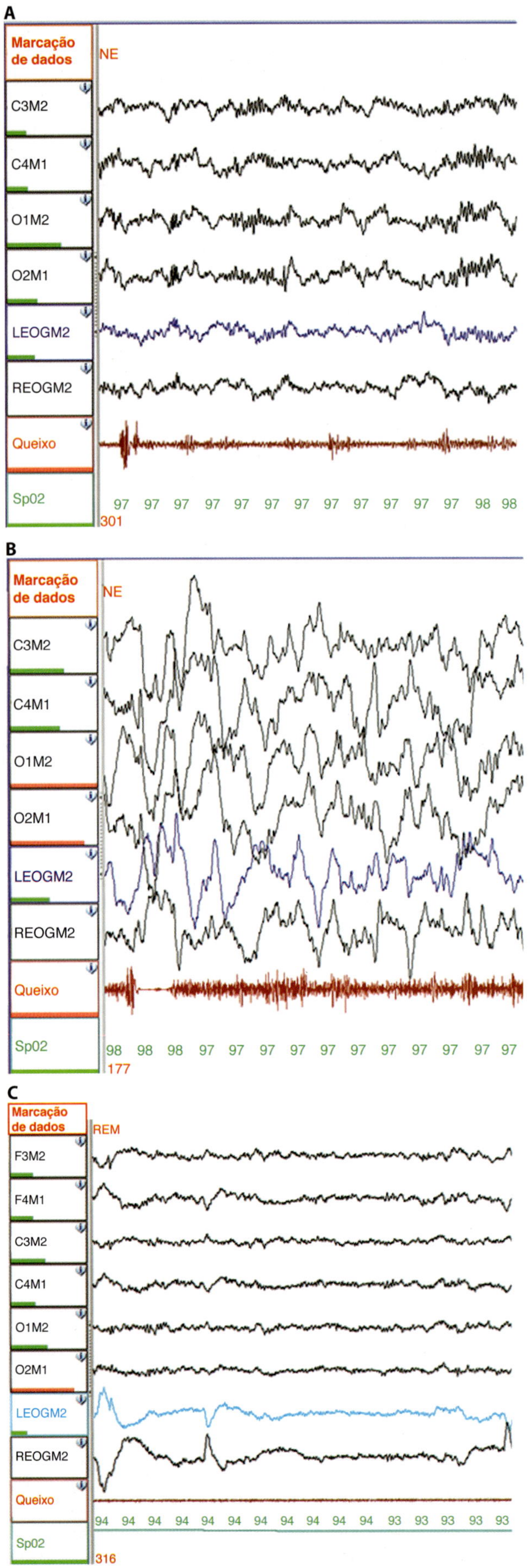

Figura 174.1 Estágios do sono. **A.** Estágio N2; **B.** Estágio N3; **C.** Sono REM.

oxi-hemoglobina maior ou igual a 3% ou a um microdespertar. Opcionalmente, pode-se usar o critério de dessaturação maior ou igual a 4% para a marcação da hipopneia. A categorização das hipopneias em obstrutivas ou centrais é opcional e raramente é feita. Os critérios para se considerar uma hipopneia como obstrutiva são presença de ronco, achatamento da curva de fluxo da cânula nasal ou respiração paradoxal ocorrendo durante o evento; se nenhuma dessas condições é observada, a hipopneia é considerada central.

O RERA é um evento respiratório cuja sigla vem do inglês *respiratory effort-related arousal.* Corresponde a um aumento progressivo do esforço respiratório, devido à resistência da via aérea superior, que culmina em um microdespertar, fragmentando o sono. A marcação de RERAs na polissonografia convencional é opcional. Se o laboratório opta pela marcação dos RERAs, a regra é a observação do aumento do esforço respiratório por no mínimo 10 segundos, levando a um microdespertar, na ausência de critérios para considerar esse evento uma apneia ou hipopneia. A forma mais fidedigna de medir o aumento do esforço respiratório é com um cateter de pressão esofágico, o que é inviável na prática, portanto, utiliza-se um meio substituto, que é a presença de achatamento na curva de fluxo da cânula nasal, lembrando que, se esse achatamento da curva levar a uma redução da amplitude que preencha o critério para marcação de hiponeia, o evento deve ser marcado como hipopneia e não como RERA.

O ronco pode ser aferido na PSG através de microfone, sensor piezoelétrico na região cervical ou sinal da própria cânula de fluxo nasal, dependendo do aparelho utilizado. Nas PSG tipo I, o ronco também pode ser observado diretamente pelo técnico que acompanha o exame.

A presença de respiração periódica, tipo Cheyne-Stokes, também deve ser relatada na PSG. O critério utilizado é a observação de três ou mais apneias ou hipopneias centrais separadas por um padrão em "crescendo-decrescendo" na amplitude respiratória, em um ciclo total que dure no mínimo 40 segundos, e também é necessária a presença de, no mínimo, cinco apneias ou hipopneias centrais por hora de sono observadas em no mínimo 2 horas de registro. A identificação de hipoventilação durante o sono é opcional. Nesse caso é necessária a monitorização da pressão de CO_2 (PCO_2), por aferição transcutânea ou expiratória, medidas que raramente são feitas. O critério utilizado é a observação de PCO_2 acima de 55 mmHg por no mínimo 10 minutos ou uma elevação de 10 mmHg na PCO_2 em relação aos valores da vigília, ficando acima de 50 mmHg por no mínimo 10 minutos. Alterações na atividade muscular também são monitoradas na PSG, sendo as mais importantes os movimentos de membros inferiores e o bruxismo do sono.

Os movimentos de membros inferiores são detectados por eletrodos nos músculos tibiais anteriores bilaterais. Caracterizam-se por elevação da atividade muscular com duração de 0,5 a 10 segundos. Os movimentos de membros inferiores são classificados como movimentos periódicos de membros inferiores se ocorrerem em uma sequência de no mínimo quatros movimentos consecutivos, separados por um intervalo de tempo de 5 a 90 segundos. Os movimentos de membros associados a eventos respiratórios não devem ser marcados, porém os associados a microdespertares devem ser assinalados e constar no relatório. O bruxismo do sono pode ser detectado tanto por eletrodo da região do mento quanto na região dos masseteres. Pode ser do tipo fásico, caracterizado por uma sequência de breves contrações na musculatura, ou tônico, caracterizado por aumento sustentado da atividade muscular. A observação do ruído do ranger dos dentes pelo técnico que acompanha o exame ou pela gravação do vídeo também auxilia no diagnóstico.

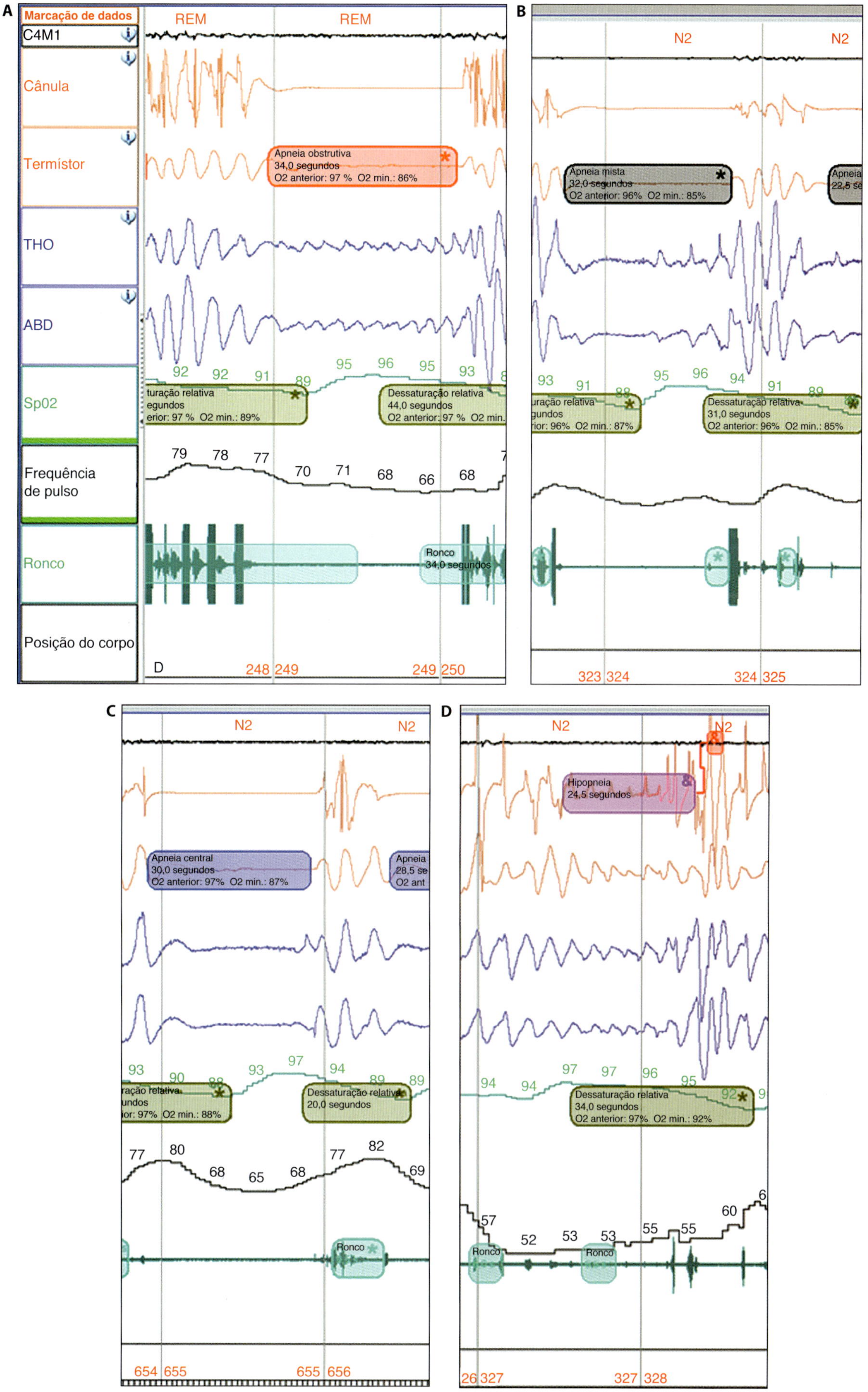

Figura 174.2 Eventos respiratórios. **A.** Apneia obstrutiva; **B.** Apneia mista; **C.** Apneia central; **D.** Hipopneia.

INTERPRETAÇÃO DO LAUDO E HIPNOGRAMA

O relatório final (laudo) da polissonografia deve trazer obrigatoriamente os seguintes dados:[2]

- Parâmetros utilizados para a monitorização
  - EEG, EOG, EMG, fluxo respiratório, esforço respiratório, EEG, posição corporal, oxigenação e vídeo sincronizado
- Arquitetura do sono
  - Tempo total de registro – TTR (mínimo 6 horas)
  - Tempo total de sono – TTS 394,6 min (388,4 a 400,8 min)
  - Eficiência: > 85% (TTS/TTR) - 85,7% (84,8 a 86,6)
  - Latências: NREM - 15,4 min (14,2 a 16,7 min) e REM - 97,4 min (93,9 a 100,8 min)
  - Tempo total acordado após início sono: 48,2 min (43,8 a 52,6 min)
  - Tempo em cada estágio
  - Porcentagem do TTS em cada estágio
    - N1: 7,9% (7,3 a 8,5%)
    - N2: 51,4% (50,2 a 52,6%)
    - N3: 20,4% (19 a 21,8%)
    - REM: 19% (18,5 a 19,6%)
- Microdespertares
  - Número total
  - Índices: 12,6 (11,8 a 13,3) por hora. É importante diferenciar dos associados a eventos respiratórios e movimentos de membros: número total e índice
- Eventos cardíacos
  - Frequências
  - Arritmias
- Movimentos de membros inferiores
  - Movimentos periódicos dos membros
  - Despertares associados aos movimentos
- Eventos respiratórios
  - Índice de apneia/hipopneia (IAH) por hora
    - Normal até 5
    - Leve: 5 a 15
    - Moderado: 15 a 30
    - Grave: acima de 30
  - Dessaturações de oxi-hemoglobina: média e mínima
  - Decúbito predominante durante o sono e na vigência dos eventos respiratórios
  - Presença de ronco
- Conclusão
  - Descrição dos achados do exame
  - Anormalidades no EEG
  - Anormalidades no ECG
  - Comportamentos observados durante o sono (sonilóquio, sonambulismo etc.)
  - Hipnograma (opcional).

NOVAS TECNOLOGIAS

Tonometria arterial periférica (PAT)[6] é um método proposto para o diagnóstico da SAOS. Essa tecnologia usa um sensor (pletismografia digital modificada) que elimina o pulso venoso e mede continuamente as mudanças de volume arterial no dedo. Alterações do volume arterial são reguladas pela inervação α-adrenérgica e reflete a atividade simpática. Eventos de apneias ou hipopneias levam a despertares, e, por conseguinte, aumento da atividade simpática e vasoconstricção periférica, o que resulta em atenuação do sinal da PAT. Watch-PAT® é um equipamento portátil que detecta eventos obstrutivos por meio da detecção de mudanças na atividade simpática, associada ao término dos eventos. Esse equipamento se propõe também a analisar, além do índice de apneia/hipopneia (IAH) e do índice de distúrbio respiratório (IDR), o tempo total de sono e as fases do sono.

Novos métodos vêm sendo criados para monitorizar sono. A evolução tecnológica tende a trazer cada vez mais opções, e a utilização de *wearables*, *smartphones*, acessórios no colchão, sensores bioadesivos e até inteligência artificial, pode modificar sobremaneira a monitorização atual.[7] Pacientes cada mais ávidos por tecnologia podem se sujeitar a novos modelos, porém, todos estes métodos precisam de validação cientifica para serem utilizados.[8,9]

Toda monitorização portátil do sono também deve emitir um relatório (laudo) evidenciando o tipo de monitorização, os parâmetros utilizados para obtenção dos dados e descrição dos possíveis registros realizados. A versão 3.0 do manual da American Academy of Sleep Medicine[2] também define os itens a serem reportados. A clareza destes dados irá permitir a evidenciação dos dados objetivos respiratórios por hora de sono ou tempo de monitorização.

O QUE EVIDENCIAR EM UMA MONITORIZAÇÃO DO SONO

Os critérios diagnósticos da SAOS deixam evidente a necessidade de uma abordagem ampla do paciente em investigação. A familiaridade com diagnóstico diferencial em patologias do sono facilita a anamnese específica sobre sono. Outros distúrbios do sono, além da SAOS, podem levar à fragmentação do sono e à sonolência excessiva diurna. Nem sempre a monitorização do sono é mandatória em casos de insônia, mas a suspeita de insônia pode estar associada a SAOS.

A escolha adequada do tipo de monitorização pode agilizar o tempo para o diagnóstico e tratamento. Listas de espera são comuns aos laboratórios de sono, mas nem todo tipo de distúrbio do sono pode ser investigado fora do laboratório de sono.

A monitorização do sono – seja ela a polissonografia ou os exames portáteis – precisam de uma intepretação adequada e detalhada do laudo apresentado. O conhecimento dos hábitos de sono do paciente investigado e os parâmetros descritos no laudo de polissonografia podem assegurar se existe a necessidade de repetir um exame com baixa eficiência do sono (Figura 174.3). A eficiência do sono demonstra quanto tempo, em porcentagem, o paciente dormiu ou não durante o período de monitorização – sem qualquer relação com a qualidade do exame.

Evidenciar-se a predominância de apneia, hipopneias ou RERAS. A caracterização se os eventos foram ou não obstrutivos, pode ajudar a entender melhor o tratamento a ser definido. A familiaridade com o hipnograma - a representação gráfica da noite monitorizada – pode evidenciar a presença de eventos respiratórios em determinados decúbitos e determinadas fases do sono (Figura 174.4).

O IAH vem sendo usado praticamente como único parâmetro para o diagnóstico e seguimento da SAOS. A busca por outros fatores, como medidas de impacto na qualidade de vida avaliado por questionários e a busca pela dosagem de biomarcadores, tende a tornar mais ampla e completa a abordagem diagnóstica e os impactos de melhora.[10,11]

A presença de dessaturações da oxi-hemoglobina e o tempo de permanência em níveis abaixo de 90% devem ser avaliados.[12] Novos índices, como a carga hipóxica, podem ser úteis.[13]

A avaliação do ronco permanece ainda sem parâmetros objetivos para sua mensuração durante a monitorização do sono, e a utilização de aplicativos em *smartphones* pode trazer parâmetros comparativos, sendo necessário novos estudos.[14,15]

CONSIDERAÇÕES FINAIS

A monitorização do sono é um exame complementar. Deve ser solicitado dentro de um protocolo amplo, após uma anamnese abrangente e um exame físico detalhado. O diagnóstico diferencial entre vários distúrbios de sono facilita a indicação do tipo de monitorização.

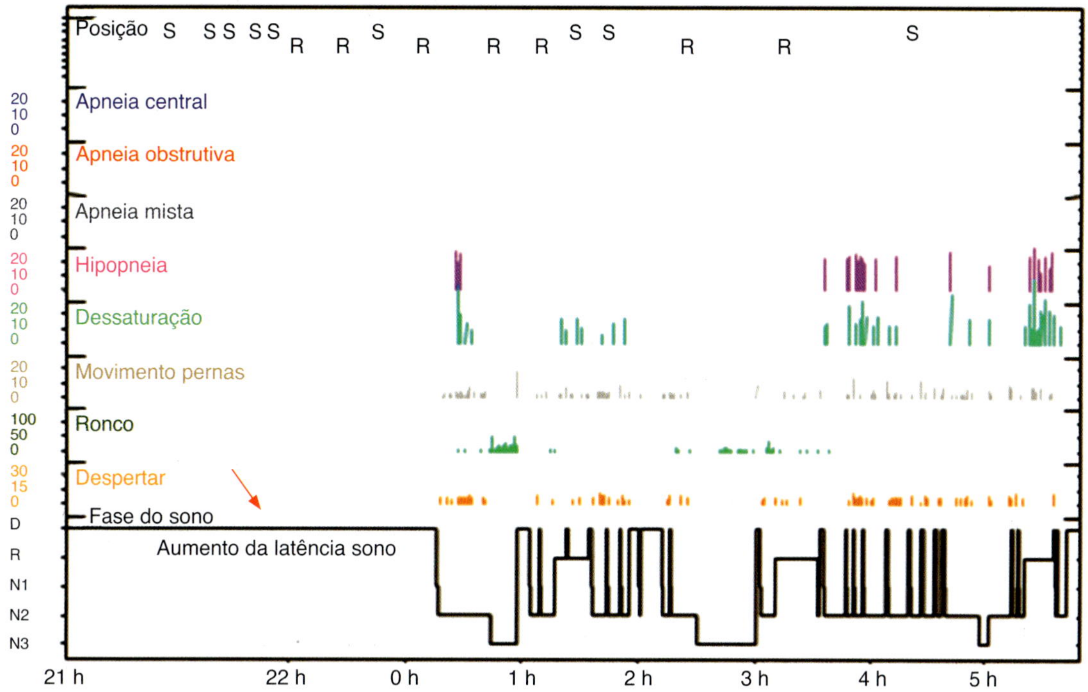

Figura 174.3 Hipnograma e aumento da latência de sono.

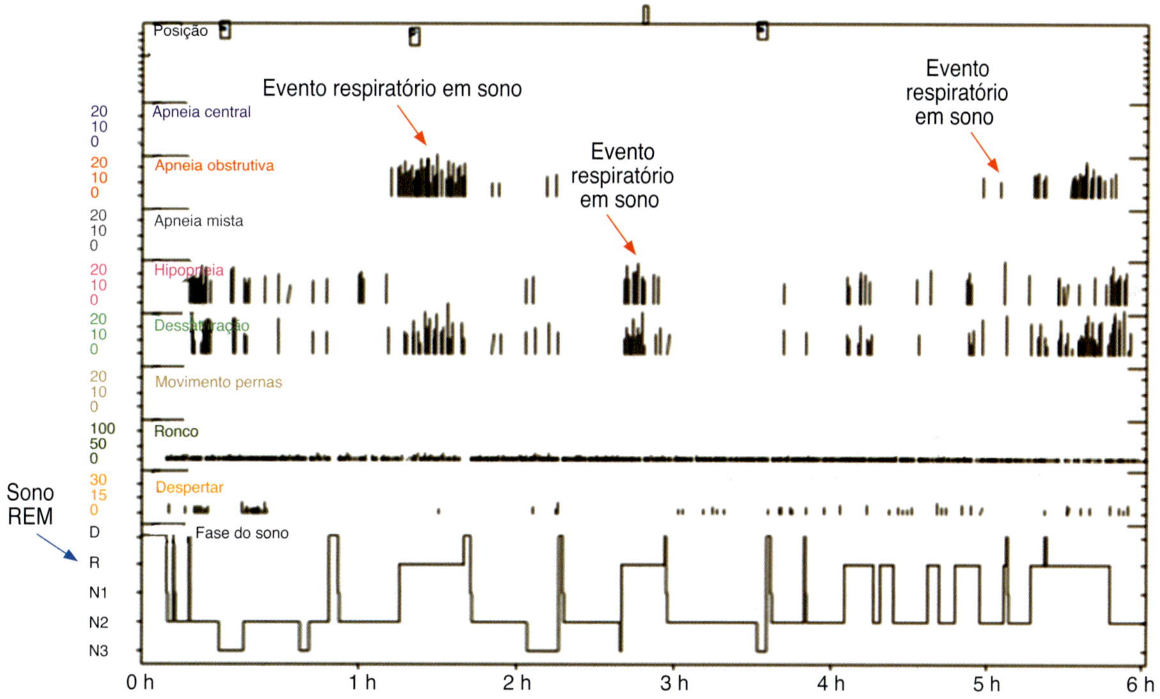

Figura 174.4 Hipnograma e eventos respiratórios em sono REM.

O relatório da monitorização do sono deve trazer com clareza o tipo de exame realizado com os parâmetros observados. O conhecimento do que a polissonografia e os exames domiciliares monitorizam, somado aos dados clínicos do paciente em investigação, tornam mais evidente os achados e possíveis falhas do exame.

A polissonografia tem parâmetros bastante objetivos para sua realização e interpretação. O não seguimento destes parâmetros pode trazer graves consequências ao relatório, impactando em imensos transtornos ao diagnóstico e seguimento. A credibilidade do laboratório de referência e o entendimento das limitações da monitorização são necessários a qualquer profissional. A dispendiosa estrutura de um laboratório de sono, apesar dos aspectos econômicos desfavoráveis, prescinde o padrão de qualidade do laboratório de sono.

A qualidade final do laudo, sem dúvida, pode comprometer a melhor escolha pela terapêutica.

REFERÊNCIAS BIBLIOGRÁFICAS

1. Ferber R, Millman R, Coppola M, Fleetham J, Murray CF, Iber C et al. Portable recording in the assessment of obstructive sleep apnea. ASDA standards of practice. Sleep [Internet]. 1994 [Acesso em: 2024 Jul];17(4):378-92.
2. Troester MM, Quan SF, Berry RB, Plante DT, Abreu AR, Alzoubaidi M et al. The AASM Manual for the Scoring of Sleep and Associated Events: Rules, Terminology and Technical Specifications. Darien, Il, USA: American Academy of Sleep Medicine; 2023.
3. Kapur VK, Auckley DH, Chowdhuri S, Kuhlmann DC, Mehra R, Ramar K et al. Clinical Practice Guideline for Diagnostic Testing for Adult Obstructive Sleep Apnea: An American Academy of Sleep Medicine Clinical Practice Guideline. J Clin Sleep Med [Internet]. 2017 [Acesso em: 2024 Jul];13(3):479-504.
4. Kushida CA, Chediak A, Berry RB, Brown LK, Gozal D, Iber C et al. Clinical guidelines for the manual titration of positive airway pressure in patients with obstructive sleep apnea. J Clin Sleep Med [Internet]. 2008 Apr 15 [Acesso em: 2024 Jul];4(2):157-71.
5. Kushida CA, Littner MR, Morgenthaler T, Alessi CA, Bailey D, Coleman J Jr. et al. Practice parameters for the indications for polysomnography and related procedures: An update for 2005. Sleep [Internet]. 2005 [Acesso em: 2024 Jul];28(4):499-521.
6. Bar A, Pillar G, Dvir I, Sheffy J, Schnall RP, Lavie P. Evaluation of a portable device based on peripheral arterial tone for unattended home sleep studies. Chest [Internet]. 2003 [Acesso em: 2024 Jul];123(3):695-703.
7. Penzel T, Fietze I, Glos M. Alternative algorithms and devices in sleep apnoea diagnosis: What we know and what we expect. Curr Opin Pulm Med [Internet]. 2020 [Acesso em: 2024 Jul];26(6):650-6.
8. Pires GN, Arnardóttir ES, Islind AS, Leppänen T, McNicholas WT. Consumer sleep technology for the screening of obstructive sleep apnea and snoring: current status and a protocol for a systematic review and meta-analysis of diagnostic test accuracy. J Sleep Res [Internet]. 2023 [Acesso em: 2024 Jul];32(4):e13819.
9. Mann EA, Nandkumar S, Addy N, Demko BG, Freedman NS, Gillespie MB et al. Study design considerations for sleep-disordered breathing devices. J Clin Sleep Med [Internet]. 2020 [Acesso em: 2024 Jul];16(3):441-9.
10. Malhotra A, Ayappa I, Ayas N, Collop N, Kirsch D, McArdle N et al. Metrics of sleep apnea severity: Beyond the apnea-hypopnea index. Sleep [Internet]. 2021 [Acesso em: 2024 Jul];44(7).
11. Pevernagie DA, Gnidovec-Strazisar B, Grote L, Heinzer R, McNicholas WT, Penzel T et al. On the rise and fall of the apnea-hypopnea index: A historical review and critical appraisal. J Sleep Res [Internet]. 2020 [Acesso em: 2024 Jul];29(4):e13066.
12. Chung F, Liao P, Elsaid H, Islam S, Shapiro CM, Sun Y. Oxygen desaturation index from nocturnal oximetry: A sensitive and specific tool to detect sleep-disordered breathing in surgical patients. Anesth Analg [Internet]. 2012 [Acesso em: 2024 Jul];114(5):993-1000.
13. Chen F, Chen K, Zhang C, Chen X, Huang J, Jia P et al. Evaluating the clinical value of the hypoxia burden index in patients with obstructive sleep apnea. Postgrad Med [Internet]. 2018 [Acesso em: 2024 Jul];130(4):436-41.

CAPÍTULO 175

Sonoendoscopia

Alexandre Beraldo Ordones • Fábio A. W. Rabelo

INTRODUÇÃO

Evidências sugerem que a apneia obstrutiva do sono (AOS) é de origem multifatorial. Os principais aspectos fisiopatológicos da AOS envolvem:

- Alterações anatômicas da via aérea superior (VAS), como, por exemplo, hipertrofia de tonsilas palatinas e linguais, retrognatia
- Alto *loop-gain*, que consiste em uma resposta ventilatória mais intensa aos eventuais distúrbios respiratórios
- Resposta compensatória pobre da musculatura dilatadora faríngea (principalmente do músculo genioglosso) à pressão negativa da faringe diante da obstrução da via aérea durante o sono
- Baixo limiar de despertar.

Todos esses aspectos envolvem colapso da via aérea superior, com consequente redução ou abolição do fluxo de ar, levando a redução dos níveis sanguíneos de oxigênio.

É consenso mundial que o tratamento padrão-ouro para a apneia obstrutiva do sono deve ser feito com a adaptação de aparelho de pressão positiva contínua (CPAP). Entretanto, a adesão ao CPAP é muito baixa no longo prazo, o que impacta negativamente a saúde do paciente apneico.

Diante disso, a busca por tratamentos alternativos é uma necessidade, principalmente naqueles que não se adaptaram ou que recusaram o uso do CPAP. Nesse sentido, vários recursos propedêuticos podem ser utilizados para identificar o local de colapso e de obstrução da VAS para escolha da melhor terapia não-CPAP.

- Nasofibrolaringoscopia: a avaliação endoscópica é útil na identificação de possíveis obstruções da VAS de causas anatômicas, como, por exemplo, hipertrofia de tecidos linfoides. Entretanto, tem seu valor limitado porque não avalia o paciente durante o sono
- Exames de imagem, como cefalometria, tomografia computadorizada cervical e ressonância nuclear magnética cervical, também podem ser úteis para avaliação da VAS. No entanto, possuem limitações importantes para a realização durante o sono e não fornecem imagens em tempo real.

Assim, a sonoendoscopia é uma ferramenta diagnóstica importante, pois permite uma visão tridimensional, em cores, e dinâmica da VAS. Consiste na endoscopia da VAS durante o sono e permite avaliar seus locais e padrões de colapso, assim como a realização de manobras específicas. A sonoendoscopia é útil na escolha do melhor procedimento terapêutico para um determinado paciente.

TÉCNICA DE REALIZAÇÃO: ENDOSCOPIA DO SONO INDUZIDO POR DROGAS

Para a realização do exame de endoscopia do sono induzido alguns critérios devem ser observados, e são descritos a seguir.

Local

Qualquer exame que utilize droga sedativa deve ser realizado em ambiente seguro que minimize os riscos para o paciente, assim é necessário ter disponível medicações de emergência, material para manter ventilação e via aérea permeável, oxigênio e material para aspiração (ou vácuo). Os locais que realizam estes procedimentos legalmente também devem garantir os meios de transporte a hospitais que disponham de recursos para atender intercorrências graves que porventura possam acontecer (Resolução CFM nº 1.670, de 11 de julho de 2003).

De um modo geral, no Brasil, a endoscopia do sono induzido por drogas (DISE, do inglês *drug-induced sleep endoscopy*) vem sendo realizada em centro cirúrgico ou em centro de endoscopia, sendo que ambos reúnem as condições anteriormente descritas, mas a realização no centro de endoscopia traz a vantagem de possuir menor custo/hora de utilização.

Participantes

A mesma norma anteriormente citada também prevê que o médico que realiza o procedimento não pode encarregar-se simultaneamente da administração de sedação, devendo isto ficar a cargo de outro médico. Assim, para a realização do exame são necessários ao menos dois médicos, preferencialmente sendo um anestesista, pela familiaridade com o processo de sedação.

No Brasil, este tipo de exame vem sendo feito por otorrinolaringologistas e pneumologistas com prática em endoscopia perioral e respiratória. Os estudos mostram que a experiência de quem está realizando o exame colabora na interpretação dos achados e possibilita maior concordância entre examinadores.[1,2]

Equipamentos

Para a realização do exame, os requisitos mínimos são um sistema de vídeo (câmera) com gravação e um aparelho flexível de endoscopia, seja ele um nasofibroscópio ou um broncoscópio. Quanto menor o diâmetro do aparelho endoscópico, mais fácil a passagem pela cavidade e menor o estímulo, porém, os aparelhos com diâmetro pequeno não possuem canal de aspiração, o que pode ser uma desvantagem em alguns exames. O uso de anestésico tópico não é recomendado, pois além de estimular a formação de secreção na via aérea, também pode interferir nos receptores faríngeos e assim influenciar nos mecanismos dos eventos respiratórios.[3]

Indução do sono

Cada droga utilizada na indução do sono tem sua peculiaridade, e como não existe um consenso, o conhecimento dos detalhes de cada droga é de fundamental importância para a realização de um exame adequado, mantendo assim um nível de sedação estável, com tônus muscular e esforço respiratório semelhantes ao sono natural.[4]

Para evitar grandes variações nos níveis séricos das drogas, deve-se procurar evitar a infusão do medicamento em bólus, dando preferência para infusão em bomba de infusão, a qual pode ser velocidade-controlada ou alvo-controlada.[4,5]

Alguns dos principais métodos descritos em trabalhos utilizados para a indução do sono neste exame são explicados a seguir.

Midazolam

O uso do midazolam para a indução do sono foi descrito em trabalhos[6,7] na seguinte forma: diluição de 10 mg de midazolam em 100 mℓ de soro fisiológico, em gotejamento lento, em equipo de microgota com infusão até alcance do nível de sedação desejado e, então, interrompido.

Com tempo de meia vida entre 2 a 4 horas, o tempo para reversão pode ser prolongado e existe a possibilidade da necessidade do uso do antagonista, flumazenil, caso se queira uma reversão mais rápida.

Propofol

O propofol é a medicação atualmente mais utilizada para se fazer o exame da DISE, com ação principalmente hipnótica, e seu uso preferencial é em bomba de infusão alvo-controlada (*target controlled infusion* (TCI) *pump*). De forma simplificada, são descritos os dois modos de infusão mais realizados: indução lenta e rápida.

Na forma lenta, costuma-se fixar uma concentração-alvo na bomba de infusão alvo-controlada entre 1,5 e 2 mcg/mℓ e fazer aumentos graduais de 0,2 mcg/mℓ a cada 5 minutos até alcançar o nível de sedação desejado, sendo então mantido até o final do exame.[8] Nesta forma, procura-se evitar a sedação em excesso e, consequentemente, o maior relaxamento muscular e colapso da via aérea. Em contrapartida, nesta forma de indução, o exame pode ficar com uma duração prolongada e a infusão lenta também costuma induzir maior quantidade de secreção na via aérea.

Na forma rápida, costuma-se fixar uma concentração-alvo na bomba de infusão entre 3,5 ou 4 mcg/mℓ, e durante a infusão inicial é necessário ficar atento para o nível de sedação do paciente. Assim que atingir o nível de sedação considerado adequado (escala de Ramsay 4), deve ser observada a concentração efetiva (no sítio efetor, cérebro) informada na bomba e então fixada com aumento de 0,5 mcg/mℓ até o final do exame. Nesta forma, o tempo de indução é curto, com menor quantidade de secreção, porém, o risco de se aprofundar a sedação é maior.

Devido a sua meia vida extremamente curta (2 a 4 minutos), a reversão da sedação é rápida, sem necessidade de antagonistas.

Dexmedetomidina

Esta medicação é um agente sedativo agonista alfa-2 adrenérgico, com baixo potencial de depressão respiratória, o que o torna extremamente interessante para este exame. Entretanto, a meia vida deste fármaco é aproximadamente de 2 horas e a reversão não costuma ser tão rápida quanto a do propofol. Também, pela característica de ser um agonista adrenérgico, o uso por período prolongado ou em dose elevada pode levar a uma perda de seletividade e, assim, ocasionar bradicardia ou hipotensão.

Nos EUA, o uso da dexmedetomidina é mais difundido que o propofol, pois nesse país o uso da bomba de infusão alvo-controlada para propofol não tem autorização pela Food and Drug Administration (FDA), o que dificulta sua utilização.

Alguns autores[9] descrevem a indução com dexmedetomidina em bomba de infusão velocidade-controlada da seguinte forma: uma infusão em 10 minutos de 1,5 mcg/kg, seguida de infusão para manutenção entre 1,5 mcg/kg/h, conforme o nível de sedação seja alcançado. O tempo de indução para esta droga é mais prolongado, sendo esperado um efeito inicial entre 15 a 20 minutos após início de infusão, e o despertar após o exame também ocorre, em geral, no mínimo após 1 hora da parada da infusão.

Importante ressaltar que a escolha do modo de indução depende da experiência da equipe e deve ser discutido entre o realizador do exame e o realizador da sedação, para que seja escolhida a que seja de mais conforto e segurança para ambos.

Posição do paciente

O início do procedimento usualmente é feito com o paciente deitado em posição supina com cabeça em posição neutra, e a altura da cabeceira ou o uso de travesseiro dependerão do hábito do paciente. Nesta posição se espera encontrar a situação mais desfavorável para a manutenção da via área pérvia, a não ser que o exame polissonográfico prévio sugira o contrário.

Durante o exame é possível mudar o paciente para decúbito lateral, movimentar a cabeça do paciente (extensão, flexão e lateralização) e instantaneamente acompanhar as mudanças no calibre da via aérea superior. Essas mudanças poderão ser realizadas dependendo dos achados da história clínica do paciente e do exame polissonográfico previamente realizado.

Manobras diagnósticas e terapêuticas

Durante o exame, deve ser observado o padrão de respiração do paciente, se é preferencialmente oral ou nasal. Nos pacientes com respiração oral, uma manobra importante a ser considerada é o fechamento da boca com a mordida em oclusão cêntrica, a fim de se avaliar a mudança do calibre da via área superior. A abertura oral para a respiração bucal tende a deslocar posteriormente as estruturas das regiões retropalatal e retrolingual.

Outra manobra que pode ser realizada é a manobra de elevação/anteriorização da mandíbula. Nesta manobra se espera observar uma melhora no calibre da via aérea nos locais de maior obstrução, proporcional ao nível do avanço. Vale destacar que os pacientes apresentam diferentes níveis de mobilidade da mandíbula, possibilitando avançamentos mandibulares reduzidos ou extensos com variáveis benefícios na via aérea. Deve-se tomar cuidado ao se fazer a manobra de protrusão mandibular em avanço máximo, pois esta manipulação em geral produz um grande desconforto ao paciente, podendo gerar despertar e agitação do mesmo.

Em estudo de 2015,[10] que compara os achados da DISE com o paciente em decúbito lateral e com o paciente em decúbito supino com a cabeça rodada, são descritos achados semelhantes para essas duas posições. Dessa forma, a rotação da cabeça pode ser feita em pacientes com dificuldade para a realização do decúbito lateral, esperando resultado semelhante.

Se houver necessidade ou interesse, durante a DISE podem ser testados aparelhos de pressão positiva, aparelho intraoral de avanço mandibular, mentoneiras, ou seja, cada caso pode ser individualizado e testado o equipamento que o paciente já possuir ou que se pretenda utilizar, desde que disponíveis para isso.

INTERPRETAÇÃO DOS ACHADOS ENDOSCÓPICOS

Para a interpretação dos achados da DISE, é importante levar em consideração que se trata de uma imagem intraluminal, resultado da interação da estrutura óssea com partes moles da VAS, como mostra a Figura 175.1.

Existem várias classificações para os resultados da DISE. A mais comum é a VOTE, criada por Keizirian:[12] trata-se de um mnemônico de *velum* (palato), *oropharynx* (orofaringe), *tongue* (língua), *epiglottis* (epiglote), que são os locais de obstrução da VAS. A configuração da obstrução, assim como o grau de obstrução, são descritos na classificação de VOTE (Figura 175.2).

A seguir, exemplos de sonoendoscopia (Figuras 175.3 a 175.9). Há também vídeo explicativo dos padrões de colapso da VAS (Vídeo 175.1).

Estudo com sonoendoscopia e medida de fluxo respiratório e pressão faríngea em tempo real mostrou que durante a obstrução parcial (entre 50 e 75%, classificada como grau 1) não há limitação de fluxo respiratório e, consequentemente, não há hipopneia ou apneia (Figura 175.10).[13]

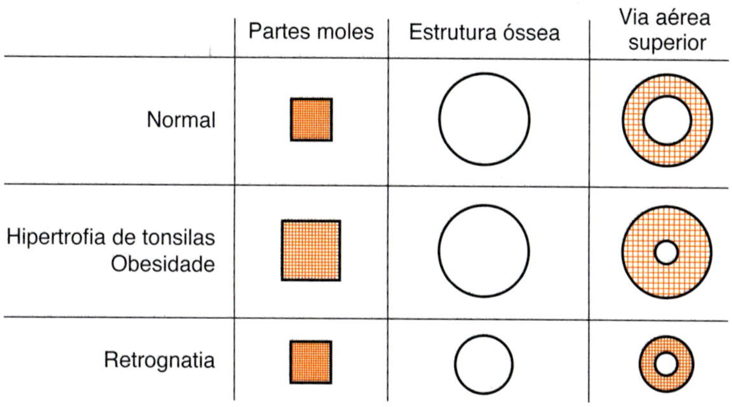

Figura 175.1 A visão intraluminal é o resultado da interação entre estrutura óssea e volume das partes moles. Em casos de aumento de partes moles (hipertrofia de tonsilas e obesidade), há uma diminuição do lúmen da via aérea superior (VAS). Em casos de redução da estrutura óssea (retrognatia), também há redução do lúmen da VAS. (Adaptada de: Watanabe et al., 2002.)

	Grau de obstrução	Antero-posterior	Configuração lateral	Concêntrico
Velum – palato				
Orofaringe				
Tongue – base de língua				
Epiglote				

Figura 175.2 Classificação de VOTE. O grau de obstrução é dado por um número para cada estrutura: 0 = obstrução ou vibração ausentes; 1 = obstrução parcial (vibração ou obstrução entre 50 e 75%); 2 = obstrução completa (colapso ou obstrução maior que 75%); X = não visualizado.

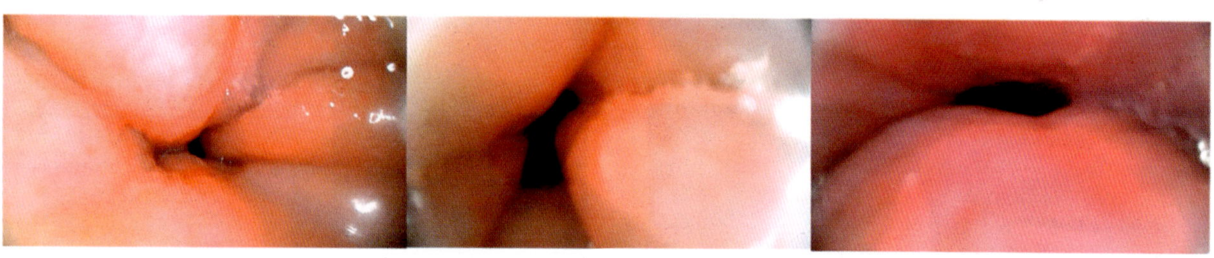

Figura 175.3 Visão suprapalatal evidenciando os diferentes padrões de colapso palatal: concêntrico (imagem da esquerda), laterolateral (imagem do centro) e anteroposterior (imagem da direita).

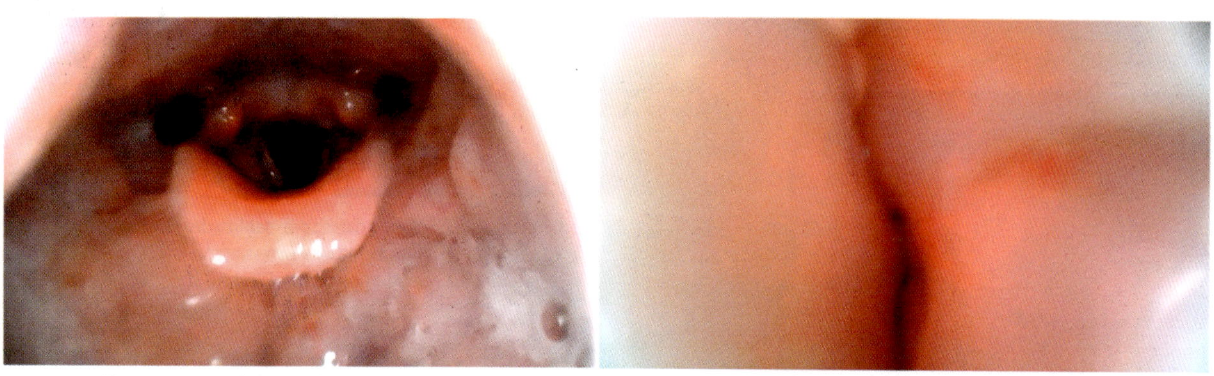

Figura 175.4 Colapso da parede lateral da faringe: à esquerda, durante expiração; à direita, durante inspiração.

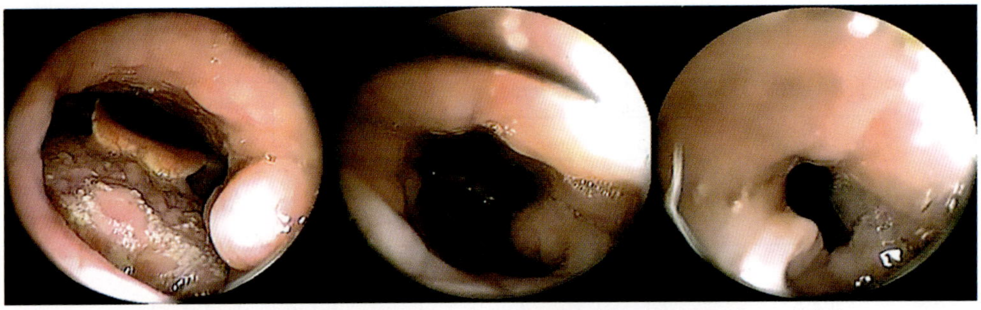

Figura 175.5 Colapso em região de orofaringe, secundário à hipertrofia amigdaliana.

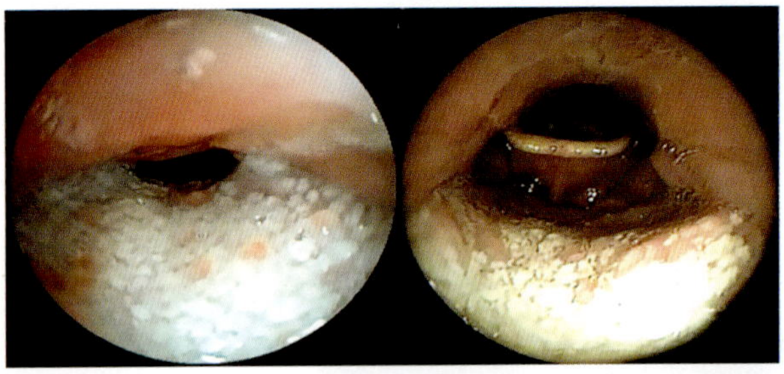

Figura 175.6 Colapso em região retrolingual, provavelmente secundário à hipotonia muscular.

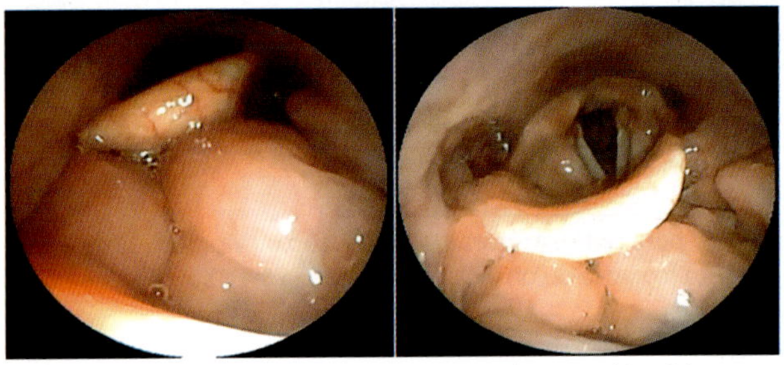

Figura 175.7 Colapso em região retrolingual, secundário à hipertrofia de tonsila lingual.

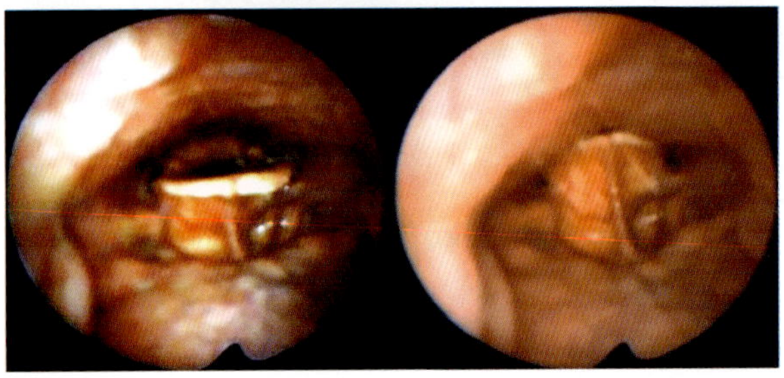

Figura 175.8 Colapso anteroposterior em região de epiglote.

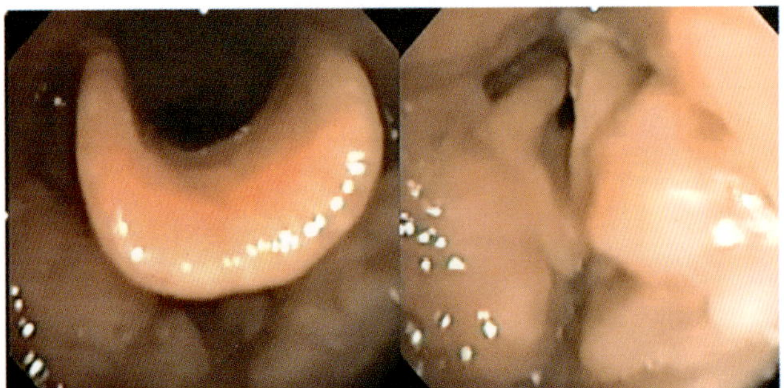

Figura 175.9 Colapso laterolateral em região de epiglote.

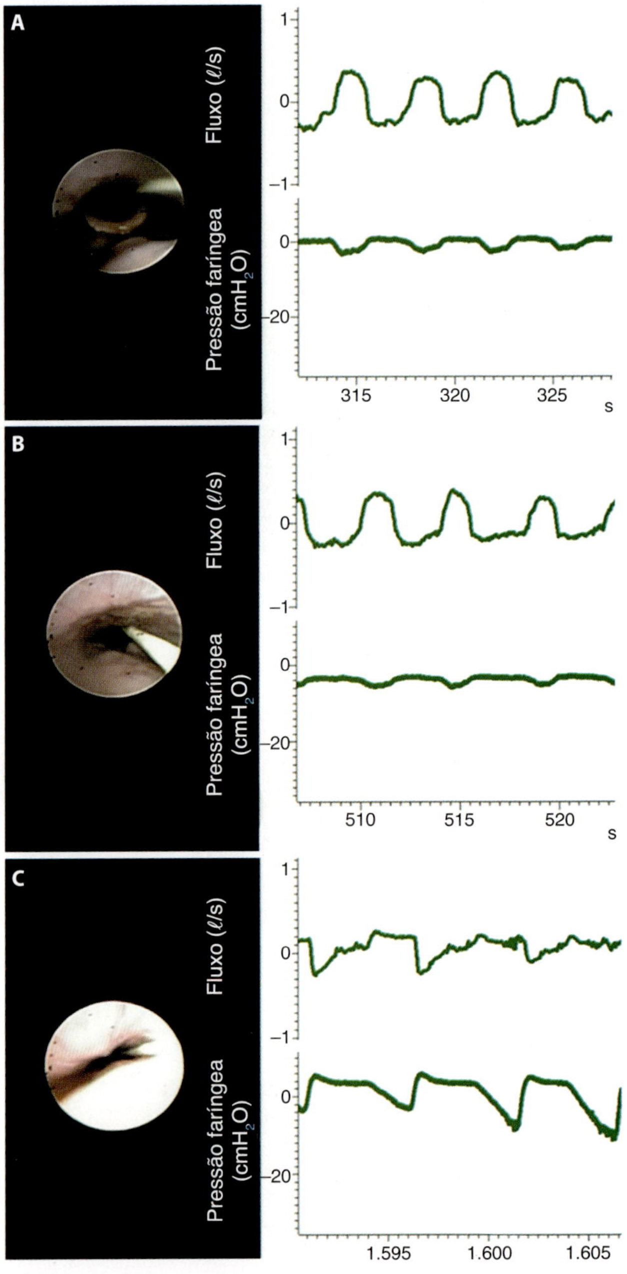

Figura 175.10 Sonoendoscopia realizada com monitorização do fluxo e da pressão faríngea em um mesmo paciente. Na situação **A**, não há colapso da via aérea superior, não há impacto das curvas de fluxo e pressão faríngea. Na situação **B**, visualiza-se colapso entre 50 e 75% da via aérea superior (VAS); porém, sem alteração nas curvas de fluxo e pressão faríngea. Na situação **C**, há colapso maior que 75% da VAS com achatamento da curva de fluxo e aumento da pressão negativa na faringe, ou seja, há evento respiratório.

Em alguns casos, outras estruturas podem colapsar levando à apneia do sono, como por exemplo, colapso de redundância de mucosa de cartilagens aritenoides, colapso de hipofaringe, tumores da VAS. Nesses casos, é importante indicar no laudo como observação adicional.

INDICAÇÕES

A DISE deve ser realizada em pacientes que necessitam de informação adicional sobre a dinâmica da VAS:

- Pacientes com apneia do sono que buscam tratamento alternativo ao CPAP, como procedimentos cirúrgicos, aparelho intraoral, terapia posicional ou combinação de diferentes modalidades terapêuticas
- Pré-operatório nos pacientes candidatos a cirurgia para implante do estimulador do nervo hipoglosso. Nesses casos, a cirurgia está contraindicada se apresentar na DISE obstrução palatal concêntrica
- Pacientes com falha cirúrgica prévia
- Pacientes com intolerância ao tratamento com CPAP, para identificar o motivo da falha terapêutica.

CONTRAINDICAÇÕES

As contraindicações absolutas são:

- Classificação de risco anestésico ASA IV
- Alergia ao sedativo utilizado
- Gravidez.

A principal contraindicação relativa é obesidade mórbida (índice de massa corporal superior a 40 kg/m^2). Obesos mórbidos geralmente não são bons candidatos a procedimentos cirúrgicos específicos para AOS.

USO CLÍNICO DA DISE

A DISE é um recurso propedêutico que informa a dinâmica da VAS durante o sono. Seus resultados devem ser analisados e interpretados de uma maneira crítica para escolher o melhor para o paciente. Alguns estudos analisaram a relação entre resultado de um determinado tratamento e os achados da DISE, na tentativa de se definir o "fenótipo endoscópico" do apneico.

Estimulador do nervo hipoglosso

Estudo avaliou resultados da sonoendoscopia em pacientes que foram submetidos a implante do estimulador do nervo hipoglosso. A ausência de colapso palatal concêntrico era capaz de predizer bom resultado do tratamento proposto.[14]

Aparelho intraoral

De Beeck et al. realizaram DISE em pacientes apneicos que foram tratados com aparelhos intraorais (AIO). Aqueles que tinham colapso de base de língua apresentaram melhor resposta; já aqueles que apresentaram colapso palatal concêntrico e colapso de orofaringe laterolateral apresentaram insucesso.[15] Marques et al. encontraram resultados semelhantes ao realizar sonoendoscopia durante sono natural: maior taxa de sucesso do AIO nos casos em que a língua era responsável pela obstrução da VAS.[16]

Em outro trabalho, Vroegop et al. usaram um molde dentário que simulava avanço mandibular máximo confortável usado durante DISE e foram capazes de predizer sucesso do tratamento com AIO.[17]

Cirurgias faríngeas

DISEs realizadas em pacientes submetidos a faringoplastia lateral evidenciaram que a ausência de obstrução laríngea é um preditor de sucesso, e que a presença de colapso de hipofaringe e de língua é um fator de insucesso dessa cirurgia.[18] Em outro estudo, foi realizada faringoplastia expansora nos pacientes que apresentavam colapso laterolateral de orofaringe (sem colapso de língua ou epiglote) com taxa de sucesso próxima de 70%.[19]

PERSPECTIVAS FUTURAS

A sonoendoscopia tem se mostrado uma ferramenta útil na avaliação da via aérea superior. Os achados da DISE têm sido correlacionados com os resultados terapêuticos, melhorando assim o tratamento do paciente apneico. Novos estudos são necessários nesse sentido, a fim de otimizar a indicação terapêutica, inclusive para aprimorar ainda mais as técnicas para o tratamento da AOS. A DISE pode auxiliar não só na indicação, mas também para contraindicar tratamentos para o paciente apneico.

REFERÊNCIAS BIBLIOGRÁFICAS

1. Vroegop AV, Vanderveken OM, Boudewyns AN, Scholman J, Saldien V, Wouters K et al. Drug-induced sleep endoscopy in sleep-disordered breathing: Report on 1,249 cases. Laryngoscope [Internet]. 2014 Mar [Acesso em: 2024 Jul];124(3):797-802.
2. Carrasco-Llatas M, Zerpa-Zerpa V, Dalmau-Galofre J. Reliability of drug-induced sedation endoscopy: Interobserver agreement. Sleep Breath [Internet]. 2017 Mar [Acesso em: 2024 Jul];21(1):173-9.
3. Genta PR, Owens RL, Edwards BA, Sands SA, Eckert DJ, Butler JP et al. Influence of pharyngeal muscle activity on inspiratory negative effort dependence in the human upper airway. Respir Physiol Neurobiol [Internet]. 2014 Sep 15 [Acesso em: 2024 Jul];201:55-9.
4. De Vito A, Carrasco Llatas M, Vanni A, Bosi M, Braghiroli A, Campanini A et al. European position paper on drug-induced sedation endoscopy (DISE). Sleep Breath [Internet]. 2014 Sep [Acesso em: 2024 Jul];18(3):453-65.
5. Yoon BW, Hong JM, Hong SL, Koo SK, Roh HJ, Cho KS. A comparison of dexmedetomidine versus propofol during drug-induced sleep endoscopy in sleep apnea patients. Laryngoscope [Internet]. 2016 Mar [Acesso em: 2024 Jul];126(3):763-7.
6. Gregório MG, Jacomelli M, Inoue D, Genta PR, de Figueiredo AC, Lorenzi-Filho G. Comparison of full versus short induced-sleep polysomnography for the diagnosis of sleep apnea. Laryngoscope [Internet]. 2011 May [Acesso em: 2024 Jul];121(5):1098-103.
7. Genta PR, Eckert DJ, Gregorio MG, Danzi NJ, Moriya HT, Malhotra A et al. Critical closing pressure during midazolam-induced sleep. J Appl Physiol (1985) [Internet]. 2011 Nov [Acesso em: 2024 Jul;111(5):1315-22.
8. Roblin G, Williams AR, Whittet H. Target-controlled infusion in sleep endoscopy. Laryngoscope [Internet]. 2001 Jan [Acesso em: 2024 Jul];111(1):175-6.
9. Capasso R, Rosa T, Tsou DY, Nekhendzy V, Drover D, Collins J et al. Variable findings for drug-induced sleep endoscopy in obstructive sleep apnea with propofol versus dexmedetomidine. Otolaryngol Head Neck Surg [Internet]. 2016 Apr [Acesso em: 2024 Jul];154(4):765-70.
10. Safiruddin F, Koutsourelakis I, de Vries N. Upper airway collapse during drug induced sleep endoscopy: Head rotation in supine position compared with lateral head and trunk position. Eur Arch Otorhinolaryngol [Internet]. 2015 Feb [Acesso em: 2024 Jul];272(2):485-8.
11. Watanabe T, Isono S, Tanaka A, Tanzawa H, Nishino T. Contribution of body habitus and craniofacial characteristics to segmental closing pressures of the passive pharynx in patients with sleep-disordered breathing. Am J Respir Crit Care Med [Internet]. 2002 Jan 15 [Acesso em: 2024 Jul];165(2):260-5.
12. Kezirian EJ, Hohenhorst W, de Vries N. Drug-induced sleep endoscopy: The VOTE classification. Eur Arch Otorhinolaryngol [Internet]. 2011 Aug [Acesso em: 2024 Jul];268(8):1233-6.

13. Ordones AB, Grad GF, Cahali MB, Lorenzi-Filho G, Sennes LU, Genta PR. Comparison of upper airway obstruction during zolpidem-induced sleep and propofol-induced sleep in patients with obstructive sleep apnea: A pilot study. J Clin Sleep Med [Internet]. 2020 May 15 [Acesso em: 2024 Jul];16(5):725-32.
14. Vanderveken OM, Maurer JT, Hohenhorst W, Hamans E, Lin HS, Vroegop AV et al. Evaluation of drug-induced sleep endoscopy as a patient selection tool for implanted upper airway stimulation for obstructive sleep apnea. J Clin Sleep Med [Internet]. 2013 May 15 [Acesso em: 2024 Jul];9(5):433-8.
15. de Beeck SO, Dieltjens M, Verbruggen AE, Vroegop AV, Wouters K, Hamans E et al. Phenotypic labelling using drug-induced sleep endoscopy improves patient selection for mandibular advancement device outcome: A prospective study. J Clin Sleep Med [Internet]. 2019 Aug 15 [Acesso em: 2024 Jul];15(8):1089-99.
16. Marques M, Genta PR, Azarbarzin A, Taranto-Montemurro L, Messineo L, Hess LB et al. Structure and severity of pharyngeal obstruction determine oral appliance efficacy in sleep apnea. J Physiol [Internet]. 2019 Nov [Acesso em: 2024 Jul];597(22):5399-5410.
17. Vroegop AV, Vanderveken OM, Dieltjens M, Wouters K, Saldien V, Braem MJ et al. Sleep endoscopy with simulation bite for prediction of oral appliance treatment outcome. J Sleep Res [Internet]. 2013 Jun [Acesso em: 2024 Jul];22(3):348-55.
18. Elzayat S, El-Sobki A, El-Deeb ME, Moussa HH. Managing obstructive sleep apnea patients with CPAP failure with a novel Lateral Pharyngoplasty as a stand-alone procedure. Am J Otolaryngol [Internet]. 2020 Jul-Aug [Acesso em: 2024 Jul];41(4):102500.
19. Hong SN, Kim HG, Han SY, Ji JY, Kim MK, Han DH et al. Indications for and outcomes of expansion sphincter pharyngoplasty to treat lateral pharyngeal collapse in patients with obstructive sleep apnea. JAMA Otolaryngol Head Neck Surg [Internet]. 2019 May 1 [Acesso em: 2024 Jul];145(5):405-412.

CAPÍTULO

176

Tratamento com PAP: Indicação e Seguimento

Fernanda Madeiro • Renato Prescinotto • Rafael Rossell Malinsky

INTRODUÇÃO

O tratamento padrão-ouro para a apneia obstrutiva do sono (AOS) moderada a grave é com o uso de aparelho de pressão positiva (PAP). O aparelho transmite uma pressão positiva na via aérea superior que percorre a faringe posterior, projetando a língua e o palato mole anteriormente, assegurando a manutenção da abertura da via aérea superior (VAS) durante o sono, eliminando os eventos respiratórios obstrutivos.[1]

É importante ressaltar que a indicação de PAP deve ser feita tão somente após exame de polissonografia, seja ele exame domiciliar ou em laboratório do sono. O paciente deve ser acompanhado e monitorado nas primeiras semanas após o início do tratamento para promover uma melhor adesão e avaliar a resposta. A identificação precoce de dificuldades com o uso de PAP aumenta a adesão a longo prazo.[2]

As principais indicações de PAP são nos casos de pacientes com AOS moderada a grave com aumento da sonolência excessiva diurna, com grande impacto na qualidade de vida (p. ex., pacientes com noctúria, cefaleia matinal, queda da capacidade produtiva, fadiga excessiva, entre outros) e presença de comorbidades como hipertensão arterial sistêmica, histórico de infarto agudo do miocárdio e/ou acidente vascular cerebral.

O uso regular do PAP está associado a diminuição dos sintomas noturnos e diurnos da AOS, melhora da qualidade de vida e diminuição das complicações cardiovasculares. Porém, os benefícios do tratamento da AOS com PAP estão diretamente ligados ao seu uso regular e ao número de horas utilizados durante a noite.

A adesão ao tratamento com PAP é variável na literatura e é influenciada por diversos fatores, incluindo nível socioeconômico, nível de compreensão da terapia, intensidade dos sintomas da AOS, nível de gravidade da AOS e a interface (máscara) utilizada no tratamento. A adesão é definida como o uso regular por mais de 4 horas/noite por mais de 70% das noites, porém, existe uma relação dose-resposta entre o uso de PAP e vários desfechos clínicos, de forma que a orientação é que o paciente utilize o PAP o máximo de horas possíveis durante a noite de sono.[3]

O tratamento da AOS com CPAP foi idealizado por Sullivan em 1981, utilizando máscara nasal,[1] porém, com o passar dos anos, novas interfaces surgiram na tentativa de aumentar a adesão ao tratamento com PAP: máscara oronasal, máscara oral, máscara nasal e nasal do tipo almofada. Muitos pacientes referem intolerância à máscara nasal devido à persistência de abertura bucal e respiração oronasal. Para atender a esses pacientes surgiu a máscara oronasal, que hoje representa de 25 a 46% das máscaras utilizadas.

Uma metanálise comparando o PAP com máscara nasal *versus* PAP com máscara oronasal, avaliou cinco estudos randomizados e oito não randomizados que avaliaram nível de PAP e/ou índice de apneia e hipopneia (IAH) residual e/ou adesão ao PAP.[4] O principal achado desta metanálise é que, quando comparado com a máscara nasal, o tratamento com PAP e máscara oronasal está associado a maiores pressões de PAP (em média +1,5 cmH_2O), a um maior IAH residual (2,8 eventos/h) e uma pior adesão (menos de 48 minutos/noite).

O principal motivo para a máscara oronasal ser comercializada, apesar da sua inferioridade em relação à máscara nasal, é para atender aos pacientes que apresentam obstrução nasal e respiração oral. Porém, a respiração autorreferida não prevê objetivamente a rota de respiração do paciente, e a porcentagem de respiração oral pode diminuir com uso do CPAP em até 62% após 3 meses de terapia.[5] Alguns estudos mostram uma redução ainda mais expressiva e imediata, de até 97% do índice de respiração oral por tempo total de sono após uma titulação de CPAP com máscara nasal.[6] Tais achados implicam que o paciente poderia se adaptar a uma máscara nasal, a despeito dos sintomas nasais iniciais, ou que uma máscara nasal poderia ser ofertada após os primeiros meses de uso de PAP.

Importante ressaltar que, apesar da obstrução nasal ser a maior causa de indicação de máscara oronasal, essa mesma obstrução também prejudica o funcionamento das máscaras oronasais. Está presente na literatura relato de casos de pacientes em uso de máscara oronasal com falha no tratamento com o CPAP, a despeito de altas pressões terapêuticas, ou seja, um efeito paradoxal.[7] Em alguns desses casos que descrevem tal fenômeno foi realizada troca para máscara nasal e houve estabilização dos eventos obstrutivos com pressões menores de CPAP.

Para entender as variações do mecanismo de funcionamento da máscara oronasal, Madeiro et al, em 2019, realizaram um estudo fisiológico com sonoendoscopia em pacientes que já utilizavam a máscara oronasal.[8] Foi observado que a máscara oronasal funcionava adequadamente nos pacientes que tinham a respiração predominantemente nasal (Figura 176.1 A).

Porém, mesmo nos pacientes com respiração nasal, houve uma transmissão de pressão na cavidade oral, que diminuiu o gradiente de pressão na faringe. Tal achado explica o fato de os pacientes em uso de máscara oronasal necessitarem de pressões terapêuticas maiores para o tratamento, para compensar a queda no gradiente pressórico com o uso de máscara oronasal (Figura 176.1 B).

Quando a porcentagem de respiração oral representou mais de 25% da respiração total, o paciente apresentou falha no tratamento (Figura 176.1 C). Desta forma, houve uma queda do gradiente pressórico e o paciente se comportou como um paciente sem tratamento (Figura 176.1 D). Tal achado justifica pacientes em uso de máscara oronasal com alto IAH residual a despeito de altas pressões terapêuticas.

O uso generalizado de máscara oronasal para tratar a AOS é potencialmente prejudicial pelo fato de ser geralmente utilizada em pacientes com altos níveis de sintomas de obstrução nasal, em que a porcentagem de respiração oral durante o sono é desconhecida e pode ser deletéria ao tratamento. Ou seja, a principal indicação de uso de máscara oronasal pode ser a principal causa de falha do PAP. A Figura 176.1 resume o funcionamento variável da máscara oronasal.

É possível que a terapia posicional também influencie na eficácia da máscara oronasal. Um relato de caso publicado em 2011 mostrou que o CPAP oronasal não era eficaz na posição supina, porém, a respiração era estabilizada quando o paciente assumia a posição lateral.[9] Na posição lateral, é possível que a porcentagem de respiração oral durante o CPAP diminua e, consequentemente, a eficácia do CPAP oronasal aumente. Porém, mais estudos são necessários para confirmar tal afirmativa.

Cabe ao otorrinolaringologista sempre otimizar a respiração nasal do paciente, seja com tratamento clínico, com o uso de umidificadores ou com cirurgia nasal nos casos de obstrução nasal de causa anatômica.[10,11]

A patência da respiração nasal no uso do PAP está relacionada com maior adesão ao tratamento, menores pressões terapêuticas e menor vazamento de máscara.[12]

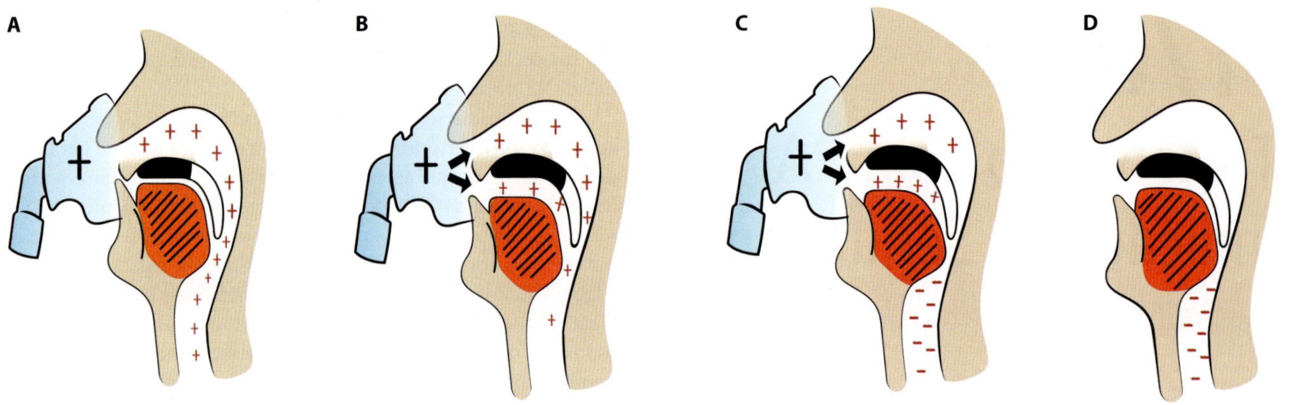

Figura 176.1 Representação do funcionamento variável da máscara oronasal. **A.** Máscara oronasal funciona adequadamente. Paciente apresenta respiração exclusivamente nasal. Pode ocorrer perda discreta do gradiente pressórico sendo compensado com aumento discreto da pressão de CPAP; **B.** Máscara oronasal com paciente apresentando respiração nasal e oral concomitantes, levando à maior perda do gradiente pressórico em relação à figura A. Essa situação pode ser compensada com aumento significativo de pressão de CPAP; **C.** Máscara oronasal com paciente apresentando respiração oral > 25%, levando à perda total do gradiente pressórico. Desta maneira, o paciente se comporta como um paciente com AOS sem tratamento com CPAP (**D**).

O vazamento da máscara no tratamento com PAP, além de impactar na adesão ao tratamento, gera desconforto ao paciente e diminui a eficácia do PAP. O vazamento pode ser de três tipos: devido ao selamento inadequado da máscara, vazamento devido à abertura de boca ou vazamento expiratório devido a prolapso palatal.[13] As intervenções que podem ser utilizadas no controle do vazamento incluem: ajuste de máscara, tratamento da obstrução nasal, uso de queixeiras e terapia miofuncional, sendo cada tratamento indicado de acordo com a individualidade de cada caso.

A troca das máscaras indicada pelos fabricantes pode variar entre 3 a 6 meses. Porém, a avaliação clínica da máscara por profissional qualificado pode indicar a troca antes ou após o período citado. A má conservação da máscara pode levar a vazamentos persistentes por deterioração do seu material de vedação, o que requer substituição.

A terapia com PAP para o tratamento de AOS pode ser realizada com equipamentos de pressão fixa ou automática, respectivamente, CPAP e APAP. A escolha do modo do equipamento leva em consideração o custo, a indicação clínica e a preferência do paciente. Os fenótipos de AOS relacionados com sono REM e com AOS posicional se beneficiam do uso de APAP, no qual a pressão pode ser ajustada nos momentos de maior colapsabilidade da via aérea. Pacientes etilistas sociais e pacientes em processo de emagrecimento também podem se beneficiar do modo APAP. Outros modos de pressão positiva como binível e servoventilador são utilizados no tratamento de apneia do sono na presença de outras comorbidades como hipoventilação da obesidade e insuficiência cardíaca congestiva.

TITULAÇÃO DE PAP

Após a indicação de terapia com PAP pelo médico é necessário o estabelecimento da pressão terapêutica. A configuração do modo de pressão do tratamento deve ser definida após titulação do CPAP em laboratório do sono ou titulação ambulatorial com APAP feito por equipe treinada composta por médicos e/ou fisioterapeutas. Não há diferença na efetividade da titulação ambulatorial ou em laboratório do sono. As vantagens em se realizar a titulação domiciliar incluem o menor custo, a avaliação do tratamento em múltiplas noites e a realização da avaliação em domicílio. Porém, na presença de comorbidades clínicas graves recomenda-se a titulação em laboratório de sono.[14]

A titulação ambulatorial necessita de um modelo de equipamento APAP que apresente a possibilidade de gravação de informações relacionadas com a terapia. A gravação pode ser feita em nuvem ou em cartão de memória do equipamento. Não existe ainda um protocolo fixo de como a titulação ambulatorial deve ser conduzida.[15] O médico e/ou fisioterapeuta programa o equipamento de APAP com tempo de rampa e uma faixa de pressão máxima e mínima (p. ex., de 6 a 14 cmH_2O). Após 7 a 14 dias é feita uma interpretação do relatório, que somado à avaliação clínica permite a prescrição dos parâmetros ideais de tratamento.

A titulação laboratorial é feita em laboratório do sono, simultaneamente com polissonografia e é conduzida por um técnico de polissonografia. As vantagens da realização laboratorial são: identificação da eficácia da terapia, pressão ideal ajustada e eficiente (avaliada em diferentes fases do sono e posições), intervenção imediata de vazamento e ajuste de máscara, troca do CPAP para outros dispositivos como aparelho de pressão positiva em dois níveis (binível) em casos de altas pressões terapêuticas (> 15 cmH_2O) de forma rápida e segura. As desvantagens são: custo elevado, noite única de sono para avaliação, e o paciente pode apresentar dificuldade em dormir devido à monitorização extensa, o que pode interferir no tempo adequado de sono para a titulação. É considerada uma titulação ótima quando a pressão consegue abolir os eventos respiratórios em ao menos 15 minutos de sono REM em posição supina.

APNEIA EMERGENTE

A apneia emergente, antes chamada de apneia complexa, pode ser encontrada durante uma titulação de PAP ou mesmo no início do tratamento da AOS. O surgimento de eventos centrais durante o tratamento de apneia obstrutiva com pressão positiva ocorre por uma instabilidade ventilatória frente a uma redução da pressão de CO_2 após desobstrução da via aérea superior. Na maior parte dos casos, os eventos centrais são transitórios e tendem a desaparecer com o uso de PAP ao longo de 4 a 8 semanas.[16] Nos casos de apneia emergente persistente em uso de PAP, pode ser necessário reduzir a pressão terapêutica obtida durante a titulação, com o objetivo de melhorar a eficácia do PAP no controle das apneias centrais. No entanto, caso o tratamento com PAP não seja eficaz na correção das apneias emergentes, pode ser considerada a utilização da servoventilação adaptativa, visando a estabilização do fluxo respiratório do paciente durante o sono. Esse dispositivo tem como objetivo tratar tanto os eventos obstrutivos quanto os centrais, assegurando a desobstrução da via aérea superior e garantindo a adequada geração de fluxo de ar durante os períodos de eventos centrais. Isso é alcançado por meio de ajustes dinâmicos na pressão de suporte, adaptando-se às necessidades individuais do paciente.

COMO INICIAR A TERAPIA COM PAP

Uma vez indicado o PAP para o tratamento da AOS, o paciente deve ser encaminhado para adaptação de PAP com a prescrição médica contendo as seguintes informações: tipo de máscara, configuração do modo de pressão de tratamento, se fixa ou em modo automático (prescrever com intervalo de pressão descrito), tempo de rampa, a presença ou não de alívio expiratório e o uso ou não de umidificação.

O tipo de máscara a ser indicado se refere à rota de respiração, se a pressão será ofertada pela rota nasal, oronasal ou oral. Uma vez decidida a rota de respiração, o modelo de cada máscara deve ser escolhido pelo paciente, de acordo com sua preferência e conforto. Como discutido anteriormente, dá-se preferência para início de tratamento utilizando a máscara nasal convencional ou tipo almofada. Na prática clínica observa-se que a máscara tipo almofada intranasal apresenta benefícios na adaptação dos pacientes com insuficiência de válvula externa, porém, até o momento não há estudos que suportem essa recomendação.

A configuração do modo de pressão do tratamento deve ser definida em prescrição médica. Nos casos de CPAP, deverá ser descrita a pressão fixa, e nos casos de APAP, a variação da pressão utilizada (p. ex., pressão variando de 8 a 12 cmH_2O).

O tempo de rampa do equipamento se refere ao tempo em que o equipamento demora para iniciar a pressão terapêutica. Esse tempo pode ser configurado de acordo com o tempo que o paciente demora para adormecer. A maioria dos dispositivos pode ajustar entre 5 e 45 minutos. Tal recurso pode facilitar o início do sono nos pacientes em tratamento com PAP. Alguns equipamentos de PAP possuem um recurso de rampa fisiológica, também chamada de automática e inteligente, em que o equipamento inicia o aumento da pressão de PAP frente aos eventos respiratórios, se adaptando à variabilidade da latência diária.

O alívio expiratório está presente em modelos selecionados de PAP. Essa função se refere à queda de pressão durante a expiração no intuito de aumentar o conforto da respiração do paciente. Até o momento não há evidência científica que suporte seu uso de rotina, devendo ser indicada apenas nos pacientes que apresentem dificuldade de adaptação ao PAP, principalmente em relação à expiração.[17]

A presença de umidificação aquecida pode reduzir a resistência nasal, atenuar a inflamação da mucosa nasal, prevenir o ressecamento da via aérea superior além de reduzir significativamente alguns efeitos colaterais como boca seca e sangramento nasal.

Uma vez iniciada a terapia com PAP, o seguimento adequado é de extrema importância para o sucesso do tratamento, uma vez que é capaz de aumentar a adesão à terapia proposta. Estudos demonstram que uma boa adesão no primeiro mês é capaz de prever um uso satisfatório em um ano.[18] Após o início da terapia, o paciente deve ser orientado a retornar após a primeira semana de uso e depois de acordo com a avaliação médica. Após o primeiro mês é recomendado que novas avaliações sejam realizadas com 3, 6 e 12 meses, mantendo-se o acompanhamento anual. Avaliações mais precoces podem ser necessárias de acordo com adaptação e adesão ao tratamento.

O acompanhamento do paciente em uso de PAP deve ser preferencialmente multiprofissional. Uma vez indicada pelo médico, o paciente passa a ser avaliado pelo profissional de fisioterapia especializado em sono, que o auxiliará na escolha do equipamento e máscara adequada de acordo com a prescrição médica. É importante orientar o paciente sobre os riscos da aquisição de equipamentos sem acompanhamento de um profissional especializado.

Durante o seguimento do paciente em terapia com PAP, o médico deve se atentar à pressão terapêutica utilizada e eventuais necessidades de ajuste da mesma. A redução da pressão terapêutica pode ser uma estratégia em casos de desconforto relacionado com a pressão de PAP e em casos de vazamento excessivos. É mandatório a reavaliação de um paciente após mudança nos parâmetros pressóricos. Além disso, a redução da pressão pode ser considerada em casos de perda de peso significativa, uma vez que nesta situação o paciente apresenta mudança da colapsibilidade da via aérea superior, necessitando de menores pressões terapêuticas.

Em contrapartida, há situações em que um aumento da pressão terapêutica pode ser necessário, como nos casos de manutenção de IAH residual elevado, uma vez descartada a hipótese de vazamento excessivo. Neste caso, estando o paciente com uma máscara adequada, o aumento da pressão pode corrigir o IAH e uma reavaliação precoce deve ser realizada.

Interpretação de relatório

Atualmente, os novos dispositivos de PAP podem emitir relatórios de uso de adesão à terapia. Os relatórios emitidos possuem informações de adesão (número de horas utilizadas por noite e porcentagem dos dias com uso de PAP > 4 horas/noite), vazamentos (também conhecido como fuga) e IAH residual (Tabela 176.1 e Figuras 176.3 e 176.4).

Em relação aos dados de tempo de utilização, é fundamental realizar uma análise abrangente, além da simples avaliação do tempo total de uso ou da média de horas de uso durante o período designado. É muito importante também avaliar a porcentagem de dias nos quais o dispositivo foi utilizado por mais de 4 horas, bem como garantir o uso do dispositivo em pelo menos 70% das noites avaliadas.

Tabela 176.1 Modelo de relatório descritivo de adesão ao tratamento.

Relatório de adesão ao tratamento			
Utilização			**27/12/2023 – 25/01/2024**
Dias de utilização			26/30 dias (87%)
≥ 4 h			24 dias (80%)
< 4 h			2 dias (7%)
Horas de utilização			138 h 36 min
Utilização média (total de dias)			4 h 37 min
Utilização média (dias de utilização)			5 h 20 min
Utilização mediana (dias de utilização)			5 h 23 min
Total de horas de uso (último *reset* de valores – 25/01/2024)			5,697 h
Modo			CPAP
Pressão definida			8 cmH_2O
EPR			Tempo total
Nível de EPR			3
Terapia			
Fugas – ℓ/min	Mediana: 0.6	Percentil 95.º: 10.2	Máximo: 13.2
Eventos por hora	IA: 5.7	IH: 3.3	Índice de apneia e hipopneia 9.0
Índice de apneia	Central: 1.9	Obstrutiva: 3.7	Desconheci 0.0
Índice RERA			1.3
Respiração Cheyne-Stokes (duração média por noite)			3 min (1%)

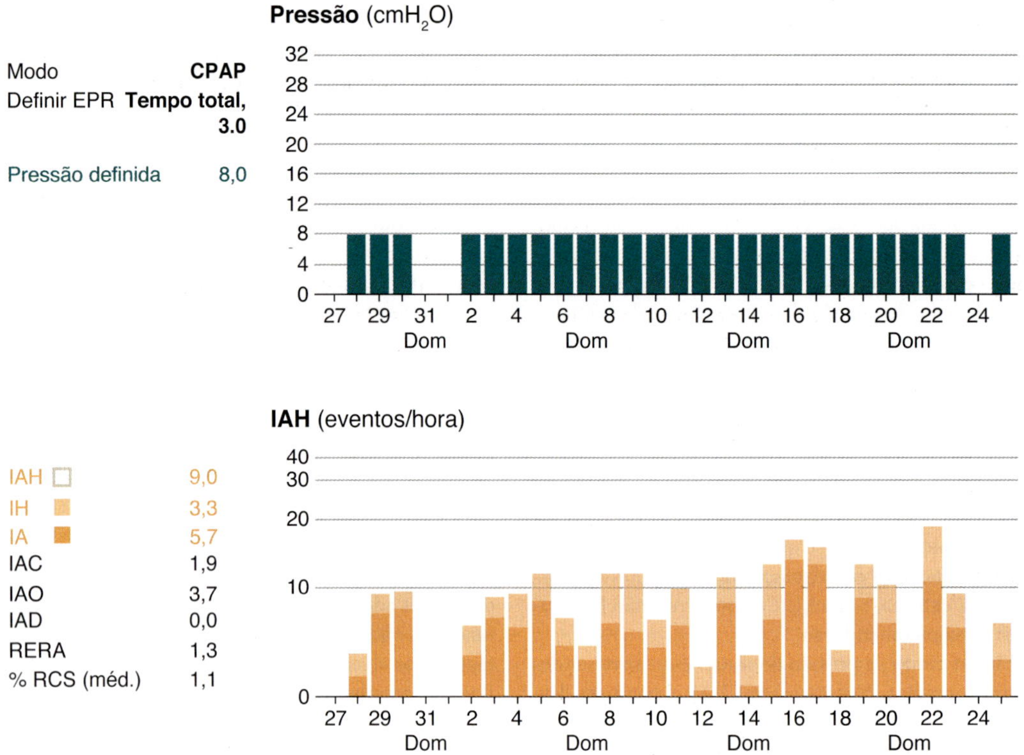

Figura 176.2 Modelo de relatório gráfico evidenciando pressão de suporte e IAH ao longo de um período determinado.

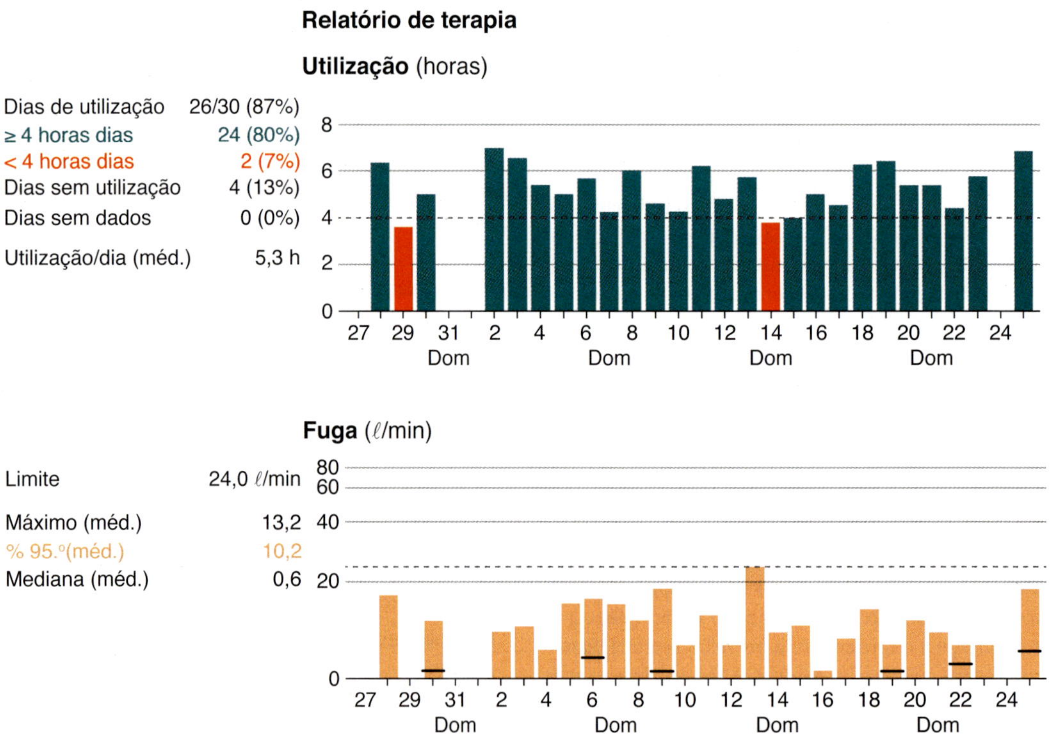

Figura 176.3 Modelo de relatório gráfico evidenciando utilização e fuga ao longo de um período determinado.

A análise dos dados de vazamento ou fuga deve levar em consideração a referência do fabricante dos equipamentos, bem como o modelo de máscara utilizado. A observação do vazamento é essencial para garantir a eficácia do tratamento, uma vez que vazamentos excessivos podem comprometer a pressão terapêutica desejada e, por conseguinte, afetar negativamente a terapia.

O IAH residual se refere aos eventos respiratórios que ocorreram com o uso do PAP. É esperado que o paciente em uso de PAP apresente um IAH residual < 10 eventos/h.[15] Ao avaliar esse índice de eventos residuais é importante interpretar se o índice foi decorrente de eventos obstrutivos ou centrais e até mesmo padrões específicos, como a respiração de Cheyne-Stokes.

Nos casos de equipamentos automáticos, o relatório fornece o nível de pressão utilizado para eliminar os eventos respiratórios. Essa pressão pode ser fornecida como mediana, percentil 90 ou percentil 95. A interpretação desses dados auxilia na condução da pressão ideal de tratamento, pois indica qual a pressão capaz de abolir a maior parte dos eventos.

Quando é gerado o relatório no equipamento de PAP em alguns equipamentos, existe ainda a opção de gerar o relatório detalhado (Figura 175.5). O mesmo contém gráficos ilustrativos que mostram a distribuição da fuga, da pressão e dos eventos ao longo da noite. Dessa forma, é possível observar se houve fracionamento do tratamento durante o período de utilização noturna. Além disso, é possível em alguns equipamentos a avaliação da curva de fluxo respiratório, informação que pode ser útil, por exemplo, nos casos de pacientes com persistência dos sintomas da AOS a despeito de um IAH residual adequado; por vezes esses pacientes apresentam limitação de fluxo a despeito do uso do PAP, o que impacta diretamente na qualidade do sono.

Alguns dispositivos hoje dispõem de ferramenta de telemonitoramento, que representa uma tecnologia que foi integrada aos dispositivos de PAP pela indústria com o objetivo de promover uma maior adesão dos usuários. Essa funcionalidade possibilita a monitorização de maneira remota das diversas informações de utilização, visando otimizar a eficácia do tratamento e melhorar a adesão do paciente.[18,19] Todas as informações apresentadas no relatório de uso podem ser acessadas de maneira remota. Além disso, também é possível mudança de parâmetros como alteração da pressão de PAP, tempo de rampa, ou ainda, regulagem das ferramentas de conforto, como alívio de pressão expiratória. Importante ressaltar que o telemonitoramento não exclui a necessidade de consultas presenciais, já que estas são importantes para um acompanhamento mais detalhado e são fundamentais quando se identifica uso insuficiente da terapia com PAP, fracionamento dos períodos de sono, IAH residual maior do que 10/hora e vazamento ou fuga excessivos.

LIMITAÇÕES E ADESÃO A LONGO PRAZO

A adesão a tratamentos clínicos de doenças crônicas na medicina é um desafio mesmo com medicações simples. A adesão à terapia com PAP é ainda mais desafiadora, pois trata-se de uma medida comportamental; colocar uma máscara à noite para dormir requer ação voluntária por parte do paciente.[20]

O uso frequente e a adesão a longo prazo do PAP tornam-se um grande desafio nessa modalidade de tratamento. Intervenções educativas e de ensino visam melhorar a compreensão da AOS, suas consequências e benefícios do tratamento.[21-23] O objetivo principal é que, ao transmitir conhecimento, possa-se afetar crenças e preconceitos pessoais em relação ao uso do PAP que possam levar a mudanças de comportamento.[24,25]

Os estudos apresentam variados tipos e métodos de terapias educacionais: documentos impressos, videoclipes, educação baseada na *web*, chamadas telefônicas, sessões de aconselhamento individual presenciais e personalizadas durante o uso do PAP. As formas de intervenção no uso do PAP podem ser realizadas de forma ativa, com participação dos pacientes, ou passiva, sem a participação do paciente no controle do uso diário. Os efeitos das intervenções educativas na adesão ao PAP são distintos, alguns estudos não demonstram efeito na adesão, enquanto os outros demonstram efeito positivo na adesão à terapia em vários graus.[26,27] As diretrizes da Academia Americana de Medicina do Sono (AASM) recomendam fortemente o uso de educação comportamental durante a adaptação e uso do PAP.[2]

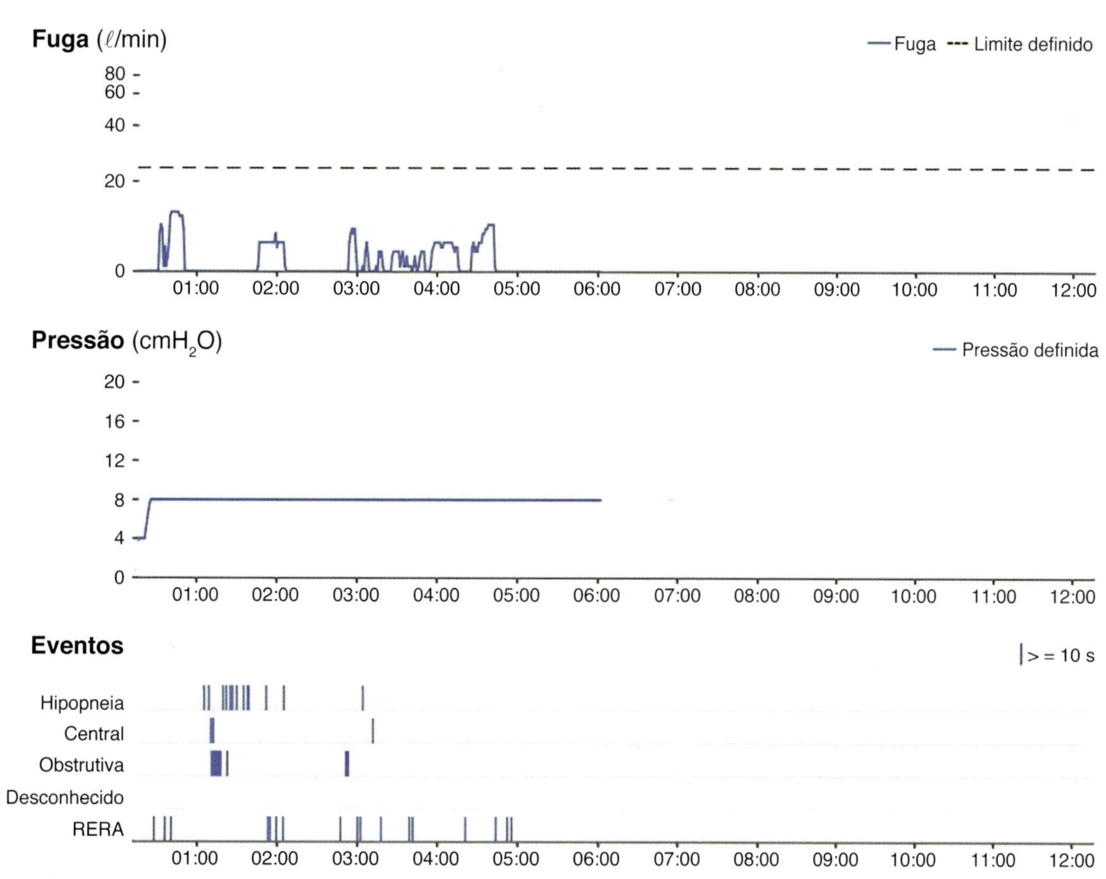

Figura 176.4 Modelo de relatório detalhado evidenciando fuga, pressão de suporte e eventos ao longo de uma noite.

Alguns preditores de adesão à PAP foram estudados e relacionados independentemente com o uso do tratamento, com aumento da adesão, entre os quais: idade avançada, elevado índice de massa corporal (IMC) e sexo feminino,[2,28] enquanto a duração geral do sono, presença de insônia comórbida, aumento na latência para o início do sono, *status* socioeconômico e os níveis de educação foram relacionados com uma diminuição no uso do PAP.[2,28,29]

O uso correto, adaptação e adesão de um PAP tornam-se um verdadeiro desafio que necessita de uma equipe profissional multidisciplinar. Somado a isso, é fundamental a conscientização da importância do uso do PAP e que o paciente deverá ser parte ativa durante o período de titulação, adaptação e uso regular.

REFERÊNCIAS BIBLIOGRÁFICAS

1. 1. Sullivan C, Issa F, Berthon-Jones M, Eves L. Reversal of obstructive sleep apnoea by continuous positive airway pressure applied through the nares. Lancet [Internet]. 1981 [Acesso em: 2024 Jul];1(8225):862-5.
2. Patil SP, Ayappa IA, Caples SM, Kimoff RJ, Patel SR, Harrod CG. Treatment of adult obstructive sleep apnea with positive airway pressure: an American academy of sleep medicine clinical practice guideline. J Clin Sleep Med [Internet]. 2019 [Acesso em: 2024 Jul];15(2):335-43.
3. Duarte RL, Togeiro SM, Palombini LO, Rizzatti FP, Fagondes SC, Magalhães-da-Silveira FJ et al. Brazilian Thoracic Association Consensus on sleep-disordered breathing. J Bras Pneumol [Internet]. 2022 [Acesso em: 2024 Jul];48(4):e20220106.
4. Andrade RG, Viana FM, Nascimento JA, Drager LF, Moffa A, Brunoni AR et al. Nasal vs oronasal CPAP for OSA treatment. A meta-analysis. Chest [Internet]. 2018 [Acesso em: 2024 Jul];153(3):665-74.
5. Bachour A, Maasilta P. Mouth breathing compromises adherence to nasal continuous positive airway pressure therapy. Chest [Internet]. 2004 [Acesso em: 2024 Jul];126:1248-54.
6. Ruhle KH, Nilius G. Mouth breathing in obstructive sleep apnea prior to and during nasal continuous positive airway pressure. Respiration [Internet]. 2008 [Acesso em: 2024 Jul];76(1):40-5.
7. Ng JR, Aiyappan V, Mercer J, Catcheside PG, Chai-Coetzer CL, McEvoy D et al. Choosing an oronasal mask to deliver continuous positive airway pressure may cause more upper airway obstruction or lead to higher continuous positive airway pressure requirements than a nasal mask in some patients: A case series. J Clin Sleep Med [Internet]. 2016 [Acesso em: 2024 Jul];12(9):1227-32.
8. Madeiro F, Andrade RG, Piccin VS, Pinheiro GL, Moriya HT, Genta PG et al. Transmission of oral pressure compromises oronasal CPAP efficacy in the treatment of OSA. Chest [Internet]. 2019 [Acesso em: 2024 Jul];156(6):1187-94.
9. Nascimento JA, Carvalho TD, Moriya HT, Fernandes PH, Andrade RG, Genta PR et al. Body position may influence oronasal CPAP effectiveness to treat OSA. J Clin Sleep Med [Internet]. 2016 [Acesso em: 2024 Jul];12(3):447-8.
10. Zonato AI, Bittencourt LR, Martinho FL, Gregório LC, Tufik S. Upper airway surgery: the effect on nasal continuous positive airway pressure titration on obstructive sleep apnea patients. Eur Arch Otorhinolaryngol [Internet]. 2006 [Acesso em: 2024 Jul];263(5):481-6.
11. Chandrashekariah R, Shaman Z, Auckley D. Impact of upper airway surgery on CPAP compliance in difficult-to-manage obstructive sleep apnea. Arch Otolaryngol Head Neck Surg [Internet]. 2008 [Acesso em: 2024 Jul];134(9):926-30.
12. Camacho M, Riaz M, Capasso R, Ruoff C, Guilleminault C, Kushida C et al. The effect of nasal surgery on continuous positive airway pressure device use and therapeutic treatment pressures: A systematic review and meta-analysis. Sleep [Internet]. 2015 [Acesso em: 2024 Jul];38(2) 279-86.
13. Genta PR, Kaminska M, Edwards BA, Ebben MR, Krieger AC, Tamisier R et al. The importance of mask selection on continuous positive airway pressure outcomes for obstructive sleep apnea. An official American Thoracic Society Workshop Report. Ann Am Thorac Soc [Internet]. 2020 Oct [Acesso em: 2024 Jul];17(10):1177-85.
14. Morgenthaler TI, Aurora RN, Brown T, Zak R, Alessi C, Boehlecke B et al. Practice parameters for the use of autotitrating continuous positive airway pressure devices for titrating pressures and treating adult patients with obstructive sleep apnea syndrome: An update for 2007. An American Academy of Sleep Medicine report. Sleep [Internet]. 2008 [Acesso em: 2024 Jul];31(1):141-7.
15. Frange C, Franco AM, Brasil E, Hirata RP, Lino JA, Mortari DM et al. Practice recommendations for the role of physiotherapy in the management of sleep disorders: The 2022 Brazilian Sleep Association Guidelines. Sleep Sci [Internet]. 2022 [Acesso em: 2024 Jul];15(4):515-73.
16. Nigam G, Riaz M, Chang ET, Camacho M. Natural history of treatment emergent central sleep apnea on positive airway pressure: A systematic review. Ann Thorac Med [Internet]. 2018 [Acesso em: 2024 Jul];13:8691.
17. Smith I, Lasserson TJ. Pressure modification for improving usage of continuous positive airway pressure machines in adults with obstructive sleep apnoea. Cochrane Database Syst Rev [Internet]. 2009 [Acesso em: 2024 Jul];(4):CD003531.
18. Schwab RJ, Badr SM, Epstein LJ, Gay PC, Gozal D, Kohler M et al. ATS subcommittee on CPAP adherence tracking systems. An official American Thoracic Society statement: Continuous positive airway pressure adherence tracking systems. The optimal monitoring strategies and outcome measures in adults. Am J Respir Crit Care Med [Internet]. 2013 [Acesso em: 2024 Jul];188(5):613-20.
19. Bouloukaki I, Giannadaki K, Mermigkis C, Tzanakis N, Mauroudi E, Moniaki V et al. Intensive versus standard follow-up to improve continuous positive airway pressure compliance. Eur Respir J [Internet]. 2014 [Acesso em: 2024 Jul];44(5):1262-74.
20. Ballard RD, Gay PC, Strollo PJ. Interventions to improve compliance in sleep apnea patients previously non-compliant with continuous positive airway pressure. J Clin Sleep Med [Internet]. 2007 [Acesso em: 2024 Jul];3(7):706-12.
21. Baron CE, Smith TW, Baucom BR, Uchino BN, Williams PG, Sundar KM et al. Relationship partner social behavior and continuous positive airway pressure adherence: The role of autonomy support. Health Psychol [Internet]. 2020 Apr [Acesso em: 2024 Jul];39(4):325-34.
22. Richards D, Bartlett DJ, Wong K, Malouff J, Grunstein RR. Increased adherence to CPAP with a group cognitive behavioral treatment intervention: a randomized trial. Sleep [Internet]. 2007 [Acesso em: 2024 Jul];30(5):635-40.
23. Wozniak DR, Lasserson TJ, Smith I. Educational, supportive and behavioural interventions to improve usage of continuous positive airway pressure machines in adults with obstructive sleep apnoea. Cochrane Database Syst Rev [Internet]. 2014(1) [Acesso em: 2024 Jul]:CD007736.
24. Chervin RD, Theut S, Bassetti C, Aldrich MS. Compliance with nasal CPAP can be improved by simple interventions. Sleep [Internet]. 1997 [Acesso em: 2024 Jul];20(4):284-9.
25. Pengo MF, Czaban M, Berry MP, Nirmalan P, Brown R, Birdseye A et al. The effect of positive and negative message framing on short term continuous positive airway pressure compliance in patients with obstructive sleep apnea. J Thorac Dis [Internet]. 2018 [Acesso em: 2024 Jul];10(Suppl 1):S160-S169.
26. Roecklein KA, Schumacher JA, Gabriele JM, Fagan C, Baran AS, Richert AC. Personalized feedback to improve CPAP adherence in obstructive sleep apnea. Behav Sleep Med [Internet]. 2010 [Acesso em: 2024 Jul];8(2):105-12.
27. Hoy CJ, Vennelle M, Kingshott RN, Engleman HM, Douglas NJ. Can intensive support improve continuous positive airway pressure use in patients with the sleep apnea/hypopnea syndrome? Am J Resp Crit Care [Internet]. 1999 [Acesso em: 2024 Jul];159(4):1096-100.
28. Parthasarathy S, Wendel C, Haynes PL, Atwood C, Kuna S. A pilot study of CPAP adherence promotion by peer buddies with sleep apnea. J Clin Sleep Med [Internet]. 2013 [Acesso em: 2024 Jul];9(6):543-50.
29. Rauscher H, Formanek D, Popp W, Zwick H. Self-reported vs measured compliance with nasal CPAP for obstructive sleep apnea. Chest [Internet]. 1993 [Acesso em: 2024 Jul];103(6):1675-80.

CAPÍTULO 177

Terapia Miofuncional Orofacial Fonoaudiológica

Esther Mandelbaum Gonçalves Bianchini • Camila de Castro Corrêa • Maria Cláudia Soares Oliveira

FONOAUDIOLOGIA E SONO

O sono está associado a praticamente todas as especialidades fonoaudiológicas, uma vez que é fundamental para a manutenção homeostática e fisiológica do organismo, com função de reparação e consolidação das redes neurais e grande importância para a integridade do organismo.[1-3]

Dentre os distúrbios do sono, os distúrbios respiratórios do sono (DRS) são altamente prevalentes na população mundial, e quando não diagnosticados e adequadamente tratados interferem em diferentes níveis de comunicação, na alimentação, originam problemas de saúde física e mental, dificuldades cognitivas e perda de produtividade que podem gerar grande impacto no campo de estudo e de atuação fonoaudiológico em todos os ciclos da vida.[2,4]

Os DRSs apresentam etiologia variada e complexa. Além de obesidade, malformações craniofaciais, idade, sexo e comorbidades neuromotoras, nos últimos anos, quatro principais contribuintes para a patogênese dos DRSs ou "fenótipos" foram caracterizados e subdivididos em "comprometimento anatômico" da via aérea superior (VAS) estreita, obstruída ou colapsável, e "não anatômicos" como: modificações na responsividade e eficácia da musculatura dilatadora da faringe durante o sono, baixo limiar para despertar e controle instável da respiração (*high loop gain*). Cada um desses fenótipos é citado como alvo para terapia.[5]

Em razão da estreita relação entre as estruturas orofaciais e orofaríngeas utilizadas na respiração, deglutição e fala, e a sustentação da permeabilidade da VAS proporcionando respiração normal durante o sono, a detecção, aprofundamento do diagnóstico e tratamento dos DRSs em todas as faixas etárias passaram a fazer parte da atribuição de vários profissionais envolvidos nessas questões, incluindo o Fonoaudiólogo.[2,6] No Brasil, a terapia miofuncional orofacial é uma atribuição do Fonoaudiólogo, de acordo com as diretrizes do Conselho Federal de Fonoaudiologia e do Consenso Brasileiro de Fonoaudiologia do Sono.[2,6]

MOTRICIDADE OROFACIAL

As áreas de domínio do fonoaudiólogo especialista em motricidade orofacial dizem respeito à prevenção e promoção de saúde referente ao sistema miofuncional orofacial e orofaríngeo, contemplando as funções de respiração, postura orofacial habitual, sucção, mastigação, deglutição, fala, mobilidade e expressão facial; mobilidade, coordenação e tonicidade da musculatura orofacial e orofaríngea, assim como diagnóstico e intervenção terapêutica dos inúmeros distúrbios que possam acometer esse sistema nos diversos ciclos da vida.[7]

Dentre as estruturas avaliadas e tratadas pelo profissional especialista em motricidade orofacial, encontram-se os músculos orofaciais e orofaríngeos. Os músculos da mímica facial, assim como musculatura extrínseca e intrínseca da língua, naso e orofaríngea, supra e infra-hióideos, mastigatória, levantadores e abaixadores da mandíbula, são inervadas pelos II, VII, X, XI e XII pares cranianos, que propiciam mobilidade facial culminando as mímicas faciais, abertura e fechamento da cavidade oral, mobilidade de língua e de véu palatino, elevação e abaixamento mandibular, dentre outros.[8] Neste sentido, a Fonoaudiologia tem atuado clinicamente e em pesquisas no que norteia as investigações sobre o impacto da musculatura e funções orofaciais tanto na respiração diurna, como noturna, cujos distúrbios podem originar o ronco e a apneia obstrutiva do sono (AOS).

AVALIAÇÃO MIOFUNCIONAL OROFACIAL

A literatura científica exalta a importância em se considerar a presença de DRS na população pediátrica, principalmente associados aos obstrutivos, muitas vezes observados em crianças respiradoras orais. A análise do padrão respiratório e fatores obstrutivos, especialmente no período pré-escolar, é particularmente propícia para obtenção do diagnóstico precoce, buscando prevenir o aparecimento de consequências não desejadas.[9] Na ocorrência de DRS, o fonoaudiólogo participa do diagnóstico por meio do exame miofuncional completo e fornece informações sobre o padrão respiratório habitual do ponto de vista funcional, amplamente conhecido na especialidade de motricidade orofacial.

A avaliação miofuncional orofacial inclui questionários específicos que podem trazer os sintomas e sinais de DRS. A literatura inclui questionários para a população pediátrica e adulta, muitos deles com versões em português validadas.[10,11]

As avaliações miofuncionais orofaciais em indivíduos com DRS buscam direcionar a terapêutica clínica. Estudo com protocolo específico de avaliação reduzida para crianças (*Short Orofacial Myofunctional* – ShOM) mostrou maiores alterações na posição da língua em repouso e durante a deglutição, e má oclusão em crianças com AOS mais grave, enquanto nos casos menos graves apareceram modificações no modo e tipo respiratório e na competência labial.[12]

Também em crianças, foi observado que o ronco pode estar associado a restrição de mobilidade de língua e de força de lábios e língua; padrões anormais de respiração foram associados a menor mobilidade de dorso de língua e de força muscular, e apneias presenciadas foram associadas a menor força de lábios e de língua e respiração nasal inadequada.[13].

Os protocolos de avaliação miofuncional orofacial desenvolvidos ou adaptados para DRS reforçam a necessidade de acrescentar diferentes tópicos, como peso e altura para obtenção do índice de massa corpórea (IMC), circunferência cervical e abdominal, o grau da classificação de Mallampati modificado e das tonsilas palatinas,[14] além de uma análise mais detalhada de mobilidade de palato mole e úvula, ao se comparar protocolos já utilizados na avaliação em motricidade orofacial em geral.[15,16] Assim sendo, um protocolo completo para análise miofuncional orofacial e orofaríngea específico para DRS deve ser principalmente voltado para a verificação de características associadas aos fatores de risco da AOS e ronco, para determinar se existem desequilíbrios musculares e funcionais interferentes na patência da VAS durante o sono para direcionamento da terapêutica.[17,18]

Buscando fatores preditivos de colapso, um estudo de 2022[18] organizou um instrumento de avaliação com questionários e exame miofuncional orofacial e orofaríngeo para pacientes com AOS, correlacionando os achados clínicos com os sítios e tipos de colapso detectados por sonoendoscopia (DISE, do inglês *drug-induced sleep endoscopy*). Foram encontradas associações entre: colapso velofaríngeo e falha na habilidade de sucção e acoplamento da língua em palato duro; colapso epiglótico com aumento de tonsilas palatinas, com palato duro estreito e profundo, com postura de língua no assoalho da boca e com presença de flacidez da musculatura do assoalho da boca. Foram também constatadas maior frequência e intensidade do ronco como preditor de colapso em velofaringe e em paredes laterais da faringe.[18] Esses dados podem auxiliar na escolha da musculatura a ser diretamente trabalhada na terapia miofuncional.

Vale ressaltar que, para efeito quantitativo, as classificações de Mallampati modificado como anteriormente citado, e/ou de Friedman (que avalia a posição da língua em relação às outras estruturas: palato duro, palato mole, tonsilas, pilares orofaríngeos e úvula) são amplamente citadas como fatores preditivos de gravidade da AOS. Entretanto, ao respeitar a orientação original dessa prova,[14] se o indivíduo respira normalmente pelo nariz, é esperado que eleve o dorso da língua evitando a respiração oral ao abrir a boca. A partir de mudança na orientação, ou seja, se o paciente é orientado a "mostrar a garganta", muitas vezes um resultado mais favorável aparece, mesmo durante a avaliação. Nesse sentido, essa análise deve ser cuidadosa do ponto de vista fonoaudiológico, uma vez que a possibilidade de modificação por contração da porção mediana e posterior do músculo genioglosso parece mais importante que a própria classificação para efeito de planejamento terapêutico miofuncional e da gravidade da informação como fator preditivo.[17] As Figuras 177.1 a 177.3 ilustram esse dado.

A análise pormenorizada da avaliação deve ser quanto à capacidade de modificação espontânea ou dirigida da musculatura orofacial, orofaríngea, e mastigatória, especialmente quando a proposta terapêutica se associar a outros tratamentos como aparelho intraoral (AIO) e/ou aparelho de pressão contínua nas vias aéreas (CPAP).

Para esta atuação individualizada, inicia-se com a avaliação completa, contendo registros para compor a documentação inicial do paciente. A investigação clínica, geralmente realizada baseada em protocolos com escores, é devidamente registrada por fotos e vídeos, para se ter o balizador da evolução do tratamento no que se refere à aparência, aspectos e funções orofaciais. Além disso, neste momento também podem ser utilizados registros quantitativos, que buscam mensurar o desempenho desse sistema miofuncional orofacial, viabilizando uma avaliação instrumental, como exemplos, a eletromiografia de superfície, algômetro, dinamômetro, termografia, *peak flow*, entre outros.

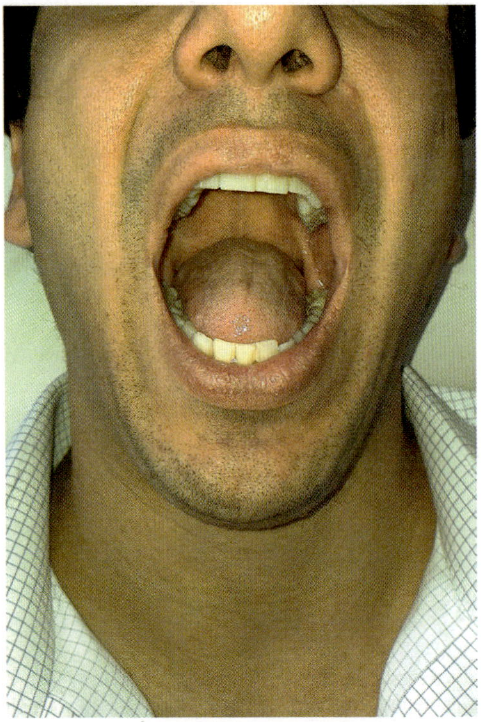

Figura 177.1 Visualização após instrução convencional: "abra bem a boca, no mínimo 5 vezes, respirando normalmente e deixando a língua em posição natural".[14]

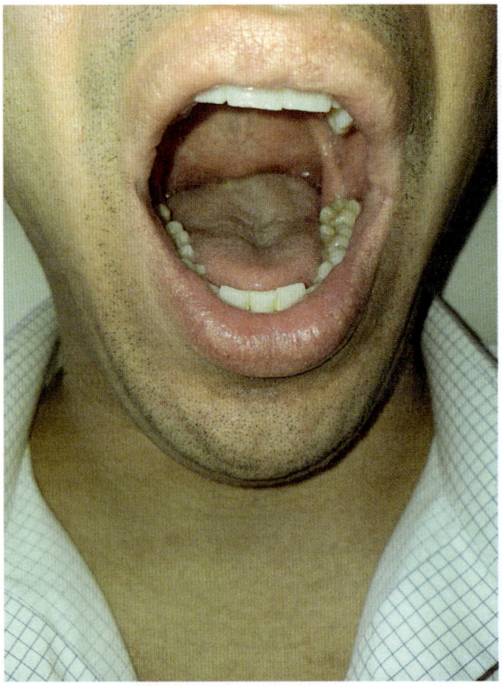

Figura 177.2 Visualização com instrução de "mostrar a garganta".

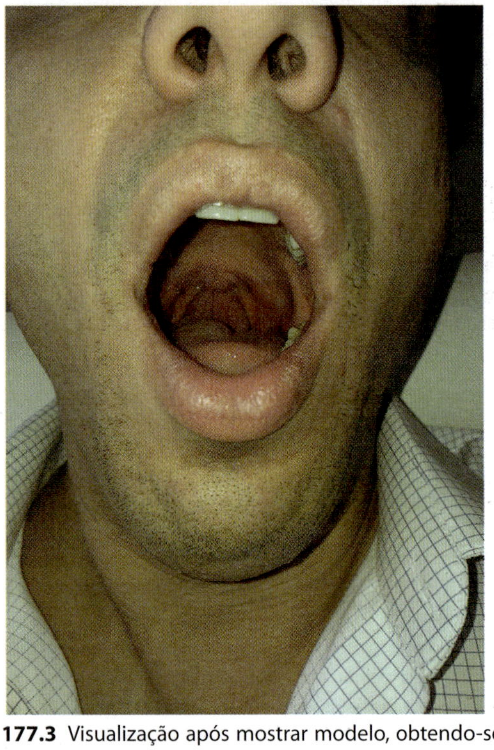

Figura 177.3 Visualização após mostrar modelo, obtendo-se a real possibilidade de execução.

A partir dos achados registrados e analisados, realiza-se o planejamento terapêutico individualizado, ponderando as necessidades musculares e funcionais orofaciais de cada paciente, e assim, traçando uma rota de abordagem terapêutica compatível às alterações apresentadas. Isto viabiliza uma terapia mais direta e com mais ganhos. Sendo assim, será estipulada a prioridade e ordem hierárquica de abordagem de musculatura e da sequência das funções orofaciais, bem como especificam-se os exercícios que serão utilizados, com sua quantidade e progressão de carga/repetições. Dessa forma, para esse planejamento são considerados os registros de avaliação, além de dados de outros tratamentos que o paciente esteja realizando, que definam limitações na realização de determinados exercícios e treinos.

TERAPIA MIOFUNCIONAL OROFACIAL: EXERCÍCIOS OROFARÍNGEOS E FUNCIONAIS

A terapia miofuncional orofacial (TMO) fonoaudiológica é considerada uma das possíveis alternativas de tratamento para os DRSs, em especial ronco e AOS, evidenciada em estudos randomizados, casos clínicos, revisões sistemáticas e metanálises.[2,19-21] Vale ressaltar que, no Brasil, a terapia fonoaudiológica miofuncional orofacial e orofaríngea é realizada de maneira ativa e controlada, ou seja, o indivíduo deve realizar os treinos funcionais e os exercícios diariamente.[2] Mundialmente, é também intitulada terapia miofuncional a abordagem "passiva", realizada por meio de uso de aparelhos ou dispositivos intraorais durante o sono,[22] não sendo essa a abordagem da TMO no Brasil.

Como um dos fatores patofisiológicos nos DRSs refere-se à modificação na responsividade e eficácia muscular da VAS, de acordo com estudos científicos, a terapia miofuncional ativa voltada para os DRSs configura-se como um conjunto de procedimentos baseados em exercícios miofuncionais, com contrações isotônicas e isométricas para as regiões orofacial, cervical e diafragmática, buscando-se a organização da propriocepção, flexibilidade, coordenação, tônus e competência muscular, assim como redução do volume e da gordura da língua apoiado no ajuste das funções orofaciais e orofaríngeas.[2,15,19,20,23-26] Busca-se, assim, minimizar a ocorrência de colapso da VAS durante o sono.

Visando compreender e analisar os mecanismos fisiológicos dos exercícios orofaríngeos utilizados para os DRSs, foram realizados estudos sobre as áreas e tipos de colapso,[27] associações com dados de avaliação orofaríngea[18] e, posteriormente, utilizando nasolaringofibroscopia e eletromiografia de superfície, foram analisados os resultados imediatos dos principais exercícios propostos na literatura.[28,29] Os principais resultados em visualização nasofaríngea foram:[28,29]

- Constrição (fechamento) nasofaríngeo, medialização e tonificação do palato mole e úvula com os exercícios: inspiração e expiração forçadas utilizando-se o dispositivo Respiron; trato vocal semi-ocluído utilizando-se tubo de ressonância (LaxVox); elevação do palato mole e da úvula com emissão da vogal [a]
- Abertura entre parede faríngea e abaixamento do véu palatino com os exercícios: propulsão lingual contra-resistência; propulsão lingual extra-oral; lateralização lingual intraoral.

Os principais resultados em visualização orofaríngea foram:[28,29]

- Abertura das paredes laterais da faringe, abertura da região retrolingual e abertura da região epiglótica com os exercícios: propulsão lingual extra-oral; lateralização lingual intraoral; varredura anteroposterior no palato duro; pressão da língua contra papila palatina
- Abertura das paredes laterais da faringe com os exercícios: expiração forçada (Respiron); trato vocal semi-ocluído (LaxVox)
- Medialização entre as paredes da faringe, fechamento (posteriorização) da região retrolingual, fechamento (posteriorização) da região epiglótica com os exercícios: abaixamento da base da língua e elevação do palato mole e úvula.

As Figuras 177.4 e 177.5 ilustram exemplos de classificação das modificações imediatas observadas em cada área analisada, em um mesmo sujeito, mostrando respostas distintas em diferentes exercícios.[28]

Referente aos achados a partir da eletromiografia de superfície, foram observadas maiores respostas de ativação da musculatura supra-hióidea nos exercícios: propulsão lingual extra-oral; acoplamento de língua no palato com abertura mandibular; propulsão lingual contra-resistência. Foi também observada correlação positiva entre os músculos masseteres e supra-hióideos no exercício de

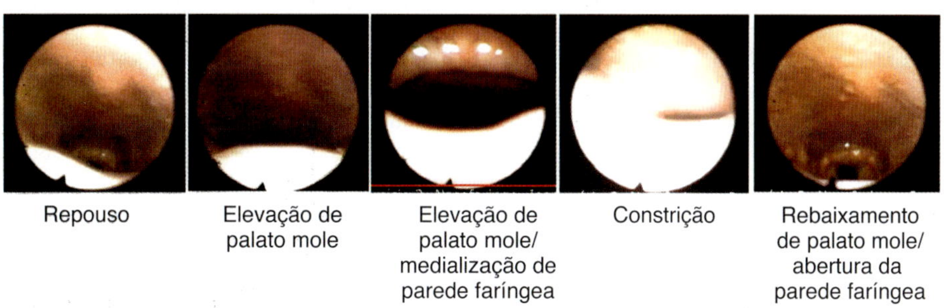

Figura 177.4 Modificações imediatas observadas em região nasofaríngea.

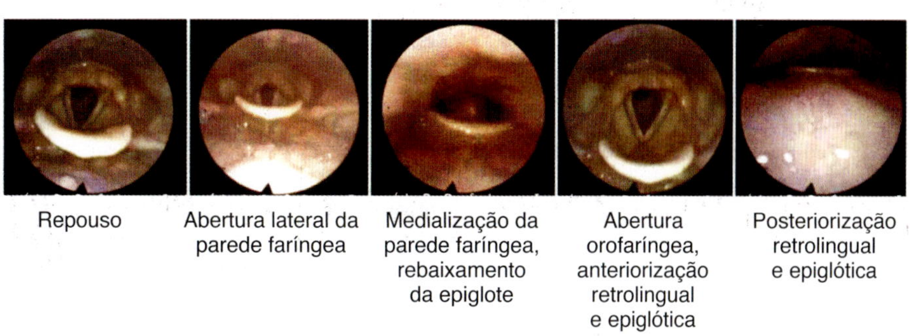

Figura 177.5 Modificações imediatas observadas em região orofaríngea.

pressão da língua contra papila palatina, com ativação simultânea entre os referidos grupos musculares. Parece importante ressaltar que, segundo o estudo em questão,[28] o tipo de contração muscular, isotônica ou isométrica, não parece interferir nas respostas eletromiográficas quanto a menor e maior atividade elétrica, uma vez que os resultados foram semelhantes em ambas as contrações. Estas análises apontaram os melhores efeitos de acordo com cada região de possível colapso e mostraram que não existe apenas um exercício ou outro que possa ser apontado como "o melhor", uma vez que trazem respostas diferentes para cada região analisada.[28,29] Nesse sentido, reforça-se que a avaliação do paciente e o diagnóstico são essenciais para definir qual região apresenta maior fragilidade na musculatura, visando customizar a terapia.

No que se refere à terapia, existem protocolos estabelecidos, como o uso de exercícios musculares de isotonia e isometria de língua, bucinadores e palato mole e úvula, e abordagem funcional, sendo medidos os resultados imediatamente após o processo total de terapia.[15,23,25] Ressalta-se que, no formato de pesquisa, necessitou-se da aplicação não individualizada de tipo de exercício e de quantidade de repetição para constatação da efetividade do tratamento.[15,23,25] Entretanto, a literatura já indica a necessidade de individualização dos protocolos de tratamento, para se buscar os melhores resultados, além de se considerar fenótipos e endótipos desfavoráveis a esse tratamento, como a idade, índice de massa corpórea e desproporção das bases ósseas.[2,5,20] Vale salientar que a fonoaudiologia brasileira vem se destacando no pioneirismo nas investigações desta área.[23,30]

Nos estudos científicos voltados para os distúrbios respiratórios obstrutivos do sono[15,23,25,26] foram estruturados modelos terapêuticos de intervenções semanais, durante 3 meses, totalizando 12 sessões. Entretanto, na rotina clínica, este número de sessões necessárias varia de acordo com o planejamento previamente estabelecido, além de ser influenciado pelo engajamento do paciente na terapia e nos exercícios em casa. Assim, podem ser realizadas menos ou mais sessões, a depender dos fatores anteriormente citados e, não menos importante, considerando também comorbidades que possam estar associadas ao distúrbio do sono, como disfunção temporomandibular, obesidade, distúrbios neuromotores, senilidade, dentre outros.

O treino pode ser subdividido em treino muscular e funcional. Se baseia em modificação de padrão proprioceptivo muscular, que leva a uma facilitação para o engrama de um novo padrão funcional. A cada sessão o fonoaudiólogo acompanha a condição muscular e funcional e realiza adaptações nos exercícios e treinos funcionais, para aprimoramento e alcance dos objetivos propostos.

Desta forma, o número de sessões é proposto pelo fonoaudiólogo, bem como a conduta da alta. Para isto, realiza-se novamente uma reavaliação clínica, com os mesmos protocolos utilizados no começo da intervenção, e assim se analisa a evolução terapêutica, podendo-se determinar alta, alta circunstancial ou necessidade de continuidade de tratamento.

Neste momento, também ocorrerá o reencaminhamento para o médico especialista em sono, para uma reavaliação clínica médica, e acompanhamento dos parâmetros eletrofisiológicos do sono.

SEGUIMENTO

A seguir, são abordados os estudos norteadores da atuação fonoaudiológica, para demonstração da prática baseada em evidência na área do sono.

Terapia isolada

A TMO é aceita como tratamento não invasivo para crianças com DRS, sem sinais de fatores impeditivos da respiração nasal, por possibilitar o restabelecimento da respiração nasal, melhor direcionamento do crescimento facial, organização das pressões da musculatura sobre as arcadas dentárias e consequentemente melhor oclusão, organização postural e uso da musculatura costodiafragmática, da mastigação e deglutição propiciando estímulos adequados ao crescimento.

Para adultos, exploraram investigações com indivíduos sem comorbidades, com IMC adequado, e que aderiram conforme a proposta terapêutica de determinados exercícios orofaríngeos durante 3 meses. Nestes estudos, com indivíduos desde ronco primário até AOS moderada, foi possível observar uma melhora significativa do índice de apneia e hipopneia (IAH), qualidade de vida e condição muscular e funcional orofacial.[15,23,25]

No que se refere à população pediátrica, a literatura é ainda mais escassa, entretanto, mostrou indícios de maior dificuldade no que se refere à adesão à terapia e ausência de diferença nos parâmetros polissonográficos. Ressalta-se a necessidade de mais investigações considerando a atenção à adesão, bem como a ampliação dos parâmetros na avaliação para se confirmar tais achados.[31]

Terapia combinada

Ortodontia/ortopedia e terapia miofuncional orofacial em crianças

A respiração oral é particularmente estudada em crianças, porque cria um círculo vicioso que se autoperpetua entre causas e consequências durante o crescimento, dentre elas os distúrbios de deglutição e mastigação, desenvolvimento de más oclusões dentárias, crescimento craniofacial prejudicado, causando ou agravando distúrbios respiratórios obstrutivos do sono.[32]

Tonsilectomia e terapia miofuncional orofacial

Em casos obstrutivos, o tratamento de primeira escolha pela equipe médica, especialmente em crianças, refere-se à tonsilectomia. A terapêutica miofuncional orofacial combinada ao procedimento cirúrgico poderá ser decisiva como complemento aos distúrbios respiratórios residuais, restabelecendo o padrão respiratório nasal.[4,33] Estudos randomizados com crianças mostraram decréscimo do IAH, aumento da saturação de oxi-hemoglobina, aumento do tônus da língua, melhora na direção de crescimento facial e redução dos sintomas de AOS.[22]

Aparelho intraoral e terapia miofuncional orofacial

Algumas características, como volume aumentado da língua, hipotonia funcional e retroposicionamento de dorso; dor e disfunção temporomandibular, além de respostas sensoriais intraorais exacerbadas, como reflexos nauseantes, são importantes fatores a serem considerados quanto à indicação do AIO. Essas situações configuram-se como limitantes à adaptação, conforto e adesão ao aparelho e poderão ser contornadas ou solucionadas com o trabalho miofuncional orofacial, visando organizar as respostas sensoriais e musculares. Nesses casos, a TMO associada ao uso do AIO é indicada.[17]

CPAP e terapia miofuncional orofacial

Quando há indicação terapêutica de uso de CPAP, a TMO adjuvante mostrou-se eficaz em melhorar a qualidade de vida e a aderência ao dispositivo, porém não houve redução da pressão terapêutica de CPAP.[24,26]

Cirurgia ortognática e terapia miofuncional orofacial

A cirurgia ortognática de avanço bimaxilar e de aumento transversal maxilar, quando indicada, acresce consideravelmente o volume e espaço da VAS. Entretanto, a recuperação pode ser demorada e a funcionalidade costuma ser restabelecida apenas parcialmente de forma espontânea, especialmente quanto aos padrões posturais orofaciais e respiratórios, podendo resultar em AOS residual. As funções de mastigação e deglutição também podem permanecer modificadas. Nesse sentido, a terapia fonoaudiológica miofuncional, logo após a cirurgia, busca a aceleração da recuperação cirúrgica e organização da musculatura em termos de mobilidade e funcionalidade orofacial e orofaríngea, direcionamento da nova postura da língua e vedamento da cavidade oral postural, organização da mastigação, sucção, deglutição e fala, automatização da respiração nasal e resolução de ronco e AOS residuais.[4]

Síndrome, ortodontia, placa palatina e terapia miofuncional orofacial

Para ilustrar a relação do sono e da respiração oral, e da influência de comorbidades, um desses estudos, de relato de caso, reportou quatro crianças do sexo masculino, com trissomia do 21 com hipotonia orofacial, língua alargada, posicionada em assoalho de boca e falta de vedamento labial, que foram submetidas a terapia miofuncional orofacial associada ao tratamento ortodôntico com a placa palatina durante seis meses. A terapia miofuncional orofacial se refere à abordagem muscular e funcional, contemplando a alimentação e hábitos orais deletérios, observando ao final melhoras principalmente em postura labial e de língua.[34]

CRITÉRIOS DE INDICAÇÃO E MOMENTOS DE ESPERA TERAPÊUTICA

Devido à variada etiologia dos DRSs, a terapia fonoaudiológica miofuncional pode não ser suficiente ou mesmo indicada para todos os casos de DRS. A definição da elegibilidade do paciente para essa terapêutica depende de toda a análise dos dados de histórico, avaliação clínica, indicação médica e exames complementares do sono. Deve-se também considerar se a proposta será de terapia miofuncional isolada ou se associada a outros tratamentos.

De maneira geral, configura-se como perfil desejável para a terapêutica fonoaudiológica isolada, para a qual os estudos apontam resultados eficazes: crianças com modificação miofuncional do padrão respiratório e postural orofacial; crianças, adolescentes ou adultos com apneia residual após procedimentos de desobstrução cirúrgica da VAS; adultos jovens, não obesos (IMC < 30 kg/m^2), com sintomatologia leve a moderada, parâmetros de diagnóstico polissonográfico: ronco primário, síndrome da resistência da VAS, AOS leve a moderada, predominância de hipopneias sobre as apneias, baixa duração dos eventos respiratórios (média de 15 a 20 segundos), dessaturação leve de oxi-hemoglobina, apneia posicional; que apresentem modificações miofuncionais orofaciais/orofaríngeas e perfil disciplinado que permita adesão a tratamento.[3,17,26]

Pacientes com índice de massa corpórea > 40 kg/m^2, malformações craniofaciais, discrepância acentuada de bases ósseas, doenças nasais obstrutivas graves e limitações cognitivas poderão não se favorecer da terapia miofuncional orofacial isolada.

No caso de abordagem combinada, deve-se ainda verificar se terapia miofuncional será concomitante, ou se deverá existir hierarquia de tratamentos, por exemplo, nos casos de cirurgias de tecidos moles ou cirurgias esqueléticas.

Entretanto, na clínica geralmente o paciente frequente é aquele com recusa ou falta de adaptação às outras abordagens terapêuticas, que busca a abordagem miofuncional fonoaudiológica por conta própria. Assim, a indicação da terapia miofuncional orofacial somente pode ser determinada após a avaliação clínica realizada pelo fonoaudiólogo, em que se determina a real existência de um distúrbio miofuncional orofacial.

Vale ressaltar os sinalizadores de encaminhamento pela equipe multiprofissional para uma avaliação fonoaudiológica, para então determinar a necessidade e plano terapêutico miofuncional orofacial. Dentre eles, exemplificam-se:

- Respiração oral
- Dificuldade para permanecer com a cavidade oral vedada
- Narinas hipotróficas
- Dores em musculatura elevadora de mandíbula
- Deglutição com interposição de língua
- Dificuldade mastigatória (p. ex., mastigar abrindo a boca para respirar, apenas de um lado, triturar pouco o alimento levando à deglutição com esforço: pressão peri-oral ou interposição lingual)
- Dificuldade articulatória na fala (p. ex., pouca amplitude mandibular, interposição de língua, distorções/trocas de fones/sons)
- Ronco e apneia obstrutiva do sono (devidamente diagnosticada pela polissonografia).

FATORES COADJUVANTES

A área da motricidade orofacial, sem dúvida, é a área que exige maior entrosamento multidisciplinar, tendo em vista as constantes influências de estruturas em todo o aparato muscular e funcional orofacial.

Em crianças com distúrbios respiratórios do sono, fatores obstrutivos estão frequentemente associados. Desta forma, a atuação conjunta com o otorrinolaringologista será fundamental para compreensão da limitação da terapia miofuncional orofacial, e seguir acompanhando no pós-cirúrgico, buscando evitar recidivas retroalimentadas pela função mal-adaptada.

No caso de adultos, observa-se cada vez mais o fator da obesidade associado, o que também influenciará diretamente no tratamento fonoaudiológico, necessitando da articulação com o endocrinologista e nutricionista, para que o tratamento seja realizado de modo multidisciplinar, buscando ao máximo as potencialidades de resposta ao tratamento.

CONSIDERAÇÕES FINAIS

A terapêutica fonoaudiológica miofuncional orofacial é considerada uma alternativa de tratamento aos DRSs, relatada como procedimento terapêutico seguro, com evidências científicas quanto aos efeitos positivos na redução do ronco e AOS constatados por parâmetros subjetivos e objetivos. Entretanto, são necessárias maiores definições quanto aos critérios de elegibilidade para essa terapêutica, quanto à melhor individualização clínica terapêutica e manutenção dos resultados, assim como quanto a melhor adesão ao tratamento. A adesão ao tratamento, em especial, é um grande desafio, comum a praticamente todos os tipos de tratamentos disponíveis para os DRSs.

REFERÊNCIAS BIBLIOGRÁFICAS

1. Andersen ML, Tufik S. Definições e funções do sono. In: Meira e Cruz MG, Giannasi LC, Machado MA (org.). Medicina oral no sono. 1. ed. São Paulo: Santos Publicações, 2021. Cap. 4.1. pag: 21-29.
2. Studart-Pereira LM, Bianchini EM, Assis M, Bussi MT, Corrêa CC, Cunha TC et al. Brazilian Consensus on Sleep-Focused Speech-Language-Hearing Sciences - 2023 Brazilian Sleep Association. Sleep Sci [Internet]. 2023 Nov 22 [Acesso em: 2024 Jul];16(Suppl 2):489-506.
3. Drager LF, Lorenzi-Filho G, Cintra FD, Pedrosa RP, Bittencourt LR, Poyares D et. al. 1º Posicionamento Brasileiro sobre o impacto dos distúrbios de sono nas doenças cardiovasculares da Sociedade Brasileira de Cardiologia [1st Brazilian Position on the Impact of Sleep Disorders on Cardiovascular Diseases of the Brazilian Society of Cardiology]. Arq Bras Cardiol [Internet]. 2018 [Acesso em: 2024 Jul];111(2):290-341.
4. Bianchini EM, Kayamori F. Atuação do fonoaudiólogo, Seção I - Sono: uma especialidade multidisciplinar. In: Rêgo AF, Pinheiro GL, Pinto Jr LR, organizators. Sono: atualização terapêutica. 1. ed. Rio de Janeiro: Atheneu, 2023. p. 39-51.

5. Osman AM, Sophie G, Carter SG, Carberry JC, Eckert DJ. Obstructive sleep apnea: Current perspectives. Nat Sci Sleep [Internet]. 2018 [Acesso em: 2024 Jul];10:21-34.
6. Conselho Federal de Fonoaudiologia. Resolução CFFa n.611, Dispõe sobre a regulamentação da atuação do fonoaudiólogo na área do sono e dá outras providências. 26 de março de 2021. [Internet]. Disponível em: https://www.fonoaudiologia.org.br/resolucoes/resolucoes_html/CFFa_N_611_21.htm. Acesso em: 2024 Jul.
7. Resoluções do Conselho Federal de Fonoaudiologia [Internet]. 2017. Disponível em: www.fonoaudiologia.org.br/cffa/index.php/resolucoes. Acesso em: 2018 Out 03.
8. Assis HS, Alves MV, Barreto ID, Rezende GE, Medeiros AM. Perfil dos fonoaudiólogos com formação em motricidade orofacial no Brasil. Audiol Commun Res [Internet[. 2023 [Acesso em: 1024 Jul];28:e2801.
9. Tan HL, Alonso Alvarez ML, Tsaoussoglou M, Weber S, Kaditis AG. When and why to treat the child who snores? Pediatr Pulmonol [Internet]. 2017 Mar [Acesso em: 2024 Jul];52(3):399-412.
10. Bernhardt L, Brady EM, Freeman SC, Polmann H, Réus JC, Flores-Mir C et al. Diagnostic accuracy of screening questionnaires for obstructive sleep apnoea in adults in different clinical cohorts: A systematic review and meta-analysis. Sleep Breath [Internet]. 2022 Sep [Acesso em: 2024 Jul];26(3):1053-78.
11. Cavalheiro MG, Corrêa CC, Maximino LP, Weber SA. Sleep quality in children: Questionnaires available in Brazil. Sleep Sci [Internet]. 2017 Oct-Dec [Acesso em: 2024 Jul];10(4):154-60.
12. Corrêa CC, Weber SA, Evangelisti M, Villa MP. The short evaluation of orofacial myofunctional protocol (ShOM) and the sleep clinical record in pediatric obstructive sleep apnea. Int J Pediatr Otorhinolaryngol [Internet]. 2020 Oct [Acesso em: 2024 Jul];137:110240.
13. Hoang DA, Le VNT, Nguyen TM, Jagomägi T. Orofacial dysfunction screening examinations in children with sleep-disordered breathing symptoms. J Clin Pediatr Dent [Internet]. 2023 Jul [Acesso em: 2024 Jul];47(4):25-34.
14. Friedman M, Salapatas AM, Bonzelaar LB. Updated Friedman staging system for obstructive sleep apnea. Adv Otorhinolaryngol [Internet]. 2017 [Acesso em: 2024 Jul]; 80:41-8.
15. Ieto V, Kayamori F, Montes MI, Hirata RP, Gregório MG, Alencar AM et al. Effects of oropharyngeal exercises on snoring: A randomized trial. Chest [Internet]. 2015 [Acesso em: 2024 Jul];148(3):683-91.
16. Folha GA, Valera FC, de Felício CM. Validity and reliability of a protocol of orofacial myofunctional evaluation for patients with obstructive sleep apnea. Eur J Oral Sci [Internet]. 2015 [Acesso em: 2024 Jul];123(3):165-72.
17. Bianchini EM. Recursos da fonoaudiologia na medicina do sono. In: Meira e Cruz MG, Giannasi LC, Machado MA (org.). Medicina oral no sono. 1. ed. São Paulo: Santos Publicações, 2021. Cap. 8.17. p. 344-359.
18. Kayamori F, Rabelo FA, Nazario D, Thuller ER, Bianchini EM. Myofunctional assessment for obstructive sleep apnea and the association with patterns of upper airway collapse: A preliminary study. Sleep Sci [Internet]. 2022 [Acesso em: 2024 Jul];15(1):95-104.
19. Felício CM, da Silva Dias FV, Trawitzki LV. Obstructive sleep apnea: Focus on myofunctional therapy. Nat Sci Sleep [Internet]. 2018 Sep 6 [Acesso em: 2024 Jul];10:271-86.
20. Carberry JC, Amatoury J, Eckert DJ. Personalized management approach for OSA. Chest [Internet]. 2018 [Acesso em: 2024 Jul];153830;744:755.
21. Carrasco-Llatas M, O´Connor-Reina C, Calvo-Henriquez C. The role of myofunctional therapy in treating sleep-disordered breathing: A state-of-the-art review. Int J Envirom Res Public Health [Internet]. 2021 [Acesso em: 2024 Jul];18(14):7291.
22. Liu Y, Zhou J-R, Xie S-Q, Yang X, Chen J-L. The effects of orofacial myofunctional therapy on children with OSAHS's craniomaxillofacial growth: A systematic review. Children [Internet]. 2023 [Acesso em: 2024 Jul],10(4):670.
23. Guimarães KC, Drager LF, Genta PR, Marcondes BF, Lorenzi-Filho G. Effects of oropharyngeal exercises on patients with moderate obstructive sleep apnea syndrome. Am J Respir Crit Care Med [Internet]. 2009 [Acesso em: 2024 Jul];179(10):962-6.
24. Diaferia G, Badke L, Santos-Silva R, Bommarito S, Tufik S, Bittencourt L. Effect of speech therapy as adjunct treatment to continuous positive airway pressure on the quality of life of patients with obstructive sleep apnea. Sleep Medicine [Internet]. 2013 [Acesso em: 2024 Jul];14(7):628-35.
25. Kayamori F. Efeitos da terapia miofuncional orofacial em pacientes com ronco primário e apneia obstrutiva do sono na anatomia e função da via aérea [Tese]. São Paulo (SP): Faculdade de Medicina da Universidade de São Paulo (FMUSP). 2015.
26. Diaféria G, Santos-Silva R, Truksinas E, Haddad FL, Santos R, Bommarito S et al. Myofunctional therapy improves adherence to continuous positive airway pressure treatment. Sleep Breath [Internet]. 2017 May [Acesso em: 2024 Jul];21(2):387-95.
27. Silva AS, Rabelo FA, Thuler E, Kayamori F, Bianchini EM. Obstructive sleep apnea: Characterization of the obstructive site and type of collapse. CoDAS [Internet]. 2022 [Acesso em: 2024 Jul];34(5):e20210208.
28. Silva AS. Análise morfofuncional da via aérea superior durante os exercícios orofaríngeos para reabilitação dos distúrbios respiratórios do sono [Dissertação]. São Paulo (SP): Pontifícia Universidade Católica de São Paulo (PUC-SP). 2020.
29. Silva AS, Rabelo FA, Thuller ER, Kayamori F, Bianchini EM. Morphofunctional analysis of the upper airway during oropharyngeal exercises for sleep-disordered breathing. Sleep Sci [Internet]. 2022 [Acesso em: 2024 Jul];15(Special):80-81.
30. Corrêa CC, Kayamori F, Weber SA, Bianchini EM. Scientific production of Brazilian speech language pathologists in sleep medicine. Sleep Sci [Internet]. 2018 May-Jun [Acesso em: 2024 Jul];11(3):183-210.
31. Saba ES, Kim H, Huynh P, Jiang N. Orofacial myofunctional therapy for obstructive sleep apnea: A systematic review and meta-analysis. Laryngoscope [Internet]. 2024 Jan [Acesso em: 2024 Jul;134(1):480-95.
32. Warnier M, Piron L, Morsomme D, Mailart C. Assessment of mouth breathing by Speech-Language Pathologists: An international Delphi consensus. CoDAS [Internet]. 2023 [Acesso em: 2024 Jul];35(3):e20220065.
33. Gozal D, Ismail M, Brockmann PE. Alternatives to surgery in children with mild OSA. World J Otorhinolaryngol Head Neck Surg [Internet]. 2021 May 29 [Acesso em: 2024 Jul];7(3):228-35.
34. Ferreira JE, Almeida BR, Deps TD, Pretti H, Furlan RM. Orofacial myofunctional therapy associated with the use of the stimulating palatal plate in children with trisomy 21: Case studies. Codas [Internet]. 2023 Sep 1 [Acesso em: 2024 Jul];35(5):e20210231.

CAPÍTULO 178

Aparelhos Intraorais no Tratamento de Ronco Primário e Apneia Obstrutiva do Sono

Gilberto Formigoni • Ana Laura P. Ranieri • Rafael de Andrade Balsalobre • Ana Célia Faria

INTRODUÇÃO

Os aparelhos intraorais (AIOs) são uma importante ferramenta terapêutica no tratamento dos distúrbios respiratórios obstrutivos do sono (DROS). São aparelhos usados exclusivamente durante o sono e com o objetivo de aumento de calibre de via aérea superior (VAS) por meio de avanço e estabilização da mandíbula (Figura 178.1).

CRITÉRIOS DE INDICAÇÃO E CONTRAINDICAÇÃO

Ao se considerar os parâmetros de indicação e contraindicação dos AIOs, entende-se que esta indicação deve ser iniciada na avaliação e conduta médica, de forma que o médico de origem deve realizar o encaminhamento para dentistas com qualificação e treinamento para a terapia. A formação e experiência na área estão intimamente relacionadas com o sucesso e controle adequados do tratamento, ressaltando que o tratamento com o AIO é de longo prazo, com risco de efeitos colaterais (que serão tratados a seguir neste capítulo), e recidiva da doença em questão, e o dentista deve estar preparado para condutas relacionadas com o acompanhamento deste paciente.

Um ponto de destaque neste tópico é a compreensão de que a odontologia do sono contribui de maneira fundamental no tratamento de condições relacionadas com o sono, assim como a importância da inclusão da mesma no currículo de formação de dentistas de maneira geral, a fim de promover maior conhecimento e ampliar a rede de tratamento destes pacientes.[1]

Do ponto de vista geral, a American Academy of Dental Sleep Medicine (AADSM) destaca que a predição de tratamento apresenta fatores positivos: pacientes mais jovens, gênero feminino, índice de massa corpórea (IMC) com ausência de sobrepeso, circunferência cervical (CC) não aumentada e apneia obstrutiva do sono (AOS) do tipo posicional. Ainda ressalta que fatores relacionados com a preferência do paciente por certa terapia, valores de tratamento e fatores individuais também devem ser considerados na indicação do AIO.[2]

Em 2015, a AADSM baseou algumas das suas sugestões para indicação de uso de AIO em valores polissonográficos, nos quais:

- Ronco primário tem uma forte indicação
- AOS leve
- Pacientes com AOS moderada a grave que são intolerantes à terapia com CPAP ou que prefiram terapia alternativa.

Porém, de forma mais atual, Marklund et al.[3] questionam o uso do índice de apneia e hipopneia (IAH) isoladamente como principal indicador de tratamento com AIO para uma doença complexa como a AOS, enfatizando que o IAH é um preditor fraco ao se considerar pacientes graves, os quais podem ter boa resposta ao tratamento, e concordam que pacientes com AOS mais leves são bons respondedores à terapia com AIO, mas reforçam que o fenótipo individual é fundamental para melhor avaliação destes pacientes.

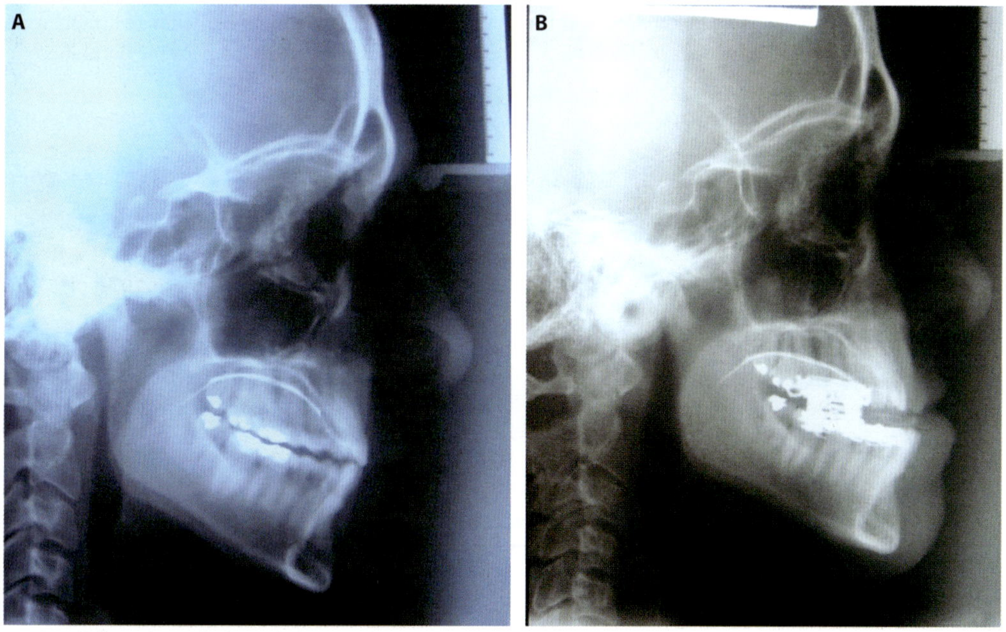

Figura 178.1 Telerradiografia lateral do mesmo paciente realizada sem aparelho intraoral (**A**) e com aparelho intraoral (**B**).

Um último fator importante é a realização da sonoendoscopia, que permite avaliar a via aérea durante o sono induzido e evidenciar a localização do colapso de via aérea, assim como sua melhora durante o avanço mandibular. Os pacientes com colapsibilidade moderada e baixo *loop gain* têm maior chance de responder satisfatoriamente ao AIO e o colapso pode ser checado durante o sono induzido com e sem AIO, facilitando assim uma possível resposta de tratamento.[3]

Ao considerar as contraindicações de uso do AIO, de forma mais didática, as mesmas podem ser odontológicas ou gerais e/ou polissonográficas. Desta forma, temos as seguintes contraindicações do ponto de vista odontológico, considerando o consenso brasileiro de ronco e apneia do sono:[4]

- Doença periodontal ativa
- Disfunção temporomandibular (DTM) grave, a qual gera dor ou impossibilita função, desta forma, é necessário ter controle anterior ao uso do AIO
- Apneia do sono central.

Os três pontos citados são contraindicações absolutas ao uso do AIO e devem ser seguidas, uma vez que podem gerar prejuízos importantes, impactando na piora dos dois primeiros itens, sendo que no primeiro pode gerar a perda mais precoce de elementos dentais. Já ao se considerar o terceiro item, acorda-se que o mecanismo de ação do AIO não compreende a fisiopatologia da apneia central e, portanto, não há concordância no seu uso.

MODELOS DE APARELHOS

De maneira geral, existem dois tipos de AIO, sendo os de avanço mandibular e os retentores linguais. Os últimos constam de aparelhos com menor utilização e que estão mais reservados para uso em pacientes desdentados totais ou sem opção de apoio em dentes, como, por exemplo, quando apresentam-se em tratamento ortodôntico. São basicamente aparelhos com um bulbo lingual que, após inserir a língua, realizam pressão negativa, mantendo-a na posição anterior. Sua utilização comumente apresenta queixas relacionadas com a dificuldade de deglutição da saliva, assim como dor na língua, e seu uso, como já dito, é mais restrito a exceções.

Já os de avanço mandibular correspondem aos mais largamente utilizados e estudados, e sendo assim, o capítulo aborda estes aparelhos em sua maior descrição.

Os AIOs de avanço mandibular podem ser subdivididos em individualizados ou pré-fabricados e em monoblocos ou tituláveis.

Os individualizados são confeccionados em laboratório, tendo como referência a moldagem ou escaneamento das arcadas superior e inferior do paciente, assim como o registro da posição de tratamento. Para este registro de posição, utilizamos o George Gauge® ou similar, que corresponde a um dispositivo com régua milimetrada que possibilita registrar o avanço calculado como de posição inicial, e enviar junto às moldagens ao laboratório para confecção do AIO na posição correta (Figura 178.2).

Já os pré-fabricados, também conhecidos como *boil and bite*, não apresentam individualização de formato de arcadas, deixando a desejar de maneira frequente na estabilidade e retenção do aparelho nas arcadas. Também não há individualização da posição terapêutica de avanço mandibular, tendo uma protrusão padrão que não representa a necessidade de cada paciente.

Os AIOs ainda podem ser do tipo monobloco ou com titulação, sendo que no último o aparelho é composto por placas superior e inferior, as quais são conectadas por mecanismo (podendo este ser lateral, anterior, palatino, entre outros) que permite o avanço mandibular gradativo e de acordo com a individualização de cada caso e o protocolo adotado. O avanço mandibular gradativo equivale à titulação com CPAP (aparelho de pressão positiva utilizado para o tratamento dos DROSs), sendo que o avanço da mandíbula geralmente produzirá um melhor efeito terapêutico, mesmo que não exista um efeito totalmente linear. Estes modelos individualizados e passíveis de titulação são os mais indicados (Figura 178.3), com melhores resultados polissonográficos e de adesão.[4]

Enquanto o tipo monobloco não apresenta nenhum aparato de conexão entre as placas, não sendo possível o avanço gradativo, frequentemente o AIO monobloco é instalado já em posição próxima a 70% do avanço máximo do paciente a fim de garantir resposta terapêutica.

Reforçamos que a recomendação é por aparelhos individualizados, com titulação e passível de algum movimento, pois são mais facilmente tolerados a curto e longo prazo e com melhores resultados, sendo que o dentista deve manter acompanhamento do paciente, assim como realizar avaliação adequada para alteração de sinais e sintomas e monitorar a possibilidade de efeitos colaterais a curto e longo prazo.

SEGUIMENTO

De maneira didática, pode-se dividir o seguimento de usuários de AIO em dois períodos: a) período de titulação do AIO, com início na instalação do aparelho até 4 a 6 meses subsequentes e, b) período pós-titulação, acompanhamento realizado rotineiramente durante todo o tempo em que o paciente permanecer em uso do AIO.

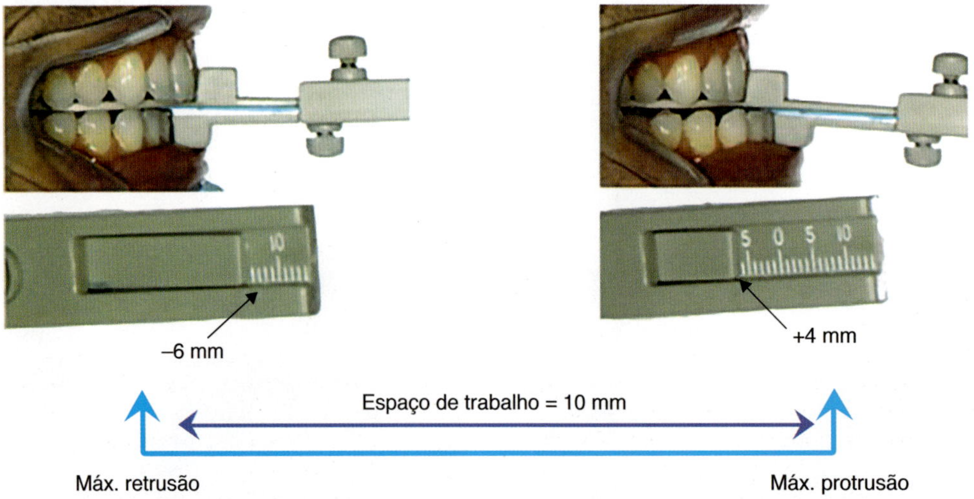

Figura 178.2 Medida de avanço mandibular com dispositivo milimetrado.

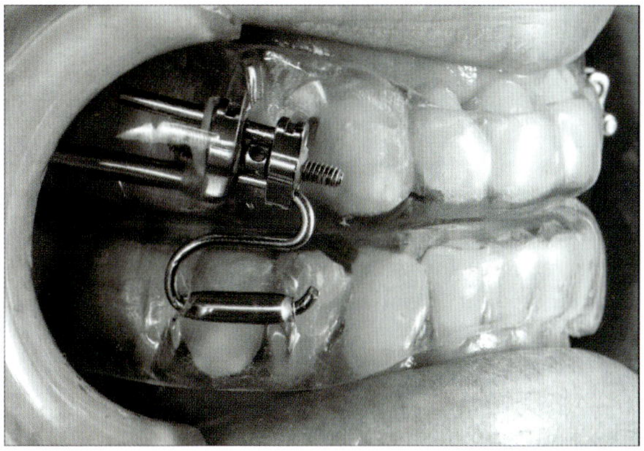

Figura 178.3 Aparelho intraoral individualizado e com mecanismo lateral para titulação do avanço mandibular.

Mais detalhadamente, o período de titulação do AIO, como o próprio nome sugere, é destinado à realização de ajustes graduais de avanço mandibular no dispositivo com o objetivo de se alcançar a melhor efetividade da terapia dentro do conforto do usuário.

Esses ajustes são realizados em consultas programadas a cada 15 ou 20 dias, tempo suficiente para que o paciente se adapte à nova posição de avanço mandibular promovida pelo aparelho. Ainda durante o processo de titulação, ajustes no aparelho são realizados para manejar possíveis efeitos colaterais a curto prazo, que serão discutidos adiante.

Ao final do período de titulação, com o aparelho ajustado em posição terapêutica, o paciente é então encaminhado de volta ao médico que está conduzindo o caso, e esse, se achar necessário, solicita novo exame de polissonografia com AIO. Dessa forma, dados objetivos polissonográficos basais e pós-titulação do AIO são confrontados.[2]

O período pós-titulação é caracterizado pelo seguimento a longo prazo dos usuários de AIO.

Considerando que a terapia com AIOs não tem como propósito promover alterações definitivas, ortopédicas ou ortodônticas, seu uso faz-se necessário de maneira contínua, a fim de se obter os resultados esperados. No entanto, apenas o uso regular dos AIOs realizado pelo paciente não garante o sucesso do tratamento. A longo prazo, fatores como o envelhecimento, ganho de peso, início do uso contínuo de medicamentos (relaxante muscular/benzodiazepínicos) e mudança de hábito podem influenciar negativamente o quadro de DROS prejudicando a eficácia da terapia. Por isso, consultas programadas ao dentista que acompanha o tratamento são necessárias.[2]

A AADSM sugere que no primeiro ano após o período de titulação do AIO, os retornos sejam agendados a cada 6 meses e, a partir de então, uma vez ao ano. No entanto, o paciente deve ser alertado que, em casos de recidiva de sinais e sintomas decorrentes dos DROS, percepção de alterações da mordida ou qualquer tipo de desconforto decorrente do uso do aparelho, é necessário que retorne em consulta com o dentista o quanto antes.[2]

Nas consultas periódicas de acompanhamento, além de verificar a preservação clínica dos resultados obtidos pela terapia, são também avaliados a conservação do aparelho intraoral, a estabilidade dentária e oclusal e também do sistema estomatognático do paciente.[2]

Para o acompanhamento da estabilidade dentária/oclusal, além da checagem clínica, escaneamento das arcadas dentárias, fotos intraorais e radiografias podem ser realizados a fim de se comparar com os registros prévios, realizados no início da terapia.[5]

EFEITOS COLATERAIS

Vastamente estudados na literatura científica, os possíveis efeitos colaterais decorrentes do uso do AIO são bem descritos e podem variar desde o aumento da salivação durante o período de uso do aparelho até alterações dentárias/oclusais (mordida) em usuários regulares dos dispositivos.[2,3]

As intercorrências podem ser divididas de acordo com a ordem temporal do seu surgimento em curto e longo prazo, na qual, até 6 meses do início do tratamento ocorrem os efeitos colaterais considerados de curto prazo e, a partir de então, de longo prazo.

Salivação excessiva, xerostomia, desconforto nos dentes de apoio do AIO, no tecido gengival, musculatura mastigatória e articulação temporomandibular são alguns dos efeitos colaterais a curto prazo mais frequentes.[6] Felizmente, o dentista capacitado em odontologia do sono não apresenta dificuldade para contorná-los, possibilitando ao usuário a continuidade do tratamento. Por outro lado, a não solução pode influenciar diretamente na adesão e consequentemente no insucesso da terapia, levando o paciente a abandonar o tratamento.[2,7]

Em linhas gerais, os efeitos colaterais a longo prazo ocorrem de maneira lenta, muitas vezes não sendo percebidos pelos pacientes e, ainda, demandam maior conhecimento do profissional, pois o controle de sua evolução tende a ser complexo e, muitas vezes, incertos.[8,9]

Para melhor compreensão dos possíveis efeitos colaterais dentários/oclusão a longo prazo, é necessário entender que o mecanismo de ação promovido pelos AIOs na faringe, tornando-a pérvia, é decorrente de um avanço mandibular e estabilização dessa postura durante todo o período de sono. Essa tração anterior da mandíbula resulta em um aumento não só do tensionamento no genioglosso e demais musculaturas perifaríngeas mas, também, da musculatura mastigatória. Dessa forma, durante o uso do AIO, uma força contínua promovida pelo estiramento da musculatura mastigatória age sobre os dentes na tentativa de trazer a mandíbula, que está retida pelo aparelho, para uma posição novamente de repouso. Essas forças impressas sobre os dentes, ao longo do tempo, podem promover pequenas alterações no posicionamento dos mesmos. Segundo a literatura, em média, essas forças podem chegar a 198 Newtons.[10]

Mais comum que as alterações oclusais (mordida) decorrentes de movimentações dentárias citadas anteriormente são aquelas que ocorrem por alteração da postura mandibular, principalmente quando o paciente remove o AIO pela manhã após o período de sono. De caráter transitório na maioria das vezes, em poucos minutos, a mandíbula tende a retomar sua posição inicial, devolvendo o "encaixe" correto dos dentes.[5]

Os efeitos colaterais dentários mais comuns a longo prazo são: na maxila – inclinação dos incisivos para lingual, retroinclinação dos pré-molares e molares e extrusão dos molares –, na mandíbula – inclinação para vestibular dos incisivos, mesoinclinação de pré-molares e molares – e extrusão dos molares. Essas alterações promovem redução dos trespasses horizontal (*overjet*) e vertical (*overbite*), aumento da altura facial anteroinferior com rotação mandibular no sentido horário e abertura de mordida na região de pré-molares.[2]

Ainda nesse contexto, há outros fatores que parecem influenciar não só o surgimento, mas também, a magnitude dos efeitos colaterais ao longo dos anos: quantidade de avanço mandibular, o fenótipo facial, o desenho do aparelho e o material utilizado para sua confecção, a frequência e tempo de uso e as condições de saúde bucal (periodonto, tamanho das raízes, número de dentes).[11]

Estudos que avaliaram a estabilidade dentária e oclusal em usuários de AIO a longo prazo, por meio de comparações de modelos de gesso e traçado cefalométrico, sugerem que os efeitos colaterais são de natureza contínua, evoluindo de maneira gradual e lenta ao longo dos anos. Por outro lado, essas alterações parecem ser maiores nos primeiros 2 anos de uso de AIO, praticamente estabilizando após esse período.[12]

Uma forma de minimizar o risco de efeitos colaterais está na escolha não só do modelo do AIO mas, também, do material com que ele é confeccionado. Estudos sugerem que aparelhos tituláveis, individualizados, que permitam movimentos de lateralidade mandibular são mais confortáveis, geram menos efeitos colaterais e os tornam mais aceitos pelos usuários.[3]

Outras medidas tomadas pelo dentista a fim de reduzir alterações indesejadas em usuários de AIO são: uso de contenção fixa nos dentes anteriores, uso de placa reposicionadora pela manhã, alívios seletivos no desenho interno (em contato com a superfície dentária) do aparelho, menor avanço mandibular possível, exercícios para musculatura mastigatória e orofaríngea. Ainda sem consenso na literatura, esse último item pode ser alcançado em conjunto com o trabalho dos fonoaudiólogos, uma vez que a terapia miofuncional tende a aumentar o tônus da musculatura orofaríngea, possibilitando ao dentista atingir resultados satisfatórios com menor avanço mandibular e, consequentemente, reduzir o risco de efeitos colaterais.

Em relação aos quadros de DTM em usuários de AIO, os estudos relatam na literatura a incidência variando entre 1,4 e 48%. Tamanha variação pode estar relacionada com o tipo de AIO usado, com o protocolo de titulação adotado, com a não padronização na análise das condições basais das articulações temporomandibulares (ATMs) e, ainda, com os diferentes critérios adotados para o diagnóstico de DTM.[3]

Alterações morfológicas nas estruturas anatômicas que compõem a ATM parecem não ocorrer ao longo do tempo em usuários de AIO.[6]

Quando identificados os efeitos colaterais a curto ou longo prazo, cabe ao profissional capacitado alertar o paciente, manejá-los ou, em casos de persistência, interromper a terapia com AIO e encaminhar o paciente de volta ao médico indicador.[2]

LIMITAÇÕES

Alguns fatores são considerados limitações de uso e não contraindicações. A seguir são enumerados alguns itens que podem ser considerados limitantes ao uso do AIO:

- Número de dentes insuficientes (neste ponto, muitas vezes, faz-se a opção de tratamento com retentores linguais), porém, este quesito apresenta atualizações importantes, pois há na literatura aparelhos citados como para uso em próteses totais superiores, mesmo que ainda não sejam uma rotina ou largamente utilizados
- Tratamento ortodôntico ou reabilitador em andamento (neste ponto, muitas vezes, faz-se a opção de tratamento com retentores linguais)
- Capacidade de protrusão voluntária reduzida, sendo que o valor mínimo normalmente aceito é em torno de 6 mm de avanço mandibular.

Ao se considerar aspectos gerais ou polissonográficos, existem alguns fatores limitantes importantes:

1. AOS grave é considerada um fator limitante por muitos autores e, embora como anteriormente citado, este fator não seja totalmente aceito de forma isolada hoje, ainda seguimos recomendações que consideram o CPAP como primeira linha de tratamento em casos de AOS grave. Neste item faz-se uma ressalva, pois há estudos que sugerem que independente do IAH, há uma predição de boa resposta do AIO em pacientes com titulação do CPAP mais baixa.[13]
2. IMC e circunferência cervical aumentada e pacientes mais idosos são reconhecidamente fatores de maior risco para a AOS, porém, embora se acredite que estão relacionados com uma pior resposta ao AIO, ainda não há consenso na literatura que demonstre tal relação de forma clara.
3. Obstrução nasal aumentada representa um importante fator de redução de resposta e adesão ao tratamento,[14,15] de forma que a maior resistência nasal tem impacto direto na pior resposta.

Sendo assim, entende-se que variáveis diversas podem estar envolvidas na limitação de uso de AIO, porém, de forma objetiva não é possível contraindicar totalmente o uso ao se considerarem as variáveis gerais ou polissonográficas, ao passo que os fatores odontológicos podem ser contraindicação absoluta. E, desta forma, deve-se pesar custo-benefício, assim como os demais tratamentos.

EFICÁCIA

A despeito das limitações citadas, cabe salientar que, quando bem indicada, a terapia com AIO apresenta-se como uma importante opção a ser considerada no tratamento da AOS. A adesão autorelatada dos pacientes em curto prazo ao tratamento é alta, variando de 76 a 95%.[16]

Em 2021, Ilea et al. publicaram uma revisão sistemática que evidenciou que o tratamento com AIO foi eficiente em 92% dos pacientes dos estudos avaliados, com melhora do IAH e dos sintomas da AOS, como ronco e sonolência diurna excessiva, sendo paciente dependente.[17]

Outros estudos mostraram que aproximadamente um terço dos pacientes apresentou resolução da doença com IAH < 5 eventos/h e outro terço de pacientes teve uma redução no IAH de 50% ou mais.[18,19]

Um estudo recente mostrou outro possível uso do AIO no tratamento da AOS. A terapia com AIO pode ser um bom preditor de um resultado bem-sucedido da cirurgia esquelética de avanço maxilomandibular (AMM). Uma boa resposta clínica do paciente à terapia com AIO ou a análise polissonográfica após a titulação do AIO tem sido sugerida como preditora do sucesso da cirurgia. Além disso, pode também permitir ao paciente acostumar-se com o mecanismo de avanço mandibular na abertura das VAS, assim como pode fornecer ao cirurgião mais dados para o planejamento do procedimento cirúrgico.[6]

REFERÊNCIAS BIBLIOGRÁFICAS

1. Herrero Babiloni A, Beetz G, Dal Fabbro C, Martel MO, Huynh N, Masse JF et al. Dental sleep medicine: Time to incorporate sleep apnoea education in the dental curriculum. Eur J Dent Educ [Internet]. 2020 Aug [Acesso em: 2024 Jul];24(3):605-10.
2. Ramar K, Dort LC, Katz SG, Lettieri CJ, Harrod CG, Thomas SM et al. Clinical practice guideline for the treatment of obstructive sleep apnea and snoring with oral appliance therapy: An update for 2015. J Clin Sleep Med [Internet]. 2015 Jul 15 [Acesso em: 2024 Jul];11(7):773-827.
3. Marklund M, Braem MJ, Verbraecken J. Update on oral appliance therapy. Eur Respir Rev [Internet]. 2019 Sep 25 [Acesso em: 2024 Jul];28(153):190083.
4. Sutherland K, Cistulli PA. Oral appliance therapy for obstructive sleep apnoea: State of the art. J Clin Med [Internet]. 2019 Dec 2 [Acesso em: 2024 Jul];8(12):2121.
5. Sheats RD. Management of side effects of oral appliance therapy for sleep-disordered breathing: Summary of American Academy of Dental Sleep Medicine recommendations J Clin Sleep Med [Internet]. 2020 May 15 [Acesso em: 2024 Jul];16(5):835.
6. Lee KH, Kim KA, Kwon YD, Kim SW, Kim SJ. Maxillomandibular advancement surgery after long-term use of a mandibular advancement device in a post-adolescent patient with obstructive sleep apnea. Korean J Orthod [Internet]. 2019 [Acesso em: 2024 Jul];49:265-76.
7. Almeida FR, Lowe AA, Sung JO, Tsuiki S, Otsuka R. Long-term sequellae of oral appliance therapy in obstructive sleep apnea patients: Part 1. Cephalometric analysis. Am J Orthod Dentofacial Orthop [Internet]. 2006 [Acesso em: 2024 Jul];129:195-204.

8. Almeida FR, Lowe AA, Otsuka R, Fastlicht S, Farbood M, Tsuiki S. Long-term sequelle of oral appliance therapy in obstructive sleep apnea patients: Part 2. Study-model analysis. Am J Orthod Dentofacial Orthop [Internet]. 2006 Feb [Acesso em: 2024 Jul[;129(2):205-13.
9. Pliska BT, Nam H, Chen H, Lowe AA, Almeida FR. Obstructive sleep apnea and mandibular advancement splints: Occlusal effects and progression of changes associated with a decade of treatment. J Clin Sleep Med [Internet]. 2014 [Acesso em: 2024 Jul];10(12):1285-91.
10. Al-Kalaly AA, Dyson JE, Wong RW, Schatzle M, Cheung LK, Rabie AB. Effect of different advancement positions of the maximum retrusive force of the mandible. Orthod Craniofac Res [Internet]. 2013 [Acesso em: 2024 Jul];16(1):56-64.
11. Minagi HO, Okuno K, Nohara K, Sakai T. Predictors of side effects with long-term oral appliance therapy for obstructive sleep apnea. J Clin Sleep Med [Internet]. 2018 [Acesso em: 2024 Jul];14(1):119-25.
12. Homoda MM, Almeida FR, Pliska BT. Long-term side effects of sleep apnea treatment with oral appliances: nature, magnitude and predictors of long-term changes. Sleep Med [Internet]. 2019 [Acesso em: 2024 Jul];56:184-91.
13. Storesund A, Johansson A, Bjorvatn B, Lehmann S. Oral appliance treatment outcome can be predicted by continuous positive airway pressure in moderate to severe obstructive sleep apnea. Sleep Breath [Internet]. 2018 May [Acesso em: 2024 Jul];22(2):385-92.
14. Ishiyama H, Hideshima M, Inukai S, Tamaoka M, Nishiyama A, Miyazaki Y. Evaluation of respiratory resistance as a predictor for oral appliance treatment response in obstructive sleep apnea: A pilot study. J Clin Med [Internet]. 2021 Mar 18 [Acesso em: 2024 Jul];10(6):1255.
15. Zeng B, Ng AT, Qian J, Petocz P, Darendeliler MA, Cistulli PA. Influence of nasal resistance on oral appliance treatment outcome in obstructive sleep apnea. Sleep [Internet]. 2008 Apr [Acesso em: 2024 Jul];31(4):543-7.
16. Verbraecken J, Dieltjens M, Op de Beeck S, Vroegop A, Braem M, Vanderveken O et al. Non-CPAP therapy for obstructive sleep apnoea. Breathe (Sheff) [Internet]. 2022 Sep [Acesso em: 2024 Jul];18(3):220164.
17. Ilea A, Timuş D, Höpken J, Andrei V, Băbţan AM, Petrescu NB et al. Oral appliance therapy in obstructive sleep apnea and snoring - Systematic review and new directions of development. Cranio [Internet]. 2021 Nov [Acesso em: 2024 Jul];39(6):472-83.
18. Phillips CL, Grunstein RR, Darendeliler MA, Mihailidou AS, Srinivasan VK, Yee BJ et al. Health outcomes of continuous positive airway pressure versus oral appliance treatment for obstructive sleep apnea: A randomized controlled trial. Am J Respir Crit Care Med [Internet]. 2013 [Acesso em: 2024 Jul];187:879-87.
19. Dieltjens M, Verbruggen AE, Braem MJ, Wouters K, Verbraecken JA, De Backer WA et al. Determinants of objective compliance during oral appliance therapy in patients with sleep-disordered breathing: A prospective clinical trial. JAMA Otolaryngol Head Neck Surg [Internet]. 2015 [Acesso em: 024 Jul];141:894-900.

CAPÍTULO 179

Cirurgias Faríngeas para Tratamento de Ronco e Apneia Obstrutiva do Sono

Michel Burihan Cahali • Fabio Tadeu Moura Lorenzetti • Camila Bae Uneda

INTRODUÇÃO

O tratamento cirúrgico da apneia obstrutiva do sono (AOS) visa ampliar a via aérea que apresenta pontos de estreitamento, estabilizar as paredes faríngeas e reduzir sua colapsabilidade. Diversas técnicas já foram descritas para abordagem dos diferentes níveis da via aérea superior (VAS) a fim de eliminar ou reduzir as obstruções. A faringe é o local onde ocorrem os eventos obstrutivos da AOS pois não possui, em seu entorno, tecidos rígidos de sustentação além da coluna cervical. Este capítulo versa sobre as técnicas cirúrgicas que abordam o andar alto da faringe (orofaringe e velofaringe), região que, apesar de controvérsias da literatura, é considerada a mais susceptível[1] aos colapsos e está diretamente envolvida na fisiopatologia da doença.

CRITÉRIOS DE SUCESSO CIRÚRGICO

O critério mais utilizado na literatura admite que a redução de 50% do índice de apneia e hipopneia (IAH) basal, desde que o IAH final seja menor que 20 eventos por hora, pode ser considerado sucesso cirúrgico. Contudo, para critério de cura, o IAH final deve ser menor que 5 eventos por hora.[2]

PROCEDIMENTOS PALATAIS AMBULATORIAIS

O palato mole é um dos principais locais de vibração durante o sono, por isso ocupa um papel importante na gênese do ronco.[3] Além disso, a região retropalatal (vélum) também ocupa uma função relevante na fisiopatologia da AOS. Por estes motivos, diversos tipos de tratamento já foram desenvolvidos para esta região.[4]

Neste capítulo, serão enfatizadas apenas algumas técnicas palatais: nem todas estão disponíveis no Brasil, uma parte caiu em desuso, o preço de certos equipamentos é muito alto, dentre outros motivos que acabam inviabilizando a realização de alguns procedimentos.

Escleroterapia palatal/injeção roncoplástica

Embora Straus (1943) tenha sido o primeiro a realizar escleroterapia para o tratamento do ronco, Brietzke e Mair[5,6] publicaram os principais estudos envolvendo este procedimento, o qual denominaram "*injection snoreplasty*". No Brasil, Lorenzetti et al. iniciaram este tipo de terapia ambulatorial em 2004 e propuseram o termo "injeção roncoplástica" para a língua portuguesa.[7]

O tratamento consiste na injeção de substância esclerosante em alguns pontos do palato mole para causar um enrijecimento nas áreas aplicadas, além de uma discreta retração tecidual. Desta forma, pretende-se diminuir a vibração palatal e a intensidade do ronco. O procedimento é indicado idealmente para pacientes com ronco primário e AOS leve. Sendo assim, para indicação da injeção roncoplástica é necessário o estudo do sono do paciente (a polissonografia completa é o padrão-ouro).[6]

A metodologia de aplicação é variável na literatura. Em geral, este tratamento é realizado ambulatorialmente, sob anestesia tópica, no próprio consultório e sem necessidade de internação. No Brasil, Lorenzetti et al. utilizaram como agentes esclerosantes o etanol 50% e o oleato de etanolamina 5%, porém, em outros países existem estudos com tetradecil sulfato de sódio (STS), com polidocanol, dentre outros.[6,8,9]

A injeção da substância esclerosante é realizada com agulha fina (preferencialmente 24G) na camada submucosa do palato mole. A primeira sessão é realizada com aplicações em três pontos do palato mole, um do mediano e dois paramedianos, utilizando 0,5 mℓ de solução em cada ponto (Figura 179.1). Os pacientes podem receber de uma até três sessões com intervalo mínimo de 4 semanas. A necessidade de outra sessão é avaliada de acordo com a melhora (ou não) dos roncos. Quando necessário, a segunda sessão geralmente é realizada com três pontos, um pouco abaixo da primeira sessão (caudal), e a terceira sessão, um pouco acima da primeira (cranial). Se não houver melhora dos roncos após três sessões, recomenda-se não continuar o tratamento.[8,9]

É importante salientar que este uso do agente esclerosante é *off label*, portanto, os pacientes precisam ser informados dos riscos e devem assinar termo de consentimento informado.

A literatura científica mostra uma taxa de sucesso com a escleroterapia variando de 62 a 92%, dependendo do autor, da metodologia, do agente utilizado e do tempo de seguimento.[5,6,8,9] Uma grande vantagem deste procedimento em relação aos outros similares é o custo reduzido, além da facilidade técnica. Complicações menores como dor leve, edema palatal e ulceração ocorrem frequentemente. Fístula palatal e outras complicações mais graves são muito raras.[5,6,8,9]

Laser

Descrita por Kamami,[10] a uvulopalatoplastia assistida por *laser* (LAUP, do inglês *laser-assisted uvulopalatoplasty*) foi um procedimento amplamente realizado no final do século 20. Pode ser realizado ambulatorialmente e sob anestesia local, de preferência em única sessão, mas alguns pacientes necessitam de múltiplas sessões. O tipo de *laser* mais utilizado é o de CO_2, embora outros tipos também possam ser empregados.[11,12]

O próprio Kamami modificou a sua técnica original mais de uma vez. Na sua técnica mais conhecida, muito utilizada na década

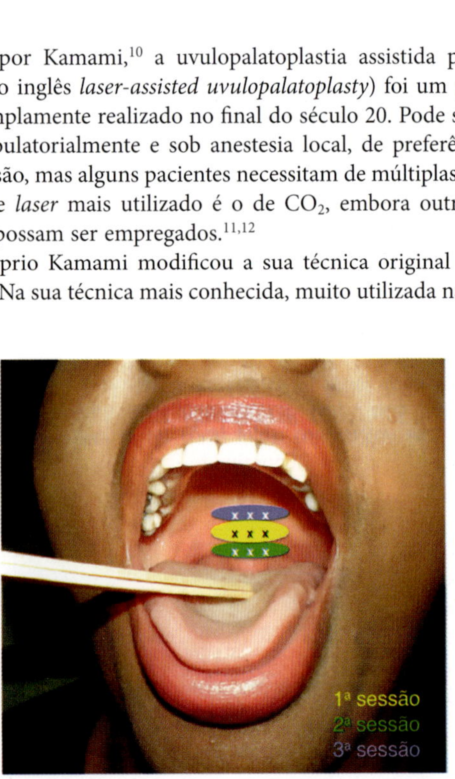

Figura 179.1 Esquema das áreas de aplicação em cada sessão de injeção roncoplástica.

de 1990, era realizada uma ressecção da úvula e confecção de duas "trincheiras" paramedianas no palato mole, criando algo semelhante a uma nova úvula.[11,12]

As taxas de sucesso são variáveis na literatura: Kamami[13] encontrou 77% de bons resultados em roncadores não apneicos, enquanto outros autores descreveram 56 a 96% de melhora do ronco a curto prazo, diminuindo para menos de 62% a médio e longo prazo. Vários autores referem taxas de sucesso muito limitadas na melhora das apneias após LAUP.[11,12]

Na última década, as indicações de LAUP diminuíram bastante, principalmente em virtude do surgimento de outros procedimentos superiores. Além do custo da LAUP ser relativamente alto, existe uma falta de controle cicatricial e podem ocorrer complicações como dor intensa, hemorragia, infecção, disgeusia, estenoses, insuficiência velofaríngea, sensação de corpo estranho ou garganta seca.

Nos últimos anos, surgiram publicações com outros tipos de *laser* no palato mole para tratamento do ronco. Os mais utilizados nos estudos são o *laser* de diodo e o *laser* Er:YAG. Alguns destes estudos têm várias limitações metodológicas, mas os resultados apresentados parecem favoráveis.[14] Portanto, a depender dos resultados de novas pesquisas, o *laser*, que já estava em declínio para esta finalidade, talvez possa voltar a ser mais utilizado para o tratamento de alguns pacientes roncadores.

Radiofrequência

O princípio da aplicação de radiofrequência (RF) é causar destruição celular por termólise, sem, entretanto, cauterizar ou queimar o tecido. Após o período cicatricial, há formação de fibrose com endurecimento tecidual e possível retração, motivo pelo qual alguns autores denominam este procedimento como RFRVT: radiofrequência para redução volumétrica dos tecidos. A aplicação de RF para tratamento do ronco e da AOS pode ser feita em diferentes locais: palato mole, conchas nasais e base de língua.[3,15]

Antes do procedimento, é realizada infiltração local do anestésico (lidocaína 2%), não apenas para reduzir a sensibilidade dolorosa, como também para difundir melhor a corrente de RF pelos tecidos. Quando realizada no palato mole, a ponteira é introduzida em três pontos: um na linha média e dois nas laterais. A quantidade de energia aplicada depende do equipamento de radiofrequência utilizado.[3,15]

Existem vantagens, como a possibilidade de ser ambulatorial sob anestesia local e, quando comparada com procedimentos similares, o nível de dor durante e após a RF costuma ser menor. O custo é uma limitação importante, uma vez que geralmente são necessárias várias sessões e as ponteiras geralmente são descartáveis.[3,15]

Implantes palatais

As publicações sobre implantes palatais (IPs) no tratamento do ronco e AOS surgiram em 2004 com Ho et al.[16] e Nordgard et al.[17] Depois destes, vários outros autores vêm estudando este tipo de procedimento, também denominado *pillar implants*.[15,18]

A técnica consiste na colocação de três implantes sintéticos (filamentos de poliéster) medindo 18 x 1,5 mm cada, por meio de um aplicador que é inserido na transição do palato duro para o palato mole. Os implantes devem ficar paralelos, um na linha média e dois laterais, alojados na camada muscular do palato mole. O objetivo é o enrijecimento da região, com estabilização do palato e diminuição da vibração palatal. Alguns autores preconizam a colocação de quatro ou cinco implantes em casos específicos.[15,18]

Além da possibilidade de execução ambulatorial sob anestesia local, este procedimento apresenta a vantagem de ser reversível, pois os implantes podem ser removidos. O custo elevado é um fator limitante.

As taxas de sucesso na melhora do ronco variam de 36 a 88%.[15,18] Polissonograficamente, a melhora dos eventos respiratórios é um pouco mais limitada. Entretanto, Choi et al. publicaram em 2013 uma metanálise na qual observaram uma eficácia considerável dos IPs tanto para o tratamento do ronco quanto para AOS leve a moderada.[19]

Dentre as complicações possíveis, podem-se citar a extrusão (total ou parcial) dos implantes, infecção, ulceração, dor leve e sangramento. De todas, a extrusão é a mais comum e pode ocorrer em até 25% dos casos.[15]

Há rumores de que a produção dos *pillar implants* foi descontinuada nos EUA; se isso permanecer, deixará de ser uma opção de tratamento.

Entretanto, nos últimos anos surgiu uma "segunda geração" de implantes cujo procedimento foi chamado de *elevoplasty*.[15] Estes novos implantes também são introduzidos no palato mole, um na linha média e dois laterais. São feitos de PDO (polidioxanona), reabsorvíveis em aproximadamente 6 meses, e possuem pequenas garras nas extremidades, o que proporcionaria também um leve efeito de *lifting*. A literatura sobre estes novos implantes ainda é escassa. Além disso, ainda não estão disponíveis no Brasil.

Sling snoreplasty ou suspensão palatal

A técnica denominada *sling snoreplasty* foi descrita por Hur em 2008 como um procedimento de suturas no palato mole para o tratamento do ronco primário. Poucos anos depois, a técnica original foi modificada por Enoz et al. (2010)[20] e por Mantovani et al.[21] (2012); este último apelidou a sua versão de "cortinas romanas" (*Roman blinds*).[3,15]

A ideia central de todas estas técnicas de suspensão palatal é fazer suturas tracionando o palato mole, sem ressecção de tecidos e utilizando fios não absorvíveis. Geralmente são feitas três suturas, uma na linha média e duas nas laterais, mas há variações quanto ao formato das suturas: triangular, pentagonal ou em elipse.

Podem ser realizadas ambulatorialmente sob anestesia local, porém, isso depende da colaboração do paciente e da habilidade do cirurgião. Entretanto, são técnicas interessantes quando realizadas, por exemplo, em associação com uma cirurgia nasal, no centro cirúrgico sob anestesia geral.

TRATAMENTOS CIRÚRGICOS OROFARÍNGEOS PARA RONCO E APNEIA OBSTRUTIVA DO SONO

Amigdalectomia das palatinas

A amigdalectomia consiste na remoção das tonsilas palatinas e é uma das possíveis técnicas cirúrgicas a serem empregadas no tratamento do ronco e da apneia obstrutiva do sono. Não costuma ser uma técnica cirúrgica empregada de forma isolada para o tratamento da AOS. Em crianças, associada a adenoidectomia, é o tratamento de primeira linha do ronco e AOS dessa faixa etária, sendo considerada curativa na maioria dos casos. Já nos adultos, alguns estudos realizados em pacientes selecionados com hipertrofia amigdaliana significativa mostram que a amigdalectomia isolada pode apresentar bons resultados, porém, esses achados não podem ser generalizados para a população adulta em geral. A maioria dos estudos mostra que os resultados são mais eficazes na abordagem multinível ou quando realizada combinada com outras técnicas cirúrgicas que abordam a região da orofaringe, que serão descritas a seguir.[22,23]

Uvulopalatofaringoplastia

A primeira técnica de uvulopalatofaringoplastia (UPFP), descrita por Ikematsu para o ronco, em 1964, e posteriormente por Fujita et al., em 1981,[24] não é mais recomendada devido às complicações e sequelas (como estenoses, incompetência velofaríngea, sangramento e deiscências)[25] que foram descritas ao longo dos anos e aos avanços das técnicas cirúrgicas comprovadamente mais eficazes e seguras que foram desenvolvidas para o tratamento da AOS e do ronco.

A cirurgia realizada atualmente e conhecida como UPFP modificada (ou também como amigdalectomia ampliada, UPFP conservadora, cirurgia palatal híbrida, entre outros)[26,27] passou a ser realizada de forma mais conservadora, preservando tecidos, notadamente na linha média, com tendência a se evitar a manipulação da úvula. Existem variações nas técnicas descritas após as modificações realizadas pelos diferentes autores, porém, em geral, todas seguem esses mesmos princípios mais conservadores.

Na técnica de UPFP realizada na Clínica de Otorrinolaringologia do Hospital das Clínicas da Faculdade de Medicina da Universidade de São Paulo, após a realização da amigdalectomia das palatinas, procede-se à remoção de um *flap* triangular de tecido redundante do pilar anterior lateralmente à úvula (área supratonsilar), idealmente preservando a musculatura e removendo somente mucosa e gordura, para melhor exposição das lojas amigdalianas. Em seguida, são realizadas três suturas do tipo Donatti, com fio absorvível, unindo o músculo palatofaríngeo com a parede lateral da loja tonsilar (músculo constritor superior da faringe e palatoglosso).

A depender da tensão final encontrada na parede posterior da faringe, após o fechamento das suturas, é avaliada a necessidade de realização de uma ou mais incisões de alívio (incisão vertical na mucosa da parede posterior da orofaringe, sendo uma na linha média ou duas mais laterais, próximas às lojas amigdalianas, de modo a romper a tensão que as suturas possam ter provocado e a fim de reduzir as deiscências ou estenoses).

A necessidade de ressecção parcial da úvula também deve ser avaliada com parcimônia e, quando considerada necessária, deve ser realizada de forma mais conservadora possível, visto que já é esperada uma regressão natural do edema e do tamanho da úvula no pós-operatório como consequência da melhora dos colapsos e da vibração dos tecidos.

Em busca de melhores resultados e de padronização para a indicação da UPFP, Friedman et al.[28] descreveram uma classificação que divide os pacientes em quatro grupos distintos, de acordo com os seguintes achados ao exame físico: posicionamento do palato com relação à língua (Mallampati modificado), grau das tonsilas palatinas (escala de Brodsky) e o índice de massa corporal (IMC) (Tabela 179.1).

O mesmo autor identificou em estudo posterior que os pacientes alocados no estádio I (representado por aqueles com amígdalas hipertróficas e palato em posição mais favorável) alcançavam 80,6% de sucesso com a UPFP. Enquanto os pacientes alocados nos estádios II e III alcançaram 37,9 e 8,1%, respectivamente. Já os pacientes no estádio IV (com IMC > 40 kg/m^2 ou com graves deformidades craniofaciais) não deveriam ser submetidos à cirurgia.

Em 2014, Vidigal et al. propuseram uma nova classificação dos pacientes a serem selecionados para a amigdalectomia ampliada, na qual subdividiram o estádio II de Friedman em dois grupos distintos e acrescentaram um grupo de pacientes com obesidade grau 3 (IMC > 40 kg/m^2) e hipertrofia de amígdalas palatinas graus 3 e 4, independentemente da classificação de Mallampati modificado. Os achados encontrados com a aplicação dessa classificação sugerem que pacientes com maiores graus de hipertrofia amigdaliana alcançam melhores resultados independentemente do IAH ou da obesidade e que o Mallampati modificado graus 3 e 4 reduz a taxa de sucesso nesses pacientes.[29]

Vale ressaltar que a classificação desenvolvida por Friedman foi desenvolvida exclusivamente para a cirurgia de UPFP e que seus achados relacionados com o prognóstico não necessariamente se aplicam às outras técnicas cirúrgicas da orofaringe, mas é, ainda hoje, a classificação mais utilizada na literatura.

Tabela 179.1 Classificação de Friedman de acordo com a posição do palato, tamanho das tonsilas palatinas e índice de massa corporal ou graves deformidades craniofaciais.

	Mallampati modificado	Grau das tonsilas palatinas	Índice de massa corpórea (kg/m^2)
Estádio I	1 ou 2	3 ou 4	< 40
Estádio II	1 ou 2 3 ou 4	0, 1 ou 2 3 ou 4	< 40
Estádio III	3 ou 4	0, 1 ou 2	< 40
Estádio IV	1, 2, 3 ou 4	0, 1, 2, 3 ou 4	> 40*

*Ou presença de graves deformidades craniofaciais.

Técnicas com suturas barbadas

Desde o surgimento dos fios barbados (ou farpados), vários autores desenvolveram técnicas cirúrgicas palatofaríngeas utilizando este tipo de material. O fio apresenta projeções direcionais (ou farpas) ao longo do seu trajeto e confere resistência à tração no interior dos tecidos, dispensando a necessidade de nós. Há uma variedade de fios barbados no mercado, e o mais utilizado é o de polidioxanona (PDO), absorvido em aproximadamente 180 dias, o que permite a cicatrização e fibrose dos tecidos, com manutenção do posicionamento desejado.[15]

Dentre as técnicas descritas para tratamento do ronco e da AOS com suturas barbadas, podem-se citar: técnica barbada tipo cortinas romanas ou "*barbed Roman blinds technique*" (BRBT), faringoplastia lateral barbada ou "*barbed lateral pharyngoplasty*" (BLPh), faringoplastia anterior barbada ou "*barbed anterior pharyngoplasty*" (BAPh), "alianza" (uma associação da BRBT com a BAPh) e a faringoplastia barbada de reposicionamento ou "*barbed reposition pharyngoplasty*" (BRP).

As variações técnicas diferem entre si não somente nas formas de passagem no fio pelos principais pontos de referência (espinha nasal posterior, rafe pterigomandibular, loja amigdaliana, hâmulo do pterigoide e músculo palatofaríngeo), mas também pelas diferentes abordagens da musculatura palatal e faríngea. Podem ser divididas em duas grandes categorias: as que realizam miotomias e as que não realizam cortes ou ressecções da musculatura. As miotomias supostamente aumentam o risco para disfagia em idades mais avançadas; porém, não há nenhum grande estudo que avalie e compare esse tópico específico.

Para todas as técnicas já descritas, seus autores encontraram resultados positivos em um ou mais dos quesitos avaliados, como melhora nos índices de apneia e hipopneia (IAH), de dessaturação de oxigênio (IDO), redução da pontuação na escala de Epworth, entre outros. Não há dados para afirmar qual das técnicas barbadas é melhor, pois são necessários mais estudos comparativos randomizados.[30]

Porém, há estudos que mostram que a faringoplastia barbada de reposicionamento (BRP) resulta em maiores taxas de sucesso cirúrgico e valores de IAH em comparação com a UPFP. Não foi encontrada diferença entre a efetividade da BRP e a faringoplastia expansora, mas o tempo cirúrgico da faringoplastia expansora é significativamente maior que o da UPFP, enquanto a BRP tem tempo cirúrgico menor.[31] Uma das principais vantagens do uso das suturas barbadas é que, como têm a capacidade de manter a força tênsil comparável à dos fios tradicionais dispensando a necessidade de nós, a cirurgia tende a ser mais rápida.

Por ser de rápida execução, com curva de aprendizado também mais rápida e com baixas taxas de complicações, a BRP, descrita por Vicini et al. em 2015,[32] é uma estratégia de tratamento promissora no tratamento da AOS. Nesta técnica, após a amigdalectomia bilateral com preservação dos músculos palatoglosso e palatofaríngeo, são realizadas duas incisões parciais de enfraquecimento ou liberação na parte inferior (caudal) do músculo palatofaríngeo. O centro do palato é marcado na espinha palatina e a rafe pterigomandibular é identificada em ambos os lados por palpação digital e é também marcada.

O fio farpado, monofilamentar e absorvível de PDO bidirecional, tamanho 2.0, com zona de transição no meio, é geralmente o utilizado. A agulha é introduzida no ponto central e depois passada lateralmente dentro do palato, girando em torno da rafe pterigomandibular até sair na parte mais superior da rafe; o fio é então puxado até ficar pendurado na zona de transição central, que é uma zona livre entre as duas direções do fio.

A agulha é reintroduzida novamente próximo ao ponto de saída, contornando a rafe pterigomandibular, até sair na loja amigdaliana. Em seguida, atravessa a parte superior do músculo palatofaríngeo e sai próximo à mucosa do pilar posterior. É reinserida no pilar posterior, na junção entre o terço superior e os dois terços inferiores e então a agulha é novamente passada através da loja amigdaliana. Por fim, essa sutura será suspensa novamente em torno da rafe; uma tração é aplicada e nenhum nó é feito. Essas etapas podem ser repetidas 2 a 3 vezes até se alcançar uma expansão satisfatória. Repete-se o mesmo procedimento para o lado oposto. Finalmente, cada fio sai na rafe do mesmo lado e, para o travamento dos fios em suas posições e, a fim de evitar deiscências e folgas, um ponto superficial na direção oposta é realizado para, em seguida, o fio ser cortado enquanto tensiona o tecido para baixo para mais tração.[32]

Idealmente, a técnica é indicada em pacientes com falha ou baixa adesão ao CPAP (< 4/noite por pelo menos 3 meses de uso), com IMC < 35 kg/m^2, idade entre 18 e 65 anos, amígdalas normotróficas (graus 1 e 2 de Brodsky) e com padrão de colapso predominantemente retropalatal na ausência de colapso em base de língua, ou com colapso discreto nessa região.[32]

Pacientes com história de amigdalectomia prévia ou alterações craniofaciais significativas não devem ser submetidos a essa técnica cirúrgica.[32]

As complicações intraoperatórias das técnicas com suturas barbadas incluem: sangramento, quebra da agulha, ruptura das suturas, dificuldade de reposicionamento ou correção das suturas. Já no pós-operatório, podem ocorrer: extrusão do fio, deiscências, sangramento, disfagia, insuficiência velofaríngea e sensação de corpo estranho.[32]

A análise dos resultados das cirurgias com técnica barbada pode ter sido superestimada, pois foi realizada em conjunto com outras técnicas na abordagem multinível (cirurgias do nariz ou base de língua) em muitos casos. Dessa forma, ainda são necessários mais estudos para avaliar a efetividade da técnica de suturas barbadas isoladamente, especialmente estudos que avaliem os resultados no longo prazo.

Faringoplastia lateral

A faringoplastia lateral (FL), descrita por Cahali em 2003,[33] introduz a reconstrução da parede lateral muscular da faringe com o objetivo de tratar não apenas os colapsos laterais da VAS, mas também suportar as regiões retropalatal e retrolingual. Na descrição original, que chamamos de versão 1, um retalho de músculo palatofaríngeo é rodado superolateroanteriormente para suportar o palato mole e parte alta da parede lateral da faringe (como na técnica da faringoplastia expansora)[34] e um retalho do músculo constritor superior da faringe é rodado lateralmente para suportar a parte baixa da parede lateral da faringe e a base da língua.[33] Esta técnica apresentou resultados superiores à UPFP em um estudo prospectivo randomizado.[35]

Após sua versão 1, a FL evoluiu continuamente[36,37] para melhorar sua efetividade e reduzir sua morbidade, alcançando em 2015 sua versão atual (versão 6).[18] A essência da FL permanece a mesma: criar retalhos faríngeos musculares para um suporte multinível e multidimensional da VAS. Não deve ser considerada uma cirurgia palatal, pois o palato mole não é operado diretamente. O propósito da técnica atual é destacar um retalho miomucoso palatofaríngeo da parede posterior e deslocá-lo para a parede lateral da faringe, promovendo dois objetivos: (a) mover o palato mole anteriormente (pois desloca a inserção do palato mole na faringe, que é posterior e torna-se lateral); (b) criar tensão longitudinal na parede lateral, na direção caudal-cranial, devido à retração do retalho. Esta tensão é implicada na estabilização da parede lateral e região retrolingual, similar à que ocorre com o aumento do volume pulmonar.[38]

A FL é utilizada no tratamento de ronco primário e AOS em pacientes adultos com IMC até 35 kg/m^2, independente da gravidade da AOS. Cirurgias faríngeas prévias, como tonsilectomia, contraindicam a FL pois a fibrose prévia parece reduzir a capacidade retrátil do retalho. Outras contraindicações são a presença de insuficiência velofaríngea, deformidade acentuada do esqueleto facial e abertura de boca muito limitada.[39] A posição relativa entre palato e língua ou a espessura do pilar tonsilar posterior não são critérios de seleção.

Na técnica atual da FL, após a tonsilectomia e exposição de toda a parede lateral da faringe (Figuras 179.2 e 179.3), faz-se uma pequena (7 mm) incisão vertical transfixante no constritor

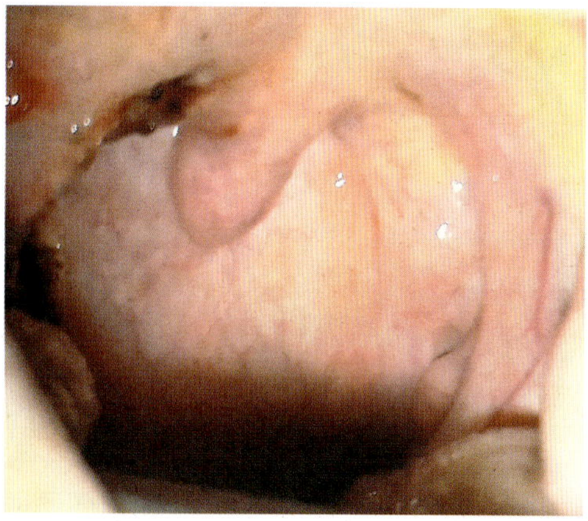

Figura 179.2 Faringoplastia lateral: aspecto da faringe antes da tonsilectomia do lado esquerdo.

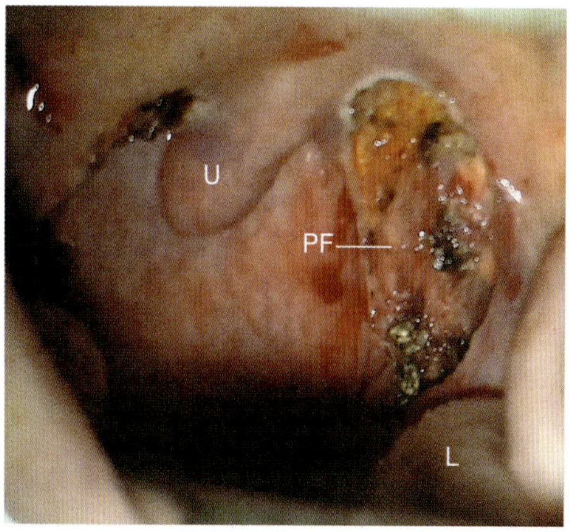

Figura 179.3 Faringoplastia lateral: aspecto após a tonsilectomia esquerda com exposição da parede lateral da faringe. L = língua; PF = músculo palatofaríngeo; U = úvula.

superior da faringe, dentro da loja tonsilar e junto ao músculo palatofaríngeo, ou seja, na parede posterior (Figura 179.4). Esta incisão permite melhor mobilização do músculo palatofaríngeo (que chamamos de retalho nesta cirurgia) e cria o melhor pedículo vascular para esse retalho (que será vascularizado exclusivamente através do palato mole ao final da cirurgia). Caudalmente a esta incisão, a parte inferior do retalho é descolada da parede posterior da faringe (Figura 179.5). Todo retalho é suturado com 3 suturas Donatti (com Vicryl® 3.0) na parede lateral da loja tonsilar. Para completar a separação entre o retalho e a parede posterior da faringe, o retalho é seccionado caudalmente à última sutura e uma incisão de alívio transfixante é feita entre o retalho e a parede posterior da faringe (Figura 179.6). Ao final, há um retalho miomucoso pediculado no palato mole, suturado na parede lateral (que é a área receptora do retalho) e totalmente destacado da parede posterior da faringe (que é a área doadora do retalho).

Os pacientes recebem alta hospitalar geralmente no dia seguinte, recebendo antibiótico oral por 10 dias, analgésicos (dipirona e tramadol), corticoide oral por 4 dias seguido por cetorolaco nos 5 dias seguintes e bloqueador de bomba de prótons por 1 mês. Cuidados com repouso e dieta são similares a todas as cirurgias faríngeas. É esperada disfagia leve para sólidos por até 2 meses (até a reabsorção das suturas) e neste período as refeições serão mais

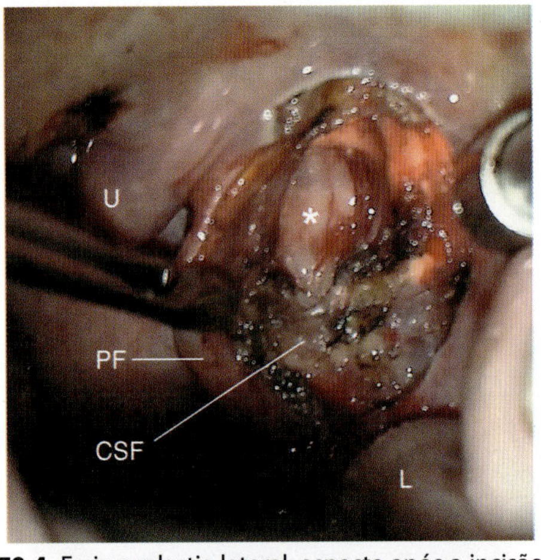

Figura 179.4 Faringoplastia lateral: aspecto após a incisão no músculo constritor superior da faringe (CSF), expondo a fáscia bucofaríngea (*). L = língua; PF = músculo palatofaríngeo; U = úvula.

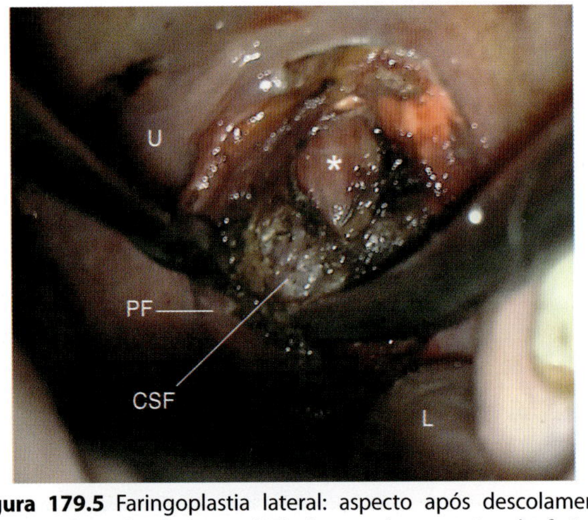

Figura 179.5 Faringoplastia lateral: aspecto após descolamento do músculo palatofaríngeo (PF) da parede posterior da faringe. (*) Fáscia bucofaríngea; CSF = músculo constritor superior da faringe; L = língua; U = úvula.

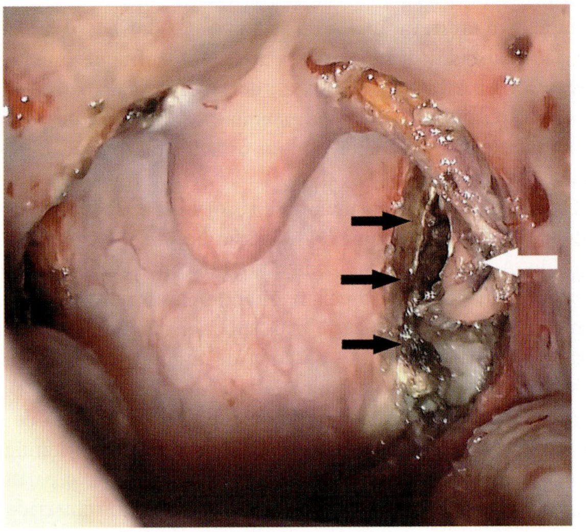

Figura 179.6 Faringoplastia lateral: aspecto final, com o retalho palatofaríngeo (seta branca) separado da parede posterior da faringe. Setas pretas = área na parede posterior da faringe doadora do retalho.

lentas que o habitual. O início precoce de terapia facial miofuncional abrevia a completa recuperação da deglutição. Bons resultados foram relatados por outros grupos que realizaram a FL versão 6.33.

Faringoplastia expansora

As diferentes versões da FL influenciaram o surgimento de diversas técnicas cirúrgicas direcionadas à parede lateral da faringe, sendo a faringoplastia expansora a que se tornou mais divulgada.[34] Nesta técnica, após a tonsilectomia, o músculo palatofaríngeo é seccionado (sem secção da mucosa) e sua ponta cortada é reposicionada superolateroanteriormente (semelhante à FL versão 1), em direção ao processo pterigoide, com suturas em figura de oito. O músculo palatofaríngeo é mantido aderido ao constritor superior da faringe. Seguem-se as suturas para fechamento da loja tonsilar e, quando necessária, uma uvulectomia parcial. A faringoplastia expansora demonstrou ser superior à UPFP.[34] e é indicada em pacientes com obstrução retropalatal na região da borda livre do palato mole.

Outras faringoplastias

Diversas outras técnicas de cirurgias palatofaríngeas foram descritas nas últimas décadas e podem-se destacar:

- Faringoplastia expansora funcional:[40] difere-se da faringoplastia expansora por separar o músculo palatofaríngeo do constritor superior da faringe antes de movê-lo em direção ao processo pterigoide. Não há incisão no canto palatal e a sutura do palatofaríngeo é feita via tunelização por dentro do palato mole
- Faringoplastia de relocação:[41] após a tonsilectomia, remove-se tecido supratonsilar e traciona-se o músculo palatofaríngeo para cobrir a parede lateral da faringe com suturas tipo Donatti
- Zetapalatoplastia:[42] elaborada para pacientes previamente tonsilectomizados. Nesta técnica, remove-se mucosa da face oral do palato mole e úvula, divide-se a úvula e parte do palato mole na linha média (criando dois retalhos: lado direito e esquerdo) e deflete-se cada retalho para o seu lado, com cada ponta de úvula indo para a lateral e este retalho uvulopalatal é suturado sobre a região escarificada do palato mole
- Faringoplastia com avanço transpalatal:[43] remove-se parte de região posterior do palato duro e, por meio de suturas, desloca-se a parte alta do palato mole para frente, ocluindo o defeito no palato duro e ampliando a área retropalatal mais cranial.

CONSIDERAÇÕES FINAIS

O melhor entendimento do papel da parede lateral da faringe na fisiopatologia da AOS contribuiu para a evolução das cirurgias orofaríngeas ao longo dos anos. Hoje, essa região é o foco principal das abordagens cirúrgicas e prioriza-se seu reposicionamento com preservação da linha média e menor ressecção de tecidos.

As técnicas de faringoplastia atuais já apresentam estudos de revisão sistemática e metanálises com seguimento de médio a longo prazo demonstrando bons resultados na melhora do IAH e na sonolência diurna. Os melhores resultados cirúrgicos parecem envolver pacientes mais jovens, com menor IMC e tonsilas palatinas volumosas.

Por fim, deve-se sempre levar em consideração, no momento da escolha da técnica cirúrgica a ser empregada, as taxas de sucesso publicadas na literatura, a experiência de cada cirurgião, bem como a vontade do paciente de ser submetido ao procedimento cirúrgico após esclarecido sobre todas as opções terapêuticas disponíveis, seus benefícios e possíveis complicações inerentes à cada modalidade.

REFERÊNCIAS BIBLIOGRÁFICAS

1. 1. Van den Bossche K, Van de Perck E, Kazemeini E, Willemen M, Van de Heyning PH, Verbraecken J et al. Natural sleep endoscopy in obstructive sleep apnea: A systematic review. Sleep Med Rev [Internet]. 2021 [Acesso em: 2024 Jul];60:101534.
2. Sher AE, Schechtman B, Piccirillo JR. The efficacy of surgical modifications of the upper airway in adults with obstructive sleep apnea syndrome. Sleep [Internet]. 1996 Feb [Acesso em: 2024 Jul];19(2):156-77.
3. Lorenzetti FT, Duarte BB. Diagnóstico e tratamento do ronco primário. In: Lessa MM et al., organizators. PRO-ORL Programa de atualização em otorrinolaringologia. 4 ed. Porto Alegre: Artmed; 2013.
4. Cahali MB, Lorenzetti FT, Kobayashi DY, Pinheiro-Neto CD. Tratamento cirúrgico para ronco e apneia. In: Pignatari SN, Anselmo-Lima WT, eds. Tratado de otorrinolaringologia. Rio de Janeiro: Elsevier; 2018. p.202-11.
5. Brietzke SE, Mair EA. Injection snoreplasty: How to treat snoring without all the pain and expense. Otolaryngol Head Neck Surg [Internet]. 2001 [Acesso em: 2024 Jul];124:503-10.
6. Brietzke SE, Mair EA. Injection snoreplasty. In: Friedman M, Jacobowitz O, eds. Sleep apnea and snoring: Surgical and non-surgical therapy. 2 ed. Elsevier; 2020. p.163-5.
7. Lorenzetti FT, Formigoni GS, Cahali, MB. Uma nova proposta de nomenclatura: "Injeção Roncoplástica". Braz J Otorhinolaryngol [Internet]. 2008 [Acesso em: 2024 Jul];74:327.
8. Lorenzetti FT, Cahali MB, Formigoni GS. Injection snoreplasty: Ethanolamine oleate vs ethanol. Otolaryngol Head Neck Surg [Internet]. 2009 [Acesso em: 2024 Jul];141(3) Sup 1:121.
9. Lorenzetti FM. Injeção roncoplástica: comparação entre etanol 50% e oleato de etanolamina 5% no tratamento do ronco [thesis]; 2011. São Paulo: Faculdade de Medicina FMUSP. Disponível em: https://pesquisa.bvsalud.org/portal/resource/pt/lil-609383. Acesso em: 2024 Jul. São Paulo, 2011.
10. 10. Kamami YV. Laser CO2 for snoring. Preliminary results. Acta Otorhinolaryngol Belg [Internet]. 1990 [Acesso em: 2024 Jul];44(4):451-6.
11. Goldberg AN, Bhatki AM. Laser-assisted uvulopalatoplasty: Techniques and results. In: Friedman M, Jacobowitz O, eds. Sleep apnea and snoring: Surgical and non-surgical therapy. 1 ed. Chicago: Saunders Elsevier; 2009. p.148-53.
12. Pinto JA. Uvulopalatoplastia assistida por laser (LAUP). In: Pinto JA, editor. Ronco e apneia do Sono. 2 ed. Rio de Janeiro: Revinter; 2010. p. 189-92.
13. 13. Kamami YV. Outpatient treatment of snoring with CO2 laser: Laser-assisted UPPP. J Otolaryngol [Internet]. 1994 Dec [Acesso em: 2024 Jul];23(6):391-4.
14. Neruntarat C, Khuancharee K, Shoowit P. Er:YAG laser for snoring: A systemic review and meta-analysis. Lasers Med Sci [Internet]. 2020 Aug [Acesso em: 2024 Jul];35(6):1231-8.
15. Lorenzetti FT, Haddad F, Xavier SD. Cirurgias palatais para o tratamento dos distúrbios respiratórios obstrutivos do sono. In: Roithmann R, Kosugi EM, Tamashiro E et al. Técnicas cirúrgicas básicas em otorrinolaringologia e cirurgia cervicofacial. 1 ed. Rio de Janeiro: Thieme Revinter Publicações Ltda, 2023, p. 459-464.
16. 16. Choi JH, Kim EJ, Kim KW, Ju YH, Park EH, Lee SH. Palatal implants for persistent snoring and mild obstructive sleep apnea after laser-assisted uvulopalatoplasty. Clin Exp Otorhinolaryngol [Internet]. 2014 Mar [Acesso em: 2024 Jul];7(1):66-8.
17. 17. Nordgård S, Stene BK, Skjøstad KW, Bugten V, Wormdal K, Hansen NV et al. Palatal implants for the treatment of snoring: Long-term results. Otolaryngol Head Neck Surg [Internet]. 2006 Apr [Acesso em: 2024 Jul];134(4):558-64.
18. Maurer JT. Palatal implants for primary snoring: short-and long-term results of a new minimally invasive surgical technique. . In: Friedman M, Jacobowitz O, eds. Sleep apnea and snoring: Surgical and non-surgical therapy. 1 ed. Chicago: Saunders Elsevier; 2009. p.169-75.
19. Choi JH, Kim SN, Cho JH. Efficacy of the Pillar implant in the treatment of snoring and mild-to-moderate obstructive sleep apnea: A meta-analysis. Laryngoscope [Internet]. 2013 [Acesso em: 2024 Jul];123(1):269-76.
20. 20. Enöz M, Lapeña FJ, İnançlı HM, Hafız G. (2010). Modified sling snoreplasty: Double triangle shaped suture uvulopalatopexy. Kulak Burun Bogaz Ihtis Derg [Internet]. 2010 Jan-Feb [Acesso em: 2024 Jul];20(1):51-5.
21. 21. Mantovani M, Minetti A, Torretta S, Pincherle A, Tassone G, Pignataro L. The velo-uvulo-pharyngeal lift or "roman blinds" technique for treatment of snoring: A preliminary report. Acta Otorhinolaryngol Ital [Internet]. 2012 Feb [Acesso em: 2024 Jul];32(1):48-53.
22. Camacho M, Li D, Kawai M, Zaghi S, Teixeira J, Senchak AJ et al. Tonsillectomy for adult obstructive sleep apnea: A systematic review and meta-analysis. Laryngoscope [Internet]. 2016 [Acesso em: 2024 Jul];126(9):2176-86.
23. Reckley LK, Fernandez-Salvador C, Camacho M. The effect of tonsillectomy on obstructive sleep apnea: An overview of systematic reviews. Nat Sci Sleep [Internet]. 2018 [Acesso em: 2024 Jul];10:105–10.
24. Fujita S, Conway W, Zorick F, Roth T. Surgical correction of anatomic abnormalities in obstructive sleep apnea syndrome: Uvulopalatopharyngoplasty. Otolaryngol Head Neck Surg [Internet]. 1981 [Acesso em: 2024 Jul];89(6):923-34.
25. Fairbanks DN. Uvulopalatopharyngoplasty complications and avoidance strategies. Otolaryngol Head Neck Surg [Internet]. 1990 [Acesso em: 2024 Jul];102(3):239-45.
26. Li HY, Tsai MS, Lee LA, Hsin LJ, Lee YC, Lin WN et al. Palatal hybrid surgery for obstructive sleep apnea-state-of-the-art annotation of uvulopalatopharyngoplasty. Biomed J [Internet]. 2023 [Acesso em: 2024 Jul];46(3):1-10.
27. Lundkvist K, Januszkiewicz A, Friberg D. Uvulopalatopharyngoplasty in 158 OSAS patients failing non-surgical treatment. Acta Otolaryngol [Internet]. 2009 [Acesso em: 2024 Jul];129(11):1280-6.
28. Friedman M, Ibrahim H, Bass L. Clinical staging for sleep-disordered breathing. Otolaryngol Head Neck Surg [Internet]. 2002 [Acesso em: 2024 Jul];127(1):13-21.
29. Vidigal TA, Haddad FL, Cabral RF, Oliveira MC, Cavalcante RR, Bittencourt LR et al. New clinical staging for pharyngeal surgery in obstructive sleep apnea patients. Braz J Otorhinolaryngol [Internet]. 2014 [Acesso em: 2024 Jul];80(6):490–6.
30. Manuele C, Antonio M, Lucrezia G, Filippo M, Peter B. Different barbed pharyngoplasty techniques for retropalatal collapse in obstructive sleep apnoea patients: A systematic review. Barbed Pharyngoplasty. Sleep Disord Breath [Internet]. 2022 [Acesso em: 2024 Jul];359-63.
31. Rashwan MS, Montevecchi F, Cammaroto G, Badr el Deen M, Iskander N, El Hennawi D et al. Evolution of soft palate surgery

techniques for obstructive sleep apnea patients: A comparative study for single-level palatal surgeries. Clin Otolaryngol [Internet]. 2018 [Acesso em: 2024 Jul];43(2):584–90.

32. Vicini C, Meccariello G, Montevecchi F, De Vito A, Frassineti S, Gobbi R et al. Effectiveness of barbed repositioning pharyngoplasty for the treatment of obstructive sleep apnea (OSA): A prospective randomized trial. Sleep Breath [Internet]. 2020 [Acesso em: 2024 Jul];24(2):687–94.
33. Cahali MB. Lateral pharyngoplasty: A new treatment for obstructive sleep apnea hypopnea syndrome. Laryngoscope [Internet]. 2003 [Acesso em: 2024 Jul];113:1961–8.
34. Pang KP, Woodson BT. Expansion sphincter pharyngoplasty: A new technique for the treatment of obstructive sleep apnea. Otolaryngol Head Neck Surg [Internet]. 2007 [Acesso em: 2024 Jul];137(1):110-4.
35. Cahali MB, Formigoni GG, Gebrim EM, Miziara ID. Lateral pharyngoplasty versus uvulopalatopharyngoplasty: A clinical, polysomnographic and computed tomography measurement comparison. Sleep [Internet]. 2004 Aug 1 [Acesso em: 2024 Jul];27(5):942-50.
36. Cahali MB. Lateral pharyngoplasty. In: Friedman M, Jacobowitz O, eds. Sleep apnea and snoring: Surgical and non-surgical therapy. 2nd ed. Philadelphia: Elsevier; 2020:229-34.
37. de Paula Soares CF, Cavichio L, Cahali MB. Lateral pharyngoplasty reduces nocturnal blood pressure in patients with obstructive sleep apnea. Laryngoscope [Internet]. 2014 [Acesso em: 2024 Jul];124(1):311-6.
38. Heinzer RC, Stanchina ML, Malhotra A, Jordan AS, Patel SR, Lo YL et al. Effect of increased lung volume on sleep disordered breathing in patients with sleep apnoea. Thorax [Internet]. 2006 May [Acesso em: 2024 Jul];61(5):435-9.
39. Elzayat S, El-Sobki A, El-Deeb ME, Moussa HH. Managing obstructive sleep apnea patients with CPAP failure with a novel lateral pharyngoplasty as a stand-alone procedure. Am J Otolaryngol [Internet]. 2020 [Acesso em: 2024 Jul];41(4):102500.
40. Sorrenti G, Piccin O. Functional expansion pharyngoplasty in the treatment of obstructive sleep apnea. Laryngoscope [Internet]. 2013 [Acesso em: 2024 Jul];123(11):2905-8.
41. Li HY, Lee LA. Relocation pharyngoplasty for obstructive sleep apnea. Laryngoscope [Internet]. 2009 [Acesso em: 2024 Jul];119(12):2472-7.
42. Friedman M, Ibrahim HZ, Vidyasagar R, Pomeranz J, Joseph NJ. Z-palatoplasty (ZPP): A technique for patients without tonsils. Otolaryngol Head Neck Surg [Internet]. 2004 [Acesso em: 2024 Jul];131(1):89-100.
43. Woodson BT, Toohill RJ. Transpalatal advancement pharyngoplasty for obstructive sleep apnea. Laryngoscope [Internet]. 1993 [Acesso em: 2024 Jul];103(3):269-76.

CAPÍTULO 180

Tratamento Nasal para Ronco e Apneia Obstrutiva do Sono

Renato Stefanini • Fábio de Azevedo Caparroz • Fernanda Louise Martinho Haddad

INTRODUÇÃO

O nariz faz parte da via aérea superior (VAS) e, portanto, está envolvido na fisiopatologia da apneia obstrutiva do sono (AOS). A respiração pelo nariz é a rota mais fisiológica durante o sono e, quando existe uma obstrução nasal, podem ocorrer mecanismos fisiopatológicos que contribuem para o surgimento ou agravamento dos distúrbios respiratórios do sono. O aumento da resistência ao fluxo de ar provocado pela obstrução nasal leva ao incremento na negatividade da pressão intraluminal na VAS, aumentando a colapsibilidade da faringe.[1] Além disso, a respiração oral decorrente da obstrução nasal promove a rotação inferior da mandíbula, com consequente posteriorização da base da língua, estreitando a faringe e favorecendo a colapsibilidade da mesma.[1,2] A substituição da respiração nasal pela oral também pode levar a outros mecanismos fisiopatológicos, como a redução do estímulo aos receptores nasais e a consequente diminuição do reflexo nasopulmonar, além da diminuição da produção do óxido nítrico, levando à redução do tônus muscular da VAS.[1,2] Estudos já demonstraram piora na qualidade do sono e aumento dos eventos obstrutivos relacionados com obstrução nasal.[3-5]

Patologias

A obstrução nasal crônica está relacionada com diversos sintomas diurnos e noturnos que levam à piora da qualidade de vida do indivíduo.[6,7] Dentre os sintomas estão respiração oral crônica, ressecamento nasal, ressecamento faríngeo, cefaleia, fadiga, sonolência diurna e ronco.[7]

A obstrução nasal pode ocorrer por alterações estruturais e ou inflamatórias do nariz.[8,9] A Tabela 180.1 resume as diversas causas de obstrução nasal.

As rinites ou rinossinusites crônicas, os desvios do septo nasal, a hipertrofia das conchas nasais inferiores e a insuficiência da válvula nasal (IVN) são exemplos das patologias mais frequentes que provocam obstrução nasal crônica, e saber diagnosticá-las e tratá-las é fundamental para alcançar o sucesso no tratamento dos pacientes com AOS.

A prevalência de obstrução nasal nos pacientes com AOS é bastante elevada. Um estudo populacional, realizado na cidade de São Paulo, encontrou prevalência de 36,4% de queixa de obstrução nasal e 56,9% de nariz alterado, quando associou achados do exame físico (desvio do septo nasal e/ou hipertrofia das conchas nasais inferiores) com queixas nasais.[10] Nesse mesmo estudo, a presença de nariz alterado foi o único fator anatômico da VAS preditivo de AOS. Um outro estudo populacional, retrospectivo, realizado na Coreia, mostrou que a AOS é 4,39 vezes mais prevalente nos indivíduos com desvio do septo nasal, e essa prevalência diminui de forma significativa após o tratamento cirúrgico do desvio.[11]

Tabela 180.1 Causas de obstrução nasal.[8]

Causas estruturais	Causas inflamatórias
Desvio do septo nasal	Rinite alérgica
Deformidades nasais	Rinites não alérgicas
Hipertrofia das conchas inferiores	Rinossinusites
Concha média bolhosa	Medicamentos (p. ex., betabloqueadores, estrógeno)
Pólipos nasais	Rinite atrófica
Tumores nasais (benignos e malignos)	Substâncias irritantes (p. ex., tabaco)
Perfuração septal	Granulomatose de Wegener
Sinequias	
Insuficiência/incompetência de válvula nasal	
Atresia de coana	
Estenose de abertura piriforme	
Adenoide hipertrófica	
Corpo estranho	

Estudos comparando a geometria da cavidade nasal e o fluxo aéreo de pacientes com AOS e controles, por meio de rinometria acústica e do *peak flow* nasal inspiratório, mostraram que os pacientes com AOS têm menor área mínima de secção transversal do nariz, menor volume total da cavidade nasal e menor *peak flow* inspiratório nasal comparados aos controles. Esse resultado corrobora a hipótese de que alterações morfológicas na cavidade nasal podem contribuir com a manifestação da AOS.[12] Outros estudos, que avaliaram qualidade de vida por meio dos sintomas nasossinusais, mostraram escores tanto do SNOT-22 como do SNOT-20 mais elevados em pacientes com AOS comparados com controles.[13,14] Um dado interessante é que os escores do SNOT-22 diminuíram consideravelmente nos pacientes com AOS após adaptação ao tratamento de pressão positiva contínua na via aérea (CPAP). Além disso, alterações morfológicas nasais, levando a um *peak flow* inspiratório menor que 100 ℓ/min, aumentaram o risco de não adesão ao CPAP.[13]

Tratamentos

Apesar da associação da obstrução nasal com a AOS, a maioria dos estudos não mostra uma influência significativa da cirurgia nasal na diminuição do índice de apneia e hipopneia (IAH) e nos parâmetros de saturação da oxi-hemoglobina.[15,16] Entretanto, diversos estudos demonstraram que a cirurgia nasal melhora a qualidade de vida, a qualidade do sono, diminui a sonolência diurna e pode melhorar o ronco.[6,16] Além disso, o nariz obstruído pode influenciar na adaptação ao CPAP, que é o tratamento não cirúrgico considerado de escolha para AOS moderada ou grave por diversos autores. Já foi demonstrado em estudos que a máscara nasal é a mais indicada no tratamento com pressão positiva na via aérea, levando a menor vazamento de ar, maior conforto, maiores taxas de adesão, menor custo, menor chance de aerofagia e menor pressão terapêutica.[17] Portanto, o tratamento da obstrução nasal pode ajudar na adaptação e, inclusive, diminuir a pressão de titulação do CPAP.[17,18]

O tratamento do nariz obstruído nos pacientes com AOS tem, na maioria dos casos, o intuito coadjuvante. Muitas vezes, a cirurgia nasal é realizada juntamente com cirurgias faríngeas, nas chamadas cirurgias multinível. Em estudo multicêntrico prospectivo que envolveu 735 pacientes, os autores compararam cirurgias multinível com e sem cirurgia nasal e concluíram que a cirurgia nasal aumenta as chances de sucesso das cirurgias multinível.[19] Em outras situações, as cirurgias nasais são realizadas para ajudar na adaptação de outros tratamentos como o CPAP e o aparelho intraoral de avanço mandibular (AIO).

Kempfle et al. realizaram um estudo de custo-efetividade da cirurgia nasal para aumentar a adesão ao CPAP e concluíram que a cirurgia nasal deve ser considerada para pacientes apneicos com queixas de obstrução nasal e com dificuldades na adaptação ao CPAP.[20] Em uma *guideline* sobre a eficácia da cirurgia nasal no tratamento da AOS, publicada em 2023, os autores recomendam que os pacientes com dificuldade de adaptação ao CPAP e que apresentam sintomas obstrutivos nasais refratários ao tratamento clínico, devem ser encaminhados para o otorrinolaringologista para realizar cirurgia nasal, com o objetivo de reduzir a pressão terapêutica e melhorar a adaptação ao CPAP.[21] Estudos demonstraram maior chance de falha no tratamento da AOS com AIO nos pacientes com obstrução nasal.[22,23]

Tipos de tratamentos

O tratamento da obstrução nasal pode ser clínico ou cirúrgico, dependendo da causa. Casos de rinites e rinossinusites crônicas podem ser controlados com uso de medicamentos como corticoides tópicos, anti-histamínicos e antibióticos, nos casos indicados. Em relação aos corticoides tópicos no tratamento da AOS, estudos randomizados e controlados mostraram que em pacientes com rinite alérgica ou não alérgica e distúrbios do sono, o uso desses medicamentos pode melhorar a qualidade subjetiva do sono, além de serem úteis em pacientes com AOS leve.[24] A *guideline* da Academia Americana de Pediatria coloca os corticoides tópicos como uma opção de tratamento de AOS leve em crianças em que a adenoamigdalectomia é contraindicada, ou em casos de AOS leve residual pós-cirúrgica.[25]

Cirurgias

Em caso de falha dos tratamentos clínicos ou em casos com alterações anatômicas obstrutivas, o tratamento cirúrgico pode ser necessário. As cirurgias mais frequentemente realizadas nos pacientes com AOS são a septoplastia e as cirurgias para o tratamento da hipertrofia das conchas nasais inferiores, principalmente a turbinectomia e a turbinoplastia.

Uma causa importante de obstrução nasal crônica que muitas vezes não é corretamente diagnosticada e pode levar à falha do tratamento cirúrgico é a IVN. A correta identificação e o tratamento da IVN interna e/ou externa são importantes para garantir o sucesso cirúrgico no tratamento da obstrução nasal. O diagnóstico da IVN é feito pelo exame físico, a partir da inspeção estática e inspeção dinâmica e também pela manobra de Cottle modificada, que consiste no uso de uma haste metálica para sustentar as cartilagens laterais inferior e superior, resultando na melhora da respiração referida pelo paciente e identificando a IVN externa e/ou interna (Figura 180.1 e Vídeos 180.1 e 180.2).[26]

O tratamento da IVN nos pacientes com AOS pode ser feito com o uso de dilatadores nasais internos ou externos durante o sono ou com diferentes técnicas cirúrgicas, com colocação de enxertos da cartilagem septal em locais específicos.[27]

Algumas dessas técnicas podem ser realizadas durante a cirurgia de septoplastia, sem a necessidade de fazer o acesso da rinosseptoplastia aberta. Estudos com dilatadores nasais para o tratamento da IVN são escassos na literatura. Em geral, não mostram melhora nos parâmetros polissonográficos,[28,29] mas outros estudos indicam melhora do ronco, da sonolência e da qualidade do sono.[29-31] Uma revisão sistemática avaliou pacientes submetidos a cirurgias nasais, incluindo o tratamento da IVN, e encontrou melhora significativa na escala NOSE, que avalia queixas relacionadas com obstrução nasal.[32]

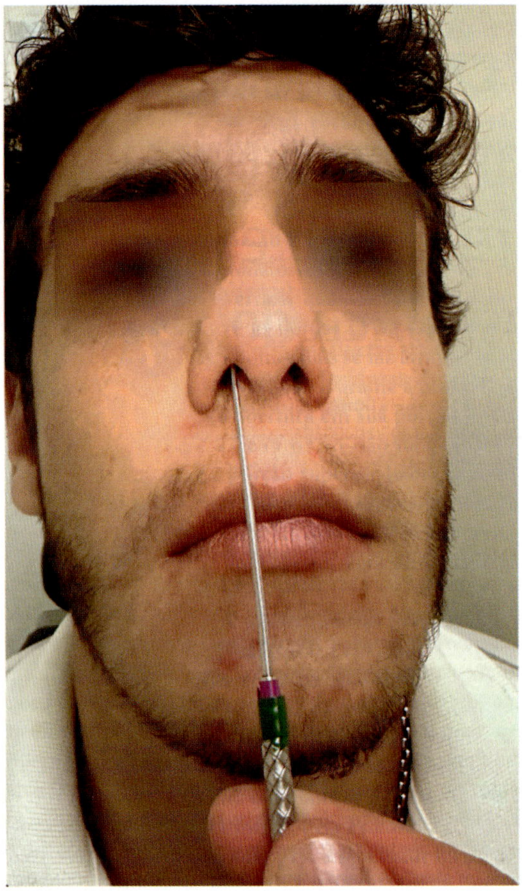

Figura 180.1 Manobra de Cottle modificada.

É possível concluir, portanto, que, nos pacientes com queixas de obstrução nasal crônica refratária ao tratamento clínico, a cirurgia pode ser indicada independentemente do grau da AOS, buscando a melhora dos sintomas e da qualidade de vida. Os pacientes com AOS que apresentam alterações anatômicas obstrutivas no nariz, sem queixas significativas, e que têm dificuldade na adaptação do CPAP ou do AIO, devem ser avaliados por um otorrinolaringologista para possível indicação de cirurgia nasal, com o intuito de melhorar a adaptação ao tratamento indicado para a AOS.

REFERÊNCIAS BIBLIOGRÁFICAS

1. Awad MI, Kacker A. Nasal obstruction considerations in sleep apnea. Otolaryngol Clin North Am [Internet]. 2018 Oct [Acesso em: 2024 Jul];51(5):1003-9.
2. Cai Y, Goldberg AN, Chang JL. The nose and nasal breathing in sleep apnea. Otolaryngol Clin North Am [Internet]. 2020 Jun [Acesso em: 2024 Jul];53(3):385-95.
3. Friedman M, Maley A, Kelley K, Lessman C, Pael A, Pulver T et al. Impact of nasal obstruction on obstructive sleep apnea. Otolaryngol Head Neck Surg [Internet]. 2011 Jun [Acesso em: 2024 Jul];144:1000-4.
4. Turhan M, Bostanci A, Akdag M, Dinc O. A comparison of the effects of packing or transseptal suture on polysomnographic parameters in septoplasty. Eur Arch Otorhinolaryngol [Internet]. 2013 Mar [Acesso em: 2024 Jul];270:1339-44.
5. Stuck BA, Czajkowski J, Hagner AE, Klimek L, Verse T, Hörmann K et al. Changes in daytime sleepiness, quality of life, and objective sleep patterns in seasonal allergic rhinitis: A controlled clinical trial. J Allergy Clin Immunol [Internet]. 2004 Apr [Acesso em: 2024 Jul];113:663-8.
6. Li HY, Lin Y, Chen NH, Lee LA, Fang TJ, Wang PC. Improvement in quality of life after nasal surgery alone for patients with obstructive sleep apnea and nasal obstruction. Arch Otolaryngol Head Neck Surg [Internet]. 2008 [Acesso em: 2024 Jul];134(4):429-33.

7. Udaka T, Suzuki H, Fujimura T, Hiraki N, Ohkubo J, Shiomori T et al. Chronic nasal obstruction causes daytime sleepiness and decreased quality of life even in the absence of snoring. Am J Rhinol [Internet]. 2007 [Acesso em: 2024 Jul]; 21(5):564-9.
8. Mickelson SA. Nasal surgery for obstructive sleep apnea syndrome. Otolaryngol Clin North Am [Internet]. 2016 [Acesso em: 2024 Jul];49(6):1373-81.
9. Hsu DW, Suh JD. Anatomy and physiology of nasal obstruction. Otolaryngol Clin North Am [Internet]. 2018 [Acesso em: 2024 Jul];51(5):853-65.
10. Oliveira MC, Tufik S, Haddad FL, Santos-Silva R, Gregório LC, Bittencourt L. Systematic evaluation of the upper airway in a sample population: Factors associated with obstructive sleep apnea syndrome. Otolaryngol Head Neck Surg [Internet]. 2015 [Acesso em: 2024 Jul];153(4):663-70.
11. Yeom SW, Kim MG, Lee EJ, Chung SK, Kim DH, Noh SJ et al. Association between septal deviation and OSA diagnoses: A nationwide 9-year follow-up cohort study. J Clin Sleep Med [Internet]. 2021 [Acesso em: 2024 Jul];17(10):2099-106.
12. Moxness MH, Bugten V, Thorstensen WM, Nordgård S, Bruskeland G. A comparison of minimal cross sectional areas, nasal volumes and peak nasal inspiratory flow between patients with obstructive sleep apnea and healthy controls. Rhinology [Internet]. 2016 [Acesso em: 2024 Jul]; 54(4):342-7.
13. Bengtsson C, Jonsson L, Theorell-Haglow J, Holmstrom M, Janson C, Lindberg E. Sinonasal outcome test-22 and peak nasal inspiratory flow - valuable tools in obstructive sleep apnoea. Rhinology [Internet]. 2020 Aug 1 [Acesso em: 2024 Jul];58(4):341-8.
14. Moxness MS, Bugten V, Thorstensen WM, Nordgård S. Sinonasal characteristics in patients with obstructive sleep apnea compared to healthy controls. Int J Otolaryngol [Internet]. 2017 [Acesso em: 2024 Jul]:1935284.
15. Sufioglu M, Ozmen OA, Kasapoglu F, Demir UL, Ursavas A, Erişen L et al. The efficacy of nasal surgery in obstructive sleep apnea syndrome: A prospective clinical study. Eur Arch Otorhinolaryngol [Internet]. 2012 [Acesso em: 2024 Jul];269(2):487-94.
16. Ishii L, Roxbury C, Godoy A, Ishman S, Ishii M. Does nasal surgery improve OSA in patients with nasal obstruction and OSA? A meta-analysis. Otolaryngol Head Neck Surg [Internet]. 2015 [Acesso em: 2024 Jul];153(3):326-33.
17. Genta PR, Kaminska M, Edwards BA, Ebben MR, Krieger AC, Tamisier R et al. The importance of mask selection on continuous positive airway pressure outcomes for obstructive sleep apnea. An official American Thoracic Society workshop report. Ann Am Thorac Soc [Internet]. 2020 Oct [Acesso em: 2024 Jul];17(10):1177-85.
18. Poirier J, George C, Rotenberg B. The effect of nasal surgery on nasal continuous positive airway pressure compliance. Laryngoscope [Internet]. 2014 [Acesso em: 2024 Jul];124(1):317-9.
19. Pang KP, Montevecchi F, Vicini C, Carrasco-Llatas M, Baptista PM, Olszewska E et al. Does nasal surgery improve multilevel surgical outcome in obstructive sleep apnea: A multicenter study on 735 patients. Laryngoscope Investig Otolaryngol [Internet]. 2020 [Acesso em: 2024 Jul];5(6):1233-39.
20. Kempfle JS, BuSaba NY, Dobrowski JM, Westover MB, Bianchi MT. A cost-effectiveness analysis of nasal surgery to increase continuous positive airway pressure adherence in sleep apnea patients with nasal obstruction. Laryngoscope [Internet]. 2017 [Acesso em: 2024 Jul];127(4):977-83.
21. Park DY, Cho JH, Jung YG, Choi JH, Kim DK, Kim SW et al. Clinical practice guideline: Clinical efficacy of nasal surgery in the treatment of obstructive sleep apnea. Clin Exp Otorhinolaryngol [Internet]. 2023 [Acesso em: 2024 Jul];16(3):201-16.
22. Zeng B, Ng AT, Qian J, Petocz P, Darendeliler MA, Cistulli PA. Influence of nasal resistance on oral appliance treatment outcome in obstructive sleep apnea. Sleep [Internet]. 2008 [Acesso em: 2024 Jul];31(4):543-7.
23. Prescinotto R, Haddad FL, Fukuchi I, Gregório LC, Cunali PA, Tufik S et al. Impact of upper airway abnormalities on the success and adherence to mandibular advancement device treatment in patients with obstructive aleep apnea syndrome. Braz J Otorhinolaryngol [Internet]. 2015 [Acesso em: 2024 Jul];81(6):663-70.
24. Georgalas C. The role of the nose in snoring and obstructive sleep apnoea: An update. Eur Arch Otorhinolaryngol [Internet]. 2011 [Acesso em: 2024 Jul]; 268:1365-73.
25. 25. Gipson K, Lu M, Kinane TB. Sleep-disordered breathing in children. Pediatr Rev [Internet]. 2019 [Acesso em: 2024 Jul]; 40(1):3-13.
26. Fung E, Hong P, Moore C, Taylor SM. The effectiveness of modified cottle maneuver in predicting outcomes in functional rhinoplasty. Plast Surg Int [Internet]. 2014 [Acesso em: 2024 Jul];618313.
27. Barrett DM, Casanueva FJ, Cook TA. Management of the nasal valve. Facial Plast Surg Clin North Am [Internet]. 2016 [Acesso em: 2024 Jul];24(3):219-34.
28. Yagihara F, Lorenzi-Filho G, Santos-Silva R. Nasal dilator strip is an effective placebo intervention for severe obstructive sleep apnea. J Clin Sleep Med [Internet]. 2017 [Acesso em: 2024 Jul];13(2):215-21.
29. Amaro AC, Duarte FH, Jallad RS, Bronstein MD, Redline S, Lorenzi-Filho G. The use of nasal dilator strips as a placebo for trials evaluating continuous positive airway pressure. Clinics (São Paulo) [Internet]. 2012 [Acesso em: 2024 Jul];67(5):469-74.
30. Ulfberg J, Fenton G. Effect of breathe right nasal strip on snoring. Rhinology [Internet]. 1997 [Acesso em: 2024 Jul];35(2):50-2.
31. Scharf MB, Brannen DE, McDannold M. A subjective evaluation of a nasal dilator on sleep & snoring. Ear Nose Throat J [Internet]. 1994 [Acesso em: 2024 Jul];73(6):395-401.
32. Rhee JS, Sullivan CD, Frank DO, Kimbell JS, Garcia GJ. A systematic review of patient-reported nasal obstruction scores: defining normative and symptomatic ranges in surgical patients. JAMA Facial Plast Surg [Internet]. 2014 [Acesso em: 2024 Jul];16(3):219-25.

CAPÍTULO

181

Eletroestimulação do Nervo Hipoglosso no Tratamento da Apneia Obstrutiva do Sono

Thomaz Fleury Curado • Eric Thuler • Robson Capasso

INTRODUÇÃO

A apneia obstrutiva do sono (AOS) é uma doença progressiva, com importantes consequências cardiovasculares e uma prevalência que alcança até 30% da população em estimativas conservadoras, dependendo da faixa etária e sexo, o que gera um custo entre 70 a 120 bilhões de dólares nos EUA, secundário a acidentes e complicações cardiovasculares.[1,2] A utilização de pressão positiva (PAP) para a prevenção do colapso da via aérea superior (VAS) ainda é o padrão-ouro, sendo a opção menos invasiva para o tratamento da AOS, mas a adesão é variável, e a diversidade de mecanismos envolvidos na fisiopatologia da doença foram fatores determinantes para a busca de futuras alternativas de tratamento.[3]

ELETROESTIMULAÇÃO DO NERVO HIPOGLOSSO

A eletroestimulação do nervo hipoglosso (ENH) como opção para o tratamento da AOS está sendo estudada desde a década de 1990, inicialmente com eletrodos de superfície e depois com eletrodos implantados.[4] Há evidências de que os eventos respiratórios obstrutivos que ocorrem durante o sono estão relacionados com a redução da atividade dos músculos dilatadores da faringe, que são inervados pelo nervo hipoglosso (XII),[5,6] tornando a estimulação elétrica do nervo uma opção na prevenção do colapso das VAS em pacientes corretamente selecionados.[7]

O conceito de estimulação do nervo hipoglosso para melhorar a resistência das VAS ao colapso foi incialmente testado em modelos animais. Schwartz et al. conduziram o primeiro teste de ENH na colapsabilidade das vias aéreas superiores em gatos.[8] Eles analisaram as relações pressão-volume em diferentes frequências de ENH, determinando os fatores mecânicos que contribuem para o fluxo inspiratório máximo, a pressão crítica de colapso (Pcrit) e a resistência das VAS, e concluíram que a estimulação do nervo hipoglosso diminuiu a colapsibilidade das VAS, e, consequentemente, diminuindo a Pcrit e aumentando o fluxo inspiratório máximo, presumivelmente secundário à protrusão da língua.[9] Miki et al. conduziram um experimento semelhante em cães anestesiados e concluíram que a estimulação do nervo hipoglosso em uma frequência superior a 50 Hz diminuiu a resistência das VAS para um nível estável, prevenindo o colapso das vias aéreas através da estimulação do músculo genioglosso (GG).[10]

Bailey et al. testaram a diferença na estimulação independente dos músculos protrusores da língua e na coativação de ambos (músculos protrusores e retratores) no tamanho da via aérea faríngea e na rigidez das VAS em ratos,[11] e concluíram que a estimulação dos músculos protrusores ampliou o volume da faringe. No entanto, a coativação teve resultados semelhantes apenas em volumes iniciais mais altos, mas não ampliou a via aérea em baixos volumes; além disso, tanto a estimulação independente dos músculos protrusores como a coativação (músculos protrusores e retratores) aumentaram a rigidez das vias aéreas. Resultados semelhantes vieram de Yoo et al, que testaram o fluxo inspiratório e a Pcrit em VAS caninas isoladas.[12] Eles usaram um dispositivo que ativa todo o tronco e estimula seletivamente cada ramo do nervo hipoglosso. A estimulação seletiva foi testada para os ramos que inervam estiloglosso (SG) e hioglosso (HG) (ou seja, retratores da língua). A estimulação não seletiva de todo o tronco do nervo hipoglosso levou à coativação de protrusores (genioglosso e gênio-hióideo) e retratores (estilo-hióideo e hioglosso). Curiosamente, observaram que isso produziu estabilidade das VAS, maior redução na Pcrit e aumento no fluxo aéreo durante a inspiração, quando comparado com a ativação seletiva apenas dos protrusores da língua que causaram instabilidade das VAS.

Oliven et al. tiveram resultados semelhantes em cães anestesiados quando estimularam o nervo hipoglosso, obtendo dilatação e aumento da rigidez das VAS, com diminuição na resistência delas, redução na colapsibilidade e aumento no fluxo inspiratório máximo.[13] Goding et al. implantaram um eletrodo conectado a um gerador de pulso, ligando-o ao nervo hipoglosso. A estimulação do nervo hipoglosso aumentou o pico de fluxo inspiratório de ar.[14] Estudos piloto em humanos mostraram que a estimulação percutânea, transcutânea ou intraoral da musculatura lingual diminuía a colapsibilidade faríngea; porém, a tecnologia disponível levou a despertares e fragmentação do sono.[15]

Atualmente, a estimulação do hipoglosso pode ser alcançada a partir da implantação cirúrgica de eletrodos ao redor do nervo, conectados a um gerador na face anterossuperior direita do tórax do paciente. Os estímulos elétricos gerados pelo sistema promovem a contração da musculatura dilatadora da faringe, resultando em prevenção do colapso. Apesar de no Brasil a tecnologia de ENH ainda não ser aprovada pela Agência Nacional de Vigilância Sanitária (Anvisa), o procedimento já é realizado rotineiramente na Europa e EUA, apresentando relativas baixas taxas de complicação. Existem duas opções disponíveis no mercado, o Inspire (da Inspire Medical Systems) e o Genio® (da belga Nyxoah), com uma terceira tecnologia, Aura™ 6000 (ImThera), em fase avançada de ensaio clínico. Apesar de diferenças técnicas entre os modelos, apresentadas a seguir, os resultados clínicos são semelhantes.[16-18]

Indicações

- Idade ≥ 18 anos
- Ter ocorrido falha em uso de PAP, definida como a não utilização do PAP por ≥ 4 horas/noite por pelo menos 5 noites por semana, durante o período de tratamento, ou nas 4 semanas que antecedem a inscrição no estudo ou que não estão dispostos a tentar o uso PAP
- IMC ≤ 37
- IAH ≥ 20
- As mulheres não devem estar com a intenção de engravidar durante o tratamento e as com potencial para engravidar devem ter um teste de gravidez negativo dentro de 7 dias antes do implante

Contraindicações

- Em exame de PSG apresentarem > de 10% de apneia do sono central
- Presença de amígdalas significativamente aumentadas (grau 3 + ou 4 + em escala de classificação hipertrofia tonsilar)

- Apresentar Mallampati modificado tipo IV na avaliação clínica
- Sialolitíase submandibular ipsilateral ou sialoadenite
- Presença de anomalias craniofaciais sindrômicas
- Dependência do álcool não tratada, abuso de álcool ou dependência química com base em critérios DSM-5-TR
- Uso habitual de medicamentos ou substâncias com efeito depressor respiratório ou efeitos secundários hipnóticos, como opioides, benzodiazepinas e barbitúricos
- Atualmente usando CNS estimulantes, depressores ou outros suplementos com efeitos conhecidos sobre o sono-vigília função ou vigilância, como: não benzodiazepínico soporífero (p. ex., zolpidem, zaleplon, eszopiclona, melatonina, rozerem), anfetaminas, modafinil ou armodafinil
- Diagnóstico recente de síndrome das pernas inquietas
- ASA ≥ 4
- Atualmente diagnosticado como NYHA classe III ou IV CHF
- Grave doença pulmonar obstrutiva crônica (VEF 1% do previsto < 50)
- Atualmente diagnosticado com instáveis transtornos psiquiátricos, como esquizofrenia ou transtorno bipolar
- Diagnóstico de doenças neurodegenerativas, como demência ou doença de Parkinson
- Pacientes implantados com outro dispositivo médico implantável ativo
- Pacientes com expectativa de vida de < 2 anos

ENDOSCOPIA COM SONO INDUZIDO

Estudos utilizando a endoscopia com sono induzido (sonoendoscopia), exame que busca determinar a localização e o padrão da obstrução causadora da apneia do sono na VAS, evidenciam uma porcentagem elevada de obstrução na hipofaringe, com frequência relacionada com o relaxamento e colabamento da língua, não associada a nenhum tipo de deformidade anatômica (Figura 181.1).[19,20] A utilização desse exame na seleção de pacientes implantados tratados com ENS identificou que o padrão circunferencial de obstrução na velofaringe apresentou pior resposta à terapia, o que levou à adoção do achado desse exame como critério de exclusão na seleção dos candidatos ao tratamento com a ENH de forma obrigatória pela Food and Drug Administration (FDA), dos EUA, (Figura 181.2).[21] Apesar disso, ainda um terço dos pacientes não responde de forma satisfatória à terapia, independentmente do dispositivo utilizado.[16] Outros achados da endoscopia do sono induzida por medicamentos (DISE), como a presença de colapso da parede lateral da faringe ou múltiplos sítios de obstrução, têm se mostrado preditivos de pior resposta a este tratamento.[22,23]

A realização de titulação de PAP durante a sonoendoscopia permite a obtenção de medida objetiva do nível de pressão necessária para a abertura da faringe (*pharyngeal opening pressure* [PhOP]).[24] Estudos recentes demonstram que essa informação tem valor preditivo na melhora da seleção de candidatos ao tratamento, na qual pacientes com pressão inferior a 8 cm de H_2O apresentaram melhor resposta à terapia.[24,25]

MECANISMO DE ESTIMULAÇÃO DO NERVO HIPOGLOSSO

Para entender o mecanismo de ação da ENH, é necessário compreender a mecânica do colapso faríngeo e o papel da protrusão da língua em aliviar esse colapso.[26] O movimento da língua é controlado por dois grupos de músculos: os músculos extrínsecos, que incluem os músculos GG e gênio-hióideo (GH), que protruem a língua; os músculos SG e hioglosso (HG), responsáveis por retrair a língua e que se opõem à ação dos músculos GG e GH; e os músculos intrínsecos, que são um grupo de fibras horizontais que tendem a protruir a língua anteriormente, e fibras oblíquas e verticais que tendem a achatar a língua.

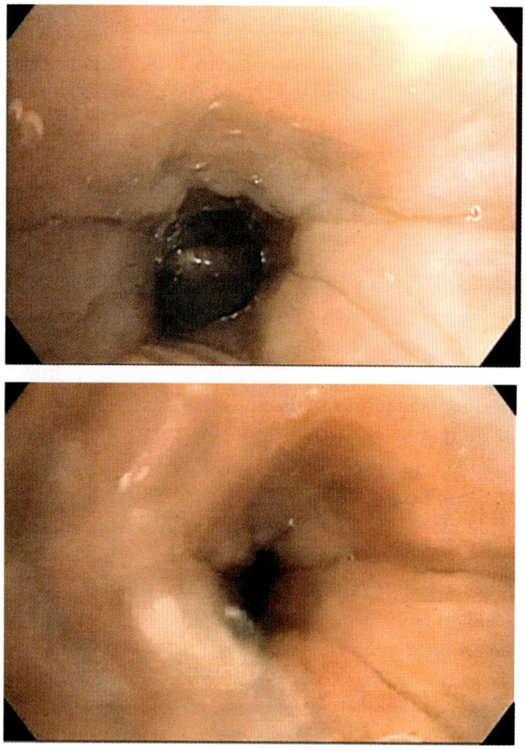

Figura 181.2 Colapso de padrão circunferencial da velofaringe exemplificando o critério de exclusão.

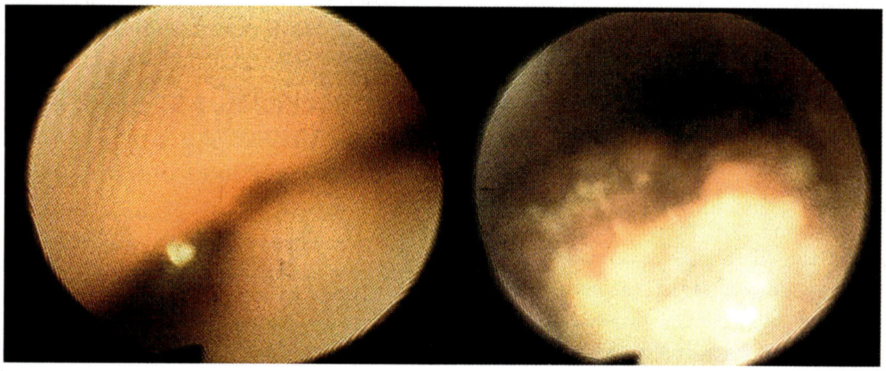

Figura 181.1 Imagem de endoscopia com sono induzido exemplificando obstrução anteroposterior do palato associada a colapso da língua e hipofaringe no mesmo paciente.

A pressão nas vias aéreas faríngeas, nas quais o colapso ocorre, é chamada de pressão crítica de fechamento faríngeo (Pcrit).[27] A resistência à montante do local de colapso faríngeo é chamada de resistência nasal (Rn). Durante um episódio de apneia obstrutiva, a diminuição da colapsabilidade faríngea (Pcrit), consequentemente da resistência nasal (Rn), aumenta o fluxo inspiratório máximo (VImax). Em teoria, os dados sugerem que a estimulação dos músculos protrusores da língua (GG e GH) durante a final da expiração e inspiração é mais efetiva em prevenir o colapso faríngeo. Os estudos revelaram que a simulação durante ambos, expiração e inspiração, resulta em maior estabilidade das vias aéreas. Como o nervo hipoglosso (CN XII) inerva tanto os protrusores como os retratores da língua, a ativação seletiva do ramo que inerva os protrusores da língua parece ser menos eficaz na dilatação das vias aéreas faríngeas em comparação com a ativação do tronco do nervo hipoglosso com coativação dos músculos retratores da língua (abordado a seguir).[28]

O ensaio clínico *STAR* foi um estudo fundamental para a ENH no tratamento da AOS e viabilizou a aprovação do primeiro dispositivo (Inspire®) por agências regulatórias para o tratamento da AOS. Observou-se melhora tanto nos parâmetros fisiológicos da apneia do sono como nos sintomas relacionados com a qualidade de vida dos pacientes. Publicado por Strollo et al. em 2014, demonstrou a eficácia a longo prazo (12 meses) da estimulação das vias aéreas superiores com o dispositivo Inspire® para tratar a AOS.[29]

Aspectos-chave do estudo incluem:

- Participantes: 929 indivíduos com um índice de apneia-hipopneia (IAH) entre 15 e 65 eventos/hora não tolerantes à terapia PAP foram avaliados, sendo 126 selecionados e receberam o implante do dispositivo Inspire®. Foram excluídos pacientes com apneia obstrutiva do sono posicional (POSA)
- Acompanhamento e avaliação: os participantes foram avaliados antes da implantação, aos 2, 6 e 12 meses após o implante. A polissonografia foi realizada em cada visita para avaliar a qualidade do sono
- Resultado primário: a principal medida de sucesso foi uma mudança significativa na severidade da AOS, definida como um IAH de menos de 20 eventos/hora e uma redução no IAH de pelo menos 50% em relação à linha de base
- Resultados secundários: incluíram mudanças nas medidas de qualidade de vida, avaliadas usando a escala de sonolência de Epworth (ESS) e o questionário de resultados funcionais do sono (FOSQ)
- Ajustes das configurações do Inspire®: durante o período de 12 meses, configurações como voltagem, taxa e largura de pulso foram ajustadas
- Desenho do estudo: um aspecto notável do ensaio foi a ausência de um grupo controle, sendo os participantes seus próprios controles
- Randomização pós-inscrição: após 12 meses, os primeiros 46 participantes que responderam à terapia foram divididos em um grupo de retirada da terapia (Inspire® desligado por 1 semana) e um grupo de manutenção (tratamento com Inspire® continuado), para garantir que as mudanças observadas fossem atribuíveis à VAS
- Resultados após 12 meses: o estudo observou uma redução significativa tanto no IAH médio (de 29,3 para 9 eventos/hora) quanto no índice de dessaturação de oxigênio (ODI) médio (de 25,4 para 7,4 eventos/hora). Além disso, houve uma melhoria significativa na qualidade de vida, indicada por um aumento de mais de dois pontos na pontuação FOSQ e um ESS menor que 10
- Resultados da retirada da terapia: participantes do grupo de retirada da terapia tiveram um aumento substancial no IAH, enquanto o grupo de manutenção teve um aumento marginal no IAH.

Os participantes do primeiro ensaio *STAR* foram incluídos em ensaios de acompanhamento para avaliar a eficácia a longo prazo do dispositivo Inspire®. O ensaio de 18 meses após o implante incluiu 123 participantes. Os resultados primários e secundários continuaram a mostrar estabilização dos resultados observados com 12 meses. O IAH e o ODI apresentaram uma redução de 67% em relação à linha de base. Os escores ESS e FOSQ melhoraram significativamente. É interessante notar que o limiar de estimulação permaneceu estável aos 18 meses em comparação com 1 mês após o implante. A aderência ao uso do dispositivo foi semelhante aos 18 meses (84%) em comparação aos 12 meses (86%).[7]

A estabilização nos resultados primários e secundários foi mantida aos 3 anos após o implante do Inspire®. Um total de 116 participantes do ensaio *STAR* foram incluídos no ensaio de resultados de 3 anos, e 94 deles se voluntariaram para fazer PSG. O IAH médio foi de 11,5 eventos/hora e o ODI médio 9,1 eventos/hora. O grupo que se voluntariou no estudo não teve mudanças significativas na linha de base em comparação com aqueles que se voluntariaram no estudo de 12 meses. No entanto, a porcentagem de "não respondedores" foi menor em comparação com o estudo de acompanhamento de 12 meses. Um ponto crucial que precisa ser levantado é que mesmo no mesmo grupo de respondedores, o IAH variou, e ainda não se entende exatamente a importância do IAH residual, enfatizando o fato de que o IAH é apenas uma métrica e sempre deve ser combinado com sintomas clínicos. Os escores ESS e FOSQ continuaram estáveis aos 36 meses em comparação aos 12 meses.[30]

A eficácia a longo prazo do uso do sistema Aura™ 6000, da ImThera, foi conduzida por Friedman et al. Eles examinaram 46 pacientes que tiveram o dispositivo implantado e fizeram um acompanhamento de 6 meses (43/46). No estudo, os pacientes foram classificados em respondedores e não respondedores (respondedores tinham as seguintes características: IMC < 35 kg/m^2, IAH na linha de base < 65, AI na linha de base ≤ 30 eventos/hora, e ≤15 eventos/hora de diminuição no SPO_2 > 10%). Respondedores atingiram os principais objetivos, que incluem uma redução estatisticamente significativa no IAH e ODI. Respondedores também tiveram uma redução significativa no índice de despertar de 43,9 eventos/hora na linha de base para 20,4 eventos/hora aos 6 meses, e redução no ESS de 13 para 8,4.[31]

Em resumo, os ensaios demonstraram que a estimulação do nervo hipoglosso (ENH) poderia ser uma ferramenta no tratamento de AOS moderada a grave em pacientes que não responderam ou não toleram a terapia PAP. Houve uma redução de mais de 50% no IAH e essa resposta à terapia permaneceu estável após 6 meses. A adesão à terapia foi mais favorável em comparação à terapia PAP mesmo após 1 ano. Também houve uma resposta clínica refletida pela melhora na sonolência diurna excessiva e fadiga. Esses estudos também demonstraram as características essenciais para ter uma boa resposta à terapia ENH incluindo um IMC < 35 kg/m^2, IAH na linha de base < 65 eventos/hora e a ausência de colapso concêntrico completo no exame de sono endoscopia.

Eletroestimulação do nervo hipoglosso: sistema Inspire®

O sistema Inspire® inclui os seguintes componentes implantáveis (Figura 181.3):[32]

- Sensor de estimulação
- Sensor de detecção respiratória
- Gerador de pulso implantável (GPI).

O GPI possui duas portas de conexão, a porta do conector para o sensor respiratório marcado como SENSE e a porta do conector do eletrodo de estimulação marcada como STIM.

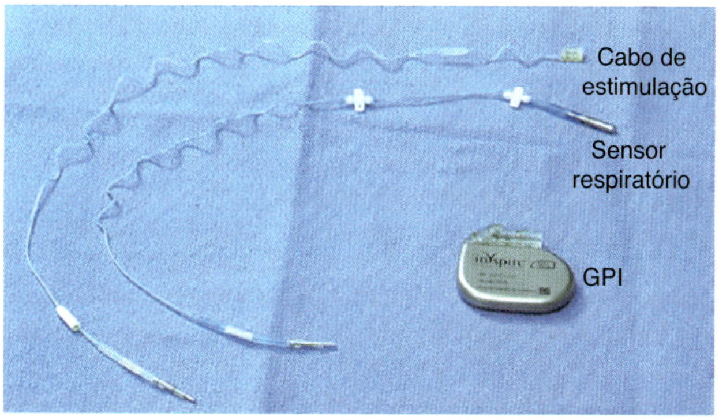

Figura 181.3 Componentes implantáveis do dispositivo Inspire®: sensor de estimulação do nervo (*stimulation lead*); sensor respiratório (*sensing lead*); gerador de pulso implantável (GPI).

Preparo do paciente

- O procedimento é realizado sob anestesia geral em posição supina (Figura 181.4)
- Utilizar sistema de monitorização da resposta elétrica do nervo hipoglosso para confirmar a exclusão dos ramos constritores (estiloglosso, hioglosso) (Figura 181.5)
- Certificar-se que a língua esteja visível durante o procedimento cirúrgico para observar a resposta à estimulação durante teste no intraoperatório
- O lado direito é o recomendado para implantação do sistema
- Estender o braço direito do paciente ao longo do corpo para permitir melhor acesso ao tórax e implantação de sensor respiratório
- A cabeça deve ser direcionada para a esquerda e o pescoço do paciente estendido para fornecer acesso ideal ao nervo hipoglosso

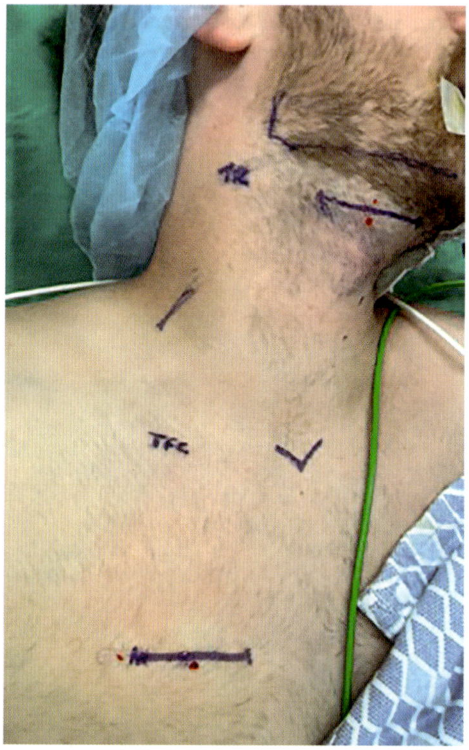

Figura 181.4 Posicionamento do paciente em decúbito supino com a cabeca estendida e virada para a esquerda, expondo a região cervical e superior do tórax direito. Marcação pré-operatória com os principais marcos anatômicos (ramo e corpo de mandíbula, fúrcula esternal e veia jugular externa), além de limites para as incisões cervical e torácica para implante do sistema Inspire®.

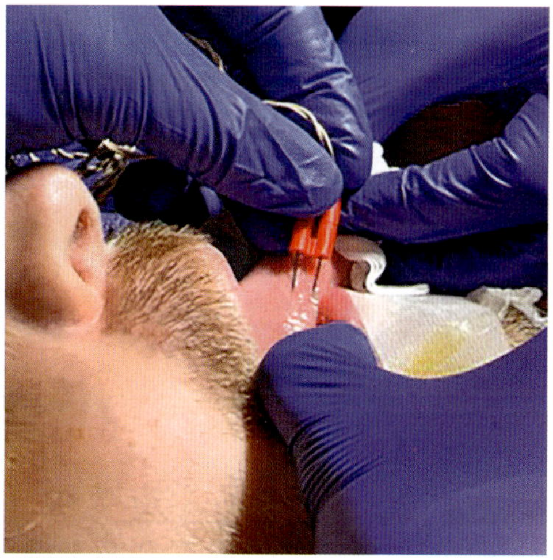

Figura 181.5 Detalhe do posicionamento de eletrodo de monitoramento nervoso (NIM) para garantir exclusão de ramos do hipoglosso que inervam os retratores linguais (SG e hioglosso).

- Realizar assepsia antimicrobiana e colocação de campo cirúrgico
- Usar agente paralisante de curta ação para preservar a resposta motora da língua ao estímulo do nervo
- Recomendam-se incisões cirúrgicas nas dobras naturais da pele para minimizar cicatrizes visíveis
- O paciente deve receber antibióticos no pré e no pós-operatório.

Materiais cirúrgicos

Um implante do sistema Inspire® requer equipamento cirúrgico típico usado durante cirurgias no pescoço. Os materiais adicionais utilizados normalmente durante o procedimento incluem uma capa estéril, para trazer o cabo de telemetria para o campo operatório, pinça hemostática em ângulo reto, para colocação do eletrodo ao redor do nervo, e sistema de monitoramento, para localizar o nervo hipoglosso e confirmar os ramos a ser incluídos e excluídos.

Colocação do eletrodo no nervo hipoglosso

O procedimento é iniciado com uma incisão de 5 cm ao longo de uma prega natural da pele, 4 cm abaixo da borda direita da mandíbula. Após localizar a glândula submandibular, ela é rebatida cranialmente para localizar a porção posterior do músculo digástrico. Ao dissecar cuidadosamente o triângulo submandibular, identifica-se o tronco principal do nervo hipoglosso (Figura 181.6). Uma vez identificado o nervo, ele pode ser estimulado com baixa energia (0,5 mA) utilizando um estimulador nervoso para confirmar a resposta motora e excluir os ramos retratores (hioglosso e estiloglosso) (Figura 181.7). Disseca-se cerca de 1 a 2 cm de extensão do

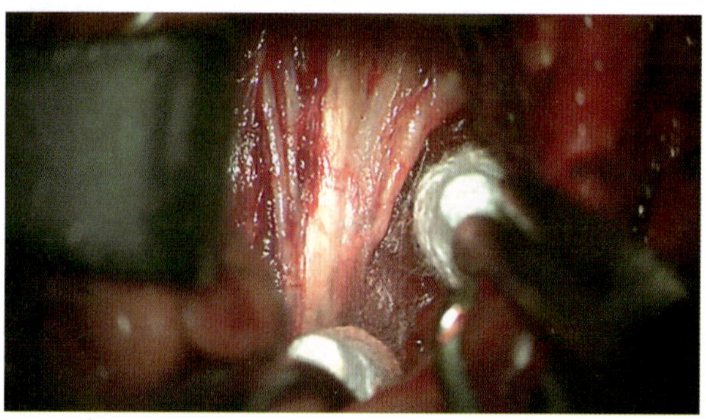

Figura 181.6 Tronco do nervo hipoglosso direito, exposto após retração com afastador da glândula submandibular (esquerda) e do ventre anterior do músculo digástrico (direita).

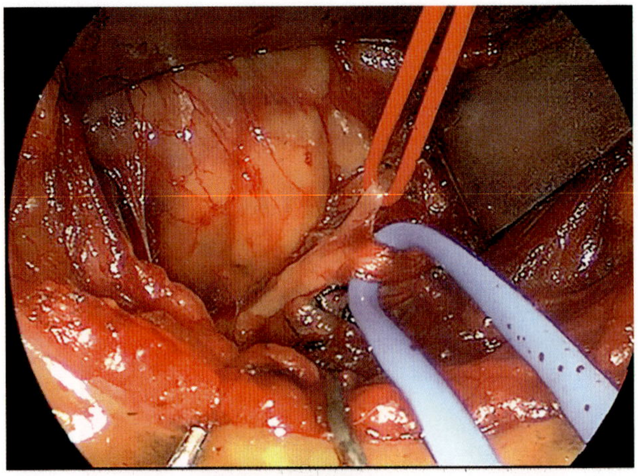

Figura 181.7 Nervo hipoglosso direito após dissecção para colocação do *cuff* do eletrodo de estimulação (azul) e isolamento dos ramos para os músculos retratores (vermelho).

nervo hipoglosso para a colocação das braçadeiras do manguito do eletrodo de estimulação ao redor do nervo hipoglosso (Figura 181.8). É necessário ter cuidado para não causar dano ao nervo ao aplicar tensão excessiva na disseção e colocação do manguito, procurando preservar os pequenos vasos sanguíneos nutrientes ao longo das fibras nervosas.

Para a colocação do manguito ao redor do nervo com o eletrodo de estimulação, utiliza-se uma pinça em ângulo reto, posicionada sob o nervo que segura a aba externa longa, enquanto a aba interna curta é mantida aberta pelo assistente. Em seguida, puxa-se a aba interna curta sobre o nervo e coloca-se a aba externa longa sobre a aba interna certificando que ambas as abas circundam o nervo. Por fim, o manguito e o nervo são irrigados com solução salina estéril para facilitar a condução adequada da corrente elétrica entre os eletrodos e o nervo (Vídeo 181.1).

Sempre realizar hemostasia cuidadosa para reduzir as chances de hematoma e infecção. O eletrodo de estimulação é ancorado ao músculo digástrico usando suturas permanentes, deixando folga no cabo para evitar tensão ao movimentar a cabeça.

Confecção da bolsa para colocação do gerador de pulso implantável

Ao selecionar o local para a criar a bolsa onde será colocado o gerador de pulso implantável (GPI), considera-se o estilo de vida do paciente, como o uso de armas de fogo, transporte de mochilas e outras atividades relacionadas com trabalho ou recreação.

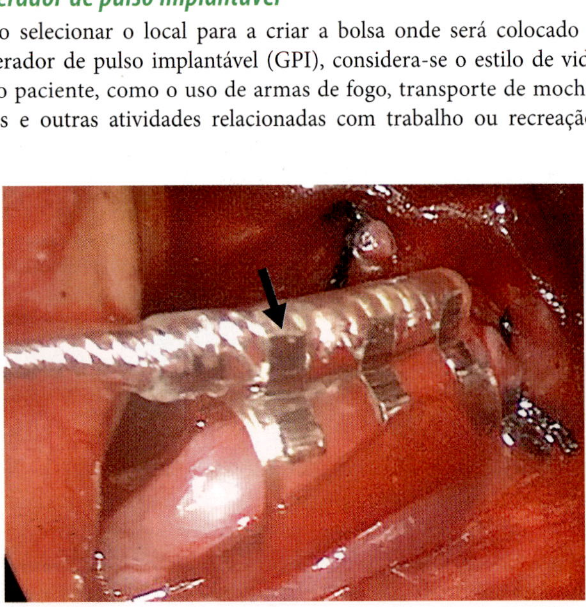

Figura 181.8 Braçadeiras do manguito do eletrodo de estimulação colocado ao redor do nervo hipoglosso (seta).

Em seguida, faz-se uma incisão de 5 cm na linha média abaixo da clavícula direita, sobre o segundo espaço intercostal, tomando cuidado para garantir que o GPI não encoste na clavícula durante a movimentação típica do braço do paciente nas atividades diárias. A bolsa subcutânea deve ter tamanho suficiente para conter o GPI e o excesso de cabo do eletrodo esperado (5 × 5 cm) (Figura 181.9).

Colocação do sensor respiratório: técnica com duas incisões

Depois de preparar a bolsa para o GPI, a fáscia do peitoral maior é incisada sobre o segundo espaço intercostal. A técnica de dissecção fria e romba é recomendada para dissecar de forma rápida e segura o músculo peitoral maior. Dois afastadores ajudam a ampliar a dissecção paralelamente às fibras musculares na direção medial e lateral à medida que ela progride, evitando lesões nas estruturas neuro vasculares. O sangramento de vasos perfurantes menores pode ser controlado com segurança com eletrocautério bipolar. Um ou dois afastadores autoestáticos para dissecções mais profundas ajudam a manter o plano de dissecção. Uma fina camada de tecido areolar gorduroso amarelo recobre o segundo espaço intercostal, e pode ser identificado pela palpação. Após a disseção do tecido, os músculos intercostais externos são localizados com suas fibras direcionadas obliquamente na direção craniana-anterior. Ao longo da face lateral da incisão, muitas vezes é possível localizar a borda medial do músculo peitoral menor. Se a dissecção for próxima à junção costocondral, os músculos intercostais externos podem ser finos ou completamente substituídos pela membrana intercostal anterior. O plano entre os músculos intercostais é acessado espalhando-se, suavemente, as fibras musculares intercostais externas para preparar a colocação do eletrodo de detecção respiratória (Figura 181.10).[33,34]

Geralmente, não é necessário tunelamento adicional. Um dissector Schmidt curvo é usado para avançar o eletrodo de detecção respiratória no plano interfascial entre os músculos (Vídeo 181.2). Não deverá ser encontrada resistência significativa. Caso contrário, o eletrodo deverá ser reposicionado para acessar o plano adequado, evitando danos ao equipamento ou ao pneumotórax. O eletrodo deve ser implantado na direção medial para lateral. O ancoramento do eletrodo de detecção respiratória é feito no pericôndrio da costela ou no músculo intercostal externo. A alça de alívio de tensão e a âncora proximal podem ser fixadas no músculo peitoral maior. É seguro que a âncora proximal fique imediatamente abaixo ou diretamente superior ao GPI. A ferramenta de tunelamento é utilizada para passar o conector do eletrodo do ponto de implantação ao redor do nervo até a bolsa subcutânea. Os dois condutores

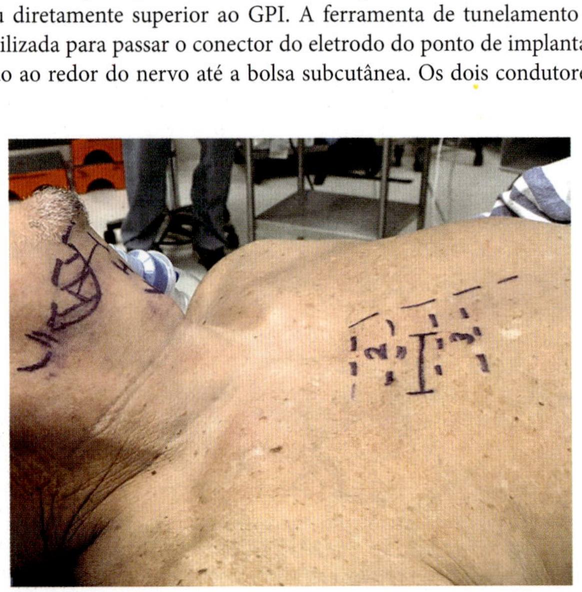

Figura 181.9 Marcação para determinar o local de confecção e tamanho (5 × 5 cm) da bolsa subcutânea, onde será colocado o gerador de pulso implantável.

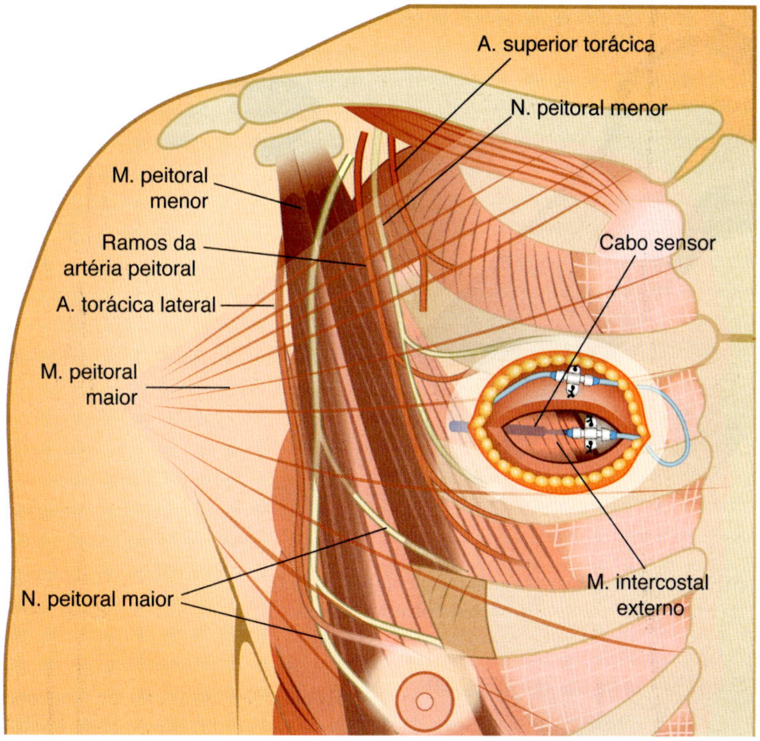

Figura 181.10 Esquematização gráfica exemplificando a colocação do sensor respiratório entre os músculos intercostais externos e internos no espaço entre a segunda e terceira costelas na técnica com duas incisões. A = artéria; M = músculo; N = nervo.

são, então, conectados ao GPI, e os fios excedentes enrolados frouxamente no compartimento abaixo dele. O sistema é testado para verificar sua eficácia em determinar o ciclo respiratório e a capacidade de sincronização de estímulo durante inspiração (Vídeo 181.3). Por fim, as incisões são suturadas por planos.

Pós-operatório

Os pacientes são normalmente liberados para casa no mesmo dia da realização do procedimento, com analgesia para dor leve e antibióticoprofilaxia. Uma verificação da incisão cirúrgica é recomendada nos primeiros 7 dias. Os pacientes devem ser instruídos quanto à normalidade de sentir algum desconforto nas incisões e dor leve no local do implante por até 6 semanas. O paciente deve evitar movimentos que possam prejudicar o processo de cicatrização e dobrar ou torcer o implante durante várias semanas após o procedimento. Forneça ao paciente informações sobre o sistema Inspire®, o que deve incluir informações sobre o GPI, o controle remoto e cabos de estimulação e de detecção respiratória. O sistema não deve ser ativado e a terapia é iniciada até aproximadamente 4 semanas após a realização do procedimento de colocação do implante para possibilitar a completa cicatrização (Vídeos 181.4 e 181.5). Será necessário pelo menos um estudo do sono aproximadamente entre 4 e 8 semanas após a ativação da terapia para titular as configurações de estimulação. Estudos adicionais de titulação do sono podem ser necessários para melhorar a eficácia da terapia e o conforto do paciente. Acompanhamento regular do paciente deve ser agendado para monitorar a condição da bateria do GP1 e para confirmar se os valores da terapia são apropriados.

Estimulação seletiva do nervo hipoglosso: Aura™ 6000 (ImThera)

A língua apresenta uma estrutura complexa composta por músculos intrínsecos e extrínsecos que se comporta como um hidrostato muscular.[35] Quando estimulada, provoca a ativação de outros músculos da faringe e aumento do volume das VAS. O GG, inervado pelo nervo hipoglosso e responsável pela protrusão da língua, é o principal músculo dilatador da faringe.[36] A estimulação seletiva do tronco desse nervo, que tem como característica ser multifasciculado, é capaz de estimular o genioglosso em conjunto com os demais músculos dilatadores da faringe, atuando para evitar o colapso da faringe em portadores de AOS.[28] O dispositivo é composto de um gerador, um implante com seis eletrodos de contatos e o fio de interligação (Figura 181.11).

Colocação do implante

O procedimento é realizado sob anestesia geral, após assepsia da região torácica e cervical direita do paciente. A incisão proposta para a implantação do eletrodo é demarcada em uma linha transversal cervical em aproximadamente entre 3 e 4 cm, abaixo do corpo da mandíbula, estimando a região de acesso ao tronco do nervo hipoglosso. Uma incisão de aproximadamente 5 cm é feita através da pele e do músculo platisma, centrado sobre o corno menor do osso hioide. Realiza-se a dissecção até liberar a borda inferior da glândula submandibular, rebatendo-a superiormente para identificar o músculo digástrico. Dissecando acima do digástrico e abaixo da borda inferior da glândula submandibular, o tronco proximal do nervo hipoglosso é identificado. Necessita-se de cerca de 1,5 a 2 cm de comprimento do nervo hipoglosso para a colocação do manguito contendo os eletrodos (Figura 181.12). Essa porção do nervo hipoglosso é dissecada e liberada circunferencialmente, com cuidado para não romper os vasos sanguíneos e linfáticos ao redor do nervo. Um reparador vascular pode ser utilizado para levantar suavemente o nervo, e, em seguida, os fios ligados à abraçadeira com eletrodo são usados para deslizar o eletrodo sob o nervo. Quando os fios são liberados do manguito, a braçadeira com eletrodo se envolve totalmente ao redor do nervo. Em seguida, os fios de reparo são cortados e descartados. O manguito com eletrodos não é suturado ou fixado em torno do nervo, para evitar lesão ou estiramento (Figura 181.13). Para fixação, é utilizada sutura posicionada 10 cm abaixo do eletrodo, que é ancorado formando uma

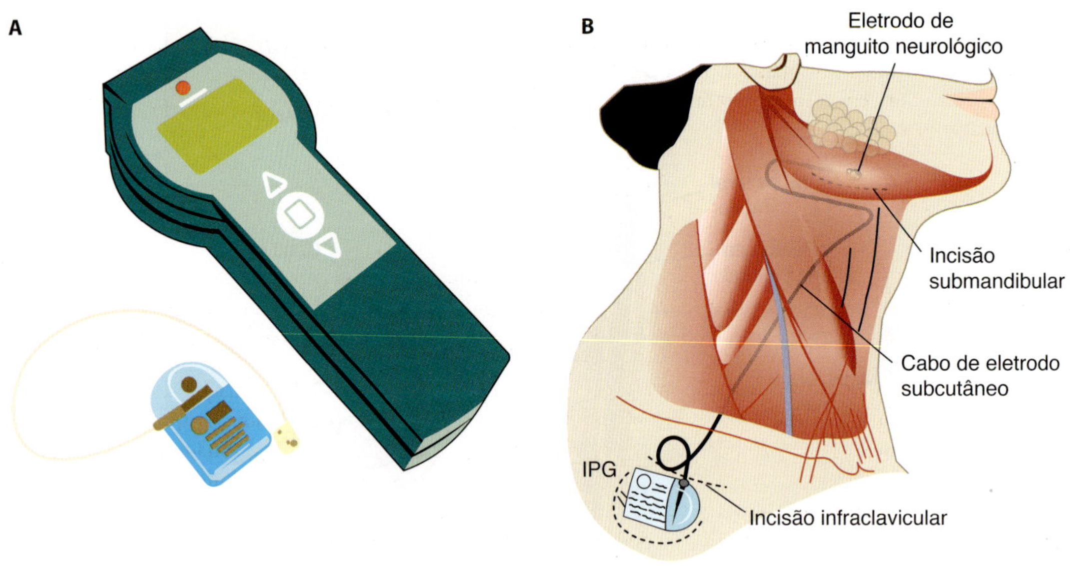

Figura 181.11 Aura™ 6000 (ImThera). **A.** Dispositivo implantável composto de gerador de pulso conectado ao eletrodo de estimulação e controle remoto para ativação da terapia; **B.** Esquema gráfico do posicionamento do dispositivo na região cervical direita.

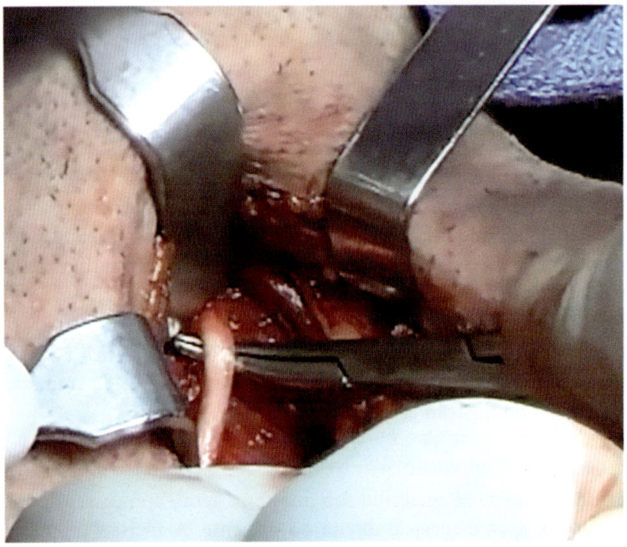

Figura 181.12 Exposição do tronco do nervo hipoglosso após rebater a glândula submandibular superiormente e o tendão posterior do músculo digástrico anteroinferiormente.

alça junto à fáscia muscular, impedindo o deslocamento do manguito do eletrodo. Por ter 6 eletrodos ao redor do tronco do nervo que é multifasciculado, esse sistema não utiliza um sensor respiratório intercostal, o que evita o risco de complicações pulmonares.

O gerador de energia implantável (GEI) será inserido na parte superior do tórax dentro de uma bolsa, sendo conectado por via subcutânea com o eletrodo posicionado ao redor do nervo hipoglosso. Para a sua implantação, uma incisão de 4 cm é feita na parede torácica anterior direita em região infraclavicular. Na dissecção, busca-se a superfície do músculo peitoral maior, onde a fáscia é incisada para criação de uma bolsa. Utilizando a incisão cervical superior, realiza-se uma dissecção subcutânea em direção à incisão torácica, transpassando uma cânula de lipoaspiração por baixo da pele entre os dois pontos. A extremidade proximal do cabo de conexão é inserida no lúmen da cânula, e avança para a bolsa onde o gerador será implantado. A cânula é removida e a conexão com o GEI é realizada usando a chave de torque fornecida, posicionado posteriormente na bolsa de forma que o logotipo fique voltado para a frente (Figura 181.14 e Vídeo 181.6). Nesse momento, é testada a estimulação por telemetria e confirmada pela movimentação da língua. O GEI é, então, suturado

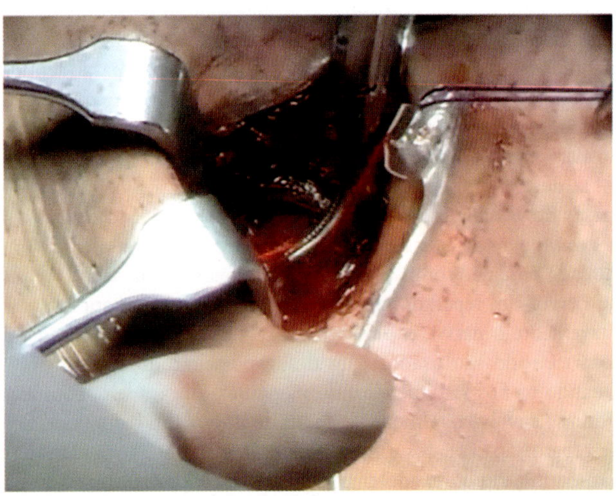

Figura 181.13 Colocação do *cuff* contendo seis eletrodos de estimulação ao redor do tronco do nervo hipoglosso.

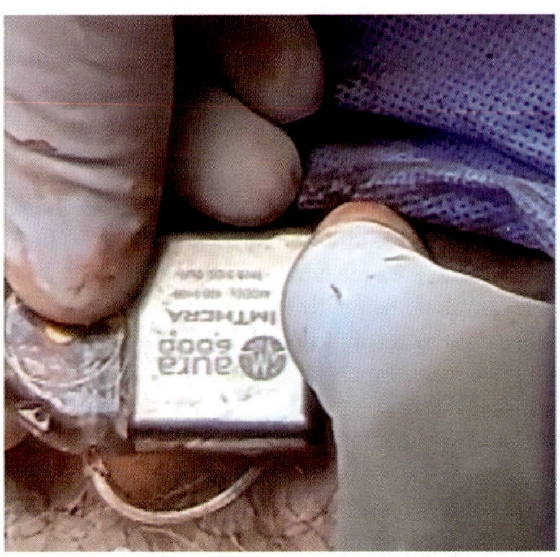

Figura 181.14 Colocação do gerador de energia implantável na bolsa subcutânea localizada na região subclavicular do tórax direito.

com fio não absorvível à fáscia através dos orifícios de fixação existentes. E por fim, são suturados por planos a pele e o subcutâneo. Todo o procedimento dura em torno de 90 minutos.

A bateria do dispositivo é recarregada por via transcutânea pelo controle remoto externo (CRE). O tempo de carga é de cerca de 1 hora. O mesmo CRE é utilizado para iniciar, pausar e terminar o tratamento no decorrer da noite de sono. O GEI tem uma memória de registro para carga e uso e é acessado remotamente para programar os parâmetros de estimulação, a fim de evitar a obstrução da via aérea durante o sono.

A ativação da eletroestimulação será iniciada 4 semanas após a realização do procedimento, depois de um teste inicial aumentando progressivamente a intensidade do estímulo até que se perceba uma sensação indolor (limiar sensorial). Sequencialmente, através de nasofibrolaringoscopia, o dispositivo é novamente ativado até que o maior movimento da região da base da língua ocorra (limiar motor), observando-se o movimento ventral da base da língua e a anteriorização da epiglote. Os pacientes são, então, submetidos à polissonografia para teste e seleção dos eletrodos (1 a 6) efetivos que serão ativados na terapia. As avaliações clínicas após a implantação ocorrem com 1 semana, 2 semanas, 1 mês, 2 meses, 3 meses e 6 meses. A polissonografia para verificar a eficácia da terapêutica com a eletroestimulação é realizada após 6 meses da implantação. Para avaliar o sucesso do tratamento, são analisadas a melhora subjetiva do ronco e a sonolência diurna, conforme questionário respondido pelo paciente (escala de Epworth e Berlin), e análise objetiva de parâmetros polissonográficos, ambos comparados pré e pós-tratamento.

Eletroestimulação bilateral do nervo hipoglosso: Genio® Nyxoah

O estimulador implantável Genio® (IEG) consiste em dois conjuntos de eletrodos estimuladores emparelhados e uma antena receptora no centro em um envelope de silicone para proteger a antena e os circuitos (Figura 181.15). Os eletrodos estão localizados em pernas flexíveis para se ajustarem a variações anatômicas na localização dos ramos do nervo hipoglosso e acomodar o movimento do GG.[18,32]

O design do IEG permite o posicionamento bilateral com os eletrodos das pás estimulantes sobre os ramos terminais do nervo hipoglosso para ambos os músculos GG. Esse é o único componente implantável do sistema Genio®, já que se trata de um dispositivo que não contém bateria implantável. Ele é ativado por transmissão de energia sem fio de um *chip* de ativação (AC), que o paciente usa quando está dormindo, prendendo-o ao adesivo descartável (DP). Todas as manhãs, o paciente remove o AC do DP, descarta o DP e recarrega o AC. A memória de armazenamento do AC contém a estimulação específica do paciente com parâmetros programados pelo médico assistente. O estimulador externo (EE) contém um pulso elétrico gerador e só é usado durante a cirurgia para ativar o implante e confirmar o posicionamento ideal do IEG.

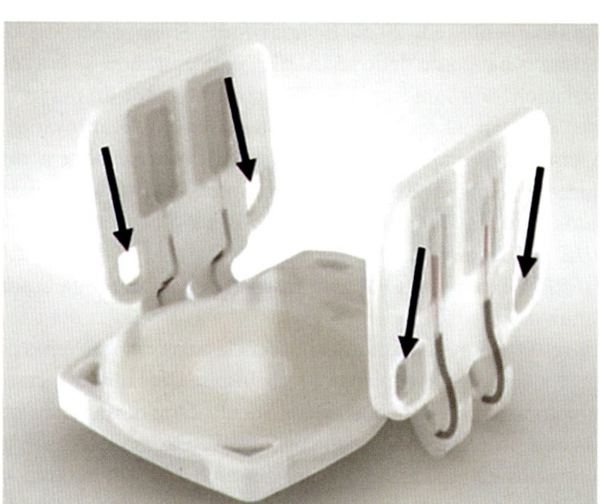

Figura 181.15 Dispositivo Genio® (Nyxoah) composto de 2 sensores de estimulação interligados medialmente e recobertos por capa plástica de proteção.

Técnica de implantação

O procedimento (Figura 181.16) e realizado sob anestesia geral com intubação nasotraqueal com o paciente colocado em posição supina e o pescoço estendido com a utilização de coxim sob os ombros. Quatro eletrodos conectados ao sistema de monitoramento de integridade nervosa (NIM 3.0, Medtronic™) são inseridos na língua para verificar a contração muscular adequada e auxiliar na localização dos ramos mediais do nervo hipoglosso, sendo um conjunto de eletrodos de cada lado no músculo GG e outro no SG. A boca é mantida entreaberta com uma compressa inserida lateralmente entre os dentes para que o movimento lingual possa ser observado durante a estimulação. Avaliação endoscópica pode ser utilizada para visualizar a epiglote e a base da língua.

Após administração de 2 g de cefazolina intravenosa, uma incisão transversal de 6 cm é realizada equidistante do mento e do osso hioide. O músculo platisma e os planos subplatismais são rebatidos e o músculo milo-hióideo é dividido na linha média, o que possibilita a visualização das fibras dos músculos GH, que são também separados e rebatidos. A borda lateral do GG é, então, identificada e sua gordura lateral, cuidadosamente dissecada para encontrar o nervo hipoglosso que, ao cruzar, passa superomedialmente em um ângulo de aproximadamente 60°. A sonda estimuladora bipolar do sistema de monitorização do nervo é inicialmente ajustado em 0,5 a 1 mA e utilizada para auxiliar na localização do nervo.

O nervo é dissecado de forma limpa em sua face superior, criando uma bolsa acima dele para caber as pernas do IEG. As pás do implante são colocadas sobre o nervo, utilizando a antena do dispositivo para testar a estimulação e checar, através da resposta muscular, se o posicionamento está satisfatório. Se o estimulador implantável (EI) estiver posicionado idealmente, o monitor NIM deve exibir altos potenciais nos eletrodos inseridos no GG com leitura baixa no eletrodo posicionado no SG, combinado com uma forte contração da língua. As pernas do IEG são fixadas no GG através dos orifícios de fixação próprios, localizados em cada perna do dispositivo com suturas não absorvíveis (2-0), utilizando-se pinça sem dente para não danificar o dispositivo. Após a fixação, confirmar novamente, com a ativação externa, se as pás ainda estão na posição correta. Uma vez que as respostas forem satisfatórias, os músculos são reaproximados, subcutâneo e pele suturados por planos. Um curativo impermeável é colocado cobrindo a área. O procedimento dura aproximadamente 90 minutos.

Pós-operatório

A necessidade de analgesia é mínima, com escores baixos de dor. Dieta oral leve é permitida. Se estiver em condições clínicas, o paciente pode receber alta no mesmo dia com instruções de manter o curativo, que será removido no retorno programado após 7 dias do procedimento.

Ativação e titulação do dispositivo

Seis semanas após a cirurgia, o paciente retorna para ativar o dispositivo. Inicialmente, é utilizada uma configuração de estímulo de baixa intensidade para auxiliar na adaptação sensitiva. A polissonografia de titulação (PSG) é realizada 2 semanas depois, quando os parâmetros ideais de estimulação do paciente serão definidos. Os seguintes parâmetros são programáveis: comprimento, frequência, intervalo e amplitude de pulso. A estimulação programada é

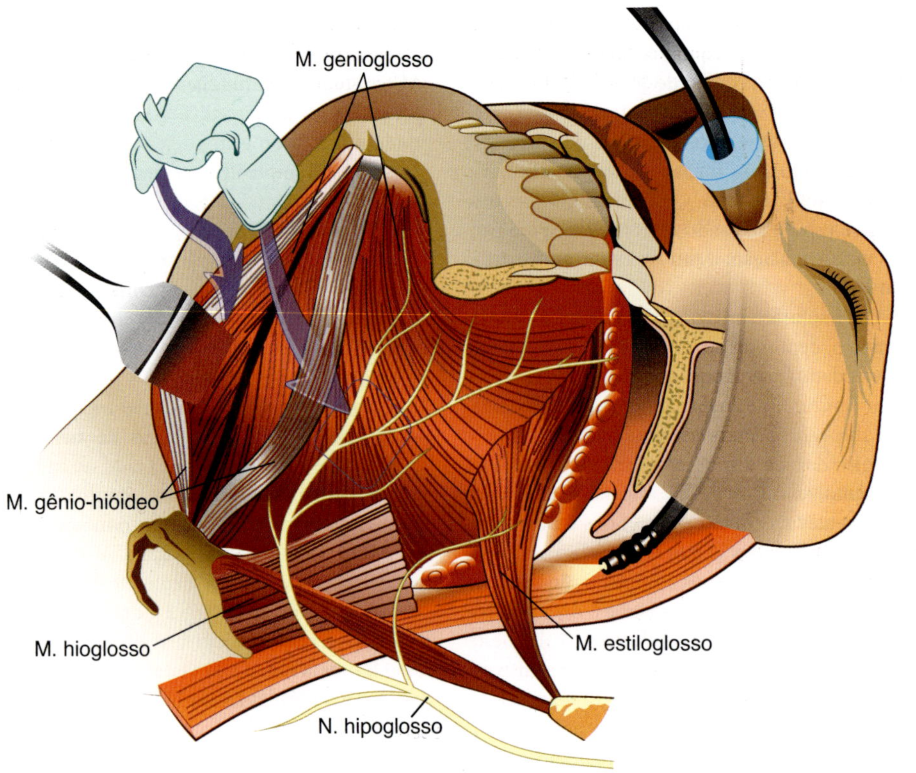

Figura 181.16 Desenho esquemático demonstrando a colocação das pás contendo eletrodos de estimulação do dispositivo Genio® (Nyxoah) bilateralmente sobre os ramos terminais do nervo hipoglosso ao músculo genioglosso. M = músculo; N = nervo.

cíclica, e o período de estimulação On/Off está programado. Nessa abordagem, não é monitorada a respiração com sensor (sem cabo de detecção), nem estimulado continuamente um conjunto predeterminado de eletrodos.

Riscos e complicações

- Sangramento (hematoma)
- Infecção
- Alterações cicatriciais na incisão (p. ex., queloide)
- Fibrose comprometendo o funcionamento do dispositivo implantado
- Lesão do nervo hipoglosso, temporária ou permanente, resultando em paralisia, paresia ou outra disfunção para engolir ou falar
- Complicações anestésicas ou pelo tempo de procedimento estendida (p. ex., trombose venosa profunda)
- Dor persistente no local do implante
- Resposta autoimune aos componentes implantados
- Migração dos componentes
- Falha do GEI, bateria, *software* ou de telemetria
- Estimulação extra-hipoglossal e/ou perda de efeito terapêutico.

Esses eventos podem resultar em prolongamento da internação, da hospitalização, cirurgia de revisão, modificações no sistema implantado, ou em morte. Fontes externas de interferência eletromagnética podem levar o dispositivo ao mal funcionamento e afetar a estimulação. A exposição à ressonância nuclear magnética pode resultar no aquecimento de tecidos, artefatos de imagem, e alterar as tensões induzidas no neuroestimulador.

LIMITAÇÕES E EVENTOS ADVERSOS

Em 2019, Kompelli et al.[37] realizaram uma metanálise significativa sobre a estimulação do nervo hipoglosso (ENS), revisando 16 artigos e abrangendo 12 estudos com 381 pacientes. O objetivo era avaliar os efeitos tanto objetivos como subjetivos da ENS. Classificados como nível 4 de evidência pelo sistema do Centro Oxford de Medicina Baseada em Evidências, os estudos indicaram uma redução substancial nos índices IAH e ODI após 6 meses.

Eventos adversos foram observados, incluindo dor, abrasões na língua, e falhas nos dispositivos internos e externos. Os eventos adversos, na maioria dos casos, não eram graves e foram tratados com medidas como ajustes no dispositivo ou uso de protetores bucais. Não houve relatos de disfagia, uma preocupação comum em cirurgias das VAS. Contudo, o estudo ressaltou a falta de dados de acompanhamento a longo prazo, enfatizando a necessidade de mais pesquisas para comparar a eficácia da ENS com a cirurgia tradicional das vias aéreas. Um caso destacado foi o de um paciente que teve uma melhora significativa com a ENS após um histórico de cirurgias das VAS não eficazes.

Paralelamente, em 2020, Bellamkonda, Shiba e Mendelsohn[38] avaliaram o banco de dados MAUDE, concentrando-se em relatórios relacionados com implantação do estimulador do nervo hipoglosso. Utilizando relatórios do sistema Inspire®, aprovado pela FDA em 2014, analisaram 132 relatórios do MAUDE e acompanharam 508 pacientes no *Registro Internacional de Adesão e Resultado da Estimulação das Vias Aéreas Superiores* para AOS (*ADHERE*). Apesar dos resultados positivos nos estudos *STAR* e *ADHERE*, a expansão do uso do Inspire® demandou uma avaliação contínua das complicações.

Os resultados revelaram uma incidência baixa de problemas de segurança associados a implantação do Inspire®, incluindo 5 casos de pneumotórax não reportados anteriormente. Dois desses casos necessitaram de procedimentos médicos invasivos, como a colocação de tubo torácico e hospitalização, mas não resultaram em danos a longo prazo. Além disso, foram identificadas outras complicações, como efusão pleural e migração do eletrodo sensor para o espaço pleural, não listadas pelo fabricante. Esses achados ressaltam a importância da cautela na implantação e do monitoramento pós-operatório.

A análise do MAUDE também destacou a dificuldade em determinar a frequência ou o risco de complicações em pacientes com implantes de estimulação das VAS devido à falta de dados anuais publicados sobre cirurgias de implantação de estimuladores. As principais causas de explantes foram infecções pós-operatórias, enquanto a migração do dispositivo foi a razão mais comum para cirurgias de revisão. A natureza voluntária dos relatórios no MAUDE implica um alto risco de subnotificação, limitando a capacidade de fazer conclusões definitivas sobre a incidência ou prevalência de eventos adversos. Essa limitação, juntamente com a falta de informações sobre a experiência dos cirurgiões e o volume de casos, dificulta a determinação se as complicações são dependentes do dispositivo, do procedimento ou do paciente.

PERSPECTIVAS FUTURAS

A pesquisa em neuroestimulação para AOS está se expandindo para além da estimulação elétrica direta. Novas abordagens, incluindo terapias neurofarmacológicas e quimiogenéticas, prometem ampliar o espectro de tratamento. A ativação aferente da VAS, utilizando vias reflexas para estimular centros de controle motor, também está emergindo como uma área promissora de pesquisa. Esses avanços indicam uma tendência para terapias mais integradas e personalizadas, adaptadas às características específicas de cada paciente, para otimizar a eficácia do tratamento da AOS. Com a evolução contínua das tecnologias de estimulação do nervo hipoglosso, a neuroestimulação está se consolidando como uma alternativa cada vez mais viável e eficaz para muitos pacientes que buscam soluções mais adaptáveis e eficientes para a AOS.

Apesar do desenvolvimento promissor da ENH, suas indicações apresentam limitações e uma proporção significativa de pacientes elegíveis permanece tratada de forma inadequada.[39] A ENH dilata as vias aéreas em vários níveis, principalmente puxando a língua ventralmente, e os resultados sugerem que as respostas favoráveis da ENH podem ser atribuídas a uma forte ligação mecânica entre a língua e outras estruturas faríngeas, incluindo o palato mole.[40] Os que não respondem podem experimentar um efeito platô no qual a corrente elétrica adicional não consegue aliviar completamente a obstrução das vias aéreas, sugerindo que os efeitos da ENH são localizados e insuficientes para alguns pacientes, apesar dos rigorosos critérios de seleção.[41] No entanto, a ENH mostra-se uma abordagem promissora, pois apresenta menor complexidade cirúrgica em comparação com procedimentos esqueléticos e não requer a remoção de tecidos moles. O avanço na área de dispositivos médicos implantáveis, particularmente aqueles que operam com energia sem fio e capazes de transmissão de dados através de sistemas eletrônicos inteligentes integrados ao corpo humano, promete aumentar a eficiência e a inteligência da ENH no futuro.[32]

O estudo de Kent at al. investigou se a contração do músculo esternotireóideo por meio da estimulação da alça cervical (ACS) aumentaria a patência faríngea em humanos com AOS.[42] Os participantes foram submetidos a estudos agudos avaliando os efeitos de ACS e ENH isoladas e combinadas na patência faríngea durante a sedação com propofol. As descobertas mostram aumentos substanciais no fluxo aéreo inspiratório máximo (VImax) e destacam o papel potencial da ACS como possível estratégia de neuroestimulação respiratória para o tratamento da AOS. Os resultados do estudo mostraram que a estimulação do ramo da alça cervical para o músculo esternotireóideo aumentou de forma independente o fluxo aéreo inspiratório em pacientes com AOS durante DISE, podendo apresentar-se como uma terapia de resgaste em casos aquém do esperado, tratados pela estimulação unilateral do hipoglosso. O ramo da alça cervical para o músculo esternotireóideo é facilmente acessado, e as respostas robustas de estimulação observadas neste estudo sugerem que a ACS melhora acentuadamente a patência faríngea sinergicamente com a ENH. A ACS aproveita os efeitos benéficos conhecidos da tração caudal na permeabilidade da faringe e difere substancialmente dos tratamentos cirúrgicos atuais para AOS, que deslocam principalmente a língua e outros tecidos moles da faringe ventralmente. No entanto, mais estudos são necessários para determinar o papel da ACS entre as estratégias de tratamento cirúrgico e de neuroestimulação.

Outro método terapêutico, a estimulação elétrica transcutânea também merece atenção devido a sua maior tolerância quando comparada à ENH, além de ser uma alternativa não invasiva promissora para pacientes com AOS. Para melhorar a eficácia, as futuras estratégias podem, em última análise, ir além do nervo hipoglosso, necessitando de investigação adicional em contexto clínico.[43,44]

REFERÊNCIAS BIBLIOGRÁFICAS

1. Benjafield AV, Ayas NT, Eastwood PR, Heinzer R, Ip MM, Morrell MJ et al. Estimation of the global prevalence and burden of obstructive sleep apnoea: A literature-based analysis. Lancet Respir Med [Internet]. 2019 Aug [Acesso em: 2024 Jul];7(8):687-698.
2. Abdelwahab M, Marques S, Huang A, Moraes TP, Previdelli I, Cruz JW et al. Value of surgical and nonsurgical treatment for sleep apnea: A closer look at health care utilization. Otolaryngol Neck Surg [Internet]. 2023 May [Acesso em: 2024 Jul];168(5):1228-1237.
3. Mokhlesi B, Ayas NT. Cardiovascular events in obstructive sleep apnea - Can CPAP therapy save lives? N Engl J Med [Internet]. 2016 [Acesso em: 2024 Jul];375(10):994-996.
4. Schwartz AR, Bennett ML, Smith PL. Therapeutic electrical stimulation of the hypoglossal nerve in obstructive sleep apnea. Arch Otolaryngol Head Neck Surg [Internet]. 2001 [Acesso em: 2024 Jul];127:1216-1223.
5. Patil SP, Schneider H, Marx JJ, Gladmon E, Schwartz AR, Smith PL. Neuromechanical control of upper airway patency during sleep. J Appl Physiol Bethesda Md 1985 [Internet]. 2007 [Acesso em: 2024 Jul;102(2):547-556.
6. Jordan AS, White DP, Owens RL, Ekert DJ, Rahangdale S, Yim-Yeh S et al. The effect of increased genioglossus activity and end-expiratory lung volume on pharyngeal collapse. J Appl Physiol Bethesda Md 1985 [Internet]. 2010 May 10 [Acesso em: 2024 Jul];109:469-475.
7. Strollo PJ, Gillespie MB, Soose RJ, Maurer JT, Vries N et al. Upper airway stimulation for obstructive sleep apnea: Durability of the treatment effect at 18 months. Sleep [Internet]. 2015 Oct 1 [Acesso em: 2024 Jul];38(10):1593-1598.
8. Schwartz AR, Bennett ML, Smith PL. Therapeutic electrical stimulation of the hypoglossal nerve in obstructive sleep apnea. Arch Otolaryngol Head Neck Surg [Internet]. 2001 [Acesso em: 2024 Jul];127:1216-1223.
9. Schwartz AR, Smith PL, Oliven A. Electrical stimulation of the hypoglossal nerve: a potential therapy. J Appl Physiol Bethesda Md 1985 [Internet]. 2013 June 1 [Acesso em: 2024 Jul]:337-344.
10. Miki H, Hida W, Shindoh C, Kikuchi Y Taguchi O, Inoue H et al. Effects of electrical stimulation of the genioglossus on upper airway resistance in anesthetized dogs. Am Rev Respir Dis [Internet]. 1989 Nov [Acesso em: 2024 Jul];140(5):1279-84.
11. Bailey EF, Fregosi RF. Pressure-volume behaviour of the rat upper airway: effects of tongue muscle activation. J Physiol [Internet]. 2003 [Acesso em: 2024 Jul];548(2):563-568.
12. Yoo PB, Durand DM. Effects of selective hypoglossal nerve stimulation on canine upper airway mechanics. J Appl Physiol [Internet]. 2005 [Acesso em: 2024 Jul];99(3):937-943.
13. Oliven A, O'Hearn DJ, Boudewyns A, Odeh M, Backer W, Heyning P et al. Upper airway response to electrical stimulation of the genioglossus in obstructive sleep apnea. J Appl Physiol [Internet]. 2003 [Acesso em: 2024 Jul];95(5):2023-2029.

14. Goding GS Jr., Eisele DW, Testerman R, Smith PL, Roertgen K, Schwartz AR. Relief of upper airway obstruction with hypoglossal nerve stimulation in the canine. Laryngoscope [Internet]. 1998 [Acesso em: 2024 Jul];108(2):162-169.
15. Dedhia RC, Strollo PJ, Soose RJ. Upper airway stimulation for obstructive sleep apnea: Past, present, and future. Sleep [Internet]. 2015 Jun 1 [Acesso em: 2024 Jul];38(6):899-906.
16. Certal VF, Zaghi S, Riaz M, Vieira AS, Pinheiro CT, Kushida C et al. Hypoglossal nerve stimulation in the treatment of obstructive sleep apnea: A systematic review and meta-analysis. Laryngoscope [Internet]. 2015 [Acesso em: 2024 Jul];125(5):1254-64.
17. Wray CM, Thaler ER. Science direct hypoglossal nerve stimulation for obstructive sleep apnea : A review of the literature. World J Otorhinolaryngol-Head Neck Surg [Internet]. 2016 [Acesso em: 2024 Jul];2(4):230-233.
18. Eastwood PR, Barnes M, MacKay SG, Wheatley JR, Hillman DR, Nguyên X-L et al. Bilateral hypoglossal nerve stimulation for treatment of adult obstructive sleep apnoea. Eur Respir J [Internet]. 2020 [Acesso em: 2024 Jul];55(1).
19. Certal VF, Pratas R, Guimarães L, Lugo R, Tsou Y, Camacho M et al. Awake examination versus DISE for surgical decision making in patients with OSA: A systematic review. Laryngoscope [Internet]. 2016 Mar [Acesso em: 2024 Jul];126(3):768-74
20. Rabelo FW, Küpper DS, Sander HH, Santos V Jr., Thuler E, Fernandes RF et al. A comparison of the Fujita classification of awake and drug-induced sleep endoscopy patients. Braz J Otorhinolaryngol [Internet]. 2013 Jan-Feb [Acesso em: 2024 Jul];79(1):100-5.
21. Vanderveken OM. Drug-induced sleep endoscopy (DISE) for non-CPAP treatment selection in patients with sleep-disordered breathing. Sleep Breath [Internet]. 2013 [Acesso em: 2024 Jul];17(1):13-14.
22. Ong AA, Murphey AW, Nguyen SA, Soose RJ, Woodson BT, Vanderveken OM et al. Efficacy of upper airway stimulation on collapse patterns observed during drug-induced sedation endoscopy. Otolaryngol Head Neck Surg [Internet]. 2016 May [Acesso em: 2024 Jul];154(5):970-977.
23. Huyett P, Kent DT, D'Agostino MA, Green KK, Soose RJ, Kaffenberger T et al. Drug-induced sleep endoscopy and hypoglossal nerve stimulation outcomes: A multicenter cohort study. Laryngoscope [Internet]. 2021 Jul [Acesso em: 2024 Jul];131(7):1676-82.
24. Dedhia RC, Seay EG, Schwartz AR. Beyond VOTE: The new frontier of drug-induced sleep endoscopy. ORL J Otorhinolaryngol Relat Spec [Internet]. 2022 [Acesso em: 2024 Jul];84(4):296-301.
25. Yu JL, Thuler E, Seay EG, Schwartz AR, Dedhia RC. The accuracy and reliability of visually assessed pharyngeal opening pressures during drug-induced sleep endoscopy. Otolaryngol Head Neck Surg [Internet]. 2023 Apr [Acesso em: 2024 Jul];168(4):868-875.
26. SSchwartz AR, Thut DC, Russ B, Seelagy M, Yuan X, Brower RG et al. Effect of electrical stimulation of the hypoglossal nerve on airflow mechanics in the isolated upper airway. Am Rev Respir Dis [Internet]. 1993 [Acesso em: 2024 Jul];147(5):1144-50.
27. Kazemeini E, Van de Perck E, Dieltjens M, Willemen M, Verbraecken J, Beeck SO et al. Critical to know Pcrit: A review on pharyngeal critical closing pressure in obstructive sleep apnea. Front Neurol [Internet]. 2022 Feb 22 [Acesso em: 2024 Jul]:13:775709.
28. Schwartz AR. Hypoglossal nerve stimulation: Optimizing its therapeutic potential in obstructive sleep apnea. J Neurol Sci [Internet]. 2014 [Acesso em: 2024 Jul];346(1-2):1-3.
29. Strollo PJ, Soose RJ, Maurer JT, Vires N, Cornelius J, Froymovich O et al. Upper-airway stimulation for obstructive sleep apnea. N Engl J Med [Internet]. 2014 Jan 9 [Acesso em: 2024 Jul];370(2):139-149.
30. Woodson TB, Soose RJ, Gillespie MB, Sthohl K, Maurer JT, Vries N et al. Three-year outcomes of cranial nerve stimulation for obstructive sleep apnea: The STAR Trial. Otolaryngol Head Neck Surg [Internet]. 2016 Jan [Acesso em: 2024 Jul];154(1):181-8.
31. Friedman M, Jacobowitz O, Hwang MS, Bergler W, Fietze I, Rombaux P et al. Targeted hypoglossal nerve stimulation for the treatment of obstructive sleep apnea: Six-month results. Laryngoscope [Internet]. 2016 Nov [Acesso em: 2024 Jul];126(11):2618-23.
32. Heiser C, Vries N, editors. Upper airway stimulation in obstructive sleep apnea: Best practices in evaluation and surgical management. Berlim: Springer; 2022.
33. Kent DT, Weiner JS, Chio EG, Weidenbecher M. Hypoglossal nerve stimulator implantation via a 2-incision technique. Oper Tech Otolaryngol-Head Neck Surg [Internet]. 2020 [Acesso em: 2024 Jul];31(3):e35-e42.
34. Kent DT, Chio EG, Weiner JS, Heiser C, Suurna MV, Weidenbecher M. A noninferiority analysis of 3- vs 2-incision techniques for hypoglossal nerve stimulator implantation. Otolaryngol Head Neck Surg [Internet]. 2022 Jul [Acesso em: 2024 Jul];167(1):197-202.
35. Gilbert RJ, Napadow VJ, Gaige TA, Wedeen VJ. Anatomical basis of lingual hydrostatic deformation. J Exp Biol [Internet]. 2007 [Acesso em: 2024 Jul];210(23):4069-4082.
36. Zaidi FN, Meadows P, Jacobowitz O, Davidson TM. Tongue anatomy and physiology, the scientific basis for a novel targeted neurostimulation system designed for the treatment of obstructive sleep apnea. Neuromodulation [Internet]. 2013 [Acesso em: 2024 Jul];16(4):376-386.
37. Kompelli AR, Ni JS, Nguyen SA, Lentsch EJ, Neskey DM, Meyer TA. The outcomes of hypoglossal nerve stimulation in the management of OSA: A systematic review and meta-analysis. World J Otorhinolaryngol Head Neck Surg. 2018 Sep 25;5(1):41-48.
38. Bellamkonda N, Shiba T, Mendelsohn AH. Adverse events in hypoglossal nerve stimulator implantation: 5-year analysis of the FDA MAUDE Database. Otolaryngol Head Neck Surg [Internet]. 2021 Feb [Acesso em: 2024 Jul];164(2):443-7.
39. Baptista PM, Costantino A, Moffa A, Rinaldi V, Casale M. Hypoglossal nerve stimulation in the treatment of obstructive sleep apnea: Patient selection and new perspectives. Nat Sci Sleep [Internet]. 2020 [Acesso em: 2024 Jul];12:151-9.
40. Heiser C, Edenharter G, Bas M, Wirth M, Hofauer B. Palatoglossus coupling in selective upper airway stimulation: Palatoglossus coupling in airway stimulation. Laryngoscope [Internet]. 2017 [Acesso em: 2024 Jul];127(10):E378-E383.
41. Fleury Curado T, Oliven A, Sennes LU, Polotsky VY, Eisele D, Schwartz AR. Neurostimulation treatment of OSA. Chest [Internet]. 2018 [Acesso em: 2024 Jul];154(6):1435-47.
42. Kent DT, Zealear D, Schwartz AR. Ansa cervicalis stimulation. Chest [Internet]. 2021 Mar [Acesso em: 2024 Jul]; 159(3):1212-1221.
43. Steier J, Seymour J, Rafferty GF, Jolley CJ, Solomon E, Luo Y et al. Continuous transcutaneous submental electrical stimulation in obstructive sleep apnea: A feasibility study. Chest [Internet]. 2011 Oct [Acesso em: 2024 Jul];140(4):998-1007.
44. Nasser E, Ratneswaran D, Alsharifi A, Williams AJ, Steier J. Transcutaneous electrical stimulation in obstructive sleep apnoea: current developments and concepts of the TESLA-home programme. Curr Opin Pulm Med [Internet]. 2022 [Acesso em: 2024 Jul];28(6):529-536.

CAPÍTULO

182

Cirurgias de Hipofaringe

Debora Petrungaro Migueis • Luciane Mello • Denilson Fomin

INTRODUÇÃO

A síndrome da apneia obstrutiva do sono (SAOS) consiste em uma doença da via aérea superior (VAS) caracterizada pela recorrência de obstruções parciais ou completas em um ou mais níveis, sem resposta neuromuscular adequada para contrabalançar a pressão crítica de fechamento. Esses colapsos podem desencadear despertares que fragmentam o sono ou causam hipóxia intermitente, com consequências sistêmicas (neurológicas, cardiovasculares e metabólicas). Frequentemente, essas obstruções da via aérea persistem na hipofaringe após cirurgias que abordaram a velofaringe e a orofaringe, depois de uma avaliação inadequada dos pacientes no pré-operatório. Portanto, selecionar indivíduos com resposta neuromuscular efetiva (jovens e eutróficos) e programar a abordagem em um ou mais tempos cirúrgicos de todos os pontos anatômicos de aumento da pressão crítica de fechamento favorecem o sucesso cirúrgico (Figura 182.1).[1]

A fisiopatologia da SAOS é complexa e multifatorial, com diferentes mecanismos contribuindo para o colapso, com graus diferentes de participação. Em 1985, Riley et al. revisaram as falhas terapêuticas após a realização de uvulopalatofaringoplastia em 9 pacientes com SAOS com medidas cefalométricas e concluíram que a base da língua era o local de obstrução.[2] Mas o acesso à hipofaringe sempre foi um desafio para o cirurgião do sono. Diversas técnicas foram desenvolvidas, com alta morbidade para o paciente e com custo maior que a cirurgia palatal.[3]

Em um estudo de coorte na qual uma base de dados americana comparou a cirurgia única *versus* a cirurgia multinível, apenas 12,65% (1.851 pacientes) da amostra foi submetido a cirurgia de hipofaringe, combinada com cirurgia palatal e/ou cirurgia nasal. Outra revisão de literatura com procedimentos para hipofaringe demonstrou nível 4 de evidência, pois a maioria dos trabalhos eram séries de casos, com desfecho favorável de 35 a 62% dos pacientes quando considerada a melhora da fisiologia respiratória.[4]

Os diferentes procedimentos para tratamento de hipofaringe incluem ressecção e/ou suspensão do tecido de base da língua, como, por exemplo, glossectomia mediana, tonsilectomia lingual por videoendoscopia e cirurgia robótica transoral (CRT, ou TORS, do inglês *transoral robotic surgery*), radiofrequência, Coblation®, epiglotectomia parcial, avanço genioglosso e suspensão do hioide. Assim, os procedimentos cirúrgicos na hipofaringe (base de língua e epiglote) têm o objetivo de aumento do espaço retrolingual, reduzindo os colapsos nesse nível.[5]

BASE DA LÍNGUA

Anatomia

A língua ocupa a cavidade oral, sendo dividida em ponta, margem, corpo, base, dorso e superfície ventral. O seu dorso se une à base da língua, formando um sulco terminal em forma de V. No vértice do sulco terminal, está o *foramen cecum*, que constitui a origem do ducto tireoglosso. A base da língua é uma região anatômica tridimensional do trato aerodigestivo, envolvida na respiração, deglutição e articulação. É dividida da língua oral pela papila circunvalada.[6]

Durante a cirurgia da base da língua, é importante identificar os seguintes marcos anatômicos chave para referência cirúrgica e profilaxia de complicações:[7]

- Pilares amigdalianos anterior e posterior
- Musculatura extrínseca da língua (músculos hioglosso, genioglosso, estiloglosso)
- Músculo estilofaríngeo, hioide, epiglote, estruturas vasculares (artéria lingual, artéria carótida interna)
- Estruturas nervosas (nervos lingual, glossofaríngeo e hipoglosso).

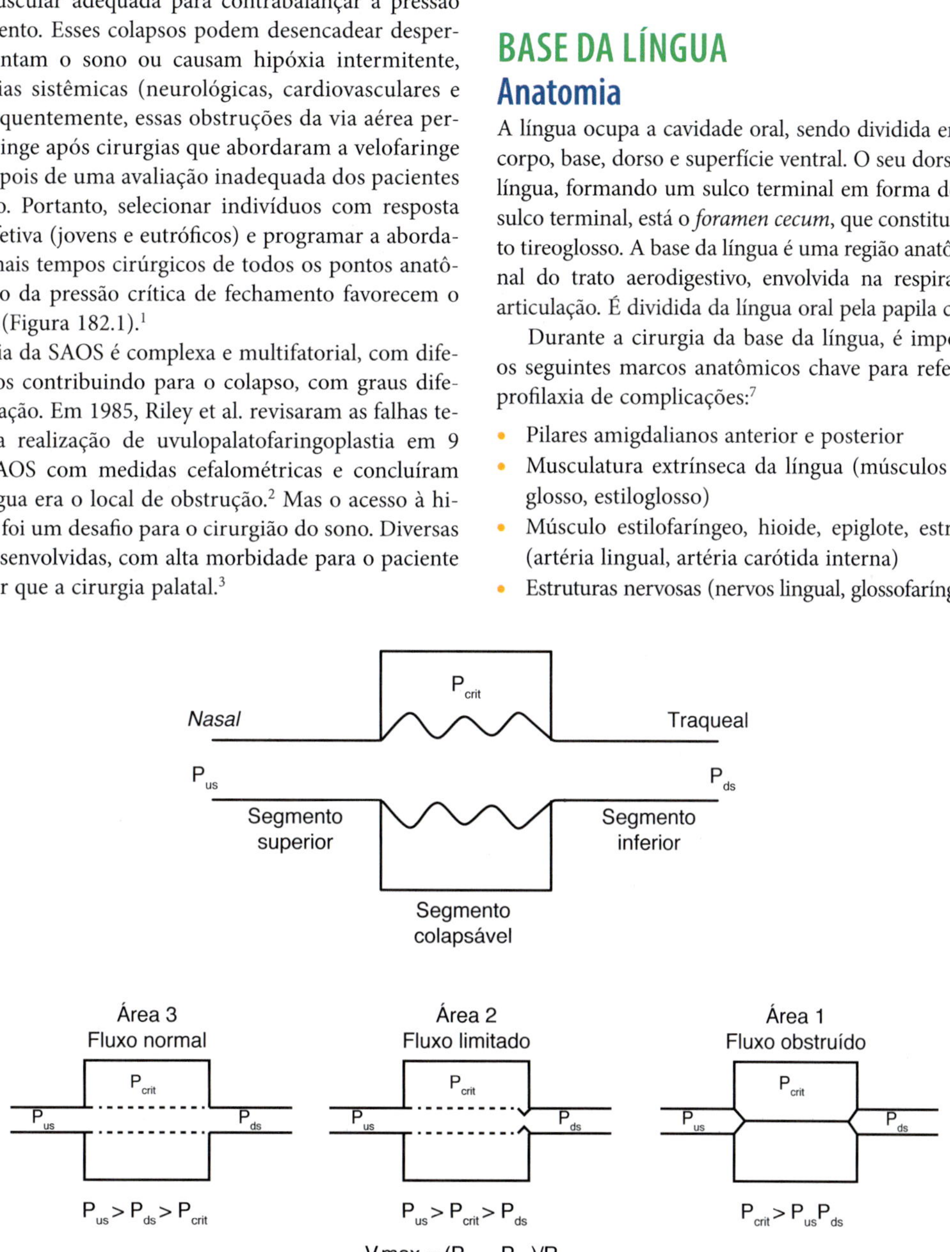

Figura 182.1 No modelo resistor de Starling, o segmento colapsável do tubo está conectado aos segmentos superior e inferior com as pressões acima (P_{us}) e abaixo (P_{ds}) da faringe e resistências (resistência da pressão superior e resistência inferior). R_{us} = resistência superior; $V_i max$ = fluxo inspiratório máximo. (Adaptada de: Patil et al.)[1]

Os pilares amigdalianos anterior e posterior são formados respectivamente pelos músculos palatoglosso e palatofaríngeo. Eles têm papel relevante para a localização das tonsilas palatinas, separando-as das tonsilas linguais.

A artéria e o nervo lingual situam-se na superfície inferior da língua, podendo causar sangramento e alterações sensitivas, quando lesionados. É válido lembrar que quatro nervos cranianos inervam a língua, mas apenas três nervos chegam ao órgão (Figura 182.2):

- Nervo hipoglosso (NC XII): responsável pela motricidade da língua
- Nervo glossofaríngeo (NC IX): garante a sensibilidade geral (temperatura, dor, pressão e tato) e gustativa do terço posterior
- Nervo lingual (ramo sensitivo do nervo mandibular, ramo do nervo trigêmeo – NC V): fornece a sensibilidade geral dos dois terços anteriores e recebe fibras do nervo facial (NC VII), através do nervo corda do tímpano, que confere a sensibilidade gustativa dos dois terços anteriores.[8]

As tonsilas linguais são formadas por tecido linfoide e localizam-se na base da língua. A hipertrofia desse tecido, apesar de não ser frequente nos adultos, pode representar um fator obstrutivo considerável na SAOS.[9]

Há poucos estudos sobre causas benignas de hipertrofia da amígdala lingual, mas um estudo transversal realizado com 102 adultos no Canadá associou sinais de doença do refluxo gastroesofágico (DRGE) e índice de massa corpórea (IMC) elevado, com a hipertrofia de amígdala lingual, sugerindo a relevância desses fatores de risco, que também são encontrados nos indivíduos com distúrbios respiratórios do sono (DRS). Outros fatores também descritos foram adenoamigdalectomia prévia e uso de fenitoína. Causas malignas de hipertrofia do tecido linfoide também podem afetar a região das tonsilas palatina e lingual, tendo como fatores de risco o tabaco e o álcool, principalmente quando associados, além do papilomavírus humano, frequentemente o subtipo 16 (HPV-16).[10]

O estadiamento da hipertrofia das tonsilas linguais inicialmente foi descrito com base no grau de preenchimento da valécula em posição estática.[11] Em 2015, Friedman et al.[9] propuseram um estadiamento universal com validação entre examinadores, no qual estabeleceram os estágios em uma escala de 0 a 4 (Tabela 182.1), considerando a visualização sob fibronasoendoscopia flexível associada a imagens tomográficas de pescoço avaliadas por médicos radiologistas.

Esse estadiamento foi descrito também na atualização realizada pelos autores em 2017, considerando a avaliação da hipertrofia de tonsila lingual superior no paciente acordado em comparação ao estadiamento durante a sonoendoscopia (Figura 182.3).

Critérios de indicação e seleção de pacientes

Além da cirurgia de base da língua ser indicada para exérese de tumor maligno, esta abordagem tem sido indicada para o tratamento da AOS. A cirurgia no contexto de tratamento do DRS encontra-se como adjuvante ao tratamento padrão-ouro que é o dispositivo de pressão aérea positiva contínua (CPAP).[7]

Com isso, os pacientes candidatos à cirurgia de base da língua devem apresentar:[12]

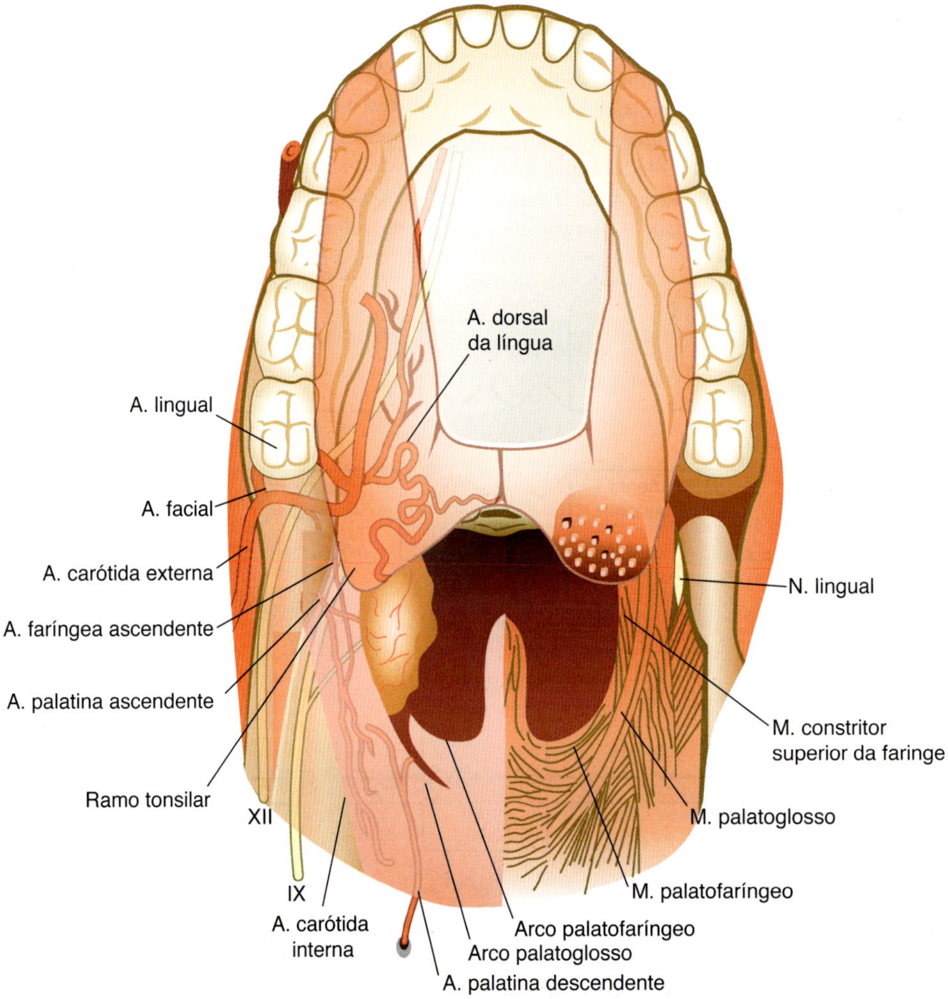

Figura 182.2 Vascularização e inervação da língua. (Adaptada de: Van Abel et al.)[6]

Tabela 182.1 Estadiamento da hipertrofia das tonsilas linguais.

Estágio 0	Ausência completa de tonsila lingual
Estágio 1	Tonsila lingual espalhada pela base da língua
Estágio 2	Tonsila lingual ocupando toda base da língua com espessura vertical* limitada
Estágio 3	Tonsila lingual significativamente elevada cobrindo toda a base da língua, com aproximadamente 5 a 10 mm de espessura vertical*
Estágio 4	Tonsila lingual com > 1cm de espessura, elevando-se acima da ponta da epiglote

*Espessura vertical: a profundidade vertical das amígdalas é uma aproximação clínica que deve ser avaliada pelo otorrinolaringologista, sendo o grau 3 o primeiro estágio em que as amígdalas apresentam altura vertical significativa. (Adaptada de: Friedman et al.)[9]

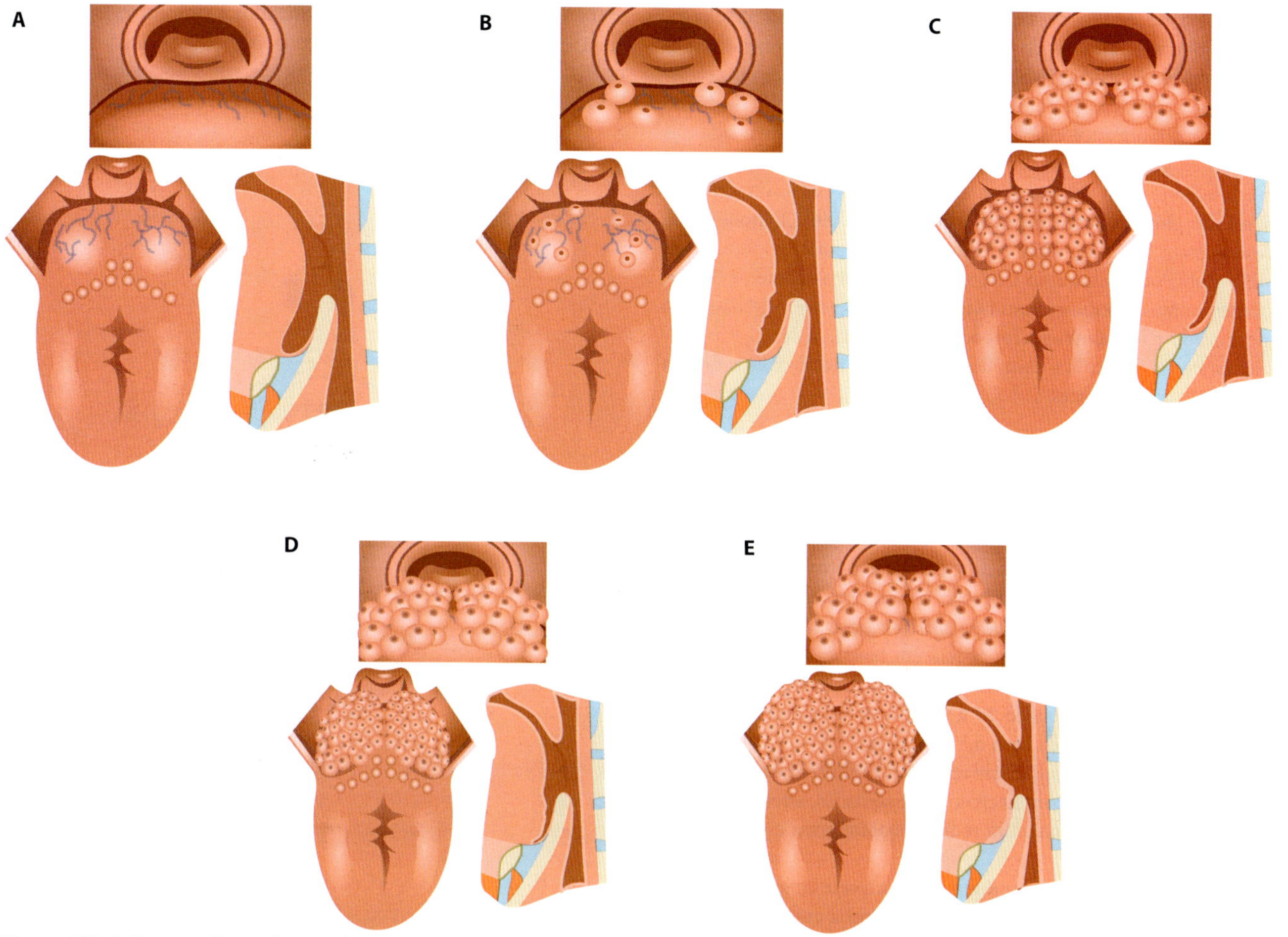

Figura 182.3 Sistema de graduação da tonsila lingual (LTH). **A.** LTH Zero, sem tecido linfoide; **B.** LTH 1, tonsila lingual espalhada pela base da língua; **C.** LTH 2, tonsila lingual ocupando toda a base da língua com espessura vertical limitada; **D.** LTH 3, tonsila lingual significativamente elevada, cobrindo toda a base da língua, com aproximadamente 5 a 10 mm de espessura vertical; **E.** LTH 4, tonsila lingual com > 1 cm de espessura, elevando-se acima da ponta da epiglote. (Adaptada de: Lin et al.)[13]

- Queixas de DRS, como roncos altos e/ou sonolência excessiva diurna (SED) avaliada comumente pela escala de sonolência de Epworth (ESE) > 10 pontos
- Índice de apneia-hipopneia (IAH) > 5/hora
- Refratariedade ou recusa ao tratamento padrão-ouro
- Posição da língua pela classificação de Friedman ou Mallampati modificado III/IV
- Índice de massa corpórea (IMC) < 40 kg/m^2
- Hipertrofia de tonsila lingual avaliada por fibronasoendoscopia flexível ou pela sonoendoscopia graus 3 ou 4.

As contraindicações seriam:

- Impedimento clínico de realização de cirurgia e/ou anestesia geral
- Trismo severo ou abertura de boca < 2 "dedos" (aproximadamente 3 cm)
- Dentição precária
- Disfagia ou alterações na voz no pré-operatório.

Técnicas cirúrgicas

Suspensão/avanço do osso hioide

No final da década de 1980, uma nova técnica foi desenvolvida para os pacientes não respondedores à cirurgia de uvulopalatofaringoplastia com a realização de osteotomia inferior sagital da mandíbula seguida de miotomia e suspensão do hioide. O osso hioide está ligado à base da língua e a outros músculos faríngeos (p. ex., constritores) e sua anteriorização/suspensão pode contribuir para a estabilização da base da língua e faringe. No primeiro artigo publicado, os 5 pacientes apresentados tiveram aumento do espaço anteroposterior da faringe no pós-operatório. Em outro estudo, publicado pelo mesmo grupo, com 55 pacientes, 67% apresentaram boa resposta à cirurgia. Fatores considerados como falha foram obesidade, deficiência mandibular e doença pulmonar. Nesse grupo, foi realizada posteriormente osteotomia maxilo-mandibular com avanço do hioide, com resultados favoráveis. A maxila e a mandíbula foram avançadas com osteotomias Le Fort 1 e osteotomias sagitais. O hioide foi suspenso com fáscia na mandíbula.[14]

Glossectomia mediana

Em 1991, Fujita et al. apresentaram 12 pacientes refratários à uvulopalatofaringoplastia prévia, tratados com glossectomia mediana com uso de *laser* de CO_2 com a ressecção de base de língua e redundância de tecido de hipofaringe intraoral. Como resultado, 42% obtiveram redução do índice de apneia e hipopneia, sendo preditores de sucesso presença de retrognatia nas medidas cefalométricas e ausência de obesidade. Dessa forma, a importância da atenção à hipofaringe em casos selecionados foi evidenciada em uma patologia multifatorial.[15] Modificação na técnica de glossectomia mediana com ampliação mais posterior e lateral recebeu o nome de glossoplastia *(lingualplasty)*.[16] Em 1999, Chabolle et al. descreveram a glossectomia mediana associada a epiglotoplastia.[3] Suh[17] publicou melhora do IAH em 56% de uma coorte de 50 pacientes, com os melhores resultados em pacientes com Mallampati modificado III. Odinofagia importante, disfagia, disfonia e aspiração foram as principais complicações, sendo necessária a devida orientação aos pacientes.

Radiofrequência

A técnica minimamente invasiva de radiofrequência foi primeiramente descrita para base de língua na cirurgia do sono, em 1998. O mecanismo de entrega de energia difere entre os sistemas. Alguns utilizam termoterapia intersticial e outros, eletrossecção. Os dispositivos com ponteira bipolar dissipam menos calor, permitindo maior entrega de energia na região específica.

O mecanismo da radiofrequência em base da língua baseia-se na redução volumétrica do tecido e posterior contração cicatricial. A taxa de sucesso variou de 20 a 83%, com uma redução de até 17% do volume da língua com 5,5 aplicações.[18,19]

Segundo Fomin et al., a ablação por radiofrequência produz uma lesão submucosa com necrose de coagulação, edema mínimo, reabsorção em 5 semanas, com redução volumétrica e substituição tecidual por fibrose.[20]

Um estudo controlado randomizado com sete centros australianos comparou a cirurgia multinível que consistia em uvulopalatofaringoplastia modificada associada a radiofrequência em base de língua para sua redução, com tratamento não cirúrgico para apneia do sono (redução de peso, diminuição do consumo de álcool, terapia posicional, tratamento medicamentoso para obstrução nasal, CPAP ou aparelho intraoral), a depender da aceitação do paciente. A população consistia em adultos com AOS moderada a grave, IMC < 38 e escala de sonolência de Epworth (ESS) > 8, totalizando 102 participantes no estudo. Os resultados apresentaram redução significativa do IAH basal e de 6 meses pós-procedimento (47,9 × 20,8) em comparação ao grupo não cirúrgico (45,3 × 34,5) (média basal ajustada entre os grupos, –17,6 eventos/hora de sono [95% CI, –26,8 a –8,4]; *P* < ,001) e também na ESS no grupo de cirurgia (12,4 × 5,3) em comparação ao grupo não cirúrgico (11,1 × 10,5) (média basal ajustada entre os grupos, –6,7 [95% CI, –8,2 a –5,2]; *P* < ,001).[21,22]

Coblation®

A tecnologia da radiofrequência mediada por plasma, chamada de Coblation® (Smith & Nephew Inc., Andover, MA, EUA), fornece baixa temperatura (40 a –70ºC) e lesão térmica na área desejada. A chamada SMILE (do inglês *submucosal minimally invasive lingual excision* [excisão lingual submucosa minimamente invasiva]) com *coblation* foi desenvolvida com o objetivo de permitir maior ressecção de volume (Figura 182.4). Entretanto, apesar da SMILE ter apresentado resultado superior à radiofrequência, sua taxa de complicações foi maior. A redução do IAH foi significativa em ambos os grupos, SMILE e radiofrequência (64,6 e 41,7%, respectivamente – p5 .024).[23] Devido à dificuldade do campo cirúrgico, a técnica SMILE ainda oferece modesta morbidade ao paciente, como edema e lesão de artéria lingual. O uso de Coblation® com visão direta através de laringoscópio foi desenvolvida por Woodson,[24] mas ainda com campo de visão limitado. Outras técnicas com Coblation®, como a CELL *(*Coblation® *endoscopic lingual lightening* [iluminação endoscópica lingual com Coblation®])[25] avaliou o resultado de pacientes submetidos a cirurgia de base de língua (ressecção de músculo e/ou tonsila lingual) associadas a faringoplastia por realocação, sem grupo controle, revelando melhora da ESS e do IAH.

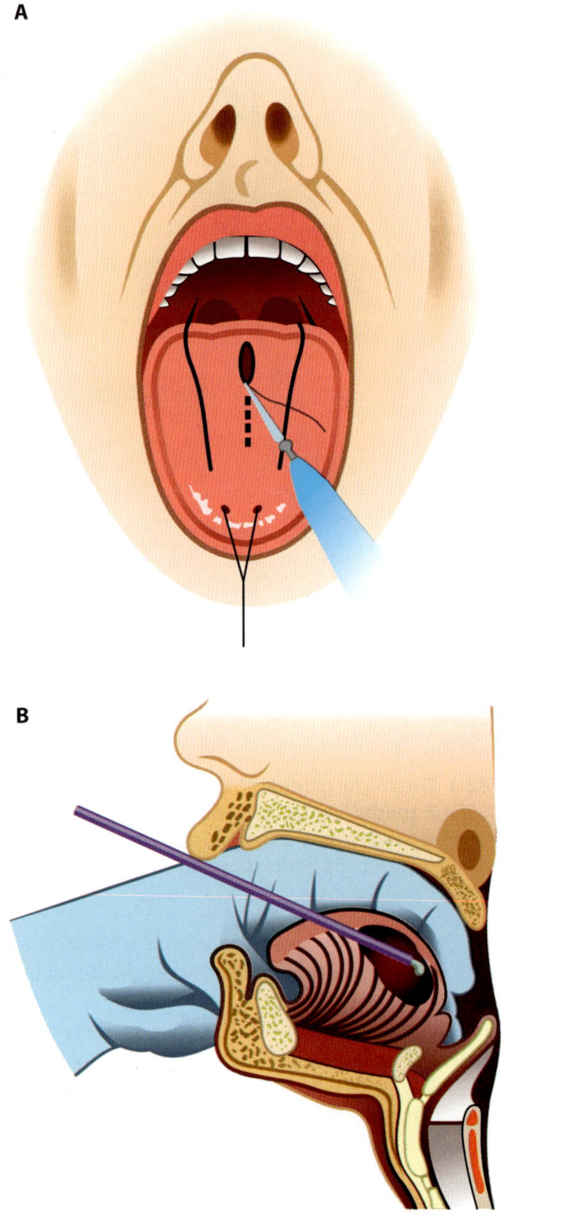

Figura 182.4 A. Incisão mediana da técnica SMILE. Nota-se a marcação do percurso das artérias linguais em cada lado da incisão; **B.** Técnica SMILE: a ponteira Coblation® é introduzida na incisão e direcionada até a valécula. Tecido submucoso é excisado guiado por palpação com a mão não dominante. (Adaptada de: Friedman et al.)[23]

Cirurgia robótica transoral

Recentes avanços relacionados com as abordagens cirúrgicas minimamente invasivas já fazem parte da realidade otorrinolaringológica. É o caso da cirurgia robótica transoral (CRT, ou *transoral robotic surgery* [TORS]).

Atualmente, o sistema robótico mais utilizado é o robô Da Vinci, o qual inicialmente foi desenvolvido e comercializado pela Intuitive Surgical, de Sunnyvale, nos EUA, em 1995. Posteriormente, a Universidade da Pensilvânia, por meios de diversos estudos, aprimorou as técnicas. Em 2006, o grupo da Universidade da Pensilvânia, liderado pelos cirurgiões Weinstein e O'Malley, publicaram o uso da cirurgia robótica em neoplasia de orofaringe.[26] O uso do robô vem sendo cada vez mais aplicado na medicina por proporcionar visão direta, em 3D, com a aplicação de pinças multiarticuladas em campos cirúrgicos de difícil acesso. As especialidades que mais utilizam essa tecnologia são urologia, cirurgia do aparelho digestivo, ginecologia, cirurgia torácica, otorrinolaringologia/cirurgia de cabeça e pescoço.

Da Vinci foi aprovado pela Food and Drug Administration (FDA) em 2009 para procedimentos relacionados com câncer de cabeça e pescoço.[27] Mais recentemente, iniciou-se a utilização para procedimentos cirúrgicos em regiões anatômicas orofaríngeas para apneia obstrutiva do sono.[28]

A CRT tem uma curva de aprendizagem longa e requer cursos e aperfeiçoamentos, além do elevado investimento para a sua aquisição. Em contrapartida, apresenta diversas vantagens as quais, em sua maioria, relacionam-se com sua visão tridimensional e nitidez. Assim, há melhor visualização do campo cirúrgico em regiões ou lesões de difícil acesso, exposição dos tecidos e controle hemostático, por exemplo. A literatura científica recente também aponta para a evolução contínua da tecnologia robótica, permitindo uma personalização ainda maior dos procedimentos.

A primeira cirurgia robótica para apneia do sono foi realizada em 2008 como uma modificação transoral de uma técnica descrita anteriormente de ressecção de base de língua com acesso transcervical (*tongue base reduction hyo-epiglottoplasty* [TBRHE]). Em 2012, Vicini et al. publicaram um estudo preliminar com 10 pacientes demonstrando melhora do IAH.[29] Em 2014, o primeiro estudo multicêntrico com 243 casos foi publicado e avaliou, além do IAH, a ESS e a saturação parcial de oxigênio (SpO_2).[30]

A redução da base da língua (RBL) é o principal objetivo da CRT na apneia obstrutiva do sono. Ela é realizada, principalmente, com ressecção da tonsila lingual e, em casos selecionados, na ressecção de tecido lingual hipertrofiado. A supraglotoplastia pode ser acrescentada como um tratamento adjuvante nos casos com colapso de epiglote, descrita neste capítulo.[31]

A plataforma Da Vinci® da empresa Intuitive Surgical vem sendo desenvolvida e aprimorada há mais de 20 anos, e é a mais utilizada atualmente. O seu sistema abrange um console onde o cirurgião opera, o carrinho do paciente e uma torre de controle (Figuras 182.5 a 182.7). Outras empresas também já entraram no mercado brasileiro, como o sistema Hugo™RAS (Medtronic), o Versius (CMR Surgical), dentre outros.

As orientações a seguir são fundamentadas no uso do sistema Da Vinci, por ser o mais utilizado.

O posicionamento do robô deve priorizar a visualização das estruturas e não a colisão dos instrumentos. Para abordar a base da língua, utiliza-se óptica de 30º. Deve-se utilizar a intubação nasotraqueal. Dessa maneira, o tubo é colocado posteriormente ao campo cirúrgico e é facilmente manipulado pelo cirurgião da cabeça. O paciente deve estar em posição supina, com o pescoço fletido e a cabeça estendida (*sniff position*) (Figura 182.8 A). O posicionamento adequado tem papel fundamental para a retenção lingual e a exposição adequada da área a ser ressecada. Um ponto transfixante com fio Sutupak 0 no terço anterior da língua pode auxiliar a anteriorização. Para evitar lesões vasculares, o ponto deve ser medial aos vasos linguais (Figura 182.8 B). A posição dos vasos da língua em relação aos instrumentos de dissecção pode ser monitorizada através da ultrassonografia com Doppler em tempo real no intraoperatório (Figura 182.9).[32]

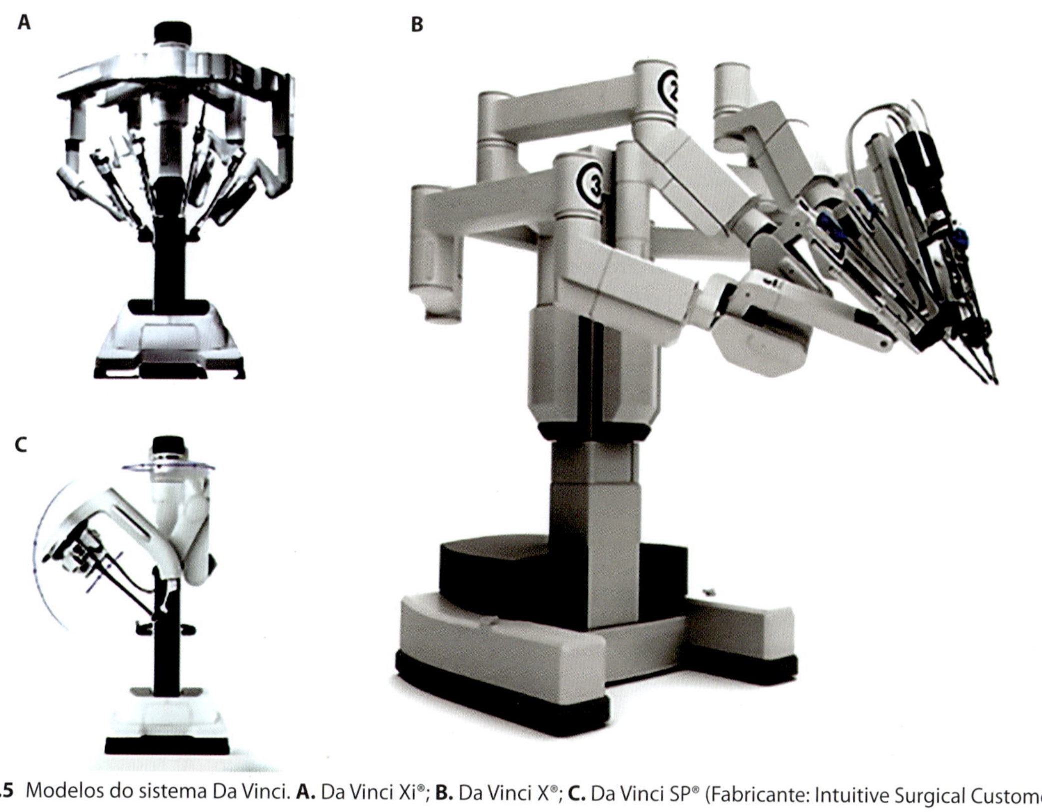

Figura 182.5 Modelos do sistema Da Vinci. **A.** Da Vinci Xi®; **B.** Da Vinci X®; **C.** Da Vinci SP® (Fabricante: Intuitive Surgical Customer Service).

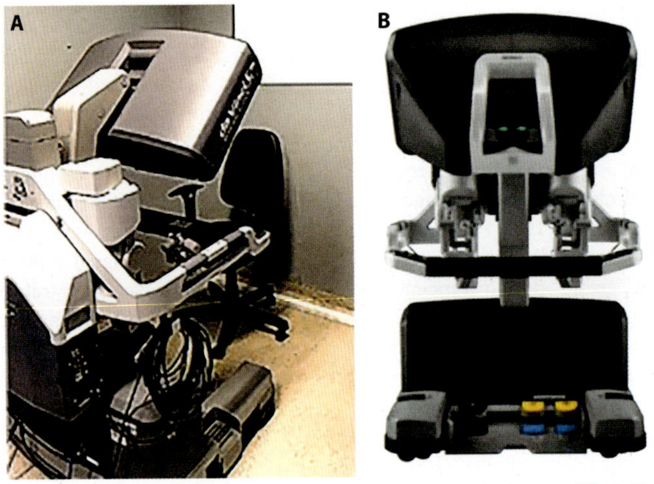

Figura 182.6 Vista anterior (A) e posterior (B) do console do cirurgião. (A. Fonte: Thuler et al.[31]; B. Fabricante: Intuitive Surgical Customer Service.)

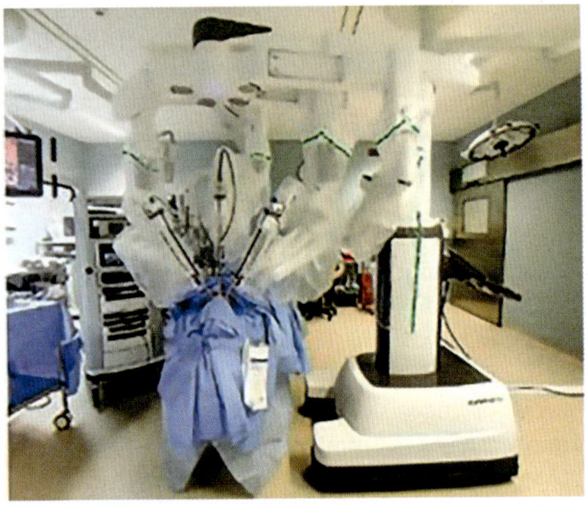

Figura 182.7 Posicionamento da sala com o carrinho do paciente e torre de controle posicionados, deixando a cabeça desobstruída. (Adaptada de: Thuler et al.)[31]

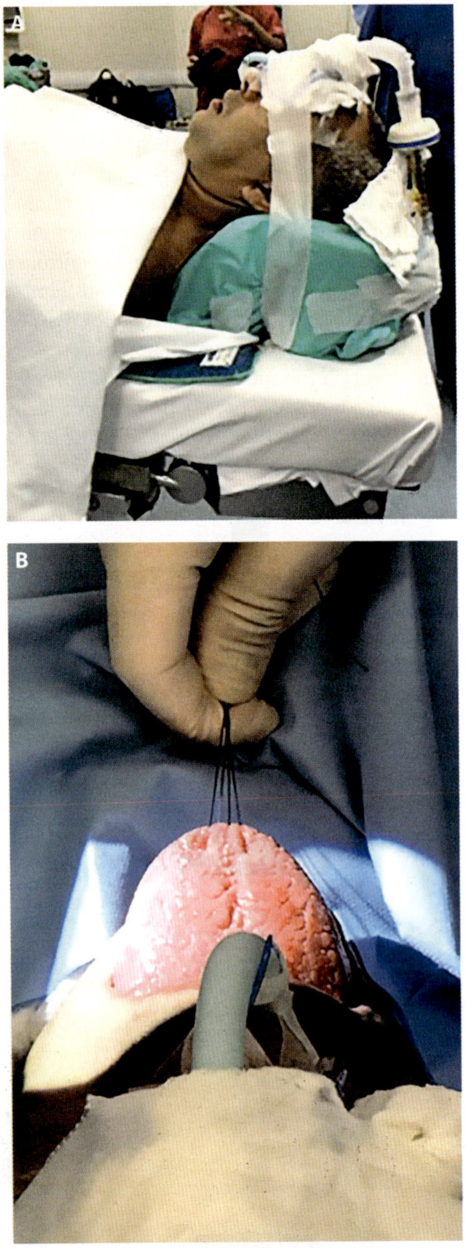

Figura 182.8 Posicionamento. (A) Posição *sniff*; (B) Tração lingual. (Cortesia de: Dra. Luciane Mello.)

Além disso, a escolha e o posicionamento do abre-bocas podem variar de acordo com o serviço. Os retratores Feyh–Kastenbauer (Figura 182.10), Davis-Meyer® (Karl Storz) (Figura 182.11) ou Dingman são adaptados para possuírem lâminas de diferentes comprimentos e larguras e podem ser utilizados.

Posteriormente, posiciona-se o abre-bocas utilizado para cirurgia robótica e os 3 dos 4 braços do robô: na comissura labial direita e esquerda com a câmera entre os braços. O quarto braço não é utilizado na CRT e fica acondicionado na lateral do carrinho do paciente. Para realizar a cirurgia da base da língua, deve-se utilizar uma câmera de 30º (Figuras 182.12 A e B). Na CRT, o cirurgião de cabeça deve observar constantemente os instrumentos para evitar colisões dos instrumentos com estruturas anatômicas e dos instrumentos entre si.[31]

As pinças Maryland bipolar de 8 mm e a espátula monopolar de 8 mm são utilizadas para preensão, coagulação, dissecção e corte (Figura 182.13).[31]

A manipulação da base da língua pode ser realizada durante a CRT em uma zona segura posterior a uma linha imaginária horizontal entre as papilas circunvaladas medianas, i. e., longe do feixe neurovascular hipoglossal e neurovascular lingual, segundo um estudo que comparou marcos anatômicos da superfície com monitoramento neurofisiológico do nervo (Figura 182.14).[33] Deve-se ter cuidado lateralmente, pois a ressecção do tecido linfoide da base da língua não deve ser contínua à ressecção da tonsila palatina, para evitar retrações cicatriciais/estenoses.

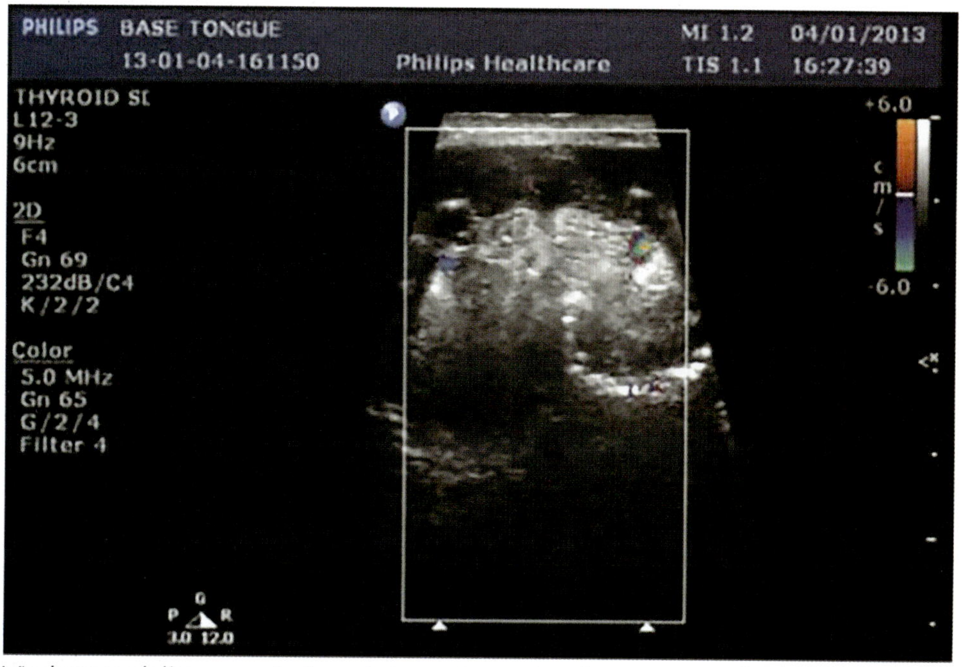

Figura 182.9 Posição dos vasos da língua em relação aos instrumentos monitorados em tempo real no intra-operatório pela ultrassonografia com Doppler. (Adaptada de: Agrawal et al.)[32]

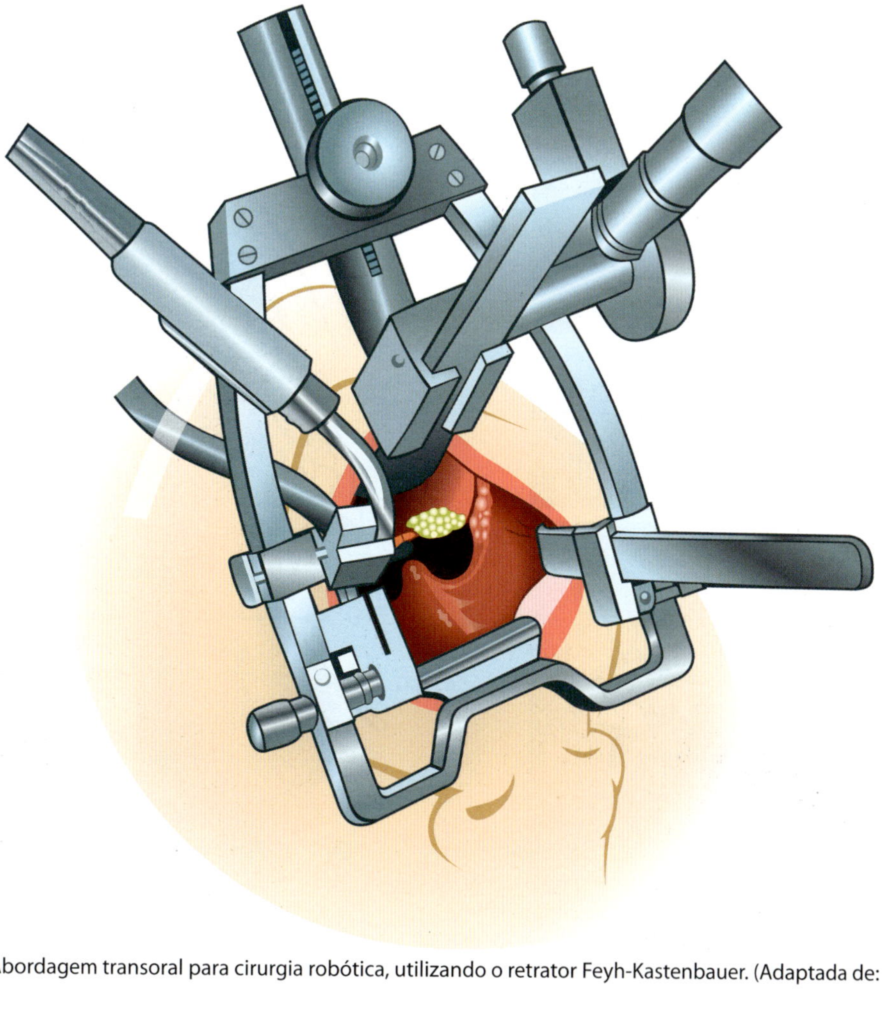

Figura 182.10 Abordagem transoral para cirurgia robótica, utilizando o retrator Feyh-Kastenbauer. (Adaptada de: van Abel et al.)[6]

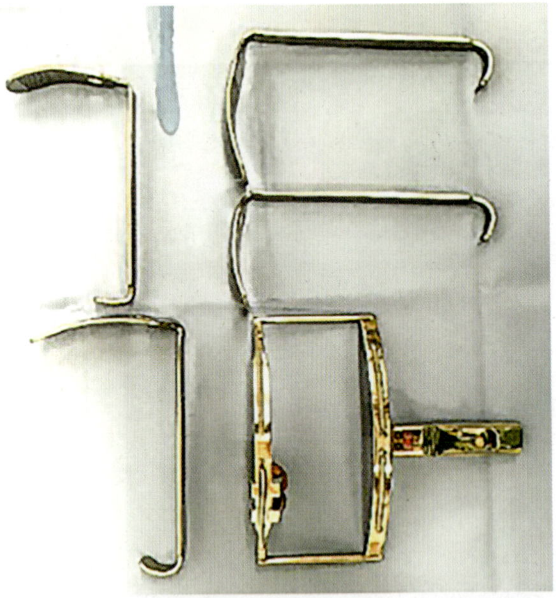

Figura 182.11 Abridor de boca Davis-Meyer® com espátulas adaptadas para CRT. (Adaptada de: Thuler et al.)[31]

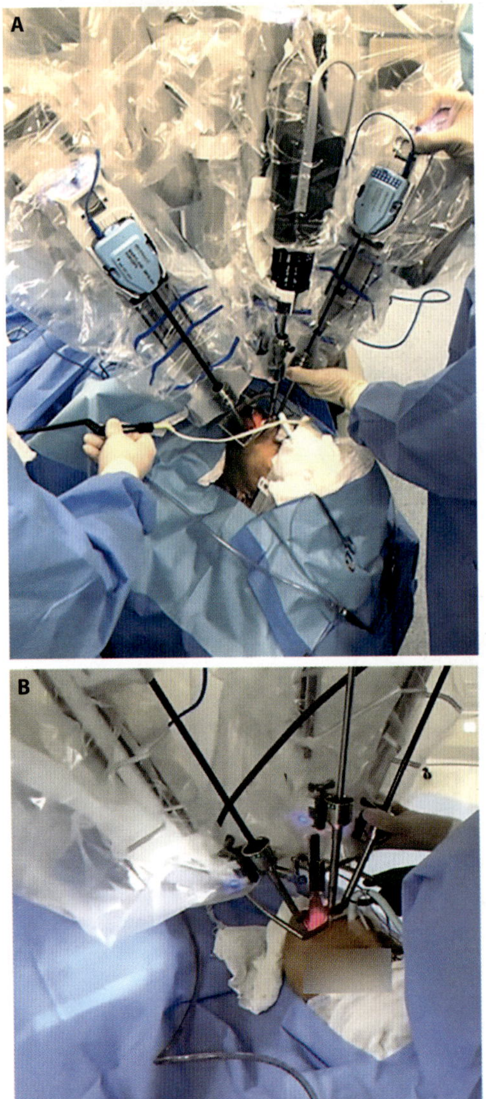

Figura 182.12 Posicionamento dos braços do robô (**A**) e dos seus trocateres (**B**). (Cortesia de: Dra. Luciane Mello.)

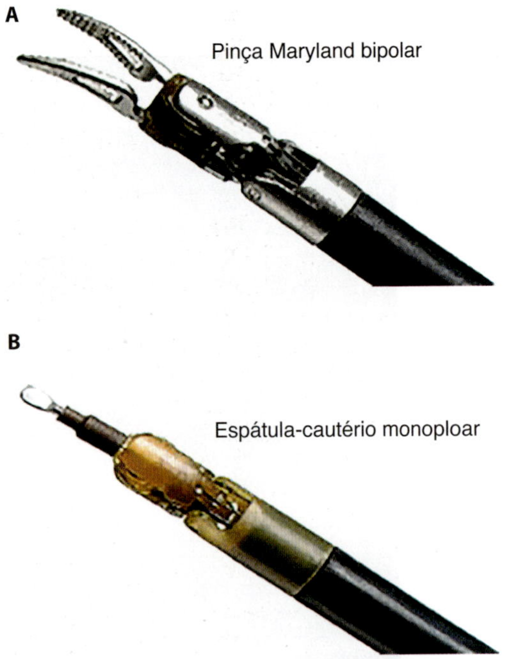

Figura 182.13 A. Pinça Maryland bipolar; **B.** Espátula monopolar. (Adaptada de: Da Vinci® XI Surgical System™ Instrument & Acessory Catalog, 2015.)

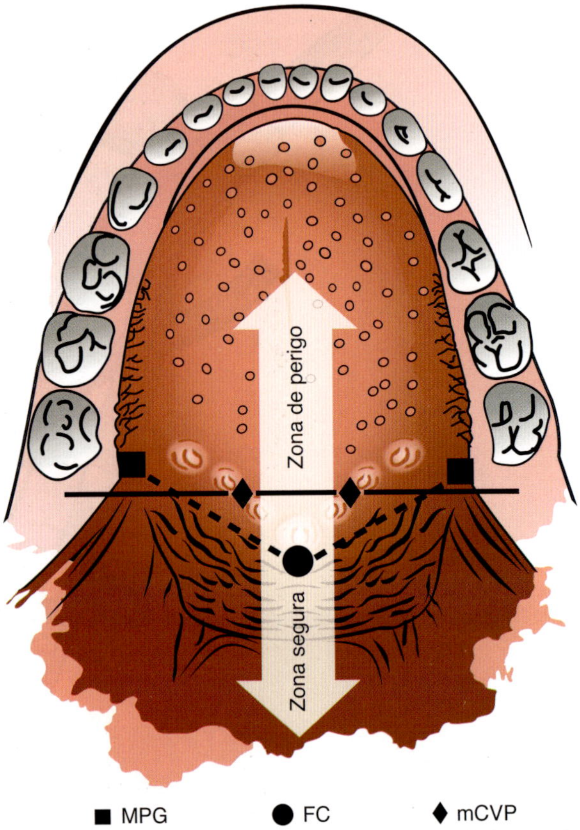

Figura 182.14 Zonas de perigo e segura na base da língua. FC = *foramen cecum*; mCVP = papila circunvalada mediana; MPG = inserção do músculo palatoglosso. (Adaptada de: Cohen et al.)[33]

A fim de melhorar a exposição com a retração palatal, pode-se retrair a úvula e o palato mole em direção à cavidade nasal, anteriorizando a úvula com fio de *nylon* 3.0 fixado na ponta de uma sonda nasal a ser levado do cavum em direção ao vestíbulo nasal.

A parte oral da língua pode ser dividida da sua base pelo sulco terminal e pelo *foramen cecum*. A epiglote localiza-se posteroinferiormente sobre a valécula. Lateralmente, a base da língua se conecta à fossa tonsilar por uma mucosa que recobre o músculo palatoglosso. O sulco mediano da língua e o *foramen cecum* dividem a base da língua em porções esquerda e direita.[7] Após a visualização e exposição da tonsila lingual hipertrofiada, a ressecção da tonsila lingual pode ser feita com segurança, separando sua porção direita e esquerda com a linha mediana que passa pelo sulco mediano e pelo *foramen cecum*. Assim, evita-se a lesão de estruturas neurovasculares (Figuras 182.15 a 182.18).

Cuidados no intraoperatório

Para reduzir o risco do dano neurovascular, tecidos que obstruem a via aérea podem ser removidos através de uma glossectomia mediana para tratar a AOS. Quando se trata de neoplasias, excisões mais amplas são necessárias para obter margens livres.[7]

Nos casos de suspeita de lesões malignas ou pré-malignas, a avaliação adequada da peça é fundamental. A ressecção da tonsila lingual deve ser acompanhada de estudo imunohistoquímico, quando há lesão papilomatosa suspeita de HPV, e avaliação anatomopatológica, permitindo o diagnóstico de carcinoma espinocelular, por exemplo. Quanto mais precoce o diagnóstico, mais conservador pode ser o tratamento, proporcionando mais qualidade de vida ao paciente.[34]

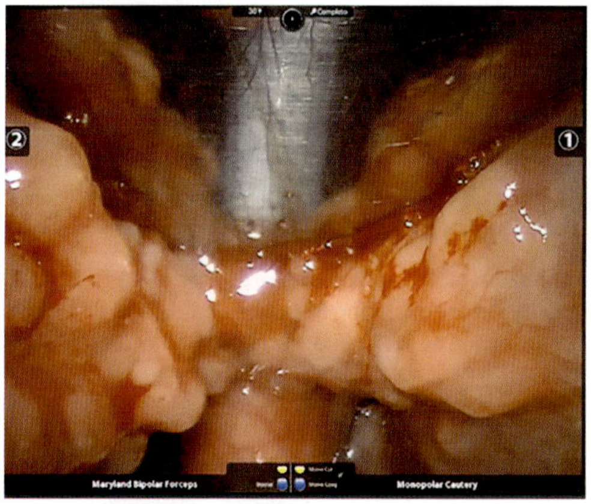

Figura 182.15 Visualização de hipertrofia de tonsila lingual. (Cortesia de: Dra. Luciane Mello.)

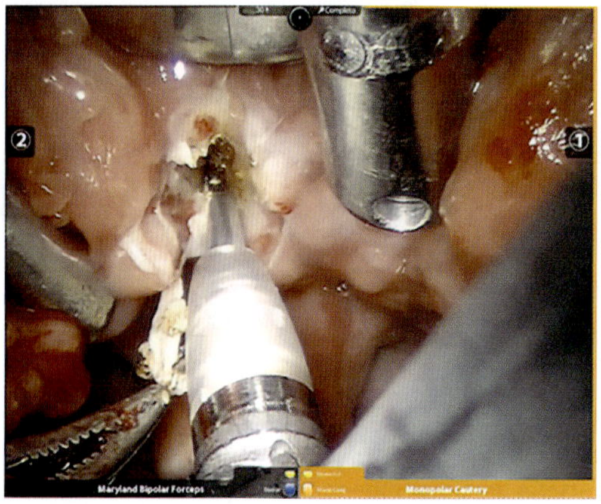

Figura 182.16 Incisão medial nas tonsilas linguais para início da tonsilectomia. (Cortesia de: Dra. Luciane Mello.)

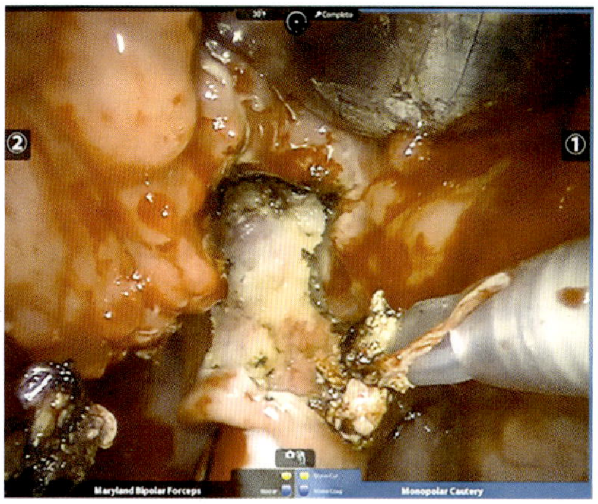

Figura 182.17 Tonsilectomia lingual esquerda e exposição parcial da epiglote. (Cortesia de: Dra. Luciane Mello.)

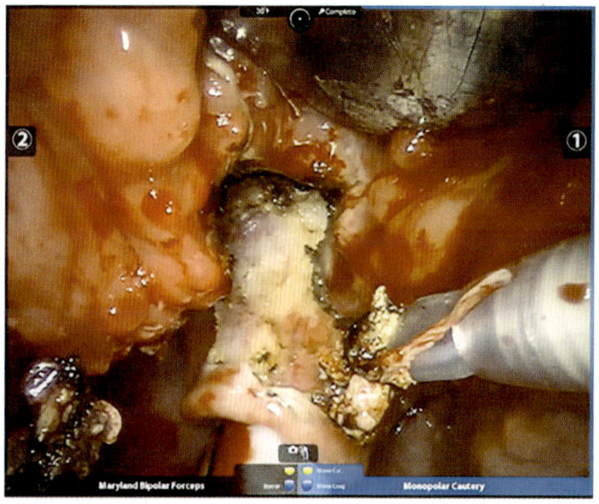

Figura 182.18 Tonsilectomia lingual direita e exposição completa da epiglote. (Cortesia de: Dra. Luciane Mello.)

Complicações pós-operatórias

As principais complicações da cirurgia de base de língua são sangramento importante por lesão da artéria lingual e alta morbidade por lesão do nervo hipoglosso. Disfagia é a complicação mais comum a todos os procedimentos de base de língua[18,23,35] e pode haver necessidade de internação para hidratação nos casos mais severos. O uso de anti-inflamatórios não hormonais (AINEs) deve ser evitado, e a analgesia pode ser instituída desde analgésicos comuns associados a corticosteroide, derivados de opioides e até gabapentinoides (pregabalina ou gabapentina).[36]

Nos procedimentos por CRT, a hipoestesia da língua é a segunda complicação mais frequente causada pela compressão prolongada e pode persistir por até 1 mês em alguns casos.[31]

Vantagens do uso da cirurgia robótica transoral

Uma metanálise baseada em 31 estudos de coorte com 1.693 participantes revelou que a CRT para a base da língua é segura e melhorou parâmetros clínicos e polissonográficos, como a ESS, o IAH e a saturação mínima de oxihemoglobina, sendo sua taxa de sucesso de 69% (95% CI: 64-79) sozinha ou combinada com cirurgia *multilevel*, como palatal (uvulopalatofaringoplastia ou faringoplastia lateral; N = 24), tonsilectomia palatais (N = 16) e nasal (septoplastia, turbinoplastia; N = 8).[37]

EPIGLOTE

A epiglotectomia total e parcial são amplamente utilizadas para o tratamento de neoplasias. O advento de novas tecnologias permitiu o desenvolvimento de técnicas mais conservadoras e, em casos selecionados, cirurgias abertas foram substituídas por ressecções endoscópicas ou pela CRT. Consequentemente, cirurgias para tratar a AOS também se beneficiaram desses avanços. Esses recursos reduzem a morbidade, aumentando a segurança e a efetividade do tratamento. Contudo, o conhecimento anatômico, a seleção do paciente e os cuidados pré, intra e pós-operatórios continuam sendo fundamentais.

Anatomia

A obstrução retrolingual é uma causa relevante de falha cirúrgica no tratamento da AOS. Estima-se que o colapso de epiglote ocorra em pelo menos 12% dos adultos com AOS.[38] A remoção da base da língua ou da tonsila lingual pode necessitar de uma complementação a partir de abordagens cirúrgicas da epiglote, que devem ser feitas de forma cuidadosa, atentando para as seguintes estruturas (Figuras 182.19 e 182.20):

- Prega faringoepiglótica
- Ligamento hioepiglótico medial e lateral
- Corno maior do osso hioide
- Espaço pré-glótico
- Espaço paraglótico
- Estruturas vasculares: artéria laríngea superior, artéria tireóidea superior, ramos dorsais da artéria lingual
- Ramo interno do nervo laríngeo superior.

A prevenção de complicações em cirurgias da epiglote depende da avaliação pré-operatória do paciente (história pregressa ou familiar de coagulopatias, uso de medicamentos, comorbidades, exames complementares, como coagulograma completo, fibrinogênio), acesso ao campo cirúrgico (ultrassonografia, endoscópio ou cirurgia robótica), controle de hemostasia (*coblation*), além do conhecimento anatômico. Sangramentos primários da artéria lingual ou de seus ramos podem ocorrer nas primeiras 24 horas se a dissecção for feita com uma dissecção mais profunda que 1,5 cm ou entre 1,25 e 1,5 cm lateral à linha média. O sangramento da artéria lingual dorsal é mais

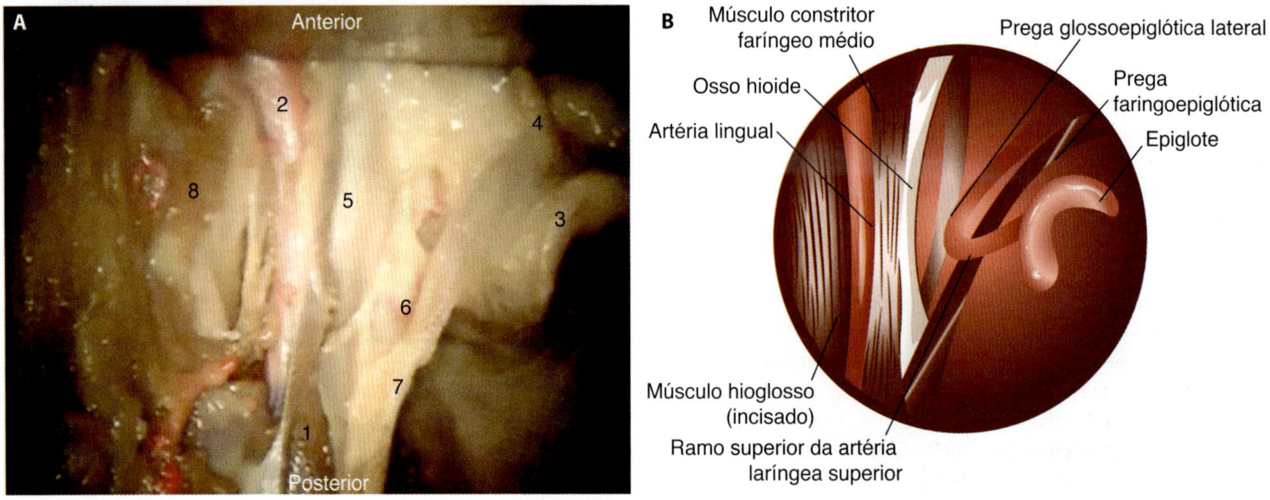

Figura 182.19 A. Visão cadavérica de estruturas supraglóticas importantes identificadas. 1. Músculo constritor médio da faringe; 2. Artéria lingual; 3. Epiglote; 4. Prega glossoepiglótica mediana; 5. Osso hioide; 6. Ramo superior da artéria laríngea superior; 7. Prega faringoepiglótica lateral; 8. Músculo hioglosso (incisado); **B.** Ilustração esquemática das estruturas identificadas em **A.** (Adaptada de: Goldenberg et al.)[7]

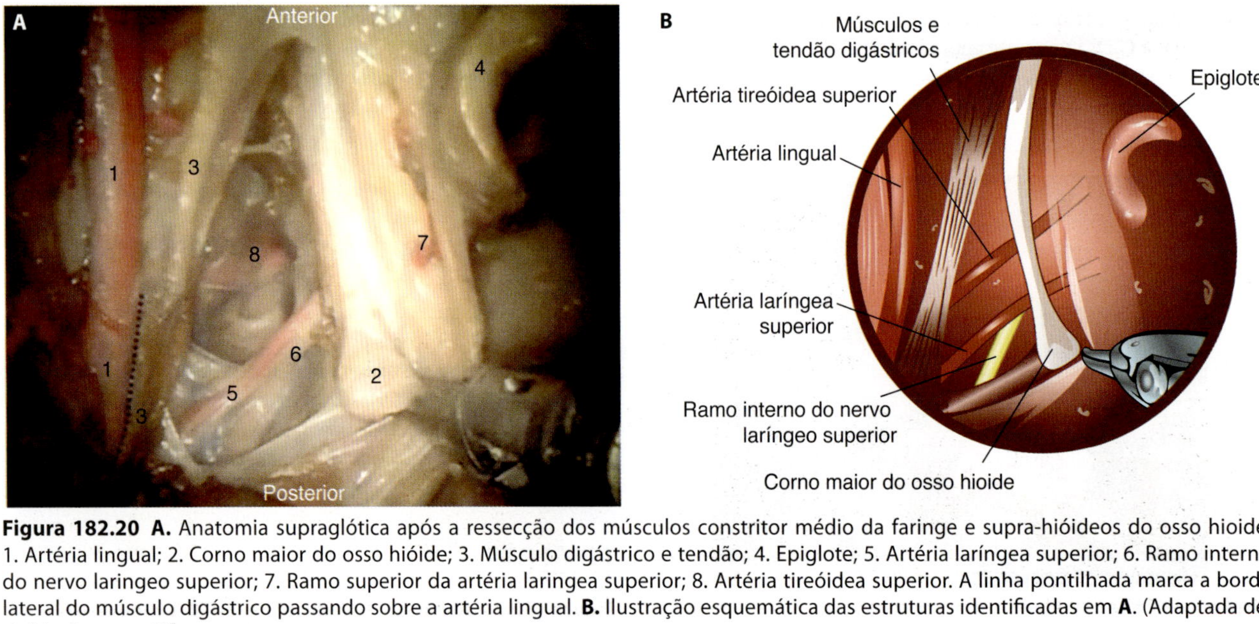

Figura 182.20 A. Anatomia supraglótica após a ressecção dos músculos constritor médio da faringe e supra-hióideos do osso hioide. 1. Artéria lingual; 2. Corno maior do osso hióide; 3. Músculo digástrico e tendão; 4. Epiglote; 5. Artéria laríngea superior; 6. Ramo interno do nervo laringeo superior; 7. Ramo superior da artéria laringea superior; 8. Artéria tireóidea superior. A linha pontilhada marca a borda lateral do músculo digástrico passando sobre a artéria lingual. **B.** Ilustração esquemática das estruturas identificadas em **A.** (Adaptada de: Goldenberg et al.)[7]

comum, por sua localização mais superficial. Sangramentos entre o sétimo e o décimo quarto dias de pós-operatório podem ocorrer no sítio cirúrgico devido a infecções e granulações.[32]

Critérios de indicação e seleção de pacientes

Atualmente, colapsos primários da epiglote podem ser diagnosticados por meio da sonoendoscopia, uma avaliação estruturada das VAS que evidencia locais de obstrução sob sedação simulando o sono. O colapso primário de epiglote pode inclusive comprometer a adaptação ao CPAP, pois a pressão positiva na via aérea pode agravar o colapso. Nos casos de colapso primário de epiglote, avalia-se a ressecção parcial da estrutura. Entretanto, há dados insuficientes na literatura para definir o impacto da cirurgia da epiglote isoladamente, pois na maioria dos casos ela faz parte da cirurgia *multilevel*. Afinal, a epiglote pode contribuir para o ronco isoladamente ou em associação a outros sítios, como palato, base da língua ou paredes laterais da faringe. Em um estudo transversal, a sonoendoscopia revelou uma associação significante da obstrução da epiglote com o colapso da base da língua.[38]

Cuidados pré-operatórios

Antibióticos, como cefalosporina de segunda geração, e corticosteroides podem ser utilizados 30 minutos antes da cirurgia.[32]

Técnica cirúrgica

A cirurgia da epiglote pode ser por ressecção (total, parcial ou em formato de V) ou a hioepiglotoplastia, usando técnicas endoscópicas ou CRT.

A cirurgia endoscópica com Coblation® para epiglotoplastia consiste nas seguintes etapas: após o posicionamento do paciente, do laringoscópio e da óptica de 30º, inicia-se a incisão horizontal na face lingual da epiglote, distante pelo menos 5 mm da valécula, segurando a ponta da epiglote com uma pinça de preensão (Figura 182.21). A incisão da mucosa e a dissecção da cartilagem na mesma linha de corte devem ser realizadas pela face lingual da epiglote, preservando a mucosa da face laríngea para melhor cicatrização. A mucosa da face laríngea da epiglote deve ser posicionada para cobrir toda a cartilagem, removendo o excesso de mucosa com o próprio Coblator na função "ablate". A mucosa pode ser suturada ou não. Pode haver pouco sangramento na margem lateral da epiglote e na prega ariepiglótica, facilmente controlados com a função de coagulação.[39] No décimo quinto dia pós-operatório, é possível visualizar uma placa de fibrina na face posterior da epiglote (Figura 182.22).

Durante a CRT, com o mesmo posicionamento descrito para a base de língua, a epiglote é incisada na linha média, seguindo a

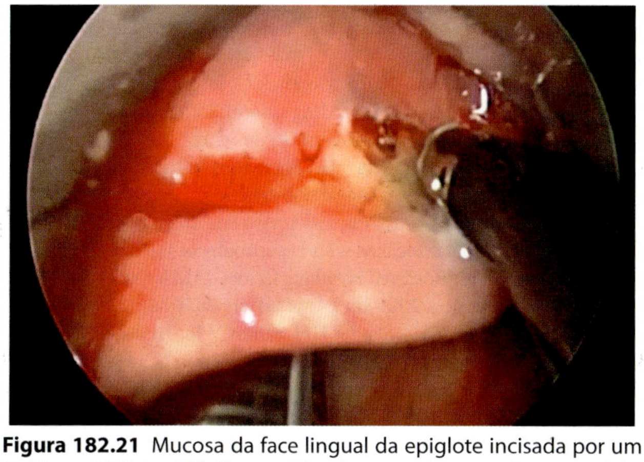

Figura 182.21 Mucosa da face lingual da epiglote incisada por um Coblator PROcise LW Plasma Wand, expondo a cartilagem subjacente. (Adaptada de: Goldenberg et al.)[7]

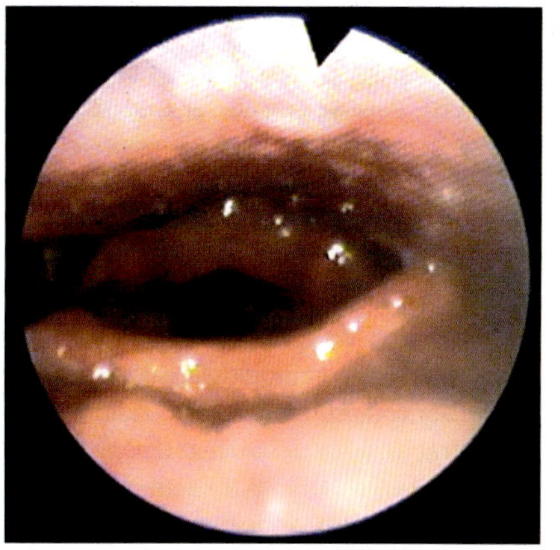

Figura 182.22 Aparência da epiglote dois meses após a cirurgia. (Adaptada de: Cassano M.)[39]

prega glossoepiglótica medial por 5 mm da borda da epiglote em direção à valécula. Deve-se manter uma quantidade suficiente de epiglote para evitar aspiração (Figuras 182.23 A e B).

Cuidados no pós-operatório

Na cirurgia da epiglote podem ocorrer complicações transitórias, como sangramentos, disfagia e edema local com insuficiência respiratória e necessidade de traqueostomia. É importante avaliar a necessidade de internação hospitalar no pós-operatório imediato, com suporte, monitoramento dos sinais vitais, antibióticos, corticoides e analgésicos via intravenosa na cirurgia endoscópica por até 2 dias.[40] A CRT tem como rotina a alta hospitalar no dia seguinte ao procedimento cirúrgico, devido à baixa incidência de complicações.[31]

A dor no pós-opertório pode ser controlada com paracetamol intravenoso, evitando opioides e anti-inflamatórios. Sorvete e líquidos podem ser iniciados entre 6 e 8 horas após a extubação. A alimentação deve ser líquida fria ou em temperatura ambiente por 14 dias. A dieta normal pode ser iniciada após 2 a 3 semanas.[40]

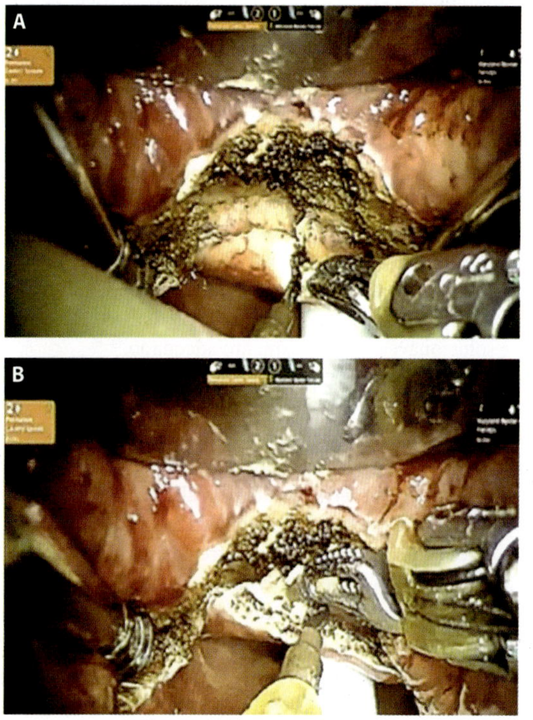

Figura 182.23 A. Incisão da epiglote na CRT; **B.** Limite de ressecção com preservação da epiglote. (Adaptada de: Thuler et al.)[31]

PERSPECTIVAS FUTURAS

Sabendo-se que a AOS não é uma resultante exclusiva de fatores anatômicos estáticos, deve-se considerar outros fatores dinâmicos que possam contribuir para o insucesso cirúrgico, como o IMC elevado, o comprometimento da resposta neuromuscular ou uma desproporção craniofacial entre contingente × conteúdo (p. ex., retrognatia ou macroglossia, detectáveis no exame físico ou na tomografia de face e pescoço com estudo cefalométrico). Apesar dos grupamentos musculares da faringe estabilizarem ou dilatarem a via aérea, como o músculo genioglosso, sua musculatura e fibras neuronais podem ser comprometidas pelo trauma repetitivo da apneia do sono. Assim, indivíduos que mantêm apneias clinicamente significantes sem adaptação ao CPAP e sem obstruções anatômicas evidentes (pelo exame físico, sonoendoscopia ou outros exames complementares) podem ser candidatos ao estimulador do nervo hipoglosso, uma terapia que compensa a resposta neuromuscular, por exemplo, em mulheres após a menopausa ou homens com idade avançada. Entretanto, uma revisão sistemática mostrou que a cirurgia prévia de base de língua não foi associada a sucesso do estimulador do nervo hipoglosso.[41]

Desde 1978, a AOS é associada a hipofunção do músculo genioglosso. Desde então, diversos estudos se concentram em favor dos estímulos elétricos na musculatura das VAS através de eletrodos, sejam eles intramusculares, intraorais ou transcutâneos.[42,43] Atualmente, o que há de mais novo e confiável é a estimulação do nervo hipoglosso (HNS), através de neuroestimulação elétrica síncrona ou contínua para a protrusão da língua ao estímulo elétrico para melhora da perviedade.[44-46]

A técnica envolve a implantação de um dispositivo neuroestimulador para modular a atividade do nervo hipoglosso, responsável pelo controle dos músculos da língua e, portanto, pela manutenção da via aérea aberta durante o sono. Estudos, como o ensaio clínico publicado por Strollo et al., em 2014, demonstraram melhorias significativas na redução da frequência de apneias e hipopneias, além de melhorias na qualidade de vida dos pacientes. Resultados a longo prazo indicaram a sustentabilidade e a eficácia contínua da neuroestimulação do nervo hipoglosso.[46]

Na estimulação elétrica síncrona, o neuroestimulador detecta e analisa os esforços inspiratórios e, assim, fornece a estimulação em pulsos do final do esforço expiratório até o início da próxima fase expiratória, e há despolarização de todo o nervo hipoglosso durante o esforço inspiratório, gerando massiva protrusão lingual. Já na estimulação contínua, o estímulo se dá continuamente de forma predeterminada durante todo o ciclo respiratório. O foco é aumentar o tônus e ativação do músculo genioglosso. Caracteriza-se inicialmente a estimulação do nervo hipoglosso como procedimento invasivo, tendo em vista que se trata de procedimento cirúrgico para sua colocação. Alguns pacientes referem menores adversidades como edema, dor e infecção local, e até dormência lingual, as quais são passageiras e solucionáveis após tratamento adequado.[44-46]

Sugere-se sucesso dessa terapia uma vez que a correta fenotipagem das VAS dos pacientes seja feita. Pacientes com aumento amigdaliano e Mallampati modificado inadequado apresentam alta probabilidade de insucesso. Concomitantemente, uma fenotipagem com ausência de fechamento palatal concêntrico na sonoendoscopia (DISE) demonstra aumento da taxa de sucesso da terapêutica, apesar de certa discrepância frente à pontuação da DISE.[47] Ver capítulo específico sobre o tema.

Estudos recentes têm associado obstruções da via aérea com a deficiência transversa da maxila e propõem cirurgias esqueléticas para a melhora da patência da hipofaringe em pacientes apneicos.[48] A análise de parâmetros da cefalometria (p. ex., distância intermolar e pré-molar) e da sonoendoscopia com titulação de CPAP têm evidenciado grande acurácia como preditores para seleção adequada de pacientes.[49] Contudo, mais estudos são necessários para acompanhar o seguimento dos pacientes submetidos a expansão de maxila.

CONSIDERAÇÕES FINAIS

Novas tecnologias têm tornado a cirurgia de hipofaringe menos invasiva e mais segura. Entretanto, para ser efetivo e evitar complicações, é fundamental selecionar tratamentos adequados para cada caso após uma avaliação criteriosa.

A polissonografia é o padrão-ouro para o diagnóstico, enquanto a poligrafia (sem eletroencefalograma) pode não inferir hipopneias (colapso parcial de faringe) seguidas de despertares. Portanto, é recomendável fazer polissonografias com monitoramento neurológico e respiratório em pacientes com suspeita de ronco primário ou síndrome de resistência de VAS após rastreios negativos na poligrafia tipo III ou IV, por exemplo. Além disso, deve-se fazer a mesma avaliação do sono no pré e pós-operatório para evitar conclusões equivocadas sobre o resultado cirúrgico. É importante destacar que o IAH não deve ser o único critério de sucesso cirúrgico a ser considerado. Também é preciso acompanhar no pós-operatório: o índice de dessaturação da oxi-hemoglobina, a sonolência, fadiga, entre outros critérios clínicos relevantes para a qualidade de vida. Mais estudos multicêntricos com avaliações homogêneas e sistemáticas devem ser realizados para comparação de técnicas e acompanhamento dos resultados cirúrgicos.

REFERÊNCIAS BIBLIOGRÁFICAS

1. Patil SP, Schneider H, Schwartz AR, Smith PL. Adult obstructive sleep apnea: Pathophysiology and diagnosis. Chest [Internet]. 2007 [Acesso em: 2024 Jul];132(1):325-37.
2. Riley RW, Powell NB, Guilleminault C. Maxillofacial surgery and obstructive sleep apnea: A review of 80 patients. Otolaryngol Head Neck Surg [Internet]. 1989 Sep 25 [Acesso em: 2024 Jul];101(3):353-61.
3. Chabolle F, Wagner I, Blumen MB, Séquert C, Fleury B, De Dieuleveult T. Tongue base reduction with hyoepiglottoplasty: A treatment for severe obstructive sleep apnea. Laryngoscope [Internet]. 1999 Aug 4 [Acesso em: 2024 Jul];109(8):1273-80.
4. Kezirian EJ, Goldberg AN. Hypopharyngeal surgery in obstructive sleep apnea. Arch Otolaryngol Head Neck Surg [Internet]. 2006 Feb 1 [Acesso em: 2024 Jul];132(2):206.
5. De Vito A, Woodson BT, Koka V, Cammaroto G, Iannella G, Bosi M et al. OSA upper airways surgery: A targeted approach. Medicina (B Aires) [Internet]. 2021 Jul 6 [Acesso em: 2024 Jul];57(7):690.
6. Van Abel KM, Moore EJ. Surgical management of the base of tongue. Oper Tech Otolayngol Head Neck Surg [Internet]. 2013 Jul [Acesso em: 2024 Jul];24(2):74-85.
7. Goldenberg D, Goyal N. Robotic head and neck Surgery. Stuttgart: Georg Thieme Verlag; 2017.
8. Machado AM. Neuroanatomia funcional. São Paulo: Editora Atheneu; 2007.
9. Friedman M, Yalamanchali S, Gorelick G, Joseph NJ, Hwang MS. A standardized lingual tonsil grading system. Otolaryngol Head Neck Surg [Internet]. 2015 Apr 27 [Acesso em: 2024 Jul];152(4):667-72.
10. Ralph WM, Huh SK, Kim H. Phenytoin-induced lingual tonsil hyperplasia causing laryngeal obstruction. Ann Otol, Rhinol Laryngol [Internet]. 2001 Aug 29 [Acesso em: 2024 Jul];110(8):790-3.
11. Sung MW. Factors associated with hypertrophy of the lingual tonsils in adults with sleep-disordered breathing factors. JAMA Otolaryngol Head Neck Surg [Internet]. 2013 Jun 1 [Acesso em: 2024 Jul];139(6):598.
12. Rabelo FW, Küpper DS, Sander HH, Santos V Jr., Thuler E, Fernandes RF et al. A comparison of the Fujita classification of awake and drug-induced sleep endoscopy patients. Braz J Otorhinolaryngol [Internet]. 2013 Jan-Feb [Acesso em: 2024 Jul];79(1):100-5.
13. Lin HC, Friedman M. Volumetric tongue reduction for obstructive sleep apnea. Sleep Med Clin [Internet]. 2019 Mar [Acesso em: 2024 Jul];14(1):59-65.

14. Riley RW, Powell NB, Guilleminault C. Inferior mandibular osteotomy and hyoid myotomy suspension for obstructive sleep apnea: A review of 55 patients. J Oral Maxillofac Surg [Internet]. 1989 Feb [Acesso em: 2024 Jul];47(2):159-64.
15. Fujita S, Woodson BT, Clark JL, Wittig R. Laser midline glossectomy as a treatment for obstructive sleep apnea. Laryngoscope [Internet]. 1991 Aug 4 [Acesso em: 2024 Jul];101(8):805-9.
16. Woodson BT, Fujita S. Clinical experience with lingualplasty as part of the treatment of severe obstructive sleep apnea. Otolaryngol Head Neck Surg [Internet]. 1992 [Acesso em: 2024 Jul];107(1):40-8.
17. Suh GD. Evaluation of open midline glossectomy in the multilevel surgical management of obstructive sleep apnea syndrome. Otolaryngol Head Neck Surg [Internet]. 2013 Jan [Acesso em: 2024 Jul];148(1):166-71.
18. Powell NB, Riley RW, Guilleminault C. Radiofrequency tongue base reduction in sleep-disordered breathing: A pilot study. Otolaryngology Head Neck Surg [Internet]. 1999 [Acesso em: 2024 Jul];120(5):656-64.
19. Powell NB, Riley RW, Troell RF, Li K, Blumen MB, Guilleminault C. Clinical investigations radiofrequency volumetric tissue reduction of the palate in subjects with sleep-disordered breathing. Chest [Internet]. 1998 May [Acesso em: 2024 Jul];113(5):1163-74.
20. Fomin D, Nicola E, Oliver C, Farci M, Dibbern R, Jamur MC et al. Collagen type analysis in the soft palate after surgical intervention with CO_2 laser and radiofrequency ablation. Photomed Laser Surg [Internet]. 2007 Oct [Acesso em: 2024 Jul];25(5):449-54.
21. MacKay SG, Carney AS, Woods C, Antic N, McEvoy RD, Chia M et al. Modified uvulopalatopharyngoplasty and coblation channeling of the tongue for obstructive sleep apnea: A multi-centre australian trial. J Clin Sleep Med [Internet]. 2013 Feb 15 [Acesso em: 2024 Jul];09(02):117-24.
22. MacKay S, Carney AS, Catcheside PG, Chai-Coetzer CL, Chia M, Cistulli PA et al. Effect of multilevel upper airway surgery vs medical management on the apnea-hypopnea index and patient-reported daytime sleepiness among patients with moderate or severe obstructive sleep apnea. JAMA [Internet]. 2020 Sep 22 [Acesso em: 2024 Jul];324(12):1168.
23. Friedman M, Soans R, Gurpinar B, Lin HC, Joseph N. Evaluation of submucosal minimally invasive lingual excision technique for treatment of obstructive sleep apnea/hypopnea syndrome. Otolaryngol Head Neck Surg [Internet]. 2008 Sep [Acesso em: 2024 Jul];139(3):378-84.
24. Woodson BT. Innovative technique for lingual tonsillectomy and midline posterior glossectomy for obstructive sleep apnea. Oper Tech Otolayngol Head Neck Surg [Internet]. 2007 Mar [Acesso em: 2024 Jul];18(1):20-8.
25. Li HY, Lee LA, Kezirian EJ. Coblation endoscopic lingual lightening (CELL) for obstructive sleep apnea. Eur Arch Otorhinolaryngol [Internet]. 2016 Jan 13 [Acesso em: 2024 Jul];273(1):231-6.
26. O'Malley BW, Weinstein GS, Snyder W, Hockstein NG. Transoral robotic surgery (TORS) for base of tongue neoplasms. Laryngoscope [Internet]. 2006 Aug 2 [Acesso em: 2024 Jul];116(8):1465-72.
27. University of Pennsylvania School of Medicine. FDA clears TransOral robotic surgery. Science Daily [Internet]. 2010 Jan 6. Disponível em: https://www.sciencedaily.com/releases/2010/01/100104114553.htm. Acesso em: 2024 Jul.
28. Remacle M, Prasad V, Lawson G, Plisson L, Bachy V, Van der Vorst S. Transoral robotic surgery (TORS) with the Medrobotics FlexTM System: First surgical application on humans. Eur Arch Otorhinolaryngol [Internet]. 2015 Jun [Acesso em: 2024 Jul];272(6):1451-5.
29. Vicini C, Dallan I, Canzi P, Frassineti S, La Pietra MG, Montevecchi F. Transoral robotic tongue base resection in obstructive sleep apnoea-hypopnoea syndrome: A preliminary report. ORL [Internet]. 2010 [Acesso em: 2024 Jul];72(1):22-7.
30. Vicini C, Montevecchi F, Campanini A, Dallan I, Hoff PT, Spector ME et al. Clinical outcomes and complications associated with TORS for OSAHS: A benchmark for evaluating an emerging surgical technology in a targeted application for benign disease. ORL [Internet]. 2014 [Acesso em: 2024 Jul];76(2):63-9.
31. Thuler E, Augusto Wrincler Rabelo F, Sayuri Yui M, Edna Tominaga Q, Santos V Jr.. Síndrome da apneia do sono: Cirurgia robótica transoral no tratamento cirúrgico da apneia obstrutiva do sono. In: Abreu HF, organizator. Prática em medicina do sono. Rio de Janeiro: Thieme Revinter; 2021. p. 476-94.
32. Agrawal V, Krishnan V, Kishore S. Tongue base surgery. In: The role of epiglottis in bstructive sleep apnea. Cham: Springer International Publishing; 2023. p. 289-97.
33. Cohen DS, Low GMI, Melkane AE, Mutchnick SA, Waxman JA, Patel S et al. Establishing a danger zone: An anatomic study of the lingual artery in base of tongue surgery. Laryngoscope [Internet]. 2017 Jan 30 [Acesso em: 2024 Jul];127(1):110-5.
34. Chi AC, Day TA, Neville BW. Oral cavity and oropharyngeal squamous cell carcinoma: An update. CA Cancer J Clin [Internet]. 2015 Sep 27 [Acesso em: 2024 Jul];65(5):401-21.
35. Meccariello G, Cammaroto G, Montevecchi F, Hoff PT, Spector ME, Negm H et al. Transoral robotic surgery for the management of obstructive sleep apnea: a systematic review and meta-analysis. Eur Arch Otorhinolaryngol [Internet]. 2017 Feb 24 [Acesso em: 2024 Jul];274(2):647-53.
36. Rocha LF, de Figueiredo Mello L, Silva DT, Ferreira NS, Salgado AF, Gomes SC Jr. Does pregabalin act in pain control after lateral pharyngoplasties and tonsillectomies? A pilot study. Sleep Breath [Internet]. 2023 Jun 29 [Acesso em: 2024 Jul];27(3):1107–10.
37. Lechien JR, Chiesa-Estomba C, Fakhry N, Saussez S, Badr I, Ayad T et al. Surgical, clinical, and functional outcomes of transoral robotic surgery used in sleep surgery for obstructive sleep apnea syndrome: A systematic review and meta-analysis. Head Neck [Internet]. 2021 Jul 16 [Acesso em: 2024 Jul];43(7):2216-39.
38. Stanley JJ. Drug-induced sleep endoscopy: techniques, interpretation and implications. Curr Opin Pulm Med [Internet]. 2020 Nov [Acesso em: 2024 Jul];26(6):623-8.
39. Cassano M. Endoscopic coblator-assisted epiglottoplasty in 'obstructive sleep apnoea syndrome' patients. Clin Otolaryngol [Internet]. 2017 Oct 8 [Acesso em: 2024 Jul];42(5):1112-4.
40. Montevecchi F, Vicini C. Transoral robotic surgery (TORS). In: Delakorda M, Vries N, authors. The role of epiglottis in obstructive sleep apnea. Berlim: Springer; 2023.
41. Kezirian EJ, Heiser C, Steffen A, Boon M, Hofauer B, Doghramji K et al. Previous surgery and hypoglossal nerve stimulation for obstructive sleep apnea. Otolaryngol Head Neck Surg [Internet]. 2019 Nov 25 [Acesso em: 2024 Jul;161(5):897-903.
42. Guilleminault C, Powell N, Bowman B, Stoohs R. The effect of electrical stimulation on Oobstructive sleep apnea syndrome. Chest [Internet].1995 Jan [Acesso em: 2024 Jul];107(1):67-73.
43. Steier J, Seymour J, Rafferty GF, Jolley CJ, Solomon E, Luo Y et al. Continuous transcutaneous submental electrical stimulation in obstructive sleep apnea. Chest [Internet]. 2011 Oct [Acesso em: 2024 Jul];140(4):998-1007.
44. Eastwood PR, Barnes M, Walsh JH, Maddison KJ, Hee G, Schwartz AR et al. Treating obstructive sleep apnea with hypoglossal nerve stimulation. Sleep [Internet]. 2011 Nov [Acesso em: 2024 Jul];34(11):1479-86.
45. Kezirian EJ, Goding GS, Malhotra A, O'Donoghue FJ, Zammit G, Wheatley JR et al. Hypoglossal nerve stimulation improves obstructive sleep apnea: 12-month outcomes. J Sleep Res [Internet]. 2014 Feb 4 [Acesso em: 2024 Jul];23(1):77-83.
46. Strollo PJ, Soose RJ, Maurer JT, de Vries N, Cornelius J, Froymovich O et al. Upper-airway stimulation for obstructive sleep apnea. N Engl J Med [Internet]. 2014 Jan 9 [Acesso em: 2024 Jul];370(2):139-49.
47. Vanderveken OM, Maurer JT, Hohenhorst W, Hamans E, Lin HS, Vroegop AV et al. Evaluation of drug-induced sleep endoscopy as a patient selection tool for implanted upper airway stimulation for obstructive sleep apnea. J Clin Sleep Med [Internet]. 2013 May 15 [Acesso em: 2024 Jul];09(05):433-8.
48. Jara SM, Thuler ER, Hutz MJ, Yu JL, Cheong CS, Boucher N et al. Posterior palatal expansion via subnasal endoscopy (2PENN) for maxillary deficiency: A pilot study. Laryngoscope [Internet]. 2024 Apr [Acesso em: 2024 Jul];134(4):1970-7.
49. Thuler E, Rabelo FAW, Yui M, Tominaga Q, dos Santos V, Arap SS. Correlation between the transverse dimension of the maxilla, upper airway obstructive site, and OSA severity. J Clin Sleep Med [Internet]. 2021 Jul [Acesso em: 2024 Jul];17(7):1465-73.

PARTE 10

Laringologia e Voz

CAPÍTULO

183

Anatomia Topográfica e Endoscópica da Laringe

Jeferson d'Avila • Antonio Roberto Ferreira Setton • Daniel Vasconcelos d'Avila

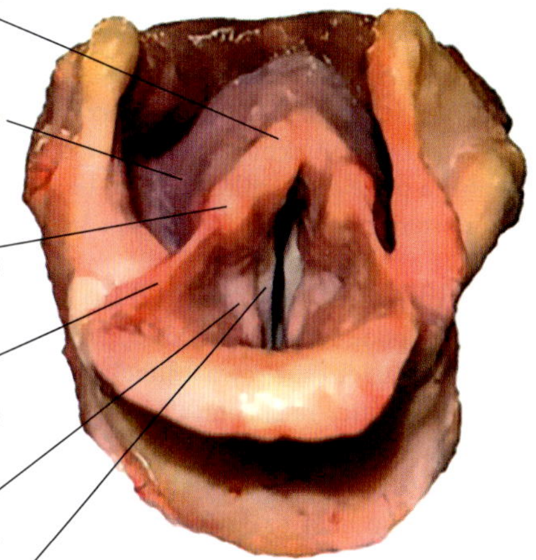

Figura 183.1 Endolaringe.

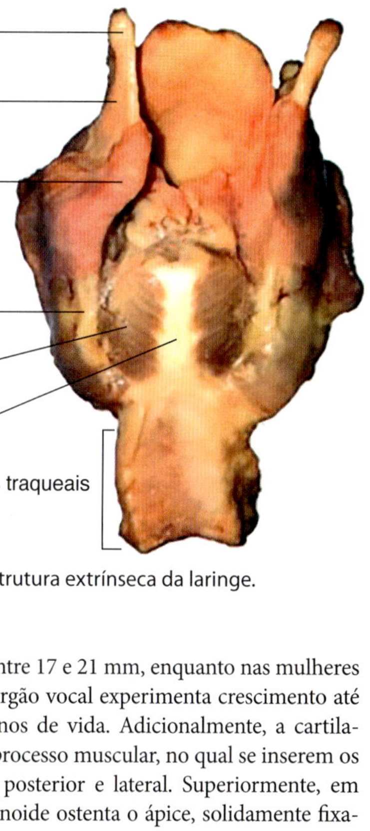

Figura 183.2 Estrutura extrínseca da laringe.

ANATOMIA DA LARINGE

A laringe é um órgão musculocartilagíneo de significativa importância e complexidade, desempenhando diversas atividades fisiológicas. Entre suas funções destacam-se a esfincteriana, responsável pela proteção da via aérea, a mecânica respiratória, a regulação da pressão intratorácica e a fonatória. Esse órgão multifuncional está localizado na região infra-hióidea, especificamente no nível das vértebras C4 em crianças e nas vértebras C6 a C7 em adultos, abrangendo a porção laríngea da faringe até a margem inferior da cartilagem cricóidea.

Considerando a complexidade inerente ao órgão responsável por diversas funções vitais, destaca-se a notória importância do estudo da histologia e anatomia da laringe. A estrutura molecular e celular da prega vocal é bastante complexa, desde a sua citologia até a diferenciação de camadas e lâminas.[1-7]

O interesse direcionado para as pregas vocais adquire relevância especial ao se concentrar na anatomia endoscópica. Vale ressaltar que o enfoque na anatomia endoscópica ganhou considerável valor nas últimas décadas, um fenômeno resultante do acelerado desenvolvimento das tecnologias de suporte endoscópico.

Formação esquelética da laringe

O esqueleto da laringe é constituído por nove cartilagens ao todo (três ímpares e três pares) que se articulam através de membranas, ligamentos e pregas. A maior cartilagem chama-se tireóidea. É uma cartilagem hialina ímpar composta de duas lâminas. A junção de suas duas lâminas forma, no plano mediano anteriormente, a proeminência laríngea, conhecida popularmente como "pomo de adão", que é bastante evidente em homens. Posteriormente, essa cartilagem projeta, em cada lâmina, os cornos superior e inferior. Os limites superiores da cartilagem tireóidea são fixados ao osso hioide pela membrana tireo-hióidea. Inferiormente, os cornos inferiores estão ligados às superfícies laterais da cartilagem cricóidea formando as chamadas articulações cricotireóideas. Tubérculos, pregas e recessos funcionam como importantes parâmetros de identificação anatômica na endolaringe. (Figura 183.1).

A cartilagem cricóidea é a única cartilagem hialina da via aérea que possui um anel completo (Figura 183.2). Ela tem formato de um anel com medalhão (anel de sinete), que é voltado para trás. Está situada logo abaixo da cartilagem tireóidea, onde se fixa através do ligamento cricotireóideo mediano, e, acima do primeiro arco traqueal, do ligamento cricotraqueal.

As cartilagens aritenóideas constituem um par de cartilagens hialinas, assumindo a configuração de pirâmides triangulares com um eixo vertical proeminente. A sua base repousa sobre a cartilagem cricóidea. A base da cartilagem aritenóide compreende o processo vocal, que possibilita a inserção posterior do ligamento vocal, dando origem às pregas vocais. No sexo masculino, essa estrutura se estende aproximadamente entre 17 e 21 mm, enquanto nas mulheres varia de 11 a 15 mm. Esse órgão vocal experimenta crescimento até aproximandamente os 20 anos de vida. Adicionalmente, a cartilagem aritenoide apresenta o processo muscular, no qual se inserem os músculos cricoaritenóideos posterior e lateral. Superiormente, em cada lado, a cartilagem aritenoide ostenta o ápice, solidamente fixado à prega ariepiglótica, oferecendo suporte à cartilagem corniculada, também conhecida como cartilagem de Santorini. Na região anterossuperior da cartilagem, na membrana quadrangular, encontra-se a cartilagem cuneiforme, denominada cartilagem de Wrisberg, que não mantém fixação direta com qualquer outra cartilagem.

A epiglote, também chamada de cartilagem epiglótica, é uma cartilagem ímpar, elástica, revestida por mucosa localizada no orifício superior da laringe. Funciona à maneira de opérculo protetor das vias aéreas inferiores durante a deglutição. Está situada atrás da base da língua e do osso hioide, estando ligada anteriormente pelas pregas glossoepiglóticas e pelo ligamento hioepiglótico e, na parte posterior, pelas pregas ariepiglóticas.

A membrana quadrangular é uma lâmina fina (submucosa) de tecido conjuntivo que une as faces laterais das cartilagens aritenóideas à cartilagem epiglótica. A sua margem livre superior constitui o ligamento ariepiglótico, que é coberto por mucosa para formar a prega ariepiglótica. A extensão inferior dessa membrana constitui a parede medial do recesso piriforme e, em continuidade inferior, o ligamento vestibular, também recoberto por mucosa para formar a prega vestibular. A demonstração da estrutura extrínseca da laringe identifica parte das cartilagens, osso hioide, membrana e musculatura posterior da laringe (ver Figura 183.2).

Segmentação anatômica da laringe

A laringe pode ser dividida, anatomofuncionalmente, em três regiões: supraglótica, glótica e subglótica (ou infraglótica). A glote ou região glótica se encontra no nível das pregas vocais, que formam o aparelho vocal da laringe. Acima dela, há a supraglote ou vestíbulo da laringe, até o ádito da laringe. Abaixo, a subglote, até a margem inferior da cartilagem cricóidea. O ádito da laringe é, propriamente, a abertura da cavidade laríngea, compreendida anteriormente pelas margens anterossuperiores da epiglote, posteriormente pelas cartilagens aritenóideas, corniculadas e prega interaritenóidea, e lateralmente pelas pregas ariepiglóticas, inclusive as cartilagens cuneiformes. As pregas vestibulares, também denominadas pregas vocais falsas, são duas pregas espessas, constituídas por fibras do músculo tireoaritenóideo, e são recobertas por uma mucosa rósea. Localizam-se acima das pregas vocais (verdadeiras), estendendo-se da tireóidea às aritenóideas. Os recessos laterais entre essas pregas vestibulares e as pregas vocais são chamados de ventrículos de Morgagni. As estruturas laríngeas extrínsecas e intrínsecas favorecem entendimento da repartição didática dos três andares anatômicos da laringe. (Figuras 183.3 e 183.4).[8,9]

O cone elástico, também chamado de ligamento fibroelástico da laringe ou membrana triangular, é uma estrutura anatômica de limites relativamente complexos de serem entendidos. Pode ser resumidamente definido, porém, como uma membrana fibroelástica que se estende na direção superomedial, a partir da cartilagem cricóidea, em direção à margem livre da prega vocal, compondo o ligamento vocal. O ligamento vocal insere-se no referido processo vocal da aritenóidea, estendendo-se até o ângulo da cartilagem tireóidea anteriormente. As pregas vocais (pregas vocais verdadeiras) são compostas, essencialmente, do músculo vocal e do ligamento vocal, recobertos por mucosa. A rima da glote, ou fenda glótica, é o espaço entre as pregas vocais que varia de acordo com a posição delas. A comissura anterior é representada pela união anterior das pregas vocais verdadeiras em suas inserções na cartilagem tireóidea; a região interaritenóidea representa a parede posterior da glote.[10-14]

A demonstração de importantes pontos anatômicos sob visão endoscópica estão na Figura 183.4.

Musculatura intrínseca

Os efeitos da contratura dos músculos intrínsecos da laringe são responsáveis pela sua movimentação, modificando o posicionamento, o nível vertical, o comprimento e a tensão das pregas vocais, além do tamanho e do formato da rima da glote. Os músculos intrínsecos são os seguintes:

- Tireoaritenóideo (TA): um músculo par, que se origina da metade inferior da face posterior do ângulo da lâmina tireóidea e do ligamento cricotireóideo e se insere na face anterolateral da

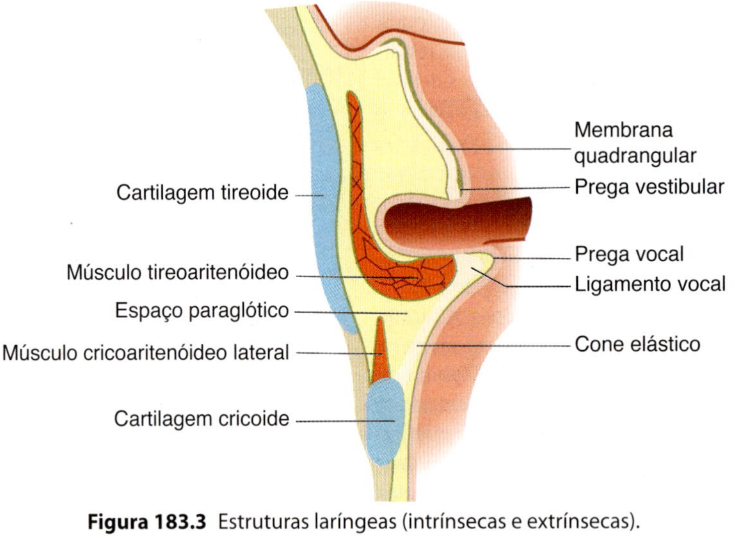

Figura 183.3 Estruturas laríngeas (intrínsecas e extrínsecas).

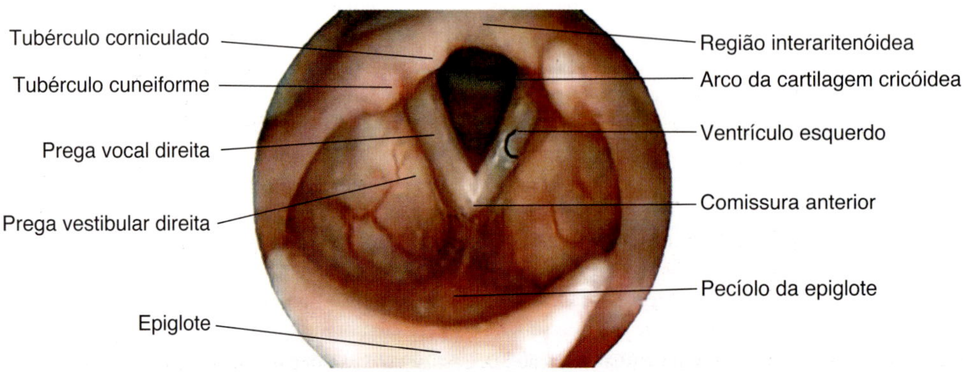

Figura 183.4 Estruturas intrínsecas da laringe.

cartilagem cricóidea. É considerado adutor, principalmente da porção membranosa da prega vocal. Na sua porção medial, possui algumas fibras com características específicas, que são chamadas de músculo vocal. Não é possível, porém, diferenciar essa seção desse músculo macroscopicamente

- Aritenóideos ou interaritenóideos (IA) transverso e oblíquo: unem uma cartilagem aritenóidea a seu par contralateral. São considerados adutores, principalmente da porção cartilagínea da prega vocal
- Cricoaritenóideo posterior (CAP): é par e liga a face posterior da cartilagem cricóidea com o processo muscular da aritenóidea. É considerado o abdutor das pregas vocais, e também pode ser classificado como músculo tensor
- Cricoaritenóideo lateral (CAL): é par, insere-se nas porções superior e lateral da cartilagem cricóidea e no processo vocal aritenóideo. É considerado um músculo adutor (em correlação com os músculos aritenóideos e os tireoaritenóideos) e, assim como o seu correspondente posterior, também pode ser classificado como músculo tensor
- Cricotireóideo (CT): é par, insere-se nas faces anteriores das cartilagens cricóidea e tireóidea, ao lado da linha mediana na região infra-hióidea. É considerado o principal músculo tensor da prega vocal. Além disso, pode ser considerado adutor ou abdutor, a depender do momento de posicionamento das pregas vocais (ver Figura 183.2).

Inervação

Toda inervação motora dos diferentes músculos da laringe é fornecida pelo nervo laríngeo recorrente ou inferior, com exceção do músculo cricotireóideo, cuja inervação é feita pelo nervo laríngeo superior, nervo misto que também é responsável pela sensibilidade da mucosa laríngea.

O nervo laríngeo superior é o ramo colateral do nervo vago (X nervo craniano). Corre medialmente à artéria carótida interna e divide-se em dois ramos, um externo e um interno. O ramo externo, o menor, dirige-se para baixo e para adiante, ao longo da face lateral do músculo constritor inferior da faringe. Ao longo do seu trajeto, perfura esse músculo, contribuindo parcialmente para sua inervação. Em seguida, supre o músculo cricotireóideo. Tem uma relação de proximidade estreita com a artéria tireóidea superior. O ramo interno, o maior, passa através do músculo tireo-hióideo e da membrana tireo-hióidea, acompanhado pela artéria laríngea superior. Supre a mucosa da supraglote até o nível das pregas vocais.

A região abaixo das pregas vocais é suprida pelo nervo laríngeo recorrente ou inferior (ramo do nervo vago). Esse nervo, após a sua origem, tem um trajeto ascendente, percorre o sulco traqueoesofagiano, acompanhando o bordo posterior do lobo lateral da glândula tireóide, sendo a sua face anterior, na maior parte dos casos, cruzada pela artéria tireóidea inferior. Penetra a laringe, acompanhado pela artéria laríngea inferior, imediatamente atrás da articulação cricotireóidea. Divide-se em dois ramos, anterior e posterior, podendo essa divisão efetuar-se antes do nervo penetrar na laringe. O ramo anterior passa acima, à frente da porção mais lateral do músculo cricoaritenóideo lateral e tireoaritenóideo. O ramo posterior supre os músculos cricoaritenóideo, aritenóideo transverso e aritenóideo oblíquo. Ocorrem bilateralmente na porção extrínseca da laringe com penetração na porção intrínseca em pontos anatômicos específicos (Figura 183.5).

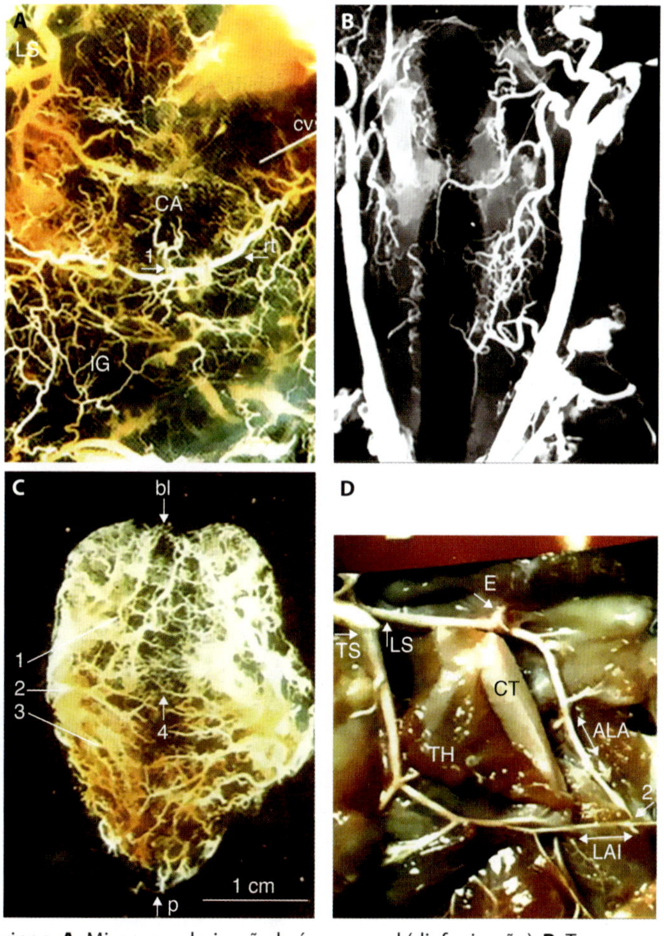

Figura 183.5 Vascularização da laringe. **A.** Microvascularização laríngea geral (diafanização); **B.** Troncos vasculares extralaríngeos (diafanização); **C.** Microvascularização da cartilagem epiglote (diafanização); **D.** Cartilagem tireóidea e vascularização periférica (dissecção anatômica). (Adaptada de: Andrea, 1975.)

Irrigação arterial

A laringe é vascularizada pelas artérias laríngea superior, laríngea inferior e artéria cricotireóidea. A artéria laríngea superior é ramo da artéria tireóidea superior, tem origem junto ao polo superior do lobo lateral da glândula tireoide, acompanha o ramo interno do nervo laríngeo superior, através da membrana tireo-hióidea, e supre a face interna da laringe. A artéria laríngea inferior é ramo da artéria tireóidea inferior, segue trajeto acompanhando o nervo laríngeo inferior, suprindo músculos e mucosas da região inferior da laringe. A artéria cricotireóidea é ramo da artéria tireóidea superior, que se origina no nível da membrana cricotireóidea, suprindo o músculo cricotireóideo (ver Figura 183.5).

Drenagem venosa

A circulação venosa é constituída essencialmente pelas veias laríngea superior e laríngea inferior. Elas apresentam um trajeto semelhante às artérias de mesmo nome, drenando para as veias tireóideas superior e inferior, respectivamente. (ver Figura 183.5).

Sistema linfático

Os vasos linfáticos da região supraglótica drenam para os linfonodos cervicais profundos superiores. Já os da região subglótica, drenam para os linfonodos pré-traqueais, que seguem para os linfonodos superficiais profundos inferiores. Em relação à distribuição linfática em nível glótico, nota-se que há escassez. Ela ganha, porém, expressividade à medida que se afasta em direção supra e subglótica (padrão de ampulheta). Essa situação é decisiva diante das neoplasias malignas da laringe.

ANATOMIA ENDOSCÓPICA DA LARINGE

A literatura clássica é esclarecedora em relação às anatomias macroscópicas externa e interna da laringe. Diversos aspectos anatômicos e fisiológicos são determinantes. Nas últimas décadas, a imagem endoscópica da laringe evoluiu rapidamente, caracterizando-se por significativos avanços. Em primeiro lugar, a adoção de endoscópios mais precisos com *microchip* na extremidade representa a transição para o domínio da endoscopia digital. Outro marco importante é a melhoria da resolução com a introdução da tecnologia de imagem 4K. Desse modo, seguindo essa tendência, o objetivo principal desse novo conceito de análise endoscópica da anatomia da laringe é apresentar, de forma didática, uma nova concepção de estudo.[8,9]

A introdução da microscopia endolaríngea por Kleinsasser, inicialmente descrita em 1964 e fundamentada em sua obra em 1991,[15] passou a desenvolver uma avaliação sem precedente da análise interna do órgão laríngeo, com a oportunidade de magnitude de imagem em diversos aumentos devido à utilização do microscópio óptico e da laringoscopia de suspensão. O entendimento da anatomia ficou estabelecido de forma mais criteriosa, favorecendo o diagnóstico mais preciso e possibilitando manobras cirúrgicas mais eficientes. Sequencialmente, Andréa e Dias desenvolveram as endoscopias rígidas e a endoscopia de contato para a laringe.[16] Esses métodos diagnósticos constituíram-se como divisor de uma nova fase de avaliação anatômica mais criteriosa e dinâmica para a endolaringe. A Figura 183.6 mostra uma peça anatômica dissecada com visão lateral proporcionada por endoscopia.

Endoscopia rígida da laringe

Inicialmente, vale ressaltar que há uma diferenciação fundamental entre a endoscopia rígida e a endoscopia de contato. A endoscopia de contato, como o próprio nome a define, torna necessário o contato do endoscópio com as estruturas anatômicas a ser avaliadas. O método pode ser realizado *in natura* ou intermediado por um contraste biológico, que pode ser o azul de metileno a 1% ou azul de toluidina a 1%.

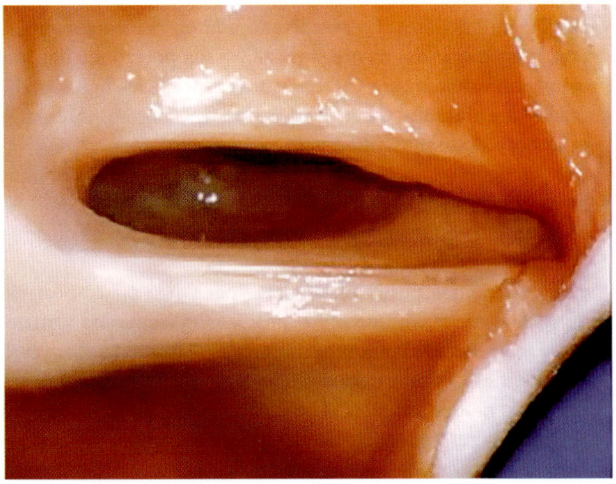

Figura 183.6 Visão lateral de peça anatômica.

Esse método permite a análise tecidual e serve para o estudo anatomopatológico primário *in vivo* e *in situ*. Realmente uma revolução na ciência laringológica. Porém, como o objetivo é estudar a anatomia, o método efetivo para a determinação é a endoscopia rígida da laringe.

Os endoscópios rígidos foram desenvolvidos pelo Professor Dr. Mário Andréa e o Sr. Karl Storz nas dependências de uma conceituada fábrica de instrumentais médicos na Alemanha. Existem quatro tipos de endoscópios rígidos para a laringe, com angulações de 0, 30, 70 e 120°. Medem 25 cm de comprimento e 4 mm de diâmetro (Figura 183.7).[17]

Como metodologia, os mesmos aplicados durante os procedimentos sob laringoscopia de suspensão são acoplados à microcâmera e ao sistema de videodocumentação. Dessa forma, permite a possibilidade de estudo anatômico posterior ao ato. Cada endoscópio permite o estudo endoscópico da endolaringe sob angulações diferenciadas, favorecendo, portanto, a análise dinâmica mais completa dos limites e das áreas com maior dificuldade de visualização.

- Endoscópio de 0°: permite, sob visão frontal mais aproximada, uma visão semelhante à do microscópio óptico
- Endoscópios de 30 e 70°: permitem visão anguladas variadas e otimizam um estudo mais dinâmico da anatomia do órgão. Áreas não acessíveis à visualização frontal podem ser identificadas com segurança, principalmente nas regiões laterais e superiores
- Endoscópio de 120°: permite visão retrógrada, seja da porção inferior ou superior da laringe. Ou seja, uma visualização de baixo para cima, com especial serventia na região subglótica e na face inferior da prega vocal.

Portanto, as endoscopias rígidas notabilizaram-se por criar um novo conceito de estudo anatômico dinâmico da laringe (Figura 183.8).[17]

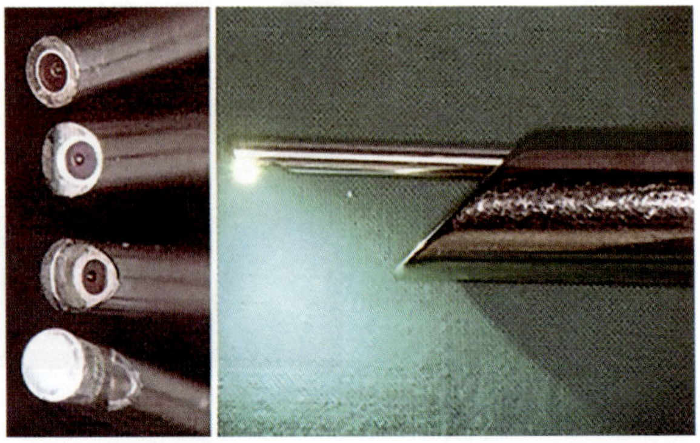

Figura 183.7 Endoscópios rígidos e endoscópio de contato.

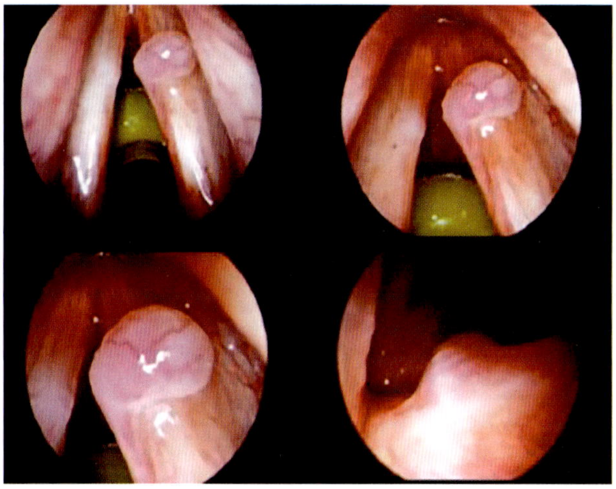

Figura 183.8 Pólipo pediculado (área I).

As figuras demonstrativas com doenças identificam as estruturas anatômicas com fidedignidade (Figura 183.9).[17]

METODOLOGIA E APLICAÇÃO

Em 2003, foram publicadas as Áreas Anatômicas d'Avila,[18] as quais delineiam uma compreensão, sobretudo, no que concerne à descrição das patologias laríngeas e seus contornos. Essas áreas propiciam uma interação clínica mais eficaz entre laringologistas, promovendo uma compreensão mais profunda da evolução das doenças, além de facilitar os estudos anatomopatológicos relacionados com os casos cirúrgicos. Seguindo uma abordagem conceitual semelhante, conduziu-se, em 2007, uma pesquisa liderada por Setton et al. que examinou minuciosamente as diversas perspectivas oferecidas por endoscópios angulados. Destacou-se que o endoscópio rígido de 30° foi o mais eficaz para a visualização das áreas anatômicas internas da laringe. Com base nessa constatação, foram elaboradas metodologias destinadas a aprimorar a análise anatômica da endolaringe (Figura 183.10).[17,19]

A importância da aplicação da endoscopia rígida é demonstrada pela possibilidade de visualização de áreas de exposição difícil, descrição mais segura das estruturas anatômicas e realização de estadiamento com definição de limites durante as microscopias e microcirurgias de laringe. A visualização a partir dessa tecnologia endoscópica gera avaliação do estudo anatômico criterioso. Porém, apesar de praticamente integral, os endoscópios apenas promovem o estudo anatômico das áreas.

O instrumental cirúrgico frio existente tinha formato retilíneo. Serve e é suficiente para procedimentos com possibilidade de acesso anatômico através da microscopia, porém existem algumas áreas como a Área Anatômica I de d'Avila que podem não ter acessibilidade cirúrgica com este instrumental reto. As fibras flexíveis como a de vários *lasers* à disposição superam esta necessidade. Foram também desenvolvidos de forma pioneira o instrumental frio angulado com a curvatura previamente estudada e adaptada à laringe de exposição difícil. Pesquisa científica publicada em 2013 por Setton et al. desenvolveu os instrumentais curvos e variados, que já se encontram à disposição na indústria de equipamentos médicos.[17,20,21]

CONSIDERAÇÕES FINAIS

Diante das novas perspectivas de procedimentos cirúrgicos adaptados a cirurgias cada vez mais conservadoras e não mutilantes na laringe, a necessidade do estudo e do entendimento anatômico endoscópico torna-se uma realidade.

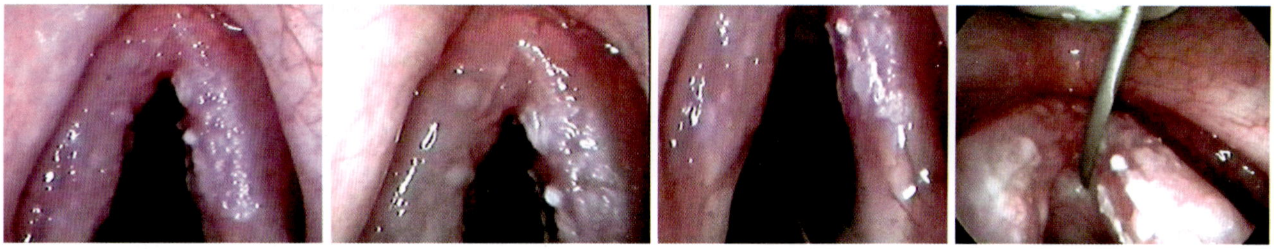

Figura 183.9 Visão anatômica: 0, 30 e 70º. Leucoplasia das pregas vocais (áreas I, II, III).

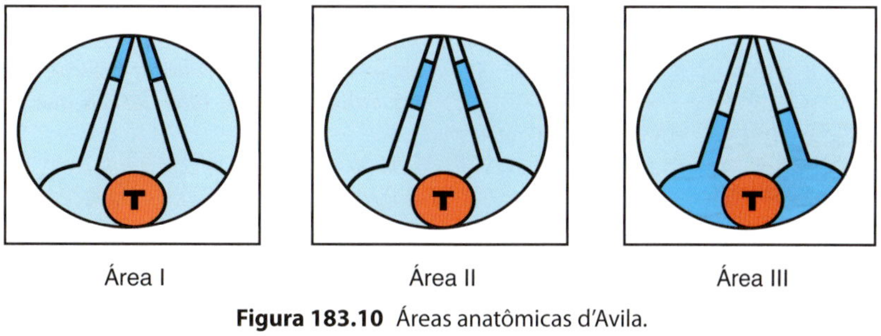

Figura 183.10 Áreas anatômicas d'Avila.

REFERÊNCIAS BIBLIOGRÁFICAS

1. Gray SD, Hirano M, Sato K. Molecular and cellular structure of vocal fold tissue. In: Titze IR, editors. Vocal Fold Physiology. San Diego: Singular Publishing Group; 1993.
2. Gray SD. Cellular physiology of the vocal folds. Otolaryngol Clin North Am [Internet]. 2000 Aug [Acesso em: 2024 Feb 7];33(4):679-97.
3. Hahn MS, Kobler JB, Starcher BC, Zeitels SM, Langer R. Quantitative and comparative studies of the vocal fold extracellular matrix I: Elastic fibers and hyaluronic acid. Ann Otol Rhinol Laryngol [Internet]. 2006 Feb [Acesso em: 2024 Feb 7];115(2):156-64.
4. Henick D, Sataloff R. Laryngeal embriology and vocal development. In: Ferlito A. Diseases of the larynx; 2001. p. 123-34.
5. Hirano M, Sato K, Nakashima T. Fibroblasts in human vocal fold mucosa. Acta Laryngol [Internet]. 1999 Mar [Acesso em: 2024 Feb 7];119(2):271-6.
6. Hirano M. Morphological structure of the vocal cord as a vibrator and its variations. folia phoniatr. Logop [Internet]. 1974 [Acesso em: 2024 Feb 7];26(2):89-94.
7. Melo EM, Lemos M, Ximenes JA Filho, Sennes LU, Saldiva PN, Tsuji DH. Distribution of collagen in the lamina propria of the human vocal fold. Laryngoscope Laryngoscope [Internet]. 2003 Dec [Acesso em: 2024 Feb 7];113(12):2187-91.
8. Merati AL, Rieder AA. Normal endoscopic anatomy of the pharynxand larynx. The American Journal of Medicine [Internet]. 2003 Aug [Acesso em: 2024 Feb 7];115(3):10–4.
9. Arens C, Kraft M. Endoscopic ultrasound of the larynx: Current opinion. Otolaryngol Head Neck Surg [Internet]. 2016 Apr [Acesso em: 2024 Feb 7];24(2):128-34.
10. Noordzij JP, Ossoff RH. Anatomy and physiology of the larynx. Otolaryngol Clin North Am [Internet]. 2006 Feb [Acesso em:2024 Feb 7];39(1):1-10.
11. Sakae FA, Imamura R, Sennes LU, Mauad T, Saldiva PH, Tsuji DH. Disarrangement of collagen fibers in reinke's edema. Laryngoscope [Internet]. 2008 Aug [Acesso em: 2024 Feb 7];118(8):1500-3.
12. Santos AN. Cordas vocais humanas. Contribuição para o seu estudo. [thesis]. Lisboa: Universidade de Lisboa, 2002.
13. Sataloff RT, Heman-Ackah YD, Hawkshaw MJ. Clinical anatomy and physiology of the voice. Otolaryngol Clin North Am [Internet]. 2007 Oct [Acesso em: 2024 Feb 7];40(5):909-29.
14. Tucker JA, Tucker GF. Some aspects of fetal laryngeal development. Ann Otol Rhinol Laryngol [Internet]. 1975 Jan [Acesso em: 2024 Feb 7];84(1):49-55.
15. Kleinsasser O, Friedmann G. Endoskopische Kontrolle des Bestrahlungsverlaufes bei Stimmlippenkarzinomen. Endoscopy [Internet]. 1970 [Acesso em: 2024 Jul];2(3):145-8.
16. Andrea M, Dias O, Santos A., M., Dias, O., Santos, A. Contact endoscopy during microlaryngeal surgery: A new technique for endoscopic examination of the larynx. Ann Otol Rhinol Laryngol [Internet]. 1995 [Acesso em: 2024 Jul];104(5):333-9.
17. D'Avila JS, Sennes LU, Tsuji DH. Estudo comparativo da microvascularização das pregas vocais humanas acometidas por cisto e reação nodular contra-lateral sob endoscopia rígida. Rev Bras Otorrinolaringol [Internet]. 2003 Mar [Acesso em: 2024 Feb 8];69(2):166-73
18. D'avila JS, SEnnes LU, Tsuji DH. Estudo comparativo da microvascularização das pregas vocais humanas acometidas por cisto e reação nodular contralateral sob endoscopia rígida. Rev Bras Otorrinolaringol. 2003; vol 69. p. 166-73..
19. Céruse P, Ltaief-Boudrigua A, Buiret G, Cosmidis A, Tringali S. Anatomía descriptiva, endoscópica y radiológica de la laringe. EMC - Otorrinolaringología [Internet]. 2012 Aug [Acesso em: 2024 Feb 7];41(3):1-26.
20. Setton AF, D'Ávila JS. Sistematização semiotécnica endolaríngea com estudo comparativo dos endoscópios rígidos de 0°, 30°, 70° e 120° em adultos. [thesis]. Aracau: Universidade Federal de Sergipe; 2007.
21. Setton A, D'avila J, Gurgel R, Tsuji D, D'avila D, Góis C et al. Variant of the technique for laryngeal microsurgery in cases of difficult laryngoscopy. Int Arch Otorhinolaryngol [Internet]. 2019 Jan [Acesso em: 2024 Feb 8];23(01):018-24.

CAPÍTULO

184

Histologia das Pregas Vocais

Erich Christiano Madruga de Melo • Gustavo Haruo Passerotti •
Mayara Celentano Laporta Bernardo

INTRODUÇÃO

As pregas vocais são definidas como uma estrutura par, em forma de prega, localizadas bilateralmente, cada qual entre a comissura anterior, na face posterior da cartilagem tireóidea, e o processo vocal da cartilagem aritenóidea. É constituída por uma mucosa, formada por epitélio e lâmina própria, e pela parte medial do músculo tireoaritenóideo, denominada músculo vocal.

Histologicamente, a laringe, como um todo, é revestida principalmente por epitélio respiratório (pseudo-estratificado cilíndrico ciliado), com uma grande concentração de células caliciformes e uma lâmina própria contendo glândulas mucosas e serosas. Contudo, algumas regiões que estão mais propensas a atritos e desgastes, como a face lingual da epiglote e o bordo livre da prega vocal, são revestidas por epitélio pavimentoso estratificado não queratinizado. Assim, existem regiões de transição do epitélio entre o bordo livre da prega vocal e o ventrículo laríngeo (cranialmente) e a subglote (caudalmente).

Do ponto de vista fonatório, a noção mais importante da histologia da prega vocal é que ela é constituída por uma estrutura com múltiplas camadas, que têm propriedades mecânicas diferentes. A prega vocal não funciona como um vibrador de estrutura única, como a corda de um instrumento musical, mas sim como um vibrador de múltiplas camadas diferentes. Esta estrutura laminar permite a ampla gama de ajustes de frequência e intensidade da voz humana.

Hirano[1] é o primeiro autor a descrever a estrutura histológica da prega vocal como um vibrador de múltiplas camadas. Iniciando uma série de estudos histológicos e ultra estruturais, o autor demonstra que a prega vocal é uma estrutura composta de cinco camadas: epitélio de revestimento; lâmina própria (LP), com camada superficial, intermediária e profunda; e músculo vocal. O epitélio e a camada superficial da lâmina própria apresentam uma espessura média de 0,3 mm. As camadas intermediária e profunda juntas têm uma espessura de 0,8 mm, o que confere uma espessura total de 1,1 mm à mucosa.

A partir desses estudos iniciais, o autor[1] propôs a Teoria do Corpo e Cobertura da vibração das pregas vocais, que se baseia na movimentação da região flexível (cobertura) sobre o corpo relativamente fixo.

Do ponto de vista mecânico, as cinco camadas histológicas são divididas em três seções (Figura 184.1 e Tabela 184.1):

- Cobertura: composta de epitélio e camada superficial da lâmina própria (CSLP), que é a região que mais vibra durante a fonação, por ser uma estrutura frouxa e flexível
- Região de transição: representada pelo ligamento vocal composto de camadas intermediária da lâmina própria (CILP) e camada profunda da lâmina própria (CPLP)
- Corpo: constituído pelo músculo vocal, que é uma estrutura densa, com propriedades contráteis que permitem o ajuste de rigidez e tensão no sistema.

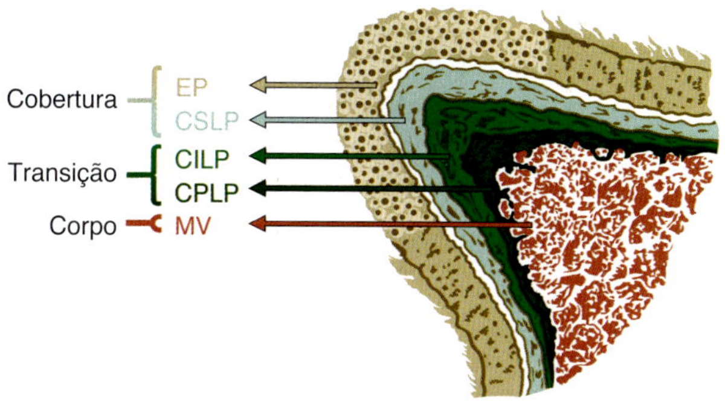

Figura 184.1 Esquema das camadas da prega vocal. CILP = camada intermediária da lâmina própria; CPLP = camada profunda da lâmina própria; CSLP = camada superficial da lâmina própria; Ep = epitélio; MV = músculo vocal. (Cortesia de: Livia Burchianti.)

Tabela 184.1 Estrutura histológica da prega vocal.

1. Epitélio: estratificado pavimentoso não queratinizado
2. Lâmina própria
• Camada superficial (espaço de Reinke) • Camada intermediária ┐ Ligamento vocal • Camada profunda ┘
3. Músculo

HISTOLOGIA

Epitélio

O epitélio da prega vocal corresponde a um epitélio estratificado pavimentoso composto de seis a oito camadas de células epiteliais e algumas células neuroendócrinas. Entre as células basais do epitélio estão as células de Langerhans, que formam uma rede de células imunocompetentes com importante função imunológica na apresentação de antígenos.[3] As células da superfície apresentam microcristas que promovem a retenção de água e a hidratação da prega vocal.

O epitélio é ancorado à lâmina própria pela a membrana basal (MB), composta de quatro áreas: membrana plasmática (MP) da célula basal do epitélio, lâmina lúcida (LL), lâmina densa (LD) e área sub-basal (ASB).[4] A lâmina lúcida contém os filamentos de ancoragem (FilA), que promovem a adesão da membrana plasmática celular à lâmina densa, que é composta de fibras de colágeno tipo IV com a placa densa sub-basal (PDsb) interposta. A área sub-basal consiste de fibras de ancoragem (FA), compostas predominantemente de colágeno tipo VII. Estas fibras de ancoragem têm um aspecto de elo de corrente, unindo a lâmina densa às fibras de colágeno da camada superficial da lâmina própria (Figura 184.2).[5,6]

Lâmina própria

A LP é composta de células (mais escassas) e pela matriz extracelular (MEC): fibras elásticas, fibras colágenas e outros componentes (água, glicoproteínas, glicosaminoglicanas, como o ácido hialurônico, e proteoglicanas) e por vasos sanguíneos (Tabelas 184.2 e 184.3).

Pode ser dividida, de acordo com a distribuição dos componentes fibrosos, em três camadas: superficial, intermediária e profunda (Figuras 184.3, 184.4 e 184.5).

A CSLP, ou espaço de Reinke, apresenta poucos componentes fibrosos (fibras elásticas e colágenas), sendo um tecido conjuntivo frouxo e flexível. Observa-se também a presença do ácido hialurônico, uma glicosaminoglicana de preenchimento da MEC, e a proteoglicana decorina.

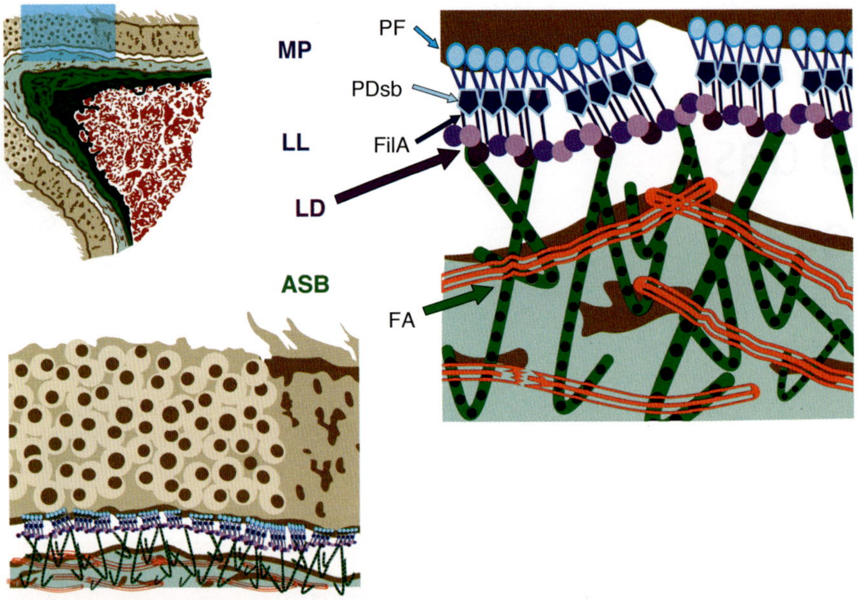

Figura 184.2 Esquema do epitélio e membrana basal da prega vocal. Baseado em microscopia eletrônica. ASB = área sub-basal; FA = fibras de ancoragem; FilA: filamentos de ancoragem; LD = lâmina densa; LL = lâmina lúcida; MP = membrana plasmática; PDsb: placa densa sub-basal; PF = placa de fixação. (Cortesia de: Livia Burchianti.)

Tabela 184.2 Lâmina própria: o arranjo das fibras.

1. Camada superficial: mais frouxa e flexível, por isso poucas fibras elásticas e colágenas
2. Camada intermediária: mais rica em fibras elásticas
3. Camada profunda: mais rica em fibras colágenas, que se ancoram no músculo vocal

Tabela 184.3 Lâmina própria (LP): composição.

1. Células

- Fibroblastos (mais frequentes nas camadas profundas da LP)
- Miofibroblastos (mais frequentes nas camadas mais superficiais da LP)
- Macrófagos (mais frequentes nas camadas mais superficiais da LP)

2. Matriz extracelular

- Fibras elásticas
- Fibras colágenas
- Outros componentes
  - Glicosaminoglicanas (sulfato de queratan, sulfato de condroitina, sulfato de dermatan, sulfato de heparano e o ácido hialurônico)
  - Proteoglicanas (fibromodulina e perlecan)
  - Glicoproteínas (fibronectina)
- Vasos sanguíneos

A CILP é composta de fibras elásticas, enquanto a CPLP é composta principalmente de fibras colágenas, que se inserem profundamente no músculo vocal. Essas duas últimas camadas formam o ligamento vocal. Na CILP observa-se uma maior concentração do ácido hialurônico e da proteoglicana fibromodulina.

A MEC tem um papel biomecânico determinante na fonação, sendo composta de dois grupos de macro-moléculas: as proteínas fibrosas (fibras elásticas e colágenas), e por outros componentes (glicosaminoglicanas, proteoglicanas e glicoproteínas). Enquanto o colágeno e as fibras elásticas conferem, respectivamente, resistência e elasticidade à lâmina própria, as glicosaminoglicanas e os proteoglicanos formam géis, que têm funções importantes, como preenchimento de espaço, retenção de água e controle da viscosidade.

A CSLP é a região que mais vibra durante a fonação, necessitando, portanto, de um arcabouço fibroso para manter sua integridade estrutural. Estudos mostram uma faixa consistente de colágeno na região da camada superficial da lâmina própria.[7,8]

Analisando a distribuição das fibras colágenas na lâmina própria através do método do Picrosirius-polarização,[9,10], observa-se uma estreita faixa superficial de fibras colágenas, imediatamente abaixo da MB do epitélio, e outra faixa de fibras colágenas mais densamente organizadas na região profunda da lâmina própria, superficialmente ao músculo vocal. Ambas as faixas são constituídas por fibras vermelhas e amarelas, com uma camada de permeio, mostrando uma delicada trama de fibras esverdeadas (Figura 184.6).

A fina faixa de fibras colágenas, a qual se encontra abaixo da MB do epitélio, apresenta um arranjo de fibras entrelaçadas em uma delicada trama semelhante a uma "cesta de vime" (Figura 184.7 A). Na objetiva de imersão, notam-se duas populações de fibras colágenas neste arranjo em trama: uma população de fibras coradas em amarelo ou vermelho, grossas, fortemente birrefringentes, e outra de fibras coradas em verde, finas, fracamente birrefringentes (Figura 184.7 B). As primeiras (coradas em amarelo ou vermelho) são caracterizadas como fibras colágenas tipo I, e as últimas (coradas em verde), como colágeno tipo III.[11]

Ao observar a CPLP em detalhe, verifica-se que as fibras colágenas apresentam-se também com um arranjo entrelaçado, porém mais densamente organizado, penetrando no músculo vocal, através de prolongamentos com o mesmo padrão de organização em torno dos feixes musculares, constituindo o perimísio (Figura 184.8).

Até o presente momento, a imuno-histoquímica identifica o colágeno tipo III como o tipo predominante na lâmina própria, não identificando colágeno I na prega vocal. No entanto, a imuno-histoquímica depende da interação com antígenos teciduais, e o colágeno rapidamente perde sua antigenicidade no "*post mortem*".

Com o método da Picrosirius-polarização, evidenciam-se duas populações de fibras colágenas na lâmina própria que, provavelmente, correspondem aos tipos I e III. A identificação dos dois tipos de colágeno na lâmina própria é concordante com recentes descrições ultraestruturais, que mostram dois tipos de fibras de colágeno: fibras finas e delicadas (colágeno III) e fibras grossas, que formam feixes (colágeno I).[10]

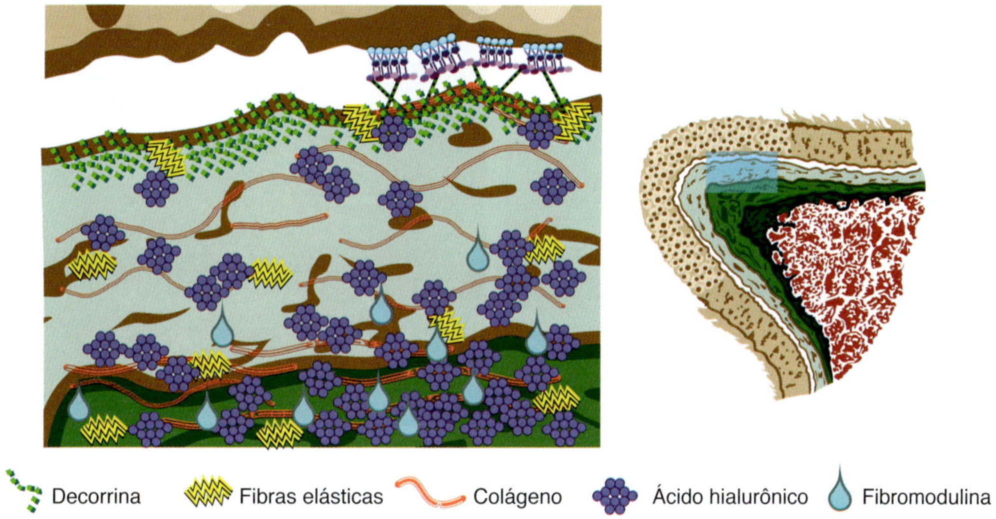

Figura 184.3 Esquema da camada superficial da lâmina própria. (Cortesia de: Livia Burchianti.)

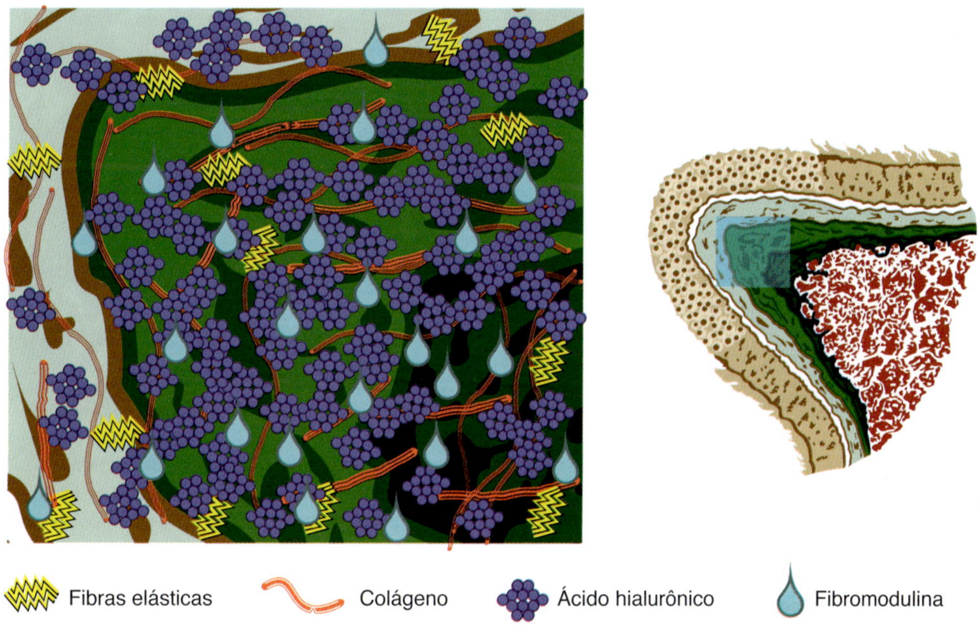

Figura 184.4 Esquema da camada intermediária da lâmina própria. (Cortesia de: Livia Burchianti.)

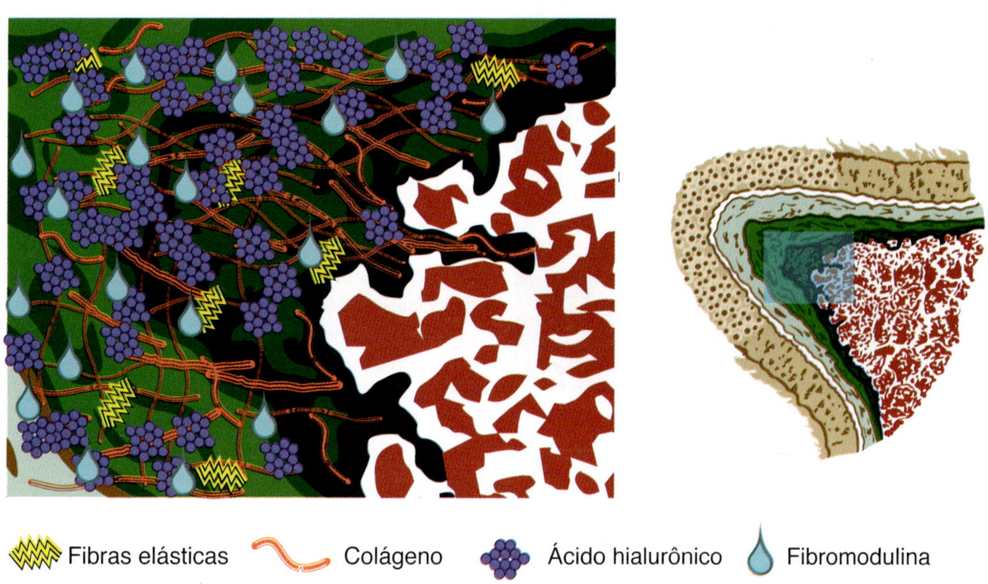

Figura184.5 Esquema da camada profunda da lâmina própria. (Cortesia de: Livia Burchianti.)

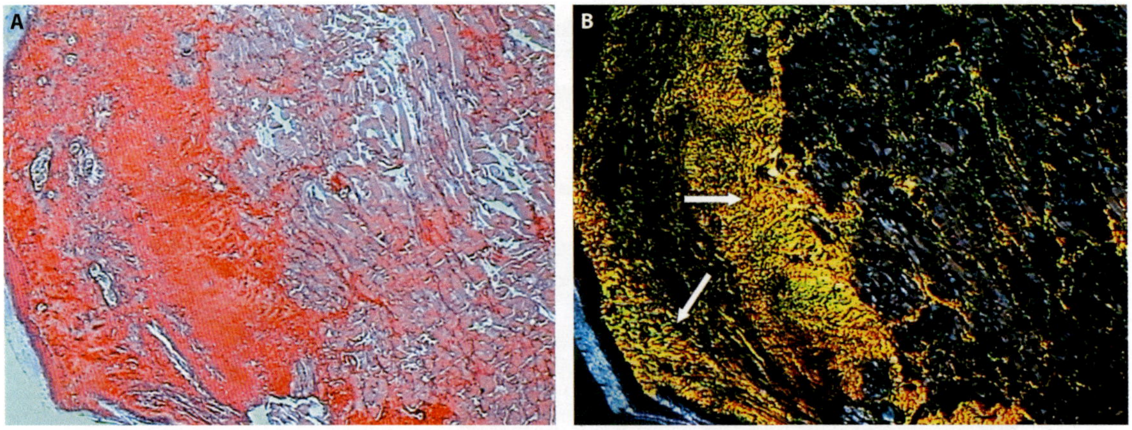

Figura 184.6 Fotomicrografia de corte histológico transversal da porção média da glote intermembranácea de homem de 57 anos, corada pelo Picrosirius e observada sob iluminação convencional (**A**) e luz polarizada (**B**). Observam-se as duas faixas de colágeno, uma imediatamente abaixo do epitélio, e outra mais densamente organizada na camada profunda, superficialmente ao músculo vocal (setas), com uma delicada camada de permeio. 50x.

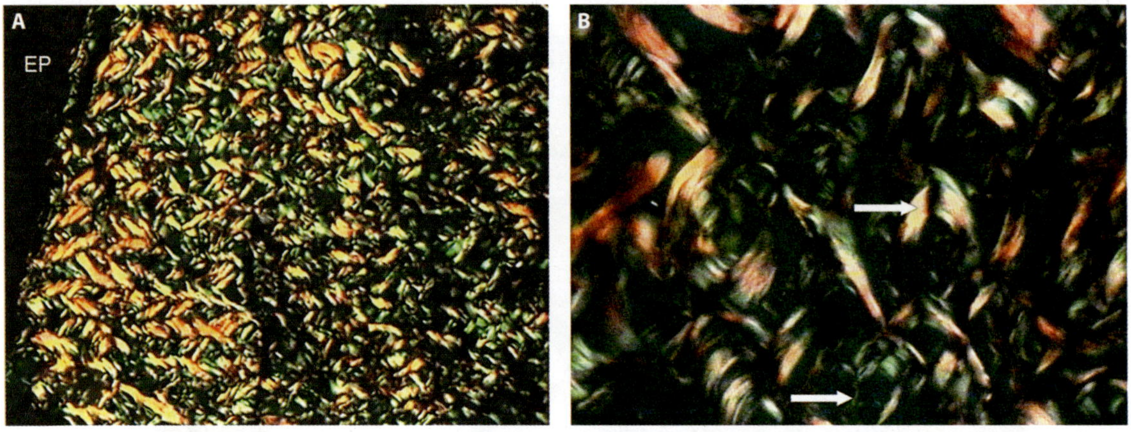

Figura 184.7 Fotomicrografia de corte histológico transversal da porção média da glote intermembranácea, de mulher de 59 anos, corada pelo Picrosirius e observada sob luz polarizada. **A.** Observa-se o arranjo entrelaçado das fibras formando uma rede na faixa estreita abaixo do epitélio (EP) –400x; **B.** Observam-se as duas populações de fibras colágenas no arranjo em rede: uma população de fibras amarelas ou vermelhas, espessas, fortemente birrefringentes (seta), e uma outra de fibras verdes, finas e fracamente birrefringentes (seta). 1000x.

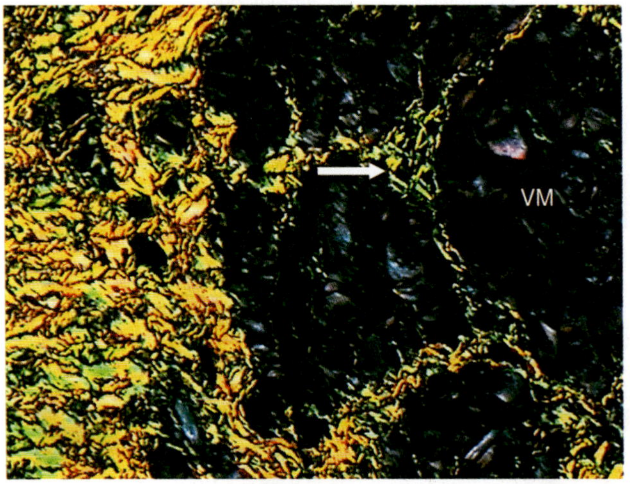

Figura 184.8 Fotomicrografia de corte histológico transversal da porção média da glote intermembranácea de homem de 57 anos, corada pelo Picrosirius e observada sob luz polarizada. Observa-se que as fibras colágenas na camada profunda da lâmina própria também apresentam o padrão entrelaçado, mais densamente organizado, penetrando no músculo vocal (VOC), em torno dos feixes musculares, através de prolongamentos com o mesmo padrão de organização (setas). –200x.

O arranjo pode permitir um certo afastamento entre as fibras, como uma malha que se abre (Figuras 184.9). Mesmo as fibras de colágeno sendo pouco extensíveis, o deslizamento entre elas permite que a estrutura seja deformada como um todo, até o ponto máximo de estiramento do sistema, exigindo pouco alongamento das fibras individuais, à semelhança dos achados em pleura visceral humana.[12] Essa configuração proporciona um arcabouço flexível à camada superficial da LP, que vibra acentuadamente na fonação e necessita desse arranjo de fibras para manter sua integridade estrutural. Ao mesmo tempo, esse arranjo confere resistência ao ligamento vocal, que apresenta um entrelaçamento mais denso de fibras.

Gray et al.[13] discutem a composição molecular da prega vocal e a relação entre as proteínas fibrosas (fibras elásticas e fibras colágenas), com a fisiologia e a biomecânica deste tecido. Os autores discutem a importância dessas fibras através de curvas de tensão-estiramento, analisando a participação das fibras elásticas e colágenas na variação dinâmica do *pitch* vocal. O colágeno é uma proteína que suporta tensão e contribui para a resistência do tecido, enquanto as fibras elásticas são proteínas que permitem a deformação e o retorno à forma original do mesmo.

Outros componentes da matriz extracelular

As glicosaminoglicanas são polissacarídeos lineares negativamente carregados, que incluem sulfato de queratan, sulfato de condroitina, sulfato de dermatan, sulfato de heparano e ácido hialurônico.

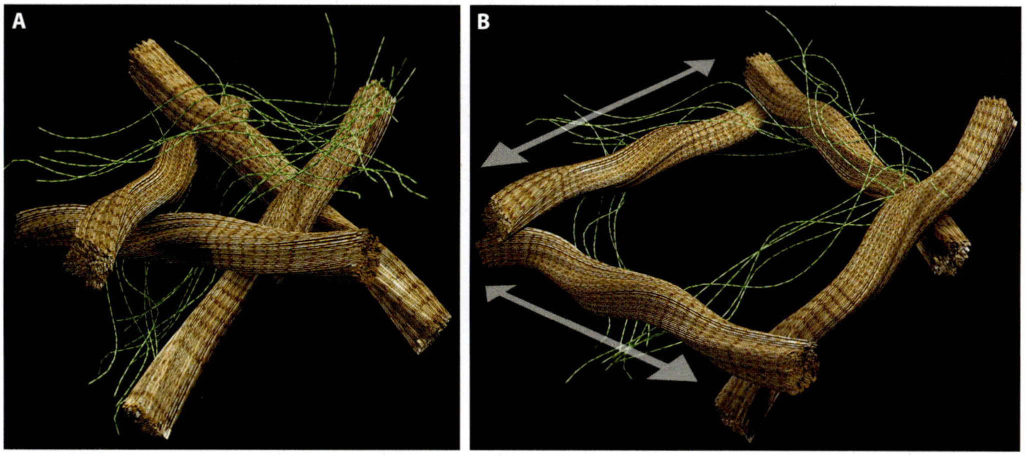

Figura 184.9 A. Esquema tridimensional do arranjo espacial das fibras de colágeno em "cesta de vime"; **B.** O deslizamento entre as fibras permite a deformação da estrutura, como uma malha que se abre.

Os proteoglicanos são constituídos por glicosaminoglicanas ligadas covalentemente a uma cadeia proteica, entre eles a fibromodulina, que é identificada em toda a lâmina própria, especialmente na região do ligamento vocal, e a decorina, que está presente principalmente na região da camada superficial da lâmina própria.

Elas se ligam a fibras de colágeno do tipo I, alterando a cinética de formação das fibras colágenas, regulando o tamanho e a morfologia dessas últimas fibras.

In vitro, são sintetizadas fibras colágenas mais finas e menores na presença dessas proteoglicanas. O perlecan (heparansulfato proteoglicano) encontra-se na zona da membrana basal do epitélio e se liga à laminina, fibronectina e colágeno IV, participando da constituição da membrana basal do epitélio.

A decorina está envolvida em uma extensa rede de sinalização e pode interagir com outros componentes da matriz extracelular, fatores de crescimento, receptores de tirosina quinases e várias proteases. Foi demonstrado que a decorina está envolvida no reparo de feridas, ciclo celular, angiogênese, metástase tumoral e autofagia.

A fibronectina é uma glicoproteína onipresente na lâmina própria, que tem função na adesão molecular e celular, assim como na cicatrização.[13-16]

Nas extremidades anterior e posterior da prega vocal, se observam massas de fibras elásticas, substância amorfa e fibroblastos, denominadas mácula flava anterior (MFA) e posterior (MFP), respectivamente.[17] As máculas flavas são continuações da camada intermediária da lâmina própria e parecem funcionar como amortecedores nas inserções da prega vocal, levando a uma mudança gradual na rigidez da estrutura das cartilagens rígidas para a mucosa flexível. Na MFA se observa uma massa de fibras colágenas, o tendão da comissura anterior, que se insere na cartilagem tireóidea e continua com a camada profunda da lâmina própria (Figura 184.10).

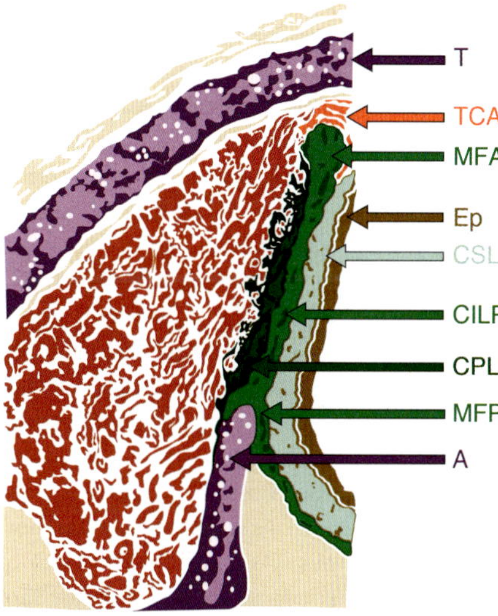

Figura 184.10 Esquema da estrutura longitudinal da prega vocal. A = cartilagem aritenoide; CILP = camada intermediária da lâmina própria; CPLP = camada profunda da lâmina própria; CSLP = camada superficial da lâmina própria; Ep = epitélio; MFA = mácula flava anterior, MFP = mácula flava posterior; T: cartilagem tireoide; TCA: tendão da comissura anterior. (Cortesia de: Livia Burchianti.)

Vasos sanguíneos

Para exercer a função vibratória e garantir as características biomecânicas altamente especializadas, a distribuição do seu arranjo vascular é especial. Assim, não se observam glândulas nem vasos sanguíneos calibrosos próximos ao bordo livre da prega vocal.[18,19] Na camada superficial observam-se apenas capilares, enquanto na camada intermediária e profunda encontram-se arteríolas, vênulas, pequenas artérias e veias, dispostas no sentido longitudinal das pregas vocais.

Componente celular

Catten et al.[20] são os pioneiros a analisar a celularidade da lâmina própria. Os autores quantificam três tipos diferentes de células: fibroblastos, miofibroblastos e macrófagos.

Os fibroblastos constituem o principal componente celular, presentes em toda a lâmina própria e apresentando maior concentração na região mais profunda; os miofibroblastos (fibroblastos em estado ativo) se concentram na região mais superficial; também se identificam macrófagos na região mais superficial. O maior número de miofibroblastos na região superficial pode indicar um processo de reparo contínuo à injúria vocal, assim como o maior número de macrófagos pode indicar uma resposta inflamatória aos irritantes de mucosa.

Os fibroblastos das máculas flavas são responsáveis pela produção e metabolismo das proteínas da LP, enquanto os presentes no espaço de Reinke são ativados quando há lesão tecidual.[21,22] Moléculas velhas ou danificadas são constantemente destruídas enzimaticamente, ou são fagocitadas, e novas moléculas são produzidas. Esse processo é denominado regulação ou *turnover* da matriz extracelular. A matriz é regulada por enzimas, produzidas pelos fibroblastos, que destroem proteínas envelhecidas, por exemplo: colagenase, que destrói enzimaticamente o colágeno tipo I e III, e gelatinases, que destroem o colágeno tipo IV da membrana basal. A elastase é uma enzima que destrói enzimaticamente moléculas de elastina. Essas enzimas são classificadas como metaloproteinases.

O organismo também produz inibidores teciduais das metaloproteinases (TIMPs, do inglês *tissue inhibitors of metalloproteinases*), que inibem enzimaticamente as metaloproteinases.

Não existem estudos em humanos que avaliam a regulação da MEC da prega vocal. No entanto, alguns modelos animais podem explicar esse mecanismo. Ding e Gray[23] observaram, em ratos, que a produção de colágeno diminui dramaticamente com a idade. A produção das enzimas que degradam o colágeno, as metaloproteinases, também diminui significativamente com a idade. A produção dos inibidores teciduais das metaloproteinases, por sua vez, não se altera com o envelhecimento, permanecendo relativamente constante. O efeito fisiológico é uma lentificação na renovação do colágeno, que se torna "velho". Esse colágeno velho apresenta um maior número de ligações cruzadas entre suas moléculas, levando ao aumento da rigidez tecidual. Essas alterações, em um dos componentes principais da MEC da prega vocal, podem contribuir de maneira importante para as alterações vocais que ocorrem na presbifonia.

Músculo vocal

O músculo vocal, que é a parte medial do músculo tireoaritenóideo, assemelha-se aos demais músculos estriados esqueléticos do corpo humano, mas apresenta uma grande especialização para as funções de fonação e proteção das vias aéreas superiores (função de esfíncter), com características morfológicas e metabólicas únicas. Do ponto de vista morfológico, as fibras musculares do músculo vocal se dispõem tanto no sentido longitudinal quanto transversal ao maior eixo do músculo, apresentam grande variação no tamanho e na forma, sendo geralmente arredondadas, e possuem uma quantidade marcadamente maior de tecido conjuntivo, incluindo fibras colágenas, no seu interior. Histoquimicamente, se observa uma distribuição em mosaico das fibras musculares, com uma maior proporção de fibras do tipo II, relacionadas com a contração rápida e a função de proteção das vias aéreas superiores.[24-27]

Rodeño et al.[25] voltam a analisar histoquímica e morfometricamente os músculos laríngeos. Os autores identificam que 66,15% das fibras musculares do cricoaritenóideo posterior são do tipo I, enquanto 55,84% das fibras do tireoaritenóideo são do tipo II. Isso se correlaciona com a função desses diferentes músculos: o cricoaritenóideo posterior é um músculo abdutor, inspiratório, que necessita de grande resistência à fadiga, enquanto o tireoaritenóideo é um músculo rápido, com função esfincteriana.

CONSIDERAÇÕES FINAIS

Concluímos que, mesmo com o crescente interesse no estudo da histologia e da ultraestrutura da prega vocal ocorrido nos últimos anos, ainda resta muito a ser pesquisado até compreendermos completamente todas as propriedades biomecânicas desses poderosos instrumentos, que são nossas pregas vocais. Em especial, os processos de interação e de regulação gênica da matriz extracelular e suas alterações relacionadas com o envelhecimento e com os diversos estados de doença vocal.

REFERÊNCIAS BIBLIOGRÁFICAS

1. Hirano M. Morphological structure of the vocal cord as a vibrator and its variations. Folia Phoniatr [Internet]. 1974 [Acesso em: 2024 Jul];26:89-94.
2. Hirano M. Phonosurgery: Basic and clinical investigations. Otologia (Fukuoka) [Internet]; 1975 [Acesso em: 2024 Jul];1(21);239-442.
3. Štiblar-Martinčič D. Histology of laryngeal mucosa. Acta Otolaryngol (Stockh) [Internet]. 1997 [Acesso em: 2024 Jul];527:138-41.
4. Gray SD. Basement membrane zone injury in vocal nodules. In: Gauffin J, Hammarberg B, editors. Vocal fold physiology. San Diego: Singular Publishing Group; 1991. p. 21-7.
5. Gray SD, Pignatari SN, Harding P. Morphologic ultrastructure of anchoring fibers in normal vocal fold basement membrane zone. J Voice [Internet]. 1994 [Acesso em: 2024 Jul];8(1):48-52.
6. Sato K. Reticular fibers in the vocal fold mucosa. Ann Otol Rhinol Laryngol [Internet]. 1998 [Acesso em: 2024 Jul];107:1023-8.
7. Hammond TH, Gray SD, Butler JE. Age- and gender-related collagens distribuition in human vocal folds. Ann Otol Rhinol Laryngol [Internet]. 2000 [Acesso em: 2024 Jul];109:913-20.
8. Sato K, Hirano M, Nakashima T. Age-related changes of collagenous fibers in the human vocal fold mucosa. Ann Otol Rhinol Laryngol [Internet]. 2002 [Acesso em: 2024 Jul];111:15-20.
9. Melo EC, Lemos M, Ximines Filho JA, Sennes LU, Saldiva PHN, Tsuji DH. Distribution of collagen in the lamina propria of the human vocal fold. Laryngoscope [Internet]. 2003 [Acesso em: 2024 Jul];113:2187-91.
10. Melo EC. Distribuição das fibras colágenas na lâmina própria e no músculo da prega vocal humana: estudo descritivo e morfométrico [Doutorado]. São Paulo: Faculdade de Medicina da Universidade de São Paulo; 2004
11. Montes GS, Junqueira LC. The use of the picrosirius-polarization method for the study of the biopathology of collagen. Mem Inst Oswaldo Cruz [Internet]. 1991 [Acesso em: 2024 Jul];86(III):1-11.
12. Lemos M, Pozo RM, Montes GS, Saldiva PH. Organization of collagen and elastic fibers studied in stretch preparations of whole mounts of human visceral pleura. Ann Anat [Internet]. 1997 [Acesso em: 2024 Jul];179:447-52.
13. Gray SD, Alipour F, Titze IR, Hammond TH. Biomechanical and histologic observations of vocal fold fibrous proteins. Ann Otol Rhinol Laryngol [Internet]. 2000 [Acesso em: 2024 Jul];109:77-85.
14. Pawlak AS, Hammond E, Hammond T, Gray SD. Immunocytochemical study of proteoglycans in vocal folds. Ann Otol Laryngol [Internet]. 1996 [Acesso em: 2024 Jul];105:6-11.
15. Hammond TH, Zhou R, Hammond EH, Pawlak A, Gray S. The intermediate layer: A morphologic study of the elastin and hyaluronic acid constituents of normal human vocal folds. J Voice [Internet]. 1997 [Acesso em: 2024 Jul];11:59-66.
16. Gray SD, Titze IR, Chann R, Hammond TH. Vocal fold proteoglycans and their influence on biomechanics. Laryngoscope [Internet]. 1999 [Acesso em: 2024 Jul];109:845-54.
17. Sato K, Hirano M. Histologic investigation of the macula flava of the human vocal fold. Ann Otol Rhinol Laryngol [Internet]. 1995 [Acesso em: 2024 Jul];104:138-143.
18. Hirano M. Phonosurgical anatomy of the larynx. In: Ford C, Bless DM, editors. Phonosurgery: assessment and surgical management of voice disorders. New York: Raven Press; 1991. p. 25-41.
19. Sato K, Hirano M. Fine three-dimensional structure of pericytes in the vocal fold mucosa. Ann Otol Laryngol [Internet]. 1997 [Acesso em: 2024 Jul];106:490-4.
20. Catten M, Gray SD, Hammond TH, Zhou R, Hammond EH. Analysis of cellular location and concentration in vocal fold lamina propria. Otolayngol Head Neck Surg [Internet]. 1998 [Acesso em: 2024 Jul];118(5):663-7.
21. Hirano M, Sato K, Nakashima T. Fibroblasts in human vocal fold mucosa. Acta Otolaryngol (Stockh) [Internet]. 1999 [Acesso em: 2024 Jul];119:271-6.
22. Sato K, Hirano M, Nakashima T. Stellate cells in the human vocal fold. Ann Otol Rhinol Laryngol [Internet]. 2001 [Acesso em: 2024 Jul];110:319-25.
23. Ding H, Gray S. Senescent expression of genes coding collagens, collagen-degrading metalloproteinases, and tissue inhibitors of metalloproteinases in rat vocal folds: comparison with skin and lungs. J Gerontol A Biol Med Sci [Internet]. 2001 [Acesso em: 2024 Jul];56A(4):B145-52.
24. Rosenfield DB, Miller RH, Sessions RB, Patten BM. Morphologic and histochemical characteristics of laryngeal muscle. Arch Otolaryngol [Internet]. 1982 [Acesso em: 2024 Jul];108:662-6.
25. Rodeño MT, Sánchez-Fernández JM, Rivera-Pomar JM. Histochemical and morphometrical ageing changes in human vocal cord muscles. Acta Otolaryngol (Stockh) [Internet]. 1993 [Acesso em: 2024 Jul];113:445-9.
26. Sanders I, Han Y, Rai S, Biller HF. Human vocalis contains distinct superior and inferior subcompartments: possible candidates for the two masses of vocal fold vibration. Ann Otol Rhinol Laryngol [Internet]. 1998 [Acesso em: 2024 Jul];107:826-33.
27. Guida HL, Zorzetto NL. Morphometric and histochemical study of the human vocal muscle. Ann Otol Rhinol Laryngol [Internet]. 2000 [Acesso em: 2024 Jul];109:67-9.

CAPÍTULO
185
Fisiologia da Laringe

Rui Imamura • Domingos H. Tsuji • Adriana Hachiya

INTRODUÇÃO

A laringe é um órgão extremamente complexo, responsável por diversas e importantes atividades fisiológicas. O conhecimento da fisiologia laríngea é fundamental para o médico que se propõe a tratar pacientes com doenças desse órgão. Achados laringoestroboscópicos, por exemplo, devem ser sempre analisados sob a luz dos conhecimentos da fisiologia da fonação e dos fatores que podem interferir na vibração das pregas vocais. Do ponto de vista cirúrgico, as técnicas operatórias evoluíram com o tempo, à medida que novas descobertas no campo da organização estrutural e da fisiologia da laringe foram sendo feitas. As diversas técnicas de tireoplastia propostas por Isshiki, por exemplo, são fundamentadas em profundos conhecimentos anatomofisiológicos.[1,2]

Concluindo, conhecer como a laringe atua em suas diversas funções permite uma melhor avaliação do comprometimento funcional em situações patológicas e auxilia na definição de estratégias de abordagem terapêutica. Esse conhecimento fornece ao laringologista substrato para conduzir seu paciente de forma mais adequada..

EVOLUÇÃO FILOGENÉTICA DA LARINGE

Estudos de anatomia comparada da laringe de diversas espécies animais mostram como esse órgão, durante sua evolução filogenética, desenvolveu-se para cumprir funções cada vez mais específicas e complexas.[2,3] Esse conhecimento é útil para se compreender as adaptações que a laringe humana desenvolveu para atender à sua demanda fisiológica.

Do ponto de vista filogenético, a função primordial da laringe é a esfinctérica, protegendo as vias aéreas inferiores da entrada de água e alimentos. As laringes mais primitivas são encontradas no *Lepidosiren* e no *Polypterus*, peixes pulmonados da Amazônia e do Nilo, respectivamente. Apesar de possuírem brânquias, esses peixes utilizam pulmões primitivos para a respiração em tempos de seca. Tais laringes apresentam uma musculatura esfinctérica que impede o encharcamento dos pulmões por alimentos ou água que transitam pela faringe. Nessas laringes primitivas, a abertura da via aérea ocorre passivamente, pelo relaxamento da musculatura esfinctérica (Figura 185.1).[3]

À medida que as espécies passaram a deixar o ambiente aquático, contudo, a necessidade de respiração pulmonar cresceu, exigindo uma laringe que pudesse garantir uma melhor ventilação. Assim, o próximo passo significativo foi a aquisição filogenética do complexo cricoaritenóideo, sobre o qual se assentou uma musculatura dilatadora. Esse tipo de laringe já conta com um anel cartilagíneo rígido que impede seu colabamento na vigência de pressões negativas durante a inspiração. Além disso, com o aparecimento de uma musculatura dilatadora, a laringe passou a participar ativamente do controle da respiração. Esse tipo de laringe é observado em anfíbios, répteis e também em pássaros (Figura 185.2). O tamanho da cartilagem aritenóidea e de seu processo vocal influi na proporção entre porção membranosa e porção cartilagínea da glote. Essa proporção varia entre as espécies animais de acordo com sua demanda respiratória. Sabe-se que pregas que possuem uma porção cartilagínea grande proporcionam maior abertura glótica pela excursão lateral mais ampla do processo vocal. Tais laringes oferecem menos resistência ao fluxo inspiratório, sendo, portanto, favoráveis do ponto de vista respiratório.[3]

Da mesma forma que a função respiratória apresentava evoluções, de acordo com as alterações anatômicas que lhe fossem favoráveis, a função de proteção não ficou limitada a um mecanismo esfinctérico, mas evoluiu com as espécies. Essa função é particularmente desenvolvida em herbívoros. Nesses animais, a laringe encontra-se posicionada cranialmente, de modo que a epiglote se situe atrás do palato mole. Essa disposição permite que o ar passe diretamente das cavidades nasais para a laringe. Ao mesmo tempo, forma-se uma barreira à aspiração de alimentos, que são desviados pela epiglote alta para os canais alimentares laterais, correspondente aos recessos piriformes em humanos (Figura 185.3). Dessa forma, é possível respirar durante a alimentação, sem que haja aspiração.[3]

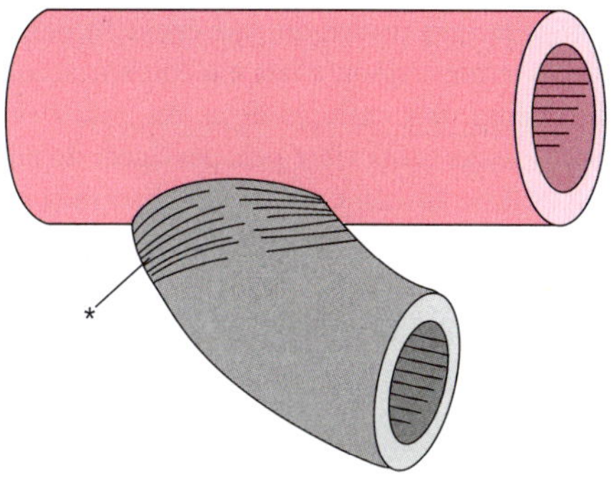

Figura 185.1 Esquema representativo da laringe do *Polypterus* (peixe pulmonado do Nilo). A via digestiva aparece em rosa e a via aérea, em cinza. Nota-se um conjunto de fibras musculares com atividade esfinctérica no início da via aérea (*).

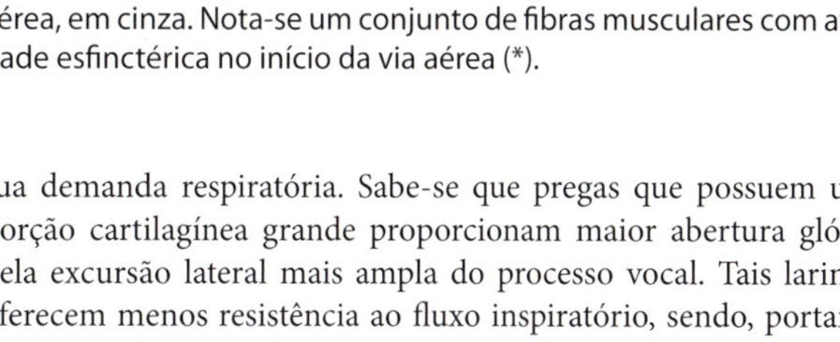

Figura 185.2 Esquema representativo da laringe de réptil (**A**) e de ave (**B**). Observa-se a presença de um complexo cartilaginoso cricotireóideo (rosa) e da cartilagem aritenóidea (cinza). A musculatura esfinctérica é representada pela seta cinza, e a musculatura dilatadora, pela seta rosa.

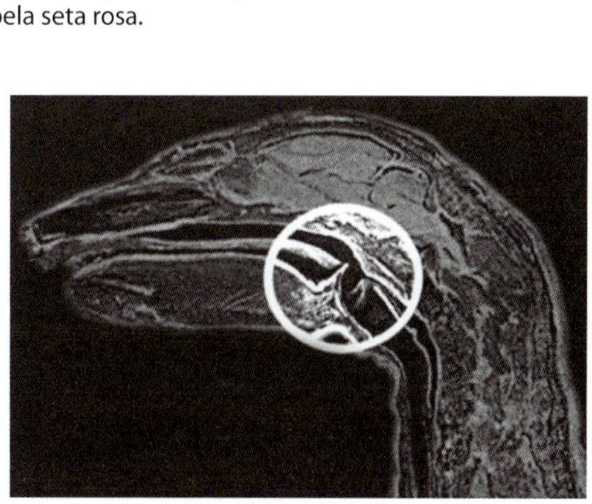

Figura 185.3 Posicionamento da laringe em herbívoros. Observa-se a epiglote projetando-se atrás do palato mole, assumindo uma posição intranarinária. A laringe fica protegida do trajeto do bolo alimentar, que é desviado pela epiglote para os canais alimentares laterais.

Finalmente, a laringe prosseguiu sua evolução para permitir a emissão vocal, que possibilitou a fala e a comunicação. Quando a glote se contrai durante a exalação de ar dos pulmões, é possível que sua porção membranosa vibre pela passagem do ar, produzindo sons glóticos. Essa função é mais bem observada em mamíferos, que possuem diafragmas toracoabdominais, permitindo melhor controle dos fluxos aéreos respiratórios. Contudo, a função fonatória destaca-se na espécie humana por ser dotada da inteligência necessária para seu uso em nível mais elevado. A função fonatória é, portanto, uma aquisição filogenética tardia, constituindo a menos importante das três funções básicas atribuídas à laringe.[3]

É interessante notar que, no homem, o desenvolvimento da função fonatória exigiu adaptações que nem sempre favoreciam às demais funções da laringe. As pregas vocais, por exemplo, apresentam um componente membranoso relativamente grande, em detrimento de sua porção cartilagínea. Apesar de favorecer a emissão vocal, essa característica constitui desvantagem do ponto de vista respiratório, conforme já mencionado. Por outro lado, durante a vida intrauterina e por um certo período após o nascimento, a laringe humana assemelha-se à dos herbívoros, sendo bastante eficaz do ponto de vista da proteção. Da mesma forma que nesses animais, ela é posicionada cranialmente, sendo que a borda livre da epiglote encontra-se atrás do palato mole. Essa disposição da laringe permite que a criança se alimente com um risco mínimo de aspiração.[4] Entretanto, a laringe não mantém essa disposição por muito tempo e, com o desenvolvimento da criança, inicia sua descida em direção à hipofaringe. A descida da laringe parece favorecer o desenvolvimento da função fonatória, uma vez que a fala não seria possível, de modo adequado, com uma epiglote intranarinária. Com o posicionamento da laringe no nível da hipofaringe, forma-se um trato supraglótico adequado que permite que o som glótico seja ressonado e articulado por estruturas como língua, véu palatino e lábios. Por outro lado, à medida que a laringe desce, sua proteção "estrutural" contra a aspiração diminui e os reflexos de fechamento glótico assumem a responsabilidade de proteger as vias aéreas. Esse mecanismo de proteção, contudo, é sujeito a falhas, particularmente se o sistema neuromuscular da laringe for afetado. Assim, estudos filogenéticos e de desenvolvimento da laringe humana têm mostrado evidências que o homem, com a finalidade de adquirir o poder da fala, teve que renunciar a algumas adaptações das funções de proteção e respiração das quais dispõem laringes mais primitivas.[3,5]

Reflexos laríngeos

As funções básicas da laringe (proteção, respiração e fonação) são o resultado de diversos reflexos polissinápticos inter-relacionados que ocorrem no nível do tronco cerebral. As conexões centrais envolvidas na modulação de tais reflexos ainda são pouco conhecidas. Algumas atividades, como aquelas relacionadas com a função de proteção, são estritamente reflexas e involuntárias. Outras, como as ligadas à respiração, podem ser iniciadas voluntariamente, apesar de ainda serem involuntariamente reguladas. Já a fonação constitui, em muitas ocasiões, uma atividade eminentemente voluntária. Contudo, ela também pode ser regulada involuntariamente ou ocorrer por mecanismos reflexos.[6]

Diversas aferências nervosas podem conduzir estímulos que desencadeiam reflexos laríngeos. Entretanto, as principais vias aferentes desses reflexos envolvem a participação do nervo laríngeo superior (NLS) e do nervo laríngeo recorrente (NLR). O ramo interno do NLS inerva ipsilateralmente a mucosa da supraglote até o nível das pregas vocais. Abaixo das pregas vocais, a sensação da mucosa é conduzida pelo NLR ipsilateral. Os componentes sensitivos do NLS e NLR incluem representações de receptores de mucosa responsáveis pela captação de estímulos químicos, térmicos, táteis, de pressão e proprioceptivos de articulações e músculos. A densidade de inervação sensorial parece ser mais rica na epiglote e no vestíbulo laríngeo tanto em humanos[7] como em gatos[8], enfatizando o papel dessa região como zona de proteção das porções mais distais das vias aéreas em diferentes espécies.

Apesar de outros sistemas neuromusculares poderem participar da resposta reflexa, a via efetora comum dos reflexos laríngeos envolve a participação do núcleo ambíguo no tronco cerebral, onde se encontram os motoneurônios responsáveis pela inervação da musculatura intrínseca da laringe.

Músculos intrínsecos da laringe

A atividade reflexa ou voluntária da musculatura intrínseca é fundamental no desempenho das diversas funções da laringe. Os efeitos promovidos pela contração de cada músculo intrínseco no posicionamento, nível vertical, comprimento, tensão e forma da borda livre da prega vocal foram estudados em modelos animais.[9] Serão recapituladas agora as principais ações de cada um desses músculos.

O músculo cricotireóideo é o principal tensor das pregas vocais. Sua contração leva à rotação das cartilagens tireóidea e cricóidea ao longo do eixo da articulação cricotireóidea. Esse movimento faz com que a borda superior da lâmina da cartilagem cricóidea, onde estão assentadas as aritenoides, seja afastada da comissura anterior. Consequentemente, as pregas vocais são alongadas e estiradas. Com o estiramento, o contorno da prega vocal, quando visto no plano frontal, é adelgaçado, de modo a tornar a borda livre afilada. Ao mesmo tempo, o movimento de afastamento da lâmina da cartilagem cricóidea posiciona a prega vocal em um nível vertical inferior ao que se encontrava (Figura 185.4). Além desses efeitos, a contração isolada do cricotireóideo tende a levar as pregas para uma posição paramediana. Assim, se as pregas estão aduzidas na linha média, o cricotireóideo age como abdutor, tendendo a afastar as pregas vocais. Quando as pregas se encontram abduzidas, ele age como adutor, aproximando-as para a posição paramediana.[9]

O músculo tireoaritenóideo é dividido em porção medial, também conhecido como músculo vocal, e porção lateral ou externa. Apesar de papéis fisiológicos diferentes serem atribuídos a essas porções[10] (ver seção Propriedades contráteis da musculatura intrínseca da laringe), a

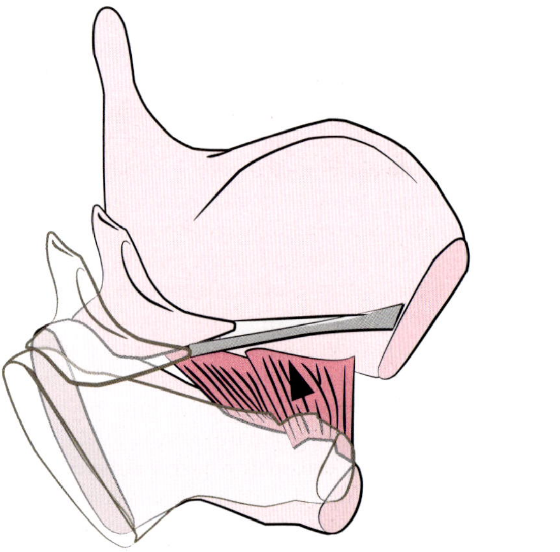

Figura 185.4 Ação do músculo cricotireóideo (rosa-escuro). As cartilagens tireóidea, cricóidea e aritenóidea aparecem em rosa claro, enquanto a prega vocal é ilustrada em cinza. Com a contração do cricotireóideo, a lâmina da cartilagem cricóidea é deslocada posteriormente, levando consigo a cartilagem aritenóidea. Consequentemente, a prega vocal é alongada, estirada e rebaixada. A ponta de seta indica o vetor de contração do músculo.

função do tireoaritenóideo será discutida neste capítulo de modo genérico, sem distinguir as subunidades e, muitas vezes, serão utilizados os termos vocal e tireoaritenóideo indistintamente. A contração do tireoaritenóideo promove a adução da prega vocal, sobretudo de sua porção membranosa. Sem uma devida participação do tireoaritenóideo, a porção membranosa da prega vocal não se fecha adequadamente, apesar da contração de outros músculos adutores. Além disso, o tireoaritenóideo tende a encurtar as pregas vocais, pela tração exercida sobre a cartilagem aritenóidea em direção à comissura anterior (Figura 185.5). Com a contração do tireoaritenóideo, a tensão do corpo da prega vocal é aumentada, deixando a borda livre arredondada e o nível vertical da prega fica rebaixado (Vídeo 185.1).[9]

O músculo cricoaritenóideo lateral (CAL) é um adutor da prega vocal. Sua contração traciona o processo muscular da cartilagem aritenóidea no sentido anteroinferior. Esse movimento promove a rotação da cartilagem aritenóidea sobre a cartilagem cricóidea, resultando em medialização e rebaixamento do processo vocal. Com isso, a prega vocal é também medializada (aduzida) e rebaixada (Figura 185.6). Há um pequeno alongamento e estiramento da prega vocal e sua borda livre é afilada.[9]

O músculo interaritenóideo (IA) participa da adução da região IA, fechando a glote cartilagínea, efeito não atingido pela contração isolada do tireoaritenóideo e do CAL. Com esse movimento, a glote membranosa é aduzida em certo grau (Figura 185.7). Os efeitos da contração do IA na tensão, comprimento, forma da borda livre e nível vertical da prega vocal são menores que aqueles provocados por outros músculos.[9]

Finalmente, o músculo cricoaritenóideo posterior (CAP) é o abdutor das pregas vocais. Sua contração traciona o processo muscular posteroinferiormente, promovendo uma ação contrária àquela do CAL. Devido ao vetor de tração e à dinâmica da articulação cricoaritenóidea, ocorre a lateralização e elevação do processo vocal da aritenoide. Com isso, as pregas vocais são também lateralizadas (abduzidas) e elevadas (Figura 185.8). Além disso, a prega vocal é alongada e tensionada e a borda livre fica abaulada. O fato de a prega abduzida poder se encontrar em um nível vertical mais elevado é de extrema relevância.

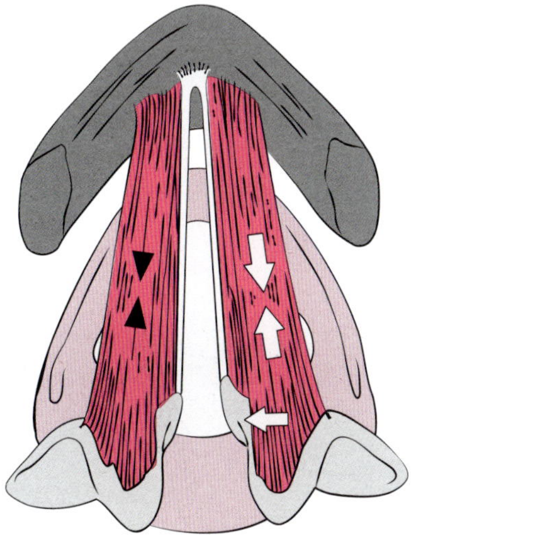

Figura 185.5 Ação do músculo tireoaritenóideo. A cartilagem tireóidea é ilustrada em cinza-escuro, a cricóidea, em rosa-escuro, e a aritenóidea, em cinza-claro. Essa representação é usada nas Figuras 185.6 a 185.9. Com a contração do tireoaritenóideo, a prega vocal é aduzida e encurtada, tornando-se mais espessa e deixando a mucosa de revestimento solta e frouxa. A glote é fechada principalmente em sua porção membranosa. A setas escuras indicam o vetor de contração dos músculos e as setas claras, a ação resultante.

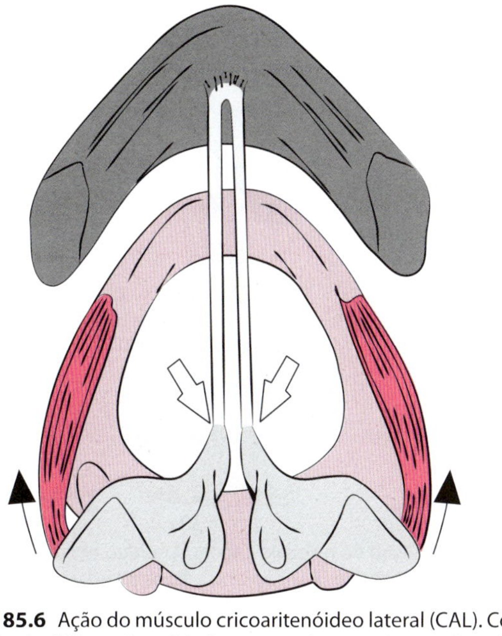

Figura 185.6 Ação do músculo cricoaritenóideo lateral (CAL). Com a contração do CAL, a aritenoide faz um movimento de rotação sobre a cricoide, medializando o processo vocal. Consequentemente, a prega vocal é aduzida. Além desse movimento, a prega vocal é ligeiramente alongada e estirada. As setas escuras indicam o vetor de contração dos músculos e as setas claras, a ação resultante.

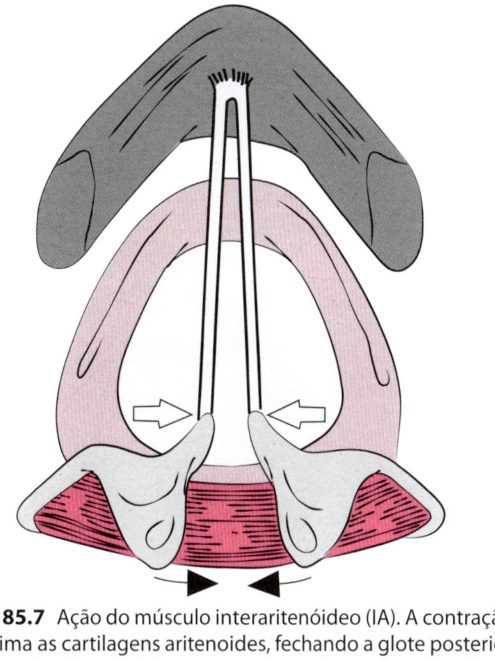

Figura 185.7 Ação do músculo interaritenóideo (IA). A contração do IA aproxima as cartilagens aritenoides, fechando a glote posterior. As pregas vocais são aduzidas como consequência desse movimento. As setas escuras indicam o vetor de contração dos músculos e as setas claras, a ação resultante.

A diferença de nível vertical entre as pregas vocais é difícil de se estabelecer pelos métodos atualmente utilizados para examinar a laringe, podendo ser facilmente subestimada. Uma prega vocal paralisada em posição lateralizada pode se encontrar em um nível vertical mais elevado que a prega sadia. Nesses casos, procedimentos que visem única e exclusivamente medializar a prega para melhorar a competência glótica podem apresentar resultados limitados, pois apesar de haver uma aparente coaptação das bordas livres na visão cranial, essas não chegam a se encostar, por causa da

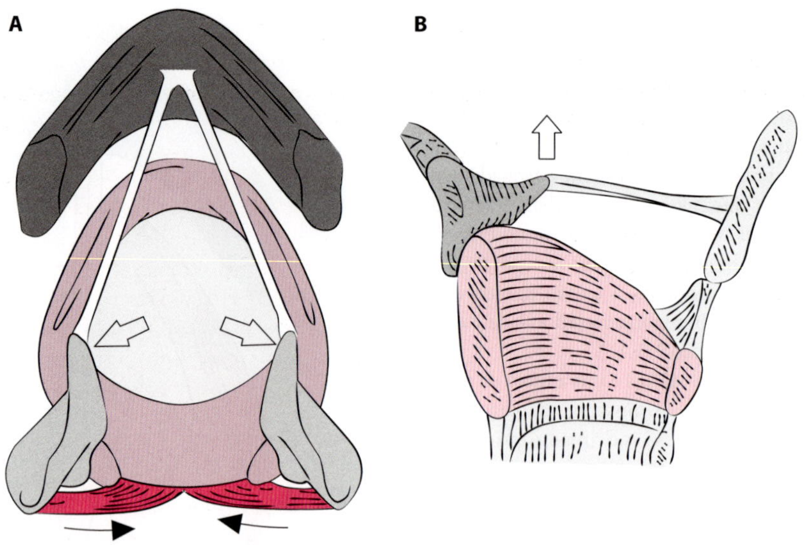

Figura 185.8 Ação do músculo cricoaritenóideo posterior (CAP). Com a contração do CAP, a aritenoide faz um movimento de rotação sobre a cricoide, lateralizando (**A**) e elevando (**B**) os processos vocais. Dessa forma, as pregas vocais são abduzidas e elevadas. Além disso, as pregas são alongadas e estiradas. As setas escuras indicam o vetor de contração dos músculos e as setas claras, a ação resultante.

diferença de nível vertical. Nesses casos, procedimentos que simulem a ação do CAL, com medialização e rebaixamento do processo vocal, são mais indicados (Figura 185.9).[9]

PROPRIEDADES CONTRÁTEIS DA MUSCULATURA INTRÍNSECA DA LARINGE

A musculatura intrínseca da laringe permite movimentos rápidos e precisos e um ajuste complexo de tensão e postura das pregas vocais. O conhecimento das propriedades contráteis dos músculos intrínsecos permite compreender melhor como cada um deles é adaptado para cumprir seu papel na fisiologia da laringe. A avaliação das propriedades contráteis de um músculo, como tempo de contração e resistência à fadiga, pode ser realizada por estudos eletrofisiológicos. Esses estudos têm mostrado que, em animais, os músculos intrínsecos da laringe, sobretudo o tireoaritenóideo e o CAL, são extremamente rápidos.[11-13] Contudo, tais estudos não são justificáveis terapeuticamente e não são normalmente realizados

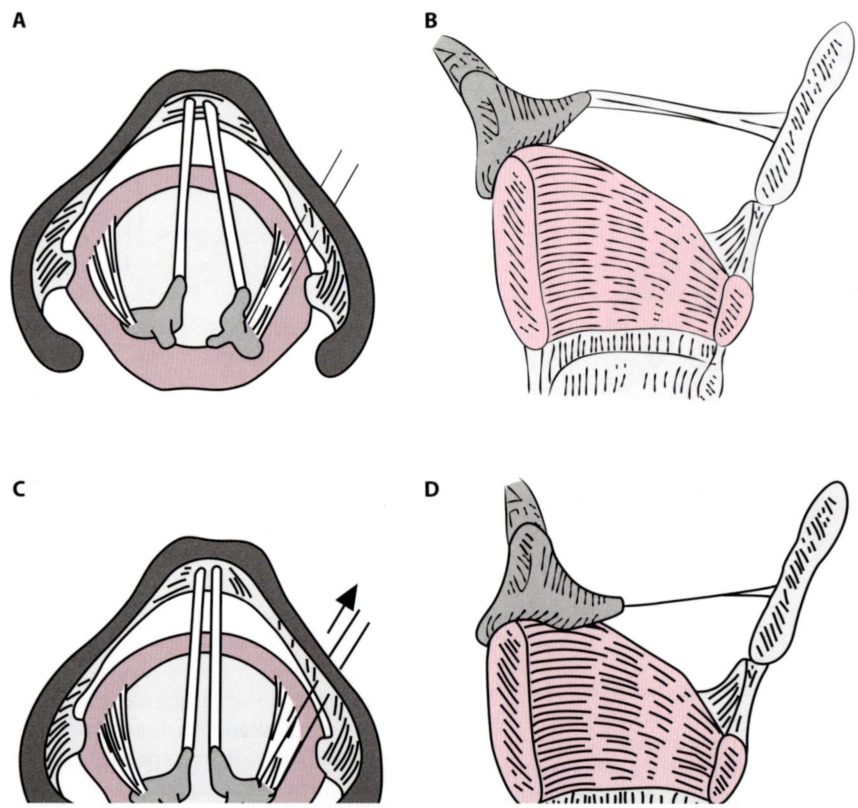

Figura 185.9 Rotação da cartilagem aritenóidea. Quando a prega vocal abduzida encontra-se elevada (**A** e **B**), o processo vocal da aritenoide deve ser medializado e rebaixado, simulando a contração do músculo cricoaritenóideo lateral, para se obter um fechamento glótico adequado (**C** e **D**). A falha na observação desse detalhe pode levar a resultados vocais desfavoráveis. A seta indica o vetor de contração dos músculos.

em humanos. Burke et al., por meio de um estudo fisiológico-histoquímico combinado, demonstraram que as fibras tipo 1 são de contração lenta, porém resistentes à fadiga, enquanto as tipo 2 são de contração rápida, podendo ser resistentes à fadiga ou não.[13]

Estudos histoquímicos tanto em humanos como em animais têm comprovado que o tireoaritenóideo, o CAL e o IA são músculos rápidos – com baixa proporção de fibras tipo 1, enquanto o cricotireóideo e o CAP são músculos mais lentos e resistentes à fadiga, dada a sua maior proporção desse tipo de fibra muscular (Tabela 185.1).[14-16] Esses achados são condizentes com a participação de cada músculo intrínseco nas diversas funções da laringe. Fisiologicamente, é interessante que os músculos adutores (tireoaritenóideo, CAL e IA) sejam rápidos para permitir uma proteção adequada das vias aéreas. Essa proteção é um evento efêmero que não exige músculos com alta resistência à fadiga. Por outro lado, o CAP ativado continuamente e de modo rítmico, durante os movimentos respiratórios, não necessita ser rápido, mas deve ser resistente à fadiga.[15,16] Da mesma forma, o cricotireóideo, mais atuante durante a fonação, deve apresentar características contráteis semelhantes ao CAP.

É interessante notar que, considerando os músculos intrínsecos de um modo geral, observa-se que a proporção de fibras rápidas é menor no homem que em outros animais.[17] A maior proporção de fibras lentas, porém, resistentes à fadiga no homem pode estar relacionada com o desenvolvimento da fala, que exige uma atuação mais frequente e duradoura da musculatura intrínseca da laringe.[17] A vocalização requer uma tensão adequada e mantida das pregas vocais, que deve ser produzida pela ativação de fibras de contração lenta e resistentes à fadiga, presentes principalmente no cricotireóideo[18] e no tireoaritenóideo.[10] Sem tais fibras, o músculo fatigaria rapidamente, não permitindo a manutenção prolongada do tônus que se faz necessária em determinadas atividades, como o canto. Apesar de a maioria da literatura correlata demonstrar que o tireoaritenóideo é rico em fibras rápidas, foi possível identificar em gatos uma porção interna desse músculo, correspondendo ao vocal, rica em fibras lentas.[10] Esse achado sugere que as subdivisões do tireoaritenóideo (vocal e porção externa) teriam papéis fisiológicos distintos. Enquanto o vocal estaria mais relacionado com a fonação, a parte externa do tireoaritenóideo seria mais atuante na proteção das vias aéreas.

Funções da laringe

Devido à sua íntima relação com o aparelho respiratório e à sua proximidade com a encruzilhada aerodigestiva, a laringe ocupa uma posição privilegiada para participar de uma série de atividades fisiológicas.

No reflexo da tosse, por exemplo, ela tem uma participação fundamental. Na fase compressiva, a laringe oferece grande resistência ao fluxo de ar expiratório pela contração da musculatura esfinctérica, elevando a pressão endotraqueal. Na fase expulsiva, ela deve abrir-se rapidamente para permitir o escape abrupto do ar. Pacientes com incompetência glótica, como aqueles com paralisia em abdução de prega vocal, além de sujeitos à aspiração, têm uma tosse ineficaz, uma vez que não conseguem reter o fluxo de ar expiratório e elevar a pressão endotraqueal e intratorácica. O mesmo ocorre com pacientes traqueostomizados. A capacidade de reter o ar nos pulmões é também importante em outras funções. O aumento da pressão intratorácica promovido pela manobra de Valsalva é obtido por mecanismos semelhantes e pode ser transmitido para o abdômen, sendo importante na defecação e durante o período expulsivo do parto. A manobra de Valsalva serve ainda para estabilizar o tórax durante o levantamento de pesos com os braços. Além disso, ao alterar a pressão intratorácica, a laringe pode ter influência sobre o retorno venoso para o coração e, consequentemente, sobre a circulação.

Dessa forma, a laringe contribui de modo relevante para diversas atividades. As chamadas funções básicas da laringe, contudo, compreendem a proteção das vias aéreas, a respiração e a fonação. Cada uma dessas funções é abordada a seguir.

Função de proteção das vias aéreas

A participação da laringe na proteção das vias aéreas ocorre por mecanismos reflexos em diversas situações. A mais comum e importante é a deglutição. Para se entender essa participação, é necessário posicionar a atuação da laringe no panorama de eventos que ocorrem durante a fase faríngea da deglutição. Quando o reflexo de deglutição é deflagrado, por estimulação de receptores profundos localizados próximos às fauces e à base da língua, o centro da deglutição no tronco cerebral programa quatro atividades neuromusculares reflexas para ocorrer de modo sequencial (na verdade, essas atividades podem se sobrepor temporalmente):[19]

- Fechamento velofaríngeo para evitar refluxo de alimentos para o nariz
- Peristalse faríngea para impulsionar o bolo alimentar através da faringe
- Proteção da via aérea
- Abertura do esfíncter superior do esôfago para permitir a passagem do alimento para o esôfago.

Esses reflexos envolvem a atuação de músculos situados na faringe, laringe e esôfago, têm uma regulação complexa e são influenciados por determinadas características do bolo alimentar, tais como seu volume e consistência.[20] A proteção da via aérea durante a deglutição envolve dois mecanismos principais: a elevação e o fechamento da laringe. Com a contração da musculatura supra-hióidea (genio-hióideo, milo-hióideo, estilo-hióideo e digástrico), a laringe é tracionada anterior e superiormente, posicionando-se sob a base da língua, que se posterioriza no final da fase oral da deglutição. Com esse deslocamento, a epiglote é empurrada posteriormente, assumindo uma posição horizontalizada sobre o vestíbulo laríngeo. Nessas condições, a laringe fica de certa forma protegida do trajeto do bolo alimentar, que passa sobre a base da língua.

O fechamento da laringe é garantido pelo reflexo de fechamento glótico, que tem importância fundamental na proteção das vias

Tabela 185.1 Proporção de fibras lentas (tipo 1) na musculatura intrínseca da laringe.

Autor	Ano	Espécie	Músculo tireoaritenóideo	Músculo CAL	Músculo IA	Músculo cricotireóideo	Músculo CAP
Sahgal e Hast[12]	1974	Macaco	19%	12%	Pouco	30%	40%
Ryu[15]	1982	Cão	12%	12%	10%	54%	41%
Teig et al.[16]	1978	Homem	35%	40%	46%	47%	67%
Lacau et al.[14]	1983	Homem	23 a 40%	29%	24 a 30%	35 a 48%	60 a 75%

CAL = cricoaritenóideo lateral; CAP = cricoaritenóideo posterior; IA = interaritenóideo.

aéreas inferiores durante a deglutição. Esse reflexo pode ser diminuído ou mesmo ser ausente em recém-nascidos, nos quais o sistema nervoso central e o periférico não estão completamente desenvolvidos.[21] Estudos eletrofisiológicos mostram que a estimulação do NLS pode desencadear o reflexo de fechamento glótico. Seu substrato neurológico envolve a ocorrência de um reflexo polissináptico no nível de tronco cerebral e uma resposta direcionada à musculatura adutora da laringe.[6] Por outro lado, a integridade dos NLS parece não ser vital para um adequado fechamento glótico durante a deglutição, uma vez que esse reflexo é mantido em pacientes submetidos a laringectomias supraglóticas horizontais, em que esses nervos são secionados. Isso ocorre porque, conforme mencionado anteriormente, o fechamento glótico durante a fase faríngea da deglutição faz parte de um conjunto de respostas reflexas que são desencadeadas pela estimulação de receptores profundos da língua. Esses estímulos são conduzidos ao tronco cerebral pelo nervo glossofaríngeo.[19] Em animais, o reflexo da deglutição pode ser desencadeado pela estimulação tanto do nervo glossofaríngeo, como do NLS.[22] O homem, contudo, não utiliza essa segunda via, uma vez que ela constitui um risco, pois implica em um bolo alimentar perigosamente próximo do vestíbulo laríngeo no momento em que o reflexo é desencadeado. Fora do contexto da deglutição, o reflexo de fechamento glótico pode ser deflagrado por outros estímulos sensoriais. Experimentos animais têm demonstrado que a estimulação dos nervos óptico, acústico, corda do tímpano, trigêmeo, vago e glossofaríngeo, entre outros, pode desencadear esse reflexo, enfatizando seu papel primitivo na proteção da via aérea contra uma variedade de estímulos potencialmente nocivos.[23]

O fechamento esfinctérico da laringe produzido sob comando do centro da deglutição ou pela estimulação bilateral dos NLS ocorre em três níveis: as pregas ariepiglóticas, as falsas pregas e as pregas vocais. Dessa forma, o termo "fechamento glótico" é uma simplificação do processo. A musculatura envolvida no fechamento das pregas ariepiglóticas e das falsas pregas não é bem definida, mas provavelmente compreende a parte mais cranial do tireoaritenóideo e os músculos ariepiglótico e tireoepiglótico. O fechamento do vestíbulo laríngeo é crítico para evitar a entrada de alimentos na laringe. Caso isso aconteça, é necessário que o alimento seja contido e eliminado ainda durante a fase reflexa da deglutição para que não ocorra aspiração. Deve-se notar que o fechamento da laringe é acompanhado por um período de apneia e dura pela fração de segundo que o bolo alimentar leva para passar pela via aérea; a laringe se abre para a respiração assim que o bolo entra no esôfago. Se, nesse momento, um resíduo alimentar permanece no vestíbulo laríngeo, ele é aspirado pelo movimento inspiratório que se segue à deglutição. Apesar da importância do fechamento do vestíbulo laríngeo, acredita-se que o fechamento mais efetivo da laringe ocorra em nível glótico. A explicação para esse fato tem bases musculares e estruturais. Além do forte fechamento muscular reflexo promovido pela musculatura adutora, as pregas vocais têm um formato triangular, quando vistas no plano frontal, com bordas livres e direção levemente cranial. Dessa forma, constituem um mecanismo valvular passivo que dificulta a entrada de qualquer material na traqueia (Figura 185.10). Esses dois fatores tornam a glote a barreira mais eficaz contra a aspiração durante a deglutição. Uma correlação, porém, com raciocínio inverso, pode ser feita em relação à prega vestibular ou falsa prega. Aqui, seu formato valvular, com a borda livre direcionada inferiormente, impõe maior resistência ao fluxo expiratório. Tal disposição favorece o fechamento laríngeo em situações em que é necessário o aumento da pressão subglótica e traqueal, como durante a tosse e a manobra de Valsalva, por exemplo.

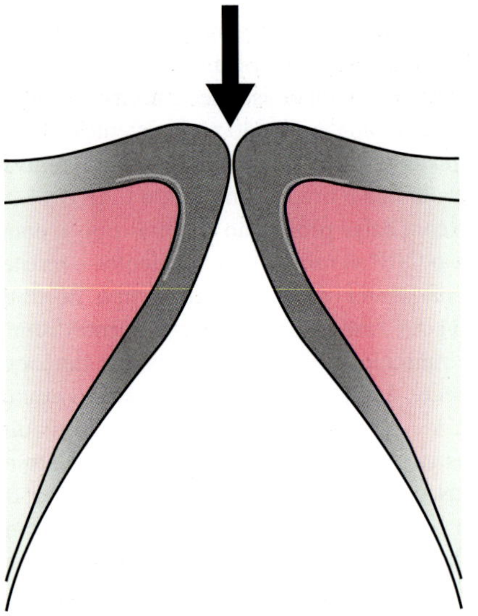

Figura 185.10 Efeito valvular da prega vocal. Por causa da sua conformação, a prega vocal oferece resistência à entrada de qualquer material para a região subglótica e as vias aéreas inferiores. A resistência "passiva" é menor para materiais que deixem a traqueia em sentido cranial, como algum material aspirado, que é eliminado pela tosse.

Função respiratória

Do ponto de vista respiratório, a laringe atua como um resistor cuja resistência é variável, regulando o fluxo aéreo inspiratório e expiratório. Esse controle ocorre principalmente em nível glótico, apesar de mecanismos extrínsecos poderem alterar a resistência laríngea.[24] A contração do CAP abduz as pregas e diminui a resistência, enquanto a contração do tireoaritenóideo e outros músculos adutores estreitam a glote e aumentam a resistência. O cricotireóideo tem uma atividade complexa. Apesar de a contração isolada desse músculo tender a estreitar a glote, a contração concomitante do cricotireóideo e do CAP torna a fenda glótica um pouco maior que a contração isolada do CAP. Nessa situação, a área glótica é aumentada tanto no sentido anteroposterior, por causa da contração do cricotireóideo, como no mediolateral, por causa da contração do CAP (Figura 185.11).[25]

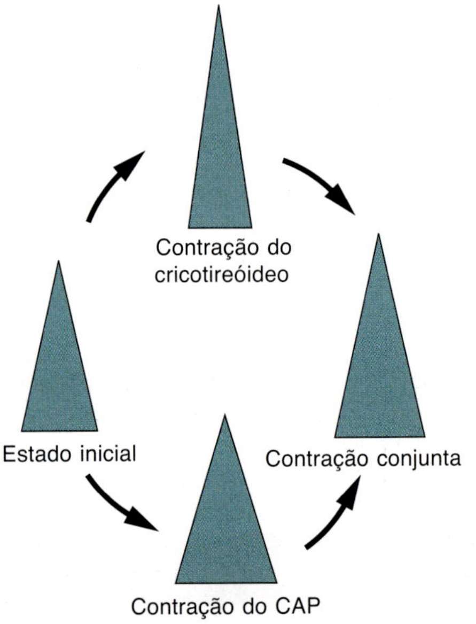

Figura 185.11 Efeito da contração do músculo cricotireóideo e cricoaritenóideo posterior (CAP) na área glótica, durante os movimentos respiratórios. A contração do cricotireóideo leva a um aumento do diâmetro anteroposterior da glote, enquanto o CAP leva a um aumento no sentido mediolateral. O efeito combinado da contração de ambos os músculos promove a maior área glótica.

Como citado anteriormente, a estrutura da prega vocal humana, que lhe confere uma propriedade valvular, age passivamente no sentido de dificultar a entrada de qualquer material, incluindo o ar, nos pulmões. Esse efeito pode ser observado em pacientes com paralisia bilateral em adução das pregas vocais. Nesses casos, a fenda glótica é estreita e não ocorre abertura ativa da glote durante a inspiração. Devido ao mecanismo valvular das pregas e ao efeito de Bernoulli (ver seção Função fonatória), observa-se que durante a inspiração as pregas tendem a se aproximar da linha média, aumentando ainda mais a obstrução e a resistência ao fluxo inspiratório.

A abertura ativa da laringe durante a inspiração é, portanto, fundamental para garantir uma ventilação pulmonar adequada. Se a laringe humana não fosse dotada de um mecanismo de abertura ativa como ocorre na laringe primitiva dos peixes pulmonados, a resistência ao fluxo inspiratório seria elevada e exigiria, sobretudo em situações de alta demanda, um maior esforço da musculatura respiratória. Contudo, graças à contração do CAP durante a inspiração, as pregas vocais estão amplamente abduzidas de modo que a resistência laríngea é baixa e tem pouca influência no fluxo inspiratório.[24] Estudos neurofisiológicos comprovam uma contração fásica do CAP, síncrona com a inspiração e que ocorre sistematicamente antes que a do diafragma, em cada movimento inspiratório. O ritmo dessa atividade é acentuado pela hipercapnia e pela obstrução ventilatória, sendo deprimido pela hiperventilação e consequente hipocapnia.[26]

Durante a expiração, a laringe pode regular o tempo expiratório e a pressão intrapulmonar pela alteração da configuração glótica e consequente restrição que impõe ao fluxo expiratório. Na maioria das situações respiratórias, existe um casamento perfeito entre a duração do fluxo expiratório e o tempo antes da próxima inspiração, de modo a não existir uma pausa no final da expiração. Como o tempo necessário para o esvaziamento do volume corrente é pequeno,[27] existe um retardo variável do fluxo expiratório, com o objetivo de prolongar o tempo expiratório. Apesar de haver outros mecanismos envolvidos, a laringe participa desse processo ao aumentar a resistência ao fluxo expiratório pelo estreitamento da glote,[28] um efeito que pode ser referido como "retardo laríngeo". O estreitamento da glote pode ocorrer pela contração da musculatura adutora, como músculo o tireoaritenóideo,[29] e/ou de forma passiva, uma vez que forças elásticas de recolhimento tendem a aduzir as pregas vocais assim que o CAP deixa de se contrair.

O tempo expiratório é um importante fator no controle da frequência respiratória, uma vez que o tempo inspiratório não varia muito na maioria das condições respiratórias. Assim, a laringe atua de modo importante no controle da respiração. Ao prolongar a duração da expiração pelo efeito do retardo laríngeo, por exemplo, a laringe pode diminuir a frequência respiratória. O retardo laríngeo do fluxo expiratório é mais proeminente na respiração tranquila, sendo reduzida em situações de fluxo aumentado como durante a realização de exercícios, hipercapnia e hiperventilação voluntária.[28] Isso ocorre porque, com demandas respiratórias muito elevadas, o CAP mantém sua contração durante a expiração, após o relaxamento do diafragma,[30] reduzindo o efeito do retardo laríngeo. Isso resulta em saída mais rápida do ar, o que reduz a duração da expiração e aumenta a frequência respiratória. Em contraste, a estimulação de quimiorreceptores carotídeos por hipoxia, que também aumenta a ventilação, leva, em determinadas condições, a um estreitamento da glote durante a expiração.[31] O papel fisiológico dessa atividade é discutível. O aumento de resistência ao fluxo expiratório, contudo, faz com que uma maior quantidade de ar mantenha-se nos alvéolos no final da expiração,[32] o que pode facilitar a ocorrência das trocas gasosas.[33]

Função fonatória

A produção da fala envolve basicamente três processos: a produção do som glótico pela vibração das pregas vocais, seguida pela ressonância e articulação desse som, que ocorrem no trato vocal supraglótico. Dessa forma, não só a laringe, mas todo o sistema respiratório e também o trato vocal, são importantes na produção da fala. Nesse capítulo, a discussão é limitada à participação da laringe nesse processo, ou seja, à fonação.

Durante a fonação, as pregas vocais convertem a energia aerodinâmica gerada pelo fluxo expiratório em energia acústica. A vibração das pregas vocais compreende o princípio básico desse fenômeno. Para que qualquer fenômeno vibratório ocorra é necessário que forças antagônicas atuem sobre uma determinada estrutura, promovendo sua oscilação de forma ordenada e sequencial. Essas forças, no caso da produção vocal, determinam a abertura e o fechamento sucessivo das pregas vocais durante o ciclo vibratório.

As forças de abertura e fechamento não são geradas ativamente por contrações musculares, conforme preconizava a teoria neurocronáxica de vibração cordal.[34] Apesar de a musculatura intrínseca da laringe constituir um dos mais rápidos grupamentos musculares do corpo humano, suas contrações repetidas não permitiriam a velocidade necessária para a vibração das pregas vocais durante a fonação.

A teoria atualmente aceita para explicar o fenômeno vibratório é a teoria mioelástica-aerodinâmica, defendida por Van den Berg, em 1959.[35] Segundo ela, a vibração das pregas vocais depende de um componente mioelástico e outro aerodinâmico para ocorrer. Sob controle neuromuscular, as pregas vocais são aduzidas na linha média, assumindo uma postura fonatória. A atividade neuromuscular participa ainda no controle da massa, tensão e elasticidade das pregas, que constituem o componente mioelástico. Esses fatores são importantes para a manutenção e modulação da vibração. A partir daí, o fenômeno vibratório ocorre basicamente por forças aerodinâmicas relacionadas com o fluxo aéreo expiratório.

Uma vez que as pregas vocais são colocadas em posição fonatória, o fluxo expiratório encontra uma resistência em nível glótico (resistência glótica), gerando uma pressão subglótica crescente. Em um determinado momento, essa pressão é suficientemente alta para vencer a resistência glótica e deslocar as pregas lateralmente, promovendo sua abertura. A força de abertura das pregas vocais é, portanto, representada pela pressão subglótica, que depende do fluxo expiratório e da resistência glótica.

A adução e o aumento da rigidez das pregas vocais, sobretudo pela contração do tireoaritenóideo, resultam em aumento da resistência glótica. Nessa situação, exige-se uma pressão subglótica maior para promover a abertura da glote. A atividade da musculatura respiratória pode influenciar o fluxo expiratório e, com isso, regular a pressão subglótica, desde que a resistência glótica mantenha-se constante. Em indivíduos normais, o fluxo expiratório para uma fonação mantida é controlado por forças passivas de recolhimento da caixa torácica e pela atividade da musculatura, tanto inspiratória como expiratória. Uma vez que as forças de recolhimento da caixa torácica tendem a diminuir durante a expiração, a musculatura respiratória deve agir para manter o fluxo expiratório e a pressão subglótica constantes. Assim, os músculos inspiratórios contraem durante o início da expiração para compensar a força de recolhimento torácico elevada, enquanto os músculos expiratórios são ativados posteriormente, para suplementar a diminuição da força de recolhimento no final da expiração.[36] Caso a musculatura inspiratória deixe de atuar, ou a musculatura expiratória apresente uma atividade precoce durante a expiração, observa-se um aumento do fluxo expiratório e, consequentemente, da pressão subglótica.

O controle da pressão subglótica que é necessária para iniciar e manter a vibração das pregas vocais (pressão de limiar fonatório) é um dos principais fatores que contribuem para uma fonação adequada. A magnitude da resistência glótica não é o único fator que define a pressão de limiar fonatório. Mudanças da configuração glótica e das propriedades viscoelásticas das pregas vocais associadas a condições como presença de pólipos vocais[37] e desidratação,[38] por exemplo, podem afetar a pressão de limiar fonatório. Um nível de pressão alto implica que a vibração das pregas vocais exigirá um maior esforço respiratório para ocorrer. Por outro lado, durante a fonação, o tamanho e o formato da via aérea superior e da própria laringe mudam constantemente e essas mudanças podem influenciar dinamicamente a pressão subglótica. Para permitir a manutenção de uma pressão subglótica adequada durante a fonação existem mecanismos complexos de *feedback* controlados por diversos sistemas sensoriais. Pouco se sabe a respeito desses sistemas. Acredita-se que sensores de pressão, propriocepção e sensores auditivos participem desse controle.[39]

Uma vez que a glote é aberta pela passagem do ar, diversas forças interagem imediatamente para promover o fechamento glótico. Existem duas forças de fechamento principais: a elasticidade das pregas vocais e o efeito de Bernoulli (Figura 185.12). Alguns autores consideram ainda a diminuição da pressão subglótica decorrente do escape de ar pela abertura da glote como uma força de fechamento. A elasticidade é regulada pela atividade da musculatura intrínseca da laringe que controla o grau de tensão, massa e estiramento das pregas vocais, conforme mencionado anteriormente. Por causa dessa elasticidade, as pregas tendem a retornar à posição que ocupavam antes de ceder à força de abertura.

O efeito de Bernoulli estipula que a alta velocidade do fluxo aéreo em uma região de estreitamento cria uma queda de pressão perpendicular à direção do fluxo, que, no caso da glote, faz com que as pregas vocais sejam aspiradas em direção ao lúmen da laringe. Essa sucção auxilia na aproximação das pregas vocais. Trata-se de um efeito semelhante ao que ocorre quando uma corrente de ar é passada por entre duas folhas de papel justapostas. Em vez de haver uma separação entre as folhas, elas se mantêm aproximadas pela força de sucção gerada pelo efeito de Bernoulli. Finalmente, com o escape de ar pela glote, a pressão subglótica cai, reduzindo a força que mantém as pregas vocais separadas. Pelo efeito conjunto desses três fatores, as pregas vocais são aproximadas.

Assim que a glote se fecha, a pressão subglótica volta a aumentar até reiniciar o processo. Esse ciclo de vibração é chamado de ciclo glótico e ocorre, em média, 110 vezes por segundo em homens e 200 vezes por segundo em mulheres. Como resultado desse processo, o fluxo aéreo expiratório é "cortado" repetidamente, criando ondas regulares e bem definidas de compressão e rarefação do ar, que se traduzem em ondas sonoras (Figura 185.13). Quando o fechamento glótico não é completo e existe escape de ar pela glote, as ondas de compressão e rarefação formadas não são bem definidas e uma perturbação da qualidade vocal pode ser notada.

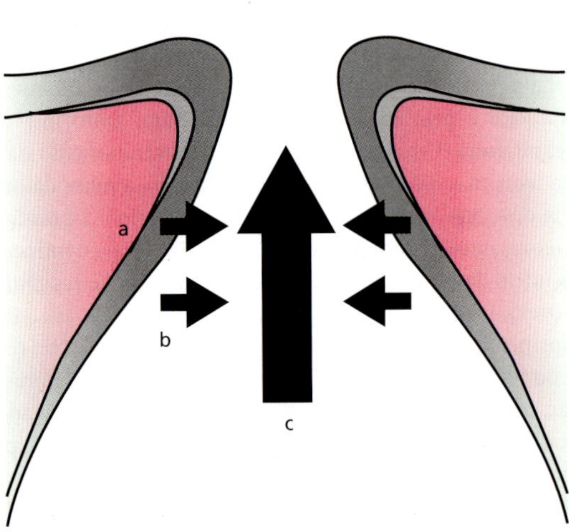

Figura 185.12 Representação das principais forças que determinam a vibração das pregas vocais. A força de abertura é representada pela pressão subglótica (c), enquanto as forças de fechamento são representadas pela elasticidade da prega vocal (a) e pelo efeito de Bernoulli (b).

Observações da vibração da prega vocal feitas com a utilização da estroboscopia e de filmes de alta velocidade têm evidenciado a importância do efeito de Bernoulli no fechamento da glote. Esses estudos determinaram que o ciclo vibratório consiste em três fases: a fase de abertura, a de fechamento e a fechada (Figura 185.14).

Na maioria das condições fonatórias, a borda livre da prega vocal apresenta uma extensão vertical quando observada no plano frontal. Assim, o contato entre as bordas livres durante a fase fechada não se dá em um único ponto, mas se faz através de uma superfície dentro dessa extensão vertical. Durante a fonação, a borda livre da prega vocal inicia sua abertura em sua porção inferior (lábio inferior) e à medida que a frente de pressão subglótica caminha em direção cranial, abre-se a porção superior (lábio superior), eliminando um *puff* de ar. Antes que o lábio superior atinja sua máxima abertura, o inferior, que já a atingiu, começa a se fechar. Esse movimento é seguido pelo lábio superior com uma pequena defasagem de fase (Figura 185.15).[40]

A diferença temporal entre a abertura das porções inferiores e superiores da borda livre da prega vocal é chamada de diferença de fase vertical. Essa defasagem entre os lábios superior e inferior estende-se sobre a superfície superior da prega vocal durante o ciclo vibratório, produzindo ondas que se propagam sobre a mucosa, quando vistas à estroboscopia ou videoendoscopia de alta velocidade (Vídeo 185.2).[41,42] O efeito ondulatório sobre a mucosa requer que a força de fechamento "caminhe" pela extensão vertical da borda livre e seria inexplicável apenas pela elasticidade da prega vocal. Tal fenômeno pode ser explicado com base no fato de que, à medida que a frente de pressão subglótica progride cranialmente afastando as pregas vocais, o efeito de Bernoulli age sobre a mucosa da prega vocal afastada aspirando-a em direção ao lúmen da laringe. O quanto o efeito de Bernoulli contribui para o fechamento da glote depende, portanto, da mobilidade da mucosa da prega vocal. Quanto mais móvel a mucosa, maior o papel desse efeito no fechamento das pregas vocais durante o ciclo vibratório. Situações fisiológicas ou patológicas em que a mobilidade da mucosa da prega vocal encontra-se reduzida, como em casos de estiramento ou de cicatriz, impedem que esse efeito atue adequadamente para auxiliar no fechamento glótico.

Por outro lado, graças ao efeito de Bernoulli e à presença de uma mucosa frouxa e maleável, é possível obter uma vibração normal das pregas, com fechamento glótico completo, mesmo partindo de uma condição em que as pregas vocais se encontrassem discretamente afastadas no início da vibração. Quando as pregas são postas a vibrar, esse efeito pode aspirar a mucosa da prega para uma posição mais medial que sua posição inicial, permitindo, dessa forma, o fechamento glótico completo. Essa observação é outro indício de que o fechamento glótico não se faz apenas pela força de elasticidade da prega vocal. O conceito de área glótica inicial (Ag0) considera a área da glote no momento imediatamente anterior ao início da fonação.[1] Obviamente, existe um limite de afastamento das pregas, ou de Ag0, que pode ser "compensado" pelo efeito de Bernoulli. Esse limite depende do grau de mobilidade da mucosa. A partir de um certo limite, ou Ag0 crítico, a glote não se fecha completamente em momento algum. Sempre que a vibração das pregas vocais ocorre sem que haja um fechamento completo da glote, perde-se a eficiência no "corte" do fluxo expiratório em pulsos de ar que, dessa forma, tornam-se menos definidos. Como consequência, reduz-se o nível de componentes harmônicos do som glótico. Se o fluxo de ar é suficientemente forte, cria-se um fluxo turbulento que interfere na vibração das pregas vocais, perdendo-se um pouco de periodicidade. Além disso, um ruído turbulento

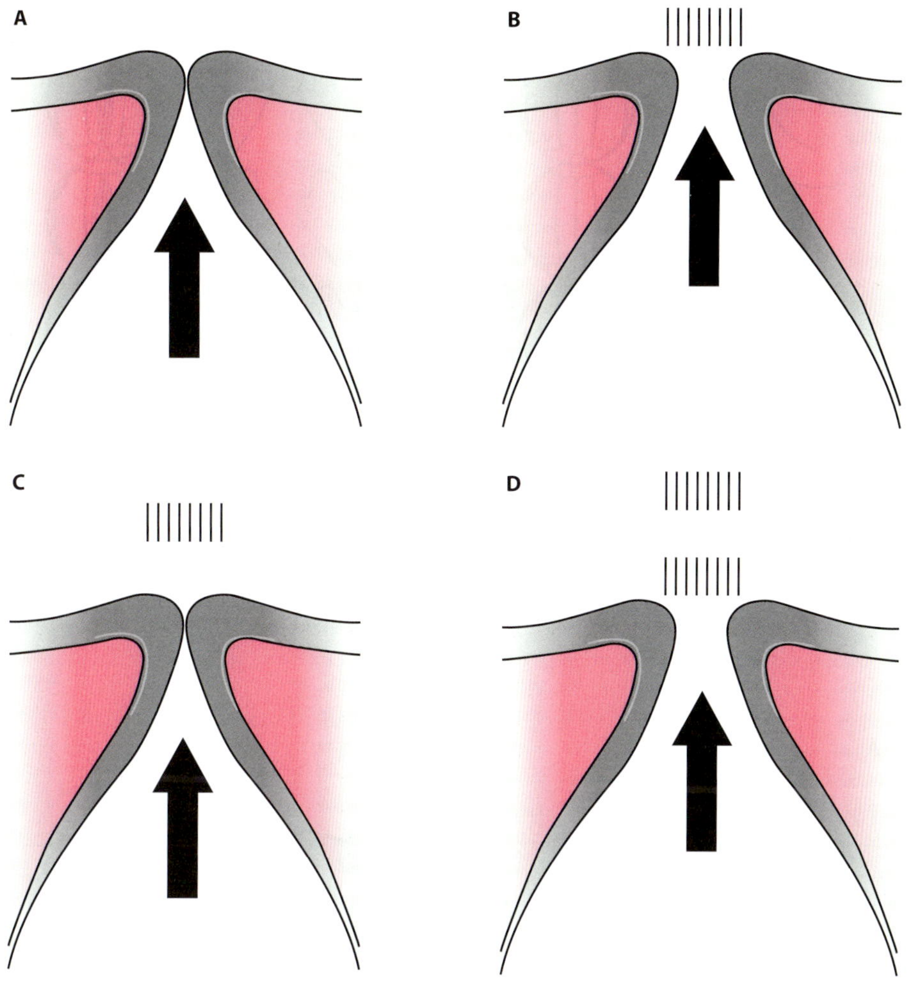

Figura 185.13 Formação das ondas sonoras, que se caracterizam por pulsos regulares e bem definidos de compressão e rarefação de ar. No início, com a glote fechada, a pressão subglótica eleva-se até vencer a resistência glótica (**A**). Quando isso acontece, um *puff* de ar é eliminado, constituindo uma onda de compressão do ar supraglótico (**B**). A glote volta e se fecha, formando uma onda de rarefação (**C**), até que uma nova onda de compressão se forme com a próxima abertura da glote (**D**). Dessa forma, a vibração das pregas vocais faz com que o fluxo de ar expiratório seja "cortado" sucessivamente e de modo regular, constituindo as ondas sonoras.

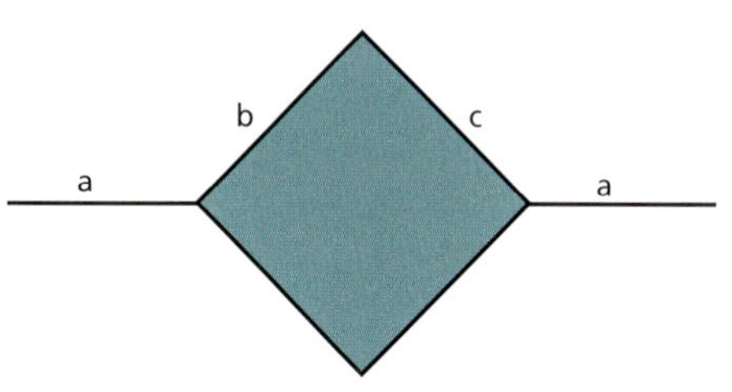

Figura 185.14 Representação esquemática das fases da vibração da prega vocal. a = fase fechada; b = fase de abertura; c = fase de fechamento.

de alta frequência é produzido. Devido a esses três fatores, a voz torna-se rouca (Figura 185.16). A fonação em falsete, contudo, é uma exceção a essa regra.

Apesar de nem sempre haver uma fase fechada durante o ciclo vibratório, não se pode falar em rouquidão nesses casos. Experimentos em laringes humanas excisadas demonstraram que o Ag0 crítico oscila entre 0,01 e 0,05 cm^2. Assim, em condições experimentais, quando o Ag0 excede 0,05 cm^2, a voz produzida é sempre rouca, independendo da tensão das pregas vocais ou da pressão subglótica. Por outro lado, um Ag0 menor que 0,01 cm^2 normalmente não produz voz rouca, a menos que outros fatores, como a viscoelasticidade da prega vocal, estejam extremamente alterados. Por exemplo, se as pregas vocais estiverem bastante rígidas, é possível que haja um fechamento incompleto da glote durante a fonação, mesmo que elas tenham partido de uma posição de adução completa (Ag0 = 0). Isso ocorre porque, com a rigidez da mucosa, o efeito de Bernoulli não pode atuar de modo adequado e as pregas estarão mais suscetíveis a serem continuamente afastadas uma da outra pela força da pressão subglótica.[39]

Como exposto, compreende-se que tanto o fechamento completo da glote como a propagação da onda mucosa dependem da presença de uma estrutura vibrátil adequada, representada por uma mucosa frouxa e flexível. Em seus detalhados trabalhos histológicos, Hirano demonstrou que a estrutura das pregas vocais é organizada em camadas e que cada camada tem propriedades mecânicas diferentes.[9,41] A análise da organização estrutural das pregas vocais mostra que há uma variação gradativa na rigidez de cada camada, sendo mais maleáveis na superfície e tornando-se cada vez mais rígidas em direção ao músculo vocal. Com base nessa organização estrutural, esse autor desenvolveu a "teoria de cobertura e corpo" de produção vocal, em que o epitélio e a camada superficial da lâmina própria corresponderiam à cobertura, e o músculo vocal, ao corpo. O ligamento vocal, constituído pelas camadas média e profunda da lâmina própria, representaria uma zona de transição que funcionaria como um acoplador entre a mucosa superficial e o músculo vocal (Figura 185.17). Um elemento importante e

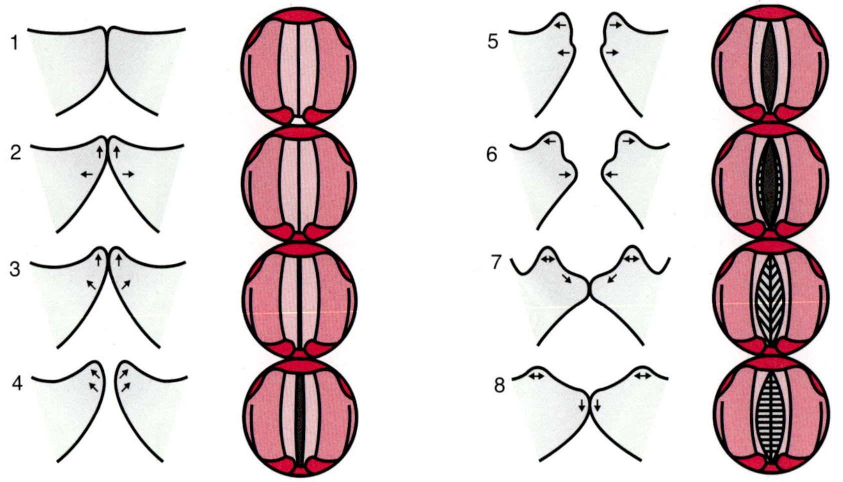

Figura 185.15 Ciclo vibratório normal. Por atuação da pressão subglótica, o lábio inferior começa a se afastar (2 a 3) ainda durante a fase fechada (1 a 3). Quando a glote se abre (4), tanto o lábio inferior como o superior estão se afastando. Contudo, antes que o lábio superior atinja sua abertura máxima (7), o inferior, que já a atingiu (5 e 6), começa a se fechar (7), por atuação da elasticidade da prega vocal e do efeito de Bernoulli. Forma-se uma onda que se propaga pela superfície superior da prega (8).

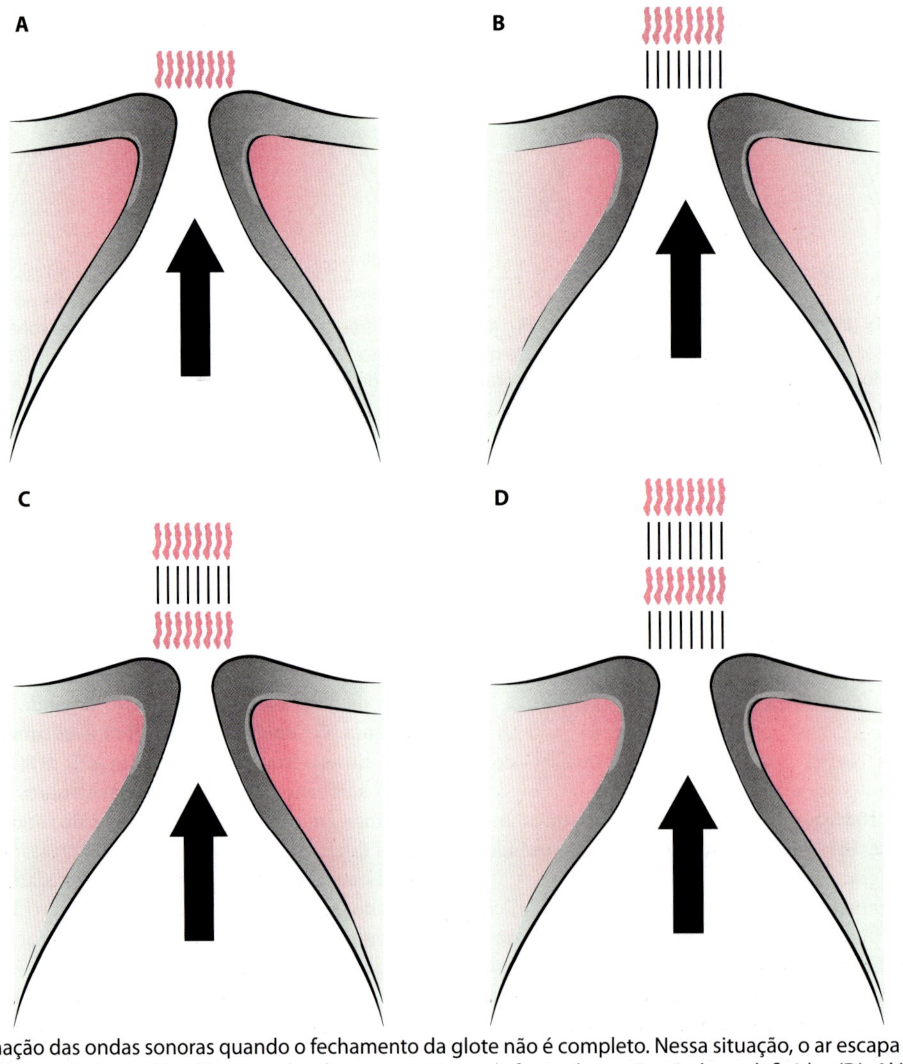

Figura 185.16 Formação das ondas sonoras quando o fechamento da glote não é completo. Nessa situação, o ar escapa continuamente pela glote formando um fluxo turbulento (**A** a **C**) e as ondas de compressão e rarefação do ar não são bem definidas (**D**). Além da diminuição de componentes harmônicos e interferência na periodicidade da vibração, forma-se um ruído de fundo de alta frequência.

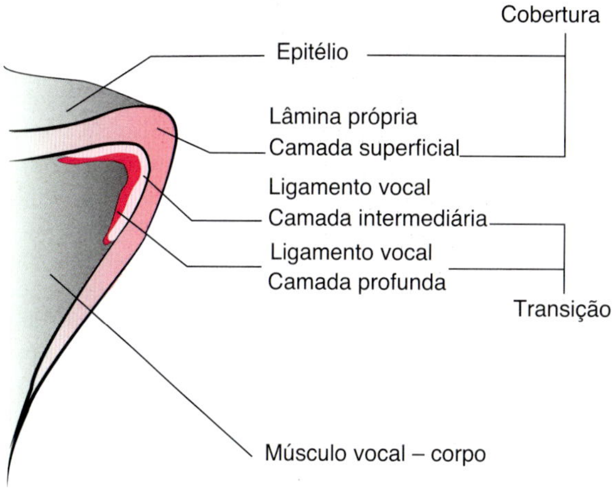

Figura 185.17 Organização estrutural da prega vocal. Teoria de cobertura e corpo.

pouco lembrado da organização estrutural da prega vocal é a camada de muco que recobre a mucosa. A presença de um filme mucoso de composição e viscosidade adequadas e que é continuamente deslocado sobre o epitélio mantém as pregas vocais úmidas e lubrificadas. Sem essa camada, a superfície da prega ficaria seca, impossibilitando a vibração.[43] Durante a fonação em condições adequadas, a cobertura, mais maleável, oscila sobre o corpo, mais rígido, levando à formação de movimentos muco-ondulatórios, vistos à laringoestroboscopia. Quando a estrutura da prega vocal é violada, sobretudo em suas camadas mais profundas, essa organização estrutural é substituída por fibrose e as propriedades vibratórias, ao menos na região lesada, são perdidas. Como consequência, a progressão das ondas mucosas fica prejudicada e a qualidade vocal deteriora.

Por outro lado, a formação de ondas mucosas não é obrigatória para uma fonação normal. Quando a prega vocal encontra-se muito estirada por ação da musculatura intrínseca da laringe, como na fonação em falsete, por exemplo, ocorre aumento da rigidez não só do corpo, como também da cobertura, que perde sua mobilidade. Nessa situação, a onda mucosa está diminuída ou mesmo ausente, sem implicar necessariamente em comprometimento da qualidade vocal.

Dessa forma, o controle neuromuscular da fonação, particularmente desenvolvido em cantores, pode alterar as propriedades viscoelásticas de cada camada da prega vocal. Com isso, influencia aspectos como frequência fundamental, modo de fonação, intensidade e também a eficácia e resistência do sistema fonatório em manter determinadas características da voz. A seguir, é abordado como ocorre o controle de alguns desses aspectos vocais.

Controle da frequência fundamental

A frequência fundamental (F_0) corresponde ao número de ciclos de vibração das pregas vocais por segundo, sendo referida como *pitch* do ponto de vista perceptual. No homem adulto, o espectro de *pitch* varia de 65 a 260 Hz, com moda em 130 Hz, enquanto na mulher ele costuma ser uma oitava acima, variando de 130 a 520 Hz, com moda em 260 Hz.[43]

O *pitch* pode ser controlado de três maneiras: por alteração das propriedades viscoelásticas da prega vocal decorrente da ação da musculatura laríngea (p. ex., o tensionamento da prega), pela variação da pressão subglótica e pela atuação da musculatura extrínseca da laringe. Das três, a primeira é a mais importante.

Assumindo uma analogia com as cordas de um violão, temos que a frequência de vibração é menor em cordas mais longas e mais grossas. Apesar de o comprimento e a massa relativa (massa por unidade de área) de uma prega vocal poderem ser modificados, eles geralmente representam características físicas peculiares a cada prega. Assim, uma laringe masculina, que geralmente apresenta uma prega vocal mais longa e mais grossa, tende a produzir uma frequência fundamental mais baixa que uma laringe feminina. Por outro lado, o tensionamento de qualquer corda promove uma elevação de sua frequência de vibração. Quando se considera uma mesma prega vocal, observa-se que ao tensioná-la no sentido longitudinal, aumenta-se seu comprimento e reduz-se sua massa relativa, deixando a prega mais fina. Essas alterações geram uma aparente contradição. Enquanto o aumento da tensão e a diminuição da massa relativa tendem a aumentar o *pitch*, o aumento do comprimento tende a levar a um efeito oposto. Contudo, não é possível tensionar uma prega no sentido longitudinal sem aumentar seu comprimento. Nesses casos, o efeito causado pelo aumento da tensão e a diminuição da massa relativa predominam sobre aquele decorrente do aumento do comprimento e ocorre aumento da frequência fundamental.

O músculo cricotireóideo é o tensor das pregas vocais, constituindo o principal responsável pelo aumento do *pitch*. Sua contração isolada promove alongamento, estiramento e diminuição da massa relativa das pregas vocais, elevando o *pitch* vocal (Vídeo 185.3).

Ao contrário, a contração isolada do tireoaritenóideo aproxima a cartilagem aritenóidea da comissura anterior, encurtando as pregas vocais. Consequentemente, há um aumento da concentração de massa da prega vocal. Apesar de haver um aumento de tensão do corpo, ocorre, por causa do encurtamento da prega vocal, a diminuição da tensão no nível da cobertura, que se encontra espessada, frouxa e solta. Nesse caso, os efeitos decorrentes do relaxamento da mucosa e aumento de massa relativa predominam sobre o encurtamento da prega vocal, havendo uma diminuição do *pitch*.

A atividade da musculatura intrínseca da laringe durante a fala e o canto, contudo, não se limita à contração isolada deste ou daquele músculo. O que ocorre é uma contração simultânea e harmônica de diversos músculos intrínsecos e extrínsecos. Conforme mencionado anteriormente, a contração de cada músculo intrínseco da laringe promove alterações não só no posicionamento, mas também no perfil da borda livre, na rigidez ou flacidez de cada camada, no comprimento e no nível vertical da prega vocal. O efeito combinado dessas alterações determinará não só a frequência fundamental, como diversas características da vibração.

Os efeitos viscoelásticos causados pelo aumento do comprimento e da tensão das pregas vocais decorrente da contração do cricotireóideo, por exemplo, podem ser modulados pela contração simultânea do tireoaritenóideo. Nessa situação, o tireoaritenóideo pode levar a uma contração isométrica da prega vocal, com aumento de tensão do corpo, auxiliando no aumento da frequência fundamental. O balanço entre a contração do cricotireóideo e do tireoaritenóideo também é importante no controle do registro vocal, como será discutido mais adiante. Estudos de eletromiografia laríngea demonstram que o controle da frequência fundamental depende do tipo de registro vocal e que, no registro modal, a atividade não só do cricotireóideo, mas também do músculo vocal e CAL, aumenta com o aumento da frequência fundamental. Esses estudos comprovam que a contração do tireoaritenóideo e também do CAL, em determinadas circunstâncias, pode auxiliar no aumento do *pitch*. Segundo alguns autores, o aumento da resistência glótica promovido pela contração da musculatura adutora e, consequentemente, da pressão subglótica, pode participar do aumento do *pitch* nessas circunstâncias.[44]

O aumento da pressão subglótica também pode afetar a frequência fundamental, conforme demonstrado em modelos experimentais.[45] Uma elevação da pressão subglótica em 6 a 7 cm de água (diretamente pelo esforço expiratório ou indiretamente pelo aumento da resistência glótica) eleva o *pitch* em cerca de meia oitava. Por esse motivo, o *pitch* geralmente cai no final de uma sentença, uma vez que o fluxo expiratório e a pressão subglótica diminuem nessa circunstância.[44] Essa correlação, contudo, não é simples e linear e depende do registro vocal.[45]

Finalmente, a tensão vertical exercida sobre a laringe pela musculatura extrínseca pode alterar a frequência fundamental. Desses, o principal músculo para abaixar o *pitch* é o esterno-hióideo, enquanto o genioglosso parece auxiliar na elevação do *pitch*.[46] Acredita-se que, quando a laringe é elevada, o *conus elasticus* é tensionado, levando a um enrijecimento das pregas vocais. O cantor destreinado geralmente abaixa a laringe para atingir as notas baixas e eleva-a para atingir as mais altas.[44,45]

Controle do modo de fonação (registro vocal)

Os três principais modos de fonação têm sido comumente classificados como registros de pulso (*vocal fry*), modal e falsete. O modal pode ser subdividido em registros de peito, médio e cabeça.[47]

O modo de fonação refere-se a diferentes características perceptuais da fonação que são associadas ao tipo de padrão vibratório. O padrão vibratório é definido por diversos fatores, tais como o grau de adução, o formato da borda livre e as propriedades viscoelásticas de cada camada da prega vocal. Uma fonação em falsete soa perceptualmente diferente de uma fonação modal ou em *vocal fry*. Esses três registros geralmente correspondem a três faixas de frequência: baixa, média e alta, para os registros de *vocal fry*, modal e falsete, respectivamente. Entretanto, dentro de certos limites, é possível emitir a mesma frequência fundamental em diferentes registros vocais, ao se modificar as propriedades viscoelásticas e o formato da borda livre da prega vocal. Cantores treinados, por exemplo, podem emitir a mesma frequência fundamental em registro de peito, cabeça e falsete.[9]

O modo de fonação tem sido correlacionado com a duração relativa do fechamento glótico. A duração da fase fechada diminui progressivamente em registros mais leves. No registro *vocal fry*, existe uma fase fechada prolongada, enquanto no falsete, a fase fechada é pequena ou mesmo ausente.

Estudos de eletromiografia laríngea demonstram que a atividade da musculatura intrínseca da laringe, sobretudo dos músculos vocal e cricotireóideo, participa ativamente no controle do registro vocal. No *vocal fry*, tais estudos mostram que a atividade do músculo vocal é mínima.[46] A atividade do cricotireóideo, presumidamente, também é mínima, pois as pregas vocais são encurtadas. Assim, todas as camadas da prega encontram-se supostamente soltas e frouxas. A presença de uma estrutura vibrátil frouxa e espessa (com massa elevada) é essencial para a produção de registros "pesados", em que as pregas vocais vibram lentamente (30 a 80 Hz). No registro modal, a atividade do vocal é dominante sobre a do cricotireóideo. Assim, o corpo mantém-se mais rígido que a cobertura, que se encontra razoavelmente solta e flexível. Dessa forma, a vibração é associada à formação de ondas mucosas. A voz modal pode ser subdividida em voz de peito, média e de cabeça, representando geralmente um aumento do *pitch*, nessa ordem. Esses diferentes registros são dependentes do balanço de atividade entre o vocal e o cricotireóideo. À medida que a atividade relativa do cricotireóideo aumenta em relação à atividade do músculo vocal, o registro vocal muda de peito para médio e de médio para de cabeça.[48-51] No falsete, o músculo vocal contrai levemente ou relaxa-se por completo. A atividade do cricotireóideo é significativamente elevada. Assim, todas as camadas da prega vocal são esticadas e, como o cricotireóideo pode abduzir levemente as pregas vocais que se encontram em posição mediana, a glote é levemente aberta. Nessas condições, as pregas vocais são bastante longas, finas e tensas. As bordas livres ficam afinadas, perdendo sua dimensão vertical quando vistas no plano frontal. Dessa forma, a vibração geralmente não apresenta fase fechada ou a formação de onda mucosa.

Controle de intensidade

A intensidade de fonação pode ser regulada em níveis subglótico, glótico e supraglótico.

Em nível subglótico, um aumento da potência aerodinâmica, que é produzido por um aumento do esforço exalatório, resulta em um aumento da pressão subglótica e, consequentemente, da intensidade acústica. Quando a pressão subglótica é dobrada, pode haver um aumento de 8 a 9 dB na intensidade acústica.[32]

Em nível glótico, diversos fatores podem influenciar no controle da intensidade vocal. O aumento da resistência glótica, gerada pela atividade da musculatura adutora da laringe, promove de modo geral um alongamento da fase fechada do ciclo vibratório. Como a pressão subglótica aumenta até conseguir vencer a resistência glótica, haverá uma pressão subglótica maior em cada abertura das pregas vocais no ciclo vibratório, o que por sua vez aumentará a intensidade vocal. Esse aumento de intensidade ocorre principalmente nas emissões em frequências baixa e média. Em frequências elevadas, as pregas já estão suficientemente tensas e o aumento de intensidade vocal é gerado basicamente pelo aumento do fluxo expiratório pelos pulmões.[43]

A configuração glótica pré-fonatória (Ag0) determina a perda de energia no nível da glote durante a conversão de energia aerodinâmica em energia sonora. Assim sendo, existe uma configuração glótica ideal, em que a energia acústica gerada pela vibração das pregas vocais é perceptivelmente maior.[32]

Em nível supraglótico, a ressonância do trato vocal superior tem efeitos importantes na distribuição espectral de energia acústica. O trato vocal supraglótico age como um filtro que modula significativamente o som glótico. Por causa das características de filtragem do trato supraglótico, frequências mais elevadas são mais suscetíveis a serem atenuadas. Assim, para uma dada pressão subglótica e fluxo aéreo, a intensidade do sinal acústico no nível dos lábios tende a ser menor para frequências elevadas do que para baixas.[49] Contudo, o trato supraglótico pode ser alterado voluntariamente para modular suas características de atenuação e amplificação do som gótico. Cantores são treinados a modificar o formato e a rigidez do trato supraglótico para sintonizar formantes da voz cantada, permitindo, com isso, aumentar a intensidade vocal com menor esforço respiratório e vocal.

CONSIDERAÇÕES FINAIS

A laringe é um órgão responsável por importantes atividades fisiológicas e muito bem adaptado para cumprir tais tarefas. Uma complexa atividade neuromuscular integrada com diversos sistemas sensoriais permite uma regulação refinada da atividade laríngea em suas diversas funções.

O conhecimento da fisiologia laríngea é fundamental para compreender as alterações causadas por doenças, bem como o efeito de terapias ou intervenções cirúrgicas que visem corrigir defeitos ou melhorar sua função.

Muitas questões permanecem sem respostas nos diversos campos de estudo da fisiologia laríngea. Ampliar o conhecimento nessa área é de interesse não apenas científico, mas também prático. À medida que os mecanismos envolvidos com o funcionamento da laringe forem sendo desvendados, novas terapêuticas, tanto clínicas quanto cirúrgicas, podem ser desenvolvidas para garantir a integridade funcional desse órgão.

DESTAQUES

1. Por causa da sua íntima relação com o aparelho respiratório e da sua proximidade com a encruzilhada aerodigestiva, a laringe ocupa uma posição privilegiada para participar de uma série de atividades fisiológicas e é um órgão bem adaptado para cumprir tais tarefas.

2. As chamadas funções básicas da laringe compreendem a proteção das vias aéreas, a respiração e a fonação.
3. A proteção da via aérea se faz necessária em diversas situações, sendo a mais importante delas, a deglutição. Nessa situação, envolve dois mecanismos principais: a elevação e o fechamento da laringe.
4. Do ponto de vista respiratório, a laringe atua como um resistor cuja resistência é variável, regulando o fluxo aéreo inspiratório e expiratório. Esse controle ocorre principalmente em nível glótico pela atividade da musculatura intrínseca da laringe. A abertura ativa da glote durante a inspiração favorece a ventilação com mínimo esforço da musculatura inspiratória.
5. Durante a fonação, a energia aerodinâmica gerada pelo fluxo expiratório é convertida em energia acústica pela vibração das pregas vocais. Para que a vibração ocorra é necessário que forças antagônicas atuem sobre as pregas vocais, produzindo a sua abertura e fechamento de modo sucessivo. A força de abertura é representada pela pressão subglótica, enquanto a elasticidade das pregas vocais e o efeito de Bernoulli constituem as principais forças de fechamento. O quanto esse efeito contribui para o fechamento da glote depende da mobilidade da mucosa da prega vocal. Quanto mais móvel a mucosa, maior o papel desse efeito no fechamento das pregas vocais durante o ciclo vibratório.
6. A estrutura das pregas vocais é organizada em camadas com propriedades estruturais e mecânicas diferentes, sendo mais maleáveis na superfície e tornando-se cada vez mais rígidas em direção ao músculo vocal. Essa organização é essencial para a vibração adequada da prega vocal.
7. O controle neuromuscular da fonação, particularmente desenvolvido em cantores, pode alterar as propriedades viscoelásticas de cada camada da prega vocal. Com isso, influencia aspectos como frequência fundamental, modo de fonação, intensidade e também a eficácia e resistência do sistema fonatório em manter determinadas características da voz.

REFERÊNCIAS BIBLIOGRÁFICAS

1. Isshiki N, Okamura H, Ishikawa T. Thyroplasty type I (lateral compression) for dysphonia due to vocal cord paralysis or atrophy. Acta Otolaryngol [Internet]. 1975 Nov-Dec [Acesso em: 2024 Jul];80(5-6):465-73.
2. Negus VE. The mechanism of the larynx. Laryngoscope [Internet]. 1957 [Acesso em: 2024 Jul];67:961-86.
3. Negus VE. The comparative anatomy and physiology of the larynx. New York: Hafner Pub. Co.; 1962.
4. Sasaki CT, Levine PA, Laitman JT, Crelin ES Jr. Postnatal descent of the epiglottis in man. A preliminary report. Arch Otolaryngol [Internet]. 1977 Mar [Acesso em: 2024 Jul];103(3):169-71.
5. Kirchner JA, Suzuki M. Laryngeal reflexes and voice production. Annals of the New York Academy of Sciences. 1968;155:98-109.
6. Asher VA, Sasaki CT, Gracco LC. Laryngeal physiology. In: Fried MP, editor. The larynx - A multidisciplinary apporach. 2nd ed. Saint Louis: Mosby; 1996:45-54.
7. Konig WF, von Leden H. The peripheral nervous system of the human larynx. Part I. The mucous membrane. Arch Otolaryngol [Internet]. 1961 [Acesso em: 2024 Jul];73:1-14.
8. Yoshida Y, Tanaka Y, Mitsumasu T, Hirano M, Kanaseki T. Peripheral course and intramucosal distribution of the laryngeal sensory nerve fibers of cats. Brain Res Bull [Internet]. 1986 [Acesso em: 2024 Jul];17:95-105.
9. Hirano M. Phonosurgery. Basic and clinical investigations. Otologia (Fukuoka) 1975;21:239-440.
10. Imamura R, Yoshida Y, Fukunaga H, Nakashima T, Hirano M. Thyroarytenoid muscle: Functional subunits based on morphology and muscle fiber typing in cats. Ann Otol Rhinol Laryngol [Internet]. 2001 [Acesso em: 2024 Jul];110:158-67.
11. Hall-Craggs EC. The contraction times and enzyme activity of two rabbit laryngeal muscles. J Anat [Internet]. 1968 [Acesso em: 2024 Jul];102:241-55.
12. Skoglund CR. Contraction properties of intrinsic laryngeal muscles. Acta Physiol Scand [Internet]. 1964 [Acesso em: 2024 Jul];60:318-36.
13. Sahgal V, Hast MH. Histochemistry of primate laryngeal muscles. Acta Otolaryngol [Internet]. 1974 [Acesso em: 2024 Jul];78:277-81.
14. Burke RE, Levine DN, Zajac FE 3rd. Mammalian motor units: Physiological-histochemical correlation in three types in cat gastrocnemius. Science [Internet]. 1971 [Acesso em: 2024 Jul];174:709-12.
15. V, Hast MH. Histochemistry of primate laryngeal muscles. Acta Otolaryngol 1974;78:277-81;
16. Lacau St. Guily J, Fardeau M. Muscles intrinsèques du larynx de l'homme. Caractéristiques hitoenzymologiques des fibres musculaires. Ann Otolaryngol Chir Cervicofac [Internet]. 1983 [Acesso em: 2024 Jul];100(1):1-12.
17. Ryu S. A histochemical study of intrinsic laryngeal muscle. In: Otologia Fukuoka 28(Suppl) [Internet]. 1982;28:394-402. Disponível em: htps://eurekamag.com/research/004/578/004578123.php. Acesso em: 2024 Jul.
18. Teig E, Dahl HA, Thorkelsen H. Actomyosin ATPase activity of human laryngeal muscles. Acta Otolaryngol [Internet]. 1978 [Acesso em: 2024 Jul];85:272-81.
19. Mascarello F, Veggetti A. A comparative histochemical study of intrinsic laryngeal muscles of ungulates and carnivores. Basic Appl Histochem [Internet]. 1979 [Acesso em: 2024 Jul];23:103-25.
20. Yokoyama T, Nonaka S, Mori S. Histochemical properties of intrinsic laryngeal muscles in cats. J Auton Nerv Syst [Internet]. 1995 [Acesso em: 2024 Jul];56:50-60.
21. Logemann JA. In: Cummings CW, Fredrickson JM, Harker LA, Krause CJ, Schuller DE, editors. Otolaryngology: Head and neck surgery. 3rd ed. St Louis: Mosby; 1998. 320 p.
22. Logemann JA. Dysphagia: Evaluation and treatment. Folia Phoniatr Logop [Internet]. 1995 [Acesso em: 2024 Jul];47:140-64.
23. Sasaki CT, Suzuki M, Horiuchi M. Postnatal development of laryngeal reflexes in the dog. Arch Otolaryngol [Internet]. 1977 [Acesso em: 2024 Jul];103:138-43.
24. Jean A, Car A. Inputs to the swallowing medullary neurons from the peripheral afferent fibers and the swallowing cortical area. Brain Res [Internet]. 1979 [Acesso em: 2024 Jul];178:567-72.
25. Suzuki M, Sasaki CT. Effect of various sensory stimuli on reflex laryngeal adduction. Ann Otol Rhinol Laryngol [Internet]. 1977 [Acesso em: 2024 Jul];86:30-6.
26. Brancatisano T, Collett PW, Engel LA. Respiratory movements of the vocal cords. J Appl Physiol [Internet]. 1983 [Acesso em: 2024 Jul];54:1269-76.
27. Horiuchi M, Sasaki CT. Cricothyroid muscle in respiration. Ann Otol Rhinol Laryngol [Internet]. 1978 [Acesso em: 2024 Jul];87:386.
28. Suzuki M, Kirchner JA. The posterior cricoarytenoid as an inspiratory muscle. Ann Otol Rhinol Laryngol [Internet]. 1969 [Acesso em: 2024 Jul];78:849-64.
29. Brody AW. Mechanical compliance and resistance of the lung-thorax calculated from the flow recorded during passive expiration. Am J Physiol [Internet]. 1954 [Acesso em: 2024 Jul];178:189-96.
30. Bartlett D Jr., Remmers JE, Gautier H. Laryngeal regulation of respiratory airflow. Respir Physiol [Internet]. 1973 [Acesso em: 2024 Jul];18:194-204.
31. Kuna ST, Insalaco G, Woodson GE. Thyroarytenoid muscle activity during wakefulness and sleep in normal adults. J Appl Physiol [Internet]. 1988 [Acesso em: 2024 Jul];65:1332-9.
32. Remmers JE, Barlett DJ. Reflex control of expiratory airflow and duration. J Appl Physiol [Internet]. 1977 [Acesso em: 2024 Jul];42:80-7.
33. Dixon M, Szereda-Przestaszewska M, Widdicombe JG, Wise JC. Studies on laryngeal calibre during stimulation of peripheral and central chemoreceptors, pneumothorax and increased respiratory loads. J Physiol [Internet]. 1974 [Acesso em: 2024 Jul];239:347-63.

34. Fujimura O, editor. Vocal physiology: Voice production, mechanisms, and functions. New York: Raven Press; 1988.
35. Pressman JJ, Kelemen G. Physiology of the larynx. Physiol Rev [Internet]. 1955 [Acesso em: 2024 Jul];35:506-54.
36. Husson R. Sur la physiologie vocale. Ann d'Otolar [Internet]. 1952 [Acesso em: 2024 Jul];69:124.
37. Van Den Berg J, Tan TS. Results of experiments with human larynxes. Pract Otorhinolaryngol (Basel) [Internet]. 1959 [Acesso em: 2024 Jul];21:425-50.
38. Draper MH, Ladefoged P, Whitteridge D. Respiratory muscles in speech. J Speech Hear Res [Internet]. 1959 [Acesso em: 2024 Jul];2:16-27.
39. Jiang J, O'Mara T, Conley D, Hanson D. Phonation threshold pressure measurements during phonation by airflow interruption. Laryngoscope [Internet]. 1999 [Acesso em: 2024 Jul];109:425-32.
40. Verdolini K, Titze IR, Fennell A. Dependence of phonatory effort on hydration level. J Speech Hear Res [Internet]. 1994 [Acesso em: 2024 Jul];37:1001-7.
41. Jiang J, Lin E, Hanson DG. Vocal fold physiology. Otolaryngol Clin North Am [Internet]. 2000 Aug [Acesso em: 2024 Jul];33:699-718.
42. Matsushita H. The vibratory mode of the vocal folds in the excised larynx. Folia Phoniatr (Basel) [Internet]. 1975 [Acesso em: 2024 Jul];27:7-18.
43. Hirano M. Structure of vocal fold in normal and disease states. Anatomical and physical studies. ASHA Report [Internet]. 1981 [Acesso em: 2024 Jul];11:11-30.
44. Gray SD. Cellular physiology of the vocal folds. Otolaryngol Clin North Am [Internet]. 2000 [Acesso em: 2024 Jul];33:679-98.
45. Hiroto I. The mechanism of phonation; its pathophysiological aspects [article in Japanese]. Nihon Jibiinkoka Gakkai Kaiho. 1966 [Internet]. Dec [Acesso em: 2024 Jul];69(12):2097-106.
46. Serry MA, Alzamendi GA, Zañartu M, Peterson SD. Modeling the influence of the extrinsic musculature on phonation. Biomech Model Mechanobiol. 2023 Aug;22(4):1365-1378..
47. Shipp T, Doherty ET, Morrissey P. Predicting vocal frequency from selected physiologic measures. J Acoust Soc Am [Internet]. 1979 [Acesso em: 2024 Jul];66:678-84.
48. Murry T. Subglottal pressure and airflow measures during vocal fry phonation. J Speech Hear Res [Internet]. 1971 [Acesso em: 2024 Jul];14:544-51.
49. Hirano M, Kirchber JA, Bless DM editors. Neurolaryngology: Recent advances. San Diego: Singular; 1991.
50. Hollien H. On vocal register. J Phonetics [Internet]. 1974 [Acesso em: 2024 Jul];2:125-43.
51. Painter C. Pitch control and pharynx width in Twi: An electromyographic study. Phonetica [Internet]. 1976 [Acesso em: 2024 Jul];33:334-52.

CAPÍTULO

186

Controle Neural da Laringe

Graziela de Oliveira Semenzati • Ana Paula Saccab Zarzur • Agrício Crespo

INTRODUÇÃO

Adentraremos o terreno do controle neural da laringe, ao descrever os circuitos que coordenam suas funções.

Este capítulo transcende a mera anatomia descritiva e funcional e mergulha nas complexidades do controle neural da laringe que coordena a capacidade de falar, respirar e deglutir.

RECEPTORES MUCOSOS

A mucosa que reveste e recobre a laringe é ricamente provida de terminações sensitivas, com fibras mielinizadas e não mielinizadas. Existem plexos subepiteliais e superficiais que suprem o terço anterior das pregas vocais e uma rede mais profunda, na região supraglótica e terço posterior da glote.

A distribuição desses receptores não é uniforme ao longo da laringe, concentrando-se na glote posterior e na supraglote, especialmente na região interaritenóidea. Esse tipo de receptor é sensível ao toque e a estímulos vibratórios e pressóricos. A resposta a esses estímulos também não é uniforme e varia de acordo com a consistência do que é ingerido. Sabe-se que líquidos hipotônicos produzem uma resposta aumentada ao estímulo.

RECEPTORES ARTICULARES

Estão localizados na cápsula fibrosa de todas as articulações laríngeas, identificados por dissecção de peças anatômicas.[1] Agrupam-se de dois ou três corpúsculos, e cada grupo é inervado por uma fibra nervosa mielinizada. Além disso, a cápsula fibrosa contém, ainda, plexos não mielinizados perivasculares e terminações nervosas livres, responsáveis por recepção de estímulos dolorosos.

O mecanismo de resposta rápida desses mecanorrepcetores ao movimento articular ainda é objeto de estudo.

RECEPTORES MIOTÁTICOS

Diferentemente dos receptores articulares, os receptores miotáticos foram os alvos de muitos estudos, e alguns muito controversos.

Sabe-se que o músculo tireoaritenóideo, especialmente na porção posterior do músculo vocal, contém a maior parte da inervação sensitiva da laringe.[2] Há vários tipos de receptores miotáticos, como terminações nervosas livres, em espiral ou em alça, que circundam grupos de fibras musculares. Esses receptores concentram-se na zona de transição entre as fibras musculares do músculo vocal e o tendão que os conecta ao processo vocal da cartilagem aritenóidea. O pericôndrio do processo vocal é ricamente inervado e suas ramificações se estendem até essas fibras musculares.

Esses receptores são responsáveis pela propriocepção da musculatura intrínseca da laringe, enviando informações ao sistema nervoso central (SNC) sobre o grau de contração dessa musculatura.

REFLEXOS MUCOSOS

Os receptores de mucosa são sensíveis ao fluxo de ar inspiratório e expiratório, levando à contração muscular laríngea na respiração caracterizando o ciclo respiratório. Os músculos especialmente envolvidos nesta função são o cricoaritenóideo posterior (CAP), tireoaritenóideo e cricotireóideo.

Experimentos com anestésicos tópicos em subglote e outros estudos com pacientes traqueostomizados mostraram que esses reflexos mucosos praticamente diminuem ou não ocorrem após sua inibição.

A forma e a duração do ciclo respiratório dependem da resistência respiratória ao fluxo aéreo. Em pacientes com traqueostomia, em que a resistência ao fluxo de ar é menor, os reflexos são deflagrados em receptores traqueais e/ou pulmonares, notando uma movimentação dos músculos laríngeos diminuida.[3]

Os receptores que respondem a variações de pressão aérea estão relacionados com o ritmo respiratório, porém não têm grande participação na coordenação laríngea durante e fonação.

REFLEXOS ARTICULARES

Os receptores articulares (articulação cricotireóidea e cricoaritenóidea) respondem com a ativação de músculos adutores (tireoaritenóideo, cricoaritenóideo lateral e cricotireóideo), com redução de atividade nos abdutores (CAP).

Estimulação de alto impacto em qualquer um dos ramos nervosos articulares desencadeia respostas reflexas mais difusas e prolongadas.

REFLEXOS MIOTÁTICOS

São reflexos proprioceptivos da musculatura intrínseca da laringe, que permitem constante ajuste de tônus muscular, de forma inconsciente, de acordo com as tarefas laríngeas solicitadas, seja na respiração ou na fonação. Os reflexos ocorrem por meio de estímulos passivos (ciclo respiratório) e cessam na contração ativa dos músculos durante a fonação. Contudo, faltam estudos para definição do mecanismo exato.

Esses receptores são considerados de adaptação lenta para sustentar as alterações de tônus dos músculos intrínsecos, predominantemente do tireoaritenóideo e cricotireóideo. A amplitude e a frequência de descargas nas unidades motoras desses músculos aumentam com estímulos mecânicos de distensão muscular. Enquanto perdurar o estímulo, a contração permanece, porém, assim que o estímulo cessa, a contração desaparece. A supressão ocorre por inibição de motoneurônios inferiores.

REFLEXO DE FECHAMENTO GLÓTICO

Nas espécies animais mais desenvolvidas, nas quais a produção sonora é importante, o mecanismo protetor glótico ocorre na forma de reflexo de adução de pregas vocais, desencadeado por estimulação mecânica da mucosa laríngea. Há a ativação de músculos adutores e inibição do músculo abdutor (CAP), por meio de estímulos conduzidos pelo nervo laríngeo superior (Figura 186.1). Esse estímulo sensitivo resulta em descarga no nervo laríngeo recorrente ipsilateral, e a musculatura intrínseca responde em milissegundos. Ocorrem também descargas reflexas contralaterais, em menor intensidade nos músculos tireoaritenóideo e cricotireóideo.

Assim, o reflexo de fechamento glótico é polissináptico e ocorre mais facilmente durante a expiração, quando os limiares de excitabilidade são menores.

REFLEXO DE INIBIÇÃO DA APNEIA

Estímulos do trato respiratório superior podem desencadear apneia em algumas espécies animais, especialmente em fase neonatal,

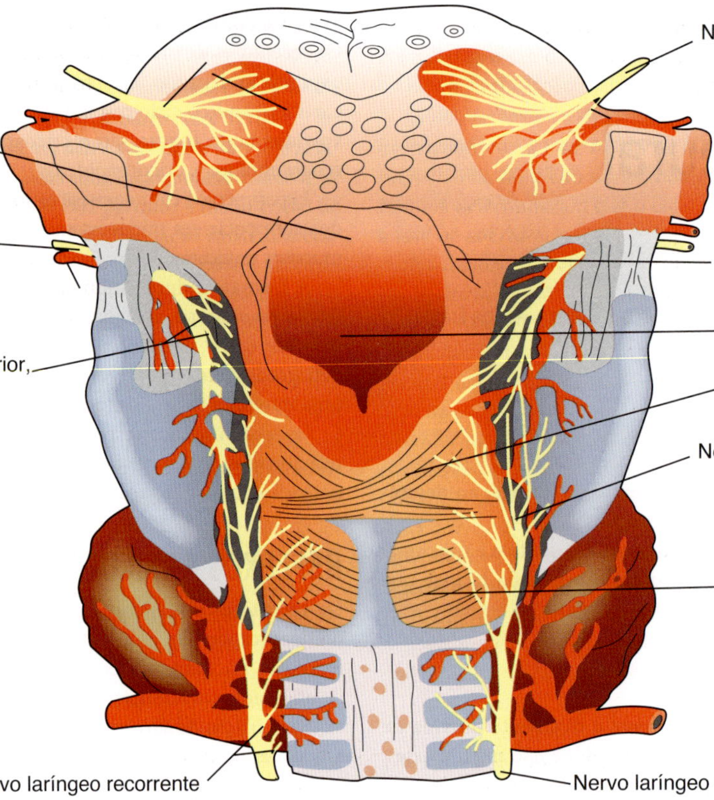

Figura 186.1 Anatomia da laringe.

algumas vezes irreversível, levando ao óbito. A cessação de respiração por estímulos de líquidos na mucosa laríngea (laringoespasmo) é mediada por fibras de nervo laríngeo superior. Estímulos de mais de 2 a 3 minutos resultam em apneia irreversível em animais.[2]

A infusão de água com bicarbonato de sódio na mucosa laríngea de animais interrompe o ritmo respiratório espontâneo. Esse reflexo inicia-se perifericamente com o contato com receptores de água da mucosa. A apneia persiste enquanto a água estiver presente, e não depende da quantidade. É possível ainda que a água também estimule mecanorreceptores, porém ainda não há estudos claros sobe isso. Sabe-se que após 1 a 2 minutos do início da apneia, a depressão dos centros respiratórios ocorre por resposta do SNC.

REFLEXO DE DEGLUTIÇÃO

O estímulo do nervo laríngeo superior é um dos mais eficientes mecanismos de deflagração da deglutição em animais. As maiores fibras nervosas inervam receptores ao toque na mucosa, que são de rápida adaptação, e proprioceptores localizados em base de epiglote e pregas faringoepiglóticas. Obtém-se facilmente o reflexo de deglutição, também, em face laríngea de epiglote, glote, pilares tonsilares e parede posterior de faringe, além de revestimento mucoso interno da laringe. Áreas sabidamente com maior número de receptores de estímulo à água.

O estímulo não é puramente mecânico, pois outros líquidos não desencadeiam o reflexo da mesma forma, tampouco estímulos com outros objetos sólidos (pelos e plásticos). Quando presentes nessas áreas, estes objetos desencadeiam tosse.

As fibras nervosas carregam também informações ao toque, pressão e propriocepção e são responsáveis pelo início do reflexo. Assume-se que a deglutição é iniciada por atividade aferente de receptores localizados em língua, pregas vocais, pregas vestibulares e estruturas perilaríngeas. Lesões desse nervo acarretam sensível diminuição dessa resposta secretomotora, e alguns estudos sugerem que esses estímulos estariam implicados, também, no reflexo de tosse.[4]

REFLEXOS RESPIRATÓRIOS

Durante a respiração normal, as pregas vocais se abrem na inspiração e se fecham na expiração. A abertura da glote ocorre momentos antes do influxo de ar e o fechamento se inicia antes da expiração. O padrão inspiratório segue um padrão reprodutível nos diferentes indivíduos. A atividade do músculo CAP foi registrada com eletrodos de superfície, constatando-se que sua atividade é determinante na abertura da glote. Durante uma hiperpneia, prática que ocorre, por exemplo, nos exercícios físicos, há aumento da abertura da glote durante a inspiração e diminuição de seu fechamento à expiração, diminuindo a resistência laríngea.[5] Em contrapartida, a hipóxia inibe a atividade do CAP, consequentemente, ocorre o aumento da resistência laríngea. Existem quimioceptores carotídeos, sensíveis à queda de pressão de oxigênio (PO_2), que desencadeiam essa inibição. Hipoxia e hipercapnia também reduzem a atividade de músculos adutores, tireoaritenóideo e de cricotireóideo, contribuindo para a abertura da glote (ver Figura 186.1).[5]

No entanto, a posição das pregas vocais na expiração é determinada por uma ação de aferências vindas de receptores pulmonares (que favorecem a abdução) e de quimioceptores carotídeos (reflexos de adução), em conjunto com o componente central, que leva à abertura da glote em estados hiperpneicos.[4]

A estimulação do nervo laríngeo superior resulta em diminuição ou abolição da respiração. Discreta pressão positiva (cerca de 4 mmHg) aplicada em via aérea superior resulta também em diminuição do ritmo respiratório. Com pressões maiores (em torno de 10 mmHg), já se obtém inibição respiratória total. Pressões negativas também resultam na diminuição desse ritmo, porém, com menos eficácia que as pressões positivas. Tais reflexos são, provavelmente, resultado de estimulação de terminações sensoriais do nervo laríngeo superior. Os principais estudos, no entanto, foram realizados em modelos animais e variam discretamente de espécie para espécie.[6]

REFLEXO SECRETOMOTOR

Quando se estimula o nervo laríngeo superior eletricamente, ocorre aumento de volume de fluido em glândulas submucosas em terço distal de traqueia. O mesmo efeito é obtido manipulando-se mecanicamente as pregas vocais, as pregas vestibulares e as estruturas perilaríngeas. Lesões desse nervo acarretam sensível diminuição dessa resposta secretomotora, e alguns estudos sugerem que esses estímulos estariam implicados, também, no reflexo de tosse.[5]

REFLEXOS ENVOLVENDO FUNÇÕES AUTONÔMICAS

Cardioinibição, vasodilatação e aumento de motilidade intestinal podem também ser obtidos por estímulos de nervo laríngeo superior. Ainda não se sabe se esses reflexos também estão relacionados com a função laríngea ou se são decorrentes das alterações respiratórias observadas ao estimular esse nervo.

Controle neural na fonação

As representações dos mecanismos envolvidos na produção da fala humana estão localizadas no córtex motor primário. Com a descrição da representação dorsal e ventral da laringe, não se sabe ao certo, se ambas as representações estão localizadas no córtex motor primário (Figura 186.2) No entanto, nos últimos 3 a 4 anos, tem havido um aumento exponencial de estudos sobre a localização cerebral dos centros de controle da laringe, com o intuito de recuperar a comunicação em indivíduos que a perderam por problemas de ordem neurológica central.[7-9]

A rápida adução (tensão) e abdução (relaxamento) das pregas vocais no início e no final de uma vocalização são moduladas principalmente pelos músculos intrínsecos da laringe.[10-12] O controle motor fino, necessário para modulações de tom na fala e no canto humanos, entretanto, também depende do movimento vertical da laringe dentro da traqueia, que é mediado pelos músculos extrínsecos.[13] A atividade nos músculos laríngeos intrínsecos e extrínsecos, no entanto, está fortemente acoplada e pode não ser controlada por áreas cerebrais distintas.[7,14] Existe a teoria evolucionista sugerindo que a representação dorsal da laringe é exclusiva do cérebro humano.[15] Tal dissociação funcional das representações dorsal e ventral da laringe durante a vocalização, no entanto, ainda precisa ser testada diretamente usando, por exemplo, estimulação cerebral não invasiva pela neuroimagem.

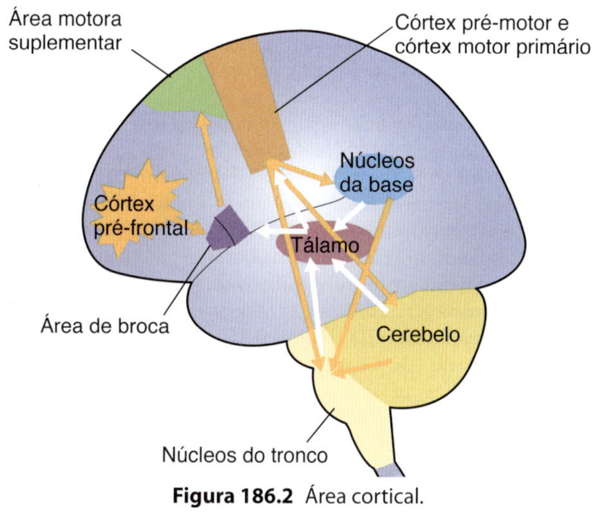

Figura 186.2 Área cortical.

Controle neural na deglutição

O entendimento do processo de deglutição formado pelas fases oral, faríngea e esofágica tem sofrido grande evolução nos estudos observacionais de lesões neurológicas.

O primeiro evento ocorre na cavidade oral, onde o bolo alimentar produz um estímulo sensorial aferente no tronco cerebral e córtex. A fase oral é voluntária e a fase faríngea é reflexa. Em circunstâncias fisiológicas, estímulos aferentes periféricos influenciam o controle muscular, melhorando força e tempo de contração, de acordo com o volume do bolo alimentar ingerido.[16]

A entrada do bolo na orofaringe produz elevação do palato mole e contração reflexa do constritor superior da faringe. Além de proteger a via aérea, a entrada do bolo alimentar inicia uma onda peristáltica que se propaga para os demais músculos, estreitando a faringe, exceto ao nível do músculo cricofaríngeo, que relaxaria, permitindo a passagem do conteúdo faríngeo para o esôfago.

Na musculatura orofaríngea, fibras nervosas cruzam a linha média do tronco encefálico envolvendo neurônios ligados à deglutição na região dorsal e ventral do tronco encefálico. A mastigação, basicamente voluntária, integra a ação dos músculos da boca, língua e palato inervados pelo trigêmeo e hipoglosso. As fibras aferentes do trigêmeo chegam à região dorsal do tronco encefálico, e no trajeto aferente pelo lemnisco chegam ao tálamo em direção ao giro pós-central. O giro pós-central transfere informações para o giro pré-central na região frontal gerando uma resposta motora eferente pela via cortical nuclear na região ventral do tronco encefálico. A partir disso, a via motora do trigêmeo ativa os músculos da mastigação. A ativação do nervo hipoglosso no tronco encefálico, pela ativação da via córtex-nuclear, inicia a participação da língua no processo de mastigação.

Acreditava-se que o centro de controle da deglutição estaria localizado exclusivamente no tronco encefálico. Com base na embriologia do sistema nervoso, houve a descrição do centro rombencéfalo, que é formado pela associação de tronco e encéfalo da terceira vesícula primitiva.[16] O centro rombencéfalo recebe estímulos produzidos pela passagem do bolo alimentar em receptores na base da língua, pilares palatoglosso e palatofaríngeo e paredes posterior da faringe iniciando um movimento involuntário e coordenado caracterizando a fase faríngea da deglutição.

Estas observações em conjunto com a revisão de literatura mostram que grande parte dos mecanismos aceitos para o controle neural da deglutição não poderiam ser considerados hipóteses confiáveis. Dessa forma, o controle neural da deglutição permanece como campo de pesquisa, aberto a novas considerações.[16]

MARCA-PASSO LARÍNGEO: PASSADO E FUTURO

A primeira tentativa tecnológica de compensar a função fonatória, especialmente nas paralisias de pregas vocais, foi o advento do marca-passo, estudado por Mueller et al.[17] Esse aparato tem indicação de implantação em pacientes adultos com paralisia bilateral de pregas vocais. É descrito como um procedimento minimamente invasivo com efeito imediato após implantação. Tem durabilidade de 10 anos e demonstra não apresentar alterações descritas na voz e deglutição. Ainda não foi testado em crianças, e apresenta contraindicação em imobilidade laríngea após radiação local, fixação da articulação cricoaritenóidea e estenose glótica posterior.

No entanto, sua ação se dá apenas no órgão fonador, sem intervir no controle neural central da voz. Atualmente, ainda está em estudo por esses autores e sem avanços no nosso país.[17]

Quanto ao futuro, o transplante de laringe pode beneficiar pacientes com afeções de ordem anatômica ou neural periféricas (traumatismo cranioencefálico, cirurgias com lesão neural, traqueostomias, laringectomias, dentre outras). Essa cirurgia é realizada em pequena escala pela complexa rede de receptores e de reflexos, de vasos e inervação periférica descritos neste capítulo.

Recentemente, na França, o transplante de laringe ocorreu em uma paciente com traqueostomia de longa data por estenose após intubação. A paciente apresentava controle neural central intacto. Os resultados preliminares desta publicação mostraram frutos satisfatórios.[18]

Controle e estimulação cerebral

A evolução da Neurociência, com implantes cerebrais que estimulam o córtex para determinadas funções (prática que já se consolidou no Parkinson e epilepsia), permitiu que a mesma tecnologia fosse aplicada no mapeamento das áreas da fala.[19]

Eletrodos implantados no córtex pré-frontal de indivíduos com epilepsia, que já os possuíam para controle de crises, permitiram mapear áreas implicadas no controle da fala, da modulação de lábios e língua, inclusive com determinação de áreas controladoras da entonação vocal humana. O sistema consiste no envio desses impulsos eletromagnéticos cerebrais para o computador, que os traduz, através de algoritmo criado para tal fim, que se denomina "*machine learning*". A porção superior do lobo temporal foi incluída na lista de áreas motoras de fala, graças a essas pesquisas.[20]

A comunidade científica tem se empolgado e divulgado dados estimulantes na área de Laringologia e Comunicação Humana.[21-23]

Inteligência artificial

Em um mundo em constante evolução, os avanços tecnológicos têm transformado a forma como interagimos com a voz. Desde assistentes virtuais, até tecnologias de reconhecimento vocal, a interface entre humanos e máquinas se redefine. A inteligência artificial utiliza dados coletados para ensinar a máquina (sistema computacional) a usar informações de acordo com a solicitação humana. O aprendizado da máquina apresenta alto grau de exatidão e precisão, que excedem a capacidade humana em alguns aspectos, como comparação de dados, imagens e memória. Essas capacidades técnicas estão sendo usadas e replicadas na medicina na última década.[24-26]

Existe um modelo neurocomputacional chamado DIVA (*Directions into Velocities of Articulators*) definido e validado para a fala humana. O modelo incorpora informações neuroanatômicas e neurofisiológicas detalhadas em uma plataforma unificada a fim de reproduzir a articulação da fala de uma maneira fisiologicamente real. Após o conhecimento deste sistema, está sendo desenvolvido o LaDIVA que é um novo modelo neurocomputacional que age sobre a laringe com um controle motor, ou seja, exerce um controle neural na prega vocal e simula padrões da fala humana, com entonação. Os sinais cerebrais são captados diretamente do córtex humano e direcionados à máquina, na qual o sistema computacional gera sons audíveis.[27]

Ademais, imagens de avatares com as vozes que os pacientes tinham antes da doença, podem e estão sendo gerados, de modo que, através da tela do computador, esses mesmos pacientes, muitas vezes acamados ou imobilizados, possam parecer reais a seu interlocutor. As imagens e vozes que geram os avatares são obtidas a partir de registros antigos, como festas de família, mensagens de celular ou que estavam disponíveis nas redes sociais, antes do aparecimento da enfermidade.[28]

Ainda sob o ponto de vista motor, o grande desafio está nas doenças neurológicas, que limitam os pacientes nas funções de deglutição e respiração. Na tentativa de proporcionar maior sobrevida e/ou melhora na qualidade de vida desses pacientes, a Food and Drug Administration (FDA), dos EUA, autorizou, em maio de 2023, a empresa Neuralink, *start up* de *chips* cerebrais de Elon Musk, a iniciar pesquisas com implantes cerebrais para paralisias motoras em humanos.[29]

REFERÊNCIAS BIBLIOGRÁFICAS

1. Kirchner JA, Wyke B. Innervation of laryngeal joints, and laryngeal reflexes. Nature [Internet]. 1964 [Acesso em: 2024 Jul];201:506.
2. Garrett JD, Larson CR. Neurology of the laryngeal system. In: Ford C, Bless D (eds.). Phonosurgery : assessment and surgical management of voice disorders. Nova York: Raven Press, 1991.
3. Adzaku FK, Wyke B. Laryngeal subglottic mucosal reflexogenic influences on laryngeal muscle activity. An experimental study. Folia Phoniatr (Basel). [Internet]. 1982 [Acesso em: 2024 Jul];34(2):57-64.
4. Bachoo M, Polosa C. Properties of a sympatho-inhibitory and vasodilator reflex evoked by superior laryngeal nerve afferents in the cat. J Physiol [Internet]. 1985 [Acesso em: 2024 Jul];364:183-98.
5. Lumsden T. The regulation of respiration. Part II. Normal type. J Physiol [Internet]. 1923 Dec 28 [Acesso em: 2024 Jul];58(2-3):111-26.
6. Ueki I, German VF, Nadel JA. Micropipette measurement of airway submucosal gland secretion. Autonomic effects. Am Rev Respir Dis [Internet]. 1980 [Acesso em: 2024 Jul];121(2):351-7.
7. Belyk M, Brown S. Somatotopy of the extrinsic laryngeal muscles in the human sensorimotor cortex. Behav Brain Res [Internet]. 2014 [Acesso em: 2024 Jul];270:364-71.
8. Hamilton LS, Oganian Y, Hall J, Chang EF. Parallel and distributed encoding of speech across human auditory cortex. Cell [Internet]. 2021 [Acesso em: 2024 Jul];184(18):4626-4639.e13.
9. Oganian Y, Bhaya-Grossman I, Johnson K, Chang EF. Vowel and formant representation in the human auditory speech cortex. Neuron [Internet]. 2023 [Acesso em: 2024 Jul];111(13):2105-2118.e4.
10. Simonyan K, Jürgens U. Afferent subcortical connections into the motor cortical larynx area in the rhesus monkey. Neuroscience [Internet]. 2005 [Acesso em: 2024 Jul];130(1):119-31.
11. Honda K, Hirai H, Masaki S, Shimada Y. Role of vertical larynx movement and cervical lordosis in F0 control. Lang Speech [Internet]. 1999 [Acesso em: 2024 Jul];42(Pt 4):401-411.
12. Eichert N, Papp D, Mars RB, Watkins KE. Mapping human laryngeal motor cortex during vocalization. Cereb Cortex [Internet]. 2020 [Acesso em: 2024 Jul];30(12):6254-69.
13. Leonard MK, Desai M, Hungate D, Cai R, Singhal NS, Knowlton RC et al. Direct cortical stimulation of inferior frontal cortex disrupts both speech and music production in highly trained musicians. Cogn Neuropsychol [Internet]. 2019 [Acesso em: 2024 Jul];36(3-4):158-66.
14. Silva AB, Liu JR, Zhao L, Levy DF, Scott TL, Chang EF. A neurosurgical functional dissection of the middle orecentral gyrus during speech production. J Neurosci [Internet]. 2022 [Acesso em: 2024 Jul];42(45):8416-26.
15. Belyk M, Brown S. The origins of the vocal brain in humans. Neurosci Biobehav Rev [Internet]. 2017 [Acesso em: 2024 Jul];77:177-93.
16. Costa MB. Neural control of swallowing. Neural Arq Gastroenterol [Internet]. 2018 [Acesso em: 2024 Jul];55Suppl 1(Suppl 1):61-75.
17. Mueller AH, Hagen R, Foerster G, Grossmann W, Baumbusch K, Pototschnig C. Laryngeal pacing via an implantable stimulator for the rehabilitation of subjects suffering from bilateral vocal fold paralysis: A prospective first-in-human study. Laryngoscope [Internet]. 2016 [Acesso em: 2024 Jul];126(8):1810-16.
18. Céruse P, Albert S, Baujat B, Blanc J, Fuchsmann C, Faure F et al. 2023: First laryngeal transplantation in France by the "ECLAT" group! Eur Ann Otorhinolaryngol Head Neck Dis [Internet]. 2024 Jan [Acesso em: 2024 Jul];141(1):1-2.
19. Chang E. Minimally invasive epilepsy surgery at UCSF [Internet]. UCSF Neurosurgery, 2022 Aug 30 [Acesso em: 2024 Jul]. Disponível em: https://youtu.be/YJDVD190O6w?feature=shared
20. Anumanchipalli GK, Chartier J, Chang EF. Speech synthesis from neural decoding of spoken sentences. Nature [Internet]. 2019 [Acesso em: 2024 Jul];568(7753):493-8.
21. Makin JG, Moses DA, Chang EF. Machine translation of cortical activity to text with an encoder-decoder framework. Nat Neurosci [Internet]. 2020 [Acesso em: 2024 Jul];23(4):575-582.

22. Chang E. Decoding speech [Internet]. BrainMind Summit. 2020 Apr 8 [Acesso em: 2024 Jul]. Disponível em: https://youtu.be/M9iNW2Lzzm0?feature=shared
23. Chang E. Brain-to-text experiment at Edward Chang's Lab at UCSF [Internet]. IEEE Spectrum. 2022 Oct 31 [Acesso em: 2024 Jul]. Disponível em: https://www.youtube.com/watch?v=AfX-fH3A6Bs
24. Metzger SL, Littlejohn KT, Silva AB, Moses DA, Seaton MP, Wang R et al. A high-performance neuroprosthesis for speech decoding and avatar control. Nature [Internet]. 2023 [Acesso em: 2024 Jul];620(7976):1037-46.
25. Wilson BS, Tucci DL, Moses DA, Chang EF, Young NM, Zeng FG et al. Harnessing the power of artificial intelligence in otolaryngology and the communication sciences. J Assoc Res Otolaryngol [Internet]. 2022 [Acesso em: 2024 Jul];23(3):319-49.
26. Li Y, Anumanchipalli GK, Mohamed A, Chen P, Carney LH, Lu J et al. Dissecting neural computations in the human auditory pathway using deep neural networks for speech. Nat Neurosci [Internet]. 2023 [Acesso em: 2024 Jul];26(12):2213-25.
27. Weerathunge HR, Alzamendi GA, Cler GJ, Guenther FH, Stepp CE, Zañartu M. LaDIVA: A neurocomputational model providing laryngeal motor control for speech acquisition and production. PLoS Comput Biol [Internet]. 2022 [Acesso em: 2024 Jul];18(6):e1010159.
28. Chang EF, Anumanchipalli GK. Toward a speech neuroprosthesis. JAMA [Internet]. 2020 [Acesso em: 2024 Jul];323(5):413-14.
29. Musk E, Neuralink. An Integrated Brain-Machine Interface Platform With Thousands of Channels. J Med Internet Res [Internet]. 2019 [Acesso em: 2024 Jul];21(10):e16194.

CAPÍTULO 187

Influência dos Hormônios na Laringe

Patrícia Paula Santoro • Luciana Fernandes Costa

INTRODUÇÃO

Por que a puberdade muda tanto a voz masculina? Por que a voz feminina se altera durante o ciclo menstrual? Como ocorre a mudança da voz no pós-menopausa? Por que suplementação e implantes hormonais têm o potencial de alterar a voz?

Para responder a essas questões, é necessário entender de que forma os hormônios influenciam a voz.

A variação hormonal, ao longo da vida, determina tanto o desenvolvimento da laringe como as modificações anatomofisiológicas que ocorrem de acordo com a idade e o sexo.[1] O aumento ou diminuição de determinado hormônio pode afetar a laringe de forma direta,[2,3] com a ação em receptores no próprio órgão, ou indireta, através de ação em órgãos que detêm o controle neuromotor e sensorial da laringe.[4-6]

A produção hormonal se inicia no hipotálamo, que por sua vez estimula a hipófise a produzir outros hormônios que irão estimular as glândulas. Essas últimas produzem os hormônios que atuarão nos órgãos específicos. Existe um *feedback* preciso entre as glândulas e o eixo hipófise - hipotálamo objetivando manter as taxas hormonais em equilíbrio.[1]

Doenças endócrinas podem determinar modificações no órgão fonatório em maior ou menor grau, dependendo da patologia em questão e da intensidade do acometimento.

HORMÔNIOS SEXUAIS

Infância

Os hormônios sexuais desempenham um papel importante desde o primeiro período após o nascimento, durante o qual é observado o surgimento de gonadotrofinas e hormônios sexuais. Esta fase é chamada de "mini-puberdade" devido à sua semelhança com o período puberal.[7,8] Durante a "mini-puberdade", os meninos apresentam concentrações mais elevadas de testosterona circulante, enquanto as meninas apresentam níveis mais elevados de estradiol biodisponível.[8]

Alguns autores que estudam a influência da "mini-puberdade" na produção da voz sugeriram que os diferentes níveis de hormônios sexuais podem ser responsáveis por padrões distintos de melodia de choro relacionados com o sexo e pela bem conhecida e consistente vantagem feminina no desenvolvimento inicial da linguagem.[9-11] Após o período pós-nasal e durante a infância, não ocorrem outras alterações hormonais evidentes e portanto não ocorrem outras diferenças sexuais relevantes no órgão vocal. Por volta de 7 a 8 anos de idade, pequenas diferenças no *pitch* começam a ocorrer.

Puberdade

Na puberdade existe uma intensa ativação das gônadas por efeito dos hormônios hipofisários. Esses hormônios estimulam os diversos caracteres sexuais secundários, sendo a laringe um deles.[12] A muda vocal relativa à puberdade ocorre por causa do crescimento laríngeo e evidencia-se a partir dos 12 anos, completando-se aos 15 em ambos os sexos.[13]

No sexo masculino, o comprimento da prega vocal aumenta em 60% e o ângulo da cartilagem tireóidea diminui para 90°, enquanto no sexo feminino esse ângulo permanece de 120° e a prega vocal alonga apenas 34%.[14] Ocorre o espessamento da mucosa laríngea e melhor definição das camadas superficial e intermediária da lâmina própria das pregas vocais, com maturação do ligamento vocal em torno dos 16 anos.[15] Funcionalmente, ocorre a muda vocal, em que a frequência fundamental da voz (F0) cai cerca de uma oitava nos homens, enquanto a F0 da voz feminina cai cerca de 3 a 4 semitons. Uma mudança paralela na extensão vocal é observada. Durante a muda vocal são observados três estágios principais:[16]

- Período pré-muda: a qualidade da voz torna-se monótona e ocasionalmente rouca e soprosa
- Período de muda: entonação incerta, alterações repentinas no tom e mudanças em falsete
- Período pós-muda: maturação gradual da qualidade vocal, atingindo o timbre e alcance típicos da voz adulta.

A frequência vocal (*pitch*) de 220 a 225 Hz define-se nas mulheres a partir da puberdade e se mantém ao longo da vida adulta, decaindo para 195 Hz entre 80 e 90 anos; a dos homens na puberdade é de 130 Hz.[14]

A castração masculina antes da puberdade determina uma voz mais agudizada na vida adulta, porém, a extirpação das glândulas sexuais após esse período não tem efeito significativo sobre a voz, pois a laringe já encontra-se formada.[1]

Ciclo menstrual

O ciclo menstrual é regulado pelo aumento e diminuição dos níveis de hormônios sexuais, em particular estrogênio e progesterona, e se inicia com o período menstrual. A primeira fase do ciclo é chamada de fase folicular, caracterizada pelo gradual aumento de estrógenos e baixo nível de progesterona, ocorrendo nos 14 primeiros dias do ciclo. Segue-se a fase ovulatória, na qual a progesterona continua baixa e o estrógeno apresenta um pico. Os próximos 14 dias constituem a fase lútea, os níveis de progesterona aumentam na primeira metade dessa fase, enquanto os estrógenos diminuem, para sofrerem um novo aumento na fase pré-menstrual.[17].

Uma variedade de alterações de voz foram descritas nas diferentes fases do ciclo menstrual. Alguns autores sugerem que a melhor qualidade vocal é observada durante a fase ovulatória, quando o estrogênio atinge seus níveis mais elevados.[18] Isso não é surpreendente, considerando que o estrogênio promove aumento da secreção de muco pelas células glandulares acima e abaixo das bordas das pregas vocais, resultando em melhor viscosidade da mucosa; além disso, níveis elevados de estrogênio também melhoram a permeabilidade dos vasos sanguíneos e capilares das pregas vocais, com consequente melhor oxigenação tecidual.[3] Por outro lado, as mulheres relatam frequentemente sintomas de comprometimento vocal durante a fase pré-menstrual. Sintomas vocais, como déficit da potencia vocal, soprosidade, fadiga vocal, perda de notas agudas e voz abafada, são conhecidos como disfonia pré-menstrual.[19,20]

Os distúrbios vocais descritos são, naturalmente, mais cruciais entre as profissionais da voz, como as cantoras, conforme descrito por Lacina em 1968.[18]

Supõe-se que a disfonia pré-menstrual resulte de um efeito direto dos hormônios sexuais nos tecidos das pregas vocais. Conforme demonstrado por Abitbol et al.,[3] podem ser observadas semelhanças significativas entre esfregaços epiteliais da laringe feminina e do colo vaginal. Além disso, vários autores demonstraram a presença de receptores de hormônios sexuais (p. ex., progesterona e estrogênio) nas pregas vocais humanas.[21]

É bem conhecido que a progesterona também aumenta a descamação epitelial e reduz as secreções das glândulas mucosas acima e abaixo das bordas das pregas vocais, resultando em ressecamento da mucosa.[3]

Durante o período pré-menstrual, a formação do edema pode criar ou agravar a formação de nódulos vocais. Hemorragia submucosa também pode ocorrer.[9] Esses efeitos acontecem em decorrência da diminuição do tônus muscular, edema do espaço de Reinke e dilatação vascular com formação de microvarizes nas pregas vocais.[1] Alguns estudos sugerem que o abuso vocal associado a síndrome vocal pré-menstrual contribuiria para agravar as alterações vocais dessa fase do ciclo.[22,23]

Gravidez/laringopatia da gravidez

As alterações vocais também ocorrem durante a gravidez, especialmente durante o terceiro trimestre. Altos níveis de estrogênio e progesterona são secretados, enquanto flutuações periódicas não são mais observadas.

As alterações vocais observadas durante a gravidez parecem ser o conjunto de modificações hormonais que atuam tanto no sistema respiratório quanto nas pregas vocais.[24] No que diz respeito ao sistema respiratório, a mucosa nasal e nasofaríngea pode ficar congestionada e hiperêmica. Esta condição inflamatória promove hipersecreção de muco, levando à chamada rinite induzida pela gravidez, que afeta cerca de 22% das mulheres.[25] Como consequência, a respiração oral é mais provável de ocorrer, levando a efeitos negativos na qualidade da voz devido à desidratação da mucosa das pregas vocais. Além disso, durante a gravidez, o tórax sofre alterações anatômicas e mecânicas, e como resultado, medidas funcionais pulmonares diminuem em vários graus.[26] Esses aspectos explicam a diminuição constante e significativa do tempo máximo de fonação, principalmente no terceiro trimestre da gravidez.[24]

No que diz respeito às alterações das pregas vocais durante a gravidez, níveis elevados de progesterona promovem redução da produção de muco e aumento da sua viscosidade, levando à desidratação relativa da laringe; aumento da descamação epitelial resultando em adelgaçamento da mucosa das pregas vocais; redução da tonicidade dos músculos laríngeos; dilatação dos microvasos das pregas vocais levando à congestão da mucosa e predisposição inflamatória.[3,24] Consequentemente, sintomas de fadiga vocal e alteração da qualidade são frequentemente relatados por gestantes durante o terceiro trimestre. Conforme documentado por vários pesquisadores, as pontuações dos questionários de autoavaliação vocal como o Índice de Desvantagem Vocal (IDV) são significativamente piores durante a gravidez, especialmente durante o terceiro trimestre.[27]

Senescência

As vozes dos homens e das mulheres sofrem alterações como parte do processo de envelhecimento. O envelhecimento vocal é um fenômeno sexualmente dimórfico e os padrões de senescência do sistema endócrino relacionados com o sexo também explicam as diferenças entre os processos de envelhecimento vocal de homens e mulheres.

Após a menopausa, as mulheres experimentam uma queda repentina e dramática nos níveis de estrogênio e um aumento relativo nos níveis de andrógenos. Em contraste, os homens sofrem um declínio progressivo dos androgênios, com um consequente aumento relativo da proporção estrogênio/androgênios.[28,29]

Como os receptores de hormônios sexuais estão presentes nas pregas vocais, como demonstrado por vários autores, supõe-se que as modificações nos níveis de hormônios sexuais durante a senescência tenham um papel fundamental nas modificações sexualmente dimórficas da voz em idosos.[4-6,21]

HOMENS

Observa-se um afinamento progressivo das pregas vocais com o envelhecimento. Após os 30 anos, os níveis séricos de testosterona diminuem 1% ao ano. A redução progressiva dos níveis de testosterona contribui para a sarcopenia em homens idosos (acima de 65 anos), afetando também o músculo vocal.[30] Como consequência, ocorre arqueamento das pregas vocais e redução do contato glótico, com maior percepção de soprosidade. Além disso, o aumento de F0 é observado na senescência dos homens.[31]

Mulheres

Síndrome vocal da menopausa

A menopausa ocorre entre 47 e 55 anos de idade. Em 1999, Abitbol et al.[3] descreveram a síndrome vocal da menopausa caracterizada por diminuição da intensidade vocal, fadiga vocal, diminuição da extensão vocal e tessitura, diminuição da frequência fundamental da voz, perda da qualidade vocal, ressecamento da boca e pregas vocais, além de disfonia.[1,6]

Esta última apresentação clínica pode ser explicada pelas modificações morfológicas que afetam a laringe após a menopausa, como o espessamento das pregas vocais, edema das mesmas e aumento da proeminência do processo vocal.[32] O espessamento das pregas vocais pode explicar o aumento do fechamento glótico em mulheres pós-menopausa, com redução do espaço glótico posterior.[33] Como resultado, é observada uma menor soprosidade vocal em comparação com mulheres mais jovens. Outra alteração vocal típica após a menopausa é a redução da frequência fundamental. Tal modificação é outra consequência do espessamento das pregas vocais devido ao aumento relativo dos níveis de andrógenos após a menopausa.[3,33]

A síndrome vocal é progressiva, mais evidente em cantoras líricas e profissionais de voz, incluindo cantoras populares, atrizes, advogadas e professoras.

Na estroboscopia, observa-se diminuição da amplitude de vibração durante a fonação e assimetria de fase de vibração. A exploração dinâmica e acústica das pregas vocais revela:

- Perda dos extremos na extensão vocal e dos formantes nas notas altas
- Diminuição da intensidade vocal
- Soprosidade na emissão pelo arqueamento das pregas vocais em consequência à atrofia da massa do músculo tireoaritenóideo
- Trinta por cento de redução da voz projetada, falada e cantada.

A reposição de doses equilibradas de estrógeno e testosterona melhora os sintomas da menopausa, mas a terapia de reposição hormonal não é indicada em todos os casos, principalmente em pacientes com história familiar de neoplasia de mama e doenças cardiovasculares.[1] Testosterona via intramuscular ou por meio de implantes subcutâneos melhora os sintomas de diminuição da libido e da energia em mulheres pós-menopausa,[23] mas estão associados a efeitos colaterais conhecidos, incluindo ganho de peso, hirsutismo, acne, aumento da libido, agravamento do tom vocal e rouquidão. As mudanças na voz, como diminuição do tom vocal ou rouquidão, são descritas como irreversíveis.[18] A fonoterapia deverá ser realizada em todos os casos.

Hiperandrogenismo

Nos últimos anos, tem aumentado o número de publicações referentes às alterações vocais provocadas pelo uso de hormônios com ação virilizante para o corpo e para a voz da mulher.

O hiperandrogenismo, característico na síndrome dos ovários policísticos, tem ocorrido também pelo uso de hormônios com ação virilizante pelas mulheres, e tem levado a alterações vocais semelhantes às que ocorrem na menopausa, porém, de maneira mais abrupta e intensa. A terapia hormonal resulta em redução significativa da frequência fundamental, rouquidão e redução de projeção tanto na voz falada quanto na voz cantada. Há aumento de retenção hídrica, alteração da elasticidade das pregas vocais, fibrose e outras alterações estruturais no tecido conjuntivo da laringe em terapias prolongadas, produzindo alterações permanentes na voz. Além da alterações vocais, as terapias androgênicas têm efeitos colaterais conhecidos: ganho de peso, hirsutismo, acne e aumento da libido. Os medicamentos implicados incluem danazol, testosterona via intramuscular ou por implantes subcutâneos e deca durabolin.[34]

Pacientes que utilizam altas doses de androgênios para mudança de sexo apresentam efeitos na voz após 3 a 4 meses de terapia. Porém, para mudança do sexo masculino para o feminino, as transexuais têm mais dificuldade em elevar a frequência fundamental da voz por causa da exposição anterior prolongada a andrógenos.

HORMÔNIOS HIPOFISÁRIOS

Hormônio do crescimento

O excesso e a deficiência do hormônio do crescimento (GH) têm influências profundas no aparelho vocal.

O excesso de GH resulta no espessamento das cartilagens laríngeas e das pregas vocais, levando à queda na frequência da voz, redução da extensão, voz áspera e opaca. Esses pacientes são propensos a deslocamento da cartilagem aritenóidea. Não há relatos de alteração vocal por terapias exógenas com hormônio de crescimento.[35]

A deficiência de GH leva ao não desenvolvimento adequado das estruturas, resultando em redução de tamanho da cavidade oral, faringe e laringe, levando a alterações de emissão e ressonância vocal, mantendo voz aguda mesmo depois da puberdade. Dessa forma, há a anulação das diferenças puberais mantendo-se uma qualidade acústica pré-puberal da voz.[36]

Hormônio adrenocorticotrófico e disfonias suprarrenais

Pacientes com aumento do hormônio adrenocorticotrófico (ACTH) e resposta adrenal condizente apresentam alterações na voz semelhantes à androgenização do aparelho vocal, que é observado na *síndrome* de Cushing, em que há hipertrofia laríngea e megatonia, voz profunda e áspera. Já na doença de Addison, embora haja aumento do ACTH circulante, existe uma insuficiência da glândula suprarrenal e, nesse caso, observa-se hipotonia cordal e paresia miopática acarretando voz acusticamente parética.

A hiperplasia adrenal congênita é caracterizada pela produção excessiva de andrógenos. Os andrógenos elevados podem diminuir a frequência fundamental nas mulheres, causando hiperplasia muscular laríngea. Os fatores que levam aos problemas vocais nos pacientes acometidos são o diagnóstico tardio e a terapia subótima com glicocorticoides.[37]

Hormônio tireoestimulante e hormônios tireoidianos

Os receptores do hormônio tireoidiano foram identificados no tecido laríngeo e o hormônio tireoidiano desempenha um papel importante no desenvolvimento da laringe.[2]

Hipotireoidismo

O hipotireoidismo caracteriza-se por secreção insuficiente de tiroxina pela glândula tireoide. Causa letargia, fraqueza muscular, ganho de peso, intolerância às alterações de temperatura, pele seca, obstipação intestinal, irregularidades menstruais e disfunção neurológica. É causa importante de distúrbios vocais, como rouquidão, fadiga vocal e perda da extensão vocal. Os sintomas vocais podem ser encontrados mesmo durante o hipotireoidismo subclínico e afetam em torno de 77% dos pacientes com hipotireoidismo.[38]

A rouquidão tem início gradual e progressão lenta, limitando o paciente a perceber a mudança de voz. Essas alterações são decorrentes da deposição de polissacarídeos e acúmulo de líquido na lâmina própria das pregas vocais. Pode haver também aumento de ácido hialurônico e mucoproteína no espaço subepitelial das pregas vocais. Isto resulta em aumento da massa das pregas vocais e diminuição da vibração. Em alguns casos, assemelha-se ao edema de Reinke.[39] Outras alterações possíveis são paresia das cordas devido à hipertrofia da glândula tireoide, miodema do músculo cricotireóideo e edema neural do nervo vago.

No hipotireoidismo grave com mixedema, essas alterações são mais evidentes e estão associadas à diminuição da força muscular e à paralisia da prega vocal.

O mecanismo congênito (esporádico ou endêmico) do hipotireoidismo é conhecido com o nome de cretinismo, instala-se na infância e caracteriza-se por atraso no desenvolvimento intelectual e somático, incluindo a laringe, produzindo voz infantil. O mecanismo adquirido do hipotireoidismo pode ser primário (tireoide) ou secundário (hipófise). O tratamento com reposição de hormônio tireóideo reverte o quadro e eleva a frequência fundamental da voz.[39]

Hipertireoidismo

Em relação ao hipertireoidismo, observa-se que a tireotoxicose também produz distúrbios vocais. O hipertireoidismo leve normalmente não causa problemas vocais. Nos casos avançados, pode se manifestar com uma qualidade de voz soprosa, associada à diminuição do volume em razão de uma fadiga da musculatura envolvida na fonação e pelas mudanças na submucosa da prega vocal. Outras alterações também são vistas na fala, como modificação do ritmo, voz com intensidade mais intensa que o esperado e tremor na emissão. A tessitura tende a ficar mais restrita, embora o uso preferencial de registros mais elevados, mudança na intensidade e maior variação na curva melódica confiram outra impressão à emissão.[1]

OUTRAS DISFUNÇÕES HORMONAIS

Paratireoide

No hipoparatireoidismo podem ocorrer alterações fonatórias promovidas pela hipocalcemia, que se assemelha a uma disfonia acusticamente espasmódica. No hiperparatireoidismo, a hipercalcemia diminui a excitabilidade nervosa, podendo levar à afonia. Os sintomas regridem após remoção dos adenomas paratireóideos.

Diabetes

O diabetes melito pode afetar a voz direta ou indiretamente. O efeito indireto é mediado pela alteração induzida pela hiperglicemia no equilíbrio hidroeletrolítico. Já o efeito direto se relaciona com a neuropatia. A xerostomia é um sintoma comum do diabetes que pode reduzir a lubrificação e, portanto, dificultar a fonação. A neuropatia leva à perda do controle motor fino, o qual pode ser precocemente percebido em profissionais da voz. Nos estágios avançados, a neuropatia pode causar atrofia muscular e paralisia das pregas vocais. A associação com déficit sensorial também interfere no controle da voz e na habilidade para o canto. Um estudo observou prevalência de neuropatia sensorial laríngea de 42% nos diabéticos tipo II, em relação a 13% no grupo controle.[40]

Anormalidade tímica

Outros distúrbios endócrinos também podem alterar a voz, como as anormalidades tímicas que produzem feminilização da voz.[1]

REFERÊNCIAS BIBLIOGRÁFICAS

1. Abitbol J. Normal voice maturation: Hormones and age. In: Denninger MS, Murry T, Johns MM III. The performer's voice. San Diego: Plural Publishing, 2006. cap. 5. p. 33-50.
2. Altman KW, Haines GK 3rd, Vakkalanka SK, Keni SP, Kopp PA, Radosevich JA. Identification of thyroid hormone receptors in the human larynx. Laryngoscope [Internet]. 2003 Nov [Acesso em: 2024 Jul];113(11):1931-4.
3. Abitbol J, Abitbol P, Abitbol B. Sex hormones and the female voice. J Voice [Internet]. 1999 Sep [Acesso em: 2024 Jul];13(3):424-46.
4. Schneider B, Cohen E, Stani J, Kolbus A, Rudas M, Horvat R et al. Towards the expression of sex hormone receptors in the human vocal fold. J Voice [Internet]. 2007 Jul [Acesso em: 2024 Jul];21(4):502-7.
5. Voelter Ch, Kleinsasser N, Joa P, Nowack I, Martínez R, Hagen R et al. Detection of hormone receptors in the human vocal fold. Eur Arch Otorhinolaryngol [Internet]. 2008 Oct [Acesso em: 2024 Jul];265(10):1239-44.
6. Newman SR, Butler J, Hammond EH, Gray SD. Preliminary report on hormone receptors in the human vocal fold. J Voice [Internet]. 2000 Mar [Acesso em: 2024 Jul];14(1):72-81.
7. Becker M, Oehler K, Partsch CJ, Ulmen U, Schmutzler R, Cammann H et al. Hormonal, "minipuberty" influences the somatic development of boys but not of girls up to the age of 6 years. Clin Endocrinol (Oxf) [Internet]. 2015 [Acesso em: 2024 Jul]83(5):694-701.
8. Winter JS, Faiman C, Hobson WC, Prasad AV, Reyes FI. Pituitary-gonadal relations in infancy: 2. Patterns of serum gonadal steroid concentrations in man from birth to two years of age. J Clin Endocrinol Metab [Internet]. 1976 [Acesso em: 2024 Jul];42(4):679-86.
9. Borysiak A, Hesse V, Wermke P, Hain J, Robb M, Wermke K. Fundamental frequency of crying in two-month-old boys and girls: do sex hormones during mini-puberty mediate differences? J Voice [Internet]. 2017 [Acesso em: 2024 Jul];31(1):128.
10. Schaadt G, Hesse V, Friederici AD. Sex hormones in early infancy seem to predict aspects of later language development. Brain Lang [Internet]. 2015 [Acesso em: 1024 Jul]141:70-6.
11. Wallentin M. Putative sex differences in verbal abilities and language cortex: A critical review. Brain Lang [Internet]. 2009 [Acesso em: 2024 Jul];108(3):175-83.
12. Sataloff RT, Spiegel JR, Rosen DC. The Effects of age on the voice. In: Sataloff RT. Professional Voice - The Science and Art of Clinical Care. San Diego: Singular Publishing, 1997. p. 259-267.
13. Thurman L, Klitzke CA. Voice education and health care for young voices. In: Benninger MS, Jacobson BH, Johnson AF. Vocal arts medicine - The care and prevention of professional voice disorders. Nova York: Thieme, 1994. p. 238.
14. Kahane JC. Growth of the human prepubertal and pubertal larynx. J Speech Hear Res [Internet]. 1982 Sep [Acesso em: 2024 Jul];25(3):446-55.
15. Hirano M, Kurita S, Nashashima T. The structure of the vocal folds. In: Hirano M. Vocal fold phvsiologv. Tokyo: University of Tokyo Press; 1991.
16. Zehnhoff-Dinnesen A, Wiskirska-Woznica B, Neumann K, Nawka T. Phoniatrics I fundamentals. Voice disorders: Disorders of language and hearing development. Springer: Berlin; 2020.
17. Amir O, Biron-Shental T. The impact of hormonal fluctuations on female vocal folds. Curr Opin Otolaryngol Head Neck Surg [Internet]. 2004 Jun [Acesso em: 2024 Jul];12(3):180-4.
18. Lacina O. The influence of menstruation on the voice of the female singers premenstrual laryngopathy. Folia Phoniatr (Basel) [Internet]. 1968 [Acesso em: 2024 Jul];20(1):13-24.
19. Davis CB, Davis ML. The effects of premenstrual syndrome (PMS) on the female singer. J Voice [Internet]. 1993 Dec [Acesso em: 2024 Jul];7(4):337-53.
20. Gunjawate DR, Aithal VU, Ravi R, Venkatesh BT. The effect of menstrual cycle on singing voice: A systematic review. J Voice [Internet]. 2017 [Acesso em: 2024 Jul];31(2):188–194.
21. Brunings JW, Schepens JJ, Peutz-Kootstra CJ, Kross KW. The expression of estrogen and progesterone receptors in the human larynx. J Voice [Internet]. 2013 [Acesso em: 2024 Jul];27(3):376-80.
22. Chernobelsky SI. A study of menses-related changes to the larynx in singers with voice abuse. Folia Phoniatr Logop [Internet]. 2002 Jan-Feb [Acesso em: 2024 Jul];54(1):2-7.
23. Raj A, Gupta B, Chowdhury A, Chadha S. A study of voice changes in various phases of menstrual cycle and in postmenopausal women. J Voice [Internet]. 2010 May [Acesso em: 2024 Jul];24(3):363-8.
24. Hamdan AL, Mahfoud L, Sibai A, Seoud M. Effect of pregnancy on the speaking voice. J Voice [Internet]. 2009 [Acesso em: 2024 Jul];23(4):490-3.
25. Ellegard E, Hellgren M, Toren K, Karisson G. The incidence of pregnancy rhinitis. Gynecol Obstet Invest [Internet]. 2000 [Acesso em: 2024 Jul];49:98-101.
26. Weinberger SE, Weiss ST, Cohen WR, Weiss JW, Johnson TS. Pregnancy and the lung. Am Rev Respir Dis [Internet]. 1980 [Acesso em: 2024 Jul];121(3):559-81.
27. Saltürk Z, Kumral TL, Bekiten G, Atar Y, Ataç E, Aydoğdu İ et al. Objective and subjective aspects of voice in pregnancy. J Voice [Internet]. 2016 [Acesso em: 2024 Jul];30(1):70-3.
28. Lamberts SW, Van Den Beld AW, Van Der Lely AJ. The endocrinology of aging. Science [Internet]. 1997 [Acesso em: 2024 Jul];278(5337):419-24.
29. Kaufman JM, Vermeulen A. The decline of androgen levels in elderly men and its clinical and therapeutic implications. Endocr Rev [Internet]. 2005 [Acesso em: 2024 Jul];26(6):833-76.
30. Matsumoto AM. Andropause: Clinical implications of the decline in serum testosterone levels with aging in men. J Gerontol A Biol Sci Med Sci [Internet]. 2002 [Acesso em: 2024 Jul];57(2):M76-99.
31. Lenell C, Sandage MJ, Johnson AM. A tutorial of the effects of sex hormones on laryngeal senescence and neuromuscular response to exercise. J Speech Lang Hear Res [Internet]. 2019 [Acesso em: 2024 Jul];62(3):602-10.
32. Hirano M, Kurita S, Sakaguchi S. Ageing of the vibratory tissue of human vocal folds. Acta Otolaryngol [Internet]. 1989 [Acesso em: 2024 Jul];107(5–6):428-33.
33. Pontes P, Yamasaki R, Behlau M. Morphological and functional aspects of the senile larynx. Folia Phoniatr Logop [Internet]. 2006 [Acesso em: 2024 Jul];58(3):151-8.
34. Abaza MM, Levy S, Hawkshaw MJ, Sataloff RT. Effects of medications on the voice. Otolaryngol Clin North Am [Internet]. 2007 [Acesso em: 2024 Jul];40:1081-90.
35. Williams RG, Richards SH, Mills RG, Eccles R. Voice changes in acromegaly. Laryngoscope [Internet]. 1994 [Acesso em: 2024 Jul];104:484-7.
36. Valença EH, Salvatori R, Souza AH, Oliveira-Neto LA, Oliveira AH, Gonçalves MI et al. Voice formants in individuals with congenital, isolated, lifetime growth hormone deficiency. J Voice [Internet]. 2016 [Acesso em: 2024 Jul];30(3):281-6.
37. Nygren U, Nyström HF, Falhammar H, Hagenfeldt K, Nordenskjöld A, Södersten M. Voice problems due to virilization in adult women with congenital adrenal hyperplasia due to 21-hydroxylase deficiency. Clin Endocrinol (Oxf) [Internet]. 2013 [Acesso em: 2024 Jul];79:859-66.
38. Gupta OP, Bhatia PL, Agarwal MK, Mehrotra ML, Mishr SK. Nasal, pharyngeal, and laryngeal manifestations of hypothyroidism. Ear Nose Throat J [Internet]. 1977 Sep [Acesso em: 2024 Jul];56(9):349-56.
39. Birkent H, Karacalioglu O, Merati AL, Akcam T, Gerek M. Prospective study of the impact of thyroid hormone replacement on objective voice parameters. Ann Otol Rhinol Laryngol [Internet]. 2008 Jul [Acesso em: 2024 Jul];117(7):523-7.
40. Hari Kumar KV, Garg A, Ajai Chandra NS, Singh SP, Datta R. Voice and endocrinology. Indian J Endocrinol Metab [Internet]. 2016 Sep-Oct [Acesso em: 2024 Jul];20(5):590-4.

CAPÍTULO 188

Semiologia Laríngea: Avaliação Clínica da Voz

Hugo Valter L. Ramos • Luiz Henrique Barbosa • Osiris de Oliveira C. do Brasil

INTRODUÇÃO

A avaliação da laringe e da voz ocorre sempre que o paciente apresentar qualquer dificuldade na produção natural da voz falada ou cantada. Diferentes abordagens clínicas e laboratoriais são usadas com o objetivo de investigar as prováveis causas da disfonia.

O médico laringologista deve ter a habilidade de associar ao conhecimento estruturado da anatomia e da fisiologia da laringe o domínio das avaliações perceptivas visual e auditiva, o uso da avaliação acústica e aerodinâmica e também o uso correto dos aparelhos endoscópicos.[1-3]

O avanço significativo do uso das imagens endoscópicas permitiu o diagnóstico ambulatorial mais preciso, diminuindo a necessidade de microlaringoscopia sob anestesia geral. Neste capítulo, serão abordadas essas novas tecnologias e enfatizada a relevância do uso adequado desses meios direcionados ao diagnóstico.

ANAMNESE DIRECIONADA À VOZ

A avaliação otorrinolaringológica, como qualquer outra avaliação médica, passa obrigatoriamente pelo exame clínico, que envolve anamnese e exame físico do paciente.

De forma dirigida e ao mesmo tempo abrangente, a anamnese deve focar o comportamento vocal do indivíduo, suas queixas, seus hábitos adequados, ou não, e seus antecedentes pessoais e familiares, sem se esquecer que várias doenças sistêmicas podem ter como seu primeiro sintoma uma disfonia. Além disso, a anamnese laríngea permite considerar o impacto psicossocial da alteração da voz, bem como a magnitude das alterações da vibração e da produção sonora.

Informações sobre a saúde em geral do indivíduo, incluindo outras áreas da medicina que também podem acometer a laringe e/ou o trato vocal, como alergia, endocrinologia, gastrenterologia, neurologia, oncologia, psiquiatria, pneumologia, cirurgia, entre outras, bem como o uso de alguns medicamentos, são importantes não só para o diagnóstico vocal, mas também para fazer o diagnóstico de outras doenças loco-regionais ou sistêmicas.

Alterações dos estados físico, emocional e de personalidade do indivíduo também estão intimamente relacionadas com a dinâmica vocal e devemos sempre nos lembrar que qualquer alteração sistêmica pode comprometer a voz.

AVALIAÇÃO PERCEPTIVA E AUDITIVA DA VOZ

A avaliação perceptivo-auditiva faz parte do "exame físico" da voz do paciente. Utilizando sua audição, o laringologista irá "inspecionar" a voz do paciente, observando parâmetros como: ressonância, ataque vocal, tessitura vocal, qualidade vocal, velocidade de fala e respiração, *loudness*, *pitch*, tensão geral do aparelho fonador, ressonância e qualidade da emissão vocal. Todas essas informações são extremamente úteis na caracterização do tipo de voz ou mesmo na detecção dos distúrbios da voz, principalmente quando avaliada por profissionais devidamente treinados.

Como Pinho e Pontes estabeleceram em 2008, usa-se a escala RASATI, acrônimo que significa: rouquidão, aspereza, soprosidade, astenia, tensão e instabilidade.[4] Quando feita por profissionais treinados, médicos ou fonoaudiólogos, a avaliação perceptivo-auditiva consegue apresentar boa reprodutibilidade nos resultados obtidos. Gradua-se cada um dessas características vocais da escala RASATI em três graus (I, II e III), sempre procurando correlacionar a percepção auditiva da voz examinada com os demais resultados das outras avaliações e exames laringológicos.

AVALIAÇÃO ACÚSTICA DA VOZ

A avaliação acústica da voz ocorre com o registro espectrográfico do som. As características físicas da onda sonora são, então, registradas e quantificadas por *softwares* especializados, o que permite análise mais objetiva da voz.

Geralmente realizada por fonoaudiólogos, são avaliados vários parâmetros: intensidade e variabilidade da intensidade, frequência fundamental (F0), variabilidade e perturbação da frequência fundamental, perfil de extensão vocal, espectrografia e medidas espectrais, medidas de perturbação e as medidas não lineares.[5-7]

Muito embora os resultados da avaliação acústica da voz sejam muito úteis na monitorização do tratamento do paciente, além de permitir o registro e a comparação dos resultados vocais, a avaliação perceptiva e auditiva da voz ainda é o método mais confiável, principalmente em quadros disfônicos mais intensos. Por isso, a interpretação dos resultados acústicos deve ser feita em conjunto com todos os outros dados da avaliação clínica. Assim, o médico laringologista deve estar familiarizado com o exame.[8]

Eletroglotografia

A eletroglotografia (EGG) é um exame que utiliza a impedância elétrica para medir o tempo de contato entre as pregas vocais durante a fonação. Assim, quanto maior o contato entre as pregas vocais, mais corrente elétrica passa de um lado a outro no pescoço.[9]

VISUALIZAÇÃO LARÍNGEA

A avaliação da laringe durante respiração, fonação e deglutição fornece informações importantes sobre a anatomia, a fisiologia e sobre as doenças da laringe. O médico laringologista também deve estar atento à biomecânica dos movimentos das pregas vocais, bem como à postura laríngea, já que essas informações também são muito úteis para o diagnóstico e tratamento do paciente.

Novas tecnologias continuam a ser desenvolvidas, proporcionando melhor captura, armazenamento e análise de imagens. A própria interpretação dos padrões de vibração também evolui com o advento de novos conhecimentos sobre a ultraestrutura da lâmina própria e a fisiologia da prega vocal.

A abordagem terapêutica clínica e/ou cirúrgica por vezes necessita de informações sobre a função vocal, que podem ser obtidas por meio de provas com manobras vocais e terapias comportamentais, geralmente realizadas em parceria com o fonoaudiólogo especialista em voz. O laringologista, o fonoaudiólogo e o professor de canto, quanto for necessário, devem formar a equipe multiprofissional responsável por avaliar e tratar o paciente.

Laringoscopia indireta

Representa uma série de métodos usados para visibilização indireta da laringe, que usa luz refletida em espelho ou cabos de fibra óptica. Esses procedimentos permitem avaliar o paciente acordado com movimentos ativos da laringe. Pode-se usar ou não anestesia tópica na orofaringe. Possibilita a avaliação funcional da laringe e do trato vocal, trazendo informações importantíssimas para diagnóstico e o tratamento do paciente.

Laringoscopia por espelho

Manuel Garcia, no século 19, utilizou um pequeno espelho posicionado na orofaringe para ver a laringe. Essa é a forma mais simples, mas muito útil de se examinar a laringe, já que também permite a inspeção dinâmica durante a fonação. O espelho deve ser pré-aquecido, para evitar embaçamento, e utiliza-se uma luz externa que se transmite à laringe, permitindo uma visibilização do órgão. A captura da imagem não é fácil e não permite a sua magnificação, o que torna a laringoscopia por espelho um exame mais rudimentar quando comparado aos demais.

Endoscopia rígida ou telelaringoscopia

A telelaringoscopia utiliza endoscópios rígidos formados por um sistema de lentes e prismas que conseguem conduzir luz de alta intensidade à laringe, por um canal de fibra óptica, ao mesmo tempo em que transmitem a imagem do órgão de volta até ao visor do endoscópio. O sistema de prisma na ponta do laringoscópio pode ter um ângulo de 70 ou 90°, variando o modo de visibilizar a laringe.[10] A imagem geralmente é magnificada e armazenada por um sistema de câmera e vídeo acoplados ao aparelho.

Atualmente, têm surgido novas tecnologias que usam o mesmo aparato rígido do laringoscópio convencional, com algumas diferenças. Na ponta do laringoscópio, é acoplada uma microcâmera com *chip* e um sistema de iluminação a LED (*light emitting diode*), que substitui, respectivamente, o sistema de espelhos e a fonte de luz externa. Esse sistema evolui cada vez mais, provendo imagens com crescente aumento de qualidade.

O paciente é posicionado na posição sentada, com a língua mantida fora da boca enquanto o laringoscópio é inserido em direção à orofaringe, até se observar inferiormente a laringe. Por vezes, é necessária anestesia tópica. O paciente é instruído a emitir a vogal /e/, sustentada em sua frequência e intensidade vocais habituais, e depois a vogal /i/, porque esta permite a elevação da laringe e a anteriorização da epiglote, facilitando a visibilização da região anterior da glote e os recessos piriformes (Figura 188.1). Podem-se avaliar emissões vocais em várias frequências, no entanto não é possível avaliar canto e fala encadeados, porque a língua se encontra protrusa. Durante a respiração também são tomadas imagens, principalmente para documentar a região posterior da glote (área respiratória), a região subglótica e a traqueia (Figura 188.2).

Telelaringoscopia com narrow band imaging

A imagem de banda estreita (do inglês *narrow band imaging* [NBI]) é um tipo de telelaringoscopia que utiliza filtros de luzes com o objetivo de detectar alterações na vascularização das lesões laríngeas. Diferentemente da endoscopia de luz branca, que simplesmente observa a aparência macroscópica das lesões mucosas, a NBI fornece uma visão mais profunda do comportamento da vascularização, observando os padrões neoangiogênicos dentro e ao redor de uma lesão laríngea, sendo muito útil para auxiliar o diagnóstico das neoplasias laríngeas.[11]

Do ponto de vista técnico, o NBI aplica filtros para avaliar os microvasos da mucosa e submucosa, com base no princípio de que a luz tem diferentes profundidades de penetração dependendo do seu comprimento de onda. Os filtros da NBI selecionam as luzes azul e verde (comprimentos de onda de 415 e 540 nm, respectivamente), correspondentes aos picos de absorção de hemoglobina, que penetram nas camadas superficiais da mucosa, avaliando a rede capilar.[12]

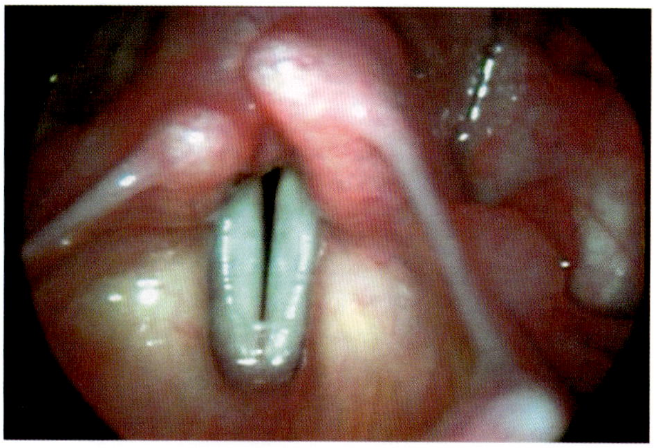

Figura 188.1 Laringe normal em fonação vista à telelaringoscopia.

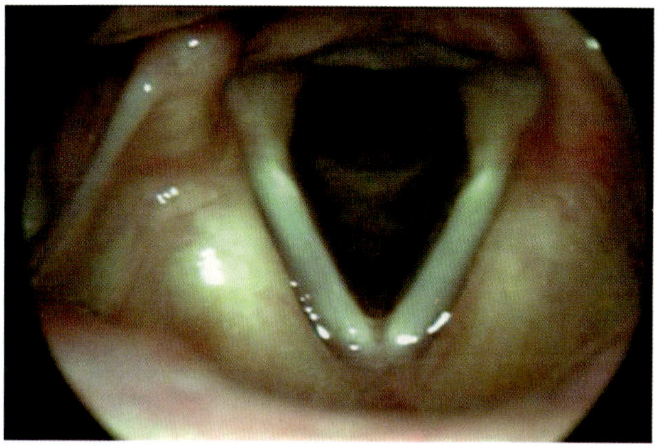

Figura 188.2 Laringe normal em respiração vista à telelaringoscopia.

Endoscopia flexível

A endoscopia flexível utiliza um cabo de fibra óptica que contém um conjunto de fibras transmissoras de luz e imagens. A extremidade distal da fibra ótica pode ser movida para anterior ou posterior com um controle, permitindo visibilização em diversos ângulos. Assim como na endoscopia rígida, também pode-se conectar a fibra a uma fonte de luz e a uma câmera, o que também permite magnificação e armazenagem das imagens.[13]

Geralmente, a fibra ótica é introduzida pela cavidade nasal do paciente, sob anestesia tópica, o que permite a visibilização da função das estruturas do esfíncter velofaríngeo e também permite a avaliação da laringe e do trato vocal no canto, na fala encadeada e na deglutição.

Comparando-se com a endoscopia rígida, a endoscopia flexível apresenta algumas desvantagens, já que a transmissão de luz pela fibra ótica é limitada, a resolução das imagens é menor e não há magnificação das imagens (Figuras 188.3 e 188.4). No entanto, assim como para os endoscópios rígidos, novas tecnologias que usam câmeras miniaturizadas na ponta do endoscópio têm superado essas limitações (Vídeo 188.1).

Laringoscopia direta

Também chamada de microlaringoscopia, já que frequentemente está associada ao uso do microscópio cirúrgico, na laringoscopia direta ocorre a visibilização direta da laringe, com o paciente sob anestesia geral. A laringe é exposta com a introdução de tubos de diferentes diâmetros, chamados de laringoscópios, na via aérea do paciente. O laringoscópio geralmente é suspenso em um sistema de alavanca, que se apoia no tórax do paciente, e se mantém fixo. O cirurgião faz a inspeção da laringe tendo as duas mãos livres para fazer a palpação das

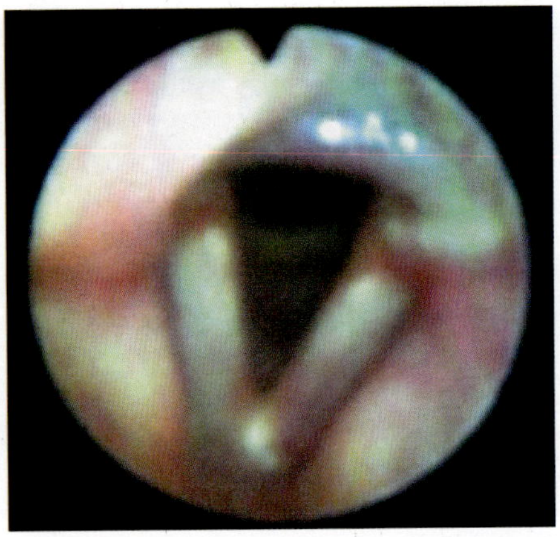

Figura 188.3 Laringe em respiração vista por endoscopia flexível.

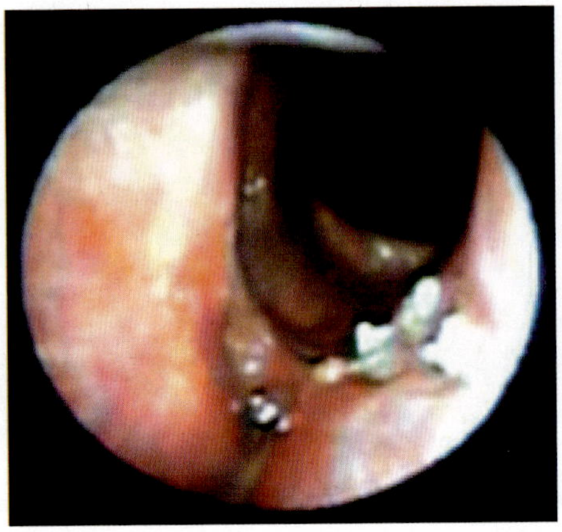

Figura 188.4 Tumor de laringe – glótico T1b (tumor limitado às pregas vocais, envolvendo ambas, com mobilidade normal dessas) visto por endoscopia flexível.

pregas vocais. Por adicionar a inspeção palpatória da laringe, a laringoscopia direta traz informações importantes sobre a estrutura da prega vocal e sobre a articulação cricoaritenóidea.

A laringoscopia direta geralmente está indicada nos casos de necessidade de biopsia e, mais raramente, para elucidação diagnóstica, quando os métodos indiretos não são passíveis de execução ou não conseguiram definir o diagnóstico (Figuras 188.5 e 188.6).

A laringoscopia direta também pode ser acoplada à endoscopia de contato, que permite avaliar microscopicamente o epitélio em busca de sinais de malignidade.

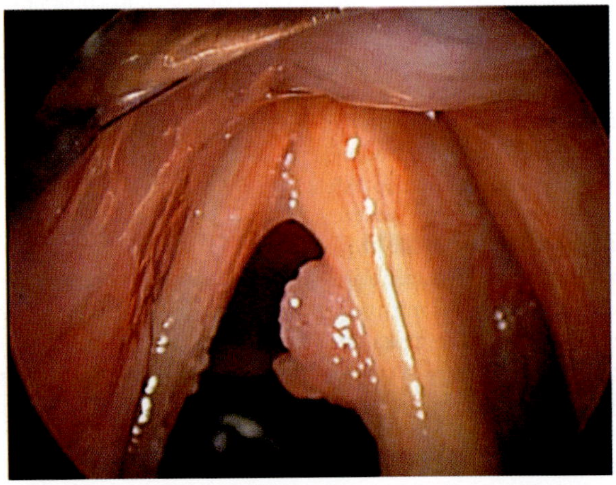

Figura 188.5 Papiloma em prega vocal esquerda.

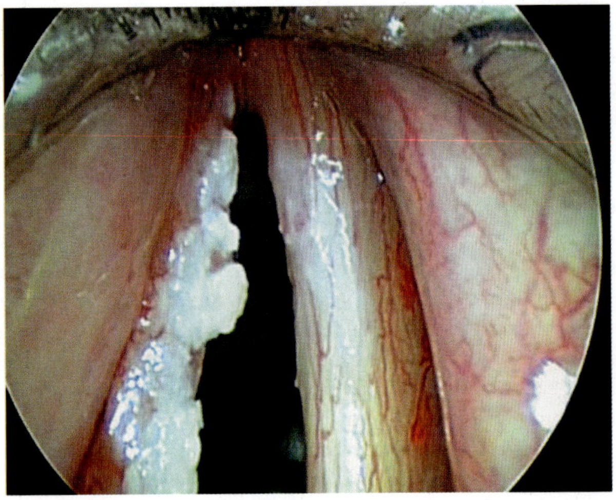

Figura 188.6 Tumor (carcinoma espinocelular [CEC]) em prega vocal direita.

ESTUDO DA FUNÇÃO VIBRATÓRIA DAS PREGAS VOCAIS

Videoestroboscopia

Quando apresentada ao olho humano, uma imagem permanece na retina por 0,2 segundos e, por isso, esse órgão consegue perceber até cinco imagens distintas por segundo. Imagens sequenciais produzidas em intervalos menores que 0,2 s são fundidas no córtex, ocasionando a ilusão óptica de movimento aparente.[14] A laringoestroboscopia é realizada com fonte de luz estroboscópica, geralmente acoplada a um endoscópio rígido, para a visibilização da vibração das pregas vocais, trazendo um efeito de falsa câmera lenta.

O estroboscópio capta a frequência de vibração das pregas vocais e emite a luz entrecortada adquirindo imagens sucessivas das pregas vocais, em ciclos sucessivos e regulares, com uma minúscula defasagem entre cada ciclo, o que dá a falsa impressão de câmera lenta. Esse efeito permite visibilizar em velocidade mais lenta detalhes da vibração da onda mucosa e da anatomia das pregas vocais. (Figuras 188.7 a 188.11).[10]

É um dos instrumentos diagnósticos mais importantes no consultório do laringologista, pois permite avaliação da integridade da relação dinâmica e funcional do corpo e cobertura vocal. É crucial para auxiliar na realização de diagnóstico mais acurado, pois une à informação estrutural a funcional. No entanto, tem como principais desvantagens a incapacidade de avaliar o início e o fim das emissões, a incapacidade de avaliar vozes não regulares ou aperiódicas e o fato de basear-se em ciclos glóticos ilusórios e compostos.[15]

Observam-se parâmetros como padrão de coaptação glótica, amplitude de vibração, onda mucosa, presença de segmentos não vibrantes, fase de fechamento, simetria de fase e regularidade. Vale ressaltar que a estroboscopia deve ser sempre realizada em conjunto com a laringoscopia com luz contínua (Vídeo 188.2).

Parâmetros a serem analisados na onda mucosa pela laringoestroboscopia:[16]

- Presença
- Ausência (zona silente)
  - Processos cicatriciais
  - Distúrbios neurológicos
  - Distúrbios neuromusculares
- Periodicidade ou aperiodicidade
  - Aperiodicidade
    - Distúrbios neurológicos e/ou neuromusculares
    - Incoordenação pneumofônica

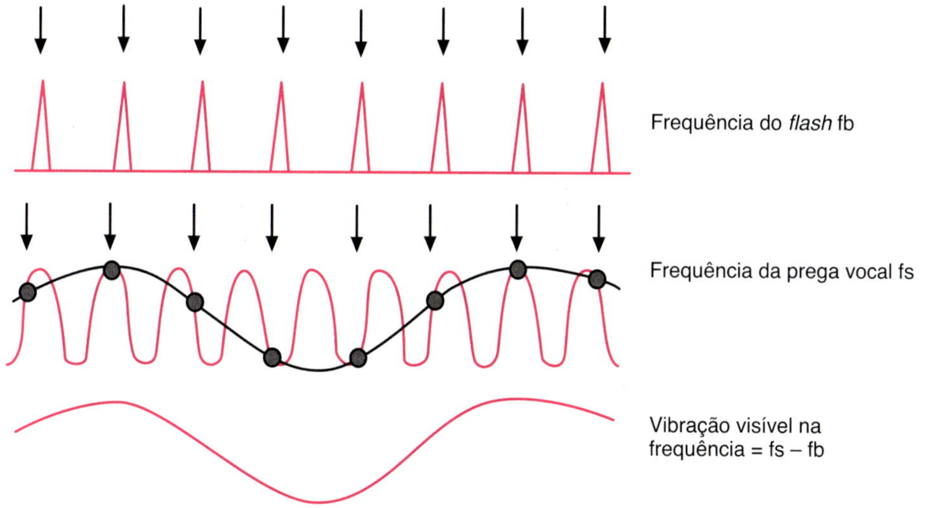

Figura 188.7 Estroboscopia: incidência do *flash* no ciclo fonatório.

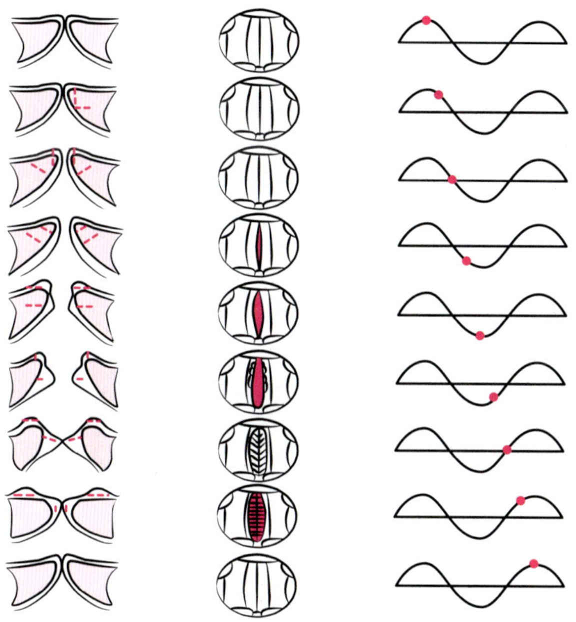

Figura 188.8 Estroboscopia: incidência do *flash* e onda mucosa.

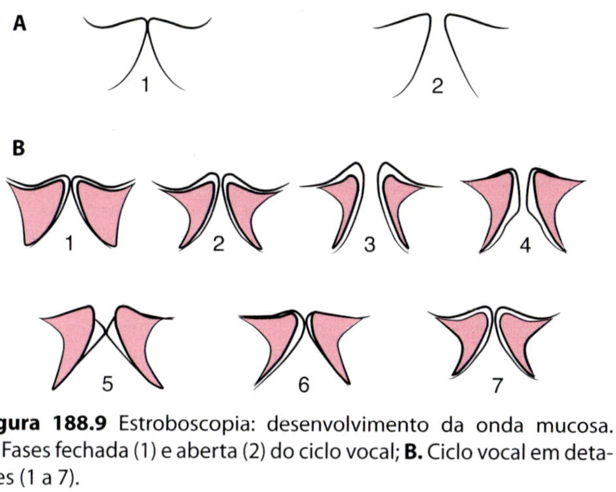

Figura 188.9 Estroboscopia: desenvolvimento da onda mucosa. **A.** Fases fechada (1) e aberta (2) do ciclo vocal; **B.** Ciclo vocal em detalhes (1 a 7).

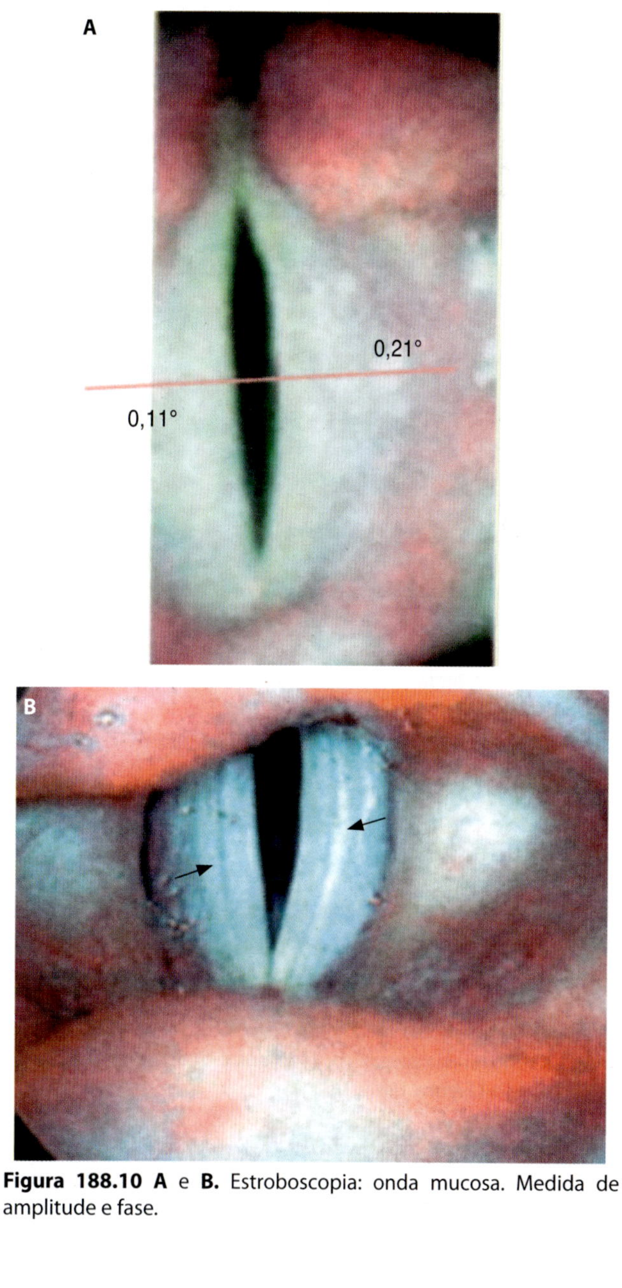

Figura 188.10 A e **B.** Estroboscopia: onda mucosa. Medida de amplitude e fase.

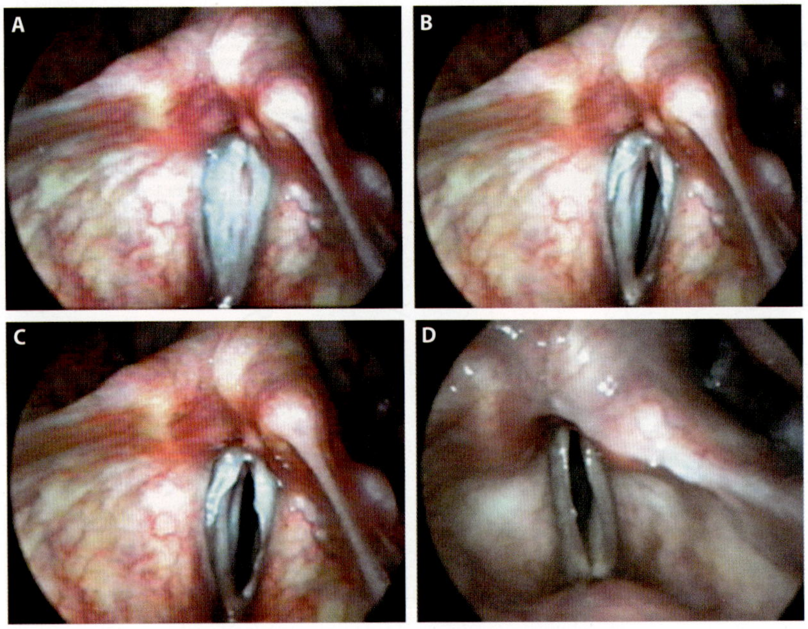

Figura 188.11 **A** a **D.** Estroboscopia: onda mucosa.

        - Síndrome de tensão musculoesquelética
    - Regularidade
        - Onda mucosa regular
        - Irregular, com variações nas características da onda mucosa
    - Amplitude
        - Medida da amplitude: prega vocal direita, prega vocal esquerda
        - Simetria
        - Assimetria: fase, amplitude
    - Fase
        - Equilíbrio das fases de abertura/fechamento
- Coaptação glótica
    - Completa
    - Incompleta (fendas)
        - Fenda triangular posterior
        - Fenda mediotriangular
        - Fenda triangular anteroposterior
        - Fenda fusiforme anterior
        - Fenda fusiforme anteroposterior
        - Fenda dupla
        - Ampulheta
        - Fusiforme anterior + triangular medioposterior
        - Fenda paralela
        - Fenda irregular.

Videoquimografia

O videoquimógrafo é um aparelho que decompõe a imagem das pregas vocais, captada por um endoscópio rígido ou flexível, e estuda uma única linha transversal da imagem de um ponto específico das pregas vocais. Essa linha é escaneada em alta velocidade permitindo a avaliação da vibração em tempo real das pregas vocais.

A videoquimografia mostra-se útil nos casos de aperiodicidade da onda mucosa das pregas vocais, o que dificulta a avaliação pela estroboscopia (Figura 188.12).[17,18]

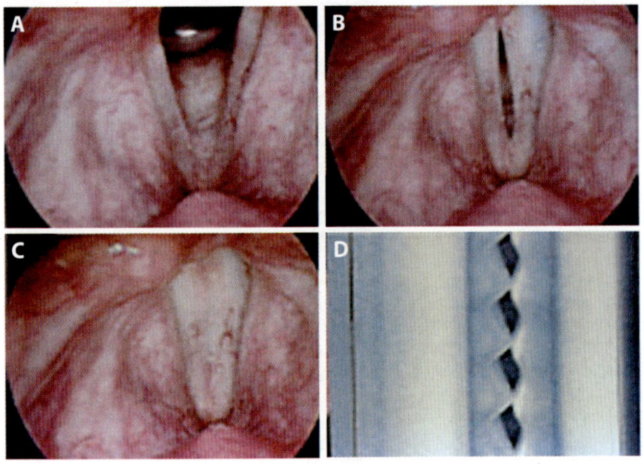

Figura 188.12 **A** a **D.** Estroboscopia e videoquimografia.

Câmera de alta velocidade

A câmera de alta velocidade já está disponível para o estudo da vibração das pregas vocais. A alta velocidade de captura das imagens diferencia-se da videoquimografia por analisar toda a superfície das pregas vocais. Ela também não depende de periodicidade vibratória da onda mucosa e avalia eventos fisiológicos que a estroboscopia não consegue ver como, por exemplo, o início e o fim das emissões.[19]

Podem-se capturar mais de 2.000 imagens por segundo, quantidade que pode ser aumentada ao diminuir-se o tamanho da tela ou a resolução da imagem. Recentemente, as câmeras monocromáticas estão sendo substituídas pelas coloridas e permitem avaliação alguns segundos de exame, entre 2 a 8 s.[20]

Uma diferença das câmeras de alta velocidade em relação às câmeras convencionais, analógicas ou digitais, é a necessidade de fonte de luz mais potente e de um computador com grande capacidade de memória e com alta taxa de transferência de dados.

A laringoscopia com câmera de alta velocidade ainda está restrita ao uso em pesquisa, mas começa a ser usada na clínica laringológica diária. Ela analisa os mesmos parâmetros da estroboscopia e ainda apresenta a vantagem de observar comportamentos pré e pós-oscilatórios, no início e no fim das emissões.

FONAÇÃO INSPIRATÓRIA DIAGNÓSTICA

A fonação inspiratória diagnóstica (FID) é uma manobra diagnóstica que muito auxilia no diagnóstico das alterações de cobertura e, juntamente com a estroboscopia, fornece avaliação mais aprimorada das condições da lâmina própria. Deve-se lembrar que as lesões epiteliais fonotraumáticas são superficiais e, por isso, comprometem somente o epitélio e a membrana basal das pregas vocais, podendo se insinuar na lâmina própria. Por outro lado, também existem lesões exofíticas, como os pólipos, que crescem para fora da prega vocal, e lesões que se localizam profundamente ao epitélio, na lâmina própria, como as alterações estruturais mínimas (AEM) de cobertura.

Para a realização dessa manobra, geralmente feita durante o exame de telelaringoscopia rígida, pede-se ao paciente que, após uma expiração, realize a fonação da vogal /a/ no momento em ele que inspira profundamente do ar. Com isso, o efeito de Bernoulli promove aspiração da cobertura das pregas vocais, o que permite observar o quanto a cobertura das pregas vocais se expande.

Isso permite identificar ou não o ligamento vocal, que pode se apresentar regular ou com pinçamentos, além de, com frequência, identificar lesões ocultas "escondidas" nas camadas da lâmina própria. Assim, a fonação inspiratória é um procedimento que propicia avaliar o grau de flacidez da lâmina própria, principalmente da camada superficial, muito comprometida nas AEM de cobertura das pregas vocais.[21]

As Figuras 188.13 a 188.15 mostram imagens de laringe obtidas durante a respiração e a fonação inspiratória de três pacientes com diagnósticos laringológicos diferentes: espessamento epitelial sem comprometimento da lâmina própria; AEM com lesão comprometendo o ligamento vocal; e nódulo vocal.

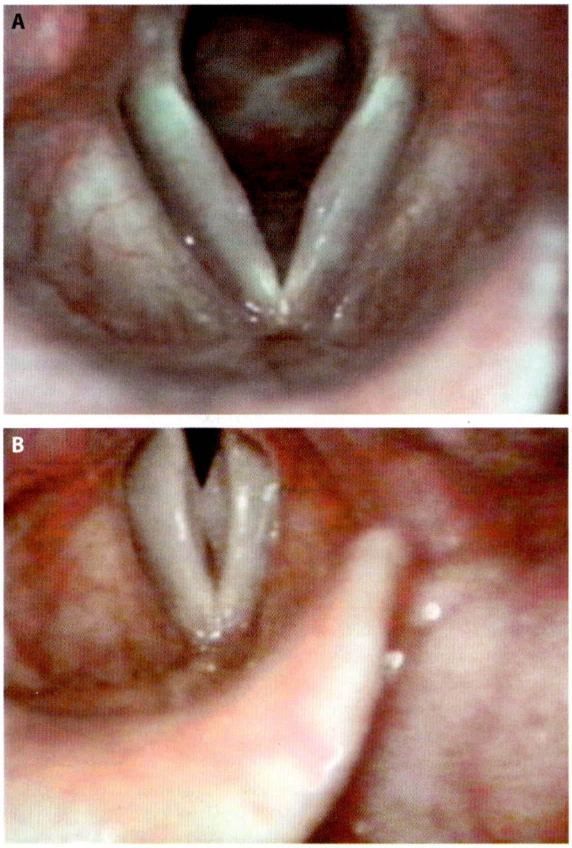

Figura 188.13 Espessamento epitelial sem comprometimento da lâmina própria. **A.** Imagem de laringe obtida pela telelaringoscopia durante a respiração. Observa-se espessamento epitelial bilateralmente; **B.** Imagem de laringe obtida pela telelaringoestroboscopia durante a fonação inspiratória. A tarefa de fonação inspiratória revela boa expansão da lâmina própria, com identificação ligamentar, que se apresenta regular.

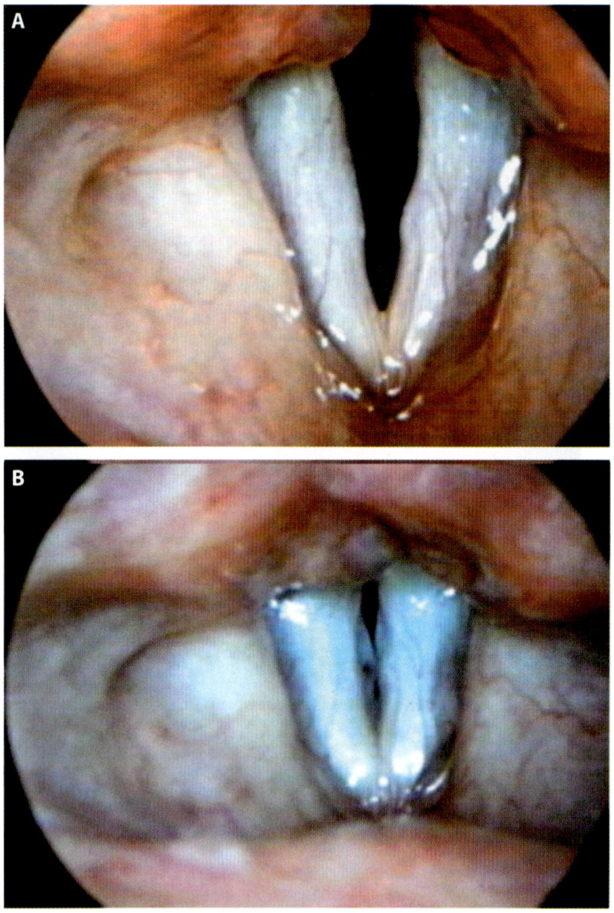

Figura 188.14 Laringe de paciente com alteração estrutural mínima (AEM). **A.** Laringe obtida pela telelaringoscopia durante a respiração; **B.** Laringe obtida pela telelaringoestroboscopia durante a fonação inspiratória. A tarefa revela boa expansão da lâmina própria na prega vocal direita, onde se observa ectasia vascular, que estava oculta. Ligamento identificado e regular. Prega vocal esquerda com expansão da lâmina própria menos evidente, com lesão comprometendo o ligamento vocal em seu terço médio. Trata-se de AEM, e não de nódulo vocal.

ELETROMIOGRAFIA DA LARINGE

A eletromiografia da laringe é um exame útil no diagnóstico das alterações de mobilidade das pregas vocais, sobretudo para diferenciar as paralisias das fixações. Fornece também dados para o prognóstico e a localização de lesões neuromusculares. Em geral, é realizado por via transcutânea, sem a utilização de anestesia, sendo bem tolerado pelos pacientes. Geralmente são avaliados os músculos cricotireóideo e tireoaritenóideo, que são inervados pelos nervos laríngeos superior e recorrente, respectivamente.[22]

Informações sobre o tipo e o grau das lesões neurogênicas podem ajudar nos diagnósticos do quadro do paciente. O exame deve ser realizado a partir da terceira semana, período em que as fibras musculares denervadas exibem potenciais característicos como fibrilação e ondas positivas, indicando a presença de restauração da função neural.[23-25]

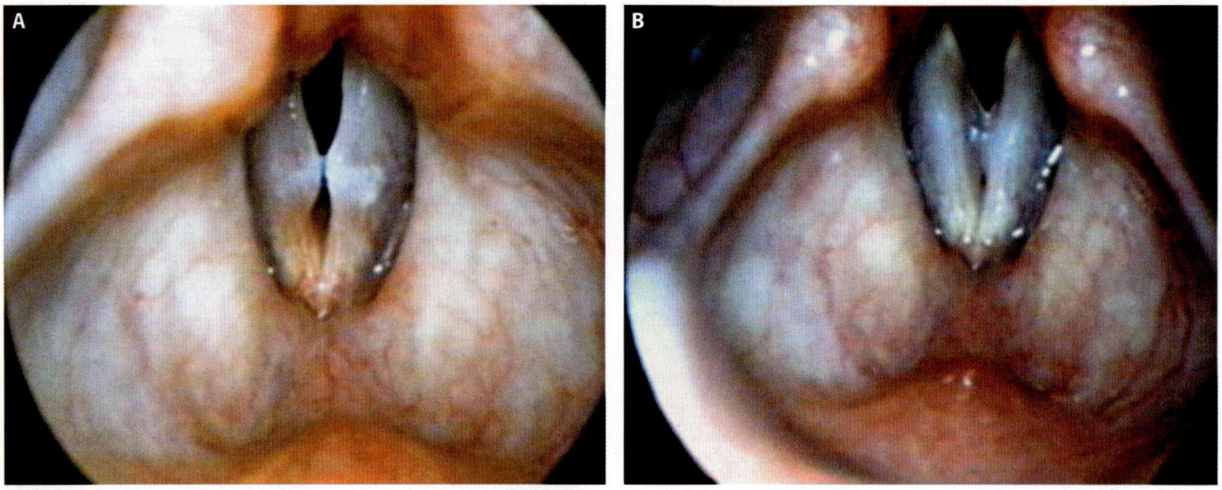

Figura 188.15 Laringe de paciente com nódulo vocal. **A.** Laringe obtida pela telelaringoestroboscopia durante a fonação. Observa-se lesão nodular bilateral, terço médio para anterior, simétrica em localização e assimétrica em tamanho, sendo maior na prega vocal direita; **B.** Laringe obtida pela telelaringoestroboscopia durante a fonação inspiratória. A tarefa revela boa expansão de lâmina própria bilateralmente, com identificação ligamentar regular e com lesão epitelial (membrana basal) que se insinua para a lâmina própria.

REFERÊNCIAS BIBLIOGRÁFICAS

1. Hogikyan ND, Sethuraman G. Validation of an instrument to measure voice-related quality of life (V-RQOL). J Voice [Internet]. 1999 Dec [Acesso em: 2024 Jul];13(4):557-69.
2. Jacobson BH, Johnson A, Grywalski C, Silbergleit A, Jacobson G, Benningeret MB et al. The voice handicap index (VHI): Development and validation. Am J Speech Lang Pathol [Internet]. 1997 [Acesso em: 2024 Jul];6:66-70.
3. American Speech-Language-Hearing Association. The roles of otolaryngologists and speech-language pathologists in the performance and interpretation of strobovideolaryngoscopy. ASHA [Internet]. 1998 [Acesso em: 2024 Jul];40 (suppl.18):32:1998.
4. Pinho S, Pontes P, Korn GP. Músculos intrínsecos da laringe e dinâmica vocal. Rio de Janeiro: Revinter; 2008. 96 p.
5. Fant G. Acoustic theory of voice production. Paris: Mouton & Co.; 1960.
6. Titze IR. The physics of small-amplitude oscillation of the vocal folds. J Acoust Soc Am [Internet]. 1988 Apr [Acesso em: 2024 Jul];83(4):1536-52.
7. Titze IR. Principles of voice production. Englewood Cliffs. Nova Jersey: Prentice-Hall, 1994.
8. Hammarberg B, Gauffin J. Perceptual and acoustic characteristics of quality differences in pathological voices as related to physiological aspects. In: Fujimura O, Hirano M. (eds.). Vocal fold physiology: Voice quality control. San Diego: Singular, 1995. p.283-303.
9. Hirano M. Clinical examination of voice. Nova York: Springer-Verlag, 1981.
10. Bless DM, Hirano M, Feder RJ. Videostroboscopic evaluation of the larynx. Ear Nose Throat J [Internet]. 1987 Jul [Acesso em: 2024 Jul];66(7):289-96.
11. Piazza C, Del Bon F, Peretti G, Nicolai P. Narrow band imaging in endoscopic evaluation of the larynx. Curr Opin Otolaryngol Head Neck Surg [Internet]. 2012 Dec [Acesso em: 2024 Jul];20(6):472-6.
12. Nguyen P, Bashizadeh H, Hodge R, Agnew J, Farah CS, Clarke B et al. High specificity of combined narrow band imaging and autofluorescence mucosal assessment of patients with head and neck cancer. Head Neck [Internet]. 2013 [Acesso em: 2024 Jul];35:619–25.
13. Hibi SR, Bless DM, Hirano M, Yoshida T. Distortions of videofiberoscopy imaging: Reconsideration and correction. J Voice [Internet]. 1988 [Acesso em: 2024 Jul];2:168-75.
14. Biever DM, Bless DM. Vibratory characteristics of the vocal folds in young adults and geriatric women. J Voice [Internet]. 2003 [Acesso em: 2024 Jul];3:120-31.
15. Casiano RR, Zaveri V, Lundy DS. Efficacy of videostroboscopy in the diagnosis of voice disorders. Otolaryngol Head Neck Surg [Internet]. 1992 Jul [Acesso em: 2024 Jul];107(1):95-100.
16. Hirano M, Bless DM. Videoestroboscopic examination of the larynx. San Diego: Singular Publishing, 1993.
17. Larsson H, Hertegård S, Lindestad PA, Hammarberg B. Vocal fold vibrations: High-speed imaging, kymography, and acoustic analysis: A preliminary report. Laryngoscope [Internet]. 2000 Dec [Acesso em: 2024 Jul];110(12):2117-22.
18. Lee JS, Kim E, Park KS, Sung MY, Sung MW, Kim KH. Development of videostrobokymography for the quantitative analysis of laryngeal vibratory pattern. Stud Health Technol Inform [Internet]. 1998 [Acesso em: 2024 Jul];52 Pt 2:1022-4.
19. Deliysk D, Petrushev P. Methods for objective assessment of high speed videoendoscopy. In: University of South Carolina. Clinical Utility of High-Speed Videoendoscopy (HSV) for Evaluation of Laryngeal Pathology; 2003. Disponível em: https://api.semanticscholar.org/CorpusID:111179422. Acesso em: 2024 Jul.20.
20. Hirose H. High-speed digital imaging of vocal fold vibration. Acta Otolaryngol Suppl [Internet]. 1988 [Acesso em: 2024 Jul];458:151-3.
21. Lopes MV, Behalau M, Brasil OC do, Andrade D. A utilização da fonação inspiratória na caracterização das lesões benignas da laringe. Braz. J. Otorhinolaryngol [Internet]. 2000 Sep-Oct [Acesso em: 2024 Jul];66(5):512-18.
22. Brasil OC, Biase N, Behlau M, Melo EC. Paralisias laríngeas. In: Campos CA, Costa HO (eds.). Tratado de otorrinolaringologia. São Paulo: Roca, 2002. v. 4,p. 477-493.
23. Koufman JA, Postma GN, Whang CS, Rees CJ, Amin MR, Belafsky PC et al. Diagnostic laryngeal electromyography: The Wake Forest experience 1995-1999. Otolaryngol Head Neck Surg [Internet]. 2001 Jun [Acesso em: 2024 Jul];124(6):603-6.
24. Orlikoff RF. Scrambled EGG: The uses and abuses of electroglottography. Phonoscope [Internet]. 1998 [Acesso em: 2024 Jul];1:37-53. 25. Parnes SM, Satya-Murti S. Predictive value of laryngeal electromyography in patients with vocal cord paralysis of neurogenic origin. Laryngoscope [Internet]. 1985 Nov [Acesso em: 2024 Jul];95(11):1323-6.
25. Parnes SM, Satya-Murti S. Predictive value of laryngeal electromyography in patients with vocal cord paralysis of neurogenic origin. Laryngoscope [Internet]. 1985 Nov [Acesso em: 2024 Jul];95(11):1323-6.

CAPÍTULO 189

Fisiologia da Deglutição

Roberta Ismael Dias Garcia • Elza Maria Lemos

INTRODUÇÃO

O ato de engolir é um processo fisiológico ordenado, que transfere o material ingerido ou a saliva da boca ao estômago.[1] Para que ocorra de maneira coordenada, são necessárias inúmeras estruturas anatômicas integradas por um complexo controle multissináptico.[2]

A alimentação é uma função vital que abrange aspectos orgânicos, emocionais e sociais. O conhecimento das variáveis relacionadas com anatomia e fisiologia da deglutição é fundamental para a identificação de alterações, direcionamento do diagnóstico e tratamento propostos pelas equipes envolvidas.

ANATOMIA

Anatomia da boca

A cavidade oral é a entrada do tudo digestivo, onde se inicia a preparação dos alimentos ingeridos. É dividida em duas porções: vestíbulo e a cavidade oral propriamente dita.

O vestíbulo é o espaço delimitado pelos lábios e bochechas anteriormente, dentes e gengivas posteriormente. A cavidade oral é delimitada pelos dentes e gengivas anterolateralmente, pelo palato, superiormente, pela úvula e arcos palatoglossos, posteriormente, e pela língua e músculos milo-hióideos, que formam o assoalho inferiormente.[3]

Os lábios auxiliam na contenção do alimento na boca durante a fase oral da deglutição.[4] Os dentes são responsáveis por triturar os alimentos durante a mastigação.

A língua é um órgão muscular de grande mobilidade. Auxilia no direcionamento do alimento da fase oral para a fase faríngea da deglutição. É dividida em língua oral, inervada pelo nervo hipoglosso (XII par craniano) e base da língua, inervada pelo nervo vago (X par craniano), via glossofaríngeo. Na deglutição, está sob o controle medular no sistema nervoso central. Participa também da gustação pela presença das papilas linguais (Figura 189.1).[5,6]

Anatomia da faringe

A faringe é um órgão fibromuscular, que dá continuidade ao tubo digestivo, a partir da cavidade oral. Mede aproximadamente 15 cm no adulto, estende-se desde a base do crânio até a borda inferior da cartilagem cricoide, anteriormente, e a borda inferior da vértebra C6, posteriormente (Figura 189.2).[8]

Divide-se em três partes: nasal (nasofaringe), oral (orofaringe) e laríngea (hipofaringe),[9] que recebem abertura para a cavidade nasal, boca e laringe, respectivamente.

A nasofaringe é a porção respiratória da faringe e a orofaringe possui função digestiva. A hipofaringe comunica-se com a laringe através do ádito laríngeo, e de cada lado do ádito estão presentes os recessos piriformes.[9]

Anatomia do esôfago

O esôfago é um tubo muscular, que se origina ao nível da sexta vértebra cervical, posteriormente à cartilagem cricoide. Apresenta partes torácica e abdominal. Existem três áreas de estreitamento esofágico: ao nível da cartilagem cricoide, que corresponde ao esfíncter superior do esôfago, no tórax, pela compressão decorrente do arco da aorta e brônquio fonte esquerdo, e ao nível do hiato esofágico do diafragma, que corresponde ao esfíncter inferior do esôfago.[11]

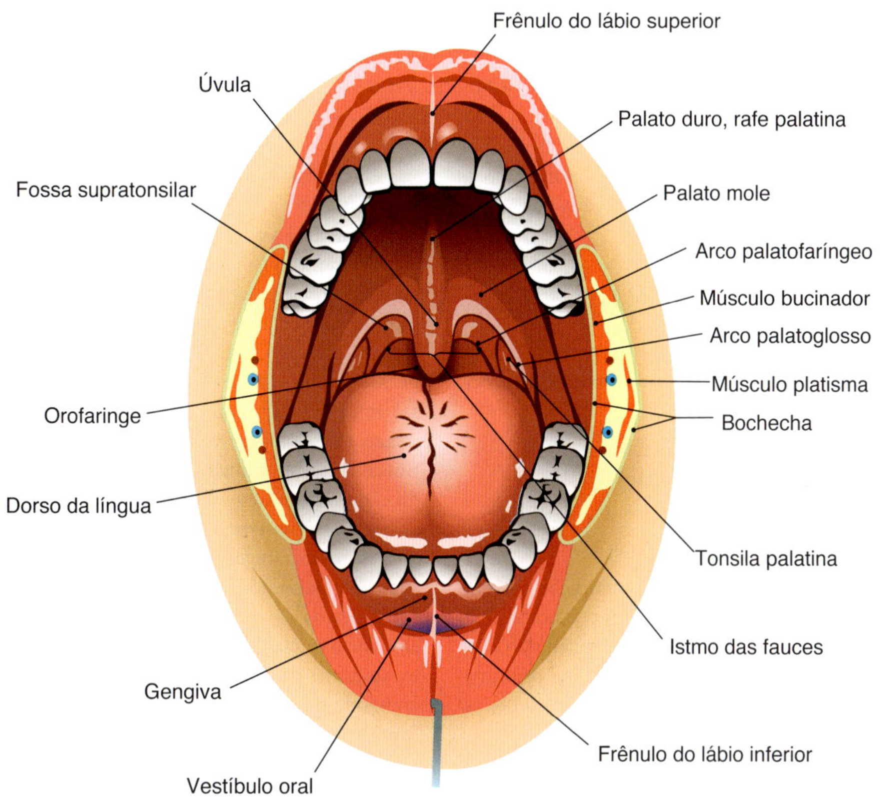

Figura 189.1 Anatomia da boca. (Adaptada de: Paulsen et al., 2013.)

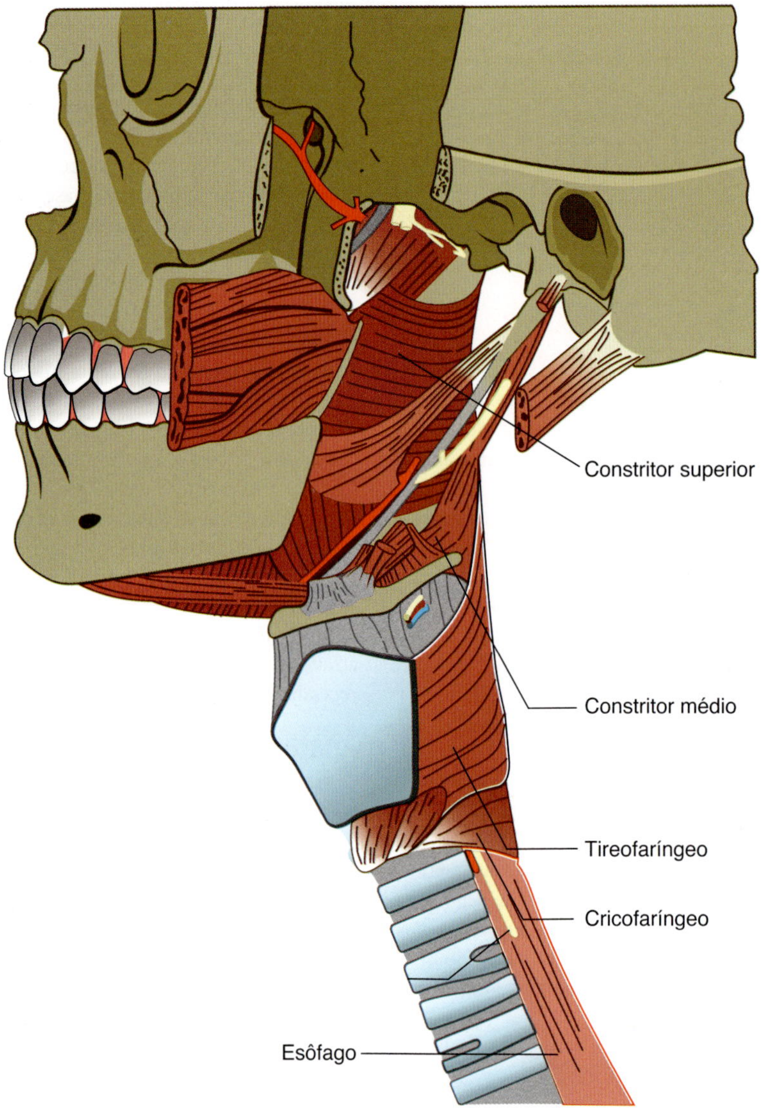

Figura 189.2 Anatomia da faringe. (Adaptada de: Standring, 2020.)

O esôfago é responsável pelo transporte do bolo alimentar da faringe para o estômago. Assim que o bolo atinge o estômago, finaliza-se o processo de deglutição.

CONTROLE NEURAL DA DEGLUTIÇÃO

Córtex e tronco cerebral

O controle neural da deglutição envolve quatro estruturas principais (Figuras 189.4 e 189.5):[13]

- Fibras motoras eferentes dos nervos cranianos
- Fibras motoras aferentes dos nervos cranianos
- Cérebro, mesencéfalo e cerebelo
- Tronco encefálico.

O centro da deglutição corresponde a uma organização complexa de elementos neurais do córtex cerebral e do tronco encefálico.[14]

A representação cortical do mecanismo de deglutição não é totalmente conhecida, e no tronco cerebral é representada pelo grupo de neurônios localizados na região dorsal do bulbo, junto ao núcleo do trato solitário, e grupo de neurônios da região ventral, situados no núcleo ambíguo. As duas regiões são representadas nos dois lados do tronco cerebral e interconectadas, sendo cada lado capaz de coordenar as fases faríngea e esofágica da deglutição.[15,16]

Os interneurônios essenciais para a resposta da deglutição estão no tronco cerebral, porém é o córtex que exerce o comando para a iniciação da mesma.[17]

A deglutição é um fenômeno fisiológico que pode ser iniciado por um ato consciente voluntário durante a alimentação. Porém, a deglutição de saliva ocorre subconscientemente em média uma vez por minuto. O estímulo primário é fornecido pelos receptores sensoriais da boca e faringe que ativam regiões centrais da deglutição. A partir de seu início, as fases oral e faríngea parecem ser controladas principalmente por geradores localizados dentro dos centros de deglutição no tronco cerebral. A dinâmica de algumas dessas variáveis pode ser modificada pelo volume e pela consistência do bolo alimentar.[1]

As fibras nervosas aferentes, através dos axônios sensoriais do nervo glossofaríngeo (IX), vago (X) (especialmente ramo laríngeo superior), facial (VII) e trigêmeo (V)[18] trazem as informações provenientes da cavidade oral, faringe, laringe e esôfago, e as conduzem até o núcleo do trato solitário. Os neurônios do núcleo do trato solitário direcionam a informação ao córtex, com início do comando da deglutição, que é transmitido aos interneurônios localizados na região ventral (núcleos ambíguos). Os neurônios da região ventral, por sua vez, distribuem e coordenam a informação gerada no grupo dorsal para os núcleos motores dos nervos cranianos (Figura 189.6).

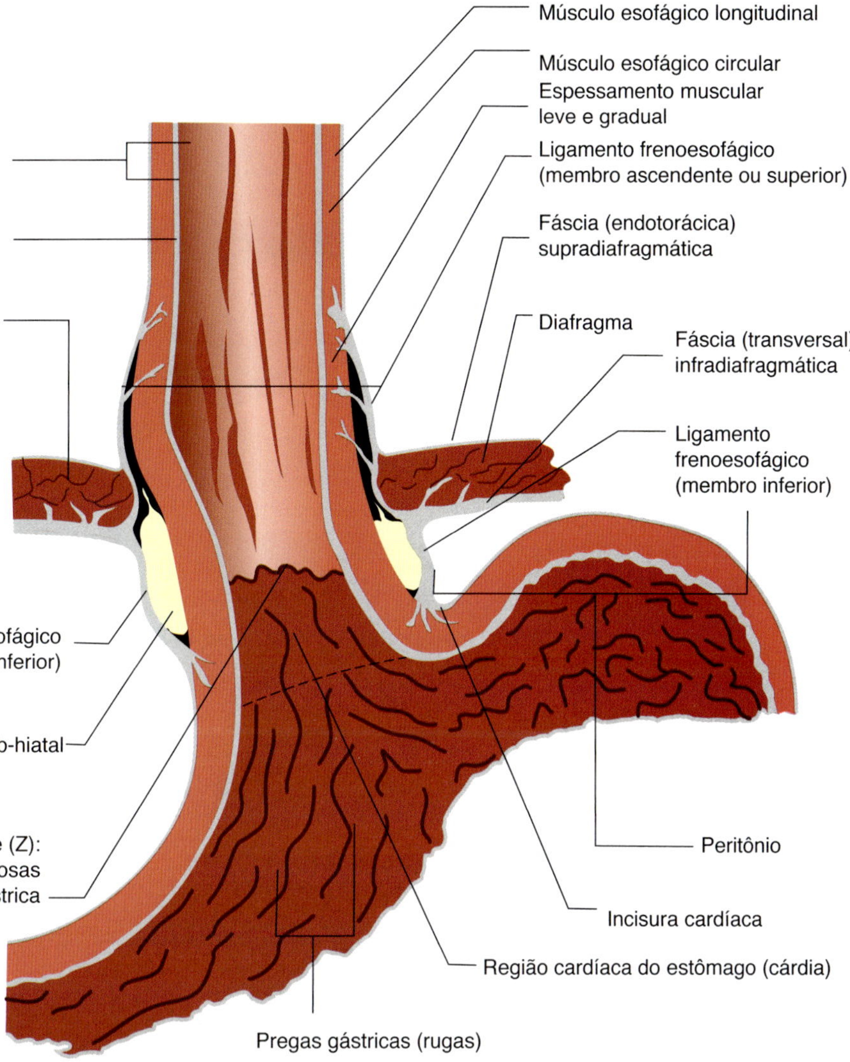

Figura 189.3 Anatomia do esôfago. (Adaptada de: Netter, 1995.)

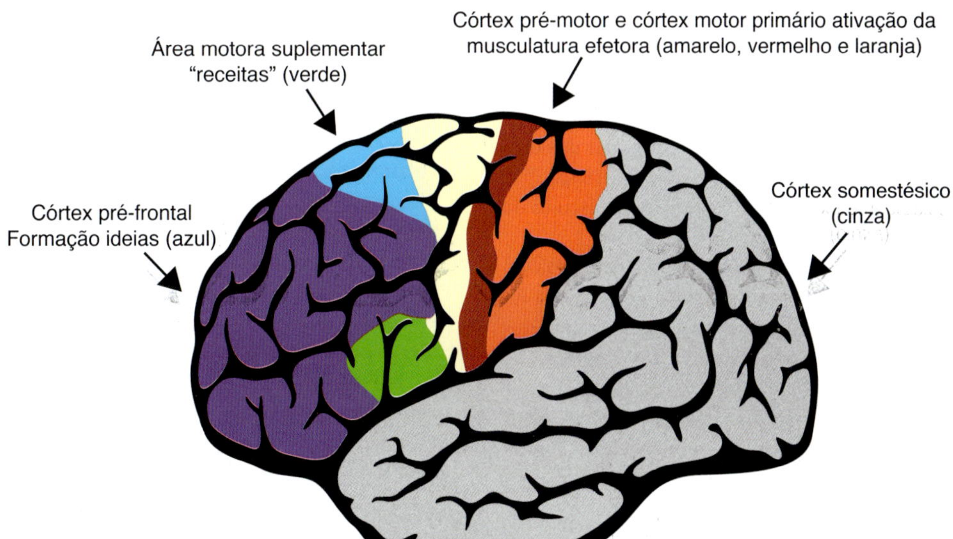

Figura 189.4 Córtex cerebral e suas representações.

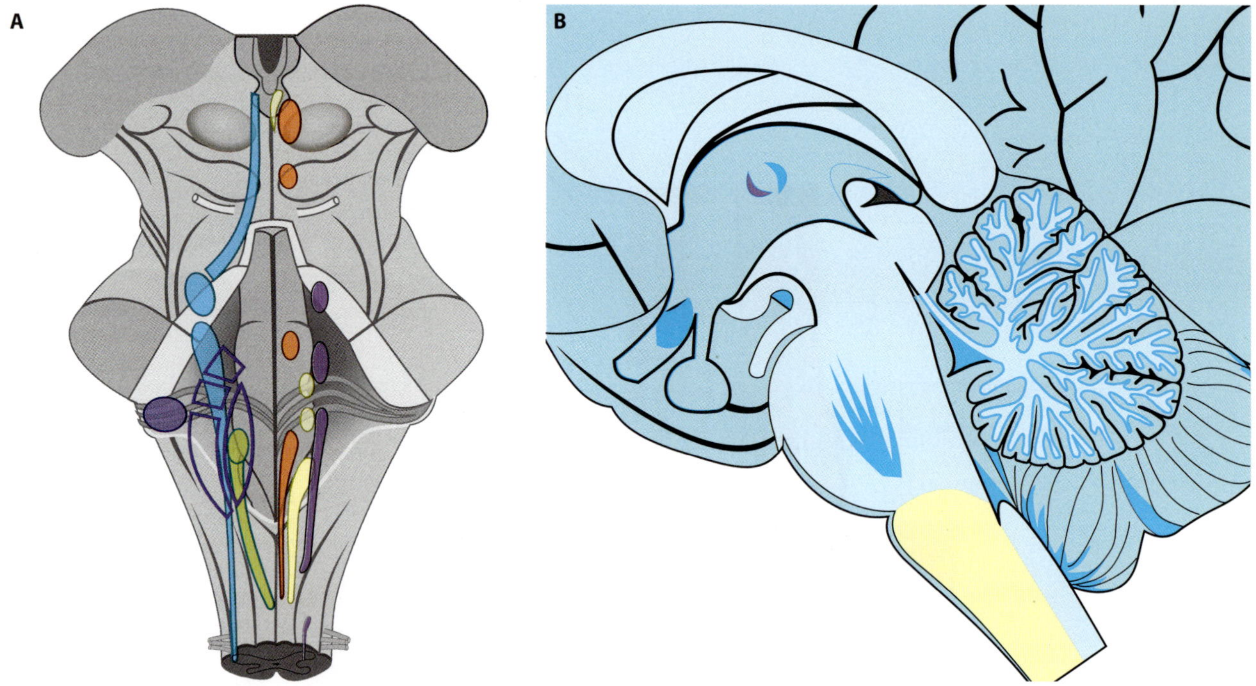

Figura 189.5 **A.** Tronco encefálico visão dorsal; **B.** visão sagital.

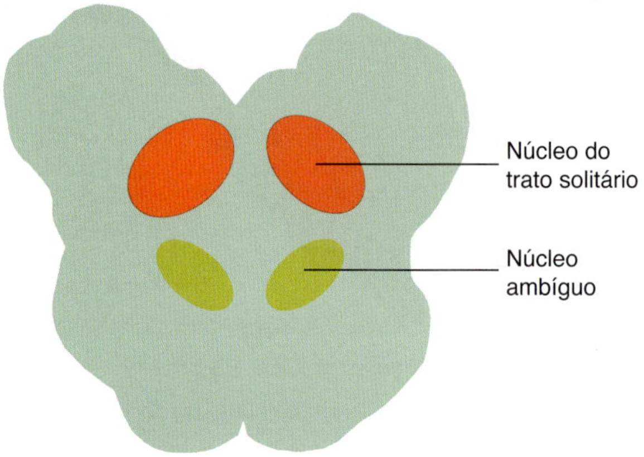

Figura 189.6 Representação do mecanismo da deglutição no tronco cerebral.

Aferência e eferência

Os principais nervos cranianos relacionados com deglutição são (Figura 189.7):[19]

- Nervo trigêmeo (V): inervação sensitiva: sensibilidade dos dois terços anteriores da língua e de toda a face (Figura 189.8).[20] A inervação motora é responsável pela inervação dos músculos da mastigação (Figura 189.9)[21]
- Nervo facial (VII): inervação sensitiva: sensibilidade gustatória dos dois terços anteriores da língua, através do nervo corda do tímpano.[22] As fibras motoras inervam a musculatura da expressão facial, e os mais especificamente relacionados com deglutição são: orbicular oral superior e inferior (contenção do alimento no interior da boca e compressão dos lábios) e bucinador (contração do queixo e manutenção do alimento em contato com os dentes). Emite fibras viscerais, que suprem os impulsos parassimpáticos para gânglios que inervam as glândulas salivares submandibular e sublingual (Figura 189.10)[23]
- Nervo glossofaríngeo (IX): inervação sensorial (tátil, térmica e dolorosa) da orofaringe, tonsilas palatinas, pilares da fauce e terço posterior da língua e envia fibras gustativas para o terço posterior da língua.[24] Fibras motoras inervam o músculo estilofaríngeo[25] e fibras parassimpáticas pós-ganglionares terminam em células secretoras da glândula parótida (ver Figura 189.7)
- Nervo hipoglosso (XII): nervo puramente motor, inerva a musculatura intrínseca e extrínseca da língua, responsável pela movimentação voluntária, bem como a movimentação lingual reflexa de sucção, mastigação e deglutição[14] (ver Figura 189.7). É responsável, também pela elevação da musculatura suprahióidea, com elevação laríngea e sua proteção, também de aspiração (Figura 189.11)
- Nervo vago (X): inervação motora e sensorial do pálato, faringe, laringe, esôfago e estômago.[14] Fibras motoras eferentes inervam todos os músculos estriados da faringe e laringe, exceto o estilofaríngeo (inervado pelo IX par craniano) e o tensor do véu palatino (inervado pelo V3).

Fibras motoras saem do nervo vago como três ramos principais.[19] Ramo faríngeo inerva os músculos levantador do véu palatino, salpingofaríngeo, palatofaríngeo e a úvula.[27] Os outros dois ramos são o nervo laríngeo superior e inferior (recorrente) (ver Figura 189.7).

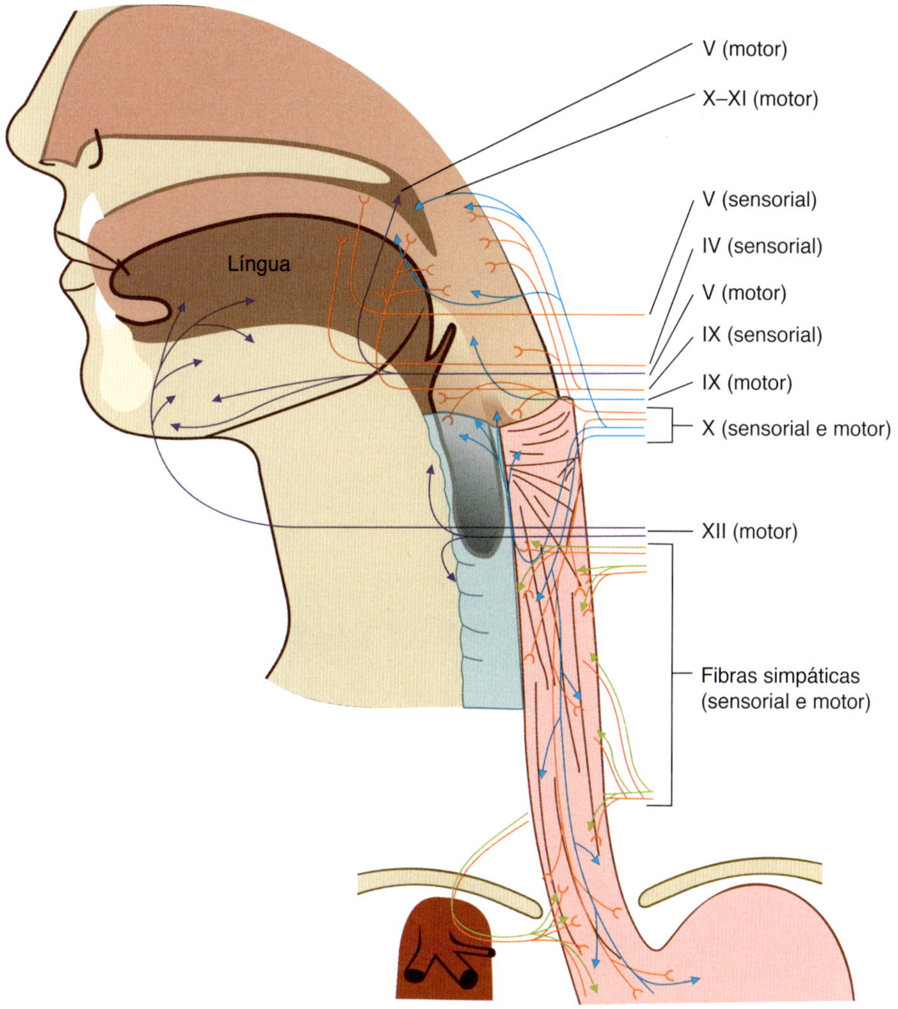

Figura 189.7 Vias aferentes e eferentes da deglutição. (Adaptada de: Rouse, 2019.)

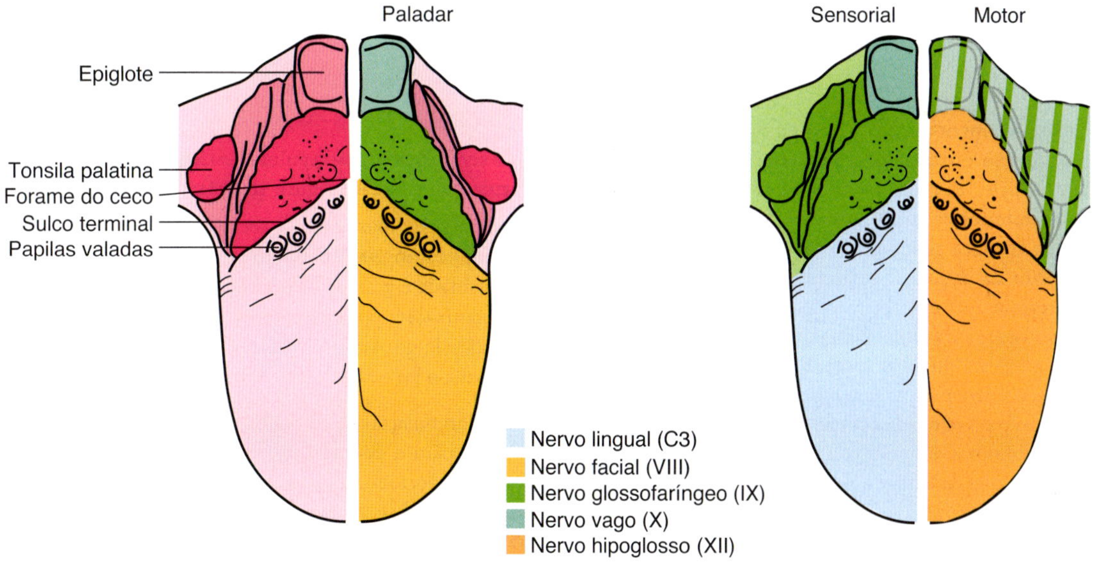

Figura 189.8 Representação da inervação sensitiva e motora da língua. (Adaptada de: Khashan et al., 2022.)

A

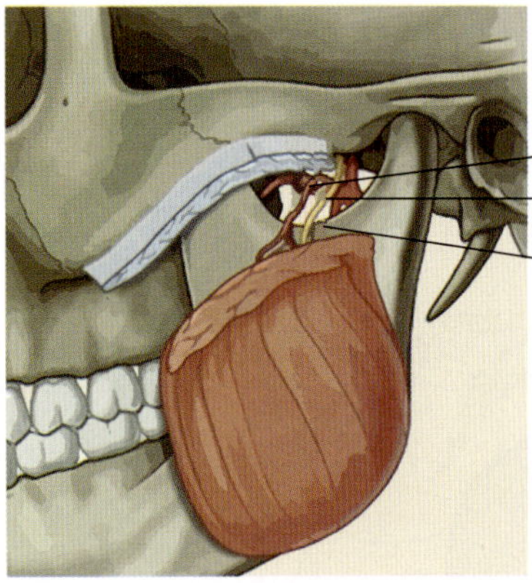

B

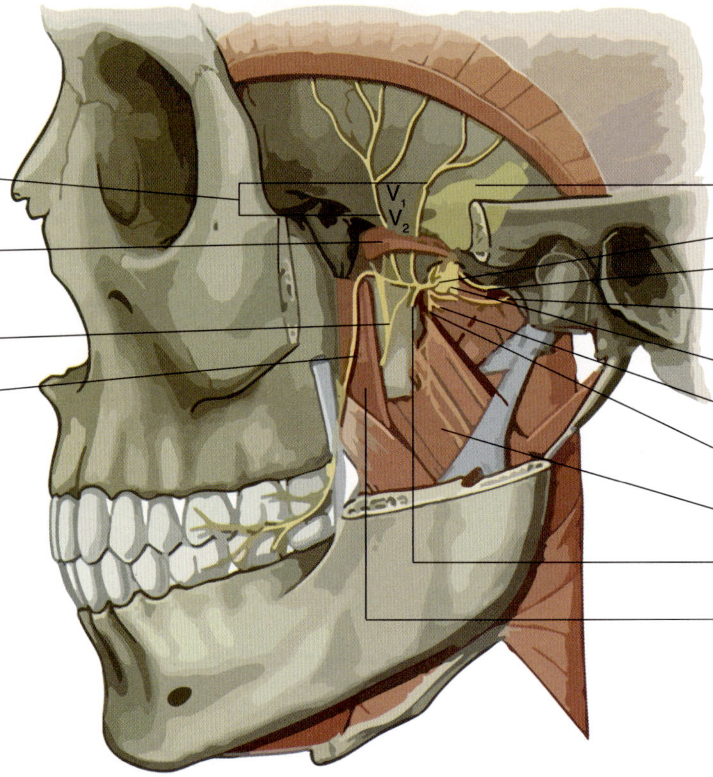

Figura 189.9 **A.** Inervação da musculatura masseter pelo nervo massetérico do nervo trigêmeo; **B.** Inervação da musculatura da mastigação pelo ramo mandibular do nervo trigêmeo. (Adaptada de: Drake et al., 2020.)

O nervo laríngeo superior subdivide-se em ramos interno e externo. O ramo interno é responsável pela inervação sensorial da mucosa faringolaríngea, epiglote, supraglote, articulação cricoaritenóidea, região posterior da laringe, mucosa faríngea dos seios piriformes, mucosa laríngea acima das pregas vocais, pequena área da porção posterior da língua. O ramo externo inerva o músculo cricotireóideo, responsável por abrir a via aérea pelo aumento do diâmetro anteroposterior da glote, bem como estirar as pregas vocais, conferindo aumento do *pitch* vocal (Figura 189.12).[28]

O nervo laríngeo inferior (recorrente) inerva os músculos intrínsecos da laringe, exceto o cricotireóideo; confere sensibilidade geral abaixo das pregas vocais e mucosa do esôfago; e envia fibras secretomotoras para as glândulas mucosas da laringe e laringofaringe (Figura 189.13).[23]

FASES DA DEGLUTIÇÃO

Didadicamente, a deglutição foi separada em três estágios distintos: fase oral, faríngea e esofágica. A fase oral é voluntária e as fases faríngea e esofágica são involuntárias (Vídeo 189.1).[29]

Fase oral

Pode ser dividida nos seguintes estágios: preparação, qualificação, organização e ejeção (Figura 189.14):[30]

- Preparação: mastigação e secreção salivar
- Qualificação: percepção do bolo em seu volume, consistência, densidade e grau de umidificação
- Organização: posicionamento do bolo alimentar pela língua
- Ejeção: língua em projeção posterior gera pressão propulsiva que conduz o bolo alimentar e transfere pressão para a faringe.[31]

A manipulação do alimento pela língua dentro da boca é importante para o desencadeamento e programação da fase faríngea da deglutição. Gera informações sensoriais relacionadas com volume, viscosidade e paladar para a medula, bem como a informação a respeito da localização do alimento na boca.[32]

Fase faríngea

O aspecto fundamental da reconfiguração faríngea é a transformação de via respiratória em via digestiva.[32] Existem mecanismos de

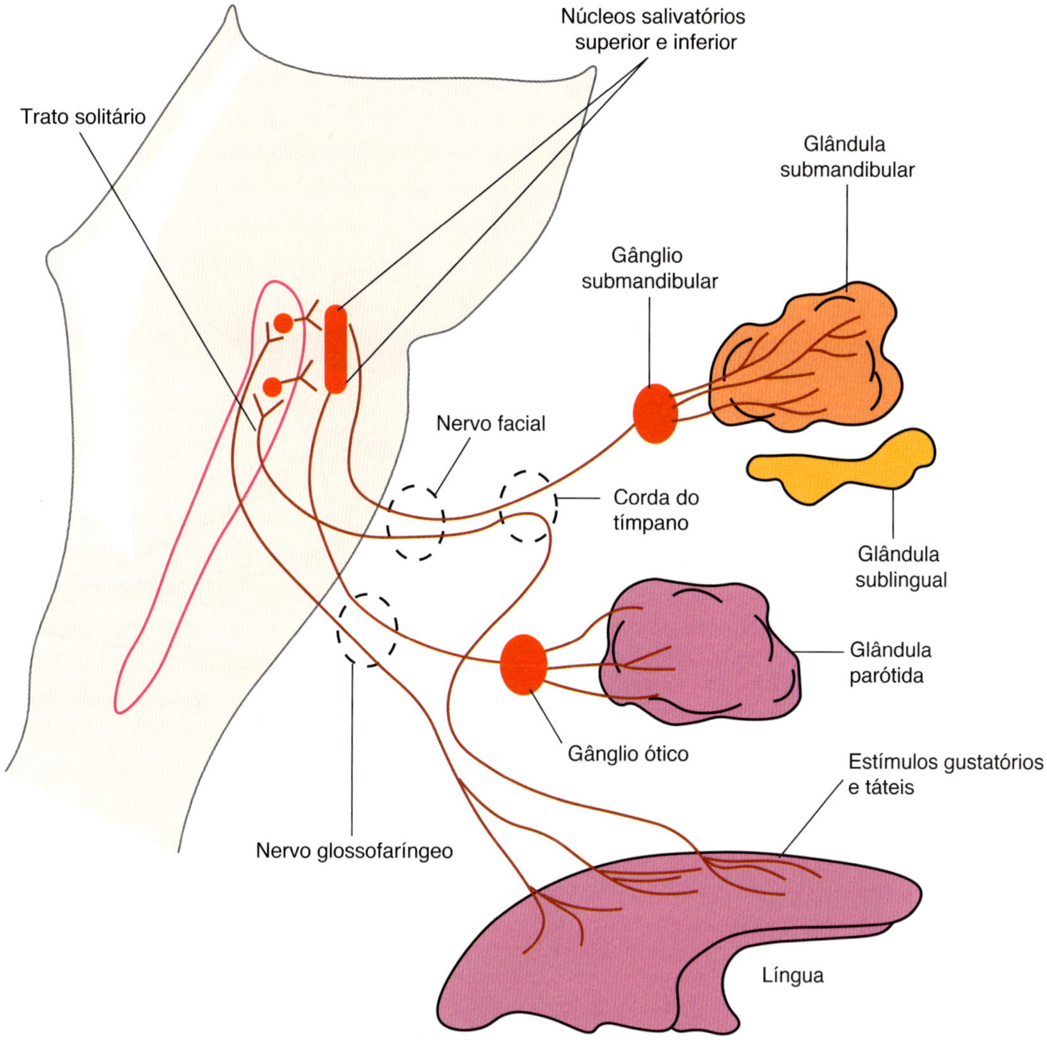

Figura 189.10 Via de inervação aferente e eferente das glândulas salivares. (Adaptada de: Hall, 2011.)

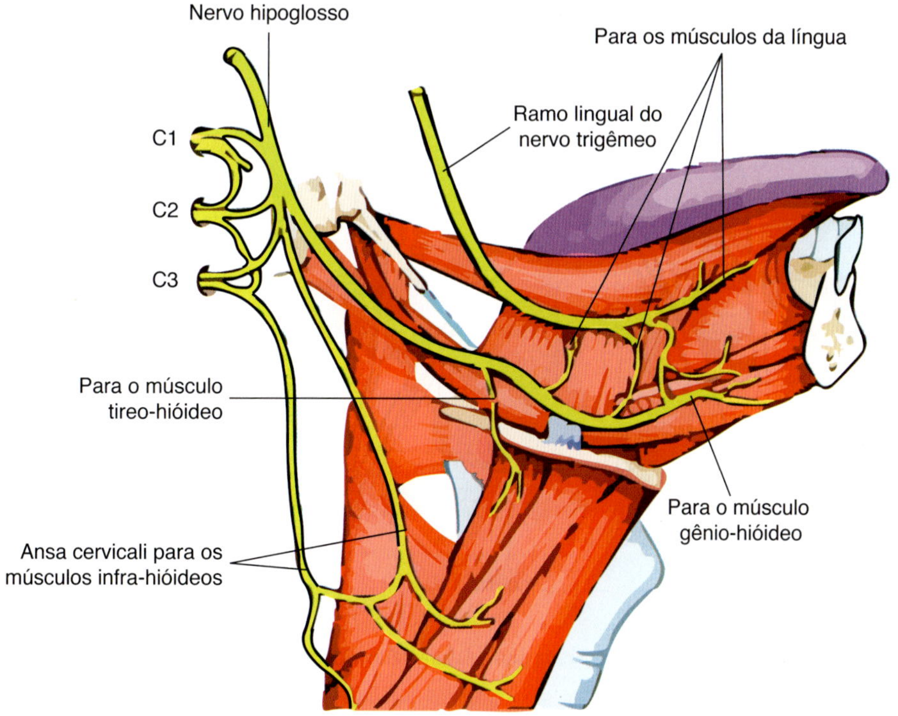

Figura 189.11 Representação esquemática da inervação da musculatura supra-hióidea (músculo digástrico, gênio-hióideo, genioglosso).

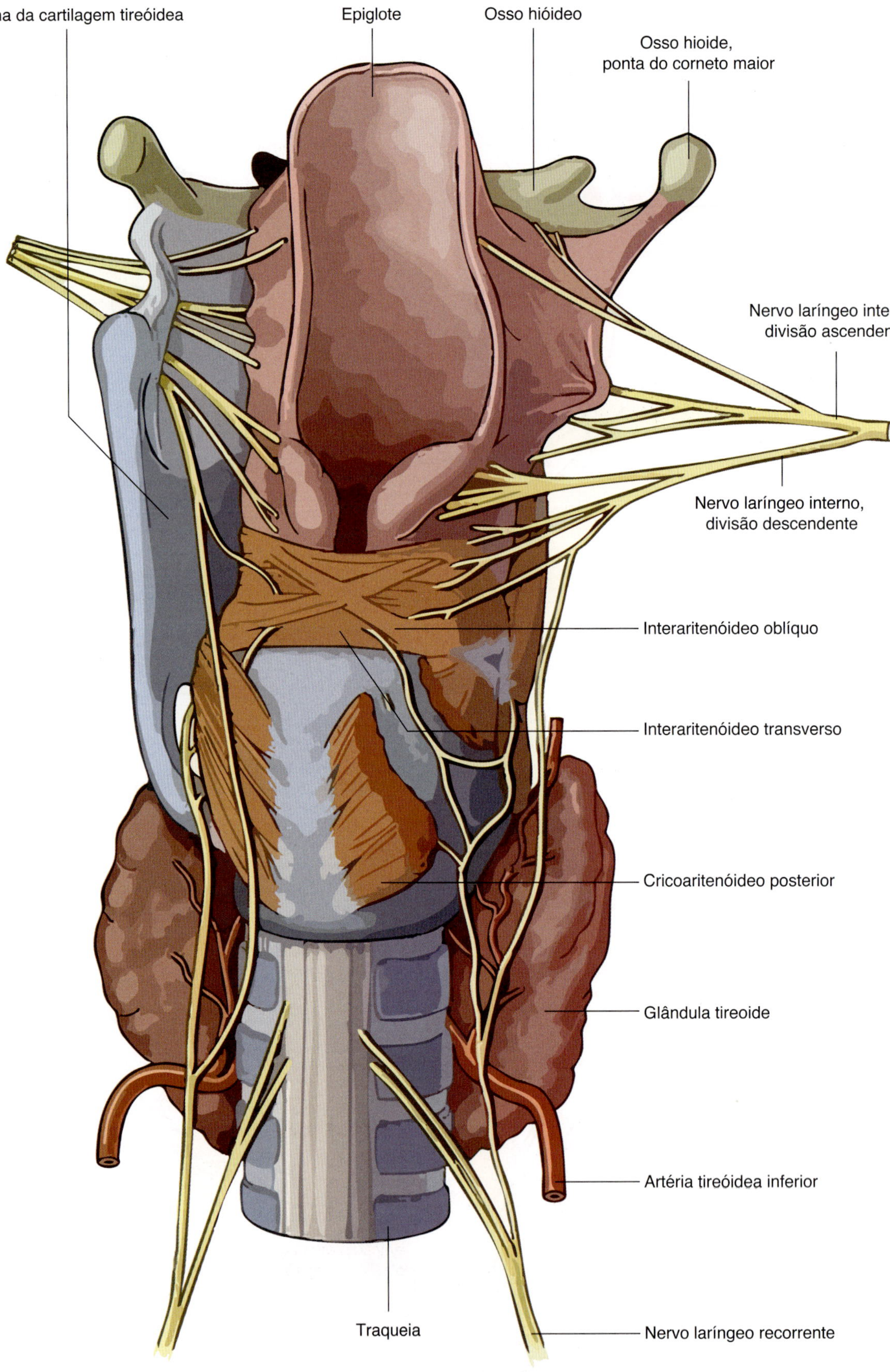

Figura 189.12 Representação esquemática da inervação da musculatura intrínseca da laringe, vista posterior. (Adaptada de: Standring, 2020.)

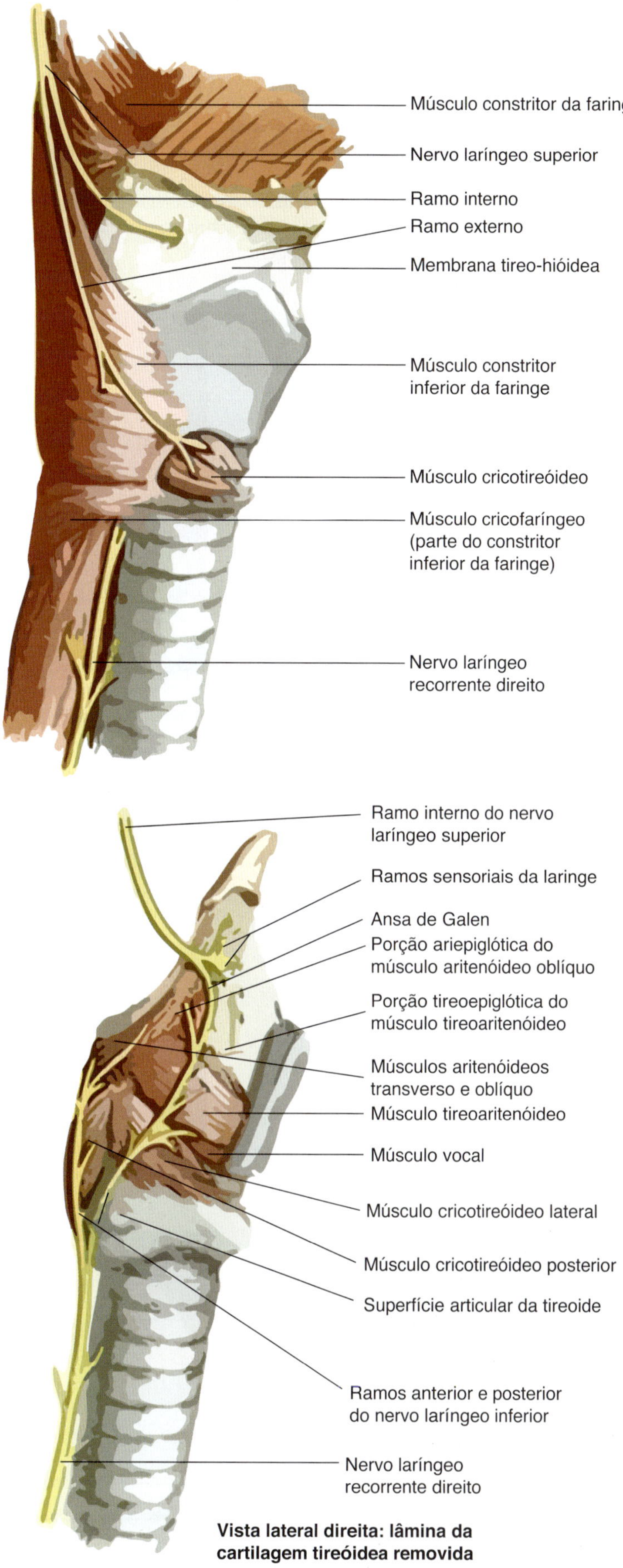

Figura 189.13 Representação esquemática da inervação da musculatura intrínseca da laringe, vista sagital. (Adaptada de: Netter, 1995.)

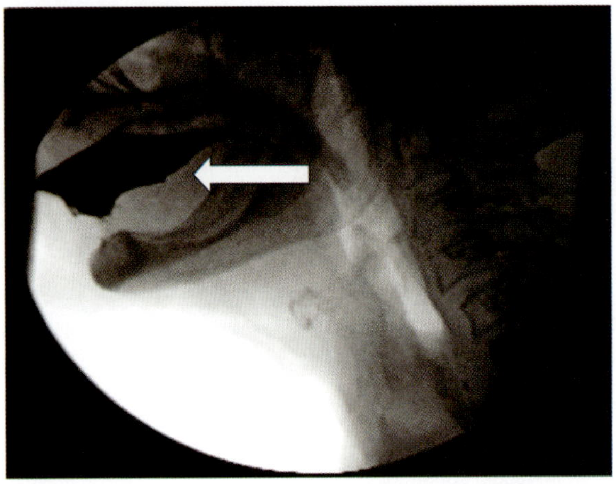

Figuras 189.14 Fase oral em videofluoroscopia, visão lateral.

proteção altamente especializados para prevenir a aspiração de alimento para a traqueia antes ou durante a deglutição (Figura 189.15).[34]

A fase faríngea é uma atividade sequencial rápida, ocorre em cerca de 0,5 a 1,5 segundo.[35]

As informações aferentes são colhidas pelos pares cranianos e enviadas ao centro da deglutição e tronco cerebral. Ocorrem os seguintes eventos: contração da faringe, fechamento velofaríngeo, elevação e anteriorização da laringe, fechamento laríngeo e abertura do cricofaríngeo.[13]

Contração faríngea: onda peristáltica que se propaga da orofaringe à hipofaringe. Os músculos constritores superior, médio e inferior contraem-se de maneira sequencial, com encurtamento do funil faríngeo e a propagação de uma onda peristáltica, que conduz o alimento ao esôfago[36]

Fechamento velofaríngeo: associado a início do peristaltismo faríngeo, em decorrência da contração do músculo levantador do véu palatino e músculo da úvula. Previne a entrada do bolo na nasofaringe e contribui para aumento das pressões oral e faríngea, que auxilia o transporte do bolo alimentar (Figuras 189.16 a 189.18)[14]

Elevação laríngea: movimento anterossuperior da faringe e laringe.[9,36] Esse movimento provoca uma pressão negativa na hipofaringe, funcionando como uma "bomba aspirante" do bolo alimentar, que prossegue em direção à laringofaringe, receptiva pela ampliação promovida pelos músculos dilatadores, bem como pela elevação e anteriorização do complexo hiolaríngeo (Figura 189.19)[37]

Fechamento laríngeo: a proteção da via aérea ocorre através do fechamento laríngeo. O fechamento esfinctérico da laringe ocorre em três níveis: as pregas ariepiglóticas, as falsas pregas e as pregas vocais. Dessa forma, o termo "fechamento glótico" é uma simplificação do processo (Figura 189.20) (Vídeos 189.2 e 189.3). O fechamento incompleto pode levar à penetração e aspiração de saliva ou alimentos na deglutição (Figura 189.21; Vídeos 189.4 e 189.5)

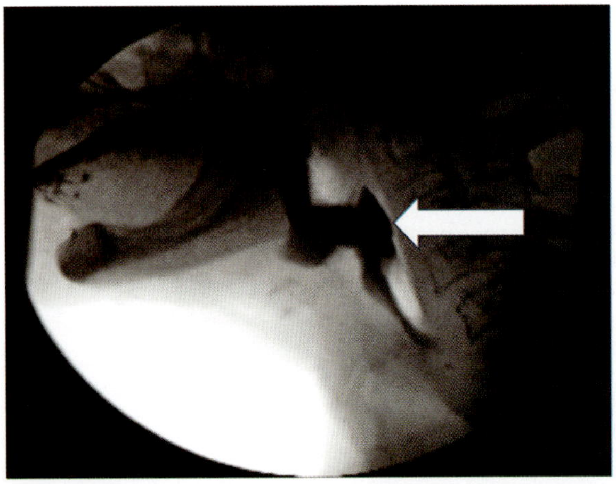

Figuras 189.15 Fase faríngea em videofluoroscopia, visão lateral.

Esfíncter superior do esôfago: fora da deglutição permanece fechado, através de contração tônica, com zona de alta pressão, para evitar a entrada de ar no esôfago durante a inspiração e conter o refluxo gastroesofágico (Figura 189.22). A inibição do tônus vagal exercida sobre o músculo cricofaríngeo permite seu relaxamento (Figura 189.23)

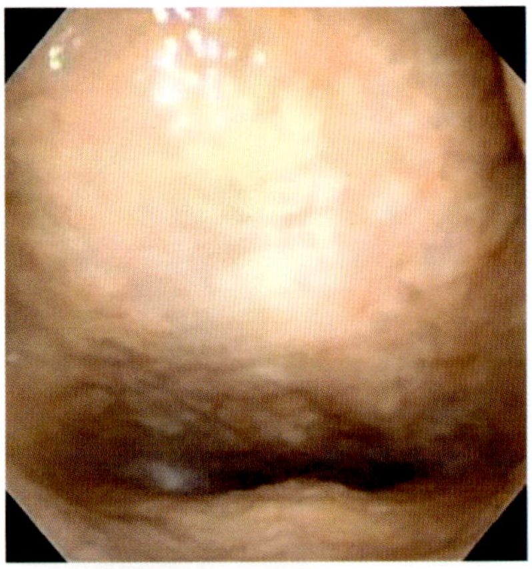

Figuras 189.16 Fechamento velofaríngeo parcial demonstrado pela imagem de videonasofibrolaringoscopia.

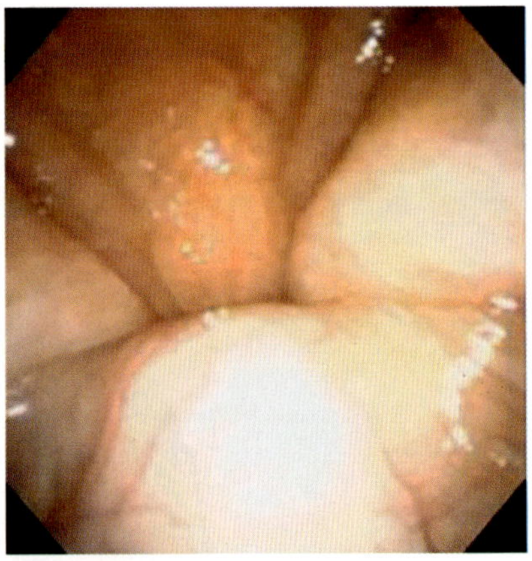

Figuras 189.17 Fechamento velofaríngeo parcial demonstrado pela imagem de videonasofibrolaringoscopia.

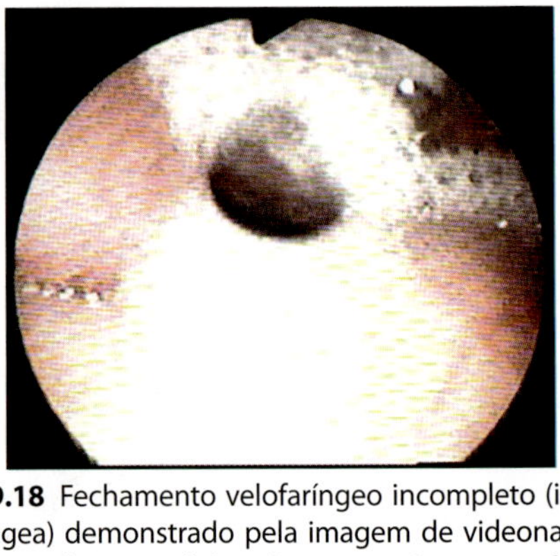

Figuras 189.18 Fechamento velofaríngeo incompleto (incompetência velofaríngea) demonstrado pela imagem de videonasofibrolaringoscopia com refluxo nasal de saliva em paciente no pós-operatório tardio de exérese de glômus jugulotimpânico à direita.

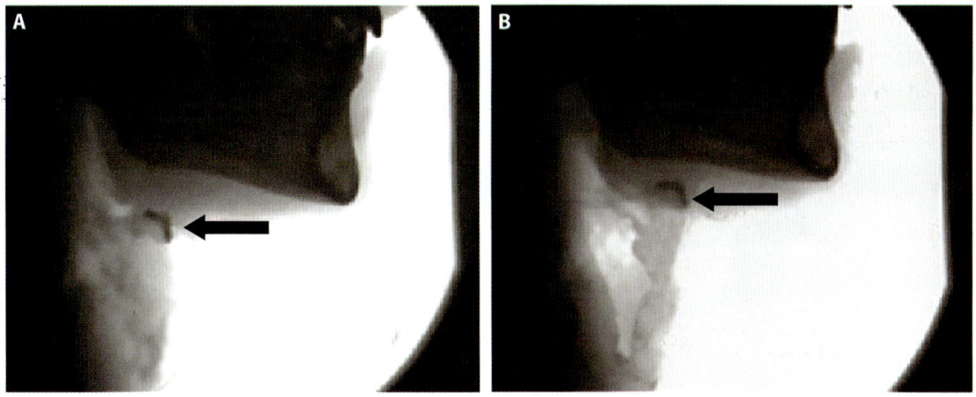

Figura 189.19 **A.** Exame de videofluoroscopia em repouso; **B.** Após elevação laríngea com superiorização do osso hioide. (Adaptada de: Ampacare.)

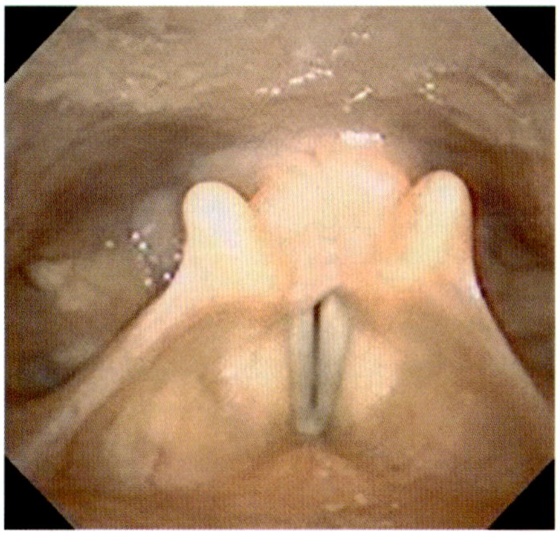

Figura 189.20 Fechamento laríngeo completo demonstrado pela imagem de videonasofibrolaringoscopia.

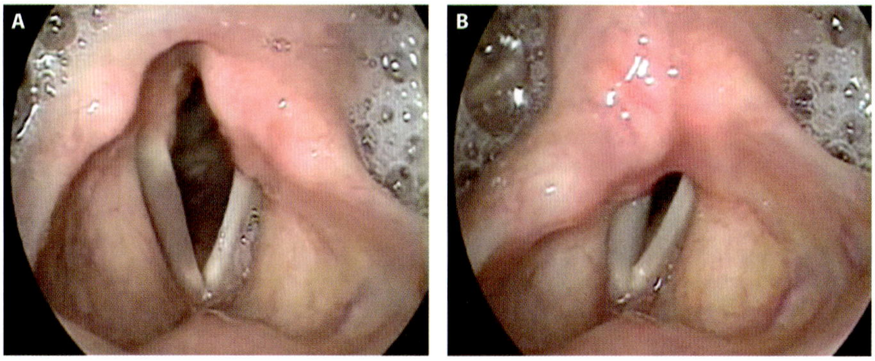

Figura 189.21 **A** e **B.** Fechamento glótico incompleto demonstrado pelas imagens de videonasofibrolaringoscopia. Paralisia de prega vocal esquerda em posição paramediana, associada a desnivelamento e formação de fenda glótica à fonação sustentada.

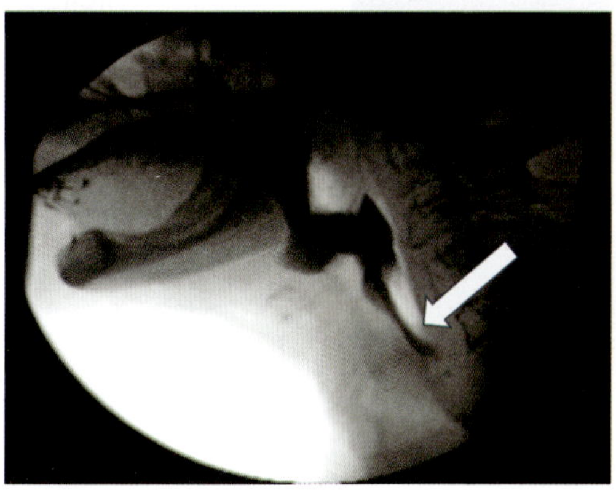

Figura 189.22 Esfíncter esofágico superior fechado (seta branca).

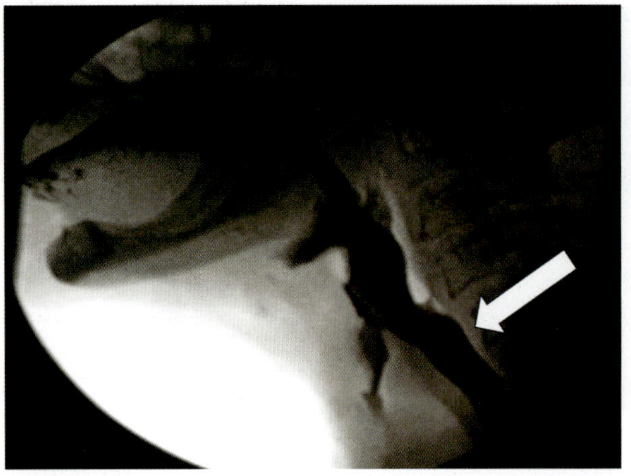

Figura 189.23 Esfincter esofágico superior aberto (seta branca).

O esfíncter se encontra, em repouso, entre dois planos sólidos: o corpo da sexta vértebra cervical posteriormente e o corpo da cartilagem cricoide anteriormente. A elevação laríngea, durante a deglutição, movimenta a cartilagem cricoide para cima e para a frente, afastando-a do plano vertebral, determinando a abertura do esfíncter previamente relaxado. A elevação laríngea é considerada fundamental para a abertura desse esfíncter (Vídeo 189.3).[30]

O final do tempo faríngeo coincide com a descida de todo o complexo faringolaríngeo, reabertura do esfíncter laríngeo, reposicionamento da epiglote e fechamento do segmento faringoesofágico.

Fase esofágica

Por fim, ocorre a fase esofágica da deglutição (Figura 189.24). O alimento é conduzido ao estômago através do relaxamento coordenado dos seus dois esfíncteres. O esfíncter superior do esôfago relaxa-se e fecha-se a cada deglutição, enquanto o esfíncter inferior abre e fecha em decorrência da onda peristáltica do esôfago.[39]

Peristaltismo esofageano

A contração peristáltica da musculatura do esôfago decorre de impulsos nervosos provenientes do centro da deglutição localizado no tronco cerebral. Envolve duas vias nervosas extrínsecas: craniossacral (sistema parassimpático) e toracolombar (sistema simpático).[40]

As contrações esofágenas desencadeiam as ondas peristálticas primárias, iniciadas pela contração dos músculos constritores da faringe, com sentido aboral, da boca ao ânus, e com velocidade de transmissão diminuída à medida que se afasta da faringe.

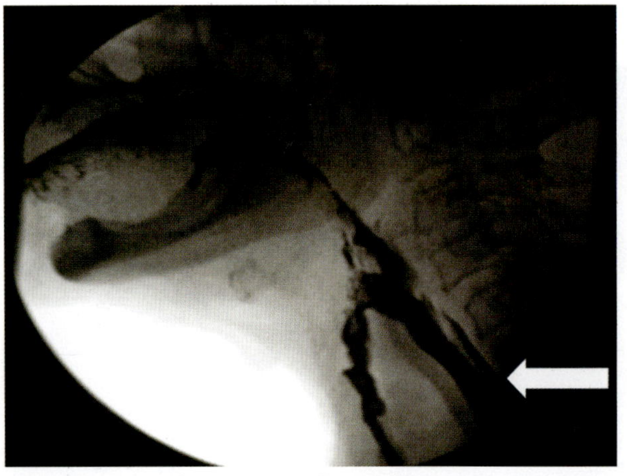

Figura 189.24 Fase esofágica.

O peristaltismo secundário, ou ondas secundárias, são originadas pelas distensões do corpo do esôfago; são ondas de "reserva", apenas quando as primárias não são originadas.

Esfíncter inferior do esôfago

O esfíncter inferior do esôfago não é um músculo liso circular simétrico e simples, mas um composto de músculos com diferentes características fisiológicas. Existe uma relação direta entre a função do esfíncter inferior do esôfago e sua atividade peristáltica.[39]

CONSIDERAÇÕES FINAIS

O conhecimento da anatomia e fisiologia dos mecanismos relacionados com deglutição é de suma importância para que se possa intervir de maneira adequada nos casos de disfagia, associados ou não a patologias.

REFERÊNCIAS BIBLIOGRÁFICAS

1. Dodds WJ. The physiology of swallowing. Dysphagia [Internet]. 1989 [Acesso em: 2024 Jul];3:171-8.
2. Aviv JE. The normal swallow. In: Carrau RL, Murry T, authors. Comprehensive management of swallowing disorders. San Diego: Singulair Publishing Group; 1999. p. 23-9.
3. Laine FJ, Smoker WR. Oral cavity: Anatomy and pathology. Semin Ultrasound CT MR [Internet]. 1995 Dec [Acesso em: 2024 Jul];16(6):527-45.
4. Picosse LR. Anatomia e embriologia da boca. In: Carvalho MB. Tratado de cirurgia de cabeça e pescoço e otorrinolaringologia. São Paulo: Editora Atheneu; 2001. p. 233-48.
5. Kahrilas PJ, Logemann JA, Lin S, Ergun GA. Pharyngeal clearance during swallow: A combined manometric and videofluoroscopic study. Gastroenterology [Internet]. 1992 [Acesso em: 2024 Jul];103:128-136.
6. Kahrilas PJ, Logemann JA. Volume accommodations during swallowing. Dysphagia [Internet]. 1993 [Acesso em: 2024 Jul]; 8:259-65.
7. Paulsen F, Waschke J, authors. Sobotta atlas of human anatomy. 15th ed. Hombach-Klonisch S, Klonisch T, translators. Munchen: Elsevier; 2013.
8. Moore KL. Anatomia orientada para a clínica. 3. ed. Rio de Janeiro: Guanabara Koogan; 1994.
9. Donner MW, Bosma JF, Robertson D. Anatomy and physiology of the pharynx. Gastrointest Radiol [Internet]. 1985 [Acesso em: 2024 Jul]; 10: 196-212.
10. Standring S. Gray's anatomy. The anatomical basis of clinical practice. 42nd ed. Munchen: Elsevier; 2020. 1606 p.
11. Pellegrini AC, Way LW. Esôfago e diafragma. In: Cirurgia e diagnóstico e tratamento. 9. ed. Rio de Janeiro: Guanabara Koogan; 1993. p. 291-312.
12. Netter FH. Atlas of human anatomy. 6th ed. Philadelfia: Saunders Elsevier. 2022.
13. Dodds WJ, Stewart ET, Logemann JA. Physiology and radiology of the normal oral and pharyngeal phases of swallowing. Am J Roentgenol [Internet]. 1990 [Acesso em: 2024 Jul];154: 53-63.
14. Santoro PP, Bohadana SC, Tsuji DH. Fisiologia da deglutição. In: Campos CH, Costa HO. Tratado de otorrinolaringologia. São Paulo: Editora Roca; 2003. p. 768-82.
15. Eibling DE. Organs of swallowing. In: Carrau RL, Murry T. Comprehensive management of swallowing Disorders. San Diego: Singulair Publishing Group; 1999. p. 11-21.
16. Miller AJ. Neurophysiological basis of swallowing. Dysphagia [Internet]. 1996 [Acesso em: 2024 Jul]; 1:91-100.
17. Miller A, Bieger D, Conklin JL. Functional controls of deglutition. In: Perman AL, Schulze-Delrieu K. Deglutition and its disorders. Anatomy, physiology, clinical diagnosis, and management. San Diego: Singular Publishing Group; 1997. p. 43-97.
18. Kitagawa J, Shingai T, Takahashi Y, Yamada Y. Pharyngeal branch of the glossopharyngeal nerve plays a major role in reflex

swallowing from the pharynx. Am J Physiol Regul Integr Comp Physiol [Internet]. 2002 [Acesso em 2024 Jul]; 282:R1342-7.
19. Rouse MH. Neuroanatomy for speech-language pathology and audiology. 2nd ed. Massachusetts: Jones & Bartlett Learning; 2019. 382 p.
20. Khashan, Abdallah K, Carson M, Pandya V, Wahba A, Khashan D, Noor E. Bilateral lingual nerve. Injury Following endotracheal Intubation: Risk factors and diagnostic considerations. Am J Case Rep [Internet]. 2022 [Acesso em: 2024 Ju];23:e937192.
21. Steele CM, Miller AJ. Sensory mechanisms in swallowing. Dysphagia [Internet]. 2010 [Acesso em: 2024 Jul];25:323-33.
22. Bradley RM, Sweazey RD. Separation of neuron types in the gustatory zone of the nucleus tractus solitarii on the basis of intrinsic firing discharges. J Neurophyiol [Internet]. 1992 [Acesso em: 2024 Jul];67:1659-68.
23. Perlman AL. The neurology of swallowing. Sem Speech Lang [Internet]. 1991 [Acesso em: 2024 Jul];12(3):171-84.
24. Erman AB, Kejner AE, Hogikyan ND, Feldman EL. Disorders of cranial nerves IX and X. Semin Neurol [Internet]. 2009 Feb [Acesso em: 2024 Jul];29(1):85-92.
25. Remley KB, Harnsberger HR, Smoker WK, Osborn AG. CT and MRI in the evaluation of glossopharyngeal, vagal, and spinal accessory neuropathy. Semin Ultrasound CT MR [Internet]. 1987 [Acesso em: 2024 Jul];8:284-300.
26. Drake RL, Vogl W, Mitchell AM, Gray H. Gray's anatomy for students. 4th ed. Philadelphia: Elsevier; 2020.
27. Afifi AK, Bergman RA. Functional Neuroanatomy. 2nd ed. New York: McGraw-Hill Professional; 2005.
28. Malandraki GA, Hind JA, Gangnon R, Logemann JA, Robbins J. The utility of pitch elevation in the evaluation of oropharyngeal dysphagia: Preliminary findings. Am J Speech Lang Pathol [Internet]. 2011 Nov [Acesso em: 2024 Jul]; 20: 262-68.
29. Ardran GM, Kemp MP. The mechanism of swallowing. Proc R Soc Med [Internet]. 1951 [Acesso em: 2024 Jul];44:1038-44.
30. Costa MB. Dinâmica da deglutição: Fase oral e faríngea. In: Costa MB, Leme E, Koch HI, editors. Deglutição e disfagia: Abordagem multidisciplinar. Rio de Janeiro: Frôntis Editora; 1998. p. 01-11.
31. Lazarus CL, Logemann JA, Rademaker AW, Kahrilas PJ, Pajak T, Lazar R, Halper A. Effects of bolus volume, viscosity, and repeated swallows in nonstroke subjects and stroke patients. Arch Phys Med Rehabil [Internet]. 1993 [Acesso em: 2024 Jul];74:1066-70.
32. Logemann JA. Critical factors in the oral control needed for chewing and swallowing. J Texture Stud [Internet]. 2014 [Acesso em: 2024 Jul];1,45(3):173-79.
33. Hall JE. Guyton and Hall textbook of medical physiology. 12th ed. Filadelfia: Saunders; 2011.
34. Cook IJ, Kahrilas PJ. AGA technical review on management of oropharyngeal dysphagia. Gastroenterol [Internet]. 1999 [Acesso em: 2024 Jul];116:456-79.
35. Matsuo K, Palmer J. Anatomy and Ppysiology of feeding and swallowing: normal and abnormal. Phys Med Rehabil Clin N Am [Internet]. 2008 [Acesso em: 2024 Jul];19(4):691-707,vii.
36. Dantas RO, Dodds WJ. Influence of swallowed food bolus viscosity on pharynx motility. Arq Gastroenterol [Internet]. 1990 [Acesso em: 2024 Jul];27(4):164-8.
37. Kahrilas PJ. Anatomy, physiology and pathophysiology of dysphagia. Acta Otorhinolaryngol Belg [Internet]. 1994 [Acesso em: 2024 Jul];48:97-117.
38. Ampare Research. Kinematics of ESP. Disponível em: https://swallowtherapy.com/research.
39. Tibbling L, Gezelius P, Franzén T. Factors influencing lower esophageal sphincter relaxation after deglutition. World J Gastroenterol [Internet]. 2011 Jun 21 [Acesso em: 2024 Jul]; 17(23):3844-7.
40. Macedo ED Filho, Gomes GF, Furkim AM. A deglutição normal. In: Manual de cuidados do paciente com disfagia. São Paulo: Editora Lovise; 2000. p. 17-27.

CAPÍTULO 190

Laringites Agudas

Natasha Andrade Braga • Luiz Henrique Barbosa • Paulo Perazzo

INTRODUÇÃO

Laringites são todos os processos inflamatórios que acometem a mucosa laríngea, aos quais se associam congestão e edema, ocasionando uma sintomatologia variável em decorrência da agressão ao aparelho laríngeo e de perturbações nas suas funções. A presença de vasodilatação, edema e infiltrado leucocitário manifesta-se, clinicamente, por exsudato e eritema do epitélio em resposta à agressão aguda da laringe.[1]

No aspecto clínico, podem ser classificadas em agudas e crônicas, dependendo do tempo de duração. Se o paciente apresentar os sintomas há mais de 3 meses, será classificada como laringite crônica.[2]

As formas agudas e benignas duram em média 8 dias, são autolimitadas e, na maioria das vezes, de etiologia viral. Às vezes, podem ser graves, especialmente em crianças, em que as urgências pediátricas são mais frequentes em decorrência da obstrução de via aérea superior. A anamnese detalhada associada a um exame clínico minucioso são essenciais e, na maioria dos casos, suficientes para um diagnóstico rápido e preciso.[3]

As características anatômicas e histológicas da laringe da criança, devido ao tamanho reduzido da via aérea, associado ao grau de edema de mucosa e exsudato formado, são as responsáveis por essa maior gravidade, e a evolução da doença é bem mais rápida e progressiva. Nos adultos, costuma ser menos grave e a disfonia é o sintoma dominante.[4]

ATUALIZAÇÃO

Entre as laringites agudas, a mais temida pela maior agressividade é a epiglotite; todavia, nos anos que se seguiram à introdução da vacina conjugada contra *Haemophilus influenzae* tipo B, por volta de 1989, sua incidência caiu drasticamente.

Os avanços dos meios diagnósticos, em especial a videonasolaringoscopia flexível, que propiciam um diagnóstico mais rápido e seguro, a descoberta de novos antibióticos e outras drogas mais eficientes, além do maior conhecimento da fisiopatologia das doenças respiratórias, têm contribuído bastante para a redução da morbimortalidade por laringites agudas.[5]

CONSIDERAÇÕES BÁSICAS

Algumas particularidades anatômicas e histológicas da laringe do adulto e da criança devem ser revistas para se entender, por exemplo, como certas formas de laringites são obstrutivas nas crianças e o que ocorre no epitélio laríngeo.

CONSIDERAÇÕES ANATÔMICAS

A laringe do adulto é localizada nas porções anterior e média do pescoço, estando, no homem, ao nível do corpo de C6. Sua localização é ligeiramente mais alta na mulher e no recém-nascido, no qual ela é próxima da nasofaringe (no nível de C3 e C4), o que explica a respiração predominatemente nasal nessa idade. Atinge o nível de C6 por volta dos 5 anos e continua descendo gradualmente, até atingir o nível de C7 entre 15 e 20 anos. Na criança, a porção membranosa ou glote anterior (vibratória) e a porção cartilaginosa ou glote posterior (respiratória) têm o mesmo tamanho; no adulto, a proporção da dimensão anteroposterior entre glote anterior e posterior é de aproximadamente 3:2. A epiglote na criança é volumosa, adquirindo a configuração normal do adulto apenas na puberdade. Todas essas desproporções anatômicas entre a laringe da criança e a do adulto explicam, em parte, porquê pequenas alterações inflamatórias associadas a edema da mucosa laríngea de qualquer etiologia têm repercussão clínica importante na criança, ou seja, em virtude da exiguidade de sua laringe (Tabela 190.1).

CONSIDERAÇÕES HISTOLÓGICAS

Diferenças histológicas importantes entre a mucosa da laringe do adulto e a da criança explicam como determinadas formas de laringites agudas na criança provocam dispneias de evolução rápida e, algumas vezes, muito graves.

Segundo Hirano (1974),[7] a mucosa laríngea consiste em epitélio e lâmina própria. Ao redor da borda livre da prega vocal, o epitélio, tanto na criança como no adulto, é do tipo estratificado escamoso, com poucas diferenças entre si (Figura 190.1). Diferenças importantes existem na lâmina própria e no músculo vocal. A lâmina própria do adulto é dividida em três camadas distintas e bem definidas que são a superficial (espaço de Reinke), a intermediária e a profunda. Essas duas últimas constituem o chamado ligamento vocal.

No recém-nascido, as pregas vocais diferem das do adulto não apenas no tamanho, mas também em sua estrutura. Essas diferenças são mais intensas na lâmina própria, que é bastante uniforme na estrutura e muito espessa em relação ao tamanho da prega vocal. Essa lâmina própria também é frouxa e flexível, semelhantemente à do adulto. Estudos recentes demonstram que já existe ligamento vocal desde o nascimento.

No recém-nascido, o músculo vocal é constituído essencialmente de fibras musculares do tipo II, que produzem uma contração rápida e breve, o que explica, em parte, a maior frequência e intensidade do laringoespasmo nessa idade. No adulto, há predominância de fibras do tipo I, de contração mais lenta e prolongada.

ALERGIA RESPIRATÓRIA

Alergia respiratória pode causar aumento da secreção na árvore traqueobrônquica, além da diminuição na função pulmonar e alterações nas membranas de revestimento nasal e faríngeo, levando, com isso, à alteração na qualidade vocal.

Algumas disfonias refratárias ao tratamento clínico tradicional estão associadas a sintomas de rinite alérgica aguda e rinite perene, cujos sintomas são mais evidentes e prejudiciais nos profissionais da voz devido a sua maior demanda vocal.

Estudos recentes investigaram, por meio de teste cutâneo de alergia, os pacientes com sintomas de disfonia crônica e os resultados positivos (63%) foram comparáveis aos de outras afecções, como rinite alérgica e otite média.[8]

A doença do refluxo laringofaríngeo (RLF) tem sido imputada como causa de disfonia crônica muito frequentemente; todavia, há uma tendência atual de atribuir erroneamente um nexo causal entre vários quadros inflamatórios e o RLF, quando a suspeita de laringite alérgica é que deveria ser investigada. Geralmente, esses casos não respondem ao tratamento com inibidores de bomba de prótons (IBP). Em outro estudo, 15 pacientes foram avaliados e 10 apresentaram teste cutâneo de alergia (*prick test*) positivo, enquanto somente 3 tinham índices positivos de sintomas de RLF.

Tabela 190.1 Edema subglótico e percentual de redução de via aérea por idade.[6]

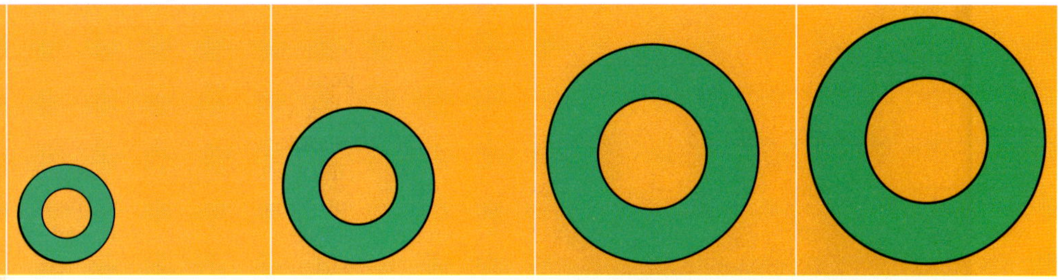

Grupo etário	Recém-nascido a termo	1 ano	3 anos	10 anos
Diâmetro normal da via aérea	4,5 mm	5,5 mm	7,0 mm	9,0 mm
% diminuição de via aérea pelo edema	70%	60%	50%	40%

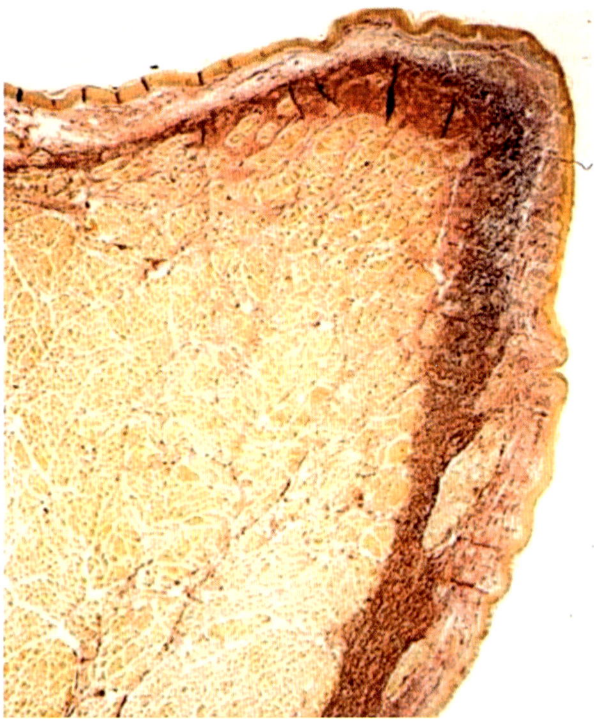

Figura 190.1 Corte histológico da laringe humana, em que se observa o epitélio de revestimento com a estratificação da lâmina própria. (Adaptada de: Hirano, 1974.)

Dentre os achados de videolaringoestroboscopia na laringite alérgica, o mais frequente é o edema das pregas vocais e leve congestão venoarterial da submucosa, assim como presença de fenda irregular durante o fechamento glótico.

Alguns estudos utilizando a videoestroboscopia da laringe, associados a testes alérgicos cutâneos e séricos, demonstram forte associação entre alterações laríngeas crônicas e alergia. Entretanto, é muito comum a coexistência de alergia aos inalantes com outras afecções prevalentes na população como refluxo laringofaríngeo, o hábito de fumar e o mau uso e/ou abuso vocal.

Portanto, o reconhecimento do processo alérgico como fator de risco isolado ou em associação a outros fatores é importante para um diagnóstico preciso e uma conduta terapêutica mais adequada.

LARINGITE ALÉRGICA AGUDA

A relação entre a rinite alérgica e asma já foi comprovada por meio de vários estudos; todavia, a correlação entre a alergia e sintomas laríngeos está mais elucidada em relação à laringite crônica refratária. Sendo assim, a laringite aguda causada exclusivamente por alergia é, na realidade, uma entidade mal definida, mas com progressivo aumento do interesse na literatura mundial. Alguns estudos já demonstram a alta incidência de rinite alérgica em pacientes cantores com queixa de disfonia.

A grande dificuldade diagnóstica consiste em identificar e estabelecer as principais alterações laríngeas causadas por alergia, infecção viral e, principalmente, pelo RLF devido à grande semelhança entre essas afecções. A literatura também demonstra a viabilidade de testar antígenos diretamente da mucosa laríngea para que sejam observadas reações laríngeas e pulmonares ulteriores, e dessa forma estabelecer uma correlação entre alergia e sintomas vocais, caracterizando-se uma possível laringite alérgica verdadeira.

É comum encontrar pacientes com diagnóstico estabelecido de rinite alérgica e rouquidão que melhoram com o tratamento clínico da alergia. É possível que a dificuldade na elucidação diagnóstica da laringite de etiologia alérgica seja atribuída à falta de investigação complementar associado a tendência de atribuir esses quadros recorrentes de laringite crônica e/ou disfonia ao RLF.[9]

O diagnóstico etiológico é feito a partir de uma extensa anamnese alergológica, da existência de sinais evidentes de alergia, de terreno atópico e na presença de quadro de edema laríngeo agudo, sem outro fator etiológico, ou seja, por exclusão de outras causas.

O quadro clínico varia de simples tosse seca com discreta rouquidão até um quadro de edema laríngeo intenso associado a dispneia (Vídeo 190.1).

O edema angioneurótico hereditário é um exemplo de doença de origem alérgica e que pode se manifestar com um quadro de laringite edematosa aguda. O diagnóstico é confirmado pela ausência de inibidor da c1-esterase pesquisada por imunodifusão.

A resposta ao tratamento alérgeno-específico, nos pacientes com sintomas laríngeos, deve ter seus efeitos confirmados paralelamente ao quadro alérgico, juntamente com a melhora dos achados na videolaringoestroboscopia e dos sintomas vocais.

EPIGLOTITE

A epiglotite consiste em uma inflamação das estruturas da supraglote, de instalação aguda, que acomete mais frequentemente a face lingual da epiglote e pregas ariepiglóticas, e por isso também é denominada supraglotite (Figura 190.2).

Epidemiologicamente, acomete crianças entre 2 e 7 anos, com maior frequência no final do inverno e início da primavera, tendo o *Haemophilus influenza* do tipo B como agente mais importante. Devido à existência de vacina contra este agente no calendário vacinal do programa de saúde pública, a incidência de epiglotite

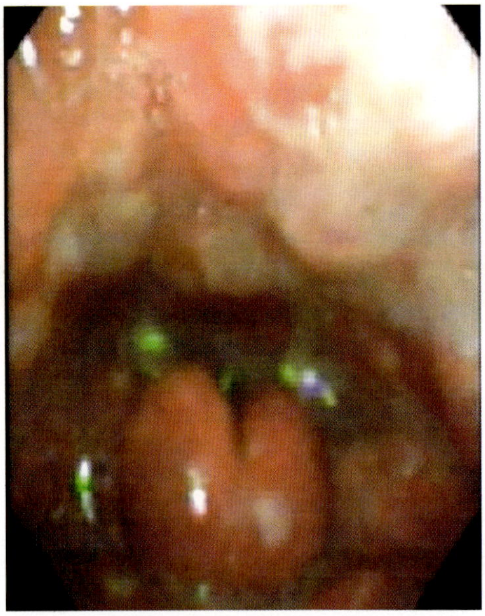

Figura 190.2 Epiglotite aguda.

no grupo pediátrico vem diminuindo, evidenciando outros agentes causais como *Streptococcus pneumonie*, *Staphylococcus aureus*, *Pseudomonas*, *Neisseria meningitidis*, *Klebsiella pneumoniae*, *Candida albicans*, aumentando a incidência nos adultos, principalmente nos imunodeprimidos.[10]

Desde 2019, houve aumento significativo de casos em adultos, atribuindo essa relação com o vírus SARS-CoV-2, alguns com evolução grave, necessitando de tratamento específico com uso de antivirais.[11,12]

O quadro clínico é derivado de uma celulite da supraglote cursando com hiperemia e edema e levando à obstrução da via aérea de evolução rápida. Na população pediátrica, inicialmente está associado febre alta, irritabilidade, choro rouco e dispneia ao deitar. O quadro clínico pode evoluir rapidamente, e quando ocorre piora do quadro de dispneia, o paciente adota uma postura de hiperextensão da cabeça com a boca aberta e queixo elevado, enquanto está sentado com o corpo ligeiramente inclinado para a frente, respiração lenta, e pode estar associado a estridor inspiratório devido à redução do calibre da via aérea superior.[13]

No adulto, apresenta-se com dor em região anterior do pescoço, adenopatia, febre, faringalgia, odinofagia, sialorreia, disfagia e disfonia com a voz abafada ou "de batata quente". A dispneia com estridor inspiratório é rara nessa faixa etária, exceto em quadros mais severos da doença.

A investigação diagnóstica deve ser feita por meio da nasofaringolaringoscopia na criança ou laringoscopia direta no adulto, em que é observada a hiperemia (vermelho cereja), edema da epiglote e das outras estruturas da supraglote, com possibilidade de ser complementada pela radiografia de região cervical em perfil, demonstrando o aumento da epiglote com o "sinal do polegar", principalmente em crianças, além da bacterioscopia e cultura de orofaringe, avaliação laboratorial, incluindo hemocultura. O diagnóstico diferencial deve ser feito com laringotraqueíte, corpo estranho em laringe e aspiração.

O tratamento deve ter prioridade na manutenção da via aérea, monitoramento da saturação de oxigênio por meio do oximetria e utilização de nebulização com epinefrina (repetida a cada 30 minutos), que leva à vasoconstrição com diminuição do edema e dilatação brônquica (relaxamento da musculatura lisa), além de hidratação com solução hipotônica. O uso de corticosteroides combinado com as medidas gerais é de grande importância devido ao rápido efeito anti-inflamatório, sendo a dexametasona a eleita devido à meia-vida mais longa e efeito anti-inflamatório mais potente que a hidrocortisona. A inalação de corticoide (budesonida) pode ser utilizada.

A antibioticoterapia deve ser iniciada assim que o diagnóstico é estabelecido e tem sido substituído o esquema tradicional de ampicilina com cloranfenicol por cefalosporina de segunda geração (cefuroxima) ou de terceira geração (ceftriaxona).[14] Devido à sua gravidade e possibilidade de evolução para obstrução de via aérea, o paciente deve ser internado em unidade de terapia intensiva, que oferece monitorização contínua, suporte clínico e intervenção de via aérea caso seja necessário.

LARINGOTRAQUEOBRONQUITE VIRAL

A laringotraqueobronquite á uma infecção comum da via aérea afetando no mesmo grau laringe, traqueia e brônquios, sendo geralmente benigna. Acomete crianças de 3 meses a 5 anos, a maioria aos 18 meses, afetando cerca de 3% da população pediátrica, com prevalência do sexo masculino (2:1), sendo a maior responsável pelo atendimento de emergência pediátrica por infecção respiratória.[15] Apresenta maior incidência no outono e inverno, tendo a poluição como fator contribuinte. Em 80% dos casos, é causada pelo parainfluenza I, II e III, adenovírus, varicela, rinovírus, Coxsackie, herpes vírus, enterovírus, *influenza* A e B, SARS-CoV-2 e suas variantes, sendo o parainfluenza I o mais prevalente, acometendo entre 50 e 70% da população pediátrica.[16]

O quadro clínico se inicia com infecção na nasofaringe e dissemina-se para o epitélio da laringe e traqueia. Apresenta-se, inicialmente, com febre baixa após período prodrômico de 2 a 6 dias (viral), evoluindo com tosse rouca, intensa e persistente e estridor inspiratório, podendo ser bifásico nos casos mais severos. O quadro clínico se caracteriza devido à subglote ser o sítio mais afetado e devido à rigidez do anel cricóideo, que faz com que um leve edema restrinja o fluxo aéreo de forma significante. Quando ocorre obstrução grave, observam-se taquipneia, retração supraesternal e supraclaviculares, e pode evoluir para forma grave com infecção bacteriana secundária e pneumonia quando associada a infecção pelo SARS-CoV-2.[17]

O diagnóstico é baseado nos achados clínicos por meio da laringoscopia indireta e dos exames de imagem. A radiografia simples da região cervical mostra o sinal da "torre de igreja" causado pelo estreitamento da subglote (Figura 190.3). O hemograma pode apresentar leucocitose sem desvio para a esquerda, tendo pouco auxílio para o diagnóstico definitivo, diferenciando da traqueobronquite bacteriana.

A laringoscopia indireta (nasofibrolaringoscopia flexível e faringolaringoscopia rígida) ajudam no monitoramento da infecção e está indicada quando há respiração ruidosa, estridor ou alteração do choro.

No tratamento da laringotraqueobronquite viral, faz-se necessário a determinação da gravidade do quadro respiratório. Os pacientes com tosse sem sinal de obstrução de via aérea e crianças mais velhas podem ser tratadas no domicílio. No quadro clínico de moderada gravidade, é preciso fazer nebulização com adrenalina racêmica (0,25 a 0,75 mℓ da solução a 2,25%), cujo objetivo é a diminuição da pressão hidrostática capilar com reabsorção do líquido intersticial e melhora do edema em via aérea. Como o efeito da adrenalina é limitado a 2 horas, a observação em ambiente hospitalar é importante por 3 a 4 horas para que não haja o efeito rebote, ou seja, a volta dos sintomas clínicos em um nível de severidade similar. Nos casos severos, a monitorização se faz imperiosa devido à possível necessidade de intubação orotraqueal, necessitando de internação hospitalar e uso de esteroides, com dexometasona na

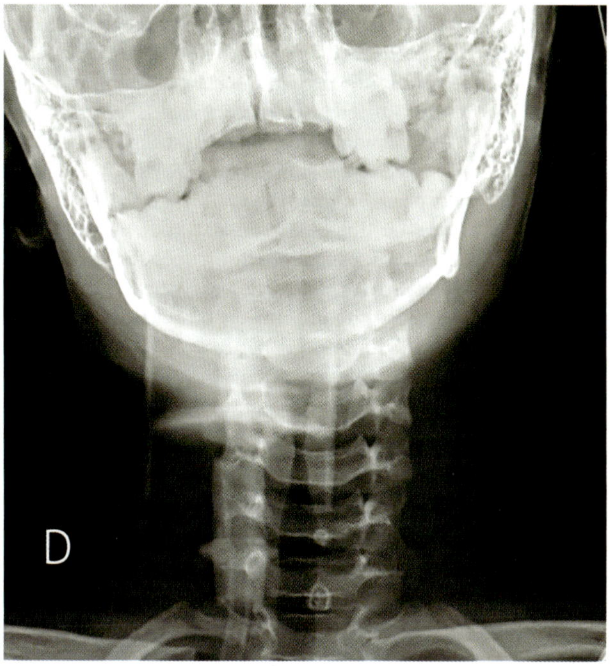

Figura 190.3 Radiografia anteroposterior de região cervical demonstrando redução de via aérea em glote (sinal da "torre de igreja") e subglote secundária à infecção de SARS-CoV-2. (Adaptada de: Almendra et al., 2022.)

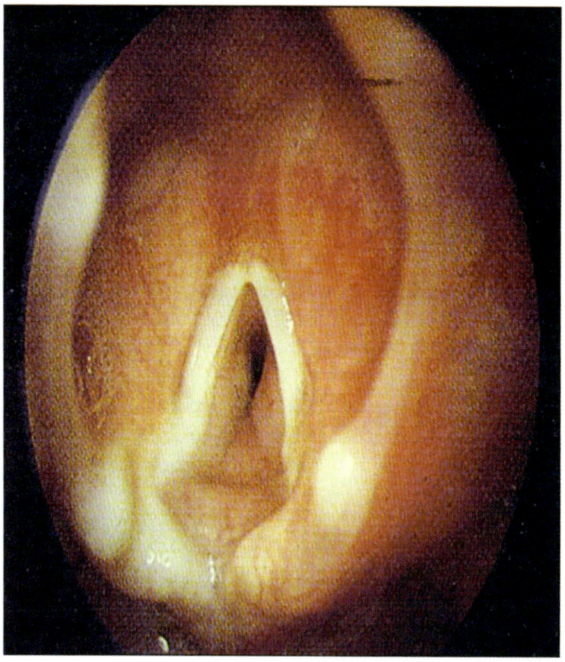

Figura 190.4 Nasofaringolaringoscopia demonstrando acentuado edema em região subglótica secundário à laringotraqueíte viral.

dose de 0,6 mg/kg ou inalação de 2 mg de budesonida em solução de nebulização.[18] A antibioticoterapia é utilizada se houver infecção bacteriana secundária.

LARINGITE CATARRAL

É a forma mais comum de laringite aguda. Está associada a um quadro de nasofaringite viral ou bacteriana, que evolui de maneira súbita para o edema de toda a mucosa laríngea, sendo mais importante na região glótica.

A etiologia bacteriana é a mais frequente, tendo *Branhamella catarrhalis* e *Haemophilus influenzae* os mais isolados. Fatores coadjuvantes são importantes na aquisição da patologia, como uso abusivo da voz, tabagismo, etilismo, refluxo faringolaríngeo e poluição.

O quadro clínico é proporcional à intensidade da congestão laríngea, ou seja, o edema e hiperemia na mucosa glótica e supraglótica determinam a sensação de globus faríngeo, faringalgia, constrição e dor no pescoço (altura da laringe), associado a um quadro de tosse, inicialmente seca progredindo para produtiva (catarral ou mucocatarral), evoluindo com disfonia em diversos graus. O diagnóstico é realizado por meio da nasofibrolaringoscopia flexível ou laringoscopia com endoscópio rígido (Figura 190.4).

O tratamento é realizado com eliminação dos fatores coadjuvantes, repouso vocal, tratamento do RLF, evitar tabagismo e ingestão de bebidas alcoólicas, umidificação do ar por meio de nebulização com soro fisiológico e início de antibioticoterapia de amplo espectro, como amoxicilinas, cefalosporinas, macrolídeos e quinolonas. O corticosteroides são rotineiramente utilizados visando diminuir o edema da mucosa laríngea devido à sua ação anti-inflamatória, melhorando a qualidade vocal.[19]

CRUPE ESPASMÓDICO OU LARINGITE ESTRIDULOSA OU FALSO CRUPE

É uma das formas mais frequentes de laringite acompanhada de dispneia que acomete as crianças. Tem evolução benigna, que se manifesta por um quadro de dispneia de instalação súbita, geralmente à noite, com graus variáveis de intensidade. Em geral, a criança acorda, durante a noite, com um quadro de sufocação, tiragem supraesternal, respiração ruidosa com estridor, tosse rouca, sudorese intensa, agitação e ausência de febre. Essa sintomatologia dura apenas alguns minutos ou poucas horas e declina de maneira progressiva até a normalidade, deixando apenas uma tosse rouca por alguns dias. A recidiva pode ocorrer no mesmo dia ou em dias subsequentes.

Acredita-se que a etiologia dessa afecção é multifatorial, podendo ser atribuída à origem infecciosa viral ou bacteriana, alérgica, refluxo faringolaríngeo ou obstrutiva. Nos casos de crupe espasmódico recorrente, a possibilidade de associação com alergia ou com refluxo faringolaríngeo deve ser investigada.[20]

O diagnóstico é feito por meio de exame otorrinolaringológico completo, com ênfase na história (modo de instalação súbito e noturno) e nos sinais clínicos (ausculta pulmonar, tiragem supraesternal etc.). Nos casos em que se realiza laringoscopia com nasofaringolaringoscópio flexível (Figura 190.5), é observado edema subglótico e discreto edema em pregas vocais. O diagnóstico diferencial deve ser feito com todas as outras formas clínicas de laringites acompanhadas de dispneia, assim como corpos estranhos.

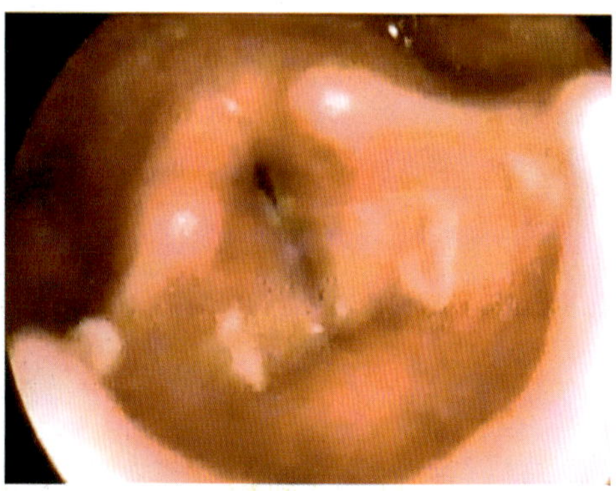

Figura 190.5 Paciente do sexo masculino, 22 anos, com quadro de disfonia e farigalgia associado a laringite catarral aguda. Observam-se edema, hiperemia e secreção purulenta no ádito laríngeo.

O tratamento preconizado no momento da crise é à base de umidificação do ar, uso de corticosteroides orais, agonistas B-adrenérgicos (salbutamol) e anti-histamínicos, se existe uma história pregressa de alergia. Nos casos de sintomatologia mais exuberante e de grande angústia respiratória, é recomendada nebulização com adrenalina. Quando associado a obstrução nasal, indica-se o uso de vasoconstritores nasais até melhorarem os sintomas.

Os antibióticos são prescritos apenas em caso de infecção bacteriana concomitante[21] e as medicações para tratamento do RLF devem ser consideradas em casos com antecedentes dessa afecção.

O tratamento de manutenção requer o controle da rinite alérgica (além da higiene ambiental) e do RLF para evitar a recorrência das crises.

Alguns estudos relatam acentuada melhora ou até completa remissão das crises em crianças com crupe espasmódico recorrente após o uso contínuo de corticosteroides inalatórios.

LARINGITE AGUDA NO PROFISSIONAL DA VOZ

A laringite aguda é uma das principais causas de disfonia de instalação aguda no cantor. Enquanto a infecção de via aérea superior é considerada uma afecção autolimitada e de baixa morbidade, a avaliação otorrinolaringológica minuciosa e completa deve ser realizada quando essa infecção acomete um profissional da voz, devido às complicações decorrentes da inflamação aguda no trato vocal nesse grupo, cujos danos poderão repercutir em sua performance vocal.

O acometimento da cavidade nasal provoca obstrução nasal com alteração da ressonância, promovendo aumento do esforço fonatório, constrições supraglóticas e hiperadução glótica. O aumento da secreção e a inflamação do trato vocal irritam a mucosa, causando faringalgia, além de pigarro e tosse, resultando em hiperemia e edema das pregas vocais, podendo progredir para ulcerações e lesões nessa topografia nos quadros mais severos (Figura 190.6 e Vídeo 190.2).

A úlcera de contato geralmente ocorre no processo vocal da cartilagem aritenoide devido à irritação da mucosa, decorrente do quadro hiperfuncional resultante do abuso vocal. No entanto, a úlcera também pode ocorrer na porção membranosa da prega vocal, inclusive com hiperemia, edema e formação de granuloma, com redução da onda mucosa e comprometimento do fechamento glótico.[22]

A ocorrência de hemorragias subepiteliais e hematomas também podem ocorrer, principalmente se o cantor já apresentava alguma afecção ou ectasias em pregas vocais.

O uso da videolaringoestroboscopia com telescópio rígido é imprescindível para a avaliação das pregas vocais nos profissionais da voz, com a possibilidade de ser complementado com avaliação funcional do trato vocal, utilizando endoscópio flexível em alguns casos. É comum a evidência de aumento da vascularização (pela vasodilatação) resultando em hiperemia e a ocorrência da exsudação que gera o edema, determinando a qualidade vocal áspera e rouca. A zona de turbilhonamento no terço médio das pregas vocais acumula secreção, ocorrendo pigarro e tosse (Figura 190.7 e Vídeo 190.3).

As fendas podem ter diferentes configurações, resultando em qualidade vocal soprosa, enquanto as constrições compensatórias do trato vocal determinam a qualidade vocal tensa. As alterações na fisiologia da vibração promovem as quebras de sonoridade, que representam as "falhas" durante a fonação.

No Brasil, é comum fazer o uso profissional da voz, principalmente quando se trata do cantor, durante essa fase aguda da afecção, resultando em piora da disfonia, predispondo ao desenvolvimento de lesões fonotraumáticas e hemorragia ou hematoma nas pregas vocais.

A análise perceptiva-auditiva também deve ser realizada, momento em que são avaliadas a qualidade vocal e a graduação da disfonia,[23] o que pode servir de parâmetro durante a fase inicial do tratamento para avaliação da resposta terapêutica.

O objetivo do tratamento é reestabelecer as propriedades reológicas das pregas vocais, permitindo, assim, o retorno às atividades com uso profissional da voz, sem o risco de sequelas decorrentes da inflamação. É importante que todos os sintomas do trato vocal sejam contemplados.

O tratamento se baseia em repouso vocal, uso de corticoide oral, que pode ser associado também a corticoide inalatório, a depender da gravidade do quadro.

Alguns estudos comprovaram, por meio da medição de citocinas pró-inflamatórias (IL-1B, IL-6) e anti-inflamatórias (IL-10) na secreção laríngea, que os corticosteroides funcionam como mediadores desse processo, reduzindo a inflamação laríngea secundária ao fonotrauma.[24]

É importante orientar o paciente que estiver em uso de corticoide inalatório a respeito do risco de infecção secundária por fungos (*Candida albicans*). A candidíase oral e faringolaríngea é um efeito colateral indesejado decorrente do uso de corticosteroides inalatórios.

A candidíase laríngea secundária ao uso de corticosteroides inalatórios é de intensidade variável, começando, normalmente, 30 dias após o início do uso do medicamento, e pode ocorrer mais

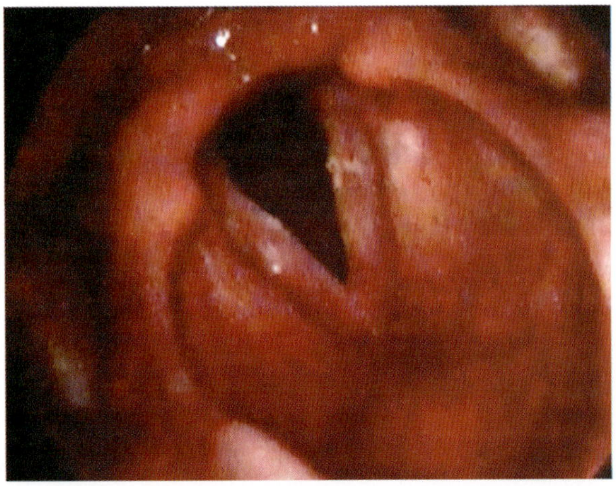

Figura 190.6 Paciente do sexo masculino, 25 anos, cantor popular, com laringite aguda. Observam-se cordite, moderado edema, hiperemia em ambas as pregas, associada a placas brancas em bordos livres

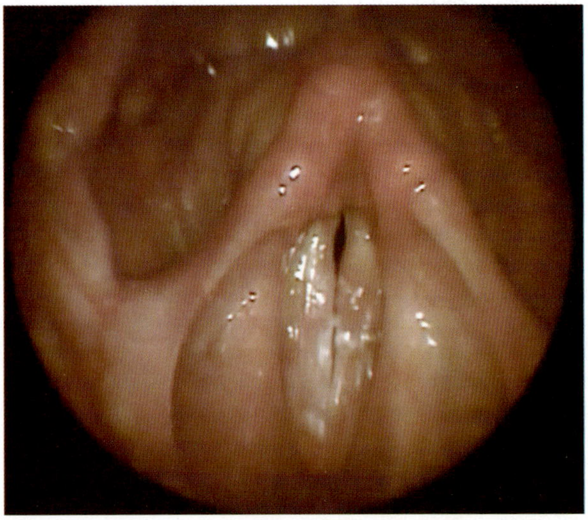

Figura 190.7 Paciente do sexo masculino, 35 anos, cantor popular, alterações estruturais mínimas cursando com laringite aguda. Observam-se edema, hiperemia e zona de turbilhonamento no terço médio das pregas e fenda glótica triangular posterior grau II.

precocemente.[25] Apresenta-se com sintomas inespecíficos, como pigarro, rouquidão, ardência, faringalgia ou tosse. Os achados da videolaringoscopia podem ser inespecíficos e de intensidade variável, como edema e hiperemia de mucosa, ou a presença dos sinais sugestivos de candidíase com placas brancas exsudativas na superfície que se assemelham à queratose (Figuras 190.8 e 190.9 e Vídeo 190.4).

O propionato de fluticasona é um dos esteroides inalatórios mais usados pelos pacientes asmáticos, sendo também o mais potente se comparado à acetonida fluocinolona, à budesonida e ao dipropionato de beclometasona.

O tratamento dessa forma de laringite consiste em suspender, quando possível, o uso do esteroide inalatório, e prescrição de antifúngicos orais. A realização de bochechos e gargarejos com água após o uso do inalante ajuda a prevenir a candidíase faringolaríngea e a minimizar os outros sintomas.

Deve ser lembrado também que o uso contínuo dos corticosteroides inalatórios pode causar disfonia devido à miopatia do músculo vocal.

Os antitussígenos devem ser prescritos na vigência de tosse. Os vasoconstritores nasais podem ser utilizados, promovendo melhora da obstrução nasal. O uso de inibidores de bomba de prótons pode ser introduzido, a depender da história pregressa de RLF e o grau de acometimento da prega vocal decorrente. Os descongestionantes orais devem ser evitados devido ao ressecamento da via aérea, que aumenta o esforço fonatório, e consequentemente o fonotrauma resultando em piora da disfonia. Os antibióticos estão indicados na vigência de infecção bacteriana secundária. Os anti-histamínicos devem ser administrados com cautela, evitando os que possuem efeitos sedativos pela interferência negativa em sua performance. O aumento da ingesta hídrica é muito importante para melhorar a hidratação e reduzir a viscosidade do muco.[26]

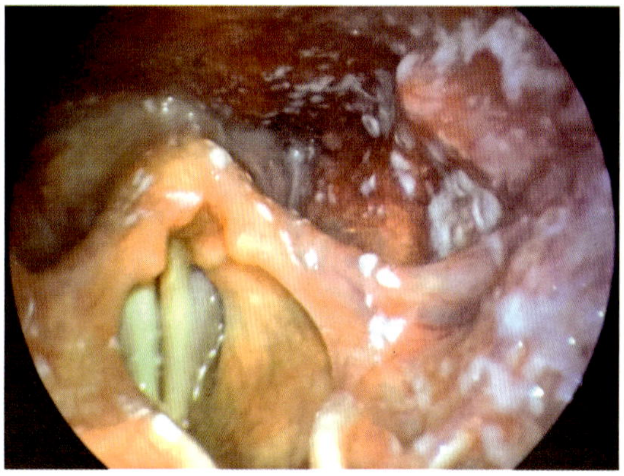

Figura 190.8 Paciente do sexo feminino, 24 anos, com candidíase faringolaríngea devido ao uso crônico de corticoide inalatório.

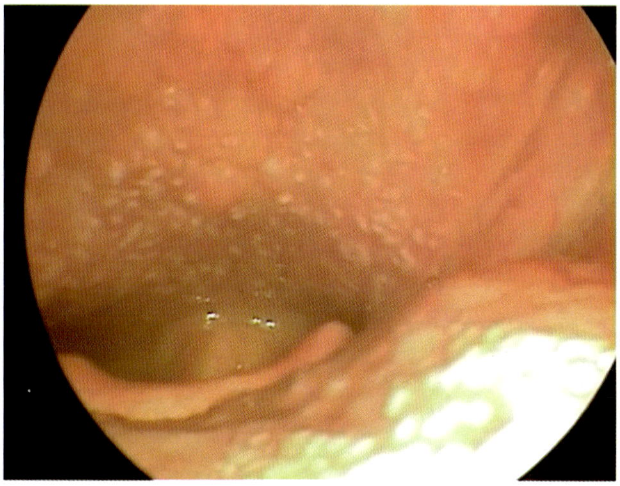

Figura 190.9 Paciente do sexo feminino, 51 anos, diabética, com candidíase faringolaríngea não relacionada com uso de corticoide.

As medicações que interferem na coagulação, como o ácido acetilsalicílico, devem ser evitadas devido ao risco de hematoma, cujos efeitos duram de 6 a 10 dias.

A abordagem otorrinolaringológica precoce e o uso do tratamento proposto resulta em 85% de retorno ao uso profissional da voz sem sequelas.

O repouso vocal varia de acordo com a gravidade da inflamação do trato vocal, podendo ser absoluto ou relativo. O laringologista geralmente determina se o profissional da voz poderá realizar a sua performance ou atividade laboral sem restrição, com alguma restrição ou se sua apresentação ou exercício da função utilizando a voz deverá ser suspensa ou cancelada. A suspensão da sua apresentação deve ser evitada sempre que possível, já que o diagnóstico e tratamento precoce recuperam 85% dos cantores; todavia, o repouso vocal deve ser respeitado ao máximo até o momento do retorno às atividades. Em cantores em que a disfonia moderada a severa persistiu apesar do tratamento preconizado, ou aqueles com hemorragias subepiteliais extensas ou hematomas à laringoestroboscopia, devem evitar o uso profissional da voz devido ao risco de piora do quadro e da afecção laríngea decorrente do fonotrauma.

A fonoterapia também pode auxiliar na redução do edema, e recuperação da onda mucosa, aumento do fechamento glótico, melhora da disfonia, e consequentemente retorno mais precoce ao uso profissional da voz. A reabilitação vocal também auxilia reestabelecendo o equilíbrio da musculatura laríngea, que tende a desenvolver quadros compensatórios, decorrentes da disfonia, que resultam em constrições no trato vocal, postura inadequada, contraturas em musculatura cervical, dentre outras.

CONSIDERAÇÕES FINAIS

As laringites agudas anteriormente descritas, em virtude do caráter obstrutivo de algumas delas, em especial a epiglotite e o crupe viral, devem ser bem conhecidas em todos os seus aspectos, em virtude dos riscos que representam à saúde do paciente, principalmente a criança, podendo até levar ao óbito.

O diagnóstico clínico e etiológico deve ser feito rapidamente e a terapia deve ser proporcional à gravidade de cada caso. Às vezes, medidas mais agressivas, como intubação endotraqueal e traqueotomia, são necessárias e não se deve hesitar em realizá-las.

A antibioticoterapia deve ser instituída sempre nos casos infecciosos bacterianos e em alguns casos graves de laringotraqueíte viral. A corticoterapia oral, inalatória ou sistêmica, é utilizada com o objetivo de reduzir o edema da mucosa, melhorando ou impedindo a progressão do estridor para obstrução de vias aéreas. Corticosteroides inalatórios, agonista B-adrenérgicos, nebulização com adrenalina, umidificação do ar e outras medidas são importantes coadjuvantes na terapia de todos os processos agudos.

Grande ênfase deve ser dada ao diagnóstico diferencial entre os casos agudos, que são laringite catarral, crupe viral, epiglotite, crupe espasmódico, alergia, corpos estranhos, dentre outros.

REFERÊNCIAS BIBLIOGRÁFICAS

1. Almendra M, Pereira MP, Gonçalves CS, Bonfadini M, Brites V, Estrada JF. Croup and COVID-19. J Paediatr Child Health [Internet]. 2022 Sep [Acessi em: 2024 Jul];58(9):1691-1692.
2. Dworkin JP. Laryngitis: types, causes and tratments. Otolaryngol Clin N Am [Internet]. 2008 [Acesso em: 2024 Jul]; 41: 419-36.

3. Amantéa SL, Silva AP. Clinical management of airway obstruction: Epiglottitis and laryngotracheobronchitis. J Ped [Internet]. 1999 [Acesso em: 2024 Jul];45(2):177-84.
4. Tsuji DH, Watanabe LM. The fascinating study of human vocal folds. Braz J Otorhinolaryngol [Internet]. 2014 Apr [Acesso em: 2024 Jul];80(2):98.
5. Amorim Filho FS, Caporrino J Neto. Laringites agudas. In: Ganança FF, Pontes P. Manual de otorrinolaringologia e cirurgia de cabeça e pescoço. Barueri: Manole; 2011. p. 121-32.
6. Wheeler D, Wong HR, Shanley TP, editors. Pediatric critical care medicine. 2nd ed. v. 2. Berlim: Springer; 2014.
7. Hirano M. Morphological structure of the vocal cord as a vibrator and its variations. Folia Phoniatr Logop [Internet]. 1974 [Acesso em: 2024 Jul];26:89-94.
8. Cristopher DB, Michel PP, Reese S, Noordzij JP. Utility of allergy test in patients with chronic larynofharyngeal symptoms: Is it allergic lariygitis? Otolaryngol Head Neck Surg [Internet]. 2016 Jan [Acesso em: 2024 Jul];154(1):41-5.
9. Randhawa PS, Mansuri S, Rubin JS. Is dysphonia due to allergic laryngitis being misdiagnosed as laryngopharyngeal reflux? Logoped Phoniatr Vocal [Internet]. 2009 [Acesso em: 2024 Jul];35:1-5.
10. Stroub RH, Friedman NR. An update on inflammatory disorders of the pediatric airway: Epigottitis, croup and tracheitis. Am J Otolaryngol [Internet]. 2001 [Acesso em: 2024 Jul]; 22:268-75.
11. Penella A, Mesalles-Ruiz M, Portillo A, Huguet Llull G, Bagudà E, Capelleras M et al. Acute infectious supraglottitis in adult population: Epidemiology, management, outcomes and predictors of airway intervention. Eur Arch Otorhinolaryngol [Internet]. 2022 Aug [Acesso em: 2024 Jul];279(8):4033-41.
12. Quraishi N, Ray M, Srivastava R, Ray J, Quraishi MS. A multicentre retrospective cohort study on COVID-19-related physical interventions and adult hospital admissions for ENT infections. Eur Arch Otorhinolaryngol [Internet]. 2022 May [Acesso em: 2024 Jul];279(5):2671-2678.
13. Guldfred LA, Lyhne D, Becker BC. Acute epiglottitis: Epidemiology, clinical presentation, management and outcome. Laryngol Otol [Internet]. 2008 [Acesso em: 2024 Jul];122:818-23.
14. Reveiz l., Cardona AF.Antibiotics for acute laryngitis in adults. Cochrane Database Syst Rev [Internet]. 2015 May 23 [Acesso em: 2024 Jul];2015(5):CD004783.
15. Mazurek H, Bręborowicz A, Doniec Z, Emeryk A, Krenke K, Kulus M et al. Acute subglottic laryngitis. Etiology, epidemiology, pathogenesis and clinical picture. Adv Respir Med [Internet]. 2019 [Acesso em: 2024 Jul];87(5):308-316.
16. Petrocheilou A, Tanou K, Kalampouka E, Malakasioti G, Giannios C, Kaditis AG. Viral croup: Diagnosis and a treatment algorithm. Pediatr Pulmonol [Internet]. 2014 May [Acesso em: 2024 Jul];49(5):421-9.
17. Park S, You J, Lee J, Park E. Two case reports of life-threatening croup caused by the SARS-CoV-2 Omicron BA. Variant in pediatric patients. J Korean Med Sci [Internet]. 2022 Jun 20 [Acesso em: 2024 Jul];37(24): e192.
18. Osváth P1, Kelenhegyi K, Szánthó A. Management of childhood pseudocroup with budesonide inhalation]. Orv Hetil [Internet]. 1994 Nov 13 [Acesso em: 2024 Jul];135(46):2535-7.
19. Benedictis FM1, Bush A. Corticosteroids in respiratory diseases in children. Drugs [Internet]. 2000 Nov [Acesso em: 2024 Jul];60(5):1141-78.
20. Olleta L1, Sabban JC, Orsi M. Recurrent laryngitis in child: Evaluation with multichannel intraluminal impedance]. Acta Gastroenterol Latinoam [Internet]. 2013 Mar [Acesso em: 2024 Jul];43(1):9-11.
21. Wu Y, Yang C, Xi H, Zhang Y, Zhou A, Hu Y. Prescription of antibacterial agents for acute upper respiratory tract infections in Beijing, 2010-2012. Eur J Clin Pharmacol [Internet]. 2016 Mar [Acesso em: 2024 Jul];72(3):359-64.
22. Sinclair C, Sulica L. Idiopathic ulcerative laryngitis causing midmembranous vocal fold granuloma. Laryngoscope [Internet]. 2013 [Acesso em: 2024 Jul]; 123:458-9.
23. Lechien JR, Maniaci A, Gengler IM, Barillari MR, Vaira LA, Mayo-Yanez M. Acute or persistent mechanisms of dysphonia in COVID-19 patients. Am J Otolaryngol [Internet]. 2024 Jan 16 [Acesso em: 2024 Jul];45(3):104223.
24. Ingle JW, Helou LB, Li NY, Hebda PA, Rosen CA, Abbott KV. Role of steroids in acute phonotrauma: A basic science investigation. Laryngoscope [Internet]. 2014 Apr [Acesso em: 2024 Jul];124(4):921-7.
25. Hvizdos KM1, Jarvis B. Budesonide inhalation suspension: A review of its use in infants, children and adults with inflammatory respiratory disorders. Am J Respir Crit Care Med [Internet]. 2012 Jan 1 [Acesso em: 2024 Jul];185(1): 2-23.
26. Braga NA, Tsuji DH, Pinho SR. Efeitos dos medicamentos da qualidade vocal e na laringe. In: Tratado de otorrinolaringologia - ABORL. 1. ed. São Paulo: Rocca; 2003. p. 799-805.

CAPÍTULO **191**

Laringites Crônicas

André Alcantara Csordas • Clayson Alan dos Santos • Diego Guzman Rodrigues

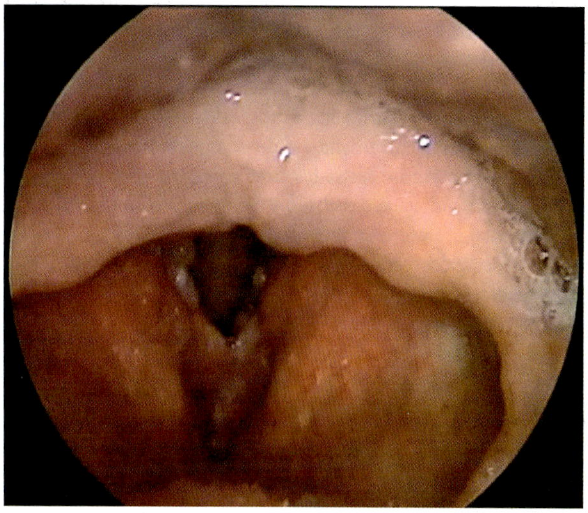

Figura 191.1 Tuberculose laríngea.

INTRODUÇÃO

As laringites crônicas englobam um grupo heterogêneo de doenças da laringe de causas inflamatórias, infecciosas e autoimunes. Os sintomas são muitas vezes semelhantes, como disfonia, disfagia, dispneia, estridor, odinofagia, sensação de globus faríngeo, pigarro, entre outros.

Considera-se laringite crônica a duração maior do que 3 semanas. Devido à heterogeneidade das afecções, não existem, de forma bem estabelecida, as taxas de sua incidência. Alguns estudos citam algo em torno de 3,47:1.000 pessoas/ano. Apesar de a incidência ser relativamente baixa, o diagnóstico faz parte do dia a dia de todo otorrinolaringologista e requer atenção para o tratamento adequado como forma de evitar complicações mais graves.

Ao exame físico com laringoscopia ou nasofibrolaringoscopia, doenças diversas podem apresentar o mesmo aspecto de lesão, sendo muitas vezes necessária a investigação adicional para determinação da etiologia.

LARINGITES BACTERIANAS

Tuberculose

A tuberculose (TB) é uma doença infectocontagiosa de notificação compulsória causada pelo bacilo álcool-ácido resistente (BAAR) *Mycobacterium tuberculosis*.

A incidência de TB no Brasil em 2020 foi de 32,4 casos por 100 mil habitantes. Existe correlação entre a infecção de TB e do vírus da imunodeficiência humana (HIV, *human immunodeficiency virus*), e essa associação de TB/HIV ocorreu em 8,4% dos casos. Em 2022, foram contabilizadas 1,1 milhão de mortes por TB.

No Brasil, o Plano Nacional pelo Fim da Tuberculose tem meta de alcançar redução de 90% do coeficiente de incidência da TB e redução de 95% no número de mortes pela doença no país até 2035, em comparação com os dados de 2015.[1]

Devido à pandemia da covid-19, a eliminação da TB como problema de saúde pública mundial ficou ainda mais distante, em vista da diminuição no diagnóstico e do aumento da mortalidade. O *Mycobacterium tuberculosis* causa mais frequentemente infecções pulmonares crônicas com possível disseminação para outros sítios, sendo a tuberculose primária da laringe rara,[2] e por isso o diagnóstico de TB nesta localização é sempre mandatória a investigação pulmonar conjunta.

A TB laríngea normalmente ocorre por inoculação nessa região devido à passagem de secreção com alta carga de bacilos vinda do pulmão. É mais frequentemente no sexo masculino e em idosos. Os pacientes queixam-se geralmente de disfonia, mas também podem apresentar odinofagia, disfagia, tosse e dispneia. A laringoscopia demonstra mucosa com edema e hiperemia podendo ocorrer lesões infiltrativas, ulcerativas ou exofíticas. As lesões podem ser solitárias ou múltiplas e não é incomum a erosão da epiglote (Figura 191.1). Outra lesão que levanta suspeita para TB é monocordite.[3] A TB afeta com mais frequência as pregas vocais, mas pode envolver as bandas ventriculares, região interaritenóidea e até mesmo orofaringe (Vídeo 191.1).

A pesquisa do BAAR pelo método de Ziehl-Neelsen em amostra de escarro é a técnica diagnóstica mais utilizada. Baciloscopia positiva e quadro clínico compatível com TB fecham o diagnóstico e autorizam o início de tratamento. Diagnóstico de certeza só é obtido com a cultura e/ou testes moleculares.

O teste rápido molecular para tuberculose (TRM-TB) utilizando amostra de escarro faz a detecção de DNA dos bacilos do complexo *M. tuberculosis* e triagem de cepas resistentes à rifampicina pela técnica de reação em cadeia da polimerase (PCR) em tempo real. A sensibilidade do TRM-TB em amostras de escarro de adultos é de cerca de 90%, sendo superior à da baciloscopia. O TRM-TB não identifica micobactérias não tuberculosas (MNT), e na suspeita deve-se solicitar a cultura e a identificação de espécie no processo de investigação diagnóstica.[4]

A cultura é o método padrão-ouro para identificação do bacilo, tem elevada especificidade e sensibilidade no diagnóstico da TB. Nos casos pulmonares com baciloscopia negativa, a cultura do escarro pode aumentar em até 30% o diagnóstico bacteriológico da doença. Os meios de cultura mais comumente utilizados são os sólidos com tempo de crescimento maior e meios líquidos em sistemas automatizados com tempo de crescimento menor. O teste tuberculínico, também chamado de PPD (do inglês *purified protein derivative*), pode ajudar na triagem inicial dos pacientes suspeitos; porém, pode ter resultado negativo na tuberculose isolada da laringe e sozinho não fecha o diagnóstico de TB. A sorologia anti-HIV também é parte fundamental do protocolo de investigação de pacientes com suspeita de TB.

A biopsia laríngea deve ser realizada em todos os pacientes com suspeita de TB nessa localização, mesmo em casos de TB pulmonar confirmada, visando excluir outros diagnósticos, como neoplasias malignas e outras granulomatoses. A identificação histológica de granuloma com necrose de caseificação é compatível com o diagnóstico de TB.[5] A análise histológica também pode buscar bacilos no fragmento de tecido. Uma vez que o método diagnóstico de certeza de TB é a cultura seguida da confirmação da espécie *M. tuberculosis*, fragmentos obtidos por biopsia devem ser armazenados em água destilada ou em soro fisiológico e enviados para cultura sempre que possível.

Diante de pacientes com quadro obstrutivo de via aérea, pode ser necessário que sejam submetidos a traqueostomia aproveitando-se esse momento para realização da biopsia em centro cirúrgico. Deve-se realizar busca ativa pelos contactantes de pacientes com diagnóstico de tuberculose, com investigação clínica e laboratorial.

O esquema de tratamento da tuberculose é padronizado e compreende duas fases: a intensiva (ou de ataque) e a de manutenção. No

Brasil, o esquema básico para tratamento da TB em adultos e adolescentes é composto de quatro fármacos na fase intensiva sendo eles: rifampicina, isoniazida, pirazinamida e etambutol (RHZE), e dois na fase de manutenção: rifampicina e isoniazida (RH). A apresentação farmacológica dos medicamentos é de comprimidos em doses fixas combinadas que são administrados conforme o peso do paciente.[4]

O tratamento deve ser realizado em regime ambulatorial sempre que possível, preferencialmente em regime de tratamento diretamente observado. Para TB laríngea, assim como na pulmonar, a fase intensiva dura 2 meses e a de manutenção tem duração de 4 meses, com 6 meses de duração total do tratamento.

O acompanhamento clínico deve ser realizado mensalmente, visando a identificação de queixas, sinais e sintomas que indicam a evolução e/ou regressão da doença, monitoramento do peso para eventuais ajustes de dose das medicações e a ocorrência de reações adversas. Recomenda-se a solicitação de função hepática, função renal e glicemia de jejum ao início do tratamento.

Pacientes inicialmente com exame bacteriológico positivo deverão ter pelo menos duas baciloscopias negativas na fase de manutenção para comprovar cura, uma no decorrer da fase de manutenção e outra ao final do tratamento (quinto ou sexto mês).

A associação de corticosteroides é preconizada por alguns autores diante do comprometimento da via aérea e/ou dor intensa, na tentativa de evitar estenose laringotraqueal. A estenose laríngea e a fixação da articulação cricoaritenóidea, embora raras, são de difícil tratamento. Também pode haver sequelas cicatriciais na laringe gerando disfonia e disfagia.

Hanseníase

A hanseníase é uma doença infecciosa de notificação compulsória com evolução crônica que, embora curável, ainda permanece endêmica em várias regiões do mundo, principalmente na Índia, no Brasil e na Indonésia.[6] É causada pelo *Mycobacterium leprae* (*M. leprae*), um BAAR de multiplicação lenta e não cultivável *in vitro*. A transmissão ocorre pela liberação de bacilos pela via aérea de pacientes infectados, e acredita-se que essa seja também a porta de entrada da infecção, sendo a via hematogênica responsável pela disseminação para pele, mucosas, nervos etc. A transmissão ocorre pelo contato direto pessoa a pessoa no convívio de doentes não tratados com indivíduos susceptíveis. O período de incubação da doença é variável, em média de 5 anos.

O *M. leprae* afeta primariamente nervos periféricos e pele, podendo acometer também a mucosa do trato respiratório superior, olhos, linfonodos e órgãos internos. Segundo a Organização Mundial da Saúde (OMS), em 2019 a taxa de detecção mundial foi de 25,9 casos por 1 milhão de habitantes, sendo o Brasil responsável por 13,8% dos casos no mundo. Cerca de 90% dos indivíduos infectados pelo *M. leprae* não desenvolvem a doença, fato atribuído à resistência natural contra o bacilo conferida por uma resposta imune eficaz e influenciada geneticamente.

As manifestações da doença dependem do tipo de resposta imune do hospedeiro, e é proposto um sistema de classificação que considera que existem dois polos estáveis e opostos da doença (formas tuberculoide e virchowiana), formas clínicas interpolares e instáveis (hanseníase dimorfa) e uma forma inicial com discretas manifestações clínicas da doença (forma indeterminada). Na forma tuberculoide há resposta do tipo celular, enquanto na virchowiana há resposta humoral.

Deve-se suspeitar de hanseníase em pessoas com qualquer um dos seguintes sintomas e sinais: manchas hipocrômicas ou avermelhadas na pele, perda ou diminuição da sensibilidade em mancha da pele, dormência ou formigamento de mãos/pés, dor ou hipersensibilidade em nervos, edema ou nódulos na face ou nos lóbulos auriculares, ferimentos ou queimaduras indolores nas mãos ou pés.

A OMS classifica operacionalmente os pacientes com hanseníase em: paucibacilares (PB) com 1 a 5 lesões de pele e baciloscopia negativa, forma mais frequente e benigna, abrange todos os tipos tuberculoides e indeterminados da doença; e multibacilares (MB), com mais de 5 lesões de pele e/ou baciloscopia positiva, e abrange os tipos virchowianos e dimorfos.

O acometimento frequente das vias aerodigestivas superiores e orelha externa, nas formas virchowiana e dimórfica da doença, quando não tratadas ou tratadas de forma inadequada, determinam frequente comprometimento otorrinolaringológico, ao contrário das formas tuberculoide e indeterminada, nas quais as lesões tendem a ser mais localizadas e raras. Uma característica importante da hanseníase é seu caráter descendente: inicia-se pelo nariz, seguindo-se pela boca e laringe. Em geral, o comprometimento laríngeo inicia-se na epiglote e segue para as pregas vocais. O mecanismo de contágio mais provável é a inoculação direta dos bacilos da cavidade nasal.[7] Pode ocorrer disfonia, disfagia, hemoptise, tosse, sensação de globus faríngeo e dispneia. Na laringoscopia, não há um aspecto específico, e podem ocorrer lesões difusas com edema e hiperemia da mucosa, lesões de aspecto nodular, granulomatoso, ulcerativo e fibrótico.[8] Não é comum o comprometimento do nervo laríngeo recorrente.

Os exames complementares disponíveis são: prova da histamina, prova da pilocarpina, baciloscopia direta (pode ser realizada nas lesões de pele ou em fragmentos de biopsia da laringe), exame histológico, PCR, sorologias para detecção de anticorpos anti-PGL-1 (*phenolic glycolipid 1*), eletroneuromiografia e ultrassom de nervos. Entre os diagnósticos diferenciais, devem ser afastados na forma laríngea da hanseníase os carcinomas e outras doenças granulomatosas.

A poliquimioterapia com a associação de três antimicrobianos (rifampicina, dapsona e clofazimina) é o tratamento de escolha preconizado para todos os casos de hanseníase, independentemente da classificação operacional, mantendo o tempo de 6 meses para casos PB e de 12 meses para os casos MB.[6] O tratamento é dividido em doses diárias de dapsona e clofazimina associada a 1 dose mensal supervisionada que inclui também a rifampicina. Deve ser realizada a busca ativa de contactantes que convivam ou tenham convivido com o doente de hanseníase, no âmbito domiciliar, nos últimos 5 anos anteriores ao diagnóstico da doença.

Sífilis

A sífilis é uma infecção bacteriana sistêmica causada pelo *Treponema pallidum*, uma bactéria Gram-negativa do grupo das espiroquetas. É uma doença de notificação compulsória. A principal via de transmissão é a sexual, pode ocorrer ainda transmissão congênita, e atualmente são bastante raras outras formas como transfusão de sangue ou derivados.

Pode ser classificada pelo tempo de infecção em adquirida recente (menos de 1 ano de evolução) e adquirida tardia (mais de 1 ano de evolução) ou classificada pelas manifestações clínicas em primária, secundária, latente e terciária.[9]

A sífilis primária é caracterizada por uma erosão ou úlcera no local de entrada da bactéria (na região genital ou oral).[10] A lesão é denominada "cancro duro" e é geralmente única, indolor, com base endurecida e fundo limpo, sendo rica em treponemas, geralmente acompanhada por linfadenopatia inguinal. Pode durar entre 2 a 6 semanas e desaparecer espontaneamente, independentemente de tratamento.

Na sífilis secundária, os sinais e sintomas surgem entre 6 semanas e 6 meses após a infecção inicial, e também podem melhorar espontaneamente. São ricas em treponemas, podem ocorrer erupções na pele com máculas e pápulas, notadamente no tronco; lesões eritematoescamosas palmoplantares; placas eritematosas branco-acinzentadas nas mucosas, inclusive oral;

alopecia, madarose, febre, mal-estar, cefaleia e linfadenopatia. Na sífilis latente, não se observam sinal ou sintoma clínicos, somente reatividade nos testes imunológicos.

A sífilis terciária ocorre aproximadamente em 30% das infecções não tratadas, tem longo período de latência, normalmente décadas. Ocorre inflamação e destruição tecidual e é comum o acometimento dos sistemas nervoso e cardiovascular. Há formação de gomas sifilíticas (tumorações com tendência à liquefação) na pele, mucosas, ossos etc.

As manifestações laríngeas podem ocorrer na sífilis congênita, bem como nos estágios secundário e terciário da sífilis adquirida. Há grande polimorfismo das lesões sendo as mais frequentes enantema, erosões da mucosa com infecção secundária associada, infiltração, goma, goma ulcerada e hiperplasia, e podem evoluir com estenose laringotraqueal na fase cicatricial.

O diagnóstico é feito com exames diretos como a microscopia de campo escuro ou a imunofluorescência direta e anatomopatológico.

Também por ser utilizados testes imunológicos, que se dividem em:

- Treponêmicos: detectam anticorpos específicos contra os antígenos do *T. pallidum*. São eles os testes de hemaglutinação e aglutinação passiva (TPHA, *T. pallidum haemagglutination test*); teste de imunofluorescência indireta (FTA-Abs, *fluorescent treponemal antibody-absorption*); quimioluminescência (EQL, *electrochemiluminescence*); ensaio imunoenzimático indireto (ELISA, *enzyme-linked immunosorbent assay*) e testes rápidos (imunocromatográficos)
- Não treponêmicos: detectam anticorpos não específicos anticardiolipina dos antígenos do *T. pallidum*. São eles VDRL (*venereal disease research laboratory*), RPR (*rapid test reagin*) e TRUST (*toluidine red unheated serum test*).

Para o tratamento, é preconizado que em casos de sífilis primária, secundária e latente recente (com menos de 1 ano de evolução) seja administrada penicilina benzatina, 2,4 milhões UI, em dose única. Em pacientes com sífilis latente tardia (com mais de 1 ano de evolução) ou latente com duração ignorada e sífilis terciária utiliza-se penicilina benzatina, 2,4 milhões UI, semanal, por 3 semanas.[9]

Laringites fúngicas

A infecção por fungos da laringe é uma entidade relativamente incomum em comparação com infecções fúngicas do trato respiratório. A laringe é um órgão raramente afetado pelas infecções fúngicas, mas é preciso estar atento e considerar como diagnóstico diferencial em determinadas situações.

A perda de barreira mucosa como mecanismo de proteção mecânica e baixa imunidade do hospedeiro podem favorecer o surgimento das infecções fúngicas na laringe. Pacientes com predisposição ao desenvolvimento da doença incluem idosos, portadores de diabetes melito, com uso prolongado de antibióticos e corticosteroides (principalmente inalatórios), com comorbidades como aids e doenças linfoproliferativas e aplásicas hematológicas, bem como aqueles com fatores que possam quebrar a barreira mucosa, como radioterapia prévia, doença do refluxo, trauma e tabagismo.

A apresentação clínica das laringites fúngicas é bem inespecífica e segue o padrão das laringites por outras etiologias. O principal sintoma apresentado é a disfonia na maioria dos pacientes (outros sintomas incluem disfagia, odinofagia) e em casos mais graves, obstrução respiratória, estridor e dispneia. Os sintomas em geral são progressivos, com duração de semanas a meses.

Avaliação clínica completa é fundamental nesses casos. É importante a inspeção e palpação do pescoço em busca de linfonodomegalias ou massas palpáveis; exame da cavidade oral e nasal para avaliar se há infecção fúngica concomitante dessas regiões, e é necessário lembrar que a maioria dos casos de laringite fúngica é secundária a infecções fúngicas de orofaringe ou trato respiratório.

Os exames de nasofibrolaringoscopia e videolaringoscopia são essenciais para caracterizar a doença laríngea e sua extensão. Nas laringites fúngicas, observam-se epitélio com hiperemia, edema, hiperqueratose, formação de placas brancas, exulcerações ou mesmo pseudomembranas nas pregas vocais, bandas ventriculares e supraglote. Videoestrobolaringoscopia, embora inespecífica, pode auxiliar na documentação da onda mucosa das pregas vocais.

O diagnóstico definitivo das infecções fúngicas da laringe se dá pela demonstração dos esporos, hifas ou pseudohifas através de coloração específica (hidróxido de potássio [KOH]), cultura ou biopsia tecidual com anatomopatológico. O papel da biopsia ainda é controverso, mas é um procedimento útil para exclusão de neoplasia maligna e outras doenças, principalmente se não houver resposta ao tratamento inicial.

O diagnóstico diferencial é amplo, uma vez que a apresentação clínica das laringites fúngicas é diversa, incluindo as alterações encontradas nos exames de laringoscopia. São diagnósticos diferenciais importantes as leucoplasias e doenças pré-malignas, o carcinoma espinocelular, doença do refluxo faringolaríngeo e doenças granulomatosas.

Candidíase laríngea

O gênero *Candida* faz parte da flora normal da cavidade oral e da faringe. *Candida albicans* é a espécie que mais comumente coloniza humanos, seguida pela *C. glabrata*, *C. tropicalis* e *C. parapsilosis*. Apesar disso, tem o potencial de causar infecção superficial de mucosa ou mesmo doença invasiva, principalmente quando há disfunção imune. É a principal causa de laringite fúngica.[11]

Considerada infecção oportunista, entre os fatores predisponentes para a infecção podem ser citados antibioticoterapia, corticoterapia inalatória ou sistêmica, radioterapia, intubação orotraqueal prolongada, pós-operatórios de cirurgias laríngeas, refluxo faringolaríngeo, uso de imunossupressores, doenças linfoproliferativas, e hipoparatireoidismo. O alcoolismo e o tabagismo também são fatores que devem ser investigados.[11,12]

A apresentação clínica da doença inclui disfonia persistente, odinofagia/dor em cavidade oral e disfagia em alguns casos. Sintomas respiratórios podem ser encontrados, como tosse, dispneia e hemoptise. Há relatos na literatura de estridor e insuficiência respiratória, principalmente na população pediátrica.[11]

O diagnóstico é obtido a partir da história clínica, achados sugestivos no exame de nasofibrolaringoscopia e confirmado pela boa resposta ao tratamento medicamentoso.

As manifestações laríngeas podem variar: enantema (forma aguda atrófica), placas esbranquiçadas esparsas (forma pseudomembranosa) ou vegetante (forma hiperplásica). As formas pseudomembranosa e hiperplásica devem ser diferenciadas de leucoplasias e da laringite por refluxo faringolaríngeo.[11]

Na laringoscopia, o achado mais característico são as placas brancas aderentes recobrindo as pregas vocais e supraglote (Figura 191.2). Comumente, encontram-se lesões semelhantes nas cavidades oral e faringe. O diagnóstico definitivo atualmente aceito implica a demonstração histopatológica de elementos fúngicos nas camadas epiteliais superiores por biopsia tecidual ou cultura (o uso de coloração específica auxilia na análise). Como a resposta ao tratamento costuma ser completa, a biopsia deve ser reservada para casos em que há suspeita de malignidade ou em caso de persistência das lesões com tratamento adequado.[12]

O tratamento mais utilizado atualmente é com fluconazol, 100 a 200 mg/dia, embora haja relatos de doses maiores. A duração do tratamento varia de 7 a 30 dias, a depender da evolução clínica do

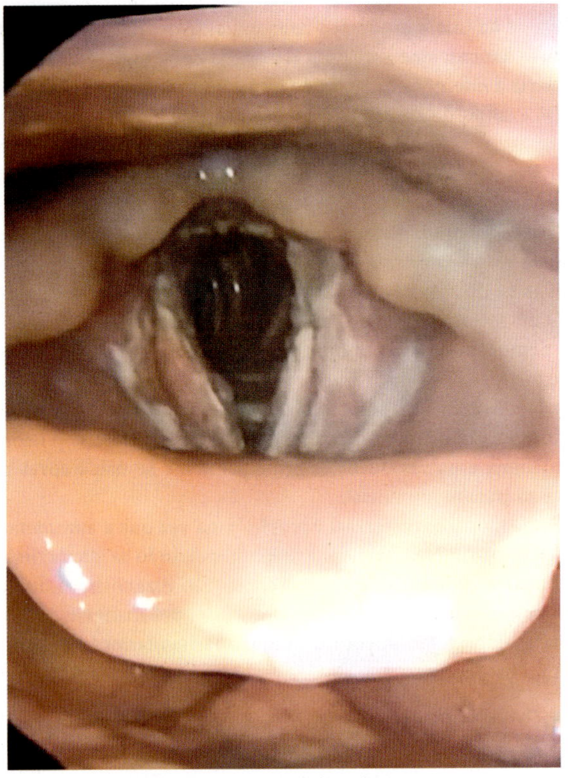

Figura 191.2 Candidíase laríngea.

paciente e extensão da doença. Para acometimento de orofaringe, nistatina tópica pode ser associada a tratamento ou usada isoladamente em doença limitada a alguns sítios anatômicos. Para casos refratários, anfotericina B venosa é uma opção.[11]

Paracoccidioidomicose

A paracoccidioidomicose é uma micose sistêmica causada pelo fungo *Paracoccidioides brasiliensis* e espécie correlata *P. lutzii*. A doença é endêmica da América do Sul, com a maioria dos casos relatado no Brasil, seguido de Colômbia, Venezuela, Equador e Argentina. Segundo dados do Ministério da Saúde de 2022, é a principal micose sistêmica do país, constituindo uma das 10 principais causas de morte entre doenças infecciosas e parasitárias. A sua incidência e prevalência são incertas, uma vez que não integra o rol de doenças de notificação compulsória, mas estima-se incidência de 1 a 4 casos por 100 mil habitantes em regiões endêmicas estáveis.[13]

A incidência é maior em pacientes do sexo masculino (90%) com idade entre 30 e 50 anos, sendo raramente observada na infância, provavelmente pela maior exposição ao agente, em especial, por trabalhadores rurais.[13] A infecção acontece pela inalação dos esporos do fungo após o contato ambiental, e a maioria dos indivíduos apresenta infecções assintomáticas ou subclínicas. Quem desenvolve a doença pode apresentar três padrões diferentes:

- Forma aguda ou subaguda: mais comum em crianças, adultos jovens e pacientes com imunossupressão; é caracterizada por envolvimento sistêmico difuso com linfonodomegalias, febre e perda ponderal
- Forma crônica: a de maior interesse dentro deste capítulo e a forma mais comum; acomete mais adultos do sexo masculino, com envolvimento preferencial no pulmão, além de outros sítios. As lesões de mucosas oral e laringofaríngea ocorrem em mais da metade dos pacientes na forma crônica
- Forma residual: forma cicatricial, com fibrose residual e sequelas locais permanentes.

Na forma crônica, a anamnese e o exame físico devem obrigatoriamente incluir a pesquisa de sinais e sintomas relacionados com o envolvimento laríngeo. Disfonia, disfagia, odinofagia, tosse, dispneia, lesões ulceradas de pele e de mucosa da faringe compõem os principais sintomas e sinais. As lesões mucosas localizam-se mais frequentemente na mucosa da cavidade oral, palato, língua, gengiva, lábios, úvula, loja amigdaliana, assoalho da boca, nariz e laringe (Figura 191.3).[13,14]

A lesão mucosa característica é uma área de exulceração com pontilhados hemorrágicos de permeio, com aspecto moriforme como classicamente foi denominado. Outras formas também podem aparecer na doença, como lesões enantemáticas, vegetantes e ulcerações, bem como a presença de sinequias e lesões fibrosas em casos cicatriciais (Vídeo 191.2).[14]

O diagnóstico é realizado a partir de biopsia. O exame histopatológico revela acantose, hiperplasia pseudoepiteliomatosa, arranjos de macrófagos e células gigantes multinucleadas. As leveduras se apresentam com vários brotamentos a partir de uma única célula-mãe, aspecto conhecido como roda de leme ou "orelhas de Mickey Mouse". Caso o exame direto com hidróxido de potássio ou na coloração com hematoxilina-eosina não revelem o organismo, a coloração Grocott-Gomori pode ser útil.[13,14]

O tratamento é realizado com administração de antifúngicos, e em casos menos graves, o itraconazol por via oral é a medicação de escolha e deve ser utilizada por vários meses. Outras opções incluem o cetoconazol, fluconazol e sulfametoxazol/trimetoprima. Para casos graves, anfotericina B venosa é a opção.[13,14]

Histoplasmose

A histoplasmose é uma micose sistêmica causada pelo fungo dimórfico (existe na forma de leveduras e filamentos) *Histoplasma capsulatum*. É a infecção fúngica mais comum nos EUA, e está presente em ambientes úmidos como cavernas e com presença de excrementos de pássaros e morcegos, que propiciam o seu crescimento.[15]

A expressão clínica da doença varia conforme a quantidade de esporos inalados, *status* de imunidade do hospedeiro e, possivelmente, cepa do *H. capsulatum* envolvida na doença. Na histoplasmose aguda ocorre uma infecção pulmonar autolimitada semelhante a uma gripe, com sintomas sistêmicos gerais como febre, cefaleia, mialgia, tosse e está associada a inalação de baixa quantidade de esporos, com duração de cerca de 2 semanas. A histoplasmose crônica acomete inicialmente o pulmão, com quadro clínico semelhante à tuberculose: febre, perda ponderal, tosse, astenia, hepatoesplenomegalia e pancitopenia. As lesões mucosas podem estar presentes nessa fase. Já na histoplasmose disseminada, mais rara, ocorre disseminação da doença para sítios extrapulmonares, como baço, adrenais, fígado, linfonodos, sistema nervoso central, entre outros. Nessa fase, a doença laríngea é mais comum.[15]

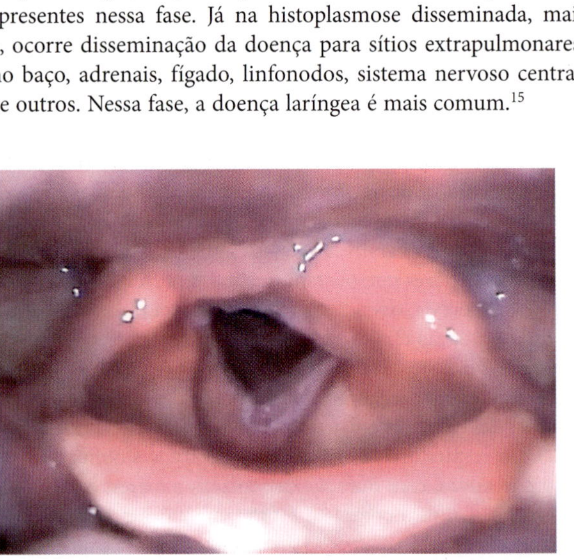

Figura 191.3 Paracoccidioidomicose laríngea.

As manifestações clínicas mais comuns do acometimento laríngeo pela histoplasmose incluem odinofagia, disfonia, disfagia e presença de lesões mucosas. É comum haver perda ponderal, fadiga e prostração. As ulcerações de mucosa estão presentes na língua, mucosa da cavidade oral, gengivas, lábios, faringe e laringe e são caracterizadas como úlceras dolorosas e firmes. Pode haver formação de massas submucosas (Vídeo 191.3).[15]

O diagnóstico de certeza é feito com a demonstração da presença do fungo na mucosa. A biopsia revela a presença de granulomas, necrose, com infiltrado de células gigantes, linfócitos e macrófagos. Com a coloração de PAS e Grocott-Gomori, pode-se demonstrar a presença das hifas do *H. capsulatum* nos macrófagos.[15]

O tratamento é realizado com administração endovenosa de anfotericina B. Para adultos, a dose total é de 2 a 4 mg/kg fracionada em doses diárias de 0,3 a 0,6 mg/kg. Em crianças, a dose preconizada é de 1 mg/kg/dia por 6 semanas. Outras opções incluem o cetoconazol 200 mg/dia e itraconazol 100 mg/dia por 3 a 6 meses.[15]

Criptococose

A criptococose é uma infecção rara, comumente associada a algum grau de imunossupressão. A laringite fúngica por criptococose é ainda mais rara, com poucos relatos de caso na literatura; embora rara, tem importância devido à apresentação clínica e histológica semelhantes a tumores malignos.[16]

A infecção é causada pelo *Cryptococcus neoformans* e a doença acontece após inalação do fungo em partículas aerossolizadas de solo com a presença de fezes de aves como pombos e galinhas. Condições do hospedeiro como HIV/aids, transplantados, doenças linfoproliferativas, uso crônico de corticosteroides, cirrose e sarcoidose exercem papel determinante na infecção.[16,17]

Em geral, a doença acomete múltiplos sítios, como pulmões e meninges. O acometimento da laringe pode ser concomitante a esses locais. Na laringe, a infecção ocorre como sintoma principal à disfonia persistente. Os achados na laringoscopia são variados, desde hiperemia localizada, presença de leucoplasia, edema mucoso até lesões verrucosas e polipoides. O diagnóstico de certeza é a partir da biopsia com demonstração da presença de leveduras encapsuladas no tecido. O tratamento é feito com antifúngicos por período prolongado, sendo o fluconazol a medicação de escolha.[16,17]

CAUSAS INFLAMATÓRIAS PARA LARINGITE CRÔNICA

Refluxo faringolaríngeo

O refluxo faringolaríngeo é causado pelo relaxamento temporário ou incompetência do esfíncter esofágico inferior, permitindo que o conteúdo gástrico flua de volta para a laringe.[18] Esse refluxo pode resultar em um dano direto induzido pelo contato ácido-peptídico na laringe via refluxo esofagofaríngeo (teoria da microaspiração), ou por uma acidificação indireta do esôfago distal por meio de reflexos mediados pelo nervo vago (teoria do refluxo esofágico-bronquial).[19]

A mucosa laríngea é mais suscetível a lesões do que a mucosa esofágica. O refluxo ácido e o refluxo biliar causam lesões inflamatórias e pré-cancerígenas na laringe. No entanto, a ausência de proteção pela secreção salivar leva a danos mais graves em comparação com o esôfago.[19]

Os sintomas do refluxo faringolaríngeo são inespecíficos e podem incluir: disfonia, disfagia, laringoespasmo, sensação de engasgo ou tosse.[18,19] O diagnóstico pode ser obtido a partir da impedâncio-pHmetria que é capaz de identificar refluxo ácido e não ácido, além da sua composição e da altura de ascensão do refluxo no esôfago.

Edema e eritema na laringoscopia, frequentemente usados para definir a laringite induzida pelo refluxo, carecem de especificidade e são parâmetros altamente dependentes do operador. Sinais de irritação laríngea estão presentes em mais de 80% de pessoas saudáveis.[19]

O tratamento empírico é recomendado quando a impedâncio-pHmetria de 24 horas é difícil de ser realizada. Envolve a prescrição de inibidores de bomba de prótons, mudanças na dieta e no estilo de vida, e a administração de um antiácido como o alginato. Além disso, em pacientes com sintomas de doença do refluxo gastroesofágico ou com mais de 50 anos, a realização de uma endoscopia digestiva é recomendada.[20]

Os pacientes devem ser orientados a evitar alimentos picantes, ácidos e gordurosos, não comer e deitar em seguida e elevar a cabeceira da cama.[18,21] Os medicamentos usados no tratamento do refluxo faringolaríngeo incluem inibidores da bomba de prótons e alginato.[20,21] Em 3 meses, o paciente deve ser reavaliado.[20] Casos de resistência ao tratamento devem ser investigados, considerando a adesão ao tratamento e a possibilidade de comorbidades.[20] Em alguns casos, a fundoplicatura laparoscópica pode ser considerada quando as medidas conservadoras e os medicamentos não proporcionam alívio suficiente.[18]

Laringite alérgica

A laringite alérgica como entidade clínica ainda é controversa. Isso ocorre porque os sintomas são inespecíficos e os métodos diagnósticos são imprecisos. Além disso, ocorre diversas vezes em associação com outras etiologias de laringite, como o refluxo faringolaríngeo.[22]

Os pacientes podem apresentar secreções espessas na laringe, edema transitório das pregas vocais, eritema e hiperemia, resultando em alterações na voz, sensação de corpo estranho e constante limpeza da garganta.[23] A laringite alérgica pode ser causada por exposição a alérgenos ambientais, como pólen, poeira, pelos de animais ou mofo.[18]

A laringite alérgica pode estar relacionada com o conceito de uma via aérea unificada: as vias aéreas superiores e inferiores compartilham mediadores comuns e respostas epiteliais. A estimulação em um local da via pode levar a efeitos adversos em outro (p. ex., reações alérgicas mediadas por imunoglobulina E [IgE] no nariz podem gerar sintomas na laringe).[18,22]

A laringite alérgica resulta da exposição a um alérgeno inalado, causando sintomas de tosse e disfonia e provavelmente ocorre por meio de três mecanismos: inflamação local da laringe, nariz ou seios paranasais produz um sistema de regulação de mediadores inflamatórios que passam pela circulação e aumentam a produção de muco local; tráfego de muco pela laringe; e edema da mucosa resultante de mecanismos compensatórios, como o ato de limpar a garganta e tossir.[23] Uma avaliação de alergia é indicada se a laringite alérgica for suspeitada, especialmente se houver muco endolaríngeo espesso presente.[18]

DISTÚRBIOS INFLAMATÓRIOS SISTÊMICOS

Sarcoidose

A sarcoidose é um distúrbio inflamatório crônico de causa desconhecida caracterizada pela formação de granulomas não caseosos que afeta predominantemente os pulmões e a pele.[18,24] Mais frequentemente, afetam mulheres e negros entre 20 e 40 anos.[25] O envolvimento laríngeo ocorre em menos de 5%, mas pode ser subdiagnosticado, uma vez que nem todo paciente passa por avaliação laríngea.[18] Os pacientes apresentam rouquidão, dor de garganta, disfagia, sensação de globus, dispneia e estridor.[18]

Achados endoscópicos que mais se correlacionam com a sarcoidose incluem edema e palidez de supraglote, e aparência arredondada "como um turbante" na borda da epiglote. A laringoscopia pode também mostrar áreas nodulares ou eritematosas discretas na supraglote, além de espessamento e eritema das pregas vocais com redução de mobilidade.[18,24]

A histologia frequentemente revela granulomas não caseosos consistindo principalmente de células epitelioides com células gigantes, plasmócitos e linfócitos; no entanto, às vezes, apenas infiltração linfocítica inespecífica é observada; colorações são negativas para fungos e micobactérias.[18]

Investigação adicional pode incluir radiografia de tórax (com linfadenopatia perihilar bilateral), teste tuberculínico (PPD), análises de sangue e urina, e dosagem sérica de enzima conversora de angiotensina (ECA).[24] A ECA possui baixa sensibilidade e especificidade para a sarcoidose, mas os níveis podem ser usados para monitorar o curso da doença.[18,24]

A sarcoidose pode progredir ou regredir espontaneamente. O tratamento da doença sintomática inclui corticoides intralesionais ou sistêmicos, excisão localizada de massa e radioterapia em baixa dose. A ressecção submucosa com preservação e fechamento da mucosa sobrejacente tem sido defendida para reduzir cicatrizes e fibrose.[18]

Amiloidose

A amiloidose ocorre devido ao depósito extracelular de proteínas de baixo peso molecular (5 a 25 kD), constituintes do plasma, perturbando a estrutura e função normais. Pode ser classificada em primária ou secundária a distúrbios linfoproliferativos ou inflamatórios crônicos, como artrite reumatoide, mieloma múltiplo e plasmocitoma extramedular.[18,26] Apresenta-se com sintomas não específicos de disfagia, dispneia e tosse, sendo a disfonia o sintoma mais frequente.[25]

A supraglote, especialmente as bandas ventriculares, é a área mais comumente afetada, embora a glote e a subglote também possam ser afetadas; as lesões podem ser únicas ou múltiplas.[18] Na laringoscopia, a amiloidose aparece como depósitos submucosos nodulares ou difusos de coloração amarela ou alaranjada (Vídeo 191.4).[18,26]

A biopsia é necessária para o diagnóstico. A coloração com Congo Vermelho dos depósitos com subsequente birrefringência verde-maçã sob luz polarizada é patognomônica.[18,26] A tomografia computadorizada pode mostrar espessamento acentuado da laringe, e os depósitos podem ter intensidade de sinal T1 intermediária e intensidade de sinal T2 baixa na ressonância magnética.[18]

O tratamento consiste na excisão cirúrgica direcionada aos sintomas. Geralmente, são realizados múltiplos procedimentos, pois os sintomas são recorrentes.[18] A infiltração de corticoide ou a radioterapia já foram comprovadas como ineficazes.[26]

A amiloidose laríngea é menos propensa do que outras formas a estar associada a doença sistêmica; no entanto, uma investigação sistêmica ainda é necessária.[18] A investigação pode envolver exames séricos (eletrólitos, bilirrubinas, creatinina, fosfatase alcalina, proteínas totais e frações e eletroforese de proteínas, hemograma, coagulograma), urinários (imunoeletroforese de proteínas, proteínas de Bence-Jones), cardiopulmonar (ECG, ECO, raio X de tórax), ultrassom abdominal (avaliar hepatoesplenomegalia), biopsia de lesões suspeitas (reto e gordura abdominal).[25,26]

O acompanhamento multidisciplinar como o reumatologista e o hematologista é necessário devido à natureza progressiva do distúrbio.[25]

CAUSAS AUTOIMUNES PARA LARINGITES CRÔNICAS

Granulomatose com poliangeíte

A granulomatose com poliangeíte, também conhecida como granulomatose de Wegener, é uma vasculite idiopática de pequenas e médias artérias com inflamação granulomatosa necrotizante.[27] Afeta principalmente o trato respiratório e os rins, e pode causar úlceras laríngeas, traqueais ou estenose subglótica.[18]

Os sintomas incluem dispneia, estridor, tosse e rouquidão. Deve ser suspeitada em pacientes com outras manifestações otorrinolaringológicas da granulomatose com poliangeíte, incluindo perfuração septal, crostas, sangramento, secreções purulentas da cavidade nasal e seios paranasais; achados otológicos, incluindo otite média, sintomas semelhantes à otite externa, úlceras mucosas orais e hiperplasia gengival e edema das glândulas parótida ou submandibular.[18]

O diagnóstico é estabelecido se forem atendidos dois ou mais dos seguintes critérios:[27]

- Envolvimento dos seios da face
- Radiografia pulmonar mostrando nódulos, um infiltrado pulmonar fixo ou cavidades
- Sedimento urinário com hematúria ou cilindros de células vermelhas
- Granulomas histológicos dentro de uma artéria ou na área perivascular de uma artéria ou arteríola.

A biopsia demonstra inflamação e, raramente, granulomatose e vasculite. Muitos pacientes testam positivo para autoanticorpos citoplasmáticos antineutrófilos. A estenose subglótica pode se manifestar de forma isolada e frequentemente não responde bem à corticoide sistêmico. O alívio sintomático pode ser obtido com dilatação, ressecção e corticoides intralesionais.[18]

Policondrite recidivante

A policondrite recidivante afeta a cartilagem e outros tecidos ricos em proteoglicanos na orelha interna, olhos, pele, coração e vasos sanguíneos; a condrite isolada é observada em um terço dos casos.[18]

Os pacientes experimentam períodos de exacerbação e remissão, e 90% apresentam envolvimento auricular durante o curso da doença. Nas vias aéreas, a traqueia e os brônquios principais são mais comumente afetados, embora a condrite possa estar isolada na laringe. O envolvimento laríngeo se manifesta com disfonia, dispneia, estridor, tosse, engasgos e sensibilidade sobre as cartilagens laríngeas.[18]

A laringoscopia pode demonstrar inflamação da mucosa e infiltração de cartilagem. Pode haver estenose das vias aéreas, exigindo traqueostomia de emergência ou reconstrução laringotraqueal.[18]

O diagnóstico é feito clinicamente, e a biopsia é raramente realizada, mas pode demonstrar infiltrado de células inflamatórias, degeneração de condroblastos, fibrose, granulação e diminuição da coloração basofílica da matriz cartilaginosa devido à redução do conteúdo de proteoglicanos.[18]

A atenuação da cartilagem e o espessamento das paredes das vias aéreas podem ser observados na tomografia computadorizada em estágios iniciais, com estenose e destruição cartilaginosa em estágios mais avançados.[18]

O tratamento é empírico, com o objetivo de prevenir danos irreversíveis nos tecidos. Anti-inflamatórios não esteroides são usados em doenças leves. Corticoides e imunomoduladores são utilizados em doenças mais avançadas.[18]

Artrite reumatoide

A artrite reumatoide afeta principalmente as articulações, mas pode causar miosite, anemia e sintomas oculares. Até 88% dos pacientes demonstram envolvimento laríngeo, que consiste em artrite da articulação cricoaritenoide, nódulos reumatoides, síndrome de Sjögren em até 20% e raramente amiloidose.

As articulações cricoaritenoides podem apresentar erosão e anquilose, resultando na restrição da mobilidade articular, disfonia, estridor, sensação de corpo estranho na garganta, disfagia, odinofagia e tosse. A laringoscopia pode demonstrar mucosa espessada sobre as aritenoides, fenda glótica, inclinação das pregas vocais e algum grau de fixação das aritenoides.[18]

Nódulos reumatoides foram descritos nas pregas vocais verdadeiras e falsas e sobre as aritenoides. São mais comuns em pacientes que testam positivo para fator reumatoide na sorologia. Os nódulos reumatoides podem se assemelhar a nódulos simples nas pregas vocais; no entanto, a histologia revela uma zona central de necrose fibrinosa cercada por fibroblastos, histiócitos e monócitos.

Os nódulos tendem a ocorrer em regiões de microtrauma e frequentemente estão associados a edema e fibrose. O tratamento consiste em esteroides sistêmicos ou intra-articulares e imunomodularores.[18] Nódulos reumatoides grandes que causam sintomas podem exigir ressecção, e a traqueostomia é indicada em casos de comprometimento das vias aéreas.

Síndrome de Sjögren

A síndrome de Sjögren é caracterizada por infiltração linfocítica das glândulas secretoras. Afeta as glândulas salivares e lacrimais, resultando em síndrome *sicca*, xerostomia, secura na garganta e ceratoconjuntivite. O efeito nas glândulas salivares menores resulta em secura mucosa, disfagia, disfonia e tosse não produtiva. A síndrome de Sjögren pode ser primária ou secundária a outros distúrbios autoimunes. A síndrome de Sjögren primária pode ter envolvimento pulmonar, renal, neurológico, cutâneo e musculoesquelético. Testes positivos para autoanticorpos SS-A ou SS-B ou biopsia de glândula salivar podem auxiliar no diagnóstico.[18] O tratamento inclui agentes locais para redução de sintomas, como sialogogos e substitutos salivares, corticoides e imunomoduladores.

Lúpus eritematoso sistêmico

O lúpus eritematoso sistêmico é caracterizado por danos mediados por complexos imunes nos vasos sanguíneos, superfícies mucosas e serosas, e tecidos conjuntivos; pode afetar a maioria dos sistemas de órgãos, com uma predileção pelos rins, articulações, pele, sistema nervoso e pulmões. Até um terço dos pacientes apresenta envolvimento laríngeo com disfonia, dispneia e ocasionalmente disfagia ou odinofagia. A laringoscopia demonstra edema, eritema, nódulos reumatoides e ocasionalmente imobilidade das pregas vocais. Estenose subglótica tem sido relatada.[18] A fisiopatologia da inflamação laríngea não é bem compreendida, mas pode estar relacionada com deposição de imunoglobulina ou complexos imunes ao longo da membrana basal. Vasculite raramente é observada na biópsia laríngea. O tratamento consiste em corticoides e imunomoduladores.

REFERÊNCIAS BIBLIOGRÁFICAS

1. Ministério da Saúde. Plano nacional pelo fim da tuberculose como problema de saúde pública: estratégias para 2021-2025. Brasília: Secretaria de Vigilância em Saúde; 2021.
2. Pandiyan H, Sivanand N, Sathish Kumar S. Isolated laryngeal tuberculosis: A diagnostic dilemma. Indian J Otolaryngol Head Neck Surg [Internet]. 2022 Oct [Acesso em: 2024 Jul];74(Suppl 2):2308-2310.
3. Guan LS, Jun TK, Azman M, Baki MM. Primary laryngeal tuberculosis manifesting as irregular vocal fold lesion. Turk Arch Otorhinolaryngol [Internet]. 2022 Mar [Acesso em: 2024 Jul];60(1):47-52.
4. Ministério da Saúde. Manual de recomendações para o controle da tuberculose no Brasil. Brasília: Secretaria de Vigilância em Saúde, Departamento de Vigilância das Doenças Transmissíveis; 2019.
5. Gehrke T, Hackenberg S, Tecle N, Hagen R, Scherzad A. (2021). Tuberculosis in the head and neck: Changing trends and age-related Patterns. Laryngoscope [Internet]. 2021 Dec [Acesso em: 2024 Jul];131(12):2701-5.
6. Ministério da Saúde. Protocolo clínico e diretrizes terapêuticas da hanseníase. Brasília: Secretaria de Ciência, Tecnologia, Inovação e Insumos Estratégicos em Saúde, Secretaria de Vigilância em Saúde; 2022.
7. Bhat B, Sharma VK, Deka RC. Otorhinolaryngologic manifestations of leprosy. Int J Dermatol [Internet]. 2007 Jun [Acesso em: 2024 Jul];46(6):600-6.
8. Soni NK. Leprosy of the larynx. J Laryngol Otol [Internet]. 1992 [Acesso em: 2024 Jul];106(6):518–20.
9. Freitas FS, Benzaken AS, Passos ML de, Coelho IB, Miranda AE. Protocolo brasileiro para infecções sexualmente transmissíveis 2020: sífilis adquirida. Epidemiol Serv Saúde 30 (spe1) [Internet]. 2021 Mar 15 [Acesso em: 2024 Jul].
10. Seuthe IC, Eichhorn S, Kim J, van Ackeren K, Park JJ, Dazert S, Klespe KC. [Syphilis infection in the ENT area]. Laryngorhinootologie [Internet]. 2022 Apr 8 [Acesso em: 2024 Jul].
11. Valente P, Ferreira J, Pinto I, Medeiros N, Oliveira P, Castro E et al. Management of laryngeal candidiasis: an evidence-based approach for the otolaryngologist. Eur Arch Otorhinolaryngol [Internet]. 2020 May [Acesso em: 2024 Jul];277(5):1267-1272.
12. Yao A, Bates TJ, Pearson J, Robinson M, Ward C, Powell J. Laryngeal candidiasis: Our experience from sixty biopsy specimens. Clin Otolaryngol [Internet]. 2018 Apr [Acesso em: 2024 Jul];43(2):729-732.
13. Wagner G, Moertl D, Glechner A, Mayr V, Klerings I, Zachariah C et al. Paracoccidioidomycosis diagnosed in Europe: A systematic literature review. J Fungi (Basel) [Internet]. 2021 Feb 23 [Acesso em: 2024 Jul];7(2):157.
14. Eyer-Silva WA, Santana AC, Silva GD, Azevedo MM, Barreto JS, Neumann MA et al. Laryngeal paracoccidioidomycosis presenting as solitary true vocal fold disease. IDCases [Internet]. 2017 Sep 14 [Acesso em: 2024 Jul];10:71-74.
15. Ansari HA, Saeed N, Khan N, Hasan N. Laryngeal histoplasmosis. BMJ Case Rep [Internet]. 2016 Aug 17 [Acesso em: 2024 Jul];2016:bcr2016216423.
16. Bergeron M, Gagné AA, Côté M, Chênevert J, Dubé R, Pelletier R. Primary larynx cryptococcus neoformans infection: A distinctive clinical entity. Open Forum Infect Dis [Internet]. 2015 Oct 26 [Acesso em: 2024 Jul];2(4):ofv160.
17. Wong DY, Stanley P, Paddle P. Laryngeal cryptococcosis associated with inhaled corticosteroid use: Case reports and literature review. Front Surg [Internet]. 2017 Nov 13 [Acesso em: 2024 Jul];4:63.
18. Zhukhovitskaya A, Verma SP. Identification and management of chronic laryngitis. Otolaryngol Clin North Am [Internet]. 2019 Aug [Acesso em: 2024 Jul];52(4):607-616.
19. Durazzo M, Lupi G, Cicerchia F, Ferro A, Barutta F, Beccuti G et al. Extra-esophageal presentation of gastroesophageal reflux disease: 2020 Update. J Clin Med [Internet]. 2020 Aug 7 [Acesso em: 2024 Jul];9(8):2559.
20. Lechien JR, Mouawad F, Bobin F, Bartaire E, Crevier-Buchman L, Saussez S. Review of management of laryngopharyngeal reflux disease. Eur Ann Otorhinolaryngol Head Neck Dis [internet]. 2021 Sep [Acesso em: 2024 Jul];138(4):257-67.
21. Krause AJ, Walsh EH, Weissbrod PA, Taft TH, Yadlapati R. An update on current treatment strategies for laryngopharyngeal reflux symptoms. Ann N Y Acad Sci [Internet]. 2022 Apr [Acesso em: 2024];1510(1):5-17.
22. Stachler RJ, Dworkin-Valenti JP. Allergic laryngitis: Uunraveling the myths. Curr Opin Otolaryngol Head Neck Surg [Internet]. 2017 Jun [Acesso em: 2024 Jul];25(3):242-6
23. Campagnolo A, Benninger MS. Allergic laryngitis: Chronic laryngitis and allergic sensitization. Braz J Otorhinolaryngol [Internet]. 2019 May-Jun [Acesso em: 2024 Jul];85(3):263-6.
24. Cereceda-Monteoliva N, Rouhani MJ, Maughan EF, Rotman A, Orban N, Yaghchi CA et al. Sarcoidosis of the ear, nose and throat: A review of the literature. Clin Otolaryngol [Internet]. 2021 Sep [Acesso em: 2024 Jul];46(5):935-40.
25. Send T, Spiegel JL, Schade G, Pantelis A, Olthoff A, Bootz F et al. Amyloidosis of the upper aerodigestive tract: Management of a rare disease and review of the literature. Dysphagia [Internet]. 2019 Apr [Acesso em: 2024 Jul];34(2):179-91.
26. Pietruszewska W, Wagrowska-Danilewicz M, Klatka J. Amyloidosis of the head and neck: A clinicopathological study of cases with long-term follow-up. Arch Med Sci [Internet]. 2014 Aug 29 [Acesso em: 2024 Jul];10(4):846-52.
27. Wojciechowska J, Krajewski P, Krecicki T. Granulomatosis with polyangiitis in otolaryngologist practice: A review of current knowledge. Clin Exp Otorhinolaryngol [Internet]. 2016 Mar [Acesso em: 2024 Jul];9(1):8-13.

CAPÍTULO **192**

Repercussões Faringolaríngeas do Refluxo

Marcos Sarvat • Caio Simas

INTRODUÇÃO

O refluxo faringolaríngeo (RFL), também conhecido como refluxo extra-esofágico ou refluxo atípico é o fluxo retrógrado do conteúdo do estômago acima do esfíncter esofageano superior, podendo ser ácido (ph < 4), pouco ácido (ph > 4 < 7) ou não ácido (ph > 7).[1]

Apesar de o termo refluxo laringofaríngeo ser o mais utilizado na literatura, optamos por utilizar o termo faringolaríngeo, tendo em vista que ele sugere a ordem anatômica do refluxo, ou seja, o conteúdo proveniente do estômago e do esôfago segue para a hipofaringe e posteriormente para a laringe.

A prevalência dos sintomas relacionados com o RFL varia entre 10 e 30% na população mundial.[2] Um questionário aplicado para os otorrinolaringologistas brasileiros encontrou uma prevalência de 26,8% em pacientes que consultaram a especialidade, sendo os sintomas mais comuns apresentados a sensação de globus, pigarro, regurgitação e muco excessivo.[3]

O RFL está associado a sintomas recorrentes e que comprometem significativamente a qualidade de vida e o sono, gerando um custo significativo para o paciente e para a sociedade. Além disso, embora os primeiros ensaios terapêuticos empíricos de medicamentos antiácidos para queixas de doença do RFL tenham acontecido há 15 anos, a eficácia dos inibidores de bomba de prótons (IBPs) ainda é controversa, com superioridade apenas modesta sobre o placebo para pacientes com suposta doença do RFL.[4]

A relação entre RFL e a doença do refluxo gastroesofágico (DRGE) ainda é pouco conhecida, embora partilhem mecanismos fisiológicos comuns. Muitos estudos apoiaram uma relação entre ambas as condições com mais frequência do que se supunha anteriormente. É aceito que 50% dos pacientes com RFL apresentam DRGE.[4] A partir do estudo *ProGERD*, Jaspersen et al. mostraram que queixas laringofaríngeas estavam presentes em 32,8% dos pacientes com DRGE.[5] Dore et al. descobriram que 39% dos pacientes com DRGE apresentaram sensação de globus com uma taxa significativa de eructação (26%), tosse (24%) e rouquidão (23%).[6] Esofagite erosiva foi encontrada em quase 50% dos pacientes com DRGE, enquanto para RFL, apenas entre 10 e 30% dos pacientes apresentavam esofagite, com uma baixa proporção de pacientes (10%) apresentando metaplasia de Barrett.[4]

FISIOPATOLOGIA

O principal mediador dos efeitos do refluxo na mucosa laringofaríngea é a pepsina, uma enzima proteolítica derivada do pepsinogênio. Essa substância é secretada pelas células gástricas principais e quebradas em pepsina em um meio ácido. Apesar de o estômago e o esôfago apresentarem alguma proteção nativa contra a pepsina, o trato aerodigestivo superior não a possui.[1]

A deposição de pepsina nos tecidos faringolaríngeos gera liberação intracelular de mediadores inflamatórios e leva a alterações histopatológicas macroscópicas e microscópicas significativas, incluindo deiscência de células epiteliais, microtraumas, infiltrados inflamatórios, ressecamento da mucosa e espessamento epitelial. No caso de um ambiente alcalino extracelular, a internalização da pepsina no ambiente ácido do aparelho de Golgi pode reativar a pepsina, levando a danos intracelulares e apoptose.[7]

Outras substâncias que podem estimular resposta inflamatória direta na faringe e na laringe são a tripsina e demais substâncias presentes no conteúdo gastroduodenal. Elas estimulam quimioreceptores, causando tosse e hiperssecreção da mucosa laringofaríngea.[8]

Com relação à dieta, determinados alimentos desempenham um papel importante na origem do RFL. Estudos clínicos e científicos básicos mostraram que alimentos gordurosos diminuem a pressão do esfíncter esofágico inferior (EEI) e aumentam a exposição ao ácido esofágico. O potencial refluxogênico da gordura se deve ao seu lento tempo de esvaziamento gástrico, que está relacionado com digestão lipídica e maior número de relaxamentos transitórios do EEI. Da mesma forma, o xarope de chocolate foi associado a uma diminuição na pressão do EEI e a um maior tempo de exposição ao ácido esofágico. Um efeito semelhante foi observado em pacientes que consumiram bebidas carbonatadas, bebidas com cafeína, ou álcool.[7]

QUADRO CLÍNICO

De acordo com o posicionamento da Academia Americana de Otorrinolaringologia sobre RFL em 2002, eram associados a refluxo: estenose subglótica, carcinoma laríngeo, degeneração polipoide, laringoespasmo, movimento paradoxal das pregas vocais e nódulos vocais.[9]

Contudo, atualmente, o envolvimento do RFL no desenvolvimento de lesões como leucoplasia, estenose laringotraqueal, granuloma de prega vocal e papilomatose laríngea não está claramente definido. A relação potencial entre RFL e essas doenças laríngeas não funcionais deve ser confirmada com futuros estudos clínicos e experimentais, considerando o refluxo ácido, não ácido e misto.[10]

É sugerido também que lesões da mucosa laríngea causada pelo RFL podem aumentar a suscetibilidade das pregas vocais a lesões fonotraumáticas, como nódulos, pólipos ou edema de Reinke. No entanto, a heterogeneidade das lesões e o baixo número de estudos de alta qualidade limitam conclusões definitivas.[11]

O refluxo pode causar uma variedade de sintomas laríngeos, como rouquidão, dor ou queimação na orofaringe, disfagia, sensação de corpo estranho, tosse, pigarro, muco excessivo, rouquidão e fadiga vocal. Essas queixas não são específicas da DRGE e do RFL, e também podem ser causadas por alérgenos, fumaça e vários agentes irritantes. No estudo *ProGERD*, a prevalência de alterações laríngeas foi de 10,4% e esteve associada a idade avançada, maior duração da DRGE e obesidade. Curiosamente, os fumantes apresentavam distúrbios laríngeos com menos frequência do que os não fumantes, o que provavelmente se devia a uma mucosa laríngea dessensibilizada.[12]

Jerome Lechien, comparando os sintomas com pHmetria, mostrou que a vasta possibilidade de sintomas faringolaríngeos como rouquidão, odinofagia, disfagia, pigarro, sensação de corpo estranho, excesso de muco na garganta, ardor na língua, azia, regurgitações, halitose, tosse após comer ou deitar foram superestimados pelos otorrinolaringologistas (p < 0,01), enquanto a prevalência de dor no peito foi subestimada.[13]

Em relação ao período do dia de maior susceptibilidade para o refluxo, um estudo com pHmetria sugere que os episódios de RFL, diferentemente do refluxo gastroesofágico, ocorram menos frequentemente após refeições e durante a noite, sendo mais comuns durante o dia.[14]

Uma vez que os sintomas de RFL conhecidos não são específicos, o diagnóstico diferencial com rinorreia posterior, laringite alérgica, disfonia funcional, papiloma laríngeo, disfonia por tensão muscular, paralisia de prega vocal, pólipo vocal, sinusite e gastrite deve ser realizado.[15]

MÉTODOS DIAGNÓSTICOS

O processo de diagnóstico inicia-se com uma anamnese completa, evidenciando história clínica de hábitos alimentares, comportamentais e sintomas diurnos e noturnos.

A avaliação laríngea armada é fundamental na abordagem do RFL. Os achados laríngeos mais comuns são hiperemia de aritenoide (Figura 192.1), hiperemia de prega vocal, hipertrofia (redundância) de mucosa da comissura posterior (Figura 192.2) e edema de aritenoide. Esses sinais associados a sintomas descritos anteriormente são usados na suspeita de RFL.[11]

A escala dos achados endolaríngeos de refluxo (EAER) (Tabela 192.1), traduzida por Eckley et al., em 2020, do *Reflux Finding Score*, proposto por Belafksy et al., em 2001, é uma ferramenta importante para o diagnóstico. Uma pontuação acima de 7 sugere elevada probabilidade de RFL.[16]

Os sinais de RFL incluídos na EAER são: edema subglótico (ver Figura 192.1), obliteração dos ventrículos (ver Figura 192.2), eritema/hiperemia (Figura 192.3), edema das pregas vocais (Figura 192.4), edema laríngeo difuso, hipertrofia da região interaritenóidea (Figura 192.5), granuloma/tecido de granulação e muco endolaríngeo espesso (Figura 192.6).[16]

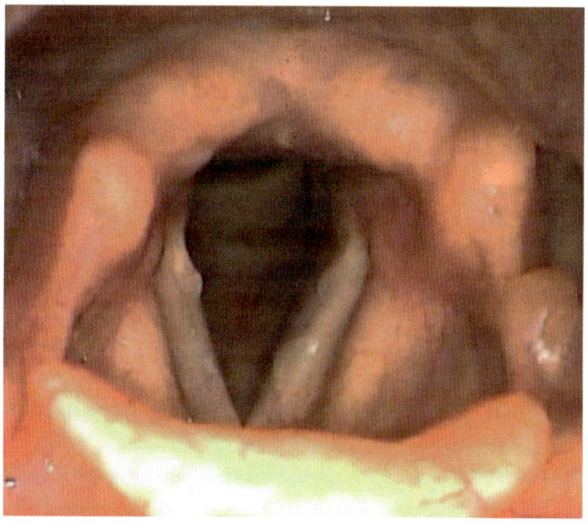

Figura 192.1 Edema subglótico.

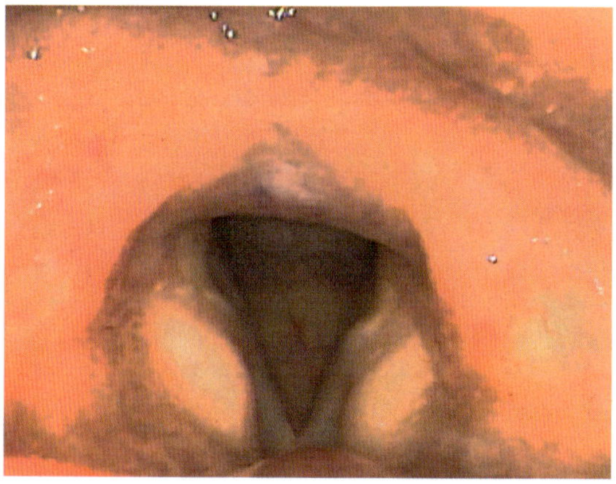

Figura 192.2 Obliteração dos ventrículos.

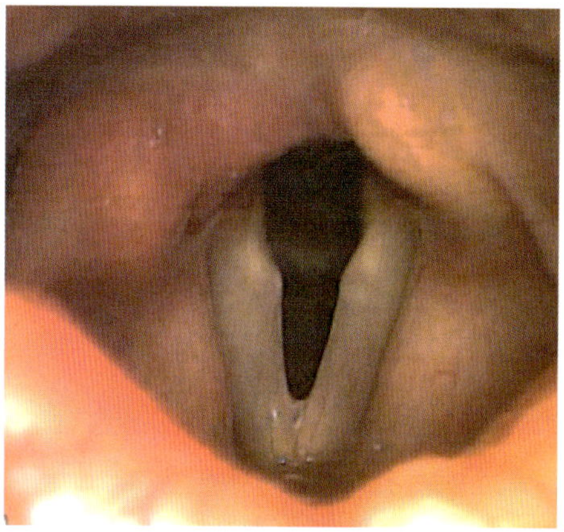

Figura 192.3 Eritema/hiperemia.

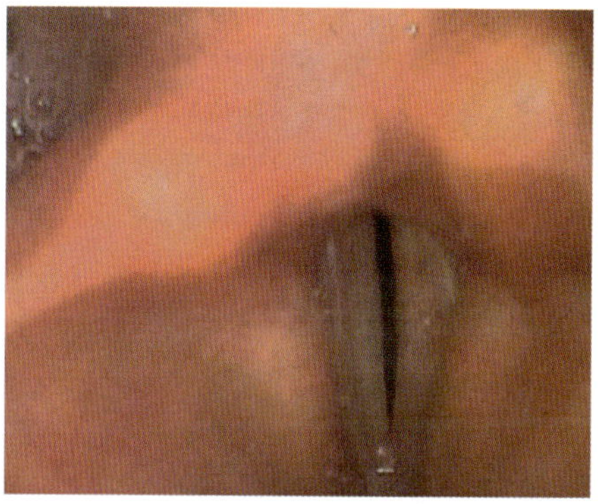

Figura 192.4 Edema das pregas vocais.

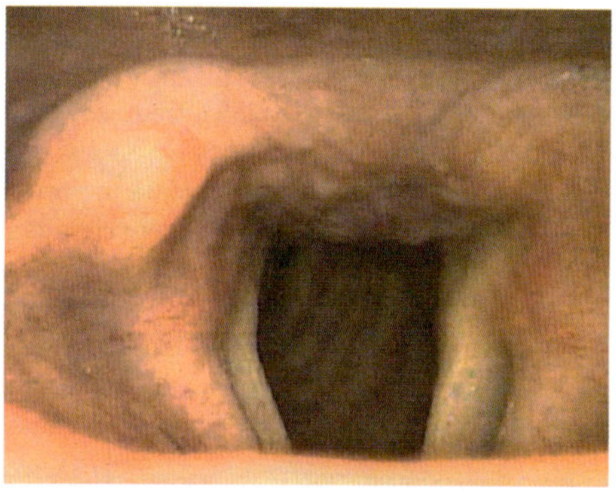

Figura 192.5 Edema laríngeo difuso, hipertrofia da região interaritenóidea.

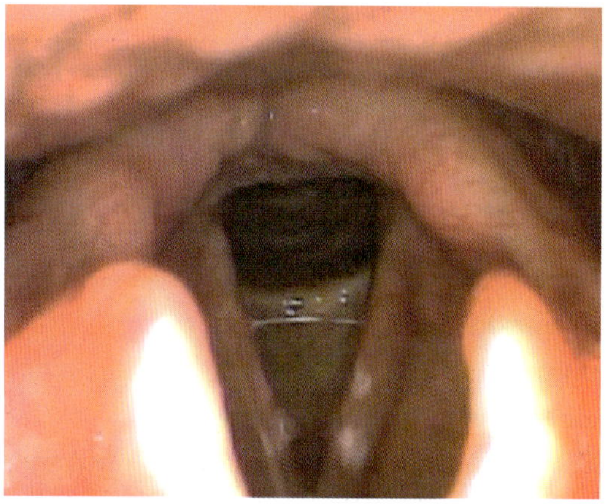

Figura 192.6 Granuloma/tecido de granulação e muco endolaríngeo espesso.

Tabela 192.1 Escala de achados endolaríngeos de refluxo.

Edema subglótico	0 ausente
	2 presente
Obliteração dos ventrículos	2 parcial
	4 completa
Eritema/hiperemia	2 somente das aritenoides
	4 difusa
Edema das pregas vocais	1 leve
	2 moderado
	3 grave
	4 polipoide
Edema laríngeo difuso	1 leve
	2 moderado
	3 grave
	4 obstrutivo
Hipertrofia da região interaritenóidea	1 leve
	2 moderado
	3 grave
	4 obstrutivo
Granuloma/tecido de granulação	0 ausente
	2 presente
Muco endolaríngeo espesso	0 ausente
	2 presente

Adaptada de: Eckley et al.[16]

O índice de sintomas de refluxo (ISR), traduzida por Eckley et al., em 2019, do *Reflux Symptom Index* (Tabela 192.2), proposto por Belafksy et al. em 2002, é uma ferramenta importante para o diagnóstico. Uma pontuação acima de 7 sugere elevada probabilidade de RFL.[17]

Outra ferramenta que auxilia no diagnóstico do RFL é o Escore-12 para sintomas de refluxo, versão em português do Brasil de 2022 (Tabela 192.3). Para o cálculo da pontuação, deve-se multiplicar o item gravidade (0 a 5 pontos) pelo item frequência (0 a 5 pontos) para obter o escore de cada sintoma (0 a 25 pontos). O escore final (0 a 300) é calculado pela soma da pontuação dos 12 sintomas, sendo maior que 11 altamente sugestivo de RFL.[18]

Ressalta-se que o ISR e a EAER são as ferramentas mais utilizadas mundialmente na prática clínica para diagnóstico e avaliação de tratamento.[17]

O exame de endoscopia digestiva alta (EDA) está indicado nos pacientes acima de 50 anos com queixa de dispepsia ou em pacientes com sinais de alarme. A dispepsia é objetivamente caracterizada quando há pelo menos um dos três sintomas: plenitude pós-prandial, saciedade precoce ou epigastralgia (dor ou queimação). Já o sinais de alarme incluem: idade maior que 50 anos com novo início de sintomatologia, história familiar de câncer do trato digestivo superior, perda ponderal inexplicada, sangramento gastrintestinal, anemia ferropriva, odinofagia, vômitos persistentes, massa palpável ou linfonodomegalia e icterícia.[19]

Contudo, na prática clínica, é comum optar pela realização da EDA nos pacientes com suspeita de RFL e sintomas gastrointestinais associados.

A demonstração de eventos de refluxo faríngeo a partir do estudo do pH é a abordagem mais eficaz para confirmar de modo objetivo o refluxo do conteúdo gástrico para a faringe. Ela pode ser feita por meio de pHmetria ou impedâncio-pHmetria de canal único ou múltiplo.[20]

Embora a monitorização do pH detecte refluxo em apenas 40% dos pacientes que apresentam sintomas de disfunção laríngea, a impedâncio-pHmetria pode detectar também a presença de refluxo fracamente ácido e alcalino, gás ou refluxo líquido, possivelmente causando disfunção laríngea.[20]

Atualmente, apenas a impedâncio-pHmetria intraluminal multicanal hipofaríngea-esofágica pode detectar eventos de refluxo em hipofaringe. Contudo, ainda não há diretrizes de consenso internacional que determinem o limiar para o diagnóstico de RFL.[20]

O estudo de pH geralmente é realizado durante um período de 24 horas, o que pode estar associado a desconforto do paciente, apesar da tolerância adequada (> 95%). A inserção do cateter pode estar associada a dor significativa e a sonda pode causar eructações e tosse durante o início do período monitorado, especialmente em pacientes com hipersensibilidade da mucosa esofágica ou laringofaríngea. A dificuldade de introdução da sonda faríngea e o seu desposicionamento são pontos fracos da técnica, gerando diagnósticos falsos-positivos.[21]

A identificação das características do RFL pode levar a um tratamento mais personalizado, considerando a utilidade dos IBPs

Tabela 192.2 Índice de sintomas de refluxo.

Índice de sintomas de refluxo (IST)						
Nos últimos 30 dias, quanto esses problemas o incomodaram?	**0 = sem incômodo**					
Dê uma nota de 0 a 5, sendo que 0 = não incomodou nada e 5 = incomodou muito	**5 = muito incômodo**					
1. Problemas com a voz	0	1	2	3	4	5
2. Pigarro	0	1	2	3	4	5
3. Excesso de secreção na garganta	0	1	2	3	4	5
4. Dificuldade para engolir comida ou líquidos	0	1	2	3	4	5
5. Tosse depois de comer ou deitar	0	1	2	3	4	5
6. Crises de sufocação	0	1	2	3	4	5
7. Tosse irritante	0	1	2	3	4	5
8. Sensação de bola na garganta	0	1	2	3	4	5
9. Queimação, dor no peito, indigestão ou sensação do ácido do estômago subindo para a garganta	0	1	2	3	4	5
	Total					

Adaptada de: Eckley et al.[17]

Tabela 192.3 Escore-12 para sintomas de refluxo.

Indique se você apresentou, durante o mês passado, um ou mais dos sintomas citados na tabela: avaliar de 0 a 5					
Assinalar a frequência					
0 = eu não tive esse sintoma no último mês 1 = eu tive esse sintoma 1 a 2 vezes/semana no último mês 2 = eu tive esse sintoma 2 a 3 vezes/semana no último mês 3 = eu tive esse sintoma 3 a 4 vezes/semana no último mês 4 = eu tive esse sintoma 4 a 5 vezes/semana no último mês 5 = Tive esse sintoma diariamente 1 ou mais vezes/dia no último mês					
Assinalar a intensidade: de 0 a 5 o quanto esse sintoma é incômodo					
0 = o sintoma não é incômodo, até 5 = o sintoma é muito incômodo quando aparece					
Assinalar o impacto sobre a qualidade de vida					
0 = não tem impacto na minha qualidade de vida, até 5 = tem muito impacto na minha qualidade de vida					
Sintomas	Frequência das queixas	Gravidade das queixas	Escore total	Impacto sobre a qualidade de vida	Escore total
1. Rouquidão ou problemas com a minha voz	0-1-2-3-4-5	0-1-2-3-4-5	______	0-1-2-3-4-5	______
2. Dor de garganta em repouso ou quando eu engulo	0-1-2-3-4-5	0-1-2-3-4-5	______	0-1-2-3-4-5	______
3. Dificuldade para engolir (líquidos, comprimidos de remédio ou alimento sólido)	0-1-2-3-4-5	0-1-2-3-4-5	______	0-1-2-3-4-5	______
4. Pigarro (não tosse)	0-1-2-3-4-5	0-1-2-3-4-5	______	0-1-2-3-4-5	______
5. Sensação de algo parado na garganta	0-1-2-3-4-5	0-1-2-3-4-5	______	0-1-2-3-4-5	______
6. Excesso de secreção na garganta ou sensação de algo escorrendo atrás do nariz	0-1-2-3-4-5	0-1-2-3-4-5	______	0-1-2-3-4-5	______
7. Mau hálito	0-1-2-3-4-5	0-1-2-3-4-5	______	0-1-2-3-4-5	______
8. Acidez na garganta, azia ou queimação, náusea, regurgitação (sensação que o alimento ou líquido volta) ou arroto	0-1-2-3-4-5	0-1-2-3-4-5	______	0-1-2-3-4-5	______
9. Dores abdominais ou diarreia	0-1-2-3-4-5	0-1-2-3-4-5	______	0-1-2-3-4-5	______
10. Empachamento após a refeição, distensão ou inchaço na barriga, flatulência (gases)	0-1-2-3-4-5	0-1-2-3-4-5	______	0-1-2-3-4-5	______
11. Tosse	0-1-2-3-4-5	0-1-2-3-4-5	______	0-1-2-3-4-5	______
12. Dificuldade para respirar, falta de ar ou chiado	0-1-2-3-4-5	0-1-2-3-4-5	______	0-1-2-3-4-5	______
	Escore total: ______			**Escore total de qualidade de vida:** ______	

Escore-12 para sintomas de refluxo. Multiplicar o item de gravidade (5 pontos) pela frequência (5 pontos) para obter o escore de sintomas (0-25). O escore final (0-300) é calculado pela soma total.

Adaptada de: Ceccon et al.[18]

(refluxo ácido/fracamente ácido *versus* refluxo alcalino), bem como o horário de ingestão da medicação (refluxo diurno, noturno ou de 24 horas). Em outras palavras, o estudo do pH pode ser útil para traçar uma estratégia terapêutica individualizada.[20]

De acordo com uma recente pesquisa, a maioria dos otorrinolaringologistas não prescreve o estudo de pH e prefere encaminhar os pacientes ao gastrenterologista por razões diversas, como dificuldade de interpretação do exame, suspeita de alto custo e desconforto do paciente.[20]

A falta de padrão-ouro no estabelecimento do diagnóstico de RFL é uma grande controvérsia no meio científico, pois a impedâncio-pHmetria não é perfeita, com altas taxas de falsos-positivos e falsos-negativos, dificuldades de interpretação, colocação da sonda, custo, diferenças anatômicas, limitação dos sensores de registro em abordar toda a cavidade da faringe. Por isso, muitos pesquisadores consideram a resposta clínica ao tratamento empírico uma abordagem alternativa confiável para confirmar o diagnóstico. Nessa abordagem, apenas os pacientes que não respondem à terapia empírica são submetidos a testes ambulatoriais de refluxo.[21]

Um teste não invasivo promissor para diagnosticar refluxo, embora ainda controverso em sua aplicação clínica, é a detecção salivar de pepsina. Os métodos para medir os níveis de pepsina ainda não estão padronizados e sem métodos de coleta, armazenamento e valores de normalidade definidos. Utilizando a técnica Western Blot para amostras de escarro e pepsina salivar em pacientes com RFL, Kim et al. relataram uma sensibilidade e especificidade de 89 e 68%, respectivamente, com base nos resultados do monitoramento de pH. Um ensaio de anticorpos monoclonais mostrou, em um estudo recente, valores preditivos positivos e negativos de 87 e 78%, respectivamente.[12,22]

Uma alta prevalência de positividade para pepsina foi observada em controles assintomáticos. Portanto, a medição da pepsina não deve ser considerada um teste diagnóstico para RFL em pacientes de cuidados primários até o momento.[23,24]

TRATAMENTO

Tratamento clínico

Inibidor de bomba de prótons

O tratamento do RFL ainda é muito controverso. Apesar de várias medicações serem utilizadas, um tratamento padrão-ouro bem estabelecido cientificamente ainda não foi comprovado.[8]

A terapia com IBP é o tratamento de escolha para pacientes com sintomas crônicos faríngeos se houver suspeita de DRGE como causa subjacente, embora um tratamento com IBP de dose única não tenha demonstrado superioridade em comparação ao placebo no tratamento do RFL.[12]

O tratamento empírico de IBP 2 vezes/dia é recomendado como terapia de primeira linha em pacientes com suspeita de RFL para suprimir agressivamente o refluxo ácido hipofaríngeo.[25]

Durazzo et al. citam algumas metanálises com resultados divergentes. Uma metanálise de 2016 avaliou pacientes com RFL e mostrou uma melhora nos sintomas de refluxo com tratamento 2 vezes/dia por 3 a 6 meses, embora uma diferença na taxa de resposta e efeito sobre a mucosa laríngea não foi observada entre os IBPs e o placebo. Por outro lado, uma metanálise recente incluindo pacientes com RFL não demonstrou nenhum benefício da terapia com IBP. Esse achado negativo pode ser parcialmente explicado pela dificuldade de identificação dos pacientes com RFL, devido à ausência de ferramenta diagnóstica específica.[12]

Os pacientes que não respondem à terapia com IBP podem ter uma doença não relacionada com o refluxo ou um componente funcional. A falta de efeito dos IBPs em ensaios clínicos também pode ser explicada pelas altas taxas de resposta ao placebo, de aproximadamente 40%. A terapia empírica com IBP por um período de 1 ou 2 meses é uma abordagem inicial razoável em pacientes sem sintomas de alerta e com alta suspeita de doença laríngea relacionada com o refluxo. Se os sintomas melhorarem, a terapêutica pode ser prolongada até 6 meses para permitir a cicatrização do tecido laríngeo. Após esse período, a dose deve ser reduzida gradualmente até uma supressão ácida mínima, resultando em uma resposta contínua.[12]

Mundialmente, a variação da dose de tratameto é considerável. Enquanto brasileiros e asiáticos orientais tendem a optar pelo tratamento com IBPs 2 vezes/dia, europeus e asiáticos ocidentais preferem a dose de 1 vez/dia.[8]

Apesar de os IBPs serem a primeira opção de tratamento há muitos anos, existe uma crescente preocupação com sua associação com uma variedade de efeitos adversos. Evidências recentes ligaram o seu uso a doenças renais, colite por *Clostridium difficile* e demência.[1]

Além disso, ao contrário da DRGE, a eficácia do IBP em relação ao placebo nunca foi demonstrada na doença RFL. A baixa eficácia dos IBPs pode ser atribuída ao pH fracamente ácido ou alcalino da maioria dos eventos de refluxo faríngeo e à falta de sintomas relacionados com DRGE associados a refluxo ácido esofágico distal.[7]

Dieta

Entre os tratamentos não farmacológicos do RFL, a modificação da dieta pareceu ser eficaz em pacientes que seguiram uma dieta pobre em gordura, rica em proteínas e alcalina. Esses pacientes tiveram taxas mais altas de resolução dos sintomas.[8] No entanto, uma revisão sistemática recente concluiu que não há evidências suficientes para recomendar modificações na dieta para RFL.[12]

De acordo com Lechien et al., que realizaram um estudo com 80 pacientes com RFL, o tratamento com pantoprazol, orientação para dieta e medidas comportamentais melhorou significativamente a qualidade vocal.[26]

Em uma revisão atual, Lin et al. encontraram um papel importante do ensino em saúde, dieta e estilo de vida. Evitar alimentos com elevado teor de gordura e baixo em proteína, combater estresse, ansiedade, uso de tabaco e obesidade são medidas que auxiliam no tratamento.[8]

Bloqueadores ácidos competitivos de potássio

Os bloqueadores ácidos competitivos de potássio (BAC-P) são um novo inibidor de ácido gástrico cujo mecanismo de ação difere daquele dos IBPs, pois inibe a atividade da H+/K+-ATPase por ligação não covalente com o potássio. Apresenta forte efeito inibitório na produção de ácido gástrico porque apresenta meia-vida plasmática longa, é estável em ambiente ácido e pode permanecer nos túbulos secretores por muito tempo. Além disso, pode inibir as bombas de prótons em repouso e ativadas. Vários estudos demonstraram que o BAC-P tem um desempenho semelhante ao IBP em termos de taxa de cicatrização da mucosa da esofagite e alívio dos sintomas de refluxo. A dose de 20 mg de vonoprazan 1 vez/dia apresentou uma supressão ácida mais potente, em relação à dose de 20 ou 40 mg de rabeprazol 2 vezes/dia e manteve o pH intragástrico > 4 ao longo do dia. Esses resultados sugerem que o BAC-P tem potencial para substituir o IBP. A dose recomendada de BAC-P é de 20 mg 1 vez/dia, independentemente das refeições, melhorando a adesão do paciente e reduzindo o risco de doses inadequadas. Contudo, as evidências clínicas para o uso da BAC-P no tratamento do RFL ainda são escassas e faltam estudos em crianças, idosos, mulheres grávidas e lactantes.[8]

Antagonistas dos receptores H2 de histamina

Os antagonistas dos receptores H2 de histamina têm espaço como segunda linha de tratamento pela sua curta duração (4 a 8 horas) e fraca supressão ácida. Evidências apontam para uma eficácia em refluxos ácidos no período noturno.[8]

Alginato de sódio

Ao formar uma camada lisa, viscosa de barreira, o alginato reduz ou evita o contato entre o conteúdo gástrico refluído com a mucosa esofágica ou laringofaríngea. A atividade da pepsina também é significativamente inibida pelo alginato. É uma ferramenta eficaz para refluxo não ácido e refluxo misto que não respondem bem aos IBPs. Um estudo incluiu 100 pacientes ambulatoriais com RFL. Cada paciente recebeu alginato de magnésio-simeticona (20 mℓ/3 vezes/dia) durante 2 meses, melhorando significativamente a disfonia, a disfagia e a tosse dos pacientes, sem evento adverso clinicamente relevante, sugerindo que o alginato é eficaz e seguro no tratamento do RFL.[7]

O alginato possui uma rápida ação, longa duração, baixo custo e sem efeitos adversos significativos, o que o torna uma opção de apoio quando o tratamento com IBP é insatisfatório. Quando utilizado para RFL, recomenda-se que seja tomado 10 a 20 mℓ após as refeições e/ou ao deitar.[7]

Drogas procinéticas

Drogas procinéticas como a mosaprida e bromoprida podem promover o esvaziamento gástrico, aumentar a pressão de repouso do esfíncter esofágico inferior (EEI) e aumentar a depuração do material de refluxo pela mucosa esofágica. Podem melhorar sintomas gástricos como náuseas, plenitude pós-prandial e soluço, mas apresentam a desvantagem posológica 3 tomadas/dia.[12]

Baclofeno

O baclofeno inibe temporariamente o relaxamento do esfincter esofageano inferior, sendo um medicamento promissor. Um estudo com 32 indivíduos tratados com uma combinação de IBP por 1 mês apresentou melhora significativa no desconforto da faringe, no globus e na pontuação total do *Reflux Score Index*. Em comparação com as pontuações iniciais, houve melhorias notáveis na voz, faringe, tosse, dispneia, globus, dispepsia e pontuação total do RSI após 3 meses de tratamento. No entanto, não houve melhora substancial no gotejamento pós-nasal, disfagia ou tosse. Isso sugere que o baclofeno também pode ter algum potencial para uso no tratamento de RFL. Contudo, dada a escassez de pesquisas e práticas clínicas sobre o uso de baclofeno para RFL, sua eficácia ainda é incerta.[27]

Para melhor compreensão da abordagem clínica do RFL, propusemos um fluxograma baseado na realidade brasileira e nas últimas publicações (Figura 192.7).

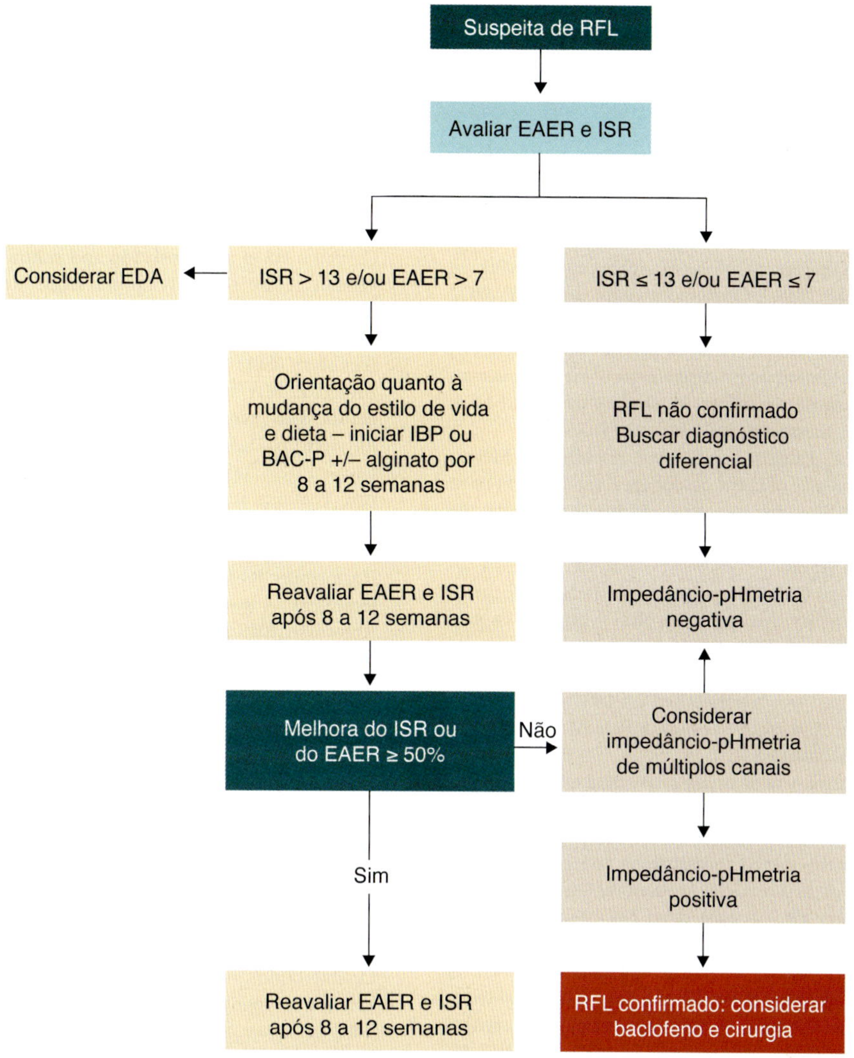

Figura 192.7 Fluxograma da abordagem do refluxo faringolaríngeo. BAC-P = bloqueador ácido competitivo de potássio; EAER = escala de achado endoscópicos de refluxo; IBP = inibidor de bomba de prótons; ISR = índice de sintomas de refluxo.

Dispositivo de compressão externa do esfíncter esofágico superior

Este dispositivo está disponível para o tratamento do RFL. Atua gerando 20 a 30 mmHg de pressão esofágica intraluminal com aplicação de pressão na cartilagem cricoide e fortalece o EES para reduzir o refluxo. Como complemento à terapia com IBP, um estudo recente avaliou a sua eficácia em pacientes com RFL. Os resultados demonstraram que a combinação de um dispositivo de compressão EES externo e IBP proporcionou melhor alívio sintomático em pacientes com RFL em comparação ao IBP sozinho. O dispositivo de compressão EES externo é recomendado para o sono noturno. Existem dados limitados de ensaios clínicos para esse dispositivo, mas ele tem um grande potencial para uso futuro por ser um dispositivo não invasivo e bem tolerado e que pode ser efetivamente combinado com terapia medicamentosa.[28]

Tratamento cirúrgico

O tratamento cirúrgico não é a primeira opção para o RFL e seu papel na doença ainda não é claro. Todos os 9 ensaios incluídos em uma análise de revisão demonstraram que a cirurgia antirrefluxo pode ser considerada para indivíduos que não responderam à terapia com IBP 2 tomadas/dia por 12 semanas, com achados objetivos de DRGE e que a fundoplicatura laparoscópica é o tratamento cirúrgico preferido para o tratamento dos sintomas de RFL. Com base em uma revisão de 27 estudos observacionais, pesquisadores descobriram que a cirurgia antirrefluxo para RFL pode variar muito em eficácia, de 10 a 93%, e que pode não ser eficaz para RFL devido a variações nos métodos de diagnóstico. Há escassez de literatura comparando as diferenças na eficácia dos tratamentos cirúrgicos e farmacológicos. Portanto, o tratamento cirúrgico não deve ser considerado como opção de rotina para RFL.[8,29,30]

CONSIDERAÇÕES FINAIS

Diante dos sinais clínicos mais comuns do RFL, é fundamental o exame armado da faringe/laringe na busca de elementos que preencham os critérios da escala de achados endolaríngeos do refluxo, bem como deve ser aplicado o índice de sintomas de refluxo. Nesses casos, é indicado o início do tratamento com IBP 2 vezes/dia por 8 a 12 semanas. No caso de insucesso do tratamento (< 50% de melhora dos sintomas), é prudente realizar endoscopia alta, embora considere-se que o melhor exame para identificar o RFL seja a impedâncio-pHmetria de múltiplos canais, podendo ser introduzidas medicações como BAC-P e alginato, ou até mesmo aumentar a dosagem do IBP (ver Figura 192.7). Além disso, medidas comportamentais e dietéticas que devem ser orientadas em todos os casos. A cirurgia de fundoplicatura deve ser destinada para sintomas refratários aos tratamento clínico com achados objetivos de DRGE associados.

REFERÊNCIAS BIBLIOGRÁFICAS

1. Carroll TL. Reflux and the voice: Getting smarter about Laryngopharyngeal reflux. Otolaryngol Clin North Am [Internet]. 2019 [Acesso em: 2024 Jul];52(4):723-33.
2. Lechien JR, Allen JE, Barillari MR, Karkos PD, Jia H, Ceccon FP et al. Management of laryngopharyngeal reflux around the world: An international study. Laryngoscope [Internet]. 2021 [Acesso em: 2024 Jul];131(5):E1589-97.
3. Lechien JR, Perazzo PS, Ceccon FP, Eckley CA, Lopes K de C, Maunsell R et al. Management of laryngopharyngeal reflux in Brazil: A national survey. Braz J Otorhinolaryngol [Internet]. 2022 [Acesso em: 2024 Jul];88(6):850-7.
4. Lechien JR, Akst LM, Hamdan AL, Schindler A, Karkos PD, Barillari MR et al. Evaluation and management of laryngopharyngeal reflux disease: State of the art review. Otolaryngol Head Neck Surg [Internet]. 2019 [Acesso em: 2024 Jul];160(5):762-82.
5. Jaspersen D, Kulig M, Labenz J, Leodolter A, Lind T, Meyer-Sabellek W et al. Prevalence of extra-oesophageal manifestations in gastro-oesophageal reflux disease: An analysis based on the ProGERD Study. Aliment Pharmacol Ther [Internet]. 2003 [Acesso em: 2024 Jul];17(12):1515-20.
6. Dore MP, Pedroni A, Pes GM, Maragkoudakis E, Tadeu V, Pirina P et al. Effect of antisecretory therapy on atypical symptoms in gastroesophageal reflux disease. Dig Dis Sci [Internet]. 2007 [Acesso em: 2024 Jul];52(2):463-8.
7. Lechien JR. Personalized treatments based on laryngopharyngeal reflux patient profiles: A narrative review. J Pers Med [Internet]. 2023 [Acesso em: 2024 Jul];13(11).
8. Lin Y, Peng S. Current treatment of laryngopharyngeal reflux. Ear Nose Throat J [Internet]. 2023 Jun 9 [Acesso em: 2024 Jul]:1455613231180031.
9. Koufman JA, Aviv JE, Casiano RR, Shaw GY. Laryngopharyngeal reflux: Position statement of the Committee on Speech, Voice, and Swallowing Disorders of the American Academy of Otolaryngology-Head and Neck Surgery. Otolaryngol Head Neck Surg [Internet]. 2002 [Acesso em: 2024 Jul];127(1):32-5.
10. Lechien JR, Akst LM, Saussez S, Crevier-Buchman L, Hans S, Barillari MR et al. Involvement of laryngopharyngeal reflux in select nonfunctional laryngeal diseases: A systematic review. Otolaryngol Head Neck Surg [Internet]. 2021 [Acesso em: 2024 Jul];164(1):37-48.
11. Lechien JR, Saussez S, Nacci A, Barillari MR, Rodriguez A, Le Bon SD et al. Association between laryngopharyngeal reflux and benign vocal folds lesions: A systematic review. Laryngoscope [Internet]. 2019 [Acesso em: 2024 Jul];129(9):E329-41.
12. Durazzo M, Lupi G, Cicerchia F, Ferro A, Barutta F, Beccuti G et al. Extra-esophageal presentation of gastroesophageal reflux disease: 2020 update. J Clin Med [Internet]. 2020 [Acesso em: 2024 Jul];9(8):1-21.
13. Lechien JR. Do otolaryngologists over- or underestimate laryngopharyngeal reflux symptoms and findings in clinical practice? A comparison study between the true prevalence and the otolaryngologist-estimated prevalence of symptoms and findings. J Clin Med [Internet]. 2022 [Acesso em: 2024 Jul];11(17):1-9.
14. Lechien JR, Bobin F, Dapri G, Eisendrath P, Salem C, Mouawad F et al. Hypopharyngeal-esophageal impedance-pH monitoring profiles of laryngopharyngeal reflux patients. Laryngoscope [Internet]. 2021 [Acesso em: 2024 Jul];131(2):268-76.
15. Chen JW, Vela MF, Peterson KA, Carlson DA. AGA Clinical practice update on the diagnosis and management of extraesophageal gastroesophageal reflux disease: Expert review. Clin Gastroenterol Hepatol [Internet]. 2023 [Acesso em: 2024 Jul];21(6):1414-1421.e3.
16. Eckley CA, Tangerina R. Validation of the Brazilian portuguese version of the reflux finding score. J Voice [Internet]. 2021 [Acesso em: 2024 Jul];35(5):806.e1-806.e5.
17. Eckley CA, Tangerina R. Sensitivity, specificity, and reproducibility of the Brazilian portuguese version of the reflux symptom index. J Voice [Internet]. 2021 [Acesso em: 2024 Jul];35(1):161.e15-161.e19.
18. Ceccon FP, Aires MM, Lechien JR, Carvalho PC, Michel LF, Carvalho NS et al. Translation and cultural adaptation of the short version of the reflux symptom score: Reflux Symptom Score-12 into Brazilian portuguese. Braz J Otorhinolaryngol [Internet]. 2023 [Acesso em: 2024 Jul];89(2):264-70.
19. Ikenberry SO, Harrison ME, Lichtenstein D, Dominitz JA, Anderson MA, Jagannath SB et al. The role of endoscopy in dyspepsia. Gastrointest Endosc [Internet]. 2007 [Acesso em: 2024 Jul];66(6):1071-5.
20. Lechien JR. Clinical update findings about pH-impedance monitoring Features in laryngopharyngeal reflux patients. J Clin Med [Internet]. 2022 [Acesso em: 2024 Jul];11(11).
21. Lechien JR, Saussez S, Schindler A, Karkos PD, Hamdan AL, Harmegnies B et al. Clinical outcomes of laryngopharyngeal reflux treatment: A systematic review and meta-analysis. Laryngoscope [Internet]. 2019 [Acesso em: 2024 Jul];129(5):1174-87.
22. Samuels TL, Johnston N. Pepsin in gastroesophageal and extraesophageal reflux: molecular pathophysiology and diagnostic utility. Curr Opin Otolaryngol Head Neck Surg [Internet]. 2020 [Acesso em: 2024 Jul];28(6):401-9.
23. Bozzani A, Grattagliano I, Pellegatta G, Furnari M, Galeone C, Savarino V et al. Usefulness of pep-test for laryngo-pharyngeal reflux: A pilot study in primary care. Korean J Fam Med [Internet]. 2020 [Acesso em: 2024 Jul];41(4):250-5.
24. Bobin F, Journe F, Lechien JR. Saliva pepsin level of laryngopharyngeal reflux patients is not correlated with reflux episodes. Laryngoscope [Internet]. 2020 [Acesso em: 2024 Jul];130(5):1278-81.
25. Wo JM, Koopman J, Harrell SP, Parker K, Winstead W, Lentsch E. Double-blind, placebo-controlled trial with single-dose pantoprazole for laryngopharyngeal reflux. Am J Gastroenterol [Internet]. 2006 [Acesso em: 2024 Jul];101(9):1972-8.
26. Lechien JR, Finck C, Huet K, Fourneau AF, Khalife M, Delvaux V et al. Voice quality as therapeutic outcome in laryngopharyngeal reflux disease: A prospective cohort study. J Voice [Internet]. 2020 [Acesso em: 2024 Jul];34(1):112-20.
27. Lee YC, Jung AR, Kwon OE, Kang JW, Huh JH, Eun YG. The effect of baclofen combined with a proton pump inhibitor in patients with refractory laryngopharyngeal reflux: A prospective, open-label study in thirty-two patients. Clin Otolaryngol [Internet]. 2019 [Acesso em: 2024 Jul];44(3):431-4.
28. Belafsky PC, Postma GN, Koufman JA. Laryngopharyngeal reflux symptoms improve before changes in physical findings. Laryngoscope [Internet]. 2001 [Acesso em: 2024 Jul];111(6):979-81.
29. Krause AJ, Walsh EH, Weissbrod PA, Taft TH, Yadlapati R. An update on current treatment strategies for laryngopharyngeal reflux symptoms. Ann N Y Acad Sci [Internet]. 2022 [Acesso em: 2024 Jul];1510(1):5-17.
30. Lechien JR, Mouawad F, Bobin F, Bartaire E, Crevier-Buchman L, Saussez S. Review of management of laryngopharyngeal reflux disease. Eur Ann Otorhinolaryngol Head Neck Dis [Internet]. 2021 [Acesso em: 2024 Jul];138(4):257-67.

CAPÍTULO 193

Tosse Crônica de Causa Não Pulmonar

André Freire Kobayashi • Claudia A. Eckley

INTRODUÇÃO

A tosse consiste em um mecanismo de defesa essencial para proteção das vias aéreas. O reflexo da tosse visa preservar a função de troca gasosa pulmonar, de modo a facilitar a eliminação tanto de conteúdo de aspiração e partículas inaladas como secreções acumuladas e irritantes formados em locais de inflamação tecidual.[1] No entanto, a tosse crônica pode causar comprometimento da qualidade de vida, sendo sua morbidade significativa.[2] Constitui um dos sintomas mais prevalentes a nível ambulatorial, podendo prejudicar as interações sociais, a qualidade do sono e a realização de atividades diárias. É frequente a associação com diversos sintomas, como sensação de falta de ar, fadiga, distúrbios de voz e de fala, engasgos, náuseas, vômitos e incontinência urinária.[2]

As diretrizes clínicas classificam a tosse de acordo com a duração. Em adultos, subdivide-se em aguda (< 3 semanas), subaguda (entre 3 e 8 semanas) e crônica (> 8 semanas).[3] Na população pediátrica, é considerada crônica quando persiste por mais de 4 semanas.[4]

A tosse crônica afeta aproximadamente 10% da população adulta.[4] Dois terços dos pacientes com esse sintoma são do sexo feminino, sendo mais predominante na faixa etária entre 50 e 60 anos.[5,6] A prevalência de tosse crônica em crianças não está tão claramente definida como em adultos.[4]

Os fatores ambientais e os hábitos de vida podem estar intimamente relacionados com o desenvolvimento de tosse crônica. Pacientes tabagistas têm três vezes mais probabilidade de relatar tosse crônica quando comparados com pacientes não tabagistas ou ex-tabagistas.[6] Nesse caso, a tosse geralmente é decorrente de bronquite crônica. Os assuntos discutidos neste capítulo, contudo, dão ênfase ao tema referente às vias aéreas superiores, bem como nas suas manifestações supraesofágicas.

MECANISMO DO REFLEXO DA TOSSE

Houve grandes avanços na compreensão nas vias subjacentes à tosse e à hipersensibilidade da tosse.[7] O arco reflexo da tosse implica no envolvimento de uma complexa série de processos neurobiológicos, abrangendo o sistema nervoso periférico, o tronco cerebral e o córtex cerebral.[8] A tosse pode ser um reflexo ou pode estar sob controle volitivo e cognitivo.

O reflexo da tosse requer controle consciente mínimo, ocorrendo por meio da ativação de nervos sensoriais periféricos nos nervos vagos, que transmitem a informação para o tronco cerebral no núcleo solitário e no núcleo paratrigeminal.[6,9] A tosse crônica é caracterizada pela hipersensibilidade nas vias neuronais que medeiam a tosse, podendo envolver mecanismos tanto centrais como periféricos.[6,9]

Os estímulos do reflexo da tosse são deflagrados na aferência dos nervos vagos, através das fibras distribuídas pelo epitélio colunar ciliado das vias aéreas superiores e inferiores.[10] Esses estímulos podem ser tanto mecânicos (corpos estranhos ou massas tumorais com compressão extrínseca ou intrínseca), como químicos (partículas irritantes, gases tóxicos, agentes infecciosos, conteúdos aspirados) e térmicos. A estimulação irritativa ocorre principalmente nas aferências viscerais da mucosa laríngea, da traqueia, da carina e dos brônquios.[5,11] No entanto, há também, em menor quantidade, receptores na aferência do nervo trigêmeo (mucosa nasal e mucosa dos seios paranasais), do nervo glossofaríngeo (base da língua e mucosa faríngea), do nervo frênico (diafragma e pericárdio) e em outras topografias do nervo vago (meato acústico externo, membrana timpânica, esôfago, estômago e pleura).[6,9]

Estudos extensivos em animais e humanos indicam o envolvimento de pelo menos dois subtipos de nervos sensitivos na indução da tosse: as fibras C nociceptivas não mielinizadas e as fibras Aδ subepiteliais mielinizadas.[12] Os corpos celulares das fibras C e Aδ são provenientes de diferentes gânglios vagais e suas terminações periféricas situam-se, sobretudo, na laringe, na traqueia e nos brônquios. A tosse mediada pelas fibras C nociceptivas é desencadeada por irritantes ambientais, mediadores inflamatórios, alterações térmicas e acidez.[11] Esse subtipo de fibra aferente é sensível à bradicinina, a alguns ativadores de canais iônicos, a ativadores do receptor vaniloide tipo I (*transient receptor potential vanilloid type 1*, ou TRPV1) – como a capsaicina e íons H+, a ativadores do receptor de potencial transitório anquirina 1 (*transient receptor potential ankyrin 1*, ou TRPA1) – como o ozônio. Outros mediadores que ativam as fibras C incluem prostaglandina E2, nicotina, adenosina e serotonina. Já a tosse mediada pelas fibras Aδ subepiteliais é desencadeada por estímulos mecânicos (como partículas aspiradas ou secreções acumuladas) e por acidificação da mucosa, como pode ocorrer após a aspiração de conteúdo gástrico.[10-12]

Após o estímulo desses nervos aferentes, geram-se potenciais de ação que fazem sinapse no tronco cerebral (no núcleo do trato solitário e no núcleo paratrigeminal). Em seguida, ativam-se redes neurais complexas que envolvem áreas corticais e subcorticais responsáveis pela sensação de irritação da via aérea e pelo impulso de tossir. Os nervos motores espinais são ativados após determinado estímulo sensorial, inervando o diafragma, os músculos intercostais e a laringe, provocando finalmente a tosse.[5,9,12]

Como a tosse também pode ser controlada de forma voluntária, considera-se ainda que possa haver aferência da tosse de origem central. Os impulsos aferentes, tanto periféricos como centrais, são transmitidos via nervo vago para o centro da tosse ao nível da medula, que é responsável pela integração e coordenação dos complexos movimentos da musculatura expiratória envolvidos na produção de uma tosse efetiva.[9,12] Os impulsos eferentes partem da medula para a laringe e para a árvore brônquica pelo nervo vago; já para os músculos intercostais, abdominais e pélvicos, bem como o diafragma, esses impulsos são transmitidos através do nervo frênico e os nervos motores espinhais C3 a S2.[1,5,9]

FASES DA TOSSE

A tosse típica apresenta três fases. A primeira consiste na fase inspiratória, na qual ocorre um aumento súbito de volume ar nos pulmões. Já a segunda fase, denominada fase compressiva, caracteriza-se pela contração dos músculos expiratórios (parede torácica, diafragma, abdome e assoalho pélvico) e, concomitantemente, pela oclusão do ádito laríngeo. Ocorre, então, um aumento significativo das pressões da via aérea inferior e da pressão subglótica. A terceira fase, por sua vez, conhecida como fase expiratória, inicia-se com a abertura do esfíncter laríngeo, ocorrendo um fluxo expiratório de alta velocidade. Os músculos expiratórios mantêm-se contraídos. As pregas vocais, as estruturas supraglóticas e as regiões interaritenóidea e retrocricóidea entram em movimento, gerando deslocamento das secreções. Nessa fase, ocorre também expressiva contração da traqueia, chegando a reduzir em até 80% da sua luz, contribuindo para a expectoração das secreções acumuladas na árvore brônquica.[1,6]

ETIOLOGIA

A hipersensibilidade da tosse caracteriza-se pela desregulação das vias e dos receptores neurais no sistema nervoso central, nos gânglios e/ou nos nervos sensoriais aferentes. A tosse crônica geralmente tem uma etiologia complexa e pode resultar da alteração das vias do mecanismo da tosse em diferentes níveis. Dessa forma, muitos casos de tosse crônica podem ser multifatoriais, devendo ser investigados minuciosamente.[1,4] As principais causas de tosse crônica são: rinorreia posterior, doença do refluxo gastroesofágico (DRGE) e sua forma supraesofágica (refluxo laringofaríngeo [RLF]) e asma atípica.[6]

A rinorreia posterior pode ser causada por fatores alérgicos nasais, bem como por um quadro de rinossinusite crônica.[1,4] A associação entre rinorreia posterior e tosse é controversa, não havendo evidências científicas adequadas de ensaios clínicos controlados e randomizados.[3] No entanto, muitos casos de rinite alérgica com tosse apresentam resposta terapêutica satisfatória após o uso de anti-histamínico de primeira geração.[6] Alguns autores acreditam que os anti-histamínicos de primeira geração têm efeito antitussígeno por atuarem como anticolinérgicos com penetração central, além de agirem no epitélio respiratório como um todo.[4]

A prevalência de tosse associada a DRGE e RLF é em torno de 40%. Em pacientes com DRGE e RLF, a tosse crônica pode ocorrer devido ao estímulo de fibras sensoriais vagais no esôfago ou na região laríngea, mas também pode ser provocada por microaspiração do conteúdo gastroduodenal refluído.[5] O estudo dessas teorias, porém, é limitado, uma vez que a detecção de refluxo laringofaríngeo é tecnicamente desafiadora, não havendo medidas objetivas para validação.[6,13] Além disso, a detecção de microaspiração por presença de pepsina ou ácidos biliares na saliva, em secreções ou no escarro pode não ser confiável. Convém ressaltar que o próprio trauma mecânico do ato de tossir pode comprometer a função ciliar da porção posterior da laringe, assim como pode gerar sinais inflamatórios tanto na faringe como na laringe em toda a sua extensão. Além disso, o aumento da pressão intra-abdominal durante a fase expiratória da tosse pode promover compressão gástrica, facilitando os episódios de refluxo gastroesofágico, formando um ciclo vicioso.[6]

Outra causa de tosse crônica consiste na tosse neurogênica, uma condição de hiperexcitabilidade laríngea decorrente de neuropatia sensorial. Trata-se de um diagnóstico de exclusão, realizado apenas após investigação minuciosa das outras possíveis causas. Nesse caso, não há nenhuma característica patognomônica na avaliação clínica. A tosse neurogênica se manifesta após uma infecção viral, podendo associar-se a outros sintomas como laringoespasmo e pigarro. Ocorre, então, um aumento da atividade inflamatória de neurônios sensoriais, induzindo alteração no processamento central.[12]

O movimento paradoxal das pregas vocais é outra causa neurogênica de tosse. Esse tema é abordado em detalhes no capítulo de distúrbios neurológicos da laringe.

Devem-se considerar também as alterações neurológicas que cursam com disfagia. Muitos desses casos evoluem com aspiração crônica, evoluindo, assim, como outra possível causa de tosse crônica.[5,10]

DIAGNÓSTICO E TRATAMENTO

Deve-se definir o diagnóstico da tosse crônica associada à DRGE e ao RLF somente quando outras causas de tosse já tiverem sido afastadas. Muitos pacientes com refluxo laringofaríngeo não apresentam os sintomas clássicos da doença do refluxo gastroesofágico, como pirose, epigastralgia e regurgitação.[5,14] Nesses casos, são frequentemente relatados na anamnese sintomas como pigarro, globus faríngeo, disfonia, disfagia alta e ardor na garganta.[14] Os sinais de inflamação crônica evidenciados na videolaringoscopia podem variar de acordo com a gravidade do caso. As manifestações podem se apresentar com hiperemia e edema leves na laringe posterior, mas também podem ser encontrados alterações do revestimento laríngeo, úlceras e tecidos de granulação em processo vocal, estenose subglótica e degeneração epitelial.[14-16] Diante da correlação clínica e dos sinais inflamatórios crônicos, o diagnóstico de DRGE e RLF pode ser feito por meio de um teste terapêutico com inibidores de bomba de prótons (IBP) ou por meio de monitorização esofágica prolongada (pH-metria esofágica de duplo sensor de 24 horas ou impedâncio-pHmetria esofágica).[8,15] Na pHmetria esofágica de 24 horas, os dois sensores têm posições determinadas por manometria prévia: o cateter distal localiza-se a cerca de 5 cm acima do esfíncter esofagiano inferior (EEI) e o cateter proximal, no nível do esfíncter esofagiano superior (EES).[17] Esse exame avalia não somente a frequência, como a duração dos episódios de refluxo e tem a vantagem de correlacionar os episódios de refluxo com os acessos de tosse. No entanto, um exame negativo não afasta o diagnóstico, já que a sensibilidade desse exame é baixa no refluxo laringofaríngeo. O teste terapêutico deve ser realizado com doses supressoras de IBP, preferencialmente antes do café da manhã e do jantar para garantir a supressão ácida nas 24 horas. O tempo de tratamento deve ser prolongado, sendo de, no mínimo, 12 semanas, e pode se estender para 6 meses ou mais. A longa duração do tratamento é justificada pela lenta recuperação da mucosa laringofaríngea, bem como pela demorada restituição do funcionamento basal do epitélio respiratório e da hiperreatividade vagal após longos períodos de irritabilidade.[14] Considera-se o tratamento cirúrgico para resolução da DRGE em pacientes que apresentam DRGE e RLF comprovados por exames complementares e que são refratários ao tratamento medicamentoso a longo prazo, ou ainda naqueles que apresentam tosse incapacitante com outras complicações na via respiratória (estenose da laringe posterior, estenose subglótica, microaspiração com fibrose pulmonar). A técnica cirúrgica de maior relevância consiste na fundoplicatura laparoscópica de Nissen, a qual apresenta uma taxa de sucesso de cerca de 80% em estudos realizados com pacientes ao longo de 20 anos de acompanhamento.[13]

O diagnóstico do gotejamento nasal posterior é estabelecido a partir do exame físico otorrinolaringológico, incluindo a avaliação nasofibrolaringoscópica detalhada tanto das cavidades nasais como das possíveis repercussões da rinorreia posterior na faringe e na laringe. Além disso, a depender da correlação clínica, a tomografia computadorizada dos seios da face constitui um exame complementar que pode auxiliar na condução e no tratamento desses casos. O tratamento da tosse crônica associada a afecções nasais depende da condição nasal diagnosticada.[1,4,6] Os parâmetros diagnósticos e terapêuticos, tanto dos quadros alérgicos como dos infecciosos, são abordados em detalhes em outros capítulos deste Tratado.

Como citado anteriormente, a tosse neurogênica é um fenômeno sensorial e, portanto, a sua avaliação clínica é desafiadora e trata-se de um diagnóstico de exclusão. O tratamento empírico com agentes neuromoduladores pode proporcionar melhora do sintoma em alguns pacientes. Ensaios clínicos randomizados demonstraram resultados favoráveis com uso de gabapentina (100 a 900 mg/dia em doses fracionadas durante 4 semanas) ou de amitriptilina (10 mg/dia à noite durante 21 dias). Outros estudos sugerem resultados positivos após uso de pregabalina, baclofeno ou toxina botulínica.[12]

O diagnóstico de aspiração crônica é realizado por meio de exames complementares como videoendoscopia da deglutição, videodeglutograma, exames de imagem contrastados e avaliação clínica.[3,14] Todos esses métodos, suas indicações e os tratamentos para disfagia com tosse crônica e aspiração são discutidos em outros capítulos deste Tratado.

Diagnóstico diferencial

Asma com variante de tosse

A asma está entre as principais causas de tosse crônica em adultos não tabagistas. Trata-se de uma doença respiratória que pode causar graus variados de comprometimento respiratório, dependendo da intensidade do processo inflamatório das vias aéreas inferiores. Embora a tosse geralmente seja acompanhada de dispneia, broncoespasmo e sibilos, existem casos em que esses demais sintomas cardinais não se manifestam e a tosse apresenta-se de maneira isolada. Essa condição é denominada asma com variante de tosse.[6,18] Nesse caso, os pacientes podem apresentar exame físico e espirometria sem alterações. Diante disso, o teste de provocação brônquica pode revelar a presença de doença reativa das vias aéreas e o tratamento com broncodilatadores, corticosteroides inalatórios ou prednisolona pode resolver o quadro.[18]

Bronquite eosinofílica

A bronquite eosinofílica é definida como uma tosse crônica em paciente sem sintoma obstrutivo das vias aéreas, sem hiperreatividade pulmonar e com presença de eosinofilia no escarro. Pode ser confundida com asma com variante de tosse por ambas apresentarem eosinofilia no escarro e responderem ao uso de corticosteroides inalatórios.[6,18]

Medicamentos

Muitos estudos têm sido desenvolvidos sobre tosse induzida por medicamentos sistêmicos, sobretudo após o reconhecimento de que os inibidores da enzima conversora da angiotensina (IECAs) podem causar esse efeito colateral em cerca de 10% dos pacientes que fazem uso desse medicamento.[19]

A tosse induzida pelo uso de IECAs costuma ser seca e persistente, associada a sensação de prurido na garganta. Deve-se ao acúmulo de bradicinina ou de substância P no trato respiratório. Pode ocorrer algumas horas após a administração da primeira dose do medicamento, assim como semanas ou meses depois. É mais frequente em pacientes do sexo feminino e em não tabagistas. A única forma de melhorar o quadro é com a suspensão do medicamento e com a troca por outra classe, havendo regressão do sintoma entre 1 e 4 semanas. Os bloqueadores dos receptores de angiotensina II (BRA), como a losartana e a valsartana, oferecem boa alternativa terapêutica.

A maioria das evidências clínicas que pesquisam sobre outros medicamentos que apresentam possivelmente a tosse como efeito colateral ainda se limita a relatos de casos. Além disso, em alguns estudos os mecanismos de associação não são totalmente definidos. No entanto, é importante estabelecer uma possível correlação, principalmente quando não há outros fatores etiológicos de tosse envolvidos.[19]

Além dos IECAs, os seguintes medicamentos foram descritos na literatura como possíveis indutores de tosse: sitagliptina (inibidor de DPP-4), bloqueadores de canal de cálcio, fentanil, latanoprosta (indicado para redução de pressão intraocular), topiramato, fenitoína, metotrexato, micofenolato de mofetila.[19]

Coqueluche

A coqueluche, causada pela bactéria Gram-negativa *Bordetella pertussis*, é transmitida por meio da inalação de gotículas de aerossol contaminadas. Em geral, é descrita com progressão por três estágios: catarral, paroxística e de convalescência. Inicia-se com sintomas inespecíficos, como rinorreia, pigarro, incômodo na garganta e tosse comprida. A frequência e a gravidade da tosse aumentam na fase paroxística, na qual o sintoma costuma ocorrer várias vezes por hora, sendo incoercível, acompanhado de estridor inspiratório. Frequentemente ocorrem vômitos associados aos paroxismos. A tosse pode persistir por semanas a meses. O diagnóstico é realizado a partir da cultura positiva para *B. pertussis* da secreção orofaríngea ou nasal. Outros métodos incluem sorologia e PCR para detecção de DNA de *B. pertussis*. O tratamento precoce com antibióticos macrolídeos previne complicações da doença, bem como evita o contágio de familiares. A introdução da vacinação global foi um sucesso e houve uma grande diminuição da incidência da doença logo depois; contudo, tem sido observada recrudescência dessa infecção nos últimos anos.[20]

Transtorno somático de tosse

A tosse persistente que ocorre na ausência de afecções pulmonares, laringofaríngeas e/ou nasais e que não têm relação com uso de medicamentos indutores de tosse ou com tabagismo deve ser investigada detalhadamente. Considera-se o diagnóstico de tosse de origem não orgânica apenas após extensa avaliação dos possíveis diagnósticos diferenciais e também após tratamento da tosse crônica, com refratariedade.[21] O termo transtorno somático de tosse ou síndrome da tosse somática foi introduzido recentemente para designar essa condição, em conformidade com o Manual Diagnóstico e Estatístico de Transtornos Mentais, quinta edição (DSM-5), que não utiliza mais o termo psicogênico. Essa forma de tosse ocorre principalmente em crianças e em adolescentes, mas pode acometer a população adulta também.[22] O tratamento envolve psicoterapia e fonoterapia para trabalhar padrões de controle respiratório. O movimento paradoxal das pregas vocais consiste em um distúrbio complexo de difícil diagnóstico e também se beneficia com abordagem multidisciplinar.[23]

CONSIDERAÇÕES FINAIS

A tosse crônica é prevalente em todas as faixas etárias e consiste em um distúrbio muitas vezes desafiador, tanto no ponto de vista de diagnóstico como no que se refere ao seu respectivo tratamento. A maioria dos pacientes com tosse crônica apresenta responsividade neural aumentada a uma variedade de estímulos nas vias aéreas. Como o trajeto do nervo vago é longo e envolve diversas topografias, muitas vezes a estratégia terapêutica requer a avaliação de diversos especialistas, como o pneumologista, o otorrinolaringologista, o gastroenterologista, o alergologista, entre outros. A compreensão dos mecanismos que envolvem a hipersensibilidade à tosse está avançando e o tratamento da tosse crônica está progredindo em direção a uma abordagem individualizada.

REFERÊNCIAS BIBLIOGRÁFICAS

1. Canning BJ, Chang AB, Bolser DC, Smith JA, Mazzone SB, McGarvey L. Anatomy and neurophysiology of cough: CHEST guideline and Expert Panel report. Chest [Internet]. 2014 Dec [Acesso em: 2024 Jul];146(6):1633-48.
2. Chamberlain SA, Garrod R, Douiri A, Masefield S, Powell P, Bücher C et al. The impact of chronic cough: a cross-sectional European survey. Lung [Internet]. 2015 Jun [Acesso em: 2024 Jul];193(3):401-8.
3. Irwin RS, French CL, Chang AB, Altman KW. Classification of cough as a symptom in adults and management algorithms: CHEST guideline and Expert Panel Report. Chest [Internet]. 2018 Jan [Acesso em: 2024 Jul];153(1):196-209.
4. Morice AH, Millqvist E, Bieksiene K, Birring SS, Dicpinigaitis P, Domingo Ribas C et al. ERS guidelines on the diagnosis and treatment of chronic cough in adults and children. Eur Respir J [Internet]. 2020 Nov 19 [Acesso em: 2024 Jul];56(5).
5. Smith JA, Abdulqawi R, Houghton LA. GERD-related cough: pathophysiology and diagnostic approach. Curr Gastroenterol Rep [Internet]. 2011 Jun [Acesso em: 2024 Jul];13(3):247-56.
6. Chung KF, McGarvey L, Song WJ, Chang AB, Lai K, Canning BJ et al. Cough hypersensitivity and chronic cough. Nat Rev Dis Primers [Internet]. 2022 Jun 30 [Acesso em: 2024 Jul];8(1):45.

7. Song WJ, Chang YS, Faruqi S, Kim JY, Kang MG, Kim S et al. The global epidemiology of chronic cough in adults: A systematic review and meta-analysis. Eur Respir J [Internet]. 2015 May [Acesso em: 2024 Jul];45(5):1479-81.
8. Morice A, Dicpinigaitis P, McGarvey L, Birring SS. Chronic cough: New insights and future prospects. Eur Respir Rev [Internet]. 2021 Nov 30 [Acesso em: 2024 Jul];30(162):210127.
9. Song WJ, Hui CM, Hull JH, Birring SS, McGarvey L, Mazzone SB et al. Confronting COVID-19-associated cough and the post-COVID syndrome: Role of viral neurotropism, neuroinflammation, and neuroimmune responses. Lancet Respir Med [Internet]. 2021 May [Acesso em: 2024 Jul];9(5):533-44.
10. Sykes DL, Morice AH. The cough reflex: The janus of respiratory medicine. Front Physiol [Internet]. 2021 Jun 29 [Acesso em: 2024 Jul];12:684080.
11. Canning BJ, Chou YL. Cough sensors. I. Physiological and pharmacological properties of the afferent nerves regulating cough. Handb Exp Pharmacol [Internet]. 2009 [Acesso em: 2024 Jul];(187):23-47.
12. Altman KW, Noordzij JP, Rosen CA, Cohen S, Sulica L. Neurogenic cough. Laryngoscope [Internet]. 2015 Jul [Acesso em: 2024 Jul];125(7):1675-81.
13. Frazzoni M, Piccoli M, Conigliaro R, Frazzoni L, Melotti G. Laparoscopic fundoplication for gastroesophageal reflux disease. World J Gastroenterol [Internet]. 2014 Oct 21 [Acesso em: 2024 Jul];20(39):14272-9.
14. Hanson DG, Jiang JJ. Diagnosis and management of chronic laryngitis associated with reflux. Am J Med [Internet]. 2000 Mar 6 [Acesso em: 2024 Jul];108 Suppl 4a:112S-119S.
15. Lechien JR, Perazzo PS, Ceccon FP, Eckley CA, Lopes KC, Maunsell R et al. Management of laryngopharyngeal reflux in Brazil: A national survey. Braz J Otorhinolaryngol [Internet]. 2022 Nov-Dec [Acesso em: 2024 Jul];88(6):850-857.
16. Lechien JR, Saussez S, Schindler A, Karkos PD, Hamdan AL, Harmegnies B et al. Clinical outcomes of laryngopharyngeal reflux treatment: A systematic review and meta-analysis. Laryngoscope [Internet]. 2019 May [Acesso em: 2024 Jul];129(5):1174-1187.
17. Eckley CA, Marinho V, Ruiz WS, Costa HO. O uso da pH-metria esofágica de dois canais no diagnóstico da laringite crônica por refluxo castroesofágico. Ver Bras ORL [Internet]. 1999 [Acesso em: 2024 Jul]; 66(2):110-14.
18. Desai D, Brightling C. Cough due to asthma, cough-variant asthma and non-asthmatic eosinophilic bronchitis. Otolaryngol Clin North Am [Internet]. 2010 [Acesso em: 2024 Jul];43(1):123-130.
19. Shim JS, Song WJ, Morice AH. Drug-induced cough. Physiol Res [Internet]. 2020 Mar 27 [Acesso em: 2024 Jul];69(Suppl 1):S81-S92.
20. Sealey KL, Belcher T, Preston A. Bordetella pertussis epidemiology and evolution in the light of pertussis resurgence. Infect Genet Evol [Internet]. 2016 Jun [Acesso em: 2024 Jul];40:136-43.
21. Vertigan AE, Gibson PG, Theodoros DG, Winkworth AL. A review of voice and upper airway function in chronic cough and paradoxical vocal cord movement. Curr Opin Allergy Clin Immunol [Internet]. 2007 Feb [Acesso em: 2024 Jul];7(1):37-42.
22. Vertigan AE. Somatic cough syndrome or psychogenic cough-what is the difference? J Thorac Dis [Internet]. 2017 Mar [Acesso em: 2024 Jul];9(3):831-838.
23. Murry T, Tabaee A, Owczarzak V, Aviv JE. Respiratory retraining therapy and management of laryngopharyngeal reflux in the treatment of patients with cough and paradoxical vocal fold movement disorder. Ann Otol Rhinol Laryngol [Internet]. 2006 Oct [Acesso em: 2024 Jul];115(10):754-8.

CAPÍTULO

194

Corpo Estranho na Região Faringolaríngea

Silvio José de Vasconcelos • Bruno Teixeira de Moraes • Francisco de Souza Amorim Filho

INTRODUÇÃO

A presença de corpos estranhos (CE) na região faringolaríngea é uma condição relativamente comum na prática clínica e, mesmo assim, pode ser desafiadora até para os otorrinolaringologistas mais experientes. Essa pode ser uma afecção que origina sintomas súbitos e muito angustiantes, ou que passe vários dias de forma quase assintomática. Diferente dos CEs nas fossas nasais ou nos ouvidos, a presença de CE na região faringolaríngea pode se transformar em uma emergência médica pelo seu risco potencial de complicações como infecção, insuficiência respiratória aguda ou mesmo óbito. O profissional deve estar preparado para saber reconhecer essa entidade em suas diversas apresentações clínicas e conduzir esses pacientes da forma mais adequada.

Avanços expressivos nos recursos diagnósticos e no manejo das vias aéreas foram obtidos nas últimas décadas. Novos exames complementares de endoscopia e de imagem tornaram os corpos estranhos mais facilmente identificáveis. Novas ferramentas foram desenvolvidas para tornar a remoção dos CEs um procedimento mais simples e menos invasivo. Alguns casos que antes requeriam tratamento no bloco cirúrgico, agora podem ser resolvidos no consultório do próprio otorrinolaringologista. Apesar de tudo isso ter feito diminuir a morbidade e a mortalidade desses pacientes, é uma condição que merece toda a atenção.

Este capítulo aborda o manejo diagnóstico e terapêutico dos casos de CE em faringe e laringe visando facilitar a escolha de decisões e otimizar a conduta nesses pacientes. Não são abordados os corpos estranhos localizados na rinofaringe.

EPIDEMIOLOGIA

Na otorrinolaringologia, a presença de CE é a principal hipótese diagnóstica em aproximadamente 11% dos atendimentos em caráter de urgência. Eles são predominantemente encontrados nos ouvidos e nas cavidades nasais, sendo a faringe e a laringe, junto com a traqueia, os locais onde se encontra o CE em aproximadamente 19,6 e 0,8% respectivamente.[1] Dados da literatura brasileira apresentam resultados parecidos com a incidência de corpos estranhos localizados na faringe de 13,21% e na laringe de 0,29%.[2] A literatura mostra que existe um predomínio dos casos na infância, especialmente entre 0 e 3 anos. Isso se deve, provavelmente, à pobre coordenação dos mecanismos de deglutição e proteção da via aérea, além do fator cognitivo-comportamental. Logo após os 3 anos, a incidência diminui, de modo que 75% dos casos de CE ocorrem em pacientes até os 9 anos. A incidência diminui significativamente na idade adulta, mas há um novo pico por volta da sexta década de vida.[3]

O tipo do corpo estranho varia de acordo com a idade. Nas crianças menores, mais frequentemente são encontrados pedaços de alimentos como sementes e espinhas, além de pequenos objetos plásticos. Nos indivíduos adultos e idosos, a maioria dos casos se dá por espinhas de peixe e ossos de galinha, além de pedaços de próteses dentárias.[3] Não há prevalência estatisticamente distinta entre os sexos. O tempo entre o contato com o CE e a remoção deste varia na literatura, e em aproximadamente 80% dos casos, a remoção é feita nas primeiras 24 horas após o evento. Na maioria dos casos, não há necessidade de internamento hospitalar.[4] Quando necessário, o paciente permanece internado em média por 1 dia, na ausência de complicações. Essa média sobe para 3 dias quando há complicações.

DIAGNÓSTICO

Apresentação clínica

Apesar de a história clínica ser uma das partes mais importantes no diagnóstico de CE nas vias aéreas, não é incomum haver dificuldade na sua obtenção. A sintomatologia depende de características específicas do CE e da sua localização. CEs maiores e de superfície mais áspera e pontiaguda tendem a apresentar sintomas mais importantes, assim como aqueles localizados próximos às pregas vocais. No momento da aspiração, a principal queixa é de engasgos, reflexos nauseosos e dor na faringe, seguidos de tosse. Nos casos de CE impactado na região faringolaríngea, o paciente pode ajudar na localização do CE; no entanto, a área na qual o paciente sente o desconforto não necessariamente corresponde ao local exato onde está impactado. Essa correlação é mais fidedigna quanto mais alto ele estiver localizado. Abaixo do nível do músculo cricofaríngeo, o paciente apresenta dificuldade inclusive para identificar o lado onde está o CE.[5]

Os sintomas de CE na laringe diferem dos sintomas decorrentes do acometimento de outras partes das vias aéreas. A obstrução parcial da laringe costuma causar rouquidão, afonia, estridor e dispneia. Quando o CE migra distalmente na árvore respiratória, o paciente tende a apresentar sintomas puramente respiratórios, como dispneia, sibilos e tosse. São sinais sugestivos dessa condição a presença de sibilos e estridor, especialmente se unilaterais. Quando não diagnosticados e tratados em tempo hábil, os CEs nas vias aéreas inferiores podem evoluir com pneumonias, atelectasias etc. A presença de CE nas vias aéreas pode também, em raros casos, levar o paciente à obstrução significativa das vias aéreas. Esses pacientes podem apresentar dispneia relevante logo após o contato com o CE ou após algumas horas, em virtude da obstrução progressiva da via aérea pelo CE ao absorver a água presente nas secreções das vias aéreas.[6]

Os principais desafios diagnósticos se dão nos casos em que a história clínica não pode ser colhida com precisão. São casos como a ingestão de CE por crianças pequenas ou pacientes com déficit cognitivo importante que estavam desacompanhados na ocasião do evento. Nesses casos, o quadro clínico pode vir a ser interpretado como uma crise de asma, tonsilite ou bronquite, o que retarda a instituição da terapêutica adequada. É importante levantar informações sobre a dieta prévia e fatores de risco como contato com pequenos objetos plásticos ou de metal. Nos pacientes com uso de próteses dentárias, a ausência da prótese ou de parte dela deve ser sempre questionada. De forma geral, nos pacientes adultos e com razoável grau de orientação, a história clínica é colhida com mais facilidade. Na maioria das vezes, o próprio paciente levanta a hipótese de CE e refere detalhes do evento.

A importância da história clínica no diagnóstico de CE nas vias aéreas vem sendo demonstrada na literatura. Quando comparada com exame físico e com a radiografia simples, a história clínica se mostrou um método mais sensível e específico. A Tabela 194.1 apresenta uma série de trabalhos que comparam a especificidade e a sensibilidade dessas três ferramentas de diagnóstico. Dados como esses só ratificam a necessidade de se obter uma história clínica a mais detalhada possível, a fim de se otimizar a assistência prestada a esses pacientes.[7]

Exame físico

Os achados no exame físico podem variar bastante. Em alguns pacientes, os CEs são encontrados na mais simples inspeção da orofaringe com fotóforo e abaixador de língua. O exame físico tende a ser mais fácil nos pacientes com orofaringe facilmente visualizada. Em alguns pacientes, a visualização das estruturas da faringe e da laringe pode ser dificultada por aspectos anatômicos desfavoráveis, como a posição da língua e uma abertura de boca pequena. Além disso, fatores como reflexo nauseoso exacerbado ou falta de cooperação do paciente também podem prejudicar o exame físico. Sempre que possível, deve ser explicado ao paciente sobre o exame físico a ser realizado, bem como a necessidade de sua cooperação. Pode ser utilizada solução de lidocaína em *spray* na concentração de 10% na orofaringe nos casos em que o paciente possui reflexo nauseoso muito exacerbado.[8] Vale lembrar que antes de utilizar a lidocaína, o paciente deve ser questionado sobre história de reação alérgica à droga e de doença da placa neuromuscular, como miastenia *gravis*. Em ambas as situações, o uso da lidocaína é contraindicada.

Nos casos de CE na hipofaringe ou na laringe, o exame físico é em geral mais laborioso. Neles, os métodos de laringoscopia indireta podem ser utilizados em um primeiro momento. A laringoscopia indireta (LI) com espelho de Garcia continua sendo indicada, mesmo nos dias de hoje, por ser um método de baixo custo e pouco invasivo. Dados da literatura mostram que a LI foi capaz de diagnosticar a presença de CE na faringe e laringe em 66,7% dos casos.[8] Esse método pode levar a um exame de qualidade relativamente boa nos pacientes com anatomia favorável e reflexos nauseosos discretos. A LI pode ser aplicada tanto no diagnóstico como no tratamento desses pacientes. Apesar de simples e barata, a LI em geral leva a uma visualização restrita da laringe e das estruturas supraglóticas, além de mostrá-las em pequena dimensão. Vale salientar, ainda, que a LI não permite documentação dos casos em vídeo. Esse método é muito dependente da colaboração do paciente, de aspectos anatômicos da orofaringe e da presença e intensidade do reflexo nauseoso, de forma que não é raro esse ser insuficiente no diagnóstico e tratamento desses pacientes.

É importante lembrar que a ausculta pulmonar deve ser realizada em todos os pacientes com possível localização do CE na árvore traqueobrônquica. Sibilos unilaterais e ausculta pulmonar com diferenças significativas entre os lados do tórax advogam a favor de CE nas vias aéreas inferiores. Sempre que existir dúvida quanto à presença de CE, deve ser prosseguida a investigação com outros métodos complementares de diagnóstico.

Radiologia

Por ser um método simples e disponível na maioria dos serviços de urgência, o raio X simples continua sendo amplamente utilizado na avaliação inicial dos pacientes com suspeita de CE. Entretanto, sua utilização é limitada, uma vez que aproximadamente 80% dos CEs não são radiopacos. Os casos de CE localizados na transição hipofaringe e no terço superior do esôfago são particularmente beneficiados por essa técnica. Para esses pacientes, a incidência lateral de pescoço é boa para avaliação, uma vez que dispõe das estruturas a ser estudadas em uma incidência na qual não há sobreposição óssea. Os CEs de espinhos de peixes (dependendo do seu tamanho, da calcificação óssea e do tipo de peixe) são difíceis de identificar na radiografia simples e, geralmente nessa situação, o raio X com incidência lateral pode ajudar a detectar o CE na orofaringe e no esôfago superior.[9] Alguns sinais no raio X podem indicar uma possível complicação do quadro, como o alargamento do tecido de densidade de partes moles da região pré-vertebral, que indica abscesso no local. Outro sinal é a presença de ar no tecido parafaríngeo, que indica perfuração pelo CE. Deve ser dada atenção a possíveis calcificações de estruturas normalmente presentes na região cervical, como os cornos da cartilagem tireóidea, a cartilagem cricóidea e o processo estiloide. A calcificação dessas estruturas pode resultar em diagnósticos equivocados de CE deglutido, e consequentemente levar a procedimentos invasivos e desnecessários. A radiografia simples não é uma modalidade ideal para diagnosticar impactação de espinho de peixe ou osso de galinha no trato aerodigestivo superior, devido a sua baixa sensibilidade e especificidade para identificar esse tipo de CE.[9]

A tomografia computadorizada (TC) é atualmente a modalidade de imagem padrão em casos de suspeita de CE, especialmente a partir dos tomógrafos Multi Slice, que proporciona o dobro da sensibilidade em comparação à radiografia simples no diagnóstico de CE na faringe e na laringe.[10] Ao contrário do raio X, a TC consegue identificar CE de densidades diversas, o que estende a sua aplicação nos casos de CE não radiopaco. A TC também oferece como vantagens a melhor visualização de CEs pequenos e delgados, além de possibilitar uma visão axial precisa da posição do CE em relação às estruturas anatômicas, o que pode ser muito útil no manejo desses pacientes. A Figura 194.1 apresenta um caso de CE de madeira deglutido, impactado no espaço parafaríngeo. A TC também é indicada nos casos em que há suspeita de complicações, como presença de abscesso parafaríngeo e penetração do CE nas estruturas mais profundas do pescoço. Vale lembrar que quando se levanta a suspeita de infecção profunda de partes moles ou formação de abscesso, deve-se dar preferência à TC com contraste venoso. A esofagografia com contraste não é recomendada devido ao alto risco de aspiração e à diminuição da visualização do esôfago se uma endoscopia for

Tabela 194.1 Série de estudos comparando sensibilidade e especificidade entre história clínica, exame físico e radiografia simples para corpo estranho nas vias aéreas.

		História clínica		Exame físico		Radiografia simples	
Estudo	**N**	**Sensibilidade (%)**	**Especificidade (%)**	**Sensibilidade (%)**	**Especificidade (%)**	**Sensibilidade (%)**	**Especificidade (%)**
Ciftci et al., 2009[11]	663	91	46	86	26	88	30
Zerella et al., 1998[12]	293	86	82	24	64	49	n/a
Hoeve et al., 1993[13]	115	81	33	78	37	82	44
Barrios et al., 1997[14]	100	97	63	n/a	n/a	85	9
Metrangelo et al., 1999[15]	87	96	76	84	12	70	63

Adaptada de: Digoy GP.[7]

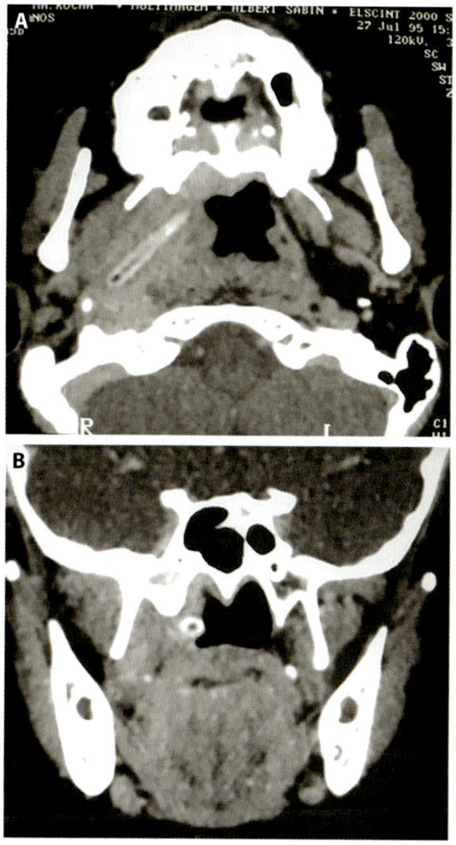

Figura 194.1 A. Tomografia axial em janela de partes moles. No nível da orofaringe, visualiza-se imagem afilada, pontiaguda, hiperatenuante, impactada no espaço parafaríngeo direito; **B.** Representação coronal do corpo estranho.

tentada posteriormente. Porém, é benéfico na identificação de perfuração esofágica, sendo o uso de contraste hidrossolúvel preferível ao contraste de bário devido à sua rápida absorção.[10,16]

A ressonância magnética (RM) pode ser útil no diagnóstico de corpos estranhos no pescoço, especialmente quando outros métodos de imagem, como radiografia e TC, não fornecem informações claras. Ao contrário da radiografia e da TC, a RM não utiliza radiação ionizante, o que pode ser uma consideração importante em certos casos, especialmente em crianças e mulheres grávidas.

CEs que foram ingeridos e perfuraram a mucosa do trato aerodigestivo e que migraram extraluminalmente são chamados de corpos estranhos migratórios. O fenômeno da migração de corpo estranho ingerido no lúmen do trato aerodigestivo é causado pela repetida contração dos músculos hipofaríngeo e cricofaríngeo durante a deglutição, à medida que impulsionam o bolo alimentar para dentro do esôfago. As complicações da migração do CE dependem da direção e do local da migração, que podem variar de inflamação, infecção local até abscesso profundo no pescoço que pode se espalhar ao mediastino, levando a uma morbimortalidade elevada.[16] Uma endoscopia completa e TC com varredura do pescoço com e sem contraste oral são padrão-ouro para o diagnóstico. Em certas circunstâncias, o CE não é encontrado onde é visto na imagem pré-operatória. Nesse caso, a radiografia intraoperatória é útil, especialmente nos casos em que o CE está infiltrado nos músculos. O arco cirúrgico, também conhecido como arco em C ou escopia, pode ser uma ferramenta útil durante procedimentos para extração desse tipo de CE. A escopia fornece imagens de alta qualidade em tempo real do local de interesse, permitindo aos médicos visualizarem a localização exata do corpo estranho e planejar a sua remoção segura e eficaz. Esse tipo de abordagem é mostrada na Figura 194.2 e ajuda a minimizar os riscos de danos aos tecidos circunjacentes, facilita o procedimento da remoção, garantindo ao mesmo tempo a segurança do paciente.

Exames endoscópicos

Sempre que o exame físico for insuficiente para elucidar a presença e a localização do CE, a primeira escolha para prosseguir a investigação são os exames de endoscopia. Como primeira opção, indica-se a videolaringoscopia com endoscópio rígido com angulação de 70º e diâmetro de 5,8 mm. Esse instrumento pode ser acoplado a um sistema de captação de imagem e a um monitor no qual o exame pode ser visualizado. A videolaringoscopia oferece melhor qualidade de imagens e consequentemente melhor avaliação anatômica do local. As imagens são ampliadas e também podem ser gravadas, como na Figura 194.3. Esse é um exame geralmente bem tolerado. Nos pacientes com reflexo nauseoso relevante, pode-se tentar o uso de solução de lidocaína em *spray* a 10%, observando as contraindicações anteriormente citadas. A taxa de sucesso no diagnóstico de CE na faringe e laringe com videolaringoscopia é de 84,6%.[8]

Nos casos em que não se tem uma boa visualização da hipofaringe e da laringe com o endoscópio rígido por condições anatômicas adversas ou por reflexos nauseosos importantes, pode ser utilizado o nasofibroscópio flexível. Esse instrumento oferece a possibilidade de movimentos na sua porção mais distal durante o exame, o que melhora a visualização de estruturas de visualização normalmente mais difícil e torna o teste mais dinâmico. O instrumento é introduzido

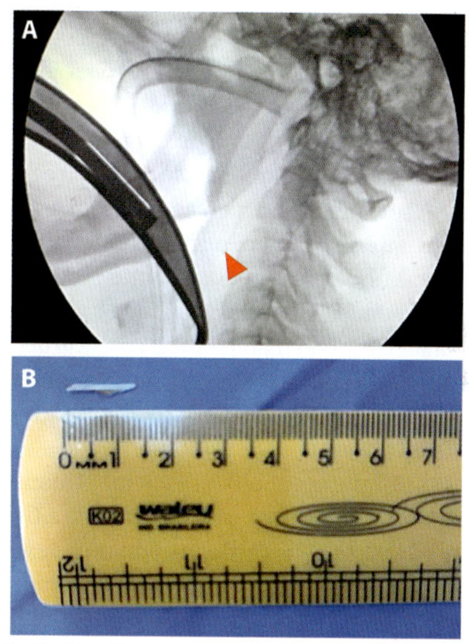

Figura 194.2 A. Escobia para identificar corpo estranho migratório (espinho de peixe) em parede lateral da faringe (ponta de seta); **B.** Corpo estranho migratório extraído da faringe.

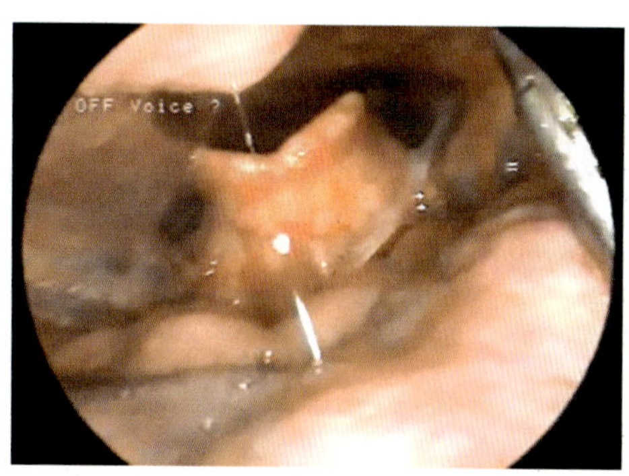

Figura 194.3 Corpo estranho (espinha de peixe) na valécula esquerda visualizada com endoscópio rígido de 70º.

pela cavidade nasal e faringe até a visualização da hipofaringe e da laringe. Esse exame confere uma qualidade de imagens inferior ao exame com a óptica rígida; no entanto, costuma ser mais bem tolerado nos pacientes com reflexos exacerbados, além de permitir a fala e outras ações fisiológicas da faringe e da laringe durante o exame. O endoscópio flexível tradicional com fibra óptica vem sendo substituído pelo endoscópio flexível com *chip* de captura de imagens na ponta do aparelho. Essa inovação tem garantido uma qualidade significativamente melhor de imagens.

Outros exames endoscópicos também podem cumprir importante papel tanto na propedêutica como na terapêutica dos casos de CE. A endoscopia digestiva alta (EDA) é um exame complementar que tem sido amplamente utilizado no manejo dos pacientes com história de CE deglutido. A EDA deve ser pedida em casos de suspeita de CE na hipofaringe ou na laringe quando os exames endoscópicos anteriores não forem conclusivos ou nos casos de suspeita de corpo estranho no esôfago.[17] A broncoscopia é outro exame complementar muitas vezes necessário. Ela é indicada nos casos de suspeita de CE nas vias aéreas em um nível abaixo das pregas vocais, tanto para diagnóstico como para tratamento. As indicações de broncoscopia são abordadas a seguir.

Diagnóstico diferencial

Em alguns casos, pacientes com outras condições podem apresentar sintomatologia muito semelhante àquela causada pela presença de CE na faringe e na laringe, ou mesmo predispor à ocorrência. Quadros como estenose esofágica, divertículo, síndrome de Eagle, hérnia de hiato, granulomas ou tumores na faringe e na laringe podem ser diagnosticados após suspeita de CE. Esses tumores vão desde cistos pedunculados, que se movimentam durante a respiração e a deglutição, até tumores malignos da região da supraglote. A presença de uma lesão não exclui por si só a presença do CE. A tumoração de laringe e supraglote pode ter sido apenas um achado acidental e não a causa em si das queixas. Não é incomum também encontrar pacientes com queixas de CE na faringe alta, sem anormalidades ao exame físico e endoscópico. Em alguns casos, acredita-se que a passagem do CE possa ter originado um traumatismo na mucosa do local, o que leva o paciente a referir a presença do CE, mesmo na ausência dele; no entanto, é um diagnóstico de exclusão e deve ser dado com cautela, a fim de se evitar um retardo na remoção do corpo estranho, o que pode elevar a taxa de morbimortalidade desses pacientes.

A literatura também cita outros casos menos comuns que mimetizam os sintomas de CE em faringe e laringe. Laguna e Gonzalez[18] descrevem um caso de calcificação da lâmina posterior da cartilagem cricóidea, mimetizando a presença de CE em um homem de 51 anos. O caso permaneceu sem elucidação mesmo após a TC e o paciente teve que ser submetido a uma exploração cervical por via externa. Outros quadros como a doença do refluxo faringolaríngeo também podem apresentar sintomas parecidos com os de CE. Em todos os casos, a história clínica e o exame físico são indispensáveis para um diagnóstico correto, especialmente naqueles mais duvidosos. Ferramentas como exames endoscópicos e radiológicos devem ser utilizadas sempre que for necessário para a resolução mais rápida do quadro, tendo o bom senso como peça importante no manejo desses casos.

De um modo resumido, o diagnóstico diferencial para corpos estranhos no trato digestivo superior inclui inflamações e infecções da orofaringe/hipofaringe/laringe (IVAS, processos alérgicos, doença do refluxo gastroesofágico, infecções virais ou bacterianas, como faringite ou amigdalite), ferimentos, granulomas, úlceras ou lesões em orofaringe/hipofaringe/laringe que podem causar disfagia, odinofagia, dor e desconforto semelhantes aos causados pelo corpo estranho, e neoplasia no pescoço, que pode ser de natureza benigna ou maligna, pode causar sintomas como dor de garganta e dificuldade para engolir, simulando a presença de CE.

Tratamento

O tratamento do CE faringolaríngeo pode variar desde uma remoção sem dificuldades a partir de um simples exame orofaríngeo até abordagens bem mais laboriosas e invasivas. O manejo clínico deve focar a preservação da via aérea, remoção do CE e tratamento de eventuais complicações. A patência da via aérea deve ser encarada como condição prioritária a ser mantida nesses pacientes, fazendo parte da análise inicial a identificação do *status* respiratório ao pesquisar-se sinais de desconforto respiratório, como também a tomada de medidas intervencionistas de forma célere ao se antecipar a possibilidade de broncoaspiração do CE em localizações críticas, como, por exemplo, moedas em região cricofaríngea. Em algumas situações, como risco de aspiração, objetos de difícil remoção, objetos múltiplos e faixa etária pediátrica, pode ser necessária a intubação orotraqueal. Em situações em que há obstrução completa de orofaringe e limitação para retirada imediata do corpo estranho, cricotireoidostomia pode ser a melhor opção para manejo da via aérea.

Em relação à remoção do CE propriamente dita, alguns fatores devem nortear a abordagem: tipo e local de impacto do CE, tempo de evolução desde a deglutição, idade e nível de cooperação do paciente. O momento ideal de retirar um CE de trato aerodigestivo é o mais precoce possível, mas algumas situações balizam um tempo aceitável para o procedimento. Existem as remoções de caráter emergencial, cuja tolerância de tempo é de até 6 horas após a ingesta do CE, e é indicada em situações em que o paciente encontra-se inapto a manejar adequadamente secreções com alto risco de aspiração, CE perfurocortantes ou baterias em esôfago. Nas outras situações, o procedimento é classificado como urgência, e tem-se uma tolerância de até 24 horas para a retirada, já que o CE ainda não ultrapassou o trato gastrointestinal superior. O atraso no tratamento pode diminuir as chances de sucesso da remoção, além de proporcionar maior risco de complicações. A seguir, há uma discussão sobre as diversas técnicas de remoção dos corpos estranhos e fatores que devem ser considerados no manejo terapêutico desses pacientes.

A primeira etapa da detecção é o exame orofaríngeo com observação cuidadosa de reentrâncias da região. Alguns CEs, como espinha de peixe, são mais detectados na faringe, principalmente em crianças pela estrutura mais estreita em relação aos adultos, e presença de hipertrofia amigdaliana constituindo uma zona de impacto comum para objetos. Caso seja detectado o CE, procede-se a sua retirada com pinça hemostática ou Hartmann; do contrário, continua-se a investigação por meio de laringoscopias. A laringoscopia indireta ainda é bastante utilizada, mas laringoscópios rígidos ou flexíveis são preferíveis se disponíveis, devido a melhor qualidade de imagem e possibilidade de guiar, por meio de imagem de vídeo, a retirada do CE de hipofaringe ou laringe utilizando-se pinças anguladas específicas, do tipo jacaré, saca-bocado, dente de rato, entre outras (Figura 194.4). São procedimentos, em geral, realizados com auxiliares que demandam uma destreza apurada pela combinação independente da visão e instrumentação, além de poderem desencadear reflexo nauseoso mais facilmente.

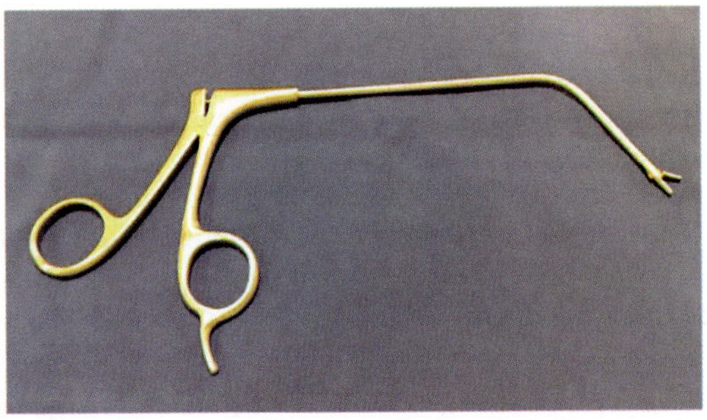

Figura 194.4 Pinça angulada específica para hipofaringe e laringe.

Nos casos em que esses procedimentos forem insuficientes para visualização do CE, a radiografia cervical em incidência de perfil pode representar um importante instrumento para diagnóstico topográfico, principalmente se o CE foi deglutido e não aspirado. A limitação desse exame é sua baixa sensibilidade, principalmente quando interpretados por médicos com pouca experiência em radiologia. Portanto, uma radiografia negativa não autoriza interromper a investigação, principalmente diante de uma persistência da sintomatologia, situação em que é indicada a EDA, exame padrão-ouro para detecção de CE em trato aerodigestivo.

Apesar da EDA apresentar-se positiva em aproximadamente 30% das suspeitas, uma vantagem é a sua alta especificidade de 96%, situação que praticamente exclui a possibilidade de CE em um exame negativo. A maioria dos casos de CE é mais bem tratado com endoscópio flexível, já que podem ser realizados com sedação consciente na maioria dos adultos, associado a baixo risco de perfuração e alto índice de sucesso (94,1%). Contudo, ainda há espaço para utilização de endoscópios rígidos, mesmo com o inconveniente da necessidade de anestesia geral e maior risco de trauma ou perfuração em faringe, esôfago e dentes. A sua principal indicação é quando se pretende acessar a região de hipofaringe ou esfíncter esofagiano superior para retirada de prótese dentária encarcerada, CE 10 cm, intolerância do paciente ou doenças primárias como variz de esôfago. Um método endoscópico mais recente é a faringoesofagoscopia transnasal flexível, procedimento realizado em consultório sob anestesia local que utiliza endoscópio flexível com possibilidade de sucção, irrigação ou insuflação, além de possuir um canal de instrumentos que permite a utilização de pinças de apreensão. As suas vantagens são segurança, conforto na remoção de CE, eficiência sem necessidade de auxílio de anestesista e manipulação instrumental mais simples que outras técnicas de remoção.

Outro exame complementar, por vezes fundamental para o diagnóstico de CE e suas complicações, é a TC. Pelo seu alto valor preditivo negativo (97%) para detecção de CE, ela torna-se essencial quando a EDA apresenta um resultado negativo em paciente com queixa persistente de CE. A TC é particularmente importante quando o CE impacta no interior da mucosa, resultando em exame endoscópico negativo.

Quando o CE não é passível de ser retirado por métodos conservadores (CE completamente no interior da mucosa) ou existem lacerações teciduais, formação de abscesso, hemorragias ou injúrias de órgãos adjacentes, a cirurgia apresenta-se com papel determinante. Nessas situações, sempre se utiliza a antibioticoterapia, mesmo na ausência de infecções já estabelecidas, para minimizar a chance de complicações graves.

COMPLICAÇÕES

Todo o manejo propedêutico e terapêutico citado até agora se destina a evitar as complicações relacionadas com a presença ou permanência do CE em faringe e laringe do paciente. Figueiredo et al.[2] citam como principais fatores de risco para o desenvolvimento de complicações em pacientes com CE a tentativa de remoção por curiosos ou profissionais não habilitados, a inexperiência do médico na remoção, a falta de infraestrutura e de organização da maioria dos hospitais públicos do Brasil, além da longa permanência do CE. O índice de complicações é proporcional ao tempo de permanência do CE no paciente. Esse tempo chega a ser maior de 72 horas em mais de 13% dos casos.

Várias são as complicações citadas na literatura. A mais temida de todas é a obstrução total da via aérea por um CE na laringe ou que progride até a traqueia. Essa é uma das principais causas de mortalidade por CE em crianças entre 1 e 4 anos. A formação de abscessos e hematomas parafaríngeos bem como migração de CE no tecido subcutâneo, hemorragias e fístula traqueoesofágica já foram descritas na literatura.

REFERÊNCIAS BIBLIOGRÁFICAS

1. Loperfido A, Mammarella F, Giorgione C, Celebrini A, Acquaviva G, Bellocchi G. Management of foreign bodies in the ear, nose and throat in pediatric patients: Real-life experience in a large tertiary hospital. Cureus [Internet]. 2022 [Acesso em: 2024 Jul];14(10):6-11.
2. Figueiredo RR, Azevedo AA de, Kós AÁ, Tomita S. Complicações de corpos estranhos em otorrinolaringologia: Um estudo retrospectivo. Braz J Otorhinolaryngol [Internet]. 2008 [Acesso em: 2024 Jul];74(1):7-15.
3. Baharloo F, Veyckemans F, Francis C, Biettlot MP, Rodenstein DO. Tracheo-bronchial foreign bodies: Presentation and management in children and adults Chest [Internet]. 1999 May [Acesso em: 2024 Jul];115(5):1357-62.
4. Rezaii J, Esfandiari K, Abdolrazzaghi HA, Tavakoli H, Ashegh A, Rashidi A et al. Pharyngoesophageal foreign bodies: A report of 10-year experience. Clin Otolaryngol [Internet]. 2007 Jun [Acesso em: 2024 Jul];32(3):216-7.
5. Connolly AP, Birchall M, Walsh-Waring GP, Moore-Gillon V. Ingested foreign bodies: Patient-guided localization is a useful clinical tool. Clin Otolaryngol Allied Sci [Internet]. 1992 [Acesso em: 2024 Jul];17(6):520-4.
6. Sousa SV de, Ribeiro VS, Menezes JM Filho, Santos AM dos, Barbieri MA, Figueiredo JÁ Neto. Aspiração de corpo estranho por menores de 15 anos: Experiência de um centro de referência do Brasil. J Bras Pneumo [Internet]. 2009 [Acesso em: 2024 Jul];35(7):653-9.
7. Digoy GP. Diagnosis and management of upper aarodigestive tract foreign bodies. Otolaryngol Clin North Am [Internet]. 2008 [Acesso em: 2024 Jul];41(3):485-96.
8. Yongyukantorn J, Pruegsanusak K. A 70 degree telescope used in diagnosis and treatment of fish bone in the upper aerodigestive tract. Otolaryngol Neck Surg [Internet]. 2006 [Acesso em: 2024 Jul];135(5):805-6.
9. Qureshi TA, Awan MS, Hussain M, Wasif M. Effectiveness of plain x-ray in detection of fish and chicken bone foreign body in upper aerodigestive tract. J Pak Med Assoc [Internet]. 2017 [Acesso em: 2024 Jul];67(4):544-7.
10. Tseng HJ, Hanna TN, Shuaib W, Aized M, Khosa F, Linnau KF. Imaging foreign bodies: Ingested, aspirated, and inserted presented at the American roentgen ray society annual meeting, Toronto, Ontario, Canada, April 2015. Ann Emerg Med [Internet]. 2015 [Acesso em: 2024 Jul];66(6):570-582.e5.
11. Yalçin S, Karnak I, Ciftci AO et al. Foreign body ingestion in children: An analysis of pediatric surgical practice. Pediatr Surg Int [Internet]. 2007 [Acesso em: 2024 Jul];23:755-61.
12. Zerella JT, Dimler M, McGill LC, Pippus KJ. Foreign body aspiration in children: Value of radiography and complications of bronchoscopy. J Pediatr Surg [Internet]. 1998 Nov [Acesso em: 2024 Jul];33(11):1651-4.
13. Hoeve LJ, Rombout J, Pot DJ. Foreign body aspiration in children. The diagnostic value of signs, symptoms and preoperative examination. Clin Otolaryngol [Internet]. 1993 [Acesso em: 2024 Jul];18:55-7.
14. Barrios JE, Gutierrez C, Llana J et al. Bronchial foreign body: Should bronchoscopy be performed in all patents with a choking crisis. Pediatr Surg Int [Internet]. 1997 [Acesso em: 2024 Jul];12:118-20
15. Metrangelo S, Monetti C, Meneghini L, Zadra N, Giusti F. Eight years' experience with foreign-body aspiration in children: What is really important for a timely diagnosis? J Pediatr Surg [Internet]. 1999 Aug [Acesso em: 2024 Jul];34(8):1229-31..
16. Salting AOM. Not just another sore throat: Extraluminal migration of foreign body from the hypopharynx—a case report. SAGE Open Med Case Rep [Internet]. 2018 [Acesso em: 2024 Jul];6:2050313X1880353.
17. ASGE Standards of Practice Committee, Ikenberry SO, Jue TL, Anderson MA, Appalaneni V, Banerjee S et al. Management of ingested foreign bodies and food impactions. Gastrointest Endosc [Internet]. 2011 Jun [Acesso em: 2024 Jul];73(6):1085-91.
18. Laguna D, González FM. Calcification of the posterior cricoid lamina simulating a foreign body in the aerodigestive tract (2005: 11b). Eur Radiol [Internet]. 2006 [Acesso em: 2024 Jul];16(2):515-517.

CAPÍTULO

195

Paralisias Laríngeas

Bruno Pinna • Grazzia Guglielmino • Noemi Grigoletto De Biase

CONSIDERAÇÕES ANATÔMICAS

As paralisias laríngeas são de grande interesse pelo impacto que acarretam na voz, deglutição e respiração.

A motricidade da laringe tem início na área motora primária do córtex cerebral e segue pelo trato corticobulbar até o núcleo ambíguo, que tem representação cortical bilateral. O núcleo ambíguo dá origem às fibras que invervam a faringe e laringe, por meio dos nervos glossofaríngeo (IX par craniano), vago (X par) e raiz craniana do nervo acessório (XI par craniano). O nervo vago deixa o crânio, juntamente com os pares cranianos IX e XI, pelo forame jugular. Possui dois gânglios sensitivos, o gânglio superior ou jugular, situado no nível do forame jugular, e o gânglio inferior ou nodoso, situado logo abaixo deste. Entre os dois gânglios se reúne ao nervo vago a raiz craniana do nervo acessório, que de fato é uma parte do vago unida ao XI por uma curta distância. O ramo faríngeo do nervo vago é parte principal do plexo faríngeo, e suas fibras se distribuem aos músculos da faringe e palato mole (exceto músculo tensor do véu palatino, inervado pelo nervo trigêmeo). O nervo laríngeo superior tem um ramo interno que é responsável pela inervação sensitiva da laringe, desde a supraglote até o nível da prega vocal, e um ramo externo que é motor e inerva o músculo cricotireóideo ipsilateralmente. O nervo laríngeo recorrente fornece a inervação sensitiva da região abaixo da prega vocal e inerva todos os músculos intrínsecos da laringe, exceto o cricotireóideo. A origem do nervo recorrente difere conforme o lado, estando bem abaixo da laringe, ao nível da face anterior da artéria subclávia à direita e da face anterior da aorta à esquerda, apresentando, por isso, trajeto maior no tórax à esquerda. Em ambos os lados, o nervo recorrente sobe para a região cervical pelo sulco traqueoesofágico, passando próximo à glândula tireóidea antes de penetrar na laringe através da membrana cricotireóidea. O longo trajeto, principalmente do lado esquerdo, desde o tórax até a laringe, torna o nervo recorrente suscetível a iatrogenias nas intervenções em região cervical, a lesões em acidentes, traumas e por compressões de lesões expansivas em tórax.

CLASSIFICAÇÃO

As paralisias laríngeas podem ser classificadas de acordo com o local da lesão nervosa em periféricas ou centrais. Quanto ao lado acometido, podem ser unilaterais ou bilaterais.

DIAGNÓSTICO

Após anamnese e exame otorrinolaringológico completo, o diagnóstico é feito por meio da laringoscopia e confirmação por eletromiografia. Os exames complementares são importantes para a identificação da causa da paralisia. A história deve buscar possíveis hipóteses para a etiologia, bem como definir o quadro vocal e de deglutição do paciente. Do exame otorrinolaringológico devem constar a palpação detalhada do pescoço e a avaliação dos pares cranianos, com ênfase no movimento do palato, da língua e da parede posterior da faringe. Lesões vagais com envolvimento do plexo faríngeo acarretam paralisia do hemipalato e da hemifaringe. O palato pode estar rebaixado em relação ao lado oposto no repouso, e durante a fonação evidenciam-se a elevação do lado contralateral e o desvio da úvula para o lado são (Vídeo 195.1). Deve ser pesquisado o "sinal da cortina" em que se observa o deslocamento da parede posterior da faringe para o lado normal durante emissão de vogal ou por ocasião do reflexo nauseoso (Vídeo 195.2).

O exame de nasofibrolaringoscopia permite a observação do movimento do palato e faringe bem como avaliação da laringe em condições próximas das fisiológicas. A laringe deve ser examinada no repouso, durante a respiração e a fonação, na emissão de sons em tom habitual. As tarefas com agudos e, se possível, em glissando ascendente e descendente permitem a avaliação do músculo cricotireóideo e, assim, do ramo externo do nervo laríngeo superior. Pode ser avaliada a sensibilidade da região supraglótica de cada lado, pelo toque do aparelho.

Na suspeita de disfagia, pode ser realizada a videoendoscopia da deglutição para verificar a presença de penetração/aspiração para a traqueia. O exame com telescópio proporciona melhor qualidade de imagem e mais detalhes relacionados com a morfologia da prega vocal paralisada, como nível em relação à normal. Dessa forma, os dois exames são complementares, e ambos permitem determinar a posição assumida pela prega vocal paralisada: mediana, paramediana, intermediária ou lateral, de acordo com a proximidade com a linha sagital mediana. Geralmente, observa-se medialização da prega vestibular contralateral à lesão, pela tentativa de compensar o fechamento glótico, e mais raramente ipsilateral, provavelmente por ação dos músculos extra laríngeos localizados no pescoço (Figura 195.1; Vídeo 195.3).[1-6]

A eletromiografia da laringe é útil no diagnóstico das alterações de mobilidade das pregas vocais, sobretudo para diferenciar as paralisias das fixações. Fornece informações sobre o tipo e o grau das lesões neurogênicas, diferenciando lesões neuropráxicas das axonais e identificando sinais de restauração da função neural, dados importantes para sinalização do prognóstico. As fibras musculares desnervadas exibem potenciais característicos: fibrilação e ondas positivas, captadas a partir da segunda ou terceira semanas após a lesão. O exame é, geralmente, feito por via transcutânea, e sem a utilização de anestesia, sendo bem tolerado pelos pacientes, e praticamente isento de complicações. Em geral, são avaliados os músculos cricotireóideo e tireoaritenóideo bilateralmente e por meio deles a integridade funcional dos nervos laríngeo superior e recorrente.[6-9]

A avaliação da disfagia, quando indicada, pode ser realizada por meio da videoendoscopia da deglutição no próprio consultório ou da videofluoroscopia da deglutição. A manometria de alta

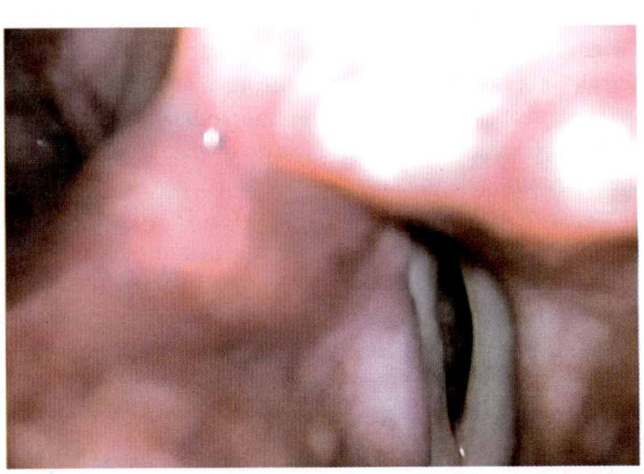

Figura 195.1 Paralisia de prega vocal esquerda em posição paramediana, com arqueamento. Medialização de prega vestibular direita.

resolução (MAR) vem sendo amplamente utilizada em estudos de disfagia. A MAR parece reunir características que permitem superar as dificuldades encontradas no estudo da motilidade da faringe, esfíncter esofágico superior e esôfago proximal.[10-14]

Em estudo recente realizado na Unifesp, observou-se que, em pacientes com imobilidade laríngea unilateral, a pressão na topografia do esfíncter superior do esôfago não se altera. Por outro lado, mais de metade dos pacientes apresentou pressão máxima da faringe diminuída. Dessa forma, a disfagia nesses pacientes não seria relacionada somente com alteração do fechamento glótico, mas também com uma alteração da peristalse faríngea.[13,14]

Diante do diagnóstico de paralisia deve-se identificar ou buscar a causa. Nas lesões altas há necessidade de pesquisar o trajeto do nervo desde sua origem no núcleo ambíguo no tronco encefálico até a saída do laríngeo superior no pescoço: avaliação por imagem da base do crânio e região cervical estão indicados. Nas lesões baixas, exclusivamente recorrentes, procede-se à avaliação do pescoço, mediastino e tórax.

PARALISIAS CENTRAIS

As lesões supranucleares com comprometimento dos neurônios motores superiores não acarretam imobilidade da laringe, pois o núcleo ambíguo tem representação cortical bilateral. Resultam em espasticidade, em maior ou menor grau, acarretando geralmente dificuldade na movimentação harmônica das pregas vocais, em retardo no início do movimento, assimetria na coaptação glótica e com prejuízo na fala. Nem sempre há repercussão nas funções laríngeas não fonatórias, mas a espasticidade do músculo cricofaríngeo pode comprometer a deglutição. Quando há envolvimento de língua e palato observam-se disartria e distúrbios da fase oral da deglutição. Geralmente, são causadas por acidentes vasculares encefálicos, meningites.

Nas paralisias supranucleares progressivas o paciente apresenta manifestações oculares, motoras e mentais. As alterações começam de forma lenta e gradualmente se tornam mais evidentes. Na fase inicial, assemelham-se a outras demências. O quadro evolui para dificuldades na locomoção, perda do equilíbrio, fraqueza, disartria, disfagia, tremor de língua e mãos, que tendem a manter o paciente no leito.

A paralisia pseudobulbar é uma síndrome que afeta principalmente as atividades de fala e deglutição, acompanhadas ou não por outros sinais e sintomas. A presença de centros integrativos bulbares para o riso e o choro explicam a ocorrência do riso e choro imotivados. As lesões são supranucleares com comprometimento bilateral do trato corticonuclear, e por isso são observadas espasticidade e hiperreflexia. Os problemas na voz acompanham a disastria, sendo a qualidade monótona, com *pitch* agravado e, em geral, com algum grau de hipernasalidade. Os distúrbios de articulação são mais pronunciados com repercussão importante na comunicação. A causa mais frequente é o acidente vascular encefálico, em geral na região da cápsula interna, mas outras afecções podem também causar o distúrbio.

Lesões nos neurônios motores inferiores do núcleo do vago resultam em paralisia flácida. São causas de paralisia nuclear a malformação de Arnold Chiari, a siringobulbia, tumores e traumas. A síndrome de Wallenberg resulta de obstrução da artéria cerebelar posteroinferior ou, na maior parte das vezes, por obstrução na artéria vertebral, e tem como correspondente anatomopatológico o infarto da porção dorsolateral do bulbo. A área do território vascular tem abrangência anatômica restrita, mas nele encontram-se estruturas diversas e com funções importantes, como tratos espinocerebelares, trato espinotalâmico lateral, núcleos do vago e glossofaríngeo, vias simpáticas, raiz descendente do trigêmeo. Assim, a manifestação clínica depende principalmente de quanto e quais estruturas foram afetadas. Pode ocorrer síndrome cerebelar, paralisia velofaringolaríngea, síndrome oculossimpática de Claude Bernard-Horner e comprometimento da sensibilidade superficial térmica e dolorosa da hemiface ipsilateral à lesão. Do lado contralateral, anestesia dos membros e tronco, com dissociação do tipo siringomiélico. Comprometimento do núcleo do hipoglosso ou dos núcleos vestibulares podem acarretar paresia da hemilíngua, vertigens e nistagmo. O sintoma mais frequente é a disfagia. O comprometimento do núcleo ambíguo, principalmente em sua porção superior, explica a paralisia velofaríngea, normalmente, em maior intensidade que a paralisia laríngea.

O comprometimento dos neurônios motores superior e inferior ocorre em doenças extensas e geralmente com grande repercussão em diversas funções. A apresentação clínica é variável e de acordo com o grau e as áreas predominantemente afetadas, em especial no início do quadro. Destacam-se a esclerose lateral amiotrófica (ELA), esclerose múltipla, síndrome Shy-Drager, atrofia de múltiplos sistemas, dentre outras. A ELA pode iniciar-se com a forma bulbar, comprometendo funções importantes ao indivíduo, como mastigação, deglutição, respiração e fala. A motricidade da laringe, língua e palato podem estar comprometidas, causando disartria com hipernasalidade e voz pastosa. A dificuldade articulatória muitas vezes evolui muito rapidamente, tornando a fala ininteligível em pouco tempo. Como não há tratamento efetivo para a doença, os cuidados devem ser dirigidos aos sintomas, com especial atenção à disfagia, respiração e comunicação.

PARALISIAS RECORRENTES UNILATERAIS

Apresentação clínica

O comprometimento do nervo recorrente acarreta paralisia de todos os músculos intrínsecos da laringe, exceto o cricotireóideo. A paralisia recorrente é mais frequente do lado esquerdo, provavelmente em decorrência do maior trajeto do nervo neste lado. São inúmeras as causas que podem afetar o nervo: iatrogênicas, as mais frequentes, por cirurgias no pescoço, como tireoidectomias, de carótida ou coluna, cirurgias torácicas; compressão por tumores extralaríngeos; traumatismos por acidente ou por armas; doenças cardiopulmonares, como cardiomegalia, aneurisma de aorta ou tronco braquicefálico, pericardite, estenose mitral; doenças neurológicas, doenças infecciosas; intubação orotraqueal, dentre outras. Embora a possibilidade de neurite recorrente por infecções virais seja possível, diante da difícil comprovação, os casos em que a causa não é identificada são geralmente considerados idiopáticos. A paralisia pode ser temporária, geralmente decorrente de lesão neuropráxica, e a recuperação da função eletrofisiológica e da mobilidade ocorre em até 6 meses. A eletromiografia pode auxiliar na identificação de casos favoráveis e desfavoráveis à recuperação.

A posição assumida pela prega vocal paralisada varia desde a mediana até a lateral, e determina em parte o modo de coaptação das pregas vocais durante a fonação. Não se sabe o que determina a posição em que a prega vocal paralisada permanecerá. Não é diretamente relacionada com a causa da paralisia e vários graus de fendas podem estar associados a paralisia do nervo recorrente com ou sem envolvimento do laríngeo superior. A regeneração do nervo com sincinesia segue-se a quase todos os casos de paralisia, mesmo naqueles em que houve a secção completa do nervo: observam-se graus variados de reinervação, identificáveis pela eletromiografia, embora ineficientes para permitir a mobilidade da prega vocal. Havendo a reinervação, o tônus muscular conserva-se, mas a distribuição aleatória das fibras para músculos adutores e abdutores faz perder o comando cerebral da movimentação adequada das pregas vocais. A sincinesia é preferível à perda total da inervação pois evita atrofia da massa muscular permitindo melhor coaptação com a aproximação da prega vocal contralateral. A posição da prega paralisada pode variar com o tempo, no início em geral é muito flácida e pode ser arqueada; dependendo do grau de reinervação e atrofia pode se tornar menos flácida e retilínia, facilitando a coaptação glótica. Desnivelamento pode ocorrer, mantendo soprosa a qualidade vocal mesmo com a aproximação da prega contralateral.

Os sintomas na paralisia recorrente unilateral dependem principalmente da posição assumida pela prega vocal paralisada, da presença de arqueamento e de desnivelamento. Quanto mais próxima da posição mediana menos sintomas são observados; o paciente pode ser assintomático quando na posição mediana e sem arqueamento. É possível a paralisia ser um achado de exame.

Quanto maior a fenda, mais intensos os sintomas. Geralmente, o principal sintoma é a disfonia, com predomínio de soprosidade, cansaço ao falar, diminuição do *loudness* (Áudio 195.1). O desnivelamento da prega vocal também contribui para o aumento da soprosidade e pode levar à diplofonia. Não há restrição respiratória, pois a abdução da prega contralateral é suficiente para a passagem de ar. A disfagia pode estar presente principalmente no início do quadro, com relatos de engasgo com a ingestão de líquido. É mais intensa quando há comprometimento concomitante do nervo laríngeo superior, responsável pela invervação sensitiva da supraglote.

Tratamento

O tratamento vai depender da causa da paralisia, do tempo de paralisia e de seu prognóstico, assim como do modo de coaptação glótica. Paralisias em posição mediana ou paramediana podem acarretar pouca ou nenhuma repercussão na voz e deglutição. O tratamento é conservador e pode ser indicada a fonoterapia, que visa melhorar a coaptação glótica pela aproximação da prega vocal contralateral. Quando a prega vocal paralisada se encontra em posição intermediária, lateral e em alguns casos de posição paramediana, ou com arqueamento importante, a fenda glótica é grande e o tratamento de escolha é o cirúrgico. Existem várias formas de correção de insuficiência glótica que variam desde técnicas cirúrgicas, que abordam o arcabouço laríngeo, até o implante e injeção de substâncias para aumento volumétrico das pregas vocais.

Implante de materiai

A busca de uma substância ideal para substituir tecidos vivos tem sido motivo de grandes pesquisas na área médica. Esta substância, considerada ideal para ser usada nas cirurgias de preenchimento nas pregas vocais, deve ter as seguintes características:

- Ser composta de um único componente
- Não ser imunogênica
- Não ser tóxica
- Não produzir reações inflamatórias
- Ser possível a sua utilização por implante ou injeção sem grande traumatismo
- Ter um longo tempo de permanência no hospedeiro
- Ser biocompatível no local da aplicação.

Entre os materiais mais utilizados na otorrinolaringologia estão gordura, fáscia temporal e ácido hialurônico. Provavelmente, serão reabsorvidos parcial ou completamente, mas talvez gerem condição para que os próprios tecidos do corpo possam preencher o espaço ocupado pelo material quando ele for reabsorvido.[15-23]

O uso de gordura, em laringologia, ainda é motivo de imprevisibilidade, em virtude da possibilidade de absorção e possível perda do volume desejado. De acordo com a literatura, as taxas de absorção são variáveis, o que sugere que a sobrevivência do enxerto não depende de um, mas de vários fatores. No entanto, em geral é reabsorvida em 4 a 6 meses, resultando em frustração. A gordura que ainda permanece após 12 meses provavelmente não será reabsorvida.

Como característica, a fáscia apresenta baixa taxa de absorção e complicações. A fáscia pode ser injetada lateralmente ao músculo vocal ou transplantada em bloco para uma "bolsa" criada na lâmina própria, e a opção da técnica a ser usada, depende da experiência do cirurgião e da etiologia da insuficiência glótica. Com o propósito de se evitar extrusão do enxerto, preconiza-se uma sutura na lâmina própria da prega vocal enxertada (Figura 195.2). Estudos demonstram baixa absorção e baixa resposta inflamatória quando implantada no músculo vocal, promovendo a medialização das pregas vocais a longo prazo, talvez servindo como matriz para formação de colágeno (Figuras 195.3 e 195.4).

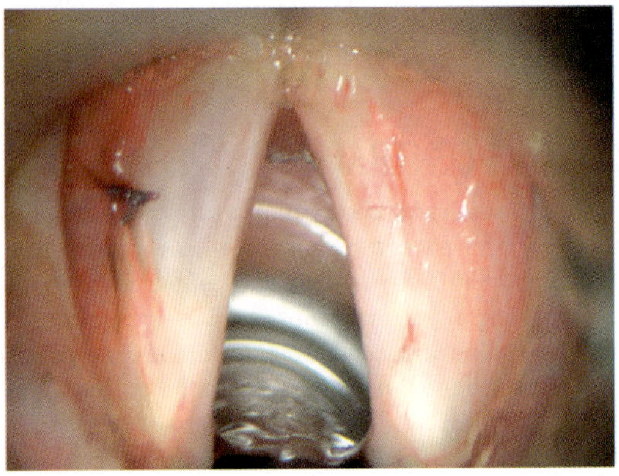

Figura 195.2 Sutura em prega vocal esquerda com Vicryl 7.0.

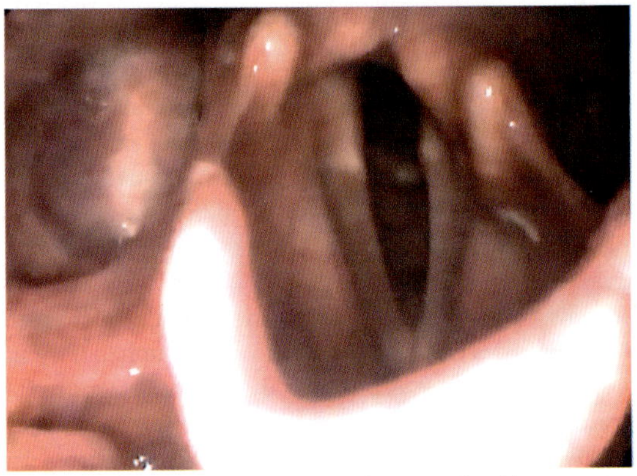

Figura 195.3 Paralisia de prega vocal esquerda. Observa-se atrofia da prega vocal.

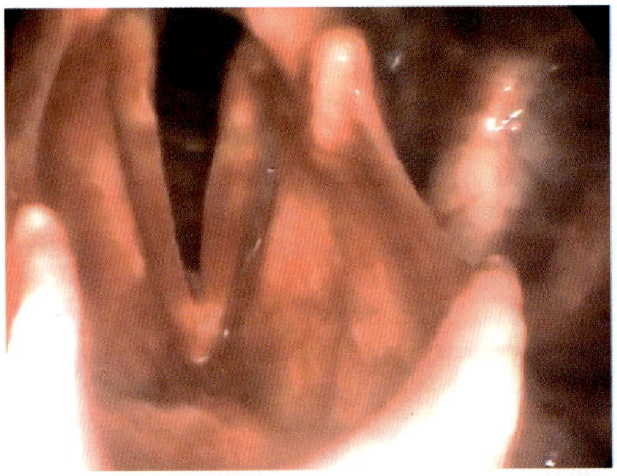

Figura 195.4 Pós-operatório de implante de fáscia temporal em prega vocal esquerda. Mesmo paciente da Figura 195.3.

O ácido hialurônico é um dos principais componentes da lâmina própria com significativa importância na viscoelasticidade da prega vocal. A laringoplastia com injeção de ácido hialurônico tem sido utilizada como preenchimento, para aumentar a qualidade da voz, melhorar os resultados da terapia vocal e pode ser recomendada como tratamento de sobreposição antes da cirurgia de medialização permanente. Também melhor injetá-lo lateralmente às pregas vocais, e com uma pequena hipercorreção (Vídeo 195.3). Comparado a outros materiais injetados, o ácido hialurônico parece ter efeito mais favorável nas funções vibratórias das pregas vocais e, portanto, nos parâmetros de qualidade vocal (Figura 195.5; Áudios 195.1 e 195.2). O seu efeito permanece por 6 a 12 meses, mas pode ser a longo prazo e, assim, reduzir a probabilidade de necessitar de tireoplastia de medialização permanente. Apesar do ácido hialurônico ser um produto de engenharia biomédica, seu uso pode causar raros efeitos adversos, variando desde reações inflamatórias leves até odinofagia e obstrução de vias aéreas, em geral em 48 a 72 horas após a injeção. Assim, atenção deve ser dada a sintomas relatados pelo paciente no período.

Tireoplastia tipo I

A medicalização da prega vocal[24-27] é um procedimento cirúrgico comum entre os otorrinolaringologistas para reabilitação de pacientes com sintomas de insuficiência glótica decorrentes de imobilidade unilateral de prega vocal. Ao se aproximar a prega vocal imóvel da linha média, há um melhor fechamento glótico, que impede aspirações e proporciona condições necessárias para uma melhor qualidade vocal (Vídeos 195.4 e 195.5).

A primeira cirurgia para medicalização de prega vocal, com abordagem do arcabouço laríngeo foi descrita em 1915 por Payr.[28] Entretanto, sem uso de corticoide e antibióticos a cirurgia caiu em desuso devido ao grande número de infecções. A cirurgia mais utilizada para medicalização da prega vocal é a tireoplastia tipo I (TP1), descrita por Isshiki et al.[25] em 1974. Consiste na introdução de um implante de silicone, lateralmente à prega vocal imóvel, através de uma janela produzida na lâmina da cartilagem tireóidea. Desta maneira, a prega vocal é deslocada pelo implante e posicionada medialmente, promovendo melhor fechamento glótico (Figura 195.6).

O procedimento é realizado sob anestesia local com sedação em centro cirúrgico. A grande vantagem desse procedimento é o ajuste minucioso da qualidade vocal, pois a voz é testada durante o próprio procedimento. A cirurgia pode ser realizada com anestesia geral em pacientes que não sejam colaborativos para realização de procedimento. Deve-se ressaltar que nesses casos o resultado vocal pode não ser o esperado, pelo fato de não ser possível fazer um ajuste da prótese tão minucioso. Alguns autores orientam o uso

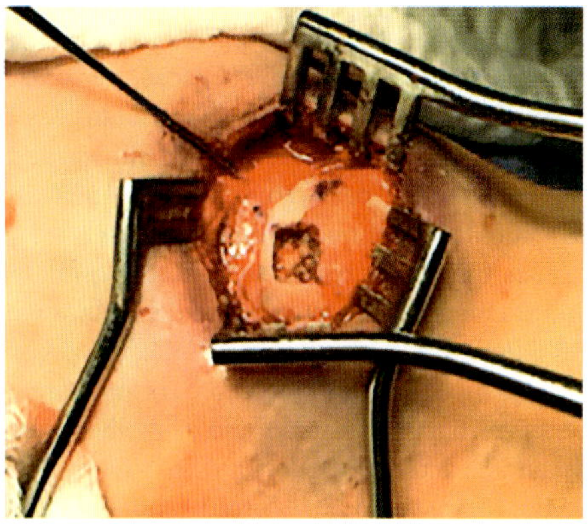

Figura 195.6 Janela em cartilagem tireóidea esquerda.

de nasofibroscopia durante o procedimento, a fim de se observar a real coaptação realizada ao se colocar o enxerto. Após determinar-se o molde e a sua colocação ideal, o enxerto pode ser fixo à cartilagem com um fio de *nylon*, a fim de se evitar extrusão ou mesmo que o enxerto se mobilize.

A TP1 além de melhorar a qualidade vocal por aproximação das PPVV, também apresenta um efeito benéfico na deglutição desses pacientes. Acredita-se que, por uma melhora da coaptação glótica, haveria também uma melhora do reflexo da proteção.

As principais complicações da cirurgia são relacionadas com a ferida operatória, extrusão de enxerto (Figura 195.7). Não se observa desconforto respiratório ou qualquer tipo de alteração na respiração desses pacientes, desde que não haja alteração da movimentação da prega vocal contralateral. Desconforto respiratório, por diminuição da área respiratória é complicação rara. Eventual edema no pós-operatório da prega vocal pode ser controlado com corticoide.

Caso na laringoscopia pré-operatória observe-se algum grau de alteração de movimentação da prega vocal contralateral, deve-se rever e considerar a real necessidade da TP1.

Tireoplastia e melhora da disfonia e disfagia

A imobilidade de prega vocal unilateral, independentemente da etiologia, pode comprometer a função glótica laríngea. Embora a queixa vocal seja a que mais frequentemente motive os pacientes a procurar avaliação médica, a disfagia contribui significativamente para a morbidade da condição. As limitações da alimentação, quando envolvem dificuldade na efetividade e segurança da deglutição, podem acarretar consequências graves para a qualidade de vida dos pacientes, como, por exemplo, deixar de sair para realizar as refeições, mudanças no trabalho ou retração na vida social.

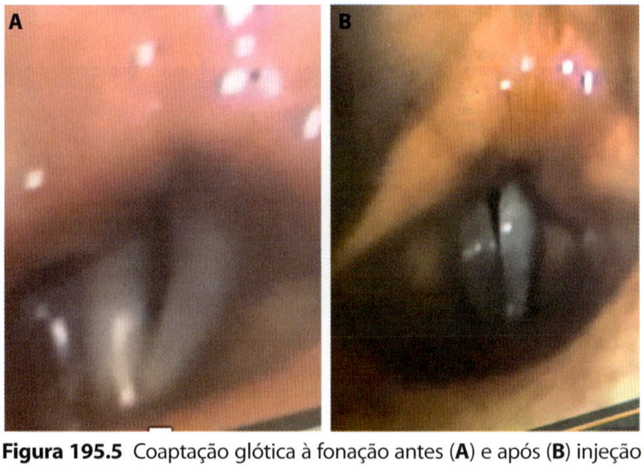

Figura 195.5 Coaptação glótica à fonação antes (**A**) e após (**B**) injeção de ácido hialurônico.

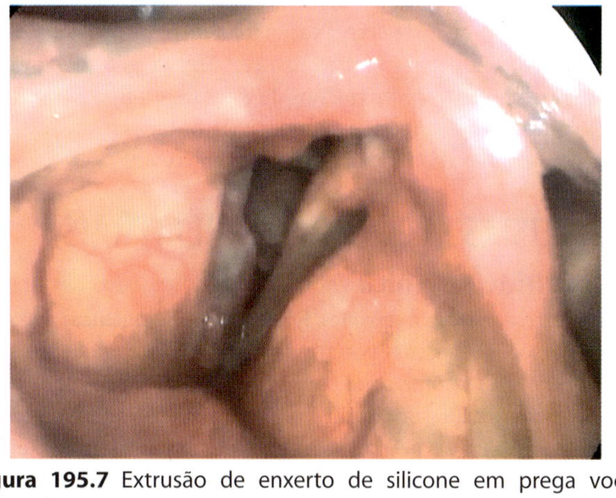

Figura 195.7 Extrusão de enxerto de silicone em prega vocal esquerda.

A melhora da qualidade vocal é observada durante a cirurgia, pois, realizada com anestesia local e sedação, permite na hora da colocação da prótese manter o paciente acordado. Assim, a localização final da prótese é determinada pela identificação da melhora da qualidade vocal tanto pelo cirurgião como pelo paciente. De fato, o resultado final da qualidade da voz será visto no pós-operatório mais tardio. Os resultados são, em geral, muito bons, com diminuição ou ausência da soprosidade, melhora da eficiência vocal e da *loudness*.

A TP1 é um procedimento descrito para melhora da disfagia. Não se sabe ao certo o mecanismo exato da melhora nesses pacientes. Alguns autores acreditam que a melhora na coaptação glótica por si só seria responsável. Outros estudos mostram influência direta na peristalse faríngea após a cirurgia.

Estudos prévios avaliam a melhora da deglutição em pacientes submetidos a TP1 por meio de questionário de qualidade de vida e análise do videodeglutograma. Recentemente, em nossa instituição, estudamos o questionário de qualidade vida SWAL-QOL como parâmetro para avaliar a queixa disfágica dos pacientes que foram submetidos a TP1. Foi evidenciada melhora da qualidade de vida em deglutição após a TP1 em todos os 10 domínios aplicados de todos os pacientes avaliados, sugerindo que a TP1 foi efetiva na melhora da disfagia desses pacientes. Observou-se que os domínios que apresentaram correlações estatisticamente significantes foram: "Deglutição como um Fardo", "Desejo de se Alimentar", "Frequência de Sintomas", "Comunicação", "Medo de se Alimentar", "Saúde Mental" e "Social". Esses domínios, portanto, podem ser norteadores do processo de diagnóstico, terapêutica e prognóstico, além do cuidado da disfagia. Em contrapartida, os domínios "Sono", "Fadiga" e "Seleção do Alimento", não tiveram significância estatística na avaliação da melhora da disfagia após a TP1 na presente amostra.

Em nosso estudo, a análise foi feita até 30 dias. Acreditamos que o efeito da TP1 se prolongue por mais tempo. Cates, em 2016,[10] avaliou pacientes submetidos a essa cirurgia com o questionário de qualidade vida EAT-10, não validado para o português, e a melhora da qualidade de vida também foi observada em um período médio de 60 dias.

Tempo de intervenção

A TP1 não é uma cirurgia definitiva e pode ser revertida, com a retirada do implante. Entretanto, a literatura aponta uma média de 6 a 12 meses para a realização do procedimento a fim de se ter tempo para uma eventual reinervação. Entretanto, há relatos na literatura de casos em que a reinervação demorou até 250 dias para ocorrer.

Por outro lado, em etiologias em que sabidamente o nervo foi lesado (tumores, lesões iatrogênicas etc.), pode-se indicar a cirurgia mais precocemente. A eletromiografia pode auxiliar por meio da presença de sinais de desnervação, reinervação, grau de desnervação, sinalizando para o prognóstico. Alguns autores apontam que intervenções precoces (menos de 3 meses do início dos sintomas) com materiais injetáveis absorvíveis diminuem a chance de uma cirurgia que aborde o arcabouço laríngeo.

PARALISIAS RECORRENTES BILATERAIS

Apresentação clínica

Felizmente, são pouco frequentes. Em geral, são iatrogênicas ou causadas por lesões provocadas por arma branca. Na quase totalidade dos casos, as pregas encontram-se paralisadas em adução, geralmente na posição paramediana, e por isso sem repercussão na voz. No entanto, os quadros são graves pela restrição respiratória causada pela paralisia dos músculos abdutores, causando dispneia severa que pode causar a morte do paciente. Normalmente, observa-se estridor. A restrição respiratória severa em geral ocorre imediatamente após a instalação da paralisia. Entretanto, observam-se casos não tão raros em que a limitação não impede a rotina normal durante anos e vai se agravando paulatinamente com o passar do tempo, com o envelhecimento do paciente, com atividades físicas mais intensas, ou se instala de forma severa na vigência de um quadro de infecção das vias aéreas.

Tratamento

A principal função da laringe é a respiração e proteção da via aérea. Nos casos de paralisia bilateral, a função fonatória praticamente não é afetada enquanto a função respiratória pode estar severamente comprometida. Assim, muitas vezes a traqueostomia (TQT) acaba sendo o primeiro tratamento para esses pacientes e, em inúmeras vezes, o paciente chega ao médico otorrinolaringologista já com a traqueostomia realizada. A TQT foi por anos o tratamento de escolha para paralisia bilateral de pregas vocais. Entretanto, a morbidade e desconforto causados por esse procedimento, tornam a TQT um tratamento temporário, para resolver situações de emergência.

O tratamento de escolha definitivo para paralisisa bilateral é a realização de aritenoidectomia (total ou parcial) ou cordotomia posterior.[29,30]

A primeira aritenoidectomia endoscópica foi descrita em 1948. Já a primeira cordotomia posterior foi descrita em 1991 por Dennis e Kashima (Figura 195.8 e 195.9). Inicialmente descrito pelos autores como cordectomia, o termo foi modificado por outros cirurgiões devido à confusão com as cirurgias para tratamento de neoplasias. Na cordotomia posterior faz-se a secção transversa da prega vocal na porção posterior, junto ao processo vocal (Figura 195.10). A aritenoidectomia pode ser total ou parcial.

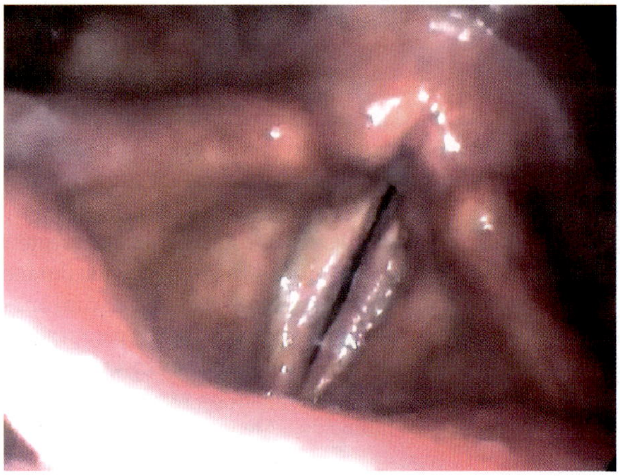

Figura 195.8 Paralisia de prega vocal bilateral.

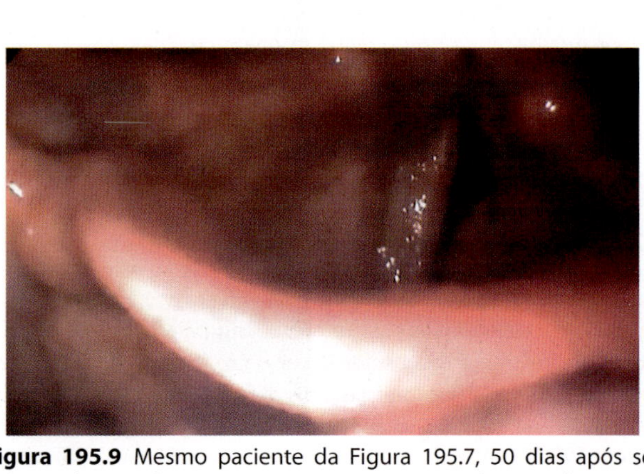

Figura 195.9 Mesmo paciente da Figura 195.7, 50 dias após ser submetido a cordotomia posterior em prega vocal esquerda.

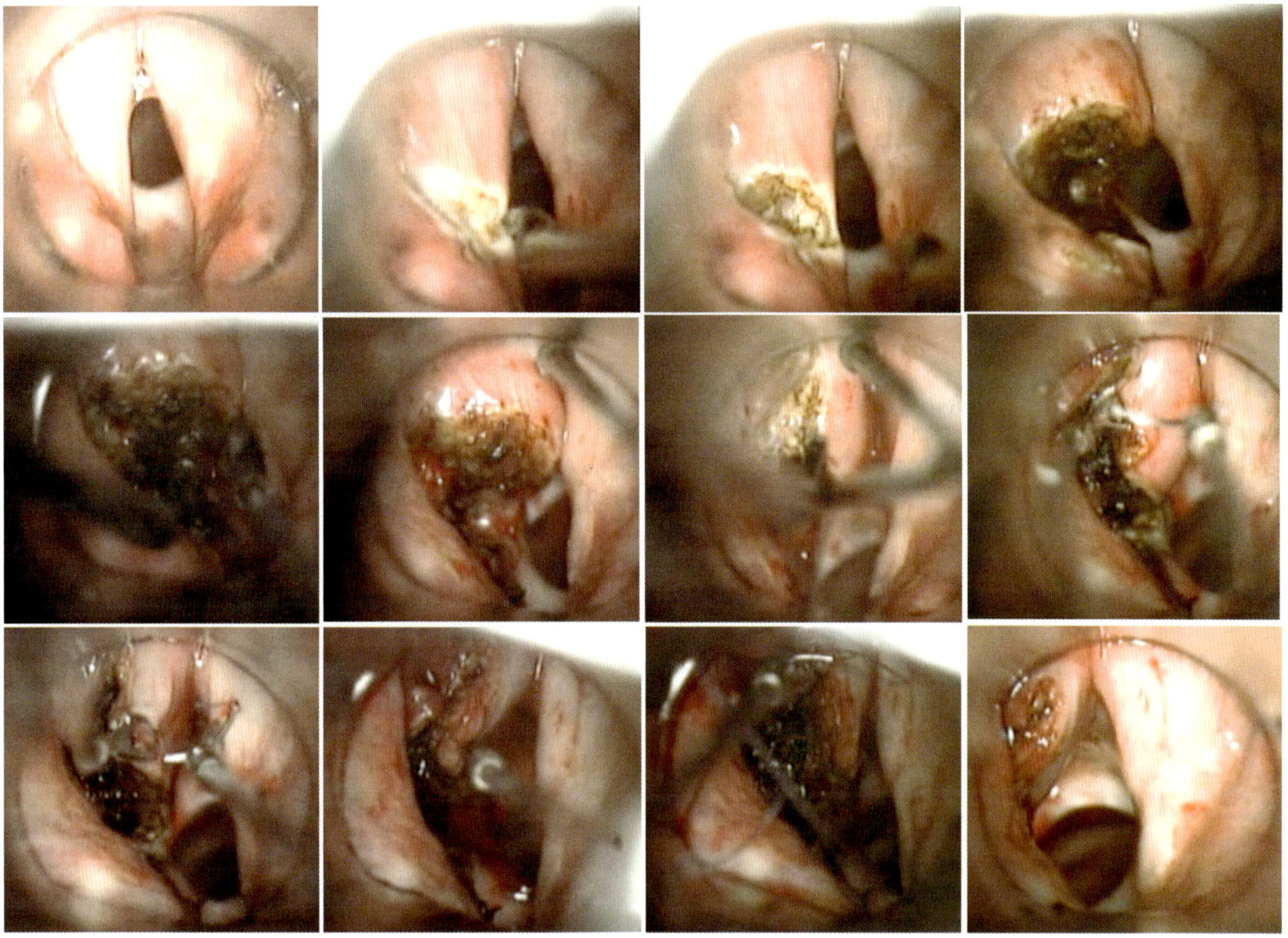

Figura 195.10 Cordotomia posterior à direita com ressecção do processo vocal da aritenoide.

A escolha da técnica cirúrgica depende da experiência do cirurgião. A literatura não mostra diferenças entre os procedimentos quando fatores importantes como tempo de decanulação e qualidade vocal são comparados. Portanto, a melhor técnica escolhida é a que o cirurgião apresenta maior familiaridade.

A decisão de se realizar a cirurgia uni ou bilateralmente é controversa na literatura. A vantagem de se realizar o procedimento unilateral seria uma melhor qualidade vocal, menor tempo cirúrgico, menos risco de edema ou granuloma no pós-operatório, o que levaria a um menor tempo para a decanulação. Por outro lado, a realização de um procedimento bilateral teria a vantagem de se realizar apenas uma cirurgia, e uma maior certeza de decanulação a longo prazo, mas com maior risco de disfagia. Em caso de se realizar a cirurgia unilateral, o lado escolhido deve ser aquele com menor movimentação ou o lado em que o cirurgião tiver melhor acesso cirúrgico e melhor exposição (ver Figura 195.10).

Cuidados pré e intraoperatórios

Para qualquer paciente a ser submetido a tratamento cirúrgico de paralisia de prega vocal bilateral, deve-se sempre deixar claro que haverá um prejuízo vocal e de deglutição. O grau desse prejuízo é difícil de ser estabelecido no pré-operatório.

A consideração mais importante no pré-operatório é a realização de traqueostomia. Alguns pacientes já procuram o médico otorrinolaringologista com traqueostomia. Por outro lado, alguns pacientes apresentam queixas respiratórias mais discretas, e a decisão de realização de traqueostomia no mesmo tempo cirúrgico cabe ao cirurgião. Na literatura, poucos autores preconizam a traqueostomia protetora. Alguns artigos relatam que com o uso de potência baixa do *laser*, e realização apenas de cordotomia posterior, a traqueostomia não é necessária. Essa é uma decisão polêmica, controversa e que ainda precisará de muitos estudos para se chegar a uma diretriz padrão.

O uso de medicações no intra e pós-operatórios também é um assunto que merece destaque por não possuir padronização na literatura. Alguns autores preconizam o uso de mitomicina C (MMC) no intraoperatório com o propósito de diminuir a formação de granuloma. Dados sobre tempo de aplicação e concentração de medicação, bem como sobre reações adversas, precisam ser mais bem estabelecidos. O corticoide endovenoso no intraoperatório e via oral no pós-operatório é bastante usado, bem como medicações para controle de refluxo.

O sucesso da cirurgia é frequentemente relatado na literatura com o sucesso na decanulação, o que, na maioria das vezes, é o principal objetivo do paciente. A taxa de decanulação varia na literatura entre 56 e 100%, e o tempo para decanulação também varia de 0 até 100 dias.

PARALISIA DO NERVO LARÍNGEO SUPERIOR

Apresentação clínica

São muito raras as paralisias do nervo laríngeo superior, uma vez que o trajeto do nervo é mais curto e mais distante dos acessos cirúrgicos no pescoço. Pode ser que o envolvimento unilateral seja pouco diagnosticado devido à baixa repercussão clínica, seja em sintomas como em sinais. Os casos unilaterais são em geral idiopáticos, mas como muitos são precedidos de infecções virais as neurites, têm sido considerados como causa possível. As bilaterais, mais raras ainda, são geralmente idiopáticas. Embora o ramo externo do nervo laríngeo superior seja responsável pela inervação do músculo cricotireóideo, classicamente identificado entre os adutores, não tem de modo efetivo essa função, é um adutor leve apenas quando as pregas se encontram na posição paramediana. É responsável pelo estiramento da prega vocal, com consequente aumento da tensão e afilamento da borda livre, decorrentes da aproximação das cartilagens cricóidea e tireóidea. É, portanto, o músculo que permite a emissão de agudos, a modulação da voz na fala e o canto. Dessa forma, as lesões não provocam imobilidade da laringe, mas acarretam modificação da qualidade vocal. Nos casos unilaterais, pode haver rouquidão, abaixamento do *picht* e *loudness*, diminuição da extensão vocal, soprosidade, nem sempre identificados ou valorizados pelo paciente. No entanto, são importantes para os profissionais da voz, em especial os cantores. O comprometimento do ramo interno, responsável pela sensibilidade da supraglote, não costuma ter repercussão clínica em relação à deglutição ou tosse. O comprometimento bilateral do nervo laríngeo superior é muito raro e devastador para a qualidade vocal, mesmo para pacientes que não fazem uso profissional da voz. A rouquidão é marcante, o *picht* muito grave, a voz é de baixa intensidade e praticamente sem modulação, e a extensão vocal muito restrita, impedindo emissão de agudos. Observa-se emissão de apenas 2 ou 3 tons. Para o diagnóstico, a laringoscopia deve contemplar a avaliação com sons graves e agudos, glissando ascendente e descendente, buscando observar o comprimento de cada prega vocal no agudo. Quando o comprometimento é unilateral, a emissão de agudos pode, pela báscula do músculo contralateral normal, provocar a rotação da parede posterior da laringe para o lado paralisado. No entanto, nem sempre se observa esse sinal e citam-se outros achados inespecíficos, como presença de fendas e assimetria de amplitude ou fase à estroboscopia. Nos casos bilaterais, as pregas vocais têm a aparência de estarem encurtadas, e apresentam arqueamento e aparente aumento de massa. A eletromiografia confirma o diagnóstico.

Tratamento

Infelizmente, não há tratamento de eficácia comprovada para as paralisias do nervo laríngeo superior. Quando a lesão não é permanente, é possível a recuperação da função que, assim como nas paralisias recorrentes, pode levar até 6 meses.

PARALISIAS SELETIVAS

O nervo laríngeo recorrente ramifica-se após penetrar na laringe e emite ramos para cada um dos músculos. Muito raramente observado, o envolvimento seletivo de um ramo é possível e deve ser considerado nos quadros não típicos. O diagnóstico depende da eletromiografia de todos os músculos intrínsecos inervados pelo nervo recorrente.

REFERÊNCIAS BIBLIOGRÁFICAS

1. Benninger M, Crumley R, Ford C, Gould W, Hanson D, Ossoff R et al. Evaluation and treatment of the unilateral paralyzed vocal fold. Otolaryngol Head Neck Surg [Internet]. 1994 [Acesso em: 2024 Jul];111(4):497-508.
2. Woodson G. Configuration of the glottis in laryngeal paralisis I: Clinical study. Laryngoscope [Internet]. 1993 [Acesso em: 2024 Jul]; 103(11 Pt 1): 1227-34.
3. De Biase N, Pontes P, Nóbrega JA, De Biase S. Lateral cricoarytenoid muscle paralysis: a case report as a contribution to the understanding of the functional anatomy of the larynx. Rev Bras Otorrinolaringolol [Internet]. 2003 [Acesso em: 2024 Jul];69(1):121-5.
4. Dursun G, Sataloff RT, Spiegel JR, Mandel S, Heuer RJ, Rosen DC. Superior laryngeal nerve paresis and paralysis. J Voice [Internet] 1996 [Acesso em: 2024 Jul];10(2): 206-11.
5. Pinho SM, Pontes PA, Gadelha ME, De Biase N. Vestibular vocal fold behavior during phonation in unilateral vocal fold paralysis. J Voice [Internet]. 1999 [Acesso em: 2024 Jul];13(1):36-42.
6. Tsai V, Celmer A, Berke GS, Chhetri DK. Videostroboscopic findings in unilateral superior laryngeal nerve paralysis and paresis. Otolaryngol Head Neck Surg [Internet]. 2007 [Acesso em: 2024 Jul];136(4):660-2.
7. Munin MC, Heman-Ackah YD, Rosen CA, Sulica L, Maronian N, Mandel S et al. Consensus statement: Using laryngeal electromyography for the diagnosis and treatment of vocal cord paralysis. Muscle Nerve [Internet]. 2016 Jun [Acesso em: 2024 Jul];53(6):850-5.
8. Koufman JA, Postma GN, Whang CS, Rees CJ, Amin MR, Belafsky PC. Diagnostic laryngeal electromyography: The wake Forest experience 1995-1999. Otolaryngol Head Neck Surg [Internet]. 2001 Jun [Acesso em: 2024 Jul];124(6):603-6.
9. Volk GF, Guntinas-Lichius O. Laryngeal electromyography. Adv Otorhinolaryngol [Internet]. 2020 [Acesso em: 2024 Jul]; 85:18-24.
10. Cates DJ, Venkatesan NN, Strong B, Kuhn MA, Belafsky PC. Effect of vocal fold medialization on dysphagia in patients with unilateral vocal fold immobility. Otolaryngol Head Neck Surg [Internet]. 2016 [Acesso em: 2024 Jul];155(3):454-457
11. Giraldez-Rodriguez LA,Johns M. Glottal insufficiency with aspiration risk in dysphagia. Otolaryngol Clin North Am [Internet]. 2013 [Acesso em: 2024 Jul];46(6):1113-21.
12. McHorney CA, Bricker DE, Kramer AE, Rosenbek JC, Robbins J, Chignell KA et al. The SWAL-QOL outcomes tool for oropharyngeal dysphagia in adults: I. Conceptual foundation and item development. Dysphagia [Internet]. 2000 [Acesso em: 2024 Jul];15(3):115-21.
13. Pinna BR, Herbella FM, De Biase N. Pharyngeal motility in patients submitted to type I thyroplasty. Braz J Otorhinolaryngol [Internet]. 2021 [Acesso em: 2024 Jul]; 87:538-44
14. Pinna BR, Herbella FM, De Biase N, Vaiano T, Patti MG. High-resolution manometry evaluation of pressures at the pharyngo-upper esophageal area in patients with oropharyngeal dysphagia due to vagal paralysis. Dysphasia [Internet]. 2017 [Acesso em: 2024 Jul]; 32(5): 657-62.
15. Alghonaim Y, Roskies M, Kost K, Young J. Evaluating the timing of injection laryngoplasty for vocal fold paralysis in an attempt to avoid future type 1 thyroplasty. J Otolaryngol Head Neck Surg [Internet]. 2013 [Acesso em: 2024 Jul];42:24.
16. Boyce RG, Nuss DW, Kluka EA. The use of autogenous fat, fascia and neovascularized muscle grafts in the head and neck. Otolaryngol Clin North Am [Internet]. 1994 [Acesso em: 2024 Jul]; 27:39-68.
17. Constantino P, Friedman C. Soft tissue augmentation and replacement in head and neck, general consideration. Otolaryngol Clin Nor Am [Internet]. 1994 [Acesso em: 2024 Jul];27(1):1-12.
18. Hamdan AL, Khalifee E. Adverse reaction to restylane: A review of 63 cases of injection laryngoplasty. Ear Nose Throat J [Internet]. 2019 [Acesso em: 2024 Jul];98(4):212-6.
19. Heman-Ackah YD, Ivey CM, Alexander R. Options for treatment of a small glottic gap. Laryngoscope Inv Otolaryngol [Internet]. 2023 [Acesso em: 2024 Jul];8:720-9.
20. Lebl MD, Martins JM, Nader HB, Simões M, De Biase N. Concentration and distribution of hyaluronic acid in human vocal folds. Laryngoscope [Internet], 2007 [Acesso em: 2024 Jul];117:595-9.
21. Pinna BR, Stavale JN, Pontes PA, Camponês do Brasil O. Histological analysis of autologous fascia implantation into the rabbit voice muscle. Braz J Otorhinolaryngol [Internet]. 2011 [Acesso em: 2024 Jul];77(2):185-90.
22. Vila PM, Bhatt NK, Paniello RC. Early-injection laryngoplasty may lower risk of thyroplasty: A systematic review and meta-analysis. Laryngoscope [Internet]. 2018 [Acesso em: 2024 Jul];128(4):935-40.

23. Wang C, Wu S, Tu Y, Lin W, Liu S. Hyaluronic acid injection laryngoplasty for unilateral vocal fold paralysis: A systematic review and meta-analysis. Cells [Internet]. 2020 Nov 5 [Acesso em: 2024 Jul];9(11):2417.
24. Daniero JJ, Garrett G, Francis DO. Framework surgery for treatment of unilateral vocal fold paralysis. Curr Otorhinolaryngol Rep [Internet]. 2014 [Acesso em: 2024 Jul];2(2):119-30.
25. Isshiki N, Morita H, Okamura H, Hiramoto M. Thyroplasty as a new phonosurgical technique. Acta Otolaryngol [Internet]. 1974 [Acesso em: 2024 Jul];78(5-6):451-7.
26. Isshiki N. Progress in laryngeal framework surgery. Acta Otolaryngol [Internet]. 2000 [Acesso em: 2024 Jul];120:120-7.
27. Pou AM, Carrau RL, Eibling DE, Murry T. Laryngeal framework surgery for the management of aspiration in high vagal lesions. Am J Otolaryngol [Internet]. 1998 Jan-Feb [Acesso em: 2024 Jul];19(1):1-7.
28. Payr E. Plastik am schildknorpel zur Behebung der Folgen einseitiger Stimmbandlahmung. Dtsch Med Wochensch [Internet]. 1915 [Acesso em: 2024 Jul];43:265-70.
29. Rosen CA, Young N. Arytenoid and posterior vocal fold surgery for bilateral vocal fold immobility. Curr Opin Otolaryngol Head Neck Surg [Internet]. 2011 [Acesso em: 2024 Jul]; 19:422-7
30. Hahiya A, Nita LM, Chrispim FS, Imamura R, Tsuji DH, Sennes LU. Cordotomia posterior e aritenoidectomia parcial para tratamento da paralisia vocal bilateral em adução. Arq Int Otorrinolaringol [Internet]. 2007 [Acesso em: 2024 Jul];11(3):311-16.

CAPÍTULO

196

Distúrbios Neurológicos da Laringe

Noemi Grigoletto De Biase • Gustavo Polacow Korn • Sung Woo Park

INTRODUÇÃO

A laringe necessita de controle complexo pelo sistema nervoso central, pois relaciona-se a funções vitais e muito elaboradas, como respiração, deglutição, fonação, que exigem precisão nos movimentos. Inúmeros distúrbios em estruturas diversas do sistema nervoso podem resultar em disfunções laríngeas e comprometer qualquer uma de suas funções. Embora os mecanismos fisiopatológicos das doenças neurológicas sejam os mesmos, por sua peculiaridade, manifestações na laringe podem apresentar características um pouco distintas, mais ou menos evidentes.[1-30] E mesmo que a maioria das doenças neurológicas que afetam a motricidade não tenha início em disfunções da laringe, não raras vezes o quadro tem início em alterações da motricidade e função laríngea. Nesses casos, o exame da laringe pode fornecer dados que sinalizem ao diagnóstico. Há também afecções neurológicas que afetam principal ou exclusivamente a função da laringe, cabendo ao otorrinolaringologista o diagnóstico e tratamento. Assim, diante da impossibilidade de maior abrangência das doenças, pelo espaço disponível, busca-se abordar neste capítulo as de maior importância para o otorrinolaringologista, seja pela prevalência na população, seja pelo papel como protagonista no diagnóstico e tratamento.

DISTONIA LARÍNGEA

Distonias são desordens orgânicas do processamento motor central caracterizadas por contrações musculares involuntárias ou espasmos incontroláveis induzidos durante uma ação específica. Esses movimentos anormais podem ocorrer em qualquer parte do corpo, podem ser lentos ou rápidos, de amplitude, ritmo e duração variáveis. Também podem se manifestar em forma de movimentos repetidos, espasmos musculares, ou mesmo mais raramente em contrações sustentadas em uma posição anormal. São caracteristicamente tarefa-dependentes, pois variam ou surgem de acordo com o movimento executado, e, embora não sejam psicogênicos, agravam-se com o estresse e as emoções e diminuem ou desaparecem durante o sono. Quando apresentam natureza rítmica, constituem os tremores distônicos. Por outro lado, observam-se com frequência distonias acompanhadas de tremor, fenomenologicamente igual ao tremor essencial.[1-12]

De acordo com critério etiológico, consideram-se dois grupos principais: as distonias primárias (idiopáticas) e as secundárias. Na distonia primária não há evidência de lesão cerebral na avaliação clínica e nem nos exames de neuro-imagem. As distonias secundárias são decorrentes de alterações encefálicas de causa variada. Podem estar associadas a outras afecções neurológicas, a doenças metabólicas ou serem decorrentes da utilização de drogas. As drogas mais comumente associadas são os neurolépticos, antidepressivos, antieméticos, anticonvulsivantes. As distonias primárias são mais frequentes, geralmente esporádicas, de ocorrência em adulto. As formas generalizadas são raras e em geral têm início na infância, podem ser familiares ou não, sendo mais prevalentes em alguns grupos étnicos.

Recentemente, inúmeros genes foram identificados e associados a formas familiares, e têm importância no conhecimento da doença, mas ainda explicam a doença em número pequeno de casos.[5] Para a maioria dos pacientes, não haverá identificação de origem genética e monogênica, contribuindo a genética talvez como parte de envolvimento multifatorial. Revisão sistemática sobre a prevalência global das distonias pontua dificuldade e limitações nos estudos, e o valor estimado de 16,43 por 100 mil habitantes é provavelmente subestimado, segundo os autores. As distonias podem ser classificadas segundo a distribuição anatômica, a idade de início e a relação com um fator etiológico identificado. De acordo com a distribuição dos músculos envolvidos, são reconhecidas as formas clínicas: focal (acometimento de um grupo muscular restrito), segmentar, caracterizada por afetar regiões contíguas do corpo, multifocal, quando duas ou mais regiões não contíguas estão envolvidas, hemidistonia, com acometimento de apenas um lado do corpo e generalizada.

Distonias laríngeas

As distonias laríngeas são geralmente primárias, esporádicas, de início na idade adulta, de acometimento focal ou como parte de um quadro de distribuição segmentar. Nas distonias laríngeas há envolvimento de músculos intrínsecos da laringe, durante as tarefas de fonação ou respiração, e predominam os movimentos intermitentes, rítmicos ou não.

As distonias laríngeas são classificadas de acordo com o quadro clínico e os músculos predominantemente envolvidos são de adução, de abdução, mista, respiratória. As três primeiras comprometem a fonação. A forma respiratória, felizmente muito rara, acarreta restrição respiratória. As distonias laríngeas podem apresentar comprometimento supraglótico e faríngeo, bem como estarem associadas a tremor de laringe, faringe e palato.

Distonia laríngea de adução

Na distonia de adução ocorrem espasmos involuntários, isto é, fortes contrações dos músculos adutores, durante a fonação, com consequente inapropriada hiperadução. É a forma mais prevalente, representa aproximadamente 80% dos casos, sendo também denominada erroneamente de "disfonia espasmódica".[3-6] Quadros com espasmos rítmicos ou quase rítmicos constituem o tremor distônico e devem ser diferenciados do tremor vocal essencial.[4,7-12,14-18,27-30]

Quadro clínico

A voz é caracterizada em tensa-estrangulada, com quebras de sonoridade frequentes, com evidente esforço vocal. O paciente apresenta maior dificuldade no início da sonorização e a qualidade da emissão de vogal sustentada é pior do que a da fala encadeada (Áudio 196.1). Agravam-se com o estresse e as emoções. O quadro vocal varia desde alterações leves até dificuldades tão intensas que para alguns pacientes chega a impedir a fonação e a comunicação. É geralmente pouco comprometida no riso, no sussurro e no hiperagudo/falsete. O tremor distônico é classificado como uma variação da distonia laríngea adutora em que as hiperaduções são rítmicas ou quase rítmicas.

Diagnóstico

Não há exames específicos para a distonia. O exame de imagem cranioencefálico é reservado para a exclusão de casos secundários. Deve-se proceder à anamnese e exame otorrinolaringológico completo. A qualidade vocal é muito característica (Áudio 196.1) e o diagnóstico é baseado principalmente em sinais clínicos evidenciados durante avaliação perceptivo-auditiva da voz, associada à fibrolaringoscopia (Vídeo 196.1). Facilita a utilização de um protocolo que contemple diferentes tarefas, fonatórias e não fonatórias, usuais e não usuais, que permitem a caracterização do quadro vocal (Tabela 196.1).

Nas tarefas em que há maior contato das pregas vocais há piora do padrão vocal. A voz é melhor nos agudos, na voz sussurrada, nas frases em que predominam os surdos (Vídeo 196.1). Não há repercussão nas tarefas não fonatórias, como a respiração. Alguns pacientes apresentam hiperadução supraglótica concomitante, de maior ou menor grau, muitas vezes dificultando a visão da glote durante a fonação. Há casos em que é observado tremor associado. A eletromiografia nas formas adutoras não tem sinais patognomônicos. Os achados mais frequentes são a presença de aumento da amplitude dos potencias eletrofisiológicos do músculo, e prolongamento da atividade elétrica pré e pós fonatória.

Diagnóstico diferencial

A distonia laríngea de adução deve ser diferenciada da síndrome de tensão músculoesquelética, da mioclonia e de casos de disfonia psicogênica que se assemelham acusticamente às distonias de adução ou abdução.[3,6,7] O tremor distônico, um subtipo da distonia de adução, que tem espasmos rítmicos ou quase rítmicos deve ser diferenciado do tremor essencial,[7] principalmente porque o tratamento é distinto.

Tratamento

A desnervação química por meio da injeção de toxina botulínica no músculo tireoaritenóideo (TA) é ainda o tratamento de escolha. Como efeitos benéficos observam-se diminuição da força adutora, melhora importante da fonação e do cansaço ao falar. O efeito do medicamento inicia-se geralmente após 24 a 48 horas da aplicação. Estudos recentes randomizados e duplo cegos com placebo comprovam a eficácia do tratamento, e sinalizam para a melhor resposta nos pacientes que relataram efeitos adversos de disfonia e disfagia em maior grau. A injeção da toxina tem a desvantagem da necessidade de aplicações periódicas. Na literatura, não há consenso em relação à aplicação uni ou bilateral, e mesmo em relação à dose a ser aplicada, mas estudos apontam para melhores resultados e menores efeitos colaterais com o uso unilateral. Nas aplicações unilaterais utilizam-se, em geral, de 6 a 10 U de toxina botulínica tipo A (Botox®, ou a correspondente dose de Dysport®). Na literatura, há referência à utilização de doses menores (2 a 3 U), mas bilateralmente, o que acarreta mais efeitos colaterais. A injeção pode ser realizada por via percutânea transluminar com o auxílio da visão pelo nasofibroscópio, ou transoral por meio de canal apropriado presente em alguns modelos de nasofibroscópio, quando não se dispõe de eletromiógrafo. A técnica da via percutânea transluminar necessita apenas do nasofibroscópio e pode ser feita em consultório sem outros equipamentos. Há necessidade da colaboração do paciente e da laringe a ser anestesiada antes do procedimento. A via percutânea através da membrana cricotireóidea com o auxílio da eletromiografia é a preferencial, não depende de anestesia da laringe, sendo mais rápida e confortável para o paciente (Figura 196.1). A evolução dos pacientes por vários anos mostra que a magnitude do efeito do tratamento permanece com as repetidas injeções, bem como o grau de satisfação dos pacientes. O acompanhamento permite adequar a dose individualmente, de acordo com os efeitos benéficos e adversos, sendo importante a decisão conjunta conforme o entendimento e desejo do paciente.

Tabela 196.1 Escala unificada de avaliação da disfonia laríngea. Protocolo de avaliação nasofibroscópica.

Avaliação funcional do véu palatino e faringe
Tarefas
Repouso
Degulitação
"é" longo habitual - "i" longo agudo
ssss-zzzz
Avaliação das tarefas não fonatórias e de fala e voz da laringe
Tarefas
Repouso
Respriação calma
"é" longo habitual
"é" glissando ascentente e descendente
"i" hiperagudo
ssss-zzzz
Fonação inspiratória
"*Snif-snif*"
Assovio
Frases: "Um homem e uma mulher viram um anjo voando"
"O sapo saltou o sapato"
Sussurre "Shh" O bebê está dormindo"

Adaptada de: De Biase N et al.[14]

Efeitos adversos

Durante as duas primeiras semanas após a injeção da toxina botulínica no músculo TA, podem ocorrer alguns efeitos adversos, em maior ou menor grau, como voz soprosa (cerca de 35% dos pacientes) e levemente rouca (em aproximadamente 50% dos indivíduos), bem como disfagia leve para líquidos, entre 15 e 60% dos pacientes, os quais devem ser esclarecidos sobre a possibilidade da ocorrência desses efeitos e orientados quanto à disfagia, especialmente na primeira aplicação. Após o período de 2 semanas, diminuem e desaparecem os efeitos adversos e o pico do benefício é atingido até a sexta semana após a injeção. A duração do efeito do medicamento varia um pouco de acordo com o paciente, de 3 até 6 meses, e excepcionalmente de 8 a10 meses.[3,5,7-19,22,26-30]

Tratamento cirúrgico

A busca do tratamento definitivo foi iniciada por Dedo,[31] com a realização da secção unilateral do nervo recorrente e a consequente

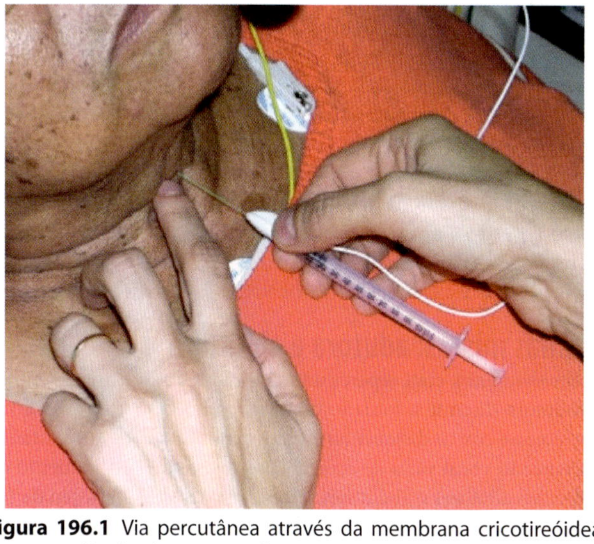

Figura 196.1 Via percutânea através da membrana cricotireóidea com o auxílio da eletromiografia.

paralisia unilateral da prega vocal. Os resultados eram bons nos primeiros meses, mas com o tempo as recidivas ocorriam em mais da metade dos pacientes operados. Outros procedimentos foram propostos, como a secção seletiva do ramo adutor no nervo recorrente, tireoplastia tipos I e II, com resultados pouco eficazes.

Atualmente, a associação da secção bilateral seletiva do ramo do nervo recorrente para o músculo tireoaritenóideo com a miectomia parcial lateral bilateral do músculo tireoaritenóideo com a utilização de *laser* de CO_2 tem sido a intervenção de escolha nas propostas de abordagem cirúrgica. Os resultados são promissores, embora as respostas sejam variáveis. Em acompanhamento médio de 31 meses observa-se melhora moderada a acentuada em 90% dos pacientes, considerando a qualidade vocal e a comunicação oral. Nem todos os casos tiveram sucesso na primeira intervenção, e o retorno do esforço vocal e da disfonia geralmente ocorreram depois de 3 a 6 meses da cirurgia.

Os casos com recidiva podem ainda se beneficiar das aplicações de toxina botulínica, mas pode também ser realizada a revisão em nova cirurgia com o objetivo de remover mais volume da prega vestibular na região posterior e dos músculos tireoaritenóideos, com bons resultados. Os autores não observaram complicações significativas em nenhum paciente.[20]

Distonia laríngea de abdução

A distonia laríngea de abdução é pouco comum. Observam-se quebras na fonação com soprosidade intermitente. Nesse caso, os espasmos são decorrentes da ação dos músculos cricoaritenóideos posteriores (CAP) durante a fonação. Na fonação há escape de ar durante as emissões sonoras, que se traduz por soprosidade intermitente, na fala encadeada, e prolongamento das consoantes surdas. O diagnóstico de distonia laríngea de abdução é baseado na anamnese e em sinais clínicos. São relevantes a avaliação perceptivo-auditiva da voz e a laringoscopia, em especial por meio do nasofibroscópio com fibra óptica flexível. A avaliação com emissão de sons graves e agudos, frases com predomínio de sons vozeados em comparação com sons não vozeados, facilita a identificação. Nas formas abdutoras, em contraste com as adutoras, ocorre piora da voz nas frases em que predominam sons não vozeados. A eletromiografia pode ser útil na confirmação diagnóstica. O diagnóstico diferencial deve ser feito com as formas adutoras e mistas e com quadros psicogênicos.

O tratamento de escolha é a injeção da toxina botulínica no músculo CAP, uni ou bilateralmente. A injeção bilateral deve ser evitada, não deve ser feita em um mesmo tempo devido à possibilidade de comprometimento. Doses de 8 a 10 U (Botox® ou 24 a 30 U de Dysport®), em aplicação unilateral, têm mostrado bons resultados. O acesso ao músculo CAP é mais difícil do que o acesso ao TA. O procedimento pode ser realizado com o auxílio do nasofibroscópio, via membrana cricotireóidea através do anel posterior da cartilagem cricóidea. Pacientes mais idosos podem apresentar ossificação da cartilagem, o que dificulta e por vezes impede a passagem da agulha pela cartilagem. É, então, preferível a via percutânea e com o auxílio da eletromiografia, lateralmente no pescoço, sendo necessária pequena rotação da laringe para facilitar o acesso da região posterior da cartilagem cricóidea. Nos casos abdutores leves deve-se considerar apenas a orientação e o acompanhamento.[17]

Formas mistas: adutora e abdutora

O envolvimento, com repercussão clínica, de musculatura adutora e abdutora durante a fonação também pode ocorrer em casos raros, e nesse caso a distonia laríngea é denominada de forma mista e a emissão vocal varia de acordo com o grau de envolvimento de músculos adutores e abdutores. O tratamento, i. e., a injeção da toxina botulínica, deve ser individualizado conforme o caso e o predomínio da musculatura, adutora ou abdutora.[3-6,14-16]

Todas as formas podem ser acompanhadas de tremor restrito à laringe ou envolvendo também a musculatura faríngea e palato.

Distonia respiratória

A distonia laríngea respiratória é uma afecção rara em que os pacientes apresentam movimento paradoxal das pregas vocais, em geral com estridor inspiratório persistente, pausas respiratórias inapropriadas e ausência de disfonia. A forma respiratória é preocupante, pois é relacionada com respiração. Os pacientes relatam dispneia, estridor e cansaço. Não há queixa quanto aos aspectos vocais. O estridor piora com o esforço, geralmente desaparece durante o sono e a maioria dos pacientes não apresenta dessaturação do oxigênio arterial. O diagnóstico envolve anamnese, exame otorrinolaringológico completo, laringoscopia e eletromiografia da laringe. A nasofibrolaringoscopia demonstra a presença de movimento paradoxal das pregas vocais durante a inspiração ou, mais raramente, até imobilidade bilateral. A manobra que acarreta a abertura glótica é o "*sniff*". A eletromiografia contribui à definição do diagnóstico. Diagnóstico diferencial deve ser feito com outras formas de movimento paradoxal, como refluxo e asma. Embora estes casos sejam raros, é importante diferenciar da paralisia bilateral de pregas vocais. O tratamento varia de acordo com o quadro clínico. O uso de baclofeno tem auxiliado no manejo dos pacientes. Pode ser utilizado inicialmente, mas em geral não é suficiente para a maioria dos pacientes. A injeção de toxina botulínica no músculo cricoaritenóideo lateral (CAL) (Figura 196.2) é o tratamento de escolha e pode ser associada a injeção concomitante no músculo TA do mesmo lado. A injeção no músculo TA contralateral não tem sido necessária quando ao tratamento com toxina botulínica está associada a medicamentosa com o baclofeno. Quando há espasmos da faringe e palato pode ser necessário o tratamento da faringe e/ou palato. A injeção no músculo CAL é feita com o auxílio da eletromiografia. O prognóstico varia de acordo com o paciente e o quadro, sendo que nos casos em que há evolução para outros músculos e com grau mais acentuado de adução, o controle é mais complexo. Por vezes, é necessária traqueostomia.[21]

Considerações

As distonias laríngeas manifestam-se clinicamente de modos distintos, seja nas tarefas fonatórias ou respiratória. Constituem-se em quadros clínicos complexos e ainda pouco compreendidos na sua etiopatogenia. No entanto, o conhecimento atual permite avaliação otorrinolaringológica minuciosa, com a utilização de protocolos direcionados ao diagnóstico, e a possibilidade de oferecer ao paciente um tratamento que possibilite controle dos espasmos que resulte em melhor qualidade de vida, seja pela melhora da comunicação ou da respiração. Deve-se discutir as modalidades de

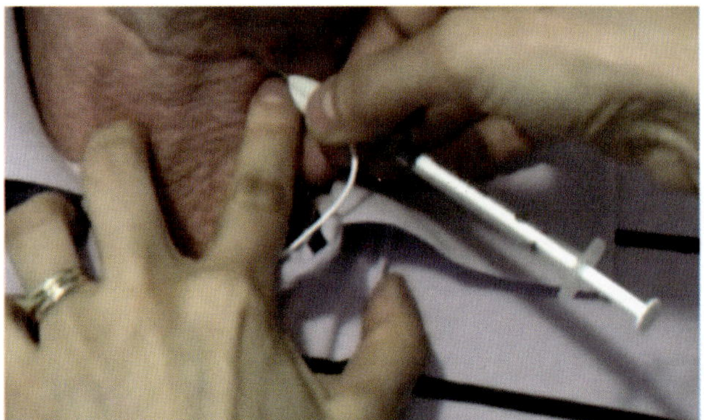

Figura 196.2 Injeção de toxina botulínica no músculo cricoaritenóideo lateral (CAL).

tratamento com o paciente, as limitações, custos, riscos e efeitos adversos, sinalizando sempre que possível à preferência do paciente, ou seja, à decisão compartilhada.

TREMOR VOCAL

Tremores são definidos como movimentos oscilatórios, rítmicos, involuntários, que, quando envolvem músculos fonatórios, ocasionam flutuações na amplitude e/ou frequência fundamental da voz. Essas variações podem ser leves ou ocasionar grande incapacidade na comunicação. Os tremores vocais também podem ocorrer ocasionalmente pelo comprometimento de músculos extrínsecos laríngeos, faríngeos e palatinos, bem como de músculos da parede torácica, abdome e diafragma.

Na prática clínica, a caracterização do tremor é importante para o estabelecimento do diagnóstico e tratamento. Em termos gerais, os tremores podem ser divididos em tremores de repouso e ação. Tremor de repouso ocorre sem ativação voluntária do músculo, sendo típico de síndrome parkinsoniana. Os tremores de ação ocorrem com a contração voluntária do músculo, seja para manutenção da postura ou para execução de um movimento. São classificados em tremores posturais, que ocorrem na manutenção determinada postura, tremores cinéticos, que acometem com o movimento, e tremores dependentes de tarefas específicas, apenas durante uma atividade. O diagnóstico do tremor é clínico.[1,2,7,8,11,12,26] Entre as causas de tremor vocal, o tremor essencial é o de maior prevalência, seguido do parkinsoniano e do distônico. Apesar de ser uma entidade relativamente frequente, raramente a doença de Parkinson se manifesta com tremor laríngeo e o tratamento é direcionado à doença de base.

Os tremores essencial e distônico são de ação, mas diferem clinicamente. O tremor vocal essencial observa-se em todas as posturas apresentadas pela laringe, seja em atividades fonatórias ou não. O tremor vocal distônico é tarefa fonatória dependente, e por isso não ocorre em emissões não fonatórias. A nasofibrolaringoscopia com execução de tarefas fonatórias e não fonatórias é de grande valia para a diferenciação entre os tremores vocais. As tarefas que melhor diferenciam tremor essencial de tremor distônico são a emissão do "s" e assobio. A ausência do tremor durante essas tarefas sinaliza para o tremor distônico.

A resposta ao tratamento no tremor vocal essencial é, em geral, desanimadora.[26] Medicamentos bloqueadores beta-adrenérgicos (propranolol) e primidona, que costumam melhorar os tremores essenciais de membro, não são efetivos, em geral, para o tremor vocal. Como alternativa, pode-se utilizar a toxina botulínica. Por outro lado, o tremor distônico não responde aos beta-bloqueadores, mas o uso da toxina botulínica no músculo tireoaritenóideo mostra resultados muito bons. Para o tremor essencial a fonoterapia pode proporcionar algum auxílio.

MIOCLONIA

Definida como movimento involuntário, súbito, de breve duração (de 10 a 50 ms), causada pela contração muscular ou a sua inibição, pode surgir de qualquer nível do sistema nervoso (córtex cerebral, tronco encefálico, medula espinal e sistema nervoso periférico) e é causada por uma ampla variedade de doenças neurológicas e sistêmicas.

Mioclonia essencial é uma forma idiopática, primária, esporádica ou hereditária, geralmente estável, cujo sinal clínico é o único achado. As formas secundárias são as mais frequentes, causadas por inúmeras afecções que incluem doenças neurodegenerativas, doenças de depósito, alterações cerebrais difusas, doenças metabólicas, infecções, acidentes vasculares encefálicos, dentre outras. Em relação à topografia, a mioclonia pode comprometer qualquer local do corpo, sendo focal quando afeta uma parte do corpo, segmentar quando envolve partes vizinhas, como palato e faringe, por exemplo, multifocal com duas ou mais áreas distantes afetadas, e generalizada com envolvimento de grandes grupos musculares. Manifestam-se com apresentações clínicas diversas, desde leves a muito intensas, intermitentes ou repetitivas.

A mioclonia palatal tem sido também denominada de tremor palatal por ser de duração mais longa, por volta de 400 ms. O distúrbio pode ser essencial ou secundário. O movimento involuntário nas formas secundárias geralmente permanece durante o sono, enquanto na forma essencial desaparece. A laringe menos frequentemente pode estar envolvida e quando ocorre pode causar mudança de modulação da voz durante a fonação, nem sempre sintomática. Anormalidades respiratórias podem ocorrer causadas pelos movimentos rítmicos de laringe ou faringe que afetam a modulação do fluxo aéreo. O diagnóstico é clínico, por meio do exame de nasofibrolaringoscopia que mostra contrações rítmicas do palato, movimentos rítmicos de adução e abdução da laringe e às vezes até da faringe. Os movimentos involuntários ocorrem no repouso e durante a fonação. O diagnóstico de mioclonia impõe a busca da etilogia, se já não for conhecida.

O valproato de sódio é o medicamento de primeira escolha, principalmente nos casos corticais. Outros medicamentos incluem clonazepan, baclofeno, carbamazepina, piracetam, levetiracetam, anticolinérgicos. A mioclonia palatal é geralmente resistente à terapia. Anticolinérgicos e carbamazepina podem ser úteis. Injeção de toxina botulínica no músculo tensor do véu do palato tem sido utilizada para suprimir o zumbido. Quando há envolvimento laríngeo sintomático pode ser usada injeção de toxina botulínica no músculo tireoaritenóideo, mas os resultados são limitados.[1,2]

SÍNDROME PARKINSONIANA

A síndrome de Parkinson, ou parkinsonismo, é uma síndrome clínica caracterizada pela presença de pelo menos dois dos seguintes sinais clínicos: tremor de repouso, bradicinesia, rigidez. A instabilidade postural é outra manifestação comum da síndrome.

A síndrome pode ser classificada em três tipos principais: parkinsonismo primário, secundário e parkinsonismo-plus ou atípico. As principais causas do parkinsonismo secundário são drogas que bloqueiam receptores dopaminérgicos como neurolépticos, antieméticos, bloqueadores de canais de cálcio (p. ex., flunarizina, cinarizina), dentre outros. Menos frequentes, são decorrentes de exposição a produtos tóxicos, de traumatismo cranioencefálico, encefalites, doenças metabólicas, como hipoparatireoidismo.

Quadros de parkinsonismo secundário podem ser explicados pelo uso de medicamentos neurolépticos (inibidores das funções psicomotoras) e contra a hipertensão, pela exposição a produtos tóxicos, como manganês, monóxido de carbono e herbicidas, por traumatismos cranioencefálicos e certos distúrbios metabólicos. No parkinsonismo-plus ou atípico, o processo degenerativo da síndrome geralmente se expressa por bradicinesia e rigidez, e associa-se a outros distúrbios como autonômicos, cerebelares e piramidais. É muito incapacitante e de evolução rápida, e pode compor um quadro como de atrofia de múltiplos sistemas, paralisia supranuclear progressiva.

A doença de Parkinson é um distúrbio crônico do sistema nervoso central, degenerativa, progressiva, que ocorre por degeneração de neurônios da parte compacta que produzem dopamina na substância negra. A causa não é conhecida, embora haja indícios de interação entre fatores genéticos e ambientais associados ao envelhecimento.

Em geral, os sintomas clássicos aparecem depois dos 50 e 60 anos, de maneira insidiosa e lenta. O tremor de repouso é o sintoma mais típico e junto com a lentificação dos movimentos são os primeiros sinais da doença. Outros sinais incluem rigidez muscular, acinesia (redução da quantidade de movimentos), instabilidade postural, distúrbios da fala, dificuldade para engolir, face pouco expressiva, queixa de depressão, dores, tontura e distúrbios do sono, respiratórios, urinários. A micrografia é outra característica marcante. Aproximadamente 40% dos pacientes desenvolvem demência. Perda de células em outras áreas do cérebro têm sido pesquisadas na doença de Parkinson. Aglomerados de proteínas neurofilamentares, ubiquitina e principalmente alfa-sinucleína, que constituem os corpos de Lewy, são encontrados também em áreas subcorticais, no tronco encefálico e bulbo olfatório, áreas relacionadas com funções não motoras, como senso de cheiro e regulação do sono. A presença de corpos de Lewy nessas áreas pode explicar os sintomas não motores experimentados por algumas pessoas até mesmo antes de qualquer sinal motor da doença aparecer. Embora seja caracteristicamente marcada pelos sinais e sintomas motores, que geralmente encontram-se presentes no início da doença, com a evolução os sinais não motores tornam-se mais evidentes e de maior importância.

A alteração da qualidade vocal é caracterizada principalmente por diminuição da *loudness* e soprosidade, características também observadas na presbifonia. Rouquidão leve pode ser observada. A fala se torna monótona, a articulação menos definida e pode haver prolongamento do período de silêncio, devido à dificuldade no iniciar o movimento. A velocidade da fala também encontra-se alterada, em geral lentificada, mas períodos de trechos acelerados (jatos de fala) são característicos da doença. A dificuldade articulatória associada a soprosidade e diminuição da intensidade da voz tornam a fala menos inteligível.

À nasofibrolaringoscopia observa-se fechamento glótico incompleto e presença de fenda fusiforme à fonação. O tremor de repouso, característico da doença, é pouco observado na laringe, sendo normalmente visível nas aritenoides, de pequena amplitude.

As alterações de deglutição estão presentes em grande parte dos pacientes. Podem ocorrer em qualquer fase da evolução da doença, mas as queixas se tornam mais evidentes nos estágios mais avançados. Observa-se diminuição da sensibilidade laríngea e do reflexo de tosse. Mesmo que não sejam relatadas queixas em relação à deglutição, é comum a disfagia subclínica. A pneumonia decorrente da aspiração é uma das principais causas de morbidade e mortalidade em indivíduos com doença de Parkinson. Foi observado que enquanto 31,57% dos pacientes relatavam queixas de disfagia subjetiva por meio de questionários, 63,2% apresentavam disfagia objetiva observada por meio de videodeglutograma. Sendo assim, é importante a avaliação da deglutição para o acompanhamento dos pacientes pelo alto risco de pneumonia aspirativa, desnutrição e morbidade.[1-3, 23-25]

Diante da suspeita diagnóstica, o paciente deve ser encaminhado para um neurologista, que definirá o diagnóstico, a conduta e fará o acompanhamento do paciente.

O tratamento medicamentoso e o de estimulação cerebral não mostram bons resultados na voz e fala. O tratamento da disartrofonia é baseado nos princípios do método Lee Silverman, pelo treinamento do aumento do esforço vocal e da intensidade. A terapia tem efeito não apenas na qualidade vocal, como também no padrão articulatório e na deglutição. A nasofibrolaringoscopia permite o acompanhamento do tratamento fonoterápico para observar a formação de lesões de massa ou da participação supraglótica durante a fonação decorrente do uso intenso da voz, como proposto pela técnica. O implante de materiais intracordais, como gordura, ácido hialurônico e fáscia, é uma opção cirúrgica para a insuficiência glótica.[1-3,23-25]

ESCLEROSE LATERAL AMIOTRÓFICA

É uma doença rara, caracterizada pela degeneração progressiva de neurônios motores e de seus axônios. Com o decorrer do processo degenerativo, as células destruídas são substituídas por processos de proliferação astroglial e ativação da microglia. A lesão no neurônio motor inferior provoca fraqueza muscular, atrofia e fasciculações. A hiperreflexia, sinal de Hoffmann (adução do polegar após flexão da falange distal do dedo médio), sinal de Babinski (dorsiflexão do hálux durante a estimulação tátil da pele da região plantar) e clônus relacionam-se com o comprometimento do neurônio motor superior. O diagnóstico clínico é auxiliado pela eletromiografia para a pesquisa de lesão do neurônio motor inferior e a ressonância magnética na busca de lesões de neurônio motor superior.

A etiologia é desconhecida, provavelmente multifatorial, a maioria dos casos é esporádica. Em alguns casos familiares, a mutação na enzima Cu/Zn da superóxido dismutase 1 (SOD1) tem sido implicada na doença por elevar a toxicidade pelo aumento de superóxido. Outras hipóteses consideram o aumento do glutamato que leva à excitoxicidade com o acúmulo de cálcio intracelular. Fatores ambientais (infecções virais), a ativação da micróglia e das células T e a presença de autoanticorpos são também citados. A utilização excessiva da musculatura poderia favorecer a degeneração dos neurônios motores, o que poderia explicar porque os atletas representam a população de maior risco.

Geralmente, o quadro inicia-se por fraqueza assimétrica de alguns grupos musculares, comprometimento progressivo dos membros inferiores e superiores, da musculatura proximal e finalmente toda a musculatura, inclusive a respiratória, o que geralmente acarreta em morte. São características as expressões imotivadas de riso e choro (afeto pseudobulbar). Os núcleos de Onuf, os nervos oculomotor e troclear são geralmente poupados na maioria dos casos. Menos comum é o início da doença pelo acometimento bulbar, com alteração da fala e da deglutição. A nasofibrolaringoscopia, em geral, mostra configuração normal com hiperconstrição supraglótica, fechamento glótico completo ou incompleto com fenda fusiforme. Os achados variam de acordo com a predominância de espasticidade ou flacidez. Pode haver completa adução, mas com pobre abdução. A presença de saliva no seio piriforme é comum. Com a evolução, pode haver alteração na mobilidade das pregas vocais, uni ou bilateralmente. A qualidade vocal pode variar, com soprosidade, tensão, rouquidão, baixa intensidade, *pitch* agravado. No entanto, a manifestação da disartria é muito mais exuberante. O núcleo do hipoglosso é particularmente mais afetado e a paralisia de língua é um dos primeiros sinais no quadro bulbar. Pode ser observada fasciculação de língua e atrofia bem precocemente. A disartria ocorre pela paralisia da língua e do palato, sendo a hipernasalidade muitas vezes o sinal mais evidente. A fala é pastosa, lenta e a articulação progressivamente compromete a inteligibilidade da fala, até que finalmente o paciente não consegue mais se comunicar pela fala, apenas emite sons. A comunicação alternativa é a solução, como a escrita, quando ainda o paciente apresenta mobilidade suficiente de membros superiores. A disfagia é progressiva, e preocupante pelo risco de penetração e aspiração. A sialorreia é evidente. A ressecção das glândulas submandibulares e o uso de toxina botulínica nas parótidas pode controlar a sialorreia. A traqueostomia e a separação laringotraqueal em algum momento serão necessários para a manutenção da respiração por meio de respiradores artificiais, bem como evitar aspiração e morte por pneumonia. Os movimentos oculares, assim como as funções sensoriais, cognitivas, vesicais e intestinais, são preservados até o final da doença.[1-3]

Infelizmente, mesmo com todos os cuidados, a doença é de evolução rápida e a mortalidade geralmente ocorre entre 2 a 5 anos desde o início dos sintomas.

ESCLEROSE MÚLTIPLA

Esclerose múltipla (EM) é uma doença inflamatória de origem autoimune caracterizada pela destruição das bainhas de mielina dos axônios do sistema nervoso central, resultando na interrupção do fluxo normal dos impulsos nervosos.

Apresenta maior prevalência em indivíduos de gênero feminino e etnia caucasiana, e a faixa etária do início dos sintomas costuma ocorrer entre 20 e 40 anos. Na Europa, há mais de 1 milhão de indivíduos diagnosticados. A prevalência varia conforme país e região, sendo menor quanto mais afastados do Equador. Estima-se que no Brasil a prevalência seja de 15 a 27 pacientes para 100 mil habitantes. A causa de fato não é conhecida, mas parece fortemente relacionada com susceptibilidade genética do indivíduo associada a elementos externos que desencadeiam todo o processo inflamatório. Há estudos que demonstram a concordância da doença em apenas 20 a 35% entre gêmeos monozigóticos, o que sugere uma combinação poligênica associada a fatores ambientais. Há também estudos que apontam para a associação da incidência da EM com infecção viral pelo vírus Epstein-Barr, seja na infância ou adolescência, com a alta latitude, baixos níveis de vitamina D ou baixa exposição a raios ultravioletas, principalmente na infância, tabagismo, entre outros. Unindo fatores genéticos e ambientais, ocorre processo inflamatório, desmielinização no SNC e destruição de oligodendrócitos.

A história comum da EM é de surtos ou, menos comum, progressão. Os sintomas podem variar bastante dependendo do nervo afetado, comprometendo visão, audição, força, sensibilidade, coordenação. O paciente pode se queixar de uma simples fadiga ou até apresentar alteração importante de marcha (ataxia). Na maioria das vezes, os acometimentos tendem a ser múltiplos, podendo comprometer tanto a sensibilidade como a motricidade em diferentes áreas ao mesmo tempo. Alterações cognitivas, de humor, de função executiva, memória, depressão também podem estar presentes. Entre os vários sintomas da EM estão:

- Alterações visuais, como diplopia, visão turva, diminuição da acuidade visual e hemianopsia. Cerca de 20% dos pacientes com EM têm a neurite óptica como o primeiro sintoma da doença, e 40% dos indivíduos com a doença a desenvolvem durante o seu curso
- Alterações sensitivas e parestesias
- Perda do controle esfinctérico, assim como a disfunção erétil
- Dor (nevralgia do trigêmeo, neurite retrobulbar)
- Alterações motoras, como hemiparesia, tetraparesia, paraparesia assimétrica
- Alterações cognitivas e depressão.

As alterações fonatórias se relacionam com o grau de envolvimento neurológico dos diversos sistemas motores das estruturas que participam da produção da voz, assim como na coordenação pneumofonoarticulatória. As alterações fonatórias não ocorrem comumente nos primeiros estágios da doença. Entre as alterações fonatórias é possível encontrar manifestações disártricas, devido ao comprometimento do cerebelo. E, dependendo da extensão da desmielinização, é possível observar diferentes tipos de disartrias: flácida, espástica ou atáxica. O comprometimento dos diferentes músculos envolvidos na fonação chama atenção para uma voz tensa estrangulada, com difícil controle da intensidade da voz, resultando em pouca inteligibilidade. As alterações de deglutição ocorrem da mesma forma que as fonatórias: pelo comprometimento neurológico das diferentes estruturas que participam da correta deglutição em todas as fases (oral, faríngea e esofágica). Qualquer alteração em diferentes fases da deglutição, como, por exemplo, alterações propulsivas do bolo alimentar na região da orofaringe, pode desencadear a disfagia.

A função da laringe de proteger as vias aéreas durante a deglutição e de evitar aspiração depende do funcionamento correto e coordenado de diferentes ações: adução das pregas vocais, aproximação ariepiglótica, movimento laríngeo anterossuperior e rebaixamento da epiglote. Tanto pelo comprometimento dos mecanismos anteriores como pela alteração dos outros mecanismos de proteção como tosse, os pacientes que se encontrarem em fase de surto da EM devem ser cuidadosamente acompanhados, pois podem apresentar penetração laríngea e aspirações silenciosas.

O diagnóstico de EM deve ser realizado pelo neurologista por meio da observação dos déficits neurológicos e com auxílio de ressonância magnética, exame de liquor e pesquisa dos potenciais evocados.

No tratamento nas fases agudas, está indicado o uso de anti-inflamatório esteroidal, imunoglobulinas e até plasmaferese de emergência. O uso de corticoides tem sido preconizado em fases agudas de surto por acelerar a recuperação dos doentes nessa fase. Os diferentes sintomas da fase de surto, como neurite óptica, fadiga, depressão, dor, disfunção erétil, podem ser tratados caso a caso e com medicamentos específicos. Os tratamentos com imunomoduladores e imunossupressores têm mostrado bom resultado em diminuir a frequência e severidade dos sintomas na fase de surtos agudos.[1-3]

REFERÊNCIAS BIBLIOGRÁFICAS

1. Griffiths C, Bough D. Neurologic diseases and their effect on voice. J Voice [Internet].1989 [Acesso em: 2024 Jul]; 3(2):148-56.
2. Merati AL, Heman-Ackah YD, Abaza M, Altman KW, Sulica L, Belamowicz S. Common movement disorders affecting the larynx: a report from the neurolaryngology committee of the AAO-HNS. Otolaryngol Head Neck Surg [Internet]. 2005 [Acesso em: 2024 Jul];133(5):654-65.
3. Woodson GE. Management of neurologic Disorders of the larynx. Ann Otol Rhinol Laryngol [Internet]. 2008 [Acesso em: 2024 Jul];117(5):317-26.
4. Roy N. Differential diagnosis of muscle tension dysphonia and spasmodic dysphonia. Curr Opin Otolaryngol Head Neck Surg [Internet]. 2010 [Acesso em: 2024 Jul];18(3):165-70.
5. Tanner K, Roy N, Merrill RM, Sauder C, Houtz DR, Smith ME. Spasmodic dysphonia: Onset, course, socioemotional effects, and treatment response. Ann Otol Rhin Laryngol [Internet]. 2011 [Acesso em: 2024 Jul];120(7):465-73.
6. Monteiro A, Massano J, Leão M, Garret C. Estudo genético nas distonias primárias. Acta Med Port [Internet]. 2017 Apr [Acesso em: 2024 Jul];30(4):340-6.
7. Simonyan K, Barkmeier-Kraemer J, Blitzer A, Hallett M, Houde JF, Jacobson Kimberley T et al. Laryngeal dystonia: Multidisciplinary update on terminology, pathophysiology, and research priorities. Neurology [Internet]. 2021 [Acesso em: 2024 Jul];25;96(21):989-1001.
8. Moraes BT, De Biase NG. Laryngoscopy evaluation protocol for the differentiation os essential and dystonic voice tremor. Br J Otorhinolaringol [Internet]. 2016 [Acesso em: 2024 Jul];82(1):88-96.
9. Hintze JM, Ludlow CL, Bansberg SF, Adler CH, Lott DG. Spasmodic dysphonia. A review Part 1: Pathogenic Factors. Otolaryngol Head Neck Surg [Internet]. 2017 [Acesso em: 2024 Jul];157(4):551-7.
10. Hintze JM, Ludlow CL, Bansberg SF, Adler CH, Lott DG. Spasmodic dysphonia: A review Part 2: Characterization of pathophysiology. Otolaryngol Head Neck Surg [Internet]. 2017 [Acesso em: 2024 Jul];157(4):558-64.
11. Bielamowicz S, Stager SV, Badillo A, Godlewski A. Unilateral versus bilateral injections of botulinum toxin in patients with adductor spasmodic dysphonia. J Voice [Internet]. 2002 [Acesso em: 2024 Jul];16(1):117-23.
12. Hyodo M, Hisa Y, Nishizawa N. The prevalence and clinical features of spasmodic dysphonia: A review of epidemiological surveys conducted in Japan. Auris Nasus Larynx [Internet]. 2021a [Acesso em: 2024 Jul];48(2):179-84.

13. Boutsen F, Cannito M, Taylor M, Bender B. Botox treatment in adductor spasmodic dysphonia: A meta-analysis. J Speech Lang Hear Res [Internet]. 2002 [Acesso em: 2024 Jul];45:469-81.
14. De Biase N, Lorenzon P, Lebl M, Gielow I, Madazio G, Moraes M. Distonia laríngea de adução: proposta e avaliação de protocolo de nasofibrolaringoscopia. Rev Bras Otorrinolaringol [Internet]. 2006 [Acesso em: 2024 Jul];72(4):443-6.
15. Esquenazi A, Novak I, Sheean G, Singer BJ, Ward AB. International consensus statement for the use of botulinum toxin treatment in adults and children with neurological impairments: Introduction. Eur J Neur [Internet]. 2010 [Acesso em: 2024 Jul];17 Suppl 2:1-8.
16. Hillel AD. The study of laryngeal muscle activity in normal human subjects and in patients with laryngeal dystonia using multiple fine-wire electromyography. Laryngoscope [Internet]. 2001 [Acesso em: 2024 Jul];111(4, Part 2):1-47.
17. Woodson G, Hochstetler H, Murry T. Botulinum toxin therapy for abductor spasmodic dysphonia. J Voice [Internet]. 2006 [Acesso em: 2024 Jul];20(1):137-43.
18. Tsuji D, Immamura R, Koishi H. Técnica de injeção da toxina Bbtulínica através do nasofibroscópio. Arq Otorrinolaringol [Internet]. 2001 [Acesso em: 2024 Jul];5(3):137-43.
19. Yeung W, Richards AL, Novakovic D. Botulinum neurotoxin therapy in the clinical management of laryngeal dystonia. Toxins [Internet]. 2022 [Acesso em: 2024 Jul];14(12):844.
20. Tsuji DH, Sennes LU, Imamura R, Pinho SMR, Braga NMA. Miectomia parcial do músculo tireoaritenóideo como tratamento da disfonia espasmódica de adução. Arq Fund Otorrinolaringol [Internet]. 2002 [Acesso em: 2024 Jul];6(1):89-95.
21. De Biase N, Pontes P, Santos Junior V, Vieira V, Zambonato P, Yazaki R. Difícil manejo do paciente com distonia segmentar respiratória. Rev Bras Otorrinolaringol [Internet]. 2007 [Acesso em: 2024 Jul];73(2):278-83.
22. Upile T, Elmiyeh B, Jerjes W, Prasad V, Kafas P, Abiola J et al. Unilateral versus bilateral thyroarytenoid Botulinum toxin injections in adductor spasmodic dysphonia: a prospective study. Head Face Med [Internet]. 2009 [Acesso em: 2024 Jul].24;5:20.
23. Hattoria N, Wanga M, Taka H, Fujimura T, Yoritaka A, Kubo S et al. Toxic effects of dopamine metabolism in Parkinson's disease. Parkinsonism Relat Disord [Internet]. 2009 [Acesso em: 2024 Jul];15 Suppl 1:S35-8.
24. Sapir S, Spielman JL, Ramig LO, Story BH, Fox C. Effects of intensive voice treatment (the Lee Silverman voice treatment [LSVT]) on vowel articulation in dysarthric individuals with idiopathic Parkinson disease: Acoustic and perceptual findings. J Speech Lang Hear Res [Internet]. 2007 [Acesso em: 2024 Jul];50(4):899-912.
25. Stefani A, Marzetti F, Pierantozzi M, Petrucci S, Olivola E, Galati S et al. Successful subthalamic stimulation, but levodopa-induced dystonia, in a genetic Parkinson's disease. Neurol Sci [Internet]. 2013 Mar [Acesso em: 2024 Jul];34(3):383-6.
26. Blitzer A, Brin MF, Stewart CF. Botulinum toxin management of spasmodic dysphonia (laryngeal dystonia): A 12-year experience in more than 900 patients. Laryngoscope [Internet]. 2015 [Acesso em: 2024 Jul];125(8):1751-7.
27. Van Esch BF, Wegner I, Stegeman I, Grolman W. Effect of Botulinum toxin and surgery among spasmodic dysphonia patients. Otolaryngol Head Neck Surg [Internet]. 2017 [Acesso em: 2024 Jul];156(2):238-54.
28. Guglielmino G, Moraes BT, Padovani M, De Biase NG. Comparison of botulinum toxin and propranolol for essential and dystonic vocal tremors. Clinics (São Paulo) [Internet]. 2018 Jul [Acesso em: 2024 Jul];16:73:e87.
29. Hyodo M, Nagao A, Asano K, Sakaguchi M, Mizoguchi K, Omori K et al. Botulinum toxin injection into the intrinsic laryngeal muscles to treat spasmodic dysphonia: A multicenter, placebo-controlled, randomized, double-blinded, parallel-group comparison/open-label clinical trial. Eur J Neurol [Internet]. 2021b [Acesso em: 2024 Jul];28(5):1548-56.
30. Hirose K, Asano K, Sakaguchi M, Nagao A, Nakahira M, Doi N et al. Post-treatment clinical course following botulinum toxin injection therapy for adductor spasmodic dysphonia: Analysis of data from a placebo-controlled, randomized, double-blinded clinical trial in Japan. Laryngoscope Investig Otolaryngol [Internet]. 2021 [Acesso em: 2024 Jul];28;6(5):1088-95.
31. Dedo HH. Recurrent laryngeal nerve section for spastic dysphonia. Ann Otol Rhinol Laryngol [Internet]. 1976 Jul-Aug [Acesso em: 2024 Jul];85(4 Pt 1):451-9.

CAPÍTULO

197

Doenças Sistêmicas com Repercussão Laríngea

Rui Imamura • Alexandre Minoru Enoki • Luciana Miwa Nita Watanabe

INTRODUÇÃO

Considerando a inter-relação entre a laringe e o organismo como um todo, torna-se evidente que diferentes condições médicas podem apresentar-se de maneiras diversas nesse órgão essencial para a fisiologia da fonação, deglutição e respiração. Seja como uma consequência direta da resposta autoimune desregulada, disfunções neurológicas ou como resultado de desequilíbrios endocrinológicos, as manifestações laríngeas podem ser alterações iniciais ou apresentar desafios adicionais no contexto de doenças sistêmicas. Em alguns casos, pacientes são encaminhados ao otorrinolaringologista para avaliação de manifestações laríngeas associadas a uma doença sistêmica já diagnosticada; entretanto, em outras situações, a laringopatia pode ser a manifestação clínica inicial, exigindo do laringologista uma suspeita clínica direcionada para o diagnóstico etiológico.

Neste capítulo, são incluídas as doenças de maior relevância clínica, considerando sua prevalência significativa ou a gravidade das manifestações. Temas como laringites crônicas específicas, influência dos hormônios na laringe e distúrbios neurológicos da laringe são abordados em capítulos separados. Portanto, este capítulo concentra-se nas doenças reumatológicas e de depósito que podem se manifestar na laringe.

ARTRITE REUMATOIDE

A artrite reumatoide (AR) é definida como uma patologia autoimune sistêmica associada a um processo inflamatório crônico e progressivo, que pode acometer tanto as articulações como os órgãos extra-articulares, incluindo laringe, coração, rim, pulmão, sistema digestivo, olhos, pele e sistema nervoso. Tem como sítio anatômico primário a membrana sinovial das articulações periféricas, com maior frequência de envolvimento das mãos e pés. A evolução da AR é flutuante, com exacerbações episódicas e, na ausência de tratamento ideal, os sintomas pioram gradualmente até que as articulações sejam irreversivelmente danificadas, e o funcionamento físico e psicológico seja afetado. Além disso, as complicações e comorbidades da AR podem reduzir a expectativa de vida dos pacientes em alguns anos.[1]

Essa doença não faz distinção entre grupos étnicos, mas exibe uma incidência de 2 a 4 vezes maior no sexo feminino. Embora possa afetar pessoas em todas as faixas etárias, sua ocorrência torna-se mais proeminente entre a quarta e sexta décadas de vida, revelando um aumento de prevalência associado a progressão da idade. É a artrite inflamatória mais comum, com uma prevalência variando entre 0,5 e 1,0% na população adulta mundial.

O comprometimento laríngeo pode manifestar-se em 20 a 70% dos pacientes, dependendo das características da casuística estudada e dos critérios utilizados para definir o acometimento: sintomas clínicos, achados laringoscópicos e avaliações anatomopatológicas (*post-mortem*).[2,3] Embora a relação entre a frequência do envolvimento laríngeo e a gravidade da AR não esteja completamente estabelecida, acredita-se que isso ocorra predominantemente em formas mais graves ou avançadas da doença.

O estado clínico dos pacientes com AR melhorou nos últimos anos devido aos avanços médicos no diagnóstico e tratamento, que permitiram reduzir a atividade da doença e prevenir complicações sistêmicas.

Quadro clínico

As manifestações laríngeas da AR são geralmente subclínicas e benignas e podem ser agudas ou crônicas. Embora possam ser assintomáticas, as principais queixas relacionadas com lesões laríngeas incluem disfonia, odinofagia, odinofonia, tosse, sensação de globus, estridor e dispneia.[4]

A laringoscopia pode revelar achados inespecíficos, como alterações inflamatórias na laringe ou alterações de mobilidade das pregas vocais. Além disso, o exame também pode revelar artrite da articulação cricoaritenóidea e lesões mais específicas como "nódulos em bambu" e nódulos reumatoides.[3]

Durante o episódio agudo, a laringe pode apresentar-se edemaciada e avermelhada, manifestando-se com artrite da articulação cricoaritenóidea. Nessa fase, é possível ocorrer uma limitação na amplitude ou velocidade de movimentação das pregas vocais. Na fase crônica, pode haver uma anquilose da articulação cricoaritenóidea. Em virtude da progressão da lesão artrítica, as pregas vocais tendem a se fixar em posição aduzida e não é raro que esses pacientes sejam erroneamente diagnosticados como portadores de paralisia bilateral das pregas vocais. Apesar de uma evolução gradual, esses casos podem apresentar-se com um quadro de dispneia aguda após infecção viral das vias aéreas superiores.[2]

A redução da mobilidade ou fixação de uma ou ambas pregas vocais em pacientes com AR é frequentemente atribuída à artrite cricoaritenóidea. Contudo, outras possibilidades têm sido descritas. Link et al.[5] mencionam que a compressão cervicomedular (CCM) pode ocorrer em pacientes com AR devido às alterações artríticas líticas no nível da junção atlantoaxial. Os sintomas nesses casos incluem cervicalgia e manifestações associadas a mielopatia e comprometimento do tronco cerebral, como paresia ou paralisia das pregas vocais. Os autores relatam três casos de CCM diagnosticados por exames radiológicos, nos quais a descompressão cirúrgica resultou na recuperação da movimentação das pregas vocais.

Os nódulos reumatoides são manifestações extra-articulares relativamente comuns, sendo observados em aproximadamente 20% dos pacientes com AR. Essas lesões geralmente surgem em áreas de pressão, como cotovelos e superfície extensora do antebraço, mas podem também ser identificadas nas pregas vocais e em outras regiões da laringe (Figura 197.1).[3] Esses nódulos são lesões submucosas, caracterizadas histologicamente por granuloma com área central de necrose fibrinoide circundada por histiócitos, monócitos e fibroblastos (Figura 197.2).

"Nódulos de bambu" constituem lesões de coloração branca ou amarelada, orientadas transversalmente na face supraglótica do terço médio das pregas vocais. Ao realizar a laringoscopia, essas lesões podem ser erroneamente diagnosticadas como cistos intracordais. Do ponto de vista histológico, esses nódulos representam depósitos de complexos de anticorpos e são comumente identificados durante episódios de exacerbação aguda da doença.[6] É importante ressaltar que sua ocorrência não é exclusiva a pacientes com AR, estando também associada a condições como lúpus eritematoso sistêmico, síndrome de Sjögren, esclerodermia e outras doenças reumatológicas. Esses nódulos podem se manifestar em pacientes que apresentam disfonia como queixa principal, mesmo antes do estabelecimento do diagnóstico de doença reumatológica, e sua identificação deve suscitar a atenção do laringologista para essa possibilidade (Figura 197.3).

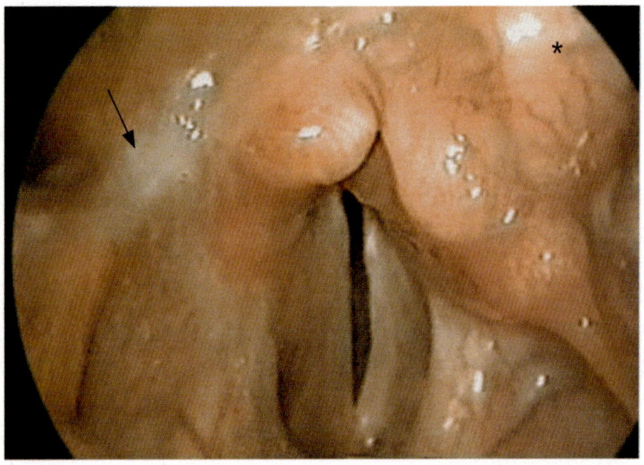

Figura 197.1 Laringoscopia de paciente com artrite reumatoide juvenil, com queixa de dispneia e imobilidade bilateral de pregas vocais em posição aduzida. Nota-se abaulamento evidente da região aritenóidea esquerda (*). A paciente já havia sido operada previamente para remoção de lesão parecida em prega ariepiglótica direita (seta). A palpação intraoperatória das pregas vocais mostrou fixação da articulação cricoaritenóidea bilateral e o exame antomopatológico confirmou a presença de nódulos reumatoides.

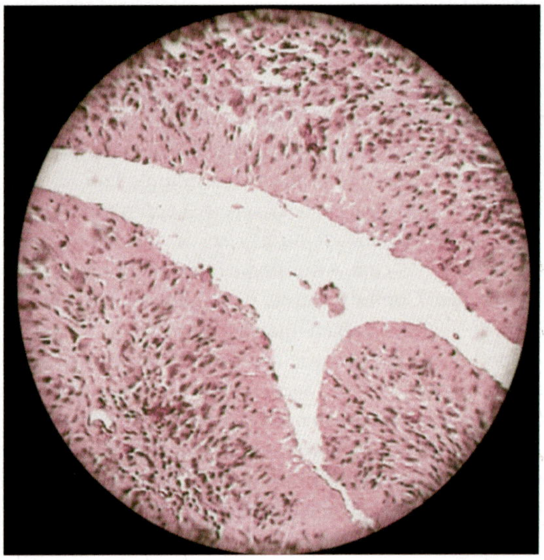

Figura 197.2 Aspecto histológico do nódulo reumatoide, com área de necrose fibrinoide central circundada por histiócitos, monócitos e fibroblastos.

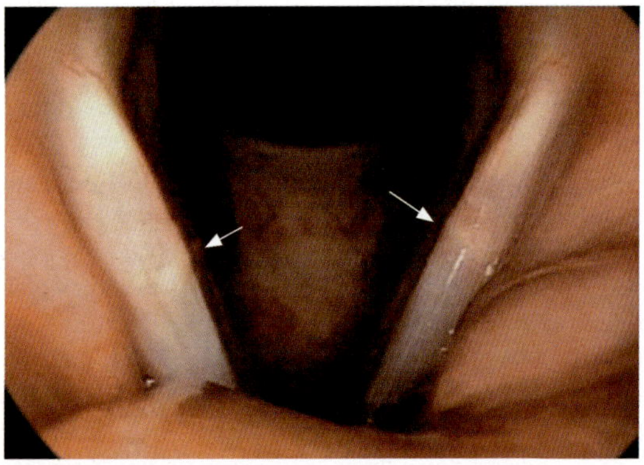

Figura 197.3 Laringoscopia evidenciando "nódulos de bambu" em paciente com doença mista do tecido conjuntivo. Notam-se as pequenas lesões submucosas brancas, orientadas transversalmente, no terço médio das pregas vocais (setas). O diagnóstico diferencial à laringoscopia inclui pequenos cistos intracordais. Neste paciente, as lesões regrediram após tratamento clínico da doença de base.

Na investigação de casos de AR com sintomas laríngeos, os exames de imagem, em particular a tomografia computadorizada com algoritmo para ossos, desempenham papéis complementares importantes. Esses exames possibilitam a avaliação da integridade anatômica e estrutural da laringe, suas cartilagens e articulações, permitindo a identificação de erosões na cartilagem aritenóidea, luxação da cartilagem e posicionamento anormal das pregas vocais. Além do exame clínico detalhado, laringoscopia e exames de imagem, exames laboratoriais como proteína C reativa (PCR), velocidade de hemossedimentação (VHS), fator reumatoide (FR) e autoanticorpos anti-CCP são fundamentais para confirmar o diagnóstico e avaliar a atividade da doença.[7]

Conduta

Na cricoaritenoidite aguda, o tratamento é sintomático e varia conforme a intensidade dos sintomas. Em situações mais brandas, sem a presença de estridor ou obstrução das vias aéreas, o alívio dos sintomas pode ser alcançado por meio de repouso vocal, uso de anti-inflamatórios não esteroides (AINEs) e corticoterapia. Em casos mais graves com obstrução das vias aéreas e refratários aos corticoesteroides sistêmicos, pode-se ponderar a aplicação de injeções intra ou periarticulares de corticoesteroides, como a triancinolona, levando em consideração que a imobilidade das articulações cricoaritenóideas pode não estar sendo causada por uma anquilose (característica da artrite crônica), mas apenas por uma exacerbação do componente inflamatório da AR. No entanto, situações crônicas que evoluem com anquilose frequentemente demandam intervenção cirúrgica.[2,7]

Não há consenso sobre a abordagem terapêutica ideal para os "nódulos de bambu", e resultados inconsistentes têm sido relatados com fonoterapia, tratamento clínico com corticoesteroides e excisão cirúrgica.[6] Nódulos reumatoides nas cordas vocais podem surgir espontaneamente, desaparecer por conta própria ou persistir indefinidamente. Quando sintomáticos, a excisão por meio de microcirurgia é indicada.[3]

Pacientes com AR, especialmente com formas mais graves, podem apresentar anquilose da articulação temporomandibular e subluxação/instabilidade atlantoaxial, tornando a laringoscopia de suspensão um procedimento desafiador e potencialmente perigoso, com risco de lesão medular e sequelas neurológicas.[2]

O diagnóstico precoce, a avaliação multidisciplinar e as intervenções personalizadas são cruciais para melhorar a qualidade de vida desses pacientes e mitigar o impacto das manifestações laríngeas na evolução da doença. A pesquisa contínua nesse campo é essencial para desenvolver estratégias terapêuticas mais eficazes e melhorar os resultados clínicos a longo prazo.

LÚPUS ERITEMATOSO SISTÊMICO

O lúpus eritematoso sistêmico (LES) é uma doença inflamatória crônica multissistêmica, caracterizada por uma resposta autoimune, sendo considerada o protótipo das doenças por imunocomplexos. Manifestações como artrite, pleurite, pericardite, nefrite e acometimento do sistema nervoso central são frequentemente observadas.[8,9]

O LES manifesta-se predominantemente em mulheres, com uma incidência global de 12 mulheres para cada homem afetado. A faixa etária mais suscetível situa-se entre 15 e 45 anos. Essa variação na prevalência ao longo das faixas etárias pode sugerir possíveis influências hormonais. Nos extremos de idade, essa proporção diminui para 2 mulheres para cada homem afetado.[10]

No contexto otorrinolaringológico, a manifestação mais prevalente é a presença de úlceras orais, afetando aproximadamente 30% dos pacientes.[11] E na laringe, a incidência de manifestações do LES varia de 0,3 a 30% dos pacientes.

Quadro clínico

A apresentação clínica do envolvimento laríngeo no LES exibe uma considerável variabilidade, indo desde um estado assintomático até uma obstrução potencialmente fatal das vias aéreas superiores. Os sintomas, muitas vezes inespecíficos, estão determinados, em grande parte, pela localização e gravidade da área laríngea comprometida e podem abranger disfonia, tosse, globus faríngeo, odinofagia, dispneia, disfagia e estridor.[3] Em determinadas situações, a queixa relacionada com a região laríngea pode ser o sintoma inicial da doença, exigindo vigilância por parte do otorrinolaringologista para conduzir o diagnóstico.[8]

A laringoscopia no paciente com LES pode ser normal ou revelar pequenas áreas ulceradas da mucosa. A principal observação consiste em uma inflamação localizada ou difusa das estruturas laríngeas, como as pregas vocais, a região aritenóidea e as pregas ariepiglóticas (Figura 197.4). Em alguns casos, o edema secundário à vasculite necrotizante pode ser significativo o bastante para causar dispneia. A glote e a articulação cricoaritenóidea são as áreas mais afetadas no LES. O edema na região aritenóidea pode ser uma manifestação primária da doença ou secundária ao refluxo laringofaríngeo, muitas vezes associado a uso de medicamentos para tratar a condição de base. Nódulos reumatoides e "nódulos de bambu" também podem ser identificados em pacientes com LES.[8]

Apesar de mais rara do que na artrite reumatoide, a artrite aguda na articulação cricoaritenóidea pode ocorrer em pacientes lúpicos de modo agudo, afetando a mobilidade das pregas vocais e levando ao estreitamento da fenda glótica.[9] O envolvimento subglótico, também raro, pode resultar em estenose da região, tornando o paciente mais propenso a problemas respiratórios.

Exames de imagem, como a tomografia computadorizada, podem mostrar luxação da cartilagem aritenóidea e posicionamento anormal das pregas vocais, além de espessamento das pregas ariepiglóticas,[8] ou ainda, edema adjacente às cartilagens aritenoides nos casos de cricoaritenoidite.

O diagnóstico do LES pode ser difícil de ser feito, mesmo por reumatologistas experientes. Os critérios diagnósticos mais recentes são os propostos pelo American College of Rheumatology (ACR) e pela European League Against Rheumatism (EULAR) em 2019,[12] dentre os quais deve-se atentar para a presença de:

- Lesões cutâneas agudas (*rash* malar, *rash* discoide, *rash* fotossensível)
- Lesões cutâneas subagudas (particularmente na área da face)
- Artrite não erosiva envolvendo duas ou mais articulações periféricas
- Serosite (pleurite ou pericardite)
- Manifestações renais (proteinúria persistente, hematúria persistente)

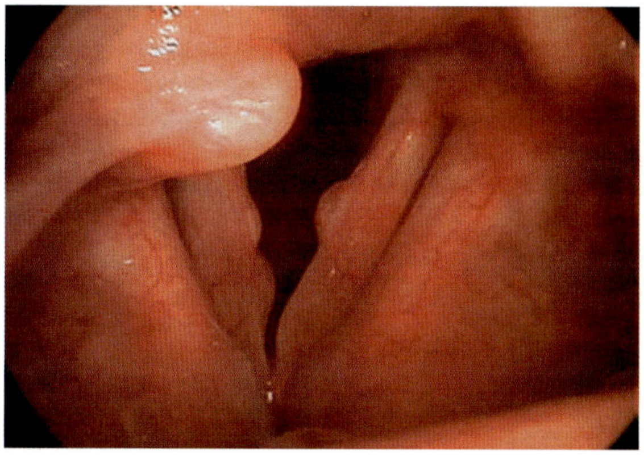

Figura 197.4 Laringoscopia de paciente com lúpus eritematoso sistêmico e queixa de disfonia. Nota-se a presença de abaulamentos polipoides edematosos em ambas as pregas vocais.

- Manifestações neurológicas (convulsões, psicose)
- Manifestações hematológicas (leucopenia, trombocitopenia, hemólise autoimune)
- Manifestações laboratoriais (FAN elevado, anticorpos anticardiolipina, anticorpos anti-beta2 glicoproteína 1, anticoagulante lúpico, anticorpo anti-dsDNA, anticorpo anti-Smith, C3 baixo, C4 baixo).

É importante ressaltar que, embora o FAN seja altamente sensível (95%), sua especificidade é limitada, podendo resultar em positividade em indivíduos saudáveis (com um valor preditivo positivo de 11%).[10]

Conduta

Os medicamentos empregados no tratamento incluem corticosteroides, AINEs, antimaláricos (cloroquina ou hidroxicloroquina), imunossupressores (metotrexato, azatioprina, ciclofosfamida, micofenolato de mofetil) e, mais recentemente, agentes biológicos como belimumabe e rituximabe. Devido aos avanços no tratamento, assim como ao controle e prevenção de complicações associadas a doença, a expectativa de vida dos pacientes com LES tem experimentado um notável aumento ao longo das últimas décadas.[10]

Nos pacientes lúpicos com alterações laríngeas, a principal preocupação reside na abordagem de casos de obstrução respiratória. Ao contrário de pacientes com artrite reumatoide, nos quais o envolvimento crônico da articulação cricoaritenóidea frequentemente demanda intervenção cirúrgica, os pacientes com LES geralmente respondem favoravelmente à administração de corticosteroides sistêmicos. Em situações excepcionais, no entanto, episódios dramáticos de obstrução das vias respiratórias podem persistir apesar do tratamento clínico, exigindo a realização de traqueostomia de urgência.[9]

POLICONDRITE RECIDIVANTE

A doença foi inicialmente descrita em 1923 por Rudolf Jaksch von Wartenhorst como "policondropatia" e a nomenclatura policondrite recidivante (PR) foi introduzida por Pearson em 1960. Trata-se de uma doença inflamatória recorrente e episódica, com caráter progressivo. A etiologia é idiopática, embora se considere uma possível origem autoimune, podendo estar associada a condições como artrite reumatoide, vasculites sistêmicas ou doenças hematológicas.[13] Afeta as cartilagens de vários órgãos, incluindo orelhas, nariz, laringe, traqueia, brônquios e articulações, e pode resultar na destruição das estruturas afetadas e, em casos graves, ter desfechos fatais. Além disso, órgãos não cartilaginosos, como olhos, coração, vasos sanguíneos e orelha interna, também podem ser comprometidos.[3]

Devido à raridade da doença, as informações sobre sua epidemiologia podem variar em diferentes estudos e regiões geográficas. Estima-se que a prevalência seja baixa, com relatos sugerindo uma incidência de cerca de 3,5 casos por 1 milhão de pessoas. A PR pode comprometer qualquer faixa etária, apesar de geralmente ser diagnosticada entre 40 e 60 anos, com predominância no sexo feminino e na raça branca.[13]

Quadro clínico

A manifestação clínica inicial mais comum da PR é a condrite do pavilhão auricular bilateral, apresentando otalgia súbita e intensa. É digno de nota que a condrite auricular pode ser confundida com uma etiologia infecciosa ou traumática. Podem ocorrer outras manifestações clínicas, como condrite nasal, artralgia com ou sem sinovite, laringotraqueíte, inflamação ocular, alterações auditivas ou vestibulares, além de envolvimento cardíaco, renal ou neurológico.

Febre, letargia, perda de peso e outros sintomas sistêmicos também podem acompanhar o quadro da PR, impondo-se o diagnóstico diferencial com granulomatose de Wegener.[13]

Não existe nenhum teste diagnóstico conclusivo e os achados histopatológicos não são patognomônicos. O diagnóstico de PR é baseado em critérios clínicos. Em 1986, Michet et al. propuseram os critérios diagnósticos mais recentes, nos quais um paciente é considerado como atendendo aos critérios ao evidenciar inflamação da cartilagem em pelo menos dois dos seguintes locais: auricular, nasal e laringotraqueal, ou se apresentar condrite em um único local, acompanhada por pelo menos duas das seguintes alterações: artrite soronegativa, inflamação ocular, perda auditiva e/ou disfunção vestibular.[14]

Quando uma biopsia é realizada, os achados mais frequentemente descritos consistem em tecidos de granulação não específicos.[13] Apesar da biopsia desempenhar um papel importante na exclusão de diagnósticos diferenciais, como a doença de Wegener, e pode ser particularmente útil quando realizada na região septal para avaliar condições como o granuloma letal de linha média, em situações clínicas típicas, sua realização pode ser considerada dispensável e, inclusive, desencorajada, devido ao potencial de agravamento da lesão cartilaginosa.

O acometimento agudo da região laringotraqueal pode apresentar-se clinicamente com sintomas como disfonia, odinofonia, dor na área da laringe e traqueia, tosse, estridor e dispneia. Em situações mais graves, há a possibilidade de desenvolvimento de fibrose e estenose subglótica, especialmente com a recorrência dos episódios (Figura 197.5).[3]

Em virtude da deterioração progressiva da matriz cartilaginosa e do tecido conjuntivo, a PR pode culminar em complicações graves, como colapso ou obstrução das vias aéreas, surdez, perda visual, formação de aneurismas na aorta e em outros vasos de grande calibre, arritmias cardíacas, insuficiência cardíaca e insuficiência renal.[13]

Conduta

O tratamento da PR visa controlar a inflamação e aliviar os sintomas. Os corticosteroides, como a prednisona, são frequentemente prescritos inicialmente para controlar a inflamação aguda. Eles podem ser administrados em altas doses durante os episódios agudos, mas seu uso crônico é limitado em decorrência dos efeitos colaterais associados.[13] Medicamentos imunossupressores, como a azatioprina, metotrexato, ou ciclofosfamida, podem ser utilizados para modular a resposta imune e reduzir a frequência e intensidade dos episódios inflamatórios.

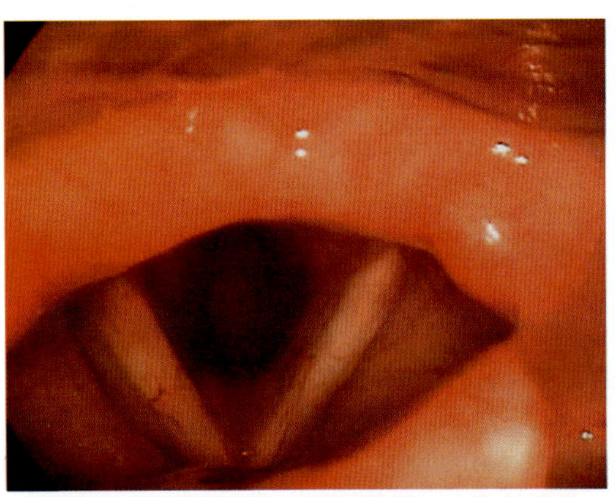

Figura 197.5 Laringoscopia de paciente com policondrite recidivante. A paciente queixava-se de dispneia progressiva há cerca de 3 meses, associada a disfonia e tosse. Com a instituição de corticoterapia, o edema regrediu completamente, sem necessitar traquetomia para garantir a permeabilidade das vias aéreas.

Em alguns casos mais graves, agentes biológicos, como o tocilizumabe, podem ser prescritos para modular a resposta imunológica específica. O tratamento pode envolver medidas específicas para abordar complicações como estenose subglótica, tratamento de aneurismas vasculares e abordagem de manifestações cardíacas e renais. Nas situações crônicas caracterizadas por estenose progressiva na via aérea laringotraqueal, pode ser indicada a execução de traqueostomia. Adicionalmente, a colocação de *stents* pode ser considerada como uma intervenção para preservar a permeabilidade da árvore traqueobrônquica.[3,13]

GRANULOMATOSE COM POLIANGEÍTE

A granulomatose com poliangeíte (GPA), anteriormente conhecida como granulomatose de Wegener, é uma doença inflamatória sistêmica idiopática caracterizada por vasculite necrotizante sistêmica que afeta vasos sanguíneos de pequeno e médio calibres, com formação de granulomas necrotizantes. A fisiopatologia da doença está associada a anticorpos anticitoplasma de neutrófilos (ANCA). Estudos *in vitro* demonstraram que os ANCA ativam os neutrófilos, induzindo sua aderência ao endotélio e desencadeando degranulação, resultando em lesão tecidual. Os locais mais comumente acometidos são as vias aéreas superiores, os pulmões e os rins, e as manifestações laríngeas são frequentemente descritas como doença subglótica.[15] Além de manifestações laríngeas como estenose subglótica, a cabeça e pescoço podem ser acometidos por outras alterações como otite média serosa, perfuração septal e rinossinusites. Devido aos sinais iniciais mais comuns da GPA se apresentarem na região da cabeça e pescoço, o otorrinolaringologista desempenha um papel privilegiado no diagnóstico dessa doença.

A GPA é mais prevalente em indivíduos de ascendência branca, geralmente diagnosticados em torno dos 55 anos, embora haja uma ampla faixa etária de afetados.[16] Notavelmente, a estenose subglótica ocorre com maior frequência em pacientes mais jovens (com menos de 20 anos).[3]

Quadro clínico

O diagnóstico da GPA é geralmente feito pela combinação da história e exame físico, exames laboratoriais e anatomia patológica. Os 10 atuais critérios diagnósticos, com seus respectivos pesos, da American College of Rheumatology/European Alliance of Associations for Rheumatology (2022) incluem:

- Secreção nasal com sangue, crostas nasais ou congestão nasossinusal (+3)
- Envolvimento cartilaginoso (+2)
- Perda auditiva condutiva ou sensorioneural (+1)
- Positividade para ANCA citoplasmático ou anticorpo antiproteinase 3 (+5)
- Nódulos pulmonares, massa ou cavitação em imagens de tórax (+2)
- Granuloma ou células gigantes em biopsia (+2)
- Inflamação ou consolidação dos seios paranasais em imagens (+1)
- Glomerulonefrite pauci-imune (+1)
- Positividade para ANCA perinuclear ou anticorpo antimieloperoxidase (−1)
- Contagem de eosinófilos $\geq 1 \times 10^9/\ell$ (−4).

Um paciente com diagnóstico de vasculite de pequenos ou médios vasos pode ser classificado como tendo GPA se a pontuação cumulativa for ≥ 5 pontos. Quando esses critérios foram testados no conjunto de dados de validação, a sensibilidade foi de 93% (IC 95%: 87 a 96%) e a especificidade foi de 94% (IC 95%: 89 a 97%).[17]

O cenário clínico característico envolve pneumonite bilateral com tosse e hemoptise, sinusite crônica, ulceração da mucosa nasal e nasofaringe, além de doença renal com elevação da creatinina.[3]

Em relação ao envolvimento laríngeo, a manifestação predominante é a estenose subglótica, cuja suspeita deve ser considerada em pacientes com GPA que apresentam queixas de rouquidão, tosse e dispneia. Essa complicação ocorre em aproximadamente 1/5 dos pacientes, sendo particularmente prevalente em casos que afetam crianças. A estenose subglótica pode resultar em obstrução das vias aéreas e geralmente não responde favoravelmente ao tratamento clínico.[16] A laringoscopia pode evidenciar aspecto granulomatoso infiltrativo da mucosa da região subglótica-traqueal, eventualmente, com extensão cranial para as pregas vocais (Figura 197.6). Em alguns casos, a mucosa pode estar friável e recoberta por crostas.

Alguns dos exames complementares comumente utilizados no processo diagnóstico da GPA incluem:

- ANCA-C: método diagnóstico e prognóstico com uma sensibilidade variando entre 65 a 90% e especificidade de 99%. É possível ocorrer resultados falsos-negativos, especialmente em casos localizados e nas fases iniciais da doença. Nessas situações, a realização de dosagens periódicas de ANCA-C pode ser necessária para um diagnóstico preciso
- Ureia, creatinina e urina I
- Nasofibrolaringoscopia e broncoscopia para avaliar as vias aéreas superiores e inferiores
- Radiografia de tórax (pode mostrar pneumonite bilateral)
- Tomografia computadorizada de seios paranasais (pode mostrar espessamento mucoso, com esclerose e espessamento ósseo e, ocasionalmente, erosões ósseas)
- Tomografia computadorizada do pescoço para avaliar as dimensões da estenose laríngea
- Biopsia da lesão com exame histológico (padrão-ouro): pode mostrar vasculite, necrose e granulomas. A sensibilidade do exame está diretamente ligada ao local escolhido para a biopsia. A mucosa dos seios paranasais é considerada o tecido mais propício para a obtenção de diagnóstico. Por outro lado, é crucial realizar biopsias da subglote com cautela, a fim de evitar a potencial amplificação do processo estenótico.[16]

Conduta

A abordagem terapêutica está condicionada à extensão e gravidade do comprometimento, fundamentando-se na administração combinada de corticoterapia e imunossupressores, como ciclofosfamida ou metotrexato. Esse tratamento, frequentemente coordenado com um reumatologista, requer uma ponderação cuidadosa entre os benefícios terapêuticos e os potenciais efeitos colaterais. Novos agentes imunossupressores, como leflunomida e deoxispergualina, estão sendo investigados para o tratamento desta condição.[16]

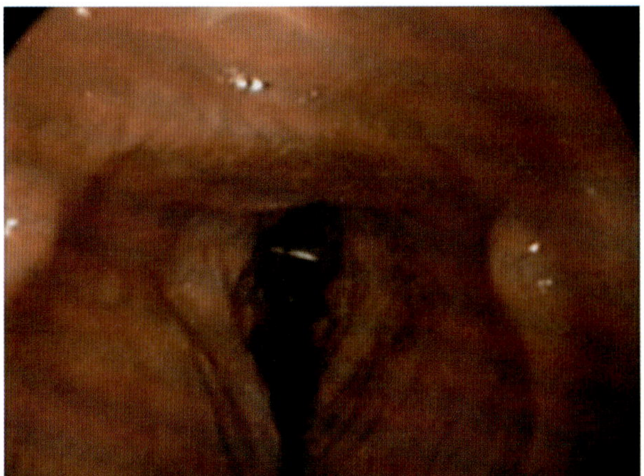

Figura 197.6 Laringoscopia de paciente com granulomatose de Wegener. O aspecto granulomatoso infiltrativo da mucosa da região subglótica-traqueal promove estenose desse nível e estende-se cranialmente, acometendo a metade posterior da glote.

Em situações em que há comprometimento das vias aéreas, a traqueotomia pode ser necessária. O manejo da estenose laríngea é diversificado, envolvendo procedimentos como dilatações, ressecções endoscópicas a *laser* de CO_2, injeção intralesional de corticosteroide e reconstruções laringotraqueais. Embora a intervenção cirúrgica não modifique a trajetória clínica da doença, pode atenuar a morbidade associada a manifestações clínicas, com maior eficácia quando realizada durante a fase de quiescência da doença.[16]

SARCOIDOSE

Sarcoidose é uma doença inflamatória crônica multissistêmica, de etiologia desconhecida, que se caracteriza pela formação de granulomas não caseosos em vários órgãos do corpo. Além do acometimento intratorácico, que está presente em 90% dos casos de sarcoidose, outros órgãos como fígado, olhos, pele, ossos e sistema nervoso central também se destacam como alvos frequentes de manifestação da doença. Apesar da etiologia permanecer obscura, acredita-se que vários fatores, como infecções, predisposição genética e fatores ambientais, possam estar envolvidos na patologia da sarcoidose.[18] Além disso, essa doença também mostra características de uma alteração autoimune, possivelmente devido a uma regulação imune anormal ou reações de defesa desordenadas múltiplas que podem ser desencadeadas por uma variedade de estímulos.

A prevalência da sarcoidose varia geograficamente entre 1 a 40 casos por 100 mil habitantes, ocorrendo mais comumente entre 20 e 40 anos de idade, e as mulheres são afetadas com mais frequência do que os homens.[19]

Manifestações na cabeça e pescoço estão presentes em aproximadamente 10% dos casos, sendo olhos e pele os principais afetados. A lesão na laringe é rara (0,5 a 8% dos pacientes); quando presente, pode ocorrer como uma manifestação isolada ou associada a outras alterações sistêmicas.[3]

Quadro clínico

A sarcoidose pode se apresentar com sintomas gerais como febre baixa, perda de peso e fadiga, indicando a presença de uma resposta inflamatória sistêmica. Essa patologia pode manifestar-se como uma doença autolimitada ou progressiva, com exacerbações e remissões frequentes.

Observa-se uma propensão das áreas com maior rede linfática. A sarcoidose laríngea geralmente tem predileção pela supraglote. As áreas afetadas com maior frequência incluem a epiglote, a prega ariepiglótica e a bandas ventriculares. Menos comumente, a subglote pode ser afetada, e raramente a prega vocal.[20]

O quadro clínico da sarcoidose laríngea é caracterizado por uma variedade de sintomas, sendo disfagia, disfonia, dispneia ou estridor e tosse, os mais observados.[21] Em determinadas situações, a presença de sarcoidose laríngea pode representar risco de morte devido à potencial obstrução das vias respiratórias.

A avaliação da sarcoidose laríngea envolve a observação visual da laringe por meio de laringoscopia. A epiglote pode apresentar hipertrofia, palidez ou edema (66%), nódulos (32%), granulação (18%) ou ulceração (3%). Além disso, é possível a ocorrência de edema nas pregas ariepiglóticas e aritenoides.

O diagnóstico da sarcoidose é feito com base em uma combinação de dados clínicos, radiológicos, laboratoriais e, em alguns casos, histopatológicos.[20] Não existe um único teste definitivo para diagnosticar a sarcoidose, e geralmente é necessária uma abordagem abrangente para avaliar os sintomas e excluir outras condições.

Alguns exames comumente utilizados no diagnóstico da sarcoidose incluem:

- Radiografia de tórax: frequentemente mostra adenopatias hilares bilaterais e infiltrados pulmonares, que são características da sarcoidose
- Tomografia computadorizada ou ressonância magnética: oferecem uma visão mais detalhada das áreas afetadas, auxiliando na detecção de granulomas ou inflamações
- Biopsia: a confirmação do diagnóstico muitas vezes requer uma biopsia de um órgão ou tecido afetado, como pulmões, pele ou gânglios linfáticos. A presença de granulomas não caseosos é típica da sarcoidose
- Teste de função pulmonar: podem ser realizados para avaliar a função respiratória e identificar possíveis alterações causadas pela sarcoidose
- Exames laboratoriais: os exames de sangue podem ser solicitados para avaliar a presença de marcadores inflamatórios, níveis de cálcio, função hepática e outras variáveis. A dosagem de enzima conversora de angiotensinogêneo (ECA) aumenta de forma paralela ao curso da doença, sendo utilizada no acompanhamento da sarcoidose.[3]

Os diagnósticos diferenciais da sarcoidose englobam estenoses pós-intubação ou pós-trauma, granulomatose de Wegener, amiloidose, doenças granulomatosas infecciosas (tuberculose, sífilis, rinoscleroma, actinomicose), laringite crônica, doença do refluxo gastroesofágico e estenose laringotraqueal idiopática.

É importante ressaltar que o diagnóstico da sarcoidose pode ser desafiador, e a abordagem pode variar dependendo da apresentação clínica do paciente. O acompanhamento médico regular é essencial para monitorar a progressão da doença e ajustar o tratamento conforme necessário.

Conduta

Uma avaliação com reumatologista é importante quando há suspeita de sarcoidose. No manejo da maioria dos casos, a terapia preferencial envolve o uso de corticosteroides sistêmicos, sendo o metotrexato uma opção quando o uso de corticoides é contraindicado.[22] A administração de corticosteroides é aconselhada para prevenir a obstrução laríngea. Avaliar os efeitos desses medicamentos é desafiador devido à natureza da sarcoidose, que caracteristicamente apresenta períodos de exacerbação e remissão espontânea.

Para situações em que há massas localizadas com comprometimento das vias aéreas, pode-se realizar a ressecção endoscópica da lesão. A traqueotomia é uma alternativa de intervenção para pacientes com obstrução das vias aéreas que não apresentaram resposta positiva à terapia conservadora ou que desenvolveram efeitos colaterais. Outra opção terapêutica é a aplicação intralesional de corticosteroides em lesões bem delimitadas.

AMILOIDOSE

Amiloidose é um termo geral usado para designar um grupo heterogêneo e raro de doenças que se caracterizam pelo depósito de proteína fibrilar insolúvel no meio extracelular, podendo se manifestar em uma ou mais regiões do corpo.[23] O termo "amiloide" foi introduzido por Rudolf Virchow em 1854 para descrever uma substância patológica, inicialmente considerada ser relacionada com a celulose ou o amido, mas que logo demonstrou ser de natureza proteica.[24] E o primeiro caso de amiloidose laríngea foi documentado por Borow[25] em 1873.

A etiologia da amiloidose permanece desconhecida e nos casos em que há comprometimento da cabeça e pescoço, a doença pode atingir o nariz, seios paranasais, nasofaringe, cavidade oral, orofaringe, laringe e traqueia, e nas vias aéreas superior o órgão mais acometido é a laringe.[26]

Essa doença acomete mais o sexo masculino, em uma proporção de 3 homens para cada mulher[27] e incide, principalmente, entre 40 e 60 anos. A amiloidose corresponde a menos de 1% dos tumores benignos da laringe e, geralmente, apresenta-se como um fenômeno localizado, sendo muito raro a associação à doença sistêmica.

A doença pode ser adquirida ou hereditária, localizada ou sistêmica, dependendo do tipo de proteína fibrilar. Em 2022, a Sociedade Internacional de Amiloidose descreveu 42 tipos de proteínas fibrilares, das quais 14 aparecem apenas como depósitos sistêmicos, 24 são vistos exclusivamente na amiloidose localizada, enquanto quatro podem aparecer em ambos.[28] Dentre os 42 tipos, podem-se destacar:

- AL (amiloidose primária): a primeira letra significa amiloide e a segunda, o tipo de proteína (A = amiloide e L = *light chain*). Neste tipo, os monômeros são fragmentos de imunoglobulina de cadeia leve κ ou λ. Observado na amiloidose sistêmica primária, entre 5 e 15% dos pacientes com mieloma, na gamopatia monoclonal ou discrasia oculta e na amiloidose localizada
- AA (amiloidose secundária): formada por amiloide sérico A. Composta de amiloidose sistêmica reativa, associada a doenças inflamatórias crônicas (lepra lepromatosa, tuberculose, osteomielite, bronquiectasias, artrite reumatoide) e, eventualmente, a neoplasias e febre familiar do Mediterrâneo
- ATTR: derivado da transtiretina ou pré-albumina. Composta de polineuropatia e cardiomiopatia amiloidais familiares e pela amiloidose sistêmica senil
- Aβ: formada pela precursora proteica β. Presente no cérebro de pacientes com doença de Alzheimer e alguns casos de síndrome de Down
- Aβ_2M: formada por microglobulina β_2. Observada nos casos de amiloidose sistêmica associada a insuficiência renal e diálise por longo período e na amiloidose periarticular.

Quadro clínico

O depósito de proteína de forma progressiva pode causar disfunção em diversos órgãos e sistemas, levando tanto a sintomas inespecíficos como fadiga e perda de peso como a quadros de falência renal, miocardiopatia, má absorção gastrointestinal, demência, entre outras alterações.

Na amiloidose laríngea, as regiões mais afetadas são as bandas ventriculares e as pregas vocais,[23] mas outras áreas como ventrículo, espaço subglótico, pregas ariepiglóticas e comissura anterior também podem ser acometidas. A manifestação clínica mais comum é a disfonia. Dependendo da localização e extensão das lesões, outros sintomas como disfagia, dispneia, hemoptise e sensação de corpo estranho também podem ser relatados. Por ser uma doença de progressão lenta, os sintomas normalmente são crônicos.[29]

Lesões com aspecto de massa submucosa nodular ou amorfa difusa, amarelada, translúcida e com epitélio sem ulceração podem ser observadas à laringoscopia (Figura 197.7). Alguns autores recomendam um exame endoscópico completo de todo trato respiratório devido à possibilidade de amiloidose multifocal.[30]

A extensão da lesão laríngea pode ser avaliada com exames de imagem (tomografia computadorizada ou ressonância nuclear magnética). E para verificar a possibilidade de doença sistêmica ou secundária, é importante a investigação geral dos pacientes com amiloidose na laringe, por meio de exames complementares como hemograma, ureia, creatinina, testes de função hepática, VHS, FAN, eletroforese de proteína sérica e urinária e radiografia de tórax.

O diagnóstico de amiloidose é realizado por exame histopatológico em órgãos suspeitos, que mostra depósitos amiloides amorfos

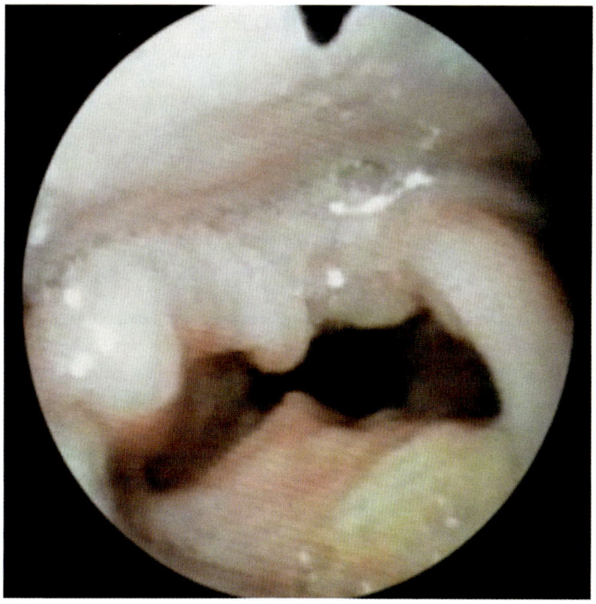

Figura 197.7 Laringoscopia flexível de paciente com amiloidose laríngea. Neste caso, a doença se localizava predominantemente na região supraglótica, acometendo epiglote, bandas vestibulares, pregas ariepiglóticas e região aritenóidea. A prega vocal direita também estava parcialmente acometida. A queixa da paciente era de disfagia, dispneia, disfonia e sensação de corpo estranho na garganta.

extracelulares homogêneos e eosinofílicos. Classicamente, a amiloidose pode ser diferenciada de outros infiltrados eosinofílicos com a aplicação da coloração de vermelho Congo, sob microscopia de luz polarizante, para verificar a típica birrefringência esverdeada.[29] Teste da proteólise por permanganato de potássio negativo pode confirmar o diagnóstico.

Conduta

Em virtude da lenta evolução, uma conduta conservadora, com observação e seguimento, pode ser a opção nos casos de amiloidose localizada sem repercussão clínica importante. Em contrapartida, nos casos sintomáticos, pode-se optar por remoção cirúrgica da lesão, preferencialmente, por via endoscópica com *laser* de CO_2.[31] Para esses casos de doença localizada com possível remoção completa da lesão, o prognóstico é excelente. Tratamento clínico medicamentoso como corticoterapia local ou sistêmica, quimioterapia ou radioterapia não apresentam eficácia importante. Em virtude do caráter de recorrência tardia, o acompanhamento do paciente por período prolongado é imperativo para que haja diagnóstico e tratamento precoces das recidivas.

Nos casos de amiloidose laríngea com comprometimento da via aérea, pode ser necessária a realização de traqueostomia. Raramente, indica-se ressecção cirúrgica por via externa, como laringectomias total ou parcial, para os casos com ampla invasão e obstrução das vias aéreas ou recidivas frequentes.[31]

REFERÊNCIAS BIBLIOGRÁFICAS

1. Radu A-F, Bungau SG. Management of rheumatoid Arthritis: An Overview. Cells [Internet]. 2021 [Acesso em: 2024 Jul]; 10(11):2857.
2. McGeehan DF, Crinnion JN, Strachan DR. Life-threatening stridor presenting in a patient with rheumatoid involvement of the larynx. Arch Emerg Med [Internet]. 1989 [Acesso em: 2024 Jul];6:274-6.
3. Tsuji DH, Sennes LU, Imamura R, Frizzarini R, Bento RF, Miniti A, editors. Condutas práticas em Laringologia. 1. ed. São Paulo: H Maxima; 2005.
4. Kırgezen T, Sünter AV, Yiğit Ö, Araz Server E, Aytekin E, Akar N et al. Influence disease activity on voice and laryngeal findings of rheumatoid arthritis patients. J Voice [Internet]. 2020 May [Acesso em: 2024 Jul];34(3):451-5.
5. Link DT, McCaffrey TV, Krauss WE, Ferguson MT. Cervicomedullary compression: An unrecognized cause of vocal cord paralysis in rheumatoid arthritis. Ann Otol Rhinol Laryngol [Internet]. 1998 Jun [Acesso em: 2024 Jul];107(6):462-71.
6. Ulis JM, Yanagisawa E. What's new in differential diagnosis and treatment of hoarseness? Curr Opin Otolaryngol Head Neck Surg [Internet] 2009 [Acesso em: 2024 Jul];17:209-15.
7. Feraco P, Bazzocchi A, Righi S, Zampogna G, Savastio G, Salizzoni E. Involvement of cricoarytenoid joints in rheumatoid arthritis. J Clin Rheumatol [Internet]. 2009 [Acesso em: 2024 Jul];15:264.
8. Ozcan KM, Bahar S, Ozcan I, Pasaoglu L, Sennaroglu E, Karaaslan Y. Laryngeal involvement in systemic lupus erythematosus: Report of two cases. J Clin Rheumatol [Internet]. 2007 Oct [Acesso em: 2024 Jul];13:278-9.
9. Karim A, Ahmed S, Siddiqui R, Marder GS, Mattana J. Severe upper airway obstruction from cricoarytenoiditis as the sole presenting manifestation of a systemic lupus erythematosus flare. Chest [Internet]. 2002 [Acesso em: 2024 Jul];121:990-3.
10. Manzi S. Lupus update: Perspective and clinical pearls. Cleve Clin J Med [Internet]. 2009 [Acesso em: 2024 Jul];76:137-42.
11. Du F, Qian W, Zhang X, Zhang L, Shang J. Prevalence of oral mucosal lesions in patients with systemic Lupus Erythematosus: A systematic review and meta-analysis. BMC Oral Health [Internet]. 2023 Dec [Acesso em: 2024 Jul];23(1):1030.
12. Aringer M, Costenbader K, Daikh D, Brinks R, Mosca M, Ramsey-Goldman R et al. 2019 European League Against Rheumatism/American College of Rheumatology Classification Criteria for Systemic Lupus Erythematosus. Arthritis Rheumatol [Internet]. 2019 Sep [Acesso em: 2024 Jul];71(9):1400-12.
13. Trentham DE, Le CH. Relapsing polychondritis. Ann Intern Med [Internet]. 1998 [Acesso em: 2024 Jul];129:114-22.
14. Michet CJ, McKenna CH, Luthra HS, O'Fallon WM. Relapsing polychondritis. Survival and predictive role of early disease manifestations. Ann Intern Med [Internet]. 1986 [Acesso em: 2024 Jul];104:74-78.
15. Minaya NJ, Rao V, Naunheim MR, Song PC. Laryngeal subsite analysis of granulomatosis with polyangiitis (Wegener's). OTO Open [Internet]. 2021 Aug 10 [Acesso em: 2024 Jul];5(3):2473974X211036394.
16. Erickson VR, Hwang PH. Wegener's granulomatosis: Current trends in diagnosis and management. Curr Opin Otolaryngol Head Neck Surg [Internet]. 2007 [Acesso em: 2024 Jul];15:170-6.
17. Robson JC, Grayson PC, Ponte C, Suppiah R, Craven A, Judge A et al. 2022 American College of Rheumatology/European Alliance of Associations for Rheumatology classification criteria for granulomatosis with polyangiitis. Ann Rheum Dis [Internet]. 2022 Mar [Acesso em: 2024 Jul];81(3):315-20.
18. Jain R, Yadav D, Puranik N, Guleria R, Jin JO. Sarcoidosis: Causes, diagnosis, clinical features, and treatments. J Clin Med [Internet]. 2020 Apr 10 [Acesso em: 2024 Jul];9(4):1081.
19. Cereceda-Monteoliva N, Rouhani MJ, Maughan EF, Rotman A, Orban NT, Yaghchi CA et al. Sarcoidosis of the ear, nose and throat: A review of the literature. Clin Otolaryngol [Internet]. 2021 [Acesso em: 2024 Jul];46(5):935-40.
20. McLaughlin RB, Spiegel JR, Selber J, Gotsdiner DB, Sataloff RT. Laryngeal sarcoidosis presenting as an isolated submucosal vocal fold mass. J Voice [Internet].1999 Jun [Acesso em: 2024 Jul];13:240-5.
21. Bower JS, Belen JE, Weg JG, Dantzker DR. Manifestations and treatment of laryngeal sarcoidosis. Am Rev Respir Dis [Internet]. 1980 [Acesso em: 2024 Jul];122:325-32.
22. Kelleher KJ, Russell J, Killeen OG, Leahy TR. Treatment-recalcitrant laryngeal sarcoidosis responsive to sirolimus. BMJ Case Rep [Internet]. 2020 Aug 26 [Acesso em: 2024 Jul];13(8):e235372.

23. Pai KK, Omiunu AO, Llerena PA, Shave SM, Desai HA, Fang CH et al. Localized laryngeal amyloidosis: A systematic review. Am J Otolaryngol [Internet]. 2022 Sep-Oct [Acesso em: 2024 Jul];43(5):103550.
24. Benson MD, Buxbaum JN, Eisenberg DS, Merlini G, Saraiva MM, Sekijima Y, Sipe JD, Westermark P. Amyloid nomenclature 2020: Update and recommendations by the International Society of Amyloidosis (ISA) nomenclature committee. Amyloid [Internet]. 2020 Dec [Acesso em: 2024 Jul];27(4):217-22.
25. Borow A. Amyloide degenaeration von larynxtumoren. Canule seiber jahre lang Getrager. Arch Klin Chir [Internet]. 1873 [Acesso em: 2024 Jul];15:242-6.
26. Lewis JE, Olsen KD, Kurtin PJ. Laryngeal amyloidosis: A clinopathologic and immunohistochemical review. Otolaryngol Head Neck Surg [Internet]. 1992 [Acesso em: 2024 Jul];106:372-7.
27. Hellquist H, Olofsson J, Sökjer H, Odkvist LM. Amyloidosis of the larynx. Acta Otolaryngol [Internet]. 1979 [Acesso em: 2024 Jul];88:443-50.
28. Buxbaum JN, Dispenzieri A, Eisenberg DS, Fändrich M, Merlini G, Saraiva MM et al. Amyloid nomenclature 2022: Update, novel proteins, and recommendations by the International Society of Amyloidosis (ISA) nomenclature committee. Amyloid [Internet]. 2022 Dec [Acesso em: 2024 Jul];29(4):213-19.
29. Friedman AD, Bhayani R, Memeo L, Kuriloff DB. Localized laryngeal amyloidosis. Otolaryngol Head Neck Surg [Internet]. 2002 [Acesso em: 2024 Jul];487-9.
30. O`Halloran LR, Lusk RP. Amyloidosis of the larynx in a child. Ann Otol Rhinol Laryngol [Internet]. 1994 [Acesso em: 2024 Jul];108:339-40.
31. Kennedy TL, Patel NM. Surgical management of localized amyloidosis. Laryngoscope [Internet]. 2000 [Acesso em: 2024 Jul];110:918-23.

CAPÍTULO 198

Lesões Pré-Malignas da Laringe

Leonardo Haddad • Gustavo Cunha • José Eduardo de Sá Pedroso • Márcio Abrahão

INTRODUÇÃO

As lesões pré-malignas da laringe compreendem um amplo espectro de alterações epiteliais que vão desde a hiperplasia epitelial até o carcinoma *in situ* (CIS). Essas lesões também são conhecidas como lesões intraepiteliais escamosas (LIEs). A carcinogênese laríngea é um processo evolutivo não totalmente elucidado, que depende tanto do acúmulo de alterações genéticas do indivíduo como da progressão de mudanças na arquitetura e citologia do epitélio escamoso da laringe.[1]

Essas alterações morfológicas que ocorrem no epitélio da laringe irão se traduzir, em algum momento de sua progressão, em uma lesão que pode se apresentar clinicamente como leucoplasia (Figura 198.1), eritroplasia ou eritroleucoplasia. A leucoplasia corresponde a qualquer lesão branca não removível sobre a superfície mucosa, enquanto a eritroplasia, a uma lesão vermelha e a eritroleucoplasia, a uma lesão com formas mistas de alterações brancas e vermelhas. Nenhum desses aspectos macroscópicos permite inferir correspondentes microscópicos específicos, e por isso deve-se sempre ser determinado por análise histológica. A histopatologia é, portanto, uma ferramenta imprescindível no correto diagnóstico das LIEs, como também um indicador do potencial biológico dessas lesões, implicando diretamente na decisão terapêutica dos pacientes.

ETIOLOGIA

A etiologia das lesões pré-malignas da laringe está relacionada principalmente com o tabagismo e o alcoolismo, de forma ainda mais importante quando combinados. O papel do tabagismo já foi comprovado clínica e experimentalmente.[2] A idade de início do tabagismo, o tipo do tabaco, bem como a quantidade (maços-ano) são fatores importantes na progressão das LIEs.[3] Vaezi et al. demonstraram um incremento de cerca de 23% na chance de desenvolvimento de câncer de laringe a cada 5 anos de tabagismo, e se associado a uma dose diária de álcool esse risco aumenta ainda em 17%.[4]

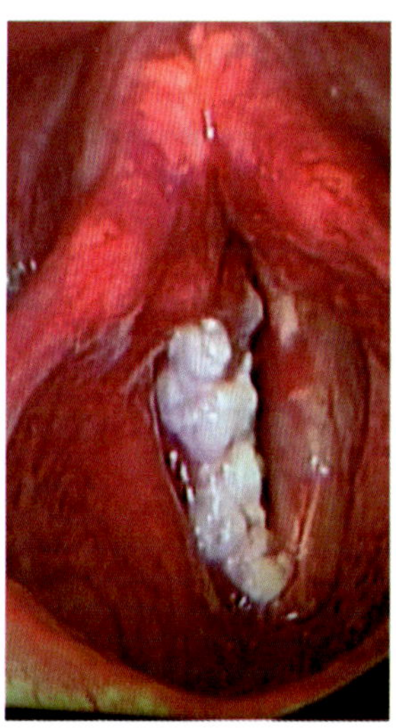

Figura 198.1 Leucoplasia extensa de prega vocal direita.

Estudos mais recentes têm sugerido a doença do refluxo gastroesofágico (DRGE) como fator de risco, independentemente do câncer de laringe e lesões pré-malignas.[5] Porém, até o momento, não há evidência suficiente na literatura para essa associação.

Diferentemente do que ocorre na orofaringe, em que já está bem estabelecida uma relação causal do HPV na etiologia dos tumores, principalmente de tonsilas palatinas e base de língua, na laringe ainda não está totalmente claro o seu papel, parecendo ser responsável por uma pequena parcela (1 a 6%) de todos os casos de câncer.[6] Poucos estudos com pequeno número de participantes investigaram o papel do HPV no desenvolvimento de lesões pré-malignas da laringe. Existem mais de 200 subtipos identificados de HPV, os quais podem ser classificados em subtipos de alto, intermediário e baixo riscos. A papilomatose respiratória recorrente é causada principalmente pelos subtipos de baixo risco 6 e 11, mas existe o risco de transformação maligna da papilomatose laríngea, que ocorre em cerca de 1 a 7% dos pacientes. A displasia leve ou moderada está presente em torno de 7,5% dos casos de papilomatose juvenil, 12% dos casos de início em idade adulta e 20% nos papilomas únicos.[7,8]

Como no câncer de laringe, para a confirmação da relação do HPV com a displasia, são necessários exames que avaliem a forma ativa do HPV, integrado ao DNA da célula hospedeira, sendo eles a hibridização *in situ* para o HPV DNA, hibridização *in situ* para o mRNA das proteínas E6 e E7 do HPV ou RT-PCR do mRNA das proteínas E6 ou E7. A simples identificação do DNA do HPV por PCR nas lesões laríngeas não confirma relação causal, pois ela é frequentemente encontrada, inclusive em lesões benignas.

Futuramente, é certo que a diferenciação entre infecção latente e infecção ativa pelo HPV dependerá de estudos de larga escala, nos quais a presença do DNA viral, expressão oncogênica viral, hiperexpressão de proteínas celulares centrais reguladoras do ciclo celular e proteínas da via de apoptose sejam identificados de maneira confiável.

CLASSIFICAÇÃO HISTOPATOLÓGICA

Existem na literatura diferentes formas de classificação das LIEs que foram propostas por diferentes grupos ao longo do tempo, e que passarão por uma série de alterações. Essas classificações possuem critérios morfológicos variados, com diferentes números de graduações e terminologias heterogêneas e, portanto, seus resultados não são harmônicos e não se mostraram comparáveis, podendo-se apenas fazer uma analogia aproximada entre as mesmas.[9]

Como ponto comum às classificações, as alterações arquiteturais do epitélio associadas a atipias citológicas são utilizadas. Essas alterações compreendem a hiperplasia epitelial, displasia leve, displasia moderada, displasia severa e CIS.

Na Tabela 198.1 estão as classificações com terminologias mais utilizadas, e e correlação com a espessura do epitélio acometido.

O grupo de Ljubljana apresenta uma literatura robusta e com mais de 30 anos de seguimento e controle, e sua classificação foi inicialmente criada com quatro graduações: hiperplasia epitelial, hiperplasia celular basal/parabasal, hiperplasia atípica e CIS.[10,11] Porém, após verificar-se baixa concordância entre os patologistas nessa classificação, ela foi recentemente modificada com redução do número de graduações e atualização dos critérios diagnósticos e de sua terminologia: LIE de baixo grau, de alto grau e CIS, apresentando,

Tabela 198.1 Terminologia e sistemas de graduação para displasia/lesão intraepitelial escamosa (LIE).

Nível de maturação alterada (OMS 2005)	OMS 2005	Classificação NIE	Classificação Ljubljana	Classificação Ljubljana modificada	OMS 2017
	Hiperplasia escamosa	Hiperplasia escamosa	Hiperplasia escamosa	LIE de baixo grau	Displasia de baixo grau
Terço inferior	Displasia leve	NIE 1	Hiperplasia basal/parabasal		
Terço a metade	Displasia moderada	NIE 1 ou NIE 2	Hiperplasia atípica	LIE de alto grau	Displasia de alto grau*
Metade superior a três quartos	Displasia moderada	NIE 2			
Espessura total	Displasia severa				
	Carcinoma *in situ*		Carcinoma *in situ*	Carcinoma *in situ*	

LIE = lesão intraepitelial escamosa; NIE = neoplasia intraepitelial escamosa. *Se for utilizado um sistema de três camadas, carcinoma *in situ* é separado da displasia de alto grau.

dessa forma, melhora na concordância entre os autores.[12] A LIE de baixo grau é caracterizada por epitélio escamoso hiperplásico com aumento de células parabasais se estendendo até um terço da espessura do epitélio laríngeo. Na LIE de alto grau, encontra-se epitélio hiperplásico com aumento de células basaloides atípicas ocupando toda a espessura do epitélio. São vistas, ainda, atipias celulares e nucleares leves a moderadas. Já no CIS, há completa desordem arquitetural do epitélio, atipias celulares e nucleares severas e aumento da atividade mitótica. A superfície epitelial pode ser coberta por 3 a 5 camadas de células comprimidas, orientadas horizontalmente. Dessa maneira, do ponto de vista morfológico e biológico, o CIS pode ser diferenciado da lesão intraepitelial de alto grau e tratado de maneira mais agressiva. Nesse mesmo sentido, um estudo retrospectivo com 1.444 pacientes classificados de acordo com Ljubljana modificada demonstrou diferença significativa na progressão para malignidade entre pacientes com LIE de baixo grau (1,6%) e alto grau (12,5%) em um período de 2 a 15 anos e 2 a 26 anos, respectivamente.

A classificação de Ljubljana modificada foi a base para a nova classificação da Organização Mundial de Saúde (OMS) publicada em 2017 que divide as displasias em duas categorias apenas, baixo e alto grau de displasia.[13]

Em nosso entendimento, essa classificação facilita o diagnóstico do patologista uma vez que as lesões classificadas como baixo grau são aquelas que acometem apenas um terço da espessura do epitélio, enquanto as de alto grau englobam as lesões que acometem dois terços (anteriormente classificada como displasia moderada), e a totalidade da espessura do epitélio, e ainda inclui o carcinoma *in situ*. Uma ressalva nessa classificação permite que os serviços que optarem por classificar separadamente o CIS da displasia de alto grau poderá fazê-lo a depender de sua rotina.

Fica claro que não há um consenso nem mesmo entre os patologistas em relação à classificação das LIEs; porém, é importante lembrar que enquanto as alterações histológicas no epitélio se traduzem apenas em uma hiperplasia epitelial, não ocorrem alterações nucleares na célula. Porém, nos casos de displasia epitelial, as alterações nucleares já estão presentes e quanto maior a quantidade de alterações em relação à espessura do epitélio, mais grave é a displasia e maior é o potencial dessa lesão evoluir para um carcinoma. O CIS seria a evolução da lesão pré-maligna para a tumoral, mas sem rompimento de sua membrana basal. Quando há invasão da membrana basal, há um carcinoma invasivo.

ALTERAÇÕES GENÉTICAS

Um acúmulo sequencial de alterações genéticas leva, de maneira evolutiva, ao desenvolvimento de carcinoma escamocelular (CEC) de cabeça e pescoço, por meio de uma série de alterações histomorfológicas partindo da hiperplasia epitelial até o carcinoma invasivo. Por isso, diversos estudos têm se esforçado na tentativa de identificar as alterações que podem predizer de maneira confiável o risco de progressão para malignidade.[14,15]

As perdas de *TP53* e *CDKN2D* são as alterações predominantes em fumantes com mucosa normal. Lesões precursoras apresentam perda de *CDKN2A*, *EM51* e *BCL2* e ganho nos genes *CDKN2D*, *CTB5* e *BCL2L1*. A perda predominante é de *CDKN2A*, enquanto a perda mais frequente nas lesões precursoras com progressão é de *CTNNB1*. O *CDKN2A* (gene do p16) é identificado como um marcador inicial no desenvolvimento de CEC, e, portanto, pacientes com essa deleção devem ser fortemente recomendados a interromper o tabagismo. O gene *CTNNB1* auxilia na diferenciação entre lesões precursoras com ou sem progressão. Esse gene codifica a β-catetina, que juntamente com a E-caderina, participa na aderência celular, formando junções intracelulares e mantendo a estrutura epitelial. Uma forte expressão de β-catetina associada a perda de *CTNNB1* também foi identificada como marcador significativo do risco de desenvolvimento de CEC laríngeo. O mesmo foi identificado frente a um painel com positividade citoplasmática para β-catenina, ciclina D1 e p53, os quais foram detectados em todas as lesões precursoras com progressão para carcinoma invasivo.[14-16]

Quando comparado à expressão de alterações genéticas entre pacientes com epitélio das pregas vocais displásicos e não displásicos, os genes *IGF-1, EPDR-1, MMP-2* e *S100A4* apresentaram uma hiperregulação no grupo com displasia. Desses, a expressão aumentada de *IFG-1*, que tem como característica estimular a proliferação epitelial e bloquear apoptose, pode ser considerada como um potencial marcador inicial para a malignidade das pregas vocais.[14-16]

Mutações em outros cinco genes foram recentemente estudados na displasia laríngea (*PIK3CA, FGFR3, JAK3, MET* e *FBXW7*). Mutações no *PIK3CA* e *FGFR3* estavam presentes em displasias com progressão para o carcinoma e ausentes nos casos sem progressão, enquanto mutações no *JAK3, MET* e *FBXW7* foram encontradas em lesões sem progressão e ausentes nos casos que progrediram.[15]

BIOMARCADORES

Muito se tem estudado também sobre o papel dos biomarcadores para avaliação do risco de progressão das lesões precursoras para o câncer de laringe. A instabilidade cromossômica tem sido associada a progressão para malignidade, especialmente em lesões de baixo grau.[17] Os fatores que podem contribuir positivamente para a instabilidade cromossômica são a proteína adaptadora FADD, inibidora da apoptose, e a p53, além do diagnóstico histopatológico. A proteína NANOG, uma proteína reguladora das células tronco embrionárias, apresenta expressão abundante em uma variedade de neoplasias malignas, e mais recentemente tem sido correlacionada com parâmetros clinicopatológicos e risco de câncer da laringe, principalmente nos casos que apresentam expressão intensa.[18]

Outros biomarcadores também têm sido apontados como preditores de progressão para malignidade, incluindo alguns reguladores celulares de adesão e invasão, como FAK, cortactina, osteopontina e CD44v6, além de marcadores associados a proliferação como TGF-βRII e Kv3.4.[19]

A displasia laríngea é uma entidade complexa e multifacetada que engloba diferentes lesões com diferentes capacidades de evoluir para o carcinoma. A classificação histopatológica não é, de forma independente, capaz de predizer o risco de progressão. Portanto, a avaliação de biomarcadores e perfis mutacionais apresentam um grande potencial para predizer de maneira mais acurada esse risco de evolução para o câncer.

DESENVOLVIMENTO DO CARCINOMA INVASIVO

O risco de progressão da displasia para malignidade varia entre diferentes estudos, apresentando uma taxa média de cerca de 20%, com tendência a aumentar de acordo com o grau de severidade da displasia.[20] O risco de evolução da displasia leve variou de 0 a 42%, da displasia moderada de 0 a 48%, da displasia severa 14 a 45% e a transformação maligna do CIS foi de 11 a 75%.

O tempo médio de intervalo entre o diagnóstico da displasia laríngea leve e o desenvolvimento de carcinoma varia de 25 a 65 meses, 17 a 68 meses nas displasias moderadas e 10 a 192 meses em pacientes com displasia severa ou CIS, com intervalo médio geral de 52 meses. Esse tempo foi menor nos pacientes que continuavam fumando, e por isso a eliminação do tabagismo e de outros fatores de risco ambientais é recomendada para todos os pacientes com displasia.[21,22]

DIAGNÓSTICO

A disfonia é o principal sintoma laríngeo que leva o paciente a procurar ajuda médica, mas essa pode ser causada por uma grande diversidade de desordens laríngeas. Assim, a visualização da estrutura e função das pregas vocais é essencial na avaliação dos pacientes, já que apenas anamnese e exame físico, isoladamente, não são capazes de determinar o diagnóstico, apresentando apenas 5% de acerto, enquanto a avaliação endoscópica inicial aumenta a acurácia para 68,3%. Dessa forma, parece claro que a obtenção de imagens cada vez com melhor qualidade e resolução, revelando em detalhes a morfologia das estruturas glóticas, é um dos principais pilares para o diagnóstico preciso dessas lesões, guiando a terapêutica de maneira adequada.

A telelaringoscopia associada a estroboscopia são ferramentas fundamentais na avaliação funcional e detecção precoce de lesões suspeitas. De fato, até hoje a avaliação endoscópica combinada com o exame anatomopatológico é o procedimento diagnóstico mais utilizado no estudo de lesões malignas e pré-malignas da laringe. A estroboscopia é a ferramenta mais útil e prática para a avaliação clínica das propriedades viscoelásticas e fonatórias da mucosa; porém, é preciso interpretar seus achados de maneira criteriosa, pois não existe correlação exata entre um certo padrão de vibração vocal e determinado tipo de lesão. No entanto, a redução da vibração da onda mucosa diante de uma lesão leucoplásica sugere um padrão mais infiltrativo de lesão e eventualmente um CEC invasivo (Vídeo 198.1).

Recentemente, as chamadas técnicas de bioendoscopia vêm demonstrando melhor acurácia no diagnóstico das LIEs quando comparadas à luz branca tradicionalmente utilizada,[23] por exemplo a Narrow Band Imaging (NBI) desenvolvida pela empresa Olympus, e o Storz Professional Image Enhancement System (SPIES), da empresa Karl Storz.

Ambas tecnologias de aprimoramento de imagem óptica têm a capacidade de realçar os vasos sanguíneos na superfície mucosa, permitindo visualizar estruturas vasculares intraepiteliais que não podem ser vistas com a luz branca convencional, contribuindo na diferenciação entre as LIEs e o carcinoma invasivo. Na bioendoscopia, a mucosa laríngea normal apresenta vasos submucosos, aparecendo em verde e apresentam um certo padrão de direção conectados a uma rede de vasos arborescentes (Figura 198.2).

A bioendoscopia laríngea tem um enfoque nas alterações vasculares neoangiogênicas que são características de lesões suspeitas ou tumorais. Arens et al., em 2016, propuseram uma classificação amplamente utilizada em bioendoscopia laríngea em que a presença de "vasos perpendiculares" são indicativos de doença potencialmente maligna (de displasia leve para cima). Por outro lado, quando nenhum vaso é visível ou apresenta curso normal (definido por Arens como "longitudinal", ou seja, paralelo à superfície da camada epitelial), é fortemente sugestivo de uma condição benigna ou de uma placa queratósica sem qualquer potencial maligno.[24]

Lesões vistas sob NBI ou SPIES são em geral descritas como malignas, suspeitas de malignidade ou benignas.

Essas novas técnicas, apesar de permitirem uma melhor visualização da microestrutura das pregas vocais e auxiliar na diferenciação de suas lesões, ainda não são por si só capazes de substituir o exame histológico das peças cirúrgicas, que se mantém como a ferramenta padrão-ouro para o diagnóstico tanto das LIEs como do carcinoma invasivo.

Exames de imagem como a tomografia computadorizada e ressonância magnética, apesar de úteis no acompanhamento de determinados casos de CEC, não têm um papel relevante no manejo das lesões pré-malignas da laringe.

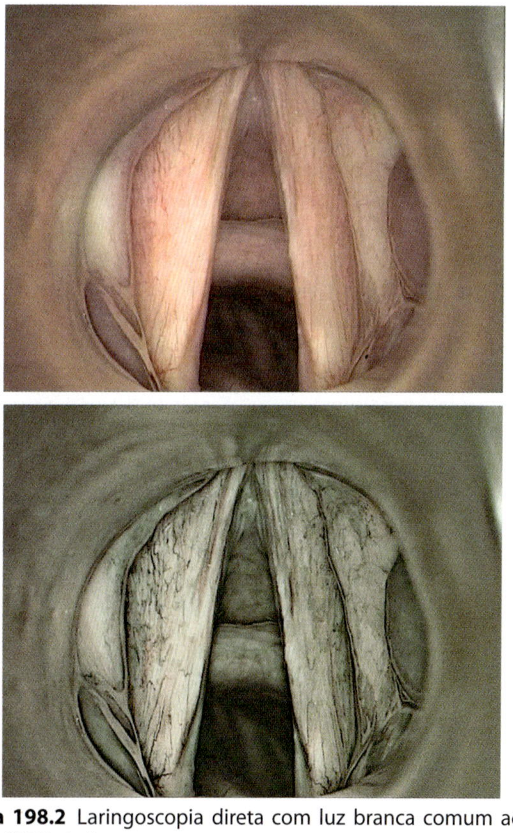

Figura 198.2 Laringoscopia direta com luz branca comum acima, e com SPIES abaixo.

TRATAMENTO

Não há consenso na literatura sobre o tratamento das LIEs laríngeas. De uma maneira geral, há uma preocupação entre tratar de maneira conservadora e ocorrer progressão da doença para o carcinoma invasivo ou, de maneira oposta, se tratar muito agressivamente e levar à formação de cicatriz e deterioração da voz. Concorda-se, no entanto, que uma abordagem oncológica atenta ao potencial de malignidade da LIE deva ser considerada preferencial sobre a qualidade vocal.

A prática implementada em diferentes serviços ao redor do mundo é baseada mais provavelmente em protocolos próprios do que em alto nível de evidência da literatura. Dessa forma, a abordagem e o *follow-up* das LIEs variam bastante, desde uma simples biopsia para se excluir malignidade até completa excisão ou radioterapia, e *follow-up* de poucas consultas pós-operatórias até acompanhamento por toda a vida.[25]

Apesar da busca constante por um tratamento medicamentoso que pudesse auxiliar na prevenção ou mesmo tratamento das LIEs, não há evidência que comprove seu benefício e, portanto, o tratamento cirúrgico continua a ser a principal opção terapêutica.

Um consenso realizado por otorrinolaringologistas e patologistas em um encontro sobre o diagnóstico abordagem da displasia laríngea em 2010, e com o qual concordamos, sugeriu que:

- A excisão completa da lesão permite o diagnóstico histológico e se constitui na abordagem terapêutica inicial da doença
- A aparência geral da lesão, especialmente a extensão, e eventualmente a multilocalização e envolvimento da comissura anterior, determina a abordagem
- A completa excisão de todas as margens visíveis é recomendada
- Outros fatores, incluindo idade, comorbidades e presença de mais fatores de risco, podem ser importantes na escolha terapêutica
- Todos os pacientes devem receber recomendação para cessar o tabagismo
- LIEs são normalmente tratadas por cirurgia endoscópica transoral com auxílio do *laser* de CO_2 ou microinstrumentos convencionais
- Tratamentos futuros de lesões persistentes ou recorrentes devem ser a biopsia excisional completa.

A radioterapia pode ser considerada uma opção para a equipe multidisciplinar e discutida com os pacientes, principalmente aqueles que continuam a fumar e naqueles em que a remoção total da lesão não é possível através de cirurgia; porém, conforme abordado anteriormente, alguns serviços só autorizam a realização da radioterapia quando já existe o diagnóstico de CEC.[26]

Particularmente nos casos de LIEs com displasia moderada a grave ou nos CIS, uma remoção completa da lesão é fundamental para uma boa evolução. Devemos partir da premissa que o primeiro tratamento é o mais importante. Acreditamos que a cirurgia mínima para essas lesões é a cordectomia tipo I ou decorticação (Figura 198.3), mas enfatiza-se que muitas vezes opta-se pela cordectomia do tipo II (subligamentar) nos casos de displasia de alto grau, com resultados tanto do ponto de vista clínico como funcional excelentes. Além da remoção completa da lesão, o estudo histológico, por meio do exame de congelação, deve ser solicitado, pois não incomumente áreas de CIS coexistem adjacentes a áreas de CEC invasivo. Nessa situação, as margens cirúrgicas devem ser ampliadas (Vídeos 198.2 e 198.3).

Em uma metanálise publicada por Sadri et al.,[26] a radioterapia utilizada para displasias severas e CIS apresentou uma taxa de controle local significativamente maior que as opções de abordagem cirúrgica, o que foi atribuído ao maior campo de efeito terapêutico alcançado com o uso da radioterapia quando comparado com a remoção apenas das anormalidades visíveis à microlaringoscopia.

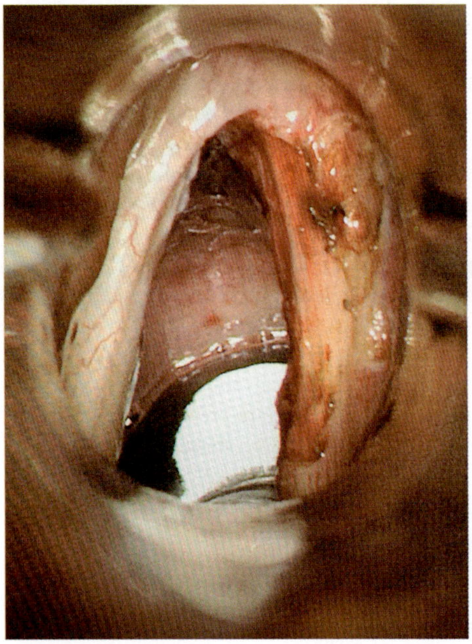

Figura 198.3 Aspecto final de decorticação setorial de prega vocal esquerda com *laser* de CO_2.

Por outro lado, outros serviços não utilizam a radioterapia para tratamentos de LIEs de alto grau, deixando essa opção reservada apenas para lesões mais avançadas como o CIS e o CEC invasivo. Em recente *position paper*, a Sociedade Europeia de Laringologia[25] incluiu a radioterapia como opção terapêutica nas LIEs de alto grau nas seguintes situações:

- Múltiplas recorrências
- Pacientes que não cessaram o tabagismo
- Alto risco anestésico
- Preferência do paciente
- Múltiplas lesões.

O seguimento desses pacientes deve ser feito de maneira regular, pois as recidivas não são infrequentes, principalmente nas displasias moderadas e graves. Dessa maneira, o paciente e os familiares devem ser bem orientados quanto às mudanças no padrão vocal do paciente bem como na necessidade de cessar o tabagismo.

Por fim, ressalta-se ser fundamental o especialista estar atento a esse tipo de lesão, sua possível evolução e consequências do tratamento. Uma vez que se tratam de lesões pré-malignas, a atuação precoce e com um foco oncológico é fundamental na evolução dos pacientes.

REFERÊNCIAS BIBLIOGRÁFICAS

1. Ferlito A, Devaney KO, Woolgar JA, Slootweg PJ, Paleri V, Takes RP et al. Squamous epithelial changes of the larynx: Diagnosis and therapy. Head Neck [Internet]. 2012 [Acesso em: 2024 Jul];34(12):1810-6.
2. Lee DH, Yoon TM, Lee JK, Lim SC. Predictive factors of recurrence and malignant transformation in vocal cord leukoplakia. Eur Arch Otorhinolaryngol [Internet]. 2015 [Acesso em: 2024 Jul];272(7):1719-24.
3. Mannelli G, Cecconi L, Gallo O. Laryngeal preneoplastic lesions and cancer: Challenging diagnosis. Qualitative literature review and meta-analysis. Crit Rev Oncol Hematol [Internet]. 2016 Oct [Acesso em: 2024 Jul];106:64-90.
4. Vaezi MF, Qadeer MA, Lopez R, Colabianchi N. Laryngeal cancer and gastroesophageal reflux disease: A case-control study. Am J Med [Internet]. 2006 [Acesso em: 2024 Jul];119:768-76.
5. Zhang D, Zhou J, Chen B, Zhou L, Tao L. Gastroesophageal reflux and carcinoma of larynx or pharynx: A meta-analysis. Acta Otolaryngol [Internet]. 2014 [Acesso em: 2024 Jul];134(10):982-9.

6. Duray A, Descamps G, Arafa M, Decaestecker C, Remmelink M, Sirtaine N et al. High incidence of high-risk HPV in benign and malignant lesions of the larynx. Int J Oncol [Internet]. 2011 [Acesso em: 2024 Jul];39:51-9.
7. Pagliuca G, Martellucci S, Degener AM, Pierangeli A, Greco A, Fusconi M et al. Role of human papillomavirus in the pathogenesis of laryngeal dysplasia. Otolaryngol Head Neck Surg [Internet]. 2014 [Acesso em: 2024 Jul];150:1018-23.
8. Isayeva T, Li Y, Maswahu D, Brandwein-Gensler M. Human papillomavirus in non-oropharyngeal head and neck cancers: A systematic literature review. Head Neck Pathol [Internet]. 2012 [Acesso em: 2024 Jul];6(suppl 1):S104-S120.
9. Mehlum CS, Larsen SR, Kiss K, Groentved AM, Kjaergaard T, Moller S et al. Laryngeal precursor lesions: Inter-rater and intrarater reliability of histopathological assessment. Laryngoscope [Internet]. 2018 [Acesso em: 2024 Jul];128(10):2375-9.
10. Gale N, Blagus R, El-Mofty SK, Helliwell T, Prasad ML, Sandison A et al. Evaluation of a new grading system for laryngeal squamous intraepithelial lesions-a proposed unified classification. Histopathology [Internet]. 2014 [Acesso em: 2024 Jul];65: 456-64.
11. Gale N, Kambic V, Michaels L, Cardesa A, Hellquist H, Zidar N et al. The Ljubljana classification: A practical strategy for the diagnosis of laryngeal precancerous lesions. Adv Anat Pathol [Internet]. 2000 [Acesso em: 2024 Jul];7(4):240-51.
12. Gale N, Gnepp DR, Poljak M, Strojan P, Cardesa A, Helliwell T et al. Laryngeal squamous intraepithelial lesions: An updated review on etiology, classification, molecular changes, and treatment. Adv Anat Pathol [Internet]. 2016 [Acesso em: 2024 Jul];23(2):84-91.
13. El-Naggar AK, Slootweg PJ. World Health Organization 4th edition of head and neck tumor classification: insight into the consequential modifications. Virchows Arch [Internet]. 2018 Mar [Acesso em: 2024 Jul];472(3):311-13.
14. Álvarez-Marcos C, López F, Alonso-Guervós M, Domínguez F, Suárez C, Hermsen MA et al. Genetic and protein markers related to laryngeal epithelial precursor lesions and their neoplastic progression. Acta Otolaryngol [Internet]. 2013 [Acesso em: 2024 Jul];133:281-90.
15. Manterola L, Aguirre P, Larrea E, Arestín M, Gaafar A, Elorriaga K et al. Mutational profiling can identify laryngeal dysplasia at risk of progression to invasive carcinoma. Sci Rep [Internet]. 2018 [Acesso em: 2024 Jul]; 8(1):6613.
16. Rodrigo JP, García-Pedrero JM, Suárez C, Takes RP, Thompson LD, Slootweg PJ et al. Biomarkers predicting malignant progression of laryngeal epithelial precursor lesions: A systematic review. Eur Arch Otorhinolaryngol [Internet]. 2012 [Acesso em: 2024 Jul];269:1073-83.
17. Bergshoeff VE, Van der Heijden SJ, Haesevoets A, Litjens SG, Bot FJ, Voogd AC et al. Chromosome instability predicts progression of premalignant lesions of the larynx. Pathology [Internet]. 2014 [Acesso em: 2024 Jul];46(3):216-24.
18. Rodrigo JP, Villaronga MA, Menendez ST. A novel role for nanog as an early cancer risk marker in patients with laryngeal precancerous lesions. Sci Rep [Internet]. 2017 [Acesso em: 2024 Jul]; 7(1):11110.
19. Bergshoeff VE, Van der Heijden SJ, Haesevoets A, Litjens SG, Bot FJ, Voogd AC et al. Chromosome instability predicts progression of premalignant lesions of the larynx. Pathology [Internet]. 2014 [Acesso em: 2024 Jul];46(3):216-24.
20. Crissman JD, Sakr WA (2001) Squamous neoplasia of the upper aerodigestive tract: Intraepithelial and invasive squamous cell carcinoma. In: Pilch BZ, editor. Head and neck surgical pathology. 1st. ed. Philadelphia: Lippincott Williams & Wilkins; 2001. 721 p.
21. Donaldson G, McCadden L, Napier S, Tan TJ. Laryngeal dysplasia: A 10-year review of rates of progression to invasive carcinoma and treatment-specific outcomes in a regional ENT department in Northern Ireland. J Laryngol Otol [Internet]. 2022 [Acesso em: 2024 Jul];136(6):547-53.
22. Van Hulst AM, Kroon W, van der Linden ES, Nagtzaam L, Ottenhof SR, Wegner I et al. Grade of dysplasia and malignant transformation in adults with premalignant laryngeal lesions. Head Neck [Internet]. 2016 [Acesso em: 2024 Jul];38 Suppl 1:E2284-90.
23. Weller MD, Nankivell PC, McConkey C, Paleri V, Mehanna HM. The risk and interval to malignancy of patients with laryngeal dysplasia; a systematic review of case series and meta-analysis. Clin Otolaryngol [Internet]. 2010 [Acesso em: 2024 Jul];35:364-72.
24. Arens C, Piazza C, Andrea M, Dikkers FG, Tjon Pian Gi RE, Voigt-Zimmermann S, et al. Proposal for a descrip-tive guideline of vascular changes in lesions of the vocal folds by the committee on endoscopic laryngeal imaging of the European Laryngological Society. Eur Arch Otorhinolaryngol [Internet]. 2016 [Acesso em: 2024 Jul];273(5):1207-14.
25. Eckel HE, Simo R, Quer M, Odell E, Paleri V, Klussmann JP et al. European Laryngological Society position paper on laryngeal dysplasia Part II: Diagnosis, treatment, and follow-up. Eur. Arch. Otorhinolaryngol [Internet]. 2021 [Acesso em: 2024 Jul];278:1723-32.
26. Sadri M, McMahon J, Parker A. Management of laryngeal dysplasia: A review. Eur Arch Otorhinolaryngol [Internet]. 2006 [Acesso em: 2024 Jul]; 263:843-52.
27. Mehanna H, Paleri V, Robson A, Wight R, Helliwell T. Consensus statement by otorhinolaryngologists and pathologists on the diagnosis and management of laryngeal dysplasia. Clin Otolaryngol [Internet]. 2010 [Acesso em: 2024 Jul];35:170–176.

CAPÍTULO

199

Disfonia: Classificação, Diagnóstico e Tratamento

Gustavo Polacow Korn • Leonardo Haddad • José Caporrino Neto

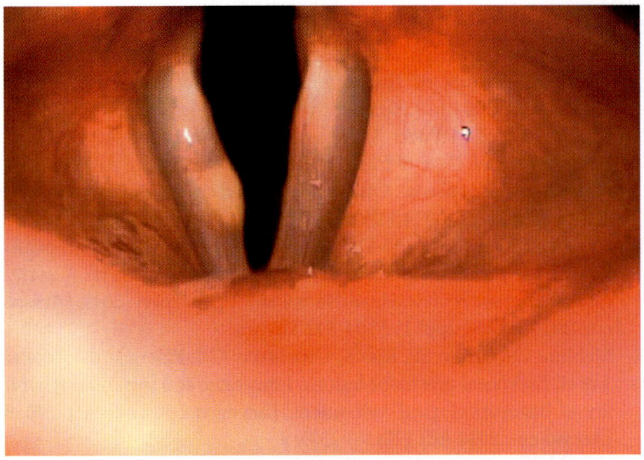

Figura 199.1 Cisto epidermoide em prega vocal direita.

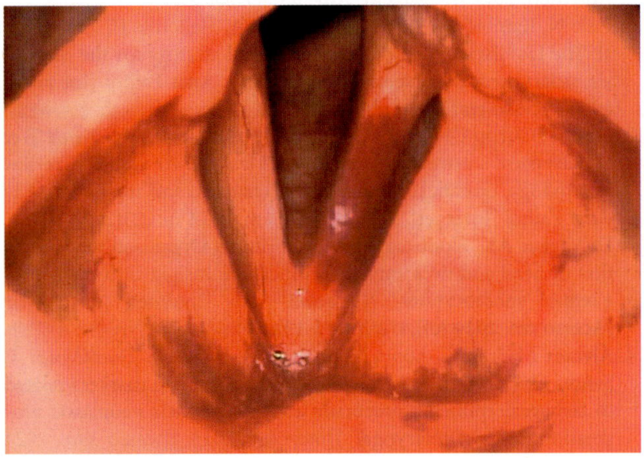

Figura 199.2 Hemorragia de prega vocal esquerda.

INTRODUÇÃO

A disfonia pode ser definida como toda e qualquer dificuldade na emissão vocal que impeça a produção natural e harmoniosa da voz. Como o termo "voz normal" é muito amplo, utilizamos o termo eufonia que corresponde à associação harmoniosa entre os elementos envolvidos na emissão vocal que resulta em sons agradáveis ao nosso ouvido, emitidos sem dificuldade ou desconforto para o falante e que se modifica de acordo com a situação e contexto da comunicação.[1,2]

Um exemplo de contexto da comunicação é a voz profissional, adotada por cantores, locutores, entre outros profissionais que dependem do uso da voz para o sustento, assunto abordado no Capítulo 204, Voz Profissional. É importante mencionar a chamada voz adaptada, que é o equilíbrio entre o rendimento vocal para um determinado uso da voz em condições anatômicas e/ou funcionais não adequadas do trato vocal para o pleno desenvolvimento da fonação.

Dessa forma, é importante o entendimento do que é a voz ou produção vocal, os elementos utilizados para produzir a voz e o que são as condições adequadas e funcionais para o uso da voz. A partir daí, fica mais fácil compreender sobre as disfonias.

A fala é o espelho da personalidade e do estado emocional das pessoas. Portanto, a voz é sensível a uma alteração psicológica, secundária, por exemplo, a um evento trágico ou catastrófico. A laringe pode ser um local de tensão neuromuscular decorrente de estresse associado a medo, ansiedade, raiva e depressão.[2,3]

A musculatura intrínseca e extrínseca da laringe é extremamente sensível ao estresse emocional, e a hiperconstrição dessa musculatura é o denominador comum dos quadros de disfonia de caráter psicogênico.

A produção dos sons vocais ocorre por sons gerados pelo sistema fonador, quando as pregas vocais estiverem em vibração ou não, ou mais precisamente pelo fluxo de ar pulmonar que é modificado pelas pregas vocais em vibração e depois pelo trato vocal e, por vezes, também pela cavidade nasal. O conceito de voz está associado a pregas vocais em vibração e o efeito do trato vocal sobre o som produzido pela vibração das pregas vocais.[4] A partir daí, compreende-se que uma alteração na cobertura da prega vocal como uma alteração estrutural mínima (p. ex., um cisto epidermóide; Figura 199.1), uma lesão de cobertura (p. ex., uma hemorragia na prega vocal; Figura 199.2) e uma alteração no uso da voz (p. ex., um mau uso ou abuso) podem resultar em disfonia. Logo, uma alteração no trato vocal também pode resultar em disfonia.

Para produzir a voz, dependemos do ar dos pulmões, da vibração das pregas vocais e do trato vocal, que moldará o som, composto da laringe, faringe, boca, lábios e língua. A fisiologia da laringe está detalhada em um capítulo específico. Segundo Sundberg, pode-se dividir o aparelho fonador: o sistema respiratório, as pregas vocais e os articuladores. O sistema respiratório é composto do diafragma e músculos abdominais e intercostais, com a função compressora. A função das pregas vocais é o oscilar, ou a fonte, e os órgãos articuladores (que formam o trato vocal) são os ressonadores, ou o filtro. Assim sendo, mudanças na respiração também podem influenciar na produção da voz.[4]

É fundamental no diagnóstico das disfonias verificar se a mesma está relacionada com uma alteração respiratória, a fonte glótica, também chamada de registro, a ressonância ou filtro, ou a uma associação desses componentes, que são detalhados a seguir.

O registro vocal é representado pela variação de frequências que são produzidas pela vibração das pregas vocais. Portanto, os registros vocais ocorrem pelos ajustes de duas musculaturas intrínsecas da laringe, o tireoaritenóideo e o cricotireóideo.[5] A terminologia utilizada na literatura ainda não é clara.

Pode-se dividir os registros em basal (*vocal fry*), modal (subdividido em peito, médio e cabeça), falsete (ou registro de cabeça, relativo ao falsete feminino), além da flauta e assobio (Figura 199.3).[5,6]

No registro modal, ocorre atividade dos músculos tireoaritenóideos (TAs) e músculos cricotireóideos (CTs), sendo no registro de peito o predomínio do TA e no registro de cabeça, o de CT. O registro de peito e cabeça são eventos glóticos, e como esses nomes podem causar confusão, foi sugerido a substituição de registro de peito por registro denso (relacionado com a forma mais arredondada da borda livre das pregas vocais) e substituição do registro de cabeça por registro tênue (devido à forma pouco espessa do bordo livre das pregas vocais assumida nessa situação).[5] A transição de registro é denominada de zona de passagem.

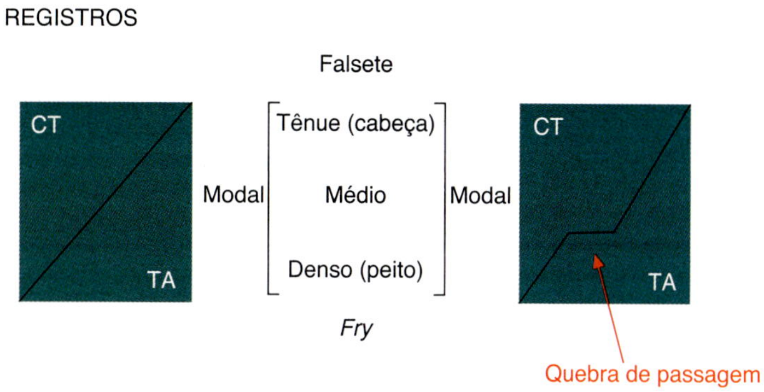

Figura 199.3 Representação esquemática dos tipos de registro em relação à atividade muscular intrínseca predominante. CT = músculo cricotireóideo; TA = músculo tireoaritenóideo. (Adaptada de: Hirano et al., 1988, e Pinho et al., 2011.)

Se essa transição não acontece de forma adequada, ocorre a quebra de registro. O conhecimento dos tipos de registro é importante, principalmente na voz cantada.

Em relação à ressonância, deve-se verificar a ressonância nasal, pois pode se apresentar como distúrbios de hiper e hiponasalidade. E em relação à ressonância na cavidade oral e faringe, pode ter a ressonância metálica (ou faríngea), laringofaríngea (incluindo a ressonância gutural), *cul-de-sac*, e em alguns casos dois ou mais focos de ressonância. A ressonância metálica é caracterizada por um estreitamento da faringe, abaixamento do véu palatino e elevação da laringe, ao passo que na ressonância gutural ocorre uma exacerbação do fechamento glótico por meio da compressão extrínseca, também com abaixamento do véu palatino e elevação da laringe. A ressonância *cul-de-sac* é caraterizada por tensão na língua, com som semelhante a "batata quente na boca".[7]

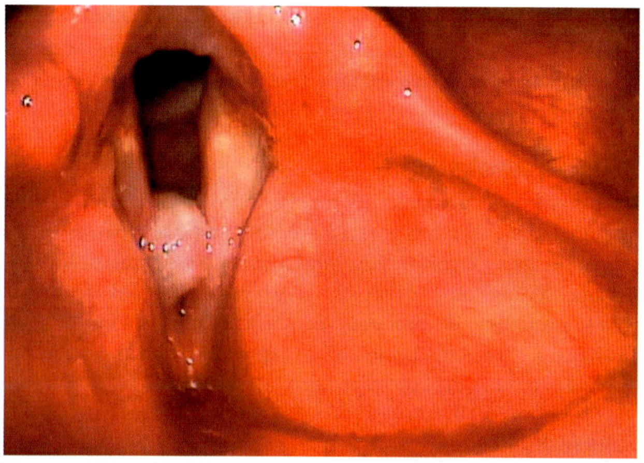

Figura 199.4 Neoplasia de prega vocal direita (classificação TNM-T1N0M0).

CLASSIFICAÇÃO

As disfonias podem ser classificadas de acordo com o tempo de evolução, quanto às causas e a topografia do aparelho fonador acometida, isto é, se está relacionada mais com a fonte, de alteração glótica, ou de ressonância, envolvendo as estruturas do trato vocal. A seguir, é abordado o tempo de evolução e as causas.

Tempo de evolução

As disfonias, segundo o tempo de evolução,[1,2] são classificadas em agudas e crônicas, sendo agudas com até 14 dias de história e crônicas com mais de 14 dias de história. Ressalta-se que todos os casos de disfonia devem ser avaliados com a inspeção da laringe e do trato vocal, principalmente nos casos crônicos, pois um possível diagnóstico diferencial é o câncer de laringe (Figura 199.4), no qual, no caso do diagnóstico precoce, há mais chances de cura. No caso de um profissionais da voz, a inspeção é fundamental o mais breve possível, levando em conta que um dos possíveis diagnósticos é a hemorragia de prega vocal (ver Figura 199.2) e o reconhecimento precoce é de vital importância para os cuidados e orientações.

Causas de disfonia

As disfonias podem ser classificadas em disfonia funcional, disfonia organofuncional e disfonia orgânica.[1]

Na disfonia funcional, ocorre uma alteração na função, mas sem nenhuma lesão na laringe. Quando a alteração do uso inadequado da voz resulta em uma lesão nas pregas vocais, a disfonia é classificada como organo-funcional. Por último, a disfonia orgânica é a disfonia na qual a alteração vocal independe do uso da voz.

As causas de disfonia são abordadas a seguir.

Disfonia funcional

Na disfonia funcional, a alteração vocal é causada pelo uso da voz, porém sem lesões nas pregas vocais secundárias ao uso inadequado. A disfonia funcional pode ser dividida em três subgrupos: (1) uso incorreto da voz, (2) inadaptação vocal e (3) disfonia psicogênica.

A disfonia funcional por uso incorreto da voz ocorre pela falta de conhecimento vocal, e alguns exemplos são uso incorreto da respiração, em nível glótico uma compressão exagerada ou insuficiente, e alterações na ressonância, como o uso excessivo da ressonância faríngea (constrição faríngea) ou deficiente como em uma voz com hiponasalidade.

A disfonia por uso incorreto também se origina no modelo vocal deficiente, como, por exemplo, um cantor que inicia sua carreira e canta seguindo o modelo de um outro cantor já consagrado. As disfonias por uso incorreto da voz também são classificadas como disfonia funcional primária.

As inadaptações vocais são divididas em inadaptações anatômicas e funcionais, também classificadas como disfonia funcional secundária. A inadaptações anatômicas se referem às alterações estruturais mínimas (AEM). Segundo Pontes et al.,[8] as AEMs são variações da anatomia da laringe que podem apresentar como único impacto clínico, quando existe, a função fonatória da laringe. São exemplos de AEMs assimetria laríngea, alteração da proporção glótica e AEM de cobertura, como microdiafragma anterior, sulco vocal, cisto epidermoide, ponte de mucosa e a vasculodisgenesia. O diagnóstico e tratamento das AEMs são abordados em um capítulo específico.

Em relação às inadaptações funcionais, existem as alterações miodinâmicas da laringe, como as alterações posturais da laringe (p. ex., uma laringe muito alta em um cantor erudito) e as alterações posturais das pregas vocais (relacionadas com as fendas glóticas, como a fenda triangular medioposterior, situação de hiperfunção que pode levar ao aparecimento dos nódulos de pregas vocais), e as inadaptações funcionais por incoordenação, como a incoordenação pneumofônica.

Nas disfonias psicogênicas, as alterações psicológicas utilizam o mecanismo de fonação como forma de manifestação. Algumas formas são bem conhecidas, como a disfonia por tensão muscular, disfonia ou afonia por conversão e alterações da muda vocal, sendo o exemplo mais comum a muda vocal incompleta, na qual um adulto do sexo masculino apresenta a voz de uma criança, podendo gerar um impacto emocional e social.

A disfonia ou afonia por conversão é gerada por um estresse agudo ou crônico, na qual existe um significado simbólico para a voz, e em alguns casos é observada uma tendência à indiferença dos efeitos incapacitantes da voz. Nessa situação, ocorre uma perda do controle voluntário sobre o sistema motor ou sensorial como o reflexo de um estresse ou conflito psicológico. Segundo Freud, a energia de uma ideia inaceitável é transmutada em uma forma de expressão corporal.

Disfonia organofuncional

As disfonias organofuncionais representam os casos de disfonia funcional que evoluíram para as lesões secundárias.[1] São as disfonias funcionais diagnosticadas tardiamente. Nesses casos, são observadas lesões como pólipo de prega vocal, nódulos de pregas vocais, granuloma do processo vocal, entre outras lesões. O diagnóstico e tratamento das lesões benignas das pregas vocais são abordadas em um capítulo específico.

Disfonia orgânica

As disfonias orgânicas são caracterizadas por alteração vocal independentemente do uso da voz.[1] Como exemplos, estão as disfonias neurológicas (como a distonia, Parkinson, paralisia de prega vocal, que serão descritas em capítulo específico), câncer de laringe (sendo a disfonia na maioria das vezes o primeiro sintoma, também descrito em capítulo específico), papilomatose laríngea (também descrito em capítulo específico), laringites agudas e crônicas (como as doenças granulomatosas, autoimunes e o refluxo), e doenças psiquiátricas.

Ainda na classificação das disfonias, uma recente classificação divide as disfonias em dois grupos: comportamentais e orgânicas.[9,10] Apesar de não ser muito usada pelos otorrinolaringologistas, é muito utilizada pelos fonoaudiólogos nas recentes publicações.

Disfonia comportamental

Na disfonia comportamental, os pacientes apresentam disfonia predominantemente relacionada com o uso vocal, incluindo má técnica de voz, tensão muscular e abuso ou mau uso vocal. Nesse grupo, encontram-se algumas alterações à laringoscopia (como edema, insuficiência glótica, lesões benignas) ou exame normal da laringe na presença de alteração vocal.

Disfonia orgânica

Como na classificação anterior, a disfonia não tem nenhum componente comportamental, como mau uso ou abuso vocal.

DIAGNÓSTICO

O diagnóstico da disfonia ocorre principalmente pela anamnese, avaliação perceptiva-auditiva da voz, pelo exame físico otorrinolaringológico, incluindo a inspeção da laringe e do trato vocal, por meio da nasofibrolaringoscopia, a telelaringoscopia associada a estroboscopia.

Anamense

O tempo de duração da disfonia já direciona para algumas hipóteses diagnósticas. Por exemplo, na disfonia súbita, especialmente em profissionais da voz, deve-se considerar duas hipóteses: hemorragia de prega vocal e laceração de mucosa. Outra hipótese, no caso de afonia, é a disfonia por conversão, descrita no grupo das disfonias funcionais. No caso da disfonia com mais de 14 dias de duração, é necessário ter em mente a suspeita de uma neoplasia de laringe.

No caso do profissional da voz, a anamnese é ainda mais elaborada, como, por exemplo no caso de um cantor, quando deve-se perguntar sobre a voz falada e a voz cantada.

Em muitos casos, a disfonia está relacionada com abuso vocal, e por isso a anamnese deve abordar o uso da voz do paciente.

Na anamnese, são colhidas informações que podem dirigir o diagnóstico para quadros infeciosos (infecção de vias aéreas superiores [IVAS], laringite, faringite, rinossinusite, entre outras), ou para o quadro de refluxo, e por isso são muito importantes as informações sobre os cuidados alimentares e hidratação.

Da mesma forma, devem ser investigados hábitos como tabagismo, etilismo e uso de drogas. O tabagismo e o excesso de consumo de bebida alcoólica são os principais fatores de risco para o câncer de laringe. Alguns sinais e sintomas auxiliam no diagnóstico de afecções neurológicas, especialmente a presença de tremor.

Histórico de abuso vocal sugere uma possível lesão de cobertura (p. ex., nódulos de pregas vocais e pólipo de prega vocal). Uma alteração vocal desde a infância, que pode piorar com o abuso vocal, e antecedentes familiares de disfonia sugerem a presença de uma alteração estrutural mínima (AEM).[8]

Alterações psiquiátricas, psicológicas e emocionais também devem fazer parte da anamnese, pois têm grande potencial de repercutir na produção vocal. Por exemplo, em um paciente que apresenta voz sussurrada, mas com a tosse com sonorização normal leva à suspeita de uma afonia por conversão.

Alterações hormonais também devem ser investigadas. Neste Tratado, os tópicos lesões de cobertura, alterações estruturais mínimas, voz profissional, alterações hormonais na laringe, neurológicas e quadros infecciosos são descritos em capítulos específicos.

Também é importante questionar sobre antecedentes cirúrgicos, mesmo em sítios extralaríngeos, pelo processo da intubação, e no caso da laringe, pensando em cicatriz ou fibrose.

Os medicamentos utilizados devem ser contemplados na anamnese, por exemplo, medicações anti-hipertensivas e psicotrópicas que podem gerar secura no trato vocal, e corticosteroides inalatórios que causam laringite fúngica. A presença de disfagia ou dispneia concomitante pode sugerir afecção neurológica ou neoplásica.

Os sintomas *globus pharuyngeus*, pigarro, pirose retroesternal e azia são sugestivos de quadro de refluxo, o que é reforçado se a queixa de disfonia é pior no período da manhã. A hidratação e os cuidados alimentares devem ser avaliados para posterior orientação.

Avaliação perceptiva-auditiva da voz

É muito importante o otorrinolaringologista ter um ouvido treinado em relação às alterações vocais, pois é possível obter muitas informações antes de realizar a laringoscopia. Existem duas escalas para a avaliação da fonte glótica (lembrando que não estamos falando em ressonância, que também deve ser avaliada): RASATI e GRBAS.

A escala GRBAS foi desenvolvida pela Sociedade Japonesa de Logopedia e Foniatria em 1969, e compreende: G, *grade* (grau de disfonia), R, *roughness* (grau de rugosidade da voz), B, *breathiness* (grau de soprosidade), A *asteny* (grau de astenia), S, *strain* (grau de tensão).[11] Posteriormente, foi anexado o parâmetro instabilidade, relacionado basicamente com oscilações de intensidade e frequência, e passou a se tornar GRBASI.[12]

Pinho et al. adaptaram a escala à língua portuguesa criando o RASAT, que posteriormente foi modificada para o RASATI.[5] O RASATI compreende: R, rouquidão, A, aspereza, S, soprosidade, A, astenia, T, tensão, e I, instabilidade. A rouquidão traduz irregularidade vibratória ou fenda aliada à presença de alteração orgânica na mucosa vibratória; aspereza implica rigidez de mucosa; soprosidade indica fenda glótica; astenia sugere hipofunção (que pode ser observada em alguns casos neurológicos, como a miastenia); e tensão indica hiperfunção. A graduação realiza-se em 0 – ausente, 1 – leve, 2 – moderado, 3 - intenso, e valores intermediários (de 2 para 3).

Desse modo, apenas pela avaliação perceptiva-auditiva da voz é possível inferir em uma lesão de volume, uma insuficiência glótica, rigidez que pode traduzir uma possível alteração estrutural mínima, no caso de câncer, suspeita de invasão da lâmina própria, ou da presença de cicatriz/fibrose.

Ao comparar as escalas, a GBRAS é conhecida e utilizada mundialmente, mas o R, de *roughness*, infere sobre rugosidade da voz não distinguindo rouquidão de aspereza, o que foi contemplado na escala RASATI. Essa distinção é muito importante para a suspeita diagnóstica.

Em uma situação específica em um paciente que apresenta voz sussurrada, porém com a tosse com sonorização normal, leva à suspeita de uma afonia por conversão.

Outra escala muito popular é a CAPE-V,[13] que inclui, além da avaliação da fonte sonora, outros parâmetros que valorizam a avaliação do trato vocal, como ressonância e articulação, e ainda permite a inclusão de aspectos não contemplados pela escala, mas que são importantes para caso específico, a critério do avaliador. Em algumas situações, como em disfonia de causa neurogênica, que pode incluir alteração do ritmo, da velocidade de fala, da coordenação dos órgãos fonoarticulatórios e/ou da curva melódica, por exemplo, será melhor contemplada em uma avaliação utilizando-se a escala CAPE-V e não a GRBASI, que foca, exclusivamente, na fonte glótica. Essa escala também está validada para o português.[14]

Outros parâmetros são o *loudness,* que é a percepção subjetiva de intensidade, e o *pitch*, que é a percepção subjetiva de frequência.

Em relação à ressonância, avalia-se a ressonância nasal (hipo ou hipernasalidade) e faríngea. A hiponasalidade pode ter caráter funcional ou estrutural obstrutiva (nos casos de desvio septal, hipertrofia de cornetos, quadro infeccioso agudo ou crônico). A diferenciação é fundamental no momento de optar pela conduta (terapia de voz ou tratamento cirúrgico e/ou clínico). Uma hipernasalidade pode ter componente funcional e ou orgânico (como uma fissura palatina, um evento neurológico que acometa o nervo faríngeo, ramo do nervo vago). A insuficiência e incompetência velofaríngea são abordadas em capítulos específicos. A ressonância oral e faríngea também devem ser avaliadas, pois muitas disfonias funcionais são caracterizadas por distúrbios de ressonância.

Por fim, o padrão respiratório e a coordenação pneumofonoarticulatória também devem ser verificados.

Questionários de avaliação vocal

Existem diversos questionários relacionados com alterações vocais sendo mais conhecido e utilizado o *voice handicap index* (VHI) (índice de desvantagem vocal), inicialmente composto de 30 questões, cujas respostas podem ser "nunca", "quase nunca", "às vezes", "quase sempre" e "sempre", e posteriormente por uma versão reduzida para o VHI-10 (apenas 10 questões de maior relevância clínica).[15,16] Ambos questionários foram validados para o português.[17,18]

Exame físico otorrinolaringológico

Na palpação cervical, é importante a avaliação da membrana tireo-hióidea, porque em alguns casos nota-se que esse espaço está encurtado, ou seja, a cartilagem tireóidea e o osso hioide estão praticamente encostados. E ao tentar com a palpação digital (polegar e dedo médio) a mobilização lateral, observa-se resistência, desconforto e até dor, geralmente unilateral (Figura 199.5).

É um sinal da disfonia por tensão muscular, ou disfonia por tensão musculoesquelética, uma disfonia na qual se observa alteração funcional, que pode ou não estar associada a uma alteração orgânica (nesse caso, uma disfonia organofuncional). À palpação do pescoço, também pode-se observar a presença de linfonodos, e, dependendo do contexto da anamnese, pode indicar tumor de laringe em estágio mais avançado.

Da mesma forma, a palpação e avaliação da articulação temporomandibular também merece consideração, pois pode gerar disfonia, pelo comprometimento da musculatura envolvida com a articulação. Nessa situação, é fundamental a avaliação de um odontologista.

A avaliação da audição também é importante porque qualquer alteração que acarrete comprometimento auditivo pode influenciar na produção vocal. Alterações nasais como desvio septal, hipertrofia de cornetos inferiores e processos inflamatórios agudos ou crônicos também influenciam.

Na avaliação da boca e orofaringe, é importante avaliar, além das estruturas, a mobilidade da língua e o palato, observando-se alguma alteração sugestiva de afecção neurológica, como comprometimento de mobilidade de língua e palato, além da própria faringe. Verificam-se o frênulo lingual e a integridade do palato (descartando fenda).

Endoscopia laríngea e outros exames

Como arsenal diagnóstico, há a avaliação computadorizada da voz (realizada pelo fonoaudiólogo, descrita no Capítulo 206, Abordagem Fonoaudiológica nas Disfonias), eletromiografia laríngea (de grande importância no auxílio do diagnóstico etiológico das imobilidades e outras afecções neurológicas da laringe, descrita no Capítulo 196, Distúrbios Neurológicos da Laringe) videoquimografia, entre outros exames.

Considera-se de grande importância a realização conjunta da fibronasolaringoscopia com a telelaringoscopia. A fibronasolaringoscopia permite avaliação de todo o trato vocal, não apenas estrutural, mas inclusive funcional. Todas as alterações devem ser verificadas e documentadas, uma vez que é dessa forma que é possível oferecer ao paciente uma abordagem mais global. Isso inclui o comportamento da faringe e da supraglote (especialmente a presença de constrição anteroposterior e mediana). Por exemplo, no caso da disfonia psicogênica, observam-se pregas vocais normais, uma hiperadução, ou falha de adução completa, e até um discreto arqueamento, e nesses casos uma discreta alteração na laringoscopia pode ser incongruente com a alteração vocal.

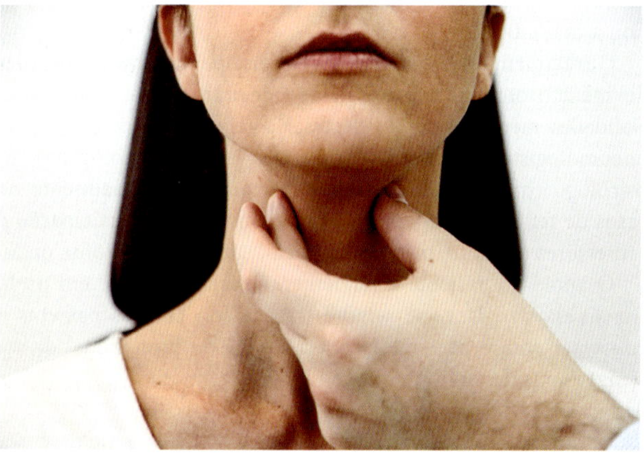

Figura 199.5 Palpação do espaço tireo-hióideo.

O otorrinolaringologista sempre deve associar os achados do que ouve com o que observa ao exame, o que torna a laringologia uma área tão fascinante da especialidade.

A avaliação da mobilidade é fundamental, desde o véu palatino até a laringe. No comprometimento unilateral do ramo faríngeo do nervo vago, ocorre ausência da mobilidade ipsilateral do véu palatino. No comprometimento do nervo laríngeo superior unilateral, alguns sinais, apesar de não patognomônicos, podem ser encontrados na laringoscopia, como rotação da parte posterior da laringe para o lado comprometido, desnivelamento das pregas vocais. Na estroboscopia, assimetria de fase, entre outros achados, no comprometimento do ramo motor (externo) do laríngeo superior. No caso do ramo interno (sensitivo) do nervo superior, diminuição da sensibilidade da laringe até o nível das pregas vocais, que pode gerar disfagia. No comprometimento do nervo laríngeo inferior ou recorrente unilateral, uma paresia ou paralisia da hemilaringe. Esses sinais serão descritos em detalhes no capítulo de doenças neurológicas da laringe. Alterações nasais como uma rinossinusopatia também é mais bem caracterizada por esse exame.

A telelaringoscopia, por dispor de uma imagem de melhor definição, é fundamental para a avaliação da laringe, especialmente da cobertura das pregas vocais. A estroboscopia auxilia no diagnóstico pela avaliação da onda mucosa. A atual desvantagem da nasofibrolaringoscopia é a qualidade da imagem, o que já está sendo superado com o desenvolvimento de fibras flexíveis com *chip* na ponta, o que oferece uma imagem de excelente definição e em formato digital.

TRATAMENTO

O tratamento da disfonia varia de acordo com o diagnóstico. No caso da disfonia funcional, a principal arma terapêutica é a terapia de voz. Porém, nos casos de disfonia psicogênica, o suporte psicológico pode ser considerado aliado da fonoterapia.

No caso da disfonia organofuncional, a fonoterapia é fundamental, e em muitos casos é necessário tratamento por microcirurgia de laringe. Após a cirurgia, o suporte fonoterápico deve ser considerado.

No caso da disfonia orgânica, o tratamento é direcionado à doença de base. Dependendo do caso, o tratamento cirúrgico, seja por microcirurgia de laringe, cirurgia do arcabouço laríngeo ou outras abordagens, deve ser considerado.

Os cuidados relacionados com hábitos como tabagismo, consumo excessivo de bebidas alcoólicas e uso de substâncias também merecem atenção.

A hidratação adequada e a correção de hábitos alimentares são de grande importância, especialmente nos pacientes com quadro de refluxo faringolaríngeo.

A terapia de voz é descrita em um capítulo específico, da mesma forma como o tratamento da maior parte das afecções que geram a disfonia.

O tratamento das disfonias é multidisciplinar, envolvendo além do médico otorrinolaringologista, fonoaudiologista, outras especialidades médicas quando necessário (como gastroenterologista, pneumologista, neurologista, psiquiatra e endocrinologista), um psicólogo (quando necessário), nutricionista (especialmente nos casos de refluxo) e em casos de voz profissional, a participação de professores de canto, preparador vocal, entre outros profissionais.

O apoio ao paciente é fundamental, especialmente em profissionais da voz. Deve-se sempre ter cuidado com as palavras ao conversar com o paciente e com a equipe do profissional da voz, sempre considerando o sigilo médico.

Por fim, é importante mencionar, exceto em casos de neoplasia, que o tratamento cirúrgico deve considerar principalmente a qualidade vocal e as necessidades do paciente, e não apenas o aspecto da laringoscopia.

REFERÊNCIAS BIBLIOGRÁFICAS

1. Behlau M, Azevedo R, Pontes P. In: Conceito de voz normal e classificação das disfonias. In: Behlau M. Voz. O livro do especialista. Rio de Janeiro: Revinter; 2001.
2. Korn GP, Haddad L, Caporrino Neto J. Disfonia: Classificação, diagnóstico e tratamento. In: Pignatari SN, Anselmo-Lima WT. Tratado de otorrinolaringologia e cirurgia cervicofacial. 3. ed. São Paulo: Editora Roca; 2018.
3. Aronson AE, Bless DM. Psychogenic and other behavioral voice disordes. In: Aronson AE, Bless DM. Clinical voice disorders. 4th ed. New York: Thieme; 2009.
4. Sundberg J. Ciência da voz. Salomão GL, tradutor. Fatos sobre a voz na fala e no canto. São Paulo: Edusp; 2022. 324 p.
5. Pinho SR, Korn GP, Pontes P. Músculos intrínsecos da laringe e dinâmica vocal. Desvendando os segredos da voz. 3. ed. São Paulo: Revinter; 2019.
6. Hirano M. Vocal mechanisms in singing: Laryngological and phoniatric aspects. J Voice [Internet]. 1988 [Acesso em: 2024 Jul]:2(1):51-69.
7. Pinho SR, Camargo Z, Sakae FA, Pontes P. Disfonias: Classificação, diagnóstico e tratamento. In: Caldas S Neto, Mello JF Junior, Martins RG, Costa SS. Tratado de otorrinolaringologia e cirurgia cervicofacial. 2. ed. São Paulo: Editora Roca; 2011.
8. Pontes P, Behlau M, Gonçalves I. Alterações estruturais mínimas da laringe AEM: Considerações básicas. Acta AWHO [Internet]. 1994 [Acesso em: 2024 Jul]; 13(1):2-6.
9. Behlau M, Zambon F, Moreti F, Oliveira G, Barros Couto E Jr. Voice self-assessment protocols: Different trends among organic and behavioral dysphonias. J Voice [Internet]. 2017 [Acesso em: 2024 Jul];31(1):112.e13-112.e27.
10. Behlau M. The 2016 G. Paul Moore Lecture: Lessons in Voice Rehabilitation: Journal of Voice and Clinical Practice. J Voice [Internet]. 2019 Sep [Acesso em: 2024 Jul];33(5):669-81.
11. Isshiki N, Okamura H, Tanabe M, Morimoto M. Differential diagnosis of hoarseness. Folia Phoniatr (Basel) [Internet]. 1969 [Acesso em: 2024 Jul];21(1):9-19.
12. Ricci-Maccarini A, Schindler A, Mozzanica F, Fantini M, Murry T, Dejonckere P. Validity, reliability and reproducibility of the "Extended GRBAS Scale," a comprehensive perceptual evaluation of dysphonia. J Voice [Internet]. 2022 Oct 28. Disponível em: https://doi.org/10.1016/j.jvoice.2022.09.008. Acesso em: 2024 Ju].
13. Kempster GB, Gerratt BR, Verdolini Abbott K, Barkmeier-Kraemer J, Hillman RE. Consensus auditory-perceptual evaluation of voice: Development of a standardized clinical protocol. Am J Speech Lang Pathol [Internet]. 2009 [Acesso em: 2024 Jul];18(2):124-32.
14. Behlau M. Consensus auditory-perceptual evaluation of voice (CAPE-V), ASHA 2003 [Refletindo sobre o novo]. Rev Soc Bras Fonoaudiol [Internet]. 2004 [Acesso em: 2024 Jul];9:187-9.
15. Jacobson BH, Johnson A, Grywalski C, Silbergleit A, Jacobson G, Benninger MS et al. The voice handicap index (VHI): Development and validation. Am J Speech Lang Pathol [Internet]. 1997 [Acesso em: 2024 Jul];6:66-70.
16. Rosen CA, Lee AS, Osborne J, Zullo T, Murry T. Development and validation of the voice handicap index-10. Laryngoscope [Internet]. 2004 Sep [Acesso em: 2024 Jul];114(9):1549-56.
17. Behlau M, Santos LA, Oliveira G. Cross-cultural adaptation and validation of the voice handicap index into Brazilian Portuguese. J Voice [Internet]. 2011 [Acesso em: 2024 Jul];25(3):354-9.
18. Costa T, Oliveira G, Behlau M. Validation of the voice handicap index: 10 (VHI-10) to the brazilian portuguese. Codas [Internet]. 2013 [Acesso em: 2024 Jul];25(5):482-5.

CAPÍTULO

200

Alterações Estruturais Mínimas

Antonio Pontes • Luciano Rodrigues Neves

INTRODUÇÃO

A laringe tem como função primária a condução do ar das vias aéreas superiores para as inferiores, mas ela também exerce outras funções primordiais à vida, que são: a proteção das vias aéreas inferiores na deglutição e no processo da tosse, válvula para o fole abdominal e, por fim, como fonte sonora principal no aparato fonatório, uma adaptação dos mamíferos que facilitou a convivência e a organização em grupos sociais.

Na espécie humana, define-se como eufonia a associação harmoniosa entre os elementos envolvidos na emissão vocal que resulta em sons agradáveis ao ouvido, emitidos sem dificuldades ou desconforto para o falante, e que se modifica de acordo com a situação e o contexto da comunicação, conceito antagônico à disfonia. A produção da voz eufônica está associada a arquitetura histológica da prega vocal, principalmente a da túnica mucosa no nível glótico.

A definição de malformação é a anomalia ou perturbação, em geral congênita, de qualquer órgão ou estrutura orgânica. Na laringe, as malformações estão normalmente associadas a prejuízo nas três primeiras funções citadas. Já pequenos desvios na estrutura das camadas da lâmina própria não interferem em sua função filogenética, mas podem modificar o modo de vibração das pregas vocais e interferir na qualidade vocal.[1] Estes desvios são denominados alterações estruturais.

As alterações estruturais mínimas (AEM) da laringe são variações constitucionais na anatomia laríngea, cuja expressão clínica, quando presente, se restringe exclusivamente à fonação.

A disfonia e seu grau estão relacionados com o uso da voz e com as alterações presentes, principalmente as que envolvem a cobertura da prega vocal.

As AEMs são classificadas em assimetria laríngea, variações da proporção glótica e alterações estruturais mínimas da cobertura das pregas vocais. Essas alterações podem ocorrer em associação entre si ou com lesões secundárias.

ASSIMETRIA LARÍNGEA

Uma hemilaringe deve ser a imagem especular do outro lado, e as assimetrias anatômicas ou funcionais são muito comuns e de magnitudes variadas (Figura 200.1). Os indivíduos com assimetrias mais pronunciadas apresentam geralmente voz habitual eufônica, por desenvolverem adaptações para o alcance dos extremos de sua tessitura vocal, particularmente os agudos.

As assimetrias podem levar à fadiga vocal e à formação de lesões secundárias geralmente pela maior força de adução à fonação e, com frequência, são observadas concomitantemente às outras AEMs. As cirurgias são reservadas para o tratamento das lesões secundárias ou das AEMs associadas.

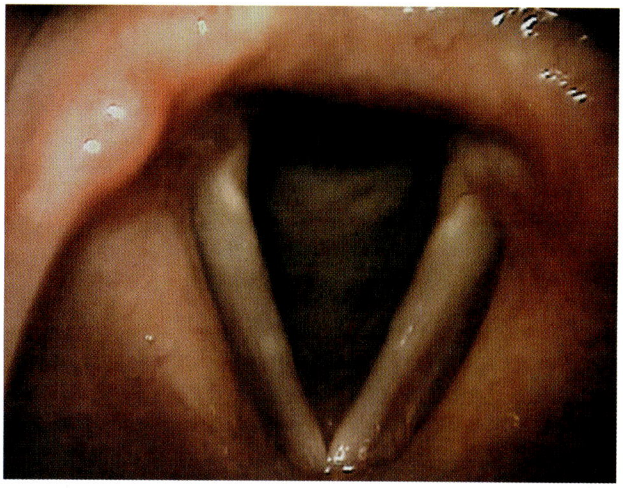

Figura 200.1 Laringe com assimetria laríngea moderada. Nota-se a menor extensão da prega vocal esquerda em relação à prega vocal direita.

VARIAÇÕES DA PROPORÇÃO GLÓTICA

Durante o decorrer da vida, a laringe modifica sua anatomia aumentando a diferença entre elas em relação aos gêneros e a laringe infantil difere da laringe do adulto não apenas no tamanho, mas sobretudo em relação à posição, consistência e forma.[2]

A proporção glótica é um índice que expressa a relação entre as dimensões sagitais medianas das porções membranácea (região fonatória) e cartilagínea (região respiratória) da glote durante inspiração confortável. A laringe no sexo masculino tem a proporção glótica maior (aproximadamente 1,3) quando comparada à do sexo feminino (próxima a 1), i. e., apresenta proporcionalmente mais área fonatória. A laringe infantil apresenta os menores valores de proporção glótica (em torno de 0,9). Essa distinção traduz diferenças de comportamento e do adequado fechamento das pregas vocais à fonação, tornando a laringe masculina mais suscetível a lesões na região posterior da glote, onde ocorre o maior impacto durante a adução; explica também a ocorrência do nódulo vocal no sexo feminino e nas crianças, em que o impacto maior ocorre no terço posterior da porção membranácea durante a fonação, ou no terço médio, na vigência de tensão à fonação[3,4] que leva à fenda triangular médio posterior. Da mesma forma, o granuloma não relacionado com intubação orotraqueal é predominante no sexo masculino.

ALTERAÇÕES DE COBERTURA DAS PREGAS VOCAIS

As alterações estruturais mínimas da cobertura das pregas vocais são classificadas em indiferenciadas e diferenciadas. No tipo indiferenciado, não há modificação na forma da prega vocal, apenas desarranjos que impedem ou dificultam a adequada vibração, prejudicando especialmente a formação da onda mucosa. Nesse caso, pressupõe-se a ocorrência de alterações histológicas na lâmina própria, semelhantes às encontradas por Sato e Hirano[5] no sulco vocal. Nas alterações indiferenciadas, as pregas vocais apresentam aspecto normal e são apenas identificadas durante a fonação, geralmente à estroboscopia, pelo comprometimento da onda mucosa.

As diferenciadas são assim denominadas por se apresentarem na superfície da prega vocal com uma forma estrutural bem definida. Em ambas as classificações encontram-se variações nos trajetos dos vasos, que são denominadas vasculodisgenesias.

Formas indiferenciadas

Em geral, a percepção de alteração vocal ocorre quando há demanda de uso profissional da voz, incluindo o canto e a fala. Quando a fonoterapia não consegue uma boa estabilidade vocal, o excesso ou a aderência do tecido fibrótico pode ser removido ou desfeito pela face vestibular da prega vocal. A quantidade a ser removida depende de sua localização e extensão, devendo-se evitar a retirada em excesso para não causar ou aumentar a depressão nessa área. O descolamento na região do ligamento vocal pode ser realizado sem remoção de tecido ou com a colocação de material permanente ou substância reabsorvível. Nesse caso, a fonoterapia pós-operatória, visando a manutenção da liberação da cobertura, é essencial para o alcance do bom resultado cirúrgico.

Formas diferenciadas

As formas diferenciadas das alterações estruturais mínimas da cobertura assumem aspecto diverso e, em decorrência disso, apresentam-se como sulcos, cistos, ponte de mucosa e microdiafragma.

Sulco vocal

O sulco vocal é uma alteração que pode ocorrer sob a forma de estria ou de bolsa.[5-7]

O sulco vocal do tipo estria se apresenta como uma depressão ao longo do eixo longitudinal da prega vocal com uma borda ou lábio superior e outro inferior. É geralmente bilateral e assimétrico, de extensão e profundidade variadas. Os lábios podem estar em contato ou não, o que permite classificar a estria em menor e maior, respectivamente. Assim, o sulco estria é considerado menor se os lábios se tocam, formando uma cavidade virtual e, embora a profundidade da estria seja variável, geralmente não atinge o ligamento vocal. No sulco estria maior, os lábios encontram-se separados; esse sulco geralmente apresenta a borda inferior mais espessa, formando um cordão firme por fibras conjuntivo elásticas do ligamento vocal,[8] e a borda superior mais flexível.

O sulco vocal apresenta a camada superficial da lâmina própria mais fina e com maior número de fibras colágenas densas ao seu redor, ao mesmo tempo em que as fibras elásticas se apresentam diminuídas e algumas fragmentadas.[5] Assim, a cobertura, composta da camada superficial da lâmina própria e o epitélio, encontra-se alterada em sua estrutura e dimensão transversal. Essa alteração dificulta a formação da onda mucosa pelo prejuízo do deslizamento da cobertura em relação ao ligamento vocal e ao corpo da prega vocal. No sulco estria maior, o desvio é mais pronunciado, a camada superficial da lâmina própria pode ser tão delgada que o epitélio se encontra praticamente unido ao ligamento vocal.[9]

A característica funcional é marcada pela presença de uma fenda fusiforme e pela diminuição da onda mucosa durante a fala, podendo até mesmo chegar à sua total ausência. Isso tem um impacto significativo na qualidade vocal, especialmente na estria maior.

Quando a fenda não é muito extensa, o tratamento inicial geralmente consiste em fonoterapia, e essa abordagem busca alcançar estabilidade e conforto na produção vocal, sendo esses parâmetros frequentemente suficientes como objetivos terapêuticos finais. A qualidade vocal em geral apresenta algum grau de desvio fonatório e, se não houver melhora satisfatória da voz, indica-se fonomicrocirurgia.

Em situações quando a cirurgia é recomendada, é possível empregar uma abordagem conservadora através da face vestibular. Nesse procedimento, realiza-se a liberação da cobertura vocal com ou sem a inclusão de material intracordal.[10-13] É aconselhada fonoterapia pós-operatória para estabilizar a liberação. No entanto, os resultados são inconstantes, especialmente nos casos em que existe forte componente fibrótico ou cicatricial, visto que é difícil reconstruir a arquitetura histológica ideal, essencial para a qualidade vocal.

Nos casos de sulco de estrias maiores (Figuras 200.2 e 200.3), nas quais a cobertura da prega vocal está significativamente danificada, é comum optar por uma abordagem cirúrgica mais invasiva, conhecida como técnica de franjamento.[11,14,15] Essas alterações teciduais da prega vocal são tão intensas, especialmente nos sulcos estria maiores profundos, que não há como corrigir o defeito por meio das duas técnicas anteriormente descritas.

O princípio do franjamento consiste em interromper o ligamento vocal em diversos pontos. Esse ligamento forma um cordão denso coberto pelo epitélio. Essa interrupção é realizada por meio de secções verticais na túnica mucosa. Além disso, o procedimento envolve trazer tecido conjuntivo frouxo da face vestibular para a região da borda, resultando em quebra da tensão, redução da fenda glótica e mais flexibilidade das pregas vocais. É essencial a fonoterapia pós-procedimento e seu início deve ser precoce, logo na segunda semana de pós-operatório. A qualidade vocal atinge sua estabilidade ao redor do quarto mês. A melhora sonora é variável, mas o cansaço reduz consideravelmente e a percepção do tom vocal torna-se mais grave e a qualidade menos soprosa.

Nos sulcos estrias menores (Figura 200.4), diferentemente do que ocorre nas estrias maiores, pode ser encontrado edema do lábio inferior, que não deve ser confundido com o edema de Reinke. A sua presença pode causar um abaulamento ou aumento de volume da prega vocal, muitas vezes de aspecto nodular, o que pode,

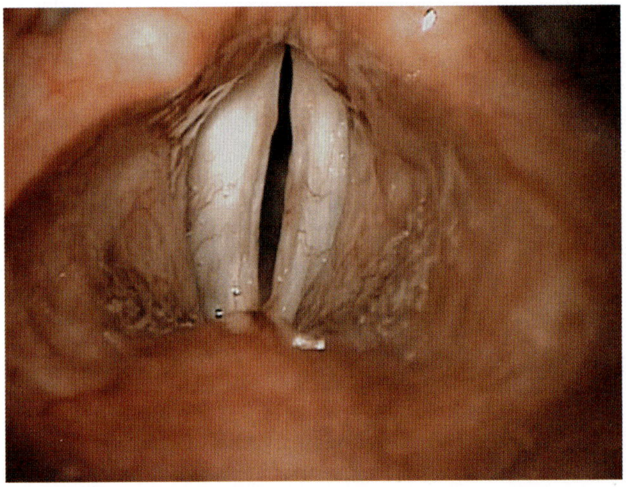

Figura 200.2 Pregas vocais em posição fonatória, apresentando sulco estria maior bilateral.

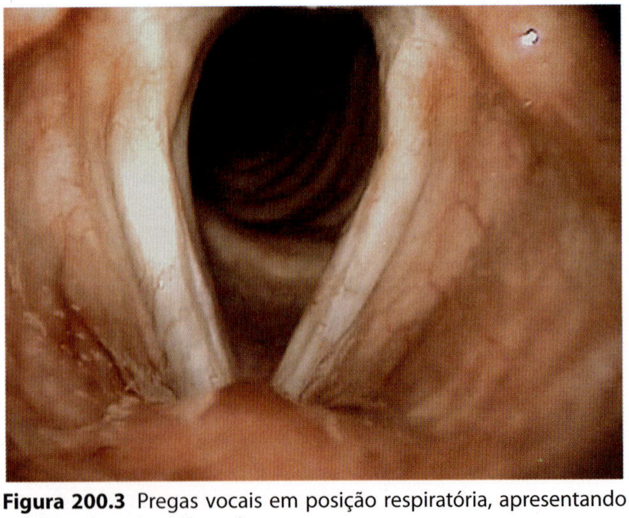

Figura 200.3 Pregas vocais em posição respiratória, apresentando sulco estria maior bilateral.

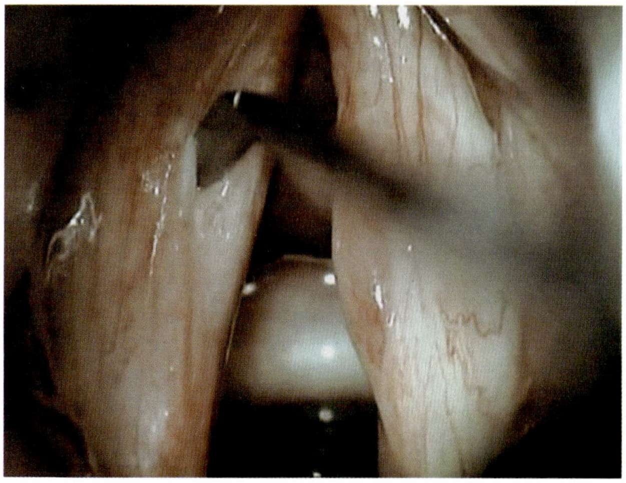

Figura 200.4 Procedimento cirúrgico expondo um sulco estria menor em prega vocal esquerda.

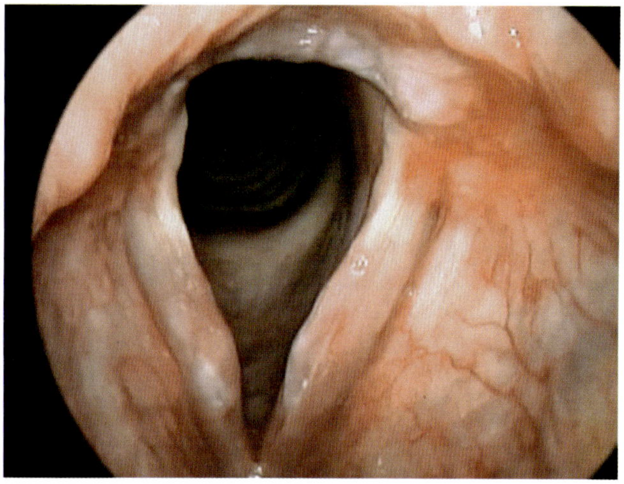

Figura 200.6 Pregas vocais em posição respiratória apresentando um sulco bolsa no terço médio da prega vocal esquerda.

a princípio, lembrar o nódulo vocal. Nesse caso, diferentemente do sulco vocal da estria maior, não é acompanhado por fenda fusiforme, podendo, durante a fonação, permanecer a fenda triangular posterior. Durante o ato microcirúrgico, deve ser removida apenas a mucosa edemaciada, evitando-se o trauma na lâmina própria já alterada em sua estrutura, visando minimizar a fibrose decorrente da cicatrização.

O sulco vocal do tipo bolsa é uma depressão profunda na prega vocal que possui uma abertura para o exterior, onde os lábios superior e inferior mantêm contato, deixando uma cavidade no interior da prega vocal (Figuras 200.5 e 200.6). Essa cavidade tem profundidade variável e é revestida de mucosa, com o fundo aderido em maior ou menor grau ao ligamento vocal. Nessa alteração, as pregas vocais mostram-se mais volumosas.[8,11]

Em geral, a cobertura da prega vocal mantém a flexibilidade, exceto na região das bordas da abertura. Quando o sulco bolsa retém descamação epidérmica ou sofre processo inflamatório com retenção de secreção no seu interior, observa-se nessa localização o abaulamento da prega vocal com redução da vibração à fonação e piora da qualidade vocal. Devido ao processo inflamatório, é comum apresentar-se como monocordite, e são frequentes as lesões secundárias associadas, causadas pelo trauma da bolsa durante a fonação.

Comumente, observa-se um grande número de pacientes portadores de sulco bolsas ficarem assintomáticos com o uso de anti-inflamatórios e fonoterapia dirigida à estabilização da produção vocal e com melhora da qualidade da voz. Quando está indicada a fonocirurgia, procede-se à desepitelização do interior da bolsa, deixando-a revestida apenas pelo tecido conjuntivo da lâmina própria que, posteriormente, sofrerá aderência, fechando o espaço outrora existente.

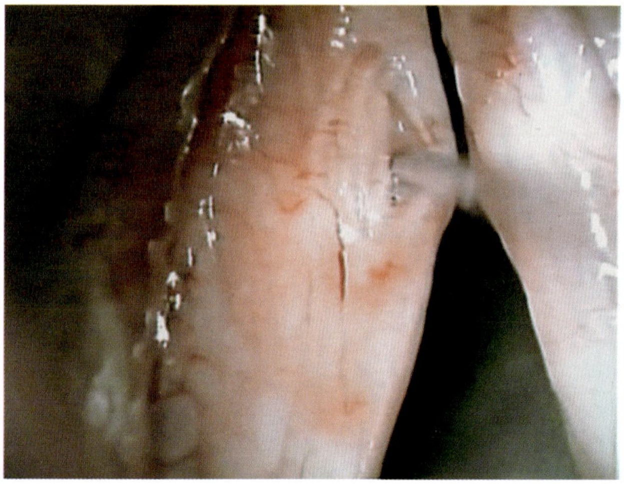

Figura 200.5 Procedimento cirúrgico expondo um sulco bolsa na prega vocal esquerda.

A microcirurgia de desepitelização pode ser realizada por meio de uma abordagem direta, mediante incisão ao longo de sua abertura, por onde se procede ao descolamento de seu revestimento epitelial, ou por uma abordagem indireta utilizando a técnica conservadora, através de uma incisão na face vestibular da prega vocal e dissecção em direção ao fundo da bolsa. A abertura é, então, seccionada e removida.

Os resultados cirúrgicos costumam ser favoráveis e estáveis e deve-se orientar para a relização de fonoterapia de reabilitação pós-operatória.

Os sulcos estrias por vezes podem não ser percebidos à laringoscopia com luz contínua; porém, com a estroboscopia, ficam evidentes e nesses casos são denominados sulcos ocultos.

Cisto epidermoide

O cisto de inclusão ou cisto epidermoide clinicamente apresenta-se como uma formação nodular branco-amarelada no interior da prega vocal, podendo ou não fazer saliência na luz laríngea (Figuras 200.7 e 200.8). É geralmente unilateral embora possa causar reação contralateral e, nesse caso, assemelha-se morfologicamente ao nódulo vocal. É um verdadeiro cisto com epitélio estratificado em várias camadas de células e cavidade contendo queratina e cristais de colesterol.[11,16,17] Geralmente, está situado na lâmina própria, não apresenta sinais de inflamação à laringoscopia, embora em 40% dos casos[11] ocorra acúmulo de linfócitos e plasmócitos, indicativos de processo inflamatório crônico.

Na realidade, a presença clínica do cisto pode ser considerada como uma lesão secundária de uma AEM que se caracteriza pela invaginação ou presença de epitélio no interior da prega vocal, e que pode se manter inativa por longo período sem evidência clínica. Somente quando ocorre sua descamação com retenção é que se torna visível. Supõe-se que o trauma vocal ou processos inflamatórios podem ser os fatores desencadeantes dessa descamação, e por isso sua presença clínica é considerada uma lesão secundária. É superficial quando mantém contato com a camada epitelial, levando à perda da flexibilidade da prega vocal nessa área de contato e a qualidade da voz é ruim. Quando o cisto está separado do epitélio por uma camada de tecido conjuntivo, é

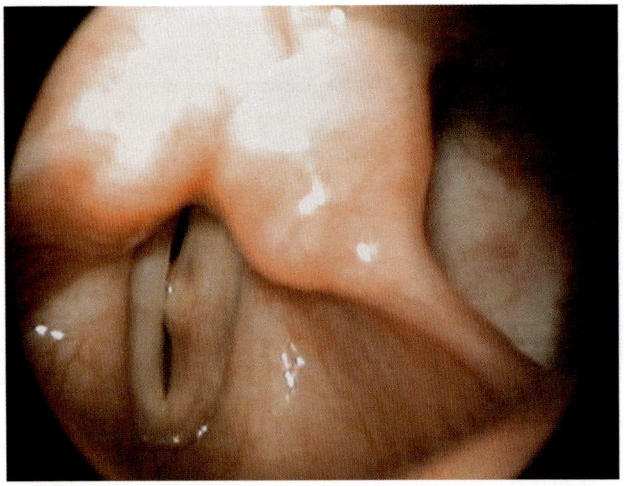

Figura 200.7 Cisto volumoso em prega vocal esquerda. Pregas vocais em posição fonatória.

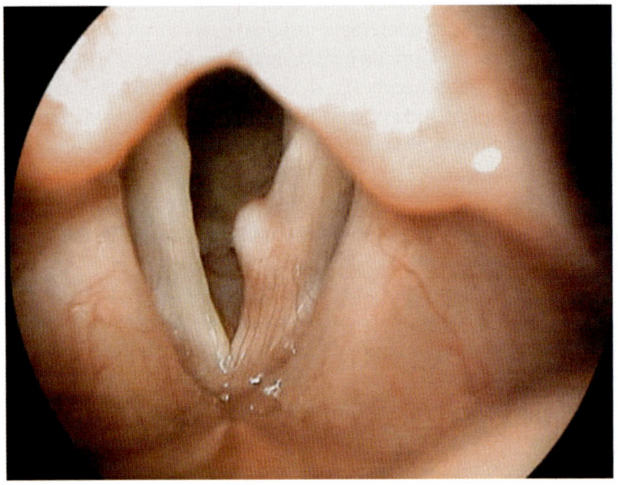

Figura 200.8 Cisto volumoso em prega vocal esquerda. Pregas vocais em posição respiratória.

denominado cisto profundo e a interferência na qualidade da voz é geralmente menor, porque a porção mais superficial da prega vocal ainda mantém a flexibilidade, permitindo a formação da onda mucosa.

Nos cistos superficiais, o impacto na fonação pode ser marcante, e nem sempre a fonoterapia consegue estabilidade e conforto vocal adequados. Clinicamente, pode ficar assintomático ou causar disfonia intensa com voz rugosa e áspera e até bitonal, dependendo do seu volume e de sua relação com a cobertura.

A laringoestroboscopia revela diminuição da onda de mucosa ou sua ausência. Quando há fenda, em geral é fusiforme ou em ampulheta, com tendência ao fechamento posterior, o que o distingue dos nódulos vocais. Quando a demanda vocal não é grande, a fonoterapia pode buscar o controle do abuso vocal e melhorar a vibração da mucosa, possibilitando maior estabilidade da voz, principalmente nos cistos distantes da borda livre.

A cirurgia é realizada com abordagem pela face vestibular, evitando-se, assim, lesar a túnica mucosa abaixo da borda livre da prega vocal com preservação parcial da camada superficial da lâmina própria.[11,17,18] Quanto mais profundo, mais facilmente é removido, sem provocar cicatriz na superfície, conservando boa flexibilidade da mucosa à fonação. Quando está aderido ao epitélio ou apresenta pequena abertura de drenagem (cisto fistulizado), o epitélio alterado deve ser removido em conjunto com o cisto.

Nos cistos superficiais ou fistulizados, a incisão no epitélio nomalmente é circular, envolvendo o epitélio aderido ao canal fistuloso ou à parede do cisto, ou utiliza-se a abordagem das cirurgias conservadoras pela face vestibular. O cisto deve ser removido com toda a camada epitelial de seu interior, evitando, dessa forma, a recidiva a partir de restos de tecido.[17]

Microdiafragma

O microdiafragma é uma pequena e fina membrana transparente que une as duas porções anteriores das pregas vocais, com inserção glótica ou infraglótica na comissura anterior (Figura 200.9). Geralmente, não causa alterações diretas na qualidade da voz, embora favoreça o aparecimento dos nódulos vocais. Esse favorecimento pode ser explicado pela diminuição da área livre da porção intermembranácea da prega vocal ou pelo esforço de adaptação que geraria tensão e, em consequência, maior trauma fonatório, o que as diferenciaria do nódulo vocal.[4,18,19] O tratamento é conservador e a fonoterapia em geral é direcionada a reduzir o fator traumático.

Normalmente, recomenda-se a cirurgia somente com o objetivo de retirar as lesões secundárias provenientes do comportamento vocal mediante o microdiafragma.

Ponte de mucosa

A ponte de mucosa é uma fita de mucosa que se dispõe à semelhança de uma alça de bolsa, paralelamente à borda livre da prega vocal (Figura 200.10). É constituída de um eixo central de tecido conjuntivo recoberto de epitélio estratificado em sua volta.[11] A ponte de mucosa apresenta espessura e comprimento variáveis e seu longo eixo acompanha a direção da prega vocal. Pode ocorrer tanto na face vestibular como na borda livre da prega vocal, variando o impacto na voz em decorrência, principalmente, da sua localização e da rigidez dos tecidos que a formam.

É a mais rara das AEMs e a mais difícil de diagnosticar clinicamente. A fadiga vocal pode se manifestar como o único sintoma inicial. No entanto, ela tem o potencial de desencadear o surgimento de lesões secundárias resultantes do trauma fonatório, tanto na prega vocal afetada como na prega vocal contralateral, o que pode levar a um comprometimento vocal mais significativo. Além disso, é possível que ocorram múltiplas pontes de mucosa na mesma laringe e até na mesma prega vocal.

Não é comum a indicação de cirurgia para a ponte de mucosa, visto que raramente é observada na avaliação clínica. Geralmente, é encontrada durante microcirurgia para as AEMs diagnosticadas

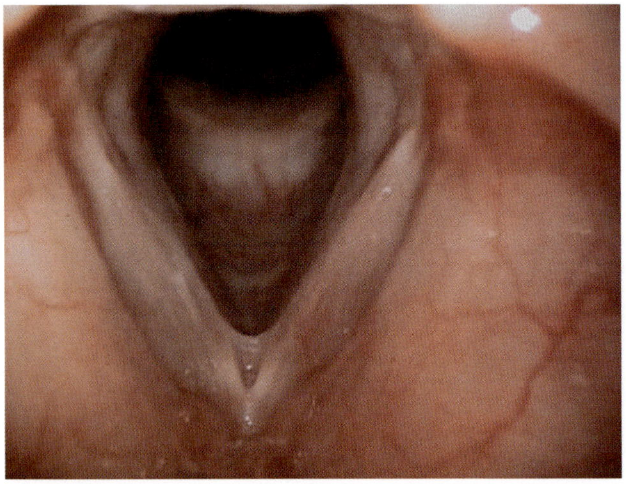

Figura 200.9 Pregas vocais em posição respiratória apresentando microdiafragma.

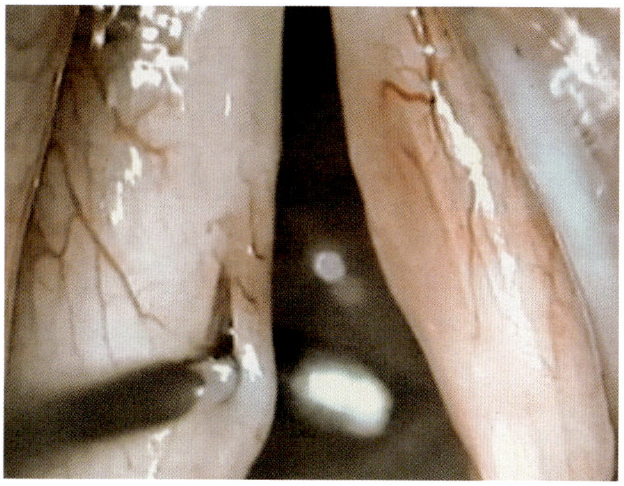

Figura 200.10 Procedimento cirúrgico expondo uma ponte de mucosa na prega vocal esquerda.

clinicamente ou para as lesões secundárias decorrentes de seu trauma. O seu encontro na cirurgia demanda ponderação precisa da conveniência de sua exérese. Em geral, procede-se a sua remoção quando ela causa danos nas pregas vocais e não é localizada na borda livre, pois, nesse caso, sua retirada pode deixar na prega vocal uma depressão recoberta por túnica mucosa atrófica sem condições de vibração. Se for muito larga e com grande mobilidade, faz-se a cirurgia para que fique aderida à prega vocal[17] mediante desepitelização de sua face voltada para a prega vocal, que também será desepitelizada (remoção em anel). Quando na face vestibular, geralmente não há impacto na voz. A fonoterapia está indicada no pós-operatório para melhora da coaptação glótica e da vibração da mucosa.

Vasculodisgenesia

A vasculodisgenesia caracteriza-se pela presença de vasos dilatados que não conservam a direção anteroposterior habitual e as características normais, são tortuosos e variam ou reduzem bruscamente seu calibre, podendo também apresentar disposição transversal às pregas vocais ou aspecto aracnoide (Figura 200.11).[7,20] Acompanha outras alterações estruturais mínimas, sendo um sinal de desarranjo na estrutura da lâmina própria, e sua presença é importante para atenção e busca das alterações associadas.[21] A vasculodisgenesia normalmente não afeta a voz devido a sua localização na face vestibular da prega vocal.[22]

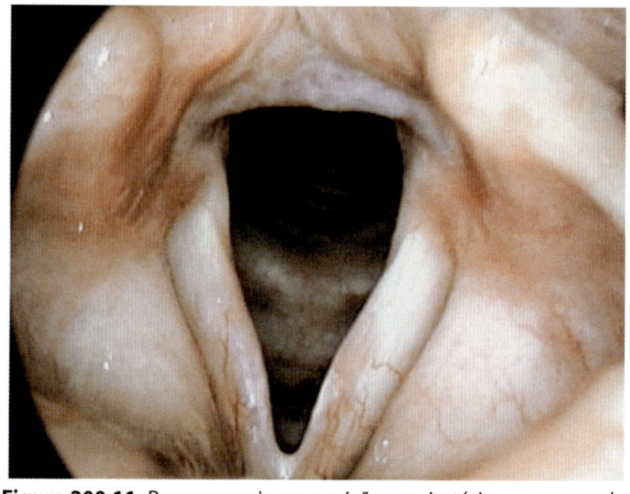

Figura 200.11 Pregas vocais em posição respiratória apresentando vasculodisgenesia bilateral.

Segundo alguns autores, quando muito volumosa, deve ser cauterizada, pois pode causar hematomas com consequente cicatriz.[14,23] Hochman et al.[20] consideram vantajosa a cirurgia tradicional em relação à que utiliza *laser*, pois mencionam que a cicatrização ocorre mais precocemente, com menor área de fibrose e sem rigidez ao se observar o resultado com a laringoestroboscopia.

Nós não indicamos a manipulação das vasculodisgenesias, porque nossa experiência mostra que elas ficam menos evidentes ou mesmo imperceptíveis quando afastado o fator irritativo do fonotrauma. Essa involução clínica não é observada quando existem telangiectasias e dilatações varicosas que, no nosso entender, são entidades distintas das vasculodisgenesias e devem ser removidas.

REFERÊNCIAS BIBLIOGRÁFICAS

1. Hirano M. Phonosurgery. Basic and clinical investigations. Otologia (Fukuoka), v. 21, p. 239-242, 1975.
2. Sato K, Hirano M. Age-related changes in the human laryngeal glands. Ann Otol Rhinol Laryngol [Internet]. Jun 1998 [Acesso em: 2024 Jul];107(6):525-9.
3. Pontes P, De Biase N, Kyrillos, Pontes A. Importance of glottic configuration in the development of posterior laryngeal granuloma. Ann Otol Rhinol Laryngol [Internet]. Aug 2001 [Acesso em: 2024 Jul];110(8):765-9.
4. Pontes P, Kyrillos L, Behlau M, De Biase N, Pontes A. Vocal nodules and laryngeal morphology. J Voice [Internet]. 2002 Sep [Acesso em: 2024 Jul];16(3):408-14.
5. Sato K, Hirano M. Electron microscopic investigation of sulcus vocalis. Ann Otol Rhinol Laryngol [Internet]. 1998 Jan [Acesso em: 2024 Jul];107(1):56-60.
6. Pontes P, Behlau M. Treatment of sulcus vocalis: auditory perceptual and acoustical analysis of the slicing mucosa surgical technique. J Voice [Internet]. 1993 Dec [Acesso em: 2024 Jul];7(4):365-76.
7. Pontes P, De Biase N, Behlau M. Vascular characteristics of the vocal fold cover in control larynges and larynges with benign lesions. Phonoscope [Internet]. 1999 [Acesso em: 2024 Jul];2(3);129-35.
8. Pontes P, Gonçalves M, Behlau M. Vocal fold minor structural alterations: diagnostic errors. Phonoscope [Internet]. 1999 [Acesso em: 2024 Jul];2(4): 175-85.
9. Hirano M. Phonosurgical anatomy of the larynx. In: Ford CN, Bless DM, editors. Phonosurgery: assessment and surgical management of voice disorders. New York: Raven Press; 1991. p. 25-41.
10. Bouchayer M, Cornut G. Microsurgery for benign lesions of the vocal folds. Ear Nose Throat J [Internet]. 1988 Jun [Acesso em: 2024 Jul];67(6):446-69, 52-54, 56-64 passim.
11. Bouchayer M, Cornut G, Witzig E, Loire R, Roch JB, Bastian RW. Epidermoid cysts, sulci, and mucosal bridges of the true vocal cord: A report of 157 cases. Laryngoscope [Internet]. 1985 Sep [Acesso em: 2024 Jul];95(9 Pt 1):1087-94.
12. Rihkanen H. Vocal fold augmentation by injection of autologous fascia. Laryngoscope [Internet]. 1998 Jan [Acesso em: 2024 Jul];108(1):51-4.
13. Tsunoda K, Takanosawa M, Niimi S. Autologous transplantation of fascia into the vocal fold: A new phonosurgical technique for glottal incompetence. Laryngoscope [Internet]. 1999 Mar [Acesso em: 2024 Jul];109(3):504-8.
14. Ford CN. Advances and refinements in phonosurgery. Laryngoscope [Internet]. 1999 Dec [Acesso em: 2024 Jul];109(12):1891-1900.
15. Kreza Z, Rems J, Wichterle O. Hydron gel implants in vocal cords. Acta Otolaryngol [Internet]. 1973 Nov [Acesso em: 2024 Jul];76(5):360-5.
16. Milutinovic Z Vasiljevic J. Contribution to the understanding of the etiology of vocal fold cysts: A functional and histologic study. Laryngoscope [Internet]. 1992 May [Acesso em: 2024 Jul];102(5):568-71.
17. Sataloff RT, Spiegel JR. Endoscopic microsurgery. In: Gould WJ, Sataloff RT, Spiegel JR, editors. Voice surgery. St. Louis: Mosby Year Book; 1993. p. 227-68.

18. Ford CN, Bless DM, Campos G. Anterior commissure microwebs associated with vocal nodules: Detection, prevalence, and significance. Laryngoscope [Internet]. 1994 Nov [Acesso em: 2024 Jul];104(11,):1369-75.
19. Ruiz DM, Pontes P, Behlau M, Richieri-Costa A. Laryngeal microweb and vocal nodules. Clinical study in a Brazilian population. Folia Phoniatr Logop [Internet]. 2006 [Acesso em: 2024 Jul];58(6):392-9.
20. Hochman I, Sataloff RT, Hillman RE, Zeitels SM. Ectasias and varices of the vocal fold: Clearing the striking zone.Ann Otol Rhinol Laryngol [Internet]. 1999 Jan [Acesso em: 2024 Jul];108(1):10-6.
21. Sataloff RT. Voice surgery. In: Sataloff RT, editor. Professional voice: The science and art of clinical care. 2nd ed. New York: Raven Press; 1997. p. 603-45.
22. Loire R, Bouchayer M, Cornut G, Bastian RW. Pathology of benign vocal fold lesions. Ear Nose Throat J [Internet]. 1988 May [Acesso em: 2024 Jul];67(5):357-8,360-2.
23. Postma GN, Courey MS, Ossoff RH. Microvascular lesions of the true vocal fold. Ann Otol Rhinol Laryngol [Internet]. 1998 Jun [Acesso em: 2024 Jul];107(6):472-6.

CAPÍTULO

201

Lesões Fonotraumáticas

André de Campos Duprat • Christiano de Giacomo Carneiro • Nedio Steffen

INTRODUÇÃO

Comumente, as lesões fonotraumáticas são objeto de um grande número de consultas otorrinolaringológicas devido a sua repercussão na qualidade vocal, alterando ou prejudicando o desempenho fonatório do paciente e, por vezes, associado a desconforto, irritação, tensão ou dor ao falar.

Entende-se por fonotrauma a lesão ou lesões localizadas nas pregas vocais, as quais são oriundas do comportamento vocal equivocado ao falar (falar em intensidade alta, falar por muito tempo, falar fora do registro habitual, gritar, fazer imitações ou vozes caricatas etc.) ou cantar (cantar em intensidade alta, cantar por horas sucessivas sem repouso, cantar e/ou fazer *drives* vocais sem técnica adequada; dentre outras).[1,2]

Portanto, durante a anamnese do paciente portador de uma lesão fonotraumática deve-se investigar as características profissionais, ambientais, emocionais e psicológicas. Pacientes que utilizam a voz de modo profissional, (professores, locutores, cantores, atores, atendentes de telemarketing ou dubladores, dentre outras) estão mais expostos a lesões fonotraumáticas.

As lesões fonotraumáticas estão relacionadas com o uso inadequado e crônico da voz, embora episódios agudos, em geral associados ao uso da voz com maior volume, possam ser o suficiente para gerar uma lesão fonotraumática.

Dentre as variadas lesões fonotraumáticas, as mais prevalentes são os nódulos vocais, os pólipos vocais e o edema de Reinke. Além dessas lesões, neste capítulo o pseudocisto é abordado.

As lesões fonotraumáticas são alterações estruturais, localizadas na prega vocal que, dependendo das suas características morfológicas (tamanho, localização, extensão, dureza, processo inflamatório adjacente e reação epitelial contralateral), alteram o comportamento vibratório das pregas vocais, ocasionando em rouquidão (disfonia).

Além dos fatores extrínsecos relacionados com o uso da voz, os fatores intrínsecos da laringe e das pregas vocais podem contribuir na gênese dessas lesões, como gênero, idade, características histológicas e microanatômicas.

A lesões fonotraumáticas não apresentam relação com as camadas intermediárias e profunda da lâmina própria (ligamento vocal), acometem somente o epitélio e/ou a camada superficial da lâmina própria (espaço de Reinke).

De acordo com Jiang et al., além do aumento de massa e volume das pregas vocais, essas lesões determinam a presença de uma fenda glótica, ocasionando um escape de ar adicional, além da diminuição da pressão subglótica durante a fonação. Então, o paciente ao sonorizar, necessita incrementar a força requerida para colocar as pregas vocais em vibração. Dessa forma, a lesão fonotraumática desencadeia um esforço vocal, gerando hiperfunção das estruturas laríngeas, as quais repercutem em mais fonotrauma, e assim sucessivamente.[3-5]

É importante atentar-se para o mecanismo fisiopatológico descrito, pois sua identificação, diagnóstico e adequada correção norteiam o adequado tratamento das lesões fonotraumáticas.

NÓDULOS VOCAIS

Caracterizam-se por espessamento epitelial localizado na borda livre de ambas as pregas vocais, na região da sua junção entre o terço anterior e o terço médio. Nessa localização, a prega vocal apresenta a maior amplitude de vibração e, portanto, a região de maior atrito entre as pregas vocais durante a emissão, justificando o aparecimento dos nódulos de pregas vocais nesse local (Figura 201.1 e Vídeo 201.1).

A fisiopatologia relacionada com o surgimento dos nódulos vocais está associada a um distúrbio hiperfuncional da laringe, caracterizado por aumento da tensão laríngea, com repercussão nas pregas vocais. O aumento da tensão pode ser decorrente da hiperatividade do músculo cricotireóideo (CT) ou do desequilíbrio das forças musculares intrínsecas da laringe, ocasionado por atividade aumentada simultaneamente dos músculos tireoaritenóideos (TA) e CTs.

Apesar dessa última estratégia ser encontrada durante a maior parte da emissão vocal em registro modal, detecta-se que a tensão concomitante e inadequada dos músculos TAs e CTs bilaterais provocam um arranjo tensional prejudicial à vibração das pregas vocais.

Nessas situações, a gênese da lesão nodular está relacionada com traumas sucessivos na borda livre da prega vocal, ocorrendo uma ruptura da microcirculação da camada superficial da lâmina própria, gerando micro-hematomas e processo inflamatório local, os quais podem ser substituídos por fibrose cicatricial, dando origem à formação nodular característica. No entanto, ao analisar o comportamento das estruturas supraglóticas, é difícil caracterizar um padrão específico de comportamento ao comparar nódulos com cisto de prega vocal.[6]

Ao observar a epidemiologia, no adulto, os nódulos de pregas vocais são mais frequentes na população feminina; no entanto, em crianças há a ocorrência em ambos os gêneros com predominância no sexo masculino.[7] Crianças com irmãos gêmeos mais velhos ou mais novos apresentam uma maior incidência de nódulos.

Algumas características ligadas ou não ao gênero podem contribuir para a gênese do nódulo. Comumente, meninos e adolescentes do sexo masculino apresentam maior abuso vocal, uma vez que suas atividades recreativas e esportivas estão ligadas a maior intensidade de emissão, usando pressão subglótica maior e, portanto, maior impacto vocal. Além disso, alguns autores acreditam que crianças com nódulos podem apresentar transtorno de déficit de atenção e hiperatividade.[8,9]

A proporção glótica (PG) também é considerada como um fator anatômico predisponente ao surgimento dos nódulos vocais. A PG consiste na relação entre as medidas da porção membranosa (distância entre a comissura anterior até a linha imaginária que liga os processos vocais bilateralmente) e a porção cartilagínea das

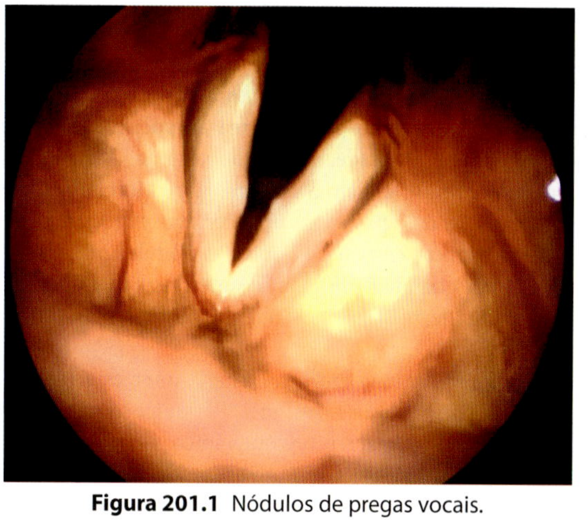

Figura 201.1 Nódulos de pregas vocais.

pregas vocais (distância entre a linha imaginária que liga os processos vocais bilateralmente até o epitélio que recobre os músculos aritenóideos), durante a respiração. Nas mulheres adultas, a PG tem valor aproximado de 1:1, enquanto nos homens é de aproximadamente 1,3:1. A proporção glótica feminina seria um dos fatores que justificaria a predisposição dos nódulos de pregas vocais no sexo feminino.

A PG apresentada pelas laringes femininas determina um ângulo maior na comissura anterior, ocasionando uma maior amplitude de movimento das pregas vocais quando acionadas e, consequentemente, maior impacto na prega vocal durante a fonação. Nas crianças, a proporção glótica é semelhante entre meninos e meninas.

A gênese dos nódulos vocais está relacionada com reparo tecidual com depósito de fibroblastos após o desencadeamento de um processo inflamatório local decorrente do fonotrauma. A presença de fibronectina na prega vocal determina a intensidade de resposta ao processo inflamatório e, portanto, indivíduos com maior concentração de fibronectina podem estar mais predispostos ao desenvolvimento de nódulos. Outra substância que pode ter relação com nódulos é o ácido hialurônico, cujo efeito osmótico positivo manteria uma maior concentração de água na lâmina própria, incrementando o efeito de coxim das pregas vocais e, com isso, diminuindo o trauma entre as pregas durante a emissão sonora. Pacientes com maior concentração de ácido hialurônico nas pregas vocais teriam menor predisposição ao aparecimento de nódulos.[10]

O quadro clínico de um paciente portador de nódulos vocais apresenta disfonia relacionada com o uso vocal, piorando no transcorrer do dia, ao longo da semana e ao longo dos meses. Frequentemente, a voz apresenta as características perceptivo-auditivas: voz rugosa, soprosa, tensa e, por vezes, com quebra de sonoridade mais evidentes no final da emissão, associadas a tensão cervical evidente. Eventualmente, pode-se detectar uma aspereza na sonorização.

Ao realizar a laringoestroboscopia, observa-se lesão nodular em ambas as pregas vocais com tamanhos semelhantes ou discretamente díspares, com superfície lisa localizados em bordo livre na intersecção entre o terço anterior e médio das pregas vocais. Durante a fonação, também se observa fenda glótica triangular médio posterior (Vídeo 201.2).

Por vezes, o diagnóstico pode ser difícil, pois o principal diagnóstico diferencial é o cisto de prega vocal associado a uma reação epitelial contralateral. No entanto, o nódulo vocal, por tratar-se de lesão superficial, não compromete a vibração da onda mucosa, o que é observado nos cistos intracordais.

Durante a laringoscopia, é fundamental uma abordagem minuciosa do comportamento funcional da laringe, de mecanismos compensatórios, detectar a presença de fenda durante fonação ou alterações da articulação e/ou incoordenação pneumofonoarticulatória para caracterizar se há hipotonia ou hipertonia nas pregas vocais, informação que pode orientar o tratamento fonoterápico.

O tratamento dos nódulos vocais consiste na adoção da fonoterapia e no esclarecimento do problema ao paciente, focando nos mecanismos que desencadearam o fonotrauma. As crianças, em especial os meninos, tendem a ter uma remissão completa com a puberdade, o que dá espaço para uma conduta expectante, mas em especial em crianças entre 6 e 12 anos, os nódulos podem ter uma repercussão na qualidade de vida. Diante disso, a terapia fonoaudiológica é uma ferramenta fundamental no seguimento de crianças com nódulos.

Entretanto, em alguns casos, a disfonia pode estar relacionada com prejuízo social e/ou profissional. Portanto, se não apresentarem melhora com o tratamento fonoterápico, a cirurgia passa a ser uma opção. Segundo Zeitels, em um grupo de profissionais artísticos da voz, 55% das lesões operadas eram nódulos e tiveram resultados bem satisfatórios. Raciocínio semelhante deve ser empregado em crianças que apresentem um prejuízo na qualidade de vida relacionado com nódulos.[11]

Em caso de dúvida diagnóstica ou diante de disfonia recorrente, sem melhora com fonoterapia, a cirurgia também pode ser considerada. Casos de cordites recorrentes podem alterar o desenvolvimento adequado das camadas da lâmina própria, causando áreas de rigidez e fibrose.

O melhor momento cirúrgico ainda é controverso na literatura, mas para nódulos, por se tratarem de uma lesão superficial, poderia ser considerada precocemente em casos específicos.[12]

Há autores que descrevem a injeção ambulatorial de corticoide no local das lesões como possibilidade terapêutica alternativa à microcirurgia laríngea para exérese dos nódulos.[13]

Bouchayer e Cornut notaram em 22% dos pacientes, entre adultos e crianças, submetidos a exérese de nódulos vocais a presença de microdiafragma na comissura anterior (Figura 201.2).[14] Esse diafragma poderia diminuir a área vibrátil da porção membranosa das pregas vocais, aproximando as proporções glóticas para 1:1, e favorecendo o desenvolvimento de nódulos.[12]

PÓLIPOS VOCAIS

Geralmente, caracteriza-se por uma lesão benigna proliferativa unilateral que pode estar localizada ao longo da prega vocal, podendo ser séssil ou pediculada e o seu aspecto pode ser angiomatoso, fibroso ou edematoso.

No seu interior, há a presença de exsudato de fibrina entre fibroblastos e vasos neoformados. Quando comparado ao nódulo, sua extensão é mais ampla, acometendo mais profundamente a camada superficial da lâmina própria.

As características anatomopatológicas dos pólipos são muito semelhantes às dos nódulos. Segundo Wallis et al., os únicos parâmetros que permitem alguma diferenciação entre nódulos e pólipos são a presença de telangiectasias (mais frequentes nos pólipos) e o tamanho do espécime (maior nos pólipos).[15,16]

Segundo Bouchayer e Cornut, entre 191 crianças submetidas a microcirurgia de laringe, apenas uma era portadora de pólipo, ao passo que em adultos a cirurgia correspondeu a 15% de todas as microcirurgias realizadas.[14]

O pólipo está relacionado com um trauma vocal excessivo, que provocou um hematoma na camada superficial da lâmina própria (Figura 201.3) e gerou um processo inflamatório cicatricial.

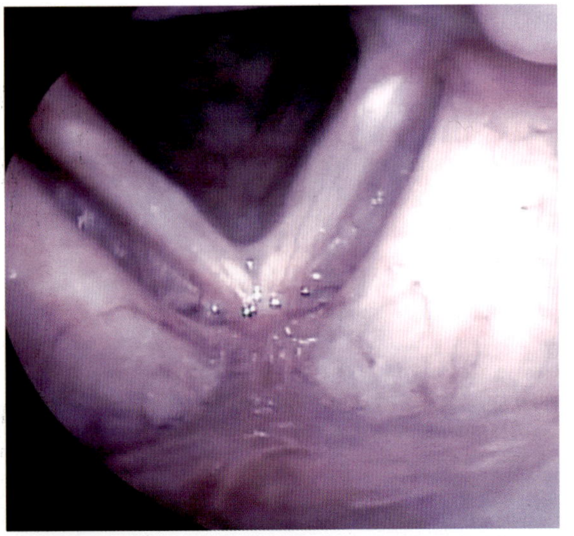

Figura 201.2 Microdiafragma de comissura posterior.

A presença de determinadas glicoproteínas no interior da prega vocal define o comportamento desse processo inflamatório. Pacientes com pólipo, ao contrário dos pacientes com nódulo, apresentam menor concentração de fibronectinas no interior das pregas vocais. A hiperfunção da laringe com tensão das pregas vestibulares é um achado comum, que pode estar relacionado com a gênese da lesão, mas pode ser uma consequência da presença do pólipo, que dificulta a coaptação das pregas vocais na fonação, e hiperfunção seria uma resposta adaptativa.[4] Refluxo laringofaríngeo e tabaco são fatores que podem predispor o paciente à formação do pólipo.

O quadro clínico caracteriza-se por disfonia de início súbito relacionada com o uso vocal intenso, em geral bem definido e reconhecido pelo paciente. A disfonia é constante, podendo ser progressiva. A voz apresenta-se rouca, soprosa, tensa, às vezes podendo ser áspera e, por vezes, diplofônica. As características da voz dependem do tamanho da lesão, que pode ser variável, e da intensidade do quadro inflamatório do espaço de Reinke e do grau de espessamento do epitélio de revestimento do pólipo (Figura 201.4 e 201.5). A implantação do pólipo de forma séssil ou pediculada também interfere na qualidade vocal (Figura 201.6 e 201.7, Vídeos 201.3 a 201.6).

O diagnóstico é feito com a história clínica, a análise perceptiva da voz e o exame da região laríngea com ênfase nas pregas vocais.

A laringoscopia é imprescindível ao diagnóstico, quando, além de se observar a lesão a ser diagnosticada, deve-se investigar se há a presença de lesões estruturais associadas, como cistos, pontes ou sulcos. Alguns estudos mostraram que em 15% dos casos submetidos a exérese de pólipos há essa associação com outras alterações estruturais das pregas vocais. A identificação de lesões associadas a pólipos nem sempre é possível na avaliação pré-operatória em consultório, e somente são detectados durante a micro exploração cirúrgica (laringoscopia direta). Pólipos pequenos e pouco vascularizados podem ser difíceis de diferenciar de cisto de retenção mucoso, pois ambos são lesões unilaterais e superficiais da prega vocal.

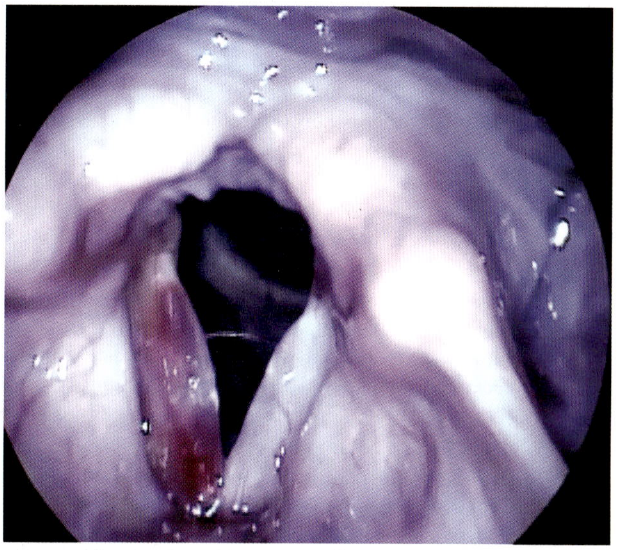

Figura 201.3 Hematoma de prega vocal direita.

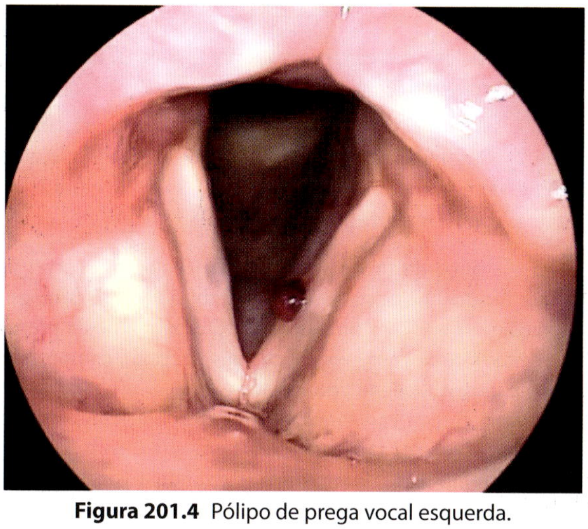

Figura 201.4 Pólipo de prega vocal esquerda.

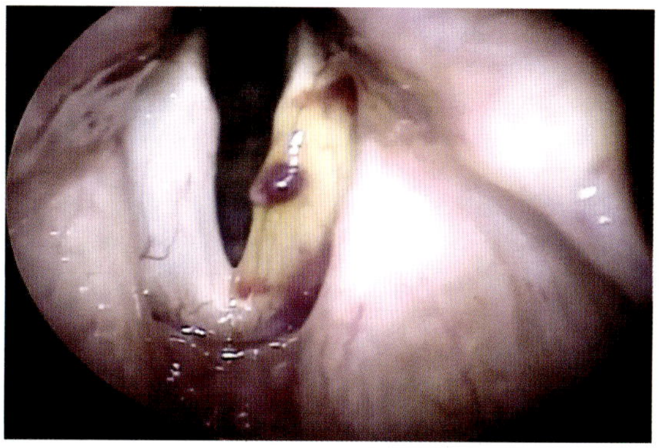

Figura 201.5 Pólipo em prega vocal esquerda associada a hematoma em resolução em prega vocal ipsilateral, deixando a prega vocal mais amarelada. Presença de inflamação no espaço de Reinke associado a pólipo.

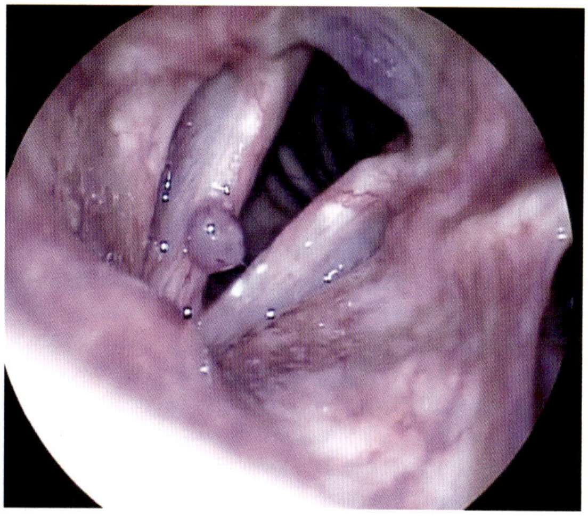

Figura 201.6 Pólipo pediculado em prega vocal direita.

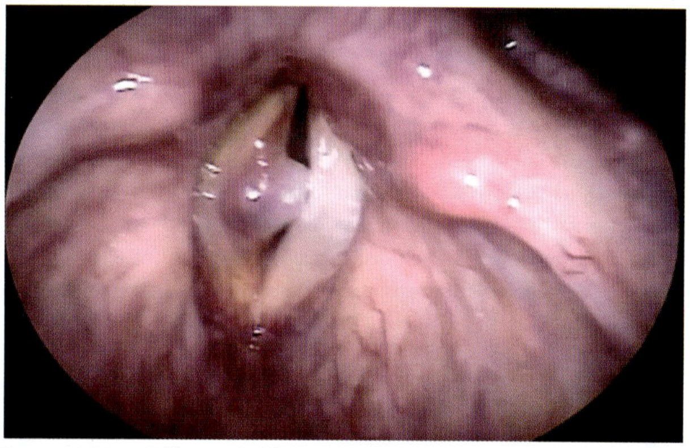

Figura 201.7 Pólipo séssil em prega vocal direita interferindo na coaptação das pregas vocais na fonação. Presença de processo inflamatório difuso em prega vocal direita.

O tratamento é exclusivamente cirúrgico e de bom prognóstico, uma vez que, como os nódulos, são lesões superficiais sem acometer o ligamento vocal.[17] Na literatura, os resultados são semelhantes com *laser* CO_2 ou com cirurgia a frio. Há autores que descrevem que nos nódulos de pregas vocais a aplicação ambulatorial de corticoide na base da lesão é uma possibilidade. O fato de ter vascularização evidente mostra o grau de organização desse pólipo e, com isso, a ínfima possibilidade de regressão com a fonoterapia. Entretanto, segundo Yun et al., em lesões pequenas em não fumantes houve melhora com tratamento fonoterápico e higiene vocal, evitando a cirurgia.[18] Cohen et al. observaram os benefícios da fonoterapia em pacientes com pequenos pólipos e de característica translúcida.[19]

Nos casos de pólipos iniciais minúsculos e pouco vascularizados e com pouca repercussão vocal, pode-se ter uma conduta mais conservadora.[17]

No intraoperatório, a presença de lesões associadas deve ser pesquisada e, em alguns casos, pode ser abordada no mesmo procedimento; porém, em crianças, deve-se ser mais conservador que em adultos.[15,20]

A relação de hematoma de prega vocal com pólipo é bem estabelecida e, portanto, em paciente com hematoma, deve-se atentar para reduzir a reposta tecidual que leva à formação de pólipo, sendo o repouso vocal a medida principal na absorção do hematoma (Vídeo 201.6). A importância da associação de corticoide ao repouso é controversa na literatura. É importante destacar que em profissionais da voz, que utilizam corticoide no controle do processo inflamatório, há aumento do risco de desenvolvimento de lesões, uma vez que com o corticoide acabam podendo usar a voz e não realizam repouso.[21] Outro ponto importante em relação ao hematoma é a presença de varizes nas pregas vocais. Elas aumentam o risco de hematomas, mas a incidência de hematomas é baixa em pacientes com varizes (Figura 201.8). Dessa forma, a abordagem das varizes como prevenção de hematomas e pólipos não é indicada. Por outro lado, em pacientes com hematomas recorrentes e varizes, a ressecção das varizes é indicada (Vídeo 201.7).[22]

Recomenda-se o seguimento fonoterápico após a cirurgia para exérese dos pólipos, porque auxilia na readequação fonatória do paciente, diminuindo o risco de novos fonotraumas e a recidiva da lesão.[18,9,23]

EDEMA DE REINKE

Caracteriza-se por processo inflamatório crônico que acomete difusamente a camada superficial da lâmina própria de ambas as pregas vocais, mas de forma assimétrica ocasionando o aumento do espaço de Reinke e, consequentemente, aumento do volume das pregas vocais.

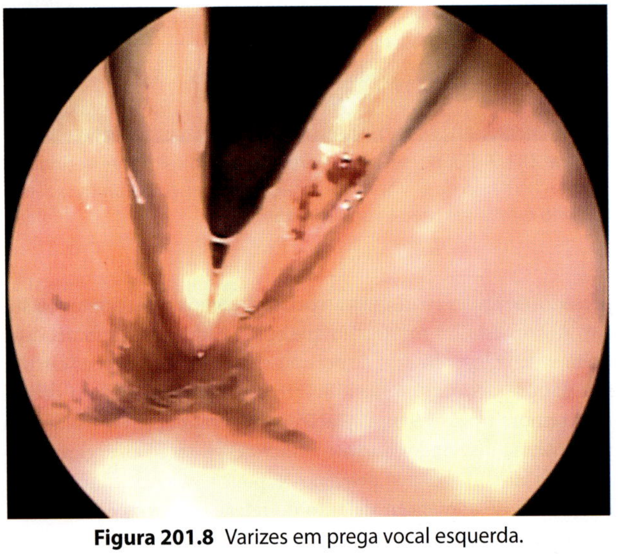

Figura 201.8 Varizes em prega vocal esquerda.

Comumente, a gênese do edema de Reinke está relacionada com tabagismo. Porém, a literatura cita outros fatores que podem estar associados, como o refluxo gastroesofágico e o abuso vocal.[24]

A agressão causada pelo cigarro desencadeia um processo inflamatório crônico na camada superficial da lâmina própria (espaço de Reinke) com a formação de edema difuso reacional. Decorrente da pobre drenagem linfática que a prega vocal apresenta, esse edema fica restrito ao espaço de Reinke e se organiza. O processo inflamatório nas pregas vocais ocasionado pelo cigarro gera uma hipóxia na camada superficial da lâmina própria, que estimula a angiogênese e maior permeabilidade vascular levando ao edema no local. No edema de Reinke, a rede de fibras colágenas da camada superficial da lâmina própria se desorganiza e se fragmenta, e com edema há um aumento do espaço intersticial.[25]

Epidemiologicamente, o gênero feminino é o mais acometido, mas os motivos ainda não são claros, e a repercussão do agravamento da voz também é bem mais evidente nas mulheres, o que as leva a procurar atendimento médico. Questões hormonais também influenciam na fisiopatologia do edema de Reinke. Após a menopausa, ocorre um edema fisiológico na camada superficial da lâmina própria, e as mulheres têm uma tendência natural a leve agravamento do padrão vocal. Portanto, o edema de Reinke, em geral, se acentua após a menopausa. Ao passo que no sexo masculino não existe esse salto na evolução da doença como é observado nas mulheres.

Em relação aos achados histopatológicos, observa-se hiperqueratose, espessamento da membrana basal, com edema da camada superficial da lâmina própria, fibrose, proliferação vascular, ectasia vascular, processo inflamatório, presença de lagos edematosos e eritrócitos extravasculares.

Diferentemente dos nódulos de prega vocal, no edema de Reinke há pouca quantidade de fibronectina e de colágeno tipo IV. Essas alterações estruturais determinam uma desorganização no arranjo das fibras colágenas da camada superficial da lâmina própria, interferindo na uniformidade da onda mucosa durante a vibração.[26-28]

Há duas graduações utilizadas na literatura. Yonekawa propôs classificar o edema de Reinke em três graus, considerando na laringoscopia o contato entre as pregas vocais durante respiração na laringoscopia:[29]

- Grau 1 (leve): se há contato apenas da porção anterior das pregas vocais
- Grau 2 (moderado): quando há contato das pregas vocais nos terços anterior e médio
- Grau 3 (intenso): nos casos em que há contato entre toda a porção membranosa das pregas vocais.

Existe outra classificação, proposta por Tan et al., que considera o grau de obstrução da via aérea em região glótica:[30]

- Grau 1: comprometimento menor que 25% da luz glótica
- Grau 2: comprometimento entre 25 e 50% da luz glótica
- Grau 3: comprometimento entre 50 e 75% da luz glótica
- Grau 4: comprometimento maior que 75% da luz glótica.

Com o avanço do processo inflamatório podem ocorrer áreas de fibrose tecidual na camada superficial da lâmina própria, gerando septações, e levando a uma degeneração polipoide da prega vocal. A borda livre da prega vocal fica mais irregular, comprometendo ainda mais a qualidade vocal (Vídeo 201.8).

O quadro clínico caracteriza-se por disfonia lentamente progressiva. A voz vai ser tornando mais agravada e com a evolução, há um desarranjo da lâmina própria, deixando a voz mais rugosa, gerando um maior de esforço na fonação, associado a maior tensão para sonorizar.[31] No sexo feminino, a voz pode agravar e atingir um timbre masculino, sendo uma das principais queixas em mulheres com edema de Reinke, incomodando até mais do que a rouquidão. Em casos mais avançados, pode-se observar a dispneia.

O diagnóstico é feito a partir de história clínica, análise perceptivo-auditiva da voz e a avaliação da região laríngea com o emprego da laringoscopia (laringoestroboscopia) ou nasofibroscopia (Figura 201.9).

Em relação ao tratamento, é importante ressaltar que o controle dos fatores agravantes, em especial o cigarro, pode reduzir o edema de forma expressiva; porém, nos casos em que há um desarranjo importante da lâmina própria com a presença de uma degeneração polipoide das pregas vocais, a melhora da qualidade vocal pode não ser tão consistente com a suspensão do cigarro.

De acordo com a repercussão e a necessidade vocal, a conduta cirúrgica é uma alternativa. A remoção do edema da camada superficial da lâmina própria com a preservação de retalho epitelial, o qual é posteriormente utilizado para cobrir o leito operatório, é a técnica mais comumente utilizada. Como a desorganização é maior na profundidade da lâmina própria, a preservação da lâmina própria subepitelial determina melhores resultados em relação ao retorno da onda mucosa, uma vez que na lâmina própria subeptelial as fibras de colágeno estão menos comprometidas. Os resultados cirúrgicos do procedimento a frio, microdebridador ou *coblation*, não mostram diferenças significativas no resultado final.[32,33]

Todo paciente com edema de Reinke deve ser seguido regularmente devido à relação com possíveis alterações epiteliais, como displasia ou carcinomas, sendo essas lesões relacionadas com o tempo de exposição ao cigarro e não ao número de cigarros por dia. A relação de edema de Reinke com lesões epiteliais ou carcinoma ainda é controversa.[34]

PSEUDOCISTO

Trata-se de uma lesão da camada superficial da lâmina própria de aspecto translúcido, fusiforme, semelhante a uma bolha. Apresenta um conteúdo semissólido por baixo de uma fina camada epitelial e sem cápsula. O seu efeito de massa pode causar disfonia, mas quando comparada às outras lesões fonotraumáticas, os sintomas, em geral, são mais leves (Figura 201.10 e Vídeo 201.9).

O pseudocisto é uma lesão maleável e causa pouca alteração na vibração das pregas vocais, mas em profissionais da voz, conforme a necessidade vocal, pode trazer grande impacto na qualidade de vida. A gênese do pseudocisto está relacionada com trauma fonotário

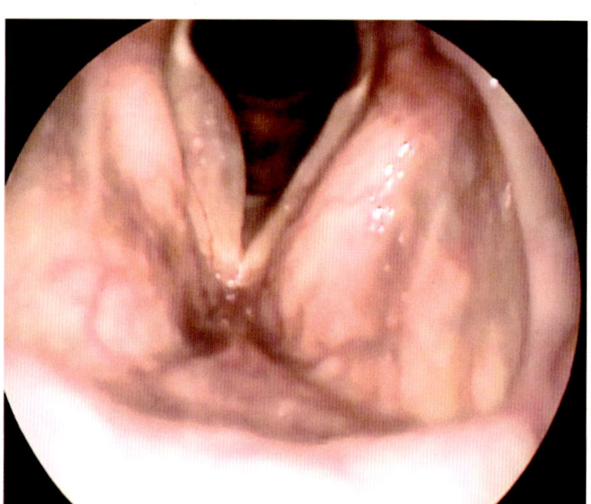

Figura 201.9 Edema de Reinke em prega vocal direita. Classificação I de Yonekawa e Tan.

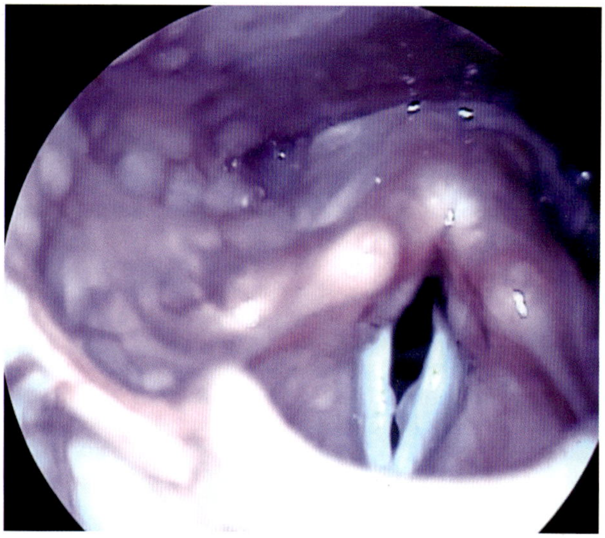

Figura 201.10 Pseudocisto.

crônico, diferente do pólipo que é uma reposta a um fonotrauma específico. Nesse sentido, ele faz um paralelo aos nódulos de pregas vocais; porém, o pseudocisto estaria mais relacionado com a voz cantada e o nódulo com o ajuste de voz falada. O pseudocisto pode estar relacionado também com paralisia ou paresia de prega vocal. Nesses casos, a gênese da lesão está no trauma fonatório, gerado pelos ajustes compensatórios da insuficiência glótica causada pelo distúrbio da mobilidade. Em relação à voz cantada, o pseudocisto está mais associado a canto lírico, no qual um trauma fonatório repetido levaria à lesão. Ao passo que o pólipo vocal teria mais relação ao *gospel*, em que o canto de louvor, que por ser, por vezes, mais enfático, estaria exposto a fonotraumas agudos de forte intensidade.[35]

Acredita-se que a fenda triangular posterior na fonação, comum no sexo feminino, seja um fator relacionado com maior predisposição do pseudocisto em mulheres. Essa fenda poderia ter um efeito de pseudoparesia nas características vibratórias da prega vocal, levando a uma resposta inflamatória local e causando a formação da lesão.

O tratamento inicial é a terapia fonoaudiológica. A exérese cirúrgica pode ser uma alternativa caso não haja resposta. Trata-se de uma lesão benigna e, portanto, a intervenção cirúrgica será necessária, na medida em que se estabeleça uma relação clara entre a presença da lesão e a queixa vocal do paciente.[35] Nos casos de um distúrbio do movimento associado a pseudocisto, se não há uma melhora da qualidade vocal com a fonoterapia, a medialização da prega vocal acometida pode ser uma alternativa. Na literatura, não é clara se a recorrência da lesão após a retirada teria associação com a não correção da insuficiência glótica. Entre as lesões fonotraumáticas, o pseudocisto tem a maior taxa de recorrência, entre 22 e 33%. Apesar da alta recidiva da lesão, a satisfação com o resultado terapêutico é alta. A persistência da lesão não necessariamente está relacionada com prejuízo ao paciente.[23]

REFERÊNCIAS BIBLIOGRÁFICAS

1. Behlau M, Oliveira G, Pontes P. Vocal fold self-disruption after phonotrauma on a lead actor: A case presentation. J Voice [Internet]. 2009 [Acesso em: 2024 Jul];23(6):726-32.
2. Guss J, Sadoughi B, Benson B, Sulica L. Dysphonia in performers: toward a clinical definition of laryngology of the performing voice. J Voice [Internet]. 2014 [Acesso em: 2024 Jul];28(3):349-55.
3. Jiang J, Stern J, Chen HJ, Solomon NP. Vocal efficiency measurements in subjects with vocal cord polyps and nodules: A preliminary report. Ann Otol Rhinol Laryngol [Internet]. 2004 Apr [Acesso em: 2024 Jul];113(4):277-82.

4. Menon JR. Hyperfunction laryngeal behavior: Is the cause or consequence o vocal fold polyps. Ann Otol Rhinol Laryngol [Internet]. 2023 [Acesso em : 2024 Jul]; 132(9):1040-9.
5. Zhuang P, Sprecher AJ, Hoffman MR, Zhang Y, Fourakis M, Jiang JJ et al. Phonation threshold flow measurements in normal and pathological phonation. Laryngoscope [Internet]. 2009 Apr [Acesso em: 2024 Jul];119(4):811-5.
6. Nunes RB, Souza AM, Duprat AC. Vocal tracta analysis in patient with vocal fold nodules, clefts and cysts. Braz J Otorhinolaryngol [Internet]. 2009 [Acesso em : 2024 Jul];75(2):188-92.
7. Turner A, Demirc S, Oguz H, Ozcan KM. Pediatric vocal nodule etiology: What are its usual causes in children? J Voice [Internet]. 2016 [Acesso em: 2024 Jul];892(16).
8. Barona LE, Fernandez S. Hyperfunctional voice disorder in children with attention defcit hyperactivity disorder (ADHD). A phenotypic characteristics? J Voice [Internet]. 2016 [Acesso em: 2024 Jul];30(1):114-9
9. Rocha LM, Behlau M, Souza LM. Behavioral dysphonia and depression in elementary school teachers. J Voice [Internet]. 2015 [Acesso em: 2024 Jul];29(6):712-7.
10. Duprat AC. Histoarquitetura e propriedades biomecânicas das pregas vocais [thesis]; 1997. São Paulo: Faculdade de Ciências Médicas da Santa Casa de São Paulo.
11. Zeitels S, Hillman RE, Desloge R, Mauri M, Doyle PB. Phonomicrosurgery in singers and performing artists: Treatment outcomes, management theories, and future directions. Ann Otol Rhinol Laryngol Suppl [Internet]. 2002 Dec [Acesso em: 2024 Jul];190:21-40.
12. Bouchayer M, Cornut G. Microsurgical treatment of benign vocal fold lesions. Folia Phoniatr [Internet]. 1992 [Acesso em: 2024 Jul];44:155-84.
13. Al-Ali M, Anderson J. The role of steroid injection for vocal folds lesions in professional voice users. J Otolaryngol Head Neck Surg [Internet]. 2020 Jul 20 [Acesso em: 2024 Jul];49(1):50.
14. Bouchayer M, Cornut G. Microsurgical treatment of benign vocal fold lesions. Folia Phoniatr [Internet]. 1992 [Acesso em: 2024 Jul];44:155-84.
15. Eckley C, Swensson J, Duprat A, Donati F, Costa HO. Incidence of structural vocal fold abnormalities associated with vocal folds polyps. Braz J Otorhinolaryngol [Internet]. 2008 Jul-Aug [Acesso em: 2024 Jul];74(4):508-11.
16. Wallis L, Jackson-Menaldi C, Holland W, Girando A. Vocal fold nodule vs. vocal fold polyp: Answer from surgical pathologist and voice pathologist point of view. J Voice [Internet]. 2004 Mar [Acesso em: 2024 Jul];18(1):125-9.
17. Kenny HL, Friedman L, Simpson CB, McGarey PO. Vocal fold polyps: Scoping review. J Voice [Internet]. 2023 Jul 9 [Acesso em: 2024 Jul];S0892-1997(23)00180-7.
18. Yun YS, Kim MB, Son YI. The effect of vocal hygiene education for patient with vocal polyp. Otolaryngol Head Neck Surg [Internet]. 2007 Oct [Acesso em: 2024 Jul];137(4):569-75.
19. Cohen SM, Garret CG. Utility of voice therapy in the management of vocal fold polyps and cysts. Otolaryngol Head Neck Surg [Internet]. 2007 May [Acesso em: 2024 Jul];136(5):742-6.
20. Corvo M, Eckley C, Swensson J. Intra operative findings associated with vocal fold polyps. Otolaryngol Head Neck Surg [Internet]. 2007 [Acesso em: 2024 Jul];137(2):118-9.
21. Estes CM, Chadwick K, Sadoughi B, Andradis K, Sussman S, Sulica L. Prospective evaluation of safety of singing on steroids: Testing the truth of received wisdom. Laryngoscope [Internet]. 2021 [Acesso em: 2024 Jul];131(10):2298-304.
22. Cordano VP, Álvarez ML, Cabrera JM, Napolitano CA. Acute vocal fold hemorrhage: Restrospective analysis in a voice unit. J Voice [Internet]. 2022 Sep 27 [Acesso em: 2024 Jul];S0892-1997(22)00225-9.
23. Gocal WA, Tong JY, Maxwell PJ, Sataloff RT. Systematic review of recurrence rates of benign vocal fold lesions following surgery. J Voice [Internet]. 2022 Dec 10 [Acesso em: 2024 Jul];S0892-1997(22)00321-6.
24. Marcotullio D, Magliuolo G, Pezone T. Reinke's edema risk factors. Clinical and histopathological aspects. Am J Otolaryngol [Internet]. 2002 [Acesso em: 2024 Jul];23(2):81-4.
25. Sato K, Kurita T, Sato F, Sato K, Chitose SI, Ono T et al. Pathogenesis of Reinke's edema of the vocal fold. Laryngoscope [Internet]. 2024 Apr [Acesso em: 2024 Jul];134(4):1785-91.
26. Gray SD, Hammond E, Hanson DF. Benign pathological response of the larynx. Ann Otol Rhinol Laryngol [Internet]. 1995 [Acesso em: 2024 Jul];104:13-8.
27. Hammond T, Zhou R, Hammond EH, Pawlak A, Gray SD. The intermediate layer: A morphologic study of the elastin and acid hialuronic of normal vocal fold. J Voice [Internet]. 1997 Mar [Acesso em: 2024 Jul];11(1):59-66.
28. Martins RH, Domingues MA, Fabro AT, Dias NH, Santana MF. Reinkes' edema: immunoexpression study of fibronectin, laminin and colagen IV in 60 cases by imunohistochemical techniques. Braz J Otorhinolaryngol [Internet]. 2009 Nov-Dec [Acesso em: 2024 Jul];75(6):821-5.
29. Yonekawa H. A clinical study of Reinke's edema. Auris Nasus Larynx [Internet]. 1988 [Acesso em: 2024 Jul];15:57-78.
30. Tan M, Bryson PC, Woo P, Benninger MS. Clinical grading of Reinke's edema. Laryngoscope [Internet].2017 [Acesso em: 2024 Jul];127(10): 2310-13.
31. Sakae F, Imamura R, Sennes LU, Mauad T, Saldiva PH, Tsuji DH. Disarrangement of collagen fibers in reinke's edema. Laryngoscope [Internet]. 2008 Aug [Acesso em: 2024 Jul];118(8):1500-3.
32. Dewan K, Chhetri D, Hoffmann H. Reinke's edema management and voice outcomes. Laryngoscope Investig Otolaryngol [Internet]. 2022 Jun 17 [Acesso em: 2024 Jul];7(4):1042-50.
33. Lou X, Lou Z. Reinke's edema: Cold steel versus radiofrequency coblation. Ear Nose Throat J [Internet]. 2023 Aug 19 [Acesso em: 2024 Jul];1455613231194131.
34. Martins RG, Fabro AT, Domingues MA, Chi AP, Gregório EA. Is Reinke's edema a precancerous lesion? Histological and electron microscopic aspects. J Voice [Internet]. 2009 Nov [Acesso em: 2024 Jul];23(6):721-5.
35. Childs LC, Oto A, Beams D, Hynan L, Mau T. Association of genre of singing and phonotraumatic vocal fold lesions in singers. Laryngoscope [Internet]. 2023 [Acesso em: 2024 Jul];133(7):1683-9.

CAPÍTULO **202**

Classificação das Lesões e Cirurgias Laríngeas

Geraldo Druck Sant'Anna • Marília Ribeiro Brum

INTRODUÇÃO

As lesões que afetam a laringe podem comprometer um ou mais compartimentos laríngeos e ser classificadas de diversas formas: localização (supraglote, porção membranosa ou cartilaginosa da glote ou subglote), fator etiológico (infecciosas, congênitas, traumáticas, sistêmicas etc.), características estruturais (nódulos, pólipos, cistos, tumores etc.), resposta às medidas terapêuticas empregadas (p. ex., auxílio à diferenciação entre nódulo e cisto vocal após fonoterapia), entre outras. Independentemente da forma de classificação adotada, é possível perceber que alguns sistemas possuem categorias que se interpõem e outros não abrangem todas as lesões possíveis em sua categorização.

Ao longo dos anos, tem se observado notável esforço da comunidade científica em unificar ou estabelecer uma classificação que seja claramente compreendida e consistentemente aplicada pela equipe multiprofissional e que respeite as características anatomofisiológicas das lesões, culminando no emprego de uma linguagem comum, que possibilite a comparação e o compartilhamento de dados de forma sistematizada, e, assim, qualificando a decisão médica baseada em evidências.

Tabela 202.1 Classificação histológica dos tumores de laringe.

Tumores epiteliais malignos
Carcinoma de células escamosas (espinocelular) convencional
Carcinoma verrucoso de células escamosas
Carcinoma basaloide de células escamosas
Carcinoma papilar de células escamosas
Carcinoma sarcomatoide de células escamosas
Adenocarcinoma
Carcinoma linfoepitelial
Tumores neuroendócrinos
Carcinoma neuroendócrino de pequenas células
Carcinoma neuroendócrino de grandes células
Carcinoma neuroendócrino diferenciado (pouco/bem)
Tumores de glândulas salivares
Carcinoma adenoide cístico
Adenoma pleomórfico
Cistoadenoma papilar oncocítico
Tumores de tecidos moles
Tumor de células granulares
Lipossarcoma
Tumor miofibroblástico inflamatório
Tumores cartilaginosos
Condroma
Condrossarcoma
Tumores vasculares e linfáticos
Linfomas e hemangiomas

TUMORES LARÍNGEOS

Muitas tentativas têm sido feitas para correlacionar o tipo de neoplasia laríngea com seu comportamento biológico. A classificação histológica das neoplasias laríngeas, além da classificação clínica, topográfica e do estadiamento, é de relevância essencial para o planejamento das medidas terapêuticas e avaliação do prognóstico. A mais recente classificação histológica dos tumores de laringe foi publicada pela Organização Mundial de Saúde (OMS) em 2017 (Tabela 202.1).[1]

O aspecto endoscópico dos tumores benignos da laringe é amplamente variável em tamanho e coloração, geralmente identificado como uma massa em qualquer dos compartimentos laríngeos. Já o aspecto endoscópico e até mesmo cirúrgico de carcinomas, principalmente glóticos, é indistinguível de lesões pré-malignas e ceratoses,[2] e pode confundir-se também com lesões granulomatosas.

O estadiamento das doenças malignas da laringe, assim como em outros órgãos, obedece a classificação TNM proposta pela American Joint Committee on Cancer (AJCC) e baseia-se na localização, tamanho, grau de comprometimento linfático e presença de metástases a distância,[3] mas não considera a característica histológica do tumor (Tabela 202.2).

CISTOS LARÍNGEOS

Cistos podem ocorrer em qualquer localização da laringe, de natureza congênita ou adquirida, com características histológicas variadas. Um cisto, por definição, é uma cavidade fechada que possui uma cápsula, enquanto um pseudocisto tem o aspecto endoscópico semelhante, mas sem um revestimento epitelial. Quando formados pela oclusão de ductos glandulares, são classificados como cisto de retenção, cisto ductal ou cisto mucoso. Já os cistos epidermoides ou cistos de inclusão são formados por invaginações do epitélio. Se houver acúmulo de secreção mucoide dentro da cavidade cística, há uma mucocele, e se o conteúdo for purulento, uma piocele. Cistos nos quais identifica-se, na histologia, um revestimento por oncócitos (células colunares com citoplasma granular eosinofílico) podem tanto corresponder a um cisto de retenção com esse revestimento específico como ser resultado de hiperplasia ou neoplasia dos oncócitos, e têm sido descritos como adenoma oxífilico, cisto de células granulares eosinofílicas, oncocitoma, cisto oncocítico e cistoadenoma oncocítico papilar.

Também são utilizadas classificações relacionadas com a localização do cisto: cisto de prega vocal (epidermoide ou de inclusão; Figura 202.1), cisto ventricular, cisto sacular anterior ou lateral, cisto vestibular (Figura 202.2), cisto epiglótico, cisto ariepiglótico, cisto valecular. Alguns autores nomeiam os cistos saculares grandes, sintomáticos e em contato com a via aérea de laringocele (quando preenchido por ar), laringomucocele ou mucocele sacular (preenchido por muco) e laringopiocele ou mucocele piogênica (preenchido por pus).[4]

Os cistos mais comuns na infância são os ariepiglóticos, valeculares, ventriculares e subglóticos. São utilizados muitos termos para alguns cistos congênitos, como cisto branquial, cisto broncogênico, cisto de duplicação laríngea ou cisto de duplicação laringotraqueal. Uma das possíveis causas da falta de padronização na

Tabela 202.2 Estagiamento em T (tumor) para câncer de laringe.

Supraglote	T1	Uma sublocalização anatômica, mobilidade normal
	T2	Mucosa de mais de uma sublocalização adjacente da supraglote ou da glote, ou de região adjacente fora da supraglote; sem fixação
	T3	Fixação da corda, ou invasão da área pós-cricoide, tecidos pré-epiglóticos, espaço paraglótico, erosão da cartilagem tireoide
	T4a	Toda a cartilagem tireide, traqueia, partes moles do pescoço (músculos profundos/extrínsecos da língua, alça muscular), tireoide e esôfago
	T4b	Espaço pré-vertebral, estruturas mediastinais, artéria carótida
Glote	T1a	Limitado à corda vocal, unilateral, mobilidade normal
	T1b	Limitado às cordas vocais, bilateral, mobilidade normal
	T2	Supraglote, subglote, mobilidade de corda vocal diminuída
	T3	Fixação da corda, espaço paraglótico, erosão de cartilagem tireoide
	T4a	Toda a cartilagem tireoide, traqueia, partes moles do pescoço (músculos profundos/extrínsecos da língua, alça muscular), tireoide e esôfago
	T4b	Espaço pré-vertebral, estruturas mediastinais, artéria carótida
Subglote	T1	Limitado à subglote
	T2	Extensão à(s) corda(s) vocal(is) com mobilidade normal ou diminuída
	T3	Fixação da corda vocal
	T4a	Toda a cartilagem tireoide ou cricoide, traqueia, músculos profundos/extrínsecos da língua, alça muscular, tireoide e esôfago
	T4b	Espaço pré-vertebral, estruturas mediastinais, artéria carótida

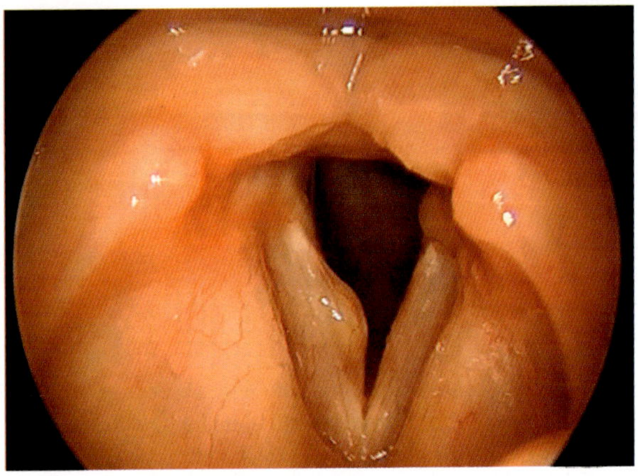

Figura 202.1 Cisto de prega vocal.

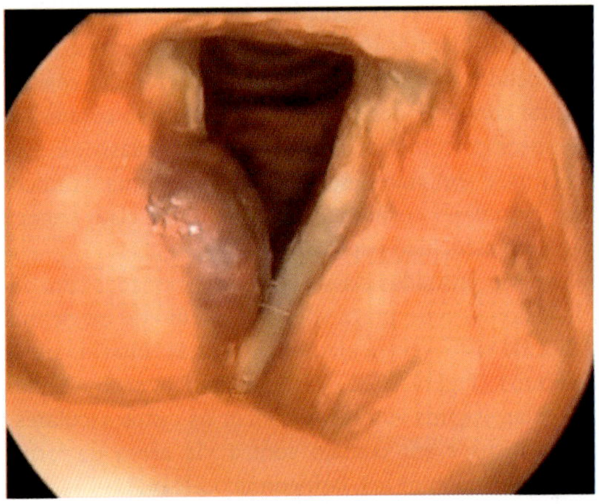

Figura 202.2 Cisto vestibular.

classificação dos cistos laríngeos congênitos é a necessidade de avaliação radiológica, intraoperatória e patológica para a compreensão da localização e natureza das lesões, demandando uma consonância entre patologistas e otorrinolaringologistas.[5]

TRAUMA LARÍNGEO

Os traumas laríngeos podem ser classificados como externos ou iatrogênicos. Existem dois tipos de trauma laríngeo externo: penetrantes e contusos. A classificação de Schaefer-Fuhrman permite estratificar o tipo de lesão laríngea secundária ao trauma em ordem crescente de gravidade (Tabela 202.3).[6]

Os traumas iatrogênicos são mais frequentemente secundários à intubação, mas possíveis também durante broncoscopia flexível, traqueostomia percutânea e outras intervenções cervicais. A intubação orotraqueal é a mais frequente, seja por intubação traumática ou prolongada, podendo levar à laceração da mucosa, ulceração com exposição de cartilagem (Figura 202.3), criação de falsos trajetos, perfuração do seio piriforme, agravamento de uma desinserção laringotraqueal, estenoses, ou, mais comumente, subluxação das cartilagens aritenoides. Assim como no trauma laríngeo externo, já foi proposta uma classificação dos graus de lesão laríngea relacionada com intubação prolongada (Tabela 202.4).[7]

LESÕES CONGÊNITAS DA LARINGE

Membranas laríngeas são consideradas uma falha na recanalização da laringe primitiva. Outras malformações congênitas podem

Tabela 202.3 Classificação de trauma laríngeo.

Grupo	Característica
I	Comprometimento mínimo ou ausente, pequeno hematoma endolaríngeo, sem fratura
II	Hematoma endolaríngeo ou edema associado a comprometimento da via aérea, fratura sem desalinhamento na tomografia computadorizada, pequenas lacerações mucosas sem exposição de cartilagem
III	Edema endolaríngeo intenso com obstrução da via aérea, lacerações amplas de mucosa, exposição de cartilagem, imobilidade de prega(s) vocal(is)
IV	Mais de 3 linhas de fratura em exames de imagem, fraturas instáveis, desconfiguração da laringe pelas lacerações de mucosa
V	Separação laringotraqueal

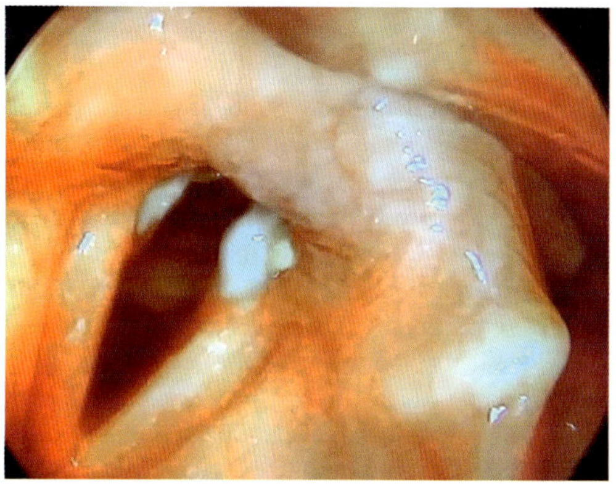

Figura 202.3 Exposição da cartilagem aritenoide pós-intubação.

ocorrer simultaneamente, como estenose subglótica congênita, fístulas traqueoesofágicas e algumas síndromes. Tradicionalmente, são classificadas em quatro subtipos propostos por Cohen: tipo I (menos de 35% do envolvimento glótico e não se estendem à região subglótica), tipo II (envolvimento glótico de 35 a 50% e podem apresentar estenose subglótica isolada concomitante), tipo III (envolvimento glótico em 50 a 75% dos casos e potencialmente têm um envolvimento cartilaginoso da região subglótica adjacente) e tipo IV (envolvem de 75 a 90% da área glótica com extensão subglótica cartilaginosa). As pregas vocais são, geralmente, visíveis através das membranas dos tipos I e II, enquanto a delimitação destas pode ser difícil nos tipos III e IV.[8]

Fendas laríngeas são aberturas na parede laringotraqueal posterior que permitem que o alimento do esôfago invada a via aérea. A gravidade e extensão das fendas laringotraqueoesofágicas são classificadas pela sua profundidade por meio do sistema Benjamin-Inglis modificado em tipo I (fenda interaritenóidea supraglótica com extensão até as pregas vocais), tipo II (fenda cricóidea parcial com extensão além das pregas vocais), tipo IIIa (fenda cricóidea total), tipo IIIb (com extensão à traqueia extratorácica), tipo IVa (com extensão à carina) e tipo IVb (com extensão a um brônquio primário).[9]

Estenoses laringotraqueais ou estenoses subglóticas, assim como os cistos laríngeos, podem ser congênitas ou adquiridas. São classificadas pelo sistema proposto por Cotton e modificado por Myer em quatro graus, conforme o comprometimento da luz: grau I (0 a 50%), grau II (51 a 70%), grau III (71 a 99%) e grau IV (estenose completa, em que não se identifica luz).[10]

Laringomalácia é o colapso das estruturas laríngeas à inspiração relacionado com algumas alterações estruturais e pode ser categorizada em três tipos: tipo I (invaginação da mucosa das pregas ariepiglóticas e das cartilagens acessórias durante a inspiração), tipo II (epiglote longa e tubular – formato ômega – com encurtamento das pregas ariepiglóticas) e tipo III (colapso posterior da epiglote).[11]

LESÕES LARÍNGEAS SECUNDÁRIAS A DOENÇAS SISTÊMICAS

Uma série de doenças sistêmicas podem não apenas alterar o funcionamento da laringe como também precipitar o aparecimento de lesões. Dentre as diversas causas sistêmicas de lesões laríngeas sobressaem-se as endócrinas (hipotireoidismo, alterações na secreção de hormônios sexuais), reumáticas (como vasculites, artrite reumatoide) e amiloidose (doença que pode ser sistêmica mas também isolada na laringe em sua forma localizada).

LESÕES INFLAMATÓRIAS

As lesões inflamatórias da laringe estão associadas a doenças infecciosas (agudas ou crônicas), doenças granulomatosas (infecciosas ou não) e à irritação crônica do tecido laríngeo (secundária a refluxo, inalantes ou outros).

A laringite aguda manifesta-se com edema, enantema e secreção na laringe, sendo de fácil identificação clínica e endoscópica. Já as infecções crônicas podem apresentar-se de diversas formas, como ceratoses, cordites uni ou bilaterais, granulomas e tumorações, e estarem associadas a infecções bacterianas (tuberculose, hanseníase, sífilis, rinoscleroma, acinomicose), parasitárias (leishmaniose, esquistossomose), fúngicas (paracoccidioidomicose candidose, histoplasmose, aspergilose, rinosporidiose, blastomicose) e virais (papilomatose). Doenças granulomatosas não infecciosas como sarcoidose e granuloma de laringe posterior variam em aparência, podendo ser ulcerativas, pediculadas ou sésseis, enantematosas ou leucoplásicas, uni ou bilaterais. Não é possível isoladamente pelo aspecto estabelecer o diagnóstico definitivo dessas lesões, sendo imprescindível a coleta de material para estudo histológico.

LESÕES BENIGNAS DE COBERTURA DA PREGA VOCAL

A maior dificuldade de padronização para classificação e nomenclatura das lesões laríngeas recai sobre as lesões que comprometem a glote, principalmente em sua porção membranosa e de natureza benigna.

Uma das dificuldades encontradas para a padronização é a diferença de diagnóstico interobservador, já que com a avaliação endoscópica subjetiva muitas vezes há diferentes impressões diagnósticas para uma mesma lesão, mesmo a partir do exame de laringologistas experientes com uma videoestroboscopia de qualidade.

Até mesmo diferenças intraobservadoras podem acontecer, principalmente quando o observador é confrontado com diferentes métodos diagnósticos para avaliação de uma mesma lesão (p. ex., comparando-se fibronasolaringoscopia com telelaringoscopia rígida ou luz contínua com estroboscopia) ou pela modificação

Tabela 202.4 Classificação dos graus de lesão laríngea relacionada com intubação prolongada.

	Grau 1	Grau 2	Grau 3
Edema glótico e supraglótico	Leve	Moderado	Intenso
Processo vocal da aritenoide	Pequena ulceração/leve granulação com extensão à glote uni ou bilateral	Ulceração/granulação anterior moderada com extensão à glote bilateralmente	Ulceração/granulação circunferencial
Região interaritenóidea	Sítio do tubo proeminente	Ulceração com granulação nas margens	Ulceração profunda, necrose parcial e granulação difusa
Subglote	Hiperemia e edema em porção posterior	Granulação proeminente em região posterior com extensão lateral e áreas (ilhotas) de ulceração	Ulceração uni ou bilateral na região cricoaritenóidea, pode haver exposição de cartilagem, estenose por granulação circunferencial

do diagnóstico pré-tratamento após estabelecida a intervenção terapêutica, sejam as lesões manejadas com fonoterapia ou com fonomicrocirurgia.[12] O estudo anatomopatológico e a avaliação imuno-histoquímica também auxiliam a confirmar ou refutar um diagnóstico prévio.

Vários sistemas de classificação das lesões benignas da glote já foram propostos. Em 2000, Rosen et al. categorizaram as lesões em epiteliais e subepiteliais (que comprometem a lâmina própria).[13] Em 2012, o mesmo autor sugeriu nova classificação, baseada na morfologia da lesão, suas características estroboscópicas (como impacto na vibração da mucosa), resposta à fonoterapia e achados intraoperatórios quando disponíveis.[14] Em 1994, Paulo Pontes propôs o termo alterações estruturais mínimas de cobertura das pregas vocais para descrever as lesões que alteram a composição tecidual delas, englobando o sulco vocal, o cisto epidermoide, a ponte mucosa, as vasculodisgenesias e o microdiafragma laríngeo.[15] A essas mesmas lesões já foi sugerido também a nomenclatura de alterações histoestruturais das pregas vocais.[16] Outra proposta de classificação engloba os pólipos, nódulos, edema de Reinke e pseudocisto como lesões exsudativas do espaço de Reinke.[17]

Em nossa prática, propomos a classificação das lesões em subepiteliais – como nódulo, pólipo, edema de Reinke, cistos, massa fibrosa, cicatriz, pseudocisto, sulco vocal, ponte mucosa, microdiafragma de comissura anterior, lesão reacional, granuloma, lesões vasculares e lesões inespecíficas – e epiteliais – como papiloma, ceratose e carcinoma (sendo as últimas muitas vezes identificadas como leucoplasia à laringoscopia).

Nódulos são lesões subepiteliais bilaterais predominantemente simétricas com onda mucosa normal ou pouco diminuída e resolução completa ou melhora importante com fonoterapia. Em geral, são observados entre os terços anterior e médio das pregas vocais e são normalmente imóveis à fonação. A cronicidade promove um aspecto cônico e mais esbranquiçado.[18]

Pólipo é uma lesão frequentemente unilateral exofítica, preenchida por material gelatinoso desorganizado não capsulado no espaço subepitelial. Localizado frequentemente na borda livre do terço anterior da prega, podendo ser séssil ou pediculado, geralmente translucente ou hemorrágico. A mucosa sobrejacente é tipicamente fina e atrófica (podendo também apresentar uma camada esbranquiçada de queratina sobrejacente) e à estroboscopia a onda mucosa encontra-se normal ou discretamente diminuída.[13,14,18]

Edema de Reinke é uma condição em que há aumento de volume uni ou bilateral das pregas vocais, preenchidas por material fluido, em geral séssil e móvel à fonação,[18] relacionado com um depósito de material gelatinoso no espaço de Reinke. Observa-se acentuado aumento de amplitude vibratória à estrobocopia.

Os cistos de prega vocal são lesões localizadas no espaço subepitelial ou no ligamento vocal, frequentemente associada a diminuição da onda mucosa sem resolução com tratamento fonoterápico.[13,14] A lesão típica é esférica, de superfície lisa, imóvel à fonação, ocorrendo mais frequentemente no terço médio das pregas vocais, podendo apresentar coloração amarelado-esbranquiçada.[18] Em geral, é uni, mas pode ser bilateral[14] e estar associada a outras lesões cordais. Muitos casos são de difícil diagnóstico, e frequentemente são pouco evidentes à laringoscopia. Histologicamente, os cistos verdadeiros das pregas vocais diferenciam-se em cistos de retenção (revestidos por epitélio cuboide e cilíndrico e prenchidos por material mucoide) e cistos epidermoides (revestidos por epitélio escamoso e preenchidos por queratina e cristais e colesterol).

A fibrose e as cicatrizes correspondem à presença de material fibroso amorfo localizado no espaço subepitelial ou no ligamento vocal, frequentemente associada a redução da onda mucosa e que não resolve com fonoterapia.[13] Apresentam diminuição da onda mucosa significativa à estroboscopia com um ponto focal. Palpáveis e identificadas intraoperatoriamente, de coloração acinzentada ou pálida, podem ser de difícil distinção do tecido normal. Vascularização proeminente também pode ser observada.[14]

Pseudocisto é uma lesão uni ou bilateral superficial caracterizada pela presença de material semisólido não capsulado sob epitélio fino de aspecto translúcido semelhante a uma bolha. Está comumente associada a incompetência glótica (p. ex., secundária à cicatriz, paresia ou paralisia) com alto índice de reincidência, se remoção cirúrgica, mas manutenção da incompetência. Em geral há pouco comprometimento da vibração mucosa da prega vocal.[13,19]

O sulco vocal é uma invaginação do epitélio da porção membranosa da prega vocal, uni ou bilateral, determinando uma lesão em forma de fenda ou depressão longitudinal paralelamente à borda livre (Figura 202.4). A videoestroboscopia pode demonstrar redução variável da onda mucosa e, em muitos casos, o diagnóstico definitivo só pode ser obtido durante microlaringoscopia.[15] Engloba um grupo clinicamente heterogêneo de lesões com variáveis graus de extensão, morfologia e comprometimento vocal. Vários sistemas para a classificação dos sulcos já foram descritos; em nossa prática, utilizamos uma atualização desses sistemas proposta por um dos autores, mostrada na Tabela 202.5.

Ponte mucosa é um eixo de tecido conjuntivo recoberto por tecido epitelial frequentemente localizado no terço médio da porção membranosa da glote, com identificação difícil na avaliação endoscópica. Quando possível, visualiza-se a ponte afastando-se da prega, com o aspecto de alça. Costuma ocorrer associada a outras lesões, epiteliais ou subepiteliais.[20]

O microdiafragma de comissura anterior é uma pequena e fina membrana transparente que une as duas porções anteriores das pregas vocais, com inserções glótica e infraglótica na comissura. Não costuma alterar a vibração mucosa mas favorece o aparecimento de nódulos vocais.[21]

Lesões reacionais são lesões subepiteliais em posição contralateral a uma fibrose, um cisto ou um pólipo. Geralmente, é resolvida ou diminuída com fonoterapia.[13]

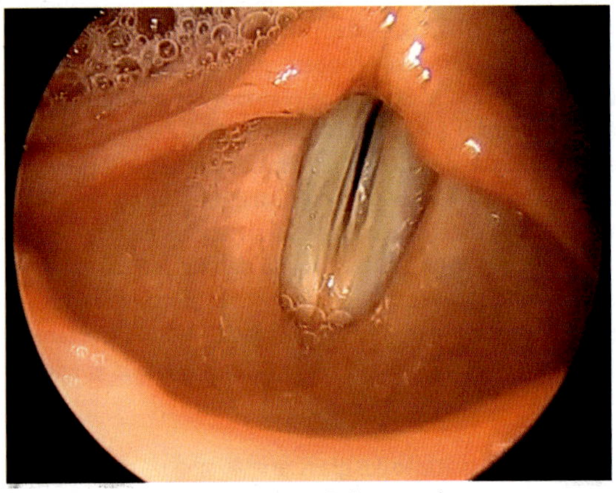

Figura 202.4 Sulco vocal.

Tabela 202.5 Classificação de sulcos de prega vocal.

Bouchayer et al.	Ford et al.	Pontes et al.	Druck Sant'Anna*
–	Tipo I	Oculto	1
Vergeture	Tipo II	Estria menor	2a
		Estria maior	2b
Pocket	Tipo III	Sulco bolsa	3

*Classificação proposta pelo autor deste capítulo.

Os granulomas de laringe posterior variam em aparência, e podem ser ulcerativos, pediculados ou sésseis, enantematosos ou leucoplásicos, uni ou bilaterais. Pelo aspecto, não é possível estabelecer o diagnóstico definitivo, já que outras lesões nessa região (como carcinoma e granulomatoses) podem apresentar o mesmo aspecto endoscópico.

Vasos dilatados (varizes, ectasias vasculares ou lesões vasculares) de trajeto paralelo, perpendicular ou tortuoso sobre a superfície da prega vocal são comumente associados a outras lesões.[15] Não costumam alterar, por si, a deformidade da mucosa à videostroboscopia. Podem favorecer a ocorrência de hemorragias intracordais, quando observa-se aspecto equimótico submucoso.

Lesões inespecíficas são lesões uni ou bilaterais persistentes ao exame endoscópico após fonoterapia, mas com melhora clínica significativa. A lesão permanece classificada como inespecífica porque não é tratada cirurgicamente, devido à melhora clínica alcançada com o tratamento fonoterápico. Para descrevê-las, é importante registrar sempre a lateralidade, localização na prega, coloração, mobilidade durante fonação, tamanho e impacto sobre a onda mucosa.[13,18]

Papilomas são lesões de origem epitelial de aspecto exofítico, pediculado e verrucoso caracterísico. Nos adultos predominantemente isolada, na infância costumam ser observadas lesões múltiplas e confluentes. Podem comprometer também a supra ou a subglote.[22]

Lesões de revestimento das pregas vocais de aspecto esbranquiçado (as leucoplasias laríngeas) podem representar, conforme o grau de evolução, desde hiperplasias epiteliais simples (laringite cônica hiperplásica e ceratoses), diferentes graus de displasia até carcionoma *in situ* ou carcinoma. Para diferenciação, o estudo anátomopatológico é imprescindível. Diversas classificações para este *continuum* já foram estabelecidas, descrevendo cada estágio evolutivo. A mais recente atualização da OMS reduziu a classificação das displasias laríngeas de três para duas categorias, mantendo as displasias leves como baixo grau e incorporando as displasias moderada e grave à categoria de alto grau (Tabela 202.6).[23]

CLASSIFICAÇÃO DAS CIRURGIAS LARÍNGEAS

Fonocirurgias

Relatos de intervenções terapêuticas nas pregas vocais datam do final do século XIX. O termo fonocirurgia foi descrito por Hans von Leden[24] em 1963 e refere-se a qualquer procedimento que objetive melhora ou preservação e restauração da voz. Pode-se classificá-las em primária (quando a qualidade vocal é o único objetivo) e secundária (quando o objetivo principal não é a qualidade vocal, a exemplo de biopsias excisionais das pregas vocais). Como a produção vocal depende não apenas das pregas vocais, o conjunto de estruturas envolvidas é denominado trato vocal. Logo, procedimentos que interferem no trato vocal podem interferir indiretamente na voz. Assim, já foi proposto que esses procedimentos (como uvulopalatofaringoplastia, adenotonsilectomias, septoplastias etc.) possam ser denominados cirurgia fonética.

A Sociedade Europeia de Laringologia propôs, em 2007, um sistema de classificação e nomenclatura para sistematização das fonocirurgias dividindo-as, independentemente do acesso empregado, em: cirurgia das pregas vocais (procedimentos realizados diretamente nas pregas vocais), cirurgias do arcabouço laríngeo, cirurgias neuromusculares e cirurgia reconstrutiva.[25] Ainda assim, ainda não há uma padronização amplamente aceita e empregada na descrição das fonocirurgias, essencial para simplificar a reprodutibilidade das técnicas, permitir comparações de desfechos e facilitar o ensino.

A cirurgia das pregas vocais com o uso de laringoscópio de suspensão em centro cirúrgico é um procedimento diagnóstico terapêutico, uma vez que permite exame minuncioso e detalhado da laringe por meio da inspeção com magnificação da imagem e palpação das estruturas, além da manipulação cirúrgica. O uso do microscópio associado a laringoscopia direta foi introduzido por Brunings, na Alemanha, e Jackson,[26] nos EUA, no início da década de 1950, estabelecendo o termo fonomicrocirurgia ou microcirurgia de laringe. A escolha da técnica cirúrgica para o procedimento não é padrão, pois está relacionada mais com experiência do cirurgião que com a doença em si, com descrição de diversos tipos de retalhos (ou *microflaps*). O mesmo ocorre com a escolha do material auxiliar, como o *laser* de CO_2 – que já tem sua segurança reconhecida e, ainda assim, muitos cirurgiões preferem os intrumentos frios –[27] e outras abordagens e técnicas alternativas, como o uso do microdebridador para tratamento do edema de Reinke ou a emergente intervenção robótica (TORS).

A fonomicrocirurgia das lesões benignas da glote segue princípios básicos, estabelecidos com o conhecimento cada vez maior sobre a microestruturas das pregas vocais, sua fisiologia e as lesões que as comprometem. Para alcançar o objetivo de melhora da qualidade vocal, é necessária manutenção da estrutura funcional das pregas (preservando suas camadas) através da mínima excisão tecidual, mínima manipulação da camada superficial da lâmina própria (espaço de Reinke) e máxima preservação do epitélio – em especial da borda livre – para, assim, permitir competência glótica e preservação da onda mucosa.[28]

O tratamento das doenças malignas da glote em estádios iniciais pode ser realizado via microscópica com diferentes tipos de cordectomias. Em alguns casos, o diagnóstico e tratamento é possível no mesmo tempo cirúrgico, mediante anatomopatológico por congelação. As cordectomias são classificadas em:[29]

- Tipo I: cordectomia subepitelial, com ressecção do epitélio da prega vocal
- Tipo II: cordectomia subligamentar, com ressecção do epitélio, espaço de Reinke e ligamento vocal
- Tipo III: cordectomia transmuscular, com ressecção do epitélio, lâmina própria e parte do músculo vocal
- Tipo IV: cordectomia total ou completa, desde o processo vocal até a comissura anterior

Tabela 202.6 Classificação da leucoplasias de prega vocal.

Kleinsasser, 1963	Ljubljana, 1971	Friedmann, 1988	WHO, 2005	WHO, 2017
Hiperplasia simples	Hiperplasia simples	Hiperplasia das células basais, ceratose, acantose	Hiperplasia ou ceratose (benigna)	–
Displasia e atipias celulares	Hiperplasia anormal	NIL 1	Displasia leve	Displasia baixo grau
		NIL 2	Displasia moderada	Displasia alto grau
	Hiperplasia atípica	NIL 3	Displasia grave	
Carcinoma *in situ*	Carcinoma *in situ*	Carcinoma *in situ*	Carcinoma *in situ*	
Carcinoma	Carcinoma	Carcinoma	Carcinoma	Carcinoma

- Tipo V: cordectomia extendida – Va com extensão à prega vocal contralateral, Vb com extensão à aritenoide, Vc com extensão à subglote e Vd com extensão ao ventrículo
- Tipo VI: comissurectomia anterior com cordectomia anterior bilateral.

Para pacientes em que não há uma exposição laríngea adequada com o uso de laringoscópios de suspensão, é possível realizar ressecções de lesões benignas pequenas, biopsias e injeções de substâncias através do laringoscópio com o uso de telescópios conectados a uma câmera, utilizando-se ópticas de 0, 30 ou 70°.[30] O uso dos telescópios permite aumento da imagem em até 16 vezes, enquanto a microscopia de 16 a 40. Assim, utilizam-se os telescópios para melhor avaliação da laringe – especialmente subglote, ventrículos e, em alguns casos, a comissura anterior – que não seria possível com a microscopia, e para estadiamento de tumores intraoperatório, mas para a abordagem cirúrgica, sempre que possível, prefere-se o uso do microscópio. Já foram propostas também cirurgias externas no manejo de doenças isoladas das pregas vocais como alternativa à fonomicrocirurgia para os casos de mal exposição laríngea transoral, como as laringofissuras e a laringotomia transventricular condroplástica.[31]

Procedimentos realizados sob anestesia local, em consultório ou no centro cirúrgico (*in-office* ou *office-based*) têm agregado cada vez mais indicações. Nesta forma de intervenção, é possível realizar pequenas biopsias, injeções laríngeas para medialização pela aplicação de substâncias, excisão de pequenas lesões, aplicação de medicações como corticoide, cidofovir e toxina botulínica, e, quando disponível, ablação de lesões pequenas como papilomas e leucoplasias assistidas por *laser*.[32] Essa forma de abordagem diminui custos e tempo de hospitalização no manejo dos pacientes e permite intervenção terapêutica em casos selecionados de pacientes com alto risco cirúrgico.

A abordagem cirúrgica das estruturas neuromusculares da laringe visando restaurar mobilidade e/ou a tensão das pregas vocais, sejam elas supressivas (ressecções nervosas como neurotomias e neurectomias) ou reinervações podem ser realizadas via acesso cervical externo ou através da laringoscopia de suspensão.[25] No âmbito ambulatorial (*in-office*), a quimiodenervação mediante aplicação de toxina botulínica nas pregas vocais pode ser realizada simultaneamente à eletromiografia laríngea como guia para uma aplicação precisa.

As cirurgias do arcabouço laríngeo, também denominadas de cirurgias laringoplásticas ou laringoplastias, são procedimentos que modificam as estruturas de suporte da laringe, atuando na posição e tensão das pregas vocais. Podem ser classificadas de acordo com seu efeito na glote e, portanto, a finalidade cirúrgica:[33]

- Medialização das pregas vocais: laringoplastia de aproximação ou tireoplastia medializadora (ou tipo I de Ishikki) com ou sem rotação (adução) de aritenoide
- Lateralização das pregas vocais: laringoplastia de expansão ou tireoplastia de lateralização (ou tipo II de Ishikki)
- Relaxamento das pregas vocais: tireoplastia de encurtamento (ou tipo III de Ishikki)
- Tensão das pregas vocais: tireoplastia de alongamento ou aproximação cricotireóidea (ou tipo IV de Ishikki).

A reconstrução de estruturas laríngeas, seja por malformações congênitas ou por sequela de trauma, pode ser realizada através de cirurgia cervical externa e, para casos selecionados, microlaringoscopia, com técnicas individualizadas conforme a extensão da reconstrução.

As cirurgias para pacientes transgêneros (readequação ou redesignação vocal) podem ser realizadas tanto por fonomicrocirurgia como por acesso cervical externo, conforme a técnica. Para a redução do *pitch* vocal em homens trangênero, indica-se a tireoplastia tipo 3. Como a transição de gênero masculino para feminino é mais frequente e o uso de hormônio na transição feminino para masculino muitas vezes já traz efeito virilizante na voz, há mais técnicas disponíveis para a feminização vocal (elevação do *pitch*). Dentre as técnicas cervicais externas, há a aproximação cricotireóidea, retroposicionamento da comissura anterior e tireoplastia tipo 4. Dentre as técnicas microcirúrgicas, há a LAVA (vaporização do ligamento vocal com *laser* de CO_2) e a glotoplastia, inicialmente descrita por Wendler em 1990, que consiste em desepitelizar e suturar a porção anterior das pregas vocais formando uma sinequia anterior com consequente redução da extensão vibratória, que pode ser realizada com instrumentos frios ou mediante uso de *laser*.[34] A condrolaringoplastia (ou *tracheal shave*) é um procedimento laríngeo cervical externo que visa reduzir ao máximo a proeminência da cartilagem tireoide na região cervical em pacientes transgênero femininas, em geral realizada em conjunto com a cirurgia de feminização vocal, e muitas vezes também com procedimentos de feminização facial.[35]

Laringectomias

As laringectomias, ressecções completas ou parciais da laringe, correspondem à principal ferramenta terapêutica no manejo do tratamento do câncer de laringe avançado, seja como terapia inicial ou como terapia de salvação nas recidivas após cirurgias conservadoras ou protocolos de preservação de órgão. Nas laringectomias parciais, parte da laringe é removida buscando o controle locorregional da doença a partir de uma terapia única e preservando-se suas funções primordiais (fluxo aéreo e proteção das vias aéreas inferiores).

As laringectomias parciais podem ser classificadas em verticais (na qual a prega vocal, o ventrículo laríngeo, a prega vestibular e a lâmina da cartilagem tireoide do lado da lesão são ressecados, preservando-se pelo menos uma porção da cartilagem tireoide a fim de resguardar a sustentação laríngea) e horizontais (em que toda a supraglote, incluindo epiglote, pregas vestibulares, ventrículos de Morgagni e osso hioide, é removida).[36]

Dentre as laringectomias verticais estão as seguintes técnicas:

- Cordectomia (através de acesso microcirúrgico ou externo)
- Laringectomia parcial frontal
- Laringectomia parcial lateral (hemilaringectomia)
- Laringectomia parcial frontolateral.

As laringectomias horizontais podem ser classificadas conforme a extensão craniocaudal da ressecção laríngea, em:

- Tipo I: laringectomia parcial supraglótica
- Tipo II: laringectomia parcial supracricóidea
- Tipo III: laringectomia supratraqueal.

A ressecção de cada tipo de laringectomia horizontal pode ser estendida aos sítios anatômicos laríngeos e faríngeos adjacentes, como aritenoides, base de língua, seio piriforme e complexo cricoaritenóideo.[37]

As laringectomias parciais supraglóticas, quando acessadas com endoscópico, também podem ser classificadas conforme as estruturas ressecadas em:[38]

- Tipo I: excisão de pequenas lesões superficiais em borda livre da epiglote, prega ariepiglótica, aritenoide ou prega vestibular
- Tipo II: laringectomia medial supraglótica sem ressecção do espaço pré-epiglótico (IIa – hemiepiglotectomia superior, IIb – epiglotectomia total)
- Tipo III: laringectomia medial supraglótica com ressecção do espaço pré-epiglótico sem extensão à prega vestibular (IIIa) ou com (IIIb)
- Tipo IV: laringectomia supraglótica lateral (IVa inclui a prega vestibular e IVb a aritenoide).

Nas laringectomias *near total*, a laringe é quase toda ressecada e uma aritenoide é preservada para produzir voz através de uma fístula traqueoesofágica.

REFERÊNCIAS BIBLIOGRÁFICAS

1. Ferlito A, Devaney KO, Hunt JL, Hellquist H. Some considerations on the WHO Histological classification of laryngeal neoplasms. Adv Ther [Internet]. 2019 [Acesso em: 2024 Jul];36(7):1511-7.
2. Zeitels SM. Premalignant epithelium and microinvasive cancer of the vocal fold: The evolution of phonomicrosurgical management. Laryngoscope [Internet]. 1995 [Acesso em: 2024 Jul];105(3 Pt 2):1-51.
3. Amin MB, Edge S, Greene F, Byrd DR, Brookland RK, Washington MK et al., editors AJCC. Cancer staging Manual. 8th ed. Berlim: Springer; 2017.
4. Heyes R, Lott DG. Laryngeal cysts in adults: Simplifying classification and management. Otolaryngol Head Neck Surg [Internet]. 2017 [Acesso em: 2024 Jul];157(6):928-39.
5. Saha D, Sinha R, Pai RR, Kumar A, Chakraborti S. Laryngeal cysts in infants and children: A pathologist's perspective (with review of literature). Int J Pediatr Otorhinolaryngol [Internet]. 2013 [Acesso em: 2024 Jul];77(7):1112-7.
6. Malvi A, Jain S. Laryngeal trauma, its Ttpes, and management. Cureus [Internet]. 2022 [Acesso em: 2024 Jul];14(10):e29877.
7. Mehel DM, Özdemir D, Çelebi M, Aydemir S, Akgül G, Özgür A. Classification of laryngeal injury in patients with prolonged intubation and to determine the factors that cause the injury. Am J Otolaryngol [Internet]. 2020 [Acesso em: 2024 Jul];41(3):102432.
8. Cohen SR. Congenital glottic webs in children. A retrospective review of 51 patients. Ann Otol Rhinol Laryngol Suppl [Internet]. 1985 [Acesso em: 2024 Jul];121:2-16.
9. Ishii A, Christophel E, Chollet M, Sandu K. Congenital laryngotracheo-esophageal clefts: Updates from a quaternary care pediatric airway unit. Eur Arch Otorhinolaryngol [Internet]. 2024 [Acesso em: 2024 Jul];281(1):283-94.
10. Myer CM, O'Connor DM, Cotton RT. Proposed grading system for subglottic stenosis based on endotracheal tube sizes. Ann Otol Rhinol Laryngol [Internet]. 1994 [Acesso em: 2024 Jul];103(4 Pt 1):319-23.
11. Olney DR, Greinwald JH, Smith RJ, Bauman NM. Laryngomalacia and its treatment. Laryngoscope [Internet]. 1999 [Acesso em: 2024 Jul];109(11):1770-5.
12. Dikkers FG. Intraobserver variation in diagnosis of benign nonneoplastic lesions of vocal folds. Lancet [Internet]. 1991 [Acesso em: 2024 Jul];337(8745):866.
13. Rosen CA, Murry T. Nomenclature of voice disorders and vocal pathology. Otolaryngol Clin North Am [Internet]. 2000 [Acesso em: 2024 Jul];33(5):1035-46.
14. Rosen CA, Gartner-Schmidt J, Hathaway B, Simpson CB, Postma GN, Courey M et al. A nomenclature paradigm for benign midmembranous vocal fold lesions. Laryngoscope [Internet]. 2012 [Acesso em: 2024 Jul];122(6):1335-41.
15. Pontes P, Gadelha M, Gonçalves M. Alterções estruturais mínimas da laringe. In: Pinho S, editor. Fundamentos em fonoaudiologia. Rio de Janeiro: Guanabara-Koogan; 1998. p. 65-71.
16. Costa HO. Lesões histoestruturais da laringe. In: Costa HO, Duprat AC, Eckley CA, editors. Laringologia pediátrica. São Paulo: Roca; 1999. p. 53-60.
17. Hantzakos A, Remacle M, Dikkers FG, Degols JC, Delos M, Friedrich G et al. Exudative lesions of Reinke's space: A terminology proposal. Eur Arch Otorhinolaryngol [Internet]. 2009 [Acesso em: 2024 Jul];266(6):869-78.
18. Dikkers FG, Schutte HK. Benign lesions of the vocal folds: Uniformity in assessment of clinical diagnosis. Clin Otolaryngol Allied Sci [Internet]. 1991 [Acesso em: 2024 Jul];16(1):8-11.
19. Estes C, Sulica L. Vocal fold pseudocyst: A prospective study of surgical outcomes. Laryngoscope [Internet]. 2015 [Acesso em: 2024 Jul];125(4):913-8.
20. Bouchayer M, Cornut G, Witzig E, Loire R, Roch JB, Bastian RW. Epidermoid cysts, sulci, and mucosal bridges of the true vocal cord: A report of 157 cases. Laryngoscope [Internet]. 1985 [Acesso em: 2024 Jul];95(9 Pt 1):1087-94.
21. Ford CN, Bless DM, Campos G, Leddy M. Anterior commissure microwebs associated with vocal nodules: Detection, prevalence, and significance. Laryngoscope [Internet]. 1994 [Acesso em: 2024 Jul];104(11 Pt 1):1369-75.
22. Abramson AL, Steinberg BM, Winkler B. Laryngeal papillomatosis: Clinical, histopathologic and molecular studies. Laryngoscope [Internet]. 1987 [Acesso em: 2024 Jul];97(6):678-85.
23. Zidar N, Gale N. Update from the 5th edition of the World Health Organization Classification of head and neck tumors: Hypopharynx, larynx, trachea and parapharyngeal space. Head Neck Pathol [Internet]. 2022 [Acesso em: 2024 Jul];16(1):31-9.
24. von Leden H. The history of phonosurgery. In: Ford CN, Bless DM. Phonosurgery: Assessment and surgical management of voice disorders. New York: Raven Press. 1991. p.3-24.
25. Friedrich G, Remacle M, Birchall M, Marie JP, Arens C. Defining phonosurgery: A proposal for classification and nomenclature by the Phonosurgery Committee of the European Laryngological Society (ELS). Eur Arch Otorhinolaryngol [Internet]. 2007 [Acesso em: 2024 Jul];264(10):1191-200.
26. Hawkins JE, Schacht J. Sketches of otohistory: Part 7 - The Nineteenth-Century rise of laryngology. Audiol Neurotol [Internet]. 2005 [Acesso em: 2024 Jul];10:130-3. doi: 10.1159/000084022.
27. Milutinovic Z. Indirect microsurgery of the vocal folds: Videostroboscopy vs. microstroboscopy. Ear Nose Throat J [Internet]. 1993 [Acesso em: 2024 Jul];72(2):134-6, 41.
28. Remacle M, Friedrich G, Dikkers FG, de Jong F. Phonosurgery of the vocal folds: A classification proposal. Eur Arch Otorhinolaryngol [Internet]. 2003 [Acesso em: 2024 Jul];260(1):1-6.
29. Remacle M, Van Haverbeke C, Eckel H, Bradley P, Chevalier D, Djukic V et al. Proposal for revision of the European Laryngological Society classification of endoscopic cordectomies. Eur Arch Otorhinolaryngol [Internet]. 2007 [Acesso em: 2024 Jul];264(5):499-504.
30. Ford CN. Advances and refinements in phonosurgery. Laryngoscope [Internet]. 1999 [Acesso em: 2024 Jul];109(12):1891-900.
31. Sarvat M, Steffen N, Costa HO, Pontes P. Transventricular chondroplastic laryngotomy: A new surgical technique for the endolarynx. J Voice [Internet]. 2009 [Acesso em: 2024 Jul];23(5):619-24.
32. Pynnonen MA, Schmalbach CE. Office-based procedures in otolaryngology. Otolaryngol Clin North Am [Internet]. 2019 [Acesso em: 2024 Jul];52(3):xv-xxx.
33. Isshiki N, Morita H, Okamura H, Hiramoto M. Thyroplasty as a new phonosurgical technique. Acta Otolaryngol [Internet]. 1974 [Acesso em: 2024 Jul];78(5-6):451-7.
34. Srivastava R. Gender affirming laryngeal and voice surgery. Indian J Plast Surg [Internet]. 2022 [Acesso em: 2024 Jul];55(2):174-8.
35. Tang CG, Debbaneh PM, Kleinberger AJ. Chondrolaryngoplasty. Otolaryngol Clin North Am [Internet]. 2022 [Acesso em: 2024 Jul];55(4):871-84.
36. Teixeira RC, Cahali MB. Obstructive sleep apnea: Is there a difference between vertical and horizontal laryngectomy? Braz J Otorhinolaryngol [Internet]. 2013 [Acesso em: 2024 Jul];79(6):668-72.
37. Succo G, Peretti G, Piazza C, Remacle M, Eckel HE, Chevalier D et al. Open partial horizontal laryngectomies: A proposal for classification by the working committee on nomenclature of the European Laryngological Society. Eur Arch Otorhinolaryngol [Internet]. 2014 [Acesso em: 2024 Jul];271(9):2489-96.
38. Remacle M, Hantzakos A, Eckel H, Evrard AS, Bradley PJ, Chevalier D et al. Endoscopic supraglottic laryngectomy: A proposal for a classification by the working committee on nomenclature, European Laryngological Society. Eur Arch Otorhinolaryngol [Internet]. 2009 [Acesso em: 2024 Jul];266(7):993-8.

CAPÍTULO

203

Aspectos Legais das Laringopatias e das Disfonias

Marcos Sarvat • Caio Simas

INTRODUÇÃO

O campo da laringologia é constantemente suscetível a implicações médico-legais. Essas implicações influenciam os três tipos básicos de pacientes: os saudáveis sem queixas vocais, os suspeitos de portarem alterações vocais e portadores definidos de laringopatias e/ou distúrbios vocais.

O atendimento a esses pacientes é muitas vezes complexo, envolvendo áreas do conhecimento como otorrinolaringologia, medicina do trabalho e perícia médica.

Este capítulo aborda normas, resoluções e leis que definem atribuições e competências, gerando obrigações que devem ser seguidas pelo profissional médico. Dessa forma, o médico deve basear todas as suas ações, como análises, atestados, relatórios, prescrições, requisições, procedimentos e cirurgias no conhecimento técnico vigente.

CONSIDERAÇÕES A PARTIR DO CÓDIGO DE ÉTICA MÉDICA

De acordo com as Resoluções Nº 2.222/2018 e Nº 2.226/2019, alguns itens merecem destaque:

"Capítulo I, inciso XI: O médico guardará sigilo a respeito das informações de que detenha conhecimento no desempenho de suas funções, com exceção dos casos previstos em lei."[1]

A divulgação de atendimento, a identificação do paciente, assim como a reprodução de gravações de voz antes e após tratamento, arrisca romper ou rompe o sigilo médico. Dessa forma, somente o próprio paciente pode declarar com quem está tratando e qual seja a sua doença.

"Capítulo III, art. 12: É vedado ao médico deixar de esclarecer o trabalhador sobre as condições de trabalho que ponham em risco sua saúde, devendo comunicar o fato aos empregadores responsáveis."[1]

Podem existir situações que devem ser esclarecidas para profissionais da voz, em seu ambiente laboral, que possam gerar risco de lesões.

ATRIBUIÇÕES E COMPETÊNCIAS EM LARINGOLOGIA

O Consenso Nacional sobre Voz Profissional (CNVP)[2] definiu, em 2004, atribuições, competências, recomendações, limitações e/ou restrições referentes aos médicos e demais profissionais envolvidos em avaliação, tratamento, cuidado, treinamento, capacitação e aperfeiçoamento das pessoas que utilizam a voz profissionalmente.

São descritas as atribuições gerais do médico otorrinolaringologista, médico do trabalho e médico perito:[2]

1. *O médico que cuida da voz é o especialista em Otorrinolaringologia (ORL) e auxilia os médicos do trabalho e os médicos peritos nas questões técnicas, judiciais e trabalhistas relacionadas aos aparelhos fonador, digestório e respiratório alto e cervical anterior. O médico ORL diagnostica e trata enfermidades, doenças e disfunções das vias aerodigestivas superiores – garganta (faringe e laringe), nariz e ouvidos – que afetem voz, deglutição, respiração alta, audição e equilíbrio; requisita e avalia exames, conclui e define diagnóstico e conduta, emite parecer, atesta, indica ou prescreve cuidados, repouso, terapias, medicamentos e a realização de procedimentos ou cirurgias.*
2. *Ao médico do trabalho cabe analisar e interpretar os efeitos das condições de trabalho e do ambiente sobre a pessoa do trabalhador, caracterizar a aptidão para o trabalho, o nexo causal e a incapacidade laborativa e dar solução aos problemas de saúde/doença do trabalhador.*
3. *Ao médico perito cabe formular laudo pericial mediante designação do juiz nas perícias judiciais e nas demandas administrativas do Ministério da Previdência e Assistência Social e do Ministério do Trabalho e do Emprego.*
4. *O fonoaudiólogo é o profissional de nível universitário que trabalha com a comunicação humana em vários aspectos, incluindo orientação preventiva, avaliação, aperfeiçoamento e terapia reabilitadora da voz e da fala; quando legalmente habilitado, obtém o título de especialista em voz no campo da fonoaudiologia. Existe uma Lei específica que define e limita o campo de atuação dos fonoaudiólogos (Lei Federal Nº 6.965, de 9 de dezembro de 1981).*

O texto legal é bem claro ao determinar o que podem fazer e, portanto, qualquer ação não prevista na Lei, em tese, é ilegal ou *fora da lei*. Eventuais resoluções emitidas pelas autarquias (conselhos) reguladoras da profissão, que estendam campo de atuação desprezando os limites fixados na Lei (que todos deveriam seguir) podem ser, *a priori*, consideradas inválidas, e o médico consciente deverá estar atento a eventuais extrapolações e assumir-se sempre como responsável pelo diagnóstico (coordenador da equipe) e pela indicação terapêutica de todo paciente que apele por solução de quaisquer sinais ou sintomas.

Ignorar a Lei e delegar a quaisquer pessoas não médicas atos médicos privativos é delito legal e ético a ser evitado, a todo custo. Por exemplo: não existe previsão legal para outros profissionais emitirem diagnóstico nosológico, requisitar exames complementares ou indicar terapia.

5. *O professor de canto ou instrutor de técnica vocal é o profissional que orienta e desenvolve a voz cantada, nos seus aspectos artísticos e técnicos. Ajuda pessoas de todas as idades a desenvolverem de forma mais rápida e segura o seu potencial vocal, seja de forma individual ou coletiva (canto coral), no canto popular ou lírico, buscando adequar o cantor às particularidades e exigências de cada gênero ou estilo musical.*
6. *O instrutor ou professor de dicção e oratória é o profissional que orienta e desenvolve a fala em público, empregando métodos de aperfeiçoamento da comunicação, visando o desenvolvimento da flexibilidade da expressão corporal e vocal e a superação da inibição para aumentar a eficácia da apresentação oral, a percepção e a adaptação às características dos ouvintes, as técnicas de organização do pensamento, conteúdo e sequência de exposição.*
7. *O engenheiro de segurança é o profissional que estuda e avalia as condições de salubridade e segurança dos ambientes de trabalho, para evitar e controlar as condições de risco nele existentes, que interfiram no uso da voz e na integridade do*

aparelho fonador, propondo as medidas de condicionamento ambiental indicadas para o controle de agentes físicos, químicos ou biológicos evidenciados.

8. *O ergonomista é o profissional que investiga e avalia as demandas da execução do trabalho, definindo as modificações necessárias para assegurar a ótima interação entre esse trabalho, o produto ou ambiente e as capacidades humanas e suas limitações.*[2]

É fundamental ao médico atuante em laringologia conhecer as suas responsabilidades específicas ante o paciente portador de laringopatia e/ou distúrbio vocal, seja ou não um profissional da voz. Deverá conhecer bem seu próprio papel, assim como o do médico do trabalho e do médico perito (Tabela 203.1). E ao solicitar avaliações, deverá saber o campo de trabalho de cada um dos profissionais potencialmente envolvidos.

São atribuições e competências do otorrinolaringologista que englobam as do médico em geral:

1. *Assistir o trabalhador realizando criteriosamente os atos médicos, em especial a anamnese médica, contemplando a história patológica pregressa e história ocupacional. Elaborar o prontuário médico.*
2. *Indicar, solicitar, realizar e avaliar provas, exames e procedimentos complementares como, por exemplo, laboratoriais, de imagem, laringoscópicos e endoscópicos, em especial os mais*

Tabela 203.1 Atribuições médicas nas doenças ocupacionais.[2]

Clínica (p. ex., médico ORL)	Trabalho (médico do trabalho)	Previdência (médico perito)
O otorrinolaringologista atua em serviço assistencial ou consultório. O profissional não pode, por Lei, avaliar os postos de trabalho. Vale-se da informação unilateral prestada pelo paciente. Recebe pareceres, solicita exames e emite relatórios	É o profissional médico que atua dentro da empresa. Ele tem acesso ao local e ao processo de trabalho, mas não é especialista e conhece pouco da clínica específica do caso. Solicita exames, avaliações e pareceres	Um médico qualificado como perito tem acesso à clínica e ao local de trabalho, mas conhece pouco de um e de outro. Vale-se de informações escritas e assinadas que recebe (p. ex., CAT e relatórios) para emitir seu laudo pericial
Diagnóstico O clínico (p. ex., médico ORL) faz diagnóstico nosológico, topográfico e, se possível, etiológico. Neste último, limita-se ao "sugestivo de" ou "compatível com". Jamais deve apontar ou determinar uma possível causa ocupacional, ou seja, não caracteriza o nexo causal, pois não tem acesso à causa, tem só a informação dada pelo paciente, cuja veracidade não pode nem tem como comprovar	**Nexo causal** O profissional conhece as causas e recebe a informação clínica – os efeitos – e está apto a estabelecer nexo causal. Com isso, pode solicitar abertura de CAT, troca de função, afastamento prolongado ou definitivo, readaptação etc.	**Nexo técnico** O médico perito, caracterizado o nexo causal, estabelece o nexo entre a doença e o trabalho habitual de um determinado trabalhador, naquele cargo e empresa específicos
Grau de risco Em face do diagnóstico, o clínico aponta os indicativos de risco para aquele paciente exercer aquelas funções que ele declarou exercer. O clínico (p. ex., médico ORL) não está habilitado e afirmar se o trabalhador está apto ou inapto, capacitado ou incapacitado a exercer aquelas funções que declarou, pois nada pode comprovar. Assinala o tipo e características específicas da enfermidade diagnosticada, e pode, por exemplo, prever "alto risco" ou "baixo risco" para o uso profissional da voz	**Incapacitação (temporária ou permanente)** Conhecedor do diagnóstico, do processo de trabalho e do grau de risco, o médico do trabalho torna-se capaz de estabelecer a incapacidade para o trabalho, seja no admissional, no periódico, ou no demissional. Pode até discordar do clínico e assumir o risco. É sua prerrogativa e responde pela decisão: ele é o responsável pela saúde do trabalhador dentro da empresa	**Incapacitação (temporária ou permanente)** Nessa situação, o médico perito da Previdência Social nada tem a fazer. É assunto interno da empresa, pelo menos até o 15º dia de afastamento
Afastamento temporário O clínico (p. ex., médico ORL) deve atestar afastamentos temporários, de até 15 dias. Além desse período, irá depender do perito da Previdência Social. Deve, então, atestar com os esclarecimentos necessários, de modo a que o perito possa receber, considerar e acolher (ou não) as suas razões	**Aguardar alta** O profissional deve aguardar a alta clínica, pois ele não é responsável pelo tratamento. A seguir, decidirá sobre as condições de capacitação do trabalhador voltar ou não a exercer as mesmas funções, definindo se há ou não incapacidade	**Auxílio doença** A partir do 16º dia, o trabalhador afastado passa a receber da Previdência Social o auxílio doença, por autorização do médico perito, podendo aguardar a alta clínica ou antecipar-se a ela, após exame pericial
Afastamento definitivo Pelas implicações que serão geradas, o atestado deve conter informações bem claras e documentadas sobre o estado clínico do paciente. O médico ORL deve considerar que desconhece as condições específicas de trabalho, pois recebe informação somente do paciente	**Readaptação** Por recomendação do profissional médico do trabalho da empresa, o trabalhador pode ser remanejado de função, dentro da empresa, independentemente de passar ou não pela perícia do INSS, podendo ser readaptado dentro da empresa ou remetido à Previdência Social	**Reabilitação profissional** A Previdência Social mantém grupos de trabalho especializados em reabilitar trabalhadores com sequelas permanentes e incapacitantes para suas funções habituais. O objetivo é devolvê-lo prontamente ao mercado de trabalho, ainda que em outra função
Sequelas O clínico (p. ex., médico ORL) indica a ocorrência de sequelas definitivas, deve descrevê-las detalhadamente, para instruir o médico do trabalho na empresa ou o médico perito da Previdência Social	**Estabilidade/encaminha para aposentadoria** Se a causa da enfermidade for de origem ocupacional, o trabalhador portador de sequelas permanentes e incapacitantes tem direito à estabilidade no emprego, que pode variar de 12 meses a definitiva, até se aposentar. O profissional médico do trabalho da empresa deve comunicar sua constatação ao setor de recursos humanos da empresa	**Auxílio-acidente/aposentadoria** O trabalhador portador de sequelas permanentes e incapacitantes tem direito ao auxílio-acidente, cujo pagamento é autorizado após exame pericial e será pago ao trabalhador, independentemente de seu salário, até a aposentadoria, que será integral por ser acidentária (ocupacional)

invasivos e que exigem anestesia tópica, uso de contrastes, ou aqueles que incluem aparelhagem, instrumentos e procedimentos, como os de avaliação de cavidades nasais, cavidade oral, faringe, laringe e deglutição.

3. *Firmar diagnóstico nosológico e etiológico ou estabelecer hipótese diagnóstica incluindo os elementos para sua caracterização, seja por meio de procedimento clínico, cirúrgico, anatomopatológico, orgânico e/ou funcional.*
4. *Coordenar as equipes clínicas multiprofissionais de prevenção e diagnóstico.*
5. *Participar dos trabalhos das equipes multiprofissionais que nas empresas cuidam da promoção da segurança e da proteção da saúde dos trabalhadores. Projetar e assessorar o programa de conservação da saúde vocal, prevenção e tratamento das laringopatias relacionadas ao trabalho.*
6. *Realizar perícia médica otorrinolaringológica.*
7. *Solicitar avaliação e parecer a outros profissionais.*
8. *Planejar e determinar conduta terapêutica, seus métodos e sequência, incluindo início e término, e avaliar seus resultados; indicar e encaminhar, quando necessário, para terapias complementares, acompanhando a evolução e reavaliando ao seu término.*
9. *Definir, sugerir e justificar e/ou atestar a necessidade de afastamento, repouso, cuidados, restrições e/ou uso de medicamentos, indicar e realizar procedimentos terapêuticos invasivos tais como infiltrações e inclusões de drogas e materiais absorvíveis ou permanentes, próteses fonatórias ou cirurgias.*
10. *Indicar, definir, orientar e/ou realizar tratamentos clínicos, medicamentosos, procedimentos invasivos, endoscópicos e cirúrgicos de todas as enfermidades, doenças, síndromes, alterações, anormalidades e disfunções de quaisquer sistemas e órgãos e em especial os envolvidos com voz, fala e deglutição.*
11. *Emitir atestados, pareceres e relatórios gerais ou especializados e laudos quando designados como peritos.*
12. *Estar disponível às solicitações e ao relacionamento com os demais profissionais envolvidos no cuidado e treinamento da voz do paciente, como fonoaudiólogos e professores de canto, para dirimir dúvidas, prestar esclarecimentos e atender a demandas específicas.*
13. *Na realização de exame laringoscópico (p. ex., videolaringoscopia), deve ser permitida, conforme o caso e havendo desejo e concordância por parte do paciente, a presença dos envolvidos no cuidado e treinamento da voz (fonoaudiólogos e professores de canto), ou de um ou mais acompanhantes designados, desde que haja compromisso com o sigilo profissional.*
14. *Quando solicitado pelo paciente, deve o médico pôr à sua disposição tudo o que se refira ao seu atendimento, em especial cópias dos relatórios e exames realizados e do prontuário, devendo o paciente arcar com o ônus do cumprimento de tal tarefa adicional.*
15. *Promover junto à empresa, desde que disponha de embasamento técnico e necessário entendimento prévio, a emissão da comunicação de acidente do trabalho (CAT), sempre que houver acidente ou doença decorrente do exercício do trabalho*

Seguindo ainda as orientações do CNVP-2004,[2] são recomendações, limitações e/ou restrições para os médicos em geral

"1. É restrito ao médico especialista em medicina do trabalho, no desempenho de sua atividade para o empregador, a definição da aptidão ou inaptidão do trabalhador para o exercício da ocupação para a qual foi indicado.

2. *Deverá intervir em situações não emergenciais, clínicas ou cirúrgicas, somente quando se sinta capacitado técnica e profissionalmente para atuar, exceto nos casos emergenciais.*
3. *Deve respeitar, nos limites das leis que regulamentam as respectivas profissões, as prerrogativas de profissões complementares envolvidas na reabilitação do paciente, considerando seus pareceres na realização de determinados procedimentos (exames, métodos e técnicas de terapia), ao elaborar o diagnóstico e ao atestar alta, aptidão ou incapacidade para o trabalho e a existência ou persistência de limitações, sequelas ou disfunções.*
4. *Não realizar terapia da voz, a não ser que esteja habilitado ou treinado neste campo.*
5. *Não indicar terapia por profissionais não habilitados no manejo dos problemas de comunicação.*
6. *Não instruir sobre técnicas de canto, a não ser que tenha experiência para tal e/ou em casos de lesões potencialmente relacionadas ou agravadas por tais métodos.*
7. *Não opinar sobre as perspectivas profissionais ou artísticas, seja de um cantor, ator, locutor ou qualquer profissional da voz, a não ser que tenha treino e experiência para tal e/ou em caso de deficiências ou limitações mais graves e lesões ou enfermidades potencialmente relacionadas ou agravadas por sua atividade.*
8. *Não declarar, em especial a um profissional artístico da voz, que este não terá, no futuro, condições de manter sua carreira em decorrência de alterações vocais, a não ser que tenha treino e experiência para tal e/ou em caso de doenças graves ou de mau prognóstico que afetem ou impeçam futuramente sua fonação, quando então o paciente deverá ser informado. O CNVP detalha as atribuições e competências, assim como as restrições específicas do médico do trabalho, em suas ações na empresa empregadora e as do médico perito, tanto na previdência social quanto na Justiça Trabalhista e Cível.*

Ainda com relação às prerrogativas do médico em geral, cabem algumas considerações referentes à Lei do Ato Médico (Lei Nº 12.842/2013),[3] transcritas a seguir:

Art. 1º O exercício da Medicina é regido pelas disposições desta Lei.
Art. 2º O objeto da atuação do médico é a saúde do ser humano e das coletividades humanas, em benefício da qual deverá agir com o máximo de zelo, com o melhor de sua capacidade profissional e sem discriminação de qualquer natureza.
Parágrafo único. O médico desenvolverá suas ações profissionais no campo da atenção à saúde para:
I - a promoção, a proteção e a recuperação da saúde;
II - a prevenção, o diagnóstico e o tratamento das doenças;
III - a reabilitação dos enfermos e portadores de deficiências.
Art. 3º O médico integrante da equipe de saúde que assiste o indivíduo ou a coletividade atuará em mútua colaboração com os demais profissionais de saúde que a compõem.
Art. 4º São atividades privativas do médico:
I - (VETADO);
II - indicação e execução da intervenção cirúrgica e prescrição dos cuidados médicos pré e pós-operatórios;
III - indicação da execução e execução de procedimentos invasivos, sejam diagnósticos, terapêuticos ou estéticos, incluindo os acessos vasculares profundos, as biópsias e as endoscopias;
IV - intubação traqueal;
V - coordenação da estratégia ventilatória inicial para a ventilação mecânica invasiva, bem como das mudanças necessárias diante das intercorrências clínicas, e do programa de interrupção da ventilação mecânica invasiva, incluindo a desintubação traqueal;
VI - execução de sedação profunda, bloqueios anestésicos e anestesia geral;
VII - emissão de laudo dos exames endoscópicos e de imagem, dos procedimentos diagnósticos invasivos e dos exames anatomopatológicos;
VIII - (VETADO);

IX - (VETADO);
X - determinação do prognóstico relativo ao diagnóstico nosológico;
XI - indicação de internação e alta médica nos serviços de atenção à saúde;
XII - realização de perícia médica e exames médico-legais, excetuados os exames laboratoriais de análises clínicas, toxicológicas, genéticas e de biologia molecular;
XIII - atestação médica de condições de saúde, doenças e possíveis sequelas;
XIV - atestação do óbito, exceto em casos de morte natural em localidade em que não haja médico.
§ 1º Diagnóstico nosológico é a determinação da doença que acomete o ser humano, aqui definida como interrupção, cessação ou distúrbio da função do corpo, sistema ou órgão, caracterizada por, no mínimo, 2 (dois) dos seguintes critérios:
I - agente etiológico reconhecido;
II - grupo identificável de sinais ou sintomas;
III - alterações anatômicas ou psicopatológicas.
§ 2º (VETADO).
§ 3º As doenças, para os efeitos desta Lei, encontram-se referenciadas na versão atualizada da Classificação Estatística Internacional de Doenças e Problemas Relacionados à Saúde.
§ 4º Procedimentos invasivos, para os efeitos desta Lei, são os caracterizados por quaisquer das seguintes situações:
I - (VETADO);
II - (VETADO);
III - invasão dos orifícios naturais do corpo, atingindo órgãos internos.
§ 5º Excetuam-se do rol de atividades privativas do médico:
I - (VETADO);
II - (VETADO);
III - aspiração nasofaringeana ou orotraqueal;
IV - (VETADO);
V - realização de curativo com desbridamento até o limite do tecido subcutâneo, sem a necessidade de tratamento cirúrgico;
VI - atendimento à pessoa sob risco de morte iminente;
VII - realização de exames citopatológicos e seus respectivos laudos;
VIII - coleta de material biológico para realização de análises clínico-laboratoriais;
IX - procedimentos realizados através de orifícios naturais em estruturas anatômicas visando à recuperação físico-funcional e não comprometendo a estrutura celular e tecidual.
§ 6º O disposto neste artigo não se aplica ao exercício da Odontologia, no âmbito de sua área de atuação.
§ 7º O disposto neste artigo será aplicado de forma que sejam resguardadas as competências próprias das profissões de assistente social, biólogo, biomédico, enfermeiro, farmacêutico, fisioterapeuta, fonoaudiólogo, nutricionista, profissional de educação física, psicólogo, terapeuta ocupacional e técnico e tecnólogo de radiologia.
Art. 5º São privativos de médico:
I - (VETADO);
II - perícia e auditoria médicas; coordenação e supervisão vinculadas, de forma imediata e direta, às atividades privativas de médico;
III - ensino de disciplinas especificamente médicas;
IV - coordenação dos cursos de graduação em Medicina, dos programas de residência médica e dos cursos de pós-graduação específicos para médicos.
Parágrafo único. A direção administrativa de serviços de saúde não constitui função privativa de médico.
Art. 6º A denominação de 'médico' é privativa dos graduados em cursos superiores de Medicina, e o exercício da profissão, dos inscritos no Conselho Regional de Medicina com jurisdição na respectiva unidade da Federação.
A denominação 'médico' é privativa do graduado em curso superior de Medicina reconhecido e deverá constar obrigatoriamente dos diplomas emitidos por instituições de educação superior credenciadas na forma do art. 46 da Lei Nº 9.394, de 20 de dezembro de 1996 (Lei de Diretrizes e Bases da Educação Nacional), vedada a denominação 'bacharel em Medicina'. (Redação dada pela Lei Nº 13.270, de 2016)
Art. 7º Compreende-se entre as competências do Conselho Federal de Medicina editar normas para definir o caráter experimental de procedimentos em Medicina, autorizando ou vedando a sua prática pelos médicos.
Parágrafo único. A competência fiscalizadora dos Conselhos Regionais de Medicina abrange a fiscalização e o controle dos procedimentos especificados no caput, bem como a aplicação das sanções pertinentes em caso de inobservância das normas determinadas pelo Conselho Federal.

Essa Lei sempre nos pareceu desnecessária, pois as demais profissões da área de saúde já têm há décadas seus limites fixados em leis próprias. Bastaria que fossem instados pelo Judiciário a seguilas, sob pena de severas punições. A desgastante e insatisfatória obtenção da Lei do Ato Médico visou reduzir os conflitos e dúvidas, com efeitos discutíveis. Por vezes autarquias fiscalizadoras, ao invés de exigir o estrito cumprimento da lei que os criou, tentam ampliar mercado de trabalho a todo custo e risco (para os cidadãos); manipulando seu direito de "normatizar" e autorizam seus filiados a atuarem em área médica. Como exemplo apontamos o artigo 6º da Lei Nº 5.081, de 24 de agosto de 1966, que regula o exercício da odontologia, que diz "Compete ao cirurgião-dentista: I - praticar todos os atos pertinentes a Odontologia, decorrentes de conhecimentos adquiridos em curso regular ou em cursos de pós-graduação". Esse trecho legal é manipulado para tentar permitir que conhecimentos adquiridos em cursos, sejam ou não da área do aparelho mastigador ou ortopédico da face, possam ser executados pelos formados em odontologia, levando a uma "autorização" para execução de cirurgias plásticas e "harmonizações" da face, intervenções para ronco e apneia, cirurgias nasais, e um sem fim de expansões "legalizadas" por diplomas em cursos de pós-graduação ou por criação de disciplinas em graduação.

Apesar da nítida influência dos interesses expansionistas dos não médicos na Lei do Ato Médico, a lista de "atividades privativas do médico" expressa que diagnóstico nosológico inclui sua elaboração e emissão. Para concluir e emitir um diagnóstico, há de se investigar. Definir quais exames e procedimentos são necessários, interpretá-los e atestar a saúde, a doença, a sequela, a limitação (e o óbito) são atribuições médicas exclusivas. Cite-se que essa manifestação legislativa não inibiu vários desses conselhos de seguirem criando "direito de fazer diagnóstico" para profissionais da saúde, ação cuja base etimológica e conceitual foi dissecada em Separata da Revista Brasileira de Otorrinolaringologia de 2004.[4]

BASES PARA EMISSÃO DE RELATÓRIOS EM LARINGOLOGIA

Para maior organização e eficiência da assistência, os aspectos formais, de redação, escrita, documentação e comunicação devem ser fortalecidos, evitando-se a transmissão apenas de passagem oral de informações entre profissionais.[2] Seja na forma de prontuários sucintos, no setor público, ou via telefônica/aplicativos de conversas ou feita pelo próprio paciente ou familiar, essa transmissão ou troca de informações segue truncada e sujeita a erros grosseiros.[2] Torna-se relevante, portanto, destacar os conceitos firmados pelo CNVP-2004.[2]

Em relação ao conceito de voz normal, não há uma definição aceitável por falta de padrões ou limites definidos, e, portanto, o conceito mais correto é o de voz adaptada, ou seja, em que a pessoa (ou trabalhador) demonstra estabilidade e resistência ao uso específico, laborativo e/ou social, que habitualmente faz da voz.[2]

CONCEITO DE DISFONIA: GRAUS DE INTENSIDADE E LIMITAÇÃO VOCAL

É o principal sintoma de distúrbio da comunicação oral, no qual a voz produzida não consegue ou apresenta dificuldades e limitações em cumprir seu papel básico de transmissão da mensagem verbal e emocional do indivíduo. Uma disfonia representa toda e qualquer dificuldade ou alteração na emissão natural da voz.[2] Portanto, toda disfonia é uma limitação vocal, podendo ser classificada em um dos quatro graus de intensidade:[2]

- Grau leve: disfonia eventual ou quase imperceptível; a pessoa consegue desempenhar suas atividades vocais habituais com mínima dificuldade, rara fadiga e sem interrupções
- Grau moderado: disfonia percebida continuamente, a voz é audível, com oscilações e o paciente consegue desempenhar suas atividades vocais habituais, com percepção (por si próprio e/ou por ouvintes) de esforço, falhas, fadiga eventual a frequente e necessidade de interrupções
- Grau intenso: disfonia constante, a voz torna-se pouco audível e o paciente não consegue desempenhar suas atividades, ou o faz com grande esforço, intensa fadiga e com grandes interrupções
- Grau extremo ou afonia: é a "quase ausência" ou "total ausência" de voz; a voz torna-se inaudível, exigindo escrita ou mímica para que a pessoa se faça entender e o paciente não consegue desempenhar suas atividades.

CONCEITO DE LARINGOPATIA

Representa o quadro de sinais e sintomas (ou síndrome) resultado do conjunto de quaisquer alterações, disfunções e/ou enfermidades laríngeas, do aparelho fonador ou de quaisquer outros sistemas orgânicos que possam repercutir na voz e/ou na fala, ou sejam causadas pelo mau uso ou abuso da voz. Os principais sinais e sintomas das laringopatias são (ou podem ser decorrentes de):[2]

- Sensação ou observação de esforço fonatório
- Alterações pulmonares e estridor respiratório (ruído inspiratório e/ou expiratório)
- Dificuldade respiratória (perda de fôlego em repouso ou associada a esforços e/ou a fala)
- Alterações nasossinusais (p. ex., obstrução nasal)
- Distúrbios ressonantais ou articulatórios (voz nasalada, abafada, fala enrolada)
- Pigarro (necessidade de limpar a garganta, sensação de muco ou algo preso)
- Tosse (frequente, diurna ou noturna)
- Azia, plenitude ou eructação (intolerância ou sensibilidade a determinados alimentos, hábitos ou posturas)
- Odinofagia (dor e/ou ardência faríngea ou cervical à deglutição ou espontânea)
- Disfagia (dificuldade ou incômodo para engolir)
- Disfonia (rouquidão, aspereza ou soprosidade na voz)
- Fadiga vocal (ou cansaço precoce)
- Oscilação vocal e episódios de afonia (falhas ou perda de voz)
- Mudanças de registro (a voz tornou-se mais grave ou aguda do que antes)
- Limitações de extensão (redução de alcance de graves e/ou agudos)
- Alterações, desconforto ou dor no pescoço.

CONCEITO DE NORMALIDADE, ADAPTAÇÃO, APTIDÃO E ALTERAÇÃO VOCAL

Não estão exatamente estabelecidos os critérios científicos de avaliação perceptual ou acústica da voz que possam definir, com precisão, aptidão ou inaptidão, em especial sobrepondo-se ou contrariando avaliação laringológica ou acompanhamento do desempenho no ambiente de trabalho como, por exemplo, em sala de aula ou em postos de teleatendimento.[2]

Em boa parte dos casos, o relato de anos de trabalho, com raros (ou sem) afastamentos por disfonia (alegação de fácil constatação pelos setores de saúde ocupacional e/ou perícia médica), pode ou deve ser considerado um "teste" ideal para a conclusão médico pericial em termos de aptidão ou inaptidão da voz para determinado cargo ou atividade.[2]

Vale citar a relativa incoerência e contradição que sofrem alguns profissionais da voz, que são considerados inaptos para assumir um novo cargo, mas aptos a prosseguir no exercício de uma função, em tudo semelhante àquela em que buscam admissão.

De forma análoga, a laringe (em especial as pregas vocais) ou o aparelho fonador humano como um todo, mesmo com discretas (ou até moderadas) alterações pode permitir ou fornecer uma voz bem adaptada, estável e resistente e, portanto, perfeitamente adequada ao uso profissional, e o candidato ou profissional pode estar sendo erroneamente discriminado por uma norma pericial ultrapassada.[2]

Se assim fosse, por coerência técnica, dever-se-ia manter afastados, por exemplo, do magistério e de teleatendimento todos os trabalhadores que apresentassem lesões ou que não apresentassem pregas vocais regulares, claras, com bordas livres lineares e fechamento glótico completo.

Uma vez que não há definição precisa, anatômica ou funcional, do que seja normal e sabendo-se que muitas alterações são adaptativas ao uso mais intensivo e que significativo percentual de pessoas que usam a voz de modo mais intensivo podem apresentar "lesões sem sintomas" (como a disfonia), há de se ter extremo cuidado para não rotular como patologia ou lesão incapacitante alguma alteração que deve somente ser observada e monitorada, com boas chances de se manter estável e assintomática ao longo de meses ou anos de carreira.

E mais, uma pessoa com laringe "normal" pode não estar apta ao exercício de determinado ofício que exija uso da voz, por causa de outras alterações no campo otorrinolaringológico ou por força de inadaptação àquela função, à demanda vocal ou à exposição ambiental específicas.

Entretanto, ignorando as particularidades, alguns órgãos públicos e empresas acabam por cometer a injustiça de considerar inaptos ao cargo, por exemplo, de professor as pessoas que já atuam em outra matrícula e por vezes em dupla regência, sem histórico de licenças por problema vocal. Assim, deve-se evitar que por uma avaliação precipitada venham a ser excluídas do trabalho pessoas com características profissionais de normalidade que poderiam desempenhar seu elevado papel social normalmente, sem dificuldades ou exigências especiais – e sem causar problemas ou prejuízo à sociedade.

Por pertinente, frise-se que não existem bases técnicas que sustentem a abrangência pericial de "avaliações vocais computadorizadas", devendo esse esforço ser orientado para a realização de análises dos ambientes de trabalho e acompanhamento de desempenho. Até o momento, o valor das análises espectrográficas se restringe à comparação "intrassujeito", em seguimento, caso a caso, em apoio à avaliação fonoaudiológica perceptual.[2]

No caso específico do magistério, há de se manter em mente que um bom professor representa muito mais do que uma "voz boa ou perfeita", ainda mais se esta for julgada por critérios altamente subjetivos e, portanto, questionáveis. Uma avaliação, para ser justa e adequada, deve considerar muito mais a competência técnica, a postura corporal, a projeção vocal, a clareza articulatória, o conteúdo e principalmente o conhecimento, a didática, a habilidade e o carisma no relacionamento humano, a vocação, a dedicação e outros atributos do campo eminentemente educacional, que de longe desqualificam um foco obsessivo na voz. De cada voz se espera, como mencionado anteriormente, ser "relativamente bem audível, estável e resistente" – e agradável aos ouvintes.

Frisa-se que o CNVP-2004[2] desaconselha a adoção do termo "disfonia ocupacional" por ser inadequado e referente a um mero sintoma, um dos diversos que caracterizam as laringopatias.

Deve ser considerado que a Lei Federal Nº 8.213 define que a incapacidade para determinada função decorre da "impossibilidade total ou parcial de executar operações e atividades próprias da função"; no total, quando inviabilizar a totalidade da maior parte das operações e em parcial, quando apenas dificultar o exercício nas suas atividades habituais. Outro critério importante para avaliar incapacidade é o risco de agravamento da lesão ou alteração funcional pela continuidade do exercício das atividades habituais à época do acidente e/ou do diagnóstico da lesão.[2]

CONCEITO DE DEFICIENTE VOCAL

Define-se como deficiente vocal a pessoa que apresenta incapacidade de desenvolver a função fonatória (inclui voz, fala e linguagem) na comunicação verbal, em caráter permanente e irreversível.[2]

CONCEITO DE ESTIMATIVA DE PERÍODO MÉDIO DE EVOLUÇÃO, TRATAMENTO, REDUÇÃO OU AFASTAMENTO DE USO PROFISSIONAL DA VOZ

O CNVP-2004[2] apresenta essa referência de graduação para fins de orientação e padronização mínima de nomenclatura clínica, buscando uma relação com prazos de recuperação. Portanto, os prazos não podem e nem devem ser esperados, impostos ou exigidos como norma técnica. Por exemplo: uma laringite leve pode não necessitar de afastamento, um hematoma pode estar resolvido em 7 dias e um nódulo pequeno pode não acarretar afastamento.

Essa lista pode no máximo ser entendida como um período médio para reestabelecimento de condições plenas para uso profissional da voz, no sentido de cessação de risco de agravamento ou definição de caminho para a cura, exatamente dentro dos objetivos expressos do Consenso:[2]

- Laringites virais agudas leves: 1 a 5 dias
- Laringites virais agudas moderadas: 5 a 10 dias
- Laringites bacterianas agudas leves: 5 a 10 dias
- Laringites bacterianas agudas moderadas: 10 a 20 dias
- Hematoma de prega vocal: 10 a 20 dias
- Nódulos, pólipos e cistos vocais pequenos: 30 a 45 dias
- Nódulos, pólipos e cistos vocais moderados: 45 a 90 dias
- Paralisias e lesões maiores ou processos mais intensos: indefinido.

CONCEITO DE USO INTENSO DA VOZ

Trata-se do uso da voz de forma mais contínua e intensa, comum na atividade de professores, vendedores ambulantes, operadores de teleatendimento, telefonistas, cantores e locutores, entre outros, em período superior a 6 horas/dia, ou, mesmo em tempo inferior, em ambientes ou situações mais exigentes, seja por exposição a ruído, como em salas de aula sem isolamento acústico, e em vias públicas que gerem competição sonora e/ou sob exposição a fatores ambientais como ar seco, ar úmido, vento, frio, calor, poeira, mofo, odores, vapores, substâncias voláteis ou quaisquer agentes de poluição que possam exigir maior esforço muscular e/ou respiratório na emissão vocal e/ou afetar a integridade mucoepitelial das vias aerodigestivas superiores.[2]

CONCEITO DE MULTICAUSALIDADE E CONCAUSALIDADE

Existem pacientes que desgastam o aparelho fonador fora do ambiente de trabalho e passam a apresentar sinais ou sintomas após a atividade laboral, levando a uma errônea impressão de causa e efeito. É o caso do professor que canta de forma inadequada no fim de semana e vai perceber o desgaste vocal na atividade de magistério e não no canto amador. Hábitos nocivos como álcool, tabaco e drogas podem alterar o aparelho fonador e seus efeitos podem se manifestar de forma mais nítida nos indivíduos que usam mais intensamente a voz no trabalho. Falar muito na vida social ou em outra atividade, sofrer de tensão, ansiedade, insônia, alergia ou refluxo são outros exemplos de situações e questões clínicas que podem coexistir e serem causas concomitantes de laringopatias. Registre-se que a abordagem diagnóstica deve contemplar toda a notável gama de fatores causais que envolvem as laringopatias, possam ou não ser definidas como relacionadas ao trabalho.[2]

Pode-se adotar na conclusão diagnóstica o termo "quadro multicausal" e citar as supostas etiologias concomitantes.[2]

CLASSIFICAÇÃO DE RISCO CLÍNICO DE DESENVOLVIMENTO DE LARINGOPATIA

O CNVP-2004[2] alerta que o "objetivo padrão" em termos de controle de ocorrência de acidentes de trabalho e sequelas por exposição a fatores químicos e riscos ambientais é atingir o "risco zero"; entretanto, inexiste na prática a possibilidade de implantação de um controle médico ocupacional preventivo "perfeito", que detecte todas as alterações e torne desnecessários eventuais tratamentos, licenças ou afastamentos. Assim, temos:

- Risco inerente (risco "menor" de desenvolver laringopatia): por exemplo, profissionais liberais
- Risco baixo (maior probabilidade): por exemplo, professores em meio expediente, em adequadas condições ambientais
- Risco moderado: por exemplo, professores em tempo integral e/ou inadequadas condições ambientais
- Alto risco: por exemplo, profissionais que exercem atividades que envolvem constante abuso, gritos ou uso da voz em ambiente excessivamente ruidoso e/ou poluído.

Tipos básicos de profissionais da voz comumente submetidos a uso intensivo da voz (risco clínico moderado e alto)

- Uso intenso, constante e prolongado, sem grande exigência de qualidade: professores, advogados, políticos, operadores de teleatendimento, atendentes, telefonistas, comerciários, alguns profissionais liberais
- Uso intenso, não constante e nem prolongado, com grande exigência de qualidade: cantores, professores de canto, regentes de corais, atores, locutores, alguns profissionais liberais
- Uso em múltiplas funções combinadas ou eventuais, amadores sem preparo: cantores que são professores, profissionais liberais que são cantores, uso da voz falada e cantada, uso social intenso de voz (falada) etc.[2]

Fixação de periodicidade de reavaliações

Na atualidade, todas as avaliações do aparelho fonador devem ser realizadas por videolaringoscopia ou videolaringoestroboscopia, com óptica rígida e/ou flexível, com registro em formato digital, atentando para obter formas que não permitam adulterações depois de finalizadas. O nome do paciente e a data, além de amostra vocal em depoimentos, também devem ser colhidos, expondo a face do paciente, o que ajuda a comprovar quem foi de fato examinado. Outros exames e avaliações complementares podem ser requisitados, caso a caso, conforme suspeita clínica, sinais e sintomas.[2]

Recomenda-se que os usuários intensos (definidos anteriormente) da voz devem ser avaliados e acompanhados por médico otorrinolaringologista de forma regular, ao menos anualmente. Em caso de intercorrências, sinais e sintomas persistentes, como estridor respiratório (ruído inspiratório ou expiratório), dificuldade respiratória (perda de fôlego), distúrbio ressonantal ou articulatório (fala "nasalizada ou enrolada"), sensação ou relato de esforço fonatório, pigarro, tosse, ardência na faringe, azia, plenitude ou eructação, dor faríngea espontânea ou à deglutição, disfagia (dificuldade para engolir), disfonia (rouquidão, aspereza ou soprosidade), fadiga vocal, oscilação vocal, episódios de afonia (falhas ou perda de voz), mudanças de registro (voz mais grave ou aguda), limitações de extensão (redução de graves e/ou agudos) ou alterações, desconforto ou dor no pescoço, devem ser mantidos sobre controle mais frequente ou constante.[2]

Os demais indivíduos e os usuários moderados ou leves de voz devem ser avaliados conforme necessidade ou eventual surgimento de sinais ou sintomas persistentes, citados anteriormente.[2]

Conceituação de gravidade das intercorrências clínicas

- Leves: que tenham exigido tratamento e/ou afastamento de até 10 dias
- Moderadas: que tenham gerado tratamento e/ou afastamento de 10 a 30 dias
- Intensas: que tenham gerado tratamento e/ou afastamento superior a 30 dias ou cirurgia.[2]

CRITÉRIOS GERAIS DE ACOMPANHAMENTO E ALTA

Após intercorrências consideradas leves, os pacientes devem ser avaliados e acompanhados por médico otorrinolaringologista de forma regular, por período mínimo de 3 meses.[2]

Os pacientes de risco clínico baixo ou moderado, após intercorrências consideradas moderadas ou intensas, devem ser avaliados e acompanhados por médico otorrinolaringologista de forma regular, por período mínimo de 6 meses.[2]

Os pacientes de risco clínico alto, após intercorrências consideradas moderadas ou intensas, devem ser avaliados e acompanhados por médico otorrinolaringologista de forma regular, ao menos trimestral ou semestralmente, por período mínimo de 12 meses.[2]

DEFINIÇÕES SOBRE DOCUMENTOS MÉDICO-LEGAIS

- Relatório: é uma declaração médica escrita, firmada sobre fato ou diagnóstico com redação extensa ou minuciosa, contendo ou solicitando orientações. É, por exemplo, o resultado de exames laboratoriais, exames físicos como laringoscopia, ou uma orientação
- Atestado: representa uma declaração escrita, firmada por médico com finalidade específica sobre um fato ou diagnóstico; deve ser sucinto, direto e objetivo e pode explicitar algumas determinações profissionais. Trata-se de uma afirmação categórica, um testemunho, uma certidão um documento que tem maior peso médico-legal ou jurídico
- Parecer: significa uma opinião escrita, formal, firmada por médico, atendendo geralmente item específico e especializado. É, em geral, fornecido por especialista, um profissional reconhecido com experiência no assunto e em quem o solicitante confia
- Laudo: é um documento que pode ter várias funções ou aplicações, como no campo administrativo, previdenciário ou médico-legal. Apresenta-se na forma de relatório médico em que se preconiza uma formalidade, estruturado em uma determinada sequência, como, por exemplo, preâmbulo, histórico, descrição, discussão, conclusão, respostas a quesitos e bibliografia. Possui, em geral, teor e valor jurídico, sendo solicitado por autoridades judiciárias a um perito oficial ou determinado pelo juiz (*ad hoc*).[2]

Sugestão de relatório para fins ocupacionais (foco em laringe/voz)

É reforçada a discordância com a realização de exame videolaringoscópico sem fazer parte de consulta otorrinolaringológica, pois o que pode ser válido para fins de subdivisão de itens de cobrança, remuneração ou reembolso acaba por contaminar o ato médico assistencial, como se fosse eficaz "fazer um vídeo" de um paciente cuja anamnese não seja detalhada pelo mesmo profissional.[2]

Ambas, anamnese e laringoscopia, possuem detalhes e sutilezas e exigem perguntas, abordagem e manobras específicas para cada caso que não podem ser encaixadas em uma linha de montagem pública ou privada para fins de organização (melhor dizendo, desorganização) do trabalho.[2]

O médico possui, nesse exato momento (e não horas ou dias após), as condições ideais para emitir um relatório que inclua hipótese diagnóstica, conduta sugerida, prognóstico e previsão de retorno, evitando expor-se a risco de imprecisão diagnóstica.[2] A Tabela 203.2 apresenta o modelo resumido, sugerido como base para a redação (adaptando-o para cada caso) de um relatório de avaliação otorrinolaringológica específica para casos de laringopatias ou disfonias.[2]

LEGISLAÇÕES ESPECÍFICAS SOBRE LARINGOPATIAS E DISTÚRBIOS VOCAIS

Temos uma marcante carência de cobertura legal nas questões relacionadas com laringopatias e distúrbios vocais no Brasil. Pode ser que essa insegurança legislativa se baseie na falta de elementos técnicos que nos deem exata noção de gravidade e repercussão de cada lesão e disfunção, caso a caso. Falta um levantamento a respeito dessa questão, a partir do qual talvez seja possível obter informações que permitam melhor prevenção e uma abordagem mais racional das questões vocais, que tratem do trabalhador paciente com mais agilidade, acelerando seu retorno em boas condições físicas, psíquicas e ambientais e evitando que um clima de desmotivação e de descompromisso predomine, comprometendo a atividade laborativa e institucional.

Sataloff e Abazza[5] apresentam critérios de inaptidão e deficiência vocais, a partir da realidade dos EUA, e sugerem, conforme a relevância profissional do uso da voz, uma relação entre inaptidão vocal e inaptidão para determinada função ou trabalho específico.

Ferreira et al.[6] relatam a existência de 22 leis ou projetos de leis municipais ou estaduais, instituindo projetos de saúde vocal do professor em que o fonoaudiólogo é o responsável pelo processo de capacitação docente quanto ao uso da voz. Essas iniciativas legislativas, por criarem custos para o Poder Executivo, tendem a ser consideradas inconstitucionais, o que não ocorreria caso pretendessem tão somente "permitir" e não "obrigar" a uma ação específica relativa à prevenção e promoção da saúde vocal.

Tabela 203.2 Sugestão de relatório para fins ocupacionais.[2]

Relatório referente à avaliação otorrinolaringológica incluindo anamnese, exame ORL e videolaringoestroboscopia
Nome do paciente: ______
Data: ______
Sexo: ______ **Idade:** ______
Anamnese
Paciente relata disfonia de longa data, agravada há 3 meses, associada a uso profissional da voz. Paciente solicita avaliação para complementar exame médico pericial para cargo de professora. Relata atividade regular de magistério há "X" anos. Frequente fadiga vocal. Irmã, mãe e tia disfônicas. Nega alergia respiratória ou obstrução nasal. Nega azia. Informa sintomas compatíveis com refluxo. Nega tabagismo. Etilismo social
Exame ORL
Otoscopia, rinoscopia e orofaringoscopia sem alterações. Epiglote, pregas vestibulares (bandas ventriculares), pregas aritenoepiglóticas, seios piriformes com aspecto e mobilidade normais. Constrição anteroposterior à fonação. Hiperemia leve a moderada de aritenoides, hiperemia moderada e espessamento moderado de mucosa interaritenóidea. Redundância leve a moderada de mucosa retrocricóidea. Área posterior sem alterações. Mobilidade de adução e abdução de pregas vocais, presente e simétrica. Pregas vocais claras e lineares. Prega vocal direita com lesão nodular rasa, em seu terço médio. Prega vocal esquerda com lesão elevada, nodular ou cística, em seu terço médio. Pregas vocais com aspecto, mobilidade, onda mucosa e coaptação adequadas. Onda mucosa ampla e simétrica e coaptação adequada (completa, sem fendas). Onda mucosa reduzida e coaptação incompleta, com fenda anterior e posterior. Frequência fundamental em "XXX" Hz (em /e/ - tom médio) Utilizados fonte de luz fria Xenon 'X" ou estroboscópica "X" e telefaringolaringoscópio rígido "X" e aplicado anestésico tópico lidocaína a 10% em *spray* tópico faríngeo Ou Utilizados fonte de luz estroboscópica "X" e nasorafaringoscópio flexível "X" Aplicado anestésico tópico lidocaína a 4% nasal, sem intercorrências
Conclusão e hipótese(s) diagnóstica(s)
Quadro disfuncional-tensional moderado a intenso Refluxo associado. Alteração estrutural mínima. Nódulo vocal à direita. Cisto vocal à esquerda? Quadro compatível com normalidade. Sem impedimentos ORL ao uso profissional da voz. Contraindicado uso profissional da voz. Quadro compatível com alteração estrutural mínima estável, e sem riscos especiais para o desenvolvimento de laringopatias.
Conduta: indicada abordagem cirúrgica. Indicada fonoterapia/orientação vocal. Investigar e abordar refluxo. Orientação preventiva de rotina. Retornar e informar o médico assistente
Prognóstico: Reservado (incerto) a bom Bom, sem riscos especiais de desenvolvimento de laringopatias
Reavaliação: em 3 a 4 meses, para conclusão quanto à/conforme aceitação da indicação cirúrgica Em seguida, com exames solicitados Em caso de eventual necessidade, ou conforme evolução
Cidade: ______ **Estado:** ______ **Data:** ______
Médico: ______ **CRM:** ______

PROJETOS DE PROGRAMAS NACIONAIS DE SAÚDE VOCAL DO PROFESSOR

Ocorreram duas iniciativas legislativas federais nesse sentido, tentando traçar normas para melhor assistência aos professores. Apesar de sua aparente boa intenção, as tramitações esbarram no conceito da iniciativa e deveria partir do poder executivo. E, de fato, alguns municípios tratam da questão de modo mais específico, estimulando a prevenção e o diagnóstico precoce, associado a sugestão de intervenção terapêutica mais ágil.

Em âmbito nacional, há um projeto de Lei que dispõe sobre a criação do Programa Nacional de Saúde Vocal do Professor (2009)[7] da rede pública de ensino e dá outras providências:

Art. 1º Fica instituído o Programa Nacional de Saúde Vocal do Professor, que deverá ser adotado na rede pública de ensino para os professores.

Art. 2º O Programa Nacional de Saúde Vocal do Professor abrangerá:

I – programa de prevenção que consiste na realização de exames preventivos por ocasião da admissão do profissional para identificar indícios de alterações vocais e/ou patologias laríngeas;

II – programa de capacitação que deverá ser realizado, semestralmente, por meio de treinamentos teóricos e práticos ministrados por fonoaudiólogos com experiência comprovada na área de voz, objetivando orientar e habilitar os professores quanto à importância dos princípios da saúde vocal e o uso adequado da voz profissional;

III – programa de proteção que consiste na adequação do processo de trabalho que envolve o desenvolvimento de tecnologias para auxiliar o ensino e a aprendizagem, reduzindo o esforço vocal. Deverão ser utilizados estratégias para melhoria acústica do espaço físico e também quadros brancos, substituindo a utilização do giz pelo pincel atômico para garantir melhor desempenho fonatório;

IV – programa de recuperação que consiste na garantia do atendimento fonoaudiológico para reabilitação dos profissionais acometidos por desordens vocais e/ou laríngeas.

Deve-se avaliar a necessidade da permanência do professor em sala de aula ou a necessidade de reduzir a carga de trabalho ou de afastá-lo de suas funções, temporária ou definitivamente, para outras que não exijam o uso por tempo prolongado da voz.

§ 1º Os exames serão realizados por equipe interdisciplinar, que envolverá profissionais médicos otorrinolaringologistas e fonoaudiólogos com experiência comprovada na área de voz.

§ 2º Diante da evidência da presença de alterações vocais e/ou laríngeas, deverão ser viabilizadas alternativas para garantir a efetivação da contratação do professor.

§ 3º Como parte integrante das ações de capacitação, os Cursos de Formação de Professores deverão conter em suas diretrizes curriculares conhecimentos sobre saúde vocal, ministrados por fonoaudiólogos com experiência comprovada na área de voz.

Art. 3º O Programa Nacional de Saúde Vocal do Professor terá caráter, fundamentalmente, preventivo.

Parágrafo único. Quando detectada alguma alteração vocal e/ou laríngea, será garantido ao professor o pleno acesso aos tratamentos fonoaudiológico e médico necessários.

Art. 4º Esta Lei entra em vigor na data de sua publicação.[7]

Pode-se, em uma breve leitura crítica, observar o ponto comum nas proposições legislativas referentes à saúde vocal: a busca de ampliação do mercado de trabalho, e como viabilizar seus custos, para os profissionais que treinariam semestralmente todos os milhões de professores das redes públicas de ensino – federais, estaduais e municipais. Outra curiosidade é a preocupação em manter um caráter preventivo (e não curativo), de modo a, certamente, dispensar a imprescindível coordenação médica de uma equipe de diagnóstico. Pode-se questionar como poder-se-ia executar prevenção de laringopatias sem estar técnica e legalmente apto a diagnosticá-las.

NORMAS E CRITÉRIOS PARA APTIDÃO NO SERVIÇO PÚBLICO

Os cargos estatutários de municípios, estados e governo federal possuem normas ou legislações próprias que, em geral, exigem "saúde para o cargo" e colhem declaração de "não ser portador de quaisquer enfermidades".[2]

Normalmente, os órgãos públicos, por não terem capacidade instalada para examinar eles próprios os candidatos, solicitam que estes, por vezes relativamente desprovidos de recursos e sem plano de saúde privado, em especial para cargo de professor, arquem com a despesa de obter e apresentar "laringoscopia" ou "videolaringoscopia" com validade de 30 dias. Sugere-se que esses setores de peritos médicos solicitem um relatório mais adequado, na forma de uma "avaliação ou parecer otorrinolaringológico" que realmente o esclareça e auxilie, como responsável pela conclusão do exame admissional.

O CNVP-2004[2] orienta que, como rotina, devem os médicos do trabalho e médicos peritos solicitar formalmente (por escrito) essa "avaliação ou parecer ORL", informando os antecedentes, expressando a razão do pedido e necessidades ou questionamentos específicos ao caso. Deve-se citar a notável incoerência desses setores ao adotarem um conceito de aptidão para o ingresso no serviço público e outro, bem mais flexível, para tolerar a continuidade do trabalho na função original. Por exemplo, um professor que concorra para uma segunda matrícula pode ser considerado inapto, mas não é afastado do trabalho na primeira matrícula, o que seria natural e esperado, pelo mesmo motivo que o impede de assumir novo cargo.

Da mesma forma, ocorre, com certa frequência, a reprovação de candidatos ao cargo de professor mesmo com relatório otorrinolaringológico que não aponte impedimentos laríngeos, mas, supõe-se, por parecer fonoaudiológico que aponte problemas, segundo consta verbalmente, pois o candidato não recebe relatório que esclareça exatamente por que foram reprovados. Isso tem levado alguns a procurarem a Justiça, que interroga os setores periciais, a partir do relatório otorrinolaringológico que conclui por "laringe compatível com normalidade", e seus advogados requisitam que sejam informadas as razões da inaptidão do candidato no exame admissional, bem como os critérios e métodos utilizados para avaliação dos laudos médicos apresentados. Solicitam também informar os profissionais habilitados e competentes responsáveis pela conclusão da inaptidão do candidato, o que representa um xeque-mate na legalidade do processo, destacando a questão de atribuições e competências para diagnóstico e determinação de doença e de estado saúde, já mencionadas.

A Portaria Nº 3.214/78 regulamentou a Lei Nº 6.514, criando as normas regulamentadoras (NR) relativas à segurança e medicina do trabalho, que são de observância obrigatória pelas empresas privadas e públicas que possuam empregados regidos pela Consolidação das Leis do Trabalho (CLT):[8]

Norma Reguladora NR-4: define os graus de risco, que estão ligados ao tipo de atividade da empresa, variando de 1 a 4. Desse modo, empresas constituídas apenas por escritórios têm risco 1 e siderúrgicas têm risco 4.

Norma Reguladora NR-7: estabelece a obrigatoriedade da elaboração e implementação do PCMSO, por parte de todos os empregadores e instituições que admitam trabalhadores como empregados, visando prevenção, rastreamento e diagnóstico precoce de agravos à saúde relacionados ao trabalho. São previstos: avaliação médica admissional; periódica; por mudança de função; para retorno ao trabalho; demissional; fornecimento de atestados de saúde ocupacional (ASO); relatórios estatísticos; arquivos de exames. Os médicos do trabalho são os responsáveis e coordenadores do PCMSO, feito através de exames clínicos (realizados pelo médico no consultório) e exames complementares (realizados em laboratórios ou por outros profissionais especializados), cujo objetivo seja prevenir doenças ocupacionais. O CNVP ressalta a recomendação de que os médicos responsáveis pelo PCMSO estejam atentos às laringopatias ocupacionais e aos riscos e necessidades específicas dos profissionais da voz, desenvolvendo programas que preservem a saúde vocal dos trabalhadores sob sua responsabilidade.

Norma Reguladora NR-9: estabelece a obrigatoriedade da elaboração e implementação do Programa de Prevenção de Riscos Ambientais (PPRA), por parte de todos os empregadores, visando a preservação da saúde e da segurança dos trabalhadores, através do levantamento dos riscos ambientais existentes nos locais de trabalho.

GRAU DE RISCO E COMO IDENTIFICÁ-LO

O grau de risco está ligado ao tipo de atividade da empresa, variando de 1 a 4, definido pela NR-4. Desse modo, empresas constituídas apenas por escritórios têm risco 1 e siderúrgicas têm risco 4. A caracterização é feita por meio do Cadastro Nacional da Pessoa Jurídica (CNPJ) da empresa. O PPRA deve incluir as seguintes etapas:[8]

- Antecipação e reconhecimento dos riscos
- Estabelecimento de prioridades e metas de avaliação e controle
- Avaliação dos riscos e da exposição dos trabalhadores
- Implantação de medidas de controle e avaliação de sua eficácia
- Monitoramento da exposição aos riscos
- Registro e divulgação dos dados.

O PPRA deve estabelecer critérios e mecanismos de avaliação da eficácia das medidas de proteção implantadas, considerando os dados obtidos nas avaliações realizadas e no controle médico da saúde previsto na NR-7.[8]

Devem ser adotadas as medidas necessárias suficientes para eliminação, minimização ou controle dos riscos ambientais sempre que for verificada uma ou mais das seguintes situações: identificação, na fase de antecipação, de risco potencial à saúde; constatação, na fase de reconhecimento, de risco evidente à saúde; quando os resultados das avaliações quantitativas da exposição dos trabalhadores excederem os valores dos limites previstos na NR-15, ou, na ausência destes, os valores limites de exposição ocupacional adotados pela American

Conference of Governamental Industrial Hygienists (ACGIH), ou aqueles que venham a ser estabelecidos em negociação coletiva de trabalho, desde que mais rigorosos do que os critérios técnicos legais estabelecidos; quando, a partir do controle médico da saúde, ficar caracterizado o nexo causal entre danos observados na saúde dos trabalhadores e a situação de trabalho a que ficam expostos.[8]

Para o monitoramento da exposição dos trabalhadores e das medidas de controle, deve ser feita uma avaliação sistemática e repetitiva da exposição a um dado risco, visando a introdução ou modificação das medida de controle, sempre que necessário. Deve ser mantido pelo empregador ou instituição um registro de dados, estruturado de forma a constituir um histórico técnico e administrativo do desenvolvimento do PPRA. Os dados devem ser mantidos por um período mínimo de 20 anos.[8]

O registro de dados deverá estar sempre disponível aos trabalhadores interessados ou seus representantes e para as autoridades competentes.[8]

Essas normas legais consideram ou pretendem: melhorar o padrão de vida e do trabalho dos trabalhadores; conforto e saúde no trabalho – são comprovadamente fatores de produtividade; os custos com ausências por doenças e suas implicações previdenciárias e legais são muito maiores que o investimento nos programas de segurança e saúde no trabalho determinados pela legislação; prevenir indenizações trabalhistas, em grande parte milionárias; prevenir os dirigentes da empresa, como pessoas físicas, da sua responsabilidade criminal, bem como a empresa de sua responsabilidade civil, no caso de ação judicial.

Dentro desse contexto, vale ressaltar um trecho da Norma Reguladora NR-17 que discorre sobre os níveis de ruído no ambiente de trabalho:[9]

17.5 – Condições ambientais de trabalho.
17.5.2 – Nos locais de trabalho onde são executadas atividades que exijam solicitação intelectual e atenção constantes, tais como: salas de controle, laboratórios, escritórios, salas de desenvolvimento ou análise de projetos, dentre outros, são recomendadas as seguintes condições de conforto:
a) níveis de ruído de acordo com o estabelecido na NBR 10.152, norma brasileira registrada no INMETRO.
b) índice de temperatura efetiva entre 20 e 23°C.
c) velocidade do ar não superior a 0,75 m/s.
d) umidade relativa ao ar não inferior a 40% (quarenta por cento).
17.5.2.1. – Para as atividades que possuem as características definidas no subitem 17.5.2, mas não apresentam equivalência ou correlação com aquelas relacionadas na NBR 10152, o nível de ruído aceitável para efeito de conforto será de até 65 dB e a curva de avaliação de ruído (NC) de valor não superior a 60 dB.
17.5.2.2. – Os parâmetros previstos no subitem 17.5.2 devem ser medidos nos postos de trabalho, sendo os níveis de ruído determinados próximos a zona auditiva e as demais variáveis na altura do tórax do trabalhador.

Todas as determinações das Normas Reguladoras não só podem como devem ser observadas por analogia para a prevenção de laringopatias e distúrbios vocais.

LISTA DAS DOENÇAS RELACIONADAS COM TRABALHO

Em novembro de 2023, o Ministério da Saúde atualizou a lista de doenças relacionadas com o trabalho através da Portaria Nº 1.999.[10]

As doenças laringotraqueíte aguda, laringotraqueíte crônica e doenças das cordas vocais e da laringe não classificadas em outra parte têm como risco de trabalho com sobrecarga vocal associada e/ou agravada por fatores psicossociais relacionados com a característica e com a organização do trabalho: jornada de trabalho prolongada, sobrecarga, acúmulo de atividades ou de funções, ausência de pausas e de locais de descanso durante a jornada, falta de autonomia, ritmo de trabalho acelerado para o cumprimento de metas, trabalho sob forte pressão, insatisfação com o trabalho ou com a remuneração, postura e equipamentos inadequados, dificuldade de acesso à hidratação e aos sanitários, dentre outros não especificados.[10]

Já os nódulos das cordas vocais, distúrbios da voz em geral e as doenças das cordas vocais e da laringe não classificadas em outra parte estão relacionados com fatores intrínsecos ao ambiente de trabalho: pressão sonora acima dos níveis de conforto, acústica desfavorável, mobiliário e recursos materiais inadequados ou insuficientes, desconforto e choque térmico, má qualidade do ar, ventilação inadequada do ambiente, baixa umidade, exposição a produtos químicos irritativos de vias aéreas superiores (solventes, vapores metálicos, gases asfixiantes) e presença de poeira ou fumaça no local de trabalho, dentre outros não especificados.[10]

As neoplasias de laringe relacionam-se com exposição a asbesto ou amianto, e/ou névoas ácidas, e/ou agentes químicos usados no processo de produção da borracha, incluindo processo de vulcanização, e/ou gás mostarda, e/ou agentes químicos usados na produção e beneficiamento de tecidos, em atividades de trabalho. Também a exposição a papilomavírus humano tipo 16 causa risco de neoplasias malignas de boca, faringe e laringe.[10]

As faringites crônicas são relacionadas com exposição a carbonetos metálicos de tungstênio sintetizados, e/ou cromo e seus compostos tóxicos, e/ou acrilatos, e/ou aldeído fórmico e seus polímeros, e/ou aminas aromáticas e seus derivados, e/ou anidrido ftálico e/ou azodicarbonamida, e/ou carbonetos de metais duros, como cobalto e titânio, e/ou enzimas de origem animal, vegetal ou bacteriana; e/ou furfural e álcool furfurílico; e/ou isocianatos orgânicos, e/ou níquel e seus compostos, e/ou pentóxido de vanádio, e/ou cloreto de vinila, e/ou produtos da pirólise de plásticos e teflon, e/ou sulfitos, bissulfitos e persulfatos, e/ou medicamentos como macrolídeos, ranitidina, penicilina e seus sais, e cefalosporinas e/ou outras substâncias químicas sensibilizantes da pele e das vias respiratórias; e/ou arsênio e seus compostos, e/ou cloro gasoso, e/ou flúor, e/ou gás de fluoreto de hidrogênio, e/ou amônia e/ou anidrido sulfuroso e/ou poeira de cimento; e/ou fenol e homólogos e/ou névoas ácidas e/ou selênio e seus compostos em atividades de trabalho.[10]

Da mesma forma, laringotraqueíte aguda está relacionada com exposição a bromo e/ou iodo e/ou agentes químicos cáusticos e/ou tóxicos, em atividades de trabalho, além da exposição a papilomavírus humano tipo 16 em atividades de trabalho.[10]

CONSIDERAÇÕES FINAIS

O presente capítulo deve ser considerado básico, senão essencial, para o correto exercício da otorrinolaringologia com foco no atendimento dos pacientes portadores de laringopatias e/ou distúrbios vocais. Considere-se sempre o fato de que quase todos os cidadãos exercem algum tipo de trabalho ou ofício e que as indicações de afastamento de função devem ser técnicas, reduzindo-se ao máximo a sua subjetividade. Assim, mantendo os presentes conceitos ao seu permanente acesso e consulta, talvez se possa arriscar a pretensão de que isso garanta ao médico assistencial maior clareza, precisão e profundidade em sua comunicação. Afaste-se o temor de que "quem fala muito, acaba cometendo mais erros"; pelo contrário, embasando melhor sua argumentação, o médico estará sendo mais objetivo e útil ao paciente e ao sistema de saúde e terá bem menos aborrecimentos burocráticos e médico-legais.

REFERÊNCIAS BIBLIOGRÁFICAS

1. Conselho Federal de Medicina (CFM) do Brasil. Resolução Nº 2217 de 27 de novembro de 2018. Código de Ética Médica. Diário Oficial da União. 13 de outubro de 2009.
2. Sarvat MA, Tsuji DH, Bosco G, Nemetz MA. Deliberações do Consenso Nacional sobre Voz Profissional. Rev Bras Otorrinolaringol [Internet]; 2004 [Acesso em: 2024 Jul];70(6):68.
3. Brasil. Lei Nº 12.842 de 10 de Julho de 2013. Dipõe sobre o exercício da medicina. Diário Oficial da União. 11 de julho de 2013.
4. Sarvat MA, Nemetz MA, Pontes PL, Sant'anna GD, Leite JB, Perazzo PL et al. Dissertação sobre medicina, doença, sintoma e diagnóstico. Rev Bras Otorrinolaringol [Internet]. 2004 [Acesso em: 2024 Jul];70(5):72.
5. Sataloff RT, Abaza MM. Impairment, disability, and other medical-legal aspects of dysphonia. Otolaryngol Clin North Am [Internet]. 2000 Oct [Acesso em: 2015 Oct 31];33(5):1143-52.
6. Ferreira LP, Servilha EM, Masson MV, Reinaldi MB de FM. Políticas públicas e voz do professor: caracterização das leis brasileiras. Rev da Soc Bras Fonoaudiol [Internet]. 2009 [Acesso em: 2024 Jul];14(1):1-7.
7. Brasil. Câmara dos Deputados. Projeto de Lei Nº 11 de 16 de março de 2009. Dispõe sobre a criação do Programa de Saúde Vocal do Professor. Disponível em: https://www25.senado.leg.br/web/atividade/materias/-/materia/89882. Acesso em: 2024 Feb 22.
8. Brasil. Câmara dos Deputados. Portaria Nº 3.214/78, de 8 de junho de 1978. Aprova as Normas Regulamentadoras - NR - do Capítulo V, Título II, da Consolidação das Leis do Trabalho, relativas a Segurança e Medicina do Trabalho. Diário Oficial da União. 7 de julho de 1978 - Suplemento.
9. Brasil. Ministério do Trabalho. Portaria SIT Nº 787, de 28 de novembro de 2018 - NR 17. Estabelece parâmetros para permitir a adaptação das condições de trabalho às características psicofisiológicas dos trabalhadores. Diário Oficial da União. 29 de novembro de 2018.
10. Brasil. Ministério da Educação. Portaria Nº 1.999, de 10 de novembro de 2023. Altera a Portaria MEC Nº 389 de 9 de maio de 2013, e o Anexo I, que cria o Programa Bolsa Permanência. Diário Oficial da União. 14 de novembro de 2023.

CAPÍTULO

204

Voz Profissional

André de Campos Duprat • Claudia A. Eckley • Robert T. Sataloff

INTRODUÇÃO

A voz é uma das principais formas de expressão do ser humano, e é usada diariamente pela maioria das pessoas. Existe um grupo especial de indivíduos que se destacam no uso da voz por tê-la como um de seus principais, se não o principal, instrumento de trabalho. Essas pessoas são denominadas profissionais da voz, e podem ser professores, vendedores, padres e pastores, advogados, políticos, locutores, leiloeiros, dubladores, operadores de *telemarketing*, apresentadores de televisão, radialistas, feirantes, atores e cantores, entre outros. Esses profissionais podem ser expostos a grande demanda vocal e necessitam de resistência da voz. Algumas profissões e alguns estilos musicais exigem um maior requinte da voz, e pequenas alterações na qualidade vocal representam um grande prejuízo profissional. No entanto, muitos profissionais não recebem treinamento específico ou qualquer tipo de orientação para um uso tão intensivo da voz em circunstâncias muitas vezes desfavoráveis, e ficam sujeitos a lesões.[1,2]

Diante de um profissional da voz, o otorrinolaringologista precisa estar atento a dois pontos: demanda e requinte.

- Demanda necessária para desenvolver a atividade profissional, o quanto ela predispõe ao desenvolvimento de lesões fonotraumáticas, quais fatores podem ser melhorados para auxiliar o uso da voz
- Requinte necessário durante o uso profissional da voz. Pequenas lesões na prega vocal podem prejudicar de forma expressiva um cantor lírico e não representar um problema para um cantor de samba. Entender o requinte é determinante na conduta a ser tomada diante dos achados de uma avaliação otorrinolaringológica.

O tratamento desses profissionais tem um foco importante nas mudanças de hábitos, medicamentos, quando necessário, e na abordagem fonoaudiológica. Em cantores, os professores de canto são muito importantes no seguimento desses pacientes. Quando não é possível o tratamento conservador, a cirurgia deve ser feita por laringologista treinado, respeitando-se os preceitos anatômicos e funcionais da laringe. Nos profissionais da voz, as cirurgias são mais delicadas por terem uma margem menor para erros. O sucesso do tratamento desses pacientes, portanto, não depende apenas de um bom laringologista, mas também de uma equipe multidisciplinar com experiência e interesse em voz.[3-5]

O objetivo deste capítulo é abordar as principais alterações encontradas nos profissionais da voz e seu tratamento.

FONOTRAUMA

Deve-se suspeitar de fonotrauma em pacientes que relatam fadiga associada a uso da voz, com piora da qualidade vocal no final do dia ou no decorrer da semana, ou em pacientes com disfonia constante. A principal causa é o uso inadequado da voz, o qual pode ser primário ou secundário a uma tentativa de compensação da voz que está alterada por outra causa. Professores e operadores de *telemarketing* são exemplos de profissionais da voz que apresentam frequente abuso vocal pelas condições inerentes às suas atividades profissionais (falar alto durante longo período de tempo). Falar em ambientes ruidosos é especialmente abusivo para a voz. No caso dos artistas e cantores, que na maioria das vezes cuidam muito da técnica vocal no palco, falar nos bastidores, nas festas após as apresentações, ou usar a voz para dirigir os atores ou reger um coral são fatores que podem gerar abuso vocal. No entanto, apesar do relativo cuidado com a voz cantada, a maioria dos cantores não tem qualquer treinamento para o uso da voz falada, e algumas vezes o problema está no uso da voz falada fora do ambiente de trabalho, mas a queixa aparece no uso da voz profissional. Muitos cantores, em especial os populares, religiosos e coralistas, não têm treinamento em técnica vocal e nunca fizeram aulas formais de canto, o que aumenta o risco de abuso vocal. Com treinamento e orientação adequados, há grande redução dos riscos para a voz. A terapia fonoaudiológica é fundamental na percepção e no controle dos processos inflamatórios laríngeos causados ou agravados pelo abuso vocal.[6-8]

No caso dos cantores e atores, o treinamento envolve coordenação da respiração com a articulação e com emissão vocal (coordenação pneumofonoarticulatória), assim como orientações sobre saúde vocal, ressaltando a importância de um aquecimento e desaquecimento adaptados para as necessidades individuais. Profissionais da voz não cantores ocasionalmente também podem se beneficiar de treinamento da voz cantada por ele trabalhar técnicas de relaxamento e desenvolver força muscular de forma sinérgica com a fonoterapia, além da consciência corporal e treinamento da percepção auditiva. Obviamente, o cantor sempre deve ter treinamento da voz cantada por professor de canto qualificado que trabalhe técnica vocal e não apenas repertório. É preciso lembrar que determinadas técnicas de canto se adaptam melhor a um tipo de trato vocal e também a um estilo musical específico.[6-11]

Dentro dos profissionais da voz não ligados diretamente ao meio artístico, os professores e operadores de *telemarketing*, por exemplo, procuram atendimento com queixa de voz devido à intensidade e longas horas do uso vocal, muitas vezes em ambientes inadequados e com alto ruído de fundo. É preciso sempre pesquisar as situações que podem estar associadas a fonotrauma quando são tratados os profissionais da voz.

PROCESSOS INFLAMATÓRIOS EM VIAS AÉREAS SUPERIORES

Os processos virais podem envolver o pulmão e as vias aéreas superiores. No entanto, se houver apenas uma congestão nasal sem alterações laríngeas à laringoscopia, o profissional da voz com boa técnica vocal pode ser liberado para suas atividades vocais contanto que não force a voz e aceite as alterações de ressonância e percepção auditiva consequentes do quadro. Na vigência desses processos, o pigarro é um sintoma frequente e o ato, por si só, é um mecanismo potencialmente lesivo para a laringe. O uso de anti-inflamatórios deve ser restringido devido ao risco de hemorragias nas pregas vocais, em especial se o paciente terá de usar a sua voz profissionalmente de forma mais intensa.[12] Deve-se atentar ao uso de descongestionantes anticolinérgicos sistêmicos e anti-histamínicos de primeira geração, que causam ressecamento da mucosa e potencializam o atrito nas pregas vocais, com consequente risco de lesão. Inalações com soro fisiológico podem auxiliar na manutenção da umidade local.[12] A tosse deve ser valorizada e tratada, uma vez que é um fator de agressão às pregas vocais.

Nos casos de infecções de vias aéreas que acometam a prega vocal, o paciente deve evitar o uso da voz profissional. Cantar na vigência de uma laringite deixa o cantor mais predisposto à hemorragia ou lacerações da mucosa de revestimento das pregas vocais. Nesses casos, o repouso vocal é muito importante (falada ou cantada) até a completa recuperação do processo inflamatório, mas não é contraindicação formal.[13] No entanto, se hematoma da prega vocal ou laceração de mucosa estão presentes, o repouso vocal passa a ser fundamental. Mulheres que trabalham com a voz no período pré-menstrual e que fazem uso de anti-inflamatórios não hormonais para tratamento da dismenorreia são um grupo de risco para o desenvolvimento de hematomas em prega vocal, uma vez que a fragilidade vascular do período pré-menstrual se associa a risco de sangramento dos anti-inflamatórios não hormonais.[14-16] Na maioria dos casos, tanto a laceração como a hemorragia regridem em um período de 7 a 10 dias, mas ocasionalmente pode ocorrer a formação de cicatriz com alteração permanente da onda de vibração da mucosa (cobertura) da prega vocal afetada. Raramente a intervenção cirúrgica é necessária nos casos de hematoma da prega vocal. O paciente deve saber dos potenciais riscos à sua voz e manter o repouso vocal adequado.[17] Nesses casos, os profissionais da voz, principalmente os cantores, devem evitar emissões em regiões muito agudas e procurar usar um volume de voz próxima ao tom habitual de fala, evitar o *loudness* (volume) forte e a fala sussurrada. Algumas vezes, ocorre o cancelamento de compromissos profissionais, que é sempre uma questão muito delicada no meio artístico, devendo essa decisão ser tomada pela equipe multidisciplinar envolvida no tratamento do profissional em conjunto com o próprio paciente. Se o paciente achar importante, a discussão do afastamento deve ser abordada inclusive com a equipe de produção.

A literatura é clara em relação à importância do repouso vocal nesses casos; o que não é claro é o papel do corticoide, que pode auxiliar na redução do edema e propiciar o retorno à atividade antes do controle do processo inflamatório, e o retorno à atividade em detrimento ao repouso pode expor o profissional à piora de hematomas, aumento do processo inflamatório e levar ao desenvolvimento de lesões fonotraumáticas.[13]

Os quadros de laringite por infecção das vias aéreas superiores podem se confundir com fonotrauma ou com laringites causadas por alergia, inalação de fumaça etc. Desidratação, baixa umidade atmosférica, respiração bucal e uso de anti-histamínicos ou anticolinérgicos podem gerar ressecamento da mucosa laríngea com consequente irritação e tosse, que por sua vez levam à laringite. O uso de corticoides sistêmicos ou anti-histamínicos em baixas doses pode diminuir o processo inflamatório e a quantidade de secreção, levando em consideração o que foi abordado anteriormente em relação aos riscos do uso da voz na vigência do corticoide.[13]

Outro cuidado importante a ressaltar é em relação ao uso de corticoide inalatório, frequentemente associado a broncodilatadores. Essa droga em contato direto com a laringe pode causar atrofia da mucosa e da musculatura quando usada de forma crônica. Existem estudos que comprovam perda de massa muscular laríngea em animais de experimentação após um período de 1 semana de uso contínuo.[18,19] Além disso, o uso de antibióticos associado a corticoide sistêmico e a corticoide inalatório aumenta o risco do aparecimento de candidíase nas vias aéreas superiores. Entre profissionais da voz, a automedicação é muito frequente, o que pode levar ao uso abusivo de corticoide, aumentando as chances de infecção fúngica. Nesses casos, o uso de medicação específica para fungo é fundamental.

Na vigência dos processos inflamatórios de vias aéreas superiores, o paciente deve aumentar significativamente a ingestão de água em pequenos goles e em temperatura ambiente, além de evitar a ingestão em excesso de derivados do leite, que aumentam a produção e tornam mais espesso o muco do trato vocal. Inalação a quente pode trazer benefícios na retomada do uso profissional da voz.[1]

Deve-se sempre estar atento a quadros infecciosos bacterianos nasossinusais que podem estar associados a estes processos e ser mais um fator de agressão das pregas vocais.

CIRUGIAS DE AMIDALECTOMIA E SEPTOPLASTIA

Para um profissional da voz, as indicações cirúrgicas de amigdalectomia ou septoplastia não mudam. Em relação à amigdalectomia, há riscos de alterar as características de ressonância da voz, mas o paciente deve ser alertado em relação aos riscos de não operar, seja pelo fator obstrutivo ou pelos quadros de infecção recorrentes. Mudança de ressonância em adultos amidalectomizados pode não ser detectada pelo paciente, mas em cantores pode ser perceptível, especialmente nos casos de hipertrofia amigdalina. As mudanças nos casos de hipertrofia podem até ser benéficas ao criar uma cavidade de ressonância mais ampla, mas esse ponto, em princípio, não deve ser o motivo da indicação de amigdalectomia. O cirurgião deve evitar usar métodos quentes de amigdalectomia (bisturi elétrico ou *laser*), pois podem causar maior necrose e retração tecidual pós-operatória. Também deve-se evitar suturas amplas que comprometam os pilares e a base da língua.[20]

Em relação à septoplastia, vale o mesmo raciocínio. Cantores com desvio de septo obstrutivo e com indicação cirúrgica devem estar cientes das possíveis mudanças na ressonância, e ao mesmo tempo dos riscos de não realizarem o procedimento e manterem a respiração pela boca, o que, por sua vez, pode ter uma repercussão negativa na voz. Cirurgias nasais bem indicadas para a obstrução podem até trazer benefícios vocais, mas esse não é o objetivo da cirurgia, o foco da indicação deve estar na respiração nasal.[21]

CONDIÇÕES SISTÊMICAS

Envelhecimento

O processo de envelhecimento pode atingir a voz de forma direta ou indireta. A perda de massa e tônus muscular que ocorre em todo o corpo também se manifestará na musculatura laríngea. A atrofia da massa muscular laríngea causa arqueamento das pregas vocais com diminuição da potência e da frequência da voz. Na mulher, no entanto, após a menopausa, ocorre mais retenção de líquido, e pode ocorrer um edema da camada superficial da lâmina própria. Esse edema pode aumentar a massa da prega vocal e agravar a voz, apesar dos efeitos de atrofia muscular da idade. No homem, não há esse edema, e, assim, o efeito de agudização da atrofia pode ficar mais evidente. As alterações hormonais também mudam a lubrificação e espessura do epitélio de cobertura das pregas vocais, tornando-o mais frágil e ressecado. A capacidade pulmonar diminui com o envelhecimento, o que contribui para a perda de *loudness* e aumento do esforço vocal. Todas essas e tantas outras alterações causadas pelo envelhecimento, em geral, podem ser evitadas ou retardadas com treinamento vocal adequado e contínuo. Geralmente, as vozes que tiveram ao longo da vida algum treinamento de canto sentirão menos os efeitos da presbifonia.[22]

Perda auditiva

Uma audição adequada é essencial para a voz falada e cantada, e deve ser feita uma avaliação auditiva em todos os pacientes profissionais da voz. A perda auditiva interfere indiretamente no controle da produção vocal, e gerar padrões vocais abusivos. Para o cantor, em especial, a alteração na percepção da frequência (*pitch*) do som pode gerar dificuldade no canto com abuso vocal. Os profissionais da voz podem estar expostos aos ruídos ambientais inerentes ao trabalho (bandas, orquestras, efeitos sonoros) durante longo período de tempo, sendo os cantores populares acompanhados de banda com amplificação os principais afetados pelo trauma acústico. A protetização auditiva adequada e precoce é fundamental para evitar essas alterações.[9,23]

Doença do refluxo gastroesofágico e refluxo laringofaríngeo

A doença do refluxo gastroesofágico (DRGE) é muito comum em pacientes com alterações vocais, e em especial em profissionais da voz. O estilo de vida do cantor e ator em conjunto com sua personalidade efusiva leva a alterações nos horários alimentares e abusos alimentares que favorecem a doença. O próprio ato de cantar ou empostar a voz leva a uma maior pressão intra-abdominal e torácica, que propiciam o refluxo do conteúdo gastroduodenal para o esôfago, e de forma potencialmente devastadora para a laringe (refluxo laringofaríngeo [RLF]). A inflamação no seguimento laringofaríngeo leva ao hábito de pigarrear, e somado aos padrões abusivos, leva a potenciais lesões na laringe. Como citado em capítulo específico, a tosse seca crônica também é um sintoma comum do RLF, e pode ser causada por estímulo vagal ou por microaspiração do material refluído, sendo que a causa se asssocia ao ato de tossir e pigarrear agredindo cada vez mais a laringe. O diagnóstico e tratamento da DRGE e do RLF são abordados em outros capítulos, mas deve-se ressaltar que o profissional da voz é um indivíduo especialmente intolerante ao refluxo, devendo ser tratado de forma agressiva, inclusive considerando-se correção cirúrgica com fundoplicatura de Nissen nos casos refratários ou persistentes. A bulemia e outros distúrbios alimentares também devem ser descartados nos casos refratários ao tratamento quando há outros sintomas e sinais físicos sugestivos.[24]

Alterações endocrinológicas

A voz humana é extremamente sensível a alterações hormonais, que em sua maioria mudam o conteúdo líquido e a viscoelasticidade da lâmina própria das pregas vocais. O líquido acumulado no espaço de Reinke altera o volume e a forma das pregas vocais, o que por sua vez causa mudanças vocais caracterizadas por agravamento, diminuição de projeção (*loudness*) e perda de extensão vocal. O hipotireoidismo sabidamente causa edema de Reinke, e devem ser investigados os hormônios tireoidianos em qualquer paciente com o edema. Mesmo quando a pesquisa dos hormônios tireoidianos não mostrar alterações significativas, as pequenas alterações devem ser consideradas com cautela.[25] As alterações vocais relacionadas com hormônios sexuais têm sido estudadas em profundidade. Sabe-se que os cantores com classificação vocal de baixo têm níveis mais altos de testosterona e mais baixos de estradiol em relação aos tenores.

Problemas vocais relacionados com hormônios sexuais são mais prevalentes nas mulheres cantoras. O ciclo menstrual tem efeitos comprovados nas pregas vocais. As alterações ocorrem principalmente no período pré-menstrual, sendo o conjunto das alterações chamado *laringopatia premenstrualis*. Essas alterações também podem ocorrer no período periovulatório. As oscilações hormonais podem gerar alterações fisiológicas, psicológicas e anatômicas, caracterizadas por diminuição da eficiência vocal, perda das notas mais agudas, cansaço vocal, discreta disfonia e/ou abafamento da voz que são geralmente mais percebidas pelo cantor do que pelo ouvinte. As alterações ocorrem em cerca de um terço das cantoras. Hemorragias submucosas das pregas vocais são relatadas com frequência no período pré-menstrual. Inibidores da ovulação têm sido descritos como capazes de amenizar os sintomas; porém, em geral, as pílulas anticoncepcionais têm mais efeitos negativos do que positivos sobre a laringe. A gravidez também gera alterações laríngeas secundárias às mudanças hormonais muito semelhantes às descritas, sendo conhecida como *laringopatia gravidarum*. As alterações gravídicas, no entanto, podem ser irreversíveis.

Reposição hormonal pós-menopausa com estrógenos auxilia na manutenção dos padrões vocais prévios. Já o uso de andrógenos é contraindicado em mulheres cantoras, pois causa mudanças na frequência (*pitch*) com masculinização da voz, além de instabilidade; essas alterações também tendem a ser permanentes. Da mesma forma, o uso de anabolizantes, tão popular para o aumento da massa muscular, também gera agravamento irreversível da voz.[14-16,26]

Quanto à muda vocal que ocorre na puberdade, ela não é em si uma contraindicação para o uso da voz profissional, mas o jovem cantor deve ser orientado a adaptar seu repertório às mudanças de seu *pitch* a fim de evitar traumatismos por esforço vocal. Aulas de canto e fonoterapia são essenciais para essa população durante a fase da mudança da voz (muda vocal), que é mais evidente nos meninos que nas meninas. A questão do canto durante a muda vocal, principalmente no caso dos meninos, é muito controversa. Um número de autores recomenda aos meninos pararem de cantar durante o período. No entanto, não deve haver problema quando o regente ou professor de canto forem cuidadosos e conhecedores das mudanças que ocorrem nessa fase.[27]

Alterações psicológicas

Os profissionais da voz, e, em especial, os cantores e atores, são pessoas muito sensíveis e tendem a sofrer grande ansiedade quando ocorre qualquer alteração em sua voz, já que dependem dela. O laringologista deve tranquilizar o paciente esclarecendo a natureza de seu problema e oferecendo-lhe as opções terapêuticas.

O fonoaudiólogo também tem papel decisivo na orientação e esclarecimento dos pacientes. Quando a ansiedade é bem trabalhada, pode ser revertida na preparação e na energia necessária para se conquistar o público. O cantor precisa saber que ele nunca estará totalmente relaxado antes de uma apresentação. O trabalho respiratório e o aquecimento vocal bem adaptado auxiliam nesses casos. É comum o uso de drogas ansiolíticas e beta-adrenérgicas por esses profissionam a fim de controlar o "pânico de palco", a ansiedade típica que o artista sente antes da apresentação. No entanto, além de terem efeitos colaterais prejudiciais para a voz (por interferir no controle motor fino), podem prejudicar o sistema cardiovascular (no caso dos betabloqueadores).[28] A descarga de adrenalina que ocorre logo antes e no começo de uma apresentação é necessária para que o profissional da voz esteja atento e tenha um bom desempenho, criando empatia com a plateia. Quando o profissional da voz passa a depender de auxílio químico para exercer suas funções, pode ter problemas psicológicos de base que devem ser abordados por profissional qualificado (psicólogo, psiquiatra ou psicoterapeuta).

Quando um profissional da voz desenvolve sequela permanente da voz, ou quando essa possibilidade é iminente, ele se comporta como se estivesse em luto. Esse comportamento relativamente comum, especialmente nos artistas e cantores, ocorre devido à ideia de identidade que o paciente atribui à sua voz, quando ele passa a "ser sua voz". Na perda dela, é como se o profissional perdesse sua própria identidade. Muitas vezes, o medo inconsciente atrapalha a recuperação dos pacientes, mesmo quando as condições anatômicas e funcionais são favoráveis. Todos os envolvidos no tratamento desses pacientes devem estar cientes dessa reação bastante comum para saber orientar seu paciente.[29]

Saúde geral

Assim como em qualquer outra atividade atlética, o uso adequado da voz requer boas condições gerais de saúde e condicionamento físico dos músculos envolvidos na fonação. Força e resistência da musculatura abdominal e respiratória são de especial importância. Indivíduos que relatam dispneia ao subir dois lances de escada certamente não têm a energia necessária para um apoio respiratório adequado à fala e muito menos para cantar. Essas deficiências geralmente acarretam padrões fonatórios abusivos compensatórios e potenciais lesões fonotraumáticas.

Doenças sistêmicas que cursam com fraqueza e mal-estar podem comprometer a capacidade de recuperação da mucosa laríngea, especialmente quando causam inflamação nas vias respiratórias e aumento de muco. Também as doenças que cursam com dor ou desconforto abdominal interferem no apoio respiratório, impossibilitando o uso da voz profissional.[30] Até mesmo lesões ortopédicas que prejudiquem a postura do profissional da voz podem ter repercussão na qualidade da produção vocal.

Outro ponto importante da saúde geral é o sono. A falta de sono compromete de forma expressiva a qualidade vocal, sendo um tema fundamental a ser abordado com um profissional da voz.[1]

Uso de drogas

A lista de substâncias ingeridas, fumadas, inaladas e injetadas é assustadoramente grande e não cabe discuti-la neste capítulo. No entanto, o profissional da saúde envolvido no tratamento dos profissionais da voz deve estar atento para a possibilidade de abuso de drogas lícitas e ilícitas, orientando seus pacientes quanto ao efeito devastador que essas substâncias podem ter direta e indiretamente em sua voz e na longevidade de suas carreiras. De forma geral, substâncias que causam amortecimento das pregas vocais, como o álcool e a cocaína inalada, aumentam os riscos de abuso vocal e lesões traumáticas. O cigarro de filtro é conhecido agressor laríngeo e das vias respiratórias, mas outras formas de fumo, como o cigarro de maconha ou o narguilé contêm mais de 20 substâncias tóxicas que são despejadas em alta temperatura e sem qualquer filtragem sobre a laringe. Nos últimos anos, o consumo de cigarro eletrônico aumentou e seus efeitos pulmonares inflamatórios agudos colocaram em cheque a segurança do produto, que pregava um menor efeito carcinogênico quando comparado ao cigarro convencional. Eles produzem aerossol de diversas substâncias e as mais utilizadas são a maconha e a nicotina. São vários aditivos utilizados com níveis de segurança e toxicológico discutíveis. Um dos produtos já conhecido que agride o pulmão é o acetato de vitamina E, presente em algumas apresentações. Outra substância irritante é o propilenoglicol, responsável pela fumaça, que ao ser inalada agride o trato respiratório. Além disso, a sua decomposição, gerada pelo calor, pode ter efeitos carcinogênicos. Ainda não se sabe o efeito da inalação dos metais pesados, partículas ultrafinas e componentes voláteis presentes no cigarro eletrônico.[31]

ALTERAÇÕES ESTRUTURAIS NAS PREGAS VOCAIS

Nódulos

Os nódulos ocorrem com frequência nos profissionais da voz devido ao uso abusivo principalmente da voz falada. Trata-se de uma afecção que acomete o sexo feminino, e as professoras são o grupo profissional mais acometido pela lesão. A gênese da lesão tem relação com impacto repetido e crônico das pregas vocais durante o uso da voz falada. É importante salientar que discreto edema das pregas vocais, tido como fisiológico, pode ocorrer em atores e cantores quando em período de treinamento excessivo, regredindo espontaneamente após cessar os ensaios ou o uso tão intenso. A presença de pequenos nódulos não impede a produção vocal, e há muitos cantores e atores famosos que se profissionalizaram com essa lesão incorporando as características vocais inerentes ao seu estilo.

O diagnóstico adequado das formações nodulares das pregas vocais é quase impossível sem o uso da videolaringoestroboscopia e boa magnificação da imagem. Os cistos vocais são comumente confundidos com nódulos, pois muitas vezes apresentam com reações contralaterais. No entanto, tratam-se de duas lesões bastante distintas e requerem abordagens terapêuticas específicas. Os nódulos são lesões restritas à camada superficial da lâmina própria e são formados por tecido edematoso e fibras colágenas. Quase invariavelmente, são bilaterais e simétricos. Como o estigma de ter nódulos nas pregas vocais é muito grande no meio dos profissionais da voz, o médico deve ter cautela ao dar o diagnóstico. Seja qual for o tamanho dos nódulos, a fonoterapia deve sempre ser o tratamento inicial, uma vez que resolve a grande maioria dos nódulos após período médio de 8 a 12 semanas. Mesmo que não haja regressão total dos nódulos, e com necessidade de intervenção cirúrgica, a fonoterapia pré-operatória é fundamental para corrigir os padrões fonatórios que levaram à formação da lesão.[32,33]

Pseudocisto, cisto intracordal

Na voz cantada, em especial no canto lírico, tem sido descrito o pseudocisto. Trata-se de uma lesão fusiforme por vezes bilateral de aspecto translúcido semelhante a uma pequena bolha, que seria fruto do trauma entre as pregas vocais na mesma localização dos nódulos. Este é um diagnóstico diferencial do nódulo. O pseudocisto é maleável e às vezes não causa nenhuma alteração vocal, inclusive em cantores líricos. O nódulo seria relacionado com trauma crônico na voz falada e o pseudocisto, com trauma crônico na voz cantada. A conduta em ambas as lesões é muito semelhante, baseada nas mudanças dos ajustes na emissão.[34]

Os cistos intracordais são o diagnóstico diferencial dos nódulos, mas distintamente desses, caracterizam-se por bolsa de epitélio na lâmina própria preenchida por líquido, com possibilidade de cursar com reação contralateral gerada pelo impacto da lesão na outra prega vocal. Quando pequenos e não aderidos aos planos profundos, podem repercutir pouco ou nada na qualidade vocal, e há relato de cantores com essas lesões assintomáticas ou bem adaptados. Ocasionalmente, padrões vocais abusivos podem gerar aumento dos cistos, que passam a alterar a voz. Novamente, a fonoterapia é fundamental no tratamento dessas lesões, mas é importante diferenciar, sempre que possível, nódulos de cisto, pois a estratégia fonoterápica difere nos dois casos. Muitas vezes, o diagnóstico do cisto intracordal só é feito após um período de fonoterapia para supostos nódulos que não regridem, ou, ainda, que diminuem ou desaparecem no lado com edema reacional, mas permanecem na prega vocal contendo o cisto. Outras vezes, o diagnóstico é intraoperatório. O profissional da voz deve ser avisado dessa possibilidade e dos riscos maiores da cirurgia que eventualmente exija manipulação das camadas mais profundas da lâmina própria. O risco-benefício deve ser bem discutido com o paciente, uma vez que na voz profissional a margem de erro é pequena. Lesões como sulco e ponte mucosa são menos frequentes, e são abordadas em outros capítulos com mais detalhes, mas deve-se lembrar que o profissional da voz, principalmente o ator e cantor, só chega a se profissionalizar a partir de uma condição vocal mínima, ou seja, se apresentar qualquer tipo de alteração anatômica, esta não deve ser grave, pois impossibilitaria desde a infância uma produção vocal adequada. Assim sendo, as alterações encontradas nesses pacientes costumam ser menores e secundárias ao abuso ou ao mau uso vocal em determinado período de suas carreiras, com grandes chances de se resolver com fonoterapia rigorosa especializada e mudança de hábitos vocais. As intervenções cirúrgicas, quando necessárias, devem ser minimamente invasivas, restringindo-se à camada superficial da lâmina própria para evitar cicatrizes, as quais podem ser muito mais deletérias à voz profissional do que a lesão original.[35]

Pólipos

O pólipo da prega vocal costuma ser unilateral e também é secundário ao abuso ou ao mau uso vocal, mas geralmente ocorre após trauma com hemorragia submucosa. Em geral, apresenta vasculodisgenesia associada. Nos casos de vasculodisgenesia relacionada com hematomas recorrentes, a cauterização da lesão pode auxiliar na redução dos hematomas e consequentemente à formação de pólipos. Alguns pacientes apresentam a concomitância de outras alterações estruturais das pregas vocais na mesma prega vocal ou na prega vocal oposta ao pólipo, sugerindo que as alterações estruturais podem aumentar a susceptibilidade da prega vocal ao trauma fonatório. Alguns pólipos regridem com repouso vocal e uso de corticoides sistêmicos por curto período de tempo, mas em sua maioria necessitam de remoção cirúrgica. Por restringirem-se à camada superficial da lâmina própria, costumam evoluir bem, mas os provenientes de hemorragias maiores podem evoluir com proliferação de tecido colágeno nas camadas mais profundas da lâmina própria, com repercussões funcionais mais graves. Em geral, isso se evidencia na videoestrobolaringoscopia. A fonoterapia pré e pós-operatória é indicada para corrigir os padrões fonatórios abusivos.[36]

Edema de Reinke

O edema de Reinke, caracterizado por acúmulo de líquido e substância gelatinosa na camada superficial da lâmina própria (o espaço de Reinke), gera aumento da massa e irregularidade do bordo livre das pregas vocais, resultando em uma voz agravada e de baixa intensidade. O edema é associado a tabagismo, abuso vocal, refluxo gastroesofágico e hipotireoidismo, como abordado anteriormente. O tratamento envolve trabalhar os fatores causais, com possibilidade de ocorrer regressão dos casos mais leves com tratamento conservador associado a fonoterapia. Intervenção cirúrgica deve ser reservada para os casos em que haja suspeita de deteriorização neoplásica, dificuldade respiratória ou quando o paciente expressar insatisfação com sua qualidade vocal. Para alguns profissionais da voz, como os cantores de jazz ou flamenco, radialistas e locutores de televisão, o edema de Reinke é uma forte característica de sua voz, sendo desejável para sua atividade profissional. Intervir desnecessariamente na voz desses indivíduos seria extremamente prejudicial para suas carreiras.[37]

AVALIAÇÃO FUNCIONAL DO TRATO VOCAL DO CANTOR

A avaliação funcional da voz cantada é fundamental na abordagem de cantores. Esse exame permite detectar a presença de abusos vocais durante a voz cantada, assim como ajustes potencialmente nocivos para o aparelho fonador. Muitas vezes, a queixa dos cantores ocorre apenas na voz cantada e essa avaliação permite observar a relação da queixa com determinado comportamento vocal. Outro ponto a ser considerado é que a imagem pode ser utilizada para uma melhor compreensão da dinâmica da emissão durante o canto, auxiliando na orientação de determinado comportamento vocal. Além disso, as imagens podem ser utilizadas como *biofeedback* na melhora dos ajustes do aparelho fonador.[38]

O nasofibrolaringoscópio, além de avaliar as cavidades nasais, observando a presença de processo inflamatório ou obstrutivo, permite a avaliação completa do trato vocal. Como o exame é realizado pelo nariz, é mais fácil estabelecer relação da voz do paciente com os ajustes sonoros de trato vocal e de fonte durante a emissão. Esse exame permite analisar o comportamento vocal do paciente não só na voz falada, mas também na cantada, sendo um exame simples, que pode ser feito em consultório. Por outro lado, há exames como a ressonância nuclear magnética dinâmica ou a videofluoroscopia que, sem dúvida, podem trazer dados mais precisos e complementares em relação à avaliação funcional. A realização desses exames, no entanto, depende de uma estrutura maior, inviabilizando a realização em consultório. Além disso, a videofluoroscopia expõe o paciente a uma carga de radiação.[39]

O comportamento vocal deve ser abordado em três situações: na emissão isolada com vogais sustentadas e em escalas, na voz falada e na voz cantada no gênero musical do cantor. Os ajustes são diferentes conforme as características da emissão. É fundamental detectar o ajuste que potencialmente esteja causando algum dano ao aparelho fonador. Outro ponto fundamental é perceber o papel das estruturas do aparelho fonador na qualidade vocal. Essa percepção permite orientação precisa ao paciente na busca de uma emissão mais efetiva. Na avaliação funcional da voz cantada por nasofibrolaringoscopia, devem ser avaliados: fenda glótica durante a emissão, participação das pregas vestibulares, deslocamento vertical da laringe, amplitude do trato vocal, mobilidade longitudinal das pregas vocais e fechamento velofaríngeo. Esses parâmetros devem ser analisados em conjunto para cada paciente, e deve-se checar possíveis correlações entre os ajustes supraglóticos e o comportamento glótico.[38]

Fenda glótica

Uma coaptação glótica adequada possibilita menor perda de energia na transformação da energia aerodinâmica em sonora. Isso representa melhor efetividade da voz. O movimento vibratório da mucosa durante a emissão resulta em impacto entre as pregas vocais e o fechamento completo distribui esse impacto por toda a prega vocal, ocorrendo absorção mais equilibrada da energia por todo o corpo da prega vocal. Quando há uma fenda durante a fonação, o impacto fica localizado em uma área menor, o que resulta em maior concentração de energia na área de contato e aumenta a possibilidade de trauma fonatório no local. A fenda triangular posterior corresponde a uma fenda na porção cartilaginosa da prega vocal, área sem participação no movimento vibratório e, portanto, não expõe a prega vocal a pontos de atrito mais localizados.

A fenda triangular médio-posterior gera um escape na porção posterior da porção membranosa das pregas vocais e deixa a voz soprosa. Há maior concentração de energia na porção anterior das pregas vocais durante o movimento vibratório. Esse comportamento pode predispor a prega vocal a uma maior vulnerabilidade frente ao aumento da demanda vocal.[34] Por outro lado, a voz soprosa pode caracterizar o estilo do cantor e fazer parte das características do gênero musical. Corrigir essa configuração glótica pode determinar uma modificação no estilo. O paciente deve estar ciente dos objetivos e das consequências da modificação desse ajuste laríngeo.

A fenda em ampulheta revela a presença de edema das pregas vocais ou de lesões que interfiram na coaptação completa das pregas vocais durante a fonação. Ocorre o contato entre as pregas apenas no local da lesão. A presença da lesão determina um atrito localizado, causando processo inflamatório recorrente relacionado com o uso da voz, retroalimentando o processo inflamatório no local da lesão já estabelecida. A fenda fusiforme pode estar associada a pregas vocais atróficas, que por falta de volume não coaptam durante a fonação. A fenda pode sugerir a presença de sulco de prega vocal ou ser indício de presbifonia.[22] Podem ocorrer também nos pacientes com fadiga vocal, que têm comprometimento do tônus do músculo tireoaritenóideo. É comum observar fenda fusifome em cantores após um uso intenso da voz.

Pregas vestibulares

O foco que deve ser dado à ação das pregas vestibulares está no grau de tensão que sua musculatura pode exercer na prega vocal propriamente dita. A constrição medial das pregas vestibulares frequentemente se reflete nas pregas vocais. A constrição anteroposterior pode ter menor interferência na tensão das pregas vocais. Um uso excessivo das pregas vestibulares pode, a longo prazo, causar agressão às pregas vocais. O cantor pode utilizar a prega vestibular indevidamente, necessitando de trabalho dirigido para suavizar a emissão, ou pode utilizar a prega vestibular para atingir uma qualidade vocal específica. Alguns gêneros musicais são caracterizados pela ação das pregas vestibulares, como, por exemplo, o canto de Tuva, na Mongólia. Alguns cantores de *jazz*, *blues* ou *rock* fazem uso das pregas vestibulares em determinados momentos da emissão.[40] Não há dúvida de que esses casos são um grande desafio, pois a emissão desejada pelo cantor depende da participação das pregas vestibulares. Na presença da participação das pregas vestibulares na emissão, é importante detectar sinais inflamatórios nas pregas vocais, que possam sugerir se há ou não uma agressão a elas, causada pela ação da constrição medial das pregas vestibulares. Estudos mostram que não há relação da participação das pregas vocais em cantores de *rock* com a presença de lesões em pregas vocais. Por outro lado, nesse mesmo estudo, os autores comentam que não se pode afirmar que ajustes como o *drive*, no qual há participação das pregas vestibulares, o aumento da frequência do uso da emissão, assim como o uso por período prolongado, poderia ser fator de agressão às pregas vocais. Uma forma de entender se o uso do *drive* expõe o cantor de *rock* a um possível fonotrauma é pesquisar se no ajuste do *drive* o cantor refere algum desconforto laríngeo ou se tem vontade de tossir.[40] Quando o cantor termina uma apresentação com disfonia, não há dúvida que esteja fazendo alguns ajustes nocivos para a prega vocal, e o *drive* pode ser um desses fatores. A realização da nasolaringoscopia no dia seguinte a um *show* pode mostrar sinais inflamatórios, que são sinais de alerta ao fonotrauma. Cabe ao otorrino pesquisar e entender quais seriam os fatores predisponentes, e os ajustes da nasolaringoscopia contribuem no entendimento. Fonoaudiólogos e professores de canto podem auxiliar o cantor a fazer a emissão do *drive* da forma menos agressiva possível, de maneira individualizada, atentos às facilidades e limites de cada cantor.

Deslocamento vertical da laringe

O deslocamento vertical da laringe é outro ponto que pode ser facilmente avaliado durante a videonasofibrolaringoscopia. A altura da laringe determina o comprimento do trato vocal. Quanto mais alta a laringe, mais curto será o trato vocal e, portanto, a emissão será mais aguda. Quanto mais baixa a laringe, mais alongado será o trato e, portanto, a emissão será mais grave. A altura da laringe interfere de forma expressiva na frequência da emissão.[41] Segundo Sundberg, o abaixamento da laringe, aliado às modificações de língua, mandíbula e véu palatino, leva a um alongamento dos tubos laríngeo e faríngeo como uma única cavidade. Outras técnicas são descritas para avaliar esse deslocamento, mas, sem dúvida, a videonasofibrolaringoscopia é a mais simples por já fazer parte do arsenal otorrinolaringológico.[42,43]

O deslocamento vertical da laringe é avaliado durante a emissão de uma escala ou do trecho de uma música do repertório do cantor. Na observação, procura-se definir as diferenças da altura da laringe entre os agudos e os graves, e o repouso durante a respiração é sempre o ponto de partida. Alguns gêneros musicais são caracterizados por manterem a laringe mais fixa durante a emissão de diferentes notas da escala, como acontece no canto lírico, que de forma geral mantém a laringe mais fixa e baixa.[44] O *belting*, estilo característico do canto em musicais da Broadway, é caracterizado pela laringe alta, deixando a cavidade de ressonância na forma de corneta, ao passo que no canto lírico, com o abaixamento da laringe, o trato vocal teria a forma de uma corneta invertida.[44,45] No *rock*, durante a emissão de *drive* um som áspero e agudo, a constrição das pregas vestibulares é associada a elevação da laringe. A laringe alta deixa o som mais claro e a baixa gera um som mais escuro. Outros gêneros musicais permitem maior deslocamento, sendo um atributo a ser considerado na modificação da frequência da emissão. A agudização com a laringe fixa (baixa) pode restringir a tessitura, uma vez que os agudos terão dependência maior do estiramento das pregas vocais.

Amplitude do trato vocal

A amplitude do trato vocal tem ação semelhante ao deslocamento vertical da laringe. O diâmetro do lúmen faríngeo é inversamente proporcional ao *pitch*. Uma laringe ampla favorece os graves e uma estreita, os agudos. No canto lírico, a laringe é mantida ampla mesmo nas emissões dos agudos, mas na emissão dos hiperagudos, a constrição pode estar presente, assim como a elevação da laringe. Nos demais estilos, a faringe pode ter participação maior durante a emissão de uma escala vocal. O cantor de *rock*, ao emitir o *drive*, utiliza a constrição da faringe para favorecer a agudização, além de elevar a laringe, como já foi abordado. A emissão desse som, com a faringe ampla, provocaria maior desgaste da prega vocal. A aspereza presente no *drive*, no entanto, está relacionada com maior atrito entre as pregas vocais ou com maior participação das pregas vestibulares, o que, sem dúvida, poderia resultar em maior impacto entre as pregas vocais.[40] Durante a videonasofibrolaringoscopia, o examinador deve estar atento se a constrição faríngea, em determinada emissão, gera maior impacto entre as pregas vocais. A análise simultânea da imagem do trato e das características da voz durante o canto auxilia na avaliação da relação entre a constrição faríngea e a repercussão na laringe. A presença da aspereza, associada a imagem da videonasofibrolaringoscopia, deixa clara a fisiologia da emissão e o quanto determinado ajuste pode ser potencialmente nocivo para as pregas vocais. Os cantores líricos, muitas vezes, na emissão de um hiperagudo utilizam a constrição da faringe, mas sem causar qualquer tensão laríngea, mantendo a emissão clara e limpa, o que diminuiria a chance de agressão à prega vocal.[42,43]

Estiramento das pregas vocais

A mobilidade longitudinal da prega vocal é caracterizada por estiramento e relaxamento da prega vocal, sendo a essência da escala vocal. Uma prega vocal encurtada à custa de contração do músculo tireoaritenóideo e sem a ação do cricotireóideo determina uma emissão grave. Por outro lado, a contração do cricotireóideo e o relaxamento do tireoaritenóideo definem um som agudo. Independentemente do estilo, a ação desses músculos é fundamental na escala vocal. A participação do deslocamento vertical da laringe e a amplitude do trato vocal podem ocorrer ou não na agudização conforme o estilo do cantor, mas o estiramento deve estar sempre presente.[38] Por vezes, alguns cantores utilizam o aumento da pressão subglótica ao aumentar o volume da emissão nos agudos, não utilizando estiramento da prega vocal de forma efetiva. O aumento do volume como técnica de agudização pode aumentar o impacto entre as pregas vocais, sendo uma causa frequente de abuso vocal.

PROTOCOLO PARA AVALIAÇÃO DO TRATO VOCAL DE CANTORES

Com base nesses conceitos, foi desenvolvido e validado um protocolo para a avaliação do trato vocal de cantores (Tabela 204.1).[38] O nasofibrolaringoscópio é introduzido pela cavidade nasal mais ampla. Não é utilizado qualquer tipo de anestésico tópico para evitar que as alterações de sensibilidade interfiram nos ajustes durante o uso da voz cantada. O aparelho é posicionado na transição da nasofaringe com a orofaringe, de forma que se visualizem as estruturas laríngeas e laringofaríngeas. É interessante ressaltar que frequentemente cantores avaliados apresentam uma melhor qualidade vocal com o nasolaringoscópio do que sem ele. Acreditamos que a presença do aparelho possa levar a uma redução da constrição faringolaríngea, na tentativa reflexa de se proteger.

Durante a respiração, na posição de repouso, observa-se a amplitude da faringe, como se apresentam os seios piriformes (apagados ou não), o posicionamento da base da língua e a sua relação com a valécula. O repouso é o ponto de partida para descrever qualquer ajuste

Tabela 204.1 Protocolo de avaliação dos ajustes do trato vocal durante o canto.

Supraglote	( ) Constrição medial (laterolateral) __Ausente __Leve: tensão de prega vestibular (cobre parcialmente pregas vocais) __Intensa: prega vestibular cobre totalmente pregas vocais ( ) Constrição anteroposterior (deslocamento anterior da aritenoide) __Ausente __Leve: aproxima aritenoides da base da epiglote __Intensa: cobre pregas vocais
Faringe	( ) Constrição medial (laterolateral) __Ausente __Leve: visão parcial do recesso piriforme __Intensa: faringe em contato com prega ariepiglótica
Deslocamento vertical da laringe	( ) Ausente ( ) Cranial ( ) Caudal

no aparelho fonador. A dimensão do trato vocal de cada pessoa é determinante do resultado vocal final. O protocolo deve ser aplicado ao ajuste específico a ser avaliado. O cantor por vezes tem uma queixa em determinada emissão, uma nota que alcançava e não alcança mais ou um ruído em determinado momento, entre tantas outras possibilidades de queixa que possa ter. É importante fazer a avaliação já com uma intenção específica, buscando o ajuste em determinado momento do canto. O aparelho deve ser posicionado buscando uma visão geral da faringe e da laringe. Mantendo o nasolaringoscópio fixo no momento que se deseja avaliar tem-se uma visão limitada do todo. Em função disso, para avaliar um ajuste, o examinador deve ter um comportamento ativo, mudando o nasolaringoscópio de posição. Por vezes, é necessário repetir o comando, cantar novamente o mesmo trecho, o que permite que em um determinado momento seja avaliada a faringe e no segundo momento, se necessário, a supraglote. Durante o canto, o trato vocal e a fonte sonora estão em constante movimento e são influenciados também pelos ajustes articulatórios, o que dificulta muitas vezes uma avaliação global do comportamento funcional do aparelho fonador. Dessa forma, a escolha de determinados segmentos da música, como o trecho mais agudo ou o mais grave, pode facilitar a avaliação mais objetiva do comportamento desse trato vocal, permitindo uma maior reprodutibilidade intra e interexaminador. Esse protocolo limita-se ao estudo dos ajustes faríngeos, supraglóticos e deslocamento vertical da laringe; no entanto, protocolos que analisassem o comportamento das estruturas velofaríngeas, da base da língua, do estiramento das pregas vocais e da coaptação glótica permitiriam uma leitura ainda mais global.[38]

Protocolos são importantes para normatizar o atendimento em serviços universitários, estabelecendo critérios para que diferentes examinadores tenham linguagem uniforme. Outro ponto é encontrar em trabalho científico formas de reduzir a subjetividade de avaliações descritivas, permitindo comparações entre os resultados encontrados. Protocolos como esse permitem comparações mais precisas entre cantores ou estilos (Vídeos 204.1 a 204.5).

REFERÊNCIAS BIBLIOGRÁFICAS

1. Benninger MS. The professional voice. J Laryngol Otol [Internet]. 2011 Feb [Acesso em: 2024 Jul];125(2):111-6.
2. Freed SL, Raphael BN, Sataloff RT. The role of the acting-voice trainer in medical care of professional voice users. In: Sataloff RT. Professional voice: The science and art of clinical care. 3rd ed. San Diego: Plural Publishing, Inc.; 2005. p. 1051-60.
3. Rubin AD, Codino J. The art of caring for professional singers. Otolaybgol Clin N Am [Internet]. 2019 [Acesso em: 2024 Jul];52:769-78.
4. Sataloff RT. Professional voice: The science and art of clinical care. 3rd ed. San Diego: Plural Publishing, Inc.; 2009.
5. Sataloff RT. Professional voice users: The evaluation of voice disorders. Occup Med [Internet]. 2001 Oct-Dec [Acesso em: 2024 Jul];16(4):633-47.
6. Dastolfo-Hromack C, Thomas TL, Rosen CA, Gartner-Schmidt J. Singing voice outcomes following singing voice therapy. Laryngoscope [Internet]. 2016 Nov [Acesso em: 2024 Jul];126(11):2546-51.
7. Goffi-Fynn JC, Carroll LM. Collaboration and conquest: MTD as viewed by voice teacher (singing voice specialist) and speech-language pathologist. J Voice [Internet]. 2013 May [Acesso em: 2024 Jul];27(3):391.e9-391.e14.
8. Murry T, Rosen CA. Vocal education for the professional voice user and singer. Otolaryngol Clin North Am [Internet]. 2000 Oct [Acesso em: 2024 Jul];33(5):967-82.
9. Bottalico P, Graetzer S, Hunter EJ. Effect of training and level of external auditory feedback on the singing voice: Pitch inaccuracy. J Voice [Internet]. 2017 Jan [Acesso em: 2024 Jul];31(1):122.e9-122.e16.
10. Lam Tang JÁ, Boliek CA, Rieger JM. Laryngeal and respiratory behavior during pitch change in professional singers. J Voice [Internet]. 2008 [Acesso em: 2024 Jul];22(6):622-33.
11. Sielska-Badurek E, Osuch-Wójcikiewcz E, Sobol M, Kazanecka E, Rzepakowska A, Niemczyk K. Combined functional voice therapy in singers with muscle tension dysphonia in singing. J Voice [Internet]. 2017 Jul [Acesso em: 2024 Jul];31(4):509.e23-509.e31.
12. Abaza MM, Levy S, Hawkshaw MJ, Sataloff RT. Effects of medications on the voice. Otolaryngol Clin North Am [Internet]. 2007 Oct [Acesso em: 2024 Jul];40(5):1081-90.
13. Estes CM, Chadwick K, Sadoughi B, Andreadis K, Summan S, Sulica L. Prospective evaluation of safety on steroids: Testing the truth of received wisdom. Laryngoscope [Internet]. 2021 Oct [Acesso em: 2024 Jul];131(10):2298-2304.
14. Abitbol J, Abitbol P, Abitbol B. Sex hormones and the female voice. J Voice [Internet]. 1999 Sep [Acesso em: 2024 Jul];13(3):424-46.
15. Amir O, Biron-Shental T. The impact of hormonal fluctuations on female vocal folds. Curr Opin Otolaryngol Head Neck Surg [Internet]. 2004 Jun [Acesso em: 2024 Jul];12(3):180-4.
16. Barillari MR, Volpe U, Innaro N, Barillari U. Is menstrual dysphonia associated with greater disability and lower quality of life? J Voice [Internet]. 2016 Jan [Acesso em: 2024 Jul];30(1):88-92.
17. Kerwin LJ, Estes C, Oromendia C, Christos P, Sulica L. Long-term consequences of vocal fold hemorrhage. Laryngoscope [Internet]. 2016 Oct 7 [Acesso em: 2024 Jul];127(4):900-6.
18. Buhl R. Local oropharyngeal side effects of inhaled corticosteroids in patients with asthma. Allergy [Internet]. 2006 May [Acesso em: 2024 Jul];61(5):518-26.
19. Chmielewska M, Akst LM. Dysphonia associated with the use of inhaled corticosteroids. Curr Opin Otolaryngol Head Neck Surg [Internet]. 2015 Jun [Acesso em: 2024 Jul];23(3):255-9.
20. Sanddep S, Shilpa C, Basavaraj S, Menon NN. Voice analysis in post tonsillectomy patients. Indian J Otolaryngol Head Neck Surg [Internet]. 2019 Oct [Acesso em: 2024 Jul];71(Suppl 1):312-317.
21. Kajal P, Aarya R, Singh G, Davessar JL, Kaur K. Changes in voice after septoplasty: Pilot study. Indian J Otolaryngol Head Neck Surg [Internet]. 2022 Oct [Acesso em: 2024 Jul];74(Suppl 2):1831-1835.
22. Takano S, Kimura M, Nito T, Imagawa H, Sakakibara K, Tayama N. Clinical analysis of presbylarynx-vocal fold atrophy in elderly individuals. Auris Nasus Larynx [Internet]. 2010 Aug [Acesso em: 2024 Jul];37(4):461-4.
23. Prather JF. Auditory signal processing in communication: Perception and performance of vocal sounds. Hear Res [Internet]. 2013 Nov [Acesso em: 2024 Jul];305:144-55.

24. Silva AS, Duprat AC, Machado SR, Melo DN, Ribeiro DN. Evaluation of the reflux symptom index and the endolaryngeal findings scale after treatment in individuals with laryngopharyngeal reflux. Int Arch Otorhinolaryngol [Internet]. 2021 Jan [Acesso em: 2024 Jul];25(1):e115-e122.
25. Gupta OP, Bhatia PL, Agarwal MK, Mehrotra M, Mishr SK. Nasal pharyngeal and laryngeal manifestations of hypothyroidism. Ear Nose Throat J [Internet]. 1977 Sep [Acesso em: 2024 Jul];56(9):349-56.
26. Davis CB, Davis ML.The effects of premenstrual syndrome (PMS) on the female singer. J Voice [Internet]. 1993 Dec [Acesso em: 2024 Jul];7(4):337-53.
27. Hari Kumar KV, Garg A, Ajai Chandra NS, Singh SP, Datta R. Voice and endocrinology. Indian J Endocrinol Metab [Internet]. 2016 Sep-Oct [Acesso em: 2024 Jul];20(5):590-4.
28. Gates GA, Saegert J, Wilson N, Johnson L, Sheperd A, Hearnd EM. Effects of beta-blockade on singing performance. Ann Otol Rhinol Laryngol [Internet]. 1985 [Acesso em: 2024 Jul];94:570-4.
29. Rosen DC, Sataloff RT. Psychology of voice disorders. San Diego: Singular Publishing Group, Inc.; 1997. p. 1-261.
30. Spiegel JR, Sataloff RT, Cohn JR. Respiratory function in singers. Medical assessment, diagnoses and treatments. J Voice [Internet]. 1988 [Acesso em: 2024 Jul];2(1):40-50.
31. Lechien JR, Papon JP, Pouliquen C, Hans S. E-cigarette vaping-related vocal fold injury: A case report. J Voice [Internet]. 2024 Jan [Acesso em: 2024 Jul];38(1):195-6.
32. Guss J, Sadoughi B, Benson B, Sulica L. Dysphonia in performers: Toward a clinical definition of laryngology of the performing voice. J Voice [Internet]. 2014 May [Acesso em: 2024 Jul];28(3):349-55.
33. Nunes RB, Souza AM, Duprat AC, Silva MA, Costa RC, Paulino JG. Vocal tract analysis in patients with vocal fold nodules, clefts and cysts. Braz J Otorhinolaryngol [Internet]. 2009 [Acesso em: 2024 Jul];75(2):188-92.
34. Estes C, Sulica L. Vocal fold pseudocyst: A prospective study of surgical outcomes. Laryngoscope [Internet]. 2015 Apr [Acesso em: 2024 Jul];125(4):913-8.
35. Zeitels S, Hillman RE, Desloge R, Mauri M, Doyle PB. Phonomicrosurgery in singers and performing artists: treatment outcomes, management theories, and future directions. Ann Otol Rhinol Laryngol Suppl [Internet]. 2002 Dec [Acesso em: 2024 Jul];190:21-40.
36. Eckley CA, Corvo MA, Yoshimi R, Swensson J, Duprat AC. Unsuspected intraoperative finding of structural abnormalities associated with vocal fold polyps. J Voice [Internet]. 2010 Sep [Acesso em: 2024 Jul];24(5):623-5.
37. Kwok M, Eslick G. The impact of vocal and laryngeal pathologies smong professional singers: A meta-analysis. J Voice [Internet]. 2019 Jan [Acesso em: 2024 Jul];33(1):58-65.
38. Ribeiro S. Proposta e validação de protocolo de avaliação dos ajustes vocais durante o canto [thesis]. São Paulo: Faculdade de Ciências Médicas da Santa Casa de São Paulo. 2015.
39. Roers F, Mürbe D, Sundberg J. Voice classification and vocal tract of singers: A study of x-ray images and morphology. J Acoust Soc Am [Internet]. 2009 [Acesso em: 2024 Jul];125(1):503-12.
40. Guzman M, Barros M, Espinoza F, Herrera A, Parra D, Muñoz D et al. Laryngoscopic, acoustic, perceptual and functional assessment of voice in rock singers. Folia Phoniatr Logop [internet]. 2013 [Acesso em: 2024 Jul];65(5):248-56.
41. Pehlivan M, Denizoglu I. Laryngoaltimeter. A new ambulatory device for laryngeal height control, preliminary results. J Voice [Internet]. 2009 [Acesso em: 2024 Jul];23(5):529-38.
42. Sundberg J, Prame E, Iwarsson J. Replicability and accuracy of pitch patterns in professional singers. Vocal fold physiology: Controlling chaos and complexity. San Diego: Singular Publishing Group, Inc.; 1996. p. 291-306.
43. Sundberg J. Articulatory configuration and pitch in a classically trained soprano singer. J Voice [Internet]. 2009 [Acesso em: 2024 Jul];23(5):546-51.
44. Childs LF, D'Oto A, Beams DR, Hynan L, Mau T. Association of genre of singing and photraumatic vocal fold lesions in singers. Laryngoscope [Internet]. 2023 Jul [Acesso em: 2024 Jul]; 133(7): 1683-9.
45. Lawrence V. Laryngeal observation on belting. J Res in Singing [Internet]. 1969 [Acesso em: 2024 Jul];2:26-8.

CAPÍTULO

205

Avaliação Fonoaudiológica das Disfonias

Rosiane Yamasaki • Thays Vaiano • Priscila Oliveira

INTRODUÇÃO

A produção vocal de indivíduos vocalmente saudáveis caracteriza-se por qualidade vocal equilibrada, emitida sem esforço e adequada às exigências vocais do indivíduo. Disfonias são distúrbios vocais caracterizados por alteração da qualidade vocal, *pitch*, *loudness* ou esforço vocal que comprometa a produção vocal natural, a comunicação oral e/ou a qualidade de vida do paciente.[1,2] Dessa forma, a queixa vocal de indivíduos disfônicos pode estar relacionada não apenas com desvios da qualidade vocal, mas também com fadiga vocal, desconforto ao falar, perda da resistência vocal, diminuição da extensão, entre outras.

Recomenda-se que a avaliação vocal seja realizada de forma multidimensional,[3] considerando a perspectiva do clínico e a do próprio paciente. Os instrumentos que compõem a avaliação vocal clínica são a anamnese, julgamento perceptivo-auditivo da voz (JPA), avaliação acústica, medidas aerodinâmicas, exame físico, protocolos de autoavaliação do impacto da disfonia e dados do exame laringológico, realizado pelo médico otorrinolaringologista.[2] À exceção dos protocolos de autoavaliação, todos os instrumentos de avaliação vocal são aplicados pelo clínico.

A avaliação multidimensional da voz possibilita a caracterização da qualidade vocal, a análise da funcionalidade vocal, auxilia no diagnóstico diferencial das disfonias, permite a documentação e a comparação de resultados de tratamentos. O presente capítulo aborda o julgamento perceptivo-auditivo da voz, avaliação acústica, avaliação física e protocolos de autoavaliação, instrumentos valiosos na avaliação clínica de pacientes disfônicos.

Ao final do capítulo, é apresentado o caso clínico de uma paciente com paralisia de prega vocal com dados da história clínica e do exame laringológico, do julgamento perceptivo-auditivo da voz, da avaliação acústica e dos protocolos de autoavaliação do impacto da disfonia.

JULGAMENTO PERCEPTIVO-AUDITIVO DA VOZ

O JPA é um método de avaliação psicoacústico em que se utiliza a percepção auditiva para análise quantitativa e qualitativa da qualidade sonora.[4] É considerado o principal instrumento da avaliação vocal na prática clínica. O JPA inclui três níveis básicos de análise: voz normal × desviada, tipo de desvio, como rugosidade, soprosidade ou tensão e grau do desvio vocal, podendo ser de leve a intenso.[2] Um dos maiores desafios do JPA é a subjetividade envolvida nessa forma de avaliação. Entretanto, o treinamento perceptivo-auditivo e o uso de estímulos âncoras minimizam o grau de subjetividade envolvido.

A identificação das características vocais dos pacientes disfônicos possibilita ao clínico a realização de importantes inferências sobre a configuração laríngea e sobre os ajustes do trato vocal autosselecionados. Além disso, a documentação do JPA é uma importante medida de resultado no acompanhamento dos pacientes pré e pós-intervenção. Para que o JPA seja preciso, torna-se importante realizá-lo antes do exame laringológico, evitando-se a influência da imagem laríngea na avaliação perceptivo-auditiva.[4]

Importantes escalas e protocolos foram desenvolvidos especificamente para o JPA da voz, contribuindo para a padronização e compartilhamento de informações entre clínicos e pesquisadores. A escala GRBAS[5] e o Protocolo CAPE-V[6] são os mais utilizados na prática clínica e nas pesquisas científicas. Ambos apresentam parâmetros vocais de elevada confiabilidade, como o grau geral de desvio vocal (G), a rugosidade e a soprosidade.[7] Uma escala minimalista, mas que traz informações sobre o G é a escala de desvio vocal EDV.[8] A Tabela 205.1 mostra a descrição dos principais parâmetros vocais avaliados pelo JPA.

Existem diferentes tarefas fonatórias para a realização do JPA, como vogais sustentadas, fala encadeada, frases com motivação fonética, campo dinâmico vocal (CDV), diadococinesia fonoarticulatória e laríngea e emissão sustentada do fricativo surdo /s/:

- Vogais sustentadas: evidenciam características da fonte sonora, como estabilidade, controle do fechamento glótico, presença de rugosidade, soprosidade e/ou tensão, sendo amplamente utilizadas na avaliação acústica da voz. Quando as emissões são realizadas em tempos máximos de fonação, pode-se obter informações sobre a resistência vocal, tornando-se uma tarefa de eficiência glótica
- Fala encadeada: consiste da emissão de fala automática, como contagem de números e dias da semana, e de conversa espontânea, representando emissões mais próximas da fala natural do paciente. Permite a avaliação da função integrada dos subsistemas da fala
- Frases com motivação fonética, Protocolo CAPE-V: auxiliam no diagnóstico diferencial das disfonias comportamentais × disfonias orgânicas (p. ex., disfonia por tensão muscular × disfonia espasmódica); e das disfonias neurológicas (p. ex., disfonia espasmódica de adução × disfonia espasmódica de abdução). Além disso, permitem a análise do ataque vocal e do padrão de nasalidade
- Campo dinâmico vocal (CDV): possibilita a realização de estimativas sobre as características biomecânicas e aerodinâmicas da produção vocal, e é composto de um conjunto de tarefas fonatórias de variação de frequência (habitual, aguda, grave e glissando) e de

Tabela 205.1 Descrição dos parâmetros vocais, fisiopatologia envolvida, grau de confiabilidade e exemplos de possíveis causas.

Parâmetros vocais	Fisiopatologia	Confiabilidade	Exemplos/causas
Grau geral de desvio	Desvio global da voz	Elevada	Dependente do tipo, extensão, localização da alteração e dos ajustes
Rugosidade	Vibração irregular das pregas vocais	Elevada	Edema, nódulos vocais, pólipo de prega vocal
Soprosidade	Escape de ar transglótico não sonorizado	Elevada	Fendas glóticas, imobilidade de prega vocal unilateral
Astenia	Fraqueza	Baixa	Miastenia grave, paralisia de prega vocal
Tensão	Esforço fonatório	Baixa	Disfonia por tensão muscular, disfonia espasmódica de adução

intensidade (fraco e forte). Permite a avaliação da funcionalidade vocal. Durante as tarefas do CDV, pode-se inferir sobre três aspectos: alongamento das pregas vocais na emissão em frequência aguda, encurtamento das pregas vocais na emissão grave e grau de adução glótica, menor na produção dos sons fracos e maior nos fortes.[9] Sugere-se que o CDV seja realizado com a vogal sustentada /é/ e associado a uso da espectrografia acústica da voz

- Diadococinesia fonoarticulatória e laríngea: possibilita a avaliação da regularidade e do ritmo das emissões, sendo importante principalmente nos casos de disfonias neurológicas. Na diadococinesia fonoarticulatória, os pacientes são orientados a respirar profundamente e repetir rapidamente e pelo maior tempo possível as sílabas "pa", "ta" e "ka", primeiramente de forma separada (p. ex., "pa pa pa pa pa pa..."; "ta ta ta ta ta ta..."; "ka ka ka ka ka ka...") e depois consecutivamente ("pa ta ka pa ta ka pa ta ka..."). Na diadococinesia laríngea, o paciente emite repetidamente a vogal sustentada /a/ (exemplo: "a a a a a a...")
- Fricativo surdo /s/: auxilia no diagnóstico diferencial do tremor distônico, que faz parte da disfonia espasmódica, do tremor vocal essencial. Sugere-se a emissão sustentada do fricativo surdo /s/. Geralmente, no tremor distônico, a emissão do fricativo /s/ apresenta-se com qualidade normal. No tremor vocal essencial, o tremor está presente em qualquer atividade que exija manutenção de postura de forma independente da fonação, como na emissão do fricativo surdo /s/.[10]

A Tabela 205.2 apresenta a descrição das características da escala GRBAS, do protocolo CAPE-V e da EDV.

AVALIAÇÃO ACÚSTICA DA VOZ

A análise acústica faz parte do rol de procedimentos da avaliação fonoaudiológica e possibilita ao clínico obter a representação e mensuração das propriedades do sinal vocal, processado em

Tabela 205.2 Descrição das características da escala GRBAS, do protocolo CAPE-V e da escala de desvio vocal (EDV).

1. Escala GRBAS5

Vantagem: contém parâmetros de alta confiabilidade, execução rápida, centrada na laringe
Desvantagem: possui apenas 4 possibilidades de marcação (0 a 3)
Tarefas fonatórias: sugere-se o uso de vogal sustentada e fala encadeada
Parâmetros: G: Grau geral de alteração
R: Roughness/rugosidade
B: Breathness/soprosidade
A: Asteny/astenia
S: Strain/Tensão
Exemplo de marcação: $G_0\ R_0\ B_0\ A_0\ S_0$
Tipo de escala: numérica de 4 pontos
0: ausência de desvio
1: leve
2: moderado
3: intenso

2. Protocolo CAPE-V[6]

Vantagens: contém parâmetros de elevada confiabilidade, possibilita a marcação dos desvios vocais com maior precisão, 100 possibilidades de marcação, as frases com motivação fonética auxiliam no diagnóstico diferencial das disfonias
Desvantagem: exige maior tempo de análise

Tarefas fonatórias:
Vogal sustentada: /a/ ou /é/
Frases com motivação fonética
Érica tomou suco de pera e amora
Sônia sabe sambar sozinha
Olha lá o avião azul
Agora é hora de acabar
Minha mãe namorou um anjo
Papai trouxe pipoca quente
Conversa espontânea
Tipo de escala: analógica visual de 100 mm
Parâmetros vocais: grau geral, rugosidade, soprosidade, tensão, *pitch*, *loudness* e duas possibilidades de marcação extras

Legenda: C = consistente I = intermitente

				Escore
GRAU GERAL ______	DI	MO	AC	C I ___/100
RUGOSIDADE ______	DI	MO	AC	C I ___/100
SOPROSIDADE ______	DI	MO	AC	C I ___/100
TENSÃO ______	DI	MO	AC	C I ___/100
PITCH Indique a natureza do desvio de *pitch* ______	DI	MO	AC	C I ___/100
LOUDNESS Indique a natureza do desvio de *loudness* ______	DI	MO	AC	C I ___/100
______ ______	DI	MO	AC	C I ___/100
______ ______	DI	MO	AC	C I ___/100

Comentário sobre ressonância: NORMAL OUTRA (descreva): ______

(continua)

Tabela 205.2 Descrição das características da escala GRBAS, do protocolo CAPE-V e da escala de desvio vocal (EDV). (*Continuação*)

3. EDV[8]
Vantagens: utiliza parâmetro de elevada confiabilidade, 100 possibilidades de marcação, faixas de distribuição dos graus de desvio vocal, emissão próxima da fala habitual, execução rápida, pode ser utilizada em triagem vocal e como medida de resultado de intervenções
Desvantagem: avaliação de um único parâmetro vocal
Tarefa fonatória: contagem de números de 1 a 10
Tipo de escala: analógica visual de 100 mm
Parâmetro vocal: grau geral de desvio vocal (G)
Faixas de distribuição: 0 a 35,5 mm - variabilidade normal da qualidade vocal (VNQV), 35,6 a 50,5 mm - desvio leve a moderado, 50,6 a 90,5 mm - moderado; 90,6 a 100 mm - intenso

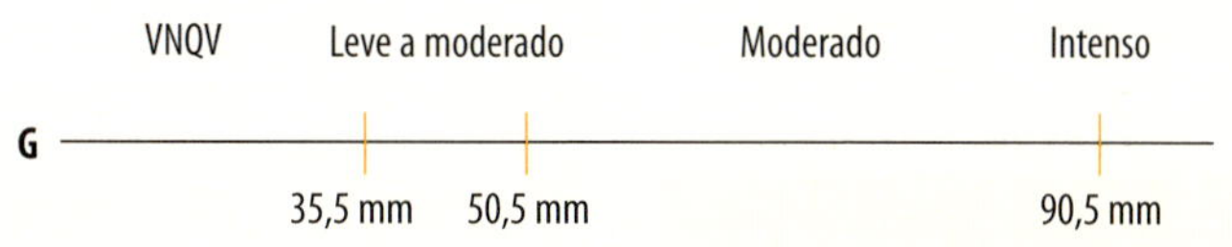

softwares por meio de técnicas computacionais, a fim de caracterizar o mecanismo de produção vocal de cada paciente em particular e inferir sobre a sua fisiologia subjacente.

Os principais objetivos da análise acústica da voz são: registrar a voz do paciente, documentar a qualidade vocal, quantificar os diversos aspectos da produção da voz, detectar distúrbios vocais e/ou laríngeos, acompanhar o processo terapêutico do paciente e realizar triagens populacionais.[11] Dentre as vantagens da análise acústica, cabe destacar que esse é o método essencialmente mais objetivo da avaliação fonoaudiológica da voz, de forma que, por meio dela, é possível estabelecer parâmetros normativos e realizar comparações intra e intersujeitos para avaliação e monitoramento de pacientes no contexto da clínica vocal.[12] Além disso, com a disponibilidade atual de *softwares* livres com elevada qualidade, também se destaca devido ao seu fácil acesso, por ser um método não invasivo e pelo aumento comprovado da sua confiabilidade.

No entanto, para garantir a confiabilidade das informações obtidas, uma série de requisitos técnicos e materiais são necessários desde a captação das amostras até o processamento e a interpretação do dado obtido. A seleção do microfone, do *software* de análise e das tarefas vocais captadas, além do controle rigoroso das condições de coleta é uma preocupação a ser assumida pelos clínicos que desejam incluir a análise acústica em sua rotina de avaliação vocal. A realização de procedimentos padronizados e guiados por recomendações científicas confiáveis é fundamental para a utilização adequada dessa análise no acompanhamento de pacientes com distúrbios de voz.

A análise acústica possui papel importante na avaliação do paciente disfônico, pois alterações estruturais e/ou funcionais na laringe e estruturas supraglóticas são capazes de modificar a produção da voz e o sinal sonoro gerado, em termos perceptuais ou acústicos. É possível afirmar, portanto, que a análise acústica integra os níveis laríngeos e auditivos, dado que produz informações sensíveis a mudanças nas características aerodinâmicas e biomecânicas da laringe durante a produção vocal, além de se correlacionarem com o desvio vocal que é percebido auditivamente.[13,14]

De modo geral, a avaliação acústica da voz inclui métodos que podem oferecer informações qualitativas ou quantitativas sobre o sinal vocal. A análise qualitativa inclui a descrição de padrões visuais, como o espectrograma de faixa larga e faixa estreita, o diagrama de desvio fonatório e o espectro de longo termo, enquanto a análise quantitativa contempla a extração de medidas de perturbação e ruído.[15] Esses são os procedimentos mais indicados e usualmente utilizados nas rotinas clínicas, pois estão disponíveis nos principais *softwares* de análise acústica disponíveis no mercado.[16] Apesar de não ser o objetivo deste capítulo, destaca-se que vários outros modelos de análise acústica têm sido desenvolvidos nas últimas décadas, de maneira a oferecer diferentes modos de análise considerados promissores para a clínica e a pesquisa vocal nos próximos anos.

Análise qualitativa: descrição de padrões visuais do sinal vocal

Dentre os procedimentos disponíveis para a análise qualitativa do sinal vocal, a inspeção visual do traçado espectrográfico de banda estreita é um dos mais utilizados clinicamente. Essa inspeção possibilita a avaliação qualitativa de quaisquer tipos de sinais vocais, tanto de amostras de vogal sustentada como da fala independente do grau de aperiodicidade e ruído presente na emissão,[11,15] e por isso esse tipo de análise é recomendado para a avaliação dos diversos distúrbios da voz.

O espectrograma é um gráfico tridimensional, que registra as frequências no eixo vertical, as características temporais no plano horizontal e a amplitude dos componentes da onda sonora representada pelo contraste de cores no traçado.[14,15] A inspeção visual desse traçado deve ser acompanhada da descrição das características observadas e da associação destas características com desvios da qualidade vocal, observados pela análise perceptivo-auditiva, e com alterações no funcionamento laríngeo observadas no exame estroboscópico.[14]

Além dos cuidados específicos necessários para a captação e processamento adequado do sinal vocal, comum também à análise quantitativa, a inspeção do traçado espectrográfico requer treinamento do avaliador, pois esse tipo de análise nada mais é do que um julgamento perceptivo-visual que conta com um certo grau de subjetividade.[11] Por se tratar de um processo examinador dependente, a padronização de um protocolo para essa análise tem sido buscada por pesquisadores da área, visando oferecer melhor auxílio ao clínico nos procedimentos de avaliação e monitoramento dos distúrbios da voz, além de viabilizar o treinamento de novos avaliadores.

O Protocolo de Análise Espectrográfica – PAE (Spectrographic Analysis Protocol [SAP])[17,18] é um instrumento padronizado que contém itens descritivos a serem utilizados na análise do traçado espectrográfico. Foi desenvolvido a partir de várias etapas de um processo de validação para assegurar interpretações confiáveis quanto à consistência dos itens, manter a reprodutibilidade e controlar possíveis erros de mensuração.[17] Sua versão final conta com 15 itens, distribuídos nos domínios: Distribuição de energia, Instabilidade do sistema e Assincronia dos ciclos glóticos (Tabela 205.3).

Tabela 205.3 Protocolo de Análise Espectrográfica.[14]

1) Distribuição de energia no traçado		
a)	( )	Presença de harmônicos acima de 4.000 Hz
b)	( )	Diminuição da energia e do número de harmônicos acima de 4.000 Hz
c)	( )	Presença de ruído adicional difuso acima de 4.000 Hz
d)	( )	Incremento de energia entre 1.000 e 3.000 Hz
e)	( )	Presença predominante de harmônicos de baixa amplitude
f)	( )	Presença de harmônicos com pouco brilho
g)	( )	Diminuição de energia ou reduzido número de harmônicos até 4.000 Hz
h)	( )	Presença de interrupções abruptas no traçado
2) Instabilidade do sistema de produção vocal		
i)	( )	Presença de harmônicos indefinidos ou esboço de harmônicos
j)	( )	Presença de ruído entre os harmônicos abaixo de 4.000 Hz
k)	( )	Presença de harmônicos com trajetória e morfologia irregular (não retilíneo)
l)	( )	Perda gradativa da definição/energia do traçado
3) Assincronia dos ciclos glóticos		
m)	( )	Presença de estrias horizontais irregulares entre harmônicos
n)	( )	Presença de ruído ou irregularidade no início da emissão
o)	( )	Nível de energia aumentado em toda a faixa de frequência ao longo do traçado

ANÁLISE QUANTITATIVA: EXTRAÇÃO DE MEDIDAS DO SINAL VOCAL

Como mencionado anteriormente, a análise quantitativa do sinal vocal envolve a extração de medidas do sinal vocal extraído por meio de tarefas específicas. As medidas acústicas tradicionais, mais comuns na rotina clínica fonoaudiológica, dividem-se em medidas de frequência fundamental, que avaliam as perturbações de curto-termo na frequência e amplitude das pregas vocais ciclo a ciclo, e medidas de ruído, que avaliam o ruído em diferentes faixas de frequência do espectro.[14,16]

As medidas de frequência fundamental (f_0) são denominadas *jitter*, *shimmer* e o próprio desvio-padrão da f_0. De modo geral, eles são expressos em termos da porcentagem de variabilidade de amplitude e frequência entre ciclos glóticos vizinhos. Na rotina clínica vocal essas medidas são amplamente utilizadas, pois apresentam uma correlação positiva de moderada a forte com o desvio da qualidade vocal percebido auditivamente e com achados fisiológicos bem descritos na literatura, facilitando a interpretação do seu significado clínico.[14]

O *jitter* avalia a variação da frequência fundamental a curto prazo, medida entre ciclos glóticos consecutivos e é considerado uma medida sensível para identificação da presença do desvio vocal. O *shimmer* corresponde à variação da amplitude da onda sonora a curto prazo e é uma medida sensível para detectar a presença de irregularidade vibratória e/ou diminuição da resistência glótica. Já o desvio-padrão da f_0 está relacionado com controle neuromuscular e regularidade de vibração das pregas vocais, e deve respeitar o limite de 2 Hz para condições normais de produção vocal.[14,16]

As medidas de ruído, por sua vez, são consideradas essenciais para quantificar o ruído adicional gerado no mecanismo de transformação da energia dinâmica em energia acústica. A proporção harmônico-ruído (PHR) é expressa o ruído aditivo presente no sinal de voz em decibéis, decorrente do fluxo de ar turbulento entre as pregas vocais durante a fonação, e é obtido a partir da proporção entre a energia harmônica e o ruído glótico. Maiores valores de PHR indicam emissão com maior energia harmônica e menor presença de componentes de ruído (soprosidade).[14,16]

Outra medida de ruído considerada bastante robusta para avaliação do sinal vocal é o Glottal to Noise Excitation (GNE). O GNE mensura o ruído adicional presente no sinal sonoro, independentemente do ruído modulado pelo mecanismo glótico. O GNE é capaz de informar se o sinal vocal provém da vibração das pregas vocais ou da corrente de ar turbulenta gerada no trato vocal,[13] mesmo na presença de grandes perturbações de frequência e amplitude. Trata-se de uma medida diretamente relacionada com a soprosidade, considerada robusta para detectar a presença de desvio da qualidade vocal e de alterações laríngeas.[14]

Um dos desafios encontrados na aquisição e interpretação das medidas acústicas tradicionais é que elas necessitam de uma predição dos valores da f_0, o que pressupõe certa periodicidade da onda sonora a ser analisada. Essa condição traz prejuízos à análise de sinais com maior aperiodicidade, ou seja, em vozes com elevado grau de desvio da qualidade vocal. Por isso, as medidas cepstrais têm se mostrado uma alternativa interessante para avaliação de sinais com ampla faixa de desvio.

A análise acústica cepstral é uma alternativa capaz de determinar a f_0 e gerar estimativas de aperiodicidade e/ou ruído aditivo sem a necessidade de identificar limites de ciclos individuais, como é exigido na extração das medidas de perturbação e ruído. Isso a torna uma técnica valiosa para a análise de sinais vocais mais complexos. Em linhas gerais, a análise cepstral indica em que medida os harmônicos originados da f_0 são identificáveis e individualizados em relação ao nível de ruído presente no sinal.[14]

O Cepstral Peak Prominence Smoothed (CPPS) é considerado atualmente a principal medida cepstral disponível para a rotina clínica.[16] Os seus valores de corte são de 19,09 dB para desvios na avaliação perceptivo-auditiva e 19,01 dB para alterações no exame laríngeo; no entanto, esses valores devem ser utilizados com cautela pois não foram estabelecidos para a realidade brasileira.[16] É possível afirmar que essa medida apresenta uma forte correlação (negativa) com a intensidade do desvio vocal e o grau de soprosidade presente na emissão, superior às medidas mais tradicionais.

De modo geral, são encontrados valores CPPS mais reduzidos em indivíduos com desvios da qualidade vocal, o que indica uma maior aperiodicidade no sinal e menor definição da estrutura harmônica e aumento do componente de ruído.

A extração das medidas acústicas pode ser realizada com a utilização do *script* VoxMore[19] do *software* de acesso aberto Praat (Paul Boersma e David Weenink, University of Amsterdam, Holanda), versão 5.3.84.

Por fim, é importante destacar que os procedimentos e medidas acústicas descritas nesse capítulo são apenas uma parte das muitas opções disponíveis atualmente, resultante de um vasto arcabouço teórico e científico produzido por pesquisadores do mundo inteiro. Uma tendência contemporânea e não abordada nesse material que tem ganhado bastante popularidade é o uso de índices multiparamétricos, recentemente introduzidos na literatura. Dentre os índices disponíveis, pode-se citar o Acoustic Voice Quality Index (AVQI) e o Acoustic Breathiness Index (ABI), ambos validados para o português brasileiro e extraídos por um *script* do programa Praat, de distribuição gratuita.[11] Eses índices reúnem uma combinação de medidas selecionadas que geram escores úteis para diferenciar vozes normais e disfônicas e para o monitoramento de intervenções vocais diversas.

AVALIAÇÃO FÍSICA

Problemas de voz podem ser causados por alterações ou uso inadequado de estruturas ou grupos musculares associados ao funcionamento da laringe, faringe, mandíbula, língua, pescoço, sistema respiratório ou até mesmo por um desalinhamento postural; portanto, durante uma avaliação vocal é fundamental que também sejam avaliados alguns elementos físicos.[20]

O conceito de boa postura é entendido como um alinhamento ideal do corpo que exija o mínimo de energia do sistema neuromuscular, sem causar tensão excessiva nos vários tecidos. Uma alteração articular pode ter consequências em qualquer lugar ao longo da cadeia cinética. Essas alterações podem se manifestar na marcha, na carga articular, na função neural, na resistência, na força, no equilíbrio, na coordenação muscular, na função respiratória e, também, na voz.[21]

Ao avaliar e comparar a postura e o padrão de comportamento muscular em repouso e durante tarefas fonatórias, é possível identificar padrões inadequados que podem causar ou contribuir para uma alteração de voz. Para ter mais elementos de comparação, é interessante observar e comparar o comportamento corporal durante o repouso e durante a vocalização de sons fracos, fortes, graves e agudos.

Os principais elementos a ser avaliados são: postura, musculatura cervical, posição vertical da laringe e padrão respiratório.

- Postura: existe uma estreita relação entre postura e produção vocal. Pessoas que fazem esforço para falar ou cantar geralmente demonstram algum tipo de tensão corporal. O esforço vocal causado por qualquer desequilíbrio laríngeo pode produzir alterações na postura, como flexão do tronco para frente e rotação da cabeça para trás. Como exemplo de como a postura pode influenciar a voz, a hiperlordose da coluna cervical com cabeça estendida e protuberância cifótica nas vértebras torácicas superiores pode causar má postura laríngea, aumento do esforço vocal e tensão muscular dentro e ao redor da laringe durante a fonação[22]
- Posição vertical da laringe: a laringe pode estar em posição neutra, alta ou baixa no pescoço e isso reflete diretamente na qualidade vocal. Laringe em posição elevada resulta em um trato vocal encurtado e espaço faríngeo reduzido. O som resultante é descrito como plano e brilhante. Laringe em posição baixa resulta em um trato vocal alongado e espaço faríngeo alargado. O som resultante é descrito como denso e escuro
- Musculatura cervical: todos as estruturas cervicais e supralaríngeas que desempenham algum papel durante a vocalização, podem interferir na qualidade vocal, articulatória e melódica. Existem protocolos que auxiliam na avaliação do comportamento da musculatura cervical; contudo, não excluem a necessidade de um exame palpatório da musculatura durante repouso e fonação em diferentes intensidades e frequências. Os músculos cervicais são músculos inspiratórios acessórios cuja atividade também está relacionada com a modulação do padrão respiratório durante o esforço vocal
- Padrão respiratório: o comportamento respiratório é um importante componente da avaliação de pacientes com alterações de voz. Nesse processo de avaliação, além da musculatura cervical citada anteriormente, o movimento da musculatura abdominal, da cintura escapular, intercostal e torácica também deve ser observado. A contração ativa dos músculos abdominais e peitorais pode induzir a perda do controle postural ou promover uma estratégia postural menos efetiva durante a produção vocal como resultado da modificação da propriocepção do esquema corporal em pacientes com ou sem alteração de voz.[23]

Uma postura eficaz favorece o equilíbrio das tensões musculares de forma adequada permitindo a livre movimentação da laringe, sem bloqueios e com benefícios para a produção vocal. Portanto, quanto mais completa a avaliação física, melhor será o planejamento terapêutico e a abrangência da conduta proposta.[24]

PROTOCOLOS DE AUTOAVALIAÇÃO DO IMPACTO DA ALTERAÇÃO VOCAL

Uma das etapas da avaliação do paciente na clínica vocal é a utilização de autoavaliações vocais. Os questionários de autoavaliação são amplamente utilizados tanto na clínica quanto em pesquisas relacionadas com a voz e representam uma boa opção para avaliar o impacto causado por uma lesão vocal na qualidade de vida, no desempenho profissional e no bem-estar.

O processo de autoavaliação que acontece enquanto o paciente responde aos questionários faz com que reflita sobre sua voz e aumente a percepção do problema trazendo informações que muitas vezes não são obtidas em perguntas abertas feitas durante a anamnese.[25]

Como a percepção do clínico pode não corresponder à percepção que o indivíduo tem da sua qualidade vocal e do impacto da alteração de voz na sua qualidade de vida, o uso de protocolos complementa a avaliação do clínico quanto ao grau geral e impacto dessa alteração. Essa perspectiva oferece informações relevantes sobre a relação do paciente com sua voz, permitindo que a abordagem e o planejamento terapêutico sejam mais bem elaborados.[25]

Os protocolos de autoavaliação vocal surgiram na década de 1990, majoritariamente em inglês, e aos poucos foram traduzidos, adaptados culturalmente e validados para o português brasileiro. A eleição do protocolo a ser utilizado depende do objetivo de sua utilização. Alguns são elaborados para populações específicas como crianças, idosos ou cantores. Outros, para avaliar o impacto da disfonia na qualidade de vida, nas atividades cotidianas ou após uma performance vocal. Existem também protocolos mais voltados para quantificar os sinais e sintomas associados a problema de voz ou até mesmo para verificar se o paciente está pronto para enfrentar um processo terapêutico.

Para organizar e facilitar a escolha desses instrumentos, organizamos didaticamente os protocolos validados para o português brasileiro em quatro pilares e escolhemos dois protocolos de cada categoria para que o leitor possa ter como ponto de partida em sua clínica vocal caso ainda não faça uso desses instrumentos:

- Protocolos que avaliam o impacto da disfonia (Tabela 205.4)
- Protocolos que avaliam aspectos cognitivos e comportamentais associados a disfonia (Tabela 205.5)
- Protocolos voltados para o rastreio de distúrbios de voz (Tabela 205.6)
- Protocolos voltados especificamente para avaliação da voz cantada (Tabela 205.7).

Os instrumentos de autoavaliação vocal são ferramentas com elevada eficiência para o rastreio de distúrbios da voz em grupos populacionais. Entre eles, a ESV apresenta maior índice de assertividade na identificação da disfonia, seguida do IRD^{BR}, instrumentos que podem ser considerados os mais indicados para esse procedimento. O IRD^{BR} é uma ferramenta recente, curta, simples e de fácil aplicação por qualquer profissional da saúde, que apresenta elevada eficiência para rastreamento da disfonia.[31]

Na clínica, a eleição dos protocolos a serem utilizados geralmente se dá a partir da anamnese e das impressões auditivas obtidas. O protocolo escolhido deverá sempre ser sensível ao caso ou à população em questão. Na pesquisa, a eleição dos protocolos deve ser guiada pelas informações que se deseja correlacionar a fim de testar hipóteses ou caracterizar populações específicas. Nos dois cenários, é importante ter em mente que quanto mais informações melhor a compreensão, manejo e planejamento da conduta terapêutica.

CASO CLÍNICO

Paciente de 41 anos, sexo feminino, diagnóstico laringológico de paralisia de prega vocal direita após tireoidectomia total com

Tabela 205.4 Instrumentos utilizados para avaliação do impacto da disfonia validados para o português brasileiro.

Instrumento	Original	Objetivo	Validação	Número questões	Valor de corte
Qualidade de Vida em Voz (QVV)	Voice-Related Quality of Life (VRQOL)	Avaliar o impacto da disfonia na qualidade de vida	Gasparini et al.[26]	10	91.25
Índice de Desvantagem Vocal (IDV)	Voice Handicap Index (VHI)	Avaliar a desvantagem vocal percebida	Behlau et al.[27]	30	19
Índice de Desvantagem Vocal-10 (IDV-10)	Voice Handicap Index-10 (VHI-10)	Avaliar a desvantagem vocal percebida - versão reduzida	Costa et al.[28]	10	7.5

Tabela 205.5 Instrumentos utilizados para avaliar aspectos cognitivos e comportamentais relacionados com disfonia.

Instrumento	Original	Objetivo	Validação	Número de questões
Protocolo de Estratégias de Enfrentamento na Disfonia (PEED-10)	Voice Disability Coping Questionnaire – (VDCQ)	Avaliar as estratégias utilizadas para enfrentar a disfonia	Oliveira et al.[29]	10
URICA-VOZ	URICA - V	Avaliar se o paciente está pronto para a reabilitação vocal	Teixeira et al.[30]	32

Tabela 205.6 Instrumentos utilizados para rastreio de distúrbios de voz.

Instrumento	Objetivo	Autoria	Número de questões
Protocolo de Rastreio de Risco de Disfonia Geral – PRRD-Geral	Identificação de indivíduos com disfonia	Nemr et al.[31]	18
Instrumento de Rastreio da Disfonia – IRD^{BR}	Tomada de decisão para o rastreio da disfonia	Oliveira et al.[32]	2

Tabela 205.7 Instrumentos utilizados para avaliação da voz cantada.

Instrumento	Original	Validação	Número de questões
Índice de Desvantagem Vocal para o Canto (IDV-C)	Singing Voice Handicap Index (SVHI)	Paolielo et al.[33]	36
Evaluation of the Ability to Sing Easily para o Brasil (EASE-BR)	Evaluation of the Ability to Sing Easily (EASE)	Rocha et al.[34]	22

sacrifício do nervo laríngeo recorrente. Queixa vocal: "A voz está ruim porque não consigo me comunicar com as pessoas. As pessoas não entendem o que eu falo porque a voz está muito baixa" (*sic* paciente). A Figura 205.1 mostra a configuração laríngea durante a respiração, fonação (emissão sustentada da vogal /é/ em frequência habitual) e manobra de fonação inspiratória, respectivamente. Observa-se a presença de sulco vocal na prega vocal esquerda durante a respiração, participação das estruturas supraglóticas durante a emissão de vogal sustentada e a visibilização das pregas vocais e afastamento das estruturas supraglóticas durante a manobra de fonação inspiratória.

Julgamento perceptivo-auditivo da voz

A Tabela 205.8 mostra o JPA da voz da paciente realizado com a utilização da escala GRBAS, do Protocolo CAPE-V e da EDV, pré e pós-reabilitação vocal. Pode-se observar que o JPA realizado pela

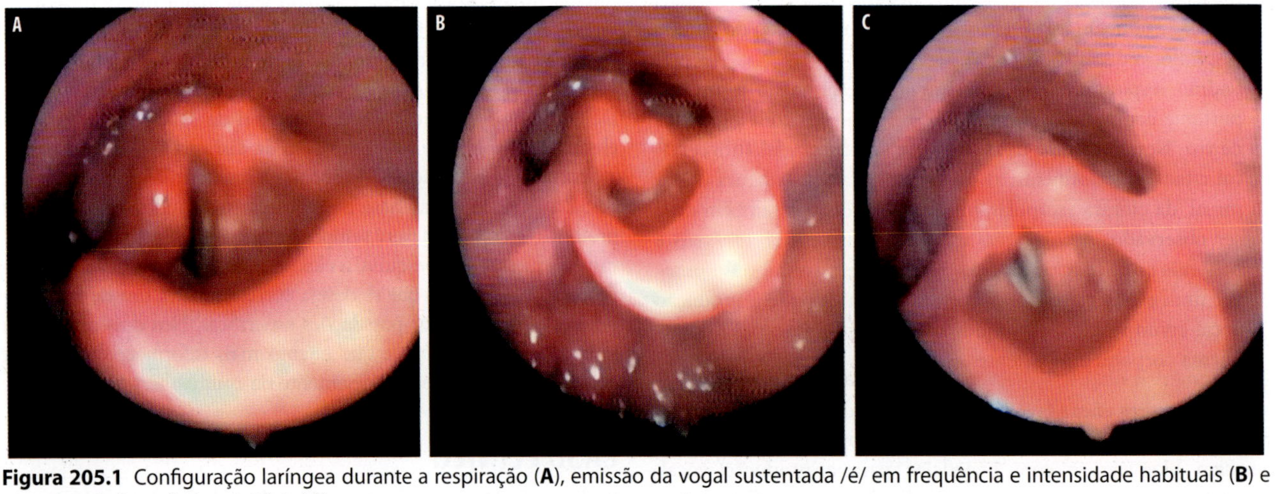

Figura 205.1 Configuração laríngea durante a respiração (**A**), emissão da vogal sustentada /é/ em frequência e intensidade habituais (**B**) e manobra de fonação inspiratória (**C**).

escala GRBAS manteve-se igual tanto no pré como no pós-terapia de voz. Entretanto, no protocolo CAPE-V, cuja marcação dos desvios foi realizada na escala analógica visual de 100 mm, pode-se observar melhora dos parâmetros vocais pós-terapia de voz. O mesmo ocorreu no JPA realizado com a EDV.

Avaliação acústica da voz

Considerando o caso clínico exposto anteriormente, é possível ilustrar a análise descritiva do traçado espectrográfico da vogal sustentada /é/ (Figura 205.2) da paciente pré e pós-terapia de voz, considerando os itens do PAE.

Na Figura 205.2 A, é possível observar presença dos seguintes itens do PAE: presença de ruído adicional difuso acima de 4.000 Hz (C), que corresponde à intensidade do desvio vocal e presença de soprosidade na emissão; presença de harmônicos indefinidos ou esboço de harmônicos (I), que indica diminuição da amplitude de vibração da mucosa das pregas vocais; presença de ruído entre os harmônicos abaixo de 4.000 Hz (J), que indica aperiodicidade nos ciclos glóticos; presença de ruído ou irregularidade no início da emissão, que indica escape de ar audível no início da sonorização e, no plano fisiológico, corresponde à ineficiência no fechamento glótico. Na Figura 205.2 B observa-se melhora do sinal vocal especialmente em relação a uma maior quantidade e melhor definição dos harmônicos na região grave do espectro, desde o início até o final da emissão, com menor irregularidade e redução do ruído, o que denota melhora da qualidade vocal global.

As medidas acústicas obtidas para a vogal sustentada /é/ estão descritas na Tabela 205.9. Para essa extração, foi utilizado o *script* VoxMore[9] do *software* de acesso aberto Praat, versão 5.3.84.

Tabela 205.8 Julgamento perceptivo-auditivo da voz da paciente realizado com a utilização da escala GRBAS (a), do protocolo CAPE-V (b) e da escala de desvio vocal (c), pré e pós-terapia de voz.

Pré-terapia de voz	Pós-terapia de voz
Escala GRBAS (tarefas: vogal sustentada e contagem de números de 1 a 10)	
Pré-terapia: $G_2R_2B_2A_0S_1$	Pós-terapia: $G_2R_2B_2A_0S_1$
Protocolo CAPE-V (tarefas: descritas no quadro em azul)	
Pré-terapia **Julgamento perceptivo-auditivo: avaliação pré-terapia de voz**	Pós-terapia **Julgamento perceptivo-auditivo: avaliação pós-terapia de voz**
Os parâmetros da qualidade vocal deverão ser preenchidos conforme as seguintes tarefas: 1) Vogal sustentada com 3 a 5 segundos 2) Produção das seguintes sentenças: a) Érica tomou suco de pera e amora b) Sônia sabe sambar sozinha c) Olha lá o avião azul d) Agora é hora de acabar e) Minha mãe namorou um anjo f) Papai trouxe pipoca quente 3) Fala espontânea, com os seguintes conteúdos: "Fale-me sobre o seu problema de voz" ou "Diga-me como está a sua voz"	Os parâmetros da qualidade vocal deverão ser preenchidos conforme as seguintes tarefas: 1) Vogal sustentada com 3 a 5 segundos 2) Produção das seguintes sentenças: a) Érica tomou suco de pera e amora b) Sônia sabe sambar sozinha c) Olha lá o avião azul d) Agora é hora de acabar e) Minha mãe namorou um anjo f) Papai trouxe pipoca quente 3) Fala espontânea, com os seguintes conteúdos: "Fale-me sobre o seu problema de voz" ou "Diga-me como está a sua voz"
Legenda: C = consistente; I = intermitente	Legenda: C = consistente; I = intermitente
Escore	Escore
GRAU GERAL ___ DI MO AC (C) I 80/100	GRAU GERAL ___ DI MO AC (C) I 60/100
RUGOSIDADE ___ DI MO AC (C) I 75/100	RUGOSIDADE ___ DI MO AC (C) I 49/100
SOPROSIDADE ___ DI MO AC (C) I 75/100	SOPROSIDADE ___ DI MO AC (C) I 59/100
TENSÃO ___ DI MO AC (C) I 37/100	TENSÃO ___ DI MO AC (C) I 17/100
PITCH Indique a natureza do desvio de *pitch* GRAVE ___ DI MO AC (C) I 49/100	*PITCH* Indique a natureza do desvio de *pitch* GRAVE ___ DI MO AC (C) I 30/100
LOUDNESS Indique a natureza do desvio de *loudness* FRACA ___ DI MO AC (C) I 48/100	*LOUDNESS* Indique a natureza do desvio de *loudness* FRACA ___ DI MO AC (C) I 32/100
___ ___ DI MO AC C I ___/100	___ ___ DI MO AC C I ___/100
___ ___ DI MO AC C I ___/100	___ ___ DI MO AC C I ___/100
Comentário sobre ressonância: NORMAL (OUTRA) (descreva): BAIXA	Comentário sobre ressonância: (NORMAL) OUTRA (descreva): ___ Características adicionais: AUSÊNCIA DE DIPLOFONIA
Escala de desvio vocal (EDV) (tarefa de contagem de números de 1 a 10)	
Pré-terapia G ___ 82 mm	Pós-terapia G ___ 59 mm

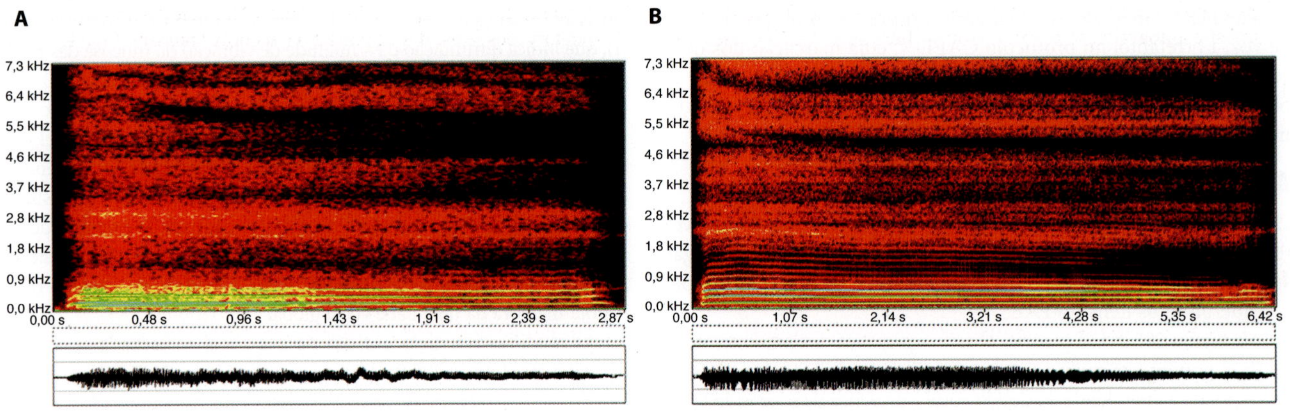

Figura 205.2 Espectrograma da vogal /é/ da paciente pré (**A**) e pós-terapia (**B**), extraído por meio do *software Fonoview* (CTS Informática).

Tabela 205.9 Análise quantitativa vogal /é/ da paciente, com medidas tradicionais e cepstrais extraídas por meio do *script* VoxMore do *software* de acesso aberto Praat.

Medida acústica		Resultado extraído da vogal /é/ - pré	Resultado extraído da vogal /é/ - pós
Medidas de f_0	Média f_0	136,01 Hz	172,04 Hz
	DP f_0	42,19 Hz	5,30 Hz
Medidas de perturbação	*Jitter*	1,50 %	0,23%
	Shimmer	7,61 %	2,11%
Medidas de ruído	PHR	8,76 dB	19,55 dB
	GNE	0,54 dB	0,74 dB
Medidas cepstrais	CPPS	6,84 dB	12,50 dB
	DP CPPS	1,89 dB	0,80 dB

CPPS = Cepstral Peak Prominence Smoothed; DP = desvio-padrão; f_0= frequência fundamental; GNE = Glottal to Noise Excitation; PHR=Proporção harmônico-ruído.

Protocolos de autoavaliação do impacto da disfonia

O escore total do questionário Qualidade de Vida em Voz (QVV), pré-reabilitação vocal, foi de 40 pontos, bem inferior ao valor de corte de 91.25, demonstrando ter importante comprometimento da qualidade de vida em voz. No protocolo Índice de Desvantagem Vocal -10, cujo valor de corte é de 7.5, a paciente apresentou escore de 39 pontos, mostrando importante desvantagem vocal.

CONSIDERAÇÕES FINAIS

A avaliação vocal deve ser realizada de forma multidimensional para favorecer a elaboração do raciocínio clínico e a tomada de decisão. O julgamento perceptivo-auditivo da voz, a avaliação acústica e os protocolos de autoavaliação do impacto da disfonia permitem a descrição e a documentação das características vocais do paciente, constituindo importantes medidas de resultados. As tarefas fonatórias merecem atenção especial na avaliação vocal por proporcionarem informações sobre a qualidade e a funcionalidade vocal, auxiliarem no diagnóstico diferencial das disfonias e direcionarem a terapia de voz.

REFERÊNCIAS BIBLIOGRÁFICAS

1. Stachler RJ, Francis DO, Schwartz SR, Damask CC, Digoy GP, Krouse HJ et al. Clinical practice guideline: Hoarseness (Dysphonia) (Update). Otolaryngol Head Neck Surg [Internet]. 2018 Mar [Acesso em: 2024 Jul];158(1_suppl):S1-S42.
2. Behlau M. The 2016 G. Paul Moore Lecture: Lessons in voice rehabilitation: Journal of Voice and Clinical Practice. J Voice [Internet]. 2019 Sep [Acesso em: 2024 Jul];33(5):669-81.
3. Patel RR, Awan SN, Barkmeier-Kraemer J, Courey M, Deliyski D, Eadie T et al. Recommended protocols for instrumental sssessment of voice: American Speech-Language-Hearing Association Expert Panel to Develop a Protocol for Instrumental Assessment of Vocal Function. Am J Speech Lang Pathol [Internet]. 2018 Aug 6 [Acesso em: 2024 Jul];27(3):887-905.
4. Makiyama K. [GRBAS scale]. Nihon Jibiinkoka Gakkai Kaiho [Internet]. 2012 Oct [Acesso em: 2024 Jul];115(10):930-1.
5. Hirano M. Clinical examination of voice. New York: Springer-Verlag; 1981.
6. Kempster GB, Gerratt BR, Abbott KV, Barkmeier-Kraemer J, Hillman RE. Consensus auditory-perceptual evaluation of voice: Development of a standardized clinical protocol. Am J Speech Lang Pathol [Internet]. 2009 [Acesso em: 2024 Jul];18:124-32.
7. Iwarsson J, Bingen-Jakobsen A, Johansen DS, Kølle IE, Pedersen SG, Thorsen SL et al. Auditory-perceptual evaluation of dysphonia: A comparison between narrow and broad terminology systems. J Voice [Internet]. 2018 [Acesso em: 2024 Jul];32(4):428-36.
8. Yamasaki R, Madazio G, Leão SHS, Padovani M, Azevedo R, Behlau M. Auditory-perceptual evaluation of normal and dysphonic voices using the voice deviation scale. J Voice [Internet]. 2017 [Acesso em: 2024 Jul]; 31(1): 67-71.
9. Behlau M, Madazio G, Yamasaki R. Dynamic vocal analysis: Vocal functionality evaluation. Codas [Internet]. 2023 Sep 15 [Acesso em: 2024 Jul];35(5):e20210083.
10. Moraes BT, Biase NG. Laryngoscopy evaluation protocol for the differentiation of essential and dystonic voice tremor. Braz J Otorhinolaryngol [Internet]. 2016 Jan-Feb [Acesso em: 2024 Jul];82(1):88-96.
11. Behlau M, Almeida AA, Amorim G, Balata P, Bastos S, Cassol M et al. Reduzindo o GAP entre a ciência e a clínica: Lições da academia e da prática profissional – parte A: Julgamento

perceptivo-auditivo da qualidade vocal, análise acústica do sinal vocal e autoavaliação em voz. Codas [Internet]. 2022 [Acesso em: 2024 Jul];34(5):e20210240.

12. Lopes LW, da Silva JD, Simões LB, Evangelista DS, Silva PC, Almeida AA, de Lima-Silva MB. Relationship between acoustic measurements and self-evaluation in patients with voice disorders. J Voice [Internet]. 2017 Jan [Acesso em: 2024 Jul];31(1):119.e1-119.e10.
13. Lopes LW, Cavalcante DP, Costa PO da. Severity of voice disorders: Integration of perceptual and acoustic data in dysphonic patients. Codas [Internet]. 2014 Sep [Acesso em: 2024 Jul];26(5):382-8.
14. Lopes LW, Godoy JF, França FP, Paz KES, Almeida AA. Avaliação instrumental da voz. In: Pernambuco LA, Assenço AC. Fonoaudiologia: avaliação e diagnóstico. Rio de Janeiro: Thieme Revinter; 2021. p. 159-81.
15. Lopes LW, Silva IM, Sousa ES, Silva AF, Paiva MA, Diniz ER et al. Classificação espectrográfica do sinal vocal: relação com o diagnóstico laríngeo e a análise perceptivo-auditiva. Audiol Comm Res [Internet]. 2020 [Acesso em: 2024 Jul];25:e2194.
16. Lopes LW, Dajer ME, Camargo Z. Análise acústica na clínica vocal. Fundamentos e atualidades em voz clínica. Rio de Janeiro: Thieme Revinter; 2019. p. 159-81.
17. Lopes LW, Alves GA, Melo ML. Content evidence of a spectrographic analysis protocol. Rev CEFAC [Internet] 2017 [Acesso em: 2024 Jul];19(4):510-28.
18. Lopes LW, Silva AF, Silva IM, Paiva MA, Silva SN, Almeida LA et al. Evidence of internal consistency in the spectrographic analysis protocol. J Voice [Internet]. 2022 Jul [Acesso em: 2024 Jul];36(4):445-56.
19. Abreu SR, Moraes RM, Martins PN, Lopes LW. VoxMore: Aartefato tecnológico para auxiliar a avaliação acústica da voz no processo ensino-aprendizagem e prática clínica. Codas [Internet]. 2023 [Acesso em: 2024 Jul];35(6):e20220166.
20. Morrison MD, Rammage LA. Muscle misuse voice disorders: Description and classification. Acta Otolaryngol [Internet]. 1993 [Acesso em: 2024 Jul]; 113:428-34.
21. Van Houtte E, Van Lierde K, Claeys S. Pathophysiology and treatment of muscle tension dysphonia: A review of the current knowledge. J Voice [Internet]. 2011 [Acesso em: 2024 Jul];25:202-7.
22. Morrison MD, Rammage LA, Nichol H. Management of the voice and its disorders. 2nd ed. San Diego: Singular; 2001. p. 28-35.
23. Estenne M, Zocchi L, Ward M, Macklem PT. Chest wall motion and expiratory muscle use during phonation in normal humans. J Appl Physiol (1985) [Internet]. 1990 May [Acesso em: 2024 Jul];68(5):2075-82.
24. Cardoso R, Lumini-Oliveira J, Meneses RF. Associations between posture, voice, and dysphonia: A systematic review. J Voice [Internet]. 2019 Jan [Acesso em: 2024 Jul];33(1):124.e1-124.e12.
25. Behlau M, Zambon F, Moreti F, Oliveira G, Couto EB. Voice self-assessment protocols: different trends among organic and behavioral dysphonias. J Voice [Internet]. 2017 Jan 1 [Acesso em: 2024 Jul];31(1):112.e13-112.e27.
26. Gasparini G, Behlau M. Quality of life: Validation of the brazilian version of the Voice-Related Quality of Life (V-RQOL) Measure. J Voice [Internet]. 2009 Jan [Acesso em: 2024 Jul];23(1):76-81.
27. Behlau M, Santos LA, Oliveira G. Cross-cultural adaptation and validation of the voice handicap index Into brazilian portuguese. J Voice [Internet]. 2011 May [Acesso em: 2024 Jul];25(3):354-9.
28. Costa T, Oliveira G, Behlau M. Validation of the voice handicap index: 10 (VHI-10) to the brazilian portuguese. Codas [Internet]. 2013 [Acesso em: 2024 Jul];25(5):482-5.
29. Oliveira G, Hirani SP, Epstein R, Yazigi L, Behlau M. Validation of the brazilian version of the voice disability coping questionnaire. J Voice [Internet]. 2016 Mar [Acesso em: 2024 Jul];30(2):247.e13-247.e21.
30. Teixeira LC, Rodrigues AV, Silva AG, Azevedo R, Gama AC, Behlau M. Escala URICA-VOZ para identificação de estágios de adesão ao tratamento de voz. Codas [Internet]. 2013 [Acesso em: 2024 Jul];25(1):8-15.
31. Nemr K, Simões-Zenari M, Duarte JT, Lobrigate KE, Bagatini FA. Dysphonia risk screening protocol. Clinics [Internet]. 2016 Mar [Acesso em: 2024 Jul];71(3):114-27.
32. Oliveira P, Lima E Neto, Lopes L, Behlau M, Lima HO, Almeida AA. Brazilian dysphonia screening tool (Br-DST): An instrument based on voice self-assessment items. J Voice [Internet]. 2023 Mar [Acesso em: 2024 Jul];37(2):297.e15-297.e24.
33. Paoliello K, Oliveira G, Behlau M. Singing voice handicap mapped by different self-assessment instruments. Codas [Internet]. 2013 [Acesso em: 2024 Jul];25(5):463-8.
34. Rocha BR, Moreti F, Amin E, Madazio G, Behlau M. Cross-cultural adaptation of the Brazilian version of the protocol Evaluation of the Ability to Sing Easily. Codas [Internet]. 2014 Dec [Acesso em: 2024 Jul];26(6):535-9.

CAPÍTULO 206

Abordagem Fonoaudiológica nas Disfonias

Mara Behlau • Leonardo Lopes • Glaucya Madazio

INTRODUÇÃO

O objetivo deste capítulo é oferecer um panorama das principais tendências atuais na reabilitação dos distúrbios da voz, as chamadas disfonias, excluindo-se os quadros pediátricos e as alterações vocais pós-cirurgias ablativas de cabeça e pescoço. Foram selecionados cinco aspectos, considerados relevantes para facilitar o trabalho em parceria entre o fonoaudiólogo e o médico, nos diversos desafios e particularidades da clínica vocal. São eles: conceito de disfonia, a evolução da reabilitação vocal, o SETR-Voz, modalidade regular e intensiva de administração da reabilitação e alvos da fonoterapia nas principais situações clínicas. Considerações finais sobre revisões sistemáticas na área refletem a evolução da reabilitação vocal no tratamento dos distúrbios da voz.

CONCEITO DE DISFONIA

A disfonia representa toda e qualquer dificuldade na comunicação oral que impede a produção natural da voz.[1] Embora não haja um consenso nem quanto à definição de disfonia nem quanto à terminologia na área de voz, com a compreensão da importância da perspectiva do paciente e do impacto de uma doença em sua qualidade de vida, foi proposta uma definição mais abrangente e que inclui a percepção de quem vive com o problema vocal: disfonia é o "distúrbio caracterizado por alteração na qualidade, frequência ou intensidade da voz ou esforço vocal que limita a comunicação ou causa impacto negativo na qualidade de vida relacionada com a voz".[2]

Os sintomas de um distúrbio vocal podem ser auditivos, visuais e cinestésicos, sendo os auditivos os mais diretamente relacionados com o problema, identificados por modificações no som esperado da voz do indivíduo. Já os sintomas visuais estão relacionados com o esforço das estruturas da cabeça e cintura escapular, percebidos por contrações nessas regiões ao falar; finalmente, os cinestésicos são referidos pelo sujeito principalmente como desconforto, fadiga ou dor ao falar e podem ocorrer mesmo sem a presença de sintomas auditivos. Uma lista com 14 sintomas vocais foi proposta por Roy et al[3] e apresenta três fatores principais no estudo desenvolvido no Brasil:[4] fonatório, laringofaríngeo e laringoesofágico. Os sintomas que compõem essa lista são: fator fonatório (problemas para cantar ou falar baixo, dificuldade para projetar a voz, dificuldade para cantar agudo, desconforto ao falar, voz monótona, esforço para falar, instabilidade ou tremor na voz); fator laringofaríngeo (rouquidão, mudança ou cansaço na voz após um curto tempo de uso, garganta seca, dor na garganta e pigarro); e fator laringoesofágico (gosto ácido ou amargo na boca e dificuldade para engolir). Destes, os três mais frequentes na clínica vocal são: rouquidão, mudança ou cansaço vocal após curto tempo de uso e desconforto ou esforço para falar. É importante analisar se esses fatores estão ou não relacionados com o uso profissional da voz.

Indivíduos da população brasileira apresentam, em média, 1,7 sintoma, sendo os professores a mais importante população de risco, que apresentam, em média, 3,7 deles.[4] É interessante comentar que a busca de um serviço especializado ocorre somente quando há um maior número de problemas percebidos, com uma média de 6,3 sintomas em indivíduos diagnosticados como disfônicos[5] e 8,6 sintomas se forem professores.[6] A valorização de sintomas vocais ainda é um desafio nas campanhas de prevenção aos problemas de voz, pois nem sempre são considerados merecedores de atenção clínica.

Muitos quadros vocais são multifatoriais, mas é possível classificar as disfonias, didaticamente, em duas grandes categorias: comportamentais e orgânicas, de acordo com a participação do comportamento vocal na gênese do distúrbio.

A participação ou não do comportamento vocal de um indivíduo no desenvolvimento de um problema de voz é central na proposta de um programa de reabilitação porque exige estratégias de intervenção específicas para a mudança de hábitos vocais. Comportamento vocal é o conjunto de reações vocais em resposta aos relacionamentos interpessoais, no meio em que o indivíduo vive, sejam por necessidades individuais, por estímulos sociais, por hábitos ou por uma combinação de todos; um comportamento vocal específico pode ainda ser uma manifestação emocional associada a profissionais da voz, sejam de natureza artística, como cantores e atores, ou não artísticas, como professores e vendedores.[7] Pacientes com disfonia comportamental têm dificuldades relacionadas com o uso da voz, quer sejam por técnica vocal inadequada, tensão ou desequilíbrio muscular, ou ainda por abuso e mau uso vocal que produzem fonotraumas de repetição. Quadros comportamentais eram anteriormente nomeados de disfonias funcionais ou organofuncionais,[1] e podem ser encontrados edema de prega vocal, fendas glóticas, fonação vestibular, afonia funcional, alterações estruturais mínimas (como cistos e sulcos), lesões de massa benignas (como nódulos e pólipos) ou ainda exame laríngeo normal na presença de queixa e desvio vocal.

Por outro lado, os quadros orgânicos apresentam desvios vocais em decorrência de doenças sistêmicas (como Parkinson, esclerose lateral amiotrófica, distúrbios endocrinológicos), distúrbios neurológicos (como paralisia de prega vocal pós-cirurgia de tireoide) ou lesão laríngea não decorrente do comportamento vocal (como granuloma pós-intubação ou laringite por refluxo laringofaríngeo). Vários achados otorrinolaringológicos podem ser detectados nesses casos orgânicos, entre os quais se destacam laringite crônica, paralisia de prega vocal, cicatriz pós-cirurgia laríngea, atrofia de prega vocal, distonia laríngea, estenose laríngea, neurofibromatose laríngea, amiloidose laríngea e o próprio câncer de laringe.

O posicionamento clínico e o processo de reabilitação são diferentes nos casos comportamentais e orgânicos e a avaliação fonoaudiológica tem papel importante no reconhecimento do comportamento vocal na gênese e na manutenção da disfonia, pois define muito do que irá ser feito no processo de terapia vocal.

O que justifica um encaminhamento para reabilitação, quer se trate de um caso de natureza comportamental ou orgânica, é a perda de funcionalidade vocal, com destaque para aquilo que o indivíduo não consegue executar vocalmente. Nesse caso, a percepção do paciente sobre um possível impacto negativo do problema de voz em diversos aspectos de sua vida, seja familiar, social, profissional ou emocional, é um dos principais indicadores da futura adesão ao tratamento, do momento em que, mesmo na presença de desvio vocal e encaminhamento médico, é provável o abandono ao tratamento se o paciente não perceber impacto negativo do problema de voz em sua vida.

Na situação ideal, o paciente chega para a reabilitação vocal com o diagnóstico médico estabelecido, seja otorrinolaringológico, neurológico, psiquiátrico e/ou de outra especialidade de interesse. Em alguns quadros, a condição do paciente não está completamente definida e uma abordagem fonoaudiológica exploratória pode contribuir para serem testadas hipóteses diagnósticas como, por exemplo, no diagnóstico diferencial entre disfonia por tensão muscular (DTM), distonia focal laríngea e afonia funcional, ou entre obstrução laríngea induzível (OLI) e distúrbio do padrão respiratório. Se a porta de entrada de um paciente com queixa vocal for a clínica fonoaudiológica, é mandatório o encaminhamento para o diagnóstico médico.

EVOLUÇÃO DA REABILITAÇÃO VOCAL

A reabilitação vocal, terapia vocal ou fonoterapia para voz é um processo dinâmico e não linear que visa desenvolver um melhor equilíbrio das estruturas que respondem pela funcionalidade vocal, reduzindo uma desvantagem vocal ou aprimorando as qualidades estéticas e de rendimento vocal de um indivíduo. Historicamente, é uma combinação de artes e ciência, sendo os primeiros exercícios de voz oriundos do ensino do canto. A partir da década de 1950, houve um reposicionamento filosófico da reabilitação vocal, com a busca de fundamentos científicos para as técnicas propostas, a partir dos trabalhos seminais do médico e fonoaudiólogo austríaco Emil Froeschels,[8] que inaugurou a era científica da reabilitação vocal. Seguiram-se décadas de desenvolvimento de exercícios, técnicas, programas de reabilitação programática e métodos variados, com influência cultural evidente nas publicações e apresentações em congressos da área. Discussões sobre a racionalidade das diversas propostas, paralelamente ao desenvolvimento da escrita científica de fonoaudiólogos, que também passaram a desenvolver estudos com melhor desenho de experimento, favoreceu um grande interesse na especialidade de voz. Congressos internacionais e a facilidade da adaptação dos recursos de terapia em diversas regiões do mundo permitiram uma grande troca entre clínicos e pesquisadores.

O desenvolvimento da avaliação vocal fonoaudiológica,[9] a possibilidade de laboratórios de voz computadorizados de baixo custo e os inúmeros estudos com técnicas de terapia favoreceram uma enorme evolução na compreensão dos processos de reabilitação vocal. Aspectos de aconselhamento e higiene vocal (ou bem-estar vocal), a chamada terapia indireta, ou de treinamento vocal propriamente dito, a chamada terapia direta, foram explorados com estudos de desenho antes e depois em diversos centros clínicos e de pesquisa no mundo. O reconhecimento da terapia vocal como tendo forte recomendação no tratamento das disfonias é inegável, mas a área ainda requer muita sistematização.

Recentemente, uma proposta extremamente inovadora foi apresentada com o propósito de especificar os conteúdos das intervenções de reabilitação em geral, o chamado Sistema de Especificação do Tratamento de Reabilitação (SETR, do inglês Rehabilitation Treatment Specification System [RTSS]).[10] O objetivo do SETR é apresentar uma linguagem comum e um conjunto de definições relacionadas com reabilitação, que permitam aos pesquisadores e clínicos descreverem tratamentos de maneira objetiva e replicável.[10] Essa ferramenta é bastante simples e especifica a escolha consciente do terapeuta quanto aos alvos do tratamento, ou seja, as funções específicas que precisam ser melhoradas em um paciente, e os ingredientes selecionados para a modificação dos alvos, que são as ações clínicas responsáveis pelos resultados do tratamento.

Uma transposição desse sistema para a área de reabilitação vocal foi desenvolvida por um grupo de fonoaudiólogos especialistas em voz,[11] e adaptada para a realidade brasileira,[12] representando, sem dúvida, um salto de qualidade na compreensão da terapia vocal. Nessa proposta, nomeada SETR-Voz, os alvos e ingredientes foram cuidadosamente avaliados e acordados por um grupo de fonoaudiólogos. No contexto do SETR-Voz, os alvos são os objetivos específicos que se deseja alcançar com o tratamento vocal, como a melhoria da qualidade vocal ou o aumento da resistência vocal, por exemplo; já os ingredientes são as técnicas ou estratégias utilizadas pelo fonoaudiólogo para atingir esses alvos, como exercícios de fonte glótica, orientações sobre saúde vocal ou estratégias de enfrentamento para implementar as mudanças comportamentais.[11,12]

SETR-Voz

O SETR-Voz inclui uma série de categorias de alvos e de ingredientes, com definições operacionais que descrevem como esses alvos ou ingredientes, dentro de cada categoria, podem variar (Tabelas 206.1 a 206.4).[13] O SETR-Voz foi projetado para ser suficientemente abrangente para que todas as abordagens atuais de terapia vocal possam ser especificadas em termos comparáveis, e para que novas propostas de tratamento possam analisar explicitamente se estão contribuindo com ingredientes únicos ou com combinações de ingredientes.[14]

Dessa forma, a terapia vocal envolve a interação complexa entre alvos, ingredientes e mecanismos de ação. Nesse sentido, o entendimento preciso desses três conceitos é fundamental para o desenvolvimento e a implementação de intervenções eficazes (Tabela 206.5).

Os ingredientes são selecionados com base em sua capacidade de influenciar efetivamente os alvos identificados para um paciente em particular. A escolha dos ingredientes é guiada por uma compreensão dos mecanismos de ação, que são as razões teóricas pelas quais se espera que um ingrediente específico produza a mudança desejada no alvo. Por exemplo, se um clínico deseja aumentar a intensidade vocal de um paciente, ele pode escolher o ingrediente de praticar vocalizações altas e repetitivas. O mecanismo de ação subjacente pode envolver o fortalecimento dos músculos laríngeos e o aumento da eficiência respiratória, levando a uma maior projeção vocal. O sucesso do tratamento depende da correta identificação dos alvos, da seleção apropriada de ingredientes e da compreensão precisa dos mecanismos de ação. Essa interação entre alvos, ingredientes e mecanismos de ação é essencial para o sucesso do tratamento vocal e responsabilidade do fonoaudiólogo.

Essa unidade composta do alvo, ingrediente e mecanismo de ação é denominada "componente do tratamento". Especificamente, o SETR-Voz estabeleceu três categorias principais de componentes do tratamento, descritas a seguir:[11,13]

- Funções dos órgãos: os componentes terapêuticos que incidem sobre as funções dos órgãos são projetados para melhorar a fisiologia, aerodinâmica, biomecânica e coordenação dos subsistemas envolvidos na produção vocal ou substituir a funcionalidade desses subsistemas (p. ex., como no uso de uma prótese traqueoesofágica). Geralmente, o objetivo é aumentar ou diminuir o *output* vocal para equilibrar a dinâmica entre *input* e *output*, levando a função a um nível desejado ou ao melhor nível possível para o paciente. Esse grupo incorpora tanto tratamentos que exigem ação voluntária e esforço consciente do paciente (volitivos) como aqueles que não dependem de esforço ou cooperação do paciente (não volitivos), diferentemente dos outros dois grupos, que compreendem somente intervenções volitivas. Nesse sentido, o fonoaudiólogo adota abordagens baseadas em técnicas vocais e/ou dispositivos de terapia. Nesse grupo, não se espera uma transferência direta do aprendizado das técnicas vocais para o aprendizado ativo ou processamento da informação necessários para o desenvolvimento de novos hábitos ou comportamentos relacionados com o uso da voz na comunicação ou no canto
- Habilidades e hábitos: essa categoria envolve o aperfeiçoamento ou a mudança de competências específicas e comportamentos vocais. O processo é alcançado por meio da prática deliberada,

Tabela 206.1 Descrição e lista das categorias de alvos no grupo habilidades e hábitos do SETR-Voz.

Categorias de alvos: habilidades e hábitos
Função vocal
Essa categoria foca na mecânica e na fisiologia da produção da voz. Os alvos podem incluir a melhoria do controle do fechamento glótico, a otimização da vibração das pregas vocais e a modulação da qualidade vocal. Por exemplo, um alvo específico pode ser o ajuste do início glótico, variando de suave a pressionado, para melhorar a qualidade da voz e evitar tensão excessiva
Alvos de função vocal: • Ataque vocal • Abdução ou adução insuficiente das pregas vocais • Nível de pressão sonora • Frequência • Fonação supraglótica • Crepitação • Qualidade vocal (rugosa, soprosa, tensa)
Função respiratória
A função respiratória é essencial para fornecer o suporte de ar necessário para a fonação. Alvos dessa categoria podem incluir o aumento da força e resistência dos músculos respiratórios, a melhoria da coordenação entre a respiração e a voz, e a otimização do uso do diafragma e da musculatura abdominal durante a fala ou canto. Um exemplo de alvo pode ser o aumento da pressão inspiratória máxima, medido por meio de dispositivos específicos
Alvos de função respiratória: • Movimentos abdominais • Movimentos claviculares • Coordenação respiratória durante funções vegetativas • Coordenação respiratória durante a fala • Movimento da caixa torácica
Função musculoesquelética
Essa categoria abrange os alvos relacionados com postura e alinhamento corporal, bem como a função e força muscular. Alvos podem incluir a melhoria do alinhamento da cabeça e pescoço, o aumento da ativação muscular adequada durante a fonação, e a expansão da amplitude de movimento das articulações envolvidas na produção vocal. Um alvo pode ser o aumento da força muscular inspiratória, que é crucial para um suporte respiratório eficaz
Alvos que se enquadram nessa categoria estão relacionados com a percepção do movimento e da posição do corpo, o que é importante para o controle motor fino necessário na produção vocal. Um alvo poderia ser o desenvolvimento de uma maior consciência cinestésica da posição e do movimento da laringe durante a fonação
Alvos de função musculoesquelética: • Alinhamento • Nível de ativação muscular • Resistência muscular (expiratória e inspiratória) • Força muscular (inspiratória e expiratória) • Amplitude do movimento (passivo e ativo) • Resistência vocal
Função somatossensorial
Os alvos nessa categoria estão relacionados com a percepção sensorial do próprio corpo, incluindo a sensação de ressonância e a discriminação cinestésica, o que pode envolver o aumento da habilidade do paciente em sentir a vibração vocal em diferentes partes do corpo, como a máscara facial, e a melhoria da percepção da posição e movimento da laringe. Um alvo pode ser o aumento da sensação de ressonância oral ou nasal para otimizar a qualidade da voz
Essa categoria envolve alvos que se concentram na percepção sensorial relacionada com a voz, o que pode incluir a capacidade de discernir diferenças sutis na própria voz ou na dos outros, o que é crucial para ajustes finos na produção vocal. Um alvo específico poderia ser a melhoria da habilidade do paciente em detectar variações na qualidade vocal, como a rouquidão
Alvos de função somatossensorial: • Ressonância • Discriminação cinemática • Desconforto e dor
Função auditiva
A função auditiva é crucial para o monitoramento e ajuste da própria voz. Alvos dessa categoria podem incluir a melhoria da habilidade auditiva para discernir nuances na qualidade vocal e a capacidade de usar *feedback* auditivo para ajustar a fonação em tempo real. Um alvo específico pode ser o aumento da habilidade do paciente em identificar e corrigir desvios na entonação ou na qualidade vocal
Alvos nessa categoria estão relacionados com a função auditiva e sua relação com a voz, o que pode envolver a melhoria da habilidade do paciente em perceber e processar *feedback* auditivo da própria voz, que é essencial para a autorregulação e o ajuste da fonação. Um alvo poderia ser o aumento da habilidade do paciente em utilizar o *feedback* auditivo para manter uma intensidade vocal adequada durante a fala
Alvos de função auditiva: • Discriminação da qualidade vocal • Discriminação de frequência • Discriminação do nível de pressão sonora

(*continua*)

Tabela 206.1 Descrição e lista das categorias de alvos no grupo habilidades e hábitos do SETR-Voz. (*Continuação*)

Categorias de alvos: habilidades e hábitos
Pedagogia e aconselhamento vocal Essa categoria envolve alvos educacionais e comportamentais, incluindo a instrução sobre técnicas vocais e aconselhamento para promover a saúde vocal e a eficácia comunicativa. Alvos podem incluir o aumento do conhecimento do paciente sobre anatomia vocal, fisiologia e higiene vocal, bem como a modificação de comportamentos prejudiciais à voz. Um alvo pode ser o desenvolvimento de estratégias para gerenciar o estresse vocal em situações de alto desempenho Alvos de pedagogia e aconselhamento: • Os alvos podem ser categorizados como pedagógicos, aconselhamento ou formação de hábitos, como: ◦ Estratégias para mitigar refluxo laringofaríngeo ◦ Estratégias para aumento de hidratação corporal ◦ Estratégias para eliminação de tabagismo
Fala e comunicação Os alvos nessa categoria estão relacionados com a eficácia da comunicação verbal. Isso pode incluir a melhoria da articulação, a clareza da fala, a modulação expressiva e a habilidade de se comunicar efetivamente em diferentes contextos sociais e profissionais. Um alvo pode ser o aumento da resistência vocal para permitir que o paciente fale por períodos mais longos sem fadiga Alvos de fala e comunicação: • Inteligibilidade • Compreensibilidade • Expressividade • Assertividade

Tabela 206.2 Descrição e lista das categorias de alvos no grupo funções de órgãos do SETR-Voz.

Categorias de alvos: funções de órgãos
Aprimoramento de habilidades vocais específicas Esse alvo envolve o desenvolvimento de habilidades técnicas de voz, como controle de respiração, ressonância, articulação e projeção vocal. O tratamento pode incluir exercícios que ajudem o paciente a aprender e aperfeiçoar essas habilidades, como escalas vocais, exercícios de respiração diafragmática e prática de articulação precisa ou sobrearticulação Alvos de habilidades vocais específicas: • Projeção de voz em diferentes distâncias no ambiente • Discriminação de diversos tipos de ressonância: oral, nasal e laríngea • Produção de sequências articulatórias complexas e trava-línguas
Formação de hábitos de voz saudáveis Alvos nessa categoria focam na criação e manutenção de hábitos que promovam a saúde vocal a longo prazo, e incluem prática regular de aquecimento vocal, adoção de técnicas de relaxamento para reduzir a tensão na musculatura laríngea e implementação de estratégias de higiene vocal, como hidratação adequada e evitar comportamentos nocivos à voz Alvos de função hábitos de voz saudáveis: • Ingestão periódica de água durante o uso de fala • Uso de roupas confortáveis, especialmente na região da garganta e diafragma • Redução da competição sonora
Automatização de comportamentos vocais O objetivo é reduzir o esforço cognitivo necessário para o uso adequado da voz, tornando comportamentos vocais saudáveis mais automáticos e menos dependentes de atenção consciente. É alcançado com a prática repetitiva e do reforço de técnicas vocais corretas até que se tornem hábitos Alvos de automatização de comportamentos vocais: • Controle de qualidade vocal em diversas situações de comunicação • Registro diário de ocorrência de comportamentos vocais a ser reduzidos (p. ex., gritar) • Registro diário de ocorrência de comportamentos vocais a ser implementados (p. ex., fonação com menos esforço)
Aumento da consciência e automonitoramento vocal Alvos relacionados com esse aspecto visam melhorar a capacidade do paciente de perceber sua própria produção vocal e fazer ajustes em tempo real. Envolve o uso de gravações, *feedback* de um terapeuta e exercícios que ajudem o paciente a identificar e corrigir padrões vocais inadequados Alvos de aumento da consciência e do automonitoramento vocal: • Registro de uso diário de voz eficiente em gráfico ou com ajuda de dispositivos (*smartphone*) • Ajustes vocais por uso de monitoramento visual, auditivo e cinestésico da própria voz
Generalização de habilidades vocais Esse alvo refere-se à capacidade do paciente de transferir habilidades vocais aprendidas em um contexto (como o ambiente clínico) para outros contextos (como o ambiente de trabalho ou social). Envolve a prática de habilidades vocais em uma variedade de situações para promover a flexibilidade e a adaptabilidade do uso da voz Alvos de generalização de habilidades vocais: • Registro de voz em aulas, reuniões ou conversas • Aquecimento vocal antes do uso da voz para focar a mente na produção vocal • Treino em leituras em voz alta

(*continua*)

Tabela 206.2 Descrição e lista das categorias de alvos no grupo funções de órgãos do SETR-Voz. (*Continuação*)

Categorias de alvos: funções de órgãos
Melhoria da resistência vocal Alvos nessa categoria focam no aumento da capacidade do paciente de usar a voz por períodos prolongados sem fadiga ou danos. Inclui exercícios de fortalecimento e técnicas de uso eficiente da voz para evitar o desgaste vocal Alvos de melhoria da resistência vocal: • Uso de fonação fluida • Implementação de modulação na fala • Redução de intensidade vocal • Uso de amplificação sonora
Desenvolvimento de estratégias de comunicação eficazes Além das habilidades técnicas, é importante que o paciente desenvolva habilidades comunicativas que incluam a capacidade de adaptar a voz a diferentes situações comunicativas, o uso de estratégias para manter a atenção do ouvinte e a habilidade de expressar emoções e intenções de forma clara Alvos de desenvolvimento de estratégias de comunicação eficazes: • Inteligibilidade • Compreensibilidade • Expressividade • Assertividade

Tabela 206.3 Descrição e lista das categorias de alvos no grupo representações do SETR-Voz.

Categorias de alvos: funções de órgãos
Mudança de crenças e atitudes: um alvo importante é a modificação de crenças negativas ou errôneas sobre a voz e a capacidade de comunicação, o que inclui a reestruturação cognitiva para ajudar o paciente a desenvolver uma visão mais positiva e realista de suas habilidades vocais, superando crenças limitantes que podem afetar a autoconfiança e a eficácia vocal Alvos de mudanças de crenças e atitudes: • Entender que é possível controlar a própria voz • Entender que o uso de amplificação sonora é saudável e não exemplo de fraqueza • Atestar a utilidade dos exercícios vocais
Formação de hábitos de voz saudáveis Desenvolvimento de autoeficácia: relacionado com mudança de crenças. Outro alvo é fortalecer a crença do paciente em sua capacidade de controlar e melhorar sua voz, o que envolve o estabelecimento de metas alcançáveis, o reconhecimento de progressos e o reforço de sucessos, o que pode aumentar a motivação e a persistência em práticas vocais saudáveis Alvos de formação de hábitos vocais saudáveis: • Lembretes para hidratação regular • Lembretes para aquecimento e desaquecimento vocal
Gerenciamento de ansiedade e estresse vocal Muitos pacientes podem experimentar ansiedade ou estresse relacionados com o uso da voz, especialmente em situações de desempenho. Alvos nessa categoria podem incluir técnicas de relaxamento, treinamento em manejo do estresse e intervenções psicológicas para ajudar o paciente a lidar com a ansiedade de falar em público ou cantar Alvos de gerenciamento de ansiedade e estresse vocal: • Treinamento de mentalidade de crescimento • Uso de respiração profunda e controlada
Melhoria da consciência corporal e vocal Alvos terapêuticos podem focar no aumento da consciência do paciente sobre a sensação física da produção vocal e a relação entre o corpo e a voz. Inclui exercícios de atenção plena e técnicas somáticas que ajudem o paciente a perceber e ajustar a tensão muscular e a ressonância vocal Alvos de melhoria da consciência corporal e vocal: • Análise de gravações e vídeos de uso de voz na vida diária • Monitoramento por múltiplas vias
Educação e conhecimento sobre a voz Informar o paciente sobre a anatomia, fisiologia e cuidados com a voz é um alvo essencial. A educação pode empoderar o paciente, permitindo que ele entenda melhor as razões por trás das técnicas vocais e a importância da higiene vocal, o que pode promover a adesão ao tratamento Alvos de educação e conhecimento vocal: • Biblioterapia: indicação de leituras • Sugestão de vídeos e portais na Internet
Desenvolvimento de estratégias de *coping* Alvos nessa categoria envolvem o ensino de estratégias para lidar com desafios vocais, como fadiga vocal ou situações comunicativas difíceis. Inclui planejamento de pausas vocais, uso de amplificação, quando necessário, e adaptação da comunicação em ambientes ruidosos Alvos de desenvolvimento de estratégias de enfrentamento: • Uso de enfrentamento ativo, como busca de informações • Apoio social para o uso de uma boa voz

(*continua*)

Tabela 206.3 Descrição e lista das categorias de alvos no grupo representações do SETR-Voz. (*Continuação*)

Categorias de alvos: funções de órgãos
Reconhecimento e expressão de emoções A capacidade de expressar emoções de forma autêntica e controlada é um alvo terapêutico valioso. Pode envolver o trabalho com o paciente para explorar a conexão entre emoções e expressão vocal, bem como o desenvolvimento de habilidades para comunicar efetivamente estados emocionais Alvos de reconhecimento e expressão das emoções: • Estratégias de nomeação das emoções • Estratégias de ressignificação • Estratégias de autorregulação emocional
Visualização e imaginação guiada Alvos podem incluir o uso de técnicas de visualização para ajudar o paciente a imaginar e praticar comportamentos vocais desejados mentalmente, o que pode reforçar a aprendizagem e preparar o paciente para a execução física das técnicas vocais Alvos de visualização e imaginação guiada: • Visualização guiada do caminho do ar na inspiração e expiração • Visualização guiada da vibração das pregas vocais

Tabela 206.4 Descrição e lista das categorias de ingredientes do SETR-Voz.

Categorias de ingredientes	
Ingredientes não volitivos: • Massagem laríngea • Aplicação de calor na nuca • Aplicação de frio na laringe • Aplicação de fotobiomodulação • Mascaramento auditivo • Oclusão física de uma ou das duas orelhas • Aplicação de pressão na cartilagem tireóidea • Fornecer amplificação de voz	Ingredientes para alvos diretos que envolvem comportamentos volitivos: • Execução de técnicas vocais que envolvem comportamento volitivo do paciente • Dar *feedback* ao paciente • Oferecer oportunidades para praticar alinhamento/postura • Oferecer oportunidades para praticar a respiração • Oferecer oportunidades para praticar níveis modificados de ativação muscular • Fornecer oportunidades para praticar a discriminação sensorial • Oferecer oportunidades para praticar a vocalização • Exercícios resistidos – inspiratórios • Exercícios resistidos – expiratórios • Fornecer informações sobre higiene vocal • Fornecer ingredientes volitivos

Tabela 206.5 Definição de alvo, ingredientes e mecanismo de ação pelo SETR-Voz.

Alvo	Ingredientes	Mecanismo de ação
Alvo refere-se à função específica do paciente que o tratamento visa modificar diretamente É o objetivo imediato e mensurável da intervenção Devem ser observáveis e quantificáveis, permitindo que os clínicos avaliem se as mudanças desejadas estão ocorrendo Exemplo: para um paciente com disartria hipocinética por doença de Parkinson apresentando redução da inteligibilidade, intensidade vocal e entonação, os alvos podem incluir o aumento da intensidade vocal e a melhoria da modulação da frequência fundamental (f_0).	Ingredientes são as ações específicas realizadas pelo clínico para influenciar os alvos São os componentes ativos do tratamento que o terapeuta emprega para induzir mudanças nas funções do paciente Devem ser observáveis e mensuráveis, permitindo que sejam replicados e estudados em pesquisas Exemplo: para um paciente com doença de Parkinson, um ingrediente pode ser o uso de um dispositivo que fornece ruído branco em fones de ouvido, ativado sempre que o paciente vocaliza na vida diária	Mecanismo de ação é a descrição de como os ingredientes afetam os alvos; são as teorias que explicam as mudanças nos alvos pela aplicação dos ingredientes Ao contrário de alvos e ingredientes que devem ser sempre observáveis, os mecanismos de ação são sugeridos por meio de estudos de pesquisa que indicam como um ingrediente produz uma mudança no alvo, ou por meio de hipóteses propostas pelo fonoaudiólogo, a partir de estudos experimentais com animais ou por analogia com o mecanismo de ação em outros tecidos corporais Exemplo: para um paciente com doença de Parkinson, a hipótese sobre o mecanismo de ação com o uso de um dispositivo que fornece ruído é o efeito Lombard de aumento da intensidade vocal, pelo mascaramento da própria voz

repetida e estruturada do uso da voz na comunicação ou no canto, estritamente relacionadas com os contextos e demandas reais do paciente, com o uso de ajustes mais funcionais e expressivos em resposta a demandas específicas, bem como com o uso de pistas para o monitoramento somatossensorial, auditivo e da comunicação. A expectativa é que o novo comportamento se torne habitual no dia a dia do indivíduo, o que engloba a capacidade de autoavaliação e modulação da produção vocal, a eficácia do uso vocal em diversos contextos comunicativos e a instituição de práticas benéficas à saúde vocal. As intervenções focadas em habilidades e hábitos visam reforçar capacidades cognitivo-comportamentais e estabelecer rotinas benéficas por meio da prática contínua. Essas intervenções bifurcam-se em duas subcategorias: tipo função e tipo atividade. As intervenções do tipo função concentram-se em executar funções de maneira habilidosa ou rotineira, frequentemente com recurso do aprendizado hierárquico e generalização - um exemplo de intervenção desse tipo seria a prática de vocalizações em diferentes níveis de intensidade, visando uma modulação vocal mais efetiva e consistente. Já as intervenções de tipo atividade são as que incidem no próprio uso da voz, como fala em contextos específicos de comunicação ou a voz cantada

- Representações: os componentes de tratamento dessa categoria focam em influenciar os estados mentais do indivíduo, incluindo cognição, conhecimento, sentimentos, crenças, motivação e intenções associadas a manifestação de comportamentos vocais. O ingrediente principal desse grupo é o processamento cognitivo e emocional da informação para modificar as representações mentais que estão atreladas às limitações ou distúrbios do paciente. Essas modificações podem se referir tanto a uma alteração isolada da representação mental (p. ex., reduzir a ansiedade sobre o uso da voz em situações desafiadoras, como falar em público) como as mudanças diretamente ligadas a uma ação específica (como realizar exercícios prescritos pelo fonoaudiólogo ou seguir instruções para modificar/substituir um hábito vocal). Os ingredientes dessa categoria podem envolver educação sobre saúde vocal, estratégias de *coaching*, mudança de *mindset*, instruções para comportamentos específicos, e até mesmo encaminhamento para avaliações complementares. A metaterapia assume um papel preponderante nessa categoria, pois envolve diretamente a adesão do paciente às mudanças nas representações mentais ligadas ao seu comportamento vocal e ao seu problema de voz.

A partir da análise e integração dos dados da avaliação multidimensional da voz, o fonoaudiólogo especifica os alvos que devem ser modificados pela terapia vocal e seleciona os ingredientes que serão utilizados para os objetivos propostos. Em geral, a terapia vocal envolve a combinação dos três grupos de tratamento, a saber: funções de órgãos, habilidades e hábito, e representações, que podem ser mais ou menos priorizados, a depender das necessidades do paciente.[13] Nas Tabelas 206.1 a 206.4 estão as descrições e lista das categorias e alvos propostos pelo SETR-Voz, a partir de um consenso de especialistas[11,13] e da sugestão dos autores deste capítulo.

Cada um desses alvos é cuidadosamente selecionado e adaptado às necessidades individuais do paciente, com base em uma avaliação abrangente da função vocal e da comunicação. Os clínicos utilizam essas categorias de alvos para estruturar o tratamento, definindo metas claras e mensuráveis que podem ser usadas para monitorar o progresso e ajustar o tratamento conforme necessário. Além disso, essas categorias ajudam a garantir que o tratamento seja holístico e aborde todos os aspectos relevantes da função vocal, desde a fisiologia até a percepção e o comportamento.

São muitas as opções das abordagens na reabilitação vocal e podem ser empregados tanto métodos específicos de terapia, para manejo sintomático de desvios vocais, como propostas programáticas ou individualmente desenvolvidas, de acordo com as características do quadro. Os métodos específicos são voltados para certos distúrbios, como a terapia de voz confidencial para a redução rápida de lesões benignas de massa, os exercícios de função vocal (EFV) para condicionamento ou fadiga vocal, o método Lee Silverman (LSVT®) para doença de Parkinson e outros distúrbios neurológicos, a terapia manual circunlaríngea para disfonia por tensão musculoesquelética ou afonia funcional, a terapia de voz ressonantal para disfonias com lesões benignas e vozes profissionais, o método de acentuação para coordenação pneumofônica e aperfeiçoamento vocal, além de ser empregado em quadros comportamentais.

Já as propostas programáticas, como o Programa Integral de Reabilitação Vocal,[15] foram desenvolvidas pela ordenação de várias técnicas sintomáticas de terapia, associadas a orientação vocal, o que produziu evidência forte para a reabilitação de disfonias comportamentais em profissionais da voz.[16,17] Por fim, em alguns casos, é necessário propor uma abordagem individualizada, reunindo exercícios e técnicas que contemplem as necessidades do quadro em uma programação flexível ao longo de diversas sessões. Essa última opção requer maturidade clínica e amplo conhecimento das possibilidades de reabilitação. Além dessas situações, em quadros nos quais há dúvida diagnóstica ou de efeito da reabilitação, uma abordagem exploratória individualizada, com documentação detalhada do impacto dos procedimentos, é a mais recomendada.

Algumas características do processo de reabilitação, em geral, são semelhantes às do processo de treinamento vocal, mas é essencial compreender que tratamento implica presença de disfonia e deve obedecer às regras da área de saúde, enquanto treinamento refere-se a um desenvolvimento vocal para uma demanda específica ou aperfeiçoamento das características da emissão, seja para um uso profissional de voz artística ou não artística. A área de treinamento vocal pode ser compartilhada com profissionais da pedagogia vocal, professores de técnica vocal, preparadores vocais e *coaches*, mas há um lugar interessante para os fonoaudiólogos no desenvolvimento e aplicação de programas de condicionamento vocal com base fisiológica e foco em saúde vocal.

MODALIDADE REGULAR E INTENSIVA NA ADMINISTRAÇÃO DA FONOTERAPIA

Os fonoaudiólogos geralmente baseiam-se no diagnóstico e prescrição médica do tratamento, nas limitações funcionais do paciente identificadas na avaliação fonoaudiológica e na necessidade de uso vocal do indivíduo para definir a periodicidade da terapia de voz. Há uma tendência de se começar com uma ou duas sessões por semana e, gradualmente, reduzir a periodicidade, o que é chamado de modalidade regular na reabilitação vocal. Contudo, não há nenhuma recomendação de duração ideal e frequência da terapia na clínica vocal. Um recente levantamento a partir da descrição de tratamentos em artigos científicos escritos em inglês, com pesquisadores de todos os continentes, revelou que a duração da reabilitação vocal varia de 4 a 36 semanas, com uma média de 9,2 semanas, com 1 ou 2 sessões por semana e duração de 30 ou 60 minutos.[18] Esse regime regular favorece uma aprendizagem progressiva, com resultados mais estáveis e atende os objetivos de mudanças comportamentais de longo termo. Contudo, há fatores como prontidão para mudança e adesão que podem comprometer a finalização do tratamento e a qualidade de seus resultados.

Uma alternativa ao programa regular é a chamada terapia breve intensiva (TBI), baseada em princípios da neurobiologia, fisiologia do exercício, aprendizado motor e psicoterapia breve.[19] A TBI já é usada em outras áreas, com resultados positivos e importantes, como, por exemplo, na psicoterapia, para tratamento de depressão e na pneumologia, a qual obteve melhor função pulmonar e maior força respiratória muscular em casos de restrição respiratória. Na fonoaudiologia, é lógico aceitar que a TBI possa ser aplicada, com sucesso, para casos de distúrbios da voz, deglutição e articulação. Essa proposta sugere que períodos intensivos em curto espaço de tempo podem ser mais eficientes que estratégias a longo prazo, pelo menos para certos casos. Na área de voz, além de disfonias crônicas com fracasso(s) anterior(es) de tratamento, um programa intensivo de tratamento atende, especificamente, os objetivos a curto prazo, com propósitos claros e específicos. A TBI pode ser usada para disfonias comportamentais e orgânicas e o exemplo mais conhecido de efetividade de tratamento, com evidências científicas de nível I, é o método LSVT® para doença de Parkinson, administrado em 16 sessões consecutivas, com 1 hora de duração, 4 vezes por semana.

A versão brasileira[20] da modalidade intensiva, a TBI-BR, é aplicada principalmente em cinco situações:

1. Emergências de profissionais da voz, o que é bastante comum nos casos de artistas, cantores e atores, que precisam de uma melhoria vocal em questão de dias ou mesmo horas.
2. Pós-operatório de alterações estruturais mínimas (p. ex., na pós-cirurgia de franjamento para sulco), situações nas quais a ativação da vibração da mucosa com exercícios específicos pode contribuir para o alinhamento das fibras e uma melhor recuperação vocal.
3. Cicatrizes iatrogênicas, por responderem melhor a uma dose maciça de exercícios.
4. Pacientes de outras cidades, nas quais não há fonoaudiólogos especialistas em voz.
5. Como prova terapêutica, nos casos de fracassos em atendimentos anteriores na modalidade regular de reabilitação.

Algumas características dessa modalidade de atendimento, na versão brasileira, são: duração de 3 dias a 2 semanas, com até 4 sessões/dia, de 30 a 60 minutos, com 2 a 4 terapeutas e prática aleatória com a progressão das sessões; uso alternado de diversos métodos e técnicas, com intervalo de 1 a 2 horas entre as sessões e alguns exercícios realizados apenas pelo paciente nesses períodos. O líder do time é responsável por propor o tratamento e pelo desenho do programa, mas mudanças podem ser implementadas por qualquer membro da equipe, de acordo com a resposta do paciente. A equipe clínica acompanha o paciente com sessões por teleatendimento, por pelo menos 3 meses (quinzenal ou mensalmente), com controle presencial de 3 a 6 meses após a fase intensiva. A documentação do paciente, antes de se iniciar o programa intensivo e após a última sessão presencial, deve constar avaliação médica laringológica com imagem em vídeo, registro da análise perceptivo-auditiva e acústica, protocolo de autoavaliação do impacto da disfonia e avaliação corporal do uso da voz na comunicação. O monitoramento do progresso vocal é feito diariamente por análise do traçado da espectrografia acústica ou avaliação médica, quando indicado.

No caso de fracassos anteriores, a TBI tem melhores condições de garantir adesão pelo comprometimento a curto prazo que é solicitado, podendo reverter um quadro de distúrbio vocal de longa duração. Um aspecto que requer cautela em particular é a questão da dose ideal de exercícios, que não tem sido estudada profundamente na reabilitação vocal.[21] Enquanto uma subdosagem de exercícios é, evidentemente, um não tratamento, uma dose alta, com os mesmos exercícios, pode ser vocalmente tóxica e até mesmo lesar os tecidos das pregas vocais. Geralmente, conhece-se o efeito de um exercício prescrito de modo isolado; contudo, ao se combinar diversas técnicas em um programa de reabilitação e administrá-las de modo intensivo, pode-se comprometer o ingrediente ativo dos exercícios por não se conhecerem os efeitos combinados de diversas tarefas vocais. Além disso, mesmo na modalidade regular de reabilitação, ao se solicitar que exercícios sejam realizados em casa, sem monitoramento, pode-se arriscar a ter uma sobredosagem. O clínico deve monitorar a qualidade da execução das técnicas e controlar a dose de repetição, por meio de documentação auditivo-acústica dos efeitos dos exercícios, principalmente ao se considerar que as repostas podem ser bastante individuais.

Independentemente da modalidade de reabilitação prescrita, os princípios da fisiologia do exercício devem ser respeitados e aplicados também na clínica vocal:[22]

1. Princípio da sobrecarga, que indica que para produzir efeito, o trabalho muscular deve ser maior que o diário e rotineiro e, portanto, a tarefa vocal selecionada deve ir um pouco além da habilidade inicial do paciente de executá-la.
2. Princípio da especificidade, ou seja, o treinamento precisa ser adequado para a atividade que se quer melhorar, definida na avaliação vocal pela identificação da perda de funcionalidade.
3. Princípio da individualidade biológica, que atesta serem os indivíduos diversos em suas habilidades e capacidades metabólicas musculares, devendo-se considerar o nível inicial de habilidade e condicionamento pessoal.
4. Princípio da reversibilidade ou continuidade (o mais difícil desses princípios), no qual se verifica que a maioria dos benefícios se perde rapidamente se os exercícios forem descontinuados, devendo-se programar uma série para treino vocal de manutenção.

ALVOS DA FONOTERAPIA NAS PRINCIPAIS SITUAÇÕES CLÍNICAS

A terapia fonoaudiológica em adultos com problema de voz engloba a reabilitação em contextos comportamentais, orgânicos e pós-operatórios. No âmbito comportamental, o foco é a modificação de comportamentos e hábitos vocais prejudiciais, incentivando a redução de fonotraumas, utilizando exercícios com impacto positivo imediato para fomentar adesão e motivação, promovendo a mudança comportamental sustentada, evidenciando melhorias vocais tangíveis e responsabilizando o paciente pelo cuidado contínuo com a voz. Em quadros comportamentais com lesão de massa benigna, a meta é induzir a reabsorção da lesão, visando melhoria vocal, mesmo que a lesão não desapareça completamente, já que é possível conseguir estabilização da voz mesmo na presença de pequenas lesões.

Para distúrbios de voz de etiologia orgânica, a terapia visa a compreensão pelo paciente de sua condição anatômica e possíveis restrições, trabalhando para aumentar a flexibilidade vocal dentro das capacidades do paciente, encorajando treinamento intensivo, reconhecendo e monitorando as mudanças vocais e respeitando os limites terapêuticos, encaminhando para tratamentos alternativos quando necessário.

Na reabilitação pós-operatória, um pré-atendimento fonoaudiológico pode comprovadamente melhorar os resultados cirúrgicos.[23,24] As práticas incluem o respeito ao repouso vocal, a avaliação da voz pós-operatória para identificar e desativar ajustes compensatórios, a ênfase na higiene vocal e a expansão do campo dinâmico para restaurar a funcionalidade vocal.

A colaboração entre médicos e fonoaudiólogos é crucial em todas as fases do tratamento, desde a definição de objetivos até a avaliação de resultados e alta do paciente. A alta deve ser concedida com base em uma avaliação integral, considerando não apenas os exames laríngeos ou vocais, mas também a condição geral do paciente, com a voz podendo ser normalizada, adaptada ou a melhor possível dentro das circunstâncias clínicas. É importante considerar que a alta médica não implica alta fonoaudiológica.

CONSIDERAÇÕES FINAIS

A reabilitação vocal é uma área de atuação fonoaudiológica que tem como objetivo melhorar a funcionalidade vocal e a eficiência da comunicação, por meio de técnicas e estratégias para otimizar a produção vocal e o conforto fonatório.

A terapia de voz evoluiu significativamente ao longo do tempo, passando de abordagens mais intuitivas e baseadas em experiências individuais para práticas baseadas em evidências científicas. Na reabilitação vocal, as revisões sistemáticas são essenciais para consolidar o conhecimento sobre as melhores práticas e técnicas de intervenção, identificar lacunas na literatura que necessitam de pesquisa adicional, além de desenvolver habilidades críticas e atualização profissional. Por meio desse método, os fonoaudiólogos podem basear suas práticas clínicas em evidências robustas, garantindo uma abordagem mais efetiva e personalizada para o tratamento de distúrbios vocais.

Uma das primeiras e mais importantes revisões sistemáticas da área de voz abordou a eficácia das intervenções vocais para tratar disfonia funcional em adultos. Essa metanálise revelou resultados significativos a favor da terapia de voz, que combina estratégias de tratamento direto e indireto, mostrando-se eficaz em pacientes disfônicos,[25] sejam eles professores ou não. Abordagens vocais diretas e indiretas também são ministradas para crianças disfônicas, com resultados positivos e significativos.[26]

Quando se trata de prevenção de distúrbio vocal, a busca sistemática mostrou que, além das abordagens direta (exercícios vocais) e indireta (higiene vocal), houve uma ênfase em intervenções como exercícios de função vocal e técnicas de aquecimento e desaquecimento vocal, incluindo exercícios respiratórios e massagem circunlaríngea.[27]

No entanto, a relevância clínica dos resultados das revisões sistemáticas e de escopo ainda não é claramente definida, principalmente devido à variabilidade metodológica, ao risco de vieses e à falta de consenso sobre medidas de avaliação.[25,28,29] Destaca-se a necessidade de mais pesquisas com estudos de maior qualidade metodológica e medidas de resultado alinhadas aos objetivos do tratamento,[25-28] além de consensos e programas de treinamento vocal.[29]

Revisões sistemáticas com técnicas vocais e programas específicos também têm sido realizados, como por exemplo o método de ressonância,[30] os exercícios de função vocal[31] e o LSVT®, este último para pacientes com doença de Parkinson.[32]

Estudos bem desenhados, com metodologias rigorosas, aumentam a confiabilidade dos resultados e, consequentemente, a credibilidade da terapia vocal como uma intervenção eficaz. Evidências científicas sólidas são essenciais para o reconhecimento da reabilitação vocal dentro da comunidade médica, para aumentar a confiança dos pacientes na terapia de voz e para subsidiar os convênios de saúde com informações relevantes.

Hoje, é inquestionável o valor da reabilitação vocal, por ser uma prática clínica bem estabelecida para o tratamento de distúrbios vocais.

REFERÊNCIAS BIBLIOGRÁFICAS

1. Behlau M, Pontes P. Avaliação e tratamento das disfonias. São Paulo: Lovise; 1995.
2. Schwartz SR, Cohen SM, Dailey SH, Rosenfeld RM, Deutsch ES, Gillespie MB et al. Clinical practice guideline: Hoarseness (dysphonia). Otolaryngol Head Neck Surg [Internet]. 2009 [Acesso em: 2024 Jul];141(3 Suppl 2):S1-S31.
3. Roy N, Merrill RM, Thibeault S, Parsa R, Gray SD, Smith EM. Prevalence voice disorders in teachers and the general population. J Speech Lang Hear Res [Internet]. 2004 [Acesso em: 2024 Jul]; 47:281-93.
4. Behlau M, Zambon F, Guerrieri AC, Roy N. Epidemiology of voice disorders in teachers and nonteachers in Brazil: Prevalence and adverse effects. J Voice [Internet]. 2012 [Acesso em: 2024 Jul];26(5):665 e9-18.
5. Oliveira G, Hirani SP, Epstein R, Yazigi L, Behlau M. Coping strategies in voice disorders of a Brazilian population. J Voice [Internet]. 2012 [Acesso em: 2024 Jul];26(2):205-13.
6. Zambon F, Moreti F, Behlau M. Coping strategies in teachers with vocal complaint. J Voice [Internet]. 2014 [Acesso em: 2024 Jul]; 28(3):341-8.
7. Behlau M. The 2016 G. Paul Moore Lecture: Lessons in voice rehabilitation: Journal of Voice and Clinical Practice. J Voice [Internet]. 2019 [Acesso em: 2024 Jul]; 33(5):669-681.
8. Duchan JF (2012). In: Froeschels E, Rieber RW, editors. Encyclopedia of the History of Psychological Theories. New York: Springer; 2012.
9. Behlau M, Madazio G, Vaiano T, Pacheco C, Badaró F. Voice evaluation - contribution of the speech-language pathologist voice specialist - SLP-V: part A. History of the problem and vocal behavior data, self-assessment and auditory perceptual judgement. Hear Bal Communic [Internet]. 2021 Dec [Acesso em: 2024 Jul];19(5):311-17.
10. Van Stan JH, Whyte J, Duffy JR, Barkmeier-Kraemer JM, Doyle PB. Rehabilitation treatment specification system: Methodology to identify and describe unique targets and ingredients. Arch Phys Med Rehabil [Internet]. 2021 Mar [Aceso em: 2024 Jul];2021a;102(3):521-31
11. Van Stan JH, Whyte J, Duffy JR, Barkmeier-Kraemer J, Doyle P, Gherson S et al. Voice therapy according to the rehabilitation treatment specification system: Expert consensus ingredients and targets. Am J Speech Lang Pathol [Internet]. 2021 Sep 23 [Acesso em: 2024 Jul];30(5):2169-201.
12. Almeida AF, Lopes LW. Reabilitação vocal. In: Feitosa AF, Depolli GT, Guimarães MF, organizators. Mapas conceituais em fonoaudiologia: Voz. Ribeirão Preto: Booktoy; 2022.
13. Wolfberg J, Whyte J, Doyle P, Gherson S, Muise J, Peiy B et al. RTSS-Voice: Application to everyday clinical care. ASHA J [Internet]. 2023 Dec 15. Disponível em: https://doi.org/10.23641/asha.24796875.v1. Acesso em: 2024 Jul.
14. Wolfberg J, Whyte J, Van Stan J. Applying/adapting the rehabilitation treatment specification system for documenting standard clinical care. Arch Phys Med Rehab [Internet]. 2022 [Acesso em: 2024 Jul];103(12):e121.
15. Behlau M, Pontes P, Vieira VP, Yamasaki R, Madazio G. Apresentação do Programa Integral de Reabilitação Vocal para o tratamento das disfonias comportamentais. Codas [Internet]. 2012 [Acesso em: 2024 Jul];25(5):492-6.
16. Pedrosa V, Pontes A, Pontes P, Behlau M, Peccin SM. The effectiveness of the comprehensive voice rehabilitation program compared with the vocal function exercises method in behavioral dysphonia: A randomized clinical trial. J Voice [Internet]. 2016 [Acesso em: 2024 Jul]; 30(3):377.e11-9.
17. Cavalcanti NR, Souza BO, Gama AC, Medeiros AM. Efeito do programa integral de reabilitação vocal em professoras com disfonia comportamental. Codas [Internet]. 2018 [Acesso em: 2024 Jul];30(4).
18. De Bodt M, Paieeuw T, Versele A. Temporal variables in voice therapy. J Voice [Internet]. 2015 [Acesso em: 2024 Jul];29(5):611-7.
19. Patel RR, Bless DM, Thibeault SL. Boot Camp: A novel intensive approach to voice therapy. J Voice [Internet]. 2011 [Acesso em: 2024 Jul]; 25(5): 562-9.
20. Behlau M, Madazio G, Pacheco C, Gielow I. Intensive short-term voice therapy: The brazilian experience. Persp Voice Voice Disord [Internet]. 2014 [Acesso em: 2024 Jul];24(2):98-103.
21. Roy N. Optimal dose: response relationships in voice therapy. Int J Speech Lang Pathol [Internet]. 2012 [Acesso em: 2024 Jul];14(5): 419-23.
22. Saxon KG, Berry SL. Vocal exercise physiology: Ssame principles, new training paradigm. J Singing [Internet]. 2009 [Acesso em: 2024 Jul]; 66:51-7.
23. Koufmann JA, Blalock PD. Is voice rest never indicated? J Voice [Internet]. 1989 [Acesso em: 2024 Jul];3:87-91.
24. Tibbetts KM, Dominguez LM, Simpson B. Impact of perioperative voice therapy on outcomes in the surgical management of vocal fold cysts. J Voice [Internet]. 2018 [Acesso em: 2024 Jul];32(3):347-51.
25. Ruotsalainen JH, Sellman J, Lehto L, Jauhiainen M, Verbbek JH. Interventions for treating functional dysphonia in adults. Cochrane Database Sys Rev [Internet]. 2007 Jul 18 [Acesso em: 2024 Jul]:(3):CD006373.
26. Al-Kadi M, Alfawaz MA, Alotaibi FZ. Impact of voice therapy on pediatric patients with dysphonia and vocal nodules: A systematic review. Cureus [Internet]. 2022 [Acesso em: 2024 Jul];14(4):e24433.
27. Ruotsalainen JH, Sellman J, Lehto L, Isotalo LK, Verbbek JH. Interventions for preventing voide disorders in adults. Cochrane Database Sys Rev [Internet]. 2007 Oct 17 [Acesso em: 2024 Jul];2007(4):CD006372.
28. Ribeiro VV, Nascimento W, Silva RC, Gonçalves FM, Santos RS, Behlau M et al. Evidence on vocal Interventions in adults: A scoping review. J Voice [Internet]. 2023 May 4 [Acesso em: 2024 Jul];S0892-1997(23)00101-7.
29. Moura LO, Silva PC, Santana ER, Batista DJ, Duarte JMT, Ribeiro VV et al. Medidas de efeito das intervenções em vozes saudáveis:

Uma revisão de escopo. Audiol Commun Res [Internet]. 2023 [Acesso em: 2024 Jul];28:e2769.
30. Yiu EL, Lo MM, Barrei EA. A systematic review of resonant voice therapy. Int J Speech Lang Pathol [Internet].2017 [Acesso em: 2024 Jul];19(1):17-29.
31. Angadi V, Croake D, Stemple J. Effects of vocal function exercises: A systematic review. J Voice [Internet]. 2019 [Acesso em: 2024 Jul]; 33(1):124.e13-124.e34.
32. Yuan F, Guo X, Wei X, Xie F et al. Lee Silverman Voice Treatment for dysarthria in patients with Parkinson's Disease: a systematic review and a meta-analysis. Eur J Neurol [Internet]. 2020 [Acesso em: 2024 Jul];27(10):1957-70.

CAPÍTULO

207

Disfagia Orofaríngea

Evaldo Dacheux de Macedo Filho • Guilherme F. Gomes • Caroline Fernandes Rímoli

INTRODUÇÃO

O termo disfagia significa comprometimento da habilidade de deglutir. Pode resultar de alteração anatômica ou de comprometimento neuromuscular em qualquer local entre os lábios e o estômago.

Disfagia ainda pode ser conceituada como a manifestação clínica que se revela quando ocorre algum comprometimento na deglutição e pode estar relacionada com uma fase isoladamente ou a todas conjuntamente. Na fase orofaríngea, a disfagia pode ser de ordem mecânica ou neurogênica, quando o comprometimento for estrutural ou neurofuncional, respectivamente. Massey e Shaker[1] consideram importante identificar os grupos de pacientes predispostos a desordens de deglutição, pois podem causar sérias consequências.

Dados epidemiológicos disponíveis atualmente referem que a prevalência da disfagia em indivíduos acima de 50 anos varia de 16 a 22%. Nas instituições de saúde, essa prevalência varia de 12 a 13% em indivíduos hospitalizados por curto período e até 60% nas casas de repouso (*nursing homes*). De maneira similar, a prevalência de disfagia em populações especiais, como pacientes neurogênicos de diversas causas de acidente vascular cerebral (AVC), doença de Parkinson e trauma cranioencefálico (TCE), apresenta resultados de 20 a 40%. A prevalência de aspiração pós-AVC alcança até 55% e a mortalidade de indivíduos com disfagia, manejados em casas de repouso, chega a 45% em um ano.[1-3]

A disfagia orofaríngea possui várias características que, em conjunto, contribuem para a sua complexidade clínica. Pode ser resultante:

- Das manifestações de múltiplas doenças sistêmicas, ou causada por doença específica em orofaringe
- Frequentemente de comprometimento mais funcional do que estrutural, como nas causas esofágicas
- Do comprometimento da deglutição, que é a resposta neuromuscular complexa e rápida, cuja avaliação necessita de metodologias especificamente adaptadas para a sua interpretação
- Frequentemente do comprometimento neurogênico que limita a habilidade do paciente em cooperar com o diagnóstico e o tratamento.[4]

FASES DA DEGLUTIÇÃO

A deglutição normal ocorre como um processo fisiológico ordenado que transporta material deglutido e saliva da boca ao estômago. O mecanismo sensorial que desencadeia a deglutição ainda não é precisamente conhecido, mas baseado em evidências experimentais. A entrada de fluidos ou alimentos na hipofaringe, no território de inervação sensorial do nervo laríngeo superior, parece ser um estímulo crucial. A deglutição, entretanto, pode ser iniciada apenas como um esforço volitivo, sem a presença de alimentos. A frequência de movimentos espontâneos de deglutição em um indivíduo normal em alerta é de 1/min e está relacionada com a produção de saliva que ocorre em 0,5 mℓ/min. Durante a alimentação, ocorre aumento da salivação, que facilita a deglutição e ainda atua como lubrificante. No sono, ocorre a cessação praticamente completa da salivação.[5]

Para propósito descritivo, a deglutição pode ser dividida em quatro fases:[6]

- Oral preparatória
- Oral propriamente dita ou transportiva
- Faríngea ou orofaríngea
- Esofágica.

A fase oral preparatória envolve a mastigação do bolo e sua mistura com a saliva. O bolo é, então, preparado, definido, modelado e posicionado na língua, pronto para a deglutição. Na fase oral propriamente dita ou de transporte, o bolo é ejetado da cavidade oral para a faringe. Na fase orofaríngea, o bolo é transportado para o esôfago, sem aspiração, e, por fim, na fase esofágica, o bolo é propulsionado para o estômago.

Recentemente, Leopold e Kagel[7] propuseram uma mudança nesse paradigma das fases da deglutição, sugerindo que deveria ser considerada uma quinta fase, fase pré-oral, também chamada de antecipatória, fazendo referência a vários fatores que podem influenciá-la, como fome, grau de saciedade, aspecto dos alimentos, ambiente alimentar, estado emocional, influências sociais, utilização de utensílios, coordenação mão-boca, posturas cervicais, entre outros. Propuseram, com esses referenciais, que a própria deglutição fosse conceituada como ingestão.

Os componentes anatômicos para a deglutição compreendem:[2]

- Estruturas de suporte cartilaginosas e ósseas
- Músculos estriados (cabeça, pescoço e esôfago proximal) e lisos (esôfago)
- Elementos neurais:
  - Fibras motoras eferentes dos nervos cranianos (V, VII, IX, X, XI e XII)
  - Fibras sensoriais aferentes dos nervos cranianos (V, VII, IX e X)
  - Fibras neurais sinápticas que conectam os centros da deglutição com o córtex cerebral e o cerebelo.

O sinal aferente para iniciar o ato de deglutição é resultante da mistura de informações sensoriais periféricas – provenientes de vias aferentes da orofaringe – e do controle superimposto dos centros neurais da deglutição corticais, regulados nos centros da deglutição no tronco cerebral. Hamdy, em 1997,[8] e Aziz e Thompson, em 1998,[9] sugeriram que o controle neural da deglutição seria governado pelo que denominaram centro gerador de padrões (CGP), que organizaria a sequência eferente de excitação dos neurônios motores, controlando, assim, os músculos da deglutição.

Iniciada a deglutição, a faringe sofre reconfiguração, transformando-se de via aérea em via digestiva.[2,10] Mecanicamente, o que ocorre é uma série de eventos sincronicamente coordenados que envolvem:

- Elevação e retração do véu palatino, com o fechamento da nasofaringe
- Abertura do esfíncter esofágico superior
- Fechamento laríngeo no nível do vestíbulo da laringe
- Elevação posterior da língua com abertura da junção glossopalatal (JGP)
- Propulsão da língua
- Contração da faringe com clareamento faríngeo.

Um aspecto fundamental na reconfiguração da faringe é o mecanismo de fechamento da via aérea e abertura do esfíncter esofágico superior, formado principalmente por fibras do músculo cricofaríngeo. O fechamento vestibular ocorre por elevação e anteriorização da laringe, determinado pela tração dos músculos supra-hióideos, concomitantemente à adução reflexa das pregas vocais e bandas vestibulares. Com a horizontalização da epiglote e o contato com as aritenoides, completa-se o fechamento vestibular.

34. Ayres A, Ghisi M, Rieder CRM, Manor Y, Olchik, MR. Tradução e adaptação cultural do Swallowing Disturbance Questionnaire para o português brasileiro. Rev. CEFAC [Internet]. 2016 Jul-Ago [Acesso em: 2024 Jul]; 18(4):828-34.
35. Almeida TM, Cola PC, Pernambuco LA, Magalhães Junior HV, Magnoni CD, Silva RG et al. Instrumento de rastreio para disfagia orofaríngea no acidente vascular encefálico - Parte I: Evidências de validade baseadas no conteúdo e nos processos de resposta. Codas [Internet]. 2017 [Acesso em: 2024 Jul];17;29(4):20170009.
36. Furkim AM, Ickenstein G, Radke M, Pernambuco LA, Montibeller CG, Luchesi KF. Tradução e adaptação transcultural do Modified Swallowing Assessment (MSA) para o português brasileiro. Codas [Internet]. 2021 [Acesso em: 2024 Jul];33(5):1-8.
37. Gonçalves MI, Remaili CB, Behlau M. Cross-cultural adaptation of the Brazilian version of the Eating Assessment Tool - EAT-10. Codas [Internet]. 2013 [Acesso em: 2024 Jul];25(6):601-4.
38. Padovani AR, Moraes DP, Mangili LD, Andrade CRF de. Protocolo fonoaudiológico de avaliação do risco para disfagia (PARD). Rev da Soc Bras Fonoaudiol [Internet]. 2007 Sep [Acesso em: 2024 Jul];12(3):199-205.
39. Andrade PA, Santos CA, Firmino HH, Rosa CB. The importance of dysphagia screening and nutritional assessment in hospitalized patients TT - Importância do rastreamento de disfagia e da avaliação nutricional em pacientes hospitalizados. Einstein (São Paulo) [Internet]. 2018 Jun 7 [Acesso em: 2024 Jul];16(2):eAO4189.
40. Vecina AL. Elementos mínimos para instalação e manutenção de protocolos de risco de disfagia orofaríngea em pacientes internados. [thesis]. São Paulo: Faculdade de Ciências Médicas da Santa Casa de São Paulo; 2023.
41. Dziewas R, Allescher HD, Aroyo I, Bartolome G, Beilenhoff U, Bohlender J et al. Diagnosis and treatment of neurogenic dysphagia - S1 guideline of the German Society of Neurology. Neurol Res Pract [Internet]. 2021 May 4 [Acesso em: 2024 Jul];3(1):23.
42. Sørensen RT, Rasmussen RS, Overgaard K, Lerche A, Johansen AM, Lindhardt T. Dysphagia screening and intensified oral hygiene reduce pneumonia after stroke. J Neurosci Nurs [Internet]. 2013 [Acesso em: 2024 Jul];45(3):139-46.
43. Ebersole B, Lango M, Ridge J, Handorf E, Farma J, Clark S et al. Dysphagia screening for pneumonia prevention in a cancer hospital: Results of a quality/safety initiative. Otolaryngol Head Neck Surg [Internet]. 2020 Feb 3 [Acesso em: 2024 Jul];162(2):220-9.
44. Mitchell BG, Russo PL, Cheng AC, Stewardson AJ, Rosebrock H, Curtis SJ et al. Strategies to reduce non-ventilator-associated hospital-acquired pneumonia: A systematic review. Infect Dis Health [Internet]. 2019 Nov [Acesso em: 2024 Jul];24(4):229-39.
45. Magalhães Junior HV, Pernambuco LA, Souza LR, Ferreira MF, Lima KC. Tradução e adaptação transcultural do Northwestern Dysphagia Patient Check Sheet para o português brasileiro. Codas [Internet]. 2013 [Acesso em: 2024 Jul];25(4):369-74.
46. Starks B, Harbert C. Aspiration prevention protocol: Decreasing postoperative pneumonia in heart surgery patients. Crit Care Nurse [Internet]. 2011 Oct 1 [Acesso em: 2024 Jul];31(5):38-45.
47. Wangen T, Hatlevig J, Pifer G, Vitale K. Preventing aspiration complications: Implementing a swallow screening tool. Clin Nurse Spec [Internet]. 2019 [Acesso em: 2024 Jul];33(5):237-43.
48. Speyer R. Oropharyngeal dysphagia: Screening and assessment. Otolaryngol Clin North Am [Internet]. 2013 [Acesso em: 2024 Jul];46(6):989-1008.
49. Hayashi M, Yahiro A, Sakuragi Y, Iwamatsu K, Sakamoto H, Kaizuka Y et al. Impaired swallowing in hospitalized patients an observational study in a community hospital in Japan (2012-2014). Nurs Res [Internet]. 2016 [Acesso em: 2024 Jul];65(5):389-96.
50. Ostrofsky C, Seedat J. The South African dysphagia screening tool (SADS): A screening tool for a developing context. S Afr J Commun Disord [Internet]. 2016 [Acesso em: 2024 Jul];63(1):1-9.
51. Ueha R, Cataoco C, Kondo K, Yamasoba T. Management and treatment for dysphagia in neurodegenerative disorders. J Clin Med [Internet]. 2024 [Acesso em: 2024 Jul];13:156.
52. Ekberg O, Hamdy S, Woisard V, Wuttge-Hannig A, Ortega P. Social and psychological burden of dysphagia: Its impact on diagnosis and treatment. Dysphagia [Internet]. 2002 [Acesso em: 2024 Jul];17:139-146.
53. Portas JG. Validação para a língua portuguesa brasileira dos questionários: Qualidade de vida em disfagia (SWAL-QOL) e satisfação do paciente e qualidade do cuidado no tratamento da disfagia (SWAL-CARE). [dissertação]. São Paulo: Fundação Antônio Prudente; 2009.
54. Souza DHB. Validação dos questionários “Speech Handicap Index” e “Dysphagia Handicap Index” para o português Brasil. [dissertação]. São Paulo: Fundação Antônio Prudente; 2014.
55. Guedes RL, Angelis EC, Chen AY, Kowalski LP, Vartanian JG. Validation and application of the M.D. Anderson dysphagia inventory in patients treated for head and neck cancer in Brazil. Dysphagia [Internet]. 2013 Mar [Acesso em: 2024 Jul];28(1):24-32.
56. Bezerra MP, Lopes IS, Silva LM, Bedaque HP, Ferreira LM. Análise de ferramentas utilizadas para avaliar o impacto da disfagia em qualidade de vida. J Surg Cl Res [Internet]. 2021 [Acesso em: 2024 Jul];12(2):115-26.
57. Speyer R, Cordier R, Sutt AL, Remijn L, Heijnen BJ, Balaguer M et al. Behavioural interventions in people with oropharyngeal dysphagia: A systematic review and meta-Analysis ofrandomised clinical trials. J Clin Med [Internet]. 2022 Jan 28 [Acesso em: 2024 Jul];11(3):685.
58. Turra GS, Schwartz IVD, Almeida ST, Martinez CC, Bridi M, Barreto SM. Efficacy of speech therapy in post-intubation patients with oropharyngeal dysphagia: A randomized controlled trial. Codas [Internet]. 2021 [Acesso em: 2024 Jul];26;33(2): e20190246.
59. Logemann JA, Veis S, Colangelo L. A screening procedure for oropharyngeal dysphagia. Dysphagia [Internet]. 1999 Winter [Acesso em: 2024 Jul];14(1):44-51.
60. American Speech-Language-Hearing Association. Adult dysphagia. Disponível em: https://www.asha.org/public/speech/swallowing/swallowing-disorders-in-adults/?srsltid=AfmBOooXN0mGdyXxH1yvXjd-3dRYeV4a9pc3WJNbVD16LTIWfnIlmw8E4. Acesso em: 2024 Jan 14.
61. Cordier R, Speyer R, Martinez M, Parsons L. Reliability and validity of non-instrumental clinical assessments for adults with oropharyngeal dysphagia: A Systematic Review. J Clin Med [Internet]. 2023 Jan 16 [Acesso em: 2024 Jul];12(2):721.
62. Taylor-Goh S. Royal College of Speech & Language Therapists Clinical Guidelines. Speechmark Publishing Ltd.; 2017. 432 p
63. Logemann JA. The role of the speech language pathologist in the management of dysphagia. Otolaryngol Clin North Am [Internet]. 1988 Nov [Acesso em: 2024 Jul];21(4):783-8.
64. Martin-Harris B, Logemann JA, McMahon S, Schleicher M, Sandidge J. Clinical utility of the modified barium swallow. Dysphagia [Internet]. 2000 Summer [Acesso em: 2024 Jul];15(3):136-41.
65. Martin-Harris B, Brodsky MB, Michel Y, Castell DO, Schleicher M, Sandidge J et al. MBS measurement tool for swallow impairment--MBSImp: Stablishing a standard. Dysphagia [Internet]. 2008 Dec [Acesso em: 2024 Jul];23(4):392-405.
66. Langmore SE, Schatz K, Olsen N. Fiberoptic endoscopic examination of swallowing safety: A new procedure. Dysphagia [Internet]. 1988 [Acesso em: 2024 Jul];2(4):216-9.
67. Rosenbek JC, Robbins JA, Roecker EB, Coyle JL, Wood JL. A penetration-aspiration scale. Dysphagia [Internet]. 1996 Spring [Acesso em: 2024 Jul];11(2):93-8.
68. Hutcheson KA, Barrow MP, Barringer DA, Knott JK, Lin HY, Weber RS et al. Dynamic Imaging Grade of Swallowing Toxicity (DIGEST): Scale development and validation. Cancer [Internet]. 2017 Jan 1 [Acesso em: 2024 Jul];123(1):62-70.
69. Hutcheson KA, Barbon CEA, Alvarez CP, Warneke CL. Refining measurement of swallowing safety in the Dynamic Imaging Grade of Swallowing Toxicity (DIGEST) criteria: Validation of DIGEST version 2. Cancer [Internet]. 2022 Apr 1 [Acesso em: 2024 Jul];128(7):1458-66.
70. Starmer HM, Arrese L, Langmore S, Ma Y, Murray J, Patterson J et al. Adaptation and validation of the Dynamic Imaging Grade of Swallowing Toxicity for Flexible Endoscopic Evaluation of Swallowing: DIGEST-FEES. J Speech Lang Hear Res [Internet]. 2021 Jun 4 [Acesso em: 2024 Jul];64(6):1802-10.
71. Brodsky MB, Mayfield EB, Gross RD. Clinical decision making in the ICU: Dysphagia screening, assessment, and treatment. Semin Speech Lang [Internet]. 2019 Jun [Acesso em: 2024 Jul];40(3):170-87.

CAPÍTULO 209

Terapêutica Fonoaudiológica das Disfagias

Irene de Pedro Netto Vartanian • Leticia Tavares Cintra • Monica Caiafa Bretas

INTRODUÇÃO

Como fonoaudiólogos, nos esforçamos para utilizar as melhores evidências disponíveis no tratamento de distúrbios de deglutição.

A prática baseada em evidências mostra o verdadeiro benefício de um tratamento. Na ausência da documentação de sua eficácia, clínicos elegem os tratamentos baseados nas teorias sugeridas e/ou na sua experiência clínica. No entanto, o sucesso da reabilitação depende da compreensão da natureza do problema.

A reabilitação da disfagia implica a necessidade de usar tratamento que tenha valor terapêutico comprovado, produza resultados fisiológicos mensuráveis e, o mais importante, permite resultados qualitativos apreciáveis para o paciente. Para isso, o clínico deve ter muito claro o objetivo que deseja alcançar, de onde originou o problema, que grupo muscular trabalhar. Estudos mostram que não consegue-se isolar um determinado músculo para ser trabalhado, os grupos musculares envolvidos são interpostos e, portanto, dependendo da tarefa a ser trabalhada, alguns grupos têm maior enfoque que outros, mas nunca dissociados.[1]

A medicina baseada em evidências não se restringe a estudos randomizados, ensaios clínicos e metanálises, e inclui a capacidade de entender as melhores evidências com as quais é possível responder a questões clínicas e, em seguida, ser capaz de aplicá-las de forma habilidosa e apropriada no cuidado e tratamento de pacientes.[2]

ABORDAGENS DE REABILITAÇÃO

O manejo dos distúrbios da deglutição inclui estratégias compensatórias como alterações na consistência alimentar e mudanças posturais de cabeça durante a alimentação. Essas abordagens compensatórias alteram ou melhoram a função fisiológica da deglutição apenas enquanto a estratégia está sendo empregada.

Frequentemente, as estratégias compensatórias são usadas em combinação com abordagens de reabilitação, sendo essa a responsável em alterar a fisiologia da deglutição permanentemente. O treinamento de habilidade e de força muscular focam em alterar permanentemente a fisiologia da deglutição alterada.

Treinamentos com exercícios de força para musculatura estriada apresentam efeito na fraqueza muscular ou na sarcopenia que acompanham o envelhecimento, que pode ser evitável e reversível. A fraqueza muscular pode ser resultado da diminuição da atividade física intensificada pelo desuso ou por alguma doença crônica.[3-6] O treinamento de resistência pode aumentar o fortalecimento do músculo, a coordenação e a hipertrofia. Os princípios da fisiologia do exercício têm sido fundamentais nos projetos de pesquisa para a reabilitação da deglutição. O sucesso de programas de treinamento de força ocorrem quando pautados nos princípios de sobrecarga, progressão, intensidade, adaptação, reversibilidade, especificidade e recuperação.[7]

Abordagens de reabilitação que usam o treinamento de habilidade enfatizam o aprender e reaprender com uma sequência de movimentos. A habilidade da reaprendizagem ou a reabilitação da habilidade ocorre à medida em que o paciente tenta uma ação ou um movimento desafiador e os pratica repetidamente. O treinamento da habilidade na reabilitação apresenta melhores resultados quando acompanhado de *feedback* visual, como, por exemplo, o *biofeedback* com a eletromiografia de superfície.[8]

COMPENSAR OU REABILITAR

Tanto compensar como reabilitar geram mudanças fisiológicas. A escolha da abordagem terapêutica de compensação ou reabilitação é realizada após a avaliação clínica e análise de resultados objetivos por meio da nasoendoscopia e/ou videofluoroscopia. Alguns pacientes têm condições de realizar apenas uma delas (demência avançada) e outros, ambas até certo grau. Até hoje, somente a reabilitação conseguiu mudanças duradouras na neuroplasticidade.

Quando a escolha for a reabilitação, o fonoaudiológo utiliza exercícios e manobras com terapia indireta (sem alimento) ou direta (com alimento). Nessa modalidade, o paciente necessita ter habilidade cognitiva para se beneficiar do que for proposto.[9] Já a compensação altera ou melhora a função fisiológica da deglutição apenas enquanto a estratégia está sendo empregada. Portanto, o ideal seria unir as estratégias compensatórias com a reabilitação.

MANOBRAS

A manobra de Mendelsohn e a deglutição com esforço são manobras de reabilitação. Elas exigem aumento do esforço muscular do paciente e têm demonstrado alteração no tempo do fluxo do bolo alimentar, além da duração dos eventos fisiológicos da deglutição. A avaliação instrumental deveria ser sempre realizada para verificar a efetividade de uma manobra em alterar esses eventos fisiológicos.

A manobra de Mendelsohn requer que o paciente identifique o momento em que a laringe está ao máximo elevada durante a deglutição e que tenha a habilidade de a segurar por vários segundos até completar a deglutição.[9] O objetivo é manter o tempo de sustentação e elevação da laringe,[10,11] além de aumentar o diâmetro e o tempo de abertura do esfíncter esofágico superior (EES).[12] Outros estudos demonstraram benefício para aumentar o contato da base da língua com a parede posterior da faringe, melhorar a presença de resíduo alimentar e eliminar aspirações.[12] Essa manobra pode ser considerada um treino de fortalecimento e habilidade ou de treinamento de aprendizado motor para o tratamento das disfagias, para melhorar a função da deglutição, como foi visto em um estudo com pacientes pós-AVE em um programa intensivo de duas semanas utilizando a eletromiografia de superfície.[11] Vários estudos demonstram sua efetividade em inidivíduos adultos normais,[12] com doenças neurológicas[11] e naqueles que foram submetidos a tratamento por câncer de cabeça e pescoço.

A deglutição com esforço exige que o paciente tenha a consciência para aumentar o esforço muscular. Estudos mostram a diminuição do resíduo faríngeo pós-deglutição por melhorar a retração da base de língua e constrição faríngea, melhora a pressão faríngea, aumenta a elevação hiolaríngea, do fechamento do vestíbulo laríngeo, aumento da contratilidade da pressão esofágica e melhora do resíduo esofágico como resultado dessa manobra. Alguns estudos mostram contradições nos resultados, sendo necessário exames objetivos para avaliar o desempenho e a efetividade em cada paciente.

FORTALECIMENTO DE LÍNGUA

Os benefícios dos exercícios de resistência de língua para disfagia foram estudados em diversos grupos, como adultos saudáveis, pós-AVE e tratamento por câncer de cabeça e pescoço. Os estudos demonstraram que exercícios de resistência de língua aumentaram sua força, o que resultou na diminuição do tempo de trânsito oral, melhora da pressão lingual durante a deglutição, melhora do contato da base da língua com a parede posterior da faringe,[13,14] e mostraram uma correlação entre força da língua, tempo de trânsito oral, tempo e eficiência na limpeza das estases.[14]

Resultados discrepantes foram encontrados nos pacientes tratados por câncer de cabeça e pescoço. Um estudo com ensaio randomizado controlado, conduzido por Lazarus et al., comparou exercício de língua mais terapia tradicional *versus* terapia tradicional isolada em 23 pacientes com câncer de cabeça e pescoço, e não observou nenhuma mudança significativa relacionada com força da língua ou qualidade de vida.[15] Outros estudos com a mesma população não observaram resultados positivos relacionados com treinamento de força de língua.[15,16] Essa variabilidade nos resultados relacionados com o fortalecimento de língua deve-se aos diferentes protocolos de exercício utilizados nos estudos envolvendo diferentes frequências de repetição, número de repetições e carga de exercício para cada grupo de pacientes.

MANOBRA DE MASAKO

A manobra Masako é um exercício de treinamento de força resistida estudado em adultos saudáveis e pacientes com câncer de cabeça e pescoço, resultando na melhora do contato da base da língua com a parede posterior da faringe.[17-19] Essa manobra foi criada para reduzir o resíduo valecular a partir do aumento da contração dos constritores faríngeos e para compensar a diminuição da retração da base da língua.

Recentemente, essa manobra evidenciou melhora da força da língua. Pode ser realizada sem comida ou bebida para evitar potencial aspiração do bolo alimentar durante sua execução.[20] Não existe nenhum protocolo que defina a frequência e a duração dessa manobra de deglutição de saliva com a língua interposta entre os dentes para melhorar o resultado aos pacientes.

EXERCÍCIO DE SHAKER

O exercício de Shaker é um exercício isométrico e isocinético realizado durante 6 semanas para fortalecer os músculos supra-hióideos, melhorando a excursão da laringe e a força de tração aplicada para aumentar o diâmetro da abertura do EES.[21] Os resultados em um ensaio clínico randomizado utilizando o exercício de Shaker com um grupo heterogêneo de pacientes (incluindo pacientes com AVC e pacientes com câncer de cabeça e pescoço) que se alimentavam por via alternativa de alimentação e apresentaram resíduo alimentar em recessos piriformes e aspirados,[21] mostraram melhora nos resultados funcionais, incluindo a retomada da ingestão oral após a conclusão do programa de exercícios. Observou-se que o exercício melhorou a biomecânica da deglutição, as medidas de excursão hiolaríngea, aumentou o diâmetro da abertura do EES durante a deglutição, diminuiu os resíduos nos recessos piriformes e eliminou a aspiração pós-deglutição em todos os pacientes, independentemente da etiologia ou tempo da disfagia. O exercício de Shaker não é recomendado para pacientes disfágicos que aspiram antes da deglutição.[21]

TREINAMENTO DE FORÇA MUSCULAR EXPIRATÓRIA

O treinamento de força muscular expiratória (EMST, do *inglês expiratory muscle strength training*) utiliza um dispositivo de limite de pressão ajustável resistivo que fortalece os músculos da expiração por meio do aumento da carga expiratória durante exercícios respiratórios. O protocolo sugerido na utilização do EMST (5 séries de 5, 5 vezes na semana por 5 semanas) não segue esse padrão em muitos estudos, apresentando variações na frequência, intensidade e duração.[22,23] A utilização desse dispositivo com carga pressórica demonstrou melhora da pressão expiratória máxima (PEmax) em adultos saudáveis, em pacientes com esclerose múltipla e doença de Parkinson,[22,24] entre outras patologias. Estudos documentaram que a utilização do EMST maximiza a ação dos músculos supra-hióideos que são tão importantes na biomecânica da deglutição, reduziu a aspiração e aumentou a força da tosse.[25] A literatura evidenciou a necessidade dos programas de manutenção para manter os ganhos na reabilitação.[24] Um único ensaio clínico com adultos saudáveis, realizado por Wheeler-Hegland et al., utilizou o dispositivo EMST durante três tarefas de deglutição: deglutição normal, com esforço e manobra de Mendelsohn. Todas as três tarefas demonstraram um maior deslocamento do hioide do que quando realizado com o EMST; no entanto, durante a execução do EMST, observou-se aumento da atividade do músculo submentoniano semelhante à deglutição com esforço e manobra de Mendelsohn.[26]

No Brasil, muitos grupos utilizam dispositivos respiratórios que não apresentam carga pressórica para ativação dos músculos envolvidos na deglutição. São necessárias pesquisas para evideciar sua efetividade.

ESTIMULAÇÃO ELÉTRICA TRANSCUTÂNEA

O uso da eletroestimulação (EE) transcutânea para os distúrbios da deglutição apresenta pouca evidência em relação ao efeito positivo.[27] Apesar da falta de evidências, clínicos nos EUA relataram que é o método mais comumente utilizado na modalidade adjuvante da disfagia.[28] Acredita-se que o uso mais adequado desse tipo de neuroestimulação é a combinação com terapias tradicionais. Um ensaio clínico randomizado comparando a terapia com a eletroestimulação combinada com terapia tradicional padrão em um grupo de pacientes com câncer de cabeça e pescoço não encontrou evidência significativa no uso de EE pré e pós-terapia.[29] Um estudo randomizado de ensaio controlado envolveu 170 pacientes com câncer de cabeça e pescoço divididos em dois grupos: um com eletroestimulação e exercício de deglutição e outro controle com simulação de eletroestimulação e exercícios de deglutição. A conclusão do estudo foi que a adição de eletroestimulação aos exercícios de deglutição resultaram em piores resultados de deglutição em relação ao grupo que realizou apenas os exercícios.[30] No entanto, ressalta-se que o desenho do estudo pode influenciar nos resultados, não invalidando resultados satisfatórios em casos isolados.

NEUROMODULAÇÃO NA DISFAGIA

A técnica de neuromodulação não invasiva tem ganhado espaço na reabilitação fonoaudiológica como mais uma ferramenta disponível para a reabilitação. Tanto a estimulação por corrente contínua (tDCS) como a estimulação magnética transcraniana (TMS) são técnicas não invasivas que têm sido estudadas na fonoaudiologia para melhorar funções como linguagem, fala e deglutição. Estudos têm mostrado que ambas podem ajudar a otimizar a plasticidade neural e melhorar a reabilitação em pacientes com distúrbios de fala, linguagem e deglutição.[31]

É importante ressaltar que a neuromodulação não invasiva deve ser integrada a protocolos de tratamento fonoaudiológico convencional para potencializar os resultados terapêuticos. Por exemplo, combinando a estimulação cerebral com treinamento de fala, linguagem ou deglutição, obtêm-se benefícios complementares e sinérgicos. Pesquisas contínuas nessa área têm sido de grande valia para explorar novas aplicações da neuromodulação não invasiva na prática fonoaudiológica, bem como refinar protocolos de tratamento e avaliar sua eficácia em diferentes populações de pacientes. É importante que os profissionais estejam cientes dessa técnica emergente e se atualizem sobre o potencial e aplicações clínicas na área.

TREINAMENTO DA RESPIRAÇÃO E DEGLUTIÇÃO

A coordenação entre respiração e deglutição é fundamental para uma deglutição eficiente, segura e bem-sucedida. Martin-Harris et al. estudaram o treinamento da coordenação da respiração e deglutição usando *biofeedback* com 30 pacientes com câncer de cabeça e pescoço que apresentavam disfagia crônica. Os pacientes foram treinados para iniciar a deglutição no meio da fase expiratória da respiração tranquila e continuar a expirar após deglutir. O treinamento utilizou o *feedback* visual para treinar a habilidade de coordenar a respiração e a deglutição, observando-se efeitos favoráveis na proteção das vias aérea e na limpeza do bolo alimentar.[32]

CONSIDERAÇÕES FINAIS

A prática baseada em evidência é fundamental no planejamento terapêutico, mas depende da compreensão do clínico sobre fisiologia da deglutição e patofisiologia da doença para a escolha do tratamento adequado.

A experiência do reabilitador e a compreensão dos recursos disponíveis permitem metas e objetivos bem definidos, o que faz a diferença nea escolha.[33]

Mais pesquisas são necessárias para estabelecer a eficácia da reabilitação nos distúrbios da deglutição, melhor definição do número de repetições, frequência dos exercícios e a dosagem para que se alcancem resultados mais satisfatórios.

REFERÊNCIAS BIBLIOGRÁFICAS

1. Barlow SM, Burton MK. Ramp-and-hold force control in the upper and lower lips: Developing new neuromotor assessment applications in traumatically brain injured adults. J Speech Hear Res [Internet]. 1990 [Acesso em: 2024 Jul];33(4):660-75.
2. Sackett DL, Rosenberg WM, Gray JA, Haynes RB, Rickardson WS. Evidence based medicine: What it is and what it isn't. BMJ [Internet].1996 Jan 13 [Acesso em: 2024 Jul];312(7023):71-2.
3. Booth F, Weeden S, Tsong B. Effect of aging on human skeletal muscle and motor function. Med Sci Sports Exerc [Internet].1994 [Acesso em: 2024 Jul];26:556-60.
4. Harris T. Muscle mass and strength: Relation to function in population studies. J Nutr [Internet]. 1997 [Acesso em: 2024 Jul];127:4S-6S.
5. Lindle RS, Metter FJ, Linch NA, Fleg JL, Fozard JL, Tobin J. Age and gender comparisons of muscle strength in 654 women and men aged 20-93 years. J Appl Physiol [Internet]. 1997 [Acesso em: 2024 Jul];83:1581-7.
6. Porter MM, Vandervoort AA, Lexell J. Aging of human muscle: Structure, function, and adaptability. Scand J Med Sci Sports [Internet]. 1995 [Acesso em: 2024 Jul];5:12--9.
7. McArdle WD, Katch FL, Datch VL. Essentials of exercise physiology. 3rd ed. Philadelphia: Lippincott, Williams & Wilkins; 2005.
8. Athukoralo RP, Jones RD, Oshrat S, Huckabee ML. Skill training for swallowing rehabilitation in patients with Parkinson's disease. Arch Phys Med Rehabil [Internet]. 2014 [Acesso em: 2024 Jul];95(7):1374-82.
9. Logemann JA. Evaluation and treatment of swallowing disorders. 2nd ed. Austin: Pro-Ed, Inc.; 1998.
10. McCullough GH, Kamarunas E, Mann GC, Schmidley JW, Robbins JA, Crary MA. Effects of Mendelsohn maneuver on measures of swallowing duration post stroke. Top Stroke Rehabil [Internet]. 2012 [Acesso em: 2024 Jul];19:234-43.
11. McCullough GH, Kim Y. Effects of Mendelsohn maneuver on extent of hyoid movement and UES opening post-stroke. Dysphagia [Internet]. 2013 [Acesso em: 2024 Jul];28:511-9.
12. Kahrilas PJ, Logemann JA, Krugler C, Flanagan E. Volitional augmentation of upper esophageal sphincter opening during swallowing. Am J Physiol [Internet]. 1991 [Acesso em: 2024 Jul];260:G450-6.
13. Lazarus CL, Logemann JA, Huang CH, Rademaker AW. Effects of two types of tongue strengthening exercises in young normals. Folia Phoniatr [Internet]. 2003 [Acesso em: 2024 Jul];55(4):199-205.
14. Robbins J, Kays SA, Gangnon RE, Hind JA, Hewitt AL, Gentry LR et al. The effects of lingual exercise in stroke patients with dysphagia. Arch Phys Med Rehabil [Internet]. 2007 [Acesso em: 2024 Jul];88(2):150-8.
15. Lazarus Cl, Husaini H, Falciglia D, DeLacure M, Branski RC, Kraus D et al. Effects of exercise on swallowing and tongue strength in patients with oral and oropharyngeal cancer treated with primary radiotherapy with or without chemotherapy. Int J Oral Maxillofac Surg [Internet]. 2014 May [Acesso em: 2024 Jul];43(5):523-30.
16. Chan CW, Chen SH, Ko JY, Lin YH. Early radiation effects on tongue function for patients with nasopharyngeal carcinoma: A preliminary study. Dysphagia [Internet]. 2008 [Acesso em: 2024 Jul];23(2):193-8.
17. Veis S, Logemann JA, Colangelo L. Effects of three techniques on maximum posterior movement of the tongue base. Dysphagia [Internet]. 2000 [Acesso em: 2024 Jul];15:142-5.
18. Lazarus C, Logemann JA, Song CW, Rademaker AW, Kahrilas PJ. Effects of voluntary maneuvers on tongue base function for swallowing. Folia Phoniatr Logop [Internet]. 2002 [Acesso em: 2024 Jul];54:171-6.
19. Fujiu-Kurachi M, Fujiwara S, Tamine K, Kondo J, Minagi Y, Maeda Y et al. Tongue pressure generation during tongue-hold swallows in young healthy adults measured with different tongue positions. Dysphagia [Internet]. 2014 [Acesso em: 2024 Jul];29:17-24.
20. Fujiu M, Logemann JA. Effect of a tongue holding maneuver on posterior pharyngeal wall movement during deglutition. Am J Speech Lang Pathol [Internet]. 1996 [Acesso em: 2024 Jul];1996(5):23-30.
21. Shaker R, Easterling C, Kern M. Rehabilitation of swallowing by exercise in tube-fed patients with pharyngeal dysphagia secondary to abnormal UES opening. Gastroenterology [Internet]. 2002 [Acesso em: 2024 Jul];122:1314-21.
22. Silverman EF, Sapienza CM, Saleem A, Carmichael C, Davenport PW, Hoffman-Ruddy B et al. Tutorial on maximum inspiratory and expiratory mouth pressures in individuals with idiopathic Parkinson disease (IPD) and the preliminary results of an expiratory muscle strength training program. NeuroRehabilitation [Internet]. 2006 [Acesso em: 2024 Jul];21:71-9.
23. Saleem AF, Sapienza CM, Okun MS. Respiratory muscle strength training: Treatment and response duration in a patient with early idiopathic Parkinson's disease. NeuroRehabiliation [Internet]. 2005 [Acesso em: 2024 Jul];20:323-33.
24. Troche MS, Rosenbek JC, Okun MS, Sapienza CM. Detraining outcomes with expiratory muscle strength training in Parkinson disease. J Rehabil Res Dev [Internet]. 2014 [Acesso em: 2024 Jul];51:305-10.
25. Pitts T, Bolser D, Rosenbek J, Troche M, Okun MS, Sapienza C. Impact of expiratory muscle strength training on voluntary cough and swallow function in Parkinson's disease. Chest [Internet]. 2009 [Acesso em: 2024 Jul];135(5):1301-8.
26. Wheeler-Hegland KM, Rosenbek JC, Sapienza CM. Submental sEMG and hyoid movement during Mendelsohn maneuver, effortful swallow, and expiratory muscle strength training. J Speech Lang Hear Res [Internet]. 2008 [Acesso em: 2024 Jul];51(5):1072-87.
27. Ludlow CL, Humbert IA, Saxon K, Poletto C, Sonies B, Crujido L. Effects of surface electrical stimulation both at rest and during swallowing in chronic pharyngeal dysphagia. Dysphagia [Internet]. 2007 [Acesso em: 2024 Jul];22:1-10.

28. Carnaby GD, Harenburg L. What is 'usual care' in dysphagia rehabilitation: A survey of USA dysphagia practice patterns. Dysphagia [Internet]. 2013 [Acesso em: 2024 JUl];28:567-74.
29. Langmore SE, McCulloch TM, Krisciunas GP, Lazarus CL, Van Aele DJ, Pauloski BR et al. Efficacy of electrical stimulation and exercise for dysphagia in patients with head and neck cancer: A randomized clinical trial. Head Neck [Internet]. 2016 Apr [Acesso em: 2024 Jul];38 Suppl 1(Suppl 1):E1221-31.
30. Krisciunas GP, Castellano K, McCulloch TM, Lazarus CL, Pauloski BR, Meyer TK et al. Impact of compliance on dysphagia rehabilitation in head and neck câncer patients: Results from a multi-center clinical trial. Dysphagia [Internet]. 2017 Apr [Acesso em: 2024 Jul];32(2):327-36.
31. Fiori V, Nitsche MA, Cucuzza G, Caltagirone C, Marangolo P. High-definition transcranial direct current stimulation improves verb recovery in aphasic patients depending on current intensity. Neuroscience [Internet]. 2019 May 15 [Acesso em: 2024 Jul];406:159-66.
32. Martin-Harris B, McFarland D, Hill EG, Strange CB, Focht KL, Wan Z et al. Respiratory-swallow training in patients with head and neck cancer. Arch Phys Med Rehabil [Internet]. 2015 [Acesso em: 2024 Jul];96(5):885-93.
33. Easterling C. 25 Years of dysphagia rehabilitation: What have we done, what are we doing, and where are we going? Dysphagia [Internet]. 2017 Feb [Acesso em: 2024 Jul];32(1):50-54.

CAPÍTULO 210

Tratamento Cirúrgico da Disfagia

Geraldo Pereira Jotz • Arthur Jotz • Onivaldo Cervantes

INTRODUÇÃO

O complexo fisiopatológico da deglutição tem um grande número de causas que podem interferir na alimentação e na respiração, com graves consequências. Algumas dessas causas podem ser amenizadas ou resolvidas com o tratamento cirúrgico. As decisões de quando e como se deve intervir devem ser baseadas na evolução clínica do paciente, nos sintomas, no exame físico e nos estudos videofibroendoscópico e radiológico da deglutição. Essa decisão deve ser tomada interdisciplina e colaborativamente, com a participação do otorrinolaringologista e/ou do cirurgião de cabeça e pescoço, do neurologista, do fonoaudiólogo e, quando necessário, de outras áreas afins, além de obviamente do paciente, quando possível, e de seus familiares.[1]

Alternativas para a nutrição de pacientes por via oral são necessárias em uma série de situações clínicas, nas quais a reversibilidade do quadro nutricional não pode ser conseguida pela alimentação via oral. Entre as alternativas existentes, pode-se ressaltar a nutrição parenteral total e as diferentes formas de nutrição enteral, através da colocação de ostomias provisórias ou definitivas para ofertar preparados alimentares diretamente ao tubo digestivo. Alguns exemplos de doenças que possuem indicação de receber esse tipo de nutrição são as neoplasias de cabeça e pescoço e os déficits neurológicos.

Ao apresentar quadro clínico de aspiração, deve ser instituído o tratamento mais conservador. Nos casos em que os fatores neurológicos são os desencadeantes e, muitas vezes de maneira irreversível, a abordagem terapêutica tende a ser de forma definitiva.

Isso é explicado pela divisão didática em quadros agudos de aspiração, cuja etiologia pode ser reversível, e os quadros crônicos, nos quais habitualmente a causa neurológica predomina e se estabelece de forma irreversível.

O tratamento cirúrgico ideal é aquele que previne a aspiração, seja simples de ser realizado, tenha poucas complicações, permita a fonação e a deglutição, possa ser realizado, de preferência, com anestesia local e seja reversível; porém, nem sempre isso é possível.

A qualidade de vida, independentemente do tempo de sobrevida do paciente, deve ser a luz que movimenta o médico a manter o estímulo da deglutição e/ou gustação, para além do provimento proteico e calórico, que deve ser feito por outra via de acesso do tipo gastrostomia.[2]

TRATAMENTO CIRÚRGICO

A seguir, serão abordadas apenas as intervenções médicas preconizadas nos diversos tipos de pacientes disfágicos, pois os aspectos fonoaudiológicos são abordados em outros capítulos.

Gastrostomia

A principal indicação de gastrostomia é para pacientes com distúrbios neurológicos que interfiram no processo de alimentação e deglutição com doença sistêmica debilitante e obstrução maligna da via natural por tumores de cabeça e pescoço ou esôfago. A jejunostomia é preconizada para pacientes que, dentre essas indicações, não tenham uma boa proteção contra o refluxo de conteúdo alimentar e consequente aspiração para as vias aéreas.

A gastrostomia é categorizada de acordo com o seu tempo de utilização. O acesso temporário é planejado para o paciente que irá retornar à alimentação por via oral em algum período de tempo, e o permanente para o paciente que não poderá mais utilizar a via natural. Uma das grandes prerrogativas da utilização da gastrostomia temporária em vez da sonda nasogástrica é o bem-estar do paciente. A primeira apresenta uma maior mobilidade e conforto, além de que a não interferência nas vias aéreas propicia uma melhor mobilização e aspiração das secreções de vias aéreas superiores. A gastrostomia temporária ou endoscópica está indicada também para pacientes que serão submetidos a procedimentos cirúrgicos na cavidade oral e que não poderão ingerir alimento por semanas.

Um dos problemas da gastrostomia é a predisposição à ocorrência de refluxo gastroesofágico, com grande probabilidade de provocar pneumonias de repetição por aspiração. Dessa forma, pacientes comatosos não devem ser alimentados por esse método, mas por uma jejunostomia, a não ser que sejam associadas manobras antirrefluxo.

Em princípio, a delimitação da utilização da gastrostomia permanente (cirúrgica, via abdominal) é somente a não intenção ou a impossibilidade de retorno à via oral definitiva. A diferença para a temporária ou endoscópica é a criação de um túnel de mucosa e parede gástrica que é levado até a epiderme. Com isso, há a formação de uma fístula do estômago com a parede abdominal. Nesse tipo de técnica não ocorre o fechamento da comunicação gástrica com o exterior de forma espontânea, sendo possível, então, colocar um cateter para alimentação somente nos horários apropriados e fechá-la nos intervalos.

Para a obtenção dessa fístula, é necessária uma técnica cirúrgica mais apurada, pois é utilizada uma incisão mais ampla com uma exposição maior da parede gástrica, levando a um aumento do tempo cirúrgico.

Dilatação esofágica

Em geral, realiza-se a dilatação esofágica (4 a 8 sessões, em média) com as velas de Savary-Gilliard, dilatando-se da menor vela até a que não é possível progredir além da parte mais alargada, normalmente utilizando-se 2 ou 3 velas por sessão de dilatação, com intervalo médio de 2 a 3 semanas entre uma sessão e outra. As velas são passadas pelo interior do laringoscópio (tamanho adulto masculino) com visualização direta da hipofaringe.

Traqueostomia

A realização da traqueostomia deve ser considerada sempre que o paciente apresente disfagia e sinais e/ou sintomas de aspiração da própria saliva, impedindo a alimentação oral e evoluindo, na maioria dos casos, com pneumonias de repetição. Normalmente, indica-se o procedimento nos quadros agudos, em que a evolução do paciente é incerta, ou ainda nos quadros neurológicos que necessitem de apoio respiratório, como a esclerose lateral amiotrófica, pós-AVC, entre outros. Usa-se a cânula com balonete de baixa pressão e alta complacência, que impede a aspiração, evita lesão traqueal e permite melhores cuidados em relação à aspiração de secreções traqueais. É uma medida temporária, mas eficiente, no controle da aspiração. No entanto, há o inconveniente de formar tampão mucoso ("rolha"), caso não seja diariamente higienizada (4 a 6 vezes/dia), pois alguns modelos de cânula não possuem o intermediário (cânula interna). Além disso, dificulta a elevação da laringe durante o processo de deglutição, aumenta o risco de traqueomalácia por inflamação prolongada e o risco de estenose traqueal, de fístula traqueoesofágica e arteriotraqueal, e também suscetibiliza a perda do reflexo de fechamento glótico. Nesses casos, são preferidas as cânulas com intermediários, que facilitam os cuidados e que podem ser trocadas sem a retirada total do conjunto da cânula.

Outro inconveniente da traqueostomia é que a presença do balonete insuflado também pode ser responsável por quadros disfágicos, em virtude da pressão dele sobre a parede posterior da traqueia, pressionando o esôfago e impedindo a livre passagem do bolo alimentar.

Medialização das pregas vocais

Quando a aspiração traqueobronquial está associada a paralisia (em abdução) das pregas vocais (uni ou bilateral), medializa-se a prega vocal paralisada pela técnica da tireoplastia tipo I de Isshiki[3] ou com injeções intracordais de substâncias (silicone, *teflon*, *gelfoam*) ou tecidos autógenos (gordura, fáscia), que têm como grande inconveniente o não fechamento total da comissura posterior.

Colocação de moldes endolaríngeos

A colocação de moldes endolaríngeos é uma opção temporária que pode resolver o problema de aspiração. Podem ser utilizados os moldes sólidos do tipo Silastic, que podem ser introduzidos por via endoscópica, ou tipo Eliachar,[4,5] um molde "oco" que pode ser introduzido pela traqueostomia. A desvantagem é que retêm secreções, traumatiza a laringe, pode haver deslocamento do mesmo e, o mais importante, provoca desconforto para o paciente.

Miotomia do cricofaríngeo cirúrgica e "química"

Em pacientes portadores de disfunção do músculo cricofaríngeo (porção distal do músculo constritor inferior da faringe), como os portadores de acalasia, espasmos musculares incoordenados, hiper ou hipofuncionantes, a miotomia é uma alternativa que muitas vezes soluciona o quadro disfágico. Segundo McKenna e Dedo (1992),[6] a miotomia é um "procedimento diagnóstico e terapêutico". Blitzer aumentou esse conceito utilizando a toxina botulínica para uma "miotomia química", sem os riscos associados a um procedimento cirúrgico, bloqueando a ação da acetilcolina na junção neuromuscular.[7] O autor desenvolveu a técnica percutânea utilizando um eletromiógrafo para guiar a injeção. Normalmente, ele injetava em dois sítios, isto é, bilateralmente, 2,5 unidades em cada lado, repetindo o procedimento a cada 4 a 6 meses. Esse tipo de abordagem se aplica bem em pacientes com alto risco cirúrgico. Uma forma de avaliar o resultado previamente é injetar lidocaína a 2%, que mostrará se o paciente terá benefícios após a injeção da toxina botulínica.

Nos casos em que os resultados são excelentes, porém temporários, pode-se lançar mão do tratamento definitivo, que é a miotomia cirúrgica, realizada através de cervicotomia lateral, com abordagem pela borda anterior do músculo esternocleidomastóideo. Uma forma de facilitar a identificação do esfíncter e realizar a miotomia é passando-se um balão gastroesofágico e insuflando-se a porção esofágica. Deve-se tomar cuidado de isolar o nervo laríngeo recorrente para não haver risco de lesão.

Nos casos em que a aspiração é inevitável e grave, dificultando a alimentação e provocando quadros de pneumonia aspirativa, é necessária uma atitude mais agressiva do ponto de vista cirúrgico, muitas vezes de maneira irreversível.

Fechamento glótico

Descrito por Montgomery como uma técnica para fechamento das pregas vestibulares e vocais que seria reversível.[8] Necessita da realização de traqueostomia além da tireotomia mediana (Figura 210.1), e após a exposição das pregas vocais e vestibulares, elas são escarificadas, removendo-se seu epitélio, e aproximando-as da linha média com pontos separados de *mononylon* Nº 3.0, segundo originalmente descrita por Montgomery; porém, preferimos utilizar fios absorvíveis, tipo Vicryl 3.0, tanto nas pregas vocais como nas pregas vestibulares. Em 1980, Sasaki et al. sugeriram uma modificação na técnica de Montgomery, porque observaram que ela falhara no fechamento glótico completo, permanecendo uma fenda na região da comissura posterior (porção cartilagínea da laringe), junto à musculatura interaritenóidea.[9] Apesar de relatado um sucesso de 95%, não utilizamos mais esta técnica de maneira isolada, pois,

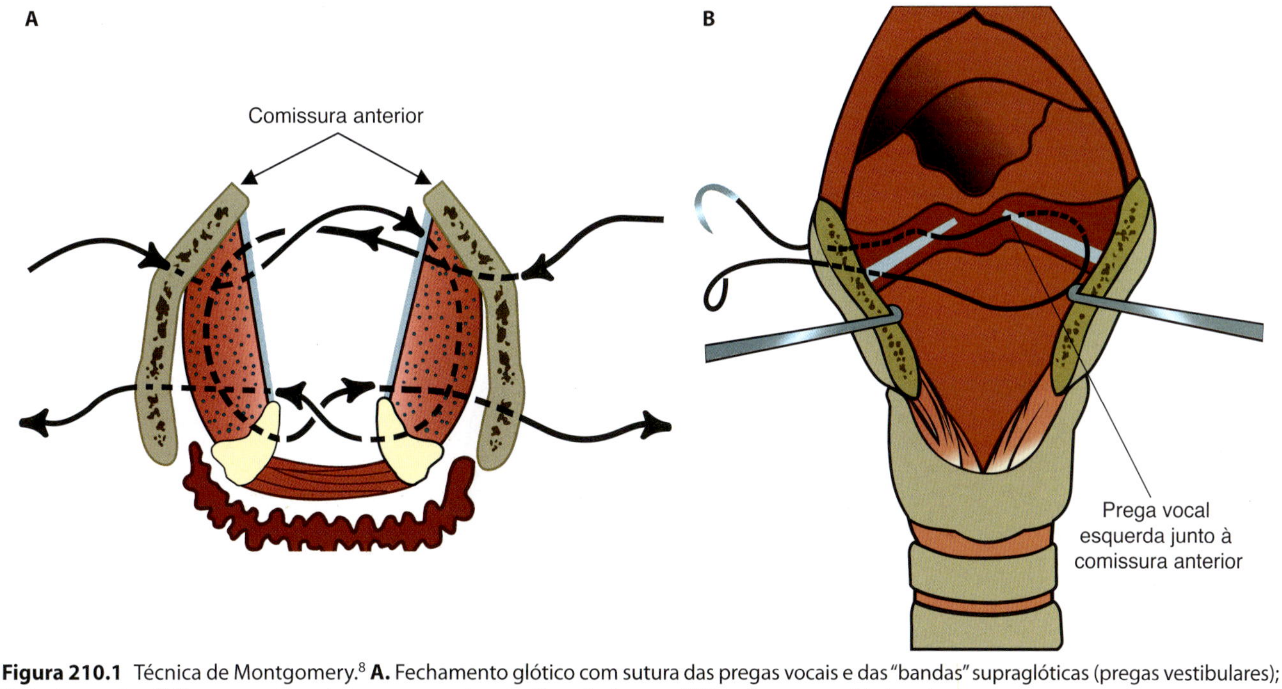

Figura 210.1 Técnica de Montgomery.[8] **A.** Fechamento glótico com sutura das pregas vocais e das "bandas" supraglóticas (pregas vestibulares); **B.** Fechamento glótico com sutura das pregas vocais e das "bandas" supraglóticas (pregas vestibulares).

além de todo trauma cirúrgico, necessita de traqueostomia, impede a fonação, não previne totalmente a aspiração, provocando trauma definitivo nas pregas vocais.

Fechamento laríngeo com cobertura da epiglote

Em 1983, Habal e Murray descreveram o fechamento da laringe com o retalho epiglótico através da faringotomia infra-hióidea, em que se realizava uma desinserção da cartilagem epiglote do osso hioide e a sutura da mesma junto às cartilagens aritenóideas e ao ligamento ariepiglótico, com pontos de Vicryl 3.0.[10] Cummings sugeriu o fechamento adicional com mais uma camada de tecido, a das pregas vestibulares.[11] Warwick-Brown et al. propuseram a suspensão da laringe associada ao fechamento.[12] Na nossa opinião, essa é uma técnica para ser utilizada em pacientes adultos, pois a configuração anatômica (em ômega) da epiglote infantil torna-a pouco efetiva, além de ocorrer, em ambos os grupos etários, alta taxa de deiscência das suturas, parcial ou até totalmente, como observamos em alguns casos por nós realizados. Também necessita da realização de traqueostomia e dos cuidados com ela.

Disjunção laringotraqueal

Diante de um caso de aspiração pulmonar repetitiva, tendo-se esgotadas outras alternativas de controle e proteção da via aérea, resta a opção de realizar o desvio do trânsito aéreo com ou sem separação laríngea, para o qual Lindeman[13] sugere a técnica de secção traqueal no nível do terceiro ou quarto anel, onde o segmento proximal é anastomosado na parede lateral no esôfago (Figura 210.2) com fios de Vicryl 3.0 (anastomose terminolateral) ou fechado em fundo cego (Figura 210.3), utilizando-se fio de *mononylon* 3.0. Com o segmento distal da traqueia é confeccionado o traqueostoma (implantação da traqueia na pele), utilizando-se fios de seda 0 ou fio de algodão 0.

Lindeman et al. apresentaram a técnica de separação laringotraqueal com fechamento do coto proximal e implantação do coto distal na pele.[14] O problema dessa técnica é que a laringe e o segmento inicial da traqueia se tornam um segmento com fundo cego, coletando secreções e restos alimentares, além de aumentar o risco de deiscência da sutura proximal e infecção. Pode ser utilizada em crianças, com possibilidade de reversão, uma vez que os anéis traqueais são mais flexíveis e permitem uma boa coaptação das bordas do coto proximal. O importante dessas técnicas é que são reversíveis se houver a recuperação do paciente, podendo-se reanastomosar os segmentos traqueais, utilizando-se prolene 4.0 na parede posterior (sutura contínua com agulha cilíndrica) e Vicryl 3.0 nos anéis traqueais (sutura com pontos separados com agulha cilíndrica), restabelecendo a via respiratória. Essas técnicas têm o inconveniente do risco de lesão dos nervos laríngeos inferiores, que chegam à laringe pelo sulco traqueoesofágico. Temos utilizado esta técnica, com anastomose do segmento proximal com o esôfago, em pacientes com quadros neurológicos irreversíveis, com sucesso no tratamento da aspiração e facilitando a realimentação do paciente por via oral.

Tucker[15] sugeriu que a porção proximal deveria ser passada através de um túnel confeccionado utilizando o músculo esternocleidomastóideo, com sua inserção aberta na pele, e Krespi et al. propuseram a remoção da porção anterior dos anéis traqueais para permitir uma melhor anastomose entre a traqueia e o esôfago.[16]

CONSIDERAÇÕES FINAIS

As modalidades terapêuticas para o paciente disfágico são as mais diversas, podendo ser resolutivas ou não, temporárias ou permanentes. Os tratamentos podem ser divididos em não invasivos e invasivos.

Dentre os procedimentos invasivos, a traqueostomia e a gastrostomia endoscópica são procedimentos temporários até que se estabeleça o diagnóstico e a terapêutica efetiva, principalmente diante de casos em que a aspiração pulmonar é um risco evidente de pneumonia aspirativa e de possível causa de óbito.

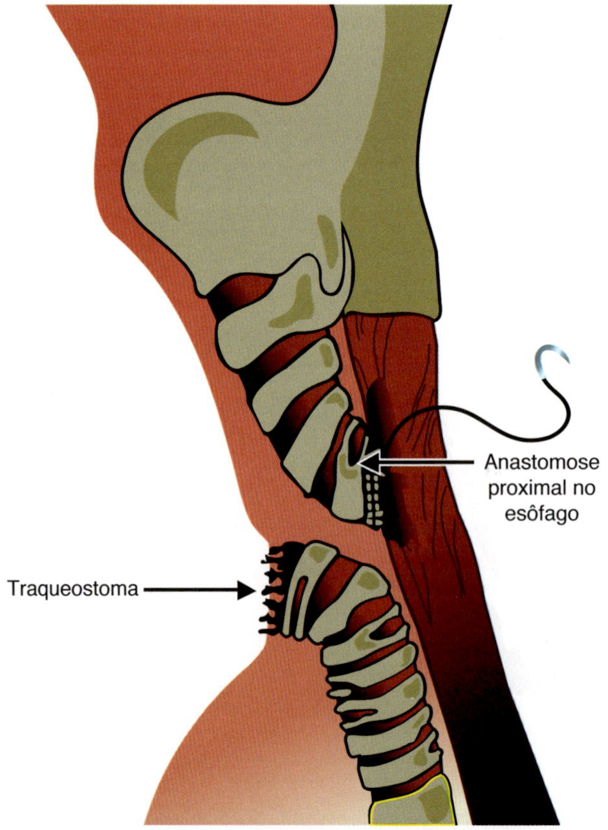

Figura 210.2 Traqueostoma distal e anastomose traqueoesofágica proximal, técnica de Lindeman.[13]

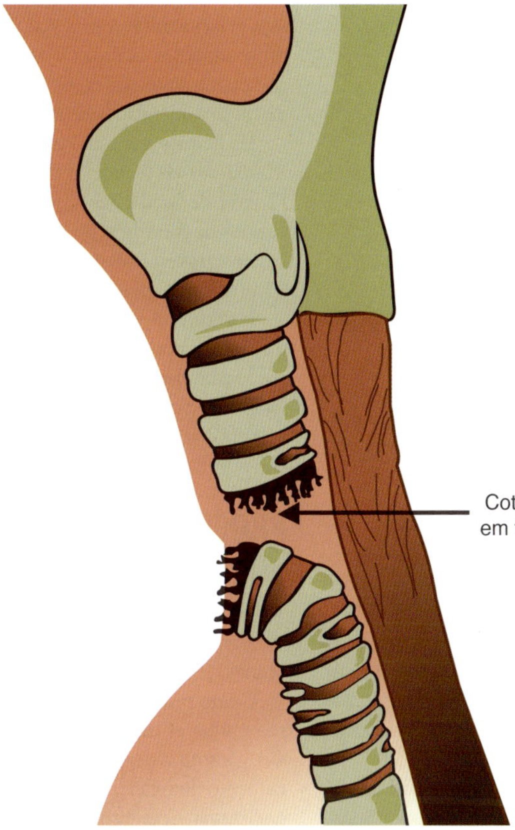

Figura 210.3 Traqueostoma distal e fechamento em fundo cego proximal, técnica de Lindeman et al.[13]

Dos tratamentos invasivos, existem a dilatação esofágica, a traqueostomia temporária ou a execução do traqueostoma definitivo com sepultamento da laringe, a gastrostomia endoscópica ou cirúrgica, a miotomia do cricofaríngeo, a tireoplastia tipo I, a injeção de toxina botulínica nas glândulas salivares e no músculo cricofaríngeo, cirurgia para correção da ATM, cirurgia esofágica entre outros procedimentos.

Com a definição etiológica e a evolução do paciente, assim como seu prognóstico, deve-se discutir soluções permanentes para cada caso. Os resultados são bons do ponto de vista de deglutição e prevenção da aspiração, mas dependem das condições clínicas do paciente e da doença de base.

Nossos pacientes, enquanto vígeis e contactuantes, "experimentam os sabores da vida" até seus últimos dias, sempre evitando a aspiração pulmonar, testando diversas consistências alimentares no ambiente ambulatorial. A excelência da vida está relacionada com a qualidade que vivemos.

REFERÊNCIAS BIBLIOGRÁFICAS

1. Jotz GP, Cervantes O. Tratamento cirúrgico da aspiração. In: Jotz GP, Carrara-deAngelis E, Barros AB, authors. Tratado da deglutição e disfagia: no adulto e na criança. Rio de Janeiro: Reinventer; 2018. 383 p.
2. Jotz GP. Dysphagia: An overview. Int Arch Otorhinolaryngol [Internet]. 2023 [Acesso em: 2024 Jul];27 3 e377-e379.
3. Isshiki N, Morita H, Okamura H, Hiramoto M. Thyroplasty as a new phonosurgical technique. Acta Otolaryngol [Internet]. 1974 Nov-Dec [Acesso em: 2024 Jul];78(5-6):451-7.
4. Eliachar I, Roberts JK, Hayes JD, Tucker HM. A vented laryngeal stent with phonatory and pressure relief capability. Laryngoscope [Internet]. 1987 Nov [Acesso em: 2024 Jul];97(11):1264-9.
5. Eliachar I, Nguyen D. Laryngotracheal stent for internal support and control of aspiration without loss of phonation. Otolaryngol Head Neck Surg [Internet]. 1990 [Acesso em: 2024 Jul];103:837.
6. McKenna JA, Dedo HH. Cricopharyngeal myotomy: Indications and technique. Ann Otol Rhinol Laryngol [Internet]. 1992 [Acesso em: 2024 Jul];101:216-21.
7. Blitzer A. Evaluation and management of chronic aspiration. New York State J Med [Internet]. 1987 [Acesso em: 2024 Jul];87:154-60.
8. Montgomery WW. Surgery to prevent aspiration. Arch Otolaryngol Head Neck Surg [Internet]. 1975 [Acesso em: 2024 Jul];101:679-82.
9. Sasaki CT, Milmue G, Yanigasawa E, Berry K, Kirchner JA. Surgical closure of the larynx for intractable aspiration. Arch Otolaryngol [Internet]. 1980 Jul [Acesso em: 2024 Jul];106(7):422-3.
10. Habal MB, Murray JE. Surgical treatment of life-endangering aspiration. Arch Otolaryngol Head Neck Surg [Internet]. 1983 [Acesso em: 2024 Jul];109:809-11.
11. Cummings CW. Epiglottic sewdown (epiglottopexy) procedure. In: Cummings CW – 1935 Atlas of laryngeal surgery. St. Louis: Mosby; 1984.
12. Warwick-Brown NP, Richards AS, Cheesman AD. Epiglottopexy: A modification using additional hyoid suspension. J Laryngol Otol [Internet]. 1986 [Acesso em: 2024 Jul];100:1155.
13. Lindeman RC. Diverting the paralyzed larynx: A reversible procedure for intractable aspiration. Laryngoscope [Internet]. 1975 [Acesso em: 2024 Jul];85:157.
14. Lindeman RC, Yarington CT, Sutter D. Clinical experience with the tracheoesophageal anastomosis for intractable aspiration. Ann Otol Rhinol Laryngol [Internet]. 1976 [Acesso em: 2024 Jul];85:609-13.
15. Krespi YP, Quatela VC, Sisson GA. Modified tracheoesophageal diversion for chronic aspiration. Laryngoscope [Internet]. 1984 [Acesso em: 2024 Jul];94:1298.
16. Tucker HM. Management of the patient with an incompetent larynx. Am J Otolaryngol [Internet]. 1979 [Acesso em: 2024 Jul];1:47-56.

CAPÍTULO 211

Redesignação Vocal em Pacientes Trans

Luciano Rodrigues Neves • Mateus Aires • Guilherme Simas do Amaral Catani

INTRODUÇÃO

São descritos como transexuais ou transgêneros os indivíduos que se identificam com um gênero discordante do seu sexo biológico, cuja presença de caracteres sexuais primários e secundários são determinados pela expressão gênica.[1]

Na transexualidade, a voz exerce papel fundamental no processo da autoidentificação. Uma voz incongruente com o gênero pode ser fator limitante ao pleno exercício das atividades sociais e laborais, ocasionando não somente dificuldades nos relacionamentos pessoais, mas também desencadeando ou intensificando distúrbios psicológicos.[1-3]

Dentre os parâmetros que impactam na produção vocal, a frequência de oscilação das pregas vocais (F0) é responsável por aproximadamente entre 50 e 60% da percepção de gênero (masculino ou feminino), considerando tanto a autoavaliação de quem fala como o julgamento de ouvintes. Contudo, há outros parâmetros que contribuem para a percepção auditiva do gênero, como a entonação, o gestual, a articulação, a fluidez, o ritmo e velocidade de fala.[4-6]

Em geral, identifica-se o emissor vocal como pertencente ao gênero masculino quando a Fo for menor que 150 a 155 Hz e identifica-se como pertencente ao gênero feminino quando a Fo for maior que 165 a 170 Hz. Em valores obtidos entre 155 e 160 Hz, geralmente é difícil discernir a que gênero o falante pertence, a não ser que os parâmetros ressonantais e articulatórios colaborem para isso.[6-12]

Com o objetivo de melhor tratar as pessoas trans com incongruência vocal, a conduta inicial é buscar ajustar os parâmetros acima descritos com a introdução da fonoterapia, que deve ser feita preferencialmente por especialistas em voz com treinamento e experiência na especificidade da demanda que essa população requer.

A fonoterapia ajuda na aquisição de um comportamento vocal mais condizente com o gênero com que cada pessoa trans se identifica, subtraindo características do comportamento vocal anterior e acrescentando aspectos da fala e da comunicação compatíveis com o gênero que se reconhecem.[6-8] Mesmo assim, nos casos de mulheres trans, em situações não controladas, como riso, choro, espirro ou bocejo, a voz original pode ressurgir, pois são manifestações vocais automáticas. Ademais, em aproximadamente 20% das mulheres trans que buscam a redesignação da voz, a fonoterapia não tem se mostrado completamente satisfatória.[6-12]

Então, quando não se consegue um adequado padrão vocal ou se atinge o limite terapêutico da fonoterapia, podem ser realizados os procedimentos cirúrgicos para a redesignação vocal.[6-12]

Dentro da avaliação pré-operatória para as mulheres trans, deve-se considerar como elemento importante o entendimento e alinhamento das expectativas tanto da paciente quanto da equipe multiprofissional que a assiste.

Sabe-se que a incongruência do gênero vocal é um dos fatores que mais concorrem para a disforia de gênero e que a cirurgia de redesignação da voz é capaz de melhorar diversos aspectos da qualidade de vida relacionados com a voz nas pessoas trans. No entanto, todos os procedimentos cirúrgicos descritos neste capítulo apresentam indicações, contraindicações, riscos, benefícios e limitações, que devem ser discutidos adequadamente no período pré-operatório.

De acordo com as Portarias Nº 1.707/2008 e Nº 2.803/2013 do Ministério da Saúde e a Resolução Nº 2.265/2019 do Conselho Federal de Medicina (CFM), são contraindicações absolutas às cirurgias de modificação corporal nas pessoas trans: transtornos psicóticos graves, transtornos de personalidade graves, retardo mental e transtornos globais do desenvolvimento graves.

Portanto, é obrigatório que haja um acompanhamento multidisciplinar por, no mínimo, 1 ano antes da cirurgia no contexto da saúde complementar e 2 anos antes da cirurgia no contexto do Sistema Único de Saúde (SUS). Além disso, atualmente, a idade mínima exigida para se submeter a esse tipo de procedimento cirúrgico é de 18 anos na saúde complementar e 21 anos no SUS.

PROCEDIMENTOS PARA REDESIGNAÇÃO VOCAL EM MULHERES TRANS

Ao buscar a redesignação vocal em mulheres trans, deve-se levar em consideração que, ao contrário do homem trans, a terapia hormonal tem pouca influência na modificação vocal.[13]

Como princípios básicos, a fonocirurgia para a redesignação vocal nas mulheres trans deve preservar as funções básicas da laringe, que são: garantir a perviedade da via aérea inferior, integridade do funcionamento do reflexo tussígeno e adequada deglutição. Além disso, a fonocirurgia deve promover uma fonação mais aguda, modificando uma ou a combinação de algumas das variáveis descritas a seguir:[14]

$$\text{Frequência} = \frac{n}{2L}\,\frac{\sqrt{F}}{p}$$

↑ Tensão

↓ Densidade

↓ Comprimento

Desta forma, para se obter uma frequência fonatória mais aguda, a fonocirurgia deve utilizar um ou diversos dos procedimentos elencados a seguir:

- Encurtamento da região vibrátil da prega vocal
- Afinamento da espessura das pregas vocais
- Aumento da tensão das pregas vocais.

Considerando os aspectos expostos, as técnicas cirúrgicas descritas para a redesignação vocal na mulher trans são apresentadas a seguir.

Glotoplastia anterior

A glotoplastia foi descrita por Wendler em 1990 e consiste na diminuição da área vibratória das pregas vocais com a realização de uma sinequia cirúrgica na região da comissura anterior localizada na região glótica.[15]

Técnica cirúrgica

A glotoplastia é realizada de forma endoscópica transoral sob anestesia geral e intubação orotraqueal (Vídeo 211.1).[14-23]

Procede-se à exposição das pregas vocais com o emprego do laringoscópio de suspensão e visualização magnificada da região glótica por microscópio ou endoscópio (Figura 211.1 A).

A técnica cirúrgica consiste na desepitelização do terço anterior de ambas as pregas vocais (Figura 211.1 B), com posterior sutura das áreas cruentas com 2 ou 3 pontos com fio absorvível, de acordo com a experiência do cirurgião (Figura 211.1 C) (Vídeo 211.2).

A extensão da área operada é variável, e alguns autores têm optado por aumentar a proporção da sinequia dos originais 33% do comprimento das pregas vocais para até 50%, com a intenção de potencializar uma produção de voz mais aguda.

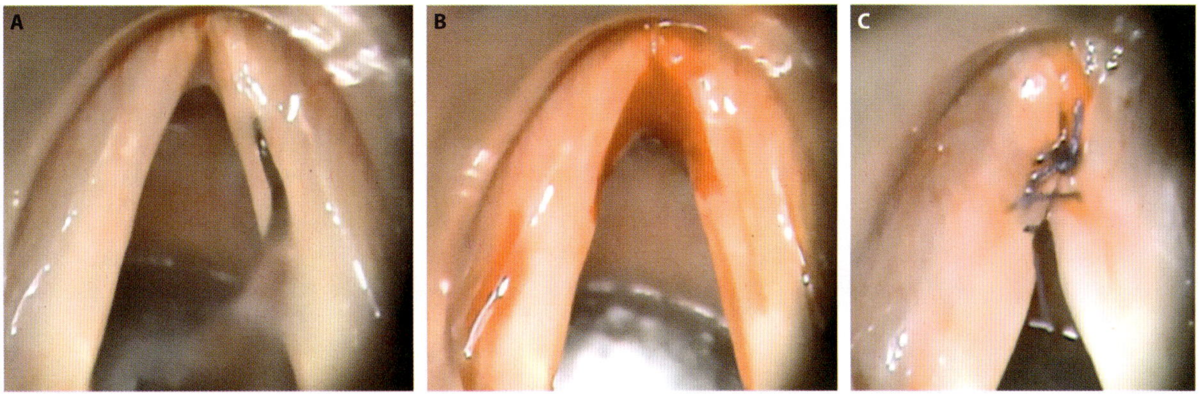

Figura 211.1 Glotoplastia anterior. **A.** Incisão realizada no terço anterior da prega vocal direita para a desepitelização; **B.** Desepitelização de ambos os terços anteriores das pregas vocais; **C.** Aspecto cirúrgico final após a sutura das áreas cruentas com fio absorvível.

A glotoplastia é eficaz em produzir uma voz mais aguda. Uma metanálise recente incluiu 14 séries de casos e 566 pacientes submetidos a glotoplastia e verificou um aumento médio de 78 Hz na Fo após a cirurgia; porém, com grande variabilidade entre os estudos (distribuição de 11 a 112 Hz). Os resultados parecem ser sustentados a longo prazo, com estudos de *follow-up* de até 4 anos.[16-23]

De acordo com a experiência do cirurgião, no período pós-operatório, orienta-se repouso vocal absoluto por tempo variável. Posteriormente, inicia-se o repouso vocal relativo assistido pelo otorrinolaringologista e a introdução de fonoterapia reabilitatória pelo fonoaudiólogo, até que haja a alta cirúrgica com a obtenção de uma voz redesignada e adequada para a pessoa (Figura 211.2 e Vídeo 211.3).[16-23]

Vaporização do músculo tireoaritenóideo

As cirurgias de ajuste vocal assistido por *laser* (*laser-assisted voice adjustment* [LAVA]) foram descritas por Orloff em 2006[25] e a glotoplastia de redução a *laser* (*laser reduction glottoplasty* [LRG]) por Koçak et al. em 2010.[26] Em ambos os procedimentos, podem ser utilizados *laser* de diversas frequências ou bisturi de radiofrequência para vaporizar a região medial do músculo tireoaritenóideo. Com a vaporização, produz-se uma redução da massa do músculo e, consequentemente, um aumento da frequência fonatória após o período de cicatrização.[27]

Técnica cirúrgica

A cirurgia de vaporização do músculo tireoaritenóideo é realizada de forma endoscópica transoral sob anestesia geral e intubação orotraqueal.[25-27]

Procede-se à exposição de ambas as pregas vocais com o emprego do laringoscópio de suspensão e visualização magnificada da região glótica por microscópio ou endoscópio

A técnica cirúrgica consiste na vaporização da região medial do músculo tireoaritenóideo em ambas as pregas vocais, afinando a sua porção muscular em sentido longitudinal (Figura 211.3 A), com posterior sutura das áreas cruentas com 2 ou 3 pontos, com fio absorvível para promover a aproximação das bordas das mucosas e orientar o processo de cicatrização (Figura 211.3 B).

A grande variável dessa cirurgia é a quantidade de vaporização realizada pelo cirurgião. Teoricamente, quanto mais vaporização for executada, mais aguda será a voz resultante, devido ao aumento da tensão e à diminuição do volume da prega vocal. Porém, pode-se aumentar as chances de complicações e repercussão negativa na qualidade da voz, com o surgimento de soprosidade, perda de volume fonatório e até aspereza.

De acordo com a literatura, quando o procedimento foi mais conservador, houve um aumento da Fo em torno de 26 Hz (n=18). Já nas abordagens menos conservadoras, produziu-se um aumento médio da Fo de 45 Hz (n=6), podendo chegar a 66 Hz, como indicado em um estudo recente (n=28). Em ambos os trabalhos, a qualidade vocal não foi objetivamente avaliada, mas os autores referem que foram observados alguns casos de disfonia moderada a severa por até 2 a 3 meses, com resolução em até 6 meses após a cirurgia.[25-27]

Como cuidados pós-operatórios, recomenda-se repouso vocal absoluto de acordo com a experiência do cirurgião, a administração de antibiótico e anti-inflamatório.

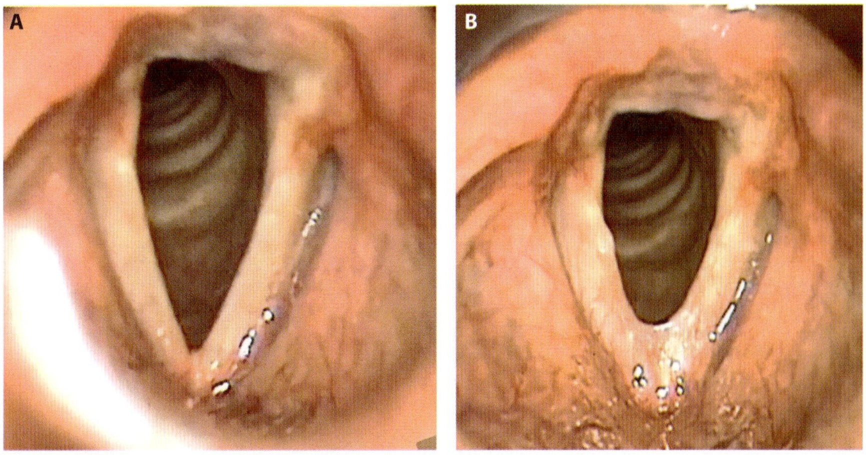

Figura 211.2 Glotoplastia: aspecto pré e pós-operatório tardio à laringoscopia. **A.** Pregas vocais normais em período pré-operatório; **B.** Presença da sinequia anterior e encurtamento da área vibratória das pregas vocais.

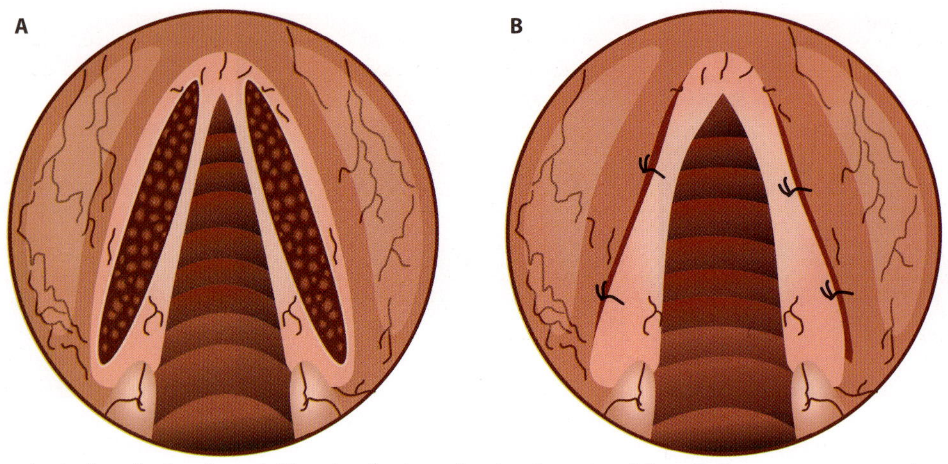

Figura 211.3 Glotoplastia de redução a *laser*. **A.** Vaporização dos músculos tireoaritenóideos; **B.** Sutura com pontos absorvíveis para aproximar as áreas operadas.

Após a avaliação pós-operatória com o emprego da nasofibroscopia ocorrida entre o sétimo e décimo quarto dia da cirurgia, orienta-se o repouso vocal relativo assistido e o início da fonoterapia semanal reabilitatória. Recomenda-se que as avaliações otorrinolaringologicas pós-operatórias ocorram até que a alta cirúrgica.

Aproximação cricotireóidea, cricotireoidopexia ou tireoplastia tipo IV

Descrita por Isshiki em 1974, a aproximação cricotireóidea ou cricotireoidopexia tem como objetivo alongar e aumentar a tensão das pregas vocais, simulando a ação da contração dos músculos cricotireóideos com o emprego de suturas aproximando a cartilagem tireoide à cartilagem cricoide.[28]

Técnica cirúrgica

A cricotireoidopexia é realizada sob acesso cervical externo e sob anestesia tópica e sedação do paciente. O primeiro passo é uma incisão da pele e a dissecção por planos até a identificação das cartilagens cricoide e tireoide. Posteriormente, realiza-se uma ou mais suturas cirúrgicas, aproximando as cartilagens entre si do lado direito, e repete-se o mesmo tempo operatório do lado contralateral (Figura 211.4).[28-30]

A grande vantagem dessa técnica é a previsibilidade momentânea do resultado operatório, pois a tensão dos pontos e o grau de aproximação entre as cartilagens podem ser ajustados de acordo com o resultado fonatório individual, uma vez que a paciente está acordada e, caso necessário, ajustes cirúrgicos adicionais podem ser realizados. Além disso, outra vantagem dessa técnica é a possibilidade da concomitância da condroplastia para a retirada da proeminência laríngea (pomo de Adão), a qual é esteticamente desfavorável à mulher trans. A condroplastia também pode ser associada a técnicas endoscópicas (glotoplastia ou LAVA), mas adiciona uma cicatriz cervical. Dentre as desvantagens dessa técnica operatória, há a cicatriz cervical e a possibilidade de afrouxamento ou rompimento das suturas ao longo do tempo.

Vários estudos detectaram aumento da frequência oscilatória com essa técnica operatória. Entretanto, há relatos de diminuição da tessitura e perda dos benefícios cirúrgicos a longo prazo, possivelmente por afrouxamento das suturas.

Como cuidados pós-operatórios, recomendam-se repouso vocal absoluto por 7 a 14 dias, de acordo com a experiência do cirurgião, administração de antibiótico, anti-inflamatório e analgésicos, além de evitar movimentação excessiva do pescoço por aproximadamente 10 a 14 dias.

Avanço da comissura glótica

Inicialmente descrito por Tucker, em 1985, para o tratamento dos quadros de flacidez e perda de tônus das pregas vocais, como na

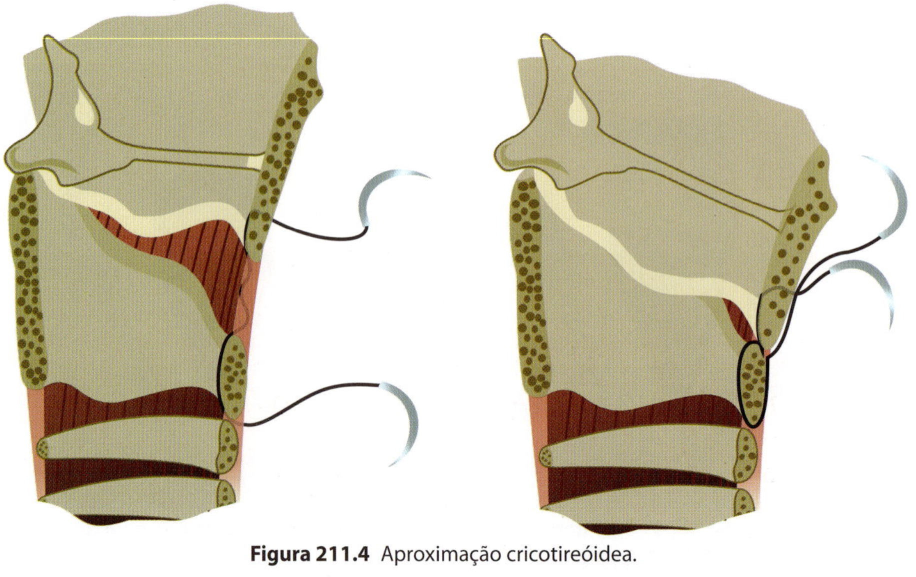

Figura 211.4 Aproximação cricotireóidea.

presbifonia, o avanço da comissura glótica também foi utilizado como alternativa para o tratamento cirúrgico das mulheres trans. O objetivo da técnica operatória proposta é aumentar a tensão da prega vocal, promovendo o avanço do terço anterior da cartilagem tireóidea e, por conseguinte, da comissura anterior.[31]

Técnica cirúrgica

O avanço da comissura anterior é realizado sob acesso cervical externo e sob anestesia tópica e sedação. Realiza-se a incisão da pele e a dissecção por planos até a identificação da cartilagem tireoide. Em seguida, incisões em forma de janela são feitas na região anterior da cartilagem tireóidea onde estão inseridas as pregas vocais (Figura 211.5 A). Posteriormente, promove-se o avanço dessa janela em sentido anterior, com o objetivo de tensionar as pregas vocais. Após a obtenção da voz mais aguda, essa janela de cartilagem é fixada (Figura 211.5 B).[31]

Como cuidados pós-operatórios, recomendam-se repouso vocal absoluto por 7 a 14 dias, de acordo com a experiência do cirurgião, administração de antibiótico, anti-inflamatório e analgésicos, além de se evitar movimentação excessiva do pescoço por aproximadamente 10 a 14 dias.

Considerações

Dentre as técnicas operatórias descritas para mulheres trans, a glotoplastia anterior deve ser considerada a primeira opção cirúrgica. No entanto, é importante conhecer e dominar as demais técnicas, que podem ser utilizadas concomitantemente, tanto nos casos mais difíceis como em reabordagens operatórias (p. ex., glotoplastia + vaporização do músculo tireoaritenóideo).

PROCEDIMENTOS PARA REDESIGNAÇÃO VOCAL EM HOMENS TRANS

Ao buscar a redesignação vocal em homens trans, a primeira opção terapêutica é a associação entre hormonioterapia com testosterona e a fonoterapia, com resultados satisfatórios na maioria dos casos.[32,33]

Em estudo de Cler et al., três quartos dos indivíduos da amostra estudada afirmaram que apresentavam voz considerada masculina após período de hormonização, e quase todos os pacientes acreditavam que a alteração bem-sucedida na voz era de importância equivalente aos obtidos pela cirurgia de redesignação sexual (modificação cirúrgica dos órgãos sexuais).[32]

No entanto, aproximadamente 20% dos homens trans podem não atingir frequência fundamental compatível aos objetivos individuais desejados. Nesses casos, há a possibilidade de se realizar a cirurgia para a redesignação vocal. Como princípio cirúrgico, deve-se também preservar as funções básicas da laringe, que são: garantir a perviedade da via aérea inferior, integridade do funcionamento do reflexo tussígeno e adequada deglutição.

Dentro da avaliação pré-operatória para os homens trans, deve-se considerar como elemento importante na preparação para a cirurgia o entendimento e alinhamento das expectativas tanto do paciente como da equipe multiprofissional que o assiste.

Sabe-se que a incongruência do gênero vocal é um dos fatores que mais concorrem para a disforia de gênero e que a cirurgia de redesignação da voz é capaz de melhorar diversos aspectos da qualidade de vida relacionados com voz nas pessoas trans. No entanto, todos os procedimentos cirúrgicos descritos neste capítulo apresentam indicações, contraindicações, riscos, benefícios e limitações, que devem ser discutidos adequadamente no período pré-operatório.

De acordo com as Portarias Nº 1.707/2008 e Nº 2.803/2013 do Ministério da Saúde e a Resolução Nº 2.265/2019 do Conselho Federal de Medicina (CFM), são contraindicações absolutas às cirurgias de modificação corporal nas pessoas trans: transtornos psicóticos graves, transtornos de personalidade graves, retardo mental e transtornos globais do desenvolvimento graves.

Portanto, é obrigatório que haja um acompanhamento multidisciplinar por, no mínimo, 1 ano antes da cirurgia no contexto da saúde complementar e 2 anos antes da cirurgia no contexto do SUS. Atualmente, a idade mínima exigida para se submeter a esse tipo de procedimento cirúrgico é de 18 anos na saúde complementar e 21 anos no SUS.

Além disso, a opção cirúrgica deve promover uma voz mais grave, modificando uma ou algumas das variáveis descritas a seguir:

$$\text{Frequência} = \frac{n}{2L}\frac{\sqrt{F}}{p}$$

↓ Tensão

↑ Densidade

↑ Comprimento

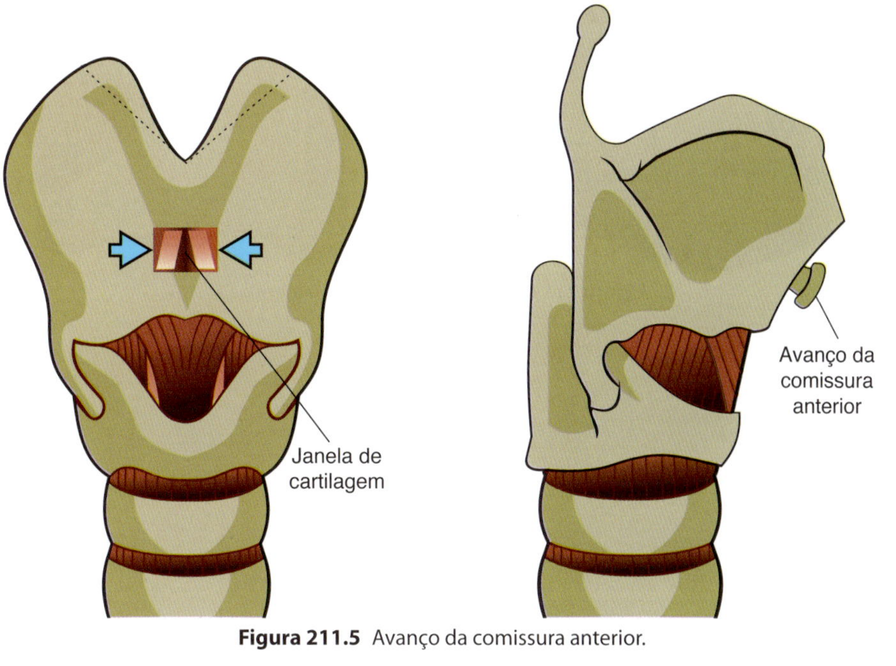

Figura 211.5 Avanço da comissura anterior.

Desta forma, para se obter uma frequência fonatória mais grave, a fonocirurgia deve utilizar um ou diversos dos procedimentos elencados a seguir:

- Alongamento da área vibratória das pregas vocais
- Aumento da espessura das pregas vocais
- Diminuição da tensão das pregas vocais.

Dessa forma, até o presente momento, a técnica cirúrgica descrita para a redesignação vocal no homem trans é a tireoplastia de encurtamento ou tipo III de Isshiki.

Tireoplastia de encurtamento ou tipo III

Inicialmente descrito por Isshiki, em 1974,[28] para o tratamento dos quadros de puberfonia masculina refratária à fonoterapia e de afonia por atrofia das pregas vocais. Em 1984, Isshiki et al. citaram a técnica como uma opção cirúrgica para obtenção de uma voz mais grave. Posteriormente, essa mesma técnica cirúrgica foi utilizada nos casos de vozes inadequadamente agudas por distúrbios vocais mutacionais e para a redesignação vocal em homens trans, com ótimos resultados.[34-38]

Técnica cirúrgica

A tireoplastia de encurtamento ou tipo III de Isshiki é realizada sob acesso cervical externo e sob anestesia tópica e sedação do paciente. Realiza-se a incisão da pele e a dissecção por planos até a identificação da cartilagem tireoide. Em seguida, é feita uma incisão longitudinal da cartilagem tireóidea em seu terço anterior, retirando uma lâmina dessa cartilagem com largura entre 0,5 e 1,0 cm (Figura 211.6). Posteriormente, faz-se a fixação de sua porção anterior ao remanescente cartilagíneo, diminuindo a dimensão anteroposterior da glote e, por conseguinte, reduzindo a tensão das pregas vocais. Esse procedimento pode ser feito uni ou bilateralmente, de acordo com a necessidade apresentada pelo caso clínico.[34-38]

A grande vantagem dessa técnica é a previsibilidade imediata do resultado operatório após a retirada da lâmina e feita a fixação da cartilagem tireóidea, pois o paciente está acordado e, caso necessário, ajustes cirúrgicos adicionais podem ser realizados, como diminuir ainda mais a dimensão anteroposterior, retirando mais lâminas da cartilagem, ou decidir se há necessidade de se realizar o procedimento em ambos os lados.

A desvantagem principal, além da presença da cicatriz cervical, é a instabilidade da laringe decorrente da desestruturação de seu esqueleto.

Como cuidados pós-operatórios, recomenda-se repouso vocal absoluto por 7 a 14 dias, de acordo com a experiência do cirurgião, administração de antibiótico, anti-inflamatório e analgésicos, além de se evitar movimentação excessiva do pescoço por aproximadamente 10 a 14 dias.

Após a avaliação pós-operatória com o emprego da nasofibrocopia ocorrida entre o sétimo e o décimo quarto dia da cirurgia, orienta-se o repouso vocal relativo assistido e o início da fonoterapia semanal reabilitatória.

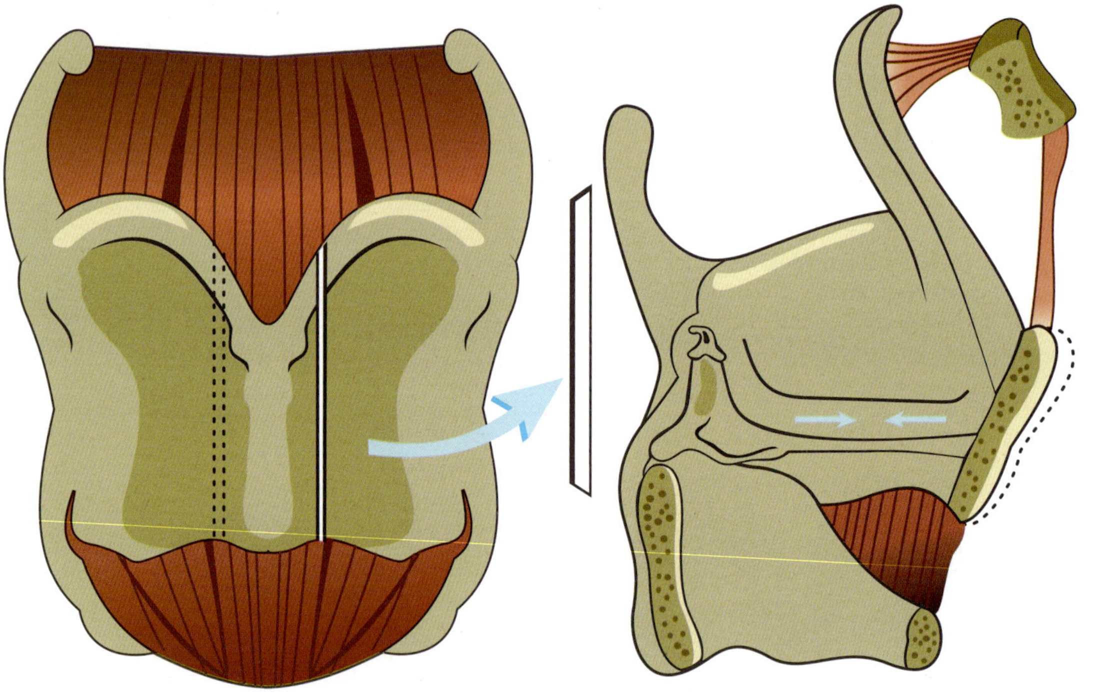

Figura 211.6 Tireoplastia de encurtamento.

REFERÊNCIAS BIBLIOGRÁFICAS

1. Dornelas R, Ribeiro VV, Behlau M. Identidade comunicativa: Pessoas trans, travestis e não binárias. Rio de Janeiro: Thieme Revinter; 2024. 210 p.
2. Van Borsel J, De Cuypere G, Van den Berghe H. Physical appearance and voice in male-to-female transsexuals. J Voice [Internet] 2001 [Acesso em: 2024 Jul];15:570-5.
3. Mcneill EJM, Wilson JA, Clark S, Deakin J. Perception of voice in the transgender client. J Voice [Internet]. 2008 Nov [Acesso em: 2024 Jul];22(6):727-33.
4. Donald PJ. Voice change surgery in the transsexual. Head Neck Surg [Internet]. 1982 May-Jun [Acesso em: 2024 Jul];4(5):433-7.
5. Schwarz K, Fontanari AM, Mueller A, Costa AB, Soll B, Silva DC et al. Transsexual voice questionnaire for male-to-female brazilian transsexual people. J Voice [Internet]. 2017 Jan [Acesso em: 2024 Jul];31(1);120.e15-120e20.
6. Dacakis G. The role of voice therapy in male-to-female transsexuals. Curr Opin Otolaryngol Head and Neck Surg [Internet]. 2002 [Acesso em: 2024 Jul];10(3):173-177
7. Hancock AB, Krissinger J, Owen K. Voice perceptions and quality of life of transgender people. J Voice [Internet]. 2011 [Acesso em: 2024 Jul];25(5):553-8.
8. Dacakis G, Oates J, Douglas J. Beyond voice: Perceptions of gender in male-to-female transsexuals. Curr Opin Otolaryngol Head Neck Surg [Internet]. 2012 [Acesso em: 2024 Jul];20(3):165-70.
9. Gelfer MP, Bennett QE. Speaking fundamental frequency and vowel formant frequencies: Effects on perception of gender. J Voice [Internet] 2013 [Acesso em: 2024 Jul];27(5):556-66.
10. Gross M. Pitch-raising surgery in male-to-female transsexuals. J Voice [Internet]. 1999 [Acesso em: 2024 Jul];13(2):246-50.
11. Kelly V, Hertegård S, Eriksson J, Nygren U, Södersten M. Effects of gender-confirming pitch-raising surgery in transgender women a long-term follow-up study of acoustic and patient-reported data. J Voice [Internet]. 2019 [Acesso em: 2024 Jul];33(5):781-91.
12. Mcneill EJ, Wilson JA, Clark S, Deakin J. Perception of voice in the transgender client. J Voice [Internet]. 2008 Nov [Acesso em: 2024 Jul];22(6):727-33.
13. Moore E, Wisniewski A, Dobs A. Endocrine treatment of transsexual people: A review of treatment regimens, outcomes, and adverse effects. J Clin Endocrinol Metab [Internet]. 2003 [Acesso em: 2024 Jul];88(8):3467-73.
14. Neves LR, Aires MM. Cirurgia de redesignação vocal em pessoas trans. In: Dornelas R, Ribeiro VV, Behlau M. Identidade comunicativa: pessoas trans, travestis e não binárias. 1. ed. Rio de Janeiro: Thieme Revinter; 2024. p. 127-35
15. Wendler J, Doherty ET, Hollien H. Voice classification by means of long-term speech spectra. Folia Phoniatr (Basel) [Internet]. 1980 [Acesso em: 2024 Jul];32(1):51-60.
16. Damme SV, Cosyns M, Deman S, Eede ZV, Borsel JV. The effectiveness of pitch-raising surgery in male-to-female transsexuals: A systematic review. J Voice [Internet]. 2017 Mar [Acesso em: 2024 Jul]; 31(2):244e.1-244e.5.
17. Kim HT. A new conceptual approach for voice feminization: 12 years of experience. Laryngoscope [Internet]. 2017 [Acesso em: 2024 Jul];127(5):1102-8.
18. Meister J, Hagen R, Shehata-Dieler W, Kühn H, Kraus F, Kleinsasser N. Pitch elevation in male-to-female rransgender person: The Würzburg approach. J Voice [Internet]. 2017 [Acesso em: 2024 Jul];31(2):244.e7-244.e15.
19. Aires MM, Marinho CB, Souza CC. Effect of endoscopic glottoplasty on acoustic measures and quality of voice: A systematic review and meta-Analysis. J Voice [Internet]. 2023 Jan [Acesso em: 2024 Jul];37(1):117-27.
20. Catani GSA, Catani MC, Kinasz LS, Marroni GA, Soares MB, Scarabotto PC et al. Laryngeal framework surgery. J Otolaryngol ENT Res [Internet]. 2020 Oct 30 [Acesso em: 2024 Jul];12(5):151-4.
21. Anderson JA. Pitch elevation in trangendered patients: Anterior glottic web formation assisted by temporary injection augmentation. J Voice [Internet]. 2014 [Acesso em: 2024 Jul];28(6):816-21.
22. Casado JC, Rodríguez-Parra MJ, Adrián JA. Voice feminization in male-to-female transgendered clients after Wendler's glottoplasty with vs. without voice therapy support. Eur Arch Oto Rhino Laryngol [Internet]. 2017 [Acesso em: 2024 Jul];274(4):2049-58.
23. Aires MM, Vasconcelos D, Lucena JA, Gomes AC, Moraes BT. Effect of Wendler glottoplasty on voice and quality of life of transgender women. Braz J Otorhinolaryngol [Internet]. 2023 Jan-Feb [Acesso em: 2024 Jul]89(1):22-9.
24. Mora E, Cobeta I, Becerra A, Lucio MJ. Comparison of cricothyroid approximation and glottoplasty for surgical voice feminization in male-to-female transsexuals. Laryngoscope [Internet]. 2018 [Acesso em: 2024 Jul];128(9):2101-9.
25. Orloff LA, Mann AP, Damrose JF, Goldman SN. Laser-assisted voice adjustment (LAVA) in transsexuals. Laryngoscope [Internet]. 2006 [Acesso em: 2024 Jul];116(4):655-60.
26. Koçak I, Akpnar ME, Akr ZA, Doan M, Bengisu S, Elikoyar MM. Laser reduction glottoplasty for managing androphonia after failed cricothyroid approximation surgery. J Voice [Internet]. 2010 [Acesso em: 2024 Jul];24(6):758-64.
27. Yılmaz T, Özer F, Aydınlı FE. Laser reduction glottoplasty for voice feminization: Experience on 28 Patients. Ann Otol Rhinol Laryngol [Internet]. 2021 [Acesso em: 2024 Jul];130(9):1057-63.
28. Isshiki N, Morita H, Okamura H, Hiramoto M. Thyroplasty as a newphonosurgical technique. Acta Otolaryngol [Internet]. 1974 [Acesso em: 2024 Jul];78:451-7.
29. Wagner I, Fugain C, Monneron-Girard L, Cordier B, Chabolle F. Pitch-raising surgery in fourteen male-to-female transsexuals. Laryngoscope [Internet]. 2003 [Acesso em: 2024 Jul];113:1157-65.
30. Gibbins N, Bray D, Harries ML. Long-term quantitative results of an Isshiki type 4 thyroplasty: A case study. J Voice [Internet]. 2011 [Acesso em: 2024 Jul];25:283-7.
31. Tucker HM. Anterior commissure laryngoplasty for adjustment of vocal fold tension. Ann Otol Rhinol Laryngol [Internet]. 1985 [Acesso em: 2024 Jul];94(6 Pt1):547-9.
32. Cler GJ, McKenna VS, Dahl KL, Stepp CE. Longitudinal case study of transgender voice changes under testosterone hormone therapy. J Voice [Internet]. 2020 [Acesso em: 2024 Jul];34(5):748-62.
33. Ziegler A, Henke T, Wiedrick J, Helou LB. Effectiveness of testosterone therapy for masculinizing voice in transgender patients: a meta-analytic review. Int J Transgender [Internet]. 2019 [Acesso em: 2024 Jul];19(1):25-45.
34. Remacle M, Matar N, Verduyckt I, Lawson G. Relaxation thyroplasty for mutational falsetto treatment. Ann Otol Rhinol Laryngol [Internet]. 2010 [Acesso em: 2024 Jul];119(2):105-9.
35. Saito Y, Nakamura K, Itani S, Tsukahara K. Type 3 thyroplasty for a patient with female-to-male gender identity disorder. Case Rep Otolaryngol [Internet]. 2018 Apr 10 [Acesso em: 2024 Jul];2018:4280381.
36. Bultynck C, Cosyns M, T'Sjoen G, Van Borsel J, Bonte K. Thyroplasty type III to lower the vocal pitch in trans men. Otolaryngol Head Neck Surg [Internet]. 2021 Jan [Acesso em: 2024 Jul];164(1):157-9.
37. Haben CM. Masculinization laryngoplasty. Otolaryngol Clin North Am [Internet]. 2022 Aug [Acesso em: 2024 Jul];55(4):757-65.
38. Catani GA. Voice masculinization: Surgeries to lower the vocal pitch in trans men. Clin Surg [Internet]. 2021 [Acesso em: 2024 Jul]; 5(11):1-3.

CAPÍTULO

212

Via Aérea Difícil

Carlos Takahiro Chone • Marcio Martines dos Santos • Daniel Perin

INTRODUÇÃO

Uma via aérea difícil é uma situação em que há dificuldade antecipada ou imprevista experimentada por um médico treinado, incluindo, mas não limitado a um ou mais dos seguintes problemas no manejo da via aérea:[1]

- Ventilação difícil por máscara facial: não é possível fornecer ventilação adequada (p. ex., confirmada pelo carbono expirado final, detecção de dióxido), devido a um ou mais dos seguintes problemas: vedação inadequada da máscara, vazamento excessivo de gás ou excesso de resistência à entrada ou saída de gás, mesmo com cânula de Guedel
- Laringoscopia difícil: não é possível visualizar nenhuma porção das pregas vocais após múltiplas tentativas de laringoscopia
- Dificuldade de ventilação das vias aéreas supraglóticas com máscara laríngea: não é possível fornecer ventilação adequada devido à dificuldade de colocação de máscara laríngea, múltiplas tentativas, vedação inadequada das vias aéreas supraglóticas, vazamento excessivo de gás, ou resistência excessiva à entrada ou saída de gás
- Intubação traqueal difícil ou falha: intubação traqueal que requer múltiplas tentativas ou a intubação traqueal falha após múltiplas tentativas
- Extubação traqueal difícil ou sem falha: a perda da perviedade da via aérea e ventilação adequada após a remoção de um tubo traqueal ou máscara laríngea em um paciente com suspeita de via aérea difícil (ou seja, extubação "em risco")
- Via aérea invasiva difícil ou falha: características anatômicas ou anormalidades que reduzem ou impedem a probabilidade de colocação com sucesso de uma via aérea na traqueia através da frente do pescoço.

VENTILAÇÃO INADEQUADA

Indicadores de ventilação inadequada incluem dióxido de carbono exalado ausente ou inadequado, ausente ou movimentação torácica inadequada, respiração ausente ou inadequada, sons e sinais auscultatórios de obstrução grave, cianose, entrada gástrica de ar ou dilatação abdominal, diminuição da saturação de oxigênio, fluxo de gases exalados ausente ou inadequado medido por espirometria, anormalidades anatômicas pulmonares detectadas por ultrassonografia pulmonar e alterações hemodinâmicas associadas a hipoxemia ou hipercapnia (p. ex., hipertensão, taquicardia, bradicardia, arritmia). Sintomas clínicos adicionais podem incluir estado mental alterado ou sonolência.

Apesar das inovações revolucionárias no manejo das vias aéreas, como a máscara laríngea e a videolaringoscopia, e de grandes esforços em monitoramento, educação e treinamento, ainda não está claro se a segurança no manejo das vias aéreas melhorou na última década.

A dificuldade de manejo das vias aéreas é muito variável e depende de vários fatores, incluindo características do paciente, história clínica e cirúrgica, exame das vias aéreas, contexto clínico para o qual o manejo das vias aéreas é necessário (incluindo a natureza de qualquer procedimento cirúrgico planejado), estado atual e sinais vitais do paciente. Treinamento, experiência, avaliação de risco e julgamento clínico adequados são essenciais para prever de forma confiável a dificuldade de gerenciar as vias aéreas de um paciente em particular. Quando uma via aérea é considerada básica ou direta, espera-se que um profissional de saúde bem treinado no manejo normalmente seja capaz de prosseguir sem complicações.

As vias aéreas mais avançadas são potencialmente complexas e podem exigir técnicas pouco usadas e acesso a uma equipe com habilidades ou dispositivos especiais. No entanto, a avaliação das vias aéreas no mundo real é frequentemente bem subjetiva e mesmo os clínicos especializados têm dificuldade significativa em prever com precisão quais serão os casos desafiadores.

Alguns estudos sugerem que mais de 90% das vias aéreas difíceis são imprevisíveis. O Quarto Projeto Nacional de Auditoria (NAP4), do Royal College of Anaesthetists e da Difficult Airway Society, do Reino Unido, mostrou que 1 de 22 mil casos de intubação traqueal foram associados a manejo adverso grave das vias aéreas com eventos na sala de cirurgia, como morte, dano cerebral, necessidade de internação de emergência por via aérea cirúrgica ou não planejada em unidade de terapia intensiva.[2]

No entanto, o número de casos pode ter sido subnotificado, e a verdadeira incidência de eventos graves pode ter sido 4 vezes maior (1 de 5.500 casos),[3,4] e por isso a vigilância no manejo das vias aéreas permanece essencial. Uma análise subsequente estimou que a incidência de eventos adversos associados a manejo das vias aéreas no pronto-socorro foi 35 vezes maior do que a incidência de eventos adversos associados a manejo em pacientes sob anestesia, e a incidência de eventos adversos na UTI foi 55 vezes maior. Resultados recentes da nova análise de sinistros fechados dos EUA em relação à dificuldade de intubação traqueal apresentaram números preocupantes. As situações de dificuldade de intubação traqueal em locais perioperatórios (salas cirúrgicas ou de recuperação) foram distribuídas de forma semelhante entre dois períodos - de 1993 a 1999 e de 2000 a 2012 - e a incidência de lesões cerebrais ou óbito na indução anestésica foi maior por um fator de 5,5 no último período. Em pacientes saudáveis que se submetem a anestesia para procedimentos eletivos, complicações associadas a manejo das vias aéreas ainda são a principal causa de morte ou dano cerebral permanente.[5,6]

Considerando que mais de 320 milhões de procedimentos cirúrgicos anuais são necessários para lidar com a carga de doença para uma população de cerca de 7 bilhões, e ainda considerando que entre 20 e 40% dos mais de 5 milhões de pacientes que são admitidos anualmente em UTIs nos EUA necessitam de ventilação, é evidente que mesmo pequenas mudanças na prática de manejo das vias aéreas são altamente relevantes para os resultados.[7] Algoritmos para o manejo da via aérea difícil têm sido delineados por organismos nacionais e internacionais, como a Sociedade Americana de Anestesiologia e a Sociedade de Vias Aéreas Difíceis, os quais fornecem uma via básica para intubação difícil. É vital que todos os clínicos que tentam intubar estejam familiarizados com os equipamentos e técnicas necessárias para o sucesso da intubação. Na análise fechada de sinistros, realizada pela Sociedade Americana de Anestesiologia, a intubação malsucedida continua sendo uma das principais causas de morbidade e mortalidade.[8]

AVALIAÇÃO DE VIA AÉREA

A avaliação da via aérea em busca de sinais de potencial dificuldade deve ser realizada o mais precocemente possível em qualquer paciente com desconforto respiratório. Uma rápida avaliação de defeitos anatômicos congênitos ou adquiridos deve ser feita inicialmente. Atenção especial deve ser dada a pacientes que sofreram trauma facial, de cabeça ou pescoço, ou que apresentam sangramento oral, conteúdo gástrico regurgitado ou espuma da boca. Em pacientes cooperativos, uma avaliação de Mallampati deve ser feita. O profissional pede que o paciente abra a boca para visualizar a cavidade oral. Esse exame revela o tamanho da língua, adequação da abertura bucal, condição e presença dos dentes e úvula. A classificação de Mallampati modificada (Figura 212.1) é utilizada para avaliar a visibilidade das estruturas orofaríngeas.

A classe III denota visibilidade apenas do palato mole e da base da úvula, e a classe IV, ausência de visibilidade do palato mole. Quanto mais úvula for visível atrás da língua, mais fácil deve ser a intubação. Ao contrário, a abertura bucal de interincisivos menor que 4,4 cm indica uma situação de dificuldade. Externamente, deve-se examinar a distância tireomentoniana. Quanto mais próximo o queixo estiver da cartilagem tireóidea, com a cabeça em posição média, mais difícil pode ser a intubação (menor que 6,5 cm).[9] Da mesma forma, uma sobremordida drástica pode causar dificuldade no posicionamento do laringoscópio. O trauma cervical pode resultar na incapacidade de mover a cabeça com segurança, e a intubação difícil pode ser secundária ao posicionamento não otimizado. Em todos os pacientes com instabilidade cervical, a estabilização em linha deve ser realizada durante todas as tentativas de intubação.

A obesidade, com índice de massa corpórea (IMC) acima de 40, e a circunferência cervical acima de 40 cm também podem contribuir para uma via aérea difícil, assim como a radioterapia prévia no pescoço. É importante avaliar a presença de pelos no rosto, como barba, porque dificultam a adaptação da máscara ventilatória.[10,11]

A escala de graduação de Cormack-Lehane varia de grau 1 a 4, e grau 1 indica visão completa da glote, grau 2 parcial, grau 3 com visualização apenas da epiglote e grau 4 com ausência de visão da epiglote e glote (ver Figuras 212.1 e 212.2).[12]

A regra 3-3-2[9] é uma ferramenta de estimativa para avaliar se a estrutura anatômica do pescoço permitirá o alinhamento e a abertura adequados da faringe e da laringe. Com base nos achados anatômicos, essa ferramenta fornece uma estimativa aproximada da viabilidade de se obter um alinhamento adequado para visualização direta da laringe:

- **3:** a medida de 3 dedos entre os dentes superiores e inferiores da boca aberta de um paciente indica a facilidade de acesso à via aérea através da abertura oral. Em um paciente típico, a capacidade de abrir a boca suficientemente para acomodar 3 dedos colocados entre os incisivos indica abertura bucal adequada. Isso facilita a inserção do laringoscópio e permite uma visão direta da glote (Figura 212.3)
- **3:** a medida de 3 dedos da ponta anterior da mandíbula até a região anterior do pescoço estima o volume do espaço submandibular. Em um paciente típico, é possível colocar 3 dedos no assoalho da mandíbula entre o ângulo mental e o pescoço nas proximidades do osso hioide. Em circunstâncias normais, essa distância deve medir aproximadamente 6,5 cm. Se a medida for menor que 3 dedos, sugere que o eixo laríngeo é mais agudo que o eixo faríngeo. Isso indica que o alinhamento da abertura oral à abertura faríngea é um desafio. Além disso, sugere que há espaço limitado disponível para o deslocamento da língua dentro da garganta. A regra dos 3 dedos tem certas limitações, pois a distância pode variar com base em fatores como altura e etnia.

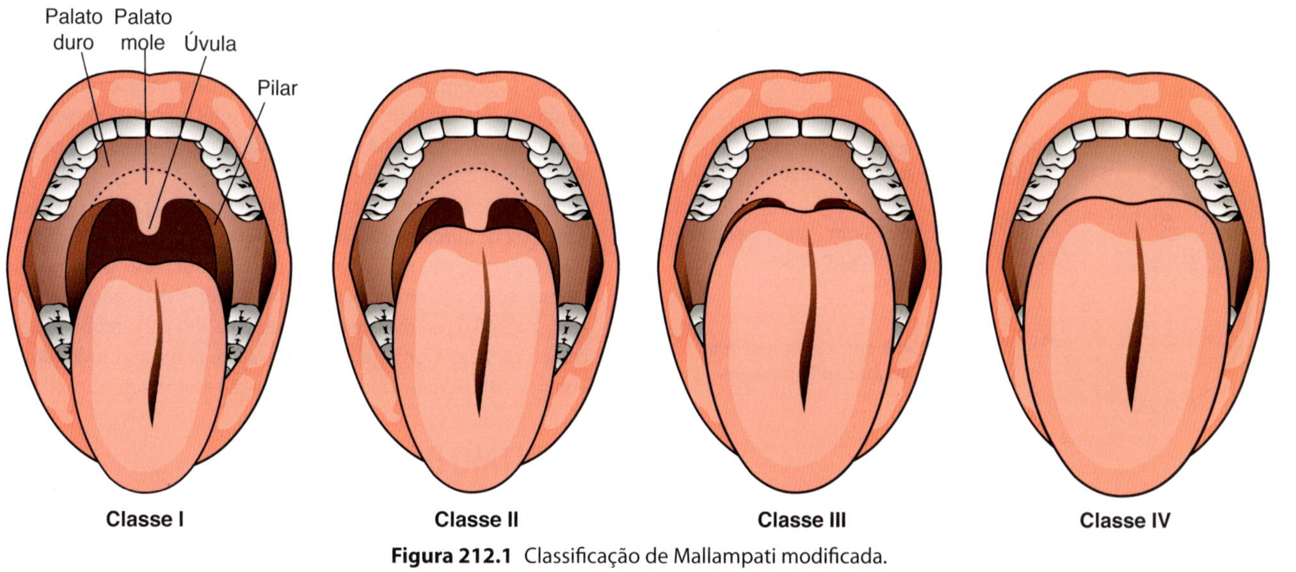

Figura 212.1 Classificação de Mallampati modificada.

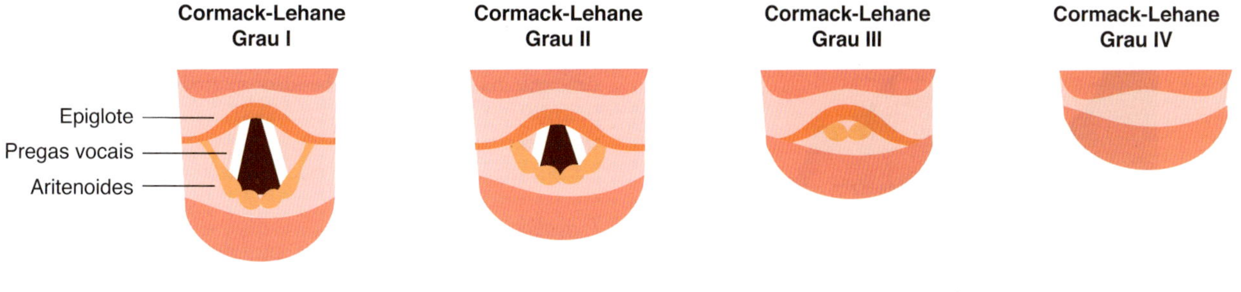

Figura 212.2 Escala de graduação de Cormack-Lehane.

Para resolver essas limitações, um método alternativo conhecido como razão altura-distância tireomentoniana (RHTMD) tem sido proposto (Figura 212.4)

- **2:** a medida de 2 dedos entre o assoalho da mandíbula e a incisura tireoidiana na região anterior do pescoço determina a localização da laringe em relação à base da língua. Em um paciente típico, 2 dedos podem se encaixar na incisura laríngea superior. No entanto, a laringoscopia direta torna-se desafiadora e potencialmente impossível se a laringe estiver posicionada muito alta no pescoço e a distância for inferior a 2 dedos. Isso se deve ao ângulo agudo entre a base da língua e a laringe, dificultando a visualização direta da laringe com facilidade (Figura 212.5).

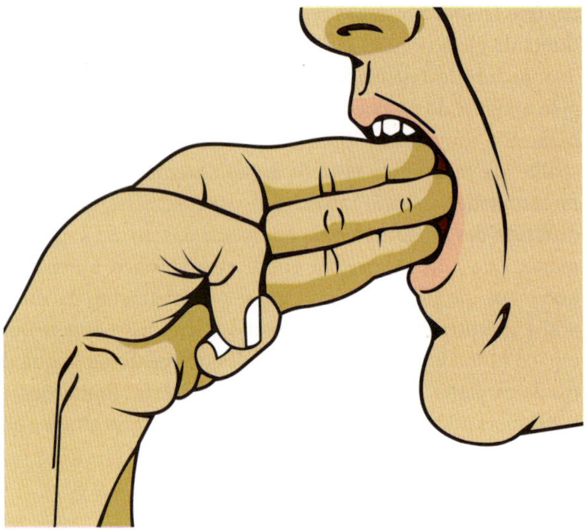

Figura 212.3 Abertura bucal.

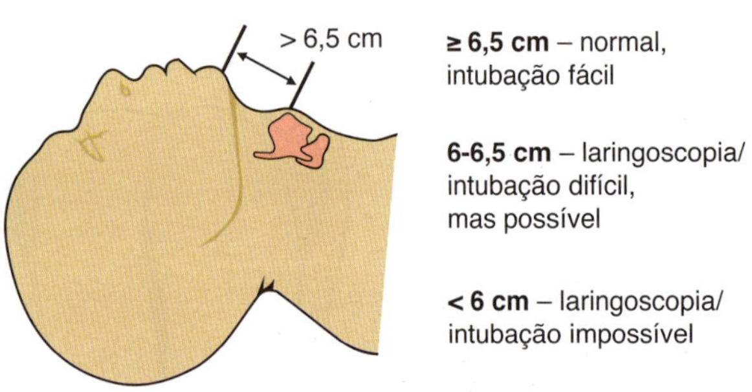

Figura 212.4 Distância tiromental.

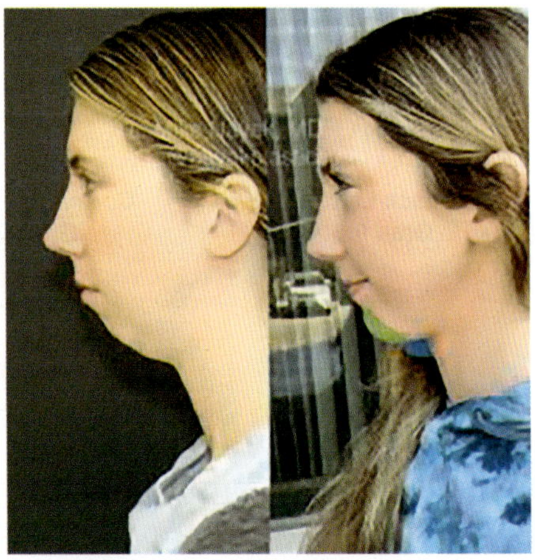

Figura 212.5 Distância tiromental.

Uma indicação de potencial via aérea difícil é observada quando a distância interincisivo ou hioide-mental mede menos de 3 dedos ou quando a distância cartilagem hioide-tireóidea mede menos de 2 dedos. Com base nos relatos, a ocorrência varia entre as populações de pacientes, entre 1,5 e 13%. A combinação dessas medidas com o escore de Mallampati na avaliação de uma via aérea aumenta o valor preditivo positivo na determinação de uma via aérea desafiadora.

Fatores adicionais a ser considerados na preparação para a intubação de um paciente devem incluir o seguinte:

- Avaliação da extensão atlanto-occipital: envolve instruir o paciente a flexionar e estabilizar totalmente o pescoço enquanto olha para o chão e para a parede. Para avaliar o movimento de flexão da coluna cervical, o paciente é solicitado a tocar o manúbrio esterno com o queixo. A realização bem-sucedida dessa manobra indica uma amplitude de movimento adequada em flexão e extensão, o que ajuda a alinhar o eixo orofaríngeo e laríngeo em linha reta. Esse alinhamento indica um processo de intubação potencialmente mais fácil
- Avaliação combinada do espaço mandibular: juntamente com a regra 3-3-2 e a extensão atlanto-occipital, ajuda a determinar o alinhamento do eixo laríngeo e faríngeo com a articulação atlantoaxial quando o pescoço estiver estendido. Essa avaliação fornece informações adicionais sobre a facilidade com que os eixos laríngeo e faríngeo se alinharão com a articulação atlantoaxial durante a extensão do pescoço
- Teste mento-occipital: para realizar essa avaliação, o clínico coloca um dedo indicador de cada mão em dois locais específicos. Um dedo é colocado submentalmente, abaixo do queixo, enquanto o outro dedo é posicionado sob a proeminência occipital inferior, com a cabeça em posição neutra. O paciente é, então, instruído a estender a cabeça e o pescoço completamente. Se o dedo submentoniano for mais alto do que o dedo na proeminência occipital inferior, a intubação deve prosseguir sem dificuldade. No entanto, o clínico deve antecipar um acesso difícil se o dedo na proeminência occipital inferior permanecer mais alto do que o dedo submental
- Sinal de oração: é considerado um sinal positivo quando o paciente é incapaz de aproximar as superfícies palmares das articulações falangeanas enquanto pressiona as mãos juntas. Esse sinal é comumente observado em pacientes com diabetes avançado e tem um valor preditivo positivo significativamente alto para imobilidade da coluna cervical. Consequentemente, serve como um indicador de potencial dificuldade durante a intubação endotraqueal.

ALGORITMO DE LEMON

O algoritmo de LEMON vem do acrônimo em inglês *Look*, *Evaluate*, *Mallampati*, *Obstruction*, *Mobility*, descrito a seguir e ilustrado na Figura 212.6.

L: olhar externamente

Avaliar o paciente quanto a indicadores externos que possam sugerir a presença de dificuldade de intubação endotraqueal. Esses indicadores podem incluir a forma anormal da face, caquexia extrema, dentição deficiente, boca desdentada, obesidade mórbida, palato arqueado alto, pescoço curto, dentes frontais grandes, cicatriz cirúrgica indicando traqueostomia prévia, o que pode sugerir a presença de traqueomalácia, boca estreita, face ou patologia cervical nos pacientes.

E: avaliar

Durante o processo de avaliação, a regra 3-3-2 desempenha um papel crucial na avaliação de medidas específicas (3 distâncias separadas) no paciente usando os dedos do examinador, que são as seguintes:

Além da história e do exame, há vários testes clínicos que objetivam prever a dificuldade de intubação. Isoladamente, nenhum deles é muito preciso. A precisão aumenta quando eles são combinados em uma avaliação mais global das vias respiratórias.

Classificação de Mallampati

- Pode ser realizado com o paciente deitado ou sentado
- Solicita-se ao paciente que abra a boca o máximo possível e protraia a língua. Os graus clássicos são:
  - Grau 1 = todas as estruturas são visíveis
  - Grau 2 = a ponta da úvula é ocultada pela base da língua
  - Grau 3 = apenas o palato mole é visível (considerada intubação difícil)
  - Grau 4 = o palato mole não é visível (considerada intubação difícil)

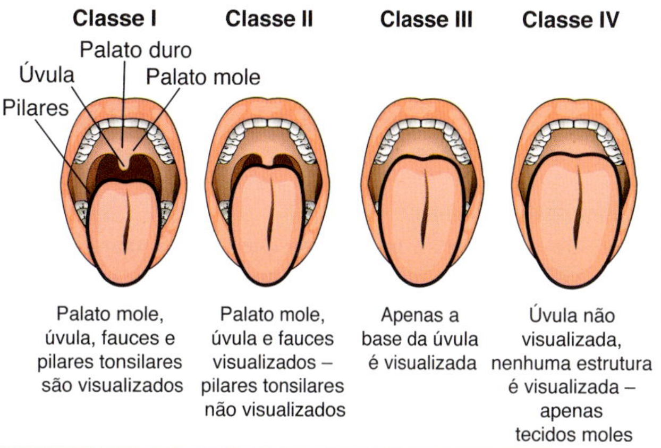

Protrusão da mandíbula

- A capacidade limitada de projetar a mandíbula, de modo que os incisivos inferiores estejam anteriores aos incisivos superiores, pode prever dificuldade de laringoscopia e ventilação com ambu (bolsa-válvula-máscara)
  - Classificação A, B e C

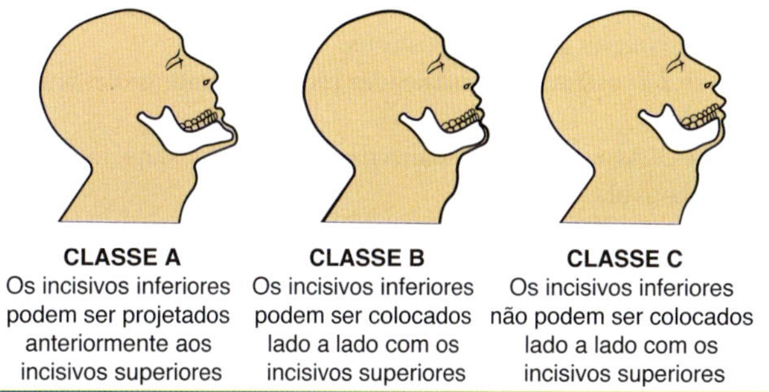

Amplitude de movimento do pescoço

- A redução do movimento do pescoço (especialmente a extensão) aumenta a dificuldade da laringoscopia
- Pode ser quantificado com mais precisão classificando-se o grau de redução da extensão da articulação atlantoaxial (mostrado à direita)

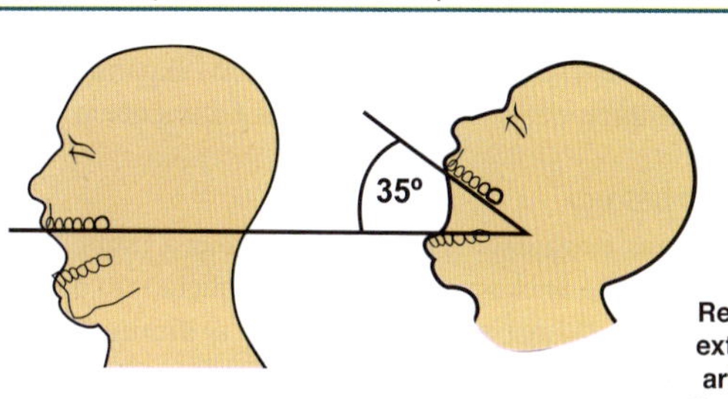

Classe	Redução da extensão da articulação atlanto-occipital
1. Nenhuma redução significativa da extensão	Nenhum
2. Aproximadamente 1/3 de redução	1/3
3. Aproximadamente 2/3 de redução	2/3
4. Nenhuma extensão significativa	Completa

Abertura da boca, distância tireomentoniana e 3-3-2

- A abertura da boca < 5 cm ou 3 dedos de distância prevê maior dificuldade
- Distância tireomentoniana (teste de Patil): a distância da incisura da tireoide ao queixo < 6,5 cm indica dificuldade crescente
- Regra 3-3-2: distâncias inferiores a 3-3-2 dedos de largura predizem uma laringoscopia cada vez mais difícil
- Abertura da boca: ver à direita
- Distância mento-hióidea – normal ≥ 4 cm ou 2 dedos
- Distância entre a cartilagem tireóidea e o assoalho da boca

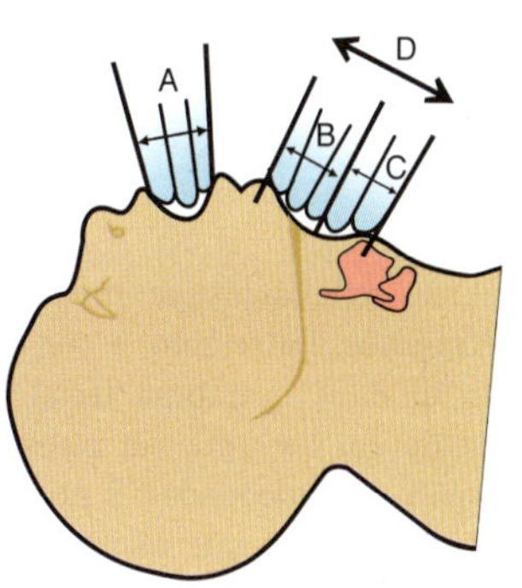

A. Distância interincisivos nos dedos (3)
B. Distância do mento ao hioide nos dedos (3)
C. Da tireoide ao assoalho da boca nos dedos (2)
D. Distância tireomentoniana
> 6,5 cm: normal
6 a 6,5 cm: dificuldade crescente
< 6 cm: alta dificuldade

Figura 212.6 Avaliação à beira do leito.

- **3:** medida do espaço interincisivo: a distância entre os dentes superiores e inferiores da boca aberta de um paciente deve idealmente ser maior que 3 dedos para facilitar a intubação
- **3:** medida da distância hioide-mental: consiste em avaliar a distância da ponta anterior da mandíbula à anterior do pescoço sobre o osso hioide. Deve ser maior que 3 dedos para indicar uma via aérea mais favorável para intubação
- **2:** Medida da distância da cartilagem hioide-tireoide: avalia a distância entre o assoalho da mandíbula no osso hioide até a incisura tireoidiana na região anterior do pescoço. Deve ser maior que 2 dedos, sugerindo uma condição mais favorável das vias aéreas para intubação.

M: pontuação de Mallampati

O escore de Mallampati é um sistema que avalia a anatomia da boca e a visibilidade de diferentes estruturas anatômicas em um paciente quando ele abre a boca o mais largo possível. A pontuação é tipicamente realizada na posição sentada e pode não ser possível em uma situação de emergência. A pontuação varia de classes 1 a 4, com a classe 1 indicando fácil intubação e a classe 4 sugerindo o cenário de intubação mais desafiador.

- Classe 1: as estruturas visualizadas incluem palato mole, úvula, fauces e pilares anterior e posterior
- Classe 2 as estruturas visualizadas incluem palato mole, fauces e úvula
- Classe 3: as estruturas visualizadas incluem o palato mole e a base da úvula
- Classe 4: o palato mole não é visível.

O: obstrução

É essencial avaliar se a via aérea pode estar obstruída por vários fatores, como corpo estranho, abscesso, tumor ou edema de partes moles. Essa avaliação torna-se particularmente crucial em casos como vítimas de queimaduras ou traumatizados com hematoma expansivo, nos quais o risco de comprometimento das vias aéreas é aumentado

M: mobilidade do pescoço

Em pacientes alertas e acordados, é essencial avaliar a mobilidade do pescoço, observando se eles podem colocar o queixo no peito e até que ponto podem inclinar a cabeça para trás. A diminuição da mobilidade do pescoço serve como um preditor negativo para complicações durante a intubação.

INDICAÇÕES

As indicações para intubação são vias aéreas desprotegidas, trauma das vias aéreas, escala de coma de Glascow (ECG) menor que 8, rápido declínio ou perda de consciência, procedimento para sedação ou anestesia geral.

CONTRAINDICAÇÕES

Um paciente com uma via aérea difícil não exclui quaisquer procedimentos que sejam clinicamente necessários. Entretanto, a contraindicação absoluta à laringoscopia direta é o trauma facial. Pacientes em desconforto respiratório devem ter uma via aérea protegida para garantir oxigenação e ventilação adequadas. É prudente permitir que o pessoal mais experiente presente maneje a suspeita de via aérea difícil.

EQUIPAMENTOS

Os instrumentos padrão necessários para qualquer intubação devem estar disponíveis. Para a intubação, o profissional precisará de um cabo e lâmina de laringoscópio com iluminação e de tamanho adequados (Figura 212.7 e 212.8), um tubo endotraqueal adequado, uma seringa cheia de ar para inflar o balonete (Figura 212.9), um guia e uma fonte de oxigênio. O padrão-ouro para monitorar a intubação endotraqueal é a monitorização expirada do dióxido de carbono. A sucção deve ser sempre preparada, se disponível. Agentes de indução não paralisantes ou despolarizantes, como o propofol, podem ser usados para determinar se o paciente pode ser ventilado antes que agentes paralíticos de longa ação sejam administrados. Agentes de indução não despolarizantes também podem ser usados para realizar intubação em sequência rápida; no entanto, não devem ser usados até que seja determinado que um paciente pode ser ventilado adequadamente através de uma bolsa-válvula-máscara.

Equipamentos adicionais necessários para intubar uma via aérea difícil também devem estar localizados à beira do leito. Eles serão solicitados pelo clínico que realiza o procedimento e o que estiver disponível. É prudente ter um "carro de via aérea difícil" em

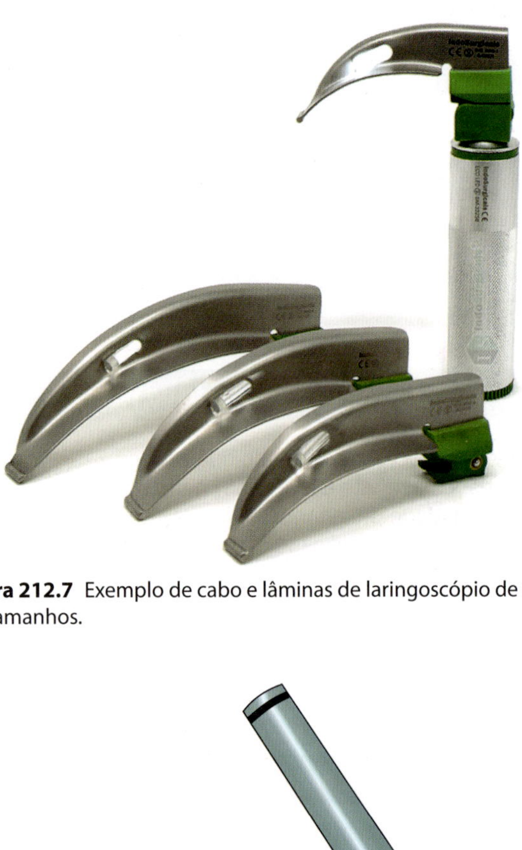

Figura 212.7 Exemplo de cabo e lâminas de laringoscópio de diversos tamanhos.

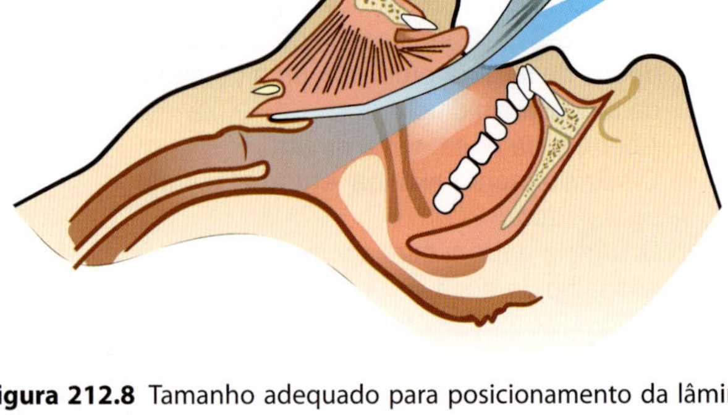

Figura 212.8 Tamanho adequado para posicionamento da lâmina do laringoscópio.

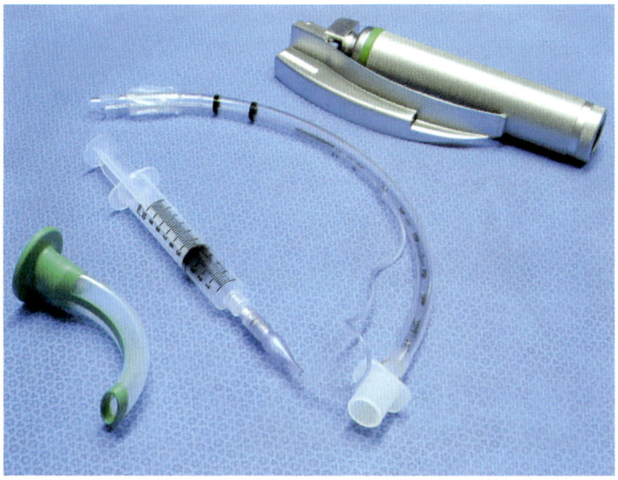

Figura 212.9 Seringa com ar posicionada na cânula para inflar balonete.

qualquer unidade onde as intubações são frequentemente realizadas, como o departamento de emergência,[7] unidade de terapia intensiva[2] e sala de cirurgia (SO). As opções incluem um videolaringoscópio (Figura 212.10), *bougies* (Figura 212.11), máscara laríngea de intubação das vias aéreas (Figura 212.12), balão com máscara (Figura 212.13), broncoscópio de fibra óptica (Figura 212.14).

Pessoal

O pessoal necessário inclui o profissional de saúde que realiza a intubação. Embora não seja completamente necessário, é útil ter um

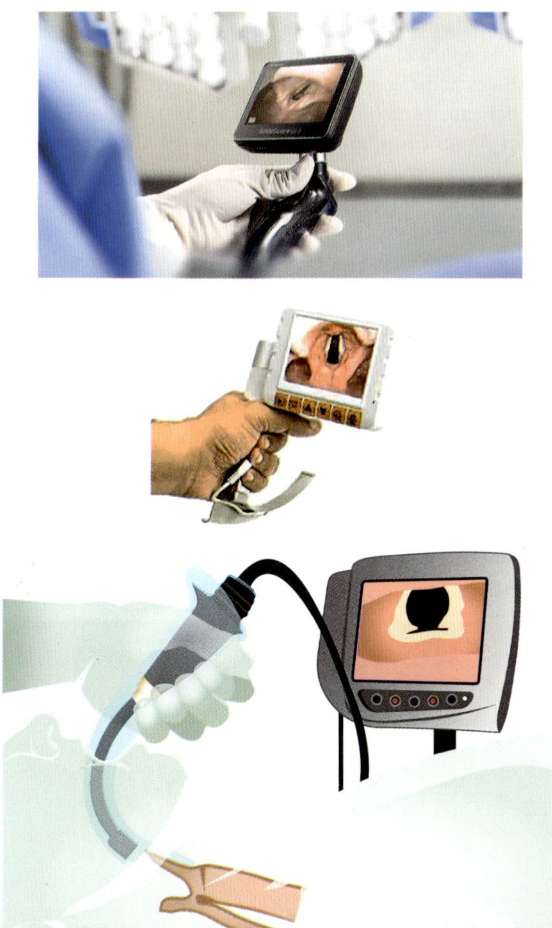

Figuras 212.10 Exemplos de videolaringoscópio.

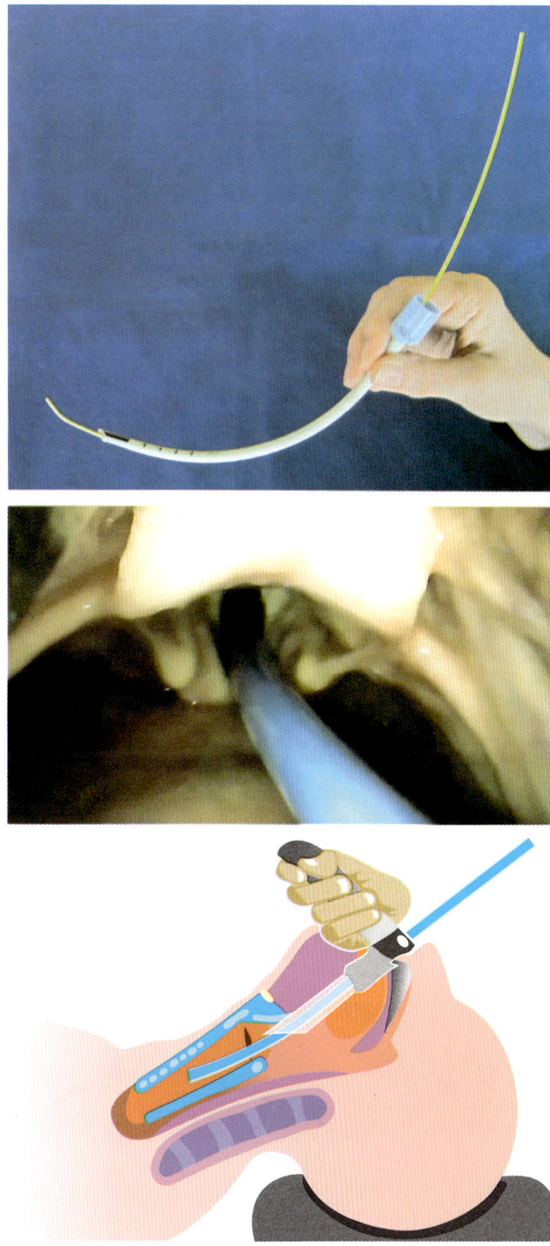

Figuras 212.11 *Bougies* e seus usos.

assistente disponível. No caso de suspeita de via aérea difícil, é vital que um anestesiologista seja consultado precocemente e que o paciente seja transportado para uma área onde estejam presentes ventiladores mecânicos.

Preparação

Quanto a qualquer procedimento, o paciente deve ser preparado adequadamente. O primeiro passo é posicionar o paciente de forma ideal no leito. O corpo deve estar localizado apenas na cabeceira da cama para que o occipital fique apoiado na borda. A cabeça é colocada em alinhamento neutro com o eixo vertebral e, se a coluna cervical estiver estável, a cabeça é ligeiramente estendida. A cama é então colocada no nível do processo xifoide do profissional.

Se o tempo permitir, a desnitrogenação dos pulmões deve ser realizada. Isso é feito com oxigênio a 100% com máscara facial por 8 respirações de capacidade vital total ou três minutos antes da administração de dose de indução de propofol ou etomidato. Em um paciente saudável, isso permitirá de 8 a 10 minutos de apneia segura, que é tempo suficiente para intubação em sequência rápida e

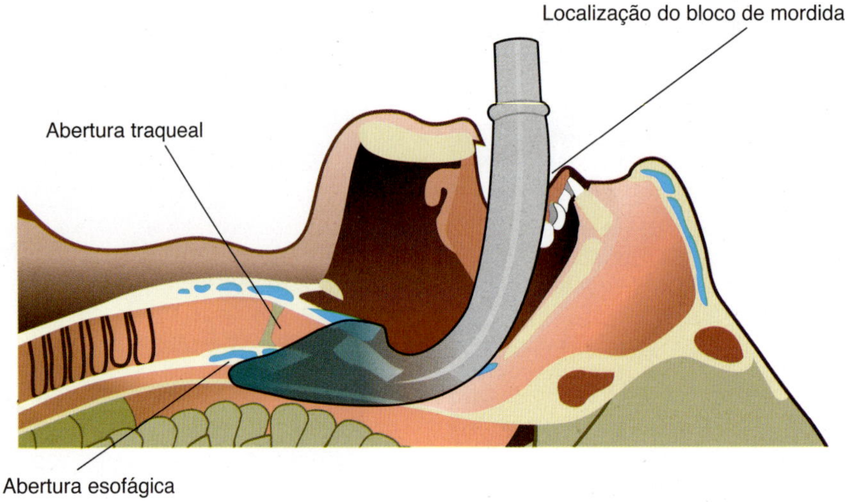

Figura 212.12 Máscara laríngea.

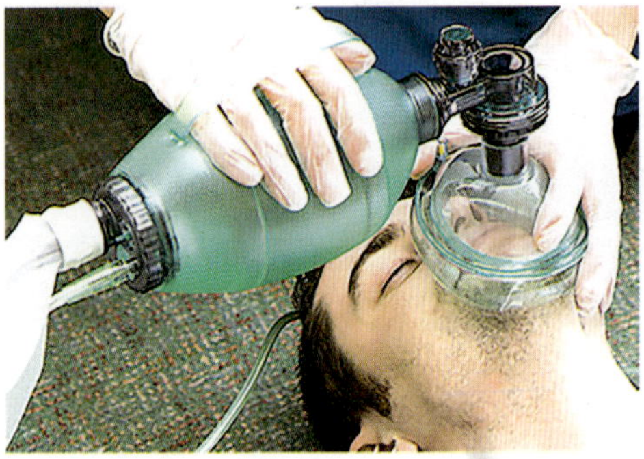

Figura 212.13 Balão com máscara.

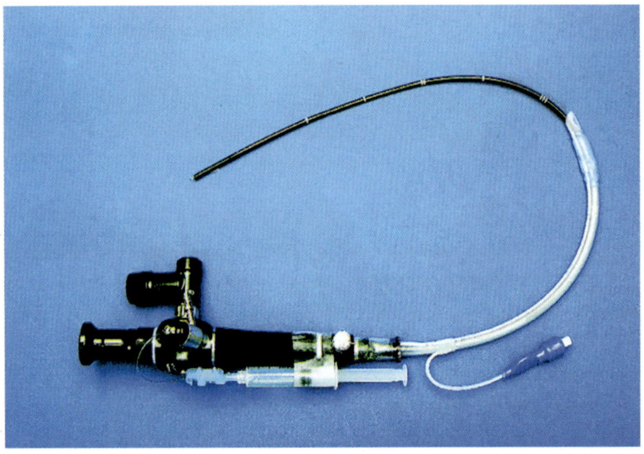

Figura 212.14 Broncoscópio de fibra óptica.

para intubações potencialmente prolongadas. A pré-oxigenação deve ser sempre realizada com o oxigênio expirado ideal, sendo 90% antes da intubação, a menos que haja uma contraindicação absoluta. Os pacientes obnubilados devem ser ventilados com máscara com oxigênio a 100% antes de qualquer tentativa de intubação para alcançar a mesma desnitrogenação. No paciente obnubilado, deve-se confirmar antes da ventilação sob máscara que não há obstrução, e a boca e a faringe posterior podem ser examinadas e aspiradas para isso.

Todos os equipamentos necessários devem estar imediatamente disponíveis à beira do leito, e todos os medicamentos necessários devem ser retirados em seringas. O acesso intravenoso confiável deve ser confirmado antes da intubação.

Técnica

É importante distinguir a intubação difícil da ventilação difícil. Se o paciente é difícil de intubar, a adequação da ventilação com balão-máscara torna-se fundamental, especialmente se o paciente já está paralisado ou não respira por conta própria. Esta técnica requer uma máscara acoplada a uma bolsa auto-inflável com uma fonte de oxigênio. A bolsa é colocada sobre o nariz e a boca, e a mão não dominante é usada para criar uma vedação com o rosto e proporcionar elevação do queixo (Figura 212.15). O polegar e o indicador são usados para selar a máscara no rosto. Os outros três dedos devem ser posicionados sobre o osso, com o quinto dedo sob o ângulo da mandíbula proporcionando elevação. É vital que a pressão seja aplicada no osso mandibular, pois a manipulação de tecidos moles pode facilmente ocluir a via aérea. A mão dominante é usada para apertar a bolsa e fornecer ventilação com pressão positiva. Em alguns casos, podem ser necessárias duas pessoas, o que exige que uma pessoa use as duas mãos para fornecer uma vedação adequada na máscara (Figura 212.16) e elevação suficiente do queixo enquanto outra pessoa fornece respirações de maré. A ventilação para duas pessoas é necessária com mais frequência em pacientes obesos e naqueles em que é difícil fornecer a vedação ideal. É vital que um pedido de ajuda seja feito imediatamente se uma via aérea difícil for identificada. Um profissional qualificado pode apoiar um paciente por períodos prolongados de tempo apenas com ventilação de máscara de balão. Se surgir a via aérea difícil inesperada, a ventilação com balão-máscara pode fornecer oxigenação adequada enquanto aguarda-se pelo equipamento ou profissionais mais qualificados para intubação. Se o paciente não puder ser intubado, os médicos devem tentar colocar uma máscara laríngea para suporte ventilatório (Figura 212.17).

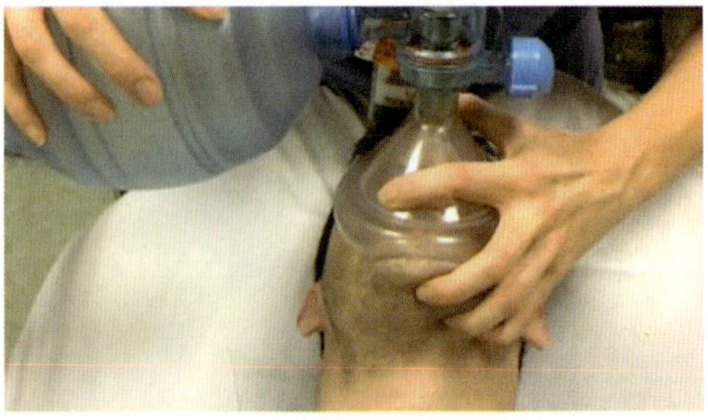

Figura 212.15 Técnica de vedação com uma mão.

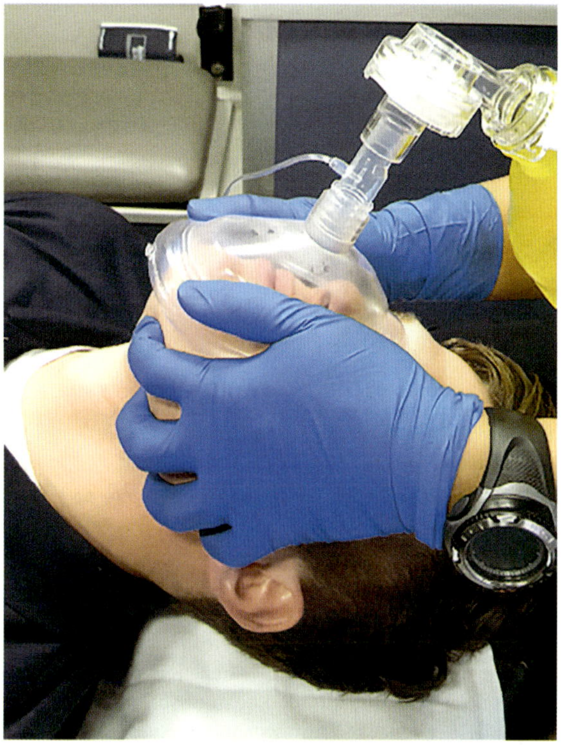

Figura 212.16 Técnica de vedação com as duas mãos.

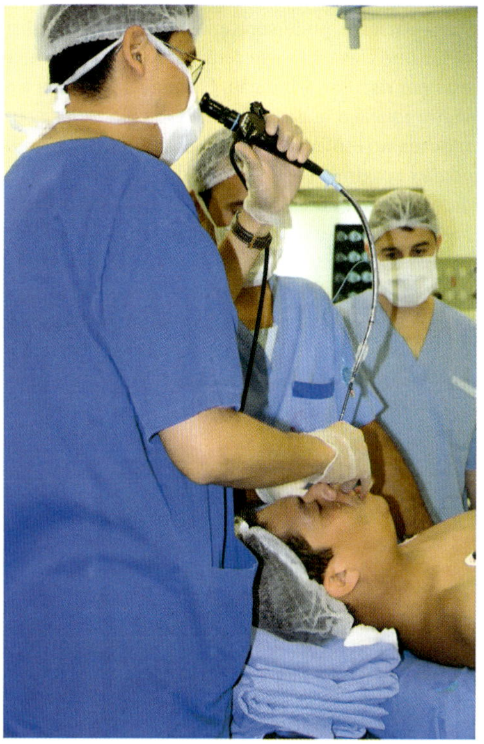

Figura 212.18 Uso de videolaringoscópio.

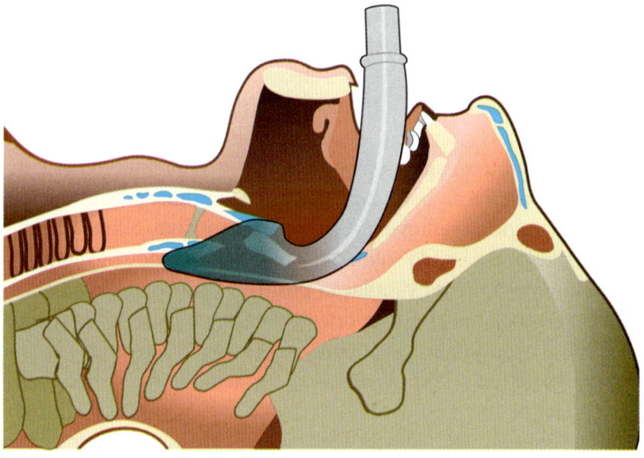

Figura 212.17 Máscara laríngea.

Os profissionais que não realizam intubações regularmente não devem tentar uma via aérea difícil, a menos que seja uma emergência. Tentativas de intubação malsucedidas levam ao aumento da insuflação gástrica, trauma na faringe posterior, aumento de sangue e secreções na via aérea e edema das estruturas subglóticas, o que pode dificultar a intubação subsequente ou obstruir completamente as vias aéreas. Nesse caso, uma via aérea cirúrgica deve ser obtida imediatamente.

Depois que uma via aérea difícil é identificada, é necessário determinar qual equipamento está disponível para tomar decisões informadas sobre como proceder. De preferência, isso é feito antes que haja uma ameaça imediata de dessaturação. Para cada praticante, as ferramentas de vias aéreas difíceis utilizadas serão aquelas com as quais eles estão mais familiarizados e alcançaram os melhores resultados. As opções incluem máscara laríngea, broncoscópio com fibra óptica, guias de intubação, laringoscópio articular, videolaringoscópio (Figura 212.18) e cricotireoidotomia.

Se o paciente estiver respirando espontaneamente, deve-se considerar adiar a administração de medicamentos bloqueadores neuromusculares. Muitas vezes, nas vias aéreas traumáticas, a única maneira de identificar a abertura traqueal é observar a área subglótica para respiração espontânea. Em intubações eletivas, o paciente com história de intubação difícil pode ser intubado acordado. A via aérea é preparada com lidocaína viscosa nebulizada de 10 a 15 mℓ por 15 minutos para obter anestésico adequado da anatomia bucal, subglótica e traqueal. Um broncoscópio de fibra óptica com tubo endotraqueal pré-carregado é introduzido através da rino ou orofaringe. As cordas vocais são identificadas, e o endoscópio é passado através das cordas vocais. Após a visualização dos anéis traqueais, um tubo endotraqueal é passado sobre o broncoscópio, e a posição é confirmada a partir de visualização direta. O broncoscópio é removido, o paciente é sedado imediatamente e ventilação suplementar é fornecida. A fibrobroncoscopia é desvantajosa, pois requer experiência considerável para ser realizada com sucesso. Também pode ser difícil visualizar estruturas laríngeas quando a via aérea está sanguinolenta ou cheia de secreções, uma vez que a via de aspiração no endoscópio é pequena, e pode ser difícil aspirar grandes volumes ou muco espesso.

Em uma situação de emergência, o paciente deve ter a cavidade bucal completamente aspirada, e a ventilação com balão-máscara deve ser tentada. Se a ventilação com balão-máscara for bem-sucedida, a laringoscopia direta pode ser realizada. Se a laringoscopia direta falhar porque as pregas vocais não podem ser visualizadas devido a uma laringe anterior, uma lâmina articular do laringoscópio pode fornecer uma melhor visualização. Essa lâmina possui uma alavanca presa à ponta que permite maior amplitude de movimento anterior, elevando, assim, a epiglote e permitindo a visualização das pregas vocais. Se a laringoscopia direta falhar, um videolaringoscópio iluminado facilita a visualização. O tubo endotraqueal pode, então, ser colocado sob orientação direta por vídeo usando o guia rígido especializado, que é colocado dentro do tubo endotraqueal. Se não estiver disponível, a colocação de uma máscara laríngea pode ser feita. Esse dispositivo é colocado na faringe posterior, e o paciente pode ser ventilado através do dispositivo. Deve-se notar que elas não fornecem uma via aérea protegida, e o paciente está em risco de aspiração. O *combitube* é uma associação de tubo endotraqueal e máscara laríngea, é colocado cegamente. A ponta é colocada no esôfago, e o balão distal inflado, selando o esôfago. Um balão proximal é, então, inflado, na faringe, isolando-a e o resultado é o lúmen do circuito ventilatório isolado ao redor da laringe (Figuras 212.19 a 212.21). A pressão positiva pode então ser aplicada para ventilar o paciente. Este dispositivo também é facilmente deslocado, e outras dificuldades com as pressões do balão podem romper as membranas mucosas em que entram em contato. Um *combitube* não deve ser considerado uma solução a longo prazo, porque não protege da aspiração.

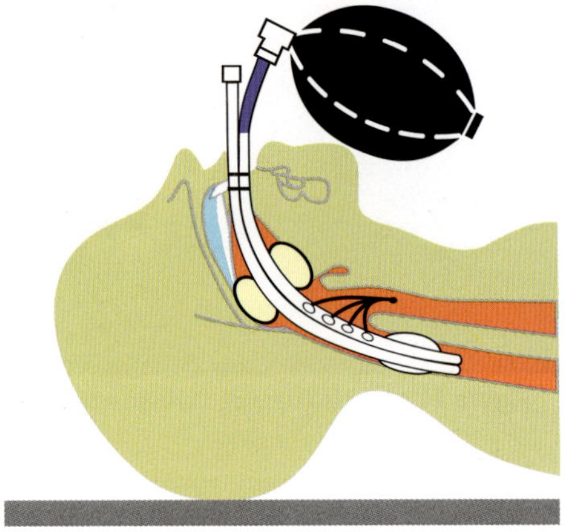

Figura 212.19 Ventilação com *combitube*.

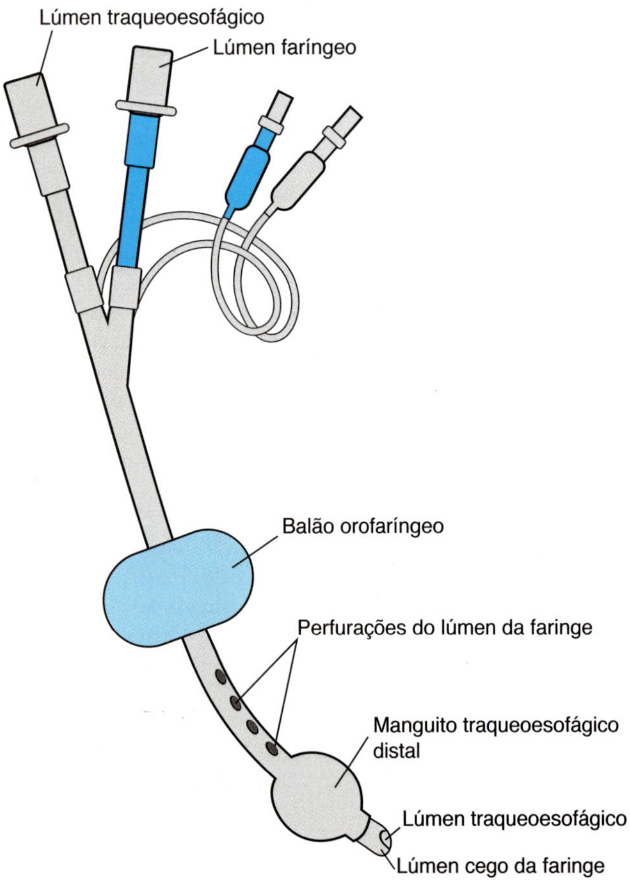

Figura 212.20 Esquema de *combitube* para intubação às cegas com os seus componentes.

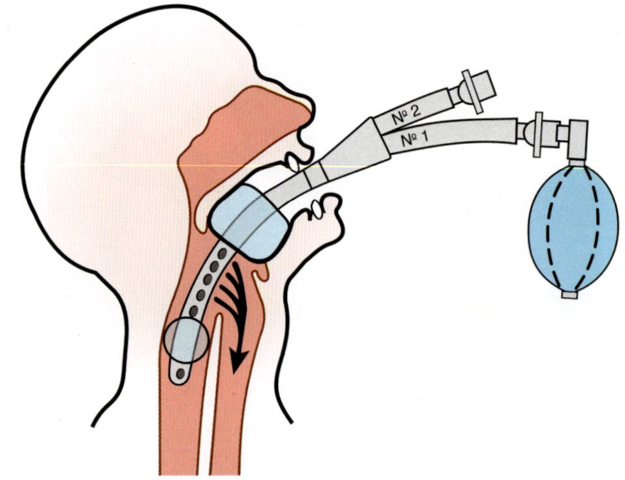

Figura 212.21 Esquema de *combitube* em paciente na intubação às cegas.

Outra opção é o guia de intubação *bougies* (ver Figura 212.11). Esse tubo de plástico de pequeno diâmetro pode ser oco e tem um adaptador que permite a ventilação. O benefício desse dispositivo é que ele é mais flexível que um tubo de intubação e pode ser passado através de pequenas aberturas quando a intubação traqueal é impossível. Também pode aceitar uma curvatura pré-aplicada para permitir o acesso a uma posição anterior da corda vocal. Um tubo padrão pode ser passado sobre o guia de intubação se a ventilação de longo prazo for necessária.

Se tudo mais falhar e o paciente não puder ser ventilado ou intubado, uma via aérea cirúrgica é necessária. Se uma via aérea potencialmente difícil for identificada, um cirurgião deve ser alertado precocemente. Há também *kits* disponíveis usando a técnica de Seldinger, com uma agulha inserida através da membrana cricotireóidea. Na aspiração bem-sucedida de ar, um fio é passado para a traqueia e a agulha removida. Uma pequena incisão é feita na pele, e um dilatador é passado sobre o fio, o que deve produzir um grande vazamento de ar na ventilação positiva, confirmando a colocação. Em seguida, um tubo de cricotireotomia é passado através da abertura e o paciente é ventilado. A colocação adequada de um dispositivo para as vias aéreas deve ser sempre confirmada com um dispositivo de medida de dióxido de carbono (CO_2) expirado imediato (Figuras 212.22 a 212.26). Se necessário, a traqueostomia pode ser realizada com anestesia local ou após indução anestésica de acordo com a gravidade do quadro (Figuras 212.27 a 212.29). Caso necessite a proteção de via aérea inferior ou conexão do paciente a um sistema de ventilação mecânica, utiliza-se cânula com balão, caso contrário sem balão (Figura 212.30).

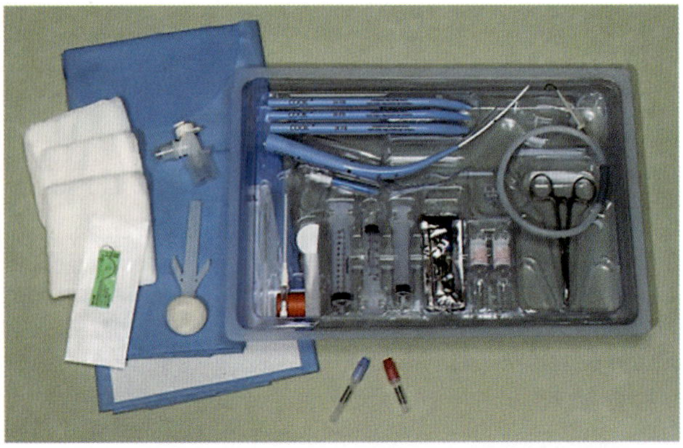

Figura 212.22 *Kit* de instalação de via aérea cirúrgica.

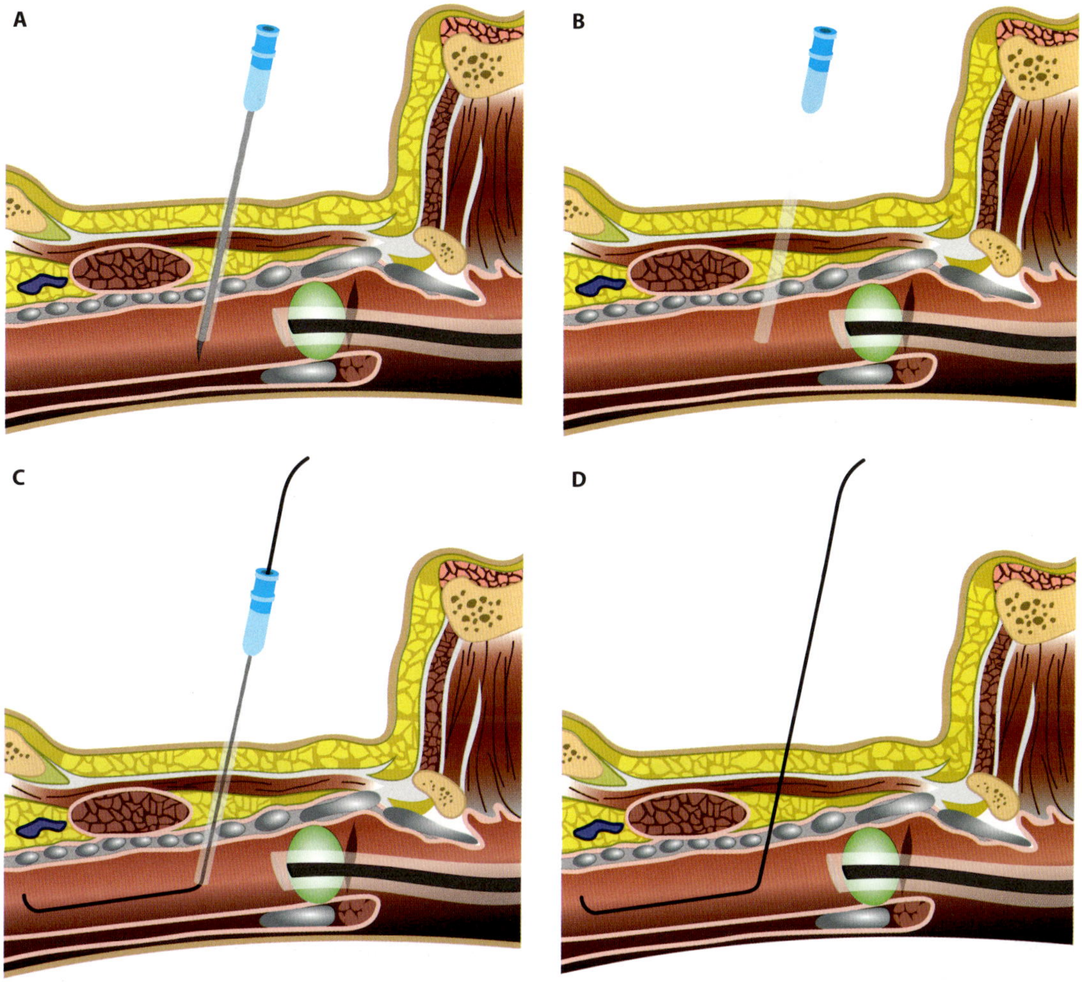

Figura 212.23 Esquema de inserção de traqueostomia percutânea com introdução do cateter (**A** e **B**) com o fio-guia e sua retirada (**C** e **D**).

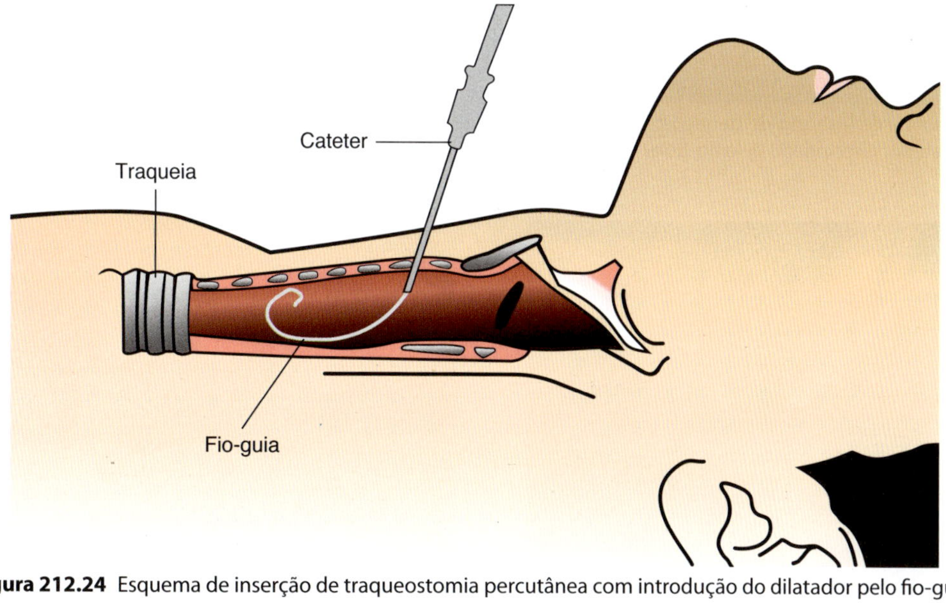

Figura 212.24 Esquema de inserção de traqueostomia percutânea com introdução do dilatador pelo fio-guia.

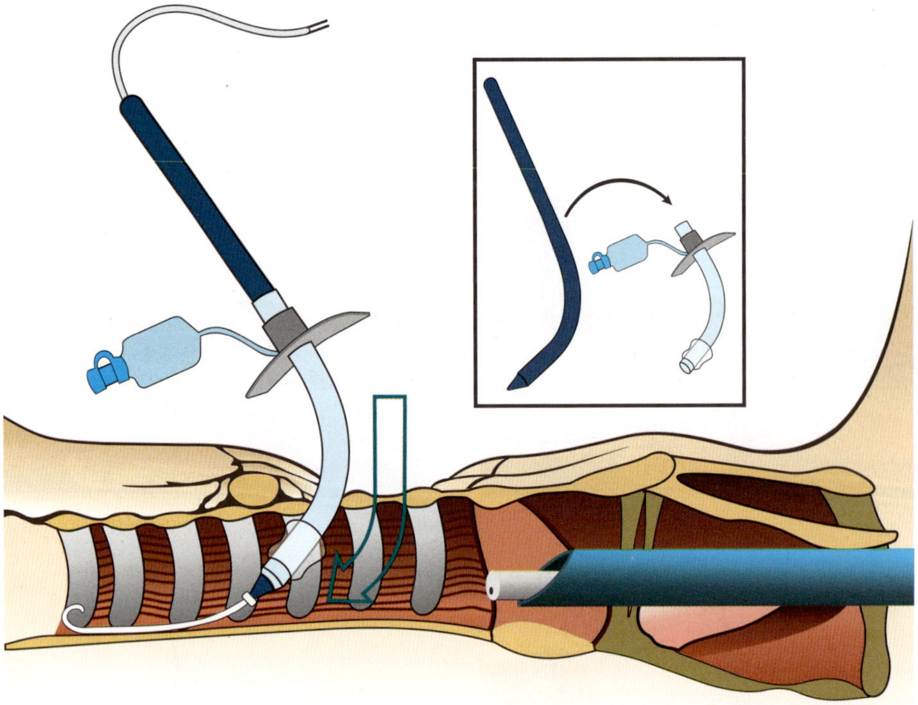

Figura 212.25 Esquema de inserção de traqueostomia percutânea com inserção do introdutor de cânula de traqueostomia e a cânula de traqueostomia sob visão broncoscópica.

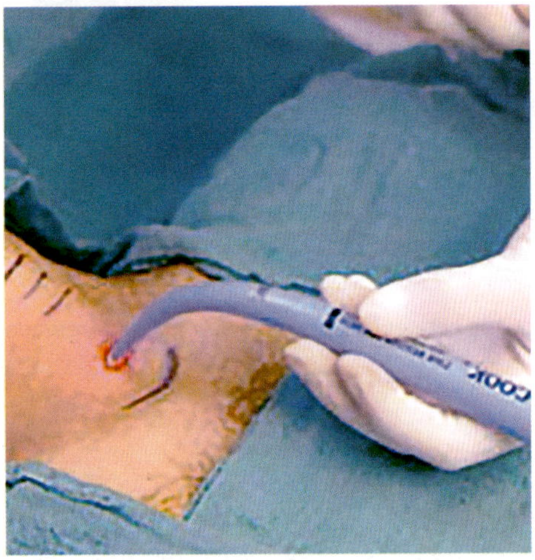

Figura 212.26 Esquema de inserção de traqueostomia percutânea com inserção de dilatador direcionado pelo fio-guia.

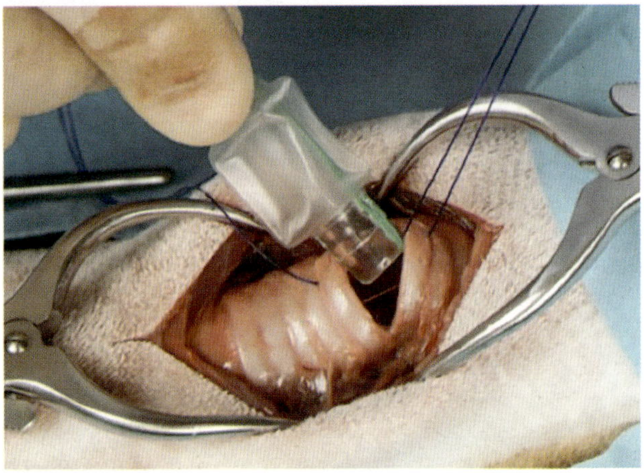

Figura 212.28 Inserção de cânula de traqueostomia através da incisão traqueal em paciente sob anestesia local.

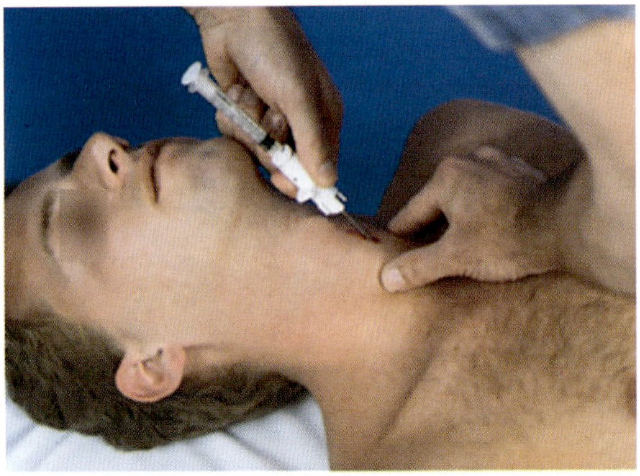

Figura 212.27 Bloqueio anestésico de pele para realização da traqueostomia sob anestesia local.

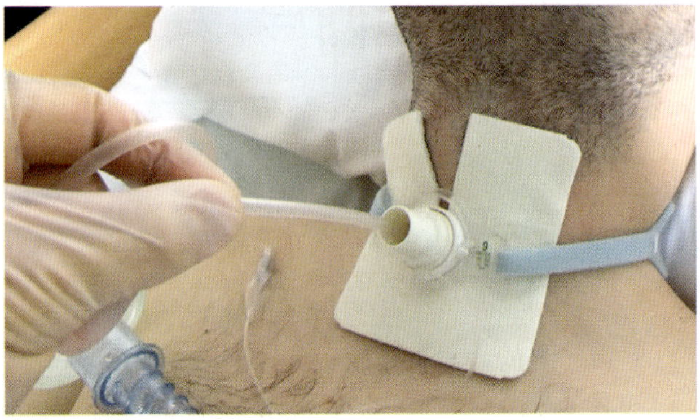

Figura 212.29 Cânula de traqueostomia posicionada após procedimento com anestesia local.

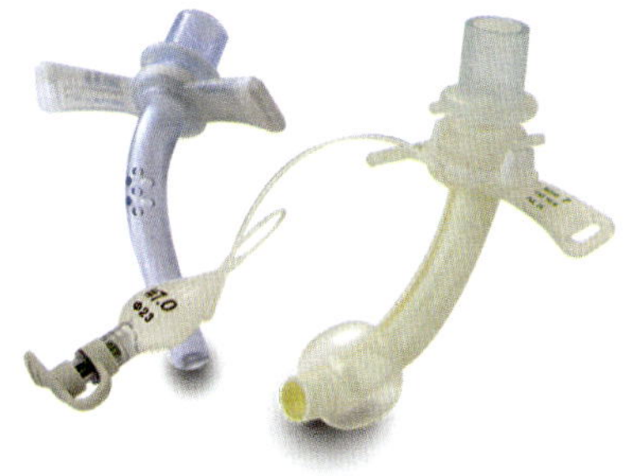

Figura 212.30 Cânula de traqueostomia com e sem balão.

SITUAÇÕES ADVERSAS

A forma mais comum de intubação malsucedida é a intubação esofágica inadvertida. Isso pode se apresentar de forma tardia se for realizada uma pré-oxigenação adequada. Em pacientes obesos, pode ser difícil reconhecer a distensão do abdome da expansão gástrica, e os monitores iniciais de CO_2 expirado podem mostrar uma mudança de cor ou algum CO_2 expirado quantitativo. A ausculta dos murmúrios vesiculares é notoriamente ineficaz na determinação definitiva da intubação esofágica devido à proximidade do estômago com o diafragma. O sinal óbvio torna-se, então, dessaturação, apesar da aparência externa de ventilação adequada. Nesse caso, o tubo endotraqueal deve ser removido imediatamente e a ventilação por máscara retomada para fornecer oxigenação. Pode ser necessário descomprimir o abdome através de uma sonda nasogástrica ou orogástrica para permitir a ventilação eficaz da máscara e diminuir o risco de aspiração.

O avanço do tubo endotraqueal distal à carina pode levar à intubação brônquica. Geralmente, o brônquio principal direito se ramifica em um ângulo mais agudo do que o brônquio principal do tronco esquerdo, levando à intubação brônquica do tronco principal direito. Um aumento da pressão de pico pode ser observado se ocorrer intubação brônquica. A ausculta dos murmúrios vesiculares do lado direito e os sons ausentes ou diminuídos do lado esquerdo podem confirmar. Também pode se tornar evidente quando a radiografia de tórax pós-intubação é examinada. O tubo pode ser recuado cuidadosamente até que os murmúrios vesiculares bilaterais sejam auscultados.

O deslocamento das pregas vocais é outra complicação, principalmente em pacientes difíceis. A presença de uma corda vocal deslocada pode não ser aparente até a extubação. O paciente pode apresentar rouquidão persistente, estridor ou falha completa na extubação devido à obstrução das vias aéreas. Isso ocorre se o lúmen do tubo pegar em uma aritenoide e o tubo for forçado. Um tubo que não passa facilmente nunca deve ser forçado para dentro da traqueia. A consulta com otorrinolaringologista deve ser procurada imediatamente se isso for identificado.

Como em qualquer intubação, há sempre um risco para os dentes. É preciso tomar cuidado para que a técnica adequada do laringoscópio seja usada e a parte superior da lâmina não quebre um dente. Os fragmentos podem ser aspirados, sendo necessária uma broncoscopia para recuperá-los. Dentes extremamente soltos devem ser removidos antes da intubação para evitar essa complicação. A dentição deficiente também é uma rede para bactérias patogênicas, e pneumonia significativa pode surgir da aspiração dessas bactérias ou obstrução das vias aéreas.

Outras complicações menos comuns podem surgir, como intubação mediastinal, fístula traqueoesofágica e estenose traqueal. O tubo endotraqueal nunca deve ser forçado se a resistência for sentida, uma vez que o tubo passa abaixo da glote. Se o tubo encontrar uma resistência que não pode ser superada com a rotação, deve-se considerar o uso de um tamanho menor.

CONSIDERAÇÕES FINAIS

Uma via aérea difícil pode se tornar uma condição com risco de vida muito rapidamente se não forem tomados cuidados para identificar e se preparar adequadamente para essa eventualidade. Todos os profissionais responsáveis pela intubação de pacientes devem estar familiarizados com três ou quatro das técnicas acima. Se a tentativa primária de intubação falhar, um plano claro que aborde o motivo da falha deve existir para as tentativas subsequentes. As habilidades de ventilar, oxigenar e manter uma via aérea pérvia são cruciais no paciente cirúrgico.

Existem vários métodos para o manejo das vias aéreas difíceis. A identificação adequada é fundamental para evitar trauma, morbidade e mortalidade das vias aéreas. Um pedido de ajuda precoce é essencial. Se o paciente é capaz de ser ventilado, então há tempo suficiente para a intubação. Quando uma via aérea difícil é encontrada, os profissionais de saúde devem limitar as tentativas de intubação laringoscópica direta a duas e devem ter o equipamento disponível para mudar as técnicas. Quando uma via aérea difícil é identificada e a ventilação não pode ser fornecida, é essencial que o profissional mais experiente lide com as tentativas subsequentes.

REFERÊNCIAS BIBLIOGRÁFICAS

1. Apfelbaum JL, Hagberg CA, Connis RT, Abdelmalak BB, Agarkar M, Dutton RP et al. 2022 American Society of Anesthesiologists Practice Guidelines for Management of the Difficult Airway. Anesthesiology [Internet]. 2022 [Acesso em: 2024 Jul];136(1):31-81.
2. De Jong A, Rolle A, Molinari N, Paugam-Burtz C, Constantin JM, Lefrant JY et al. Cardiac arrest and mortality related to intubation procedure in critically Ill adult patients: A multicenter cohort study. Crit Care Med [Internet]. 2018 [Acesso em: 2024 Jul];46(4):532-9.
3. Cook TM, Woodall N, Frerk C, Fourth National Audit P. Major complications of airway management in the UK: rRsults of the Fourth National Audit Project of the Royal College of Anaesthetists and the Difficult Airway Society. Part 1: Anaesthesia. Br J Anaesth [Internet]. 2011 [Acesso em: 2024 Jul];106(5):617-31.
4. Cook TM, Woodall N, Harper J, Benger J, Fourth National Audit P. Major complications of airway management in the UK: results of the Fourth National Audit Project of the Royal College of Anaesthetists and the Difficult Airway Society. Part 2: Intensive care and emergency departments. Br J Anaesth [Internet]. 2011 [Acesso em: 2024 Jul];106(5):632-42.
5. Cook TM. Strategies for the prevention of airway complications: A narrative review. Anaesthesia [Internet]. 2018 [Acesso em: 2024 Jul];73(1):93-111.
6. Schiff JH, Welker A, Fohr B, Henn-Beilharz A, Bothner U, Van Aken H et al. Major incidents and complications in otherwise healthy patients undergoing elective procedures: Results based on 1.37 million anaesthetic procedures. Br J Anaesth [Internet]. 2014 [Acesso em: 2024 Jul];113(1):109-21.
7. Weiser TG, Haynes AB, Molina G, Lipsitz SR, Esquivel MM, Uribe-Leitz T et al. Estimate of the global volume of surgery in 2012: An assessment supporting improved health outcomes. Lancet [Internet]. 2015 [Acesso em: 2024 Jul];385 Suppl 2:S11.
8. Ahmad I, Onwochei DN, Muldoon S, Keane O, El-Boghdadly K. Airway management research: A systematic review. Anaesthesia [Internet]. 2019 [Acesso em: 2024 Jul];74(2):225-36.
9. Sharma S, Patel R, Hashmi MF, Friede R. 3-3-2 Rule. StatPearls [Internet]. 2023 Aug 17. Disponível em: https://www.ncbi.nlm.nih.gov/books/NBK493235/. Acesso em: 2024 Jul.
10. Heidegger T. Management of the difficult airway. N Engl J Med [Internet]. 2021 [Acesso em: 2024 Jul];384(19):1836-47.
11. Kollmeier BR, Boyette LC, Beecham GB, Desai NM, Khetarpal S. Difficult airway. In: StatPearls [Internet]. Treasure Island (FL): StatPearls Publishing; 2024 Jan. 2023 Apr 10. Disponível em: https://pubmed.ncbi.nlm.nih.gov/29261859/. Acesso em: 2024 Jul.
12. Krage R, van Rijn C, van Groeningen D, Loer SA, Schwarte LA, Schober P. Cormack-Lehane classification revisited. Br J Anaesth [Internet]. 2010 [Acesso em: 2024 Jul];105(2):220-7.

CAPÍTULO

213

Papilomatose Laríngea no Adulto

Gerson Schulz Maahs • Luciane M. Steffen • Thomas Peter Maahs

INTRODUÇÃO

A papilomatose respiratória recorrente (PRR) ou papilomatose laríngea, é uma doença rara causada pelo papilomavírus humano (HPV). O HPV é um vírus DNA de cadeia dupla e membro da família Papillomaviridae. É caracterizada por lesões papilomatosas recorrentes benignas no trato respiratório e é, muitas vezes, refratária a tratamento. As lesões mais comumente acometem a laringe, mas têm o potencial de disseminação por todo o trato respiratório, ocasionando, inclusive, transformação maligna em 2 a 4% dos casos. A maioria dos casos é originada pelos subtipos 6 e 11 do HPV, podendo, também, estar associada a subtipos 16, 18, 31 e 33.[1]

Pacientes com PRR apresentam-se clinicamente com disfonia, dispneia e/ou estridor. O manejo inclui a combinação de tratamento cirúrgico endoscópico transoral por laringoscopia de suspensão direta, além de terapia sistêmica e tópica medicamentosa intralesional. Pela natureza recidivante da doença, os pacientes costumam ser submetidos a múltiplas cirurgias para controle de doença. A papilomatose laríngea no adulto é, portanto, uma patologia desafiadora para o otorrinolaringologista.[1]

EPIDEMIOLOGIA

A papilomatose laríngea acomete adultos e crianças, ocasionando, seguidamente, inúmeras recorrências ao longo da vida. Nos EUA, estima-se afetar 1,8 a cada 100 mil adultos, com prevalência semelhante entre os sexos (taxa de 2,4). A idade média no adulto é de 37,4 anos. Os fatores de risco para a PRR ainda são incertos. Porém, fatores maternos e pacientes específicos parecem ter relação na transmissão da doença. Entre eles, destacam-se infecção materna pelo HPV no momento do nascimento, parto vaginal, gravidez na adolescência e primeira gestação. A PRR também pode ser adquirida por contato sexual, pois, quando comparados com grupo controle livre de doença, pacientes com papilomatose laríngea possuem um número significativamente maior de parceiros sexuais ao longo da vida. O tabagismo também pode contribuir para a incidência e gravidade da PRR.[1]

Quanto ao custo aos sistemas de saúde, Chessom et al. estimaram um levantamento, realizado em 2012, nos EUA, um custo anual de US$ 55 milhões (valor atualizado em dólares americanos em 2019) para a papilomatose laríngea no adulto.[2] Quanto ao custo por paciente, Tam et al. observaram que nos primeiros 2 anos de doença após o diagnóstico, o valor giraria em torno de US$ 11.000,00 para pacientes sem planos de saúde, e US$ 5.000,00 para pacientes com seguro de saúde nos EUA. Esses valores tornam-se importantes, principalmente para avaliar o possível impacto econômico da vacinação para o HPV no mundo.[3]

TRANSMISSÃO

Três grandes grupos de HPVs são associados a lesões de mucosa no trato aerodigestivo e genital. HPVs 6 e 11 são responsáveis majoritários da papilomatose laríngea, sendo membros de um grupo de baixo pontencial de malignização. Por outro lado, o grupo dos HPVs 16 e 18 são associados a malignidades no trato genital e aerodigestivo. O grupo dos HPVs 31 e 33 possui grau intermediário de potencial maligno.[4]

É bem estabelecida a associação entre a infecção por HPV cervical da mãe e a incidência de PRR juvenil. No entanto, o modo de transmissão ainda é incerto. O HPV está presente no trato genital de aproximadamente 25% de todas as mulheres que dão à luz no mundo. Em mulheres jovens sexualmente ativas, o índice é ainda maior, com incidência de até 43%. Já na infecção clinicamente visível, a incidência é menor, variando entre 1,5 e 5% de mulheres grávidas nos EUA. Comparativamente, PRR e condilomas acuminados têm os mesmos subtipos mais comuns, HPV 6 e 11. Parto vaginal parece ser o maior modo de transmissão da infecção às crianças, enquanto transferência transplacentária e uterina do vírus, abuso sexual e contato direto têm um papel menor na transmissão. O parto cesáreo parece reduzir o risco de transmissão, mas os maiores índices de morbimortalidade da mãe e custo econômico mais elevado quando comparado com o parto vaginal, não justificam a extrapolação da indicação do método para todos os partos. Mesmo com todos os fatores associados, apenas uma minoria de crianças irá, de fato, desenvolver clinicamente a PRR. Outras, inclusive, desenvolvem a doença apenas na idade adulta.[4]

A transmissão viral na papilomatose laríngea no adulto ainda é incerta. O modo de transmissão atualmente mais aceito é por contato sexual, especificamente sexo oral. Fatores agravantes à doença são tabagismo, doença do refluxo gastroesofágico (DRGE) e radioterapia.[4]

FISIOPATOLOGIA

O HPV infecta células-tronco pela membrana basal da mucosa. Após a infecção das células-tronco, o DNA viral pode tanto se expressar ativamente como existir como uma infecção latente na mucosa que se mantém clínica e histologicamente normal. Para produzir proteínas virais ou replicar o vírus, o DNA viral precisa de alguma forma reativar os genes de replicação do hospedeiro. O genoma viral consiste de três regiões: uma região regulatória e duas regiões nomeadas de acordo com a fase da infecção, e se expressam como recente e tardia. Os genes da região recente são envolvidos na replicação do genoma viral, interação com filamentos intermediários das células do hospedeiro, e atividades de transformação. A região latente, por sua vez, codifica, por meio de seus genes, as proteínas estruturais do vírus.[4]

Histologicamente, a proliferação mucosa resulta em múltiplas projeções *finger-likes* com núcleo fibrovascular central coberto de epitélio escamoso estratificado. Quando os papilomas são microscópicos, eles podem assumir uma configuração superficial de disseminação com uma aparência "aveludada". Ao exibir uma aparência mais macroscópica ou exofítica, aparecem como projeções em "couve-flor" ou em "cacho de uva". Lesões papilomatosas podem ser sésseis ou pediculadas, e frequentemente se manifestam em conglomerados exofíticos irregulares. As lesões são, em geral, em tons rosados a brancos. A implantação iatrogênica do papiloma pode ocorrer, e pode ser prevenida evitando dano ao epitélio sadio adjacente às áreas papilomatosas. O epitélio ciliado sofre metaplasia quando exposto a trauma de repetição e é substituído por epitélio não ciliado, o qual cria uma junção escamoso-ciliar iatrogênica. A metaplasia escamosa também pode ser explicada observando-se que a PRR surge na presença do refluxo gastroesofágico descontrolado. A maioria das PRRs não exibe displasia, mitoses anormais ou hiperqueratose. Pelo contrário, a PRR exibe maturação tardia do epitélio e resulta em uma camada basal espessa e células nucleadas na camada superficial, devido, parcialmente, à interação dos produtos dos genes do HPV com receptores dos fatores de crescimento da epiderme (EGF), gerando um crescimento desproporcional de células basais em divisão.[4]

Durante a latência viral, pouco RNA é expresso. Já o DNA do HPV pode ser detectado em mucosa de aparência normal em pacientes com papilomatose laríngea que estão em remissão há anos, e um estímulo desconhecido pode resultar na reativação e recorrência clínica desses casos. Portanto, a ativação da expressão do vírus pode ocorrer em qualquer momento após a infecção latente. Produtos de genes de regiões iniciais – E6, E7 e possivelmente E5 – são necessários para o desenvolvimento do papiloma; no entanto, o mecanismo da ativação do HPV é incerto. Para "curar" a papilomatose laríngea, é necessário que se module a resposta do hospedeiro ao vírus e elimine a infecção latente, objetivo que ainda hoje não se alcançou.[4]

O sistema imunológico tem um importante papel na patogênese das lesões induzidas pelo HPV. Tanto a imunidade humoral como a resposta imune celular podem estar comprometidas na PRR, e a competência do sistema imune do paciente pode estar associada a curso natural clínico da doença.[4]

TRANSFORMAÇÃO MALIGNA

Há diversos relatos de caso de transformação da papilomatose laríngea em carcinoma espinocelular (CEC) (Figura 213.1 e Vídeos 213.1 e 213.2). Um estudo identificou 26 pacientes com PRR que progrediram para CEC.[5] Dedo et al. reportaram transformação maligna em 4 de 244 pacientes com PRR (1,6%) tratados durante duas décadas.[6] Nossa casuística mostra 2 casos de HPV 6 com transformação maligna.

MANIFESTAÇÕES CLÍNICAS

A papilomatose laríngea se apresenta clinicamente de diversas maneiras. Mais comumente, os pacientes podem apresentar disfonia, desconforto respiratório leve, respiração oral, sensação de corpo estranho, afonia, estridor e ronco, sendo a disfonia mais comum em adultos do que crianças. As pregas vocais são o sítio mais acometido (Figura 213.2 e Vídeo 213.3), seguido pela região supraglótica infra-hióidea (Figura 213.3), comissura anterior, subglote, supraglote supra-hióidea, traqueia, seio piriforme e orofaringe. Frente ao fato de as pregas vocais serem o sítio mais comumente acometido pela papilomatose laríngea, a disfonia é, portanto, o principal sintoma apresentado pelos pacientes.[4]

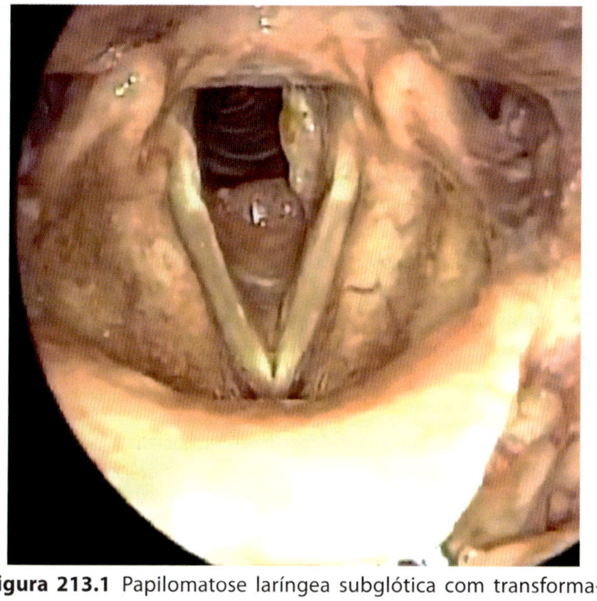

Figura 213.1 Papilomatose laríngea subglótica com transformação maligna.

O acometimento pulmonar é raro, e a distribuição pelo trato respiratório se dá pela soma da imunidade inata deficiente mais a tolerância imunológica ao HPV na laringe. O acometimento da via aérea superior (VAS) pode cursar com dispneia, tosse crônica, infecções recorrentes de VAS, pneumonia e/ou disfagia. Além disso, cepas do HPV foram encontradas na traqueia, levando ao diagnóstico diferencial de asma, laringotraqueobronquite, corpo estranho e, em crianças, laringomalácia.[7] O acometimento extralaríngeo foi identificado em cerca de 16% dos pacientes adultos com PRR. A apresentação inicial da doença depende da realidade do local em que o paciente se encontra. Pacientes procedentes de países subdesenvolvidos tendem a se apresentar com sintomatologia mais exuberante, frequentemente com estridor e dificuldade respiratória de início.[4]

Um estudo identificou que novas lesões podem ocorrer de maneira adjacente a lesões preexistentes entre 66 e 83% das vezes, independentemente do local inicial da lesão. Além disso, o HPV pode ser detectado por biopsia em área não papilomatosa da laringe em pacientes com história de PRR, sugerindo, portanto, infecção latente, explicando a tendência à recorrência.[4]

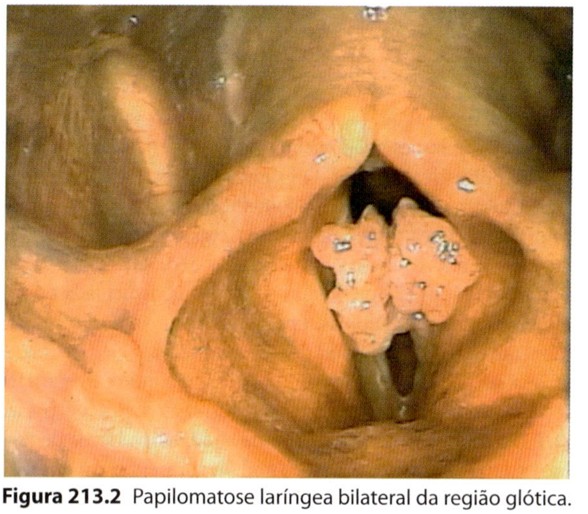

Figura 213.2 Papilomatose laríngea bilateral da região glótica.

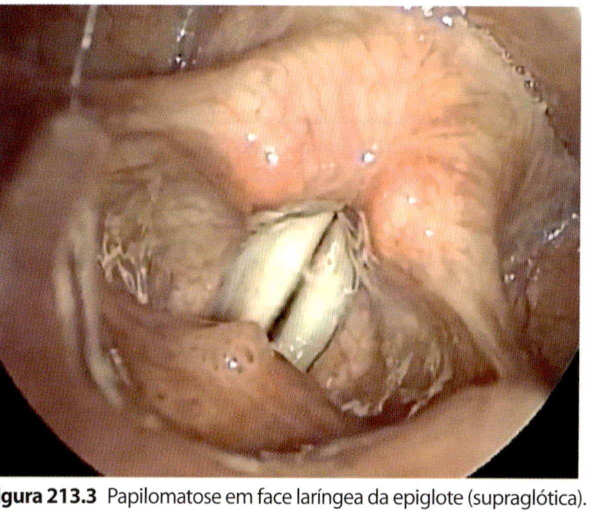

Figura 213.3 Papilomatose em face laríngea da epiglote (supraglótica).

Apesar de não haver uma ferramenta oficial de classificação e qualificação da voz, muitos métodos são usados atualmente para caracterizar os sintomas vocais associados a papilomatose laríngea. Um deles é o índice de desvantagem vocal (IDV), uma ferramenta validada para avaliação funcional, física e emocional da disfonia. Um alto IDV corresponde à piora da qualidade de vida relacionada com a voz. Um estudo de coorte de 2019 identificou que pacientes com doença mais agressiva foram diagnosticados com uma média de 7,4 anos antes dos pacientes com doença mais branda.[4]

A história natural da PRR é variável. Após a primeira manifestação clínica, a doença pode sofrer remissão espontânea ou persistir em estabilidade sintomática, necessitando de tratamento cirúrgico periódico. Por outro lado, a PRR pode se tornar severa e necessitar de tratamentos cirúrgicos frequentes (intervalos de semanas) exigindo terapia medicamentosa adjuvante. O atraso no diagnóstico não é incomum, pela raridade da papilomatose laríngea e variabilidade de manifestações clínicas.[4]

A traqueostomia no manejo e patogênese da PRR ainda é controversa. A maioria dos autores advoga que o procedimento deve ser evitado, salvo extrema necessidade, como obstrução de via aérea e desconforto respiratório agudo. Shapiro et al. concluíram que pacientes com PRR que necessitam de traqueostomia, em geral, são mais jovens e com doença mais disseminada, frequentemente acometendo a via aérea baixa.[8] Há evidência sugerindo que a traqueostomia pode ativar ou contribuir com a disseminação da doença ao trato respiratório inferior,[9] enquanto outros pequenos estudos não a identificaram.[8]

DIAGNÓSTICO

O exame físico otorrinolaringológico clássico e minucioso seguido de adequada videolaringoscopia rígida ou flexível indireta em consultório na grande maioria das vezes é o suficiente para a identificação de lesões papilomatosas em região da laringe e restante da via aerodigestiva superior. O exame laringoscópico permite descrever a localização da região acometida, extensão e comprometimento da via aérea, especialmente na região glótica e, por vezes, subglótica, sendo decisivo para elencar a necessidade da urgência em realizar a biopsia. Apresentam-se na forma pediculada ou séssil, exofíticas únicas ou múltiplas, tipo condiloma, coloração roseada e geralmente friáveis à manipulação (Vídeo 213.3).

Constatada a suspeita de papilomatose no adulto, é necessária a coleta de material para confirmação histopatológica da presença do HPV e subtipagem para análise de alto e baixo riscos de malignização, uma vez que essas lesões podem apresentar características semelhantes aos carcinomas.

Como mencionado, atualmente há forte associação do HPV com câncer de laringe e da orofaringe, além de interferir diretamente no tratamento instituído e, portanto, de extrema valia para o diagnóstico diferencial.

A infecção por HPV é confirmada por métodos moleculares que variam quanto a sua sensibilidade e especificidade, como a hibridização *in situ*, captura híbrida, imuno-histoquímica, reação em cadeia de polimerase (PCR *real time*), *southern blot* e sequenciamento.[10]

A hibridização *in situ* é empregada para a detecção e a localização do HPV na célula infectada e permite localizar sequências específicas de ácidos nucleicos em amostras celulares ou teciduais infectadas, ou mesmo em cromossomos isolados, por meio da ligação de uma sonda específica (sequência curta de DNA) para um tipo de HPV.[9]

A PCR possibilita a detecção de 14 tipos de HPV de alto risco (16, 18, 31, 33, 35, 39, 45, 51, 52, 56, 58, 59, 66 e 68) em uma única análise de computador. Essa técnica se baseia na emissão luminosa que ocorre dentro dos poços de reação graças a reagentes químicos que emitem luz na medida em que ocorre amplificação específica do DNA de HPV.[10]

A captura híbrida permite qualificar o HPV em alto ou baixo risco de malignização. Cada tipo viral (Tabela 213.1) apresenta maior ou menor potencial oncogênico, sendo encontrado com maior frequência em lesões benignas (vírus de baixo risco) ou em lesões neoplásicas (vírus de alto risco).[10]

A Tabela 213.2 mostra as características dos métodos convencionais e as dos testes de DNA para a detecção de infecção de HIV.

A revisão sistemática publicada recentemente cita o uso do Narrow Band Image (NBI), como ferramenta auxiliar porque permite avaliar com mais distinção a neoangiogênese e o padrão vascular das lesões benignas ou malignas; entretanto, é uma realidade distante na prática médica otorrinolaringológica.[11]

ESTADIAMENTO

O uso de escores para estadiamento de patologias é útil para rastrear doenças e proporciona uma linguagem universal entre os médicos, facilitando a comunicação e favorecendo a padronização nas pesquisas clínicas. Derkay e Wiatrak publicaram, em 2008, a versão atualizada de seu escore, permitindo o registro de informações clínicas e cirúrgicas de forma objetiva, proporcionando o acompanhamento do curso da papilomatose e sua gravidade.[12] O escore atribui uma nota numérica, variando de 0 a 3, conforme a severidade durante a avalição pré-cirúrgica. O cirurgião assinala, na ficha, o grau para os dados clínicos de qualidade vocal, presença de estridor, urgência de intervenção e nível respiratório. Então, o escore anatômico é registrado conforme o local afetado e grau de extensão (traqueia, laringe ou outra região do trato aerodigestivo). Embora de fácil acesso e rápido, nós não utilizamos no dia a dia do consultório.

TRATAMENTO

O maior desafio no tratamento da papilomatose laríngea consiste na remissão total das lesões, evitar a recidiva e a disseminação para árvore traqueobrônquica. Porém, como a causa do HPV ainda não está claramente definida e seu comportamento é incerto, não existe o tratamento padrão-ouro. Nos últimos anos, houve um aumento significativo no tratamento médico adjuvante da PRR nas formas graves. Portanto, o tratamento cirúrgico associado a medicações adjuvantes continua sendo o mais eficaz. Por outro lado, com o aumento do uso da vacina 9-valente e quadrivalente, na Austrália, observa-se uma diminuição significativa na incidência da PRR inferindo novas promessas terapêuticas no futuro.[13]

O paciente deve ser bem orientado pelo médico assistente quanto à necessidade de manter o acompanhamento clínico em consultório para revisões sistemáticas, proporcionando os melhores resultados possíveis no tratamento individualizado e alivio dos sintomas.

Tratamento cirúrgico

O tratamento cirúrgico para a papilomatose laríngea é realizado sob anestesia geral com tubo orotraqueal específico para microcirurgia da laringe o menor possível, preferencialmente Nº 4 mm ou 5 mm. O uso de laringoscópio de suspensão e a utilização de endoscópicos rígidos de 0 e 30º permitem uma boa exposição dos sítios da laringe para estadiamento cirúrgico.

Tabela 213.1 Tipos e subtipos do papilomavírus humano.

Tipos	Subtipos
Alto risco	16, 18, 45 e 48
Risco intermediário	31, 33, 35, 39, 51 e 52
Baixo risco	6, 11, 41, 42,43 e 44

Tabela 213.2 Características dos testes de DNA de detecção da infecção por papilomavírus humano (HPV).

Teste	Sensibilidade	Especificidade	Facilidade para o teste	Comentários
Southern blot	Alta	Alta	Fraca	Pesquisa e controle de qualidade Demorado e difícil uso na prática clínica
Dot blot	Moderada	Alta	Boa	Rápido e relativamente barato
Hibridização *in situ*	Moderada	Alta	Boa	Localiza o DNA do HPV em tecidos
Hibridização *in situ* com filtro	Fraca	Fraca	Boa	Simples execução, mas pouco preciso
Reação em cadeia de polimerase (PCR)	Muito alta	Alta	Boa	Procedimento *real time* Sistema fechado com proteção bioquímica de UDH Gold *Standard* = sensibilidade + especificidade + exatidão
Captura híbrida	Alta	Alta	Boa	Rápido e pode ser usado na clínica diária

O objetivo consiste em remoção das lesões em maior número possível tanto com pinças a frio do tipo saca-bocados como microtesouras, microdebridadores e/ou com auxílio de *laser* de CO_2 (mais utilizado na otorrinolaringologia e cirurgia de cabeça e pescoço). A escolha é variável, de acordo com a preferência do cirurgião e a disponibilidade técnica em seu meio de atuação. Não existe superioridade entre os instrumentos, desde que o cirurgião respeite os limites anatômicos e preserve a mucosa laríngea.

A principal vantagem do *laser* está no poder hemostático, facilidade de acesso ao campo cirúrgico, por permitir a vaporização térmica na forma pulsátil sobre a lesão e a diminuição do edema pós-operatório; entretanto, o acesso não é tão fácil e torna-se oneroso. Como a maioria dos casos necessita de inúmeras intervenções devido às recidivas, é de suma importância lembrar e ter cuidado durante a exérese das lesões a fim de evitar sinequias e causar outros prejuízos ao paciente. Acometimentos bilaterais na região glótica podem ser realizados em dois tempos cirúrgicos, objetivando minimizar as sequelas de difícil manejo. Já lesões únicas, volumosas, por vezes recidivadas, considera-se a decorticação da prega vocal acometida. Nas áreas afastadas da prega vocal, como na supraglote, a ressecção pode ser feita de forma mais invasiva. A traqueostomia deve ser evitada e criteriosamente indicada para garantir a via aérea do indivíduo devido ao grande risco de disseminação para via aérea inferior.

Tratamento adjuvante

As terapias adjuvantes mais utilizadas são interferon, cidofovir e bevacizumab. As formas de aplicação intralesionais (cirúrgicas) são preferíveis ao interferon devido às complicações sistêmicas, muito embora as formas cirúrgicas também apresentem suas preocupações com a formação de fibrose nas pregas vocais.

Uma variedade de terapias direcionadas por meio de modulação imune, inibição do ponto de verificação e inibição do fator de crescimento endotelial vascular (VEGF) têm sido investigadas e se mostram promissoras como adjuvantes do tratamento cirúrgico da PRR.[13]

Com o advento dos anticorpos monoclonais, a terapia direcionada tornou-se um pilar do desenvolvimento e aplicação de novos medicamentos. A PRR tem várias vias patológicas que podem ser direcionadas para benefício terapêutico. O quimioterápico bevacizumab (Avastin®) utiliza uma dessas vias a partir do VEGF, que foi identificado como tendo forte expressão no epitélio do papiloma e nas células endoteliais subjacentes em pacientes com papilomatose recorrente. Aprovado pela Food and Drug Administration (FDA) nos EUA, em 2004, é um anticorpo monoconal que se liga ao VEGF e inibe a interação com receptores. Quando utilizado na forma intralesional durante o procedimento cirúrgico, parece melhorar o desfecho nos intervalos das recidivas e qualidade vocal.

A revisão sistemática recentemente apresentada por Pagoda et al. mostrou que, em 95% dos casos, o uso na forma sistêmica o intervalo cirúrgico foi prolongado e as reintervenções também foram menores ao ser instituído no primeiro momento, quando comparado à forma de aplicação intralesional.[14] Efeitos colaterais como epistaxe, hemoptise, proteinúria, náusea, cefaleia e aumento da creatinina foram descritos como leves. A formação de granuloma piogênico tem sido documentada na apliação intralesional.[14] Esses resultados são apresentados nas formas graves da doença e de repercussão pulmonar. A dose recomendada descrita varia de 5 a 10 mg/kg em intervalos de 2 a 4 semanas.[15] A nossa prática utiliza a concentração de 25mg/mℓ aplicando-se 1 a 1,5 mℓ no total, sem diluição, com intervalos de 4 a 6 semanas, totalizando em média 4 aplicações. Sugere-se a dosagem de enzimas hepáticas 1 vez por semana antes de cada intervenção.

O cidofovir é um análogo da citosina, uma medicação antiviral com mecanismo de ação que inibe a transcrição de DNA e, atualmente, seu uso é aprovado pela FDA somente em casos de retinite na síndrome da imunodeficiência adquirida (aids) e, portanto, na PRR deverá ser amplamente conversado com o paciente e seus familiares por se tratar de uma medicação *off label*. No Brasil, o Sistema Único de Saúde libera sua utilização na oftalmologia. A revisão de literatura recente cita o uso intralesional de cidofovir como uma boa ação adjuvante na PRR. O medicamento apresenta alta eficiência ao aumentar a remissão completa da doença e não apresenta efeitos colaterais, mesmo após altas doses cumulativas. O tratamento com cidofovir intralesional parece ser seguro e não aumenta o risco de displasia laríngea. Como ainda não existe um protocolo universal que estabeleça a aplicação do cidofovir, o número de injeções e o intervalo entre elas varia de autor para autor. Em geral, a dose usada varia de 1 a 3 mg/kg. Comumente, são feitas de 6 a 9 aplicações com intervalo de 2 a 4 semanas entre cada procedimento.[15] Em nossa rotina, utiliza-se a dose de 1 a 3 mℓ na concentração de 7,5 mg/mℓ em intervalos que variam de 4 a 6 semanas, totalizando em média 4 aplicações (Vídeo 213.4).

Terapias direcionadas adicionais que utilizam anticorpos monoclonais têm como alvo a via programada de morte celular (PD-1). A via PD-1 mostrou atividade clínica no câncer de cabeça e pescoço mediado por HPV e inibidores da PD-L1 foram usados com sucesso no tratamento dos pacientes. Os inibidores PD-1 podem representar uma terapia adjuvante alternativa adicional, mas atualmente são usados apenas em estudos preliminares, enquanto o Avastin® tem sido mais utilizado no ambiente clínico.[16]

VACINAÇÃO CONTRA HPV

Ao longo dos últimos anos, a vacinação contra o HPV tem demonstrado um papel muito além da prevenção, e é uma via promissora no tratamento da PRR. Os dados atuais sugerem que haverá diminuição significativa na incidência de PRR devido ao aumento da utilização da vacina contra HPV.[13] Isso se deve à Austrália, país com maior número de vacinados no mundo e que aparece com os menores índices de doença por HPV.

A primeira vacina contra o HPV visando os dois subtipos 16 e 18 de HPV oncogênico (Cervarix®, da GlaxoSmithKline Biological) foi introduzido em 2004, principalmente para prevenir o câncer cervical. Em 2006, uma nova vacina contra os subtipos 6, 11, 16 e 18 do HPV (Gardasil®, da Merck Sharp & Dohme) foi liberada, evitando, assim, não apenas o câncer cervical, mas também doenças benignas incluindo a papilomatose respiratória recorrente. Mais recentemente, essas vacinas foram seguidas por uma vacina contra HPV 9-valente (Gardasil9®, da Merck Sharp e Dohme) visando cinco subtipos oncogênicos adicionais (subtipos 31, 33, 45, 52 e 58).

Tem sido proposto que a resposta imune humoral mediada por anticorpos à vacina possa inibir uma infecção latente pelo HPV na mucosa que circunda o local cirúrgico e, dessa forma, reduzir o risco de recorrência e reinfecção.[17]

Assim, a adição da vacinação contra o HPV foi associada ao aumento do tempo entre as cirurgias e à redução do número de procedimentos cirúrgicos necessários. Portanto, pode ser um tratamento adjuvante benéfico para a PRR.[18,19]

CONSIDERAÇÕES FINAIS

Apesar das incertezas e limitações disponíveis, acredita-se que a vacinação contra o HPV representará um grande declínio epidemiológico da doença em um futuro não tão distante e, assim, espera-se que os casos de câncer de laringe e do trato aerodigestivo associado a esse vírus também apresentem um decréscimo significativo nos próximos anos.

REFERÊNCIAS BIBLIOGRÁFICAS

1. Benedict JJ, Derkay CS. Recurrent respiratory papillomatosis: A 2020 perspective. Laryngoscope Investig Otolaryngol [Internet]. 2021 Mar 13 [Acesso em: 2024 Jul];6(2):340-5.
2. Chesson HW, Laprise J, Brisson M, Martin D, Ekwueme DU, Markowitz LE. The estimated lifetime medical cost os diseases attributable to human papillomavirus infections acquired in 2018. Sex Transm Dis [Internet]. 2021 Apr 1 [Acesso em: 2024 Jul];48(4):278-84.
3. Tam S, Wu CF, Peng HL, Dahlstrom KR, Sturgis EM, Lairson DR. Cost of treating recurrent respiratory papillomavirus in commercially insured and medicaid patients. Laryngoscope [Internet]. 2020 May [Acesso em: 2024 Jul];130(5):1186-94.
4. Flint PW. Cummings otolaryngology: Head and neck surgery. 7th ed. Philadelphia: Elsevier; 2021.
5. Derkay CS. Task force on recurrent respiratory papillomas. A preliminary report. Arch Otolaryngol Head Neck Surg [Internet].1995 [Acesso em: 2024 Jul];121:1386.
6. Dedo HH, Yu KC. CO(2) laser treatment in 244 patients with respiratory papillomas. Laryngoscope [Internet]. 2001 Sep [Acesso em: 2024 Jul];111(9):1639-44.
7. Ouda AM, Elsabagh AA, Elmakaty IM, Gupta I, Vranic S, Al-Thawadi H et al. HPV and recurrent respiratory papillomatosis: A brief review. Life (Basel) [Internet]. 2021 Nov 22 [Acesso em: 2024 Jul];11(11):1279.
8. Shapiro AM, Rimell FL, Shoemaker D, Pou A, Stool SE. Tracheotomy in children with juvenile-onset recurrent respiratory papillomatosis: The Children's Hospital of Pittsburgh experience. Ann Otol Rhinol Laryngol [Internet]. 1996 Jan [Acesso em: 2024 Jul];105(1):1-5.
9. Blackledge FA, Anand VK. Tracheobronchial extension of recurrent respiratory papillomatosis. Ann Otol Rhinol Laryngol [Internet]. 2000 [Acesso em: 2024 Jul];109:812.
10. HPV Online [Internet]. Disponível em: https://www.hpvonline.com.br. Acesso em: 2024 Jan 27.
11. Saraniti C, Gallina S, Verro B. NBI and Laryngeal papillomatosis: A diagnostic challenge: A systematic review. Int J Environ Res Public Health [Internet]. 2022 Jul 18 [Acesso em: 2024 Jul];19(14):8716. d8716.
12. Derkay C, Wiatrak B. Recurrent respiratory papillomatosis: A review. Laryngoscope [Internet]. 2008 Jul [Acesso em: 2024 Jul];118(7):1236-47.
13. Benedict JJ, Derkay CS. Recurrent respiratory papillomatosis: A 2020 perspective. Laryngoscope Investig Otolaryngol [Internet]. 2021 Mar 13 [Acesso em: 2024 Jul];6(2):340-5.
14. Pogoda L, Ziylan F, Smeeing DJ, Dikkers FG, Rinkel RM. Bevacizumab as treatment option for recurrent respiratory papillomatosis: A systematic review. Eur Arch Otorhinolaryngol [Internet]. 2022 Sep [Acesso em: 2024 Jul];279(9):4229-40.
15. Zeleník K, Komínek P, Staníková L, Formánek M. Local bevacizumab treatment of juvenile-onset respiratory papillomatosis might induce multiple tracheal pyogenic granulomas. Laryngoscope [Internet]. 2021 Feb [Acesso em: 2024 Jul];131(2):E518-E520.
16. Donne AJ, Kinshuck A. Pharmacotherapy for recurrent respiratory papillomatosis (RRP): A treatment update. Expert Opin Pharmacother [Internet]. 2021 Oct [Acesso em: 2024 Jul];22(14):1901-8.
17. Gazia F, Galletti B, Freni F, Bruno R, Sireci F, Galletti C et al. Use of intralesional cidofovir in the recurrent respiratory papillomatosis: A review of the literature. Eur Rev Med Pharmacol Sci [Internet]. 2020 Jan [Acesso em: 2024 Jul];24(2):956-62.
18. Rosenberg T, Philipsen BB, Mehlum CS, Dyrvig AK, Wehberg S, Chirilă M et al. Therapeutic yse of the human papillomavirus vaccine on recurrent respiratory papillomatosis: A systematic review and meta-Analysis. J Infect Dis [Internet]. 2019 Mar 15 [Acesso em: 2024 Jul];219(7):1016-1025.
19. Ponduri A, Azmy MC, Axler E, Lin J, Schwartz R, Chirilă M et al. The efficacy of human papillomavirus vaccination as an adjuvant therapy in recurrent respiratory papillomatosis. Laryngoscope [Internet]. 2023 Sep [Acesso em: 2024 Jul];133(9):2046-54.

PARTE 11

Cirurgia de Cabeça e Pescoço

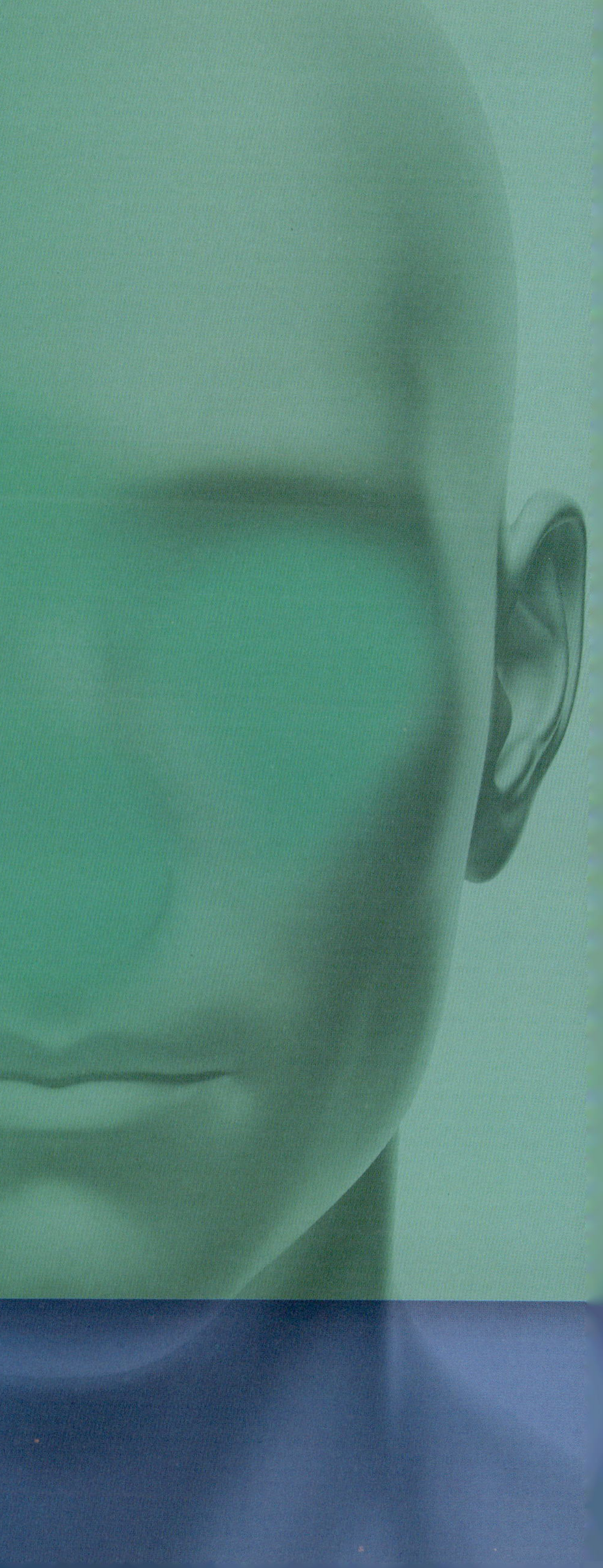

CAPÍTULO 214

Anatomia Cirúrgica da Via Aérea Superior e Pescoço

Juliana Cristina Pacheco • Bruna Brasil Carneiro Costa • Flavio Hojaij

INTRODUÇÃO

O pescoço é a área de transição que une a cabeça ao tronco e membros. É a região do corpo com maior densidade de estruturas vitais, como as artérias carótidas e veias jugulares, nervos do sistema nervoso autônomo e a via aérea superior, e é possível apalpá-la anteriormente, junto com a glândula tireoide.[1,2] Do mesmo modo, os pulsos das artérias carótidas estão localizados à palpação lateralmente, situação que pode colocar essas estruturas facilmente em risco de lesões graves em traumatismos cervicais penetrantes.[3]

No pescoço, encontra-se a origem dos plexos braquiais, que seguem inferolateralmente através das axilas para inervar os membros superiores, a trajetória de parte dos nervos cranianos e uma exuberante estrutura linfática, recebendo a drenagem linfática de todo o corpo (com exceção do quadrante superior direito) através do ducto torácico, localizado à esquerda na raiz do pescoço (Figura 214.1).[3] O pescoço é, portanto, uma região considerada vulnerável, porque as estruturas vitais e importantes não apresentam proteção óssea ou muscular como em outras regiões do corpo. Em contrapartida, essas particularidades do pescoço permitem um rápido acesso cirúrgico à via aérea em situações de emergência, quando seu acesso por intubação naso ou orotraqueal não é possível.[3-5]

Para facilitar a sua compreensão anatômica, o pescoço é dividido em trígonos ou triângulos a partir de sua anatomia de superfície, permitindo a localização de estruturas e a rápida avaliação de possíveis lesões, bem como o tratamento adequado a ser instituído.[1,3,4] O trígono submentoniano é limitado lateralmente pelos ventres anteriores do músculo digástrico, em sua base pelo osso hioide, e tem no seu ápice o mento. Esse trígono contém linfonodos submentonianos. O trígono submandibular é delimitado pela margem inferior do corpo da mandíbula e pelos ventres anterior e posterior do músculo digástrico. O seu conteúdo é formado pela glândula submandibular, linfonodos submandibulares, parte da veia e da artéria faciais e pelos nervos lingual e hipoglosso. O trígono carótico contém, além de linfonodos, a bainha carótica na altura da divisão da artéria carótida, formando o bulbo carotídeo, e é delimitado pelo ventre superior do músculo omo-hióideo e posterior do músculo digástrico, e pela borda anterior do músculo esternocleidomastóideo. O trígono muscular é, na verdade, um quadrilátero formado pelo osso hioide, ventre superior do músculo omo-hióideo, borda anterior do músculo esternocleidomastóideo e a linha mediana, contendo os músculos infra-hióideos, as vísceras cervicais (glândulas tireoide, paratireoides, traqueia e esôfago), linfonodos e os nervos laríngeos. O trígono supraclavicular é formado pela clavícula, margem posterior do músculo esternocleidomastóideo e pelo ventre inferior do músculo omo-hióideo. Contém os vasos cervicais transversos, a terceira porção da artéria subclávia, as veias subclávia e jugular externa, além do plexo braquial. Por fim, o trígono occipital é formado pela margem anterior do músculo trapézio, margem posterior do músculo esternocleidomastóideo e pelo ventre inferior do músculo omo-hióideo. O seu conteúdo é composto da artéria occipital, linfonodos, nervo acessório e nervos do plexo cervical. A Figura 214.2 representa os trígonos cervicais descritos.

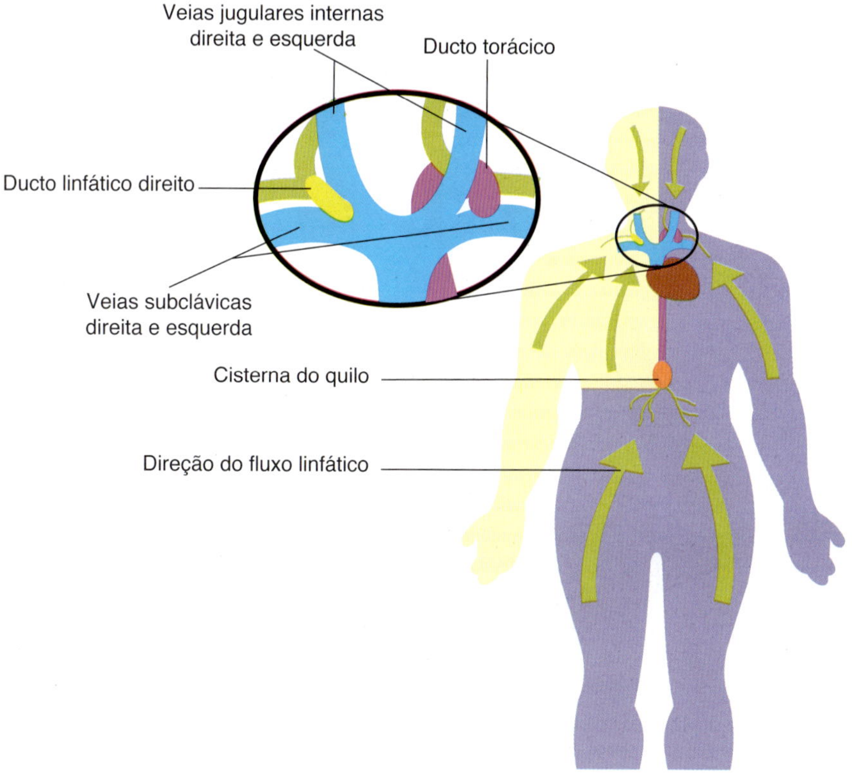

Figura 214.1 Representação do retorno linfático corporal para a circulação venosa cervical. (Adaptada da cortesia de: Letícia Torres.)

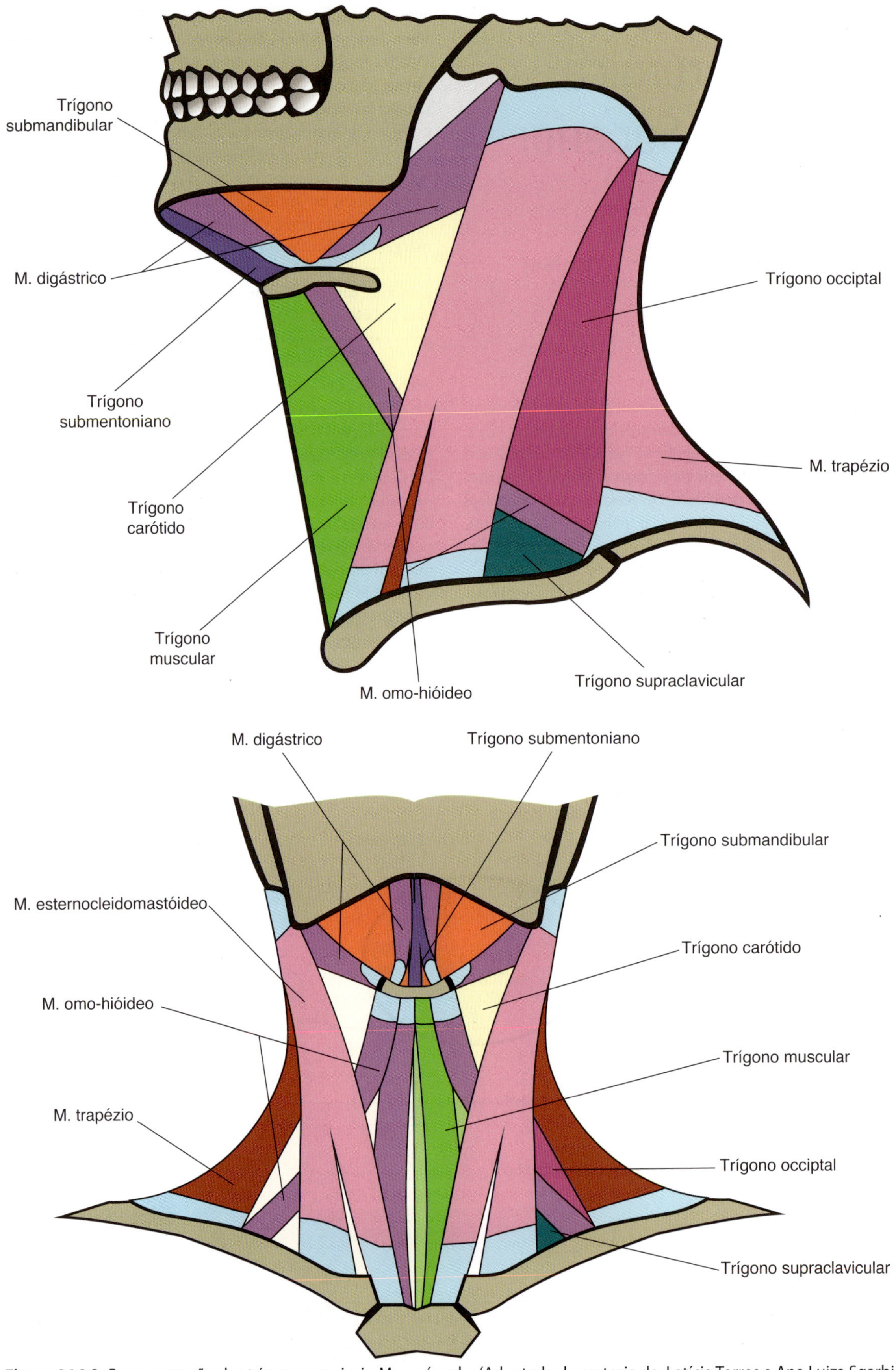

Figura 214.2 Representação dos trígonos cervicais. M = músculo. (Adaptada da cortesia de: Letícia Torres e Ana Luiza Sgarbi.)

A seguir, a discussão sobre os aspectos anatômicos do pescoço e a abordagem cirúrgica da via aérea é aprofundada.

ASPECTOS ANATÔMICOS DO PESCOÇO

O pescoço é delimitado superiormente pelo crânio e inferiormente pelas clavículas. Possui uma disposição vertical devido à postura bípede humana e é bastante flexível para proporcionar uma imensa variedade de posições da cabeça.[1]

O esqueleto do pescoço é formado pelas vértebras cervicais, pelo osso hioide, pelas clavículas e pelo manúbrio do esterno.

As vértebras cervicais constituem a coluna vertebral cervical, que contém as estruturas da medula espinhal e meninges. São dotadas de articulações intervertebrais que proporcionam grande flexibilidade para a cabeça. A coluna vertebral cervical é ainda revestida por músculos cervicais profundos que constituem a musculatura pré-vertebral e que é formada pelo longo da cabeça, longo do pescoço e músculos escalenos (Figura 214.3). Essa musculatura proporciona sustentação ao esqueleto axial do pescoço e à movimentação de rotação, extensão e flexão cervical.

Os músculos escalenos merecem destaque. Além da sustentação e participação na movimentação do pescoço, contribuem para a respiração através da elevação da primeira e segunda costelas durante a inspiração, além de serem um reparo anatômico importante. Os músculos escalenos anterior e médio formam com a clavícula o triângulo interescaleno, ou fenda escalênica. Nesse triângulo, atravessa a artéria subclávia (abordada a seguir) e o plexo braquial (Figura 214.4).[1,2] O plexo braquial é uma estrutura formada por raízes nervosas oriundas dos nervos cervicais C5, C6, C7 e C8 e do nervo torácico T1, que advêm da medula espinhal e que, através dos forames intervertebrais, entram no pescoço formando troncos, divisões e fascículos, que seguem através da axila para inervar o membro superior.[4] Por fim, o nervo frênico (ramo do plexo cervical) descende para o tórax através do pescoço, passando intimamente na margem anterior do músculo escaleno anterior.

O osso hioide situa-se na posição anterior e superior do pescoço, na altura da vértebra C3. É o único osso do nosso corpo que não se articula com outro e é responsável pela sustentação da musculatura do compartimento anterior do pescoço e da abertura da via aérea. Tem formato de "U", com dois cornos de cada lado (maior e menor), unidos por um corpo (Figura 214.5). Nas cirurgias para ressecção do cisto tireoglosso, a retirada do corpo do hioide, para permitir a retirada completa do ducto remanescente, é um passo fundamental, evitando recidivas do cisto.

A raiz do pescoço marca a transição cervicotorácica. O seu limite inferior é formado posteriormente pelo corpo vertebral de T1, lateralmente pelo primeiro par de costelas e anteriormente pelo manúbrio do esterno. Por ela, passam importantes estruturas vasculares, como o tronco braquiocefálico, artérias carótida comum esquerda e a subclávia esquerda, a desembocadura das veias jugulares internas, as veias subclávias e a desembocadura dos ductos linfáticos, além de estruturas neurais, como os nervos vagos, frênicos e troncos simpáticos dos plexos braquiais e o mediastino superior. Atravessam, ainda, as vísceras, a traqueia, o esôfago e o timo.[2]

O pescoço é revestido por tecido subcutâneo abaixo da camada da derme da pele e situado acima da lâmina superficial da fáscia cervical. Nessa tela de tecido subcutâneo se encontra o músculo platisma (Figura 214.6), que é formado por duas lâminas largas que têm origem na fáscia que reveste os músculos teltoide e peitoral maior, subindo anteromedialmente e passando por sobre as clavículas, formando uma abertura anterior a partir das porções mediais das clavículas, até decussarem na altura do osso hioide para se inserirem na mandíbula e se estenderem para a face, onde se misturam com os músculos da mímica facial. Essa abertura anterior tem uma orientação longitudinal e permite o acesso cirúrgico para as cirurgias da tireoide e paratireoides, bem como para a via aérea superior, como abordado neste capítulo.

Abaixo do platisma está a lâmina superficial da fáscia cervical, que reveste toda a circunferência cervical, envolvendo especialmente os músculos esternocleidomastóideo e o músculo trapézio.

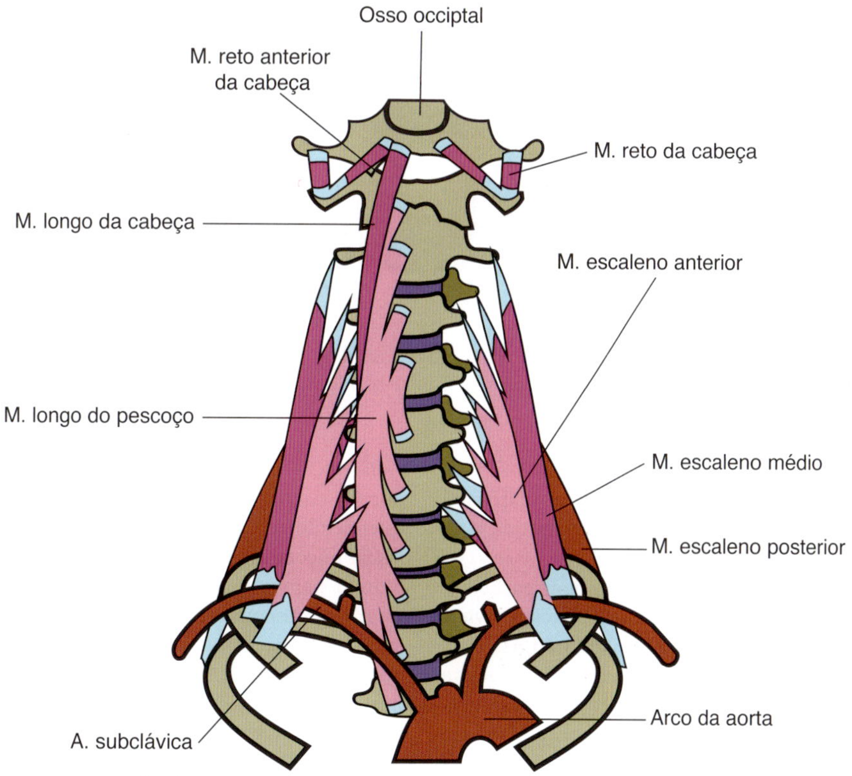

Figura 214.3 Músculos cervicais profundos: músculos escalenos e pré-vertebrais. M = músculo. (Adaptada da cortesia de: Letícia Torres.)

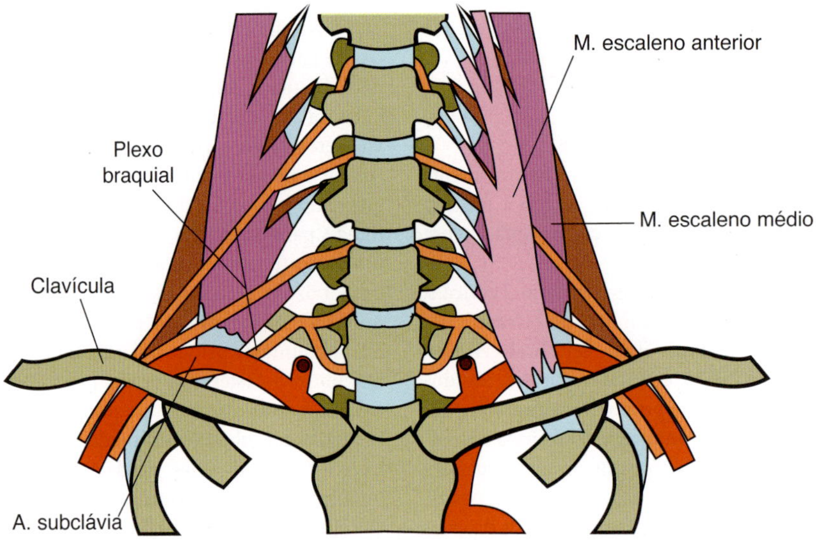

Figura 214.4 Relação anatômica entre artéria subclávia, plexo braquial e músculos escalenos. A = artéria; M = músculo. (Adaptada da cortesia de: Letícia Torres e Ana Luiza Sgarbi.)

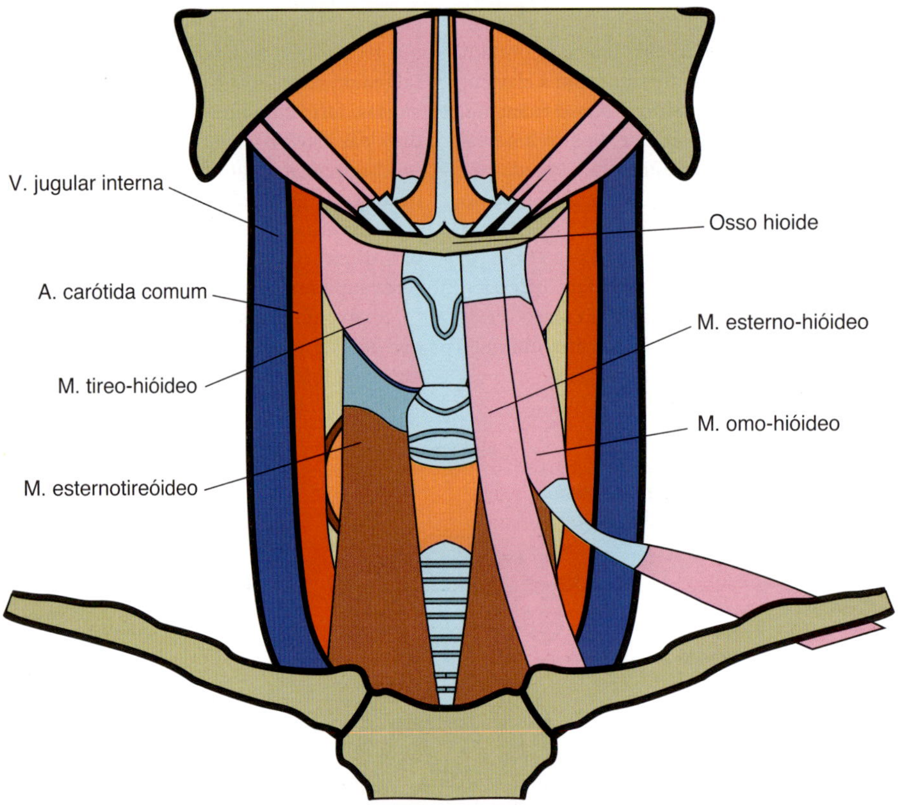

Figura 214.5 Osso hioide e sua relação anatômica com os músculos infra-hióideos. A = artéria; M = músculo; V = veia. (Adaptada da cortesia de: Letícia Torres e Ana Luiza Sgarbi.)

A lâmina superficial da fáscia cervical se prolonga para a face para contribuir com a formação da cápsula da glândula parótida e do revestimento conectivo dos músculos da face.

A lâmina superficial faz parte de um sistema bem particular de lâminas de revestimento que se originam da fáscia cervical (Figura 214.7). Esse sistema é formado pela subdivisão da fáscia cervical em três lâminas: a lâmina superficial, como mostrado, a lâmina média ou pré-traqueal e a lâmina profunda ou pré-vertebral. A lâmina pré-traqueal se encontra mais profundamente que os músculos envolvidos pela lâmina superficial, e reveste os músculos infra-hióideos em sua porção muscular e, em sua porção visceral, a glândula tireoide, laringe, traqueia e esôfago, estendendo-se da base do crânio e formando, posteriormente, a fáscia bucofaríngea, seguindo para o interior do tórax e contribuindo para a formação do pericárdio fibroso. A lâmina pré-traqueal é responsável pelos ligamentos que sustentam as glândulas, como o ligamento tireotraqueal ou ligamento de Gruber-Berry, que sustenta a glândula tireoide anteriormente à traqueia e à musculatura infra-hioide, formando roldanas para os ventres dos músculos digástricos e omo-hióideos. Por último, o sistema fascial cervical conta com a lâmina profunda ou pré-vertebral que reveste a circunferência profunda do pescoço, incluindo a

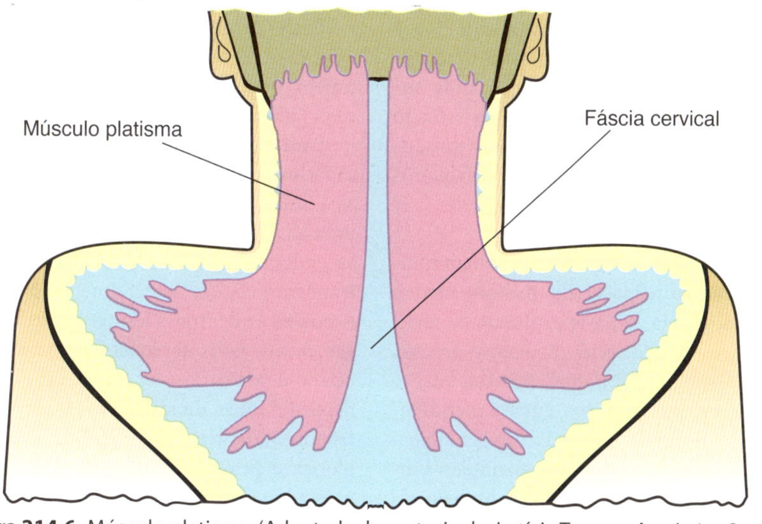

Figura 214.6 Músculo platisma. (Adaptada da cortesia de: Letícia Torres e Ana Luiza Sgarbi.)

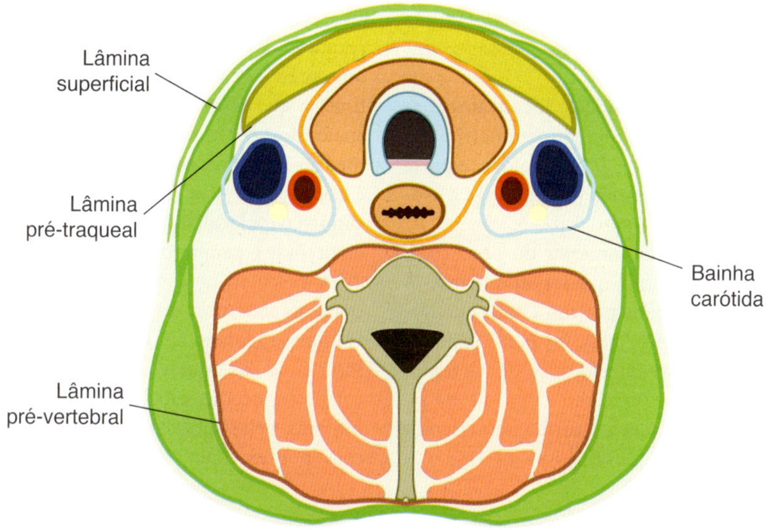

Figura 214.7 Sistema de lâminas da fáscia cervical. (Adaptada da cortesia de: Letícia Torres.)

musculatura profunda, os músculos longo do pescoço e longo da cabeça medialmente e, lateralmente, os músculos escalenos e a coluna vertebral cervical.

As três lâminas lançam folhetos lateralmente que se misturam para formar a bainha carótica. A bainha carótica, formada pelas três lâminas da fáscia cervical, possui no seu interior a veia jugular interna, o nervo vago e a artéria carótida comum de lateral para medial. É importante ressaltar que o nervo vago ocupa sempre uma posição intermédia aos vasos, e geralmente mais superficial à esquerda que à direita.[6]

As lâminas da fáscia cervical formam, entre si, espaços virtuais, facilitando a dissecção das estruturas em procedimentos cirúrgicos. Esses espaços contribuem para a disseminação vertical de abscessos cervicais, mas permitem o confinamento dos mesmos em regiões delimitadas por suas lâminas correspondentes.[1,3,5]

Especialmente entre as lâminas pré-traqueal (na posição posterior do pescoço, chamada de fáscia bucofaríngea) e pré-vertebral, forma-se um espaço virtual de extrema importância clínica, o espaço retrofaríngeo. Esse espaço forma-se a partir da base do crânio até o mediastino posterior, na altura de T7, e se estende até as bainhas caróticas lateralmente. A importância desse espaço se dá devido à possibilidade de disseminação de um abscesso cervical para o tórax, através de sua extensão para o mediastino posterior, piorando significativamente o prognóstico.

Finalmente, esse sistema de subdivisão em lâminas da fáscia cervical é importante para permitir o deslizamento das estruturas cervicais durante as movimentações da cabeça e a deglutição, e garante a sustentação das estruturas cervicais profundas, revestimento e a mobilidade de vasos cervicais, conferindo maior proteção. Conhecer suas características permite a compreensão sobre a fisiopatologia dos abscessos cervicais e a melhor estratégia cirúrgica para tratá-los.[1,2]

O osso hioide serve como ponto de sustentação e inserção muscular. Nele se inserem os músculos infra-hióideos, que correspondem a quatro pares, de superficial para profundo: os músculos esterno-hióideo, omo-hióideo, esternotireóideo e tireóideo, que se caracterizam por seu aspecto achatado e alongado (ver Figura 214.5). Eles permitem a fixação do osso hioide ao esterno, clavícula, escápula e cartilagem tireoide, a fim de tracionar caudalmente o osso para facilitar o processo de deglutição. Os músculos infra-hióideos geralmente não se encontram na linha mediana do pescoço, que é preenchida pela lâmina pré-traqueal, formando uma linha avascular que permite o acesso cirúrgico à região anterior do pescoço e à loja tireoidiana.

Acima do osso hioide ficam as regiões submentoniana e submandibular, delimitadas pelo contorno da mandíbula e separadas pela inserção dos músculos supra-hióideos: músculo digástrico e estilo-hióideo, mais superficialmente, e também milo-hióideo e gênio-hióideo profundamente. Esses músculos ocupam uma posição anterolateral da região cranial do pescoço, tracionando superiormente o osso hióide, aumentando o diâmetro do esôfago cervical durante a deglutição. Além da sua função, esses músculos são importantes reparos anatômicos, formando os trígonos cervicais mais superiores, como descritos anteriormente (ver Figura 214.2).

Na região submandibular, encontra-se a glândula submandibular bilateralmente, que é facilmente palpável em posição medial junto ao longo do corpo da mandíbula. A parte profunda da glândula submandibular está, através de um tecido conectivo frouxo, intimamente ligada à glândula sublingual, a qual, por sua vez, se localiza superiormente ao músculo milo-hióideo, entre a mandíbula e o assoalho da cavidade oral, formado pelo músculo genioglosso. Nesse tecido conectivo correm os ductos das glândulas submandibular e sublingual, além dos nervos lingual e hipoglosso. Ainda nessa região, entre a mandíbula e a glândula submandibular, encontram-se os linfonodos. Por essa razão, em linfadenectomias cervicais que compreendem o esvaziamento linfonodal da região submandibular, é rotineiramente realizada a excisão da glândula submandibular como tática cirúrgica adequada para acessar os linfonodos localizados nessa topografia.

Profundamente aos músculos infra-hióideos, localizam-se as vísceras cervicais, que correspondem à porção endócrina do pescoço, formada pela glândulas tireoide e paratireoides, e parte das vias aéreas (laringe e traqueia) e digestiva (hipofaringe e esôfago) superiores.

A glândula tireoide se situa na porção anterior do pescoço. É formada por dois lobos, direito e esquerdo, que repousam anterolateralmente sobre a traqueia e são unidos por um istmo que, geralmente, está sobre o segundo e terceiro anéis. Os polos superiores ultrapassam a porção cranial da cartilagem cricoide. Cerca de 50% dos indivíduos possuem, inclusive, um lobo extra, o lobo piramidal, que se estende cranialmente sobre a cartilagem cricoide em direção à cartilagem tireoide (Figura 214.8).[1,10]

Posteriormente à glândula, encontram-se os nervos laríngeos inferiores ou recorrentes, que são assim chamados devido ao seu trajeto, que forma uma alça ao redor de diferentes estruturas de cada lado do pescoço (Figura 214.9).

Esses nervos emergem como um ramo do nervo vago na região superior do tórax, seguindo inferiormente, à direita, formando uma alça inferiormente à artéria subclávia direita, e à esquerda, faz uma alça inferior ao arco aórtico.[1,2,8,9] Após essas alças, os nervos ascendem até a face posterossuperior da tireoide através do sulco traqueoesofágico, bilateralmente, para penetrar a membrana cricotireóidea e adentrar a laringe, emitindo ramos motores para as pregas vocais. Já os nervos laríngeos superiores emergem na base do crânio a partir dos nervos vagos, e descem até próximo ao corno do osso hioide, dividindo-se em dois ramos: o interno e o externo, responsáveis, respectivamente pela sensibilidade da região supraglótica e pelo tensionamento da prega vocal através da ação do músculo cricotireóideo.

As glândulas paratireoides se encontram em total intimidade com a glândula tireoide em sua face posterior. Têm aspecto oval e achatado. Cada glândula mede entre 3 e 6 mm, e apresenta uma cor amarelo-acastanhada bastante característica. Em geral, as glândulas paratireoides superiores têm uma posição mais constante do que as inferiores, que têm uma origem embrionária compartilhada com o timo, o que pode acarretar em uma maior frequência de variações anatômicas.[1,2,4] Mais de 90% das vezes, as paratireoides inferiores são mediais ao nervo, enquanto em mais de 90% a paratireoide superior é lateral a ele.[7] Essa sintopia é utilizada como parâmetro anatomocirúrgico para localização do nervo laríngeo inferior durante cirurgias da tireoide e paratireoide (Figura 214.10).[5,7]

A vascularização do pescoço é extremamente importante por suas características anatômicas particulares (Figura 214.11). O seu volume sanguíneo é exuberante, pois todos os vasos do pescoço ou são ramos das grandes artérias carótidas comuns, tronco braquiocefálico e artérias subclávias ou são tributários das veias jugulares internas, veias subclávias e veia braquiocefálica. Os traumas cervicais, por exemplo, têm altíssima mortalidade se comparados a

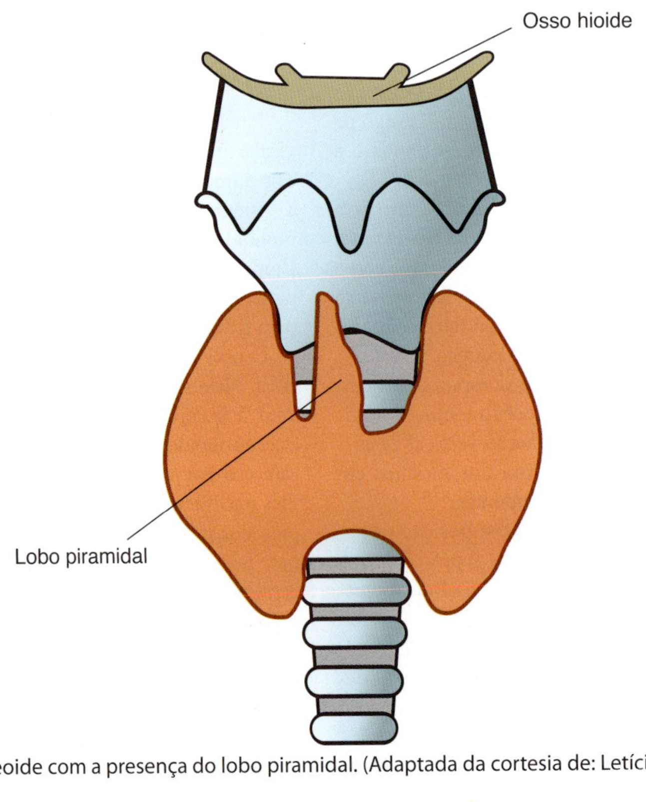

Figura 214.8 Glândula tireoide com a presença do lobo piramidal. (Adaptada da cortesia de: Letícia Torres e Ana Luiza Sgarbi.)

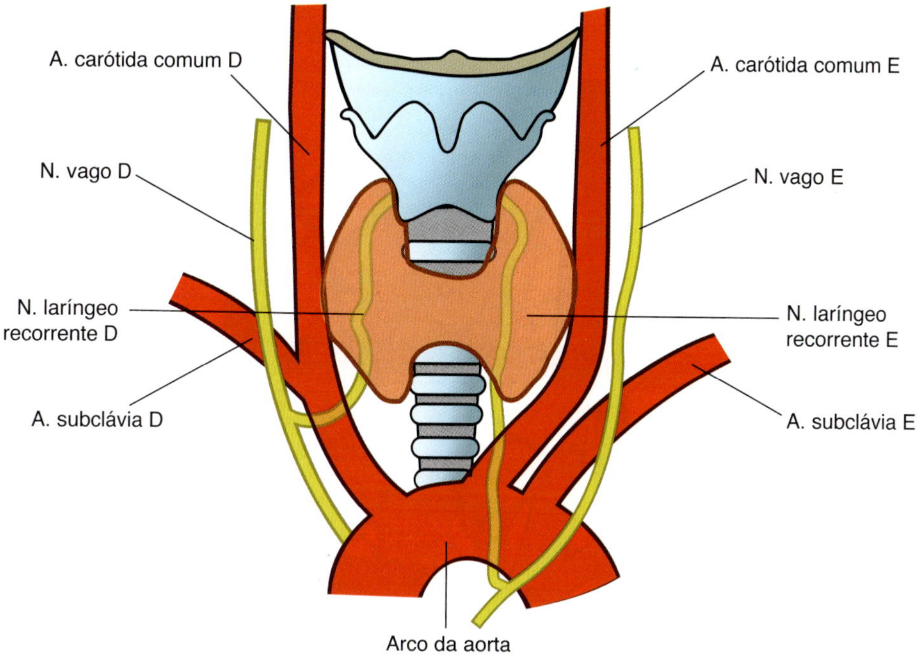

Figura 214.9 Trajeto dos nervos laríngeos inferiores. A = artéria; N = nervo. (Adaptada da cortesia de: Letícia Torres.)

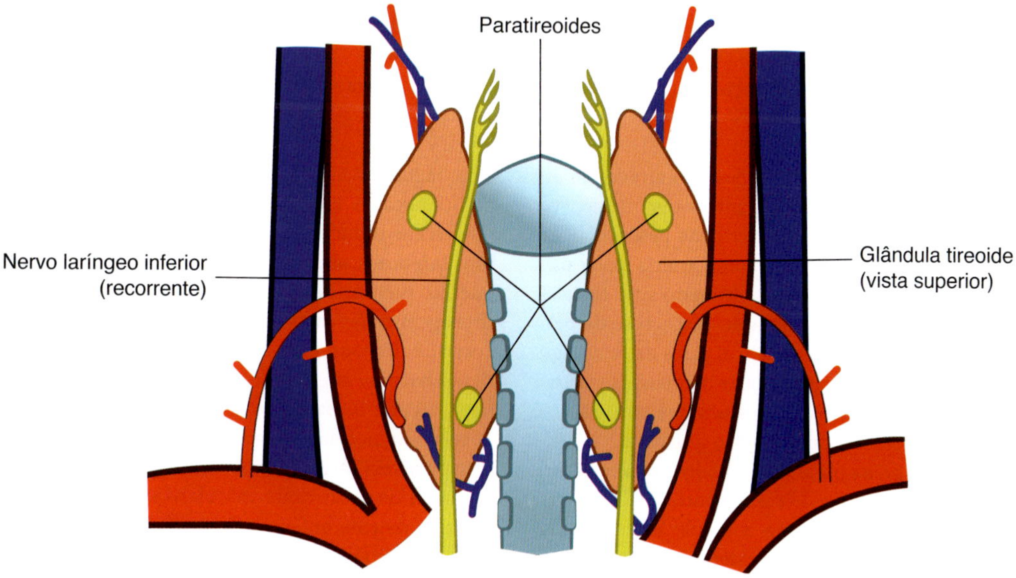

Figura 214.10 Representação das glândulas paratireoides e sua sintopia com a glândula tireoide (vista posterior) e o nervo laríngeo inferior. (Adaptada da cortesia de: Letícia Torres.)

outras regiões do corpo.[2,3,4] Isso se dá, principalmente, pela sua vascularização, que possui grande volume e pressão para vencer as barreiras gravitacionais e levar suprimento sanguíneo adequado para atender às demandas do encéfalo. Por esse motivo, a abordagem cirúrgica cervical exige atenção e uma técnica hemostática diligente e minuciosa para evitar sangramentos que resultem em complicações fatais se não forem rapidamente controlados.

As artérias carótidas comuns sobem pelo pescoço após emergirem na altura da raiz do pescoço. À esquerda, a artéria carótida comum emerge da crossa da aorta juntamente com a artéria subclávia. Já à direita, a artéria carótida comum emerge do tronco braquiocefálico juntamente com a artéria subclávia. No pescoço, as artérias carótidas não emitem ramos, e dividem-se em artéria carótida interna, em uma posição mais lateral e posterior, e externa, em uma posição mais medial e anterior, após sofrer uma dilatação para formar o bulbo carotídeo, estrutura rica em barorreceptores que atuam na regulação da pressão arterial. O bulbo se situa na altura da borda superior da cartilagem tireoide, logo abaixo do osso hioide. A artéria carótida externa emite ramos para a irrigação das estruturas da face e pescoço, enquanto a artéria carótida interna segue seu trajeto para o encéfalo, sem emitir ramos até entrar no crânio através do canal carotídeo. A artéria tireóidea superior é o primeiro ramo que emerge da artéria carótida externa, e é responsável pela irrigação anterossuperior da glândula tireoide, das glândulas paratireoides superior e inferior ipsilaterais, além da laringe através das artérias laríngeas, que são seus ramos. As carótidas externas dão origem ainda às artérias faríngeas ascendentes, que irrigam a faringe, artérias linguais, que irrigam a língua e a cavidade oral, artérias faciais, que suprem as estruturas superficiais da face, artérias occipitais, que irrigam a nuca e a parte posterior do pescoço e do couro cabeludo, artérias maxilares, que irrigam estruturas profundas da face, e as artérias temporais superficiais, que irrigam o couro cabeludo e parte superior da face.

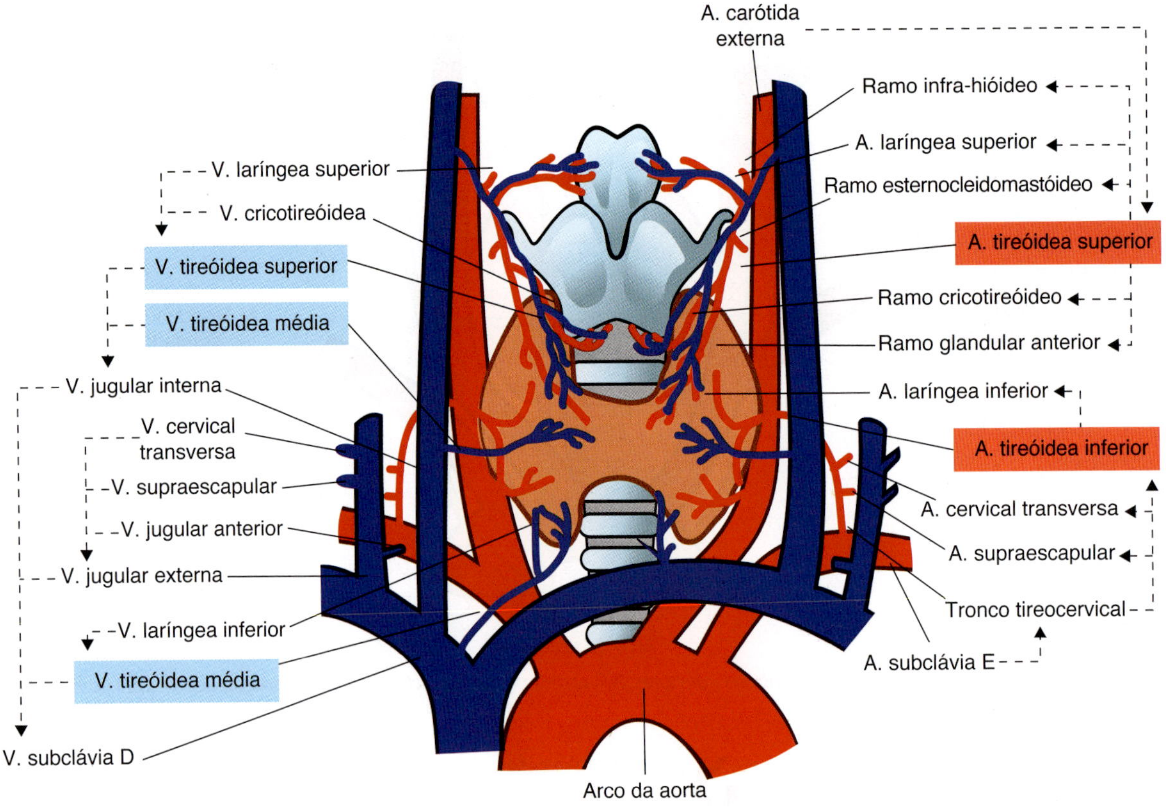

Figura 214.11 Vascularização do pescoço. A = artéria; V = veia. (Adaptada da cortesia de: Letícia Torres.)

As artérias subclávias ascendem para o pescoço através de um ádito formado pelos músculos escalenos anterior e médio (ver Figura 214.4), e perfazem um trajeto transversal ao pescoço, retornando para o tórax, quando se continuam como artéria axilar para irrigar os membros superiores na altura do primeiro arco costal.

A quase totalidade da drenagem venosa do pescoço se dá pelas veias jugulares (ver Figura 214.10). Existem três pares de veias jugulares de cada lado do pescoço, as veias jugulares internas, as externas e as anteriores. As veias jugulares recebem seu nome em relação à sua posição ao músculo esternocleidomastóideo ipsilateral.

A veia jugular externa drena parte do encéfalo e recebe grande parte da drenagem venosa da face e do couro cabeludo. Desce pelo pescoço superficial e posteriormente ao músculo esternocleidomastóideo (e por isso recebe o nome de externa), em um trajeto oblíquo, juntamente com o nervo auricular magno, terminando na veia subclávia ou na veia jugular interna. A veia jugular interna recebe a maior parte do sangue venoso da cabeça e do pescoço, e inicia seu trajeto na base do crânio, a partir da confluência dos seios que são responsáveis pela drenagem venosa de todo o encéfalo, e entra no pescoço a partir de sua emergência pelo forame jugular, seguindo um trajeto descendente e vertical, ladeando a artéria carótida comum, formando o conteúdo da bainha carótica, como abordado anteriormente. A veia jugular interna recebe diversas tributárias da face e pescoço como as veias faciais, linguais e tireóideas superiores que formam o tronco tireolinguofacial, as veias tireóideas médias e inferiores (que formam um rico plexo venoso inferior à glândula tireoide e que podem drenar para a veia jugular interna, veias subclávias e veia braquiocefálica), veias occipitais e veias retromandibulares.

Por fim, as veias subclávias são a continuação das veias axilares quando passam posteriormente às clavículas e se estendem superficialmente ao músculo escaleno anterior. As veias subclávias recebem o plexo venoso tireóideo inferior e se unem às veias jugulares internas, e às vezes recebem as jugulares externas. À esquerda, as veias jugular interna e subclávia se unem dando origem à veia braquiocefálica. A confluência dessas veias forma o ângulo venoso, que recebe o ducto torácico, com a drenagem linfática dos membros inferiores, abdome, hemitórax esquerdo, membro superior esquerdo, metade esquerda do pescoço e da cabeça. O restante da drenagem linfática corporal (ou o quadrante superior direito do corpo) é drenado pelo ducto linfático (lado direito), que também desemboca no ângulo venoso direito formado pela confluência das veias jugular interna direita e subclávia direita (ver Figura 214.1). A veia braquiocefálica e a veia subclávia direita se fundem para dar origem à veia cava superior.

Além da exuberante vascularização, o pescoço se destaca por seu rico sistema linfático. Cerca de 25% dos linfonodos de todo o corpo[1,2] estão localizados no pescoço, e por esse motivo as afecções cervicais frequentemente envolvem o desenvolvimento de linfonodomegalias, seja por razões primárias, inflamatórias ou metastáticas. Esses linfonodos se distribuem em compartimentos, como nas regiões submentoniana, submandibular e central, em íntimo contato com a glândula tireoide, além de acompanhar a bainha carótica e as regiões supraclaviculares. Essa característica permite a sistematização dos compartimentos linfonodais em níveis, facilitando a abordagem cirúrgica das linfadenectomias.[8] Esses níveis são divididos em I a VII, sendo que o nível I corresponde à região submentoniana (IA) e submandibular (IB). Os níveis II, III e IV, ou também jugulocarotídeos, são os níveis compostos de linfonodos que acompanham a bainha carótica, sendo o nível II subdividido em IIA e IIB pelo nervo acessório. O nível V é posterior ao músculo esternocleidomastóideo e também é subdividido em VA e VB pelo nervo acessório. O nível VI, ou o compartimento central, corresponde aos linfonodos localizados entre as artérias carótidas, abaixo do osso hioide e acima do manúbrio. Esses linfonodos são frequentemente acometidos por neoplasias malignas que se desenvolvem na glândula tireoide.[8,9] A Figura 214.12 mostra a representação dos níveis cervicais.

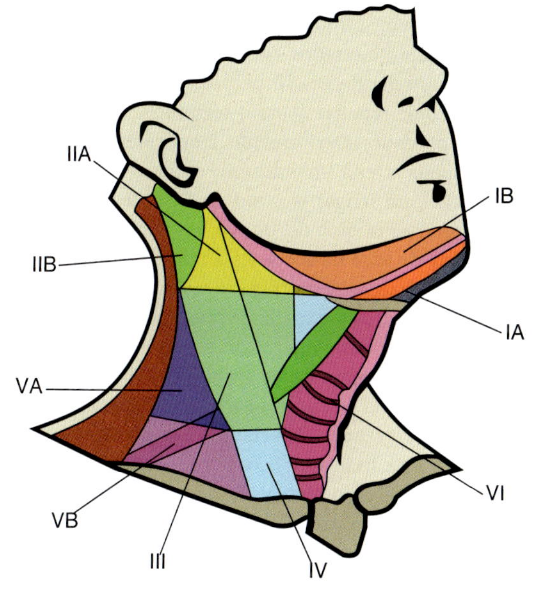

Figura 214.12 Níveis cervicais. (Adaptada da cortesia de: Letícia Torres.)

Em relação à via aerodigestiva cervical, a faringe se caracteriza por ser um tubo muscular que emerge da base do crânio e se conecta ao esôfago, na altura da cartilagem cricoide. A sua musculatura é formada por duas camadas de músculos, interna e externa. A musculatura interna é composta de músculos palatofaríngeo, estilofaríngeo e salpingofaríngeo. Esses músculos, de ação voluntária, promovem a elevação e o encurtamento da faringe, auxiliando na deglutição e fala. Já a camada externa de músculos é formada por três músculos constritores: superiores, médios e inferiores, que se superpõem parcialmente até se unirem medialmente, formando a rafe da faringe em sua face dorsal. Esses músculos são revestidos posteriormente pela fáscia bucofaríngea, que continua com a lâmina pré-traqueal da fáscia cervical e sua porção posterior. Uma particularidade dos músculos constritores inferiores é que formam entre si um trígono, que permite uma fraqueza natural da parede muscular posterior, favorecendo a formação de um divertículo com a herniação de mucosa revestida por essa parede muscular enfraquecida, chamada de divertículo de Zenker, que pode evoluir com complicações se não tratado cirurgicamente.

A faringe é dividida em partes nasal, oral e laríngea, denominadas, respectivamente, nasofaringe, orofaringe e hipofaringe (Figura 214.13).[1,2,4]

A nasofaringe é a parte mais larga da faringe, e situa-se posteriormente ao palato mole e é a continuação da cavidade nasal através da abertura nasal posterior, os cóanos. Tem uma função respiratória e uma exuberante estrutura linfoide formando o anel tonsilar.[1,4] Nesse anel, algumas regiões se densificam formando massas, as tonsilas faríngeas, conhecidas por adenoides quando aumentadas. As tonsilas faríngeas ocupam a parte posterior e o teto da cavidade nasal. O óstio da tuba auditiva, que comunica a cavidade auditiva com a faringe, a fim de equalizar suas pressões, se projeta para a nasofaringe através do tubo osteocartilaginoso revestido por mucosa, o toro tubário. O óstio auditivo se abre na nasofaringe por ação do músculo salpingofaríngeo, que é revestido na luz da faringe por uma camada de mucosa que forma a prega salpingofaríngea. Posteriormente à essa prega e ao toro tubário, a faringe sofre uma depressão lateroposterior, já em sua porção laríngea (hipofaringe), chamada de recesso piriforme. A orofaringe tem uma função digestiva, permitindo, no entanto, passagem de ar para a laringe, e se localiza inferiormente ao palato mole até a base da língua, limitada pelos arcos faríngeos palatoglosso e palatofaríngeo, Entre esses arcos há uma concentração de tecido linfoide bilateralmente, formando as tonsilas palatinas. Essa porção faríngea é formada pelos músculos constritores superiores. Por fim, a hipofaringe fica na parte posterior da laringe, participando das funções fonatórias e de deglutição. Se estende desde a margem superior da epiglote e das pregas faringoepiglóticas até a margem inferior da cartilagem cricoide. Essa porção faríngea é formada pelos músculos constritores médio e inferior e pelos músculos palatofaríngeo e estilofaríngeo. Na sua porção lateroposterior, a hipofaringe sofre uma depressão, comunicando-se anteriormente com a laringe, o recesso piriforme, cuja função é auxiliar o direcionamento do bolo alimentar para o esôfago durante a deglutição. Em continuidade à hipofaringe, o esôfago aparece como um tubo muscular a partir da margem inferior da cricoide, entre a coluna vertebral e a traqueia, com um trajeto mais lateralizado à esquerda no pescoço, assumindo posteriormente um trajeto mais à direita quando adentra o mediastino.

A anatomia da via aérea cervical é abordada, com considerações anatômicas cirúrgicas, a seguir.

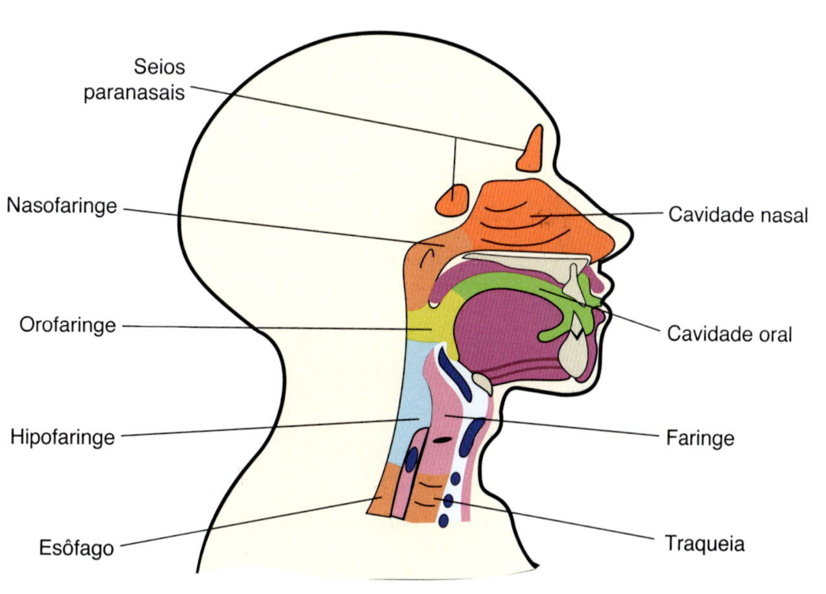

Figura 214.13 Anatomia da faringe. (Adaptada da cortesia de: Letícia Torres.)

CONSIDERAÇÕES ANATÔMICAS E CIRÚRGICAS DA VIA AÉREA CERVICAL

A via aérea cervical é formada pela faringe, vista anteriormente, a laringe e a traqueia. A laringe ganha destaque por ser um órgão altamente especializado por sua função única de produção de voz. No entanto, sua função principal é a de proteger a via aérea inferior a partir de um mecanismo de válvula durante a deglutição, evitando broncoaspiração, além de permitir a permeabilidade da via aérea (Figura 214.14). A laringe tem posição vertical e está na altura de C5 a C7. Mantém sintopia superiormente com o osso hioide, em íntimo contato com a cartilagem tireoide e, anterior e lateralmente, com os músculos infra-hióideos e posteriormente com a hipofaringe. O seu esqueleto cartilaginoso é formado por três cartilagens ímpares (tireoide, cricoide e epiglote) e três cartilagens pares (aritenoides, cuneiformes e corniculadas), conectadas entre si, hioide e traqueia, através de ligamentos, que permitem a sua movimentação durante a deglutição e fonação. A cartilagem tireoide é a maior cartilagem do corpo, formada por duas lâminas que se fundem anteriormente para formar a proeminência laríngea, o pomo de Adão. A cartilagem cricoide, por sua vez, tem formato de anel de sinete.[2,3] A parte dorsal é formada por duas lâminas que se fundem. Na parte superior, bilateralmente, há uma face articular para a cartilagem aritenoide e, na parte inferior, para a cartilagem tireoide. Inferiormente, a cricoide se conecta com a traqueia através do ligamento cricotraqueal e, superiormente, com a cartilagem tireoide através do ligamento cricotireoideo. A laringe pode ser dividida em porções: supraglote, glote e infraglote. A supraglote é limitada pelas pregas vocais até o ádito laríngeo superiormente. A glote é a região que contém pregas vocais, comissura anterior e posterior. Já a infraglote corresponde à região da glote até a borda inferior da cricoide. A laringe é ainda formada por um sistema de ligamentos responsável pela complexa movimentação laríngea durante a fonação, respiração e deglutição.[1,4]

A traqueia é um tubo fibrocartilaginoso sustentado por anéis incompletos que continua com a laringe em sua porção proximal e, em sua porção distal, se divide em brônquios principais direito e esquerdo, já no interior no tórax, na altura do ângulo esternal. Esses anéis variam em número, entre 18 a 22, a depender da constituição corporal do indivíduo, e são conectados por um ligamento fibroso, permitindo a identificação do número dos anéis à palpação.[3,4] A traqueia permite a passagem de ar da laringe para os pulmões e é revestida por epitélio respiratório que tem a função de proteger as vias aéreas inferiores com o impulsionamento do muco respiratório com resíduos em direção à faringe. Por serem anéis incompletos, sua porção posterior é achatada e revestida pelo músculo traqueal, em íntimo contato com o esôfago cervical. Os anéis traqueais são conectados entre si pela membrana traqueal, formando uma estreita depressão palpável entre os anéis. O istmo da glândula tireoide repousa sobre o segundo e terceiro anéis traqueais, como abordado anteriormente. E em cerca de 10% das pessoas, uma pequena artéria tireóidea ima ascende sobre a face anterior da traqueia para irrigar o istmo da tireoide. Na maioria das vezes, essa artéria se origina do tronco braquiocefálico, mas pode também emergir do arco da aorta. Essa informação é importantíssima durante a realização de um acesso cirúrgico da via aérea, pois sua lesão pode levar a sangramentos volumosos (Figura 214.15).[1,2]

Situações que ameaçam a permeabilidade ou a proteção da via aérea exigem o estabelecimento de via aérea artificial para a manutenção da vida. Essa via aérea artificial é geralmente garantida através da intubação orotraqueal. No entanto, quando não é possível, o acesso cirúrgico está indicado. Esse acesso consiste na colocação de uma sonda no pescoço através de pertuitos cirúrgicos confeccionados: a cricotireoidostomia e traqueostomia.

A cricotireoidostomia consiste na colocação de uma sonda através da membrana cricotireóidea, que pode ser realizada por punção ou após a realização de uma incisão longitudinal mediana no pescoço (Figura 214.16).[3,11] A vantagem da realização da cricotireoidostomia é a facilidade de acesso, permitindo a manutenção cirúrgica da via aérea em situações de emergência, com baixa morbidade e rápida execução. A desvantagem é que não se trata de um acesso definitivo. A sua duração deve ser restringida a no máximo 72 horas, porque, após esse período, pacientes podem apresentar dificuldades em manter as necessidades ventilatórias, além do aumento de risco importante de desenvolvimento de estenose subglótica. Outra ressalva é que esse procedimento não deve ser realizado em crianças menores de 12 anos, porque o esqueleto cartilaginoso da laringe e da traqueia não está maduro e é extremamente estreito para passagem de uma cânula, o que pode ocasionar graves e irreversíveis lesões para a via aérea.[3,11,13]

A traqueostomia consiste em um procedimento cirúrgico no qual se faz a colocação de um tubo endotraqueal através de uma abertura realizada artificialmente na traqueia através de uma incisão na região anterior do pescoço (Figura 214.17). A realização da traqueostomia está indicada quando há necessidade de manutenção da via aérea pérvia, não sendo possível pela intubação orotraqueal, ou quando a intubação é prolongada e não há perspectiva de extubação segura. Pacientes com lesões traumáticas da laringe, portadores de tumores laríngeos, pacientes submetidos a intubação orotraqueal prolongada são exemplos de algumas das indicações de traqueostomia.[11,12]

Na pele, a incisão pode ser transversal ou longitudinal mediana no pescoço. Em situações que exigem um acesso mais rápido possível à traqueia, a incisão longitudinal mediana é preferível, pois a abertura

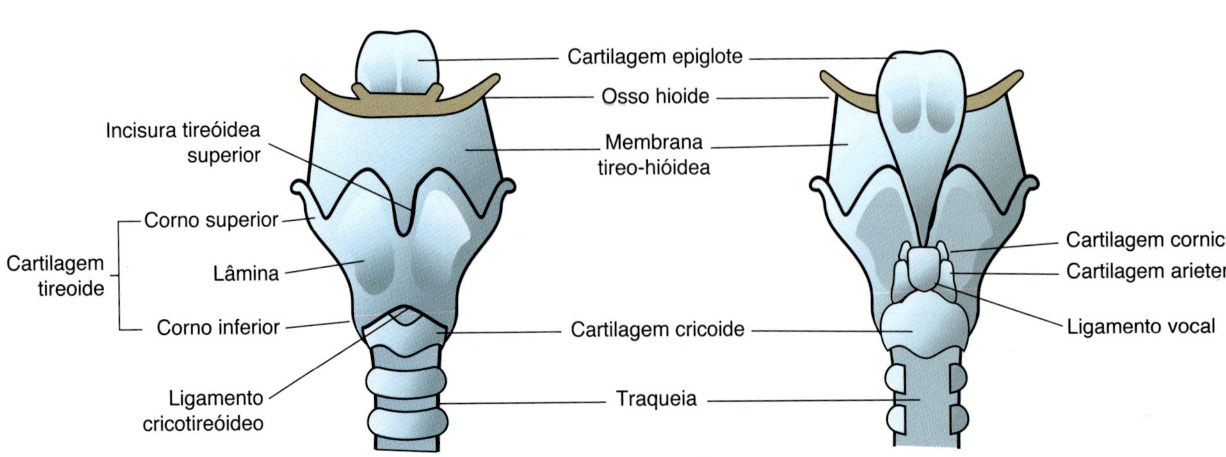

Figura 214.14 Anatomia da laringe. (Adaptada da cortesia de: Letícia Torres.)

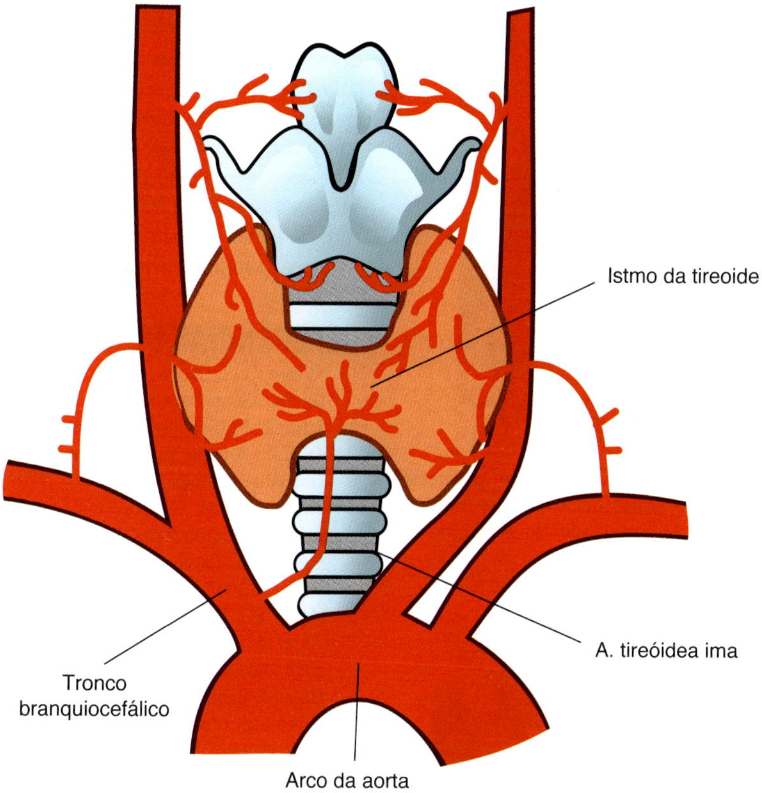

Figura 214.15 Artéria ima ascendendo anteriormente à traqueia, a partir do tronco braquiocefálico. (Adaptada da cortesia de: Letícia Torres.)

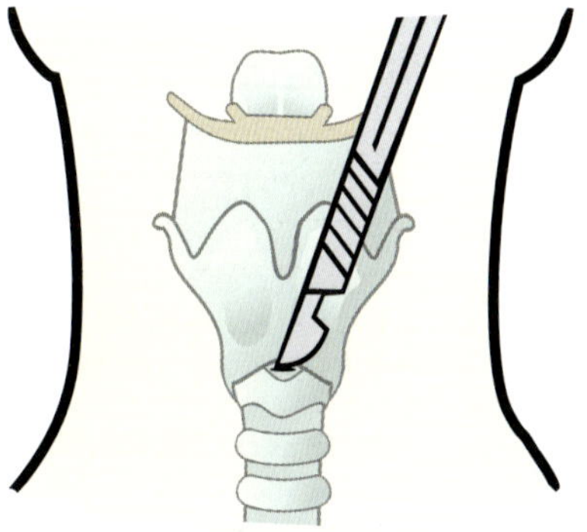

Figura 214.16 Representação da cricotireoidostomia. (Adaptada da cortesia de: Letícia Torres.)

da linha mediana cervical não requer a secção do platisma e por não contar, geralmente, com a presença de estruturas vasculares relevantes, uma vez que as jugulares anteriores estão paralelas a essa linha.[11,13] O istmo da tireoide pode dificultar a visualização da traqueia, sendo necessário sua tração para melhor exposição traqueal, ou até mesmo sua secção através da istmotomia (Figura 214.18).

Após adequada exposição da traqueia, é realizada uma incisão no ligamento que une dois anéis traqueais, geralmente entre o segundo e terceiro anéis. A traqueotomia deve ser evitada abaixo do quarto anel devido à presença do tronco braquiocefálico que cruza a traqueia anteriormente em posição variável (ver Figura 214.11; Figura 214.19).[10,12] Pessoas brevilíneas costumam apresentar o tronco braquicefálico em posição mais cranial na traqueia que pessoas com constituição longilínea.

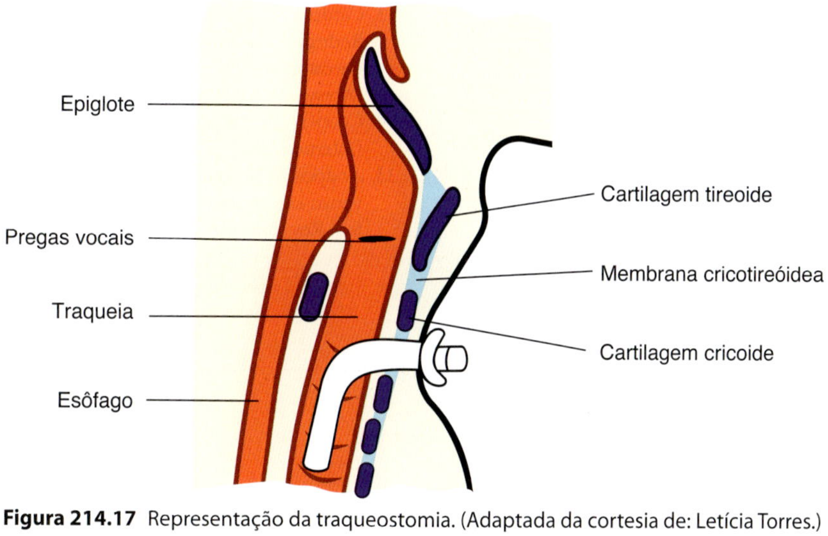

Figura 214.17 Representação da traqueostomia. (Adaptada da cortesia de: Letícia Torres.)

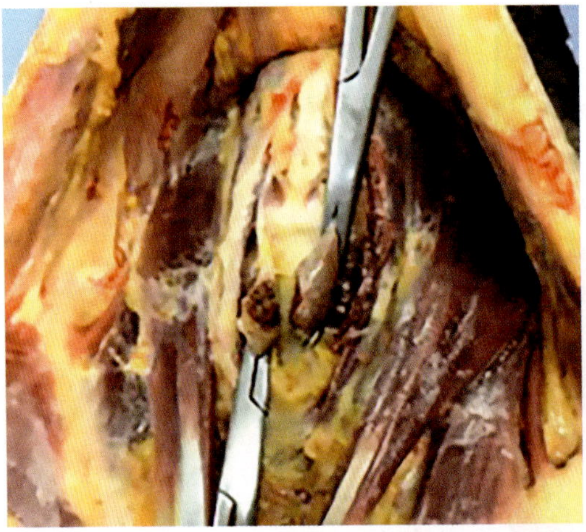

Figura 214.18 Istmotomia da glândula tireoide em dissecção de peça à fresco. (Cortesia de: Laboratório de Anatomia Médico-Cirúrgica do Hospital das Clínicas da Faculdade de Medicina da Universidade de São Paulo.)

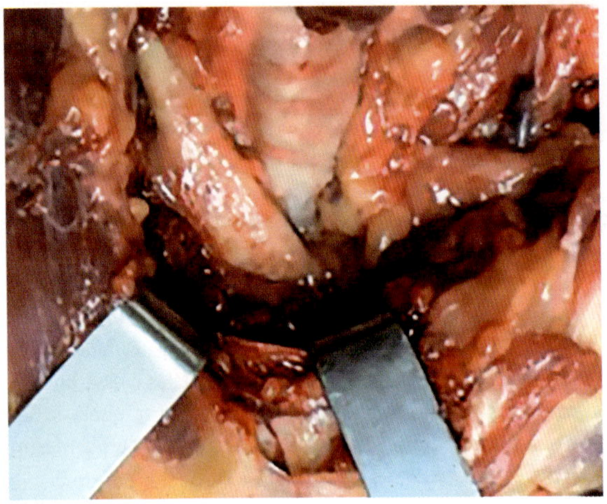

Figura 214.19 Exposição do tronco braquiocefálico sobre a traqueia, em dissecção de peça à fresco. (Cortesia de: Laboratório de Anatomia Médico-Cirúrgica do Hospital das Clínicas da Faculdade de Medicina da Universidade de São Paulo.)

Por ser um procedimento de pequenas proporções e, geralmente, de rápida execução, a traqueostomia é comumente considerada um procedimento simples, sendo um dos primeiros procedimentos a ser realizados por cirurgiões no início de sua formação. No entanto, sua realização exige grande habilidade prática e amplo conhecimento teórico, a fim de evitar complicações graves e potencialmente fatais.[12,15] Ao decidir por sua realização, é preciso atenção à correta indicação do procedimento, bem como o prognóstico da doença de base do paciente, e deve ser resultado de uma discussão multiprofissional, junto ao paciente, sempre que possível, e de seus familiares, mediante uma situação cuja indicação claramente resulte em um benefício ao paciente.

CONSIDERAÇÕES FINAIS

Como visto, o pescoço é dotado de uma rica variedade de estruturas com funções únicas e algumas de importância vital. O constante aprendizado sobre suas particularidades anatômicas é necessário para a correta compreensão dos impactos de afecções que acometem o pescoço, bem como para estabelecer uma estratégia assertiva em situações que exijam tratamentos que envolvam uma abordagem cirúrgica, garantindo, primordialmente, a segurança e a preservação funcional, sempre que possível.

REFERÊNCIAS BIBLIOGRÁFICAS

1. Moore KL, Dalley AF. Anatomia orientada para a clínica. 5. ed. Rio de Janeiro: Guanabara-Koogan; 2007.
2. Schünke M, Schulte E, Schumscher U, Voll M, Wesker K. Prometheus Atlas de Anatomia: Pescoço e órgãos internos. 1. ed. Rio de Janeiro: Guanabara-Koogan; 2009.
3. Townsend CM. Sabiston tratado de cirurgia: A base biológica da prática cirúrgica moderna. 18. ed. Rio de Janeiro: Saunders Elsevier; 2010.
4. Hansen JT, Lambert DR. Anatomia clínica de Netter. Porto Alegre: Artmed; 2007.
5. Hojaij FC, Docko A, Franceschi L, Yendo TM, Akamatsu F, Jacomo AL et al. Thyroid gland topography. Arch Head Neck Surg [Internet]. 2018 [Acesso em: 2024 Jul];47:e-0031.
6. Hojaij F, Rebelo G, Akamatsu F, Andrade M, Camargo C, Cernea C et al. Syntopy of vagus nerve in the carotid sheath: A dissectional study of 50 cadavers. Laryngoscope Investig Otolaryngol [Internet]. 2019 [Acesso em: 2024 Jul];4:319-22.
7. Hojaij F, Vanderlei F, Plopper C, Rodrigues CJ, Jacomo A, Cernea C et al. Parathyroid gland anatomical distribution and relation to anthropometric and demographic parameters: A cadaveric study. Anat Sci Int [Internet]. 2011 [Acesso em: 2024 Jul];86(4):204-12
8. Carty SE, Cooper DS, Doherty GM, Duh QY, Kloos RT, Mandel SJ et al. Consensus Statement on the Terminology and Classification of Central Neck Dissection for Thyroid Cancer. Thyroid [Internet]. 2009 [Acesso em: 2024 Jul];19:1153-8.
9. Saleh SO, Hojaij FC, Itezeroti AM, Camargo CP, Saleh KS, Andrade MC et al. Linfonodos do nível VI: Estudo anatômico dos linfonodos localizados entre o nervo laríngeo recorrente e a artéria carótida comum direita. Rev Col Bras Cir [Internet]. 2018 [Acesso em: 2024 Jul];45.
10. Hollinshead WR. Anatomy for surgeons. 3. ed. Philadelphia: Harper & Row Publishers Inc; 1982.
11. Ricz HA, Mello FV Filho, Freitas LC, Mamede RM. Traqueostomia. Medicina (Ribeirão Preto) [Internet]. 2011 Mar 30 [Acesso em: 2024 Jul];44(1):63-9.
12. Mitchell RB, Hussey HM, Setzen G, Jacobs IN, Nussenbaum B, Dawson C et al. Clinical consensus statement: Tracheostomy care. Otolaryngol Head Neck Surg [Internet]. 2013 Jan [Acesso em: 2024 Jul];148(1):6-20.
13. Cardoso L, Simoneti FS, Camacho EC, Lucena RV, Guerra AF, Rodrigues JS. Intubação orotraqueal prolongada e a indicação de traqueostomia. Rev Fac Cienc Med Sorocaba [Internet]. 2014 Dec 23 [Acesso em: 2024 Jul];16(4):170-3.
14. Cooper JD. Surgery of the airway: Historic notes. J Thorac Dis [Internet]. 2016 [Acesso em: 2024 Jul];8(Suppl 2):S113-S120.
15. Andriolo NG, Andriolo RB, Saconato H, Atallah AN, Valente O. Early versus late tracheostomy for critically ill patients. Cochrane Database Syst Rev [Internet]. 2015 Jan 12 [Acesso em: 2024 Jul];1(1):CD007271.

CAPÍTULO 215

Aspectos Perioperatórios do Câncer de Cabeça e Pescoço

Fernando Danelon Leonhardt • Ramon Nobre Leal Oliva

INTRODUÇÃO

O câncer de cabeça e pescoço, com taxas elevadas de morbidade e mortalidade, representa um grande desafio aos sistemas de saúde do mundo. Segundo o Instituto Nacional de Câncer (INCA), 39.550 novos casos de câncer de cavidade oral, laringe e tireoide são esperados no Brasil a cada ano do triênio 2023-2025.[1]

Soma-se a isso todo o contexto socioeconômico desses pacientes no Brasil. Outro levantamento,[2] também do INCA, foi feito entre os pacientes da instituição e traçou o perfil das pessoas em tratamento para câncer de laringe e cavidade oral. Essa população era predominantemente masculina (77%). Quanto à idade, 55% tinham 60 anos ou mais, com um grande grupo de pacientes (38% do total) incluídos na faixa etária de 60 a 69 anos. Outra observação relevante refere-se ao grau de escolaridade. A maioria apresentava baixo nível de instrução, e 41% não chegaram a concluir o ensino fundamental. Obviamente, a baixa escolaridade está associada a uma pior condição socioeconômica, dificultando o acesso aos serviços de saúde, atrasando o diagnóstico dos tumores e tornando os cuidados pós-operatórios e aderência ao tratamento mais desafiadores.

Os tópicos detalhados ao longo deste capítulo são fatores que comprovadamente melhoram o resultado final do tratamento, diminuindo o tempo de internação, o custo total e a incidência de complicações e piora da qualidade de vida do paciente. Há *guidelines* estabelecidas especificamente para aperfeiçoar o cuidado com o paciente em todo o período perioperatório, denominadas pela sigla ERAS (do inglês *enhanced recovery after surgery*, ou recuperação pós-cirúrgica otimizada, em tradução livre). O primeiro protocolo ERAS estabelecido foi desenvolvido para pacientes submetidos a cirurgia colorretal na Dinamarca,[3] buscando sistematizar os cuidados aos pacientes de uma forma multidisciplinar e baseada em evidências. Desde então, diversos programas com esse formato foram desenvolvidos para outras especialidades cirúrgicas, inclusive cabeça e pescoço.[4] Em uma revisão sistemática de literatura incluindo 38 *trials* comparando os resultados da aplicação dos cuidados de uma forma sistematizada *versus* a conduta habitual, houve redução de 30% tanto no tempo de internação após a cirurgia como no índice de complicações nos primeiros 30 dias de pós-operatório.[5]

PRÉ-OPERATÓRIO

Educação e informações aos pacientes e familiares

O diagnóstico de um câncer de cabeça e pescoço vem acompanhado de um grande volume de novas informações para o paciente e para a sua família. A notícia de que o tratamento envolve uma cirurgia, muitas vezes de grande porte, traz dúvidas e expectativas em relação aos riscos cirúrgicos e à evolução no pós-operatório. Durante o desenvolvimento do ERAS para pacientes oncológicos em cabeça e pescoço,[4] utilizou-se um "diário do paciente" com o objetivo de educar, informar e encorajar a participação do paciente em todo o período perioperatório. As informações se relacionavam com o que esperar habitualmente durante a internação, assim como uma lista de objetivos a buscar em cada dia de recuperação. O paciente ficava informado claramente que a dor e a náusea são esperadas, mas serão controladas com medicação. Também detalha o grau de atividade física e mobilidade esperado. Por exemplo, no segundo e terceiro dias de pós-operatório, o objetivo é ficar na posição sentada por um total de 4 horas/dia e fazer caminhadas de 30 minutos pela unidade de internação 3 vezes/dia.

Além da diminuição do tempo de internação e do índice de complicações, encontram-se evidências de benefícios adicionais da sistematização dos cuidados. Analisando a população de pacientes submetidos a cirurgias ginecológicas, houve uma diminuição de 39% no tempo gasto para a realização dos cuidados de enfermagem após a introdução de um guia informativo sobre o que o paciente deveria esperar em cada dia do período de recuperação.[6]

Além de informações por escrito, também há descrições do uso de apresentações multimídia antes da cirurgia e no pós-operatório, detalhando com imagens e gráficos o que o paciente e seus familiares devem esperar. Independentemente da forma escolhida para informar, os resultados se mostraram válidos e quanto menor o tempo entre o aconselhamento educacional e a cirurgia, maior a quantidade de informações absorvidas e retidas pela família dos pacientes.[7]

No período pré-operatório também é possível associar práticas relacionadas com o contexto psicossocial. Há grandes benefícios em uma avaliação com a equipe de psicologia nessa fase, assim como promover o contato dos pacientes com pessoas que já se submeteram a cirurgias similares e a todo o tratamento adjuvante, compartilhando a experiência e dando contexto e informações sobre os meses seguintes à cirurgia.[4] Antes da cirurgia é iniciado todo o preparo nutricional, detalhado a seguir. Por fim, logo na internação já é possível contar com a equipe de assistência social, buscando descobrir como será o cuidado domiciliar do paciente e se haverá qualquer empecilho social que atrase a sua alta.

Avaliação nutricional pré-operatória

A desnutrição tem incidência considerável nos pacientes com câncer de cabeça e pescoço, seja ela decorrência de fatores clínicos, anatômicos ou sociais. Dessa forma, há influência negativa no desfecho clínico, custo do tratamento, sobrevida e qualidade de vida. A localização do tumor acarreta obstrução mecânica, direta ou indiretamente, à passagem do alimento. Contribui também para uma disfagia progressiva ou prolongada. Como resultado, estando os pacientes subnutridos, tornam-se mais suscetíveis a complicações pós-operatórias, como a cicatrização dificultada, ocasionando deiscências e fístulas, maior risco de infecção, internação prolongada e maior risco de síndrome da realimentação.[8]

A aplicação de ferramentas e questionários padronizados para avaliar o *status* nutricional dos pacientes deve ser considerada uma prática padrão, possibilitando avaliar a composição corporal, antropometria, bioquímica, alimentos presentes habitualmente na dieta, história clínica e social.[9] Dessa forma, a equipe de nutrição deve estar presente na avaliação do paciente desde a sua fase ambulatorial, pré-operatória, durante o pós-operatório e o seguimento enquanto os tratamentos adjuvantes são realizados.

Jejum pré-operatório e aumento do aporte de carboidratos

Prolongar em excesso o jejum pré-operatório pode ser relacionado com uma pior recuperação.[10] A otimização da nutrição antes da cirurgia permite uma melhor resposta do organismo ao estresse metabólico no período de recuperação. Suplementos ricos em carboidratos podem ser iniciados alguns dias antes da internação e, em forma líquida, podem ser administrados até poucas horas antes da cirurgia.[4] A sobrecarga no aporte de carboidratos resulta em melhora da função pulmonar e da resistência à insulina no pós-operatório, além de fornecer reservas ao organismo para ser submetido a trauma cirúrgico e cicatrização e recuperação necessárias.[11]

Dieta enteral e alimentação via oral precoce

A dificuldade em se alimentar naturalmente após a cirurgia depende do órgão operado e da extensão da ressecção, ou se houve necessidade de reconstrução. Obviamente, para alguns pacientes, a alimentação via oral precoce não encontra dificuldades, enquanto em outros ela se torna impraticável e surge a necessidade de suporte enteral. A dieta via enteral é frequentemente necessária nos pacientes submetidos a grandes ressecções aerodigestivas. Mesmo com limitações à deglutição, o paciente com alimentação via enteral garante um aporte calórico e proteico adequado. Nos casos em que a terapia adjuvante é necessária, considera-se até mesmo uma gastrostomia logo após a avaliação inicial, otimizando o estado nutricional durante todo o tratamento, em especial nos pacientes que apresentem sinais de desnutrição e que sabidamente passarão por longo período de reabilitação.[12]

Em geral, deve-se buscar restabelecer a alimentação via oral o mais precoce possível. Pacientes que recebem dieta via oral em até 5 dias após a cirurgia podem ter um tempo total de internação de 11,9 dias, enquanto o atraso em reestabelecer a ingestão pela boca resulta em 18 dias de internação.[13]

O ERAS para o câncer de cabeça e pescoço,[4] elaborado no contexto do sistema de saúde pública britânica, preconiza a avaliação da fonoaudiologia a partir do segundo dia de pós-operatório para pacientes submetidos a laringectomia total. Após a avaliação, pode-se considerar a introdução de água via oral, mantendo a dieta via enteral. Em pacientes laringectomizados, o maior receio em adotar essa prática se dá devido ao risco de fístula faringocutânea. Existe uma revisão sistemática[14] que comparou, em pacientes submetidos a laringectomia total, a reintrodução de dieta oral precocemente (antes do quinto dia de pós-operatório) ou tardiamente (sete dias ou mais). A revisão incluiu quatro estudos randomizados controlados, totalizando 180 pacientes, e a incidência de fístula no grupo de reintrodução tardia foi de 6,7%, enquanto no grupo alimentado via oral precocemente o índice foi de 10%. Não houve significância estatística na comparação entre os grupos. Também foram incluídas quatro coortes, com 490 pacientes no total, e nelas o grupo com alimentação precoce apresentou índice de fístulas de 12,2% contra 10,1% no grupo de reintrodução tardia, também sem significância estatística.

Deve-se adaptar as evidências expostas à complexidade presente nos centros oncológicos brasileiros, em especial no sistema público de saúde. A decisão de quando reintroduzir a dieta via oral passa pela avaliação da equipe cirúrgica, da nutrição e da fonoaudiologia, e deve sempre considerar todo o contexto social do paciente e seus familiares.

INTRAOPERATÓRIO

Profilaxia contra tromboembolismo

Tanto o câncer como os procedimentos cirúrgicos são fatores de risco isolados para o tromboembolismo venoso. Quando combinados, existe um risco de 15 a 30% de trombose venosa profunda e de 0,2 a 0,9% de tromboembolismo pulmonar fatal em pacientes submetidos a cirurgia oncológica. Se o paciente tiver mais de 40 anos, esse risco sobe para 40 a 80% e 0,2 até 5%, respectivamente.[15]

Há evidências abundantes do benefício de métodos de prevenção ao tromboembolismo em pacientes cirúrgicos. Quando avaliados por escores validados, os pacientes submetidos a ressecção de neoplasia malignas em cabeça e pescoço geralmente se encaixam nos grupos com risco moderado ou grave para eventos tromboembólicos.[16] Portanto, sempre deve-se considerar, no mínimo, meios mecânicos de prevenção, como a meia elástica e as botas de compressão pneumática intermitentes.

Quanto às medidas farmacológicas, a decisão deve ser sempre individualizada. Há evidências da diminuição de tromboembolismo com o uso de heparina de baixo peso molecular em pacientes submetidos a ressecção de tumores em cabeça e pescoço, por vezes também submetidos a reconstrução com retalhos e enxertos.[17] Porém, também foi descrito um maior risco de hemorragia se as medidas farmacológicas incluírem anticoagulantes. Analisando especificamente a diminuição dos risco de trombose ou necrose em recontruções microcirúrgicas, não há medida farmacológica que se destaque.[18]

No contexto da prática em nosso serviço, apenas as medidas mecânicas são utilizadas durante a cirurgia e consideramos a introdução de enoxaparina entre 12 e 24 horas depois, se não houver qualquer evidência de sangramento, nos pacientes que ficarão mais restritos ao leito.

Profilaxia com antibióticos

Considerando que as cirurgias de tumores de trato aerodigestivo são, em geral, contaminadas ou potencialmente contaminadas, podem ocorrer altas taxas de incidência de infecção. Antibiótico profilático de 1 a 2 horas antes da cirurgia e manter o uso por mais 24 horas são medidas que se mostraram consistentes em diminuir o índice de infecção em estudos randomizados controlados.[19]

Manter o uso de antibióticos por mais tempo (3 a 5 dias) não diminui as taxas de infecções operatórias ou pneumonia.[20]

Náusea pós-operatória e profilaxia anti-hemética

Vômitos no pós-operatório imediato podem aumentar as chances de ocorrer deiscências e fístulas, infecções e, especialmente em cirurgias com retalhos ou enxertos microcirúrgicos, podem resultar em perda do tecido usado na reconstrução.

Dessa forma, a profilaxia de náuseas e vômitos deve ser realizada em todos os pacientes submetidos a cirurgias de ressecção oncológica. Drogas antagonistas dos receptores da serotonina 5-HT3 (p. ex., ondansetrona), por vezes associadas a corticoides, se mostraram eficazes nesse contexto.[21] Após o surgimento de náuseas e vômitos, outras classes de medicação devem ser consideradas para o controle.

Traqueostomia

O uso da traqueostomia em cirurgias oncológicas cervicais e maxilofaciais é comum. Um questionário aplicado em profissionais de centros de cirurgia oncológica em cabeça e pescoço, realizando cirurgias com reconstrução por retalho ou enxertos, descobriu que 39% dos centros "quase sempre" e 30% "geralmente" realizavam a traqueostomia em cirurgias eletivas sem complicações.[22]

A traqueostomia, no entanto, envolve o risco de aumento de morbidade e pode incorrer em complicações em 8 a 45% dos casos. Há evidências que sugerem que muitos casos oncológicos de cabeça e pescoço podem ser manejados sem o uso rotineiro da traqueostomia.[23]

Além disso, pacientes sem traqueostomia, quando comparado com pacientes traqueostomizados, requerem menos tempo em UTI, menos tempo total de internação, voltam a se alimentar via oral mais rapidamente e têm um menor índice de infecções pulmonares.[23]

Portanto, individualizar o tratamento, avaliando caso a caso a necessidade de traqueostomia, é parte essencial da otimização dos cuidados ao paciente oncológicos de cabeça e pescoço.

Anestesia

As cirurgias oncológicas, frequentemente de longa duração, exigem grandes esforços da equipe anestésica. A avaliação começa pela via aérea, e os pacientes de cabeça e pescoço apresentam, frequentemente, desafios já nessa etapa. Além do próprio tumor como fator de dificuldade de exposição e acesso à via aérea, o tratamento prévio com radioterapia ocasiona edema e fibrose local, contribuindo com a complexidade da intubação.

O anestesista deve ter experiência e segurança no uso de fibroscópio e videolaringoscópio. Em casos selecionados, o procedimento pode se iniciar pela garantia da via aérea com uma traqueostomia sob anestesia local, antes da indução da anestesia geral, levando em consideração todas as observações sobre esse procedimento expostas anteriormente.

Hipotermia

A hipotermia, definida como a temperatura central menor que 36ºC, está associada a um grande número de complicações perioperatórias. Dentre as principais complicações estão os eventos cardiológicos, hemorragia e infecção de ferida operatória.[24] A hipotermia também está associada a um aumento geral da morbidade, maior tempo de internação e aumento do custo do tratamento.

Portanto, evitar a hipotermia é essencial em todas as fases do perioperatório. Medidas para manter o corpo aquecido, como a manta térmica, e o uso de termômetro no intraoperatório, são essenciais.

Controle hídrico intraoperatório

O balanço hídrico no intraoperatório já foi estudado principalmente em cirurgias abdominais. A literatura disponível em cabeça e pescoço sugere que o aporte hídrico excessivo se associa a mais complicações. Há evidências de benefícios em tentar manter o balanço próximo a 0, com o objetivo de manter o mesmo peso do paciente no pré-operatório e no pós-operatório. Como alternativa, usa-se o aporte hídrico personalizado, levando em consideração o quanto o organismo do paciente responde ao volume aportado, mensurando o débito cardíaco, volume sistólico e outras variáveis. Tanto o balanço hídrico próximo de 0 como o personalizado têm resultados semelhantes.[25]

A transfusão sanguínea, principalmente em pacientes submetidos a reconstrução com retalho microcirúrgico, parece estar associada a maiores índices de infecções de ferida operatória.[26] Dessa forma, a transfusão nesses pacientes deve ser decidida de forma mais criteriosa. Ela pode ser necessária em pacientes com hemoglobina menor que 7g/dℓ, podendo ser realizada em valores maiores naqueles com doenças coronarianas.

PÓS-OPERATÓRIO

Admissão em unidades de terapia intensiva

Um pós-operatório imediato sob sedação e ventilação artificial resulta em maior incidência de insuficiência respiratória e pneumonias quando comparado à recuperação anestésica em ventilação espontânea. Já está demonstrado que não há diferença na morbidade entre os casos enviados à UTI ao sair da cirurgia e aqueles que saem da recuperação anestésica e são direcionados a enfermarias com equipe profissional acostumada aos cuidados pós-operatórios em cabeça e pescoço.[27]

Os leitos de UTIs ficam, então, reservados aos pacientes com fatores preditivos positivos para complicações, como o esvaziamento cervical bilateral, escore APACHE II (que estima a mortalidade dos pacientes em terapia intensiva) maior que 10, necessidade de grandes volumes de transfusão sanguínea, complicações no pós-operatório imediato que demandem reabordagem cirúrgica e pacientes tabagistas.[28] Na ausência desses fatores de risco, o objetivo é manter o paciente em enfermaria especializada, principalmente quando consideram-se os custos totais da internação e a disponibilidade de leitos de terapia intensiva nos hospitais brasileiros.

Analgesia

O paciente de cabeça e pescoço é comumente submetido a cirurgias extensas e permanece internado por tempo prolongado. A analgesia durante esse período se torna essencial para uma boa evolução. Sempre que possível, uma equipe especializada em manejo da dor deve participar do caso, uma vez que o paciente receberá diferentes classes de medicações, incluindo anti-inflamatórios não esteroides (AINEs) e opioides ou até bloqueios anestésicos. Também parece haver benefício em infiltração anestésica local no ato cirúrgico, retardando a necessidade de administração de medicação no pós-operatório.

Existem estudos realizados em pacientes submetidos a tireoidectomia que analisaram o papel do bloqueio do plexo cervical superficial bilateralmente. Os pacientes submetidos a esse procedimento relataram menos dor no pós-operatório quando submetidos a questionários e escores padronizados. Realizar o bloqueio também diminuiu a necessidade de medicação analgésica no intraoperatório e reduziu o tempo total de internação.[29]

Cuidados pós-operatórios multidisciplinares

Durante o período de internação após a cirurgia, que pode ser prolongada nos pacientes oncológicos, o paciente deve ser cuidado por uma ampla gama de profissionais. Enfermagem, nutrição, fonoaudiologia, psicologia e fisioterapia são equipes que, quando envolvidas, só têm a acrescentar na busca do menor tempo possível de internação e na boa recuperação.

Mobilizar o paciente, evitando que permaneça no leito, é importante e diminui a instalação de complicações pulmonares e vasculares. A equipe de enfermagem assistente deve ter experiência na troca de curativos, cuidados com drenos e, em particular, no manejo da traqueostomia. Já abordou-se nas considerações pré-operatórias a decisão de realizar a traqueostomia. Ela poderá ser feita naqueles pacientes com risco de insuficiência respiratória por edema orofaríngeo, edema de retalho no local ou risco elevado de sangramento ocasionando hematoma.

A traqueostomia deve permanecer limpa de secreções, evitando a formação de obstruções que podem ter eventos catastróficos ou até fatais. A aspiração e a limpeza da cânula também têm influência nas complicações pulmonares infecciosas. A decanulação deve ser o mais precoce possível, passado o período de risco para obstrução de via aérea. A retirada da traqueostomia permite uma boa recuperação da fala e da deglutição, além de qualidade de vida para o paciente.[30]

CONSIDERAÇÕES FINAIS

O objetivo da atividade assistencial é, obviamente, ao realizar o tratamento de neoplasias malignas, buscar o melhor resultado possível em relação ao desfecho oncológico, assim como baixos índices de complicações e mais qualidade de vida para os pacientes. Instituições diferentes podem adotar práticas muito distintas visando um mesmo objetivo.

Ao sistematizar quando e como cada ação deve ser realizada, em cada fase do tratamento e especialmente durante uma internação cirúrgica, podem ser obtidos resultados cada vez melhores. Práticas consideradas tradicionais podem se demonstrar ineficazes quando analisadas objetivamente em relação aos dados do resultado buscado.

Portanto, o objetivo dos centros que realizam cirurgias oncológicas em cabeça e pescoço deve ser sempre melhorar o seu sucesso oncológico, diminuir o tempo de internação e complicações e oferecer melhor qualidade de vida aos pacientes. Para isso, deve-se rotineiramente mensurar as variáveis envolvidas (dias de internação, taxa de complicação etc.) e confrontar esses dados com as evidências mais atuais de literatura. Com isso, é possível sistematizar toda a atividade assistencial para que os resultados sejam cada vez mais uniformes e melhores.

REFERÊNCIAS BIBLIOGRÁFICAS

1. Brasil. Ministério da Saúde. Instituto Nacional de Câncer. Estimativa 2023: incidência de câncer no Brasil [Internet]. Rio de Janeiro: INCA; 2022. Disponível em: https://www.inca.gov.br/sites/ufu.sti.inca.local/files/media/document/estimativa-2023.pdf. Acesso em: 2024 Jul.
2. Costa CV, Ribeiro FF, Lima RM. Perfil socioeconômico de pessoas com câncer de laringe e cavidade oral em tratamento no Instituto Nacional de Câncer. Rev Bras Cancerol [Internet]. 2023 Jun 21 [Acesso em: 2024 Jan 17];69(3):e-013566.
3. Kehlet H, Moensen T. Hospital stay of 2 days following open sigmoidectomy with a multimodal rehabilitation programme. Br J Surg [Internet]. 1999 [Acesso em: 2024 Jul];86:227-30
4. Coyle MJ, Main B, Hughes C, Craven R, Alexander R, Porter G, Thomas S. Enhanced recovery after surgery (ERAS) for head and neck oncology patients. Clin Otolaryngol [Internet]. 2016 Apr [Acesso em: 2024 Jul];41(2):118-26.
5. Nicholson A, Lowe MC, Parker J, Lewis SR, Alderson P, Smith AF. Systematic review and meta-analysis of enhanced recovery programmes in surgical patients. Br J Surg [Internet]. 2014 Feb [Acesso em: 2024 Jul];101(3):172-88.
6. Sjetne IS, Krogstad U, Ødegård S, Engh ME. Improving quality by introducing enhanced recovery after surgery in a gynaecological department: Consequences for ward nursing practice. Qual Saf Health Care [internet]. 2009 Jun [Acesso em: 2024 Jul];18(3):236-40.
7. Adams MT, Chen B, Makowski R, Bevans S, Boseley M. Multimedia approach to preoperative adenotonsillectomy counseling. Otolaryngol Head Neck Surg [Internet]. 2012 [Acesso em: 2024 Jul];146(3):461-6.
8. Kiss N, Loeliger J, Findlay M, Isenring E, Baguley BJ, Boltong A et al. Clinical Oncology Society of Australia: Position statement on cancer-related malnutrition and sarcopenia. Nutr Diet [Internet]. 2020 Sep [Acesso em: 2024 Jul];77(4):416-25.
9. Ottery FD. Patient generated-subjective global assessment. In: McCallum PD, Polisena CG, eds. The clinical guide to oncology nutrition. Chicago: The American Dietetic Association; 2000. p. 11-23.
10. Lambert E, Carey S. Practice guideline recommendations on perioperative fasting: A systematic review. JPEN J Parenter Enteral Nutr [Internet]. 2016 Nov [Acesso em: 2024 Jul];40(8):1158-65.
11. Lidder P, Thomas S, Fleming S, Hosie K, Shaw S, Lewis S. A randomized controlled trial of preoperative carbohydrate drinks and early postoperative nutritional supplement drinks in colorectal surgery. Colorectal Dis [Internet]. 2013 Jun [Acesso em: 2024 Jul];15(6):737-45.
12. Talwar B, Findlay M. When is the optimal time for placing a gastrostomy in patients undergoing treatment for head and neck cancer? Curr Opin Support Palliat Care [Internet]. 2012 [Acesso em: 2024 Jul];6(1):41-53
13. Guidera A, Kelly B, Rigby P, MacKinnon CA, Tan ST. Early oral intake after reconstruction with a free flap for cancer of the oral cavity. Br J Oral Maxillofac Surg [Internet]. 2013 Apr [Acesso em: 2024 Jul];51(3):224-7.
14. Aires FT, Dedivitis RA, Petrarolha SM, Bernardo WM, Cernea CR, Brandão LG. Early oral feeding after total laryngectomy: A systematic review. Head Neck Surg [Internet]. 2015 [Acesso em: 2024 Jul];37(10):1532-5.
15. Agnelli G. Prevention of venous thromboembolism in surgical patients. Circulation [Internet]. 2004 [Acesso em: 2024 Jul];110(24)(suppl 1):IV4-IV12
16. Buesing KL, Mullapudi B, Flowers KA. Deep venous thrombosis and venous thromboembolism prophylaxis. Surg Clin North Am [Internet]. 2015 [Acesso em: 2024 Jul];95(2):285-300.
17. Shuman AG, Hu HM, Pannucci CJ, Jackson CR, Bradford CR, Bahl V. Stratifying the risk of venous thromboembolism in otolaryngology. Otolaryngol Head Neck Surg [Internet]. 2012 [Acesso em: 2024 Jul];146(5):719-24
18. Lee KT, Mun GH. The efficacy of postoperative antithrombotics in free flap surgery: A systematic review and meta-analysis. Plast Reconstr Surg [Internet]. 2015 [Acesso em: 2024 Jul];135(4):1124-39.
19. Rodrigo JP, Alvarez JC, Gómez JR, Suárez C, Fernández JA, Martínez JA. Comparison of three prophylactic antibiotic regimens in clean-contaminated head and neck surgery. Head Neck Surg [Internet]. 1997 [Acesso em: 2024 Jul];19(3):188-93.
20. Liu SA, Tung KC, Shiao JY, Chiu YT. Preliminary report of associated factors in wound infection after major head and neck neoplasm operations - does the duration of prophylactic antibiotic matter? J Laryngol Otol [Internet]. 2008 [Acesso em: 2024 Jul];122(4): 403-8.
21. Kaushal J, Gupta MC, Kaushal V, Bhutani G, Dhankar R, Atri R et al. Clinical evaluation of two antiemetic combinations palonosetron dexamethasone versus ondansetron dexamethasone in chemotherapy of head and neck cancer. Singapore Med J [Internet]. 2010 Nov [Acesso em: 2024 Jul];51(11):871-5.
22. Marsh M, Elliott S, Anand R, Brennan PA Early postoperative care for free flap head and neck reconstructive surgery-a national survey of practice. Br J Oral Maxillofac Surg [Internet]. 2009 Apr [Acesso em: 2024 Jul];47(3):182-5.
23. Coyle MJ, Tyrrell R, Godden A, Hughes CW, Perkins C et al. Replacing tracheostomy with overnight intubation to manage the airway in head and neck oncology patients: Towards an improved recovery. Br J Oral Maxillofac Surg [Internet]. 2013 Sep [Acesso em: 2024 Jul];51(6):493-6.
24. Frank SM, Fleisher LA, Breslow MJ, Higgins MS, Olson KF, Kelly S et al. Perioperative maintenance of normothermia reduces the incidence of morbid cardiac events: A randomized clinical trial. JAMA [Internet]. 1997 Apr 9 [Acesso em: 2024 Jul];277(14):1127-34.
25. Jensen NF, Todd MM, Block RI, Hegtvedt RL, McCulloch TM. The efficacy of routine central venous monitoring in major head and neck surgery: A retrospective review. J Clin Anesth [Internet]. 1995 [Acesso em: 2024 Jul];7(2): 119-25.
26. Danan D, Smolkin ME, Varhegyi NE, Bakos SR, Jameson MJ, Shonka DC Jr. Impact of blood transfusions on patients with head and neck cancer undergoing free tissue transfer. Laryngoscope [Internet]. 2015 [Acesso em: 2024 Jul];125(1):86-91.
27. To EW, Tsang WM, Lai EC, Chu MC. Retrospective study on the need of intensive care unit admission after major head and neck surgery. ANZ J Surg [Internet]. 2002 [Acesso em: 2024 Jul];72(1):11-14.
28. Melo GM de, Ribeiro KC, Kowalski LP, Deheinzelin D. Risk factors for postoperative complications in oral cancer and their prognostic implications. Arch Otolaryngol Head Neck Surg [Internet]. 2001 [Acesso em: 2024 Jul];127(7):828-33.
29. Shih ML, Duh QY, Hsieh CB, Liu YC, Lu CH, Wong CS et al. Bilateral superficial cervical plexus block combined with general anesthesia administered in thyroid operations. World J Surg [Internet]. 2010 Oct [Acesso em: 2024 Jul];34(10):2338-43.
30. Santus P, Gramegna A, Radovanovic D, Raccanelli R, Valenti V, Rabbiosi D et al. A systematic review on tracheostomy decannulation: A proposal of a quantitative semiquantitative clinical score. BMC Pulm Med [Internet]. 2014 Dec 15 [Acesso em: 2024 Jul]:14:201.

CAPÍTULO

216

Acesso Cirúrgico da Via Aérea: Traqueostomias e Cricotireoidostomias

José Vicente Tagliarini

CRICOTIREOIDOSTOMIAS

O manual do Advanced Trauma Life Support (ATLS) especifica que a cricotireoidectomia (CCT) é preferível à traqueotomia para a maioria dos pacientes que necessita de uma via aérea cirúrgica na emergência. Esaa recomendação é fundamentada nos seguintes conceitos: a CCT é mais fácil de realizar, é mais segura, requer um tempo menor e está associada a um menor risco de sangramento (Figura 216.1). Embora esses fundamentos estejam bem definidos na literatura, ainda não é a técnica mais utilizada no manejo cirúrgico das vias aéreas.[1]

Indicações do procedimento para a via aérea de emergência

O paciente deve progredir para uma via aérea cirúrgica de emergência em qualquer uma das seguintes situações:

- Três tentativas totais de intubação endotraqueal, incluindo pelo menos uma realizada por anestesiologista experiente
- Decorreram 10 minutos desde o início da indução de sequência rápida e da injeção de agentes de indução
- A saturação de oxigênio diminuiu para < 65% durante o manejo da via aérea.

Indicações do estado da via aérea de emergência

Em qualquer uma destas situações, a progressão para uma via aérea cirúrgica de emergência deve ser considerada, independentemente das indicações referidas:

- Dessaturação rápida ou dificuldade em manter a saturação de oxigênio durante a ventilação com máscara
- Decisão do médico assistente por necessidade de uma via aérea cirúrgica e que outras tentativas de intubação seriam inúteis.[2]

Técnica cirúrgica da cricotireoidectomia

- Deve-se manter oxigenação através das vias aéreas superiores com ventilação por máscara (assistente)
- Colocar-se do lado esquerdo do paciente se for destro (inverter se for canhoto)
- Realizar uma palpação da laringe para identificar a anatomia e estabilizá-la com a mão esquerda
- Utilizar o dedo indicador esquerdo para identificar a membrana cricotireóidea
- Segurar o bisturi com a mão direita, fazer uma incisão transversal através da pele e da membrana cricotireóidea com a ponta da lâmina virada para si. A incisão deve ser próxima à cartilagem cricoide
- Introduzir uma sonda ou um *bougie* de anestesia com a mão direita, segurando o *bougie* paralelamente ao chão, em um ângulo reto em relação à traqueia. Deslizar a ponta arredondada do *bougie* até a traqueia. Rodar e alinhar o *bougie* com a traqueia do paciente e avançar suavemente até 10 a 15 cm
- Lubrificar a sonda ou o *bougie* e inserir uma cânula de traqueotomia de 6 mm ou uma cânula do *kit* de CCT
- Remover a sonda ou o *bougie* e insuflar o balonete do tubo de traqueotomia; confirmar a ventilação com ausculta pulmonar ou capnógrafo
- Fixar a cânula
- Ventilar o paciente e checar expansão torácica.[3]

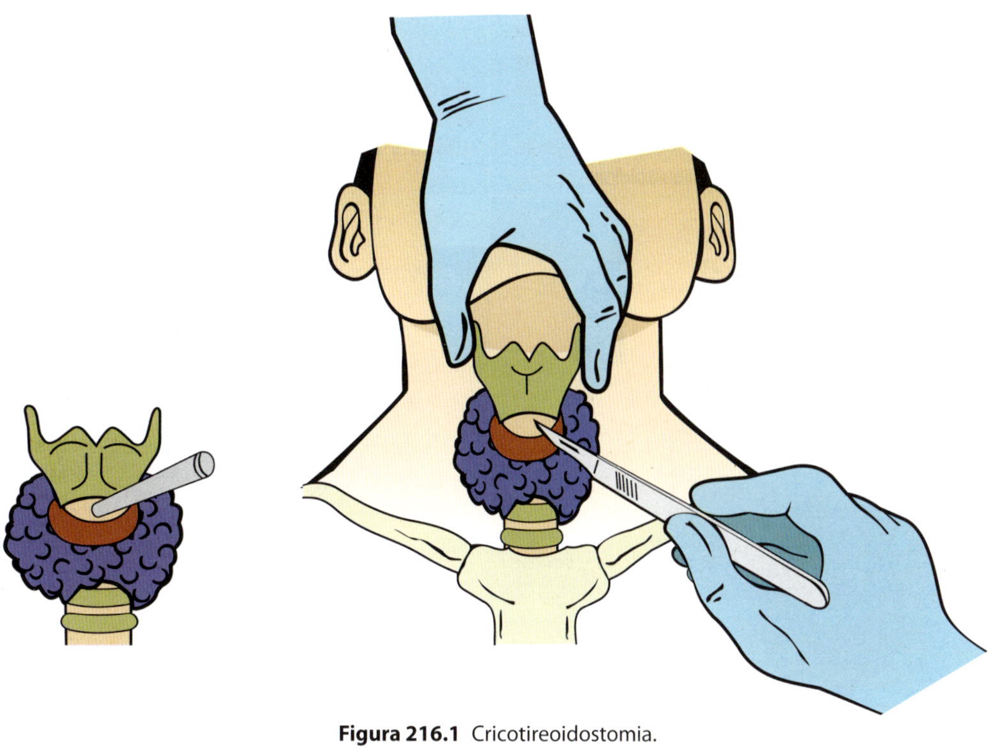

Figura 216.1 Cricotireoidostomia.

TRAQUEOTOMIA

O termo traqueotomia é derivado do grego e significa incisão na traqueia. O termo traqueostomia é derivado do grego e significa abertura permanente na traqueia "estoma".

Histórico

A primeira descrição do procedimento foi identificado no livro sagrado hindu *Rig Veda*, de 2000 a.C. A primeira traqueotomia (TRQ) descrita com sucesso foi realizada em 1546 pelo médico italiano Antonio Musa Brassavola em um paciente com abscesso na laringe. Na metade do século 19, Trosseau descreveu uma série em crianças com difteria com sobrevida de 50 delas. A técnica foi aprimorada e tornou-se sistematizada no trabalho de Chevalier Jackson, que definiu as indicações e a técnica para realizar o procedimento.[4]

Indicações

- Ventilação mecânica de longa permanência
- Falha de desmame
- Obstrução de vias aéreas
- Secreção copiosa.

Contraindicações

- Infecção na pele no local a ser realizada a cirurgia
- Distorção anatômica causada por cirurgia maior da cabeça e pescoço.[4]

Técnica cirúrgica

Para realizar o procedimento, o cirurgião deve ter conhecimento da anatomia da laringe, traqueia, glândula tireoide e musculatura pré-traqueal, como demonstrado na Figura 216.2.

O paciente é posicionado em decúbito dorsal com extensão moderada do pescoço através do uso de um coxim subescapular. Pode ser realizada com anestesia local ou geral. Em paciente sob ventilação, a oxigenação deve ser mantida a 100%. É recomendável a monitorização da frequência cardíaca, pressão arterial e saturação de oxigênio no sangue. O procedimento é realizado preferivelmente como eletivo em sala de cirurgia, embora possa ser realizado no leito de UTI. A traqueotomia deve ser realizada entre o segundo e o terceiro ou entre o terceiro e quarto anéis abaixo da cricoide. Quando a TRQ é muito alta (próximo da cricoide), existe o risco de estenose subglótica. A TRQ muito baixa pode resultar em sangramento por erosão do tronco braquiocefálico.

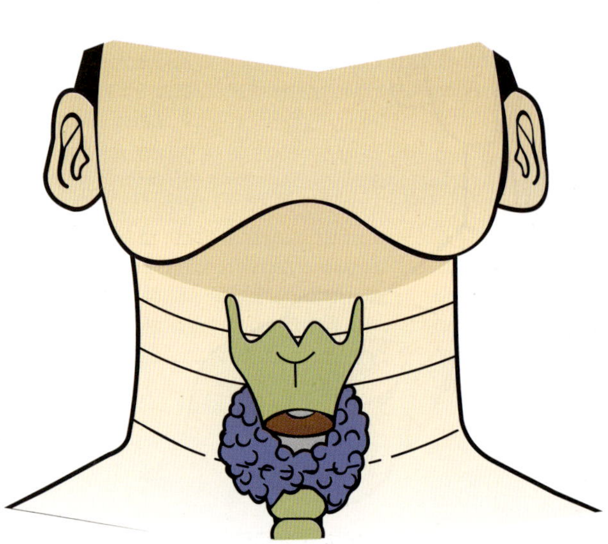

Figura 216.2 Anatomia do pescoço.

A incisão da pele deve ser preferencialmente transversal, medindo entre 3 e 5 cm, e realizada 1 cm abaixo do bordo inferior da cartilagem cricoide.

Procede-se à dissecção romba na linha média através do subcutâneo e divulsão da musculatura pré-traqueal (músculo esternoióideo e tireóideo), como demonstrado na Figura 216.3. Efetua-se a exposição da tireoide, seguida por divulsão abaixo do istmo da tireoide, expondo os três primeiros anéis da traqueia através do deslocamento superior do istmo (Figura 216.4). Quando não é possível uma boa exposição, procede-se à secção e rafia do istmo da tireoide, permitindo a exposição da traqueia.

A traqueia é aberta por incisão entre o segundo e o terceiro anéis (Figura 216.5) e, a seguir, é inserida uma cânula de TRQ com balão (Figura 216.6).

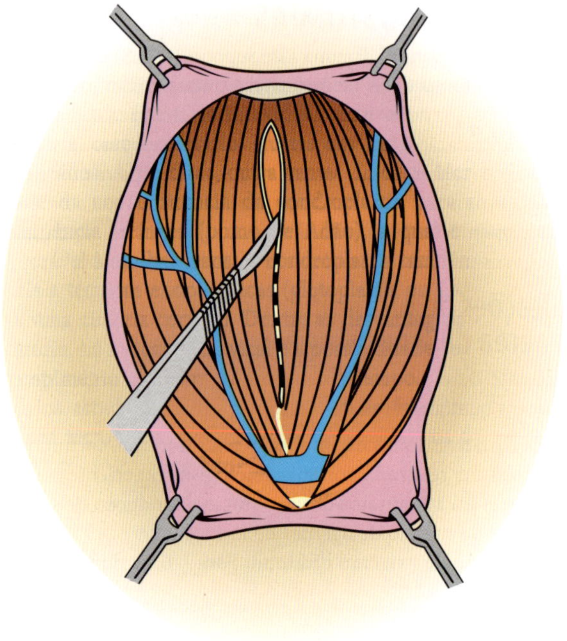

Figura 216.3 Divulsão da musculatura.

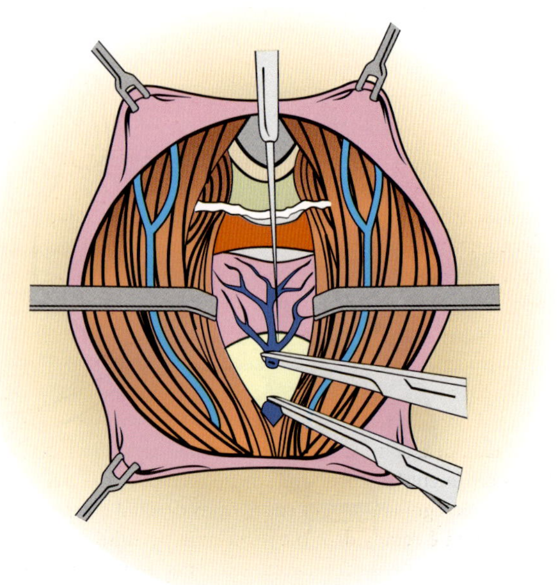

Figura 216.4 Exposição e dissecção do istmo.

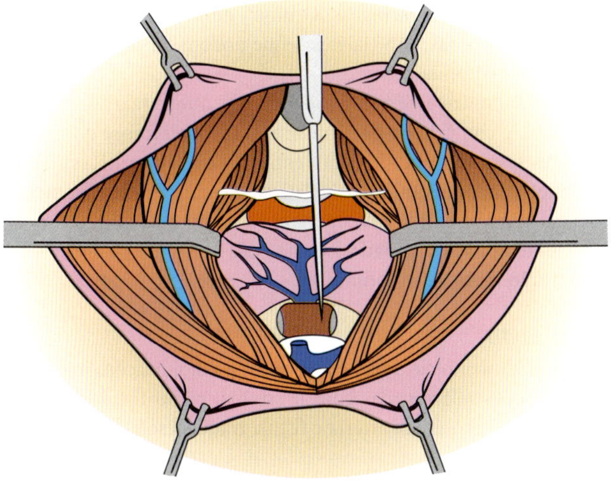

Figura 216.5 Abertura da traqueia.

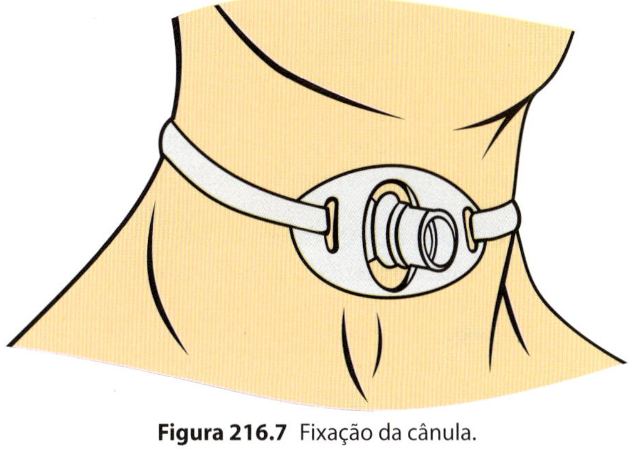

Figura 216.7 Fixação da cânula.

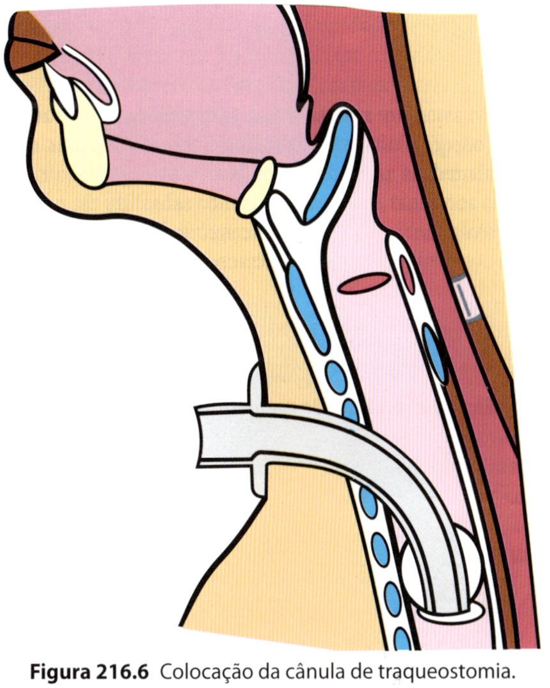

Figura 216.6 Colocação da cânula de traqueostomia.

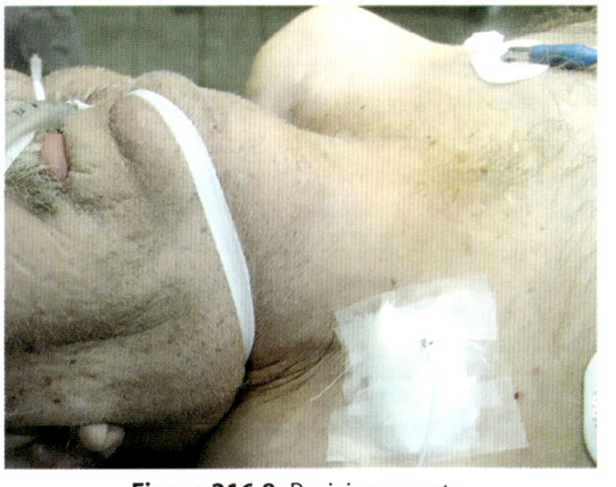

Figura 216.8 Posicionamento.

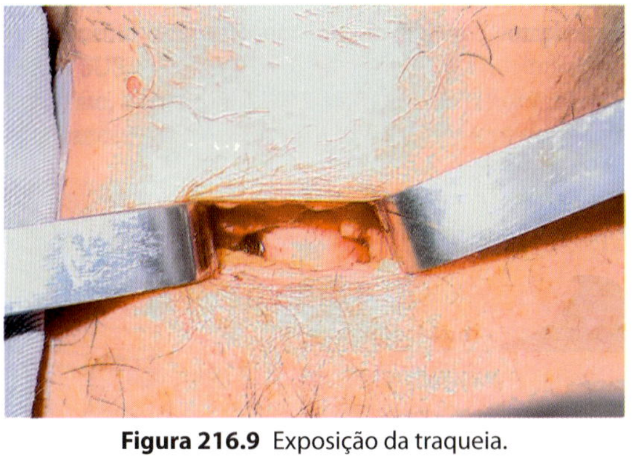

Figura 216.9 Exposição da traqueia.

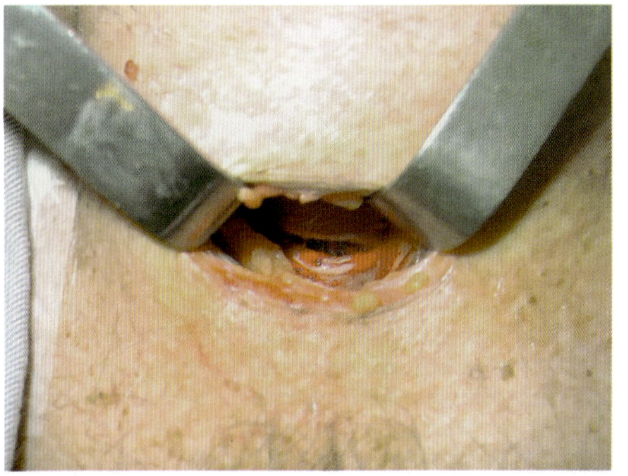

Figura 216.10 Incisão entre o segundo e o terceiro anéis da traqueia.

A cânula é fixada no local com pontos de *nylon* e/ou com fita que acompanha a cânula (Figura 216.7).[4,5]

Na Figura 216.8, observa-se um paciente posicionado em decúbito dorsal horizontal com coxim subescapular e com hiperextensão do pescoço. A Figura 216.9 mostra exposição traqueal através de afastamento superior do istmo da tireoide, e a Figura 216.10 mostra a incisão horizontal da traqueia entre o segundo e o terceiro anéis. O Video 216.1 demonstra o procedimento.

Traqueotomia por dilatação percutânea

Descrita por Ciaglia et al., em 1985,[6] a técnica realiza uma punção inicial da traqueia, seguida de dilatação progressiva da abertura inicial criada pela agulha, utilizando-se uma série de dilatadores.

O procedimento envolve uma pequena incisão na pele e introdução de uma agulha na traqueia, através da qual é inserido o fio-guia. A agulha é removida e o cateter-guia permite a dilatação da abertura através de um ou vários dilatadores com diâmetros progressivos e posterior inserção da cânula de traqueotomia. Recomenda-se a utilização sob visualização com auxílio de um broncoscópio flexível para conduzir o procedimento com segurança (Figura 216.11). Pode ser realizado no leito de UTI e, portanto, diminui o risco do transporte para o centro cirúrgico que apresenta chance de desestabilização do paciente em UTI.[3,6] O *kit* de traqueotomia percutânea inclui bisturi, agulha para punção traqueal, fio-guia, dilatadores traqueais e uma cânula com balonete (Figura 216.12).

Escolha da cânula adequada

As cânulas têm forma, diâmetro e comprimento diferentes. Podem ser de metal ou plástico. É recomendado colocar inicialmente uma cânula com balão Shiley® ou Portex®. A primeira troca deve ser realizada, se possível, após 3 dias, tempo necessário para a formação do estoma. Deve-se sempre antecipar uma troca difícil de cânula, realizada com uso de afastadores, foco de luz e caixa cirúrgica. Recomenda-se, também, material de intubação orotraqueal disponível no local, sobretudo para crianças.[4,5]

Vantagens e desvantagens da traqueotomia em relação aos tubos orotraqueais

Vantagens

O espaço morto contido na via aérea superior (VAS) e vias torácicas é de 150 mℓ no adulto, bem maior que o volume contido na cânula de traqueotomia de 5 mℓ. Entretanto, a diferença de volume interno entre a cânula de traqueotomia e o tubo endotraqueal é menor que 20 mℓ, e essa pequena diferença pode influenciar de forma significativa o funcionamento pulmonar. Uma razão mais plausível para facilitar o desmame pode ser a redução do esforço respiratório causado por diminuição da resistência de fluxo. Sabe-se que em todas as condições o esforço é menor no tubo traqueal que no tubo endotraqueal com o mesmo diâmetro interno. A diferença aumenta com o aumento do fluxo inspiratório. Foi confirmado também que a pressão positiva intrínseca final (PEEP) foi reduzida após a traqueotomia.[6]

Além da melhora do mecanismo respiratório, outras vantagens incluem:

- Redução de lesões laríngeas. O tubo endotraqueal pode causar lesões severas nas VAS (laringe), que podem ser prevenidas por uma traqueotomia precoce
- Melhora a nutrição e a mobilidade, e permite a fala
- Melhora o conforto do paciente. Em UTI, observou-se que os pacientes traqueotomizados em ventilação mecânica necessitaram de menor administração de sedativos, ficaram um tempo menor em sedação profunda e recuperaram a autonomia mais cedo
- Paciente pode ser cuidado fora da UTI
- Remoção de secreção pulmonar.

Desvantagens

É um procedimento cirúrgico com possíveis complicações imediatas e complicações relacionadas com o estoma, como fístula traqueoinominada por erosão da artéria e fístula traqueoesofágica.[4,5]

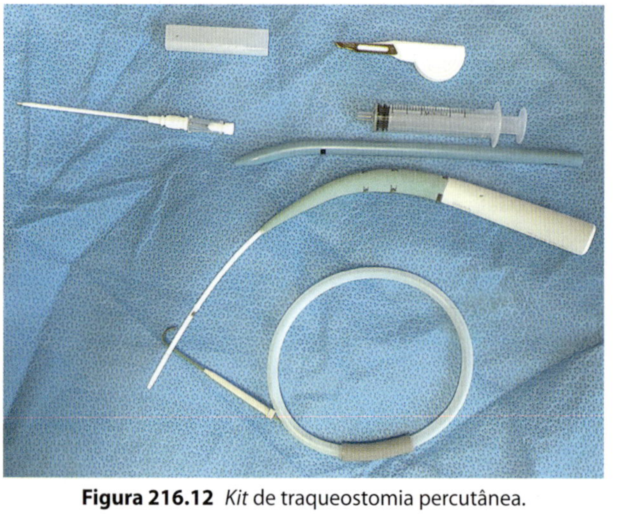

Figura 216.12 *Kit* de traqueostomia percutânea.

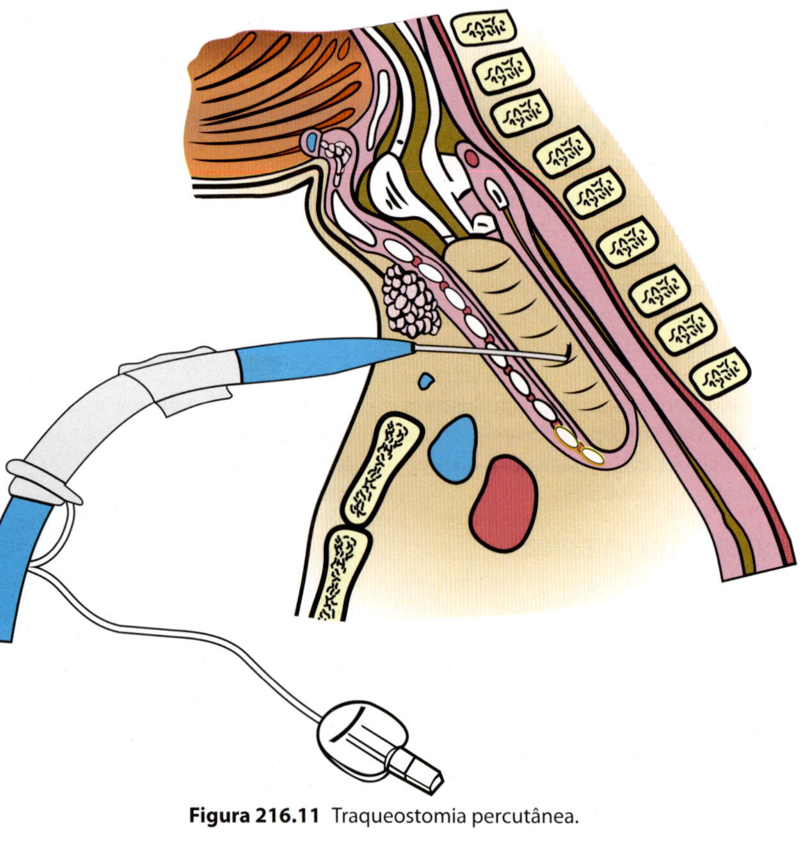

Figura 216.11 Traqueostomia percutânea.

Complicações

Existem complicações relacionadas com o procedimento e as relacionadas com a presença da cânula. As complicações tardias são difíceis de categorizar e quantificar por falta de acompanhamento.

Complicações precoces

- Hemorragia: pequenos sangramentos podem ser controlados por tampão ou insuflação do balão. Sangramento mais intenso necessita de reoperação, e a incidência relatada é de 5%
- Infecção cirúrgica: o procedimento é considerado como potencialmente contaminado. O uso de antibiótico profilático não é justificado. Infecções da ferida são pouco frequentes e necessitam apenas de cuidado local. Na presença de infecção com necrose traqueal, realiza-se a conversão para intubação orotraqueal e desbridamento do tecido envolvido
- Enfisema subcutâneo: pode ser causado pela pressão excessiva na ventilação ou tosse com uma ferida suturada ou com tampa. A prevenção é feita evitando-se suturas e colocação de tampão compressivo. O enfisema se resolve espontaneamente em poucos dias. Uma radiografia do tórax é necessária para afastar a possibilidade de pneumotórax
- Obstrução da cânula: o tubo pode ser obstruído por muco, coágulos, deslocamento para fora da traqueia ou contato da ponta do tubo contra a parede traqueal. Observa-se falha em reestabelecer uma ventilação adequada após aspiração de secreção através de cânula de aspiração. A falsa rota pode ocorrer durante a colocação da cânula na cirurgia ou por deslocamento precoce dela nos primeiros 5 dias após a cirurgia, causando uma emergência respiratória. Uma intubação orotraqueal deve ser realizada quando a traqueotomia não pode ser reestabelecida e colocada outra cânula imediatamente.[4]

Complicações tardias

Disfagia

Os fatores que provocam a dificuldade na deglutição são a diminuição da elevação da laringe decorrente da presença da cânula, compressão esofágica por balonete da cânula.

Estenose traqueal

Ocorre entre 1 e 2%, e é provocada por isquemia, desvascularização e erosão da traqueia. As causas incluem o uso de balonete de alta pressão, angulação forçada ou tração de um tubo mais rígido ou hiperinflação do balonete. A estenose pode ocorrer ao nível do estoma, no local do balonete ou no local onde está a ponta do tubo traqueal.

Fístula traqueo-inominada

Esta complicação é rara (0,7%). Descrita como resultado direto da pressão da cânula contra a artéria. Os fatores de risco são TRQ baixa, balonete de alta pressão e movimentos excessivos da cabeça ou do tubo de traqueotomia. A sobrevida é de 25%. Medidas preventivas incluem colocação adequada do tubo de traqueotomia ao nível do segundo ou terceiro anéis, evitar hiperextensão excessiva ou prolongada do pescoço, uso de tubos reajustáveis de TRQ (cânula de Shiley Obeso) e sistema e extensão leve para evitar tracionar a cânula.

Fístula traqueoesofágica

É uma complicação rara e ocorre em menos de 1% dos casos. A causa é iatrogênica devido à erosão da parede posterior da traqueia por pressão do balonete, mas um ângulo reto no tubo pode causar pressão contra a parede posterior da traqueia. É mais comum quando existe uma sonda nasogástrica no esôfago. O tratamento da fístula é realizado por incisão cervical, e a correção da fístula feita depois da interposição de retalho de tecido muscular viável entre traqueia e esôfago. A fístula traqueoesofágica pós-intubação é, geralmente, tratada com ressecção e anastomose traqueal ou laringotraqueal e fechamento primário do esôfago.

Granuloma traqueal

Granulomas podem ser resultado de reação a corpo estranho ao tubo ou partes especificas dele. São mais comuns em tubos fenestrados e em crianças. Devem ser removidos com ressecção endoscópica sob anestesia.

Fístula traqueocutânea ou estoma persistente

Resultam quando o tubo permaneceu posicionado por período prolongado, permitindo a epitelização entre a pele e a mucosa traqueal. Entretanto, o orifício pode ser bem pequeno por causa da contratura da cicatriz. Pode incomodar o paciente, levando, muitas vezes, à correção cirúrgica.[4]

Manejo da traqueotomia

Cuidados de enfermagem

A cânula colocada após a cirurgia é fixada de forma segura com pontos de *nylon* na pele, e deve permanecer por 3 a 5 dias nessa posição para permitir a formação do trajeto do traqueostoma. A ferida cirúrgica deve ser limpa e seca para prevenir infecção cirúrgica. A troca da cânula antes de 3 a 5 dias apresenta risco de colapso do trajeto e perda da via aérea. A angulação da cânula de traqueotomia deve ser evitada por possibilitar a formação de estenose.

Pressão no balonete

Os balonetes devem ser monitorados para manter a pressão entre 20 e 25 mmHg. Valores maiores ultrapassam a pressão de perfusão capilar e podem resultar em compressão dos capilares da mucosa, causando isquemia da mucosa e consequente estenose traqueal. Pressões baixas (18 mmHg) podem causar formação de sulcos longitudinais no balonete, promovendo microaspiração de secreção coletada acima dele e aumentar o risco de pneumonia hospitalar. A pressão do balonete deve ser monitorada com manômetro próprio e documentada após cada manipulação do tubo. É recomendável desinsuflar o balonete a cada período regular para permitir a perfusão da mucosa no local e melhor limpeza de secreção ao seu redor, mas pouca evidência existe sobre a prática. Para minimizar a lesão da parede da traqueia no local da ponta do tubo traqueal, ele deve ser mantido em posição central, evitando angulação que leva ao contato entre a mucosa traqueal e o tubo. A tração e os movimentos desnecessários devem ser evitados. A curvatura e o comprimento da cânula traqueal devem ser avaliados e deve-se escolher uma cânula proporcional ao diâmetro da traqueia.

Umidificação do ar inspirado

A manutenção de uma via aérea livre através de um tubo de traqueotomia não pode ignorar a função de filtrar, aquecer e umidificar o ar inspirado pela VAS. Nos pacientes traqueostomizados o ar inspirado pode ser muito seco, o que causa mudanças patológicas na via aérea inferior, podendo levar a uma lesão da mucosa, perda do transporte mucociliar e espessamento das secreções. Essas mudanças podem aumentar o risco de infeções do trato respiratório inferior e provocar obstrução da via aérea por formação de rolha de muco. O argumento fisiopatológico é necessário para que o gás entregue através da TRQ seja umidificado e aquecido. Várias técnicas são utilizadas com esse objetivo.

Aspiração da secreção

A aspiração não é confortável e está associada a complicações ventilatórias, como colapso da via aérea e desrecrutamento alveolar.

Deve ser efetuada quando necessário. A frequência é determinada por vários fatores, como, viscosidade e quantidade do muco, *performance* muscular e neurológica e presença ativa de reflexo e esforço de tosse. A VAS deve ser aspirada periodicamente para remover a secreção e minimizar a estase de secreção acumulada acima do balonete, com subsequente aspiração para a via aérea inferior. A aspiração traumática deve ser evitada por estar associada a lesão da mucosa e inflamação, que podem induzir sangramento no brônquio e risco de obstrução da via aérea.

Comunicação

Em paciente ventilado-dependente que necessita de ventilação com volume corrente baixo, pode ocorrer uma voz sussurrada durante períodos de desinsuflação parcial do balonete, que melhora a função da deglutição se a presença de estase de secreção acima é pequena. Após a remoção da ventilação mecânica, pode ser utilizada uma válvula de fala.

Nutrição

A presença de uma traqueotomia permite uma nutrição oral, mas também interfere com a alimentação porque dificulta o mecanismo da deglutição e o controle da via aérea. Como atrapalha a elevação da laringe durante a deglutição, o balonete muito insuflado pode comprimir a luz do esôfago. Entre 20 e 70% dos pacientes que necessitam do uso crônico de traqueotomia apresentam ao menos um episódio de aspiração a cada 48 horas. Para diminuir o risco de pneumonia hospitalar causada por aspiração, os pacientes devem ser posicionados em decúbito com a cabeça elevada a 45º durante os períodos em que recebe a dieta por sonda. A alimentação oral deve ser supervisionada por cuidadores e o paciente avaliado para aspiração ou regurgitação. Em paciente com permanência prolongada em UTI ou antecipada disfunção da deglutição, uma avaliação da deglutição deve ser realizada por fonoaudiólogo capacitado ou realizar uma avaliação endoscópica da deglutição.

Tempo de UTI versus indicação de traqueotomia

O tempo de UTI e a sua indicação influenciam as indicações da traqueotomia. Devido à presença de balonete de grande volume e baixa pressão ser usado nas cânulas de intubação e de traqueotomia, a decisão do tempo mais apropriado para realizar a traqueotomia em pacientes com ventilação mecânica deve levar em conta dois problemas: a possibilidade de lesão laríngea importante com o uso prolongado do tubo endotraqueal *versus* a frequência de complicações relacionadas com o estoma após a traqueotomia. Uma revisão sistemática com metanálise de cinco estudos com os dados de 406 indivíduos foi realizada, e demonstrou que a traqueotomia precoce em paciente crítico adulto que necessita de ventilação mecânica prolongada reduz significativamente a duração do tempo de ventilação mecânica e o tempo de permanência na UTI. A traqueotomia por dilatação percutânea é o procedimento de escolha para realizar a traqueotomia eletiva em paciente em UTI. Deve ser realizada com controle endoscópico.

Decanulação

A remoção da cânula após TRQ indicada por obstrução de vias aéreas superiores deve ser realizada após assegurar através de avaliação endoscópica da sua permeabilidade. A remoção em paciente com falha de extubação por ventilação mecânica prolongada pode ser considerada se o paciente está clinicamente estável, não tem transtornos psiquiátricos, tem deglutição adequada e é capaz de expectorar.

Critérios de decanulação

- Gasometria estável
- Ausência de desconforto respiratório
- Estabilidade hemodinâmica
- Ausência de febre ou infecção ativa
- $PaCO_2 < 60$ mmHg
- Ausência de delírio ou doença psiquiátrica
- Endoscopia normal ou estenose < 30%
- Deglutição adequada
- Capacidade de expectorar.[4]

Traqueotomia na infância

A realização de TRQ nas crianças começou a ter maior importância durante a epidemia de poliomielite que atingiu preferencialmente a população pediátrica. A indicação primária para crianças era a obstrução das VASs secundárias à infecção aguda. Nos últimos 40 anos, ocorreu um declínio do número das infecções que causam obstrução das VASs com o aparecimento de vacinas contra vários agentes de infecções virais e bacterianas (difteria, tétano e epiglotite) e ao mesmo tempo ocorreu o desenvolvimento da UTI pediátrica e o uso de intubação orotraqueal, reduzindo a necessidade de indicação da TRQ nessas patologias. Atualmente, as indicações para TRQ pediátrica mais frequentes são insuficiência respiratória crônica com dependência de ventilador, deficiência neurológica, anomalias congênitas das vias aéreas, anomalias craniofaciais, trauma e imobilidade de pregas vocais.

Mais de 80% das crianças submetidas a TRQ têm várias comorbidades crônicas que impossibilitam a decanulação. Essas crianças frequentemente permanecem com TRQ por meses a anos, e demandam cuidados hospitalares e fora do hospital complexos. Para as crianças dependentes com comorbidades, o custo de hospitalização é alto quando comparado com crianças sem traqueotomia. Mais de 4.800 TRQs pediátricas são realizadas a cada ano nos EUA. A melhora da sobrevida em hospital com grande volume de casos ou especializados em crianças tem sido relatada. Os custos associados a hospitalização por TRQ são altos para o sistema de saúde e para os familiares. Muitas vezes, hospitalizações prolongadas são necessárias para o tratamento, cuidado e vigilância.

A mortalidade geral associada a TRQ tem diminuído de forma significativa; no entanto, existe uma taxa expressiva de complicações, que atualmente é em torno de 20%. Embora as complicações maiores, como morte e decanulação acidental, tenham riscos bem conhecidos, a incidência tem diminuído nas últimas três décadas e hoje chegam a 0 e < 1%, respectivamente. Isso tem sido atribuído à rotina de uso de suturas de reparo no traqueostoma dos pacientes para facilitar a troca e recolocação da cânula. Taxas de complicações associadas a TRQs pediátricas são variáveis na literatura, e estão entre 11 e 51%.

Com o refinamento da técnica cirúrgica (incisão vertical do segundo e terceiro anéis e pontos de reparo da traqueia), a mortalidade e as complicações graves diminuíram bastante. Complicações relacionadas com ferida cirúrgica são as mais frequentes atualmente. As cânulas são fixadas de forma confortável, mantendo um espaço entre a pele e o nó no cadarço de fixação de forma que exista um equilíbrio entre a necessidade de manter a cânula no local e que não cause muita pressão sobre a pele do pescoço. Utilizam-se cânulas Portex® e Shiley®, sendo esta última uma cânula de longa permanência. O cadarço de fixação, a umidade presente na ferida, o pescoço curto da criança e a proximidade de secreções da cavidade oral contribuem para uma inflamação crônica da pele ao redor do tubo de traqueotomia.

Complicações iniciais da ferida são reconhecidas por eritema e palidez na pele, que podem progredir até uma ulceração franca. O cuidado da TRQ no período pós-operatório é realizado por enfermeiros e fisioterapeutas, e é variável e depende da capacitação dos cuidadores e do nível de conforto em realizar o manejo da via aérea cirúrgica. O medo da decanulação acidental pode conduzir à hesitação em manipular a cânula de TRQ e causar cuidados insuficientes do estoma. A ferida da TRQ pode ser classificada como uma úlcera de pressão, e as complicações maiores e morte são raras, mas as complicações relacionadas com o cuidado insuficiente são frequentes. A ruptura da pele periestomal e o desenvolvimento do granuloma podem ocorrer em qualquer momento no pós-traqueotomia. O exame minucioso e periódico do estoma procurando por complicações locais ou úlceras é sempre necessário.[7-9]

O Vídeo 216.2 demonstra um neonato que apresenta atresia de coana associada a encefalocele. O paciente foi submetido a traqueotomia de acordo com a técnica descrita.

CONSIDERAÇÕES FINAIS

Consideramos a TRQ um procedimento básico tanto para a formação de um otorrinolaringologista como de um cirurgião de cabeça e pescoço. Os especialistas dessas áreas devem estar sempre preparados para a realização de CCT e TRQ em centro cirúrgico, UTIs e, quando solicitado, em salas de urgências.

Por serem qualificados com conhecimentos sobre anatomia, fisiologia, fisiopatologia das doenças das VASs faz-se necessário incorporar o conceito do especialista em ser "guardião das vias aéreas superiores".

A TRQ é um procedimento que requer atenção do cirurgião quanto à indicação, ao momento que deve ser realizado, às comorbidades presentes, à realização do procedimento, ao pós-operatório e saber conduzir as complicações. Com esses preceitos, a cirurgia pode ser considerada segura e favorecer a melhora dos pacientes.

REFERÊNCIAS BIBLIOGRÁFICAS

1. ATLS Advanced trauma life support for doctors ATLS: Manuals for coordinators and faculty. 8th ed. Chicago: American College of Surgeons; 2008.
2. Dillon JK, Christensen B, Fairbanks T, Jurkovich G, Moe KS. The emergent surgical airway: Cricothyrotomy vs tracheotomy. Int J Oral Maxillofac Surg [Internet]. 2013 Feb [Acesso em: 2024 Jul];42(2):204-8.
3. Stevenson S, Smart N. Front-of-neck airway: Percutaneous tracheostomy and cricothyrotomy. Anest Intens Care Med [Internet]. 2023 Feb [Acesso em: 2024 Jul];24(3):158-66.
4. De Leyn, Bedert L, Delcroix M, Depuydt P, Lauwers G, Sokolov Y et al. Tracheotomy: Clinical review and guidelines. Eur J Cardiothorac Surg [Internet]. 2007 Sep [Acesso em: 2024 Jul];32(3):412-21.
5. Kran Y A, Song S, Camacho M, Juang J. Critical care surgical tracheotomy. Oper Tech Otolaryngol [Internet]. 2020 Jun [Acesso em: 2024 Jul];31:e23-e28.
6. Ciaglia P, Frisching R, Syniec C. Elective percutaneous dilatational tracheostomy. A new simple bedside procedure: Preliminary report. Chest [Internet]. 1985 [Acesso em: 2024 Jul];87(6):715-9.
7. Avery O, Jankowski S. Management of and indications for tracheostomy in care of the critically ill patient. Surgery Oxford International Edition [Internet]. 2023. Disponível em: https://doi.org/10.1016/j.mpsur.2023.09.007. Acesso em: 2024 Jul.
8. Çelikal O, Günaydın RO, Akyol MU. Evaluation of the effects of three different tracheotomy techniques on tracheal complications and decannulation. Auris Nasus Larynx [Internet]. 2022 [Acesso em: 2024 Jul];49:670-5.
9. Esianor BI, JIang ZY, Diggs P, Yuksel S, Roy S, Huanq Z. Pediatric tracheostomies in patients less than 2 years of age: Analysis of complications and long-term follow-up. Am J Otolaryngol [Internet]. 2020 Mar-Apr [Acesso em: 2024 Jul];41(2):102368.

CAPÍTULO 217

Aspectos Anatomopatológicos em Câncer de Cabeça e Pescoço

João Figueira Scarini • Gustavo de Souza Vieira • Fernanda Viviane Mariano

INTRODUÇÃO

Os cânceres de cabeça e pescoço representam um desafio complexo na prática clínica, exigindo uma abordagem multidisciplinar abrangente que englobe diagnóstico, tratamento e acompanhamento. Em um contexto em que as opções terapêuticas, especialmente em estágios avançados e recorrentes, podem ser limitadas, a ênfase na detecção precoce torna-se crucial. A obtenção de um diagnóstico tecidual preciso antes do tratamento é imperativa, embora esse desafio seja ampliado nos casos de cânceres pouco diferenciados, para os quais confirmar a natureza e/ou sítio primário do câncer torna-se uma tarefa árdua.

O patologista desempenha um papel central, não apenas na confirmação da presença da doença, mas também na prestação de informações específicas cruciais para a tomada de decisão clínica. Isso inclui a identificação de cânceres associados a vírus, a avaliação do *status* das margens e a determinação precisa da profundidade da invasão tumoral. Procedimentos cirúrgicos, especialmente ressecções complexas, demandam uma atenção especial para garantir a precisão no diagnóstico anatomopatológico.

É imprescindível uma revisão imediata da amostra com o patologista, proporcionando orientações sobre margens sensíveis e identificação de defeitos cirúrgicos. Além disso, a equipe cirúrgica deve estar atenta ao tempo de isquemia fria, período em que o tecido é privado de suprimento sanguíneo após a remoção do corpo. Durante esse intervalo, as células podem sofrer alterações, afetando a qualidade do tecido para análises posteriores. A recomendação atual da American Society of Clinical Oncology: College of American Pathologists (ASCO/CAP) estabelece um tempo de isquemia fria mínimo de ≤ 1 hora, enfatizando a importância de fixar o espécime de ressecção o mais rápido possível. Quanto aos fixadores, recomenda-se o uso de formaldeído 10% tamponado ao enviar biopsias de consultórios para laboratórios de patologias. Em ambientes hospitalares, o uso de fixadores ideais geralmente já é padronizado, garantindo a preservação adequada do tecido durante o processamento laboratorial.

Neste capítulo, destacam-se os aspectos anatomopatológicos mais importantes nos cânceres de cabeça e pescoço mais comuns, com o objetivo de fornecer uma compreensão abrangente e detalhada dessas neoplasias. A análise minuciosa desses aspectos é essencial para a correta classificação, estadiamento e tomada de decisões clínicas personalizadas no manejo de condições clínicas desafiadoras.

CARCINOMA DE CÉLULAS ESCAMOSAS DA CABEÇA E PESCOÇO

O diagnóstico do carcinoma de células escamosas da cabeça e pescoço (CCECP) é estabelecido por meio de biopsia do tumor primário e/ou da massa cervical suspeita. Geralmente, a confirmação é obtida por histopatologia convencional com coloração de hematoxilina e eosina. Em casos mais desafiadores, a imuno-histoquímica pode ser necessária para validar a origem epitelial.

Características histopatológicas comuns

Devido ao CCECP ter origem no epitélio estratificado da mucosa aerodigestiva superior, o espectro histopatológico é definido pela extensão da atipia celular e diferenciação escamosa (Figura 217.1). Um tumor bem diferenciado assemelha-se ao epitélio estratificado, com células maduras organizadas em camadas e queratinização irregular, manifestando-se como uma "pérola de queratina". O tumor infiltra o tecido conjuntivo subepitelial formando ninhos e cordões coesos. Por outro lado, um tumor pouco diferenciado é caracterizado por células imaturas, pleomorfismo nuclear e mitoses atípicas, com mínima ou nenhuma estratificação ou queratinização organizada. A aparência microscópica varia conforme a diferenciação tumoral, mas o CCECP clássico é moderadamente diferenciado.

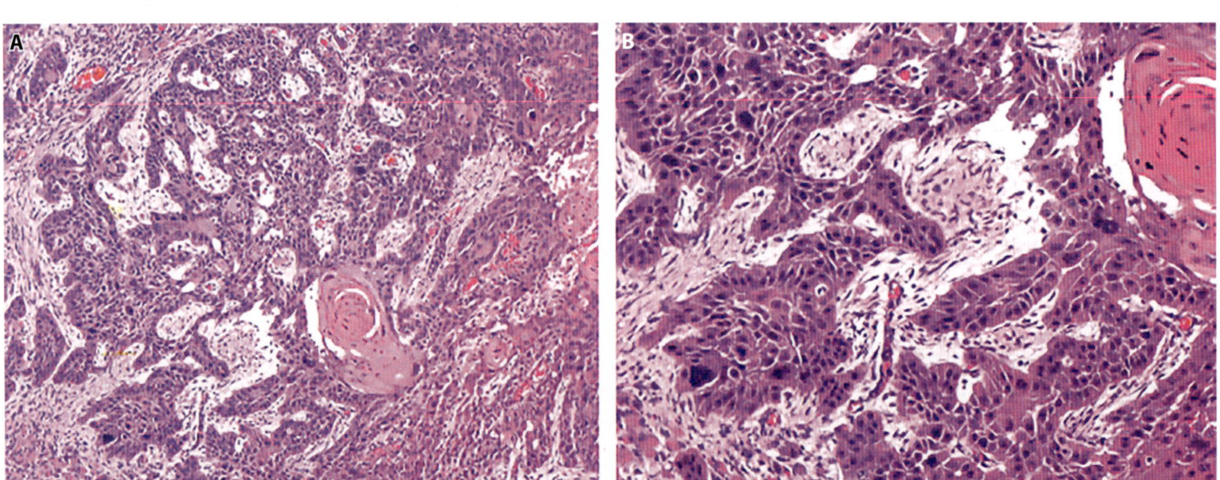

Figura 217.1 Carcinoma de células escamosas. **A.** Em menor aumento, é possível observar a proliferação tecidual invadindo o tecido conjuntivo adjacente, apresentando áreas focais bem diferenciadas, caracterizadas pela produção de pérolas de queratina; **B.** Em maior aumento, observa-se a presença de numerosas atipias celulares, incluindo pleomorfismo celular e nuclear, e hipercromatismo.

Histologicamente, a progressão de um CCECP invasivo segue uma sequência ordenada de etapas, começando com hiperplasia de células epiteliais, seguida por displasia (leve, moderada e grave) e, finalmente, carcinoma invasivo. A displasia escamosa refere-se a alterações neoplásicas do epitélio superficial antes da invasão dos tecidos conjuntivos subepiteliais, incluindo organização celular anormal, aumento da atividade mitótica e aumento nuclear com pleomorfismo. No entanto, a maioria dos pacientes com diagnóstico de CCECP não tem histórico de lesão pré-maligna antecedente.

A complexidade do CCECP revela uma heterogeneidade que é influenciada pela localização anatômica e pelo agente etiológico, seja ele um carcinógeno ou um vírus. Nos casos de CCECP associados a papilomavírus humano (HPV), correlacionados com práticas sexuais não seguras, verifica-se uma diferenciação morfológica notável em comparação com os HPVs negativos, frequentemente vinculados ao consumo de álcool e tabaco.

Os CCECPs HPV negativos exibem uma morfologia mais diferenciada, caracterizada pela moderação ou boa diferenciação, com preservação da estratificação e queratinização. Em contraste, os CCECPs HPV positivos, mostram uma morfologia pouco diferenciada ou até mesmo basaloide, evidenciando a ausência de queratinização durante a análise histopatológica.

Importante:

- A preferência do HPV por infectar células basais e parabasais, a expressão de proteínas virais que interferem na regulação celular, e o fato de as células infectadas frequentemente permanecerem em um estado menos diferenciado, não atingindo o estágio de maturação que normalmente envolveria a produção de queratina, são fatores que contribuem para a ausência de queratinização nos tumores induzidos por HPV.

O HPV, responsável pelos CCECPs HPV positivos, demonstra uma habilidade única de infectar células epiteliais basais através de feridas e abrasões. Nas criptas presentes na orofaringe, que são caracterizadas por numerosas invaginações teciduais, um epitélio escamoso reticulado reveste a estrutura, apresentando lacunas e fissuras na membrana basal e na camada basal. Durante a infecção por HPV, a natureza reticulada e fragmentada do epitélio escamoso da cripta facilita o acesso viral às células-tronco, células basais em proliferação e à membrana basal.

Variantes morfológicas

Histopatologicamente, o CCECP pode se apresentar na forma de variantes histológicas, cada uma apresentando características distintivas que tornam o diagnóstico desafiador. A seguir, são apresentadas as variantes mais comuns:

- Variante verrucosa: é caracterizada por apresentar um epitélio escamoso espessado com projeções em forma de "pináculos de igreja", compostos de células escamosas paraceratóticas. Uma distinção notável em relação ao CCECP convencional é observada em seu padrão invasivo, em que a variante verrucosa invade como uma massa escavadora, demonstrando um comportamento de "empurrar" o tecido conjuntivo. Esse padrão invasivo é marcado por bordas amplas e ausência de atipias significativas nas células
- Variante de células fusiformes: caracteriza-se pela proliferação de células fusiformes não coesivas, assemelhando-se mais a um sarcoma do que a um carcinoma
- Variante basaloide: apresenta células basais-*like*, com citoplasma escasso e núcleos escuros, frequentemente pouco diferenciadas e com alto índice mitótico. Estudos recentes indicam que o CCECP basaloide é um grupo misto de carcinomas HPVs positivos e HPVs negativos, sendo a ausência do HPV-16 significativamente associada a diminuição da sobrevida global
- Variante adenoescamosa: possui características morfológicas que variam entre um CCECP convencional e um adenocarcinoma ductal. O componente ductal é especialmente proeminente nas regiões mais profundas do tumor.

Fatores histopatológicos determinantes para tomada de decisão clínica

- Diferenciação do tumor: tumores altamente diferenciados respondem bem à cirurgia, enquanto tumores pouco diferenciados podem exigir abordagens mais agressivas, como quimiorradioterapia
- Profundidade de invasão (DOI): a oitava edição do manual de estadiamento da American Joint Committee on Cancer (AJCC 8E) trouxe uma abordagem inovadora, vinculando o estadiamento T patológico à DOI em tumores da cavidade oral. Essa modificação representa um avanço significativo, proporcionando uma avaliação mais precisa e abrangente do estágio patológico. Desde 2016, os relatórios destacam não apenas a dimensão do tumor, mas também a DOI, no laudo anatomopatológico do CCECP
- Extensão extranodal (ENE): é definida pelo tumor além da cápsula do linfonodo, orienta tratamentos como cirurgia de esvaziamento linfonodal ou radioterapia adjuvante. Na AJCC 8E, tornou-se informação necessária para carcinoma espinocelular (CEC) HPVs negativos
- Invasão neural: indica maior agressividade do tumor e maior probabilidade de disseminação local. O termo "invasão perineural" pode ser visto em laudos anatomopatológicos e refere-se à presença de células tumorais infiltrando os espaços perineurais que circundam os nervos. Além de influenciar decisões terapêuticas, o envolvimento dos nervos pela neoplasia está associado a um maior risco de recorrência e metástases
- Invasão vascular: indica a possibilidade de disseminação do tumor para outras partes do corpo pelos vasos sanguíneos ou linfáticos. Esse marcador de prognóstico desfavorável orienta para estratégias de tratamento mais agressivas
- Margens cirúrgicas: indicam a presença de células cancerígenas, aumentando o risco de recorrência local. A distância precisa das margens em relação ao tumor, a descrição de "margem próxima" e a detecção de *cut-through* (tinta vista nas células tumorais) são elementos essenciais para orientar a necessidade de terapias adicionais.

Marcadores imuno-histoquímicos

Alguns marcadores imuno-histoquímicos auxiliam na distinção do CCECP e de outras neoplasias com apresentações semelhantes. Uma abordagem mais detalhada é apresentada na subseção *Imuno-histoquímica no diagnóstico diferencial entre carcinomas primários e metastáticos da região de cabeça e pescoço* deste capítulo.

- Pancitoqueratina (AE1/AE3): auxilia na identificação da origem do tumor, é essencial para diferenciar o CCECP de outras neoplasias
- Marcadores de diferenciação escamosa: anticorpos para citoqueratina (CK) 5, CK-6 e p63 são empregados para a caracterização do CCECP. Esses marcadores auxiliam na determinação da diferenciação escamosa do tumor
- Ki-67: a expressão de Ki-67 é um marcador que indica a taxa de proliferação celular. Esse dado é fundamental para avaliar o potencial agressivo do tumor
- p16: a expressão de p16 é reconhecida como uma ferramenta diagnóstica útil e um indicador prognóstico para carcinomas da orofaringe. Com a oitava edição do Manual de estadiamento AJCC, o relato do *status* relacionado com HPV, geralmente via positividade p16, tornou-se necessário para carcinomas de orofaringe e carcinomas de origem desconhecida.

Importante:

- É importante destacar que, até o momento, o p16 não é considerado um marcador diagnóstico ou prognóstico útil em locais da cabeça e pescoço que não sejam a orofaringe.

Assinatura molecular

A análise molecular oferece *insights* cruciais para a personalização do tratamento. Biomarcadores como TP53, EGFR e p16 vêm sendo utilizados como importantes ferramentas para avaliação da progressão da doença, especialmente em um cenário em que novas estratégias terapêuticas utilizando inibidores de tirosina quinase e outras terapias direcionadas passam para ensaios clínicos de fase III. Mais detalhes são discutidos adiante na subseção *Imuno-histoquímica no diagnóstico diferencial entre carcinomas primários e metastáticos da região de cabeça e pescoço* deste capítulo.

Importante:

- A análise anatomopatológica do CCECP é mandatória para um diagnóstico eficaz
- A identificação de características histopatológicas e marcadores moleculares permite uma estratificação mais precisa dos pacientes, facilitando a escolha de terapias personalizadas
- A integração de informações anatomopatológicas no estadiamento e tratamento clínico otimiza os resultados e melhora o prognóstico do paciente.

CARCINOMAS DE GLÂNDULA SALIVAR

A gênese dos carcinomas de glândula salivar é atribuída às células epiteliais ductais (luminais) e mioepiteliais, que desempenham papéis importantes no desenvolvimento dessas neoplasias. As células luminais, com padrão por vezes monótono, alternam entre configurações cúbicas e colunares. Em contrapartida, as células mioepiteliais, responsáveis pela diversidade fenotípica desses tumores, apresentam diferentes estágios de diferenciação citológica, resultando em alterações na produção da matriz extracelular e caracterização de vários padrões arquitetônicos.

As células mioepiteliais possuem potencial para diferenciação em vários tipos celulares: células anguladas ou basaloides, células epiteloides, células claras, células fusiformes e células plasmocitoides, e é comum que tumores com diferenciação mioepitelial revelem mais de um desses tipos celulares diferenciados. Além disso, essas células podem sofrer metaplasia condroide, escamosa e oncocítica, contribuindo para a complexidade e heterogeneidade dessas neoplasias, tornando o diagnóstico ainda mais desafiador.

Neste capítulo, adota-se uma classificação taxonômica dos carcinomas de glândula salivar mais comuns, refletindo o processo de desenvolvimento responsável pela natureza morfológica de cada tumor (Tabela 217.1).

Características macroscópicas

- Tamanho: carcinomas salivares podem variar desde lesões pequenas até massas tumorais expansivas. A configuração da lesão, como sua forma e bordas, é avaliada para determinar a extensão da invasão local
- Consistência e coloração: a consistência do tumor, observada por meio de palpação, pode variar de sólida a cística. Características como firmeza, elasticidade ou presença de áreas necróticas são indicadores importantes. A coloração da lesão também pode variar, apresentando tons que vão desde branco-acinzentados até amarelados, dependendo da composição celular e da presença de componentes necróticos

Tabela 217.1 Classificação taxonômica dos principais carcinomas de glândula salivar.

Célula	Tumor maligno
Epitelial ductal	Carcinoma de células acinares
	Carcinoma do ducto salivar
	Adenocarcinoma, sem outra especificação
	Carcinoma mucoepidermoide
Mioepitelial	Carcinoma mioepitelial
Epitelial ductal e mioepitelial	Carcinoma adenoide cístico
	Carcinoma epitelial-mioepitelial
	Adenocarcinoma polimorfo
	Carcinoma ex-adenoma pleomórfico

- Padrões arquiteturais: a presença de cistos, áreas sólidas, ou aspectos papilares pode fornecer pistas valiosas sobre a diferenciação histológica do carcinoma salivar
- Presença de cápsula: a identificação de uma cápsula ao redor do tumor ou limites bem definidos durante a macroscopia é considerada um indicador positivo, sugerindo um possível controle local da lesão
- Extensão extraparenquimatosa: a extensão extraparenquimatosa macroscópica é o parâmetro necessário para elevar um tumor para T3, mesmo sem avaliação microscópica. O envolvimento ósseo, cutâneo e do nervo facial são parâmetros que definem o estágio T4a.

Características histopatológicas

Tumores originados na célula epitelial ductal

Carcinoma de células acinares

- Destaca-se por ser um tumor bem circunscrito, com cápsula bem aparente
- Exibe muitos tipos celulares: células semelhantes às células acinares serosas (citoplasma granular abundante e basofílico, com núcleo excêntrico arredondado e hipercorado – conferindo um aspecto de "tumor azul"), células vacuoladas, células arredondadas e poligonais não específicas e, menos frequentemente, células claras
- Exibe diferentes padrões arquitetônicos: sólido, microcístico, papilar-cístico e folicular
- Alguns casos podem apresentar proliferação linfoide associada a tumor, com formação de centros germinativos – que podem ser mal interpretadas como metástase em linfonodo
- Pode ser acompanhado por um estroma fibroso ou desmoplasia ao redor das estruturas acinares, embora seja um achado pouco frequente.

Carcinoma do ducto salivar

- Frequentemente visto como componente maligno de um carcinoma ex-adenoma pleomórfico
- Quando *de novo*, apresenta-se como nódulos tumorais (maiores em diâmetro do que os ductos salivares interlobulares) preenchidos por células neoplásicas com pleomorfismo nuclear exuberante e mitoses atípicas
- As células estão dispostas em padrões cribriformes, sólidos e papilares. A arquitetura em um padrão conhecido como "ponte romana" é clássica
- Comedonecrose é evidente
- Desmoplasia, infiltrado inflamatório, invasão perineural e vascular são muito frequentes
- Tendência à invasão local dos tecidos circundantes.

Adenocarcinoma, sem outra especificação

- Termo utilizado para descrever adenocarcinomas que não se enquadram em categorias específicas ou para os quais não há uma especificação morfológica detalhada – portanto, é um diagnóstico de exclusão
- Células com morfologia variável, com uma variedade de padrões de crescimento: ninhos, ilhas, cordões, túbulos e ductos (especialmente nos tumores de baixo grau e grau intermediário)
- Tendência à invasão perineural/linfovascular e invasão local dos tecidos adjacentes
- Podem ter áreas pequenas e focais características de um tumor de glândula salivar específico.

Carcinoma mucoepidermoide

- Espaços císticos de tamanhos variável frequentemente preenchidos por mucina
- Projeções papilares podem estar presentes
- Apresenta três componentes celulares distintos: células escamosas (poligonais, com pontes intercelulares e raramente ceratinização), intermediárias (célula progenitora – pequenas, núcleo basófilo, citoplasma eosinofílico – ou maiores, com núcleo vesicular e citoplasma mais abundante) e mucosas (abundante citoplasma espumoso que se cora + com colorações para mucina) em proporções variáveis
- Células claras compõem aproximadamente menos de 10% de todas as células, mas pode ser um achado dominante
- Proliferação linfoide associada a tumor com ou sem centros germinativos pode ser confundida com doença metastática em linfonodo
- São classificados quanto ao grau histológico e de acordo com os métodos descritos pelo Armed Forces Institute of Pathology (AFIP) em:
  - Baixo grau: mistura de células mucosas, células intermediárias e células epidermoides, componente cístico (> 20%), ausência de invasão neural, necrose ou anaplasia celular, e figuras mitóticas raras (Figuras 217.2 A e 217.2 B)
  - Alto grau: predominância de células intermediárias e epidermoides, sem componente cístico, figuras mitóticas atípicas frequentes, anaplasia nuclear e necrose. Morfologicamente, esse tumor pode simular um CCECP, pois as células mucosas são escassas e difíceis de serem identificadas
  - Grau intermediário: predominância de células intermediárias, formação cística menos proeminente (< 20%), atipia celular pode ou não ser observada.

Tumores originados na célula mioepitelial

Carcinoma mioepitelial

- Tumor frequentemente hipercelular, com células tumorais apresentando morfologia variável: anguladas ou basaloides, epiteloides, claras, fusiformes e plasmocitoides
- Por definição, estruturas semelhantes a ductos não são vistas
- Os padrões de crescimento variam de nodular a difuso, com células tumorais dispostas em ninhos, lençóis ou cordões
- O estroma pode ser mucoide ou mixoide devido ao acúmulo de proteoglicanos, e a lâmina basal pode estar presente
- Tecido cartilaginoso é raro, e a presença de figuras mitóticas, incluindo formas atípicas, é comum
- A necrose é incomum, podendo estar associada a procedimentos como biopsia ou punção aspirativa por agulha fina (PAAF)
- A diferenciação escamosa é rara
- Há a possibilidade de surgir como o componente maligno de um carcinoma ex-adenoma plemórfico, que inclui ductos.

Importante:

- Neste contexto, é relevante ressaltar o carcinoma epitelial-mioepitelial, que se diferencia do carcinoma mioepitelial por apresentar uma morfologia tubular bifásica em lóbulos. Notavelmente, observa-se uma camada interna composta por uma única fileira de células epiteliais cuboidais a colunares, caracterizadas por citoplasma denso e núcleo redondo a oval. Em contrapartida, uma camada externa é formada por células mioepiteliais, exibindo uma morfologia poligonal com bordas indistintas ou células com núcleo excêntrico e vesicular, além de citoplasma claro.

Tumores originados na célula epitelial ductal e mioepitelial

Carcinoma adenoide cístico

- Tumor composto de células epiteliais (citoplasma eosinofílico) e predomínio de mioepiteliais (citoplasma claro, núcleos angulados com cromatina basofílica grosseira e pequenos nucléolos ocasionalmente observados) em três padrões de crescimento:
  - Cribriforme: células mioepiteliais formam grupamentos sólidos que contêm espaços pseudocísticos (porções do estroma circundadas por células neoplásicas) em seu interior preenchidos por material mucoide-hialinizado – aspecto de "queijo suíço" ou "discagem telefônica" (Figura 217.3)

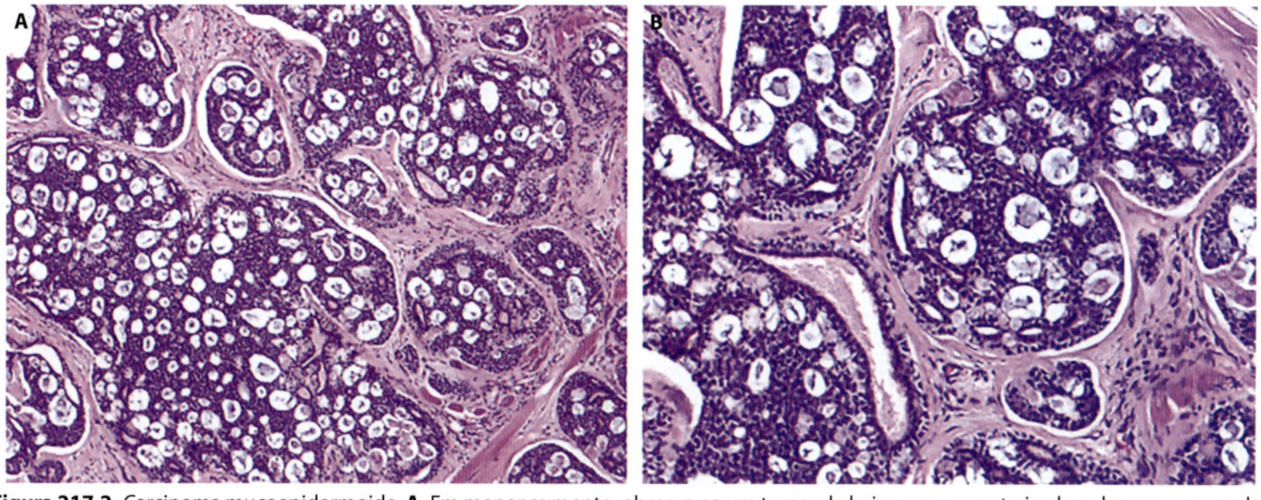

Figura 217.2 Carcinoma mucoepidermoide. **A.** Em menor aumento, observa-se um tumor de baixo grau, caracterizado pela presença predominante de espaços císticos no meio do componente tumoral; **B.** Em maior aumento, o tumor apresenta um componente misto, composto de numerosas células mucosas, além de intermediárias e epidermoides.

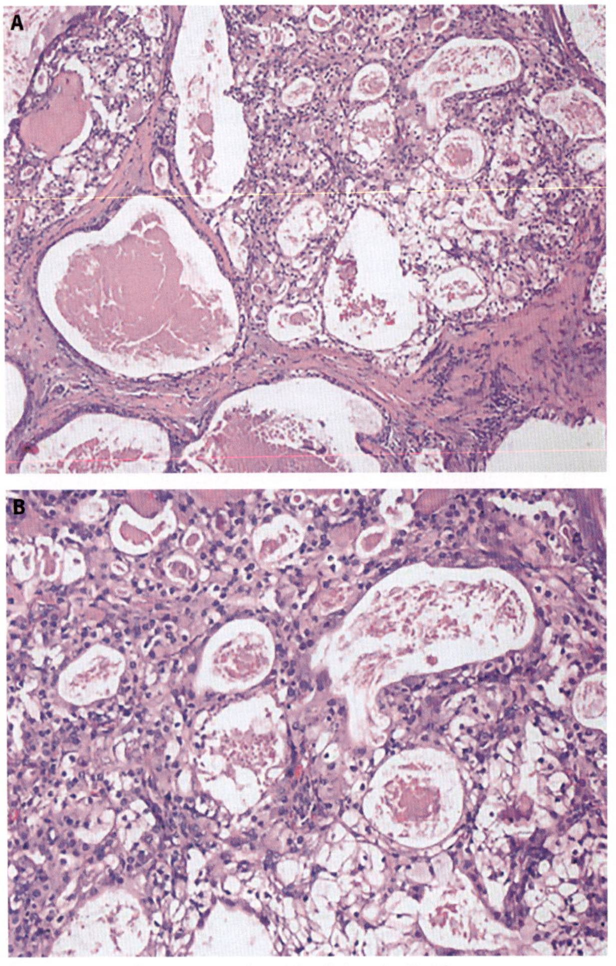

Figura 217.3 Carcinoma adenoide cístico. **A** e **B.** Observa-se um tumor organizado em ilhas, incluindo majoritariamente um padrão cribriforme, preenchido por material mucoide e, em menor frequência, espaços tubulares revestidos de forma luminal por um componente celular epitelial ductal e abluminal por um componente celular mioepitelial.

  - Tubular: dupla população celular (epitelial e mioepitelial) em um arranjo composto de múltiplos pequenos ductos de lúmen mais evidente ou túbulos dentro de um estroma hialinizado
  - Sólido: grandes ilhas ou lençóis celulares com pouca tendência a formação de espaços císticos ou túbulos. É necessário um mínimo de 30% de crescimento sólido observado no tumor. Maior grau de pleomorfismo nuclear é visto nesse subtipo quando comparado aos outros. Atividade mitótica é frequentemente encontrada e necrose pode estar presente
- O tumor pode ser classificado em baixo e alto grau:
  - Baixo grau consiste em grau I (predominantemente tubular, sem componente sólido) e II (predominantemente cribriforme, < 30% sólido)
  - Alto grau consiste em grau III (> 30% componente sólido)
- Invasão perineural é um achado comum, assim como infiltração em tecidos adjacentes (tecido adiposo e muscular), destruindo tecido glandular normal residual.

Adenocarcinoma polimorfo

- Tumor de crescimento infiltrativo, padrão arquitetural diversificado (polimórfico), com áreas sólidas, tubulares, cribriformes, trabeculares, císticas, papilíferas; núcleos uniformes com cromatina fina, clara e homogênea, citoplasma eosinofílico, estabelecidos em uma matriz característica (geralmente azul-acinzentada, e pode ser hialinizada)
- Mitoses discretas e pouco evidentes
- Necrose é rara
- Peculiaridades:
  - Infiltração carcinomatosa em uma aparência de "olho de furacão"
  - Células isoladas na forma de uma "fila indiana" na periferia do tumor (infiltração linear) ou em forma de diminutas estruturas ductais revestidas por uma única camada celular
  - Arranjos celulares enrodilhados em forma de alvo em torno de nervos e vasos
  - Tumores com crescimento infiltrativo exibem infiltração perineural evidente e invasão óssea (especialmente em tumores no palato).

Importante:

- Raramente, os tumores mencionados podem originar-se a partir da transformação maligna de um adenoma pleomórfico preexistente. O diagnóstico do carcinoma ex-adenoma pleomórfico é estabelecido pela identificação de áreas consistentes com um adenoma pleomórfico residual, que não apresenta evidências morfológicas de malignidade, nas proximidades das áreas transformadas. Na ausência dessas características, o diagnóstico de carcinoma ex-adenoma pleomórfico só pode ser confirmado se houver comprovação na história clínica do paciente de um adenoma pleomórfico prévio na mesma região. Destaca-se a importância do diagnóstico desse câncer raro devido ao seu elevado potencial metastático, especialmente em casos em que as áreas malignas atingem estágios avançados.

Fatores histopatológicos determinantes para tomada de decisão clínica

O estadiamento anatomopatológico é conduzido mediante a análise de peças cirúrgicas, e, em alguns casos, biopsias de linfonodos regionais. Tumores que invadem a cápsula geralmente estão associados a um prognóstico desfavorável, enquanto aqueles contidos dentro da cápsula podem apresentar um curso clínico menos agressivo. A identificação de invasão perineural e a presença de metástases linfonodais tornam-se fatores adicionais que exercem uma influência significativa nas decisões clínicas. Na maioria dos carcinomas salivares, observa-se um comportamento biológico intrínseco, não sendo apropriada uma classificação do grau histológico do tumor para orientar o tratamento. Os únicos tipos de carcinoma para os quais existe um sistema de classificação são: carcinoma adenoide cístico, carcinoma mucoepidermoide, adenocarcinoma sem outra especificação e adenocarcinoma polimorfo.

Marcadores imuno-histoquímicos

Neste conjunto de tumores, a imuno-histoquímica desempenha um papel crucial ao auxiliar na identificação de um tipo celular específico, contribuindo para a distinção entre carcinomas constituídos exclusivamente por células epiteliais ductais e/ou mioepiteliais daqueles compostos de ambas. Uma explicação mais aprofundada sobre esse aspecto está na subseção *Imuno-histoquímica no diagnóstico diferencial entre carcinomas primários e metastáticos da região de cabeça e pescoço* deste capítulo.

- Marcadores epiteliais: CK7 é comumente usada para caracterização da população de células epiteliais ductais presentes em cânceres de glândula salivar. A pancitoqueratina AE1/AE3 e o antígeno epitelial de membrana (EMA) também são úteis para confirmar a origem epitelial do tumor e diferenciar entre tipos histológicos
- Marcadores mioepiteliais: os marcadores mioepiteliais mais utilizados e eficazes para a distinção entre as células são: p63, actina de músculo liso, calponina e menos frequentemente CK5/6,

CK14 e p40. A proteína S100 é um marcador útil na identificação de células mioepiteliais, mas uma expressão positiva pode ser vista também nas células epiteliais ductais
- Ki-67: marcador de proliferação celular. A expressão desse marcador fornece informações sobre a atividade proliferativa das células tumorais. Pode ser particularmente útil na identificação de áreas de transformação maligna em tumores benignos, como o adenoma pleomórfico.

Assinatura molecular

Recentemente, os carcinomas das glândulas salivares têm sido minuciosamente analisados do ponto de vista morfológico, e algumas alterações genéticas emergiram como ferramentas diagnósticas essenciais. Destacam-se os rearranjos cromossômicos, como CRTC1-MAML2 e CRTC3-MAML2 em carcinoma mucoepidermoide, fusões MYB-NFIB e MYBL1-NFIB em carcinoma adenoide cístico, modificações em PLAG1 e HMGA2 no carcinoma ex-adenoma pleomórfico, rearranjos NR4A3 no carcinoma de células acinares, e mutações PRKD1 no adenocarcinoma polimorfo. Detalhes adicionais são abordados na subseção *Imuno-histoquímica no diagnóstico diferencial entre carcinomas primários e metastáticos da região de cabeça e pescoço* deste capítulo.

Importante:
- Os desafios persistentes, como a heterogeneidade tumoral e diversidade morfológica, evidenciam a complexidade dessas neoplasias
- A precisa identificação dos padrões histológicos característicos de cada carcinoma, juntamente com a avaliação do envolvimento da cápsula, é fundamental para orientar de maneira eficaz o plano de tratamento
- A abordagem contribui diretamente para decisões terapêuticas e prognósticas mais acuradas por parte da equipe médica encarregada do tratamento do paciente.

CÂNCER DE TIREOIDE

Os carcinomas de tireoide representam um grupo distinto de neoplasias endócrinas que se originam de uma estrutura anatômica encapsulada e organizada em folículos. Histologicamente, a tireoide se constitui por dois grupos celulares principais responsáveis por conduzir a classificação de suas neoplasias, as células foliculares, secretoras de tireoglobulina, e as células parafoliculares, ou do tipo C, secretoras de calcitonina, marcadores importantes para demonstrar sua diferenciação.

A abordagem diagnóstica inicial das neoplasias de tireoide se dá pela avaliação citopatológica, obtida através da punção aspirativa por agulha fina (PAAF), devido à sua acurácia e mínima invasividade. Nesse procedimento, são analisados os índices de atipias celulares presentes a fim de prever as chances de benignidade ou malignidade da referida lesão. Os critérios para reportagem desses índices seguem o sistema de Bethesda, criado a fim de unificar os laudos citopatológicos e possibilitar uma comunicação linear com a clínica. Em sua terceira edição (2023), seis categorias são propostas: (1) material não diagnóstico, (2) benignidade, (3) atipia de significado indeterminado, (4) neoplasia folicular, (5) suspeita de malignidade e (6) malignidade (Tabela 217.2).

Durante a escrita do laudo citopatológico, além de referir a categoria indicada para o caso, sugere-se descrever as suspeitas do citopatologista e possíveis recomendações para o direcionamento do diagnóstico final. Esses dados são fundamentais para possibilitar uma acurada estratificação do risco de malignidade (categorias I a IV < 30%; categorias V e VI > 70%) ou direcionamento clínico-cirúrgico. Ademais, a categorização supracitada, incluindo as recomendações para sua condução, podem ser designadas também para doenças nodulares tireoidianas pediátricas.

A quinta classificação de tumores endócrinos e neuroendócrinos da Organização Mundial da Saúde (OMS), de 2022, incluída na atualização do sistema de Bethesda, propõe uma atualização nas

Tabela 217.2 Categorias diagnósticas referidas pela terceira edição do sistema de Bethesda para reportagem de laudos citopatológicos de tireoide.

Classificação	Possíveis significados	Recomendações para a condução clínico-patológica
1. Material não diagnóstico	• Apenas material fluido cístico • Espécime não celularizada • Outros (sangue, artefatos etc.)	Repetir a PAAF guiada por ultrassom
2. Benignidade	• Consistente para doença folicular nodular (incluindo nódulo adenomatoide, nódulo coloide etc.) • Consistente para tireoidite linfocítica crônica (doença de Hashimoto) • Consistente para tireoidite granulomatosa (subaguda) • Outros	Preservação clínica e ultrassonográfica
3. Atipia de significado indeterminado	• Necessário especificar o tipo de atipia, se nuclear ou de outro tipo	Repetir PAAF, realização de teste molecular, lobectomia diagnóstica ou preservação
4. Neoplasia folicular	• Necessário especificar quando tipo oncocítico	Realização de teste molecular ou lobectomia diagnóstica
5. Suspeita de malignidade	• Suspeita de carcinoma papilífero de tireoide • Suspeita de carcinoma medular de tireoide • Suspeita de carcinoma metastático • Suspeita de linfoma • Outros	Realização de teste molecular, lobectomia ou tireoidectomia subtotal
6. Malignidade	• Carcinoma papilífero de tireoide • Carcinoma de alto grau diferenciado de tireoide • Carcinoma medular de tireoide • Carcinoma indiferenciado/anaplásico • Carcinoma de células escamosas • Carcinoma com aspectos mistos (especificar quais) • Malignidade de origem metastática • Linfoma não Hodgkin • Outros	Realização de lobectomia ou tireoidectomia subtotal

Adaptada de: Ali et al., 2023.

classificações prévias referentes ao diagnóstico anatomopatológico, alterações moleculares associadas e direcionamento prognóstico a partir deles. Os aspectos morfológicos associados a cada entidade são discutidos a seguir, e é importante salientar que a avaliação histopatológica da peça cirúrgica é padrão-ouro para a definição do diagnóstico final da referida neoplasia.

Neoplasias malignas de derivação folicular

Carcinoma folicular de tireoide

O carcinoma folicular de tireoide (CFT) apresenta forma citológica e morfologicamente similar ao adenoma folicular de tireoide, mas tem evidência microscópica de invasão capsular e/ou vascular. As células neoplásicas são poligonais a cuboidais, e se diferenciam do parênquima tireoidiano normal pela presença dos padrões arquiteturais trabecular ou sólido, microfolicular, normofolicular e/ou macrofolicular. As classificações propostas para o CFT são: (I) minimamente invasivo, (II) encapsulado angioinvasivo e (III) francamente invasivo. Anormalidades genéticas envolvendo os genes da família *RAS* podem ser encontrados entre 30 e 50% dos casos, sendo as mutações mais frequentes nesse grupo.

Carcinoma papilífero de tireoide subtipo folicular invasivo encapsulado

A classificação do subtipo folicular invasivo encapsulado do carcinoma papilífero de tireoide (CPT) fora da família de variantes morfológicas do CPT se deu pela presença de um perfil mutacional mais frequentemente associado ao gene *RAS*, em comparação ao *BRAF*, normalmente associado a CPT subtipo folicular infiltrativo. Esse subtipo se distancia morfologicamente do CFT pela presença da frequente atipia nuclear encontrada no CPT.

Carcinoma papilífero de tireoide

O CPT caracteriza-se por uma neoplasia apresentando a formação de cores fibrovasculares revestidas por epitélio folicular tireoidiano atípico, em formatações papilares que podem variar entre arboriformes, alongadas ou curtas. As atipias celulares podem ser claramente observadas quando comparam-se as células neoplásicas com as do tecido tireoidiano normal adjacente, incluindo pleomorfismo celular e nuclear (atipia nuclear florida), distúrbios membranares e modificações na cromatina. O núcleo se apresenta amplo e vacuolar, com nucléolos picnóticos, acompanhado por citoplasma eosinofílico. Estruturas basófilas calcificadas concêntricas podem ser observadas em um amplo número de casos, denominadas como corpos de psammoma. Esse tumor apresenta-se majoritariamente papilar, e raramente mostra-se unicamente nessa forma, unindo-se frequentemente a formações foliculares. Uma série de variações morfológicas são apresentadas nessa neoplasia, e as principais observadas são:

- Subtipo folicular infiltrativo: são observadas proeminentes formações foliculares, preenchidas luminalmente por um material coloide eosinofílico, de padrão francamente infiltrativo e esclerose estromal. Esse componente torna-se majoritário e pode chegar a > 90%
- Subtipo difuso esclerosante: pode mimetizar uma tireoidite crônica devido a sua ampla esclerose estromal associada a um infiltrado linfocítico e grupamentos celulares sólidos de aspecto escamoso
- Subtipo apresentando células altas: as células altas são caracterizadas por sua altura três vezes maior que a sua largura, sendo observadas em mais de 30% do componente neoplásico papilar. Os aspectos nucleares característicos do CPT são mantidos
- Subtipo apresentando células colunares: o epitélio colunar presente nesse tumor em geral se mostra pseudoestratificado, revestindo as estruturas papilares ou pseudoglandulares. Os aspectos nucleares do CPT podem ser perdidos, apresentando vacuolização subnuclear e citoplasma claro
- Subtipo *hobnail*: as células do tipo *hobnail* apresentam-se com perda de sua polaridade, núcleo apicalmente localizado e nucléolos proeminentes, em um arranjo papilar ou micropapilar, em mais de 30% do tumor. Características como corpos de psammoma, necrose, invasão angiolinfática e extratireoidiana e aumento do número de mitose com numerosas atipias são frequentes
- Subtipo sólido: para sua classificação, é necessária a presença de um componente sólido, trabecular ou em ninhos em mais de 50% de sua área
- Subtipo oncocítico: células oncocíticas são caracterizadas por seu aspecto citoplasmático amplo, granular e eosinofílico
- Subtipo Warthin-*like*: assim como o tumor de Warthin salivar, nessa neoplasia observa-se a formação de espaços papilares revestidos por células oncocíticas circundados por um estroma linfoplasmocitoide proeminente.

Molecularmente, os CPTs são caracterizados por uma frequente associação com o perfil mutacional *BRAF* V600E (50 a 60% dos casos), o qual pode ser associado a um pior prognóstico, especialmente quando associado aos subtipos histológicos de células altas, colunares e do tipo *hobnail*.

Carcinoma oncocítico de tireoide

O carcinoma oncocítico é caracterizado pela presença de células com citoplasma amplo, eosinofílico e granular, com núcleo centralmente localizado decorrente da sua perda de polaridade. Eram anteriormente denominadas células de Hurthle ou oxifílicas, mas a classificação atual sugere a nomeação exclusivamente como oncocíticas. As proliferações celulares se organizam de forma sólida, trabecular ou folicular, são circundadas por feixes de tecido fibroso denso. O perfil de invasão observado nesse tumor, diferencial em relação ao adenoma oncocítico, pode ser classificado como minimamente invasivo, encapsulado angioinvasivo ou francamente invasivo.

Carcinoma de derivação folicular de alto grau

Esta nova classe de tumores foi introduzida nessa classificação para contemplar os casos malignos que possuem comportamento e prognóstico intermediário entre os carcinomas bem diferenciados (CFT ou CPT) e o carcinoma anaplásico da tireoide. Dentro dessa categoria, dois subtipos podem ser classificados:

- Carcinoma de tireoide diferenciado de alto grau: essas lesões podem apresentar um perfil papilar, folicular ou sólido, francamente invasivo, associado a presença de 3 a 5 mitoses em 2 mm^2, em cada 10 campos de grande aumento, e/ou necrose tecidual. Frequentemente, sua derivação é observada a partir de CPT apresentando mutações *BRAF*
- Carcinoma de tireoide pobremente diferenciado: para o diagnóstico, é necessária a ausência de aspectos nucleares característicos do CPT em meio a um arranjo sólido, trabecular ou insular. Além desses, deve ser observada a presença de um núcleo celular cerebriforme, 3 a 5 mitoses em 2 mm^2, em cada 10 campos de grande aumento, e/ou necrose tecidual. Em contraste ao subtipo anterior, nessa variante observa-se a presença de alterações envolvendo vias relacionadas com o gene *RAS*.

Carcinoma anaplásico de derivação folicular de tireoide

O carcinoma anaplásico de tireoide, assim designado, apresenta-se com um componente celular folicular altamente indiferenciado, com morfologia variando entre fusiforme, escamosa ou gigante com múltiplos núcleos. A presença de características típicas de neoplasias agressivas como aumento do número de mitoses, mitoses atípicas, necrose tecidual, invasão angiolinfática são frequentemente observadas. Na classificação anterior, a variante escamosa dessa neoplasia foi considerada uma entidade distinta, categorizada como carcinoma de células escamosas de tireoide. Contudo, após o acompanhamento clínico de casos e realização de testes moleculares, foi observado um perfil imuno-histoquímico folicular genético associado a *BRAF* V600E e comportamento clínico agressivo similar ao carcinoma anaplásico, justificando a sua inclusão como uma de suas variantes morfológicas. Além do perfil molecular, alterações envolvendo o gene *TP53* são encontradas em até 70% dos casos.

Neoplasia maligna derivada de células C

Carcinoma medular de tireoide

O carcinoma medular de tireoide (CMT) pode se dividir em dois grupos principais, os esporádicos ou familiares, sendo os últimos associados a síndrome da neoplasia endócrina múltipla tipo 2 e mutações no gene *RET* apresentando quadros neoplásicos multifocais em tireoide. O CMT se caracteriza por uma proliferação de células do tipo C, as quais são arredondadas, poligonais, plasmocitoides ou fusiformes, com núcleos de cromatina salpicada, nucléolos picnóticos, e citoplasma anfofílico granular, organizadas em um arranjo lobular, sólido, trabecular e/ou insular. Uma característica marcante nesses tumores é encontrada no estroma, o qual frequentemente apresenta a deposição de material amiloide, amorfo eosinofílico, constituído majoritariamente por calcitonina e suas moléculas precursoras. Microscopicamente, o CMT possui uma extensa lista de subtipos morfológicos, incluindo o papilar, micropapilar, folicular, células fusiformes, células gigantes, células claras, oncocítico, melanótico, escamoso, anfícrina, paraganglioma-*like*, angiosarcoma-*like*, encapsulado e de células pequenas.

Na recente classificação da OMS, foi sugerida uma nova estratificação diagnóstica para a categorização de casos em baixo e alto grau. Os casos de baixo grau são definidos pela contagem < 5 mitoses em cada 2 mm^2, ausência de necrose tecidual e índice de proliferação pelo Ki-67 $< 5\%$, enquanto os casos de alto grau são definidos pela contagem ≥ 5 mitoses em cada 2 mm^2, presença de necrose tecidual e índice de proliferação pelo Ki-67 $\geq 5\%$. Prognosticamente, os casos de alto grau estão associados a maiores índices de recorrência e menor sobrevida associada a doença.

Demais carcinomas de tireoide

- Carcinomas mistos de derivação folicular-medular
- Carcinomas semelhantes aos de glândula salivar (carcinoma mucoepidermoide de tireoide, carcinoma secretor do tipo glândula salivar)
- Tumores de histogênese incerta (carcinoma mucoepidermoide de esclerosante com eosinofilia, carcinoma cribriforme morular e tireoide).

Apesar dos carcinomas de tireoide apresentarem um perfil diagnóstico de rotina quase sempre morfológico, podendo ser amparado pela marcação imuno-histoquímica, encoraja-se a partir da quinta edição da Classificação de Tumores Endócrinos e Neuroendócrinos da OMS, que seja realizada, sempre que possível, a avaliação genética desses tumores. Dessa forma, casos possuindo mutações em *BRAF* V600E ou translocações dos genes *RET*, *NTRK1/3* e *ALK* podem ser potencialmente beneficiados como candidatos à terapia-alvo molecular.

CÂNCER DE PELE NÃO MELANOMA

Carcinoma basocelular

O carcinoma basocelular (CBC), juntamente como os cânceres de pele não melanoma, figura entre as malignidades mais frequentes em todo o mundo, incluindo o Brasil, sendo responsável por uma parcela expressiva dos casos recebidos nas rotinas anatomopatológicas. Clinicamente, o CBC é dividido em cinco principais subtipos, dos quais o nodular/ulcerativo e o difuso possuem prevalência aumentada em região de cabeça e pescoço, a qual é caracterizada pela sua intensa exposição à radiação ultravioleta (UV).

A sua morfologia se reflete diretamente nos aspectos citológicos apresentados pelas células basais da epiderme ou folículo piloso, das quais se originam. Independentemente da sua classificação, os CBCs guardam em comum seu dito aspecto basaloide celular, que confere uma apresentação em paliçada, hipercromática e aumento da razão núcleo/citoplasma, especialmente na periferia dos grupamentos neoplásicos (Figura 217.4). As suas variações morfológicas são extensas, e frequentemente encontram-se em uma mesma lesão, dentre as quais, segundo a OMS, podem se categorizar em:

- CBC nodular e micronodular: o nodular é a variante mais frequente, e retrata sua aparência histopatológica em ninhos e

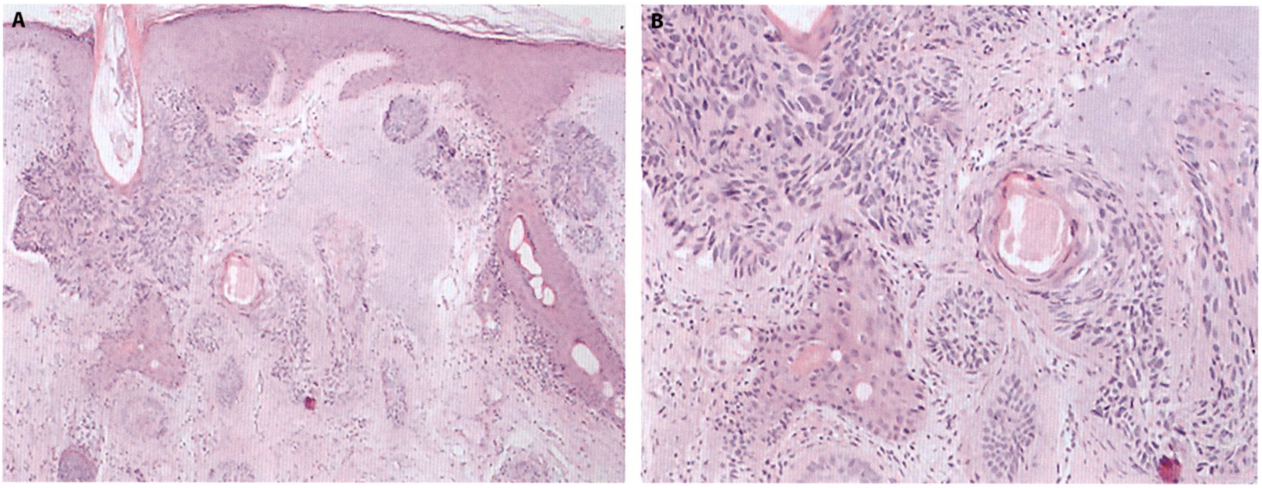

Figura 217.4 Carcinoma basocelular. **A.** Em menor aumento, é possível observar a infiltração do tumor no tecido conjuntivo subjacente, caracterizada por uma proliferação epitelial advinda da epiderme, apresentando organização periférica em paliçada. Áreas amorfas basofílicas (arroxeadas) representam a elastose solar, resultado da degeneração das fibras elásticas em resposta à exposição excessiva à radiação UV; **B.** Em maior aumento, nota-se a presença de queratinização central nas ilhas tumorais.

ilhas de células basaloides, com sua periferia organizada em paliçada, que se estendem pela derme em meio a um estroma colagenizado. O aspecto microscópico reflete sua aparência macroscópica e clínica, que pode frequentemente se apresentar como lesões nodulares de superfície íntegra ou ulcerada, um aspecto conhecido como "úlcera roedora". Os ninhos ou ilhas epiteliais podem apresentar ainda queratinização central, degeneração cística, aspecto cribriforme/adenoide, aspecto trabecular, presença de células em anel sinete, granulares ou ainda altamente pleomórficas (células gigantes). A presença de pequenas ilhas satélites dispersas (< 0,15 mm) ou *budding* tumoral em direção aos tecidos profundos categorizam a presença da variante micronodular, que pode demonstrar envolvimento perineural e estar em associação à anterior

- CBC superficial: são projeções tumorais com aspecto nodular, micronodular ou infiltrativo conectadas ao epitélio de superfície e que se confinam em meio à derme papilar. Além disso, suas extensões também podem prover folículos pilosos ou ductos écrinos. O aspecto superficial pode ser mascarado de acordo com a secção histológica analisada, e pode ser mais bem observado em secções seriadas da peça cirúrgica
- CBC infiltrativo e esclerodermiforme: essas duas variantes distintas apresentam semelhanças quanto ao perfil de franca infiltração em forma de ninhos e cordões celulares, em geral são finos e irregulares, em direção à derme profunda. No entanto, quando a infiltração é acompanhada por uma deposição abundante de matriz colagenizada, é classificada como esclerodermiforme. Frequentes áreas de invasão perineural podem ser observadas em ambos os casos
- CBC basoescamoso: nessa variante, as ilhas de células basaloides se entremeiam a grupamentos variáveis de células neoplásicas com aspecto escamoso. No diagnóstico diferencial da lesão, marcações para BerEP4 e EMA podem ser utilizadas, uma vez que o primeiro será positivo no componente basaloide e o segundo no componente escamoso. Além disso, a presença de uma mistura do componente escamoso em meio ao epitélio basaloide o diferencia de lesões de colisão entre um carcinoma francamente epidermoide e um CBC
- CBC pigmentado: a presença de pigmento melânico dentro das células neoplásicas categoriza essa variante, a qual frequentemente se associa a áreas caracterizadas pelo padrão nodular ou superficial. Características clínicas podem ser importantes para a diferenciação de um melanoma; no entanto, é importante se atentar para a, embora rara, possibilidade da colisão entre um verdadeiro melanoma e um CBC
- CBC com diferenciação anexial: nessa variante podem ser observadas uma profusa diversidade de achados microscópicos entremeados ao componente neoplásico compatíveis com estruturas anexas da derme, incluindo diferenciação matricial, infundíbulo folicular, sebácea, ou ainda ductal écrina/apócrina sudorípara
- CBC com diferenciação sarcomatoide: raramente, o CBC pode estar em meio a um mesênquima compatível com aspectos morfológicos de um sarcoma, e apresentam-se microscopicamente como fibrossarcomas, osteossarcoma, condrossarcoma, leiomiossarcoma, rabdomiossarcoma ou como um sarcoma pleomórfico indiferenciado. Acredita-se que a presença desse componente seja resultado de uma metaplasia das células basaloides neoplásicas e não do desenvolvimento de um sarcoma verdadeiro em meio à lesão
- CBC fibroepitelial: nessa variante, as células neoplásicas se agrupam em um padrão reticular anastomosante em meio à epiderme, cercadas por um estroma fibroso denso.

Além de apresentar um rico espectro, as diferentes variantes morfológicas do CBC possuem importante impacto clínico, e demandam sua correta reportagem no laudo anatomopatológico. Apesar de um comportamento clínico majoritariamente indolente, alguns casos apresentam sucessivas recidivas, fenômeno associado frequentemente a variantes basoescamosa, esclerodermiforme, infiltrativa, com diferenciação sarcomatoide e micronodular. E está intimamente relacionado com a demasiada infiltração em tecidos profundos nessa variante, a qual pode não ser observada adequadamente quando realizadas biopsias muito superficiais ou com *punch*.

CARCINOMA DE CÉLULAS ESCAMOSAS/ EPIDERMOIDE/ESPINOCELULAR DE PELE E LÁBIO

O carcinoma de células escamosas (CEC) de pele resguarda numerosas semelhanças morfológicas com os acometimentos das mucosas das vias aéreas superiores; no entanto, clinicamente, possuem fatores de risco distintos, sendo a radiação UV mais significativa para as lesões cutâneas. Em geral, os CECs de lábio são citados conjuntamente com os de cavidade bucal, e neste capítulo são tratados juntamente com os CECs de pele, devido a sua similaridade ligada aos fatores etiológicos.

Previamente ao desenvolvimento de um CEC, tanto em pele como em mucosas e semimucosas, são frequentemente acompanhados por alterações epiteliais iniciais, induzidas por diferentes fatores carcinogênicos, caracterizadas por atipias celulares e arquiteturais, denominada displasia, incluindo pleomorfismo, hipercromasia, aumento do número de mitoses e presença nas camadas suprabasais, além de perda da estratificação epitelial. É comumente estratificada em três subtipos, dos quais a variante leve apresenta alterações confinadas ao terço inferior, a moderada apresenta alterações até o terço médio e a severa apresenta alterações até o terço superior do epitélio, mas não inclui todas as camadas. O risco relacionado com o desenvolvimento do CEC é proporcional à estratificação histológica, embora nem todos os casos que apresentam displasia irão progredir para esse desfecho.

LESÃO POTENCIALMENTE MALIGNA DE PELE: QUERATOSE ACTÍNICA

Conforme os danos da radiação UV se acumulam na epiderme, um conjunto de alterações teciduais pode ser observado a longo prazo, o qual é referido clinicamente como queratose actínica. Essa lesão caracteriza-se como uma neoplasia intraepitelial benigna acometendo os epitélios queratinizados da pele, com potencial para progredir para um CEC francamente invasivo ou regredir espontaneamente, caso a exposição ao fator causal seja cessada. O risco de transformação pode chegar até 10% dos casos. A região da cabeça e pescoço, especialmente a face, é a mais acometida.

A morfologia se caracteriza, majoritariamente, pelas diversas aparências que o epitélio de superfície pode apresentar. Um aspecto característico, resultado da irradiação UV na derme, e a degeneração das fibras elásticas na lâmina própria, conferindo uma aparência basofílica amorfa, é conhecido como elastose solar. Ademais, pode ser apresentado algum dos graus de displasia associado. De acordo com a OMS, sete classificações histopatológicas são reconhecidas:

- Hipertrófico/acantótico: aumento da espessura da camada espinhosa (acantose) epitelial associada a hiper(para)queratose
- Bowenoide: apresentação inclui alterações displásicas/atípicas até o terço superior, mas não em sua totalidade, do epitélio escamoso estratificado cutâneo

- Atrófico: afinamento da espessura epitelial, resultando em um tecido de até 1 a 2 camadas celulares, e pode ser acompanhado por queratose superficial
- Acantolítico: perda da ligações intercelulares, resultando em um aspecto balonizante/arredondado (acantólise), ou aspecto pseudoglandular da camada suprabasal de epitelial e disceratose. Pode se assemelhar à doença de Darier
- Epidermolítico: diferenciação celular, causada pelo acúmulo de glicogênio na citoplasma, conferindo um aspecto claro e rendilhado/granular nas células epiteliai
- Liquenoide: epitélio apresentando variável espessura, ceratose e degeneração hidrópica da camada basal, além da infiltração linfocítica na lâmina própria, em forma de faixa
- Pigmentado: acúmulo de melanina na camada basal, resultado da exposição solar excessiva, associado a inúmeros melanófagos encontrados na derme.

LESÃO POTENCIALMENTE MALIGNA DE LÁBIO: QUEILITE ACTÍNICA

A queilite actínica ocorre por aspectos semelhantes aos apresentados na ceratose actínica, e acometem o vermelhão de lábio, essencialmente o inferior. A excessiva exposição à radiação UV pode resultar em diferentes padrões clínicos que refletem diretamente na sua morfologia. A aparência pode variar entre áreas de espessamento e atrofia da semimucosa, resultado em placas ou máculas de coloração esbranquiçada a avermelhada, ou ainda em erosões/ulcerações.

Morfologicamente, áreas de coloração esbranquiçada sugerem hiperceratose ou aumento da espessura do epitélio escamoso estratificado, conhecido como acantose, enquanto áreas atróficas, que se apresentam em geral como lesões em tonalidades mais avermelhadas, caracterizam-se pela importante diminuição da espessura epitelial. O epitélio em questão pode apresentar variados graus de displasia, além da presença de elastose solar no conjuntivo subjacente, como mencionado para a ceratose actínica.

QUERATOACANTOMA

O queratoacantoma é uma neoplasia epitelial cutânea que possui a capacidade de regressão e clinicamente se apresenta como um nódulo de formato copular. A distinção de um CEC pode ser desafiadora, e muitos o caracterizam como uma variante de resolução espontânea. Morfologicamente, é observado um espaço crateriforme central com acúmulo central de ceratina, recoberto lateralmente por prolongamentos de tecido epidérmico, e inferiormente apresentando epitélio escamoso estratificado proliferativo, em geral bem diferenciado. De acordo com esse padrão de crescimento, é importante a execução de uma biopsia profunda para a correta avaliação de todo o tecido e para o descarte de franca invasão tecidual do epitélio neoplásico. O aspecto microscópico se reflete no estágio clínico maduro, e o estágio precoce proliferativo restrito ao processo de invaginação epitelial associada a queratinização abrupta, e o estágio tardio de regressão composto de permanência do espaço crateriforme, diminuição da proliferação e espessura epitelial, além do reparo tecidual do tecido conjuntivo adjacente.

CARCINOMA DE CÉLULAS ESCAMOSAS IN SITU E FRANCAMENTE INVASIVO DE PELE E LÁBIO

O carcinoma de células escamosas *in situ*, também conhecido como doença de Bowen para as áreas cutâneas expostas ou não à radiação solar (UV), caracteriza-se por um tecido epitelial apresentando alterações displásicas em toda as suas estratificações, sem apresentar qualquer tipo de invasão do tecido conjuntivo subjacente. A superfície epitelial pode ter um grau de ceratinização variável, e as células atípicas epiteliais podem se agrupar em ninhos conferindo uma configuração pagetoide à lesão.

O CEC francamente invasivo representa a extensão do processo proliferativo epitelial em direção à derme ou tecido conjuntivo profundo. Pode ser classificado em bem diferenciado, quando a presença de atipias é branda e o tecido se assemelha ao epitélio escamoso normal com áreas de queratinização, moderadamente diferenciado, quando a presença de atipias é pouco mais proeminente mas ainda é possível o reconhecer como um tecido epitelial, ou pobremente diferenciado, quando o tecido possui um nível acentuado de atipias celulares e se distancia do fenótipo de um tecido epitelial. A presença dos três perfis de diferenciação pode coincidir em diferentes áreas de uma mesma lesão, e para a classificação anatomopatológica, que guiará o processo terapêutico, prevalece o menor grau de diferenciação encontrado.

Especialmente para as lesões cutâneas, são reconhecidas pela OMS as variantes morfológicas acantolítica, de células fusiformes, verrucosa, de células claras, com diferenciação sarcomatoide, tipo linfoepitelioma, pseudovascular ou com células gigantes do tipo osteoclastos. As variantes fusiforme e verrucosa são explicadas na seção relacionada com os CECs de vias aéreas superiores. As últimas quatro variantes representam grupos extremamente incomuns, e por isso não serão aprofundadas. Na variante acantolítica é observada a abertura de espaços em meio às ilhas e proliferações tumorais, causados pela acantólise celular, dando um aspecto arredondado, enquanto na de células claras são observadas células epiteliais com vacuolização citoplasmática rica em glicogênio, o que confere um aspecto claro no corte parafina corado por hematoxilina e eosina.

Os CECs de lábio seguem as mesmas características morfológicas anteriormente relatadas nas vias aéreas superiores e pele, incluindo os graus de diferenciação celular. Em geral, o tumor é caracterizado por uma boa delimitação e baixa incidência de metástases regionais, e a presença de *buddings* e invasão de tecidos profundos estão relacionados com piores prognósticos e necessidades terapêuticas mais radicais.

CARCINOMA DE CÉLULAS DE MERKEL

O carcinoma de células de Merkel (CCM) representa o carcinoma neuroendócrino primário de pele. A etiologia possui dois principais fatores associados, a radiação UV e o poliomavírus de células Merkel (PVCM), sendo este último responsável por mais de 80% dos casos. A região de cabeça e pescoço, pela sua ampla exposição solar, possui maiores índices de acometimento do subtipo não associado a vírus. Os CCMs associados a PVCM possuem como principal sitio de oncogênese os fibroblastos dérmicos, os quais são infectados, e os casos associados a radiação UV possuem como principal sítio os queratinócitos presentes na epiderme. Microscopicamente, em menor aumento é observado um tumor de coloração azulada confinado na derme, com extensão para os tecidos epidérmicos ou hipodérmicos. Em maior magnificação, as células neoplásicas podem ser classificadas como pequenas, intermediárias ou grandes, hipercromáticas, apresentando citoplasma escasso, aumento do número de mitoses e corpos apoptóticos, além de uma cromatina granular. De forma incomum, as células podem assumir um padrão de organização trabecular. O diagnóstico é baseado nos parâmetros imuno-histoquímicos, com positividade para marcadores epiteliais (p. ex., AE1/AE3, CK20 e CAM5.2) e neuroendócrinos (p. ex., cromogranina, sinaptofisina e CD56). Além desses, os casos associados a PVCM podem ainda ser avaliados quanto à presença de antígenos relacionados. Investigações genéticas mostram que tumores de origem viral possuem baixa carga mutacional, enquanto os associados a radiação, além de possuírem alta carga mutacional, relacionam-se fortemente com mutações dos genes *TP53* e *RB1*.

MELANOMA MALIGNO

O melanoma maligno da mucosa (MM), que afeta a região da cabeça e pescoço, é uma forma rara de câncer de pele, mas sua incidência tem aumentado ao longo dos anos. Ao contrário dos melanomas cutâneos (MCs), o MM não está relacionado com a exposição à radiação ultravioleta. A variabilidade nas mutações genéticas entre os diferentes tipos de MM sugere que esses tumores não apenas exibem características clínicas distintas, mas também possuem diferenças biológicas significativas. Os MCs são classificados principalmente com base em sua suscetibilidade ao dano solar em (#1) melanomas associados a um baixo grau de exposição ao sol cumulativo, como o melanoma de disseminação superficial e um subtipo do melanoma nodular, e (#2) melanomas associados a um alto grau de exposição solar cumulativa, como o melanoma lentigo maligno e outro subtipo de melanoma nodular. O melanoma desmoplásico, frequentemente localizado na região da cabeça e pescoço, especialmente no nariz e lábio, em geral se origina de melanomas com baixo grau de exposição solar cumulativa, embora possa surgir *de novo*.

Este capítulo aborda os aspectos anatomopatológicos dos MMs que afetam o trato nasossinusal e a cavidade oral, e também dos principais subtipos de MC, ressaltando a importância dessas características na tomada de decisões terapêuticas.

Características histológicas comuns do melanoma mucoso

Tradicionalmente, os melanomas se caracterizam pela presença de áreas pigmentadas (áreas melanóticas; Figura 217.5), onde as células tumorais produzem melanina em abundância, e áreas desprovidas de melanina (áreas amelanóticas). Cerca de metade dos MMs é amelanótico, exibindo mínima pigmentação, o que torna a distinção entre MM e outros tumores nasossinusais uma tarefa desafiadora devido à sobreposição de características morfológicas.

Componente intraepitelial

Refere-se à proliferação de melanócitos na camada basal, formando ninhos intraepidérmicos. Este componente intraepitelial ou *in situ* pode ser observado entre 20 e 60% dos MMs do trato nasossinusal e em 20% dos MMs da cavidade oral.

Disseminação pagetoide

Caracteriza-se pela presença de melanócitos isolados ou em grupos nas camadas mais superficiais da epiderme, além da camada basal. Essas células assemelham-se às encontradas na doença de Paget, apresentando citoplasma abundante e pálido e núcleos altamente atípicos. A disseminação pagetoide pode ser ocasional ou extensiva.

Importante:

- Macroscopicamente, a avaliação pelo patologista deve abranger o tamanho do tumor e sua relação com estruturas subjacentes, como osso e cartilagem. Além disso, uma amostragem abrangente é essencial para avaliar a disseminação pagetoide ou *in situ*, especialmente em casos de ulceração superficial (característica comumente encontrada nestes tumores).

Morfologia celular

A morfologia das células varia e pode assumir formas fusiformes (alongadas e fusiformes), epitelioides (com proporção nuclear variável, por vezes apresentando grandes nucléolos vermelho-cereja, outras vezes sem nucléolos proeminentes), rabdoides, plasmocitoides e indiferenciadas. Geralmente, as células tumorais exibem falta de maturação, atipia citológica, inclusões intracitoplasmáticas e nucléolos proeminentes. São notáveis por seu tamanho aumentado, com citoplasma eosinofílico abundante. Mitoses são frequentemente observadas.

Padrões de crescimento

Os padrões de crescimento mais frequentemente observados incluem o padrão fusiforme, periteliomatoso (perivascular) e sólido. Menos comuns são os padrões pseudopapilar, estoriforme e alveolar.

Importante:

- O padrão de crescimento periteliomatoso é distintivo e exclusivo da região nasossinusal, embora outros padrões possam ser observados nessa área. Esse padrão é caracterizado por várias camadas de células tumorais que se aderem frouxamente à parede de um vaso sanguíneo.

Invasão

A invasão linfática/vascular geralmente está presente, mas é difícil de ser avaliada nesses espécimes, que geralmente estão fragmentados. A invasão perineural pode estar presente, e é mais frequentemente encontrada em tumores com desmoplasia. A invasão óssea ou de tecidos moles é comum.

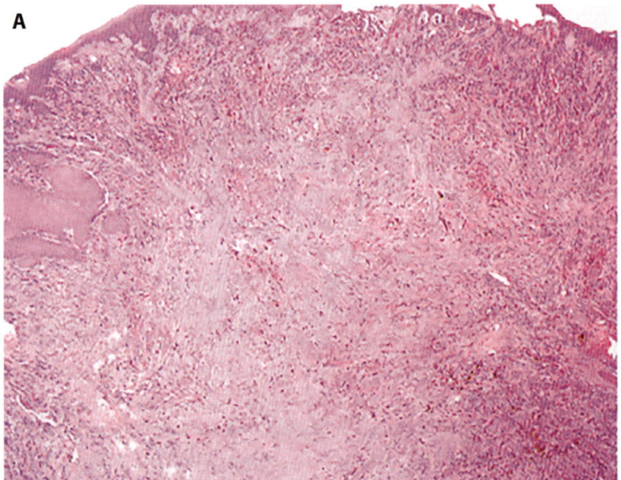

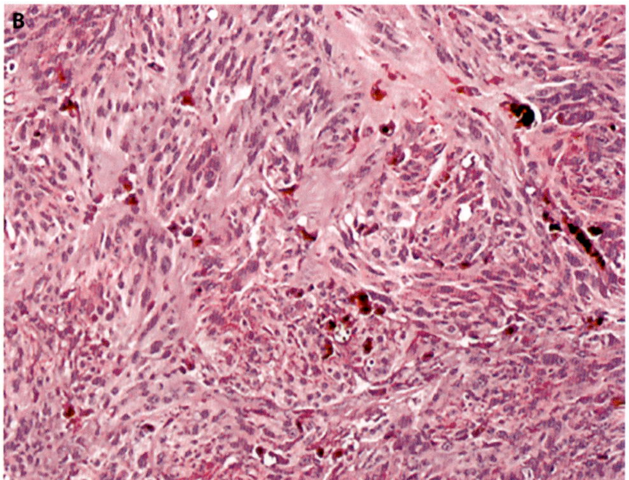

Figura 217.5 Melanoma maligno mucoso. **A.** Em menor aumento, constata-se a invasão tumoral na derme profunda de forma difusa; **B.** Em maior aumento, nessa proliferação celular, organizada em fascículos, evidencia-se a presença de pigmento melanocítico.

Peculiaridades

É impossível avaliar com precisão a profundidade de invasão do tumor (nível de Clark). A espessura do tumor (espessura de Breslow) não é significativa no trato nasossinusal.

> **Importante:**
> - A espessura de Breslow é uma medida da espessura do melanoma, classificado normalmente como ≤ 1,5 mm ou > 1,5 mm. Ele é medido em milímetros a partir da camada mais superficial da pele (a epiderme) até a parte mais profunda do tumor. Quanto maior a espessura do melanoma, maior é o risco de metástase (propagação para outros órgãos) e pior é o prognóstico
>
> Os níveis de Clark é outro sistema de classificação que leva em consideração a profundidade de invasão do MC. Ele divide o MC em cinco níveis, com base nas camadas da pele em que o tumor está presente. Cada nível indica a profundidade de invasão do melanoma:
>
> I: epiderme
> II: microinvasivo em derme papil
> III: ocupa toda derme papilar sem invadir a derme reticular
> IV: derme reticular
> V: hipoderme.

Características histológicas comuns do melanoma cutâneo

O MC pode apresentar diferentes fases de crescimento, as quais são consideradas no diagnóstico anatomopatológico. O crescimento radial ocorre quando o tumor se espalha horizontalmente na superfície da pele, mantendo-se confinado às camadas mais superficiais. Por outro lado, o crescimento vertical ocorre quando as células cancerígenas começam a penetrar mais profundamente nas camadas da pele, podendo invadir o tecido dérmico subjacente e potencialmente disseminar-se para outras áreas do corpo.

Melanoma associado a baixo grau de dano solar cumulativo

Tumores dessa categoria exibem predominantemente uma fase de crescimento radial, com proliferação em ninhos e disseminação pagetoide de grandes células neoplásicas com pigmentação proeminente. O subtipo nodular associado a essa categoria apresenta-se como um tumor com crescimento vertical em uma fase de crescimento radial telescópica (de curta duração e superada rapidamente pelo crescimento do nódulo), cujo componente dérmico é representado por um nódulo coeso ou pequenos ninhos de células tumorais com padrão de crescimento expansivo.

Melanoma associado a alto grau de dano solar cumulativo

A proliferação lentiginosa de células neoplásicas em uma fase de crescimento radial é característica desse tipo de melanoma. As células podem parecer menores, com citoplasma mínimo e menos pigmentação. Melanomas nodulares dessa categoria podem compartilhar características com a fase vertical de crescimento do melanoma de lentigo maligno.

Melanoma desmoplásico

Este tipo de melanoma é caracterizado pela proliferação de melanócitos geralmente não pigmentados, com uma fase de crescimento vertical em forma de fuso semelhante a fibroblastos, intercalados por um colágeno fino e abundante, esclerótico ou maduro. Muitas vezes, o tumor pode assemelhar-se a um tecido cicatricial. O estroma frequentemente tem uma aparência fibromixoide, e as células podem formar feixes paralelos ou áreas estoriformes. A atipia celular é variável.

Fatores histopatológicos determinantes para tomada de decisão clínica

- A avaliação do estadiamento anatomopatológico do melanoma de cabeça e pescoço engloba a extensão do tumor primário, o envolvimento linfonodal regional e a possível disseminação a distância
- Pacientes com MM na região de cabeça e pescoço tendem a ser mais agressivos do que MC
- O envolvimento linfonodal é mais prevalente no MM da cavidade oral do que no MM do trato nasossinusal
- Diferentemente dos MCs, a ressecção de margens livres dos MMs é geralmente desafiadora devido à localização complexa das lesões e à natureza multifocal. Consequentemente, a avaliação das margens é prejudicada, pois as amostras com frequência são fragmentadas e removidas gradualmente
- Quanto maior o nível de Clark, maior é a probabilidade de disseminação do MC e, consequentemente, pior é o prognóstico. O mesmo princípio se aplica à espessura de Breslow, na qual tumores mais espessos têm uma maior probabilidade de disseminação para linfonodos e órgãos distantes. A presença de ulceração é considerada um marcador de mau prognóstico. No entanto, é importante notar que os fatores mencionados, utilizados para prognóstico no MC, não são aplicáveis aos MMs.

Marcadores imuno-histoquímicos

Ao se avaliar MM da região de cabeça e pescoço, é fundamental realizar um painel amplo de marcadores imuno-histoquímicos, porque maximiza tanto a sensibilidade como a especificidade no diagnóstico. Os MMs representam um desafio diagnóstico, já que marcadores como citoqueratina, sinaptofisina e CD99 – que favorecem outros diagnósticos diferenciais – podem ser positivos entre 10 e 25% dos casos. Portanto, um painel de marcadores que inclua S-100, SOX-10 e pelo menos um de HMB-45, Melan-A, tirosinase ou CD117 é essencial na suspeita de MM. Uma explanação mais aprofundada sobre o uso de marcadores no diagnóstico de MM é fornecida na subseção *Imuno-histoquímica no diagnóstico diferencial entre carcinomas primários e metastáticos da região de cabeça e pescoço* deste capítulo.

- S100 e SOX-10: são valiosos na confirmação da natureza melanocítica das células tumorais, apresentando especificidade maior que 80% em todos os casos. A expressão é difusa e forte nas células tumorais, auxiliando na diferenciação entre melanoma e outras neoplasias
- HMB-45, Melan-A, tirosinase, CD117: marcadores frequentemente utilizados para confirmar a origem melanocítica das lesões. A expressão pode variar, mas sua detecção positiva reforça o diagnóstico de melanoma.

Assinatura molecular

A cirurgia, radioterapia e quimioterapia continuam sendo a base do tratamento para o melanoma. No entanto, a imunoterapia com inibidores de *checkpoint*, como ipilimumabe, nivolumabe e pembrolizumabe, tem demonstrado ser promissora, prolongando as taxas de sobrevida em pacientes com tumores metastáticos ou refratários ao tratamento convencional. Além disso, pacientes com mutação no gene *BRAF* podem se beneficiar dos inibidores de *BRAF*, como vemurafenibe, dabrafenibe e encorafenibe, que têm o potencial de reduzir ou retardar o crescimento do melanoma metastático. Da mesma forma, os inibidores de *Kit*, como o imatinib, têm se mostrado benéficos em pacientes com doença metastática que apresentam mutação no gene *c-Kit*.

Importante:

- O diagnóstico precoce do MC aumenta significativamente as chances de tratamento bem-sucedido e cura. Isso inclui realizar autoexames mensais da pele para detectar quaisquer mudanças suspeitas nos sinais ou pintas, como alterações de cor, tamanho, forma ou textura
- O diagnóstico anatomopatológico dos MMs é desafiador, especialmente no trato nasossinusal, onde frequentemente o tumor é amelanótico e inclui uma ampla gama de diagnósticos diferenciais
- Nesses casos, a imuno-histoquímica é determinante para um diagnóstico preciso e, consequentemente, um tratamento adequado e direcionado.

SARCOMAS DE CABEÇA E PESCOÇO

Os sarcomas, ou neoplasias mesenquimais malignas, podem ser divididos em lesões de origem em tecidos moles, como os musculares, adiposos, vasculares ou nervosos, ou de tecidos duros que têm como origem os ossos ou cartilagens. A seguir, são descritos os principais achados microscópicos de suas diferentes categorias, enquanto os avanços diagnósticos a nível molecular para esses tumores são elencados na subseção *Imuno-histoquímica no diagnóstico diferencial entre carcinomas primários e metastáticos da região de cabeça e pescoço* deste capítulo.

Sarcoma de tecidos moles

Angiossarcoma

Angiossarcomas são classificados como neoplasias malignas mesenquimais apresentando diferenciação endotelial advindo de vasculatura sanguínea ou linfática. O espectro de diferenciação pode variar amplamente, quando bem diferenciada a evidência microscópica de espaços vasculares irregulares anastomosantes revestidos por células atípicas, e se exibindo como proliferações mais sólidas de comportamento francamente invasivo quando em lesões pobremente diferenciadas. O componente celular maligno pode ser observado com aspecto fusiforme a epitelioide, em um *background* frequentemente hemorrágico. Para o seu diagnóstico, é importante a demonstração do fenótipo endotelial de marcadores imuno-histoquímicos como CD31, CD34, fator antigênico VIII.

Leiomiossarcoma

Os sarcomas oriundos da musculatura lisa, ou leiomiossarcomas, caracterizam-se por uma proliferação fusocelular, organizada em fascículos, composta de células de citoplasma eosinofílico e aspectos nucleares característicos, como núcleos com extremidades rombas, semelhantes à forma de charutos, vacuolização perinuclear, frequente organização em paliçada, possuindo variados graus de atipia. O estroma pode apresentar intensa fibrose e hialinização, ou ainda presença variável de material mixoide ou calcificação distrófica. Lesões de baixo grau podem ser difíceis de se diferenciar de um leiomioma, sua contraparte benigna, sendo utilizada a contagem de mitoses maior que 2 a 4 a cada 2 mm^2 como fator de diferenciação. Lesões de alto grau podem ser indistinguíveis morfologicamente de um sarcoma pleomórfico, e utiliza-se a marcação para actina de músculo liso, desmina e/ou caldesmon para definição diagnóstica.

Lipossarcoma

Os sarcomas de origem adipocítica, ou lipossarcomas, representam um grupo complexo e heterogêneo de tumores que fazem parte de um espectro variável de diferenciação. Além do impacto diagnóstico, sua classificação morfológica possui importante implicação sobre o prognóstico individual de cada lesão. A seguir, são descritos os diferentes subtipos morfológicos apresentados pela literatura:

- Tumor atípico lipomatoso ou lipossarcoma bem diferenciado (TAL/LP-BD): se apresenta como uma proliferação de adipócitos maduros entremeados em um estroma composto de células fusiformes, apresentando atipias em graus variáveis. O tecido conjuntivo de suporte é observado de forma densa, criando feixes ou septos fibrosos entre a proliferação de células adipocíticas
- Lipossarcoma mixoide: os lipossarcomas podem se apresentar como uma proliferação de lipoblastos e pré-lipoblastos, de citomorfologia redonda a fusiforme, mesclados a um estroma abundante mixoide capilarizado. Os casos de alto grau podem se associar a uma quantidade variável, maior que 5%, de células redondas pleomórficas indiferenciadas agregadas em lóbulos ou lençóis
- Lipossarcoma pleomórfico/mixoide pleomórfico: nos lipossarcomas pleomórficos observa-se uma proliferação celular sarcomatosa indiferenciada, com morfologia fusiforme a epitelioide, associada a quantidades variáveis de lipoblastos pleomórficos. A presença de um *background* mixoide associado a proliferação o classifica como lipossarcoma mixoide pleomórfico
- Lipossarcoma desdiferenciado: infrequentemente, os LP-BDs podem ser observados em associação a um componente sarcomatoso indiferenciado, e pode apresentar áreas que se aproximam morfologicamente a outras malignidades mesenquimais.

Para o diagnóstico diferencial dentre as variantes, utilizam-se marcadores como MDM2 e CDK4, com forte positividade para os casos de TAL/LP-BD e áreas de baixo grau entremeadas em lipossarcomas desdiferenciados. Além desses, o marcador DDIT3 pode ser utilizado nos casos mixoides. Áreas desdiferenciadas podem apresentar marcações direcionadas de acordo com seu perfil de diferenciação celular.

Rabdomiossarcoma

O sarcoma proveniente do tecido muscular esquelético, ou rabdomiossarcoma, representa uma família de tumores com ampla variabilidade morfológica e importante predileção pela região de cabeça e pescoço, especialmente em pacientes jovens, sendo um dos cânceres mais prevalentes nessa faixa etária. Com os avanços no campo molecular, alterações genéticas específicas foram encontradas e caracterizadas nesse grupo, e um dos achados mais importantes é o conhecimento de um grupo de lesões intraósseas, com predileção pelos ossos gnáticos, apresentando a fusão *FUS-TFCP2*. Microscopicamente, pode-se caracterizar os rabdomiossarcomas nas seguintes variantes:

- Rabdomiossarcoma embrionário (RME): representa o subtipo mais frequente dentre todas as variantes morfológicas, caracterizado pela presença de células com aspecto rabdoide, arredondadas a ovais, com citoplasma eosinofílico e núcleo descentralizado, podendo conferir um aspecto de "cauda de girino". Dentro desse grupo, destaca-se ainda uma variante botrioide, apresentando estroma normalmente mixoide e ninhos celularizados, seguindo um gradiente, próximos ao epitélio de superfície adjacente, conhecida como camada de câmbio. Ocasionalmente, as células rabdoides podem exibir estriações características desse tipo tecidual
- Rabdomiossarcoma alveolar (RMA): caracteriza-se pela presença de ninhos e grupamentos de células redondas monomórficas indiferenciadas circundados por feixes/septos de tecido fibrovascular. Quando sólidos, os feixes podem ser perdidos e predominar lençóis compostos dessas células. Nesse subtipo, é frequente a presença de células gigantes multinucleadas com organização nuclear periférica

- Rabdomiossarcoma de células fusiformes/esclerosantes (RMCF/RME): caracteriza-se por uma proliferação de células fusiformes em padrão fascicular. No RME, observa-se um padrão microalveolar de células arredondadas em um estroma esclerótico, podendo apresentar ainda uma padrão osteocondroma-*like*
- Rabdomiossarcoma pleomórfico (RMP): em geral, os rabdomiossarcomas podem se apresentar de forma mais indiferenciada, com células bizarras, atípicas, variando de fusiformes a arredondadas, os quais são classificados como RMP.

O diagnóstico dos rabdomiossarcomas é pautado na identificação de marcadores musculares esqueléticos, como a miogenina e MYOD1.

Sarcoma miofibroblástico de baixo grau

O sarcoma miofibroblástico de baixo grau (SM-BG) representa o mais frequente sarcoma de origem (mio)fibroblástica em região de cabeça e pescoço, o qual se apresenta como uma proliferação de células fusiformes pleomórficas e hipercromáticas organizadas em um padrão variável, de estoriforme a fascicular. O tecido de suporte pode apresentar um perfil colagenoso a mixoide, podendo ainda ser proeminente quando em neoplasias hipocelularizadas. A infiltração dos tecidos profundos adjacentes pode representar uma importante característica para diferenciá-la de outras lesões de padrão fibromatoso benignas. A expressão de marcadores musculares como actina de músculo liso, desmina e/ou calponina, em associação a marcadores fibroblásticos como vimentina e/ou CD34, é a chave para o diagnóstico final. O perfil morfológico de baixo grau se deve ao seu fator localmente agressivo, e raramente metastático.

Tumor maligno da bainha do nervo periférico

O tumor maligno da bainha do nervo periférico (TMBNP) representa o sarcoma originário do tecido nervoso periférico, no contexto de novo ou a partir de um neurofibroma ou schwannoma, tendo maior incidência no contexto da neurofibromatose tipo 1. Esse tumor é composto de um arranjo estoriforme de células fusiformes, com núcleo hipercromático ondulado. O padrão de distribuição celular varia entre áreas hipo e hipercelularizadas. Acentuado pleomorfismo celular ou diferenciação heteróloga pode ser observado. Uma variante morfológica de células epitelioides pode ser observada. Positividade para marcadores como S100, SOX10 e GFAP e perda de expressão de H3K27me3 podem corroborar o diagnóstico.

Sarcoma de tecidos duros

Os sarcomas provenientes dos tecidos ósseos são divididos em dois grupos principais de acordo com a matriz tecidual produzida por seus componentes celulares, e pode ser cartilaginoso ou ósseo, caracterizado como condrossarcoma e osteosarcoma, respectivamente.

Condrossarcoma

Os condrossarcomas representam tumores excepcionalmente raros em cabeça e pescoço, caracterizados por células ovais a poligonais atípicas presentes em lacunas entremeadas a uma matriz cartilaginosa hialina. O espectro de malignidade pode variar de lesões de baixo grau com margens razoavelmente definidas, pouco celularizadas com atipias brandas, a lesões de alto grau invasivas, hipercelularizadas apresentando células bizarras, hipercromáticas e necrose. No último grupo, pode ainda ser observada uma proliferação celular que se distancia do padrão similar à disposição de condrócitos para um espectro mais fusiforme, com escassa produção de matriz condroide. A classificação patológica mescla-se com os aspectos anatômicos e morfológicos:

- Condrossarcoma convencional: localizado na região central ou intramedular óssea
- Condrossarcoma periosteal: localizado na região superficial dos ossos acometidos
- Condrossarcoma desdiferenciado: lesões de alto grau que apresentam diferenciação heteróloga para outros padrões morfológicos teciduais sarcomatoides
- Condrossarcoma de células claras: lesões apresentam aglomerados de células claras entremeadas em matriz cartilaginosa hialina depositada pelas células neoplásicas.

Osteossarcoma

Os sarcomas produtores de matriz óssea, ou osteossarcomas, são classificados de acordo com seu perfil de desenvolvimento, quanto à localização em relação às estruturas ósseas, ou ainda subclassificados de acordo com seus achados morfológicos diferenciais. Contudo, independentemente do seu subtipo, esses tumores possuem um espectro de comportamento infiltrativo no tecido ósseo circundante e demais estruturas anatômicas.

Osteossarcoma central ou intramedular

- Osteossarcoma de baixo grau: os osteossarcomas de baixo grau de malignidade possuem um aspecto microscópico brando, com poucas atipias e uma deposição osteoide abundante, dificultando sua distinção de lesões ósseas benignas como osteoblastoma, fibroma ossificante e displasias fibrosas. Os patologistas podem lançar mão da técnica de imuno-histoquímica para avaliação da expressão de CDK4 e MDM2 nesses casos, os quais se mostram positivos nas malignidades
- Osteossarcoma convencional: é o mais frequente dentre todas as suas variantes, com um componente celular altamente pleomórfico associado a produção de material osteoide em proporções variáveis. Essas lesões podem ser subdivididas de acordo com o componente majoritário de matriz produzida, em osteoblástico, condroblástico ou fibroblástico. Lesões condroblásticas devem ser avaliadas criteriosamente e somente ter seu diagnóstico final a partir da peça cirúrgica, uma vez que áreas inócuas de produção osteoide em meio a áreas majoritárias de matriz condroide podem ocorrer e serem invisibilizadas em biopsias incisionais. Outros aspectos podem ainda ser observados microscopicamente, como células epitelioides, células gigantes multinucleadas ou células claras
- Subtipos raros: osteossarcomas telangiectásicos se sobrepõem morfologicamente ao cisto ósseo aneurismático, e deve ser descartada sua possibilidade a partir da evidência de matriz osteoide e pleomorfismo celular evidente. Osteossarcoma de células pequenas apresentam um predomínio de células pequenas, redondas e azuis, podendo mimetizar os sarcomas de Ewing, os quais devem ser descartados a partir da observação de matriz osteoide e células de aspecto fusiforme entremeadas.

Osteossarcoma superficiais

Os osteossarcomas superficiais, ou desenvolvidos a partir da cortical óssea, são subdivididos em parosteal, quando está ausente a elevação do periósteo sem neoformação óssea, periosteal, quando presente a elevação do periósteo com neoformação óssea periosteal associada, ou ainda em lesões de alto grau de malignidade, as quais podem erodir e invadir a cortical óssea. Dentre as variantes, os arranjos osteoide, condroblástico e/ou fibroblástico podem ser observados.

Osteossarcoma extraesquelético

Quando observados anatomicamente fora das estruturas ósseas.

PATOLOGIA MOLECULAR NO DIAGNÓSTICO DOS CÂNCERES DE CABEÇA E PESCOÇO

Imuno-histoquímica no diagnóstico diferencial entre carcinomas primários e metastáticos da região de cabeça e pescoço

Carcinomas metastáticos para a região de cabeça e pescoço são ocorrências raras, sendo responsáveis por cerca de 1 a 2% dos cânceres nessa localidade. Esses eventos podem representar um desafio na rotina anatomopatológica devido à sobreposição dos aspectos morfológicos entre lesões de diversos órgãos ou ainda pelo seu grau de indiferenciação. Os tumores de origem epitelial, incluindo as malignidades, perpetuam a expressão de determinadas citoqueratinas sítio-específicas durante seu processo de carcinogênese, sendo esses fatores determinantes para a identificação de sua origem.

As citoqueratinas 7 e 20 (CK7 e CK20) são intensamente investigadas nesse contexto, e seus resultados podem ser interpretados tanto individualmente como em conjunto. Lesões exclusivamente CK7 positivas tendem a representar carcinomas de origem salivar, pulmonar e mamária, enquanto exclusivamente CK20 positivas tendem a representar carcinomas de origem gastrointestinal e de células de Merkel. Positividade combinada favorece diagnósticos de origem urotelial ou ovariana.

Além das citoqueratinas, uma ampla gama de outros marcadores sítio específicos são em seguida aplicadas no direcionamento do diagnóstico. A exemplo disso, citam-se, dentre as principais origens metastáticas para região de cabeça e pescoço, os cânceres de mama que em geral possuem positividade para receptor de estrógeno, receptor de progesterona, GATA-3, mamaglobina e erbB-2/HER2, os adenocarcinomas de pulmão que geralmente possuem positividade para TTF-1, os adenocarcinomas de próstata, que possuem positividade para antígeno prostático específico (PSA), antígeno de membrana prostática específica (PSMA), P501s, alfa-metilacil CoA racemase (AMACR) e NKX3.1.

Patologia molecular no diagnóstico dos carcinomas de orofaringe associados a papilomavírus humano

A relação direta do papilomavírus humano (HPV) de alto risco (majoritariamente o subtipo HPV16) com o desenvolvimento de lesões epiteliais malignas primárias de orofaringe é evidenciada em até 80% dos casos em países do Hemisfério Norte, enquanto na América do Sul essa associação pode chegar próximo a 30% dos casos. Devido à heterogeneidade na apresentação, torna-se imprescindível a definição de parâmetros norteadores internacionais para o acesso ao diagnóstico das lesões de forma consistente. Em 2018, o Colégio Americano de Patologistas, com o apoio da Sociedade Americana de Oncologia Clínica (ASCO), determinou uma série de critérios para o estabelecimento da relação dos vírus transcricionalmente ativos com lesões de carcinoma de células escamosas de orofaringe, e os principais são:

- Todos os casos de carcinomas de células escamosas de orofaringe (compreendendo tonsilas palatinas e linguais, palato mole, base de língua e paredes faríngeas lateral e posterior), incluindo o tumor primário ou metástase linfonodal, devem ser testados para a presença de HPV de alto risco transcricionalmente ativo, independentemente do subtipo histológico
- Todos os casos de metástase de carcinoma de células escamosas de sítio primário desconhecido em linfonodos de cadeia cervical superior ou jugular média devem ser testados para a presença de HPV de alto risco transcricionalmente ativo
- Todos os casos de punção aspirativa por agulha fina de carcinoma de células escamosas de cabeça e pescoço em pacientes sabidamente portadores de carcinoma de células escamosas de orofaringe não previamente testado para HPV de alto risco, com lesão suspeita de carcinoma de células escamosas de orofaringe, ou com carcinoma de células escamosas metastático de sítio primário desconhecido, devem ser testados para a presença de HPV de alto risco transcricionalmente ativo
- Testes para HPV de alto risco não devem ser realizados em casos de carcinomas de células escamosas de orofaringe recorrentes ou persistentes, nos quais o tumor primário foi previamente testado. Excepcionalmente, o teste é indicado nos casos em que o tumor primário não foi testado ou não se sabe o resultado prévio, ou ainda nos casos duvidosos quanto à presença de um carcinoma de células escamosas recorrente ou um segundo tumor primário
- O teste para a presença do HPV de alto risco indicado para amostras teciduais é a marcação imuno-histoquímica para p16, e deve ser de moderada a intensa no citoplasma e núcleo de pelo menos 70% das células neoplásicas para configuração de positividade. Nos casos das amostras citológicas, a marcação para p16 pode ser realizada; no entanto, uma validação do critério de positividade deve ser feita pelo patologista. Além disso, mesmo com um resultado citológico negativo para HPV de alto risco, é indicada a realização do teste na amostra tecidual caso seja disponibilizada
- Os testes moleculares alternativos adicionais (p. ex., reação em cadeia de polimerase com transcrição reversa [RT-PCR] e hibridização *in situ*) para avaliação da presença de HPV de alto risco nos casos de carcinoma de células escamosas de orofaringe são indicados apenas no contexto de *clinical trials.*

A identificação da proteína p16 nos tecidos carcinomatosos possuindo o HPV transcricionalmente ativo ocorre pela atuação do oncogene viral E7 na inibição da proteína RB, supressora tumoral, ocasionando o acúmulo dessa proteína que possui importante papel na regulação do ciclo celular. Além desse mecanismo, os demais testes moleculares têm como alvo a identificação do genoma viral na célula neoplásica infectada (RT-PCR e hibridização *in situ*).

Patologia molecular no diagnóstico dos carcinomas de glândula salivar

Os carcinomas de glândula salivar possuem marcada heterogeneidade morfológica, demandando sua direta correlação com os aspectos imuno-histoquímicos para um diagnóstico preciso. Com a crescente expansão do espectro de tumores e evidenciação de suas vias moleculares alteradas, o conhecimento a respeito dos marcadores imuno-histoquímicos e genéticos mais apropriados para o direcionamento diagnóstico está em constante evolução.

Durante o processo diagnóstico, os carcinomas de glândula salivar são avaliados quanto à presença dos componentes celulares epiteliais e/ou mioepiteliais neoplásicos, especialmente pela correspondência dos aspectos citomorfológicos às marcações de seus anticorpos relacionados. Quando tratam-se das células epiteliais ductais, os marcadores mais indicados são a citoqueratina 7 (CK7) e a pan-citoqueratina (AE1/AE3), voltados para proteínas do citoesqueleto das células epiteliais, enquanto as células mioepiteliais podem ser evidenciadas por uma combinação de marcadores epiteliais e mesenquimais/musculares pela diferenciação nelas apresentada, sendo os principais a citoqueratina 5/6, p40/p63, S100, alfa actina de músculo liso (α-AML) e calponina. Os demais marcadores relevantes para o diagnóstico desses tumores se relacionam diretamente com as alterações moleculares apresentadas individualmente, como o MYB para o carcinoma adenoide cístico, além do receptor de andrógeno (RA) e HER2 para o carcinoma do ducto salivar (Tabela 217.3).

Tabela 217.3 Principais marcadores imuno-histoquímicos empregados no diagnóstico dos carcinomas de glândula salivar, segundo a classificação de tumores de cabeça e pescoço da OMS (2022).

Marcadores imuno-histoquímicos	Aplicação no processo de diagnóstico anatomopatológico
Citoqueratina 7 (CK7), pan-citoqueratina (AE1/AE3)	Marcação positiva em células epiteliais ductais
α-AML, calponina, HHF-35, CK5/6, CD10, p40/p63, vimentina, S100	Marcação positiva em células mioepiteliais
C-KIT (CD117)	Marcação positiva no componente epitelial ductal no carcinoma adenoide cístico
Mamaglobina	Marcação positiva no carcinoma secretório
MYB	Marcação positiva no carcinoma adenoide cístico
PLAG1 e HMGA2	Marcação positiva pode evidenciar o componente residual da contraparte benigna no carcinoma ex-adenoma pleomórfico
NR4A3/NOR-1	Marcação nuclear positiva no carcinoma de células acinares
Receptor androgênico (RA) e ERBB2/HER2	Marcação positiva no carcinoma do ducto salivar
SOX-10	Marcação positiva nuclear no carcinoma de células acinares, carcinoma adenoide cístico, carcinoma secretório, carcinoma epitelial-mioepitelial, carcinoma mioepitelial
DOG1	Marcação positiva membrana apical intensa no carcinoma de células acinares, podendo também ser positivo no citoplasma das células luminais
β-catenina	Marcação positiva pode ser observada nos adenocarcinomas de células basais

Com os avanços nos conhecimentos relacionados com a patogênese das neoplasias de glândula salivar, eventos mutagênicos específicos foram observados de forma recorrente nesses tumores. As alterações genéticas vêm ganhando importância não somente para a classificação dessas neoplasias, como também têm papel relevante para o diagnóstico e para terapias-alvo. A hibridização *in situ*, RT-PCR ou sequenciamento de nova geração têm sido empregadas no diagnóstico diferencial dos carcinomas de glândula salivar, especialmente em casos desafiadores nos quais a morfologia e a imuno-histoquímica possam gerar dúvidas. O carcinoma mucoepidermoide (*CRTC1-MAML2*), carcinoma adenoide cístico (*MYB-NFIB*) e o carcinoma secretório (*ETV6-NTRK3*) são exemplos de lesões que apresentam rearranjos genômicos característicos em uma parcela expressiva dos casos, e podem ser utilizados como aspectos adjuvantes durante seus processos diagnósticos. Na Tabela 217.4, estão dispostas as principais alterações genéticas relatadas pela literatura nas neoplasias malignas primárias acometendo as glândulas salivares.

Patologia molecular no diagnóstico diferencial dos sarcomas e melanoma de cabeça e pescoço

O diagnóstico dos sarcomas na região de cabeça e pescoço é especialmente raro, e é um desafio quando presente nas rotinas anatomopatológicas, sobretudo pela sua ampla diversidade morfológica. Com relação à imuno-histoquímica, é consenso o indiscutível papel dela na classificação dos sarcomas e a vasta gama de anticorpos usados nesse processo. Contudo, assim como os tumores das glândulas salivares, foram beneficiados pelo crescente conhecimento a respeito de suas alterações a nível molecular e o potencial delas no direcionamento do diagnóstico. Além da orientação quanto ao tipo celular sarcomatoso, grande parte das alterações é capaz de subtipificar suas variantes clínicas e/ou morfológicas. Na Tabela 217.5 estão relacionadas as principais alterações moleculares descritas em sarcomas, com potencial de surgimento na região de cabeça e pescoço, assim como os respectivos marcadores imuno-histoquímicos que podem ser utilizados para a identificação das alterações a nível tecidual com potencial diagnóstico.

Os melanomas, especialmente quando associados a áreas de intensa exposição solar e/ou precedidos por um nevo cutâneo, por sua vez, apresentam em aproximadamente 50% dos casos mutações envolvendo o gene *BRAF*, sendo mais frequente acometimento do códon *V600E*. A frequência de acometimento desse gene varia de acordo com seu subtipo histológico, dentre os quais outros genes podem também ser encontrados, como *NRAS*, *KIT* e *NF1*.

Tabela 217.4 Principais alterações genéticas relatadas nos carcinomas de glândula salivar, segundo a classificação de tumores de cabeça e pescoço da OMS (2022).

Carcinoma	Alterações genéticas
Adenocarcinoma de células basais	Mutações envolvendo *CYLD ou CTNNB1*
Adenocarcinoma microcístico esclerosante	Mutações envolvendo *CDK11B*
Adenocarcinoma mucinoso	Mutações envolvendo *AKT1 E17K*, em geral também em *TP53*
Adenocarcinoma polimorfo	
• Subtipo clássico	Mutações envolvendo *PRKD1*
• Subtipo cribriforme de glândulas salivares menores	Fusões envolvendo *PRKD1*, *PRKD2* ou *PRKD3*
Adenocarcinoma sebáceo	Instabilidade microssatélite envolvendo *MLH1*, *MSH2* e *MSH6* quando associados a síndrome de Muir-Torre
Carcinoma adenoide cístico	Rearranjos envolvendo *MYB/MYBL1* (o gene de fusão *MYB-NFIB* é o principal)
Carcinoma de células acinares	Rearranjo envolvendo *NR4A3*
Carcinoma de células escamosas	–

(continua)

Tabela 217.4 Principais alterações genéticas relatadas nos carcinomas de glândula salivar, segundo a classificação de tumores de cabeça e pescoço da OMS (2022). (*Continuação*)

Carcinoma	Alterações genéticas
Carcinoma do ducto salivar	Mutações envolvendo *TP53*, BRAF, *HRAS* e *PIK3CA*, amplificação envolvendo *ERBB2/HER2*, deleção envolvendo *PTEN*, ganho no número de cópias envolvendo *AR*
Carcinoma epitelial-mioepitelial	Mutações envolvendo *HRAS*
Carcinoma ex-adenoma pleomórfico	Rearranjos envolvendo *PLAG1* ou *HMGA2*, além de mutações somáticas envolvendo *TP53*, *HRAS*, *PIK3CA*, *MYC* e/ou *EGFR*
Carcinoma hialinizante de células claras	Fusão envolvendo *EWSR1* (*EWSR1-ATF1* sendo a principal)
Carcinoma intraductal	
• Subtipo do ducto intercalado	Fusões envolvendo *RET* (*NCOA4-RET* é a principal)
• Subtipo oncocítico	Fusões envolvendo RET (*NCOA4-RET* ou *TRIM33-RET*) ou mutação *BRAF* p.V600E
• Subtipo apócrino	Mutações envolvendo *PIK3CA*, *HRAS* e *TP53*, ou fusão *TRIM33-RET*
• Subtipo misto ducto intercalado-apócrino	Fusões envolvendo RET (*NCOA4-RET* ou *TRIM33-RET*)
Carcinoma linfoepitelial	Evidenciação do RNA codificante (EBER) do vírus Epstein-Barr
Carcinoma microssecretório	Fusão *MEF2C-SS18*
Carcinoma mioepitelial	Rearranjos envolvendo *PLAG1*, além de fusões envolvendo *HMGA2* e *EWSR1* em menor frequência em subtipos específicos
Carcinoma mucoepidermoide	Rearranjos envolvendo *MAML2* (gene de fusão *CRTC1-MAML2* sendo o principal)
Carcinoma salivar, sem outra especificação	–
Carcinoma secretório	Rearranjos envolvendo *ETV6* (gene de fusão *ETV6-NTRK3* é o principal)
Carcinossarcoma	–

Tabela 217.5 Principais alterações moleculares descritas e seus marcadores no diagnóstico dos sarcomas e melanoma.

Tumores	Marcadores imuno-histoquímicos	Alterações moleculares relacionadas
Sarcomas		
Condrossarcoma mesenquimal	NKX3.1	Fusão envolvendo *HEY1-NCOA2*
Fibrossarcoma esclerosante epitelioide	MUC4	Fusão envolvendo *FUS-CREB3L1*
Fibrossarcoma infantil	Pan-Trk	Fusão envolvendo ETV6-NTRK3
Hemangioendotelioma epitelioide	CAMTA1	Fusão envolvendo *WWTR1-CAMTA1*
Lipossarcoma bem-diferenciado/tumor lipomatoso atípico	MDM2/CDK4	Amplificação envolvendo *MDM2/CDK4*
Lipossarcoma mixoide	DDIT3	Fusão envolvendo *FUS-DDIT3*
Osteossarcoma central de baixo grau e parosteal	MDM2/CDK4	Amplificação envolvendo *MDM2/CDK4*
Rabdomiossarcoma alveolar	PAX3/7-FOXO1	Fusões envolvendo *FOXO1* (*PAX3-FOXO1* ou *PAX7-FOXO1*)
Sarcoma alveolar de partes moles	TFE3	Fusão envolvendo *ASPSCR1-TFE3*
Sarcoma bifenotípico sinonasal	PAX3	Fusões envolvendo *PAX3*
Sarcoma de Ewing	NKX2.2	Fusões envolvendo *EWSR1*
Sarcoma epitelioide	SMARCB1	Inativação envolvendo *SMARCB1*
Sarcoma fibromixoide de baixo grau	MUC4	Fusão envolvendo *FUS-CREB3L2*
Sarcoma sinovial	SS18-SSX	Fusão envolvendo *SS18-SSX1/2/4*
Tumor maligno da bainha do nervo periférico	H3K27me3	Inativações envolvendo *NF1*, *SUZ12* e *EED*
Tumor maligno da bainha do nervo periférico epitelioide	SMARCB1	Inativação envolvendo *SMARCB1*
Melanoma	BRAF	Mutação envolvendo *BRAF* (*V600E* é a principal)

Adaptada de: Anderson et al., 2021.

A frequência de mutações no gene *BRAF* em melanomas mucosos é inversamente proporcional à encontrada em lesões cutâneas. Com relação ao diagnóstico, a imuno-histoquímica foi apontada como a que possui elevadas taxas de sensibilidade e especificidade quando comparada a outros métodos moleculares, como o PCR, para a identificação de mutações no gene *BRAF* nesses tumores. Este dado torna promissor não somente o método como adjuvante do ponto de vista diagnóstico, mas também para direcionamento terapêutico, uma vez que melanomas com mutações em *BRAF* são candidatos a imunoterapia-alvo.

BIBLIOGRAFIA

Carcinoma de células escamosas da cabeça e pescoço

Amin MB, Edge S, Greene F, Byrd DR, Brookland RK, Washington MK et al. AJCC cancer staging manual. 8th ed. Berlim: Springer International Publishing; 2016.

Hinni ML, Ferlito A, Brandwein-Gensler MS, Takes RP, Silver CE, Westra WH et al. Surgical margins in head and neck cancer: A contemporary review. Head Neck Surg [Internet]. 2013 Sep [Acesso em: 2024 Jul];35(9):1362-70.

Johnson DE, Burtness B, Leemans CR, Lui VWY, Bauman JE, Grandis JR. Head and neck squamous cell carcinoma. Nat Rev Dis Primers [Internet]. 2020 Nov 26 [Acesso em: 2024 Jul];6(1):92.

Laury A. Challenges in head and neck pathology. Cancer Treat Res [Internet]. 2018 [Acesso em: 2024 Jul];174:87-101.

Lewis JS Jr, Beadle B, Bishop JA, Chernock RD, Colasacco C, Lacchetti C et al. Human papillomavirus testing in head and neck carcinomas: Guideline from the College of American Pathologists. Arch Pathol Lab Med [Internet]. 2018 May [Acesso em: 2024 Jul];142(5):559-97.

Pai SI, Westra WH. Molecular pathology of head and neck cancer: Implications for diagnosis, prognosis, and treatment. Annu Rev Pathol [Internet]. 2009 [Acesso em: 2024 Jul];4:49-70.

Scarini JF, Lavareze L, Lima-Souza RA, Emerick C, Gonçalves MT, Figueiredo-Maciel T et al. Head and neck squamous cell carcinoma: Exploring frontiers of combinatorial approaches with tyrosine kinase inhibitors and immune checkpoint therapy. Crit Rev Oncol Hematol [Internet]. 2022 Dec [Acesso em: 2024 Jul];180:103863.

Sperandio M, Warnakulasuriya S, Soares AB, Passador-Santos F, Mariano FV, Lima CP et al. Oral epithelial dysplasia grading: Comparing the binary system to the traditional 3-tier system, an actuarial study with malignant transformation as outcome. J Oral Pathol Med [Internet]. 2023 May [Acesso em: 2024 Jul];52(5):418-425.

Vieira GS, Kimura TC, Scarini JF, Lima-Souza RA, Lavareze L, Emerick C, Gonçalves MT et al. Hematopoietic colony-stimulating factors in head and neck cancers: Recent advances and therapeutic challenges. Cytokine [Internet]. 2024 Jan [Acesso em: 2024 Jul];173:156417.

Carcinomas de glândula salivar

Auclair PL, Goode RK, Ellis GL. Mucoepidermoid carcinoma of intraoral salivary glands: evaluation and application of grading criteria in 143 cases. Cancer [Internet]. 1992 [Acesso em: 2024 Jul];69(8):2021-30.

Auclair PL. Tumor-associated lymphoid proliferation in the parotid gland: A potential diagnostic pitfall. Oral Surg Oral Med Oral Pathol [Internet]. 1994 [Acesso em: 2024 Jul];77(1):19-26.

Bhattacharyya N, Fried MP. Determinants of survival in parotid gland carcinoma: A population-based study. Am J Otolaryngol [Internet]. 2005 [Acesso em: 2024 Jul];26(1):39-44.

El Naggar AK, Chan JK, Grandis JR, Takata T, Slootweg PJ, editors. WHO Classification of Head and Neck Tumours. 4th ed. Lyon: IARC; 2017.

Furuse C, Sousa SO, Nunes FD, Magalhães MH, Araújo VC. Myoepithelial cell markers in salivary gland neoplasms. Int J Surg Pathol [Internet]. 2005 Jan [Acesso em: 2024 Jul];13(1):57-65.

Griffith CC, Thompson LD, Assaad A. Salivary duct carcinoma and the concept of early carcinoma ex pleomorphic adenoma. Histopathology [Internet]. 2014 [Acesso em: 2024 Jul];65(6):854-60.

Kaur K, Mehta S, Vanik S, Trivedi P, Banerjee N, Dhar H et al. The evolving role of molecular pathology in the diagnosis of salivary gland tumours with potential pitfalls. Eur Arch Otorhinolaryngol [Internet]. 2022 Aug [Acesso em: 2024 Jul];279(8):3769-83.

Lavareze L, Scarini JF, Lima-Souza RA, Kimura TC, Gondak RO, Egal EA et al. Clinicopathological and survival profile of patients with salivary gland myoepithelial carcinoma: A systematic review. J Oral Pathol Med [Internet]. 2023 Feb [Acesso em: 2024 Jul];52(2):101-8.

Lima-Souza RA, Scarini JF, Egal EA, Crescencio LR, Costa JC, Silva MS et al. Secretory carcinoma ex pleomorphic adenoma of the submandibular gland: An immunohistochemical study. Oral Oncol [Internet]. 2021 Sep [Acesso em: 2024 Jul];120:105262.

Lydiatt WM, Mukherji SK, O'Sullivan B, Patel SG, Shah JP. Major salivary glands. In: Amin MB, Edge SB, Greene FL, editors. AJCC cancer staging manual. 8th ed. Chicago: Springer; 2017. p. 95-101.

Scarini JF, Egal EA, Lima-Souza RA, Crescencio LR, Emerick C, Kowalski LP et al. Two sides of the same coin: Insights into the myoepithelial cells in carcinoma ex pleomorphic adenoma development. Crit Rev Oncol Hematol [Internet]. 2021 Jan [Acesso em: 2024 Jul];157:103195.

Seethala RR, Altemani A, Ferris RL, Fonseca I, Gnepp DR, Ha P et al. Data set for the reporting of carcinomas of the major salivary glands: Explanations and tecommendations of the guidelines from the International Collaboration on Cancer Reporting. Arch Pathol Lab Med [Internet]. 2019 May [Acesso em: 2024 Jul];143(5):578-86.

Seethala RR, Stenman G. Update from the 4th edition of the World Health Organization Classification of Head and Neck Tumours: Tumors of the salivary gland. Head Neck Pathol [Internet]. 2017 [Acesso em: 2024 Jul];11(1):55-67.

Seethala RR. An update on grading of salivary gland carcinomas. Head Neck Pathol [Internet]. 2009 [Acesso em: 2024 Jul];3(1):69-77.

Seethala RR. Histologic grading and prognostic biomarkers in salivary gland carcinomas. Adv Anat Pathol [Internet]. 2011 [Acesso em: 2024 Jul];18(1):29-45.

Speight PM, Barrett AW. Prognostic factors in malignant tumours of the salivary glands. Br J Oral Maxillofac Surg [Internet]. 2009 [Acesso em: 2024 Jul];47(8):587-93.

Spiro RH, Huvos AG, Strong EW. Adenocarcinoma of salivary origin: Clinicopathologic study of 204 patients. Am J Surg [Internet]. 1982 [Acesso em: 2024 Jul];144(4):423-31.

Szanto PA, Luna MA, Tortoledo ME, White RA. Histologic grading of adenoid cystic carcinoma of the salivary glands. Cancer [Internet]. 1984 [Acesso em: 2024 Jul];54(6):1062-9.

Toper MH, Sarioglu S. Molecular pathology of salivary gland neoplasms: Diagnostic, prognostic, and predictive perspective. Adv Anat Pathol [Internet]. 2021 Mar 1 [Acesso em: 2024 Jul];28(2):81-93.

Câncer de tireoide

Ali SZ, Baloch ZW, Cochand-Priollet B, Schmitt FC, Vielh P, VanderLaan PA. The 2023 Bethesda System for Reporting Thyroid Cytopathology. Thyroid [Internet]. 2023 Sep [Acesso em: 2024 Jul];33(9):1039-44.

Baloch ZW, Asa SL, Barletta JA, Ghossein RA, Juhlin CC, Jung CK et al. Overview of the 2022 WHO Classification of Thyroid Neoplasms. Endocr Pathol [Internet]. 2022 Mar [Acesso em: 2024 Jul];33(1):27-63.

Basolo F, Macerola E, Poma AM, Torregrossa L. The 5th edition of WHO classification of tumors of endocrine organs: Changes in the diagnosis of follicular-derived thyroid carcinoma. Endocrine [Internet]. 2023 Jun [Acesso em: 2024 Jul];80(3):470-6.

Christofer JC, Mete O, Baloch ZW. The 2022 WHO classification of thyroid tumors: Novel concepts in nomenclature and grading. Endocr Relat Cancer [Internet]. 2022 Dec 22 [Acesso em: 2024 Jul];30(2):e220293.

Jung CK, Bychkov A, Kakudo K. Update from the 2022 World Health Organization Classification of Thyroid Tumors: A standardized diagnostic approach. Endocrinol Metab (Seoul) [Internet]. 2022 Oct [Acesso em: 2024 Jul];37(5):703-18.

Câncer de pele não melanoma

Eisen DB, Asgari MM, Bennett DD, Connolly SM, Dellavalle RP, Freeman EE et al. Guidelines of care for the management of actinic keratosis. J Am Acad Dermatol [Internet]. 2021 Oct [Acesso em: 2024 Jul];85(4):e209-e233.

Elder DE, Massi D, Scolyer RA, Willemze R. WHO Classification of Skin Tumours. 4th ed. Lyon: International Agency for Research on Cancer; 2018.

Hernandez LE, Mohsin N, Yaghi M, Frech FS, Dreyfuss I, Nouri K. Merkel cell carcinoma: An updated review of pathogenesis, diagnosis, and treatment options. Dermatol Ther [Internet]. 2022 Mar [Acesso em: 2024 Jul];35(3):e15292.

Ho J, Collie CJ. What's new in dermatopathology 2023: WHO 5th edition updates. J Pathol Transl Med [Internet]. 2023 Nov [Acesso em: 2024 Jul];57(6):337-40.

Howard A, Agrawal N, Gooi Z. Lip and oral cavity squamous cell carcinoma. Hematol Oncol Clin North Am [Internet]. 2021 Oct [Acesso em: 2024 Jul];35(5):895-911.

Strieder L, Coutinho-Camillo CM, Costa V, Cruz Perez DE, Kowalski LP, Kaminagakura E. Comparative analysis of three histologic grading methods for squamous cell carcinoma of the lip. Oral Dis [Internet]. 2017 Jan [Acesso em: 2024 Jul];23(1):120-125.

Melanoma maligno

Elder DE, Massi D, Scolyer RA, Willemze R. WHO classification of skin tumours, 4th Edition. Lyon: IARC; 2018.

Ferrara G, Argenziano G, 2021. The WHO 2018 classification of cutaneous melanocytic neoplasms: Suggestions from routine practice. Front Oncol [Internet]. 2021 Jul [Acesso em: 2024 Jul] 2:11:675296.

Goldemberg DC, Thuler LS, deMelo AC. An update on mucosal mMelanoma: Future directions. Acta Dermatovenerol Croat [Internet]. 2019 Mar [Acesso em: 2024 Jul];27(1):11-15.

Keung EZ, Gershenwald JE. The eighth edition American Joint Committee on Cancer (AJCC) melanoma staging system: Implications for melanoma treatment and care. Expert Rev Anticancer Ther [Internet]. 2018 Aug [Acesso em: 2024 Jul];18(8):775-84.

Scarini JF, Mariz BA, Lima-Souza RA, Lavareze L, Emerick C, Tincani AJ et al. Spindle cell carcinoma of the lip: An immunohistochemical study of a challenging case. Oral Oncol [Internet]. 2022 Feb [Acesso em: 2024 Jul];125:105680.

Seetharamu N, Ott PA, Pavlick AC. Mucosal melanomas: A case-based review of the literature. Oncologist [Internet]. 2010 [Acesso em: 2024 Jul];15(7):772-81.

Soares C, Morais TL, Carlos R, Mariano FV, Altemani A, Carvalho MF et al. Phosphorylated Akt1 expression is associated with poor prognosis in cutaneous, oral and sinonasal melanomas. Oncotarget [Internet]. 2018 Dec 18 [Acesso em: 2024 Jul];9(99):37291-37304.

Soares CD, Morais TL, Carlos R, Almeida OP, Mariano FV, Altemani A et al. Prognostic importance of mitochondrial markers in mucosal and cutaneous head and neck melanomas. Hum Pathol [Internet]. 2019 Mar [Acesso em: 2024 Jul];85:279-89.

Wehbe J, Jaikaransingh D, Walker A. Immunotherapy as a treatment modality for mucosal melanoma of the head and neck: A systematic review. Medicine (Baltimore) [Internet]. 2022 Aug 5 [Acesso em: 2024 Jul];101(31):e29979.

Williams MD. Update from the 4th edition of the World Health Organization classification of head and neck tumours: Mucosal melanomas. Head Neck Pathol [Internet]. 2017 Mar [Acesso em: 2024 Jul];11(1):110-17.

Sarcomas de cabeça e pescoço

Cao J, Wang J, He C, Fang M. Angiosarcoma: A review of diagnosis and current treatment. Am J Cancer Res [Internet]. 2019 Nov 1 [Acesso em: 2024 Jul];9(11):2303-13.

Choi JH, Ro JY. The 2020 WHO classification of tumors of bone: An updated review. Adv Anat Pathol [Internet]. 2021 May 1 [Acesso em: 2024 Jul];28(3):119-38.

Giraldo-Roldan D, Louredo BR, Penafort PM, Pontes HR, Alves AP, Lima FA et al. Low-grade myofibroblastic sarcoma of the oral and maxillofacial region: An international clinicopathologic study of 13 cases and literature review. Head Neck Pathol [Internet]. 2023 Sep [Acesso em: 2024 Jul];17(3):832-50.

Malik F, Gleysteen JP, Agarwal S. Osteosarcoma of the jaw: Report of 3 cases (including the rare epithelioid variant) with review of literature. Oral Surg Oral Med Oral Pathol Oral Radiol[Internet]. 2021 Mar [Acesso em: 2024 Jul];131(3):e71-e80.

Pontes FS, Oliveira JI, Souza LL, Almeida OP, Fregnani ER, Vilela RS et al. Clinicopathological analysis of head and neck rhabdomyosarcoma: A series of 10 cases and literature review. Med Oral Patol Oral Cir Bucal [Internet]. 2018 Mar 1 [Acesso em: 2024 Jul];23(2):e188-e197.

The WHO Classification of Tumours Editorial Board. WHO Classification of Tumours Soft Tissue and Bone Tumours. 5th ed. Vol. 3. Lion: IARC Press; 2020.

The WHO Classification of Tumours Editorial Board. WHO Classification of Head and neck tumours. 5th ed. Lion: IARC Press; 2022.

Patologia molecular no diagnóstico dos cânceres de cabeça e pescoço

Anderson WJ, Jo VY. Diagnostic immunohistochemistry of soft tissue and bone tumors: An update on biomarkers that correlate with molecular alterations. Diagnostics (Basel) [Internet]. 2021 Apr 12 [Acesso em: 2024 Jul];11(4):690.

Cancer Genome Atlas Network. Genomic classification of cutaneous melanoma. Cell [Internet]. 2015 Jun 18 [Acesso em: 2024 Jul];161(7):1681-96.

Dum D, Menz A, Völkel C, Wispelaere N, Hinsch A, Gorbokon N et al. Cytokeratin 7 and cytokeratin 20 expression in cancer: A tissue microarray study on 15,424 cancers. Exp Mol Pathol [Internet]. 2022 Jun [Acesso em: 2024 Jul];126:104762.

Fakhry C, Lacchetti C, Rooper LM, Jordan RC, Rischin D, Sturgis EM et al. Human papillomavirus testing in head and neck carcinomas: ASCO clinical practice guideline Eedorsement of the College of American Pathologists Guideline. J Clin Oncol [Internet]. 2018 Nov 1 [Acesso em: 2024 Jul];36(31):3152-61.

Lewis JS Jr, Beadle B, Bishop JA, Chernock RD, Colasacco C, Lacchetti C et al. Human papillomavirus testing in head and neck carcinomas: Guideline from the College of American Pathologists. Arch Pathol Lab Med [Internet]. 2018 May [Acesso em: 2024 Jul];142(5):559-97.

López F, Rodrigo JP, Silver CE, Haigentz M Jr, Bishop JA, Strojan P et al. Cervical lymph node metastases from remote primary tumor sites. Head Neck Surg [Internet]. 2016 Apr [Acesso em: 2024 Jul];38 Suppl 1(Suppl 1):E2374-85.

Seethala RR. New entities and concepts in salivary gland tumor pathology: The role of molecular alterations. Arch Pathol Lab Med [Internet]. 2023 Aug 28 [Acesso em: 2024 Jul];1;148(11):1183-95.

The WHO Classification of Tumours Editorial Board. WHO Classification of Tumours Soft Tissue and Bone Tumours. 5th ed. Vol. 3. Lion: IARC Press; 2020.

CAPÍTULO 218

Medicina Nuclear em Cirurgia de Cabeça e Pescoço

Felipe Piccarone Gonçalves Ribeiro • Celso Dario Ramos

INTRODUÇÃO

A medicina nuclear é uma especialidade médica que utiliza substâncias radioativas não seladas, em quantidades mínimas, para avaliar as condições metabólicas, fisiológicas e patológicas do corpo humano. Essa abordagem desempenha um importante papel no diagnóstico e tratamento de diversas condições clínicas, além de ser uma ferramenta valiosa para pesquisas médicas.

Na medicina nuclear, a radiação é emitida pelo próprio paciente, ao qual é administrado um fármaco radioativo, conhecido como radiofármaco. A radiação emitida pelo radiofármaco é então captada por um equipamento especializado. Vale ressaltar que os radiofármacos são extremamente seguros, pois são utilizados em doses farmacológicas ínfimas, milhões de vezes menores que as de um meio de contraste radiológico, por exemplo.

Praticamente qualquer substância biologicamente ativa pode, em princípio, ser transformada em um radiofármaco ao ser associada a um elemento radioativo (radioisótopo). Assim, é possível obter imagens em tempo real da substância em questão, algo não viável com o mesmo alcance por outras técnicas como ultrassonografia, tomografia computadorizada e ressonância magnética. Embora esses três tipos de exames sejam excelentes para o delineamento morfológico das lesões, eles oferecem apenas informações limitadas sobre a atividade funcional dos tecidos normais e doentes.

Na área diagnóstica, a medicina nuclear utiliza dois tipos distintos de equipamentos de imagem. As gama-câmaras (ou câmaras de cintilação) realizam as cintilografias e também as tomografias por emissão de fóton único (SPECT, do inglês *single-photon emission computed tomography*). Quando associados à tomografia computadorizada (CT), esses equipamentos e respectivos exames são chamados de SPECT/CT. O outro equipamento é a tomografia por emissão de pósitrons (PET, do inglês *positron emission tomography*) associada a CT (PET/CT).

A área terapêutica da medicina nuclear vem ganhando crescente destaque tanto no âmbito nacional quanto internacional, impulsionada pelo conceito "teranóstico" (um neologismo derivado das palavras terapia e diagnóstico). Nessa abordagem inovadora, uma mesma molécula biologicamente ativa pode ser utilizada tanto para obtenção de imagens diagnósticas (se marcada com isótopos que emitem radiação gama ou pósitron), quanto para tratamentos (se marcada com emissores de radiações alfa ou beta, que depositam alta energia no tecido tumoral) (Figura 218.1).

A medicina nuclear desempenha um papel abrangente em quase todas as especialidades médicas. No contexto da otorrinolaringologia e cirurgia de cabeça e pescoço, sua principal utilidade está no diagnóstico e acompanhamento de pacientes com neoplasias de cabeça e pescoço (NCP). Para tal, as técnicas mais utilizadas são o PET/CT com fluorodeoxiglicose-^{18}F (FDG) e a linfocintilografia associada a pesquisa do linfonodo sentinela, temas discutidos neste capítulo. O consagrado uso da medicina nuclear em doenças malignas e benignas da tireoide é discutido em outro capítulo desta obra.

NEOPLASIAS DE CABEÇA E PESCOÇO

As NCPs apresentam grande heterogeneidade quanto ao tipo histológico e quanto ao sítio de acometimento. Podem acometer a cavidade oral, nasal, faringe (nasofaringe, orofaringe e hipofaringe) e laringe (região supraglótica, glótica e subglótica), além do tecido

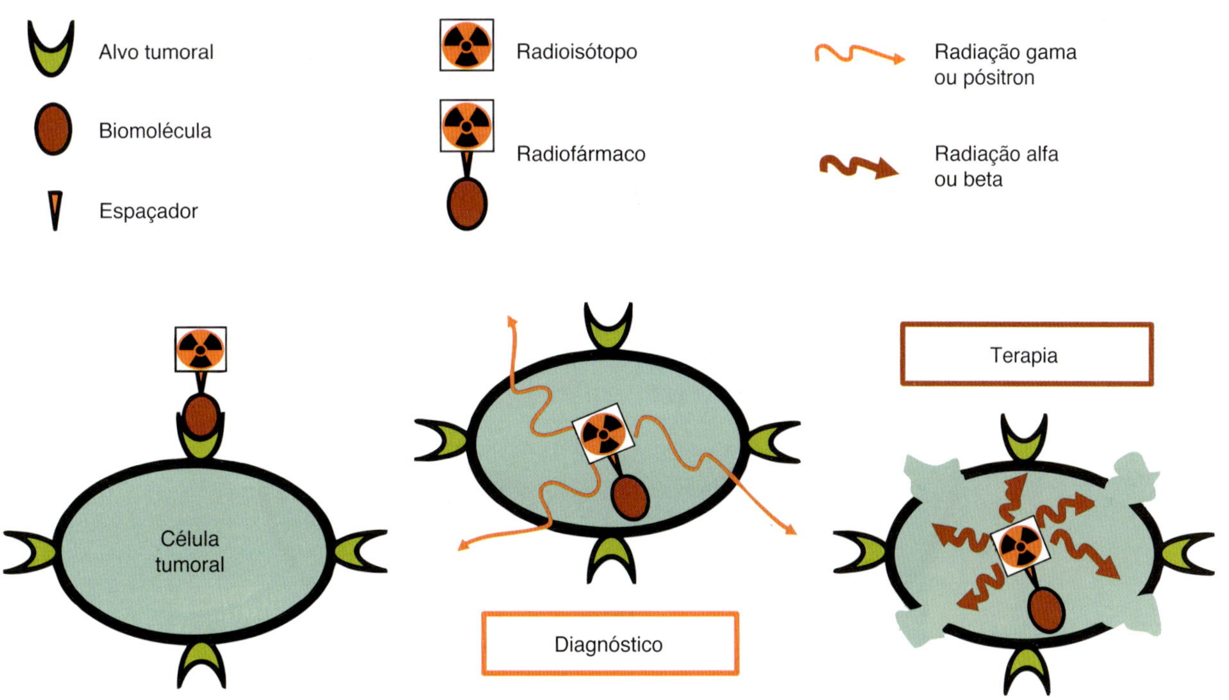

Figura 218.1 Molécula biologicamente ativa marcada com isótopos para diagnótico ou tratamento.

cutâneo. Podem apresentar diversos tipos histológicos, entretanto, no Ocidente, cerca de 90% das NCPs são carcinomas espinocelulares (CEC)[1], aos quais é dada ênfase neste capítulo.

Os principais fatores de risco para estas neoplasias são a exposição excessiva ao álcool e ao tabaco, podendo o risco ser ainda maior em caso de coexistência destes dois fatores. Estes pacientes geralmente são diagnosticados em idade mais avançada, após anos de exposição a esses agentes. Mais recentemente, as NCPs associadas ao papilomavírus humano (HPV) vêm ganhando mais destaque pelo aumento de sua incidência. Nesse caso, os pacientes diagnosticados apresentam menor faixa etária e sua transmissão ocorre através da prática de sexo oral.[2] Os pacientes com NCPs associadas ao HPV tendem a apresentar melhor prognóstico, pois geralmente possuem menos comorbidades e respondem melhor à quimioterapia.

Em geral, as NCPs são estadiadas utilizando o manual do American Joint Committee on Cancer Staging (AJCC), que usa o sistema TNM, sendo "T" o tamanho e a extensão do tumor, "N" o envolvimento nodal locorregional e "M" o acometimento metastático a distância ou acometimento nodal a distância. Em sua última edição, publicada em 2017, o AJCC alterou o estadiamento das NCPs, agora dividindo em câncer de orofaringe HPV positivo e câncer de orofaringe HPV negativo.[3]

No Brasil, de acordo com as estimativas do Instituto Nacional de Câncer (INCA) para o triênio 2023-2025, excetuando-se os cânceres de pele não melanoma, o câncer de cavidade oral encontra-se como a quinta neoplasia mais comum no sexo masculino, ficando atrás das neoplasias de próstata, cólon/reto, traqueia/brônquio/pulmão e estômago.[4] No cenário global, ocupa a oitava posição.[4]

PET/CT COM FDG

A FDG é uma molécula análoga à glicose e, portanto, possibilita o estudo da distribuição dessa substância no corpo humano (Figura 218.2). Como tumores agressivos geralmente apresentam alto metabolismo glicolítico (efeito Warburg), estes via de regra captam FDG e podem ser identificados no exame. Os CECs, tipo histológico mais frequente na NCP, apresentam hiperexpressão de receptores de glicose (GLUT-1), induzindo, desta maneira, acentuada captação de FDG.[5]

Podem haver variações nos protocolos para a realização do procedimento, sendo descrita aqui a metodologia mais usual.[6] O paciente permanece em jejum por 4 a 6 horas antes do exame (sendo permitida a ingesta de água), garantindo assim valores basais de glicemia e de insulinemia. Adaptações específicas são utilizadas em diabéticos. O paciente também deve evitar atividades físicas extenuantes nas 48 horas que antecedem a realização do exame para evitar aumento da captação muscular do radiofármaco.

No dia do exame, o paciente recebe uma injeção venosa de 0,08 a 0,12 mCi/kg de FDG e, em seguida, permanece em repouso por 1 hora. Após isso, é realizada a aquisição das imagens PET/CT da cabeça até a raiz das coxas e, a seguir, uma nova imagem PET/CT da região cervical, agora adquirida após a injeção venosa de meio de contraste tomográfico. Também é desejável a aquisição adicional de uma imagem tomográfica do tórax em inspiração máxima, possibilitando maior sensibilidade para a identificação de pequenos nódulos, visto que os pulmões costumam ser o sítio mais comum de metástase a distância dos CECs de cabeça e pescoço.

Após adquiridas, as imagens são analisadas pelo médico nuclear, que então elabora seu laudo. A princípio, a análise é feita visualmente e depois também é realizada uma análise semiquantitativa através da medida do *standardized uptake value* (SUV). Esta medida, já bastante consagrada, relaciona-se com a avidez do tecido pelo FDG e representa a razão da concentração da radioatividade nesse tecido pela dose injetada, normalizada pelo peso corporal. No laudo do exame, frequentemente é reportado o SUV máximo (SUVmáx) de cada lesão, que representa o *voxel* (ponto da imagem) mais ávido por FDG dentro daquela região de interesse.

Mais recentemente, dois parâmetros quantitativos volumétricos vêm ganhando destaque: *metabolic tumor volume* (MTV) e *total lesion glycolysis* (TLG). O primeiro reflete o volume tumoral que apresenta hipermetabolismo nas imagens PET/CT. O segundo é definido como o produto do SUV médio (captação média de FDG na área escolhida) pelo MTV, que agrega simultaneamente dados do volume e da atividade metabólica das lesões. Ambas as medidas se apresentam como potenciais preditores prognósticos de múltiplas neoplasias, incluindo as NCPs. Atualmente, com as ferramentas comerciais disponíveis, é possível calcular esses parâmetros de maneira rápida e fácil. Porém, a grande limitação e motivo atual de amplo debate é como padronizar sua metodologia e estabelecer valores de referência.

Papel do PET/CT-FDG nas neoplasias de cabeça e pescoço

As NPCs geralmente apresentam tratamento multimodal, que pode incluir cirurgia, quimioterapia, radioterapia, terapias-alvo e

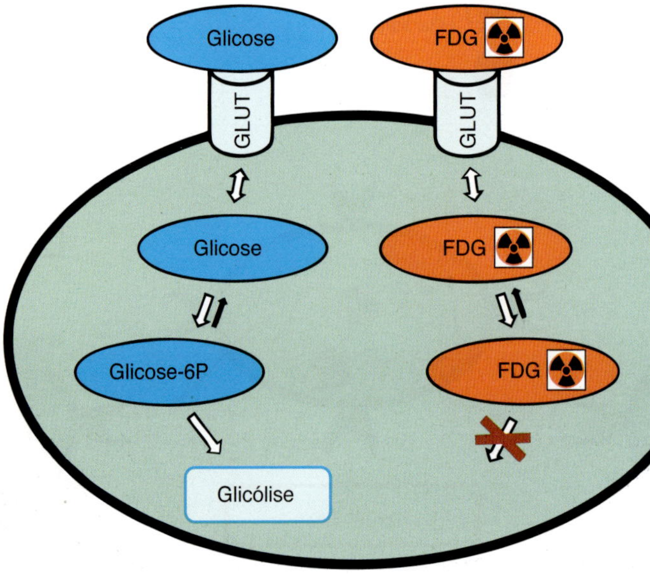

Figura 218.2 Comparação entre moléculas de glicose e fluorodeoxiglicose-^{18}F (FDG).

inibidores de *check-point*. O atraso ou equívoco no diagnóstico pode levar a pior prognóstico e a tratamentos inadequados e com comorbidades. Portanto, se faz extremamente necessário um diagnóstico acurado e precoce. O PET/CT-FDG desempenha um papel importante na detecção, estadiamento, avaliação da resposta ao tratamento e planejamento terapêutico em pacientes com neoplasias de cabeça e pescoço, contribuindo para uma abordagem mais precisa e personalizada no cuidado desses pacientes. A adição de PET/CT-FDG ao estadiamento convencional pode alterar o estadiamento TNM em cerca de um terço dos casos de CEC de cabeça e pescoço,[7] sendo que pacientes que com seu estadiamento aumentado pelo resultado do PET/CT tendem a apresentar menor sobrevida livre de progressão e menor sobrevida global (Figura 218.3). A prática clínica moderna da oncologia de NCP praticamente exige a realização de PET/CT-FDG no momento do diagnóstico e no acompanhamento desses pacientes (Figura 218.3 B).

Estadiamento

Tumor primário

No estadiamento das NCPs é importante avaliar o tamanho tumoral, se há invasão de estruturas adjacentes, o número de linfonodos envolvidos, o tamanho desses linfonodos, se há extensão extranodal, se o acometimento nodal é ipsilateral ou contralateral ao tumor, e identificar metástases a distância. Conforme preconizado pelo AJCC, o estadiamento dos NCPs é feito pelo esquema TNM. No estadiamento T, além do exame físico e endoscópico, usualmente é preconizada a utilização dos métodos radiológicos convencionais, como CT contrastada ou ressonância magnética (RM). Estes permitem melhor caracterização morfológica da lesão primária, além de, no caso da RM, permitir avaliação de invasão perineural e infiltração de tecidos moles. As imagens de PET sem correção de atenuação podem ser úteis nos casos em que existam artefatos que degradem a qualidade da CT, e o PET/CT pode ser importante em pacientes com tumor primário oculto, além de pacientes com envolvimento nodal extenso e que, portanto, apresentam risco aumentado para acometimento metastático a distância.[8]

Linfonodos locorregionais

O tratamento primário das NCPs geralmente envolve uma abordagem multidisciplinar que pode incluir cirurgia, radioterapia e quimioterapia. Para os casos com envolvimento de linfonodos regionais, pode ser necessária a realização de dissecção nodal.[9] Esta está associada a possíveis complicações, como por exemplo a lesão de nervos (marginal mandibular, acessório) e, portanto, é fundamental selecionar os pacientes com cautela.[10] Os métodos diagnósticos convencionais se pautam na avaliação de algumas características morfológicas, como o tamanho dos linfonodos, presença do hilo gorduroso, que sugere benignidade, presença de necrose, que sugere acometimento neoplásico, e presença de agrupamento nodal, também podendo inferir acometimento metastático. O PET/CT, além de permitir essas análises morfológicas descritas, também possibilita a avaliação do *status* metabólico dos linfonodos, proporcionando maior acurácia diagnóstica (Figura 218.4 e Vídeo 218.1). Todavia, como o radiofármaco FDG não é específico para neoplasias, existe a possibilidade de resultados falsos-positivos e é recomendada a confirmação patológica.[1] No estadiamento nodal, o PET/CT apresenta grande valor na exclusão desse acometimento.

O estudo multicêntrico ACRIN 6685[11] avaliou pacientes com CEC de cabeça e pescoço e com estadiamento T2-T4 N0 que foram submetidos a dissecção nodal com o objetivo de determinar o valor preditivo negativo (VPN) do PET/CT-FDG. Os resultados demonstraram um VPN de 0,942 utilizando um valor de corte de SUVmáx igual a 1,8 e o planejamento cirúrgico foi alterado em 22% dos casos.[11] Em outro estudo, que avaliou pacientes com CEC de cabeça e pescoço, obteve-se VPN de 90,5%, ratificando a importância do PET/CT na exclusão de doença nodal.[5] Esses dados se mostram de extrema relevância, considerando as possíveis complicações de uma dissecção nodal desnecessária. Outro estudo, que avaliou pacientes com NCP localmente avançada submetidos a PET/CT-FDG pré-tratamento, demonstrou que os pacientes com valor SUVmáx maior que 5,4 em linfonodo acometido apresentaram maior risco de possuírem metástase a distância.[12]

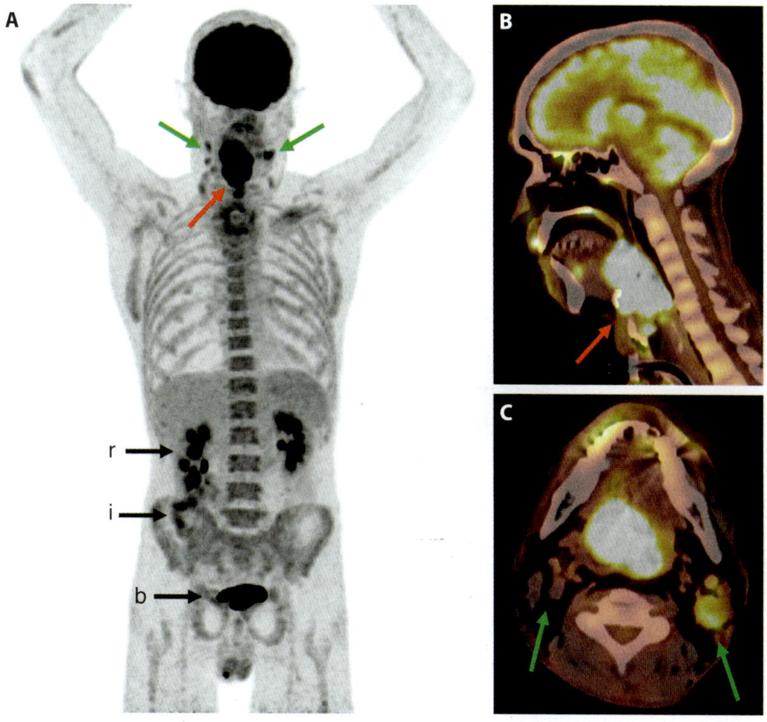

Figura 218.3 PET/CT para estadiamento de neoplasia maligna de orofaringe. **A** a **C.** Setas verdes e pretas indicam doença regional e a distância; setas vermelhas indicam doença local.

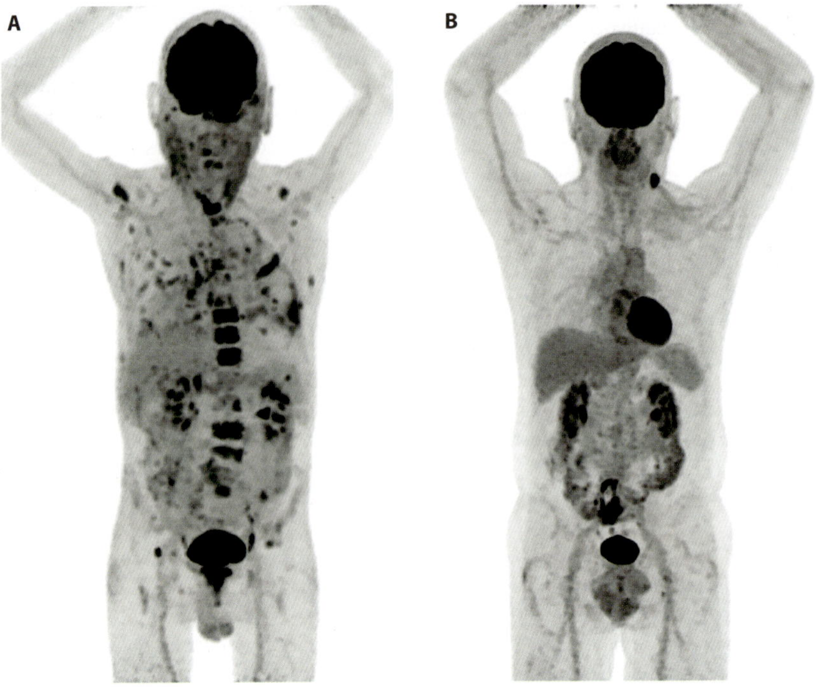

Figura 218.4 A e **B.** PET/CT para estadiamento de doença metastática.

Metástases a distância

Pacientes com NCP localmente avançada possuem maior risco de apresentarem metástases a distância. Fatores como linfonodos cervicais palpáveis, mais de três linfonodos metastáticos, linfonodos maiores que 6 cm, disseminação extracapsular e linfonodo metastático na cadeia jugular inferior estão associados a aumento da incidência de metástases a distância. O principal sítio de acometimento a distância corresponde aos pulmões. Outros sítios frequentemente acometidos são ossos, linfonodos mediastinais e fígado. No estadiamento de pacientes de alto risco é fundamental a identificação precoce de lesões a distância, pois esses pacientes apresentam pior prognóstico. O adequado planejamento terapêutico é de grande relevância para evitar terapias equivocadas e piora na qualidade de vida dos pacientes. Por ser um exame que avalia o corpo inteiro, o PET/CT permite a avaliação simultânea dos principais sítios de metástases (Figura 218.5 e Vídeos 218.2 e 218.3), além de possibilitar a identificação de lesões que não eram suspeitadas previamente e que não seriam identificadas pelos métodos radiológicos convencionais.[13] Em estudo multicêntrico prospectivo foi demonstrado que em pacientes com NCP com fatores de risco, a adição do PET/CT à CT de tórax proporcionou maior sensibilidade para a detecção de lesões a distância.[14]

Planejamento de radioterapia

Dada a importância das estruturas da região cervical, que incluem nervos cranianos, vasos sanguíneos, glândulas salivares, medula espinhal, entre outras, é fundamental delinear com precisão as áreas a serem irradiadas durante o tratamento radioterapêutico.[8] Em estudo prospectivo multicêntrico avaliando pacientes com CEC de cabeça e pescoço com doença localmente avançada foi demonstrado que o uso do PET/CT no delineamento dos campos de radioterapia resultou em menor volume tumoral macroscópico

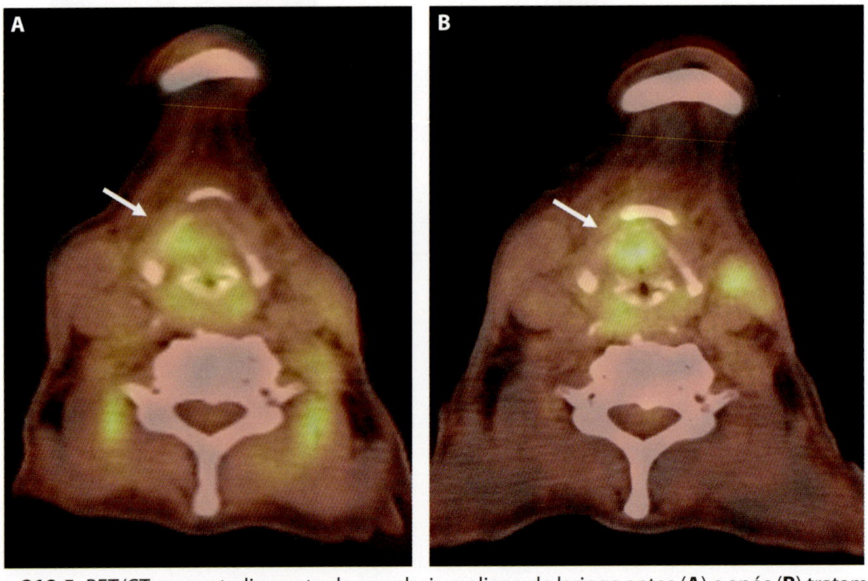

Figura 218.5 PET/CT para estadiamento de neoplasia maligna de laringe antes (**A**) e após (**B**) tratamento.

(GTV, do inglês *gross tumor volume*), menor volume-alvo clínico (CTV, do inglês *clinical target volume*) e menor volume-alvo planejado (PTV, do inglês *planning target volume*), além de proporcionar menor dosimetria do que quando comparado ao planejamento realizado por CT.[15]

Avaliação da resposta ao tratamento

A avaliação da resposta ao tratamento de pacientes com NCP apresenta desafios devido a distorções anatômicas e alterações fisiológicas, como o processo inflamatório resultante de vários tratamentos. Após tratamento, a identificação precoce de doença residual ou recidiva torna-se de suma importância para um planejamento terapêutico adequado, aumentando assim as chances de resultados mais favoráveis para os pacientes. Vários estudos indicam que o PET/CT-FDG apresenta alta sensibilidade e especificidade na detecção de recidiva de NCP, sendo amplamente utilizado no seguimento desses pacientes.[8,16,17] Entretanto, há uma escassez de dados que ofereçam orientações sobre a frequência ideal para a realização deste exame após o tratamento.

Em um estudo retrospectivo avaliando pacientes com CEC de cabeça e pescoço submetidos a tratamento com quimioterapia e radioterapia e seguidos com PET/CT-FDG, observou-se que em 95% dos casos as recidivas assintomáticas foram identificadas dentro de 2 anos após término da quimiorradioterapia, alcançando 100% após 4 anos.[16] Esses resultados sugerem que o seguimento por PET até 2 anos pós-terapia pode ser útil para a detecção precoce de recidivas. A avaliação pós-quimiorradioterapia neoadjuvante por meio de métodos radiológicos convencionais e até mesmo biopsias pode ser desafiadora devido à presença de necrose, fibrose e edema. Neste contexto, o PET/CT-FDG fornece informações metabólicas que frequentemente precedem as alterações anatômicas.[8,16]

Um estudo adicional investigou pacientes com CEC de cavidade oral submetidos a PET/CT-FDG antes e depois da quimiorradioterapia e que posteriormente foram submetidos a cirurgia.[17] Os resultados indicaram que pacientes com valores menores de SUV tanto antes como depois do tratamento apresentavam maior probabilidade de alcançar resposta histopatológica completa pré-operatória. Por outro lado, tumores residuais foram encontrados em espécimes cirúrgicos de pacientes com SUVmáx maiores ou iguais a 6,5 após quimiorradioterapia. Um aspecto relevante deste estudo abordou a análise do microambiente tumoral, considerando que o potencial proliferativo e o grau de hipóxia estão associados a resistência terapêutica. Observou-se que tumores com elevada expressão de Ki67 e HIF-1α apresentaram uma correlação positiva com o SUV pré-quimiorradioterapia. Em outras palavras, tumores com alta expressão desses marcadores também exibiram SUV mais elevados, enquanto tumores com menor expressão desses marcadores apresentaram SUV mais baixos.[17]

O processo inflamatório desencadeado após o tratamento com radioterapia pode ser notavelmente pronunciado, persistindo até o sexto mês pós-terapia. Esta condição pode potencialmente resultar em falsos-positivos ao realizar o PET/CT imediatamente após o tratamento. Assim, sugere-se aguardar um intervalo de 10 a 12 semanas após a radioterapia para a realização do exame, visando uma avaliação de resposta mais precisa (Figura 218.6).[18]

Após o tratamento com imunoterapia, pode manifestar-se um fenômeno conhecido como pseudoprogressão, caracterizado pelo aumento no volume tumoral ou pela aparição de novas lesões. Esse padrão é seguido por uma resposta positiva subsequente, sem a necessidade de um novo tratamento. Esse fenômeno é principalmente atribuído à ativação do sistema imunológico contra o tumor.[19] Diante do aumento da captação tumoral ou do surgimento de novas lesões nas imagens de PET/CT-FDG após a imunoterapia, é crucial considerar a possibilidade desse fenômeno de pseudoprogressão.

Há vários métodos qualitativos para avaliar a resposta ao tratamento por meio do PET/CT, sendo os mais frequentemente utilizados o Neck Imaging Reporting and Data System (NI-RADS), Deauville, Porceddu e Hopkins. Cada um desses métodos oferece uma categorização fundamentada na análise qualitativa da atividade metabólica.[8]

Segundo tumor primário

Pacientes com NCPs não relacionados com o HPV apresentam risco aumentado de desenvolver um segundo tumor primário devido à exposição ao tabaco e álcool. Os sítios de acometimento mais frequentemente afetados incluem a própria região da cabeça e pescoço, esôfago e pulmão. Por se tratar de exame de corpo inteiro, o PET/CT permite a varredura de diferentes regiões do corpo,

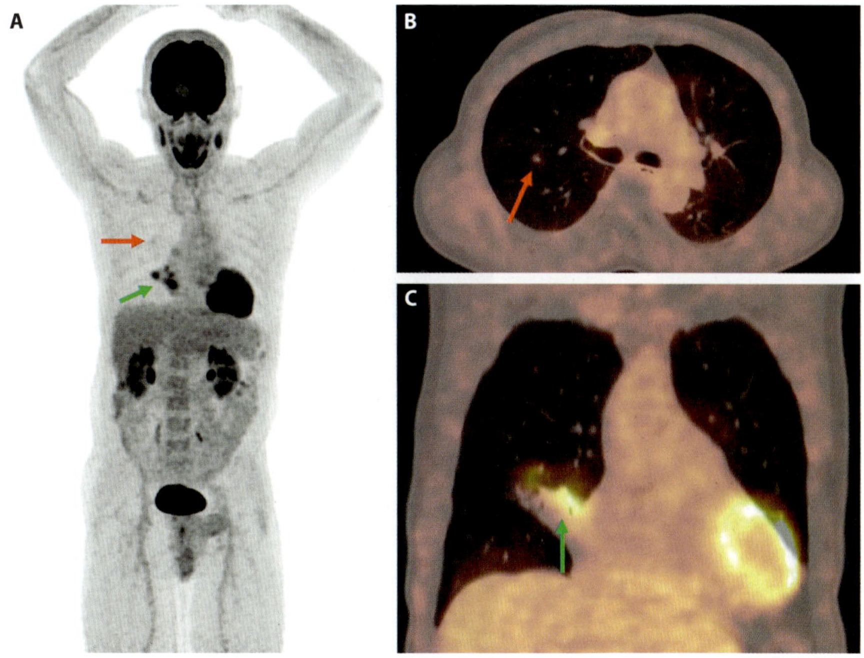

Figura 218.6 A a **C.** PET/CT para estadiamento de metástases a distância (setas vermelha e verde).

facilitando a identificação de novas lesões ou neoplasias primárias em locais diferentes da neoplasia original (Figura 218.7 e Vídeo 218.4). A detecção precoce pode ter um impacto significativo no tratamento e no prognóstico global desses pacientes.

Bold et al. avaliaram pacientes com CEC de cabeça e pescoço submetidos a PET/CT durante o acompanhamento após o tratamento da neoplasia primária. Com base nos resultados do PET/CT, o risco global de um segundo câncer primário em 1 ano foi de 9,9% e o risco na região do trato aerodigestivo superior foi de 6,8%. Concluíram que o PET/CT possibilita a identificação precoce de um segundo câncer em pacientes tratados de NCP, permitindo uma implementação terapêutica mais rápida.[20]

Tumor primário oculto

Algumas NCPs apresentam-se inicialmente como tumores primários ocultos, definidos como linfonodos cervicais metastáticos comprovados por biopsia, sem sítio primário definido, a despeito de extensa investigação.

Os principais sítios de acometimento incluem a base da língua, tonsilas palatinas, seio piriforme e nasofaringe. Nestes casos, o PET/CT com FDG apresenta maior sensibilidade na identificação dos tumores primários em comparação com os métodos radiológicos convencionais (Figura 218.8 e Vídeo 218.5).[8,13]

Avaliação prognóstica

As informações obtidas por meio do PET/CT-FDG podem ter implicações prognósticas e podem contribuir para eventuais ajustes no plano de tratamento. A intensidade da captação de FDG, expressa como SUVmáx é um parâmetro semi-quantitativo que reflete a atividade metabólica do tumor. Diversos estudos examinaram a relação entre sobrevida e a medida do SUVmáx.[12] Tumores com altos valores de SUVmáx podem estar associados a um prognóstico menos favorável. Embora esses estudos tenham relatado correlação entre essa medida e o desfecho, há uma ampla variação no valor de corte relatado para o SUVmáx, provavelmente atribuível à sua dependência de múltiplos parâmetros metodológicos envolvidos em seu cálculo.

As métricas MTV e TLG também têm se mostrado como potenciais ferramentas para avaliação prognóstica em diversas neoplasias. Em revisão sistemática analisando estas métricas nas NCPs, foi demonstrado que o MTV é um bom parâmetro prognóstico, sendo que maiores valores estão relacionados com a piora da sobrevida global e da sobrevida livre de doença. Foram encontrados achados similares para o TLG.[21] Pak et al.[22] conduziram revisão sistemática avaliando MTV e TLG em NCP. Apesar da grande heterogeneidade de doenças incluídas nesse grupo, foi demonstrado que pacientes com maior MTV apresentavam risco 3,06 vezes maior de efeitos adversos ou risco 3,51 vezes maior de morte do que pacientes com menor MTV. Pacientes com maior TLG tinham risco 3,1 vezes maior de efeitos adversos ou risco 3,14 vezes maior de morte do que aqueles com valores menores. Embora tenha sido demonstrado que o MTV e o TLG têm maior valor preditivo prognóstico do que o SUVmáx, suas reprodutibilidades são limitadas pela grande variabilidade nos métodos utilizados para a definição do contorno das lesões nas imagens metabólicas, passo fundamental para a obtenção dessas medidas.

PITFALLS NAS IMAGENS PET/CT

Para uma interpretação precisa das imagens PET/CT, seja no estadiamento, avaliação de resposta, pesquisa de tumor primário oculto ou identificação de segundo tumor primário, é fundamental ter conhecimento das limitações do exame e das situações que podem levar a resultados falso-positivos e falso-negativos. A seguir, são apresentadas as principais causas desses resultados incorretos.

Potenciais causas de falsos-positivos:

- Processos inflamatórios (biopsia recente, pós-cirurgia, pós-radioterapia, após punção traqueoesofágica, ulceração ou infecção do tumor primário)
- Infecção concomitante (pneumonia com linfonodos reacionais)
- Fasciculações e remanescente lingual desnervado
- Ativação de gordura marrom
- Captação fisiológica (tonsilas palatinas, anel de Waldeyer, glândulas salivares)
- Ativação muscular (contração voluntária ou involuntária).

Potenciais causas de falsos-negativos:

- Lesões com pequenas dimensões, abaixo da resolução do equipamento
- Lesões próximas a áreas com alto metabolismo
- Baixa avidez de FDG por alguns tipos de tumores
- Lesões necróticas ou císticas.

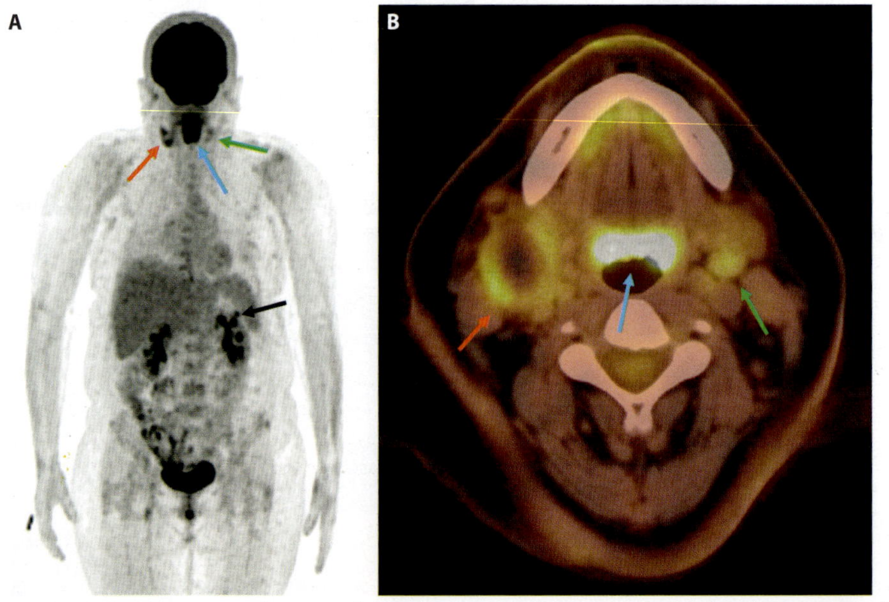

Figura 218.7 A e B. PET/CT para estadiamento de neoplasia em orofaringe com estudo local, regional e a distância.

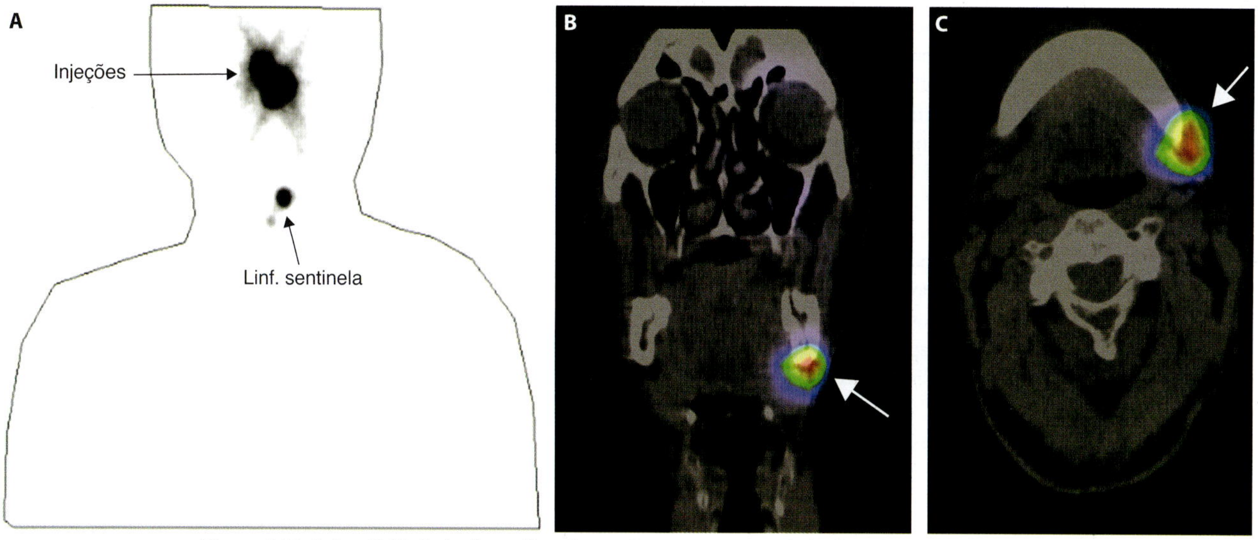

Figura 218.8 A a **C.** Linfocintilografia e Spect-Ct para pesquisa de linfonodo sentinela (setas).

LINFOCINTILOGRAFIA E PESQUISA DO LINFONODO SENTINELA

A investigação do linfonodo sentinela fundamenta-se na premissa de que uma possível metástase linfonodal tem sua origem em uma célula deslocada do tumor primário, sendo inicialmente drenada para o linfonodo sentinela antes de se proliferar e disseminar para outros linfonodos locorregionais. Portanto, ao se identificar e realizar a biopsia do linfonodo sentinela, é possível tomar decisões mais precisas sobre a continuidade ou não da dissecção nodal cervical. Essa abordagem é especialmente relevante, pois a dissecção nodal cervical, um procedimento que pode estar associado a altas taxas de morbidade, pode ser evitada se não for estritamente necessária.

Técnica

A linfocintilografia é conduzida no serviço de medicina nuclear, no qual são realizadas injeções perilesionais de um radiofármaco, uma partícula que simula uma célula metastática. Ao atingir o linfonodo sentinela, o radiofármaco é fagocitado por macrófagos e fica retido no local. Posteriormente, são obtidas imagens cintilográficas que identificam a localização do linfonodo sentinela e sua projeção é demarcada na pele do paciente. O estudo pode ser aprimorado com imagens SPECT/CT, que combinam imagens tomográficas de cintilografia com imagens de CT, proporcionando uma melhor localização anatômica do linfonodo sentinela.

No centro cirúrgico utiliza-se um detector portátil de radiação, chamado *gama probe*, que possibilita a identificação da radiação emitida pelo radiofármaco, localizando o linfonodo sentinela com precisão e rapidez. Ele é removido e enviado para a análise patológica. Caso o linfonodo sentinela não esteja comprometido, prosseguir com a dissecção nodal torna-se desnecessário.[23,24]

Nas NCPs, as lesões localizadas na região frontal e na região inferior da face têm um padrão de drenagem para os linfonodos parotídeos e cervicais níveis I a III. As lesões do couro cabeludo e periauriculares frequentemente drenam para os linfonodos parotídeos e cervicais nos níveis II a V. Já as lesões da porção posterior do couro cabeludo tendem a drenar para os linfonodos occipitais e cervicais níveis II a V.[25]

Melanoma cutâneo

Aproximadamente 25% dos casos de melanoma cutâneo são diagnosticados na região da cabeça e do pescoço e apresentam prognóstico mais reservado em comparação com melanomas que surgem em outras áreas.[25] A maior parte destes pacientes apresenta doença localizada ao diagnóstico. Em decorrência desse fato, a dissecção nodal completa pode ser desnecessária, o que torna a pesquisa do linfonodo sentinela uma intervenção de considerável valor nesses casos.[25]

No âmbito do melanoma cutâneo, a linfocintilografia apresenta taxa de detecção do linfonodo sentinela superior a 90% dos casos; entretanto, podem ocorrer resultados falso-negativos em parte dos pacientes examinados.[25] Esses resultados podem ser atribuídos a diversos fatores:

- Dimensões reduzidas de alguns linfonodos: lesões com dimensões abaixo da resolução do método podem não ser identificadas durante o estudo
- Proximidade da lesão com o sítio da injeção: após a administração do radiofármaco, a maior parte do material injetado permanece concentrada na região da lesão primária. Assim, na cintilografia, essa região é consistentemente exibida com uma elevada concentração de material radioativo, o que, em situações de proximidade com o linfonodo sentinela, pode mascarar a radiação por ele emitida
- Anatomia complexa e múltiplas vias de drenagem: a complexidade da anatomia e a presença de múltiplas vias de drenagem podem dificultar a identificação precisa do linfonodo sentinela, contribuindo para possíveis resultados falso-negativos.

Neoplasias da cavidade oral e orofaringe

Em neoplasias da cavidade oral e orofaringe, a investigação do linfonodo sentinela pode prevenir a dissecção nodal desnecessária. Essa estratégia contribui significativamente para evitar complicações cirúrgicas e pós-cirúrgicas, ao mesmo tempo em que também minimiza a indicação de radioterapia que poderia ser considerada desnecessária.[25]

Outras neoplasias

Da mesma forma que no melanoma cutâneo, a pesquisa do linfonodo sentinela pode ser útil em outras NCPs, como nos carcinomas espinocelulares, carcinoma de células de Merkel e nas neoplasias de laringe e hipolaringe.[25]

PERSPECTIVAS FUTURAS

Atualmente, o microambiente tumoral vem ganhando grande destaque na Oncologia. É composto por células imunológicas, vasculatura, matriz extracelular e fibroblastos associados ao câncer (FACs). Nos tumores sólidos, os FACs são os componentes mais prevalentes nesse microambiente, sendo a proteína ativadora de fibroblastos (FAP) um dos seus marcadores biológicos principais. Essa glicoproteína de membrana desempenha funções essenciais na fibrogênese e no remodelamento da matriz extracelular.[26]

Recentemente, foi desenvolvido o inibidor da FAP (FAPI) que, quando marcado com isótopos radioativos emissores de pósitrons, como o gálio-68 e o flúor-18, possibilita a realização de imagens PET/CT. Além disso, devido à sua expressão significativa em tecidos tumorais e baixa expressão em tecidos saudáveis, há uma grande expectativa quanto ao seu potencial terapêutico em várias neoplasias, incluindo as NCPs. Para tratar neoplasias, o FAPI é marcado com radioisótopos emissores de radiação alfa ou beta, que depositam elevada energia no tecido tumoral. Os radiofármacos baseados em FAPI correspondem a um exemplo de abordagem teranóstica, já que a mesma molécula é utilizada com fins diagnósticos ou terapêuticos, dependendo do radioisótopo empregado.[26] Estudos demonstram acentuada captação de FAPI em NCPs primárias e em suas lesões metastáticas. Também mostram que áreas com captação fisiológica no PET/CT-FDG, como glândulas salivares, mucosa oral e faríngeas, apresentam baixa captação de FAPI, proporcionando uma análise mais precisa das lesões localizadas junto a essas estruturas.[27]

Em uma análise comparativa entre PET/CT-FDG e PET/CT-FAPI em pacientes com CEC de cavidade oral, ficou evidenciado que o PET/CT-FAPI apresentou maior acurácia para o estadiamento de linfonodos locorregionais quando comparado ao PET/CT-FDG. Esses resultados sugerem que o PET/CT-FAPI pode contribuir para evitar dissecções nodais desnecessárias.[27]

Além do FAPI, diversos outros radiofármacos têm sido objeto de estudo no contexto das NCPs, sendo atualmente utilizados apenas em pesquisas. A seguir, são mencionados alguns desses radiofármacos com relevância nas NCPs:

- Radiofármacos de hipóxia: células em condições de hipóxia tendem a ser mais resistentes à radiação, representando áreas potenciais de recidiva. A identificação dessas regiões permitiria um delineamento terapêutico mais preciso. Neste contexto, uma alta captação do radiofármaco indica prognóstico desfavorável, enquanto a redução da captação após a terapia (reoxigenação) sugere melhor prognóstico[28]
- Radiofármacos de aminoácido: esses radiofármacos se concentram em tumores, com mínima captação em células inflamatórias e no tecido cerebral, o que pode auxiliar na diferenciação entre tecido inflamatório e recidiva/doença residual. Também podem ser úteis em tumores com extensão intracraniana[28]
- Radiofármacos de proliferação celular: esses radiofármacos localizam-se no meio intracelular, onde sofrem fosforilação e, desta forma, são retidos nos tecidos.[28]

Além das amplas possibilidades diagnósticas, alguns novos radiofármacos apresentam potencial terapêutico, dentro do conceito de teranóstico. Por exemplo, foi recentemente relatado o uso experimental de FAPI marcado com lutécio-177 (FAPI-^{177}Lu), um emissor de radiação beta, para tratar um paciente com carcinoma nasofaríngeo metastático.[29]

CONSIDERAÇÕES FINAIS

O PET/CT-FDG desempenha um importante papel no manejo clínico das NCPs. A utilização sistemática desse exame proporciona contribuições significativas, oferecendo uma avaliação abrangente e integrada da doença.

No âmbito do diagnóstico, o PET/CT-FDG se destaca pela sua capacidade de identificar precocemente lesões tumorais primárias e secundárias. No estadiamento da doença, fornece informações sobre a extensão do tumor primário e, principalmente, sobre a presença de linfonodos metastáticos e disseminação a distância. A identificação precisa das áreas acometidas é particularmente importante para a radioterapia, em que a delimitação exata dos campos de tratamento é essencial para otimizar a eficácia terapêutica e minimizar os efeitos adversos nos tecidos saudáveis circundantes.

No acompanhamento da resposta ao tratamento, o PET/CT-FDG oferece uma avaliação objetiva da resposta metabólica do tumor às intervenções terapêuticas. A capacidade de monitorar alterações na captação de FDG ao longo do tempo contribui para a adaptação do plano terapêutico, possibilitando uma abordagem mais eficiente e personalizada.

Além disso, o PET/CT-FDG contribui na avaliação prognóstica desses pacientes, e parâmetros como o SUV e medidas volumétricas podem ser correlacionados com desfechos clínicos.

Sendo assim, a abordagem integrada proporcionada pelo PET/CT-FDG, ao longo de diversas fases do manejo clínico dos pacientes com NCP, contribui substancialmente para uma tomada de decisão clínica personalizada, posicionando o PET/CT-FDG como uma ferramenta importante no arsenal diagnóstico e terapêutico dessa doença.

A pesquisa do linfonodo sentinela emerge como uma possível estratégia valiosa na abordagem de casos selecionados de NCP, uma região anatômica complexa. Oferece uma avaliação precisa da possível disseminação linfática, favorecendo intervenções cirúrgicas menos invasivas, com redução potencial de morbidade e preservação da função linfática. Também pode contribuir para estratégias terapêuticas mais individualizadas e com menor impacto nos resultados funcionais e de qualidade de vida dos pacientes.

REFERÊNCIAS BIBLIOGRÁFICAS

1. Plaxton NA, Brandon DC, Corey AS, Harrison CE, Karagulle Kendi AT, Halkar RK et al. Characteristics and limitations of FDG PET/CT for imaging of squamous cell carcinoma of the head and neck: A comprehensive review of anatomy, metastatic pathways, and image findings. AJR Am J Roentgenol [Internet]. 2015 Nov [Acesso em: 2024 Jul];205(5):W519-31.
2. Chow LQ. Head and neck cancer. N Engl J Med [Internet]. 2020 Jan 2 [Acesso em: 2024 Jul];382(1):60-72.
3. Amin MB, Edge S, Greene F, Byrd DR, Brookland RK, Washington MK et al. (eds.). AJCC Cancer Staging Manual (8th edition). Springer International Publishing: American Joint Commission on Cancer; 2017.
4. Brasil. Ministério da Saúde. Instituto Nacional de Câncer (INCA). Estimativa 2023: Incidência de câncer no Brasil. Instituto Nacional de Câncer. Rio de Janeiro: INCA; 2022.
5. Piotrowicz O, Jia HN, Blazak J. F18-FDG PET/CT accuracy in nodal staging of head and neck squamous cell carcinoma and correlation of SUVmax to the likelihood of a confirmed nodal metastasis. J Med Imaging Radiat Sci [Internet]. 2022 Dec [Acesso em: 2024 Jul];53(4):599-604.
6. Boellaard R, Delgado-Bolton R, Oyen WJ, Giammarile F, Tatsch K, Eschner W et al. FDG PET/CT: EANM procedure guidelines for tumour imaging: version 2.0. Eur J Nucl Med Mol Imaging [Internet]. 2015 Feb [Acesso em: 2024 Jul];42(2):328-54.
7. Ryu IS, Roh JL, Kim JS, Lee JH, Cho KJ, Choi SH et al. Impact of (18)F-FDG PET/CT staging on management and prognostic stratification in head and neck squamous cell carcinoma: A prospective observational study. Eur J Cancer [Internet]. 2016 Aug [Acesso em: 2024 Jul];63:88-96.
8. Abdalla AS, Sheybani ND, Khan SA. Clinical role of positron emission tomography/computed tomography imaging in head and neck squamous cell carcinoma. PET Clin [Internet]. 2022 Apr [Acesso em: 2024 Jul];17(2):213-22.
9. Mehanna H, Wong WL, McConkey CC, Rahman JK, Robinson M, Hartley AG et al. PET-CT surveillance versus neck dissection in advanced head and neck cancer. N Engl J Med [Internet]. 2016 Apr 14 [Acesso em: 2024 Jul];374(15):1444-54.

10. Dedivitis RA, Guimarães AV, Pfuetzenreiter EG Jr, Castro MA. Complicações dos esvaziamentos cervicais [Neck dissection complications]. Braz J Otorhinolaryngol [Internet]. 2011 Jan-Feb [Acesso em: 2024 Jul];77(1):65-9.
11. Lowe VJ, Duan F, Subramaniam RM, Sicks JD, Romanoff J, Bartel T et al. Multicenter trial of [18F]fluorodeoxyglucose positron emission tomography/computed tomography staging of head and neck cancer and negative predictive value and surgical impact in the N0 neck: Results from ACRIN 6685. J Clin Oncol [Internet]. 2019 Jul 10 [Acesso em: 2024 Jul];37(20):1704-12.
12. Cacicedo J, Fernandez I, Del Hoyo O, Navarro A, Gomez-Iturriaga A, Pijoan JI et al. Prognostic value of maximum standardized uptake value measured by pretreatment 18F-FDG PET/CT in locally advanced head and neck squamous cell carcinoma. Clin Transl Oncol [Internet]. 2017 Nov [Acesso em: 2024 Jul];19(11):1337-49.
13. Kale H, Rath TJ. Chapter 3 The role of PET/CT in squamous cell carcinoma of the head and neck. Semin Ultrasound CT MR [Internet]. 2017 Oct [Acesso em: 2024 Jul];38(5):479-94.
14. Senft A, de Bree R, Hoekstra OS, Kuik DJ, Golding RP, Oyen WJ et al. Screening for distant metastases in head and neck cancer patients by chest CT or whole body FDG-PET: A prospective multicenter trial. Radiother Oncol [Internet]. 2008 May [Acesso em: 2024 Jul];87(2):221-9.
15. Leclerc M, Lartigau E, Lacornerie T, Daisne JF, Kramar A, Grégoire V. Primary tumor delineation based on (18)FDG PET for locally advanced head and neck cancer treated by chemo-radiotherapy. Radiother Oncol [Internet]. 2015 Jul [Acesso em: 2024 Jul];116(1):87-93.
16. Beswick DM, Gooding WE, Johnson JT, Branstetter BF 4th. Temporal patterns of head and neck squamous cell carcinoma recurrence with positron-emission tomography/computed tomography monitoring. Laryngoscope [Internet]. 2012 Jul [Acesso em: 2024 Jul];122(7):1512-7.
17. Shimomura H, Sasahira T, Yamanaka Y, Kurihara M, Imai Y, Tamaki S et al. [18F]fluoro-2-deoxyglucose-positron emission tomography for the assessment of histopathological response after preoperative chemoradiotherapy in advanced oral squamous cell carcinoma. Int J Clin Oncol [Internet]. 2015 Apr [Acesso em: 2024 Jul];20(2):308-16.
18. Risør LM, Loft A, Berthelsen AK, Loft FC, Madsen AR, Vogelius IR et al. FDG-PET/CT in the surveillance of head and neck cancer following radiotherapy. Eur Arch Otorhinolaryngol [Internet]. 2020 Feb [Acesso em: 2024 Jul];277(2):539-47.
19. Bedmutha A, Kaushal A. Pseudoprogression during immunotherapy in metastatic head and neck squamous cell carcinoma. Radiol Imaging Cancer [Internet]. 2022 May [Acesso em: 2024 Jul];4(3):e220037.
20. Bold B, Piao Y, Murata Y, Kishino M, Shibuya H. Usefulness of PET/CT for detecting a second primary cancer after treatment for squamous cell carcinoma of the head and neck. Clin Nucl Med [Internet]. 2008 Dec [Acesso em: 2024 Jul];33(12):831-3.
21. Rijo-Cedeño J, Mucientes J, Álvarez O, Royuela A, Seijas Marcos S, Romero J et al. Metabolic tumor volume and total lesion glycolysis as prognostic factors in head and neck cancer: Systematic review and meta-analysis. Head Neck [Internet]. 2020 Dec [Acesso em: 2024 Jul];42(12):3744-54.
22. Pak K, Cheon GJ, Nam HY, Kim SJ, Kang KW, Chung JK et al. Prognostic value of metabolic tumor volume and total lesion glycolysis in head and neck cancer: A systematic review and meta-analysis. J Nucl Med [Internet]. 2014 Jun [Acesso em: 2024 Jul];55(6):884-90.
23. Pitman KT, Ferlito A, Devaney KO, Shaha AR, Rinaldo A. Sentinel lymph node biopsy in head and neck cancer. Oral Oncol [Internet]. 2003 Jun [Acesso em: 2024 Jul];39(4):343-9.
24. Chone CT, Magalhes RS, Etchehebere E, Camargo E, Altemani A, Crespo AN. Predictive value of sentinel node biopsy in head and neck cancer. Acta Otolaryngol [Internet]. 2008 Aug [Acesso em: 2024 Jul];128(8):920-4.
25. Skanjeti A, Dhomps A, Paschetta C, Tordo J, Delgado Bolton RC, Giammarile F. Lymphoscintigraphy for sentinel node mapping in head and neck cancer. Semin Nucl Med [Internet]. 2021 Jan [Acesso em: 2024 Jul];51(1):39-49.
26. Privé BM, Boussihmad MA, Timmermans B, van Gemert WA, Peters SMB, Derks YHW et al. Fibroblast activation protein-targeted radionuclide therapy: Background, opportunities, and challenges of first (pre)clinical studies. Eur J Nucl Med Mol Imaging [Internet]. 2023 Jun [Acesso em: 2024 Jul];50(7):1906-18.
27. Chen S, Chen Z, Zou G, Zheng S, Zheng K, Zhang J et al. Accurate preoperative staging with [68Ga]Ga-FAPI PET/CT for patients with oral squamous cell carcinoma: A comparison to 2-[18F]FDG PET/CT. Eur Radiol [Internet]. 2022 Sep [Acesso em: 2024 Jul];32(9):6070-9.
28. Marcus C, Subramaniam RM. Role of non-FDG-PET/CT in head and neck cancer. Semin Nucl Med [Internet]. 2021 Jan [Acesso em: 2024 Jul];51(1):68-78.
29. Fu K, Pang Y, Zhao L, Lin L, Wu H, Sun L et al. FAP-targeted radionuclide therapy with [177Lu]Lu-FAPI-46 in metastatic nasopharyngeal carcinoma. Eur J Nucl Med Mol Imaging [Internet]. 2022 Apr [Acesso em: 2024 Jul];49(5):1767-9.

CAPÍTULO 219

Uso do Ultrassom na Propedêutica da Cabeça e Pescoço

Jose Higino Steck • Ademar Yamanaka • Samuel Serpa Steck

INTRODUÇÃO

A ultrassonografia (USG) na medicina foi descrita pela primeira vez durante a Segunda Guerra Mundial, na década de 1940, a partir da adaptação por parte de médicos militares franceses do equipamento de sonar marítimo para produzir imagens do abdome.[1] A partir da década de 1950, seu uso se popularizou na medicina, inicialmente na área da obstetrícia, e em 1993, o ultrassom (US) ganhou destaque entre os cirurgiões após o Congresso do Colégio Americano de Cirurgiões demonstrar o seu sucesso no atendimento de pacientes acidentados. Foi o uso no atendimento de urgência ao paciente traumatizado que popularizou o US entre os cirurgiões devido ao fato de ser um exame rápido e não invasivo que poderia fornecer informações relevantes nesse tipo de atendimento.[2]

Na área da Otorrinolaringologia e Cirurgia de Cabeça e Pescoço, o US da tireoide já é consolidado há décadas como o principal exame de imagem para avaliar nódulos tireoideanos. No consultório, o cirurgião treinado para fazer uso do aparelho pode utilizá-lo como extensão do seu exame clínico para um diagnóstico mais rápido e preciso. O exame realizado por um cirurgião com bom conhecimento técnico da USG permite uma melhor acurácia em diagnósticos e muitas vezes evita exames mais caros e com riscos ao paciente.[2,3]

Na prática clínica no Brasil, o US realizado pelo médico que trata doenças da tireoide ainda não tem uso generalizado por conta de muitos obstáculos. Os maiores deles são a curva de aprendizado (considerada íngreme), a ausência de treinamento em residências médicas, o custo do investimento e a dificuldade de pagamento pelos planos de saúde. Muitos médicos não afeitos à técnica consideram as imagens de US difíceis de interpretar, o que os tornam dependentes do laudo do exame e os impossiblitam de realizar punção aspirativa por agulha fina (PAAF) e/ou procedimentos guiados pelo US.

Se de um lado não existe treinamento formal nas residências, de outro, vários cursos de treinamento em US têm ganhado destaque em congressos. Os novos aparelhos de US são menores, e inclusive portáteis, além de que o custo diminuiu ao ponto de se tornarem acessíveis à maioria dos consultórios médicos.[3]

Além disso, é inegável a melhoria da qualidade de atendimento dos pacientes que têm seus exames realizados no mesmo local da consulta. Na ausência da USG no consultório, os clínicos ou cirurgiões costumam solicitar o US feito pelo radiologista, o que acaba por atrasar o diagnótico e instituição do tratamento. No caso de doença nodular em que há necessidade de PAAF, esta espera pode ser ainda maior. O médico capacitado e que possui o US no consultório pode realizar o exame no mesmo ato da consulta e, se houver a necessidade de PAAF, esta pode ser prontamente agilizada. Tais medidas, quando adotadas, melhoram a qualidade do atendimento, diminuem a ansiedade do paciente e tornam o seu diagnóstico e tratamento mais rápidos.

EQUIPAMENTO

O entendimento básico da física do ultrassom é essencial para realização do exame e interpretação das imagens.[4-6]

Princípios gerais

1. Som: é um tipo de energia definido como a propagação de ondas de pressão através da matéria (ou meio). Ele precisa do meio para se propagar, por isso não existe som no vácuo. O som pode ser avaliado pela frequência e pelo comprimento da onda.
2. Frequência: é o número de ciclos por segundo (ou hertz [Hz]). Frequências abaixo de 20 Hz (ciclos por segundo) são chamadas infrassons (não audíveis), de 20 a 20.000 Hz são os sons ouvidos pelos humanos, e acima de 20.000 Hz são os chamados ultrassons (também não ouvidos pelos humanos). Tipicamente, os ultrassons de uso médico operam em frequências de 1 a 20 milhões de ciclos/segundo, ou 1 a 20 MHz.
3. Comprimento de onda: é a distância percorrida pelo som em cada ciclo. Com o aumento da frequência, o comprimento de onda diminui. Frequência e comprimento de onda são inversamente proporcionais.
4. Velocidade do som: o som se propaga em diferentes velocidades dependendo da densidade do meio. Em meios pouco densos, como o ar, ele se move lentamente (velocidade do som no ar = 330 m/s). No corpo humano, o som se propaga muito rapidamente: 1.540 m/s. A maior parte dos tecidos moles exibe densidades semelhantes. Em alguns tecidos o som se move mais rapidamente, como em ossos de alta densidade (4.050 m/s).
5. Impedância acústica: densidade do tecido x velocidade do som no tecido. A força dos ecos que retornam depende da diferença de densidade entre duas estruturas. Estruturas com impedâncias acústicas diferentes (p. ex., glândula salivar e cálculo) são fáceis de distinguir uma da outra, enquanto aquelas com impedâncias semelhantes podem ser difíceis de diferenciar pela imagem (p. ex., fígado e rim/glândula submandibular e tireoide). Se dois tecidos têm densidades muito diferentes (impedâncias muito diferentes), a vibração do som não passa de um compartimento para o outro e é totalmente refletida.
6. Atenuação do som: redução na amplitude do som de acordo com a distância percorrida por ele através do meio. Quanto mais longe um som, mais difícil de ouvir devido à atenuação. A atenuação depende da intensidade do som, da frequência, da distância percorrida e do meio em que ele está viajando. Para uma determinada frequência de US, diferentes tecidos têm diferentes coeficientes de atenuação. O sangue, por exemplo, é o mais eficiente transmissor de energia sonora do organismo. O pulmão é o menos eficiente.

$$\text{Atenuação (dB)} = \text{frequência (MHz)} \times \text{distância (cm)}/2$$

Por isso, quanto mais distante estiver o objeto do transdutor (no caso de estruturas profundas no organismo), menor deve ser a frequência do transdutor para manter a atenuação e permitir a visualização das estruturas. Quanto maior a frequência do transdutor, menor a penetração nos tecidos e melhor a resolução das imagens.

Terminologia em ultrassom

1. Ecogenicidade: aparência do tecido na imagem, relativo à sua habilidade de refletir as ondas de ultrassom.
2. Anecoico: sem ecos internos, aparece escuro, negro.
3. Isoecoico: aparência similar à do tecido ao redor.
4. Hipoecoico: menos ecoico, ou mais escuro que o tecido ao redor.
5. Hiperecoico: mais ecos ou branco em relação ao tecido ao redor.[4-6]

O ultrassom pode ser utilizado nos modos A, B e M, e no modo Doppler. O modo B (*brightness modulation*) de escaneamento é o principal método utilizado hoje em cabeça e pescoço, e relaciona a claridade da imagem com a amplitude da onda de US. Isso quer dizer que estruturas com densidade maior aparecem brancas (mais ecogênicas) na imagem de US, porque elas têm maior reflexão de ondas.

Cada aparelho de US contém:

1. Um monitor ou tela para visualizar as imagens.
2. Uma unidade processadora de sinais elétricos com controles para ajustar as imagens.
3. Transdutor com cristais piezoelétricos que interconvertem energia elétrica e sonora.

Os transdutores usados no pescoço são lineares e de alta frequência (8 a 16 MHz), com Doppler. A maior parte dos transdutores possui uma marcação em um dos lados que, por convenção, deve ser direcionada para a direita do paciente (na posição transversa), assegurando que o lado direito do paciente fique à esquerda na tela, ou superiormente (na posição longitudinal); a esquerda da tela representa a posição caudal do paciente.

Doppler

O Doppler, presente na maior parte dos equipamentos de US atualmente, usa o princípio do efeito Doppler, em que a movimentação de um objeto em relação ao observador favorece uma mudança relativa na frequência de onda emitida. O Doppler colorido, colocado sobreposto à imagem do modo B (que mostra a escala de cinza), permite avaliar estruturas em movimento, como o fluxo sanguíneo de nódulos de tireoide e paratireoide. É muito útil na avaliação de doenças difusas da tireoide e também de nódulos.[7]

Elastografia

A habilidade de palpar com o *probe* do US acrescenta informações na avaliação da tireoide por meio da elastografia. A elastografia é a medida da elasticidade do tecido. Estudos *in vitro* mostram que tecidos malignos são 10 vezes mais rígidos que tecidos não neoplásicos, e os estudos com elastografia mostram sensibilidade para detectar nódulos malignos variando de 88 a 90% e especificidade de 90 a 100%.[4]

De acordo com a recomendação do Ti-Rads Europeu (Eu TiRads), a elastografia não deve substituir o estudo pela escala de cinza, mas pode ser utilizada como ferramenta complementar na avaliação dos nódulos para punção, especialmente por seu alto valor preditivo negativo.[8]

Point-of-care ultrasound

O point-of-care ultrasound (POCUS) é um exame de ultrassom realizado à beira do leito (ou consultório) pelo médico de forma rápida e portátil em variados cenários de atendimento ao paciente. Este procedimento permite ao médico realizar diagnósticos ultrassonográficos como parte do exame físico inicial do paciente e determinar um plano de tratamento no atendimento primário.

As lesões a serem avaliadas que podem ocorrer na área da cabeça e pescoço geralmente são acessadas com facilidade através do US, o que torna o POCUS um método eficaz para obtenção de uma informação rápida no início do atendimento. Esta modalidade de exame pode desempenhar uma função no diagnóstico e tratamento de estenoses da via aérea superior, edemas e outras doenças que podem acometer o pescoço.[9]

ABORDAGEM ANATÔMICA SISTEMÁTICA

É fundamental que o médico que realiza o US tenha conhecimento anatômico da região da cabeça e pescoço e o faça por meio de um protocolo de abordagem sistemática que assegure o exame de todas as estruturas, desde a clavícula até a mandíbula e a região parotídea, para não perder nenhum achado que possa ser importante para o diagnóstico e a avaliação completa do paciente.[10]

O exame deve incluir as estruturas viscerais e os compartimentos central e lateral, nos planos transversal e longitudinal, com especial atenção para a tireoide, a traqueia, o esôfago, as cadeias linfonodais associadas e as glândulas salivares maiores. É importante avaliar e descrever a localização precisa das alterações (Figuras 219.1 e 219.2).[7]

Uma maneira de sistematizar o exame e evitar com que alguma área não seja avaliada é realizar a varredura do pescoço em sete passos (Figura 219.3):

1. Submentoniano: do mento ao hioide, na linha média.
2. Submandibular: do mento ao ângulo da mandíbula, seguindo o músculo milo-hióideo.
3. Parótida: do trágus ao ângulo da boca, seguindo o trajeto do ducto parotídeo.
4. Cadeia cervical júgulo-carotídea: do ângulo da mandibula até articulação esternoclavicular, seguindo o trajeto da veia jugular interna.
5. Cervical transverso: da articulação esternoclavicular até acromioclavicular, seguindo a clavícula.
6. Triângulo posterior: da articulação esternoclavicular à mastoide, seguindo a borda anterior do trapézio.
7. Cervical anterior: do hioide à fúrcula esternal, avaliando laringe e tireoide/paratireoide.

Laringe

Adicionalmente, em pré-operatório de tireoidectomias ou paratireoidectomias, quando a lesão do nervo laríngeo recorrente é um risco, o US deve ser utilizado para avaliar a função das cordas vocais, ainda na avaliação do compartimento central pré-laríngeo. Cheng et al. publicaram que é possível avaliar a mobilidade das cordas vocais em 84 a 86% dos US realizados no pré-operatório, o que seria um método não invasivo que poderia servir de *screening* para laringoscopia ou mesmo um dado a mais em pacientes com patologias malignas de tireoide que podem invadir o nervo laríngeo e afetar a mobilidade da corda vocal.[11] A avaliação da mobilidade das cordas vocais com o US pode ainda ser muito útil no pós-operatório de tireoidectomias para avaliar a ocorrência de paralisia das cordas vocais por lesão dos nervos laríngeos (Vídeo 219.1).

Durante procedimentos guiados por USG com anestesia local, como a ablação de nódulos por radiofrequência, o US permite monitorizar a função das cordas vocais em tempo real por meio do exame da laringe. Após ablação por radiofrequência de um lado da tireoide, está indicada a avaliação da mobilidade da prega vocal antes de prosseguir de forma contralateral. Em caso de suspeita ou identificação de acometimento do nervo laringeo deste lado, o procedimento não deve avançar com a abordagem contralateral, tendo em vista o risco de paralisia de ambas as cordas vocais.

Paratireoide

O US de paratireoide é extremamente útil para localizar adenomas, e a literatura é extensa em comprovar a eficácia da USG nesses casos. No hiperparatireoidismo, o US está indicado como exame pré-operatório de localização associado a cintilografia com sestamibi.[3]

As glândulas paratireoides normais, em geral, são consideradas como não visíveis ao US, embora alguns artigos recentes, com equipamentos de alta definição, descrevam a localização de paratireoides normais ao US como imagens hiperecogênicas em 57,7 a 90,4%, o que ajuda na sua preservação em tireoidectomias.[12]

O aspecto ultrassonográfico do adenoma da paratireoide pode variar. Normalmente, os adenomas aparecem como estruturas ovais, hipoecoicas, homogêneas, na vizinhança da borda posterior

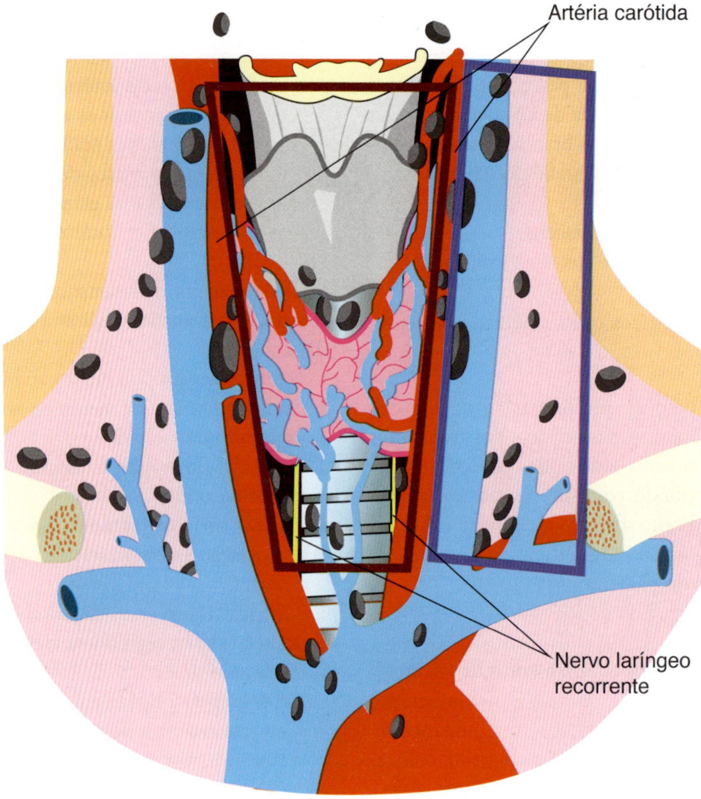

Figura 219.1 Compartimento central (retângulo vermelho) e lateral (azul) do pescoço. (Adaptada de: Volpi et al., 2013.)

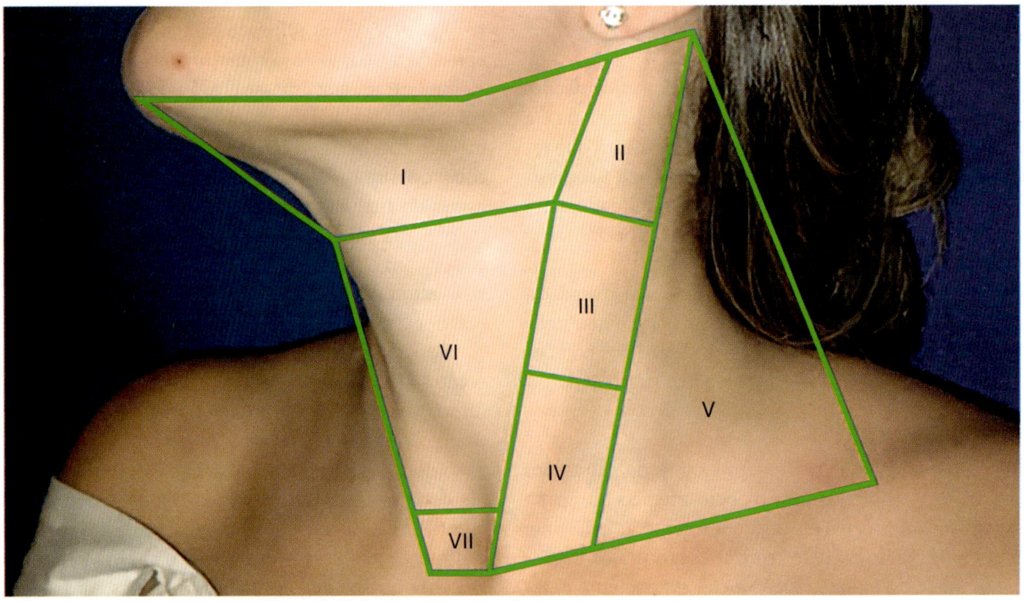

Figura 219.2 Níveis cervicais de I a VII.

da tireoide, junto ao polo superior ou terço médio (paratireoides superiores) ou junto ao polo inferior (paratireoides inferiores). Em geral, são hipoecoicos devido à hipercelularidade uniforme. Alguns mostram degeneração cística. Raramente podem ser intratireóideos e, nesse caso, a PAAF guiada por US com dosagem de paratormônio (PTH) no lavado pode ser útil para o diagnóstico. A vascularizacão polar ajuda na diferenciação de linfonodos. O uso do Doppler e da elastografia podem auxiliar na localização de adenomas (Figura 219.4).[13]

Nos casos em que a cintilografia ou PET-Scan com sestamibi localizou a paratireoide no compartimento central, a confirmação com US é importante para uma localização precisa mais refinada da glândula alterada em relação a tireoide, esôfago e vasos cervicais. A presença de dois exames de imagem concordantes para a localização da paratireoide (sestamibi e US) está associada a mais de 95% de eficácia no tratamento com cirurgia direcionada, minimamente invasiva.[10]

Segundo Gurney e Orloff, a USG está associada a correta identificação do lado do adenoma em 90% e do quadrante certo (superior ou inferior em relação à tireoide) em 83%. Na mesma coorte de pacientes, a cintilografia diagnosticou corretamente o lado em 71% e o quadrante correto em 61%.[14]

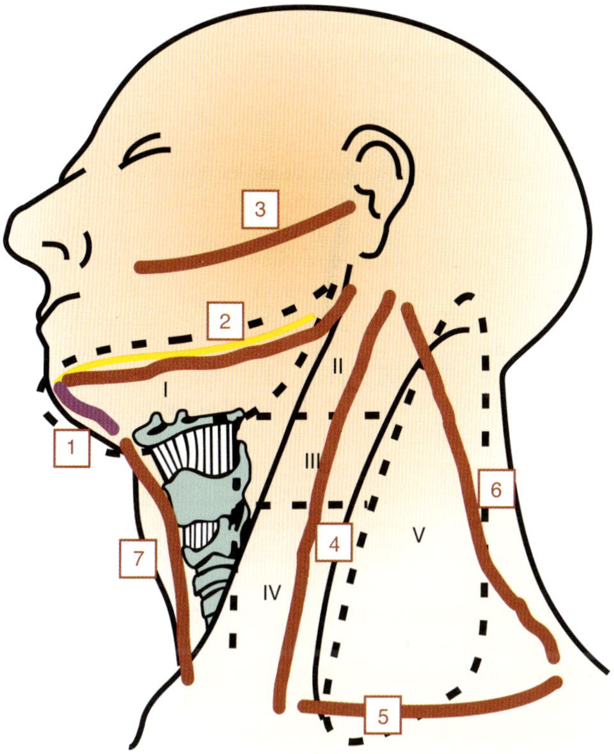

Figura 219.3 Representação esquemática da varredura do pescoço em sete passos.

Em casos de paratireoide difícil, quando a cintilografia com sestamibi é negativa, a USG pode ser usada para encontrar a paratireoide em localização ectópica, ou quando é difícil distinguir tecido paratireoidiano de tireoidiano. Na série de Solorzano et al., o MIBI foi negativo ou duvidoso em 36/180 pacientes (20%). Nesses pacientes, a USG localizou com sucesso 19/36 (53%) das paratireoides anormais.[15]

Em casos de hiperparatireoidismo, a glândula paratireoide deve ser procurada inicialmente junto à tireoide no compartimento central. Caso não seja localizada na posição habitual, uma busca sistemática deve ser realizada em locais ectópicos. Uma limitação do exame de US se dá quando a paratireoide se localiza no mediastino abaixo do tronco braquicefálico, devido à interferência da caixa torácica.

Quando se localiza alguma imagem suspeita de paratireoide em posição ectópica, pode ser difícil sua diferenciação de linfonodos pela imagem de US. Nesses casos, a PAAF pode ser indicada no consultório como um método auxiliar, altamente específico, de localização dessas paratireoides difíceis. Um lavado do material aspirado é enviado para dosagem de PTH, e considera-se positivo quando a medida for > 40 pg/mℓ. Pode-se associar citologia para afastar outros diagnósticos, levando em consideração que a citopatologia da paratireoide pode se confundir com neoplasia de células de Hürthle da tireoide, devido às células oxifílicas, presentes em quantidades variáveis nas glândulas paratireoides. Outras indicações de PAAF guiada por US da paratireoide são os casos de hiperparatireoidismo em pacientes com cirurgia prévia de tireoide ou paratireoide, no achado de paratireoide suspeita.[16,17]

Linfonodos

O US é o método de escolha para detectar linfonodos suspeitos de metástases para carcinoma diferenciado de tireoide (CDT). De acordo com as atuais diretrizes da American Thyroid Association (ATA), todos os pacientes com carcinoma de tireoide devem ser submetidos a US pré-operatório das cadeias linfáticas central e lateral, e a PAAF, se necessário.[18]

Linfonodos são frequentemente encontrados no pescoço, em geral por causa inflamatória, e algumas características fazem suspeitar de malignidade: tamanho maior de 1 cm, linfonodos coalescentes, forma arredondada, fluxo vascular periférico, áreas císticas nos linfonodos, microcalcificações e perda da gordura do hilo.[10]

Segundo Hwang e Orloff, a sensibilidade da USG em detectar metástases no compartimento central em pacientes com CDT foi de 30%, com especificidade de 86,8%. A sensibilidade e a especificidade em detectar metástases no compartimento lateral foi de 93,8 e 80%, respectivamente. A dificuldade em avaliar o compartimento central se dá principalmente pelo bloqueio da imagem causado pela presença da tireoide e melhora após a tireoidectomia no seguimento pós-cirúrgico.[19]

Segundo Lee et al., a sensibilidade, a especificidade, o valor preditivo positivo e o valor preditivo negativo da USG para metástases do compartimento lateral do pescoço no CDT foram,

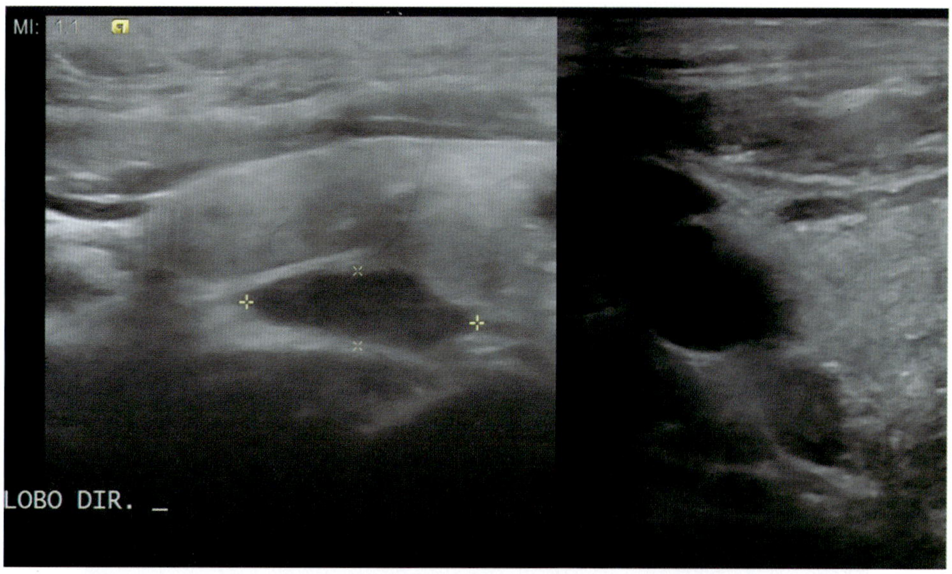

Figura 219.4 Nódulo hipoecoico posterior ao polo superior da tireoide (imagem longitudinal e transversal) correspondente a adenoma de paratireoide.

respectivamente, de 88, 68, 33 e 97%. E todos os falso-positivos do US foram negativos na PAAF guiada por US, evitando cirurgias desnecessárias.[20]

O seguimento do CDT operado deve ser feito com dosagem de tireoglobulina e US cervical também com procura sistemática das cadeias linfáticas. O US tem se mostrado mais sensível que a cintilografia com pesquisa de corpo inteiro para esse seguimento. Em casos de aumento de tireoglobulina, o US pode detectar nódulos suspeitos que podem ter o diagnóstico de metástase confirmado por PAAF com citologia e dosagem de tireoglobulina no lavado. A sensibilidade e a especificidade da USG em detectar metástases no compartimento lateral no seguimento de CDT chega a 100%.[19]

Tireoide

O US se tornou uma ferramenta indispensável na avaliação da doença tireoidiana nodular, sendo considerado o exame de imagem *standard* para o diagnóstico de nódulos.

No início do seu uso em tireoide, na década de 1960, o US apenas diferenciava nódulos císticos de sólidos, e permitia medir seu tamanho. Nas últimas décadas, o advento de novas tecnologias permitiu refinar a avaliação da tireoide e seus nódulos, bem como do risco de malignidade das lesões. O US está indicado em todos os pacientes com suspeita de nódulos ou com risco maior de malignidade (como histórico familiar e exposição à radiação) e para avaliar pacientes com doenças da tireoide, como tireoidite de Hashimoto ou doença de Basedow-Graves. Não está indicado *screening* de US na população normal, devido à alta prevalência de nódulos em tireoide, em sua grande maioria benignos, que chega a 50% em estudos de autópsia e a 70% em estudos de US.[21]

Em populações de risco, o US ajuda a confirmar a presença de nódulos, determinar objetivamente seu tamanho, localização e aspecto, avaliar características suspeitas de malignidade para indicar a PAAF e avaliar a presença de outros nódulos, principalmente contralaterais, e linfadenopatias.[21] A maioria dos pacientes com doença nodular da tireoide já chega ao consultório do tireoidologista com exame de US. O uso da USG no consultório geralmente confirma os achados do exame anterior, além de avaliar evolução do quadro e acrescentar benefícios ao tratamento desses pacientes.

No estudo de Mazzaglia et al. com 286 pacientes referidos ao cirurgião de tireoide para cirurgia com US realizado previamente, a USG realizada no consultório mudou os planos de tratamento em 46 casos (17,6%). Para alguns pacientes, procedimentos foram evitados, como no diagnóstico de tireoidite de Hashimoto, com pseudonódulos, em vez de nódulos reais. Outros tiveram procedimentos acrescentados, como no achado de metástases linfáticas de CDT não visualizadas pelo US prévio, em que se acrescentou a realização de esvaziamentos à cirurgia programada inicialmente.[22]

Outra série mostrou mudança na conduta cirúrgica em mais da metade dos pacientes como resultado da USG realizada pelo cirurgião (57%). A USG realizada no consultório foi útil em identificar lesões não palpáveis em 28% e nódulos no lobo contralateral em 38%, e também permitiu o diagnóstico pré-operatório de metástases linfáticas não palpáveis em 24%.[3]

Algumas características dos nódulos devem sempre ser observadas na USG, como tamanho, composição (sólido, cístico ou misto), formato, orientação (horizontal, ou mais largo que alto, e vertical, ou mais alto que largo), ecogenicidade (hipoecoico, hiperecoico ou isoecoico), ecotextura, bordas (regulares ou irregulares), calcificações, halo e vascularização.[21] A fixação da glândula sugere também malignidade com invasão de tecidos subjacentes (Figuras 219.5 a 219.8).[7]

Hipoecogenicidade, bordas irregulares, microcalcificações e orientação vertical do nódulo, com altura maior que a largura,

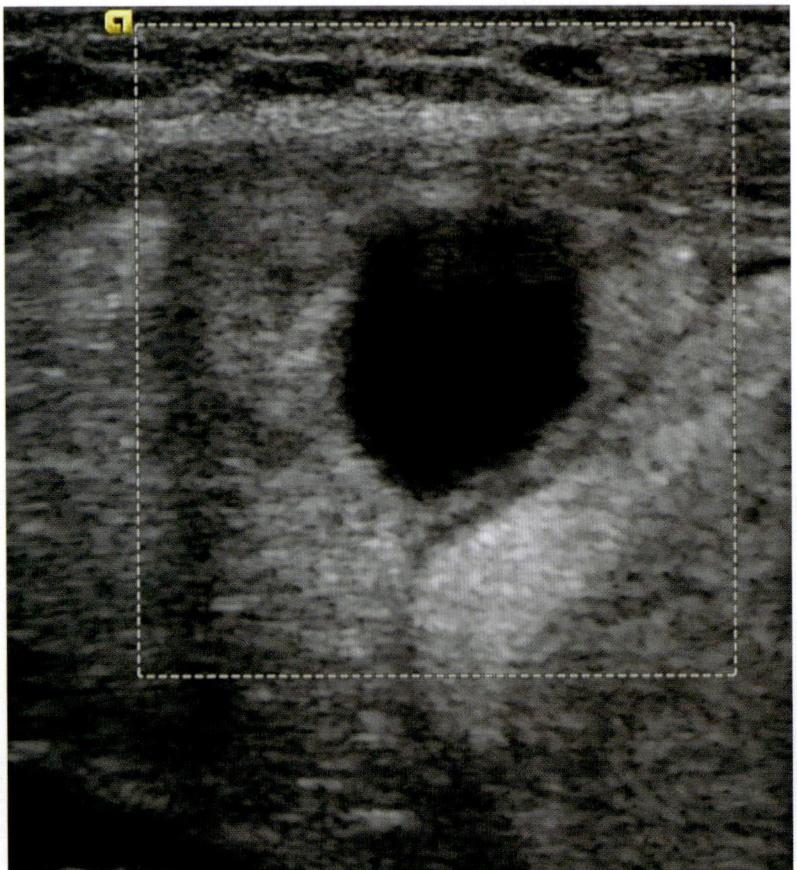

Figura 219.5 Nódulo anecoico (cístico).

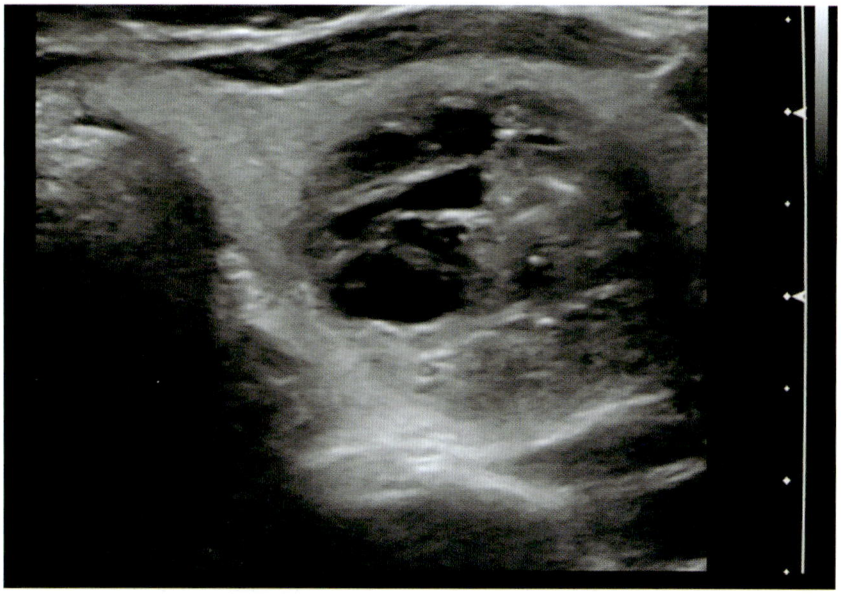

Figura 219.6 Nódulo misto sólido-cístico.

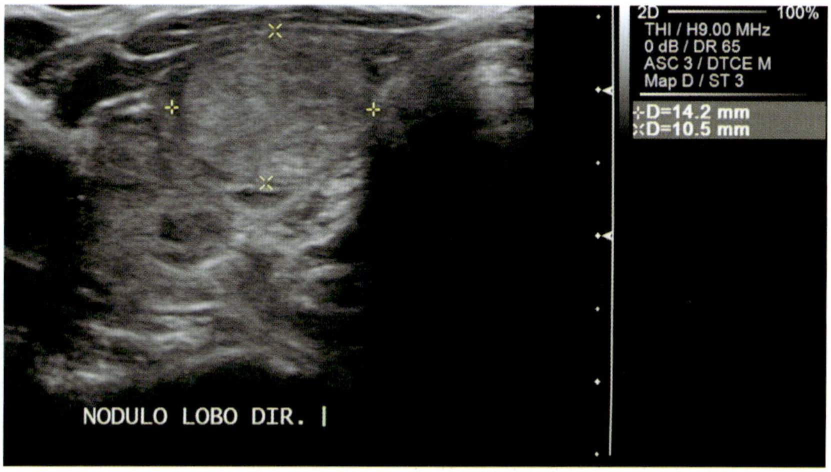

Figura 219.7 Nódulo sólido isoecoico.

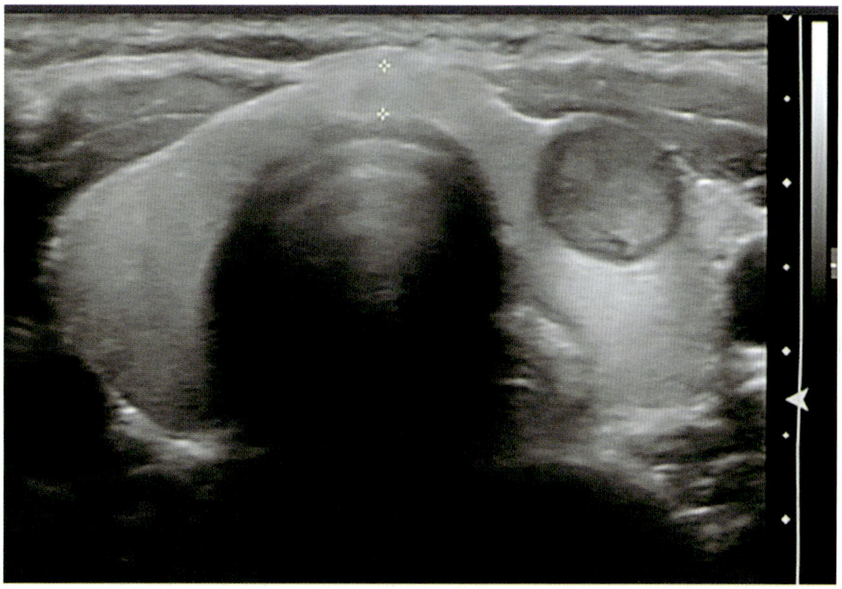

Figura 219.8 Nódulo sólido hipoecoico.

mostraram ter maior associação com CDT em US. A presença de dois desses fatores de risco foi associada com 55% de malignidade e a presença de três fatores, com 78%.[23,24]

Baseadas nessas características dos nódulos da tireoide, três classificações principais de risco de malignidade e diretrizes para determinar a necessidade de PAAF surgiram recentemente: a da ATA, que propôs cinco níveis de classificação: benigno, suspeita muito baixa, suspeita baixa, suspeita intermediária e suspeita alta;[18] a da AACE (American Association of Clinical Endocrinology), que subsequentemente propôs três categorias: risco baixo (classe 1), risco intermediário (classe 2) e alto risco (classe 3); e a do ACR (American College of Radiology), que propôs o mais novo *guideline* – *Thyroid Imaging Reporting and Data System* (TI-RADS) –, com cinco categorias de risco: TI-RADS 1 (benigno), TI-RADS 2 (não suspeito), TI-RADS 3 (levemente suspeito), TI-RADS 4 (moderadamente suspeito) e TI-RADS 5 (altamente suspeito) (Tabelas 219.1 e 219.2).[25]

Um estudo que comparou os três sistemas achou diferenças significativas entre eles, com o ACR TI-RADS mostrando a maior concordância estatística e o maior número de nódulos classificáveis (até 5% dos nódulos não são classificáveis pela ATA). Os nódulos classificados pelo ACR TI-RADS também apresentaram menor índice de indicação de PAAF.[26]

PROCEDIMENTOS GUIADOS POR US NO CONSULTÓRIO E APLICAÇÕES TERAPÊUTICAS DA USG

A visualização em tempo real durante o exame de USG ajuda a orientar procedimentos intervencionistas diagnósticos e terapêuticos em casos de doença da tireoide, paratireoide ou linfonodos cervicais. Entre os procedimentos minimamente invasivos guiados por US destacam-se biopsias, punções, aspiração de conteúdo cístico e ablação por radiofrequência.

Biopsias guiadas por US

Vários trabalhos científicos comprovam a eficácia da PAAF guiada por US em diagnosticar nódulos de tireoide e cervicais, bem como a eficácia desse procedimento realizado no consultório. Existem vantagens em guiar a PAAF por US mesmo em nódulos palpáveis maiores de 3 cm. Em um estudo randomizado comparando a PAAF realizada por cirurgiões em consultório com e sem US, a amostra da punção foi adequada em 84% das PAAFs quando guiadas pelo US e em 54% sem US ($p < 0,014$).[27]

A agulha na punção pode ser posicionada de dois modos em relação ao transdutor: perpendicular ou paralela. O segundo modo apresenta vantagens, pois permite a identificação de todo o trajeto da agulha na imagem do monitor (Figura 219.9).[28]

A realização de pelo menos duas inserções de agulha de calibre 6 a 8 (23 a 25 *gauge*) para PAAF dos nódulos melhora a amostragem dos exames realizados pelos cirurgiões, com 3,6% de amostras inadequadas e 1,1% de falso-negativo. Para uma boa amostragem do nódulo, duas a cinco inserções da agulha são recomendadas.[29-31]

O uso de aspiração ativa ou punção por capilaridade (técnica de Zajdela) parece não mudar a eficácia da amostragem.[32,33] Entretanto, na presença de nódulos muito vascularizados, o uso da

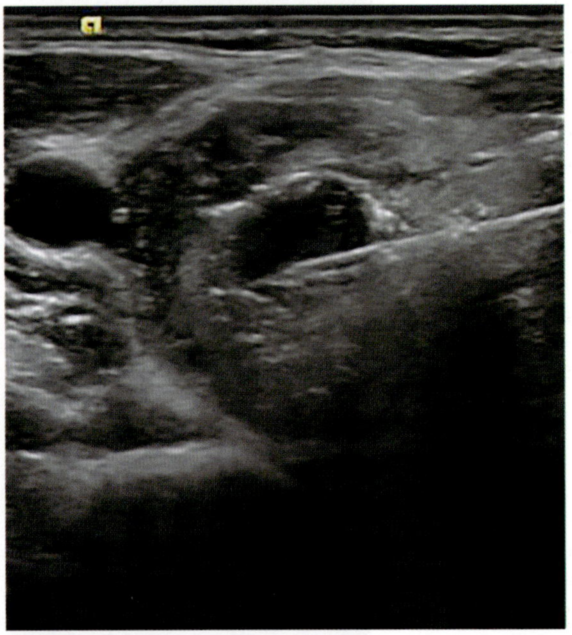

Figura 219.9 Nódulo em lobo direito da tireoide com agulha de radiofrequência paralela ao transdutor durante procedimento de ablação.

Tabela 219.1 Pontuação para cada característica do nódulo nas cinco categorias de TI-RADS – apenas nos focos ecogênicos pode-se escolher mais de uma característica.

TI-RADS				
Composição	**Ecogenicidade**	**Forma**	**Margem**	**Focos ecogênicos**
Cístico ou quase totalmente cístico: 0 ponto	Anecoico: 0 ponto	Mais largo que alto: 0 ponto	Regular: 0 ponto	Nenhum ou artefatos rabos de cometa (> 1 mm): 0 ponto
Espongiforme: 0 ponto	Hiperecoico ou isoecoico: 1 ponto	Mais alto que largo: 3 pontos	Mal definida: 0 ponto	Macrocalcificações: 1 ponto
Misto: 1 ponto	Hipoecoico: 2 pontos		Lobulada ou irregular: 2 pontos	Calcificações periféricas: 2 pontos
Sólido ou quase totalmente sólido: 2 pontos	Acentuadamente hipoecoico: 1 ponto		Extensão extratireoide: 3 pontos	Focos ecogênicos puntiformes: 3 pontos

Adaptada de: Tessler et al., 2017.

Tabela 219.2 A soma dos pontos das cinco categorias determina o TI-RADS (1 a 5) e recomenda a conduta em relação à indicação ou não de PAAF.

TI-RADS 1	TI-RADS 2	TI-RADS 3	TI-RADS 4	TI-RADS 5
0 ponto	**2 pontos**	**3 pontos**	**4 a 6 pontos**	**7 pontos ou mais**
PAAF: não indicada	PAAF: não indicada	PAAF se ≥ 2,5 cm	PAAF se ≥1,5 cm	PAAF se ≥ 1 cm

Adaptada de: Tessler et al., 2017.

técnica por capilaridade, sem aspiração, parece ser o ideal, pois diminui a quantidade de sangue nos esfregaços, o que melhora a avaliação citopatológica.[30]

A eficácia das PAAFs guiadas por US realizadas por cirurgião, comparadas com as realizadas por radiologistas, é semelhante. Em uma coorte de 576 PAAFs guiadas por US, com relação à amostragem, nas PAAFs realizadas por cirurgiões, houve 5,3% de material insuficiente contra 9,3% nas dos radiologistas (p=0,05). A sensibilidade, a especificidade e o falso-negativo do exame em diagnosticar câncer de tireoide nas mãos dos cirurgiões foram de 87, 98 e 3%, respectivamente, contra 88, 95 e 3,5%, respectivamente, nas mãos dos radiologistas. Uma vantagem detectada nesse estudo é que, quando o exame foi realizado por cirurgiões, decorreu um menor tempo até a realização da cirurgia indicada (média de 15,3 dias), comparado com o grupo dos radiologistas (53,3 dias), diferença estatisticamente significante (p=0,01).[34]

A USG no consultório permite também a realização de biopsia *core*, utilizada em alguns casos de nódulos de tireoide com citologia inconclusiva ou metástases.

Ablação de nódulos guiada por US: alcoolização e radiofrequência

A USG pode ser utilizada para guiar a punção e a ablação com etanol de cistos benignos da tireoide. Em casos selecionados, pode ser também realizada a injeção de etanol em metástases recidivadas de CDT, quando não há indicação de cirurgia ou radioiodoterapia.[35,36]

A ablação de nódulos da tireoide com radiofrequência, muito utilizada para tratamento de nódulos benignos grandes e sintomáticos ou em crescimento, e também para metástases e recidivas linfonodais de CDT, pode ser realizada em consultório e guiada por USG sob anestesia local. Esse procedimento tem a vantagem de evitar cirurgias de ressecção da tireoide.[37] Mais recentemente, carcinomas de baixo risco da tireoide têm sido também tratados com ablação por radiofrequência guiada por USG, no consultório, sem necessidade de tratamento hospitalar.[38] Esse tratamento realizado em casos selecionados pode ser uma alternativa à cirurgia ou à vigilância ativa realizada em pacientes com microcarcinoma papilífero ou tumores de baixo risco.[39]

US na sala de cirurgia ou pré-operatório imediato

O melhor uso do US na sala de cirurgia é na identificação e localização de adenomas da paratireoide. Quando o US é realizado imediatamente antes da cirurgia da paratireoide, isso facilita a cirurgia minimamente invasiva selecionando o melhor local para incisão da pele, o que permite uma abordagem direta do adenoma. Também em cirurgias da paratireoide, o US auxilia na punção das jugulares, se houver necessidade de medida bilateral do PTH em casos de difícil localização da glândula.[15,40]

Na sala de cirurgia, o US pode ser usado também para a localização de recidivas de CDT, sejam elas locais ou em cadeia linfática, facilitando sua ressecção. Um exemplo é a injeção de radiofármacos na recidiva, guiada por US, para realizar uma cirurgia radioguiada, que vai permitir a localização da recidiva no intraoperatório com o auxílio de um *gamma probe*. Essa técnica é conhecida como ROLL (*radioguided occult lesion localization*). Também em outro tipo de cirurgia radioguiada, a pesquisa e biopsia do linfonodo sentinela para CDT, o US permite a injeção de radiofármacos intra ou peritumoral para a realização do procedimento.[2]

O cirurgião pode também injetar corante azul para a localização visual intraoperatória de recidivas de CDT. Esse procedimento é particularmente útil para direcionar o cirurgião para a área de ressecção, geralmente com fibrose e cicatriz de procedimentos anteriores, reduzindo o tempo cirúrgico, o erro na amostragem e a morbidade.[3]

PERSPECTIVAS FUTURAS

O uso do US ficou altamente sofisticado com uso de imagens 2D, 3D e fluxo ao Doppler, que ajudam a identificar padrões de vascularização. Novas tecnologias acopladas ao US, como a elastografia e o uso de contraste (CEUS, do inglês *contrast enhancement ultrasonography*), podem melhorar a especificidade do exame.[10]

Além disso, com o advento da inteligência artificial (IA), novos estudos estão sendo realizados a fim de avaliar os benefícios que esta tecnologia pode acrescentar ao USG da região cervical. Em estudos iniciais, a IA já modificou a dependência e subjetividade do diagnóstico tradicional do US baseado na experiência do examinador, além de oferecer um embasamento confiável para a tomada de decisões por parte dos médicos. A projeção é de que a IA se desenvolva a ponto de melhorar a eficácia na detecção de nódulos de tireoide e predizer o risco de malignidade dos linfonodos cervicais.[41]

CONSIDERAÇÕES FINAIS

Por fim, o US realizado pelo cirurgião é uma ferramenta muito eficaz, porque diminui o tempo entre o diagnóstico e o tratamento; pode mudar a conduta da cirurgia em grande parte dos pacientes; melhora a qualidade de atendimento do paciente; e permite guiar tratamentos minimamente invasivos.

REFERÊNCIAS BIBLIOGRÁFICAS

1. Yamanaka A. Contribuição da ultra-sonografia no diagnóstico das doenças hepáticas difusas crônicas. (Tese de doutorado) Campinas: Universidade Estadual de Campinas, Faculdade de Ciências Médicas; 1992.
2. Volpi E, Steck JH. Cirurgia da tireoide e da paratireoide. 1a. ed. Grupo Editorial Nacional; 2013.
3. Volpi E. Câncer de tireoide: Fisiopatologia, diagnóstico, tratamento e perspectivas. São Paulo: Europa Press; 2021.
4. Holtel MR. Emerging technology in head and neck ultrasonography. Otolaryngol Clin North Am [Internet]. 2010 Dec [Acesso em: 2024 Jul];43(6):1267-74, vii.
5. Coltrera MD. Ultrasound physics in a nutshell. Otolaryngol Clin North Am [Internet]. 2010 Dec [Acesso em: 2024 Jul];43(6):1149-59.
6. Rozycki GS. Surgeon-performed ultrasound: its use in clinical practice. Ann Surg [Internet]. 1998 Jul [Acesso em: 2024 Jul];228(1):16-28.
7. Slough CM, Kamani D, Randolph GW. In-office ultrasonographic evaluation of neck masses/thyroid nodules. Otolaryngol Clin North Am [Internet]. 2019 Jun [Acesso em: 2024 Jul];52(3):559-75.
8. Russ G, Bonnema SJ, Erdogan MF, Durante C, Ngu R, Leenhardt L. European Thyroid Association Guidelines for ultrasound malignancy risk stratification of thyroid nodules in adults: The EU-TIRADS. Eur Thyroid J [Internet]. 2017 Sep [Acesso em: 2024 Jul];6(5):225-37.
9. Furukawa M, Hashimoto K, Kitani Y, Yoshida M. Point-of-care ultrasound in the head and neck region. J Med Ultrason (2001) [Internet]. 2022 Oct [Acesso em: 2024 Jul];49(4):593-600.
10. Bumpous JM, Randolph GW. The expanding utility of office-based ultrasound for the head and neck surgeon. Otolaryngol Clin North Am [Internet]. 2010 Dec [Acesso em: 2024 Jul];43(6):1203-8.
11. Cheng SP, Lee JJ, Liu TP, Lee KS, Liu CL. Preoperative ultrasonography assessment of vocal cord movement during thyroid and parathyroid surgery. World J Surg [Internet]. 2012 Oct [Acesso em: 2024 Jul];36(10):2509-15.
12. Shou JD, He SM, Jiang XF, Shi LH, Xie L, Wang JB. Anatomical localization of normal parathyroid glands before thyroidectomy through ultrasonography reduces postoperative hypoparathyroidism. Medicine (Baltimore) [Internet]. 2019 Jun [Acesso em: 2024 Jul];98(24):e16020.
13. Azizi G, Mayo ML, Keller J, Farrell J, Malchoff C. Diagnosis of parathyroid adenomas with new ultrasound imaging modalities. VideoEndocrinology [Internet]. 2019 Dec 27 [Acesso em: 2024 Jul];6(4):ve.2019.0163.

14. Gurney TA, Orloff LA. Otolaryngologist-head and neck surgeon-performed ultrasonography for parathyroid adenoma localization. Laryngoscope [Internet]. 2008 Feb [Acesso em: 2024 Jul];118(2):243-6.
15. Solorzano CC, Lee TM, Ramirez MC, Carneiro DM, Irvin GL. Surgeon-performed ultrasound improves localization of abnormal parathyroid glands. Am Surg [Internet]. 2005 Jul [Acesso em: 2024 Jul];71(7):557-62.
16. Stephen AE, Milas M, Garner CN, Wagner KE, Siperstein AE. Use of surgeon-performed office ultrasound and parathyroid fine needle aspiration for complex parathyroid localization. Surgery [Internet]. 2005 Dec [Acesso em: 2024 Jul];138(6):1143-50.
17. Ugur O, Bozkurt MF, Hamaloglu E, Sokmensuer C, Etikan I, Ugur Y et al. Clinicopathologic and radiopharmacokinetic factors affecting gamma probe-guided parathyroidectomy. Arch Surg [Internet]. 2004 Nov [Acesso em: 2024 Jul];139(11):1175-9.
18. Haugen BR. American Thyroid Association Management Guidelines for Adult Patients with Thyroid Nodules and Differentiated Thyroid Cancer: What is new and what has changed? Cancer [Internet]. 2017 Feb 1 [Acesso em: 2024 Jul];123(3):372-81.
19. Hwang HS, Orloff LA. Efficacy of preoperative neck ultrasound in the detection of cervical lymph node metastasis from thyroid cancer. Laryngoscope [Internet]. 2011 Mar [Acesso em: 2024 Jul];121(3):487-91.
20. Lee CY, Snyder SK, Lairmore TC, Dupont SC, Jupiter DC. Utility of surgeon-performed ultrasound assessment of the lateral neck for metastatic papillary thyroid cancer. J Oncol [Internet]. 2012 [Acesso em: 2024 Jul];2012:973124.
21. Kangelaris GT, Kim TB, Orloff LA. Role of ultrasound in thyroid disorders. Otolaryngol Clin North Am [Internet]. 2010 Dec [Acesso em: 2024 Jul];43(6):1209-27.
22. Mazzaglia PJ. Surgeon-performed ultrasound in patients referred for thyroid disease improves patient care by minimizing performance of unnecessary procedures and optimizing surgical treatment. World J Surg [Internet]. 2010 Jun [Acesso em: 2024 Jul];34(6):1164-70.
23. Jabiev AA, Ikeda MH, Reis IM, Solorzano CC, Lew JI. Surgeon-performed ultrasound can predict differentiated thyroid cancer in patients with solitary thyroid nodules. Ann Surg Oncol [Internet]. 2009 Nov [Acesso em: 2024 Jul];16(11):3140-5.
24. Méndez W, Rodgers SE, Lew JI, Montano R, Solórzano CC. Role of surgeon-performed ultrasound in predicting malignancy in patients with indeterminate thyroid nodules. Ann Surg Oncol [Internet]. 2008 Sep [Acesso em: 2024 Jul];15(9):2487-92.
25. Tessler FN, Middleton WD, Grant EG, Hoang JK, Berland LL, Teefey SA et al. ACR thyroid imaging, reporting and data system (TI-RADS): White paper of the ACR TI-RADS Committee. J Am Coll Radiol [Internet]. 2017 May [Acesso em: 2024 Jul];14(5):587-95.
26. Peng JY, Pan FS, Wang W, Wang Z, Shan QY, Lin JH et al. Malignancy risk stratification and FNA recommendations for thyroid nodules: A comparison of ACR TI-RADS, AACE/ACE/AME and ATA guidelines. Am J Otolaryngol [Internet]. 2020 Nov-Dec [Acesso em: 2024 Jul];41(6):102625.
27. Robitschek J, Straub M, Wirtz E, Klem C, Sniezek J. Diagnostic efficacy of surgeon-performed ultrasound-guided fine needle aspiration: A randomized controlled trial. Otolaryngol Head Neck Surg [Internet]. 2010 Mar [Acesso em: 2024 Jul];142(3):306-9.
28. Kim DW. How to do it: Ultrasound-guided fine-needle aspiration of thyroid nodules that commonly result in inappropriate cytology. Clin Imaging [Internet]. 2013 Jan-Feb [Acesso em: 2024 Jul];37(1):1-7.
29. Bhatki AM, Brewer B, Robinson-Smith T, Nikiforov Y, Steward DL. Adequacy of surgeon-performed ultrasound-guided thyroid fine-needle aspiration biopsy. Otolaryngol Head Neck Surg [Internet]. 2008 Jul [Acesso em: 2024 Jul];139(1):27-31.
30. Pitman MB, Abele J, Ali SZ, Duick D, Elsheikh TM, Jeffrey RB et al. Techniques for thyroid FNA: A synopsis of the National Cancer Institute Thyroid Fine-Needle Aspiration State of the Science Conference. Diagn Cytopathol [Internet]. 2008 Jun [Acesso em: 2024 Jul];36(6):407-24.
31. Graciano AJ, Fischer CA, Chone CT, Bublitz GS, Sonagli M, Filho CA. Efficacy of ultrasound-guided fine-needle aspiration performed by surgeons newly trained in thyroid ultrasound. Head Neck [Internet]. 2017 Mar [Acesso em: 2024 Jul];39(3):439-42.
32. Tublin ME, Martin JA, Rollin LJ, Pealer K, Kurs-Lasky M, Ohori NP. Ultrasound-guided fine-needle aspiration versus fine-needle capillary sampling biopsy of thyroid nodules: Does technique matter? J Ultrasound Med [Internet]. 2007 Dec [Acesso em: 2024 Jul];26(12):1697-701.
33. de Carvalho GA, Paz-Filho G, Cavalcanti TC, Graf H. Adequacy and diagnostic accuracy of aspiration vs. capillary fine needle thyroid biopsies. Endocr Pathol [Internet]. 2009 Winter [Acesso em: 2024 Jul];20(4):204-8.
34. Al-azawi D, Mann GB, Judson RT, Miller JA. Endocrine surgeon-performed US guided thyroid FNAC is accurate and efficient. World J Surg [Internet]. 2012 Aug [Acesso em: 2024 Jul];36(8):1947-52.
35. Lewis BD, Hay ID, Charboneau JW, McIver B, Reading CC, Goellner JR. Percutaneous ethanol injection for treatment of cervical lymph node metastases in patients with papillary thyroid carcinoma. AJR Am J Roentgenol [Internet]. 2002 Mar [Acesso em: 2024 Jul];178(3):699-704.
36. Kim YJ, Baek JH, Ha EJ, Lim HK, Lee JH, Sung JY et al. Cystic versus predominantly cystic thyroid nodules: Efficacy of ethanol ablation and analysis of related factors. Eur Radiol [Internet]. 2012 Jul [Acesso em: 2024 Jul];22(7):1573-8.
37. Rangel LG, Volpi E, Steck JH, Volpi LM, Russell J, Muhammad H et al. Radiofrequency for benign thyroid nodules - Critical review of the literature. Ann Thyroid [Internet]. 2021 [Acesso em: 2024 Jul];6.
38. Lim HK, Cho SJ, Baek JH, Lee KD, Son CW, Son JM et al. US-guided radiofrequency ablation for low-risk papillary thyroid microcarcinoma: Efficacy and safety in a large population. Korean J Radiol [Internet]. 2019 Dec [Acesso em: 2024 Jul];20(12):1653-61.
39. Ito Y, Miyauchi A, Oda H. Low-risk papillary microcarcinoma of the thyroid: A review of active surveillance trials. Eur J Surg Oncol [Internet]. 2018 Mar [Acesso em: 2024 Jul];44(3):307-15.
40. Solorzano CC, Carneiro-Pla DM, Irvin GL 3rd. Surgeon-performed ultrasonography as the initial and only localizing study in sporadic primary hyperparathyroidism. J Am Coll Surg [Internet]. 2006 Jan [Acesso em: 2024 Jul];202(1):18-24.
41. Cao CL, Li QL, Tong J, Shi LN, Li WX, Xu Y et al. Artificial intelligence in thyroid ultrasound. Front Oncol [Internet]. 2023 May 12 [Acesso em: 2024 Jul];13:1060702.

CAPÍTULO

220

Quimioterapia e Radioterapia em Câncer de Cabeça e Pescoço

Nathalia Gimenes • Rodrigo de Morais Hanriot

INTRODUÇÃO

Os cânceres de cabeça e pescoço (CCP) ocupam a sexta posição entre os tumores mais comuns no mundo, representando 5% do total, excluindo os cânceres de pele não melanoma.[1] Eles englobam uma variedade de tumores e sítios anatômicos, sendo o carcinoma espinocelular a histologia mais frequente (90%).[2] Para esses tipos de tumores, exceto no caso do carcinoma de nasofaringe, há uma considerável semelhança nas estratégias e abordagens terapêuticas utilizadas. A decisão sobre a modalidade de tratamento e a combinação de quimioterapia e radioterapia é baseada no sítio primário, estadiamento clínico, avaliação da ressecabilidade e impacto funcional do procedimento cirúrgico, além da avaliação clínica do paciente (*status* de *performance*, comorbidades e idade). Dessa forma, costuma-se abordar o tratamento quimiorradioterápico do CCP potencialmente curável nos seguintes cenários:

- Tratamento sistêmico de indução
- Tratamento de quimio e radioterapia em situações de preservação de órgãos
- Tratamento de quimio e radioterapia em casos localmente avançados, não ressecáveis
- Tratamento de quimio e radioterapia adjuvante pós-operatório.

Devido ao impacto psíquico e aos inúmeros sintomas da doença de base e secundários aos tratamentos oncológicos, é de extrema importância o seguimento desses pacientes com uma equipe multidisciplinar composta de, no mínimo, oncologista, rádio-oncologista, cirurgiões, nutricionista, odontologista, fonoaudiologista, enfermeiro, fisioterapeuta e psicólogo. O trabalho em conjunto com foco no paciente se traduz em aumento de sobrevida global e melhora da qualidade de vida.[3]

Neste capítulo, são abordados pacientes com CCP localmente avançados de histologia escamosa não nasofaringe, com enfoque nos tratamentos baseados em radioterapia associados ou não a quimioterapia.

TRATAMENTO SISTÊMICO DE INDUÇÃO

O tratamento sistêmico de indução envolve a administração de quimioterapia antes de qualquer forma de tratamento convencional, como cirurgia, radioterapia ou quimiorradioterapia. A base biológica principal para essa abordagem reside na notável sensibilidade do CCP à quimioterapia, sugerindo diversas vantagens teóricas, e incluem a redução local do volume tumoral, o tratamento de doença microscópica sistêmica eventual, a distribuição mais eficiente de agentes quimioterápicos em uma vasculatura não afetada por tratamentos locais e a avaliação inicial da sensibilidade à quimioterapia. No entanto, é importante considerar algumas limitações, como a possível maior toxicidade sistêmica, possibilidade de progressão de doença em vigência da quimioterapia e o potencial atraso no início de tratamentos locais eficazes para o controle da doença.[4]

A quimioterapia de indução, embora controversa, pode ser considerada para pacientes jovens, com grande volume de doença locorregional, sintomáticos, e para aqueles que apresentam uma boa *performance* de *status*.

Os estudos *TAX 324* e *EORTC 24971/TAX 323* demonstraram o benefício do tratamento de indução baseado em regime quimioterápico com três drogas no cenário de CCP com doença locorregional avançada.

O *trial TAX 324* randomizou 501 pacientes para receberem quimioterapia de indução no esquema TPF (docetaxel, cisplatina e fluoruoracila) *versus* PF (cisplatina e fluoruoracila) ambos por três ciclos, seguido por tratamento concomitante com quimiorradioterapia. Foi identificada uma redução da mortalidade de 25% para aqueles que receberam TPF (HR = 0,75; p = 0.006), e, conforme esperado, também maiores eventos adversos pelo acréscimo da terceira droga, sendo os eventos de mielossupressão os mais incidentes.[5] De maneira semelhante, o estudo *TAX 323* avaliou mais de 300 pacientes com CCP localmente avançado irressecável que foram randomizados ao esquema PF ou TPF seguidos em ambos os braços por RT isolada. O estudo demonstrou maior taxa de resposta com TPF (72 x 59%, p = 0.006), maior sobrevida livre de progressão (HR = 0,72 (0,57-0,91); p = 0.007) e maior sobrevida global (HR = 0,73 (0,56-0,94); p = 0.02) quando comparado com o esquema padrão PF. Também foi observada menor toxicidade em geral com o esquema contendo três drogas.[6]

Reafirmando o potencial benefício do tratamento de indução, uma metanálise com cinco ensaios clínicos randomizados demonstrou maior sobrevida global quando utilizada a combinação com três drogas (TPF) em relação a apenas duas drogas (42 *versus* 35% em cinco anos, HR 0.79), além de menor falha locorregional (44 *versus* 52% em 5 anos, HR 0.79), sendo esse o padrão atualmente.[7]

Apesar desses resultados, ainda não existem dados que demonstrem com segurança que o tratamento de indução contendo três agentes quimioterápicos seguido de quimiorradioterapia seja mais eficaz que o tratamento quimiorradioterápico isoladamente. Entretanto, frente aos resultados, atualmente pode-se considerar a terapia de indução para pacientes com boa performance clínica e com alto risco de disseminação sistêmica da doença, caracterizado principalmente por um acometimento linfonodal extenso.

TRATAMENTO DE QUIMIO E RADIOTERAPIA NO CENÁRIO DE PRESERVAÇÃO DE ÓRGÃOS

Radioterapia isolada

O tratamento de CCP apresenta desafios significativos devido à sua complexidade anatômica e à proximidade dos órgãos críticos. Nesse contexto, a preservação de órgãos tem se tornado uma abordagem cada vez mais importante na busca de melhores resultados clínicos e qualidade de vida dos pacientes.

A radioterapia isolada foi o padrão de tratamento até estudos posteriores mostrarem o benefício da adição de quimioterapia baseada em platina. Entretanto, existem subgrupos específicos em que a radioterapia isolada produz resultados semelhantes à quimiorradioterapia com menor toxicidade relativa à omissão de derivados da platina (ototoxicidade, nefrotoxicidade, hematotoxicidade, quando da utilização de carboplatina). Ao evitar a necessidade de cirurgia, a radioterapia isolada contribui para a preservação de órgãos e suas funções, como a fala, a deglutição e a respiração.[8]

Uma referência nesse contexto foi o estudo de Garden et al. que avaliou a eficácia da radioterapia isolada em pacientes com que o de várias outras neoplasias. Embora muitos princípios de tratamento se sobreponham, geralmente é específico do local anatômico e da histologia, e as atualizações científicas seguem em ritmo lento, sendo os tratamentos combinados de radioterapia e quimioterapia baseada em platina o padrão-ouro há quase três décadas.

REFERÊNCIAS BIBLIOGRÁFICAS

1. Sung H, Ferlay J, Siegel RL, LAversanne M, Soerjomataram I, Jemal A et al. Global cancer statistics 2020: GLOBOCAN estimates of incidence and mortality worldwide for 36 cancers in 185 countries. CA Cancer J Clin [Internet]. 2021 May [Acesso em: 2024 Jul];71(3)209-49.
2. Rettig EM, D'Souza G. Epidemiology of head and neck cancer. Surg Oncol Clin N Am [Internet]. 2015 [Acesso em: 2024 Jul];24(3)379-96.
3. Martínez-Ortiz, MJ, Martínez-Ortiz A, Marín-Zafra G. Impact of the multidisciplinary approach on the survival of squamous head and neck cancer in our institution. Ann Oncol [Internet]. 2018 [Acesso em: 2024 Jul];29(Suppl 8)VIII396.
4. Beitler JJ, Cooper JS. Seduction by induction? J Clin Oncol [Internet]. 2009 [Acesso em: 2024 Jul];27:9-10.
5. Lorch JH, Goloubeva O, Haddad RI, Cullen K, Sarlis N, Tishler R et al. TAX 324 Study Group. Induction chemotherapy with cisplatin and fluorouracil alone or in combination with docetaxel in locally advanced squamous-cell cancer of the head and neck: Long-term results of the TAX 324 randomised phase 3 trial. Lancet Onco [Internet]. 2011 Feb [Acesso em: 2024 Jul];12(2)153-9.
6. Vermorken JB, Remenar E, van Herpen C, Gorlia T, Mesia R, Degardin M et al; EORTC 24971/TAX 323 Study Group. Cisplatin, fluorouracil, and docetaxel in unresectable head and neck cancer. N Engl J Med [Internet]. 2007 Oct 25 [Acesso em: 2024 Jul];357(17)1695-704.
7. Blanchard P, Bourhis J, Lacas B, Posner MR, Vermorken JB, Hernandes JC et al; Meta-analysis of chemotherapy in head and neck cancer, induction project, collaborative Ggoup. Taxane-cisplatin-fluorouracil as induction chemotherapy in locally advanced head and neck cancers: An individual patient data meta-analysis of the meta-analysis of chemotherapy in head and neck cancer group. J Clin Oncol [Internet]. 2013 Aug 10 [Acesso em: 2024 Jul];31(23):2854-60.
8. Ang KK, Trotti A, Brown BW, Garden AS, Floote RL, Morrison WH et al. Randomized trial addressing risk features and time factors of surgery plus radiotherapy in advanced head-and-neck cancer. Int J Radiat Oncol Biol Phys [Internet]. 2001 Nov 1 [Acesso em: 2024 Jul];51(3)571-8.
9. Garden AS, Fuller CD, Rosenthal DI, William WN Jr, Gunn GB, Beadle BM et al. Radiation therapy (with or without neck surgery) for phenotypic human papillomavirus-associated oropharyngeal cancer. Cancer [Internet]; 2016 Jun 1 [Acesso em: 2024 Jul];122(11)1702-7.
10. Feng FY, Kim HM, Lyden TH, Haxer MJ, Worden FP, Geng M et al. Intensity-modulated chemoradiotherapy aiming to reduce dysphagia in patients with oropharyngeal cancer: Clinical and functional results. J Clin Oncol [Internet]. 2010 Jun1 [Acesso em: 2024 Jul];28(16)2732-8.
11. Koyfman SA, Ismaila N, Crook D, D'Cruz A, Rodriguez CP, Sher DJ et al. Management of the neck in squamous cell carcinoma of the oral cavity and oropharynx: ASCO clinical practice guideline. J Clin Oncol [Internet]. 2019 Jul 10 [Acesso em: 2024 Jul];37(20)1753-74.
12. Department of Veterans Affairs Laryngeal Cancer Study Group, Wolf GT, Fisher SG, Hong WK, Hillman R, Spaulding M et al. Induction chemotherapy plus radiation compared with surgery plus radiation in patients with advanced laryngeal cancer. N Engl J Med [Internet]. 1991 Jun 13 [Acesso em: 2024 Jul];324(24)1685-90.
13. The Veterans Affairs Laryngeal Cancer Study Group, Terrell JE, Fisher SG, Wolf GT. Long-term quality of life after treatment of laryngeal cancer. Arch Otolaryngol Head Neck Surg [Internet]; 1998 [Acesso em: 2024 Jul];124(9)964-71.
14. Adelstein DJ, Saxton JP, Lavertu P. A phase III randomized trial comparing concurrent chemotherapy and radiotherapy with radiotherapy alone in resectable stage III and IV squamous cell head and neck cancer: preliminary results. Head Neck [Internet]. 1997 [Acesso em: 2024 Jul];19(9)567-75.
15. The Department of Veterans Affairs Laryngeal Cancer Study Group. Induction chemotherapy plus radiation compared with surgery plus radiation in patients with advanced laryngeal cancer. N Engl J Med [Internet]. 1991 [Acesso em: 2024 Jul];324(24)1685-90.
16. Janoray G, Pointreau Y, Garaud P. Long-term results of a multicenter Randomized Phase III Trial of induction chemotherapy with cisplatin, 5-fluorouracil, ± docetaxel for larynx preservation. J Natl Cancer Inst [Internet]. 2016 [Acesso em: 2024 Jul];108(4):djv368.
17. Kokal WA, Neifeld JP, Eisert D. Postoperative radiation as adjuvant treatment for carcinoma of the oral cavity, larynx, and pharynx: Preliminary report of a prospective randomized trial. J Surg Oncol [Internet]. 1988 [Acesso em: 2024 Jul];38(2)71-6.
18. Mishra RC, Singh DN, Mishra TK. Post-operative radiotherapy in carcinoma of buccal mucosa, a prospective randomized trial. Eur J Surg Oncol [Internet].1996 [Acesso em: 2024 Jul];22(5)502-4.
19. Lavaf A, Genden EM, Cesaretti JA, Packer S, Kao J. Adjuvant radiotherapy improves overall survival for patients with lymph node-positive head and neck squamous cell carcinoma. Cancer [Internet]. 2008 [Acesso em: 2024 Jul];112(3)535-43.
20. Lundahl RE, Foote RL, Bonner JA. Combined neck dissection and postoperative radiation therapy in the management of the high-risk neck: a matched-pair analysis. Int J Radiat Oncol Biol Phys [Internet].1998 [Acesso em: 2024 Jul];40(3)529-34.
21. Machtay M, Torres-Saavendra P, Thorstad WL. Randomized phase III trial of postoperative radiotherapy with or without Cetuximab for intermediate-risk squamous cell carcinoma of the head and neck (SCCHN): NRG/RTOG 0920. Int J Radiat Oncol Biol Phys [Internet]. 2023 [Acesso em: 2024 Jul];117(4)E1.
22. Bernier J, Domenge C, Ozsahin M, Matuszewska K, Lefèbvre JL, Greiner RH et al. Postoperative irradiation with or without concomitant chemotherapy for locally advanced head and neck cancer. N Engl J Med [Internet]. 2004 May 6 [Acesso em: 2024 Jul];350(19)1945-52.
23. Sharma A, Kumar M, Bhasker S, Thakar A, Pramanik R, Biswas A et al. An open-label, noninferiority phase III RCT of weekly versus three weekly cisplatin and radical radiotherapy in locally advanced head and neck squamous cell carcinoma (ConCERT trial). J Clin Oncol [Internet]. 2022 Jun1 [Acesso em: 2024 Jul];40(Suppl 16)6004.
24. Cooper JS, Pajak TF, Forastiere AA, Jacobs J, Campbell BH, Saxman SB et al. Postoperative concurrent radiotherapy and chemotherapy for high-risk squamous-cell carcinoma of the head and neck. N Engl J Med [Internet]. 2004 May 6 [Acesso em: 2024 Jul];350(19)1937-44.
25. Pignon JP, Bourhis J, Domenge C, Designé L. Chemotherapy added to locoregional treatment for head and neck squamous-cell carcinoma: three meta-analyses of updated individual data. MACH-NC Collaborative Group. Meta-Analysis of Chemotherapy on Head and Neck Cancer. Lancet [Internet]. 2000 [Acesso em: 2024 Jul];355(9208)949-55.
26. Lacas B, Carmel A, Landais C, Wong SJ, Licitra L, Tobias JS, Burtness B et al. Meta-analysis of chemotherapy in head and neck cancer (MACH-NC): An update on 107 randomized trials and 19,805 patients, on behalf of MACH-NC Group. Radiother Oncol [Internet]. 2021 Mar [Acesso em: 2024 Jul]:156:281-93.
27. Nguyen-Tan PF, Zhang Q, Ang KK, Weber RS, Rosenthal DI, Soulieres D et al. Randomized phase III trial to test accelerated versus standard fractionation in combination with concurrent cisplatin for head and neck carcinomas in the Radiation Therapy Oncology Group 0129 trial: Long-term report of efficacy and toxicity. J Clin Oncol [Internet]. 2014 Dec 1 [Acesso em: 2024 Jul];32(34)3858-66.

PARTE **11.1** CÂNCER INICIAL DE LARINGE

CAPÍTULO **221**

Epidemiologia

Fábio Brodskyn • Rafael Figueiredo dos santos

INTRODUÇÃO

O câncer de laringe aparece em descrições no século 6 a.C., versando sobre traqueostomia para pacientes com a afecção, a fim de evitar morte por "sufocamento".[1] No entanto, a evolução a respeito do conhecimento anatômico e fisiológico ocorreu lentamente. Um importante avanço no século 18 ocorreu com o manuscrito *Elementa Physiologiae* (*Elementos fisiológicos*, em 1749), escrito por Joseph Lieutaud (1703-1780), médico francês da Corte do Rei Louis XVI. E somente no século XIX houve um grande avanço no conhecimento da laringe e sua função, o qual se deve ao estudo realizado pelo cantor e compositor Manuel Garcia (1805-1906). Utilizando dois espelhos e iluminação com vela, conseguiu visualizar sua própria laringe e sua movimentação na fonação, o que revolucionou a laringologia mundial.[1,2]

Mas somente no dia 31 de dezembro de 1873, que Theodor Billroth (1829-1894) realizou a primeira laringectomia total para tratamento do câncer de laringe. Um feito histórico, que em 2023 comemorou 150 anos.[1,3]

Theodor Billroth também foi o primeiro a realizar uma hemilaringectomia aberta em 1878. A primeira laringectomia parcial realizada para tratamento de câncer, no entanto, foi realizada por Henry B. Sands, cirurgião de Nova York, em 1863. E, em 1867, Jacob da Silva Solis-Cohen publicou um seguimento de 20 anos após extirpação de lesão laríngea suspeita via tirotomia. Nessa época, não se realizava biopsia previamente à cirurgia por medo de espalhar a lesão. As causas principais, além de câncer, incluíam tuberculose e sífilis.[4] Hoje, as doenças granulomatosas constituem um dos principais diagnósticos diferenciais de carcinoma.

Um marco histórico que não podemos deixar de mencionar é o caso do príncipe da Prússia Frederick III. Por conta de disfonia, foi avaliado por Karl Gerhard e posteriormente por Ernst von Bergmann, que suspeitaram de malignidade. No entanto, pelo desejo de não realizar laringectomia, foi consultado para nova opinião pelo laringologista inglês Morell Mackenzie, que, suspeitando de sífilis (lues), realizou uma biopsia, que não concluiu por malignidade. Contudo, nesse intervalo, o imperador germânico faleceu, e Frederick foi coroado imperador, reinado que durou 99 dias, e culminou com a morte dele por conta de uma neoplasia maligna de laringe. Nesse período, foi submetido a traqueostomia e diversas biopsias, analisadas por Virchow, porém inconclusivas. A autópsia, contudo, revelou câncer de laringe como a doença que o levou ao óbito, após análise de Virchow e Waldeyer.[4] Esse fato mudou a concepção da comunidade médica, tornando os procedimentos laríngeos parciais mais disseminados.

Contudo, o que revolucionou o diagnóstico das lesões laríngeas foi o desenvolvimento da laringoscopia por fibra óptica. Descrita por Sawashima e Hirose em 1968,[5] foi popularizada na prática diária no inicio da década de 1980. Tornou-se hoje o principal exame para diagnóstico de lesões laríngeas permitindo a descoberta precoce nos cânceres iniciais de laringe.[6]

O contínuo avanço tecnológico tem permitido melhores imagens e opções terapêuticas para o carcinoma inicial de laringe, com excelentes resultados funcionais e curativos, razão pela qual se faz essencial conhecer bem a sua epidemiologia.

Este capítulo tem o objetivo de introduzir conceitos importantes da epidemiologia do câncer inicial de laringe, sobretudo do carcinoma espinocelular (CEC). Um enfoque especial será dado aos tumores glóticos.

EPIDEMIOLOGIA

O câncer de cabeça e pescoço é o sexto mais comum no mundo, correspondendo a 5,3% de todos os cânceres, sendo o de laringe o segundo mais prevalente entre os de cabeça e pescoço.[4]

O câncer de laringe corresponde a 1,1% de todos os casos de câncer e representa entre 30 e 40% das neoplasias da cabeça e pescoço.[7] São registrados anualmente no mundo mais de 184.165 novos casos e cerca de 99.840 mortes, que representam 1% das mortes relacionadas com neoplasias. [4,7]

A epidemiologia do câncer de laringe pode variar entre os países analisados, bem como em regiões específicas dentro de um mesmo país. Esse dado está correlacionado com a incidência dos dois principais fatores de risco associados: tabaco e álcool. As principais regiões do mundo com maior prevalência são Europa Oriental e Oriente Médio. Na América Latina, o Brasil desponta como um dos países com maior incidência relativa e em números absolutos.[7-9]

No Brasil, estima-se que para cada ano do triênio de 2023 a 2025 sejam diagnosticados 7.790 casos, correspondendo a um risco estimado de 3,59 casos por 100 mil habitantes, sendo 6.570 homens para cada 1.220 mulheres.[8,9]

Para melhor entender o contexto brasileiro, deve-se ampliar a análise levando em consideração as discrepâncias regionais. As regiões Sul e Sudeste concentram a maior parte dos casos (7,37 para cada 100 mil habitantes e 7,36 para cada 100 mil habitantes, respectivamente). Essas regiões são seguidas do Centro-Oeste e Nordeste, com 5,72 e 5,15 para cada 100 mil habitantes, respectivamente. Por último, a região Norte, que tem o menor índice, de 2,68 para cada 100 mil habitantes.[8,9]

DEFINIÇÃO

A American Joint Committee on Cancer (AJCC) periodicamente revisa os critérios de estadiamento oncológico.[10] Em sua oitava edição, publicada em 2017, os pacientes foram estadeados conforme o sistema tumor, linfonodo, metástase a distância (TNM), que é capaz de categorizar a carga tumoral de um paciente.

O sistema da AJCC utiliza o TNM para agrupar os pacientes de acordo com a sua sobrevida (Tabelas 221.1 a 221.4). Logo, quanto maior o estágio do paciente, menor será a sua sobrevida ao longo do tempo. Não há uma definição do câncer inicial de laringe;[10] entretanto, em uma série de trabalhos publicados nos últimos 5 anos, o conceito de câncer inicial de laringe é feito como os tumores pertencentes ao estádio I e II da AJCC,[8,11-13] que anatomicamente seriam os tumores T1a, T1b e T2.

Tabela 221.1 Estadiamento T.

Tx	Tumor primário não pode ser avaliado
T0	Não há evidências de tumor primário
Tis	Carcinoma *in situ*
T1a	Limitado a uma prega vocal com mobilidade preservada
T1b	Compromete ambas as pregas vocais, com mobilidade preservada
T2	Tumor estende-se à supraglote e/ou glote e/ou com mobilidade de prega vocal reduzida
T3	Tumor limitado à laringe com fixação da prega vocal, invasão do espaço paraglótico, erosão da cartilagem tireóidea
T4a	Tumor invade além da cartilagem tireóidea, traqueia, tecidos moles do pescoço: musculatura profunda/extrínseca da língua, músculos pré-tireoidianos, tireoide, esôfago
T4b	Tumor invade espaço pré-vertebral de estruturas do mediastino, carótida

Tabela 221.2 Estadiamento N.

NX	Linfonodo regional não pode ser avaliado
N0	Ausência de linfonodo clinicamente metastático
N1	Metástase em um único linfonodo ipsilateral < 3 cm
N2a	Metástase em um único linfonodo ipsilateral > 3 cm e < 6 cm
N2b	Metástase em múltiplos linfonodos ipsilaterais < 6 cm
N2c	Metástase em linfonodos bilaterais ou contralaterais < 6 cm
N3a	Metástase em linfonodo > 6 cm
N3b	Metástase de linfonodo com extravasamento extracapsular

Tabela 221.3 Estadiamento M.

M0	Ausência de metástase a distância
M1	Presença de metástase a distância

Tabeça 221.4 Estadiamento AJCC.

Estádio	
0	N0 M0
I	T1 N0 M0
II	T2 N0 M0
III	T3 N0 M0 ou T1, T2, T3 N1 0
IVA	T4a N0, N1 M0 ou T1, T2, T3, T4a N2 M0
IVB	Qualquer T N3 M0 ou T4b, qualquer N, M0
IVC	Qualquer T, qualquer N, M1

FATORES DE RISCO

Alguns fatores de risco são bem conhecidos e mapeados pela comunidade científica.[14] Muitos desses fatores são dose-dependente, como no caso do consumo do tabaco e do álcool. Especificamente por conta do tabagismo, existe o fenômeno conhecido como campo de cancerização,[15] termo cunhado por Slaughter em 1953, ao descrever focos multifocais de câncer sincrônicos e metatrônicos no sistema aerodigestivo superior.[16] Toda a área exposta ao fator de risco desenvolve atipias, em graus variados, que podem evoluir para o câncer.

Dentre os principais fatores, destacam-se os apresentados a seguir.

Tabaco

O consumo do tabaco é o principal fator de risco para o carcinoma espinocelular da laringe cujo risco está associado a duração da exposição e a carga tabágica total. O risco permanece elevado mesmo depois de 15 anos de interrupção do hábito.[7,9,17,18]

Álcool

A Sociedade Americana de Oncologia Clínica estima que 5% de todas as neoplasias têm associação com álcool. Com o carcinoma espinocelular de laringe não é diferente. Esse fator de risco é dose-dependente e em geral age de forma sinérgica ao tabaco.[7]

Infecção pelo papilomavírus humano

O DNA do papilomavírus humano (HPV) é capaz de integrar o genoma das células do hospedeiro levando a mutações que causam a expressão de oncoproteínas.[19]

Exposição ao asbesto

Desde 1950, a exposição ao asbesto ocorre principalmente com os trabalhadores da indústria de amianto e possui uma forte correlação com o aumento da incidência de vários cânceres, dentre eles o câncer de laringe. Além disso, apresenta um efeito sinérgico com o consumo de álcool e tabaco.[7]

Noz-de-areca ou noz de betel

A noz-de-areca é originária de uma palmeira muito comum na Ásia e África Oriental. Geralmente, é consumida junto com a folha de betel. Esses agentes possuem compostos alcaloides associados a carcinogênese do câncer de cavidade oral e laringe e câncer originado na epiglote. Possui efeito dose-dependente e sem risco; é mantido mesmo depois da interrupção do uso.[7]

Refluxo gastroesofágico e refluxo faringolaríngeo

Apesar de ser uma causa rara de câncer, a cada ano cresce o número de estudos que correlacionam o refluxo gastroesofágico ou refluxo faringolaríngeo com o aumento do risco de desenvolver CEC de laringe. O estudo publicado em 2023 por Igissin et al. demonstrou um risco 2,37 vezes maior de desenvolver CEC de laringe.[7]

FATORES PROGNÓSTICOS

Os fatores prognósticos para o câncer de laringe vêm sendo estudados de forma intensa nos últimos anos visando orientar as condutas terapêuticas e estimar a sobrevida global livre de doença dos pacientes em 5 anos.[8,20,21]

Sítio anatômico

As neoplasias de laringe podem ser divididas em três subsítios diferentes: supraglote, glote e subglote. Em estudo publicado pelo Memorial Sloan-Kettering Cancer Center (MSKCC), a sobrevida global em 5 anos livre de doença foi de 51, 81% e 77% respectivamente.[21]

O pior prognóstico no câncer de supraglote é explicado pelos seus sintomas iniciais frustros e na sua intensa rede de drenagem linfática. Com isso, a chance de metástase cervical no momento do diagnóstico é maior, piorando o prognóstico.[22]

Estadiamento clínico

De acordo com o mesmo estudo da MSKCC, a sobrevida global em 5 anos livres de doença do câncer de laringe foi de 84% para o estágio I, 83% para o estágio II, 73% para o estágio III e 44% para o estágio IV.[20]

No mesmo estudo, ao analisar apenas os dados do câncer de glote, observa-se uma melhora da sobrevida, sendo 90% para o estágio I, 85% para o estágio II, 75% para o estágio III e 45% para o estágio IV.[21]

Metástases linfonodais

As metástases linfonodais representam importante fator prognóstico, pois elas demonstram a carga de doença que um indivíduo possui. Estudo norueguês realizado com 1.616 pacientes com seguimento por 15 anos mostrou que a sobrevida dos pacientes apresenta queda substancial a partir do estadiamento N2 pelo TNM com valor de $p < 0.01$.[22]

Idade

O avançar da idade também se mostrou como um importante fator prognóstico. No mesmo estudo norueguês, há uma queda significativa na mortalidade dos pacientes entre 60 e 69 anos e os pacientes com mais de 70 anos com valor de $p < 0.001$.[22]

Consumo de tabaco e álcool

O consumo de tabaco e de álcool é fator de risco conhecido para o carcinoma epidermoide de laringe. A manutenção do uso após o diagnóstico também se mostrou um importante fator negativo no prognóstico desses pacientes.[22]

Infecção pelo papilomavírus humano

A infecção por papilomavírus humano (HPV) em relação ao prognóstico está bem estabelecida para o câncer de orofaringe, tanto que foi acrescentado esse *status* na oitava edição de TNM da AJCC. Contudo, ainda é incerto o seu papel no carcinoma de laringe. Dessa forma, alguns estudos recentes têm relatado um melhor prognóstico para pacientes com HPV positivo comparando tratamento de quimioradioterapia ou laringectomia total *versus* os mesmos tratamentos em pacientes HPV negativos.[23-26]

Aliado a esse achado, a expressão de PD-L1 parece também estar relacionada com a infecção por HPV e confere melhor prognóstico.[25] Por outro lado, estudo recente com 174 pacientes de Helsinque, todos T1 de laringe, elevada expressão de PD-L1 mostrou pior prognóstico, com aumento chance de recorrência. Um ponto positivo é a presença de PD-L1, que conferiu melhor reposta ao uso de nivolumabe e pembrolizumabe. Esse mesmo estudo avaliou a presença de infiltrado linfocitário tumoral como fator prognóstico. Uma baixa infiltração de linfócitos (menor inflamação) está relacionada com pior prognóstico.[27]

CONSIDERAÇÕES FINAIS

O câncer inicial de laringe tem um excelente prognóstico, com cura em cerca de 90% dos pacientes, e é essencial um diagnóstico precoce e terapêutica adequada. Contudo, cerca de quase 10% de pacientes evoluem com recorrência, e alguns casos podem necessitar de laringectomia total para resgate. Contudo, uma minoria ainda tem desfecho desfavorável. Por isso, o conhecimento dos principais fatores de risco eleva a chance de diagnóstico. O seguimento de perto de todos os casos tratados permite uma ação precoce diante de uma recorrência, e o conhecimento dos fatores prognósticos pode indicar um tratamento adjuvante eficaz nesses casos.

REFERÊNCIAS BIBLIOGRÁFICAS

1. Karamanou M, Markatos K, Lymperi M, Agapitos E, Androutsos G. A historical overview of laryngeal carcinoma and the first total laryngectomies. Journal BUON [Internet]. 2017 [Acesso em: 2024 Jul];22(3):807-11.
2. Moore BI. Laryngeal mirror used by Manuel Garcia, the discoverer of autolaryngoscopy; also the apparatus used by him to demonstrate the physiology of the vocal cords. Proc R Soc Med [Internet]. 1917 [Acesso em: 2024 Jul];10(Laryngol Sect):71-2.
3. Mudry A, Laccourreye O. 150 years ago: First complete removal of the larynx by Theodor Billroth. Eur Ann Otorhinolaryngol Head Neck Dis [Internet]. 2023 [Acesso em: 2024 Jul];140(1):49-52.
4. Hans S, Baudouin R, Circiu MP, Couineau F, Lisan Q, Crevier-Buchman L et al. Open partial laryngectomies: History of laryngeal cancer surgery. J Clin Med [internet]. 2022 Sep 12 [Acesso em: 2024 Jul];11(18):5352.
5. Sawashima M, Hirose H. New laryngoscopic technique by use of fiber optics. J Acoust Soc Am [Internet]. 1968 Jan [Acesso em: 2024 Jul];43(1):168-9.
6. Langmore SE. History of fiberoptic endoscopic evaluation of swallowing for evaluation and management of pharyngeal dysphagia: Changes over the years. Dysphagia. Nova York: Springer; 2017. p. 27-38.
7. Igissin N, Zatonskikh V, Telmanova Z, Tulebaev R, Moore M. Laryngeal cancer: Epidemiology, etiology, and prevention: A narrative review.Iran J Public Health [Internet]. 2023 Nov [Acesso em: 2024 Jul];52(11):2248-59.
8. Fonte AF, Costa GJ, Fonte AS Neto, Pinto RA, Mello MJ. Epidemiology of laryngeal cancer in Brazil: Historical data from 2000 to 2019. Cancer Epidemiol [Internet]. 2023 Aug 1 [Acesso em: 2024 Jul];85:102397.
9. Brasil. Ministério da Saúde. Estimativa 2023: incidência de câncer no Brasil. INCA; 2022. 162 p.
10. Zender C, Ledgerwood L, Ryan J, Tang A, Yarlagadda B, Cervenka B. Nasopharynx. In: Moore MG, Bewley AF, Givi B, editors. Essential cases in head and neck oncology. Hoboken: Willey-Blackweel; 2022. p. 37-50.
11. Baird BJ, Sung CK, Beadle BM, Divi V. Treatment of early-stage laryngeal cancer: A comparison of treatment options. Oral Oncol [Internet]. 2018 Dec [Acesso em: 2024 Jul]:87:8-16.
12. Chen AY, Fedewa S, Zhu J. Temporal trends in the treatment of early-and advanced-stage laryngeal cancer in the United States, 1985-2007. Arch Otolaryngol Head Neck Surg [Internet]. 2011 Oct [Acesso em: 2024 Jul];137(10):1017-24.
13. Locatello LG, Bruno C, Gallo O. Early glottic cancer recurrence: A critical review on its current management. CCrit Rev Oncol Hematol [Internet]. 2021 Apr [Acesso em: 2024 Jul]:160:103298.
14. Huang Q, Guo Y, Shen Y, Hsueh CY, Tao L, Zhang M et al. Epidemiological, clinical, and oncological outcomes of non-alcohol drinking and non-smoking laryngeal squamous cell carcinoma patients: A distinct entity. Technol Cancer Res Treat [Internet]. 2022 Jan-Dec [Acesso em: 2024 Jul]:21:15330338221133690.
15. Ryser MD, Lee WT, Readyz NE, Leder KZ, Foo J. Related head and neck cancer: a Multi-scale modeling approach. Cancer Res [Internet]. 2016 [Acesso em: 2024 Jul];76(24):7078-88.
16. Slaughter DP, Southwick HW, Smejkal W. Field cancerization in oral stratified squamous ephitelium; Clinical implications of multicentric origin. Cancer [Internet]. 1953 Sep [Acesso em: 2024 Jul];6(5):963-8.
17. Parker NP. Vocal fold leukoplakia: Incidence, management, and prevention. Curr Opin Otolaryngol Head Neck Surg [Internet]. 2017 [Acesso em: 2024 Jul];25(6):464-8.
18. Karatayli-Ozgursoy S, Pacheco-Lopez P, Hillel AT, Best SR, Bishop JA, Akst LM. Laryngeal dysplasia, demographics, and treatment: A single-institution, 20-year review. JAMA Otolaryngol Head Neck Surg [Internet]. 2015 [Acesso em: 2024 Jul];141(4):313-8.
19. Yang D, Shi Y, Tang Y, Yin H, Guo Y, Wen S et al. Effect of HPV infection on the occurrence and development of laryngeal cancer: A review. J Cancer [Internet]. 2019 [Acesso em: 2024 Jul];10(19):4455-62.
20. Fullmer TM, Shi J, Skinner HD, Hernandez DJ, Huang AT, Mai W et al. Early glottic cancer in a veteran population: Impact of race on management and outcomes. Laryngoscope [Internet]. 2020 [Acesso em: 2024 Jul];130(7):1733-9.
21. Miller MC, Moyer JS, Teknos TN. Head and neck. Greenfield's surgery: Scientific principles and practice: 5th ed. Filadélfia: Lippincott Williams & Wilkins; 2010. p. 609-28.
22. Brandstorp-Boesen J, Falk RS, Boysen M, Brøndbo K. Impact of stage, management and recurrence on survival rates in laryngeal cancer. PLoS One [Internet]. 2017 [Acesso em: 2024 Jul];12(7):1-16.
23. Bates JE, Morris CG, Hitchcock KE, Dziegielewski PT, Mendenhall WM, Amdur RJ. Locally advanced hypopharyngeal and laryngeal cancer: Influence of HPV status. Radioth Oncol [Internet]. 2019 Nov 1 [Acesso em: 2024 Jul];140:6-9.

24. Peralta R, Garcia P, Valdivia A, Lopez A, Apresa T, Hernandez DM et al. HPV could be a potential factor of survival in laryngeal cancer: A preliminary study in mexican patients. Asian Pac J Cancer Prev [Internet]. 2018 Jun 25 [Acesso em: 2024 Jul];19(6):1711-16.
25. Yang SM, Wu M, Han FY, Sun Y man, Yangm Jun-Quan, Liu HX. Role of HPV status and PD-L1 expression in prognosis of laryngeal squamous cell carcinoma. Int J Clin Exp Pathol [Internet]. 2021 [Acesso em: 2024 Jul];14(1):107-15.
26. Allegra E, Bianco MR, Mignogna C, Caltabiano R, Grasso M, Puzzo L. Role of P16 expression in the prognosis of patients with laryngeal cancer: A Single retrospective analysis. Cancer Control [Internet]. 2021 Jan-Dec [Acesso em: 2024 Jul]:28:10732748211033544.
27. Pakkanen P, Ilmarinen T, Halme E, Irjala H, Koivunen P, Pukkila M et al. Programmed death-ligand 1 and tumor-infiltrating lymphocytes (TILs) - low TIL density may predict poorer long-term prognosis in T1 laryngeal cancer. Virchows Arch [Internet]. 2024 Aug [Acesso em: 2024 Jul];485(2):315-22.

CAPÍTULO

222

Fatores de Risco

Marcos Antônio Nemetz • Angélica Tiegs

INTRODUÇÃO

O câncer de laringe é uma neoplasia comum na região da cabeça e pescoço, e esta doença pode afetar a voz, a respiração, a deglutição e a qualidade de vida de quem é acometido.[1] Em 2020, foram registrados globalmente 184.615 novos casos e 99.840 mortes relacionadas com a malignidade.[2] Analisando a evolução temporal no Brasil nas últimas três décadas, observa-se uma tendência decrescente, atribuída à redução do tabagismo e avanços no tratamento, mas observam-se desigualdades entre as diferentes regiões e prevalência entre os homens.[3]

Este capítulo tem como objetivo abordar de maneira abrangente os fatores de risco relacionados com câncer de laringe, apresentando estudos recentes e a compreensão desses aspectos. A atualização constante dessas informações é fundamental para a melhoria da abordagem clínica e para promover a saúde da população.

FATORES DE RISCO

Embora seja conhecido que determinados fatores representam riscos estabelecidos para o câncer de laringe, a relação de muitos outros fatores de risco com o processo de carcinogênese permanece parcialmente compreendida, e os mecanismos biológicos subjacentes ainda não foram completamente esclarecidos.[4]

Tabagismo

O tabagismo está relacionado com a patogênese do câncer de laringe, manifestando uma associação linear com o desenvolvimento da neoplasia. A maioria dos casos de câncer de laringe nos países ocidentais é atribuída ao tabagismo, ao consumo de álcool e à interação entre esses dois fatores.[5]

Foi realizada uma metanálise de pesquisas que relatou estimativas quantitativas de tabagismo e risco de câncer de laringe. Como resultado, encontrou-se que o risco de desenvolver câncer da laringe se mantém elevado nos primeiros 15 após ter parado de fumar. Foi encontrada uma forte correlação referente à dose-resposta e à resposta ao tempo entre o hábito de fumar cigarros e o risco de câncer de laringe tanto para homens como para mulheres. A probabilidade de desenvolver câncer de laringe diminuiu ao parar de fumar, especialmente entre ex-fumantes que haviam parado de fumar por 15 anos ou mais.[6]

Existe uma associação entre o câncer de laringe, o tabagismo e a situação socioeconômica, delineando tendências marcantes ao longo de um período de 25 anos. Embora a incidência da doença tenha experimentado uma redução, correlacionada com a diminuição significativa dos comportamentos de fumar em países desenvolvidos, persistem desafios e preocupações. O tabagismo continua a ser uma tendência ascendente nos países de baixo nível socioeconômico, aumentando ainda mais a incidência do câncer de laringe nesses locais em um futuro próximo.[7]

Álcool

A incidência global de cânceres relacionados com o consumo de álcool é estimada em aproximadamente 4%.[8] A análise epidemiológica estabeleceu uma relação linear entre a quantidade de álcool consumido e o risco de câncer de laringe, evidenciando a relevância significativa desse fator de risco específico no âmbito da oncologia.[9] Essa associação causal abrange diversos tipos de câncer, incluindo cavidade oral, faringe e, notadamente, o câncer de laringe, cuja incidência é diretamente influenciada pela ingestão de álcool.[9]

No câncer de laringe, existe relação também com a quantidade de ingestão de álcool, observando-se aumentos significativos no risco apenas com o consumo moderado e pesado.[9] Porém, tem efeito sinérgico quando associado com outros fatores causais, como o tabagismo.[5] O aumento crescente no consumo de álcool em diversos países ressalta-se como uma preocupação global significativa, sendo identificado como uma causa relevante de câncer em escala mundial.[10]

Papilomavírus humano

O papilomavírus humano (HPV) é um vírus que pode infectar a mucosa de diferentes áreas do corpo, incluindo a laringe. Embora a papilomatose laríngea seja considerada uma condição benigna, sua gravidade reside na possibilidade de complicações devido ao comprometimento das vias respiratórias. Nenhum tratamento para a papilomatose garante 100% de eficácia, e a progressão natural é imprevisível e variável, podendo se manifestar com alta frequência.[11] Estudos mostram que os tipos 6 e 16 são prevalentes em todos os tipos de doença da mucosa laríngea; no entanto, pacientes com câncer de larínge são invariavelmente afetados pelos tipos 6 e 16.[12]

Alguns subtipos específicos do vírus têm sido objeto de estudo e foram identificados como prevalentes nesse contexto. Fatores de risco como o tabagismo e o consumo excessivo de álcool podem interagir com a infecção por HPV, aumentando ainda mais o risco de desenvolvimento de câncer de laringe. A pesquisa tem destacado uma associação entre o tabagismo intenso e a infecção por HPV, e a combinação de álcool e tabagismo pode potencializar esse risco.[12]

Agente laranja

O agente laranja é um herbicida amplamente utilizado durante a Guerra do Vietnã, de 1961 a 1971. O agente laranja contém uma toxina comumente conhecida como dioxina, que é um agente cancerígeno. A exposição autorreferida ao agente laranja correlacionou-se com o maior risco de câncer de orofaringe, nasofaringe, laringe e tireoide, o que ampliou a compreensão dos riscos da exposição a esse herbicida.[13]

Refluxo

Como o esôfago e a laringe são, anatomicamente, adjacentes, estudos têm investigado o papel da doença do refluxo gastroesofágico no carcinoma da laringe e faringe. Foi realizada uma metanálise que apoiou a proposição de que a prevalência da doença do refluxo gastroesofágico estava associada a câncer de laringe, mas nenhuma associação significativa foi encontrada e as conclusões ainda são debatidas.[14]

Outros fatores

É estabelecido que o etilismo e tabagismo têm fator aditivo e permanecem como os principais fatores de risco, mas outros fatores também podem influenciar e estão sendo estudados, como a alimentação, ópio, exposição a agentes carcinogênicos, higiene oral inadequada, agentes infecciosos, maconha, histórico familiar, baixo índice de massa corporal[15] e amianto.[16]

Outro estudo buscou relacionar possíveis causas ocupacionais e encontrou-se risco aumentado de câncer de laringe nos indivíduos com exposição à sílica cristalina livre respirável, à fuligem (de carvão mineral, coque, madeira, óleo combustível), a fumos em geral e a animais vivos.[17]

Estudos publicados em 2023 estão visualizando a tendência atual com o uso de cigarros eletrônicos. Esses dispositivos funcionam por aquecimento de um líquido que geralmente contém nicotina, aromatizantes e outros produtos químicos, e devido a isso, seu uso e o risco potencial de câncer permanece um assunto de debate.[18] Já se sabe da capacidade do e-líquido de induzir o desenvolvimento da tumorigênese em células epiteliais normais e promover fenótipo agressivo em células malignas orais preexistentes,[19] mas ainda são necessários novos estudos que avaliem o potencial do cigarro eletrônico para o desenvolvimento do câncer de laringe.

CONSIDERAÇÕES FINAIS

A atualização constante dos fatores de risco para o câncer de laringe é fundamental para a melhoria da abordagem clínica e promoção da saúde das diversas populações. Alguns estudos atuais vão além dos fatores de risco, e buscam caracterizar com um olhar socioeconômico os sujeitos com câncer de laringe.[20] Propõem, como uma estratégia promissora, a implementação de uma nova iniciativa global voltada especificamente para os países com um baixo nível socioeconômico.[7]

REFERÊNCIAS BIBLIOGRÁFICAS

1. Maciel CV, Leite IG, Soares TV. Câncer de laringe: Um olhar sobre a qualidade de vida. Rev Interdisciplin Estud Exp Anim Hum. (impr.) [Internet]. 2010 Dec [Acesso em: 2024 Jul];2(4), 126-34.
2. Sung H, Ferlay J, Siegel RL, Laversanne M, Soerjomataram I, Jemal A, Bray F. Global cancer statistics 2020: GLOBOCAN estimates of incidence and mortality worldwide for 36 cancers in 185 countries. CA Cancer J Clin [Internet]. 2021 Fev 4 [Acesso em: 2024 Jul];71(3):209-49.
3. Viana LP, Bustamante-Teixeira MT, Malta DC, Silva GE, Mooney M, Naghavi M et al. (2022). Trend of the burden of larynx cancer in Brazil, 1990 to 2019. Rev Soc Bras Medi Tropical [Internet]. 2022 [Acesso em: 2024 Jul];*55*(suppl 1):e0269.
4. Liberale C, Soloperto D, Marchioni A, Monzani D, Sacchetto L. Updates on larynx cancer: Risk factors and oncogenesis. Int J Mol Sci [Internet]. 2023 [Acesso em: 2024 Jul];24(16):12913.
5. Kuper H, Boffetta P, Adami HO. Tobacco use and cancer causation: association by tumour type. J Inter Med [Internet]. 2002 [Acesso em: 2024 Jul];252:206-24.
6. Zuo JJ, Tao ZZ, Chen C, Hu ZW, Xu YX, Zheng AU et al. Characteristics of cigarette smoking without alcohol consumption and laryngeal cancer: overall and time-risk relation. A meta-analysis of observational studies. Eur Arch Otorhinolaryngol[Internet]. 2016 Nov 14 [Acesso em: 2024 Jul];274:1617-31.
7. Ramsey T, Guo E, Svider PF, Lin H, Syeda S, Raza SN et al. Laryngeal cancer: Global socioeconomic trends in disease burden and smoking habits. Laryngoscope [Internet]. 2018 [Acesso em: 2024 Jul];128(9):2039-53.
8. Rumgay H, Murphy N, Ferrari P, Soerjomataram I. Alcohol and cancer: Epidemiology and biological mechanisms. Nutrients [Internet]. 2021 [Acesso em: 2024 Jul];13:3173.
9. Bagnardi V, Rota M, Botteri E, Tramacere I, Islami F, Fedirko V, Scotti L et al. Consumo de álcool e risco de câncer específico do local: Uma meta-análise abrangente de dose-resposta. Br J Cancer [Internet]. 2015 Feb 3 [Acesso em: 2024 Jul];112(3):580-93.
10. Boffetta P, Hashibe M. Álcool e câncer. Lancet Oncol [Internet]. 2006 [Acesso em: 2024 Jul];7:149-56 .
11. Vieira LR, Borba AT, Brum MR, Hermes FS, Sant'Anna GD. Aplicação de cidofovir em pacientes com papilomatose laríngea: revisão de literatura. Braz J Otorhinolaryngol [Internet]. 2008 Jan-Feb [Acesso em: 2024 Jul];74(1):125-316.
12. Giacomini, PG, Di Mauro R, Martino F, Passali FM, Crolla C, Di Girolamo S. HPV infection and clinical profiles in laryngeal diseases. A preliminary study. Ann Ital Chir [Internet]. 2019 [Acesso em: 2024 Jul];90:398-403.
13. Mowery A, Conlin M, Clayburgh D. Increased risk of head and neck cancer in agent orange exposed Vietnam era veterans. Oral Oncol [Internet]. 2020 [Acesso em: 2024 Jul];100:104483.
14. Zhang D, Zhou J, Chen B, Zhou L, Tao L. Refluxo gastroesofágico e carcinoma de laringe ou faringe: Uma meta-análise. Acta Oto Laryngol [Internet]. 2014 [Acesso em: 2024 Jul];134:10:982-989.
15. David AL, Fernandes TF, Passos XS, Araújo CC. Associações entre padrões alimentares no desenvolvimento do câncer de cabeça e pescoço. Recima21 [Internet]. 2023 [Acesso em: 2024 Jul];4(11):e4114438.
16. Peng WJ, Mi J, Jian YH. Asbestos exposure and laryngeal cancer mortality. Laryngoscope [Internet]. 2016 [Acesso em: 2024 Jul];126(5):1169-74.
17. Sartor SG, Eluf-Neto J, Travier N, Wünsch V Filho, Arcuri AA, Kowalski LP et al. Riscos ocupacionais para o câncer de laringe: Um estudo caso-controle. Cad Saúde Pública [Internet]. 2007 [Acesso em: 2024 Jul];23(6):1473-81.
18. Sahu R, Shah K, Malviya R, Paliwal D, Sagar S, Sing S et al. Cigarros eletrônicos e riscos à saúde associados: Uma atualização sobre o potencial cancerígeno. Adv Respir Med [Internet]. 2023 Nov 14 [Acesso em: 2024 Jul];91(6):516-31.
19. Lima JM, Macedo CS, Barbosa GV, Castellano LC, Hier MP, Alaoui-Jamali MA et al. E-liquid alters oral epithelial cell function to promote epithelial to mesenchymal transition and invasiveness in preclinical oral squamous cell carcinoma. Scien Reports [Internet]. 2023 [Acesso em: 2024 Jul];13(1):3330.
20. Costa CV, Ribeiro FF, Lima RM. Perfil socioeconômico de pessoas com câncer de laringe e cavidade oral em tratamento no Instituto Nacional de Câncer. RBC [Internet]. 2023 Jul-Ago-Sep [Acesso em: 2024 Jul];69(3).

CAPÍTULO 223

Métodos Diagnósticos

Barbara Greggio • Gustavo Cunha • Leonardo Haddad

INTRODUÇÃO

O câncer de laringe até o final do século XIX era uma entidade rara. Poucos casos eram diagnosticados, devido à dificuldade de examinar a laringe. Antes do advento da laringoscopia, o estudo do órgão se dava somente pelo método da autópsia. A laringoscopia indireta realizada com uso de espelhos marcou o apogeu de séculos de evolução das técnicas de visualização da laringe.

Em 1806, Philipp Bozzini (1773-1809) primeiramente descreveu os princípios da laringoscopia indireta: "se uma pessoa deseja ver além de uma esquina... os raios devem ser quebrados e um espelho é necessário para iluminação e reflexo". Ele desenvolveu um instrumento similar a um funil fino e alongado que poderia ser introduzido por um orifício grande. A extremidade proximal do funil foi fixada a um suporte onde era colocada uma vela que servia como fonte de luz. Na época, esse instrumento foi usado para examinar a bexiga, vagina, reto e nasofaringe, cada um com um espéculo apropriado, mas era ainda muito pesado para ser utilizado para examinar a laringe.[1-3]

Durante o século XIX, vários estudiosos elaboraram instrumentos espelhados longos e angulados na tentativa de visualizar a laringe. Porém, foi somente em 1855 que o cantor lírico italiano Manuel Garcia (1805-1906) conseguiu desenvolver um método para visualizar sua própria laringe com uso de dois espelhos e luz solar. Esse foi o ponto histórico crucial no estudo da laringe e suas doenças. Apesar de não ser médico, Garcia publicou suas observações no jornal *Proceedings of the Royal Society of London*, estabelecendo-se, então, como pioneiro na laringoscopia.[2,4]

Em meados de 1900, Reinhold Wappler, um inventor que reparava e desenvolvia aparelhos médicos na cidade de Nova York, começou a dedicar-se à elaboração de instrumentos endoscópicos. Em 1907, a companhia suíça Zeiss desenvolveu o prisma Amici que produzia uma imagem vertical mais nítida e clara. Ajustes continuaram a ser implementados durante o século XX, o cistoscópio passou a ser mais estreito e a fonte de luz e a ponta passaram a ser menos volumosos, possibilitando o uso desse instrumento para visualizar a laringe. Ao mesmo tempo que o cistoscópio se aperfeiçoava, pesquisadores começaram a elaborar maneiras de transitar pelas curvas anatômicas do corpo humano usando instrumentos rígidos. Em 1881, Johann Mikulicz (1850-1905) projetou um endoscópio que podia ser angulado em até 30º na sua porção distal. Esse foi o início da era dos endoscópios flexíveis.[3]

Os múltiplos avanços das técnicas e instrumentos para a visualização da laringe, principalmente ao longo dos séculos XIX e XX, permitiram uma miríade de combinações e aplicações. Assim, todos os dispositivos e métodos inovadores, mesmo que ineficazes em suas épocas, possibilitaram o desenvolvimento dos instrumentos e técnicas modernas de laringoscopia dos quais dispomos hoje. A obtenção de imagens com qualidade e resolução cada vez mais superiores é capaz de detalhar a morfologia das estruturas glóticas com maior exatidão.

VIDEOLARINGOSCOPIA

Atualmente, o principal exame para avaliação inicial da laringe é a videolaringoscopia, seja feita com endoscópio flexível ou rígido. Uma imagem de boa qualidade e um exame realizado com técnica adequada são essenciais para a caracterização da lesão. Os tumores iniciais podem se apresentar desde lesões irregulares de aspecto francamente infiltrativo, lesões exofíticas, lesões leucoplásicas, eritroplásicas ou eritroleucoplásicas ou até lesões com aspecto polipoide. Dessa forma, o avanço tecnológico, que tem possibilitado a aquisição de imagens com cada vez mais qualidade e resolução, é um aliado no acurado diagnóstico dos tecidos neoplásicos (Vídeo 223.1).[3,5,6]

VIDEOESTROBOSCOPIA

A videoestroboscopia da laringe é uma ferramenta exímia para a avaliação das propriedades viscoelásticas e fonatórias das pregas vocais, e muitas vezes pode contribuir no diagnóstico dos tumores iniciais, uma vez que mesmo pequenos tumores podem levar a perturbações da onda mucosa, enquanto tumores com infiltração mais profunda podem reduzir a amplitude de vibração e até eliminar a onda mucosa completamente devido à infiltração da lâmina própria e do músculo vocal. A redução da vibração da onda mucosa diante de uma lesão leucoplásica sugere padrão infiltrativo de lesão, que é característico do carcinoma espinocelular infiltrativo.

EXAMES DE IMAGEM

Exames de imagem como a tomografia computadorizada com injeção de contraste iodado ou ressonância magnética podem auxiliar na avaliação da extensão tumoral em casos selecionados, por exemplo quando se suspeita de invasão de estruturas adjacentes, quando não for possível a visualização de todos os limites da lesão à laringoscopia indireta, na suspeita de invasão da cartilagem aritenóidea ou articulação cricoaritenóidea e ao se observar acometimento maciço e vertical da comissura anterior na laringoscopia com possibilidade de erosão da cartilagem tireóidea. Porém, é importante ressaltar que a visualização endoscópica através da videolaringoscopia ainda é o principal exame para avaliação e estadiamento dos tumores iniciais.[7-9]

Existem ainda algumas tecnologias que não são universalmente utilizadas, mas podem contribuir na avaliação do câncer de laringe, como o Narrow Band Imaging (NBI), desenvolvido pela empresa Olympus, e o Storz Professional Image Enhancement System (SPIES), da empresa Karl Storz.

O NBI e o SPIES são tecnologias de aprimoramento de imagem óptica que têm a capacidade de realçar os vasos sanguíneos na superfície mucosa, permitindo visualizar estruturas vasculares intraepiteliais por meio de uso de filtros ópticos que selecionam determinados espectros de luz cujos comprimentos de onda são avidamente absorvidos pela hemoglobina, o que não ocorre com a luz branca convencional. Nessas tecnologias, a mucosa laríngea normal apresenta vasos submucosos aparecendo em verde. As anormalidades da superfície mucosa características de lesões neoplásicas (displasia, carcinoma *in situ* e carcinoma invasivo), anormalidades epiteliais (hiperplasia) e alterações vasculares podem ser detectadas mais facilmente com essa técnica. A presença de padrões vasculares sinuosos, hipertróficos que formam áreas castanhas e marrom-escuras bem delimitadas, são consideradas suspeitas para malignidade nessa técnica. Essas ferramentas têm demonstrado boa sensibilidade (61 a 91%) e especificidade (87 a 92%) na laringe.[10-12]

Por fim, essas novas técnicas, apesar de permitirem uma melhor visualização da microestrutura das pregas vocais e auxiliar na diferenciação de suas lesões, ainda não são por si só capazes de substituir o exame histológico das peças cirúrgicas, que se mantém como a ferramenta padrão-ouro na caracterização e diagnóstico dos tumores de laringe.

REFERÊNCIAS BIBLIOGRÁFICAS

1. Lapenã JF. Mirrors and reflections: The evolution of indirect laryngoscopy. Ann Saudi Med [Internet]. 2013 [Acesso em: 2024 Jul];33(2):177-81.
2. Clerf LH. Manuel Garcia's contribution to laryngology. Bull N Y Acad Med [Internet]. 1956 [Acesso em: 2024 Jul];32(8):603-11.
3. Shah J. Endoscopy through the ages. BJU Int [Internet]. 2002 [Acesso em: 2024 Jul];89(7):645-52.
4. Garcia M. Observations on the human voice. Proceedings of the Royal Society of London [Internet]. 1854 [Acesso em: 2024 Jul];7:399-410.
5. Ciolofan MS, Vlăescu AN, Mogoantă CA, Ioniță E, Ioniță I, Căpitănescu AN et al. Clinical, histological and immunohistochemical evaluation of larynx cancer. Curr Health Sci J [Internet]. 2017 [Acesso em: 2024 Jul];43(4):367-75.
6. Liberale C, Soloperto D, Marchioni A, Monzani D, Sacchetto L. Updates on larynx cancer: Risk factors and oncogenesis. Int J Mol Sci [Internet]. 2023 [Acesso em: 2024 Jul];24(16).
7. Steuer CE, El-Deiry M, Parks JR, Higgins KA, Saba NF. An update on larynx cancer. CA Cancer J Clin [Internet]. 2017 [Acesso em: 2024 Jul];67(1):31-50.
8. Nocini R, Molteni G, Mattiuzzi C, Lippi G. Updates on larynx cancer epidemiology. Chin J Cancer Res [Internet]. 2020 Feb [Acesso em: 2024 Jul];32(1):18-25.
9. Law AB, Schmitt NC. Laryngeal anatomy, molecular biology, cause, and risk factors for laryngeal cancer. Otolaryngol Clin North Am [Internet]. 2023 [Acesso em: 2024 Ju];56(2):197-203.
10. Saraniti C, Chianetta E, Greco G, Mat Lazim N, Verro B. The impact of narrow-band Imaging on the pre- and intra- operative assessments of neoplastic and preneoplastic laryngeal lesions: A systematic review. Int Arch Otorhinolaryngol [Internet]. 2021 Jul [Acesso em: 2024 Jul];25(3):e471-e478.
11. Qi X, Yu D, Zhao X, Jin C, Sun C, Liu X et al. Clinical experiences of NBI laryngoscope in diagnosis of laryngeal lesions. Int J Clin Exp Med [Internet]. 2014 [Acesso em: 2024 Jul];7(10):3305-12.
12. Witkiewicz J, Klimza H, Piersiala K, Jackowska J, Wierzbicka M. The usefulness of the narrow band imaging (NBI) in decision-making process regarding second look procedure (SL) in laryngeal cancer follow-up after transoral laser microsurgery. PLoS One [Internet]. 2020 Aug 7 [Acesso em: 2024 Jul];15(8):e023662.

CAPÍTULO 224

Tratamento Não Cirúrgico

Carlos Takahiro Chone • Eduardo Baldon

INTRODUÇÃO

O câncer de laringe representa um importante problema de saúde em todo o mundo, para o qual a detecção e o tratamento precoce são cruciais para os melhores resultados oncológicos. A laringe desempenha um papel vital na respiração, fala e deglutição, e a preservação de sua função é objetivo primário no planejamento do tratamento. A radioterapia surge como um dos pilares no manejo do câncer de laringe em estádio inicial, com uma abordagem não cirúrgica que visa erradicar as células cancerígenas ao máximo e obter um mínimo dano de tecido normal possível, com a manutenção da qualidade vocal e sem necessidade de procedimentos invasivos.[1]

Os avanços na tecnologia de radiação aumentaram a precisão e a eficácia do tratamento na terapia-alvo que minimiza os danos aos tecidos saudáveis circundantes.[2] Este capítulo aprofunda os princípios da radioterapia, sua aplicação no câncer inicial de laringe, o manejo dos efeitos colaterais associados e uma avaliação dos resultados do tratamento, destacando a importância da radioterapia no manejo contemporâneo do câncer precoce de laringe.

PRINCÍPIOS DA RADIOTERAPIA

A radioterapia é um pilar do tratamento do câncer, ao lado da cirurgia e da quimioterapia. O seu desenvolvimento ao longo do século passado a transformou em uma modalidade altamente precisa e direcionada, essencial para o tratamento de vários tipos de câncer. Este capítulo explora os princípios fundamentais que sustentam a radioterapia, com informações sobre seus mecanismos de ação, métodos de liberação e a justificativa para seu uso em oncologia.[3]

Tipos de radioterapia

A radioterapia pode ser classificada em dois tipos principais: radioterapia externa (RTX) e braquiterapia. A radioterapia externa libera radiação de uma fonte externa (Figura 224.1), direcionando-a para o tumor de fora do corpo do paciente (Figura 224.2), enquanto a braquiterapia envolve a colocação de uma fonte de radiação próxima ou dentro do tumor (Figura 224.3), com administração de altas doses diretamente no local do tumor com impacto mínimo nos tecidos saudáveis circundantes.[4]

Radioterapia por feixe externo

A radioterapia por feixe externo (EBRT) é a forma mais comum de radioterapia, utilizando feixes de alta energia, como raios X, fótons, elétrons e prótons, para atingir tumores. Avanços na radioterapia de baixa intensidade, como a radioterapia de intensidade modulada (IMRT) e a radioterapia guiada por imagem (IGRT), melhoraram significativamente a capacidade de conformar a dose de radiação à forma do tumor, poupando os tecidos normais circundantes.[5]

Braquiterapia

A braquiterapia, ou radioterapia interna, envolve a colocação de material radioativo diretamente dentro ou próximo ao tumor. Esse método é particularmente eficaz para certos tipos de câncer, como os de colo de útero, próstata e mama, permitindo altas doses de radiação em uma área bem localizada.[6]

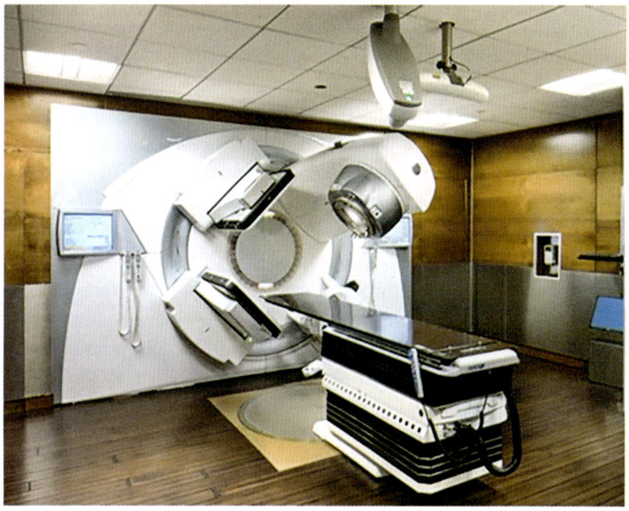

Figura 224.1 Acelerador linear para radioterapia externa.

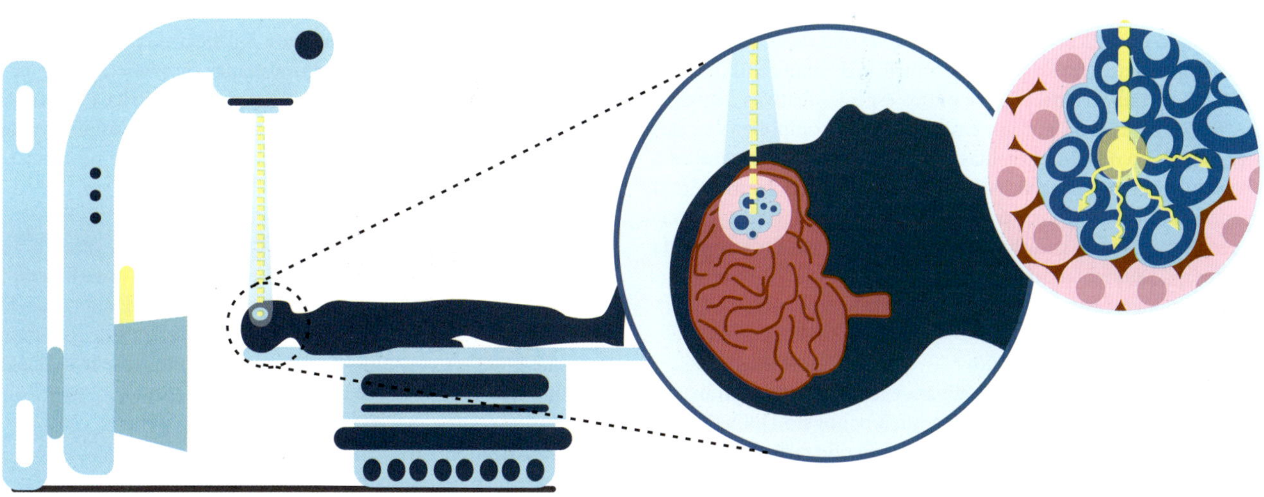

Figura 224.2 Radiação ionizante com atuação de fora do paciente para o tumor.

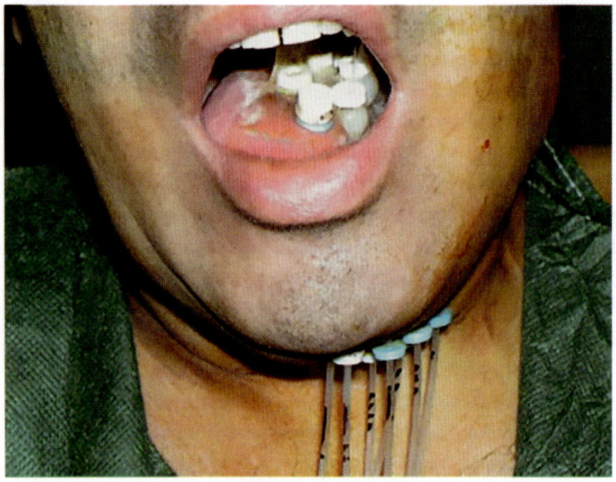

Figura 224.3 Cateteres de braquiterapia em paciente por onde serão inseridos fontes radioativas.

Mecanismos de ação da radioterapia em células cancerosas

O principal mecanismo pelo qual a radioterapia destrói as células cancerosas é a partir de danos no DNA. A radiação interage com moléculas de água dentro da célula para produzir radicais livres, que por sua vez danificam o DNA, levando à morte celular ou à inibição da proliferação celular. A eficácia da radioterapia baseia-se no princípio de que as células cancerosas são mais suscetíveis a danos no DNA do que as células normais devido à sua maior taxa de divisão e mecanismos de reparo do DNA frequentemente prejudicados.[7]

Danos diretos ao DNA

O principal mecanismo pelo qual a radioterapia induz a morte celular é a partir de danos diretos ao DNA. Quando a radiação de alta energia interage diretamente com a molécula de DNA, pode causar quebras nas cadeias de DNA. Essas quebras incluem as de fita simples (SSBs) e as de fita dupla (DSBs), mais letais. As DSBs são particularmente significativas porque são mais desafiadoras para a célula reparar com precisão, levando a mutações, aberrações cromossômicas ou morte celular se não forem reparadas corretamente. Um estudo de Ward destacou a importância das DSBs na morte celular induzida por radiação, observando que o mau reparo ou não reparo dessas lesões poderia levar à morte celular ou alterações biológicas significativas.[8]

Danos indiretos ao DNA

Além das interações diretas com o DNA, a radioterapia também induz danos indiretos ao DNA a partir da geração de radicais livres. Quando a radiação interage com moléculas de água na célula (que compreende a maior parte do conteúdo de uma célula), leva à formação de radicais hidroxilas e outras espécies reativas de oxigênio (ROS). Essas ROS podem, então, danificar componentes celulares, incluindo o DNA, proteínas e lipídios. A via de dano indireto é particularmente relevante para radiações de baixa transferência de energia linear (LET), como raios X e raios gama. Hall e Giaccia descreveram como a geração de ROS contribui para a eficácia da radioterapia, aumentando a extensão do dano ao DNA e sobrecarregando os mecanismos de reparo da célula.[9]

Respostas celulares à radiação

Após o dano ao DNA, as células ativam vias complexas de transdução de sinal, incluindo a via de resposta a danos no DNA (DDR). O DDR coordena o reparo do DNA, a parada do ciclo celular ou a apoptose, dependendo da extensão do dano. As proteínas-chave envolvidas nessa resposta incluem ATM (ataxia-telangiectasia mutada), ATR (ATM e Rad3-*related*) e p53, que regulam o reparo de danos ao DNA e a indução de morte celular em células gravemente danificadas. Khanna e Jackson fornecem uma visão geral da DDR e sua importância no contexto da radioterapia, enfatizando como a manipulação dessa via poderia melhorar os resultados terapêuticos.[10]

Radiossensibilidade e o efeito oxigênio

A sensibilidade das células cancerosas à radiação varia dependendo de vários fatores, incluindo a fase do ciclo celular e a presença de oxigênio, que aumenta os efeitos da radioterapia, estabilizando os danos ao DNA causados pelas ROSs, tornando mais difícil para as células se repararem. Esse fenômeno, conhecido como razão de aumento de oxigênio (REA), ressalta a maior eficácia da radioterapia em tumores bem oxigenados. Baskar et al. discutiram o papel do oxigênio na modulação da sensibilidade à radiação e as implicações para as regiões de tumores hipóxicos, que são mais resistentes à radiação.[11]

Técnicas de liberação de radiação

O fornecimento da radiação evoluiu com os avanços da tecnologia e da computação. Técnicas como radioterapia conformada tridimensional (3D-CRT), IMRT, IGRT e terapia de prótons permitem o direcionamento preciso de tumores, minimizando a exposição a tecidos saudáveis adjacentes. Esses avanços obtiveram melhores resultados do tratamento e redução dos efeitos colaterais para os pacientes.[12]

Bases biológicas e radiobiologia

A radiobiologia, estudo dos efeitos biológicos das radiações ionizantes, sustenta o planejamento estratégico dos tratamentos radioterápicos. Conceitos como o modelo linear-quadrático ajudam a predizer como diferentes tecidos respondem à radiação, orientando o fracionamento das doses de radiação para maximizar o controle tumoral e minimizar os danos aos tecidos normais.[13]

CONDUTAS TERAPÊUTICAS E INDICAÇÕES DA RADIOTERAPIA NO CÂNCER INICIAL DE LARINGE

A abordagem do câncer de laringe inicial (estádios I e II) com radioterapia é guiada pelo objetivo de alcançar altas taxas de cura, preservando a qualidade vocal e a função laríngea. Os avanços nas técnicas de liberação de radiação aumentaram significativamente a capacidade de atingir tumores com precisão, reduzindo a exposição aos tecidos saudáveis circundantes e, assim, minimizando os efeitos colaterais.

Radioterapia por feixe externo

A EBRT é a modalidade padrão para o câncer de laringe em estádio inicial, utilizando sofisticados sistemas de planejamento para adequar a dose de radiação aos contornos geométricos do tumor. A IMRT e a IGRT são preferidas pela precisão, oferecendo a vantagem do aumento da dose dentro do tumor enquanto poupam estruturas normais adjacentes.[14]

Radioterapia corporal estereotáxica

Para tumores laríngeos pequenos e bem definidos, a radioterapia corporal estereotáxica (SBRT) pode ser uma opção. Ela fornece doses de radiação altamente focadas em menos sessões de tratamento, o que pode ser conveniente e potencialmente reduzir os custos de saúde sem comprometer a eficácia do tratamento.[15]

Indicações

A radioterapia é tipicamente indicada para pacientes com câncer de laringe em estádio inicial (T1 ou T2), nos quais o tumor está confinado à laringe e a mobilidade das pregas vocais está preservada. A escolha da radioterapia como modalidade de tratamento primário é influenciada por fatores como:

- Preferência do paciente: os pacientes que desejam evitar a cirurgia e seu potencial impacto na qualidade vocal podem optar pela radioterapia como uma alternativa de preservação da voz
- Características do tumor: tumores pequenos, localizados e que não invadiram os tecidos circundantes são adequados para radioterapia
- Saúde geral e comorbidades: pacientes para os quais a cirurgia apresenta riscos significativos devido a outras condições de saúde podem ser melhores candidatos à radioterapia.

Desfechos clínicos

Estudos têm demonstrado que a radioterapia para câncer de laringe em estádio inicial alcança excelentes taxas de controle local, comparáveis às da cirurgia, com o benefício adicional da preservação da voz. O controle local refere-se à capacidade de eliminar células cancerosas dentro da laringe, prevenindo a recorrência no sítio primário. A preservação da laringe é de suma importância na manutenção da qualidade de vida dos pacientes com câncer de laringe, permite a retenção de voz normal, a deglutição e as funções respiratórias. A radioterapia, ao visar tratar apenas o tumor e poupar o tecido saudável circundante, desempenha um papel fundamental na preservação dessas funções vitais.

A radioterapia proporciona excelente controle local no câncer de laringe em estádio inicial, com estudos relatando taxas de controle local variando de 85 a 95% para lesões T1 e de 70 a 80% para lesões T2. A preservação da função laríngea é um benefício significativo, com muitos pacientes mantendo a função vocal normal pós-tratamento.[16] Um estudo de referência de Mendenhall et al. comparou os resultados da radioterapia com os da cirurgia para câncer de laringe em estádio inicial. O estudo constatou que a radioterapia alcançou taxas comparáveis de controle local e preservação laríngea com menor morbidade do que a cirurgia.[14]

Estudos comparando a radioterapia com opções cirúrgicas para câncer inicial de laringe têm consistentemente mostrado que a radioterapia oferece uma excelente chance de preservação da laringe, com taxas de preservação muitas vezes superiores a 85%. Além disso, os avanços nas técnicas de liberação de radiação, como IMRT e IGRT, melhoraram ainda mais a capacidade de poupar tecidos saudáveis, melhorando os resultados de preservação da laringe.[17]

As taxas de sobrevida global para pacientes com câncer de laringe em estádio inicial tratados com radioterapia são elevadas, refletindo a efetividade dessa modalidade de tratamento. A sobrevida em 5 anos de pacientes com câncer de laringe T1 e T2 tratados com radioterapia é de aproximadamente 90% e 70 a 80%, respectivamente.[16] Dados do Surveillance, Epidemiology and End Results (SEER) do National Cancer Institute, dos EUA, demonstram que a sobrevida relativa em 5 anos para pacientes com câncer de laringe localizado (estádios I e II) é alta, reforçando a eficácia da radioterapia nesses estágios iniciais.[18] A radioterapia para câncer inicial de laringe também enfoca os resultados de qualidade de vida, particularmente a preservação da voz. Estudos têm demonstrado que pacientes tratados com radioterapia relatam resultados funcionais e de qualidade vocal satisfatórios, contribuindo para uma melhor qualidade de vida global em comparação com tratamentos mais invasivos. Uma revisão sistemática realizada por Timmermans et al. destacou a importância de se considerar a qualidade de vida, especialmente os resultados vocais, no processo de tomada de decisão no seu tratamento. A revisão constatou que a radioterapia oferece boa preservação da qualidade vocal, o que é uma consideração crucial para muitos pacientes.[17]

PROTOCOLOS DE TRATAMENTO PADRÃO PARA RADIOTERAPIA NO CÂNCER INICIAL DE LARINGE

Dosagem

A dosagem da radioterapia é medida em Gray (Gy) e é adaptada com base no estágio do tumor, localização e saúde geral do paciente. Para o câncer de laringe em estádio inicial (T1 e T2), a dose total normalmente varia de 66 a 70 Gy, administrada em frações.

- Lesões T1: para tumores confinados a uma prega vocal sem comprometimento da mobilidade, recomenda-se uma dose total de aproximadamente 66 Gy, administrada em frações de 2 Gy/dia, 5 dias por semana, durante 6,5 semanas[19]
- Lesões T2: para tumores que se estendem para ambas as cordas vocais ou têm disseminação mínima além das cordas vocais, mas ainda permitem mobilidade normal ou quase normal, 1 dose um pouco maior, até 70 Gy, pode ser administrada seguindo o mesmo esquema de fracionamento diário e semanal.[20]

Tempo de tratamento

A radioterapia para câncer de laringe inicial é tipicamente programada em um período de 6 a 7 semanas, dependendo da dose total de radiação. A abordagem fracionada, fornecendo doses menores de radiação ao longo de várias sessões, ajuda a poupar tecidos saudáveis enquanto ataca efetivamente o tumor. Esse esquema também permite o reparo de tecidos normais entre os tratamentos e potencialmente reduz o risco de efeitos colaterais agudos e de longo prazo.

Fracionamento convencional

O tratamento padrão envolve tratamentos diários (de segunda a sexta-feira), permitindo fins de semana de "folga", o que auxilia na recuperação de tecidos normais.[21]

Esquemas hipofracionados

Pesquisas recentes exploraram a eficácia de esquemas hipofracionados, nos quais doses mais altas por fração são administradas ao longo de um tempo de tratamento global mais curto. Embora promissora para determinados grupos de pacientes, essa abordagem é menos comumente utilizada para câncer inicial de laringe devido à preocupação com o aumento da toxicidade e à necessidade de mais estudos para validar sua eficácia e segurança nessa população específica de pacientes.[22]

AVANÇOS NA TECNOLOGIA DE RADIOTERAPIA PARA CÂNCER PRECOCE DE LARINGE

Radioterapia de intensidade modulada

A radioterapia de intensidade modulada (IMRT) representa um salto na radioterapia, permitindo a modulação da intensidade dos feixes de radiação durante o tratamento quando comparados ao planejamento 2D (Figuras 224.4 e 224.5). Essa capacidade permite a administração de doses mais altas de radiação diretamente no tumor, poupando os tecidos normais adjacentes (Figuras 224.6 a 224.9). Para o câncer precoce de laringe, a IMRT demonstrou melhorar a preservação da função laríngea e reduzir a incidência de toxicidade induzida pela radiação, como disfagia e xerostomia (boca seca). Um estudo realizado por Nutting et al. demonstrou que a IMRT reduz significativamente o risco de xerostomia em pacientes com câncer de cabeça e pescoço por poupar as glândulas salivares de altas doses de radiação, o que é diretamente aplicável ao tratamento do câncer de laringe devido à proximidade anatômica dessas estruturas.[23]

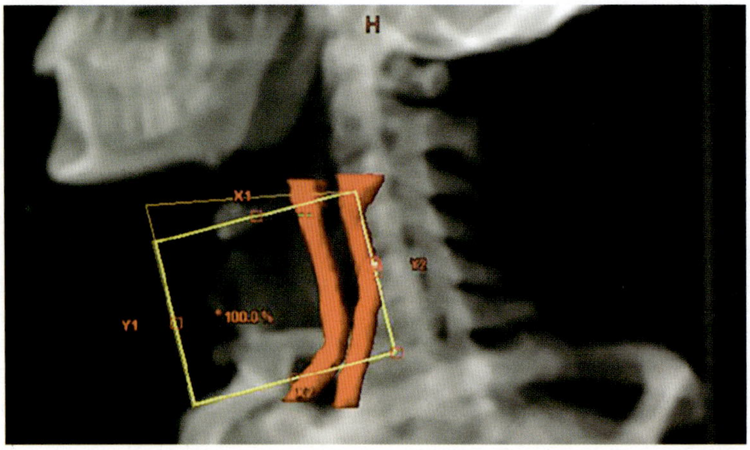

Figura 224.4 Planejamento de radioterapia conformacional, com inclusão de toda a laringe e exclusão de artérias carótidas sem radioterapia de intensidade modulada.

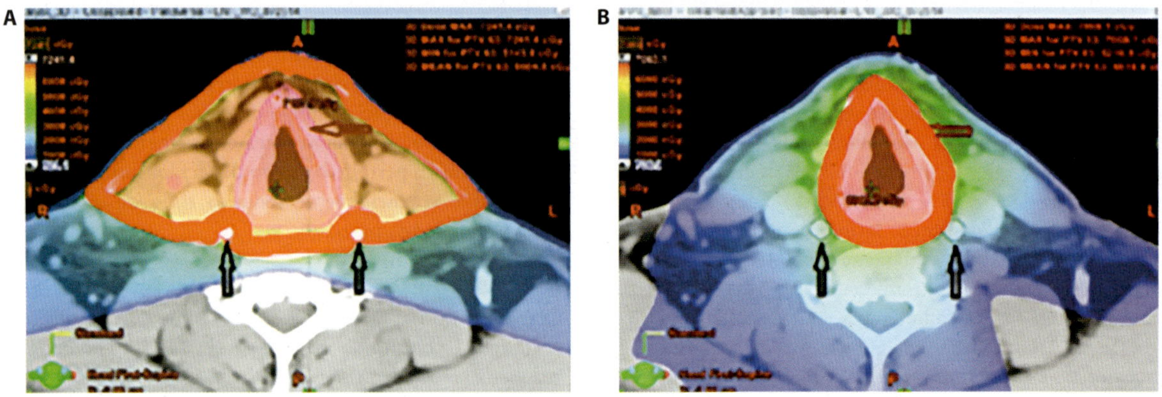

Figura 224.5 Comparação de área de radioterapia em planejamento com radioterapia convencional 2D (**A**) com lesão T1 de prega vocal à esquerda (seta) e com demonstração de área de radiação (área vermelha demarcada) e com radioterapia de intensidade modulada (**B**, área demarcada em vermelho). Nota-se menor área com planejamento de radioterapia de intensidade modulada.

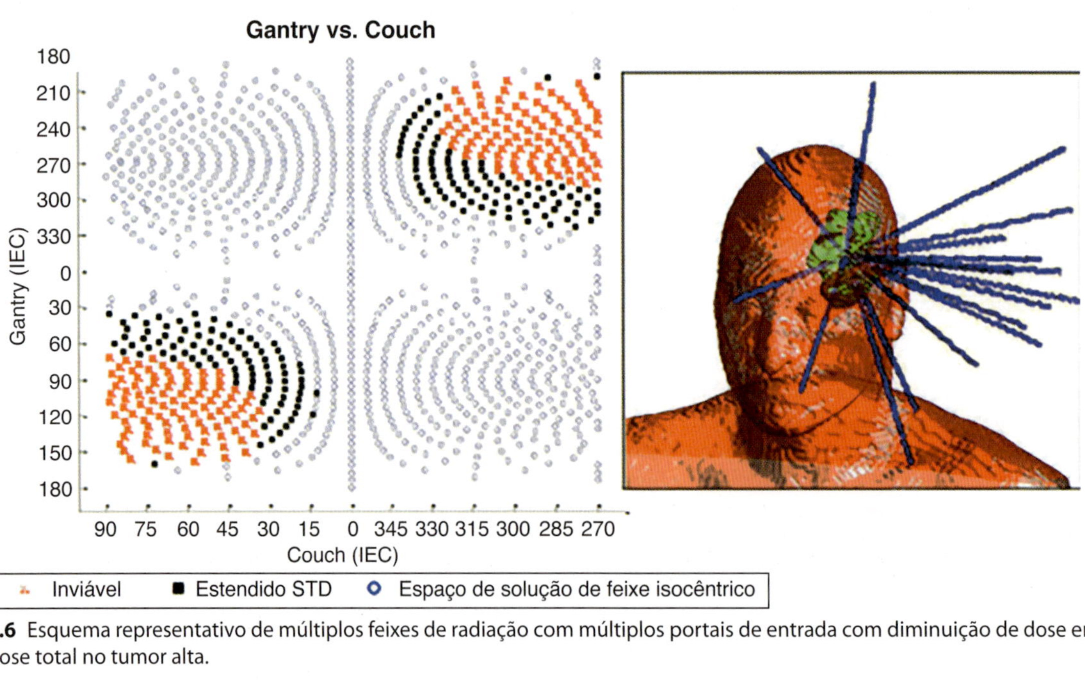

Figura 224.6 Esquema representativo de múltiplos feixes de radiação com múltiplos portais de entrada com diminuição de dose em área de entrada e dose total no tumor alta.

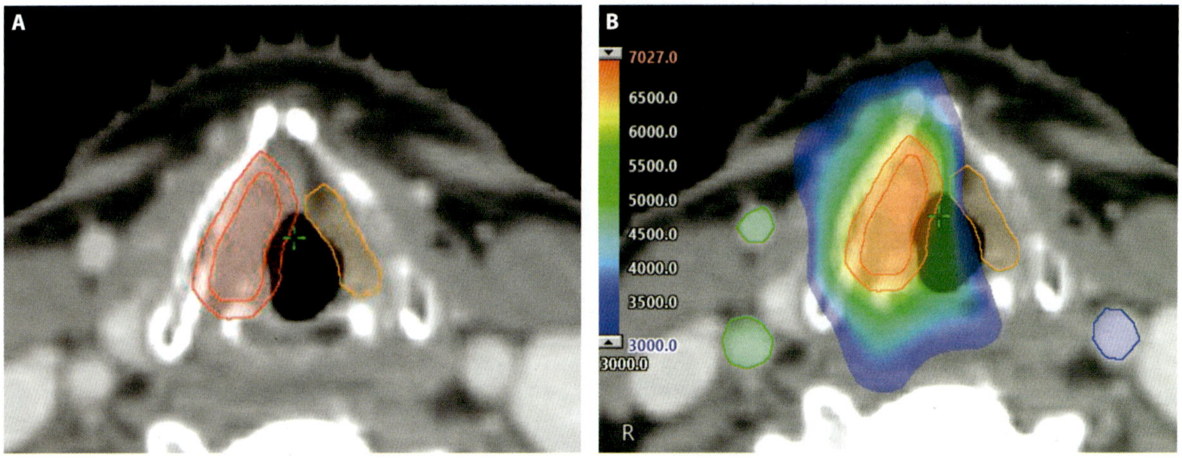

Figura 224.7 A. Tomografia computadorizada Multi Slice com cortes de 2 mm com lesão em prega vocal direita estadiada como T2N0M0 e captação de contraste; **B.** Exemplo de planejamento de radioterapia de intensidade modulada em lesão T2 de glote com dose plena no tumor (área laranja) e margens (área amarela e verde com menor dose).

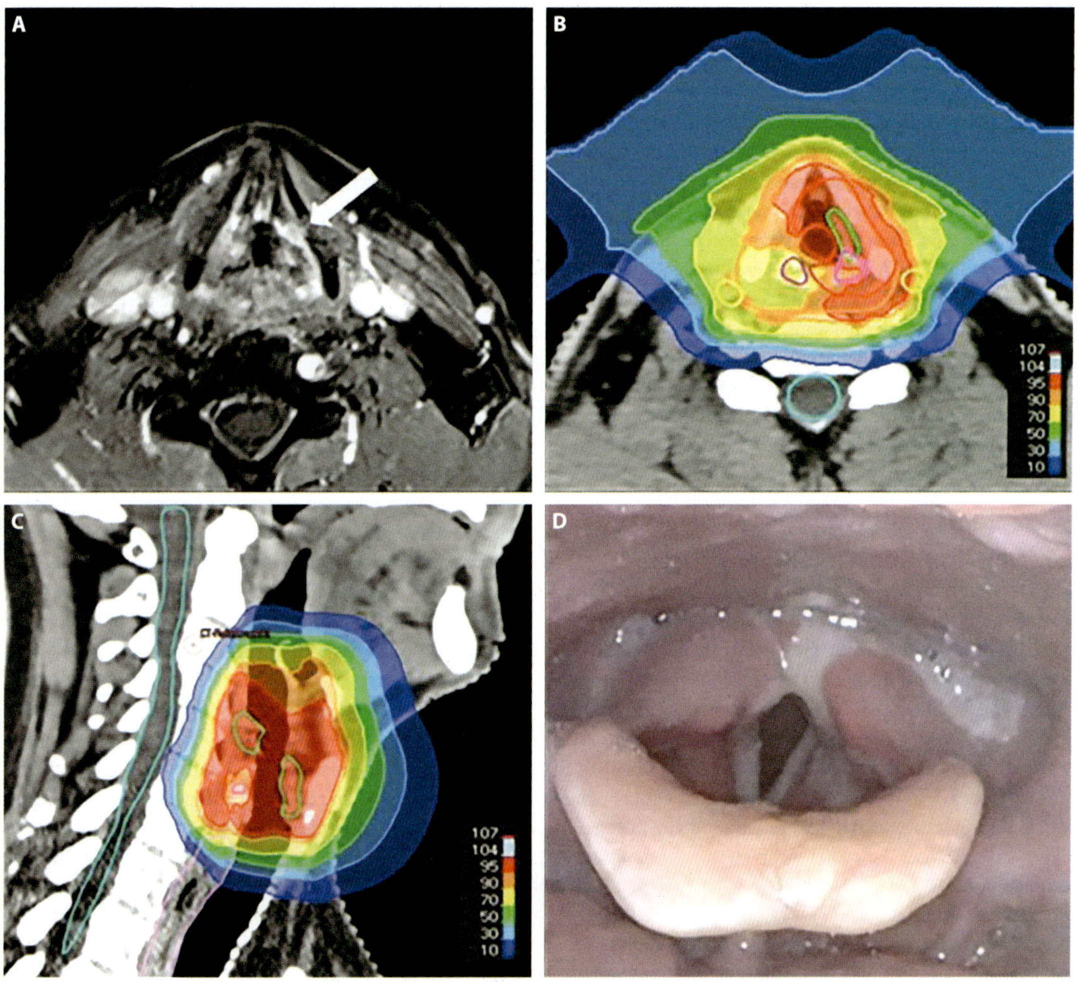

Figura 224.8 Ressonância nuclear magnética (**A**) com lesão em prega vocal esquerda estadiada como T2N0M0 com captação de contraste (seta branca). Planejamento convencional de radioterapia de intensidade modulada (**B**) com dose total (área vermelha) e distribuição com declínio da dose (área amarela e verde) em corte axial. Planejamento convencional de radioterapia de intensidade modulada com dose total (área vermelha) e distribuição com declínio da dose (área amarela e verde) em corte sagital (**C**). Aspecto pós-tratamento (**D**) de 8 semanas. Nota-se que toda a laringe é irradiada, com intensa diminuição de dose em artérias carótidas comuns.

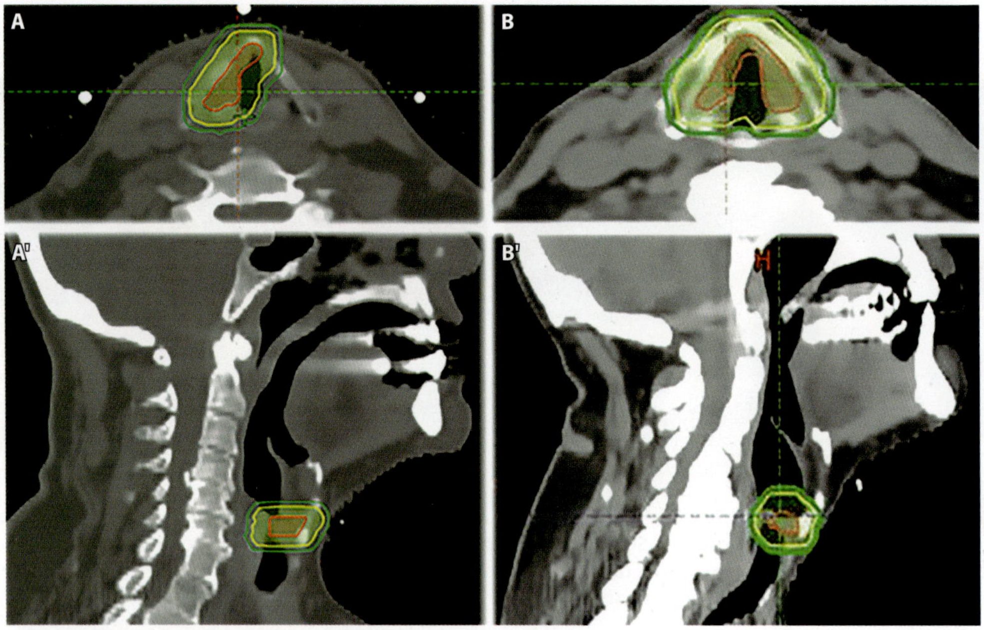

Figura 224.9 Planejamento de IMRT com área de radiação com dose total apenas em tumor T1a de prega vocal direita em corte axial (**A**) e sagital (**A'**); **B** e **B'**. Respectivos planejamentos em corte axial e sagital em lesão T1b em pregas vocais.

RADIOTERAPIA GUIADA POR IMAGEM

A IGRT utiliza técnicas avançadas de imagem com tomografia computadorizada, ressonância magnética ou PET-CT (Figura 224.10), durante as sessões de radioterapia para melhorar o direcionamento tumoral. Essa abordagem permite ajustes em tempo real no posicionamento do paciente e na dose de radiação administrada, acomodando a movimentação do tumor e as mudanças no tamanho do tumor ao longo do tratamento. A IGRT tem sido fundamental para aumentar a precisão da entrega de radiação à laringe, reduzindo ainda mais o potencial de danos colaterais aos tecidos saudáveis. Estudos de Dawson e Sharpe destacaram a importância do IGRT no tratamento de cânceres de cabeça e pescoço, incluindo o câncer de laringe. As suas pesquisas ressaltam a utilidade da IGRT no manejo do tumor e do movimento do paciente, garantindo que a radiação seja precisamente entregue à área alvo pretendida.[24]

Resultados da IMRT e IGRT no câncer inicial de laringe

A adoção da IMRT e IGRT no tratamento do câncer inicial de laringe tem levado a melhorias notáveis nos desfechos clínicos. Essas tecnologias têm facilitado o desenvolvimento de protocolos de tratamento mais agressivos, que mantêm altas taxas de controle tumoral e minimizam significativamente os efeitos adversos, melhorando a qualidade de vida dos pacientes durante e após o tratamento. Como relatado por Chen et al., a aplicação da IMRT no tratamento do câncer de laringe tem sido associada a altas taxas de controle local e preservação laríngea, enfatizando o potencial dessas tecnologias avançadas para melhorar significativamente a evolução dos pacientes.[25]

Controle do tumor

IMRT e IGRT têm sido associadas a altas taxas de controle local e preservação laríngea no câncer laríngeo precoce. Um estudo fundamental de Gomez-Millan et al. relatou que a IMRT fornece excelentes taxas de controle local, comparáveis às obtidas com métodos convencionais de radioterapia, mas com o benefício adicional de redução da toxicidade. Especificamente, o estudo destacou uma taxa de controle local de 2 anos em mais de 90% para pacientes com câncer de laringe em estádio inicial tratados com IMRT.[26]

Redução da toxicidade

Uma das vantagens mais significativas da IMRT e da IGRT é a capacidade de minimizar a dose de radiação em tecidos não alvo, reduzindo a incidência de efeitos colaterais agudos e de longo prazo. Miah et al. realizaram um estudo comparando técnicas tradicionais de radioterapia com a IMRT em pacientes com câncer de cabeça e pescoço, incluindo aqueles com câncer de laringe. Os achados demonstraram uma redução acentuada nos índices de xerostomia e disfagia (dificuldade de deglutição), que são efeitos colaterais comuns associados a radioterapia da laringe.[27]

Qualidade de vida

O uso de IMRT e IGRT também tem sido associado a melhora dos desfechos de qualidade de vida dos pacientes. Ao minimizar os danos aos tecidos saudáveis, os pacientes experimentam menos efeitos colaterais e mantêm uma melhor função geral durante e após o tratamento. Uma revisão de Pow et al., sobre o impacto das técnicas avançadas de radioterapia na qualidade de vida de pacientes com câncer de cabeça e pescoço, ressaltou a importância dessas tecnologias na preservação da função das glândulas salivares e na redução do risco de xerostomia, fator crítico na qualidade de vida dos pacientes.[28]

Direções futuras

Os resultados promissores associados a IMRT e IGRT no câncer inicial de laringe abriram caminho para pesquisas em andamento e ensaios clínicos que visam otimizar ainda mais essas técnicas. Os esforços estão concentrados na integração da IMRT e da IGRT com outras modalidades, como quimioterapia e terapia-alvo, para aumentar a eficácia do tratamento e continuar a minimizar os efeitos colaterais.

CyberKnife no tratamento do câncer precoce de laringe

O uso da tecnologia CyberKnife (Figuras 224.11 e 224.12) no tratamento do câncer inicial de laringe demonstra um avanço significativo na radioterapia, oferecendo uma opção de tratamento não invasiva e de alta precisão para os pacientes. O sistema CyberKnife é uma forma de SBRT que fornece feixes de radiação de alta dose

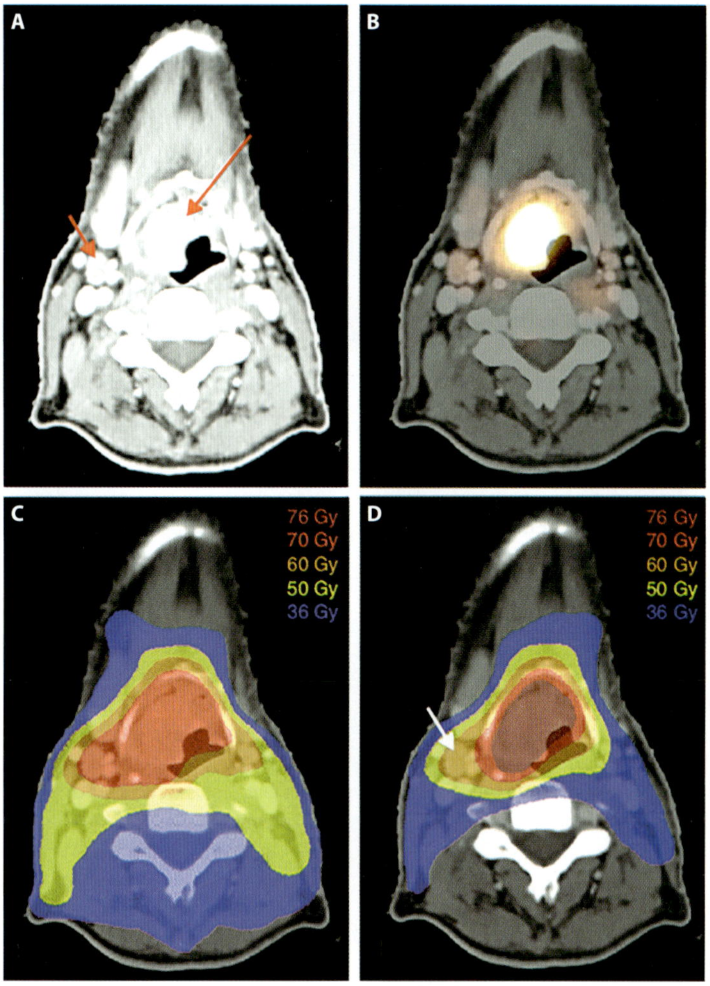

Figura 224.10 **A** e **B.** Planejamento radioterápico IGRT com FDG-PET/TC de paciente portador de carcinoma epidermoide de laringe (seta vermelha) com linfonodo de risco intermediário em nível 3 direito (seta vermelha). Comparação do planejamento de dose conforme o protocolo do estudo sem PET-CT (**C**) e com PET-CT (**D**) com redução da dose no pescoço eletivo, a fim de melhor poupar órgãos em risco.

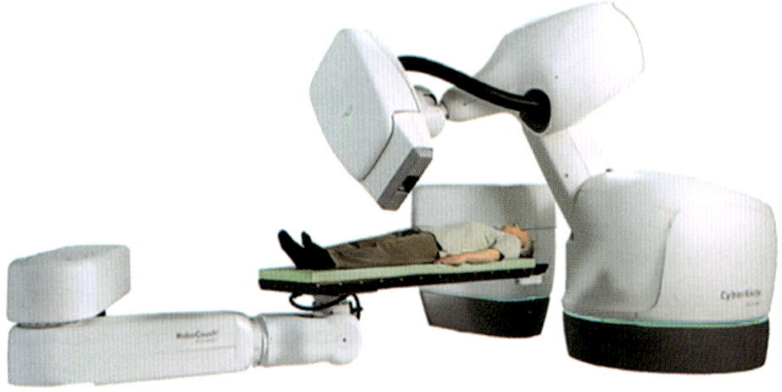

Figura 224.11 CyberKnife com controle robótico automatizado de fonte de radiação e mesa de paciente. Fabricante: CyberKnife®.

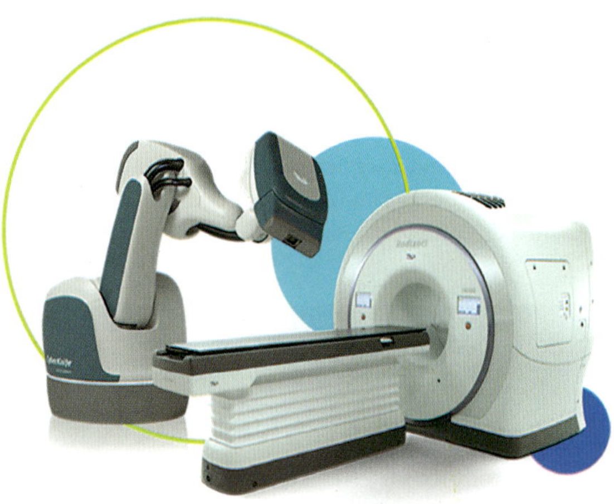

Figura 224.12 Estação de CyberKnife com seus braços robóticos automatizados e controlados por inteligência artificial, que acompanham movimentos do paciente quando presentes. Fabricante: CyberKnife®.

para tumores com extrema precisão, minimizando a exposição ao tecido saudável circundante. Isso é particularmente importante nas estruturas delicadas da laringe, onde preservar a função é crucial.

O sistema CyberKnife é capaz de planejar e fornecer radiação com um alto grau de precisão no contexto do tratamento do câncer de laringe, no qual as cavidades das áreas circundantes podem representar desafios para a administração precisa da dose. O uso do algoritmo de Monte Carlo para o cálculo de dose no planejamento do CyberKnife é fundamental para abordar a área de tratamento não homogênea apresentada pelas cavidades aéreas da laringe.[29]

Os benefícios do tratamento com CyberKnife incluem não invasividade, ausência de incisões e capacidade de não necessitar de anestesia, tornando-o uma opção preferível para muitos pacientes, incluindo aqueles cujos tumores eram anteriormente considerados inoperáveis. A tecnologia robótica do sistema permite o tratamento de vários ângulos sem intervenção manual, ajustando-se em tempo real ao movimento do paciente para garantir o direcionamento preciso do tumor. Isso minimiza os danos ao tecido saudável circundante e pode levar a menos efeitos colaterais em comparação com a radioterapia tradicional.[30]

O sistema CyberKnife tem sido utilizado para uma variedade de cânceres, incluindo os cerebrais, pulmão, fígado, pâncreas, próstata e coluna vertebral. A sua aplicação no câncer de laringe oferece esperança de tratamento efetivo com potenciais menos efeitos colaterais e um retorno mais rápido às atividades normais para os pacientes. A tecnologia enfatiza a importância da precisão na radioterapia, visando maximizar a eficácia do tratamento e minimizar os efeitos adversos.[31]

Para indivíduos com câncer inicial de laringe, o sistema CyberKnife apresenta uma alternativa promissora de tratamento que combina os benefícios da tecnologia minimamente invasiva com a precisão da radioterapia avançada. À medida que a pesquisa e a prática clínica continuam a evoluir, o CyberKnife pode desempenhar um papel cada vez mais significativo no manejo não apenas do câncer de laringe, mas de um amplo espectro de condições oncológicas.

EFEITOS COLATERAIS AGUDOS E A LONGO PRAZO DA RADIOTERAPIA

Efeitos colaterais agudos

Os efeitos colaterais agudos ocorrem durante ou imediatamente após a radioterapia, e em geral se resolvem dentro de algumas semanas após a conclusão do tratamento, em até 2 meses. Esses efeitos colaterais estão frequentemente relacionados com inflamação dos tecidos expostos à radiação.

- Reações cutâneas: eritema, descamação seca e descamação úmida na área tratada são comuns. Essas reações são semelhantes a queimaduras solares e podem variar de leve vermelhidão a ulceração grave[32]
- Fadiga: sensação generalizada de cansaço não aliviada pelo repouso, afetando até 80% dos pacientes que recebem radioterapia[33]
- Mucosite: inflamação e ulceração das membranas mucosas, comum em pacientes que recebem radiação de cabeça e pescoço, levando à dor e à dificuldade em comer e beber (Figura 224.13).[34]

Efeitos colaterais a longo prazo

Efeitos colaterais a longo prazo ou tardios podem surgir meses a anos após o tratamento e ser permanentes. Estão tipicamente relacionados com fibrose, alterações vasculares e danos a órgãos específicos dentro do campo de radiação.

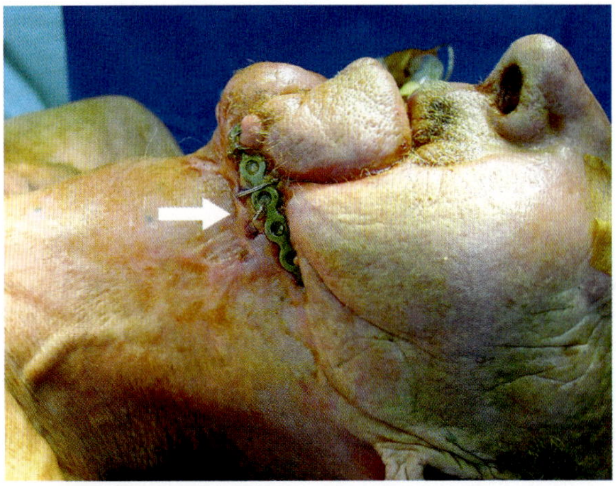

Figura 224.13 Exposição óssea (seta branca) após tratamento radioterápico para câncer de boca.

Fibrose

Espessamento e cicatrização do tecido conjuntivo que pode levar à rigidez e mobilidade limitada na área afetada.[35] A fibrose pode se desenvolver na pele, tecido subcutâneo, músculos ou outros órgãos, dependendo do local de tratamento. Geralmente, inicia-se entre 8 e 12 semanas após o início da radioterapia, e é um problema para toda a vida. A radiação para o pescoço pode causar textura lenhosa e mobilidade limitada, aumentar o linfedema, aperto significativo para os músculos do pescoço e ombros, incluindo os músculos escalenos, trapézio e esternocleidomastóideo.

A fibrose pode causar comprometimento estético e funcional, levando à deterioração da qualidade de vida. A fibrose também pode ocorrer na faringe e esôfago, levando à estenose e problemas na articulação temporomandibular, incluindo disfunção mandibular. Os pacientes podem ser auxiliados por exercícios de alongamento mandibular e uso de próteses. Intervenções devem ser instituídas antes que o trismo se desenvolva. Se alterações clinicamente significativas se desenvolverem, várias abordagens podem ser consideradas, incluindo estabilização da oclusão e uso de injeção de ponto-gatilho e outras estratégias de controle da dor, relaxantes musculares e medicamentos tricíclicos. Para minimizar o risco de aperto no pescoço, os pacientes devem manter a flexibilidade dos músculos do pescoço por meio de exercícios de alongamento, incluindo movimentos no queixo, rotações da cabeça, encolher os ombros e círculos nos ombros. O exercício pode reduzir o aperto do pescoço e aumenta a amplitude de movimento do pescoço. Esses exercícios devem ser realizados ao longo da vida. Após o desenvolvimento da fibrose, os indivíduos podem se beneficiar da liberação miofascial (MFR). O MFR é um método prático de massagear e alongar o tecido conjuntivo da cabeça/pescoço para aumentar a amplitude de movimento, aumentar a flexibilidade, diminuir a dor e melhorar a postura.

O tratamento também pode diminuir a fibrose. Quanto mais precoce a intervenção, melhor para o paciente. O aperto muscular pode desencadear dores de cabeça, levando a enxaquecas. Os músculos mastigatórios também estão frequentemente envolvidos. O tratamento da fibrose muscular pode, muitas vezes, aliviar e reduzir a frequência de cefaleias. A fibrose pode tornar-se mais extensa após a cirurgia ou re-irradiação.

Tumores segundos primários induzidos pela radiação

Um efeito secundário raro, mas grave, é o risco de desenvolver um segundo cancro dentro ou perto da área de tratamento de radiação.[36]

Problemas cardiovasculares

Para a radioterapia próxima ao coração, há um risco aumentado de doenças cardíacas e outros problemas cardiovasculares posteriormente.[37]

Boca seca permanente (xerostomia)

Embora a xerostomia e a saliva espessa melhorem na maioria das pessoas, elas podem ser duradouras e afetar a qualidade de vida. A radioterapia (RT) pode levar a danos irreversíveis das células das glândulas salivares. As glândulas salivares serosas (parótidas e submandibulares) são muito sensíveis à radiação. A RT frequentemente leva a mudanças marcantes na quantidade e qualidade da saliva, alterando sua consistência de viscosa para aquosa.

A xerostomia pode levar a infecções oportunistas (principalmente fúngicas), estomatite protética, alterações no pH, alteração na IgA secretora, cálculos e cistos salivares, cárie por radiação (subgengival) e síndrome da ardência bucal. Pode levar à dificuldade em comer, engolir e falar, aumentar o risco de cáries e doenças dentárias e complicar a manutenção das próteses. Pacientes com xerostomia devem manter higiene oral adequada para minimizar o risco de lesões orais. A doença periodontal pode ser acelerada e a cárie pode tornar-se galopante a menos que medidas preventivas sejam instituídas.[38] O manejo e a prevenção incluem:

- Uso paliativo de substitutos salivares (géis, enxaguantes)
- Estimulação não farmacológica da saliva
- Estimulantes salivares
- Tratamento a *laser* de baixa intensidade das glândulas salivares
- Clorexidina profilática
- Terapia antifúngica, prevenção de aftas
- Ingestão de líquidos em abundância.

Essas medidas podem ajudar no enfrentamento da xerostomia: ingestão adequada de líquidos; beber ou borrifar frequentemente a boca com água; chupar lascas de gelo e/ou picolés sem açúcar; consumir substâncias ácidas ou amargas, usar chicletes sem açúcar e balas duras sem açúcar e enxaguar e gargarejar com cerveja *diet ginger ale* ou uma solução fraca de sal e bicarbonato de sódio são úteis para refrescar a boca, soltar secreções orais espessas e aliviar dores leves.[39-41] O uso de substitutos da saliva ou saliva artificial (contendo hietelose, hipromelose ou carmelose), estimulação da produção de saliva a partir de tecidos glandulares salivares intactos por gosto/mastigação, farmacológicos, evitar fumar e todos os produtos que contenham cafeína ou álcool, usar um umidificador à beira do leito à noite e levantar a cabeceira da cama podem ser úteis.

O tratamento com *laser* de baixa potência das glândulas salivares pode intensificar o metabolismo celular e sua aplicação nas glândulas salivares pode melhorar a salivação. O tratamento inclui estimulantes salivares (sialagogos), como pilocarpina, amifostina e cevimelina. Dados preliminares sugerem que o oxigênio hiperbárico (OHB) pode proporcionar benefício para pacientes com xerostomia que apresentam alguma função residual das glândulas salivares. A acupuntura tem se mostrado útil na redução da dor e da boca seca. A mudança dietética de alimentos secos e resistentes para alimentos mais fáceis de engolir úmidos e macios pode melhorar o estado nutricional e a qualidade de vida.[42-44] O uso de uma umidificação especialmente no quarto pode proporcionar alívio.[45]

Síndrome da boca ardente

A ardência bucal crônica ou recorrente causada pela radiação e potencializada pela xerostomia é denominada síndrome da ardência bucal secundária. Os sintomas podem incluir sensação de queimação ou escaldadura que afeta a língua, lábios, gengivas, palato, garganta ou a boca inteira; secura da boca e aumento da sede; perda de paladar ou alterações no paladar (p. ex., amargo ou metálico). O desconforto bucal pode estar presente ao longo do dia ou piorar lentamente. Pode durar de meses a anos. Os sintomas podem desaparecer subitamente ou, em raras vezes, se tornarem menos frequentes. Comer ou beber pode trazer alívio temporário. O desconforto pode levar à depressão, ansiedade e dificuldades em adormecer e comer. Evitar alimentos ácidos, alimentos picantes e bebidas gaseificadas, tabaco e estresse excessivo pode ajudar. O tratamento é sintomático e inclui enxaguantes orais específicos ou lidocaína, substitutos da saliva, capsaicina, clonazepam ou clonazepam, antidepressivos, analgésicos, laserterapia de baixa potência e terapia cognitivo-comportamental.

Cáries dentárias

Fatores que aumentam a ocorrência de cárie[46] após RT incluem o aumento do número de bactérias produtoras de cárie oral (espécies de *Streptococcus mutans* e *Lactobacillus*), redução das concentrações de proteínas antimicrobianas salivares e perda dos componentes mineralizantes da saliva. As estratégias de tratamento incluem higiene oral adequada e manejo da xerostomia. A resistência à cárie pode ser aumentada com o uso de fluoretos tópicos e/ou agentes remineralizantes (ricos em fosfato de cálcio e flúor) utilizando moldeiras dentárias. Fluoretos tópicos ou enxaguantes de clorexidina podem reduzir os níveis de *S. mutans*, mas não lactobacilos. Devido às interações medicamentosas adversas, as dosagens de flúor e clorexidina devem ser separadas por várias horas.

Osteorradionecrose

A osteorradionecrose[47-49] (ver Figura 224.13) pode necessitar de intervenção cirúrgica e reconstrução. Dependendo de sua localização e extensão, os sintomas podem incluir dor, mau hálito, disgeusia, dormência, trismo, dificuldades de mastigação e fala, fístula, fraturas patológicas e infecção local, disseminativa ou sistêmica. A osteorradionecrose é um risco para toda a vida em pacientes que receberam altas doses de radiação. A mandíbula é o osso mais frequentemente afetado, especialmente em tratados por câncer de nasofaringe. O envolvimento da maxila é raro devido à circulação sanguínea colateral que recebe.

Exodontia e doença dentária em áreas irradiadas são os principais contribuintes para a osteorradionecrose. Pode ser necessário remover dentes cariados antes da RT se estiverem na área que receberá a RT. Idealmente, pelo menos entre 7 e 14 dias devem ser permitidos para a cicatrização antes do início da RT. Alguns autores sugerem até 21 dias. A doença oral deve ser tratada antes de receber radioterapia sempre que possível. A osteorradionecrose leve pode ser tratada conservadoramente com desbridamento, antibióticos e, ocasionalmente, ultrassonografia. Antibióticos tópicos (como tetraciclina) ou antissépticos (como clorexidina) podem contribuir para a resolução da ferida. O osso exposto deve ser coberto com mucosa e o necrótico, removido. Quando a necrose é extensa, a ressecção radical, seguida de reconstrução microvascular, é frequentemente utilizada. A combinação de pentoxifilina e tocoferol foi eficaz no tratamento de osteonecrose da mandíbula relacionada com radiação. O uso profilático da combinação reduziu a incidência de osteorradionecrose após a extração dentária. O OHB tem sido frequentemente utilizado em pacientes de risco ou que desenvolvem osteorradionecrose. No entanto, os dados disponíveis são conflitantes sobre o benefício clínico do OHB para prevenção e terapia.

Os pacientes devem informar seus dentistas sobre sua RT antes da extração ou cirurgia dentária, incluindo a colocação de implantes. A osteonecrose pode ser prevenida pela administração de uma série de OHB antes e após os procedimentos. Isso é recomendado se o dente envolvido estiver em uma área que tenha sido exposta a uma alta dose de radiação. A profilaxia dentária pode reduzir o risco de osteorradionecrose. Tratamentos especiais com flúor podem ajudar, juntamente com escovação, fio dental e limpeza regular por um higienista dental.

Trismo

O trismo é comum após a radiação direcionada à base da língua, amígdala, trígono retromolar, palato mole, músculos masseteres, músculos pterigóideos e articulação temporomandibular. A prevalência do trismo aumenta com o aumento da dose de radiação, e níveis acima de 60 Gy são mais propensos a ocasioná-lo. A fibrose dos músculos da mastigação pode levar à incapacidade progressiva de abrir a boca.

O trismo pode afetar adversamente o cuidado e o tratamento oral adequados, mastigação, nutrição, cuidados orais, produção da fala e intubação. Exercícios profiláticos de prevenção do trismo podem ser iniciados em pacientes considerados de alto risco. Se for necessária uma intervenção agressiva, um fonoaudiólogo pode recomendar o uso profilático de terapia com lâmina lingual ou um dispositivo (p. ex., TheraBite, OraStretch, Dynasplint). Uma grande variedade de aparelhos está disponível para o tratamento do trismo. A disfunção da deglutição geralmente requer uma mudança na dieta, fortalecimento faríngeo ou retreinamento da deglutição, especialmente em pacientes que foram submetidos a cirurgia e/ou quimioterapia.

Síndrome da cabeça caída

É uma condição incapacitante causada por fraqueza severa dos músculos extensores do pescoço, causando cifose redutível progressiva da coluna cervical e incapacidade de manter a cabeça erguida e pode ocorrer de 3 meses a 30 anos após o tratamento. O tratamento é de suporte, incluindo o emprego de colar cervical para manter a cabeça na posição ereta, condição que geralmente não se alastra para outros músculos ou ocorre piora.

Estenose faringoesofágica

É uma área de estreitamento na faringe ou esôfago. Essa estenose pode dificultar a alimentação, principalmente de alimentos sólidos. Se o segmento de estenose faringoesofágica se fechar, o paciente não é capaz de comer ou beber por via oral e precisa de sonda gástrica. O tratamento inclui a colocação frequente de cateteres dilatadores para alongamento do segmento estreitado ou remoção cirúrgica do segmento bloqueado, seguida de reconstrução do retalho.[50]

Dermatite crônica

Pacientes que apresentaram dermatite grave precoce podem apresentar ondas inflamatórias que ocorrem semanas a anos mais tarde. Isso é caracterizado por uma erupção cutânea tipificada por vermelhidão, inchaço e/ou bolhas na pele. A erupção cutânea é muitas vezes dolorosa, assemelhando-se a queimaduras solares graves. A dermatite radiológica crônica em estágio avançado geralmente se apresenta meses a anos após a RT. Caracteriza-se por fibrose cutânea, ligeiras alterações de cor da pele ou leve inchaço, atrofia e telangiectasias. Os indivíduos em geral perdem pelos na região que recebeu a radiação. A radiação pode aumentar o risco de câncer de pele (carcinoma basocelular e espinocelular). O acompanhamento regular por um dermatologista é importante.[51]

Linfedema

Pode causar inflamação crônica e fibrose reativa dos tecidos afetados. A radioterapia cria cicatrizes que interferem com a função dos linfáticos, resultando em inchaço linfático lento. O linfedema normalmente se inicia e progride lentamente entre 8 e 12 semanas após o início da RT e pode ser um problema para toda a vida.[51] O linfedema pode ser externo (pele e tecidos moles) e interno (mucosa faríngea e laríngea). O linfedema causa sensação de peso e dor e pode levar a alterações na pele.

Estágios do linfedema:[52]

- Estágio 0: sem inchaço, mas com sensação de peso no pescoço
- Estágio 1a: inchaço leve visível sem *pitting*; é reversível
- Estágio 1b: inchaço leve visível com *pitting*; é reversível
- Estágio 2: inchaço firme que é irreversível. Sem alterações teciduais visíveis
- Estágio 3: alterações teciduais irreversíveis com cicatrizes e fibrose.

O linfedema pode causar dificuldade em respirar, congestão, comprometimento da visão e motor (redução do movimento do pescoço, aperto ou trismo na mandíbula e aperto no peito), dor de ouvido e limitações sensoriais, problemas de fala, voz e deglutição (ou seja, incapacidade de usar uma eletrolaringe, dificuldade na articulação, sialorreia e perda de alimentos da boca) e problemas emocionais (depressão, frustração e constrangimento).[52] Com o tempo, os linfáticos encontram uma nova forma de drenagem, e o inchaço e o aperto no pescoço geralmente diminuem. Dormir com a parte superior do corpo em uma posição elevada pode usar a gravidade para acelerar o processo de drenagem do líquido linfático. Especialistas em reduzir o edema podem auxiliar o paciente a melhorar a drenagem e encurtar o tempo para que o inchaço diminua. O tratamento também pode prevenir o inchaço permanente e fibrose, e inclui: drenagem linfática manual (face e pescoço, linfáticos profundos, tronco, intraoral), bandagens compressivas e vestimentas, uso de bomba linfática tátil, exercícios corretivos, cuidados com a pele, fita terapêutica elástica (*kinesio tape*) e reabilitação oncológica. Diuréticos, remoção cirúrgica (*debulking*), lipoaspiração, bombas de compressão e elevação da cabeça isoladamente são tratamentos ineficazes.[52]

Hipotireoidismo

É muito frequente e os sintomas do hipotireoidismo são variados. Alguns indivíduos não têm sintomas, enquanto outros têm sintomas dramáticos ou, raramente, com risco de morte. A maioria dos sintomas de hipotireoidismo é devido à lentificação dos processos metabólicos. A deficiência da tireoide pode ser corrigida tomando hormônio tireoidiano sintético (tiroxina). O paciente deve ser reavaliado e o hormônio estimulante da tireoide (TSH) sérico deve ser medido em 3 a 6 semanas, e a dose ajustada se necessário. O processo de ajuste da dose do hormônio a cada 3 a 6 semanas é continuado, com base em dosagens periódicas de TSH até que ele volte ao normal. Após a identificação da dose de manutenção adequada, os níveis de TSH devem ser medidos pelo menos anualmente.

Hiperparatireoidismo

As glândulas paratireoides são resistentes à radioterapia. Entretanto, o hiperparatireoidismo (HPT), devido à formação de adenoma, pode ocorrer em pacientes após um período de latência maior. Os sinais e sintomas do HPT incluem osteoporose, cálculos renais, micção excessiva, dor abdominal, cansaço fácil ou fraqueza, depressão e esquecimento, dor óssea e articular, queixas frequentes de doença sem causa aparente, náuseas, vômitos e perda de apetite. O HPT é diagnosticado pela descoberta de níveis elevados de cálcio no sangue, teste de densidade mineral óssea (densitometria óssea), coleta de urina de 24 horas e exames de imagem dos rins.

O tratamento inclui conduta expectante em pacientes com níveis normais de cálcio e funções renais, e densidade óssea normal. Os medicamentos para tratar o HPT incluem calcimiméticos, terapia de reposição hormonal para reter cálcio e bisfosfonatos. A remoção cirúrgica do(s) adenoma(s) de paratireoide é curativa na maioria dos pacientes.

Problemas de atenção, pensamento e memória (problemas cognitivos)

Muitos pacientes que receberam radioterapia para câncer de cabeça e pescoço e/ou quimioterapia apresentam problemas de atenção, pensamento ou memória de curto prazo.[53] Outras causas para problemas cognitivos são dor, efeitos colaterais de medicamentos, estado emocional e outros problemas de saúde. Os problemas cognitivos podem se manifestar nos seguintes sintomas ou alterações comportamentais: dificuldade para se concentrar, focar ou prestar atenção; névoa mental ou desorientação; dificuldade com a orientação espacial; perda de memória ou dificuldade para lembrar coisas, especialmente nomes, datas ou números de telefone; problemas com a compreensão; dificuldades com julgamento e raciocínio; capacidade prejudicada de calcular e organizar; habilidades linguísticas prejudicadas. Também são incluídas dificuldades para organizar os pensamentos, encontrar a palavra certa ou equilibrar as finanças, problemas em multitarefa, processamento de informações mais lento, alterações comportamentais e emocionais, como comportamento irracional, mudanças de humor, raiva ou choro inadequados e comportamento socialmente inadequado e confusão grave.

O manejo desses problemas cognitivos é feito com medicamentos, incluindo estimulantes, melhoradores da cognição, antidepressivos, bloqueadores de narcóticos, terapia ocupacional e reabilitação vocacional, e reabilitação e treinamento cognitivos.

Danos neurológicos

Os danos neurológicos podem incluir problemas graves, como perda de memória, sintomas semelhantes a acidente vascular cerebral e função cerebral. A radioterapia no pescoço pode afetar a medula espinhal, resultando em uma mielite transversa autolimitada, conhecida como sinal de Lhermitte. O paciente observa uma sensação semelhante a um choque elétrico, sentida principalmente com a flexão do pescoço. Essa condição raramente evolui para mielite transversa verdadeira, associada a síndrome de Brown-Séquard. A neuropatia pode ser devido à lesão nervosa, embora os sintomas possam durar vários anos. Também pode causar disfunção do sistema nervoso periférico resultante da fibrose compressiva externa dos tecidos moles e redução do suprimento sanguíneo causada pela fibrose. Os sintomas dependem de quais nervos são afetados e incluem alteração na sensibilidade, especialmente nas mãos e pés (p. ex., dormência, formigamento ou dor), fraqueza muscular (miopatia), paralisia e/ou paresia (fraqueza) dos diafragmas (lesão do nervo frênico) e alterações na função do órgão (constipação e tontura).[53]

O tratamento com acupuntura pode melhorar a neuropatia periférica. Danos ao sistema nervoso periférico e autônomo podem levar a tonturas ao levantar-se da posição sentada ou deitada devido à hipotensão postural.

Plexopatia braquial

É causada por danos de radiação no plexo braquial que fornecem sensação e inervação muscular para toda a mão. Os sintomas incluem parestesia, disestesia, diminuição da sensibilidade, perda parcial de movimento, paralisia completa do braço, atrofia muscular, mobilidade prejudicada e luxação parcial da articulação do ombro. O dano ao plexo braquial resulta de uma combinação de dano nervoso direto pela ação direta da radiação ionizante, o desenvolvimento de fibrose e danos aos vasos sanguíneos que irrigam esses nervos. A extensão do dano está associada a dose e técnica de radiação e quimioterapia concomitante. A maioria desenvolve sintomas dentro dos 3 anos (variação de 6 meses a 20 anos).[54]

A reabilitação inclui terapias físicas e ocupacionais.

Dano ocular

A radiação pode causar catarata subcapsular e cortical. O risco de opacidades do cristalino existe acima de 0,5 Gy. A retinopatia por radiação está relacionada com a dose (especialmente > 45 Gy) e é comum após radioterapia para tumores nasofaríngeos, de seios paranasais ou orbitários. A blindagem das estruturas oculares durante o tratamento e o hiperfracionamento podem diminuir sua incidência.[51]

O tratamento inclui injeção intravítrea de anticorpo monoclonal humanizado para fator de crescimento endotelial vascular (bevacizumabe), acetonida de triancinolona intravítrea, fotocoagulação com *laser* macular em grade, espalhamento setorial e fotocoagulação com *laser* pan-retiniana, terapia fotodinâmica, OHB e pentoxifilina oral. A retinopatia proliferativa avançada por radiação complicada por hemorragia vítrea e/ou descolamento tracional da retina pode exigir vitrectomia.

Ototoxicidade

Pacientes que se submetem a RT para câncer de cabeça e pescoço podem desenvolver danos à audição, especialmente quando recebem 60 Gy. As queixas incluem peso no ouvido, dor de ouvido, diminuição da audição, zumbido e tontura. A dose de radiação é diretamente proporcional à ototoxicidade. A radiação para os ouvidos pode resultar em otite serosa (otite com efusão). A ototoxicidade está associada a coleção de líquidos na orelha média e diminuição temporária da audição. Otite serosa e surdez condutiva são reversíveis ao longo do tempo. Altas doses de radiação podem causar perda auditiva neurossensorial devido a danos à orelha interna, nervo auditivo ou aparelho vestibular. Essa condição não é reversível. Danos ao aparelho vestibular podem causar tontura e vertigem.[55,56]

Tonturas e dores de cabeça

Danos ao sistema nervoso periférico e autônomo e aos barorreceptores da artéria carótida podem levar à tontura por hipotensão ortostática, o que pode ser evitado levantando-se lentamente, usando meias de compressão, fazendo exercícios e mantendo-se bem hidratado. A percepção da posição do corpo é determinada pelo cérebro, integrando informações do ouvido médio, olhos e músculos e articulações do corpo. A percepção de tontura após RT pode ser gerada em alguns indivíduos pela desinformação enviada ao cerebelo pelos músculos fibróticos do pescoço e orelha média lesada. A tontura pode ser tratada com reabilitação vestibular e exercícios que alongam a musculatura fibrótica, reduzem a rigidez do pescoço e aumentam a amplitude de movimento da cabeça e pescoço. O aperto muscular e a fibrose podem desencadear dores de cabeça que levam à enxaqueca. Os músculos da mastigação também estão frequentemente envolvidos. O tratamento da fibrose muscular pode aliviar e reduzir a frequência das cefaleias.[57]

Dano cervical

A radiação pode causar linfedema e fibrose, estenose e acidente vascular cerebral (AVC), ruptura de artéria carótida, fístula orofaringocutânea e lesão dos barorreceptores da artéria carótida, levando à hipertensão permanente e paroxística (súbita e recorrente). Fatores que contribuem para o aumento do risco de AVC isquêmico, incluindo estenose arterial e aumento da deposição de placa, bem como outros fatores de risco preexistentes para doença cerebrovascular, podem aumentar sua incidência.

Estenose e ruptura de artéria carótida

A ultrassonografia cervical de rastreamento anual pode levar ao diagnóstico precoce. A incidência de estenose é de 18 a 38% em pacientes irradiados em comparação com 0 a 9,2% em pacientes não irradiados. Pode ocasionar AVC e ataque isquêmico transitório (AIT). É importante diagnosticar estenose carotídea ou ruptura iminente precocemente, antes que um AVC ou sangramento grave tenha ocorrido. A estenose pode ser diagnosticada pela audição de um sopro, ultrassonografia, tomografia computadorizada, angiotomografia, angiorressonância magnética (ARM), ressonância magnética e angiografia.[58]

O tratamento da estenose geralmente é feito com a colocação de um *stent*. Outros métodos incluem a remoção do bloqueio (endarterectomia). A radiação ionizante pode danificar os barorreceptores da artéria carótida. Esses barorreceptores regulam a pressão arterial, enviando mensagens ao sistema nervoso central para alterar a resistência vascular periférica e o débito cardíaco. Alguns indivíduos tratados com radiação desenvolvem hipertensão baixa, lábil ou paroxística (Figura 224.14).

Pressão arterial baixa

Pode ser causada por danos ao sistema nervoso periférico e autônomo e aos barorreceptores carotídeos, o que pode levar à falência dos barorreceptores manifestada por hipotensão ortostática caracterizada por tontura ao levantar-se de uma posição sentada ou deitada. Pode ser manejada levantando-se lentamente, usando meias de compressão, fazendo exercícios e mantendo-se bem hidratado.[59]

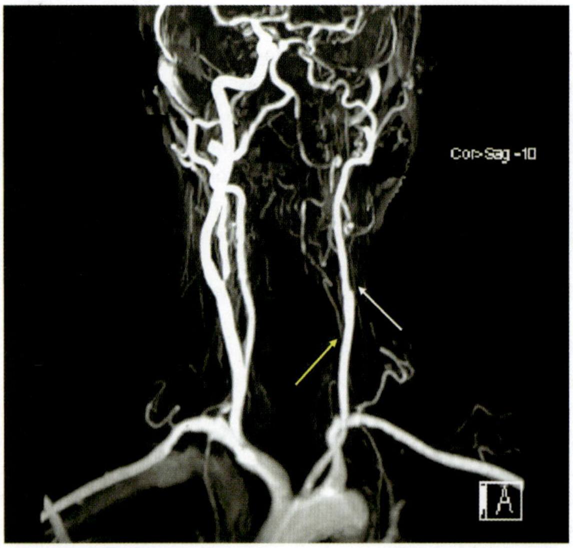

Figura 224.14 Angioressonância magnética com estenose parcial de artéria carótida interna (seta branca) e total de artéria vertebral (seta amarela) à esquerda, 3 anos após o tratamento radioterápico com 77 Gy para câncer de orofaringe.

Hipertensão lábil

É caracterizada por flutuações assintomáticas da pressão arterial de baixa (p. ex., 120/80 mmHg) a alta (p. ex., 170/105 mmHg). Uma relação entre elevação da pressão arterial e estresse ou sofrimento emocional geralmente está presente.[59]

Hipertensão paroxística

É caracterizada pela elevação súbita da pressão arterial (> 200/110 mmHg) associada a início abrupto de sintomas físicos estressantes, como cefaleia, dor torácica, tontura, náuseas, palpitações, rubor e sudorese. Os episódios podem durar de 10 minutos a várias horas e ocorrerem em diferentes frequências, variando de 1 ou 2 vezes/dia a 1 vez a cada poucos meses. Entre os episódios, a pressão arterial é normal ou pode estar levemente elevada.

Os pacientes geralmente não conseguem identificar fatores psicológicos óbvios que causam os paroxismos. A massagem direta da artéria carótida durante a ultrassonografia com Doppler pode levar a esses episódios.[60] Condições médicas que também podem causar oscilações de pressão arterial precisam ser excluídas (p. ex., feocromocitoma). Ambas as condições são graves e devem ser tratadas. O manejo pode ser difícil e deve ser feito por especialistas experientes.

Estratégias de gestão

O manejo efetivo desses efeitos colaterais envolve uma abordagem multidisciplinar, incorporando controle de sintomas, cuidados de suporte e medidas preventivas.

- Para reações cutâneas: recomendam-se cuidados suaves com a pele, evitando irritantes, e tratamentos tópicos para acalmar e curar a pele[32]
- Para a fadiga: técnicas de conservação de energia e atividade física moderada podem ajudar a controlar a fadiga induzida pela radiação[33]
- Para mucosite: protocolos de cuidados orais, estratégias de controle da dor e suporte nutricional são fundamentais para o manejo da mucosite.[34]

Prevenção de efeitos colaterais

Inovações tecnológicas como a IMRT e a radiação conformada tridimensional permitem um direcionamento mais preciso das células cancerosas, reduzindo os danos aos tecidos saudáveis circundantes. A IMRT varia a intensidade da radiação, focando o tratamento no câncer enquanto poupa tecidos normais. Da mesma forma, a radiação conformada tridimensional utiliza imagens para mapear o tumor em três dimensões, permitindo uma abordagem direcionada que minimiza a exposição a células saudáveis.[61] O hiperfracionamento é outro método utilizado, no qual as doses de radiação são divididas em frações menores e administradas com maior frequência. Essa abordagem visa aumentar o impacto sobre as células cancerosas, permitindo que as células normais se recuperem, potencialmente reduzindo os efeitos colaterais.[61]

Os medicamentos desempenham um papel crítico no controle dos efeitos colaterais. Drogas radioprotetoras, como a amifostina, podem ser usadas em alguns casos para proteger os tecidos normais dos danos da radiação, especialmente para tratamentos de câncer de cabeça e pescoço. No entanto, essas drogas têm seus próprios efeitos colaterais e não são universalmente recomendadas para todos os tipos de radiação ou câncer.[61] Além disso, o Ethyol® foi aprovado pela Food and Drug Administration (FDA), dos EUA, para prevenir xerostomia em pacientes submetidos a radioterapia para câncer de cabeça e pescoço.[61] Esteroides como Prednisona® e Decadron® podem ser prescritos para diminuir o inchaço nos tecidos do corpo e prevenir vômitos induzidos por radiação, particularmente para cânceres abdominais. Os agentes tópicos, embora usados para tratar mucosite (feridas na boca), têm mostrado eficácia variada. Pesquisas indicam que nem todos os antissépticos são eficazes na prevenção ou tratamento da mucosite, destacando a importância de se selecionar o tratamento correto com base em casos individuais e evidências atuais.[61]

As práticas de autocuidado também desempenham um papel essencial no enfrentamento dos efeitos colaterais da radioterapia. Dormir o suficiente, controlar a fadiga e cuidar das reações cutâneas são fundamentais. O sono e o repouso são importantes para a recuperação, e os pacientes devem comunicar seu nível de fadiga com a equipe de saúde para encontrar maneiras de gerenciá-lo. Reações cutâneas como vermelhidão e irritação podem ser controladas seguindo as instruções de cuidados da equipe de saúde e podem exigir a pausa do tratamento para permitir a cicatrização da pele.[62]

É importante que os pacientes tenham uma comunicação aberta com sua equipe de saúde sobre possíveis efeitos colaterais e estratégias de manejo, pois as experiências individuais podem variar. Para obter informações mais detalhadas, recomenda-se conhecer os recursos da American Cancer Society,[63] OncoLink[64] e Virginia Cancer Institute,[61] que podem fornecer informações adicionais sobre prevenção e manejo dos efeitos colaterais da radioterapia.

Manejo de efeitos colaterais a longo prazo

Pode variar muito dependendo da área de tratamento e da resposta do indivíduo à radiação. Esses efeitos podem incluir fadiga crônica, fibrose (cicatrização e endurecimento do tecido), linfedema (inchaço devido a danos no sistema linfático), desequilíbrios hormonais, cânceres secundários e alterações cognitivas se o cérebro estiver na área de tratamento. O gerenciamento desses efeitos geralmente requer uma abordagem multidisciplinar:

1. Fisioterapia e reabilitação: para fibrose, linfedema e problemas de mobilidade, a fisioterapia pode ser fundamental. As técnicas podem incluir drenagem linfática manual para linfedema e exercícios para melhorar a amplitude de movimento e reduzir o tecido cicatricial.
2. Medicamentos: dependendo do efeito colateral específico, vários medicamentos podem ser usados. Por exemplo, pentoxifilina e tocoferol têm sido estudados para o tratamento da fibrose induzida por radiação. A terapia de reposição hormonal pode ser considerada para indivíduos que apresentam desequilíbrios hormonais devido à radiação.

3. Suporte cognitivo e psicológico: para pacientes que experimentam alterações cognitivas ou impactos psicológicos da radioterapia, como ansiedade ou depressão, a terapia cognitivo-comportamental (TCC) e outros serviços de aconselhamento podem ser benéficos. Medicamentos também podem ser prescritos para depressão ou ansiedade.
4. Modificações no estilo de vida: mudanças na dieta, exercício, e outros fatores de estilo de vida podem ajudar a gerenciar alguns efeitos colaterais a longo prazo. Uma dieta equilibrada e exercícios regulares e suaves podem melhorar os níveis de energia, reduzir o risco de linfedema e apoiar a saúde geral.
5. Monitorização e rastreio regulares: para evitar o aumento do risco de cancros secundários e outros efeitos tardios, é essencial um acompanhamento regular com profissionais de saúde para monitorização e rastreio, o que pode incluir exames de sangue, estudos de imagem e outros testes de diagnóstico.
6. Tratamentos especializados: alguns efeitos colaterais a longo prazo podem exigir tratamentos mais especializados. Por exemplo, a oxigenoterapia hiperbárica tem sido explorada para osteorradionecrose na mandíbula.

A situação de cada paciente é única, e a abordagem para gerenciar os efeitos colaterais a longo prazo é variada. É importante que os pacientes trabalhem em estreita colaboração com a equipe de saúde para desenvolver um plano personalizado que atenda às suas necessidades e preocupações específicas. Para as opções e recomendações de tratamento mais atuais, é sempre melhor consultar diretamente profissionais de saúde para os mais recentes *insights* e descobertas de pesquisa.

PAPEL DA QUIMIOTERAPIA NO CÂNCER INICIAL DE LARINGE

A quimioterapia normalmente não é usada como um tratamento isolado no câncer de laringe inicial, mas é combinada com radioterapia (quimiorradiação) para melhorar os resultados do tratamento. Essa combinação pode ser particularmente benéfica para pacientes com características de alto risco que buscam a preservação laríngea, especialmente em casos avançados ou com margens comprometidas ou metástases linfáticas com extensão extracapsular. Enquanto o tratamento primário para o câncer inicial de laringe continua sendo a cirurgia ou radioterapia, a adição de quimioterapia aumentou a possibilidade de preservação da laringe em pacientes que, de outra forma, poderiam necessitar de intervenções cirúrgicas mais invasivas. O uso de quimiorradioterapia no câncer inicial de laringe requer seleção cuidadosa dos pacientes e consideração dos potenciais benefícios *versus* os riscos de aumento da toxicidade.

IMUNOTERAPIA

A imunoterapia é um tipo de tratamento que ajuda o sistema imunológico a combater o câncer. Faz parte de uma categoria mais ampla conhecida como terapia biológica ou bioterapia. Para o câncer de laringe precoce (caixa de voz), a abordagem de tratamento muitas vezes prioriza a preservação da voz. As modalidades de tratamento geralmente incluem cirurgia ou radioterapia, especialmente para tumores localizados. No entanto, o papel da imunoterapia no tratamento do câncer precoce de laringe é uma área de pesquisa e interesse em andamento, pois oferece uma abordagem menos invasiva com potencial para menos efeitos colaterais em comparação com os tratamentos tradicionais. A imunoterapia está se tornando uma opção significativa para o tratamento de vários estágios do câncer de laringe, aproveitando o sistema imunológico do corpo para identificar e erradicar as células cancerígenas de forma mais eficaz. Particularmente para o câncer de laringe em estágio inicial, o uso de inibidores de *checkpoints* imunológicos, como pembrolizumabe (Keytruda®) e nivolumabe (Opdivo®), tem sido explorado. Essas drogas têm como alvo a PD-1, uma proteína das células T, que, quando inibida, pode aumentar a resposta imune contra células cancerígenas, potencialmente diminuindo tumores ou retardando seu crescimento.[65] A aplicação dessas terapias pode variar de acordo com as características e o estágio do câncer, bem como com o plano geral de saúde e tratamento do paciente. O cetuximabe (Erbitux®), um anticorpo monoclonal que tem como alvo o receptor do fator de crescimento epidérmico (EGFR) em células cancerosas, é outra terapia-alvo usada juntamente com a radioterapia para câncer de laringe.[66] Há pesquisas em andamento sobre a eficácia da imunoterapia no câncer de laringe em estágio inicial, incluindo o uso como tratamento neoadjuvante (tratamento antes do tratamento primário) e em combinação com quimioterapia e outras terapias. Um estudo de caso documentou um paciente com câncer de laringe em estádio inicial experimentando remissão completa sob tratamento combinado de pembrolizumabe e quimioterapia para um adenocarcinoma pulmonar sincrônico, destacando o potencial da imunoterapia na doença em estágio inicial. No entanto, o estudo observou que essas respostas completas ainda podem ser excepcionais, e ensaios clínicos maiores são necessários para entender melhor o papel da imunoterapia nesse cenário.[67] A disponibilidade desses tratamentos pode depender de vários fatores, incluindo licenciamento e aprovação pelas autoridades de saúde. No Reino Unido, por exemplo, o pembrolizumabe e nivolumabe estão disponíveis para condições específicas de câncer de laringe no National Health Service (NHS), serviço de saúde público inglês, ilustrando como a acessibilidade ao tratamento pode variar com base na localização e nas aprovações regulatórias.[66]

Vantagens

1. Ação direcionada: a imunoterapia pode atingir especificamente as células cancerosas, potencialmente poupando tecidos saudáveis e reduzindo os efeitos colaterais.
2. Resposta durável: alguns pacientes experimentam controle de câncer a longo prazo após completar a imunoterapia.
3. Sinergia com outros tratamentos: a imunoterapia pode ser combinada com outros tratamentos, como a radiação, para melhorar os resultados.

Uso potencial no câncer de laringe precoce

Existem ensaios clínicos em andamento investigando a eficácia da imunoterapia no câncer de laringe em estágio inicial. Esses estudos são essenciais para entender como a imunoterapia pode ser integrada aos protocolos de tratamento atuais.

Várias formas de imunoterapia podem ser consideradas, incluindo inibidores de *checkpoint*, que ajudam o sistema imunológico a reconhecer e combater as células cancerígenas. Outra abordagem pode envolver vacinas terapêuticas para aumentar a resposta imune contra células cancerígenas.

Considerações

- Seleção de pacientes: a imunoterapia pode não ser adequada para todos os pacientes. A eficácia pode depender de características específicas do câncer, como a presença de certos marcadores moleculares
- Efeitos colaterais: embora geralmente menos invasiva, a imunoterapia ainda pode causar efeitos colaterais, incluindo eventos adversos relacionados com imunidade devido a uma resposta imune hiperativa
- Custo e acessibilidade: a imunoterapia pode ser cara e o acesso, limitado a determinados ambientes de saúde ou dependente da participação em ensaios clínicos.

Em resumo, enquanto a cirurgia e a radioterapia têm sido tradicionalmente os pilares para o tratamento do câncer inicial de laringe, a imunoterapia está emergindo como uma opção promissora, particularmente para os casos em que os tratamentos convencionais podem não ser viáveis ou preferidos. O cenário em evolução do tratamento do câncer ressalta a importância de pesquisas e ensaios clínicos em andamento para compreender completamente os benefícios e as limitações da imunoterapia no manejo do câncer de laringe em estágio inicial.

REFERÊNCIAS BIBLIOGRÁFICAS

1. Global Cancer Observatory. Cancer Today. Lyon, France: International Agency for Research on Cancer. 2022. Disponível em: http://gco.iarc.fr/today. Acesso em: 2023 Mar 18.
2. National Cancer Institute. Radiation therapy for cancer [Internet]. 2023 June. Disponível em: https://www.cancer.gov/about-cancer/treatment/types/radiation-therapy. Acesso em: 2023 Jul 4.
3. Hall EJ, Giaccia AJ. Radiobiology for the radiologist. 8th ed. Philadelphia: Lippincott Williams & Wilkins; 2019.
4. Khan FM, Gibbons JP. Khan's the physics of radiation therapy. 5th ed. Philadelphia: Wolters Kluwer Health; 2014.
5. Brahme A. Intensity-modulated radiation therapy: Principles and techniques. Clin Oncol (R Coll Radiol) [Internet]. 2005 [Acesso em: 2024 Jul];17(8):623-34.
6. Viswanathan AN, Thomadsen B. American Brachytherapy Society cervical cancer brachytherapy task force. Brachytherapy [Internet]. 2006 [Acesso em: 2024 Jul];5(4):230-45.
7. Steel GG, McMillan TJ, Peacock JH. The interaction of radiation with cells and tissues: A conceptual framework for radiation biology. Radiat Res [Internet]. 1996 [Acesso em: 2024 Jul];145(5):533-41.
8. Ward JF. DNA damage produced by ionizing radiation in mammalian cells: Identities, mechanisms of formation, and reparability. Prog Nucleic Acid Res Mol Biol [Internet]. 1988 [Acesso em: 2024 Jul];35:95-125.
9. Hall EJ, Giaccia AJ. Radiobiology for the radiologist. 7th ed. Philadelphia: Lippincott Williams & Wilkins; 2012.
10. Khanna KK, Jackson SP. DNA double-strand breaks: Signaling, repair and the cancer connection. Nat Genet [Internet]. 2001 [Acesso em: 2024 Jul];27(3):247-54.
11. Baskar R, Lee KA, Yeo R, Yeoh KW. Cancer and radiation therapy: Current advances and future directions. Int J Med Sci [Internet]. 2012 [Acesso em: 2024 Jul];9(3):193-9.
12. Webb S. The physical basis of IMRT and inverse planning. Br J Radiol [Internet]. 2003 [Acesso em: 2024 Jul];76(910):678-89.
13. Joiner MC, van der Kogel A. Basic clinical radiobiology. 4th ed. London: Hodder Arnold; 2009.
14. Mendenhall WM, Amdur RJ, Morris CG, Hinerman RW. T1-T2N0 squamous cell carcinoma of the glottic larynx treated with radiation therapy. J Clin Oncol [Internet]. 2001 [Acesso em: 2024 Jul;19(20):4029-36.
15. Timmerman RD, Herman J, Cho LC. Emergence of stereotactic body radiation therapy and its impact on current and future clinical practice. J Clin Oncol [Internet]. 2014 [Acesso em: 2024 Jul];32(26):2847-54.
16. Forastiere AA, Zhang Q, Weber RS, Maor MH, Goepfert H, Pajak TF et al. Long-term results of RTOG 91-11: A comparison of three nonsurgical treatment strategies to preserve the larynx in patients with locally advanced larynx cancer. J Clin Oncol [Internet]. 2013 [Acesso em: 2024 Jul];31(7):845-52.
17. Timmermans AJ, de Gooijer CJ, Hamming-Vrieze O, Hilgers FJ, van den Brekel MW. T1-T2N0 squamous cell carcinoma of the glottic larynx treated with radiation therapy: A comparison with surgical treatment. Eur Arch Otorhinolaryngol [Internet]. 2014 [Acesso em: 2024 Jul];271(6):1737-47.
18. National Cancer Institute. Cancer stat facts: Laryngeal cancer [Internet]. Bethesda (MD): National Cancer Institute. Disponível em: https://seer.cancer.gov/statfacts/html/laryn.html. Acesso em: 2023 Apr 4.
19. Mendenhall WM, Morris CG, Amdur RJ, Hinerman RW. Definitive radiotherapy for T1-T2 squamous cell carcinoma of the glottic larynx. J Clin Oncol [Internet]. 2001 Oct 15 [Acesso em: 2024 Jul];19(20):4029-36
20. Garden AS, Kies MS, Morrison WH. Outcomes of radiotherapy for T2N0 glottic carcinoma: Concurrent radiation therapy and chemotherapy, or radiation therapy alone? Radiother Oncol [Internet]. 2012 [Acesso em: 2024 Jul];103(1): 802-6.
21. Parsons JT, Mendenhall WM, Stringer SP. An analysis of factors influencing the outcome in glottic larynx cancer. Int J Radiat Oncol Biol Phys [Internet]. 1998 [Acesso em: 2024 Jul];41(3):601-10.
22. Kish JA, Zhang Q, Langer CJ. Hyperfractionated or accelerated radiotherapy for early T2 glottic cancer? Int J Radiat Oncol Biol Phys [Internet]. 2015 [Acesso em: 2024 Jul];93(4): 847-53.
23. Nutting CM, Morden JP, Harrington KJ, Urbano TG, Bhide SA, Clark C et al. Parotid-sparing intensity modulated versus conventional radiotherapy in head and neck cancer (PARSPORT): a phase 3 multicentre randomised controlled trial. Lancet Oncol [Internet]. 2011 Feb [Acesso em: 2024 Jul];12(2):127-36.
24. Dawson LA, Sharpe MB. Image-guided radiotherapy: Rationale, benefits, and limitations. Lancet Oncol [Internet]. 2006 [Acesso em: 2024 Jul];7(10):848-58.
25. Chen AM, Farwell DG, Luu Q, Donald PJ. Evaluation of the planning target volume in the treatment of head and neck cancer with intensity-modulated radiotherapy: What is the appropriate expansion margin in the setting of daily image guidance? Int J Radiat Oncol Biol Phys [Internet]. 2011 [Acesso em: 2024 Jul];81(4):943-9.
26. Gomez-Millan J, Fernandez JR, Medina Carmona JA. High precision radiotherapy for early-stage laryngeal cancer: Outcomes of intensity-modulated radiation therapy and image-guided radiation therapy techniques. Clin Transl Oncol [Internet]. 2014 [Acesso em: 2024 Jul];16(7):660-7.
27. Miah AB, Bhide SA, Guerrero-Urbano MT, Clark C, Bidmead AM, St Rose S et al. Dose-escalated intensity-modulated radiotherapy is feasible and may improve localregional control and laryngeal preservation in laryngo-hypopharingeal cancers. Int J Radiat Oncol Biol Phys [Internet]. 2012 Feb 1 [Acesso em: 2024 Jul];82(2):539-47.
28. Pow EH, Kwong DL, McMillan AS, Wrong MM, Sham JT, Leung LT et al. Xerostomia and quality of life after intensity-modulated radiotherapy vs. conventional radiotherapy for early-stage nasopharyngeal carcinoma: Initial report on a randomized controlled clinical trial. Int J Radiat Oncol Biol Phys [Internet]. 2006 Nov 15 [Acesso em: 2024 Jul];66(4):981-91.
29. Zhang Y, Chiu T, Dubas J, Tian Z, Lee P, Gu X et al. Benchmarking techniques for stereotactic body radiotherapy for early-stage glottic laryngeal cancer: LINAC-based non-coplanar VMAT vs. Cyberknife planning. Radiat Oncol [Internet]. 2019 Nov 4 [Acesso em: 2024 Jul];14(1):193.
30. Abramson Cancer Center [Internet]. CyberKnife. Disponível em: https://www.pennmedicine.org/cancer/navigating-cancer-care/treatment-types/radiation/cyberknife. Acesso em: 2024 Jul.
31. CyberKnife® [Internet]. Disponível em: https://cyberknife.com. Acesso em: 2024 Jul.
32. Fisher J, Scott C, Stevens R. Randomized phase III study comparing best supportive care to biafine as a prophylactic agent for radiation-induced skin toxicity for women undergoing breast irradiation: Radiation Therapy Oncology Group (RTOG) 97-13. Int J Radiat Oncol Biol Phys [Internet]. 2000 [Acesso em: 2024 Jul];48(5):1307-10.
33. Berger AM, Gerber LH, Mayer DK. Cancer-related fatigue: Implications for breast cancer survivors. Cancer [Internet]. 2012 [Acesso em: 2024 Jul];118(S8):2261-9.
34. Sonis ST. Oral mucositis in cancer therapy. J Support Oncol [Internet]. 2004 [Acesso em: 2024 Jul];2(6 Suppl 3):3-8.
35. Delanian S, Lefaix JL. The radiation-induced fibroatrophic process: Therapeutic perspective via the antioxidant pathway. Radiother Oncol [Internet]. 2004 [Acesso em: 2024 Jul];73(2):119-31.
36. Berrington de Gonzalez A, Curtis RE, Kry SF. Proportion of second cancers attributable to radiotherapy treatment in adults: A cohort study in the US SEER cancer registries. Lancet Oncol [Internet]. 2011 [Acesso em: 2024 Jul];12(4):353-60.
37. Darby SC, Ewertz M, McGale P, Bennet AM, Blom-Goldman U, Brønnum D et al. Risk of ischemic heart disease in women after radiotherapy for breast cancer. N Engl J Med [Internet]. 2013 Mar 14 [Acesso em: 2024 Jul];368(11):987-98.

38. Pedersen AM, Sorensen CE, Proctor GB, Carpenter GH, Ekstrom J. Salivary secretion in health and disease. J Oral Rehabil [Internet]. 2018 [Acesso em: 2024 Jul];45:730-46.
39. Wu VW, Leung KY. A Review on the assessment of radiation induced salivary gland damage after radiotherapy. Front Oncol [Internet]. 2019 [Acesso em: 2024 Jul];9:1090.
40. Gupta N, Pal M, Rawat S, Grewal MS, Garg H, Chauhan D et al. Radiation-induced dental caries, prevention and treatment: A systematic review. Natl J Maxillofac Surg [Internet]. 2015 Jul-Dec [Acesso em: 2024 Jul];6(2):160-6.
41. Ma SJ, Rivers CI, Serra LM, Singh AK. Long-term outcomes of interventions for radiation-induced xerostomia: a review. World J Clin Oncol [Internet]. 2019 [Acesso em: 2024 Jul];10:1-13.
42. Gil-Montoya JA, Silvestre FJ, Barrios R, Silvestre-Rangil J. Treatment of xerostomia and hyposalivation in the elderly: A systematic review. Med Oral Patol Oral Cir Bucal [Internet]. 2016 [Acesso em: 2024 Jul];21:e355-66.
43. Cheng CQ, Xu H, Liu L. Efficacy and safety of pilocarpine for radiation-induced xerostomia in patients with head and neck cancer: a systematic review and meta-analysis. J Am Dent Assoc [Internet]. 2016 [Acesso em: 2024 Jul];147:236-43.
44. Zhuang L, Yang Z, Zeng X, Zhua X, Chen Z, Liu L et al. The preventive and therapeutic effect of acupuncture for radiation-induced xerostomia in patients with head and neck cancer: A systematic review. Integr Cancer Ther [internet]. 2013 May [Acesso em: 2024 Jul];12(3):197-205.
45. Brook I. Late side effects of radiation treatment for head and neck cancer. Radiat Oncol J [Internet]. 2020 Jun [Acesso em: 2024 Jul];38(2):84-92.
46. Muller VJ, Belibasakis GN, Bosshard PP. Change of saliva composition with radiotherapy. Arch Oral Biol [Internet]. 2019 [Acesso em: 2024 Jul];106:104480.
47. Kojima Y, Yanamoto S, Umeda M, Kawashita Y, Saito I, Hasegawa T et al. Relationship between dental status and development of osteoradionecrosis of the jaw: a multicenter retrospective study. Oral Surg Oral Med Oral Pathol Oral Radiol [Internet]. 2017 Aug [Acesso em: 2024 Jul];124(2):139-45.
48. Seo MH, Eo MY, Myoung H, Kim SM, Lee JH. The effects of pentoxifylline and tocopherol in jaw osteomyelitis. J Korean Assoc Oral Maxillofac Surg [Internet]. 2020 [Acesso em: 2024 Jul];46:1927.
49. Nadella KR, Kodali RM, Guttikonda LK, Jonnalagadda A. Osteoradionecrosis of the jaws: Clinico-therapeutic management: A literature review and update. J Maxillofac Oral Surg [Internet]. 2015 [Acesso em: 2024 Jul];14:891-901.
50. Urken ML, Jacobson AS, Lazarus CL. Comprehensive approach to restoration of function in patients with radiation-induced pharyngoesophageal stenosis: Report of 31 patients and proposal of new classification scheme. Head Neck [Internet]. 2012 [Acesso em: 2024 Jul];34:1317-28.
51. Sroussi HY, Epstein JB, Bensadoun RJ. Common oral complications of head and neck cancer radiation therapy: mucositis, infections, saliva change, fibrosis, sensory dysfunctions, dental caries, periodontal disease, and osteoradionecrosis. Cancer Med [Internet]. 2017 [Acesso em: 2024 Jul];6:2918-31.
52. Anand A, Balasubramanian D, Subramanian N, Murthy S, Limbachya S, Iyer S et al. Secondary lymphedema after head and neck cancer therapy: A review. Lymphology [Internet] 2018 [Acesso em: 2024 Jul];51:109-18.
53. Balentova S, Adamkov M. Molecular, cellular and functional effects of radiation-induced brain injury: A review. Int J Mol Sci [Internet]. 2015 [Acesso em: 2024 Jul];16:27796-815.
54. Warade AC, Jha AK, Pattankar S, Desai K. Radiation-induced brachial plexus neuropathy: A review. Neurol India [Internet]. 2019 [Acesso em: 2024 Jul];67:S47-52.
55. Landier W. Ototoxicity and cancer therapy. Cancer [Internet]. 2016 [Acesso em: 2024 Jul];122:1647-58.
56. Nader ME, Gidley PW. Challenges of hearing rehabilitation after radiation and chemotherapy. J Neurol Surg B Skull Base [Internet]. 2019 [Acesso em: 2024 Jul];80:214-24.
57. Coumbe BG, Groarke JD. Cardiovascular autonomic dysfunction in patients with cancer. Curr Cardiol Rep [Internet]. 2018 [Acesso em: 2024 Jul];20:69.
58. Fernandez-Alvarez V, Lopez F, Suarez C, Strojan P, Eisbruch A, Silver CE et al. Radiation-induced carotid artery lesions. Strahlenther Onkol [Internet]. 2018 Aug [Acesso em: 2024 Jul];194:699-710.
59. Shah-Becker S, Pennock M, Sinoway L, Goldenberg D, Goyal N. Baroreceptor reflex failure: Review of the literature and the potential impact on patients with head and neck cancer. Head Neck [Internet]. 2017 [Acesso em: 2024 Jul];39:2135-41.
60. Brook I. Paroxysmal hypertension episodes caused by direct massage of the carotid artery by ultrasound of the neck in a laryngectomee. J Med Ultrasound [Internet]. 2020 [Acesso em: 2024 Jul];28:114-6.
61. Virginia Cancer Institute [Internet]. Virginia [Acesso em: 2024 Jul]. Disponível em: https://www.vacancer.com/diagnosis-and-treatment/radiation-therapy/prevention-and-management-of-radiation-side-effects/
62. Schlembach PJ. Radiation Therapy side effects: 5 tips to cope. Cancerwise [Internet]. 2017 Oct 4 [Acesso em: 2024 Jul]. Disponível em: https://www.mdanderson.org/cancerwise/radiation-therapy-side-effects-5-tips-to-cope.h00-159149190.html
63. American Cancer Society [Internet]. Nova York: ACS. Radiation therapy side effects [Acesso em: 2024 Jul]. Disponível em: https://www.cancer.org/cancer/managing-cancer/treatment-types/radiation/effects-on-different-parts-of-body.html
64. Misher C. Side effects of radiation therapy. OncoLink [Internet]. 2024 Jan 8 [Acesso em: 2024 Jul]. Disponível em: https://www.oncolink.org/cancer-treatment/radiation/side-effects-of-radiation-therapy/side-effects-of-radiation-therapy
65. American Cancer Society [Internet]. Immunotherapy for laryngeal and hypopharyngeal cancers. Nova York: ACS [Acesso em: 2024 Jul]. Disponível em: https://www.cancer.org/cancer/types/laryngeal-and-hypopharyngeal-cancer/treating/immunotherapy.html
66. Cancer Research UK [Internet]. Targeted and immunotherapy drugs for laryngeal cancer. Londres: Cancer Research UK [Acesso em: 2024 Jul]. Disponível em: https://www.cancerresearchuk.org/about-cancer/laryngeal-cancer/treatment/targeted-and-immunotherapy-drugs
67. Linxweiler M, Kühn JP, Neubert C, Khreish F, Balensiefer B, Wagner M et al. Complete remission of an early-stage laryngeal cancer under combined pembrolizumab and chemotherapy treatment of a synchronous lung adenocarcinoma. J Otolaryngol Head Neck Surg [Internet]. 2022 May 16 [Acesso em: 2024 Jul];51(1):21.

CAPÍTULO 225

Tratamento Cirúrgico Endoscópico

Agrício Crespo • Graziela de Oliveira Semenzati • Yuri Costa Farago Fernandes

INTRODUÇÃO

O tratamento dos carcinomas glóticos em estágios iniciais (Tis - T2) pode ser realizado por meio de três modalidades: cirurgia endoscópica transoral, radioterapia ou laringectomia parcial aberta.[1,2] Nas últimas décadas, as indicações para cirurgias parciais abertas têm declinado devido a resultados funcionais inferiores em comparação às outras duas opções. Atualmente, na maioria dos pacientes, a escolha recai sobre a cirurgia endoscópica transoral ou radioterapia.[3] A decisão entre os dois métodos leva em consideração vários fatores, que serão discutidos a seguir, fazendo com que o tratamento seja altamente individualizado. Embora o foco da cirurgia endoscópica para carcinomas laríngeos seja em lesões glóticas, alguns tumores supraglóticos selecionados também podem ser tratados por essa modalidade.[1] Lesões primárias da subglote geralmente não são tratadas com cirurgia endoscópica transoral. É crucial enfatizar que a cirurgia endoscópica tem como objetivo tratar o tumor primário, e não se deve negligenciar o tratamento dos linfonodos cervicais.

Globalmente, o *laser* de CO_2 é reconhecido como o método padrão-ouro para cirurgias endoscópicas de tumores laríngeos, embora outros métodos, como cirurgia com instrumental frio, cautérios, outros tipos de *laser* e cirurgia robótica, sejam válidos em situações específicas. As considerações deste capítulo se concentram em cirurgias endoscópicas com *laser* de CO_2.

INDICAÇÕES E CONTRAINDICAÇÕES

A decisão pela cirurgia endoscópica é orientada por diversos fatores, sendo possível categorizá-los em aspectos relacionados com o paciente e com o tumor. Variáveis relativas ao contexto do serviço de saúde também deverão ser consideradas. A experiência do cirurgião e a disponibilidade de materiais são fatores decisivos. A cirurgia endoscópica com *laser* de CO_2 exige treinamento específico e prolongado com impacto direto nos resultados esperados.[4,5]

Fatores relacionados com o paciente

Para a realização de cirurgia endoscópica é imperativo que haja exposição laríngea adequada na laringoscopia direta. Este fator está diretamente ligado à obtenção de margens negativas.[4,6] A exposição laríngea subótima está associada a um aumento significativo na incidência de margens positivas, mais que dobrando essa taxa de 19 a 47% com significância estatística.[6,7] A previsão pré-operatória da exposição laríngea pode ser realizada por meio de escores validados.[6] Contudo, esses escores não apresentam acurácia absoluta. Uma boa exposição laríngea é possível em até 20% dos pacientes com previsão de exposição difícil. Nem sempre é possível obter exposição excelente, porém, em lesões menores e posteriores, a cirurgia ainda pode ser possível. O cirurgião deve empregar todos os recursos disponíveis para alcançar exposição ótima, incluindo modificação da posição do paciente, uso de laringoscópios menores, reposicionamento do laringoscópio durante a cirurgia, compressão extrínseca laríngea e remoção das pregas vestibulares para melhor acesso à área glótica. Em cerca de 1% dos casos, a exposição laríngea é considerada como inadequada para uma ressecção endoscópica.[2,7] Na ausência de um diagnóstico histológico prévio, é essencial a obtenção de biopsia e o cirurgião não deverá prosseguir com a ressecção. Essa eventualidade deve ser previamente discutida com o paciente. A ressecção incompleta do tumor coloca o paciente em uma situação de duplo tratamento, seja por meio de radioterapia ou de uma nova intervenção cirúrgica, acarretando maior morbidade.

É fundamental avaliar as condições clínicas do paciente e discutir os resultados oncológicos e funcionais possíveis para ambos os métodos. Pacientes com comorbidades graves e alto risco cirúrgico são melhores candidatos ao tratamento radioterápico. Dentre os principais pontos a serem discutidos estão a taxa de sobrevida e recorrência, a qualidade vocal e as sequelas de longo prazo. Considerações de ordem prática e econômica devem figurar nesta decisão. A radioterapia requer sessões diárias por mais de 1 mês, enquanto a cirurgia endoscópica tem uma internação média de 1 dia, permitindo rápido retorno às atividades laborais. A preferência do paciente deverá ser levada em consideração. Alguns pacientes podem ter fortes preconceitos contra uma ou outra modalidade, e o conforto psicológico é crucial para um tratamento oncológico bem-sucedido.

Fatores relacionados com o tumor

Embora o sistema TNM de Classificação de Tumores Malignos, preconizado pela American Joint Committee on Cancer (AJCC) e pela União Internacional para o Controle do Câncer (UICC), seja tradicionalmente usado para estadiamento e escolha do tratamento oncológico, quando se trata de cirurgia endoscópica para tumores laríngeos, a classificação apresenta limitações. Dentro de um mesmo "T", observa-se variação de volume e de localização do tumor dentro da laringe. Novas classificações para tumores laríngeos, com foco específico nas cirurgias endoscópicas, foram propostas.[8] Embora tumores iniciais (Tis – T2) e alguns T3 selecionados possam ser tratados por via endoscópica, a exposição laríngea adequada é pré-requisito indispensável. Além disso, o cirurgião deverá ter íntimo conhecimento das vias de disseminação e barreiras à progressão dos tumores laríngeos e da vascularização intralaríngea (Figura 225.1).[9]

O crescimento do tumor encontra restrições impostas por ligamentos, membranas de tecido conectivo e cartilagens. Já os tecidos moles e músculos oferecem pouca resistência à expansão de lesões malignas.

Entre as barreiras podem-se mencionar: a membrana basal, que define o carcinoma *in situ*; o ligamento vocal; o cone elástico; a membrana quadrangular; o tecido conectivo do ventrículo laríngeo; os ligamentos hioepiglótico e glossoepiglótico; e as cartilagens laríngeas. Dentro do espaço paraglótico, as membranas periventriculares central e periférica atuam dificultando a expansão tumoral.

Entre as áreas que oferecem pouca resistência ao crescimento tumoral incluem-se: a lâmina própria; a gordura e o tecido conjuntivo frouxo do espaço paraglótico e pré-epiglótico; os forames neurovasculares; e os músculos intrínsecos da laringe. As veias também são suscetíveis à invasão tumoral, uma vez que não possuem as fibras elásticas presentes nas artérias.

Algumas regiões anatômicas impõem dificuldade ao controle cirúrgico endoscópico das margens tumorais. A presença de tumor no espaço paraglótico posterior, no espaço pré-epiglótico, infiltrando a cartilagem tireoide ou com grande extensão subglótica, contraindica a ressecção endoscópica. O espaço paraglótico posterior, ou espaço tireo-cricoaritenóideo, tem íntimo contato com a articulação cricoaritenoide e se comunica os tecidos extra laríngeos próximos à

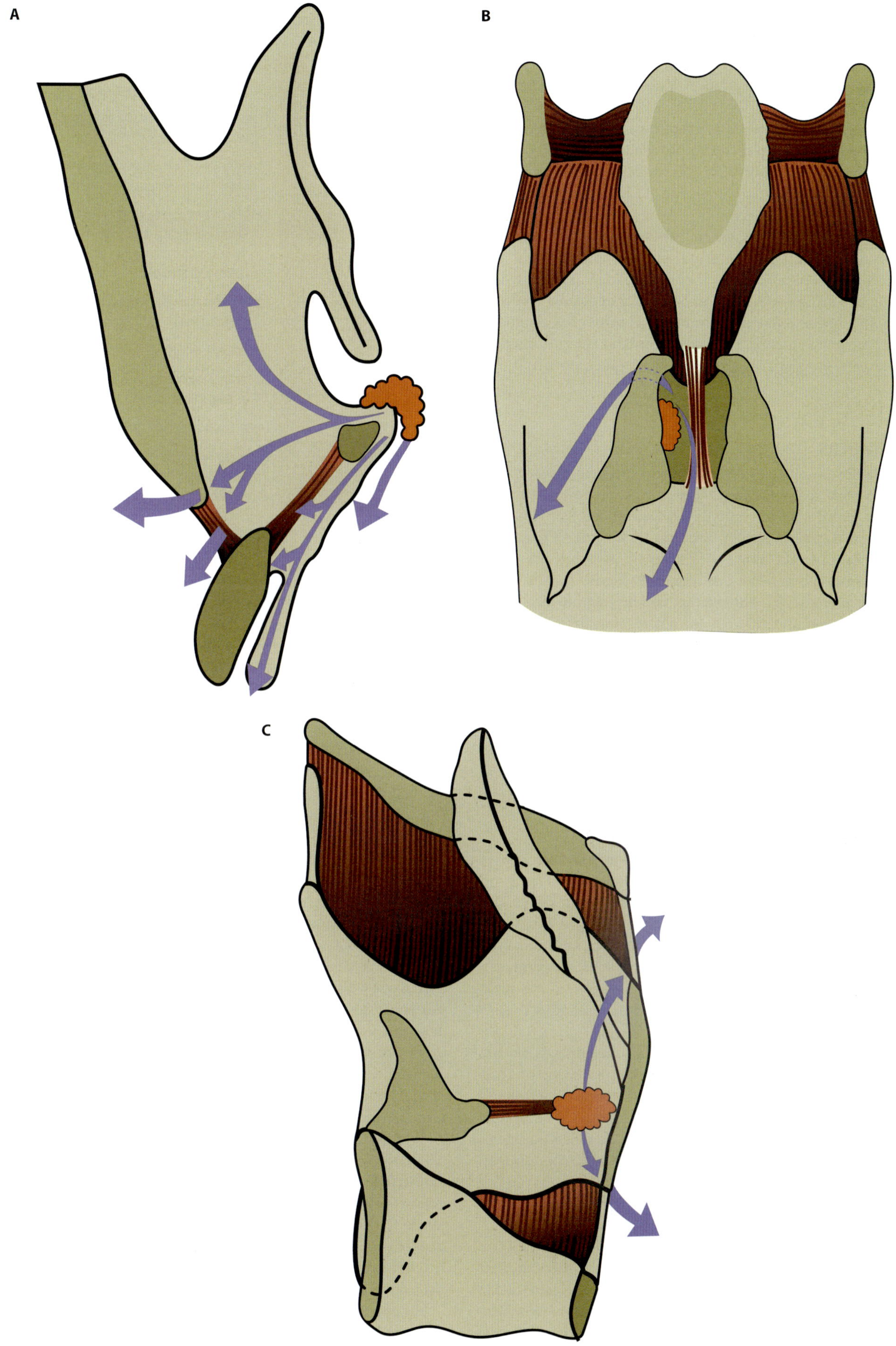

Figura 225.1 Vias de disseminação intra e extra laríngeas dos tumores glóticos. **A.** Corte coronal com foco no espaço paraglótico; **B.** Corte coronal com vista posteroanterior; **C.** Corte sagital.

inserção do músculo cricotireóideo. A infiltração do espaço pré-epiglótico ou da cartilagem tireoide pode resultar em ressecções endoscópicas incompletas. Já as lesões com grandes extensões subglóticas apresentam restrição mecânica ao uso das pinças e ao alcance do *laser* de CO_2.

O acometimento da comissura anterior não é uma contraindicação à cirurgia endoscópica, mas a cirurgia torna-se mais complexa, exigindo experiência do cirurgião responsável. Tumores glóticos podem exibir um comportamento de invasão horizontal na comissura anterior, disseminando-se pela mucosa para a prega vocal contralateral. Esta situação tem melhor prognóstico. Tumores com invasão vertical da comissura anterior apresentam o pior prognóstico entre todas as cordectomias endoscópicas. A Sociedade Europeia de Laringologia adicionou à sua classificação a cordectomia tipo VI, que se refere exclusivamente às ressecções craniocaudais da comissura anterior. Em casos de invasão anterior, em direção ao espaço pré-glótico, a cirurgia endoscópica é restrita.

RESULTADOS

Oncológicos

Os resultados oncológicos do tratamento cirúrgico endoscópico e da radioterapia se assemelham.[1,2,3] A cirurgia proporciona melhor sobrevida global e menor risco de laringectomia total.[3] Nos casos de carcinomas glóticos iniciais tratados com *laser* de CO_2, a sobrevida doença-específica atinge 97,6% em 10 anos e 96,3% em 20 anos.[2]. Em nossa experiência, os últimos 91 casos (Tis – T3) operados com *laser* de CO_2 apresentaram taxa de controle local com o primeiro tratamento de 87,26% em um seguimento médio de 48 meses. A sobrevida doença-específica é mais alta que a taxa de controle local em todas as modalidades terapêuticas, devido à possibilidade de retratamento dos casos que apresentem recidiva. A abordagem de resgate para recidivas por meio de nova cirurgia endoscópica é estratégia bem estabelecida. Pacientes submetidos a duas ou mais cirurgias endoscópicas não apresentam piora na sobrevida doença-específica quando comparados com aqueles tratados com apenas um procedimento.[2]

Funcionais

A qualidade vocal parece ser mais favorável com a radioterapia, especialmente nos primeiros meses após o tratamento. Os resultados vocais da cirurgia estão diretamente relacionados com a extensão e localização da ressecção. Em cordectomias dos tipos I a III, que preservam a comissura anterior, os resultados vocais costumam ser bastante satisfatórios. Devido aos efeitos duradouros e permanentes da radiação nos tecidos e à adaptação que ocorre nos meses subsequentes à cirurgia, a discussão sobre os resultados vocais a longo prazo permanece em aberto.

A cirurgia endoscópica habitualmente não causa disfagia ou comprometimento respiratório. Na cirurgia, a principal sequela a longo prazo é a disfonia. Em contrapartida, na radioterapia, a xerostomia, xerofonia, alteração do paladar e da pele são frequentes. A laringite actínica é uma complicação temida e incomum, de difícil tratamento, que pode levar a prejuízos substanciais em todas as funções laríngeas.

CIRURGIA ENDOSCÓPICA

Tipos de cordectomias endoscópicas

A Sociedade Europeia de Laringologia classifica as cordectomias endoscópicas em tipos de I a VI (Tabela 225.1).[3] O termo "cordectomia" refere-se à ressecção da "corda" vocal e é utilizado por seu valor histórico e didático. Atualmente, muitas ressecções endoscópicas são melhor descritas como laringectomias parciais endoscópicas. Além disso, ressecções supraglóticas também não estão contempladas nesta terminologia. Destaca-se ainda que a ressecção pode ser feita em monobloco ou segmentando o tumor em múltiplos fragmentos (*multibloc*). A ressecção em múltiplos fragmentos, uma mudança de paradigma introduzida por Wolfgang Steiner,[10] permitiu a extensão da técnica para tumores maiores. Diante disso, percebe-se que, apesar da classificação europeia de cordectomias, esta é uma cirurgia verdadeiramente feita sob medida para cada paciente (Vídeos 225.1 e 225.2).

Tabela 225.1 Classificação de cordectomias endoscópicas da Sociedade Europeia de Laringologia.

Tipo I ou subepitelial	Ressecção subepitelial, passando pela camada superficial da lâmina própria
Tipo II ou subligamentar	Ressecção do epitélio, lâmina própria e ligamento vocal (subligamentar)
Tipo III ou transmuscular	Resseção do epitélio, lâmina própria, ligamento vocal e parte do músculo vocal (transmuscular)
Tipo IV ou "total"	Cordectomia total, ressecando a lâmina própria, ligamento vocal e o músculo vocal (chegando ou incluindo o pericôndrio interno da cartilagem tireoide)
Tipo Va	Cordectomia estendida, incluindo a prega vocal contralateral
Tipo Vb	Cordectomia estendida, incluindo a aritenoide
Tipo Vc	Cordectomia estendida, incluindo o ventrículo e/ou as pregas vestibulares
Tipo Vd	Cordectomia estendida, incluindo a subglote
Tipo VI ou comissurectomia	Ressecção vertical da comissura anterior, incluindo terço anterior de ambas pregas vocais e incluindo ou não a subglote

Sala cirúrgica e materiais

A organização meticulosa da sala cirúrgica desempenha papel crucial na realização bem-sucedida da microcirurgia de laringe. Durante as cordectomias endoscópicas, diversos equipamentos, como microscópio, torre de vídeo, mesas de instrumentais, aspiradores, eletrocautério, *laser* de CO2 e materiais anestésicos ocupam a sala cirúrgica. A presença de cabos e dispositivos pode dificultar o acesso ao paciente em situações de emergência. Por isso, é fundamental padronizar a disposição espacial da sala.

Especialmente em casos de tumores mais extensos, o tempo cirúrgico é mais prolongado. Mesmo em intervenções mais breves, é crucial que o cirurgião mantenha sua destreza motora e condição física preservadas. Para alcançar estabilidade e conforto, o cirurgião deve posicionar-se com os pés firmemente apoiados no chão, em um assento com suporte para a região dorsal e pontos de apoio adequados para os membros superiores, como cotovelos, antebraços e punhos. O apoio do instrumental na borda do laringoscópio oferece firmeza e estabilidade aos movimentos, eliminando tremores.

A utilização de ópticas longas de 0 e 45°, com 4 ou 5 mm de diâmetro, permite visibilização minuciosa dos limites tumorais e da extensão para outras áreas da laringe. Após a inspeção com os endoscópios, utiliza-se o microscópio, que possibilita acoplar o *laser* de CO_2 e proporciona ao cirurgião visão binocular e uso das duas mãos. As ópticas podem ser utilizadas inúmeras vezes, durante o decorrer da cirurgia, para localização anatômica tridimensional pelo cirurgião.

Os instrumentais de corte incluem instrumentos frios, eletrocautérios de laringe e *lasers*. O *laser* de CO_2 é a preferência mundial e oferece grande precisão de corte, mas sua capacidade hemostática é limitada. Portanto, deve ser combinado com materiais específicos para hemostasia, como o eletrocautério monopolar de laringe, o aspirador-cautério e o eletrocautério bipolar de laringe. Em situações de sangramento mais intenso, clipes de hemostasia podem ser necessários (Figuras 225.2 e 225.3).

Margens cirúrgicas

Margens negativas são definidas como aquelas que apresentam distância superior a 1 mm entre o tumor e o limite da ressecção. A desidratação, vaporização tecidual e a carbonização provocadas pelo uso de *laser* ou cautério, podem dificultar a avaliação das margens pelo patologista.[5,11] Frequentemente, resultam em margens exíguas (< 1mm) ou mesmo em resultados falsos-positivos. Nesse contexto, a avaliação crítica do cirurgião durante o procedimento para verificar a adequação das margens é de suma importância. A percepção da equipe cirúrgica sobre o *status* das margens deve ser fielmente registrada no prontuário.

A compreensão anatômica precisa da peça pelo patologista é essencial para obter corretamente o *status* das margens cirúrgicas. A identificação das margens nas peças cirúrgicas é realizada utilizando tinta nanquim de cores variadas. A área de interesse é corada pela tinta e fixada com aplicação de ácido acético. A peça cirúrgica é fixada em um cartão com desenho esquemático das pregas vocais, proporcionando ao patologista correta localização tridimensional. Alternativamente, as margens cirúrgicas podem ser avaliadas por meio da excisão de fragmentos adicionais obtidos no próprio paciente, e não na peça excisada (Figura 225.4).

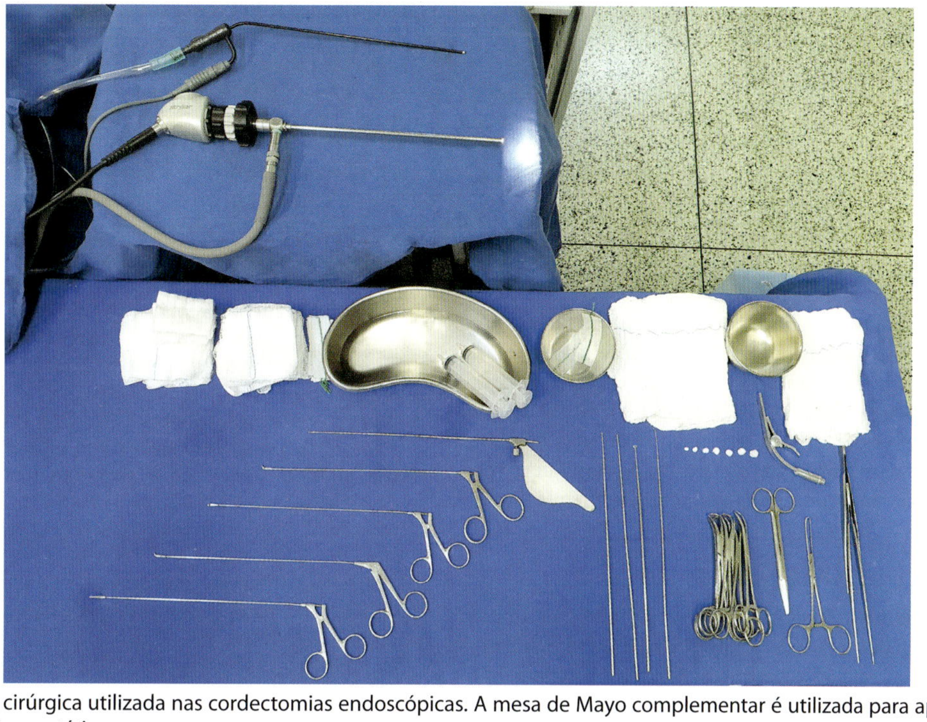

Figura 225.2 Mesa cirúrgica utilizada nas cordectomias endoscópicas. A mesa de Mayo complementar é utilizada para apoiar ópticas, aspiradores e materiais hemostáticos.

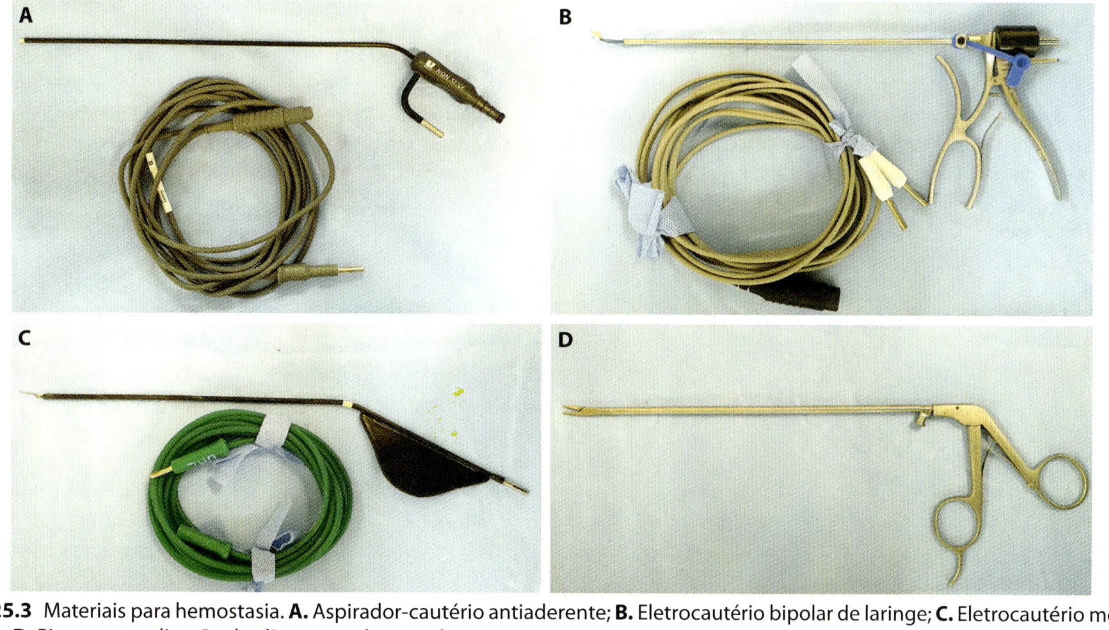

Figura 225.3 Materiais para hemostasia. **A.** Aspirador-cautério antiaderente; **B.** Eletrocautério bipolar de laringe; **C.** Eletrocautério monopolar de laringe; **D.** Pinça para aplicação de clipes vasculares na laringe.

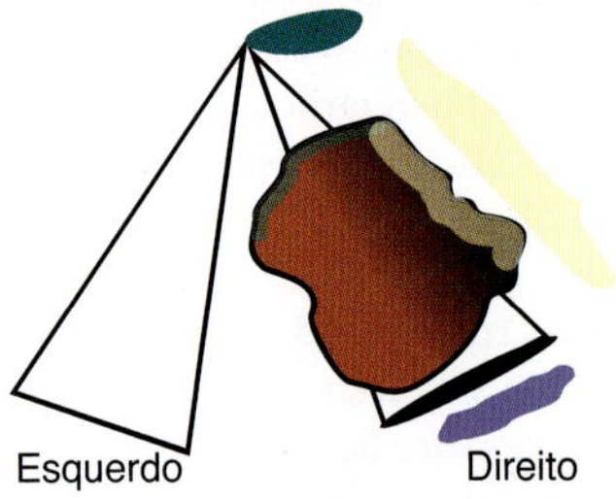

Figura 225.4 Peça cirúrgica de cordectomia endoscópica. A peça encontra-se afixada em cartão com esquema representando a laringe. A margem anterior da peça está corada com tinta verde. A margem lateral está corada em amarelo. A margem posterior está corada em azul. A margem profunda está em contato com o cartão.

Complicações intraoperatórias

Além das complicações inerentes à laringoscopia direta e cirurgias laríngeas endoscópicas, a ressecção transoral de tumores com *laser* de CO_2 exige cuidados adicionais. Em cordectomias extensas e em tumores supraglóticos, a hemorragia de difícil controle é uma possibilidade. O uso de *lasers* e cautérios elétricos introduz riscos adicionais que demandam controle. A alta temperatura gerada por esses instrumentos pode resultar na combustão do oxigênio na via aérea, uma complicação potencialmente catastrófica. Os tubos orotraqueais são fabricados com materiais plásticos e são suscetíveis a combustão. A manutenção da fração inspirada de oxigênio abaixo de 30%, o uso de tubos específicos para cirurgias com *laser* e a proteção do tubo com cotonoides molhados ajudam a evitar acidentes. Em caso de combustão na via aérea, a oferta de oxigênio deve ser interrompida e o tubo orotraqueal removido imediatamente.

MANEJO PÓS-OPERATÓRIO

Os pacientes submetidos a ressecção transoral de câncer laríngeo têm alta hospitalar em até 24 horas. Ainda que raro, o sangramento pós-operatório é uma complicação grave e deverá ser prontamente atendido. Recomenda-se repouso vocal. A alimentação é composta por alimentos pastosos e frios no primeiro dia, progredindo conforme a aceitação do paciente. Em pacientes idosos, com ressecções extensas ou tumores supraglóticos, em que o risco de aspiração é maior, a alimentação via sonda nasoenteral pode ser considerada. O primeiro retorno ambulatorial é agendado entre o quinto e o décimo dia após a operação. A ocorrência de dor pós-operatória não é comum. A prescrição de antibióticos é reservada para casos nos quais há exposição de pericôndrio e/ou cartilagem, ou em situações de comorbidades sistêmicas, como diabetes melito.

O acompanhamento pós-operatório inclui videolaringoscopia mensal no primeiro semestre, bimestral no segundo semestre, trimestral até o terceiro ano e posteriormente quadrimestral até o quinto ano. Exames radiológicos são solicitados no seguimento de tumores T2 glóticos e tumores supraglóticos no primeiro e segundo anos.

REFERÊNCIAS BIBLIOGRÁFICAS

1. Ambrosch P, Gonzalez-Donate M, Fazel A, Schmalz C, Hedderich J. Transoral laser microsurgery for supraglottic cancer. Front Oncol [Internet]. 2018 May 9 [Acesso em: 2024 Jul];8:158.
2. Piazza C, Paderno A, Del Bon F, Lancini D, Fior M, Berretti G et al. Long-term oncologic outcomes of 1188 Tis-T2 glottic cancers treated by transoral laser microsurgery. Otolaryngol Head Neck Surg [Internet]. 2021 Aug [Acesso em: 2024 Jul];165(2):321-8.
3. Ding Y, Wang B. Efficacy of laser surgery versus radiotherapy for treatment of glottic carcinoma: A systematic review and meta-analysis. Lasers Med Sci [Internet]. 2019 Jul [Acesso em: 2024 Jul];34(5):847-54.
4. Fiz I, Mazzola F, Fiz F, Marchi F, Filauro M, Paderno A et al. Impact of close and positive margins in transoral laser microsurgery for Tis-T2 Glottic Cancer. Front Oncol [Internet]. 2017 Oct 16 [Acesso em: 2024 Jul];7:245
5. Mora F, Carta F, Missale F, Laborai A, Parrinello G, Piazza C et al. Laryngeal mid-cord erythroleukoplakias: How to modulate the transoral CO_2 laser excisional biopsy. Cancers (Basel) [Internet]. 2020 Aug 4 [Acesso em: 2024 Jul];12(8):2165.
6. Incandela F, Paderno A, Missale F, Laborai A, Filauro M, Mora F et al. Glottic exposure for transoral laser microsurgery: Proposal of a mini-version of the laryngoscore. Laryngoscope [Internet]. 2019 Jul [Acesso em: 2024 Jul];129(7):1617-22.
7. Piazza C, Paderno A, Grazioli P, Del Bon F, Montalto N, Perotti P et al. Laryngeal exposure and margin status in glottic cancer treated by transoral laser microsurgery. Laryngoscope [Internet]. 2018 May [Acesso em: 2024 Jul];128(5):1146-51.
8. Remacle M, Van Haverbeke C, Eckel H, Bradley P, Chevalier D, Djukic V, de Vicentiis M et al. Proposal for revision of the European Laryngological Society classification of endoscopic cordectomies. Eur Arch Otorhinolaryngol [Internet]. 2007 May [Acesso em: 2024 Jul];264(5):499-504.
9. Perotti P, Ferrari M, Montalto N, Lancini D, Paderno A, Incandela F et al. Anatomical cadaver study of endolaryngeal vascularization: Focus on the glottis, supraglottis, and subglottis from the transoral microsurgical point of view. Front Oncol [Internet]. 2018 Apr 30 [Acesso em: 2024 Jul];8:138.
10. Steiner W. Experience in endoscopic laser surgery of malignant tumours of the upper aero-digestive tract. Adv Otorhinolaryngol. 1988;39:135-44.
11. Fiz I, Koelmel JC, Sittel C. Nature and role of surgical margins in transoral laser microsurgery for early and intermediate glottic cancer. Curr Opin Otolaryngol Head Neck Surg [Internet]. 2018 Apr [Acesso em: 2024 Jul];26(2):78-83.

CAPÍTULO

226

Tratamento Cirúrgico Aberto

Márcio Abrahão • Augusto Abrahão

INTRODUÇÃO

O avançar da tecnologia e a busca por procedimentos minimamente invasivos fazem com que a cirurgia fechada da laringe receba diversas novidades a todo momento, com novos instrumentais de corte como *laser* e novas tecnologias para melhor visualização da laringe, seja de forma endoscópica ou microscópica. No entanto, não devemos pensar na cirurgia aberta da laringe como uma opção frente a cirurgia fechada, e sim, como um complemento à cirurgia fechada.

Certamente, frente a um tumor inicial da laringe, a melhor escolha cirúrgica é a cirurgia fechada, a qual traz ao paciente bom controle oncológico associado a boa qualidade de vida e menor tempo de internação.[1] Todavia, para que se possa fazer uma boa cirurgia fechada, é necessária uma boa exposição da lesão da laringe.[2] Quando não se é possível uma exposição que traga conforto ao cirurgião em realizar um procedimento oncológico seguro, é quando a cirurgia aberta se revela a melhor opção, e é por isso que a cirurgia aberta da laringe deve ser considerada um complemento à técnica fechada, e não como uma opção "rival".

A exposição pode ser dificultada de duas formas: ou pela anatomia do paciente ou pela posição do tumor na laringe.[2] Os preditores que relevam que a laringoscopia direta será difícil são: intubação difícil prévia, distância interincisivos menor que 4 cm, distância tireomentoniana menor que 6 cm, distância esternomentoniana menor que 12 cm, extensão de cabeça/pescoço reduzida menor que 30º, Mallampati III ou IV, protrusão mandibular, circunferência cervical aumentada e complacência do espaço submandibular pequena.[1,2] Quanto à posição da lesão, quanto mais anterior, mais difícil a exposição, principalmente quando acomete a comissura anterior, podendo tirar a segurança da margem tumoral do cirurgião devido à má exposição. Nesses casos, a cirurgia aberta se mostra como a melhor opção.[3]

Dentre as opções de cirurgia aberta para tumores iniciais da laringe, existem as técnicas verticais, como: cordectomia por laringofissura, laringectomia frontal e a frontolateral, e a técnica horizontal, como a supraglótica.[4,5]

CORDECTOMIA POR LARINGOFISSURA

Em algumas situações, o cirurgião é surpreendido durante o procedimento com a dificuldade de exposição da laringe; é quando a laringofissura pode auxiliar na abordagem para cordectomia. Muitas vezes, a cirurgia inicia de forma fechada (endoscópica/microscópica) iniciando a retirada da lesão e dando uma margem oncológica segura na região posterior à lesão; no entanto, a margem anterior fica dificultada pela visualização.[5] Nesses casos, pode-se lançar mão do auxílio da laringofissura, a qual realiza um acesso na parte anterior da cartilagem tireóidea, permitindo a visualização das pregas vocais de forma externa e, assim, o cirurgião pode dar a margem anterior com maior segurança.[6] A dificuldade de exposição pode ter sido prevista e a laringofissura já ser um passo planejado previamente, mesmo nesses casos. Iniciar tentando a laringoscopia de suspensão é indicado, pois da mesma forma que alguns casos, não prevemos dificuldade mas as encontramos; em outros casos, prevemos uma exposição difícil e, no momento cirúrgico, somos surpreendidos com uma boa exposição e uma possibilidade de realização da cirurgia de forma segura totalmente fechada.[7]

LARINGECTOMIA FRONTAL

A laringectomia frontal se mostra como uma excelente opção para tumores que acometem a comissura anterior, também denominado câncer em ferradura.[7] A técnica clássica é realizada por via externa, na qual se realizam duas incisões verticais na cartilagem tireóidea, distantes 1 cm da linha mediana. Remove-se o ângulo da cartilagem tireóidea (quilha), a comissura anterior e o terço anterior de ambas as pregas vocais. Para o fechamento, aproximam-se as lâminas da cartilagem tireóidea, conforme esquematizado nas Figuras 226.1 a 226.9.[7,8]

LARINGECTOMIA FRONTOLATERAL

Técnica utilizada quando o tumor laríngeo, além de acometer a comissura anterior, se estende para uma das pregas vocais. Nesse caso,

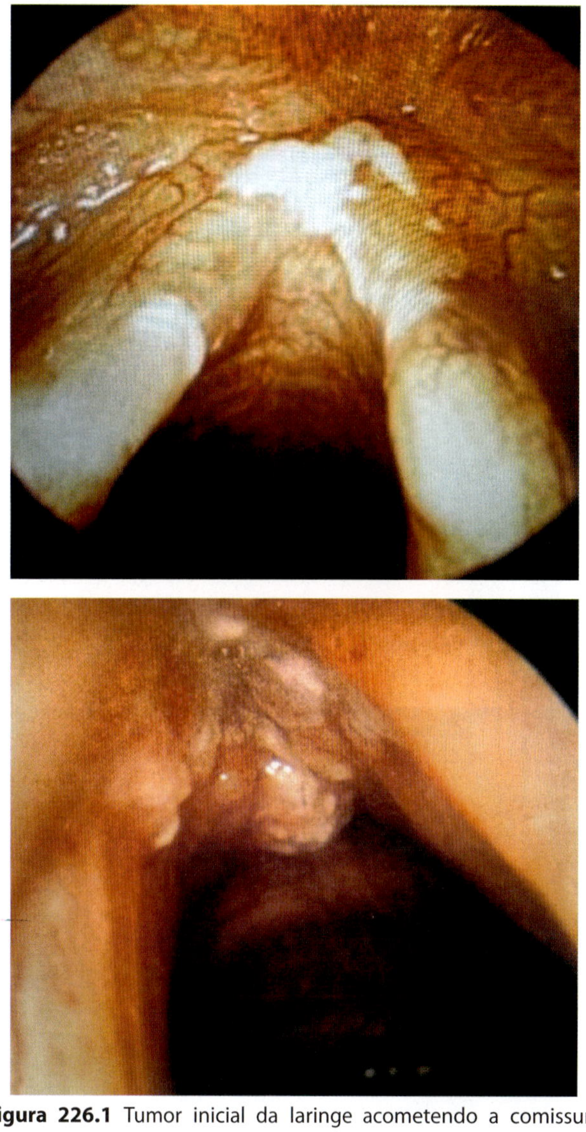

Figura 226.1 Tumor inicial da laringe acometendo a comissura anterior.

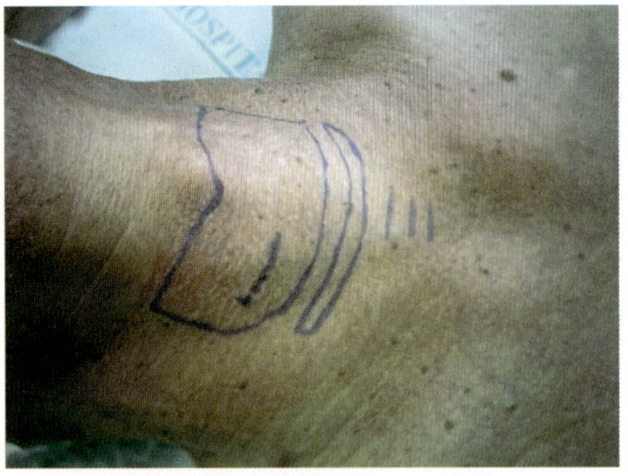

Figura 226.2 Planejamento cirúrgico.

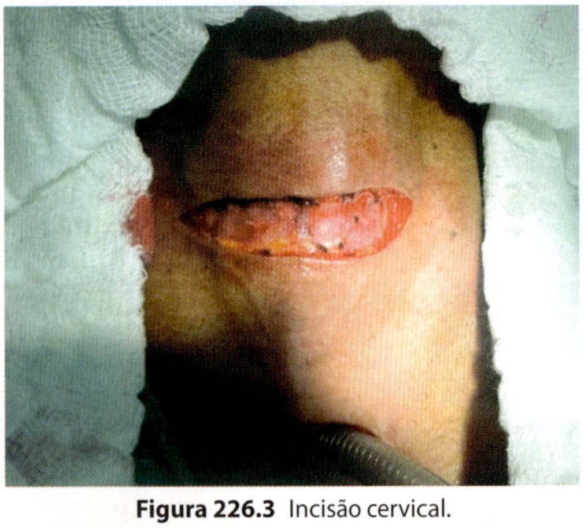

Figura 226.3 Incisão cervical.

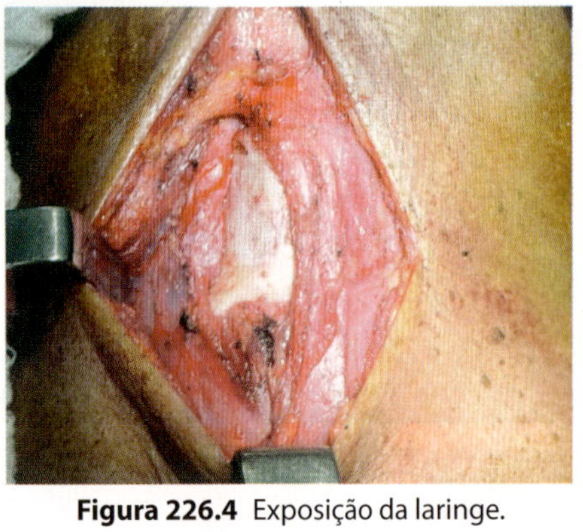

Figura 226.4 Exposição da laringe.

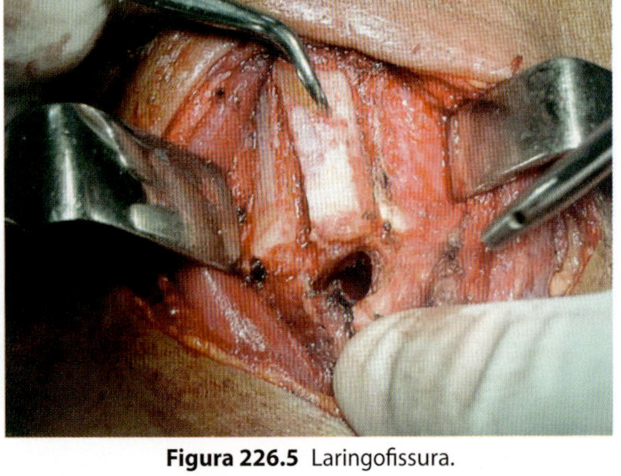

Figura 226.5 Laringofissura.

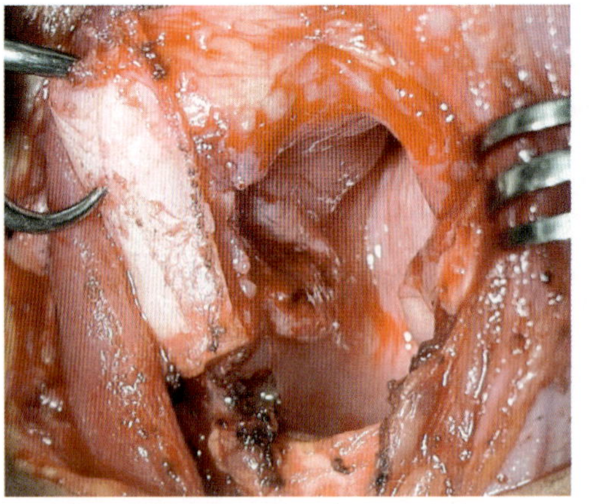

Figura 226.6 Exposição do tumor laríngeo.

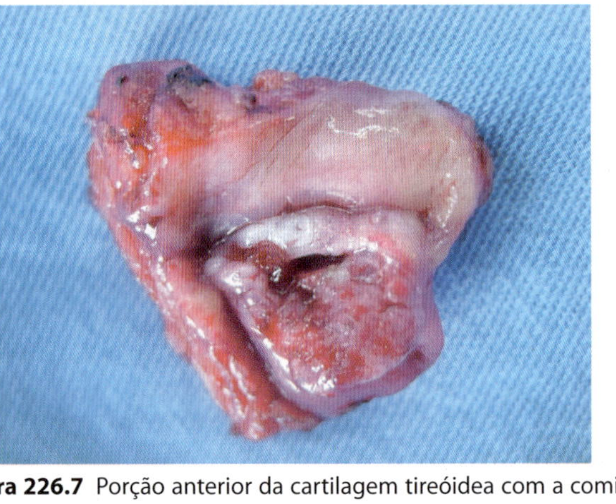

Figura 226.7 Porção anterior da cartilagem tireóidea com a comissura anterior.

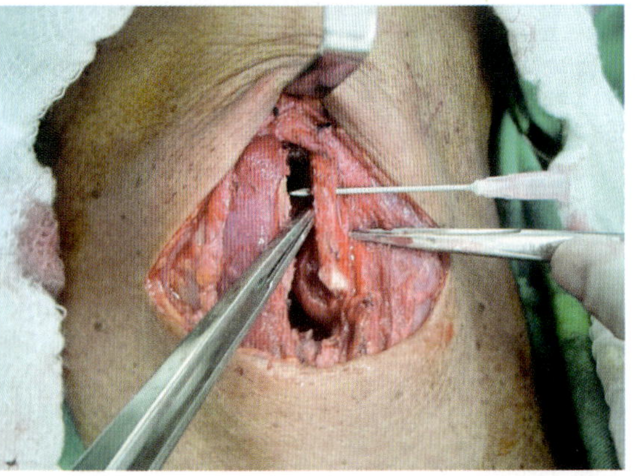

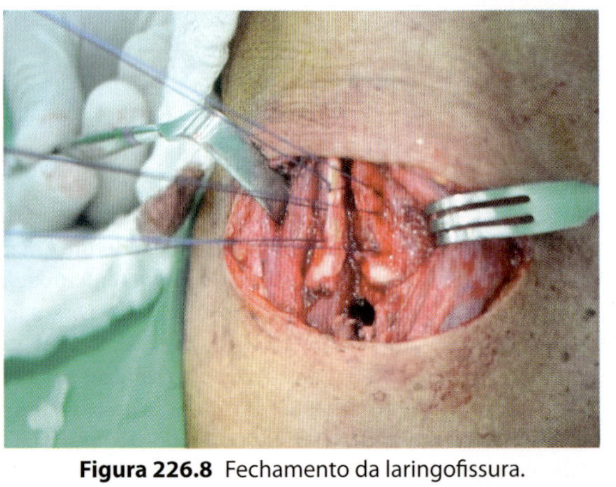

Figura 226.8 Fechamento da laringofissura.

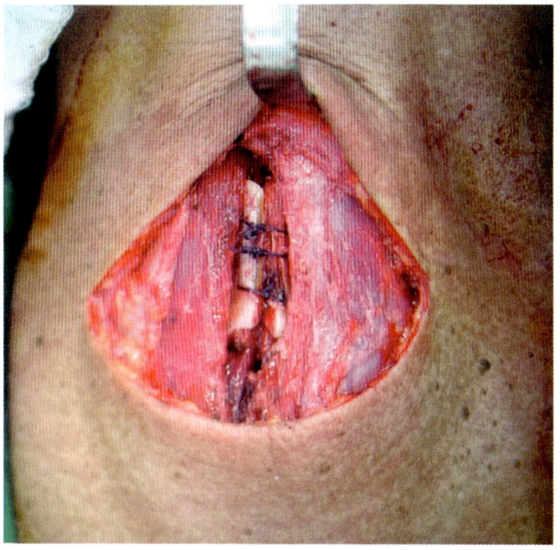

Figura 226.9 Fechamento completo da laringofissura.

realiza-se um acesso idêntico ao anterior, laringectomia frontal, no entanto, estende-se em uma das pregas vocais onde a lesão se estende, para possibilitar uma melhor margem oncológica. A margem posterior pode ser realizada por via endoscópica antes de iniciar o procedimento aberto, assim, ao realizar a laringofissura, o cirurgião já tem a marcação do limite tumoral, o que torna a cirurgia mais precisa.[7,8]

Clássica

Remove-se a cartilagem tireóidea (quilha), comissura anterior, prega vocal comprometida, terço anterior da prega vocal contralateral, com plano de dissecção até o pericôndrio interno.

Indicações

- Tumor da porção membranosa da prega vocal que atinge ou mesmo ultrapassa a comissura anterior com comprometimento não maior que um terço anterior da prega vocal oposta. Mobilidade conservada (T1b) ou diminuída da prega vocal (T2)[1,2,7]
- Tumor da prega vocal com propagação para a região subglótica não maior do que 10 mm da borda livre da prega vocal membranácea e na comissura anterior. Não pode haver propagação na glote cartilagínea ou subglote posterior. Mobilidade conservada ou diminuída da prega vocal (T2)[1,2,7]
- Tumor T1b ou T2 que não se curou com tratamento radioterápico.

Contraindicações

- Fixação da prega vocal por invasão da articulação cricoaritenóidea
- Invasão da cartilagem tireoide.

Ampliada

Indicações

- Tumor da porção membranácea da prega vocal com propagação posterior atingindo ou mesmo ultrapassando (superficialmente) o processo vocal da cartilagem aritenoide. O envolvimento deve estar limitado à borda medial e ao ápice desta cartilagem Não pode haver invasão da articulação cricoaritenóidea, nem da comissura posterior. Mobilidade conservada ou diminuída da prega vocal (T2)[1,2,7]
- Tumor transglótico com 2 cm ou menos de diâmetro, sem propagação para a região subglótica, sem fixação da prega vocal, com ou sem envolvimento da comissura anterior (T2).[1,2,7]

LARINGECTOMIA SUPRAGLÓTICA

A técnica da laringectomia supraglótica é uma das laringectomias horizontais e se mostra um grande recurso para tumores iniciais da laringe da região supraglótica. A maioria dos carcinomas supraglóticos surge na superfície da junção da epiglote com a prega ariepiglótica. À medida que o tumor cresce, ele frequentemente invade a cartilagem epiglótica através de suas fenestrações e entra no espaço pré-epiglótico. Esse tipo de lesão apresentada muitas vezes tem sua exposição dificultada para uma remoção totalmente endolaríngea; nesse cenário, a técnica supraglótica se mostra de grande valia.

A cirurgia consiste na remoção, no plano horizontal, de toda a supraglote, incluindo epiglote, pregas vestibulares, ventrículo laríngeo e osso hioide. O limite inferior da dissecção encontra-se no nível do assoalho do ventrículo. Em alguns casos pode incluir a remoção de uma das cartilagens aritenóideas e, frequentemente, inclui a remoção da porção inferior da base da língua. Pacientes cândidos à cirurgia supraglótica devem ter boa reserva pulmonar por aumentar o risco de aspiração.[1,9]

REFERÊNCIAS BIBLIOGRÁFICAS

1. Associação Brasileira de Otorrinolaringologia. Tratado de Otorrinolaringologia e Cirurgia Cervicofacial. 1. ed. Rio de Janeiro: Guanabara Koogan; 2017.
2. Tsuji DH et al. Condutas práticas em laringologia. São Paulo: H Maxima; 2005.
3. Kacker A, Wolden S. Cancer of larynx. In: Myers EN, Suen JY, Myers J, Hanna E. Cancer of the head and neck. 4th ed. Philadelphia: Saunders; 20023. p. 333-78.
4. Marioni G, Marchese-Ragona R, Cartei G, Marchese F, Staffieri A. Current opinion in diagnosis and treatment of laryngeal carcinoma. Cancer Treat Ver [Internet]. 2006 Nov [Acesso em: 2024 Jul];32(7):504-15.
5. American Society of Clinical Oncology; Pfister DG, Laurie SA, Weinstein GS, Mendenhall WM, Adelstein DJ et al. American Society of Clinical Oncology clinical practice guideline for the use of larynx-preservation strategies in the treatment of laryngeal cancer. J Clin Oncol [Internet]. 2006 Aug 1 [Acesso em: 2024 Jul];24(22):3693-704.
6. Schwartz MR. Pathology of laryngeal tumors. In: Panje WR, Thawley SE, Batsakis JG, Lindeberg RD, authors. Comprehensive management of head and neck tumors. 2nd ed. Philadelphia: Saunders Company; 1999. vol. 2. p. 950-78.
7. Sennes LU, Tsuji DH, Guimarães JR. Câncer de laringe: diagnóstico e tratamento. Arq Int Otorrilaringol [Internet]. 1998 [Acesso em: 2024 Jul];2(2).
8. Back G, Sood S. The management of early laryngeal cancer: Options for patients and therapists. Curr Opin Otolaryngol Head Neck Surg [Internet]. 2005 Apr [Acesso em: 2024 Jul];13(2):85-91
9. Flint PW, Haughey BH, Lund VJ, Niparko JG, Richardson MA, Robbins KT et al. Cummings otolaryngology head & neck surgery. 5th ed. Baltimore: Mosby; 2010, 2005, 1998, 1993, 1986.

CAPÍTULO

227

Fatores Prognósticos

Agnaldo Graciano

INTRODUÇÃO

Pacientes com carcinomas iniciais de laringe são aqueles que apresentam carcinoma *in situ*, T1 ou T2 sem metástase linfonodal ou a distância.[1]

Aproximadamente 65% dos carcinomas de laringe acometem a região glótica, e as principais modalidades de tratamento para estes casos são a microcirurgia transoral a *laser* (MTL), radioterapia (RT), ou cirurgia aberta. A maioria das instituições favorece a MTL para pacientes com carcinoma *in situ* e T1a (lesões superficiais no terço médio das pregas vocais), enquanto diferentes recomendações podem ser observadas para pacientes com tumores T1b (envolvimento da superfície mucosa de ambas as pregas vocais e comissura anterior) e T2, quanto à recomendação de MTL, radioterapia, ou cirurgia aberta como tratamento inicial.[2] Portanto, a análise dos fatores prognósticos é importante para o manejo desses pacientes.

FATORES PROGNÓSTICOS

Invasão da comissura anterior

A invasão da comissura anterior (ICA) é um dos mais importantes fatores prognósticos dos carcinomas iniciais da laringe glótica. Vários estudos observaram que o risco de falha terapêutica após o tratamento radioterápico de carcinomas glóticos T1 e T2 é maior em pacientes com ICA.[3,4] Hendriksma et al.[5] sugeriram que a extensão vertical na comissura anterior é particularmente desfavorável para pacientes com tumores glóticos T2, com controle local de 5 anos de 59 *versus* 83% para pacientes com e sem invasão da comissura, respectivamente. Chone et al.[6] também observaram que o risco de recidiva tumoral foi mais frequente em pacientes com carcinoma glótico T1 e T2 com ICA tratados com MTL, ocorrendo em 7 *versus* 31% dos T1b e 17 *versus* 24% dos T2, sem ou com ICA, respectivamente. Todavia, mais recentemente, Jacobi et al.[7] não observaram diferença no controle local e preservação de laringe em pacientes com carcinoma glótico com ou sem ICA após tratamento com MTL.

Extensão tumoral

Vários autores sugeriram haver uma relação entre a extensão dos carcinomas iniciais de laringe e o prognóstico destes pacientes. A maioria destes estudos definiu a extensão tumoral de maneira pouco objetiva, considerando tumores iniciais mais extensos aqueles macroscopicamente grosseiros, ou com extensão para toda prega vocal ou com extensão envolvendo a comissura anterior e mais de $^1/_3$ de ambas as pregas vocais. De qualquer modo, pacientes com estas características apresentaram menor controle local após radioterapia inicial, com taxas de controle local em 5 anos de 91 e 48% para tumores com pequeno volume *versus* alto volume tumoral, respectivamente.[8,9] Mais recentemente, Son et al.[10] avaliaram a espessura tumoral em cortes tomográficos e observaram que tumores com mais de 4 mm de espessura apresentavam uma redução no tempo livre de doença após MTL.

A extensão tumoral para a região subglótica (T2b) como fator prognóstico dos carcinomas iniciais ainda é controversa. Embora Warde et al.[11] tenham observado sua associação com maior risco de recidiva local após radioterapia, uma metanálise mais recente não corroborou estes achados.[3]

Margens comprometidas

A presença de margem cirúrgica positiva é um reconhecido fator de risco para recidiva tumoral. Tan et al.[12] observaram que a sobrevida livre de recidiva após carcinomas glóticos iniciais tratados com MTL foi de 50% nos casos com margens positivas comparada a 14% naqueles com margens livres.

Nível de hemoglobina

Um baixo nível de hemoglobina pré-tratamento radioterápico foi relacionado com maior taxa de risco para recidiva tumoral, com risco 1,2 vez maior para pacientes com hemoglobina de 14 g/dℓ, aumentando para 2,6 vezes se hemoglobina igual a 10 g/dℓ.[3,11]

REFERÊNCIAS BIBLIOGRÁFICAS

1. American Joint Committee on Cancer. AJCC cancer staging form supplement 8th edition. AJCC [Internet]. Disponível em: www.cancerstaging.org. Acesso em: 2024 Jul.
2. van Loon Y, Hendriksma M, Langeveld TP, de Jong MA, Baatenburg de Jong RJ, Sjögren EV. Treatment preferences in patients with early glottic cancer. Ann Otol Rhinol Laryngol [Internet]. 2018 Mar [Acesso em: 2024 Jul];127(3):139-45.
3. Eskiizmir G, Baskın Y, Yalçın F, Ellidokuz H, Ferris RL. Risk factors for radiation failure in early-stage glottic carcinoma: A systematic review and meta-analysis. Oral Oncol [Internet]. 2016 Nov [Acesso em: 2024 Jul];62:90-100.
4. Elicin O, Ermiş E, Oehler C, Aebersold DM, Caparrotti F, Zimmermann F et al. Influencing factors on radiotherapy outcome in stage I-II glottic larynx cancer - A multicenter study. Front Oncol [Internet]. 2019 [Acesso em: 2024 Jul];20;9:932.
5. Hendriksma M, Ruler MA, Verbist BM, Jong MA, Langeveld TP, Benthem PP et al. Survival and prognostic factors for outcome after radiotherapy for T2 glottic carcinoma. Cancers (Basel) [Internet]. 2019 [Acesso em: 2024 Jul];6;11(9):1319.
6. Chone CT, Yonehara E, Martins JE, Altemani A, Crespo AN. Importance of anterior commissure in recurrence of early glottic cancer after laser endoscopic resection. Arch Otolaryngol Head Neck Surg [Internet]. 2007 Sep [Acesso em: 2024 Jul];133(9):882-7.
7. Jacobi C, Freundorfer R, Reiter M. Transoral laser microsurgery in early glottic cancer involving the anterior commissure. Eur Arch Otorhinolaryngol [Internet]. 2019 Mar [Acesso em: 2024 Jul];276(3):837-45.
8. Reddy SP, Hong RL, Nagda S, Emami B. Effect of tumor bulk on local control and survival of patients with T1 glottic cancer: A 30-year experience. Int J Radiat Oncol Biol Phys [Internet]. 2007 Dec 1 [Acesso em: 2024 Jul];69(5):1389-94.
9. Nomura T, Ishikawa J, Ohki M, Ohata A, Araki R, Kikuchi S. Multifactorial analysis of local control and survival in patients with early glottic cancer. Laryngoscope [Internet]. 2020 [Acesso em: 2024 Jul];130(7):1701-6.
10. Son HJ, Lee YS, Ku JY, Roh JL, Choi SH, Nam SY et al. Radiological tumor thickness as a risk factor for local recurrence in early glottic cancer treated with laser cordectomy. Eur Arch Otorhinolaryngol [Internet]. 2018 Jan [Acesso em: 2024 Jul];275(1):153-60.
11. Warde P, O'Sullivan B, Bristow RG, Panzarella T, Keane TJ, Gullane PJ et al. T1/T2 glottic cancer managed by external beam radiotherapy: The influence of pretreatment hemoglobin on local control. Int J Radiat Oncol Biol Phys [Internet]. 1998 [Acesso em: 2024 Jul];41(2):347-53.
12. Tan C, Fang J, Wang R, Zhong Q, Hou L, Ma H et al. Risk factors for local recurrence of early bilateral vocal cord carcinoma treated with transoral CO_2 laser microsurgery. Acta Otolaryngol [Internet]. 2021 Sep [Acesso em: 2024 Jul];141(9):860-4.

CAPÍTULO

228 Reabilitação Vocal

Lílian N. Aguiar Ricz • Renata Azevedo • Lica Arakawa Sugueno

INTRODUÇÃO

O diagnóstico e a intervenção precoce do câncer de laringe promovem melhores condições de sobrevida e menor comprometimento das funções laríngeas.[1,2] A proposta terapêutica depende da localização e do estadiamento do tumor, podendo-se realizar cirurgia, radioterapia e/ou quimioterapia, com a associação entre estas modalidades.

Em tumores glóticos iniciais, tanto a cirurgia como a radioterapia alcançam resultados oncológicos aceitáveis, entretanto, o impacto na função vocal continua a ser uma área de interesse. Como tal, uma compreensão completa dos resultados vocais previstos conferidos pela extensão da ressecção cirúrgica é o foco principal do aconselhamento e decisão terapêutica.[3-5]

Os conceitos da cirurgia conservadora no tratamento dos tumores de laringe, que permitem a preservação da fonação, da proteção das vias aéreas durante a deglutição e a manter a função respiratória, derivam de conhecimentos sobre a compartimentalização anatômica e embriológica do órgão, da compreensão do papel do tecido conjuntivo como barreira natural para a disseminação do tumor e da história natural do câncer da laringe, sobretudo do conhecimento dos padrões de crescimento e propagação do tumor na laringe.[6,7] Desta forma, os procedimentos cirúrgicos se baseiam em princípios bem fundamentados de embriologia, anatomia e patologia laríngea, visando sobretudo o controle oncológico, mas sempre buscando preservar ao máximo as funções laríngeas.

Para o tratamento de lesões glóticas iniciais, a cirurgia endoscópica transoral ou cordectomia endoscópica é considerada o tratamento cirúrgico preconizado. A European Laryngological Society (ELS) propôs um sistema de classificação para permitir a interpretação e comparação dos resultados pós-operatórios dependendo da extensão do tumor e da ressecção subsequente realizada para removê-lo.[8] As cordectomias transorais são classificadas da seguinte maneira:[9,10]

- Cordectomia tipo I ou subepitelial: indicada quando a região glótica está acometida por lesão intraepitelial pré-maligna ou por carcinoma *in situ* de prega vocal, indicada por movimento ondulatório presente na prega vocal à videolaringoestroboscopia. É realizada a excisão do epitélio através do descolamento da camada superficial da lâmina própria ou espaço de Reinke, usualmente chamada de decorticação da prega vocal
- Cordectomia tipo II ou subligamental: promove a remoção da camada intermediária e profunda da lâmina própria, que formam o ligamento vocal, incluindo fibras superficiais do músculo vocal adjacente. Indicada para os carcinomas microinvasivos ou invasivos que acometem o ligamento vocal e à avaliação videolaringoestroboscópica nota-se onda mucosa reduzida ou ausente
- Cordectomia tipo III ou transmuscular: promove a remoção do epitélio, lâmina própria e da porção mais medial do músculo tireoaritenóideo. Trata-se de um procedimento mais amplo e que promove alterações vocais mais importantes
- Cordectomia tipo IV, total ou completa: inclui a remoção de toda prega vocal através do descolamento do pericôndrio interno de toda a lâmina de cartilagem tireoide. A ausência cirúrgica da prega vocal levará à deformidade anatômica, que não proporcionará coaptação glótica e vibração tecidual
- Cordectomia tipo V ou estendida: remove toda a prega vocal acompanhada de demais estruturas. Pode ser estendida para a prega vocal contralateral (tipo Va), ressecando-se a comissura anterior, estendidas para aritenoide (tipo Vb), estendidas para prega vestibular, na supraglote laríngea (tipo Vc) e cordectomias estendidas para subglote (tipo Vd).

Em 2007, houve uma revisão desta classificação, incluindo a cordectomia tipo VI, utilizada para lesões de comissura anterior que se estendem para as duas pregas vocais.[11] Para Remacle et al., esta classificação pode ser comparada às técnicas de cordectomia e laringectomias parciais realizadas por via externa, podendo ser estendida para as ressecções abertas. Os resultados oncológicos das cordectomias endoscópicas são semelhantes aos da cirurgia aberta.[12] No entanto, percebe-se boa qualidade vocal nas cordectomias tipos I e II, e disfonia severa em ressecções mais extensas (cordectomias III, IV e V).[13]

Em todas as suas variações, as cordectomias provocam deficiência de coaptação glótica, especialmente as ressecções mais amplas, com remoção de toda a prega vocal. Após a ressecção cirúrgica, ocorre a formação de tecido fibrótico, sem capacidade vibratória, alterando a fisiologia da produção vocal. Além do mais, a falta de coaptação glótica e de sinequias promovem uma qualidade vocal que não é satisfatória.[14] A reconstrução do defeito cirúrgico pode minimizar a disfonia por possibilitar coaptação glótica e fornecer tecido de vibração. Têm-se proposto técnicas de fonocirurgia para melhorar a função laríngea e a qualidade vocal nestes casos.[14,15] As cirurgias parciais para tratamento do câncer têm como objetivo conservar as funções desempenhadas pelo órgão, no entanto, em virtude da ressecção de estruturas, como parte da prega vocal, é inevitável que exista comprometimento da função fonatória em graus variados. Os desafios do manejo endoscópico do carcinoma de laringe são definidos pelo controle oncológico e a ressecção tecidual mínima necessária, preservando a qualidade da voz e promovendo a qualidade de vida.[3]

EXTENSÃO CIRÚRGICA E A QUALIDADE DA VOZ

Muitas publicações compararam os resultados funcionais das cirurgias endoscópicas e abertas com a radioterapia. No entanto, os resultados nessas publicações são frequentemente categorizados de acordo com o estadiamento tumoral ou a extensão cirúrgica, tornando as comparações entre as pesquisas heterogêneas.[8]

Peretti et al.[14,15] estudaram pacientes acometidos por carcinoma glótico e submetidos a cordectomia endoscópica por *laser* de CO_2, variando do tipo I até o V. Os pacientes submetidos a excisão do tipo I, II e II têm um fechamento glótico completo e uma qualidade vocal próxima à de indivíduos normais. Entretanto, a função fonatória se modifica com a extensão da ressecção cirúrgica, pela falta de tecido para coaptação e modificação das estruturas das camadas histológicas das pregas vocais. Pacientes com maior extensão de ressecção apresentam piores escores nos parâmetros vocais objetivos, maior valor de frequência fundamental (F0) e maiores anormalidades das ondas da mucosa durante a vibração das pregas vocais.[16]

Ressalta-se que o planejamento do tratamento médico, além de priorizar o controle oncológico, deve levar em consideração qual terapêutica promoverá melhor resposta da função vocal, devendo-se manter, quando possível, a integridade das estruturas morfofisiológicas das pregas vocais, favorecendo a função fonatória. Portanto, a qualidade de voz do paciente está diretamente relacionada com a extensão da cirurgia realizada, pois a preservação de tecidos das pregas vocais desempenha um papel fundamental na obtenção de bons resultados vocais, tornando-se um importante fator prognóstico.[17]

Vilaseca et al.[18] mencionaram que apenas nos casos de cordectomia tipo I a análise perceptivo-auditiva foi comparada com a voz normal em mais de 66% dos pacientes e que nos demais tipos de cordectomias, a qualidade vocal piora. Considerando a comparação entre as cordectomias por laringofissura e a cordectomia transoral a *laser* para o tratamento de tumores iniciais da laringe, há controvérsias nos resultados da função vocal.[19,20]

A heterogeneidade das formas de tratamento e das características das populações estudadas dificultam estabelecer um padrão vocal como resultado do tratamento do tumor glótico inicial (Áudios 228.1 a 228.3). Preconiza-se o desenvolvimento de protocolos, acompanhamentos longitudinais e parcerias entre centros assistenciais para pesquisas com resultados robustos. Nem todos os serviços utilizam o *laser* de CO_2 para as cordectomias endoscópicas; a laringofissura convencional ainda é a opção, em virtude do custo em adotar uma nova tecnologia e devido à extensão da lesão e experiência do cirurgião. Milovanovic et al.[21] acompanharam por 60 meses pacientes com carcinoma glótico de Tis e T1a tratados por cordectomia endoscopia a *laser* e por cordectomia por laringofissura, afirmando que não foram encontradas diferenças entre os resultados oncológicos e funcionais entre os dois tratamentos, porém, complicações foram mais frequentes em pacientes tratados com cirurgia aberta. Complementaram que a cordectomia endoscópica a *laser* deve ser a primeira escolha no tratamento de carcinomas glóticos iniciais, porém, a abordagem por laringofissura deve estar sempre disponível para alguns casos em que os fatores anatômicos impeçam a retirada do tumor por procedimentos endoscópicos.

Devem ser considerados outros aspectos para a escolha da abordagem cirúrgica, como: o *laser* de dióxido de carbono é menos invasivo e permite uma melhora da voz mais rápida; a cirurgia a *laser* não requer exposição do pericôndrio da tireoide e, portanto, tem menos chance de difusão anterior em caso de recidiva, especialmente em lesões que acometem comissura anterior.[19]

Há uma ampla variedade de parâmetros dos *lasers* no tratamento das lesões laríngeas e sabe-se que, tanto os níveis de energia quanto os modos de pulsos, podem ser ajustados para a precisão de corte e quantidade de hemostasia. Entretanto, na literatura não há evidências dos efeitos térmicos na cicatrização da prega vocal no pós-operatório *versus* a função fonatória.[8] Assim sendo, estudos sistemáticos de formação de cicatriz na prega vocal são relevantes para a utilização segura no controle oncológico, da restauração tecidual e função vocal.

COMPARAÇÃO ENTRE CORDECTOMIA E RADIOTERAPIA

Considerando a radioterapia no tratamento de tumores iniciais da laringe, vale destacar que há várias tecnologias utilizadas, proporcionando diferentes respostas à eficácia do tratamento. A personalização da radioterapia para o paciente com tumor glótico inicial ainda não é a realidade em muitos serviços e hospitais no Brasil. Goor et al.[23] compararam retrospectivamente os custos, qualidade de vida e resultados clínicos de pacientes tratados com T1a. Confirmaram que o valor da radioterapia foi significativamente maior que os custos com a cordectomia com *laser* de CO_2. Batalla et al.[24] afirmaram que os pacientes tratados por cordectomia obtiveram melhores resultados comparando os dados vocais e a qualidade de vida. Jotic et al.[25] pesquisaram o resultado da terapia vocal e observaram que, a longo prazo, a radioterapia apresenta melhor qualidade de voz em comparação com os grupos de cirurgias para câncer inicial da laringe.

Embora a radioterapia seja eficaz na cura do câncer inicial da laringe, sabe-se que a radiação resulta em disfunção crônica da voz devido à toxicidade, incluindo a alteração vocal, diminuição da intensidade da voz,[26,27] além do aumento das medidas de perturbação e ruído observadas em avaliações acústicas (Áudio 228.4).[28] Embora cada um desses estudos tenha examinado os efeitos da radioterapia em medidas selecionadas da função vocal, nenhum estudo caracterizou mudanças na função vocal medidas por todos os cinco domínios da avaliação da voz, conforme descrito por Roy et al.[29]: avaliação preceptivo-auditiva, autopercepção da qualidade de vida, acústica, aerodinâmica e visual-perceptual. Assim, a natureza multidimensional da função vocal ainda precisa ser pesquisada para obter uma melhor compreensão dos problemas enfrentados pelo paciente irradiado. Com resultados de pesquisas futuras, espera-se conhecer os resultados reais para que seja proposto um planejamento a curto e a longo prazo, se necessário, para recalibração de parâmetros vocais.

QUALIDADE DE VIDA E VOZ

Em relação à qualidade de vida e de voz, há diferentes respostas após o tratamento de tumores glóticos iniciais. Batalla et al.[24] aplicaram o *Voice Handicap Index* (IDV) e identificaram baixo impacto da voz na qualidade de vida dos pacientes tratados por radioterapia ou por cirurgias endoscópicas. Hong et al.[30] mostraram medidas acústicas melhores nos pacientes irradiados, quando comparados com a amostra de cirurgia a *laser* de CO_2. Porém, na autoavaliação, os pacientes percebem melhores resultados após o tratamento da cirurgia e não da radioterapia.[31] Vale ressaltar que na literatura foram observados grandes desvios-padrão nas respostas do IDV, revelando a heterogeneidade dos dados nos grupos estudados.[8]

A medida da qualidade de vida é uma ferramenta importante para avaliar os resultados dos tratamentos, do ponto de vista do paciente. Esses instrumentos favorecem a análise do efeito das estratégias e da necessidade do desenvolvimento ou aprimoramento de novas modalidades terapêuticas. Há recomendação forte de novos estudos clínicos com dados funcionais estratificados por tipo específico de cordectomias, proporcionando melhor compreensão do resultado da voz após diferentes tipos de ressecções e para permitir uma metanálise robusta de dados publicados no futuro.[8]

PRÉ-OPERATÓRIO E PÓS-OPERATÓRIO IMEDIATO

Várias pesquisas descreveram a eficácia da terapia vocal no pós-operatório em pacientes submetidos à fonomicrocirurgia.[32-34] A terapia vocal pós-operatória diminui o grau de desvio vocal, embora não tenham descrito os detalhes dos procedimentos nem a quantidade de terapia vocal.[33,34] Em uma pesquisa clínica randomizada controlada com terapia vocal no pós-operatório foi evidenciado que o repouso vocal por 3 dias, com início precoce da terapia vocal, promoveu melhor recuperação da função vocal e da amplitude de vibração da mucosa.[32] Verdolini et al.[33] avaliaram a utilidade do exercício vocal para a redução da inflamação aguda das pregas vocais e concluíram que algumas formas de mobilização tecidual por intervenção fonoaudiológica diminuem a inflamação aguda das pregas vocais com rápida resposta vocal, liberando o paciente para suas atividades de fala.

Acreditam-se que os fibroblastos possam ser afetados pela estimulação mecânica durante a cicatrização da ferida. Portanto, a estimulação vocal precoce durante a fase proliferativa pode potencializar o processo de cicatrização de feridas na prega vocal favorecendo a plena função fonatória. É de grande valia o encaminhamento do paciente para orientações de saúde e vocal, avaliação perceptivo-auditiva e acústica da voz, aplicação de um instrumento de qualidade de vida já no pré-operatório, assim como início da fonoterapia. Dessa forma, o paciente e o médico estarão respaldados com o registro e acompanhamento, desde o início do processo do tratamento até a alta da reabilitação vocal. É importante a comparação dos achados antes, durante e depois da proposta terapêutica. Assim, será possível identificar fatores limitantes e corrigir e reformular a proposta terapêutica para evolução e alta vocal. No pré-operatório, o fonoaudiólogo orienta a respeito do repouso vocal absoluto e relativo, planeja as formas de comunicação e atividades a serem desenvolvidas durante o repouso vocal. Prescreve ao paciente o aumento da ingesta hídrica, seguir as medidas antirrefluxo e evitar atividades que possam dificultar o processo de cicatrização, tais como: tocar instrumento de sopro, musculação, jogar tênis, falar em sussurro, gritar etc.

FONOCIRURGIA E FONOTERAPIA

A qualidade da voz depende do tipo de cordectomia e está diretamente vinculada à extensão cirúrgica.[18] Quanto mais invasivo for o procedimento, maior é a pontuação total na escala GRBASI, alteração nas medidas acústicas e baixo escores do IDV.[8] O tempo máximo de fonação (TMF) é um parâmetro que reflete o controle das forças aerodinâmicas e as forças mioelásticas da laringe para a função fonatória. Nas cordectomias, os valores encontrados em pesquisas clínicas revelam grandes variações e são influenciados pelo *gap* glótico, além de serem balizados pela idade e sexo dos indivíduos.[8,35-37] Os TMFs nas ressecções tipo I, II e III apresentaram variação de 12 a 15 segundos. Nas ressecções tipo IV e V, o parâmetro ficou entre 7 e 9 segundos. O que revela clinicamente que há soprosidade, falta do controle da coordenação pneumofonoarticulatória e dificuldade de resistência vocal para conversação.

Entretanto, há controvérsia nos resultados dos estudos. Têm pesquisas que revelam piora da voz no pós-operatório imediato, melhora após 6 meses e se mantêm depois de 24 meses.[13] Galletti et al.[38] destacam a necessidade da terapia vocal como uma das etapas obrigatórias do tratamento de pacientes que foram submetidos a cordectomia para câncer glótico. Motta et al.[39] afirmaram que não há compensação funcional a ponto de se obter uma qualidade de voz comparável à voz normal. Justifica-se assim, a necessidade da atuação fonoaudiológica para compensação fisiológica e melhora da qualidade da voz, intensidade e tempo máximo de fonação. Na prática fonoaudiológica, a queixa destes pacientes é com o ajuste da intensidade para manutenção da conversação, perda da resistência vocal e a falta do controle pneumofonoarticulatório.

Wallet[40] comparou os parâmetros aerodinâmicos e pressão transglótica de pacientes submetidos a cordectomias dos tipos I, II e III diagnosticados com lesões pré-cancerígenas ou carcinomas *in situ* do tipo T1aN0, com sujeitos que não possuíam histórico de alterações vocais. Observou-se que os pacientes tratados com cordectomia apresentaram maiores valores dos parâmetros aerodinâmicos e esse valor tende a aumentar com a extensão da ressecção da prega vocal. Os pacientes tendem a ter maior pressão transglótica em comparação com os controles devido à ressecção de uma ou mais camadas da prega vocal, que resulta em um aumento na rigidez, maior tensão da prega vocal e redução da massa vibratória. Jotic et al.[25] analisaram o resultado da terapia vocal no primeiro, sexto e décimo segundo meses após o tratamento para carcinoma glótico de Tis e T1a, incluindo análise acústica e análise perceptivo-auditiva. Concluiu-se que a radioterapia apresenta melhor qualidade de voz em comparação com os outros dois grupos, entretanto, não discorre sobre as propostas de terapia fonoaudiológica.

Notadamente, o aumento da extensão cirúrgica, determinada pelo tamanho da lesão glótica, leva à remoção de camadas estruturais mais profundas das pregas vocais, portanto, fisiologicamente, é compreensível que os resultados da função vocal sejam inconsistentes quando se agrupam pacientes, ou tipos de cordectomias distintas para serem avaliadas conjuntamente, em relação à função fonatória. Isto deve ser ressaltado, pois, apesar de ser compreensível agrupar tipos diferentes de cordectomias em amostras estudadas, muitas vezes, devido ao número amostral, os dados obtidos não podem ser vinculados diretamente ao desfecho da função fonatória após a cirurgia, pois a ressecção tecidual maior ou menor na prega vocal vai impactar no resultado funcional.[8]

O uso de técnicas para auxiliar na reabilitação é descrito, diminuindo o impacto da insuficiência glótica, como o uso de gordura autóloga injetada, tanto em pacientes tratados com laringofissura ou por abordagem endoscópica, que apresentaram melhora na avaliação perceptivo-auditiva em todos os cinco parâmetros medidos na escala GRBASI e nas medidas acústicas de *shimmer*, relação harmônico-ruído, tempo máximo de fonação e frequência fundamental. Guven et al.[41] demonstram que apesar da possível ocorrência de reabsorção de gordura autóloga e deterioração da onda de mucosa, trata-se de um método fácil, seguro e barato para solucionar problemas vocais e de deglutição após cordectomia por *laser* ou laringofissura.

A abordagem fonoterápica costuma ser mandatória após a cirurgia de cordectomia independentemente da extensão cirúrgica indicada para o caso. O raciocínio clínico que norteia a elaboração de um planejamento terapêutico individualizado dependerá da queixa e das manifestações elencadas ao final do processo de avaliação do comportamento vocal do paciente.

Como mencionado anteriormente, a extensão cirúrgica poderá ser mais ou menos conservadora dependendo da extensão do tumor, com impacto variado tanto na eficiência da produção fonatória quanto na qualidade vocal produzida, fazendo com que tanto a queixa do paciente, como as manifestações referentes às diferentes abordagens cirúrgicas, implique em maior ou menor comprometimento, seja da eficiência fonatória, da qualidade vocal ou ambos, em graus variados.

A partir das manifestações fonoaudiológicas elencadas após a avaliação fonoaudiológica, segue-se com a elaboração do planejamento terapêutico, que inclui orientação e exercícios propriamente ditos.

A partir da alta médica, pode-se iniciar o processo de reabilitação vocal do paciente, com a segurança de que a cicatrização inicial após a cirurgia da laringe permita mobilização das estruturas remanescentes. Nos tratamentos oncológicos da laringe, o início da terapia vocal deve ser imediato à liberação médica visando maior eficiência para a mobilização dos tecidos, favorecendo a cicatrização tecidual organizada, a absorção do edema pós-cirúrgico e a melhora da vascularização. Compensações geradas pela presença da lesão, também chamadas de tratopatia de adaptação, precisam ser abordadas conforme indicado em casos de lesões benignas da laringe.[42,43]

Na maioria das vezes, este paciente chega com grande expectativa de recuperação de sua voz e de voltar às atividades profissionais e pessoais com a mesma qualidade de comunicação de antes da cirurgia, mas sem a noção de que será necessário fazer adaptações e lidar com limites vocais e de comunicação.

A orientação ao paciente é fundamental para que possa ser feito o alinhamento das expectativas em função do procedimento cirúrgico realizado. Portanto, retomar com o paciente a anatomia da laringe, mostrando com apoio de imagens/vídeos as estruturas responsáveis pela produção da voz e o impacto da remoção do que foi necessário ser abordado durante a cirurgia, é fundamental para que o paciente tenha a consciência das limitações e alvos possíveis para a reabilitação. Explicitar como a fonoterapia poderá auxiliar na reabilitação vocal auxilia a alinhar com o paciente as possibilidades reais e limitações em cada caso. A adesão ao processo terapêutico pelo paciente depende muito da sua compreensão sobre a importância das estratégias empregadas, que implicará em uma maior disciplina na realização dos exercícios com melhor resposta terapêutica.

Como mencionado anteriormente, a cordectomia pode ser um procedimento mais ou menos conservador, a depender das características da lesão. Portanto, é fundamental que a demanda que o paciente possui em relação à fonoterapia esteja alinhada com os objetivos terapêuticos traçados pelo fonoaudiólogo. O impacto da cirurgia dependerá das estruturas laríngeas remanescentes e de suas compensações, podendo nortear a fonoterapia para melhoria da qualidade vocal, da eficiência fonatória ou ambos, a depender das limitações de cada caso e demandas do paciente em relação à comunicação.

A decisão sobre quais abordagens terapêuticas fonoaudiológicas serão selecionadas para cada caso dependem, portanto, menos do tipo de cordectomia e mais de fatores como: qualidade vocal apresentada no pós-cirúrgico, eficiência de diferentes provas terapêuticas testadas em cada caso, tipo de demanda apresentada pelo paciente sobre o uso da voz profissionalmente ou na vida pessoal, assim como presença de comorbidades e condições físicas e mentais para adesão e treinamento diário.

A fonoaudiologia conta com diversas opções de técnicas terapêuticas, muitas delas com respaldo teórico robusto e boa evidência científica em relação à eficiência e indicação. O pós-cirúrgico imediato de um processo como o da cordectomia implica em um longo período de cicatrização da mucosa da prega vocal, que deverá ocorrer da maneira mais eficiente possível, a fim de evitar rigidez, aderências e irregularidades na borda livre, lembrando que a produção de todos os harmônicos do som ocorre na fonte sonora, ou seja, durante a vibração da mucosa, que precisa ser regular e simétrica, sem grandes diferenças de fase e com muita flexibilidade e amplitude. A inserção de exercícios vibratórios suaves no pós-operatório imediato, como fricativos sonoros, sob supervisão do fonoaudiólogo, é essencial para ajudar durante este processo de cicatrização. Seguindo com o objetivo de aprimorar a qualidade vocal, a inserção de vibratórios como a vibração de lábios ou de língua, assim como som nasal com e sem escalas auxiliam neste processo.

É fundamental reforçar que a fonoterapia é muito mais do que a aplicação de técnicas e exercícios. Inclui, o tempo todo, identificação e eliminação de ajustes comportamentais ineficientes ou inadequados, compensatórios ou de esforço e abuso vocal, hidratação direta e sistêmica, cuidados alimentares e prevenção do refluxo, assim como monitoramento constante das técnicas empregadas a fim de garantir que o esforço – quando presente na fala encadeada – não se transfira, como abuso vocal prescrito, aos exercícios indicados para realização em casa.

Cabe ressaltar que, em casos nos quais há uma ablação maior da área cirúrgica, com remoção de boa parte da prega vocal, outras prioridades – como a melhoria da eficiência fonatória – vão implicar em seleção de técnicas mais voltadas à coaptação glótica. Nesses casos é comum a redução do controle do fluxo aéreo gerar uma concentração de energia não harmônica de frequência elevada com grande turbulência durante a fonação, o que compromete não somente a qualidade vocal, mas também a inteligibilidade da comunicação.[44] Podem ser indicadas as técnicas de trato vocal semi-ocluído,[45] técnicas de empuxo, de firmeza glótica,[46] a deglutição incompleta sonorizada,[47] além de manobras com diferentes posições de cabeça, por exemplo, dentre muitas outras abordagens utilizadas na prática de reabilitação fonoaudiológica na área, como exercícios que atuem na melhoria global da voz, como os de ressonância, projeção e sobrearticulação.[48]

Pacientes submetidos a cordectomia costumam apresentar uma boa evolução, em parte pelo estágio inicial do tumor diagnosticado, e em parte também pela dose menor de radiação necessária para o tratamento coadjuvante.[49]

Embora haja um consenso sobre o impacto negativo da radioterapia na qualidade vocal desses pacientes, um estudo recente comparativo e transversal de Hasanvand et al.[50] mostra melhores resultados vocais em pacientes submetidos a tratamento radioterápico por carcinoma laríngeo em estágio inicial quando comparado ao tratamento cirúrgico (microcirurgia transoral a *laser*), embora um maior impacto emocional ocorra em pacientes submetidos ao tratamento radioterápico.[50] Outros estudos corroboram estes resultados, com resultados vocais superiores para pacientes submetidos ao tratamento radioterápico.[25]

Em estudo comparando a qualidade de vida destes pacientes tratados por três técnicas diferentes – cordectomia endoscópica com eletrodos de microdissecção por radiofrequência (ECRM, do inglês *endoscopic cordectomy with radiofrequency*), cordectomia transoral a *laser* e radioterapia (RT) –, houve resultado pior no tratamento por ECRM e não houve diferença de qualidade de vida entre os outros dois métodos.[51]

A literatura também mostra evidências de aproximação de estruturas remanescentes com emissão de *vocal fry* em casos de cirurgias que dificultem a aproximação e vibração da região comprometida.[52]

Nunca as técnicas são selecionadas somente pelo conhecimento sobre o que geram na laringe e na região glótica. É importante enfatizar que qualquer técnica teoricamente indicada para o paciente pode não ser eficiente para aquele caso em específico. Portanto, avaliar o resultado da prova terapêutica é essencial para a seleção de uma técnica específica. Ajustes individuais são sempre necessários e indicados, e monitoramento tanto da eficiência da técnica/exercício quanto da evolução do quadro deve ser feito com gravação e registro de arquivos de áudio durante as sessões e uso de apoio visual como uso do laboratório de voz para melhor compreensão e consequente adesão do paciente à fonoterapia. Em caso de resultados insuficientes com a fonoterapia, estudo retrospectivo de Marco et al.[53] mostra boa qualidade vocal com laringoplastia de medialização com implante de Gore-Tex para casos de cordectomia tipo IV e V com ou sem radioterapia associada.

Uso de questionários de vida em voz e valorização das queixas do paciente ao longo do processo terapêutico é fundamental para mudança de rumo terapêutico e ajustes que permitam ir ao encontro de demandas nem sempre expostas no início da avaliação fonoaudiológica.

CONSIDERAÇÕES FINAIS

A cirurgia endoscópica tem uma relação de custo-efetividade favorável e redução da morbidade pós-operatória e preservação da qualidade vocal em incisões menos extensas.

O desfecho vocal está relacionado com o tipo de cordectomias, ocorrendo disfonia leve nas cordectomias tipo I, II e III, enquanto cordectomias mais extensas (tipo IV, V e VI) resultam em disfonia moderada e falta de controle da coordenação pneumofonoarticulatória. A desvantagem vocal vivenciada pelos pacientes é limitada mesmo nas cordectomias mais extensas.

Dessa forma, se fazem necessárias mais e melhores comparações estratificadas entre as modalidades terapêuticas para realmente apontar com evidências científicas bem definidas as vantagens e desvantagens desses diferentes tratamentos.

REFERÊNCIAS BIBLIOGRÁFICAS

1. Stankovic P, Djukic V, Pavlovic B. Results of functional analysis after treatment of the early glottic carcinoma. In: Resumes Communications orales et posters [Internet]; 2005; Paris, França.
2. Laccourreye H. La chirurgie partielle des épithéliomas de l'étage glottique: Evolution de nos indications. Bulletin de l'Académie Nationale de Médecine [Internet]. 1993 Nov [Acesso em: 2024 Jul];177(8):1333-40.

3. Kinberg E, Rapoport SK, Brown S, Woo P. Long-term voice outcomes after type I, type II, or type V cordectomy. Ann Otol Rhinol Laryngol [Internet]. 2023 Feb [Acesso em: 2024 Jul];132(2):133-7.
4. Elicin O, Giger R. Comparison of current surgical and non-surgical treatment strategies for early and locally advanced stage glottic laryngeal cancer and their outcome. Cancers (Basel) [Internet]. 2020 Mar 20 [Acesso em: 2024 Jul];12(3):732.
5. Baird BJ, Sung CK, Beadle BM, Divi V. Treatment of early-stage laryngeal cancer: A comparison of treatment options. Oral Oncol [Internet]. 2018 Dec [Acesso em: 2024 Jul];87:8-16.
6. Brandenburg JH. Laser cordotomy versus radiotherapy: An objective cost analysis. Ann Otol Rhinol Laryngol [Internet]. 2001 Apr [Acesso em: 2024 Jul];110(4):312-8.
7. Tamura E, Kitahara S, Ogura M, Kohno N. Voice quality after laser surgery or radiotherapy for T1a glottic carcinoma. Laryngoscope [Internet]. 2003 May [Acesso em: 2024 Jul];113(5):910-4.
8. Sjogren E, Hendriksma M, Piazza C, Hartl DM, Suarez C, Cohen O et al. Voice outcome after carbon dioxide transoral laser microsurgery for glottic cancer according to the European Laryngological Society Classification of Cordectomy Types - A systematic review. J Voice [Internet]. 2022 Apr 11 [Acesso em: 2024 Jul]:S0892-1997(22).
9. Lee HH, Lee KD, Lee HK,Pyo KB, Ahn KM, Lee YS. Treatment results and voice analysis after laser cordectomy for glottic T1 cancer. Korean J Otolaryngol [Internet]. 2002 Jun [Acesso em: 2024 Jul];45(8), 805-10.
10. Motta G, Esposito E, Motta S, Tartaro G, Testa D. CO2 laser surgery in the treatment of glottic cancer. Head Neck [Internet]. 2005 Aug [Acesso em: 2024 Jul];27(8):733.
11. Remacle M, Van Haverbeke C, Eckel H, Bradley P, Chevalier D, Djukic V et al. Proposal for revision of the European Laryngological Society classification of endoscopic cordectomies. Eur Arch Otorhinolaryngol [Internet]. 2007 May [Acesso em: 2024 Jul];264(5):499-504.
12. Remacle M, Eckel HE, Antonelli A, Brasnu D, Chevalier D, Friedrich G et al. Endoscopic cordectomy. A proposal for a classification by the Working Committee, European Laryngological Society. Eur Arch Otorhinolaryngol [Internet]. 2000 [Acesso em: 2024 Jul];257(4):227-31.
13. Delsupehe KG, Zink I, Lejaegere M, Bastian RW. Voice quality after narrow-margin laser cordectomy compared with laryngeal irradiation. Otolaryngol Head Neck Surg [Internet]. 1999 Nov [Acesso em: 2024 Jul];121(5):528-33.
14. Peretti G, Piazza C, Balzanelli C, Cantarella G, Nicolai P. Vocal outcome after endoscopic cordectomies for Tis and T1 glottic carcinomas. Ann Otol Rhinol Laryngol [Internet]. 2003 Feb [Acesso em: 2024 Jul];112(2):174-9.
15. Peretti G, Piazza C, Balzanelli C, Mensi MC, Rossini M, Antonelli AR. Preoperative and postoperative voice in Tis-T1 glottic cancer treated by endoscopic cordectomy: An additional issue for patient counseling. Ann Otol Rhinol Laryngol [Internet]. 2003 Sep [Acesso em: 2024 Jul];112(9 Pt 1):759-63.
16. Xu W, Han D, Hou L, Zhang L, Yu Z, Huang Z. Voice function following CO2 laser microsurgery for precancerous and early-stage glottic carcinoma. Acta Otolaryngol [Internet]. 2007 Jun [Acesso em: 2024 Jul];127(6):637-41.
17. Bahannan AA, Slavíček A, Černý L, Vokřal J, Valenta Z, Lohynska R et al. Effectiveness of transoral laser microsurgery for precancerous lesions and early glottic cancer guided by analysis of voice quality. Head Neck [Internet]. 2014 Jun [Acesso em: 2024 Jul];36(6):763-7.
18. Vilaseca I, Huerta P, Blanch JL, Fernández-Planas AM, Jiménez C, Bernal-Sprekelsen M. Voice quality after CO2 laser cordectomy — What can we really expect?. Head Neck [Internet]. 2008 Jan [Acesso em: 2024 Jul];30(1):43-9.
19. Schindler A, Palonta F, Preti G, Ottaviani F, Schindler O, Cavalot AL. Voice quality after carbon dioxide laser and conventional surgery for T1A glottic carcinoma. J Voice [Internet]. 2004 Dec [Acesso em: 2024 Jul];18(4):545-50.
20. Lachowska M, Osuch-Wójcikiewicz E, Bruzgielewic, A. Voice evaluation following endoscopic laser CO2 cordectomy and conventional cordectomy. Arch Med Sci [Internet]. 2011 Feb [Acesso em: 2024 Jul];7(1),143.
21. Milovanovic J, Jotic A, Djukic V, Pavlovic B, Trivic A, Krejovic-Trivic S et al. Oncological and functional outcome after surgical treatment of early glottic carcinoma without anterior commissure involvement. Biomed Res Int [Internet]. 2014 [Acesso em: 2024 Jul];2014:464781.
22. Wallet L. An aerodynamic study of labial stop consonants after laser cordectomy of types II-III. J Voice [Internet]. 2015 Mar [Acesso em: 2024 Jul];29(2), 247-55.
23. Goor KM, Peeters AJ, Mahieu HF, Langendijk JA, Leemans CR, Verdonck-de Leeuw IM et al. Cordectomy by CO2 laser or radiotherapy for small T1a glottic carcinomas: Costs, local control, survival, quality of life, and voice quality. Head Neck [Internet]. 2007 Nov [Acesso em: 2024 Jul];29(2):128-36.
24. Núñez Batalla F, Caminero Cueva MJ, Señaris González B, Llorente Pendás JL, Gorriz Gil C, López Llames A et al. Voice quality after endoscopic laser surgery and radiotherapy for early glottic cancer: Objective measurements emphasizing the Voice Handicap Index. Eur Arch Otorhinolaryngol [Internet]. 2008 May [Acesso em: 2024 Jul];265(5):543-8.
25. Jotic A, Stankovic P, Jesic S, Milovanovic J, Stojanovic M, Djukic V. Voice quality after treatment of early glottic carcinoma. J Voice [Internet]. 2012 May [Acesso em: 2024 Jul];26(3):381-9.
26. Bergstrom L, Ward EC, Finizia C. Voice rehabilitation for laryngeal cancer patients: Functional outcomes and patient perceptions. Laryngoscope [Internet]. 2016 [Acesso em: 2024 Jul];126(9):2029-35.
27. Sjögren EV, van Rossum MA, Langeveld TP, Voerman MS, van de Kamp VA, Friebel MO et al. Voice outcome in T1a midcord glottic carcinoma: Laser surgery vs radiotherapy. Arch Otolaryngol Head Neck Surg [Internet]. 2008 [Acesso em: 2024 Jul];134(9):965-72.
28. Wedman J, Heimdal JH, Elstad I, Olofsson J. Voice results in patients with T1a glottic cancer treated by radiotherapy or endoscopic measures. Eur Arch Otorhinolaryngol [Internet]. 2002 [Acesso em: 2024 Jul];259(10):547-50.
29. Roy N, Barkmeier-Kraemer J, Eadie T, Sivasankar MP, Mehta D, Paul D et al. Evidence-based clinical voice assessment: A systematic review. Am J Speech Lang Pathol [Internet]. 2013 [Acesso em: 2024 Jul];22(2):212-26.
30. Hong YT, Park MJ, Hong KH. Characteristics of speech production in patients with T1 glottic cancer who underwent laser cordectomy or radiotherapy. Logoped Phoniatr Vocol [Internet]. 2018 Oct [Acesso em: 2024 Jul];43(3),120-8.
31. Lombardo N, Aragona T, Alsayyad S, Pelaia G, Terracciano R, Savino R. Objective and self-evaluation voice analysis after transoral laser cordectomy and radiotherapy in T1a-T1b glottic cancer. Lasers Med Sci [Internet]. 2018 Jan [Acesso em: 2024 Jul];33(1):141-7.
32. Kaneko M, Hirano S. Voice rest after laryngeal surgery: What's the evidence? Curr Opin Otolaryngol Head Neck Surg [Internet]. 2017 Dec [Acesso em: 2024 Jul];25(6):459-63.
33. Verdolini Abbott K, Li NY, Branski RC, Rosen CA, Grillo E, Steinhauer K et al. Vocal exercise may attenuate acute vocal fold inflammation. J Voice [Internet]. 2012 [Acesso em: 2024 Jul];26:814.e811–814.e813.
34. Bequignon E, Bach C, Fugain C, Guilleré L, Blumen M, Chabolle F et al. Long-term results of surgical treatment of vocal fold nodules. Laryngoscope [Internet]. 2013 [Acesso em: 2024 Jul];123:1926–30.
35. Speyer R, Bogaardt HC, Passos VL, Roodenburg NP, Zumach A, Heijnen MA et al. Maximum phonation time: Variability and reliability. J Voice [Internet]. 2010 [Acesso em: 2024 Jul];24:281-4.
36. Lewis K, Casteel R, McMahon J. Duration of sustained /a/related to the number of trials. Folia Phoniatr (Basel) [Internet]. 1982 [Acesso em: 2024 Jul];34:41-8.
37. Knuijt S, Kalf J, Van Engelen B, Geurts A, de Swart B.. Reference values of maximum performance tests of speech production. Int J Speech Lang Pathol [Internet]. 2019 [Acesso em: 2024 Jul];21:56-64.
38. Galletti B, Freni F, Cammaroto G, Catalano N, Gangemi G, Galletti F. Vocal outcome after CO2 laser cordectomy performed on patients affected by early glottic carcinoma. J Voice [Internet]. 2012 Nov [Acesso em: 2024 Jul];26(6):801-5.
39. Motta S, Cesari U, Mesolella M, Motta G. Functional vocal results after CO2 laser endoscopic surgery for glottic tumours. J Laryngol Otol [Internet]. 2008 Sep [Acesso em: 2024 Jul];122(9):948-51.

40. Wallet L. A perceptual study of the voicing feature of stop consonants after type II and III laser cordectomies. Clin Linguist Phon [Internet]. 2017 Dec [Acesso em: 2024 Jul];31(3):222-33.
41. Guven M, Suoglu Y, Kiyak E, Demir D. Autologous fat augmentation for voice and swallow improvement after cordectomy. ORL J Otorhinolaryngol Relat Spec [Internet]. 2006 [Acesso em: 2024 Jul];68(3):164-9.
42. Koufman JA, Blalock PD. Is voice rest never indicated? J. Voice [Internet]. 1989 [Acesso em: 2024 Jul];3(1):87-91.
43. Rulnick RK, Heuer RJ. Voice therapy. In: Sataloff RT et al., editors. Voice surgery. St. Louis: Mosby; 1993. p. 225-35.
44. Camargo ZA. Parâmetros vocais e configurações laríngeas na fonação de indivíduos submetidos às laringectomias parciais verticais [thesis]. São Paulo: Pontifícia Universidade Católica; 1996. 188 p.
45. Titze IR. Voice training and therapy with a semi-occluded vocal tract: Rationale and scientific underpinnings. J Speech Lang Hear Res [Internet]. 2006 [Acesso em: 2024 Jul];49(2):448-59.
46. Fouquet ML, Vieira TP, Murata CJ, Gonçalves AJ. Efeito imediato da técnica de firmeza glótica nas laringectomias parciais horizontais supracricóides: estudo inicial. Rev Soc Bras Fonoaudiol [Internet]. 2012 [Acesso em: 2024 Jul];17(3):346-50.
47. Behlau M, Gielow I, Gonçalves MI, Brasil O. Disfonias por câncer de cabeça e pescoço. In: Behlau M. Voz: o livro do especialista. Rio de Janeiro: Revinter, 2005. v. 2, p. 213-85.
48. Carrara EA, Barros AP. Reabilitação fonoaudiológica nas laringectomias parciais. In: Angelis-Carrara E, Fúria CL, Mourão LF, Kowalsk LP. A atuação da fonoaudiologia no câncer de cabeça e pescoço. São Paulo: Lovise, 2000. p. 221-5.
49. Rudolph E, Dyckhoff G, Beacher H, Dietz A, Ramroth H. Effects of tumour stage, comorbidity and therapy on survival of laryngeal cancer patients: A systematic review and a meta-analysis. Eur Arch Otorhinolaryngol [Internet]. 2011 [Acesso em: 2024 Jul];268(2):165-79.
50. Hasanvand A, Darouie A, Aghadoost S, Dabirmoghaddam P, Bakhshi E. Multidimensional voice assessment after management of early laryngeal cancer: A comparative study. Indian J Otolaryngol Head Neck Surg [Internet]. 2023 Jun [Acesso em: 2024 Jul];75(2):420-6.
51. Demir B, Binnetoglu A, Gurol E, Oysu C. Comparison of voice quality of life in early stage glottic carcinoma treated with endoscopic cordectomy using radiofrequency microdissection electrodes, laser cordectomy, and radiotherapy. J Voice [Internet]. 2021 May [Acesso em: 2024 Jul];35(3):477-82.
52. Serrano DM, Suehara AB, Fouquet Ml, Gonçalves AJ. Uso do som crepitante grave (modelo vocal fry) na laringectomias parciais verticais. Disturb Comum [Internet]. 2005 [Acesso em: 2024 Jul];17(1):19-25.
53. Marco S, Michael G, Maria SG, Massimo M, Christel G, Sven W et al. Medialization laryngoplasty after endoscopic laser cordectomy. Our experience. J Voice [Internet]. 2023 Jan [Acesso em: 2024 Jul];37(1):105-9.

CAPÍTULO 229

Seguimento

Luiz Henrique Guilherme

INTRODUÇÃO

Um dos fatores responsáveis pela ótima sobrevida no câncer inicial de laringe é a detecção precoce de recidivas, o que possibilita uma intervenção antecipada, seja por modalidade cirúrgica ou radioterapia. A identificação e o tratamento das disfunções laríngeas e sistêmicas contribuem para o sucesso terapêutico, e devem ser avaliadas de maneira rotineira.

As taxas de recidiva em tumores com estadiamento T1 variam de 5 a 13%, enquanto para tumores T2 vão de 25 a 30%.[1] Para tumores T1, as taxas de controle local variam de 71 a 96%, independentemente da modalidade terapêutica (cirurgia *laser* ou radioterapia); porém, a sobrevida global é melhor em pacientes submetidos a cirurgia quando comparados aos tratados com radioterapia.[2]

Muito embora as técnicas endoscópicas permitam uma alta hospitalar precoce, o acompanhamento de alguns pacientes submetidos a cirurgia aberta se iniciará ainda no hospital, sobretudo aqueles traqueostomizados e que se alimentam por sonda nasoenteral. As orientações médicas e de equipe multidisciplinar, incluindo enfermagem, fonoaudiologia e nutrição, otimizam resultados e reduzem complicações.

ACOMPANHAMENTO

Os retornos ambulatoriais devem incluir anamnese abordando aspectos específicos, como a respiração, alimentação, voz, cuidados e manejo de cânulas e sondas, bem como aspectos gerais clínicos e psicológicos. Não há consenso na literatura sobre qual o intervalo ideal entre os retornos de seguimento, mas devem ser feitos ao menos pelos 5 anos subsequentes ao tratamento definitivo.[3]

O exame clínico deve incluir, sempre que possível, o exame endoscópico da laringe, por aparelho flexível, com o qual é possível uma melhor avaliação da deglutição e proteção de vias aéreas, e rígido, proporcionando uma melhor visualização da superfície laríngea. A palpação cervical faz parte do exame físico específico, permitindo avaliação de linfonodos, edema, sinais flogísticos e enfisema, achado comum após laringectomias abertas recentes.

A avaliação de sintomas respiratórios, como dispneia, estridor e tosse, é fundamental, e pode inclusive demandar intervenção em caráter de urgência. A ocorrência desses sintomas é incomum em cirurgias menos invasivas, mas pode ocorrer em cirurgias abertas ou mesmo no curso ou término de radioterapia.

Os pacientes que foram submetidos a traqueostomia protetora durante a cirurgia devem ser orientados quanto ao correto manejo e higienização da cânula, a fim de evitar decanulação acidental e obstrução da cânula. A decanulação deve ser iniciada tão logo a proteção das vias aéreas inferiores e a ventilação por via natural sejam restabelecidas. A presença de aspiração, bem como fatores que impossibilitem a ventilação, como edema e estreitamentos glóticos, podem retardar ou mesmo impossibilitar a decanulação. A oclusão temporária da cânula geralmente é realizada a fim de verificar a perviedade da via natural de ventilação, e é realizada inicialmente durante o dia, para verificar se há sinais de desconforto ou fadiga respiratória. Se estes sintomas estão ausentes, progride-se para oclusão noturna, possibilitando então a decanulação. A cânula pode ser trocada por outra de menor diâmetro neste processo, para promover um melhor direcionamento do fechamento do estoma.

No início do seguimento, a disfagia pode estar presente sobretudo nas laringectomias abertas que tiveram algum tipo de reconstrução. A incompetência glótica por fatores anatômicos, danos na mucosa e alterações da sensibilidade laríngea podem levar a sintomas leves, como engasgos com determinadas consistências, sobretudo líquidos finos, até severos, como a broncoaspiração.

A cânula de traqueostomia, cuja finalidade é de manutenção de via aérea pérvia, pode ser fator causal de disfagia. Portanto, o manejo da alimentação idealmente é realizado com auxílio de equipe de fonoaudiologia e nutrição, e pode consistir desde orientações até mesmo instalação ou manutenção de via alternativa, como sonda nasoenteral e gastrostomia.[4] Estudos mostram que o tempo médio de utilização de sonda nasoenteral pode variar de 10 até quase 90 dias.[5] A disfagia parece ser mais intensa quanto maior a manipulação laríngea. Durante o seguimento, o paciente deve ser avaliado quanto à presença de sintomas, que incluem dificuldade para deglutir, tosse e engasgos durante ou após se alimentar, saída de saliva ou alimentos pela cânula ou orifício de traqueostomia, bem como realizar testes objetivos, como a videoendoscopia da deglutição, para avaliar presença de estase alimentar ou salivar, penetração e aspiração laríngea.

A reabilitação fonatória visa obter uma ótima redução do grau de disfonia através da maximização das estruturas laríngeas remanescentes e dos retalhos empregados na reconstrução laríngea. Muitos pacientes evoluem com voz considerada normal após o tratamento, sendo que pacientes com ressecções mais extensas, com remoção total da glote, tendem a evoluir com algum grau de disfonia por deslocamento da fonte sonora para estruturas supraglóticas.[6,7] Em casos que evoluem com incompetência glótica ou estenoses, com prejuízo vocal importante, cirurgias corretivas podem ser necessárias após a completude do tratamento oncológico.

Para os pacientes submetidos a radioterapia, seja de maneira adjuvante ou terapêutica, deve ser relizada avaliação periódica da função tireoidiana. A incidência de hipotireoidismo após a exposição à radiação pode chegar até 31%, e o tempo de sua instalação pode variar de poucos meses até décadas depois.[8]

Exames de imagem

Os exames de imagem para avaliação de controle local e regional podem somar-se ao exame endoscópico na detecção de recidivas, sobretudo quando há duvida diagnóstica. No entanto, é de fundamental importância inteirar o médico radiologista do diagnóstico e tratamento realizados, aspecto do tumor no pré-tratamento e possíveis complicações, visto que as alterações anatômicas esperadas, vigência de infecção e uso de órteses podem atrapalhar a interpretação dos exames.[9]

O ultrassom cervical é um método relativamente acessível e inócuo por não demandar uso de radiação e contraste, cujo custo, rapidez e sensibilidade semelhante aos outros métodos de imagem o transformam em um importante exame na detecção de metástases em linfonodos cervicais.[10,11] O exame pode ser realizado com uma frequência maior que os demais por conta destas características, sobretudo naqueles pacientes com tumores supraglóticos, cujas taxas de metástases cervicais são maiores.

A ressonância magnética e a tomografia computadorizada, em relação ao ultrassom, têm a vantagem de poder avaliar o sítio primário da lesão e os campos pulmonares. Ambas, preferencialmente, são realizadas sob seus respectivos contrastes. Não há periodicidade definida na literatura para a sua realização no seguimento pós-tratamento no paciente assintomático, mas sugere-se sempre realizá-las na suspeita de recidiva local.[12]

O 18F-FDG PET-CT (tomografia por emissão de pósitrons associado a tomografia computadorizada com fluorodeoxiglicose) parece ter pouca utilidade na detecção do carcinoma inicial de laringe,[13] tampouco os estudos mostram um bom desempenho na detecção de recidiva local.[14] Portanto, na suspeição de recidiva local, a laringoscopia de suspensão para melhor avaliação da laringe e obtenção de material para exame anatomopatológico ainda é o padrão-ouro. Porém, o PET-CT (tomografia computadorizada com tomografia por emissão de pósitrons) parece ter utilidade na suspeita de recidiva linfonodal e, principalmente, a distância. O tempo ideal para sua realização demanda um intervalo de, ao menos, 12 semanas após o término da modalidade terapêutica.[15]

REFERÊNCIAS BIBLIOGRÁFICAS

1. Li P, Hu W, Zhu Y, Liu J. Treatment and predictive factors in patients with recurrent laryngeal carcinoma: A retrospective study. Oncol Lett [Internet]. 2015 Nov [Acesso em: 2024 Jul];10(5):3145-52.
2. Vaculik MF, MacKay CA, Taylor SM, Trites JR, Hart RD, Rigby MH. Systematic review and meta-analysis of T1 glottic cancer outcomes comparing CO2 transoral laser microsurgery and radiotherapy. J Otolaryngol Head Neck Surg [Internet]. 2019 [Acesso em: 2024 Jul];48(1).
3. Digonnet A, Hamoir M, Andry G, Haigentz M Jr, Takes RP, Silver CE et al. Post-therapeutic surveillance strategies in head and neck squamous cell carcinoma. Eur Arch Otorhinolaryngol [Internet]. 2013 May [Acesso em: 2024 Jul];270(5):1569-80.
4. Coscarelli S, Verrecchia L, Le Saec O, Coscarelli A, Santoro R, de Campora E. Rehabilitation protocol of dysphagia after subtotal reconstructive laryngectomy. Acta Otorhinolaryngol (Italy) [Internet]. 2007 Dec [Acesso em: 2024 Jul];27(6):286-9.
5. Schindler A, Pizzorni N, Mozzanica F, Fantini M, Ginocchio D, Bertolin A et al. Functional outcomes after supracricoid laryngectomy: what do we not know and what do we need to know? Eur Arch Otorhinolaryngol [Internet]. 2016 Nov [Acesso em: 2024 Jul];273(11):3459-75.
6. Behlau M, Gonçalves MI. Atendimento fonoaudiológico nas laringectomias parciais. In: Lopes OC Filho. Tratado de fonoaudiologia. São Paulo: Roca; 1997. p. 1027-50.
7. Alicandri-Ciufelli M, Piccinini A, Grammatica A, Chiesi A, Bergamini G, Luppi MP et al. Voice and swallowing after partial laryngectomy: Factors influencing outcome. Head Neck [Internet]. 2013 Feb [Acesso em: 2024 Jul];35(2):214-9.
8. Nagayama Y. Radiation-related thyroid autoimmunity and dysfunction. J Radiat Res [Internet]. 2018 Apr 1 [Acesso em: 2024 Jul];59(suppl_2):ii98-ii107.
9. Hostetter J, Yazbek S. Postoperative pharynx and larynx. Neuroimaging Clin N Am [Internet]. 2022 Feb [Acesso em: 2024 Jul];32(1):37-53.
10. Künzel J, Strieth S, Wirth G, Bozzato A. Ultrasound in the restaging of cervical metastases after chemoradiotherapy for head and neck cancer. Ultraschall Med [Internet]. 2018 Dec [Acesso em: 2024 Jul];39(6):659-66. English.
11. Jiang H, Tan Q, He F, Yang W, Liu J, Zhou F et al. Ultrasound in patients with treated head and neck carcinomas: A retrospective analysis for effectiveness of follow-up care. Medicine (Baltimore) [Internet]. 2021 Apr 23 [Acesso em: 2024 Jul];100(16):e25496.
12. Marchi F, Piazza C, Ravanelli M, Gaggero G, Parrinello G, Paderno A et al. Role of imaging in the follow-up of T2-T3 glottic cancer treated by transoral laser microsurgery. Eur Arch Otorhinolaryngol [Internet]. 2017 Oct [Acesso em: 2024 Jul];274(10):3679-86.
13. Jeong HS, Chung MK, Baek CH, Choi JY, Son YI, Kim HJ et al. Combined 18F-FDG PET/CT imaging for the initial evaluation of glottic cancer. Clin Exp Otorhinolaryngol [Internet]. 2008 Mar [Acesso em: 2024 Jul];1(1):35-40.
14. Sistonen HJ, Ilmarinen T, Atula T, Aro K, Schildt J, Markkola A. PET-CT detection of local residual laryngeal carcinoma after definitive (chemo)radiotherapy. BMC Cancer [Internet]. 2023 Apr 18 [Acesso em: 2024 Jul];23(1):358.
15. Tatar G, Cermik TF, Karagoz Y, Gundogan C, Karacetin D, Yildiz E et al. The value of whole-body contrast-enhanced 18F-FDG PET/CT imaging in the diagnosis and staging of patients with laryngeal carcinoma. Nucl Med Commun [Internet]. 2018 Apr [Acesso em: 2024 Jul];39(4):334-42.

PARTE 11.2

CÂNCER AVANÇADO DE LARINGE

CAPÍTULO 230

Epidemiologia

Jordão Leite Fernandes • André Alencar Araripe Nunes

Cerca de 900.000 casos novos de neoplasias malignas de cabeça e pescoço são diagnosticados por ano em toda população mundial, sendo a sexta causa de morte por câncer.[1] O tratamento do câncer avançado da cabeça e pescoço impacta a qualidade de vida dos pacientes com sequelas graves que afetam a fala e a deglutição, além de mutilações na face.

O câncer da laringe ocupa o terceiro lugar no mundo nas neoplasias malignas da região da cabeça e pescoço, inclusive no Brasil, correspondendo a 25% do total. O câncer da laringe é responsável por 2% dos casos de neoplasia maligna na população mundial. Globalmente, em 2018, foram registrados 180 mil novos casos no sexo masculino e 28 mil no feminino, de acordo com as estimativas da Agência Internacional de Pesquisa em Câncer e da Organização Mundial da Saúde (IARC/OMS), sendo responsável pelo óbito de 83 mil pacientes.[1]

Por definição, o câncer de laringe é considerado avançado quando classificado nos estádios III e IV (Tabelas 230.1 a 230.4). Aproximadamente 60% dos pacientes apresentam doença avançada no momento do diagnóstico. Sua incidência global diminuiu nos últimos 40 anos devido à redução do hábito de tabagismo. Todavia, houve também uma redução de sobrevida em 5 anos (de 66 para 63% nos últimos 40 anos).[2] Para tumores em estágio localmente avançado, a modalidade de tratamento primário ideal (remoção × preservação da laringe) permanece controverso.[3,4]

A doença ocorre, principalmente, em indivíduos do sexo masculino com idade acima dos 40 anos, sendo o diagnóstico mais frequente durante a sexta ou a sétima décadas de vida. O Brasil é um dos países com maior incidência da doença, com risco estimado de 6,2 casos novos a cada 100 mil habitantes do sexo masculino e 1,06 por 100.000 do sexo feminino para o triênio 2020-2022.[5]

No Brasil, a incidência de câncer de laringe nos gêneros masculino e feminino diminuiu de 2000 a 2018, enquanto a taxa de mortalidade não mudou de maneira estatisticamente significante de 2000 a 2019. Nesse período, dos 59.822 pacientes com câncer de laringe, 66,7% apresentaram câncer localmente avançado no momento do diagnóstico. O carcinoma espinocelular foi o principal tipo histológico (93,2%). O gênero masculino tendeu a ser mais velho, branco, tabagista, apresentou início tardio do tratamento e óbito precoce (p<0,001) em relação ao gênero feminino.[6]

A exposição ao tabaco e o consumo de álcool atualmente são bem estabelecidos como fatores de risco para o câncer de cabeça e pescoço, assim como o consumo do álcool associado ao tabaco possui efeito multiplicador em até 35 vezes o risco de desenvolver câncer de cabeça e pescoço. Outros fatores são: histórico familiar, má alimentação, situação socioeconômica desfavorável, inflamação crônica da laringe causada pelo refluxo gastresofágico, HPV e exposição a produtos químicos, pó de madeira, fuligem ou poeira de carvão e vapores da tinta.[5,7]

Cigarros eletrônicos têm se difundido pela população jovem mundial. Há mais de 60 carcinógenos bem estabelecidos no tabaco, e um número de toxinas, incluindo algumas não vistas em cigarros

Tabela 230.1 Estadiamento de acordo com a American Joint Committee on Cancer (AJCC).

Estágio	
0	Tis N0 M0
I	T1 N0 M0
II	T2 N0 M0
III	T3 N0 M0 ou T1, T2, T3 N1 0
IVA	T4a N0, N1 M0 ou T1, T2, T3, T4a, N2 M0
IVB	Qualquer T N3 M0 ou T4b, qualquer N, M0
IVC	Qualquer T, qualquer N, M1

Tabela 230.2 Estadiamento T.

Tx	Tumor primário não pode ser avaliado
T0	Não há evidências de tumor primário
Tis	Carcinoma *in situ*
T1a	Limitado a uma prega vocal com mobilidade preservada
T1b	Compromete ambas as pregas vocais, com mobilidade preservada
T2	Tumor estende-se à supraglote e/ou glote e/ou com mobilidade de prega vocal reduzida
T3	Tumor limitado à laringe com fixação da prega vocal, invasão do espaço paraglótico, erosão da cartilagem tireóidea
T4a	Tumor invade, além da cartilagem tireóidea, traqueia, tecidos moles do pescoço: musculatura profunda/extrínseca da língua, músculos pré-tireoidianos, tiroide, esôfago
T4b	Tumor invade espaço pré-vertebral de estruturas do mediastino, carótida

Tabela 230.3 Estadiamento N.

NX	Linfonodo regional não pode ser avaliado
N0	Ausência de linfonodo clinicamente metastático
N1	Metástase em um único linfonodo Ipsilateral < 3 cm
N2a	Metástase em um único linfonodo ipsilateral > 3 cm e < 6 cm
N2b	Metástase em múltiplos linfonodos ipsilaterais < 6 cm
N2c	Metástase em linfonodos bilaterais ou contralaterais < 6 cm
N3a	Metástase em linfonodo > 6 cm
N3b	Metástase de linfonodo com extravasamento extracapsular

Tabela 230.4 Estadiamento M.

M0	Ausência de metástase a distância
M1	Presença de metástase a distância

de combustão, que são encontrados nos cigarros eletrônicos. Esses dispositivos são, portanto, fatores de risco para desenvolvimento de câncer de laringe.[8]

Entre os fatores de risco ocupacionais relacionados com o câncer de laringe destaca-se a exposição ao amianto e aos ácidos fortes. A exposição ocupacional ao amianto ocorre em atividades de mineração, moagem e ensacamento, bem como fabricação de produtos de cimento, instalação e manutenção de vedações térmicas industriais, fabricação de têxteis, mecânicos de autos, demolições e reciclagem de rejeitos da construção civil. Em relação aos ácidos fortes, sobressai-se a exposição ao ácido sulfúrico, que possui vasta aplicação em indústrias e em laboratórios, sendo uma das substâncias mais utilizadas mundialmente.[9]

REFERÊNCIAS BIBLIOGRÁFICAS

1. Steuer CE, El-Deiry M, Parks JR, Higgins KA, Saba NF. An update on larynx cancer. CA Cancer J Clin [Internet]. 2017 Jan [Acesso em: 2024 Jul];67(1):31-50.
2. Patel SA, Qureshi MM, Dyer MA, Jalisi S, Grillone G, Truong MT. Comparing surgical and nonsurgical larynx-preserving treatments with total laryngectomy for locally advanced laryngeal cancer. Cancer [Internet]. 2019 Oct 1 [Acesso em: 2024 Jul];125(19):3367-77.
3. Department of Veterans Affairs Laryngeal Cancer Study Group; Wolf GT, Fisher SG, Hong WK, Hillman R, Spaulding M et al. Induction chemotherapy plus radiation compared with surgery plus radiation in patients with advanced laryngeal cancer. N Engl J Med [Internet]. 1991 Jun 13 [Acesso em: 2024 Jul];324(24):1685-90.
4. Fonte AL da, Costa GJ, Fonte AS Neto da, Pinto RA, Mello MJ de. Epidemiology of laryngeal cancer in Brazil: Historical data from 2000 to 2019. Cancer Epidemiol [Internet]. 2023 Aug [Acesso em: 2024 Jul];85:102397.
5. Soo J, Easwaran M, Erickson-DiRenzo E. Impact of electronic cigarettes on the upper aerodigestive tract: A comprehensive review for otolaryngology providers. OTO Open [Internet]. 2023 Feb 17 [Acesso em: 2024 Jul];7(1):e25.
6. Bray F, Ferlay J, Soerjomataram I, Siegel RL, Torre LA, Jemal A. Global cancer statistics 2018: GLOBOCAN estimates of incidence and mortality worldwide for 36 cancers in 185 countries. CA Cancer J Clin [Internet]. 2018 Nov [Acesso em: 2024 Jul];68(6):394-424.
7. Brasil. Ministério da Saúde. Instituto Nacional do Câncer. Câncer de laringe [Internet]. 2022 [Acesso em: 2024 Jul]. Disponível em: https://www.gov.br/inca/pt-br/assuntos/cancer/tipos/laringe.
8. Abrahão R, Anantharaman D, Gaborieau V, Abedi-Ardekani B, Lagiou P, Lagiou A et al. The influence of smoking, age and stage at diagnosis on the survival after larynx, hypopharynx and oral cavity cancers in Europe: The ARCAGE study. Int J Cancer [Internet]. 2018 Jul 1 [Acesso em: 2024Jul];143(1):32-44.
9. Souza FG. Avaliação da qualidade de vida em pacientes com câncer de laringe [tese de pós-graduação]. Rio de Janeiro, Instituto Nacional de Câncer (INCA), 2022.

CAPÍTULO

231

Métodos Diagnósticos

Rogerio A. Dedivitis • Regina Lúcia Elia Gomes

INTRODUÇÃO

Dada a função fisiológica da laringe, existem vários sintomas comuns que devem levar a uma investigação mais aprofundada do câncer de laringe, como disfonia, disfagia e dispneia. A avaliação inicial precisa incluir uma história detalhada e exame físico para avaliar os fatores de risco clínicos e a gravidade dos sintomas. O padrão respiratório e a condição nutricional do paciente com câncer avançado de laringe devem ser avaliados com cuidado.

Os métodos laringoscópicos permitem identificar o tumor da laringe, bem como a coleta de amostra para exame histopatológico, essencial para que se proponha ao paciente a terapêutica adequada. Frente a um diagnóstico de neoplasia maligna, o próximo passo é o correto estadiamento da doença, que já começa a ser feito durante a laringoscopia e é complementado pelos métodos de imagem.

LARINGOSCOPIA

A avaliação endoscópica faringolaríngea é mais do que um exame complementar, e faz parte do exame físico do paciente com câncer de laringe. Possibilita a avaliação anatômica e funcional das estruturas dessa região. O exame é de fácil execução, realizado em ambiente de consultório.

Há diversas formas de realizar essa avaliação:

- Espelho de Garcia: em 1855, o tenor espanhol Manuel Garcia descreveu pela primeira vez a visibilização e o funcionamento da laringe por meio de um espelho dentário, um espelho manual e a luz solar.[1] Hoje é o método mais simples e barato de avaliação, porém, pode ser dificultado pelo reflexo nauseoso ou anatomia desfavorável do paciente. Além disso, gravação e magnificação das imagens não são possíveis
- Videonasofibrolaringoscopia: possibilita a avaliação completa das vias aerodigestivas superiores, pela introdução do endoscópio flexível pelas fossas nasais, chegando à faringe e laringe. O nasofibrolaringoscópio flexível, acoplado à câmera de vídeo, permite a magnificação e gravação do exame. A videoendoscopia da deglutição (VED) permite avaliar a fase faríngea da deglutição. Alimentos de diferentes consistências corados em azul são oferecidos durante o exame. A desvantagem é o menor detalhamento anatômico, porém, permite uma avaliação mais fisiológica da laringe, pois o exame é feito sem tração da língua. O nasofibroscópio *chip in the tip* possui uma microcâmera digital na ponta do aparelho, melhorando a qualidade da imagem[2]
- Videotelelaringoscopia: utiliza-se o endoscópio rígido de laringe preferencialmente de 70º. A resolução da imagem é superior ao nasofibroscópio, possibilitando melhor detalhamento anatômico das estruturas e lesões. Entretanto, há pacientes com hiperreflexia nauseosa, mesmo após a aplicação de anestésico tópico de lidocaína na orofaringe. Outra desvantagem é que não avalia tão bem o aspecto funcional da laringe devido à tração da língua[2]
- Videoestroboscopia: a luz estroboscópica permite a visualização do ciclo glótico, o que tem utilidade limitada na avaliação dos tumores avançados
- Laringoscopia direta: a laringoscopia de suspensão é realizada no centro cirúrgico, sob narcose. A microscopia magnifica a imagem, permitindo uma imagem em alta resolução ampliada. Possibilita ainda a coleta de biopsias.[3]

Os critérios para estadiar um tumor de laringe ou hipofaringe como T3 são habitualmente verificados ao exame laringoscópico.[4] Para tumores glóticos, os critérios são: tumor limitado à laringe, com fixação da prega vocal e/ou que invade o espaço paraglótico e/ou com erosão mínima da cartilagem tireóidea (cortical interna). Para tumores supraglóticos, além dos critérios citados, considera-se a invasão de área retrocricóidea e espaço pré-epiglótico. Fixação de prega vocal é o único critério para os infrequentes tumores de infraglote. Já para a hipofaringe, os critérios são: tumor maior que 4 cm em sua maior dimensão ou com fixação de hemilaringe ou extensão para mucosa do esôfago (Vídeos 231.1 a 231.6), nos quais todos os casos tiveram confirmação histopatológica de carcinoma de células escamosas.

Tumores T4a são os que invadem completamente a cartilagem tireóidea ou extensão extralaríngea, por exemplo, traqueia, partes moles do pescoço, incluindo músculos profundos/extrínsecos da língua (genioglosso, hioglosso, palatoglosso e estiloglosso), musculatura pré-tireoidiana, tireoide e esôfago. Tumores T4b invadem o espaço pré-vertebral, estruturas mediastinais ou a artéria carótida. Assim, habitualmente a laringoscopia não permite uma delimitação completa, devendo-se recorrer a métodos de imagem para melhor caracterização.

NARROW BAND IMAGING

A avaliação de lesões suspeitas e cancerígenas depende muito da experiência do examinador, apesar da acurácia diagnóstica obtida pela laringoscopia indireta com luz branca, especialmente para alterações intraepiteliais e submucosas.[5] A *narrow band imaging* (NBI) é uma técnica endoscópica que seleciona a luz azul e verde com comprimento de onda de 415 e 540 nm, respectivamente. Por corresponderem ao pico de absorção da hemoglobina, a visualização dos padrões microvasculares epiteliais e subepiteliais é potencializada. A rede capilar é destacada, permitindo a identificação de lesões superficiais da mucosa que poderiam passar despercebidas pela luz branca padrão.[6] As lesões superficiais são identificadas por alterações na tonalidade da cor e irregularidade da mucosa superficial durante o exame (Figuras 231.1 e 231.2).

A detecção de alterações superficiais da mucosa características de lesões neoplásicas, anormalidades epiteliais e alterações vasculares pode ser melhor alcançada com NBI em comparação com a laringoscopia convencional com luz branca.[7] Podem ser realizadas no pré-operatório e intraoperatório. Áreas de tecido não displásico apresentam padrão capilar fino com tamanho e distribuição normais, enquanto áreas com displasia de alto grau apresentam padrão capilar anormal com aumento em número, tamanho e dilatação.[8] Tumores múltiplos geralmente surgem de forma sincrônica ou metacrônica. É importante detectar segundos tumores primários em fase precoce. Por outro lado, como a abordagem do NBI é baseada na observação da superfície mucosa, condições nas quais é impossível ver a superfície mucosa clara, como ulcerações e hiperqueratose, podem impedir uma avaliação adequada, resultando em falso-negativo.[7]

MÉTODOS DE IMAGEM

Durante o processo de diagnóstico e estadiamento de câncer da laringe, imagens com meio de contraste de tomografia computadorizada (TC), ressonância magnética (RM) e tomografia computadorizada com emissão de pósitrons (PET/CT) são normalmente adquiridas. Estas imagens guardam informações valiosas sobre o tumor e seu microambiente circundante.

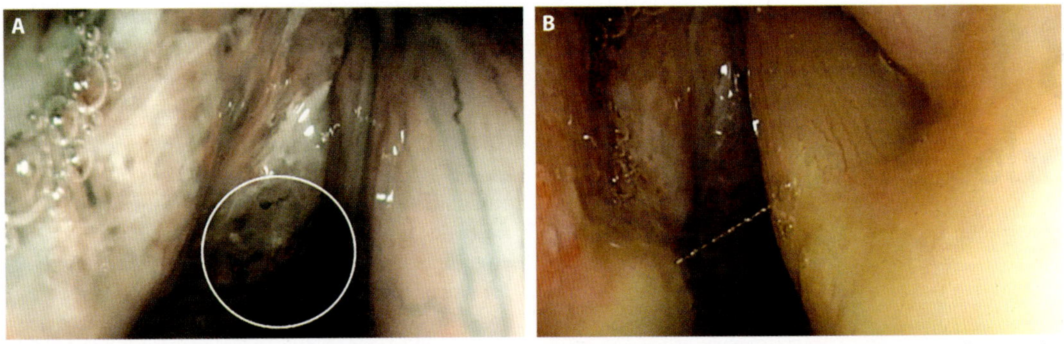

Figura 231.1 Laringoscopia de suspensão sob *narrow band imaging* (**A**) e luz convencional (**B**) agregando a identificação de área padrão capilar anormal com aumento em número, tamanho e dilatação dos vasos, corando em verde. (Cortesia de: Prof. Giorgio Peretti e Drs. Pietro Benzi e Luca Guastini.)

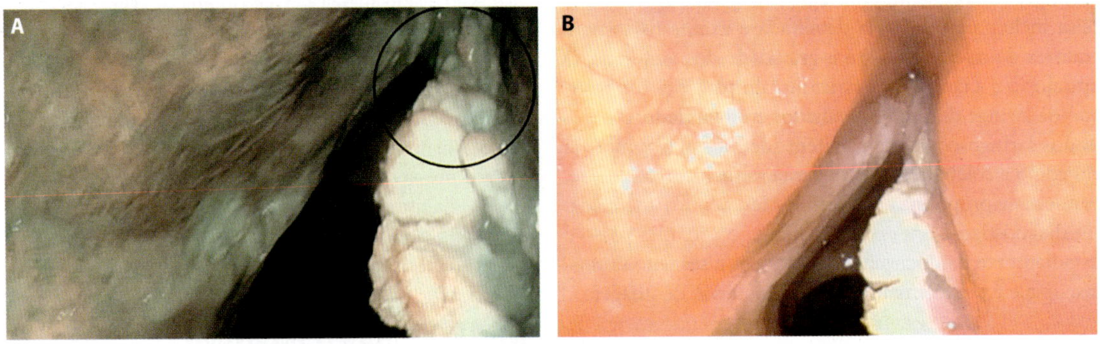

Figura 231.2 Laringoscopia de suspensão sob *narrow band imaging* (**A**) e luz convencional (**B**) agregando área positiva anteriormente à lesão identificada pela iluminação convencional. (Cortesia de: Prof. Giorgio Peretti e Drs. Pietro Benzi e Luca Guastini.)

Tomografia computadorizada e ressonância magnética

TC e RM são importantes no estadiamento dos tumores avançados de laringe e hipofaringe. Avaliam a extensão profunda da lesão, as relações anatômicas com as estruturas adjacentes e detectam linfonodopatias e metástases a distância.[9] O estadiamento preciso do tumor, incluindo invasão cortical interna ou externa da cartilagem laríngea, é importante para a tomada de decisão em pacientes com câncer de laringe e hipofaringe localmente avançado. O tumor que penetra na cortical externa ou extravasa a cartilagem tireóidea é de estádio T4a. O estadiamento impreciso a partir de imagens pré-tratamento pode resultar potencialmente na perda da preservação de órgãos em muitos pacientes.[10]

A TC é um método amplamente disponível e tem excelente resolução espacial.[11] O estudo deve ser realizado após administração intravenosa do meio de contraste iodado, delimitando melhor a lesão, áreas de necrose e invasão das estruturas adjacentes.

A TC foi integrada ao estadiamento clínico para complementar as observações clínicas da extensão do tumor e da função das pregas vocais na determinação do estágio do tumor. Seis dos 39 pacientes com tumor clínico T4 foram rebaixados para tumor T3 com base em achados patológicos mostrando apenas invasão da cartilagem ou ausência de invasão. Esses achados podem implicar que uma proporção significativa de pacientes que são inicialmente tratados por laringectomia total para carcinoma espinocelular (CEC) localmente avançado na laringe e hipofaringe poderia ter recebido a oferta adequada de preservação do órgão se o estadiamento fosse preciso no momento do diagnóstico. Noventa e quatro pacientes consecutivos com carcinoma espinocelular clinicamente T3-T4 de laringe ou hipofaringe submetidos à ressecção curativa do tumor primário foram revisados. A tomografia computadorizada abrange 23 (72%) dos 32 casos de descoberta da cartilagem tireoidiana documentada patologicamente e 24 (73%) dos 33 casos de invasão extralaríngea documentada patologicamente. Os valores preditivos positivos para a penetração da cartilagem tireóidea e invasão extralaríngea foram de 70 e 80%, respectivamente. A tomografia computadorizada pré-tratamento melhorou 6 dos 46 casos pT3 e todos os 8 casos pT2, enquanto apresentou uma diminuição no estadiamento em 7 dos 40 casos pT4.[12]

Já a RM permite maior diferenciação dos tecidos moles e maior discriminação entre alterações inflamatórias peritumorais e infiltração tumoral.[13] Permite realizar as sequências funcionais, como a sequência de difusão e permeabilidade ponderada em T1, baseada na mobilidade das moléculas de água. O coeficiente de difusão aparente (ADC, do inglês *apparent diffusion coefficient*) quantifica a restrição à difusão, observada nos casos de carcinoma primário e também nas recidivas tumorais. Correlaciona-se com aumento da celularidade e do componente estromal, com valores médios de ADC que variam entre 0,9 a 1,3 x $10^{-3}mm^2/s$.[14] A RM, no entanto, necessita de maior tempo para aquisição das imagens em comparação à TC. Isso pode causar artefatos de movimentação que podem inviabilizar a adequada avaliação da laringe ou hipofaringe.[15]

Em uma série retrospectiva de 15 pacientes tratados por laringectomia total de resgate para recorrências após resgate endoscópico a *laser*, foi encontrada alta prevalência de invasão da cartilagem (66% da tireóidea e 60% da cricóidea). Isso reflete as três áreas mais frequentes de falha no controle local do tumor por cirurgia transoral – comissura anterior, infraglote e espaço paraglótico posterior.[16] Em casos de recidiva local após ressecção endoscópica a *laser*, na avaliação de invasão da cartilagem, a RM pode diferenciar tecido cicatricial pós-cirúrgico (caracterizado por um sinal baixo nas sequências ponderadas em T2 e ausência de difusão restrita no DWI [exame de ressonância magnética com difusão]), edema/granulação (caracterizado por um sinal T2 elevado e aumento difusividade da água no DWI) e recidiva (formato nodular e com um sinal T2 intermediário e difusão restrita no DWI). A RM não apenas identifica recidiva submucosa, como também fornece informações sobre a extensão espacial, importante para planejar o tratamento de resgate. Noventa cartilagens de 30 pacientes foram avaliadas. A sensibilidade, a especificidade e os valores preditivos positivos e negativos para infiltração de cartilagem foram: para a cartilagem tireóidea, 82, 79, 69 e 88%, respectivamente; para a cartilagem cricóidea, todos os valores foram de 100%; e para as aritenóides, 33, 96, 56 e 93% respectivamente. Condrite nas lâminas tireoidianas pode estar presente mesmo na ausência de infiltração e geralmente não deve ser considerada como um sinal indireto de infiltração parcial.[17]

O envolvimento da cartilagem tireóidea é a grande armadilha no estadiamento. A RM tem mais sensibilidade (mais falsos-positivos dada a ossificação focal ou inflamação peritumoral), enquanto a TC é mais específica. No entanto, distinguir entre invasão cartilaginosa da cortical interna (cT3) e penetração em toda a espessura (cT4a) permanece difícil. A TC mostra alta precisão para penetração da cartilagem, mas apenas mediante extensão extralaríngea. A TC é de pouca ajuda quando um tumor mostra sinais mínimos de erosão ou densidade semelhante à da cartilagem nas sequências com contraste. Em caso de recidiva, corrigir o estadiamento torna-se ainda mais difícil.[18]

A TC e RM permitem avaliar[19] a infiltração dos espaços pré-epiglótico e paraglóticos, infiltração cartilaginosa, extensão para musculatura pré-laríngea, glândula tireóidea, hipofaringe e base da língua (Figuras 231.3 a 231.6).

A lesão primária da laringe ou hipofaringe apresenta-se com sinal intermediário nas sequências ponderadas em T1 e T2, moderado realce pós-contraste e restrição à difusão das moléculas de água. Costuma estar circundada por processo inflamatório peritumoral.

É possível ainda avaliar o grau de infiltração da cartilagem tireóidea, seja erosão da sua cortical interna (estadiamento T3), seja infiltração franca da cartilagem ou além dela (T4). A TC revela esclerose, erosão, lise e extensão extralaríngea. A esclerose é um sinal pouco específico, pois pode ser decorrente do processo inflamatório peritumoral. A invasão de cartilagem à RM baseia-se na presença na cartilagem de sinal similar ao do tumor nas sequências ponderadas em T2 e com igual realce pós-contraste. No processo inflamatório peritumoral, o sinal em T2 e o realce na cartilagem são maiores. A presença de restrição na sequência de difusão na cartilagem sugere também infiltração tumoral.[14] A esclerose é conhecida por ser um sinal preditivo para a detecção de invasão neoplásica da cartilagem e permite o diagnóstico de disseminação tumoral intracartilaginosa precoce ou microscópica. A especificidade da esclerose para invasão da cartilagem tumoral varia consideravelmente entre as cartilagens laríngeas, sendo menor na cartilagem tireóidea (40%) e maior nas cartilagens cricóidea e aritenóidea (76 e 79%, respectivamente).[10]

Os métodos de imagem possibilitam ainda realizar o cálculo do volume tumoral que, baseado em exames de imagem pré-operatórios, pode prever o risco de recidivas da doença. A realização de medidas volumétricas por *software* radiológico é de fácil execução na avaliação de imagens de TC. Foram analisados 145 pacientes com câncer de laringe T3 e T4a submetidos a tratamento cirúrgico. O volume tumoral médio foi de 23,0±16,4 cm^3 e o ponto de corte foi de 14,2 cm^3. Na análise univariada, VT≥14,2 cm^3 foi associado a pior prognóstico.[20]

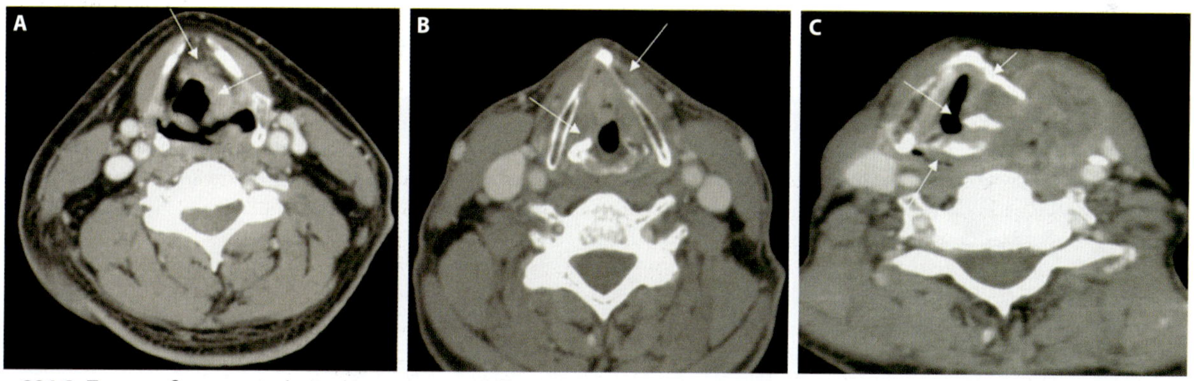

Figura 231.3 Tomografia computadorizada, em cortes axiais com contraste. **A.** Lesão na prega ariepiglótica esquerda, com invasão dos espaços pré-epiglótico e paralaríngeo esquerdo; **B.** Lesão das pregas vocais e comissura anterior, com esclerose da cartilagem aritenóidea direita e mineralização menor anterior da lâmina da cartilagem tireóidea à esquerda (setas); **C.** Lesão faringolaríngea à esquerda, com extensão extralaríngea, bem como esclerose e erosão das cartilagens cricóidea, aritenóidea e tireóidea (setas).

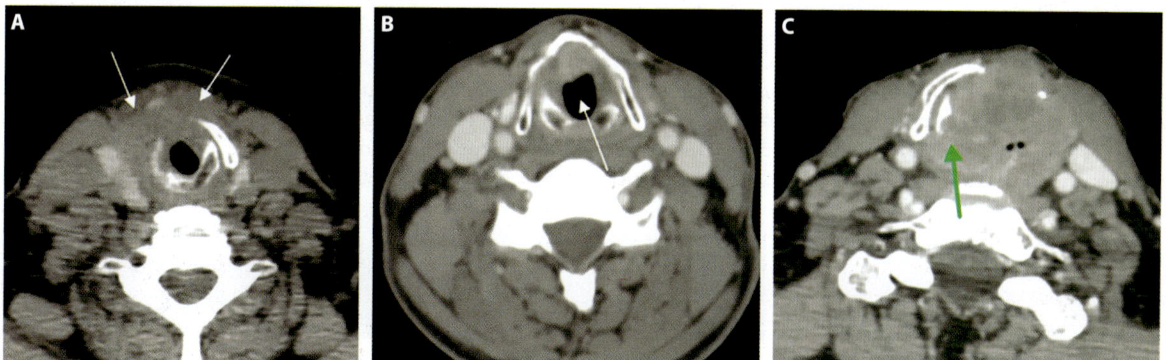

Figura 231.4 Tomografia computadorizada, em cortes axiais com contraste. **A.** Lesão expansiva sólida e infiltrativa glótica com invasão da musculatura extralaríngea à direita, erodindo a lâmina direita da cartilagem tireóidea e a cartilagem cricóidea deste lado (setas); **B.** Lesão glótica invadindo a comissura anterior, com erosão da cortical interna da lâmina esquerda da cartilagem tireóidea (seta); **C.** Volumosa lesão expansiva glótica com extensão extralaríngea, bem como à hipofaringe e aos espaços retrofaríngeo/*danger space* e perivertebral à esquerda, erodindo as cartilagens tireóidea e cricóidea (seta).

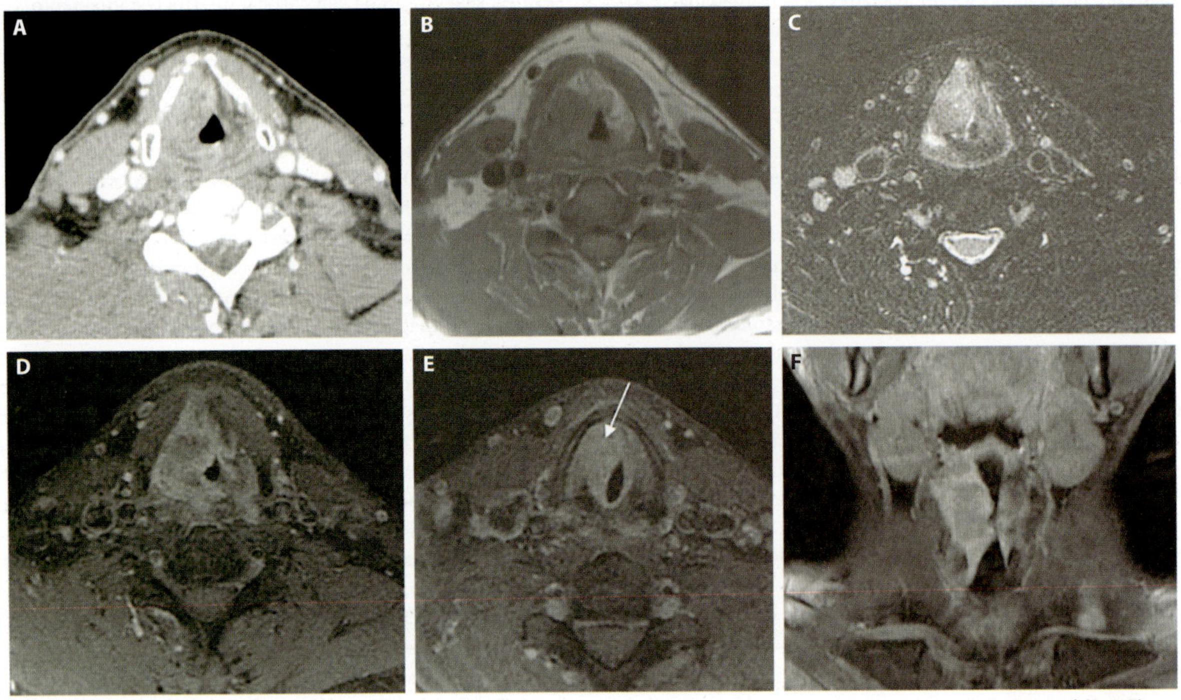

Figura 231.5 Tomografia computadorizada axial (**A**), ressonância magnética axial T1 (**B**), T2 axial (**C**), T1 pós-contraste axial (**D** e **E**) e coronal (**F**). Lesão infiltrativa sólida acometendo as estruturas supraglóticas, glóticas e subglóticas à direita, obliterando o espaço paraglótico direito. A lesão estende-se até a comissura anterior (seta). Há acometimento da cartilagem cricóidea à direita, mas a cartilagem tireóidea está preservada, sendo identificadas suas corticais interna e externa.

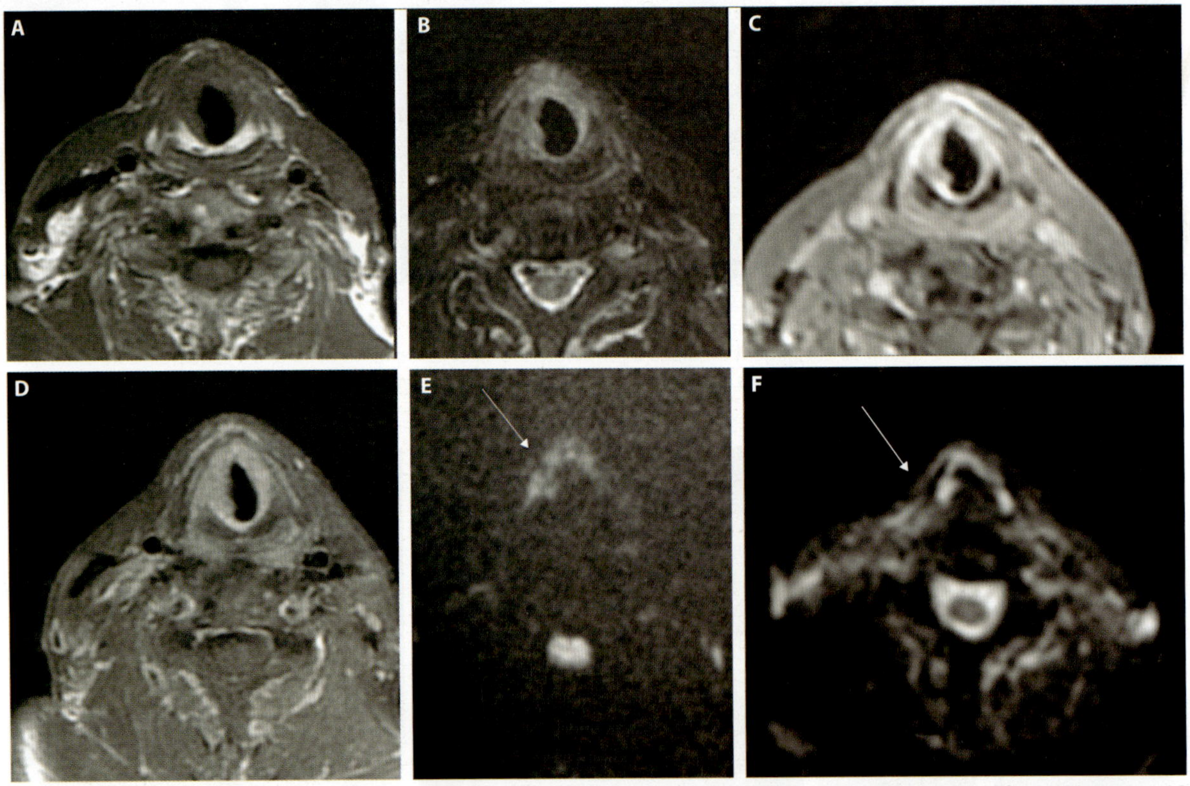

Figura 231.6 Ressonância magnética com cortes axiais pesados em T1 pré (**A**) e pós-contraste (**C** e **D**), STIR (**B**), difusão (**E**) e mapa ADC (**F**). Lesão glótica direita com extensão à comissura anterior e à prega vocal contralateral, bem como à região infraglótica direita, com irregularidades e realce da porção anterior da lâmina direita da cartilagem tireóidea e da cartilagem cricóidea deste lado (**A** a **D**), bem com restrição à difusão das moléculas de água (setas em **E** e **F**).

PET/CT SCAN

^{18}F-FDG-PET/CT (PET/CT) apresenta vantagem em comparação com a imagem convencional para a avaliação de doença linfonodal subclínica, metástases a distância e avaliação dos resultados do tratamento. PET/CT provou ser mais sensível e preciso na detecção de metástases a distância e segundo tumor primário e como índice prognóstico, especialmente usando parâmetros semiquantitativos (ou seja, valor de captação padrão SUV), volume metabólico do tumor (MTV) e glicólise total da lesão (TLG).[21] Resultados promissores foram relatados no estadiamento locorregional, no manejo do plano de radioterapia, demonstrando uma melhora na dosimetria ao reduzir a dose para determinados órgãos de risco e em comparação com a panendoscopia para detectar tumores primários secundários desconhecidos. Vinte e sete pacientes com câncer glótico estádio III/IVA foram analisados retrospectivamente. Todas as lesões mostradas pelas imagens convencionais também foram detectadas por PET/CT e, em cinco casos, uma melhor definição de infiltração local foi alcançada com PET/CT do que com TC. A sensibilidade, especificidade e acurácia da PET/CT e da TC foram de 95, 86 e 93% e 70, 86 e 74%, respectivamente. A RM mostrou sensibilidade e especificidade de 100%. Um caso falso-negativo (FN) e um caso falso-positivo (FP) foram observados com PET/CT sem diferença em comparação com a RM (10 casos). Seis casos de FN e um caso de FP foram observados com TC. Entre os parâmetros quantitativos do PET, o MTV basal foi o preditor de resultado mais poderoso.[22] A imagem metabólica por ^{18}F-FDG-PET/CT pode melhorar a precisão do estadiamento do câncer de laringe, distinguir doença residual ou recorrente de alterações pós-terapêuticas, diferenciar pacientes com resposta precoce de não respondedores e fornecer dados prognósticos (Figura 231.7).

INTELIGÊNCIA ARTIFICIAL

A inteligência artificial (IA) é uma área da ciência da computação que visa construir métodos automáticos para resolver problemas que normalmente requerem inteligência humana. Permite que os computadores compreendam a linguagem natural usada pelos humanos, façam inferências lógicas e aprendam com a experiência. A visão computacional (VC) é uma área de pesquisa que aproveita estratégias de IA para permitir que os computadores obtenham informações significativas de imagens digitais, vídeos e outras entradas visuais e façam recomendações com base nessas informações. Juntos, IA e VC fornecem métodos poderosos que permitem aos computadores observar e obter uma compreensão de alto nível do que estão vendo.[23]

No que diz respeito à Laringologia, a VC começou a ser explorada recentemente. Em videômica, vários métodos de VC e IA são sistematicamente utilizados para organizar, processar e modelar os dados não estruturados provenientes das imagens adquiridas durante os vídeos de endoscopia das vias aerodigestivas superiores.[24] Esperam-se que soluções baseadas em IA melhorem o desempenho diagnóstico dos médicos.

Foi realizada uma revisão sistemática e 41 estudos foram incluídos. Uma importante tarefa de classificação é a de prever a histologia das diversas lesões encontradas durante o exame, a chamada "biopsia óptica". É uma tarefa complicada devido à aparência heterogênea das lesões.[23] Um estudo mostrou uma perda de precisão ao treinar seu modelo para reconhecer quatro classes (normal, pólipo, queratinização e carcinoma) ao invés de simplesmente discernir entre lesões malignas/pré-malignas e lesões benignas.[25] Isso mostra a complexidade das tarefas de classificação das lesões laríngeas e confirma a necessidade de conjuntos de dados muito grandes e diversificados para o treinamento.

A IA pode destacar eventuais anormalidades e até mesmo prever a natureza delas em regiões de interesse localizadas durante o exame endoscópico. A combinação da NBI com a avaliação dos limites do câncer pela IA é de particular interesse. A NBI permite uma melhor definição das margens excisionais, no entanto, métodos de delimitação de margens assistidos por computador podem diminuir ainda mais a taxa de margens cirúrgicas positivas.[23]

Embora historicamente as imagens médicas sejam interpretadas subjetivamente por um médico, com os avanços nos algoritmos computacionais é agora possível extrair informações quantitativas (objetivas), como forma, tamanho, textura e intensidade do tumor, de tais imagens de maneira reproduzível e robusta. Esses dados podem ser analisados e correlacionados com resultados clínicos. Este processo de conversão de imagem em dados de alta dimensão é a radiômica. O fluxo de trabalho radiômico envolve quatro etapas principais: aquisição de imagem, segmentação tumoral, extração de características e análise subsequente. Uma revisão sistemática incluiu 15 estudos demonstrando que as características radiômicas estão significativamente associadas a vários desfechos clínicos (incluindo estágio, sobrevida global, resposta ao tratamento, sobrevida livre de progressão) e que os modelos preditivos que incorporam características radiômicas são superiores àqueles que

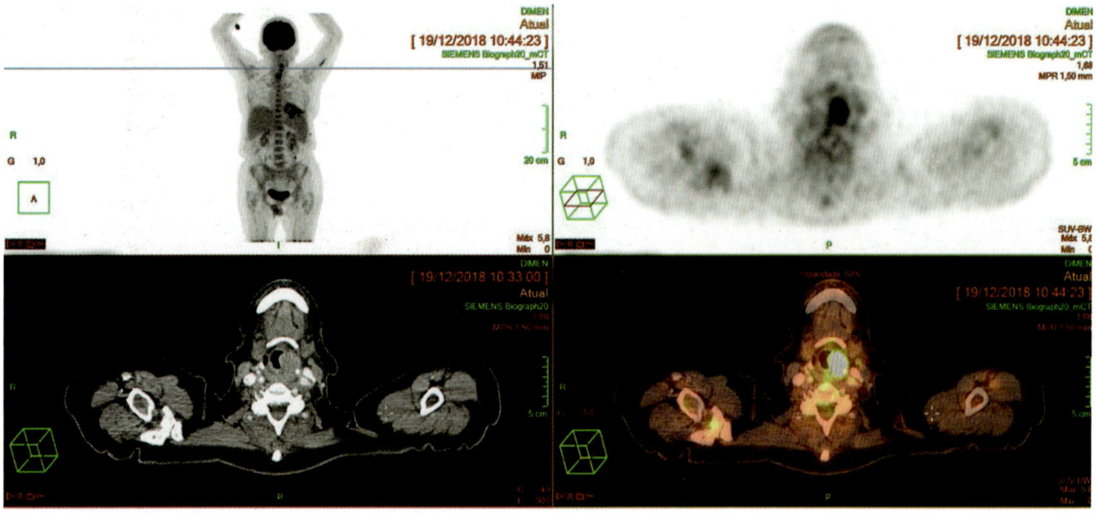

Figura 231.7 PET-CT em paciente com câncer avançado de região glótica, estendendo-se para a supraglote, com elevado valor de SUV.[5,8] (Cortesia de: Dr. George Coura Filho.)

não o fazem. Dois estudos demonstraram que a radiômica pode melhorar o estadiamento do câncer da laringe, enquanto 12 estudos afirmaram a sua capacidade preditiva para resultados clínicos. Assim, características radiômicas extraídas de imagens de TC e PET podem ajudar na previsão da resposta ao tratamento, fenótipos moleculares, prognóstico e auxiliar no processo de estadiamento do câncer de laringe. Catorze dos 15 estudos mostraram que as características radiômicas estão significativamente associadas a vários desfechos oncológicos.[26]

REFERÊNCIAS BIBLIOGRÁFICAS

1. Clerf LH. Manuel Garcia's contribution to laryngology. Bull N Y Acad Med [Internet]. 1956 [Acesso em: 2024 Jul];32:603-11.
2. Boles RW, Gao WZ, Johns MM, Daniero JJ, Grant NN, Rubin AD et al. Flexible versus rigid laryngoscopy: A prospective, blinded comparison of image quality. J Voice [Internet]. 2021 [Acesso em: 2024 Jul];S0892-1997(21)00072-2.
3. Yanagisawa E, Yanagisawa K, Horowitz JB, Mambrino LJ. Comparison of new telescopic video microlaryngoscopic techniques. Ann Otol Rhinol Laryngol [Internet]. 1992 [Acesso em: 2024 Jul];101:51-60.
4. Amin MB, Edge S, Greene F, Byrd DR, Brookland RK, Washington MK et al. (Eds.). AJCC Cancer Staging Manual (8th ed.). New York: Springer International Publishing: American Joint Commission on Cancer; 2017.
5. Watanabe A, Taniguchi M, Tsujie H, Hosokawa M, Fujita M, Sasaki S. The value of narrow band imaging for early detection of laryngeal cancer. Eur Arch Otorhinolaryngol [Internet]. 2009 [Acesso em: 2024 Jul];266:1017-23.
6. Piazza C, Cocco D, De Benedetto L, Del Bon F, Nicolai P, Peretti G. Narrow band imaging and high definition television in the assessment of laryngeal cancer: A prospective study on 279 patients. Eur Arch Otorhinolaryngol [Internet]. 2010 [Acesso em: 2024 Jul];267:409-14.
7. Lukes P, Zabrodsky M, Lukesova E, Chovanec M, Astl J, Betka JA et al. The role of NBI HDTV magnifying endoscopy in the prehistologic diagnosis of laryngeal papillomatosis and spinocellular cancer. Biomed Res Int [Internet]. 2014 [Acesso em: 2024 Jul];2014:285486.
8. Orita Y, Kawabata K, Mitani H, Fukushima H, Tanaka S, Yoshimoto S et al. Can narrow-band imaging be used to determine the surgical margin of superficial hypopharyngeal cancer? Acta Med Okayama [Internet]. 2008 [Acesso em: 2024 Jul];62:205-8.
9. Agnello F, Cupido F, Sparacia G, Midiri F, Miroddi M, Grassedonio E et al. Computerised tomography and magnetic resonance imaging of laryngeal squamous cell carcinoma: A practical approach. Neuroradiol J [Internet]. 2017 [Acesso em: 2024 Jul];30:197-204.
10. Becker M, Burkhardt K, Dulguerov P, Allal A. Imaging of the larynx and hypopharynx. Eur J Radiol [Internet]. 2008 [Acesso em: 2024 Jul];66:460-79.
11. Juliano A, Moonis G. Computed tomography versus magnetic resonance in head and neck cancer: When to use what and image optimization strategies. Magn Reson Imaging Clin N Am [Internet]. 2018 [Acesso em: 2024 Jul];26:63-84.
12. Ryu IS, Lee JH, Roh JL, Choi SH, Nam SY, Kim SY et al. Clinical implication of computed tomography findings in patients with locally advanced squamous cell carcinoma of the larynx and hypopharynx. Eur Arch Otorhinolaryngol [Internet]. 2015 [Acesso em: 2024 Jul];272:2939-45.
13. Kuno H, Sakamaki K, Fujii S, Sekiya K, Otani K, Hayashi R et al. Comparison of MR imaging and dual-energy CT for the evaluation of cartilage invasion by laryngeal and hypopharyngeal squamous cell carcinoma. AJNR Am J Neuroradiol [Internet]. 2018 [Acesso em: 2024 Jul];39:524-31.
14. Becker M, Monnier Y, de Vito C. MR Imaging of laryngeal and hypopharyngeal cancer. Magn Reson Imaging Clin N Am [Internet]. 2022 [Acesso em: 2024 Jul];30:53-72.
15. Kuno H, Onaya H, Fujii S, Ojiri H, Otani K, Satake M. Primary staging of laryngeal and hypopharyngeal cancer: CT, MR imaging and dual-energy CT. Eur J Radiol [Internet]. 2014 [Acesso em: 2024 Jul];83:e23-35.
16. Horwich P, Rigby MH, MacKay C, Melong J, Williams B, Bullock M et al. Laryngeal recurrence sites in patients previously treated with transoral laser microsurgery for squamous cell carcinoma. J Otolaryngol Head Neck Surg [Internet]. 2018 [Acesso em: 2024 Jul];47:14.
17. Ravanelli M, Lancini D, Maroldi R, Paderno A, Rondi P, Battocchio S et al. Magnetic resonance imaging to assess cartilage invasion in recurrent laryngeal carcinoma after transoral laser microsurgery. Acta Otorhinolaryngol Ital [Internet]. 2022 [Acesso em: 2024 Jul];42:531-7.
18. Locatello LG, Pietragalla M, Taverna C, Bonasera L, Massi D, Mannelli G. A critical reappraisal of primary and recurrent advanced laryngeal cancer staging. Ann Otol Rhinol Laryngol [Internet]. 2019 [Acesso em: 2024 Jul];128:36-43.
19. Ravanelli M, Paderno A, Del Bon F, Montalto N, Pessina C, Battocchio S et al. Prediction of posterior paraglottic space and cricoarytenoid unit involvement in endoscopically T3 glottic cancer with arytenoid fixation by magnetic resonance with surface coils. Cancers (Basel) [Internet]. 2019 [Acesso em: 2024 Jul];11(1).
20. de Andrade NM, Dedivitis RA, Ramos DM, Matos LL, Garcia MRT, Conti GG et al. Tumor volume as a prognostic factor of locally advanced laryngeal cancer. Eur Arch Otorhinolaryngol [Internet]. 2021 [Acesso em: 2024 Jul];278:1627-35.
21. Paidpally V, Chirindel A, Chung CH, Richmon J, Koch W, Quon H et al. FDG volumetric parameters and survival outcomes after definitive chemoradiotherapy in patients with recurrent head and neck squamous cell carcinoma. AJR Am J Roentgenol [Internet]. 2014 [Acesso em: 2024 Jul];203:W139-45.
22. Paone G, Martucci F, Espeli V, Ceriani L, Treglia G, Ruberto T et al. ^{18}F-FDG-PET/CT imaging in advanced glottic cancer: a tool for clinical decision in comparison with conventional imaging. Contrast Media Mol Imaging [Internet]. 2019 [Acesso em: 2024 Jul];2019:4051206.
23. Sampieri C, Baldini C, Azam MA, Moccia S, Mattos LS, Vilaseca I et al. Artificial intelligence for upper aerodigestive tract endoscopy and laryngoscopy: a guide for physicians and state-of-the-art review. Otolaryngol Head Neck Surg [Internet]. 2023 [Acesso em: 2024 Jul];169:811-29.
24. Paderno A, Holsinger FC, Piazza C. Videomics: Bringing deep learning to diagnostic endoscopy. Curr Opin Otolaryngol Head Neck Surg [Internet]. 2021 [Acesso em: 2024 Jul];29:143-8.
25. Zhao Q, He Y, Wu Y, et al. Vocal cord lesions classification based on deep convolutional neural network and transfer learning. Med Phys [Internet]. 2022 [Acesso em: 2024 Jul];49:432-42.
26. Rajgor AD, Patel S, McCulloch D, Obara B, Bacardit J, McQueen A et al. The application of radiomics in laryngeal cancer. Br J Radiol [Internet]. 2021 [Acesso em: 2024 Jul];94(1128):20210499.

CAPÍTULO

232

Tratamento Não Cirúrgico

Ligia Traldi Macedo • Carmen Silvia Passos Lima

INTRODUÇÃO

O carcinoma de laringe (CL) é um tumor altamente prevalente, e 184.615 casos novos e 99.840 mortes foram registrados no mundo em 2020.[1] A incidência do CL varia conforme padrões regionais de comportamento de risco, notadamente entre aqueles com histórico de tabagismo e etilismo. O CL figura como um dos principais tipos de câncer de cabeça e pescoço no Brasil: são esperados 6.570 homens e 1.220 mulheres com o tumor no triênio de 2023 a 2025.[2]

Pacientes com CL em estágios iniciais (T1-T2 N0 M0) são frequentemente submetidos a cirurgias preservadoras de laringe ou radioterapia definitiva. Contudo, a decisão de preservação da laringe torna-se mais complexa para aqueles com tumores maiores e/ou localmente invasivos ao diagnóstico, em estágios T3/T4 ou comprometimento linfonodal. A maioria dos pacientes com CL localmente avançado é candidato à laringectomia total, procedimento que, embora demonstre eficácia e altas taxas de controle de doença, com sobrevida global em 3 anos reportada em 64,3%,[3] induz à remoção do aparelho fonatório, com consequente comprometimento significativo da qualidade de vida de acordo com o tipo de reabilitação.[4] Além disso, os custos associados a perda de produtividade pela morbidade pós-tratamento e reabilitação dos pacientes devem também ser considerados. Juntos, o comprometimento da qualidade de vida e os custos do tratamento e reabilitação enfatizam a necessidade de estratégias conservadoras na assistência aos pacientes, quando aplicáveis.

Neste contexto, os estudos clínicos *Radiation Therapy Oncology Group* (*RTOG 91-11*)[5] e o *US Veterans Affairs* (*VA*)[6] desempenharam um papel fundamental na abordagem do CL localmente avançado. O estudo *US Veterans Affairs* introduziu uma mudança de paradigma ao randomizar pacientes para quimioterapia de indução seguida de radioterapia ou laringectomia total seguida de radioterapia. Embora não tenha ocorrido diferenças entre grupos quanto à sobrevida global, 64% dos pacientes no grupo de quimiorradioterapia apresentaram preservação funcional da laringe. O estudo *RTOG 91-11*, por sua vez, teve como objetivo comparar diferentes estratégias conservadoras para o manejo de CL (indução com radioterapia, quimiorradioterapia concomitante e radioterapia isolada), apontando o tratamento bimodal de quimioterapia e radioterapia como manobras preferenciais. Adicionalmente, desfechos similares entre o tratamento cirúrgico e o conservador foram obtidos em estudo recente,[3] embora em condições individuais, como tumores T4 e comprometimento funcional laríngeo, a cirurgia permaneça como procedimento de escolha em pacientes com tumores ressecáveis.[7-9] Já para pacientes com tumores irressecáveis e com boa condição clínica, o tratamento com quimiorradioterapia definitiva segue como terapêutica preferencial.[10]

Este capítulo aborda as indicações, esquemas atuais e em desenvolvimento dos pacientes com CL localmente avançado ressecável, e alternativas terapêuticas não cirúrgicas para preservação de laringe e tratamento do CL avançado e irressecável.

TRATAMENTO NÃO CIRÚRGICO COM PRESERVAÇÃO DE LARINGE

Indicações

Estudos sobre a preservação da laringe indicam que a combinação de quimioterapia e radioterapia pode oferecer preservação do órgão em uma proporção significativa de pacientes selecionados, sem impactos sobre a mortalidade.[3,5] No entanto, há subgrupos de pacientes que apresentam resultados funcionais desfavoráveis e pior prognóstico quando submetidos a terapêutica de preservação de órgão.[11] Portanto, é necessária a seleção criteriosa de pacientes para inclusão em protocolo de preservação da laringe.

Atualmente, a seleção dos pacientes candidatos à preservação laríngea envolve a ausência de extensão extralaríngea evidente, ausência de extensão subglótica com comprometimento da cartilagem cricoide e função laríngea pré-tratamento preservada.[12] Do mesmo modo, é necessário avaliar se os pacientes candidatos à preservação laríngea possuem condições clínicas permissíveis para tratamento com quimioterapia e radioterapia, motivo pelo qual a abordagem multidisciplinar é primordial para o planejamento terapêutico adequado.

Regimes utilizados

Existem duas principais estratégias para a preservação da laringe, conforme os estudos apresentados na Tabela 232.1. A primeira envolve a quimiorradioterapia concomitante, em que o agente principal inclui a cis-diaminodicloroplatina, ou cisplatina, em altas doses (100 mg/m^2 a cada 21 dias por 3 ciclos), além da radioterapia em 66 a 70 Gy, segundo dados do estudo *RTOG 91-11*.[5] Um esquema alternativo, extrapolando os dados de adjuvância, envolve o uso da cisplatina em doses semanais de 40 mg/m^2.[13] Entretanto, cabe ressaltar que esse esquema específico de administração não foi estudado para a população candidata à preservação de laringe, assim como o uso dos agentes alternativos radiossensibilizantes docetaxel,[14] carboplatina[15] ou cetuximabe,[16] que tampouco foram validados como não inferiores.

A segunda estratégia baseia-se em quimioterapia de indução como tratamento inicial, seguida de radioterapia (com ou sem quimioterapia concomitante) para pacientes com resposta clínica ou laringectomia total e radioterapia adjuvante, para aqueles sem resposta à indução.[5,17,18] O debate global sobre a melhor estratégia de preservação da laringe ainda persiste. O ensaio clínico *RTOG 91-11*, atualizado após mais de 10 anos de acompanhamento, foi projetado para avaliar a contribuição da quimioterapia à radioterapia e o momento ideal da mesma (indução *versus* concomitante).[5] Foram observados resultados superiores em termos de controle local para o tratamento concomitante (69,2, 53,7 e 50,1%, respectivamente, para quimioterapia simultânea, quimioterapia de indução e radioterapia isolada) aos 10 anos de acompanhamento dos pacientes. Entretanto, não houve diferença significativa na sobrevida global entre os grupos de pacientes incluídos no estudo. O grupo de quimiorradioterapia concomitante apresentou uma taxa mais elevada de óbitos não relacionados com o câncer em comparação com o grupo de tratamento de indução, embora sem significância estatística ou fator preditivo identificável. Atualmente, ensaios randomizados demonstraram maior resposta clínica e taxas de preservação laríngea com a associação de docetaxel ao esquema de indução contendo cisplatina e fluorouracil.[17]

Não se sabe ainda a relevância da quimioterapia em concomitância à radioterapia, em comparação à indução contendo o docetaxel. O estudo *GORTEC 2014-03-SALTORL* encontra-se em recrutamento para avaliar esta pergunta clínica.

Perspectivas futuras

Estudos exploratórios recentes avaliaram a possibilidade de associação de imunoterapia com os inibidores de *programmed cell*

Tabela 232.1 Estudos prospectivos sobre estratégias de preservação laríngea.

Estudo	Desenho	Nº	Grupo	Esquema	Resultado
Quimiorradioterapia concomitante					
RTOG 91-11[11]	ECR	520 (182)	CL T2-4, 79% com estágio T3	Cisplatina 100 mg/m² D1, 22 e 43 e RT (70 Gy)	SG 10 anos 28% HR = 1,08; 95% IC = 0,85-1,39; *p* = 0,53 (*versus* RT isolada)
Indução e radioterapia					
RTOG 91-11[11]	ECR	520 (180)	T2-4, 79% estágio T3	PF indução, seguido de RT (70 Gy)	SG 10 anos 39%, HR = 1,15; 95% IC = 0,89-1,47; *p* = 0,29 (*versus* RT isolada)
GORTEC 2000-2001[17-19]	ECR	213	CL ou hipofaringe, estágios III/IV ressecáveis	TPF *versus* PF seguido de RT (com ou sem quimioterapia)	Resposta: 80% TPF *versus* 59,2% PF (*p* = 0.02) Preservação da laringe: 70,3% TPF *versus* 57,5% PF (*p* = 0,03) Sem diferenças em sobrevida
TREMPLIN[18]	Fase II	153	CL ou hipofaringe, estágios III/IV ressecáveis	Após 3 ciclos TPF, RT e cisplatina *versus* RT e cetuximabe	Preservação laringe: 95% cisplatina *versus* 93% cetuximabe Sem diferenças em sobrevida
DeLOS-II[20]	ECR	170	CL ou hipofaringe, estágios III/IV ressecáveis	TPF indução seguido de RT, com ou sem cetuximabe	Sem diferenças em sobrevida global ou livre de laringectomia
ICoLP[21]	Fase II	24	CL ou hipofaringe, estágios II a IV ressecáveis	Pembrolizumabe, platina, docetaxel	Resposta patológica completa em 77,3%, recidiva em 35% casos
INSIGHT[22]	Fase II	27	CL ou hipofaringe, estágios III/IV ressecáveis	Toripalimabe, cisplatina, paclitaxel, seguido de RT e toripalimabe manutenção (8 ciclos)	Preservação laringe: 88,7%

CL = carcinoma de laringe; ECR = ensaio clínico randomizado; HR = *hazard ratio*; IC = intervalo de confiança; PF: cisplatina e fluorouracil; RT = radioterapia; SG = sobrevida global; TPF = docetaxel, cisplatina e fluorouracil.

death-1 (PD-1) pembrolizumabe[21] e toripalimabe[22] (não disponível no Brasil) à quimioterapia de indução em CL, com o objetivo de máxima resposta e preservação laríngea. Os resultados demonstram atividade dos esquemas, com taxas de resposta superiores a 70%. Não obstante, tratam-se de ensaios de braço único e com tempo de seguimento imaturo. O papel da imunoterapia associado a quimioterapia na preservação laríngea, tanto em tratamento único pré-operatório/definitivo como em esquemas de indução e ainda possíveis marcadores preditivos de resposta são incertos para aplicação dos agentes na prática clínica.

O estudo *SMART-KEY*, que avalia a adição de pembrolizumabe à indução, seguido de radioterapia e consolidação por 11 ciclos está em andamento,[23] e seus resultados poderão definir o papel de imunoterápicos no tratamento de pacientes com CL avançado tratados com esquemas de preservação laríngea.

TRATAMENTO NÃO CIRÚRGICO DA DOENÇA LOCALMENTE AVANÇADA IRRESSECÁVEL

Radioterapia e quimioterapia concomitantes

Os pacientes portadores de CL localmente avançado apresentam, com frequência, sintomas locais limitantes, como disfonia, disfagia, risco de oclusão de via aérea superior e sangramento em estágios mais avançados.[24] Por isso, a radioterapia para controle local compõe estratégia preferencial, com o objetivo de controle da doença, melhora da qualidade de vida e sobrevida. Para pacientes com *performance* clínica permissiva, a associação de quimioterapia à radioterapia pode trazer benefícios com incrementos em taxa de resposta e sobrevida global, conforme evidenciado pela metanálise atualizada de estudos *MACH-NC*,[10] em que se observou ganho absoluto de 6,5% ao longo de 10 anos.

O agente radiossensibilizante preferencial nesse cenário é a cisplatina, em doses de 100 mg/m² a cada 21 dias ou alternativamente 40 mg/m² em administração semanal (conforme estudos de não inferioridade em adjuvância).[13] Cabe ressaltar as limitações para o uso de cisplatina, com potencial nefrotoxicidade e ototoxicidade, necessitando avaliação da elegibilidade do paciente ao seu uso. Atualmente, são consideradas contraindicações absolutas ao uso de cisplatina a perda auditiva severa prévia não relacionada com o tumor, *clearance* de creatinina inferior a 50 mℓ/min, cirrose hepática Child-Pugh B ou C, neuropatia periférica sintomática, insuficiência cardíaca congestiva em classe III ou IV da New York Heart Association (NYHA) a despeito de terapia direcionada e *status performance* Eastern Cooperative Oncology Group (ECOG) 2 ou menor do que 2, além de função hematológica inadequada.[25]

Alternativas terapêuticas foram amplamente estudadas, embora não apresentem equivalência comprovada à cisplatina.[15] Destaca-se o uso de docetaxel a 15 mg/m² semanal, que demonstrou superioridade em relação à radioterapia isolada em pacientes não elegíveis à cisplatina, com ganho de sobrevida global em 25,5 meses em comparação a 17,7 meses do grupo controle (p = 0,035).[14] O docetaxel ainda não foi comparado à cisplatina em ensaios randomizados, de forma que sua indicação é, no momento, restrita a pacientes inelegíveis. Outros agentes avaliados em concomitância incluem o inibidor do receptor de fator de crescimento endotelial (*endothelial growth factor receptor* [EGFR]) cetuximabe, com ganho em sobrevida global em comparação à radioterapia isolada de 49 *versus* 29,3 meses (p = 0,03)[26] e a carboplatina, análogo de platina com menores taxas de nefro e ototoxicidade, apresentando redução relativa de 30% no risco de recorrência em metanálise de estudos randomizados.[27] Esses dois agentes, quando comparados à cisplatina, não apresentaram desfechos semelhantes em outros cenários. Não houve ganhos de controle regional ou sobrevida global com o uso de imunoterapia com pembrolizumabe, conforme dados do estudo *GORTEC 2015-01*.[28]

Estudos com outro antagonista de proteínas inibidoras de apoptose, o xevinapante, desperta grande interesse atual. O agente confere ganho de sobrevida global em 5 anos descrito em ensaio randomizado de 96 pacientes na associação com cisplatina concomitante à radioterapia,[29] e atualmente em estudo para pacientes inelegíveis à cisplatina em adjuvância.[30] Além disso, o nimotuzumabe, inibidor de domínio extracelular do EGFR, apresentou ganhos em controle locorregional em recente estudo fase III incluindo 536 pacientes sob quimiorradioterapia com cisplatina[31] e, portanto, é também visto com interesse para o tratamento de pacientes com CL avançado e irressecável. Ambos os agentes, no momento, não se encontram disponíveis para comercialização no Brasil.

Quimioterapia de indução

Portadores de CL foram incluídos em estudos envolvendo quimioterapia de indução.[10,32,33] Embora a sobrevida global não apresente diferenças em metanálise de ensaios clínicos,[10] a seleção de pacientes com maior volume de doença (tumores T4, N2c ou N3) pode trazer benefícios de controle locorregional. Entretanto, considerando que o uso de indução agrega toxicidade, deve ser reservado apenas para pacientes com boa condição clínica. O regime de eleição sempre que possível consiste na combinação de cisplatina, docetaxel e fluorouracil infusional (esquema TPF), conforme dados do estudo *TAX 324*, que demonstrou maior sobrevida global com a associação de docetaxel ao esquema de cisplatina e fluorouracil infusional.[32,33]

CONSIDERAÇÕES FINAIS

É possível observar que persistem desafios consideráveis e lacunas no manejo terapêutico de pacientes com CL localmente avançado. Embora estudos como o *RTOG 91-11*[5] e o *GORTEC 2000-01*[17] tenham desempenhado papéis cruciais na introdução de estratégias de preservação laríngea, há uma necessidade crescente de investigações futuras para aprimorar as opções terapêuticas, assim como melhor seleção de pacientes candidatos a esses esquemas. A perspectiva de preservação de laringe é essencial, levando em conta os impactos significativos na qualidade de vida dos pacientes submetidos a laringectomia total e os custos do tratamento e reabilitação. Estudos exploratórios com imunoterapia, como pembrolizumabe e toripalimabe, são promissores, mas exigem ensaios clínicos randomizados e com maior tempo de seguimento para validar sua eficácia e determinar seu papel na prática clínica.

No tratamento não cirúrgico do tumor localmente avançado irressecável, a cisplatina continua sendo o agente preferencial, mas as limitações associadas a essa substância instigam a busca de alternativas. Agentes como docetaxel, cetuximabe e carboplatina foram avaliados e outros agentes estão em avaliação, com destaque para xevinapante e nimotuzumabe, que apresentaram resultados encorajadores em estudos recentes. Novas investigações, como o estudo em andamento com xevinapante, representam avanços potenciais para pacientes inelegíveis para cisplatina. O desafio futuro envolve a otimização da seleção de pacientes, a compreensão dos efeitos a longo prazo dessas terapias e a validação de novas opções terapêuticas no contexto clínico.

REFERÊNCIAS BIBLIOGRÁFICAS

1. Sung H, Ferlay J, Siegel RL, Laversanne M, Soerjomataram I, Jemal A et al. Global cancer statistics 2020: GLOBOCAN estimates of incidence and mortality worldwide for 36 cancers in 185 countries. CA Cancer J Clin [Internet]. 2021 May 1 [Acesso em: 2024 Jul];71(3):209-49.
2. Santos MO, Lima FS, Martins LF, Oliveira JF, Almeida LM, Cancela MC. Estimativa de Incidência de Câncer no Brasil, 2023-2025. Rev Bras Cancerol [Internet]. 2023 Feb 6 [Acesso em: 2023 May 7];69(1).
3. Rao KN, Pai PS, Dange P, Kowalski LP, Strojan P, Mäkitie AA et al. Survival outcomes in T3 laryngeal cancers: Primary total laryngectomy vs. concurrent chemoradiation or radiation therapy - A meta-analysis. Biomedicines [Internet]. 2023 Jul 28 [Acesso em: 2024 Jul];11(8):2128.
4. Rodrigues A, Sousa FA, Casanova MJ, Silva A, Feliciano T, Freitas SV et al. Laryngectomy: Phonation alternatives and their impact on the quality of life. Cureus [Internet]. 2023 May 16 [Acesso em: 2024 Jan 9];15(5):e39093.
5. Forastiere AA, Zhang Q, Weber RS, Maor MH, Goepfert H, Pajak TF et al. Long-term results of RTOG 91-11: A comparison of three nonsurgical treatment strategies to preserve the larynx in patients with locally advanced larynx cancer. J Clin Oncol [Internet]. 2013 Mar 1 [Acesso em: 2024 Jul];31(7):845-52.
6. The Department of Veterans Affairs Laryngeal Cancer Study Group. Induction chemotherapy plus radiation compared with surgery plus radiation in patients with advanced laryngeal cancer. N Engl J Med [Internet]. 1991 Jun 13 [Acesso em: 2024 Ju];324(24):1685-90.
7. Bates JE, Amdur RJ, Morris CM, Hitchcock KE, Dziegielewski PT, Boyce BJ et al. Curative-dose chemoradiotherapy versus total laryngectomy for stage T3-T4 squamous cell carcinoma of the larynx: An "Apples-to-Apples" analysis of the National Cancer Database. Am J Clin Oncol [Internet]. 2019 Jun [Acesso em: 2024 Jul];42(6):527-33.
8. Grover S, Swisher-McClure S, Mitra N, Li J, Cohen RB, Ahn PH et al. Total laryngectomy versus larynx preservation for T4a larynx cancer: Patterns of care and survival outcomes. Int J Radiat Oncol [Internet]. 2015 Jul [Acesso em: 2024 Jul];92(3):594-601.
9. Gourin CG, Conger BT, Sheils WC, Bilodeau PA, Coleman TA, Porubsky ES. The effect of treatment on survival in patients with advanced laryngeal carcinoma. Laryngoscope [Internet]. 2009 Jul [Acesso em: 2024 Jul];119(7):1312-7.
10. Lacas B, Carmel A, Landais C, Wong SJ, Licitra L, Tobias JS et al. Meta-analysis of chemotherapy in head and neck cancer (MACH-NC): An update on 107 randomized trials and 19,805 patients, on behalf of MACH-NC Group. Radiother Oncol [Internet]. 2021 Mar [Acesso em: 2024 Jul];156:281-93.
11. Forastiere AA, Ismaila N, Lewin JS, Nathan CA, Adelstein DJ, Eisbruch A et al. Use of larynx-Preservation strategies in the treatment of laryngeal cancer: American Society of Clinical Oncology Clinical Practice Guideline update. J Clin Oncol [Internet]. 2018 Apr 10 [Acesso em: 2024 Jul];36(11):1143-69.
12. Bozec A, Culié D, Poissonnet G, Dassonville O. Current role of total laryngectomy in the era of organ preservation. Cancers [Internet]. 2020 Mar 3 [Acesso em: 2024 Jul];12(3):584.
13. Kiyota N, Tahara M, Mizusawa J, Kodaira T, Fujii H, Yamazaki T et al. Weekly cisplatin plus radiation for postoperative head and neck cancer (JCOG1008): A multicenter, noninferiority, phase II/III randomized controlled trial. J Clin Oncol [Internet]. 2022 Jun 20 [Acesso em: 2024 Jul];40(18):1980-90.
14. Patil VM, Noronha V, Menon N, Singh A, Ghosh-Laskar S, Budrukkar A et al. Results of phase III randomized trial for use of docetaxel as a radiosensitizer in patients with head and neck cancer, unsuitable for cisplatin-based chemoradiation. J Clin Oncol [Internet]. 2023 May 1 [Acesso em: 2024 Jul];41(13):2350-61.
15. Guan J, Li Q, Zhang Y, Xiao N, Chen M, Zhang Y et al. A meta-analysis comparing cisplatin-based to carboplatin-based chemotherapy in moderate to advanced squamous cell carcinoma of head and neck (SCCHN). Oncotarget [Internet]. 2016 Feb 9 [Acesso em: 2024 Jul];7(6):7110-9.
16. Li Y, Yang C, Gan Y, Lu F, Qin Y. Radiotherapy plus cetuximab or cisplatin in head and neck squamous cell carcinoma: An updated systematic review and meta-analysis of randomized controlled trials. Eur Arch Otorhinolaryngol [Internet]. 2023 Jan [Acesso em: 2024 Jul];280(1):11-22.
17. Pointreau Y, Garaud P, Chapet S, Sire C, Tuchais C, Tortochaux J et al. Randomized trial of induction chemotherapy with cisplatin and 5-fluorouracil with or without docetaxel for larynx preservation. JNCI J Natl Cancer Inst [Internet]. 2009 Apr 1 [Acesso em: 2024 Jul];101(7):498-506.
18. Lefebvre JL, Pointreau Y, Rolland F, Alfonsi M, Baudoux A, Sire C et al. Induction chemotherapy followed by either chemoradiotherapy or bioradiotherapy for larynx preservation: The TREMPLIN randomized phase II study. J Clin Oncol [Internet]. 2013 Mar 1 [Acesso em: 2024 Jul];31(7):853-9.

19. Olgun Y, Aktaş S, Altun Z, Kırkım G, Kızmazoğlu DÇ, Erçetin AP et al. Analysis of genetic and non-genetic risk factors for cisplatin ototoxicity in pediatric patients. Int J Pediatr Otorhinolaryngol [Internet]. 2016 Nov [Acesso em: 2024 Jul];90:64-9.
20. Dietz A, Wichmann G, Kuhnt T, Pfreundner L, Hagen R, Scheich M et al. Induction chemotherapy (IC) followed by radiotherapy (RT) versus cetuximab plus IC and RT in advanced laryngeal/hypopharyngeal cancer resectable only by total laryngectomy - final results of the larynx organ preservation trial DeLOS-II. Ann Oncol [Internet]. 2018 Oct [Acesso em: 2024 Jul];29(10):2105-14.
21. Ferrarotto R, Johnson FM, Hutcheson KA, Sui D, Johnson JM, Ebersole B et al. Immuno-chemotherapy as single treatment modality for larynx preservation (ICoLP): Co-primary endpoints and safety results. J Clin Oncol [Internet]. 2023 Jun 1 [Acesso em: 2024 Jul];41(16_suppl):600.
22. Ou X, Zhai R, Wei W, Chen J, Ou D, Liao T et al. Induction toripalimab and chemotherapy for organ preservation in locally advanced laryngeal and hypopharyngeal cancer: A single-arm phase II clinical trial. Clin Cancer Res [Internet]. 2024 Jan 17 [Acesso em: 2024 Jul];30(2):344-55.
23. Oliveira TB, Silva FA, Motta T, Gomes AJ, Pinto Figueiredo Lima I, Ramos FP et al. A single-arm, multi-institutional, phase 2 study of a pembrolizumab-based organ preservation strategy for locally advanced larynx cancers: SMART-KEY (LACOG 0720) trial. J Clin Oncol [Internet]. 2023 Jun 1 [Acesso em: 2024 Jul];41(16_suppl):TPS6111.
24. Echanique KA, Evans LK, Han AY, Chhetri DK, St. John MA. Cancer of the larynx and hypopharynx. Hematol Oncol Clin North Am [Internet]. 2021 Oct [Acesso em: 2024 Jul];35(5):933-47.
25. Castro G de, Alves GV, Castro AF, Chaves AF, Marchi P de, Oliveira TB de et al. Criteria for eligibility to cisplatin in the curative treatment of head and neck cancer: Consensus opinion from a panel of experts. Crit Rev Oncol Hematol [Internet]. 2018 Nov [Acesso em: 2024 Jul];131:30-4.
26. Bonner JA, Harari PM, Giralt J, Azarnia N, Shin DM, Cohen RB et al. Radiotherapy plus cetuximab for squamous-cell carcinoma of the head and neck. N Engl J Med [Internet]. 2006 Feb 9 [Acesso em: 2024 Jul];354(6):567-78.
27. Iocca O, Farcomeni A, Di Rocco A, Di Maio P, Golusinski P, Pardiñas López S et al. Locally advanced squamous cell carcinoma of the head and neck: A systematic review and Bayesian network meta-analysis of the currently available treatment options. Oral Oncol [Internet]. 2018 May [Acesso em: 2024 Jul];80:40-51.
28. Tao Y, Biau J, Sun XS, Sire C, Martin L, Alfonsi M et al. Pembrolizumab versus cetuximab concurrent with radiotherapy in patients with locally advanced squamous cell carcinoma of head and neck unfit for cisplatin (GORTEC 2015-01 PembroRad): A multicenter, randomized, phase II trial. Ann Oncol [Internet]. 2023 Jan [Acesso em: 2024 Jul];34(1):101-10.
29. Tao Y, Sun XS, Pointreau Y, Le Tourneau C, Sire C, Kaminsky MC et al. Extended follow-up of a phase 2 trial of xevinapant plus chemoradiotherapy in high-risk locally advanced squamous cell carcinoma of the head and neck: A randomised clinical trial. Eur J Cancer [Internet]. 2023 Apr [Acesso em: 2024 Jul];183:24-37.
30. Ferris RL, Mehanna H, Schoenfeld JD, Tahara M, Yom SS, Haddad R et al. Xevinapant plus radiotherapy in resected, high-risk, cisplatin-ineligible LA SCCHN: The phase III X ray vision study design. Future Oncol [Internet]. 2024 Jan 10 [Acesso em: 2024 Jul];fon-2023-0774.
31. Patil VM, Noronha V, Joshi A, Agarwal J, Ghosh-Laskar S, Budrukkar A et al. A randomized phase 3 trial comparing nimotuzumab plus cisplatin chemoradiotherapy versus cisplatin chemoradiotherapy alone in locally advanced head and neck cancer. Cancer [Internet]. 2019 Sep 15 [Acesso em: 2024 Jul];125(18):3184-97.
32. Lorch JH, Goloubeva O, Haddad RI, Cullen K, Sarlis N, Tishler R et al. Induction chemotherapy with cisplatin and fluorouracil alone or in combination with docetaxel in locally advanced squamous-cell cancer of the head and neck: Long-term results of the TAX 324 randomised phase 3 trial. Lancet Oncol [Internet]. 2011 Feb [Acesso em: 2024 Jul];12(2):153-9.
33. Posner MR, Hershock DM, Blajman CR, Mickiewicz E, Winquist E, Gorbounova V et al. Cisplatin and fluorouracil alone or with docetaxel in head and neck cancer. N Engl J Med [Internet]. 2007 Oct 25 [Acesso em: 2024 Jul];357(17):1705-15.

CAPÍTULO

233

Tratamento Cirúrgico

Gerson Schulz Maahs • Onivaldo Cervantes

INTRODUÇÃO

Historicamente, no século 19, há mais de 150 anos, Billroth, em 1873, realizou a primeira laringectomia total em um professor. Foi a primeira cirurgia a remover um tumor por meio de dissecção compartimental. A laringectomia total para tratamento do câncer da laringe passou a ser padrão-ouro, e a partir dele outros procedimentos cirúrgicos foram medidos. A laringe dissocia a via aérea do trato alimentar, mas proporciona o movimento do ar sobre os órgãos dos sentidos, o que nos permite saborear e cheirar. Além disso, a voz tem importância porque comunica nossos sentimentos e transmite quem somos. Sabe-se que a perda da laringe é o maior medo do paciente com câncer de cabeça e pescoço. Provavelmente tenha sido isso que levou, na segunda metade do século 20, à busca da preservação do órgão e que, infelizmente, resultou, ao longo do tempo, na piora dos índices de cura para o câncer da laringe.

O sucesso do tratamento do câncer da laringe exige avaliação individualizada de cada paciente, atender às suas expectativas e a cooperação de um time multidisciplinar no seu atendimento.

Atualmente, as cirurgias parciais abertas e endoscópicas da laringe permitem a remoção parcial do órgão com cura da doença e preservação da função. Além disso, técnicas de reabilitação vocal permitem a reintegração do indivíduo na sociedade de forma significativa após a laringectomia total.

EPIDEMIOLOGIA

O câncer da laringe representa 2,5% das neoplasias malignas na população e corresponde a 25% das neoplasias malignas da cabeça e pescoço;[1] é a segunda neoplasia mais comum do trato respiratório[2] e corresponde a 1% das mortes por câncer. A incidência varia de 2,5 a 17,2:100 mil habitantes.[3] O número estimado de casos novos de câncer da laringe para o Brasil, para cada ano do triênio de 2023 a 2025, é de 7.790 casos, correspondendo ao risco estimado de 3,59:100 mil habitantes, sendo 6.570 casos em homens e 1.220 casos em mulheres. Esses valores correspondem a um risco estimado de 6,21 casos novos a cada 100 mil homens e 1,09 a cada 100 mil mulheres, segundo dados do Instituto Nacional de Câncer de 2022. O tipo histológico predominante é o carcinoma epidermoide, mais comum em homens na sexta e sétima décadas de vida. Cerca de 85 a 90% dos pacientes apresentam como fator de risco o tabaco e o álcool, sendo este o mais relacionado com os tumores supraglóticos.[4] A importância do abandono dos fatores de risco implica em reduzir a probabilidade de um segundo tumor primário e melhorar a resposta ao tratamento indicado, especialmente quanto à radioterapia, que diminui sua eficácia na vigência do tabagismo.[5] Pacientes tabagistas com carga de 40 cigarros ao dia apresentam um risco 14 vezes maior de câncer da laringe que um não fumante.

O papilomavírus humano (HPV) como fator de risco para câncer de laringe é controverso. Os subtipos mais comuns associados a papilomatose da laringe são os subtipos 6 e 11 (nas crianças e nos jovens) e raramente evoluem para carcinoma. O sorotipo mais comumente associado a câncer é o 16, sendo os subtipos 16, 18 e 33 (nos pacientes adultos) considerados de alto risco para evoluir para carcinoma.

Campanhas de prevenção e de diagnóstico precoce do câncer da laringe, como a campanha da voz, iniciada no Brasil em 1999 e mundialmente reconhecida em 2003, como 16 de abril, o dia Mundial da Voz, objetivam identificar pacientes com tumores iniciais da laringe. Apesar da melhora diagnóstica, mais de 50% dos pacientes com câncer da laringe se apresentam para o tratamento em estágios avançados (III e IV).

ANATOMIA E VIAS DE CRESCIMENTO DO TUMOR

O conhecimento detalhado da complexa anatomia da laringe é fundamental para a indicação do tipo de tratamento para o paciente com esse câncer. A laringe é dividida em três regiões: supraglótica, glótica e infraglótica (Figura 233.1).

A região supraglótica se estende da extremidade da epiglote até os ápices de ambos os ventrículos e inclui as pregas vestibulares, as superfícies lingual e laríngea da epiglote, as superfícies laríngeas das cartilagens aritenóideas e ambas as pregas ariepiglóticas. A região glótica contém as pregas vocais, o assoalho do ventrículo, a comissura anterior e a área interaritenóidea. A região infraglótica se estende de 10 mm abaixo do ápice do ventrículo laríngeo até a borda inferior da cartilagem cricóidea. A subdivisão é importante porque os tumores podem ficar confinados a um compartimento da laringe, o que é comumente observado nos tumores supraglóticos que resistem a invadir a região glótica. A drenagem linfática da laringe é diferente de região para região, sendo pobre na glote e rica na região supraglótica. A escola Europeia, especialmente a francesa, divide a laringe em endolaringe e epilaringe ou zona marginal. Essa divisão é baseada em razão do comportamento do tumor que compromete a epilaringe ser semelhante ao dos tumores da hipofaringe. A epilaringe consiste na borda livre e superfície posterior da epiglote supra-hióidea, prega ariepiglótica e cartilagens aritenóideas. A endolaringe é composta da supraglote infra-hióidea (epiglote infra-hióidea, pregas vestibulares e ventrículos) e as regiões glótica e infraglótica.[3]

Estudos histológicos confirmam a existência de verdadeiras barreiras de tecido conjuntivo na laringe: a cartilagem tireóidea e cricóidea com seu pericôndrio interno, a comissura anterior com o

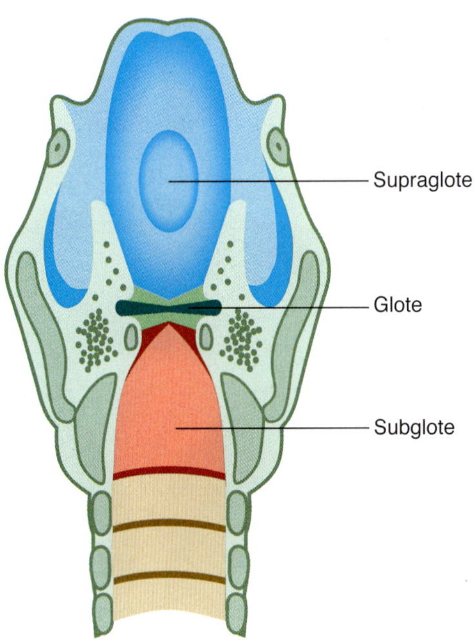

Figura 233.1 Subdivisões da laringe: supraglótica, glótica e subglótica.

ligamento avascular e denso (ligamento de Broyle), o cone elástico, o ventrículo, a membrana tireo-hióidea e o ligamento hioepiglótico. Estudos anatômicos definem compartimentos na laringe onde o câncer cresce por caminhos de menor resistência. O espaço pré-epiglótico (espaço de Boyer) e o espaço paraglótico são dois compartimentos importantes na avaliação do paciente com câncer da laringe (Figuras 233.2 e 233.3).

O espaço pré-epiglótico é delimitado superiormente pelo ligamento hioepiglótico, anteriormente pela cartilagem tireóidea e pela membrana tireo-hióidea, e posteriormente pela epiglote e pelo ligamento tireoepiglótico. Esse espaço é invadido pelo tumor e pode alcançar tecidos moles do pescoço por deiscências da membrana tireo-hióidea. Através dela, penetram vasos e nervos, caracterizando um tumor fora do arcabouço laríngeo (conceito cirúrgico de compartimentalização do órgão). Os tumores situados na base da epiglote (epiglote infra-hióidea) invadem o espaço pré-epiglótico e têm pior prognóstico do que os tumores supra-hióideos. O conhecimento anatômico justifica remover este espaço nos tumores que envolvem a epiglote infra-hióidea.

O espaço paraglótico é lateral aos ventrículos desde o introito laríngeo até a parede medial do recesso piriforme e é posterolateral ao espaço pré-epiglótico. Ambos formam um espaço gorduroso em forma de ferradura circundando as estruturas internas da laringe. O comprometimento pelo tumor do espaço paraglótico permite a extensão do tumor para os três subsítios da laringe do lado acometido, chamado tumor transglótico. Tumores avançados que comprometem o espaço paraglótico estão próximos ao pericôndrio interno da cartilagem tireóidea e da membrana cricotireóidea, facilitando o crescimento do tumor para fora da laringe.

Outra região importante é a comissura anterior (CA). Ela é descrita como a região mais anterior da glote. A CA é formada pelo ligamento vocal, o ligamento tireoepiglótico (ligamento forte fibroso que conecta o ápex da epiglote até a superfície interna da cartilagem tireóidea) e o ligamento de Broyle, verdadeiro tendão da prega vocal. A comissura anterior é pouco vascularizada e desprovida de pericôndrio interno, o que implica em falhas de radioterapia e uma resistência à invasão do tumor, em contrapartida, a mucosa da prega vocal está muito próxima da cartilagem tireóidea, o que facilitaria a invasão pelo carcinoma.[3]

Os tumores na comissura anterior tendem a se espalhar para a infraglote anteriormente e invadir a cartilagem tireóidea devido à falta de pericôndrio interno na região da CA. Esse defeito anatômico permite o fácil acesso à cartilagem, pois o pericôndrio é a principal barreira à invasão do carcinoma. Além da ausência do pericôndrio interno junto à CA, o pericôndrio externo é fino na linha média, tornando-se mais espesso lateralmente. Células tumorais crescem ao longo do colágeno que compõe o ligamento vocal e vão em direção à CA invadindo a cartilagem.[3]

Quanto aos tumores infraglóticos, a proximidade com as cartilagens permite a sua invasão precoce. O cone elástico também é uma barreira para a disseminação de tumores glóticos em direção à infraglote.

A drenagem linfática da laringe é para os níveis II, III e IV no pescoço, e podem disseminar bilateralmente ou contralateralmente. Além disso, os linfonodos pré-traqueais, o pré-laríngeo (linfonodo délfico) e paratraqueais são importantes no manejo da doença glótica e de tumores infraglóticos. É incomum a disseminação para linfonodos dos níveis I e V do pescoço.[3]

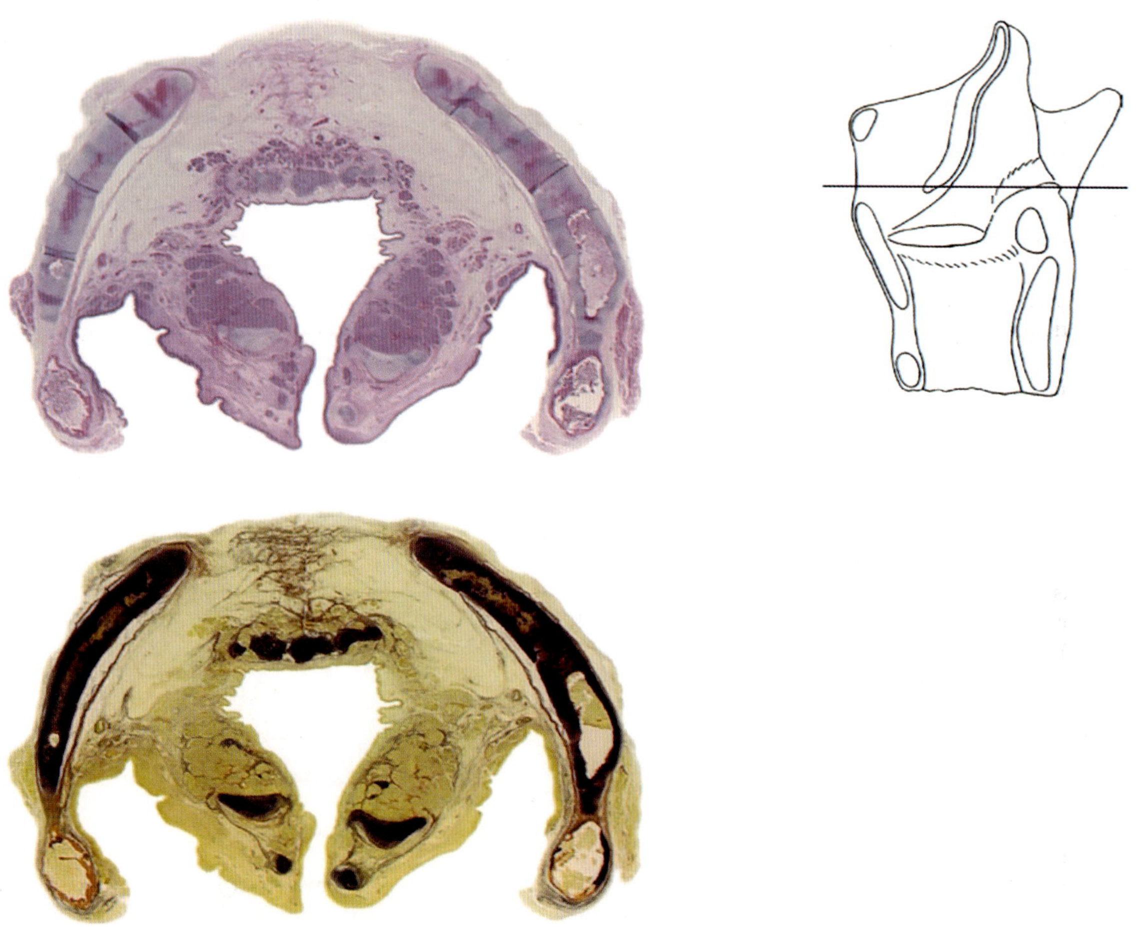

Figura 233.2 Corte histológico axial de laringe na região do espaço pré-epiglótico em hematoxilina-eosina e tricrômico de Massom.

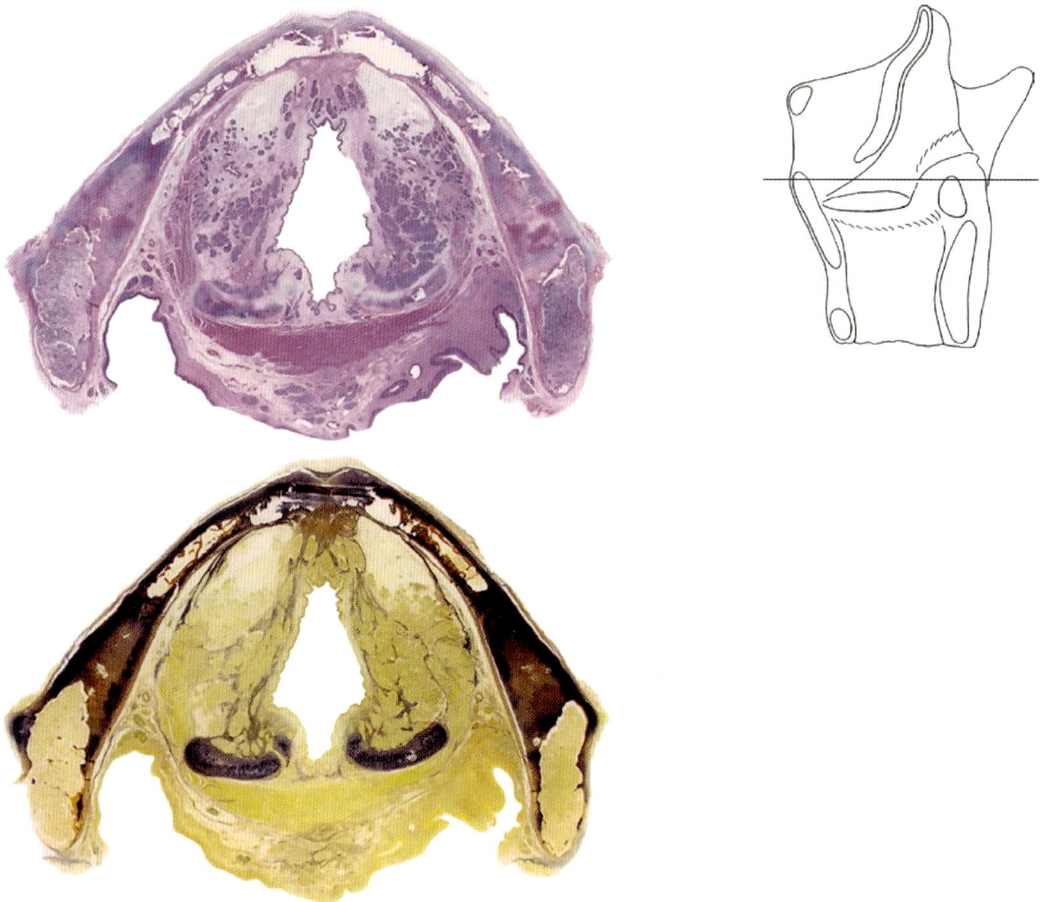

Figura 233.3 Espaços pré-epiglótico e paraglótico. Corte histológico axial de laringe na região do espaço pré-epiglótico em hematoxilina-eosina e tricrômico de Massom.

ESTADIAMENTO

O tumor avançado da laringe não é definido somente pela extensão do tumor na laringe. Deve-se considerar a doença metastática do pescoço e a distância. A American Joint Committee on Cancer (AJCC), de 2018, definiu como câncer avançado os estágios III e IV, e requerem tratamento multimodal (Tabela 233.1). O tumor glótico T3 é aquele que compromete a mobilidade da hemilaringe correspondente. Indica infiltração profunda da musculatura da prega vocal fixando-a junto ao pericôndrio interno da cartilagem, infiltração neuronal ou pelo comprometimento da articulação cricoaritenóidea. O T3 glótico é um grupo heterogêneo de tumores com padrões distintos de agressividade (Figuras 233.4 e 233.5). Mendenhall et al. dividem tumores T3 e T4a glóticos em favoráveis e desfavoráveis. Lesões confinadas a um lado da laringe ou aquelas mais exofíticas são classificadas como favoráveis, enquanto as lesões bilaterais com extensão submucosa, extralaríngeas, invasão de cartilagem e extensão infraglótica seriam desfavoráveis.[6]

O tumor T4a é definido quando for identificada invasão da cartilagem tireóidea ou extravasamento do tumor para fora da laringe.

O tumor é considerado T4a quando invadir a cartilagem tireóidea, cricóidea ou ambas ou quando tiver extravasamento extralaríngeo. O radiologista determina a invasão da cartilagem somente quando o tumor ultrapassar seu limite, ou identificar lise da cartilagem e esclerose.

O tumor será considerado T4b quando invadir a fáscia pré-vertebral, a artéria carótida interna ou estruturas mediastinais.

O tumor T3 supraglótico é definido por invasão neoplásica do espaço pré-epiglótico ou imobilidade da hemilaringe acometida. Clinicamente, é difícil avaliar a extensão do tumor para o espaço pré-epiglótico. Quando o tumor invade a epiglote supra-hióidea, é comum o comprometimento desse espaço. Um estudo demonstrou que 89% da série tinham esse espaço comprometido, sendo importante os exames de imagem para avaliar esta região.[5]

Quanto ao estadiamento linfonodal, a palpação cervical associada a tomografia computadorizada contrastada são os meios de estadiamento mais utilizados. Radiologicamente, considera-se um linfonodo positivo quando houver necrose central e com realce periférico, dimensão maior que 10 mm e formato circular (aumento de dimensão tridimensional).[7] A ultrassonografia é um método acurado para identificar metástases, mas é operador dependente sendo mais utilizada para direcionar as punções de linfonodos suspeitos. O estadiamento do tumor no câncer da laringe considera a localização da lesão, a presença de imobilidade da prega vocal e a disseminação extralaríngea. O atual sistema é uma avaliação simplificada do resultado. Exames patológicos mostram que o estadiamento clínico é subestimado em 25 a 40% dos casos, e acredita-se que esses valores sejam maiores nos tumores avançados, especialmente para avaliar a invasão de cartilagem.

Além dos aspectos clínicos e radiológicos do tumor, são importantes os aspectos histopatológicos, como invasão neuronal, vascular e moleculares, que determinam o comportamento biológico do tumor.

Quanto ao estadiamento regional, o tamanho e o número de linfonodos são considerados importantes no prognóstico. O nível mais baixo de linfonodos acometidos, a presença de invasão extracapsular e o número dos níveis acometidos não estão contemplados na classificação da AJCC de 2018, mas uma vez identificados, são preditivos de mau prognóstico e determinam as recomendações de tratamentos adjuvantes.

Tabela 233.1 Estadiamento dos tumores laríngeos, dos linfonodos cervicais e metástases a distância, segundo UICC/AJCC de 2022.

Estadiamento do tumor (T)
Supraglote
Tx: tumor primário não pode ser avaliado
T0: não há evidência de tumor primário
Tis: carcinoma *in situ*
T1: tumor limitado a um subsítio da supraglote, com mobilidade normal da prega vocal
T2: tumor invade a mucosa de mais de um subsítio adjacente da supraglote ou glote (ex-mucosa da base da língua, valécula, parede medial do recesso piriforme), com mobilidade normal das pregas vocais
T3: tumor limitado à laringe com fixação da PV ou invasão da área pós-cricoide, tecidos pré-epiglóticos, espaço paraepiglótico, erosão da cartilagem tireóidea
T4a: tumor invade além da cartilagem tireóidea, traqueia, tecidos moles do pescoço, musculatura profunda/extrínseca da língua, músculos pré-tireoidianos, tireoide, esôfago
T4b: tumor invade o espaço pré-vertebral, carótida, estruturas do mediastino
Glote
Tx: tumor primário não pode ser avaliado
T0: não há evidência de tumor primário
Tis: carcinoma *in situ*
T1: tumor limitado à(s) prega(s) vocal(is) – pode estender-se à comissura anterior
T1a: limitado a uma prega vocal
T1b: comprometendo ambas as pregas vocais
T2: tumor estende-se à supraglote e/ou infraglote e/ou com mobilidade reduzida da prega vocal
T3: tumor limitado à laringe com fixação da prega vocal, invasão do espaço paraepiglótico, erosão da cartilagem tireóidea
T4a: tumor invade além da cartilagem tireóidea, traqueia, tecidos moles do pescoço, musculatura profunda/extrínseca da língua, músculos pré-tireoidianos, tireoide, esôfago
T4b: tumor invade o espaço pré-vertebral, carótida, estruturas do mediastino
Infraglote
Tx: tumor primário não pode ser avaliado
T0: não há evidência de tumor primário
Tis: carcinoma *in situ*
T1: tumor limitado à infraglote
T2: tumor estende-se à(s) prega(s) vocal(s), com mobilidade normal ou reduzida da prega vocal
T3: tumor limitado à laringe com fixação da prega vocal
T4a: tumor invade além da cartilagem tireóidea, traqueia, tecidos moles do pescoço, musculatura profunda/extrínseca da língua, músculos pré-tireoidianos, tireoide, esôfago
T4b: tumor invade o espaço pré-vertebral, carótida, estruturas do mediastino
Linfonodos regionais (N)
Nx: não pode ser avaliado
N0: ausência de linfonodos clinicamente metastáticos
N1: linfonodo ipsilateral < 3 cm, único, sem extravasamento extracapsular
N2a: LN único ipsilateral, > 3 e < 6 cm, sem extravasamento extracapsular
N2b: LNs ipsilaterais múltiplos, menores < 6 cm, sem extravasamento extracapsular
N2c: LNs bilaterais ou contralaterais, < 6 cm, sem extravasamento extracapsular
N3a: LN > 6 cm, sem extravasamento extracapsular
N3b: metástase em um único ou múltiplos linfonodos, com extravasamento extracapsular, independentemente do tamanho
Metástases (M)
M0: sem metástase a distância
M1: presença de metástase a distância

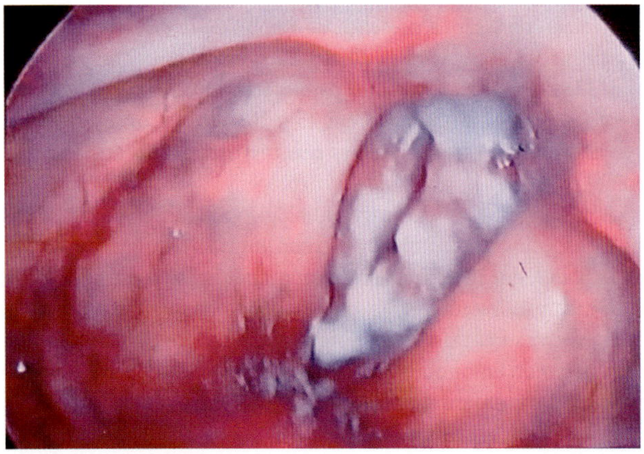

Figura 233.4 Telelaringoscopia mostra neoplasia glótica com invasão em ambas as pregas vocais.

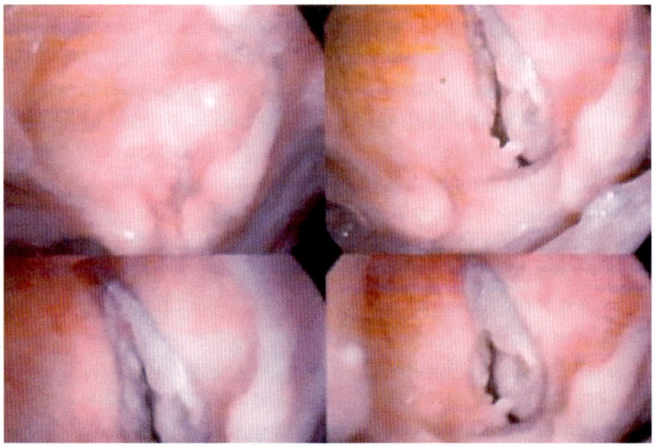

Figura 233.5 Telelaringoscpia mostra neoplasia glótica com invasão e fixação de ambas as pregas vocais.

Críticas são feitas ao atual estadiamento. Kleinsasser[3] sugeriu que todo tumor com alteração de mobilidade deveria ser estadiado como um T3 ou T4. Alguns autores preconizam o cálculo de volume do tumor com tomografias de alta resolução e valorizar tumores com crescimento mais posterior ao órgão, uma vez que clinicamente são mais agressivos quando comparados aos tumores que comprometem a laringe mais anteriormente.[6] Diante disso, é preconizado o tratamento individualizado dos pacientes, para os quais classifica-se um tumor mais favorável ou desfavorável levando em consideração fatores de prognóstico bem estabelecidos, somados às suas comorbidades.

AVALIAÇÃO E DIAGNÓSTICO

História

Pacientes com tumores avançados expressivamente referem histórico de tabagismo associado ou não a alcoolismo. A sintomatologia mais prevalente é a rouquidão de longa data. A maioria dos tumores (70%) é glótico e cursa inicialmente com disfonia, seguida de odinofagia, disfagia, dispneia e metástase cervical. Tumores supraglóticos cursam com um padrão de voz mais abafada, odinofagia e são mais metastáticos para linfonodos regionais. Microaspirações, secreções sanguinolentas, estridor e otalgia reflexa também podem ser referidas nos estadiamentos avançados. Infelizmente, muitos dos sintomas são associados pelos pacientes como originados de doenças benignas e passageiras, o que retarda o diagnóstico.

Exame físico

O diagnóstico do câncer da laringe é facilmente inferido por meio de uma laringoscopia indireta. O carcinoma epidermoide da laringe é de fácil suspeita diagnóstica com um bom exame físico. Quando se trata de câncer avançado, mais fácil é a suspeita clínica e o diagnóstico. Uma vez identificada a lesão na laringoscopia, a biopsia é indicada. Para o estadiamento, é fundamental avaliar a mobilidade da laringe e a extensão completa do tumor. A microlaringoscopia de suspensão complementa o estadiamento. O paciente sob anestesia geral permite apalpar e visualizar toda a extensão da lesão no interior da laringe, que boa parte das vezes não é identificada com a laringoscopia indireta rígida ou pela nasofibrolaringoscopia. O uso de ópticas rígidas de 0, 30 e 70º durante a laringoscopia de suspensão é importante para o estadiamento.

Relevante também no exame físico é a palpação dos linfonodos cervicais e do estojo laríngeo. Perda da crepitação laríngea confere extensão pós-cricóidea do tumor. É recomendado palpar a base da língua, amígdalas, examinar os recessos piriformes e região pós-cricóidea com intuito de afastar um segundo tumor primário (Vídeos 233.1 a 233.3).

Exames complementares e biopsia

Quando identifica-se uma neoplasia da laringe e é indicada a laringoscopia de suspensão, é importante complementar a avaliação com exame de imagem. O paciente geralmente é tabagista, acima de 50 anos, com realização de tomografia computadorizada (TC) de tórax, visando afastar um segundo tumor primário de pulmão, mediastino e metástases a distância. O estadiamento de lesões avançadas deve ser complementado também com TC contrastada de pescoço (Figura 233.6). Além disso, a TC complementa o estadiamento das metástases linfonodais no pescoço. O exame de ressonância nuclear magnética (RNM) apresenta divergências na literatura quando comparada à TC. A RNM é mais demorada e apresenta mais artefatos na aquisição das imagens, além de maior custo. A TC é o exame de imagem mais empregado.[5] A acurácia da tomografia para identificar invasão de cartilagem é superior ao exame físico.

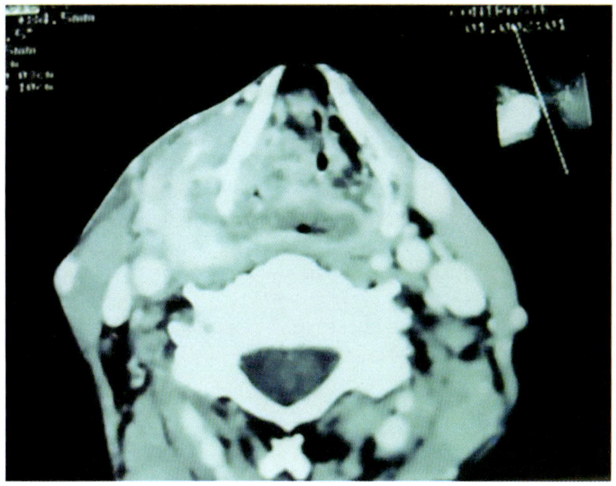

Figura 233.6 Extenso tumor laríngeo com invasão de esôfago e estruturas extralaríngeas.

Os exames de imagem são importantes também para avaliar os espaços pré-epiglótico e paraglótico. A tomografia é a mais utilizada. A RNM (Figuras 233.7 a 233.9) é bastante sensível para avaliar esses espaços, mas é pouco específica para o espaço paraglótico, pois alterações inflamatórias advindas da neoplasia simulam infiltração pelo tumor. Os cortes coronais e sagitais são os ideais para avaliar ambos os espaços.[8,9]

A invasão da cartilagem tireóidea é definida clinicamente pela presença de tumor extralaríngeo ao exame físico ou de imagem. Importante lembrar que a cartilagem tireóidea sofre, de forma irregular, processo progressivo de ossificação, o que dificulta, nos exames de imagem, diferenciar os diferentes graus de ossificação com a invasão tumoral.[10] Um estudo avaliou 111 pacientes com câncer e identificou que a presença de esclerose nas cartilagens tireóidea, cricóidea e aritenóidea foi o achado mais sensível para identificar a presença de invasão microscópica do tumor; em contrapartida, alterações inflamatórias também ocasionam a esclerose, o que torna o exame com baixa especificidade, chegando a 40% na cartilagem tireóidea.[11] Radiologicamente, existem alguns preditores de invasão de cartilagem, em especial quando ocorrem invasão do espaço paraglótico (risco de 74%), ossificação extensa da cartilagem (risco de 73%), invasão extensa da CA (risco de 67%), tumores com mais de 2 cm (risco de 66%) e fixação da prega vocal (risco de 54%).[3]

Vários estudos comparam RNM e TC para avaliar invasão da cartilagem tireóidea e a conclusão é que a RNM é mais sensível que

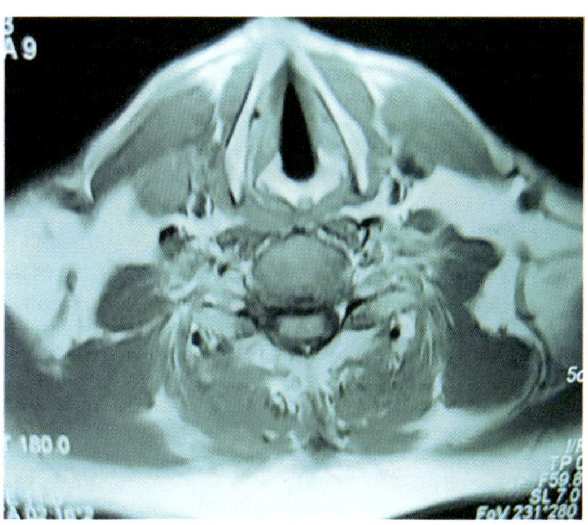

Figura 233.7 Ressonância magnética em corte axial em T1 mostrando região glótica.

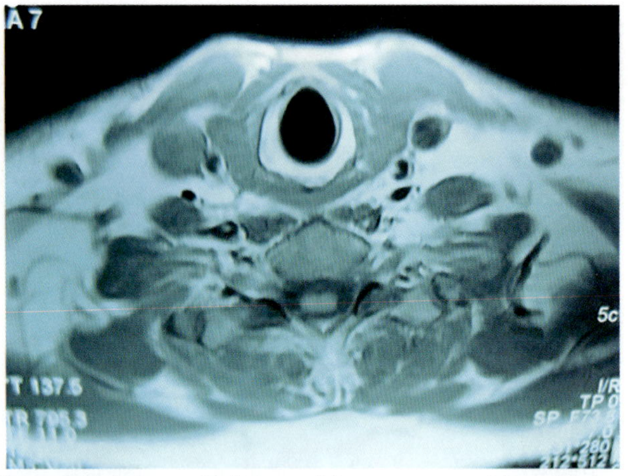

Figura 233.8 Ressonância magnética em corte axial em T1 mostrando região infraglótica com a cartilagem cricóidea.

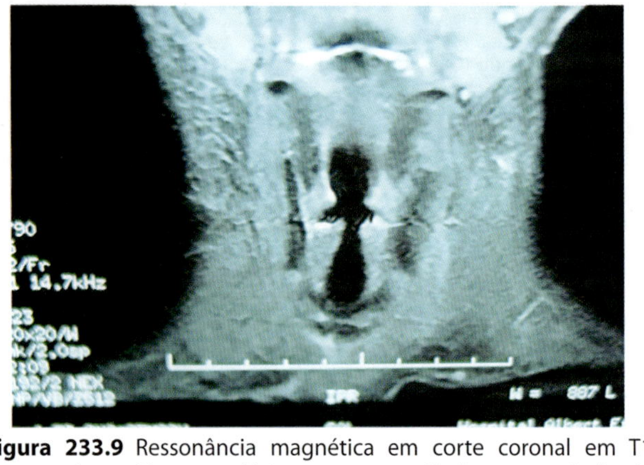

Figura 233.9 Ressonância magnética em corte coronal em T1 mostrando região supraglótica, pregas vestibulares, ventrículo de Morgagni, pregas vocais e região infraglótica.

a TC, 89 × 64%, apesar de ambas apresentarem baixa especificidade, sendo a TC ainda com maior especificidade que a RNM, ou seja, ambos os exames confundem processos não neoplásicos como sendo invasão pelo câncer. O ideal seria utilizar os dois exames. Inicialmente, solicita-se uma RNM, caso ela seja positiva, realiza-se uma TC. Caso a RNM for negativa, não é necessária a TC, pois o risco de falso-negativo da RNM é menos de 10%.[10]

O PET-CT (do inglês *positron emission tomography*) não contribuiu para o estadiamento do tumor; ele pode ser interessante para avaliar condroradionecroses e recidivas. Quando suspeita-se de recidivas, o PET deve ser feito 3 meses após o tratamento visando evitar falsos-positivos (Figura 233.10).

Os resultados do PET-CT em pacientes não irradiados e com pescoço N0 são inconsistentes, pois somente linfonodos metastáticos com mais de 10 mm são identificados. Para avaliação do nível VI em pacientes com tumores transglóticos e especialmente com extensão infraglótica, o PET-CT também não tem alta acurácia. Estudo comparando a TC e a RNM demonstrou pouca sensibilidade para detectar metástases, 58 × 42%. O PET-CT tem utilidade em pacientes com câncer avançado da laringe para a pesquisa de metástases a distância.[12]

Quando o paciente apresentar linfonodos suspeitos clinicamente, o diagnóstico pode ser feito por punção aspirativa com agulha fina (PAAF). É contraindicada biopsia incisional, visto que compromete a pele incisada, as partes moles adjacentes ao linfonodo biopsiado e piora o prognóstico do paciente.

Uma vez identificada a lesão, pode-se indicar a biopsia, que pode ser feita em consultório com anestesia tópica ou por meio de laringoscopia de suspensão com anestesia geral (Figura 233.11). O exame sob anestesia geral permite, como mencionado, avaliar melhor a extensão do tumor. Nos tumores avançados, deve-se atentar para a via aérea do paciente. Muitas vezes, os pacientes podem necessitar de traqueostomia prévia por impossibilidade de entubação, ou ter piora na extubação da via aérea, que já é restritiva.

Em algumas circunstâncias, o diagnóstico do carcinoma é realizado concomitante ao tratamento. Clinicamente, a suspeita de carcinoma permite o estadiamento clínico completo, como, por exemplo, um paciente com tumor avançado T4a. Quando define-se previamente que o melhor tratamento é a cirurgia, o paciente será submetido a biopsia e o diagnóstico estabelecido por exame histopatológico por congelação. Exemplificando: um paciente com estridor respiratório poder ser biopsiado e na sequência é realizada a laringectomia total, evitando-se, assim, a traqueostomia prévia ao tratamento definitivo.

A maioria das neoplasias malignas é carcinoma epidermoide. Doenças inflamatórias como tuberculose e blastomicose podem mimetizar o carcinoma; outras neoplasias malignas, como plasmocitoma, carcinoma neuroendócrino, condrossarcomas, tumores malignos de glândula salivar menor, podem ocorrer como diagnóstico diferencial. Na suspeita clínica de que não seja um carcinoma epidermoide, a biopsia é fundamental para o diagnóstico diferencial.

TRATAMENTO

O principal objetivo do tratamento do câncer da laringe é a cura, embora a preservação da voz e a deglutição devem ser consideradas na tomada de decisão do tratamento.

As modalidades de tratamento para o câncer avançado da laringe incluem a cirurgia, radioterapia, quimioterapia e, mais recentemente, a imunoterapia.[3] Os tratamentos geralmente são multimodais nos estadiamentos avançados e, não raramente, requerem no mínimo dois tipos. Ocasionalmente, tumores T3 bem selecionados, N0 ou N1, podem ter indicação de terapia isolada com radioterapia ou cirurgia.

Quando se estabelece um tratamento cirúrgico inicial, deve-se considerar a voz, a respiração e a deglutição. Em contraste com as lesões iniciais, os tumores avançados alcançam de 30 a 60% de sobrevida em 5 anos.

Diante de funções comprometidas em uma cirurgia radical, o paciente é inclinado a aceitar o tratamento clínico ou uma cirurgia subtotal mais funcional. A intenção de preservar um órgão curando o câncer e mantendo sua funcionalidade deve ser criteriosamente avaliada, pois o insucesso acarreta piora do prognóstico e com alto índice de complicações para pacientes resgatáveis cirurgicamente.

Na década de 1990 e início dos anos 2000, várias publicações[3] balizaram tratar tumores avançados da laringe com o intuito de curar e preservar funcionalmente a laringe. O resultado de certa forma não foi o almejado. Em 2006, uma publicação concluiu que o único câncer sólido que havia piorado a sobrevida global foi o câncer da laringe. Atualmente, tumores da laringe T4a devem ser incontestavelmente tratados com laringectomia total (Figura 233.12). A indicação de tratamento clínico está reservada para casos T3 selecionados e, preferencialmente, selecionados por um cirurgião experiente, visto que é o profissional mais habilitado para o estadiamento clínico e por estar habituado às particularidades favoráveis de resposta ao tratamento de cada tumor.

Quanto à imunoterapia, atualmente ela está reservada para insucesso dos demais protocolos consagrados de tratamento.[3]

Como mencionado, tumores avançados geralmente requerem tratamentos combinados. Nos tumores T3 e T4, a radioterapia isolada oferece resultados piores que a cirurgia mais radioterapia.

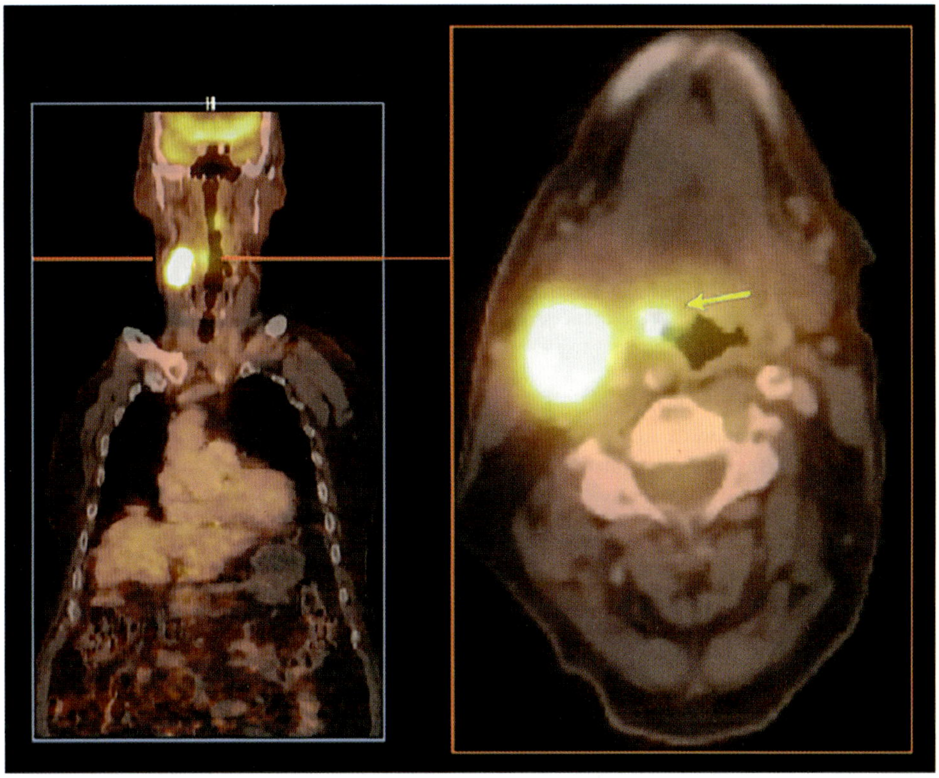

Figura 233.10 PET-CT mostrando intensa captação de linfonodo metastático no pescoço. A seta indica captação na via aerodigestiva superior, provável tumor primário.

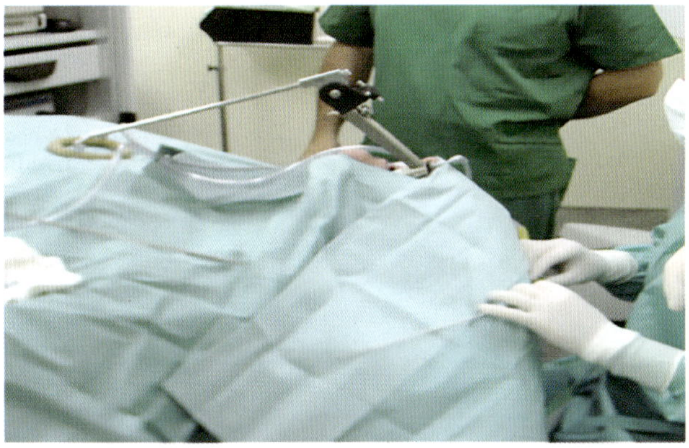

Figura 233.11 Microlaringoscopia para realização de procedimento endoscópico. Observa-se o laringoscópio apoiado no tórax do paciente.

Weems et al.[13] demonstraram que 60% dos T3 e 30% dos T4 foram controlados com radioterapia isolada enquanto com cirurgia seguida de radioterapia os resultados foram de 94 e 83%, respectivamente.[3] Pacientes com volume tumoral grande (> 4 cm), traqueostomia prévia, metástases volumosas, comprometimento de mais de 1 cm da base da língua, extravasamento extralaríngeo e tumores T4a devem preferencialmente ser operados seguido de adjuvância com radioterapia e ou quimioterapia.[5]

Tratamentos não cirúrgicos ocasionam alterações funcionais a longo prazo. Quando avaliamos qualidade de vida e comparamos tratamentos com taxas de curas semelhantes, devemos pensar na toxicidade tardia, especialmente quanto à deglutição.

Cirurgia transoral para tumores avançados: *laser* e robótica

A cirurgia transoral a *laser* (TOLS , *trans oral laser surgery*) a partir das publicações de Steiner e Ambrosh no final dos anos 1980, veio

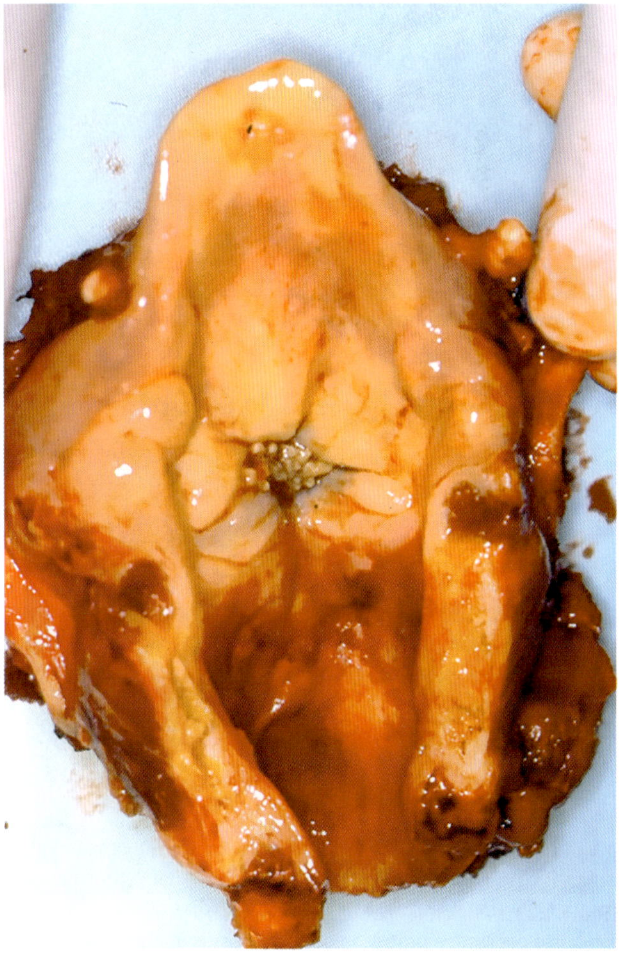

Figura 233.12 Laringectomia total por tumor invadindo a cartilagem tireóidea pela comissura anterior (T4a).

como tratamento preferencial para tumores iniciais da laringe glóticos e supraglóticos (Figura 233.13). A vantagem da técnica é que 95% dos pacientes apresentam adequada deglutição sem a necessidade de gastrostomia ou sondas nasoenterais. A ressecção é menos invasiva, em geral não exige traqueostomia e não interfere na elevação da laringe e na mobilidade da língua durante a deglutição. Nos tumores supraglóticos, é mantida a boa coaptação glótica com a preservação da sensibilidade, por manter íntegros ambos os nervos laríngeos superiores (Figuras 233.14 a 233.16).[14]

A cirurgia transoral para tumores avançados exige muita experiência com a técnica, seleção correta do paciente e o sucesso da ressecção cirúrgica implica em obter margens livres, ou seja, ressecção R0.

Nos tumores supraglóticos, Ambrosch[15] relata 5 anos de controle local em 89% de sua série. Um estudo da Alemanha e EUA obtive um controle local de 74%. Weems et al.[13] demonstraram que em 104 pacientes pT3 supraglóticos obtiveram controle local em 77% da série em 5 anos. Cabanillas[16] relata resultados equivalentes quando comparou dois grupos de pacientes T3 supraglóticos com a cirurgia aberta × a transoral.[3] Vilaseca et al.[17] publicaram uma larga série de 129 pacientes pT3 e 25 pT4a com preservação da função em 74,5% e sobrevida em 5 anos de 55,6%.[3] Nos tumores avançados, autores experientes publicaram alguns casos em suas

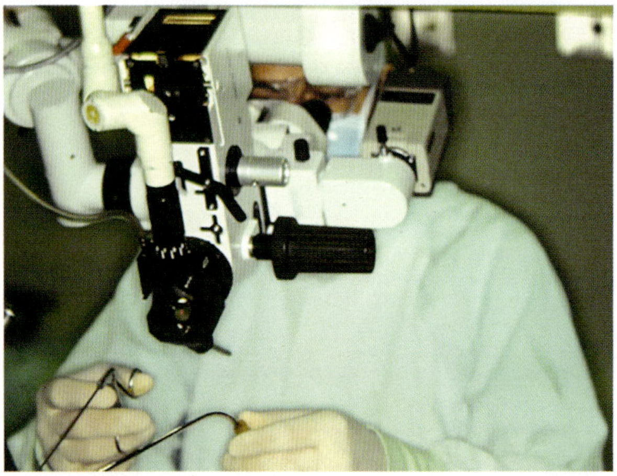

Figura 233.13 Microlaringoscopia utilizando *laser* de CO_2.

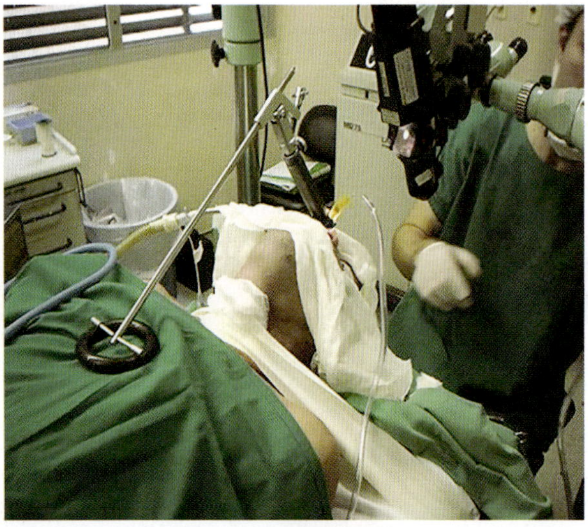

Figura 233.14 Microlaringoscopia com utilização do *laser* de CO_2. A face do paciente é protegida por compressas úmidas e a laringe é abaixada para melhor exposição com auxílio de uma tira de esparadrapo, passando pelo pescoço e fixada na mesa cirúrgica.

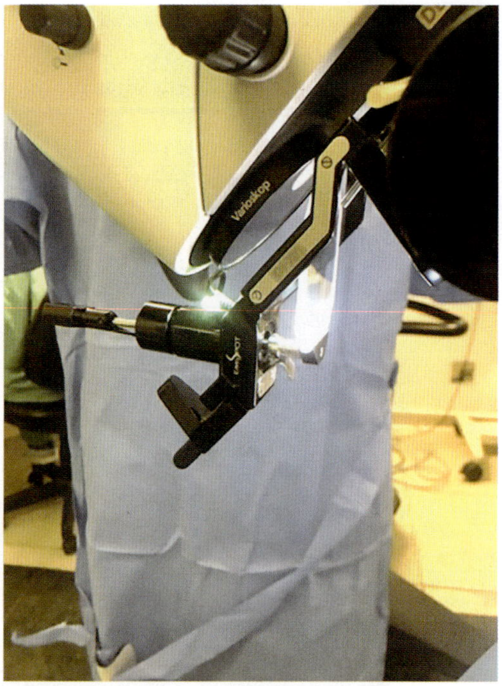

Figura 233.15 Manipulador do *laser* de CO_2 acoplado ao microscópio.

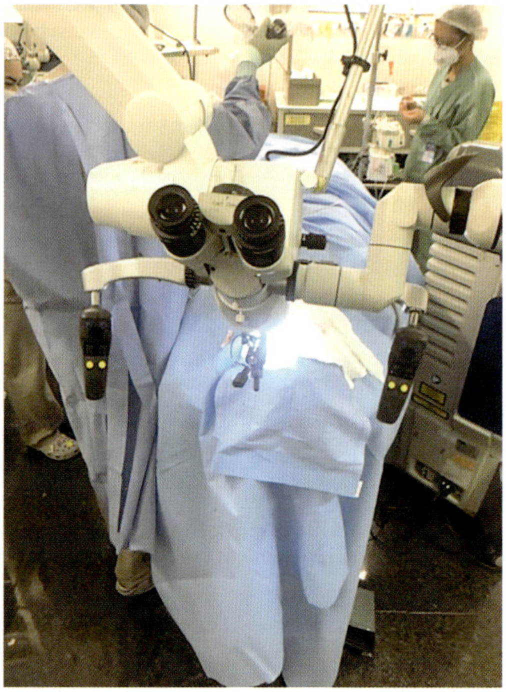

Figura 233.16 *Laser* de CO_2 acoplado ao microscópio cirúrgico. Observa-se a proteção ao redor do laringoscópio para proteção do paciente.

séries de tumores T3 glóticos operados por essa via. Alguns autores preconizam a redução do tumor (*debulking*) para evitar uma traqueostomia durante a biopsia.[3]

A radioterapia não é recomendada no pós-operatório de pacientes nas ressecções R0 e linfonodos negativos. Radio e quimioterapia podem ser associadas a pacientes R1 (margens exíguas) com mais de um linfonodo positivo ou extravasamento capsular. A radioterapia associada a ressecções transorais não acrescenta piora da via aérea por edema ou piora na deglutição como observado nas cirurgias abertas.

Tumores supraglóticos iniciais quanto ao T, podem ser considerados estádio avançado (III e IV) diante de presença de metástase cervical. Tumor T1 ou T2 supraglótico pode ter indicação de ressecção transoral a *laser* concomitante ou em um segundo tempo com o esvaziamento linfonodal.

A cirurgia robótica (TORS, *trans oral robotic surgery*) tem uma curva ascendente de indicação na cirurgia de cabeça e pescoço. Para tumores iniciais da laringe, tem indicação especialmente para os tumores supraglóticos. A vantagem da cirurgia robótica × endoscópica/microscópica é uma boa exposição. É importante a experiência do cirurgião na seleção de tratamento de pacientes.

Laringectomia horizontal supraglótica

Para tumores supraglóticos iniciais com metástase cervical, a ressecção do tumor por via transoral a *laser* ou robótica pode ser indicada, como mencionado anteriormente. Quando houver uma contraindicação, a laringectomia supraglótica aberta pode ser a alternativa de tratamento. Má exposição cirúrgica em tumores supraglóticos T1 e T2 ou tumores T3 com mobilidade normal e invasão do espaço pré-epiglótico são alguns exemplos. Extensão pequena para a parede medial do seio piriforme, uma cartilagem aritenóidea móvel e extensão para uma prega vocal também podem ter indicação desse tipo de cirurgia (Figuras 233.17 a 233.19).

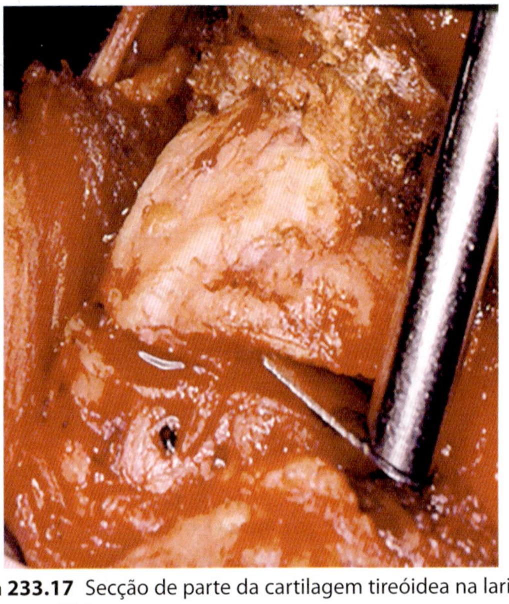

Figura 233.17 Secção de parte da cartilagem tireóidea na laringectomia supraglótica.

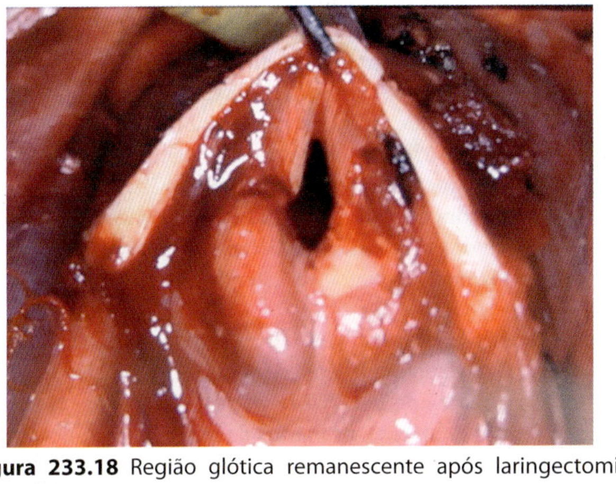

Figura 233.18 Região glótica remanescente após laringectomia supraglótica.

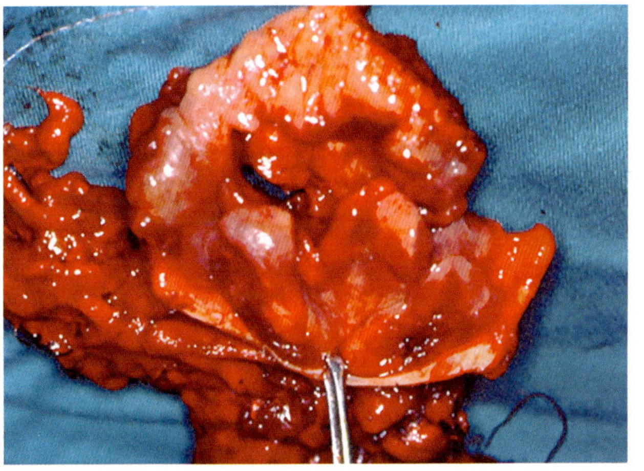

Figura 233.19 Espécime cirúrgico obtido na laringectomnia supraglótica. Observa-se extensa neoplasia invadindo a epiglote e as pregas ariepiglóticas.

Quando houver indicação de cirurgia aberta para um tumor supraglótico avançado, deve-se considerar a radioterapia como complemento de tratamento. A laringectomia parcial supraglótica, seguida de radioterapia, ocasiona complicações funcionais maiores quando comparada a pacientes não irradiados, especialmente na deglutição. O importante ao indicar uma técnica cirúrgica parcial por via transoral ou aberta é a obtenção adequada de margens. Pacientes com margens negativas (R0) apresentam controle local em mais de 85% dos casos. Os pacientes submetidos a cirurgias parciais supraglóticas devem ter boa função pulmonar, bom estado geral, bom ECOG (Eastern Cooperative Oncologic Group) e devem consentir e aceitar a possibilidade de totalização da laringectomia, conforme a evolução funcional e oncológica.

Laringectomia supracricóidea com cricohioidoepiglotopexia ou cricohioidopexia

A laringectomia supracricóidea compreende a ressecção de ambas as pregas vocais, das pregas vestibulares, toda a cartilagem tireóidea, ambos os espaços paraglóticos, membrana tireo-hióidea e no máximo uma cartilagem aritenóidea. A inclusão da epiglote é que determina o tipo de reconstrução. Quando permanece a epiglote, é denominada cricohioidoepiglotopexia (CHEP), e quando ela é removida, cricohioidopexia (CHP).

A laringectomia supracricóidea para tumores avançados pode ser indicada especialmente para tumores glóticos T3 selecionados ou tumores T4a com comprometimento mais anterior da laringe (comprometimento extenso da comissura com invasão da cartilagem tireóidea). Em tumores glóticos T3 a laringectomia supracricóidea apresenta um índice de recorrência de 10%.[18]

Lefèbvre e Chevalier[19] relatam recorrência de 4,8% e sobrevida em 5 anos de 76,8%. Em uma série de 43 pacientes com 32 pT3 e 11 pT4a, relataram a sobrevida em 5 anos de 78 e 83%, respectivamente.

A laringectomia supracricóidea com CHP pode ser indicada para tumores supraglóticos quando a laringectomia horizontal supraglótica foi contraindicada, geralmente em pacientes T3 com invasão do espaço pré-epiglótico. Laccorrouye et al.[20] relatam controle local em mais de 90% dos tumores supraglóticos com essa técnica.[14] Para tumores supraglóticos e glóticos T3, a laringectomia supracricóidea oferece melhores resultados que as laringectomias verticais e horizontal supraglótica. É premissa que o paciente tenha pelo menos uma cartilagem aritenóidea móvel, também uma boa função pulmonar e bom estado geral. Tumores supraglóticos que se estendem para o espaço pré-epiglótico e paraglótico comprometem a CA, com redução da mobilidade da prega vocal e com invasão limitada da cartilagem tireóidea podem ser tratados com essa cirurgia.

Pacientes submetidos a laringectomia supracricóidea permanecem em média 15 dias com alimentação enteral e entre 20 a 30 dias com traqueostomia.[3] As contraindicações da laringectomia supracricóidea são por fixação direta da articulação cricoaritenóidea, extensão infraglótica até o nível da cartilagem cricóidea ou invasão direta dela, comprometimento extenso posterior, invasão extensa da cartilagem tireóidea e extensão do tumor extralaríngeo.

Laringectomia supratraqueal

A laringectomia supratraqueal ou laringectomia parcial horizontal tipo III pela Sociedade Europeia de Laringologia representa a cirurgia mais extensa para preservar a função da laringe. Foi descrita em 2006 por Rizzotto et al.[21] A laringectomia supratraqueal é indicada para tumores transglóticos com extensão maior de 10 mm, mensurada desde o bordo livre do terço médio da prega vocal em direção à região infraglótica. Outra indicação é um tumor T2 com extensão infraglótica e casos selecionados de T4a com extensão extralaríngea anterolateral. A laringectomia supratraqueal geralmente inclui a remoção de uma das cartilagens aritenóideas. As maiores críticas são feitas quanto à má qualidade vocal, estenose em 20% dos casos e pneumonias de aspiração. A reconstrução é realizada com uma traqueohioidoepiglotopexia ou com uma traqueohioidopexia.[13]

Laringectomia subtotal: near total laringectomy

A cirurgia preserva uma das cartilagens aritenóideas e é confeccionado um pertuito traqueoesofágico para proteção da via aérea inferior e para a fonação. O paciente permanece com uma traqueostomia definitiva. Extensão infraglótica é contraindicação cirúrgica. Pacientes com indicação de laringectomia aberta supraglótica com função pulmonar ruim podem se beneficiar dessa cirurgia.

Laringectomia total

No passado, a laringectomia total era o tratamento de escolha para tumores avançados da laringe. A cirurgia oferece excelente controle local com as desvantagens das alterações funcionais e psicológicas dos pacientes.[3] Atualmente, a laringectomia total é reservada para tumores com invasão maciça de cartilagem e extensões extralaríngeas (Figura 233.20).

A laringectomia total deve ser considerada em pacientes T3 que não têm indicação de uma cirurgia parcial ou pacientes T4a, especialmente com invasão extensa das cartilagens tireóidea e cricóidea, extravasamento extralaríngeo, extensão do tumor para a base da língua e falhas de tratamento clínico.

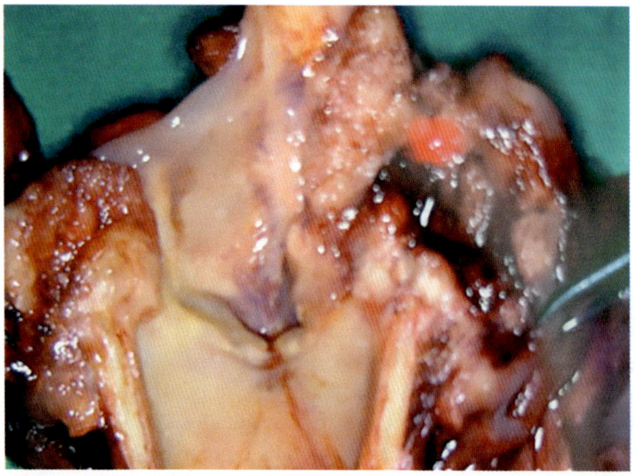

Figura 233.20 Extensa neoplasia com invasão de ambas as cartilagens aritenóideas, hemilaringe direita, glote e supraglote com extensão para a hipofaringe.

Pacientes T3 glóticos submetidos a laringectomia total com margens livres e pescoço negativo podem ter a cirurgia como tratamento exclusivo com sobrevida em 5 anos de 60 a 80%. Os tumores T3 supraglóticos devem ter abordados bilateralmente, o pescoço e com a adjuvância de radioterapia. Esses pacientes apresentam sobrevida de 60 a 90%.[3]

Tumores T4a têm indicação de laringectomia total seguido de radioterapia ou radio/quimioterapia. O trabalho de Francis et al. em 2014 em um estudo retrospectivo com pacientes T4a conclui que não há evidência clínica para a indicação de radio e quimioterapia nestes pacientes.[22]

Pacientes submetidos a laringectomia total com extensão infraglótica considerável (> 15 mm) é indicada a lobectomia da tireóidea ipsilateral.[23]

Alguns pacientes buscam atendimento de urgência diante do quadro de insuficiência respiratória e ainda sem diagnóstico. Nessa situação, é necessário assegurar a via aérea. Entubação com o paciente acordado, redução do volume *debulking* do tumor com *laser* ou traqueostomia sob anestesia local são algumas opções. A traqueostomia deve ser postergada ao máximo, visto que realizada previamente piora o prognóstico de pacientes submetidos a laringectomia total. Uma opção é a realização de uma laringectomia total de urgência.

Tratamento do pescoço

O fator de prognóstico mais importante na sobrevida do paciente com carcinoma de cabeça e pescoço é a presença de metástase cervical. Estudos demonstram uma relação inversa entre metástase cervical e controle da doença. O envolvimento do espaço pré-epiglótico, invasão de cartilagem ou tecidos moles do pescoço se associam a mais metástases cervicais. Tumores transglóticos, supra e infraglóticos são mais metastáticos e devem ter o pescoço abordado concomitante à laringectomia, mesmo em pacientes N0.[14]

Metástases cervicais são mais raras em pacientes com câncer glótico, restrito a esta região. Os tumores que comprometem a supraglote apresentam alto índice de metástases linfáticas ocultas, chegando a variar de 25 a até 75% dos pacientes e varia conforme a extensão do tumor. Pacientes clinicamente N0 apresentam cerca de 37% de metástases ocultas, principalmente nos níveis II e III.[6] Os tumores supraglóticos que envolvem a chamada "zona marginal" composta da epiglote supra-hióidea e pregas ariepiglóticas apresentam um risco maior ainda de metástases. O risco de metástases bilaterais existe, especialmente com o comprometimento da epiglote, e recomenda-se abordagem terapêutica do pescoço concomitante com a laringectomia em ambos os lados do pescoço (Figuras 233.21 e 233.22). O comprometimento do espaço pré-epiglótico, imobilidade laríngea, extensão pós-cricóidea e extensão extralaríngea aumentam o risco de metástase cervical.

Já os tumores glóticos apresentam menor risco de metástase, em cerca de 10 a 30%. Os pacientes com tumores T3 e T4a podem apresentar metástases clinicamente positivas ou ocultas. Para pacientes com câncer glótico N0 e N1 é indicado o esvaziamento seletivo dos níveis II, III e IV; se a extensão for supraglótica, o esvaziamento poderá se estender aos cinco níveis do pescoço.

Uma discussão é se os níveis IIB e IV devem ser incluídos na rotina dos esvaziamentos eletivos, visto que a incidência de metástases neles é ao redor de 2%.[24,25] Nos pacientes com extensão infraglótica, ou mais raramente, primários da região infraglótica, deve-se dar atenção aos linfonodos paratraqueais ipsilaterais ao tumor. Quando linfonodos paratraqueais são acometidos, aumenta o

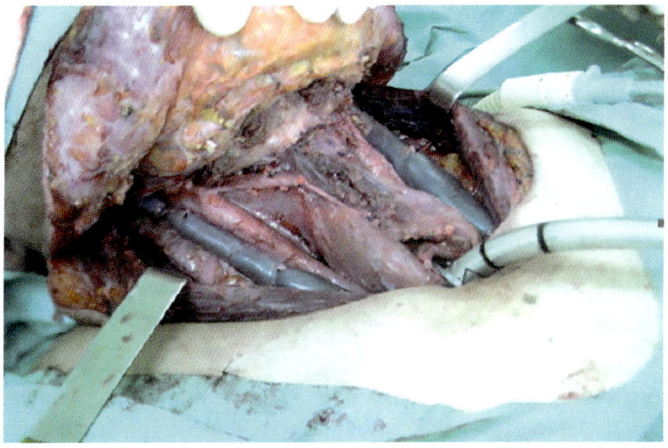

Figura 233.21 Aspecto do pescoço pós-esvaziamento cervical bilateral modificado com preservação dos músculos esternocleidomastóideos, veias jugulares internas e nervos acessórios. Acima do traqueostoma com a cânula estão os lobos tireoidianos.

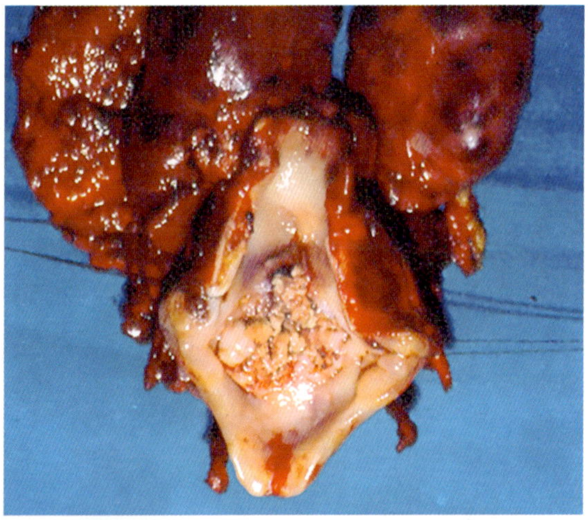

Figura 233.22 Neoplasia vegetante da região supraglótica com metástases cervicais bilaterais.

índice de recidivas peritraqueostoma. Nos pacientes com metástases volumosas, o esvaziamento radical modificado ou radical clássico estão indicados.

Para pacientes clinicamente N0 submetidos a resgate após falha de radioterapia e quimioterapia, o esvaziamento cervical profilático demonstrou um índice baixo de metástase (3,8%).[26]

No estudo de Sandulache com 201 pacientes previamente irradiados, 95 foram submetidos a laringectomia e esvaziamento eletivo e 106 realizaram somente a laringectomia. As recidivas linfonodais foram semelhantes em ambos os grupos.[27]

Traqueostomia prévia e recidiva pós-laringectomia

Pacientes submetidos a laringectomia total com traqueostomia prévia apresentam pior sobrevida global. Acredita-se que ocorra uma disseminação microscópica do tumor.[28,29]

Recorrência de peritraqueostoma é mais comumente observada em linfonodos metastáticos paratraqueais e também nos pacientes com traqueostomia prévia, tumores com extensão infraglótica ou com um segundo tumor primário de esôfago (Figura 233.23). Pacientes com lesões transglóticas devem ter boa margem de ressecção inferior. Além disso, se o paciente tiver traqueostomia prévia, deve ser removida toda a área da traqueostomia e o estoma deve ser feito o mais baixo e com boa margem. Linfonodos pré e paratraqueais devem ser removidos em conjunto com a laringectomia total, reduzindo assim o risco de recidiva junto ao estoma.

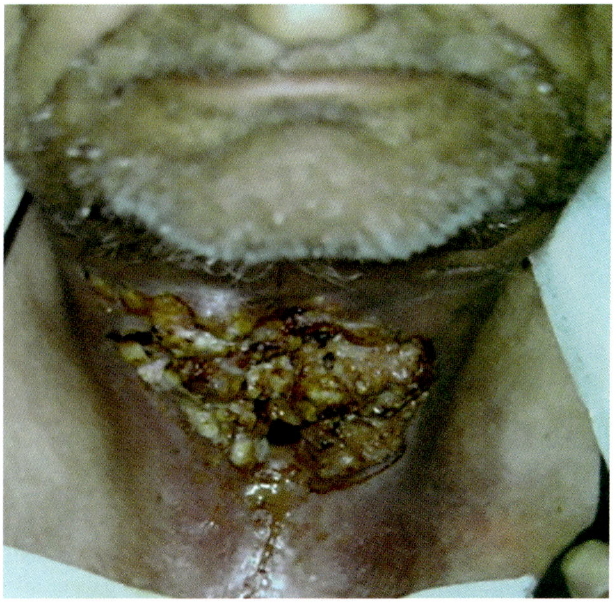

Figura 233.23 Carcinoma laríngeo recidivado após radioterapia com invasão da pele cervical. Observa-se o orifício da traqueostomia transtumoral.

Laringectomia total de resgate

A falha do controle do câncer com cirurgias transorais, cirurgias abertas parciais ou pós-tratamento clínico de radio e ou quimioterapia podem ser resgatadas com laringectomoia total. A probabilidade de sobrevida é relativamente boa desde que se consigam margens cirúrgicas livres. Para indicação de cirurgia de resgate é importante o diagnóstico precoce de persistência de doença ou recidiva, afastar a possibilidade de doença sistêmica, avaliar a extensão do tumor e definir o critério de ressecabilidade para obtenção de margens livres.[30]

Pacientes resgatados com laringectomoia total após falha de cirurgias transorais ou parciais abertas apresentam melhor evolução e menor índice de complicações do que aqueles submetidos a radio ou radio/quimioterapia previamente.

A cirurgia de resgate é a melhor forma de tratamento curativo após falha de radio e da quimioterapia. O paciente submetido a tratamento com radio ou radio/quimioterápico apresenta alterações laríngeas que dificultam a identificação de recidiva ou persistência de doença, como o edema, a fibrose, a possibilidade de condronecrose, e a presença de tumor difícil clinica e radiologicamente de se diagnosticar (Figura 233.24). A recorrência é maior na laringe do que em linfonodos a distância. O tumor que recorre é mais agressivo, com maior capacidade de infiltração e mais indiferenciado. Histologicamente, tende a ser multifocal e com maior invasão vascular e neuronal, o que geralmente resulta em resgate com laringectomia total.

Pacientes submetidos a radioterapia e quimioterapia prévias exigem grandes ressecções e ocasionam uma má cicatrização, pois os tecidos são hipóxicos e pouco vascularizados. Os dois tratamentos provocam danos celulares e a quimioterapia ocasiona danos sistêmicos. O índice de complicações é considerável, com maior incidência de fístula faringocutânea, deiscências de suturas, infecções, hematomas e necrose de tecidos.[14] Em cerca da metade dos pacientes são necessários retalhos pediculados ou microcirúrgicos, associados a laringectomia total para a prevenção de complicações. O retalho de peitoral maior e retalhos livres do tipo fasciocutâneo, radial e anterolateral da coxa são os mais realizados. Uma revisão de 3.293 pacientes com radioterapia prévia mostrou 67,5% de complicações, sendo quase 30% de fístula faringocutânea. Guimarães et al.,[31] em

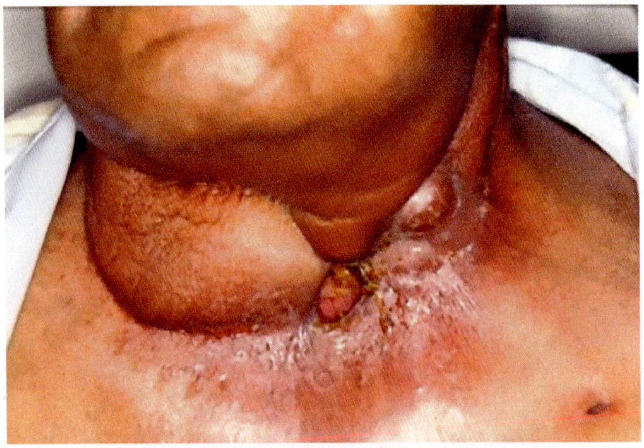

Figura 233.24 Aspecto cervical após laringectomia total seguida de radioterapia.

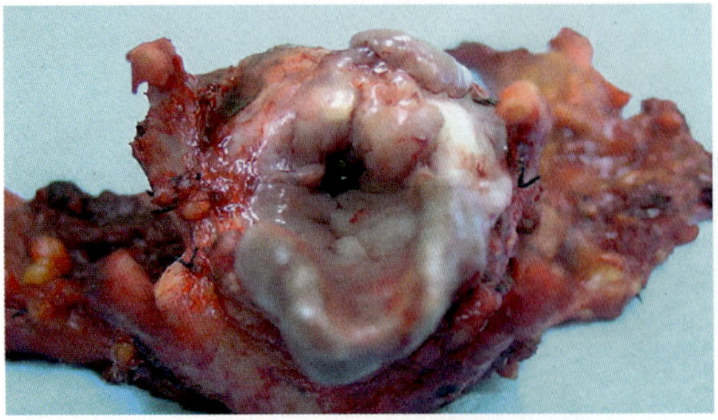

Figura 233.25 Aspecto da laringe excisada após tratamento quimioradioterápico. Observa-se o intenso edema de toda a laringe e a presença de tumor residual em área pós-cricóidea (à direita).

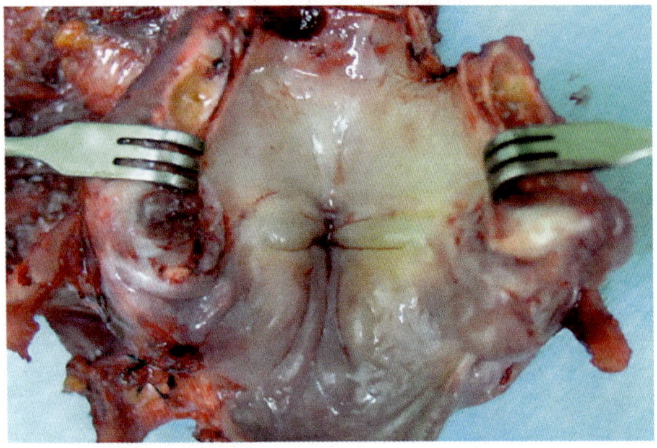

Figura 233.26 Aspecto da laringe (região glótica) após tratamento com quimioradioterapia.

12 estudos retrospectivos com 742 pacientes, 253 com uso do peitoral maior e 489 sem o peitoral, mostraram uma redução da incidência de fístula em 22% com uso do retalho.[32]

Os dois tipos de retalhos apresentam vantagens e desvantagens. O retalho do músculo peitoral maior é de domínio técnico da maioria dos cirurgiões, é mais rápido de ser realizado e de menor custo ao paciente. A desvantagem é que ocasiona uma limitação para girar o pescoço devido ao pedículo, um maior volume no pescoço e uma piora na reabilitação vocal dos pacientes. O retalho livre geralmente exige uma segunda equipe, com maior tempo cirúrgico e de maior custo. Além disso, a área doadora pode ser um problema para alguns pacientes. Recente trabalho de Nguyen e Thuot demonstrou que os retalhos livres são mais funcionais que o retalho peitoral, proporcionando melhor deglutição e similar índice de complicações.[33]

Um retalho interessante descrito por Higgins et al. é o retalho livre fáscia-temporoparietal. Esse retalho não implica em maiores alterações da área doadora e fica muito bem ajustado quanto ao volume, prevenção de complicações e resultados funcionais.[34]

SOBREVIDA

Tumores supraglóticos no estadiamento IV raramente conseguem sobrevida maior que 5 anos, mesmo com a terapia combinada.

Tumores T3 glóticos definidos como favoráveis podem ter tratamentos distintos, como radioterapia, quimioterapia e radioterapia, laringectomia parcial ou laringectomia total. Pacientes bem selecionados podem ter resultados de sobrevida que alcançam 80% em 5 anos.

Para casos de cirurgia de resgate, por falhas de radio e quimioterapia, o impacto quanto à sobrevida, obtêm-se margens adequadas (Figuras 233.25 e 233.26). Goodwin et al. realizaram uma metanálise e encontraram sobrevida de 36,7% em 5 anos para cirurgia de resgate em pacientes com câncer avançado da laringe.[35] Em outra série de 536 pacientes submetidos a tratamento clínico combinado, a falha foi de 44%, 139 com doença persistente e 97 com recorrência; 113 pacientes foram selecionados para resgate e 91 aceitaram a cirurgia. A sobrevida de 30 meses foi de 50% dos casos com resgate contra 9 meses no grupo não resgatado.

COMPLICAÇÕES CIRÚRGICAS DA LARINGECTOMIA TOTAL

As complicações cirúrgicas mais frequentes são: fístula, hematoma, hipotireoidismo e hipocalcemia, infecção de ferida operatória e pneumonias de aspiração (Figuras 233.27 e 233.28).

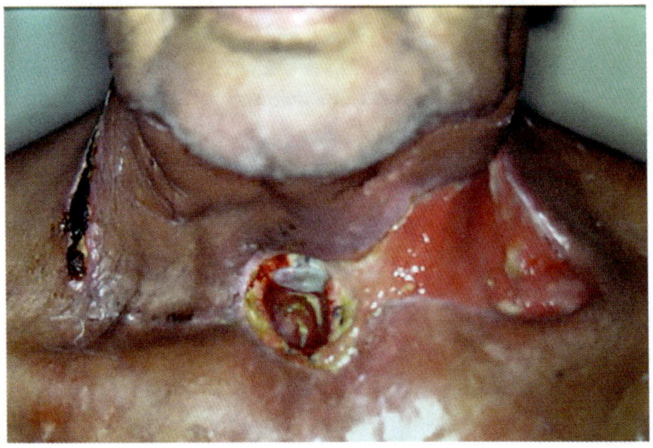

Figura 233.27 Aspecto cervical após laringectomia total e radioterapia pós-operatória, com necrose da pele. Observa-se que a prótese traqueoesofágica está locada próxima à borda superior da traqueostomia.

A fístula faringocutânea ocorre com relativa frequência, chegando a 30% em pacientes não irradiados e em mais de 50% nos irradiados. As fístulas surgem geralmente entre o quinto e sétimo dia de pós-operatório. As de pequeno débito são tratadas com curativos locais e a manutenção da alimentação com dieta enteral via sonda nasogástrica. Fístulas de maior débito exigem desbridamento cirúrgico e rotação de retalhos. É discutível o início da dieta por via oral em pacientes laringectomizados totais. Para pacientes não irradiados, a dieta por via oral é iniciada entre 7 e 10 dias de pós-operatório, enquanto em pacientes previamente irradiados o início da dieta ocorre entre 10 e 14 dias. As principais complicações precoces são hematoma, pneumonia aspirativa, infecção da ferida operatória, hipocalcemia, fístula faringocutânea, fístula quilosa, deiscência das suturas,

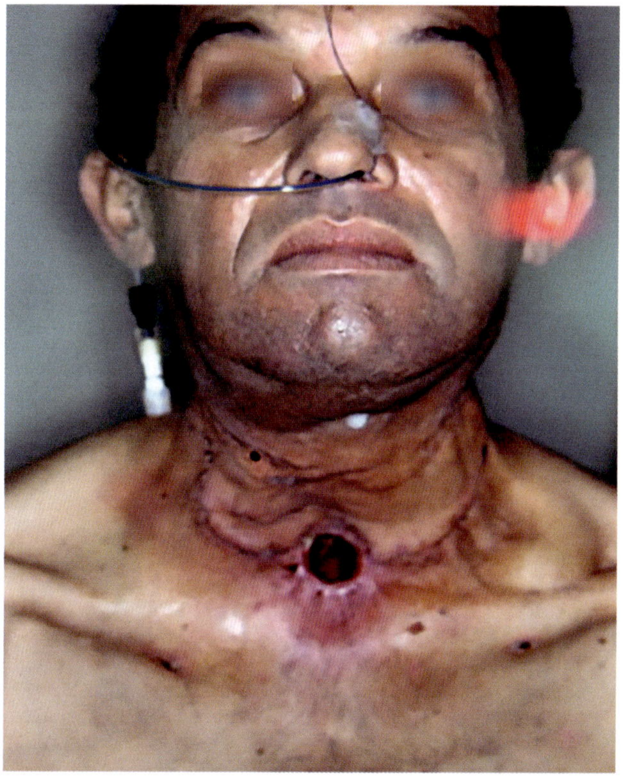

Figura 233.28 Pós-operatório de laringectomia total com fístula faringocutânea.

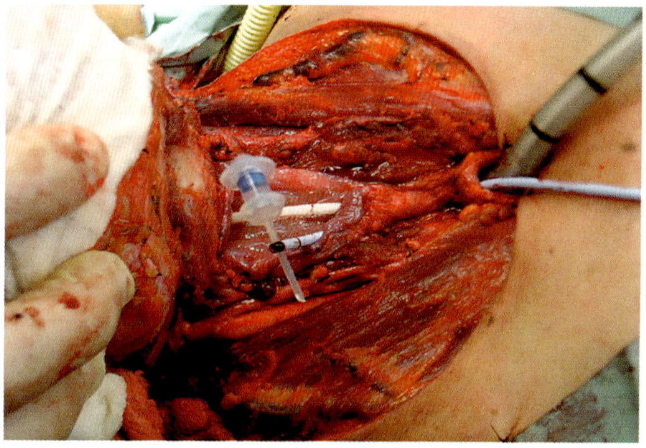

Figura 233.29 Aspecto intraoperatório de uma laringectomia total com a colocação de uma prótese traqueoesofágica para reabilitação vocal. O guia está na cor azul e a sonda nasoenteral, na cor branca, dentro da faringe ainda aberta.

distúrbios hidroeletrolíticos e exposição da artéria carótida. Dentre as complicações tardias da laringectomia total estão a estenose da faringe, estenose do traqueostoma, recidiva peritraqueostoma, hipotireoidismo e disfagia. Para a prevenção de infecção, utiliza-se antibioticoterapia profilática para aeróbios e anaeróbios, com preferência a ceftriaxona (1 a 2 g EV a cada 24 horas + clindamicina 600 mg EV de 6/6 horas), podendo também ser utilizada a cefazolina (1 g EV de 8/8 horas + clindamicina 600 mg EV de 6/6 horas).

Estenose faríngea, estenose do traqueostoma e hipotireoidismo são complicações tardias e potencializadas pela radioterapia.

A estenose do traqueostoma é mais comum em pacientes com traqueostomia prévia, fístula peritraqueostoma e radioterapia prévia. A secção da porção mais medial da inserção do esternocleidomastóideo é uma forma de prevenir a estenose; quanto menor a tensão, melhor a prevenção da complicação.

Cerca de 60% dos pacientes irradiados previamente são acometidos de complicações, sendo a fístula faringocutânea a mais frequente.

CONSIDERAÇÕES FINAIS

Apesar da primeira laringectomia total ter sido realizada há 150 anos, ainda hoje, para os tumores avançados da laringe (T3 e T4), é o tratamento que proporciona melhor sobrevida aos pacientes, mesmo com todo o avanço das drogas quimioterápicas anticorpos monoclonais nas terapias-alvo e imunoterapia O avanço das técnicas e modos de radiação, como a utilização da radioterapia de intensidade modulada (IMRT, do inglês *intensity modulated radiation therapy*), aceleradores de prótons (com um custo exorbitante) associadas a quimioterapia em protocolos de preservação de órgão, que parecia uma revolução na década de 1990, mostrou que as taxas de sobrevida diminuíram no tratamento do câncer da laringe com essa metodologia. A utilização de próteses fonatórias nos pacientes laringectomizados totais permite uma ótima reabilitação vocal, dando uma boa qualidade de vida ao indivíduo (Figura 233.29).

REFERÊNCIAS BIBLIOGRÁFICAS

1. ABORL. Tratado de otorrinolaringologia. 3. ed. Rio de Janeiro: Guanabara Koogan; 2017.
2. Megwalu UC, Sikora AG. Survival outcomes in advanced laryngeal cancer. JAMA Otolaryngol Head Neck Surg [Internet]. 2014 [Acesso em: 2024 Jul];140(9):855-860.
3. Kleinsasser O. Revision of classification of laryngeal cancer, is it long overdue? (Proposals for an improved TN-classification). J Laryngol Otol [Internet]. 1992 Mar [Acesso em: 2024 Jul];106(3):197-204.
4. Ministério da Saúde. Rio de Janeiro: Instituto Nacional de Câncer José Alencar Gomes da Silva. Estimativa 2020: incidência de câncer no Brasil. 2019. Disponível em: http://controlecancer.bvs.br/, http://www.inca.gov.br. Acesso em: 2024 Jul.
5. Eugene Myers. Operative otolaryngology: Head and neck surgery. 3nd edition. Amsterdã: Elsevier; 2017. 1690 p.
6. Mendenhall WM, Parsons JT, Stringer SP, Cassisi NJ, Million RR. Stage T3 squamous cell carcinoma of the glottic larynx: A comparison of laryngectomy and irradiation. Int J Radiat Oncol Biol Phys [Internet]. 1992 [Acesso em: 2024 Jul];23(4):725-32.
7. Anniko M, Bernal-Sprekelsen M, Bonkowsky V, Bradlay P, Iurato S. European manual of medicine: Otorinolaryngolpgy, head & neck surgery. Berlim: Springer Verlag; 2009.
8. Banko B, Djukic V, Milovanovic J, Kovac J, Novakovic Z, Maksimovic R. MRI in evaluation of neoplastic invasion into preepiglottic and paraglottic space. Auris Nasus Larynx [Internet]. 2014 [Acesso em: 2024 Jul];41:471-4.
9. Zbären P, Becker M, Läng H. Staging of laryngeal cancer: Endoscopy, computed tomography and magnetic resonance versus histopathology. Eur Arch Otorhinolaryngol [Internet]. 1997 [Acesso em: 2024 Jul];254: S117-22.
10. Medina JE, Vasan NR, editors. Cancer of the oral Cavity, pharynx and larynx: Evidence-based decision making. 1st ed. Berlim: Springer; 2016.
11. Becker M, Burkhardt K, Dulguerov P, Allal A. Imaging of the larynx and hypopharynx. Eur J Radiol [Internet]. 2008 [Acesso em: 2024 Jul];66:460-79.
12. Kim JW, Roh JL, Kim JS. Evaluation of 18F-FDG PET/CT and CT/MRI with histopathologic correlation in patients undergoing central compartment neck dissection for squamous cell carcinoma of the larynx, hypopharynx, and esophagus. Oral Oncol [Internet]. 2013 [Acesso em: 2024 Jul]; 49:449-53.
13. Weems DH, Mendenhall WM, Parsons JT, Cassisi NJ, Million RR. Squamous cell carcinoma of the supraglottic larynx treated with surgery and/or radiation therapy. Int J Radiat Oncol Biol Phys [Internet]. 1987 Oct [Acesso em: 2024 Jul];13(10):1483-7.
14. Câncer de laringe. Cernea; 2019. cap 15.
15. Ambrosch P, Rodel R, Kron M et al. Transoral laser microsurgery for cancer of the larynx. A retrospective analysis of 657 patients. Onkologie [Internet]. 2001 [Acesso em: 2024 Jul]; 7:505-12.

16. Cabanillas R, Rodrigo JP, Llorente JL, Suárez C. Oncologic outcomes of transoral laser surgery of supraglottic carcinoma compared with a transcervical approach. Head Neck [Internet]. 2008 Jun [Acesso em: 2024 Jul];30(6):750-5.
17. Vilaseca I, Blanch JL, Berenguer J, Grau JJ, Verger E, Muxí Á et al. Transoral laser microsurgery for locally advanced (T3-T4a) supraglottic squamous cell carcinoma: Sixteen years of experience. Head Neck [Internet]. 2016 Jul [Acesso em: 2024 Jul];38(7):1050-7.
18. Laccourreye O, Salzer SJ, Brasnu D, Shen W, Laccourreye H, Weinstein GS. Glottic carcinoma with a fixed true vocal cord: Outcome after neoadjuvant chemotherapy and supracricoid partial laryngectomy with cricohyoidoepiglottopexy. Otolaryngol Head Neck Surg [Internet]. 1996 Mar [Acesso em: 2024 Jul];114(3): 400-6.
19. Lefebvre JL, Chevalier D, Luboinski B, Kirkpatrick A, Collette L, Sahmoud T. Larynx preservation in pyriform sinus cancer: Preliminary results of a European Organization for Research and Treatment of Cancer phase III trial. EORTC Head and Neck Cancer Cooperative Group. J Natl Cancer Inst [Internet]. 1996 Jul 3 [Acesso em: 2024 Jul];88(13):890-9.
20. Laccourreye H, Laccourreye O, Weinstein G, Menard M, Brasnu D. Supracricoid laryngectomy with cricohyoidopexy: A partial laryngeal procedure for selected supraglottic and transglottic carcinomas. Laryngoscope [Internet]. 1990 Jul [Acesso em: 2024 Jul];100(7):735-41.
21. Rizzotto G, Succo G, Lucioni M, Pazzaia T. Subtotal laryngectomy with tracheohyoidopexy: A possible alternative to total laryngectomy. Laryngoscope [Internet]. 2006 Oct [Acesso em: 2024 Jul];116(10):1907-17.
22. Francis E, Matar N, Khoueir N, Nassif C, Farah C, Haddad A. T4a laryngeal cancer survival: retrospective institutional analysis andsystematic review. Laryngoscope [Internet]. 2014 [Acesso em: 2024 Jul];124:1618-23.
23. Ampil FL, Nathan CO, Caldito G, Lian TF, Aarstad RF, Krishnamsetty RM. Total laryngectomy and postoperative radiotherapy for T4 laryngeal cancer: A 14-year review. Am J Otolaryngol [Internet]. 2004 Mar-Apr [Acesso em: 2024 Jul];25(2):88-93.
24. Rinaldo A, Elsheikh MN, Ferlito A, Chone CT, Coskun HH, Köybasioğlu A et al. Prospective studies of neck dissection specimens support preservation of sublevel IIB for laryngeal squamous carcinoma with clinically negative neck. J Am Coll Surg [Internet]. 2006 Jun [Acesso em: 2024 Jul];202(6):967-70.
25. Elsheikh MN, Ferlito A, Rinaldo A, Shaha AR, Khafifi A, Coskun HH et al. Do pathologic and molecular analyses of neck dissection specimens justify the preservation of level IV for laryngeal squamous carcinoma with clinically negative neck? J Am Coll Surg [Internet]. 2006 Feb [Acesso em: 2024 Jul];202(2):320-3.
26. Meulemans J, Debacker J, Demarsin H, Vanclooster C, Neyt P, Mennes T et al. Oncologic outcomes after sSalvage laryngectomy for squamous cell carcinoma of the larynx and hypopharynx: A multicenter retrospective cohort study. Ann Surg Oncol [Internet]. 2021 Mar [Acesso em: 2024 Jul];28(3):1751-61.
27. Hilly O, Gil Z, Goldhaber D, Amit M, Biadsee A, Popovtzer A et al. Elective neck dissection during salvage total laryngectomy: A beneficial prognostic effect in locally advanced recurrent tumours. Clin Otolaryngol [Internet]. 2015 Feb [Acesso em: 2024 Jul];40(1):9-15.
28. Birkeland AC, Rosko AJ, Beesley L, Bellile E, Chinn SB, Shuman AG et al. Preoperative tracheostomy is associated with poor disease-free survival in recurrent laryngeal cancer. Otolaryngol Head Neck Surg [Internet]. 2017 Sep [Acesso em: 2024 Jul];157(3):432-38.
29. Esteller E, Agüero A, Martel M, López M, Quer M, León X. Stomal recurrence in head and neck cancer patients with temporary tracheostomy. Auris Nasus Larynx [Internet]. 2014 Oct [Acesso em: 2024 Jul];41(5):467-70.
30. Huber GF. Opportunities and limits in salvage surgery in persistent or recurrent head and neck squamous cell carcinoma. Cancers (Basel) [Internet]. 2021 May 18 [Acesso em: 2024 Jul];13(10):2457.
31. Guimarães AV, Aires FT, Dedivitis RA, Kulcsar MA, Ramos DM, Cernea CR et al. Efficacy of pectoralis major muscle flap for pharyngocutaneous fistula prevention in salvage total laryngectomy: A systematic review. Head Neck [Internet]. 2016 Apr [Acesso em: 2024 Jul];38 Suppl 1:E2317-21.
32. Karim-Kos HE, Vries E, Soerjomataram I, Lemmens V, Siesling S, Coebergh JW. Recent trends of cancer in Europe: A combined approach of incidence, survival and mortality for 17 cancer sites sincethe 1990s. Eur J Cancer [Internet]. 2008 Jul [Acesso em: 2024 Jul];44(10):1345-89.
33. Nguyen S, Thuot F. Functional outcomes of fasciocutaneous free flap and pectoralis major flap for salvage total laryngectomy. Head Neck [Internet]. 2017 [Acesso em: 2024 Jul]; 39(9):1797-1805.
34. Higgins KM, Ashford B, Erovic BM, Yoo J, Enepekides DJ. Temporoparietal fascia free flap for pharyngeal coverage after salvage total laryngectomy. Laryngoscope [Internet]. 2012 [Acesso em: 2024 Jul]; 122(3):523-27.
35. Goodwin WJ Jr. Salvage surgery for patients with recurrent squamous cell carcinoma of the upper aerodigestive tract: when do the ends justify the means? Laryngoscope [Internet]. 2000 Mar [Acesso em: 2024 Jul];110(3 Pt 2 Suppl 93):1-18.

CAPÍTULO

234

Fatores Prognósticos

Agnaldo Graciano

INTRODUÇÃO

Segundo a American Joint Committee on Cancer (AJCC), a definição do estadiamento do carcinoma de laringe depende dos critérios de tamanho tumoral, presença ou ausência de metástases linfonodais, e metástase a distância. Pacientes com tumores com estadiamento T1 ou T2 e sem metástases linfonodais ou a distância são classificados com carcinomas iniciais de laringe. Enquanto pacientes com tumores pequenos (T1 e T2), mas que apresentam metástase linfonodal, e/ou a distância, e aqueles com tumores extensos ou com paralisia de prega vocal (T3 e T4) são definidos como portadores de carcinomas avançados de laringe.[1]

Além do impacto do próprio estadiamento avançado no prognóstico destes pacientes, outras características clínicas, histopatológicas, e terapia inicial adotada foram avaliadas como fatores adversos na evolução do carcinoma de laringe.[2,3]

FATORES PROGNÓSTICOS

Idade

O avanço da idade cronológica é considerado um fator adverso em casos oncológicos, devido a sua associação com outras comorbidades e piora da capacidade biológica para suportar o estresse fisiológico da doença e do tratamento.[4] Nachalon et al.[5] observaram que a idade avançada, acima de 65 anos, representava 5% de decréscimo da sobrevida global e 3% de redução do tempo livre de doença, para cada ano de idade adicional em pacientes com câncer de laringe.

Sexo

Alguns estudos sugerem que mulheres apresentam menor risco de recidiva do câncer de laringe, comparadas aos homens.[5,6]

Estado nutricional

A ocorrência de desnutrição é altamente prevalente em pacientes com câncer de cabeça e pescoço. Estudo de Santos et al. demonstrou que o risco relativo de óbito em pacientes com câncer de laringe submetidos a laringectomia foi significativamente menor em indivíduos com índice de massa corpórea (IMC) acima de 18,5.[7]

Volume tumoral

A distinção do estadiamento tumoral entre T3 e T4 pela presença de invasão de cartilagem e extensão extra laríngea pode não ser adequada para determinar o prognóstico e a melhor opção de terapia inicial nestes pacientes. Portanto, foi sugerido que o volume tumoral seria um fator prognóstico mais adequado.[8,9] Todavia, alguns estudos não observaram diferença significativa na evolução de pacientes com tumores avançados baseado no volume tumoral.[10,11] Timmermans et al.[12] avaliaram pacientes com carcinoma avançado de laringe e observaram uma diferença significativa de volume tumoral entre pacientes com tumores T3 e T4 com média de 8,1 e 15,8 cm^3 entre os grupos, respectivamente. Embora o tamanho tumoral não tenha se associado à diferença de controle locorregional ou sobrevida geral para pacientes tratados com cirurgia ou radioterapia exclusiva, um impacto significativo foi observado em pacientes tratados com quimioterapia e radioterapia concomitantes, sugerindo que o volume pode ser um importante fator para a escolha da terapia inicial. Outros estudos demonstraram que volume tumoral > 14 a 16 cm^3 se relacionava com redução do tempo livre de doença, sobrevida global e controle local.[13,14]

Margens cirúrgicas comprometidas

Alguns estudos demonstraram uma redução de 20% na sobrevida específica, assim como uma redução do tempo livre de doença, com um risco de recidiva 1,96 vez maior em pacientes com margens positivas após cirurgia primária.[15-17]

Estadiamento linfonodal

A presença de metástase linfonodal é considerada um importante fator prognóstico para carcinomas de laringe em geral, reduzindo até 50% da expectativa de vida.[18] Alguns estudos demonstraram que a presença de metástase regional, p > N1, em pacientes com carcinoma avançado de laringe, se relacionou com risco 6 vezes maior de óbito específico pela doença, com impacto particularmente negativo em pacientes com estadiamento N2-N3 e extensão extracapsular.[17,19] A presença de metástase linfonodal também foi considerada como fator preditor independente para menor tempo de sobrevida livre de metástase a distância (MD), com risco relativo de 3,2 e 7,5 para MD em pacientes com linfonodo cN2 e cN3, respectivamente.[20]

Terapia inicial

Um tema controverso é a relação entre prognóstico e o tipo de tratamento inicial realizado para pacientes com câncer avançado de laringe, sejam as terapias preservadoras de órgão (TPO), como radioterapia exclusiva ou quimioterapia e radioterapia concomitante, ou cirurgia (principalmente laringectomia total) seguida de terapia adjuvante. Vários autores sugeriram que não há uma diferença significativa de sobrevida global ou específica entre pacientes tratados com TPO *versus* laringectomia total.[21-23] Todavia, outros sugerem que a avaliação generalizada dos pacientes com carcinoma avançado de laringe pode não ser adequada para a escolha terapêutica inicial, considerando a heterogeneidade das características deste grupo. Köehler et al. avaliaram pacientes com carcinoma avançado de laringe estádio clínico IVA, e observaram que o tratamento cirúrgico inicial foi a única variante significativa para a melhora da sobrevida global e específica neste grupo.[24] O mesmo foi observado por Patel et al., que avaliando uma base de dados com 8.703 pacientes com carcinoma glótico/supraglótico e estádio clínico III/IV, descreveram não haver diferença de sobrevida para pacientes com tumores < T4 tratados com TPO ou cirurgia, enquanto a sobrevida global foi significativamente maior para pacientes T4N0-N3 tratados com laringectomia total.[25] Uma metanálise avaliando pacientes com carcinoma T3-T4 de laringe corrobora estes achados, observando uma melhora da sobrevida global para pacientes estádio T4 tratados com laringectomia total, associada também a melhora do controle locorregional.[26]

Marcadores moleculares

Vários marcadores tumorais foram avaliados como possíveis preditores prognósticos para carcinoma de laringe (Tabela 234.1), mas suas aplicabilidades na prática clínica ainda são pouco estabelecidas.[3,27,28]

Fatores sociais

Estudo populacional envolvendo 5.381 pacientes com carcinoma avançado de laringe demonstrou que pacientes jovens e com baixa renda eram mais comumente tratados com terapia cirúrgica. Pacientes do sexo feminino e aqueles com companheiros estáveis

Tabela 234.1 Marcadores tumorais em carcinoma de laringe.

HPV 16/HPV 18	Presente em 20 a 30% dos casos	Ausência de relação com prognóstico na maioria dos estudos
p53	Normalmente associada a reparo do DNA celular. Alteração presente em 50% dos casos	Considerado como fator de resposta à quimioterapia, mas sem relação significativa com sobrevida
BAK	Proteína pró-apoptótica	Baixa expressão associada a resposta à quimioterapia
Bcl-xL/Bcl-2	Proteínas antiapoptóticas	*Over*-expressão associada a tumores persistentes ou resistentes à quimioterapia
EGFR	Fator de proliferação epitelial	Expressão aumentada relacionada com redução da sobrevida
Ciclina D1	Proteína associada a progressão do ciclo celular	Alteração de expressão relacionada com piora da sobrevida global e específica
PD-1/PD-L1	Indução e manutenção da tolerância imune periférica, reduzindo inflamação excessiva	Alteração de expressão relacionada com piora da sobrevida global e específica
E-caderina	Proteína transmembrana associada a mediação da adesão e reconhecimento intercelular	Associada a presença de metástase linfonodal e piora do prognóstico

apresentaram melhor sobrevida, enquanto pacientes negros, acima de 60 anos e sem acesso à assistência médica apresentaram tumores mais avançados, com piora da sobrevida específica.[29,30]

REFERÊNCIAS BIBLIOGRÁFICAS

1. American Joint Committee on Cancer (AJCC). AJCC Cancer Staging Form Supplement 8th edition. Disponível em: www.cancerstaging.org. Acesso em: 2024 Jul..
2. Pfister DG, Spenser S, Adelstein D, Adkins D, Anzai Y, Busse PM et al. Head and neck cancers, version 2.2020, NCCN Clinical Practice Guidelines in oncology. JNCCN [Internet]. 2020 [Acesso em: 2024 Jul];18(7):873-98.
3. Han C, Khan NI, Mady LJ. Prognosis. Otolaryngol Clin North Am [Internet]. 2023 Apr [Acesso em: 2024 Jul];56(2):389-402.
4. Fried LP, Ferrucci L, Darer J, Williamson JD, Anderson G. Untangling the concepts of disability, frailty, and comorbidity: Implications for improved targeting and care. J Gerontol A Biol Sci Med Sci [Internet]. 2004 Mar [Acesso em: 2024 Jul];59(3):255-63.
5. Nachalon Y, Reicher Y, Alkan U, Levi L, Bachar G, Popovtzer A. Prognostic factors for survival and nonfunctional larynx in patients with squamous cell carcinoma of the larynx. Laryngoscope [Internet]. 2020 May [Acesso em: 2024 Jul];130(5):1202-5.
6. Leoncini E, Vukovic V, Cadoni G, Giraldi L, Pastorino R, Arzani D et al. Tumour stage and gender predict recurrence and second primary malignancies in head and neck cancer: A multicentre study within the INHANCE consortium. Eur J Epidemiol [Internet]. 2018 Dec [Acesso em: 2024 Jul];33(12):1205-18.
7. Santos A, Santos IC, dos Reis PF, Rodrigues VD, Peres WA. Impact of nutritional status on survival in head and neck cancer patients after total laryngectomy. Nutr Cancer [Internet]. 2022 [Acesso em: 2024 Jul];74(4):1252-60.
8. Knegjens JL, Hauptmann M, Pameijer FA, Balm AJ, Hoebers FJ, de Bois JA et al. Tumor volume as prognostic factor in chemoradiation for advanced head and neck cancer. Head Neck [Internet]. 2011 [Acesso em: 2024 Jul];33(3):375-82.
9. Yang CJ, Kim DY, Lee JH, Roh JL, Choi SH, Nam SY et al. Prognostic value of total tumor volume in advanced-stage laryngeal and hypopharyngeal carcinoma. J Surg Oncol [Internet]. 2013 [Acesso em: 2024 Jul];108(8):509-15.
10. Janssens GO, van Bockel LW, Doornaert PA, Bijl HP, van den Ende P, de Jong MA et al. Computed tomography-based tumour volume as a predictor of outcome in laryngeal cancer: Results of the phase 3 ARCON trial. Eur J Cancer [Internet]. 2014 [Acesso em: 2024 Jul];50(6):1112-9.
11. Bernstein JM, Andrews TD, Slevin NJ, West CM, Homer JJ. Prognostic value of hypoxia-associated markers in advanced larynx and hypopharynx squamous cell carcinoma. Laryngoscope [Internet]. 2015 [Acesso em: 2024 Jul];125(1):E8-15.
12. Timmermans AJ, Lange CA, de Bois JA, van Werkhoven E, Hamming-Vrieze O, Hilgers FJ et al. Tumor volume as a prognostic factor for local control and overall survival in advanced larynx cancer. Laryngoscope [Internet]. 2016 [Acesso em: 2024 Jul];126(2):E60-7.
13. Özkul Y, İşlek A, Bayrak AF, Akdağ E, Etit D. Tumor volume staging provides a comparable stratifying for laryngeal squamous cell cancer according to T stages. Indian J Otolaryngol Head Neck Surg [Internet]. 2023 [Acesso em: 2024 Jul];75(3):1344-51.
14. Mukherji SK, O'Brien SM, Gerstle RJ, Weissler M, Shockley W, Stone JA et al. The ability of tumor volume to predict local control in surgically treated squamous cell carcinoma of the supraglottic larynx. Head Neck [Internet]. 2000 [Acesso em: 2024 Jul];22(3):282-7.
15. Scherl C, Mantsopoulos K, Semrau S, Fietkau R, Kapsreiter M, Koch M et al. Management of advanced hypopharyngeal and laryngeal cancer with and without cartilage invasion. Auris Nasus Larynx [Internet]. 2017 [Acesso em: 2024 Jul];44(3):333-9.
16. Zhang SY, Lu ZM, Luo XN, Chen LS, Ge PJ, Song XH et al. Retrospective analysis of prognostic factors in 205 patients with laryngeal squamous cell carcinoma who underwent surgical treatment. PLoS One [Internet]. 2013 [Acesso em: 2024 Jul];8(4):e60157.
17. Santos TS, Estêvão R, Antunes L, Certal V, Silva JC, Monteiro E. Clinical and histopathological prognostic factors in locoregional advanced laryngeal cancer. J Laryngol Otol [Internet]. 2016 [Acesso em: 2024 Jul];130(10):948-53.
18. Stell PM. Prognosis in laryngeal carcinoma: Tumour factors. Clin Otolaryngol Allied Sci [Internet]. 1990 [Acesso em: 2024 Jul];15(1):69-81.
19. Pezier TF, Nixon IJ, Joshi A, Guerrero-Urbano T, Oakley R, Jeannon JP et al. Factors predictive of outcome following primary total laryngectomy for advanced squamous cell carcinoma. Eur Arch Otorhinolaryngol [Internet]. 2014 [Acesso em: 2024 Jul];271(9):2503-9.
20. Matsuo JM, Patel SG, Singh B, Wong RJ, Boyle JO, Kraus DH et al. Clinical nodal stage is an independently significant predictor of distant failure in patients with squamous cell carcinoma of the larynx. Ann Surg [Internet]. 2003 [Acesso em: 2024 Jul];238(3):412-21; discussion 421-2.
21. Lim AE, Woodley N, Ton T, Lewis K, Ferrier K, Mohd Slim MA et al. A retrospective study comparing organ preserving therapy with surgical intervention in advanced laryngeal cancer. Clin Otolaryngol [Internet]. 2022 [Acesso em: 2024 Jul];47(2):380-7.
22. Lin CC, Fedewa SA, Prickett KK, Higgins KA, Chen AY. Comparative effectiveness of surgical and nonsurgical therapy for advanced laryngeal cancer. Cancer [Internet]. 2016 [Acesso em: 2024 Jul];122(18):2845-56.
23. Karlsson TR, Al-Azzawe M, Aziz L, Hurman D, Finizia C. Survival outcome depending on different treatment strategies in advanced stages III and IV laryngeal cancers: An audit of data from two European centres. Eur Arch Otorhinolaryngol [Internet]. 2014 [Acesso em: 2024 Jul];271(3):547-54.
24. Köhler HF, de Carvalho GB, Kowalski LP. Impact of treatment modality on survival in patients with stage IV laryngeal cancer: A population-based propensity score analysis. Am J Otolaryngol [Internet]. 2020 [Acesso em: 2024 Jul];41(6):102626.

25. Patel SA, Qureshi MM, Dyer MA, Jalisi S, Grillone G, Truong MT. Comparing surgical and nonsurgical larynx-preserving treatments with total laryngectomy for locally advanced laryngeal cancer. Cancer [Internet]. 2019 [Acesso em: 2024 Jul];125(19):3367-77.
26. Tang ZX, Gong JL, Wang YH, Li ZH, He Y, Liu YX et al. Efficacy comparison between primary total laryngectomy and nonsurgical organ-preservation strategies in treatment of advanced stage laryngeal cancer: A meta-analysis. Medicine (Baltimore) [Internet]. 2018 [Acesso em: 2024 Jul];97(21): e10625.
27. Dogantemur S, Ozdemir S, Uguz A, Surmelioglu O, Dagkiran M, Tarkan O et al. Assessment of HPV 16, HPV 18, p16 expression in advanced stage laryngeal cancer patients and prognostic significance. Braz J Otorhinolaryngol [Internet]. 2020 [Acesso em: 2024 Jul];86(3):351-7.
28. Bradford CR, Kumar B, Bellile E, Lee J, Taylor J, D'Silva N et al. Biomarkers in advanced larynx cancer. Laryngoscope [Internet]. 2014 [Acesso em: 2024 Jul];124(1):179-87.
29. Saini AT, Genden EM, Megwalu UC. Sociodemographic disparities in choice of therapy and survival in advanced laryngeal cancer. Am J Otolaryngol [Internet]. 2016 [Acesso em: 2024 Jul];37(2):65-9.
30. Shin JY, Truong MT. Racial disparities in laryngeal cancer treatment and outcome: A population-based analysis of 24,069 patients. Laryngoscope [Internet]. 2015 [Acesso em: 2024 Jul];125(7):1667-74.

CAPÍTULO 235

Aspectos Genéticos

Juliana Carron • Gustavo Jacob Lourenço

INTRODUÇÃO

O carcinoma de laringe (CL) compreende aproximadamente 20% de todos os tumores da cabeça e pescoço.[1] A maioria desses tumores é do tipo carcinoma de células escamosas e mais de 40% dos pacientes com CL apresentam a doença em estágio avançado ao diagnóstico.[1]

O câncer avançado de laringe (CAL) corresponde aos estágios 3 ou 4 dos tumores da laringe, de acordo com a classificação da União Internacional de Controle do Câncer (UICC) e do Comitê Conjunto Americano sobre Câncer (AJCC).[2] O CAL pode adquirir essa categorização avançada devido à classificação T avançada (T3 ou T4), classificação N (N1–3) ou classificação M (M1).[2] Além disso, a definição de CAL permite a inclusão de casos com classificação T inicial (T1 ou T2), mas que atendem aos critérios de estágio avançado com base na doença nodal.[2]

A abordagem terapêutica convencional para o CAL envolve a realização de laringectomia seguida de radioterapia adjuvante. No entanto, essa abordagem apresenta uma chance de 60% de recidiva locorregional e uma probabilidade de 20% de metástase após 5 anos.[3]

FATORES DE RISCO

Os principais fatores associados a origem do CL são o tabagismo e o etilismo crônicos.[4] O efeito combinado do tabaco e álcool tem um impacto multiplicativo no risco de desenvolver o CL.[5]

Os principais carcinógenos presentes na fumaça do tabaco incluem o hidrocarboneto aromático benzo[a]pireno e as nitrosaminas específicas do tabaco.[6] Essas substâncias, juntamente com seus metabólitos, ligam-se covalentemente ao DNA das células-tronco queratinocíticas, resultando na formação de adutos de DNA. Esses adutos são responsáveis por mutações que afetam a replicação do DNA dessas células.[6]

O principal metabólito do álcool é o acetaldeído, cuja transformação é predominantemente realizada pela enzima álcool desidrogenase.[6] O acetaldeído é, então, oxidado a acetato por meio da aldeído desidrogenase. O acetaldeído induz trocas de cromátides irmãs dos cromossomos e mutações específicas nos genes supressores de tumor e proto-oncogenes das células epiteliais.[6]

Assim, os carcinógenos presentes no tabaco e no álcool são capazes de iniciar ou promover a formação de tumores, incluindo o CL.[4]

ASPECTOS GENÉTICOS

O surgimento de tumores de laringe resulta da acumulação progressiva de alterações genéticas em células pré-malignas, envolvendo de 6 a 10 eventos genéticos independentes. Essas alterações genéticas podem causar mudanças fenotípicas nas células, modificando diversos processos fisiológicos, como o controle do ciclo celular, a proliferação, a apoptose e a invasão.[5] Entre essas alterações, destacam-se as alterações cromossômicas, a inativação de genes supressores de tumor e a ativação de proto-oncogenes.

Em 1971, Knudson propôs que a perda de ambos os alelos de um gene supressor de tumor pode levar a um fenótipo maligno.[7] Em 1990, Fearon e Vogelstein[8] expandiram esse conceito, propondo que tanto a perda de genes supressores de tumor quanto a ativação de protooncogenes podem levar à transformação celular. Essa acumulação progressiva confere uma vantagem seletiva de crescimento a uma população clonal de células transformadas, eventualmente evoluindo para um estado canceroso.[8] Com base nesses conceitos, um modelo de progressão pode ser estabelecido ao rastrear as alterações genéticas adquiridas ao longo do tempo em populações clonais e, em seguida, correlacionar essas alterações genéticas com a progressão histológica, desde a hiperplasia, passando pela displasia, até o carcinoma *in situ* e, finalmente, o carcinoma invasivo.

Acredita-se que as alterações genéticas que ocorrem nas fases iniciais da carcinogênese sejam mais numerosas do que aquelas que acarretam a transformação do carcinoma *in situ* para o carcinoma invasivo, porém, tais alterações são essenciais para garantir a invasão celular e, consequentemente, a formação de metástases.[5,9]

Alterações cromossômicas

A perda de heterozigosidade (*loss of heterozygosity* - LOH) do seguimento 21 do braço pequeno do cromossomo 9 (9p21) é uma das primeiras alterações no início da carcinogênese de laringe, observada especialmente em displasias e em carcinomas *in situ*.[5] No segmento 9p21 está localizado o supressor tumoral *CDKN2A* (*cyclin dependent kinase inhibitor 2A*) que codifica as proteínas p16 e p14, importantes no controle do ciclo celular e da proliferação.[5]

A perda do braço curto do cromossomo 3 (3p) também está associada aos estágios iniciais da carcinogênese de laringe. Nessa região se encontram diversos supressores de tumor, como *ALS2CL* (*ALS2 carboxy-terminal like*) e *CMYA1* (*cardiomyopathy-associated protein 1,* também denominado *Xin*).[10] Por outro lado, é encontrado em CL a amplificação do braço longo do cromossomo 3 (3q), especialmente onde se localizam os oncogenes *PIK3CA* (*phosphoinositide 3-kinase alpha*), *SOX2* (*sex-determining region Y-box 2*), *DCUN1D1* (*defective in cullin neddylation 1 domain containing 1*) e *IGF2BP2* (*IGF2 MRNA-binding protein 2*) associados à progressão do tumor e ao pior prognóstico dos pacientes de CL.[11]

Durante a progressão do CAL, há amplificação do seguimento 13 do braço longo do cromossomo 11 (11q13), especialmente por potencializar a ação dos oncogenes *CCND1* (*cyclin D1*), *FADD* (*Fas associated via death domain*), *PPFIA1* (*PTPRF interacting protein alpha 1*) e *CTTN* (*cortactin*), importantes no controle da sobrevivência e adesão celular.[5,12,13]

Potenciais perdas homozigóticas foram descritas no CAL, como do seguimento 34 do braço longo do cromossomo 4 (4q34), o seguimento 23 do braço pequeno do cromossomo 8 (8p23) e o seguimento 21 do braço longo do cromossomo 13 (13q21).[11] Nessas regiões, encontram-se, respectivamente, os supressores tumorais *NEIL3* (*nei like dna glycosylase 3*), importante na manutenção da integridade do DNA, o *CSMD1* (*CUB and sushi multiple domains 1*) e o *PCDH20* (*protocadherin 20*), importantes no controle da sobrevivência celular, favorecendo a progressão do tumor.[11]

Já a perda de heterozigosidade do braço curto do cromossomo 17 (17p) e do braço curto do cromossomo 8 (8p) estão associados aos estágios avançados de carcinogênese de laringe, especialmente ao potencial de invasão tumoral.[5,14] Na região 17p encontra-se especialmente o supressor tumoral *TP53* (*tumor protein p53*) [5,14] e na 8p, o supressor tumoral *SFRP1* (*secreted frizzled related protein 1*),[15,16] importantes no controle da proliferação e invasão celular.

A função de cada supressor tumoral ou oncogene será discutida a seguir.

Proto-oncogenes

Os proto-oncogenes são genes fisiologicamente encontrados nas células que favorecem a proliferação, a diferenciação e a invasão celular. Porém, quando superativados, por amplificação do segmento gênico ou por alterações genéticas, os proto-oncogenes se tornam oncogenes, favorecendo a progressão tumoral.[5] Esses eventos são comumente encontrados no CAL.[5]

A enzima fosfatidilinositol 3-quinase (PI3K) é codificada pelo oncogene *PIK3CA* e participa do controle da sobrevivência celular.[17] A proteína PI3K desencadeia uma série de ativações proteicas na célula, especialmente da proteína quinase Akt. Essa ativação é conhecida como via de sinalização PI3K/Akt e promove a expressão de diversos oncogenes, como o *CCND1*.[17] O aumento da expressão do *PIK3CA* é comumente encontrado no CAL e foi associado à pior sobrevida livre de progressão dos pacientes com a doença.[5,17]

Os oncogenes *SOX2*[18] e *SOX4*[19] codificam os respectivos fatores de transcrição SOX2 e SOX4, que podem potencializar a expressão de outros proto-oncogenes, como aqueles relacionados com a via de sinalização Wnt/β-Catenina, conhecida por promover a proliferação celular descontrolada.[20] A superexpressão do oncogene *SOX2* foi associada à resistência à cisplatina em células de CL.[18] A superexpressão do oncogene *SOX4* foi evidenciada no CAL e associada à ativação da transição epitélio-mesenquimal (TEM), evento clássico na invasão e disseminação de tumores em que células epiteliais se transformam em mesenquimais, favorecendo a ocorrência de metástases.[19]

O oncogene *DCUN1D1*, também conhecido por *SCCRO* (*squamous cell carcinoma-related oncogene*), codifica a proteína DCUN1D1 que participa do processamento de outras proteínas.[11,21] O aumento da expressão do *DCUN1D1* foi encontrado no CAL e associado ao pior prognóstico dos pacientes com a doença.[11,21]

O oncogene *CCND1* codifica a proteína ciclina D1, especialmente conhecida por atuar na progressão do ciclo celular, proliferação e invasão tumoral.[5,22] Alterações genéticas no *CCND1* são encontradas em até 45% dos casos de CAL e associadas à maior taxa de metástase e pior prognóstico dos pacientes.[5,22]

A proteína FADD, codificada pelo oncogene *FADD*, participa de diversos mecanismos celulares, especialmente estimulando a proliferação e a sobrevivência tumoral no CL.[23] O aumento da expressão do *FADD* foi encontrado em CAL e associado ao pior prognóstico dos pacientes.[23]

O receptor do fator de crescimento epidérmico (EGFR), codificado pelo oncogene *EGFR*, integra a família de receptores transmembrana com atividade de tirosina quinase. Ao interagir com seus ligantes endógenos no ambiente extracelular, o EGFR desencadeia uma complexa cascata de sinalização intracelular, promovendo a proliferação celular.[5] No CL, há aumento da produção dos ligantes ou do número de receptores EGFR na superfície celular, o que acarreta a proliferação celular desregulada, maior sobrevivência celular e maior taxa de angiogênese.[5] A expressão do *EGFR*, em geral, apresenta um aumento progressivo conforme o grau crescente de displasia. Níveis elevados de *EGFR* em CL associam-se a uma diminuição na sobrevida global e sobrevida livre de progressão dos pacientes com a doença.[5,24]

A proteína ciclooxigenase COX-2, codificada pelo oncogene *COX2* (*cyclooxygenase 2*), catalisa a produção de prostaglandina E2 (PGE2) a partir do ácido araquidônico quando estimulada por fatores de estresse, como a radioterapia e o hábito de tabagismo.[25] No CL, há o aumento da expressão do *COX2*, o que promove o aumento da angiogênese e a supressão da apoptose e da resposta imunológica.[25] O aumento da expressão do *COX2* no CAL foi associado ao pior prognóstico dos pacientes, maior risco de desenvolvimento de um tumor secundário e maior resistência à radioterapia.[25]

O oncogene *IGF2BP2* codifica a proteína IGF2BP2, importante na regulação pós-transcricional da expressão de diversos genes. A expressão do *IGF2BP2* facilitou a ocorrência de metástases no CAL pela ativação da via de sinalização PI3K.[26]

O oncogene *CTTN* codifica a proteína cortactina, importante na modulação do citoesqueleto e da adesão celular. O aumento da expressão do *CTTN* foi encontrado em CL e associado ao pior prognóstico dos pacientes, especialmente àqueles com CAL.[27]

A proteína liprina alfa 1, codificada pelo oncogene *PPFIA1*, modula a adesão celular a fim de proporcionar a migração tumoral.[28] O aumento da expressão do *PPFIA1* foi encontrado em CAL e associado ao pior prognóstico desses pacientes.[28]

Um modelo de progressão genética para o CL, baseado nos estudos citados, está apresentado na Figura 235.1.

Genes supressores de tumor

A perda da função de genes capazes de controlar o ciclo celular, diminuir a proliferação e a invasão, e aumentar a taxa de morte celular pode ocorrer por perda de todo segmento gênico ou por alterações genéticas pontuais que acarretam a perda da função de supressor tumoral. Esses eventos favorecem a progressão do tumor e são comumente encontrados no CAL.[5]

Considerado o supressor tumoral mais frequentemente alterado em humanos, o gene *TP53* codifica a proteína p53, importante no controle do ciclo celular e reparo de DNA. Se o reparo de DNA for ineficiente, a p53 induz a morte celular por meio da apoptose. A perda da função da p53 é essencial para a progressão do CL e considerada a primeira alteração genética.[5] É estimado que 50% dos CLs invasivos apresentem alterações na p53.[5] A perda da expressão do *TP53* foi associada ao pior prognóstico dos pacientes.[29]

O supressor tumoral *CDKN2A* codifica as proteínas p16 e p14, importantes na regulação do ciclo e proliferação celular. A perda da expressão do *CDKN2A* é comumente encontrada no CL e foi associada ao pior prognóstico dos pacientes com a doença.[29]

Os genes *ALS2CL* e *CMYA1* foram considerados supressores tumorais em CL pois estão localizados no cromossomo 3p, região frequentemente perdida na progressão tumoral.[10] O gene *ALS2CL* codifica a proteína ALS2CL que modula o processo de endocitose, enquanto o gene *CMYA1* codifica a proteína CMYA1/Xin que participa da síntese proteica e crescimento celular.[10] Porém, ainda são necessários mais estudos para compreender o papel dos genes *ALS2CL* e *CMYA1* no CAL.

O supressor tumoral *NEIL3* codifica a proteína NEIL3, conhecida por corrigir alterações genéticas e facilitar a manutenção da integridade do DNA celular.[11] Já o supressor tumoral *PCDH20* codifica a proteína protocaderina 20, importante no controle da proliferação e invasão celular.[11] Em CL foi observada a deleção total dos genes *NEIL3* e *PCDH20*, embora mais estudos sejam necessários para entender o papel desses supressores tumorais na progressão do CL.[11]

O supressor tumoral *CSMD1* codifica a proteína CSMD1, importante no controle do ciclo celular e da apoptose.[11] Em CL foi observada a deleção total do gene *CSMD1*,[11] associada ao pior prognóstico dos pacientes.[30]

O supressor tumoral *PTEN* (*phosphatase and tensin homolog*) codifica a proteína PTEN, importante na regulação negativa da via de sinalização do oncogene PI3K, controlando a proliferação e morte celular.[31,32] A perda da expressão do *PTEN* é comumente encontrada no CL e foi associada ao pior prognóstico dos pacientes com a doença.[31,32]

O supressor tumoral *SFRP1* codifica a proteína SFRP1, importante na regulação negativa da via de sinalização Wnt/β-Catenina. No CAL, a baixa expressão do *SFRP1* é comum e favorece a TEM, aumentando a taxa de invasão celular e disseminação tumoral.[15] A perda de expressão do *SFRP1* por metilação foi capaz de diferenciar linhagens celulares de CL primárias de CL recorrentes.[16]

A proteína E-caderina, codificada pelo supressor tumoral *CDH1* (*cadherin 1*), é uma proteína de superfície celular epitelial responsável pela interação célula-célula.[19] A baixa expressão do *CDH1* favorece a TEM, aumentando a taxa de invasão celular e disseminação

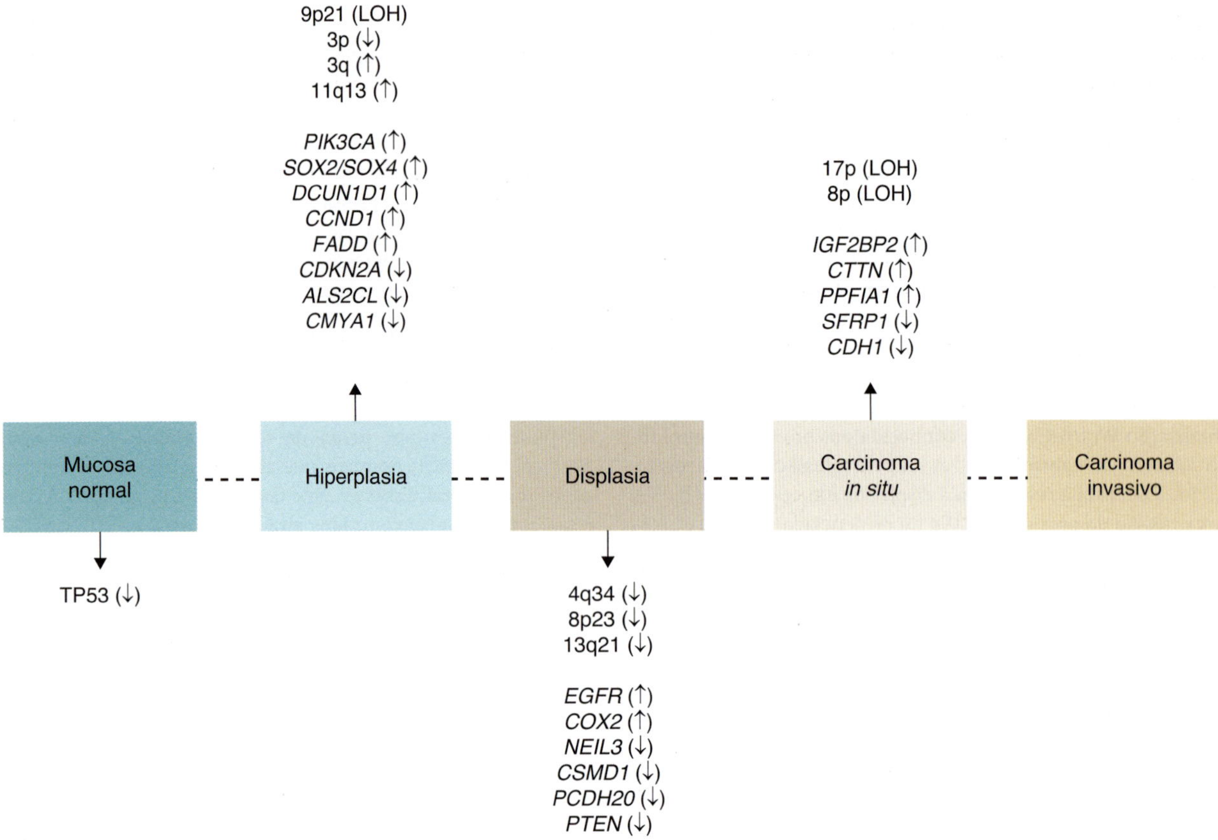

Figura 235.1 Modelo de progressão genética para o câncer de laringe. Alteração da expressão gênica durante a progressão histológica desde a mucosa normal até o carcinoma invasivo. LOH = perda de heterozigosidade (do inglês *loss of heterozygosity*); ↑ = aumento da expressão; ↓ = diminuição da expressão.

tumoral.[19] A perda da função do *CDH1* é considerada uma das últimas alterações genéticas no processo de carcinogênese justamente pelo seu potencial metastático.[19] A baixa expressão do *CDH1* foi associada à maior taxa de invasão e metástase no CAL.[19]

Modulação epigenética

Além das alterações genéticas, a expressão dos oncogenes e dos supressores tumorais pode ser modulada por fatores epigenéticos, como modificação de histonas, metilação, acetilação ou pela ação de RNAs não codificantes. Entre eles, os mais estudados em CL são os pequenos RNAs não codificantes, denominados microRNAs (miRNAs).[25]

Os miRNAs são pequenos RNAs não codificantes de dupla-fita (18 a 25 nucleotídeos) que regulam o mecanismo de expressão gênica pós-transcricional por meio da degradação ou inibição do RNA mensageiro de diversos genes-alvo,[33] incluindo aqueles relacionados com o processo de carcinogênese de laringe.[25]

Os miRNAs podem atuar como potencializadores da carcinogênese, os oncomiRs, uma vez que sua presença inibe a expressão de supressores tumorais, favorecendo a progressão tumoral.[25]

A superexpressão dos miRNAs miR-183-5p, miR-155-5p e miR-106b-3p foi associada ao CL, sugerindo um papel de oncomiRs, embora mais estudos sejam necessários para entender o papel destes miRNAs na carcinogênese de laringe.[25]

A expressão do miR-29a foi maior em tumores de laringe T2 ou T3 do que os tumores T1.[25] A superexpressão do miR-23a foi associada a progressão tumoral e ao pior prognóstico dos pacientes com CL.[5] A superexpressão do miR-296-5p foi associada a maior taxa de resistência à radioterapia e ao maior risco de recorrência do CL.[25]

Além disso, foi encontrada a superexpressão do miR-202 em pacientes com CL que possuíam o hábito de tabagismo, evidenciando o papel do estilo de vida e a modulação epigenética, ou seja, o papel do tabagismo na modulação dos miRNAs.[25]

A superexpressão dos miRNAs miR-21-5p, miR-218-3p e miR-210 foram associados ao CAL, possivelmente por favorecer a invasão e a migração tumoral por suprimirem a expressão de genes de adesão celular.[25] A superexpressão do miR-195-5p foi associada a progressão do CL, possivelmente por promover a proliferação, a invasão e a migração celular.[5]

O miR-941 foi detectado em exossomos (pequenas vesículas extracelulares circulantes) de pacientes com CAL e associado a maior taxa de proliferação e invasão tumoral.[34]

No CAL, a superexpressão do miR-744-3p foi associada a maior taxa de metástase regional.[25]

Os miRNAs podem atuar, também, como supressores tumorais, uma vez que sua presença inibe a expressão de oncogenes relacionados com a proliferação, invasão e migração celular, dificultando o desenvolvimento tumoral.[25]

Foi encontrada no CL a baixa expressão dos miRNAs miR-375, miR-107[5] e miR-194-5p,[35] sugerindo o papel de supressores tumorais na progressão do CL.

A baixa expressão do miR-548 foi encontrada em pacientes de CL com o hábito de tabagismo ou com tumor avançado.[25] A baixa expressão dos miRNAs miR-199a-5p, miR-145, miR-34a e miR-150-5p foi associada a menor taxa de morte celular em células de CL.[25]

No CL, a baixa expressão dos miRNAs miR-206,[5] miR-149b e miR-196b[25] foi associada a pior prognóstico dos pacientes com a doença.

A baixa expressão dos miRNAs miR-4768-3p, miR-143-3p,[25] miR-140-5p e miR-217[35] foi encontrada no CL e associada a maior expressão de genes de adesão e invasão celular. Em especial o miR-143-3p, sua baixa expressão foi associada a supressão da apoptose e a ativação da proliferação e migração celular.[25] Já a perda da expressão do miR-217 foi associada a maiores chances de metástase de CAL por potencializar os processos de angiogênese, invasão e migração.[35]

Por fim, a baixa expressão do miR-138 foi encontrada no CAL[35] e associada a maior taxa de metástase a distância.[25]

Um modelo de progressão epigenética para o CL, baseado nos estudos citados, está apresentado na Figura 235.2. Diferentemente do modelo de progressão genética, não foi possível, até o momento, especificar os miRNAs envolvidos entre os processos de hiperplasia e displasia até a formação do carcinoma *in situ*.

O estudo da epigenética na carcinogênese de laringe é uma área relativamente recente, que demanda pesquisas adicionais para esclarecer os papéis dos miRNAs mencionados, especialmente para identificar os genes-alvo envolvidos e compreender os mecanismos subjacentes que influenciam o início ou a progressão do CL.

CONSIDERAÇÕES FINAIS

O CL representa um grave problema de saúde em todo o mundo e está ligado a condições significativas, como a perda da voz natural, dificuldades respiratórias e de deglutição. Mais de 40% dos pacientes diagnosticados com CL já estão em estágio avançado da doença no momento do diagnóstico. Além disso, o tabagismo e o consumo excessivo de álcool representam problemas importantes para a saúde de indivíduos de nossa população.

Modificações genéticas e epigenéticas, como alterações cromossômicas, inativação de genes supressores de tumor, ativação de proto-oncogenes e ação de miRNAs favorecem o surgimento e a progressão do CL. Tais alterações interferem na sobrevivência e na invasão tumoral, favorecendo o surgimento de metástases.

Com o avanço do conhecimento da modulação genética e epigenética no CL, torna-se possível o desenvolvimento de novas terapias-alvo para tratamento dos pacientes, especialmente para aqueles que não respondem às terapias convencionais.

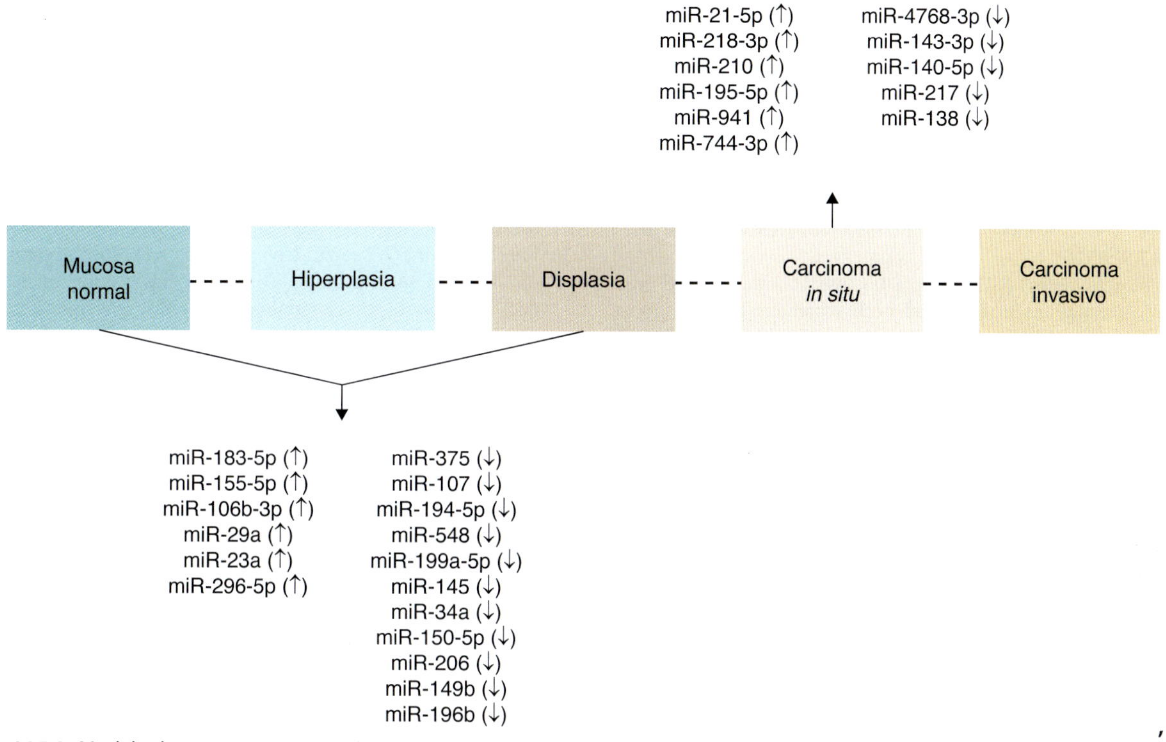

Figura 235.2 Modelo de progressão epigenética para o câncer de laringe. Alteração da expressão de microRNAs durante a progressão histológica desde a mucosa normal até o carcinoma invasivo. miR = microRNA; ↑ = aumento da expressão; ↓ = diminuição da expressão.

REFERÊNCIAS BIBLIOGRÁFICAS

1. Karatzanis AD, Psychogios G, Waldfahrer F, Kapsreiter M, Zenk J, Velegrakis GA et al. Management of locally advanced laryngeal cancer. J Otolaryngol Head Neck Surg [Internet]. 2014 [Acesso em: 2024 Jul];43(1):4.
2. Amin MB, Greene FL, Edge SB, Compton CC, Gershenwald JE, Brookland RK et al. The Eighth Edition AJCC Cancer Staging Manual: Continuing to build a bridge from a population-based to a more "personalized" approach to cancer staging. CA Cancer J Clin [Internet]. 2017 [Acesso em: 2024 Jul];67(2):93-9.
3. Salvador-Coloma C, Cohen E. Multidisciplinary care of laryngeal cancer. J Oncol Pract [Internet]. 2016 [Acesso em: 2024 Jul];12(8):717-24.
4. Steuer CE, El-Deiry M, Parks JR, Higgins KA, Saba NF. An update on larynx cancer. CA Cancer J Clin [Internet]. 2017 [Acesso em: 2024 Jul];67(1):31-50.
5. Liberale C, Soloperto D, Marchioni A, Monzani D, Sacchetto L. Updates on larynx cancer: Risk factors and oncogenesis. Int J Mol Sci [Internet]. 2023 [Acesso em: 2024 Jul];24(16).
6. Kumar M, Nanavati R, Modi TG, Dobariya C. Oral cancer: Etiology and risk factors: A review. J Cancer Res Ther [Internet]. 2016 [Acesso em: 2024 Jul];12(2):458-63.
7. Knudson AG. Mutation and cancer: Statistical study of retinoblastoma. Proc Natl Acad Sci USA [Internet]. 1971 [Acesso em: 2024 Jul];68(4):820-3.
8. Fearon ER, Vogelstein B. A genetic model for colorectal tumorigenesis. Cell [Internet]. 1990 [Acesso em: 2024 Jul];61(5):759-67.
9. Ha PK, Benoit NE, Yochem R, Sciubba J, Zahurak M, Sidransky D et al. A transcriptional progression model for head and neck cancer. Clin Cancer Res [Internet]. 2003 [Acesso em: 2024 Jul];9(8):3058-64.

10. Lee DJ, Schönleben F, Banuchi VE, Qiu W, Close LG, Assaad AM et al. Multiple tumor-suppressor genes on chromosome 3p contribute to head and neck squamous cell carcinoma tumorigenesis. Cancer Biol Ther [Internet]. 2010 [Acesso em: 2024 Jul];10(7):689-93.
11. Li D, Wang X, Lu S, Wang P, Yin W, Zhu W et al. Integrated analysis revealing genome-wide chromosomal copy number variation in supraglottic laryngeal squamous cell carcinoma. Oncol Lett [Internet]. 2020 [Acesso em: 2024 Jul];20(2):1201-12.
12. Ambrosio EP, Silveira CG, Drigo SA, Sacomano VeS, Molck MC, Rocha RM et al. Chromosomal imbalances exclusively detected in invasive front area are associated with poor outcome in laryngeal carcinomas from different anatomical sites. Tumour Biol [Internet]. 2013 [Acesso em: 2024 Jul];34(5):3015-26.
13. Jarmuz-Szymczak M, Pelinska K, Kostrzewska-Poczekaj M, Bembnista E, Giefing M, Brauze D et al. Heterogeneity of 11q13 region rearrangements in laryngeal squamous cell carcinoma analyzed by microarray platforms and fluorescence in situ hybridization. Mol Biol Rep [Internet]. 2013 [Acesso em: 2024 Jul];40(7):4161-71.
14. Yoo WJ, Cho SH, Lee YS, Park GS, Kim MS, Kim BK et al. Loss of heterozygosity on chromosomes 3p,8p,9p and 17p in the progression of squamous cell carcinoma of the larynx. J Korean Med Sci [Interne]. 2004 [Acesso em: 2024 Jul];19(3):345-51.
15. Chen W, Wang HT, Ji JF, Wang ZY, Shi T, Wu MH et al. Epigenetic network of EZH2/SFRP1/Wnt in the epithelial-mesenchymal transition of laryngeal carcinoma cells. Neoplasma [Internet]. 2022 [Acesso em: 2024 Jul];69(3):680-90.
16. Paluszczak J, Hemmerling D, Kostrzewska-Poczekaj M, Jarmuż-Szymczak M, Grenman R, Wierzbicka M et al. Frequent hypermethylation of WNT pathway genes in laryngeal squamous cell carcinomas. J Oral Pathol Med [Internet]. 2014 [Acesso em: 2024 Jul];43(9):652-7.
17. Qiu W, Schönleben F, Li X, Ho DJ, Close LG, Manolidis S et al. PIK3CA mutations in head and neck squamous cell carcinoma. Clin Cancer Res [Internet]. 2006 [Acesso em: 2024 Jul];12(5):1441-6.
18. Dai WL, Yuan SX, Cao JP. The deubiquitinase USP34 stabilizes SOX2 and induces cell survival and drug resistance in laryngeal squamous cell carcinoma. Kaohsiung J Med Sci [Internet]. 2020 [Acesso em: 2024 Jul];36(12):983-9.
19. Zhang M, Li H, Han Y, Wang M, Zhang J, Ma S. Clinicopathological significance of SOX4 and epithelial-mesenchymal transition markers in patients with laryngeal squamous cell carcinoma. Medicine (Baltimore) [Internet]. 2021 [Acesso em: 2024 Jul];100(12):e25028.
20. Ma Y, Chen Z, Yu G. microRNA-139-3p inhibits malignant behaviors of laryngeal cancer cells via the KDM5B/SOX2 axis and the Wnt/β-Catenin pathway. Cancer Manag Res [Internet]. 2020 [Acesso em: 2024 Jul];12:9197-209.
21. Liu J, Shuang Y, Li C, Zhou X, Huang Y, Zhang L. Expression of DCUN1D1 in laryngeal squamous cell carcinoma and its inhibiting effect on TU-177 cells after interfered by RNA. Clin Exp Pharmacol Physiol [Internet]. 2018 [Acesso em: 2024 Jul];45(5):461-6.
22. Zhang YY, Xu ZN, Wang JX, Wei DM, Pan XL. G1/S-specific cyclin-D1 might be a prognostic biomarker for patients with laryngeal squamous cell carcinoma. Asian Pac J Cancer Prev [Internet]. 2012 [Acesso em: 2024 Jul];13(5):2133-7.
23. Gibcus JH, Menkema L, Mastik MF, Hermsen MA, de Bock GH, van Velthuysen ML et al. Amplicon mapping and expression profiling identify the Fas-associated death domain gene as a new driver in the 11q13.3 amplicon in laryngeal/pharyngeal cancer. Clin Cancer Res [Internet]. 2007 [Acesso em: 2024 Jul];13(21):6257-66.
24. Marijić B, Braut T, Babarović E, Krstulja M, Maržić D, Avirović M et al. Nuclear EGFR expression is associated with poor survival in laryngeal carcinoma. Appl Immunohistochem Mol Morphol [Internet]. 2021 [Acesso em: 2024 Jul];29(8):576-84.
25. Verro B, Saraniti C, Carlisi D, Chiesa-Estomba C, Maniaci A, Lechien JR et al. Biomarkers in laryngeal squamous cell carcinoma: The literature review. Cancers (Basel) [Internet]. 2023 [Acesso em: 2024 Jul];15(20).
26. Li J, Cao H, Yang J, Wang B. CircCDK1 blocking IGF2BP2-mediated m6A modification of CPPED1 promotes laryngeal squamous cell carcinoma metastasis via the PI3K/AKT signal pathway. Gene [Internet]. 2023 [Acesso em: 2024 Jul];884:147686.
27. Gibcus JH, Mastik MF, Menkema L, de Bock GH, Kluin PM, Schuuring E et al. Cortactin expression predicts poor survival in laryngeal carcinoma. Br J Cancer [Internet]. 2008 [Acesso em: 2024 Jul];98(5):950-5.
28. Zhou H, Cao T, Li WP, Wu G. Combined expression and prognostic significance of PPFIA1 and ALG3 in head and neck squamous cell carcinoma. Mol Biol Rep [Internet]. 2019 [Acesso em: 2024 Jul];46(3):2693-701.
29. Kuroki M, Iinuma R, Okuda H, Terazawa K, Shibata H, Mori KI et al. Comprehensive genome profile testing in head and neck cancer. Auris Nasus Larynx [Internet]. 2023 [Acesso em: 2024 Jul];50(6):952-9.
30. Jung AR, Eun YG, Lee YC, Noh JK, Kwon KH. Clinical significance of CUB and sushi multiple domains 1 inactivation in head and neck squamous cell carcinoma. Int J Mol Sci [Internet]. 2018 [Acesso em: 2024 Jul];19(12).
31. Tan A, Eskiizmir G, Kamiloglu U, Sarioglu S. p53 and PTEN expression evaluation with molecular evident recent criteria in laryngeal carcinoma. Medicine (Baltimore) [Internet]. 2023 [Acesso em: 2024 Jul];102(19):e33676.
32. Ragos V, Fotiades PP, Tsiambas E, Peschos D. PTEN in laryngeal carcinomas. J BUON [Internet]. 2016 [Acesso em: 2024 Jul];21(4):1024-5.
33. Bartel DP. MicroRNAs: Genomics, biogenesis, mechanism, and function. Cell [Internet]. 2004 [Acesso em: 2024 Jul];116(2):281-97.
34. Zhao Q, Zheng X, Guo H, Xue X, Zhang Y, Niu M et al. Serum exosomal miR-941 as a promising oncogenic biomarker for laryngeal squamous cell carcinoma. J Cancer [Internet]. 2020 [Acesso em: 2024 Jul];11(18):5329-44.
35. Hegazy M, Elkady MA, Yehia AM, Elsakka EG, Abulsoud AI, Abdelmaksoud NM et al. The role of miRNAs in laryngeal cancer pathogenesis and therapeutic resistance - A focus on signaling pathways interplay. Pathol Res Pract [Internet]. 2023 [Acesso em: 2024 Jul];246:154510.

CAPÍTULO

236

Reabilitação Vocal

Flávio M. Gripp • Fabio Pupo Ceccon • Elisabete Carrara de Angelis

INTRODUÇÃO

O câncer da laringe prejudica de forma severa a qualidade da voz desde seu início, passando a comprometer também a deglutição e a respiração à medida que sua progressão atinge as estruturas anatômicas da laringe, sua mucosa, músculos e cartilagens.

A neoplasia avançada da laringe é tratada por meio de cirurgia ou por protocolos não cirúrgicos, empregando a quimio e a radioterapia. Sabe-se que o câncer destrói a laringe afetando sua função. Pode-se afirmar que a retirada do tumor por cirurgia, ressecando as estruturas afetadas, ou a cicatriz e efeitos decorrentes da exposição à radiação ionizante, também afetarão as funções da laringe. Desta forma, sabe-se que a neoplasia maligna da laringe pode ter efeitos devastadores na produção da voz, deglutição e respiração, não importando a modalidade de tratamento escolhido.

O foco deste capítulo será a reabilitação vocal no tratamento de câncer avançado da laringe, e é significativo o fato de que desde a primeira laringectomia total (LT), realizada por Theodor Billroth em 1873, a reabilitação vocal pós-cirúrgica constitui um objetivo daqueles que tratam o câncer da laringe, sendo um desafio aos cirurgiões de cabeça e pescoço, otorrinolaringologistas e fonoaudiólogos a plena reabilitação vocal destes pacientes.

REABILITAÇÃO VOCAL

No Brasil, dados atuais do Instituto Nacional de Câncer (INCA)[1] e em longa série histórica, vêm indicando que a maioria dos pacientes com câncer de laringe chega aos serviços especializados com neoplasias avançadas (mais de 50% dos pacientes), demonstrando a necessidade de educar a população e os médicos para encaminharem com rapidez os pacientes com queixas vocais para atendimento médico especializado. Por este motivo, é grande o número de pacientes que serão candidatos a tratamentos por meio de LT, a qual representa uma das mais mutilantes cirurgias oncológicas devido ao grande impacto no convívio social relacionado com a presença do traqueostoma definitivo e com a perda da capacidade de comunicação verbal.

A reabilitação vocal do paciente portador de câncer avançado da laringe se inicia no momento do diagnóstico. Considera-se que o paciente deve acompanhar seus exames e entender a extensão de sua doença para então ter a possibilidade de participar da escolha de seu tratamento, sempre diante da firme opinião do médico que o atende. A orientação dos efeitos do tratamento escolhido será debatida com o paciente, familiares, e grupo multiprofissional, que participarão das orientações de cuidados ao traqueostomizado no dia a dia e dos esclarecimentos relacionados com a reabilitação vocal.

A perda da comunicação verbal é uma das principais angústias do paciente laringectomizado total. O Brasil tem uma população pouco alfabetizada, cuja comunicação por meio da escrita é muitas vezes precária e insuficiente. Como opções de reabilitação, o paciente pode empregar quatro modalidades de comunicação verbal: a voz faríngea, a laringe eletrônica, a voz esofágica e a reabilitação por meio de próteses fonatórias traqueoesofágicas (PTE).[2]

Voz faríngea ou clicada

A voz faríngea ou clicada é produzida pela simples articulação das palavras as quais têm sua ressonância pouco amplificada na faringe. É uma voz de baixa intensidade vocal e de difícil inteligibilidade. Usualmente são vozes produzidas por pacientes que não tiveram ou não conseguiram alcançar outra modalidade de reabilitação vocal. Ao questionar um paciente nesta condição sobre suas capacidades vocais, encontra-se a resposta de que poucas pessoas o entendem, e que apenas aqueles com um convívio mais próximo conseguem estabelecer um diálogo e compreendê-lo, mostrando a limitação que a LT impõe a estes indivíduos não reabilitados de fato.

Eletrolaringe

A eletrolaringe (Figura 236.1), ou laringe eletrônica, é um dispositivo que dispõe em sua extremidade de uma membrana que vibra ao ser acionada por um botão. Em contato com a pele da região submandibular, esta vibração da membrana é projetada para a cavidade oral e faringe e, ao articular as palavras, gera um som de baixa intensidade, com pouca variação de intensidade e frequência, resultando uma voz robotizada e monótona. Modelos desenvolvidos mais recentemente permitem algum controle do volume e da frequência vocal. A laringe eletrônica pode ser treinada mesmo antes da cirurgia, o que é uma opção extremamente válida para diminuir as ansiedades do pós-operatório. Apresenta como grande vantagem o fato de o paciente poder produzir voz precocemente após a cirurgia, ser geralmente de fácil manuseio e gerar uma intensidade sonora controlável. Suas desvantagens são o custo, a dependência de bateria, e a produção de um som metálico e de baixa inteligibilidade da fala em situações sociais (Vídeo 236.1).

Voz esofágica

A voz esofágica (VE) é a técnica de reabilitação vocal mais frequentemente empregada no paciente laringectomizado total no Brasil, e consiste no aprendizado, por parte do paciente, da captura de ar abaixo do esfíncter esofágico superior e na fonação através da expulsão do ar ali contido. O aprendizado da voz esofágica é conduzido pelo profissional fonoaudiólogo, sendo o paciente instruído a deglutir e/ou insuflar o esôfago com ar, e após um esforço diafragmático, este ar reflui através do esôfago e cruza o esfíncter esofágico superior. A vibração da mucosa desta região produz o som característico que é articulado pela língua, lábios e dentes. Movimentos repetitivos e rápidos produzem uma fala fluente nos usuários bem sucedidos. A voz esofágica tem como vantagem o baixo custo e a fonação sem a necessidade de aparelhos ou próteses. Tem como desvantagem a alta taxa de insucessos na aquisição de voz, que varia na literatura (25 a 85%), bem como a necessidade de um longo período

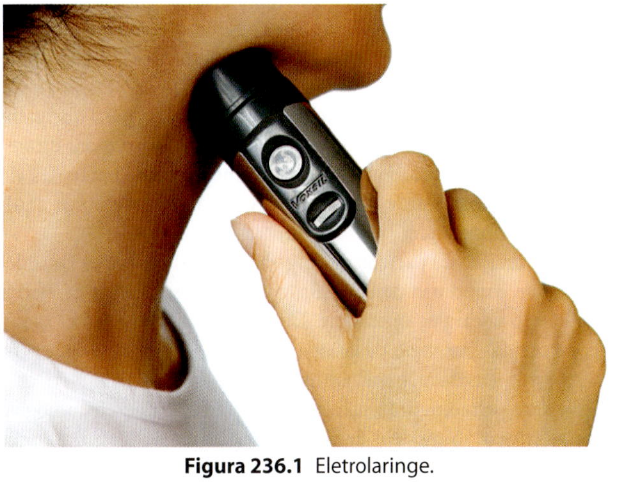

Figura 236.1 Eletrolaringe.

de aprendizagem para plena reabilitação vocal, que pode variar de 4 meses a 1 ano.[3] O treinamento da VE inicia-se cerca de 15 dias após a cirurgia e compreende exercícios para amplitude de movimentos cervicais e de trato vocal, trabalho respiratório, conscientização da necessidade de introdução de ar pela boca, apresentação e teste dos métodos disponíveis, e refinamento da comunicação (Vídeo 236.2).

As fístulas traqueoesofágicas cirúrgicas são baseadas na compreensão que o ar traqueal expirado pode ser desviado para o esôfago e segmento faringoesofágico através de uma comunicação entre a traqueia e o esôfago. A vibração da mucosa no nível do esfíncter esofágico superior e segmento faringoesofágico produz um som que é articulado pelo trato vocal, permitindo a fonação. Em 1932, Guttmann descreveu um paciente laringectomizado que se autoinfligiu uma punção no traqueostomia, realizando uma fístula traqueoesofágica com um picador de gelo, mas a mesma, apesar de ter permitido a fonação com sucesso, se fechou espontaneamente. Na metade do século 20, cirurgiões passaram a descrever a criação de fístulas traqueoesofágicas mucosas realizadas durante a LT, as quais comunicavam a via aérea e digestiva e permitiam que o ar expirado alcançasse o segmento faringoesofágico. Diversas técnicas cirúrgicas foram descritas para atingir este objetivo, podendo ser citadas as técnicas de Conley (1958)[4], Stafieri e Serafini (1976)[5] e Amatsu (1977),[6] realizadas no mesmo tempo cirúrgico da LT. Apesar de obter-se uma boa qualidade de voz em uma parcela dos pacientes submetidos a essas técnicas, elas demandam um treinamento e execução minuciosa para obtenção de sucesso. Entretanto, apresentam alta prevalência de insucessos, complicações como aspiração (principalmente de líquidos), fístula faringocutânea, inflamação e infecção secundária à exposição contínua à saliva, deiscência e estenose da fístula. Todos estes fatores impediram a maior aceitação e popularização destas técnicas, as quais são utilizadas de forma eventual em poucos serviços.

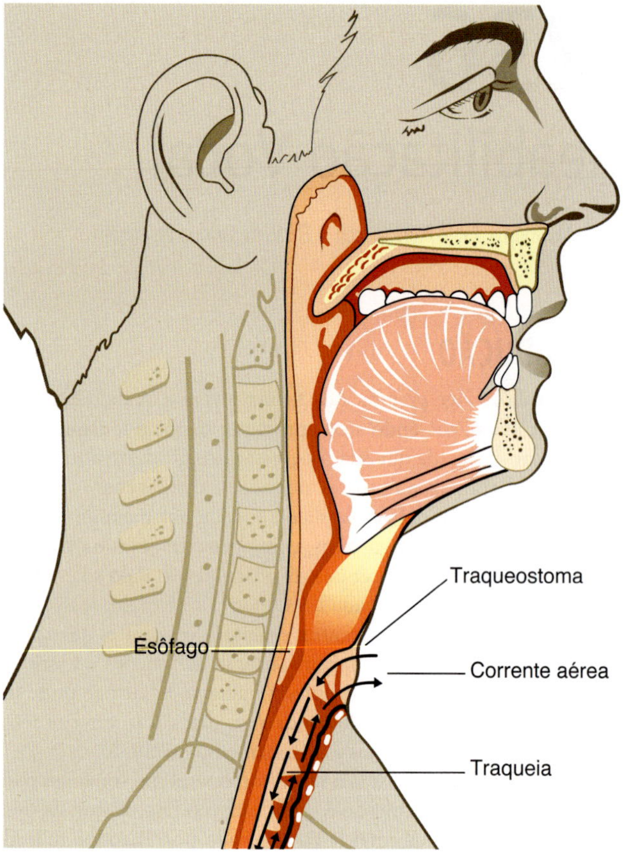

Figura 236.2 Mecanismo de produção de voz traqueoesofágica.

REABILITAÇÃO PÓS-LARINGECTOMIA

A reabilitação vocal do paciente laringectomizado total recebeu uma de suas maiores contribuições quando Singer e Blom, em 1980,[7] descreveram a criação de uma fístula cirúrgica comunicando a traqueia ao esôfago, inserindo aí uma pequena prótese valvulada, a qual permitia a passagem de ar da traqueia ao esôfago e impedia a passagem de saliva, líquidos e alimentos do esôfago à traqueia. O funcionamento destas próteses, desenvolvidas e aperfeiçoadas[8] até os dias de hoje (Vídeo 236.3), é obtido pela oclusão do traqueostoma durante a expiração, o que direciona o ar expirado ao esôfago, induzindo a vibração do segmento faringoesofágico e produzindo voz de boa qualidade (Figura 236.2).

A utilização de PTE tem sido limitada no Brasil em função das dificuldades de aquisição das próteses, as quais devem ser substituídas a cada 6 meses (em média), têm custo elevado, bem como devido ao desconhecimento de médicos no manejo da manutenção e complicações relacionadas com o uso destas próteses. Considerável avanço de sua utilização foi obtido pela obrigatoriedade de custeio das próteses pela securidade privada, e também pela incorporação de seu fornecimento para pacientes do Sistema Único de Saúde (SUS), ainda que todo processo de aquisição seja burocrático.

A reabilitação de pacientes laringectomizados melhorou consideravelmente com o uso de PTE, assim como a perspectiva de efetiva reabilitação vocal pós-operatória. Comparando-se com vozes esofágicas e obtidas por meio de laringe eletrônica, é a uma voz que possui maior intensidade, e melhor fluência e inteligibilidade.[3]

Desde a primeira prótese, houve um grande avanço tecnológico para se chegar ao modelo de prótese atual (Figura 236.3). As próteses fonatórias atuais são ativadas com baixa pressão de ar durante a expiração e bem adaptadas na região da punção traqueoesofágica, o que facilita a boa fonação e aceitação de seu uso pelos pacientes (Figura 236.4).[8]

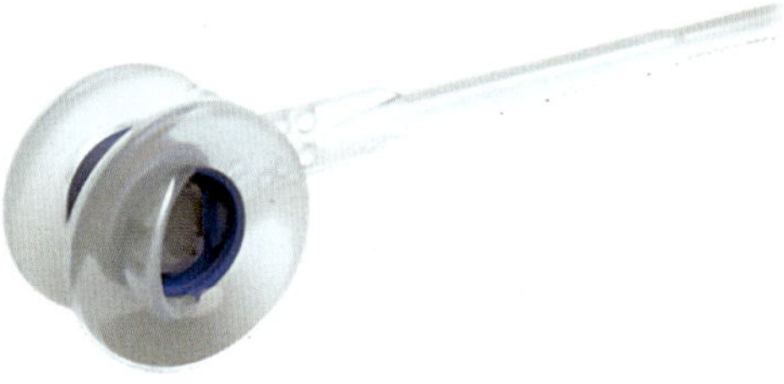
Figura 236.3 Prótese fonatória atual.

Punção traqueoesofágica

A punção traqueoesofágica é a técnica mais difundida e aceita para reabilitação vocal no paciente laringectomizado total ao redor do mundo, apresenta amplas indicações e pode ser inserida no momento da laringectomia (reabilitação primária) ou em pacientes previamente laringectomizados (reabilitação secundária).[9]

A indicação do uso desta modalidade de reabilitação deve respeitar alguns critérios de seleção dos pacientes.[10] A voz traqueoesofágica é produzida pela fonte de ar pulmonar durante a expiração, assim o paciente deve apresentar uma condição clínica e pulmonar favorável, o que permitirá fonação de forma sustentada, produzindo frases de duração mais próxima da voz laríngea.

A pressão pulmonar incide sobre o segmento faringoesofágico produzindo sua vibração, funcionando como uma neoglote (ver Figura 236.2). Para que aconteça a fonação, é necessário que o mesmo tenha complacência suficiente para vibrar, mas não rigidez

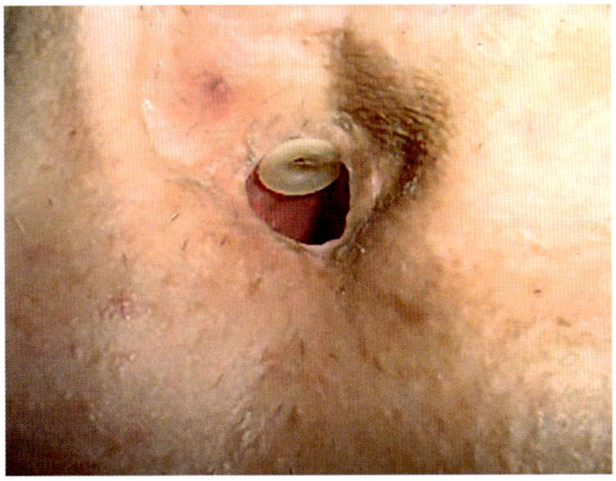

Figura 236.4 Prótese no local após período cicatricial para uso.

ou flacidez, e pressão suficiente para manter-se fechado em repouso. O segmento faringoesofágico é formado pelos músculos constritor inferior da faringe, cricofaríngeo e fibras circulares do esôfago; por este motivo, a maior causa de falha na reabilitação por voz traqueoesofágica ou dificuldades de aquisição de voz estão relacionadas com alterações do segmento faringoesofágico que resultam em hiper ou hipotonia deste segmento.[11]

Os pacientes candidatos à reabilitação por punção secundária (previamente laringectomizados) devem ser sempre avaliados quanto à tonicidade e presença de estenoses no segmento faringoesofágico. Deve-se ter especial atenção com os pacientes que desistiram da tentativa de aquisição de voz esofágica ou que nunca tentaram a reabilitação vocal, pois estes apresentam maior risco de ter uma disfunção do segmento faringoesofágico silente (hipotonia ou hipertonia muscular), o que eventualmente justifica o insucesso anterior.[12]

AVALIAÇÃO DO PACIENTE

Os pacientes com graves distúrbios do segmento faringoesofágico usualmente possuem também queixas de disfagia, ou dificuldades para deglutir alimentos sólidos. Os exames que podem ser empregados para a avaliação do segmento faringoesofágico após LT são a endoscopia digestiva alta, videofluoroscopia e a manometria esofágica. Estes exames podem documentar a presença de estenose ou hipertonicidade do segmento faringoesofágico.[13]

Os pacientes com queixas de disfagia, ou mesmo indivíduos sem esta suspeita, podem desenvolver espasmo ou hipertonicidade do segmento faringoesofágico durante a fonação por meio de PTE, o qual pode ser corrigido com uso de toxina botulínica ou através de miotomia dos músculos cricofaríngeos inferiores por cervicotomia aberta.[12]

Os pacientes que são submetidos à punção traqueoesofágica primária podem ser submetidos à miotomia dos músculos cricofaríngeos no ato da LT, reduzindo a chance de apresentarem hipertonia ou espasmo do segmento faringoesofágico; mas caso o cirurgião opte por não realizar a miotomia na LT, a injeção de toxina botulínica pode também ser empregada posteriormente, e em geral resulta em aquisição de voz poucos dias após este procedimento.[12,14]

Outros fatores devem ser levados em consideração na indicação de reabilitação por PTE. Adequada habilidade manual do paciente é um fator importante, visto que o paciente deve ter a coordenação motora de expirar, ocluir o traqueostoma e produzir voz. Assim como deve possuir habilidade suficiente para executar a higienização da prótese e do traqueostoma de forma independente.

A radioterapia está associada a maior rigidez da mucosa e é um fator que pode limitar o sucesso da reabilitação. Ainda que não se encontre unanimidade na literatura sobre os efeitos negativos da qualidade vocal nesta população, costuma-se alertar o paciente que, no período durante e logo após a radioterapia, alguns indivíduos podem ter dificuldade para falar, mas que após a resolução do edema causado pela radioterapia, a maior parte dos pacientes conseguirá falar de forma usual.[15]

Faringolaringectomia também influi no sucesso da reabilitação, principalmente quando associada a rotação de retalhos locorregional ou microcirúrgico, por alterar de forma significativa a anatomia da hipofaringe e esôfago cervical, bem como do eventual segmento faringoesofágico residual, o mecanismo de pressão local e, consequentemente, sua vibração. Interessante relatar que a interposição de cólon, estômago, retalho músculo-cutâneo e microcirúrgico, em nossa experiência, permite fonação com PTE, mas a qualidade da voz é, em geral, inferior àquela da LT. O tamanho e o contorno do traqueostoma são extremamente importantes. O traqueostoma deve ser tão grande que permita a visualização e higienização da prótese e tão pequeno que, com uma polpa digital, possa ser ocluído completamente, permitindo desviar o fluxo aéreo para a prótese e esôfago, sem que ocorram escapes de ar ao redor do dedo durante a fonação.

A função e coordenação motora, principalmente dos músculos orofaciais, são de grande importância para a articulação da palavra. Se o paciente apresentava limitações fonoarticulatórias antes do procedimento, após a LT estas podem se acentuar. Todos estes fatores atuam de forma sincrônica na dinâmica da reabilitação. O paciente deve ter capacidade física de se comunicar, mas as condições socioculturais também são limitantes, pois pacientes com baixa capacidade de entendimento podem apresentar dificuldades em realizar os exercícios de reabilitação.

A condição psicológica diante da doença é uma das avaliações mais importantes na indicação da reabilitação. Pacientes motivados estão sempre buscando novos exercícios para ampliar suas habilidades, enquanto que os depressivos e dependentes químicos ou alcoólatras devem ter um acompanhamento simultâneo com psiquiatras para evitar situações de desconforto e desânimo frente à doença e com o processo da reabilitação. A avaliação e o acompanhamento psicológico do paciente são extremamente importantes, principalmente quando por ocasião da comunicação da doença e do desafio por vir, e relacionado com a reabilitação vocal. Expectativa muito positiva pré-operatória também pode levar à frustração pós-operatória. É muito importante que o paciente tenha a real dimensão de sua doença e dos problemas que irá enfrentar a cada etapa de sua doença.

REABILITAÇÃO POR PUNÇÃO TRAQUEOESOFÁGICA PRIMÁRIA

A reabilitação vocal iniciada no tempo cirúrgico da LT gera mais conforto ao paciente e à família, e atribuímos este fato à perspectiva de fala poucos dias após o procedimento; por este motivo buscamos protetizar nossos pacientes no ato da LT. Nos parece evidente o conforto emocional destes indivíduos por já ter sido iniciada a reabilitação vocal no ato de tão radical cirurgia para controle do câncer.

Entretanto, nem todos os pacientes são candidatos à reabilitação por inserção de PTE na LT. A reabilitação primária deve levar em consideração o estado geral do paciente: doenças como desnutrição severa, diabetes descompensado, dislipidemia, dentre outras patologias que aumentam o risco da formação de fístula faringocutânea, assim como a irradiação do pescoço e laringe no período pré-operatório.

Técnica

1. Manutenção da união entre esôfago e traqueia: evitar a separação acidental destas estruturas. Não deve haver separação de parede posterior da traqueia ao esôfago.

2. Confecção do traqueostoma: a abertura da traqueia deve ser biselada e ter 3 cm de diâmetro, para permitir a manutenção da higiene e oclusão digital hermética durante a fala.
3. Manejo dos constritores faríngeos: a fim de evitar a constrição do segmento faringoesofágico, pode-se realizar a miotomia inferior dos músculos cricofaríngeos. Há autores que não realizam primariamente o manejo dos constritores faríngeos para evitar o risco de voz hipotônica.
4. Punção traqueoesofágica: deve ser confeccionada 10 a 15 mm abaixo da área de transição do traqueostoma com a pele. A colocação da prótese deve ser realizada neste momento. Ainda com a faringe aberta, realiza-se a punção utilizando o perfurador, que acompanha o *kit* de inserção primária de PTE, protegendo o esôfago para evitar trauma inadvertido. Passa-se um cateter pelo introdutor que será exteriorizado na faringe ainda aberta. O introdutor é unido à prótese e será tracionado em direção à fístula. Deve-se alocar a prótese com a ajuda de pinças hemostáticas.

Cuidados pós-operatórios

Os primeiros 15 dias devem ser de cuidados intensivos para evitar tensão sobre as suturas. A alimentação por sonda pode ser mantida por 7 a 14 dias. Após os primeiros 15 dias, quando existe certeza da ausência de fístula faringocutânea, pode-se iniciar a reabilitação vocal.

O sucesso do procedimento primário é bastante significativo, alcançando 93% dos pacientes. A avaliação inicial da voz permitirá a constatação de produção vocal normal na maioria dos pacientes, mas alguns poderão apresentar dificuldades para produção vocal.[16] Os problemas e soluções são listados abaixo.

REABILITAÇÃO POR PUNÇÃO TRAQUEOESOFÁGICA SECUNDÁRIA

Por limitações financeiras, técnicas ou por falta de conhecimento, muitas LTs foram realizadas sem que houvesse a possibilidade de se oferecer uma adequada reabilitação vocal do paciente.

Atualmente, a maioria dos centros onde se realizam os procedimentos oncológicos em cabeça e pescoço, no Brasil, já trabalha com uma equipe multidisciplinar apta a realizar a reabilitação com PTE primária. Como, entretanto, nem sempre foi assim, há um grande número de pacientes com doença controlada, porém, não reabilitados para fonação. Para estes pacientes existe a possibilidade de realização da punção traqueoesofágica secundária.

Os candidatos à reabilitação devem ser avaliados com exames subsidiários, bem como deve-se buscar a compreensão da função do segmento faringoesofágico. Outro aspecto importante é a dimensão do traqueostoma, o qual deve ser mensurado para se adequar a um padrão mínimo de 1,5 cm de diâmetro, e em caso de estenose pode ser corrigido simultaneamente à colocação da PTE.

Técnica

O procedimento pode ser realizado com anestesia geral, em centro cirúrgico, permitindo maior segurança e conforto do paciente. Alguns autores realizam com anestesia tópica e sedação, com acompanhamento endoscópico e em ambulatório, permitindo eventual redução dos custos do procedimento (Vídeo 236.4).

O procedimento realizado em centro cirúrgico é controlado através do esofagoscópio ou laringoscópio longo de Killian. É realizada a punção traqueoesofágica 1 cm abaixo da borda superior do estoma, com um trocáter que conduz em seu lúmen uma sonda de 10-Fr. A sonda é introduzida pelo esôfago até a boca do paciente. Realiza-se então a fixação da prótese de 10 mm a esta sonda, e a seguir, traciona-se o conjunto sonda e prótese da boca até a fístula. Com ajuda de pinças hemostáticas, traciona-se a prótese para o seu sítio traqueal.

Os riscos relacionados com a colocação da prótese neste tempo são a perda do trajeto esofágico por deslocamento e a necessidade de troca posterior da PTE por uma menor, quando da reabsorção do edema local. Em pacientes com perda de mobilidade cervical, o controle esofágico do procedimento pode ser realizado por endoscópio flexível.[15]

Os cuidados pós-operatórios incluem a utilização de antibiótico terapêutico por 7 a 10 dias e analgésicos.

REABILITAÇÃO FONOAUDIOLÓGICA DA PTE

A terapia da PTE envolve os objetivos de oclusão do estoma (com o dedo, bolinha de silicone ou filtros), exercícios para coordenação respiração x fonação, treino de fonemas específicos, aumento de tempos fonatórios e estabilidade da emissão, sobrearticulação e modulação, entre outros. O início da reabilitação depende se a colocação for primária ou secundária. Orientações e treinamento para a reabilitação do olfato também são realizadas nas primeiras sessões. Pode-se dizer que a reabilitação total ocorre com a indicação e adaptação de válvulas *hands free*, que eliminam a necessidade de oclusão do estoma com as mãos (Figura 236.5 e Vídeo 236.5).

Principais cuidados associados ao sucesso da reabilitação

Manejo do segmento faringoesofágico

O comportamento do segmento faringoesofágico à fonação é a principal preocupação na restauração vocal por PTE.[16] Esta região constituirá a futura "neoglote", promovendo a produção sonora pela vibração de suas paredes. É possível avaliar no pré-operatório a presença e severidade de estenose e a mobilidade da mucosa. Muitas vezes, a hipertonia do segmento faringoesofágico será constatada apenas no período pós-inserção da PTE.

Quando comprovada a hipertonia desta musculatura, a aquisição de voz fluida sem esforço fonatório exagerado, dependerá de intervenção por parte do médico que atende este doente.

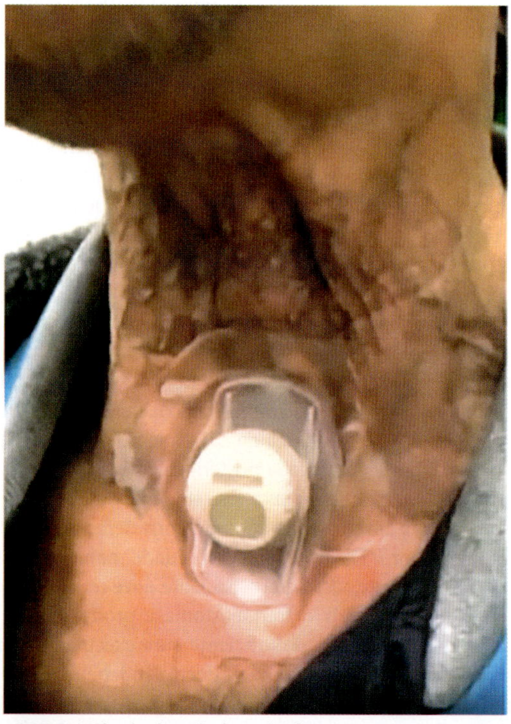

Figura 236.5 Válvula *hands free* de fonação sem necessidade de oclusão digital

Miotomia

Pode ser primária ou secundária e consiste em incisões verticais da musculatura constritora inferior, ou mesmo a realização desse procedimento somente nas fibras do esôfago proximal (miotomia parcial). Seccionam-se as fibras musculares até a mucosa (Figura 236.6).

Toxina botulínica

Indicamos seu uso quando diagnosticada a hipertonicidade ou espasmo do segmento faringoesofágico à fonação, sendo realizada ambulatorialmente. Tem a vantagem de ser um procedimento de menor risco e sem necessidade de intervenção cirúrgica. Com a diminuição de seu custo na última década, tornou-se um procedimento factível em nosso meio (Figura 236.7). Realiza-se a injeção de 33 unidades de toxina botulínica 1, 3 e 5 cm acima do traqueostoma, distando 1,5 cm da linha média (Figura 236.8). Deve-se ter o cuidado de aspirar o êmbolo da seringa antes de realizar a injeção, pois após esvaziamento cervical, a artéria carótida comum pode se tornar mais medial. A duração do bloqueio neuromuscular é transitória, em torno de 6 meses, mas em nossa experiência, muitas vezes uma única injeção é suficiente para aquisição de voz de forma definitiva.[14]

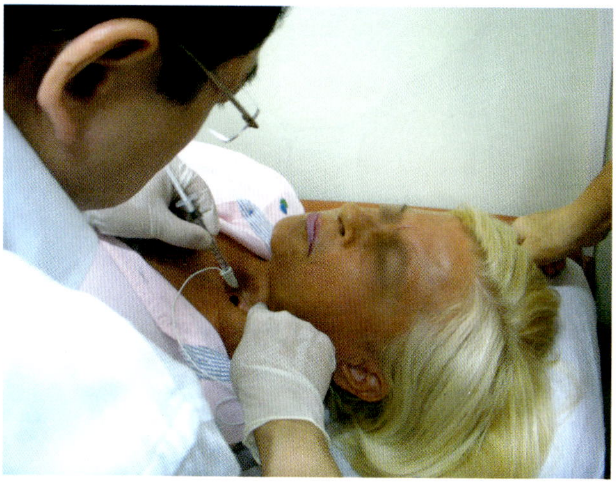

Figura 236.7 Aplicação de toxina botulínica.

Complicações e soluções

Embora seja um procedimento de poucos riscos, a punção traqueoesofágica deve ser realizada em um ambiente adequado, com todo o suporte para qualquer emergência, pois complicações mais severas relacionadas com a punção traqueoesofágica, como mediastinite e extrusão da prótese, podem ocorrer. Entretanto, mesmo cercada de cuidados, esta forma de reabilitação apresenta em torno de 10% de complicações locais.[17]

Traqueíte

É uma complicação rara, desde o uso da antibioticoprofilaxia, mas pode ocorrer. A sua evolução pode ser de um pequeno edema local, com dor e secreção purulenta até necrose da traqueia. Os quadros mais crônicos podem levar à estenose do traqueostoma, e os mais graves, geralmente associados a radionecrose, devem ser submetidos à cultura de secreções a fim de realizar o tratamento adequado. Uma vez estabelecida a necrose, é criada uma comunicação traqueoesofágica ampla, que pode ser tratada através de rotação de retalhos locais para a proteção da via aérea.

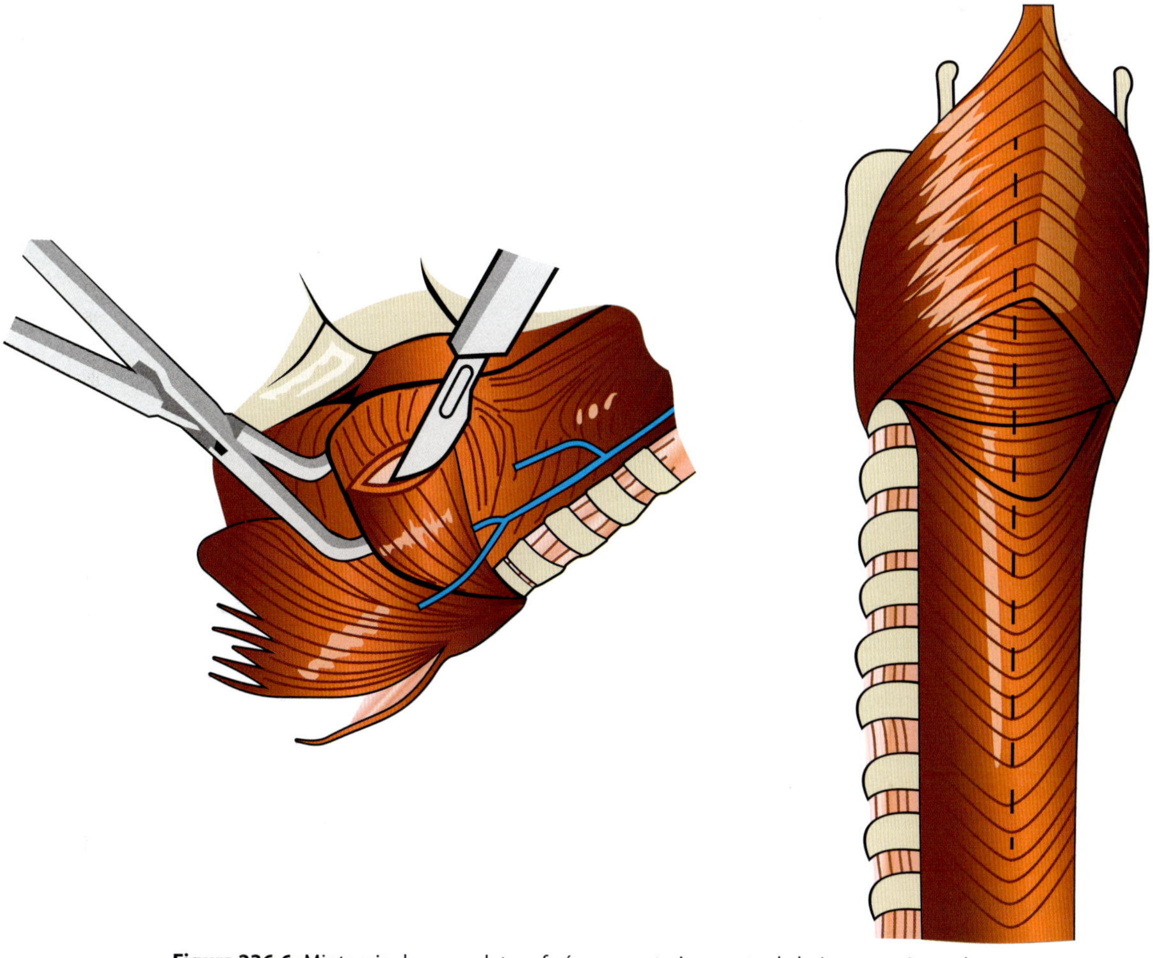

Figura 236.6 Miotomia de musculatura faríngea posterior no ato da laringectomia total.

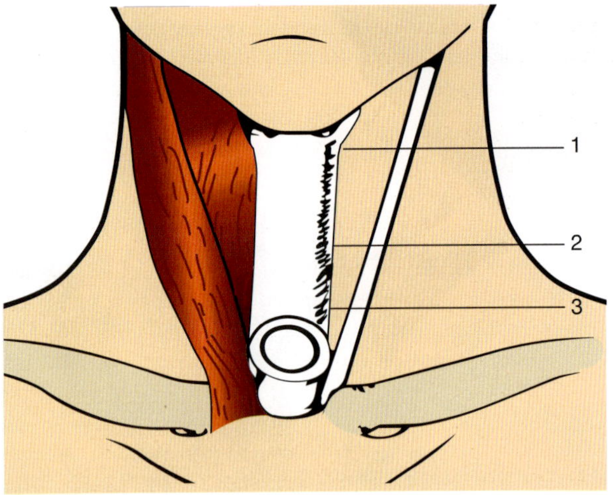

Figura 236.8 Locais de aplicação de toxina botulínica na faringe, via transcutânea.

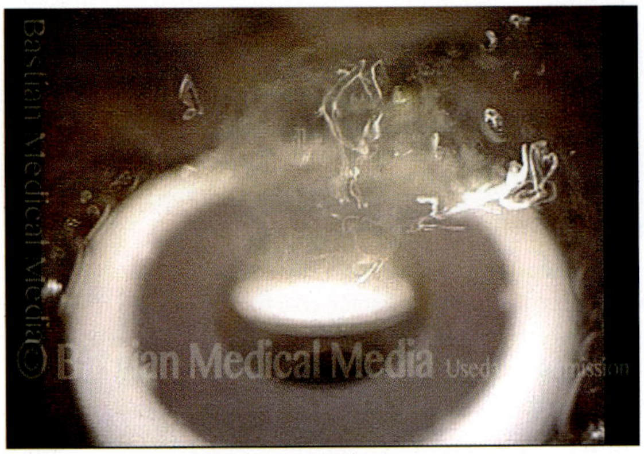

Figura 236. 9 Vazamento de saliva por dentro da prótese.

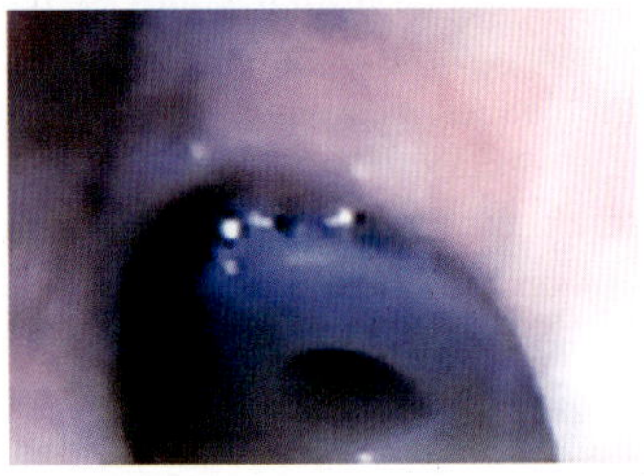

Figura 236.10 Vazamento de saliva em torno da prótese.

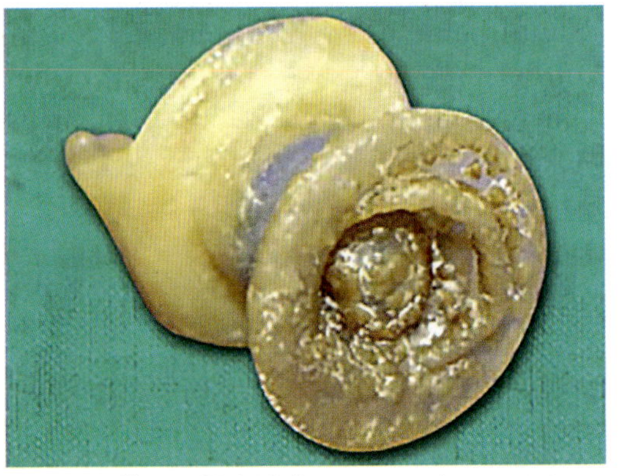

Figura 236.11 Fungos na prótese

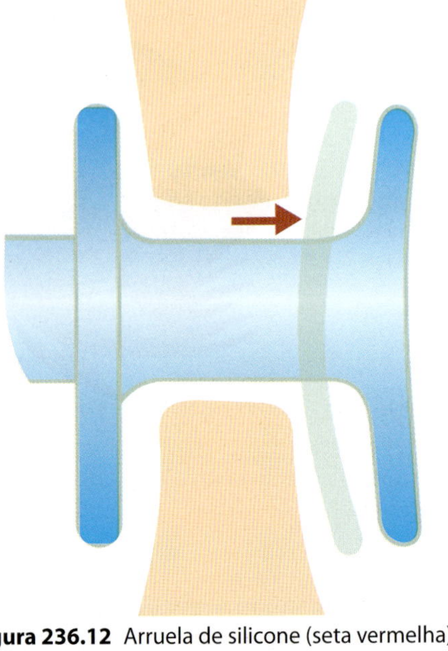

Figura 236.12 Arruela de silicone (seta vermelha).

Perfuração do esôfago

Pode ocorrer durante a confecção da miotomia e também deve ser prontamente reconhecida, e as medidas adequadas devem ser tomadas. Dieta zero via oral, alimentação por sonda enteral, por 10 dias, e sutura primária da lesão em geral apresentam resultados satisfatórios. Em caso de reconhecimento tardio da fístula, deve-se proceder manejo adequado. Em casos de fistulas maiores, principalmente associadas a radionecrose, a rotação de um retalho local ou locorregional pode ser necessária. Nos casos de perfuração da parede posterior do esôfago na punção traqueoesofágica secundária, pode ocorrer abscesso epidural, osteomielite vertebral ou mediastinite.

Aspiração da prótese

Embora rara, pode ocorrer durante um acesso de tosse, principalmente em pacientes que apresentam algum problema de vedação em torno da prótese. Os pacientes devem ser instruídos sobre essa complicação, que é a uma emergência relacionada com a PTE e o paciente deve se dirigir a uma unidade de emergência e ser imediatamente submetido a uma traqueobroncoscopia para localização e remoção do corpo estranho de sua via aérea.

Gotejamento através da prótese

A primeira avaliação a ser realizada é a inspeção direta durante a ingestão de água, se possível corada, para melhor visualização. Com essa avaliação, determina-se se o vazamento ocorre através (Figura 236.9) ou ao redor da prótese (Figura 236.10). As próteses sofrem desgaste relacionado com a colonização microbiana e fúngica (Figura 236.11), e têm durabilidade média de 6 meses, devendo ser substituídas nesta situação. Para prevenir ou postergar a colonização, a descontaminação da cavidade oral deve ser realizada com bochecho de nistatina em solução oral, por 5 minutos, 2 vezes por dia. Recomendamos a troca anual da PTE, mesmo em prótese que apresentem bom funcionamento, para evitar esta complicação.

O vazamento em torno da prótese é um tipo de complicação comum e geralmente pode ser atribuído à dilatação da fístula traqueoesofágica ou prótese demasiadamente longa. Para solucionar o problema, uma prótese de tamanho adequado pode ser adaptada, ou em caso de dificuldade, deve-se fazer uso de uma arruela de silicone (Figura 236.12 e 236.13), ou injeção de ácido hialurônico (Figura 236.14).[18,19]

Afonia imediata ou disfonia

O primeiro passo diante deste problema é a realização de nasofibroscopia com objetivo de avaliar a correta colocação da prótese

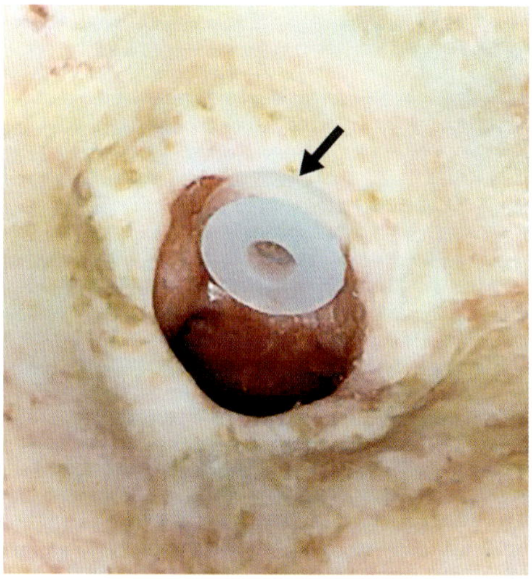

Figura 236.13 Arruela de silicone em prótese fonatória (seta preta).

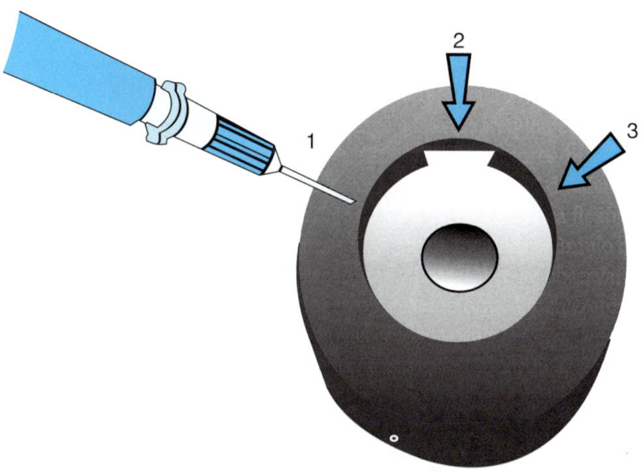

Figura 236.14 Aplicação de ácido hialurônico em fístula traqueoesofágica

no esôfago, uma vez que a afonia pode significar a perda do trajeto interno da punção ou a inserção de uma prótese curta diante da extensão da fístula traqueoesofágica. Neste caso, deve-se remover a prótese e proceder uma nova dilatação local e reposicionamento desta com uma prótese de maior tamanho. Outra situação é a prótese ter tamanho adequado, mas a oclusão digital estar sendo realizada pelo paciente com muita força, o que impede o fluxo de ar pela prótese, causando a afonia. A disfonia imediata (voz tensa e/ou estrangulada) pode ser secundária a espasmo ou hipertonicidade do segmento faringoesofágico. Diagnostica-se o problema pela observação clínica de grande esforço expiratório não acompanhado de fonação. O tratamento para esse quadro é a injeção de toxina botulínica, como já detalhado.

Disfonia tardia

O primeiro cuidado é com a possibilidade de englobamento da prótese pela mucosa esofágica, relacionado com a infecção ou prótese de tamanho inferior à extensão da fístula. A tendência nestes casos é ocorrer fechamento da fístula, para isso, deve-se orientar o paciente para avaliação imediata. Remove-se a prótese, passa-se o dilatador pela fístula traqueoesofágica e recoloca-se uma PTE mais longa.

Granuloma

Pode-se desenvolver pelo movimento de uma PTE demasiadamente longa no trajeto mucoso da fístula, que ao se movimentar durante a tosse e fonação, cria rágades que podem resultar em contaminação secundária e infecção, ou simplesmente inflamação, causando a formação do granuloma. É necessária a remoção da prótese, ressecção do granuloma, seja por cirurgia, ou por cauterização, e posterior recolocação de PTE de tamanho adequado (Figura 236.15).

Voz hipotônica

Medidas simples, como o aumento da pressão sobre o traqueostoma durante a fonação, ou o uso de bandas de compressão cervical e na faringe podem corrigir essa alteração.

A falha na reabilitação vocal também deve ser encarada como uma complicação e suas causas devem ser investigadas e tratadas com a mesma prontidão. Em pacientes que serão submetidos à radioterapia adjuvante, a reabilitação deve ser mantida durante este período, a fim de preservar a mobilidade da mucosa e apoiar o paciente nesse difícil momento. Em alguns casos, isso se torna difícil pela dor referida pelo paciente.

Disfagia e odinofagia não são, em geral, provocados pela protetização. Sua causa e seu tratamento dependem de uma investigação por endoscopia e outros exames, para exclusão de patologia progressiva ou de mucosite actínica. Em casos de infecção local, antibiótico e corticosteroide sistêmico têm boa resposta.

CONSIDERAÇÕES PARA OTIMIZAÇÃO DA REABILITAÇÃO TRAQUEOESOFÁGICA

A meta da equipe de reabilitação vocal do paciente laringectomizado é facilitar a recuperação integral. Para tanto, os esforços da equipe têm que estar associados às necessidades do paciente. Alguns têm como característica um padrão de relacionamento mais discreto, pouco falam e são pouco exigidos socialmente. Outros pacientes, por profissão ou por exigência social, necessitam de todos os mecanismos de ajuste possíveis. Profissionais da voz ou pacientes que precisem de seu uso profissional em forte intensidade podem se beneficiar de amplificação por meio de microfones portáteis. Mulheres têm diferentes necessidades em relação à frequência fundamental da fala e ao *pitch* que produzem, e pacientes gesticuladores não gostam de ter que, a todo instante, ocluir o traqueostoma.

Os anseios pessoais e as necessidades sociais devem ser considerados durante todo o processo de reabilitação. Deixar claro que os exercícios são necessários e que os aparelhos existem para facilitar a reabilitação é função da equipe que assiste ao paciente.

Existe ainda a possibilidade de intervir no desenvolvimento de estenose do traqueostoma com tubos fabricados em silicone e com cânulas de traqueostomia. Alguns modelos destes tubos podem permitir o desvio da pressão de ar do pulmão para a faringe, mantendo comunicação verbal por meio da PTE.

Muitos pacientes traqueostomizados têm queixa de tosse e mucosidade abundante, e o uso de válvulas e filtros agem umidificando, filtrando e aquecendo o ar inspirado, melhorando estas queixas de forma significativa. Em nosso meio, seu uso é limitado devido ao custo destes materiais (Figura 236.16 a 236.22).

Os resultados da reabilitação vocal por meio de próteses fonatórias são bastante promissores, alcançando sucesso ao redor de 93% dos pacientes (ver Vídeo 236.3). No estudo dos insucessos relacionados com esta modalidade de reabilitação, são encontrados pacientes cujas próteses devem ser substituídas de forma muito frequente, formação recorrente de granulomas, deslocamentos da prótese de seu sítio traqueal mediano, esforço fonatório exagerado acompanhado de tosse incoercível e vazamentos que impedem a ingestão de líquidos e alimentos de forma normal.

Os insucessos estão também relacionados com a pouca experiência e habilidade da equipe médica e de reabilitação no manejo

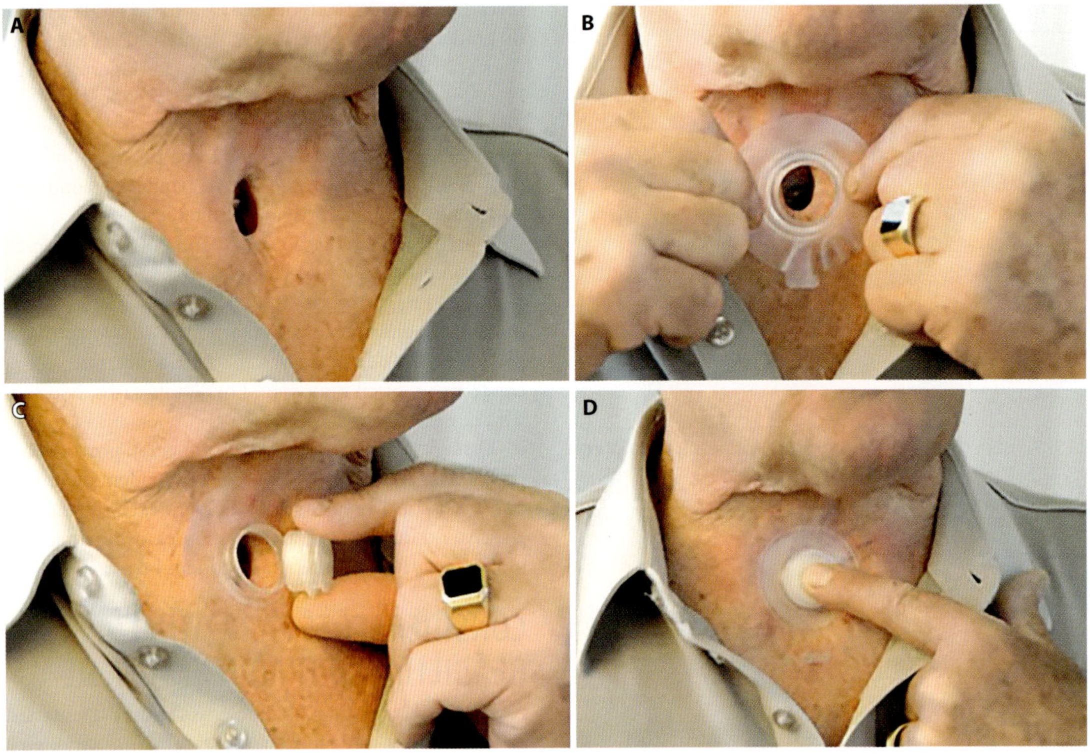

Figura 236.15 Filtros e válvulas de umidificação de traqueostoma. **A.** Traqueostomia; **B.** Colocação de adesivo; **C.** Inserção do umidificador com válvula; **D.** Utilização de válvula.

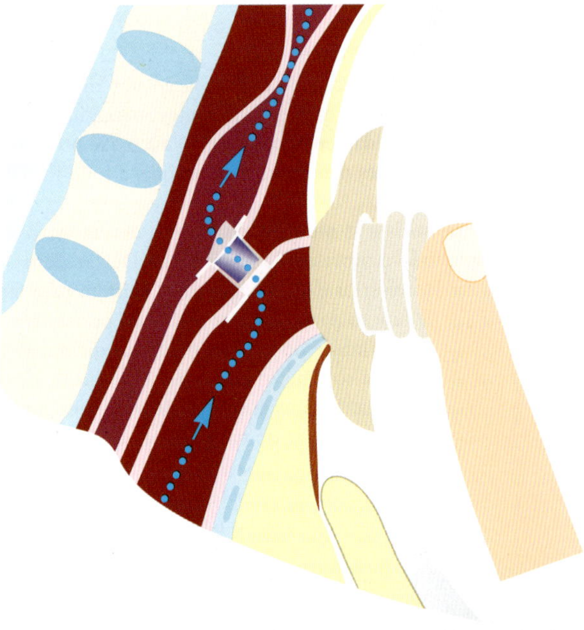

Figura 236.16 Esquema de funcionamento de filtro e válvula.

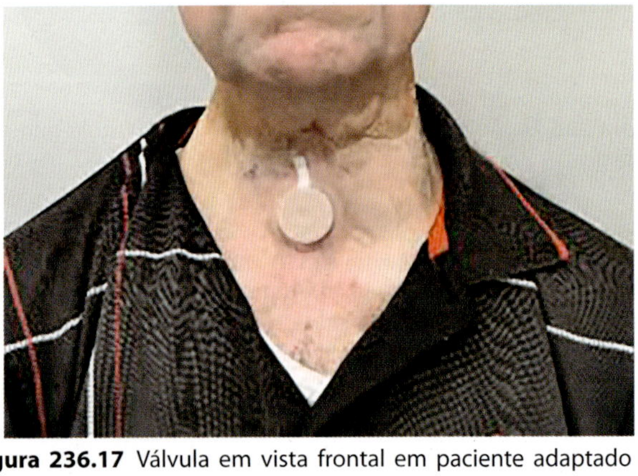

Figura 236.17 Válvula em vista frontal em paciente adaptado no traqueostoma.

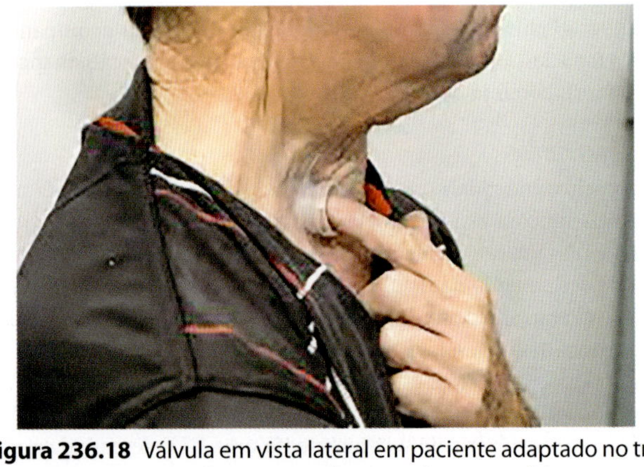

Figura 236.18 Válvula em vista lateral em paciente adaptado no traqueostoma com pressionamento do mecanismo para fala.

efetivo e rápido destas complicações, levando o paciente a se sentir inseguro em relação à manutenção da protetização e opção pela retirada da prótese.[17]

Salientamos que as dificuldades da reabilitação com PTE são desafios que precisamos superar, mas temos oferecido aos pacientes sempre a possibilidade de, mesmo protetizados, aprenderem a desenvolver a voz esofágica, tornando-os independentes da troca de prótese e suas eventuais complicações.

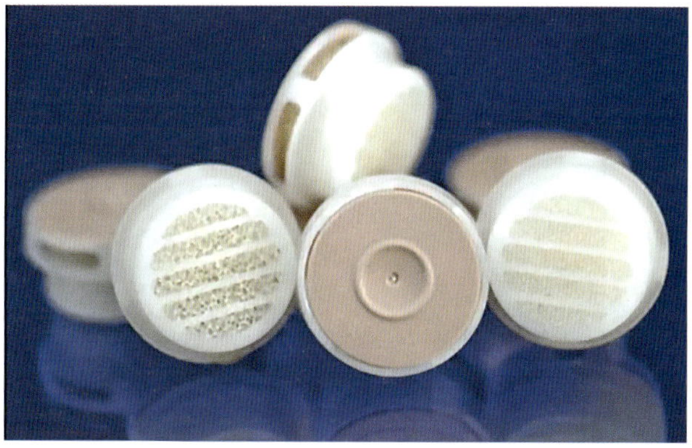

Figura 236.19 Exemplos de válvulas.

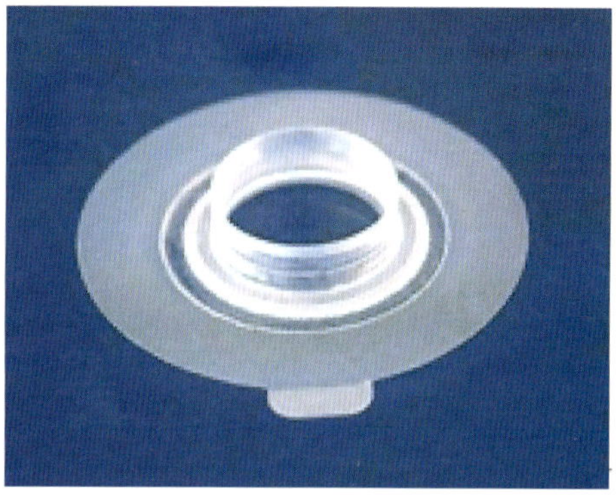

Figura 236.21 Adesivo cutâneo para adaptação de válvula de umidificação.

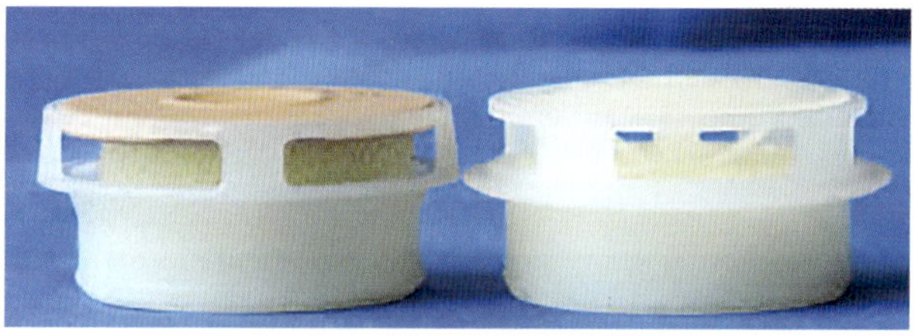

Figura 236.20 Válvulas em detalhes.

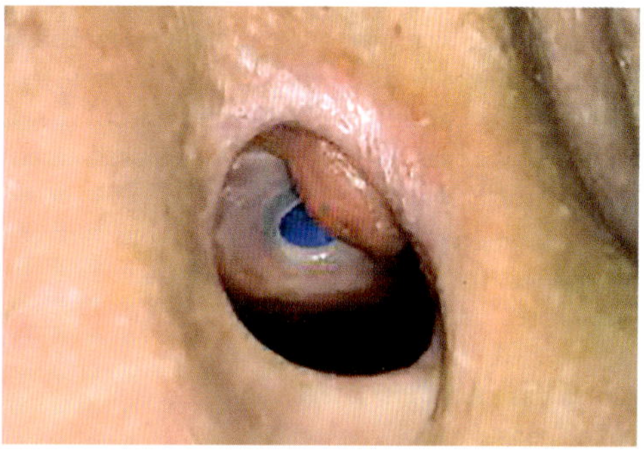

Figura 236.22 Granuloma periprótese.

REFERÊNCIA BIBLIOGRÁFICA

1. Brasil. Ministério da Saúde - Instituto Nacional de Câncer (INCA). Estimativa de câncer no Brasil 2023. Disponível em: https://www.inca.gov.br/sites/ufu.sti.inca.local/files/media/document/estimativa-2023.pdf. Acesso em: 2024 Jul.
2. Carrara-de-Angelis E, Furia CL, Mourão LF, Kowalski LP. A atuação da fonoaudiologia no câncer de cabeça e pescoço. São Paulo, Editora Lovise Ltda, 2000.
3. Simpson CB, Postma GN, Stone RE, Ossoff RH. Speech outcomes after laryngeal cancer management. Otolaryngol Clin North Am [Internet]. 1997 Apr [Acesso em: 2024 Jul];30(2):189-205.
4. Conley JJ, Deamesti F, Pierce MK. A new surgical technique for the vocal rehabilitation of the laryngectomized patient. Ann Otol Rhinol Laryngol [Internet]. 1958 Sep [Acesso em: 2024 Jul];67(3):655-64.
5. Staffieri M, Serafini I. LA rehabilitazione chirurgica della voce e della respirazione dopo larungectommia total. Congresso Nationale de Associazone Otologi Ospedallieri Italiana, 29. Bologna; 1976.
6. Amatsu M. A new one-stage surgical technique for postlaryngectomy speech. Arch Otorhinolaryngol [Internet]. 1978 Mar 3 [Acesso em: 2024 Jul];220(1-2):149-52.
7. Singer MI, Blom ED. An endoscopic technique for restoration of voice after total laryngectomy. Ann Otol [Internet]. 1980 [Acesso em: 2024 Jul];89:529-33.
8. Hilgers JM, Balm AJ. Long-term results of vocal rehabilitation after total laryngectomy with the low resistance, indwelling Provox voice prosthesis system. Clin Otolaryngol [Internet]. 1993 [Acesso em: 2024 Jul];18:517-23.
9. Chone CT, Gripp FM, Spina AL, Crespo AN. Primary versus secondary tracheoesophageal puncture for speech rehabilitation in total laryngectomy: Long-term results with indwelling voice prosthesis. Otolaryngol Head Neck Surg [Internet]. 2005 [Acesso em: 2024 Jul];133:89-93.
10. Bozec A, Poissonnet G, Chamorey E, Demard F, Santini J, Peyrade F et al. Results of vocal rehabilitation using tracheoesophageal voice prosthesis after total laryngectomy and their predictive factors. Eur Arch Otorhinolaryngol [Internet]. 2010 May [Acesso em: 2024 Jul];267(5):751-8.
11. Blom ED, Hamaker RC. Tracheoesophageal voice restoration following total laryngectomy. In: Myers EN, Suen J (Eds). Cancer of head and neck. Philadelphia: W. B. Saunders; 1996. p. 839-52.
12. Bayles SW, Deschler DG. Operative prevention and management of voice-limiting pharyngoesophageal spasm. Clin North Am [Internet]. 2004 [Acesso em: 2024 Jul];37(3):547-58.
13. Chone CT, Seixas VO, Andreollo NA, Quagliato E, Barcelos IH, Spina AL et al. Uso de manometria computadorizada para estudo do espasmo do segmento faringoesofágico em pacientes com voz traqueoesofágica inadequada antes e após aplicação de toxina botulínica. Braz J Otorhynolaringol [Internet]. 2009 [Acesso em: 2024 Jul];75(2):182-7.
14. Chone CT, Teixeira C, Andreollo NA, Spina AL, Barcelllos IH, Quagliato E et al. Botulinum toxin in speech rehabilitation with voice prosthesis after total laryngectomy. Braz J Otorhynolaringol [Internet]. 2008 [Acesso em: 2024 Jul];74(2):230-4.
15. Trudeau MD, Schuller DE, Hall DA. The effects of radiation on tracheoesophageal puncture. Arch Otolaryngol [Internet]. 1989 [Acesso em: 2024 Jul];115:1116-7.
16. Andrews JC, Mickel RA, Ward PH, Hanson DG, Monahan GP. Major complications following tracheoesophageal puncture for voice rehabilitation. Laryngoscope [Internet]. 1987 [Acesso em: 2024 Jul];97:562-7.
17. Blom ED. Tracheoesophageal valves: Problems, solutions, and directions for the future. Head Neck Surg [Internet]. 1988 [Acesso em: 2024 Jul];10(S2);S142-54.
18. Ceccon FP, Abrahão M, Cervantes O, Santos RO. Tratamento do vazamento ao redor de próteses traqueoesofágicas. Anais do XIX Congresso Brasileiro de Cirurgia de Cabeça e Pescoço. Curitiba. 2003 Apr 9.
19. Hilgers FJ; Soolsma J; Ackerstaff AH; Balm FJ; Tan BI; Brekel MW. A thin tracheal silicon washer to solve periprosthetic leakage in laryngectomies:direct results and long-term clinical effects. Laryngoscope [Internet]. 2008 [Acesso em: 2024 Jul];118:640-5.

CAPÍTULO

237

Seguimento

Pablo Soares Gomes Pereira

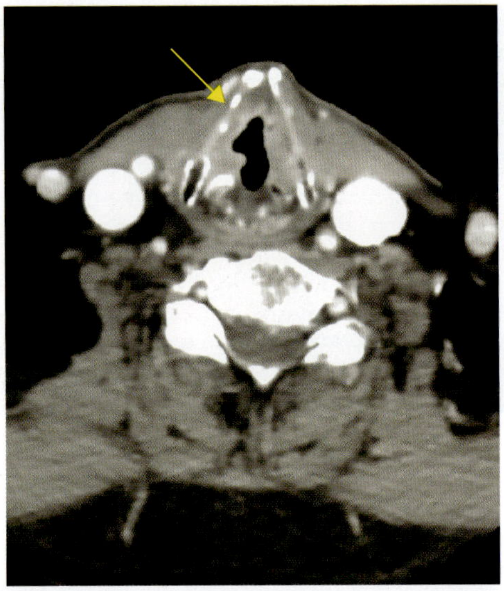

Figura 237.1 Exame de tomografia computadorizada realizado após 4 meses de radioquimioterapia concomitante por uma lesão estadiada como T3N1M0 em região glótica à direita, com possível recidiva (seta).

Depois de receber tratamento curativo, os pacientes iniciam um programa de seguimento para detectar oportunamente qualquer recorrência da doença ou segundos cânceres primários, visando à viabilidade e à eficácia de um tratamento de resgate, se necessário.[1,2]

O seguimento também proporciona monitorização e gestão de complicações, otimização da reabilitação, promoção da cessação do tabagismo e do consumo excessivo de álcool, prestação de apoio aos pacientes e suas famílias, além de aconselhamento e educação do paciente.[1-3]

O programa de seguimento deve incluir consultas frequentes, especialmente durante os primeiros 2 anos, quando o risco de recorrência locorregional é mais alto e deve seguir por pelo menos 5 anos.[3,4]

A maioria das *guidelines* internacionais recomenda a seguinte frequência de consultas:

- No primeiro ano pós-tratamento: a cada 4 a 12 semanas
- No segundo ano pós-tratamento: a cada 8 a 12 semanas
- Do terceiro ao quinto ano pós-tratamento: a cada 12 a 24 semanas
- Após 5 anos: consultas anuais.

As consultas devem incluir exame físico de cabeça e pescoço completo inclusive com nasofibrolaringoscopia ou videolaringoscopia.[3,5]

Nos pacientes submetidos a radioterapia, a dosagem de hormônio tireoestimulante (TSH) deve ser realizada a cada 6 a 12 meses pelo risco de hipotireoidismo.[3-5]

Exames de imagem são importantes para a avaliação locorregional de doença residual e recorrências, além de serem importantes para a pesquisa de metástases a distância ou segundos cânceres primários.[5,6]

O PET-CT é atualmente o padrão-ouro como avaliação sistemática para seguimento de pacientes com câncer de laringe avançado e tem vantagens sobre a tomografia computadorizada e ressonância magnética, principalmente para diferenciar fibroses, alterações pós-cirúrgicas e actínicas de neoplasia em atividade. Ele tem sensibilidade de relatada de 92% na detecção de câncer de laringe recorrente. O PET-CT mostra quase 100% de precisão no diagnóstico de metástases a distância em pacientes com câncer avançado. Deve ser realizado após 12 semanas do término do tratamento (Figuras 237.1 e 237.2). Após um exame negativo para doença residual e metástases, faz-se o seguimento com tomografia ou ressonância magnética a cada 6 meses nos 3 primeiros anos e, depois, anualmente.[6-8]

Se o PET-CT não estiver disponível, a tomografia computadorizada ou a ressonância magnética de pescoço podem ser utilizadas após 12 semanas da conclusão do tratamento e deve ser repetida a cada 6 meses nos 3 primeiros anos e anualmente após esse período.[3,7,9]

A tomografia de tórax ou a radiografia de tórax anual é utilizada de rotina no seguimento de neoplasias avançadas de cabeça e pescoço para pesquisa de metástases e segundos tumores primários por se tratarem, em geral, de pacientes tabagistas.[7,10]

Consultas e terapia fonoaudiológica podem ser necessárias para a reabilitação fonatória e da deglutição. Esse seguimento é importante para readaptação social, funcional e para qualidade de vida dos pacientes.[9,10]

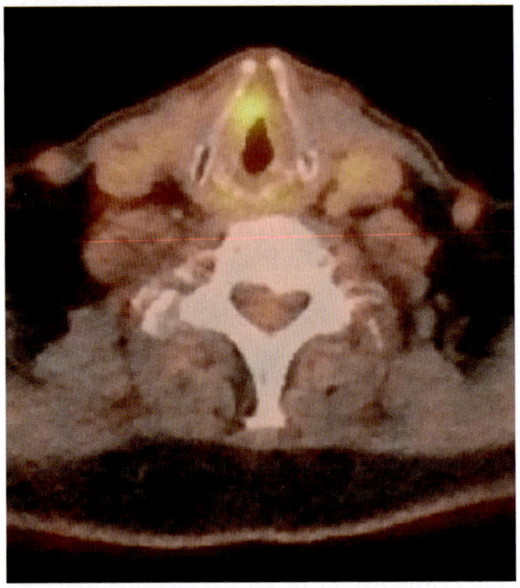

Figura 237.2 Exame PET-CT no mesmo paciente da Figura 237.1 realizado após 4 meses de radioquimioterapia concomitante por uma lesão estadiada como T3N1M0 em região glótica à direita com demonstração mais evidente de lesão residual com hipermetabolismo com 5,7 SuV, em área correspondente à área duvidosa na tomografia computadoriza (Figura 237.1), em terço anterior e comissura anterior à direita.

Os pacientes submetidos a radioterapia devem fazer acompanhamento odontológico rotineiro visando prevenir complicações como cárie de radiação, periodontite, candidíase e osteoradionecrose.[3,9]

REFERÊNCIAS BIBLIOGRÁFICAS

1. Francis DO, Yueh B, Weymuller EA Jr, Merati AL. Impact of surveillance on survival after laryngeal cancer in the medicare population. Laryngoscope [Internet]. 2009 Dec [Acesso em: 2024 Jul];119(12):2337-44.
2. Rosenthal DI , Mohamed AR, Weber RS, Garden AS, Sevak PR, Kies MS et al. Long-term outcomes after surgical or nonsurgical initial therapy for patients with T4 squamous cell carcinoma of the larynx: A 3-decade survey. Cancer [Internet]. 2015 May 15 [Acesso em: 2024 Jul];121(10):1608-19.

3. Korean Society of Thyroid-Head and Neck Surgery Guideline Task Force; Ahn SH, Hong HJ, Kwon SY, Kwon KH, Roh JL, Ryu J et al. Guidelines for the surgical management of laryngeal cancer: Korean Society of Thyroid-Head and Neck Surgery. Clin Exp Otorhinolaryngol [Internet]. 2017 Mar [Acesso em: 2024 Jul];10(1):1-43.
4. Boysen M, Lovdal O, Tjausjo J, Winther F. The value of routine follow-up in patients treated for squamous cell carcinoma of the head and neck. Eur J Cancer [Internet]. 1992 [Acesso em: 2024 Jul];28:426-30.
5. Multidisciplinary Larynx Cancer Working Group. Conditional survival analysis of patients with locally advanced laryngeal cancer: Construction of a dynamic risk model and clinical nomogram. Sci. Rep [Internet]. 2017 Mar 9 [Acesso em: 2024 Jul];7:43928.
6. Timmermans AJ, Gooijer CJ de, Hamming-Vrieze O, Hilgers FJ, van den Brekel MM. T3-T4 laryngeal cancer in the Netherlands Cancer Institute; 10-year results of the consistent application of an organ-preserving/-sacrificing protocol. Head Neck [Internet]. 2015 Oct [Acesso em: 2024 Jul];37(10):1495-503.
7. Ritoe SC, Vegt F de, Scheike IM, Krabbe PF, Kaanders JH, van den Hoogen FJ et al. Effect of routine follow-up after treatment for laryngeal cancer on life expectancy and mortality: Results of a Markov model analysis. Cancer [Internet]. 2007 Jan 15 [Acesso em: 2024 Jul];109(2):239-47.
8. Ritoe SC, Krabbe PM, Kaanders JM, van den Hoogen FA, Verbeek AM, Marres HM. Value of rou tine follow-up for patients cured of laryngeal carcinoma. Cancer [Internet]. 2004 Sep 15 [Acesso em: 2024 Jul];101(6):1382-9.
9. Kaanders JM, Hordijk G, Dutch Cooperative Head and Neck Oncology Group. Carcinoma of the larynx: The Dutch national guideline for diagnostics, treatment, supportive care and rehabilitation. Radiother Oncol [Internet]. 2002 Jun [Acesso em: 2024 Jul];63(3):299-307.
10. Jones TM, De M, Foran B, Harrington K, Mortimore S. Laryngeal cancer: United Kingdom National Multidisciplinary guidelines. J Laryngol Otol [Internet]. 2016 May [Acesso em: 2024 Jul];130(S2):S75-S82.

CAPÍTULO

238

Câncer de Hipofaringe

Daniel Naves Araujo Teixeira • Vanessa Carvalho de Oliveira Lobato

INTRODUÇÃO

Os cânceres da hipofaringe são relativamente raros e representam aproximadamente 3% de todas as malignidades da cabeça e pescoço. A localização determina o prognóstico mais desfavorável entre todos os locais na região da cabeça e pescoço. Esse pior prognóstico é resultado do diagnóstico tardio, em estágios já avançados. A anatomia da hipofaringe facilita o desenvolvimento silencioso até que os sintomas se tornem evidentes devido à invasão local no sistema aerodigestivo e dos nervos ou por disseminação de metástases em áreas regionais e remotas.[1]

Embora adenocarcinoma, sarcomas e linfoma também possam afetar a hipofaringe, o carcinoma espinocelular (CEC) compreende 95% dos tumores da hipofaringe. Tumores nessa área são caracterizados por sua invasão local e disseminação através dos linfonodos, com elevada taxa de envolvimento linfonodal no momento do diagnóstico.[2,3]

A hipofaringe é subdividida em seio piriforme, parede posterior da faringe e a área pós-cricoide.[4] Em particular, as neoplasias da hipofaringe são caracterizadas por disseminação submucosa, que dificulta a identificação apenas com exame endoscópico; desenvolvimento de vários focos neoplásicos, devido a um amplo campo de cancerização; tendência a se espalhar superficialmente, podendo afetar regiões próximas como a laringe, orofaringe e esôfago superior; alto potencial metastático para linfonodos regionais (no pescoço e na área retrofaríngea) e locais distantes.[5]

ANATOMIA

A hipofaringe é a região anatômica mais inferior da faringe, limitada superiormente pelo nível das pregas faringoepiglóticas, anteriormente pela laringe, posteriormente pelo espaço retrofaríngeo e inferiormente pelo esôfago proximal (a nível da borda inferior da cartilagem cricoide). Didaticamente, a hipofaringe pode ser subdividida nas seguintes regiões: seios piriformes (um de cada lado), parede posterior da faringe e região pós-cricoide. Os seios piriformes representam a região da hipofaringe mais frequentemente acometida por neoplasias (Figuras 238.1 e 238.2).[6]

Para uma melhor compreensão anatômica do seio piriforme, pode-se dizer que apresenta esquematicamente o formato de uma pirâmide invertida, na qual o ápice toca a borda superior da cartilagem cricoide e a base fica a nível das pregas faringoepiglóticas. O ápice do seio piriforme abre-se em direção ao esôfago, e é delimitado medial e superiormente pela prega ariepiglótica, lateralmente pela prega da borda superior da cartilagem tireoide e anterosuperiormente pela prega faringoepiglótica. Tumores avançados na fossa piriforme frequentemente se estendem por vários centímetros em direção ao esôfago cervical ou sobre a prega ariepiglótica, alcançando o lúmen laríngeo. A última característica explica uma das principais formas pela qual tumores de seio piriforme podem se estender e invadir a laringe.[7]

Um aspecto anatômico especial é a relação dos nervos laríngeos com o seio piriforme: o ramo interno do laríngeo superior no momento em que adentra a laringe fica em proximidade com a região superior do seio piriforme, enquanto o nervo laríngeo recorrente passa próximo ao ápice do seio piriforme.[7]

O espaço pós-cricoide é a superfície dorsal da parede posterior da laringe, delimitado lateralmente pela fossa piriforme, terminando inferiormente na borda inferior da placa do anel cricoide e superiormente no ápice da cartilagem aritenóidea. Os tumores que acometem essa região com frequência invadem a cricoide devido a sua proximidade, e quando avançados podem invadir o nervo laríngeo recorrente, linfonodos paratraqueais e até mesmo a glândula tireoide.[8]

A parede posterior da faringe se inicia a nível do osso hioide e se estende até a face superior do esfíncter esofagiano superior (ou

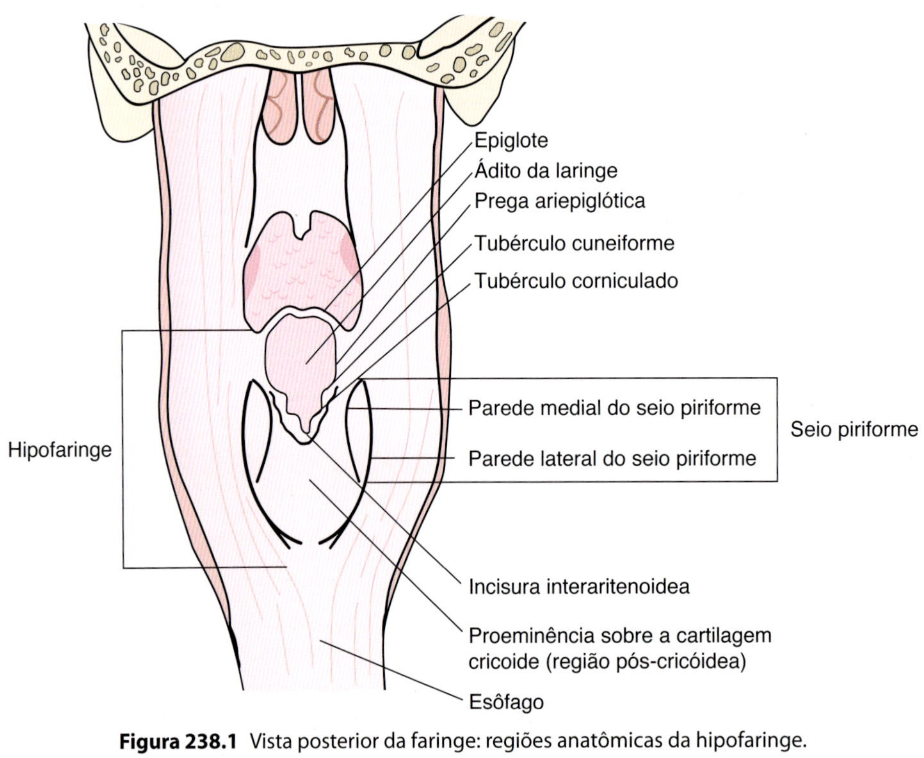

Figura 238.1 Vista posterior da faringe: regiões anatômicas da hipofaringe.

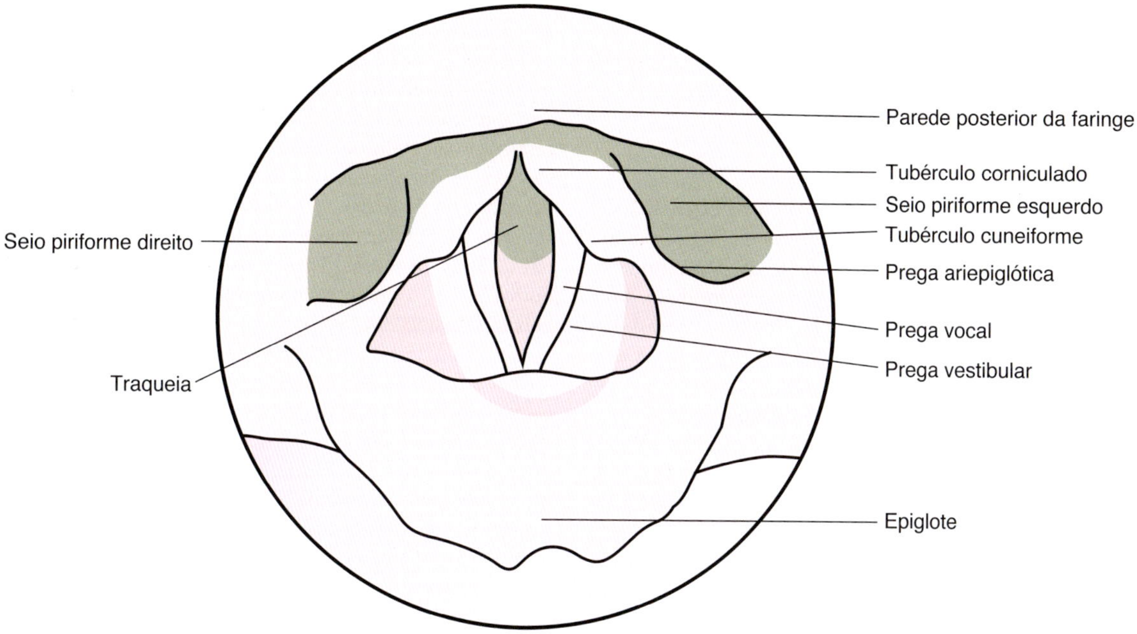

Figura 238.2 Vista superior da laringe e hipofaringe.

borda inferior da cartilagem cricoide). Tumores que acometem essa sub-região da hipofaringe podem, mesmo em fase inicial, invadir tecidos pré-vertebrais devido à proximidade do espaço retrofaríngeo e as estruturas paravertebrais.[9]

A hipofaringe é irrigada principalmente pelas artérias tireoidianas superiores, além de ramos das artérias faríngeas ascendentes e linguais. A drenagem venosa se assemelha com o suprimento arterial.[10]

Os nervos eferentes destinados à hipofaringe têm origem no plexo faríngeo, recebendo contribuições dos nervos glossofaríngeo e vago. O nervo vago desempenha um papel crucial ao proporcionar inervação motora aos constritores. Os impulsos sensoriais são conduzidos de volta ao longo do nervo glossofaríngeo e do ramo interno no nervo laríngeo superior, uma extensão do nervo vago.[10]

A drenagem linfática da hipofaringe é rica e difere de acordo com cada sub-região da hipofaringe. Os linfáticos dos seios piriformes drenam principalmente para os níveis cervicais II (a e b) e III. As regiões do ápice do seio piriforme e pós-cricoide apresentam drenagem linfática geralmente para os linfonodos paratraqueais, paraesofágicos e supraclaviculares. Já os linfáticos da parede posterior da hipofaringe com frequência drenam para os linfonodos da cadeia jugular média (nível III) e para linfonodos retrofaríngeos.[10]

EPIDEMIOLOGIA

Os cânceres de hipofaringe são raros e representam aproximadamente 0,4% dos novos casos de câncer em todo o mundo, com cerca de 80 mil casos e uma taxa de mortalidade correspondente a aproximadamente 35 mil, o que equivale a 0,4% das mortes relacionadas com câncer. Globalmente, a incidência desse tipo de câncer é de 0,8 por 100 mil pessoas, com taxas mais baixas entre as mulheres (0,3%) e taxas mais altas entre os homens (1,4%).[11,12]

Nos EUA, aproximadamente 2.500 novos casos de câncer de hipofaringe são diagnosticados por ano, correspondendo a cerca de 3 a 5% de todos os cânceres de cabeça e pescoço. Algumas variações na distribuição internacional provavelmente estão relacionadas com diferenças nas práticas sociais, como o consumo de álcool, tabaco e substâncias carcinogênicas.[3]

Pacientes diagnosticados com CEC de hipofaringe são predominantemente do sexo masculino, nível socioeconômico mais baixo (80%) e em geral apresentam histórico de tabagismo (90%) e consumo excessivo de álcool (50%).[13] Segundo dados epidemiológicos do National Cancer Database (NCDB), a média de idade desses pacientes é de 63 anos, sendo 75% do sexo masculino.[14]

FATORES ETIOLÓGICOS

O consumo de álcool e tabaco, predisposição genética, dieta e condições socioeconômicas desempenham papel importante na etiologia do câncer de hipofaringe.[15] Entre os carcinógenos identificados, a ingestão de álcool apresenta a associação mais robusta com o carcinoma epidermoide de hipofaringe. O álcool pode exercer efeitos cancerígenos diretos ou atuar sinergicamente com o tabaco nesse sublocal, intensificando, assim, a formação de tumores.[15]

Além do tabaco e do álcool, outros fatores de risco relatados incluem o refluxo gastroesofágico e a síndrome de Plummer-Vinson. Essa síndrome representa a combinação de disfagia, anemia ferropriva e traves hipofaríngeas e esofágicas. A hipótese é que a irritação crônica na hipofaringe progride para carcinoma.[16]

Até o momento, não foi identificado um papel significativo do vírus do papiloma humano (HPV) na patogênese do CEC de hipofaringe.[13]

PATOLOGIA

A maioria (95%) dos tumores da hipofaringe é carcinoma de células escamosas, moderados a pouco diferenciados, com propensão de disseminação submucosa sob epitélio intacto, especialmente distalmente, sendo dois terços da variante queratinizante. Outros tipos de tumor incluem linfoma, sarcoma e adenocarcinoma.[11]

A maioria (70%) dos tumores tem origem no seio piriforme, com cerca de 25% na parede posterior da faringe e os 5% restantes na região pós-cricoide.[11,17]

A localização dos tumores dentro do seio piriforme determina o padrão de disseminação. Aqueles que acometem a parede medial normalmente se espalham ao longo da mucosa, invadindo a laringe através da goteira paraglótica. Já os tumores da parede lateral e do ápice invadem a cartilagem tireoide.[11]

A hipofaringe é um local frequente de tumores primários sincrônicos na região superior do trato aerodigestivo. A drenagem linfática da hipofaringe para os linfonodos regionais é abundante e as metástases linfonodais são comuns. Por conseguinte, a abordagem dos linfonodos cervicais é uma parte essencial do plano de tratamento.[18]

ESTADIAMENTO

O estadiamento do câncer de hipofaringe depende da extensão local e da relação do tumor com as estruturas adjacentes.[18,19] A maioria dos pacientes é diagnosticado com doença avançada, pois raramente tumores iniciais apresentam manifestação clínica. Além disso, a hipofaringe possui uma rica drenagem linfática, o que favorece a disseminação do tumor primário para os linfonodos regionais. Cerca de dois terços dos pacientes apresentam metástases linfonodais cervicais clinicamente aparentes no momento do diagnóstico.[18]

O sistema TNM (tumor/nódulo/metástase) mantém-se como o padrão para descrever a extensão morfológica dos tumores. Em 2018, o American Joint Committee on Cancer (AJCC) atualizou o estadiamento TNM para a oitava edição (Tabelas 238.1 e 238.2). Essa abordagem permite a comparação de resultados, a avaliação de prognósticos e a orientação na escolha de tratamentos, representando suas principais vantagens.[19]

DIAGNÓSTICO

História clínica e exame físico

A avaliação do câncer da hipofaringe requer uma avaliação completa da história sintomática, avaliação da condição clínica e comorbidades, história de perda de peso, bem como *status* de desempenho. Um exame completo de cabeça e pescoço, incluindo endoscopia, é necessário para avaliar o tamanho, posição do tumor primário, mobilidade das pregas e metástases cervicais.[4]

Os tumores malignos da hipofaringe são caracterizados por disseminação local difusa, metástase precoce, uma taxa relativamente elevada de disseminação a distância e têm natureza agressiva.[20] Ao contrário de outros tumores na região da cabeça e pescoço, os cânceres na hipofaringe se desenvolvem em áreas mais espaçosas, nas quais as estruturas vizinhas não são tão limitantes quanto para outros locais, o que geralmente resulta em diagnósticos em estágios mais avançados.[11,21]

Os sintomas nas fases iniciais são inespecíficos e podem se assemelhar a condições benignas, como refluxo laringofaríngeo, dor na garganta ou a sensação de "globus faríngeo". Nas fases mais avançadas, os sintomas comuns no diagnóstico são disfagia, odinofagia, sensação de obstrução na garganta, otalgia (dor referida no ouvido do mesmo lado), hemoptise, rouquidão ou falta de ar.[20] A disfagia é o sintoma mais prevalente, presente em 50% dos pacientes.[3]

A metástase linfonodal ocorre precocemente, e é possível que a primeira manifestação clínica seja a presença de um nódulo no pescoço. Até 70% dos pacientes com tumor no seio piriforme terão um linfonodo afetado no momento do diagnóstico.[21] Conforme o tumor avança, o paciente pode desenvolver disfagia progressiva, inicialmente afetando a capacidade de engolir sólidos antes de líquidos. A rouquidão pode surgir quando o tumor invade a laringe ou paralisa a prega vocal.[3]

O exame do pescoço é crucial, uma vez que a disseminação linfonodal ocorre precocemente. A hipofaringe possui uma rica rede linfática, permitindo que os tumores se espalhem precocemente para

Tabela 238.1 Estadiamento AJCC do carcinoma hipofaríngeo.[19]

Classificação TNM para câncer hipofaríngeo	
Tumor primário (T)	
Tx	Tumor primário não pode ser avaliado
T0	Sem evidência do tumor primário
T1	Tumor limitado a um subsítio da hipofaringe e ≤ 2 cm na maior dimensão
T2	Tumor invade mais de um subsítio da hipofaringe, ou local adjacente, ou mede > 2 cm, mas não é > 4 cm na maior dimensão sem fixação da hemilaringe
T3	Tumor > 4 cm na maior dimensão ou com fixação da hemilaringe
T4a	Tumor invade cartilagem tireoide/cricoide, osso hioide, glândula tireoide, esôfago ou tecidos moles do compartimento central (incluindo músculos da cinta pré-laríngea e gordura subcutânea)
T4b	Tumor invade a fáscia pré-vertebral, envolve a artéria carótida ou envolve estruturas mediastinais
Linfonodos regionais (N)	
Nx	Os linfonodos regionais não podem ser avaliados
N0	Sem metástase linfonodal regional
N1	Metástase em linfonodo único ipsilateral ≤ 3 cm em maior dimensão e ENE negativo
N2a	Metástase em linfonodo único ipsilateral ou contralateral > 3 cm ou menos de maior dimensão e ENE positivo; ou metástase em um único linfonodo ipsilateral com mais de 3 cm, mas não mais de 6 cm em sua maior dimensão e ENE negativo
N2b	Metástase em múltiplos linfonodos ipsilaterais, nenhum > 6 cm na maior dimensão e ENE negativo
N2c	Metástase em linfonodos bilaterais ou contralaterais, nenhum > 6 cm na maior dimensão e ENE negativo
N3a	Metástase em linfonodo > 6 cm na maior dimensão e ENE negativo
N3b	Metástase em nódulo único ipsilateral > 3 cm na maior dimensão e ENE positivo; ou metástase em múltiplos linfonodos ipsilaterais, contralaterais ou bilaterais, com qualquer ENE positivo
Metástase a distância (M)	
Mx	A metástase a distância não pode ser avaliada
M0	Sem metástase a distância
M1	Metástase a distância presente

ENE = Extensão extranodal.

Tabela 238.2 Grupos de estadiamento.[19]

Estádio	T	N	M
0	Tis	N0	M0
I	T1	N0	M0
II	T2	N0	M0
III	T3	N0	M0
	T1-T3	N1	M0
IVA	T4a	N0	M0
	T4a	N1	M0
	T1-T4a	N2	M0
IVB	T4b	Qualquer N	M0
	Qualquer T	N3	M0
IVC	Qualquer T	Qualquer N	M1

os linfonodos cervicais, o que também aumenta a probabilidade de ocorrerem metástases a distância. Todos os linfonodos cervicais devem ser minuciosamente examinados e documentados.[12]

O exame de fibra óptica da hipofaringe e laringe frequentemente é mais eficaz na detecção de tumores faríngeos posteriores ou póscricoides. Tumores localizados dentro do seio piriforme são desafiadores de visualizar em exames de laringoscopia com fibra óptica flexível, podendo passar despercebidos. Sinais indicativos incluem acúmulo de secreções ou assimetria na localização da laringe. Deve-se observar a presença de lesões mucosas ulceradas ou eritematosas, hiperceratose, assim como a simetria e mobilidade das cordas vocais.[11]

Examinando os pares cranianos, é possível identificar lesões nos nervos glossofaríngeo e vago, sugerindo a possibilidade de invasão tumoral. Durante o exame geral do paciente, podem ser observadas metástases a distância ou alterações na constituição física do paciente, como caquexia.[11]

Exames complementares

A endoscopia e os exames de imagem auxiliam o diagnóstico conclusivo da doença, bem como a avaliação de sua extensão para fins de estadiamento, preparação para o tratamento cirúrgico e acompanhamento pós-tratamento.[21]

A laringoscopia indireta ou a nasofibrolaringoscopia permite avaliar a lesão, bem como a mobilidade das pregas vocais, dada a grande aproximação dos cânceres da hipofaringe à laringe (Vídeo 238.1).[18]

A laringoscopia direta em sala de cirurgia pode auxiliar em uma avaliação precisa da extensão do tumor e permite a obtenção de uma amostra de biopsia para o diagnóstico histopatológico definitivo. Durante o exame, deve-se avaliar características como o local de origem do tumor primário, sua extensão para outras áreas dentro da hipofaringe e regiões adjacentes, incluindo laringe, orofaringe e esôfago cervical e nasofaringe. Para tumores primários no seio piriforme, é essencial avaliar sua extensão lateral e cefalocaudal, especialmente em relação ao ápice do seio piriforme.[18]

A endoscopia digestiva é essencial para a avaliação do esôfago, bem como para estabelecer a presença de tumores sincrônicos, que podem ser encontrados em cerca de 10 a 15% de pacientes.[2,18]

Em relação aos métodos de imagem, a TC é comumente mais utilizada para avaliação da hipofaringe.[21] A TC é uma ferramenta eficaz e rápida para avaliar a localização, extensão, disseminação e envolvimento nodal de tumores. A utilização de contraste na TC é necessário para um estadiamento adequado do câncer da hipofaringe, permitindo a identificação de disseminação locorregional e metástases a distância (Figuras 238.3 a 238.11).[18]

A RNM é realizada quando a TC não fornece os dados adequados ao planejamento terapêutico.[22]

O PET-CT, em combinação com o radiofármaco 18F-fluordeoxiglicose, pode ser utilizado na avaliação do tumor primário, na detecção de disseminação metastática a distância não identificada na TC, na localização de doenças ocultas em outras partes do corpo e na identificação de uma doença primária quando apenas um nódulo cervical é a única apresentação. No entanto, sua aplicação principal destaca-se no acompanhamento pós-tratamento, avaliando detecção da resposta ao tratamento (avaliar recorrência locorregional e/ou doença persistente), geralmente recomendada pelo menos 3 meses após a conclusão do tratamento.[18]

Para a avaliação pulmonar, pode ser realizada uma radiografia simples de tórax ou uma TC de tórax. Considerando que o câncer de hipofaringe é frequentemente diagnosticado nos estágios III ou IV, a recomendação preferencial é a realização da TC de tórax, devido a maior incidência de doença metastática a distância associada a esse tipo de câncer.[18]

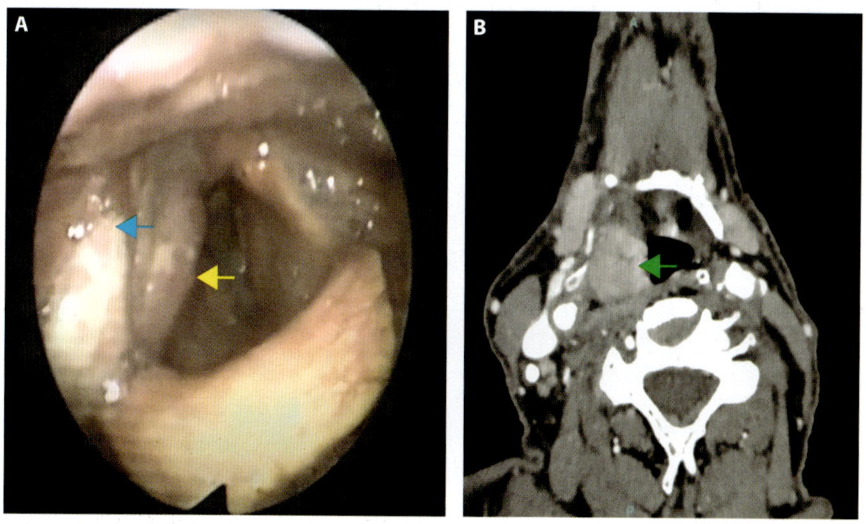

Figura 238.3 **A.** Exame de endoscopia flexível (seta azul = lesão acometendo seio piriforme à direita; seta amarela = prega ariepiglótica à direita acometida pela lesão neoplásica); **B.** Tomografia computadorizada de pescoço, em corte axial (seta verde = mesma lesão anteriormente demonstrada em endoscopia, ocupando todo o seio piriforme à direita).

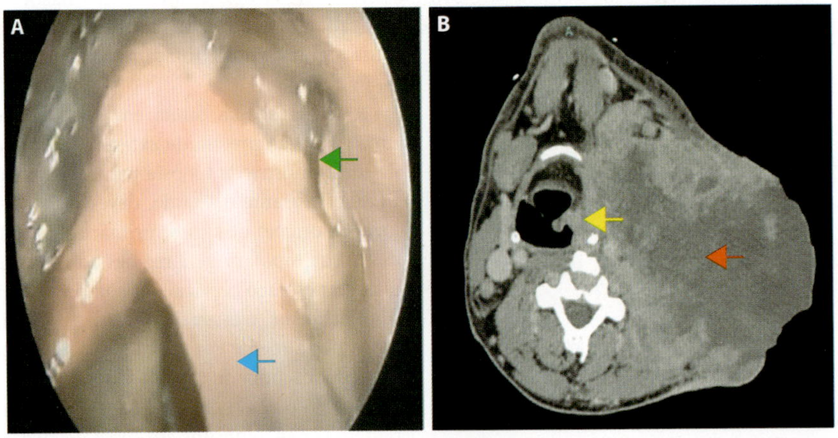

Figura 238.4 **A.** Exame de endoscopia flexível (seta verde = aspecto irregular de mucosa em seio piriforme à esquerda, evidenciando lesão ulcerovegetante acometendo seio piriforme à esquerda; seta azul = prega ariepiglótica à direita espessada com provável acometimento pela lesão neoplásica); **B.** Tomografia computadorizada de pescoço em corte axial (seta amarela = mesma lesão anteriormente demonstrada em endoscopia, ocupando todo o seio piriforme à esquerda; seta vermelha = grande metástase linfonodal cervical, com necrose central e extravasamento extralinfonodal).

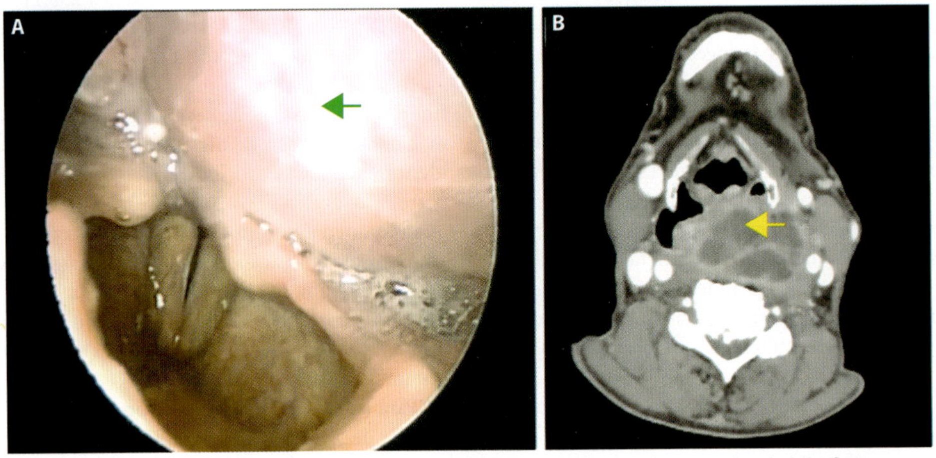

Figura 238.5 **A.** Exame de endoscopia flexível (seta verde = grande abaulamento da parede posterior da hipofaringe e orofaringe); **B.** Tomografia computadorizada de pescoço, em corte axial (seta amarela = mesma lesão anteriormente demonstrada em endoscopia, acometendo toda a parede posterior da hipofaringe à esquerda, já ultrapassando a linha média para a direita).

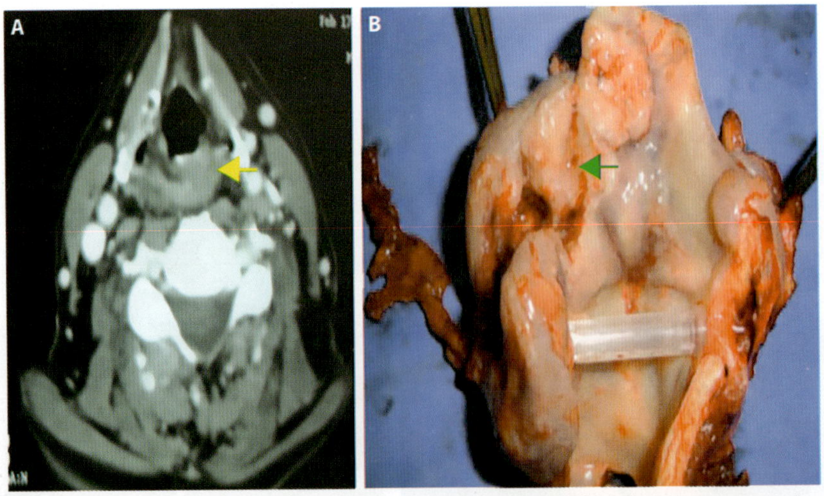

Figura 238.6 **A.** Aspecto tomográfico de pescoço em corte axial (seta amarela = tumor de hipofaringe acometendo seio piriforme à esquerda); **B.** Peça operatória da laringe, aberta posteriormente, após laringectomia total. Destaca-se (seta verde) lesão ulcerovegetante com acometimento de seio piriforme esquerdo, epiglote e supraglote.

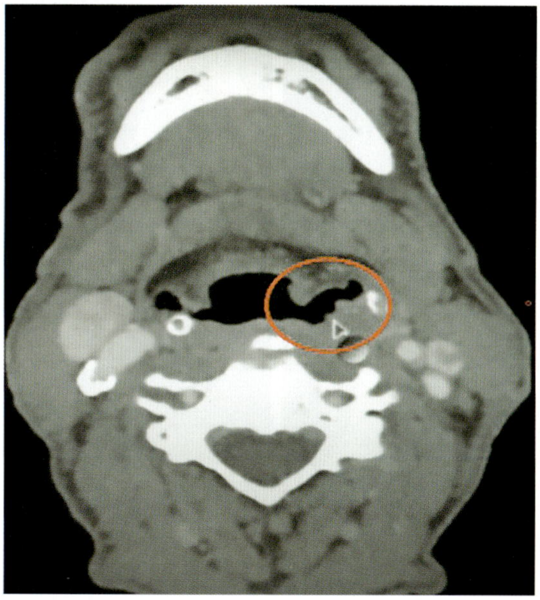

Figura 238.7 Aspecto tomográfico de pescoço em corte axial, evidenciando lesão em seio piriforme à esquerda. Nota-se aspecto irregular de seio piriforme à esquerda, em comparação ao aspecto regular da superfície do seio piriforme à direita.

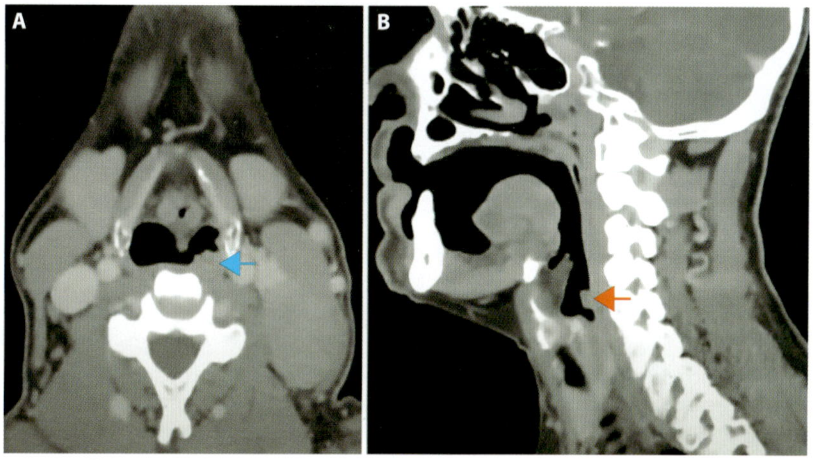

Figura 238.8 **A.** Aspecto tomográfico de pescoço em corte axial, evidenciando lesão T1 em seio piriforme e parede posterior de faringe à esquerda; **B.** Aspecto tomográfico do pescoço evidenciando a mesma lesão T1 em corte sagital.

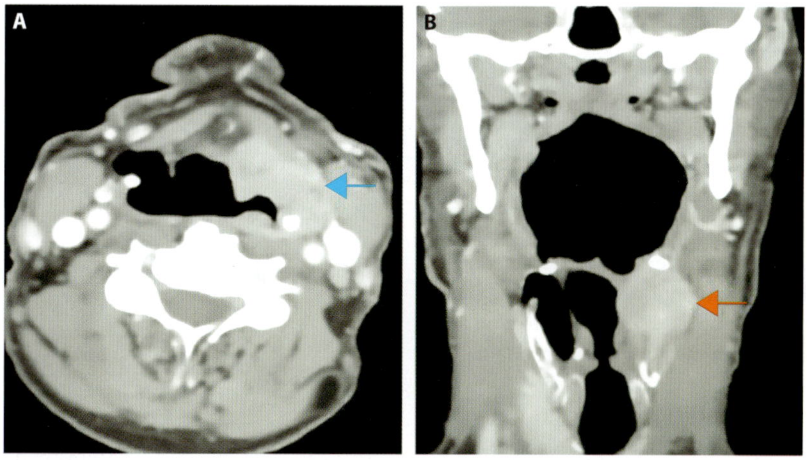

Figura 238.9 **A.** Aspecto tomográfico de pescoço em corte axial, evidenciando lesão T2, ocupando seio piriforme à esquerda. Nota-se invasão de prega ariepiglótica à esquerda; **B.** Aspecto tomográfico do pescoço, evidenciando a mesma lesão T2, ocupando todo o seio piriforme à esquerda, sem invadir a laringe, em corte coronal.

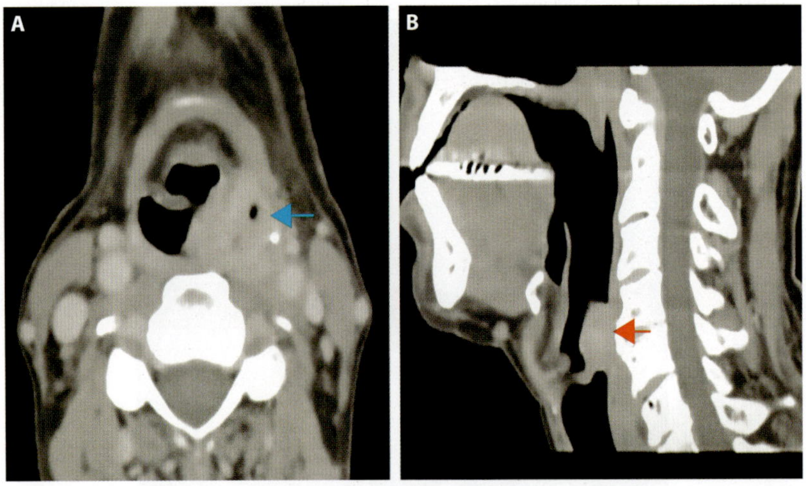

Figura 238.10 A. Aspecto tomográfico de pescoço em corte axial, evidenciando lesão T3 (> 4 cm), vegetante, ocupando o seio piriforme à esquerda. Nota-se invasão de prega ariepiglótica à esquerda; **B.** Aspecto tomográfico do pescoço evidenciando a mesma lesão T3 em corte sagital.

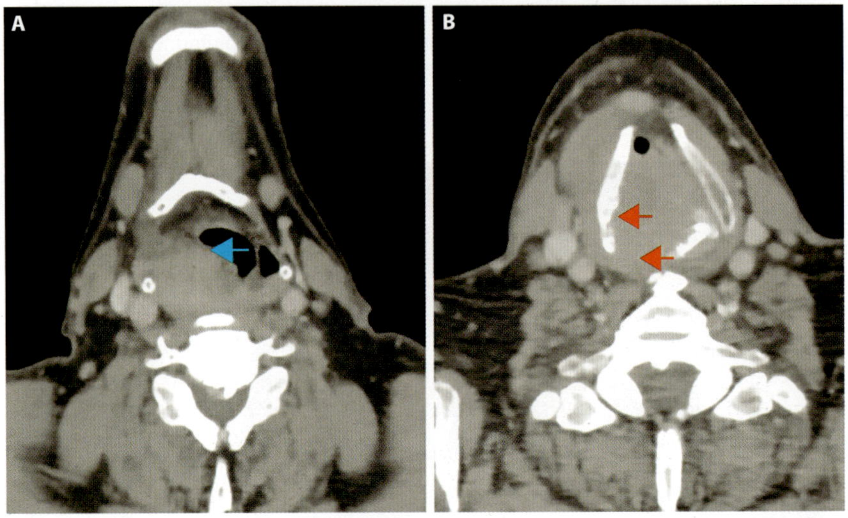

Figura 238.11 A. Aspecto tomográfico de pescoço em corte axial, evidenciando lesão T4a ocupando o seio piriforme à direita, com invasão de prega ariepiglótica e laringe à direita; **B.** Aspecto tomográfico do pescoço evidenciando a mesma lesão T4a, em corte axial mais abaixo que o anterior, evidenciando invasão de cartilagem tireoide e cricoide.

TRATAMENTO

O tratamento do câncer da hipofaringe é desafiador, porque, em geral, os pacientes se apresentam ao diagnóstico em estágio avançado, com baixo *status* de desempenho, comorbidades graves, tabagismo, abuso de álcool e sérios problemas nutricionais.[23]

Nas últimas décadas, o tratamento tem-se baseado em três pilares: cirurgia, quimioterapia e radioterapia. Embora as indicações e o *timing* para a administração dessas modalidades variem, os princípios fundamentais do tratamento permanecem essencialmente inalterados. As mudanças terapêuticas se limitam a refinamentos em cada uma dessas modalidades, como cirurgia minimamente invasiva, modificações na administração de radiação (radioterapia de intensidade modulada [IMRT] e administração fracionada) e na programação da quimioterapia (indução, concomitante e/ou adjuvante); entretanto, apenas pequena melhoria na sobrevida de cânceres avançados foi alcançada.[23]

Atualmente, as opções de tratamento para pacientes com câncer da hipofaringe não tratados anteriormente e recém-diagnosticados, em essência, incluem:

- Cirurgia do tumor primário e de metástases linfonodais
- Radioterapia isolada
- Tratamento médico sistêmico, incluindo quimioterapia tradicional e imunoterapia
- Abordagens multimodais utilizando cirurgia, radioterapia e tratamento sistêmico
- Cuidados paliativos de suporte em pacientes inadequados para tratamento curativo ou naqueles que apresentam metástases a distância.[23]

Os fatores que influenciam a escolha do tratamento do CEC de hipofaringe estão relacionados com paciente, tumor e equipe de tratamento.[23]

Doença em estágio inicial (T1-T2, N0)

A abordagem da doença em estágio inicial pode ser realizada com igual eficácia por meio de cirurgia ou radioterapia, com controle tumoral e taxas de sobrevida comparáveis. Lesões iniciais na hipofaringe podem ser tratadas por ressecção transoral, faringectomia ou faringolaringectomia parcial aberta, com ou sem reconstrução.[4]

Geralmente, obtêm-se resultados funcionais satisfatórios, incluindo a restauração da função de deglutição (nutrição oral completa sem dependência de um tubo de alimentação). Nesse contexto, a escolha da estratégia terapêutica adequada é complexa e depende, principalmente das características e extensão do tumor (lesões bem ou mal delimitadas, tumores ulcerativos, infiltrantes ou exofíticos), da idade do paciente, de doenças concomitantes (especialmente função pulmonar) e preferências do paciente.[24]

Pacientes com boa saúde geral e função respiratória adequada, que apresentam tumor bem delimitado e adequado para ressecção transoral, devem preferencialmente ser submetidos a cirurgia transoral primária com esvaziamento cervical. Por outro lado, pacientes com tumor mal delimitado ou comorbidades graves devem ser tratados com radioterapia definitiva. O alto risco de desenvolvimento metacrônico de um segundo tumor primário é um forte argumento para reservar a radioterapia para tratamento futuro, favorecendo, assim, uma estratégia cirúrgica na ressecção do tumor primário.[24,25]

A cirurgia oferece a vantagem de fornecer informações prognósticas, como invasão perineural ou angiolinfática e o estado dos linfonodos. Isso viabiliza o uso de irradiação pós-operatória exclusivamente para os pacientes que provavelmente obterão benefícios, ao mesmo tempo em que evita a exposição a efeitos colaterais para pacientes nos quais a terapia não proporciona melhorias na sobrevida.[4]

A presença de doença nodal oculta é observada entre 30 e 40% dos pacientes, destacando a necessidade de incluir o tratamento eletivo dos nódulos cervicais em qualquer plano terapêutico.[4]

Doença em estágio avançado

Pacientes com tumores T1-2, N1-3, M0

Devido à presença de metástases linfonodais, é recomendado um tratamento multimodal para pacientes com câncer da hipofaringe em estágios T1-2, N1-3. Assim, aqueles que são submetidos a tratamento cirúrgico primário recebem radioterapia ou radioquimioterapia pós-operatória, enquanto os pacientes direcionados para abordagens não cirúrgicas são tratados com cisplatina (100 mg/m^2) 3 vezes por semana, simultaneamente à radioterapia definitiva. Nesse cenário, a consideração de ressecção aberta ou transoral do tumor primário é restrita a casos criteriosamente selecionados, nos quais a manutenção da função ideal de deglutição pós-operatória é possível. Em geral, para a maioria dos pacientes com estágios T1-2, N1-3, a opção preferencial é a radioquimioterapia primária com base em cisplatina, enquanto a cirurgia é reservada como uma estratégia de resgate.[25,26]

Pacientes com tumores T3-4, N1-3, M0

Em pacientes com câncer da hipofaringe em estágio localmente avançado, assim como aqueles com câncer de laringe, uma abordagem de preservação de órgãos é preferida quando é razoavelmente esperado que as funções laríngeas (vias aéreas, voz e deglutição) sejam mantidas sem comprometer a sobrevida do paciente. Para alcançar esse objetivo, três critérios principais devem ser atendidos: (i) ausência de fatores preditivos significativos de falha no tratamento; (ii) ausência de contraindicações para terapia de preservação de órgãos baseada em indução de quimioterapia (TPF-ICT) ou para radioterapia concomitante baseada em cisplatina; (iii) ausência de perda irreversível da função laríngea.[25,26]

A maioria dos autores e diretrizes terapêuticas ainda indica a faringolaringectomia primária para cânceres de laringe T4a. Embora haja poucos estudos avaliando os resultados das estratégias de preservação de órgãos em pacientes T4a, a abordagem preferencial na maioria dos centros é realizar a cirurgia radical primária seguida de radioterapia ou radioquimioterapia adjuvante para esses casos.[25,26]

Apesar da evidente mudança no paradigma terapêutico para pacientes com câncer localmente avançado na hipofaringe, em favor de abordagens não cirúrgicas com foco na preservação do órgão, é crucial atentar para a preservação dos resultados oncológicos e garantir que a sobrevida não seja comprometida em pacientes que não estão suficientemente aptos para receber um regime terapêutico completo.[26]

Manejo do pescoço

A presença de metástases linfonodais cervicais é um dos fatores prognósticos mais significativos no câncer de hipofaringe.[26] O manejo linfático regional pode ser dividido entre esvaziamento cervical eletivo (para pescoço N0) e esvaziamento cervical terapêutico (para pescoços N+). Para tumores da hipofaringe com metástase linfonodal, o indicado é tratar ambos os lados, seja com cirurgia seguida de radioterapia ou com radioterapia seguida de resgate cirúrgico, se necessário.[7]

Considera-se esvaziamento contralateral em tumores que afetam a linha média, a parede medial do seio piriforme, a região pós-cricoide, parede posterior da faringe, bem como aqueles com metástases linfonodais e doença em estágio clínico IV.[26]

Recomenda-se esvaziamento cervical de nível II, III e IV para pacientes N0 e um esvaziamento cervical radical modificado (nível I a V) associado a esvaziamento nível VI e tireoidectomia parcial ipsilateral ao tumor para pacientes com linfonodos positivos.[7]

Em paciente com tumor no ápice do seio piriforme e na área pós-cricoide, sempre deve ser incluída a ressecção dos linfonodos nível VI.[21]

Se houver evidências clínicas de extensão extranodal, com acometimento de estruturas não linfáticas (como veia jugular interna, nervo acessório e músculo esternocleidomastóideo), essas estruturas devem ser sacrificadas.[27,28]

TRATAMENTO NÃO CIRÚRGICO

A radioterapia como tratamento exclusivo é uma opção de tratamento para tumores T1 e tumores T2 selecionados, desde que não exista metástase cervical (N0).[1,6,18,25] Esses pacientes podem ser tratados com radioterapia em diversas opções de fracionamento, incluindo o pescoço no campo de radiação.[6] As lesões mais favoráveis a essa modalidade de tratamento são as exofíticas e restritas à parede medial do seio piriforme.[6]

A literatura relata taxas satisfatórias de controle local e sobrevida para tumores iniciais tratados com radioterapia definitiva, e as taxas são comparáveis aos resultados alcançados por pacientes com mesmo estadiamento tratados cirurgicamente.[25]

Outra indicação clássica de radioterapia no contexto do câncer de hipofaringe é no pós-operatório, sendo padrão de atendimento para quase todos os pacientes submetidos a cirurgia, com exceção dos poucos pacientes tratados cirurgicamente para a doença dos estádios I e II.[23] A radioterapia pós-operatória pode melhorar a sobrevida a longo prazo de pacientes tratados cirurgicamente e que apresentaram margens livres.[26]

Adicionalmente, a radioterapia exclusiva pode ser indicada para pacientes com lesões avançadas que recusam o tratamento cirúrgico ou que não são candidatos, pacientes sem performance *status* para quimioterapia ou como tratamento paliativo.[6,25]

Em relação à quimioterapia, ela começou a ser utilizada como terapia para o câncer de hipofaringe na década de 1970, mas, ao longo do tempo, mostrou-se falha ao ser utilizada como modalidade única de tratamento, de modo que atualmente a indicação está restrita para casos de contexto paliativo.[6,23]

Para o tratamento de todos os carcinomas epidermoides cervicais da região da cabeça e pescoço, as opções mais eficazes consistem em compostos a base de platina, como cisplatina ou carboplatina. Adicionalmente, são empregados 5-fluorouracil (5-FU), metotrexato, leucovorina, mitomicina C e os taxanos.[6] Perda auditiva, mucosite, mielossupressão e neuropatia periférica são algumas das principais complicações associadas a uso de 5-FU e cisplatina.[6]

O objetivo do tratamento do câncer de hipofaringe é o controle da doença e, sempre que possível, preservação das funções da fala e deglutição, bem como prevenir a necessidade de traqueostomia.[18]

Nesse sentido, protocolos não cirúrgicos foram desenvolvidos na tentativa de preservação da laringe e cresceram em popularidade nos últimos anos.[1,18,23] O protocolo de preservação de órgão no tratamento do câncer de hipofaringe baseia-se em estudo conduzido pela Organização Europeia para Pesquisa e Tratamento do Câncer.[1,6,18] As taxas de controle de doença e sobrevida foram comparáveis entre o grupo submetido a cirurgia e o grupo que realizou tratamento não cirúrgico, com a vantagem de preservação da laringe em 35% dos pacientes no braço de quimioterapia e radioterapia.[6]

Além das medidas de desfecho de sobrevivência comparáveis, a quimioterapia de indução (neoadjuvante) conferiu um efeito protetor no desenvolvimento de metástases a distância.[1,23]

Outra modalidade de tratamento é a quimioterapia em combinação com a radioterapia, na qual ocorre uma combinação dos efeitos tóxicos de ambas as terapias nas células cancerígenas, potencializando o benefício terapêutico.[6]

Anteriormente à década de 1990, a ressecção cirúrgica curativa seguida de radioterapia adjuvante era o tratamento padrão para pacientes com doença avançada.[29,30] Atualmente, com a tendência global para a terapia de preservação de órgãos, a abordagem primária desses pacientes tem consistido na realização de quimioterapia e radioterapia.[18,23,29,30] Vários ensaios, tanto retrospectivos como prospectivos, revelaram que a preservação de órgãos usando quimiorradioterapia definitiva é uma alternativa à cirurgia, com resultados de sobrevida semelhantes.[29]

Os resultados de metanálise realizadas indicam que os resultados do tratamento não cirúrgico parecem comparáveis aos do tratamento cirúrgico no câncer de hipofaringe em estádio avançado, o que torna viável a preservação da laringe. No entanto, devido às evidências inconclusivas, são necessárias mais investigações prospectivas comparando as duas modalidades.[29]

TRATAMENTO CIRÚRGICO

As opções cirúrgicas podem ser divididas entre procedimentos de preservação de órgãos e operações mais radicais (Tabela 238.3). Os procedimentos cirúrgicos de preservação são geralmente aplicados em lesões T1, T2 ou T3 selecionadas, com exceção da técnica endoscópica a *laser* de CO_2, que também tem sido utilizada em lesões T4. As operações mais radicais com frequência requerem extensa reconstrução do trato alimentar.[6]

Faringectomia parcial

Indicações

Tumores da hipofaringe estadiados como T1 ou T2 e que estão limitados à parede faríngea posterior ou parede lateral do seio piriforme.[6]

Contraindicações

- Extensão do tumor para mais de uma parede do seio piriforme
- Extensão para o ápice do seio piriforme
- Envolvimento qualquer da laringe.[6]

Tabela 238.3 Opções cirúrgicas e indicações.[6]

Cirurgia	Indicações - estádio T
Faringectomia parcial	T1, T2
Hemilaringectomia supracricoide	T1, T2, T3
Faringolaringectomia parcial	T1, T2, T3
Cirurgias endoscópica a *laser* de CO_2	T1, T2 (selecionados T3)
Cirurgia robótica transoral (TORS)	T1, T2 (selecionados T3 e T4)
Laringectomia total com faringectomia	T3 e T4
Faringolaringoesofagectomia total	T4

Acessos cirúrgicos

- Faringotomia lateral
- Faringotomia trans-hioide lateral
- Faringotomia trans-hioide anterior
- Glossectomia labiomandibular mediana.[6]

Complicações

As complicações incluem fístula faringocutânea e disfagia.[31]

Faringolaringectomia parcial

Indicações

Tumores da hipofaringe T1, T2 ou T3 que envolvem o seio piriforme medial ou tumor marginal da prega ariepiglótica. A extensão para a base da língua, seio piriforme lateral e valécula pode potencialmente ser incluída na amostra ressecada.[7]

O remanescente laríngeo, em certos casos, ainda é capaz de manter a fala, a deglutição e a proteção das vias aéreas.[6,32]

Contraindicações

- Envolvimento do ápice piriforme
- Extensão para a região pós-cricoide
- Paralisia ipsilateral da prega vocal
- Invasão do cricofaríngeo.[32]

Hemifaringolaringectomia supracricoide

Indicações

Esta intervenção é uma extensão da faringolaringectomia parcial, abrangendo toda a hemilaringe supracricoide ipsilateral junto com o seio piriforme.[6,33]

Contraindicações

- Envolvimento do ápice piriforme
- Fixação ipsilateral da prega vocal
- Envolvimento pós-cricoide
- Invasão da parede posterior da faringe.[33]

Complicações

Risco significativo de aspiração, exigindo uma seleção pré-operatória cuidadosa de pacientes com função pulmonar adequada. A formação de fístula é uma possibilidade.[33]

Ressecção endoscópica transoral com laser de CO_2

A técnica envolve o uso de um laringoscópio, um microscópio cirúrgico e, como instrumento de dissecção, o *laser* de CO_2. A peça geralmente é ressecada em múltiplos pedaços, todos orientados adequadamente pelo cirurgião. A cartilagem pode ficar exposta ou ressecada durante a cirurgia. O leito da ferida pode cicatrizar por segunda intenção.[6,34]

As vantagens citadas para esse procedimento são: geralmente não é necessária a traqueostomia; a preservação da musculatura supra-hioide permite uma deglutição mais normal; muitas vezes, não é necessária a reconstrução adicional; o tempo de internação hospitalar é reduzido; em geral, pacientes retornam à dieta oral precocemente no pós-operatório.[6]

Os desfechos funcionais da ressecção endoscópica transoral com *laser* de CO_2 para carcinoma hipofaríngeo apresentam resultados positivos. A probabilidade de preservar a funcionalidade da laringe é consideravelmente alta, e a necessidade de traqueostomias permanentes é mínima.[34]

Apesar de tecnicamente complexo, esse procedimento parece ser oncologicamente correto, possui vantagem adicional de geralmente não necessitar de traqueostomia ou de reconstrução, preservar a voz para rápido retorno à dieta oral.[34] Para tumores em estágio avançado, é necessária uma definição da extensão inferior do tumor, porque a extensão para o esôfago cervical limitaria claramente a capacidade do cirurgião com o endoscópico.[6,34]

Cirurgia robótica transoral

A cirurgia robótica (TORS) tem sido aplicada a diversas subespecialidades cirúrgicas, inclusive na cirurgia de cabeça e pescoço.

As vantagens dessa técnica são: capacidade de realizar a cirurgia sem intervenção externa, preservação do plexo faríngeo e diminuição do tempo para retornar à dieta oral. [35,36]

A principal diferença entre a cirurgia a *laser* de CO_2 e a TORS é que nesta há aumento da mobilidade pelos braços articulados, capazes de girar 360º. O campo visual também é aumentado por uma câmera com a capacidade de usar uma óptica de 30º. Além disso, as ressecções saem em bloco, diferentemente da cirurgia a *laser* de CO_2, em que as peças geralmente saem fragmentadas. A traqueostomia pode ser realizada para maximizar o acesso transoralmente.[6,35,36]

Embora as evidências atuais sejam muito limitadas, o tratamento de lesões de câncer de hipofaringe em estágio inicial por TORS parece associado a resultados oncológicos semelhantes, mas com melhores resultados funcionais quando comparado com abordagens cirúrgicas abertas. No entanto, também existem algumas desvantagens da TORS no tratamento desses tumores específicos. Como o sistema Da Vinci não foi concebido para cirurgia hipofaríngea, quando os braços de trabalho avançam ainda mais no trato aerodigestivo, os ângulos entre os braços tornam-se cada vez mais agudos, levando eventualmente à interferência de contato. Outra desvantagem da TORS é o uso padrão da espátula monopolar para incisão e ressecção, resultando em importantes danos colaterais aos tecidos, o que é especialmente um problema na cirurgia de laringe e hipofaringe.[6,20,35]

Laringectomia total com faringectomia parcial ou total

É indicada em lesões T3 consideradas inadequadas para terapia de conservação e para lesões T4 da hipofaringe. É realizada uma laringectomia padrão associada a excisão das paredes envolvidas da faringe. A faringolaringectomia total é cada vez mais utilizada como procedimento de resgate para falhas dos protocolos de quimiorradiação (Figura 238.12).[37]

As complicações pós-operatórias incluem fístulas faringocutâneas, com taxas de até 40% em pacientes previamente tratados com quimioterapia e/ou irradiação.[6]

Faringolaringoesofagectomia total

É indicada em pacientes com acometimento do esôfago cervical, seja por acometimento primário, seja por extensão de subsítios da hipofaringe. É utilizada também em casos de falha da quimiorradiação ou em casos de carcinoma pós-cricoide devido à possibilidade de lesões múltiplas saltadas.[6,38]

É realizada uma faringolaringectomia total seguida de uma esofagectomia trans-hiatal *pull-through* para completar a ressecção inferior. A reconstrução é realizada com técnicas de *pull-up* gástrico, interposição de cólon ou jejuno. A morbidade e a mortalidade são significativas com este procedimento combinado.[39]

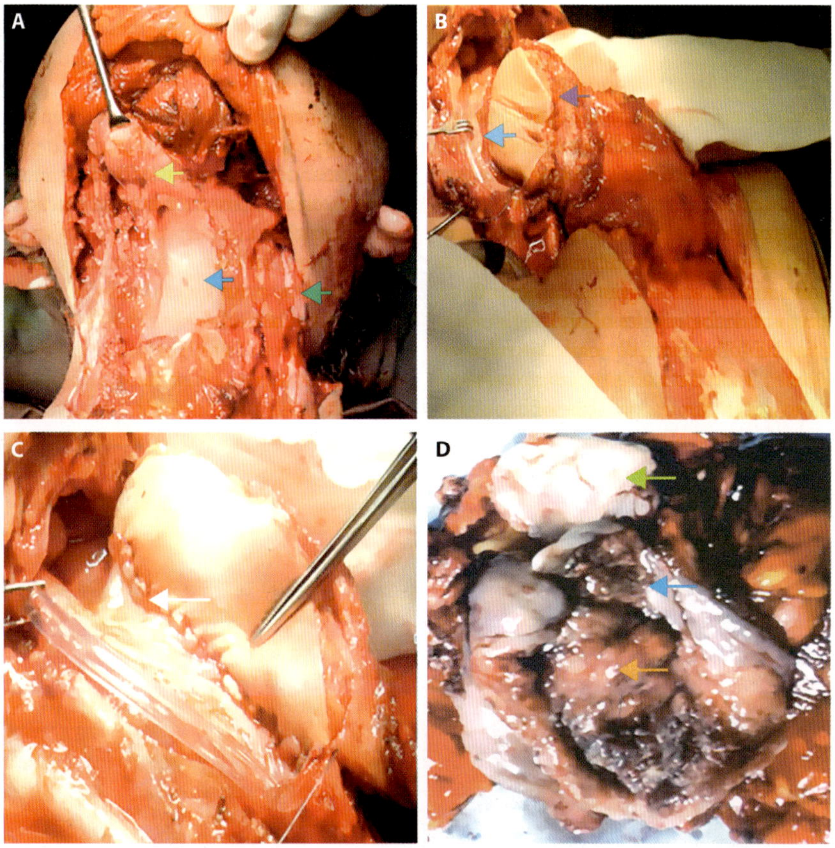

Figura 238.12 A. Aspecto intraoperatório de uma laringectomia total com faringectomia parcial (seta amarela = base de língua; seta azul = remanescente de faringe; seta verde = veia jugular interna esquerda); **B.** Aspecto intraoperatório de reconstrução através da rotação de retalho miocutâneo de peitoral maior (seta azul-claro = sutura da pele do retalho no remanescente da faringe; seta lilás = retalho miocutâneo de peitoral maior); **C.** Reconstrução de faringe através de retalho miocutâneo de peitoral maior em maior aumento (seta branca = sutura de pele do retalho no remanescente da faringe); **D.** Vista posterior da peça cirúrgica (seta verde = epiglote; seta azul = seio piriforme esquerdo; seta laranja = parede posterior da faringe).

Reconstrução

Reconstrução de defeitos faríngeos, principalmente os circunferenciais, representam grande desafio ao cirurgião. Protocolos de quimiorradioterapia, comorbidades e mau estado nutricional aumentam a morbidade cirúrgica.[4]

Os objetivos da reconstrução consistem em fechar a ferida com proteção dos grandes vasos, restaurar o ducto faríngeo, preservar as vias aéreas e reabilitar a voz. Os princípios essenciais da reconstrução faríngea são:

- Em locais previamente expostos à quimiorradioterapia, utilizar tecido vascularizado de fora do campo de radiação
- Em pacientes com pneumonia aspirativa que afetem a qualidade de vida, considerar a separação da traqueia do trato aerodigestivo
- Para pacientes com prótese fonatória traqueoesofágica, avaliar a miotomia cricofaríngea
- Situações com risco de estenose pós-reconstrução, implementar um monitoramento
- Considerar o uso de sonda de alimentação, sonda nasogástrica ou tubo de derivação salivar no pós-operatório imediato para reduzir a taxa de estenose ou fístula.[6]

Defeitos faríngeos parciais

Para defeitos faríngeos parciais, a abordagem estratégica varia conforme a largura remanescente da mucosa faríngea. Pacientes com largura superior a 3,5 cm são preferencialmente submetidos a fechamento direto, enquanto para larguras inferiores a 3,5 cm, a reconstrução é realizada por meio de um retalho pediculado, comumente empregando o retalho de peitoral maior. Como alternativa, opções como o retalho radial do antebraço e o retalho anterolateral da coxa são consideradas (Figura 238.13).[4]

Defeitos circunferenciais totais da faringolaringectomia

Quando se tratam de defeitos circunferenciais totais, provenientes de uma faringolaringectomia, a escolha da abordagem de reconstrução é crucial. Se a anastomose ficar acima das clavículas, as opções disponíveis incluem:

- Retalho livre jejunal
- Retalho livre gastro-omental
- Retalho livre radial (tubular)
- Retalho livre anterolateral da coxa (tubular).[4]

Todas essas opções carregam consigo riscos, tais como falha do retalho livre, deiscência da anastomose, estenoses, morbidade na área doadora, falha na reabilitação da voz, problemas de deglutição e uma pequena taxa de mortalidade perioperatória.[4]

Notavelmente, em casos sem tratamento anterior, o retalho livre anterolateral da coxa parece oferecer taxas mais baixas de complicações, com morbidade mínima na área doadora, menores taxas de deiscência e estenose, além de promover uma boa deglutição e reabilitação da voz.[4]

Anastomose inferior: abaixo das clavículas

Se a ressecção se estender abaixo das clavículas, pode-se optar pelo uso de um retalho gástrico ou de transposição de cólon. Ambas as técnicas apresentam desafios significativos, refletidos em um aumento da morbidade e mortalidade devido à necessidade de entrar em múltiplas cavidades viscerais.[4] A transposição do cólon apresenta riscos semelhantes à extração gástrica, todavia tem sido menos utilizada. Essa abordagem é útil em casos que demandam um alcance cranial maior que o gástrico, especialmente para tumores que se estendem até a orofaringe.[4,39]

RESGATE CIRÚRGICO

A cirurgia de resgate representa a abordagem convencional no tratamento de pacientes que apresentam recorrência tumoral local e/ou regional.[25] Quando a recorrência ocorre após estadios mais avançados (T3 e T4), o procedimento de escolha é a faringolaringectomia total.[40]

O principal aspecto a ser levado em consideração pelo cirurgião ao planejar a cirurgia de resgate é a extensão de faringe a ser ressecada, avaliando-se em especial o envolvimento da parede posterior da faringe, da área pós-cricoide e da junção faringoesofágica.[25]

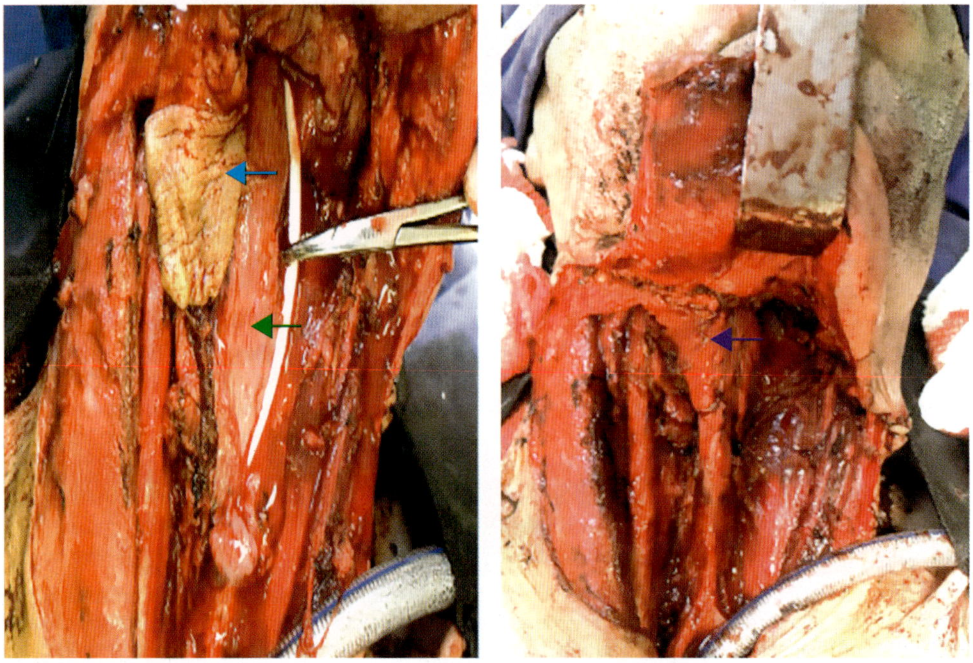

Figura 238.13 Aspecto intraoperatório de uma laringectomia total com faringectomia parcial, com reconstrução do tubo faríngeo através de um retalho miocutâneo de platisma (seta azul = retalho miocutâneo transverso de platisma; seta verde = remanescente de faringe; seta roxa = aspecto após reconstrução).

Ao preservar pelo menos dois terços da parede posterior da faringe, torna-se viável a opção de fechamento direto, o que está associado a resultados funcionais favoráveis. Quando o defeito ultrapassa um terço da parede faríngea, é mais adequado optar pela reconstrução utilizando retalhos pediculados ou livres.[40]

Os retalhos miocutâneos do músculo peitoral maior ou latíssimo dorso (opção preferida em mulheres) são as técnicas mais comuns para a reconstrução parcial da faringe. Em pacientes previamente irradiados, com frequência utiliza-se o retalho do músculo peitoral maior para realizar a reconstrução, reduzindo-se, assim, o risco de formação de fístula.[25]

Defeitos circunferenciais da faringe são de difícil reconstrução, sendo mais indicado nessas situações o uso de retalhos livres, e os mais utilizados são os fáscio-cutâneos (retalho radial do antebraço, retalho anterolateral da coxa) e retalhos intestinais (jejuno, cólon).[40]

Em casos de grande invasão tumoral do esôfago cervical, indica-se a realização de faringectomia circular, laringectomia total e esofagectomia total. Nesse caso, a reconstrução é realizada por gastroplastia tubular (*pull-up* gástrico) ou por cirurgia de interposição de cólon (coloplastia).[25]

A cirurgia de resgate em pacientes com recidiva de câncer de hipofaringe apresenta baixas taxas de sucesso quando comparada com outros subsítios da cabeça e pescoço.[25,40] Esse procedimento apresenta alta morbidade pós-operatória e baixas taxas de sobrevida,[25,30,40] devendo ser realizado por equipes cirúrgicas experientes e em especial os pacientes devem ser cuidadosamente selecionados.[25,40]

NOVAS TENDÊNCIAS

O prognóstico desfavorável e a baixa incidência do carcinoma da hipofaringe geram desafios significativos para a condução de ensaios clínicos em larga escala. O futuro do tratamento desse tipo de câncer está intimamente ligado aos avanços voltados para o câncer de laringe e, de maneira mais abrangente, ao câncer de cabeça e pescoço como uma entidade única.[13]

A imunoterapia, em rápido desenvolvimento, tem sido utilizada no tratamento do câncer de cabeça e pescoço. Têm-se destacado os inibidores de *checkpoint* imunológico que apresentam como alvo a proteína de morte programada 1 (PD-1) e o ligante PD 1 (PDL-1). Estudos clínicos com esses inibidores, como pembrolizumabe e nivolumabe, demonstraram melhorias nos desfechos oncológicos. O seu uso tem sido predominantemente investigado nos quadros recorrentes e metastáticos, em que esses agentes demonstraram eficácia.[13]

Paralelamente, alvos moleculares, como p53 e ERCC1, expressos em células tumorais, despertam interesse para cânceres de cabeça e pescoço, incluindo tumores de hipofaringe, sendo associados a resposta à quimioterapia e à preservação da laringe.[18] Apesar desses avanços, a prática clínica de rotina ainda carece de biomarcadores para orientar a seleção de pacientes em regimes específicos de preservação de órgãos no tratamento do carcinoma da hipofaringe. Avanços científicos adicionais e colaborações multi-institucionais são imperativos para compreender a utilidade clínica dos marcadores moleculares e seu impacto nos resultados dos pacientes.[13,14]

PROGNÓSTICO

O câncer de hipofaringe apresenta o pior prognóstico entre todos os locais primários de cabeça e pescoço, predominantemente devido à elevada incidência de metástases linfonodais cervicais e ao diagnóstico e tratamento em estágio avançado da doença.[18]

As taxas médias de sobrevida global em 5 anos variam entre 28 e 40% para todos os locais da hipofaringe. Para a sobrevida livre de doença em 5 anos, observam-se índices entre 42 e 50%.[18]

Pacientes com doença em estágio inicial têm uma probabilidade de 45 a 50% de sobrevida global em 5 anos. Já a sobrevida livre de doença é de 68% para o estágio I, 52% para o estágio II e 50% para o estágio III. No entanto, pacientes com doença em estágio avançado registram uma sobrevida em 5 anos que não excede 20%.[6]

SEGUIMENTO

Devido às altas taxas de recidiva local, regional e à distância, o acompanhamento do paciente deve ser recorrente e sistematizado.[21]

Consultas de acompanhamento:

- Mensal nos primeiros 6 meses
- 3/3 meses dos 6 aos 12 meses
- 4/4 meses no segundo ano
- 6/6 meses do terceiro ao quinto ano
- 12/12 meses após o quinto ano.

Exames complementares

- Tomografia computadorizada (TC) com contraste de pescoço: terceiro mês pós-tratamento. Depois, anualmente
- PET-CT: melhor exame para acompanhamento pós-tratamento. Preferível à TC
- Laringoscopia direta e/ou indireta: 3 meses pós-tratamento. Depois, a cada retorno
- Raio X ou TC de tórax: semestral no primeiro ano. Depois, anual
- Endoscopia digestiva alta: anual
- Dosagem hormonal TSH: anual (paciente irradiado ou submetido a tireoidectomia).[21]

CONSIDERAÇÕES FINAIS

Apresentamos de forma sucinta a anatomia, epidemiologia, manifestações clínicas, estadiamento e abordagens no manejo de pacientes com neoplasias da hipofaringe. Com os avanços em técnicas reconstrutivas, protocolos de preservação de órgãos e novas técnicas cirúrgicas minimamente invasivas, os pacientes têm agora opções mais aprimoradas. Apesar desses progressos, a sobrevida desses pacientes ainda permanece relativamente baixa em comparação com outras localizações na cabeça e pescoço.

As diretrizes futuras continuarão a se concentrar no papel da imunoterapia, nas técnicas avançadas de radioterapia e nas inovações cirúrgicas, com o objetivo de preservar funcionalmente os órgãos, ao mesmo tempo em que aprimoram os resultados de sobrevida. A necessidade de ensaios prospectivos multi-institucionais é clara para definir a terapia ideal em casos individuais.

REFERÊNCIAS BIBLIOGRÁFICAS

1. Kwon DI, Miles BA. Education Committee of the American Head and Neck Society (AHNS). Hypopharyngeal carcinoma: Do you know your guidelines? Head Neck [Internet]. 2019 Mar [Acesso em: 2024 Jul];41(3):569-576.
2. Hoffman HT, Karnell LH, Shah JP, Ariyan S, Brown GS, Fee Wee et al. Hypopharyngeal cancer patient care evaluation. Laryngoscope [Internet]. 1997 Aug [Acesso em: 2024 Jul];107(8):1005-17.
3. Hall SF, Groome PA, Irish J, O'Sullivan B. The natural history of patients with squamous cell carcinoma of the hypopharynx. Laryngoscope [Internet]. 2008 Aug [Acesso em: 2024 Jul];118(8):1362-71.
4. Pracy P, Loughran S, Good J, Parmar S, Goranova R. Hypopharyngeal cancer: United Kingdom National Multidisciplinary Guidelines. J Laryngol Otol [Internet]. 2016 May [Acesso em: 2024 Jul];130(S2):S104-S110.
5. Piazza C, Paderno A, Ravanelli M, Pessina C. Clinical and radiological evaluation of hypopharyngeal carcinoma. Adv Otorhinolaryngol [Internet]. 2019 [Acesso em: 2024 Jul];83:35-46.

6. Spector ME, Uppaluri R. Neoplasms of the hypopharynx and cervical esophagus. In: Flint PW, Haughey BH, Francis HW, Lund VJ, Lesperance MM, Robbins KT et al. Cummings otolaryngology: Head and neck surgery. 7. ed. Rio de Janeiro: Elsevier; 2020.
7. Kleinsasser O. Tumors of the larynx and hypopharynx. Stuttgart: Georg Thieme; 1988.
8. Wycliffe N, Grover RS, Kim PD, Simental A Jr. Hypopharyngeal cancer. Top Magn Reson Imaging [Internet]. 2007 Aug [Acesso em: 2024 Jul];18(4):243-58.
9. Handley G. Microsurgery. In: Kleinsasser O. Tumors of the larynx and hypopharynx. New York: Thieme Medical Pushibsers; 1988.
10. Million RR, Mancuso AA. Pharyngeal walls, pyriform sinus, postcricoid pharynx. In: Million R, Cassissi NJ, editors. Management of head and neck cancer: A multidisciplinary approach. Philadelphia: JB: Lippincott; 1994. p. 505-32.
11. Sanders O, Pathak S. Hypopharyngeal cancer. StatPearls. Treasure Island (FL): StatPearls Publishing [Internet]; 2024 Jan [Acesso em: 2024 Jul]. Disponível em: https://www.ncbi.nlm.nih.gov/books/NBK567720/
12. Bray F, Ferlay J, Soerjomataram I, Siegel RL, Torre LA, Jemal A. Global cancer statistics 2018: GLOBOCAN estimates of incidence and mortality worldwide for 36 cancers in 185 countries. CA Cancer J Clin [Internet]. 2018 Nov [Acesso em: 2024 Jul];68(6):394-424.
13. Garneau JC, Bakst RL, Miles BA. Hypopharyngeal cancer: A state of the art review. Oral Oncol [Internet]. 2018 Nov [Acesso em: 2024 Jul];86:244-50.
14. Eckel HE, Staar S, Volling P, Sittel C, Damm M, Jungehuelsing M. Surgical treatment for hypopharynx carcinoma: Feasibility, mortality, and results. Otolaryngol Head Neck Surg [Internet]. 2001 May [Acesso em: 2024 Jul];124(5):561-9.
15. Maier H, Sennewald E, Heller GF, Weidauer H. Chronic alcohol consumption - the key risk factor for pharyngeal cancer. Otolaryngol Head Neck Surg [Internet]. 1994 Feb [Acesso em: 2024 Jul];110(2):168-73.
16. Jones RF. The Paterson-Brown Kelly syndrome. Its relationship to iron deficiency and postcricoid carcinoma. I. J Laryngol Otol [Internet]. 1961 Jun [Acesso em: 2024 Jul];75:529-43.
17. Krstevska V. Early stage squamous cell carcinoma of the pyriform sinus: A review of treatment options. Indian J Cancer [Internet]. 2012 Apr-Jun [Acesso em: 2024 Jul];49(2):236-44.
18. Shah JP, Patel SG, Singh B, Wong R. Pharynx and esophagus. In: Shah JP, Patel SG, Singh B, Wong R. Head and neck surgery and oncology. New York: Elsevier; 2020. p. 299-64.
19. Amin MB, Greene FL, Edge SB, Compton CC, Gershenwald JE, Brookland RK et al. The eighth edition AJCC cancer staging manual: Continuing to build a bridge from a population-based to a more "personalized" approach to cancer staging. CA Cancer J Clin [Internet]. 2017 Mar [Acesso em: 2024 Jul];67(2):93-9.
20. Park YM, Byeon HK, Chung HP, Choi EC, Kim SH. Comparison study of transoral robotic surgery and radical open surgery for hypopharyngeal cancer. Acta Otolaryngol [Internet]. 2013 Jun [Acesso em: 2024 Jul];133(6):641-8.
21. Kulcsar MV. Câncer da hipofaringe. In: Filho VA, Cernéa CA, Brandão LG. Manual do residente de cirurgia de cabeça e pescoço. 2. ed. Barueri: Manole; 2013. p. 261-74.
22. Becker M, Burkhardt K, Dulguerov P, Allal A. Imaging of the larynx and hypopharynx. Eur J Radiol [Internet]. 2008 Jun [Acesso em 2024 Jul];66(3):460-79.
23. Eckel HE, Bradley PJ. Treatment options for hypopharyngeal cancer. Adv Otorhinolaryngol [Internet]. 2019 [Acesso em: 2024 Jul];83:47-53.
24. Argiris A, Lefebvre JL. Laryngeal preservation strategies in locally advanced laryngeal and hypopharyngeal cancers. Front Oncol [Internet]. 2019 May 31 [Acesso em: 2024 Jul];9:419.
25. Bozec A, Poissonnet G, Dassonville O, Culié D. Current therapeutic strategies for patients with hypopharyngeal carcinoma: Oncologic and functional outcomes. J Clin Med [Internet]. 2023 Feb 3 [Acesso em: 2024 Jul];12(3):1237.
26. Wei WI, Chan JYW. Surgical treatment of advanced staged hypopharyngeal cancer. Adv Otorhinolaryngol [Internet]. 2019 [Acesso em: 2024 Jul];83:66-75.
27. Bradley PJ, Liu L. Open-neck organ preservation surgery for hypopharyngeal cancer: Indications, techniques, limits, and outcomes. Curr Opin Otolaryngol Head Neck Surg [Internet]. 2019 Apr [Acesso em: 2024 Jul];27(2):123-9.
28. Varghese BT, Sebastian P, Mathew A. Treatment outcome in patients undergoing surgery for carcinoma larynx and hypopharynx: A follow-up study. Acta Otolaryngol [Internet]. 2009 Dec [Acesso em: 2024 Jul];129(12):1480-5.
29. Cui J, Wang L, Piao J, Huang H, Chen W, Chen Z et al. Initial surgical versus non-surgical treatments for advanced hypopharyngeal cancer: A meta-analysis with trial sequential analysis. Int J Surg [Internet]. 2020 Oct [Acesso em: 2024 Jul];82:249-59.
30. Chung EJ, Jeong WJ, Jung YH, Kwon SK, Kwon TK, Ahn SH et al. Long-term oncological and functional outcomes of induction chemotherapy followed by (chemo)radiotherapy vs definitive chemoradiotherapy vs surgery-based therapy in locally advanced stage III/IV hypopharyngeal cancer: Multicenter review of 266 cases. Oral Oncol [Internet]. 2019 Feb [Acesso em: 2024 Jul];89:84-94.
31. Jacobs JR, Logemann J, Pajak TF, Pauloski BR, Collins S, Casiano RR et al. Failure of cricopharyngeal myotomy to improve dysphagia following head and neck cancer surgery. Arch Otolaryngol Head Neck Surg [Internet]. 1999 Sep [Acesso em: 2024 Jul];125(9):942-6.
32. Ogura JH, Jurema AA, Watson RK. Partial laryngopharyngectomy and neck dissection for pyriform sinus cancer. Conservation surgery with immediate reconstruction. Laryngoscope [Internet]. 1960 Oct [Acesso em: 2024 Jul];70:1399-417.
33. Laccourreye O, Mérite-Drancy A, Brasnu D, Chabardes E, Cauchois R, Ménard M et al. Supracricoid hemilaryngopharyngectomy in selected pyriform sinus carcinoma staged as T2. Laryngoscope [Internet]. 1993 Dec [Acesso em: 2024 Jul];103(12):1373-9.
34. Martin A, Jäckel MC, Christiansen H, Mahmoodzada M, Kron M, Steiner W. Organ preserving transoral laser microsurgery for cancer of the hypopharynx. Laryngoscope [Internet]. 2008 Mar [Acesso em: 2024 Jul];118(3):398-402.
35. Genden EM, Desai S, Sung CK. Transoral robotic surgery for the management of head and neck cancer: A preliminary experience. Head Neck [Internet]. 2009 Mar [Acesso em: 2024 Jul];31(3):283-9.
36. Park YM, Lee WJ, Lee JG, Lee WS, Choi EC, Chung SM et al. Transoral robotic surgery (TORS) in laryngeal and hypopharyngeal cancer. J Laparoendosc Adv Surg Tech A [Acesso em: 2024 Jul]. 2009 Jun;19(3):361-8.
37. Kraus DH, Pfister DG, Harrison LB, Spiro RH, Strong EW, Zelefsky M et al. Salvage laryngectomy for unsuccessful larynx preservation therapy. Ann Otol Rhinol Laryngol [Internet]. 1995 Dec [Acesso em: 2024 Jul];104(12):936-41.
38. Harrison DFN. Surgical management of hypopharyngeal cancer: Particular reference to the gastric "pull-up" operation. Arch Otolaryngol [Internet]. 1979 [Acesso em: 2024 Jul];105(3):149-52.
39. Triboulet JP, Mariette C, Chevalier D, Amrouni H. Surgical management of carcinoma of the hypopharynx and cervical esophagus: Analysis of 209 cases. Arch Surg [Internet]. 2001 Oct [Acesso em: 2024 Jul];136(10):1164-70.
40. Simo R, Rovira A, Townley W. Salvage treatment options after failed primary treatment of hypopharyngeal cancer. Adv Otorhinolaryngol [Internet]. 2019 [Acesso em: 2024 Jul];83:135-47.

PARTE 11.3 CÂNCER DE BOCA E OROFARINGE

CAPÍTULO 239

Câncer de Lábio

Marcelo Benedito Menezes • Marianne Yumi Nakai

INTRODUÇÃO

Na base de dados do National Cancer Institute SEER, dos EUA, entre 1992 a 2020 o câncer de lábio teve uma incidência de 0,5 caso/100 mil habitantes e a mortalidade foi de 0,02 morte/100 mil casos. O risco de desenvolvimento desse câncer em algum momento da vida foi de aproximadamente 0,1% nesse mesmo período.

O câncer de lábio é mais frequente em homens (0,76 caso/100 mil habitantes) quando comparado às mulheres (0,26 caso/100 mil habitantes), dados obtidos na estatística 2020 National Cancer Institute SEER; porém, há uma tendência dessas incidências se aproximarem. A variação percentual anual (APC) para os homens foi de -7,3% de 2000 a 2006 e -8,1% de 2015 a 2019, nas mulheres foi de somente -1,3% de 2000 a 2019.[1,2]

Acomete mais a faixa etária dos 65 a 74 anos, sendo a idade média de 69 anos (Figura 239.1). É mais comum em brancos na proporção 91,2:1 quando comparados a negros. A sobrevida média em 5 anos é de 90,9% e a mortalidade aumenta com a idade e o sexo. O risco de morrer é maior em homens acima de 85 anos (0,5 morte/100 mil casos – 25 vezes maior que na população em geral) (Figuras 239.2 e 239.3).[1-3]

A maioria dos casos é diagnosticada em uma fase ainda localizada e por isso possuem um prognóstico melhor (Figura 239.4).

No Brasil, os dados oficiais sobre o câncer de lábio são heterogêneos e pouco específicos. As estatísticas nacionais oficiais consideram o câncer de lábio junto das neoplasias malignas de orofaringe misturando-os com os carcinomas de mucosa que possuem etiologia diferente e um comportamento biológico totalmente diverso em relação ao prognóstico, disseminação e agressividade. Justamente por isso, algumas vezes o câncer de lábio é classificado erroneamente como neoplasia de pele, confundindo ainda mais as bases de dados nacionais.

O principal fator de risco para o seu desenvolvimento é a exposição solar prolongada, mas também pode estar relacionada com tabagismo, especialmente os que promovem calor local (p. ex., cigarro de palha, fumo de corda), exposição à radiação UV artificial (p. ex., bronzeamento artificial por câmara) e consumo excessivo de álcool. O risco laboral deve ser considerado em trabalhadores do campo, caminhoneiros, motoristas de táxi e transporte público, ou qualquer outra atividade que necessite permanecer muitas horas exposto ao sol.

O lábio inferior é local mais acometido (90% dos casos) e o carcinoma de células escamosas é o tipo histológico mais frequente (> 95% dos casos). O câncer interno de lábio inferior é cerca de 40 vezes menos frequente que o externo, sugerindo uma relação muito maior com a irradiação solar que com o tabaco. Quase a totalidade das lesões são carcinomas epidermoides; uma porção menor de carcinomas basocelulares com origem na pele dos lábios acomete especialmente as mulheres. Tumores de outras etiologias têm incidência bastante baixa.[4]

PELE × BOCA

O câncer de lábio é um câncer de pele ou mucoso? As lesões de lábio superior têm comportamento que se assemelha ao dos tumores cutâneos e, na maioria das vezes, se originam na porção cutânea e são mais frequentes entre as mulheres. No lábio inferior, o comportamento se torna mais confuso. As lesões da pele são pouco frequentes, não sendo possível distinguir um padrão de comportamento. O mesmo pode-se dizer daquelas que se originam internamente à rima labial, ou seja, de origem exclusivamente mucosa. A sua raridade não permite melhor análise, apesar de inferir-se um comportamento semelhante ao dos tumores mucosos da cavidade oral. Sem dúvida, a região mais acometida é a do vermelhão do lábio inferior, formada por epitélio estratificado pavimentoso paraqueratinizado com tecido conjuntivo subjacente denso, não modelado, ou seja, uma transição entre a pele e a mucosa. Os tumores labiais/carcinomas têm evolução menos agressiva que os tumores da mucosa bucal de andar inferior, especialmente quanto à incidência de metástases regionais. Porém, esse comportamento parece restrito aos tumores iniciais (T1

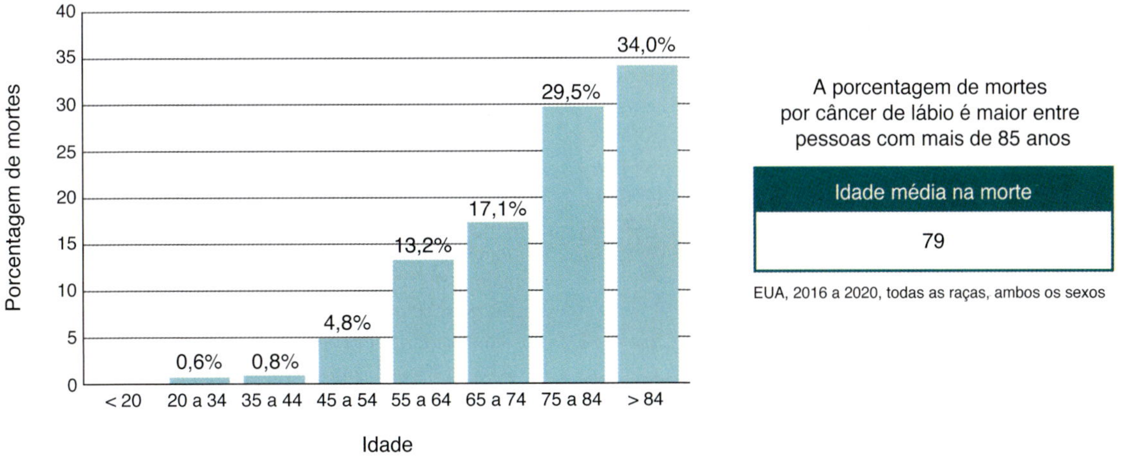

Figura 239.1 Porcentagem de mortes por faixa etária. (Adaptada de: SEER Explorer Application.)

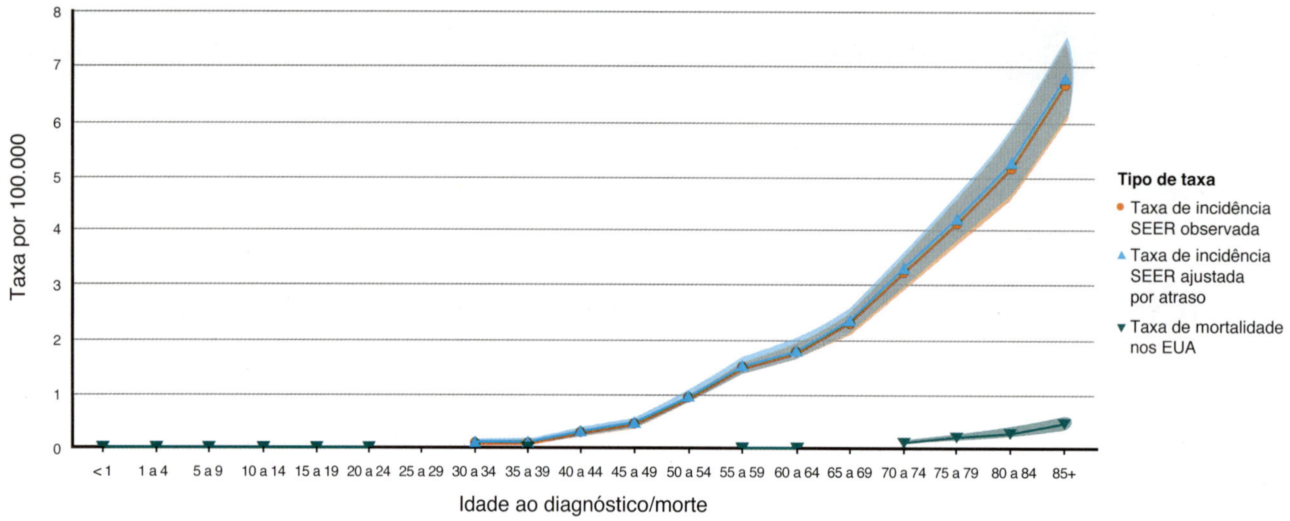

Codificação de raça/etnia:
- As taxas para indígenas americanos/nativos do Alasca incluem apenas casos que estão na Purchase/Referred Care Delivery Area (PRCDA)
- Os dados de incidência para hispânicos e não hispânicos baseiam-se no algoritmo de identificação de latinos hispânicos do NAACCR

Codificação do local do câncer:
- Causa da morte por câncer é definida usando-se os registros de causa de morte do SEER 1969+ (16/04/2012) (https://ser.cancer.gov/codrecode/1969+_d04162012/Index.html)
- Criado por https://ser.cancer.gov/statistics-network/explorer em segunda-feira, 12 de fevereiro de 2024

Figura 239.2 Mortalidade nos EUA por idade no período de 2016 a 2020. (Adaptada de: SEER Explorer Application.)

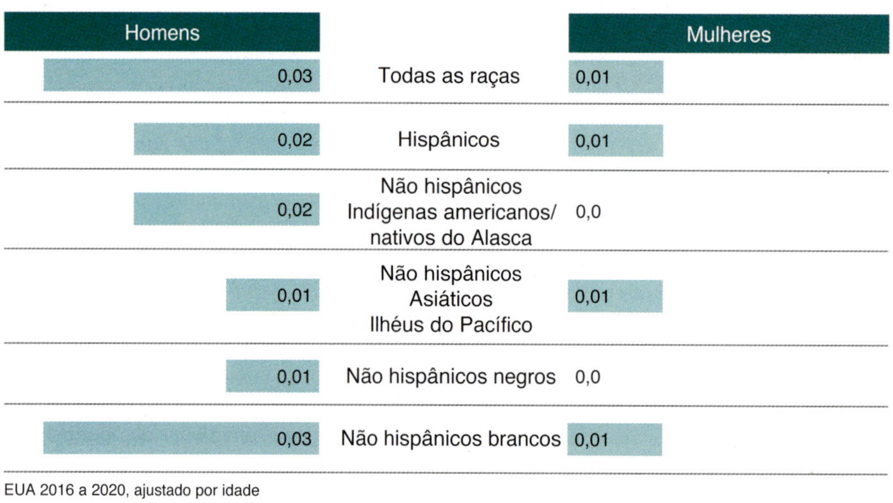

Figura 239.3 Taxa de mortalidade nos EUA por etnia e sexo no período de 2016 a 2020. (Adaptada de: SEER Explorer Application.)

e T2 menores e pouco infiltrativos), lesões maiores são acompanhadas de metástases cervicais mais frequentes que, não raramente, serão a causa da falha no tratamento e pode justificar a realização do esvaziamento cervical, mesmo em casos em que não é identificada uma metástase regional.[5]

O desafio atual é identificar quais casos se beneficiarão da abordagem mais agressiva. É intuitivo a indicação para os tumores muito agressivos, com grande profundidade de invasão e comprometimento mucoso intraoral. Mas o limite entre o inicial e o avançado persiste desconhecido (Figura 239.5).[6]

FATORES DE RISCO

Sol

A exposição solar é, sem dúvida, a principal causa do câncer de lábio, mas não pode ser avaliada de forma isolada. Fatores genéticos estão diretamente implicados, mas há outros mais simples: lesões térmicas causadas por cigarros, cachimbos e charutos.

A queimadura repetida quase sempre no mesmo ponto acaba sendo causa de neoplasia, baseada no mesmo princípio das úlceras de Marjolin: uma área de irritação crônica capaz de induzir a proliferação celular, gerando um tecido instável. Células do tecido cicatricial também são capazes de liberar toxinas pró-mitóticas. Assim como na lesão actínica solar, 75% das lesões assim oriundas são carcinomas espinocelulares. Pensando no padrão clássico das células de Marjolin, espera-se um comportamento mais agressivo, mas não há indícios dessas lesões labiais.

Apesar de a agressão actínica solar ser considerada como fator etiológico principal, a sua associação com o tabagismo e com o etilismo, por vezes, é considerada como indicativo de diagnósticos mais avançados e com pior prognóstico.

Alguns fatores virais podem estar associados a câncer de lábio, sendo os mais prováveis o HPV e o vírus herpes simples.

Quanto à relação profissional, há associação desse tipo de câncer com a atividade rural, apesar de alguns estudos não verem essa relação de forma clara.

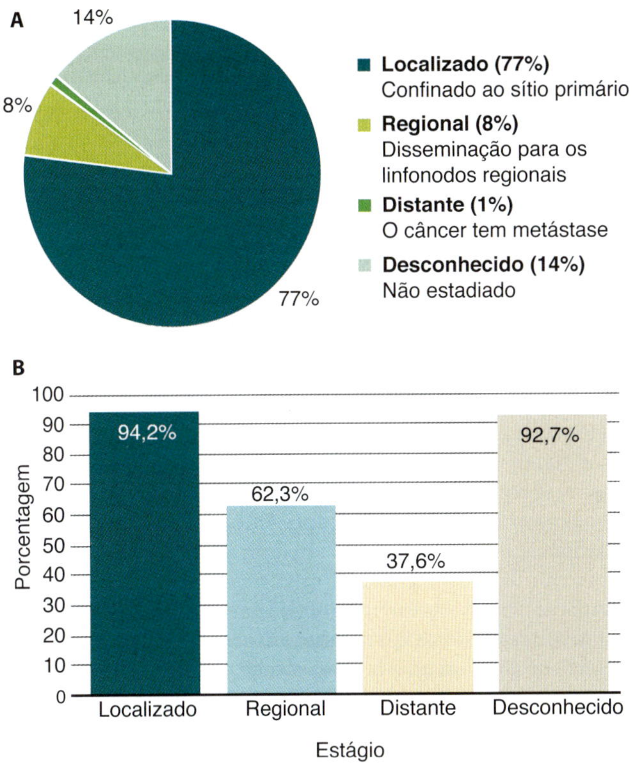

Figura 239.4 Sobrevida de 5 anos por estádio da doença no seu diagnóstico. SEER 22 (excluindo IL/MA) 2013 a 2019, todas as etnias e ambos os sexos por estágio do resumo combinado do SEER. **A.** Porcentagem de casos por estágio; **B.** Sobrevida relativa em 5 anos. (Adaptada de: SEER Explorer Application.)

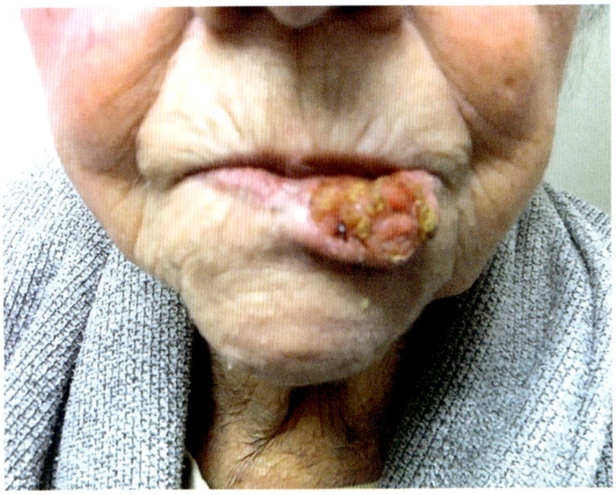

Figura 239.5 Lesão com origem no vermelhão do lábio inferior, indo da comissura à linha média, sem comprometimento de pele. A espessura tumoral parece bastante significativa.

O carcinoma de lábio é uma neoplasia maligna única devido ao lábio ser uma estrutura juncional intermediária entre a pele e mucosa. Corresponde a 12% dos tumores não cutâneos da região da cabeça e pescoço, mas apresenta a menor taxa de mortalidade dentre os tumores dessa região.[7]

Além dos mais frequentes carcinomas espino e basocelulares, outras neoplasias malignas podem acometer os lábios. O melanoma também de origem epitelial e os tumores das glândulas salivares menores são os mais comuns. Bastante raros, também podem ocorrer tumores de linhagem mesenquimal.

DIAGNÓSTICO E ESTADIAMENTO

O diagnóstico é realizado a partir da biopsia incisional da lesão suspeita. O câncer de lábio é estadiado pelo TNM, como mostrado na Tabela 239.1.[8]

A avaliação por exame de imagem é desejável em todos os casos, mas é imperativa nas lesões avançadas (T3 e T4) ou que comprometem a mucosa oral. A tomografia contrastada de face e pescoço e/ou a ressonância magnética contrastada são os exames de escolha, pois permitem avaliar com maior precisão a profundidade de invasão, a extensão do tumor primário para estruturas adjacentes e o acometimento linfonodal nos sítios de drenagem da lesão. A ultrassonografia fica restrita para paciente com tumores iniciais (T1/T2).

Tumores de lábio inferior devem ser avaliados para metástase regional em níveis cervicais mais altos, principalmente I e II. O risco de metástase linfonodal aumenta quanto maior a profundidade de invasão, e especialmente quando a mucosa oral é comprometida.

Em tumores de lábio superior, a extensão para pele extra lábio associada a profundidade de invasão aumenta o risco para metástase em linfonodos dentro da parótida. Essas estruturas precisam ser avaliadas com cuidado no estadiamento do câncer de lábio.

TRATAMENTO

O tratamento do câncer de lábio é primordialmente cirúrgico. As lesões pequenas (T1) permitem ressecções com boa margem de segurança, levando a um baixo índice de recidivas, seja local ou regional, além de permitir uma reconstrução primária com ótimos resultados cosméticos e funcionais. Lesões acima de 2 cm podem demandar reconstruções complexas e ainda necessitar que um esvaziamento cervical eletivo seja realizado. Daí, como em quase todo câncer, a importância do diagnóstico o mais precoce possível. O resultado do tratamento cirúrgico é bom, com sobrevida livre de doença a 5 anos chegando a 86% e recidivas regionais e locais ficando em torno de 5% cada. O fator mais associado às recidivas é relacionado com a margem cirúrgica não satisfatória.[9]

A radioterapia tem bons resultados em carcinomas espinocelulares dos lábios, mas é importante pesar a possibilidade de sequelas maiores que as deixadas pela cirurgia, em especial nas lesões menores.

Os tumores de lábio superior são menos frequentes e costumam se restringir à porção cutânea. Essa particularidade denota uma menor agressividade local e regional. A reparação tende a ser mais simples diante de uma menor importância funcional da porção, mas do ponto de vista estético pode ser bastante desafiadora, especialmente o acometimento da região central, do filtro labial, o resultado estético tende a ser decepcionante. Por outro lado, suas laterais são bem recompostas com retalhos de tecidos vizinhos, retalhos ilhados ou não do sulco nasogeniano e, eventualmente, por enxertos livres. Tumores maiores podem infiltrar estruturas adjacentes, no caso a maxila ou o nariz, tornando a reconstrução desafiadora, com resultados aquém do desejado (Figura 239.6).

A origem do tumor na comissura labial ou seu acometimento torna o tratamento mais complexo. Quase sempre há extensão para a porção mucosa em direção à região jugal, tornando a incidência de metástases regionais próxima à observada em tumores do andar inferior da boca, bem maiores do que é visto em lesões com origem na pele. A perda da função esfincteriana após a exérese é certa. No caso de lesões pequenas, a rotação de retalhos adjacentes de um dos lábios pode até trazer bom resultado funcional, mas o resultado estético será decepcionante. Lesões maiores são acompanhadas de resultados estéticos e funcionais ruins. Frequentes associações de esvaziamento cervical seletivo de I a III do lado

Tabela 239.1 Estadiamento do câncer de lábio pela American Joint Committee on Cancer.[8]

Estágio	Tumor (máxima penetração)*	Metástase linfonodal regional	Metástase a distância
I	T1	N0	M0
II	T2	N0	M0
III	T3 ou	N0	M0
	T1–3	N1	M0
IVA	T1–3	N2	M0
	T4a	N0–2	M0
IVB	T4b	Qualquer N	M0
	Qualquer T	N3	M0
IVC	Qualquer T	Qualquer N	M1
Tumor primário (T)			
T1	Tumor ≤ 2 cm com PI (profundidade da invasão, não espessura do tumor) ≤ 5 mm		
T2	Tumor ≤ 2 cm com PI > 5 mm Ou Tumor > 2 cm e ≤ 4 cm com PI ≤ 10 mm		
T3	Tumor > 2 cm e ≤ 4 cm com PI > 10 mm Ou Tumor > 4 cm com PI ≤ 10 mm		
T4a	Doença local moderadamente avançada Lábio: o tumor invade o osso cortical ou envolve o nervo alveolar inferior, assoalho da boca ou pele da face (p. ex., queixo ou nariz) Cavidade oral: tumor > 4 cm com PI > 10 mm Ou Tumor que invade apenas estruturas adjacentes (p. ex., ao longo do osso cortical da mandíbula ou maxila, ou que envolve o seio maxilar ou a pele da face) NOTA: a erosão superficial do osso/alvéolo dentário (isolado) por um tumor gengival primário não é suficiente para classificar um tumor como T4		
T4b	Doença local muito avançada O tumor invade o espaço mastigatório, placas pterigoides ou a base do crânio e/ou envolve a artéria carótida interna		
Metástase em linfonodo regional (N)			
N1	Metástases em um único linfonodo ipsilateral ≤ 3 cm e sem extensão extranodal		
N2	Metástases em um único linfonodo ipsilateral > 3 cm, mas ≤ 6 cm e sem extensão extranodal Ou Em múltiplos nódulos ipsilaterais ≤ 6 cm e sem extensão extranodal Ou Em linfonodos bilaterais ou contralaterais ≤ 6 cm e sem extensão extranodal		
N3	Metástase em um linfonodo > 6 cm e sem extensão extranodal Ou Em quaisquer linfonodos e extensão extranodal		
Metástase a distância (M)			
M0	Nenhuma metástase a distância		
M1	Metástase a distância		

acometido dificulta a viabilidade de retalhos de vizinhança, assim como a extensão lateral da margem cirúrgica, obrigando o emprego de retalhos distantes ou microcirúrgicos.

O lábio inferior tem sua recuperação funcional como ponto mais desafiador. Perdas salivar e alimentar têm impacto negativo significativo no convívio social. Lesões pequenas restritas ao vermelhão, pouco infiltrativas, são as mais simples de serem tratadas, geralmente com ressecção e sutura borda a borda ou, até mesmo, ressecção do vermelhão e reconstrução com enxerto ou retalho mucoso nas lesões menos infiltrativas e extensas lateralmente. Porém, o envolvimento mucoso força uma ressecção por toda a espessura, aumentando o risco de sequelas e os riscos de recidivas locais e regionais para linfonodos cervicais (Figura 239.7).

O risco das grandes ressecções, além da dificuldade de controle oncológico e eventual necessidade de terapia adjuvante, está na reconstrução estética e, sobretudo, funcionalmente ruim. O mal fechamento da cavidade, gerando incontinência salivar e alimentar, além de problemas fonoarticulatórios, tem grande impacto negativo na qualidade de vida (Figura 239.8).

Esvaziamento cervical e linfonodo sentinela

Lábio superior

Tumores de lábio superior têm sua drenagem para linfonodos dentro da parótida e se comportam de forma parecida com os cânceres de pele. Não há indicação de esvaziamento quando não há evidência de metástase. Entretanto, em pacientes com

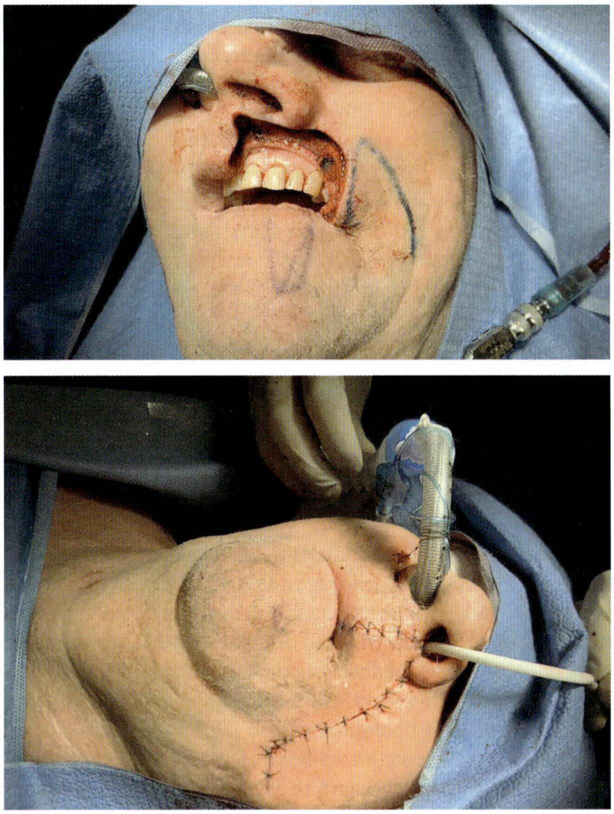

Figura 239.6 Defeito após ressecção de tumor de lábio superior acometendo praticamente a metade do lábio em toda a espessura, poupando a comissura. Apesar da microstomia resultante, obteve-se bom resultado estético e funcional com uso de retalho de avanço a partir do sulco nasolabial ipsilateral.

tumores extensos e invasivos é importante avaliar criteriosamente os sítios de drenagem com exames de imagem, como tomografia e ressonância.

A parotidectomia superficial deve ser incluída no tratamento quando há metástase linfonodal em parótida. Em pacientes que apresentam metástase em níveis cervicais, a parotidectomia superficial também é indicada em associação com o esvaziamento cervical radical do lado acometido, pois considera-se que, para apresentar metástase em níveis cervicais, a via de disseminação passou pela parótida.

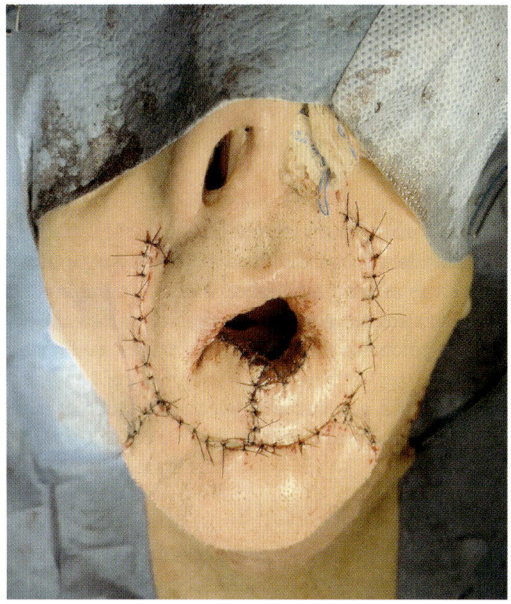

Figura 239.8 Exemplo de reconstrução mal programada ou executada, com impossibilidade de oclusão labial, perda da função esfincteriana e sem contato interlabial.

Lábio inferior

Tumores de lábio inferior podem ter um comportamento de disseminação linfonodal que se assemelha aos cânceres de boca. O risco de metástase aumenta em lesões extensas, e especialmente quando há comprometimento da mucosa oral.

O tratamento do pescoço, quando não há evidência de metástase linfonodal, ainda não é consenso. Faltam estudos de maior grau de evidência para definir a melhor conduta nesses casos; porém, é consenso que lesões pequenas (T1 = < 2 cm) restritas ao vermelhão não necessitam de nenhuma conduta quanto ao tratamento do pescoço. Assim como em pacientes com tumores avançados e invasivos (T4) deve-se incluir o esvaziamento cervical eletivo dos níveis I a III.

A incidência de metástase linfonodal no câncer de lábio é menor quando comparado aos cânceres de mucosa. Existem diversas condutas em pacientes com tumores T2 e T3 sem evidência de metástase linfonodal, e de forma geral, em lesões maiores ou com comprometimento da mucosa oral, é recomendável considerar o esvaziamento eletivo dos níveis I a III.

A avaliação do linfonodo sentinela pode substituir o esvaziamento eletivo nesses casos (T2 e T3 N0). A pesquisa do linfonodo

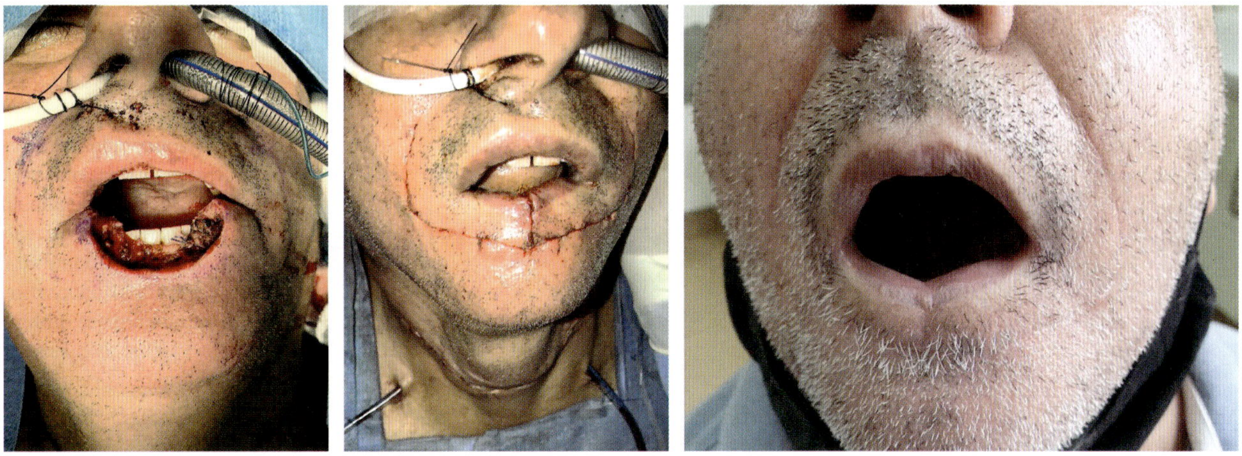

Figura 239.7 Exemplo de ressecção de lesão central em lábio inferior e reconstrução com retalho de Karapandzic, com bom resultado estético e funcional. Nota-se redução do introito oral, mas mantendo boa proporção.

sentinela para o câncer de lábio pode ser feita pela mesma técnica utilizada no melanoma. Para aumentar a positividade do linfonodo sentinela, é recomendável sempre utilizar mais de uma técnica para o mapeamento do linfondo: linfocintilografia associada a *gama probe* e azul patente. Como alternativa, a indocianina verde pode ser utilizada em substituição ao *gama probe* e azul patente, mas essa técnica requer a disponibilidade de equipamentos para captar a fluorescência durante o ato cirúrgico.[6]

Há dezenas de técnicas descritas para reconstrução dos defeitos labiais e, mesmo assim, não é infrequente que nenhuma delas seja satisfatória para a correção do defeito gerado pela ressecção oncológica, sendo necessária a utilização de grandes retalhos pediculados e mesmo enxertos livres. Todo paciente tem que ser pensado individualmente e a equipe preparada para se adequar a novas situações resultantes do tratamento.

CONSIDERAÇÕES FINAIS

Os melhores resultados serão aqueles para o tratamento das menores lesões, fazendo do diagnóstico precoce a maior arma terapêutica. O diagnóstico é fácil, e a simples inspeção facial levantará a suspeita na quase totalidade dos casos. A rápida disposição para a realização da biopsia e intervenção estará associada a índices de cura que se aproximam de 95%. Diante da suspeita clínica, não se retarda o diagnóstico histopatológico e nem o tratamento.

REFERÊNCIAS BIBLIOGRÁFICAS

1. SEER Explorer Application [Internet]. Disponível em: https://seer.cancer.gov/statistics-network/explorer/application.html. Acesso em: 2024 Feb 11.
2. EUA. National Cancer Institute. Cancer Stat Facts: Lip Cancer [Internet]. Disponível em: https://seer.cancer.gov/statfacts/html/lip.html. Acesso em: 2024 Feb 11.
3. Milano AF. Lip cancer: 20-year comparative survival and mortality analysis by age, sex, race, stage, grade, cohort entry time-period and disease duration: A systematic review of 19,213 cases for diagnosis years 1973-2014: (SEER*Stat 8.3.5). J Insur Med [Internet]. 2023 Mar 7 [Acesso em: 2024 Jul];49(4):1-12.
4. Czerninski R, Zini A, Sgan-Cohen HD. Lip cancer: Incidence, trends, histology and survival: 1970-2006. Br J Dermatol [Internet]. 2010 [Acesso em: 2024 Jul];162(5):1103-9.
5. Kavabata NK, Caly DN, Ching TH, Gonçalves AJ, Kowalski LP, Cernea CR. Predictive factors for late cervical metastasis in stage I and II squamous cell carcinoma of the lip. Eur Arch Otorhinolaryngol [Internet]. 2019 [Acesso em: 2024 Jul];276(7):2047-53.
6. Bhandari K, Wang D, Li S, Jiang B, Guo Y, Koirala U et al. Primary cN0 lip squamous cell carcinoma and elective neck dissection: Systematic review and meta-analysis. Head Neck [Internet]. 2015 Sep [Acesso em: 2024 Jul];37(9):1392-400.
7. Zitsch RP. Carcinoma of the lip. Otolaryngol Clin North Am [Internet]. 1993 [Acesso em: 2024 Mar 17];26(2):265-77.
8. Amin MB, Greene FL, Edge SB, Compton CC, Gershenwald JE, Brookland RK et al. The eighth edition AJCC Cancer Staging Manual: Continuing to build a bridge from a population-based to a more "personalized" approach to cancer staging. CA Cancer J Clin [Internet]. 2017 Mar [Acesso em: 2024 Jul];67(2):93-9.
9. De Visscher JM, Van Den Elsaker K, Grond AK, Van Der Wal JE, Van Der Waal I. Surgical treatment of squamous cell carcinoma of the lower lip: Evaluation of long-term results and prognostic factors: A retrospective analysis of 184 patients. J Oral Maxillofac Surg [Internet]. 1998;56(7):814-20.

CAPÍTULO

240

Câncer da Cavidade Oral

Luiz Paulo Kowalski • Leandro Luongo de Matos • Hugo Fontan Köhler

INTRODUÇÃO

Neoplasias malignas da cavidade oral apresentam evolução clínica distinta de acordo com o tipo histológico, estadiamento e subsítio de origem (vermelhão do lábio, mucosa labial, mucosa bucal ou jugal, gengivas inferior e superior, área retromolar, assoalho da boca, língua oral e palato duro). A maioria dos cânceres orais é carcinoma de células escamosas (carcinomas epidermóides, carcinomas escamocelulares, carcinomas espinocelulares [CEC]). Outras neoplasias orais são consideradas raras e incluem melanoma maligno, carcinomas de glândulas salivares menores, sarcomas e linfomas.

Ainda que mais de dois terços das neoplasias orais ocorram em áreas de fácil acesso ao exame direto (como língua e assoalho da boca), o diagnóstico em geral é estabelecido nos estádios clínicos avançados, o que é atribuído à combinação de diversos fatores, entre eles falta de programas de prevenção e de rastreamento, evolução inicialmente pouco sintomática, falta de conhecimento da população e de profissionais da saúde sobre a doença e dificuldades de acesso ao sistema de saúde. Nas fases avançadas, os pacientes podem apresentar sintomas locais severos, como dor, trismo, disfagia, sangramento, perda de peso, e a maior parte apresenta metástases linfonodais.

Carcinomas de células escamosas orais diagnosticados em estádios iniciais podem ser tratados com cirurgia ou radioterapia com altas taxas de controle e baixo risco de sequelas. Por outro lado, os tumores avançados exigem tratamentos agressivos, incluindo cirurgias de grande porte associadas a radioterapia e quimioterapia adjuvantes. Em que pese a radicalidade do tratamento, as taxas de controle são menores e as sequelas físicas, funcionais e psicossociais podem ser significativas.

Neste capítulo, são apresentadas as características epidemiológicas, clinicopatológicas, estadiamento e as bases para o tratamento multidisciplinar das neoplasias orais, com foco em carcinoma de células escamosas.

EPIDEMIOLOGIA

As taxas de incidência e de mortalidade por neoplasias orais variam de acordo com a distribuição por sexo e *status* socioeconômico da população.[1]

Globalmente, em 2020, houve uma estimativa de cerca de 530 mil novos casos de câncer na cavidade oral (C00-C10), representando 2% do total de casos de câncer. Dessas ocorrências, 373 mil foram em homens, correspondendo a uma taxa de 8,46 casos por 100 mil homens. Para as mulheres, foram estimados 157 mil casos novos, o que equivale a uma taxa estimada de 3,20 por 100 mil mulheres. As regiões com as taxas de incidência mais altas para homens incluem a Melanésia, o Sudeste Asiático e a Europa Ocidental; para mulheres, destacam-se a Melanésia e o Sudeste Asiático.[1]

O Instituto Nacional de Câncer (INCA) estima que, durante cada ano entre 2023 e 2025, o Brasil terá cerca de 15.100 novos casos de câncer na cavidade oral, o que equivale a um risco aproximado de 6,99 em cada 100 mil habitantes. Desses casos, 10.900 serão em homens e 4.200 em mulheres, o que representa um risco de aproximadamente 10,30 casos por 100 mil homens e 3,83 por 100 mil mulheres.[2]

Excluindo os tumores de pele não melanoma, o câncer na cavidade oral é classificado como o oitavo tipo mais comum de câncer. Em homens, é mais frequente na Região Sudeste (13,16 por 100 mil), ocupando a quarta posição, e nas regiões Nordeste (8,35 por 100 mil), Centro-Oeste (8,14 por 100 mil) e Norte (4,53 por 100 mil), ficando em quinto lugar. Na Região Sul (10,52 por 100 mil), ocupa a sexta posição. Para as mulheres, é o 13º mais comum nas regiões Sudeste (4,37 por 100 mil), Nordeste (3,87 por 100 mil) e Norte (1,96 por 100 mil), enquanto na Região Centro-Oeste (3,21 por 100 mil) está em 15º lugar. Já na Região Sul (3,60 por 100 mil), é classificado como o 16º mais frequente. Ainda, no Brasil, em 2020, houve um total de 6.192 mortes atribuídas ao câncer na cavidade oral (C00-C10), o que representa um risco de morte de 2,92 a cada 100 mil habitantes. Entre os homens, esse número foi de 4.767 óbitos, correspondendo a uma taxa de 4,60 por 100 mil. Para as mulheres, foram registrados 1.425 óbitos, o que equivale a uma taxa de 1,32 por 100 mil mulheres.[2]

O consumo de tabaco e de bebidas alcoólicas são os principais fatores de risco para o carcinoma de células escamosas oral. Franco et al.[4] mostraram uma relação dose-resposta significativa entre o consumo acumulado de tabaco (cigarros, charuto e cachimbo) ao longo da vida e o risco de câncer oral. O risco de câncer oral devido ao tabaco aumenta exponencialmente com os níveis de consumo de bebidas alcoólicas. Até mesmo o efeito do tabagismo passivo foi confirmado em uma metanálise[5] que mostrou um risco relativo de 1,6 quando havia fumantes em casa ou quando havia fumantes no local de trabalho em uma exposição superior a 15 anos.

O consumo de diferentes bebidas alcoólicas aumenta a permeabilidade da mucosa oral permitindo a ação de vários carcinógenos como as nitrosaminas e ao acetaldeído.[4] Purdue et al.[6] revisaram dados de 15 estudos caso-controle e observaram que houve associações significativas de risco para consumidores de bebidas alcoólicas (risco 1,6 a 6,3 vezes maior). Alguns colutórios comercialmente disponíveis contêm álcool em concentrações elevadas e aumentam o risco para câncer oral (risco 3 vezes maior se usado diariamente).

A cessação do tabagismo e do consumo de álcool tem efeito protetor sobre o risco de cânceres de cabeça e pescoço. Deixar de fumar tabaco resulta já nos primeiros anos em uma redução significativa do risco de câncer de cabeça e pescoço. Para o consumo de álcool, um efeito benéfico só é observado após um período mais prolongado de abandono.

Os carcinogêneos presentes na fumaça do tabaco são convertidos em metabólitos reativos ao DNA por enzimas relacionadas com o citocromo P450 (CYPs). Polimorfismos genéticos de CYP1A1, CYP2E1 e CYP2A6 foram associados a risco de câncer bucal. Por outro lado, GSTM1, GSTM3, GSTP1, GSTT1 e NAT estão envolvidos na detoxificação de metabólitos ativos de vários carcinogêneos derivados do tabaco. A ação carcinogênica do álcool é atribuída principalmente a um de seus metabólitos, o acetaldeído. A atividade de álcool desidrogenase (ADH) e alcooldeidrogenase (ALDH) determinam a quantidade de acetaldeído que é gerado.[5]

A história familiar de câncer em parentes de primeiro grau aumenta o risco de câncer de cabeça e pescoço e é maior se um irmão teve esse tipo de câncer e entre indivíduos que consomem tabaco e álcool. Uma alta frequência de perda de cromossomo 22, principalmente de (22)(q13), tem sido relacionada com a história de câncer familiar.

Diversos estudos demonstraram que a ingestão total de frutas e vegetais tem um efeito protetor no risco de câncer oral.[4]

Chuang et al.[7] reuniram dados de 22 estudos casos-controle e relataram uma associação inversa para a ingestão mais alta de frutas e vegetais. Por outro lado, o risco de câncer de cabeça e pescoço foi maior de acordo com a ingestão de carnes vermelhas e carne processada.

O consumo de mate chimarrão (*ilex paraguariensis)* aumenta significativamente o risco de câncer oral. Por outro lado, observa-se associação inversa entre o consumo de café e o risco de câncer bucal, i. e., observa-se efeito protetor.

Diversas características de saúde bucal, entre elas o trauma crônico provocado por dentes quebrados ou próteses mal ajustadas e a baixa frequência de higiene bucal, têm sido associadas a câncer oral. O uso prolongado de próteses dentárias não é associado a risco de câncer oral, mas úlceras orais crônicas secundárias a próteses mal ajustadas são um fator de risco significativo.

Pacientes portadores de HIV e outros tipos de imunossupressão apresentam risco aumentado para câncer bucal. Em um estudo de coorte com 8.162 receptores de transplante renal foram observados 203 casos de câncer de lábio. O risco foi maior com o uso de azatioprina do que com ciclosporina.[7] Pacientes com anemia de Fanconi apresentam insuficiência da medula óssea e predisposição a diversos tipos de câncer diagnosticados em idades mais jovens que o habitual, entre eles leucemia mieloide aguda e câncer bucal também associado a HPV.

Nas últimas décadas, observa-se um aumento na incidência de câncer de boca (particularmente de língua) e de orofaringe em indivíduos jovens não tabagistas e etilistas. Esses casos frequentemente estão associados a infecção pelo HPV de alto risco (HPV 16 e HPV 18).

CARCINOGÊNESE ORAL

Neoplasias malignas da cavidade oral incluem vários tipos histopatológicos com diferenças significativas em sua história natural, tratamento e prognóstico. A maioria dos cânceres orais é carcinoma de células escamosas. A carcinogênese oral ocorre em múltiplas áreas e é um processo em diversas etapas requerendo o acúmulo de numerosas alterações genéticas e epigenéticas que comprometem a função normal de proto-oncogenes, de genes supressores tumorais e mesmo áreas não codificantes de DNA, levando a alterações da regulação do ciclo celular, diferenciação, proliferação, reparo de DNA, adesão, mobilidade, angiogênese e imunidade.[8]

Agrawal et al.[9] utilizaram sequenciamento do exoma de carcinomas de vias aerodigestivas superiores, mostrando a presença de 609 mutações, sendo as mais frequentemente observadas em *TP53, CDKN2A, PIK3CA, HRAS, FBXW7* e *NOTCH1*. Stransky et al.[10] relataram que as mutações mais frequentemente observadas foram em *TP53, CDKN2A, PTEN, PIK3CA, HRAS, NOTCH1, IRF6* e *TP63*. O receptor do fator de crescimento (EGFR) é um dos mais estudados oncogenes em câncer oral e está frequentemente ativado por mutação ou amplificação. Outras alterações são comumente observadas nas vias WNT e PI3K/AKT/mTOR. Superexpressão de genes das famílias MYC, RAS e ciclina D1 (CCND1) também são importantes na carcinogênese oral.[8]

Hipermetilação promove o silenciamento da função de diversos genes supressores relacionados com controle de ciclo celular, reparo de DNA, adesão celular, transdução de sinal e apoptose. Os genes mais frequentemente metilados na carcinogênese oral são *CCNA1, DAPK, MGMT, SFRP1* e *TIMP3*.[11] MicroRNAs (miRNA) são reguladores da expressão normal de diversos genes em condições normais e patológicas. Hui et al.[12] identificaram miRNAs diferencialmente expressos em carcinomas de cabeça e pescoço. Enquanto miR106b-25 e miR-375 participam da gênese desses tumores, miR451 é um potencial marcador prognóstico.

PATOLOGIA

O carcinoma de células escamosas apresenta diferenciação escamosa caracterizada pela formação de queratina ou presença de pontes intercelulares. A classificação de CEC é baseada em uma avaliação subjetiva do grau de queratinização, pleomorfismo nuclear e atividade mitótica. A invasão local pode ocorrer na forma de folhas sólidas, cordões ou ilhas de células malignas. A membrana basal torna-se menos distinta ou mesmo ausente.

O carcinoma basaloide é uma variante rara e agressiva de CEC. Microscopicamente, tem padrão lobular, cribriforme, tubular, glandular-*like* ou padrões de ninho focalmente conectados ao epitélio da superfície. As células da periferia dos lóbulos podem ser em paliçadas com núcleos hipercromáticos e citoplasma escasso. As áreas centrais dos lóbulos mostram espaços císticos e de comedonecrose.

O carcinoma verrucoso é um tipo menos agressivo, caracterizado por um crescimento exofítico com superfície esbranquiçada a cinzenta. Os achados microscópicos típicos são um epitélio escamoso estratificado bem diferenciado, com poucas atipias e invaginações profundas preenchidas com ortoqueratina ou paraqueratina. A membrana basal pode manter-se intacta e as bordas epiteliais profundas têm um padrão *pushing*.

São, ainda, descritos outros raros tumores malignos da cavidade oral: carcinoma de células fusiformes, carcinoma de células escamosas papilares, carcinoma corniculado, carcinoma epidermoide acantolítico, carcinoma adenoescamoso, carcinomas de glândula salivares menores (carcinoma adenoide cístico, carcinoma mucoepidermoide e adenocarcinoma polimorfo de baixo grau e outros), sarcomas de partes moles (sarcoma de Kaposi, fibrosarcoma, lipossarcoma e outros) e tumores hemotolinfoides (linfoma difuso de grandes células B, linfoma de células do manto, linfoma de Burkitt e outros).[13]

DIAGNÓSTICO DE LESÕES CANCERIZÁVEIS ORAIS

A maior parte das neoplasias orais é diagnosticada em áreas de mucosa sem alterações macroscópicas detectáveis anteriormente. No entanto, alguns pacientes podem apresentar cronicamente algumas lesões clinicamente evidentes e assintomáticas que podem sofrer transformação carcinomatosa.

Ao longo do tempo, foram utilizadas diferentes nomenclaturas para descrever essas lesões: pré-cancerosas, percursoras, potencialmente malignas ou cancerizáveis. A designação mais aceita atualmente é de lesões potencialmente cancerizáveis, porque nem todas elas sofrerão transformação neoplásica durante o curso clínico natural. Essas lesões particulares da mucosa oral são locais, com maior probabilidade de transformação maligna do que a mucosa macroscopicamente normal. O termo não deve ser confundido com condições pré-malignas, as quais se referem a uma alteração generalizada associada a um risco aumentado de câncer (imunossupressão, síndrome de Plummer-Vinson).

As lesões cancerizáveis da mucosa oral são leucoplasia, eritroplasia, fibrose submucosa oral, líquen plano, queilite actínica, queratose palatina e lúpus eritematoso. A leucoplasia, a mais frequente dessas lesões, é uma mancha ou placa predominantemente esbranquiçada que não pode ser caracterizada clínica ou patologicamente como outra doença. As lesões que precisam ser excluídas para diagnosticar leucoplasia são: nevo esponjoso branco, ceratose de atrito, *morsicatio buccarum*, lesão química, candidíase pseudomembranosa aguda, leucoedema, líquen plano, reação liquenoide, lúpus eritematoso discoide, enxerto de pele, leucoplasia pilosa e leucoqueratose nicotínica de palato.[14]

As leucoplasias podem ser homogêneas, manifestando-se como lesões planas brancas, finas com superfície lisa, enrugada ou ondulada, ou não homogêneas, que são lesões predominantemente brancas com lesões vermelhas (leucoplasia moteada), irregulares, planas, ulcerativas, erosivas, nodulares ou exofíticas (verrucosas) (Figura 240.1). Os aspectos histopatológicos podem variar entre atrofia epitelial e hiperplasia (acantose) com vários graus de hiperqueratose e displasia epitelial (leve, moderada ou grave). As taxas relatadas de transformação maligna variam de 0,1 a 17,5%, dependendo do tempo de seguimento, tipo de leucoplasia (maior risco para não homogêneo), presença e grau de displasia e localização (maior na língua e no assoalho bucal).[14]

Eritroplasia é uma mancha ou placa vermelha com superfície lisa ou granular que não pode ser caracterizada clínica ou patologicamente como outra doença definível. O diagnóstico diferencial inclui doenças imunológicas ou inflamatórios (gengivite descamativa, líquen plano eritematoso, lúpus eritematoso discoide, penfigoides, reações de hipersensibilidade e doença de Reiter), infecções (candidíase eritematosa, histoplasmose) e hamartomas ou neoplasias (hemangioma, sarcoma de Kaposi). Em até 90% dos casos, observam-se displasia, carcinoma *in situ* ou carcinoma invasivo no momento do diagnóstico.[13]

O líquen plano é uma doença inflamatória crônica autoimune mais comum em mulheres. As taxas de malignização variam de 0,3 a 5,0%. O aspecto clínico pode ser reticular, atrófico, eritematoso e erosivo. A distinção entre líquen plano, lúpus eritematoso discoide e leucoplasia pode necessitar de uma biopsia.[14]

A queilite actínica é uma alteração crônica do vermelhão do lábio associada a exposição ao sol, sendo mais comum no lábio inferior de homens brancos. A transformação maligna pode ocorrer em até 10% dos casos. A lesão apresenta-se histologicamente como atrofia ou hiperplasia, queratinização, atipia citológica e elastose dos tecidos conjuntivos subjacentes. Clinicamente, observam-se lesões brancas ou vermelhas irregulares associadas a descamação com ou sem úlceras superficiais.[14]

DIAGNÓSTICO DE NEOPLASIAS ORAIS MALIGNAS

Os sinais e sintomas de neoplasias invasivas da cavidade oral podem ser fáceis de reconhecer, mas as manifestações precoces da doença são geralmente leves e pouco valorizadas pelo paciente e pelo médico. A apresentação habitual é de lesão mucosa ou submucosa única e com crescimento progressivo. A maioria delas aparece em áreas de mucosa macroscopicamente normais, enquanto outras, menos frequentes, associam-se a áreas de leucoplasia ou eritroplasia.

As lesões mais frequentes são carcinomas de células escamosas associadas ao consumo de tabaco e de bebidas alcoólicas que se apresentam geralmente como úlcera endurecida e com bordas irregulares. As úlceras podem ser predominantemente exofíticas ou endofíticas (Figura 240.2). Em fases mais avançadas, quando há invasão de músculo ou osso, a dor torna-se frequente e sua intensidade aumenta progressivamente.

Outros sintomas são geralmente associados a doença em estádio avançado, entre eles destacam-se sialorreia, sangramento, amolecimento dentário, halitose, trismo, adenopatia cervical palpável e perda de peso. Em neoplasias orais, a adenopatia cervical antecedendo sintomas locais é infrequente.

Atualmente, a forma de apresentação de carcinomas orais tem mudado devido ao aumento da incidência de casos associados a infecção pelo HPV. Esses tumores em geral ocorrem em pessoas mais jovens, não tabagistas ou etilistas, e predominam na língua. São tumores de pequeno volume e exofíticos não associados a áreas de leucoplasia ou de eritroplasia, e com frequência são associados a metástases cervicais volumosas. Histologicamente, são neoplasias não queratinizadas.

A presença de lesões nodulares submucosas recobertas por mucosa normal ou infiltrada representa tumores originados das glândulas salivares menores, sarcomas ou linfomas (nesses casos, o aspecto é mais difuso). As lesões malignas podem ser maiores do que se pode supor apenas pela inspeção macroscópica, devendo ser palpados para verificar-se a verdadeira extensão para áreas adjacentes e correta mensuração.

Embora a maioria dessas lesões seja isolada, existe um considerável risco de neoplasias malignas primárias múltiplas. Por essa razão, todos os pacientes devem ser submetidos a exame direto cuidadoso do restante da mucosa do trato aerodigestivo superior, incluindo uma nasofibrolaringoscopia. O exame clínico deve prosseguir com palpação bilateral do pescoço. Os linfonodos clinicamente metastáticos são aqueles localizados nas áreas de drenagem regional, com consistência endurecida e superfície irregular, com tendência à diminuição da mobilidade em relação aos planos adjacentes. Utiliza-se a classificação de grupos linfonodais cervicais proposta pelo Memorial Sloan Kettering Cancer Center (Figura 240.3). Os mais frequentemente afetados são os linfonodos submandibulares (nível Ib) ou jugulares altos e médios (níveis II e III).

Lamentavelmente, a maioria dos pacientes tem o diagnóstico de neoplasias orais estabelecido em estádios avançados. O atraso diagnóstico pode estar relacionado com o próprio paciente devido à falta de informação, que dificulta o reconhecimento de sintomas precoces de câncer, e problemas de acesso ao sistema de saúde. Além disso, pacientes com múltiplas comorbidades e que necessitam de auxílio de cuidadores são mais propensos ao diagnóstico tardio. O atraso diagnóstico atribuível aos profissionais da saúde deve-se a falhas no reconhecimento dos sinais e sintomas de lesões cancerizáveis e de câncer em estádio inicial. Esses casos são frequentemente rotulados como portadores de doenças benignas inflamatórias ou traumáticas e são submetidos a exodontias, ou

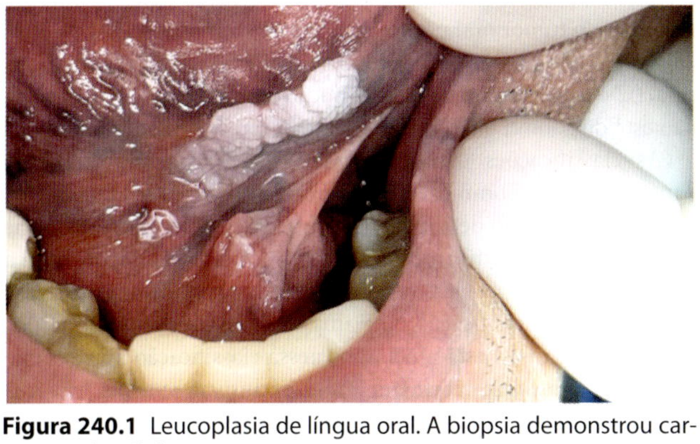

Figura 240.1 Leucoplasia de língua oral. A biopsia demonstrou carcinoma de células escamosas *in situ* na sua porção anterior.

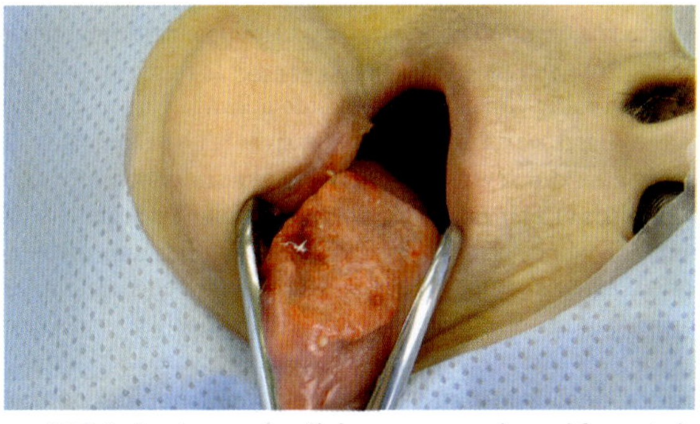

Figura 240.2 Carcinoma de células escamosas bem diferenciado de língua oral acometendo sua borda lateral. A lesão apresenta bordas bem delimitadas e elevadas, além de endurecida ao toque.

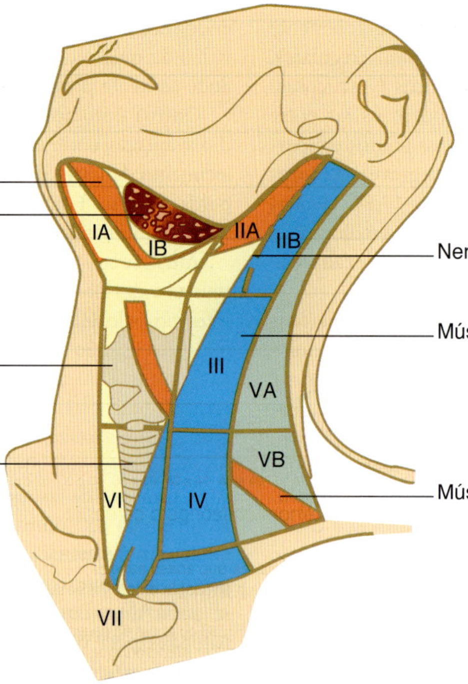

Figura 240.3 Níveis cervicais conforme proposição do Memorial Sloan Kettering Cancer Center.

medicados com anti-inflamatórios e antibióticos. O atraso é prevalente mesmo quando o acesso ao sistema de saúde é facilitado, mas o acesso a profissionais treinados ou especialistas é limitado.

Em todos os pacientes com lesão oral ulcerada ou nodular inicialmente indolor e de crescimento progressivo, independentemente do sexo, faixa etária, hábitos sexuais ou de consumo de tabaco ou de álcool, deve-se considerar o diagnóstico de câncer até prova em contrário. Esses pacientes são candidatos a uma biopsia incisional.

Apesar de diversos métodos não invasivos de biopsia óptica estarem em desenvolvimento e da eventual contribuição da citologia, a biopsia incisional é o único método de diagnóstico definitivo e obrigatoriamente deve ser realizada antes de iniciar-se o planejamento do tratamento oncológico. Ela deve ser realizada sob anestesia local em uma ou mais áreas de tecido suspeito viável, especialmente nas suas bordas. Um resultado anatomopatológico negativo em pacientes com lesões clinicamente suspeitas geralmente está associado a coleta inadequada de material e determina a necessidade de repetir-se a biopsia. Essa ocorrência é mais frequente em tumores de localização mais posterior ou com necrose associada.

ESTADIAMENTO

Uma avaliação clínica completa, contemplando condições clínicas do paciente (estado geral, nutricional, presença de comorbidades), estadiamento do tumor e diagnóstico histológico antes do planejamento do tratamento, é obrigatória.

A classificação clínica TNM tem sido utilizada para resultados de avaliação clínica ou de exames não invasivos (cTNM) ou patológicos (pTNM) para descrever a extensão anatômica dos tumores no seu local de origem (T), disseminação para linfonodos regionais (N) e presença ou não de metástases a distância (M). Para uma melhor definição da extensão local (T) e regional (N, linfonodos cervicais e retrofaríngeos) de um tumor visando o estadiamento e planejamento terapêutico, exames de imagem são frequentemente necessários.

Uma radiografia panorâmica da mandíbula é indicada para pacientes de tumores da gengiva inferior, área retromolar e tumores de áreas adjacentes, como o assoalho da boca e mucosa jugal. A ultrassonografia (USG) pode ser utilizada para avaliação dos linfonodos cervicais, associada ou não a punção aspirativa por agulha fina. Esse procedimento depende de um radiologista treinado, e apesar de prático e de baixo custo, possui reprodutibilidade limitada. O uso da USG intraoral para avaliação do tumor primário ainda é considerado um procedimento experimental e não incorporado à rotina clínica. A tomografia computadorizada (TC) é o exame mais utilizado para avaliar a extensão locorregional do câncer oral devido à boa resolução para avaliação tanto de invasão óssea como de partes moles, além da maior disponibilidade e menor custo. A ressonância magnética (RM) é uma alternativa com melhor resolução para invasão de tecidos moles, mas com mais difícil avaliação de invasão óssea. Esse exame não está disponível em todos os lugares e o custo é maior do que o da TC. Entretanto, possui a maior acurácia na determinação da profundidade de invasão e permite um melhor planejamento de osteotomias mandibulares por avaliar alterações do sinal da camada medular.

Para completar o estadiamento clínico, é obrigatório realizar radiografia ou uma tomografia de tórax para diagnóstico de possível metástase a distância (M) em pulmões. Sempre que houver presença de sintomas sugestivos de metástase a distância ou segunda neoplasia primária em locais específicos, os exames para confirmação diagnóstica devem ser indicados (endoscopias, TC ou RM abdominal). A tomografia por emissão de pósitrons (PET-CT) pode diagnosticar metástases distantes, mas não tem boa resolução de imagem para avaliação do tumor oral primário. O seu uso em pacientes com estágios clínicos III e IV pode demonstrar achados não identificados pela TC e impactar a modalidade inicial de tratamento. Além disso, não está disponível em todos os lugares e seu custo é elevado.

As classificações clínica e patológica TNM propostas pela American Joint Committee on Cancer tiveram suas atualizações publicadas no início de 2017[15] e encontram-se descritas nas Tabelas 240.1 e 240.2, respectivamente. Essa nova publicação incorporou a espessura tumoral na classificação T e sinais de extravasamento extracapsular na classificação N. É importante salientar que, para os tumores dos lábios, estão incluídos nessa classificação aqueles que acometem a mucosa labial. As lesões exclusivamente da pele dos lábios são classificadas conforme os tumores de pele. O estadiamento pela classificação TNM está detalhado na Tabela 240.3.

Tabela 240.1 Classificação TNM clínica para os cânceres da boca.

Classificação T: tumor primário	
Tx	Não é possível avaliar o tumor primário
T0	Sem evidência de tumor primário
Tis	Carcinoma *in situ*
T1	Tumor menor ou igual a 2 cm na sua maior dimensão e com 5 mm ou menos de profundidade de invasão
T2	Tumor menor ou igual a 2 cm na sua maior dimensão e com profundidade de invasão superior a 5 mm, mas com menos de 10 mm Ou Tumor maior que 2 cm, mas com menos de 4 cm na sua maior dimensão e com até 10 mm de profundidade de invasão
T3	Tumor com mais de 4 cm na sua maior dimensão Ou Tumor com mais de 10 mm de profundidade de invasão
T4a	Tumor com invasão da cortical óssea da mandíbula ou seio maxilar ou com invasão da pele da face *Lábio: o tumor invade a porção óssea cortical, nervo alveolar inferior, assoalho da boca ou pele (do mento ou nariz)
T4b	Tumor invade o espaço mastigatório, processos pterigoides, base do crânio ou encarcera a artéria carótida interna
Classificação N: linfonodos regionais	
Nx	Não é possível avaliar os linfonodos regionais
N0	Sem evidência de metástases em linfonodos regionais
N1	Metástase em um único linfonodo, ipsilateral ao tumor primário, com 3 cm ou menos na sua maior dimensão e sem sinais de extravasamento extracapsular
N2a	Metástase em um único linfonodo, ipsilateral ao tumor primário, com mais de 3 cm, mas com menos de 6 cm, na sua maior dimensão e sem sinais de extravasamento extracapsular
N2b	Metástases em múltiplos linfonodos, ipsilaterais ao tumor primário, nenhum deles com mais de 6 cm na sua maior dimensão e sem sinais de extravasamento extracapsular
N2c	Metástases em linfonodos bilaterias ou contralaterias, menores que 6 cm na sua maior dimensão e sem sinais de extravasamento extracapsular
N3a	Metástase em linfonodo maior que 6 cm na sua maior dimensão e sem sinais de extravasamento extracapsular
N3b	Metástase em um único linfonodo ou em múltiplos com sinais de extravasamento extracapsular Nota: considera-se como sinais clínicos de extensão extracapsular presença de envolvimento da pele ou de tecidos moles com fixação profunda/aderência à musculatura adjacente, e sinais clínicos de acometimento de nervos
Classificação M: metástases a distância	
Mx	Não é possível avaliar a presença de metástases a distância
M0	Sem evidência de metástases a distância
M1	Presença de metástases a distância

Adaptada de: AJCC, 2017.[13]

Tabela 240.2 Classificação N patológica para os cânceres da boca.

pNx	Não é possível avaliar os linfonodos regionais
pN0	Sem evidência de metástases em linfonodos regionais
pN1	Metástase em um único linfonodo, ipsilateral ao tumor primário, com 3 cm ou menos na sua maior dimensão e sem sinais de extravasamento extracapsular
pN2a	Metástase em um único linfonodo, ipsilateral ao tumor primário, com menos de 3 cm no maior diâmetro com extravasamento extracapsular Ou Metástase maior que 3 cm, mas com menos de 6 cm na sua maior dimensão e sem extravasamento extracapsular
pN2b	Metástases em múltiplos linfonodos, ipsilaterais ao tumor primário, nenhum deles com mais de 6 cm na sua maior dimensão e sem sinais de extravasamento extracapsular
pN2c	Metástases em linfonodos bilaterias ou contralaterias, menores que 6 cm na sua maior dimensão e sem sinais de extravasamento extracapsular
pN3a	Metástase em linfonodo maior que 6 cm na sua maior dimensão e sem sinais de extravasamento extracapsular
pN3b	Metástase em um único linfonodo maior que 3 cm na sua maior dimensão com extensão extracapsular Ou Múltiplos ipsilateriais, contralateral ou bilateral com extravasamento extracapsular

Nota: as classificações pT e pM seguem a mesma descrição clínica descrita na Tabela 240.1. (Adaptada de: AJCC, 2017.[13])

Tabela 240.3 Estadiamento clínico e patológico dos cânceres da boca pela classificação TNM.

Estádio 0	Tis	N0	M0
Estádio I	T1	N0	M0
Estádio II	T2	N0	M0
Estádio III	T3 T1, T2, T3	N0 N1	M0 M0
Estádio IVA	T4a T1, T2, T3, T4a	N0, N1 N2	M0 M0
Estádio IVB	Qualquer T T4b	N3 Qualquer N	M0 M0
Estádio IVC	Qualquer T	Qualquer N	M1

Adaptada de: AJCC, 2017.[13]

PRINCÍPIOS DO TRATAMENTO DAS NEOPLASIAS ORAIS SEM METÁSTASES A DISTÂNCIA

O planejamento e execução do tratamento de pacientes com neoplasias de cavidade oral requer infraestrutura hospitalar adequada e a experiência de uma equipe multidisciplinar orquestrada, incluindo cirurgião de cabeça e pescoço, cirurgião plástico, radio-oncologista, oncologista clínico, patologista, radiologista, anestesiologista, dentista, fisioterapeuta, fonoaudiólogo, enfermeiro, assistente social, psicólogo, psiquiatra e nutricionista. Além disso, é fundamental que o paciente e a família estejam esclarecidos, motivados e participem de todas as etapas de decisão.

Todas as decisões terapêuticas devem ser baseadas em evidências e confirmadas em equipe, discutindo-se em reuniões clínicas multidisciplinares estruturadas (*tumor board*) e registradas nos prontuários médicos.

O estado geral do paciente bem como a presença de comorbidades podem ser decisivos na escolha do tratamento, e por isso devem ser cuidadosamente avaliados. A avaliação do estado geral é classificada de acordo com os critérios de Karnofsky ou na escala do Eastern Cooperative Oncology Group (ECOG) (Tabela 240.4). Além disso, escalas específicas para avaliação de comorbidades como ACE-27 ou Charlson podem acrescentar informações prognósticas relevantes. Em pacientes idosos, instrumentos específicos para essa faixa etária podem e devem ser utilizados devido às peculiaridades dessa população.

Cuidados odontológicos devem ser realizados prontamente com o objetivo de prevenir infecções pós-operatórias e complicações de radioterapia. Avaliações psicológicas ou psiquiátricas podem ser recomendadas para pacientes selecionados, principalmente em pacientes com tabagismo ou etilismo ativo como forma de suporte para cessação desses hábitos. Suporte nutricional pode ser necessário e deve ser iniciado antes de qualquer tratamento oncológico, principalmente quando há uso de sonda de alimentação nasoenteral ou gastrostomia endoscópica percutânea ou perda de peso significativa.

Novamente, a maioria das neoplasias malignas da boca são carcinomas de células escamosas. Menos de 5% dos casos são tumores originados em glândulas salivares menores, melanoma, sarcomas ou linfomas. Com exceção dos linfomas, todos os demais são tratados por cirurgia, obedecendo os mesmos princípios gerais quanto à ressecção do tumor primário com margens de segurança e na indicação de esvaziamentos cervicais para casos com linfonodos positivos. Existem, entretanto, diferenças na indicação de tratamento eletivo do pescoço e na indicação de radioterapia isolada ou associada a quimioterapia adjuvante.

Todos os pacientes candidatos à cirurgia necessitam de avaliação anestésica pré-operatória e classificação do risco de acordo com os critérios da American Association of Anesthesiologists (ASA). Consulta com um cirurgião plástico especialista em microcirurgia é necessária para o planejamento de alternativas de reconstrução.

Os pacientes com tumores diagnosticados nos estádios clínicos I e II podem ser tratados com cirurgia ou radioterapia. Embora as taxas de sobrevida a longo prazo após os tratamentos sejam semelhantes, a radioterapia não é considerada tratamento de escolha, pois geralmente tem custo mais elevado, apresenta maior morbidade imediata e tardia (cáries de irradiação, xerostomia, osteorradionecrose) e o tempo de execução é mais prolongado. A ressecção radical de um tumor primário em estádio inicial pode ser realizada por técnicas convencionais de baixo custo, sem a necessidade de procedimentos reconstrutivos sofisticados. O risco de complicações pós-operatórias é baixo e a morbidade tardia é mínima. Uma vantagem adicional da cirurgia é poupar radioterapia para o tratamento de recorrências ou segundos tumores primários.

A cirurgia combinada à radioterapia pós-operatória associada ou não a quimioterapia é o tratamento de escolha para a maioria dos tumores diagnosticados em estádios clínicos III e IV. A decisão deve ser individualizada, considerando-se vários fatores tumorais (local, estádio e fatores prognósticos patológicos), fatores relacionados com o paciente (estado geral, comorbidades, preferências e expectativas) e possibilidade de controle da doença e de reabilitação do paciente e, finalmente, a qualidade de vida esperada. Cirurgia curativa está contraindicada nos casos com metástases a distância ou com doença locorregional muito avançada, com fixação à fáscia pré-vertebral, invasão de base do crânio ou comprometimento circular da artéria carótida, critérios esses de irressecabilidade oncológica.

Tabela 240.4 Escalas Karnofsky e ECOG de estado clínico de pacientes oncológicos.

Escala de Karnofsky		Escala do Eastern Cooperative Oncology Group	
100	Normal, sem evidência de doença	**0**	Ativo, sem restrição em relação ás condições anteriores à doença
90 **80**	Sinais e sintomas menores Atividade normal com esforço, alguns sinais e sintomas	**1**	Restrições a atividades físicas que exigem esforço, mas consegue deambular e realizar trabalhos leves
70 **60**	Capaz de autocuidado, incapaz para atividades normais de vida Requer assistência ocasionalmente, mas é capaz de autocuidado	**2**	Capaz de deambular, capaz de autocuidado, mas incapacitado para o trabalho mais que 50% do tempo
50 **40**	Requer assistência e cuidados médicos frequentes Incapacitado, requer assistência e cuidados especiais	**3**	Capaz para autocuidado limitado, confinado ao leito/cadeira mais que 50% do tempo
30 **20** **10**	Muito incapacitado, hospitalização indicada Hospitalização necessária, requer suporte ativo Moribundo	**4**	Incapacitado para autocuidado, totalmente confinado a leito/cadeira
0	Morto	**5**	Morto

O carcinoma de células escamosas da cavidade oral é um tumor radiorresistente. A radioterapia isolada ou combinada com quimioterapia está indicada apenas para os pacientes com tumores não ressecáveis, com risco cirúrgico muito elevado ou aqueles que recusam o tratamento cirúrgico. Quimioterapia, terapias-alvo ou imunomoduladores não são curativos, mas podem ser indicados de modo neoadjuvante ou concomitante à radioterapia adjuvante. Terapias sistêmicas exclusivas somente são indicadas em pacientes com doença avançada ou recidivada não candidatos à terapia locorregional curativa ou em casos com metástases a distância.

Cirurgia para tratamento de neoplasias orais

O tipo e extensão da cirurgia indicada depende da localização e estádio do tumor. Para tratamento cirúrgico radical de neoplasias orais, é necessário obter-se exposição ampla da lesão e a ressecção com margens tridimensionais de pelo menos 1 cm, tratar com esvaziamento cervical os casos com pescoço positivo (esvaziamento de indicação terapêutica) ou os casos de alto risco de metástase oculta (esvaziamento de indicação eletiva) e, por fim, realizar reconstrução imediata do defeito cirúrgico, se possível. Em casos selecionados, a reconstrução tardia pode ser uma opção a considerar. A maioria dos tumores iniciais situados em áreas mais anteriores da cavidade oral pode ser completamente exposta e ressecada por via transoral (Figura 240.4). No entanto, uma incisão médio-labial com ou sem mandibulotomia (mediana ou paramediana) ou mandibulectomia pode ser necessária para se obter exposição adequada, propiciando ressecção radical de tumores mais avançados com extensão profunda e tumores de qualquer tamanho localizados nos locais posteriores da cavidade oral. Além disso, o uso de um retalho "em viseira" pode oferecer uma boa exposição posterior, sem a necessidade da mandibulotomia. Para a ressecção de tumores posteriores e avançados da gengiva superior e do palato duro, pode ser necessário uma incisão de Weber-Ferguson ou *degloving* para a exposição. O uso do vídeo para iluminação ou magnificação pode facilitar a ressecção de tumores mais posteriores.

Recomenda-se inspecionar cuidadosamente e palpar a lesão para planejar a ressecção radical com pelo menos 1 cm de margem tridimensional de segurança. Uma margem é considerada envolvida quando se observa, no exame histológico da peça operatória, a presença de carcinoma invasivo, carcinoma *in situ* ou displasia na borda de ressecção e margem próxima quando menor que 5 mm da borda de ressecção. As margens de ressecção podem incluir segmentos mandibulares de acordo com a necessidade (mandibulectomia marginal ou seccional, hemimandibulectomia, mandibulectomia subtotal).

As ressecções em monobloco do tumor primário com esvaziamento cervical em que é mantida a continuidade do arco mandibular, com ou sem a realização de mandibulectomia marginal, são denominadas genericamente operações *pull-through*. Os casos em que se realiza mandibulectomia seccional ou hemimandibulectomia denominam-se, respectivamente, operação composta e operação COMMANDO – COMbined MAndibulectomy and Neck Dissection Operation (Figura 240.5). Um tipo especial de operação COMMANDO é a retromolar, que inclui não somente a mandíbula, mas também toda a musculatura mastigatória e a loja amigdaliana. As glossectomias são classificadas em parciais, hemiglossectomias, pelveglossectomias (incluem parte do assoalho bucal) e as glossectomias maiores (subtotais, quase totais, totais e ampliadas).

A indicação de esvaziamento cervical é dividida em terapêutica, quando metástases linfonodais são encontradas nos exames pré-operatórios, e eletiva, quando os linfonodos cervicais não são considerados clinicamente ou por imagem como metastáticos, mas o risco de doença microscópica oculta é maior que 20%. A dissecção eletiva do pescoço tem sido utilizada se a lesão for clinicamente maior que 2 cm ou se a profundidade de invasão estimada for superior a 3 a 4 mm. Entretanto, a tendência recente tem sido utilizar o tratamento eletivo do pescoço de forma mais frequente. Não se indica esvaziamento cervical nos casos de tumores de andar superior da cavidade oral com pescoço clinicamente negativo. A biopsia do linfonodo sentinela é uma técnica minimamente invasiva realizada em conjunto com a injeção de radiotraçador e linfocintigrafia, que

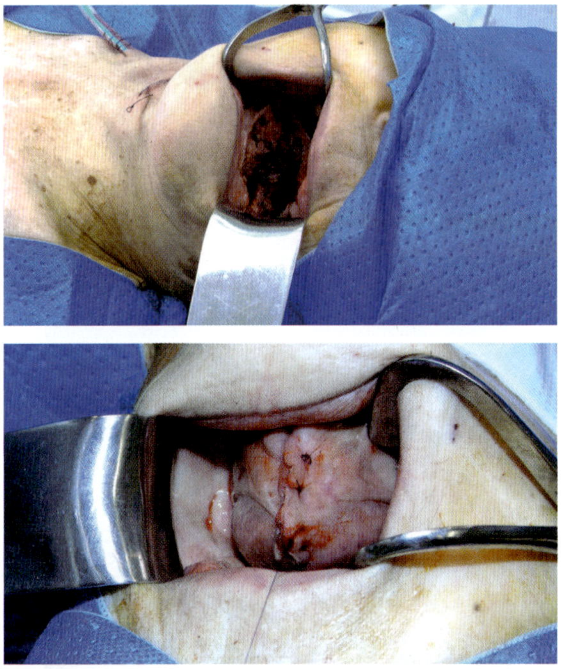

Figura 240.4 Ressecção transoral de carcinoma de células escamosas de cavidade oral com reconstrução primária do defeito. Trata-se de um tumor cT2 após exame físico e tomografia e pT2 após análise patológica. Simultaneamente ao procedimento, realizou-se esvaziamento cervical seletivo dos níveis I a III bilateral.

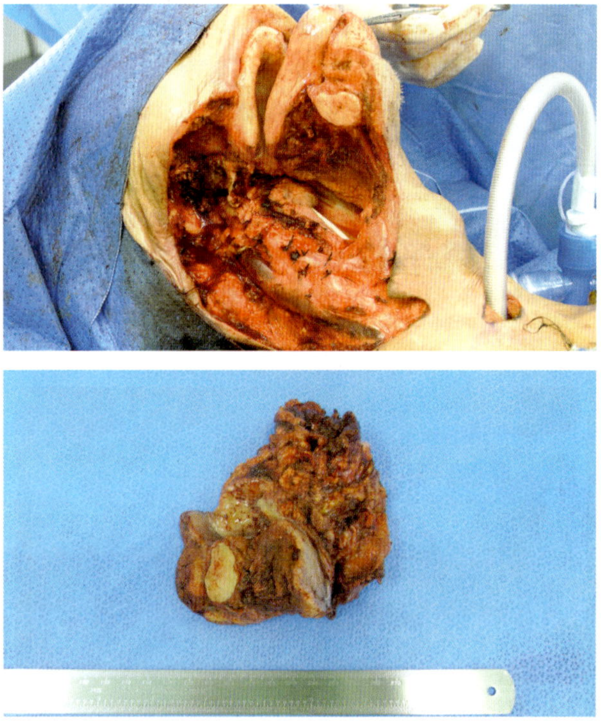

Figura 240.5 Ressecção de tumor do trígono retromolar com remoção da musculatura do espaço mastigatório com desarticulação da mandíbula.

permite a identificação, excisão e análise histológica do(s) linfonodo(s) da primeira estação de drenagem linfática a partir de um determinado tumor, visando a detecção de metástases subclínicas. Considerando-se o alto valor preditivo negativo do método (90 a 100%) e que o linfonodo sentinela representa as demais cadeias linfonodais, o uso dessa técnica pode evitar a morbidade associada a esvaziamento eletivo desnecessário nos pacientes portadores de neoplasias malignas de cavidade oral.

O tipo de esvaziamento cervical eletivo ou terapêutico depende do estádio clínico do pescoço:

- cN0 ou cN1 nos níveis I ou II é a indicação para a dissecção seletiva do pescoço (níveis I, II, III ou I, II, III e IV) (Figura 240.6)
- Outras metástases cN1 e a maioria das cN2a-b são indicações para dissecção radical modificada (níveis I a V com preservação do nervo acessório e/ou músculo esternomastóideo e/ou veia jugular interna (Figura 240.7)
- cN3 é a indicação usual para dissecção radical clássica ou ampliada
- Em pacientes com tumores primários que atravessam a linha média, mas sem linfonodos contralaterais clinicamente positivos, é indicada uma dissecção seletiva dos níveis I a III contralaterais
- cN2c ou cN3 com linfonodos contralaterais positivos são indicações de dissecção radical ipsilateral e dissecção contralateral modificada (com preservação da veia jugular interna) ou dissecção seletiva de níveis I a IV.

As ressecções de neoplasias orais podem causar morbidade funcional e estética significativa, que pode afetar a qualidade de vida dos pacientes. Vários fatores como o local e a extensão do tumor determinam as características do defeito e devem ser levados

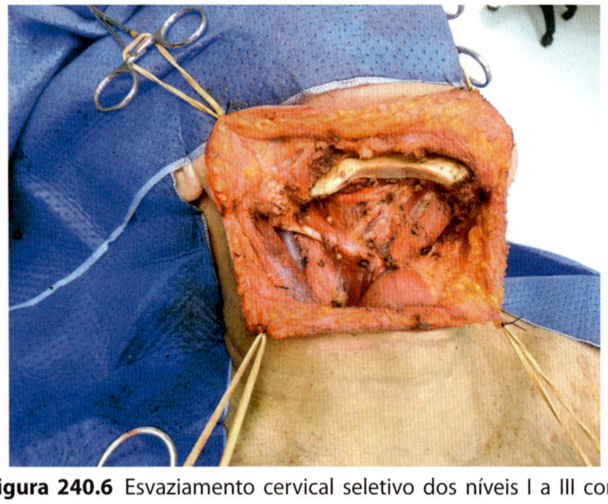

Figura 240.6 Esvaziamento cervical seletivo dos níveis I a III com mandibulectomia marginal por invasão pela metástase linfonodal.

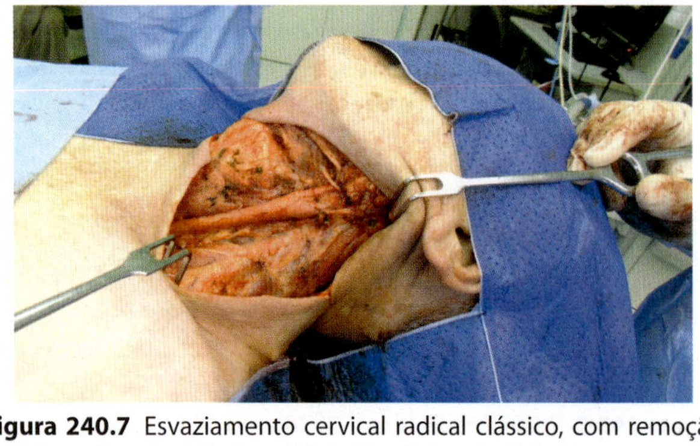

Figura 240.7 Esvaziamento cervical radical clássico, com remoção em bloco dos níveis linfonodais I a V, veia jugular interna, nervo acessório e músculo esternocleidomastóideo.

em conta na seleção da modalidade de reconstrução. Os objetivos da reconstrução são conseguir uma cicatrização adequada das feridas para permitir a radioterapia pós-operatória antes de 6 semanas, otimizar a reabilitação funcional e conseguir os melhores resultados funcionais e cosméticos possíveis. Além disso, a reconstrução pode impactar na obtenção de margens livres e, consequentemente, no prognóstico.

Para a maioria dos pacientes com tumores iniciais, o fechamento primário pode ser a melhor opção. Nos casos de defeitos de tamanho pequeno a moderado, incluindo apenas a necessidade de revestimento e reparo de tecidos moles, podem ser empregados enxertos de pele ou retalhos locais (lingual, miomucoso bucinador, nasolabial, supraescapular) ou retalhos miocutâneos (infra-hióideo e platisma). Até recentemente, os retalhos miocutâneos a distância (peitoral maior, trapézio e grande dorsal) foram considerados ideais para reconstruções tridimensionais maiores e ainda estão entre as opções mais utilizadas atualmente, em particular em pacientes submetidos a glossectomia total.

Atualmente, os transplantes microcirúrgicos são considerados padrão-ouro devido a sua grande versatilidade e segurança. Eles podem permitir a preservação da anatomia dos tecidos não ressecados e uma melhor reabilitação da função e da estética. A seleção do local doador depende da localização e tamanho do defeito, da disponibilidade e da distância dos vasos receptores e do perfil e preferências do corpo do paciente. Para defeitos de tecidos moles de tamanho moderado, os retalhos antebraquial (retalho chinês) e lateral do braço são a primeira opção porque são de menor espessura e preservam, em casos de glossectomia, a mobilidade da língua remanescente (Figura 240.8). Pacientes com defeitos maiores de partes moles são candidatos a retalhos mais espessos, como lateral da coxa, grande dorsal e reto abdominal. Para os casos com necessidade de reconstrução mandibular, o maxilar com a utilização de longos segmentos de osso vascularizado utilizam-se fíbula, escápula ou crista ilíaca.[16]

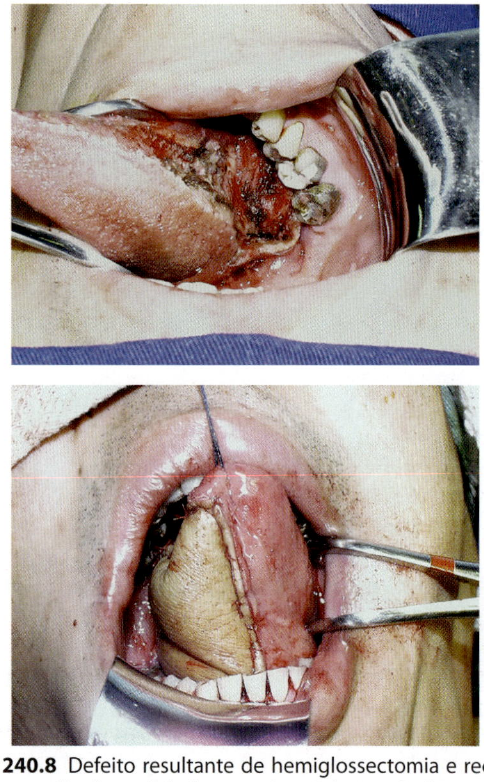

Figura 240.8 Defeito resultante de hemiglossectomia e reconstrução com retalho lateral do braço microcirúrgico. Pode-se observar que a protrusão da língua não foi limitada pela colocação do retalho.

Tratamento adjuvante

A maioria das recidivas que ocorrem após o tratamento cirúrgico de neoplasias orais acontece nos primeiros 2 anos de seguimento e localizam-se no local do tumor primário ou no pescoço. Com o objetivo de reduzir o risco dessas recorrências, a radioterapia pós-operatória é indicada para pacientes com alto risco, como: a) estádio clínico avançado (EC III e IV), b) margens cirúrgicas comprometidas ou exíguas, c) infiltração perineural ou embolização vascular, d) mais de dois linfonodos metastáticos ou metástases em múltiplos níveis no pescoço, e) presença de extensão extracapsular da metástase linfonodal.[15]

A radioterapia é iniciada após a cicatrização (em geral, de 6 a 8 semanas). As doses totais usuais variam entre 60 e 70 Gy. Uma metanálise recente de estudos randomizados demonstrou que os subgrupos de pacientes com tumores ressecados com margens cirúrgicas envolvidas ou com linfonodos metastáticos com extensão extracapsular se beneficiam da associação de quimioterapia concomitante (cisplatina) e radioterapia.[17]

Tratamento de neoplasia oral recorrente e metastática

O risco de recorrências de neoplasias orais depende do tipo histológico, fatores patológicos, local do tumor, estádio e terapia utilizada. As taxas de recidivas locorregionais variam de 25 a 48%, e as metástases a distância em torno de 10%, e raramente ocorrem de forma isolada.

A maioria dos pacientes com doença recorrente foi previamente tratada com radioterapia, quer como tratamento exclusivo para tumores iniciais em estádio clínico (I ou II), quer como tratamento pós-operatório de pacientes com tumores clínicos avançados (III ou IV). Desse modo, a cirurgia de resgate é a única opção de tratamento possível com intenção curativa. A reirradiação é raramente viável como tratamento radical devido a alta morbidade e taxas modestas de controle locorregional. Agra et al.[18] publicaram os resultados a longo prazo de 246 pacientes com carcinoma da cavidade oral e orofaringe recorrente submetidos a cirurgia de resgate com intenção curativa. A sobrevida global foi de 32% em 5 anos. Nas análises multivariadas, o estádio clínico da recorrência (rTNM) e o intervalo livre de doença foram as únicas variáveis significativas que influenciaram o risco de morte.

Para os pacientes que não são candidatos ao tratamento de resgate locorregional, a quimioterapia com taxanos, cisplatina, carboplatina ou metotrexato ou, na maioria das vezes, a combinação de cisplatina (ou carboplatina) e fluorouracil têm sido as alternativas mais empregadas. Um recente estudo randomizado[19] com 442 pacientes com carcinoma de células escamosas de cabeça e pescoço recorrente e metastático (88 tumores de cavidade oral) mostrou que cetuximabe associado a cisplatina-fluorouracil melhorou a sobrevida global como tratamento de primeira linha. A análise de subgrupos mostrou que a melhora mais significativa da sobrevida foi em pacientes com câncer de cavidade oral. Uma opção recente e com uso crescente é a imunoterapia em pacientes com tumores metastáticos, associada ou não a quimioterapia.

RESULTADOS FUNCIONAIS E REABILITAÇÃO

O local e a extensão da ressecção, complicações e sequelas pós-operatórias e tratamento adjuvante contribuem para os resultados cosméticos e funcionais. A radioterapia causa efeitos agudos como mucosite e dermatite actínica. Como efeitos tardios pode-se observar cáries de irradiação, xerostomia e osteoradionecrose, trismo e perda auditiva. Essas complicações e sequelas têm como consequência limitações para vida social e associam-se a deficiências nutricionais, alterações do humor e piora da qualidade de vida.

O comprometimento da fase oral da deglutição pode ser causado pela evolução da doença ou como consequência do tratamento. A avaliação da deglutição pós-tratamento pode ser feita por meio de métodos objetivos, como a videofluoroscopia, ou clínicos, utilizando-se um dos sistemas de classificação validados. Entre os diversos instrumentos disponíveis, os mais utilizados são o M.D. Anderson Dysphagia Inventory (MDADI) e o Qualidade de Vida nos Distúrbios da Deglutição (SWAL-QOL). O MDADI é um inventário autoadministrado e validado, desenvolvido para avaliar o impacto da disfagia na qualidade de vida de pacientes tratados por câncer de cabeça e pescoço. O SWAL-QOL é um dos instrumentos adequados para avaliar o impacto de alterações na deglutição em diferentes aspectos da qualidade de vida.

A inteligibilidade da fala pode ser comprometida tanto pelo tumor como pelo tratamento. A análise perceptiva da inteligibilidade da fala deve ser feita por fonoaudiólogos treinados. A avaliação objetiva pode ser realizada por meio de análises acústicas e espectrográficas. Os fatores que afetam os resultados da fala são a extensão do tumor, preservação de partes da língua e do assoalho da boca, método de reconstrução e terapia adjuvante. Para melhorar os resultados funcionais, a deglutição precoce e a fonoterapia sob a supervisão de um terapeuta treinado são essenciais.

A ressecção da glândula submandibular faz parte do esvaziamento cervical e causa diminuição significativa da produção da saliva não estimulada e consequente impacto nos sintomas da xerostomia. A xerostomia induzida por radiação é mais frequente e ainda mais grave. Os métodos de prevenção incluem a transferência cirúrgica da glândula salivar submandibular, o uso de amifostina, pilocarpina ou betanecol, ou o uso de técnicas de radiação que poupam as glândulas salivares (IMRT).

TUMORES PRIMÁRIOS MÚLTIPLOS

Pacientes com carcinoma de células escamosas de cavidade oral têm o risco de desenvolver vários outros tumores primários. A maioria desses cânceres está localizada na mucosa do trato aerodigestivo superior, pulmões ou esôfago. Há uma forte associação entre a continuidade do consumo de tabaco e álcool, o estádio inicial do tumor, índice e o tempo de seguimento com o risco de tumores primários múltiplos. As taxas de tumores primários múltiplos variam de 3,7 a 6% por ano durante o período de seguimento.

Um seguimento próximo com exame oral e laringoscopia deve ser rotina com o objetivo de diagnosticar também segundo tumor primário. A eficácia dos primeiros relatos sobre o uso de endoscopia tríplice (laringoscopia, broncoscopia e esofagoscopia) não está estabelecida. Em pacientes tabagistas ou ex-tabagistas, o rastreamento de segundo tumor primário de pulmão utilizando TC de baixa taxa de dose deve ser oferecida.

PROGNÓSTICO

A maioria das publicações sobre os resultados a longo prazo de uma série de pacientes tratados com neoplasias orais usa o estádio TNM porque é um preditor significativo de sobrevida. A classificação TNM é baseada na extensão anatômica do tumor e considera que tumores do mesmo local de origem e histologia têm história natural semelhante. Várias características relacionadas com o paciente, como faixa etária, gênero, etnia, estado nutricional, comorbidades e gravidade dos sintomas, são fatores prognósticos significativos. A dor local, a odinofagia ou a otalgia são manifestações de câncer de cavidade oral invasivo e geralmente de crescimento rápido ou avançado.[20]

O valor prognóstico da classificação histológica do carcinoma de células escamosas oral (bem, moderadamente ou pouco diferenciado) é controverso. No entanto, a identificação de alguns subtipos histológicos infrequentes de carcinoma de células escamosas, bem como uma ampla gama de características tumorais, como margens cirúrgicas, profundidade de invasão, infiltração perineural, embolização vascular, e padrão de invasão, tem sido associada a risco de metástase linfonodal e mau prognóstico. O número, tamanho, localização e presença de disseminação extracapsular de metástase linfonodal regional também estão relacionados com baixas taxas de sobrevida.[20]

SEGUIMENTO

O risco de recorrência é maior nos dois primeiros anos após o tratamento e a maioria ocorre no local do tumor primário ou em linfonodos cervicais. Recomenda-se seguimento com consultas bimestrais ou trimestrais nos dois primeiros anos, semestrais até o quinto ano e anuais a partir de então.

Nas consultas de seguimento realiza-se exame clínico incluindo oroscopia, laringoscopia e palpação do pescoço. A aquisição de imagens por TC ou RM é realizada a cada 6 meses após o tratamento. Radiografia simples ou tomografia de tórax é realizada anualmente. Caso o paciente tenha sido submetido a radioterapia dos campos cervicais, a dosagem semestral de TSH é recomendada.

REFERÊNCIAS BIBLIOGRÁFICAS

1. Curado MP, Hashibe M. Recent changes in the epidemiology of head and neck cancer. Curr Opinion Oncol [Internet]. 2009 [Acesso em: 2024 Jul]; 21:194-200.
2. Ferlay J, Colombet M, Soerjomataram I, Parkin DM, Piñeros M, Znaor A et al. Cancer statistics for the year 2020: An overview. Int J Cancer [Internet]. 2021 Apr 5 [Acesso em: 2024 Jul].
3. Ministério da Saúde. Instituto Nacional do Câncer. Estimativa 2023: Incidência de câncer no Brasil. Rio de Janeiro: INCA; 2022.
4. Franco EL, Kowalski LP, Oliveira BV, Curado MP, Pereira RN, Silva ME et al. Risk factors for oral cancer in Brazil: A case-control study. Int J Cancer [Internet]. 1989 Jun 15 [Acesso em: 2024 Jul];43(6):992-1000.
5. Lee YC, Boffetta P, Sturgis EM, Wei Q, Zhang ZF, Muscat J et al. Involuntary smoking and head and neck cancer risk: Pooled analysis in the International Head and Neck Cancer Epidemiology Consortium. Cancer Epidemiol Biomarkers Prev [Internet]. 2008 Aug [Acesso em: 2024 Jul];17(8):1974-81.
6. Purdue MP, Hashibe M, Berthiller J, La Vecchia C, Dal Maso L, Herrero R et al.. Type of alcoholic beverage and risk of head and neck cancer: A pooled analysis within the INHANCE Consortium. Am J Epidemiol [Internet]. 2009 [Acesso em: 2024 Jul];169:132-42.
7. Chuang SC, Jenab M, Heck JE, Bosetti C, Talamini R, Matsuo K et al. Diet and the risk of head and neck cancer: A pooled analysis in the INHANCE Consortium. Cancer Causes Control [Internet]. 2012 [Acesso em: 2024 Jul];23:69-88.
8. Silva SD, Ferlito A, Takes RP, Brakenhoff RH, Valentin MD, Woolgar JA et al. Advances and applications of oral cancer basic research. Oral Oncology [Internet]. 2011 [Acesso em: 2024 Jul]; 47:783-91.
9. Agrawal N, Frederick MJ, Pickering CR, Bettegowda C, Chang K, Li RJ et al. Exome sequencing of head and neck squamous cell carcinoma reveals inactivating mutations in NOTCH1. Science [Internet]. 2011 Aug 26 [Acesso em: 2024 Jul]; 333(6046):1154-7.
10. Stransky N, Egloff AM, Tward AD, Kostic AD, Cibulskis K, Sivachenko A et al. The mutational landscape of head and neck squamous cell carcinoma. Science [Internet]. 2011 Aug 26 [Acesso em: 2024 Jul];333(6046):1157-60.
11. Rettori MM, Carvalho AC de, Longo AL, Oliveira CZ de, Kowalski LP, Carvalho AL et al. TIMP3 and CCNA1 hypermethylation in HNSCC is associated with an increased incidence of second primary tumors. J Transl Med [Internet]. 2013 Dec 20 [Acesso em: 2024 Jul];11:316.
12. Hui AY, Lenarduzzi M, Krushel T, Waldron L, Pintilie M, Shi W et al. Comprehensive MicroRNA profiling for head and neck squamous cell carcinoma. Clin Cancer Res [Internet]. 2010 Feb 15 [Acesso em: 2024 Jul];16(4):1129-39.
13. Pereira MC, Oliveira DT, Landman G, Kowalski LP. Histologic subtypes of oral squamous cell carcinoma: Prognostic relevance. J Can Dent Assoc [Internet]. 2007 May [Acesso em: 2024 Jul];73(4):339-44.
14. Warnakulasuriya S, Johnson NW, van der Waal I. Nomenclature and classification of potentially malignant disorders of the oral mucosa. J Oral Pathol Med [Internet]. 2007 Nov [Acesso em: 2024 Jul];36(10):575-80.
15. Amin MB, Edge SB, Greene FL, Byrd DR, Brookland RK, Washington MK et al. AJCC cancer staging manual. 8th ed. Chicago: Springer; 2017.
16. Cordeiro PG. Frontiers in free flap reconstruction in the head and neck. J Surg Oncol [Internet]. 2008 Jun 15 [Acesso em: 2024 Jul];97(8):669-73.
17. Winquist E, Oliver T, Gilbert R. Postoperative chemoradiotherapy for advanced squamous cell carcinoma of the head ane neck: A systematic review with meta-analysis. Head Neck [Internet], 2007 Jan [Acesso em: 2024 Jul];29(1):38-46.
18. Agra IG, Carvalho AL, Kowalski LP, Campos OD de, Martins EP, Magrin J et al. Prognostic factors in salvage surgery for recurrent oral and oropharyngeal cancer. Head Neck [Internet]. 2006 Feb [Acesso em: 2024 Jul];28(2):107-13.
19. Vermorken JB, Mesia R, Rivera F, Remenar E, Kawecki A, Rottey S et al. Platinum-based chemotherapy plus cetuximab in head and neck cancer. N Engl J Med [Internet]. 2008 Sep 11 [Acesso em: 2024 Jul];359(11):1116-27.
20. Baatenburg de Jong RJ, Hermans J, Molenaar J, Briaire JJ, Cessie S le. Prediction of survival in patients with head and neck cancer. Head Neck [Internet]. 2001 Sep [Acesso em: 2024 Jul];23(9):718-24.

CAPÍTULO 241

Câncer de Orofaringe

Rafael De Cicco • Renan Lira • José Guilherme Vartanian

INTRODUÇÃO

A incidência de tumores malignos de orofaringe tem aumentado em todo mundo.[1] O carcinoma de células escamosas, responsável pela vasta maioria de casos, tem dois perfis etiológicos distintos: os relacionados com carcinógenos do álcool e do tabaco e os relacionados com o papilomavírus humano (HPV). A diversidade de etiologia se reflete em vários aspectos epidemiológicos, sociais e clínicos da doença, como idade, sexo, *status* clínico, nível socioeconômico, radiossensitividade e prognóstico.[2,3] Em virtude das diferenças significativas, o carcinoma de orofaringe HPV relacionado vem sendo cada vez mais visto como um tumor diferente dos demais, inclusive com potenciais implicações nas estratégias terapêuticas.[4] Por isso, desde 2018, o sistema TNM de estadiamento de tumores passou a incorporar o *status* HPV para prever o prognóstico de pacientes com tumores de orofaringe.[5,6]

O diagnóstico precoce é difícil devido à escassez de sintomas quando ainda em estágios iniciais, e frequentemente é confundido com quadros inflamatórios e infecciosos recorrentes. Na maioria dos casos, a apresentação clínica que leva ao diagnóstico é o surgimento de nódulo cervical percebido pelo paciente, palpado pelo médico ou flagrado em exames de imagem.

Importantes avanços no tratamento dos carcinomas de orofaringe nos últimos anos, como a radioterapia de intensidade modulada (IMRT), cirurgia robótica transoral (TORS), novas técnicas de reconstrução e reabilitação, além da terapias-alvo e imunoterapia, têm diminuído significativamente a morbidade terapêutica nesse cenário. No entanto, a morbimortalidade ainda é elevada, especialmente em casos avançados não relacionados com HPV, que ainda são maioria no Brasil, em virtude do seu cenário socioeconômico e diagnóstico tardio.[7]

EPIDEMIOLOGIA

O câncer da orofaringe tem incidência mundial estimada de 106.400 casos, com mortalidade estimada em 52.305 casos em 2022. Nos EUA, estimam-se 15.764 novos casos de neoplasias da faringe, sendo 12.940 em homens e 2.824 em mulheres, com 2.660 mortes estimadas em 2019.[8,9] No Brasil, a incidência anual foi estimada em 4.551 casos para 2018, com mortalidade estimada em 3.466 casos, correspondendo a cerca de 5 a 8% das neoplasias malignas em homens e 2% em mulheres no período.[10,11]

O sítio mais acometido é a tonsila palatina, e mais de 90% dos casos são do tipo carcinoma de células escamosas. O prognóstico desses tumores depende da etiologia (HPV relacionado ou não), estádio e sítio acometido, e a causa de morte mais frequente pelo carcinoma de células escamosas de orofaringe é a recidiva locorregional, que comumente ocorre nos dois primeiros anos após o tratamento inicial.[10]

FATORES DE RISCO

Historicamente, os fatores de risco mais comumente associados para as neoplasias de orofaringe têm sido o tabagismo e a ingestão de bebidas alcoólicas.[10] Contudo, dados epidemiológicos recentes demonstraram um aumento na incidência global desses tumores, principalmente os da região tonsilar e da base da língua, com um importante aumento de novos casos em pacientes mais jovens, com menos de 60 anos, sem história de tabagismo ou consumo de bebidas alcoólicas e sexualmente ativos, em especial em países desenvolvidos, a partir das décadas de 1990 e 2000, enquanto a incidência nas outras neoplasias de vias aerodigestivas superiores, como laringe, hipofaringe e cavidade oral, sofreu queda no mesmo período.[11,12] Não coincidentemente, o consumo de tabaco também sofreu uma redução global.[11] Com isso, a associação desse tipo de neoplasia com a infecção pelo HPV como fator de risco ganhou destaque nas últimas décadas, e atualmente o HPV, especialmente o subtipo 16, é considerado carcinogênico para cavidade oral e orofaringe pelas entidades Organização Mundial de Saúde (OMS) e International Agency for Research on Cancer (IARC), tornando-se o principal fator de risco para carcinoma de orofaringe.[12]

HPV: cenários mundial e nacional

Recentes pesquisas apontam que a infecção por HPV ultrapassou o tabaco e o álcool como fatores de risco mais prevalentes sobre o carcinoma de células escamosas de orofaringe nos EUA, e estimativas apontam que a incidência dessa neoplasia relacionada com HPV tende a crescer exponencialmente e se tornar o câncer de cabeça e pescoço mais incidente até 2030. Na Suécia, assim como em outros países desenvolvidos, foi descrita prevalência de 85% de casos de câncer de orofaringe relacionados com HPV.[1,13]

No entanto, em alguns países, como o Brasil, a prevalência e as características epidemiológicas e clínicas do carcinoma de orofaringe relacionado com HPV parecem diferir daqueles relatados durante as últimas décadas na Europa e nos EUA.[14,15] Estudos realizados no Brasil mostram prevalência de relação com HPV nos carcinomas de orofaringe variando entre 10 e 27%.[16] Corroborando esses dados, uma revisão sistemática de Matos et al.[7] sobre a infecção pelo HPV na população brasileira encontrou uma taxa de positividade de somente 27,4% para o HPV entre os pacientes com câncer de cavidade oral e de orofaringe, sendo que a proporção de tabagistas (87,8%) e etilistas (75,2%) na população brasileira acometida pela neoplasia ainda é muito superior à encontrada nas coortes americanas e europeias. O estudo de De Cicco et al.[17] com 215 pacientes portadores de carcinoma de células escamosas de orofaringe testados para HPV demonstrou infecção presente em 59,1% dos casos. Observa-se, portanto, que a prevalência de casos de neoplasia de orofaringe relacionadas com HPV no Brasil, apesar de crescente, ainda está longe dos índices relatados atualmente nos EUA e Europa.

QUADRO CLÍNICO

Os primeiros sinais de neoplasias invasivas da orofaringe muitas vezes são sutis e desconsiderados por pacientes e médicos. Tipicamente, a doença manifesta-se como uma lesão mucosa ou submucosa isolada, com crescimento progressivo (Figuras 241.1 e 241.2). Os carcinomas de células escamosas geralmente se apresentam como úlceras com bordas irregulares e áreas infiltrativas (Figura 241.3). Lesões nodulares submucosas podem sugerir tumores das glândulas salivares menores, sarcomas ou linfomas. Em estágios avançados, com invasão de músculo ou osso, a dor se intensifica, acompanhada de sintomas como odinofagia, disfagia, sangramento, halitose, trismo, metástases cervicais palpáveis, otalgia reflexa e perda ponderal significativa. A metástase cervical pode preceder sintomas locais em

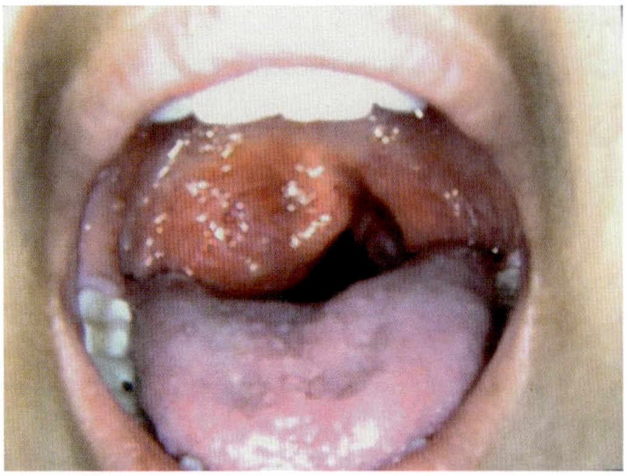

Figura 241.1 Lesão ulcerovegetante em tonsila esquerda com diagnóstico de carcinoma de células escamosas.

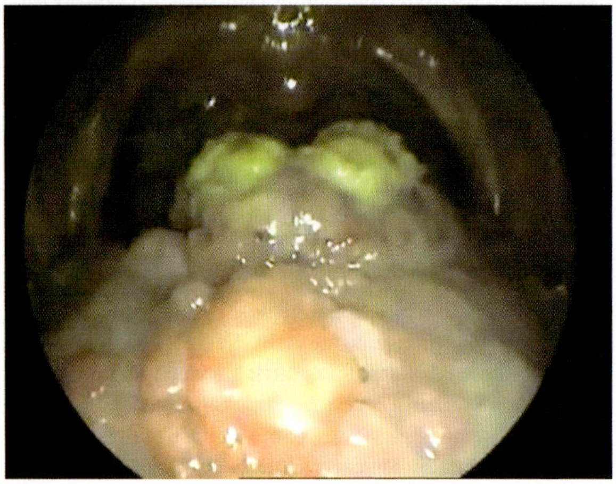

Figura 241.2 Lesão vegetante e infiltrativa em base de língua visualizada em exame de laringoscopia.

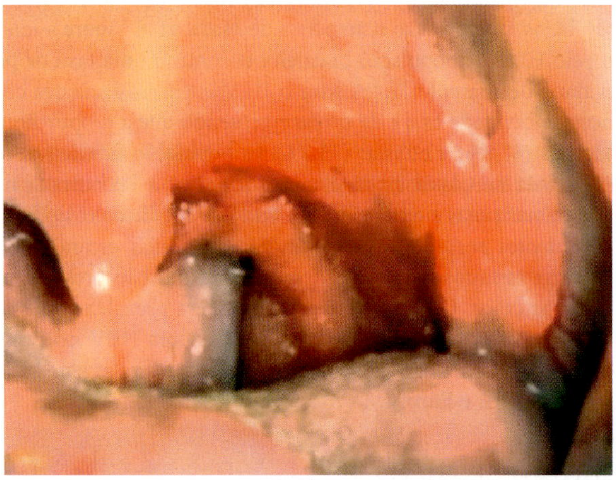

Figura 241.3 Lesão infiltrativa em região de palato mole com diagnóstico de carcinoma de células escamosas relacionada com HPV.

alguns casos. Linfonodos metastáticos apresentam consistência rígida, superfície irregular e redução da mobilidade, sendo os jugulocarotídeos altos e médios os mais afetados.

DIAGNÓSTICO

Para toda a lesão ulcerada ou nodular progressiva e inicialmente indolor, o diagnóstico de câncer deve ser considerado (Figura 241.4). Esses pacientes devem ser submetidos a biopsia incisional para

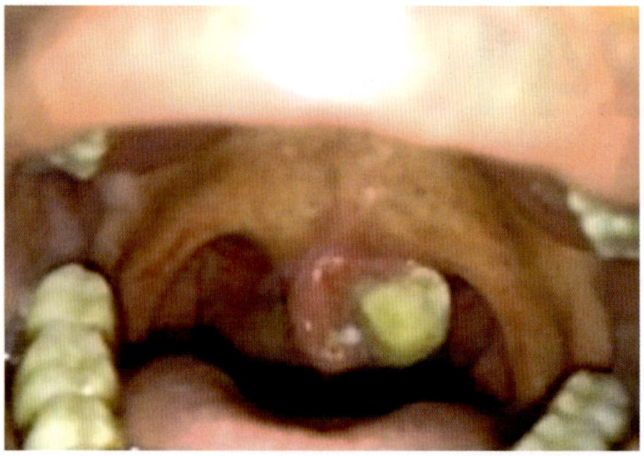

Figura 241.4 Lesão ulceroinfiltrativa em úvula com diagnóstico de carcinoma de células escamosas.

diagnóstico, realizada sob anestesia local nas bordas do tecido suspeito. Um resultado negativo pode resultar de coleta inadequada, necessitando de repetição da biopsia, especialmente se o tumor estiver em localização posterior ou associado a necrose. Após o diagnóstico de neoplasia maligna, deve-se realizar o estadiamento clínico a partir de exame locorregional (Vídeo 241.1) e nasofibrolaringoscopia (ver Figura 241.2), além de estadiamento radiológico com tomografia computadorizada (Figuras 241.5 a 241.8) ou ressonância magnética da face e pescoço e radiografia de tórax. O FDG-PET/CT pode ser utilizado para estadiamento, principalmente em tumores relacionados com HPV, e nos casos em que não foi identificado o tumor primário, com diagnóstico a partir de metástase cervical.

ESTADIAMENTO

O estadiamento atual, baseado na 8ª edição do Manual de estadiamento do câncer da American Joint Committee on Cancer (AJCC), introduziu mudanças significativas que permitem uma melhor estratificação prognóstica dos pacientes em subgrupos clinicamente relevantes.[5]

As mudanças relacionadas com o câncer de orofaringe são a nova classificação para carcinoma de células escamosas p16-positivo, que apresenta diversas alterações nas categorias de T do

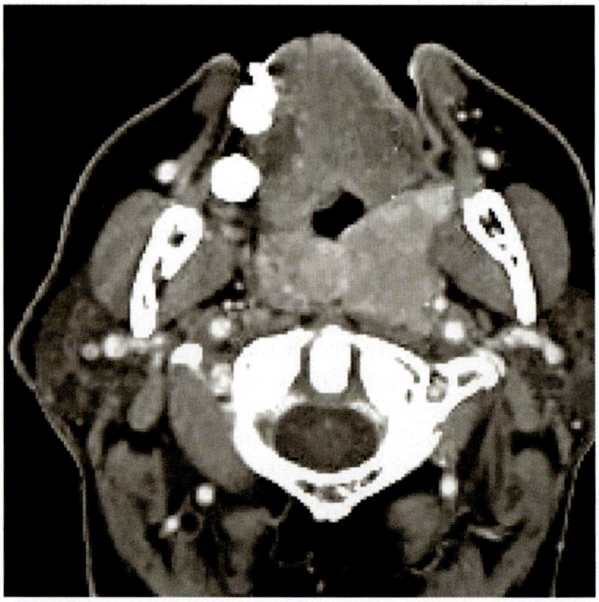

Figura 241.5 Tomografia computadorizada evidenciando lesão de palato mole em corte axial.

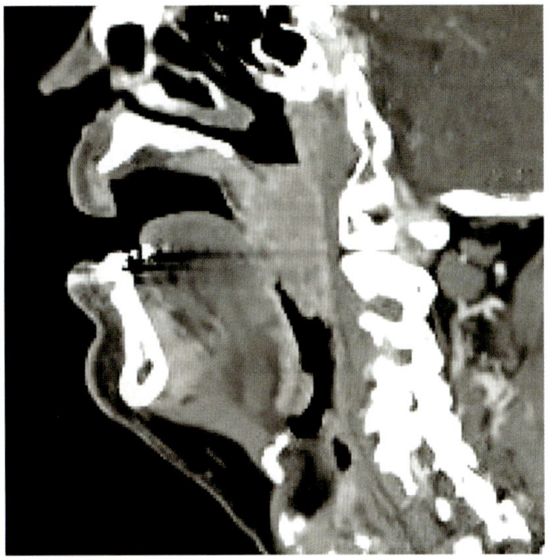

Figura 241.6 Tomografia computadorizada evidenciando lesão de palato mole.

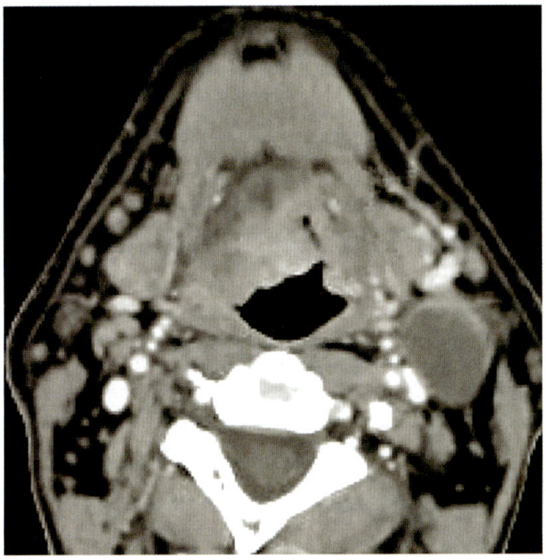

Figura 241.7 Tomografia computadorizada evidenciando lesão de base de língua.

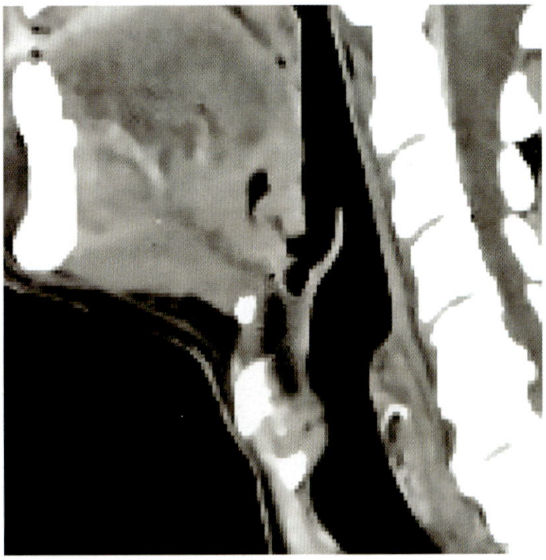

Figura 241.8 Tomografia computadorizada evidenciando lesão de parede posterior de orofaringe.

tumor, inclusão da extensão extranodal no estadiamento do câncer p16-negativo, classificação distinta para os linfonodos cervicais clínicos (cN) e patológicos (pN) (Tabelas 241.1 a 241.8).

Atualmente, o estadiamento do carcinoma de células escamosas da orofaringe inclui, além da anamnese, exame físico com laringoscopia indireta ou nasofibrolaringoscopia e exames de imagem, pesquisa do p16 por imuno-histoquímica na biopsia obrigatoriamente. Os exames de imagem para o estadiamento são, nos estádios I e II, tomografia computadorizada de face e pescoço. Nos estádios III e IV, a tomografia computadorizada de face e pescoço, com ou sem ressonância magnética, além de tomografia computadorizada de tórax. A tomografia computadorizada por emissão de pósitrons (PET-CT) deve ser usada, se disponível, aumentando a acurácia do estadiamento linfonodal e a distância, e auxilia na localização e delimitação de tumores primários em casos duvidosos. Sempre que possível, a biopsia deve ser incisional, e não excisional (mesmo nos casos de tumor em tonsila palatina, no qual, preferencialmente, deve-se evitar a amigdalectomia diagnóstica, que pode dificultar a posterior ressecção oncológica ou o delineamento dos campos de radioterapia). Outra opção é a biopsia por agulha grossa guiada por ultrassonografia (USG) nas linfonodomegalias cervicais, evitando-se, sempre que possível, cervicotomias diagnósticas.

TRATAMENTO

Cirurgia

O tratamento cirúrgico para os tumores de orofaringe compreende diferentes procedimentos com morbidade bastante variável.

Tabela 241.1 Estádio tumoral clínico (cT) e patológico (pT), CEC de orofaringe HPV positivo.

Categoria T	Critérios T
Tx	Tumor primário não identificado
T1	Tumor de até 2 cm na maior dimensão
T2	Tumor de 2 a 4 cm na maior dimensão
T3	Tumor com 4 cm ou mais, na maior dimensão ou extensão para a superfície lingual da epiglote
T4	Doença local moderadamente avançada: tumor invade a laringe, músculos extrínsecos da língua, pterigóideo medial, palato duro ou mandíbula, pterigóideo lateral, placas pterigoides, nasofaringe lateral, base do crânio ou artéria carótida

Tabela 241.2 Estádio tumoral clínico (cT) e patológico (pT), CEC de orofaringe HPV negativo.

Categoria T	Critérios T
TX	Tumor primário não identificado
T1	Tumor até 2 cm em maior dimensão
T2	Tumor de 2 a 4 cm em maior dimensão
T3	Tumor ≥ 4 cm em maior dimensão ou extensão para a superfície lingual da epiglote
T4a	Doença local moderadamente avançada; tumor invade a laringe, músculos extrínsecos da língua, pterigóideo medial, palato duro ou mandíbula
T4b	Doença localmente avançada; tumor invade pterigóideo lateral, placas pterigoides, nasofaringe lateral, base do crânio ou artéria carótida

Adaptada de: Manual de estadiamento do câncer. AJCC, 8ª edição.[5]

Tabela 241.3 Estadiamento N – CEC de orofaringe HPV positivo.

Categoria clínica N	Categorias N patológica
N0 sem metástase linfonodal N1 metástase unilateral, em linfonodo(s), todos com 6 cm ou menos N2 metástase contralateral ou bilateral em linfonodo(s), todos o com 6 cm ou menos na maior dimensão N3 metástase em linfonodo(s) maior que 6 cm em dimensão	pN0 nenhuma metástase linfonodal regional pN1 metástases em 1 a 4 linfonodo(s) pN2 metástase em 5 ou ,mais linfonodo(s)

Adaptada de: Manual de estadiamento do câncer. AJCC, 8ª edição.[5]

Tabela 241.4 Estadiamento clínico linfonodal (cN) para CEC de orofaringe HPV negativo.

Categoria N	Critérios N
cNx	Linfonodos regionais não podem ser avaliados
cN0	Nenhuma metástase linfonodal regional
cN1	Metástase em um único linfonodo ipsilateral ≤ 3 cm em maior dimensão e sem extensão extranodal
cN2a	Metástase em um único linfonodo ipsilateral > 3 cm, e ≥ 6 cm em maior dimensão e sem extensão extranodal
cN2b	Metástase em múltiplos nódulos ipsilaterais, nenhum ≥ 6 cm e sem extensão extranodal
cN2c	Metástase em linfonodo (s) bilateral ou contralateral, nenhum ≥ 6 cm e sem extensão extranodal
cN3a	Metástase em um linfonodo ≥ 6 cm em maior dimensão e sem extensão extranodal
cN3b	Metástase em qualquer linfonodo(s) e com extensão extranodal

Adaptada de: Manual de estadiamento do câncer. AJCC, 8ª edição.[5]

Tabela 241.5 Estadiamento patológico linfonodal (pN) para CEC de orofaringe HPV negativo.

Categoria N	Critérios N
pNx	Linfonodos regionais não podem ser avaliados
pN0	Nenhuma metástase linfonodal regional
pN1	Metástase em um único linfonodo ipsilateral, ≤ 3 cm em maior dimensão e sem extensão extranodal
pN2a	Metástase em nódulo ipsilateral único ≤ 3 cm em maior dimensão e com sem extensão extranodal (EEN +) ou um único nódulo ipsilateral > 3 cm, mas não > 6 cm em maior dimensão e sem extensão extranodal
pN2b	Metástase em múltiplos nódulos ipsilaterais, nenhum > 6 cm em maior dimensão e sem extensão extranodal.
pN2c	Metástase em linfonodos bilaterais ou contralaterais, nenhum > 6 cm em maior dimensão e sem extensão extranodal
pN3a	Metástase em um linfonodo > 6 cm em maior dimensão e sem extensão extranodal
pN3b	Metástase em um único nódulo ipsilateral > 3 cm em maior dimensão e EEN + ou múltiplos linfonodos ipsilaterais, contralaterais ou bilaterais com extensão extranodal

Adaptada de: Manual de estadiamento do câncer. AJCC, 8ª edição.[5]

Tabela 241.6 Grupamento em estádio clínico (cTNM) – CEC de orofaringe HPV positivo.

T	N	M	Estádio
T0, T1, ou T2	N0 ou N1	M0	I
T0, T1, ou T2	N2	M0	II
T3	N0, N1, ou N2	M0	II
Qualquer T	N3	M0	III
T4	Qualquer N	M0	III
Qualquer T	Qualquer N	M1	IV

Adaptada de: Manual de estadiamento do câncer. AJCC, 8ª edição.[5]

Tabela 241.7 Grupamento em estádio patológico (pTNM) – CEC de orofaringe HPV positivo.

T	N	M	Estádio
To, T1 ou T2	N0, N1	M0	I
T0, T1 ou T2	N2	M0	II
T3 ou T4	N0, N1	M0	II
T3 ou T4	N2	M0	III
Qualquer T	Qualquer N	M1	IV

Adaptada de: Manual de estadiamento do câncer. AJCC, 8ª edição.[5]

Tabela 241.8 Grupamento em estádios clínico (cTNM) e patológico (pTNM) - CEC de orofaringe HPV negativo ou desconhecido.

T	N	M	Estádio
Tis	N0	M0	0
T1	N0	M0	I
T2	N0	M0	II
T3	N0	M0	II
T1,T2,T3	N1	M0	III
T4a	N0,N1	M0	IVA
T1, T2, T3, T4a	N2	M0	IVA
Qualquer T	N3	M0	IVB
T4b	Qualquer N	M0	IVB
Qualquer T	Qualquer N	M1	IVC

Adaptada de: Manual de estadiamento do câncer. AJCC, 8ª edição.[5]

Nos tumores iniciais (T1–T2), cirurgias por acesso transoral são preferencialmente utilizadas, desde que a exposição através do acesso permita uma ressecção segura com margens adequadas. Na última década, a utilização da cirurgia robótica transoral (Figura 241.9) se estabeleceu como o método padrão, seguro e oncologicamente eficaz, permitindo a ressecção de tumores de orofaringe com ótima visualização e dissecção precisa, resultando em menor tempo de internação, menores taxas de complicações e recuperação funcional mais rápida quando comparada à cirurgia convencional (Vídeo 241.2).[18] Além disso, quando comparada à cirurgia transoral não robótica, a técnica robótica tem demonstrado menores índices de margem comprometida, com consequente menor necessidade de tratamentos adjuvantes combinados e melhor sobrevida global.[19] De uma maneira geral, pacientes com tumores iniciais de orofaringe tratados com cirurgia robótica transoral (TORS) não necessitam de nenhum tipo de reconstrução, geralmente não utilizam sonda nasoenteral e nem traqueostomia e têm tempo de internação médio de 2 dias. Alguns critérios de seleção devem ser respeitados:

- Tumores de até 4 cm
- Abertura de boca > 3cm
- Tumores de amígdala que não invadam a gordura do espaço parafaríngeo
- Tumores de base de língua unilaterais (sem ultrapassar a linha média)
- Extensão de até um terço do palato mole (resseções de mais de 50% do palato mole sem reconstrução podem resultar em insuficiência velopalatina, exigindo reconstrução do palato ou uso de prótese)
- Presença na carótida interna retrofaríngea (variação anatômica) é contraindicada nos casos de amígdala e parede posterior.

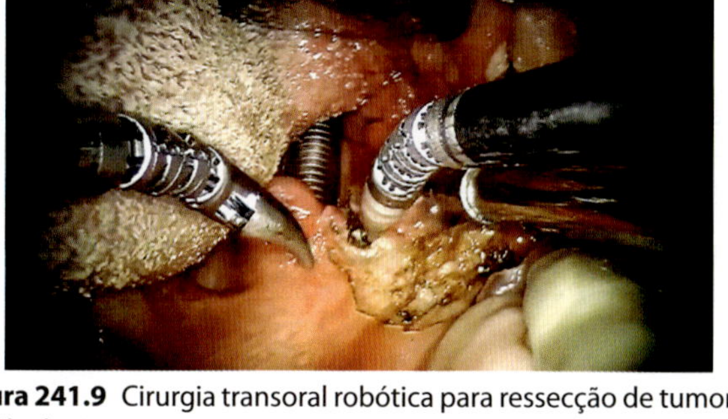

Figura 241.9 Cirurgia transoral robótica para ressecção de tumor de tonsila direita.

Margens patológicas acima de 3 mm podem ser consideradas adequadas. No cenário dos tumores HPV relacionados, margens menores já são bem aceitas como adequadas e o conceito de margem exígua tem sido abandonado. Os excelentes resultados oncológicos reportados com uso da TORS para tumores HPV positivos, tanto em séries retrospectivas como em estudos prospectivos têm aumentado significativamente o uso da cirurgia como tratamento inicial nesse cenário, visando evitar ou reduzir o uso de radioterapia em pacientes mais jovens e com altas taxas de cura com tratamento unimodal.[20] A complicação pós-operatória mais comum (entre 5 e 10% dos casos) é o sangramento da orofaringe, que geralmente é facilmente controlado de modo conservador ou com cauterização em centro cirúrgico. Sangramentos mais volumosos e potencialmente fatais têm baixa incidência reportadada, em torno de 0,5 a 1,0%, em especial após a adoção ampla por parte dos cirurgiões da ligadura ou clipagem cervical dos ramos da carótida externa, que irrigam a orofaringe (lingual, facial, faríngea ascendente), hoje considerada mandatória durante o esvaziamento cervical realizado para carcinomas de orofaringe que serão ressecados.[21] Tumores de orofaringe, mesmo que localmente iniciais e sem sinais clínicos de metástase linfonodal (cN0), necessitam de tratamento eletivo dos linfonodos cervicais. Todos os pacientes com tumor primário tratado cirurgicamente são submetidos a esvaziamento cervical eletivo ou terapêutico no mesmo tempo ou previamente, com ligadura dos ramos da carótida externa ipsilateral citados anteriormente.

Na maioria dos tumores localmente avançados (T3-4) a abordagem transoral não é possível, e são necessários acesso combinado via faringotomia ou mandibulotomia, além de reconstrução com retalhos fasciocutâneos ou miocutâneos, regionais ou microcirúrgicos, e esvaziamento cervical ao mesmo tempo. Via de regra, esses procedimentos têm maior morbidade e impacto funcional, especialmente na deglutição, envolvendo uso de traqueostomia e sonda nasoenteral por períodos variáveis, assim como maior risco de complicações e sequelas funcionais, como infecção, fístula faringocutânea, sangramento, trismo e disfagia. Critérios de irressecabilidade como acometimento de carótida comum ou interna, invasão de base de crânio ou fáscia pré-vertebral devem ser observados e respeitados.

Radioterapia

Estão em andamento estudos clínicos para avaliar a necessidade de estratificação de risco no tratamento dos tumores da orofaringe pelo *status* do HPV; entretanto, atualmente, não há diferenças no tratamento realizado baseado no *status* do HPV do paciente portador de carcinoma de células escamosas de orofaringe. Alguns estudos como o *ECOG* 3311 e o *Pathos* buscam alternativas de diminuir a dose de radioterapia, seja reduzindo o campo irradiado, seja a dose total.[20,22,23]

Apesar de alguns estudos demonstrarem resultados promissores, ainda não há evidência na literatura de que os pacientes com tumores HPV relacionados possam se beneficiar com a deintensificação do tratamento radioterápico adjuvante.[22,23]

Para os tumores iniciais, a radioterapia pode ser utilizada, assim como a cirurgia e a monoterapia. A dose total equivalente a 70 Gy (33 a 35 frações) deve ser administrada preferencialmente por IMRT no tumor primário. A IMRT tem se mostrado benéfica no sentido de diminuir as sequelas pós-tratamento, em relação à radioterapia conformacional 3D. A dose às cadeias linfonodais cervicais varia de 45 a 54 Gy.[24,25]

Já nas lesões avançadas, a radioquimioterapia com cisplatina associada concomitante deve ser entregue com dose total equivalente a 70 Gy (33 a 35 frações), administrada preferencialmente por IMRT ao tumor primário e aos linfonodos clinicamente comprometidos. A cisplatina tem se mostrado mais eficiente que o cetuximabe, com a mesma taxa de toxicidade. A administração preferencial é de 100 mg/m^2 a cada 21 dias ou em doses semanais de 40 mg/m^2, com resultados oncológicos semelhantes. Em pacientes submetidos a tratamento cirúrgico, pode-se utilizar a radioterapia de forma adjuvante, associada ou não a quimioterapia, naqueles com maior risco de recorrência locorregional.[24-26]

Decisão terapêutica

Sabendo que tanto o tratamento baseado em cirurgia como o baseado em radioterapia podem ser considerados opções de sucesso nos carcinomas de células escamosas de orofaringe, é muito importante que os casos sejam todos submetidos a uma discussão multidisciplinar para a definição da melhor abordagem terapêutica.

Do ponto de vista cirúrgico, a morbidade funcional pós-operatória esperada tem papel de destaque nessa discussão. Para tumores iniciais passíveis de ressecção transoral robótica, a morbidade geralmente é baixa e bem aceita pelos pacientes, fortalecendo a cirurgia como opção terapêutica inicial nesse cenário. Por outro lado, nos tumores localmente avançados, em que ressecções amplas e acessos anatomicamente disruptivos são necessários, a morbidade é bem maior, assim como os impactos funcionais esperados. Com isso, o tratamento baseado em radioquimioterapia é geralmente indicado nos cT3-4 da orofaringe.

Nos carcinomas HPV negativos, não há uma ampla evidência baseada em *trials* prospectivos, mostrando equivalência oncológica entre o tratamento baseado em cirurgia e o baseado em radioterapia, e alguns estudos apoiados em bases de dados populacionais têm sugerido que a cirurgia apresenta maiores taxas de cura, o que deve ser considerado na discussão multidisciplinar dos casos, já que nesse cenário, pelo característico pior prognóstico, tratamentos mais intensos devem ser favorecidos, apesar da sua maior morbidade.[27,28]

Os carcinomas de orofaringe têm apresentado uma incidência crescente globalmente nas últimas décadas, inclusive no Brasil. Por se tratar de uma patologia relativamente nova e com significativas diferenças epidemiológicas, biológicas, patológicas, clínicas e prognósticas, há ainda muito a ser esclarecido no cenário terapêutico desses tumores. Os tratamentos *standard* previamente utilizados por muitos anos nos tumores HPV negativos são altamente efetivos oncologicamente nos tumores HPV positivos, com taxas de sobrevida em 5 anos acima dos 80% na maioria dos cenários. No entanto, pela significativa toxicidade relacionada com os tratamentos, agora utilizados em larga escala em pacientes entre 40 e 60 anos, ativos e com longa expectativa de vida, muito se tem discutido sobre desintensificação de tratamento nos carcinomas HPV-relacionados, com objetivo de redução de toxicidade e sequelas, mantendo-se a efetividade oncológica a partir de cirurgia minimamente invasiva, menores doses e campos de radioterapia, uso de terapias-alvo ou imunoterapia e menor uso de quimioterapia. Diversas estratégias de desintensificação estão sendo testadas em estudos prospectivos e, apesar de até agora nenhuma mudança formal no tratamento ter sido determinada, essa tendência vem se fortalecendo nas discussões multidisciplinares.[29,30] Dessa forma, apesar da literatura ainda limitada, a estratégia de tratamento deve ser moldada dentro dos limites daqueles considerados padrão, visando melhor resultado oncológico e funcional possível. Em linhas gerais, nos tumores localmente iniciais, sem doença linfonodal clinicamente significativa, os tratamentos unimodais (cirurgia *versus* radioterapia) podem ser empregados, favorecendo-se a cirurgia nos casos em que a morbidade pós-operatória esperada é baixa, como em tumores limitados à amígdala ou tumores exofíticos e lateralizados da base da língua.[20,31,32] Nos tumores localmente iniciais com N+, o tratamento geralmente é multimodal (cirurgia seguida de radioterapia ou radioquimioterapia *versus* radioquimioterapia). Nesses casos, mesmo com tumores primários favoráveis, a presença de sinais de extensão extracapsular linfonodal pode favorecer o uso de radioquimioterapia, evitando-se a terapia trimodal (cirurgia com radioquimioterapia adjuvante). Nos casos com tumores primários desfavoráveis ou avançados, pela alta morbidade cirúrgica esperada, a radioquimioterapia também deve ser indicada, e a cirurgia reservada para um possível resgate de doença residual ou recorrente, o que é pouco frequente.[32,33]

O carcinoma de orofaringe permanece uma doença desafiadora, e as mudanças epidemiológicas e evoluções terapêuticas dos últimos anos fazem dele um dos campos mais complexos e de maior interesse científico dentro da cirurgia e oncologia de cabeça e pescoço.

REFERÊNCIAS BIBLIOGRÁFICAS

1. Chaturvedi AK, Engels EA, Anderson WF, Gillison ML. Incidence trends for human papillomavirus-related and unrelated oral squamous cell carcinomas in the United States. J Clin Oncol [Internet]. 2008 [Acesso em: 2024 Jul];26(4):612-9.
2. Ang KK, Harris J, Wheeler R, Weber R, Rosenthal DI, Nguyen-Tân PF et al. Human papillomavirus and survival of patients with oropharyngeal cancer. N Engl J Med [Internet]. 2010 Jul 1 [Acesso em: 2024 Jul];363(1):24-35.
3. Pytynia KB, Dahlstrom KR, Sturgis EM. Epidemiology of HPV-associated oropharyngeal cancer. Oral Oncology [Internet]. 2014 May [Acesso em: 2024 Jul];50(5):380-6.
4. Mirghani H, Blanchard P. Treatment de-escalation for HPV-driven oropharyngeal cancer: Where do we stand? Clin Transl Rad Oncol [Internet]. 2018 Jan [Acesso em: 2024 Jul];8:4-11.
5. Amin MB, Edge SB, Greene FL, Byrde DR, Brookland RK, Washington MK et al. 8th ed. AJCC cancer staging manual. Berlim: Springer International Publishing; 2018. 1032 p.
6. Huang SH, Xu W, Waldron J, Siu L, Shen X, Tong L et al. Refining American Joint Committee on Cancer/Union for International Cancer Control TNM stage and prognostic groups for human papillomavirus-related oropharyngeal carcinomas. J Clin Oncol Off J Am Soc Clin Oncol [Internet]. 2015 Mar 10 [Acesso em: 2024 Jul];33(8):836-45.
7. Matos LL de, Miranda GA, Cernea CR. Prevalence of oral and oropharyngeal human papillomavirus infection in Brazilian population studies: A systematic review. Braz J Otorhinolaryngol [Internet]. 2015 [Acesso em: 2024 Jul];81(5):554-67.
8. Ministério da Saúde. Instituto Nacional de Câncer. Estimativa 2018. Incidência de câncer no Brasil. Rio de Janeiro: INCA; 2018.
9. Torre LA, Bray F, Siegel RL, Ferlay J, Lortet-Tieulent J, Jemal A. Global cancer statistics, 2012. CA Cancer J Clin [Internet]. 2015 Mar [Acesso em: 2024 Jul];65(2):87-108.
10. Dahlstrom KR, Calzada G, Hanby JD, Garden AS, Glisson BS, Li G et al. An evolution in demographics, treatment, and outcomes of oropharyngeal cancer at a major cancer center: A staging system in need of repair. Cancer [Internet]. 2013 Jan 1 [Acesso em: 2024 Jul];119(1):81-9.
11. Giovino GA. The tobacco epidemic in the United States. Am J Prev Med [Internet]. 2007 [Acesso em: 2024 Jul];33(6 SUPPL.):318-26.
12. Marur S, D'Souza G, Westra WH, Forastiere AA. HPV-associated head and neck cancer: A virus-related cancer epidemic. Lancet Oncol [Internet]. 2010 [Acesso em: 2024 Jul];11(8):781-9.
13. Näsman A, Attner P, Hammarstedt L, Du J, Eriksson M, Giraud G et al. Incidence of human papillomavirus (HPV) positive tonsillar carcinoma in Stockholm, Sweden: An epidemic of viral-induced carcinoma? Int J Cancer [Internet]. 2009 [Acesso em: 2024 Jul];125(2):362-6.
14. Lopez RV, Levi JE, Eluf-Neto J, Koifman RJ, Koifman S, Curado MP et al. Human papillomavirus (HPV) 16 and the prognosis of head and neck cancer in a geographical region with a low prevalence of HPV infection. Cancer Causes Control [Internet]. 2014 [Acesso em: 2024 Jul];25(4):461-71.
15. Betiol JC, Sichero L, Costa HO, Matos LL de, Andreoli MA, Ferreira S et al. Prevalence of human papillomavirus types and variants and p16INK4a expression in head and neck squamous cells carcinomas in São Paulo, Brazil. Infect Agent Cancer [Internet]. 2016 [Acesso em: 2024 Jul];11(1):20.
16. Petito G, Carneiro MS, Santos SH, Silva AC, Alencar RC, Gontijo AP et al. Papilomavírus humano (HPV) em carcinomas de cavidade oral

e orofaringe na região central do Brasil. Braz J Otorhinolaryngol [Internet]. 2017 [Acesso em: 2024 Jul];83(1):38-44.

17. De Cicco R, Menezes RM, Nicolau UR, Pinto CL, Villa LL, Kowalski LP. Impact of human papillomavirus status on survival and recurrence in a geographic region with a low prevalence of HPV-related cancer: A retrospective cohort study. Head Neck [Internet]. 2020 [Acesso em: 2024 Jul]; 42: 93-102.
18. Almeida JR de, Li R, Magnuson JS, Smith RV, Moore E, Lawson G et al. Oncologic outcomes after transoral robotic surgery: A multi-institutional study. JAMA Otolaryngo Head Neck Surg [Internet]. 2015 Dec 1 [Acesso em: 2024 Jul];141(12):1043.
19. Nguyen AT, Luu M, Mallen-St Clair J, Mita AC, Scher KS, Lu DJ et al. Comparison of survival after transoral robotic surgery vs nonrobotic surgery in patients with early-stage oropharyngeal squamous cell carcinoma. JAMA Oncol [Internet]. 2020 Oct 1 [Acesso em: 2024 Jul];6(10):1555-62.
20. Ferris RL, Flamand Y, Weinstein GS, Li S, Quon H, Mehra R et al. Phase II randomized trial of transoral surgery and low-dose intensity modulated radiation therapy in resectable p16+ locally advanced oropharynx cancer: An ECOG-ACRIN cancer research group trial (E3311). J Clin Oncol [Internet]. 2022 Jan 10 [Acesso em: 2024 Jul];40(2):138-49.
21. Gleysteen J, Troob S, Light T, Brickman D, Clayburgh D, Andersen P et al. The impact of prophylactic external carotid artery ligation on postoperative bleeding after transoral robotic surgery (TORS) for oropharyngeal squamous cell carcinoma. Oral Oncol [Internet]. 2017 [Acesso em: 2024 Jul];70:1-6.
22. Petrelli F, Luciani A, Ghidini A, Cherri S, Gamba P, Maddalo M et al. Treatment de-escalation for HPV+ oropharyngeal cancer: A systematic review and meta-analysis. Head Neck [Internet]. 2022 May [Acesso em: 2024 Jul];44(5):1255-66.
23. Mensour EA, Alam S, Mawani S, Bahig H, Lang P, Nichols A et al. What is the future of treatment de-escalation for HPV-positive oropharyngeal cancer? A review of ongoing clinical trials. Front Oncol [Internet]. 2022 [Acesso em: 2024 Jul];12:1067321.
24. Koyfman SA, Ismaila N, Crook D, D'Cruz A, Rodriguez CP, Sher DJ et al. Management of the neck in squamous cell carcinoma of the oral cavity and oropharynx: ASCO Clinical Practice Guideline. J Clin Oncol Off J Am Soc Clin Oncol [Internet]. 2019 Feb 27 [Acesso em: 2024 Jul];JCO1801921.
25. Cooper JS, Pajak TF, Forastiere AA, Jacobs J, Campbell BH, Saxman SB et al. Postoperative concurrent radiotherapy and chemotherapy for high-risk squamous-cell carcinoma of the head and neck. N Engl J Med [Internet]. 2004 May 6 [Acesso em: 2024 Jul];350(19):1937-44.
26. Bernier J, Cooper JS, Pajak TF, van Glabbeke M, Bourhis J, Forastiere A et al. Defining risk levels in locally advanced head and neck cancers: A comparative analysis of concurrent postoperative radiation plus chemotherapy trials of the EORTC (#22931) and RTOG (# 9501). Head Neck [Internet]. 2005 Oct [Acesso em: 2024 Jul];27(10):843-50.
27. Mahmoud O, Sung K, Civantos FJ, Thomas GR, Samuels MA. Transoral robotic surgery for oropharyngeal squamous cell carcinoma in the era of human papillomavirus. Head Neck [Internet]. 2018 Apr [Acesso em: 2024 Jul];40(4):710-21.
28. Sanford NN, Hwang WL, Pike LR, Lam AC, Royce TJ, Mahal BA. Trimodality therapy for HPV-positive oropharyngeal cancer: A population-based study: Trimodality therapy for HPV+ OPC. Oral Oncol [Internet]. 2019 Nov [Acesso em: 2024 Jul];98:28-34.
29. Schenck DP. Ethical considerations in the treatment of head and neck cancer. Cancer Control J Moffitt Cancer Cent [Internet]. 2002 Oct [Acesso em: 2024 Jul];9(5):410-9.
30. Lang S, Mattheis S, Kansy B. TORS in HPV-positive tumors: The new standard? Recent Results Cancer Res [Internet]. 2017 [Acesso em: 2024 Jul];206:207-18.
31. Heah H, Goepfert RP, Hutcheson KA, Garden AS, Gunn GB, Fuller CD et al. Decreased gastrostomy tube incidence and weight loss after transoral robotic surgery for low to intermediate-risk oropharyngeal squamous cell carcinoma. Head Neck [Internet]. 2018 Nov [Acesso em: 2024 Jul];40(11):2507-13.
32. Townsend M, Kallogjeri D, Scott-Wittenborn N, Gerull K, Jansen S, Nussenbaum B. Multidisciplinary clinic management of head and neck cancer. JAMA Otolaryngol Neck Surg [Internet]. 2017 Dec 1 [Acesso em: 2024 Jul];143(12):1213.
33. Varkey P, Liu Y-T, Tan NC. Multidisciplinary treatment of head and neck cancer. Semin Plast Surg [Internet]. 2010 Aug [Acesso em: 2024 Jul];24(03):331-4.

CAPÍTULO 242

Câncer de Pele Não Melanoma em Cabeça e Pescoço

Renata Ferreira Magalhães • Aparecida Machado de Moraes • Thais Helena Buffo

INTRODUÇÃO

Câncer de pele é o resultado da multiplicação e disseminação de células anormais da epiderme e é a neoplasia maligna mais comum em todas as populações, principalmente entre os indivíduos de pele clara.[1]

Os principais tumores malignos da pele são o carcinoma basocelular (CBC), com origem nas células da camada basal; o carcinoma espinocelular (CEC), que cresce a partir de células da camada espinhosa, e o melanoma cutâneo, os quais representam 5% das neoplasias malignas da pele que têm origem nos melanócitos. A localização mais frequente é a região de cabeça e pescoço, em 70% das vezes.[1]

Em um estudo brasileiro de 2022 com mais de 2.000 casos, o carcinoma basocelular mostrou-se mais prevalente, com 75% dos casos, seguido do CEC, com 23,7%, e do carcinoma basoescamoso, com 1,2%.[2]

Os principais fatores de risco são genéticos e ambientais, considerando o tempo de exposição à radiação ultravioleta ao longo da vida. Normalmente, os carcinomas aparecem com o avançar da idade, após a quinta e sexta décadas de vida, em pessoas de pele clara, mas não exclusivamente. A classificação de Fitzpatrick define os fototipos de I a VI e ajuda na estimativa do risco de câncer de pele, que é maior nos fototipos mais baixos: fototipo I (pele extremamente clara, com sardas, olhos e cabelos claros, sempre queima, nunca se bronzeia), e menor nos fototipos mais altos (fototipo VI pele extremamente pigmentada, negra, nunca queima). Imunossupressão e tabagismo também são incluídos entre os fatores de risco.[2]

Apresenta altos índices de cura, se detectado precocemente, mas pode resultar em significativa morbidade se não for corretamente diagnosticado e tratado.[1,2]

EPIDEMIOLOGIA

São esperados 704 mil casos novos de câncer no Brasil para cada ano do triênio 2023-2025, com destaque para as regiões Sul e Sudeste, que concentram cerca de 70% da incidência.[3]

A incidência de CEC aumentou progressivamente em 300% nos últimos 30 anos. O risco estimado de desenvolver CEC é de 7 a 11% na população caucasiana. Pacientes imunossuprimidos têm um risco maior que a população em geral, principalmente transplantados e usuários de ciclosporina e azatioprina. A sobrevida em 10 anos após a cirurgia é superior a 90%. As taxas de mortalidade são significativas, de 0,3 a 3,7%. Estudos revelam taxas de metástases de 3 a 9%, evoluindo em média de 1 a 2 anos após o diagnóstico inicial. O sítio anatômico primário com maior incidência de metástase linfática é a orelha.[4]

O CBC é a neoplasia cutânea mais frequente, correspondendo a cerca de 70 a 80% dos casos, com índices variando de acordo com a região geográfica e a composição étnica da população. Deve-se, ainda, levar em consideração que o registro de CBC não é obrigatório no Brasil e os números podem estar subestimados. A incidência também vem aumentando ao longo dos últimos anos, o que pode ser explicado pela maior exposição à radiação UV, depleção da camada de ozônio, envelhecimento da população, melhora das técnicas de diagnóstico e tratamento.[3]

FATORES GENÉTICOS

Pode-se estimar que 1 hora de exposição à radiação ultravioleta pode gerar de 100 mil a 200 mil lesões de DNA, afetando os processos de replicação e transcrição, se não forem reparados adequadamente.[5]

Os fatores de risco implicados na carcinogênese baseiam-se na intensidade e no tempo de UVB e no dano acumulado no DNA dos queratinócitos. A UVB pode ser absorvida e gerar alterações estruturais no DNA, como dímeros de ciclobutano pirimidina, e os mecanismos de reparo podem falhar e afetar os processos celulares de replicação e transcrição.[4,5]

O envelhecimento deve ser considerado um fator de risco para cada indivíduo, o que pode potencializar o efeito da exposição à radiação. Produção de espécies reativas de oxigênio (ROS) pode causar estresse celular.[5]

Em relação ao CEC, estudos com exoma completo descreveram a prevalência de variantes oncogênicas no gene *P53* em 60% das amostras de tumor, em contraste com a epiderme adjacente. Outro importante gene no desenvolvimento e diferenciação da pele é o *NOTCH1*, cuja sinalização reduzida pode levar a processos epidérmicos alterados. As proteínas da família Ras, que são codificadas pelos genes *HRAS*, *KRAS* e *NRAS*, são essenciais para a proliferação, diferenciação e sobrevivência celular, e mutações nesses genes podem estar associadas a CEC.[4,5]

A radiação também tem impacto na resposta imunológica, o que pode induzir imunossupressão, como uma redução na apresentação de antígeno pelas células de Langerhans. Macrófagos podem produzir IL-10 como função imunossupressora e matrizes metalopeptidases (MMPs), mantendo a progressão do tumor.[5]

Outras moléculas foram relatadas em associação a risco de CEC, como PD-1, codificada pelo gene *PDCD1*, expressa em diversas células do sistema imunológico, limitando a resposta imunológica de linfócitos que deveriam reconhecer a célula maligna como estranha e destruí-la.[4,5]

A ativação e transformação de fibroblastos em CAFs (fibroblastos associados a câncer), favorece o acúmulo de células senescentes. Expressão aumentada das metalopeptidases promove a progressão de neoplasias, por degradação da matriz extracelular e favorecer invasão.[5]

Alterações genéticas em vias de sinalização da via NF-κ-B, fatores de crescimento epidérmico e mTOR podem contribuir para a ocorrência da doença.[5]

Em relação ao CBC, a interação de fatores genéticos e ambientais está envolvida no seu desenvolvimento. Mutações no gene

PTCH (*patched* Hedgehog), um supressor tumoral presente na via Hedgehog, foram associadas a surgimento de lesões esporádicas em até 75% dos casos e à quase totalidade dos casos associados a síndrome do nevo basocelular. Outras mutações também estão associadas, como no gene *SMO* (*smoothened*) e no *p53*.[6]

A síndrome do nevo basocelular ou síndrome de Gorlin-Goltz tem herança autossômica dominante e é consequência de mutação no gene *PTCH*. Clinicamente é caracterizada por múltiplos CBCs, depressões puntiformes nas palmas e plantas, cistos odontogênicos, deformidades ósseas, calcificação da foice do cérebro, hipertelorismo, além da presença de outros tumores como meduloblastoma e fibrossarcomas.[7]

CARCINOMA ESPINOCELULAR

O CEC aparece como um pápula, placa ou nódulo, eritematoso e queratótico, e muitas vezes evolui para uma úlcera, com limites menos precisos que o CBC. A lesão aumenta em meses, pode ter crescimento exofítico ou infiltração para planos profundos e ulcerar, e pode enviar metástases por via linfática e raramente por via sanguínea (Figura 242.1). Ocorrem preferencialmente em áreas de exposição ao sol, como face, antebraço, dorso das mãos, também pernas e dorso dos pés.[8]

Aproximadamente 55% de todos os CECs cutâneos ocorrem na cabeça (pavilhão auricular e couro cabeludo) e pescoço, e frequentemente envolvem as superfícies extensoras das mãos e antebraços (18%).[8]

A doença de Bowen, ou CEC *in situ*, se apresenta como uma placa eritematosa, de bordas bem demarcadas e crescimento lento. Trata-se de CEC de disseminação intraepidérmica que pode progredir para carcinoma invasivo.[9]

Há formas especiais como o carcinoma *cuniculatum* da região plantar, carcinoma verrucoso do pênis, tumor de Buschke-Lowenstein ou carcinoma gigante, na região genital e perianal de pacientes imunossuprimidos, e a papilomatose oral florida, que acomete a cavidade oral. São tumores relacionados com HPV, muitas vezes indolentes, de crescimento e invasão local, mas com alto potencial de recidiva.[9]

Os achados anatomopatológicos incluem proliferação de queratinócitos atípicos na epiderme (*in situ*) e invasão de derme e tecidos profundos (carcinoma invasor). Há formação de pérolas córneas e as células apresentam pleomorfismo, com núcleos aberrantes e atipia (Figura 242.2).[10]

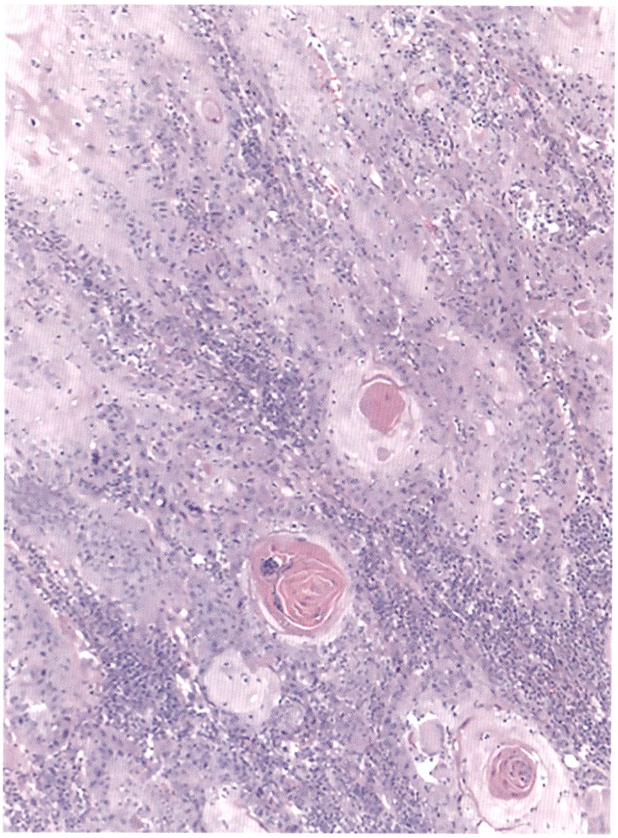

Figura 242.2 Carcinoma espinoceular: espessamento do epitélio, infiltração da derme e pérolas córneas. HE 40x. (Fonte: Arquivos Dermatologia Unicamp.)

O grau de diferenciação (pouco, moderadamente ou muito diferenciado) deve ser considerado para implicações prognósticas e terapêuticas.[11]

A classificação de Broders pode ser empregada e se baseia no grau de diferenciação, sendo grau I, o bem diferenciado, grau II, moderadamente diferenciado, grau III, mal diferenciado, e grau IV, indiferenciado. A medida da espessura do tumor em milímetros, à semelhança da espessura de Breslow nos melanomas, pode ser usada. Variantes histológicas mais agressivas incluem CEC adenoide (ou acantolítico), *spindle cell* e CEC sarcomatoide.[11]

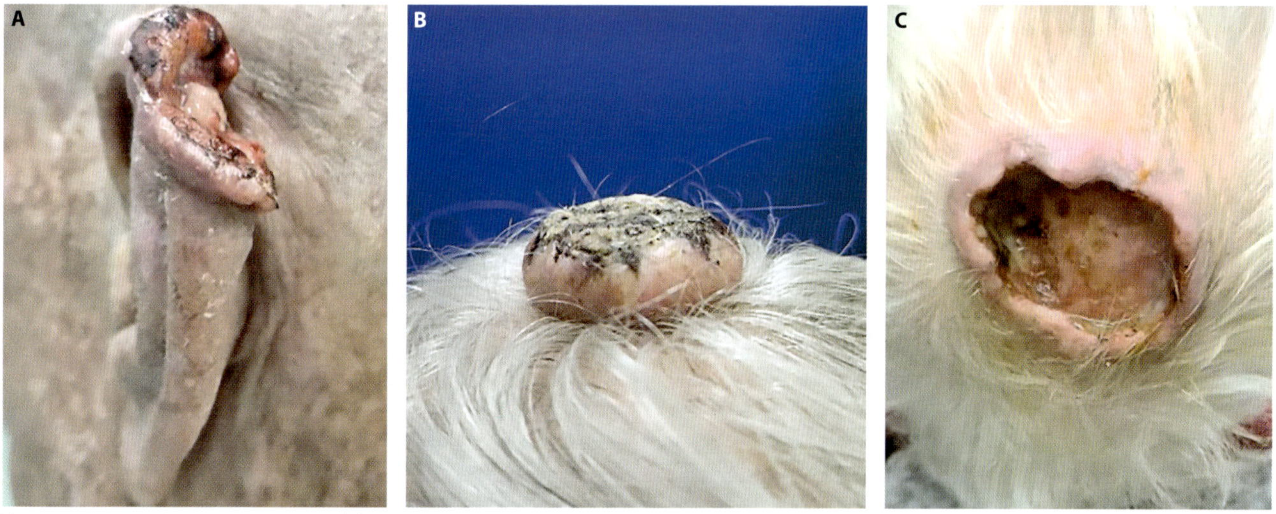

Figura 242.1 A. Carcinoma espinocelular moderadamente diferenciado; **B.** Carcinoma espinoceular bem diferenciado; **C.** Carcinoma espinocelular moderadamente diferenciado. (Fonte: Arquivos Dermatologia Unicamp.)

LESÕES PRÉ-MALIGNAS

A condição pré-cancerosa mais comum é a queratose actínica, caracterizada por lesões papulosas com hiperqueratose e eritema na base, mal delimitadas e às vezes pouco infiltradas, únicas ou múltiplas. Podem ser dolorosas, às vezes mais palpáveis do que visíveis. Quando muito pronunciada e exofítica, a hiperqueratose sugere o formato de um corno cutâneo (Figura 242.3). Podem formar extensas placas hiperqueratóticas.[9]

Algumas dermatoses crônicas podem sofrer transformação maligna, como lúpus crônico discoide, líquen plano oral erosivo e verrugas virais, principalmente em imunossuprimidos.[11]

A cicatriz de queimadura é uma condição predisponente à ocorrência de carcinomas. O tipo histológico mais comum é o CEC, mas CBC, sarcomas e até melanomas foram descritos. O período de latência entre a queimadura e o aparecimento da neoplasia é superior a 20 anos na maioria das vezes.[9]

Úlceras crônicas são sujeitas à transformação maligna, chamadas úlceras de Marjolin, sobre áreas de trauma.[9]

A radiodermite crônica é uma alteração da pele resultante de radiações ionizantes, e caracteriza-se por eritema, poiquilodermia, hipercromia, atrofia e ceratoses. Pode evoluir após vários anos ou mesmo décadas para carcinomas.

Síndromes genéticas relacionadas com ocorrência de câncer de pele são raras, mas destaca-se o xeroderma pigmentoso, uma doença autossômica recessiva em que o paciente apresenta fotossensibilidade, com o aparecimento precoce de lesões semelhantes a sardas, hipopigmentação, telangiectasias e queratoses solares. Posteriormente, neoplasias malignas podem surgir, mesmo na infância ou adolescência, como múltiplos CBCs, CECs, queratoacantoma e melanoma. Existe um defeito bioquímico na capacidade de reparação do ácido desoxirribonucleico (DNA, *deoxyribonucleic acid*) lesado pela radiação ultravioleta solar. O diagnóstico precoce e a fotoproteção são importantes medidas, e na maioria das vezes evoluem ao óbito em decorrência de metástases de CEC ou melanoma até a terceira década de vida. O acompanhamento desses pacientes deve ser frequente.[12]

CAMPO CANCERIZÁVEL

A definição de campo de cancerização (CC) baseia-se na identificação visível de sinais de danos solares associados a queratoses actínicas e tumores epiteliais malignos. Nas áreas expostas, observam-se xerose, atrofia, descamação, melanose actínica, leucodermia, ceratose actínica e tumores como carcinoma epidermoide.[13]

A manifestação clínica de destaque é a queratose actínica. Pode ser precursor do CEC ou apresentar atipia histopatológica em processo de evolução para carcinoma. É possível observar alterações histológicas com atipias e irregularidades arquitetônicas na epiderme de áreas clinicamente normais.[9-19]

As seguintes etapas são sugeridas no tratamento do campo de cancerização: definir a área de envolvimento e o número de lesões; biopsiar lesões com aspecto clínico de carcinomas, queratoses actínicas hipertróficas ou lesões agrupadas em placas; priorizar tratamento dos carcinomas, preferencialmente cirúrgico; estabelecer um programa de tratamento ablativo para lesões múltiplas de queratose actínica hipertrófica; propor tratamento do campo com métodos não ablativos; estabelecer tratamentos regulares, pelo menos anualmente, e tratamentos preventivos.[13-15]

CARCINOMA BASOCELULAR

O CBC é um tumor cutâneo de crescimento lento, raramente evoluindo para metástases, porém, com grande potencial de destruição local.[20,21]

Apresenta-se como uma placa, pápula, ou nódulo eritematoso podendo ser ulcerado ou mesmo atrófico com aspecto cicatricial. A diversidade de apresentações clínicas do CBC pode ser explicada pelos subtipos histológicos existentes e pelas características do paciente. O CBC nodular clássico inicialmente será uma pápula eritematosa com brilho perolado e telangiectasias na superfície. Conforme ocorre seu crescimento, pode evoluir para um nódulo, ulcerado, com permanência dessas caraterísticas apenas nas bordas. O CBC superficial apresenta-se com uma placa eritematosa, descamativa, mal delimitada, com possíveis diagnósticos diferenciais, como CEC *in situ*, eczema, doença de Paget extramamária. Já o subtipo infiltrativo pode manifestar-se apenas como uma úlcera, uma lesão de aspecto cicatricial, o que pode contribuir para um atraso no seu diagnóstico.[20,21]

Descrevem-se alguns subtipos histológicos de CBC, que estão relacionados com o padrão de crescimento, infiltração local e risco de recidiva. Os mais comuns são o CBC nodular e o CBC superficial.[20,21]

Os subtipos mais agressivos são menos frequentes. O esclerodermiforme, com cordões de células basaloides mais finos, corresponde entre 10 e 20% dos casos, e o micronodular em aproximadamente 15%. É importante salientar que é comum a presença de múltiplos subtipos na mesma lesão e, portanto, a presença de um subtipo menos agressivo no exame anatomopatológico da biopsia incisional pode não corresponder ao diagnóstico definitivo, que será determinado com a avaliação da peça completa (Figura 242.4).[20,21]

Além disso, existem também as raras formas mistas, como CBC com diferenciação anexial, folicular ou basoescamoso, que é caracterizado como um CBC, com algumas características morfológicas do CEC, e, assim, apresenta um risco aumentado em relação à recidiva local e a distância.[20,21]

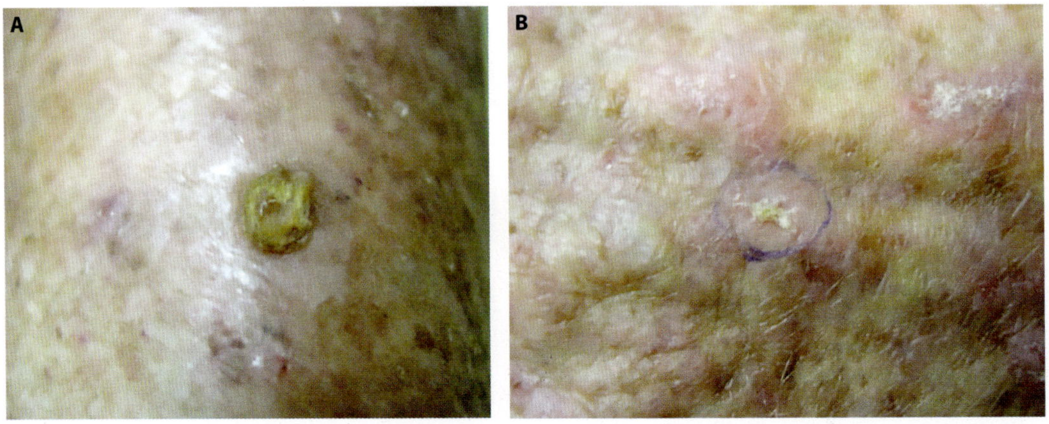

Figura 242.3 A. Queratose actínica na forma de um corno cutâneo; **B.** Queratose actínica assinalada em um campo cancerizável. (Fonte: Arquivos Dermatologia Unicamp.)

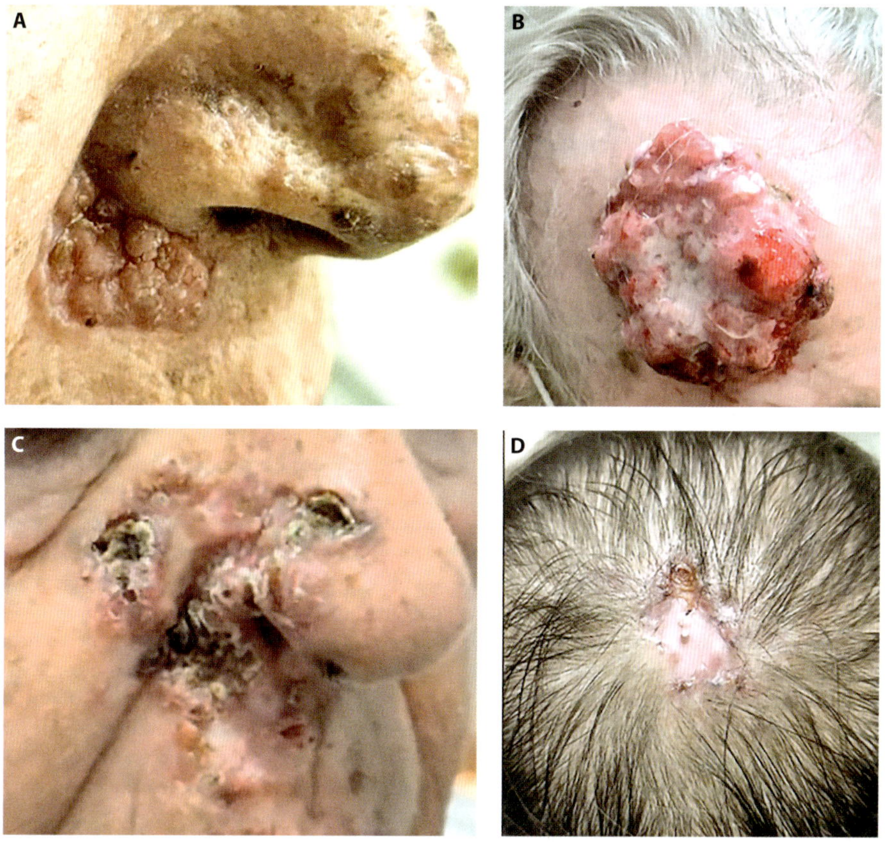

Figura 242.4 A. Carcinoma basocelular nodular; B. Carcinoma basocelular nodular de grandes dimensões na fronte; C. Carcinoma basocelular infiltrativo na asa nasal, malar, lábio superior e dorso nasal; D. Carcinoma basocelular infiltrativo no couro cabeludo. (Fonte: Arquivos Dermatologia Unicamp.)

O exame anatomopatológico mostra tumor de células basaloides, núcleos grandes e nucléolo evidente, com atipias, paliçada de células basaloides ao redor, delimitando o tumor, nas formas nodulares e superficiais, e feixes de células basaloides, fusiformes, com esclerose do colágeno ao redor nas formas esclerosantes e infiltrativas (Figura 242.5).[20,21]

MÉTODOS DIAGNÓSTICOS

O diagnóstico do CEC e do CBC é clínico e histológico. Nos últimos anos, a dermatoscopia assumiu um importante papel no auxílio para a avaliação e o diagnóstico das neoplasias cutâneas. Atualmente, outros exames de imagem como a microscopia confocal e a ultrassonografia de alta frequência têm auxiliado na avaliação diagnóstica, delimitação das margens e na avaliação de possíveis recidivas.[22]

FATORES DE GRAVIDADE

De acordo com o National Comprehensive Cancer Network (NCCN), os critérios de risco para recidiva do CBC levam em consideração a localização anatômica, o subtipo histológico, o tamanho da lesão, a definição nítida das bordas, se o tumor é primário ou recidivado, se há a presença de invasão perineural, se está

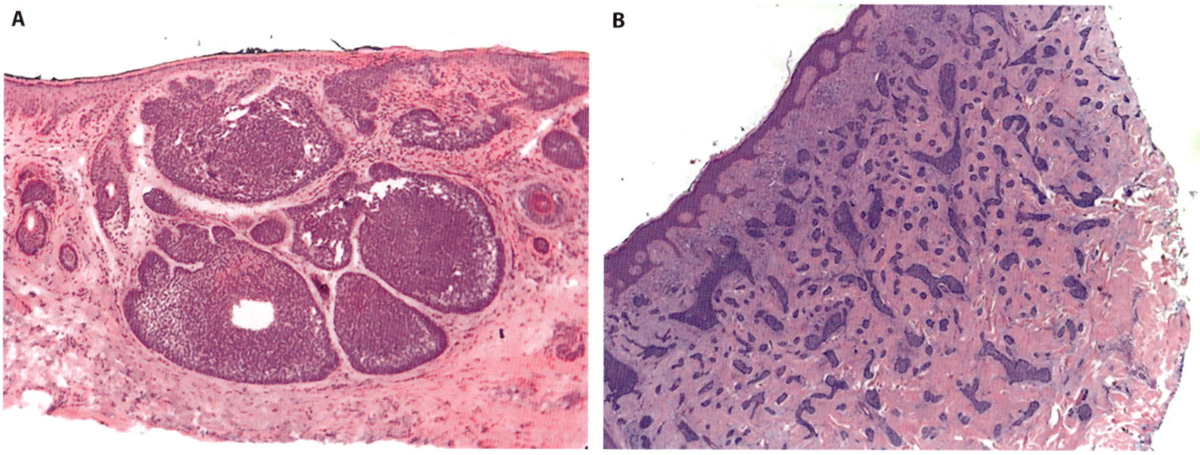

Figura 242.5 A. Carcinoma basocelular nodular; B. Carcinoma basocelular infiltrativo do couro cabeludo. HE 40x. (Fonte: Arquivos Dermatologia Unicamp.)

localizado em área de radioterapia prévia e se o paciente é imunossuprimido. Já para o CEC, acrescentam-se aos critérios anteriores, presença de sintomas neurológicos, crescimento rápido da lesão, presença de invasão linfática e vascular, o acometimento do tecido subcutâneo e a profundidade do tumor. As localizações anatômicas associadas a um maior risco de recidiva são cabeça e pescoço, mãos, pés e região genital.[23]

Em relação ao CEC, além do risco de recidiva, existe a classificação em lesões de muito alto risco, relacionada com metástase e mortalidade. Tumores maiores de 4 cm em qualquer localização, pouco diferenciados, com mais de 6 mm de profundidade ou invasão de tecido subcutâneo, com invasão vascular, linfática ou perineural em nervos de calibre > 0,1 mm são classificados em tumores de muito alto risco, com a presença de ao menos um dos critérios citados.[1]

AVALIAÇÃO E SEGUIMENTO

A avaliação se inicia com a história do paciente, reconhecimento dos fatores de risco, história da lesão, tempo de evolução e exame físico avaliando o tamanho, a profundidade e a espessura estimadas por palpação do tumor, além da palpação dos linfonodos de todas as cadeias.[24]

Exames de imagem podem ser considerados. Para lesões mais extensas, a imagem é eficaz na avaliação local e também pode revelar doença regional e distante. A tomografia computadorizada com contraste é indicada para a avaliação do envolvimento ósseo, enquanto a ressonância magnética é preferida para avaliação de tecidos moles e envolvimento perineural. A tomografia computadorizada por emissão de pósitrons (PET/CT) pode ser útil na avaliação de lesões nodais ou de metástases a distância, de acordo com indicação clínica, particularmente como complemento à tomografia computadorizada ou ressonância magnética contrastada.[24]

O ultrassom de alta frequência, acima de 16 MHz, pode ser útil na avaliação do local acometido, informando características, vascularização e infiltração da lesão nos tecidos adjacentes.[24,25]

TRATAMENTO

Os tratamentos para o campo cancerizável ablativos incluem cirurgia convencional, criocirurgia e terapia a *laser*. A cirurgia convencional é indicada para excisão de carcinomas com uma margem de segurança de pelo menos 0,4 cm além da margem clínica.[13,14]

Para carcinomas de baixo risco e queratoses actínicas, pode ser indicada a criocirurgia com nitrogênio líquido.[15]

Curetagens são mais indicadas para queratoses actínicas e posterior eletrocoagulação da ferida. Além da hemostasia, a corrente elétrica promove necrose de coagulação, o que ajuda a eliminar as células atípicas.[3]

O uso da terapia fotodinâmica tem sido uma opção para o tratamento do campo cancerizável na face e baseia-se na aplicação de uma substância fotossensibilizante, por exemplo 8-aminolevulinato de metila, na área afetada e oclusão por 1 a 3 horas. Posteriormente, uma fonte de luz vermelha pode ser aplicada ou o paciente é orientado a fazer exposição ao sol por 3 horas após 30 minutos de oclusão (PDT *day-ligth*).[3,17]

A laserterapia ablativa, como *laser* de CO_2 e dermoabrasão, é descrita para áreas fortemente afetadas e lesões hipertróficas.[18]

O 5-fluorouracilo, um antimetabólito que inibe a síntese de DNA, em creme 0,5 a 5%, promove a deposição nas células epiteliais em renovação acelerada e consequente apoptose. A área de aplicação torna-se eritematosa, edemaciada com descamação visível nas lesões mais ativas. Aplicações 1 ou 2 vezes/dia são recomendadas durante 4 semanas.[9,18]

O imiquimode em creme 3,75 a 5% é um agente imunomodulador inespecífico, que age aumentando a produção de interferon e o dano inflamatório local. As aplicações são 3 vezes por semana durante 6 a 16 semanas. Ambos promovem intensa reação inflamatória com eritema, edema, exsudação e formação de crostas e a continuidade das aplicações depende da tolerância do paciente.[26]

O diclofenaco sódico, apresentado em formulações em gel aquoso a 3% associado a ácido hialurônico a 3%, inibe a síntese de prostaglandinas, elevada nas lesões por dano actínico. O uso deve ser prolongado, recomendado 2 vezes/dia durante 3 meses; a melhora das lesões de queratose actínica é lenta e estima-se que seja relevante na prevenção de novas lesões.[27]

Mebutato de ingenol em gel a 0,05 e 0,1%, aplicado no rosto, couro cabeludo ou antebraços, por 2 a 3 dias, induz necrose de queratinócitos anormais, por reação inflamatória. A vantagem é a curta duração e a maior aderência ao tratamento.[28]

Existem diversos tipos de tratamentos para as neoplasias cutâneas não melanoma e a escolha dependerá de vários fatores, como tipo histológico, tamanho, localização, história de tratamentos prévios e fatores relacionados com o paciente, como idade e presença ou não de comorbidades.[29]

O objetivo principal é a cura oncológica, mas também deve-se almejar a preservação da função e o máximo de tecido saudável, além de um resultado cosmético satisfatório.[29]

O tratamento dos CBCs e CECs de pele deve ser preferencialmente cirúrgico. Nas lesões maiores, mal delimitadas, quando há dúvida quanto ao diagnóstico ou em áreas anatômicas críticas, faz-se, antes da cirurgia definitiva, uma biopsia incisional com *punch* ou bisturi.[29]

O tratamento cirúrgico para o CBC e para o CEC inicia-se com a definição do risco de recidiva da lesão em questão. O tipo de cirurgia proposta e a determinação da margem de segurança mais adequada variam para lesões de baixo ou alto risco.[29]

A cirurgia convencional é caracterizada pela exérese tumoral com margem de segurança padronizada e variável, fechamento da ferida operatória e envio da peça cirúrgica para avaliação anatomopatológica.[29]

Para CBCs de baixo risco, a cirurgia convencional com margens de 3 a 5 mm está indicada, com elevadas taxas de cura. A margem profunda deve ser cuidadosamente avaliada pelo cirurgião e, em geral, incluir na peça parte do tecido celular subcutâneo, sob risco de deixar células neoplásicas e predispor a recidivas profundas e de difícil manejo. Para as lesões de alto risco de recidiva, há recomendação de margens amplas, de 5 a 15 mm, ou cirurgia com controle intraoperatório das margens.[29]

Para CEC, a margem de segurança recomendada é de 0,5 a 1 cm. Quanto maior o tumor e quanto menos precisas forem suas bordas, maior deverá ser a margem de segurança.[29]

A cirurgia micrográfica com controle intraoperatório total de margens, tendo a cirurgia micrográfica de Mohs como um de seus métodos mais conhecidos, é uma técnica cirúrgica eficaz no tratamento das neoplasias cutâneas. Todas as margens são controladas durante a realização da cirurgia, com mapeamento rigoroso da lesão e com cortes de congelação de 100% das margens.[30]

Entre as principais indicações da cirurgia micrográfica estão os tumores cutâneos não melanoma extensos, recidivados ou incompletamente excisados, agressivos e com tipo histológico de alto risco, mal delimitados, em locais anatômicos com alto índice de recidiva ou com necessidade de poupar tecido sadio. A desvantagem dessa opção cirúrgica é o importante aumento no tempo operatório e disponibilidade ainda restrita.[30]

O esvaziamento linfonodal deve ser realizado nos CECs com linfonodos clinicamente comprometidos. Metástases em parótida devem ser tratadas com parotidectomia total, e o esvaziamento supraomohióideo deve ser considerado. No caso de metástases cervicais, deve-se realizar esvaziamento cervical radical, se possível com preservação do músculo esternocleidomastóideo, veia jugular interna e nervo acessório espinhal.[30]

A radioterapia adjuvante tem sido associada a melhor controle locorregional e sobrevida livre de doença em alguns estudos com pacientes selecionados, com invasão perineural. As diretrizes da NCCN recomendam atualmente a RT adjuvante em raras circunstâncias após linfadenectomia cirúrgica (nódulos múltiplos, ao menos 1 maior que 3 cm de tamanho, extensão extracapsular ou excisão incompleta).[30,31]

A criocirurgia é uma alternativa terapêutica em casos selecionados de tumores de baixo risco, superficiais ou em pacientes sem condição clínica de cirurgia convencional. É necessária anestesia local. A lesão é submetida a aplicação de nitrogênio líquido em *spray* ou sonda de contato por tempo determinado (dois ciclos de 40 a 50 s) e congelada a aproximadamente -180°C, o que provoca o congelamento da água intracelular e trombose dos vasos da lesão, levando à necrose.[30]

O tratamento local com creme de imiquimode pode ser considerado, além do campo cancerizável, para doença de Bowen e em lesões mais superficiais, sendo aplicado no mínimo 3 vezes na semana, por 8 a 12 semanas.[30]

Tratamento sistêmico

A terapia sistêmica tem sido incrementada com o advento da imunoterapia, à semelhança do melanoma e outros tumores sólidos, indicada para carcinomas irressecáveis ou metastatizados.

O cemiplimabe, agente anti-PD-1, foi aprovado pela Food and Drug Administration (FDA), nos EUA, em 2018, para o tratamento de doença localmente avançada ou metastática em pacientes considerados inelegíveis para tratamento curativo, cirurgia ou radiação curativa. Uma taxa de resposta de aproximadamente 50% foi alcançada e 7% da coorte de fase II alcançou resposta completa. Os estudos revelam uma resposta duradoura e contínua e perfis de segurança favoráveis.[32]

Em 2020, a FDA aprovou o pembrolizumabe, um agente anti-PD-1, para o tratamento de pacientes com recorrência ou CEC metastático, com uma taxa de controle da doença de 52,4%.[32]

Estudos retrospectivos de avaliação no mundo real de resposta à imunoterapia, incluindo pembrolizumabe, cemiplimabe e nivolumabe, oferecem informações sobre pacientes transplantados e com doenças autoimunes, com mesmo perfil de eficácia e de segurança.[32]

Em relação ao CBC localmente avançado e considerado irressecável, a imunoterapia também está indicada com aprovação do cemiplimabe para essa finalidade, em segunda linha.[32]

Como primeira linha de tratamento sistêmico, há aprovação do uso do inibidor da via Hedgehog (Vismodegibe®, aprovado no Brasil, e Sonidegibe®), uma medicação oral, que age inibindo a via Hedgehog, envolvida na patogênese do CBC. A taxa de resposta foi de 68,5% em tumores localmente avançados e 36,9% em pacientes com tumores metastáticos, sendo os efeitos colaterais manejáveis. É importante lembrar que metástases de CBC são extremamente raras.[32,33]

TUMORES CUTÂNEOS RAROS

Existem outros tumores cutâneos pouco comuns, mas com alto risco de recidiva, que podem acometer a cabeça e o pescoço. De maneira simplificada, podem ser categorizados como câncer de pele não melanoma (CPNM), excluindo-se CBC e CEC. Com a ausência de uniformidade dos casos reportados, a verdadeira incidência é desconhecida. Podem ser divididos de acordo com a origem histológica em alguns grupos, com alguns tumores principais.[34]

De acordo com a Organização Mundial de Saúde (OMS), os tumores cutâneos são classificados de acordo com sua origem e podem ser classificados como apresentado na Tabela 242.1, com alguns exemplos principais.

Tabela 242.1 Classificação dos tumores cutâneos quanto à origem histológica, segundo a Organização Mundial de Saúde.

Tumores epidérmicos	Carcinoma basocelular, carcinoma espinocelular, carcinoma de células de Merkel	
Tumores de anexo	Carcinoma sebáceo, hidradenocarcinoma	
Tumores de origem linfoide	Linfomas cutâneos	
Tumores de partes moles	Tumores adipocíticos	Lipossarcoma
	Tumores fibro-histiocíticos	Dermatofibrossarcoma protuberante
	Tumores de células musculares	Leiomiossarcoma
	Tumores vasculares	Angiossarcoma
	Tumores neurais	Schwannoma
	Tumores de diferenciação incerta	Fibroxantoma atípico, sarcoma dérmico pleomórfico

Carcinoma de células de Merkel

É um carcinoma neuroendócrino raro, descrito em 1972, que geralmente afeta a pele fotoexposta de indivíduos idosos. Apresenta elevado risco de disseminação local e a distância, com sobrevida de cerca de 13,5% em 5 anos em pacientes com doença metastática ao diagnóstico, que pode chegar a 35% dos casos. Com a melhora das técnicas de diagnóstico e registro dos tumores associados a envelhecimento da população, sua incidência global está aumentando ao longo dos últimos anos. Entre os principais fatores de risco estão pacientes caucasianos, maiores de 50 anos, com antecedente de fotoexposição crônica e imunossuprimidos. A apresentação clínica variável, lesões cutâneas presentes em áreas fotoexpostas, assintomáticas, com crescimento rápido devem levantar suspeita clínica para o carcinoma de células de Merkel e devem ser submetidas imediatamente a um exame anatomopatológico (Figura 242.6 A).

À histologia, nota-se um infiltrado difuso por neoplasia maligna de pequenas células redondas e indiferenciadas. Apresenta amplo espectro de diagnósticos diferenciais dentre os tumores malignos de pequenas células, como melanoma, metástases cutâneas, linfomas. A positividade para marcadores imuno-histoquímicos, como CK20, e outros marcadores neuroendócrinos, como sinaptofisina e cromogranina, auxiliam no diagnóstico definitivo. Entre os principais diagnósticos diferenciais estão melanoma, linfoma, sarcoma, CEC pouco diferenciado e metástase cutânea. Os pacientes devem ser estadiados, com avaliação de linfonodos e exames de imagem. O tratamento é cirúrgico com indicação de radioterapia adjuvante; porém, em casos avançados, radioterapia e tratamentos sistêmicos podem ser necessários.[35-37]

Carcinoma sebáceo

É uma neoplasia cutânea rara, com diferenciação sebácea, que ocorre principalmente na região periocular com risco de metástases ao redor de 6%. Clinicamente, apresenta-se como um nódulo amarelado de crescimento rápido (ver Figura 242.6 B).

No exame anatomopatológico, observa-se uma invasão desordenada da derme por lóbulos pouco definidos de células basaloides e células sebáceas pouco desenvolvidas, com atipia moderada a grave. Alguns marcadores imuno-histoquímicos podem auxiliar no diagnóstico definitivo, como o antígeno epitelial de membrana (EMA) e a adipofilina, que marca a parede das vesículas intracitoplasmáticas de lipídeos.

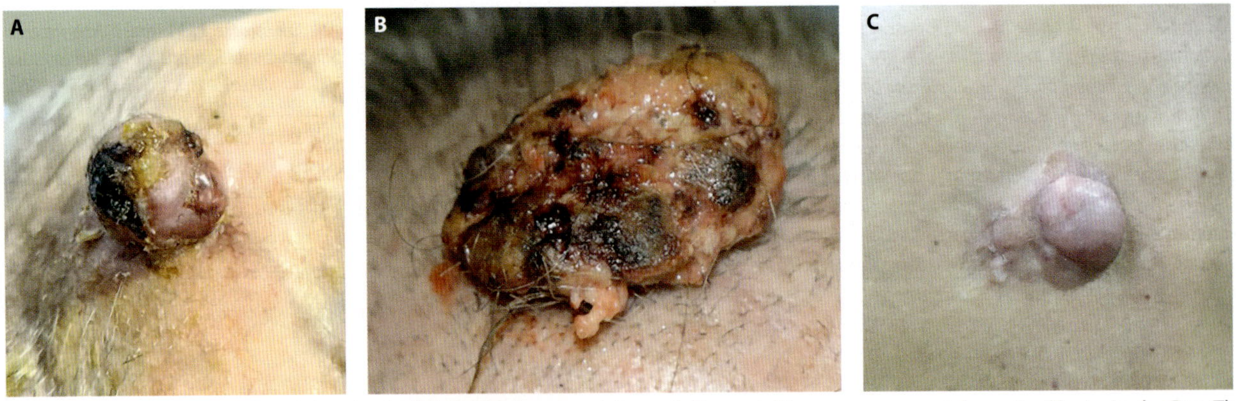

Figura 242.6 A. Carcinoma de células de Merkel; **B.** Carcinoma sebáceo; **C.** Dermatofibrossarcoma protuberante. (Cortesia de: Dra. Thaís Buffo, Unicamp.)

Pode estar associado a síndrome de Muir-Torre, de herança autossômica dominante e caracterizada por tumores cutâneos sebáceos associados a neoplasias viscerais, principalmente de trato gastrointestinal. O tratamento é cirúrgico e o paciente deve ser mantido em seguimento.[37-39]

DERMATOFIBROSSARCOMA PROTUBERANTE

O dermatofibrossarcoma protuberante (DFSP) é o um tumor raro de origem fibro-histiocítica, com predomínio em pacientes jovens, de crescimento lento e assimétrico. Agressivo localmente, apresenta baixo potencial metastático. Clinicamente, pode apresentar-se como uma lesão nodular ou placa infiltrada, geralmente com várias protuberâncias (ver Figura 242.6 C).

No exame histológico, há presença de fascículos de células fusiformes monomórficas e de padrão estoriforme com infiltração difusa e irregular da derme e tecido subcutâneo. A positividade para o marcador imuno-histoquímico CD34 associada a morfologia, auxilia no diagnóstico histológico. Uma mudança abrupta no padrão de crescimento pode corresponder a uma transformação fibrossarcomatosa do tumor, aumentando o risco de recidiva e metástases a distância. O tratamento é cirúrgico com margens amplas, embora a disseminação subclínica dessa neoplasia torne sua remoção completa difícil, com altas taxas de recidiva, sendo uma das indicações da cirurgia micrográfica.[37,40-42]

PREVENÇÃO

Orientações para fotoproteção adequada são importantes e os pacientes devem saber o risco dos raios ultravioleta, sendo o UVB mais incidente entre 10 e 15 horas, e o UVA tem incidência constante ao longo de todo dia, e também possui potencial carcinogênico. As pessoas devem ser orientadas sobre o uso de roupas apropriadas e de fotoprotetor, com fator de proteção solar para UVB (FPS) igual ou superior a 30 e proteção UVA ao menos um terço do FPS para UVB desde a infância, lembrando que há filtros específicos para crianças acima de 6 meses de vida, além de roupas com fios tratados com substâncias fotoprotetoras.[43,44]

A prevenção baseia-se na proteção contra a radiação ultravioleta solar desde a infância. O uso de roupas adequadas, filtro solar em suas diferentes apresentações e exposição nos períodos de menor radiação são importantes para evitar o desenvolvimento do campo de cancerização.[43]

Estudos atuais têm indicado a nicotinamida na quimioprevenção do câncer de pele. É a forma amida da vitamina B3, implicada na manutenção da estabilidade genômica com efeitos benéficos no envelhecimento da pele e no desenvolvimento de tumores. Outros "fotoprotetores orais" como *Polypodium leucotomos* devem ser considerados com reservas, em situações específicas, e não substituem os filtros de uso tópico.[45,46]

É necessário o acompanhamento periódico dos pacientes com campo de cancerização, pelo menos anualmente, pois as queratoses actínicas são recorrentes.[24] Após o tratamento em até 3meses e, depois de controlado, a cada 6 meses ou no mínimo anualmente.

REFERÊNCIAS BIBLIOGRÁFICAS

1. Civantos F, Helmen ZM, Bradley PJ, Coca-Pelaz A, De Bree R, Guntinas-Lichius O et al. Lymph node metastases from non-melanoma skin cancer of the head and neck. Cancers [Internet]. 2023 [Acesso em: 2024 Jul];22;15(17):4201.
2. Bachtold GA, Welter CS, Cerrutti CM, Frainer DA, Fiamoncini H, Penteado R. Tumores de pele não melanoma: Estudo retrospectivo do perfil epidemiológico e desfecho a partir de margens comprometidas. Rev Bras Cir Plástica [Internet]. 2022 [Acesso em: 2024 Jul];37(3):320-5.
3. Ministério da Saúde. Instituto Nacional de Câncer José Alencar Gomes da Silva. Estimativa 2023. Incidência de câncer no Brasil [Acesso em: 2024 Jan 30]. Disponível em https://bvsms.saude.gov.br/inca-lanca-a-estimativa-2023-incidencia-de-cancer-no-brasil.
4. Hasan N, Nadaf A, Imran M, Jiba U, Sheikh A, Almalki WH et al. Skin cancer: Understanding the journey of transformation from conventional to advanced treatment approaches. Mol Cancer [Internet]. 2023 Oct 6 [Acesso em: 2024 Jul];22(1):168
5. Zambrano-Román M, Padilla-Gutiérrez JR, Valle Y, Muñoz-Valle JF, Valdés- Alvarado E. Non-melanoma skin cancer: A genetic update and future perspectives. Cancers [Internet]. 2022 [Acesso em: 2024 Jul];11;14(10):2371.
6. Peris K, Fargnoli MC, Garbe C, Kaufmann R, Bastholt L, Seguin NB et al. Diagnosis and treatment of basal cell carcinoma: European consensus-based interdisciplinary guidelines. Eur J Cancer [Internet]. 2019 Sep [Acesso em: 2024 Jul]:118:10-34.
7. Spiker AM, Troxell T, Ramsey ML. Gorlin syndrome. StatPearls [Internet]. 2023 Aug 8 [Acesso em: 2024 Jul]. Disponível em: https://www.ncbi.nlm.nih.gov/books/NBK430921/
8. Corchado-Cobos R, García-Sancha N, González-Sarmiento R, Pérez-Losada J, Cañueto J. Cutaneous squamous cell carcinoma: From biology to therapy. Int J Mol Sci [Internet]. 2020 Apr 22 [Acesso em: 2024 Jul];21(8):2956.
9. Gutzmer R, Wiegand S, Kolbl O, Wermker K, Heppt M, Berking C. Actinic keratosis and cutaneous squamous cell carcinoma. Dtsch Arztebl Int [Internet]. 2019 Sep 13 [Acesso em: 2024 Jul];116(37):616-26.
10. Schuldt K, Trocchi P, Stang A. Skin cancer screening and medical treatment intensity in patients with malignant melanoma and non-melanocytic skin cancer. Dtsch Arztebl Int [Internet]. 2023 [Acesso em: 2024 Jul];120(3):33-39.

11. Magalhães LR, Buffo TH, Stelini RF, Souza EL, Magalhães RF, França AC. Incidência de casos de carcinoma epidermoide desenvolvido sobre dermatoses inflamatórias, seguidos em um hospital terciário entre os anos 2000 e 2020. Surg Cosmet Dermatol [Internet]. 2023 [Acesso em: 2024 Jul];15:e20230248.
12. Leung AK, Barankin B, Lam JM, Leong KF, Hon KL. Xeroderma pigmentosum: An updated review. Drugs Context [Internet]. 2022 [Acesso em: 2024 Jul];11:2022-2-5.
13. Willenbrink TJ, Ruiz ES, Cornejo CM, Schmults CD, Arron ST, Jambusaria-Pahlajani A. Field cancerization: Definition, epidemiology, risk factors, and outcomes. J Am Ac Dermatol [Internet]. 2020 Sep [Acesso em: 2024 Jul];83(3):709-17.
14. Caudill J, Thomas JE, Burkhart CG. The risk of metástases from squamous cell carcinoma of th skin. Int J Dermatol [Internet]. 2023 [Acesso em: 2024 Jul];62:483-6.
15. Nehal KS, Bichakjjian CK. Update on keratinocyte carcinomas. N Engl J Med [Internet]. 2018 [Acesso em: 2024 Jul];379:363-74.
16. Heppt MV, Steeb T , Ruzicka T, Berking C. Cryosurgery combined with topical interventions for actinic keratosis: A systematic review and meta-analysis. Br J Dermatol [Internet]. 2019 Apr [Acesso em: 2024 Jul];180(4):740-8.
17. Cornejo CM, Jambusaria-Pahlajani A, Willembrink TJ, Schmults CD, Arron ST, Ruiz ES. Field cancerization: Treatment. J Am Acad Dermatol [Internet]. 2020 Sep [Acesso em: 2024 Jul];83(3):719-30.
18. Torino AB. Comparative analysis between photodynamic therapy versus cryosurgery in treating low risk basocellular carcinoma – randomized and prospective study [thesis]. Campinas: Universidade Estadual de Campinas, Faculdade de Ciências Médicas; 2022.
19. Dianzani C, Conforti C, Giufrida R, Corneli P, di Meio N, Farinazzo E et al. Current therapies for actinic keratosis. Int J Dermatol [Internet]. 2020 Jun [Acesso em: 2024 Jul];59(6):677-84.
20. Weinstock MA, Thwin SS, Siegel A, Marcolivio K, Means AD, Leader NF et al. Chemoprevention of basal and squamous cell carcinoma with a single course of fluorouracil 5% cream: A randomized clinical trial. JAMA Dermatol [Internet]. 2018 Feb 1 [Acesso em: 2024 Jul];154(2):167-74.
21. Chinem VP, Miot HA. Epidemiologia do carcinoma basocelular. An Bras Dermatol [Internet]. 2011 [Acesso em: 2024 Jul];86(2):292-305.
22. Stafford H, Buell J, Chiang E, Ramesh U, Migden M, Nagarajan P et al. Non-melanoma skin dancer detection in the age of advanced technology: A review. Cancers (Basel) [Internet]. 2023 Jun 7 [Acesso em: 2024 Jul];15(12):3094.
23. Schmults CD, Blitzblau R, Aasi SZ, Alam M, Amini A, Bibee K et al. Basal cell skin cancer, version 2.2024, NCCN Clinical Practice Guidelines in Oncology. J Natl Compr Canc Netw [Internet]. 2023 [Acesso em: 2024 Jul];21(11):1181-203.
24. Russo GM, Russo A, Urraro F, Cioce F, Gallo L, Belfiore MP et al. Management of non-melanoma skin cancer: Radiologists challenging and risk assessment. Diagnostics [Internet]. 2023 [Acesso em: 2024 Jul];13(4):793.
25. Stafford H, Buell J, Chiang E, Ramesh U, Migden M, Nagarajan P et al. Non-melanoma skin cancer detection in the age of advanced technology: A review. Cancers [Internet]. 2023 [Acesso em: 2024 Jul];15(12):3094.
26. Goldenberg G. Treatment considerations um actinic keratosis. J Eur Ac Dermatol Venereol [Internet]. 2017 [Acesso em: 2024 Jul];31(Suppl.2):12-16.
27. Jarvis B, Figgitt DP. Topical diclofenac in 2,5 hyaluronic ac gel: A review of its use in patients with actinic keratosis. Am J Clin Dermatol [Internet]. 2003 [Acesso em: 2024 Jul];4(3):203-13.
28. Lebwhol M, Swanson N, Anderson LL, Melgaard A, Xu Z, Berman B. Ingenol mebutato gel for actinic keratosis. N Engl J Med [Internet]. 2012 Mar 15 [Acesso em: 2024 Jul];366(11):1010-9.
29. Bander TS, Nehal S, Lee EH. Cutaneous squamous cell carcinoma. Updates in tagging and management. Dermatol Clin [Internet]. 2019 Jul [Acesso em: 2024 Jul];37(3):241-51.
30. Arnon O, Rapini RP, Mamelak AJ, Goldberg LH. Mohs micrographic surgery: Current techniques. Isr Med Assoc J [Internet]. 2010 Jul [Acesso em: 2024 Jul];12(7):431-5.
31. Benkhaled S, Van Gestel D, Cauduro CS, Palumbo S, Del Marmol V, Desmet A. The state of the art of radiotherapy for non-melanoma skin cancer: A review of the literature. Front Med (Lausanne) [Internet]. 2022 Jun 27 [Acesso em: 2024 Jul]:9:913269.
32. Migden MR, Rischin D, Schmults CD, Guminski A, Hauschild A, Lewis KD et al. PD-1 blockade with cemiplimab in advanced cutaneous squamous-cell carcinoma. N Engl J Med [Internet]. 2018 Jul 26 [Acesso em: 2024 Jul];379(4):341-51.
33. Wilde DC, Glaun ME, Wong MK, Gross ND. Neoadjuvant approaches to non-melanoma skin cancer. Cancers [Internet]. 2023 [Acesso em: 2024 Jul];15(23):5494.
34. Elder DE, Massi D, Scolyer RA, Willemze E, editors. WHI classification of skin tumours. 4th edition. Lyon: IARC; 2018.
35. Trinidad CM, Torres-Cabala CA, Prieto VG, Aung PP. Update on eighth edition American Joint Committee on Cancer classification for Merkel cell carcinoma and histopathological parameters that determine prognosis. J Clin Pathol [Internet]. 2019 May [Acesso em: 2024 Jul];72(5):337-40.
36. Cornejo C, Miller CJ. Merkel cell carcinoma: Updates on staging and management. Dermatol Clin [Internet]. 2019 Jul [Acesso em: 2024 Jul];37(3):269-77.
37. Buffo TH, Stelini RF, Serrano JYM, Pontes LT, Magalhães RF, Moraes AM de. Mohs micrographic surgery in rare cutaneous tumors: A retrospective study at a Brazilian tertiary university hospital. An Bras Dermatol [Internet]. 2023 Jan-Feb [Acesso em: 2024 Jul];98(1):36-46.
38. Knackstedt T, Samie FH. Sebaceous carcinoma: A review of the scientific literature. Curr Treat Options Oncol [Internet]. 2017 [Acesso em: 2024 Jul];18(8):47.
39. Owen JL, Kibbi N, Worley B, Kelm RC, Wang JV, Barker CA et al. Sebaceous carcinoma: Evidence-based clinical practice guidelines. Lancet Oncol [Internet]. 2019 [Acesso em: 2024 Jul];20(12):e699-714.
40. Criscione VD, Weinstock MA. Descriptive epidemiology of dermatofibrosarcoma protuberans in the United Sates, 1973 to 2002. J Am Acad Dermatol [Internet]. 2007 [Acesso em: 2024 Jul];56(6):968-73.
41. Bogucki B, Neuhaus I, Hurst EA. Dermatofibrosarcoma protuberans: A review of the literature. Dermatol Surg [Internet]. 2012 Apr [Acesso em: 2024 Jul];38(4):537-51.
42. Paradisi A, Abeni D, Rusciani A, Cigna E, Wolter M, Scuderi N et al. Dermatofibrosarcoma protuberans: Wide local excision vs. Mohs micrographic surgery. Cancer Treat Ver [Internet]. 2008 [Acesso em: 2024 Jul];34:728-36.
43. Thompson AK, Kelley BF, Prokop LJ, Murad MH, Baum CL. Risk factors for cutaneous cell carcinoma outcomes: a systematic review and meta-analysis. JAMA Dermatol [Internet]. 2016 Apr [Acesso em: 2024 Jul];152(4):419-28.
44. Young AR, Narbutt J, Harrison GI, Lawrence KP, Bell M, O'Connor C et al. Optimal sunscreen use, during sun holiday with a very high ultravioleta index, allows vitamin D synthesis without sunburn. Br J Dermatol [Internet]. 2019 Nov [Acesso em: 2024 Jul];181(5):1052-62.
45. Fania L, Mazzanti C, Campione E, Candi E, Abeni D, Dellambra E. Role of nicotinamida in genomic stability and skin câncer chemoprevention. Int J Mol Sci [Internet]. 2019 Nov 26 [Acesso em: 2024 Jul];20(23):5946.
46. Chen AC, Martin AJ, Choy B, Fernández-Peñas P, Dalziell RA, McKenzie CA et al. A phase 3 randomized trial of nicotinamide for skin-cancer chemoprevention. N Engl J Med [Internet]. 2015 Oct 22 [Acesso em: 2024 Jul];373(17):1618-26.

CAPÍTULO

243

Melanoma Cutâneo e Mucoso em Cabeça e Pescoço

André Bandiera de Oliveira Santos • Dorival De Carlucci Jr

INTRODUÇÃO

O melanoma é um tumor maligno cuja célula de origem é o melanócito, embriologicamente derivado das células neuroectodérmicas da crista neural. Presentes em toda a pele e em mucosas, essas células apresentam grande habilidade de migração e, quando neoplásicas, intensa capacidade de gerar metástases.[1]

EPIDEMIOLOGIA

A incidência do melanoma de pele é de 3,8/100.000 habitantes no mundo, com grande variação entre populações e localização geográfica. Talvez uma maneira de entender a epidemiologia do melanoma seja o exemplo australiano, país que tem incidência de 37/100.000 habitantes, a maior do mundo. A razão para isso é multifatorial, mas destaca-se uma população de pele clara, que pouco se miscigenou com os povos originários, habitando uma região de exposição solar muito intensa. Nota-se também uma correlação direta com índice de desenvolvimento humano: países com alto IDH, como os EUA e a Europa Ocidental, apresentam índices superiores a 10/10.000, enquanto países de menor IDH, mesmo de população branca, apresentam índices menores (p. ex., Bulgária com 3,8 e Polônia com 5,4) A incidência brasileira é de 3,2/100.000 pessoas, ligeiramente maior em homens (3,6) que em mulheres (3,1).

A mortalidade por melanoma mundial é de 0,53/100.000 habitantes, maior nos EUA e Europa, sendo a maior mortalidade a australiana, (2,9/100.000). A mortalidade brasileira é de 0,9/100.000. Trata-se do tumor maligno que ocupa a 17ª posição na incidência entre as neoplasias e 22ª em mortalidade, em grande parte devido ao diagnóstico precoce, mas também em razão dos novos tratamentos para tumores metastáticos.

Diferente de outros tumores de pele, o melanoma pode ocorrer em jovens e mesmo em crianças. Há uma incidência crescente ao longo dos anos de vida, sendo os maiores índices por 10.000 pessoas nas idades mais elevadas. A mortalidade acompanha esses números.[2]

Os melanomas de mucosa são eventos raros quando comparados aos cutâneos. A incidência disponível na literatura é da ordem de 0,2/100.000, entre 0,8 e 3,7% dos melanomas entre caucasianos. A população branca apresenta maior incidência que de outras etnias.[3]

FATORES DE RISCO

Os melanomas cutâneos têm fatores de risco bem definidos, o que não ocorre com os melanomas de mucosa. Pessoas de pele clara, olhos claros, cabelos loiros ou ruivos, com sardas na face, têm maior risco de desenvolverem a doença. Há alguns anos a classificação de Fitzpatrick para o tipo de pele permite uma boa avaliação não apenas da coloração da pele, mas do comportamento da pele ao se expor ao sol, que é mais importante do que a cor em si (Tabela 243.1).[4]

A quantidade de exposição solar, em especial a radiação ultravioleta recebida na infância e na adolescência, são fatores de risco clássicos e bem reconhecidos para o desenvolvimento do melanoma. A radiação solar é composta por ondas eletromagnéticas incluindo o espectro infravermelho (comprimento de onda acima de 780 nm), a luz visível (400 a 780 nm) e as ondas ultravioletas (entre 100 e 400 nm). A fração ultravioleta é dividida em A, B e C. O ultravioleta A, entre 315 e 400 nm, está presente desde o nascer do sol e penetra profundamente na derme, sendo reconhecido como promotor do envelhecimento, além do câncer de pele, incluindo melanoma. As câmaras de bronzeamento, proibidas pela Agência Nacional de Vigilância Sanitária (Anvisa) no Brasil desde 2009, são emissoras de ultravioleta A. O espectro entre 280 e 315 nm pertence ao ultravioleta B, que é o mais nocivo. Por ser um comprimento de onda mais curto, penetra de maneira mais superficial e causa mais danos às células da epiderme, incluindo os melanócitos, que estão presentes na camada basal. Evidências epidemiológicas e modelos experimentais suportam a maior importância do ultravioleta B como promotor das alterações genéticas responsáveis pelo desenvolvimento do melanoma. A fração mais curta, ultravioleta C, entre 100 e 280 nm, seria ainda mais nociva, mas felizmente sua radiação não atravessa a camada de ozônio da atmosfera.

A prevenção primária do melanoma inclui fotoproteção adequada. Recomenda-se o uso de proteção física, com roupas cobrindo a pele, chapéu e procura por sombra, e química, com os filtros solares. O uso correto dos filtros solares inclui o uso diário, recentemente popularizado com as rotinas de *skincare*. Antes da exposição solar, espalha-se o produto na superfície de pele exposta na seguinte quantidade: 1 colher de chá para a cabeça, 2 colheres para a frente do tronco, 2 para o dorso, 2 para cada membro inferior. Deve-se repassar a cada 2 ou 3 horas: independente do fator de proteção solar, as moléculas do filtro perdem seu efeito nesse período. Também é necessário renovar após longos períodos na água ou sudorese excessiva.[4]

A presença de nevos (pintas) comuns não é reconhecido como fator de risco isolado para melanoma, muito embora uma porcentagem significativa de melanomas apareçam sobre nevos. Porém, pessoas com alto número de nevos são mais propensas a desenvolver melanoma ao longo da vida. Classicamente, o número de nevos estudado na literatura é acima de 50 ou 100, mas há evidência até para o maior risco a partir de 25 nevos.

Já a presença de nevos atípicos, apesar de benignos, é considerada fator de risco para o desenvolvimento de melanoma. Pessoas

Tabela 243.1 Classificação de Fitzpatrick.

Fitzpatrick	Características (cor)	Comportamento à exposição solar
I	Branca-pálida	Sempre se queima, nunca se bronzeia
II	Branca	Quase sempre se queima, dificilmente bronzeia-se
III	Morena clara	Queima-se ocasionalmente, bronzeia-se facilmente
IV	Morena	Queima pouco, bronzeia-se facilmente
V	Morena escura	Quase nunca queima, bronzeia-se facilmente
VI	Negra	Nunca se queima, torna-se mais escura

com cinco nevos atípicos têm uma chance 6 vezes maior, e mesmo pessoas com apenas um nevo atípico têm 1,5 mais chance de desenvolver melanoma.

A história pessoal de melanoma é um fator de risco reconhecido. Ter um melanoma cutâneo aumenta a chance em 8 vezes de ter outro melanoma cutâneo e 6 vezes de desenvolver melanoma de mucosa oral. A história pessoal de outros cânceres de pele também eleva o risco de desenvolver melanoma, assim como imunossupressão de qualquer natureza, seja por transplante, doença hematológica ou vírus da imunodeficiência humana (HIV).[5]

A síndrome do melanoma familiar (*familial atypical multiple mole melanoma syndrome*) é uma condição caracterizada por melanoma e um fenótipo de múltiplos nevos avermelhados e marrons com derrame de pigmento. Pessoas dessas famílias chegam próximas de 100% de chance de desenvolver melanoma ao longo da vida.

A síndrome do nevo atípico é também uma condição descrita de maior risco, definida por ausência de história familiar de melanoma, mais de 50 nevos, ao menos um maior de 8 mm e ao menos um com características atípicas.[5]

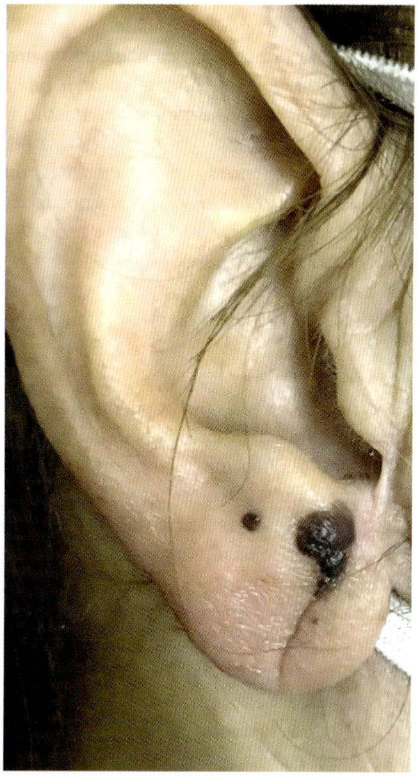

Figura 243.1 Melanoma cutâneo em orelha. Lesão pigmentada assimétrica, com bordas irregulares, duas cores e duas lesões satélites.

MÉTODOS DIAGNÓSTICOS

O diagnóstico do melanoma cutâneo deve ser suspeitado por qualquer médico ao identificar uma lesão pigmentada cutânea (popularmente designada pinta) que tenha mudado em médio prazo (meses ou mesmo semanas). O paciente ou familiar pode relatar essa mudança, especialmente o crescimento da lesão ou a mudança de cor. Pode ocorrer prurido, apesar de raro, mas é um fator de alerta importante. Muitas vezes, no entanto, não haverá queixa e a lesão suspeita para melanoma só será descoberta em exame físico de toda a pele, incluindo pesquisa no couro cabeludo.

A regra do ABCDE do melanoma auxilia o clínico a reconhecer uma dessas lesões (Figura 243.1):

- A: Assimetria: se traçada uma linha na metade da lesão, um lado não é igual ao outro
- B: Bordas irregulares: a periferia da lesão não é uniforme, havendo espículas e reentrâncias
- C: Cor: há mais de uma cor na lesão
- D: Diâmetro: as lesões com mais de 6 mm são suspeitas
- E: Evolução: a lesão mudou de característica recentemente.[6]

A dermatoscopia é um método diagnóstico importante após a suspeita. Com o uso de um instrumento óptico manual, é possível analisar se uma lesão é ou não suspeita para melanoma com mais detalhes. O algoritmo em dois passos (em tradução livre de *two-step algorithm*) tem sido aceito como uma ferramenta útil nesse processo. Basicamente, no primeiro passo verifica-se a existência de padrões dermatoscópicos de outras lesões como nevo, dermatofibroma, nevo intradérmico, carcinoma basocelular, carcinoma espinocelular, queratose seborreica, lentigo, lesões vasculares, hiperplasia sebácea e acantoma de células claras. Havendo alguma dessas características, o diagnóstico de melanoma fica em segundo plano. No segundo passo do algoritmo, procuram-se por padrões desorganizados de pigmentação e estruturas específicas do melanoma, como rede pigmentar atípica, linhas anguladas, pontos e glóbulos atípicos, entre outras. Havendo alguma dessas características, a biopsia excisional da lesão deve ser indicada. Essa sistematização permite que, de um modo completo e didático, as lesões suspeitas sejam diagnosticadas sem a realização de biopsias desnecessárias em lesões de outra natureza. A literatura envolvendo dermatoscopia de lesões pigmentadas é ampla e uma análise completa não faz parte do escopo desse capítulo.[7]

A lesão considerada suspeita deve ser submetida a biopsia excisional (retirada completa da lesão com margem de 1 a 2 mm). A exérese integral é importante porque a conduta que virá a seguir depende da confirmação de que a lesão é um melanoma e da sua espessura em milímetros. Essa profundidade, chamada de índice de Breslow, é o principal fator prognóstico do melanoma cutâneo primário e diferentes condutas são propostas dependendo dela, conforme descrito na seção Tratamento cirúrgico.

O melanoma cutâneo pode ser de quatro tipos: extensivo superficial, nodular, acral e lentigo maligno. O extensivo superficial é o mais comum e corresponde a uma pequena lesão pigmentada com as características clássicas do ABCDE. O nodular é uma lesão sobrelevada, em geral com índice de Breslow (espessura) alto e relevo. O subtipo acral ocorre nas extremidades, não sendo presente no segmento cervicofacial. O lentigo maligno melanoma são placas pigmentadas em áreas cronicamente expostas como a face, em geral de idosos, podendo permanecer estáveis por longos períodos. A maioria dos melanomas não é extenso, mas o tipo lentigo maligno é por vezes espalhado e de difícil delimitação. Nesses casos, a biopsia incisional (retirada de parte da lesão) por vezes tem de ser indicada, já que uma biopsia excisional (retirado de toda a lesão) pode ser mutilante sem o diagnóstico firmado de melanoma. Nesses casos, a procura pela parte mais significativa para diagnóstico é facilitada pela identificação a olho nu ou com dermatoscopia da área mais azulada, que em geral contém os pigmentos mais profundos. A biopsia incisional deve ser realizada nessa área.

O melanoma pode ser inicialmente notado por metástase, sem lesão primária conhecida. Nesse caso, o diagnóstico é melhor realizado por aspiração por agulha fina (PAAF), podendo ser necessária imuno-histoquímica para confirmar a natureza da célula metastática, seja em linfonodo parotídeo, seja em linfonodo cervical. Algumas vezes, ainda, a metástase do melanoma sem primário conhecido é a distância, sendo nódulos pulmonares, hepáticos ou cerebrais alguns exemplos. Nesses casos, a biopsia realizada por radiologia intervencionista, em geral guiada por tomografia, pode ser necessária.

Uma vez confirmado o diagnóstico de melanoma pelo exame anatomopatológico da lesão primária ou da metástase é preciso solicitar exames de estadiamento, já que é uma lesão com intenso potencial metastático. Para lesões iniciais, *in situ* ou com até 2 mm de Breslow, apenas os exames pre-operatórios comuns devem ser solicitados. Para lesões mais avançadas, com metástase linfonodal detectável inicialmente, espessura maior que 2 mm ou ulceração da lesão primára, deve-se solicitar tomografia por emissão de pósitrons (PET) e ressonância magnética do crânio para completar o estadiamento.[7]

TRATAMENTO CIRÚRGICO

A cirurgia é a parte mais importante para o tratamento inicial do melanoma. Dois aspectos precisam ser analisados: a ampliação da margem (quantos centímetros) e o linfonodo sentinela (está ou não indicado).

A ampliação da margem depende do índice de Breslow, que é a espessura da lesão em milímetros a partir da camada granulosa da epiderme até a célula mais profunda do melanoma. Esse é um dado anatomopatológico, que é recebido pelo cirurgião após a biopsia excisional (análise completa da lesão). Em torno da cicatriz resultante da exérese é programado um segundo procedimento, com a ampliação das margens conforme a Tabela 243.2.[7]

Essa ampliação é realizada em torno da cicatriz, por vezes necessitando de reconstrução plástica com retalho, como é o caso de melanomas no nariz, em que a ampliação de 1 ou 2 cm praticamente significa a retirada completa da pele nasal. Em outras partes, como no couro cabeludo e na região frontal, o enxerto de pele é uma boa opção. A orelha externa é particularmente difícil em termos de reconstrução, especialmente para melanomas com Breslow acima de 2 mm.

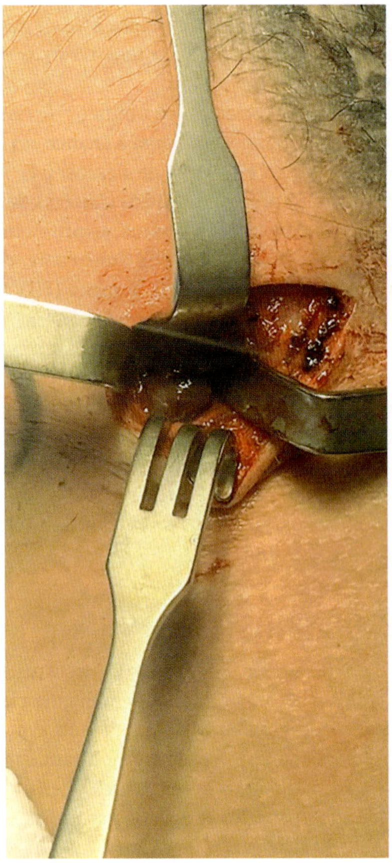

Figura 243.2 Linfonodo sentinela com azul patente.

PESQUISA DO LINFONODO SENTINELA

O segundo aspecto do procedimento indicado após a biopsia excisional é a indicação da retirada do linfonodo sentinela. Deve-se indicar esse procedimento todas as vezes que o melanoma cutâneo apresentar índice de Breslow maior que 1 mm e não houver metástases detectáveis. Para melanomas com Breslow inferior a 1 mm, mas que estão presentes ulceração ou índice mitótico positivo (diferente de zero), o procedimento também pode ser indicado. [7]

Do ponto de vista prático, o procedimento de retirada do linfonodo sentinela começa um dia antes da cirurgia, com a realização de linfocintilografia. Um radiofármaco é injetado intradermicamente em torno da cicatriz e um exame de imagem mostra a migração do radiofármaco até sua concentração no primeiro linfonodo que drena a região, chamado de sentinela. No próprio laboratório de medicina nuclear se faz uma marcação na pele e imagens são produzidas mostrando a localização (o ideal é que essa imagem seja por SPECT-CT [cintilografia com tomografia computadorizada], permitindo maior precisão pela localização com tomografia). No dia da cirurgia, outro corante é injetado em torno da cicatriz, momentos antes da antissepsia. Esse corante é classicamente o azul-patente (Figura 243.2), sendo recentemente descrita a técnica com indocianina verde, que necessita de um monitor próprio para sua visualização (Figura 243.3). A incisão para retirada do linfonodo sentinela é, em geral, pequena, com auxílio dos exames e de um detector de radiação portátil (*probe*), que é levado à sala cirúrgica para essa pesquisa. Após a retirada do sentinela, confirma-se a radiação com o *probe* fora do leito cirúrgico e considera-se que o sentinela é verdadeiro se no leito a radiação for inferior a 10% em relação ao linfonodo. Em geral, o linfonodo está corado por azul ou captante pelo indocianina verde, aumentando a acurácia dessa identificação.

Tabela 243.2 Espessura de lesão e margem de ampliação em melanoma maligno cutâneo.

Índice de Breslow do melanoma	Margem de ampliação
In situ (não há Breslow)	0,5 cm
Entre 0 e 1 mm	1 cm
Entre 1 e 2 mm	1 a 2 cm
Acima de 2 mm	2 cm

A realização da exérese do linfonodo sentinela é cercada de controvérsias desde a sua descrição. Classicamente, o modelo foi desenvolvido para selecionar os pacientes que seriam submetidos a esvaziamento, de modo que se o sentinela se mostrasse positivo (se houvessem células metastáticas no linfonodo), a linfadenectomia completa (esvaziamento cervical radical ou radical modificado) seria indicada. Atualmente, após trabalhos prospectivos e com alto nível de evidência, o esvaziamento da cadeia linfonodal após sentinela positivo tem sido evitado, sendo indicada imunoterapia ou terapia-alvo específica contra BRAF como alternativa. Assim, a conduta atual (2024) para melanoma cutâneo com sentinela positivo pode ser esvaziamento da cadeia linfonodal correspondente (em cabeça e pescoço parotidectomia e/ou esvaziamento cervical) ou tratamento adjuvante sistêmico.[7,8]

Para casos que já se apresentam com metástase linfonodal macroscópica, tem sido proposta imunoterapia neoadjuvante, seguida de esvaziamento cervical (ou da cadeia correspondente). A proposta é promissora, e os resultados em termos de sobrevida são relevantes. No entanto, em locais onde a imunoterapia não está disponível (como boa parte do Brasil), o esvaziamento cervical permanece sendo uma boa alternativa. Após esvaziamento cervical com metástases no anatomopatológico, tendo sido o esvaziamento cervical realizado como tratamento primário, a radioterapia adjuvante deve

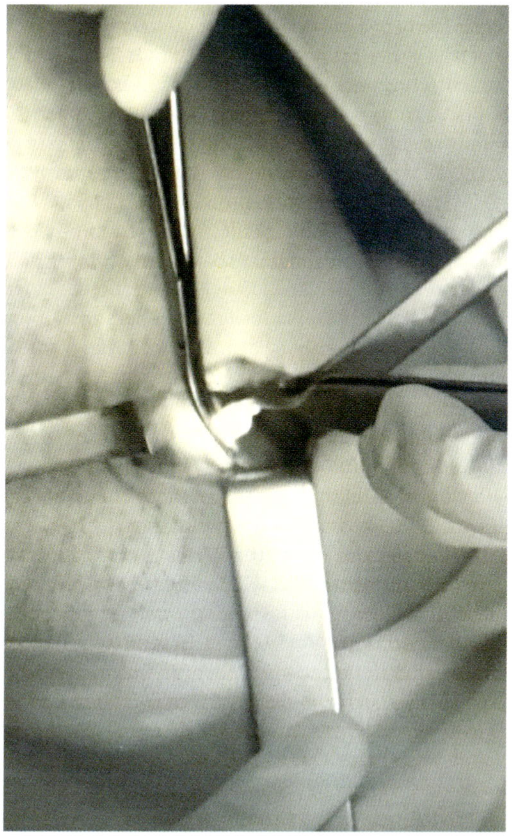

Figura 243.3 Linfonodo sentinela removido com uso do corante indocianina verde.

ser indicada. Em casos de neoadjuvância, deve-se discutir em time multidisciplinar seu benefício, já que muitas vezes a continuidade da imunoterapia é considerada.[7,8]

TRATAMENTO NÃO CIRÚRGICO

Pacientes com melanoma que já se apresentam com metástase a distância presenciaram uma importante evolução no tratamento na última década. O tratamento com imunoterapia, cujas principais medicações são o pembrolizumabe e o nivolumabe, mudou a sobrevida média em 5 anos do melanoma metastático de 5% para 30 a 40%. Após esses estudos, o uso da imunoterapia não se limitou aos casos com doença disseminada e tem sido utilizada para pacientes com linfonodo sentinela positivo ou doença de alto risco.[8]

As principais medicações para tratamento de metástases são a combinação de ipilimumabe e nivolumabe ou nivolumabe com relatlimabe-rmbw. A monoterapia com pembrolizumabe ou nivolumabe também é considerada como primeira linha de tratamento. Havendo positividade para *BRAF*, que precisa ser marcado em anatomopatológico de biopsia de lesão metastática, pode-se utilizar a combinação de dabrafenibe com cobimetinibe, vemurafenibe com cobimetinibe ou encorafenibe com binimetinibe. Combinações dessas medicações em diferentes regimes fazem parte de uma grande lista de possibilidades quando o tratamento de primeira linha falha.[9]

A quimioterapia com dacarbazina, anteriormente utilizada, atualmente é considerada tratamento de exceção e inferior às novas classes de medicamentos.[7]

FATORES PROGNÓSTICOS

O melanoma primário tem como principal fator prognóstico o índice de Breslow, que é a medida em milímetros desde a camada granulosa da epiderme até a célula mais profunda da lesão. A probabilidade de um melanoma ser curado com tratamento cirúrgico de ampliação de margens quando o Breslow é entre zero e 1 mm é superior a 90% em 20 anos. Essa sobrevida cai em casos em que o índice é superior a 4 mm para 50%.[10]

Outro fator relevante do tumor primário é a ulceração. Quando presente, o achado de ulceração confere ao melanoma maior agressividade e é fator independente de predição de recidiva e óbito. Também importante para o prognóstico do melanoma é o índice mitótico (trata-se da contagem de mitoses por milímetro quadrado). Quanto maior o índice mitótico, pior o prognóstico, mas considera-se o índice mitótico diferente de zero já como relevante preditor de recidiva e óbito.[9]

Para pacientes com melanoma que tenham indicação de biopsia do linfonodo sentinela, a presença de micrometástases no linfonodo é um fator prognóstico muito relevante (sentinela positivo). A quantificação de células metastáticas no linfonodo sentinela positivo também é um fator importante, sendo que há micrometástases compostas por células isoladas na periferia do linfonodo (melhor prognóstico, semelhante ao do sentinela negativo) e um bloco robusto de células no centro do linfonodo (com prognóstico pior, mais próximo a um linfonodo metastático detectável clinicamente). Dessa forma, pacientes que apresentam clinicamente apenas a lesão pigmentada podem ser estadiados de maneira mais completa, sabendo no momento do primeiro tratamento se sua doença é de alto risco e permitindo tratamentos adjuvantes antes que a doença se desenvolva de modo mais intenso.[7]

Pacientes com metástases linfonodais clínicas (macrometástases - palpáveis ou presentes em exames de imagem) têm pior prognóstico em relação àqueles com sentinela positivo. Da mesma forma, é fator independente de sobrevida o número de linfonodos acometidos.

Finalmente, metástases a distância são, evidentemente, fatores de risco independentes para sobrevida do melanoma. Metástases cutâneas e em linfonodos distantes da cadeia mais próxima têm prognóstico melhor que metátases pulmonares, que têm prognóstico melhor que metástases viscerais, como hepáticas e cerebrais.[10]

SEGUIMENTO

Para pacientes tratados por melanomas de estágios iniciais (Breslow < 2mm, não ulcerado e sentinela negativo) sem evidência de doença, é importante para o melanoma o exame físico de toda a pele e cadeias linfonodais a cada 6 meses durante os primeiros 5 anos. Não há benefício de exames complementares ou de imagem para esses pacientes, a não ser direcionado para alguma queixa clínica.

Em casos de melanomas intermediários (Breslow > 2mm ou ulcerado ou sentinela positivo) ou avançados (metástases linfonodais ou a distância) que tenham sido tratados e permaneçam sem evidência de doença, além do exame físico de toda a pele e das cadeias linfonodais, deve-se solicitar ultrassom da cadeia linfonodal correspondente e considerar PET-Scan a cada 3 a 6 meses nos primeiros 2 anos e a cada 6 meses no terceiro ano. Não há benefício de manter o seguimento com imagem após o terceiro ano, devendo ser mantido exame físico cutâneo e linfonodal anualmente após o terceiro ano, para o resto da vida.[11]

FATORES GENÉTICOS

Segundo a Organização Mundial de Saúde (OMS), a incidência do melanoma maligno tem aumentado significativamente desde a década de 1970. Estima-se que, nos EUA, esse número tenha aumentado cerca de 4% ao ano. Os fatores relacionados com a exposição ultravioleta e as características da pele já foram discutidos, entretanto, fatores genéticos são também responsáveis por esses casos. Na década de 1980, análises genéticas formais identificaram um padrão de herança autossômica dominante em algumas famílias com múltiplos casos de melanoma. Não há dúvida de que se trata de uma doença multifatorial resultante de fatores de risco genéticos associados a fatores ambientais.[12]

Bishop et al.[13] demonstraram uma influência na penetrância de mutações no gene *CDKN2A* de acordo com exposição solar a que a população é submetida. Cerca de 7 a 15% dos pacientes com diagnóstico de melanoma apresentam história familiar positiva para essa neoplasia, no entanto, isso não indica necessariamente que uma única mutação genética esteja sendo transmitida nesses parentes.[14] São estimados que até 10% dos pacientes com mais de um melanoma possuam uma mutação de predisposição hereditária. As mutações germinativas CDKN2A (*cyclin-dependent kinase inhibitor 2A*) e, menos comuns, as mutações na CDK4 (*cyclin-dependent kinase 4*) são as anormalidades genéticas mais frequentes associadas a síndrome do melanoma familiar (SMF). Presentes em aproximadamente 45% dos casos, ambos atuam no controle negativo do ciclo celular.[15] O CDKN2A é uma mutação no gene *p16*, localizado no cromossomo 9p21. Não parece haver outro *locus* importante além do CDKN2A, pois a prevalência dos novos genes de predisposição ao melanoma é bastante rara.

As variantes patogênicas em CDKN2A correspondem a 10% das famílias com dois casos de melanoma e a 30 a 40% das famílias com três ou mais casos, apresentando associação com câncer de pâncreas. Na SMF, a prevalência de variante em CDK4 varia de 1 a 3%.

Gillgren et al. relataram que os melanomas familiares tendem a ocorrer mais no tronco do que na região da cabeça e pescoço.[16]

Normalmente, as mutações de linha germinativa do *CDKN2A* observadas em linhagens propensas ao melanoma cutâneo e ao câncer de pâncreas são mutações que prejudicam as funções inibitórias de *p16* e/ou *p14ARF.* O *CDKN2A* é composto de 4 éxons (1α, 1β, 2 e 3) que são usados para codificar duas proteínas: p16 (1α, 2 e 3) e p14ARF (éxons 1β, 2 e 3). O *p16* inibe a quinase dependente de ciclina 4 e 6 (CDK4 e CDK6), impedindo, assim, a fosforilação da proteína do retinoblastoma (RB1). Uma molécula de RB1 hipofosforilada sequestra e impede que o fator de transcrição E2F1 induza os genes da fase S e acione a transição G1 para S. Por sua vez, o *p14ARF* antagoniza o HDM2, que se liga ao supressor de tumor, p53, condenando-o à degradação proteassômica. A destruição acelerada do p53 abole as respostas normais de dano ao DNA e do ponto de verificação G2.[17] Portanto, a inativação do *locus* CDKN2A aumenta a proliferação e reduz a apoptose.

Descobriu-se que a prevalência de mutações germinativas CDKN2A varia de acordo com a localização geográfica e o contexto familiar. Em uma metanálise realizada por Goldstein et al., 39% das famílias (com > 3 afetados) tinham mutações germinativas CDKN2A, variando de 20% (32/162) na Austrália a 45% (29/65) na América do Norte e 57% (89/157) na Europa.[18] Quando os casos de melanoma foram verificados independentemente do histórico familiar, houve uma taxa muito menor de mutação. A frequência de mutações CDKN2A em pacientes com um único melanoma primário ou múltiplos melanomas primários foi de 1,2 e 2,9%, respectivamente.

Mais recentemente, variantes patogênicas em novos genes de alta penetrância foram identificadas, contribuindo com a caracterização de diferentes vias de susceptibilidade ao melanoma, incluindo genes relacionados com a diferenciação celular, resposta a dano do DNA e manutenção dos telômeros, como os genes *BAP1, POT1, ACD, TERF2IP* e *TERT*. São ainda de grande importância na determinação de risco para o melanoma cutâneo, variantes em genes de baixa a moderada penetrância relacionados com a pigmentação da pele e diferenciação dos melanócitos como os genes *MC1R* e *MITF*.

O aconselhamento genético ainda é discutível e não há critério formal para a sua indicação. É aceito indicar o aconselhamento para um indivíduo com melanoma cutâneo invasivo, associado a dois familiares com o mesmo diagnóstico ou com câncer de pâncreas, ou ainda, com três melanomas primários. Deve-se ressaltar que pacientes gravemente fotodanificados podem desenvolver três melanomas, especialmente mais tarde na vida, à medida que os danos causados pelo sol se acumulam. Outro critério mais objetivo seria indicar aconselhamento para uma pessoa com idade inferior a 40 anos que já tenha diagnóstico de três melanomas cutâneos.[14]

A patogênese do melanoma maligno é multifatorial e complicada. No entanto, as síndromes de câncer hereditárias, como o melanoma múltiplo atípico familiar, fornecem excelentes modelos genéticos para estudos que podem aumentar as taxas de detecção precoce e melhorar os protocolos existentes de prevenção e tratamento. Os pacientes com uma alta contagem de nevos e múltiplos nevos atípicos devem sempre ser questionados sobre o histórico pessoal ou familiar de melanoma ou outro câncer de órgão interno. Considerando o fato de que até 10% dos melanomas podem ser familiares, uma maior conscientização dos médicos pode levar a um diagnóstico mais rápido dos melanomas e, por meio da educação do paciente, a melhores comportamentos preventivos.

MELANOMA MUCOSO

Os melanomas primários de mucosa podem ser encontrados nas membranas mucosas que revestem os tratos respiratório, gastrintestinal e geniturinário, além da conjuntiva ocular (Figura 243.4).[19,20] Apenas de 0,8 a 3,7% são melanomas de mucosa.[19] Devido à baixa incidência, as metástases de melanoma ocular e/ou cutâneo devem ser excluídas para diagnosticar o melanoma primário de mucosa.

Apesar de sua raridade, os melanomas de mucosa são de grande interesse devido ao seu comportamento agressivo e prognóstico menos favorável em comparação com os melanomas cutâneos. Isso pode ser devido ao diagnóstico tardio, ao atraso dos pacientes e/ou ao local anatômico obscuro de origem.[21] Também pode estar relacionado com o rico suprimento linfático e vascular da mucosa.

Epidemiologia

A idade média dos diagnósticos é por volta de 70 anos, décadas mais tarde em relação aos melanomas cutâneos.[21-23] Contrastante também ao melanoma cutâneo que acomete principalmente populações caucasianas, o melanoma mucoso não possui diferenças

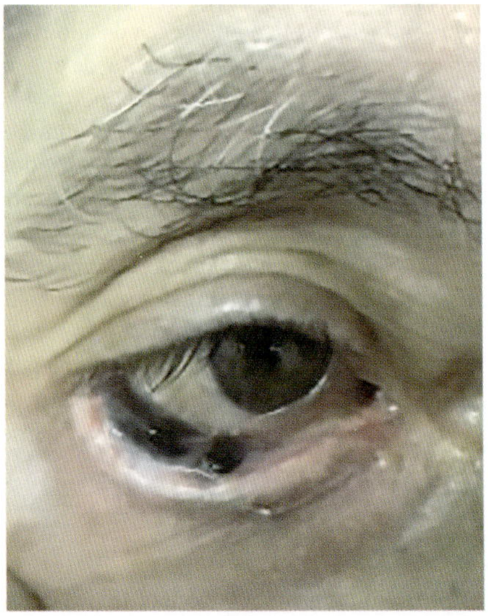

Figura 243.4 Melanoma mucoso em conjuntiva.

raciais específicas.[22-24] Existe certa prevalência no sexo feminino, cerca de 2 vezes mais frequente.[21-23] Não foi feita nenhuma associação com o vírus do papiloma humano ou vírus do herpes humano. O papel do tabagismo ainda não está totalmente esclarecido.[21,23] Devido ao seu local anatômico de origem, a exposição à luz ultravioleta (UV) não é considerada um fator de risco para o melanoma de mucosa.[25] Sua etiologia ainda se mantém incerta.[20]

Atualmente, são conhecidas alterações em determinados genes e vias metabólicas, indicando que o melanoma da mucosa possui várias alterações genéticas nas cascatas de sinalização intracelular. O padrão de mutações é, aparentemente, inverso dos melanomas cutâneos. A expressão de PD-L1 e as mutações do *BRAF* são menos comuns nos melanomas da mucosa, mas é encontrada uma superexpressão do C-KIT (CD117) em mais de 80% dos casos. Esses achados ainda são controversos, mas sugerem que esses tumores de mucosa sejam menos imunogênicos devido a uma carga mutacional menor.[19]

O estadiamento dos melanomas de mucosa continua sendo um desafio. Vários sistemas de estadiamento foram sugeridos, incluindo os sistemas de estadiamento clássico pelo TNM, mas nenhum deles é usado com frequência. O estadiamento TNM é usado apenas para melanoma de cabeça e pescoço.[26] Até o momento, a espessura do tumor superior a 5 mm, mais de 10 figuras mitóticas por campo de alta potência e/ou ulceração foram sugeridos como fatores prognósticos independentes.[19]

O melanoma da mucosa oral pode se apresentar no palato, maxila, mandíbula, lábios e até na glândula parótida. A maioria se apresenta assintomático com máculas ou nódulos de coloração marrom a negra, podendo haver dor ou inchaço em alguns casos. Cerca de 30% dos casos apresentam metástases linfonodais cervicais no momento do diagnóstico.

A literatura é homogênea na indicação da cirurgia com margens amplas de ressecção como o tratamento de escolha. A associação de adjuvância com quimio e/ou radioterapia está indicada em alguns casos.

Permanece o conceito antigo de que pacientes com excisão cirúrgica não radical possuem risco 21 vezes maior de morrer da doença em melanomas de cabeça e pescoço.[19] Tumores com espessura superior a 5 mm possuem maior risco de metástases cervicais.

Metanálise realizada por Wushou et al. em 2015 constatou que os procedimentos cirúrgicos ou não cirúrgicos realizados isoladamente são fatores de prognóstico negativo, sendo a terapia múltipla baseada em cirurgia obrigatória. Este estudo demonstra que a radioterapia adjuvante pós-operatória melhorou significativamente a recorrência locorregional, mas sem efeito na sobrevida global. Apesar de ainda não haver consenso na melhor opção terapêutica os estudos relatam sobrevida em cinco anos entre 15 e 45%.[27]

A terapia sistêmica está sendo utilizada com maior frequência, tendo como opções a quimioterapia (cisplatina, vimblastina, dacarbazina, interferon), terapias direcionadas (imatinibe, temozolomida) e imunoterapias (ipilimumabe, pembrolizumabe/nivolumabe).

Esta última tem se tornado cada vez mais dominante no tratamento do melanoma metastático. O ipilimumabe (um inibidor do ponto de verificação do antígeno 4 do linfócito T citotóxico) foi aprovado pela Associação de Alimentos e Medicamentos (FDA), dos EUA, em 2011 e se tornou um padrão de tratamento para pacientes com melanoma metastático ou irrecuperável. O nivolumabe e o pembrolizumabe (inibidores do ponto de verificação PD-1) foram aprovados pela FDA em 2014.

REFERÊNCIAS BIBLIOGRÁFICAS

1. Mort RL, Jackson IJ, Patton EE. The melanocyte lineage in development and disease. Development [Internet]. 2015 [Acesso em: 2024 Jul];142(7):1387.
2. International Agency for Research on Cancer, World Health Organization (WHO). GLOBOCAN 2023: estimated cancer incidence, mortality, and prevalence worldwide in 2023.Disponível em: https://gco.iarc.fr/today. Acesso em: 2024 Jul.
3. Carbu-Bague A, Rubiu-Casadevall J, Puigdemont M, Sanvisens A, Oliveras G, Coll M et al. Epidemiology and molecular profile of mucosal melanoma: A population-based study in southern Europe. Cancers (Basel) [Internet]. 2022 [Acesso em: 2024 Jul];14(3).
4. Schalka S, Steiner D, Ravelli FN, Steiner T, Terena AC, MarÁon CR et al. Brazilian consensus on photoprotection. An Bras Dermatol [Internet]. 2014 [Acesso em: 2024 Jul];89(6 Suppl 1):1-74.
5. Conforti C, Zalaudek I. Epidemiology and risk factors of melanoma: A review. Dermatol Pract Concept [Internet]. 2021 [Acesso em: 2024 Jul];11(Suppl 1):e2021161S.
6. Tsao H, Atkins MB, Sober AJ. Management of cutaneous melanoma. N Engl J Med [Internet]. 2004 [Acesso em: 2024 Jul];351(10):998-1012.
7. Schadendorf D, van Akkooi AC, Berking C, Griewank KG, Gutzmer R, Hauschild A et al. Melanoma. Lancet [Internet]. 2018 [Acesso em: 2024 Jul];392(10151):971-84.
8. Nijhuis AG, Spillane AJ, Stretch JR, Saw RP, Menzies AM, Uren RF et al. Current management of patients with melanoma who are found to be sentinel node-positive. ANZ J Surg [Internet]. 2020 [Acesso em: 2024 Jul];90(4):491-6.
9. Bonachela NL, Kowalski LP, Santos AB. Risk factors for positive sentinel lymph nodes in head and neck melanoma - A survival analysis. Braz J Otorhinolaryngol [Internet]. 2021 [Acesso em: 2024 Jul];87(1):103-9.
10. Balch CM, Soong SJ, Gershenwald JE, Thompson JF, Reintgen DS, Cascinelli N et al. Prognostic factors analysis of 17,600 melanoma patients: Validation of the American Joint Committee on Cancer melanoma staging system. J Clin Oncol [Internet]. 2001 [Acesso em: 2024 Jul];19(16):3622-34.
11. Romano E, Scordo M, Dusza SW, Coit DG, Chapman PB. Site and timing of first relapse in stage III melanoma patients: Implications for follow-up guidelines. J Clin Oncol [Internet]. 2010 [Acesso em: 2024 Jul];28(18):3042-7.
12. Bressac-de-Paillerets B, Avril MF, Chompret A, Demenais F. Genetic and environmental factors in cutaneous malignant melanoma. Biochimie [Internet]. 2002 [Acesso em: 2024 Jul];84:67-74.
13. Bishop DT, Demenais F, Goldstein AM, Bergman W, Bishop JN, Bressac-de Paillerets B et al. Geographical variation in the penetrance of CDKN2A mutations from melanoma. J Natl Cancer Inst [Internet]. 2002 [Acesso em: 2024 Jul]; 94(12):872-3.
14. Soura E, Eliades PJ, Shannon K, Stratigos AJ, Tsao H. Hereditary melanoma: Update on syndromes and management: Genetics of familial atypical multiple mole melanoma syndrome. J Am Acad Dermatol [Internet]. 2016 Mar [Acesso em: 2024 Jul];74(3):395-407; quiz 408-10.
15. Rossi M, Pellegrini C, Cardelli L, Ciciarelli V, Di Nardo L, Fargnoli MC. Familial melanoma: Diagnostic and management implications. Dermatol Pract Concept [Internet]. 2019 [Acesso em: 2024 Jul];9:10-16.
16. Gillgren P, Brattstrom G, Frisell J, Palmgren J, Ringborg U, Hansson J. Body site of cutaneous malignant melanoma – A study on patients with hereditary and multiple sporadic tumours. Melanoma Res [Internet]. 2003 [Acesso em: 2024 Jul]; 13(3):279–286.
17. Marzuka-Alcala A, Gabree MJ, Tsao H. Melanoma susceptibility genes and risk assessment. Methods Mol Biol [Internet]. 2014 [Acesso em: 2024 Jul]; 1102:381-393.
18. Goldstein AM, Chan M, Harland M, Hayward NK, Demenais F, Bishop DT et al. Features associated with germline CDKN2A mutations: A GenoMEL study of melanoma-prone families from three continents. J Med Genet [Internet]. 2007 [Acesso em: 2024 Jul]; 44(2):99-106.
19. Yde SS, Sjoegren P, Heje M, Stolle LB. Mucosal melanoma: A literature review. Curr Oncol Rep [Internet]. 2018 [Acesso em: 2024 Jul];20(3):28.
20. Mihajlovic M, Vlajkovic S, Jovanovic P, Stefanovic V. Primary mucosal melanomas: A comprehensive review. Int J Clin Exp Pathol [Internet]. 2012 [Acesso em: 2024 Jul];5:739-53.

21. Postow MA, Hamid O, Carvajal RD. Mucosal melanoma: Pathogenesis, clinical behavior, and management. Curr Oncol Rep [Internet]. 2012 [Acesso em: 2024 Jul];14:441-8.
22. Spencer KR, Mehnert JM. Mucosal melanoma: Epidemiology, biology and treatment. Cancer Treat Res [Internet]. 2016 [Acesso em: 2024 Jul];167:295-320.
23. Patrick RJ, Fenske NA, Messina JL. Primary mucosal melanoma. J Am Acad Dermathology [Internet]. 2007 [Acesso em: 2024 Jul];56:828-34.
24. Seetharamu N, Ott PA, Pavlick AC. Mucosal melanomas: A casebased review of the literature. Oncologist [Internet]. 2010 [Acesso em: 2024 Jul];15:772-81.
25. Tacastacas JD, Bray J, Cohen YK, Arbesman J, Kim J, Koon HB et al. Update on primary mucosal melanoma. J Am Dermatology [Internet]. 2014 [Acesso em: 2024 Jul];71:366-75.
26. López F, Rodrigo JP, Cardesa A, Triantafyllou A, Devaney KO, Mendenhall WM et al. Update on primary head and neck mucosal melanoma. Head Neck [Internet]. 2016 [Acesso em: 2024 Jul],38(1):147-55.
27. Wushou A, Zhao Y. The management and site-specific prognostic factors of primary oral mucosal malignant melanoma. J Craniofac Surg [Internet]. 2015 [Acesso em: 2024 Jul];26:430-4.

CAPÍTULO 244

Neoplasias Malignas de Cavidade Nasal e Seios Paranasais

Carlos Takahiro Chone • Renato Capuzzo

INTRODUÇÃO

As lesões nasais e paranasais são apresentações otorrinolaringológicas frequentemente encontradas na prática clínica para diagnóstico e tratamento. Uma variedade de patologias não neoplásicas e neoplásicas é observada na prática rotineira. As cavidades nasossinusais apresentam um grupo histopatologicamente diverso de massas em uma área pequena e complexa. As massas polipoidais são as lesões mais comuns encontradas na cavidade nasal. As neoplasias malignas nasossinusais (NMN) são raras, representam aproximadamente 3 a 5% das neoplasias malignas de cabeça e pescoço, representando apenas cerca de 0,2% de todos os cânceres.[1]

EPIDEMIOLOGIA

A incidência global é de apenas 0,556/100.000 pessoas por ano. A taxa de incidência tem se mantido relativamente estável nos últimos 30 anos, com cerca de 2.000 novos diagnósticos por ano. O câncer nasossinusal ocorre mais frequentemente em idosos, e 80% deles são diagnosticados com 55 anos ou mais. Ocorrem em homens 1,8 vez mais do que mulheres (58,3 *versus* 41,7%)[1-3] e 9 vezes mais em populações brancas em comparação com negras (82,2 *versus* 9%).[1-3]

Neoplasias epiteliais e não epiteliais têm sido relatadas no nariz e seios paranasais. As NMNs são constituídas por um grupo histologicamente diverso de patologias; com maior frequência, o carcinoma espinocelular, seguido pelo adenocarcinoma. A maioria dos tumores ocorre na cavidade nasal,[4] seguida pelos seios maxilares.[2]

As neoplasias malignas originadas nos seios frontal e esfenoidal ocorrem com menor frequência, cada uma compreendendo menos de 3% de todos os sítios tumorais nasossinusais.[2]

FATORES DE RISCO

Certos fatores de risco ocupacionais, ambientais e biológicos aumentam o risco de desenvolvimento de malignidade nasossinusal. A relação entre ocupações específicas e o desenvolvimento do câncer nasossinusal tem sido bem documentada.[3,5] Demonstrou-se que o carcinoma espinocelular da cavidade nasal ocorre mais frequentemente em trabalhadores que têm contato com níquel em comparação com a população em geral, sendo os compostos de níquel um carcinógeno conhecido.[6,7]

O adenocarcinoma tem sido associado à exposição ao pó de madeira, com ocupações como carpinteiros e serralheiros tendo maior incidência em comparação com a população geral.[3] A Agência Internacional de Pesquisa em Câncer (IARC) identificou exposição à poeira de madeira, especialmente a poeira de madeiras duras e exóticas, como um carcinógeno conhecido pelos seres humanos.[5] Compostos químicos específicos na indústria, como cromo, álcool isopropílico, pó de couro, níquel e rádio, demonstraram aumentar o risco de câncer nasossinusal. O vírus Epstein-Barr, dieta de peixe salgado, como cancerígenos, promovendo mutações genéticas, podem estar relacionados com esse câncer. Hábitos sociais como o tabagismo e o uso de álcool também têm demonstrado aumentar o risco de desenvolvimento de câncer nasossinusal.[5]

A incidência de câncer nasossinusal varia muito entre as regiões do mundo. O adenocarcinoma é mais comum que o carcinoma espinocelular na Europa, com a maioria dos casos localizados nos seios etmoidais.[8] Embora o papilomavírus humano (HPV) esteja mais frequentemente associado a neoplasias malignas que surgem na orofaringe, um grande estudo com 770 pacientes do National Cancer Database, dos EUA, revelou que 31,7% dos casos de carcinoma espinocelular nasossinusal estavam associados ao HPV.[9] Os cânceres nasossinusais associados ao HPV de alto risco também demonstraram ter desfechos mais favoráveis e maior probabilidade de serem encontrados em população mais jovem.[10]

O trato nasossinusal é uma área peculiar, pois quase todos os tipos de tumor podem se formar nessa área. A maioria dos clínicos faz um diagnóstico presuntivo com base em sintomas, achados clínicos e técnicas radiológicas avançadas. Ainda assim, o exame histopatológico continua sendo o padrão-ouro para o diagnóstico. Um exame preciso pode fazer muita diferença no manejo e no acompanhamento de certas condições, especialmente em condições raras, que têm uma aparência semelhante a condições benignas comuns.[11,12] Além disso, existem condições patológicas que são benignas a princípio, mas podem transitar para formas localmente invasivas ou malignas se não forem tratadas em um estágio inicial. Procurar ajuda da histopatologia e empregar uma abordagem mais radical no começo pode prevenir a recorrência ou morbidade em um estágio posterior.[11]

Devido à localização anatômica desses tumores, eles geralmente têm um início insidioso dos sintomas e se apresentam em um estágio tardio do diagnóstico. Os tumores nasossinusais podem causar morbidade significativa devido ao envolvimento ou invasão de estruturas adjacentes, incluindo órbitas, nervo olfatório, nervos faciais e espaço intracraniano. Apenas 12% dos tumores dos seios paranasais têm envolvimento linfonodal e apenas 6% têm envolvimento metastático no momento do diagnóstico. O subtipo histológico mais comum de neoplasias malignas dos seios paranasais é o carcinoma espinocelular, compreendendo 60 a 75% dos casos. Os subtipos histológicos mais comuns são o adenocarcinoma, seguido pelo carcinoma adenoide cístico, representando aproximadamente 15 e 10% das neoplasias malignas dos seios paranasais, respectivamente. As demais neoplasias malignas dos seios paranasais são constituídas por subtipos histológicos extremamente raros, mas diversos, incluindo carcinoma mucoepidermoide, carcinoma de células acínicas, carcinoma indiferenciado nasossinusal, melanoma, neuroblastoma olfatório e tumores neuroendócrinos nasossinusais. Além disso, há subtipos extremamente raros de sarcomas, incluindo rabdomiossarcoma, condrossarcoma, sarcoma de Ewing e linfomas como linfomas de células T *natural killer*[13] e linfomas difusos de grandes células B.[12]

MÉTODOS DIAGNÓSTICOS

Dentre os tumores de cabeça e pescoço, as NMNs são as afecções cujo exame físico é mais limitado, havendo imperiosa necessidade de exames complementares tanto para um estadiamento tumoral adequado como para o planejamento cirúrgico e avaliação de resposta a tratamento. A investigação inicial de qualquer neoplasia de seios paranasais envolve uma avaliação radiológica adequada, exame endoscópico e representação histopatológica por meio de biopsia.

Como a maioria das NMNs se apresenta em estádios avançados, recomenda-se a avaliação radiológica tanto da fossa nasal e seios paranasais, como do pescoço e sistema nervoso central.[14] A depender da avaliação radiológica inicial, pode ser necessário complementação diagnóstica de metástases a distância com tomografia de tórax e abdômen ou PET-scan, principalmente em histologias nas quais a disseminação linfática e hematogênica é mais frequente ou já observada uma disseminação linfonodal cervical presente. Vale ressaltar que a tomografia computadorizada e ressonância magnética são exames complementares a depender de quais estruturas anatômicas necessitam ser mais bem avaliadas, como será abordado a seguir.

Exame histopatológico

A obtenção de material adequado através de biopsias endoscópicas para análise histopatológica e imuno-histoquímica é mandatória antes de qualquer decisão terapêutica. Este cuidado é importante não somente para evitar uma abordagem mais agressiva em tumores linfoproliferativos, nos quais uma abordagem cirúrgica é contraindicada, mas também para identificar histologias que são mais propícias para uma terapia neoadjuvante com quimioterapia, ou até mesmo para permitir uma decisão terapêutica mais embasada em uma situação em que haverá um tratamento não cirúrgico. Contudo, uma definição precisa do tipo histológico nem sempre é possível antes da remoção tumoral. Nestas situações, vale destacar a presença de carcinoma de células escamosas em papilomas invertidos ou alguns tumores de linhagens mesenquimais.[15,16]

As NMNs apresentam grande variação histopatológica e a quarta edição da Classificação de Tumores de Cabeça e Pescoço da Organização Mundial de Saúde (OMS),[16] de 2017, divide nos seguintes grandes grupos histológicos e acrescenta algumas novas entidades à classificação antiga. Na última edição, foram acrescentados carcinoma NUT, sarcoma nasossinusal bifenotípico, carcinoma HPV relacionado com adenoide cístico-*like*, carcinoma do trato sinonasal *SMARCB*-1 (INI-1) deficiente e adenocarcinoma de células renais *like* como novas histologias malignas.[17]

Destacam-se como neoplasias malignas mais frequentes em seus respectivos grupos:

- Carcinomas: carcinoma de células escamosas e suas variantes, carcinoma sarcomatoide, SNUC (carcinoma nasossinusal indiferenciado), NUT, carcinomas neuroendócrinos e adenocarcinomas
- Teratocarcinossarcoma
- Tumores malignos de partes moles: rabdomiossarcoma, angiosarcoma, tumor maligno da bainha do nervo periférico, sarcoma sinovial
- Tumores *borderline*/baixo grau malignos de partes moles: tumor fibroso solitário, hemangioendotelioma epitelioide
- Tumores neuroectodérmicos e melanocíticos: neuroblastoma olfatório e melanomas de mucosa
- Osteossarcomas e condrossarcomas
- Linfomas e plasmocitomas.

Tomografia computadorizada

Após a década de 1970, houve o advento de tomografias computadorizadas (TCs) de alta resolução, tornando possível uma melhor avaliação de estruturas da face e crânio invadidos por tumores que não são acessíveis por exame físico ou endoscópico.[18] Hoje em dia, a avaliação por TC é bastante disponível e mais utilizada que a ressonância magnética para uma avaliação inicial de tumores sinonasais. A TC permite uma visualização mais intuitiva e esclarece variações anatômicas como aeração de esfenoide e conformação das células etmoidais, particularmente necessárias em abordagens endonasais.

A TC permite uma avaliação muito precisa da invasão óssea da face e do crânio, mas apresenta como principais limitações detectar algumas situações como invasão perineural, acometimento de dura-máter e distinção entre ocupação/invasão tumoral de retenção de secreções e espessamento mucoso nos seios paranasais.[19] Outra aplicação da TC é para a realização de planejamento virtual de ressecção e reconstrução dos tumores da maxila. Esta técnica permite utilizar as imagens de TC para avaliar o acometimento tumoral e definir a extensão da resseção óssea através de guias de corte. Mas a principal utilidade desta estratégia é facilitar a reconstrução óssea da maxila através de retalhos microcirúrgicos osteocutâneos de fíbula.[20] Estas reconstruções são extremamente complexas e o planejamento virtual permite a utilização na fíbula tanto de guias de corte, como guias de montagem óssea da infraestrutura e pilares zigomáticos, assim como guias de perfuração para a reabilitação dentária e mastigatória por meio de implantes osteointegrados.[21] Nessas reconstruções, quando há o sacrifício do assoalho da órbita, a sua reconstrução é feita com malhas de titânio moldadas em biomodelos de impressão 3D. Um exemplo desta técnica pode ser visto nas Figuras 244.1 a 244.5.

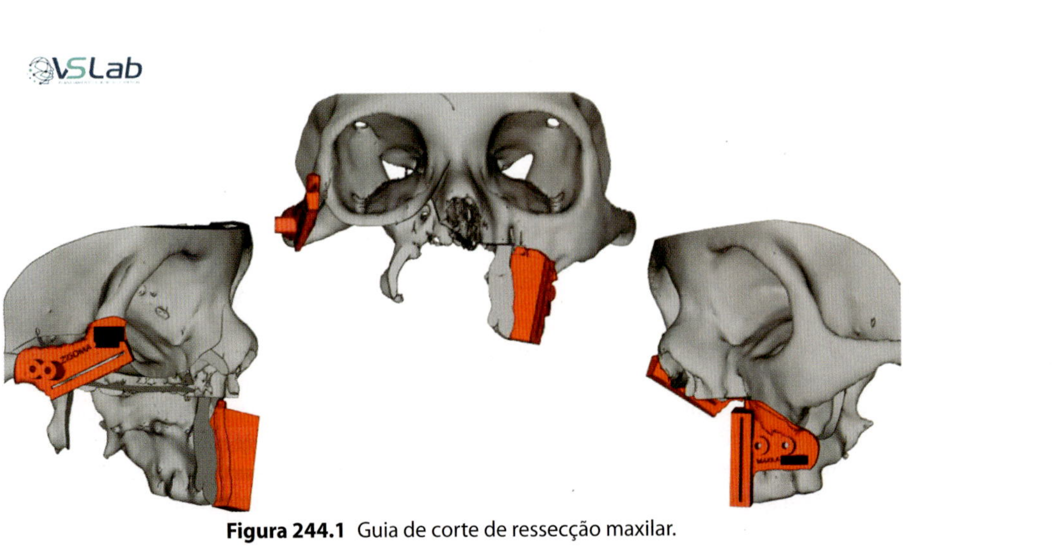

Figura 244.1 Guia de corte de ressecção maxilar.

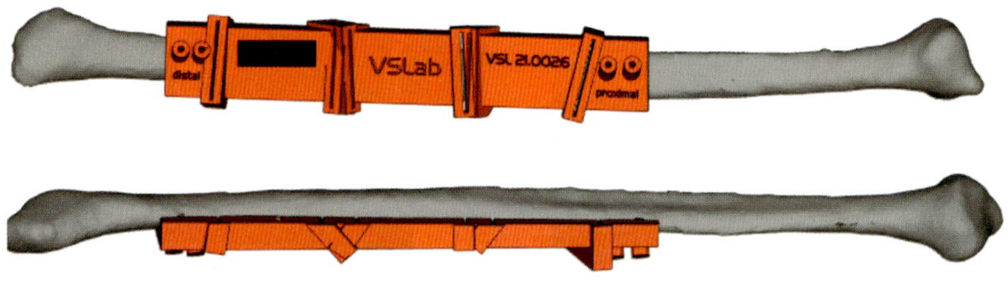

Figura 244.2 Guias de corte para retalho osteocutâneo de fíbula.

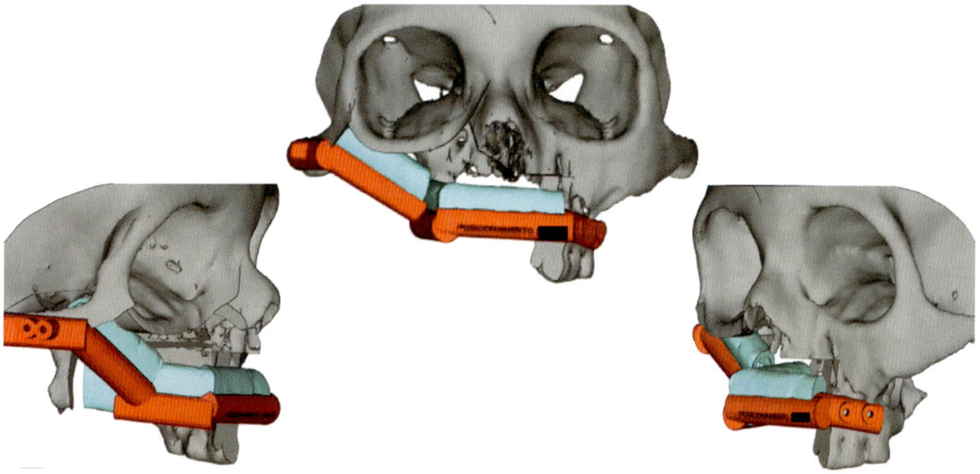

Figura 244.3 Guias de montagem de retalho de fíbula na maxila.

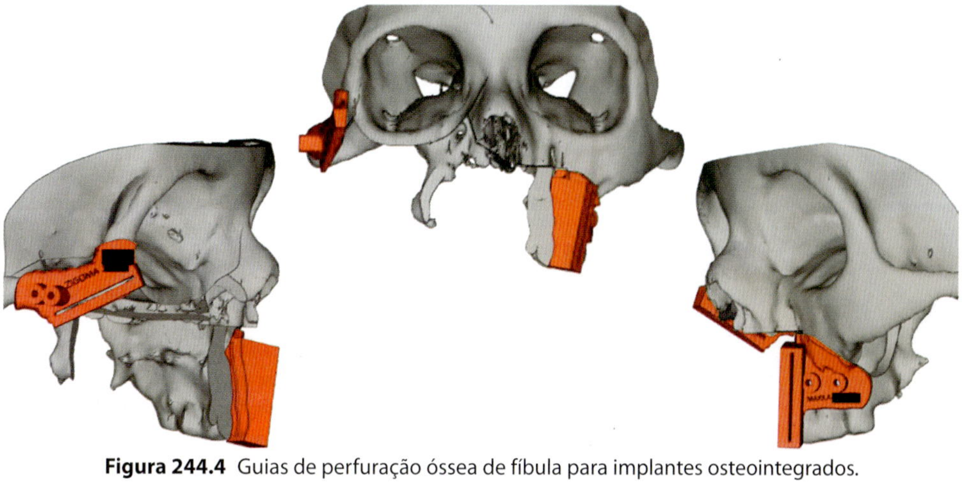

Figura 244.4 Guias de perfuração óssea de fíbula para implantes osteointegrados.

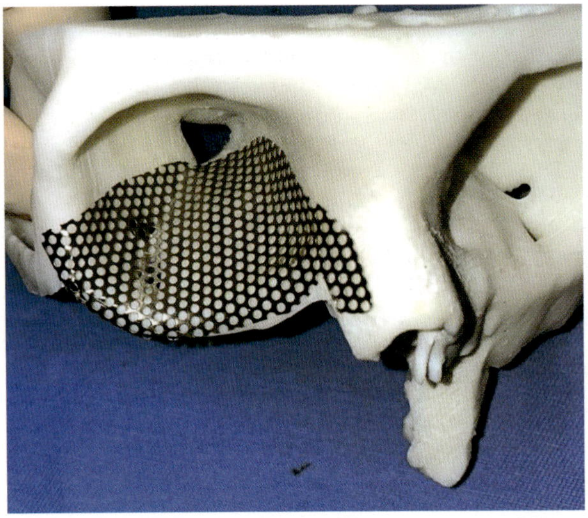

Figura 244.5 Malha de titânio moldada em biomodelo para reconstrução de assoalho de órbita, baseado na órbita contralateral em espelhamento.

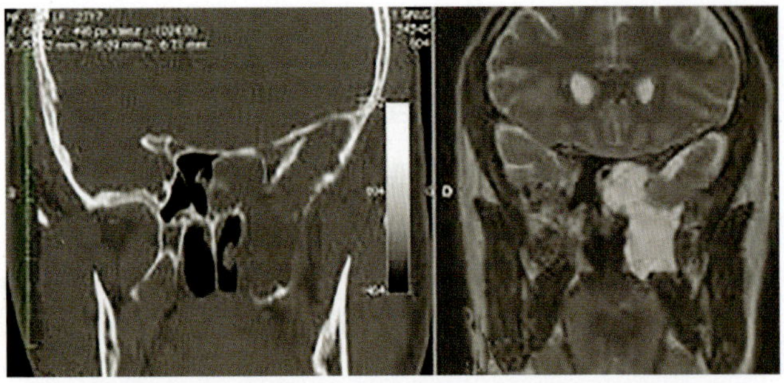

Figura 244.7 Lesão maligna em processos pterigóideos à esquerda.

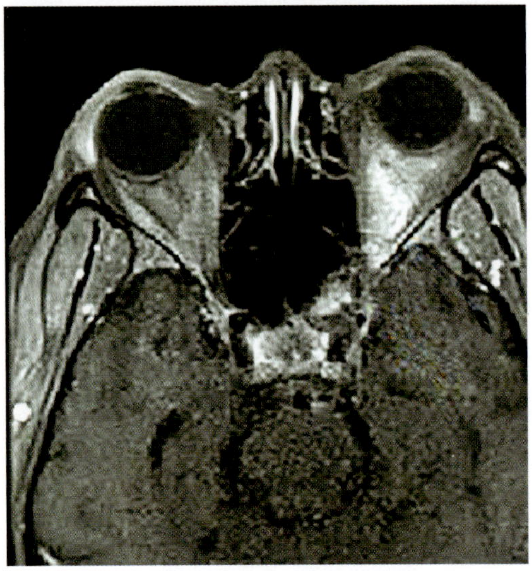

Figura 244.8 Lesão em ápice orbitário à esquerda.

Ressonância magnética

A ressonância magnética (RM) permite uma avaliação de tecidos moles superior à TC, complementando a avaliação radiológica na maioria das NMNs, principalmente devido à sua hipointensidade em T2, que reflete a hipercelularidade observada na histopatologia e à relativa falta de fluido dentro desses tumores. Isso contrasta com a predominante hiperintensidade em T2 relacionada com o fluido associado e/ou alterações inflamatórias circundantes ou tumores de baixa atividade biológica. Na TC, essas características são menos evidentes, resultando em uma detecção menos precisa de neoplasias malignas. A disseminação perineural é uma possibilidade em neoplasias agressivas originadas na cavidade nasal e seios paranasais e os locais típicos de envolvimento incluem a fossa pterigopalatina, fissura pterigomaxilar, forame redondo, canal vidiano, fissura orbital inferior e ápice orbital (Figuras 244.6 a 244.8).[19]

Avaliação endoscópica

A avaliação endoscópica da mucosa nasal é o melhor método de obtenção de material para o diagnóstico histopatológico de uma NMN. A avaliação com nasofibroscópio flexível é a mais conveniente para ser realizada em ambiente ambulatorial, porém, nem sempre a biopsia é tolerada pelo paciente, havendo necessidade de exame sob anestesia geral. Habitualmente, tumores de esfenoide e frontal não conseguem ser biopsiados ambulatorialmente, mas alguns tumores de etmoide, fossa nasal e parede medial da maxila, por vezes, são possíveis.

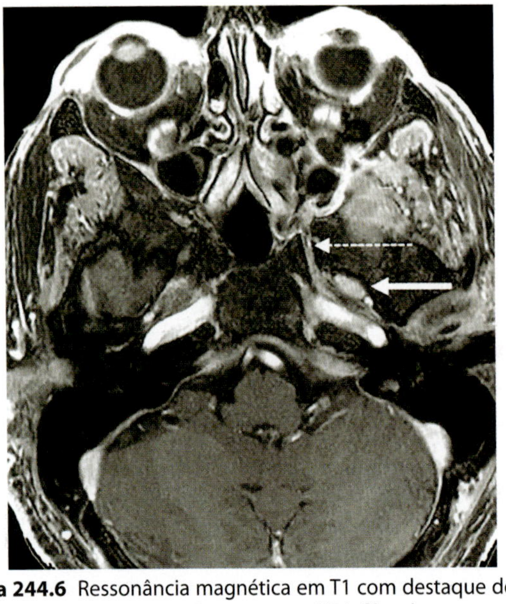

Figura 244.6 Ressonância magnética em T1 com destaque de infiltração de V2 intracraniana. Setas = nervo V2 infiltrado por neoplasia.

A utilização de ópticas rígidas normalmente só são bem toleradas em pacientes já submetidos a ressecções endonasais prévias.

PET/TC

Embora não seja tão amplamente disponível na atual realidade brasileira, o PET/TC (tomografia por emissão de pósitrons combinada com tomografia computadorizada) apresenta-se como um método muito útil de triagem para a detecção de metástases a distância e metástases linfáticas regionais em neoplasias nasossinusais, podendo ser realizado como parte da avaliação rotineira pré-tratamento para investigação de metástases. Para NMN em geral, o 18FDG-PET/CT apresenta alta sensibilidade e especificidade para identificar linfonodos metastáticos e metástases a distância, com sensibilidade e especificidade estimadas em 83 e 96%, respectivamente, para os linfonodos, e 81 e 99%, respectivamente, para doença metastática a distância.[22]

Resposta a tratamento

A principal utilidade do 18FDG PET/TC é o seguimento pós-tratamento das NMNs, tanto na avaliação pós-tratamento cirúrgico, e principalmente nas situações em que o tratamento radical ocorreu com radioquimioterapia. PET/TCs negativos na primeira avaliação pós-tratamento são associados a uma significativa melhor sobrevida ao comparar com PET/TCs positivos. O alto valor preditivo negativo do exame afasta a presença de neoplasia viável pós-tratamento quando não há captação ajudando na distinção entre alterações pós-cirúrgicas.[23] Contudo, falsos-positivos podem ocorrer em processos inflamatórios pós-tratamento como crostas e sinusite, e o PET/TC pode apresentar limitações em diagnosticar recidivas tumorais em dura-máter ou estruturas muito próximas ao sistema nervoso central, devido à alta captação do tecido cerebral pelo 18FDG.O momento recomendado para a realização do PET/TC pós-tratamento é após 12 semanas do término da radioterapia (Figura 244.9).[24]

TRATAMENTO

Tratamento não cirúrgico

Desde a primeira maxilectomia bem-sucedida para o tratamento de câncer, em 1826, o modo de tratamento dos tumores dos seios paranasais tem se modificado. Antes da década de 1970, o câncer de maxila era normalmente tratado com apenas uma modalidade terapêutica, como a radioterapia exclusiva ou cirurgia.[18] Habitualmente, NMNs apresentam-se ao diagnóstico em estádios avançados e necessitam de abordagens multimodais de tratamento, em que o tratamento cirúrgico tradicionalmente constitui-se um componente terapêutico fundamental.[25] Contudo, devido à inegável morbidade do tratamento cirúrgico nas NMNs, particularmente nas abordagens abertas de tumores avançados, que por vezes cursam com o sacrifício da órbita, pele da face, palato duro e abordagem da base do crânio, uma alternativa de tratamento não cirúrgico e com menor morbidade é muito desejada.

Adjuvância

Nas NMNs T1-2 e N0, a ressecção cirúrgica associada ou não a radioterapia parece ser o tratamento de escolha. Fatores como margens positivas ou invasão perineural favorecem o uso da adjuvância na maioria das histologias. O carcinoma adenoide cístico deve ser particularmente individualizado e a radioterapia adjuvante é quase sempre indicada, podendo ser prescindida em casos selecionados nos quais a ressecção ocorreu com margens livres e o anatomopatológico não revela invasão perineural.[26]

Em NMNs avançadas de linhagem epitelial não melanoma, estádios clínicos III e IV, receberão, via de regra, um tratamento multimodal com cirurgia radical quando possível, radioterapia adjuvante e quimioterapia adjuvante baseada em cisplatina em ressecções com margens comprometidas, extravasamento extracapsular linfonodal ou histologias de alto grau de indiferenciação, como SNUC, neuroblastoma olfatório Hyams II e III e carcinomas neuroendócrinos.[26]

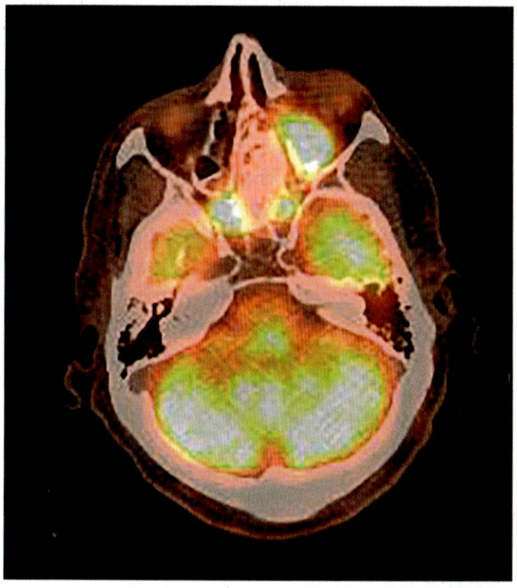

Figura 244.9 PET/TC de SNUC de etmoide pós-tratamento com quimioradioterapia evidenciando persistência de lesão em etmoide à esquerda.

Já o melanoma de mucosa nasal deve ser encarado como uma neoplasia muito agressiva, que deve ser preferencialmente ressecado e submetido a radioterapia adjuvante para melhora de controle locorregional.[13,26] A utilização de imunoterapia com nivolumabe e pembrolizumabe e drogas-alvo para *BRAF* mutado devem ser consideradas em pacientes irressecáveis ou com doença recorrente.[26]

Para os sarcomas de seios paranasais, mantém-se sempre a orientação de tratamento cirúrgico com margens livres quando possível e radioterapia local adjuvante. Em casos iressecáveis ou com alta morbidade, considera-se quimioterapia neoadjuvante.[27]

Neoadjuvância

A conduta de se promover uma redução do tumor antes do tratamento cirúrgico se inicia na década de 1970, com quimioterapia intrarterial, pelo trabalho de Sato et al, que obtiveram resultados encorajadores de sobrevida e preservação de órbita.[28] Contudo, esta estratégia não se popularizou no decorrer dos anos, ao contrário da quimioterapia neoadjuvante endovenosa, que apresenta uma logística mais disponível na maioria dos centros oncológicos. Diversos serviços isoladamente publicaram pequenas séries de casos entre as décadas de 1980 e início dos anos 2000, com altas taxas de resposta e redução da morbidade cirúrgica, particularmente com preservação cirúrgica da órbita.[29-32] Devido à raridade desta neoplasia, não se encontram ensaios clínicos randomizados com abordagens sequenciais de tratamento.

Mas desde os anos 2000 a quimioterapia neoadjuvante vem se popularizando, inclusive nos EUA, após os trabalhos de Hanna et al., que avaliaram 46 pacientes com tumores avançados de seios paranasais tratados no MD Anderson Cancer Center, encontrando uma taxa de resposta global de 67%, com 9% de doença estável e 24% de progressão de doença. Nesse estudo, foi encontrada uma associação entre a resposta à quimioterapia e à sobrevida global.[33]

O racional de tratamento da quimioterapia neoadjuvante é reduzir a morbidade do tratamento cirúrgico, realizando a ressecção com margens baseadas na situação pós-tratamento neoadjuvante, particularmente aumentando as possibilidades de preservar a órbita. Benefícios de redução da ressecção de pele de face e mucosa de palato também são observados, porém não se observa redução das abordagens craniofaciais. Esta estratégia é indicada em tumores avançados que apresentam alta morbidade no planejamento cirúrgico (Figura 244.10 a 244.12).[34]

As histologias mais indicadas para a quimioterapia neoadjuvante são tumores de maior agressividade como carcinoma de células escamosas, SNUC , neuroblastoma olfatório de alto grau de Hyams, carcinomas neuroendócrinos e sarcomas cuja morbidade cirúrgica inicial seja muito elevada.[26,35,36]

Tratamento radical

Um tratamento com radioterapia radical e quimioterapia para NMN normalmente é reservado aos casos irressecáveis ou inoperáveis. Contudo, uma nova tendência ocorre em pacientes submetidos a quimioterapia de indução com excelentes respostas ao ser submetidos a um tratamento não cirúrgico com quimioradioterapia definitiva.

Tratamento cirúrgico aberto

Indicações

O tratamento cirúrgico das NMNs deve ter o objetivo de uma ressecção com radicalidade oncológica quanto às margens cirúrgicas e, quando possível, uma ressecção em monobloco é preferível. Encontramos evidências de que margens livres são o fator que mais impacta na sobrevida global, livre de doença e nas taxas de

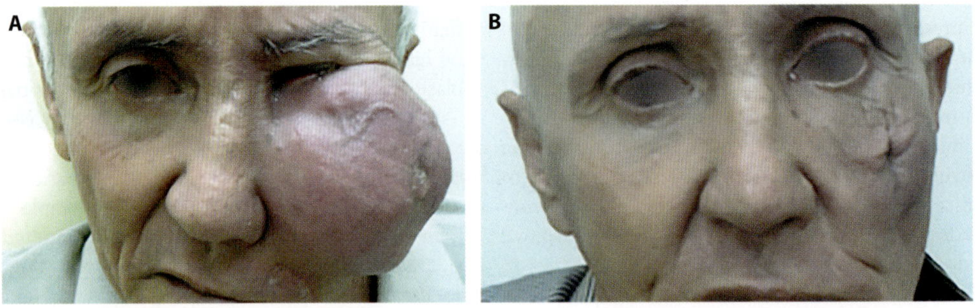

Figura 244.10 A. Carcinoma de células escamosas antes do tratamento; **B.** Mesmo caso, após quimioterapia neoadjuvante.

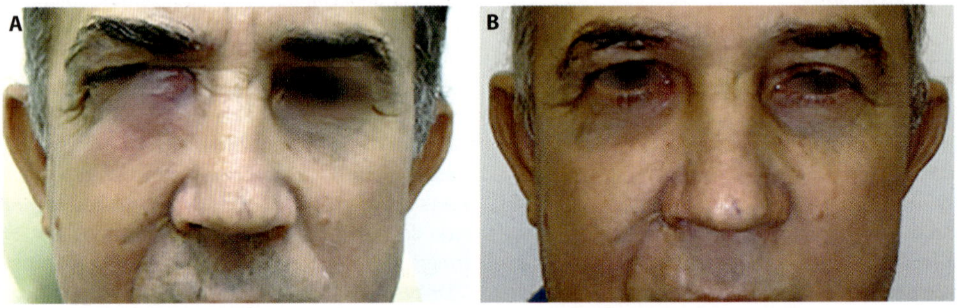

Figura 244.11 A. Carcinoma de células escamosas de seio maxilar com possível invasão de órbita; **B.** Mesmo caso, após quimioterapia neoadjuvante.

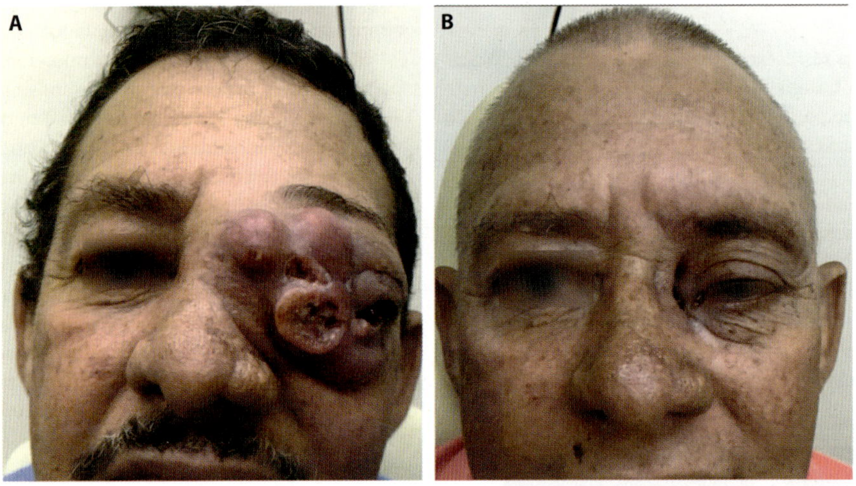

Figura 244.12 A. Carcinoma de células escamosas de etmoide esquerdo com invasão de pele e órbita; **B.** Mesmo caso, após quimioterapia neoadjuvante e indicado tratamento com quimioradioterapia.

recorrência local, mas não o modo de ressecção em monobloco ou particionado.[37,38] Por isto, algumas ressecções craniofaciais acabam ocorrendo com a ressecção da porção vegetante ou anterior do tumor para que posteriormente a porção profunda possa ser ressecada com margens oncológicas.[15]

Mesmo em acessos abertos é possível abordar a base de crânio de forma similar, como é feito por acessos endonasais, pelo acesso facial, assim evitando, quando possível, uma abordagem por craniotomia e suas morbidades associadas.[39]

Ainda há uma maior tendência de se indicar mais acessos endoscópicos para tumores iniciais e acessos abertos para tumores mais avançados, porém, o papel da cirurgia endonasal vem ganhando espaço nos tumores avançados.[40,41]

Deve-se considerar o acesso aberto nas situações desfavoráveis para o acesso endonasal:[39]

- Tumores com invasão maciça cerebral ou de órbita
- Tumores com infiltração de tecidos superficiais e anteriores como pele, subcutâneo, ossos nasais, palato duro ou mole e acometimento extensivo de seio frontal
- Invasão de dura-máter de fossa anterior acima do teto orbitário
- Tumores com significativa extensão lateral para as paredes laterais da maxila, fossa infratemporal e espaços mastigatórios e parafaríngeos
- Tumores cuja resseção necessite de reconstrução com retalhos que exijam ampla exposição para um adequado *inset* como retalhos microcirúrgicos
- Tumores que removam o assoalho de órbita e que necessitem de reestruturação com alguma reconstrução rígida com material aloplástico, como malhas de titânio ou placas e parafusos.

Tratamento do pescoço

As NMNs apresentam menor tendência de disseminação linfática cervical que os demais cânceres de cabeça e pescoço, a depender do tipo histológico. Os carcinomas de células escamosas, assim como outras histologias, não apresentam claras evidências que suportem o tratamento eletivo do pescoço, devendo o esvaziamento cervical ser utilizado em um contexto terapêutico.[26,42]

Existem muitos acessos e variantes para o tratamento cirúrgico aberto das NMNs, porém, alguns são mais utilizados hoje em dia. Aqui serão citados os mais comuns:

Acessos transfaciais

Paralateronasal e mesolabial (acesso Weber-Ferguson) é um acesso mais praticado para ressecções de fossa nasal, etmoide e maxila, especialmente tumores com extensão lateral. A incisão pode ser associada a uma extensão supraciliar, subciliar ou em fundo de saco conjuntival. Tem como vantagem uma boa exposição e desvantagem a incisão em face (Figura 244.13).[39]

O acesso sublabial ou *degloving* permite uma exposição bilateral e pode ser combinado com osteotomias tipo Le Fort I ou acesso de Denker com a ampliação da abertura piriforme. Tem a vantagem de evitar incisão em face, porém, a exposição à base do crânio é mais restrita (Figura 244.14).[39,43]

Acessos craniofaciais

Craniotomia frontal e subfrontal

Para as NMNs que se originam ou se estendem para as células etmoidais, lâmina cribriforme e órbita, a craniotomia frontal ou com extensão subfrontal, orbitária e nasal são os acessos mais realizados para a ressecção craniofacial destas lesões. A incisão bicoronal para este acesso adentro da linha de implantação capilar tem uma dupla função, de evitar uma incisão em face e permitir a confecção de retalho de pericrânio, que será essencial na reconstrução de defeitos durais da fossa anterior (Figura 244.15).[44]

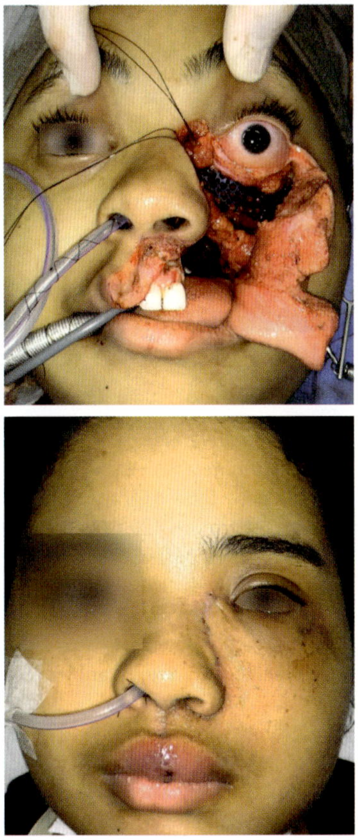

Figura 244.13 Paciente com acesso Weber-Ferguson com extensão para fundo de saco conjuntival e reconstrução de assoalho de órbita e aspecto pós-operatório.

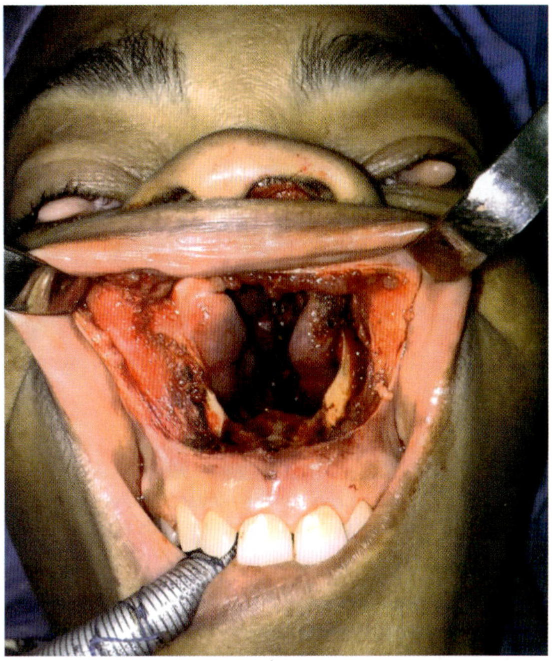

Figura 244.14 Exemplo de acesso de *degloving* para carcinoma de células escamosas de septo nasal.

Reconstrução de dura-máter

A reconstrução de dura-máter deve ter o objetivo de isolar o sistema nervoso central do meio externo da pele e cavidade nasal, seio frontal e etmoide, nos acessos supracitados. Habitualmente, a reconstrução da dura-máter é realizada com um tecido ou material mais resistente, como fáscia lata, fáscia temporal ou substitutos de dura-máter, de forma a promover um fechamento hermético do defeito como primeiro plano. É altamente recomendável sobrepor esta reconstrução com um tecido vascularizado, como o retalho de pericrânio, retalho nasosseptal ou algum retalho microcirúrgico, para evitar que enxertos ou materiais aloplásticos fiquem em contato com o meio externo (Figura 244.16).

Invasão da órbita

Um ponto fundamental no planejamento cirúrgico é a relação da NMN com a órbita. Alguns conceitos são importantes a se considerar sobre invasão da órbita. Tumores com invasão de órbita têm pior prognóstico, contudo, realizar a exenteração de órbita de forma indiscriminada não melhora a sobrevida.[37,45] Existem diversas classificações que estipulam graus de invasão da órbita.[47,47] Contudo, elas apresentam limitações nestas avaliações devido à presença de uma potente barreira tumoral ao redor da órbita, a periórbita, que pode conter a invasão tumoral e que não é tão facilmente visível em exames de imagem. Assim, pode ocorrer a situação em que o tumor está ocupando o espaço orbitário, sem, contudo, as estruturas intraorbitárias estarem invadidas. Nestas situações, a avaliação intraoperatória por biopsia de congelação da gordura orbitária e da fáscia interna à periórbita, descrita por Tiwari, pode ser fundamental na decisão de se sacrificar ou não a órbita (Figura 244.17).[48]

Portanto, via de regra, tumores que ultrapassam a barreira da periórbita devem ser submetidos a exenteração.

Ressecabilidade e operabilidade

A invasão ou envolvimento das seguintes estruturas por NMN são as que mais contraindicam cirurgia pelo conceito de irressecabilidade, na qual a remoção com margens livres torna-se inviável:[39]

- Artéria carótida interna
- Seio cavernoso

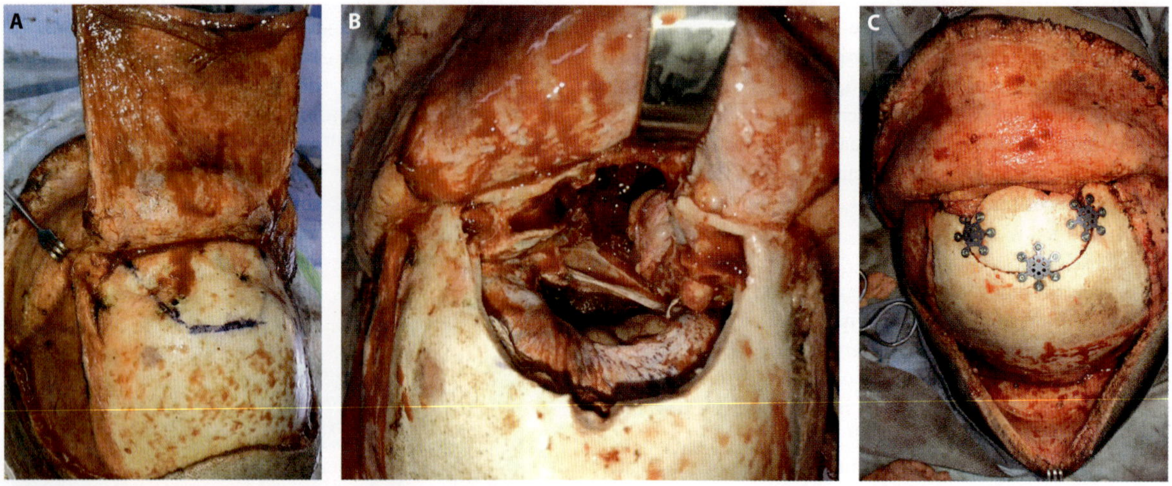

Figura 244.15 **A.** Incisão bicoronal e elevação de retalho de pericrânio; **B.** Acesso por craniotomia frontal para a fossa nasal pós-ressecção tumoral; **C.** Fixação do enxerto ósseo frontal após acesso.

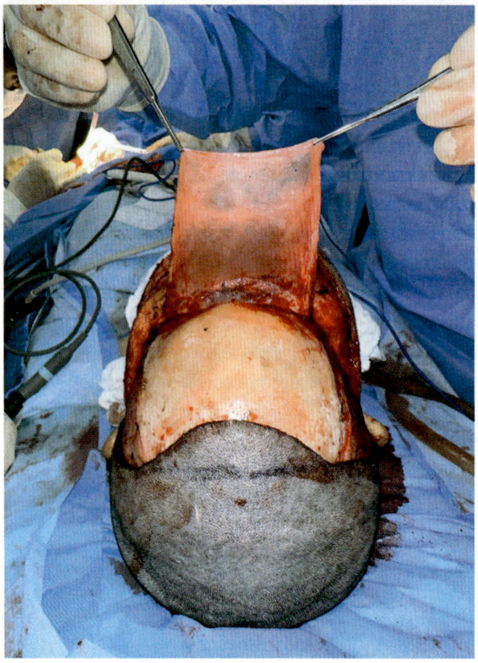

Figura 244.16 Retalho de pericrânio para fechamento da base anterior do crânio e isolamento do neurocrânio da cavidade remanescente de seios da face e nasal, contaminada e sem fístula liquórica.

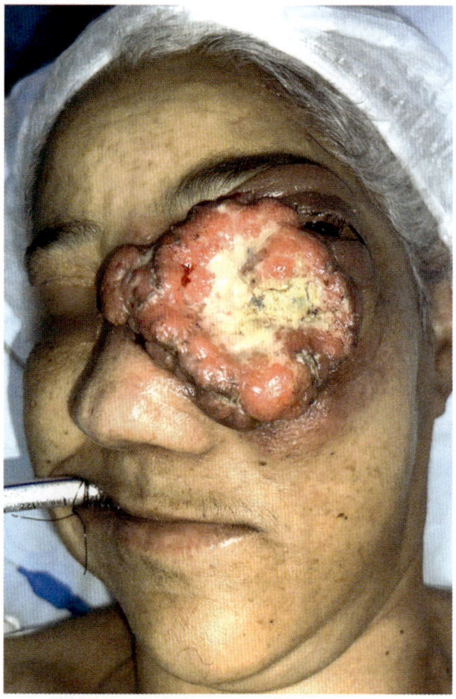

Figura 244.17 Lesão maligna com infiltração franca de órbita.

- Quiasma óptico
- Ápice orbitário bilateral
- Parede posterior e lateral de seio esfenoide
- Invasão maciça de parênquima cerebral.

Tumores inoperáveis são aqueles em que situações não diretamente associadas ao tumor não permitem que a cirurgia ocorra como desejo do paciente, por morbidade inaceitável, condições clínicas para cirurgia ou falta de infraestrutura para tratamento.

Cirurgia endoscópica

A cirurgia craniofacial aberta foi introduzida por Ketcham, em 1963,[49] e décadas mais tarde, em 2000, a ressecção endoscópica de tumores malignos de seios paranasais desenvolveu-se como modalidade cirúrgica para casos selecionados com bons resultados.[50]

A primeira série foi do MD Anderson Cancer Center, com 120 casos. Margens microscopicamente positivas foram relatadas em 15% deles. Dos 120 pacientes, 50% foram tratados apenas com cirurgia, 37% receberam radioterapia pós-operatória e 13% com cirurgia, radioterapia e quimioterapia. A taxa global de complicações cirúrgicas foi de 11% para todo o grupo. Fístula liquórica pós-operatória ocorreu em quatro dos 120 pacientes (3%). Com seguimento médio de 37 meses, 18 pacientes (15%) apresentaram recidiva local, com controle local da doença de 85%. Recorrência regional e a distância ocorreram como primeiro sinal de recidiva da doença em 6 e 5% dos pacientes, respectivamente. As taxas de sobrevida doença-específica em 5 e 10 anos foram de 87 e 80%, respectivamente.[51]

Muitas revisões sistemáticas, metanálises e grandes estudos observacionais se seguiram para avaliar essa modalidade cirúrgica com resultados oncológicos comparáveis ou melhores com a abordagem endoscópica. A modalidade é menos invasiva com diminuição do tempo de permanência hospitalar. A cirurgia endoscópica não foi associada a uma maior probabilidade de obter margens positivas (*versus* abertas; OR 1.151 [0,903–1,651]).[52,53] No geral, as taxas de sobrevida em 2 e 5 anos para os pacientes na análise direta agrupada foram de 85,8 e 83,5%, respectivamente. O tempo de seguimento (DP médio) para os estudos na análise combinada foi de 43 ± 19,5 meses. Foram analisados 1.373 pacientes, dos quais 653 (47,56%) foram operados por via endoscópica e 720 (52,44%) casos utilizaram ressecção aberta. Não houve diferença significativa na sobrevida global entre a via endoscópica e a via aberta (HR = 0,84; IC 95%: 0,65 - 1,07; p = 0,16). Em comparação com o grupo com cirurgia aberta, as taxas de sobrevida global em pacientes com melanoma nasossinusal mostraram vantagem no grupo com ressecção endoscópica (HR = 0,66; IC 95%: 0,52 - 0,85; p = 0,001). Treze estudos (n = 459 de 1.373) foram incluídos na metanálise da sobrevida livre de doença. A estimativa de efeito sugeriu que a do grupo com ressecção endoscópica foi maior do que a do grupo por via aberta (HR = 0,72; IC 95%: 0,56 - 0,92; p = 0,01). No melanoma nasossinusal, as taxas de sobrevida livre de doença foram superiores na cirurgia endoscópica (HR = 0,64; IC 95%: 0,51 - 0,81; p = 0,0002). Os preditores de sobrevida global foram idade, tipo patológico, estádio T e terapia adjuvante na análise univariada. Na multivariada foram estádio T, terapia adjuvante e tipo de abordagem cirúrgica (p = 0,006). A sobrevida das cirurgias endoscópicas foi de 19,9% e por via aberta foi de 15,5% (p < 0,05).[40]

Um estudo importante é a avaliação de uma grande série de pacientes com análise pareada por escore de propensão, com uma coorte de 652 pacientes: Destes, 326 receberam cirurgia endoscópica e 326 pacientes receberam cirurgia aberta. Os grupos endoscópico e aberto não diferiram quanto a nenhuma característica demográfica ou clínica. Não houve diferença na sobrevida global entre os grupos pareados (endoscópico: 50,8%; 95% IC, 37,7 a 63,5; aberto: 56,53%; 95% IC, 46,5 a 66,5; p = 0,850). Houve menor tempo de internação entre os pacientes que receberam ressecção endoscópica (endoscópica: 2,54 dias; aberta: 4,69 dias; p < 0,0001).[54]

Alguns pesquisadores apontaram o benefício da quimioterapia neoadjuvante ou quimiorradioterapia para a redução do tumor e melhor obtenção de margens cirúrgicas negativas após este protocolo, em lesões maiores como T4a e T4b. Estes poderiam se tornar ressecáveis para cirurgia endoscópica com margens livres.[4,55] Como exemplo, há o vídeo de cirurgia (Vídeo 244.1) e as imagens de ressonância (Figura 244.18).

PROGNÓSTICO

Os resultados gerais dos cânceres nasossinusais são pobres. Quando combinados todos os subtipos, coletivamente, a sobrevida em 5, 10 e 20 anos é de 45,7 a 75%, 32,2 a 51,2% e 16,4%, respectivamente.[10,56] Cerca de metade de todos os pacientes com câncer nasossinusal apresenta-se em estágio avançado e 6% apresentam doença metastática no momento da apresentação; no entanto, como o câncer nasossinusal compreende uma grande variação de subtipos histológicos, é essencial levar em conta esses subtipos específicos ao estimar o desfecho do paciente.[56]

Os carcinomas de células escamosas têm um prognóstico ruim, com sobrevida de 30 e 21% em 5 anos e 10 anos. O prognóstico é particularmente ruim para pacientes com mais de 50 anos, negros e aqueles que apresentam estádio avançado ao diagnóstico.[57]

O adenocarcinoma tem prognóstico mais favorável, com sobrevida livre de doença em 5 anos de 71,2% para o tipo não intestinal e 69,3% para o tipo intestinal. Pior prognóstico tem sido associado à idade igual ou superior a 75 anos, afro-americano, alto grau histológico e doença localmente avançada ao diagnóstico.[58]

O carcinoma adenoide cístico tem sobrevida em 5 anos de 61%, e os fatores associados a desfechos desfavoráveis incluem localização no seio frontal, invasão perineural ou linfovascular, residência urbana e estágio avançado e de alto grau no momento do diagnóstico.[59]

O melanoma da mucosa nasossinusal tem taxas de sobrevida global de 3, 5 e 15 anos de 50, 33 e 14,3%, com origem da cavidade nasal e estádio T3 ao diagnóstico associados a um desfecho relativamente melhor.[60]

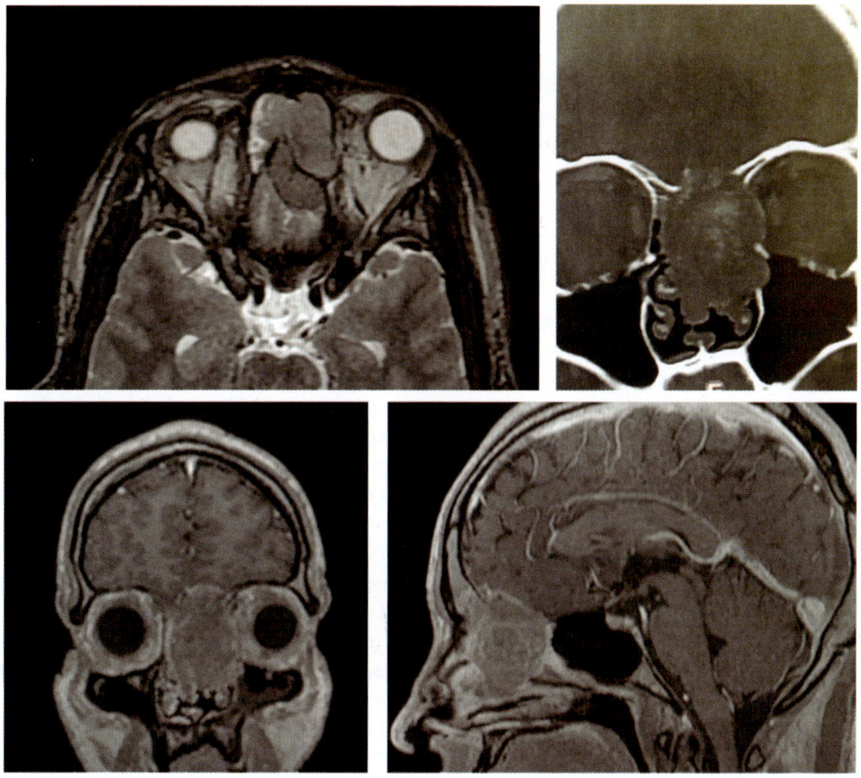

Figura 244.18 Demonstração de lesão a ser ressecada por via endonasal endoscópica de estesioneuroblastoma em cavidade nasal e seios etmoidais com ressecção de base anterior, porção óssea e dura-máter.

O neuroblastoma olfatório tem uma sobrevida global de 5 anos de 69%, com idade avançada e maior grau ao diagnóstico associado a pior sobrevida global.[61]

Os carcinomas indiferenciados nasossinusais são os mais agressivos, com sobrevida global em 3, 5 e 10 anos de 44,3, 34,9 e 31,3%, respectivamente, e sobrevida mediana de 22,1 meses.[62]

O carcinoma adenoide cístico (87,5%) e o carcinoma espinocelular (65,1%) foram as entidades com maior sobrevida global a longo prazo após 10 anos, enquanto o melanoma mucoso apresentou a menor sobrevida global, com 23,5%.[63]

Entre os pacientes com câncer de seios paranasais e cavidade nasal, analisados a partir de bancos de dados do programa SEER, do Instituto Nacional do Câncer, dos EUA, sugerem que a sobrevida em 5 anos melhorou ao longo do tempo, de 49,6% entre 1973 e 2006, para 63,8% entre 1973 a 2013. Há diferença significativa de sobrevida (p = 0,001) entre os grupos carcinoma não escamoso e espinocelular, com sobrevida de 5 anos de 52% nos pacientes com histologia não escamosa em comparação com 29% nos pacientes com carcinoma espinocelular. Idade avançada, estado civil único, localização dos seios paranasais, má diferenciação, estádio T mais elevado, metástases linfáticas (N), metástases a distância (M), ausência de tratamento ou radioterapia isolada são fatores de pior prognóstico. A quimioterapia ou cirurgia com radioterapia adjuvante tem melhores resultados. O estágio TNM como estágio I a IV não se relaciona com os desfechos. Pacientes de alto risco têm maior probabilidade de recorrência local do que metástases a distância. Portanto, os pacientes que se submetem ao tratamento devem ter exame de avaliação otorrinolaringológica intervalada.[63,64]

GENÉTICA

Carcinoma espinocelular

A contribuição das anormalidades genéticas para a patogênese do carcinoma espinocelular nasossinusal é pouco compreendida. Mutações no tumor do gene *TP53* foram descritas em 80%. Pacientes com mutações neste gene tenderam a ter pior sobrevida global em 3 anos (43,8 *versus* 84,1%). Mutações no *KRAS* são raramente detectadas, porém são vistas em quase todos os casos associados ao papiloma nasossinusal oncocítico.[64] Metade destes que se convertem em malignidade têm uma mutação no éxon EGFR 20, com pior prognóstico.[65] A amplificação do *FGFR1* foi relatada em aproximadamente 20%.[66] Amplificação do SOX2 foi relatada em 37% e associada a uma maior incidência de recorrência da doença. Além disso, a superexpressão do gene *VEGFR* foi detectada em 50%.[67]

Adenocarcinoma

TP53 é a alteração genética mais comum, observada em 40 a 50% dos casos. Outras diferenças notáveis são observadas no nível molecular com amplificação do gene *MET*, e carcinoma colorretal está associado a mutações *KRAS* e *BRAF*. Duas outras entidades raras são o adenocarcinoma de células renais nasossinusais e o adenocarcinoma nasossinusal rearranjado para *ETV6*. A primeira é uma variante de células claras da LGNIA e foi incluída como uma nova entidade tumoral na quarta edição da classificação de tumores nasossinusais da OMS. Expressa CK7, CAIX, DOG-1 e SOX10, e é negativo para CK20 e PAX-8, achados que ajudam a distingui-la do carcinoma de células renais metastático. O adenocarcinoma nasossinusal rearranjado para *ETV6* tem proliferação tubular com raras características apócrinas, sendo fortemente positivo para CK7, GCDFP-15, DOG-1 e SOX-10, fraca e focalmente positivo para S100 e negativo para GATA-3 e mamaglobina. Eles estão associados a fusões do gene *ETV6*/receptor tirosina quinase, como *ETV6-NTRK3* ou *ETV6-RET*. Tanto o *ETV6*-rearranjado como o LGNIA têm um curso clínico indolente.[68,69]

Carcinoma neuroendócrino

Há alguma semelhança nos perfis de mutações do carcinoma neuroendócrino nasossinusal agressivo e o carcinoma de pequenas células do pulmão com mutações de *TP53* e *RB1*, *up-regulation* da sinalização BCL2 e ativação das vias MYC e PI3K. Isso sugere que estudos adicionais desse tipo histológico raro são necessários para melhor definir o seu cenário mutacional.[70]

Carcinoma nasossinusal indiferenciado

Takahashi et al.[71] realizaram uma análise de expressão gênica entre SNUC e carcinoma espinocelular nasossinusal e encontraram sete genes relacionados ao reparo, síntese e divisão celular do DNA que distinguiam completamente entre as duas entidades. Os genes com maior expressão no SNUC foram *CLCA2*, *ARID2*, *MAP1LC3A*, *SMAD4*, *HELLS*, *MAPKAPK5-AS1* e *KRT16*. A ACCL foi a mais diferenciada entre os dois grupos. O SNUC tem sido associado a mutações somáticas em *SMARCB1* (INI-1), SMARCA4 (BRG1) e isocitrato desidrogenase 2 (IDH2). Tanto os genes *SMARCB1* (no cromossomo 22q11.2) quanto os *SMARCA4* (no cromossomo 19) codificam para subunidades do complexo proteico SWItch/sacarose não fermentável (SWI/SNF), que regula a transcrição e o remodelamento da cromatina.[72] Deficiência de *SMARCB1* foi observada em nove dos 142 (6%) casos em um estudo de Bishop et al., e apenas um total de 89 casos de deficiência de *SMARCB1* foram relatados até o momento.[73] Deficiência de *SMARCA4* foi observada em 10 pacientes em um estudo por imunomarcação.[74] Mutações no gene *IDH2* R172X também foram associadas ao SNUC[75] em 10 dos 16 (62,5%) casos de SNUC com mutações IDH2. Jo et al[76]encontraram seis dos 11 casos (54,5%) em sequenciamento direcionado de próxima geração. Dogan et al.[70] avaliaram variantes em 14 dos 17 casos analisados (82,4%) de SNUC. No mesmo estudo, houve 12 casos mutados com IDH2 e encontraram mutações TP53 coexistentes em cinco casos (41,7%), perda de função *CDKN2A*/2B em quatro (33,3%), amplificação de MYC em quatro (33,3%) e mutações SETD2 em três (25%).

Melanoma primário de mucosa

Os mecanismos moleculares ainda não são amplamente conhecidos. A compreensão das vias moleculares que levam à transformação maligna dos melanócitos levará a terapias mais específicas e bem-sucedidas. Notavelmente, uma frequência aumentada de aberrações de c-KIT em comparação com o melanoma cutâneo é demonstrada em vários estudos.[77] Essas aberrações podem ser mutações somáticas ou superexpressão do c-KIT não mutado, que regula a atividade do MITF (*microphthalmia-associated transcription factor*), que é essencial para a melanogênese e função dos melanócitos.[78] A MITF também pode ser amplificada em melanomas cutâneos, especialmente na cabeça e pescoço.[79] Embora a descoberta de mutações *BRAF* tenha levado ao desenvolvimento bem-sucedido de inibidores *BRAF* para o tratamento do melanoma cutâneo, seu papel melanoma mucoso nasal é limitado devido à baixa prevalência dessas mutações. Mutações *BRAF* são observadas em menos de 10% dos casos e, embora a incidência deste tumor do trato nasossinusal não esteja disponível, acredita-se que o número não seja alto.[80] Outra alteração genética comum no melanoma cutâneo é a inativação do *locus CDKN2A*, que codifica a proteína supressora tumoral p16/INK4A, sabidamente causadora de casos familiares de melanoma, sem relação com a exposição solar.[81] Enquanto 50% foram associados à perda da expressão de p16, mutações *CDKN2A* e/ou perda de heterozigosidade para *CDKN2A*, essas anormalidades não conferem pior prognóstico, ao contrário do melanoma cutâneo.[77]

Carcinoma de proteína nuclear testicular

Os carcinomas aerodigestivos estão associados a rearranjo cromossômico da proteína nuclear no membro 1 do carcinoma de linha média do testículo, também conhecido como NUTMI1 ou C15orf55, localizado no cromossomo 15q14. Dois relatos de caso de 1991 (um em uma jovem de 22 anos e outro em uma mulher de 11 anos) detalharam a translocação em t(15; 19)(q14; p13.1).[82] Essa translocação leva à formação de um oncogene de fusão de 6,4 kb, entre NUT e o membro 4 da família de proteínas bromodomínio (BRD4), criando o gene quimérico (BRD4-NUT), no qual o éxon 11 do BRD4 se fundiu ao éxon 3 da NUT. Essa fusão é observada em quase dois terços de todos os casos de NUT. A NUT também pode fundir-se com outros membros do bromodomínio, incluindo BRD2, BRD3 e BRDT. Cerca de um terço das fusões envolverá BRD3.[83] Existem outros parceiros de fusão (menos frequentemente vistos), incluindo as proteínas contendo dedo de zinco (ZNF532 e ZNF592), as proteínas de dimerização MAX 4 e 1 (MGA, MXD4 e MXD1), o BCL6 corepressor *like* 1 (BCORL1), a proteína 3 do domínio SET de ligação ao receptor nuclear (NSD3),[13] e o repressor transcricional de Capicua (CIC).[84,85] A NUT é expressa no testículo, mas a função exata do gene não é clara. Bromodomínios são peças-chave na transcrição, acetilação de histonas e remodelação da cromatina.[85] A fusão de BRD e NUT leva ao crescimento celular descontrolado e restringe a diferenciação epitelial via supressão da transcrição e hipoacetilação de histonas. A porção NUT do complexo liga-se à p300, uma histona acetiltransferase específica (HAT), à cromatina e propaga a formação de megadomínios, que são ativamente transcritos. Esses megadomínios expressam oncogenes específicos.[86] Há também acetilação da p53 por esta via (ligação da p300) e, assim, supressão da TP53.[87]

Linfoma extranodal T/NK

É provável que haja um papel das mutações somáticas na sua patogênese. Mutações ativadoras de *JAK3* são observadas em 35% dos casos, além de mutações STAT3 e STAT5B.[88]. Além disso, foram identificadas mutações no gene DDX3X que participa da iniciação e montagem da tradução e montagem do RNA em ribossomo e spliceossomo.[89] Deleções em genes supressores de tumor como *TP53*, *PRDM1*, *FOXO3* e *HACE2* foram observadas em alguns casos.

Estesioneuroblastoma

O sequenciamento genômico dos tumores ONB é limitado, e as mutações em *TP53*, *c-kit*, *PDGFR-b*, *EGFR*, sinalização FGF-FGFR1, via do ouriço sônico; vias relacionadas com a apoptose (Bcl-2, TRAIL) e neoangiogênese (VEGF; KDR) foram identificadas.[90]

REABILITAÇÃO PROTÉTICA

Indicações

As duas principais situações que podem necessitar de reabilitação protética na reabilitação pós-tratamento das NMNs são as próteses intraorais, tanto com o objetivo obturatório como de reabilitação dentária, e as próteses extraorais, para as deformidades em face.

Próteses obturatórias

Existem basicamente três fases na reabilitação protética intraoral que podem ser exemplificadas e observadas nas Figuras 244.19 a 244.21:[91]

1. Obturador cirúrgico imediato: tem por objetivo que o paciente já saia da cirurgia com uma prótese que oclua o defeito de palato duro e isole a boca da cavidade nasal e maxila. Isto permite uma voz sem hipernasalidade e pode evitar o uso de sonda nasoenteral (Figura 244.19).
2. Transitório: no período de cicatrização, o defeito de palato vai se modificando com a contração da ferida e remodelagem óssea. Nesta fase ocorrem ajustes no tamanho do componente obturatório (Figura 244.20).
3. Definitiva ou fase estável: após a cicatrização completa do defeito, uma prótese definitiva com reabilitação dentária é confeccionada (Figura 244.21).

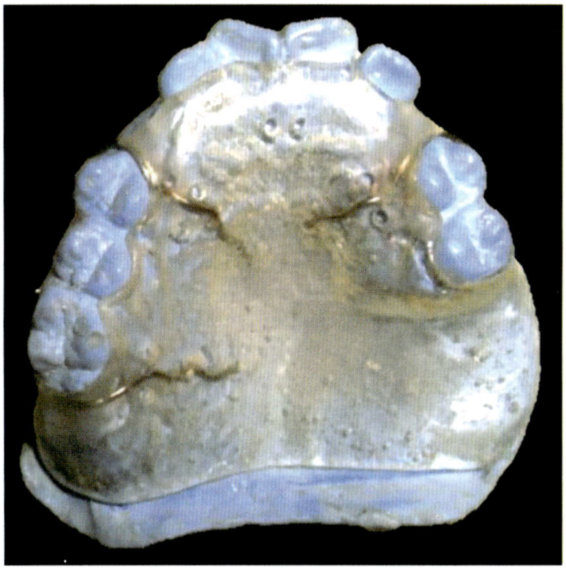

Figura 244.19 Obturador cirúrgico/imediato.

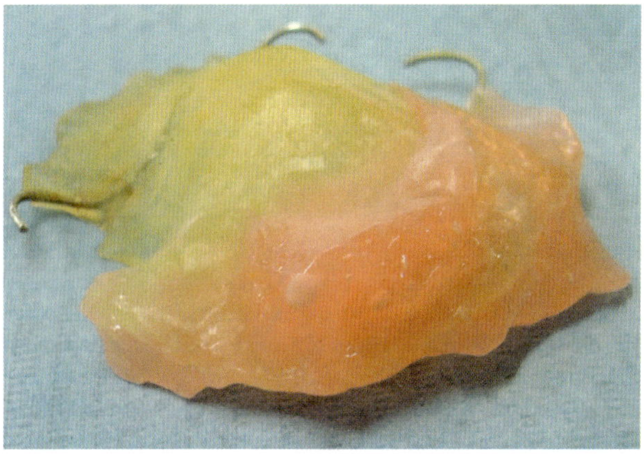

Figura 244.20 Acondicionamento transicional.

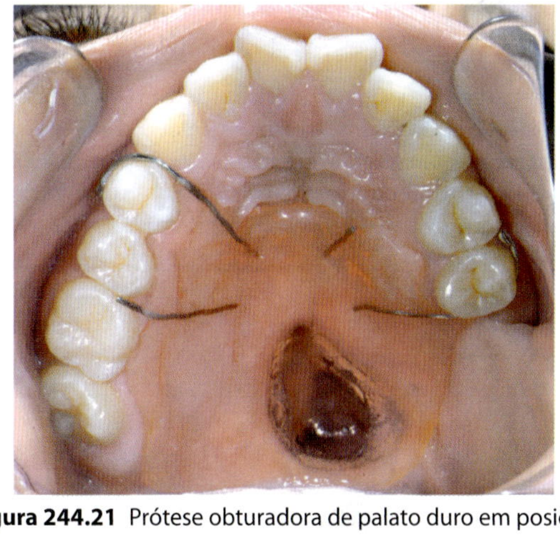

Figura 244.21 Prótese obturadora de palato duro em posição.

Próteses faciais

Os principais tipos de próteses faciais após tratamento das NMNs são oculopalpebrais, para exenteração de órbita, e as próteses nasais para as deformidades nasais por ressecções do septo ou pele nasal. Estas próteses podem ser associadas a uma armação de óculos, ser suportadas por implantes osteointegrados e magnetos ou serem coladas por adesivos especializados. As próteses extra orais tradicionalmente são esculpidas manualmente, mas têm se aperfeiçoado com o uso de tecnologia 3D, tanto para moldagem com escaneamento, volume por imagens radiológicas, como para impressão de protótipos de prótese que serão posteriormente adaptadas e caracterizadas. Esta tecnologia agiliza sua confecção, porém não prescinde da habilidade do anaplastologista e do protético para caracterização das estruturas como coloração da pele, cílios, olhos e dentes (Vídeo 244.2 e Figura 244.22).[92]

Implantes e reabilitação dentária

As ressecções que envolvem a infraestrutura da maxila geram a necessidade de reabilitação dentária, que pode ocorrer principalmente das seguintes formas:

- Próteses obturatórias com reabilitação dentária
- Implantes osteointegrados para suporte protético ou de elementos dentários
- A partir da reconstrução com retalhos microcirúrgicos osteocutâneos, em que se destaca o retalho livre de fíbula e que podem receber implantes osteointegrados no momento da reconstrução cirúrgica ou posteriormente.

Não há consenso sobre a melhor forma de reabilitação, e muitos fatores devem ser considerados e individualizados, que envolvem a disponibilidade de recursos, condições clínicas e desejo do paciente e associação com outros defeitos cirúrgicos para a melhor seleção do método (Figuras 244.23 a 244.25).

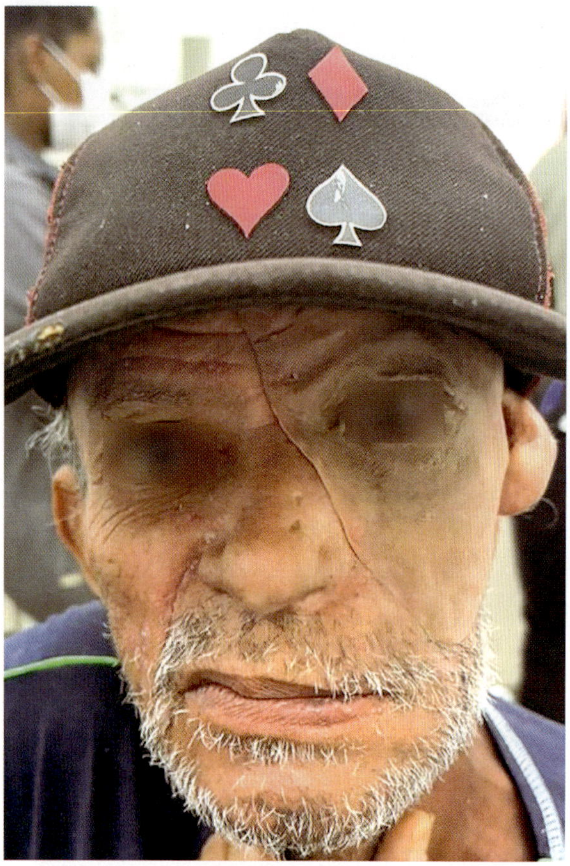

Figura 244.22 Foto de prótese com utilização de tecnologia digital 3D.

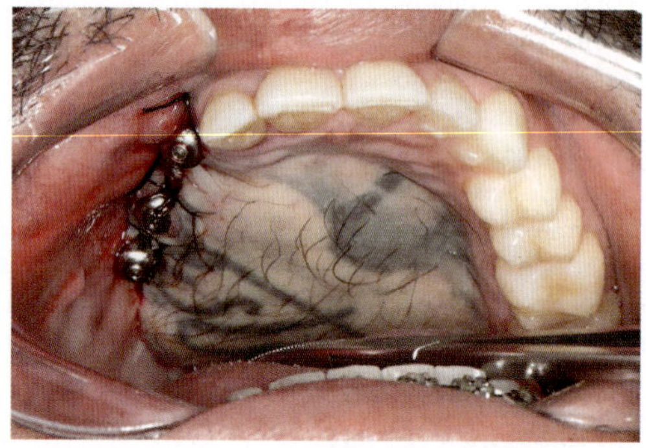

Figura 244.24 Visão intraoral de reconstrução microcirúrgica de retalho de fíbula para uma ressecção de infraestrutura de maxila direita e implantes osteointegrados. (Cortesia de: Dr. Sergio Gonçalves e Dr. Flávio Ferraz.)

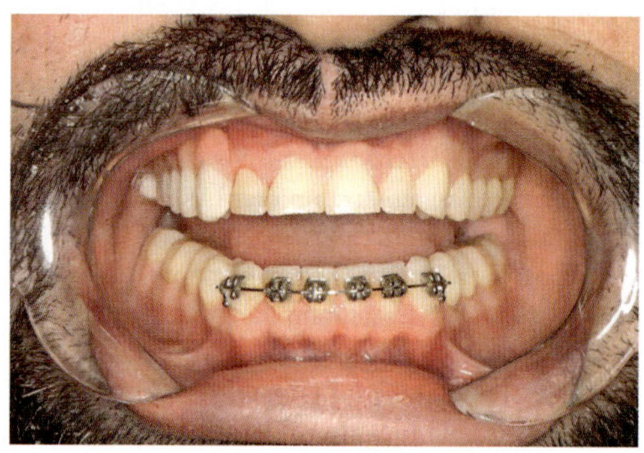

Figura 244.25 Visão intraoral de reabilitação dentária suportada por implantes osteointegrados.

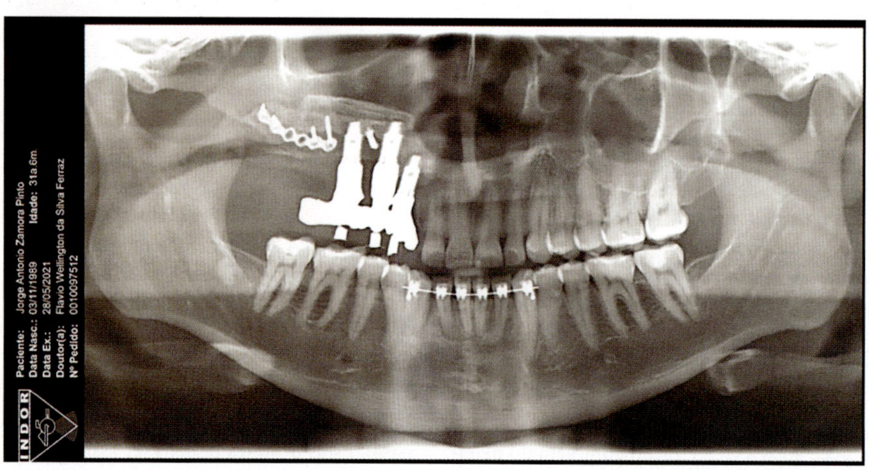

Figura 244.23 Raio X panorâmico mostrando implantes osteointegrados em reconstrução microcirúrgica de retalho de fíbula para uma ressecção de infraestrutura de maxila direita.

REFERÊNCIAS BIBLIOGRÁFICAS

1. Lund VJ, Stammberger H, Nicolai P, Castelnuovo P, Beal T, Beham A et al. European position paper on endoscopic management of tumours of the nose, paranasal sinuses and skull base. Rhinol Suppl [Internet]. 2010 [Acesso em: 2024 Jul];22:1-143.
2. Turner JH, Reh DD. Incidence and survival in patients with sinonasal cancer: A historical analysis of population-based data. Head Neck [Internet]. 2012 [Acesso em: 2024 Jul];34(6):877-85.
3. IARC Working Group on the Evaluation of Carcinogenic Risks to Humans. IARC Monogr Eval Carcinog Risks Hum [Internet[. 2012 [Acesso em: 2024 Jul];100(Pt C):11-465.
4. Abdelmeguid AS, Teeramatwanich W, Roberts DB, Amit M, Ferraroto R, Glisson BS et al. Neoadjuvant chemotherapy for locoregionally advanced squamous cell carcinoma of the paranasal sinuses. Cancer [Internet]. 2021 [Acesso em: 2024 Jul];127(11):1788-95.
5. Acheson ED, Cowdell RH, Hadfield E, Macbeth RG. Nasal cancer in woodworkers in the furniture industry. Br Med J [Internet]. 1968 [Acesso em: 2024 Jul];2(5605):587-96.
6. d'Errico A, Pasian S, Baratti A, Zanelli R, Alfonzo S, Gilardi L et al. A case-control study on occupational risk factors for sino-nasal cancer. Occup Environ Med [Internet]. 2009 [Acesso em: 2024 Jul];66(7):448-55.
7. Torjussen W. Occupational nasal cancer caused by nickel and nickel compounds. Rhinology [Internet]. 1985 [Acesso em: 2024 Jul];23(2):101-5.
8. Kuijpens J, Louwman MW, Takes R, Slootweg PJ, Burdorf A, van Dijk BA. Sinonasal cancer in The Netherlands: Follow-up of a population-based study 1989-2014 and incidence of occupation-related adenocarcinoma. Head Neck [Internet]. 2018 [Acesso em: 2024 Jul];40(11):2462-8.
9. Bishop JA, Guo TW, Smith DF, Wang H, Ogawa T, Pai SI et al. Human papillomavirus-related carcinomas of the sinonasal tract. Am J Surg Pathol [Internet]. 2013 [Acesso em: 2024 Jul];37(2):185-92.
10. Taylor MA, Saba NF. Cancer of the paranasal sinuses. Hematol Oncol Clin North Am [Internet]. 2021 [Acesso em: 2024 Jul];35(5):949-62.
11. Kulkarni AM, Mudholkar VG, Acharya AS, Ramteke RV. Histopathological study of lesions of nose and paranasal sinuses. Indian J Otolaryngol Head Neck Surg [Internet]. 2012 Sep [Acesso em: 2024 Jul];64(3):275-9.
12. Kumari S, Pandey S, Verma M, Rana AK, Kumari S. Clinicopathological challenges in tmors of the nasal cavity and paranasal sinuses: Our experience. Cureus [Internet]. 2022 [Acesso em: 2024 Jul];14(9):e29128.
13. French CA, Rahman S, Walsh EM, Kuhnle S, Grayson AR, Lemieux ME et al. NSD3-NUT fusion oncoprotein in NUT midline carcinoma: Implications for a novel oncogenic mechanism. Cancer Discov [Internet]. 2014 [Acesso em: 2024 Jul];4(8):928-41.
14. Robbins KT, Ferlito A, Silver CE, Takes RP, Strojan P, Snyderman CH et al. Contemporary management of sinonasal cancer. Head Neck [Internet]. 2011 [Acesso em: 2024 Jul];33(9):1352-65.
15. Eide JG, Welch KC, Adappa ND, Palmer JN, Tong CL. Sinonasal inverted papilloma and squamous cell carcinoma: Contemporary management and patient outcomes. Cancers (Basel) [Internet]. 2022 [Acesso em: 2024 Jul];14(9).
16. WHO Classification of Head and Neck Tumours. El-Naggar AK, Chan JC, Grandis JR, Takata T, Slootweg PJ, editors. 4th ed. vol. 9. WHO; 2017.
17. Stelow EB, Bishop JA. Update from the 4th edition of the World Health Organization Classification of Head and Neck Tumours: Tumors of the nasal cavity, paranasal sinuses and skull base. Head Neck Pathol [Internet]. 2017 [Acesso em: 2024 Jul];11(1):3-15.
18. Perry C, Levine PA, Williamson BR, Cantrell RW. Preservation of the eye in paranasal sinus cancer surgery. Arch Otolaryngol Head Neck Surg [Internet]. 1988 [Acesso em: 2024 Jul];114(6):632-4.
19. Koeller KK. Radiologic features of sinonasal tumors. Head Neck Pathol [Internet]. 2016 [Acesso em: 2024 Jul];10(1):1-12.
20. Hirsch DL, Garfein ES, Christensen AM, Weimer KA, Saddeh PB, Levine JP. Use of computer-aided design and computer-aided manufacturing to produce orthognathically ideal surgical outcomes: A paradigm shift in head and neck reconstruction. J Oral Maxillofac Surg [Internet]. 2009 [Acesso em: 2024 Jul];67(10):2115-22.
21. Patel A, Harrison P, Cheng A, Bray B, Bell RB. Fibular reconstruction of the maxilla and mandible with immediate implant-supported prosthetic rehabilitation: Jaw in a day. Oral Maxillofac Surg Clin North Am [Internet]. 2019 [Acesso em: 2024 Jul];31(3):369-86.
22. Ozturk K, Gencturk M, Rischall M, Caicedo-Granados E, Li F, Cayci Z. Role of whole-body (18)F-FDG PET/CT in screening for Mmtastases in newly diagnosed sinonasal malignancies. AJR Am J Roentgenol [Internet]. 2019 [Acesso em: 2024 Jul];212(6):1327-34.
23. Akay S, Pollard JH, Saad Eddin A, Alatoum A, Kandemirli S, Gholamrezanezhad A et al. PET/CT imaging in treatment planning and surveillance of sinonasal neoplasms. Cancers (Basel) [Internet]. 2023 [Acesso em: 2024 Jul];15(15).
24. Schwartz JS, Brooks SG, Stubbs V, Ghosh A, Tajudeen BA, Khalili S et al. Temporal patterns of (18) F-fluorodeoxyglucose positron emission tomography/computed tomography sinonasal uptake after treatment of sinonasal malignancy. Int Forum Allergy Rhinol [Internet]. 2016 [Acesso em: 2024 Jul];6(12):1301-7.
25. Dulguerov P, Jacobsen MS, Allal AS, Lehmann W, Calcaterra T. Nasal and paranasal sinus carcinoma: Are we making progress? A series of 220 patients and a systematic review. Cancer [Internet]. 2001 [Acesso em: 2024 Jul];92(12):3012-29.
26. Network NCC. Melanoma: Cutaneous Guideline Version 3.2023. NCCN Clinical Practice Guidelines in Oncology (NCCN Guidelines®)2023.
27. Network NCC. Soft Tissue Sarcoma Guideline Version 5.2024 NCCN Clinical Practice Guidelines in Oncology (NCCN Guidelines®) 2024.
28. Sato Y, Morita M, Takahashi HO, Watanabe N, Kirikae I. Combined surgery, radiotherapy, and regional chemotherapy in carcinoma of the paranasal sinuses. Cancer [Internet]. 1970 [Acesso em: 2024 Jul];25(3):571-9.
29. LoRusso P, Tapazoglou E, Kish JA, Ensley JF, Cummings G, Kelly J et al. Chemotherapy for paranasal sinus carcinoma. A 10-year experience at Wayne State University. Cancer [Internet]. 1988 [Acesso em: 2024 Jul];62(1):1-5.
30. Lee MM, Vokes EE, Rosen A, Witt ME, Weichselbaum RR, Haraf DJ. Multimodality therapy in advanced paranasal sinus carcinoma: Superior long-term results. Cancer J Sci Am [Internet]. 1999 [Acesso em: 2024 Jul];5(4):219-23.
31. Bjork-Eriksson T, Mercke C, Petruson B, Ekholm S. Potential impact on tumor control and organ preservation with cisplatin and 5-fluorouracil for patients with advanced tumors of the paranasal sinuses and nasal fossa. A prospective pilot study. Cancer [Internet]. 1992 [Acesso em: 2024 Jul];70(11):2615-20.
32. Licitra L, Locati LD, Cavina R, Garassino I, Mattavelli F, Pizzi N et al. Primary chemotherapy followed by anterior craniofacial resection and radiotherapy for paranasal cancer. Ann Oncol [Internet]. 2003 [Acesso em: 2024 Jul];14(3):367-72.
33. Hanna EY, Cardenas AD, DeMonte F, Roberts D, Kupferman M, Weber R et al. Induction chemotherapy for advanced squamous cell carcinoma of the paranasal sinuses. Arch Otolaryngol Head Neck Surg [Internet]. 2011 [Acesso em: 2024 Jul];137(1):78-81.
34. Capuzzo RC. Avaliação de resposta radiológica, clínica e patológica a quimioterapia de indução em câncer de seios paranasais e fossa nasal [tese de mestrado]. Barretos (SP), Fundação Pio XII – Hospital de Câncer de Barretos; 2015.
35. Amit M, Abdelmeguid AS, Watcherporn T, Takahashi H, Tam S, Bell D et al. Induction chemotherapy response as a guide for treatment optimization in sinonasal undifferentiated carcinoma. J Clin Oncol [Internet]. 2019 [Acesso em: 2024 Jul];37(6):504-12.
36. Mehta GU, Raza SM, Su SY, Hanna EY, DeMonte F. Management of olfactory neuroblastoma, neuroendocrine carcinoma, and sinonasal undifferentiated carcinoma involving the skullbase. J Neurooncol [Internet]. 2020 [Acesso em: 2024 Jul];150(3):367-75.
37. Ganly I, Patel SG, Singh B, Kraus DH, Bridger PG, Cantu G et al. Craniofacial resection for malignant paranasal sinus tumors: Report of an International Collaborative Study. Head Neck [Internet]. 2005 [Acesso em: 2024 Jul];27(7):575-84.
38. Wellman BJ, Traynelis VC, McCulloch TM, Funk GF, Menezes AH, Hoffman HT. Midline anterior craniofacial approach for malignancy: Results of en bloc versus piecemeal resections. Skull Base Surg [Internet]. 1999 [Acesso em: 2024 Jul];9(1):41-6.

39. Lopez F, Shah JP, Beitler JJ, Snyderman CH, Lund V, Piazza C et al. The selective role of open and endoscopic approaches for sinonasal malignant tumours. Adv Ther [Internet]. 2022 [Acesso em: 2024 Jul];39(6):2379-97.
40. Jiang S, Fan R, Zhang H, Jiang W, Xie Z. Outcomes of endoscopic and open resection of sinonasal malignancies: A systematic review and meta-analysis. Braz J Otorhinolaryngol [Internet]. 2022 [Acesso em: 2024 Jul];88 Suppl 5(Suppl 5):S19-S31.
41. Lu VM, Ravindran K, Phan K, Van Gompel JJ, Smith TR, Donaldson AM et al. Surgical outcomes of endoscopic versus open resection for primary sinonasal malignancy: A meta-analysis. Am J Rhinol Allergy [Internet]. 2019 [Acesso em: 2024 Jul];33(5):608-16.
42. Crawford KL, Jafari A, Qualliotine JR, Stuart E, DeConde AS, Califano JA et al. Elective neck dissection for T3/T4 cN0 sinonasal squamous cell carcinoma. Head Neck [Interner]. 2020 [Acesso em: 2024 Jul];42(12):3655-62.
43. Segundo AL, Bozzetto-Ambrosi P, Cauas M, Caubi AF, Azevedo HR Filho. Utilização da osteotomia Le Fort I na abordagem cirúrgica de carcinoma epidermoide de base de crânio. Rev Cir Traumatol Buco-Maxilo-Fac [Internet]. 2007 Sep 9 [Acesso em: 2024 Jul]:55-60.
44. Roux FX, Moussa R, Devaus B, Nataf F, Page P, Laccourreye O et al. Subcranial fronto-orbito-nasal approach for ethmoidal cancers surgical techniques and results. Surg Neurol [Internet]. 1999 [Acesso em: 2024 Jul];52(5):501-8; discussion 8-10.
45. Imola MJ, Schramm VL Jr. Orbital preservation in surgical management of sinonasal malignancy. Laryngoscope [Internet]. 2002 [Acesso em: 2024 Jul];112(8 Pt 1):1357-65.
46. Iannetti G, Valentini V, Rinna C, Ventucci E, Marianetti TM. Ethmoido-orbital tumors: Our experience. J Craniofac Surg [Internet]. 2005 [Acesso em: 2024 Jul];16(6):1085-91.
47. Neel GS, Nagel TH, Hoxworth JM, Lal D. Management of orbital involvement in sinonasal and ventral skull base malignancies. Otolaryngol Clin North Am [Internet]. 2017 [Acesso em: 2024 Jul];50(2):347-64.
48. Tiwari R, van der Wal J, van der Waal I, Snow G. Studies of the anatomy and pathology of the orbit in carcinoma of the maxillary sinus and their impact on preservation of the eye in maxillectomy. Head Neck [Internet]. 1998 [Acesso em: 2024 Jul];20(3):193-6.
49. Ketcham AS, Wilkins RH, Vanburen JM, Smith RR. A combined intracranial facial approach to the paranasal sinuses. Am J Surg [Internet]. 1963 [Acesso em: 2024 Jul];106:698-703.
50. Goffart Y, Jorissen M, Daele J, Vander Poorten V, Born J, Deneufbourg JM et al. Minimally invasive endoscopic management of malignant sinonasal tumours. Acta Otorhinolaryngol Belg [Internet]. 2000 [Acesso em: 2024 Jul];54(2):221-32.
51. Hanna E, DeMonte F, Ibrahim S, Roberts D, Levine N, Kupferman M. Endoscopic resection of sinonasal cancers with and without craniotomy: Oncologic results. Arch Otolaryngol Head Neck Surg [Internet]. 2009 [Acesso em: 2024 Jul];135(12):1219-24.
52. Rawal RB, Farzal Z, Federspiel JJ, Sreenath SB, Thorp BD, Zanation AM. Endoscopic resection of sinonasal malignancy: A systematic review and meta-analysis. Otolaryngol Head Neck Surg [Internet]. 2016 [Acesso em: 2024 Jul];155(3):376-86.
53. Torabi SJ, Spock T, Cardoso B, Chao J, Morse E, Manes RP et al. Margins in sinonasal squamous cell carcinoma: Predictors, outcomes, and the endoscopic approach. Laryngoscope [Internet]. 2020 [Acesso em: 2024 Jul];130(6):E388-E96.
54. Kilic S, Kilic SS, Baredes S, Chan Woo Park R, Mahmoud O, Suh JD et al. Comparison of endoscopic and open resection of sinonasal squamous cell carcinoma: A propensity score-matched analysis of 652 patients. Int Forum Allergy Rhinol. 2018 [Acesso em: 2024 Jul];8(3):421-34.
55. Robin TP, Jones BL, Gordon OM, Phan A, Abbott D, McDermott JD et al. A comprehensive comparative analysis of treatment modalities for sinonasal malignancies. Cancer [Internet]. 2017 [Acesso em: 2024 Jul];123(16):3040-9.
56. Gore MR. Survival in sinonasal and middle ear malignancies: A population-based study using the SEER 1973-2015 database. BMC Ear Nose Throat Disord [Internet]. 2018 [Acesso em: 2024 Jul];18:13.
57. Ansa B, Goodman M, Ward K, Kono SA, Owonikoko TK, Higgins K et al. Paranasal sinus squamous cell carcinoma incidence and survival based on surveillance, epidemiology, and end results data, 1973 to 2009. Cancer [Internet]. 2013 [Acesso em: 2024 Jul];119(14):2602-10.
58. Chen MM, Roman SA, Sosa JA, Judson BL. Predictors of survival in sinonasal adenocarcinoma. J Neurol Surg B Skull Base [Internet]. 2015 [Acesso em: 2024 Jul];76(3):208-13.
59. Trope M, Triantafillou V, Kohanski MA, Kuan EC, Tong CCL, Patel NN et al. Adenoid cystic carcinoma of the sinonasal tract: A review of the national cancer database. Int Forum Allergy Rhinol [Internet]. 2019 [Acesso em: 2024 Jul];9(4):427-34.
60. Dreno M, Georges M, Espitalier F, Ferron C, Charnole A, Dreno B et al. Sinonasal mucosal melanoma: A 44-case study and literature analysis. Eur Ann Otorhinolaryngol Head Neck Dis [Internet]. 2017 [Acesso em: 2024 Jul];134(4):237-42.
61. Yin Z, Wang Y, Wu Y, Zhang X, Wang F, Wang P et al. Age distribution and age-related outcomes of olfactory neuroblastoma: A population-based analysis. Cancer Manag Res [Internet]. 2018 [Acesso em: 2024 Jul];10:1359-64.
62. Chambers KJ, Lehmann AE, Remenschneider A, Dedmon M, Meier J, Gray ST et al. Incidence and survival patterns of sinonasal undifferentiated carcinoma in the United States. J Neurol Surg B Skull Base [Internet]. 2015 [Acesso em: 2024 Jul];76(2):94-100.
63. Anschuetz L, Hohenberger R, Kaecker C, Elicin O, Giger R, Caversaccio M. Sinonasal malignancies: Histopathological entities, regional involvement and long-term outcome. J Otolaryngol Head Neck Surg [Internet]. 2023 [Acesso em: 2024 Jul];52(1):36.
64. Thawani R, Kim MS, Arastu A, Feng Z, West MT, Taflin NF et al. The contemporary management of cancers of the sinonasal tract in adults. CA Cancer J Clin [Internet]. 2023 [Acesso em: 2024 Jul];73(1):72-112.
65. Udager AM, McHugh JB, Betz BL, Montone KT, Livolsi VA, Seethala RRet al. Activating KRAS mutations are characteristic of oncocytic sinonasal papilloma and associated sinonasal squamous cell carcinoma. J Pathol [Internet]. 2016 [Acesso em: 2024 Jul];239(4):394-8.
66. Taverna C, Agaimy A, Franchi A. Towards a molecular classification of sinonasal carcinomas: Clinical implications and opportunities. Cancers (Basel) [Internet]. 2022 [Acesso em: 2024 Jul];14(6).
67. Bandoh N, Hayashi T, Takahara M, Kishibe K, Ogino T, Katayama A et al. VEGF and bFGF expression and microvessel density of maxillary sinus squamous cell carcinoma in relation to p53 status, spontaneous apoptosis and prognosis. Cancer Lett [Internet]. 2004 [Acesso em: 2024 Jul];208(2):215-25.
68. Kak I, Perez-Ordoñes B. Sinonasal tract pathology: An updated review of select entities. Diagn Histopathol [Internet]. 2019 [Acesso em: 2024 Jul];25(7):265-73.
69. Lopez-Hernandez A, Perez-Escuredo J, Vivanco B, Garcia-Inclan C, Potes-Ares S, Cabal VN et al. Genomic profiling of intestinal-type sinonasal adenocarcinoma reveals subgroups of patients with distinct clinical outcomes. Head Neck [Internet]. 2018 [Acesso em: 2024 Jul];40(2):259-73.
70. Dogan S, Chute DJ, Xu B, Ptashkin RN, Chandramohan R, Casanova-Murphy J et al. Frequent IDH2 R172 mutations in undifferentiated and poorly-differentiated sinonasal carcinomas. J Pathol [Internet]. 2017 [Acesso em: 2024 Jul];242(4):400-8.
71. Takahashi Y, Gleber-Netto FO, Bell D, Roberts D, Xie TX, Abdelmeguid AS et al. Identification of novel diagnostic markers for sinonasal undifferentiated carcinoma. Head Neck [Internet]. 2019 [Acesso em: 2024 Jul];41(8):2688-95.
72. Genetics M. SMARCA4 gen [Internet]. 2023. Disponível em: https://medlineplus.gov/genetics/gene/smarca4/. Acesso em: 2024 Jul.
73. Bishop JA, Antonescu CR, Westra WH. SMARCB1 (INI-1)-deficient carcinomas of the sinonasal tract. Am J Surg Pathol [Internet]. 2014 [Acesso em: 2024 Jul];38(9):1282-9.
74. Agaimy A, Jain D, Uddin N, Rooper LM, Bishop JA. SMARCA4-deficient sinonasal carcinoma: A series of 10 cases expanding the genetic spectrum of SWI/SNF-driven sinonasal malignancies. Am J Surg Pathol [Internet]. 2020 [Acesso em: 2024 Jul];44(5):703-10.
75. Mito JK, Bishop JA, Sadow PM, Stelow EB, Faquin WC, Mills SE et al. Immunohistochemical detection and molecular characterization

of IDH-mutant sinonasal undifferentiated carcinomas. Am J Surg Pathol [Internet]. 2018 [Acesso em: 2024 Jul];42(8):1067-75.
76. Jo VY, Chau NG, Hornick JL, Krane JF, Sholl LM. Recurrent IDH2 R172X mutations in sinonasal undifferentiated carcinoma. Mod Pathol [Internet]. 2017 [Acesso em: 2024 Jul];30(5):650-9.
77. Turri-Zanoni M, Medicina D, Lombardi D, Ungari M, Balzarini P, Rossini C et al. Sinonasal mucosal melanoma: Molecular profile and therapeutic implications from a series of 32 cases. Head Neck [Internet]. 2013 [Acesso em: 2024 Jul];35(8):1066-77.
78. Lourenco SV, Fernandes JD, Hsieh R, Coutinho-Camillo CM, Bologna S, Sangueza M et al. Head and neck mucosal melanoma: A review. Am J Dermatopathol. [Internet] 2014 [Acesso em: 2024 Jul];36(7):578-87.
79. Alaeddini M, Etemad-Moghadam S. Immunohistochemical profile of oral mucosal and head and neck cutaneous melanoma. J Oral Pathol Med [Internet]. 2015 [Acesso em: 2024 Jul];44(3):234-8.
80. Buery RR, Siar CH, Katase N, Gunduz M, Lefeuvre M, Fujii M et al. NRAS and BRAF mutation frequency in primary oral mucosal melanoma. Oncol Rep [Internet]. 2011 [Acesso em: 2024 Jul];26(4):783-7.
81. Lopez F, Rodrigo JP, Cardesa A, Triantafyllou A, Devaney KO, Mendenhall WM et al. Update on primary head and neck mucosal melanoma. Head Neck [Internet]. 2016 [Acesso em: 2024 Jul];38(1):147-55.
82. Kees UR, Mulcahy MT, Willoughby ML. Intrathoracic carcinoma in an 11-year-old girl showing a translocation t(15;19). Am J Pediatr Hematol Oncol [Internet]. 1991 [Acesso em: 2024 Jul];13(4):459-64.
83. Napolitano M, Venturelli M, Molinaro E, Toss A. NUT midline carcinoma of the head and neck: Current perspectives. Onco Targets Ther [Internet]. 2019 [Acesso em: 2024 Jul];12:3235-44.
84. Huang QW, He LJ, Zheng S, Liu T, Peng BN. An overview of molecular mechanism, clinicopathological factors, and treatment in NUT carcinoma. Biomed Res Int [Internet]. 2019 [Acesso em: 2024 Jul];2019:1018439.
85. Josling GA, Selvarajah SA, Petter M, Duffy MF. The role of bromodomain proteins in regulating gene expression. Genes (Basel) [Internet]. 2012 [Acesso em: 2024 Jul];3(2):320-43.
86. Morrison-Smith CD, Knox TM, Filic I, Soroko KM, Eschle BK, Wilkens MK et al. Combined targeting of the BRD4-NUT-p300 axis in NUT midline carcinoma by dual selective bromodomain inhibitor, NEO2734. Mol Cancer Ther [Internet]. 2020 [Acesso em: 2024 Jul];19(7):1406-14.
87. Wang S, Li J, Tong W, Li H, Feng Q, Teng B. Advances in the pathogenesis and treatment of nut carcinoma: A narrative review. Transl Cancer Res [Internet]. 2020 [Acesso em: 2024 Jul];9(10):6505-15.
88. Kucuk C, Jiang B, Hu X, Zhang W, Chan JK, Xiao W et al. Activating mutations of STAT5B and STAT3 in lymphomas derived from gammadelta-T or NK cells. Nat Commun [Internet]. 2015 [Acesso em: 2024 Jul];6:6025.
89. Jiang L, Gu ZH, Yan ZX, Zhao X, Xie YY, Zhang ZG et al. Exome sequencing identifies somatic mutations of DDX3X in natural killer/T-cell lymphoma. Nat Genet [Internet]. 2015 [Acesso em: 2024 Jul];47(9):1061-6.
90. Czapiewski P, Kunc M, Haybaeck J. Genetic and molecular alterations in olfactory neuroblastoma: Implications for pathogenesis, prognosis and treatment. Oncotarget [Internet]. 2016 [Acesso em: 2024 Jul];7(32):52584-96.
91. Phasuk K, Haug SP. Maxillofacial Prosthetics. Oral Maxillofac Surg Clin North Am [Internet]. 2018 [Acesso em: 2024 Jul];30(4):487-97.
92. Salazar-Gamarra RM, Seelaus RM, Silva JVLD, Dib LL, Ulloa JJ. Introdução à metodologia "mais identidade": próteses faciais 3D com a utilização de tecnologias acessíveis para pacientes sobreviventes de câncer no rosto. In: Oliveira EC dos, editor. Comunicação científica e técnica em odontologia. 2. ed. Ponta Grossa: Atena Editora; 2019. p. 251-72.

CAPÍTULO

245

Tumores Malignos do Osso Temporal

Ronaldo N. Toledo • José Ricardo Gurgel Testa • Fernando Walder

INTRODUÇÃO

Os tumores malignos que envolvem o osso temporal podem ter origem no próprio osso temporal e ser oriundos do meato acústico externo, orelha média ou outras partes tais como mastoide, escama ou ápice petroso. O osso temporal também pode estar envolvido, secundariamente, por tumores com origem na adjacência e que crescem com o seu envolvimento. Os principais tumores desse segundo grupo são tumores de parótida, pavilhão auricular, pele ou meninge (Figuras 245.1 e 245.2). Apesar de ainda haver alguma confusão na literatura entre tumores com origem no pavilhão auricular em considerá-los próprios do osso temporal, desde os anos 1960 esses tumores são entendidos como uma entidade à parte que, obviamente, pode infiltrar secundariamente o osso temporal, principalmente o meato acústico externo, mastoide e escama temporal. Essas lesões têm fatores de riscos semelhantes aos tumores de pele com predominância dos carcinomas basocelulares, e a maioria é tratada por dermatologistas ou cirurgiões plásticos, principalmente em suas fases iniciais.[1]

Tumores malignos primários do osso temporal são raros, com incidência em torno de 1 a 2 casos/1 milhão/ano.[2,3] Porém, quando todos os tumores que envolvem o osso temporal, primária ou secundariamente, são incluídos essa incidência é bem maior. Estudo do MD Anderson Cancer Center, dos EUA, demonstrou que em uma série com mais de 150 casos de tumores malignos envolvendo o osso temporal, a origem do tumor era primária do osso temporal e ocorria apenas em 25% dos casos, sendo 15% do meato acústico externo e 10% de outras regiões. Tumores da circunvizinhança foram responsáveis pelos outros 75% dos casos, sendo a parótida (25%), pele periauricular (25%) e pavilhão auricular (15%) os mais importantes.[4,5]

Os cânceres de pele são os tumores mais frequentes no mundo, e apenas nos EUA mais de 1 milhão de casos novos são diagnosticados

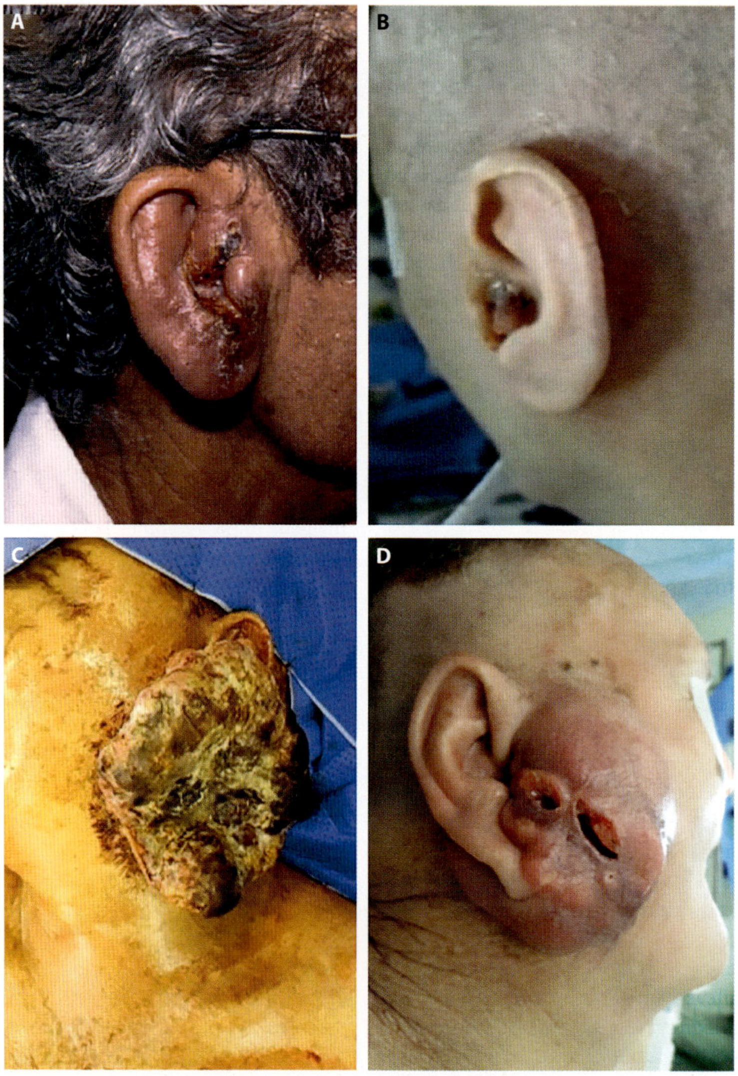

Figura 245.1 A. Carcinoma basocelular de pavilhão auricular; **B.** Carcinoma espinocelular de meato acústico externo; **C.** Carcinoma espinocelular de pele com invasão do osso temporal; **D.** Carcinoma espinocelular metastático de pele em linfonodos intraparotídeos com invasão do osso temporal.

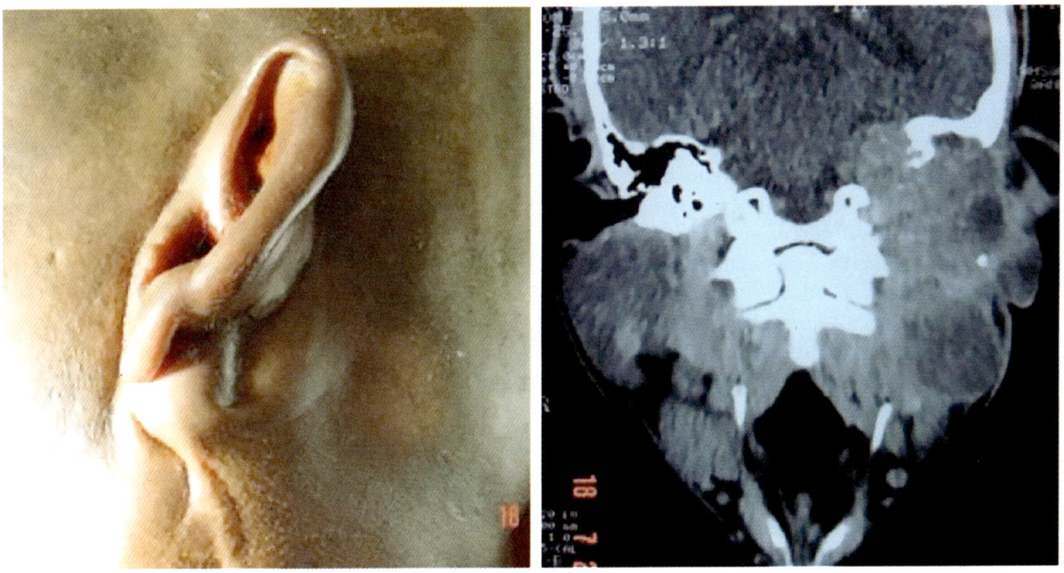

Figura 245.2 Carcinoma de parótida ex-adenoma pleomórfico com invasão do osso temporal, dura-máter e sistema nervoso central.

por ano. Os carcinomas basocelulares representam cerca de 80% desses tumores, seguidos de carcinomas espinocelulares, melanomas e carcinoma de células de Merkel.[2] Cerca de 80 a 90% desses tumores aparecem em áreas da cabeça e pescoço expostas ao sol, e muitos deles envolvem o pavilhão auricular e pele adjacente com envolvimento secundário do osso temporal.[6] Embora haja uma clara associação entre radiação ultravioleta, lesões actínicas e tumores malignos de pele na região temporal e pavilhão auricular, isso não é claro para as lesões de origem epitelial intrínsecas ao osso temporal, especialmente no meato acústico externo.[7]

No século passado, acreditava-se que a otite média com supuração crônica aumentava o risco de desenvolvimento de carcinomas de células escamosas das orelhas média e externa, especialmente em casos com mais de 20 anos de supuração.[1,6] Porém, mais recentemente, essa relação tem sido pouco observada, provavelmente em razão da melhora do manejo das otites crônicas e a supuração persistente ser pouco comum.[2] Histórico de radioterapia prévia na região de cabeça e pescoço, especialmente em palato, orofaringe e rinofaringe, além de manipulação frequente do meato acústico externo, também são considerados fatores de risco para o surgimento desses tumores.[8,9]

DIAGNÓSTICO

Os sintomas iniciais dos tumores próprios do osso temporal, principalmente os do meato acústico externo não são específicos e em muito se assemelham às otites externas ou médias apresentando-se com otalgia, otorreia, edema e hipoacusia que são situações bastante comuns.[10-12] Geralmente, uma otite externa ou média responde rapidamente ao tratamento clínico; portanto, ausência de resposta adequada nessa situação deve soar o alerta para uma possível doença mais grave, entre elas os tumores malignos. Outros fatores como dor intensa persistente, sangramento, exposição óssea, pólipos ou tecido de granulação, paralisia facial ou linfonodomegalia intraparotídea ou cervical devem ser considerados suspeitos para tumores malignos.[2,5,10-12]

A suspeita clínica é o fator mais importante para um diagnóstico precoce e os exames de imagens, tomografia e ressonância, auxiliam na avaliação da extensão do tumor e são úteis para o estadiamento correto. Porém, o mais importante é a biopsia sempre que houver suspeita clínica de tumor maligno do osso temporal,[11,12] que deve ser realizada preferencialmente em ambiente de centro cirúrgico. O diagnóstico diferencial mais importante é otite externa necrotizante, que também acomete pessoas acima dos 60 anos e apresenta os mesmos sintomas que os tumores malignos do meato acústico externo.[13] Outras lesões como paraganglioma timpânico com extensão para o meato acústico externo, pólipos inflamatórios, colesteatomas do meato acústico e osteorradionecrose também são diagnósticos diferenciais.

Os tumores com origem no pavilhão auricular ou na pele adjacente e que infiltram o osso temporal são facilmente identificados na inspeção clínica. Já os tumores de parótida com extensão para o osso temporal costumam apresentar uma lesão endurecida, palpável na região parotídea com ou sem paralisia facial periférica. Por isso, na avaliação clínica desses pacientes, um cuidadoso exame físico deve ser realizado, incluindo avaliação da pele da face, cabeça e pescoço, bem como palpação cervical e parotídea à procura de linfonodos. Da mesma forma, é importante uma avaliação dos nervos bulbares e da motilidade facial. O meato acústico deve ser examinado com cuidado, usando preferencialmente um microscópio ou endoscópico, que tem a possibilidade adicional de fotografar a lesão para posterior análise ou comparações. Além dos exames de imagens, uma audiometria completa é necessária para verificar a condição auditiva do paciente.[2]

TIPOS HISTOLÓGICOS

Em termos histológicos, os tumores intrínsecos ao osso temporal e com origem no meato acústico externo mais frequentes são os carcinomas espinocelulares, seguidos pelo carcinoma basocelular, carcinoma adenoide cístico, melanoma e outros mais raros, como, por exemplo, o carcinoma écrino ou de glândulas ceruminosas.[14] Os carcinomas espinocelulares também são os mais frequentes na orelha média, onde também são identificados adenocarcinomas e carcinomas indiferenciados.[2,12,14] Na orelha média e outras partes do osso temporal também são encontrados os sarcomas, principalmente o rabdomiossarcoma, condrossarcoma, sarcoma sinovial, osteossarcoma, entre outros.[5,12] Em especial em outras partes do osso temporal com a parte petrosa, mastoide e escama, há presença de metástases, principalmente da mama, pulmão, rim, estômago e próstata (Figura 245.3).[7]

O carcinoma basocelular é o mais comum entre os tumores com origem no pavilhão auricular, com uma frequência 4 vezes maior que o carcinoma espinocelular.[7] Na maioria das vezes, é

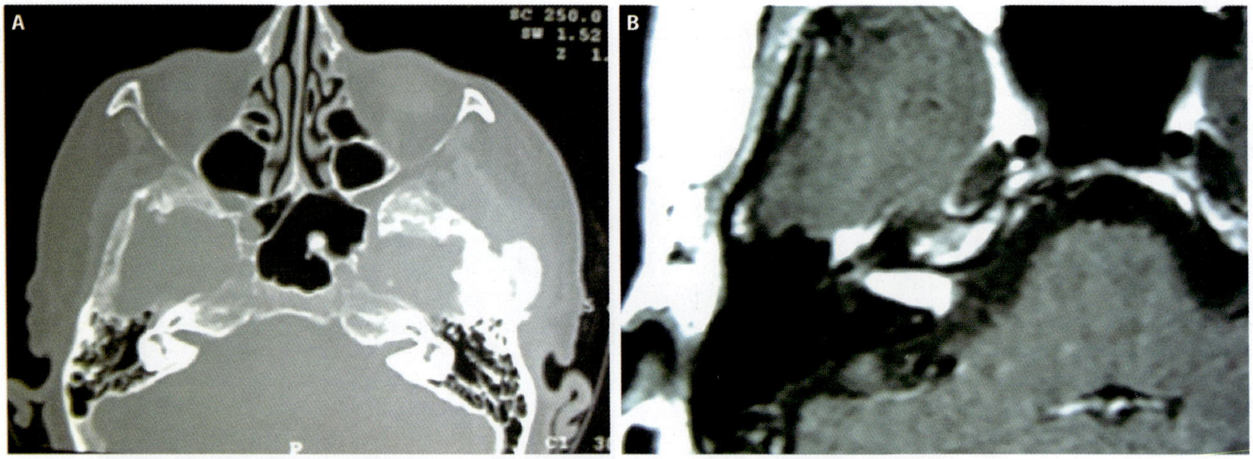

Figura 245.3 A. Tomografia computadorizada (axial) de paciente com metástase de colangiocarcinoma em osso temporal e arco zigomático esquerdo; **B.** Ressonância magnética (T1 com contraste) de paciente com metástase de adenocarcinoma de mama em meato acústico interno e gânglio geniculado direito.

superficial e de fácil ressecção, principalmente quando localizado na hélix e tratado nas fases iniciais. Porém, o subtipo esclerodermiforme pode ser bastante invasivo e infiltrativo, exigindo uma ressecção ampla e profunda. Quando esses pacientes procuram ou são encaminhados para serviços de otorrinolaringologia ou cabeça e pescoço, frequentemente já passaram por múltiplas ressecções parciais, principalmente por questões estéticas, o que piora o prognóstico, especialmente se já apresentam erosão óssea ou infiltração profunda com envolvimento neural ou meníngeo. No entanto, mesmo que invasivos, se uma adequada ressecção for realizada, o prognóstico dos carcinomas basocelulares ainda é superior aos carcinomas espinocelulares.[11,15] Os carcinomas espinocelulares do pavilhão auricular são o segundo tumor mais frequente nessa região e tendem a ser mais agressivos que os de outras localizações, e frequentemente há metástases para linfonodos intraparotídeos ou cervicais altos.[16,17] Os melanomas, apesar de raros no pavilhão auricular, estão presentes nas séries com número maior de pacientes.[5,14]

Em nossa experiência, os tumores malignos de parótida que mais frequentemente invadem o osso temporal são os carcinomas adenoides císticos e carcinomas mucoepidermoides,[18] o que se explica pela comum infiltração do nervo facial intratemporal observada nesses pacientes, em especial nos carcinomas adenoide císticos. Porém, outros centros podem ter experiências diferentes, incluindo um surpreendente número de carcinomas espinocelulares parotídeos.[19] Na maioria das vezes, esses tumores são, na verdade, metástases de carcinomas cutâneos espinocelulares para linfonodos intraparotídeos. Em países como a Austrália, essa é a principal causa de parotidectomia por tumores malignos.[20]

ESTADIAMENTO

Sob o termo tumores malignos do osso temporal existem diversas patologias com origens e prognóstico diferentes, além da raridade dos casos encontrados. Por isso, ainda não há um estadiamento único e amplamente aceito para essas lesões. Da mesma forma, até o momento o American Joint Committee on Cancer (AJCC) nunca publicou um estadiamento TNM específico para essas lesões. O principal objetivo do estadiamento é agrupar pacientes com doenças equivalentes, permitindo comparações justas dos resultados dos tratamentos, orientando o manejo com planejamento dos acessos cirúrgicos. Um adequado estadiamento deve considerar a extensão local da doença, bem como doença regional e a distância.[2]

Em relação aos tumores de pele que invadem o osso temporal, incluindo as lesões com origem no pavilhão auditivo, a classificação utilizada é a de tumores de pele não melanomas.[21] Eventuais melanomas nessas regiões são estadiados usando-se a classificação TNM de melanoma. Da mesma forma, os tumores de parótidas e os sarcomas têm classificação própria pelo AJCC.

Várias séries de casos de algumas instituições com proposta de estadiamento dos tumores do meato acústico externo têm sido publicadas ao longo dos anos. Contudo, nenhuma delas é amplamente utilizada ou passou por uma validação prospectiva de outras instituições.[2] Em 1990, Arriaga et al. publicaram um estadiamento para carcinomas espinocelulares do meato acústico externo que virou um estudo referência em termos de estadiamento de tumores com origem nessa região.[22] Desde então, algumas modificações têm sido feitas, sendo a mais importante a reclassificação do acometimento do nervo facial para o estádio T4 (Tabela 245.1).[23]

Apesar de ter sido descrito apenas para carcinomas espinocelulares, atualmente esse estadiamento é o mais amplamente usado, mesmo em casos de tumores com outras histologias. Não existe um estadiamento específico para tumores da orelha média, mas desde que eles envolvam o meato acústico, esses casos têm sido também classificados como T4 dentro do estadiamento de Pittsburgh.[11,14,15] Para o estadiamento desses tumores, é necessário fazer uma avaliação

Tabela 245.1 Estadiamento revisado de Pittsburgh para carcinoma espinocelular de meato acústico externo.

T1	Tumor limitado ao meato acústico externo, sem erosão óssea ou extensão para tecidos moles adjacentes
T2	Tumor com erosão óssea limitada do meato acústico externo, sem envolvimento de toda a espessura do osso e achados à tomografia computadorizada de disseminação a partes moles (< 0,5 cm)
T3	Tumor com erosão óssea em toda a espessura do meato acústico externo ou com envolvimento da cavidade timpânica ou mastoide, mas com limitada extensão às partes moles (< 0,5 cm)
T4	Tumor com invasão ou erosão de cóclea, parede medial da orelha média, ápice petroso, canal da artéria carótida interna, forame jugular, dura-máter ou extensa invasão (> 0,5 cm) de partes moles ou presença de paralisia facial
N0	Sem linfonodos comprometidos
N1	Linfonodos comprometidos
M0	Sem metástases a distância
M1	Metástases a distância

clínica cuidadosa, bem como exames de imagens, preferencialmente uma tomografia computadorizada do osso temporal, para identificação do envolvimento de estruturas como osso do meato acústico, orelha média, cóclea, nervo facial, mastoide, forame jugular, entre outros. Em casos em que a lesão envolve partes moles, como fossa infratemporal, parótida, meninge, estruturas neurais ou vasculares, a ressonância magnética deve ser solicitada.

TRATAMENTO

Apesar da cirurgia continuar sendo a principal ferramenta no tratamento dos tumores do osso temporal, a radioterapia, quimioterapia e imunoterapia também compõem o cardápio terapêutico desses tumores, e podem ser usadas em diferentes combinações. Como regra geral, a cirurgia deve ser realizada sempre que se tem a possibilidade de uma ressecção completa com margens livres, preferencialmente em monobloco. Radioterapia, imunoterapia e quimioterapia geralmente são usadas nesses casos como tratamento adjuvante. Porém, em casos avançados, quando a cirurgia não é viável, pode-se inverter essa ordem terapêutica, deixando a cirurgia para um possível resgate.

O desenvolvimento das técnicas cirúrgicas ocorreu ao longo dos últimos 130 anos. A primeira descrição de cirurgia para tumores do osso temporal foi realizada em 1899 por Hermann Heyer of Worms,[24] na Alemanha. Ele realizou uma ressecção ampla por *piecemeal* da mastoide, preservando a dura-máter e com cicatrização da ferida operatória por segunda intensão. Porém, o paciente apresentou recidiva precoce e faleceu cerca de 1 ano após a cirurgia, o que o levou a desacreditar no tratamento cirúrgico como uma opção de cura para esses pacientes.[2] Em 1930, Fraser[25] recomendou mastoidectomia radical, também realizada por *piecemeal*, seguida de radioterapia para esses pacientes, o que viria a se tornar o tratamento padrão por vários anos. A primeira vez que margens livres foram consideradas nessas ressecções foi em 1951, quando Grant Ward, mesmo ainda fazendo uma ressecção por *piecemeal*, publicou uma série de cinco casos em que, além da mastoidectomia, ele realizava a ressecção de estruturas adjacentes, incluindo um esvaziamento cervical, parotidectomia e, em alguns, o nervo facial.[26]

Apesar de especulado em 1951 por Campbell como possível,[27] a primeira ressecção em monobloco descrita para tumores do osso temporal foi publicada em 1954 por Herbert Parsons (neurocirurgião do New York Hospital) e John Lewis (otorrinolaringologista do Memorial Kettering Cancer Center). Eles descrevem uma técnica cirúrgica de ressecção subtotal do osso temporal, em monobloco, que foi realizada em 11 de 13 casos dessa série.[28] Ainda hoje essa técnica é usada em casos selecionados. Em 1965, John Conley e seu discípulo Alvin Novack, ambos otorrinolaringologistas, descreveram a ressecção lateral do osso temporal, cirurgia na qual o meato acústico externo é removido em bloco, juntamente com a membrana timpânica e parte da cadeia ossicular através de uma osteotomia lateral ao nervo facial, que é preservado nessa técnica cirúrgica.[29] A ressecção lateral do osso temporal é, desde então, a cirurgia padronizada para tumores iniciais do meato acústico externo estádios T1 e T2.

Em 1969, o otorrinolaringologista David Hilding e o neurocirurgião Robert Selker descreveram o primeiro caso de ressecção completa do osso temporal, mas com preservação da artéria carótida interna e da dura-máter adjacente ao osso temporal, em uma paciente com carcinoma espinocelular com envolvimento do promontório.[30] Para o manejo da artéria carótida interna eles se inspiraram no acesso ao ápice petroso descrito previamente por Lempert para tratamento de apicite infeciosa do ápice petroso.[31] Somente em 1984 foi descrita a primeira ressecção total do osso temporal incluindo a artéria carótida interna.[32] Inicialmente, esse procedimento foi realizado em dois tempos, com a ligadura da artéria carótida interna 4 dias antes do procedimento principal. Em 1987, foi descrita a ressecção completa do osso temporal, incluindo a artéria carótida interna, em um único procedimento.[33] Já em 1997, descreveu-se uma cirurgia menos invasiva, com ressecção completa do osso temporal em *piecemeal* e com preservação da carótida interna em 15 pacientes com tumores nos estádios T3 e T4, com sobrevida próximo a 50% em 5 anos.[34] A despeito da extensão dessas ressecções, os resultados oncológicos nesses casos têm sido, no mínimo, discutíveis. Além disso, a chance de complicações é elevada, e com o atual desenvolvimento e avanço dos tratamentos com quimioterapia, imunoterapia e radioterapia, procedimentos extensos com ressecção completa do osso temporal, incluindo a artéria carótida interna, têm progressivamente caído em desuso.

Atualmente, em termos cirúrgicos, existem basicamente quatro níveis de ressecção do osso temporal:

- Tumores com envolvimento apenas da porção cartilaginosa do meato acústico externo e que geralmente são extensões de lesões com origem na concha ou na abertura externa do meato acústico, podem ser ressecados com procedimentos locais e ressecções do meato acústico externo laterais à membrana timpânica, com preservação da audição (Figura 245.4)
- Tumores com envolvimento do meato acústico externo, incluindo sua porção óssea, mas desde que a erosão do osso timpânico seja incompleta e o tumor esteja restrito ao meato acústico pela membrana timpânica, podem ser ressecados com uma ressecção lateral do osso temporal (Figura 245.5)
- Tumores com extensão limitada para orelha média, que podem ter ocorrido através da membrana timpânica ou da cortical óssea da mastoide ou osso timpânico e não tenham envolvimento profundo da orelha interna, dura-máter, tuba auditiva ou vasos, podem ser ressecados com uma ressecção subtotal do osso temporal (Figura 245.6)
- Tumores com envolvimento significativo da cápsula óptica, dura-máter ou vasos, a ressecção total do osso temporal com a preservação ou não da artéria carótida interna pode ser considerada (Figura 245.7).

Em casos de tumores que invadem secundariamente o osso temporal, como os tumores de parótida, pele ou do pavilhão auricular, a ressecção segue as mesmas regras dos tumores próprios do osso temporal. Nesses casos, a lesão primária deve ser ressecada com margens adequadas e o osso temporal conforme o seu acometimento.

Em carcinomas espinocelulares do pavilhão auricular ou de pele que invadem o osso temporal ou ainda nos tumores com origem no meato acústico externo, mesmo que em estádios iniciais (T1 ou T2), a maioria dos serviços com experiência em oncologia realiza esvaziamento cervical nos níveis II e III e parotidectomia superficial de rotina, devido ao risco de infiltração tumoral direita da parótida através das fissuras de Santorini ou do forame de Huschke pela parede anterior do meato acústico, ou pela possibilidade de metástases linfonodais intraparotídeas ou cervical alta.[4,5,14,17] Frequentemente, em tumores avançados, independentemente da histologia, é comum a associação de ressecções do ramo ascendente e do côndilo da mandíbula, articulação temporomandibular e arco zigomático, uma vez que com frequência essas estruturas estão envolvidas pela lesão.[14,34,35]

Nas temporalectomias laterais realizadas para tumores originados e restritos ao meato acústico externo, o fechamento da incisão ou ferida operatória pode ser primário. Normalmente, nesses casos, não há ressecção de grande quantidade de pele, partes moles ou estruturas adjacentes, como ramo ascendente da mandíbula ou ATM. Porém, nas temporalectomias subtotais ou totais, em que após a ressecção há exposição de grandes vasos, dura-máter ou mesmo pela necessidade de preenchimento da cavidade cirúrgica,

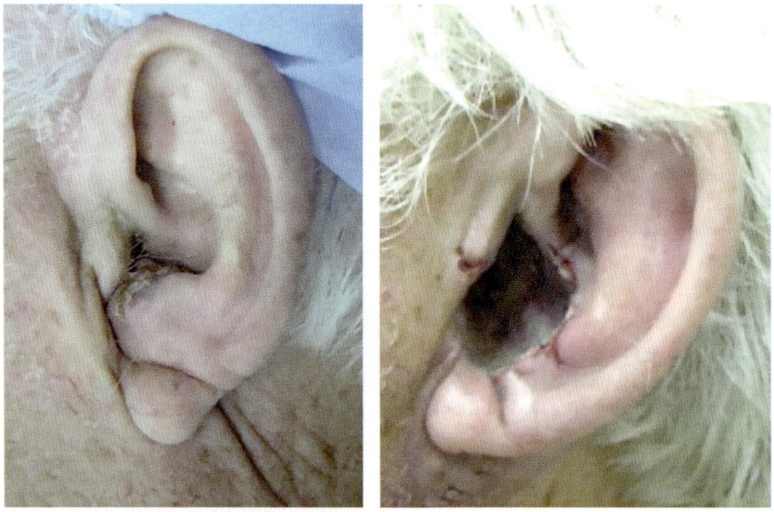

Figura 245.4 Paciente com carcinoma basocelular de pavilhão com envolvimento da porção lateral (cartilaginosa apenas) do meato acústico externo. Submetido a ressecção local e reconstrução com enxertos de pele, lateral à membrana timpânica.

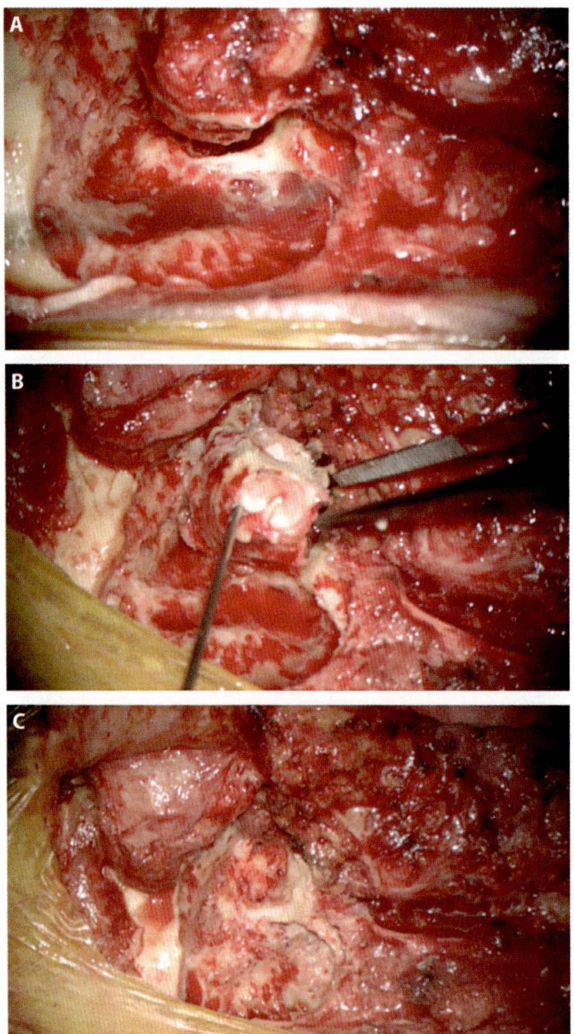

Figura 245.5 Intraoperatório de paciente com carcinoma espinocelular (T1) de meato acústico externo à direita (temporalectomia lateral). **A.** Visão da mastoidectomia e da osteotomia anterior ao nervo facial, no segmento mastóideo (do antro até a ponta da mastoide); **B.** Produto da ressecção do osso timpânico/meato acústico externo e visão da face interna da membrana timpânica com martelo (entre a pinça e o aspirador); **C.** Leito cirúrgico com visão final após a ressecção do meato acústico externo.

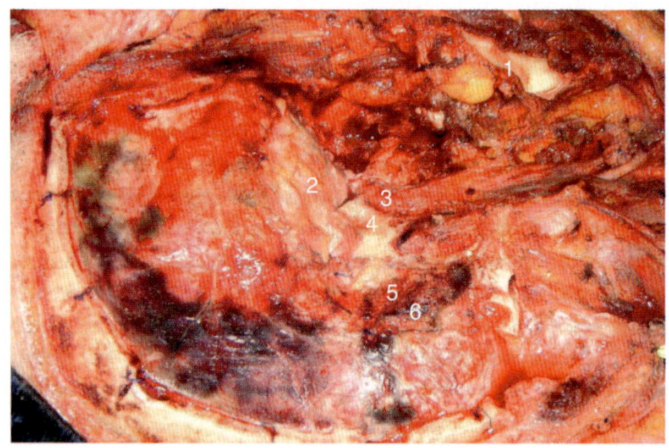

Figura 245.6 Visão final após uma temporalectomia subtotal à direita em paciente com carcinoma espinocelular de conduto (T4). 1 = ramo ascendente da mandíbula seccionado; 2 = enxerto de fáscia lata (fossa média); 3 = artéria carótida interna petrosa (joelho); 4 = ápice petroso; 5 = dura-máter pré-sigmóidea; 6 = seio sigmoide.

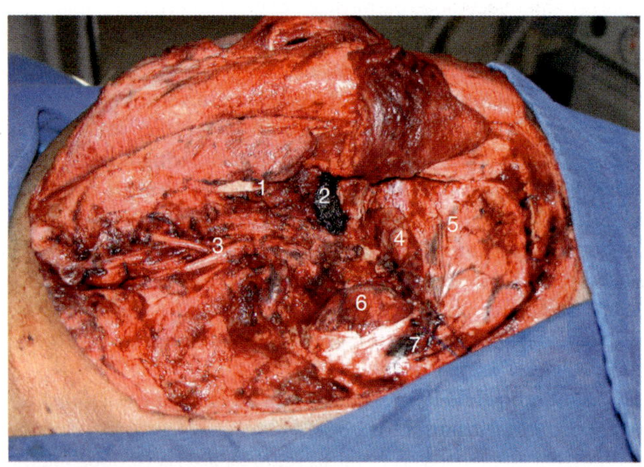

Figura 245.7 Visão final após uma temporalectomia total à esquerda, incluindo a artéria carótida interna em paciente com carcinoma espinocelular de orelha média. 1 = ramo ascendente da mandíbula (seccionado); 2 = fossa infratemporal (tamponada com surgicel); 3 = vasos e nervos cervicais; 4 = lobo temporal; 5 = dura-máter da fossa média; 6 = cerebelo; 7 = dura-máter da fossa posterior.

é necessário o uso de retalhos miocutâneos regionais ou microcirúrgicos, especialmente se os pacientes forem receber radioterapia adjuvante (Figuras 245.8 e 245.9). Quando o nervo facial está envolvido por tumores e ocorre a sua ressecção, os cotos proximal e distal são preservados e é possível fazer a reconstrução com uso de enxertos, em geral com o nervo sural (Figura 245.10).

Tumores com envolvimento do seio cavernoso, com grandes extensões intracraniana ou da dura-máter, presença de metástases a distância, doença irressecável no pescoço ou envolvimento da carótida interna em pacientes com falha no teste de oclusão da artéria carótida interna são considerados com doença irressecável e têm contraindicação cirúrgica.

Radioterapia adjuvante deve ser realizada em tumores do osso temporal quando mesmo em ressecções com margens livres o exame anatomopatológico identifique infiltração neural ou vascular, metástases linfonodais ou histologias agressivas, como tumores pouco diferenciados, melanomas ou carcinoma adenoide cístico. Em casos de margens comprometidas, geralmente associa-se quimioterapia concomitante à radioterapia.

O uso de terapia sistêmica com novas drogas, como cemiplimabe e vismodegibe, tem sido cada vez mais comum como tratamento neoadjuvante em tumores avançados de pele, mesmo com invasões ósseas ou infiltração neural associadas, e tem apresentado resultados animadores. Porém, requer uso prolongado, tem custo elevado e ainda necessita de mais estudos para validação científica.[36,37]

RESULTADOS

Os tumores com origem no meato acústico externo mais comuns, carcinoma espinocelulares e basocelulares, desde que T1 ou T2, se tratados com cirurgia adequada e temporalectomia lateral, apresentam sobrevida livre de doença em torno de 100% em 5 anos.[38-40] As exceções são etiologias como carcinomas adenoide císticos, melanoma ou outros tumores agressivos.[39]

Porém, tumores T3 e T4 apresentam resultados muito ruins com sobrevida livre de doença máxima em torno de 50%, mesmo com associação de radioterapia ou quimioterapia em diversas combinações, neoadjuvante ou concomitante à radioterapia.[11,38,39] Tumores avançados provavelmente se beneficiariam, no futuro, mais de avanços em terapias clínicas, incluindo quimioterapia e imunoterapia, do que dos avanços em técnicas cirúrgicas.

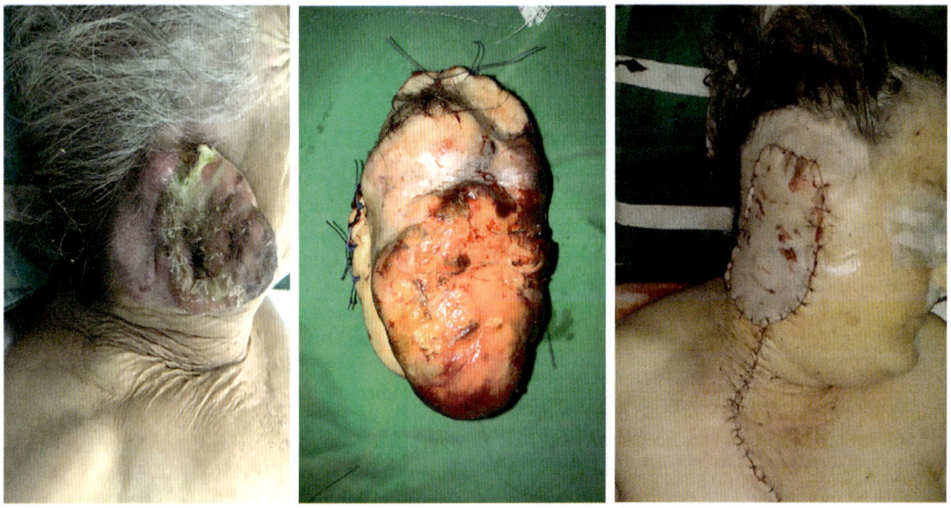

Figura 245.8 Carcinoma espinocelular de pele periauricular com envolvimento do osso temporal à direita. Reconstrução do defeito cirúrgico com retalho miocutâneo do músculo peitoral maior.

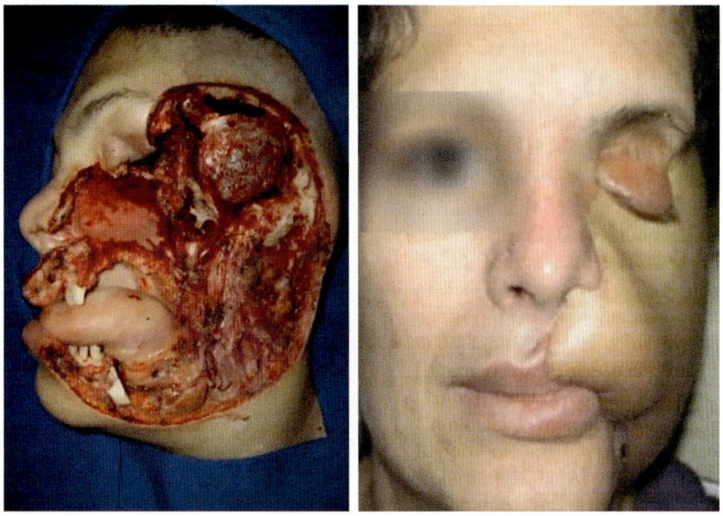

Figura 245.9 Paciente com diagnóstico de dermatofibrossarcoma recidivado em região periauricular com envolvimento do osso temporal esquerdo. Ressecção subtotal do osso temporal, incluindo escama temporal, maxilectomia total com exanteração de órbita e hemimandibulectomia segmentar. Reconstrução com retalho microcirúrgico da coxa.

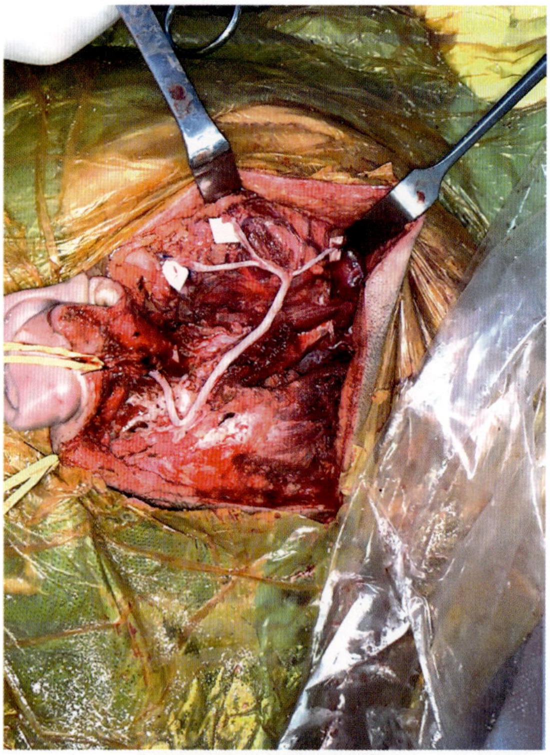

Figura 245.10 Visão final após parotidectomia e ressecção lateral do osso temporal, incluindo o nervo facial, em paciente com carcinoma de células acinares de parótida à direita. Reconstrução do nervo facial com enxerto do nervo sural. (Cortesia de: Dr. Antonio Bertelli e Ronaldo Toledo.)

CONSIDERAÇÕES FINAIS

Os tumores próprios do osso temporal são raros e algumas vezes difíceis de serem diagnosticados, uma vez que são facilmente confundidos com infecções ou otites externas necrotizantes. Por isso, a suspeita clínica é fundamental para que um diagnóstico precoce seja realizado. Biopsias de lesões suspeitas, tecido de granulação, edema ou erosão óssea em pacientes com quadro de otites que não evoluem satisfatoriamente com tratamento habitual devem ser incentivadas.

Além da histologia, os dois fatores mais importantes em termos de sobrevida são o estadiamento inicial e o tratamento cirúrgico correto. Tratamento adjuvante com radioterapia com ou sem quimioterapia também desempenha papel importante no tratamento dessas lesões.

REFERÊNCIAS BIBLIOGRÁFICAS

1. Lederman M. Malignant tumours of the ear. J Laryngol Otol [Internet]. 1965 Feb [Acesso em: 2024 Jul];79(2):8-119.
2. Gidley PW, DeMonte F, editors. Temporal bone cancer. Switzerland: Springer International Publishing; 2018. p. 210-8 p.
3. Morton RP, Stell PM, Derrick PO. Epidemiology of cancer of the middle ear cleft. Cancer [Internet]. 1984 [Acesso em: 2024 Jul];53(7):1612-7.
4. Gidley PW, DeMonte F. Temporal bone malignancies. Neurosurg Clin N Am [Internet]. 2013 [Acesso em: 2024 Jul];24(1):97-110.
5. Gidley PW, Thompson CR, Roberts DB, Demonte F, Hanna EY. The oncology of otology. Laryngoscope [Internet]. 2012 [Acesso em: 2024 Jul];122(2):393-400.
6. Rogers HW, Weinstock MA, Feldman SR, Coldiron BM. Incidence estimate of nonmelanoma skin cancer (keratinocyte carcinomas) in the US population, 2012. JAMA Dermatology [Internet]. 2015 Oct 1 [Acesso em: 2024 Jul];151(10):1081.
7. Devaney KO, Boschman CR, Willard SC, Ferlito A, Rinaldo A. Tumours of the external ear and temporal bone. Lancet Oncol [Internet]. 2005 [Acesso em: 2024 Jul];6(6):411-20.
8. Lambert EM, Garden AS, DeMonte F, Roberts DB, Gidley PW. Radiation-associated malignancies of the ear canal and temporal bone. Laryngoscope [Internet]. 2015 May [Acesso em: 2024 Jul];125(5):1198-204.
9. Tsunoda A, Sumi T, Terasaki O, Kishimoto S. Right dominance in the incidence of external auditory canal squamous cell carcinoma in the Japanese population: Does handedness affect carcinogenesis? Laryngoscope Investig Otolaryngol [Internet]. 2017 [Acesso em: 2024 Jul];2(1):19-22.
10. Gidley PW. Managing malignancies of the external auditory canal. Expert Rev Anticancer Ther [Internet]. 2009 Sep 10 [Acesso em: 2024 Jul];9(9):1277-82.
11. Testa JR, Fukuda Y, Kowalski LP. Prognostic factors in carcinoma of the external auditory canal. Arch Otolaryngol Head Neck Surg [Internet]. 1997 Jul 1 [Acesso em: 2024 Jul];123(7):720-4.
12. Leonetti JP, Marzo SJ. Malignancy of the temporal bone. Otolaryngol Clin North Am [Internet]. 2002 Apr [Acesso em: 2024 Jul];35(2):405-10.
13. Hutson KH, Watson GJ. Malignant otitis externa, an increasing burden in the twenty-first century: Review of cases in a UK teaching hospital, with a proposed algorithm for diagnosis and management. J Laryngol Otol [Internet]. 2019 May 12 [Acesso em: 2024 Jul];133(05):356-62.
14. Morris LT, Mehra S, Shah JP, Bilsky MH, Selesnick SH, Kraus DH. Predictors of survival and recurrence after temporal bone resection for cancer. Head Neck [Internet]. 2012 Sep [Acesso em: 2024 Jul];34(9):1231-9.
15. Yeung P, Bridger A, Smee R, Baldwin M, Bridger GP. Malignancies of the external auditory canal and temporal bone: A review. ANZ J Surg [Internet]. 2002 Feb 13 [Acesso em: 2024 Jul];72(2):114-20.
16. Clark RR, Soutar DS. Lymph node metastases from auricular squamous cell carcinoma. A systematic review and meta-analysis. J Plast Reconstr Aesthetic Surg [Internet]. 2008 Oct [Acesso em: 2024 Jul];61(10):1140-7.
17. Rowe DE, Carroll RJ, Day CL. Prognostic factors for local recurrence, metastasis, and survival rates in squamous cell carcinoma of the skin, ear, and lip. J Am Acad Dermatol [Internet]. 1992 Jun [Acesso em: 2024 Jul];26(6):976-90.
18. Dechen L, Toledo R, Testa J, Carvalho G, Kowalski L. Clinical and pathological parameters prognostic in temporal bone resection for locally advanced malignant parotid tumor. J Neurol Surg Part B Skull Base [Internet]. 2018 Feb 2 [Acesso em: 2024 Jul];79(S 01):S1-188.
19. Gidley PW, Thompson CR, Roberts DB, Weber RS. The results of temporal bone surgery for advanced or recurrent tumors of the parotid gland. Laryngoscope [Internet]. 2011 [Acesso em: 2024 Jul];121(8):1702-7.
20. O'Brien CJ, McNeil EB, McMahon JD, Pathak I, Lauer CS, Jackson MA. Significance of clinical stage, extent of surgery, and pathologic findings in metastatic cutaneous squamous carcinoma of the parotid gland. Head Neck [Internet]. 2002 [Acesso em: 2024 Jul];24(5):417-22.
21. Amin MB, Edge S, Greene F, Byrd DR, Brookland RK, Washington MK et al. AJCC Cancer Staging Manual [Internet]. 8th ed. Amin MB, Edge SB, Greene FL, Byrd DR, Brookland RK, Washington MK, et al., editors. Cham: Springer International Publishing; 2017. Available from: http://link.springer.com/10.1007/978-3-319-40618-3
22. Arriaga M, Curtin H, Hirsch BE, Takahashi H, Kamerer DB. Staging proposal for external auditory meatus carcinoma based on preoperative clinical examination and computed tomography findings. Ann Otol Rhinol Laryngol [Internet]. 1990 Sep 28 [Acesso em: 2024 Jul];99(9):714-21.
23. Moody SA, Hirsch BE, Myers EN. Squamous cell carcinoma of the external auditory canal: An evaluation of a staging system. Am J Otol [Internet]. 2000 [Acesso em: 2024 Jul];21(4):582-8.
24. Heyer H. Ueber einen Fall von Ohrcarcinom, behandelt mit Resection des Felsenbeines. Deutsche Zeitschrift für Chirurgie [Internet]. 1899 [Acesso em: 2024 Jul];50(5):522-33.
25. Fraser JS. Malignant disease of the external acoustic meatus and middle ear. Proceedings of the Royal Society of Medicine [Internet]. 1930 [Acesso em: 2024 Jul];23(8):1235-41.

26. Ward GE, Loch WE, Lawrence W Jr. Radical operation for carcinoma of the external auditory canal and middle ear. Am J Surg [Internet]. 1951 Jul [Acesso em: 2024 Jul];82(1):169-78.
27. Campbell E, Volk BM, Burklund CW. Total resection of temporal bone for malignancy of the middle ear. Ann Surg [Internet]. 1951 [Acesso em: 2024 Jul];134(3):397-404.
28. Parsons H, Lewis JS. Subtotal resection of the temporal bone for cancer of the ear. Cancer [Internet]. 1954 [Acesso em: 2024 Jul];7(5):995-1001.
29. Conley JJ, Novack AJ. The surgical treatment of malignant tumors of the ear and temporal bone: Part I. Arch Otolaryngol Head Neck Surg [Internet]. 1960 Apr 1 [Acesso em: 2024 Jul];71(4):635-52.
30. Hilding DA, Selker R. Total resection of the temporal bone for carcinoma. Arch Otolaryngol Head Neck Surg [Internet]. 1969 Apr 1 [Acesso em: 2024 Jul];89(4):636-45.
31. Lempert J. Complete apicectomy (mastoidotympano-apicectomy): A news technic for the complete exenteration of the apical carotid portion of the petrous pyramid. Arch Otolaryngol Head Neck Surg [Internet]. 1937 Feb 1 [Acesso em: 2024 Jul];25(2):144-77.
32. Graham MD, Sataloff RT, Kemink JL, Wolf GT, Mcgillicuddy JE. Total en bloc resection of the temporal bone and carotid artery for malignant tumors of the ear and temporal bone. Laryngoscope [Internet]. 1984 Aug [Acesso em: 2024 Jul];94(4):528-33.
33. Sataloff RT, Myers DL, Lowry LD, Spiegel JR. Total temporal bone resection for squamous cell carcinoma. Otolaryngol Neck Surg [Internet]. 1987 Jan [Acesso em: 2024 Jul];96(1):4-14.
34. Moffat DA, Grey P, Ballagh RH, Hardy DG. Extended temporal bone resection for squamous cell carcinoma. Otolaryngol Head Neck Surg [Internet]. 1997;116(6):617-23.
35. Gidley PW, Roberts DB, Sturgis EM. Squamous cell carcinoma of the temporal bone. Laryngoscope [Internet]. 2010 [Acesso em: 2024 Jul];120(6):1144-51.
36. Svoboda SA, Johnson NM, Phillips MA. Systemic targeted treatments for basal cell carcinoma. Cutis [Internet]. 2022 Jun 1 [Acesso em: 2024 Jul];109(6):E25–31.
37. Zhang H, Zhong A, Chen J. Immune checkpoint inhibitors in advanced cutaneous squamous cell carcinoma: A systemic review and meta-analysis. Ski Res Technol [Internet]. 2023 Jan 3 [Acesso em: 2024 Jul];29(1):1-9.
38. Morita S, Homma A, Nakamaru Y, Sakashita T, Hatakeyama H, Kano S et al. The outcomes of surgery and chemoradiotherapy for remporal bone cancer. Otol Neurotol [Internet]. 2016 Sep [Acesso em: 2024 Jul];37(8):1174-82.
39. Nyrop M, Grøntved A. Cancer of the external auditory canal. Arch Otolaryngol Neck Surg [Internet]. 2002 Jul 1 [Acesso em: 2024 Jul];128(7):834.
40. Moore MG, Deschler DG, McKenna MJ, Varvares MA, Lin DT. Management outcomes following lateral temporal bone resection for ear and temporal bone malignancies. Otolaryngol Head Neck Surg [Internet]. 2007 [Acesso em: 2024 Jul];137(6):893-8.

CAPÍTULO 246

Câncer de Nasofaringe

Roberto Massao Takimoto • Gustavo Mercuri

INTRODUÇÃO

O câncer é uma das principais causas de morte no mundo e, portanto, uma importante barreira no aumento da expectativa de vida.[1] De acordo com estimativas da Organização Mundial de Saúde (OMS), em 2019 o câncer foi a primeira ou a segunda causa mais frequente de morte antes dos 70 anos em 112 dos 183 países avaliados.[2]

A faringe é a parte do trato aerodigestivo situada atrás da laringe e das cavidades nasal e oral. A nasofaringe (ou rinofaringe) situa-se posteriormente à cavidade nasal (Figura 246.1).

Estende-se da base do crânio até uma linha imaginária ao nível do palato mole e comunica-se com a orofaringe através do istmo faríngico (hiato nasofaríngico), com o nariz através da coana e com o ouvido médio pela tuba auditiva. A nasofaringe é composta do teto (fórnice), parede posterior, tonsila nasofaríngica (adenoide), paredes laterais, onde se encontram os óstios faríngicos das tubas auditivas, juntamente com os tórus tubais e os recessos faríngicos, também conhecidos como fossetas de Rosenmüller (Figura 246.2).[3]

A mucosa da faringe é composta de células escamosas com graus variados de queratinização e apresenta glândulas salivares menores na submucosa. As neoplasias primárias da nasofaringe são carcinomas espinocelulares, raramente tumores de glândulas salivares menores, tumores de partes moles e tumores ósseos. O anel de Waldeyer possui uma rica rede linfoide, sendo um local comum de envolvimento por linfoma (particularmente linfoma de células B).[5] A neoplasia maligna mais comum da nasofaringe é o carcinoma (CNF),[6] e, sendo assim, os próximos itens versam especificamente sobre o CNF.

EPIDEMIOLOGIA

No ano de 2020, estimou-se cerca de 19,3 milhões de casos novos e cerca de 10 milhões de mortes por cânceres diversos. Desses, mais de 133 mil casos novos (22º mais frequente) e 80 mil mortes (21º mais frequente) por neoplasias malignas da nasofaringe (Figura 246.3).[7]

Fatores geográficos e étnicos

As regiões de maior incidência e mortalidade estão na Ásia e África, chegando a 7,7 casos em 100 mil habitantes, em homens, enquanto no mundo chega a 2,2 (Figuras 246.4 a 246.6). Em Hong Kong, a incidência pode chegar a 25 casos por 100 mil habitantes por ano.[8] Na América do Sul, a incidência foi, no ano de 2020, de 0,42 caso por 100 mil habitantes em homens e 0,15 em mulheres (Figura 246.5).

No Brasil, em 2021, foram registrados 366 óbitos por neoplasias malignas da nasofaringe (Tabela 246.1). Com relação aos casos novos, na estimativa de câncer 2023 no Brasil,[9] não se separou isoladamente o sítio da nasofaringe.

Fatores de riscos

O desenvolvimento do CNF envolve fatores virológicos, genéticos e ambientais:[10]

- Vírus Epstein-Barr (EBV): exposição ao EBV está frequentemente associada a CNF. Os CNFs associados a EBV têm uma composição histopatológica única. São carcinomas indiferenciados com proeminente infiltrado linfocitário e historicamente foram chamados "linfoepiteliomas".[5,11] O tabagismo também tem sido associado a CNF e pode estar envolvido na patogênese do CNF por causar a reativação do EBV[12,13]
- Papilomavírus humano (HPV): não há consenso quanto à relação entre o HPV e o CNF[6,14]
- Predisposição genética: também é suspeita[15,16] pela alta incidência de CNF em homens chineses (especialmente homens cantoneses), independentemente de onde vivam[5]
- Dieta (ambiental):
  - O cozimento de alimentos curados com sal, que liberam nitrosaminas voláteis
  - Exposição na primeira infância a peixes salgados

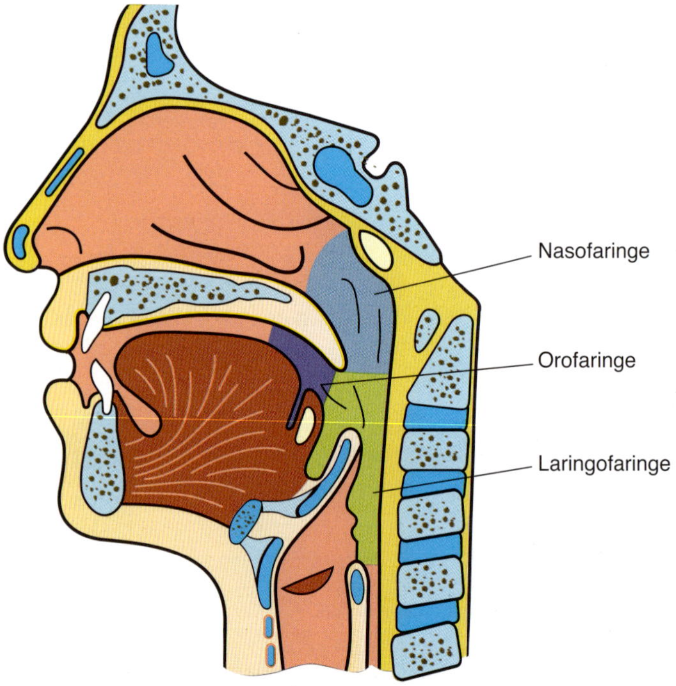

Figura 246.1 Esquema ilustrativo das porções da faringe e suas relações anatômicas.

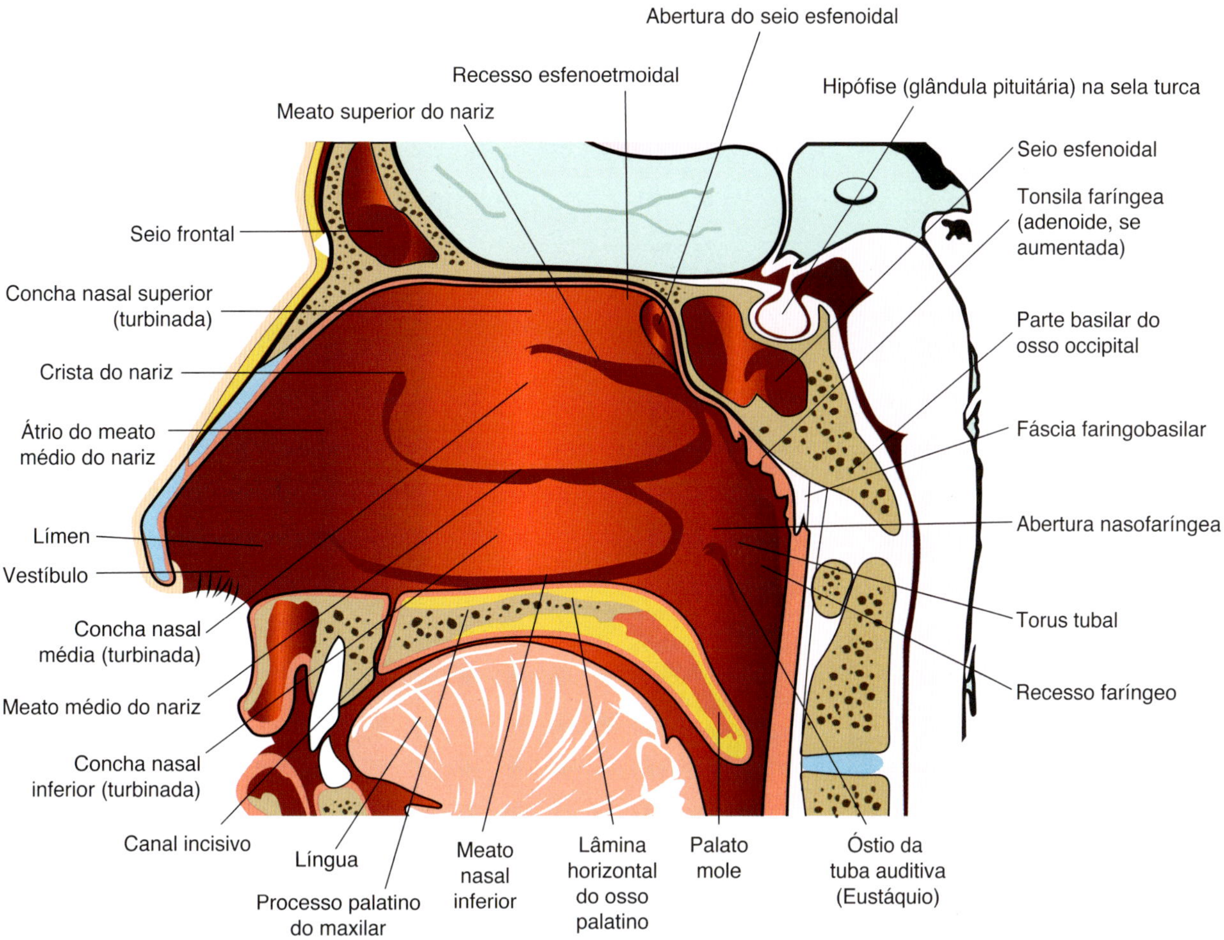

Figura 246.2 Esquema ilustrativo da nasofaringe. (Adaptada de: Netter, 2000.)

- Alto consumo de alimentos conservados ou fermentados que contêm elevados níveis de nitrosaminas, bem como de agentes mutagênicos bacterianos, genotoxinas diretas e substâncias reativadoras do EBV
- O uso de algumas ervas medicinais chinesas, que podem contribuir tanto para reativação do EBV ou como um efeito promotor direto sobre as células transformadas pelo EBV
- O consumo entre a população magrebina da Tunísia, Argélia e Marrocos de manteiga rançosa e gordura de ovelha, que contêm ácido butírico, um potencial ativador do EBV e agente causador do CNF.[17,18]

MÉTODOS DIAGNÓSTICOS

O CNF se origina frequentemente do recesso faríngico[17] e leva a sintomas de obstrução nasal, epistaxe, otalgia, otite média serosa, otorreia uni ou bilateral e neuropatia craniana (III, IV, V e VI) como resultado da localização e extensão do tumor primário. Por outro lado, metástases linfonodais cervicais podem ser a primeira e, ocasionalmente, a única manifestação clínica em pacientes com CNF, que tem tendência à disseminação metastática precoce.[19] Metástases linfonodais estão presentes no momento do diagnóstico em 75 a 90% dos casos e são bilaterais em mais de 50%. Metástases a distância estão presentes no momento do diagnóstico em 5 a 11% dos pacientes. Os locais mais frequentes de metástases a distância são ossos (75%), pulmão e fígado.[20]

O diagnóstico clínico requer avaliação adequada do tumor primário a partir de endoscopia nasal flexível ou rígida. A aparência da lesão muitas vezes fornece uma pista para o diagnóstico (Figura 246.7), sendo que as lesões mucosas têm uma aparência característica, com crescimento irregular e semelhante à couve-flor.[5]

O diagnóstico tecidual de lesões exofíticas da mucosa pode ser facilmente estabelecido por biopsia transnasal ou peroral sob anestesia tópica, sendo indicada a pesquisa de EBV nessa amostra. No entanto, a biopsia de lesões submucosas e altamente vasculares não deve ser realizada antes de imagens radiológicas adequadas e apenas em sala cirúrgica. A imagem radiológica da nasofaringe e pescoço com tomografia computadorizada (TC) e ressonância magnética (RM) é essencial para a avaliação precisa da extensão da lesão e do estadiamento do CNF.[5] Na avaliação da nasofaringe, a RM (Figura 246.8) é a modalidade de escolha e deve-se solicitar avaliação dos nervos cranianos.[6] Embora a TC seja excelente para a avaliação da cortical óssea e forames na base do crânio, os tumores da nasofaringe tendem a invadir o espaço medular do clivo e, portanto, o envolvimento ósseo é detectado mais precocemente na RM do que na TC.

O PET-CT (Figura 246.9) é um exame que cada vez mais tem ganhado importância no estadiamento desses pacientes.[5] A quantificação do DNA circulante do EBV tem sido estudada como método para o rastreamento do CNF em área endêmica[21] e para o monitoramento do pós-tratamento, o que pode ter um papel na avaliação da resposta ao tratamento e na detecção de recorrência.[22]

ASPECTOS ANATOMOPATOLÓGICOS

O CNF surge do revestimento epitelial da nasofaringe. A Organização Mundial de Saúde (OMS) classifica o CNF em três tipos histopatológicos:[8]

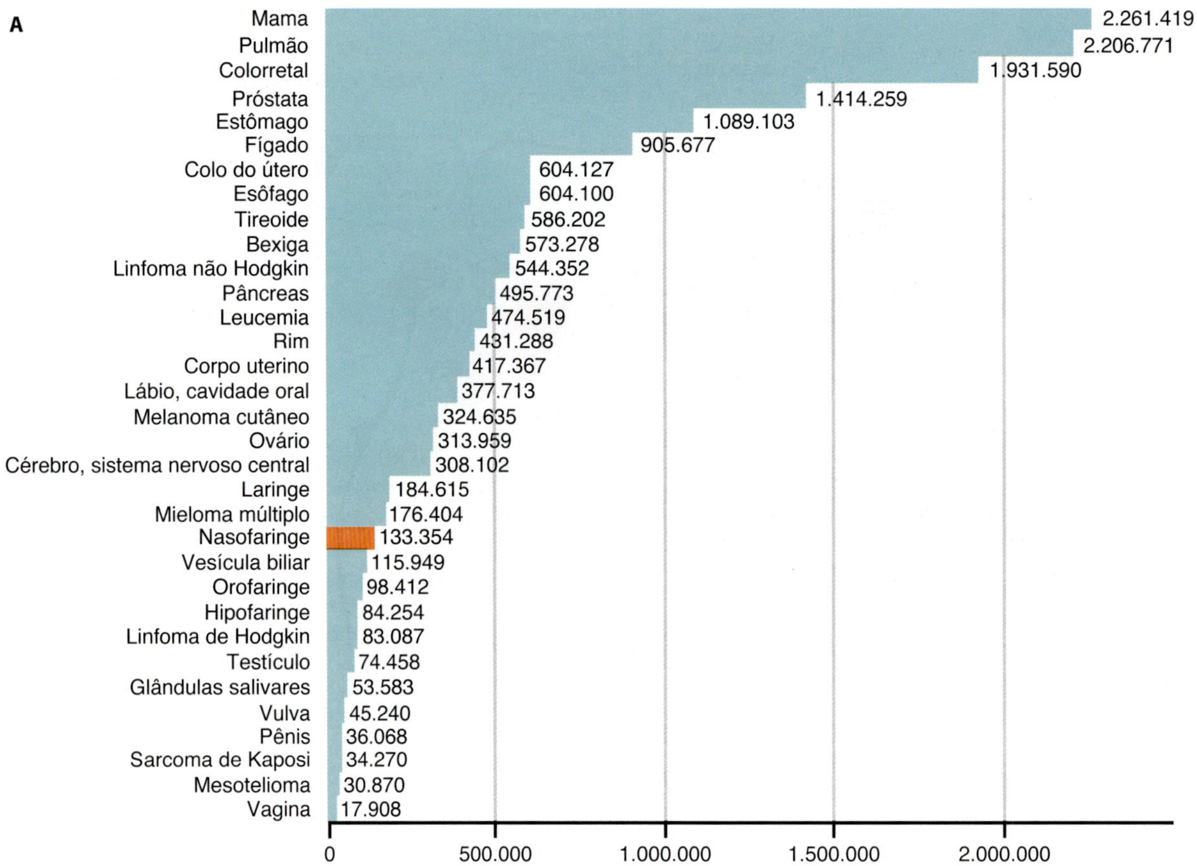

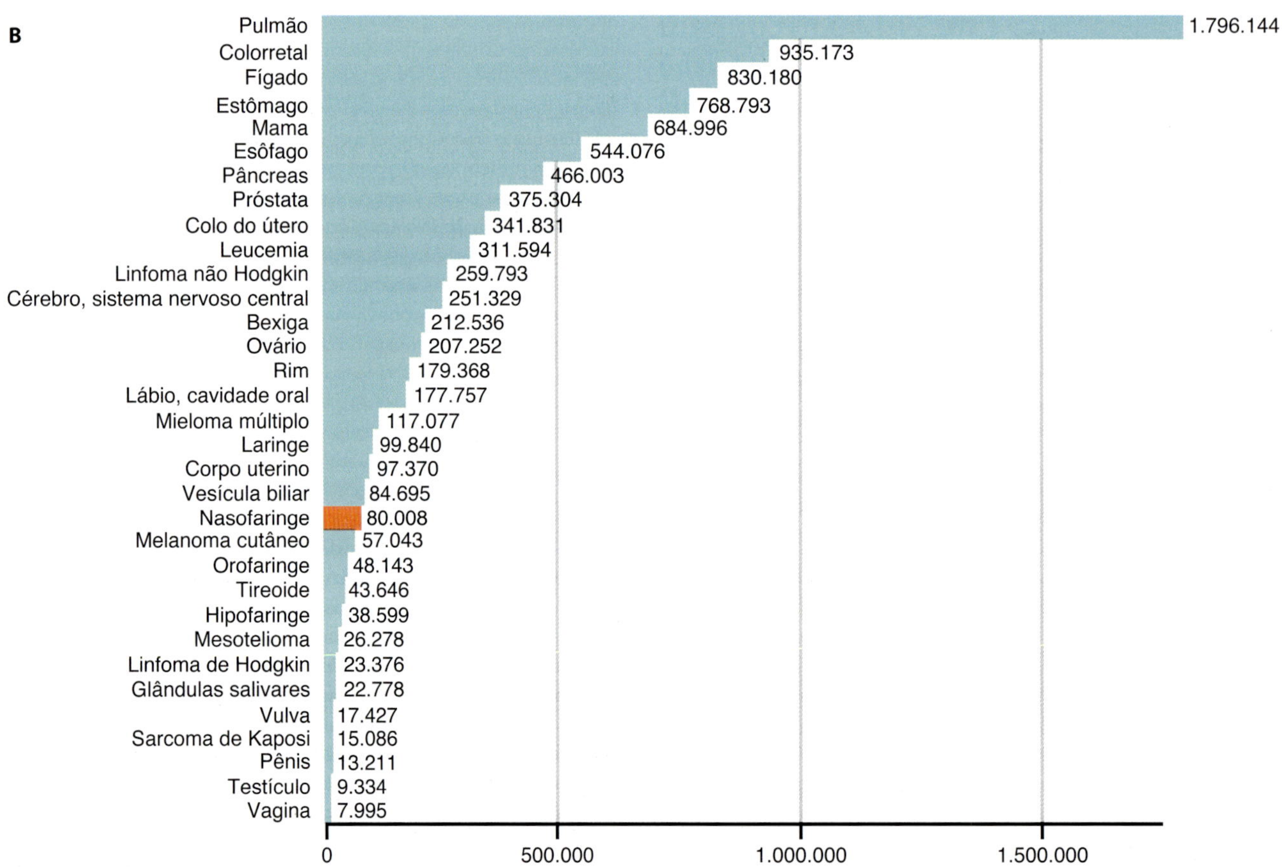

Figura 246.3 Gráficos da quantidade de casos novos (**A**) e de mortalidade por câncer (**B**) no mundo em 2020, incluindo todas as faixas etárias e gêneros.

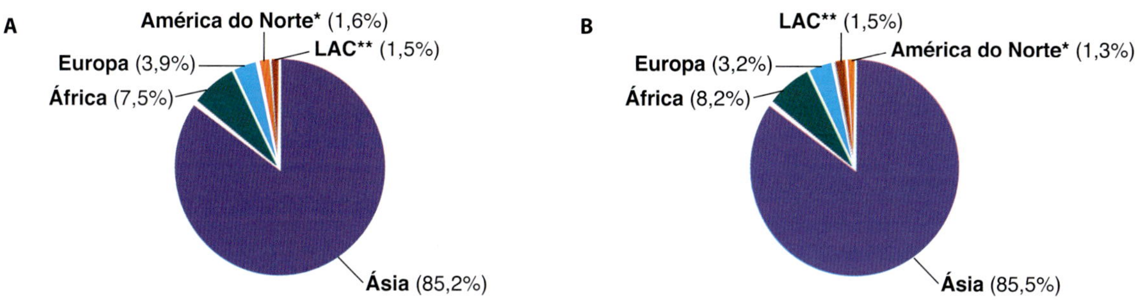

A

	População	Número
	Ásia	113.659
	África	10.041
	Europa	5.204
	*América do Norte	2.177
	**América Latina e Caribe	2.045
	Oceania	228
	Total	133.354

B

	População	Número
	Ásia	68.434
	África	6.600
	Europa	2.586
	**América Latina e Caribe	1.176
	*América do Norte	1.071
	Oceania	141
	Total	80.008

Figura 246.4 Gráficos mostrando a distribuição da incidência (**A**) e a mortalidade (**B**) por carcinoma da nasofaringe por região no mundo, incluindo homens e mulheres em 2020.

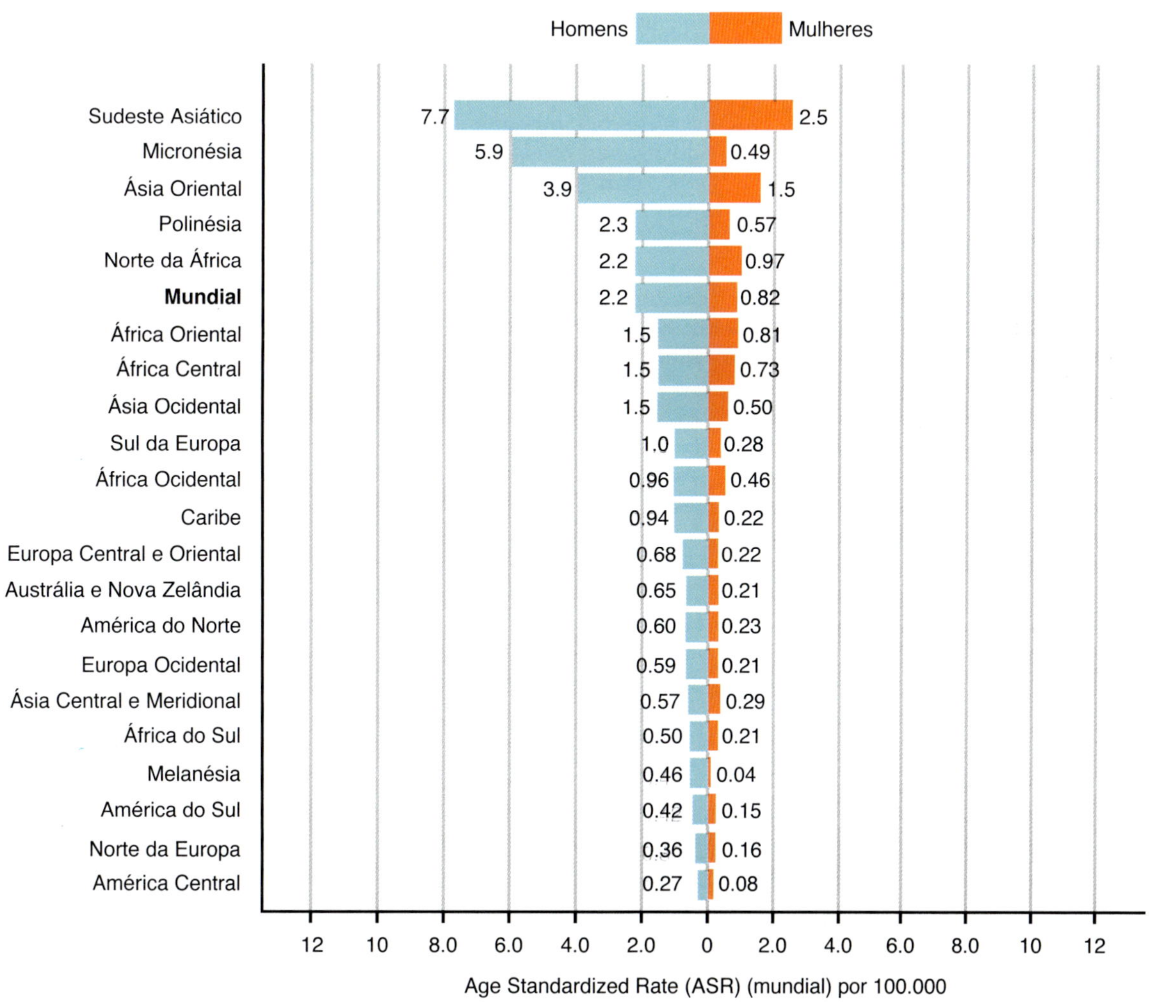

Figura 246.5 Gráfico mostrando a distribuição da incidência de carcinoma da nasofaringe por 100 mil habitantes em diferentes regiões do mundo, divididos por gênero, em 2020.

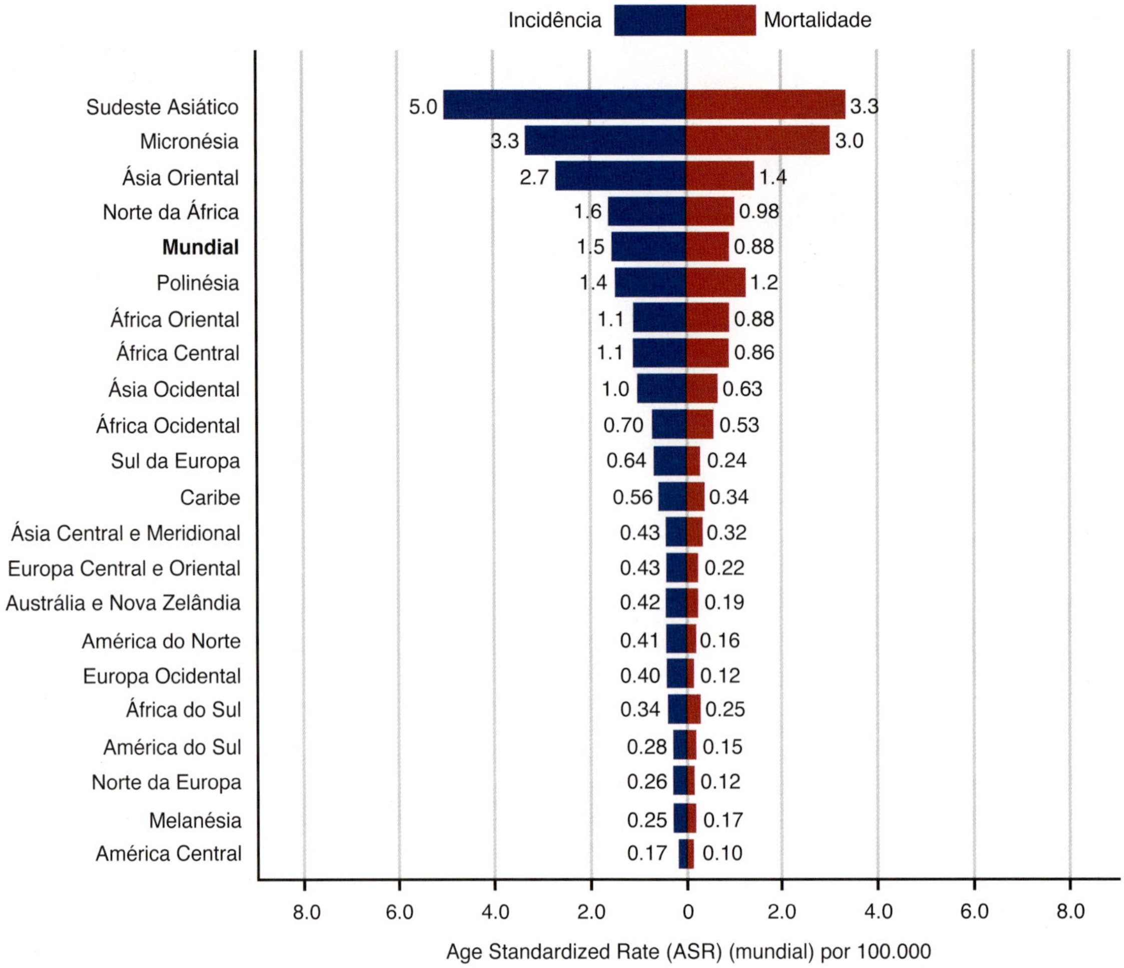

Figura 246.6 Gráfico mostrando a distribuição da incidência e da mortalidade por carcinoma da nasofaringe por 100 mil habitantes em diferentes regiões do mundo, em 2020.

Tabela 246.1 Distribuição da mortalidade por carcinoma da nasofaringe, por 100 mil habitantes, no Brasil, em 2021, em ambos os gêneros, por faixa etária.

	Homens		Mulheres		Todos	
Faixa etária	Número de óbitos	Taxa específica	Número de óbitos	Taxa específica	Número de óbitos	Taxa específica
0 a 4	1	0,01	0	0	1	0,01
5 a 9	1	0,01	0	0	1	0,01
10 a 14	3	0,04	0	0	3	0,02
15 a 19	4	0,05	2	0,03	6	0,04
20 a 29	13	0,08	7	0,04	20	0,06
30 a 39	8	0,05	10	0,06	18	0,05
40 a 49	42	0,29	13	0,08	55	0,18
50 a 59	60	0,52	19	0,15	79	0,33
60 a 69	71	0,89	24	0,26	95	0,55
70 a 79	49	1,19	19	0,36	68	0,72
80 ou mais	14	0,8	7	0,24	21	0,45
Total	**266**	–	**101**	–	**367**	–
Taxa bruta	–	**0,26**	–	**0,09**	–	**0,17**
Taxa padrão mundial	–	**0,22**	–	**0,07**	–	**0,14**
Taxa padrão Brasil	–	**0,17**	–	**0,06**	–	**0,11**

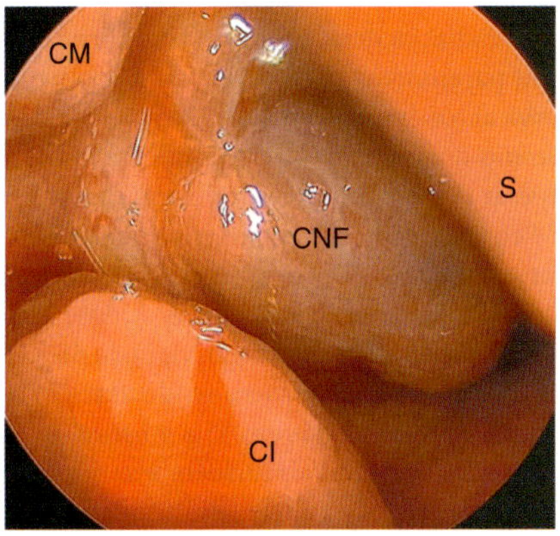

Figura 246.7 Aspecto endoscópico do carcinoma de nasofaringe (CNF) e suas relações com os cornetos inferior (CI) e médio (CM), bem como com o septo nasal (S).

- Carcinoma de células escamosas queratinizante: a forma esporádica de CNF mais comum é o subtipo queratinizante (tipo I)
- Carcinoma não queratinizante: subdivide-se em formas diferenciadas (tipo II) e indiferenciadas (tipo III). A forma endêmica do CNF é comumente o subtipo indiferenciado não queratinizante (tipo III), e está fortemente associado a EBV e tem um prognóstico mais favorável do que outros tipos
- Carcinoma basaloide espinocelular: há poucos casos relatados, mas destacam-se por um curso clínico agressivo e baixa sobrevida.[23]

ESTADIAMENTO

O CNF é estadiado clinicamente de acordo com a 8ª edição, de 2017, do sistema tumor, linfonodo, metástase (TNM) (Tabela 246.2)[24] da Union for International Cancer Control (UICC) e da American Joint Committee on Cancer (AJCC). Esse sistema de

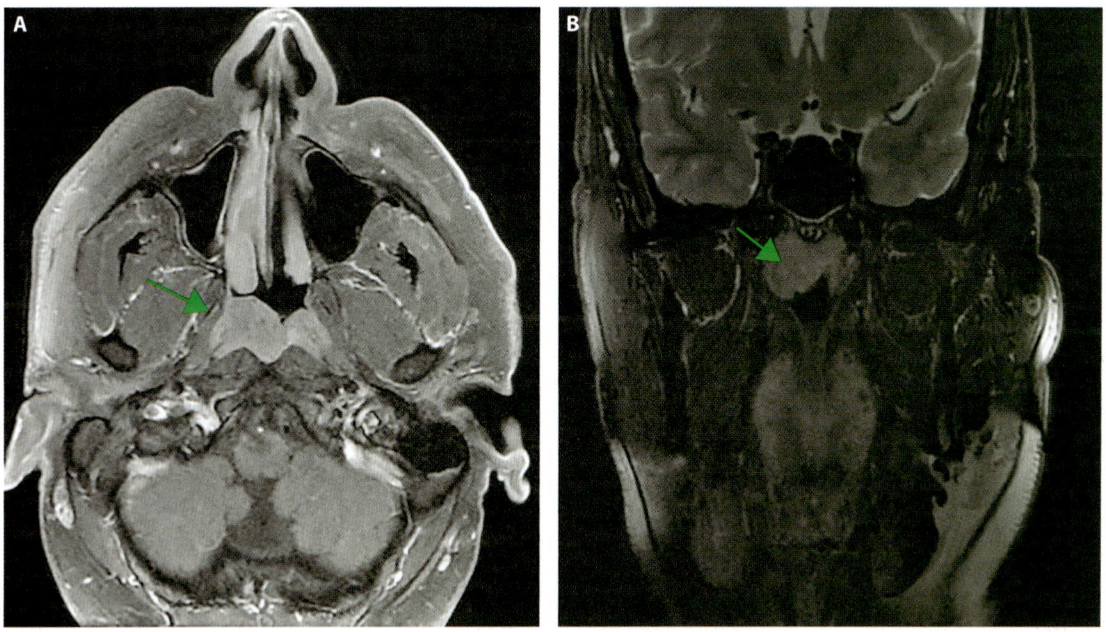

Figura 246.8 Cortes de ressonância magnética, axial (**A**) e coronal (**B**), evidenciando carcinoma de nasofaringe (setas).

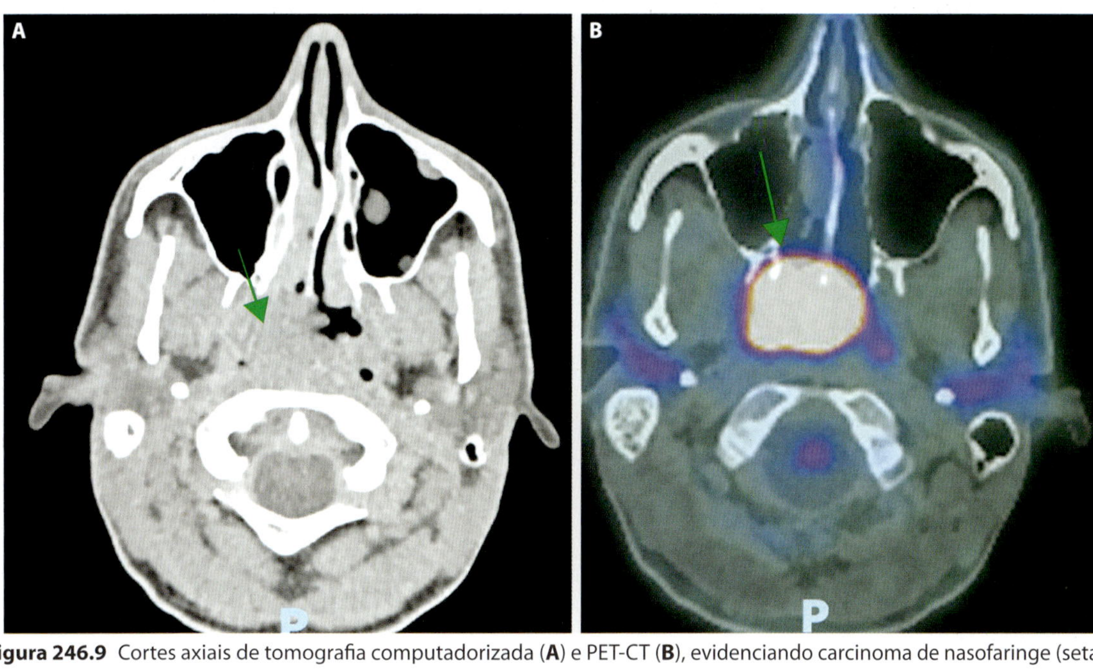

Figura 246.9 Cortes axiais de tomografia computadorizada (**A**) e PET-CT (**B**), evidenciando carcinoma de nasofaringe (setas).

Tabela 246.2 Estadiamento clínico de câncer de nasofaringe.

TX	Tumor primário não avaliável
T0	Sem evidência do tumor primário, mas com metástase linfonodal EBV+
Tis	Carcinoma *in situ*
T1	Tumor confinado na nasofaringe ou estende-se à orofaringe, ou cavidade nasal sem extensão parafaríngea
T2	Tumor com extensão parafaríngea
T3	Tumor envolve estruturas ósseas da base do crânio e/ou seios paranasais
T4	Tumor com extensão intracraniana e/ou envolvimento dos nervos cranianos, hipofaringe, órbita ou extensão à fossa infratemporal ou espaço mastigador
NX	Linfonodos regionais não podem ser avaliados
N0	Ausência de metástases em linfonodos (LN) cervicais
N1	Metástase em LN cervicais unilaterais com 6 cm ou menos em sua maior dimensão, acima da fossa supraclavicular e/ou LNs retrofaríngeos uni ou bilaterais com 6 cm ou menos em sua maior dimensão
N2	Metástases bilaterais em LN cervicais com 6 cm ou menos em sua maior dimensão acima da fossa supraclavicular
N3	Metástases em LN maiores que 6 cm e/ou na fossa supraclavicular
M0	Ausência de metástases a distância
M1	Metástase a distância

estadiamento fornece importantes informações prognósticas e orientações para a escolha do tratamento adequado para pacientes com CNF (Tabela 246.3).

TRATAMENTO

Planejamento terapêutico

O tratamento de CNF deve ser realizado de forma multidisciplinar, incluindo ação de fonoaudiólogo, odontologista e médicos especialistas, como cirurgião de cabeça e pescoço, otorrinolaringologista, neurocirurgião, radiologista, oncologista e patologista. As opções terapêuticas variam de acordo com estadiamento tumoral, condições de saúde geral e preferências do paciente, podendo ser realizada de forma isolada ou associada. Dentre os tipos de tratamentos destacam-se cirurgia, radioterapia, quimioterapia, braquiterapia e imunoterapia.

Tratamento não cirúrgico

Radioterapia

Devido à limitação imposta pela localização anatômica, a radioterapia externa isolada tem sido tradicionalmente o principal pilar da abordagem terapêutica para pacientes com CNF em estádio I (T1, N0, M0), sendo mais efetiva em tumores iniciais e sem acometimento de linfonodos cervicais.

Tabela 246.3 Componentes de estadiamento I a IV de câncer de nasofaringe.

0	Tis N0 M0
I	T1 N0 M0
II	T1 N1 M0 / T2 N0 M0 / T2 N1 M0
III	T1 T2 N2 M0 / T3 N0 N1 N2 M0
IVA	T4 N0 N1 N2 M0
IVB	Qualquer T N3 M0
IVC	Qualquer T qualquer N M1

O campo de radiação deve cobrir o tumor primário na nasofaringe, o tecido paranasofaríngeo e, devido à alta propensão para metástase cervical, os linfonodos do pescoço sempre deverão ser incluídos, mesmo quando não há clinicamente linfonodo cervical positivo.[25] Apesar de serem linfonodos primários na drenagem da nasofaringe, é comum que os linfonodos retrofaríngeos sejam irradiados durante o tratamento, sem a necessidade de doses mais elevadas de radiação além das convencionais. A dose usual de radiação administrada pelo acelerador linear varia de 66 a 70 Gy para a nasofaringe e 60 Gy para o pescoço, sendo fracionada em doses diárias de 1,8 a 2 Gy e realizadas em 35 a 40 sessões.

Os principais efeitos colaterais incluem a xerostomia e a mucosite. A primeira afeta todos os pacientes, podendo ou não ser permanente. Em geral, pacientes mais jovens apresentam significativa melhora com o tempo. Apesar de apresentar danos agudos na mucosa, a mucosite pode levar até 3 meses após o término do tratamento para se recuperar completamente.

Efeitos colaterais nasossinusais incluem sinusite, formação de crosta e rinorreia sanguinolenta. A avaliação audiológica é fundamental, pois a radiação pode desencadear o desenvolvimento ou agravamento da otite média com efusão. Apesar da resistência da cóclea, a radiação já foi relacionada com a perda auditiva sensorioneural, a qual também pode ser causada pela infiltração de células tumorais.[26]

Efeitos colaterais tardios abrangem paralisias de nervos cranianos, dificultando a diferenciação entre trismo e recorrência da doença. Particularmente, o trismo é mais grave em pacientes que recebem o tratamento envolvendo a base do crânio, podendo levar vários anos para se manifestar. O nervo craniano mais frequentemente afetado após a radiação, além do nervo vestibulococlear, é o nervo hipoglosso.

Avaliações odontológicas são essenciais para garantir uma boa higiene bucal, uma vez que a cavidade oral estará exposta à radiação. Dentes em má condição devem ser extraídos para evitar a osteomielite pós-radiação. Contudo, não há evidências de que a extração preventiva reduza a osteorradionecrose em pacientes submetidos a radioterapia na cabeça e pescoço.[27,28] Assim, realizar extrações preventivas pode, potencialmente, atrasar o tratamento e aumentar os custos para o paciente.

Em casos de recorrências locais, uma alternativa de tratamento é administrar uma segunda dose de radioterapia. Contudo, essa abordagem acarreta riscos e complicações, incluindo mielite transversa, resultando em fraqueza e dormência dos membros. Adicionalmente, aumenta a probabilidade de necrose do lobo temporal, trismo severo, perda auditiva sensorioneural severa, estenose de coana, disfunção do palato e paralisias de nervos cranianos inferiores. Devido às potenciais complicações, a radioterapia é geralmente reservada para pacientes com recorrência significativa, como aqueles com erosão da base do crânio, extensão intracraniana ou quando o tecido tumoral circunda as artérias carótidas.

Recentemente, os avanços no tratamento radioterapêutico têm destacado a eficácia da radioterapia com intensidade modulada (IMRT) no tratamento de pacientes com carcinoma nasofaríngeo. Essa abordagem tem demonstrado taxas de controle semelhantes à radioterapia convencional, proporcionando resultados superiores, especialmente em relação a efeitos colaterais como xerostomia e queimaduras na pele.[29,30] Além disso, a utilização da IMRT contribui para a redução de efeitos adversos e complicações associadas a administração de uma segunda dose de radioterapia em casos de recorrências locais.

Braquiterapia

A braquiterapia é uma forma de radioterapia interna na qual uma fonte de radiação, o ouro radioativo (Au-198), é implantada diretamente no tecido-alvo ou próximo a ele. A radiação liberada pela desintegração radioativa do ouro irradia para o tecido circundante, controlando localmente o crescimento tumoral.

O tratamento descrito é uma opção para tumores nasofaríngeos pequenos, recorrentes ou persistentes, especialmente após a radioterapia externa inicial.[25] O objetivo é controlar localmente o tumor através da implantação de Split de ouro radioativo no palato. A principal complicação desse procedimento é a ocorrência de fístula palatina, que atinge 20% dos casos, sendo possível reduzir essa incidência com o aprimoramento no fechamento da ferida palatal.

Quimioterapia

A maioria dos pacientes diagnosticados com CNF apresenta uma doença localmente avançada. Esse tumor é sensível à radioterapia e quimioterapia, respondendo de maneira eficaz, especialmente quando aplicados concomitantemente, mesmo em estágios local e regionalmente avançados.[31,32] Atualmente, a terapia concomitante, envolvendo radioterapia e quimioterapia (QRT), é a opção de tratamento de escolha para aqueles que estão nos estádios II, III e IV da doença.

Devido à crença de que lesões com extensão parafaríngea apresentam maior risco de metástase a distância, e à comunicação entre o plexo venoso pterigoide e o plexo pré-vertebral, a quimioterapia também passou a ser estendida em modalidade concomitante à radioterapia para tumores T2. No entanto, atualmente, não há dados randomizados disponíveis que forneçam evidências convincentes de que a quimiorradioterapia concomitante seja significativamente superior à radioterapia em termos de sobrevida livre de doença e específica da doença.

O regime de quimioterapia concomitante para o tratamento inclui cisplatina e 5-fluorouracil, proporcionando um bom controle locorregional. No entanto, esse tratamento também está associado a um aumento na toxicidade aguda e tardia. Devido ao potencial desenvolvimento de toxicidade hematológica, são necessários exames hematológicos e bioquímicos, incluindo a avaliação da depuração da creatinina. A perda auditiva sensorioneural e a neuropatia periférica são toxicidades importantes relacionadas com o uso de cisplatina. Para evitar esses efeitos colaterais, outros agentes, incluindo paclitaxel combinado com 5-fluorouracil e hidroxiureia, podem ser consideradas como opções de tratamento.[33]

A quimioterapia adjuvante também é uma abordagem terapêutica utilizada no tratamento do CNF para complementar outras modalidades. Essa forma de quimioterapia é administrada após a conclusão do tratamento principal, radioterapia ou quimiorradioterapia, visando eliminar micrometástases ou células tumorais residuais que não foram eliminadas pelo tratamento inicial.

Em pacientes com CNF localmente avançado, a quimioterapia de indução antes da quimiorradioterapia concomitante tem sido estudada como uma opção de tratamento. Resultados de estudos realizados na China indicam que a quimioterapia de indução seguida de QRT demonstrou melhor taxa de sobrevida livre de doença em 3 anos em comparação com pacientes que receberam apenas QRT. No entanto, eventos adversos foram mais frequentes no grupo de quimioterapia de indução.[34,35] Apesar desses resultados promissores, a questão do uso rotineiro da quimioterapia de indução para pacientes com CNF localmente avançado ainda não foi totalmente esclarecida, e ensaios clínicos em andamento estão explorando essa abordagem.

As diretrizes de prática clínica divergem entre diferentes grupos de especialistas, sendo importante destacar que a decisão de empregar quimioterapia adjuvante ou de indução no tratamento do CNF deve ser individualizada, levando em consideração fatores como estágio do câncer, resposta ao tratamento prévio, presença de metástases, entre outros.

Para casos de recidiva tumoral, opções a ser consideradas incluem uma nova sessão de radioterapia, intervenção cirúrgica de resgate ou tratamento sistêmico com quimioterapia.

Tratamento cirúrgico

Devido à sua localização anatômica, a cirurgia raramente é a primeira escolha para tratar o CNF. Normalmente, o tratamento cirúrgico é considerado em casos de recorrências locais e regionais.

O acompanhamento cuidadoso e perseverante juntamente com biopsias de qualquer área suspeita da nasofaringe são fatores cruciais que permitem detecção precoce de recorrências ou tumor residual. Exames de imagem, como TC e RM do pescoço, são úteis na detecção e avaliação da recorrência locorregional. Após a identificação da recorrência, é essencial investigar metástases a distância antes de planejar o tratamento cirúrgico. O tórax, fígado e ossos são regiões que devem ser examinadas para possíveis metástases. A PET-TC tem se mostrado uma ferramenta útil para estadiar a doença recorrente, permitindo avaliar a profundidade da invasão das recorrências locais e facilitar o planejamento das abordagens de ressecção. Os fatores que contraindicam a abordagem cirúrgica incluem o envolvimento da artéria carótida interna, erosão da base do crânio, envolvimento intracraniano e metástase a distância.

O tratamento cirúrgico para lesões localmente recorrentes ou residuais é a nasofaringectomia, enquanto a recorrência regional é abordada por meio de esvaziamento cervical.

Recorrências locais

Aproximadamente de 5 a 10% dos pacientes recém-diagnosticados com CNF desenvolverão recorrências locais. Cerca de 50% desses pacientes são candidatos a cirurgia, enquanto os 50% restantes frequentemente apresentam doença muito avançada para intervenção cirúrgica, podendo envolver invasão intracraniana ou acometimento da artéria carótida. Em alguns casos, a falta de opção cirúrgica pode ser atribuída à presença de metástases a distância concomitantes.

Embora a braquiterapia seja uma opção para tratar a doença local recorrente, a ressecção cirúrgica é uma alternativa considerada para tumores localizados recorrentes. O sucesso da intervenção cirúrgica em CNF recorrente está fortemente correlacionado com a classificação T.[36] Os pacientes tratados com cirurgia geralmente variam de Tr1 a Tr3, de acordo com a classificação T recorrente (Tr).[37] Os melhores resultados são obtidos em pacientes com Tr1. Por outro lado, pacientes com recorrência Tr3 são considerados por alguns cirurgiões como inoperáveis.

Diante de uma recorrência local tratável de CNF, a decisão sobre a abordagem cirúrgica deve ser tomada por um otorrinolaringologista ou cirurgião de cabeça e pescoço capacitado. A escolha da abordagem e do acesso à ressecção tumoral mais apropriada geralmente depende da preferência e experiência do cirurgião, bem como da localização e extensão da lesão. As abordagens cirúrgicas para o tratamento do CNF podem ser realizadas de forma aberta ou endoscópica. As abordagens abertas podem incluir uma única técnica ou uma combinação de transnasal, transmaxilar, *degloving* médio-facial ou abordagem transpalatal.

As diversas técnicas descritas na literatura possuem indicações e limitações específicas. Especialistas ressaltam a dificuldade de acesso à nasofaringe, pois a distância entre o vestíbulo nasal e a nasofaringe é de cerca de 10 cm. Em técnicas abertas, isso significa que o cirurgião opera por uma janela estreita e profunda. Além disso, a artéria carótida interna fica posterolateralmente à tuba auditiva.

Essas considerações, juntamente com a possível extensão intracraniana e questões relacionadas com a cirurgia em locais previamente irradiados ou quimioirradiados, são pontos cruciais na nasofaringectomia. Alguns cirurgiões afirmam que a presença de erosão do clivo, em particular, representa uma situação em que a extirpação completa do tumor pode não ser viável. Com o tempo e experiência, observa-se que benefícios limitados podem ser alcançados com extirpação de tumores recorrentes, mesmo em casos de envolvimento da carótida e da base do crânio.[38] No entanto, a sobrevida geral e livre de doença dessas recorrências localmente avançadas permanece baixa.

Abordagem endoscópica e robótica

Essa abordagem é bem viável para recorrências de pequeno porte, especialmente aquelas localizadas centralmente na parede posterior da nasofaringe. No entanto, recorrências que se estendem para fora da fossa pterigopalatina, palato mole e além podem ser muito extensas para a nasofaringectomia endoscópica.[39] Embora otorrinolaringologistas experientes em cirurgia endoscópica da base de crânio às vezes não considerem esse fato como uma contraindicação absoluta.

O sucesso dessa abordagem reside na seleção adequada dos pacientes e no uso apropriado da instrumentação. Durante a abordagem, para obtenção de melhor visualização e controle cirúrgico, é necessária a ressecção do septo nasal posterior. Dependendo da localização e do tamanho da lesão, pode ser necessário ressecar a parede maxilar medial. É fundamental realizar uma ressecção adequada do teto da nasofaringe e do vômer. A profundidade da ressecção deve abranger, no mínimo, os músculos pré-vertebrais.

Após a conclusão da ressecção, a ferida na nasofaringe é preenchida com gaze antisséptica e mantida assim por pelo menos 1 semana. Em tumores limitados a um lado da nasofaringe, pode-se utilizar o retalho nasosseptal com pedículo vascular esfenopalatino contralateral para fechamento da ferida operatória, possibilitando uma cicatrização mais rápida e reduzindo a formação de crostas.

A literatura relata casos de nasofaringectomia robótica realizada via transoral ou transnasal, destacando vantagens como um campo de visualização cirúrgica aprimorado, habilidade para ressecar áreas restritas devido ao espaço limitado e manobrabilidade proporcionada pela abordagem endoscópica.[40] Entretanto, a abordagem robótica ainda carece de estudos substanciais para aprimorar os resultados terapêuticos.

Abordagem via rinotomia lateral e maxilectomia medial

É uma abordagem geralmente empregada em tumores maiores do que os indicados à endoscópica. É adequada para tumores recorrentes ou residuais limitados à nasofaringe, bem como para aqueles com extensão para a fossa pterigopalatina. Alternativamente, pode ser combinada com a abordagem transoral para a ressecção de tumores com extensão para a orofaringe e estendida para tumores que invadem a órbita.

Após concluir a rinotomia lateral, a remoção da parede medial do seio maxilar é realizada o mais lateral possível, preservando o nervo infraorbitário. A marsupialização do ducto nasolacrimal é feita, e a ressecção da metade inferior da concha média contribui para o acesso cirúrgico. A resseção do septo nasal posterior é importante para uma visualização abrangente da nasofaringe.

Embora o acesso cirúrgico seja adequado, ele não é tão extenso quanto o obtido pela abordagem *maxillary swing* e não exige a divisão do palato. A cicatrização da ferida em geral é satisfatória, e a preocupação estética raramente é um problema para o paciente.

O trismo é incomum, e não ocorre fístula de palato. No entanto, esses pacientes frequentemente relatam dor de cabeça no pós-operatório, que em geral leva cerca de 1 mês para se estabilizar. O desafio reside no período prolongado de limpeza nasal necessário para remover as crostas que se formam. Além disso, o osso exposto pode aumentar o risco de osteorradionecrose localizada.

Maxillary swing

É reconhecida por proporcionar um amplo acesso à ressecção de tumores de nasofaringe. Essa técnica inclui uma incisão de Weber-Ferguson, seguida de exposição da maxila e osteotomias para a rotação lateral da maxila. A pele e o tecido subcutâneo mantêm o suprimento sanguíneo para a maxila, não sendo ressecados da parede anterior do osso. A remoção da parede medial do seio maxilar proporciona excelente acesso para a ressecção de tumores infiltrados no espaço pterigopalatino. Em casos de extensão lateral do tumor, a artéria carótida interna pode ser controlada.[41]

Geralmente, a divisão do palato é necessária, podendo levar à fístula palatina, embora modificações da técnica tenham sido propostas para evitar essa complicação. A área ressecada possibilita a inserção de um retalho vascularizado livre para acelerar a cicatrização e proteger a artéria carótida interna exposta. Conforme evidenciado pelos estudos, a abordagem da *maxillary swing* é amplamente reconhecida, sendo a mais utilizada para a ressecção de CNFs recorrentes.[40-42]

Outras abordagens cirúrgicas

Abordagens infratemporal lateral e LeFort I foram descritas, embora não sejam comuns para a realização de nasofaringectomia de CNF recorrente. Essas abordagens geralmente são empregadas por cirurgiões que possuem familiaridade e estão confortáveis com os procedimentos cirúrgicos e complicações associados a cada uma delas.

Recorrências regionais

A recorrência regional e a persistência da doença na região afetam aproximadamente 10% dos pacientes, com frequência acompanhadas de doença local ou metástases a distância. Os fatores associados a essas recorrências não são claros, e sua detecção é desafiadora, especialmente em pescoços fibróticos pós-radiação, onde os sinais palpáveis podem ser difíceis de obter. Além disso, é comum a palpação de massas evidentes no pescoço, mesmo quando os resultados da aspiração por agulha fina são negativos.[43]

Os exames de imagem podem contribuir na detecção de recorrência regional, fornecendo dados estratégicos para a realização do esvaziamento cervical.

Esvaziamento cervical

As evidências indicam claramente que para tratamento da doença regional recorrente deve ser realizado o esvaziamento cervical radical, ressecando-se linfonodos do nível I ao V.[44] Portanto, o nervo espinal acessório, o músculo esternocleidomastóideo e a veia jugular interna não são preservados. Isso se deve ao fato de a doença regional com frequência estar ao longo da cadeia de linfonodos da veia jugular interna superior e nervo acessório.

O esvaziamento radical modificado do pescoço é realizado em pacientes com recorrência nodal bilateral, visando a preservação da veia jugular interna. Deve ser feito em casos em que o lado contralateral do pescoço foi submetido a esvaziamento radical anteriormente.

Diferentemente dos linfonodos encontrados no carcinoma de células escamosas de cabeça e pescoço, o linfonodo metastático do CNF tende a apresentar propensão à disseminação extracapsular. Não é incomum realizar esvaziamento radical estendido do pescoço que envolva a ressecção da pele. Nesses casos, para evitar a exposição da artéria carótida, pode ser necessária a reconstrução com um retalho pediculado, como o retalho do músculo peitoral maior ou retalho de grande dorsal. Essa abordagem minimiza o risco de complicações, como a deiscência da ferida operatória e o rompimento carotídeo.

Dentre as principais complicações do esvaziamento radical para CNF recorrente são relacionadas com sangramento e infecção da ferida, especialmente em pacientes que foram submetidos previamente a radioterapia e quimioterapia.

Os resultados indicam uma resposta favorável ao tratamento, particularmente em relação à região do pescoço, e sugerem uma eficácia significativa, com sobrevida geral após o esvaziamento radical do pescoço acima de 50%.[45] O controle regional geralmente é alcançado, e outras recorrências tendem a ocorrer em locais distantes.

FATORES PROGNÓSTICOS

O estadiamento tumoral representa o fator prognóstico mais significativo para o CNF. Pacientes diagnosticados nos estádios I e II, tratados exclusivamente com radioterapia, demonstram uma taxa de sobrevida global de 80% ou mais ao longo de 5 anos.

O estágio avançado do CNF, especialmente o estádio IV, é um indicador de prognóstico desfavorável, sendo a condição N3 especificamente correlacionada com uma pior sobrevida e taxas elevadas de metástases a distância. No entanto, para pacientes com doença nos estádios III ou IV que passaram por radioterapia e quimioterapia concomitante, a taxa de sobrevida geral em 5 anos é de aproximadamente 70%.[46]

O emprego da quimioterapia com cisplatina, utilizada em combinação para pacientes nos estágios III e IV, tem proporcionado avanços no controle regional e local. Além disso, tem demonstrado respostas satisfatórias, resultando em um aumento da sobrevida, mesmo em casos com metástases a distância. No entanto, é importante notar que a metástase a distância continua sendo a principal causa de falha e morte em pacientes com CNF.[47,48]

Embora fatores adicionais possam contribuir para o refinamento do prognóstico, nenhum deles alcançou um nível de evidência adequado. A saúde geral desses pacientes claramente influencia o resultado, considerando comorbidades, fatores de estilo de vida como tabaco e álcool, nutrição e depressão. Contudo, a codificação precisa para incorporação como critério de estadiamento é um desafio. Há relatos crescentes sobre fatores adicionais, mas ainda não há consenso sobre critérios específicos. O esforço contínuo para avaliar o prognóstico, incluindo fatores tumorais e não relacionados com tumores, está em andamento para aprimorar o sistema de estadiamento em revisões futuras.

ASPECTOS GENÉTICOS

Há um conjunto substancial de evidências que aponta para um papel significativo dos fatores genéticos no CNF. A ocorrência em grupos familiares não é incomum, sendo observada em cerca de 15,5% dos casos, com a presença de um familiar de primeiro grau afetado. Estudos conduzidos na região asiática, como os de Taiwan, indicam que o risco de CNF em um membro da família de primeiro grau pode ser até 8 vezes maior em comparação com a população em geral. Pesquisas realizadas em Hong Kong e Guangzhou sugeriram que esse risco pode chegar a 20 vezes.[49-52]

A maioria dos membros da família de primeiro grau afetados é de irmãos (70%), em vez de pais e filhos (30%). A média de tempo para o desenvolvimento da doença entre os irmãos afetados é de 5,3 anos, enquanto entre pai e filho é de 25 anos.[50] Acredita-se que o risco de um parente de primeiro grau desenvolver CNF seja maior quando o paciente é diagnosticado antes dos 40 anos.[51]

Os alelos do antígeno leucocitário humano (ALH) estão relacionadas com o risco aumentado de CNF, apresentando prevalência significativamente maior em pacientes portadores da doença em comparação com a população em geral. Esses alelos específicos (*ALH A2*, *Bw46*, *B17*, *Bw58*, *DR3* e *DR9*) estão localizados no grupo ALH A, B e D no cromossomo 6, participando do complexo principal de histocompatibilidade (MHC) classe I e II.[53-56]

O complexo MHC do cromossomo 6 contém uma grande quantidade de genes relacionados com o sistema imunológico, que desempenham um papel crucial no reconhecimento e na apresentação de antígenos ao sistema imunológico.[57] A presença desses alelos pode afetar a resposta imunológica e contribuir para a predisposição genética ao CNF.

A combinação desses alelos específicos em uma região cromossômica resulta na formação de um haplótipo isto é, local representado por um conjunto de genes transmitidos coletivamente de uma geração para a seguinte. O avanço significativo na identificação desses haplótipos demonstrou maior risco em pacientes com os alelos *A2* e *Bw16*.[55,58] Além da constatação que a maioria dos pacientes chineses com CNF apresenta o haplótipo *ALH-A0207*, ao contrário do haplótipo *ALH-A021*, encontrado em indivíduos de ascendência branca.[59]

A descoberta de múltiplos alelos com efeitos protetores indica que o gene de suscetibilidade ao tumor provavelmente siga um modo de herança recessiva. Isso se baseia na evidência de que um gene dominante ligado ao câncer de nasofaringe não estaria vinculado a variações tão abrangentes nos alelos que conferem efeitos protetores. Em resumo, sugere-se que a herança recessiva desempenhe um papel significativo na modulação da susceptibilidade ao CNF.[60]

Alterações genéticas, incluindo instabilidade de microssatélite, foram observadas nas regiões próximas ao gene do *ALH* no cromossomo, indicando a possibilidade de fatores de susceptibilidade tumoral.[61] Portanto, indivíduos portadores de CNF podem apresentar, nas proximidades do *ALH*, alelos que contribuam para a oncogênese de células da nasofaringe.

Um estudo de associação ampla do genoma, em busca de relações entre variações genéticas e o CNF, revelou a existência de um único polimorfismo de peptídeo no gene *ALH-A*. Além disso, identificou o gene *ALH-F* e o receptor 1 do ácido gama-aminobutírico B (*GABBR1*). Esses genes localizados no cromossomo 6p21 sugerem associações potenciais entre as variações genéticas nessas áreas específicas do genoma e a predisposição ao desenvolvimento tumoral.[62]

Foram identificadas alterações cromossômicas, incluindo deleções nos cromossomos 3, 9 e 11. Essas alterações cromossômicas implicam na perda de função de fatores específicos, como é o caso do cromossomo 9p21, que codifica reguladores do ciclo celular, como p15 e p16. Em pacientes portadores de CNF observou-se a inativação da proteína p16.[63-68] Outras mudanças cromossômicas foram reportadas, mas cada uma associada a um gene supressor tumoral específico. Nas últimas décadas, novos marcadores foram descritos, sugerindo a possibilidade de identificação de outros genes supressores tumorais.[69] Apesar da abundância de informações, é desafiador determinar se essas alterações são eventos subsequentes em vez de modificações iniciais.

Pesquisas genéticas indicam consistentemente que há associações significativas na predisposição ao CNF com os genes localizados nos cromossomos 3, 6 e 9.[62,70-72] A análise dessas associações não apenas amplia o entendimento sobre os possíveis fatores genéticos relacionados com a doença, mas também fornece pistas valiosas para a identificação de marcadores genéticos em potencial para diagnóstico e desenvolvimento de abordagens terapêuticas mais direcionadas.

É importante destacar que, apesar da forte associação dos fatores genéticos com o desenvolvimento do CNF, as interações com fatores ambientais também desempenham um papel significativo na patogênese dessa doença.

REFERÊNCIAS BIBLIOGRÁFICAS

1. Bray F, Laversanne M, Weiderpass E, Soerjomataram I. The ever-increasing importance of cancer as a leading cause of premature death worldwide. Cancer [Internet]. 2021 Aug 15 [Acesso em: 2024 Jul];127(16):3029–30.

2. World Health Organization [Internet]. Geneva: WHO; c2020 [Acesso em: 2024 Jul]. Disponível em: who.int/ data/gho/data/theme s/morta lity-andgloba l-healt h-estim ates/ghe-leadi ngcause s-of-death.
3. Gardner E, Gray D, O`Rahilly R. Anatomia. Estudo regional do corpo humano. 4. ed. Rio de Janeiro: Guanabara Koogan; 1988. p. 730-50.
4. Netter FH. Atlas de anatomia humana. 2. ed. Porto Alegre: Artmed; 2000.
5. Shah JP, Patel SG, Singh B, Wong R, authors. Jatin Shah's head and neck surgery and oncology. 5th ed. Amsterdã: Elsevier; 2019.
6. Hui EP, Chan AT. Epidemiology, etiology, and diagnosis of nasopharyngeal carcinoma. Wolters Kluwer [Internet]. 2023 [Acesso em: 2024 Jul];1-18.
7. Ferlay J, Ervik M, Lam F, Colombet M, Mery L, Piñeros M et al. Cancer today. 2023. Global Cancer Observatory: Cancer Today [Internet]. Lyon: International Agency for Research on Cancer. Disponível em: https://gco.iarc.fr/today. Acesso em: 2024 Jul.
8. Barnes L, Eveson JW, Reichart P, Sidransky D. Pathology and genetics of head and neck tumours. WHO classification of tumours. 3rd ed. Lyon: IARC Press; 2005.
9. Ministério da Saúde. Instituto Nacional de Câncer (INCA). Estimativa 2023: incidência de câncer no Brasil. Rio de Janeiro: Ministério da Saúde; 2023.
10. Lo KW, Chung GT, To KF. Deciphering the molecular genetic basis of NPC through molecular, cytogenetic, and epigenetic approaches. Semin Cancer Biol [Internet]. 2012 Apr [Acesso em: 2024 Jul];22(2):79-86.
11. Raghupathy R, Hui EP, Chan AC. Epstein-Barr virus as a paradigm in nasopharyngeal cancer: From lab to clinic. Am Soc Clin Oncol Educ Book [Internet]. 2014 [Acesso em: 2024 Jul]:149-53.
12. Xu FH, Xiong D, Xu YF, Cao SM, Xue WQ, Qin HD et al. An epidemiological and molecular study of the relationship between smoking, risk of nasopharyngeal carcinoma, and Epstein–Barr virus activation. J Natl Cancer Inst [Internet]. 2012 Sep 19 [Acesso em: 2024 Jul];104(18):1396-410.
13. Hsu WL, Chen JY, Chien YC, Liu MY, You SL, Hsu MM et al. Independent effect of EBV and cigarette smoking on nasopharyngeal carcinoma: A 20-year follow-up study on 9,622 males without family history in Taiwan. Cancer Epidemiol Biomarkers Prev [Internet]. 2009 Apr [Acesso em: 2024 Jul];18(4):1218-26.
14. Sun L, Song J, Huang Q. Clinicopathological and prognostic significance of p16 protein in nasopharynx cancer patients. Medicine [Internet]. 2019 Mar [Acesso em: 2024 Jul];98(11):e14602.
15. Ung A, Chen CJ, Levine PH, Cheng YJ, Brinton LA, Chen IH et al. Familial and sporadic cases of nasopharyngeal carcinoma in Taiwan. Anticancer Res [Internet]. 1999 [Acesso em: 2024 Jul];19(1B):661-665.
16. KS, Goh BC, Lu J, Hsieh WS, Tan L. Familial nasopharyngeal carcinoma in a cohort of 200 Patients. Arch Otolaryngol Head Neck Surg [Internet]. 2006 Jan 1 [Acesso em: 2024 Jul];132(1):82.
17. Chua MLK, Wee JTS, Hui EP, Chan AC. Nasopharyngeal carcinoma. Lancet [Internet]. 2016 Mar [Acesso em: 2024 Jul];387(10022):1012-24.
18. Guo X, Johnson RC, Deng H, Liao J, Guan L, Nelson GW et al. Evaluation of nonviral risk factors for nasopharyngeal carcinoma in a high-risk population of Southern China. Int J Cancer [Internet]. 2009 Jun 15 [Acesso em: 2024 Jul];124(12):2942-7.
19. Hsu MM, Tu SM. Nasopharyngeal carcinoma in Taiwan clinical manifestations and results of therapy. Cancer [Internet]. 1983 Jul 15 [Acesso em: 2024 Jul];52(2):362-8.
20. Altun M, Fandi A, Dupuis O, Cvitkovic E, Krajina Z, Eschwege F. Undifferentiated nasopharyngeal cancer (UCNT): Current diagnostic and therapeutic aspects. Int J Rad Oncol Biol Phys [Internet]. 1995 Jun [Acesso em: 2024 Jul];32(3):859-77.
21. Chan KA, Woo JS, King A, Zee BY, Lam WJ, Chan SL et al. Analysis of plasma Epstein–Barr virus DNA to screen for nasopharyngeal cancer. N Engl J Med [Internet]. 2017 Aug 10 [Acesso em: 2024 Jul];377(6):513-22.
22. Chan AC, Ma BY, Lo YD, Leung SF, Kwan WH, Hui EP et al. Phase II study of neoadjuvant carboplatin and paclitaxel followed by radiotherapy and concurrent cisplatin in patients with Locoregionally advanced nasopharyngeal carcinoma: Therapeutic monitoring with plasma Epstein-Barr virus DNA. J Clin Oncol [Internet]. 2004 Aug 1 [Acesso em: 2024 Jul];22(15):3053-60.
23. Müller E, Beleites E. The basaloid squamous cell carcinoma of the nasopharynx. Rhinology [Internet]. 2000 Dec [Acesso em: 2024 Jul];38(4):208-11.
24. Brierley J, Gospodarowicz M, Wittekind C. TNM classification of malignant tumours. In: Brierley J, Gospodarowicz M, Wittekind C, editors. TNM classification of malignant tumours. 8th ed. Nova Jersey: Wiley-Blackwell; 2016. p. 22-30.
25. Wei WI. Salvage surgery for recurrent primary nasopharyngeal carcinoma. Crit Rev Oncol Hematol [Internet]. 2000 Feb [Acesso em: 2024 Jul];33(2):91-8.
26. Gibb AG, Loh KS. The role of radiation in delayed hearing loss in nasopharyngeal carcinoma. J Laryngol Otol [Internet]. 2000 [Acesso em: 2024 Jul];114:139-44.
27. Oh HK, Chambers MS, Garden AS. Risk of osteoradionecrosis after extraction of impacted third molars in irradiated head and neck cancer patients. J Oral Maxillofac Surg [Internet]. 2004 [Acesso em: 2024 Jul];62:125-6.
28. Chang DT, Sandow PR, Morris CG. Do pre-irradiation dental extractions reduce the risk of osteoradionecrosis of the mandible? Head Neck [Internet]. 2007 [Acesso em: 2024 Jul];29:528-36.
29. Kam MK, Teo PM, Chau RM. Treatment of nasopharyngeal carcinoma with intensity modulated radiotherapy: The Hong Kong experience. Int J Radiat Oncol Biol Phys [Internet]. 2004 [Acesso em: 2024 Jul];60:1440-50.
30. Guigay J. Advances in nasopharyngeal carcinoma. Curr Opin Oncol [Internet]. 2008 May [Acesso em: 2024 Jul];20(3):264-9.
31. Sarraf M, LeBlanc M, Giri PG, Fu LL Cooper J, Vuoung T et al. Chemoradiotherapy versus radiotherapy in patients with advanced nasopharyngeal cancer: Phase III randomised Intergroup study 0099. J Clin Oncol [Internet]. 1998 Apr [Acesso em: 2024 Jul];16(4):1310-7.
32. Chan AT, Teo PM, Ngan RK, Leung TW, Lau WH, Zee B et al. Concurrent chemotherapyradiotherapy compared with radiotherapy alone in locoregionally advanced nasopharyngeal carcinoma: Progression-free survival analysis of a phase III randomized trial. J Clin Oncol [Internet]. 2002 Apr 15 [Acesso em: 2024 Jul];20(8):2038-44.
33. Wong SA, Soo RA, Lu JJ, Loh KS, Tan KS, Hsieh WS et al. Paclitaxel, 5-fluorouracil and hydroxyurea concurrent with radiation in locally advanced nasopharyngeal carcinoma. Ann Oncol [Internet]. 2006 Jul [Acesso em: 2024 Jul];17(7):1152-7.
34. Sun Y, Li WF, Chen NY, Zhang N, Hu GQ, Xie FY et al. Induction chemotherapy plus concurrent chemoradiotherapy versus concurrent chemoradiotherapy alone in locoregionally advanced nasopharyngeal carcinoma: A phase 3, multicentre, randomised controlled trial. Lancet Oncol [Internet]. 2016 Nov [Acesso em: 2024 Jul];17(11):1509-20.
35. Cao SM, Yang Q, Guo L, Mai HQ, Mo HY, Cao KJ et al. Neoadjuvant chemotherapy followed by concurrent chemoradiotherapy versus concurrent chemoradiotherapy alone in locoregionally advanced nasopharyngeal carcinoma: A phase II multicentre randomised controlled trial. Eur J Cancer [Internet]. 2017 Apr [Acesso em: 2024 Jul]:75:14-23.
36. Wei WI, Chan JW, Ng RM, Ho WK. Surgical salvage of persistent or recurrent nasopharyngeal carcinoma with maxillary swing approach: Critical appraisal after 2 decades. Head Neck [Internet]. 2011 Jul [Acesso em: 2024 Jul];33(7):969-75.
37. Hsu MM, Hong RL, Ting LL. Factors affecting the overall survival after salvage surgery in patients with recurrent nasopharyngeal carcinoma at the primary site: Experience with 60 cases. Arch Otolaryngol Head Neck Surg [Internet]. 2001 [Acesso em: 2024 Jul];127:798-802.
38. Chan JY, Chow VL, Tsang R. Nasopharyngectomy for locally advanced recurrent nasopharyngeal carcinoma; exploring the limits. Head Neck [Internet]. 2012 [Acesso em: 2024 Jul];34:923-8.
39. Chen MY, Wen WP, Guo X. Endoscopic nasopharyngectomy for locally recurrent nasopharyngeal carcinoma. Laryngoscope [Internet]. 2009 [Acesso em: 2024 Jul];119:516-22.
40. Wei WI, Ho WK: Transoral robotic resection of the recurrent nasopharyngeal carcinoma. Laryngoscope [Internet]. 2010 [Acesso em: 2024 Jul];120:2011-14.
41. Wei WI, Lam KH, Sham JS. New approach to the nasopharynx: the maxillary swing approach. Head Neck [Internet]. 1991 [Acesso em: 2024 Jul];13:200-7.

42. Chan JY, Wei WI. Critical appraisal of maxillary swing approach for nasopharyngeal carcinoma. Expert Opin Ther Targets [Internet]. 2012 [Acesso em: 2024 Jul];16(S):111-7.
43. Chan JY, Chan RC, Chow VL, To VH, Wei WI. Efficacy of fine needle aspiration in diagnosing cervical nodal metastasis from nasopharyngeal carcinoma after radiotherapy. Laryngoscope [Internet]. 2013 Jan [Acesso em: 2024 Jul];123(1):134-9.
44. Wei WI, Ho WK, Cheng AC, Wu X, Li GK, Nicholls J et al. Management of extensive cervical nodal metastasis in nasopharyngeal carcinoma after radiotherapy: A clinicopathological study. Arch Otolaryngol Head Neck Surg [Internet]. 2001 Dec [Acesso em: 2024 Jul];127(12):1457-62.
45. Yen KL, Hsu LP, Sheen TS, Chang YL, Hsu MH. Salvage neck dissection for cervical recurrence of nasopharyngeal carcinoma. Arch Otolaryngol Head Neck Surg [Internet]. 1997 Jul [Acesso em: 2024 Jul];123(7):725-9.
46. Chan AT, Leung SF, Ngan RK, Teo PL, Lau WH, Kwan WH et al. Overall survival after concurrent cisplatin-radiotherapy compared with radiotherapy alone in locoregionally advanced nasopharyngeal carcinoma. J Natl Cancer Inst [Internet]. 2005 Apr 6 [Acesso em: 2024 Jul];97(7):536-9.
47. Chan AT, Teo PM, Leung TW, Johnson PJ. The role of chemotherapy in the management of nasopharyngeal carcinoma. Cancer [Internet]. 1998 Mar 15 [Acesso em: 2024 Jul];82(6):1003-12.
48. Leung TW, Tung SY, Sze WK, Wong FC-S, Yuen K-K, Lui CM-M et al. Treatment results of 1070 patients with nasopharyngeal carcinoma: An analysis of survival and failure patterns. Head Neck [Internet]. 2005 Jul [Acesso em: 2024 Jul];27(7):555-65.
49. Ung A, Chen CJ, Levine PH, Cheng YJ, Brintons LA, Chen IH et al. Familial and sporadic cases of nasopharyngeal carcinoma in Taiwan. Anticancer Res [Internet]. 1999 Jan-Feb [Acesso em: 2024 Jul];19(1B):661-5.
50. Loh KS, Goh BC, Lu J, Hsieh WS, Tan L. Familial nasopharyngeal carcinoma in a cohort of 200 patients. Arch Otolaryngol Head Neck Surg [Internet]. 2006 Jan [Acesso em: 2024 Jul];132(1):82-5.
51. Jia W-H, Feng B-J, Xu Z-L, Zhang X-S, Huang P, Huang L-X et al. Familial risk and clustering of nasopharyngeal carcinoma in Guangdong, China. Cancer [Internet]. 2004 Jul 15 [Acesso em: 2024 Jul];101(2):363-9.
52. Hsu W-L, Yu KJ, Chien Y-C, Chiang C-J, Cheng Y-J, Cheng J-Y et al: Familial tendency and risk of nasopharyngeal carcinoma in Taiwan: Effects of covariates on risk. Am J Epidemiol [Internet]. 2011 Feb 1 [Acesso em: 2024 Jul];173(3):292-9.
53. Simons MJ, Wee GB, Chan SH, Shanmugaratnam K. Probable identification of an HL-A second-locus antigen associated with a high risk of nasopharyngeal carcinoma. Lancet [Internet]. 1975 Jan 18 [Acesso em: 2024 Jul];1(7899):142-3.
54. Chan SH. HLA and nasopharyngeal carcinoma: A position in 1980. Ann Acad Med (Singapore) [Internet]. 1980 [Acesso em: 2024 Jul];9:296-9.
55. Chan SH, Day NE, Kunaratnam N, Chia KB, Simons MJ. HLA and nasopharyngeal carcinoma in Chinese: A further study. Int J Cancer [Internet]. 1983 Aug 15 [Acesso em: 2024 Jul];32(2):171-6.
56. Simons MJ, Wee GB, Goh EH, Chan SH, Shanmugaratnam K, Day NE et al. Immunogenetic aspects of nasopharyngeal carcinoma. IV. Increased risk in Chinese of nasopharyngeal carcinoma associated with a Chinese - related HLA profile (A2, Singapore 2). J Natl Cancer Inst [Internet]. 1976 Nov [Acesso em: 2024 Jul];57(5):977-80.
57. Tse KP, Su W-H, Chang K-P, Tsang N-M, Yu C-J, Tang Petrus et al. Genome-wide association study reveals multiple nasopharyngeal carcinoma-associated loci within the HLA region at chromosome 6p.21. Am J Hum Genet [Internet]. 2009 Aug [Acesso em: 2024 Jul];85(2):194-203.
58. Lu C-C, Chen J-C, Jin Y-T, Yang H-B, Chang S-H, Tsai S-T. Genetic susceptibility to nasopharyngeal carcinoma within the HLA-A locus in Taiwanese. Int J Cancer [Internet]. 2003 Mar 1 [Acesso em: 2024 Jul];103(6):745-51.
59. Hildesheim A, Apple RJ, Chen C-J, Wang SS, Cheng Y-J, Klitx W et al. Association of HLA class I and II alleles and extended haplotypes with nasopharyngeal carcinoma in Taiwan. J Natl Cancer Inst [Internet]. 2002 Dec 4 [Acesso em: 2024 Jul];94(23):1780-9.
60. Hu SP, Day NE, Li DR, Luben RN, Cai KL, Ou-Yang T et al. Further evidence for an HLA - related recessive mutation in nasopharyngeal carcinoma among the Chinese. Br J Cancer [Internet]. 2005 Mar 14 [Acesso em: 2024 Jul];92(5):967-70.
61. Ooi EE, Ren EC, Chan SH. Association between microsatellites within the human MHC and nasopharyngeal carcinoma. Int J Cancer [Internet]. 1997 Apr 22 [Acesso em: 2024 Jul];74(2):229-32.
62. Tse KP, Su W-H, Chang K-P, Tsang N-M, Yu C-J, Tang P et al. Genome-wide association study reveals multiple nasopharyngeal carcinoma - associated loci within the HLA region at chromosome 6p.21. Am J Hum Genet [Internet]. 2009 Aug [Acesso em: 2024 Jul];85(2):194-203.
63. Lo K, Tsao S, Leung S, Choi P, Lee J, Huang D. Detailed deletion mapping on the short arm of chromosome 3 in nasopharyngeal carcinoma. Int J Oncol [Internet]. 1994 Jun [Acesso em: 2024 Jul];4(6):1359-64.
64. Huang DP, Lo KW, van Hasselt CA, Woo JK, Choi PH, Leung SG et al. A region of homozygous deletion on chromosome 9p21-22 in primary nasopharyngeal carcinoma. Cancer Res [Internet]. 1994 Aug 1 [Acesso em: 2024 Jul];54(15):4003-6.
65. Hui AB, Lo KW, Leung SF, Choi PH, Fong Y, Lee JC et al. Loss of heterozygosity on the long arm of chromosome 11 in nasopharyngeal carcinoma. Cancer Res [Internet]. 1996 Jul 15 [Acesso em: 2024 Jul];56(14):3225-9.
66. Lo KW, Huang DP, Lau KM. P16 gene alterations in nasopharyngeal carcinoma. Cancer Res [Internet]. 1995 [Acesso em: 2024 Jul];55:2039-43.
67. Lo KW, Cheung ST, Leung SF, van Hasselt A, Tsang YS, Mak KF et al. Hypermethylation of the p16 gene in nasopharyngeal carcinoma. Cancer Res [Internet]. 1996 Jun 15 [Acesso em: 2024 Jul];56(12):2721-5.
68. Qiu G-H, Tan LK, Loh KS, Lim CY, Srivastava G, Tsai S-T et al. The candidate tumor suppressor gene BLU, located at the commonly deleted region 3p21.3, is an E2F-regulated, stress-responsive gene and inactivated by both epigenetic and genetic mechanisms in nasopharyngeal carcinoma. Oncogene [Internet]. 2004 Jun 10 [Acesso em: 2024 Jul];23(27):4793-806.
69. Ng CC, Yew PY, Puah SM, eKrishnan G, Yap LF, Teo SH t al. A genome-wide association study identifies ITGA9 conferring risk of nasopharyngeal carcinoma. J Hum Genet [Internet]. 2009 Jul [Acesso em: 2024 Jul];54(7):392-7.
70. Bei J-X, Li Y, Jia W-H, Feng B-J, Zhou G, Chen L-Z et al. A genome-wide association study of nasopharyngeal carcinoma identifies three new susceptibility loci. Nat Genet [Internet]. 2010 Jul [Acesso em: 2024 Jul];42(7):599-603.
71. Zhao M, Cai H, Li X, Zheng H, Yang Z, Fang W et al. Further evidence for the existence of major susceptibility of nasopharyngeal carcinoma in the region near HLA-A locus in Southern Chinese. J Transl Med [Internet]. 2012 Mar 22 [Acesso em: 2024 Jul]:10:57.
72. Bei J-X, Jia W-H, Zeng YX. Familial and large-scale case-control studies identify genes associated with nasopharyngeal carcinoma. Semin Cancer Biol [Internet]. 2012 [Acesso em: 2024 Jul];22:96-106.

CAPÍTULO

247

Sarcomas de Cabeça e Pescoço

Fatima C. M. Matos • Izabella Costa Santos

INTRODUÇÃO

Os sarcomas são um grupo de tumores raros e de origem mesenquimal, com incidência anual em torno de 5 a 100 mil.[1,2] Aqueles localizados na cabeça e pescoço são os mais raros, representando entre 5 e 15% dos sarcomas, cerca de 1% dos tumores malignos da cabeça e pescoço em adultos e 15% em crianças.[3] A estimativa do Instituto Nacional de Câncer (INCA) para o Brasil, entre os anos de 2020 a 2023, é de 4.500 pacientes com diagnóstico de sarcoma.[4]

O National Cancer Institute Surveillance (NCHS), nos EUA, incluiu 12.725 casos de sarcomas de cabeça e pescoço, sendo 11.481 adultos e 1.244 pacientes pediátricos.[5] Entre os pacientes adultos, houve um predomínio entre os homens, com 8.330 casos (73%), enquanto o sexo feminino representou 3.151 casos (27%). A faixa etária mediana afetada foi entre 55 e 59 anos. Os locais primários mais comuns foram a pele e partes moles com 7.244 (63%), seguidos pelos ossos do crânio e da face com 1.277 (11%) e a cavidade oral com 1.108 (10%). Os tipos histológicos mais comuns foram histiocitomas fibrosos malignos (HMF), sarcoma de Kaposi e hemangiossarcomas. Na população pediátrica, meninos e meninas foram afetados de forma semelhante, com 659 casos em meninos (53%) e 585 casos (47%) em meninas, com idade mediana entre 5 e 9 anos. Os sítios primários mais comuns foram a pele e os tecidos moles (n = 576, 46%), seguidos pelos ossos do crânio e face (n = 260, 21%) e cavidades nasais, seios paranasais e orelha média (n = 157; 12,6%). As histologias mais comuns foram rabdomiossarcoma, histiocitoma fibroso maligno e osteossarcomas.[6]

Em um estudo realizado no INCA, em 2008, com 106 casos, os sítios mais frequentemente acometidos pelo sarcoma foram couro cabeludo (29%), pescoço (20%), seio maxilar (18%), face e mandíbula (9% cada uma), cavidade oral (6%), órbita (5%) e nariz (4%). Nesse mesmo estudo, as melhores taxas de sobrevida foram encontradas nos fibrohistiocitomas malignos (81,8%), dermatofibrossarcoma (44,4%) e sinoviossarcoma (41,6%).[7]

Dependendo da casuística avaliada, o subtipo histológico predominante irá variar. No estudo do INCA, o sarcoma mais encontrado entre a população adulta foi o angiossarcoma e entre a população pediátrica, o rabdomiossarcoma.[7] Já em uma metanálise conduzida por um grupo francês, as formas mais frequentes, considerando a avaliação de 1.579 pacientes de séries variadas, foram sarcoma pleomórfico (ou histiocitoma fibroso maligno), fibrossarcoma, angiossarcoma, tumor maligno da bainha dos nervos periféricos e sarcoma não classificado/não diferenciado.[8]

Em geral, a história natural desses sarcomas é semelhante à dos sarcomas não cabeça e pescoço, mas com uma maior taxa de recorrência local e menor taxa de sobrevida global.[9] Sugere-se que o pior controle da doença é em função das restrições anatômicas que limitam as ressecções funcionais, e não uma diferença na biologia e/ou histologia tumoral. Osteossarcomas de cabeça e pescoço compreendem menos de 10% de todas as outras localizações. Comparados com os de ossos longos, surgem em uma faixa etária um pouco mais avançada, apresentando um maior risco de recorrência local e menor risco de metástase a distância.[9]

Existem mais de 80 subtipos de sarcomas, que podem ocorrer em qualquer faixa etária, com morfologia distinta e com comportamentos clínicos específicos e abordagens terapêuticas específicas, o que pode ser um desafio ao tratamento.[10-12]

A disseminação tumoral tem sua principal via hematogênica e as metástases linfonodais são relativamente raras, principalmente nos adultos, e variam de acordo com o grau histológico, sendo os rabdomiossarcomas o subtipo com maior incidência de metástases linfonodais (37%).[10]

As metástases a distância estão presentes em menos de 10% dos casos no momento do diagnóstico e do tratamento inicial, sendo o pulmão o sítio mais frequentemente acometido.[11]

O quadro clínico vai depender da região acometida. Geralmente, são tumores que crescem progressivamente, com diagnóstico tardio, e podem, raramente, apresentar sintomas como febre, mal-estar e perda de peso.[11] Também podem ocorrer sangramentos, insuficiência respiratória, disfagia, anormalidades ocasionadas pelo comprometimento neural, deformidades estéticas importantes, entre outras, em virtude da localização nobre e do crescimento desses tumores.

O diagnóstico dos sarcomas é baseado na correlação entre clínica, imagem e patologia. A evolução da biologia molecular e a identificação das alterações genéticas contribuíram para um diagnóstico mais preciso. O rearranjo e a amplificação genética podem ser detectados pela hibridização *in situ* por imunofluorescência, e atualmente é utilizada nos grandes centros com o objetivo de um diagnóstico mais preciso.[6,13]

FATORES DE RISCO

O fator mais conhecido relacionado com o desenvolvimento dos sarcomas é a irradiação prévia, assim como doenças genéticas como a síndrome de Li-Fraumeni, a neurofibromatose tipo 1, o linfedema crônico e o retinoblastoma. Entretanto, existem outros fatores importantes, alguns pouco conhecidos e outros que necessitam de mais estudos, que podem estar relacionados com diferentes tipos de sarcomas e a diferentes faixas etárias (Tabela 247.1).[13,14]

MÉTODOS DIAGNÓSTICOS

O diagnóstico histopatológico dos sarcomas requer uma análise cuidadosa e, ao mesmo tempo, deve ser realizada de forma rápida. É muito importante encaminhar para o patologista os achados clínicos como idade do paciente, sexo, anatomia, sítio e apresentação, pois auxiliarão no diagnóstico.

A qualidade e quantidade de amostras da biopsia são essenciais para que o diagnóstico patológico seja confiável.[11] A biopsia aberta normalmente é recomendada porque fornece tecido suficiente para análise histológica, imuno-histoquímica, avaliação molecular e análise genômica.[11] Recentemente, a *core biopsy* ou biopsia por agulha grossa também tem sido utilizada para o diagnóstico histopatológico, de preferência guiada por USG para que sejam evitadas as áreas de necrose.[15] Por serem colhidos fragmentos expressivos com essa técnica, há uma avaliação da arquitetura do tecido, classificação, grau e análise genômica, sendo semelhante a uma biopsia aberta. Há discussões na literatura sobre a propagação de tumor ao longo do trato da agulha nos sarcomas, mas o consenso atual é que essa incidência é menor que 1%. Para minimizar esse risco, a incisão do local da biopsia deve ser ressecada posteriormente na cirurgia, ou pode ser incluída no campo da RXT.[11]

Os exames de imagem são fundamentais para a abordagem dos sarcomas. A partir deles, são obtidas informações precisas sobre a

Tabela 247.1 Fatores etiológicos, fatores relacionados e tipos de sacromas.

Fator etiológico	Fatores relacionados	Tipo de sarcoma
Hormônios femininos e fatores reprodutivos*	Mulheres que engravidam após os 35 anos ou antes de 20 anos	Sarcoma de partes moles
Características pré-natais	Antieméticos durante a gravidez	Sarcoma de Ewing
	Antibióticos usados durante a gravidez ou pouco antes de engravidar	Rabdomiossarcoma
	Antibióticos usados no recém-nascido logo após o parto	Sarcoma de partes moles
	Toxemia gravídica	Sarcoma de partes moles
	Idade materna: mulheres mais velhas ou < 20 anos	Rabdomiossarcoma Sarcoma de partes moles
Características do recém-nascido*	Peso > 4,046 g	Osteossarcoma Sarcoma de partes moles
	32 a 36 semanas de gestação	Sarcoma de Ewing
	Hérnia umbilical e inguinal	Sarcoma de Ewing
Características de crescimento e desenvolvimento na adolescência	Estatura alta Puberdade precoce	Osteossarcoma
	Menarca precoce (12,1 anos) Desenvolvimento mamário precoce (11,4 anos)	Osteossarcoma
Infecções no adulto	Aids e associação com herpes vírus humano 8 (HHV8)	Sarcoma de Kaposi
Infecções no adulto 2*	Herpes-zóster Catapora Caxumba	Sarcoma de partes moles
Exposição ocupacional	Agricultores	Sarcoma de partes moles
Exposição ocupacional 2*	Ferreiros Fabricantes de ferramentas Operadores de máquinas Operários de fábricas de madeira, cortiça e canudos Radiologistas e técnicos de raio X Militares	Osteossarcomas e condrossarcomas
Exposição ocupacional 3*	Trabalhadores ferroviários e da construção civil Exposição a herbicida e clorofenol	Sarcomas de partes moles
Exposição ocupacional dos pais	Agricultores	Sarcoma de Ewing
Exposição ocupacional dos pais 2*	Atividades com exposição a radiação não ionizante e campos eletromagnéticos	Condrossarcoma
Exposição à radiação	Indivíduos abaixo de 55 anos	Osteossarcomas
Riscos ambientais*	Água com flúor Água com níveis altos de rádio Exposição a incineradores de resíduos industriais (liberação de altas doses de dioxina)	Osteossarcomas Sarcomas de partes moles
Tabaco, álcool e drogas*	Mascar tabaco Fumar durante a gestação Cocaína e cannabis durante o ano do nascimento da criança	Sarcomas de partes moles Sarcoma de Ewing Rabdomiossarcoma

*Necessitam de mais estudos.

composição tissular, relações anatômicas e perfis metabólicos e funcional das lesões.[16] Essa avaliação deve ser realizada previamente à biopsia, pois permite a localização mais adequada do local a ser abordado e para evitar artefatos e edemas que possam dificultar a avaliação adequada do tumor, principalmente na ressonância nuclear magnética.[11]

O diagnóstico por imagem pode ser feito por radiografia simples em pelo menos duas incidências (nos tumores musculoesqueléticos), ultrassonografia (USG), tomografia computadorizada (TC) e RNM (Figuras 247.1 a 247.4). A radiografia simples pode ser útil para a avaliação de lesões corticais sutis, enquanto que a RNM é um dos exames preferenciais para a avaliação do estágio tumoral. Quando não disponível ou contraindicada, a TC com contraste pode fornecer informações semelhantes, assim como avaliação de linfonodomegalias cervicais, que por sua vez são bem avaliadas por USG. Tanto a RNM como a TC auxiliam na escolha do local ideal de biopsia, pois detectam as áreas de necrose, assim como as áreas mais vasculares.[12] Apesar de não haver critérios específicos nos exames radiológicos para o diagnóstico do sarcoma, alguns aspectos podem ser sugestivos, como lesão progressiva, tamanho acima de 5 cm, localização subaponeurótica, contornos irregulares, septos intratumorais irregulares, áreas necróticas, heterogeneidade em T1 e ressonância magnética ponderada em T2 e captação prolongada de contraste intenso.[16,17] A pesquisa de linfonodo em sentinela pode auxiliar nos sarcomas que têm maior probabilidade de metastatização, e a TC de tórax é recomendada para avaliação das metástases pulmonares.[16]

O PET-CT tem sido citado por alguns autores como exame para avaliação de prognóstico em sarcomas de partes moles.[18]

Existem alguns sistemas de estadiamento utilizados para o sarcoma, sendo a classificação mais utilizada a proposta pelo American Joint Committee on Cancer (AJCC) e pela Union for International Cancer Control (UICC), que avalia o tamanho do tumor primário, a presença de linfonodos regionais e de metástases a distância (Tabelas 247.2 a 247.5). Entre outras classificações, existe a proposta pelo Memorial Sloan-Kettering Cancer Center (MSKCC), que avalia o tamanho, a extensão e o grau de diferenciação, e o sistema da French Federation of Cancer Centres Sarcoma

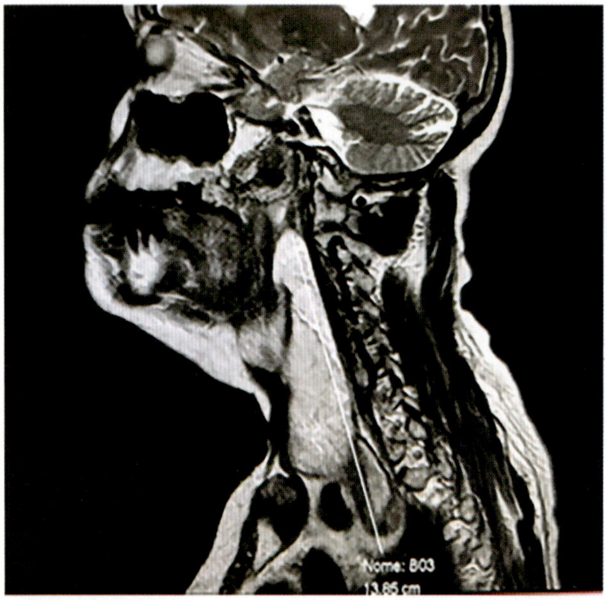

Figura 247.1 Ressonância nuclear magnética de lipossarcoma de tireoide.

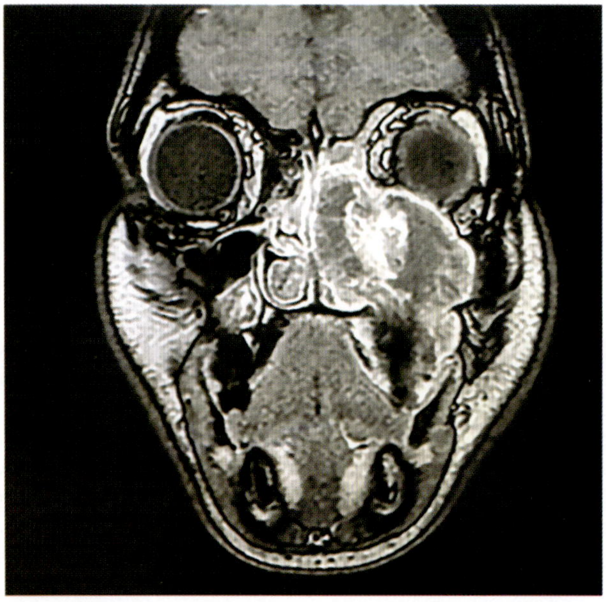

Figura 247.2 Ressonância nuclear magnética de osteossarcoma de seio de maxilar esquerdo.

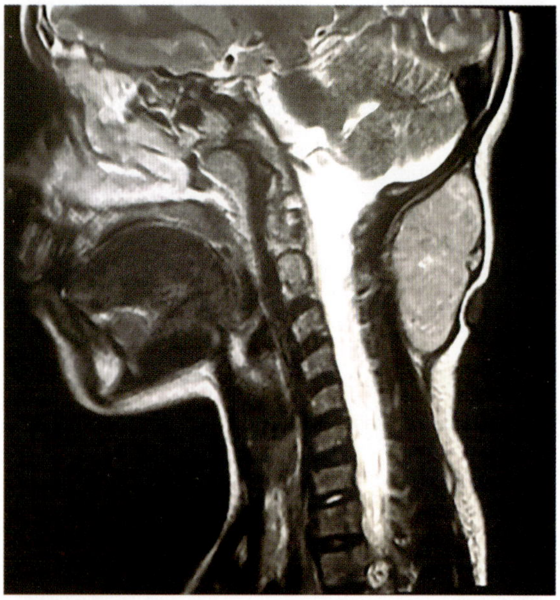

Figura 247.3 Ressonância nuclear magnética de sinoviossarcoma de região cervical posterior.

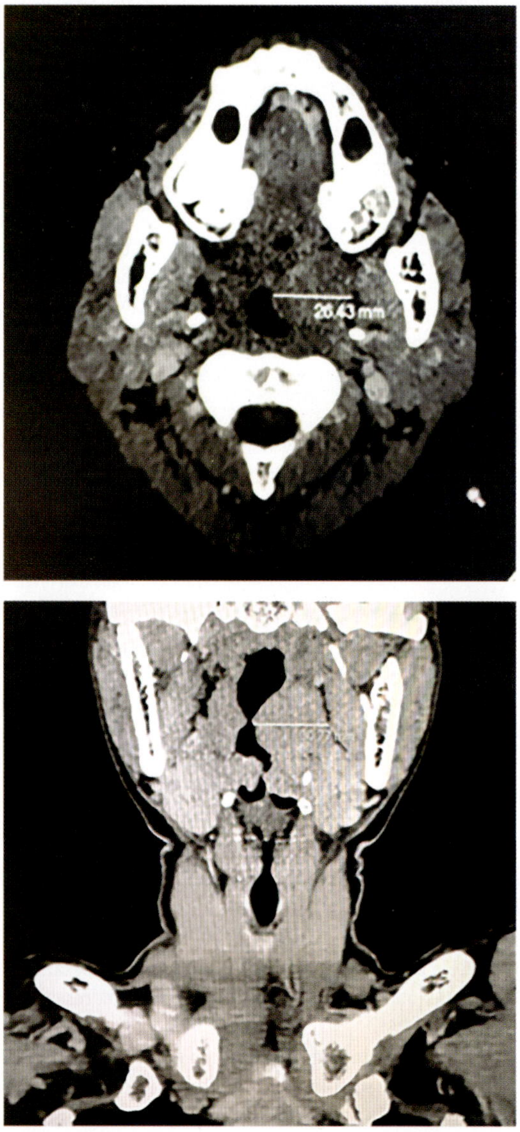

Figura 247.4 Tomografia computadorizada de sarcoma de células dendríticas foliculares de loja amigdaliana direita.

Group (FNCLCC), que avalia os parâmetros de diferenciação tumoral, índice mitótico e necrose tumoral (Tabela 247.6). O FNCLCC é utilizado conjuntamente ao sistema TNM para a avaliação do prognóstico. Na oitava edição do AJCC, há uma divisão da classificação por sítios anatômicos. Os sarcomas localizados na região da cabeça e pescoço receberam um estadiamento distinto; entretanto, foram excluídos os sarcomas de órbita (que receberam uma classificação própria), os angiossarcomas, os rabdomiossarcomas embrionários e alveolares (que são classificados no estadiamento pediátrico), os sarcomas de Kaposi e os dermatofibrossarcomas protuberans, que não compartilham o mesmo comportamento biológico e história natural, assim como os osteossarcomas e sarcomas de Ewing, cujo sistema de estadiamento encontra-se no capítulo dos tumores ósseos desta obra.[12,19] Para o rabdomiossarcoma, existe um sistema de classificação pós-cirúrgico proposto pelo Intergroup Rhabdomyosarcoma Study Group (IRGS), que avalia a extensão tumoral e o grau de ressecção do tumor (Tabela 247.7).[20]

ASPECTOS ANATOMOPATOLÓGICOS

Os sarcomas de partes moles são um grupo heterogêneo de neoplasias cuja principal característica é a diferenciação mesenquimal, embora alguns deles tenham diferenciação neuroectodérmica ou epitelial. O diagnóstico é considerado muito desafiador, com uma taxa de imprecisão entre 20 e 30%, e depende de uma combinação complexa de microscopia convencional, imuno-histoquímica e genética molecular.[21] A morfologia das células tumorais (forma, padrão de crescimento e contexto do microambiente) e a expressão de marcadores de diferenciação representam os fatores mais importantes. A investigação molecular tem sido cada vez mais utilizada para complementar a patologia, tanto que, em 2020, a Organização Mundial de Saúde publicou uma nova classificação para sarcomas de partes moles, e orientou a necessidade de avaliação por imuno-histoquímica e também genética molecular para diagnósticos mais precisos.[13,22,23] Na Tabela 247.8 são apresentados, de forma didática, os subtipos dos sarcomas de partes moles, e na Tabela 247.9, alguns tipos de sarcomas com suas respectivas características morfólogicas e marcadores imuno-histoquímicos. As Figuras 247.5 a 247.8 mostram exemplos de alguns subtipos de sarcoma.

Tabela 247.2 Definição do tumor primário.

Tx	Tumor primário não pode ser avaliado
T1	Tumor T1 < 2 cm
T2	Tumor T2 > 2 cm a < 4 cm
T3	Tumor T3 > 4 cm
T4	Tumor T4 com invasão de estruturas adjacentes
T4a	Tumor com invasão orbital, base do crânio/invasão dural, invasão de vísceras do compartimento central, envolvimento do esqueleto facial ou invasão dos músculos pterigoides
T4b	Tumor com invasão do parênquima cerebral, artéria carótida, encapsulamento, invasão muscular pré-vertebral ou central, envolvimento do sistema nervoso via disseminação perineural

Tabela 247.3 Definição das metástases.

MO	Sem metástase a distância
MI	Metástase a distância

Tabela 247.4 Definição dos linfonodos.

NO	Sem metástases linfonodais regionais ou desconhecidas
NI	Metástase linfonodal regional

Tabela 247.5 Estadiamento TNM.

IA	T1 N0 M0 G1, GX M0
IB	T2, T3, T4 N0 M0 G1, GX M0
II	T1 N0 M0 G2, G3 M0
IIIA	T2 N0 M0 G2, G3 M0
IIIB	T3, T4 N0 M0 G2, G3; qqT N1 qq G M0
IV	qqT qqN M1 qqG

Adaptada de: TNM, 8ª edição.

Tabela 247.6 Sistema de graduação FNCLCC TNM.

Diferenciação tumoral	
1.	Sarcomas muito semelhantes ao tecido mesenquimal adulto normal
2.	Sarcomas bem diferenciados
3.	Sarcomas embrionários e indiferenciados, sarcomas de tipo duvidoso
Contagem mitótica	
1.	0 a 9 mitoses
2.	10 a 19 mitoses
3.	> 20 mitoses
Necrose tumoral	
0	Sem necrose
1	< 50%
2	50% ou + necrose
Grau tumoral	
GX	Não pode ser avaliado
G1	Diferenciação total, contagem mitótica e escore de necrose 2 ou 3
G2	Diferenciação total, contagem mitótica e escore de necrose 4 ou 5
G3	Diferenciação total, contagem mitótica e escore de necrose 6, 7 ou 8

Adaptada de: FNCLCC TNM, 8ª edição.

Tabela 247.7 Classificação IRGS TNM.

Grupo 1	Tumor confinado ao local de origem, incluindo doença localizada, removido cirurgicamente
Grupo 2	Tumor com infiltração local: doença localizada cujo tumor foi retirado cirurgicamente, sem margens livres de tumoração, ou seja, doença residual microscópica. Inclui o rabdomiossarcoma disseminado para linfonodos próximos
Grupo 3	Tumor extenso localizado: tumores não totalmente excisados, ou seja, com doença residual macroscópica
Grupo 4	Tumores com evidência de disseminação para outros órgãos (rabdomiossarcoma metastático)

Adaptada de: IRGS TNM, 8ª edição.

TRATAMENTO

O tratamento de sarcomas de cabeça e pescoço deve se basear, inicialmente, na definição diagnóstica do tipo de sarcoma que é abordado. Esse aspecto é muito importante, pois de acordo com a subclassificação e o estadiamento, será possível uma melhor indicação terapêutica. A faixa etária também é um aspecto a ser considerado, porque a apresentação de sarcomas na população pediátrica é diferente e muitas vezes com comportamento mais agressivo, dependendo da idade, com alguns picos de crescimento mais evidentes.[24]

Outro tópico importante é a rapidez na definição do tipo de sarcoma e, consequentemente, as estruturas acometidas com exames radiológicos apropriados, uma vez que serão o embasamento para o profissional analisar o tipo de tumor, e a localização precisa, para que seja possível elaborar o tratamento mais indicado de acordo com esses fatores. Em relação ao tempo para a definição diagnóstica, é importante e tem impacto em relação aos resultados do tratamento esperado.[25]

Tabela 247.8 Subtipos dos sarcomas de partes moles em cabeça e pescoço.

Tumores adipócitos	Tumor lipomatoso atípico Lipossarcoma bem diferenciado Lipossarcoma, NOS Lipossarcoma desdiferenciado Lipossarcoma mixoide/células arredondadas Lipossarcoma pleomórfico
Tumores fibroblásticos/ miofibroblásticos	Tumor fibroso solitário, maligno Tumor miofibroblástico inflamatório Sarcoma miofibroblástico de baixo grau Fibrossarcoma adulto Mixofibrossarcoma Sarcoma fibromixoide de baixo grau Fibrossarcoma epitelioide esclerosante
Tumores fibro-histiocíticos	Tumor de células gigantes de tecidos moles
Tumores do músculo liso	Leiomiossarcoma (excluindo pele)
Tumores perivasculares (pericitos)	Tumor glômico maligno
Tumores musculoesqueléticos	Rabdomiossarcoma pleomórfico Rabdomiossarcoma de células fusiformes/esclerosante
Tumores vasculares de partes moles	Hemangioendotelioma retiforme Hemangioendotelioma pseudomiogênico (sarcoma epiteloide *like*) Hemangioendotelioma epitelioide Angiossarcoma de partes moles
Tumores condro-ósseos	Osteossarcoma extraesquelético
Tumores da bainha nervosa	Tumor maligno da bainha do nervo periférico Tumor maligno epitelioide da bainha do nervo periférico Tumor maligno de Triton Tumor maligno de células granulares

Nos tumores menores, nos quais seja possível a ressecção completa, sem grande morbidade, normalmente a indicação cirúrgica é o tratamento padrão. Dependendo da localização e do comprometimento de estruturas nobres (globo ocular, ossos, vasos e nervos), as margens podem ser limitadas para preservar essas áreas. Por isso, avaliar outras estratégias de tratamento devem ser consideradas visando melhor resultado curativo com o objetivo de preservação da função das estruturas acometidas.

O tratamento multimodal deve ser discutido de forma multidisciplinar, priorizando, de acordo com cada centro de tratamento, as opções viáveis e que obtenham o melhor resultado. Essa discussão deve incluir, muitas vezes, também a cirurgia plástica reconstrutiva e a cirurgia vascular, além dos demais especialistas dependendo da área envolvida.[6,26]

Essas estratégias de tratamento devem ser construídas desde o início da avaliação de cada tipo de sarcoma, sua definição diagnóstica e estadiamento, bem como a instituição do tratamento específico de forma multidisciplinar (cirurgião, radioterapeuta, oncologista; além dos demais membros da equipe). Com isso, a condução do tratamento de forma protocolada permite uma melhor avaliação de cada resultado, prevenindo morbidades e sequelas; e instituindo protocolos de tratamento específicos que possam ser reproduzidos em demais centros de tratamento.

Com o surgimento da terapia-alvo específica, muitas opções de tratamento associadas estão sendo avaliadas, pois o perfil molecular de cada sarcoma é variado e a identificação de mutações específicas auxiliam no entendimento do padrão de crescimento e agressividade de cada tipo de sarcoma. Portanto, de acordo com o subtipo histológico e com o conhecimento do perfil molecular, é possível direcionar para tratamentos com terapias-alvo que possam ser opções, dependendo do estágio da doença e sua localização.[27]

Bases do tratamento cirúrgico

A indicação do tratamento cirúrgico será baseada principalmente em dois aspectos, o tipo de tumor, porque alguns não são sensíveis ao tratamento combinado, e se é possível a ressecção com margens oncológicas adequadas com menor morbidade.[28]

A prioridade na ressecção cirúrgica sempre deve ser a margem oncológica negativa. O estudo da peça cirúrgica deve ser feito com a discussão do cirurgião e do patologista no momento da ressecção, uma vez que irá refletir em uma avaliação mais detalhada e precisa da peça cirúrgica. Entretanto, para preservar algumas estruturas nobres locais e minimizar possíveis

Tabela 247.9 Sarcomas: padrão morfológico/histologia/imuno-histoquímico.

Padrão morfológico	Tipo de sarcoma	Características histológicas	Marcadores imuno-histoquímicos (IHC)
Células fusiformes	Leiomiossarcoma Tumores malignos da bainha dos nervos periféricos Lipossarcoma desdiferenciado Dermatofibrossarcoma protuberans Rabdomiossarcoma de células fusiformes/ esclerosantes	Crescimento fascicular, citoplasma eosinofílico brilhante, núcleos em forma de charuto Acentuação perivascular, alternância de áreas hiper e hipocelulares, núcleos ondulados Lipossarcoma bem diferenciado adjacente Células fusiformes uniformes, estoriformes ou espiraladas Padrão de crescimento, infiltração de tecido adiposo (aparência de favo de mel) Presença de rabdomioblastos	Desmina, SMA, caldesmon S100, SOX10, GFAP (< 50% cada) MDM2, CDK4, HMGA2 CD34 Desmina, Myf4, MYOD1
Epitelioide/tipo epitelial	Sarcoma epitelioide Sarcoma alveolar de partes moles Hemangioendotelioma epitelioide	Infiltração difusa ao longo dos planos fasciais, aparência pseudogranulomatosa Crescimento pseudo-alveolar/aninhado, tumores de células grandes com abundante granulação citoplasmática eosinofílica Cordões e filamentos de células tumorais incorporados em estroma mixo-hialino	EMA/queratina CD34 (55%) TFE3 Marcadores vasculares (ERG, CD31), CAMTA1 (90%) ou TFE3 (5%)

(continua)

Tabela 247.9 Sarcomas: padrão morfológico/histologia/imuno-histoquímico. (*Continuação*)

Padrão morfológico	Tipo de sarcoma	Características histológicas	Marcadores imuno-histoquímicos (IHC)
Sarcomas de células redondas	Sarcoma de Ewing	Pequenas quantidades de citoplasma, mitoses raras, citomorfologia monomórfica	CD99, NKX2.2 (> 90%)
	Sarcomas com rearranjo *CIC*	Células primitivas redondas a ovoides e, às vezes, fusiformes, núcleos vesiculares de formato irregular, mitoses, necrose, heterogeneidade morfológica	ETV4, WT-1
	Sarcomas com rearranjo de *BCOR*	Células monomórficas ou de aparência primitiva, redondas a ovoides, e ocasionalmente células tumorais fusiformes dispostas em fascículos que se cruzam ou sem padrão	BCOR, CCNB3, SATB2, CD99
	Rabdomiossarcoma embrionário	Células monomórficas redondas a fusiformes, estroma mixoide	Desmina, miogenina e MYO-D1
	Rabdomiossarcoma alveolar	Células grandes monomórficas com cromatina uniforme e nucléolos proeminentes, arquitetura pseudoalveolar	Desmina, miogenina e MYO-D1
	Sarcomas sinoviais pouco diferenciados	Núcleos sobrepostos, semelhante ao hemangiopericitoma	TLE1 (difuso), EMA/queratina (focal)
Sarcomas mixoides	Sarcoma fibromixoide de baixo grau	Transição abrupta entre áreas mixoide e não mixoide, morfologia das células fusiformes suaves e uniformes	MUC4
	Lipossarcoma mixoide	Vasculatura plexiforme delicada (vasos em pés de galinha), lipoblastos uni ou bivacuolados	Não há

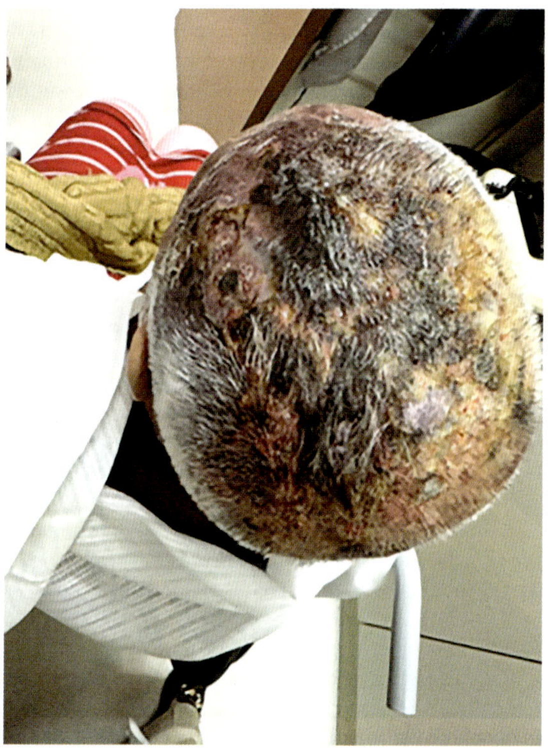

Figura 247.5 Angiossarcoma de couro cabeludo.

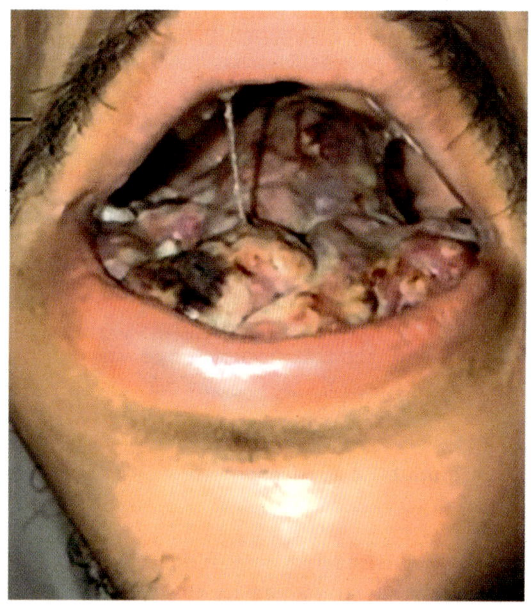

Figura 247.6 Osteossarcoma de mandíbula.

sequelas, a possibilidade de margem microscópica comprometida pode ser considerada dependendo da extensão e complementação de tratamento.

No caso de haver alguma margem oncológica positiva e que não foi possível ser ampliada ou esse resultado for conclusivo no laudo final histopatológico, uma estratégia pode ser o uso de clipes metálicos para marcar essas áreas e direcionar um tratamento complementar, como radioterapia, ou se houver necessidade para uma nova abordagem, caso seja possível.[29]

A possibilidade de metástases cervicais nos sarcomas de cabeça e pescoço normalmente é baixa.[30] Caso o paciente apresente linfonodomegalia metastática, deve ser feito o esvaziamento cervical indicado, e a presença de metástases cervicais está associada a um pior prognóstico desses tumores. No entanto, uma linfadenectomia cervical seletiva pode ser indicada caso seja necessário abordar alguns vasos para reconstrução com uso de retalhos microcirúrgicos.

O desenvolvimento da reconstrução microcirúrgica permitiu a evolução para ressecções mais amplas, e o planejamento adequado dessas reconstruções complementa o tratamento, reestabelecendo, dentro do possível, a estrutura funcional e estética da área ressecada.

Rabdomiossarcomas

Geralmente, são mais observados em crianças, e normalmente estão localizados na área de cabeça e pescoço em 30 a 40% dos casos.

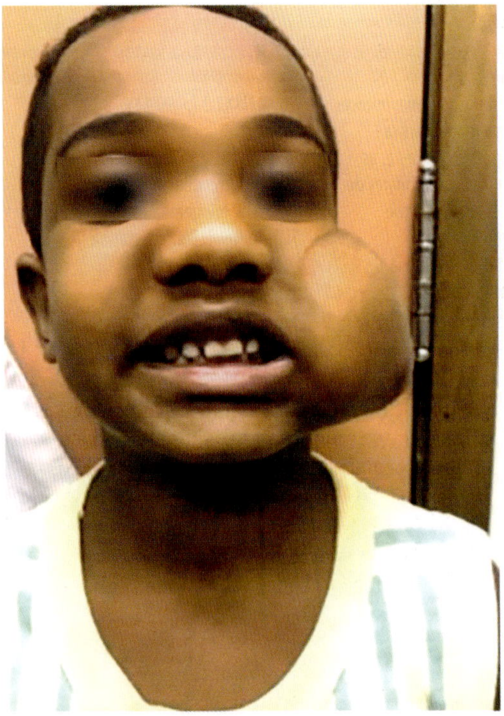

Figura 247.7 Rabdomiossarcoma de mandíbula.

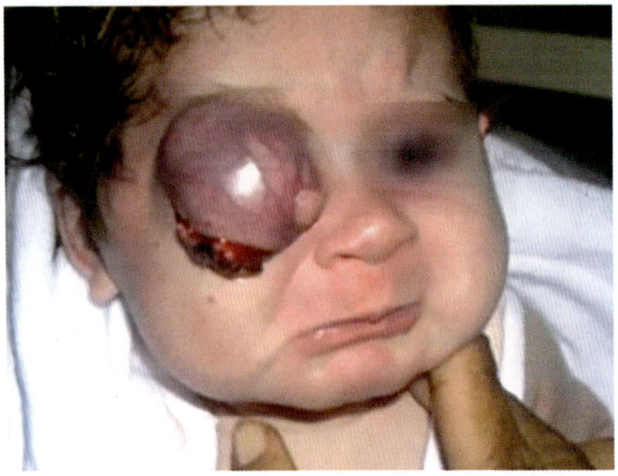

Figura 247.8 Rabdomiossarcoma de órbita.

Muitas vezes, se apresentam em estágios clínicos mais avançados e a ressecção completa da lesão implica em morbidade e sequelas para os pacientes. Os locais mais frequentes na área da cabeça e pescoço são a órbita, localização parameníngea e os não parameníngeos.[31,32] Essa diferença na apresentação do local também tem relevância para a estratégia de tratamento. O desenvolvimento de protocolos específicos para esses tumores permitiu resultados melhores com o tratamento combinado. Atualmente, o cirurgião pode iniciar o tratamento com o diagnóstico da lesão, com uma biopsia incisional, se for necessária, e segue em acompanhamento com a equipe da oncologia para uma avaliação após um período de tratamento com quimioterapia. A depender da resposta clínica e radiológica, pode ser indicado o tratamento cirúrgico nessa fase, caso a cirurgia seja possível, com margens oncológicas negativas e menor morbidade funcional.[31]

O subtipo histológico, nesse caso o rabdomiossarcoma embrionário ou alveolar, após sua estratificação de risco de acordo com algumas mutações genéticas, também direciona o tipo de protocolo a ser instituído.[32] Grupos de estudo internacionais têm elaborado protocolos com resultados positivos que são utilizados em vários centros.[33] Uma característica importante a ser considerada é a apresentação em estágios mais avançados dessa neoplasia, principalmente em países em desenvolvimento e que a implementação dos protocolos pode se diferenciar pela necessidade de tratamentos combinados mais complexos com associação da radioterapia, devido ao estágio avançado dessas lesões.[34] A cirurgia tem sua indicação sempre que for uma doença localizada e que não resulte em comprometimento importante, tanto funcional como estético. Os tumores localizados na região parameníngea (seios paranasais, nasofaringe, fossa infratemporal), devido à sua localização, normalmente são abordados com tratamento combinado de quimioterapia e radioterapia (tratamento padrão), e para os tumores não parameníngeos (parótida, faringe, cavidade oral), as opções terapêuticas estão relacionadas com o estágio da doença e com as estruturas acometidas.[32-34]

Osteossarcomas

Os osteossarcomas de cabeça e pescoço geralmente se apresentam na região maxilar e mandibular, com uma massa ou abaulamento na região da bochecha, e podem apresentar queixas odontológicas. A ressecção cirúrgica quando possível é a abordagem com melhor resultado. A ressecção deve ser em bloco e com margens negativas; recomenda-se o estudo das margens com exame de congelação perioperatório.[35] Para pacientes em que não foi possível obter margens livres mesmo com ampliação, a radioterapia adjuvante deve ser considerada. E os tumores com alto grau de malignidade, além da radioterapia, a quimioterapia deve ser avaliada. Muitas dessas indicações complementares devem ser discutidas de forma multidisciplinar, principalmente em lesões muito extensas com infiltração de partes moles e linfovascular, pelo risco de recidiva e metástase a distância. O planejamento da ressecção cirúrgica deve incluir a reconstrução que pode ser com retalhos microcirúrgicos ou retalhos osteocutâneos microcirúrgicos para reconstruir os defeitos ósseos. Outro aspecto importante é a reabilitação dentária após a recuperação do tratamento inicial. A utilização de próteses maxilofaciais também pode ser considerada como complementação da reabilitação, pois muitos pacientes às vezes necessitam de outras reconstruções futuras e o uso das próteses auxilia no resultado funcional e na reabilitação.

Nos casos mais restritos e com boa margem cirúrgica, a radioterapia pode não ser utilizada de forma adjuvante, mas muitos pacientes se apresentam com tumores mais avançados e a complementação do tratamento com radioterapia é indicada.

A quimioterapia deve ser considerada em tumores mais avançados, nos quais não foi possível a ressecção adequada, e com outros fatores com maior risco de recidiva e metástase.[36]

Angiossarcomas

São tumores agressivos e podem surgir tanto nos vasos sanguíneos como nos linfáticos. Ocorrem na área de cabeça e pescoço em aproximadamente 15%, sendo o couro cabeludo e a face as regiões anatômicas mais acometidas. Muitas vezes, a apresentação clínica pode não ser típica e isso atrasa o diagnóstico, principalmente por ser uma doença rara, o que faz que o diagnóstico definitivo seja feito em estágios mais avançados.[37] O tratamento consiste na ressecção completa do tumor com margens negativas. O mapeamento das margens também auxilia na abordagem cirúrgica e estratifica a área para um futuro tratamento adjuvante. Devido à extensão dessas lesões, a reconstrução é planejada no mesmo tempo operatório, sendo necessário, às vezes, reconstruções com retalhos microcirúrgicos devido à extensão da ressecção realizada. É indicada radioterapia pós-operatória nos casos mais avançados e com possibilidade de recidiva e metástases.

A radioterapia normalmente é indicada pela característica insidiosa e infiltrativa das lesões, constituindo o tratamento padrão a ressecção cirúrgica com radioterapia complementar, com benefícios nos resultados de sobrevida.[37]

A quimioterapia tem um papel muito limitado, sendo mais utilizada nos casos que não há indicação cirúrgica, adotando-se uma estratégia de quimio indução, mas sua indicação é mais utilizada nos casos inoperáveis, de forma combinada com a radioterapia.

Por ser um tumor insidioso, a demora do diagnóstico é um fator importante em relação à apresentação mais avançada desses tumores; com a apresentação em estágios mais avançados, o tratamento desse tipo de sarcoma se torna mais difícil e, portanto, a realização de biopsias em lesões suspeitas precocemente permite a instituição do tratamento com maior possibilidade de cura.[38]

Radioterapia

Trata-se de uma modalidade de tratamento importante em relação à abordagem dos sarcomas de partes moles. Geralmente, é utilizada combinada após a cirurgia com o intuito de aumentar o controle locorregional em doenças ressecáveis, ou que tenham maior risco de recidiva; mas também tem apresentado papel crescente no tratamento dos tumores primários não ressecáveis ou em situações paliativas.

Atualmente, as técnicas mais modernas de radiação como a modulação de intensidade, a radioterapia guiada por imagem ou estereotáxica, aplicação intraoperatória, braquiterapia ou terapias com partículas (mais modernas) permitem uma ampliação da indicação terapêutica, escalonando melhor a dose com eficácia e procurando reduzir os efeitos colaterais com melhor resultado funcional.[39]

Os sarcomas da área de cabeça e pescoço, cuja principal indicação é o tratamento cirúrgico, muitas vezes não permitem ressecções com margens amplas, devido à proximidade das demais estruturas da face, portanto a radioterapia desempenha um papel importante ao ser realizada de forma complementar à cirurgia, pois aumenta o controle regional da área ressecada, reduzindo a recidiva e contribuindo para uma melhor sobrevida global, principalmente nos casos em que também se relacionou com margens positivas.[40]

Em tumores com estágios mais avançados, com margens comprometidas de alto grau, vários estudos demonstraram ganho na sobrevida global com o uso da radioterapia adjuvante.[41]

O uso de técnicas modernas de irradiação como IMRT e IGRT vem sendo indicado devido às evidências que sugerem benefícios em termos de toxicidade tardia em comparação com as técnicas convencionais ao se analisar a complexidade da região em termos de estruturas ósseas e a função das sub-regiões da face.

A utilização da radioterapia de forma paliativa também tem seu papel no tratamento dos sarcomas de cabeça e pescoço irressecáveis, principalmente para o controle da dor,[39] mostrando benefício em relação ao sintoma, e também para auxiliar no controle de área com sangramento. A instituição da radioterapia com esse fim deve ser avaliada de forma mais precoce nos casos paliativos, para se obter um melhor resultado em relação aos sintomas.

Sarcomas radioinduzidos por radioterapia

Os sarcomas radioinduzidos de cabeça e pescoço são entidades raras e caracterizadas por prognóstico reservado. A sua incidência é bastante baixa, e a anual é de 0,06 a 0,17%. O tempo médio de latência após a RXT é relatado como sendo de 10 a 12 anos, enquanto o limite utilizado para distinguir dos induzidos por RXT é de 3 a 4 anos após a RT.[42] Devido ao comportamento altamente agressivo do sarcoma radioinduzido e sua baixa sensibilidade à quimioterapia, a cirurgia é o fator prognóstico mais importante e a única opção curativa na atualidade; entretanto, em decorrência das peculiaridades anatômicas da região da cabeça e pescoço e do padrão infiltrativo desses tumores, nem sempre é possível realizar uma intervenção radical. A integração da terapia sistêmica e, quando viável, a reirradiação deve ser realizada.[43]

Quimioterapia

A quimioterapia neoadjuvante pode ser considerada em casos inoperáveis em tumores localmente avançados, para reduzir o tumor e permitir uma ressecção R0 ou R1, ou em tumores em que a cirurgia seria mutilante e a qualidade de vida deve ser priorizada.[44] A quimioterapia pré ou pós-ressecção não é um padrão, já que o impacto na sobrevida é pouco reproduzível.[8] Na ausência de estudos randomizados de impacto e do risco/benefício para tratamentos adjuvantes em sarcomas de cabeça e pescoço, a tomada de decisão terapêutica deve ser feita caso a caso; pode ser indicada a adjuvância para pacientes com sarcoma de alto risco, sendo necessário orientar o paciente quanto aos riscos e benefícios.[8]

O papel da quimioterapia e/ou radioterapia está comprovado no rabdomiossarcoma, no sarcoma de Ewing e no osteossarcoma.[18-21] Os rabdomiossarcomas são quimiossensíveis e, na maioria dos casos, a ressecção é considerada após quimiorradiação neoadjuvante.[45]

FATORES PROGNÓSTICOS

Uma série de fatores estão envolvidos no prognóstico dos sarcomas e, entre eles, estão grau de diferenciação tumoral, localização anatômica, subtipo histológico, margens cirúrgicas e invasão perineural, que são considerados os fatores de maior impacto na recidiva tumoral e na sobrevida.[46]

Os tumores de alto grau histológico estão associados a uma sobrevida menor assim como sarcomas localizados na mandíbula e na cavidade oral são os sítios anatômicos com alta recorrência e com impacto na sobrevida livre de doença.[47] Outro sítio que merece atenção é a região nasossinusal, pois os sarcomas nessa localização são agressivos e têm alta taxa de recorrência.[48] Os subtipos histológicos que apresentam uma taxa de recidiva alta e uma sobrevida global baixa, quando comparados aos demais subtipos, são os angiossarcomas e rabdomiossarcomas.[8,49]

Em relação às margens tumorais, a ressecção deve ser tão ampla quanto permitida pelas estruturas vitais próximas. Alguns autores sugerem que as margens ósseas são livres de tumor em mais de 5 mm, o que leva a um impacto significativo na sobrevida livre de doença (p = 0,012), enquanto para as margens de partes moles é preconizada uma espessura de 1 cm de tecido não envolvido ao redor do tumor.[7]

Tajudeen et al., em estudo conduzido na Universidade da Califórnia, evidenciaram, em sua análise univariada, que a invasão perineural foi um fator preditor sobrevida.[46] A recidiva local também é considerada o fator de risco mais comum para o aparecimento de metástases sistêmicas, as quais parecem estar correlacionadas com grau biológico do sarcoma.[50]

A profundidade da invasão, a presença de metástases na apresentação e a idade também são considerados fatores preditores de sobrevida global.[51] Os sarcomas radioinduzidos também estão relacionados com um pior prognóstico, o que pode ser atribuído ao seu alto grau histológico e ao comportamento mais agressivo desse sarcoma.[47] Há alguns estudos acerca da capacidade do PET-CT 18F-FDG determinar o prognóstico dos sarcomas. O achado de um SUV alto no tumor primário, em alguns estudos conduzidos sobre o tema, foi um fator prognóstico para a sobrevida global, assim como o grau de necrose tumoral.[52,53]

ASPECTOS CITOGENÉTICOS

Devido à heterogeneidade histológica e à variedade de subtipos, a classificação histopatológica dos sarcomas apresenta um alto grau de dificuldade. Por isso, cada vez mais as investigações moleculares, com a identificação das alterações genéticas histotipo específicas, são cada vez mais utilizadas para um diagnóstico correto. O diagnóstico geralmente é feito por coloração imuno-histoquímica e pode ser complementado por testes moleculares (FISH ou PCR), que detectam translocações, mutações e amplificações genéticas.[54]

Baseado na classificação molecular, os sarcomas podem ser divididos em três categorias principais:

- Sarcomas com alterações genéticas específicas, como o sarcoma sinovial (gene de fusão *SYT-SSX*)
- Sarcomas com simples mutações oncogênicas, como tumores estromais gastrintestinais (mutação ativadora específica no gene *c-kit*)
- Sarcomas exibindo múltiplos cariotípicos complexos e sem padrão específico, como o leiomiossarcoma.[55,56]

O NGS (sequenciamento da próxima geração) é uma tecnologia de sequenciamento do DNA que permite a análise simultânea de um grande conjunto de alvos e revela informações diagnósticas, prognósticas e preditivas de anomalias genéticas, assim como identifica novas aberrações cromossômicas.[22]

O avanço dos métodos diagnósticos permite uma abordagem mais personalizada, com a orientação da terapêutica mais indicada, levando a resultados melhores no tratamento desses tumores, que têm difícil manejo e prognóstico reservado.

REFERÊNCIAS BIBLIOGRÁFICAS

1. Tejani MA, Galloway TJ, Lando M, Ridge JA, von Mehren M. Head and neck sarcomas: A comprehensive cancer center experience. Cancers [Internet]. 2013 [Acesso em: 2024 Jul];5(3):890-900.
2. Stiller CA, Trama A, Serraino D, Rossi S, Navarro C, Chirlaque MD et al. Descriptive epidemiology of sarcomas in Europe: Report from the RARECARE project. Eur J Cancer [Internet]. 2013 [Acesso em: 2024 Jul];49(3):684-95.
3. Casali PG, Blay J-Y. Soft tissue sarcomas: ESMO clinical practice guidelines for diagnosis, treatment and follow-up. Ann Oncol [Internet]. 2010 [Acesso em: 2024 Jul];21(Suppl.5):v198-203.
4. Ministério da Saúde (BR). Instituto Nacional de Câncer. Estimativa 2023: incidência do câncer no Brasil. Rio de Janeiro: INCA, 2022. Disponível em: https://www.gov.br/inca/pt-br/assuntos/cancer/numeros/estimativa Acesso em: 11 nov 2023.
5. Peng KA, Grogan T, Wang MB. Head and neck sarcomas: Analysis of the SEER database. Otolaryngol Head Neck Surg [Internet]. 2014 [Acesso em: 2024 Jul];151:627-33.
6. Kobayashi K, Hanai N, Yoshimoto S, Saito Y, Homma A. Current topics and management of head and neck sarcomas. Jpn J Clin Oncol [Internet]. 2023 Aug 30 [Acesso em: 2024 Jul];53(9):743-56.
7. Farias TP, Peryassú BC, Dias FL, Filho M, Collares P, Rangel LG et al. Sarcomas de partes moles em cabeça e pescoço: Análise de fatores prognósticos. Rev Bras Cir Cabeça e Pescoço [Internet]. 2008 Jul-Sep [Acesso em: 2024 Jul];37(3):166-71.
8. Galy-Bernadoy C, Garrel R. Head and neck soft-tissue sarcoma in adults. Eur Ann Otorhinolaryngol Head Neck Dis [Internet]. 2016 Feb [Acesso em: 2024 Jul];133(1):37-42.
9. Kassir RR, Rassekh CH, Kinsella JB, Segas J, Carrau RL, Hokanson JA. Osteosarcoma of the head and neck: Meta-analysis of nonrandomized studies. Laryngoscope [Internet]. 1997 [Acesso em: 2024 Jul];107:56-61.
10. Behranwala KA, A'Hern R, Omar AM, Thomas JM. Prognosis of lymph node metastasis in soft tissue sarcoma. Ann Surg Oncol [Internet]. 2004 Jul [Acesso em: 2024 Jul];11(7):714-9.
11. Montogomery PQ, Evans PR, Gullane PJ, editors. Principles and practice of head and neck surgery and oncology. 2nd ed. Londres: Informa; 2009.
12. Brierley JD, Gospodarowicz MK, Wittekind CW, editors. International Union Against Cancer: TNM Classification of Malignant Tumors. 8th ed. New Jersey: Wiley-Blackwell; 2017.
13. Sbaraglia M, Bellan E, Dei Tos AP. The 2020 WHO classification of soft tissue tumours: News and perspectives. Pathol [Internet]. 2021 Apr [Acesso em: 2024 Jul];113(2):70-84.
14. Burningham Z, Hashibe M, Spector L, Schiffman JD. The epidemiology of sarcoma. Clin Sarcoma Res [Internet]. 2012 Oct 4 [Acesso em: 2024 Jul]: 2(1):14.
15. Kraus DH. Sarcomas of the head and neck. Curr Oncol Rep [Internet]. 2002 [Acesso em: 2024 Jul];4:68-75.
16. Caracciolo JT, Letson GD. Radiologic approach to bone and soft tissue sarcomas. Surg Clin North Am [Internet]. 2016 [Acesso em: 2024 Jul]; 96(05):963-976.
17. Guedes, AB, Marcelo M, Adelina C. Atualização na avaliação por imagens dos sarcomas ósseos e das partes moles. Rev Bras Ort [Internet]. 2021 [Acesso em: 2024 Jul];58:179-90.
18. Hong S, Lee SE, Choi, Y-L, Seo SW, Sung K-S, Koo HH et al. Prognostic value of 18F-FDG PET/CT in patients with soft tissue sarcoma: Comparisons between metabolic parameters. Skeletal Radiol [Internet]. 2014 May [Acesso em: 2024 Jul];43(5):641-8.
19. Van Damme JP, Schmitz S, Machiels JP, Galant C, Grégoire V, Lengelé B et al. Prognostic factors and assessment of staging systems for head and neck soft tissue sarcomas in adults. Eur J Surg Oncol [Internet]. 2010 [Acesso em: 2024 Jul];36(7):684-90.
20. Haduong JH, Heske CM, Allen-Rhoades W, Xue W, Teot LA, Rodeberg DA et al. An update on rhabdomyosarcoma risk stratification and the rationale for current and future children's oncology group clinical trials. Pediatr Blood Cancer [Internet]. 2022 Apr [Acesso em: 2024 Jul];69(4):e29511.
21. Renne SL. Who, how and what of pathology of soft tissue sarcoma. Chin Clin Oncol [Internet]. 2021 Jan [Acesso em: 2024 Jul];10(5):53.
22. Racanelli D, Brenca M, Baldazzi D, Goeman F, Casini B De Angelis B et al. Next-generation sequencing approaches for the identification of pathognomonic fusion transcripts in sarcomas: The experience of the Italian ACC sarcoma working group. Front Oncol [Internet]. 2020 Apr 15 [Acesso em: 2024 Jul]:10:489.
23. Schaefer, IM, Cote GM, Hornick JL. Contemporary sarcoma diagnosis, genetics, and genomics. J Clin Oncol [Internet]. 2018 Jan 10 [Acesso em: 2024 Jul];36(2):101-10.
24. NCCN Clinical Practice Guidelines in Oncology (NCCN Guidelines®) Soft Tissue Sarcoma Version 3. 2023 [Internet]. 2023 Dec 12. Disponível em: https://www.nccn.org/guidelines/recently-published-guidelines. Acesso em: 2024 Jul.
25. Kalavrezos N, Sinha D. Head and neck sarcomas in adulthood: Current trends and evolving management concepts. Br J Oral Maxillofac Surg [Internet]. 2020 Oct [Acesso em: 2024 Jul];58(8):890-7.
26. Park JT, Roh J-L, Kim S-O, Cho K-J, Choi S-H, Nam SY et al. Prognostic factors and oncological outcomes of 122 head and neck soft tissue sarcoma patients treated at a single institution. Ann Surg Oncol [Internet]. 2015 Jan [Acesso em: 2024 Jul];22(1):248-55.
27. Owosho AA, Estilo CL, Rosen EB, Yom SK, Huryn JM, Antonescu CR. A clinicopathologic study on SS18 fusion positive head and neck synovial sarcomas. Oral Oncol [Internet]. 2017 Mar [Acesso em: 2024 Jul]:66:46-51.
28. O'Sullivan B, Maki RG, Agulmik M et al. Soft tissue sarcomas of the head and neck. In: Amin MB et al, editors. AJCC Cancer Staging Manual. 8th ed. Chicago: American Joint Committee; 2017. p. 503.
29. Stavrakas M, Nixon I, Andi K, Oakley R, Jeannon JP, Lyons A et al. Head and neck sarcomas: Clinical and histopathological presentation, treatment modalities, and outcomes. J Laryngol Otol [Internet]. 2016 Sep [Acesso em: 2024 Jul];130(9):850-9.
30. Liu QK, Yu XJ, Wang YG, Lu R, Wang SX, Xu HR, Kang H. Risk factors for lymph node metastasis of soft tissue sarcomas of the head, neck, and extremities, and the clinical significance of negative lymph node dissection. J Orthop Surg Res [Internet]. 2022 Mar 18 [Acesso em: 2024 Jul];17(1):167.
31. Vaarwerk B, Hol MF, Schoot RA, Breunis WB, de Win ML, Westerveld H et al. AMORE treatment as salvage treatment in children and young adults with relapsed head-neck rhabdomyosarcoma. Radiother Oncol [Internet]. 2019 Feb [Acesso em: 2024 Jul]:131:21-6.
32. Di Carlo D, Chisholm J, Kelsey A, Alaggio R, Bisogno G, Minard-Colin V et al. Biological role and clinical implications of *MYOD1L122R*

mutation in rhabdomyosarcoma. Cancers (Basel) [Internet]. 2023 Mar 7 [Acesso em: 2024 Jul];15(6):1644.
33. Glosli H, Bisogno G, Kelsey A, Chisholm JC. Non-parameningeal head and neck rhabdomyosarcoma in children, adolescents, and young adults: Experience of the european paediatric Soft tissue sarcoma study group (EpSSG) - RMS2005 study. Eur J Cancer [Internet]. 2021 Jul [Acesso em: 2024 Jul];151:84-93.
34. Mercolini F, Merks JM, Minard-Colin V, Cameron A. Metastatic rhabdomyosarcoma with exclusive distant lymph node involvement: A european paediatric soft tissue sarcoma study group (EpSSG) report. Pediatr Blood Cancer [Internet]. 2023 Mar [Acesso em: 2024 Jul];70(3):e30143.
35. Chen Y, Gokavarapu S, Shen Q, Liu F, Cao W, Ling Y et al. Chemotherapy in head and neck osteosarcoma: Adjuvant chemotherapy improves overall survival. Oral Oncol [Internet]. 2017 Oct [Acesso em: 2024 Jul]:73:124-131.
36. Boon E, van der Graaf WA, Gelderblom H,Tesselaar MT, van Es RJ, Oosting SF et al. Impact of chemotherapy on the outcome of osteosarcoma of the head and neck in adults. Head Neck [Internet]. 2017 Jan [Acesso em: 2024 Jul];39(1):140-6.
37. Bi S, Zhong A, Yn X, Li J, Cen Y, Chen J. Management of cutaneous angiosarcoma: An update review. Curr Treat Options Oncol [internet]. 2022 Feb [Acesso em: 2024 Jul];23(2):137-54.
38. Houpe JE, Seger EW, Neill BC, Kang BY, Hocker TH, Alam M et al. Treatment of angiosarcoma of the head and neck: A systematic review. Cutis [Internet]. 2023 May [Acesso em: 2024 Jul];111(5):247-51.
39. Roeder F. Radiation therapy in adult soft tissue sarcoma - current knowledge and future directions: A review and expert opinion. Cancers [Internet]. 2020 [Acesso em: 2024 Jul];12:3242.
40. Cannon RB, Kull AJ, Carpenter PS. Adjuvant radiation for positive margins in adult head and neck sarcomas is associated with improved survival: Analysis of the national cancer database. Head Neck [Internet]. 2019 [Acesso em: 2024 Jul];41:1873.
41. Musha A, Kubo N, Kawamura H, Okano N, Sato H, Okada K et al. Carbon-ion radiotherapy for inoperable head and neck bone and soft-tissue sarcoma: Prospective observational study. Anticancer Res [Internet]. 2022 Mar [Acesso em: 2024 Jul];42(3):1439-46.
42. Giannini L, Incandela F, Fiore M, Gronchi A, Stacchiotti S, Sangalli C et al. Radiation-induced sarcoma of the head and neck: A review of the literature. Front Oncol [Internet]. 2018 [Acesso em: 2024 Jul];8:449.
43. Yeang MS, Tai K, Ong WS, Thiagarajan A, Tan DS, Ha TC et al. Outcomes and prognostic factors of post-irradiation and de novo sarcomas of the head and neck: A histologically matched case-control study. Ann Surg Oncol [Internet]. 2013 Sep [Acesso em: 2024 Jul];20(9):3066-75.
44. Blay J-Y, Bonvalot S, Fayette J, Stockle E, Ray-Coquard I, Coindre J-M et al. Neoadjuvant chemotherapy in sarcoma. Bull Cancer [Internet]. 2006 [Acesso em: 2024 Jul];93(11):1093-8.
45. Lindford A, McIntyr B, Marsh R, MacKinnon CA, Davis C, Tan ST. Outcomes of the treatment of head and neck sarcomas in a tertiary referral center. Front Surg [Internet]. 2015 [Acesso em: 2024 Jul];2:19.
46. Tajudeen BA, Fuller J, Lai C, Grogan T, Elashoff D, Abemayor E et al. Head and neck sarcomas: The UCLA experience. Am J Otolaryngol [Internet]. 2014 [Acesso em: 2024 Jul];35:476-81.
47. Makary RF, Gopinath A, Markiewicz MR, Fernandes R. Margin analysis: Sarcoma of the head and neck. Oral Maxillofac Surg Clin North Am [internet]. 2017 Aug [Acesso em: 2024 Jul];29(3):355-66.
48. Bini A, Derka S, Stavrianos S. Management of head and neck sarcomas in adults: A retrospective study. J Craniomaxillofac Surg [Internet]. 2024 Aug [Acesso em: 2024 Jul];52(8):877-83.
49. Lee KC, Chuang SK, Philipone EM, Peters SM. Characteristics and prognosis of primary head and neck angiosarcomas: A surveillance, epidemiology, and end results program (SEER) analysis of 1250 cases. Head Neck Pathol [Internet]. 2019 [Acesso em: 2024 Jul];13:378-85.
50. Habib A, Edem I, Bell D, Su SY, Hanna EY, Kupferman ME et al. Soft tissue sarcomas of the head and neck region with skull base/ intracranial invasion: Review of surgical outcomes and multimodal treatment strategies: A retrospective case series. Curr Oncol [Internet]. 2022 [Acesso em: 2024 Jul];29:6540-50.
51. Swallow CJ, Catton CN. Local management of adult soft tissue sarcomas. Semin Oncol [Internet]. 2007 [Acesso em: 2024 Jul];34:256-69.
52. Hong Sp, Lee SE, Choi Y-L, Seo SW, Sung K-S, Koo HH et al. Prognostic value of 18F-FDG PET/CT in patients with soft tissue sarcoma: Comparisons between metabolic parameters. Skeletal Radiol [Internet]. 2014 May [Acesso em: 2024 Jul];43(5):641-8.
53. Kato A, Nakamoto Y, Ishimori T, Saga T, Togashi K. Prognostic value of quantitative parameters of 18F-FDG PET/CT for patients with angiosarcoma. AJR Am J Roentgenol [Internet]. 2020 Mar [Acesso em: 2024 Jul];214(3):649-57.
54. Gamboa AC, Gronchi A, Cardona K. Soft-tissue sarcoma in adults: An update on the current state of histiotype-specific management in an era of personalized medicine. CA Cancer J Clin [Internet]. 2020 May [Acesso em: 2024 Jul];70(3):200-29.
55. Ladanyi M. Fusions of the SYT and SSX genes in synovial sarcoma. Oncogene [Internet]. 2001 [Acesso em: 2024 Jul];20:5755-5762.
56. Jain S, Xu R, Prieto VG, Lee P. Molecular classification of soft tissue sarcomas and its clinical applications. Int J Clin Exp Pathol [Internet]. 2010 [Acesso em: 2024 Jul];3:416-28.

CAPÍTULO

248

Tumores do Espaço Parafaríngeo e Paragangliomas Cervicais

Aline de Oliveira Ribeiro Viana • Claudio R. Cernea

INTRODUÇÃO

O espaço parafaríngeo é uma região fascinante e também desafiadora para o cirurgião de cabeça e pescoço. Limitado por estruturas nobres e delicadas, ele pode ser sítio de variadas doenças, que na maioria das vezes têm o tratamento cirúrgico como primeira opção. Conhecer bem esta região, com seus limites anatômicos e características, é essencial para alcançar o sucesso no tratamento, com o mínimo de sequelas possíveis. Neste capítulo, serão abordados os aspectos anatômicos deste espaço, os principais tumores que ali ocorrem e serão tratados com maior minúcia os paragangliomas, visto que os outros tumores serão descritos em capítulos específicos.

O espaço parafaríngeo é um espaço virtual, com formato de pirâmide invertida, que tem o ápice na altura do osso hioide e o assoalho na base do crânio. A borda medial é formada pela fossa tonsilar e parede lateral da faringe, e a glândula parótida, músculos pterigoides e musculatura pré-vertebral formam a sua borda lateral. A fáscia, que se estende do processo estiloide ao músculo tensor do véu palatino, divide o espaço parafaríngeo em dois compartimentos: pré-estiloide ou espaço mastigador, onde estão localizados o lobo profundo da parótida, linfonodos retrofaríngeos e gordura, e o espaço pós-estiloide ou espaço carotídeo, que contém a artéria carótida, veia jugular interna, os nervos cranianos IX, X, XI e XII e a cadeia simpática. O correto diagnóstico das lesões é fundamental. Tumores de glândulas salivares e lipomas são mais frequentes no espaço pré-estiloide; já os tumores da bainha neurogênicos e de origem vascular localizam-se com mais frequência no espaço pós-estiloide.

EPIDEMIOLOGIA

Os tumores do espaço parafaríngeo são raros, representam 0,5% das neoplasias de cabeça e pescoço,[1] são benignos em 80% das vezes, podendo ser encontrados mais de 70 subtipos histológicos entre os possíveis tumores benignos e malignos desta região.[2] Tumores das glândulas salivares e tumores de origem neurogênica são os mais encontrados, com incidência de 45% cada; os 10% restantes englobam uma miscelânea de tumores, incluindo linfomas, paragangliomas, malformações venosas e sarcomas, entre outros (Tabela 248.1).

Tabela 248.1 Principais tipos histológicos dos tumores parafaríngeos.

Malignos (20%)	Benignos (80%)
Carcinoma adenoide cístico	Adenoma pleomórfico
Carcinoma mucoepidermoide	Paraganglioma vagal
Carcinoma ex-adenoma pleomórfico	Schwannoma
Carcinoma epidermoide	Neurofibroma
Adenocarcinoma	Paragangliomas de corpo carotídeo
Rabdomiossarcoma	Malformações arteriovenosas
Condrossarcoma	
Carcinoma indiferenciado	

Os paragangliomas são tumores altamente vascularizados com origem embriológica nos paragânglios da crista neural. Em geral, desenvolvem-se em associação com vasos, nervos ou no sistema nervoso autonômico. São divididos em dois grandes grupos: paragangliomas simpáticos, secretores de catecolaminas, localizados na medula adrenal (chamados de feocromocitoma), e os paragangliomas parassimpáticos, tipicamente não secretores e que se encontram na região da cabeça e pescoço em 65 a 70% das vezes.[3] São neoplasias raríssimas, cerca de 0,6% dos tumores da região da cabeça e pescoço e apenas 0,03% de todas as neoplasias. Surgem classicamente entre a quinta e a sexta décadas de vida, com as formas malignas aparecendo habitualmente uma década mais cedo que as formas esporádicas.[4] A maioria dos trabalhos relata um predomínio no sexo feminino.

Na região da cabeça e pescoço, os paragangliomas do corpo carotídeo são os mais comuns. Localizam-se no bulbo carotídeo, com uma prevalência estimada entre os 60 e 65% dos casos (Figura 248.1).[3,4] Os paragangliomas jugulotimpânicos ocorrem em cerca de ⅓ dos casos, e os paragangliomas vagais, localizados ao longo do nervo vago, possuem uma prevalência de cerca de 5 a 10% destes tumores (Figura 248.2).[3,4] São relatados também, com uma frequência ainda menor, paragangliomas tireoideanos[5] e laríngeos.[4]

Os paragangliomas são benignos na maioria das vezes, com uma taxa de malignidade em cerca de 10%,[6] comprovada apenas ao reconhecimento de metástases a distância ou comprometimento linfonodal, pela dificuldade de se estabelecer um diagnóstico de malignidade no tumor primário.[7] Serão múltiplos ou bilaterais em 10% dos casos e em 10% das vezes terão antecedente de paraganglioma na família.[3]

Normalmente são assintomáticos, mas podem se apresentar com uma variedade de sinais e sintomas a depender de seu tamanho, extensão tumoral e localização anatômica. Seu crescimento é lento, com história natural de vários meses ou anos. Possui taxa média de crescimento de 1 mm/ano e média de duplicação tumoral de 4,2 anos.[7]

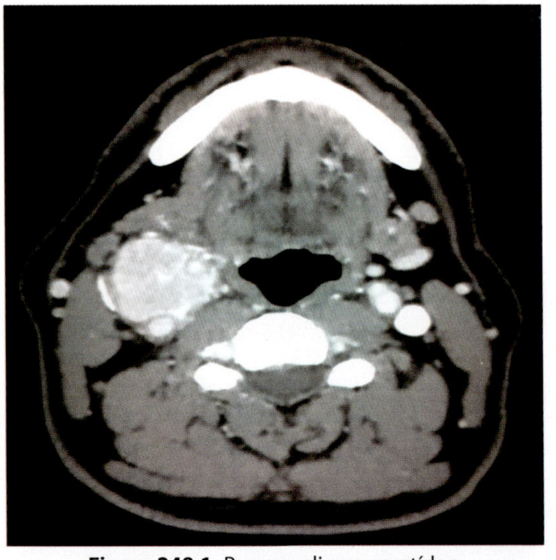

Figura 248.1 Paraganglioma carotídeo.

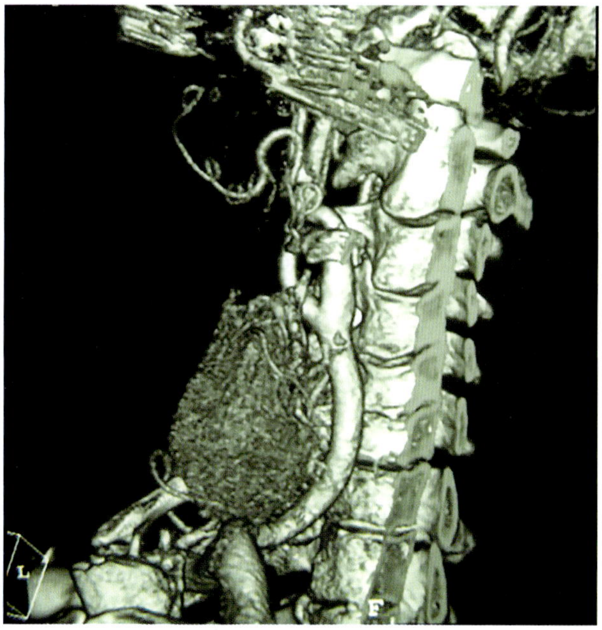

Figura 248.2 Paraganglioma vagal.

Os paragangliomas de corpo carotídeo são, como já citado, os mais comuns de todos os paragangliomas da região da cabeça e pescoço. Surgem das células quimiorreceptoras da bainha carotídea, localizadas na bifurcação carotídea em sua parede posterior.[3] São altamente vascularizados, com crescimento muito lento e benignos na maioria das vezes. Possuem consistência que varia de elástica a endurecida, coloração marrom-avermelhada e habitualmente são regulares. À medida que vão crescendo, a bifurcação carotídea vai sendo alargada, com deslocamento da artéria carótida interna posterior e lateralmente. Inicialmente são assintomáticos, e quando se apresentam com sintomas, normalmente uma massa cervical alta é relatada, fixa no sentido superoinferior ou vertical e móvel anteroposteriomente, por vezes, pulsátil.

Shamblin, em 1971, classificou esses tumores em três categorias, de acordo com o tamanho e a relação com a artéria carótida. Os tumores classificados como Shamblin tipo I são aqueles facilmente ressecados, sem danos à artéria ou aos nervos. No tipo II, o tumor circunda parcialmente as artérias carótida interna e externa, formando um sulco no seu interior, mais aderido à adventícia. Os tumores classificados como Shamblin tipo III englobam circunferencialmente as artérias carótidas interna e externa, são muito aderidos à adventícia do vaso. Na descrição do artigo original, a dissecção pode ser impossível mesmo em mãos de cirurgiões vasculares experientes.[8] Como será mostrado adiante, a ressecção destes tumores é bastante delicada e desafiadora, porém, com um bom preparo pré-operatório, cautela e habilidade cirúrgica, podem ser ressecados com sucesso.

Apesar de utilizarmos uma nomenclatura que reporta os paragangliomas jugulares e timpânicos como um só, é importante destacar que são duas entidades diferentes. Os paragangliomas timpânicos originam-se dos paragânglios associados aos nervos de Arnold ou Jacobson, podem preencher a cavidade do ouvido médio e comprometer as células da mastoide. O paciente pode relatar perda auditiva, zumbido, vertigem, otorreia e dor, em resposta ao processo inflamatório associado.[7]

Os paragangliomas jugulares se espalham em várias direções e acometem com frequência a base do crânio através do osso temporal e do forame jugular, podendo invadir a veia jugular interna e estender-se até o seio sigmoide; podem invadir ainda a orelha média e a fossa infratemporal.

Semelhante aos tumores de corpo carotídeo, os paragangliomas jugulotimpânicos também apresentam crescimento lento, com sintomas presentes de acordo com a localização, extensão e tamanho tumoral. No geral, eles apresentam mais sintomas como tinido, otorreia, perda auditiva, dor e vertigem.[7]

Os paraganliomas vagais são ainda mais raros, correspondem a cerca de 5% dos paragangliomas da cabeça e pescoço. Podem originar-se de qualquer localização ao longo do nervo vago, embora mais frequentemente originam-se do gânglio nodoso (inferior) ou do gânglio jugular (superior). São mais frequentes em mulheres, com média de idade de 45 anos.[9] Caracteristicamente se distribuem mais difusamente dentro do nervo ou perineuro, o que torna difícil a ressecção completa do tumor preservando a integridade do X nervo.[7,9] Podem ser assintomáticos ou causar uma variedade de sintomas, a depender de sua extensão e localização, como paralisia de prega vocal unilateral, disfagia, rouquidão entre outros.[7,9]

FATORES DE RISCOS

Os paragangliomas podem surgir no contexto de síndromes familiares e outros esporadicamente. Estudos genéticos recentes demonstram que cerca de 30% desses tumores têm origem familiar e estão associados a alterações germinativas no gene da enzima succinato desidrogenase. Em geral, os paragangliomas múltiplos são observados em síndromes familiares, principalmente as síndromes NEM tipos 2A e 2B. Além delas, existe associação com a neurofibromatose tipo 1 e doença de Von Hippel-Lindau.[10,11] Dessa forma, é justificada a investigação genética de alguns doentes e seus respectivos familiares, principalmente quando se está diante de doentes jovens, com tumores bilaterais e/ou de comportamento maligno.

Existe, também, uma relação entre os tumores do corpo carotídeo e o estado de hipoxemia crônica, levando a uma hipertrofia do corpo carotídeo. Estudos em pacientes que moram em grandes altitudes (> 2.000 m acima do nível do mar) comparados com pacientes que moram em cidades ao nível do mar, evidenciaram um aumento na incidência entre os primeiros. Uma alta incidência de hipertrofia do corpo carotídeo também é vista em pacientes com doença pulmonar obstrutiva crônica, talvez pelos níveis baixos de oxigênio circulando cronicamente.[7,12]

MÉTODOS DIAGNÓSTICOS

A maioria dos pacientes com tumores do espaço parafaríngeo é assintomático no curto e médio prazo, descobrindo suas patologias em achados de exames (incidentalomas) ou quando estes tumores adquirem tamanhos maiores, causando compressão de estruturas adjacentes ou abaulamentos cervicais. Isso é justificado pelo crescimento insidioso destas lesões e por estarem em localização de difícil acesso. Os paragangliomas de corpo carotídeo, quando em tamanhos maiores, podem levantar suspeita ao identificar massa em região jugulocarotídea alta, pulsátil, com mobilidade lateral e fixação longitudinal (superoinferior). Tumores de origens neurogênicas possuem consistência mais firme e não apresentam pulsação.

Na suspeita destes tumores, a tomografia computadorizada de pescoço com contraste e a ressonância magnética são imprescindíveis para uma melhor análise de sua localização e relação entre os nervos e forames, facilitando o diagnóstico, seguimento e o planejamento cirúrgico.

A tomografia computadorizada pode localizar uma massa no espaço parafaríngeo no espaço pré-estiloide ou pós-estiloide, e avaliar presença de calcificações e envolvimento ósseo.

A ressonância magnética possibilita a distinção entre lesões neurogênicas e vasculares.

Nos cortes axiais de ambos os exames, uma boa observação do deslocamento da gordura do espaço parafaríngeo pode ser crucial no diagnóstico correto destas lesões. Tumores originários do espaço carotídeo (espaço retroestiloide) deslocam a gordura do espaço parafaríngeo e a artéria carótida interna anteriormente e a veia jugular interna lateralmente. Tumores do espaço parotídeo deslocam a gordura medialmente, e tumores localizados pré-estiloides deslocam a gordura deste espaço posteriormente.[13]

Tumores de origem neurogênica e paragangliomas podem ser distinguidos dos paragangliomas nos exames de imagem pela intensa vascularização destes últimos. O tumor de corpo carotídeo, por estar localizado na bifurcação carotídea, causa um afastamento entre os ramos interno e externo da artéria carótida; o paraganglioma vagal, devido à sua localização, situa-se lateral e posteriormente ao sistema carotídeo, deslocando-o anterior e medialmente. Schwannomas aparecem como massas avasculares deslocando o sistema carotídeo anteriormente.[14]

A angiografia, por ser um exame mais invasivo, atualmente pode ser substituída por exames como angiotomografia e a angioressonância, menos invasivos. No entanto, algumas situações exigem um estudo mais apurado e a arteriografia convencional se faz imprescindível, como nos casos em que o suprimento sanguíneo permanece questionável, quando é necessário fazer o teste de oclusão com balão para medir o fluxo sanguíneo cerebral (ao considerar uma possível ligadura de carótida) ou quando é necessário realizar embolização tumoral pré-operatória.

O teste do balão é feito através do exame de angiografia, em que a artéria carótida interna é ocluída por 10 a 15 minutos com um cateter com ponta de balão. Nos pacientes que desenvolvem sintomas neurológicos, o teste é abandonado e nenhuma avaliação adicional é realizada. Esses pacientes são considerados de alto risco para acidente vascular cerebral e devem ser submetidos a terapia não cirúrgica, sendo a radioterapia externa uma ótima opção para cessar o crescimento tumoral, particularmente em paragangliomas jugulotimpânicos, nos quais o tratamento cirúrgico pode causar uma morbidade considerável, pelo risco de lesão de nervos cranianos e hemorragias de difícil controle. Existe um risco de 4% de sequelas neurológicas decorrentes do próprio teste de oclusão com balão; portanto, o procedimento é reservado apenas para casos em que há suspeita de envolvimento carotídeo ou alto risco de ligadura de carótida.

Em geral, após exame clínico e avaliação por exames de imagem, programa-se a ressecção cirúrgica sem necessidade de biopsia, que de fato deve ser contraindicada. Analogamente, a punção aspirativa por agulha fina (PAAF) para colheita de material para exame citopatológico só pode ser realizada na suspeita de origem neural ou malignidade, lembrando que na suspeita de tumores de origem vascular é contraindicada, devido ao risco de sangramento.[3]

A excisão cirúrgica completa é a base do tratamento, e é recomendada tanto para fins diagnósticos quanto terapêuticos. A escolha da abordagem cirúrgica é ditada pelo tamanho do tumor, sua localização, sua relação com os grandes vasos e a suspeita de malignidade. Porém, quando a cirurgia é contraindicada, as alternativas à terapia cirúrgica consistem em observação ou radioterapia, como já mencionada.

ASPECTOS ANATOMOPATOLÓGICOS

Ao avaliar os aspectos anatomopatológicos dos paragangliomas, observa-se que o paragânglio caracteriza-se pela presença de depósitos granulares de células principais que contêm substâncias neurotransmissoras, que provavelmente exercem função comum de governar níveis locais de excitação dentro do sistema nervoso autônomo. Possuem uma cápsula fina e são compostos por células epitelioides redondas ou poligonais organizados em ninhos compactos (*zellballen*) ou em padrões trabeculares. Células fusiformes ou de suporte periférico são encontradas nos ninhos de células principais. As células principais têm uma localização central nos núcleos com cromatina finamente agregada, e uma quantidade moderada de eosinófilos, citoplasma granular. Os tumores menos diferenciados são caracterizados por uma perda progressiva na relação entre as células principais e células de sustentação. A imuno-histoquímica mostra expressão de marcadores neuroendócrinos (cromogranina, sinaptofisina e enolase específica de neurônios) nas células principais e desaparecimento de células sustentaculares positivas para S100; no entanto, estes não são necessários para o diagnóstico.[15] Estudos mais recentes também sugeriram a utilidade da pesquisa imuno-histoquímica com anticorpos contra colina e acetiltransferase, nas quais 100% dos paragangliomas de cabeça e pescoço expressaram GATA3, o que, na presença do antígeno, levou à imunorreatividade em todos os paragangliomas de cabeça e pescoço.[16,17]

TRATAMENTO

Tratamento não cirúrgico

Atualmente, a escolha do tratamento dos tumores do espaço parafaríngeo é personalizada, com fatores como idade e risco cirúrgico do paciente, tipo histológico, tamanho, localização e velocidade de crescimento do tumor, influenciando diretamente nesta escolha. O seguimento clínico pode ser feito nos casos de tumores benignos, com lesões estáveis ou com crescimento lento, preferencialmente em pacientes idosos, com expectativa de vida baixa e risco operatório alto. Deve-se colocar na balança o risco de sangramento, acidentes vasculares, sequelas por lesões neurais causadas pela cirurgia *versus* seguimento naqueles casos em que o tumor está crescendo muito lentamente.

A radioterapia como tratamento primário pode ser considerada nos pacientes idosos que possuem tumores com crescimento progressivo causando sintomas, nos tumores irressecáveis ou nos pacientes jovens, possuidores de tumores benignos e de crescimento lento, como os paragangliomas de corpo carotídeo ou vagal, com alto risco de sequelas cirúrgicas. Estudos mostram um bom controle local com redução dos riscos de complicações provenientes do tratamento cirúrgico nestes casos.[1,18,19]

TRATAMENTO CIRÚRGICO

A excisão cirúrgica completa é a base do tratamento dos tumores do espaço parafaríngeo. A escolha da abordagem cirúrgica é ditada pelo tamanho do tumor, sua localização, sua relação com os grandes vasos e a suspeita de malignidade. Essas abordagens incluem:

- Abordagem transoral: tumores benignos e/ou malignos, pequenos, localizados no espaço pré-estiloide
- Abordagem transcervical: para tumores benignos e malignos localizados na porção inferior e média do espaço parafaríngeo. Esta abordagem dá uma exposição satisfatória dos grandes vasos e nervos (Figuras 248.3 a 248.5, Vídeo 248.1)
- Abordagem transcervical-transparotídea: para tumores que envolvem o lobo profundo da parótida, envolvimento do nervo facial e tumores localizados na porção superior do espaço parafaríngeo (Figuras 248.6 a 248.10)
- Abordagem transcervical-transmandibular: tumores malignos envolvendo carótida interna e regiões adjacentes à base do crânio
- Abordagem da fossa infratemporal: tumores que envolvem a fossa infratemporal ou com envolvimento de base de crânio e forame jugular.

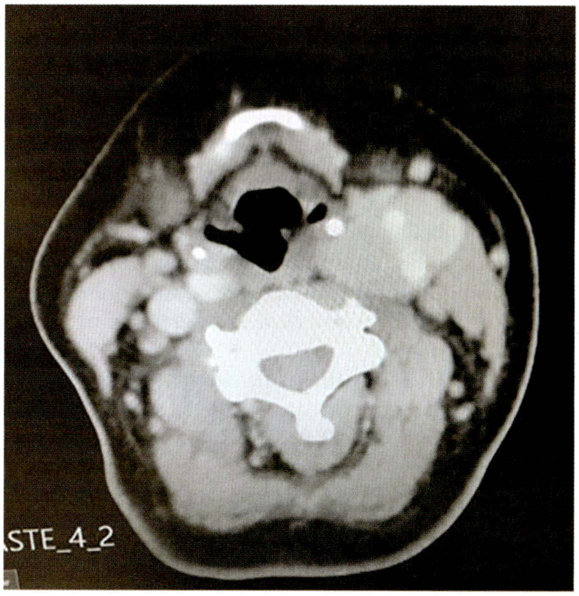

Figura 248.3 Tomografia computadorizada de pescoço com contraste evidenciando *glomus* carotídeo à esquerda, Shamblin III.

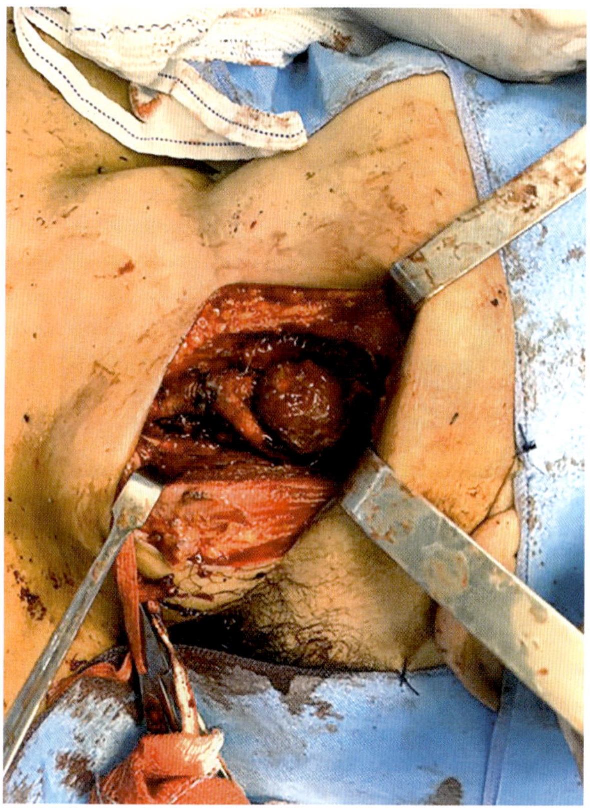

Figura 248.4 Acesso transcervical para ressecção de *glomus* carotídeo esquerdo. Bulbo carotídeo liberado parcialmente.

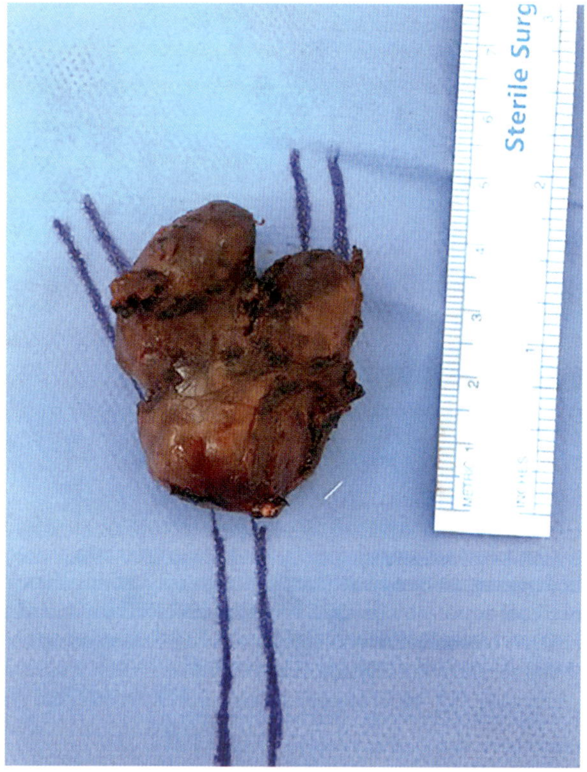

Figura 248.5 Peça cirúrgica. *Glomus* carotídeo.

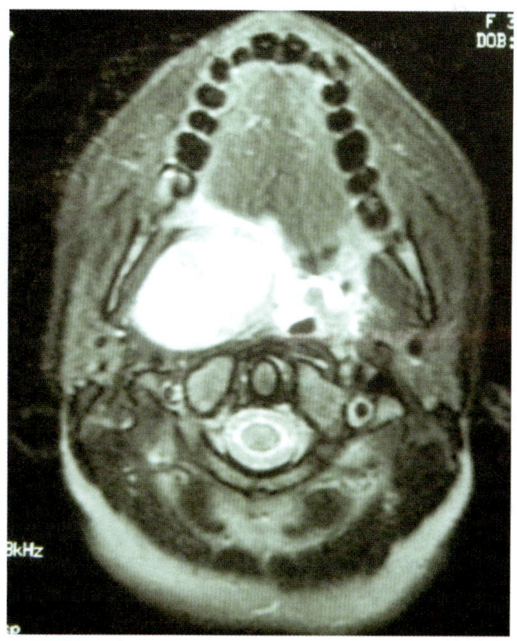

Figura 248.6 Ressonância nuclear magnética evidenciando adenoma pleomórfico de polo profundo de parótida invadindo espaço parafaríngeo.

Todas estas abordagens podem ser usadas separadamente ou em combinação no intuito de oferecer sempre a melhor exposição para ressecção dos tumores com segurança e boa margem oncológica. A estética e funcionalidade também devem ser levadas em consideração na escolha da abordagem. Durante a ressecção, deve-se ter cuidado para manter a cápsula e/ou pseudo-cápsula tumoral íntegra para evitar extravasamento tumoral.[1]

Em relação à cirurgia robótica transoral (TORS), alguns estudos sugeriram que a cirurgia é viável para a ressecção de tumores parafaríngeos adequadamente selecionados.[20] Ela pode ser empregada em casos selecionados de tumores benignos, como tumores de glândulas salivares menores ou de parótida sem relação anatômica com o lobo profundo lateral ao ramo ascendente da mandíbula, além de schwannomas vagais de pequenas dimensões. As características favoráveis para a indicação da TORS incluem doenças benignas, ausência de extensão pós-estiloide e proximidade dos músculos constritores e da mucosa oral.[21] Alguns autores sugeriram que a combinação da abordagem transoral com a abordagem

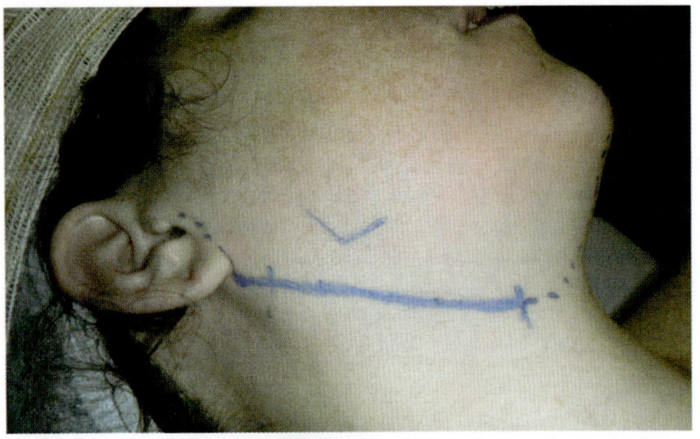

Figura 248.7 Adenoma pleomórfico de polo profundo de parótida invadindo espaço parafaríngeo (incisão cirúrgica).

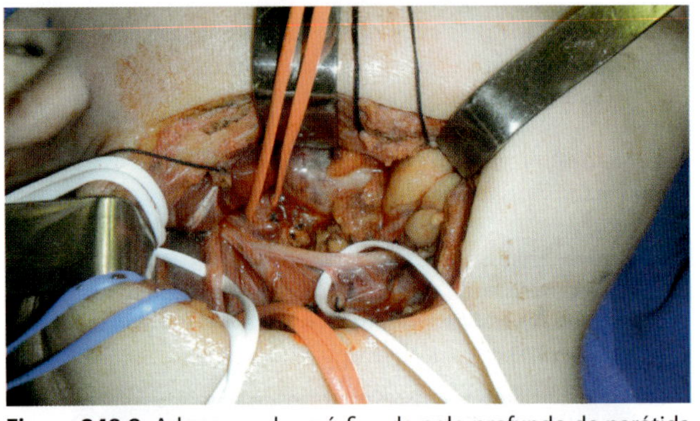

Figura 248.8 Adenoma pleomórfico de polo profundo de parótida invadindo espaço parafaríngeo (abordagem cervical), reparo de estruturas vasculares e nervosas.

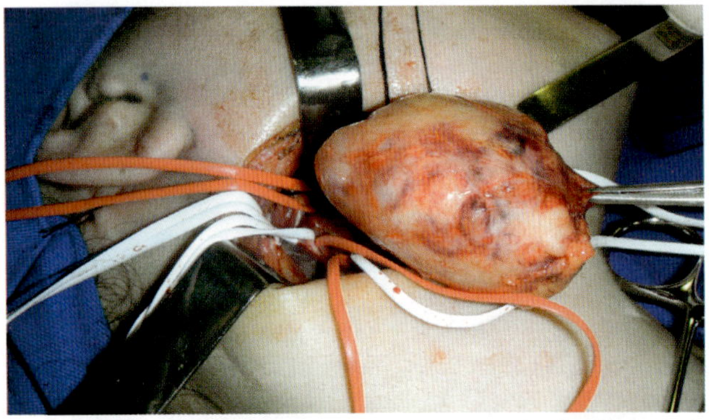

Figura 248.9 Adenoma pleomórfico de polo profundo de parótida invadindo espaço parafaríngeo (abordagem cervical), exérese de lesão.

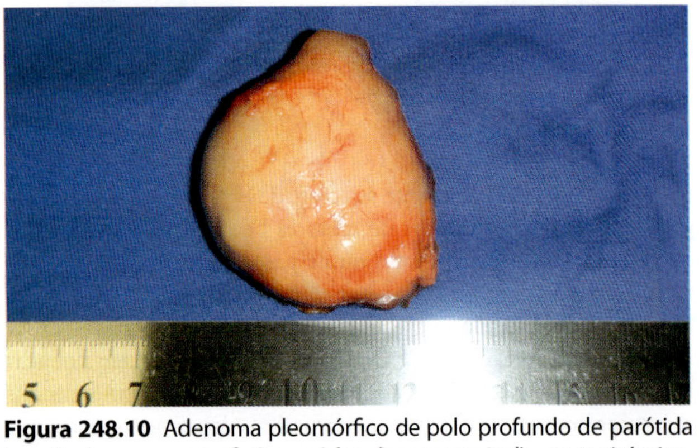

Figura 248.10 Adenoma pleomórfico de polo profundo de parótida invadindo espaço parafaríngeo (abordagem cervical) – peça cirúrgica.

transcervical, bem como a incorporação de técnicas endoscópicas, podem ser úteis na ressecção de tumores no espaço parafaríngeo lateral e superior.

Os argumentos que favorecem uma abordagem robótica incluem a visualização direta e a melhoria da destreza, em oposição à dissecção digital, muitas vezes às cegas, na técnica convencional, que pode causar hemorragia, abertura de cápsula tumoral com extravasamento tumoral e lesão de algum nervo craniano. A recorrência de um tumor inicialmente abordado por via transoral pode resultar em aumento da morbidade, pois a ressecção provavelmente exigirá ressecção da mucosa faríngea, mandibulotomia e possível reconstrução do retalho livre.

Para tumores mais volumosos de corpo carotídeo, principalmente os classificados como Shamblin II e III, convém programar a realização de embolização 48 horas antes da operação, para reduzir o sangramento e facilitar a ressecção (Figuras 248.11 e 248.12).[22]

A radioterapia será indicada na adjuvância para aqueles tumores malignos com histologia agressiva, T3 e T4 e/ou margens inadequadas. A associação com quimioterapia será feita de acordo com os protocolos oncológicos de cada tumor.[23,24]

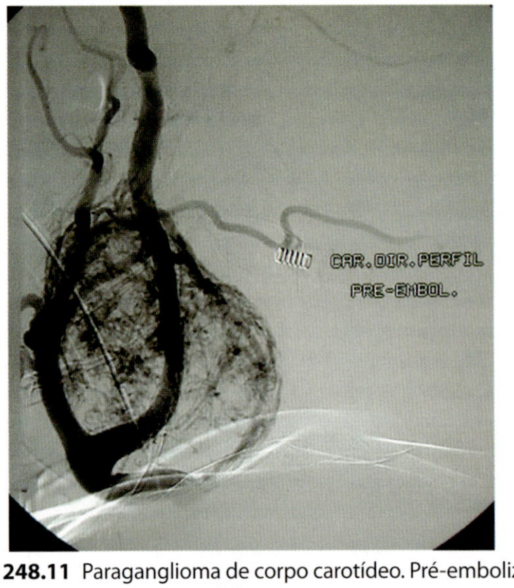

Figura 248.11 Paraganglioma de corpo carotídeo. Pré-embolização.

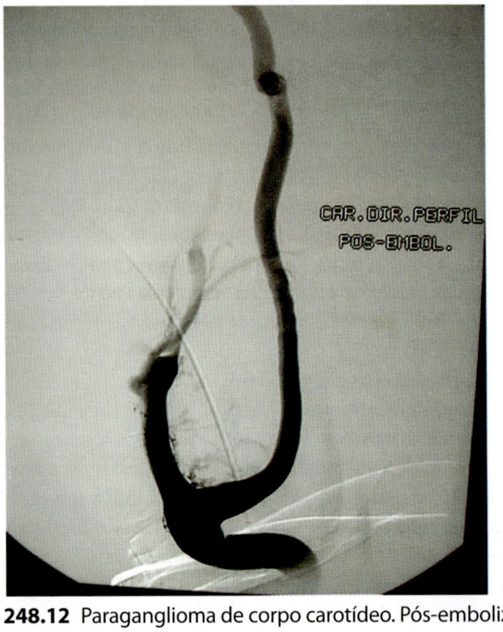

Figura 248.12 Paraganglioma de corpo carotídeo. Pós-embolização.

FATORES PROGNÓSTICOS

A taxa de recorrência de neoplasias benignas do espaço parafaríngeo após ressecção cirúrgica varia de 0 a 9%. Os paragangliomas recorrem em aproximadamente 5% dos casos e, como 10% são multicêntricos, o risco de desenvolver tumores múltiplos existe, principalmente em doentes jovens, com outros casos na família e com alterações genéticas, como será mencionado mais adiante. Os pacientes com paragangliomas que estão sendo tratados de forma conservadora devem ser alertados sobre o risco de degeneração maligna, que é de aproximadamente 10% e geralmente está associado ao crescimento rápido. Assim, pacientes com paragangliomas necessitam de acompanhamento durante toda a vida. Os adenomas pleomórficos têm uma taxa de recorrência inferior a 4%.[24]

Os tumores malignos do espaço parafaríngeo apresentam uma taxa de recorrência muito maior (25 a 77%), dependendo da histologia, extensão da ressecção e duração do acompanhamento. A radioterapia pós-operatória para doenças malignas do espaço parafaríngeo pode ser recomendada para prevenir a recorrência; no entanto, devido à relativa escassez destas lesões, não existem grandes séries disponíveis para demonstrar um benefício de sobrevivência.[24,25]

ASPECTOS GENÉTICOS

Mutações genéticas responsáveis pela forma hereditária de PGL foram identificadas em genes que codificam a subunidade D (*SDHD*) da succinato desidrogenase, B (*SDHB*) e C (*SDHC*), que mapeiam os cromossomos 11. A síndrome hereditária de PGL foi classificada geneticamente em quatro entidades: PGL1, PGL2, PGL3 e PGL4. Mutações germinativas em *SDHD*, *SDHB* e *SDHC* foram identificadas em PGL1, PGL4 e PGL3, respectivamente. Mais recentemente, o PGL2 foi associado a uma mutação no *SDHAF2*. Indivíduos com síndrome hereditária de PGL apresentam aparecimento precoce de tumores e maior frequência de tumores bilaterais e/ou múltiplos do que aqueles com doença esporádica.[26,27]

De todos os paragangliomas e feocromocitomas extra-adrenais, 25% ocorrem no contexto de uma síndrome hereditária como neoplasia endócrina múltipla tipo 2A e 2B (MEN2A e MEN2B), doença de Von Hippel-Lindau, neurofibromatose tipo 1, subunidade gene *SDHD*, *SDHAF2*, *SDHC*, *SDHB* e *SDHA*.[10,11]

REFERÊNCIAS BIBLIOGRÁFICAS

1. López F, Suárez C, Vander Poorten V, Mäkitie A, Nixon IJ, Strojan P et al. Contemporary management of primary parapharyngeal space tumors. Head Neck [Internet]. 2019 Feb [Acesso em: 2024 Jul];41(2):522-35.
2. Riffat F, Dwivedi RC, Palme C, Fish B, Jani P. A systematic review of 1143 parapharyngeal space tumors reported over 20 years. Oral Oncol [Internet]. 2014 [Acesso em: 2024 Jul];50:421-30.
3. Shah JP, Patel SG, Singh B, Wong R. Jatin Shah's head and neck surgery and oncology. 5th ed. Edinburgh: Elsevier; 2019. p. 572
4. Williams MD. Paragangliomas of the head and neck: An overview from diagnosis to genetics. Head Neck Pathol [Internet]. 2017 [Acesso em: 2024 Jul];11(3):278-87.
5. Brownlee RE, Shockley WW. Thyroid paraganglioma. Ann Otol Rhinol Laryngol [Internet]. 1992 Apr [Acesso em: 2024 Jul];101(4):293-9.
6. Neumann HP, Young WF Jr, Eng C. Pheochromocytoma and paraganglioma. N Engl J Med [Internet]. 2019 Aug 8 [Acesso em: 2024 Jul];381(6):552-65.
7. Harrison LB, Sessions RB, Hong WK. Head and neck cancer: A multidisciplinary approach. Philadelphia: Lipppincott Williams & Wilkins, 2009.
8. Shamblin WR, ReMine WH, Sheps SG, Harrison EG Jr. Carotid body tumor (chemodectoma). Clinicopathologic analysis of ninety cases. Am J Surg [Internet]. 1971 Dec [Acesso em: 2024 Jul];122(6):732-9.
9. Zanoletti E, Mazzoni A. Vagal paraganglioma. Skull Base [Internet]. 2006 Aug [Acesso em: 2024 Jul];16(3):161-7.
10. Neumann HP, Bausch B, McWhinney SR, Bender BU, Gimm O, Franke G et al. Germ-line mutations in nonsyndromic pheochromocytoma. N Engl J Med [Internet]. 2002 May 9 [Acesso em: 2024 Jul];346(19):1459-66.
11. Jiménez C, Cote G, Arnold A, Gagel RF. Review: Should patients with apparently sporadic pheochromocytomas or paragangliomas be screened for hereditary syndromes? J Clin Endocrinol Metab [Internet]. 2006 Aug [Acesso em: 2024 Jul];91(8):2851-8.
12. Rodríguez-Cuevas S, López-Garza J, Labastida-Almendaro S. Carotid body tumors in inhabitants of altitudes higher than 2000 meters above sea level. Head Neck [Internet]. 1998 Aug [Acesso em: 2024 Jul];20(5):374-8.
13. Souza RP, Rapoport A. O valor da tomografia computadorizada e da ressonância magnética na avaliação do espaço parafaríngeo. Parte II: Tumores e pseudotumores. Rev Imagem [Internet]. 1994 [Acesso em: 2024 Jul];16:7-24.
14. Hamza A, Fagan JJ, Weissman JL, Myers EN. Neurilemomas of the parapharyngeal space. Arch Otolaryngol Head Neck Surg [Internet]. 1997 Jun [Acesso em: 2024 Jul];123(6):622-6.
15. Gimm O, DeMicco C, Perren A, Giammarile F, Walz MK, Brunaud L. Malignant pheochromocytomas and paragangliomas: A diagnostic challenge. Langenbecks Arch Surg [Internet]. 2012 [Acesso em: 2024 Jul];397(2):155-77.
16. Kimura N, Shiga K, Kaneko K, Sugisawa C, Katabami T, Naruse M. The diagnostic dilemma of GATA3 immunohistochemistry in pheochromocytoma and paraganglioma. Endocr Pathol [Internet]. 2020 [Acesso em: 2024 Jul];31(2):95-100.
17. Kimura N, Shiga K, Kaneko KI, Oki Y, Sugisawa C, Saito J et al. Immunohistochemical expression of choline acetyltransferase and catecholamine-synthesizing enzymes in head-and-neck and thoracoabdominal paragangliomas and pheochromocytomas. Endocr Pathol [Internet]. 2021 [Acesso em: 2024 Jul];32(4):442-51.
18. Suarez C, Fernandez-Alvarez V, Neumann HP, Boedeker CC, Offergeld C, Rinaldo A et al. Modern trends in the management of head and neck paragangliomas. Eur Arch Otorhinolaryngol [Internet]. 2015 Dec [Acesso em: 2024 Jul];272(12):3595-9.
19. Mendenhall WM, Strojan P, Beitler JJ, Langendijk JA, Suarez C, Lee AW et al. Radiotherapy for parapharyngeal space tumors. Am J Otolaryngol [Internet]. 2019 Mar-Apr [Acesso em: 2024 Jul];40(2):289-91.
20. Chan JY, Tsang RK, Eisele DW, Richmon JD. Transoral robotic surgery of the parapharyngeal space: a case series and systematic review. Head Neck [Internet]. 2015 Feb [Acesso em: 2024 Jul];37(2):293-8.
21. O'Malley BW Jr, Quon H, Leonhardt FD, Chalian AA, Weinstein GS. Transoral robotic surgery for parapharyngeal space tumors. ORL J Otorhinolaryngol Relat Spec [Internet]. 2010 [Acesso em: 2024 Jul];72(6):332-6.
22. Napoli G, Tritto R, Moscarelli M, Forleo C, La Marca MG, Yang L et al. Role of pre-operative embolization in carotid body tumor surgery according to Shamblin classification: A systematic review and meta-analysis. Head Neck [Internet]. 2023 May [Acesso em: 2024 Jul];45(5):1141-8.
23. Gilbo P, Morris CG, Amdur RJ, Werning JW, Dziegielewski PT, Kirwan J et al. Radiotherapy for benign head and neck paragangliomas: A 45-year experience. Cancer [Internet]. 2014 [Acesso em: 2024 Jul];120(23):3738-43.
24. Hughes KV 3rd, Olsen KD, McCaffrey TV. Parapharyngeal space neoplasms. Head Neck [Internet]. 1995 Mar-Apr [Acesso em: 2024 Jul];17(2):124-30.
25. Pensak ML, Gluckman JL, Shumrick KA. Parapharyngeal space tumors: An algorithm for evaluation and management. Laryngoscope [Internet]. 1994 Sep [Acesso em: 2024 Jul];104(9):1170-3.
26. Baysal BE, Farr JE, Rubinstein WS, Galus RA, Johnson KA, Aston CE et al. Fine mapping of an imprinted gene for familial nonchromaffin paragangliomas, on chromosome 11q23. Am J Hum Genet [Internet]. 1997 Jan [Acesso em: 2024 Jul];60(1):121-32.
27. Hao HX, Khalimonchuk O, Schraders M, Dephoure N, Bayley JP, Kunst H et al. SDH5, a gene required for flavination of succinate dehydrogenase, is mutated in paraganglioma. Science [Internet]. 2009 [Acesso em: 2024 Jul];325:1139-42.

CAPÍTULO 249

Tumores Benignos de Glândulas Salivares

Mauro Becker Martins Vieira

INTRODUÇÃO

Existem três pares de glândulas salivares maiores: parótida, submandibular e sublingual. As glândulas salivares menores estão localizadas na submucosa do trato aerodigestivo superior, incluindo cavidade oral, palato, seios paranasais, faringe, laringe, traqueia e brônquios. A concentração é maior nas mucosas jugal, labial palatal e lingual.[1] Portanto, a localização potencial de um tumor salivar está distribuída por toda essa região, e a maioria dos tumores ocorre nas glândulas salivares maiores, principalmente na parótida.

Em contraste com outras glândulas salivares, na parótida ocorre o encapsulamento após o desenvolvimento do sistema linfático, e por isso há linfonodos presentes no seu interior. Nessa glândula, a maioria das neoplasias, mais de 80%, é benigna. Já na glândula submandibular, a possibilidade de benignidade está em torno de 50%. Na glândula sublingual, a chance de malignidade atinge até 80%.[1] Nos tumores das glândulas salivares menores também existe maior possibilidade de serem malignos.

EPIDEMIOLOGIA

A neoplasia salivar benigna mais comum é o adenoma pleomórfico, também conhecido como tumor misto ou adenoma complexo. É de origem epitelial pura, caracterizado pela população dupla de células neoplásicas ductais e mioepiteliais, em que o teórico componente mesenquimal é na verdade resultado do processo de metaplasia das células neoplásicas mioepiteliais. Representa 85% de todas as neoplasias salivares, 60% dos tumores benignos da parótida e 3% de todos os tumores da cabeca e pescoço.[2] Tem predileção para o sexo feminino e ocorre, em geral, entre a quarta e a quinta décadas de vida. A maioria é encontrada no lobo superficial da parótida (90% das lesões) com o envolvimento do lobo profundo ocorrendo em menos de 10% dos casos. Apesar de benigno, tem uma tendência a recidivas, principalmente se não for retirado com margens adequadas. Mesmo com margens adequadas, taxas de recidivas de até 6,8% têm sido relatadas.[3] Fator associado ao maior risco de recidiva é a ruptura capsular com contaminação do leito cirúrgico com células tumorais. Outros fatores que podem influenciar na taxa de recidiva são o tamanho do tumor, subtipo histopatológico e presença de nódulos satélites. A recorrência aumenta a possibilidade de novas recorrências e de transformação maligna. A possibilidade de transformação maligna é uma característica desses tumores e acredita-se que entre 5 e 15%[4] sofrerão essa transformação em um período de 10 a 20 anos.

Outro tumor benigno com incidência significativa principalmente na parótida é o tumor de Warthin, também conhecido como cistoadenoma linfomatoso papilar ou cistoadenolinfoma. É bem capsulado, e normalmente ocorre no polo caudal da parótida, correspondendo a 36% dos tumores benignos dessa glândula. Perde em incidência apenas para o adenoma pleomórfico, que corresponde a 55% dos tumores benignos da parótida.[5] Existem poucos relatos de ocorrência fora da parótida. Consiste em um componente de células epiteliais oncocíticas arranjadas em dupla camada desenvolvendo em cistos e projeções papilares, associado a uma quantidade variável de tecido linfoide. É o tumor salivar com maior possibilidade de aparecimento de tumores sincrônicos, e pode ocorrer bilateralmente em 10% dos casos.[6] Multifocalidade e bilateralidade têm sido associadas a fumantes pesados. Transformação maligna é extremamente rara.[4]

Adenoma de células basais representam até 5% de todos os tumores salivares, com 80% ocorrendo na parótida e 5% na glândula submandibular. O lábio superior é o principal sítio de origem nas glândulas salivares menores. Acomete pacientes idosos com pico na sétima década de vida, e consiste de células basaloides e ocasionalmente com células epiteliais ductais internas, que podem tem quatro arranjos diferentes: sólido, trabecular, tubular e membranoso. O tipo membranoso tem taxa de recorrência de até 25%, enquanto os outros tipos são não recorrentes. Independentemente do tipo, pode ocorrer transformação maligna em até 4% dos casos, e em geral como adenocarcinoma de células basais ou carcinoma adenoide cístico.[7]

Mioepiteliomas são tumores bem delimitados, e a maioria é originária da parótida, seguida de células salivares do palato. Pode ser composto apenas de células mioepiteliais ou com um número pequeno de estruturas ductais. Tem menor tendência à recidiva, se comparado ao adenoma pleomórfico, e a transformação maligna é extremamente rara.

Oncocitoma representa aproximadamente 2% dos tumores de glândulas salivares, ocorrem em pacientes idosos, a maioria na parótida, embora também possa ocorrer na glândula submandibular e glândulas salivares menores. A punção aspirativa pode ser sugestiva de tumor de Warthin e o estudo histopatológico apresenta dificuldade diagnóstica com carcinoma de células acionares e metástase de carcinoma de células renais. Estudo imuno-histoquímico auxilia no diagnóstico diferencial.[4] Normalmente, não recorre, mas pode ser multifocal e um segundo tumor pode ser confundido com recorrência. Não existe comprovação de transformação maligna.

Outros tumores benignos epiteliais salivares menos comuns são o papiloma intraductal, papiloma invertido, linfoadenoma, adenoma sebáceo, cistoadenoma, sialoadenoma papilífero e adenoma canalicular. Não tem tendência a malignização. Recorrência ocorre ocasionalmente em sialoadenoma papilífero e adenoma canalicular. Papiloma intraductal, papiloma invertido, linfoadenoma, adenoma sebáceo e cistoadenoma recorrem muito raramente.

Cistos branquiais do primeiro arco podem se manifestar como nódulo da região parotídia e tipicamente ocorrem em mulheres de meia idade com história de infecção recorrente de parótida que não responde a antibiótico. Ocasionalmente um orifício fistuloso pode ser identificado no ângulo da mandíbula. O tratamento cirúrgico requer identificação e preservação do nervo facial e seus ramos para permitir remoção adequada de todo o trajeto da má formação congênita (Vídeo 249.1).

Hemangiomas manifestam-se como aumento unilateral de parótida logo após o nascimento associado a coloração azulada da pele. Essas lesões são a causa mais comum de massas salivares em crianças[8] e têm predisposição para o sexo feminino. Cerca de 90% representam hemangiomas capilares congênitos, com tendência à regressão até a adolescência. Hemangiomas cavernosos são raros, manifestam-se em crianças mais velhas e não regridem (Figura 249.1). Na tomografia computadorizada (Figura 249.2) ou na ressonância magnética visualiza-se massa com intensa captação de contraste, com vasculatura proeminente e fluxo aumentado.

Linfangiomas são malformações congênitas do sistema linfático com pico de incidência aos 2 anos (Figura 249.3 e 249.4). Podem ocorrer infecção e hemorragia, e regressão espontânea é rara. Exame de imagem revela áreas císticas com septações finas. Devido ao seu caracter benigno, sem potencial para malignização, à tendência de regressão de algumas lesões, às dificuldades técnicas da cirurgia, com risco aumentado de complicações e eventual apresentação difusa com limites imprecisos, inviabilizando a ressecção completa, a indicação de cirurgia nas lesões vasculares deve ser baseada em avaliação criteriosa da relação risco-benefício.

Outros tumores de tecidos presentes na região podem ocorrer, como lipomas (Figura 249.5) e neurofibromas. Neurinoma do nervo facial, apesar de extremamente raro, apresenta um dilema terapêutico entre a remoção completa da lesão com reconstrução do nervo ou apenas a biopsia com preservação da integridade do nervo. Em muitos casos, a identificação do tumor como originário do

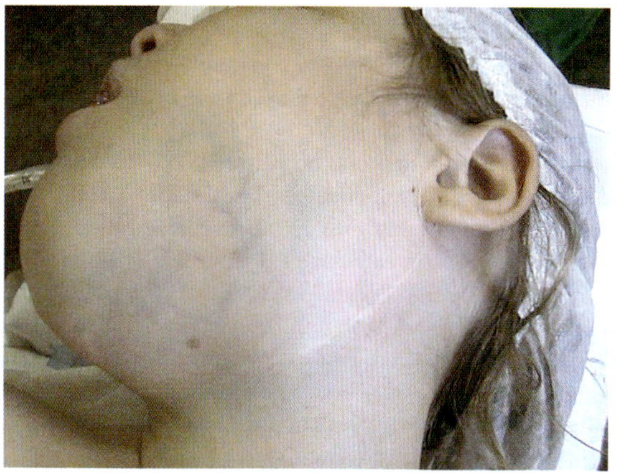

Figura 249.3 Linfangioma acometendo parótida esquerda.

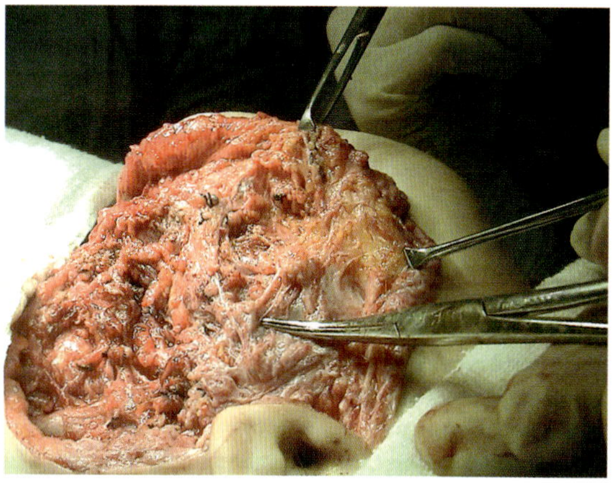

Figura 249.4 Parotidectomia com preservação do nervo facial para tratamento cirúrgico de linfangioma.

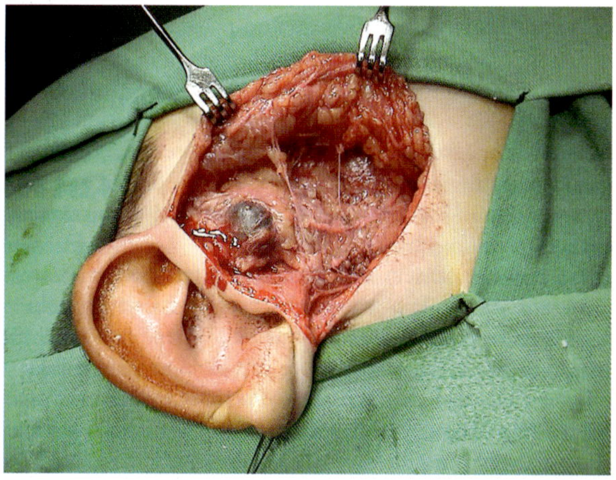

Figura 249.1 Hemangioma de parótida direita.

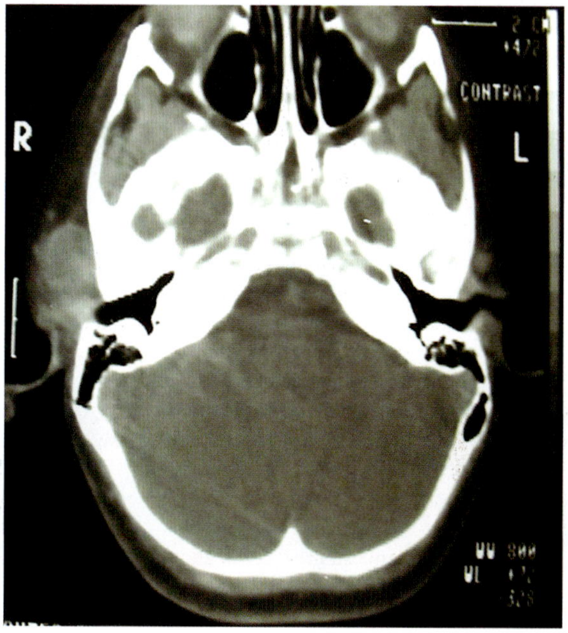

Figura 249.2 Tomografia computadorizada para avaliação de hemangioma de parótida.

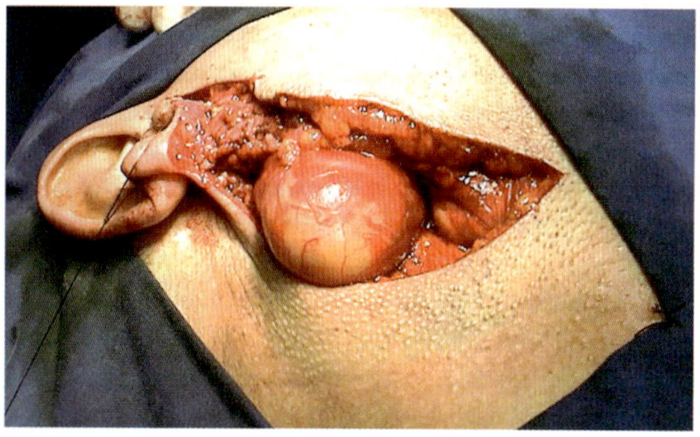

Figura 249.5 Lipoma de parótida.

nervo só é identificado durante o ato cirúrgico, tornando a situação mais complicada. Uma discussão prévia com o paciente facilita a decisão sobre essa possibilidade, embora remota.

APRESENTAÇÃO CLÍNICA

Os tumores benignos de glândulas salivares apresentam-se como nódulos assintomáticos de crescimento lento e progressivo durante um período relativamente longo. Normalmente, não se associam a dor, alteração de sensibilidade, alteração motora, hiperemia ou calor local.

Ocasionalmente, o paciente pode relatar um início súbito. Muitos desses casos estão associados a perda ponderal recente ou remoção de barba, revelando uma lesão já presente há algum tempo e que estava camuflada. O tumor também pode causar estase salivar, propiciando o aparecimento de sialoadenite secundária.

Nesses casos, podem ocorrer sinais flogísticos. É importante, em caso de uma sialoadenite, avaliar a glândula após a resolução do processo inflamatório para a identificação de fatores causais, como litíase e mesmo tumores.

Em tumores do polo profundo da parótida ou do espaço parafaríngeo, os únicos sinais podem ser apagamento do sulco mandibulomastóideo ou um falso aumento difuso da parótida. Na verdade, a glândula não está aumentada e, sim, deslocada lateralmente pela presença do tumor. Pode ocorrer abaulamento na parede lateral da orofaringe, evidenciado pela oroscopia (Figura 249.6).

Cada vez mais ocorrem casos de pequenos nódulos diagnosticados por ultrassonografia cervical, realizada por outra indicação. Isso se deve ao fato da melhora acentuada da definição da ultrassonografia associada a realização cada vez mais frequente, se não rotineira, desse exame. Muitos desses nódulos são de pequenas dimensões, não sendo palpáveis mesmo no exame dirigido. Essa nova realidade cria um dilema: a oportunidade de um diagnóstico precoce proporcionar um tratamento menos agressivo e mais eficaz, com o risco de iniciar o tratamento de lesões que não precisam ser tratadas, expondo o paciente a potenciais complicações de cirurgia. Essa situação já é comum em outras regiões do corpo, como a tireoide, tórax e abdômen, os famosos incidentalomas.

EXAME FÍSICO

O paciente deve ser examinado no seu todo, mas alguns aspectos do exame físico merecem destaque. Na ectoscopia, avalia-se a presença de paralisia facial ou assimetrias. Na palpação do tumor, é importante caraterizar a localização, dimensões, consistência, profundidade, presença de fixação à pele ou aos planos profundos e a profundidade. Na glândula submandibular, a palpação é bimanual, com uma mão dentro da boca palpando o assoalho e a outra na parte externa da região submandibular. A parede lateral da orofaringe também deve ser palpada para identificar possíveis extensões para o espaço parafaríngeo. Os orifícios de drenagem das glândulas devem ser visualizados durante a ordenha manual das mesmas para identificar possíveis alterações da secreção salivar. O pescoço deve ser palpado em sua totalidade para identificação de possíveis adenomegalias. A região do couro cabeludo, a face, o pavilhão auricular e o conduto auditivo externo devem ser examinados para a pesquisa de possíveis tumores que têm a parótida como seu sítio de drenagem linfática, e, portanto, local de ocorrência de metástases regionais.

DIAGNÓSTICO DIFERENCIAL

O principal diagnóstico diferencial são as neoplasias malignas. A dificuldade aumenta porque a maioria desses tumores tem apresentação clínica, exame físico e achados dos exames por imagem semelhantes aos das neoplasia benignas.[1] Apesar de paralisia facial, linfoadenopatia cervical, ulceração de pele, fixação a planos profundos e alguns achados dos exames de imagem serem altamente sugestivos de malignidade, eles são incomuns. A punção aspirativa guiada por ultrassonografia é o exame pré-operatório com maior utilidade para o diagnostico diferencial. Entretanto, o resultado nem sempre é conclusivo, e por isso é necessário o exame da peça cirúrgica para diagnóstico definitivo. Mesmo o estudo histopatológico necessita, eventualmente, ser complementado com imuno-histoquímico.

Processos inflamatórios também podem criar dificuldade diagnósticas. Sialoadenites localizadas podem ser confundidas com tumores, assim como cistos de retenção e sialoectasias. Linfoadenomegalias inflamatórias são outro fator de dificuldade. Existem linfonodos intraparotídeos e as glândulas submandibulares têm vários linfonodos no seu entorno. Aumento prolongado desses linfonodos pode confundi-los com tumores. A ultrasssonografia e a punção guiada são úteis no diagnóstico diferencial em doenças inflamatórias. Eventualmente, exames para pesquisar doenças que cursam com linfoadenopatia cervical prolongada podem ser solicitados. As mais comuns são a mononucleose, toxoplasmose, citomegalovírus, rubéola e toxoplasmose.

Outra patologia que pode ser confundida com tumores salivares são as lesões ósseas do ramo da mandíbula (Figura 249.7). Tumores e cistos odontogênicos, além de processos inflamatórios crônicos do côndilo mandibular, podem se apresentar como nódulo na região parotídea. Nesses casos, o nódulo é duro e fixo aos planos profundos. Raio X de mandíbula (Figura 249.8) ou tomografia esclarecem definitivamente o diagnóstico.

Situações que causem aumento de glândulas salivares também podem ser confundidas com tumores benignos. Como exemplo temos a doença de Mikulicz, síndrome de Sjögren, lúpus, diabetes e sarcoidose. Nesses casos, acontece um acometimento difuso da glândula, e várias glândulas estão acometidas. O ultrassom auxilia no diagnóstico diferencial.

A hipertrofia do músculo masseter também pode ser confundida com um tumor parotídeo, principalmente se for assimétrica. No exame físico, a lesão aumenta e diminui com a contratura do músculo, que pode ser melhor detectado pela palpação bimanual, com uma mão no interior da cavidade oral. Caso persistir a dúvida ou para tranquilizar o paciente, um ultrassom pode ser solicitado.

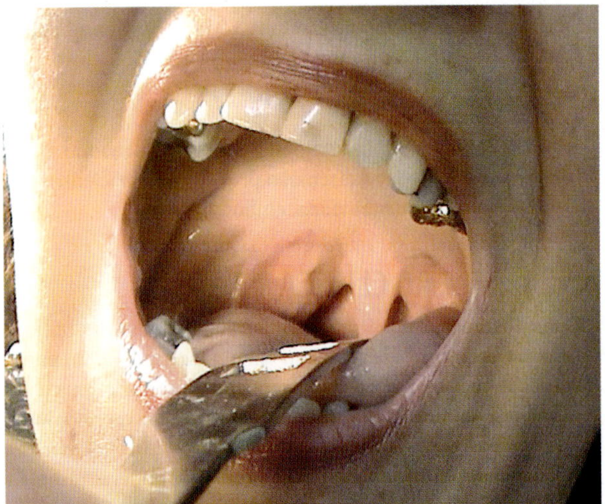

Figura 249.6 Abaulamento de orofaringe à direita, devido a tumor de polo profundo de parótida.

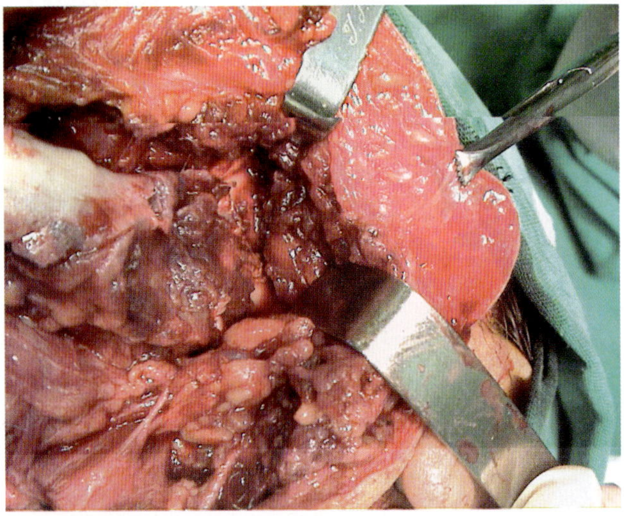

Figura 249.7 Ameloblastoma de ângulo de mandíbula que pode ser confundido com tumor de parótida.

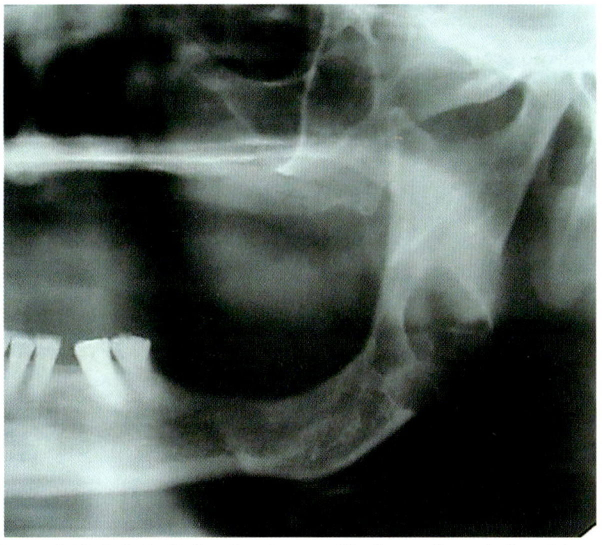

Figura 249.8 Raio X simples de mandíbula no diagnóstico diferencial do ameloblastoma com tumor de parótida.

PROPEDÊUTICA

Os exames mais frequentemente solicitados são o ultrassom de glândulas salivares e a biopsia por punção aspirativa com agulha fina. Outros exames podem ser solicitados dependendo do caso, como a tomografia computadorizada e a ressonância magnética.

Ultrassom

Com a melhora da definição principalmente para partes moles superficiais, ampla disponibilidade e custo relativamente baixo, o exame é feito na maioria das avaliações de nódulos salivares. O fato de ser confortável, não claustrofóbico, além de não expor o paciente à irradiação, permite ser utilizado quantas vezes forem necessárias. As limitações são o fato de ser examinador dependente e a dificuldade de avaliar lesões profundas, principalmente localizadas atrás de estruturas ósseas.[9] As principais informações obtidas são: diferenciação de tumores com processos inflamatórios; caracterização dos nódulos como sólidos, císticos ou mistos, forma, dimensões, localização, proximidade de estruturas importantes; e pesquisa de possíveis linfoadenomegalias associadas. Outras aplicações são para guiar punções, realizar seguimento de lesões que não foram operadas e seguimento em pacientes operados para identificação de recidivas no leito cirúrgico.

Punção aspirativa por agulha fina

É baseado no princípio que células neoplásicas têm menos adesividade. Portanto, o uso da agulha fina faz uma biopsia seletiva das células, melhorando a eficácia do procedimento. Entretanto, o material obtido não mostra a arquitetura histológica que pode ser importante para o diagnóstico diferencial entre os diferentes tipos histológicos.

Normalmente, é guiada por ultrassom, que permite a punção mais precisa em nódulos pequenos e em nódulos mal definidos. Em nódulos mistos, o uso do ultrassom permite a punção adequada de componente sólido.

Em alguns casos, a punção pode ser realizada sem ultrassom com resultados comparáveis, principalmente em nódulos maiores de 2 cm, sólidos e bem definidos. Essa conduta pode agilizar o procedimento e reduzir custos.

Existem controvérsias quanto à realização de punção em todos os tumores salivares, e os os argumentos contra são: na grande maioria dos casos, não será alterada a indicação e a cirurgia a ser realizada; o resultado é presuntivo e não definitivo, existindo principalmente casos de falsos-negativos; muitas vezes, falta uma definição do tipo histológico específico devido a limitações de um exame citológico; alguns pacientes consideram a punção muito desconfortável; e o procedimento pode atrasar a realização da cirurgia definitiva. Os favoráveis à realização rotineira do procedimento argumentam que, se adequadamente realizada e o material examinado por citopatologista experiente, o número de falsos-negativos e falsos-positivos é pequeno. O procedimento é de baixa complexidade, com baixo índice de complicações e bem tolerado pela maioria dos pacientes. Além disso, os resultados podem ajudar no melhor planejamento do tratamento.[10] Em casos sugestivos de malignidade, tanto o paciente como o cirurgião estariam melhor preparados para eventuais modificações do procedimento, como exploração e remoção de linfonodos, sacrifícios de nervos com possíveis reconstruções e ampliação da ressecção de partes moles. Esses casos também seriam prioritários no agendamento, fator importante na prática, levando-se em conta a fila de espera no sistema público de saúde. Em pacientes com expectativa de vida curta, ou com alto risco para cirurgia, resultados sugestivos de benignidade na punção permitem uma conduta conservadora. O uso rotineiro da punção também permite ganho progressivo de experiência, tanto ao técnico de ultrassom como ao citologista, melhorando a qualidade e confiabilidade dos resultados.

Tomografia computadorizada e ressonância magnética

São indicadas em casos selecionados, principalmente em tumores extensos, profundos e mal definidos. A tomografia avalia melhor a relação do tumor com as estruturas ósseas, em especial a infiltração (Figura 249.9). A ressonância magnética, apesar de menos disponível e com maior custo, apresenta a vantagem de não expor o paciente à radiação ionizante e é melhor para avaliar partes moles (Figura 249.10). Alguns autores consideram o melhor exame para avaliar tumores salivares e o realizam rotineiramente.[1,2]

Recentemente, novas tecnologias de ressonância magnética como a ressonância dinâmica com contraste aprimorado (DCE-MRI),

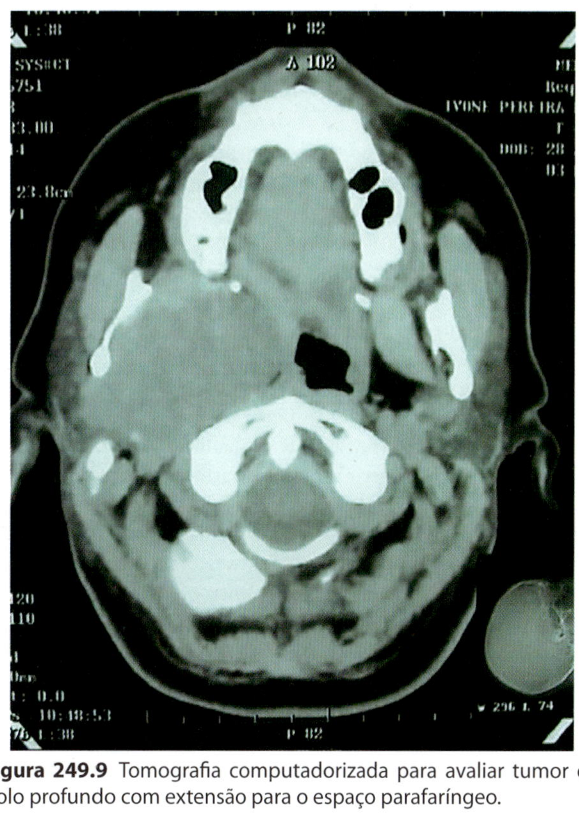

Figura 249.9 Tomografia computadorizada para avaliar tumor de polo profundo com extensão para o espaço parafaríngeo.

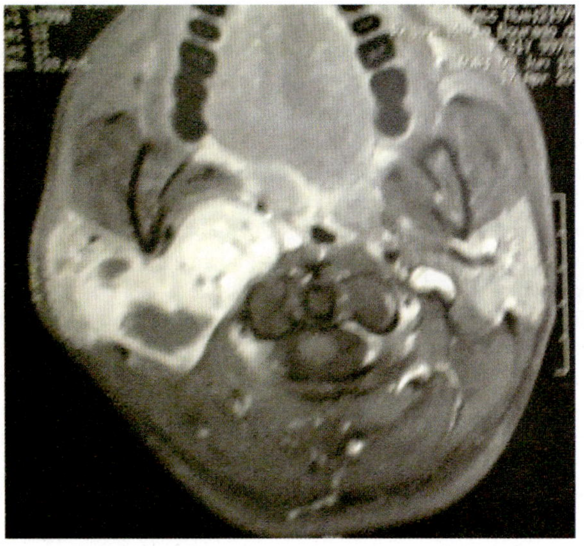

Figura 249.10 Ressonância magnética para avaliar extensão de tumor salivar acometendo espaço parafaríngeo.

ressonância magnética ponderada por difusão (DW-MRI) e espectroscopia de prótons (MRS) têm apresentado resultados promissores na diferenciação em tumores benignos e malignos das glândulas salivares.[1] Outros exames com proposta de melhorar o diagnóstico pré-operatório são o ultrasom com contraste aprimorado (CEUS) e a elastografia.[2]

TRATAMENTO

Os tumores benignos salivares são preferencialmente tratados cirurgicamente devido a várias razões. Primeiro, o diagnóstico definitivo só é possível com o estudo histológico da peça cirúrgica. Segundo, a cirurgia, quando realizada em tumores iniciais por cirurgião especializado, apresenta baixa taxa de complicações. Outra preocupação é que o tumor benigno mais comum, o adenoma pleomórfico, pode sofrer transformação maligna se não for removido. Mesmo se não sofrer transformação maligna, ele apresentará crescimento progressivo ao longo do tempo. Devido à localização facial, torna-se esteticamente desagradável, e por isso tem indicação cirúrgica. Nessa fase, devido ao tamanho do tumor, a cirurgia torna-se tecnicamente mais difícil, além de o paciente apresentar o processo natural de envelhecimento com potencial aumento do risco cirúrgico. A cirurgia postergada terá maior risco de complicações.

Tratamento não cirúrgico

Em algumas situações bem específicas, é possível optar por tratamento não cirúrgico. O caso clássico é o paciente com baixa expectativa de vida e com risco cirúrgico muito elevado, cujo tumor não apresenta características clínicas nem radiológicas de malignidade, e a punção sugere lesão benigna. Principalmente se o nódulo for de parótida e a punção sugerir tumor de Warthin. Já para outras glândulas salivares, a conduta conservadora deve ser adotada com mais reservas devido ao maior risco de malignidade.

Outra situação em que se opta por tratamento não cirúrgico é o manejo dos incidentalomas, principalmente da parótida. Nódulos não palpáveis identificados por ultrasonografia realizada por outros motivos estão cada vez mais mais frequentes. Normalmente, esses nódulos têm menos de 2 cm e muitos menos de 1 cm de diâmetro. Em nódulos com dimensões reduzidas, principalmente menores de 1 cm de diâmetro, a punção aspirativa é tecnicamente difícil. Em alguns casos, o próprio ultrassom já sugere a possibilidade de linfoadenopatia reacional, quando há recomendação de repetir o ultrassom entre 3 e 6 meses para avaliar o comportamento da lesão. Caso ocorra regressão, o comportamento clínico é compatível com linfoadenopatia reacional. Caso o nódulo fique estável, é recomendável o seguimento periódico com ultrassonografia a cada 6 meses. Persistindo a estabilidade, o seguimento ultrassonográfico pode ser estendido para cada 12 meses. Caso haja crescimento, deve ser indicada uma punção aspirativa guiada por ultrassom ou mesmo cirurgia.

Em incidentalomas cujo ultrassom inicial sugere tumor ou o nódulo é maior que 1 cm, uma punção deve ser realizada. Caso a punção seja compatível com neoplasia, recomenda-se cirurgia, e se o resultado for compatível com linfoadenopatia reacional, recomenda-se controle ultrassonográfico. A cirurgia é indicada em caso de crescimento do nódulo.

Tratamento cirúrgico

Como relatado, a cirurgia é realizada na maioria dos casos e o procedimento indicado depende da localização do tumor.

Parotidectomia

Como a maioria dos tumores benignos é encontrada na parótida, a parotidectomia é o procedimento mais realizado. Apesar de tecnicamente ser uma cirurgia superficial, normalmente é feita sob anestesia geral devido à delicadeza e precisão do procedimento, com o paciente totalmente imóvel por tempo prolongado. Há necessidade de identificação e dissecção do nervo facial e seus ramos. Apenas após assegurar a proteção do nervo, faz-se a remoção do tumor com margem adequada de tecido salivar normal, o que pode significar uma parotidectomia parcial ou total, dependendo do tamanho e localização do tumor. A realização de enucleação no nódulo sem margem de segurança implica em um aumento significativo de recidiva, principalmente no caso de adenoma pleomórfico. Antes de 1940, era o procedimento mais realizado para os tumores de parótida com apresentação de taxas de recidivas de 20 a 45%.[2] A incisão de pele mais utilizada para a parotidectomia associa uma incisão pré-auricular com extensão cervical com ligeira curva no sentido inferoanterior (Figura 249.11). A extensão da incisão depende não só do tamanho do tumor, mas também da exposição necessária para a dissecção do nervo facial. Após a incisão, recomenda-se a identificação do nervo auricular magno e seus ramos (Figura 249.12), o qual pode ser localizado na borda anterior do músculo esternocleinomastóideo na altura do polo inferior da parótida (Vídeo 249.2).

A preservação dos ramos superficial e profundo posterior é frequentemente possível, melhorando os resultados em termos de

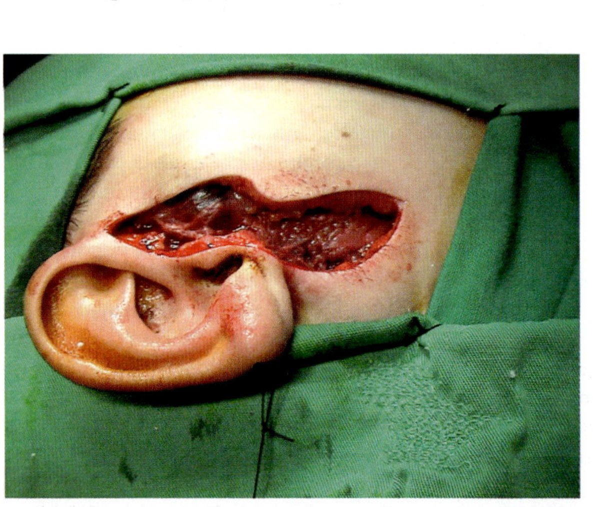

Figura 249.11 Incisão de pele utilizada para a realização de parotidectomia.

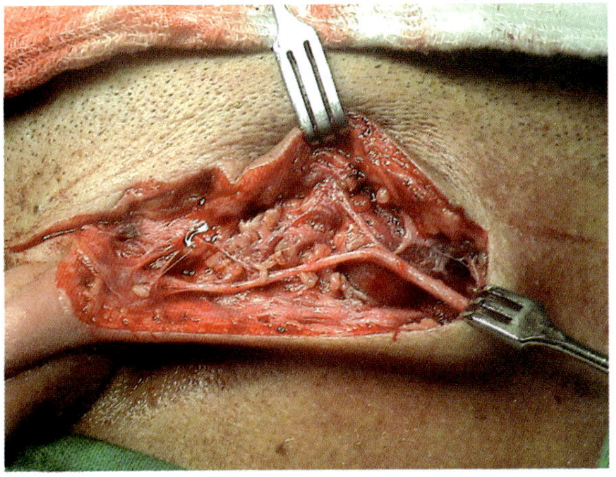

Figura 249.12 Identificação e preservação do nervo auricular magno durante parotidectomia.

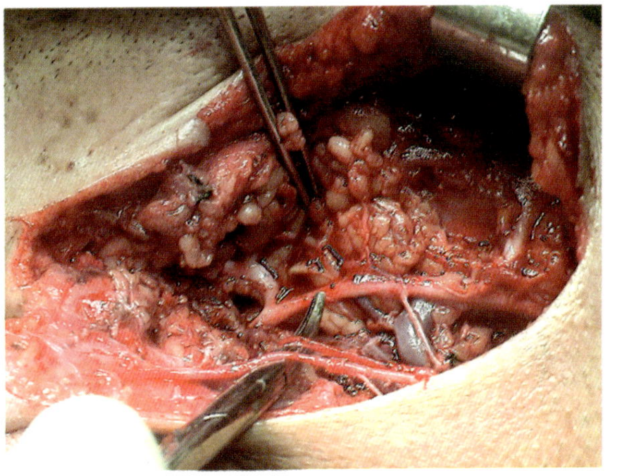

Figura 249.13 Identificação e preservação do nervo facial e seus ramos durante parotidectomia superficial parcial.

alteração de sensibilidade na região da face e do pavilhão auricular.[11] O próximo passo é o descolamento do retalho de pele anterior no plano inferior ao sistema do músculo aponeurótico superficial até a borda anterior da parótida. A identificação no tronco do nervo facial é facilitada pela utilização de pontos de referência. Sabe-se que ele está superior ao ventre posterior do músculo digástrico, anterior ao processo mastóideo, inferior ao *pointer* do trágus, posterior à borda posterior do ramo da mandíbula e superficial em relação ao processo estiloide (Figura 249.13). A dissecção deve alternar a liberação superior da parótida da cartilagem do trágus e a liberação inferior da parótida do músculo esternocleidomastóideo e da mastoide. Após identificar o tronco do nervo facial, é realizada uma dissecção anterior até encontrar a divisão em tronco cervicofacial e temporofacial. A partir desse ponto, é dissecado o tronco oposto à localização do tumor. Se o tumor se encontra no polo inferior da parótida, é dissecado o tronco temporofacial e seus ramos. Caso o tumor seja pré-auricular, é dissecado o tronco cervicofacial. Apesar de advogada por vários cirurgiões, o uso de neuromonitorização em parotidectomias não demonstrou diminuição da incidência de paralisias faciais definitivas, nem a diminuição do tempo cirúrgico.[12] Alguns estudos sugerem um possível melhor resultado em relação às paresias temporárias,[13] mas mesmo esse resultado é questionável. Portanto, seu uso rotineiro não é obrigatório, e a sua utilização na prática tem sido bem útil em situações especiais, como em reoperações e tumores grandes com deslocamento do nervo.[2] Outra estratégia que pode ser utilizada em casos difíceis é a dissecção retrógrada, i.e, do ramo em sentido ao tronco do nervo (Vídeo 249.3).[14] Os ramos do nervo facial mais facilmente identificados são o ramo mandibular e o bucal. O ramo mandibular localiza-se ligeiramente inferior à mandíbula na altura dos vasos faciais e superficialmente a eles. Já o ramo bucal está localizado ligeiramente inferior ao ducto de Stensen. Com a identificação e proteção do nervo facial e seus ramos, procede-se a remoção do tumor associada a uma margem adequada de tecido salivar sadio. Em caso de tumores de localização superficial em relação ao nervo facial, não há mais a recomendação de remoção de todo o lobo superficial da parótida.[15] Não faz sentido a remoção de parte superior do lobo superficial em casos de tumor de polo inferior, já que a margem mais exígua seria em relação à profundidade devido ao nervo facial. Essa margem não será aumentada com a remoção da parte superior do lobo e a conduta agrava a assimetria facial resultante de remoção de tecidos moles.

Em tumores localizados profundamente ao nervo facial, é necessária a remoção, pelo menos parcial, do lobo superficial para facilitar o descolamento do tumor da face profunda do nervo facial e seus ramos (Figura 249.14). O lobo profundo é removido em praticamente sua totalidade junto com o tumor. Portanto, é feita uma parotidectomia total ou quase total (Figura 249.15). Nesses casos, a deficiência de partes moles facial é mais acentuada e espera-se uma maior incidência de paralisia facial temporária devido à maior manipulação e desvascularização do nervo. Um manobra que pode facilitar a remoção dos tumores de lobo profundo, principalmente aqueles com extensão retromandibular, é a secção do ligamento estilomandibular (Figura 249.16).

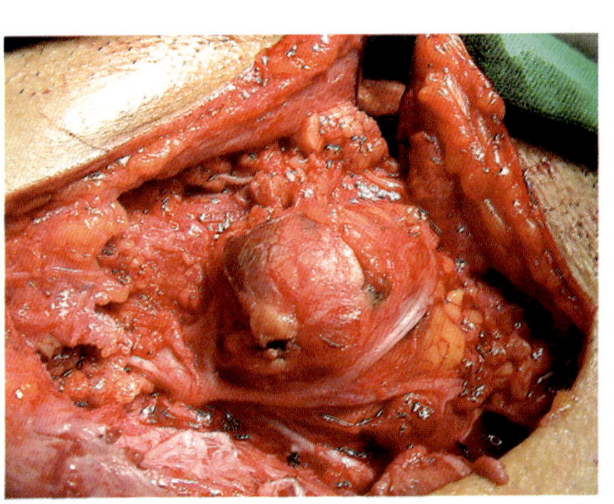

Figura 249.14 Aspecto de tumor de lobo profundo de parótida após a remoção do lobo superficial.

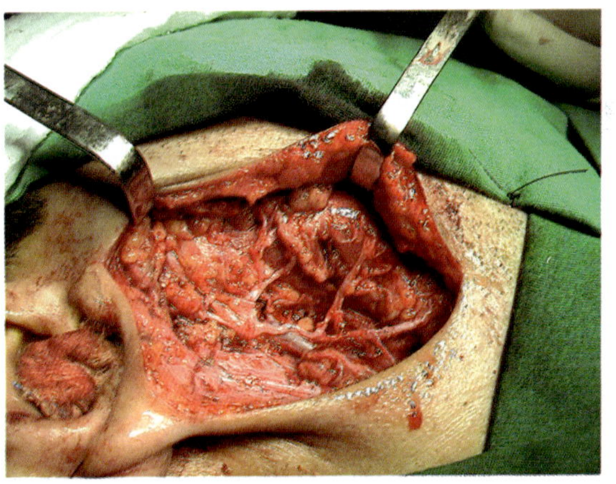

Figura 249.15 Nervo facial e seus ramos após a realização de parotidectomia total para a remoção de tumor de lobo profundo da parótida.

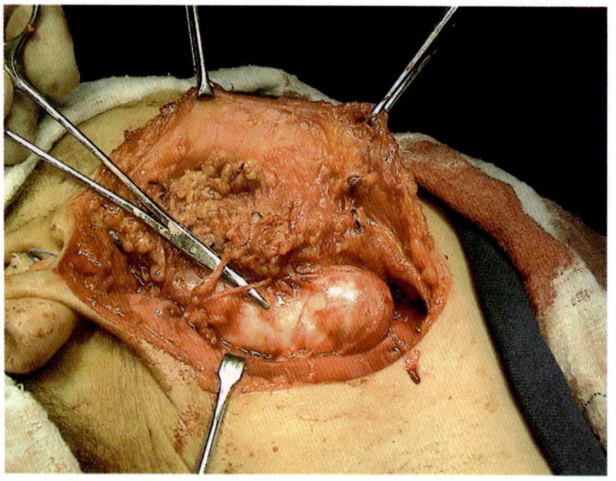

Figura 249.16 Secção do ligamento estilomastóideo para permitir a ressecção de tumor de polo profundo com extensão para espaço parafaríngeo.

Após a remoção do tumor, é feita a revisão da hemostasia e colocado o dreno. A incisão é fechada em três planos, incluindo o sistema músculo aponeurótico superficial, subcutâneo e pele. Faz-se curativo compressivo com enfaixamento.

Complicações inerentes a qualquer procedimento cirúrgico, como sangramento, infecção e reações medicamentosas, são raras. Como é uma cirurgia superficial, espera-se que o paciente, após os efeitos da anestesia, esteja deambulando, indo ao banheiro e alimentando-se normalmente. O dreno em geral é removido entre 24 e 48 horas e os pontos, com 7 dias.

Complicações específicas do procedimento são paralisia facial, anestesia auricular, fístula salivar, assimetria facial de partes moles, sudorese gustatória e recidivas.

Paralisia facial permanente é incomum e acontece principalmente quando ocorre acometimento do nervo facial pelo tumor tornando o sacrifício do segmento neural necessário para a remoção completa da lesão. Essa ocorrência normalmente está associada a neoplasia maligna, por ocorrer em neoplasia benigna como seria o caso de um neurinoma do próprio nervo facial. Na situação de neurinoma, que é extremamente rara, as duas condutas podem ser tomadas: ressecção de tumor com sacrifício do segmento acometido e reconstrução imediata com enxerto neural, ou ressecção parcial com preservação do nervo. A primeira opção proporciona a possibilidade de cura enquanto a segunda minimiza a sequela, levando em conta a benignidade, crescimento lento e falta de tendência a malignização.

Paralisia temporária é uma ocorrência mais comum e decorre da manipulação do nervo durante o procedimento. Fatores que aumentam a manipulação e, portanto a incidência e duração da paralisia, são: tumores de lobos profundos, tumores em contato com o nervo e que alteram o trajeto do mesmo, reoperação, presença de processo inflamatório no momento da cirurgia e irradiação prévia na região facial. Tem-se observado que paciente com idade avançada possui maior tendência a apresentar paralisia facial temporária. Normalmente, ela é mais leve no pós-operatório imediato, piora nas primeiras 24 horas e melhora em 3 a 12 semanas. Nesse período, são importantes os cuidados com os olhos para evitar o surgimento de úlcera de córnea.

Sensação de anestesia no pavilhão auricular e parte da região cervical está associada a procedimento, principalmente pela conduta de alguns cirurgiões em sacrificar rotineiramente o nervo auricular durante a parotidectomia. A argumentação é que a preservação do nervo é tecnicamente difícil e em muitos casos impossível, aumentando desnecessariamente o tempo cirúrgico, e a sequela sensitiva seria de baixa repercussão para a qualidade de vida do paciente, além de a secção do nervo facilitar o procedimento e diminuir a chance de recidiva. Tem-se demonstrado que a preservação do nervo auricular, em especial dos ramos superficial e do profundo posterior, é tecnicamente viável na maioria dos casos, não aumenta significativamente o tempo cirúrgico e não compromete a ressecção oncológica.[11] As alterações sensitivas são uma reclamação frequente no pós-operatório, com impacto significativo na qualidade de vida do paciente. A preservação do nervo auricular diminui sensivelmente as alterações no pós-operatório imediato e as torna temporárias, com retorno à situação similar ao pré-operatório em torno de 6 meses. Caso contrário, as alterações seriam permanentes.

Fístula salivar pode ocorrer pelo orifício do dreno ou pela incisão cirúrgica. O tratamento é conservador, com curativos compressivos, e o próprio processo inflamatório secundário à saliva provoca o fechamento da fístula em um período de 1 a 2 semanas. A chance de ocorrência pode ser minimizada pela ligadura rotineira do tecido salivar seccionado e pelo uso de curativo compressivo no pós-operatório imediato.

Dependendo da quantidade de tecido salivar ressecado, o paciente pode ficar com defeito facial de partes moles esteticamente desagradável. Ocorre principalmente em casos de grandes tumores ou de localização no lobo profundo. A sequela pode ser minimizada evitando-se a remoção desnecessária de tecido salivar. Entre as propostas de tratamento estão o uso de retalhos musculares (em especial do músculo esternocleidomastóideo) e enxerto de gordura. Deve-se lembrar que o tumor benigno mais comum, o adenoma pleomórfico, tem tendência a recidivar e que essas técnicas podem camuflar as recidivas, impossibilitando o diagnóstico precoce.

A síndrome de Frey ou sudorese gustatória ocorre devido à reinervação de glândulas sudoríparas do retalho de pele anterior que foi elevado por terminações neurais dos ramos que inervavam o tecido salivar removido. Ocorre normalmente após 1 ano do procedimento e manifesta-se pela sensação de calor, hiperemia e umidade facial, principalmente durante a alimentação. A literatura descreve uma ocorrência entre 12 e 66%.[16] Na maioria dos pacientes, provoca pouco incômodo, e é relatada apenas quando os pacientes são ativamente questionados. Pode ser minimizada pelo uso de desodorante antiperspirante ou por aplicação periódica de toxina botulínica.[17] Nos raros caso em que constitui fator limitante importante para o paciente, pode se propor tratamento cirúrgico com elevação do retalho de pele e interposição de enxerto de fáscia lata.

Recidivas de tumores benignos podem ocorrer principalmente em adenoma pleomórfico. Devido ao crescimento lento desse tumor, as recidivas acontecem muito tempo após a cirurgia, em alguns casos em mais de 20 anos. A ressecção com margens adequadas de tecido salivar sadio e evitar o rompimento da cápsula com disseminação de células neoplásicas no leito operatório diminuem a possibilidade de recidiva. Caso ocorra a ruptura, o leito operatório deve ser exaustivamente lavado com soro fisiológico.

Um diagnóstico diferencial frequente é o granuloma de ponto, de pequenas dimensões, duro e sem apresentar crescimento. O ultrassom pode ajudar na diferenciação. Eventualmente, uma punção biopsia pode ser necessária, e revelar também uma possível transformação maligna. Exames por imagem são particularmente interessantes na avaliação de recidivas para pesquisar a verdadeira extensão da lesão e a presença de recidivas multicêntricas. Apesar do maior risco de complicações, o tratamento é eminentemente cirúrgico (Figuras 249.17 e 249.18). Devido ao crescimento lento com índice mitótico baixo, o tumor não responde bem à radioterapia. Em casos de comportamento agressivo com recidivas precoces e frequentes, avalia-se a radioterapia pós-operatória complementar. Nesse casos, apesar do exame anatomopatológico sugerir benignidade, o comportamento clínico seria de

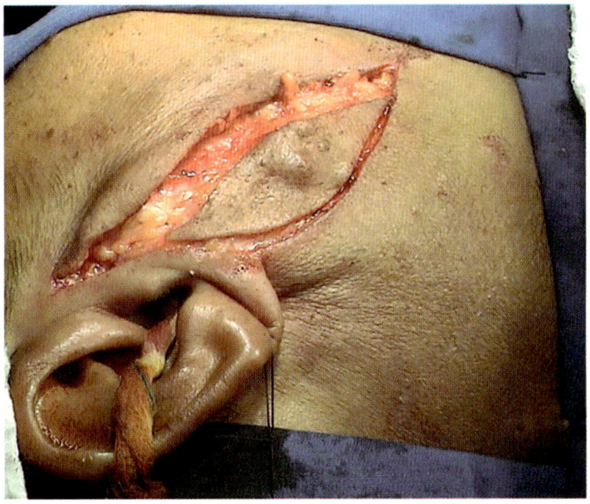

Figura 249.17 Recidivas multicêntricas de adenoma pleomórfico de parótida. Ressecção de segmento de pele para obter margens satisfatórias.

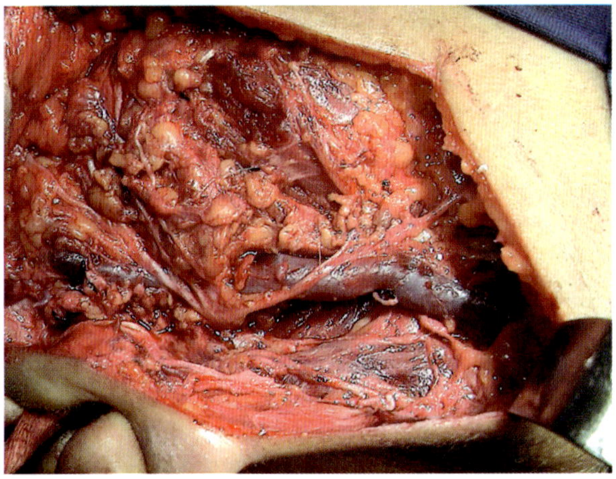

Figura 249.18 Parotidectomia total com preservação do nervo facial para tratamento de recidiva de adenoma pleomórfico.

uma lesão maligna. Considera-se a possibilidade de indução a longo prazo pela radioterapia de tumores malignos, especialmente sarcomas. Portanto, a indicação de radioterapia em adenoma pleomórfico deve ser restrita a casos selecionados.[18]

Variações da técnica de parotidectomia

Parótida acessória consiste em tecido salivar ao redor do ducto de Stensen em descontinuidade com a parótida. Pode ter origem em tumores de localização mais anterior que os de parótida habituais. A incisão cirúrgica é a mesma que a da parotidectomia convencional. O retalho de pele é dissecado mais anteriormente que o habitual para permitir a exposição do tumor. Na maioria dos casos, não há necessidade de identificação do tronco do nervo facial e todos os seus ramos. Apenas o ramo bucal do nervo facial é identificado em sua saída na borda anterior da parótida no nível de saída do ducto de Stensen. Com o ramo dissecado e protegido, é feita a ressecção adequada do tumor.

Enucleação extracapsular é defendida por alguns autores,[19] que argumentam ser um procedimento menos agressivo, que resseca menos os tecidos, levando a uma menor assimetria facial, além de ter um risco de recidiva semelhante à parotidectomia tradicional. O procedimento é realizado sem identificação do nervo facial e obrigatoriamente utilizando neuromonitorização. O tumor é ressecado com uma margem mínima de tecido salivar, mantendo o cuidado de preservar a cápsula tumoral intacta. Entre as várias críticas estão a possibilidade de lesão inadvertida de ramo do nervo facial[20] e o risco maior de ruptura capsular aumentando a possibilidade de recidivas.[2]

Ressecção da glândula submandibular

O segundo procedimento mais realizado para tratamento dos tumores das glândulas salivares é a ressecção da glândula submandibular. Apesar de a anestesia geral ser a mais realizada por ser mais confortável para o paciente e o cirurgião, é possível utilizar anestesia local, principalmente em pacientes calmos e que tenham risco aumentado para procedimentos sob anestesia geral. A pele é incisada em sentido transversal paralela a aproximadamente 4 cm inferior à borda da mandíbula. A incisão estende-se anteriormente a partir da borda anterior do músculo esternocleidomastóideo, de preferência acompanhando uma linha de força para camuflar a cicatriz. A extensão da incisão depende do tamanho do tumor a ser ressecado, mas frequentemente fica em torno de 6 cm. Em profundidade, a incisão inclui pele, subcutâneo e platisma. A pele superior é descolada sob o músculo platisma até o nível da borda inferior da mandíbula. O ramo mandibular do nervo facial é identificado usando-se como referência sua localização ligeiramente inferior à borda inferior da mandíbula, na altura que ela cruza os vasos faciais. Com o ramo mandibular identificado, faz-se a secção do vasos faciais em um nível inferior ao ramo. A glândula, então, é separada cuidadosamente da borda inferior da mandíbula. A dissecção posterior da glândula é feita a partir do ventre posterior do digástrico, com identificação e ligadura do tronco da artéria facial. A dissecção anterior é realizada a partir do ventre anterior do digástrico, separando a glândula do músculo e do músculo milo-hióideo com o cuidado de preservar o nervo para o milo-hióideo que cursa de posterior para anterior e superior para inferior.

A dissecção inferior é feita a partir do ventre do digástrico, com a identificação e preservação do nervo hipoglosso. Profundamente, são identificados o nervo lingual e o ducto de Wharton. O ducto de Wharton e os ramos do nervo lingual para a glândula submandibular são ligados e seccionados, permitindo a remoção completa da glândula. A necessidade de dreno depende do tamanho do espaço morto resultante, e a incisão é fechada por planos (músculo platisma, subcutâneo e pele). O risco de complicações é baixo. Hematomas extensos podem retroposicionar a língua provocando dificuldade respiratória. Das possíveis lesões neurais, a paralisia do ramo mandibular do nervo facial é a mais comum, devido ao seu pequeno diâmetro associado a uma localização mais superficial, também sujeito a traumatismo durante a exposição da glândula. Provoca assimetria da boca com queda do lado acometido. Felizmente, a maioria dos casos é temporária, com recuperação completa da função em algumas semanas. Tanto a lesão no nervo hipoglosso, que provoca paralisia da hemilíngua, como a lesão do nervo lingual, que provoca anestesia dos dois terços anteriores da língua, são felizmente raras.

Uma variação técnica é a ressecção subcapsular da glândula submandibular (Vídeo 249.4), idealizada para doença inflamatória da glândula mas que pode ser aplicada em casos selecionados de tumores benignos.[21] Nessa técnica, a glândula é removida por um plano profundo à sua cápsula, não necessitando identificação no ramo mandibular do nervo facial, e os vasos faciais são preservados.

Os procedimentos para a ressecção de tumores de glândulas salivares de outras localizações são menos comuns e com características específicas, o que dificulta sua padronização. Esses casos devem ter planejamento cirúrgico individualizado.

O exame histopatológico de rotina nem sempre é suficiente para determinar a natureza do tumor, sendo muitas vezes importante estudos imuno-histológicos para determinar o tipo histológico correto e diferenciar lesões benignas de neoplasias malignas de baixo grau.

SEGUIMENTO

Os tumores benignos das glândulas salivares, principalmente o adenoma pleomórfico, pode apresentar recidivas. A recorrência ocorre em média entre 59 e 75 meses após a primeira cirurgia,[2] mas em alguns casos ocorrem muitos anos, e às vezes décadas, após a cirurgia inicial. Existe a possibilidade também do aparecimento de segundo tumores, inclusive bilaterais.

É importante informar o paciente dessa possibilidade e orientá-lo a procurar assistência quando do aparecimento de qualquer nódulo na região operada. Uma consulta anual de seguimento e ultrassom periódico ajudam a tranquilizar o paciente e favorecer diagnósticos precoces.

REFERÊNCIAS BIBLIOGRÁFICAS

1. Thoeny HC. Imaging of salivary gland tumours. Cancer Imaging [Internet]. 2007 Apr 30 [Acesso em: 2024 Jul];7(1):52-62.
2. Zoccali F, Cialente F, Colizza A, Ralli M, Greco A, Vicentiis M de. Clinico-histopathological review of 255 patients who underwent parotidectomy for pleomorphic adenoma: A 10-year retrospective study - a proposal for an optimal diagnostic and therapeutic algorithm for patients with recurrent pleomorphic adenoma. Eur Arch Otorhinolaryngol [Internet]. 2023 Jul [Acesso em: 2024 Jul];280(7):3329-35.
3. Foresta E, Torroni A, Di Nardo F, de Waure C, Poscia A, Gasparini G et al. Pleomorphic adenoma and benign parotid tumors: Extracapsular dissection vs superficial parotidectomy - review of literature and meta-analysis. Oral Surg Oral Med Oral Pathol Oral Radiol [Internet]. 2014 [Acesso em: 2024 Jul];117(6):663-76.
4. Hellquist H, Paiva-Correia A, Poorten VV, Quer M, Hernandez-Prera JC, Andreasen S et al. Analysis of the clinical relevance of histological classification of benign epithelial salivary gland tumours. Adv Ther [Internet]. 2019 [Acesso em: 2024 Jul];36(8):1950-74.
5. Bradley PJ, McGurk M. Incidence of salivary gland neoplasms in a defined UK population. Br J Oral Maxillofac Surg [Internet]. 2013 [Acesso em: 2024 Jul];51:399-403.
6. Maiorano E, Lo Muzio L, Favia G, Piattelli A. Warthin's tumour: A study of 78 cases with emphasis on bilaterality, multifocality and association with other malignancies. Oral Oncol [Internet]. 2002 [Acesso em: 2024 Jul];38:35-40.
7. Nagao T, Sugano I, Ishida Y, Matsuzaki O, Konno A, Kondo Y et al. Carcinoma in basal cell adenoma of the parotid gland. Pathol Res Pract [Internet]. 1997 [Acesso em: 2024 Jul];193:171-8.
8. Bentz BG, Hughes CA, Lüdemann JP, Maddalozzo J. Masses of the salivary gland region in children. Arch Otolaryngol Head Neck Surg [Internet]. 2000 Dec [Acesso em: 2024 Jul];126(12):1435-9.
9. Rzepakowska A, Osuch-Wójcikiewicz E, Sobol M, Cruz R, Sielska-Badurek E, Niemczyk LK. The differential diagnosis of parotid gland tumors with high-resolution ultrasound in otolaryngological practice. Eur Arch Otorhinolaryngol [Internet]. 2017 [Acesso em: 2024 Jul];274(8):3231-40.
10. Tryggvason G, Gailey MP, Hulstein SL, Karnell LH, Hoffman HT, Funk GF et al. Accuracy of fine-needle aspiration and imaging in the preoperative workup of salivary gland mass lesions treated surgically. Laryngoscope [Internet]. 2013 Jan [Acesso em: 2024 Jul];123(1):158-63.
11. Vieira MM, Maia AF, Ribeiro JC. Randomized prospective study of the validity of the great auricular nerve preservation in parotidectomy. Arch Otolaryngol Head Neck Surg [Internet]. 2002 [Acesso em: 2024 Jul];128(10):1191-5.
12. Savvas E, Hillmann S, Weiss D, Koopmann M, Rudack C, Alberty J. Association between facial nerve monitoring with postoperative facial paralysis in parotidectomy. JAMA Otolaryngol Neck Surg [Internet]. 2016 [Acesso em: 2024 Jul];142:828-33.
13. Chiesa-Estomba CM, Larruscain-Sarasola E, Lechien JR, Mouawad F, Calvo-Henriquez C, Diom ES et al. Facial nerve monitoring during parotid gland surgery: a systematic review and meta-analysis. Eur Arch Otorhinolaryngol [Internet]. 2021 Apr [Acesso em: 2024 Jul];278(4):933-43.
14. Mashrah MA, Al-dhohrah TA, Al-Zubeiry, FA Writing, YanL, Al-Hamed FS et al. Antegrade versus retrograde facial nerve dissection in benign parotid surgery: Is there a difference in postoperative outcomes? A meta-analysis. PLoS One [Internet]. 2018 Oct 19 [Acesso em: 2024 Jul];13(10):e0206028.
15. O'Brien CJ. Current management of benign parotid tumors: The role of limited superficial parotidectom. Head Neck [Internet]. 2003 Nov [Acesso em: 2024 Jul];25(11):946-52.
16. Ruohoalho J, Mäkitie AA, Aro K, Atula T, Haapaniemi A, Keski-Säntti H et al. Complications after surgery for benign parotid gland neoplasms: A prospective cohort study. Head Neck [Internet]. 2017 [Acesso em: 2024 Jul];39:170-6.
17. Eckardt A, Kuettner C. Treatment of gustatory sweating (Frey's syndrome) with botulinum toxin A. Head Neck [Internet]. 2003 [Acesso em: 2024 Jul];25(8):624-8.
18. Chen AM, Garcia J, Bucci MK, Quivey JM, Eisele DW. Recurrent pleomorphic adenoma of the parotid gland: Long-term outcome of patients treated with radiation therapy. Int J Radiat Oncol Biol Phys [Internet]. 2006 [Acesso em: 2024 Jul];66(4):1031-5.
19. Foresta E, Torroni A, Di Nardo F, Waure C de, Poscia A, Gasparini A et al. Pleomorphic adenoma and benign parotid tumors: extracapsular dissection vs superficial parotidectomy: A review of literature and meta-analysis. Oral Surg Oral Med Oral Pathol Oral Radiol [Internet]. 2014 Jun [Acesso em: 2024 Jul];117(6):663-76.
20. Kadletz L, Grasl S, Grasl MC, Perisanidis C, Erovic BM. Extracapsular dissection versus superficial parotidectomy in benign parotid gland tumors: The Vienna Medical School experience. Head Neck [Internet]. 2017 [Acesso em: 2024 Jul];39:356-60.
21. Vieira MM, Pereira RA, Santos NB Júnior, Pinto RV. Ressecção subcapsular da glândula submandibular. Rev Bras Otorrinolaringol [Internet]. 2001 Nov [Acesso em: 2024 Jul];67(6):825-8.

CAPÍTULO

250

Neoplasias Malignas de Glândulas Salivares

Giulianno Molina de Melo • André V. Guimarães

INTRODUÇÃO

As neoplasias malignas de glândulas salivares são relativamente raras, compreendendo cerca de 0,5 a 1,2% de todas as neoplasias malignas do corpo e 5% dos cânceres de cabeça e pescoço. Ocorre em todas as faixas etárias e apresenta grande variedade de diferenciações histológicas com diferentes padrões de evolução.[1]

Cerca de 21,7% de todas as neoplasias de glândulas salivares são malignas,[2] e a maioria dessas neoplasias malignas ocorre na glândula parótida, seguida da glândula submandibular, sublingual e glândulas salivares menores.[3] A probabilidade de que um nódulo de glândula parótida seja maligno é entre 15 e 30%, ao passo que na submandibular a chance aumenta para 41 a 50%, e nas salivares menores varia de 70 a 90% e quase 100% nas massas sublinguais.[4]

Observa-se na Tabela 250.1[5] a distribuição e proporção de malignidade conforme o tamanho da glândula salivar em uma série de 2.410 casos.

Na faixa pediátrica, um nódulo em glândula salivar tende a ser maligno abaixo de 10 anos, com maior probabilidade de ser de alto grau e com pior prognóstico,[6] sendo os mais comuns o carcinoma mucoepidermoide, adenocarcinoma e carcinoma de células actínicas; no entanto, acima de 10 anos, as neoplasias de glândulas salivares tendem a ser benignas, com mesmo padrão do adulto.[7,8]

Dados de 2022 do Global Cancer Observatory (GCO), da International Agency for Research on Cancer (IARC), demonstram uma incidência ao redor de todo o mundo de 55.083 casos por 100 mil habitantes para as neoplasias malignas de glândulas parótida e submandibular, com risco cumulativo de 3% e mortalidade mundial esperada de 23.942 casos por 100 mil casos.[9] Os dados para o Brasil e América Latina não ficam muito diferentes, com incidência esperada de 1.550 casos por 100 mil habitantes, com incidência de 0,73% de todos malignos e com risco cumulativo igual a 0,15%.[10]

Dados oficiais do Instituto Nacional de Câncer (INCA) não apresentam a incidência e a mortalidade separadas das neoplasias malignas de glândula salivar, e são agrupadas no setor de neoplasias de cavidade oral (cavidade oral = lábio, língua, cavidade oral e orofaringe e glândulas salivares maiores [C00-C10]), com incidência esperada de 15.100 casos, correspondendo ao risco de 6,99 por 100 mil habitantes, sendo 10.900 em homens e 4.200 em mulheres para o triênio de 2023-2025. Esses valores correspondem a um risco estimado de 10,3 novos casos a cada 100 mil homens e 3,83 a cada 100 mil mulheres (Tabela 250.2).[11]

Tabela 250.1 Frequência de malignidade em relação ao tamanho da glândula.

Sítio primário	Número absoluto	% de frequência	% de malignidade
Parótida	1756	72,9	14,7
Submandibular	257	10,7	37
Sublingual	7	0,3	85,7
Glândula menor	336	14	46,4
Desconhecidos	54	2,2	–

Adaptada de: Eveson et al.[5]

O índice no Brasil, segundo o INCA, foi de 6.192 óbitos por câncer da cavidade oral (C00-C10) em 2020, correspondendo a um risco de morte de 2,92 por 100 mil habitantes. Entre os homens, foram 4.767 óbitos (4,60 por 100 mil) e em mulheres, 1.425 (1,32 por 100 mil).[11]

A mortalidade esperada para o Brasil em 2020, segundo o GCO, foi de 425 casos/100 mil habitantes, um risco de 0,05 a cada 100 mil casos.[9]

Alguns autores nacionais encontraram incidências de 21,7% de malignidade em nódulos salivares, dos quais 40% em glândulas salivares menores,[2] outros encontraram 25,3% de malignidade em 493 casos estudados, 22% de malignidade em casuística de 109 casos de neoplasias salivares e 21,2% em 94 pacientes de uma instituição pública.[2-14]

Dados do National Cancer Institute – Surveillance, Epidemiology, and End Results Program (SEER), dos EUA, apresentam uma incidência de neoplasia maligna de glândulas salivares em homens a partir dos 75 anos, com 12 casos/100 mil habitantes em relação a 4,1 casos/100 mil habitantes nas mulheres entre 2017 e 2021.[15] Não houve aumento das apresentações clínicas avançadas (com metástase regional e a distância), perfazendo total de 45,8% dos casos na avaliação clínica inicial.[16]

Esses dados traduzem um avanço da mortalidade ao redor do mundo, que depende também de outros fatores, como a capacidade do sistema de saúde de cada país de detectar, tratar e acompanhar os pacientes, como observado na Figura 250.1, que mostra a mortalidade × incidência no mundo, e revela um pior índice nos países da África, com maior incidência e maior mortalidade, ao contrário de países da Europa, com baixa incidência e baixa mortalidade.[17]

FATORES DE RISCO

Não existem fatores de risco muito específicos para as neoplasias malignas, e a literatura fornece alguns dados interessantes que podem ajudar a desvendar essa associação:

- Radiação ionizante: o risco de apresentar neoplasia maligna foi 11 vezes maior entre os sobreviventes da explosão da bomba atômica em Hiroshima.[18-20] A radiação também apresenta maior risco de malignização para o subtipo carcinoma mucoepidermoide;[21,22] a irradiação externa terapêutica para os outros cânceres de cabeça e pescoço associado também se relaciona com aumento da malignidade de glândulas salivares[23] e o tratamento com doses maiores de radioiodoterapia para câncer de tireoide apresenta risco maior de indução de neoplasia maligna de glândulas salivares[24,25]
- Inflamações crônicas: as sialoadenites crônicas não são relacionadas com risco de neoplasia maligna de glândula salivar, exceto por alguns estudos que associam desordens autoimunes, como a doença de Sjögren, com o maior risco de linfoma MALT, com risco de 4,3% em 5 a 10 anos de evoluir para o linfoma[26-29]
- Viroses: parece que a infecção pelo vírus Epstein-Barr (EBV) tem relação com o carcinoma linfoepitelial de origem salivar, comprovado pelo genoma viral encontrado nas células cancerígenas[30]

Tabela 250.2 Estimativas do Instituto Nacional de Câncer para o triênio 2023-2025 das taxas brutas e ajustadas* de incidência por 100 mil habitantes e do número de casos novos de câncer, segundo sexo e localização primária.**

Localização primária Neoplasia maligna	Estimativa dos novos casos								
	Homens			Mulheres			Total		
	Casos	Taxa bruta	Taxa ajustada	Casos	Taxa bruta	Taxa ajustada	Casos	Taxa bruta	Taxa ajustada
Mama feminina	–	–	–	73.610	66,54	41,89	73.610	71.730	67,86
Próstata	71.730	67,86	55,49	–	–	–	71.730	67,86	55,49
Cólon e reto	21.970	20,78	12,43	23.660	21,41	11,06	45.630	21,10	11,43
Traqueia, brônquio e pulmão	18.020	17,06	12,73	14.540	13,15	9,26	32.560	15,06	10,52
Estômago	13.340	12,63	9,51	8.140	7,36	4,92	21.480	9,94	7,08
Colo do útero	–	–	–	17.010	15,38	13,25	17.010	15,38	13,25
Glândula tireoide	2.500	2,33	1,84	14.160	12.79	6,68	16.660	7,68	4,83
Cavidade oral	10.900	10,30	7,64	4.200	3,83	2,61	15.100	6,99	4,95
Linfoma não Hodgkin	6.420	6,08	455	5.620	5,08	3	12.040	5,57	3,79
Leucemias	6.250	5,90	475	5.290	4,78	3,95	11.540	5,33	4,43
Sistema nervoso central	6.110	5,80	456	5.380	4,85	3,80	11.490	5,31	4,33
Bexiga	7.870	7,45	3,96	3.500	3,14	1,58	11.370	5,25	2,75
Esôfago	8.200	776	5,46	2.790	2,49	1,43	10.990	5,07	3,38
Pâncreas	5.290	5	3,74	5.690	5,15	3,22	10.980	5,07	331
Fígado	6.390	6,06	5,18	4.310	3,89	3,14	10.700	4,95	429
Pele – melanoma	4.640	437	2,24	4.340	3,90	1,56	8.980	4,13	1,88
Corpo do útero	–	–	–	7.840	7,08	4,13	7.840	7,08	4,13
Laringe	6.570	621	5,07	1.220	1,09	0,72	7.790	3,59	2,68
Ovário	–	–	–	7.310	6,62	5,01	7.310	6,62	5,01
Linfoma de Hodgkin	1.500	1,40	0,84	1.580	1,41	0,78 3.080	1,41	0,75	
Outras localizações	41.730	39,49	26,17	33.970	30,69	19,70	75.700	34,99	21,96
Todas as neoplasias, exceto pele não melanona	**239.430**	**226,56**	**185,61**	**244.160**	**220,75**	**154,08**	**483.500**	**223.59**	**169,63**
Pele não melanoma	101.920	96,44	–	118.570	107,21	–	220.490	101.95	–
Todas as neoplasias	341.350	323	–	362.730	327,96	–	704.080	325,53	–

*População-padrão mundial (1960). **Números arredondados para múltiplos de 10.

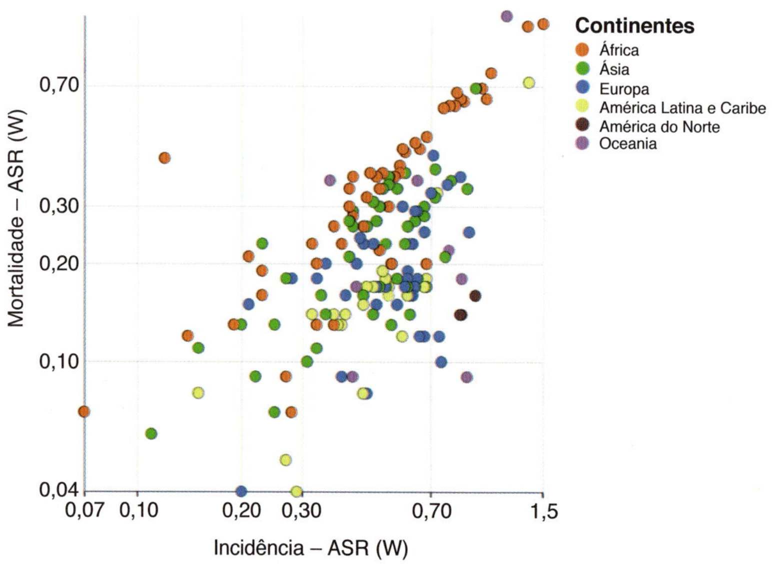

Figura 250.1 Mortalidade mundo × incidência no mundo em relação ao câncer de glândulas salivares, em 2020, para ambos os sexos e todas as idades.

- Tabagismo e etilismo: os estudos atuais não encontraram evidências significativas de associação com os cânceres de glândulas salivares, e poucos demonstraram relação com alguns tipos malignos[31]
- Ocupacionais: apresentam associação discreta com determinados voláteis e substâncias químicas - níquel, sílica, asbestos, querosene, pó de madeira, derivados de borracha[19,32]
- Hormônios: foi encontrada expressão de receptores de estrógeno, progesterona e testosterona nas células normais e cancerígenas de glândulas salivares; os carcinomas de ducto salivar apresentam elevados níveis de receptores androgênicos, em até 92% dos casos[33-36]
- Genética: assim como nos benignos, os estudos citogenéticos e moleculares dos carcinomas malignos demonstraram anormalidades com mutações específicas e translocações que originam oncogenes e produção de proteínas anômalas, envolvendo as translocações *PLAG-1*, *MAML2*, *METC1*, *HMGA2* associados a fator de crescimento e regulação de ciclo celular e os *NTRK3*, *MYB*, *NFIB* e *ETV6* associados a pior prognóstico.[37-39]

AVALIAÇÃO DO PACIENTE

Anamnese

Deve-se atentar e procurar colher informações acerca de:

- Duração e tempo de aparecimento do nódulo ou abaulamento em projeção da glândula salivar (parótida, submandibular, sublingual ou menor): nódulos ou abaulamentos de aparecimento rápido (dias, semanas) com duração de horas ou dias e relacionados com alimentação são mais prováveis de litíases ou sialoadenites inflamatórias. Ao contrário, nódulos ou abaulamentos que persistem por dias, semanas ou meses, sem sinais inflamatórios, com ou sem crescimento nesse período, são mais prováveis de neoplasias
- Idade do paciente: as neoplasias tendem a aparecer no adulto jovem ao idoso, sendo muito raras na infância e são mais comuns as sialoadenites inflamatórias
- Fatores de risco associados: para as neoplasias malignas, questiona-se atividade ocupacional, tabagismo, antecedente de radiação ionizante
- Sintomas de dor com piora progressiva, se houver: as neoplasias benignas e algumas malignas de baixo grau tendem a aparecer e evoluir com crescimento sem dor. Algumas neoplasias malignas, como o carcinoma adenoide cístico, tendem a apresentar dor de evolução progressiva. Nas sialodenites inflamatórias, a dor pode ocorrer, mas dura o tempo do abaulamento glandular, melhorando após o desinchar da glândula
- Glândula de acometimento: parótida, submandibular, sublingual ou glândula salivar menor: quanto menor a glândula, maior a tendência para malignidade, e vice-versa; os processos inflamatórios podem ser uni ou poliglandulares, enquanto as neoplasias acometem geralmente apenas uma glândula
- Período de aumento ou diminuição (sinais obstrutivos): são sugestivos de sialoadenite por cálculos ou por alteração da consistência da saliva, sendo litogênicas e obstruem os ductos temporariamente. As neoplasias benignas e malignas podem obstruir os ductos no curso da evolução, mas dificilmente a obstrução é o sintoma principal
- As paresias ou paralisias do nervo facial, hemilíngua, da hemiface: são sugestivas de infiltração de ramos nervosos do nervo facial (VII) e ramos do trigêmeo (V1, V2, V3) por neoplasias malignas, de qualquer tipo histológico, sendo mais frequente no carcinoma adenoide cístico
- As neoplasias malignas de baixo grau tendem a apresentar crescimento lento, com poucos sintomas, e o contrário ocorre nas de alto grau, que podem cursar com dor intensa, invasão de pele, mucosa, com nódulo ou massa de consistência endurecida e fixo a planos profundos
- História de ressecção relativamente recente (até 2 anos) de lesões cutâneas em pele de face, couro cabeludo ou cervical alta, com exame anatomopatológico sendo feito ou não, comprovando ou não a presença de carcinoma cutâneo (carcinoma espinocelular) ou de melanoma, podendo significar que o abaulamento da glândula parótida, submandibular, se deve a metástases intra ou periglandulares dessas neoplasias cutâneas.

Exame físico

O exame físico deve ser dirigido para o local de acometimento, sempre examinando também o lado contralateral para obter parâmetros de normalidade ou constatação de doença poliglandular. Avaliar o paciente posicionando-se em frente ou ao lado, iniciar pela inspeção seguida da palpação, observar assimetrias, abaulamentos, hiperemias e edemas sugerindo sinais flogísticos, paresias ou paralisias.

Inspeção

Na inspeção da face e pescoço, devem ser observadas as assimetrias e a musculatura facial no repouso e em movimento, tentando detectar paresias ou paralisias (Figura 250.2).

A inspeção da cavidade oral deve detectar obstrução dos óstios de Stensen e Wharthon, bem como o aspecto da saliva, diferenciando os processos obstrutivos por cálculos impactados nos óstios, as parotidites bacterianas com saliva purulenta pelos ductos, saliva clara com laivos amarelados de proteína nos casos de sialoadenites crônicas. Deve-se observar também a assimetria dos palatos duro e mole, loja amigdaliana e parede faríngea, demonstrando neoplasias em projeção do lobo profundo da parótida.

É importante observar se as lesões são nodulares, pediculadas, ulceradas, vegetantes ou de forma mista, e tentar estimar o tamanho para o estadiamento (Figura 250.3).

Palpação

Devem ser palpados os tecidos da face e pescoço à procura de: consistência, mobilidade, tamanho, aderência a planos profundos, limites, presença de dor, linfonodos periglandulares suspeitos, sinais flogísticos locais, cálculos móveis ou fixos em ductos ou papilas.

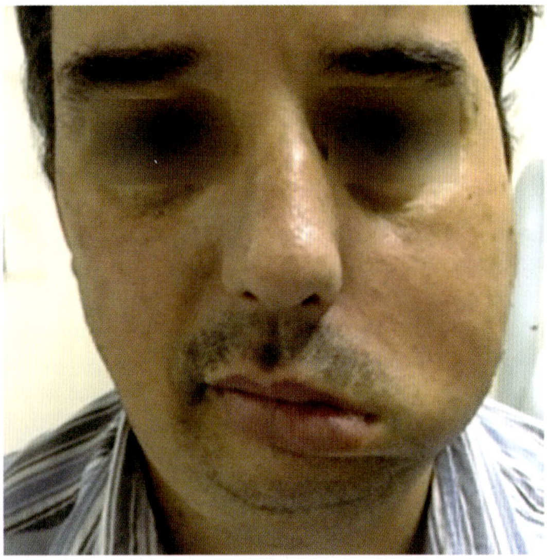

Figura 250.2 Abaulamento de face com paralisia ipsilateral em paciente portador de carcinoma adenoide cístico.

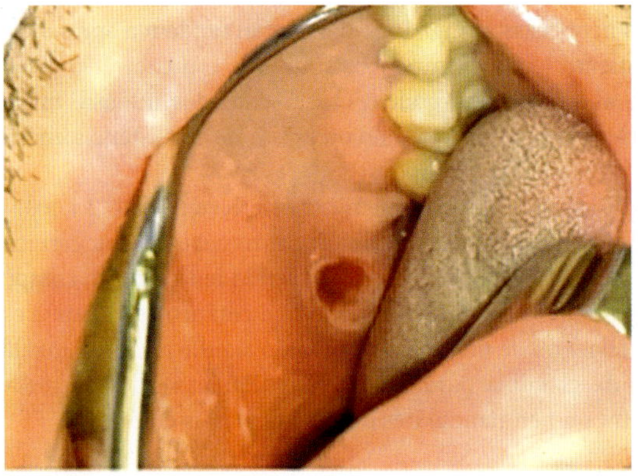

Figura 250.3 Lesão ulcerada em palato duro: carcinoma ou mucoepidermoide.

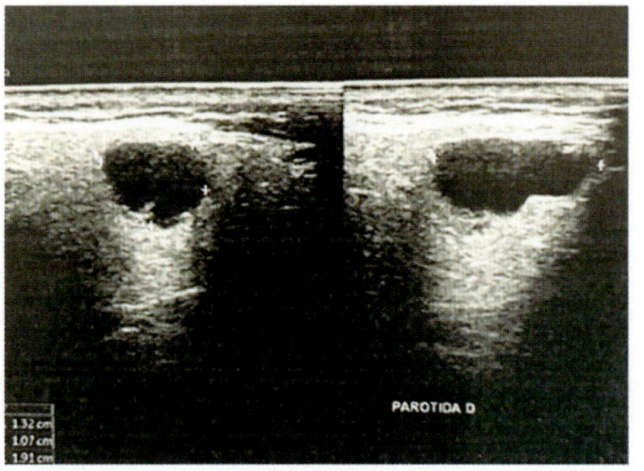

Figura 250.4 Ultrassonografia de neoplasia benigna: adenoma pleomórfico de parótida.

A palpação bimanual deve ser realizada e é muito útil como avaliação complementar, como, por exemplo, em alguns casos de neoplasia *dumbbell* do lobo profundo da parótida, permitindo o diagnóstico pela avaliação da parede lateral da faringe e avaliação dos limites nas neoplasias em mucosa jugal. No assoalho de boca, podem ser observadas a fixação da neoplasia em estruturas musculares profundas e a proximidade ou fixação na mandíbula.

Os pares cranianos V, VII, IX e XII devem ser pesquisados e anotadas suas alterações em relação ao lado contralateral.

A nasofibrolaringoscopia deve ser feita em todos os pacientes como parte do exame físico, visando obter informações acerca da extensão da neoplasia, e como estadiamento para os carcinomas de glândulas salivares menores em fossa nasal e rinofaringe, observando a invasão, paresias ou paralisias e abaulamentos com assimetrias.

Métodos diagnósticos

Logo após a anamnese e o exame físico, o passo seguinte é solicitar os exames radiológicos mais apropriados e a biopsia para se investigar a etiologia, estadiamento e planejar o tratamento. A biopsia faz parte do armamentário diagnóstico, abordado neste capítulo. Os exames de imagem e suas características em relação às neoplasias malignas de glândulas salivares são indicadas a seguir.

Ultrassonografia

A ultrassonografia é um método não invasivo, de resultado rápido, de fácil realização, e o otorrinolaringologista e cirurgião de cabeça e pescoço devem saber manejar essa ferramenta diagnóstica e de controle de seus pacientes. Porém, existe uma curva de aprendizado para se ter confiabilidade no resultado do exame.

O tecido salivar normal tem ecotextura homogênea característica, um pouco mais hiperecogênica que o tecido muscular adjacente devido à presença de gordura no tecido glandular, suprimindo as ondas ultrassônicas, e por isso o lobo profundo da parótida é difícil de observar. Deve-se ter em mente que existe a liposubstituição da glândula salivar com o envelhecimento, devendo ser considerada durante o exame. O tecido glandular localizado posteriormente à mandíbula não é visualizado por apresentar uma sombra acústica, devendo, a critério clínico, ser investigado com outro método.

O nervo facial não é observado ao ultrassom; a veia retromandibular, a artéria temporal superficial e o o parênquima da parótida podem ser bem delineados.[40] As neoplasias malignas geralmente apresentam bordos pouco delimitados e o tecido é hipoecoico; as benignas apresentam bordos bem delimitados e variam em ecogenicidade; no entanto, esses achados não são estritamente constantes. O ultrassom é útil também para guiar a punção aspirativa (por agulha fina ou grossa), orientando para a melhor área a ser puncionada (Figura 250.4).[41]

Tomografia computadorizada

A tomografia computadorizada (TC) apresenta como vantagens a fácil aquisição, é mais rápida quando comparada com a ressonância magnética (RM), tem maior disponibilidade e mais baixo custo. A familiaridade com a anatomia local baseando-se nas referências ósseas da face e crânio permite ao cirurgião estabelecer correlação com a imagem da TC, apresentando a capacidade de detectar uma neoplasia em até 90% dos casos (Figuras 250.5 a 250.8).[42]

Porém, as desvantagens são exposição à radiação ionizante, artefatos que prejudicam a imagem dadas pelas restaurações e implantes dentários e necessidade de altas doses de contraste, e é contraindicada em pacientes com insuficiência renal e alérgicos.[43]

Ressonância magnética

A RM é um exame de escolha na possível definição de malignidade a partir da técnica de perfusão-difusão, sendo coadjuvante com a biopsia na investigação de eventuais lesões, com maior detalhamento morfológico e funcional. As imagens são obtidas antes, durante e após a injeção endovenosa do meio de contraste paramagnético. É considerado o principal exame de escolha em muitos países atualmente.

As principais vantagens da RM são:

- Capacidade superior de avaliar tecidos e partes moles, sendo ideal para detectar invasão e disseminação perineural e invasão de dura-máter em casos avançados

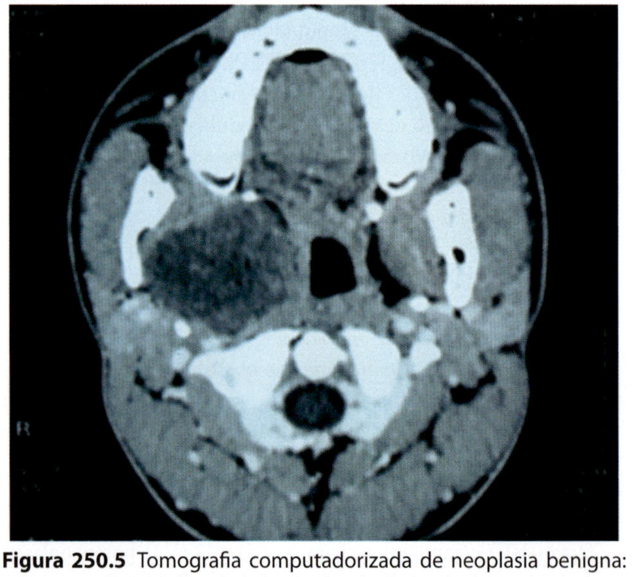

Figura 250.5 Tomografia computadorizada de neoplasia benigna: adenoma pleomórfico de lobo profundo de parótida. Nota-se abaulamento da orofaringe à direita.

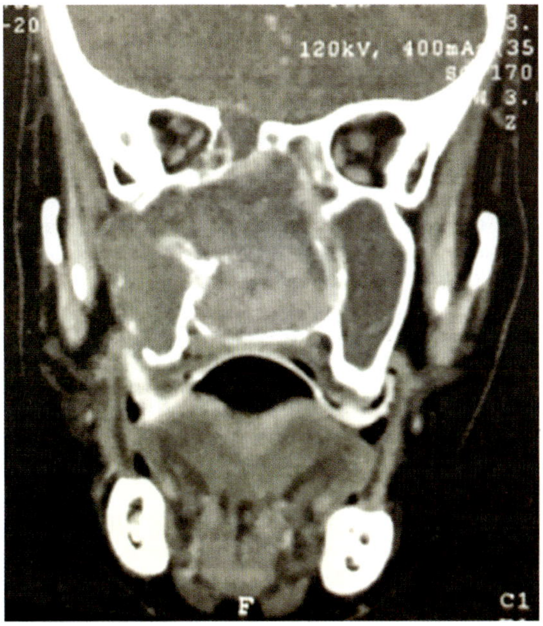

Figura 250.6 Tomografia computadorizada de neoplasia maligna: carcinoma adenoide cístico volumoso de etmoide esquerdo.

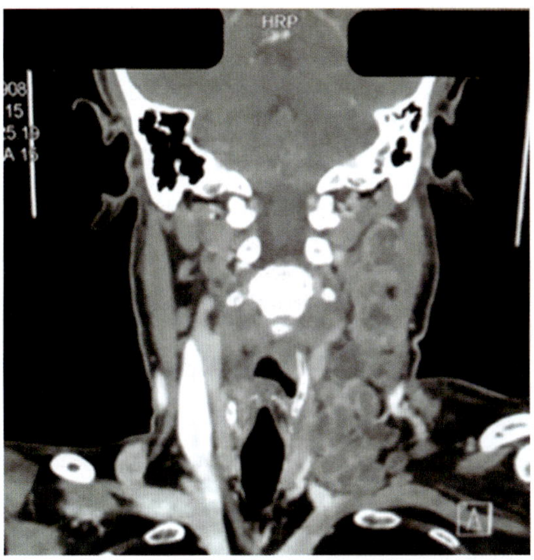

Figura 250.7 Tomografia computadorizada de neoplasia maligna de parótida com múltiplas metástases cervicais à esquerda: carcinoma epitelial mioepitelial.

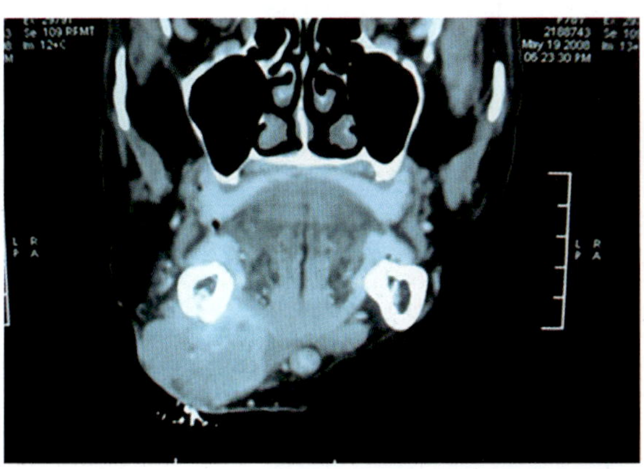

Figura 250.8 Tomografia computadorizada de pescoço: carcinoma mucoepidermoide de alto grau em glândula submandibular direita com invasão de mandíbula, pele e extenso componente de partes moles.

- Com a técnica de supressão de gordura, são avaliadas a periferia e a extensão do tumor
- Com técnica adequada, pode-se avaliar a invasão da medula óssea (*short tau inversion recovery* [STIR])[44]
- Com técnica de tractografia, delineiam-se os trajetos nervosos, auxiliando no preparo da extensão da cirurgia[45]
- Com a técnica de perfusão, analisa-se a dinâmica da passagem do meio de contraste na microvasculatura da lesão, representada por meio de mapa de cores e da curva temporal. O conjunto dos achados aumenta a acurácia diagnóstica da maioria dos nódulos salivares, principalmente na parótida. Pode, ainda, diferenciar recidiva tumoral no leito das mudanças sofridas pós-tratamento.[46]

A desvantagens residem no alto custo, exame mais demorado, a não disponibilidade em todos os centros, necessidade de maior cooperação do paciente, evitando-se nos claustrofóbicos, com dispneia ou com implantes metálicos.

As neoplasias malignas e benignas são bem visualizadas na imagem T1, onde ficam hiperintensas, distinguindo-as da periférica (Figura 250.9).

Na RM, costuma-se observar baixo coeficiente em T1 e alto em T2 nas neoplasias benignas e nas malignas de baixo grau, com margens do tumor bem definidas.[47]

Nas neoplasias malignas, notam-se margens pouco ou mal definidas, com baixo coeficiente de T1 e T2; porém, as lesões malignas somente são distinguíveis a partir do momento em que apresentam evidência de invasão de estruturas adjacentes à imagem na RM, fornecendo o estadiamento da lesão; mesmo assim, a biopsia é imperativa.[48]

Na técnica de perfusão, obtém-se a curva de absorção e liberação de contraste, permitindo montar uma curva com padrões diferentes que ajudam a demonstrar a vascularização do tumor e, assim, inferir o grau de malignidade. Em estruturas altamente vascularizadas, o agente de contraste é liberado do espaço intravascular para o espaço extravascular, existindo uma boa correlação entre o tempo do pico de absorção do contraste (*Tpeak*) e angiogênese e esvaziamento do contraste (*washout ratio* [WR]) e a celularidade, com boa correlação

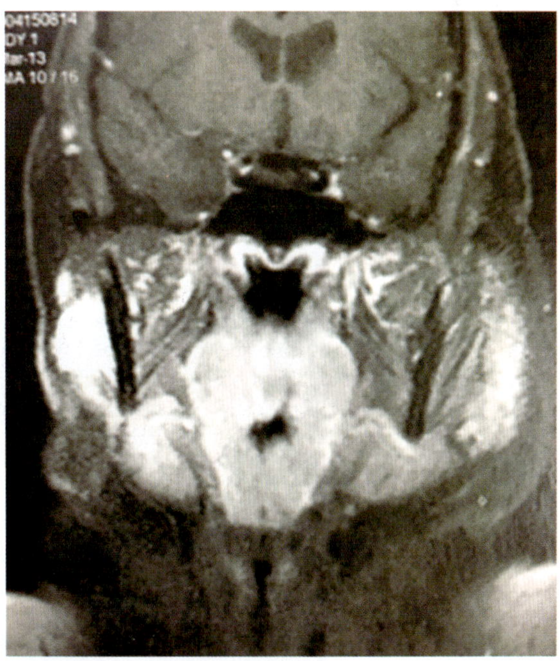

Figura 250.9 Ressonância magnética de neoplasia maligna: carcinoma mucoepidermoide com invasão profunda até o músculo masseter direito.

com laudo histopatológico.[49] Dessa forma, espera-se que as neoplasias malignas que são muito vascularizadas possuam rápido e curto pico *Tpeak* (Figura 250.10).

Quando existe um padrão de curva denominado de tipo C, existe alta capacidade de predizer a malignidade, com sensibilidade de 79%, especificidade de 95% e acurácia de 91% (Figura 250.11).[50]

Em metanálise, a RM apresentou alta sensibilidade e especificidade para diferenciar as lesões malignas das benignas.[43,46]

PET-CT

A tomografia por emissão de pósitrons (PET-CT) com uso de 18-fluordeoxiglicose (FDG) é um exame radiológico oncológico que combina imagem em alta definição da TC com o exame funcional do FDG. A fusão das imagens localiza anatomicamente as lesões hipermetabólicas, e pelo contexto clínico, infere-se a relação com a neoplasia primária.

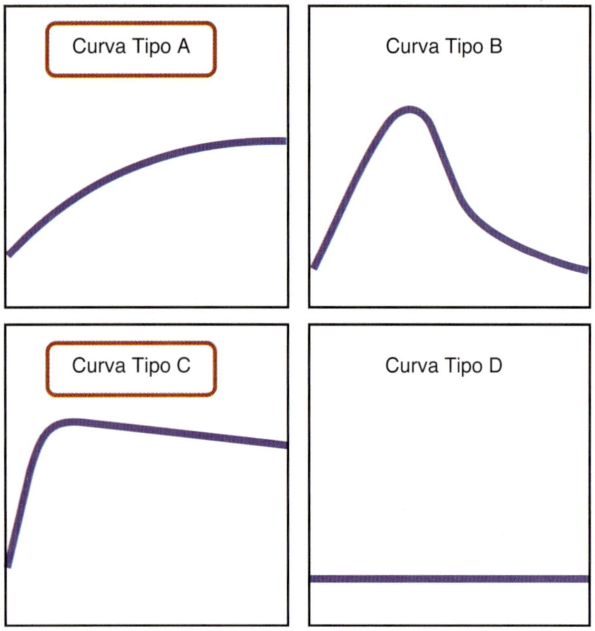

Figura 250.10 Curvas de neoplasia maligna na técnica de perfusão da ressonância magnética.

É utilizada com sucesso no diagnóstico, avaliação da extensão, controle evolutivo, avaliação das recidivas das neoplasias malignas em cabeça e pescoço, embora para as neoplasias de glândulas salivares apresente limitações fundamentalmente pelas diferentes captações dos vários tipos histológicos, mas com grande importância nas neoplasias de alto grau (Figura 250.12).[50,51]

A distinção entre neoplasias benignas e de baixo grau é difícil pelo PET-CT, uma vez que os adenomas pleomórficos e tumores de Warthin também captam o FDG, tendo um falso-positivo de malignidade de até 31%.[52]

No seguimento dos pacientes portadores de neoplasias de alto grau, o PET-CT pode ser de grande valia, com diagnóstico de melhor acurácia, podendo alterar a decisão em relação à disseminação local, metástases cervicais e a distância em até 43% dos pacientes.[51,53,54]

Biopsia

A biopsia está indicada em toda suspeita de neoplasia, sendo o principal fator na determinação de malignidade e indicação de tratamento. No entanto, pode não contemplar todos os diagnósticos histológicos, uma vez que nem todas as neoplasias malignas apresentam quadro clínico exuberante. A biopsia auxilia também no planejamento do tratamento, diferenciando as lesões em inflamatórias, neoplásicas benignas, neoplásicas primárias malignas ou metastáticas em sua grande maioria.

Existem três tipos de técnicas de biopsias que devem ser ponderadas quanto ao melhor momento de uso.

Biopsia aspirativa por agulha fina

A biopsia aspirativa por agulha fina (BAAF) é a investigação de eleição para as neoplasias de glândulas salivares. Como o método já está bem estabelecido para outras neoplasias em cabeça e pescoço, e para as neoplasias malignas de glândulas salivares apresenta entre 84,6 e 87,8% de sensibilidade, entre 86,5 e 98% de especificidade, para as neoplasias benignas entre 84,6 e 100%, de sensibilidade entre 91,6 e 98% de especificidade, a acurácia variou entre 70 e 90%, devendo ser adotada como investigação inicial.[55,56] Sempre que possível, deve ser feita com auxílio ou guiada por ultrassonografia, tendo sido adotado o nome de PAAF (punção aspirativa por agulha fina) por essa razão, e consagrado pelo grande uso rotineiramente.

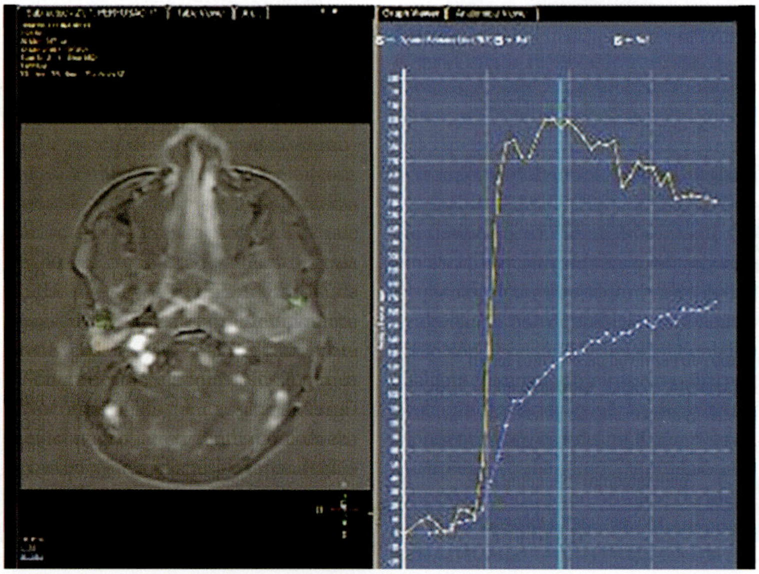

Figura 250.11 Captura de tela de ressonância magnética de técnica de perfusão evidenciando curva do tipo C em lesão na parótida esquerda, confirmada após cirurgia como carcinoma adenoide cístico primário de parótida.

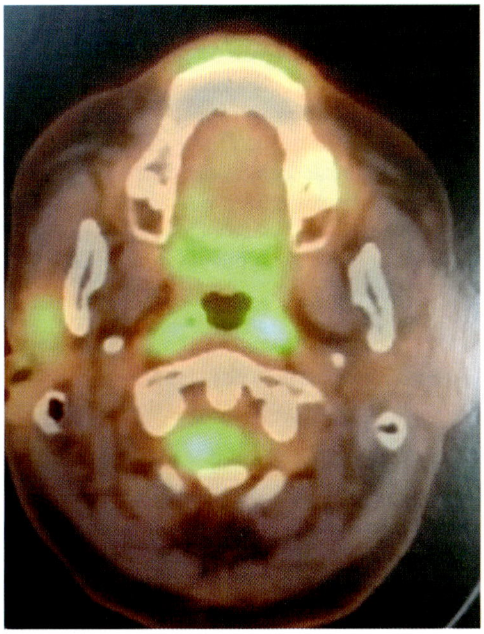

Figura 250.12 Captura de tela de PET-CT de neoplasia maligna de parótida direita - carcinoma adenoide cístico com invasão de músculo masseter.

As suas vantagens são fácil execução, fácil localização da neoplasia com auxílio do ultrassom ou da tomografia em alguns casos, alta sensibilidade e especificidade em mãos experientes, mínimo índice de complicações.

Já as desvantagens são ser dependente do citopatologista, do local da punção, da qualidade da preparação da lâmina, e ter baixa sensibilidade para diferenciar sialodenites inflamatórias de outras etiologias crônicas.

Em 2018, foi criado o Milan System for Reporting Salivary Gland Cytopathology (em português, Sistema de Milão de Relatório de Citopatologia de Glândulas Salivares), com nova atualização em 2023,[57,58] na qual foram divididas as citopatologias à semelhança do Sistema de Bethesda para os relatórios de citologias da tireoide, atribuindo-se uma porcentagem sobre o risco de malignidade baseado em várias casuísticas: 1. não diagnóstica, 2. não neoplásica, 3. atipia de significado indeterminado, 4. neoplasia benigna, 5. neoplasia com potencial de malignidade incerto, 6. suspeito para malignidade e 7. maligno (Tabela 250.3).[59]

A popularização do uso do Sistema de Milão trouxe mais segurança aos laudos citopatológicos com consequente melhoria do tratamento e seguimento dos pacientes, adotado por diversas *guidelines* mundiais.[60]

Tabela 250.3 Correlação do Sistema de Milão com o risco de malignidade em citopatologia de glândulas salivares.

Categoria de diagnóstico	ROM %
Sem diagnóstico	25,0
Não neoplásico	10,00
AUS	20,0
Neoplasia benigna	< 5,0
Neoplasmo SUMP	35,0
Suspeito de malignidade	60,0
Maligno	> 90,0

Adaptada de: Rossi et al.[57]

Na literatura, existem mais de 200 artigos comentando e confirmando a segurança do Sistema de Milão, mas existem falsos-negativos pela própria configuração citológica das neoplasias e os mais comuns são:[61]

- Adenoma pleomórfico com carcinoma adenoide cístico ou carcinoma ex-adenoma
- Tecido normal com carcinoma de células actínicas
- Linfonodo benigno com linfoma
- Cisto benigno com carcinoma mucoepidermoide de baixo grau.

Biopsia aspirativa por agulha grossa

A biopsia por agulha grossa (BAG) ou *core biopsy*, demonstra papel relevante nos últimos anos, mas ainda é vista com certo ceticismo pelo receio de implantes no trajeto, que somente foram comprovados em dois casos de uma série após 20 anos de seguimento.[62]

Apresenta técnica bem definida, com resultados comprovados, sendo mais invasiva que a BAAF, e é indicada para os casos em que a BAAF apresentou resultado duvidoso ou inconclusivo, com objetivo de evitar cirurgia aberta, ou primariamente em casos julgados mais fáceis de fazer onde há disponibilidade.[63,64]

Com anestesia local e pequena incisão, é introduzida agulha de maior calibre (18G ou 20G) com aparelho do tipo guilhotina, obtendo-se material com detalhes da citoarquitetura, permitindo a realização de imuno-histoquímica, o que auxilia na confirmação do tipo e do grau da neoplasia, muito utilizada para casos de linfoma de parótida.[64] Para evitar o sangramento devido aos vasos mais calibrosos, recomenda-se realizar a BAG acompanhada pelo ultrassom.

Em recente metanálise, encontrou-se sensibilidade de 96%, especificidade de 100% e de não diagnóstico de 1,6% para a BAG; em outro estudo, a acurácia em concordância com o resultado anatomopatológico variou de 97 a 100%, com sensibilidade de 89% e de não diagnóstico de 4,5% apenas.[65,66]

Biopsia aberta e por exame de congelação no intraoperatório

As biopsias abertas (BA) e biopsias no intraoperatório com exame de congelação (BEC) devem ser indicadas quando há disparidade no resultado de investigações anteriores (PAAF, BAG) e não como opção inicial, usada em casos de exceção, sempre considerando a verdadeira vantagem considerando o quadro clínico e a necessidade de diagnóstico.

As BAs são mais arriscadas devido à impossibilidade de saber sobre os ramos do nervo facial, podem ser muito complexas dependendo do quadro clínico, com potenciais complicações como parestesias, sangramentos, desconforto no intra e pós-operatório, edema, equimose, infecção e deiscência.[67]

As BECs são a indicação precisa quando existem lesões inconclusivas ou de potencial de malignidade no Sistema de Milão, e que necessitam de melhor definição histológica para programação de cirurgia mais agressiva ou de esvaziamento cervical.[68]

Exemplos de uso de BECs: quando há necessidade de averiguar no intraoperatório qualquer alteração suspeita na glândula salivar, na qual não foi diagnosticada previamente; na evidência de invasão de nervos ou de estruturas que não sejam a glândula salivar, não diagnosticada nos exames prévios, divergentes do diagnóstico inicial.

A principal desvantagem é de que esses exames são altamente dependentes da experiência do patologista, e pode ser difícil diagnosticar sem exames mais acurados, como imuno-histoquímica, motivo pelo qual muitos patologistas não concordam com essa abordagem eletiva.[67]

Alguns autores não recomendam BA ou BEC para a suspeita de adenoma pleomórfico ou neoplasias malignas de alto grau devido ao risco de semeadura do tumor com contaminação do campo operatório.

Os métodos de BA e BEC, quando bem indicados, têm acurácia alta se comparada à BAAF não diagnóstica, possuindo sensibilidade de 90%, especificidade de 99%, com acurácia variando entre 65 e 94%, sendo maior para as neoplasias benignas do que malignas.[69-72]

No entanto, parece ser consenso que tanto a BAAF como as BA e BEC são complementares e que uma adequada investigação prévia com os outros métodos do que apenas BA e BEC trazem mais benefícios ao paciente.

Aspectos anatomopatológicos

Devido à heterogeneidade desses tumores, a evolução clínica até o óbito costuma ser muito diferente entre si.

Atualmente, a Organização Mundial de Saúde (OMS), em sua quinta edição da classificação de tumores, divide os tipos histológicos em 15 benignos, 21 malignos, 1 tumor benigno mesenquimal e 2 lesões epiteliais não neoplásicas,[73,74] e os mais frequentes: carcinoma mucoepidermoide, carcinoma adenoide cístico, carcinoma de células actínicas, adenocarcinoma polimorfo de baixo grau, carcinoma mioepitelial, carcinoma de células basais, adenocarcinoma oncocítico, carcinoma ex-adenoma, carcinoma indiferenciado, carcinoma de células escamosas, carcinoma de células claras, adenocarcinoma sem outra especificação (SOE), carcinoma sebáceo, cistoadenocarcinoma, carcinoma de ducto salivar.

Carcinoma mucoepidermoide

O carcinoma mucoepidermoide é a malignidade mais comum de adultos e crianças, parecendo não haver distinção entre os sexos e é mais prevalente na quarta e quinta décadas de vida.[6] Cerca de 89% dos casos são encontrados na parótida, seguidos de 8,4% na glândula submandibular e 0,4% na glândula sublingual.[75]

O quadro clínico é o de nódulo em topografia de glândula salivar em 93% dos casos, fibroelástico com fixação a planos profundos variável e em alguns pode ter componente cístico que pode mascarar com alterações benignas de glândulas salivares. Em cavidade oral, podem lembrar mucoceles ou lesões vasculares, e também evoluir com erosão óssea do palato.

Apresenta divisão em baixo, intermediário e alto graus, sendo os dois primeiros mais comuns, de evolução lenta e prognóstico favorável. O carcinoma mucoepidermoide de alto grau apresenta o pior prognóstico, com invasão precoce de estruturas adjacentes, metástases regionais e a distância.

Características morfológicas como a invasão perineural (IPN) são fatores de pior prognóstico e queda de sobrevida.[76] A presença de IPN é associada a margens positivas, invasão de tecidos moles e aumento da mortalidade.[77]

Carcinoma adenoide cístico

O carcinoma adenoide cístico é a segunda malignidade mais frequente de glândulas salivares, ocorrendo em cerca de 30%, sem distinção em relação ao sexo, e com prevalência na quinta e sexta décadas de vida, apresenta incidência de 3 a 4 casos/milhão de habitantes, sem fatores de risco conhecidos. Ocorrem mais frequentemente nas glândulas parótidas e submandibular e em 30% nas glândulas salivares menores do palato, mucosa jugal, língua, lábios, mucosa nasal, lacrimal e trato respiratório.

São considerados neoplasias de alto grau, apresentando-se como massas sólidas, infiltrativas e com IPN precoce, causa das recidivas precoces na maioria dos casos. As metástases são mais comuns a distância (pulmões) do que regionais no pescoço.

São divididos em padrões tubular, cribriforme (mais comum e de evolução favorável) e sólido (mais agressivo). Apresenta a fusão de gene *MYB-NFIB* com fator de crescimento neuronal, ocasionando o comportamento de disseminação perineural e invasão epineural em mais de 50% dos casos.[78]

Carcinoma de células actínicas

É a terceira neoplasia maligna mais comum, ocorrendo na parótida em 80% dos casos, 17% nas glândulas salivares menores e 4% na glândula submandibular. Tem preferência um pouco maior pelo sexo feminino, a partir da quinta década de vida.[79]

O principal tratamento curativo ainda é a cirurgia com margens livres, e variantes mais agressivas estão associadas a pouca sobrevida e metástases a distância. Ainda não existem *guidelines* específicas para essa neoplasia e o tratamento a ser feito varia muito na literatura.[80]

Carcinoma ex-adenoma pleomórfico

Compreendem cerca de 5 a 15% de todas as neoplasias malignas, e podem chegar a 25% em certas casuísticas dos adenomas não tratados.[81] O risco de malignização pode variar entre 5 e 10% em período de 15 anos, conforme a série estudada.[82] Os fatores prognósticos incluem estádio, grau, proporção de carcinoma encontrado na amostra, extensão da invasão e o índice de proliferação celular.

Adenocarcinoma polimorfo de baixo grau

É a segunda neoplasia maligna mais frequente na cavidade oral depois do carcinoma mucoepidermoide, e ocorre quase exclusivamente em glândulas salivares menores, com crescimento lento e indolente.[83] O principal tratamento é a cirurgia com remoção completa, pois apresenta alto índice de recidiva local, com alguns casos de metástase cervical e a distância e, portanto, o seguimento deve ser feito por longo tempo.

METÁSTASES DE OUTROS PRIMÁRIOS

As lesões metastáticas das glândulas salivares são relativamente raras, e podem ser divididas em metástases oriundas de tumores primários da cabeça e pescoço supraclaviculares e de outros sítios do corpo considerados infraclaviculares.

As metástases de neoplasias supraclaviculares são de longe as mais comuns, entrando como principais primários as neoplasias de pele: carcinoma espinocelular, carcinoma de células de Merkel e melanomas, sendo as mais raras as infraclaviculares, em geral oriundas dos carcinomas de pulmão, mamas, rins, gástricos, bexiga, cólon e próstata.

Epidemiologia

Supraclaviculares

As metástases ocorrem principalmente (80 a 90%) na glândula parótida, sendo o sítio primário os carcinomas de pele e melanomas.

Os carcinomas espinocelulares de pele da região facial têm índice de metástase de 5%, e os da região auricular podem chegar a 10%, normalmente para a parótida, mas também para os linfonodos dos níveis Ia, Ib e II. As metástases de carcinoma espinocelular ocultas podem chegar até 35% dos casos, com evidente piora da sobrevida.[84] A maioria das metástases se desenvolve dentro de 2 anos da ressecção do primário; muitas vezes, essa informação se perde ao longo do tempo e o paciente é acompanhado inadequadamente.

Infraclaviculares

Estas metástases são ainda mais raras, e na literatura existem muitos relatos de casos e poucas revisões. Os locais de origem mais comuns são pulmões, carcinomas renal e de mama, mais frequentemente a parótida, sendo ainda mais raros para a submandibular.

Quadro clínico

Tipicamente, o quadro é de nódulo em projeção da glândula salivar, de consistência variada, em paciente com histórico de neoplasia em outros subsítios. O crescimento é indolor e progressivo, o padrão infiltrativo e pouco definido pode ocorrer nas lesões mais agressivas. A paralisia precoce dos ramos do nervo facial, no caso da parótida, pode ocorrer devido à invasão da metástase no nervo, nos casos de carcinoma espinocelular e carcinoma de células de Merkel.

Fatores prognósticos

Supraclaviculares

Carcinoma espinocelular

Como a maioria são metástases de carcinoma espinocelular de pele, existem classificações de risco para metástases linfáticas de pele, em que se enquadram:

- Idade: maior que 70 anos
- Localização: face - fronte, temporal, malar, auricular, pálpebras
- Tamanho: maiores que 1,5 cm
- Espessura: maiores que 4 mm de profundidade
- Grau histológico: pouco diferenciado ou indiferenciado
- Invasão perineural
- Resseção incompleta
- Imunossupressão.

A maioria dos carcinomas espinocelulares metastáticos se apresenta maior de 2,0 cm, com risco três vezes maior que os menores, com história prévia da ressecção do primário variando de 6 meses a 2 anos. Quando há envolvimento da parótida, cerca de 25% dos pacientes já apresentam outra metástase cervical palpável, e as metástases ocultas ocorrem em até 41% dos casos nessa situação (Figura 250.13).

A sobrevida em 5 anos é de 50%, e a maioria dos pacientes pode ser controlada com cirurgia, radio e quimioterapia, ocorrendo falha em 25% dos que são associados a metástases a distância nos casos de múltiplas recidivas.

Em estudos australianos, alguns autores preconizam o tratamento agressivo com parotidectomias e esvaziamentos cervicais para as metástases menores de 3 cm, com sobrevida de 60 a 70% em 5 anos.[85] Outros autores encontraram sobrevida baixa para as metástases maiores de 3 cm por ocasião do diagnóstico, sugerindo que uma vigilância para a detecção precoce com estádio T da metástase parotídea em pacientes de risco pode aumentar a sobrevida.[84]

Carcinoma de células de Merkel

Por outro lado, o carcinoma de células de Merkel apresenta alto risco de metástase cervical, e cerca de 33% dos pacientes já o possuem ao diagnóstico inicial do primário, com possibilidade de evoluir com metástases cervicais no acompanhamento em até 75% dos casos. O fator prognóstico mais importante é a presença da metástase, justificando a ressecção completa da lesão primária com esvaziamento cervical seguido de radioterapia.

Melanomas

Os melanomas, que são apenas 5% das neoplasias de pele, localizam-se na região de cabeça e pescoço em 20% dos pacientes e têm 65% de índice de óbito (Figura 250.14).

Apresentam probabilidade de metástases cervicais, presentes em 66% dos casos. As metástases clínicas têm pior sobrevida (20 a 40%) em relação às micrometástases, que são detectadas pela pesquisa do linfonodo sentinela (30 a 70%) quando avaliadas em 10 anos. Os fatores prognósticos mais importantes são a espessura de Breslow, presença de metástases (macro ou micro), número de metástases, presença de ulceração e número de mitoses.

A detecção precoce das metástases aumenta a sobrevida, variando de 40% para as macrometástases e 70% para as micrometástases em 5 anos. Indica-se pesquisa do linfonodo sentinela nos casos de estádio T2N0M0, T3N0M0 e T4N0M0 e alguns T1bN0M0, incluindo os linfonodos peri e intraparotídeos.

Classificação patológica

As neoplasias de glândulas salivares apresentam grande heterogeneidade devido a sua origem embrionária com grande diversidade histológica. A classificação da OMS de 2005 é a utilizada atualmente para orientar os patologistas em relação ao diagnóstico, com acréscimo de cerca de 24 novos carcinomas desde a última revisão, de 1991 (Tabela 250.4).[86]

Na visão do patologista com experiência, nenhuma classificação deve ser vista como estática, mas como dinâmica, baseada em consenso entre patologistas e não em opiniões pessoais. A correta

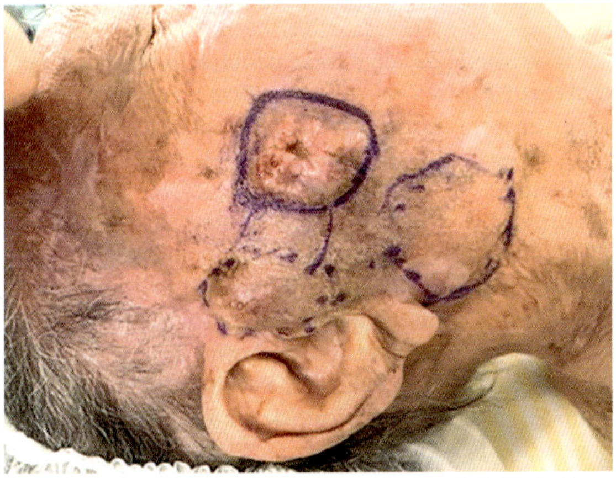

Figura 250.13 Carcinoma espinocelular primário de pele da região frontotemporal direita, ressecado há 6 meses, evoluindo com metástase em parótida e em nível II do pescoço. Nota-se abaulamento em parótida. Programação de parotidectomia total com esvaziamento cervical níveis II a V.

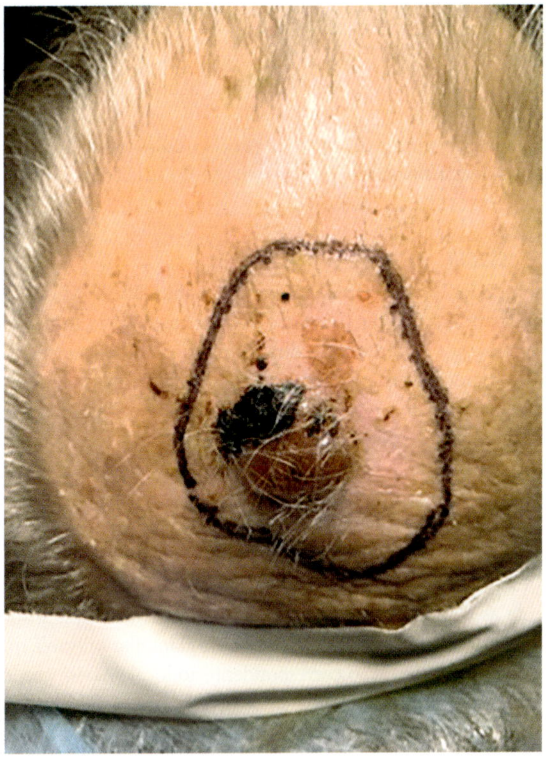

Figura 250.14 Melanoma primário de pele de couro cabeludo sem evidência clínica de metástases em parótida. Em programação de ressecção completa do primário e pesquisa de linfonodo sentinela para avaliar necessidade de parotidectomia com esvaziamento cervical níveis II a V e occipital.

Tabela 250.4 Classificação histológica das neoplasias de glândulas salivares.

Tumores malignos epiteliais	Tumores benignos do epitélio	Tumores de tecido mole
Carcinoma de células acinares 8550/3	Adenoma pleomórfico 8940/0	Hemangioma 9120/0
Carcinoma mucoepidermoide 8430/3	Mioepitelioma 8982/0	Tumores hematolinfoides
Carcinoma adenoide cístico 8200/3	Adenoma de células basais 8147/0	Linfoma de Hodgkin
Adenocarcinoma polimorfo de baixo grau 8525/3	Tumor de Warthin 8561/0	Linfoma difuso de grandes células B 9680/3
Carcinoma epitelial-mioepitelial 8562/3	Oncocitoma 8290/0	
Carcinoma de células claras não especificados 8310/3	Adenoma canalicular 8149/0	
Adenocarcinoma de células basais 8147/3	Adenoma sebáceo 8410/0	
Carcinoma sebáceo 8147/3	Linfadenoma	
Linfadenocarcinoma sebáceo 8410/3	sebáceo 8410/0	
Cistadenocarcinoma 8440/3	não sebáceo 8410/0	
Cistoadenocarcinoma cribriforme de baixo grau 8480/3	Papiloma ductal	
Adenocarcinoma mucinoso 8480/3	Papiloma ductal invertido 8503/0	
Oncocíticos carcinoma 8290/3	Intraductal invertido 8503/0	
Carcinoma do ducto salivar 8500/3	Sialadenoma papilífero 8406/0	
Adenocarcinoma não especificado 8140/3	Cistadenoma 8440/0	
Carcinoma mioepiteliais 8982/3		
Carcinoma ex-adenoma pleomórfico 8941/3		
Carcinossarcoma 8980/3		
Metástase adenoma pleomórfico 8940/1		
Carcinoma espinocelular 8070/3		
Carcinoma de células pequenas 8041/3		
Carcinoma de grandes células 8012/3		
Carcinoma linfoepiteliais 8082/3		
Sialoblastoma 8974/1		

Adaptada de: Eveson et al.[86]

classificação permite o diagnóstico preciso, com avaliação do tratamento posterior mais fidedigno possível, permitindo a comparação de resultados entre as instituições.

TNM e estádio

A recomendação da OMS é utilizar a classificação TNM da Union for International Cancer Control (UICC), baseada no tamanho da lesão primária (T), do estado dos linfonodos (N) e pela presença ou não de metástases a distância (M) para as neoplasias malignas de glândulas salivares.[87] Atualmente, o padrão é o TNM para os relatos e medidas de tratamento, mas a partir dos novos conhecimentos em alterações e diagnósticos moleculares e genéticos, os profissionais que estudam e cuidam desses pacientes devem permitir a inclusão de novas classificações para uma melhor avaliação dos tratamentos por equipe multidisciplinar.[88]

A Tabela 250.5 demonstra a atual classificação TNM e os estádios. Somente as glândulas maiores, parótidas, submandibulares e sublinguais, devem ser classificadas neste item. As glândulas salivares menores recebem a classificação correspondente ao local anatômico do tumor primário, com TNM e estádio semelhantes ao utilizado para os carcinomas espinocelulares de mucosa em cabeça e pescoço.

Tratamento

Tratamento não cirúrgico

O principal tratamento é a cirurgia com margens livres; no entanto, em algumas situações, outras opções podem existir.

A radioterapia (RTX) é recomendada inicialmente como complementação da cirurgia para melhoria de controle locorregional nos casos de margens comprometidas, metástases cervicais, estádio avançado, tipo histológico agressivo, invasão perineural, invasão linfovascular ou extensão extragandular.

A indicação de RTX como tratamento inicial *upfront* é reservada para situações de doença localmente irressecável, doença avançada com metástases não passíveis de controle ou paciente não candidato à cirurgia devido à baixa performance clínica.[89]

Ainda não existem drogas específicas para a quimioterapia efetiva, e o mesmo ocorre para imunoterapia e terapia de drogas-alvo, que apresentam papel limitado de eficácia, tendo mais uso como paliativo.[3]

Tratamento cirúrgico

A cirurgia tem importante papel no tratamento dessas neoplasias porque oferecem alto controle local, regional e a distância. Ressecção cirúrgica completa com margens livres é o tratamento padrão dessas neoplasias malignas, e a extensão da cirurgia, bem como do esvaziamento cervical, depende do tipo histológico, grau e estádio inicial.

Cirurgias

Parotidectomia superficial parcial ou total

A parotidectomia superficial parcial ou total é o tratamento padrão para a remoção das neoplasias malignas em lobo superficial,

Tabela 250.5 Classificação TNM e os estágios das neoplasias malignas de glândulas salivares maiores.

Classificação TNM[12]			
T - Tumor primário			
TX	Tumor primário não pode ser avaliado		
T0	Nenhuma evidência de tumor primário		
Tis	Carcinoma *in situ*		
T1	Tumor de 2 cm ou menos na maior dimensão sem extensão extraparenquimatosa*		
T2	Tumor com mais de 2 cm, mas não mais de 4 cm na maior dimensão sem extensão extraparenquimatosa*		
T3	Tumor com mais de 4 cm e/ou tumor com extensão extraparenquimatosa*		
T4	Moderamente avançada ou doença bem avançada		
T4a	Doença moderamente avançada		
T4b	Doença bem avançada		
Observação: extensão extraparenquimatosa é evidência clínica ou macroscópica de invasão de tecidos moles ou nervo, exceto aqueles listados em T4a e T4b. Evidência microscópica por si só não constitui extensão extraparenquimatosa para fins de classificação			
N - Linfonodos regionais**			
NX	Linfonodos regionais não podem ser avaliados		
N0	Sem metástase em linfonodo regional		
N1	Metástase em um único linfonodo ipsilateral, 3 cm ou menos na maior dimensão		
N2	Metástase conforme especificado em N2a, 2b, 2c abaixo		
N2a	Metástase em um único linfonodo ipsilateral, mais de 3 cm, mas não mais de 6 cm na maior dimensão		
N2b	Metástase em múltiplos linfonodos ipsilaterais, nenhum com mais de 6 cm na maior dimensão		
N2c	Metástase em linfonodos bilaterais ou contralaterais, nenhum com mais de 6 cm na maior dimensão		
N3	Metástase em um linfonodo com mais de 6 cm na maior dimensão		
N3a	Metástases em nodo linfático maior que 6 cm de grande dimensão e ENE(−)		
N3b	Metástase em qualquer nodo com clinicamente evidente ENE(+)		
Observação: os linfonodos midinos são considerados linfonodos ipsilaterais			
M - Metástase a distância			
MX	Metástase a distância não pode ser avaliada		
M0	Sem metástase a distância		
M1	Metástase a distância		
Agrupamento de estágios			
Estágio I	T1	N0	M0
Estágio II	T2	N0	M0
Estágio III	T3	N0	M0
	T1, T2, T3	N1	M0
Estágio IV A	T1, T2, T3	N1	M0
	T4a	N0, N1, N2	M0
Estágio IV B	T4b	Qualquer N	M0
	Qualquer T	N3	M0
Estágio IV C	Qualquer T	Qualquer N	M1
*Os linfonodos regionais são os cervicais			

Adaptada de: Amin et al.[87]

preservando a integridade do nervo facial, tendo-se sempre em vista os reparos anatômicos para realizar a cirurgia com técnica padronizada e segura (Figura 250.15).

A técnica da parotidectomia pouco mudou no último século, ocorrendo apenas variações na quantidade de tecido ressecado.

O paciente é preparado, se possível, com monitorização do nervo (mais adequado), iniciando por incisão de pele à Blair modificada (preferência do autor), pouco acima do trágus, pela marca de pele pré-auricular, fazendo uma curva suave no lobo da orelha, descendo em formato curvilíneo até o nível do osso hioide, caso se planeje o esvaziamento cervical, ou parando um pouco antes. É reservada para a maioria das neoplasias pequenas (T1-T2), em casos selecionados.

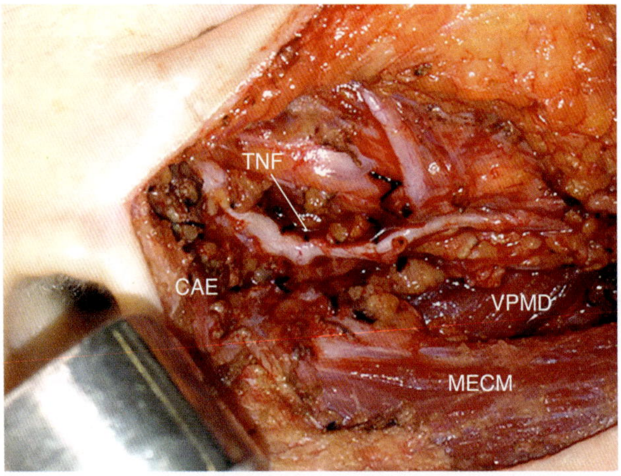

Figura 250.15 Pontos de reparo para a localização do tronco do nervo facial. CAE = conduto auditivo externo da ponta da mastoide; MECM = músculo esternocleidomastóideo; TNF = tronco do nervo facial; VPMD = ventre posterior do músculo digástrico.

Parotidectomia total

A parotidectomia total é reservada para os casos de doença avançada com infiltração de nervo facial (tronco ou ramos) ou para as neoplasias localizadas em lobo profundo de parótida (Figura 250.16).

Em casos de infiltração de ramos do nervo facial ou do tronco do nervo, sempre que possível, deve ser realizada a ressecção total com margens adequadas e reconstrução do nervo. Na infiltração do nervo por "encapsulamento", a ressecção do nervo como margem é uma opção, embora existam casos de ressecção marginal de fibras do nervo e complementação com radioterapia para a doença microscópica residual (Figura 250.17).

Nas parotidectomias totais, o princípio de preservação da função do nervo deve ser seguido, e ser precedido da parotidectomia superficial; o tronco do nervo e seus ramos devem ser "rebatidos" para a retirada do lobo profundo da parótida, com técnica minuciosa e delicada, podendo ser reparados os ramos para facilitar a dissecção.

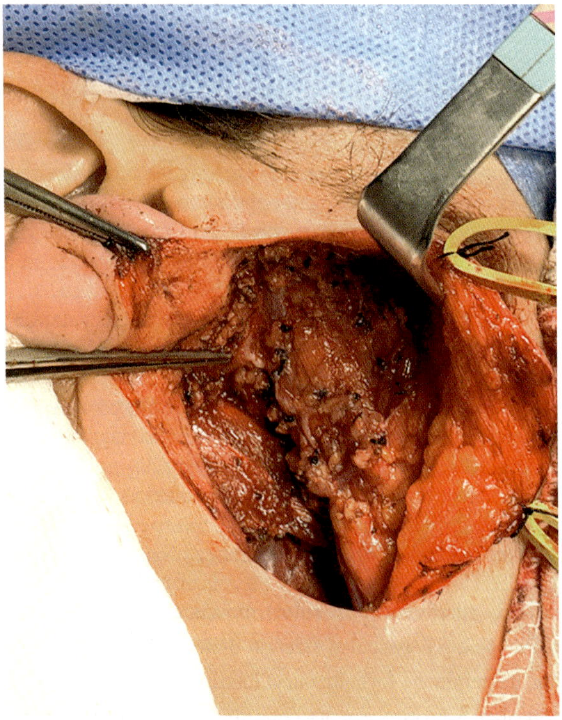

Figura 250.16 Parotidectomia total associada com esvaziamento cervical níveis I-III em caso de carcinoma mucoepidermoide, preservando tronco e ramos do nervo facial.

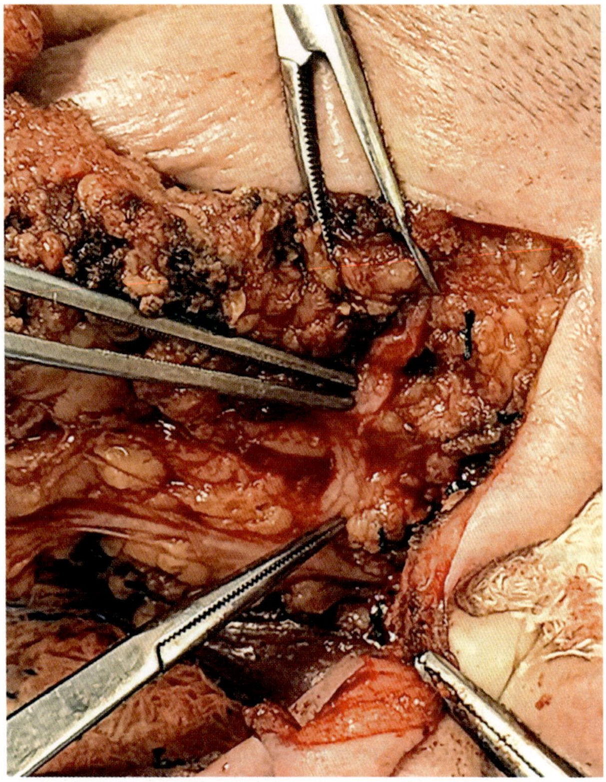

Figura 250.17 Infiltração do tronco do nervo facial por carcinoma mucoepidermoide, apontado na ponta da pinça, comprovado com biopsia de congelação da neoplasia e do local da infiltração no intraoperatório.

Ressecção de lobo profundo no espaço parafaríngeo

A parotidectomia do lobo profundo/espaço parafaríngeo deve ser feita conforme os passos da parotidectomia superficial, e em alguns casos não necessita de dissecção do tronco do nervo facial, mas de seus ramos inferiores, idealmente utilizando-se o monitor de nervo.

O tumor pode ser acessado após a dissecção romba no espaço parafaríngeo, e caso seja necessário, o ligamento estilomandibular pode ser seccionado. Em casos em que a neoplasia não sai por essa manobra inicial, a parotidectomia convencional dever ser realizada para abordagem transparotídea.

Dissecção extracapsular minimamente invasiva

A dissecção extracapsular parotidectomia minimamente invasiva compreende a dissecção cuidadosa do parênquima, que deve ser feita próxima, mas não aderente ao tumor. Possui índices de recidiva e complicações similares às da parotidectomia superficial; no entanto, é indicada somente para casos em que a neoplasia localiza-se no polo inferior ou mais lateralmente na parótida. Deve ser feita por cirurgiões com experiência em outros tipos de parotidectomias, com auxílio do monitor de nervo e lupa cirúrgica.

Os passos iniciais são idênticos aos da parotidectomia aberta, com incisão menor, e quando localizado o tumor, ele é demarcado com margem adequada circunferencialmente, iniciando por dissecção com pinça hemostática curva, realizando a exploração, confirmação da ausência de nervo com monitor e ligadura com ressecção extracapsular da peça. Normalmente, os ramos dos nervos se localizam posteriormente e aderidos ao tumor, sendo liberados delicadamente.

Esvaziamento cervical

A discussão sobre realizar o esvaziamento cervical é antiga, mas pertinente, tendo sido alterado um pouco o conceito nos dias atuais.

Pescoço clinicamente positivo

Na presença de metástases clínicas, seja pela tomografia, ressonância ou pelo exame clínico, aparecendo como nódulos endurecidos ou císticos em projeção dos linfonodos, para se indicar o esvaziamento cervical eletivo (de princípio) deve-se, sempre que possível, comprovar a metástase com biopsia aspirativa do linfonodo.

A presença de metástase cervical pode diminuir a sobrevida em até 50% em 5 anos, com risco relativo maior de 7,58 vezes para o óbito.[90]

Dependendo do sítio do primário e do tipo histológico, o esvaziamento cervical mínimo preconizado é o de ressecção de pelo menos dois níveis abaixo. Assim, no caso da parótida, deve-se fazer o esvaziamento dos níveis I, II e III; no caso da glândula submandibular, os níveis são o I, II, III, podendo estender para o IV. Em casos de mais de um nível acometido, o esvaziamento deve ser o radical modificado, a princípio, com os níveis I, II, III, IV e V.

Em casos selecionados, pode-se realizar o esvaziamento cervical somente do nível acometido, também chamado de esvaziamento superseletivo, mas é preciso enumerar qual nível está sendo esvaziado.

Pescoço clinicamente negativo

As neoplasias malignas de glândulas salivares possuem alto índice de metástases ocultas, variando de 14 a 53%, dependendo da casuística.[91-93]

Em uma das revisões sistemáticas, os autores encontraram uma evidente piora da sobrevida quando havia a recidiva pela presença de metástase cervical.[94]

Em outra revisão, no período de 10 anos, dos cerca de 83% dos pacientes clinicamente negativos, 23% apresentavam metástases ocultas após a realização do esvaziamento cervical eletivo, tendo melhor sobrevida do que os pacientes com as metástases que evoluíram clinicamente.[95]

Pelas atuais orientações do National Comprehensive Cancer Network (NCCN), o esvaziamento cervical eletivo (de oportunidade) está indicado para as neoplasias malignas de parótida e submandibular, com histologia de alto grau (ou quadro clínico com suspeita), T3 e T4, estádio avançado (III e IV), e que é seguido pelos autores deste capítulo.[96]

CONSIDERAÇÕES FINAIS

As neoplasias malignas das glândulas salivares são um desafio para o cirurgião de cabeça e pescoço e otorrinolaringologistas quanto ao seu diagnóstico, tratamento do tumor primário, tratamento do pescoço, tratamento adjuvante, evolução e acompanhamento.

Este capítulo procura orientar o leitor, objetivamente, para uma atualização de dados, procurando explanar sobre a diversidade etiopatológica e sobre os tratamentos disponíveis atualmente. Os autores não têm o escopo de formar um tratado dessas neoplasias, mas manter de forma abrangente o conhecimento atualizado, procurando com figuras e diagramas tornar mais branda a tarefa.

REFERÊNCIAS BIBLIOGRÁFICAS

1. Batsakis JG, Regezi JA. The pathology of head and neck tumors: salivary glands, part 1. Head Neck Surg [Internet]. 1978 Sep-Oct [Acesso em: 2024 Jul];1(1):59-68.
2. Oliveira FA de, Duarte EC, Taveira CT, Máximo AA, Aquino EC de, Alencar RC et al. Salivary gland tumor: A review of 599 cases in a Brazilian population. Head Neck Pathol [Internet]. 2009 [Acesso em: 2024 Jul];3(4):271-5.
3. Thomson DJ, Slevin NJ Mendenhall WM. Indications for salivary gland radiotherapy. Adv Otorhinolaryngol [Internet]. 2016 [Acesso em: 2024 Jul]:78:141-7.
4. Spiro RH. Management of malignant tumors of the salivary glands. Oncology (Williston Park) [Internet]. 1998 May [Acesso em: 2024 Jul];12(5).
5. Eveson JW, Cawson RA. Salivary gland tumors: A review of 2410 cases with particular reference to histological types, site, age and sex distribuition. J Pathol [Internet]. 1985 [Acesso em: 2024 Jul];146(1):51-8.
6. Bradley PJ. Frequency and histopathology by site, major pathologies, symptoms and signs of salivary gland neoplasms. Adv Otorhinolaryngol [Internet]. 2016 [Acesso em: 2024 Jul]:78:9-16.
7. Stevens E, Andreasen S, Bjørndal K, Homøe P. Tumors in the parotid are not relatively more often malignant in children than in adults. Int J Pediatr Otorhinolaryngol [Internet]. 2015 Aug [Acesso em: 2024 Jul];79(8):1192-5.
8. Ettl T, Schwarz-Furlan S, Gosau M, Reicher TE. Salivary gland carcinomas. Oral Maxillofac Surg [Internet]. 2012 Sep [Acesso em: 2024 Jul];16(3):267-83.
9. Globocan. Estimated number of deaths in 2020. World, both sexes, all ages. IARC [Internet]; 2023 [Acesso em: 2024 Jul].
10. Globocan. Estimated number of new cases in 2020. Brazil, both sexes, all ages. IARC [Internet]; 2023 [Acesso em: 2024 Jul].
11. Brasil. Ministério da Saúde. Instituto Nacional de Câncer. Estimativa 2023: incidência de câncer no Brasil [Internet]. Disponível em: https://www.gov.br/inca/pt-br/assuntos/cancer/numeros/estimativa. Acesso em: 2024 Jul.
12. Fonseca FP, Carvalho MV, Almeida OP de, Rangel AL, Takizawa MC, Bueno AG et al. Clinicopathologic analysis of 493 cases of salivary gland tumors in a Southern Brazilian population. Oral Surg Oral Med Oral Pathol Oral Radiol [Internet]. 2012 Aug [Acesso em: 2024 Jul];114(2):230-9.
13. Vasconcelos AC, Nör F, Meurer L, Salvadori G, Souza LB, Vargas PA et al. Clinicopathological analysis of salivary gland tumors over a 15-year period. Braz Oral Res [Internet]. 2016 [Acesso em: 2024 Jul]:30:S1806-83242016000100208.
14. Melo GM, Abrahao M, Cervantes O, Filho LB, Minari RA, Souza PD et al. Neoplasias de glândulas salivares: análise em 10 anos em uma única instituição. Rev Bras Cir Cab Pesc [Internet]. 2014 [Acesso em: 2024 Jul];43(2):77-82.
15. SEER NIH. Salivary gland. Recent trends in SEER Age-Adjusted incidence rates, 2000-2020 [Internet]. 2023 [Acesso em: 2024 Jul].
16. SEER NCI. Salivary gland. Stage distribution of SEER incidence cases, 2011-2020 [Internet]. 2023 [Acesso em: 2024 Jul].
17. Globocan. Salivary glands. Mortality - ASR (World) vs Incidence - ASR (World), salivary glands, in 2020, both sexes, all ages [Internet]. 2023. Disponível em: http://gco.irac.fr/. Acesso em: 2024 Jul.
18. Land CE, Saku T, Hayashi Y, Takahara O, Matsuura H, Tokuoka S et al. Incidence of salivary gland tumors among atomic bomb survivors, 1950-1987. Evaluation of radiation-related risk. Radiat Res [Internet]. 1996 [Acesso em: 2024 Jul];146(1):28-36.
19. Horn-Ross PL, Ljung BM, Morrow M. Enviromental factors and the risk of salivary gland cancer. Epidemiology [Internet]. 1997 [Acesso em: 2024 Jul];8(4):414-9.
20. Belsky JL, Tachikawa K, Cihak RW, Yamamoto T. Salivary gland tumors in atomic bomb survivors, Hiroshima-Nagasaki, 1957-1970. JAMA [Internet]. 1972 [Acesso em: 2024 Jul];219(7):864-8.
21. Rice DH, Batsakis JG, McClatchey KD. Postirradiation malignant salivary gland tumor. Arch Otolaryngol [Internet]. 1976 Nov [Acesso em: 2024 Jul];102(11):699-701.
22. Boukheris H, Ron E, Dores GM, Stovall M, Smith SA, Curtis RE. Risk of radiation-related salivary gland carcinomas among survivors of Hodgkin lymphoma: A population-based analysis. Cancer [Internet]. 2008 Dec 1 [Acesso em: 2024 Jul];113(11)3153-9.
23. Schneider AB, Favus MJ, Stachura ME, Arnold MJ, Frohman LA. Salivary gland neoplasms as a late consequence of head and neck irradiation. Ann Intern Med [Internet]. 1977 Aug [Acesso em: 2024 Jul];87(2)160-4.

24. Klubo-Gwiezdzinska J, Van Nostrand D, Burman KD, Vasko V, Chia S, Deng T et al. Salivary gland malignancy and radioiodine therapy for thyroid cancer. Thyroid [Internet]. 2010 [Acesso em: 2024 Jul];20(6):647-51.
25. Young A, Okuyemi OT. Malignant salivary gland tumors. StatPearls [Internet]. Treasure Island (FL): StatPearls Publishing; 2023 Jan 12 [Acesso em: 2024 Jul]. Disponível em: https://www.ncbi.nlm.nih.gov/books/NBK563022/
26. Muscat JE, Wynder EL. A case/control study of risk factors for major salivary gland cancer. Otolaryngol Head Neck Surg [Internet]. 1998 Feb [Acesso em: 2024 Jul];118(2)195-8.
27. Licitra L, Grandi C, Prott FJ, Schornagel JH, Bruzzi P, Molinari R. Major and minor salivary glands tumours. Crit Rev Oncol Hematol [Internet]. 2003 Feb [Acesso em: 2024 Jul];45(2)215-25.
28. Turner MD. Salivary gland disease in Sjögren's syndrome: Sialoadenitis to lymphoma. Oral Maxillofac Surg Clin North Am [Internet]. 2014 Feb [Acesso em: 2024 Jul];26(1)75-81.
29. Voulgarelis M, Dafni UG, Isenberg DA, Moutsopoulos HM. Malignant lymphoma in primary Sjögren's syndrome: A multicenter, retrospective, clinical study by the European Concerted Action on Sjögren's Syndrome. Arthritis Rheum [Internet]. 1999 Aug [Acesso em: 2024 Jul];42(8)1765-72.
30. Hamilton-Dutoit SJ, Therkildsen MH, Neilsen NH, Jensen H, Hansen JP, Pallesen G. Undifferentiated carcinoma of the salivary gland in Greenlandic eskimos: Demonstration of Epstein-Barr virus DNA by in situ nucleic acid hybridization. Hum Pathol [Internet]. 1991 [Acesso em: 2024 Jul];22(8):811-5.
31. Sadetzki S, Oberman B, Mandelzweig L, Chetrit A, Ben-Tal T, Jarus-Hakak A et al. Smoking and risk of parotid gland tumors: A nationwide case-control study. Cancer [Internet]. 2008 [Acesso em: 2024 Jul];112(9):1974-82.
32. Czerninski R, Zini A, Sgan-Cohen HD. Risk of parotid malignant tumors in Israel (1970-2006). Epidemiology [Internet]. 2011 [Acesso em: 2024 Jul];22(1):130-1.
33. Glas AS, Hollema H, Nap RE, Plukker JT. Expression of estrogen receptor, progesterone receptor, and insulin-like growth factor receptor-1 and of MIB-1 in patients with recurrent pleomorphic adenoma of the parotid gland. Cancer [Internet]. 2002 [Acesso em: 2024 Jul];94(8):2211-6.
34. Fan CY, Melhem MF, Hosal AS, Grandis JR, Barnes EL. Expression of androgen receptor, epidermal growth factor receptor, and transforming growth factor alpha in salivary duct carcinoma. Arch Otolaryngol Head Neck Surg [Internet]. 2001 [Acesso em: 2024 Jul];127(9):1075-9.
35. Nasser SM, Faquin WC, Dayal Y. Expression of androgen, estrogen, and progesterone receptors in salivary gland tumors. Frequent expression of androgen receptor in a subset of malignant salivary gland tumors. Am J Clin Pathol [Internet]. 2003 Jun [Acesso em: 2024 Jul];119(6):801-6.
36. Fan CY, Wang J, Barnes EL. Expression of androgen receptor and prostatic specific markers in salivary duct carcinoma: An immunohistochemical analysis of 13 cases and review of the literature. Am J Surg Pathol [Internet]. 2000 Apr [Acesso em: 2024 Jul];24(4):579-86.
37. Stenman G. Fusion oncogenes in salivary gland tumors: Molecular and clinical consequences. Head Neck Pathol [Internet]. 2013 [Acesso em: 2024 Jul];7:12-9.
38. Marchiò C, Weigelt B, Reis-Filho JS. Adenoid cystic carcinomas of the breast and salivary glands (or 'The strange case of Dr Jekyll and Mr Hyde' of exocrine gland carcinomas). J Clin Pathol [Internet]. 2010 [Acesso em: 2024 Jul];63(3):220-8.
39. Schwarz-Furlan S, Brase C, Stockmann P, Furlan I, Hartmann A. Hereditäre tumoren des Kopf-Hals-Bereichs [Hereditary head and neck tumors]. Pathologe [Internet]. 2010 Oct [Acesso em: 2024 Jul];31(6):477-84.
40. Bialek EJ, Jakubowski W, Zajkowski P, Szopinski KT, Osmolski A. US of the major salivary glands: Anatomy and spatial relationships, pathologic conditions, and pitfalls. Radiographics [Internet]. 2006 [Acesso em: 2024 Jul];26(3):745-63.
41. Białek EJ, Jakubowski W. Mistakes in ultrasound examination of salivary glands. J Ultrason [Internet]. 2016 [Acesso em: 2024 Jul];16(65):191-203.
42. Kakimoto N, Gamoh S, Tamaki J, Kishino M, Murakami S, Furukawa S. CT and MR images of pleomorphic adenoma in major and minor salivary glands. Eur J Radiol [Internet]. 2009 [Acesso em: 2024 Jul];69(3):464-72.
43. Liu Y, Li J, Tan YR, Xiong P, Zhong LP. Accuracy of diagnosis of salivary gland tumors with the use of ultrasonography, computed tomography, and magnetic resonance imaging: A meta-analysis. Oral Surg Oral Med Oral Pathol Oral Radiol [Internet]. 2015 Feb [Acesso em: 2024 Jul];119(2):238-245.e2.
44. Motoori K, Yamamoto S, Ueda T, Nakano K, Muto T, Nagai Y et al. Inter- and intratumoral variability in magnetic resonance imaging of pleomorphic adenoma: An attempt to interpret the variable magnetic resonance findings. J Comput Assist Tomogr [Internet]. 2004 [Acesso em: 2024 Jul];28(2):233-46.
45. Attyé A, Karkas A, Troprès I, Roustit M, Kastler A, Bettega G et al. Parotid gland tumours: MR tractography to assess contact with the facial nerve. Eur Radiol [Internet]. 2016 [Acesso em: 2024 Jul];26(7):2233-41.
46. Abdel Razek AK, Mukherji SK. State-of-the-art imaging of salivary gland tumors. Neuroimaging Clin N Am [Internet]. 2018 [Acesso em: 2024 Jul];28(2):303-17.
47. Som PM, Biller HF. High-grade malignancies of the parotid gland: Identification with MR imaging. Radiology [Internet]. 1989 [Acesso em: 2024 Jul];173(3):823-6.
48. Kontzialis M, Glastonbury CM, Aygun N. Evaluation: Imaging studies. Adv Otorhinolaryngol [Internet]. 2016 [Acesso em: 2024 Jul];78:25-38.
49. Razek AK, Elkhamary SM, Nada N. Correlation of apparent diffusion coefficient with histopathological parameters of salivary gland cancer. Int J Oral Maxillofac Surg [Internet]. 2019 [Acesso em: 2024 Jul];48(8):995-1000.
50. Otsuka H, Graham MM, Kogame M, Nishitani H. The impact of FDG-PET in the management of patients with salivary gland malignancy. Ann Nucl Med [Internet]. 2005 [Acesso em: 2024 Jul];19(8):691-4.
51. Jeong HS, Chung MK, Son YI, Choi JY, Kim HJ, Ko YH et al. Role of 18F-FDG PET/CT in management of high-grade salivary gland malignancies. J Nucl Med [Internet]. 2007 [Acesso em: 2024 Jul];48(8):1237-44.
52. Keyes JW Jr, Harkness BA, Greven KM, Williams DW 3rd, Watson NE Jr, McGuirt WF. Salivary gland tumors: Pretherapy evaluation with PET. . Radiology [Internet]. 1994 [Acesso em: 2024 Jul];192(1):99-102.
53. Nguyen BD, Roarke MC. Salivary duct carcinoma with perineural spread to facial canal: F-18 FDG PET/CT detection. Clin Nucl Med [Internet]. 2008 [Acesso em: 2024 Jul];33(12):925-8.
54. Ryu IS, Kim JS, Roh JL, Lee JH, Cho KJ, Choi SH et al. Prognostic value of preoperative metabolic tumor volume and total lesion glycolysis measured by 18F-FDG PET/CT in salivary gland carcinomas. J Nucl Med [Internet]. 2013 [Acesso em: 2024 Jul];54(7):1032-8.
55. Nanda KS, Mehta A, Nanda J. Fine-needle aspiration cytology: A reliable tool in the diagnosis of salivary gland lesions. J Oral Pathol Med [Internet]. 2012 [Acesso em: 2024 Jul];41:106-12.
56. Jayaram G, Verma AK, Sood N, Khurana N. Fine needle aspiration cytology of salivary gland lesions. J Oral Pathol Med [Internet]. 1994 [Acesso em: 2024 Jul];23:256-61.
57. Rossi ED, Faquin WC. The Milan System for Reporting Salivary Gland Cytopathology (MSRSGC): An international effort toward improved patient care-when the roots might be inspired by Leonardo da Vinci. Cancer Cytopathol [Internet]. 2018 [Acesso em: 2024 Jul];126(9):756-66.
58. Rossi ED, Baloch Z, Barkan G, Foschini MP, Kurtycz D, Pusztaszeri M et al. Second edition of the Milan System for Reporting Salivary Gland Cytopathology: Refining the role of salivary gland FNA. Cytopathology [Internet]. 2024 Mar [Acesso em: 2024 Jul];35(2):188-98.
59. Wei S, Layfield LJ, LiVolsi VA, Montone KT, Baloch ZW. Reporting of fine needle aspiration (FNA) specimens of salivary gland lesions: A comprehensive review. Diagn Cytopathol [Internet]. 2017 [Acesso em: 2024 Jul];45(9):820-7.
60. Pusztaszeri M, Deschler D, Faquin WC. The 2021 ASCO guideline on the management of salivary gland malignancy endorses FNA biopsy and the risk stratification scheme proposed by the Milan System for Reporting Salivary Gland Cytopathology. Cancer Cytopathol [Internet]. 2023 Feb [Acesso em: 2024 Jul];131(2):83-9.

61. Hughes JH, Volk EE, Wilbur DC. Pitfalls in salivary gland fine-needle aspiration cytology: Lessons from the College of American Pathologists Interlaboratory Comparison Program in Nongynecologic Cytology. Arch Pathol Lab Med [Interent]. 2005 Jan [Acesso em: 2024 Jul];129(1):26-31.
62. Douville NJ, Bradford CR. Comparison of ultrasound-guided core biopsyversus fine-needle aspiration biopsy in the evaluation of salivary gland lesions. Head Neck [Internet]. 2013 [Acesso em: 2024 Jul];35:1657-61.
63. Breeze J, Andi A, Williams MD, Howlett DC. The use of fine needle core biopsyunder ultrasound guidance in the diagnosis of a parotid mass. Br J Oral Maxillofac Surg [Internet]. 2009 [Acesso em: 2024 Jul];47(1):78-9.
64. Howlett DC, Skelton E, Moody AB. Establishing an accurate diagnosis of a parotid lump: Evaluation of the current biopsy methods – fine needle aspiration cytology, ultrasound-guided core biopsy, and intraoperative frozen section. Br J Oral Maxillofac Surg [Internet]. 2015 Sep [Acesso em: 2024 Jul];53(7):580-3.
65. Witt BL, Schmidt RL. Ultrasound-guided core needle biopsy of salivary gland lesions: A systematic review and meta-analysis. Laryngoscope [Internet]. 2014 Mar [Acesso em: 2024 Jul];124(3):695-700.
66. Cho J, Kim J, Lee JS, Chee CG, Kim Y, Choi SI. Comparison of core needle biopsy and fine-needle aspiration in diagnosis of ma lignant salivary gland neoplasm: Systematic review and meta-analysis. Head Neck [Internet]. 2020 [Acesso em: 2024 Jul];42(10):3041-50.
67. Pellegrini M, Pulicari F, Zampetti P, Scribante A, Spadari F. Current salivary glands biopsy techniques: A comprehensive review. Healthcare (Basel) [Internet]. 2022 Aug 14 [Acesso em: 2024 Jul];10(8):1537.
68. Wong DS. Frozen section during parotid surgery revisited: Efficacy of its applications and changing trend of indications. Head Neck [Internet]. 2002 [Acesso em: 2024 Jul];24(2):191-7.
69. Zbären P, Nuyens M, Loosli H, Stauffer E. Diagnostic accuracy of fine-needle aspiration cytology and frozen section in primary parotid carcinoma. Cancer [Internet]. 2004 [Acesso em: 2024 Jul];100(9):1876-83.
70. Schmidt RL, Hunt JP, Hall BJ, Wilson AR, Layfield LJ. A systematic review and meta-analysis of the diagnostic accuracy of frozen section for parotid glandlesions. Am J Clin Pathol [Internet]. 2011 [Acesso em: 2024 Jul];136:729-38.
71. Zbären P, Guélat D, Loosli H, Stauffer E. Parotid tumors: Fine-needle aspiration and/or frozen section. Otolaryngol Head Neck Surg [Internet]. 2008 [Acesso em: 2024 Jul];139(6):811-5.
72. Pastorello RG, Rodriguez EF, McCormick BA, Calsavara VF, Chen LC, Zarka MA et al. Is there a role for frozen section evaluation of parotid masses after preoperative cytology or biopsy diagnosis? Head Neck Pathol [Internet]. 2021 [Acesso em: 2024 Jul];15(3):859-65.
73. Skalova A, Hyrcza MD. Proceedings of the North American Society of Head and Neck Pathology Companion Meeting, New Orleans, LA, March 12, 2023: Classification of salivary gland tumors: Remaining controversial issues? Head Neck Pathol [Internet]. 2023 Jun [Acesso em: 2024 Jul];17(2):285-91.
74. WHO. Head and Neck Tumours WHO Classification of Tumours. 5th ed. Vol 9. Editorial Board; 2024.
75. Eversole LR. Mucoepidermoid carcinoma: Review of 815 reported cases. J Oral Surg [Internet]. 1970 Jul [Acesso em: 2024 Jul];28(7):490-4.
76. McHugh CH, Roberts DB, El-Naggar AK, Hanna EY, Garden AS, Kies MS et al. Prognostic factors in mucoepidermoid carcinoma of the salivary glands. Cancer [Internet]. 2012 [Acesso em: 2024 Jul];118(16):3928-36.
77. Melo GM de, Medeiros GS de, Gatti AP, Guilherme LH, Neves MC das, Rosano M et al. Perineural invasion as worsening criterion for salivary gland mucoepidermoid carcinoma. Indian J Otolaryngol Head Neck Surg [Internet]. 2022 [Acesso em: 2024 Jul];74(Suppl 3):6225-35.
78. Coca-Pelaz A, Rodrigo JP, Bradley PJ, Vander Poorten V, Triantafyllou A, Hunt JL et al. Adenoid cystic carcinoma of the head and neck: An update. Oral Oncol [Internet]. 2015 [Acesso em: 2024 Jul];51(7):652-61.
79. Bradley PJ. Frequency and histopathology by site, major pathologies, symptoms and signs of salivary gland neoplasms. Adv Otorhinolaryngol [Internet]. 2016 [Acesso em: 2024 Jul];78:9-16.
80. Sideris A, Rao A, Maher N, Parker A, Crawford J, Smee R et al. Acinic cell carcinoma of the salivary gland in the adult and paediatric population: A survival analysis. ANZ J Surg [Internet]. 2021 [Acesso em: 2024 Jul];91(6):1233-9.
81. Lewis JE, Olsen KD, Sebo TJ. Carcinoma ex pleomorphic adenoma: Pathologic analysis of 73 cases. Hum Pathol [Internet]. 2001 [Acesso em: 2024 Jul];32(6):596-604.
82. Ord RA, Ghazali N. Margin analysis: Malignant salivary gland neoplasms of the head and neck. Oral Maxillofac Surg Clin North Am [Internet]. 2017 [Acesso em: 2024 Jul];29(3):315-24.
83. Kimple AJ, Austin GK, Shah RN, Welch CM, Funkhouser WK, Zanation AM et al. Polymorphous low-grade adenocarcinoma: A case series and determination of recurrence. Laryngoscope [Internet]. 2014 [Acesso em: 2024 Jul];124(12):2714-9.
84. Andruchow JL, Veness MJ, Morgan GJ, Gao K, Clifford A, Shannon KF et al. Implications for clinical staging of metastatic cutaneous squamous carcinoma of the head and neck based on a multicenter study of treatment outcomes. Cancer [Internet]. 2006 [Acesso em: 2024 Jul];106(5):1078-83.
85. O'Brien CJ, McNeil EB, McMahon JD, Pathak I, Lauer CS, Jackson MA. Significance of clinical stage, extent of surgery, and pathologic findings in metastatic cutaneous squamous carcinoma of the parotid gland. Head Neck [Internet]. 2002 [Acesso em: 2024 Jul];24(5):417-22.
86. Barnes L, Eveson JW, Reichart P, Sidransky D, editors. World Health Organization Classification of Turnours. Pathology and genetics of head and neck. Turnours. Lyon: LARC Press; 2005.
87. Amin MB, Edge SB, Greene FL et al, eds. AJCC Cancer Staging Manual. 8th ed. New York: Springer; 2017.
88. Bradley PJ. Classification of salivary gland neoplasms. Adv Otorhinolaryngol [Internet]. 2016 [Acesso em: 2024 Jul];78:1-8.
89. Terhaard CH. Postoperative and primary radiotherapy for salivary gland carcinomas: Indications, techniques, and results. Int J Radiat Oncol Biol Phys [Internet]. 2007 [Acesso em: 2024 Jul];69(2 Suppl):S52-5.
90. Gomez DR, Hoppe BS, Wolden SL, Zhung JE, Patel SG, Kraus DH et al. Outcomes and prognostic variables in adenoid cystic carcinoma of the head and neck: A recent experience. Int J Radiat Oncol Biol Phys [Internet]. 2008 [Acesso em: 2024 Jul];70(5):1365-72.
91. Stennert E, Kisner D, Jungehuelsing M, Guntinas-Lichius O, Schröder U, Eckel HE et al. High incidence of lymph node metastasis in major salivary gland cancer. Arch Otolaryngol Head Neck Surg [Internet]. 2003 [Acesso em: 2024 Jul];129(7):720-3.
92. Herman MP, Werning JW, Morris CG, Kirwan JM, Amdur RJ, Mendenhall WM. Elective neck management for high-grade salivary gland carcinoma. Am J Otolaryngol [Internet]. 2013 [Acesso em: 2024 Jul];34(3):205-8.
93. Armstrong JG, Harrison LB, Thaler HT, Friedlander-Klar H, Fass DE, Zelefsky MJ et al. The indications for elective treatment of the neck in cancer of the major salivary glands. Cancer [Internet]. 1992 [Acesso em: 2024 Jul];69(3):615-9.
94. Jeannon JP, Calman F, Gleeson M, McGurk M, Morgan P, O'Connell M et al. Management of advanced parotid cancer. A systematic review. Eur J Surg Oncol [Internet]. 2009 [Acesso em: 2024 Jul];35(9):908-15.
95. Valstar MH, van den Brekel MM, Smeele LE. Interpretation of treatment outcome in the clinically node-negative neck in primary parotid carcinoma: A systematic review of the literature. Head Neck [Internet]. 2010 Oct [Acesso em: 2024 Jul];32(10):1402-11.
96. National Comprehensive Cancer Network. NCCN Guidelines 2024 [Internet]. Disponível em: https://www.nccn.org/default.aspx. Acesso em: 2024 Jul.

PARTE 11.7 DOENÇAS BENIGNAS DA TIREOIDE

CAPÍTULO 251

Nódulos da Tireoide

Chin Shien Lin • Erivelto Volpi • Vergilius José Furtado de Araujo Filho

INTRODUÇÃO

Os nódulos da glândula tireoide constituem uma condição frequente na prática clínica. A sua prevalência pode variar bastante, a depender da população em estudo, assim como dos métodos utilizados para sua detecção.[1]

De acordo com a American Thyroid Association (ATA), o nódulo tireoidiano é definido como uma lesão distinta dentro da glândula tireoide. Ela pode ser radiologicamente diferenciada a partir do parênquima tireoidiano adjacente. As possíveis apresentações clínicas são lesão solitária ou nódulos múltiplos, e em termos da sua composição, os nódulos podem ter conteúdo cístico, sólido ou misto.[2]

Com relação à natureza da lesão, os nódulos tireoidianos são classificados como sendo neoplásicos e não neoplásicos. Às lesões não neoplásicas se incluem os nódulos inflamatórios e os hiperplásicos. Dentre as neoplasias, pode-se dividi-las como benignas e malignas. Os adenomas normo ou hiperfuncionantes pertencem ao conjunto das neoplasias benignas, enquanto as neoplasias malignas primárias são formadas pelos carcinomas de acordo com o grau de diferenciação (bem, moderadamente ou pouco diferenciados) e os anaplásicos. Há também as neoplasias secundárias da tireoide, com os pulmões e os rins sendo os principais órgãos acometidos pelos tumores primários.[3]

Mais de 90% dos nódulos tireoidianos detectados são doenças benignas, e apenas uma pequena parcela representa as neoplasias malignas da tireoide.[4]

ETIOLOGIA

A gênese dos nódulos tireoidianos é multifatorial. Dentre os fatores comumente associados a risco de desenvolver os nódulos tireoidianos estão o aumento da idade, o sexo feminino, a deficiência do iodo, exposição à radiação em região da cabeça e pescoço e história familiar.[3]

A exposição à radiação ionizante é um conhecido fator de risco tanto para doenças benignas como malignas da tireoide. No estudo de coorte conduzido por Imaizumi et al.,[5] dentre os sobreviventes das bombas nucleares, 44,8% dos participantes foram descritos como portadores de doenças tireoidianas. Uma relação dose-dependente linear foi observada para a prevalência de todos os nódulos tireoidianos, independentemente de serem sólidos e císticos, ou benignos e malignos. É estimada a incidência de 2% ao ano na população irradiada para o desenvolvimento de nódulos tireoidianos. A incidência de neoplasias malignas na tireoide previamente irradiada pode chegar entre 20 e 50%.

Chirikova et al.[6] conduziram uma pesquisa utilizando o estudo de coorte bielorrusso-americano. Os autores avaliaram a associação entre as doses da radiação e os volumes da tireoide dentre os residentes da Bielorrússia com idade menor que 18 anos no momento do acidente nuclear de Chernobyl. No total, foram incluídas 1.073 pessoas no estudo, as quais seguiram com avaliações periódicas do volume da tireoide por meio da ultrassonografia durante 10 a 15 anos de seguimento.

Foi encontrada uma associação estatisticamente significativa entre o aumento na dose de 0,0005 para 0,15 Gy e um aumento de 1,27 mℓ de volume na tireoide. Esse efeito foi observado principalmente nos indivíduos com idade maior ou igual a 18 anos no momento do estudo. No entanto, para doses crescentes acima de 0,15 Gy, esse efeito não foi mais observado.

Outros fatores de riscos comumente associados a gênese de bócio, assim como a doença nodular da tireoide, incluem obesidade, fumo, síndromes metabólicas (p. ex., diabetes tipo I), consumo de álcool e a elevação sérica de IGFR-1 (fator de crescimento semelhante à insulina tipo 1).[3]

EPIDEMIOLOGIA

O risco de desenvolver nódulo de tireoide aumenta com a idade, e nos indivíduos de sexo feminino, também com a deficiência de iodo e de ferro e a história de exposição à radiação em região cervical. Em mulheres, a incidência é de 4 a 5 vezes maior. No entanto, a incidência de nódulos malignos em homem é maior do que em mulheres, quase na proporção de 2 para 1 (8 × 4%).[3]

Por meio da palpação realizada durante o exame clínico, considerado o método de diagnóstico menos sensível, a prevalência do nódulo tireoidiano é estimada entre 5 e 7%. Os dados de autópsia em indivíduos sem antecedentes de tireoidopatias indicam uma prevalência de cerca de 50%. Utilizando-se como método de triagem a ultrassonografia de alta resolução, a prevalência reportada chega a 70%.[3]

FATORES PROGNÓSTICOS

Nas últimas duas décadas, devido aos avanços tecnológicos e à popularização crescente da ultrassonografia de alta resolução como exame para triagem morfológica de doenças da tireoide, mesmo em indivíduos assintomáticos, um número cada vez maior de nódulos é detectado na população. Esse aumento acaba por incluir os nódulos com pequenas dimensões, e com frequência também aqueles com medidas inferiores a 1 cm.[4]

Diante desse cenário, um dos maiores desafios para os especialistas em doenças tireoidianas, como os endocrinologistas e os cirurgiões, é a otimização na tomada de decisões na condução de pacientes portadores de nódulos tireoidianos, mesmo considerando-se que cerca de 90% dos nódulos encontrados são de natureza benigna. Há um receio grande que algum nódulo maligno não seja percebido nos exames de controle, ou que um nódulo previamente estratificado como benigno ou de baixo risco possa se tornar maligno, ou de algum nódulo aumentar gradualmente de tamanho até produzir sintomas de compressão.[1,4]

Para se obter uma resposta definitiva, é necessária a compreensão plena sobre a história natural dos nódulos benignos da tireoide. Infelizmente, até hoje, ainda não há evidências robustas para responder com segurança a esses questionamentos.

Alexander et al.,[7] em 2003, conduziram um estudo retrospectivo de um total de 330 nódulos benignos da tireoide a partir de uma população de 268 pacientes. Foram incluídas lesões com medidas superiores a 1 cm, em um tempo médio de seguimento de 20 meses. O critério de crescimento foi definido quando é detectada uma variação de pelo menos 15% do volume. O aumento foi observado em 39% dos nódulos, e aqueles que eram formados por componentes sólidos tiveram a maior probabilidade de crescimento.

A taxa de rebiopsia foi de 22%, apenas uma lesão maligna foi encontrada. Os nódulos que precisaram ser biopsiados novamente já apresentavam volumes significativamente maiores desde o início do estudo, e tiveram uma taxa de crescimento em torno de 69%. Como conclusões, os autores consideram que parte considerável de nódulos benignos da tireoide crescem com o tempo. E esse crescimento, mesmo que considerável, quando ocorrer em um nódulo previamente puncionado como benigno, não representa obrigatoriamente risco de transformação maligna.

Lim et al.,[8] em 2013, publicaram um estudo retrospectivo que avaliou o crescimento e as alterações ultrassonográficas em 202 nódulos benignos da tireoide em um total de 186 pacientes com um seguimento médio de 21 meses. Adotando como valor de corte o aumento de volume de pelo menos 50%, apenas 11,8% dos nódulos apresentaram aumento, 79,9% mantiveram-se inalterados, enquanto a redução de volume foi observada em 8,3%.

Em 20,8% dos nódulos foram encontrados pelo menos uma característica de alteração ultrassonográfica: mudança na porção cística (7%), evolução de margem lisa e bem definida para margem mal definida (4,2%), aparecimento de macrocalcificação com padrão grosseiro, denso, nodular e distrófico (4,2%). A orientação de crescimento e a ecogenicidade nesse estudo raramente apresentaram alterações. O aumento no volume do nódulo não está associado a nenhuma alteração de características ultrassonográficas, apenas à idade mais jovem no diagnóstico da doença nodular.

Ajmal et al.,[9] da Brown University, publicaram em 2014 um estudo retrospectivo com coorte de 263 pacientes portadores de nódulos tireoidianos com punção de benigno. Foram submetidos a tireoidectomia 48 pacientes, com o achado incidental de carcinoma papilífero em dois deles. Dos 215 remanescentes, seguiram-se com acompanhamento anual por ultrassom. Oitenta e nove por cento dos nódulos (41,3%) necessitaram ter a punção biopsia repetida, cujos resultados se distribuíram como 91% benignos, 7% neoplasia folicular e 2% de carcinoma papilífero da tireoide.

Durante o seguimento, 81 (37,6%) pacientes precisaram ser submetidos a tireoidectomia depois de um período de seguimento médio de 3,3 anos. A principal indicação para o tratamento cirúrgico foi o surgimento de sintomas (71,6%), seguida de decisão do paciente (18,5%) e a mudança de resultado da punção aspirativa por agulha fina (PAAF) para não benigno em 9,8%. A patologia cirúrgica dos nódulos operados foram: 70 (86,4%) lesões benignas, 7 (8,6%) carcinomas papilíferos da tireoide, 3 (4%) neoplasias foliculares e 1 (1,2%) linfoma. O tempo médio decorrido entre a punção inicial até a operação foi de 4,3 anos. Os tamanhos iniciais e a média de crescimento entre os nódulos benignos e malignos não apresentaram diferença estatística.

Em artigo do JAMA, em 2015, Durante et al.[10] publicaram os resultados de um estudo observacional, prospectivo e multicêntrico envolvendo 992 pacientes portadores de nódulos tireoidianos (de 1 até 4 lesões) assintomáticos, benignos de acordo com a estratificação ultrassonográfica ou citológica. O desfecho de interesse primário foi o crescimento do nódulo a partir da sua apresentação inicial. O critério adotado foi o aumento maior ou igual a 20% do tamanho inicial em pelo menos duas dimensões do nódulo, sendo que o acréscimo mínimo deve ser de 2 mm. Os desfechos secundários foram a detecção de novos nódulos assim como o diagnóstico de câncer de tireoide durante o período de seguimento.

O aumento foi observado em apenas 15% dos pacientes. O padrão de crescimento apresentado foi lento, mais frequente em nódulos dominantes em casos de doença multinodular, e de pequena magnitude, com um aumento médio de 5 mm em 5 anos. As características mais relevantes associadas a crescimento foram doença nodular múltipla, diâmetros de nódulos maiores ou iguais a 7,5 mm, idade de diagnóstico menor ou igual a 43 anos. O crescimento em nódulos solitários foi menos frequente, mais observado em jovens. Entre o subgrupo de pessoas de maior idade e com doença multinodoular, o IMC mais elevado foi associado a crescimento nodular, enquanto o hábito de fumo não foi associado como fator de risco. Somente em 7 pacientes (0,7%) foi diagnosticada neoplasia maligna durante o período de seguimento, e pacientes apresentaram o crescimento nodular. Em outros 2 pacientes, o câncer foi detectado em lesões que não existiam no início do estudo, e em 1 paciente, o foco de neoplasia foi achado incidental, com a lesão não detectada pela ultrassonografia.

Um estudo populacional foi conduzido por Ospina et al.[11] com o objetivo de avaliar o prognóstico de pacientes portadores de nódulos tireoidianos com avaliação citológica inicial benigna. Participaram do estudo 327 pacientes com total de 363 nódulos. A idade média foi 53 anos, com 80% de mulheres, o tempo médio de seguimento foi de 8,3 anos. O tamanho inicial médio foi de 1,6 cm, e 26% dos nódulos apresentavam ao menos uma característica suspeita ao ultrassom.

Cinquenta e sete nódulos em 54 pacientes (17%) foram submetidos a tratamento cirúrgico. O motivo principal foi o desenvolvimento dos sintomas compressivos secundários ao aumento de volume (44%), seguido pela necessidade em adaptação da conduta devido ao aparecimento de lesões novas (17%). As características do grupo associadas a tratamento operatório foram pacientes mais jovens e tamanho inicial do nódulo. Houve 8 casos de neoplasias malignas: 2 carcinomas foliculares nos nódulos que estavam sendo monitorados e 6 carcinomas papilíferos foram detectados fora dos nódulos índices. Os tamanhos dos carcinomas papilíferos detectados variaram de 0,1 a 1,8 cm. Dois pacientes já apresentavam metástases linfonodais no momento da cirurgia: 1 com acometimento central e lateral e o outro com linfonodos positivos na cadeia central.

Dos estudos citados, observa-se que adotar uma conduta de vigilância ativa a partir do controle evolutivo ultrassonográfico de nódulos tireoidianos, que têm a confirmação citopatológica de benignidade, é extremamente segura. Essas lesões, com pouca frequência, podem apresentar crescimento ao longo do tempo. Especial atenção deve ser voltada para indivíduos mais jovens, portadores de doença nodular múltipla, lesões de maior volume e associados a distúrbios metabólicos.

As taxas descritas para a suposta transformação neoplásica desses nódulos são baixas. Não houve evidência de associação entre o aumento de volume e a malignização do nódulo. Aconselha-se atenção para a possibilidade de aparecimento de novas lesões. Os casos de neoplasias malignas, quando detectadas, apresentaram respostas ótimas ao tratamento operatório, com baixo impacto sobre a expectativa de vida dos pacientes. Nos estudos analisados, não houve relato de óbitos.

TRATAMENTO

Tratamento cirúrgico

Devido à referida altíssima prevalência de nódulos de tireoide na população, de cerca de 50% aos 50 anos de idade e que até 90% dos nódulos de tireoide são clinicamente insignificantes,[12] ou seja, os pacientes são assintomáticos e a taxa de nódulos malignos é baixa, e destes, a maioria é de carcinomas bem diferenciados de muito baixo risco, é muito importante ter uma atitude conservadora tanto no emprego dos meios diagnósticos como nas indicações cirúrgicas. As punções devem ser realizadas nas situações recomendadas nas diretrizes brasileiras, considerando o tamanho do nódulo e suas características ultrassonográficas.[13] É seguro afirmar que apenas a minoria dos pacientes com nódulos de tireoide requer qualquer tipo de tratamento.

As indicações absolutas da cirurgia para nódulos de tireoide são as clássicas, suspeita de malignidade e sinais ou sintomas de compressão cervical, incluída a situação de bócios significativamente mergulhantes, mesmo em indivíduos assintomáticos.

A tireoidectomia tem bases técnicas muito bem definidas desde o final do século 19 e início do 20, com o trabalho brilhante de pioneiros, destacando-se, ente outros, Kocher e Halsted. Quando realizada por especialista experiente, a taxa de complicações definitivas é muito baixa (1 a 2%),[14] mas nunca pode ser considerada nula, e raras vezes com enorme impacto negativo na qualidade de vida pós-operatória.

A remoção da tireoide pode ser total ou parcial (lobectomia total unilateral, sempre com a retirada do istmo, ou a istmectomia). Não é recomendável a lobectomia parcial, pois a taxa de recidivas de nódulos é alta e a reoperação da loja da tireoide tem alto risco de complicações.

A operação convencional é feita com anestesia geral. É habitual, após a indução anestésica, realizar o bloqueio bilateral do plexo cervical com bupivacaína.[15] Dessa forma, tem-se a anestesia da área operada por até 24 horas. Após esse período, a cirurgia já é quase indolor. Essa prática reduziu muito as queixas álgicas pós-operatórias, em consequência da utilização de drogas analgésicas como opioides, o que diminuiu vômitos por efeito colateral e, em consequência, os hematomas pós-cirúrgicos.

O acesso é pela clássica incisão de Kocher, com cerca de 4 a 5 cm de extensão. Não descrita em detalhes a técnica operatória, que pode ser melhor estudada em outros textos.

São abordados alguns tópicos que consideramos importantes para os bons resultados e para se obter taxas de complicações mais baixas. São eles:

- Utilizar lupa rotineiramente
- Não utiliza bisturi elétrico monopolar após o levantamento dos retalhos cutâneos e abertura da rafe mediana. Apesar de não haver evidência científica, acreditamos que a forte corrente elétrica que se dirige à placa do aparelho, e o trajeto é a face lateral da tireoide, é uma importante causa de lesão elétrica das paratireoides e do hipoparatireoidismo. A dissecção dessa área é romba, e o plano é praticamente avascular. Eventuais pequenos vasos são facilmente controlados com a pinça bipolar
- Na abordagem do polo superior, mobilizar a tireoide lateralmente em relação à cartilagem tireoide, expondo o triângulo de Jolls. Nesse momento, o ramo externo do nervo laríngeo superior é mapeado pelo monitor de nervo, quando disponível, e nos casos em que o ramo está mais próximo da tireoide, é poupado pelo seu deslocamento superior
- Também no polo superior, faz-se a hemostasia com pinça bipolar, ou bisturi harmônico ou equivalente, apenas dos ramos anteriores e laterais da artéria tireoidiana superior. Isso já é suficiente para mobilizar a glândula medialmente e o ramo posterior dessa artéria, e na medida do possível ele é preservado, o que tem impacto importante na vascularização das paratireoides, principalmente as superiores[16]
- Na abordagem da face lateral da tireoide, todo o procedimento é feito rente à capsula cirúrgica da glândula. Isso não deve ser confundido com a ressecção subcapsular. A cirurgia é totalmente extracapsular, mas nenhuma ligadura ou hemostasia é feita distante da glândula. Isso porque é nessa área que estão os vasos que nutrem as paratireoides. O tecido adiposo adjacente à glândula é mobilizado lateralmente como um bloco. Também é importante que não se faça tração excessiva do lobo medialmente durante esse tempo. A tração pode causar paralisia do nervo recorrente e distender os delicados vasos paratireoidianos, levando à sua disfunção
- O nervo recorrente é visualizado precocemente. Nesse sentido, o monitor de nervos é extremamente útil, pois frequentemente auxilia na localização do nervo e diminui a necessidade de dissecções desnecessárias, o que pode ocasionar sangramentos de vasos importantes para as paratireoides. Uma vez localizado o tronco do nervo recorrente, procede-se à liberação de todo o polo inferior, sempre rente à cápsula da glândula
- O nervo é delicadamente dissecado até sua entrada na laringe e depois a cirurgia é finalizada. Cuidado deve ser tomado no ligamento de Berry, não utilizando nenhuma forma de energia nesse local para evitar o aquecimento e a paralisia do nervo. Nesse ponto, a ligadura (dupla) com fios é eficaz e muitas vezes é a única ligadura de toda a operação. Se ocorrer perda do sinal do nervo, que não retorna após uma espera de, por exemplo, 30 minutos, a abordagem do lobo contralateral é adiada até a volta da movimentação laríngea. Dessa forma, evita-se a rara, mas desastrosa, insuficiência respiratória na extubação
- Antes do fechamento, solicta-se ao anestesista elevar um pouco a pressão arterial para o controle de sangramentos arteriais, e depois a manobra de Valsalva com pressão de 40 cmH_2O para controle de sangramentos venosos
- Nunca utilizar drenos
- Colher o PTH rápido com o paciente ainda anestesiado, 20 minutos após a saída da peça. Valores superiores a 15 pg/mℓ são considerados satisfatórios.

As complicações das tireoidectomias são as clássicas, o hipoparatireoidismo e as disfonias por paresia ou paralisia dos nervos laríngeos inferiores e superiores.

O hipoparatireoidismo, preocupação apenas quando a tireoidectomia é total, em sua forma transitória tem ocorrência extremamente variável na literatura e o motivo é a ausência de uma definição universalmente padronizada.[17] Quando o diagnóstico é bioquímico, a ocorrência aceita na literatura é de até 30%. O hipoparatireoidismo definitivo é relatado em cerca de 2% dos casos.[14] Com os cuidados descritos, em uma série pessoal de 199 tireoidectomias totais para doenças benignas e malignas, a taxa de hipoparatireoidismo bioquímico (PTH < 15 pg/mℓ) temporário foi de 18% e nenhum caso de PTH indetectável. Uma paciente (0,5%) dessa série apresentou hipoparatireoidismo definitivo, com PTH normal, mas com necessidade de ingerir carbonato de cálcio em dose baixa para manter a calcemia normal. O manejo dos pacientes com hipoparatireoidismo não faz parte do escopo deste capítulo.

As disfonias pelas lesões dos nervos laríngeos felizmente quase sempre são temporárias, sendo a taxa de paralisias definitivas de até 2%.[14] A fonoterapia precoce é bastante efetiva nessas situações. Todo paciente que vai ser submetido a tireoidectomia deve ter laringoscopia pré-operatória. Não raramente observam-se pacientes com paralisia assintomática de prega vocal, de causa não esclarecida, e que por razões óbvias devem ser identificadas antes da operação.

Os hematomas pós-operatórios quando importantes e progressivos, representam risco de morte e devem ser considerados emergência cirúrgica. Devem ser drenados no leito em casos de insuficiência respiratória. É recomendável que o paciente esteja acompanhado pela equipe cirúrgica por pelo menos 1 hora após a cirurgia para que se possa intervir prontamente quando necessário. Na série descrita, não ocorreu nenhum hematoma.

As cicatrizes cervicais são consideradas um problema importante. Em um período de até 1 ano após a cirurgia, elas podem ser mais evidentes, mas nos anos subsequentes costumam ficar praticamente invisíveis,[18] e uma situação de exceção é haver queixa de pacientes por esse motivo na prática clínica. Quase sempre eles estão extremamente satisfeitos com o resultado estético.[18-20]

Tratamento não cirúrgico

Como abordado, a maioria dos nódulos benignos de tireoide não necessita de tratamento; no entanto, uma parte dos pacidentes apresentará algum grau de desconforto pelo crescimento volumétrico do bócio, e outros ainda terão um importante incômodo estético, e para eles a cirurgia é a opção tradicional, mas muitos pacientes apresentam receio do tratamento cirúrgico, seja pelos riscos (ainda que baixos) da cirurgia, seja pele presença da cicatriz ou ainda, apontado com fator mais importante, a necessidade do uso diário de reposição hormonal e seu impacto na qualidade de vida.[21,22]

Com o desenvolvimento tecnológico constante e a busca de tratamentos minimamente invasivos, que possam preservar a glândula tireoide e sua funcionalidade, além de minimizar os sintomas causados pelo aumento dos nódulos, foram desenvolvidos os tratamentos por termoablação, guiados por ultrassom. São tratamentos que visam a redução volumétrica do nódulo benigno e reduzem os sintomas relativos ao volume do nódulo, minimizando o desconforto estético do paciente.[22,23] Desde as primeiras publicações, há cerca de 20 anos, hoje as termoablações, especialmente a ablação por radiofrequência, são consideradas a forma de tratamento eficaz de tratar nódulos sintomáticos.[24-26]

Atualmente, estão disponíveis várias formas de termoablação de nódulos tireoideanos: ablação por radiofrequência (RFA), ablação por micro-ondas (MWA), ablação por *laser* (LA) e ablação por ultrassom com foco de alta intensidade (HIFU). No entanto, pela facilidade de acesso e treinamento, custo, eficácia e resultados, a RFA e a MWA são as formas mais utilizadas no mundo.[22,26,27]

Para nódulos benignos de tireoide, o volume, determinado pelo ultrassom, é o critério mais objetivo para indicar a termoablação; entretanto, nódulos de mesmo volume podem causar graus diferentes de sintomas em pacientes diferentes, devido a fatores como índice de massa corpórea, circunferência do pescoço e localização do nódulo na tireoide, que podem influenciar na sintomatologia do paciente, e por isso é impossível determinar o volume mínimo ideal para indicar a termoablação. Dessa forma, pode-se afirmar que indicações para o tratamento por termoablação em nódulos benignos de tireoide são basicamente as mesmas da cirurgia convencional, inclusive para bócios com componente intratorácico (mergulhante) (Figura 251.1).[28,29]

Ao realizar um tratamento minimamente invasivo, é muito importante que se entenda a filosofia do procedimento, pois diferentemente da cirurgia convencional, o tratamento por termoablação não visa a retirada do nódulo, mas, sim, o alívio dos sintomas do paciente a partir da redução volumétrica do nódulo.[22,23] O princípio da termoablação é a necrose coagulativa, e para isso são necessárias temperaturas acima de 60°C, para que aconteça a desnaturação proteica e a disruptura da membrana celular, levando à necrose tecidual; no entanto, é importante que essa temperatura não exceda 100°C devido à vaporização e carbonização tecidual, o que pode levar à perda da eficácia da termoablação.[29] Como após o tratamento não é mais possível classificar o nódulo pelo sistema TI-RADS (que classifica os nódulos), é recomendado que a confirmação de benignidade do nódulo seja feita através de duas punções aspirativas com agulha fina, classificadas com Bethesda II.[27,29,30]

A realização de uma termoablação, seja qual for a técnica escolhida, não requer estrutura hospitalar, e pode ser realizada em regime ambulatorial. É realizada sob anestesia local, associando-se, quando necessário, uma leve sedação, pois é importante que o paciente tenha algum grau de consciência porque durante o procedimento é necessário que ele converse com a equipe para observar a preservação da voz, já que é a melhor forma de se controlar a integridade dos nervos laríngeos. A queixa de dor durante o procedimento se deve à propagação de calor para fora da tireoide, razão pela qual recomenda-se fortemente a hidrodissecção, ou seja, a injeção de soro glicosado ao redor da glândula, para não somente minimizar a dor, mas proteger estruturas circundantes, como a traqueia, o esôfago e os nervos laríngeos.[29,31] Outro cuidado fundamental é a inserção do eletrodo no sentido contralateral do nódulo na tireoide, através do acesso trans-istmico para proteger as estruturas do chamado "triângulo perigoso" (área onde se encontra a parede da traqueia, do esôfago e nervo laríngeo inferior).[26,27,29]

O resultado da termoablação é avaliado por meio do índice de redução de volume (VRR, do inglês *volume reduction rate*); no entanto, o VRR esperado varia de acordo com o volume inicial do nódulo. Nódulos de até 20 mℓ podem ser efetivamente tratados em uma única sessão e nódulos acima de 30 mℓ, na maioria das vezes, requererem ao menos duas sessões para completo sucesso.[23,25,26] A nossa experiência, ainda não publicada, mostra que para entre 20 a 30 mℓ a resposta ao tratamento depende de fatores como consistência do nódulo, técnica utilizada, vascularização do nódulo e experiência do operador. Atualmente, considera-se um resultado satisfatório a diminuição do volume do nódulo ao redor de 50% nos primeiros 6 meses, e ao redor de ao menos 70% em até 1 ano; muito embora, após 1 ano do procedimento, não seja mais esperada uma redução do nódulo, e alguns estudos demonstram que pode haver uma diminuição, embora pequena, até 4 anos de seguimento.[23-26]

Quando são avaliados os resultados das termoablações, além da análise da redução volumétrica, tão ou mais importante é o grau de satisfação do paciente, avaliado a partir de *scores* de qualidade de vida relacionada com a saúde (HRQoL, em inglês). Diversos autores e metanálises demonstram significativa melhora na qualidade de vida dos pacientes após o tratamento, além de melhores resultados também quando são comparadas as termoablações com a cirurgia convencional.[21,22,24-26,32]

Como todo procedimento, as termoablações têm índice de complicações. Ainda que muito mais baixos do que em uma cirurgia convencional, elas podem ocorrer, e quando não reconhecidas ou tratadas adequadamente, podem trazer sequelas importantes. A complicação mais temida nas ablações térmicas são as disfonias por comprometimento do nervo laríngeo recorrente (NLR), que é muito sensível ao calor.[26,33] Uma recente metanálise mostrou que o índice de disfonia pós-ablações térmicas é menor que 1% (21 casos em 2.245 pacientes), incluídas as paralisias transitórias e definitivas do NLR. Outras complicações descritas, embora muito menos frequentes, são as rupturas de cápsula do nódulo tratado, que pode causar extravasamento do tecido necrótico para o pescoço, causando edema, dor e até mesmo infecção. Hematomas, lesões de pele, traqueais, esofágicas e de outros nervos (vago, espinal acessório, gânglio simpático cervical e nervo frênico) também são descritas; ainda que em números desprezíveis, essas lesões são menos comuns e relacionadas com a experiência do operador e características anatômicas do paciente. Hipotireoidismo é extremamente incomum (ao redor de 0,05% em diferentes estudos) e não há citação na literatura de algum caso de hipoparatireoismo.[26,29,32,33]

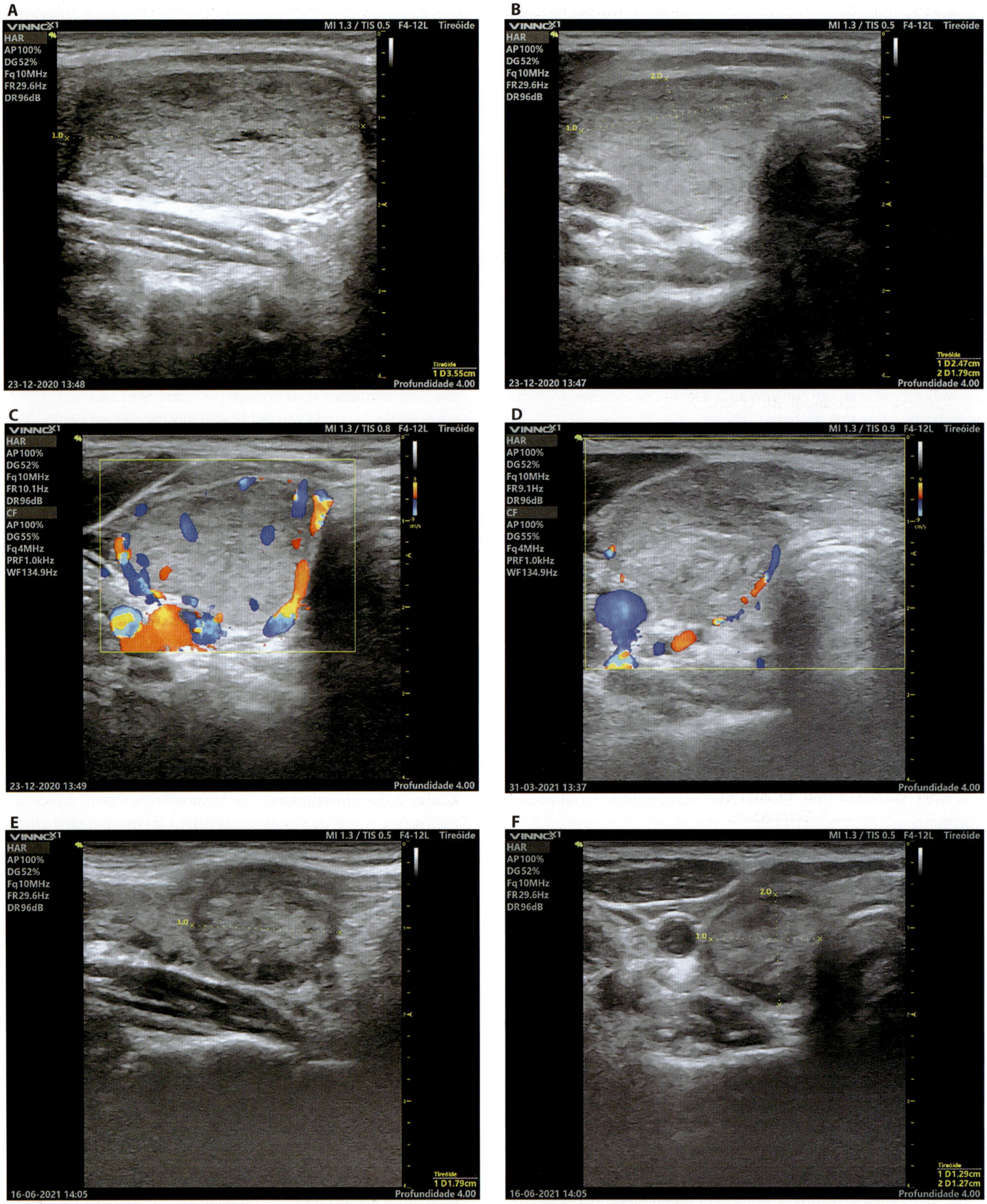

Figura 251.1 Paciente de 32 anos, sexo feminino e índice de massa corporal (IMC) 22, apresenta nódulo de crescimento progressivo (duas punções aspirativas por agulha fina [PAAF] Bethesda II), causando incômodo estético e sintomas de desconforto cervical pelo crescimento progressivo do nódulo. **A** e **B.** Nódulo de 3,55 × 2,47 × 1,79 cm (volume de 8,16 cc); **C** e **D.** Avaliação com Doppler colorido do nódulo antes da ablação por radiofrequência (**C**) e 3 meses após o procedimento (**D**), na qual é marcante a diminuição da vascularização, sendo observada a vascularização residual próxima à região do nervo laríngeo recorrente; **E** e **F.** Controle ultrassonográfico após 5 meses do procedimento, no qual se observa a redução volumétrica de nódulo (VRR) em 80,5% (1,79 ×1,29 × 1,27 cm, volume de 1,52 cc). Paciente já com regressão total do incômodo estético e dos sintomas relativos ao volume do nódulo.

REFERÊNCIAS BIBLIOGRÁFICAS

1. Wong R, Farrell SG, Grossmann M. Thyroid nodules: Diagnosis and management. Med J Aust [Internet]. 2018 Jul 16 [Acesso em: 2024 Jul];209(2):92-8.
2. Haugen BR, Alexander EK, Bible KC, Doherty GM, Mandel SJ, Nikiforov YE et al. 2015 American Thyroid Association Management guidelines for adult patients with thyroid nodules and differentiated thyroid cancer: The American Thyroid Association guidelines task force on thyroid nodules and differentiated thyroid cancer. Thyroid [Internet]. 2016 Jan [Acesso em: 2024 Jul];26(1):1-133.
3. Dean DS, Gharib H. Epidemiology of thyroid nodules. Best Pract Res Clin Endocrinol Metab [Internet]. 2008 [Acesso em: 2024 Jul];22(6):901-11.
4. Kobaly K, Kim CS, Mandel SJ. Contemporary management of thyroid nodules. Ann Rev Med [Internet]. 2022 [Acesso em: 2024 Jul];73:517-28.
5. Imaizumi M, Usa T, Tominaga T, Neriishi K, Akahoshi M, Nakashima E et al. Radiation dose-response relationships for thyroid nodules and autoimmune thyroid diseases in Hiroshima and Nagasaki atomic bomb survivors 55-58 years after radiation exposure. JAMA [Internet]. 2006 [Acesso em: 2024 Jul];295(9):1011-22.
6. Chirikova E, McConnell RJ, O'Kane P, Yauseyenka V, Little MP, Minenko V et al. Association between exposure to radioactive iodine after the Chernobyl accident and thyroid volume in Belarus 10-15 years later. Environ Health [Internet]. 2022 Jan 7 [Acesso em: 2024 Jul];21(1):5.
7. Alexander EK, Hurwitz S, Heering JP, Benson CB, Frates MC, Doubilet PM et al. Natural history of benign solid and cystic thyroid nodules. Ann inter Med [Internet]. 2003 Feb 18 [Acesso em: 2024 Jul];138(4):315-8.
8. Lim DJ, Kim JY, Baek KH, Kim MK, Park WC, Lee JM et al. Natural course of cytologically benign thyroid nodules: Observation of ultrasonographic changes. Endocrinol Metab (Seoul) [Internet]. 2013 Jun [Acesso em: 2024 Jul];28(2):110-8.
9. Ajmal S, Rapoport S, Ramirez Batlle H, Mazzaglia PJ. The natural history of the benign thyroid nodule: what is the appropriate follow-up strategy? J Am Coll Surg [Internet]. 2015 Jun [Acesso em: 2024 Jul];220(6):987-92.
10. Durante C, Costante G, Lucisano G, Bruno R, Meringolo D, Paciaroni A et al. The natural history of benign thyroid nodules. JAMA [Internet]. 2015 [Acesso em: 2024 Jul];313(9):926-35.
11. Ospina NS, Maraka S, Ycaza AS de, Brito JP, Castro MR, Morris JC et al. Prognosis of patients with benign thyroid nodules: A population-based study. Endocrine [Internet]. 2016 Oct [Acesso em: 2024 Jul];54(1):148-55.
12. Gharib H, Papini E. Thyroid nodules: Clinical importance, assessment, and treatment. Endocrinol Metab Clin North Am [Internet]. 2007 Sep [Acesso em: 2024 Jul];36(3):707-35
13. Canpolat AG, Taşkın DG, Deryol HY, Korkmaz FN, Erdoğan MF. Should we reconsider high-risk features in thyroid ultrasonography. Rev Assoc Med Bras (1992) [Internet]. 2023 Oct 27 [Acesso em: 2024 Jul];69(11):e20230820.
14. De Palma M, Rosato L, Zingone F, Orlando G, Antonino A, Vitale M et al. Post-thyroidectomy complications. The role of the device: Bipolar vs ultrasonic device: Collection of data from 1,846 consecutive patients undergoing thyroidectomy. Am J Surg [Internet]. 2016 Jul [Acesso em: 2024 Jul];212(1):116-21.
15. Goulart TF, Araujo-Filho VF, Cernea CR, Matos LL. Superficial cervical plexus blockade improves pain control after thyroidectomy: A randomized controlled trial. Clinics (Sao Paulo) [Internet]. 2019 [Acesso em: 2024 Jul];74:e605.
16. Rao SS, Rao H, Moinuddin Z, Rozario AP, Augustine T. Preservation of parathyroid glands during thyroid and neck surgery. Front Endocrinol (Lausanne) [Internet]. 2023 May 31 [Acesso em: 2024 Jul];14:1173950.
17. Mehanna HM, Jain A, Randeva H, Watkinson J, Shaha A. Postoperative hypocalcemia - the difference a definition makes. Head Neck [Internet]. 2010 Mar [Acesso em: 2024 Jul];32(3):279-83.
18. Araujo-Filho VF, Araujo Neto VF, Matos LL. Time heals. A study of thyroidectomy scars. Arch Head Neck Surg [Internet]. 2021 [Acesso em: 2024 Jul];50:e202115.
19. Thompson GB. Commentary on: A prospective comparison of patient body image after robotic thyroidectomy and conventional open thyroidectomy in patients with papillary thyroid carcinoma. Surgery [Internet]. 2014 Jul [Acesso em: 2024 Jul];156(1):128-9.
20. Boog GP, Kasmirski JA, Hojaij FC. Conventional thyroidectomy: What is the impact of the scar on the lives of operated patients? Arch Endocrinol Metab [Internet]. 2021 Jun 29 [Acesso em: 2024 Jul];65(3):265-8.
21. Sorensen JR, Døssing H, Watt T, Cramon P, Hegedüs L, Bonnema SJ et al. The Effect of laser thermal ablation on quality of life: Improvements in patients with solid-cystic thyroid nodules. Thyroid [Internet]. 2022 Aug [Acesso em: 2024 Jul];32(8):917-25.
22. Bo XW, Lu F, Yu SY, Yue WW, Li XL, Hu M et al. Comparison of efficacy, safety, and patient satisfaction between thermal ablation, conventional/open thyroidectomy, and endoscopic thyroidectomy for symptomatic benign thyroid nodules. Int J Hyperthermia [Internet]. 2022 [Acesso em: 2024 Jul];39(1):379-89.
23. Baek JH, Kim YS, Lee D, Huh JY, Lee JH. Benign predominantly solid thyroid nodules: Prospective study of efficacy of sonographically guided radiofrequency ablation versus control condition. AJR Am J Roentgenol [Internet]. 2010 Apr [Acesso em: 2024 Jul];194(4):1137-42.
24. Monpeyssen H, Alamri A, Ben Hamou A. Long-term results of ultrasound-guided radiofrequency ablation of benign thyroid nodules: State of the art and future perspectives: A systematic review. Front Endocrinol (Lausanne) [Internet]. 2021 May 26 [Acesso em: 2024 Jul];12:622996.
25. Cho SJ, Baek JH, Chung SR, Choi YJ, Lee JH. Long-term results of thermal ablation of benign thyroid nodules: A systematic review and meta-analysis. Endocrinol Metab (Seoul) [Internet]. 2020 Jun [Acesso em: 2024 Jul];35(2):339-50.
26. Negro R, Trimboli P. Thermal ablation for benign, non-functioning thyroid nodules: A clinical review focused on outcomes, technical remarks, and comparisons with surgery. Electromagn Biol Med [Internet]. 2020 Oct 1 [Acesso em: 2024 Jul];39(4):347-55.
27. Tufano RP, Pace-Asciak P, Russell JO, Suárez C, Randolph GW, López F et al. Update of radiofrequency ablation for treating benign and malignant thyroid nodules. The future is now. Front Endocrinol (Lausanne) [Internet]. 2021 Jun 24 [Acesso em: 2024 Jul];12:698689.
28. Rahal A Junior, Volpi EM, Schmid BP, Falsarella PM, Garcia RG. The iceberg technique: an innovative approach for radiofrequency ablation of diving thyroid nodules. Diagn Interv Radiol [Internet]. 2023 Jul 20 [Acesso em: 2024 Jul];29(4):628-31.
29. Orloff LA, Noel JE, Stack BC Jr, Russell MD, Angelos P, Baek JH et al. Radiofrequency ablation and related ultrasound-guided ablation technologies for treatment of benign and malignant thyroid disease: An international multidisciplinary consensus statement of the American Head and Neck Society Endocrine Surgery Section with the Asia Pacific Society of Thyroid Surgery, Associazione Medici Endocrinologi, British Association of Endocrine and Thyroid Surgeons, European Thyroid Association, Italian Society of Endocrine Surgery Units, Korean Society of Thyroid Radiology, Latin American Thyroid Society, and Thyroid Nodules Therapies Association. Head Neck [Internet]. 2022 Mar [Acesso em: 2024 Jul];44(3):633-60.
30. Hegedüs L, Miyauchi A, Tuttle RM. Nonsurgical thermal ablation of thyroid nodules: not if, but why, when, and how? Thyroid [Internet]. 2020 Dec [Acesso em: 2024 Jul];30(12):1691-4.
31. Souza KP, Rahal A Jr, Volpi EM, Falsarella PM, Hidal JT, Andreoni DM et al. Hydrodissection and programmed stop sedation in 100% of benign thyroid nodules treated with radiofrequency ablation. Eur J Radiol [Internet]. 2020 Dec [Acesso em: 2024 Jul];133:109354.
32. Jeong SY, Ha EJ, Baek JH, Kim TY, Lee YM, Lee JH et al. Assessment of thyroid-specific quality of life in patients with benign symptomatic thyroid nodules treated with radiofrequency or ethanol ablation: A prospective multicenter study. Ultrasonography [Internet]. 2022 Jan [Acesso em: 2024 Jul];41(1):204-11.
33. Lim JY, Kuo JH. Thyroid nodule radiofrequency ablation: Complications and clinical follow up. Tech Vasc Interv Radiol [Internet]. 2022 Jun [Acesso em: 2024 Jul];25(2):100824.

CAPÍTULO

252

Bócio Tóxico

Carlos Segundo Paiva Soares • Fernanda Bolfi • Glaucia Maria Ferreira da Silva Mazeto

INTRODUÇÃO

O termo bócio refere-se ao aumento volumétrico da glândula tireoide, enquanto tóxico faz referência a tireotoxicose, ou a presença de concentrações elevadas de hormônios tireoidianos no sangue, que pode ou não ser causada pela hiperfunção das células foliculares da tireoide, ou hipertireoidismo, a qual costuma ser evidenciada pela presença de percentuais elevados de captação de iodo radioativo.[1,2] Assim, os bócios tóxicos caracterizam-se pela presença de aumento, difuso ou localizado, do volume tireoidiano, acompanhado por tireotoxicose, com ou sem hipertireoidismo (Tabela 252.1).

O bócio tóxico pode trazer graves repercussões para a saúde do indivíduo. A tireotoxicose *per se* pode afetar múltiplos órgãos e sistemas, carreando elevada morbidade e podendo representar risco de morte. Além disso, dependendo da etiologia da tireotoxicose, algumas outras manifestações potencialmente debilitantes podem impactar de forma considerável na saúde dos pacientes. Além disso, o bócio, dependendo do volume e de demais características, pela íntima relação com importantes estruturas cervicais, pode resultar em compressão local. Dessa forma, é fundamental que o diagnóstico preciso e o tratamento adequado sejam realizados o mais rápido possível.

Existem várias causas de bócio tóxico, sendo as mais frequentes a doença de Graves, o bócio multinodular tóxico e o adenoma tóxico (ver Tabela 252.1),[3] as quais são abordadas neste capítulo.

EPIDEMIOLOGIA

A prevalência de hipertireoidismo, em geral, varia entre 1,2 e 1,6%, sendo de 0,7 a 1,0% para o quadro subclínico e de 0,5 a 0,6% para o manifesto.[4]

Tabela 252.1 Principais causas de bócio tóxico.

Tireotoxicose com captação cervical de radioiodo normal ou elevada
Doença de Graves
Adenoma tóxico
Bócio multinodular tóxico
Doença trofoblástica gestacional
Adenomas hipofisários produtores de hormônio estimulador da tireoide (TSH)
Resistência ao hormônio tireoidiano (mutação no gene do receptor beta da tri-iodotironina [T3])
Tireotoxicose com captação cervical de radioiodo baixa ou ausente
Tireoidite indolor
Tireoidite induzida por amiodarona
Tireoidite subaguda dolorosa (De Quervain)

Adaptada de: Maia et al., 2013[1] e Ross et al., 2016.[2]

Doença de Graves

A doença de Graves representa a causa mais frequente de bócio tóxico, particularmente em regiões repletas de iodo, afetando 1 em cada 200 indivíduos.[5] Nessas áreas geográficas, a incidência da doença é de 20 a 30 casos/ano/100 mil indivíduos.[4] Ocorre de 7 a 10 vezes mais frequentemente em mulheres,[5] estimando-se que aproximadamente 3% delas desenvolverão doença de Graves ao longo da vida, contra 0,5% dos homens.[4] Embora possa acometer qualquer grupo etário, apresenta pico de incidência entre 30 e 50 anos.[5]

Bócio multinodular tóxico

O bócio multinodular tóxico representa a segunda causa mais frequente de bócio tóxico.[6,7] Porém, como sua incidência aumenta com o passar da idade e com a insuficiência de iodo, acredita-se que possa ser mais frequente que a doença de Graves em idosos e em áreas iodo-deficientes.[2] Nessas regiões, a incidência pode chegar a 18 casos/ano/100 mil habitantes, contra a de 1,5 casos/ano/100 mil habitantes, observada em áreas iodo-suficientes.[6] Também é mais frequente em mulheres e mostra-se mais prevalente em faixas etárias mais avançadas, geralmente acima dos 50 anos, com pico entre a sexta e sétima décadas de vida.[7]

Adenoma tóxico

O adenoma tóxico é mais prevalente em regiões insuficientes em iodo, e é, dessa forma, responsável por cerca de apenas 2% dos casos de hipertireoidismo que ocorrem em áreas iodo-suficientes e por 9 a 30% daqueles que são observados em áreas com deficiência leve a moderada do elemento. É mais frequente no sexo feminino, acometendo de 6 a 15 mulheres para cada homem. Embora também possa acometer qualquer faixa etária, é mais frequente entre os 30 e 60 anos de vida.[6]

FATORES DE RISCO E ASPECTOS ETIOPATOGÊNICOS

Dependendo da causa do bócio tóxico, determinados fatores de risco e diferentes mecanismos etiopatogênicos podem estar envolvidos.

Doença de Graves

A doença de Graves caracteriza-se pela presença de bócio difuso e hipertireoidismo de etiologia autoimune, e pode apresentar ainda outras manifestações clínicas. Vários fatores de risco têm sido associados, como determinados aspectos genéticos, o sexo feminino, o tabagismo, a elevada ingestão de iodo, o estresse e a gestação (Tabela 252.2).[4,8]

Entre os fatores genéticos, a suscetibilidade para a doença tem sido descrita em associação a alelos do complexo maior de histocompatibilidade (MHC), particularmente com os haplótipos HLA-DR3 e HLA-DR4, além de associação a *cytotoxic T lymphocyte antigen*-4 (CTLA-4), *protein tyrosine phosphatase non receptor*-22 (PTPN22), fator de transcrição do tipo *basic leucine zipper* 2, CD40, e uma variante não codificante no gene do receptor do hormônio estimulador da tireoide, TSH (*rTSH*).[4]

O caráter autoimune fica claro ao se observar a etiopatogenia do quadro: indivíduos geneticamente predispostos, expostos a determinados fatores desencadeantes (ver Tabela 252.2), produziriam autoanticorpos direcionados contra o rTSH (TRAb, do inglês *thyrotropin receptor antibody*).[4] Esses anticorpos seriam produzidos pelas células B em resposta ao estímulo das células T ativadas pela reação com peptídeos do rTSH.[8] Os autoanticorpos podem apresentar efeito estimulatório, ou TSH-*like*, sobre o rTSH e, dessa forma, a ligação anticorpo-receptor promove a hipertrofia e hiperplasia das células foliculares, o que pode resultar em bócio, além de levar à hiperfunção dessas células, resultando em hipertireoidismo.[4]

Tabela 252.2 Fatores predisponentes e precipitantes para algumas causas de bócio tóxico.

Doença de Graves	Bócio multinodular tóxico	Adenoma tóxico
Suscetibilidade genética	Suscetibilidade genética	Nódulos > 3 cm**
Sexo biológico	Sexo biológico	Sexo biológico
Tabagismo	Tabagismo	
Medicamentos contendo iodo (p. ex., amiodarona)	Deficiência de iodo*	Deficiência de iodo*
Infecções	Envelhecimento	Envelhecimento**
Estresse	Obesidade	
Microbiota	Exposição à radiação ambiental	
Gestação	TSH elevado	

*Apesar da deficiência de iodo representar fator de risco para o surgimento dessas lesões, pacientes com nódulos tireoidianos e hormônio estimulador da tireoide (TSH) inicialmente normal podem evoluir com tireotoxicose quando expostos ao excesso do elemento.
**Pacientes com nódulos > 3 cm e com idade mais avançada apresentam maior risco de evoluir para hipertireoidismo manifesto.
Adaptada de: Kahaly et al., 2018,[4] Penna et al., 2022,[6] Khalid et al., 2023[7] e Davies TF, 2023.[8]

Bócio multinodular tóxico

O bócio multinodular tóxico caracteriza-se pela presença de múltiplos nódulos tireoidianos e hipertireoidismo. Em geral, ocorrem uma ou mais lesões nodulares autônomas, juntamente a um ou mais nódulos não autônomos; ou ainda, são observadas numerosas pequenas áreas hiperfuncionantes dispersas pela glândula.[6,7] A "autonomia" é definida pela capacidade nodular de produzir hormônio tireoidiano independentemente da ação do TSH, resultando em hiperfunção do nódulo e consequente hipertireoidismo manifesto ou subclínico.[6]

Vários fatores de risco têm sido associados a ocorrência do bócio multinodular tóxico, como sexo feminino, tabagismo, deficiência de iodo, envelhecimento, obesidade e exposição ambiental à radiação, particularmente em indivíduos geneticamente suscetíveis (ver Tabela 252.2).[6]

O bócio multinodular tóxico pode resultar da evolução, a longo prazo, de bócio multinodular atóxico,[6] que, por sua vez, pode representar o resultado de estímulo continuado das células foliculares por fatores de crescimento, levando à hiperplasia glandular difusa e, posteriormente, à formação de nódulos, os quais podem adquirir autonomia.[7]

Adenoma tóxico

O adenoma tóxico é definido como nódulo tireoidiano bem delimitado, de natureza benigna, que produz hormônio tireoidiano, independentemente da ação do TSH.[6] Essa autonomia pode resultar em hipertireoidismo manifesto ou subclínico, e é resultado de proliferação monoclonal das células foliculares tireoidianas, podendo ser causado por mutação somática ativadora do rTSH.[2,6]

Alguns fatores de risco (ver Tabela 252.2) têm sido associados a adenoma tóxico/hipertireoidismo manifesto, como dimensão nodular, sexo feminino, insuficiência de iodo e o avançar da idade. Regiões carentes de iodo apresentam maior incidência dessas lesões, enquanto o risco de hipertireoidismo manifesto é maior em nódulos maiores que 3 cm de diâmetro. Pacientes com nódulos autônomos, mas ainda com TSH normal, podem desenvolver hipertireoidismo quando expostos a excesso de iodo, como, por exemplo, com o uso de contrastes iodados ou amiodarona.[6]

MÉTODOS DIAGNÓSTICOS

O diagnóstico dos bócios tóxicos se baseia na avaliação clínica e é confirmado por meio da realização de exames laboratoriais e de imagem (Figura 252.1). A punção aspirativa por agulha fina (PAAF), em geral, não é utilizada especificamente para a investigação de diagnóstico, embora possa ser indicada na avaliação de nódulos suspeitos concomitantes.

Avaliação clínica

O bócio tóxico pode estar associado a aumento da região anterior do pescoço. Esse aumento tireoidiano pode apresentar-se, clinicamente, como difuso, como na doença de Graves, por exemplo, ou como uni ou multinodular, como no caso do adenoma tóxico e bócio multinodular tóxico, respectivamente. Dependendo das dimensões e da localização do aumento tireoidiano, manifestações decorrentes do efeito de massa podem ocorrer, como dispneia, ortopneia e disfagia, devido à compressão extrínseca da traqueia e do esôfago. Além disso, o bócio também pode levar à disfonia e dor.[9] Muitas vezes, não é possível apenas com a avaliação clínica determinar se existem ou não nódulos, o verdadeiro volume do bócio ou se há de fato compressão, e por isso é necessária a utilização de exames de propedêutica armada.

Outro aspecto clínico importante que pode estar relacionado com o bócio tóxico é a presença de sinais e sintomas decorrentes da tireotoxicose, que leva à exposição de diversos órgãos e sistemas a quantidades exageradas de hormônio tireoidiano, influenciando diretamente no metabolismo basal, termogênese tecidual e resistência vascular. As manifestações clínicas da tireotoxicose incluem um grande leque de sinais e sintomas. Algumas queixas, como intolerância ao calor, sudorese excessiva, perda de peso, tremores, insônia e ansiedade mostram-se frequentes na prática clínica. Porém, todos os sistemas, em maior ou menor intensidade, podem ser acometidos (Tabela 252.3). Desses, o cardiovascular é um dos particularmente afetados. A maior demanda periférica de oxigênio e o aumento da contratilidade, com consequente aumento da frequência cardíaca e da pressão de pulso, podem resultar em desfechos desfavoráveis. Se não tratado de forma adequada, o paciente pode evoluir com fibrilação atrial, que pode resultar em maior risco para eventos tromboembólicos e, mais raramente, em colapso cardiovascular e morte. O sistema esquelético também pode ser bastante afetado pela tireotoxicose. O maior *turnover* ósseo leva tanto à perda de osso trabecular como ao cortical, resultando em osteoporose e maior risco de fraturas, as quais estão associadas a elevadas taxas de perda da capacidade funcional e mortalidade.[10]

Quando a tireotoxicose é causada, especificamente, pela doença de Graves, além da sintomatologia relacionada com excesso de hormônios tireoidianos e do bócio difuso, também podem ocorrer alterações oculares, dermatológicas e nos dedos. No primeiro caso, a oftalmopatia de Graves é caracterizada, principalmente, pela presença de proptose (exoftalmia), edema periorbitário e lacrimejamento. Associado a isso, os pacientes podem se queixar de sensação de corpo estranho nos olhos, dor ou desconforto ocular e visão turva. Já a dermatopatia de Graves, também conhecida como mixedema pré-tibial, é uma manifestação rara associada a doença de Graves, caracterizada pelo aparecimento de edema de consistência endurecida e alteração na coloração da pele, da face anterior, da porção inferior da perna e do dorso dos pés.[11] Outra alteração muito rara associada a doença de Graves é a acropaquia, que se caracteriza pelo baqueteamento das extremidades dos dedos. Em geral, o diagnóstico de doença de Graves pode ser estabelecido pela presença de tireotoxicose associada a bócio difuso e oftalmopatia.[1]

Investigação laboratorial

Na presença de suspeita clínica de disfunção da tireoide, a dosagem das concentrações séricas de TSH e dos hormônios tireoidianos (tiroxina [T4] total ou livre [T4L] e tri-iodotironina [T3]) pode confirmar o diagnóstico. Concentrações séricas suprimidas de TSH, quando

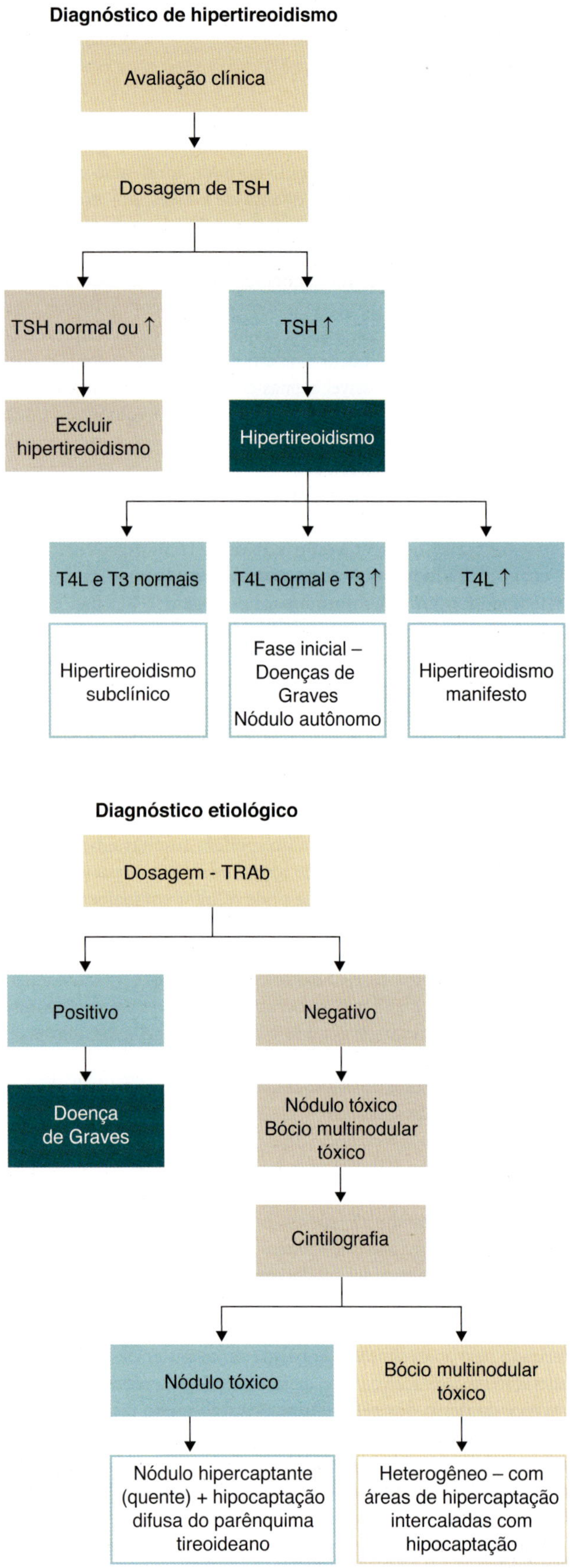

Figura 252.1 Fluxogramas para investigação de possível doença de Graves, bócio multinodular tóxico e adenoma tóxico. TRAb, T3 e T4L correspondem, respectivamente, ao anticorpo antirreceptor de tireotrofina, tri-iodotironina, tetraiodotironina livre. (Adaptada de: Kahaly et al., 2018.)

Tabela 252.3 Principais manifestações associadas a excesso de hormônios tireoidianos.

Manifestações clássicas	• Intolerância ao calor • Sudorese excessiva • Perda de peso • Tremores • Insônia • Ansiedade
Sistema cardiovascular	• Aumento da frequência cardíaca, da pressão de pulso e do risco de fibrilação atrial • Aumento do risco de tromboembolismo
Sistema respiratório	• Hiperventilação estimulada pelo quadro de hipoxemia e hipercapnia • Fraqueza da musculatura respiratória • Aumento da pressão sistólica pulmonar
Sistema esquelético	• Aumento do *turnover* ósseo, com maior risco de osteoporose e fraturas ósseas
Sistema gastrintestinal	• Aumento da motilidade intestinal, causando aumento da frequência evacuatória, diarreia e má absorção
Sistema genitourinário	• Poliúria e noctúria • Em mulheres: oligomenorreia e infertilidade • Em homens: ginecomastia, redução da libido e disfunção erétil
Sistema neuropsíquico	• Ansiedade, irritabilidade, labilidade emocional, insônia, psicose e depressão
Sistema metabólico	• Favorece a intolerância à glicose

Adaptada de: Ross DS, 2023.[3]

mensuradas por métodos ultrassensíveis, apresentam sensibilidade e especificidade de 95 e 92%, respectivamente, no diagnóstico de tireotoxicose, sendo o exame utilizado para o *screening* da disfunção.[12]

A dosagem do T4L permite a classificação da tireotoxicose como subclínica ou manifesta. Isso porque, na presença de um *feedback* hipófise-tireoide intacto, o TSH e o T4L apresentam uma relação logarítmica linear, de modo que pequenas alterações nos níveis séricos de T4L podem levar a grandes alterações nos de TSH. Dessa forma, na tireotoxicose franca ou manifesta, o T4L, o T3 ou ambos podem estar elevados e o TSH encontrar-se em níveis abaixo da normalidade. Em alguns casos, o T4L pode se apresentar ainda normal, com o T3 elevado e o TSH baixo ou indetectável (T3 tireotoxicose).[1] Esse perfil hormonal pode ser observado em alguns pacientes na fase inicial da doença de Graves ou com nódulo autônomo.[2] Por fim, os quadros de hipertireoidismo subclínico são caracterizados, laboratorialmente, pela presença de níveis normais de T4L e de T3, com concentrações subnormais de TSH.[2]

Estabelecido o diagnóstico de tireotoxicose, a etiologia da disfunção deve ser, em geral, esclarecida e, caso não seja evidenciada pela avaliação clínico laboratorial inicial, e na dependência da presença de recursos disponíveis, outros exames poderiam ser necessários. Nessa situação, considerando-se que a doença de Graves representa a causa mais frequente de bócio tóxico, a dosagem do TRAb pode ser solicitada.[2] A dosagem do TRAb também está indicada em mulheres grávidas com histórico de doença de Graves, com o objetivo de avaliar o risco de tireotoxicose neonatal, no diagnóstico diferencial da tireotoxicose gestacional e na presença de exoftalmia em pacientes eutireoidianos.[1]

Investigação com métodos de imagem

Ultrassonografia

Embora o diagnóstico da tireotoxicose costume ser clínico e laboratorial, a ultrassonografia (USG) é uma ferramenta extremamente útil na avaliação do bócio tóxico. A USG é um exame não invasivo, rápido, de relativo baixo custo e que pode auxiliar no diagnóstico etiológico da tireotoxicose, descrever o padrão de fluxo vascular da glândula, detectar e fornecer informações sobre as características de eventuais nódulos, causadores ou não do excesso hormonal, além de revelar, de forma mais fidedigna, as dimensões tireoidianas.[13]

Na doença de Graves, a tireoide se apresenta com aumento de volume bilateral, com parênquima heterogêneo e difusamente hipoecoico à USG. Esse padrão hipoecoico se deve à diminuição do conteúdo coloide e aumento da celularidade. Ao Doppler, nota-se aumento importante da vascularização no interior do parênquima, decorrente da intensa resposta inflamatória, com presença de fluxo com padrão pulsátil, secundário à presença de inúmeros *shunts* arteriovenosos – inferno tireoidiano.[14] A avaliação acurada da velocidade do fluxo da artéria tireoidiana, associada a pico da velocidade sistólica, pode ajudar no diagnóstico diferencial entre a doença de Graves e as tireoidites subaguda ou induzida por amiodarona. Na doença de Graves, esses dois parâmetros apresentam-se aumentados, enquanto nas tireoidites costumam estar reduzidos.[15]

A USG é particularmente útil na presença de nódulos tireoidianos, e é capaz de fornecer informações sobre número, dimensões e características, associadas a maior ou menor risco de malignidade. Esse aspecto é importante porque, embora os nódulos tóxicos raramente sejam malignos, outras lesões concomitantes apresentam o mesmo risco de malignidade que os nódulos tireoidianos em geral. Existem várias classificações ultrassonográficas disponíveis que objetivam predizer esse risco.[16,17] Atualmente, uma das mais utilizadas é a Classificação TI-RADS, do American College of Radiology (ACR). Nessa classificação, são avaliados, especificamente, alguns aspectos ultrassonográficos do nódulo, como composição, ecogenicidade, forma, regularidade das margens e presença de focos ecogênicos. São atribuídos pontos a cada um desses aspectos, e a pontuação final varia de 0 a $\geq$ 7 pontos, TIRADS 1 a 5, respectivamente, com grau crescente de suspeição para malignidade. Em geral, as lesões com maior risco de malignidade são as sólidas, muito hipoecoicas, mais altas do que largas, que apresentam extensão extratireoidiana e focos ecogênicos puntiformes (microcalcificações). Dependendo do risco de malignidade à USG e das dimensões do nódulo, indica-se a PAAF.[17]

Captação de iodo radioativo e cintilografia tireoidiana

O exame de captação de iodo radioativo (^{131}I ou ^{123}I) é realizado com o elemento iodo, o qual é normalmente utilizado pela tireoide como substrato para a síntese hormonal, marcado radioativamente. Essa marcação possibilita a quantificação da avidez da glândula pelo elemento, diferenciando condições que cursam com maior ou menor captação de iodo. Dessa forma, o exame pode ser utilizado em situações nas quais a etiologia da tireotoxicose não está esclarecida. Nesse sentido, alguns quadros de tireotoxicose são associados a maior captação, como a doença de Graves, o adenoma tóxico e o bócio multinodular tóxico, enquanto outros se associam a baixa captação, como as tireoidites subagudas ou as induzidas pela amiodarona (ver Tabela 252.1).[18]

A cintilografia de tireoide é um método de imagem e pode ser realizada com ^{131}I, ^{123}I ou ^{99m}TC (pertecnetato de tecnécio-99m). A sua principal indicação, atualmente, é na presença de tireotoxicose associada a nódulo tireoidiano, ou seja, na suspeita de adenoma tóxico ou bócio multinodular tóxico. O exame visa estabelecer, na concomitância de nódulo(s) e tireotoxicose, se o(s) causador(es) da disfunção é(são) o(s) nódulo(s) ou o parênquima adjacente. No nódulo tóxico, a cintilografia evidencia a presença de nódulo hipercaptante (nódulo quente), associado a hipocaptação difusa no parênquima tireoideano (Figura 252.2 A). Já no bócio multinodular tóxico, o exame pode apresentar-se bastante heterogêneo, com áreas de hipercaptação intercaladas com de hipocaptação (Figura 252.2 B).[19]

A

B

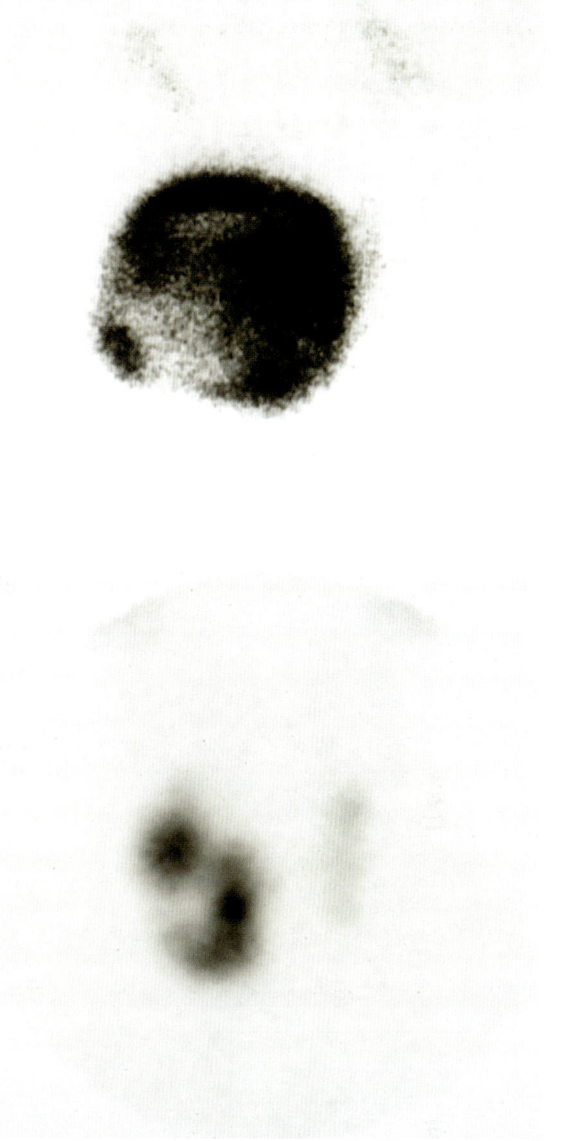

Figura 252.2 Cintilografia da tireoide. **A.** Nódulo quente com supressão total do restante da tireoide; **B.** Bócio multinodular tóxico, evidenciando áreas hipercaptantes em polo superior e terço médio (porção medial) do lobo direito e hipocaptante em terço médio do lobo direito (porção lateral), com o lobo esquerdo mostrando supressão parcial do parênquima. (Cortesia de: Dra. Sônia Moriguchi, Departamento de Infectologia, Dermatologia, Diagnóstico por Imagem e Radioterapia, Faculdade de Medicina de Botucatu, Universidade Estadual Paulista.)

ASPECTOS ANATOMOPATOLÓGICOS

Doença de Graves

Na doença de Graves, a tireoide costuma apresentar-se macroscopicamente aumentada de volume de forma difusa, com superfície lisa, consistência macia e cápsula intacta. Já do ponto de vista histológico, nota-se aumento no número e tamanho das células epiteliais foliculares, que, nos casos não tratados com drogas antitireoidianas, encontram-se bastante agrupadas, formando papilas que podem se projetar no sentido do interior do folículo (Figura 252.3 A). Além disso, observa-se redução do volume do coloide folicular e infiltração linfocitária de forma irregular e multifocal, com predomínio de células T em detrimento das células B. Diferentemente do que ocorre na tireoidite de Hashimoto, esses

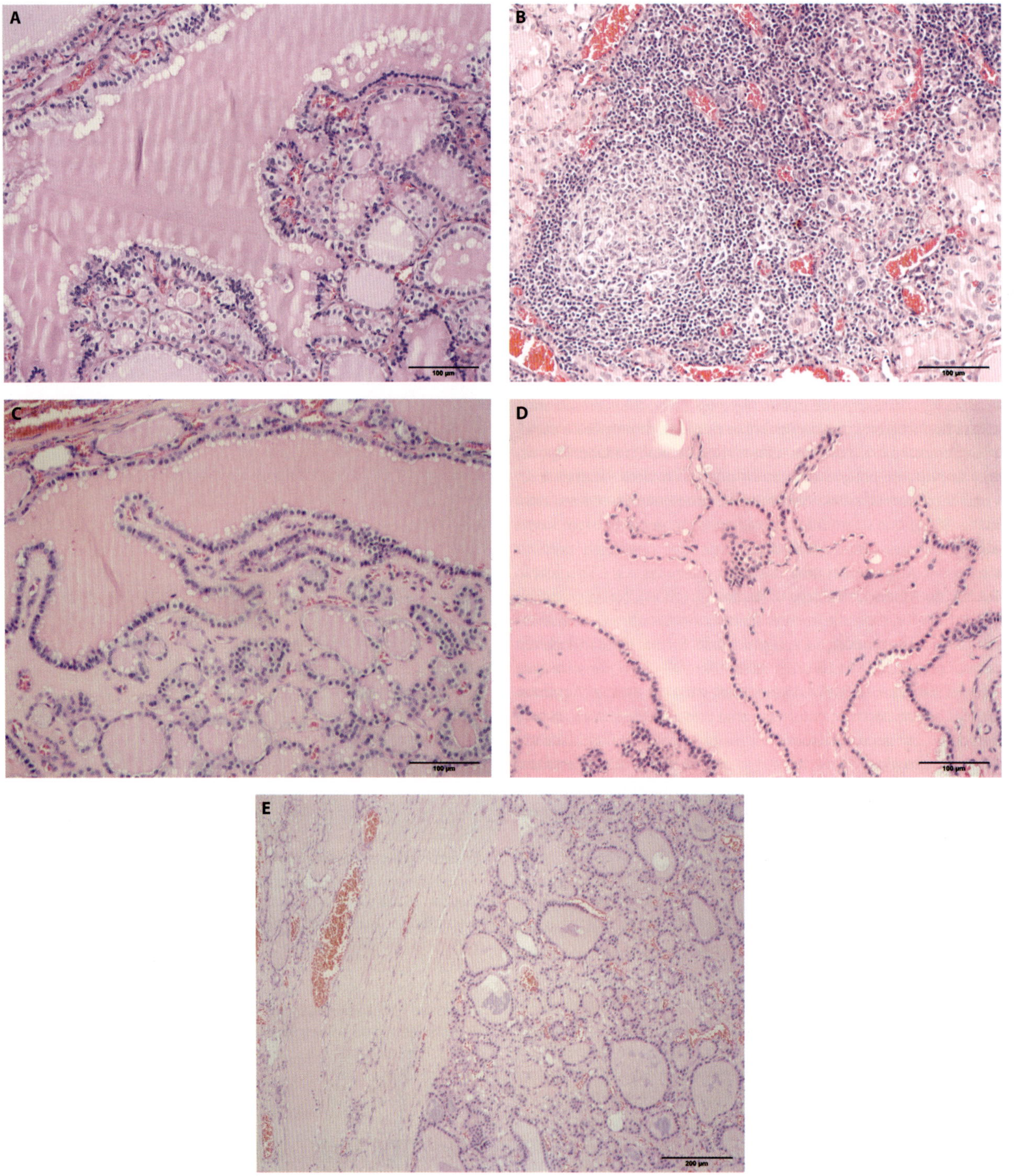

Figura 252.3 Aspecto histológico de algumas causas de bócio tóxico. **A.** Hiperplasia difusa/doença de Graves. Arquitetura papilífera com células colunares e coloide pálido, apresentando margens recortadas, característica da doença de Graves em atividade (hematoxilina e eosina; 200×); **B.** Hiperplasia difusa/doença de Graves. Doença após tratamento mostrando inflamação crônica e folículo linfoide com centro germinativo associado a metaplasia oncocítica. O diagnóstico diferencial morfológico inclui outras doenças autoimunes, como a tireoidite de Hashimoto (hematoxilina e eosina; 200x); **C.** Bócio multinodular tóxico. Observam-se folículos de tamanho e quantidade de coloide variáveis, caracterizando a hiperplasia nodular. Há áreas com coloide de aspecto recortado nas margens (hematoxilina e eosina, 200×); **D.** Bócio multinodular tóxico. Projeções papilíferas em direção ao lúmen folicular podem mimetizar o carcinoma papilífero. A ausência de características nucleares do tipo papilífero exclui essa possibilidade diagnóstica (hematoxilina e eosina; 200×); **E.** Adenoma tóxico. Presença de cápsula fibrosa espessa separando o tecido tireoidiano à esquerda do adenoma folicular (hematoxilina e eosina, 100×). (Cortesia de: Profa. Dra. Simone Terra Lourenção, Departamento de Patologia, Faculdade de Medicina de Botucatu, Universidade Estadual Paulista.)

linfócitos não infiltram as células foliculares. Em colorações adequadas, pode-se notar a presença de pequenos focos de apoptose das células foliculares.[20,21] O tratamento da doença de Graves pode influenciar no aspecto histológico (ver Figura 252.3 B).

Bócio multinodular tóxico

Nos bócios multinodulares, a tireoide geralmente apresenta-se de forma multilobulada, assimétrica, e pode atingir grandes volumes, causando a compressão e deslocamento de estruturas vizinhas, como o esôfago e a traqueia, e adentrar a região posterior ao esterno e clavícula, caracterizando os chamados bócios mergulhantes. Macroscopicamente, a glândula pode se apresentar com formações nodulares grosseiras, com áreas de fibrose e alterações císticas, com coloide amarronzado e gelatinoso. Do ponto de vista microscópico, os bócios multinodulares caracterizam-se pela presença de folículos ricos em coloide, revestidos por epitélio achatado, com áreas de hipertrofia e hiperplasia folicular (ver Figura 252.3 C e D). Os nódulos tóxicos, em geral, apresentam folículos bastante hiperplásicos, diferindo consideravelmente das áreas não funcionantes.[21]

Adenoma tóxico

Os nódulos autônomos solitários são, em sua maioria, benignos, os chamados adenomas tóxicos, também conhecidos como adenomas hiperfuncionantes benignos. Porém, raramente podem se apresentar como lesões malignas, como em alguns casos de carcinoma folicular e de carcinoma papilífero variante folicular encapsulado. Do ponto de vista macroscópico, os adenomas tóxicos costumam ser encapsulados (ver Figura 252.3 E), e podem apresentar região cística central. Microscopicamente, esses nódulos apresentam células com núcleos arredondados e polarizados, que tendem a formar papilas, com folículos no seu interior. Esses nódulos têm sua gênese baseada na proliferação clonal e é raro encontrar linfócitos.[21,22]

TRATAMENTO

Os pilares do tratamento do bócio tóxico incluem o alívio dos sintomas e a redução da síntese dos hormônios tireoidianos, obtida pelo uso de drogas antitireoidianas e/ou pelo tratamento definitivo, com destruição do tecido tireoidiano, que pode ser obtida com a administração do iodo radioativo (^{131}I) ou com a tireoidectomia. Cada modalidade de tratamento apresenta vantagens e desvantagens, sendo que a opção por uma ou outra modalidade deve ser baseada na etiologia do bócio tóxico, nas características clínicas, como a presença ou não de componente compressivo, e a intensidade da tireotoxicose, nos aspectos socioeconômicos, bem como na experiência do médico e na preferência do paciente.[1,2,4] De forma simplificada, o tratamento dos bócios tóxicos pode ser dividido em não cirúrgico e cirúrgico.

Tratamento não cirúrgico

Controle dos sintomas

O aumento do tônus beta-adrenérgico que ocorre na tireotoxicose causa palpitações, taquicardia, tremores, ansiedade e intolerância ao calor. Os betabloqueadores melhoram os sintomas e, por isso, são as medicações de escolha para os pacientes com tireotoxicose sintomática, independentemente da etiologia, em especial nos idosos, pacientes com frequência cardíaca maior do que 90 batimentos/min ou com doença cardiovascular concomitante. Eles podem ser prescritos assim que o diagnóstico for feito. O atenolol e o propranolol são os betabloqueadores mais comumente utilizados (Tabela 252.4). A dose deve ser ajustada de acordo com a resposta clínica. A partir do momento que os testes de função tireoidiana retornam ao normal, os betabloqueadores podem ser reduzidos gradualmente e descontinuados. São contraindicados em algumas situações, como na presença de asma, e, nessas circunstâncias, poderiam ser substituídos pelos bloqueadores dos canais de cálcio, como verapamil ou diltiazem.[1,2,5]

Tabela 252.4 Betabloqueadores no tratamento sintomático da tireotoxicose.

Droga	Dosagem	Frequência	Considerações
Propranolol	20 a 80 mg/dia	6/6h ou 8/8h	Bloqueio não seletivo dos receptores beta-adrenérgicos
			Em altas doses pode bloquear a conversão de T4 em T3
			Preferido para lactantes e grávidas
Atenolol	25 a 100 mg/dia	1 vez/dia	Seletividade relativa beta-1
			Comodidade
			Evitar durante gravidez

Adaptada de: Maia et al., 2013[1] e Ross et al., 2016.[2]

Redução da síntese de hormônios tireoidianos

Drogas antitireoidianas

As drogas antitireoidianas utilizadas no tratamento dos bócios tóxicos são as tionamidas. Elas atuam como substrato preferencial da peroxidase tireoidiana (TPO), evitando, assim, a iodação da tirosina na molécula de tireoglobulina e bloqueando a síntese do hormônio tireoidiano. As drogas antitireoidianas incluem o propiltiouracil (PTU) e o metimazol (MMI). Quando as drogas antitireoidianas estão indicadas, a preferência é para o uso do MMI. O PTU apresenta efeitos hepatotóxicos e, dessa forma, seu uso fica restrito a algumas situações específicas, como, por exemplo, no primeiro trimestre de gestação, uma vez que o MMI está associado a aplasia cutânea congênita. Além disso, pode ser usado na crise tireotóxica, visto que altas doses de PTU inibem a conversão periférica de T4 em T3, o que representa benefício adicional quando o controle mais rápido da tireotoxicose é necessário.[1,2]

O uso das tionamidas pode acarretar efeitos colaterais leves, entre eles prurido, urticária, alteração do paladar e do olfato, intolerância gástrica e artralgia. Essas manifestações podem desaparecer espontaneamente ou necessitar de sintomáticos, como anti-histamínicos ou protetores gástricos. Em alguns casos, a substituição por outra tionamida pode ser necessária. Também podem ocorrer efeitos adversos mais graves que, embora raros, podem ser fatais, como, por exemplo, agranulocitose, hepatite medicamentosa e vasculite. Dessa forma, pacientes em uso de drogas antitireoidianas são orientados a suspender a medicação e consultar o médico imediatamente caso ocorram febre, odinofagia, lesões na mucosa oral ou icterícia. Como a tireotoxicose *per se* pode causar leucopenia e alteração de enzimas hepáticas, é importante que, antes de se iniciar as drogas antitireoidianas, sejam solicitados hemograma completo com contagem de glóbulos brancos e diferencial, além de dosagens de bilirrubinas e transaminases.[1,2,4,5]

Radioiodoterapia

A cirurgia e a radioiodoterapia são as duas opções de tratamento mais eficazes para diminuir permanentemente a produção do hormônio tireoidiano. A radioiodoterapia normalmente é indicada para os casos que não preenchem os critérios para a indicação cirúrgica. É considerada uma terapia simples e segura e é a menos dispendiosa em comparação a outras modalidades terapêuticas disponíveis, incluindo as drogas antitireoidianas.[1]

O radioiodo é administrado como solução oral ou como cápsulas de ^{131}I sódico, em doses fixas ou calculadas, e é rapidamente concentrado pelo tecido tireoidiano. A gravidez e a amamentação são contraindicações absolutas para esse tratamento e testes de gravidez devem ser solicitados para todas as mulheres férteis antes da administração do ^{131}I. Além disso, o radioiodo não deve ser administrado em mulheres que planejam gestação dentro dos próximos 4 a 6 meses, em pacientes com câncer de tireoide coexistente ou naqueles que não conseguem cumprir as diretrizes de segurança contra a radiação.[1,2]

O objetivo da radioiodoterapia varia de acordo com as diferentes causas de bócio. Na doença de Graves, ocorre a destruição da glândula com eventual hipotireoidismo, embora alguns pacientes não atinjam o controle da tireotoxicose após a primeira dose de radioiodo. Em geral, esses casos apresentam hipertireoidismo mais grave ou bócio volumoso, e necessitam de uma segunda dose. Em contrapartida, a maioria dos pacientes com nódulos tóxicos fica eutireoidiana após o tratamento, uma vez que o radioiodo se acumula preferencialmente nos nódulos hiperfuncionantes, induzindo extenso dano tecidual. Dessa forma, ocorre uma destruição actínica do adenoma ou dos focos autônomos dentro de 6 a 18 semanas, melhorando o hipertireoidismo e reduzindo o tamanho das lesões.[2]

Escolha do tratamento

No tratamento do bócio tóxico, um dos principais fatores a ser considerado é a etiologia do quadro.

Doença de Graves

As principais indicações para as modalidades terapêuticas disponíveis para a doença de Graves encontram-se na Tabela 252.5. As drogas antitireoidianas representam uma opção terapêutica não invasiva que permite o controle da tireotoxicose sem intervenção cirúrgica ou exposição à radiação. Além disso, esse tratamento poderia ser utilizado até que a remissão da doença autoimune fosse alcançada, sendo, então, retirado. A grande desvantagem reside no risco de recorrência, especialmente no primeiro ano após a interrupção da terapia.[1]

A American Thyroid Association (ATA) recomenda o MMI como droga antitireoidiana de escolha, exceto em pacientes com reações adversas ao medicamento ou mulheres no primeiro trimestre da gestação. É preferido ao PTU devido à melhor eficácia, duração de ação mais longa e facilidade do uso como dose única diária. A dose inicial de MMI, em pacientes com tireotoxicose leve a moderada, é de 10 a 30 mg 1 vez/dia. Nos casos de hipertireoidismo grave, a dose diária pode variar de 40 a 60 mg/dia. O PTU tem duração de ação mais curta e geralmente é administrado em 2 ou 3 tomadas, começando com 50 a 150 mg 3 vezes/dia, dependendo da gravidade do hipertireoidismo. A maioria dos pacientes atinge o eutireoidismo após 6 a 8 semanas de tratamento e, a partir desse momento, é possível reduzir gradativamente para doses de manutenção de 5 a 10 mg/dia de MMI ou 50 mg 2 ou 3 vezes/dia de PTU.[1,2]

Os betabloqueadores podem ser utilizados enquanto persistir a tireotoxicose (ver Tabela 252.4), para controle da sintomatologia, particularmente a cardiovascular, respeitando-se as contraindicações.

Para pacientes nos quais as drogas antitireoidianas e/ou a cirurgia estão contraindicadas, o radioiodo é a primeira escolha terapêutica. Também estaria indicado nos casos tratados com drogas antitireoidianas, mas com difícil controle da tireotoxicose, naqueles com efeitos adversos graves ao medicamento e também em pacientes com recidiva do hipertireoidismo após retirada da medicação. O ^{131}I é considerado um tratamento definitivo para o hipertireoidismo da doença de Graves. A radiação associada a elemento desencadeia resposta inflamatória seguida de destruição local e fibrose progressiva, resultando em redução do volume da glândula. Esse processo é mais pronunciado no primeiro ano após a administração do radioiodo, com frequente evolução para o hipotireoidismo.[1,2,5]

Bócio multinodular tóxico e adenoma tóxico

Ao contrário do hipertireoidismo da doença de Graves, a hiperfunção tireoidiana associada a nódulos tóxicos raramente se resolve espontaneamente, sem um tratamento definitivo. As drogas antitireoidianas diminuem a produção de hormônios tireoidianos, mas não induzem à remissão do hipertireoidismo, ou seja, a descontinuação da medicação resulta em recorrência da tireotoxicose. Dessa forma, nos bócios multinodulares tóxicos e nos adenomas tóxicos, a terapia definitiva com radioiodo ou cirurgia está indicada.[2]

O radioiodo poderia ser administrado como terapia inicial nos pacientes com hipertireoidismo leve. Porém, nos pacientes mais sintomáticos, nos idosos, principalmente naqueles com maior fragilidade, e nos casos com doença cardíaca subjacente, geralmente as drogas antitireoidianas são indicadas antes da administração do radioiodo ou da realização da cirurgia. O medicamento de primeira escolha nesse contexto é o MMI: doses de 5 a 10 mg 1 vez/dia poderiam ser utilizadas nos quadros de hipertireoidismo leve e de 20 a 30 mg/dia nos casos com bócios maiores e hipertireoidismo mais grave.[1,2]

Nos pacientes sintomáticos, além das drogas antitireoidianas, os betabloqueadores também estão indicados, respeitando-se as contraindicações para esses medicamentos.[1,2] Nos pacientes idosos com comorbidades, particularmente cardiovasculares, mesmo que assintomáticos, o bloqueio beta-adrenérgico também deve ser

Tabela 252.5 Indicações das diferentes modalidades de tratamento para a doença de Graves.

Drogas antitireoidianas	Radioiodoterapia	Tireoidectomia total
Alta probabilidade de remissão: • Doença leve • Bócio pequeno • TRAb negativo ou em título baixo	Mulheres que planejam gestação em > 6 meses após a administração do radioiodo (desde que a função da tireoide esteja normal)	Mulheres que planejam gestação em < 6 meses
Gravidez e amamentação	Comorbidades que aumentam o risco cirúrgico	Bócio grande (± 80 g) ou compressivo
Idosos	Contraindicações para o uso das drogas antitireoidianas	Baixa captação de iodo
Comorbidades que aumentam o risco cirúrgico	Falha em atingir o eutireoidismo durante o tratamento com drogas antitireoidianas	Nódulos tireoidianos suspeitos ou malignos
	Paralisia periódica hipocalêmica	Nódulos tireoidianos grandes, especialmente se > 4 cm
	Insuficiência cardíaca	Hiperparatireoidismo coexistente
		TRAb elevado
		Oftalmopatia de Graves moderada a grave

Adaptada de: Ross et al., 2016.[2]

considerado quando o radioiodo for indicado. Isso porque o tratamento pode causar exacerbação transitória do hipertireoidismo, com risco aumentado de complicações.[2]

O tratamento medicamentoso contínuo com baixas doses de MMI pode ser considerado nos casos de idosos, nos quais a administração de ^{131}I não é possível e que apresentem contraindicações à cirurgia.[2] Além disso, em centros especializados, opções terapêuticas para os nódulos tóxicos poderiam incluir a injeção percutânea com etanol guiada por USG, a ablação por radiofrequência (RFA) ou a fotocoagulação intersticial a *laser*.[7] Esses procedimentos devem ser indicados apenas para casos específicos, muito bem selecionados, e realizados por profissionais com grande experiência técnica. As complicações associadas poderiam incluir queimaduras na pele, danos ao nervo laríngeo recorrente e, ocasionalmente, dor prolongada.[2,5,7]

Tratamento cirúrgico

Doença de Graves

No caso da doença de Graves, em geral, a tireoidectomia não costuma ser o tratamento inicial, apesar de bastante efetiva e com baixos índices de recidiva em mãos cirúrgicas experientes. Além do rápido controle da tireotoxicose, apresenta a vantagem de não expor à radiação, a qual ocorre com a radioiodoterapia. Por outro lado, a cirurgia é um procedimento de alto custo, que traz o incômodo da cicatriz definitiva, além dos riscos inerentes à anestesia e complicações gerais, como seroma, hematoma e infecção, ou específicas, como hipocalcemia/hipoparatireoidismo, paralisia do nervo laríngeo recorrente e/ou superior.

De forma geral, a tireoidectomia é indicada na presença de bócios muito volumosos, de hiperparatireoidismo primário concomitante, de nódulos suspeitos para malignidade de oftalmopatia moderada ou grave, de desejo de engravidar pelos próximos 6 meses ou durante a gestação, quando a tireotoxicose permanece descontrolada. Nesse último caso, a cirurgia é realizada com maior segurança após o primeiro trimestre e antes da 27ª semana de gestação. É importante ressaltar que, após a tireoidectomia, as concentrações séricas de TRAb podem se manter elevadas e, no caso de gravidez, esses anticorpos podem passar a barreira placentária, induzindo à doença de Graves neonatal.[9,23]

A cirurgia preconizada é a tireoidectomia total em detrimento à tireoidectomia subtotal, tendo em vista o risco menor de recidiva do hipertireoidismo em função do maior volume tecidual retirado. Na doença de Graves, a tireoidectomia pode representar um desafio, pois o risco de complicações pode ser significativo. Para diminuir esses riscos, o procedimento deve ser idealmente realizado por cirurgião com alto volume de cirurgias tireoidianas, com taxa de, no mínimo, 25 tireoidectomias por ano.[24] Durante a cirurgia, os pacientes com doença de Graves apresentam a tireoide geralmente aumentada de volume, com maiores vascularização e fluxo sanguíneo (Figura 252.4 A). Dessa forma, é importante que o cirurgião tenha conhecimento sobre a fisiopatologia da doença e tenha em mente que a tireoidectomia merece cuidado redobrado com a hemostasia, em função do maior potencial para sangramentos, que poderiam dificultar a identificação e dissecção dos nervos laríngeos recorrentes e das paratireoides, aumentando o risco de lesões inadvertidas dessas estruturas e de complicações permanentes, como paralisia de pregas vocais e hipoparatireoidismo permanente, respectivamente (Figura 252.4 B). Em mãos experientes, essas complicações variam de 1 a 4%.[25]

É de suma importância que os pacientes com doença de Graves tenham o hipertireoidismo controlado por meio do uso de drogas antitireoidianas, idealmente de 1 a 3 meses antes da cirurgia, evitando-se, assim, a tempestade tireoidiana. A ocorrência dessa rara complicação varia de 1 a 5%, enquanto a mortalidade pode chegar a 25%. Geralmente, é precipitada pelo estresse anestésico/cirúrgico e pela manipulação perioperatória da tireoide. Clinicamente, é caracterizada pela presença de tireotoxicose descompensada, com lesão de órgãos-alvo. O paciente pode apresentar hipertermia, alterações neurológicas (agitação, delírio, psicose, letargia extrema, convulsão e coma), gastrointestinais e hepáticas (náuseas e/ou vômitos, dor abdominal, diarreia, icterícia) e cardiovasculares (taquicardia, fibrilação atrial e insuficiência cardíaca congestiva).[26]

No preparo para a cirurgia, em associação com as drogas antitireoidianas, e somente após a introdução delas, podem ser usados os iodetos inorgânicos como o iodeto de potássio (Lugol) ou a solução saturada de iodeto de potássio (SSIK). O intuito do uso dos iodetos inorgânicos é diminuir o fluxo sanguíneo e a vascularização, facilitando a cirurgia e diminuindo as potenciais perdas sanguíneas.[27] Habitualmente, as doses utilizadas são 5 a 7 gotas (0,25 a 0,35 mℓ) de solução de Lugol (8 mg de iodeto/gota); ou 1 a 2 gotas (0,05 a 0,1 mℓ) de SSIK (50 mg de iodeto/gota). Elas devem ser ingeridas misturadas com água ou suco, 3 vezes/dia, durante um período de 7 a 10 dias antes da tireoidectomia. Além disso, os bloqueadores beta-adrenérgicos podem ser bastante úteis para reduzir as manifestações adrenérgicas da tireotoxicose, como palpitações e tremores.[2]

Nos casos cirúrgicos de urgência ou naqueles com contraindicação ao uso de drogas antitireoidianas, além dos betabloqueadores, poderiam ser utilizados os glicocorticoides e a colestiramina. Os glicocorticoides inibem a conversão de T4 em T3, além de neutralizar os riscos de insuficiência adrenal nas crises tireotóxicas graves. Já a colestiramina se liga às iodotironinas no trato gastrintestinal, diminuindo a concentração sérica de hormônio tireoidiano.[28,29]

Ainda em relação aos cuidados pré-operatórios, é importante que o cirurgião tenha em mente que os pacientes com doença de Graves são mais propensos a desenvolver hipocalcemia pós-operatória, em função da fome óssea que pode ocorrer no período pós-operatório.[30] Diante disso, é recomendada a avaliação dos níveis de cálcio e 25-hidroxi-vitamina D no pré-operatório, e a reposição deve ser feita, se necessário, ou de forma profilática.[2]

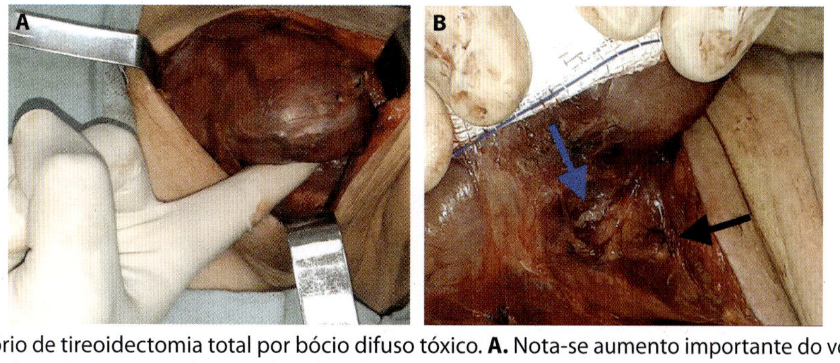

Figura 252.4 Intraoperatório de tireoidectomia total por bócio difuso tóxico. **A.** Nota-se aumento importante do volume e da vascularização da tireoide, e é necessária a luxação por meio de manobra digital para mobilizar o lobo esquerdo; **B.** O aumento importante do volume e da vascularização da tireoide podem aumentar a dificuldade cirúrgica, dificultando a dissecção do nervo laríngeo recorrente (seta azul) e das paratireoides (seta preta; paratireoide superior).

Bócio multinodular tóxico e adenoma tóxico

Enquanto a doença de Graves pode evoluir para remissão com o tratamento medicamentoso, tanto o bócio multinodular tóxico como o adenoma tóxico não são remissivos com medicações. Dessa forma, o tratamento definitivo costuma ser mais frequentemente indicado, seja com radioiodo ou com tireoidectomia.

As vantagens da tireoidectomia incluem a promoção de resultados imediatos, as baixas taxas de recidiva, que giram em torno de 1%,[1] e a não exposição à radiação. Já as desvantagens são similares às citadas para a tireoidectomia por doença de Graves, variando desde altos custos hospitalares e cicatriz permanente, até eventuais complicações inerentes ao ato anestésico e cirúrgico.

As principais indicações da tireoidectomia como tratamento definitivo são a presença de sintomas compressivos, como dispneia e disfagia, de nódulos com citologia suspeita ou confirmatória de malignidade, além de bócio com extensão subesternal ou intratorácico.[1]

No geral, a cirurgia de escolha para o bócio multinodular tóxico é a tireoidectomia total (Figura 252.5). Já nos casos de adenoma atóxico, com presença de nódulo único, em geral a loboistmectomia é realizada. Se coexistirem um ou mais nódulos não funcionantes no lobo contralateral, a decisão pela tireoidectomia total ou não depende de fatores como o resultado da citologia na PAAF e o tamanho dos nódulos. Os cuidados pré e pós-operatórios e as complicações da tireoidectomia total são semelhantes às citadas para a doença de Graves. Por outro lado, na loboistmectomia, apesar dos riscos anestésicos e gerais da cirurgia serem similares aos da tireoidectomia total, os riscos de hipoparatireoidismo e hipotireoidismo são bem menores, favorecendo uma alta mais precoce, sem necessidade, na maioria das vezes, de reposição de cálcio, vitamina D ou levotiroxina.[1]

FATORES PROGNÓSTICOS

A resposta ao tratamento e o consequente prognóstico dos casos dependem de uma série de fatores, tanto do paciente como da etiologia do bócio tóxico e do tratamento instituído.

Doença de Graves

Na doença de Graves, as drogas antitireoidianas e o radioiodo são frequentemente prescritos como tratamento inicial em determinadas situações (ver Tabela 252.5).

O uso das drogas antitireoidianas pode propiciar à doença entrar em remissão, o que ocorre entre 30 e 50% dos casos tratados. É considerada remissão quando as concentrações séricas de TSH, T4L e T3 total forem normais por 1 ano após a descontinuação da terapia com drogas antitireoidianas.[1,2] Após o controle da tireotoxicose e retirada da medicação, o risco de recorrência é elevado, em torno de 50 a 55%, especialmente no primeiro ano após a interrupção da terapia. Pacientes com doença de longa duração, bócio volumoso, níveis elevados de T3 (> 500 ng/dℓ) e altas concentrações basais de TRAb apresentam maiores probabilidades de recidiva.[1]

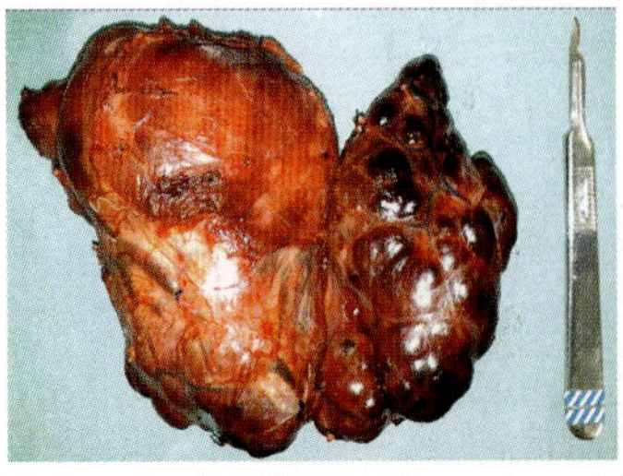

Figura 252.5 Produto de tireoidectomia total por bócio multinodular tóxico volumoso, no qual nota-se a presença de assimetria entre os lobos e presença de uma grande quantidade de nódulos, principalmente em lobo esquerdo.

O tratamento com ^{131}I controla o hipertireoidismo dentro de período de tempo variável, em geral entre 6 meses e 1 ano. Cerca de 80 a 90% dos pacientes tratados evoluem para hipotireoidismo ou eutireoidismo.[1,2] O hipotireoidismo ocorre não apenas devido ao efeito da radiação na glândula, mas também como consequência da história natural da doença autoimune.[1] Falha terapêutica ocorre em cerca de 20% dos pacientes tratados com ^{131}I, com recidiva ou persistência do hipertireoidismo. Os fatores associados a maiores taxas de falha são bócio volumoso (> 50 mℓ), alta captação de iodo (> 90%), níveis séricos elevados de T3 (> 500 ng/mℓ) no momento do diagnóstico, persistência de níveis elevados de TRAb e fluxo sanguíneo aumentado no Doppler tireoidiano.[1,2]

Bócio multinodular tóxico e adenoma tóxico

Os bócios multinodulares tóxicos e os adenomas tóxicos, em geral, são tratados com drogas antitireoidianas apenas inicialmente, até que o tratamento definitivo com ^{131}I ou cirurgia sejam realizados.

A terapia com radioiodo para o bócio multinodular tóxico soluciona o hipertireoidismo em aproximadamente 55% dos pacientes após 3 meses e 80% dos pacientes após 6 meses, com uma taxa média de falha terapêutica de cerca de 15%. O volume do bócio diminui em 3 meses, com redução adicional observada ao longo de 24 meses. Percentuais entre 40 e 50% de casos que evoluem para hipotireoidismo após o tratamento têm sido relatados, com risco progressivo dessa disfunção em torno de 3% em 1 ano e de 64% em 24 anos.[2]

No caso do adenoma tóxico tratado com ^{131}I, cerca de 75% dos pacientes apresentam remissão do hipertireoidismo após 3 meses, com redução do volume nodular em 35% aos 3 meses e 45% aos 2 anos. O risco de hipertireoidismo persistente ou recorrente varia de 0 a 30%. Assim como para o bócio multinodular tóxico, estudos de acompanhamento a longo prazo indicam risco progressivo de hipotireoidismo em torno de 8% em 1 ano e de 60% em 20 anos.[2,31]

SEGUIMENTO

Doença de Graves

Na doença de Graves, no período inicial de tratamento medicamentoso, a avaliação do TSH sérico pode ser enganosa porque pode permanecer supresso por semanas ou até mesmo meses. Assim, os principais exames utilizados para acompanhar o efeito imediato do tratamento do hipertireoidismo são as concentrações séricas de T4L e T3 total, se disponíveis. Dependendo da gravidade da tireotoxicose, a função tireoidiana (TSH, T4L, T3 total) deve ser medida de 2 a 6 semanas após o início do tratamento e, depois, em intervalos de 4 a 8 semanas, até que o eutireoidismo seja alcançado. A partir desse momento, a avaliação clínica e laboratorial deverá ser realizada a cada 2 ou 3 meses. As drogas antitireoidianas devem ser descontinuadas após 12 a 24 meses de tratamento se os níveis de TSH e TRAb estiverem normais, com doses mínimas da medicação. Após a descontinuação da medicação, existe o risco de recidiva da doença. Como a maioria das recidivas ocorre nos primeiros meses, recomenda-se monitorar a função tireoidiana mensalmente durante os primeiros 6 meses e depois a cada 3 meses. Após o primeiro ano de remissão, o paciente deve ser monitorado 1 vez/ano por tempo indeterminado.[1,2]

Se houver recidiva da doença ou falha terapêutica com o tratamento com ^{131}I (hipertireoidismo persistente 6 meses após o tratamento com ^{131}I), e se possível, deve-se considerar a administração de uma dose adicional de radioiodo.[1,5]

Bócio multinodular tóxico e adenoma tóxico

Pacientes com nódulos tóxicos, em uso de drogas antitireoidianas, devem ter T4L e TSH séricos avaliados em intervalos de 4 a 6 semanas, até que os índices estejam estabilizados. A dose de MMI é reduzida gradualmente para 1 dose de manutenção com o objetivo de manter o eutireoidismo. Depois disso, muitas vezes, é inicialmente necessário monitorar a função tireoidiana a cada 3 meses para fazer ajustes de dose. Porém, esse intervalo pode ser estendido para períodos mais longos, por exemplo a cada 6 meses, em pacientes em terapia vitalícia.[7]

Nos casos submetidos a tireoidectomia, o MMI deve ser interrompido imediatamente no período pós-operatório.[7]

Pacientes em programação para radioiodoterapia devem ter o MMI descontinuado 3 dias antes da administração do radiofármaco. Para evitar a exposição do tecido tireoidiano normal ao radioiodo (que aumenta o risco de hipotireoidismo), o ideal é que o TSH ainda esteja abaixo do normal quando o elemento for administrado. O MMI pode ser reiniciado 3 a 7 dias após a administração do radioiodo e interrompido assim que o radioiodo se mostrar eficaz.[7] Mesmo após a realização da radioiodoterapia, existe o risco da tireotoxicose persistir ou recorrer. Normalmente, nesses casos, o retratamento é realizado com a terapia com o radioiodo. O TSH sérico deve ser medido em intervalos anuais durante toda a vida devido ao risco de evolução para o hipotireoidismo.[1,2,31]

REFERÊNCIAS BIBLIOGRÁFICAS

1. Maia AL, Scheffel RS, Meyer EL, Mazeto GM, Carvalho GA, Graf H et al. Brazilian Society of Endocrinology and Metabolism. The Brazilian consensus for the diagnosis and treatment of hyperthyroidism: Recommendations by the Thyroid Department of the Brazilian Society of Endocrinology and Metabolism. Arq Bras Endocrinol Metabol [Internet]. 2013 [Acesso em: 2024 Jul];57:205-32.
2. Ross DS, Burch HB, Cooper DS, Greenlee MC, Laurberg P, Maia AL et al. 2016 American Thyroid Association Guidelines for diagnosis and management of hyperthyroidism and other causes of thyrotoxicosis. Thyroid [Internet]. 2016 [Acesso em: 2024 Jul];26:1343-421.
3. Ross DS, author, Cooper DS, Mulder JE, editors. Diagnosis of hyperthyroidism. UpToDate [Internet]. 2023. Disponível em: https://www.uptodate.com/contents/diagnosis-of-hyperthyroidism. Acesso em: 2023 Nov 13.
4. Kahaly GJ, Bartalena L, Hegedüs L, Leenhardt L, Poppe K, Pearce SH. 2018 European Thyroid Association Guideline for the management of Graves' hyperthyroidism. Eur Thyroid J [Internet]. 2018 Aug [Acesso em: 2024 Jul];7(4):167-86.
5. Singh G, Anastasopoulou C, Correa R. Diffuse toxic goiter. StatPearls [Internet]. 2023 Feb 27. Disponível em: https://www.ncbi.nlm.nih.gov/books/NBK557859/?report=printable. Acesso em: 2023 Oct 2.
6. Penna GC, Sousa BA, Rajão KB, Alkmim NR. Hipertireoidismo por doença nodular da tireoide. In: Mesa CO Júnior, Scheffel RS, Teixeira PS, organizators. Guia prático em doenças da tireoide. São Paulo: Editora Clannad; 2022. p. 192-208.
7. Khalid N, Can AS. Plummer disease. StatPearls [Internet]. 2023 Mar 11. Disponível em: https://www.ncbi.nlm.nih.gov/books/NBK565856/?report=printable. Acesso em: 2023 Oct 2.
8. Davies TF, author, Ross DS, Mulder JE, editors. Pathogenesis of the Graves' disease. UpToDate [Internet]. 2023. Disponível em: https://www.uptodate.com/contents/pathogenesis-of-graves-disease?topicRef=7872&source=see_link. Acesso em: 2023 Nov 29.
9. De Leo S, Lee SY, Braverman LE. Hyperthyroidism. Lancet [Internet]. 2016 Aug 27 [Acesso em: 2024 Jul];388(10047):906-18.
10. Smith TJ, Hegedüs L. Graves' Disease. N Engl J Med [Internet]. 2016 Oct 20 [Acesso em: 2024 Jul];375(16):1552-65.
11. Antonelli A, Fallahi P, Elia G, Ragusa F, Paparo SR, Ruffilli I et al. Graves' disease: Clinical manifestations, immune pathogenesis (cytokines and chemokines) and therapy. Best Pract Res Clin Endocrinol Metab [Internet]. 2020 Jan [Acesso em: 2024 Jul];34(1):101388.
12. Santos ET de los, Starich GH, Mazzaferri EL. Sensitivity, specificity, and cost-effectiveness of the sensitive thyrotropin assay in the diagnosis of thyroid disease in ambulatory patients. Arch Intern Med [Internet]. 1989 Mar [Acesso em: 2024 Jul];149(3):526-32.
13. Kahaly GJ, Bartalena L, Hegedüs L. The American Thyroid Association/American Association of Clinical Endocrinologists guidelines for hyperthyroidism and other causes of thyrotoxicosis: A European perspective. Thyroid [Internet]. 2011 Jun [Acesso em: 2024 Jul];21(6):585-91.
14. Alzahrani AS, Ceresini G, Aldasouqi SA. Role of ultrasonography in the differential diagnosis of thyrotoxicosis: A noninvasive, cost-effective, and widely available but underutilized diagnostic tool. Endocr Pract [Internet]. 2012 Jul-Aug [Acesso em: 2024 Jul];18(4):567-78.
15. Kim TK, Lee EJ. The value of the mean peak systolic velocity of the superior thyroidal artery in the differential diagnosis of thyrotoxicosis. Ultrasonography [Internet]. 2015 Oct [Acesso em: 2024 Jul];34(4):292-6.
16. Haugen BR, Alexander EK, Bible KC, Doherty GM, Mandel SJ, Nikiforov YE, et al. 2015 American Thyroid Association Management guidelines for adult patients with thyroid nodules and differentiated thyroid cancer: The American Thyroid Association Guidelines Task Force on Thyroid Nodules and Differentiated Thyroid Cancer. Thyroid [Internet]. 2016 Jan [Acesso em: 2024 Jul];26(1):1-133
17. Tessler FN, Middleton WD, Grant EG, Hoang JK, Berland LL, Teefey SA et al. ACR thyroid imaging, reporting and data system (TI-RADS): White paper of the ACR TI-RADS Committee. J Am Coll Radiol [Internet]. 2017 [Acesso em: 2024 Jul];14:587-95.
18. Al-Sharif AA, Abujbara MA, Chiacchio S, Ajlouni KM, Mariani G. Contribution of radioiodine uptake measurement and thyroid scintigraphy to the differential diagnosis of thyrotoxicosis. Hell J Nucl Med [Internet]. 2010 [Acesso em: 2024 Jul];13:132-7.
19. Giovanella L, Avram AM, Iakovou I, Kwak J, Lawson SA, Lulaj E et al. EANM practice guideline/SNMMI procedure standard for RAIU and thyroid scintigraphy. Eur J Nucl Med Mol Imaging [Internet]. 2019 [Acesso em: 2024 Jul];46:2514-25.
20. Bossowski A, Czarnocka B, Bardadin K, Stasiak-Barmuta A, Urban M, Dadan J et al. Identification of apoptotic proteins in thyroid gland from patients with Graves' disease and Hashimoto's thyroiditis. Autoimmunity [Internet]. 2008 [Acesso em: 2024 Jul];41:163-73.
21. LiVolsi VA, Baloch ZW. The pathology of hyperthyroidism. Front Endocrinol (Lausanne). 2018 Dec 3 [Acesso em: 2024 Jul]:9:737.
22. Baloch ZW, Asa SL, Barletta JA, Ghossein RA, Juhlin CC, Jung CK et al. Overview of the 2022 WHO classification of thyroid neoplasms. Endocr Pathol [Internet]. 2022 [Acesso em: 2024 Jul];33:27-63.
23. Burch HB, Cooper DS. Management of Graves disease: A review. JAMA [Internet]. 2015 [Acesso em: 2024 Jul];314(23):2544-54.
24. Sosa JA, Bowman HM, Tielsch JM, Powe NR, Gordon TA, Udelsman R. The importance of surgeon experience for clinical and economic outcomes from thyroidectomy. Ann Surg [Internet]. 1998 [Acesso em: 2024 Jul];228:320-30.
25. Feroci F, Rettori M, Borrelli A, Coppola A, Castagnoli A, Perigli G et al. A systematic review and meta-analysis of total thyroidectomy versus bilateral subtotal thyroidectomy for Graves' disease. Surgery [Internet]. 2014 [Acesso em: 2024 Jul];155:529-40.
26. Piantanida E. Preoperative management in patients with Graves' disease. Gland Surg [Internet]. 2017 [Acesso em: 2024 Jul];6:476-81.
27. Erbil Y, Ozluk Y, Giriş M, Salmaslioglu A, Issever H, Barbaros U et al. Effect of lugol solution on thyroid gland blood flow and microvessel density in the patients with Graves' disease. J Clin Endocrinol Metab [Internet]. 2007 [Acesso em: 2024 Jul];92:2182-9.
28. Tsatsoulis A, Johnson EO, Kalogera CH, Seferiadis K, Tsolas O. The effect of thyrotoxicosis on adrenocortical reserve. Eur J Endocrinol [Internet]. 2000 [Acesso em: 2024 Jul];142:231-5.
29. Sebastián-Ochoa A, Quesada-Charneco M, Fernández-García D, Reyes-García R, Rozas-Moreno P, Escobar-Jiménez F. Dramatic response to cholestyramine in a patient with Graves' disease resistant to conventional therapy. Thyroid [Internet]. 2008 [Acesso em: 2024 Jul];18:1115-7.
30. Edafe O, Antakia R, Laskar N, Uttley L, Balasubramanian SP. Systematic review and meta-analysis of predictors of post-thyroidectomy hypocalcaemia. Br J Surg [Internet]. 2014 [Acesso em: 2024 Jul];101:307-20.
31. Ross DS, author, Cooper DS, Mulder JE, editors. Treatment of toxic adenoma and toxic multinodular goiter. UpToDate [Internet]. 2023. Disponível em: https://www.uptodate.com/contents/treatment-of-toxic-adenoma-and-toxic-multinodular-goiter. Acesso em: 2023 Oct 2.

CAPÍTULO 253

Conceitos Fundamentais

Denise Engelbrecht Zantut Wittmann • Rosalia Padovani

INTRODUÇÃO

O desenvolvimento de neoplasias na tireoide não é frequente. Nos EUA, estima-se que a tireoide seja responsável por aproximadamente 1,5 a 4,7% dos casos novos de câncer, respectivamente em homens e mulheres.[1] Em 2020, o número total de novos casos de câncer de tireoide em todo o mundo foi de aproximadamente 585 mil, com 137 mil casos em homens e 448 mil em mulheres. Para além de sua raridade, o câncer de tireoide exibe prognóstico favorável, caracterizado por baixa taxa de mortalidade. Em 2020, foram registrados 43,6 mil casos de óbitos relacionados com o câncer de tireoide em todo o mundo, aproximadamente 0,43% de todas as mortes associadas a neoplasias, com predominância significativa no sexo feminino (63,5%).[2]

EPIDEMIOLOGIA

Observou-se, nas últimas décadas, aumento na incidência e nas taxas de mortalidade relacionadas com neoplasias tireoidianas. Dados dos EUA evidenciaram incremento na taxa de incidência do carcinoma papilífero de tireoide (CPT) em 3,6% ao ano entre 1974 e 2013. Além disso, houve aumento de 1,1% ao ano na taxa de mortalidade geral no período de 1994 a 2013, e aumento de 2,9% ao ano na taxa de mortalidade para o carcinoma papilífero avançado com metástases a distância no mesmo período.[3]

O câncer de tireoide manifesta preferência pelo sexo feminino, com uma prevalência três vezes maior do que em homens e incidência mais acentuada na quinta década de vida.[4] Diversos tipos de neoplasias podem originar-se na glândula tireoide, e entre elas as de maior importância clínica são as derivadas das células parafoliculares, exemplificadas pelo carcinoma medular de tireoide, e das células foliculares, como o carcinoma, pouco diferenciado (papilífero, folicular e seus subtipos), bem como o carcinoma anaplásico de tireoide.[5]

O câncer bem diferenciado de tireoide, que engloba os tipos papilífero e folicular, constitui 90% dos casos de câncer de tireoide. Dentre os carcinomas bem diferenciados, aproximadamente 80% são do tipo papilífero. Nos EUA, a incidência anual desse tipo de câncer aumentou de 3,6 para 8,7 casos a cada 100 mil indivíduos no período de 1973 a 2002, sendo o carcinoma papilífero o mais prevalente. Globalmente, em 2020, padronizando-se por idade, as taxas de incidência de câncer de tireoide foram de 10,1 por 100 mil mulheres e de 3,1 por 100 mil homens, e as taxas de mortalidade foram de 0,5 por 100 mil mulheres e 0,3 por 100 mil homens. Vale ressaltar que as taxas de incidência em ambos os sexos foram cinco vezes maior nos países com índice de desenvolvimento humano (IDH) elevado e muito elevado do que nos países com baixo e médio índices; no entanto, as taxas de mortalidade foram semelhantes nas diferentes situações. As taxas de incidência em mulheres diferiram mais de 15 vezes entre as regiões do mundo, sendo mais altas nos Estados Federados da Micronésia e na Polinésia Francesa (18,5 por 100 mil mulheres), América do Norte (18,4 por 100 mil), Leste Asiático (17,8 por 100 mil) e particularmente alta na Coreia do Sul (45 por 100 mil), país que apresentou a maior relação com a taxa de mortalidade em ambos os sexos. Por outro lado, na maioria dos países e em ambos os sexos as taxas de mortalidade foram inferiores a 1:100 mil.[6]

Segundo dados fornecidos pelo Instituto Nacional de Câncer (INCA), o número estimado de casos novos de câncer de tireoide para cada ano do triênio de 2023 a 2025 será de 16.660 casos, resultando em risco estimado de 7,68 por 100 mil habitantes, 2.500 homens e 14.160 mulheres. Esses valores levam a um risco estimado de 2,33 casos novos a cada 100 mil homens e 12,79 a cada 100 mil mulheres (Tabela 253.1).[7]

O câncer de tireoide, sem a inclusão de tumores de pele não melanoma, ocupa a sétima posição entre os tipos de câncer mais incidentes no Brasil, sendo o quinto mais frequente nas mulheres (Figura 253.1). Em homens, aparece como o 14º tipo de câncer mais frequente nas regiões Nordeste (2,68 por 100 mil) e Norte (0,96 por 100 mil), sendo o 15º nas regiões Centro-Oeste (2,68 por 100 mil), Sudeste (2,55 por 100 mil) e Sul (1,93 por 100 mil). Entre as mulheres, é o terceiro tipo de câncer mais frequente nas regiões Sudeste (16,53 por 100 mil) e Nordeste (13,54 por 100 mil), o quinto na Região Centro-Oeste (11,91 por 100 mil), o nono na Região Norte (3,28 por 100 mil) e o 13º na Região Sul (6,63 por 100 mil) (Figura 253.2).[7]

FATORES DE RISCO

Alguns fatores de risco para câncer de tireoide foram identificados como modificáveis, que são: exposição à radiação externa no pescoço na infância, obesidade, deficiência de iodo, disruptores endócrinos e tabagismo, mas permanece a dúvida sobre quais fatores realmente contribuem para o aumento da incidência do câncer de tireoide e que poderiam ser alvo de esforços destinados à prevenção primária. A maioria dos fatores de risco conhecidos ou suspeitos para câncer de tireoide não é modificável, e os mais fortes preditores de risco são idade, sexo, raça ou etnia do paciente e histórico familiar de câncer de tireoide. As mulheres apresentam incidência três a quatro vezes maior de câncer de tireoide do que os homens, uma proporção observada mundialmente e constante ao longo dos anos. Essa diferença é pronunciada sobretudo para o CPT em comparação aos outros subtipos histológicos.[8] A média de idade ao diagnóstico é menor para o câncer de tireoide do que para outros tipos de câncer, com idade mediana de diagnóstico nos EUA de 49 anos para mulheres e 54 para homens. Nos EUA, os indivíduos brancos não hispânicos apresentam maior incidência de câncer de tireoide, seguidos por indivíduos asiáticos, hispânicos e negros não hispânicos.[9]

A exposição à radiação ionizante na infância e adolescência é considerada há muito tempo como o único fator de risco modificável estabelecido para câncer de tireoide, especialmente o papilífero. O risco diminui com o aumento da idade, tanto na exposição como o tempo desde a exposição, de modo que existe risco baixo relacionado com a radiação proveniente de exposições ocorridas após os 20 anos.[10]

Adicionalmente, a deficiência de iodo demonstra evidências de associação ao aumento do risco de câncer de tireoide, especialmente

Tabela 253.1 Estimativas do Instituto Nacional de Câncer para o triênio 2023-2025 das taxas brutas e ajustadas* de incidência por 100 mil habitantes e do número de casos novos de câncer, segundo sexo e localização primária.**

Localização primária Neoplasia maligna	Estimativa dos novos casos								
	Homens			Mulheres			Total		
	Casos	Taxa bruta	Taxa ajustada	Casos	Taxa bruta	Taxa ajustada	Casos	Taxa bruta	Taxa ajustada
Mama feminina	–	–	–	73.610	66,54	41,89	73.610	71.730	67,86
Próstata	71.730	67,86	55,49	–	–	–	71.730	67,86	55,49
Cólon e reto	21.970	20,78	12,43	23.660	21,41	11,06	45.630	21,10	11,43
Traqueia, brônquio e pulmão	18.020	17,06	12,73	14.540	13,15	9,26	32.560	15,06	10,52
Estômago	13.340	12,63	9,51	8.140	7,36	4,92	21.480	9,94	7,08
Colo do útero	–	–	–	17.010	15,38	13,25	17.010	15.38	13,25
Glândula tireoide	2.500	2,33	1,84	14.160	12.79	6,68	16.660	7,68	4,83
Cavidade oral	10.900	10,30	7,64	4.200	3,83	2,61	15.100	6,99	4,95
Linfoma não Hodgkin	6.420	6,08	455	5.620	5,08	3,00	12.040	5,57	3,79
Leucemias	6.250	5,90	475	5.290	4,78	3,95	11.540	5,33	4,43
Sistema nervoso central	6.110	5,80	456	5.380	4,85	3,80	11.490	5,31	4,33
Bexiga	7.870	7,45	3,96	3.500	3,14	1,58	11.370	5,25	2,75
Esôfago	8.200	776	5,46	2.790	2,49	1,43	10.990	5,07	3,38
Pâncreas	5.290	5,00	3,74	5.690	5,15	3,22	10.980	5,07	331
Fígado	6.390	6,06	5,18	4.310	3,89	3,14	10.700	4,95	429
Pele – melanoma	4.640	437	2,24	4.340	3,90	1,56	8.980	4,13	1,88
Corpo do útero	–	–	–	7.840	7,08	4,13	7.840	7,08	4,13
Laringe	6.570	621	5,07	1.220	1,09	0,72	7.790	3,59	2,68
Ovário	–	–	–	7.310	6,62	5,01	7.310	6,62	5,01
Linfoma de Hodgkin	1.500	1,40	0,84	1.580	1,41	0,78 3.080	1,41	0,75	
Outras localizações	41.730	39,49	26,17	33.970	30,69	19,70	75.700	34,99	21,96
Todas as neoplasias, exceto pele não melanona	**239.430**	**226,56**	**185,61**	**244.160**	**220,75**	**154,08**	**483.500**	**223.59**	**169,63**
Pele não melanoma	101.920	96.44	–	118.570	107,21	–	220.490	101.95	–
Todas as neoplasias	341.350	323,00	–	362.730	327,96	–	704.080	325,53	–

*População-padrão mundial (1960). **Números arredondados para múltiplos de 10.

Homens

Localização primária	Casos	%
Próstata	71.730	30%
Cólon e reto	21.970	9,2%
Traqueia, brônquio e pulmão	18.020	7,5%
Estômago	13.340	5,6%
Cavidade oral	10.900	4,6%
Esôfago	8.200	3,4%
Bexiga	7.870	3,3%
Laringe	6.570	2,7%
Linfoma não Hodgkin	6.420	2,7%
Fígado	6.390	2,7%

Mulheres

Localização primária	Casos	%
Mama	73.610	30,1%
Cólon e reto	23.660	9,7%
Colo do útero	17.010	7%
Traqueia, brônquio e pulmão	14.540	6%
Glândula tireoide	14.160	5,8%
Estômago	8.140	3,3%
Corpo do útero	7.840	3,2%
Ovário	7.310	3%
Pâncreas	5.690	2,3%
Linfoma não Hodgkin	5.620	2,3%

Figura 253.1 Distribuição proporcional dos 10 tipos de câncer mais incidentes estimados para 2023 por sexo, exceto pele não melanoma. Números arredondados para múltiplos de 10. (Adaptada de: Brasil, 2023.)

nos carcinomas de tireoide folicular e anaplásico. Quanto aos disruptores endócrinos, existem poucas evidências, mas provavelmente se relacionam com a síntese hormonal.[11]

A obesidade tem sido consistentemente associada a maior risco de câncer de tireoide em estudos epidemiológicos. O aumento na prevalência da obesidade está em paralelo às tendências na incidência do câncer de tireoide, ocorrendo rápido aumento no mesmo período e nas mesmas áreas geográficas. Essa associação foi observada para os principais tipos histológicos de câncer de tireoide, exceto medular, e foram mais fortes para a mortalidade por câncer de tireoide do que para a incidência de câncer de tireoide. Estudos transversais de pacientes com CPT evidenciaram que o

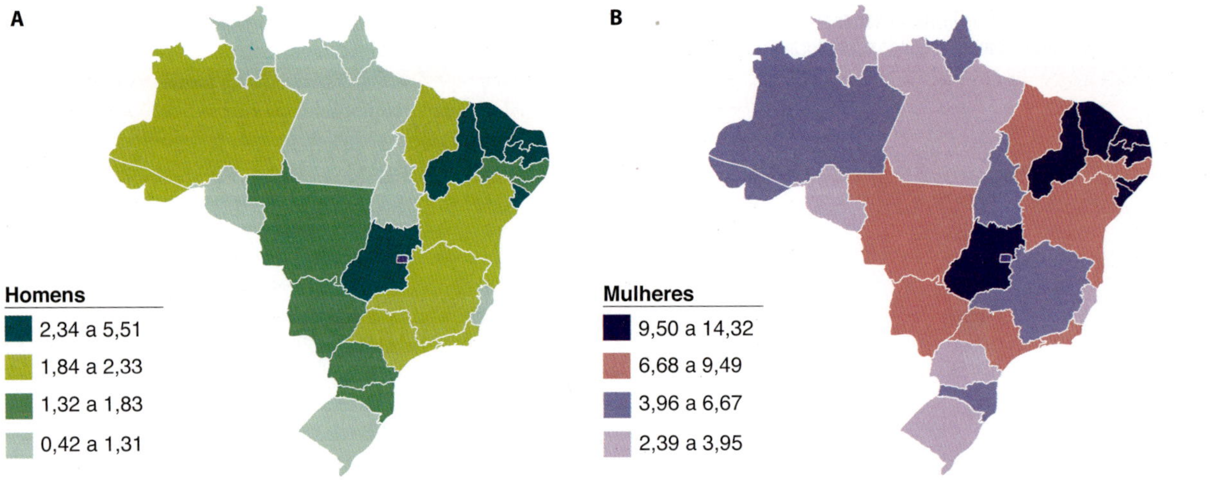

Figura 253.2 Representação espacial das taxas ajustadas de incidência por 100 mil homens (**A**) e mulheres (**B**), estimadas para o ano de 2023, segundo cada unidade federativa (neoplasia maligna da glândula tireoide). (Adaptada de: Brasil, 2023.)

sobrepeso (25 a 29 kg/m^2) e a obesidade (≥ 30 kg/m^2) estão associados a características clínicas e patológicas mais agressivas do tumor. Nesse sentido, aumento de 5 pontos no IMC se associou a 30% de aumento no risco de câncer de tireoide. A obesidade está associada a um estado de inflamação crônica de baixo grau, caracterizado por ativação inespecífica do sistema imunológico, aumento de fatores inflamatórios e produção de várias citocinas e adipocinas. Esses elementos podem influenciar direta ou indiretamente a proliferação celular e estimular a tumorigênese em vários tecidos, inclusive na tireoide. Nesse sentido, alimentação saudável, incluindo frutas e vegetais, e atividade física diária podem desempenhar papel importante na redução do risco de câncer de tireoide.[12,13]

O tabagismo se associou a redução do risco de câncer de tireoide. No entanto, epidemiologicamente, no mesmo período em que se observou redução do tabagismo, houve aumento da incidência de câncer. Razões biológicas para justificar esse aumento residem no fato de fumantes terem concentrações menores de TSH, de T3 e T4, dos anticorpos antitireoidianos, maior risco de hipertireoidismo por doença de Graves e menores níveis circulantes de estrógenos.[14]

ASPECTOS GENÉTICOS

A ocorrência e o desenvolvimento de câncer de tireoide se relacionam com múltiplas alterações genéticas, sobretudo amplificações genéticas e ganhos em número de cópias, mutação somática, rearranjos cromossômicos, alterações epigenéticas dominadas pela metilação do DNA e desequilíbrio de RNAs não codificantes (ncRNAs) e outros eventos moleculares (Tabela 253.2).[15,16]

Existem mais de 30 oncogenes associados a desenvolvimento do câncer de tireoide, e a maioria deles está vinculada a fatores de crescimento, controle da divisão celular ou receptores hormonais. Alterações cromossômicas, como deleções, translocações e mutações, têm o potencial de desencadear o crescimento desordenado das células, ativar a divisão e impedir a diferenciação celular. É importante salientar que a ativação de um oncogene geralmente não é suficiente para desencadear esse crescimento caótico; frequentemente, é necessária a expressão de outro oncogene, mutação genética ou duplicação do gene.[15]

Dessa forma, reconhece-se que a mutação na via da MAPK representa o ponto inicial para a tumorigênese tireoidiana. Em 80% dos casos de carcinomas papilíferos, as mutações nos genes *RAS*, *BRAF* e *RET/PTC* desempenham um papel crucial nas alterações dessa via. O câncer de tireoide pode ser categorizado como *BRAF*-like e *RAS*-like, e mutações adicionais no gene do promotor do *TERT* (gene que codifica a transcriptase reversa da telomerase), nos genes de reparo do DNA, ou ganho de 1q, em que ainda não foram identificados genes responsáveis pelo aumento do número de cópias somáticas, estão associados a progressão do carcinoma

Tabela 253.2 Alterações genéticas no câncer de tireoide: amplificações e ganhos no número de cópias, mutação pontual somática, rearranjo cromossômico, alterações epigenéticas dominadas pela metilação do DNA e desequilíbrio de RNAs não codificantes e outros eventos moleculares.

Oncogenes condutores	I. Amplificações gênicas e ganhos no número de cópias • Receptor de tirosina quinase: *EGFR, PDGFR, VEGFR, KIT, MET* • Membros da sinalização *P13K-AKT*: *PIK3CA, PIK3CB, POK1, AKT1, AKT2* • Outros genes: *IQGAP1, D1 ciclina, MUC1*	II. Mutação somática • *BRAF-V600* mutante: *CPT* (45%); *CAT* derivado de *CPT* (20 a 40%) • Mutação *RAS*: *CPT* (10 a 20%), *CFT* (40 a 50%), *CMT* esporádico (0 a 43%), *CAT* (20 a 40%) • Mutação *RET*: *CMT* (55%) • Outras: *TP53, CTNNB1*	III. Rearranjo cromossômico • *RET*: *PTC* (10%) • *NTRK*: *PTC* (< 5 %) • *Pax-8-PPAR-y* (CFT 30 a 35%)
Outras alterações gênicas	IV. Metilação gênica aberrante • Hipometilação: *CPT*, tumor *BRAF* mutado • Hipermetilação: *CFT*, tumor *RAS* mutado	V. Desequilíbrio de ncRNAs • *MiRNAs*: *miR-21, miR-146b, miR-221, miR-222, miR-181b* • *CircRNAs*: *IncRNA SLC26A4-AS1, IncRNA LINC00671, circRNA* • *CPTSC3* • *CircRNAs*: *circRUNX1, circRNA_ 102171, circEIF6, circRNA hsa_circ_0058124*	VI. Outros eventos genéticos • *NIS* retrorregulação • Mutações *mtDNA* • *mtDNA* ganho no número de cópias

Adaptada de: Zhang et al., 2023.[15]

diferenciado para formas que apresentam resistência à radioiodoterapia. As mutações condutoras iniciais nos genes *BRAF* e *RAS* desempenham papel decisivo na progressão para carcinomas pouco diferenciados ou indiferenciados. Desse modo, observa-se que a perda da região 22q, que abriga genes de supressão tumoral, é frequentemente detectada em carcinomas pouco diferenciados. Mutações no gene *EIF1AX*, que é o fator iniciador de tradução eucariótica 1AX, são identificadas tanto em carcinomas pouco diferenciados como em indiferenciados, tumores classificados como *RAS*-like. Em contrapartida, em carcinomas de tireoide indiferenciados classificados como *BRAF*-like, as mutações no gene *p53* são de maior prevalência.[17]

A mutação mais prevalente no câncer de tireoide oriundo de células foliculares é a do gene *BRAF*, resultando na expressão da proteína mutante *BRAF*-V600E, levando à ativação da serina/treonina quinase e desencadeando a sinalização de crescimento celular. Essa mutação é identificada em aproximadamente 45% dos carcinomas papilíferos e está associada a idade avançada, a forma clássica do carcinoma papilífero ou a subtipo de células altas, a extensão extratireoidiana e a estádios TNM III e IV.[15]

As mutações no gene *N-RAS* são frequentes, e são superadas apenas pelas mutações no *BRAF*. A proteína codificada pelo gene *RAS* é ativada ao se ligar ao trifosfato de guanosina (GTP) e desativada quando o GTP é hidrolisado para difosfato de guanosina (GDP). Nos tumores de tireoide, a proteína RAS permanece ativada continuamente, uma vez que o GTP não é desfosforilado. Desse modo, existe ativação da via das proteínas quinases ativadas por mitógenos (MAPK), importantes para a regulação e sobrevivência celular, assim como da via da fosfatidilinositol 3-quinase/serina-treonina quinase (PI3K/AKT), que desempenha um papel na regulação do metabolismo, crescimento e proliferação celular e, sobretudo, na síntese proteica.[17]

As mutações ativadoras e a hiperexpressão do gene *H-RAS*, uma isoforma do *RAS*, encontram-se em adenomas foliculares e carcinomas de tireoide, não sendo observadas no bócio multinodular, sugerindo que essas alterações poderiam representar as primeiras etapas no desenvolvimento do câncer de tireoide. A proteína codificada pelo *H-RAS* se expressa na membrana celular em resposta ao fator de crescimento e ativa proteínas intracelulares como a RAF e a PI3K. Assim, a ativação contínua dessas proteínas pode desencadear crescimento e divisão celular desordenados. O aparecimento do gene *RET-PTC* advém de translocações gênicas, existindo 10 tipos, e *RET-PTC1*, *RET-PTC2* e *RET-PTC3* os três mais frequentemente encontrados. Essa translocação resulta em maior atividade tirosina-quinase do *RET*, e em consequente ativação das vias MAPK e PI3K-AKT. Embora possa estar presente em lesões tireoidianas benignas, é detectada mais comumente na forma clássica do carcinoma papilífero. As mutações na PI3K, em particular na PI3KCA, resultam em alterações na atividade catalítica da PI3K, mais prevalentes nos carcinomas foliculares, pouco diferenciados e anaplásicos de tireoide. Outros genes também apresentam mutações associadas a carcinomas de pior prognóstico, notadamente nos casos do pouco diferenciado e anaplásico, como *CTNNB1*, *TP53*, *IDH1*, *ALK* e *EGFR*.[18]

As mutações do oncogene do promotor *TERT*, as quais acrescentam repetições de telômeros aos terminais cromossômicos e permitem a replicação celular, são encontradas em cerca de 12% dos carcinomas papilíferos e em 17% dos carcinomas foliculares. No entanto, essas mutações são significativamente mais frequentes nos carcinomas pouco diferenciados e nos indiferenciados. A relevância dessas mutações nos carcinomas diferenciados reside na maior agressividade tumoral observada quando em associação à mutação do *BRAF*-V600E, resultando em maior recorrência do tumor e em aumento da mortalidade.[19]

As amplificações gênicas e o maior número de cópias dos oncogenes, ocorrência que indica a presença de mais de duas cópias, uma paternal e outra maternal, de uma região do gene ou do gene como um todo, são observadas menos frequentemente nos carcinomas diferenciados de tireoide, sugerindo-se que as alterações se relacionariam com agressividade e progressão da doença. Nesse sentido, a amplificação ou o ganho no número de cópias do gene *IQGAP1* está associado a invasão tumoral e a extensão extratireoidiana nos carcinomas foliculares, assim como nos subtipos foliculares do carcinoma papilífero. Além disso, a associação dessa amplificação gênica a mutação do *BRAF*-V600E leva a maior risco de recorrência do carcinoma papilífero.[20,21]

O gene de fusão *PAX8*-PPARγ está presente em 60% dos carcinomas foliculares e no subtipo folicular do carcinoma papilífero. A detecção desse rearranjo genético realizada na avaliação citológica de nódulos tireoidianos evidenciou que esses nódulos eram, todos, carcinomas bem diferenciados, incluindo carcinoma folicular e subtipo folicular encapsulado de carcinoma papilífero.[21]

Em síntese, as mutações iniciais condutoras mais importantes estão associadas aos genes *BRAF*, *RAS* e *RET/PTC*, muito comuns nos carcinomas diferenciados de tireoide. No entanto, existem mais de 30 genes de baixa frequência igualmente relacionados com tumorigênese, e se combinados com as mutações nos genes *BRAF*, *RAS* e *RET/PTC*, podem levar ao desenvolvimento de maior agressividade tumoral.

MÉTODOS DIAGNÓSTICOS CONVENCIONAIS E GENÉTICOS

A apresentação clínica do câncer de tireoide caracterizava-se pela presença de nódulo palpável na glândula tireoide. Atualmente, a detecção por meio da palpação representa apenas entre 30 e 40% dos diagnósticos de câncer de tireoide. Imagens não relacionadas com suspeita de nódulo de tireoide, como ultrassonografia de carótida, ultrassonografias da tireoide em pacientes com hipertireoidismo ou hipotireoidismo sem nódulos palpáveis ou ultrassonografias sequenciais no seguimento de pacientes com nódulos tireoidianos são abordagens comuns no diagnóstico de câncer de tireoide.[22]

A ultrassonografia é a modalidade de imagem inicialmente recomendada na avaliação dos nódulos tireoidianos palpáveis ou documentados por outras técnicas de imagem. Dotada de grande sensibilidade na identificação do número e das características dos nódulos tireoidianos, a ultrassonografia permite reconhecer características associadas a maior risco de malignidade, como margens irregulares, focos ecogênicos e extensão extratireoidiana. Existe um grande número de sobrediagnósticos de câncer de tireoide e, consequentemente, cirurgias desnecessárias, complicações, custos pessoais e sociais do tratamento, efeitos psicológicos do diagnóstico de câncer e piora da qualidade de vida, devendo-se realizar esforços para evitar esses procedimentos. No entanto, o equilíbrio é difícil de atingir, pois há pacientes com câncer de tireoide metastático e progressivo que não apresentam nódulos tireoidianos palpáveis e nem todos os diagnósticos de câncer de tireoide de baixo risco podem ser evitáveis. Nesse sentido, as diretrizes baseadas em evidências desencorajam o rastreamento do câncer de tireoide em indivíduos assintomáticos, inclusive em pessoas com hipertireoidismo ou hipotireoidismo e sem nódulos tireoidianos palpáveis.[23] Algumas recomendações para o uso da ultrassonografia da tireoide orientado por indicações específicas estão na Tabela 253.3.[16]

O diagnóstico de câncer de tireoide conta com a punção aspirativa com agulha fina (PAAF) como método seguro e confiável, muito utilizado e bem aceito, para a coleta de material para a análise citológica do nódulo. A exceção se dá na investigação de massas cervicais de crescimento rápido em que se pode recorrer à

Tabela 253.3 Recomendações para usar ou evitar a realização da ultrassonografia da tireoide.

Ultrassom de tireoide		
Situações e recomendações para o uso de ultrassonografia de tireoide	**Sobrediagnóstico *vs* subdiagnóstico**	
	Considerações	**Recomendações**
Ultrassom indicado • Nódulo palpável na tireoide	• Ultrassom define extensão e características do nódulo previamente diagnosticado • Identificação de doenças clinicamente não significativas	• Discutir potencial para descobertas incidentais • Orientar sobre os possíveis danos do diagnóstico incidental
Uso indicado com imagens adicionais • Nódulo tireoidiano palpável com antecedentes de: ◦ Exposição à radiação na infância ◦ Câncer de tireoide prévio ◦ Câncer de tireoide familiar, câncer medular de tireoide, neoplasia endócrina múltipla tipo 2 • Nódulo tireoidiano palpável ou massa cervical com história de: ◦ Crescimento rápido ◦ Sintomas compressivos (disfonia ou disfagia) ◦ Dor cervical anterior ◦ Suspeita de tireoidite infecciosa • Aumento de massa cervical com sintomas sistêmicos • Nódulo tireoidiano palpável ou massa cervical com achados de exame físico: ◦ Mudança objetiva de voz ◦ Nódulo tireoidiano duro e palpável ◦ Massa fixa do pescoço ◦ Linfadenopatia • TSH baixo com achados de imagem funcional: ◦ Captação focal da tireoide (confirmar nódulo autônomo) ◦ Área hipofuncional na glândula tireoide (confirmar nódulo)	• Ultrassom define extensão e características do nódulo previamente diagnosticado • História ou características clínicas indicativas de maior risco e gravidade da doença • Menor probabilidade de diagnóstico incidental • Investigações suplementares podem ser adequadas	• Tomografia computadorizada cervical (com ou sem tórax) se doença invasiva ou linfadenopatia volumosa
Indicação aceitável, com cautela na interpretação de achados incidentais • Suspeita de nódulos tireoidianos ao exame físico • Nódulos da tireoide diagnosticados em exames de imagem não relacionados	• Ultrassom define extensão e características do nódulo previamente diagnosticado • Identificação de doenças clinicamente não significativas	• Discutir potencial para descobertas incidentais • Orientar sobre danos do diagnóstico incidental
Uso de rotina fortemente desencorajado • Rastreamento de câncer de tireoide • Tireotoxicose • Hipotireoidismo • Doença autoimune tireoidiana (eutireoidiana) • Suspeita de tireoidite destrutiva autoimune ou subaguda	• Desnecessário para o diagnóstico da doença primária • Potencial para identificar doenças clinicamente não significativas	• Avaliar nódulos tireoidianos palpáveis • Orientar sobre danos do diagnóstico incidental

Adaptada de: Chen et al., 2023.[16]

core biopsy. No caso de pacientes com bócio multinodular, a avaliação do risco de malignidade de cada nódulo deve ser feita para viabilizar a escolha de quais nódulos puncionar.[23]

A determinação do risco de malignidade dos nódulos tireoidianos se baseia em sistemas internacionais de estratificação de risco que utilizam as características ultrassonográficas com o objetivo de recomendar quais nódulos devem ser avaliados com PAAF. Os quatro sistemas mais utilizados compartilham características e vocabulário comuns: o da American Thyroid Association (ATA), o American College of Radiology Thyroid Imaging and Reporting and Data System (ACR TI-RADS), o European Thyroid Imaging and Reporting Data System (EU-TIRADS) e o Korean Thyroid Imaging Reporting and Data System (K-TIRADS) revisado. Esses sistemas de estratificação de risco seguem uma classificação baseada nos padrões obtidos ao exame ultrassonográfico e recomendam PAAF para nódulos suspeitos. Particularmente o ACR TI-RADS, utiliza sistema de pontos aditivos para determinadas características morfológicas. Todos os sistemas de estratificação de risco recomendam PAAF para linfonodos suspeitos, independentemente das características ou tamanho do nódulo tireoidiano. Os sistemas da ATA e o EU-TIRADS não recomendam a PAAF de nódulos com alta captação à cintilografia da tireoide, na vigência de TSH (tireotrofina) baixa ou suprimida. Todos os sistemas recomendam PAAF apenas para nódulos ultrassonograficamente de alto risco maiores do que 10 mm ao maior diâmetro visando limitar o sobrediagnóstico de microcarcinomas papilíferos pequenos e provavelmente indolentes. O K-TIRADS e o EU-TIRADS flexibilizam essa recomendação para nódulos menores que estejam invadindo estruturas adjacentes e sugerem a vigilância ativa para cânceres pequenos comprovados citologicamente.[23-26]

Os relatórios da PAAF utilizam estruturas padronizadas variadas, mas semelhantes ao sistema Bethesda, composto de seis categorias de resultados da citologia que indicam probabilidade crescente de malignidade. A categoria 1 indica líquido de cisto ou amostra inadequada; a categoria 2 representa citologia benigna com risco de câncer extremamente baixo, e devido à baixa frequência de resultados falsos-negativos da citologia PAAF, o seguimento desses pacientes pode ser baseado no risco de malignidade do nódulo ao ultrassom.[23,25,26] As categorias 3 e 4 do sistema de Bethesda são referidas como indeterminadas, tornando difícil o diagnóstico citológico. Desse modo, a indicação de lobectomia diagnóstica se faz para duas citologias categoria 3 ou uma citologia categoria 4. As técnicas de diagnóstico molecular desenvolvidas em anos recentes, quando disponíveis e acessíveis, podem diminuir a necessidade de lobectomia diagnóstica e modificar os algoritmos de diagnóstico. O diagnóstico de câncer de tireoide geralmente é confirmado em nódulos com citologias categorias 5 e 6, e devem ser tratados de acordo com os protocolos vigentes.[27]

Ao longo da última década, múltiplas abordagens para a realização de testes de diagnóstico molecular em amostras de PAAF de categorias 3 ou 4 de Bethesda vêm sendo atualizadas e comercializadas. As plataformas ThyroSeq v3 e Afirma™, ambas validadas prospectivamente para o uso na classificação de nódulos tireoidianos indeterminados, utilizam técnicas de sequenciamento de última geração vinculadas a algoritmos de diagnóstico. O ThyroSeq v3 emprega o sequenciamento de mutações (DNA e RNA) para variações, inserções ou deleções de nucleotídeos, variações no número de cópias, fusões e expressão anormal de genes. O classificador de sequenciamento genético Afirma™ mensura o transcriptoma e a sequência de RNAs nucleares e mitocondriais e as mudanças no número de cópias genômicas.[28,29] Uma das limitações importantes desses ensaios é a apropriada identificação do carcinoma oncocítico de tireoide, além do alto custo de ambas as plataformas, o que diminui a viabilidade e a disponibilidade de sua utilização em muitos países.[30]

HISTOPATOLOGIA DO CÂNCER DE TIREOIDE

As lesões malignas da tireoide incluem um grupo heterogêneo de patologias com diferentes origens, diferentes aspectos morfológicos e diferentes desfechos. Elas podem se originar de células foliculares ou de células C parafoliculares. Os carcinomas papilares e foliculares da tireoide surgem das células foliculares, enquanto o câncer medular se desenvolve a partir das células C.[31]

Carcinoma papilífero de tireoide

Microscopicamente, a característica única do CPT é a formação de papilas, e a formação de folículos é tipicamente ausente no subtipo clássico. A histologia celular típica inclui células com núcleos grandes e claros com cromatina finamente granular, com frequência descritos como núcleos de vidro fosco ou "olho de órfã Annie" com sulcos nucleares e corpos de inclusão intranucleares. Corpos de psamoma, que são aglomerados calcificados de células provavelmente derivadas de papilas necrosadas, também são comuns.[31]

O carcinoma papilífero pode apresentar diversos subtipos com diferentes aspectos morfológicos que têm características citológicas e nucleares comuns, fundamentais para o diagnóstico do CPT. Os mais frequentes são o subtipo clássico com padrão de crescimento papilar típico e a subtipo folicular com padrão de crescimento folicular exclusivo (ainda que apresentem as características nucleares do CPT, mas há formação de papilas).[31]

Outros subtipos do CPT são:[31]

- Folicular, encapsulado, invasivo
- Folicular, infiltrativo
- Clássico
- Clássico, encapsulado
- Esclerosante difuso
- Sólido/trabecular
- Tipo Warthin
- Oncocítico
- Células claras
- Fusocelular
- Com estroma tipo fibromatose desmoide/fasciíte-símile
- Células altas
- *Hobnail*
- Células colunares.

Os subtipos células alta, colunar e esclerosante difusa apresentam em geral comportamento mais agressivo do que o subtipo clássico e precisam ser reconhecidos morfologicamente.[31]

O microcarcinoma papilífero, segundo a última classificação da Organização Mundial de Saúde (OMS) não deve ser considerado um subtipo específico, já que se refere a uma definição de tamanho (1 cm) e não a um subtipo histológico. A definição do subtipo deve ser especificada e as demais características tumorais e curso clínico definirão o prognóstico em cada caso em específico.[31]

A neoplasia folicular não invasiva da tireoide com características nucleares papilífero-símiles (NIFTP) apresenta excelente prognóstico, mesmo quando submetida a tratamento cirúrgico conservador (hemitireoidectomia), e por isso esses tumores fazem parte do grupo de tumores de baixo risco da classificação da OMS.[31] Os critérios diagnósticos da NIFPT foram recentemente revisados e incluem tumor encapsulado com padrão de crescimento folicular, ausência de papilas, corpos de psamoma e necrose tumoral, ausência de invasão capsular ou vascular, e presença de alterações nucleares típicas de carcinoma papilífero.[32]

Carcinoma folicular de tireoide

Além de apresentar um arranjo folicular sem indicativos de papilas neoplásicas, o carcinoma folicular de tireoide (CFT) carece de características citonucleares específicas, representando um desafio diagnóstico em amostras obtidas por PAAF. O diagnóstico definitivo do carcinoma folicular, após a avaliação de amostras citológicas suspeitas, depende da caracterização histopatológica da invasão de cápsula e/ou vasos no espécime cirúrgico. As características histológicas do CFT podem variar significativamente, desde um padrão folicular bem diferenciado até um padrão pouco diferenciado com atipia nuclear pronunciada, ausência de folículos, invasão capsular ou vascular extensa e crescimento sólido. Essas últimas mudanças estão associadas a um prognóstico desfavorável. A diferenciação entre carcinoma folicular e adenoma folicular benigno depende da invasão extracapsular e/ou vascular.[33]

Os subtipos de carcinoma folicular de tireoide variam a depender da extensão da invasão. A extensão da invasão vascular é um preditor de recorrência clínica e sobrevida, e tumores com mais de quatro focos de invasão vascular apresentam um prognóstico desfavorável.[31,34-36]

Os subtipos de carcinoma folicular de tireoide segundo a OMS (2022) são:[31]

- Minimamente invasivo
- Encapsulado, angioinvasivo
- Extensamente invasivo.

Carcinoma de células de Hürthle

O carcinoma de células de Hürthle (CCH) representa entre 3 e 4% dos casos de carcinoma de tireoide. Caracteriza-se pelo citoplasma grande, granular e eosinofílico, devido ao número excessivo de mitocôndrias.[37] As células de Hürthle só podem ser identificadas por meio de citologia PAAF ou por diagnóstico histológico após operação cirúrgica.

Com base em sua histologia, são classificados, assim como os carcinomas foliculares, em:[31]

- Minimamente invasivo
- Encapsulado, angioinvasivo
- Extensamente invasivo.

O CCH minimamente invasivo refere-se a tumores encapsulados com focos microscopicamente identificáveis e invasão capsular ou vascular de menos de quatro focos. O CCH amplamente invasivo mostra extensa invasão capsular e/ou invasão vascular de quatro focos ou mais.[31]

FATORES PROGNÓSTICOS

Embora o prognóstico para o cancro diferenciado da tireoide (CDT) seja geralmente favorável, uma proporção notável de pacientes (14 a 3%) enfrenta recorrência da doença ou não responde às terapias convencionais.[39]

Nos últimos anos, tem havido uma tendência crescente para o manejo personalizado do CDT visando otimizar a eficácia do tratamento e evitar intervenções desnecessárias. Nesse contexto, a estratificação de risco pós-cirúrgico desempenha um papel crucial no planejamento e monitoramento do tratamento inicial, orientando as decisões sobre a extensão da cirurgia e a necessidade de terapias adjuvantes, como a radioiodoterapia (RIT) e a terapia supressiva com levotiroxina.[39,40]

A estratificação de risco TNM (Tumor, Nódulo, Metástase) da American Joint Committee on Cancer (AJCC) concentra-se na previsão da mortalidade específica da doença, enquanto o sistema de estratificação de risco amplamente utilizado da American Thyroid Association (ATA) auxilia na previsão da persistência ou recorrência tumoral (Tabelas 253.4 e 253.5).[23]

Tabela 253.4 Estadiamento do câncer de tireoide para tumores bem diferenciados TNM.

Tumor primário (T)	
Tx	Tumor primário não avaliável
T0	Sem evidência de tumor primário
T1	Tumor ≤ 2 cm limitado à glândula
T1a	Tumor ≤ a 1 cm limitado à glândula
T1b	Tumor > 1 cm e ≤ 2 cm nas maiores dimensões e limitado à glândula
T2	Tumor > 2 cm e ≤ 4 cm nas maiores dimensões e limitado à glândula
T3	Tumor > 4 cm
T3a	Tumor > 4 cm limitado à glândula
T3b	Tumor com extensão extratireoideana mínima
T4	Tumor além da glândula tireoide
T4a	Tumor com extensão além da cápsula subcutânea, laringe, traqueia, esôfago ou nervo laríngeo recorrente
T4b	Tumor invade a fáscia pré-vertebral ou envolve a carótida ou vasos mediastinais
Linfonodos regionais (N)	
Nx	Linfonodos regionais: não há variáveis
N0	Ausência de linfonodos regionais metastáticos
N1	Linfonodo regional metastático
N1a	Linfonodos do nível 6 ou 7 (pré-traqueal, paratraqueais e pré-laríngeos ou mediastinal superior). Pode ser uni ou bilateral
N1b	Linfonodos cervicais unilateral, bilaterais (níveis I a V ou retrofaríngeos)
Metástases a distância (M)	
Mx	Metástase a distância não pode ser avaliada
M0	Ausência de metástases a distância
M1	Presença de metástases a distância

Fonte: AJCC, 8ª edição.

Tabela 253.5 Agrupamento anatômico TNM para tumores bem diferenciados da tireoide.

Estádio	T	N	M
I			
< 55 anos	Qualquer T	Qualquer N	M0
> 55 anos	T1 ou T2	N0/NX	M0
II			
< 55 anos	Qualquer T	Qualquer N	M1
> 55 anos	T1, T2 ou T3	Qualquer N	M0
III			
≥ 55 anos	T4a	Qualquer N	M0
IV A			
≥ 55 anos	T4b	Qualquer N	M0
IV B			
≥ 55 anos	Qualquer T	Qualquer N	M1

O sistema TNM, da AJCC, considera fatores como tamanho do tumor, presença e extensão da invasão extratireoidiana, número de metástases linfonodais, presença de metástases a distância e idade do paciente. A oitava edição (2018) introduziu modificações importantes, incluindo a mudança do limite de idade para 55 anos, remoção da definição de T3 para extensão extratireoidiana mínima detectada apenas na histologia, subdivisão da categoria T3 em T3a (compreendendo tumores maiores que 4,0 cm confinados à tireoide) e T3b (tumores de qualquer tamanho com extensão extratireoidiana para os músculos), reclassificação dos linfonodos de nível VII como linfonodos centrais (N1a), definição das categorias N0a na ausência de evidências citológicas ou histopatológicas de metástases linfonodais regionais e N0b na ausência de evidência clínica ou radiológica de linfonodos afetados em avaliações de rotina pré e pós-operatórias (exame clínico, exames de imagem e achados intraoperatórios, sem a necessidade de confirmação histopatológica em todos os casos).[37,41,42] As taxas de sobrevivência estimadas para cada estádio são:

- Estádio I: 98 a 100%
- Estádio II: 85 a 95%
- Estádio III: 60 a 77%
- Estádio IV: < 50 %

Para avaliar com precisão o risco de recorrência/persistência tumoral, a diretriz ATA 2015 definiu três categorias de risco: baixo, intermediário e alto, cada uma associada a riscos específicos de recorrência e persistência tumoral (Tabela 253.6).[23]

SEGUIMENTO E ESTRATIFICAÇÃO DINÂMICA DE RISCO

Na última década, os modelos de avaliação de risco enfatizaram a importância da reestratificação ou estratificação dinâmica de risco, permitindo a reavaliação contínua ao longo do acompanhamento para orientar estratégias terapêuticas e monitoramento a longo prazo.[41]

Portanto, após a estratificação de risco pós-cirúrgica inicial e o tratamento recomendado, os pacientes devem ser submetidos a reestratificação de risco a cada consulta, e a conduta e seguimento serão baseados na nova classificação de risco. Para pacientes submetidos a tireoidectomia total e RIT, tireoidectomia total sem RIT ou lobectomia, são propostos diferentes critérios para classificação:[41-43]

Tabela 253.6 Avaliação refinada das características relativas à taxa de recorrência e persistência da doença de acordo com as diretrizes da American Thyroid Association, 2015.

	Características tumorais	Risco de recorrência %
Alto risco	Carcinoma folicular com > 4 focos de invasão vascular	30 a 55%
	Tumor T4a com invasão de estruturas locais	30 a 40%
	Extensão extranodal em > 3 linfonodos	40%
	Tumor >1 cm com mutação *TERT*	40%
	Linfonodo metastático > 3 cm	30%
	Mutação *BRAF* + extensão extratireoidiana	10 a 40%
Risco intermediário	Carcinoma papilar de tireoide com invasão vascular	15 a 30%
	N1 clínico ou > 5 linfonodos metastáticos	20%
	Mutação *BRAF* sem extensão extratireoidiana e tumor < 4 cm	10%
	Extensão extratireoidiana microscópica	3 a 9%
	Histologia agressiva	Variável*
Baixo risco	Carcinoma papilífero intratireoidiano de 2 a 4 cm	5%
	Microcarcinoma papilífero multifocal	4 a 6%
	T1 sem extensão extratireoidiana microscópica e até 3 linfonodos metastáticos	2%
	Carcinoma folicular minimamente invasivo	2 a 3%
	Tumores intratireoidianos e < 4 cm, sem mutação *BRAF*	1 a 2%
	Microcarcinoma papilífero intratireoidiano com mutação *BRAF*	1 a 2%
	CPT variante folicular, intratireoidiano e encapsulado	1 a 2%
	Microcarcinoma papilífero unifocal	1 a 2%

*Varia com o tamanho do tumor e outras características histopatológicas e moleculares.

- Resposta excelente: corresponde à ausência de evidências clínicas, bioquímicas ou estruturais de doença tumoral
- Resposta bioquímica incompleta: presença de Tg elevada ou elevação de anticorpos anti-Tg e ausência de evidência de doença estrutural em exames de imagem
- Resposta estrutural incompleta: presença de recorrência/persistência tumoral locorregional ou metástase a distância
- Resposta indeterminada: presença de Tg elevada e/ou anticorpos anti-Tg positivos com valores estáveis ou em queda e ausência de evidência de doença estrutural em exames de imagem ou presença de achados inespecíficos em exames de imagem que não permitem classificação como maligno ou benigno.

Os critérios clínicos para as diferentes condições: pacientes submetidos a tireoidectomia total e RIT, tireoidectomia total sem RIT estão descritos na Tabela 253.7. Após a lobectomia, um *cutoff* de Tg, para reconhecer os pacientes com resposta incompleta após o tratamento inicial ou com recorrência, é difícil de se obter devido à presença do lobo remanescente. Assim, uma tendência crescente dos valores de Tg pode prever uma doença estrutural.[44]

Após a cirurgia, os níveis de Tg atingem seu nadir 4 semanas após a cirurgia, e a dosagem de Tg sérica idealmente deve ser realizada 3 meses após a cirurgia, com período mínimo de 4 a 6 semanas. A dosagem de Tg deve ser acompanhada por dosagem de anticorpos anti-Tg, pois a presença de anticorpos anti-Tg positivos pode interferir na dosagem de Tg.[23]

A medição da Tg sérica pode ser realizada sob estimulação de TSH recombinante ou no hipotireoidismo, ou com o paciente em uso de levotiroxina (Tg não estimulada). Com a melhoria da sensibilidade funcional dos ensaios de Tg, essa abordagem tem sido preferida[23,44] e pode ser considerada em casos individualizados de pacientes com risco alto ou intermediário-alto.[23]

O acompanhamento a longo prazo dos pacientes deve ser realizado principalmente a partir da ultrassonografia da região cervical e das dosagens de TSH, T4 livre e tireoglobulina periodicamente, e a frequência do monitoramento depende da estratificação de risco. Para pacientes de maior risco, são necessários exames de imagem adicionais, como tomografia computadorizada, ressonância magnética, FDG-PET ou cintilografia de corpo inteiro com ^{131}I. Após 1 ano, a frequência do monitoramento depende da estratificação dinâmica do risco.[23]

Tabela 253.7 Estratificação dinâmica de risco baseada na resposta ao tratamento inicial.

	Sem radioiodoterapia	Após radioiodoterapia
Resposta excelente	Imagem negativa Tg supressão < 0,2 ng/mℓ ou Tg estimulada < 2 ng/mℓ	Imagem negativa Tg supressão < 0,2 ng/mℓ ou Tg estimulada < 1 ng/mℓ
Resposta indeterminada	Achados inespecíficos em exames de imagem Tg supressão: 0,2 a 5 ng/mℓ ou Tg estimulada 2 a 10 ng/mℓ ou anti-Tg estáveis ou em declínio Pequena captação na pesquisa de corpo inteiro (PCI) em leito tireoidiano na PCI	Achados inespecíficos exames de imagem Tg supressão: ≥ 0,2 e < 1 ng/mℓ ou Tg estimulada > 1,0 e < 10 ng/mℓ ou anti-Tg estáveis ou em declínio
Resposta bioquímica incompleta	Imagem negativa e Tg em supressão ≥ 5 ng/mℓ ou Tg estimulada > 10 ng/mℓ ou níveis de anticorpos aumentando	Imagem negativa e Tg em supressão ≥ 1 ng/mℓ ou Tg estimulada > 10 ng/mℓ ou níveis de anticorpos aumentando
Resposta estrutural incompleta	Evidência de doença estrutural ou funcional com qualquer nível de Tg com ou sem anticorpos anti-Tg	Evidência de doença estrutural ou funcional com qualquer nível de Tg com ou sem anticorpos anti-Tg

Em relação à terapia de supressão de TSH com hormônio tireoidiano, recomenda-se inicialmente que pacientes com doença de alto risco sejam mantidos com níveis de THS menores que 0,1 m/Uℓ; os de risco intermediário entre 0,1 e 0,5 m/Uℓ e os pacientes de baixo risco com valores normais baixos de 0,5 a 2,0 m/Uℓ. Novas metas de TSH devem ser propostas dependendo da resposta ao tratamento inicial após 12 a 24 meses de seguimento, e podem ser revistas a qualquer momento durante o seguimento a longo prazo (Figuras 253.3 253.4).[23]

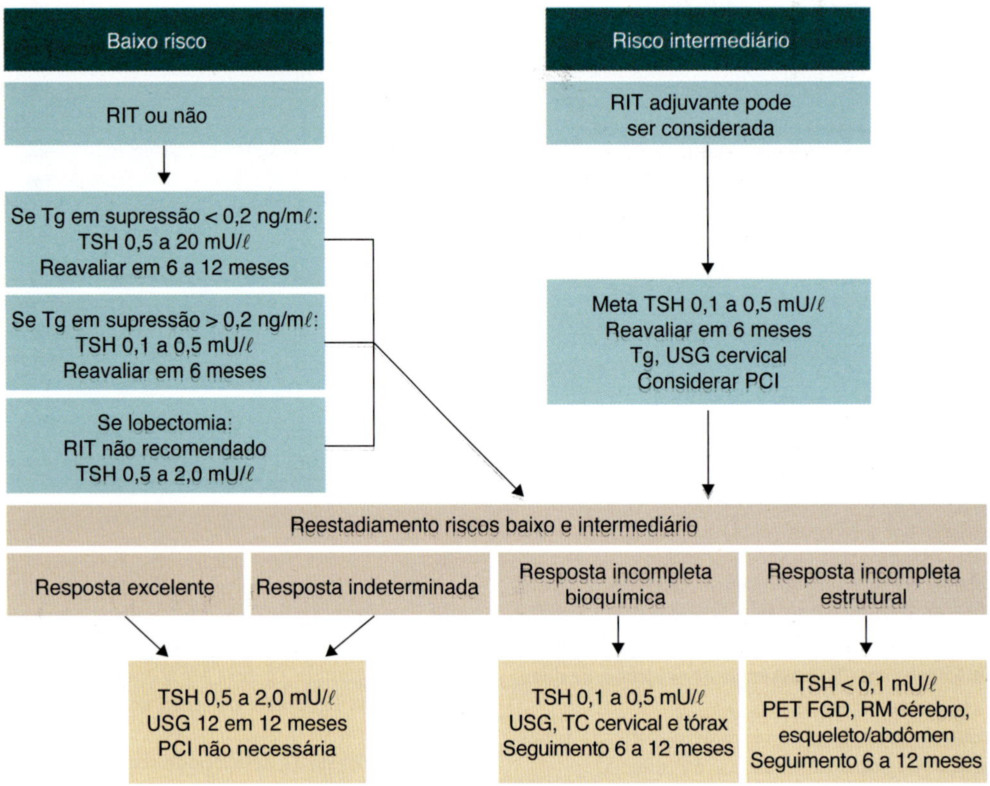

Figura 253.3 Seguimento do paciente de riscos baixo e intermediário após 12 a 24 meses do tratamento inicial proposto. (Adaptada de: American Thyroid Association, 2015.)

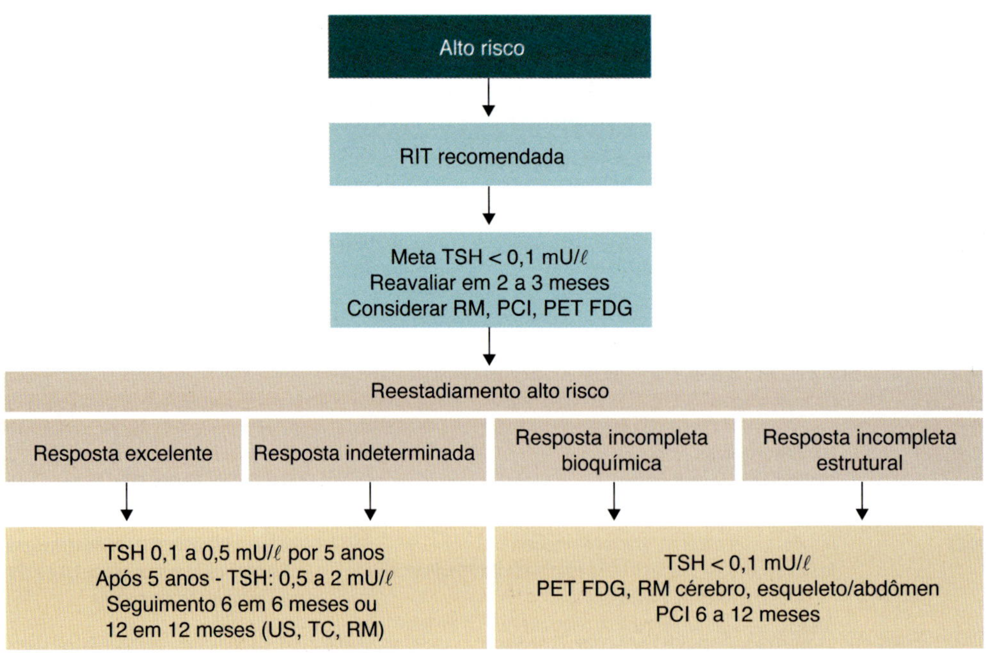

Figura 253.4 Seguimento do paciente de alto risco após 12 a 24 meses do tratamento inicial proposto.

REFERÊNCIAS BIBLIOGRÁFICAS

1. Siegel RL, Miller KD, Jemal A. Cancer statistics, 2018. CA Cancer J Clin [Internet]. 2018 Jan [Acesso em: 2024 Jul];68(1):7-30.
2. Ferlay J, Colombet M, Soerjomataram I, Parkin DM, Piñeros M, Znaor A et al. Cancer statistics for the year 2020: An overview. Int J Cancer [Internet]. 2021 Apr 5 [Acesso em: 2024 Jul].
3. Lim H, Devesa SS, Sosa JA, Check D, Kitahara CM. Trends in thyroid cCancer incidence and mortality in the United States, 1974-2013. JAMA [Internet]. 2017 Apr 4 [Acesso em: 2024 Jul];317(13):1338-48.
4. Noone AM, Howlader N, Krapcho M, Miller D, Brest A, Yu M et al. SEER Cancer Statistics Review (CSR), 1975-2015. NIH [Internet]. 2018 Sep 10. Disponível em: https://seer.cancer.gov/archive/csr/1975_2015/index.html. Acesso em: 2024 Jul.
5. Baloch ZW, Asa SL, Barletta JA, Ghossein RA, Juhlin CC, Jung CK et al. Overview of the 2022 WHO classification of thyroid neoplasms. Endocr Pathol [Internet]. 2022 Mar [Acesso em: 2024 Jul];33(1):27-63.
6. Pizzato M, Li M, Vignat J, Laversanne M, Singh D, La Vecchia C et al. The epidemiological landscape of thyroid cancer worldwide: GLOBOCAN estimates for incidence and mortality rates in 2020. Lancet Diabetes Endocrinol [Internet]. 2022 Apr [Acesso em: 2024 Jul];10(4):264-72.
7. Brasil. Ministério da Saúde. Instituto Nacional de Câncer. Estimativa 2023 - Incidência de Câncer no Brasil. Disponível em: https://www.inca.gov.br/sites/ufu.sti.inca.local/files//media/document//estimativa-2023.pdf. Acesso em: 2024 Jul.
8. Kilfoy BA, Zheng T, Holford TR, Han X, Ward MH, Sjodin A et al. International patterns and trends in thyroid cancer incidence, 1973-2002. Cancer Causes Control [Internet]. 2009 Jul [Acesso em: 2024 Jul];20(5):525-31.
9. Aschebrook-Kilfoy B, Kaplan EL, Chiu BC, Angelos P, Grogan RH. The acceleration in papillary thyroid cancer incidence rates is similar among racial and ethnic groups in the United States. Ann Surg Oncol [Internet]. 2013 Aug [Acesso em: 2024 Jul];20(8):2746-53.
10. Sinnott B, Ron E, Schneider AB. Exposing the thyroid to radiation: a review of its current extent, risks, and implications. Endocr Rev [Internet]. 2010 Oct [Acesso em: 2024 Jul];31(5):756-73.
11. Dal Maso L, Bosetti C, La Vecchia C, Franceschi S. Risk factors for thyroid cancer: A epidemiological review focused on nutritional factors. Cancer Causes Control [Internet]. 2009 Feb [Acesso em: 2024 Jul];20(1):75-86.
12. Schmid D, Ricci C, Behrens G, Leitzmann MF. Adiposity and risk of thyroid cancer: A systematic review and meta-analysis. Obes Rev [Internet]. 2015 Dec [Acesso em: 2024 Jul;16(12):1042-54.
13. Franchini F, Palatucci G, Colao A, Ungaro P, Macchia PE, Nettore IC. Obesity and thyroid cancer risk: An update. Int J Environ Res Public Health [Internet]. 2022 Jan 20 [Acesso em: 2024 Jul];19(3):1116.]
14. Cho YA, Kim J. Thyroid cancer risk and smoking status: A meta-analysis. Cancer Causes Control [Internet]. 2014 Sep [Acesso em: 2024 Jul];25(9):1187-95.
15. Zhang L, Feng Q, Wang J, Tan Z, Li Q, Ge M. Molecular basis and targeted therapy in thyroid cancer: Progress and opportunities. Biochim Biophys Acta Rev Cancer [Internet]. 2023 Jul [Acesso em: 2024 Jul];1878(4):188928.
16. Chen DW, Lang BH, McLeod DA, Newbold K, Haymart MR. Thyroid cancer. Lancet [Internet]. 2023 May 6 [Acesso em: 2024 Jul];401(10387):1531-44.
17. Riesco-Eizaguirre G, Santisteban P. Advances in the molecular pathogenesis of thyroid cancer: Lessons from the cancer genome. Eur J Endocrinol [Internet]. 2016 [Acesso em: 2024 Jul];175(5): 203-17.
18. Nikiforova MN, Kimura ET, Gandhi M, Biddinger PW, Knauf JA, Basolo F et al. BRAF mutations in thyroid tumors are restricted to papillary carcinomas 68 and anaplastic or poorly differentiated carcinomas arising from papillary carcinoma. J Clin Endocrinol Metab [Internet]. 2003 [Acesso em: 2024 Jul];88: 5399-404.
19. Liu R, Xing M. TERT promoter mutations in thyroid cancer. Endocr Relat Cancer [Internet]. 2016 [Acesso em: 2024 Jul];23(3):143-55.
20. Xing M. Molecular pathogenesis and mechanisms of thyroid cancer. Nat Rev Cancer [Internet]. 2013 [Acesso em: 2024 Jul];13(3):184-99.
21. Liu Z, Liu D, Bojdani E, El-Naggar AK, Vasko V, Xing M. IQGAP1 plays an important role in the invasiveness of thyroid cancer. Clin Cancer Res [Internet]. 2010 [Acesso em: 2024 Jul]; 16(24):6009-18.
22. Sajisevi M, Caulley L, Eskander A, Du YJ, Auh E, Karabachev A et al. Evaluating the rising incidence of thyroid cancer and thyroid nodule detection modes: A multinational, multi-institutional analysis. JAMA Otolaryngol Head Neck Surg [Internet]. 2022 Sep 1 [Acesso em: 2024 Jul];148(9):811-18.
23. Haugen BR, Alexander EK, Bible KC, Doherty GM, Mandel SJ, Nikiforov YE et al. 2015 American Thyroid Association management guidelines for adult patients with thyroid nodules and differentiated thyroid cancer: The American Thyroid Association guidelines task force on thyroid nodules and differentiated thyroid cancer. Thyroid [Internet]. 2016 Jan [Acesso em: 2024 Jul];26(1):1-133.
24. Russ G, Bonnema SJ, Erdogan MF, Durante C, Ngu R, Leenhardt L. European Thyroid Association Guidelines for ultrasound malignancy risk stratification of thyroid nodules in adults: The EU-TIRADS. Eur Thyroid J [Internet]. 2017 Sep [Aceso em: 2024 Jul];6(5):225-37.
25. Ha EJ, Chung SR, Na DG, Ahn HS, Chung J, Lee JY et al. 2021 Korean thyroid Imaging reporting and data system and imaging-based management of thyroid nodules: Korean Society of Thyroid Radiology consensus statement and recommendations. Korean J Radiol [Internet]. 2021 Dec [Acesso em: 2024 Jul];22(12):2094-123.
26. Tessler FN, Middleton WD, Grant EG, Hoang JK, Berland LL, Teefey SA et al. ACR thyroid imaging, reporting and data system (TI-RADS): White paper of the ACR TI-RADS Committee. J Am Coll Radiol [Internet]. 2017 May [Acesso em: 2024 Jul];14(5):587-95.
27. Kobaly K, Kim CS, Mandel SJ. Contemporary management of thyroid nodules. Annu Rev Med [Internet]. 2022 [Acesso em: 2024 Jul];73:517-28.
28. Steward DL, Carty SE, Sippel RS,Yang, SP, Sosa JA, Sipos JA et al. Performance of a multigene genomic classifier in thyroid nodules with indeterminate cytology: A prospective blinded multicenter study. JAMA Oncol [Internet]. 2019 Feb 1 [Acesso em: 2024 Jul];5(2):204-12.
29. Nikiforova MN, Mercurio S, Wald AI, Moura MB de, Callenberg K, Santana-Santos L et al. Analytical performance of the ThyroSeq v3 genomic classifier for cancer diagnosis in thyroid nodules. Cancer [Internet]. 2018 Apr 15 [Acesso em: 2024 Jul];124(8):1682-90.
30. Zafereo M, McIver B, Vargas-Salas S, Domínguez JM, Steward DL, Holsinger FC et al. A thyroid genetic classifier correctly predicts benign nodules with indeterminate cytology: Two independent, multicenter, prospective validation trials. Thyroid [Internet]. 2020 May [Acesso em: 2024 Jul];30(5):704-12.
31. WHO Classification of Tumours of Endocrine Organ. Lloyd RV, Osamura RY, Klöppel G, Rosai J, editors. 4th ed. Vol 10. WHO; 2017.
32. Seethala RR, Baloch ZW, Barletta JA, Khanafshar E, Mete O, Sadow PM et al. Noninvasive follicular thyroid neoplasm with papillary-like nuclear features: A review for pathologists. Mod Pathol [Internet]. 2018 [Acesso em: 2024 Jul];31(1):39-55.
33. Maitra A. The endocrine system. In: Kumar V, Abbas AK, Aster JC. Robbins and Cotran pathologic basis of disease. 10th ed. Philadelphia: Elsevier; 2021. p. 1065-132.
34. Xu B, Ghossein R. Critical prognostic parameters in the anatomic pathology reporting of differentiated follicular cell-derived thyroid carcinoma. Cancers (Basel) [Internet]. 2019 [Acesso em: 2024 Jul];11(8):1100.
35. Sobrinho-Simões M, Eloy C, Magalhaes J, Lobo C, Amaro T. Follicular thyroid carcinoma. Mod Pathol [Internet]. 2011 Apr [Acesso em: 2024 Jul]:24 Suppl 2:S10-8.
36. Collini P, Sampietro G, Rosai J, Pilotti S. Minimally invasive (encapsulated) follicular carcinoma of the thyroid gland is the low-risk counterpart of widely invasive follicular carcinoma but not of insular carcinoma. Virchows Arch [Internet]. 2003 Jan [Acesso em: 2024 Jul];442(1):71-6.

37. American Joint Committee on Cancer. AJCC Cancer Staging System. Disponível em: https://cancerstaging.org/. Acesso em: 3 jul. 2020.
38. Rosário PW, Ward LS, Carvalho GA, Graf H, Baciel RB, Maciel LZ et al. Thyroid nodules and differentiated thyroid cancer: Update on the Brazilian consensus. Arq Bras Endocrinol Metabol [Internet]. 2013 Jun [Acesso em: 2024 Jul];57(4):240-64.
39. Cibas ES, Ali SZ. The Bethesda System for reporting thyroid cytopathology. Thyroid [Internet]. 2009 Nov [Acesso em: 2024 Jul];19(11):1159-65.
40. Carling T, Ocal IT, Udelsman R. Special variants of differentiated thyroid cancer: Does it alter the extent of surgery versus well-differentiated thyroid cancer? World J Surg [Internet]. 2007 May [Acesso em: 2024 Jul];31(5):916-23.
41. Tuttle RM, Haugen BR, Perrier ND. Updated American Joint Committee on Cancer/Tumor-Node: Metastasis staging system for differentiated and anaplastic thyroid cancer (eighth edition): What changed and why? Thyroid [Internet]. 2017 Jun [Acesso em: 2024 Jul];27(6):751-6.
42. Nixon IJ, Wang LY, Migliacci JC, Eskander A, Campbell MJ, Aniss A et al. An international multi-institutional validation of age 55 years as a cutoff for risk stratification in the AJCC/UICC Staging System for well-differentiated thyroid cancer. Thyroid [Internet]. 2016 Mar [Acesso em: 2024 Jul];26(3):373-80.
43. Tuttle RM, Tala H, Shah J, Leboeuf R, Ghossein R, Gonen M et al. Estimating risk of recurrence in differentiated thyroid cancer after total thyroidectomy and radioactive iodine remnant ablation: Using response to therapy variables to modify the initial risk estimates predicted by the new American Thyroid Association staging system. Thyroid [Internet]. 2010 Dec [Acesso em: 2024 Jul];20(12):1341-9.
44. Momesso DP, Vaisman F, Yang SP, Bulzico DA, Corbo R, Vaisman M et al. Dynamic risk stratification in patients with differentiated thyroid cancer treated without radioactive iodine. J Clin Endocrinol Metab [Internet]. 2016 Jul [Acesso em: 2024 Jul];101(7):2692-700.

CAPÍTULO

254

Tratamento Cirúrgico

Gilberto Vaz Teixeira • Marco Aurélio Vamondes Kulcsar • Marcos R. Tavares

INTRODUÇÃO

A neoplasia maligna da glândula tireoide é classificada no CID 10, 10ª revisão da Classificação Internacional de Doenças, da Organização Mundial de Saúde (OMS), com o código C73.X e no CID 11 com 2D10.Z.[1] O rápido aumento na taxa de detecção de câncer de tireoide (CT) nos últimos anos tem causado muitas mudanças no tratamento dessas malignidades. O CT representa 3,4% de todos os cânceres diagnosticados anualmente em todo o mundo. Alguns dados sugerem que o CT está aumentando globalmente e mais rápido do que outras lesões malignas. Isso pode ser consequência do uso generalizado de exames de ultrassonografia e biopsias por aspiração com agulha fina guiadas por ultrassom (PAAF), caracterizando um superdiagnóstico, ou a influência de fatores adicionais como obesidade e maior exposição à radiação ionizante.[2] No entanto, o rápido aumento da ocorrência de CT atingiu um ápice e recentemente tem-se observado uma desaceleração e, até mesmo, reversão do índice de crescimento, o que pode ser devido a certos eventos, como a introdução na classificação patológica do neoplasma folicular não invasivo com características nucleares semelhantes às papilas (NIFTP) como uma neoplasia de comportamento incerto, não sendo classificada como neoplasia maligna, além do período da pandemia de covid-19, ocasionando uma demanda reprimida de casos.[3]

Segundo a OMS (2022), as neoplasias malignas da glândula tireoide são classificadas em: A. derivadas do epitélio folicular (carcinoma folicular de tireoide, carcinoma papilar variante folicular invasivo encapsulado, carcinoma papilar, carcinoma oncocítico, carcinoma folicular de alto grau diferenciado e pouco diferenciado, carcinoma anaplásico, e B. derivada das células C (carcinoma medular). As cinco formas principais de CT são papilar (PTC), folicular (FTC), medular (MTC), pouco diferenciado (PDTC) e anaplásico (ATC). O ATC é a forma mais agressiva e desfavorável. Essas formas apresentam uma variabilidade no seu curso clínico, histopatologia, apresentação biológica e prognóstico. A heterogeneidade desses tipos de CT não é resultado apenas da diversidade histológica, mas também de alterações genéticas e epigenéticas, interações entre as células tumorais e os tecidos circundantes, formando microambientes específicos. Além disso, neoplasias malignas raras podem acometer a glândula tireoide como linfomas e metástases de carcinoma.[2,3]

CARCINOMA DIFERENCIADO DA TIREOIDE

O carcinoma diferenciado da tireoide (CDT) representa cerca de 90% de todos os cânceres de tireoide, e inclui o carcinoma papilífero, o carcinoma folicular, e o de células oncocíticas.[2] Histologicamente, o carcinoma papilar possui diversas variantes, como a variante clássica, de células altas, folicular, cribriforme-morular, entre outras (Figura 254.1). As formas encapsuladas das variantes foliculares foram recentemente reclassificadas como neoplasias foliculares não invasivas com características nucleares semelhantes às papilas (NIFTP), na tentativa de substituir o termo "carcinoma", pois esse subconjunto de tumores é indolente. Devido ao curso indolente do CDT na grande maioria dos pacientes, o principal desafio é equilibrar os riscos e benefícios das terapias oferecidas a esses indivíduos para evitar tratamento excessivo em pacientes de baixo risco e tratamento insuficiente naqueles de alto risco.[2-4]

O panorama genético do CDT é heterogêneo, composto de mutações mutuamente exclusivas envolvendo a via da quinase ativada por mitógeno (MAPK). Com base na variante somática causadora de doença presente no tumor, o CDT pode ser classificado como PTCs semelhantes ao *BRAF*-V600E e PTCs semelhantes ao *RAS*.[4] Os PTCs semelhantes ao *BRAF*-V600E contêm a mutação *BRAF*-V600E como a principal mutação causadora de doença (60% de todas as variantes causadoras de doença no PTC) e são definidos como PTCs com morfologia papilar clássica e alta sinalização da via MAPK. Os PTCs semelhantes ao *RAS* contêm *RAS* como a principal variante causadora de doença (~ 15% de todos os PTCs) e são definidos como PTCs com morfologia folicular e baixa sinalização da via da quinase MAP.[1,4] Outras novas variantes causadoras de doença, como genes de fusão *NTRK*, *RET*, *EIF1AX*, *PPM1D* e *CHEK2*, também foram identificadas.[4] O FTC está associado a variantes causadoras de doença *RAS* e fusão *PAX8*-PPARγ.[2-4]

DIAGNÓSTICO

A presença de nódulos em tireoide com rápido crescimento, aderidos a tecidos adjacentes, endurecidos, associados a adenomegalias cervicais e sintomas como disfonia e desconforto à deglutição são suspeitos para a neoplasia maligna da tireoide (Figura 254.2). Apesar disso, a maioria das neoplasias malignas é diagnosticada em exames de imagem de rotina e é assintomática. A ultrassonografia é o método de imagem mais importante para o estudo dos nódulos da tireoide. O tamanho dos nódulos, regularidade dos bordos, ecogenicidade, presença de microcalcificações, formato mais alto que largo, relação com estruturas adjacentes, padrão de vascularização interna do nódulo e presença de adenomegalia satélite suspeita aumentam o risco do diagnóstico de neoplasia maligna. O sistema de estratificação de risco baseado em alterações ultrassonográficas utilizado com esta finalidade é o sistema TI-RADS (Thyroid Imagining, Reporting and Data System). Nesse sistema, o nódulo é classificado em categorias de 1 a 5, e quanto maior a pontuação, maior o risco de malignidade.[3-6]

A PAAF é o método citológico que complementa a investigação do nódulo tireóideo suspeito pela ultrassonografia de pescoço, e pode ser realizada tanto no nódulo como no linfonodo adjacente

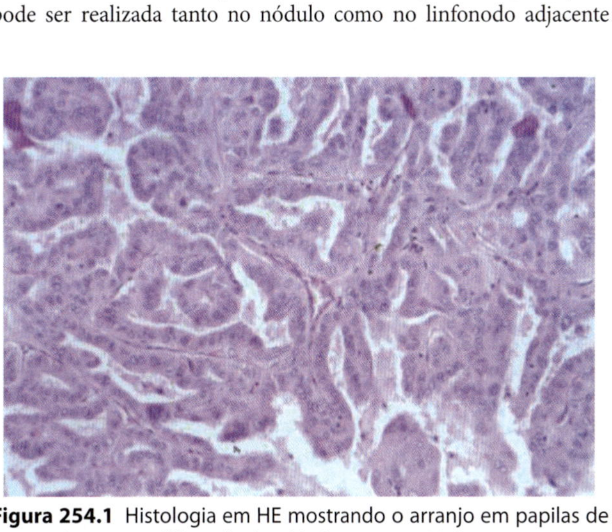

Figura 254.1 Histologia em HE mostrando o arranjo em papilas de um carcinoma papilífero de tireoide (aumento 400x).

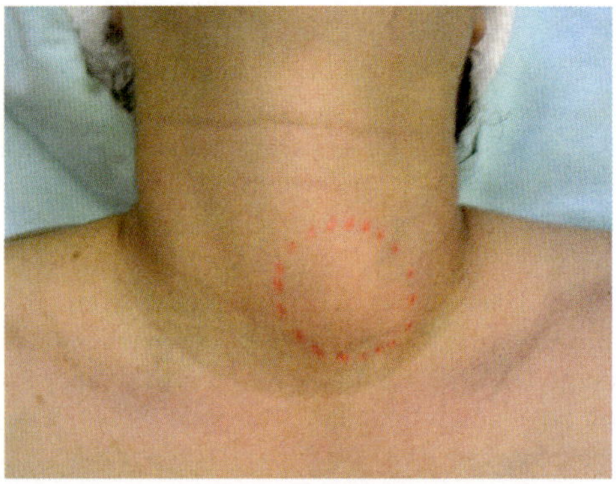

Figura 254.2 Nódulo aparente em topografia de lobo esquerdo de tireoide com 3 cm, fibroso, indolor, e cujo laudo anatomopatológico revelou ser um carcinoma folicular da glândula tireoide.

suspeito. A classificação de Bethesda confere a estratificação de risco de neoplasia maligna (I a VI). Na classificação de Bethesda, as amostras citológicas são classificadas em (I) não diagnóstico ou insatisfatório, (II) benigno, (III) atipia de significado indeterminado (AUS) ou lesão folicular de significado indeterminado (FLUS), (IV) neoplasia folicular ou suspeita de neoplasia folicular, (V) suspeita de malignidade e (VI) maligno. Nódulos de tireoide com categorias III e IV são candidatos à cirurgia ou estudo genético complementar, e os das categorias V e VI são candidatos à cirurgia.[3-6]

ESTADIAMENTO

A 8ª edição do American Joint Committee on Cancer (AJCC), publicada em 2017, implementou mudanças substanciais no estadiamento do CDT. Essas mudanças incluem: (1) aumento da idade de corte de 45 para 55 anos no momento do diagnóstico, estratificando os pacientes com doença metastática em risco mais baixo ou mais alto de morte com base na idade; (2) mudança na definição da doença T3, eliminando metástases em linfonodos (LN) e a extensão extratireoidiana mínima relatada na histologia, uma vez que a microscópica não é um fator independente que aumenta o risco de morte; (3) introdução de novas categorias para tumores T3 - T3a (tumores > 4 cm confinados à tireoide) e T3b (extensão extratireoidiana macroscópica nos músculos do pescoço); (4) doença N1 (metástase para LN regional) não mais eleva o estadiamento para estágio III ou IV em pacientes acima de 55 anos, todos os pacientes permanecem no estágio II; (5) mudança nos níveis de LN: os LNs do nível VII agora são classificados como LN do pescoço central (N1a) juntamente com os LNs do nível VI; e (6) a presença de metástases a distância em pacientes mais velhos com CDT agora é considerada estágio IVB, ao invés de estágio IVC conforme as classificações anteriores.[2-6]

Enquanto a 8ª edição do AJCC avalia o risco de morte, o sistema de estratificação de risco da American Thryroid Association (ATA) prevê o risco de persistência/recorrência da doença. Com base em características clínicas, patológicas e moleculares, o câncer de tireoide é classificado como baixo, intermediário ou alto risco de recorrência. Essa estratificação de risco auxilia na individualização da vigilância e tratamento.[3-5]

Os objetivos do tratamento do CDT incluem minimizar o risco de doença sintomática persistente/recorrente, reduzir o risco de morte relacionada com câncer, mantendo uma qualidade de vida ótima e minimizando a morbidade relacionada com o tratamento. Devido à capacidade de detecção precoce da doença com técnicas laboratoriais e de imagem, o principal objetivo é identificar quais pacientes se beneficiam da vigilância ativa como a melhor estratégia de tratamento e quais indivíduos apresentam doença tratável que requer intervenção cirúrgica ou médica. Novas técnicas laboratoriais permitem a identificação de uma assinatura molecular do câncer de tireoide, especialmente a mutação somática *BRAF-*V600E, no DNA livre de células circulantes (cfDNA).[2,3,4,6]

TRATAMENTO

Cirurgia

A cirurgia é o principal tratamento do CDT e engloba a remoção do tumor primário e de suas metástases locorregionais (Figura 254.3). A cirurgia pode ser indicada para nódulos suspeitos de tireoide ou em neoplasia maligna confirmada pelo exame de PAAF. As opções terapêuticas incluem a tireoidectomia parcial (lobectomia), tireoidectomia total, tireoidectomia com linfadenectomia eletiva, tireoidectomia com linfadenectomia terapêutica, tireoidectomia com ressecção de estruturas adjacentes e reoperação da recidiva local e regional. A indicação do tipo de cirurgia deve ser baseada na estratificação do risco, disponibilidade de recursos, experiência da equipe médica e na decisão do paciente.[3-6]

Em nódulos de tireoide suspeitos Bethesda IV e V ao exame de PAAF, estão indicadas a tireoidectomia parcial (lobectomia) e a tireoidectomia total (na presença de doença nodular bilateral). A complementação de uma cirurgia parcial, ou totalização de tireoidectomia, após o diagnóstico de câncer no laudo definitivo, depende da presença de histologia agressiva, extensão extratireodiana, margens positivas grosseiras, múltiplos linfonodos envolvidos, invasão vascular, doença no lobo contralateral, tumores com mais de 4 cm e nos casos em que o uso de iodo radioativo como complementação possuem indicação.[3-6]

Nas neoplasias malignas da tireoide diagnosticadas por exame de PAAF (Bethesda VI), o tratamento cirúrgico é baseado em critérios como nodularidade, função hormonal, idade, experiência da equipe médica, comorbidades, história familiar de câncer na tireoide, exposição à radiação ionizante prévia no pescoço, critérios ultrassonográficos, testes moleculares e tamanho do tumor primário. A presença de nódulos bilaterais, maiores que 1 cm, hipotireoidismo, suspeita de extensão extratireoidiana, doença linfonodal metastática, história familiar de câncer de tireoide, irradiação prévia no pescoço e mutações genéticas agressivas são indicativos de tireoidectomia total. A lobectomia pode ser realizada em pacientes com tumores menores que 1 cm (T1a), unifocais, totalmente intratireoidianos, papiliferos clássicos, sem história familiar ou de irradiação prévia e sem metástase linfonodal ou a distância.[3-6]

Pacientes com metástases linfonodais devem ser submetidos a linfadenectomia terapêutica, ou no compartimento lateral ou cen-

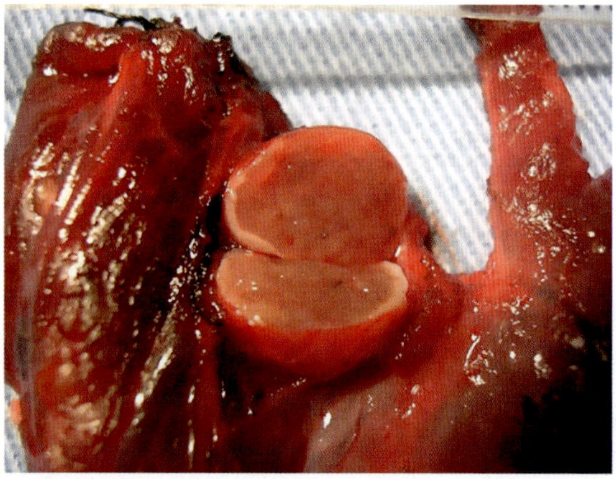

Figura 254.3 Nódulo de tireoide localizado em transição de lobo direito com istmo medindo 1 cm, encapsulado, sólido, esbranquiçado, com diagnóstico histológico de carcinoma papilífero.

tral, dependendo da identificação do local no pré-operatório. O esvaziamento central eletivo ou profilático pode ser considerado nos casos de pescoço N0, quando o paciente possui alto risco de recorrência, como idade avançada ou muito jovem, tamanho tumoral maior (T3 ou T4), doença multifocal, extensão extratireoidiana ou metástases ganglionares laterais. Metástases em linfonodos de cadeias linfáticas laterais, níveis I a V, a abordagem cirúrgica deve ser realizada de forma terapêutica, após a confirmação diagnóstica de acometimento linfático, a partir de exame de imagem, PAAF ou intraoperatório.[3-6]

Vigilância ativa

Baseado na experiência de estudo no Kuma Hospital (Japão, 2003-2010), Davies et al. demonstraram que 70% dos microcarcinomas papilíferos de tireoide de baixo risco permaneceram estáveis e que somente 1,2% desenvolveu metástase linfonodal ao longo de uma média de 6 anos de seguimento. Em 2010, em uma análise sequencial, a taxa de crescimento do microcarcinomas papilíferos de tireoide (≥ 3 mm) foi de 6,4% em 5 anos e de 15,9% em 10 anos e a de surgimento de metástase linfonodal foi de 1,5 e 3,4%, respectivamente. Uma proporção considerável de pacientes com CDT é identificada como microcarcinomas papilíferos de tireoide com diâmetro inferior a 1 cm e possui prognóstico favorável. Devido à evolução indolente da doença, a vigilância ativa é uma estratégia oferecida em alguns centros para nódulos tireoidianos de até 1 cm de diâmetro, dependendo dos protocolos institucionais individuais. Apesar de ser uma conduta sugerida por algumas sociedades de especialidades e em alguns centros de referência, sua principal indicação seria para nódulos solitários, menores que 1 cm, em pacientes com mais de 60 anos, doença estável e com comorbidades, e realizados em centros de referência que dispunham de recursos e equipe muldisciplinar treinada para a conduta.[7,8]

Radioiodoterapia

A radioiodoterapia (RAI) pode ser usada de forma complementar à tireoidectomia total nos pacientes com riscos intermediário e alto para recidiva. A sua utilização é baseada no fato de as neoplasias de origem folicular, especialmente as bem diferenciadas, possuírem a capacidade de captar e organificar o iodo, semelhante ao tireócito normal. A administração de iodo radioativo determina uma lesão estrutural intracelular, causando a morte tanto de células da tireoide normais residuais como das células tumorais bem diferenciadas. A RAI é utilizada para a ablação de remanescentes, destruindo tecido tireoidiano residual, para suspeita de doença persistente não identificada e/ou para tratamento de doença residual ou recorrente conhecida.[3,4,6]

O tratamento deve ser personalizado para cada paciente, com o objetivo de alcançar uma dose terapêutica ótima enquanto minimiza os efeitos colaterais. Vários fatores devem ser levados em consideração ao determinar a dose adequada de RAI, incluindo a extensão da doença, a carga tumoral e a presença de comorbidades.[3,4,6]

Tratamento do câncer de tireoide refratário à RAI

Nos casos em que a cirurgia e RAI não foram suficientes para o controle da doença, as opções terapêuticas incluem a radioterapia externa (RTE), quimioterapia (QT) e terapia-alvo (TA). A RTE adjuvante deve ser considerada nos casos de doença localmente avançada, com extensão extratireoidiana no momento da cirurgia, doença residual grosseira e tumores recorrentes que falham em concentrar iodo radioativo (RAI) e nos quais uma cirurgia adicional provavelmente seria ineficaz. A terapia medicamentosa sistêmica deve ser indicada no CDT refratário a iodo com doença metastática agressiva, com extenso volume tumoral e rapidamente progressiva. Atualmente, as terapias-alvo com uso de sorafenibe, lenvatinibe e vandetanibe têm demonstrado melhora no tempo livre de doença, apesar de não interferir significativamente na sobrevida global. A quimioterapia pode ser empregada de forma paliativa para os casos sintomáticos de CDT recorrentes inoperáveis ou metastáticos, que não concentram iodo radioativo.[3,4,6]

CÂNCER DE TIREOIDE MEDULAR

O câncer de tireoide medular (CTM) representa cerca de 3 a 5% de todos os cânceres de tireoide.[7] No entanto, com base no banco de dados do Surveillance, Epidemiology, and End Results (SEER), a prevalência de CTM nos EUA é um pouco menor (1 a 2%), o que é atribuído ao aumento relativo na detecção de CPT nas últimas três décadas.[5,6] Cerca de 75% dos casos de CTM são esporádicos, enquanto os outros 25% são hereditários.[5,7] As formas hereditárias de CTM podem ocorrer como parte de uma das seguintes síndromes: MEN2A, MEN2B e CTM hereditário (FTMC).[5,7] Ao contrário do CDT, o CTM é uma forma de tumor neuroendócrino que surge das células C parafoliculares derivadas da crista neural, que produzem calcitonina, um marcador tumoral bem específico, assim como quantidades menores de vários outros peptídeos, entre os quais o antígeno carcinoembrionário (CEA), que é usado como marcador tumoral não específico na preservação de pacientes com CTM.[8,9] Os níveis séricos tanto de calcitonina como de CEA geralmente são proporcionais à massa de células C no CTM.[7] As formas esporádicas de CTM em geral são observadas entre a quarta e sexta décadas de vida.[7] Em pacientes com MEN2A, o CTM pode se desenvolver durante a infância, mas com MEN2B, o CTM geralmente surge mais precocemente e com um curso clínico altamente agressivo.[8] Cerca de 1 a 7% dos pacientes com casos presumidos de CTM esporádico na verdade têm doença hereditária.[3,9]

No tratamento do CTM a tireoidectomia total deve ser realizada em todos os pacientes, e a dissecção dos linfonodos cervicais é realizada com base nos achados sorológicos, de imagem e intraoperatórios.[9] A RTE é aplicada no pescoço se houver evidência de doença local extensa, doença residual ou extensão extratireoidiana.[9] A terapia direcionada com inibidores de tirosina quinase (TKIs) vandetanibe ou cabozantinibe é considerada em pacientes com doença metastática progressiva sintomática.[7] A sobrevida geral em 10 anos em pacientes com CTM é de cerca de 75%, mas a taxa de sobrevivência é de cerca de 40% entre aqueles com doença localmente avançada ou metastática.[3,9]

CARCINOMA ANAPLÁSICO DE TIREOIDE

Entre todos os cânceres de tireoide, o carcinoma anaplásico (ATC) é o mais agressivo e apresenta o pior prognóstico, com uma sobrevida mediana de 5 a 12 meses e uma taxa de sobrevida de 1 ano de 20 a 40%.[2,3] Felizmente, o ATC é raro e representa 1,7% de todos os cânceres de tireoide nos EUA e 3,6% de todos os cânceres de tireoide em todo o mundo (1,3 a 9,8%, dependendo da região geográfica).[9] Todos os casos de ATC, independentemente do T, N ou M, são classificados como doença em estágio IV. Tipicamente, o ATC tem maior propensão a ocorrer em paciente portador de bócio preexistente ou CDT não tratado. Cerca de 50% dos pacientes apresentam doença metastática amplamente disseminada, 40% possuem extensão extratireoidiana/envolvimento de linfonodos e apenas 10% são restritos à glândula tireoide.[10] Cerca de 20% dos pacientes com ATC têm um CDT coexistente em suas glândulas tireoides.[2]

A ressecabilidade desses tumores deve ser cuidadosamente avaliada por meio de modalidades de imagem, como ultrassom de tireoide, tomografia computadorizada, ressonância magnética e PET-CT. Se o tumor for considerado ressecável e não houver evidência de metástase a distância, a modalidade de tratamento preferencial é a cirurgia seguida de radioterapia local/regional com ou sem quimioterapia sistêmica.[10] Para o ATC confinado à tireoide, é realizada tireoidectomia total, juntamente com dissecção terapêutica dos linfonodos. Para o ATC com extensão extratireoidiana, é preferível uma ressecção em bloco, com o objetivo de obter margens macroscopicamente negativas.[10] Em casos de tumores irressecáveis confinados local/regionalmente, a modalidade de tratamento inicial preferida é a RTE com ou sem quimioterapia sistêmica, e a cirurgia pode ser considerada se esses tumores eventualmente se tornarem ressecáveis.[9] A quimioterapia sistêmica envolve o uso de uma combinação de taxanos, antraciclinas e agentes citotóxicos à base de platina, mas não há evidências claras de melhora na qualidade de vida ou na sobrevida com o uso no ATC.[10] Em geral, as taxas de resposta dos ATCs às terapias sistêmicas padrão são pequenas, geralmente inferiores a 15%.[10] O prognóstico favorável está associado a idade mais jovem (geralmente < 60 anos), menor tamanho do tumor, sexo feminino, doença confinada à glândula tireoide, ausência de metástase a distância e ressecção completa do tumor primário.[10]

REFERÊNCIAS BIBLIOGRÁFICAS

1. ICD-11. International Classification of Diseases 11th Revision. The global standard for diagnostica health information. Disponível em: https://icd.who.int/en/
2. Kaliszewski K, Diakowska D, Miciak M, Jurkiewicz K, Kisiel M, Makles S et al. The incidence trend and management of thyroid cancer. What has changed in the past years: Own experience and literature review. Cancers (Basel) [Internet]. 2023 Oct 11 [Acesso em: 2024 Jul];15(20):4941.
3. Araque KA, Gubbi S, Klubo-Gwiezdzinska J. Updates on the management of thyroid cancer. Horm Metab Res [Internet]. 2020 Aug [Acesso em: 2024 Jul];52(8):562-77.
4. Houten PV, Netea-Maier RT, Smit JW. Differentiated thyroid carcinoma: An update. Best Pract Res Clin Endocrinol Metab [Internet]. 2023 [Acesso em: 2024 Jul];37(1):101687.
5. Cavalheiro BG, Matos LL de, Leite AN, Kulcsar MV, Cernea CR, Kowalski LP. Survival in differentiated thyroid carcinoma: Comparison between the 7th and 8th editions of the AJCC/UICC TNM staging system and the ATA initial risk stratification system. Head Neck [Internet]. 2021 [Acesso em: 2024 Jul];43(10):2913-2922.
6. Nabhan F, Dedhia PH, Ringel MD. Thyroid cancer, recent advances in diagnosis and therapy. Int J Cancer [Internet]. 2021 [Acesso em: 2024 Jul];149(5):984-92.
7. Tuttle RM, Zhang L, Shaha A. A clinical framework to facilitate selection of patients with differentiated thyroid cancer for active surveillance or less aggressive initial surgical management. Expert Rev Endocrinol Metab [Internet]. 2018 [Acesso em: 2024 Jul];13(2):77-85.
8. Davies L, Roman BR, Fukushima M, Ito Y, Miyauchi A. Patient experience of thyroid cancer active surveillance in Japan. JAMA Otolaryngol Head Neck Surg [Internet]. 2019 [Acesso em: 2024 Jul];145(4):363-70.
9. Wells SA Jr, Asa SL, Dralle H, Elisei R, Evans DB, Gagel RF et al. Revised American Thyroid Association guidelines for the management of medullary thyroid carcinoma. Thyroid [Internet]. 2015 Jun [Acesso em: 2024 Jul];25(6):567-610.
10. Bible KC, Kebebew E, Brierley J, Brito JP, Cabanillas ME, Clark TJ Jr et al. 2021 American Thyroid Association guidelines for management of patients with anaplastic thyroid cancer. Thyroid [Internet]. 2021 Mar [Acesso em: 2024 Jul];31(3):337-86.

CAPÍTULO 255

Tratamento Não Cirúrgico

Carlos Neutzling Lehn • Fernando Walder

INTRODUÇÃO

A elevada incidência de nódulos tiroidianos na população é uma realidade em uma época em que os métodos diagnósticos por imagem se encontram disseminados e amplamente utilizados.[1] O achado dessas alterações na glândula tireoide tem sido amplificado pelo uso da ultrassonografia rotineiramente por muitas especialidades.[2]

Desta forma, o achado de doença nodular tiroidiana que potencialmente pode requerer tratamento com cirurgia é frequente. Além disso, o número de casos de microcarcinomas (incidentalomas) tem aumentado pela mesma razão.[3]

TRATAMENTOS

Cirurgia

O tratamento de doença nodular benigna (bócios), microcarcinoma e, raramente, hipertiroidismo, sob a forma de bócios autônomos, tradicionalmente é realizado com cirurgia que pode incluir a remoção parcial ou total da glândula. A remoção total da tireoide implica necessariamente em tratamento repositivo de hormônio tiroidiano, enquanto a sua remoção parcial pode levar a taxas de cerca de 50% de hipotiroidismo em tempos variados no pós-operatório, o que leva também à necessidade de reposição hormonal tiroidiana por toda a vida.[4]

Além disso, o tratamento cirúrgico pode levar a riscos inerentes ao procedimento, como alterações da voz, hipoparatiroidismo, presença de cicatriz inestética, ganho ponderal (mesmo sob reposição hormonal adequada), que ocorrem em taxas reduzidas quando o procedimento é realizado por cirurgião experiente e com alto volume de procedimentos, mas são reais.[5]

Ablação térmica

A ablação térmica de nódulos de tireoide e, mais recentemente, de nódulos autônomos e microcarcinomas é uma realidade mundial. Esse procedimento é realizado há mais de 20 anos em locais pioneiros e precursores como a Itália e a Coreia, com bons resultados no controle sintomático (no caso dos nódulos benignos), funcional (nos nódulos autônomos) e oncológico (nos microcarcinomas).[6-8] As taxas de complicações são baixas e comparáveis com as melhores casuísticas (em termos de resultados) cirúrgicas.[9]

As indicações atuais para a ablação térmica de nódulos de tireoide são os nódulos foliculares benignos (bócios) sintomáticos, com deformidade estética e que teriam indicação de tratamento cirúrgico (Figuras 255.1 a 255.3). Outra indicação são os nódulos tóxicos autônomos (doença de Plummer) com volume até 15 mℓ (a literatura mostra que volumes maiores não apresentam respostas tão boas). Mais recentemente, a ablação térmica tem sido utilizada para o tratamento de microcarcinomas papilíferos (tumores com até 1 cm, embora alguns protocolos aceitem tamanhos de até 13 mm) como alternativa à cirurgia ou à vigilância ativa. As indicações precisas são as mesmas da vigilância ativa, ou seja, nódulos únicos em posições anatômicas que não sejam considerados de risco (nódulos de risco seriam os localizados junto à cápsula da tireoide, no istmo ou junto ao sulco traqueoesofágico ou à traqueia, e na ausência de linfonodos metastáticos dectectáveis). Outras indicações são metástases de carcinoma papilífero ou recidivas locais no leito tiroidiano. Atualmente, não há indicação do tratamento com

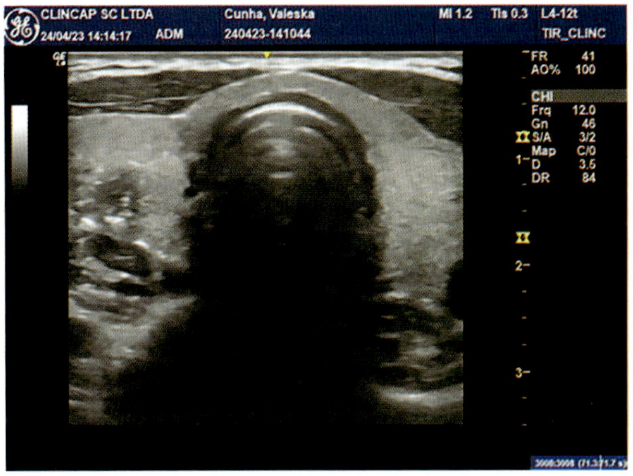

Figura 255.1 Microcarcinoma papilífero em lobo direito da tireoide (pré-ablação).

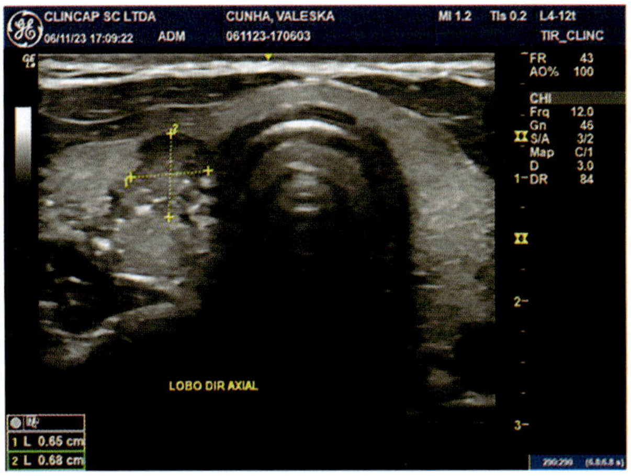

Figura 255.2 Microcarcinoma papilífero 90 dias após a ablação (redução do volume e retração da área ablada).

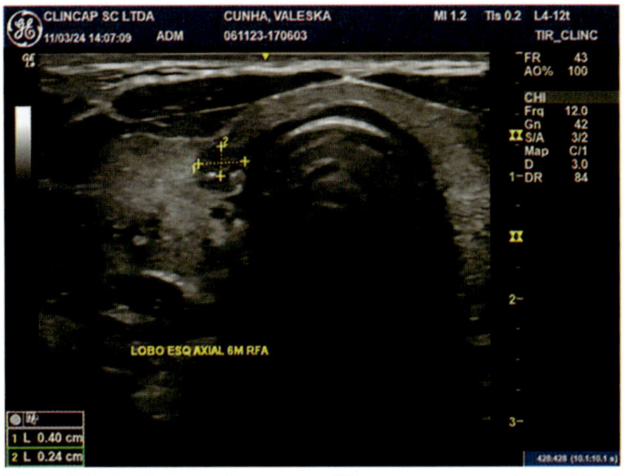

Figura 255.3 Microcarcinoma papilífero 6 meses após a ablação mostrando redução da lesão.

ablação térmica para nódulos classificados nas categorias descritas no sistema Bethesda como "atipia de significado indeterminado" ou "neoplasia folicular". A suspeita de nódulos que possam corresponder a neoplasias indiferenciadas ou carcinoma medular também são contraindicações para o método.

Experiências nacionais mostram índices de redução real de nódulos benignos superiores a 60% em 30 dias, 75% em 90 dias e 80% em 6 meses.

A comparação dos custos entre os procedimentos de ablação térmica e cirurgia tradicional, a depender do cenário em que são avaliados, mostra vantagens econômicas para a ablação. Mas como todo método novo, o custo-benefício deve ser avaliado para cada realidade econômica e social do local onde se pretende aplicá-lo.[10,11]

Para o paciente, consegue-se, ao indicar corretamente um procedimento de ablação térmica, oferecer menor custo, tratamento em regime de hospital dia, sem internação, sob anestesia local (com ou sem sedação leve, dependendo da indicação e perfil do paciente), retorno rápido às atividades laborativas, ausência de cicatriz, baixo índice de complicações, elevado índice de melhora sintomática e, principalmente, evitando a perda da função da glândula tireoide.

Vigilância ativa

A vigilância ativa do microcarcinoma da tireoide é uma abordagem cada vez mais considerada na gestão dessa condição. Esse método envolve a monitorização cuidadosa do paciente ao longo do tempo, em vez de optar por tratamentos invasivos imediatos, como cirurgia. Vários estudos destacam a baixa taxa de progressão desses microcarcinomas, sugerindo que muitos deles permanecem clinicamente insignificantes.

Pesquisas recentes mostram que a vigilância ativa é uma opção segura para muitos pacientes, proporcionando uma qualidade de vida semelhante à daqueles que optam por procedimentos mais agressivos. Contudo, é importante destacar a necessidade de critérios claros de seleção e avaliações periódicas para garantir a eficácia desse monitoramento.

No entanto, é importante notar que a abordagem da vigilância ativa ainda é um tema de debate na comunidade médica. Algumas preocupações incluem a possibilidade de subestimar a agressividade de certos microcarcinomas e a ansiedade associada a espera monitorada. Estudos de longo prazo são essenciais para avaliar completamente os resultados a longo prazo dessa estratégia.

A vigilância ativa do microcarcinoma papilífero de tireoide foi proposta pela primeira vez pelo Dr. Akira Miyauchi, no Hospital Kuma (Japão), em 1993. Os critérios de inclusão foram tamanho tumoral não superior a 1 cm ou microcarcinoma papilífero e ausência de extensão extratireoidiana da doença, envolvimento de linfonodo cervical, ausência de localização de alto risco (tumor adjacente à traqueia ou ao nervo laríngeo recorrente) e sem características patológicas de alto risco. Alguns centros usaram critérios mais amplos de tamanho de até 15 mm para definir o carcinoma papilífero de baixo risco para a inclusão.

Outras indicações potenciais para o uso da vigilância ativa foram pacientes cirúrgicos de alto risco, pacientes com malignidade concomitante ou outras condições médicas que requereram tratamento antes da intervenção cirúrgica da doença da tireoide. A vigilância é empregada com o uso de ultrassom, geralmente executado a cada 6 meses durante o primeiro ano e depois anualmente. Sinais de progressão significativa da doença indicam a necessidade de cirurgia. Os critérios estabelecidos pelo Hospital Kuma são aumento do diâmetro do tumor > que 3 mm ou aparecimento de metástases locorregionais ou a distância.[12]

A experiência dessa abordagem é maior no Hospital Kuma, com resultados a longo prazo de uma incidência geral de 8,0% de crescimento tumoral e de 3,8% de disseminação para linfonodos cervicais durante 10 anos de acompanhamento. Mais importante, estudos mostraram que, para os pacientes que necessitam de cirurgia tardia indicada pela progressão da doença, todos foram submetidos e tratados com sucesso.[13]

Com esses resultados promissores, a vigilância ativa foi adotada no Japão e, em 2015, pela American Thyroid Association. No entanto, é claro que os médicos não adotaram completamente a EA na prática clínica. As preocupações dos médicos se concentram na falta de força de evidência, com nenhum estudo randomizado ou metanálise recente disponível, e a última revisão sistemática avaliando apenas dois estudos. Outras preocupações incluem a aplicabilidade dos achados de estudos japoneses a outras populações ou à possibilidade de que os pacientes não considerariam a vigilância ativa como um tratamento aceitável.[14]

MÉTODOS

O ultrassom pode detectar nódulos tireoidianos medindo pelo menos 3 mm, e as PAAFs guiadas por ultrassom podem diagnosticar microcarcinomas papilíferos desse tamanho. Em estudos de autópsia, a incidência de carcinoma papilífero latente medindo entre 3 e 9,9 mm variou de 0,5 a 5,2%.

Esses dados sugerem que a maioria dos microcarcinomas papilíferos detectados incidentalmente pelo ultrassom não crescem, ou crescem muito lentamente e são inofensivos ao longo da vida do paciente, o que levanta a questão se todos os microcarcinomas papilíferos devem ser tratados com cirurgia imediatamente após o diagnóstico. Obviamente, qualquer carcinoma papilífero avançado começou como um pequeno carcinoma. Apenas uma pequena minoria de microcarcinomas papilíferos parece crescer, mas, atualmente, é impossível determinar aqueles que irão crescer daqueles que permanecerão estáveis, a não ser por trabalhos de observação ativa.

Para a observação de microcarcinomas papilíferos de baixo risco, os pacientes que escolheram a observação ativa, após serem totalmente informados de todas as opções, e possíveis resultados, eram submetidos a exames de ultrassom 1 ou 2 vezes por ano. Os sinais de progressão detectados pelo ultrassom são cuidadosamente verificados e podem fornecer a base para novas ações.

Os sinais de progressão consistem principalmente em dois fatores: aumento do tamanho do tumor e o aparecimento de nova metástase em linfonodo. O aumento significativo do tumor foi definido como aqueles em que o tamanho do tumor tinha aumentado cerca de 3 mm ou mais em comparação com ao tamanho original. Para linfonodos suspeitos, indicava-se uma PAAF com dosagem de tiroglobulina no material.

O ultrassom tem várias limitações. É difícil avaliar o lado dorsal dos tumores com ecos fortes, e adiciona-se tomografia computadorizada nesses casos. Outra limitação é a variação nas interpretações dos observadores das imagens de ultrassom. Isso é mais frequente e problemático nos tumores com bordos pouco definidos devido à coexistência de tireoidite crônica. Como observado, o corte de ampliação de tamanho foi definido em 3 mm, porque reconheceu-se que o número de 2 mm poderia ser explicado pela simples variação da avaliação feita pelos observadores.

O primeiro estudo relacionado com vigilância ativa de microcarcinomas papilíferos foi da Coreia. No entanto, o estudo tratou de vigilância passiva, porque registrou 192 pacientes que não foram submetidos a cirurgia imediata por um período maior de 1 ano, porque os pacientes recusaram ou tinham outros tumores malignos que não foram curados, ou que apresentavam alto risco de anestesia geral. O estudo demonstrou que, embora apenas 2,1% dos microcarcinomas papilíferos tenham sido avaliados como apresentando crescimento com base no tamanho máximo do tumor, a taxa de crescimento do tumor aumentou para 14,1% com base no seu volume.[15]

Em 2018, foi publicado um relatório de um estudo multicêntrico coreano sobre vigilância ativa. Dos 370 pacientes, em um período médio de acompanhamento de 32,5 meses, 23,2% apresentaram aumento no volume do tumor igual ou superior a 50%, enquanto apenas 3,5% apresentaram aumento no diâmetro máximo igual ou maior que 3 mm. A incidência de cirurgia de conversão foi alta, de 15,7%, apesar de um curto período de acompanhamento devido à ansiedade (37,9%), aumento do tamanho do tumor (32,8%) e novas metástases linfonodais (8,6%).[16]

Na América Latina, Sanabria avaliou o crescimento tumoral baseado no diâmetro máximo e demonstrou que a taxa de estabilidade geral, sem crescimento de tumor maior de 3 mm em 12 meses, foi de 98%.[17] Em contraste, Smulever et al. demonstraram que, embora apenas 17% dos pacientes apresentassem crescimento tumoral após um período médio de acompanhamento de 4,6 anos, apenas 25% aceitavam vigilância ativa e cerca de 10% daqueles que aceitavam vigilância ativa a interromperam devido à ansiedade.[18]

CONSIDERAÇÕES FINAIS

Considerando a disparidade do acesso à saúde no Brasil, os centros acadêmicos de referência devem liderar a implementação de vigilância ativa em pacientes com microcarcinoma papilífero. Como no Hospital Kuma, esses estudos deveriam ser iniciados com protocolos de pesquisa. A implementação em todo o país depende dos resultados obtidos e da possível mudança de paradigma dos médicos e pacientes do Brasil.

REFERÊNCIAS BIBLIOGRÁFICAS

1. Furlanetto TW, Peccin S, Schneider MO, Zimmer AS, Reis PS dos, Genro SK et al. Prevalência de nódulos de tireóide detectados por ecografia em mulheres após os 40 anos. Rev Assoc Med Bras (1992) [Internet]. 2000 Oct-Dec [Acesso em: 2024 Jul];46(4):331-4.
2. Liel Y, Fraenkel N. Brief report: Use and misuse of thyroid ultrasound in the initial workup of patients with suspected thyroid problems referred by primary care physicians to an endocrine clinic. J Gen Intern Med [Internet]. 2005 Aug [Acesso em: 2024 Jul];20(8):766-8.
3. Haymart MR, Banerjee M, Reyes-Gastelum D, Caoili E, Norton EC. Thyroid ultrasound and the increase in diagnosis of low-risk thyroid cancer. J Clin Endocrinol Metab [Internet]. 2019 Mar 1 [Acesso em: 2024 Jul];104(3):785-92.
4. Tomoda C, Ito Y, Kobayashi K, Miya A, Miyauchi A. Subclinical hypothyroidism following hemithyroidectomy: a simple risk-scoring system using age and preoperative thyrotropin level. ORL J Otorhinolaryngol Relat Spec [Internet]. 2011 [Acesso em: 2024 Jul];73(2):68-71.
5. Maneck M, Dotzenrath C, Dralle H, Fahlenbrach C, Steinmüller T, Simon D et al. [Case volume and complications after thyroid gland surgery in Germany: An analysis of routine data from 48,387 AOK patients]. Chirurg [Internet]. 2021 Jan [Acesso em: 2024 Jul];92(1):40-48.
6. Deandrea M, Garino F, Alberto M, Garberoglio R, Rossetto R, Bonelli N et al. Radiofrequency ablation for benign thyroid nodules according to different ultrasound features: an Italian multicentre prospective study. Eur J Endocrinol [Internet]. 2019 Jan 1 [Acesso em: 2024 Jul];180(1):79-87.
7. Orloff LA, Noel JE, Stack BC Jr, Russell MD, Angelos P, Baek JH et al. Radiofrequency ablation and related ultrasound-guided ablation technologies for treatment of benign and malignant thyroid disease: An international multidisciplinary consensus statement of the American Head and Neck Society Endocrine Surgery Section with the Asia Pacific Society of Thyroid Surgery, Associazione Medici Endocrinologi, British Association of Endocrine and Thyroid Surgeons, European Thyroid Association, Italian Society of Endocrine Surgery Units, Korean Society of Thyroid Radiology, Latin American Thyroid Society, and Thyroid Nodules Therapies Association. Head Neck [Internet]. 2022 Mar [Acesso em: 2024 Jul];44(3):633-60.
8. Khanh HQ, Hung NQ, Vinh VH, Khoi NV, Vuong NL. Efficacy of microwave ablation in the treatment of large (≥ 3 cm) benign thyroid nodules. World J Surg [Internet]. 2020 Jul [Acesso em: 2024 Jul];44(7):2272-9.
9. Baek JH, Lee JH, Sung JY, Bae JI, Kim KT, Sim J et al. Complications encountered in the treatment of benign thyroid nodules with US-guided radiofrequency ablation: A multicenter study. Radiology [Internet]. 2012 Jan [Acesso em: 2024 Jul];262(1):335-42.
10. Schalch MS, Costa AN, Souza RP de, Guerra FB, Guerreiro R, De Cicco R. Radiofrequency ablation of thyroid nodules: Prospective cost-effectiveness analysis in comparison to conventional thyroidectomy. Arch Endocrinol Metab [Internet]. 2021 Nov 24 [Acesso em: 2024 Jul];65(6):752-7.
11. Ayoub NF, Balakrishnan K, Orloff LA, Noel JE. Time-driven activity-based cost comparison of thyroid lobectomy and radiofrequency ablation. Otolaryngol Head Neck Surg [Internet]. 2023 Oct [Acesso em: 2024 Jul];169(4):830-6.
12. Ito Y, Miyauchi A, Oda H. Low-risk papillary microcarcinoma of the thyroid: A review of active surveillance trials. Eur J Surg Oncol [Internet]. 2018 Mar [Acesso em: 2024 Jul];44(3):307-15.
13. Ito Y, Miyauchi A. Active surveillance of low-risk papillary thyroid microcarcinomas in Japan and other countries: A review. Expert Rev Endocrinol Metab [Internet]. 2020 Jan [Acesso em: 2024 Jul];15(1):5-12.
14. Haugen BR, Alexander EK, Bible KC, Doherty GM, Mandel SJ, Nikiforov YE et al. 2015 American Thyroid Association Management guidelines for adult patients with thyroid nodules and differentiated thyroid cancer: The American Thyroid Association Guidelines Task Force on Thyroid Nodules and Differentiated Thyroid Cancer. Thyroid [Internet]. 2016 Jan [Acesso em: 2024 Jul];26(1):1-133.
15. Oh HS, Ha J, Kim HI, Kim TH, Kim WG, Lim DJ et al. Active surveillance of low-risk papillary thyroid microcarcinoma: A multicenter cohort study in Korea. Thyroid [Internet]. 2018 Dec [Acesso em: 2024 Jul];28(12):1587-94.
16. Cho SJ, Suh CH, Baek JH, Chung SR, Choi YJ, Chung KW et al. Active surveillance for small papillary thyroid cancer: A systematic review and meta-Analysis. Thyroid [Internet]. 2019 Oct [Acesso em: 2024 Jul];29(10):1399-408.
17. Sanabria A. Active surveillance in thyroid microcarcinoma in a Latin-American cohort. JAMA Otolaryngol Head Neck Surg [Internet]. 2018 Oct 1 [Acesso em: 2024 Jul];144(10):947-8. doi:
18. Smulever A, Pitoia F. Thirty years of active surveillance for low-risk thyroid cancer, lessons learned and future directions. Rev Endocr Metab Disord [Internet]. 2024 Feb [Acesso em: 2024 Jul];25(1):65-78.

CAPÍTULO 256

Diagnóstico e Tratamento do Hiperparatireoidismo Primário

Rodrigo Oliveira Santos • Monique Nakayama Ohe • Fabio Montenegro

INTRODUÇÃO

O hiperparatireoidismo primário (HPTP) foi caracterizado no início do século 20. As primeiras operações realizadas para seu tratamento com sucesso ocorreram há menos de 100 anos. Era considerado uma doença rara até por volta de 1970. No entanto, sabe-se que é uma doença muito comum. Essa mudança de percepção deveu-se ao avanço metodológico na dosagem laboratorial e à maior atenção dos profissionais da saúde.

O HPTP é, classicamente, uma desordem hipercalcêmica decorrente da produção excessiva do paratormônio (PTH) por uma ou mais glândulas paratireoides (PT). Entre 85 e 90% das vezes é causado por um único adenoma, e em 10 a 15% é consequência de doença multiglandular (DMG), quando duas ou mais glândulas estão doentes.

Tem uma incidência média no mundo de 1 a 7 casos por 1.000 adultos, perdendo apenas para as doenças da tireoide e diabetes, e figura entre as endocrinopatias prevalentes. Idade e sexo têm grande relevância na incidência. Abaixo dos 45 anos é bastante incomum e acomete homens e mulheres de forma equivalente. A partir dessa idade, atinge substancialmente mais as mulheres, sendo que em pacientes com mais de 70 anos a incidência é de 1 caso para cada 100 adultos.[1]

Estima-se que o HPTP afete 233 em cada 100 mil mulheres e 85 em cada 100 mil homens nos EUA.[2] No Brasil, a prevalência é de 0,78% da população[3] e o diagnóstico está crescendo, principalmente em pacientes assintomáticos.[4]

Os sintomas clássicos estão relacionados com lesões que ocorrem em órgãos-alvo diretamente ligados ao metabolismo do cálcio (Ca), em especial os ossos e os rins. São esses que apresentam maior correlação e causalidade com o HPTP e têm dados mais robustos na literatura científica.[5]

As alterações ósseas são as mais típicas no HPTP. Como o remodelamento ósseo está aumentado, há aumento da porosidade (osteopenia e osteoporose) e afinamento da superfície endocortical, com consequente aumento da fragilidade. A densitometria óssea demostra redução da densidade mineral mais importante em ossos corticais (p. ex., fêmur e rádio). Osteoporose tem uma prevalência de até 65% dos pacientes. Diversos estudos demonstram risco aumentado para fraturas, mesmo em pacientes assintomáticos. Há indicação de avaliação da presença de fraturas vertebrais e da densidade do osso trabecular por densitometria ou outro método de imagem, como raio X, mesmo em pacientes assintomáticos. Em pacientes sintomáticos, o risco de fratura é até duas vezes maior.[5]

Os rins também têm atuação central na expressão clínica do HPTP. Hipercalcemia e hipofosfatemia ocorrem por ação direta do PTH no túbulo renal. No parênquima renal, o PTH também aumenta a síntese de vitamina D ativa, que aumenta a absorção intestinal de Ca e fósforo (P). A manifestação renal mais comum do HPTP é a litíase renal, com prevalência que varia de 5 a 55%. Há indicação formal de investigação renal para todos os pacientes com HPTP, mesmo nos assintomáticos (exames de imagem e análise de urina). Além da elevada incidência de nefrolitíase, há aumento do risco de nefrocalcinose e de redução da taxa de filtração glomerular, que ocorrem em até 20% dos pacientes (Figura 256.1).[5]

Os sintomas não clássicos referem-se a alterações relacionadas com o HPTP, no entanto, ainda faltam evidências definitivas para determinar a causalidade entre eles. Sintomas neuromusculares como fraqueza muscular, fadiga, câimbras, parestesias e atrofia muscular proximal são descritos em até 63% dos pacientes. Sintomas neurocognitivos incluem depressão, ansiedade, irritabilidade, psicose, *delirium*, alteração de personalidade, alterações do sono e demência. Mais frequentemente descritos em pacientes sintomáticos e graves, nos quais podem atingir prevalência de até 50%.

Sintoma cardiovascular (risco aumentado para hipertensão) e a ocorrência de síndrome metabólica (maior resistência à insulina e maior glicemia de jejum) não têm seus mecanismos fisiológicos de associação com HPTP totalmente elucidados, mas diversos estudos observacionais demonstraram melhoria dessas condições após a cirurgia.

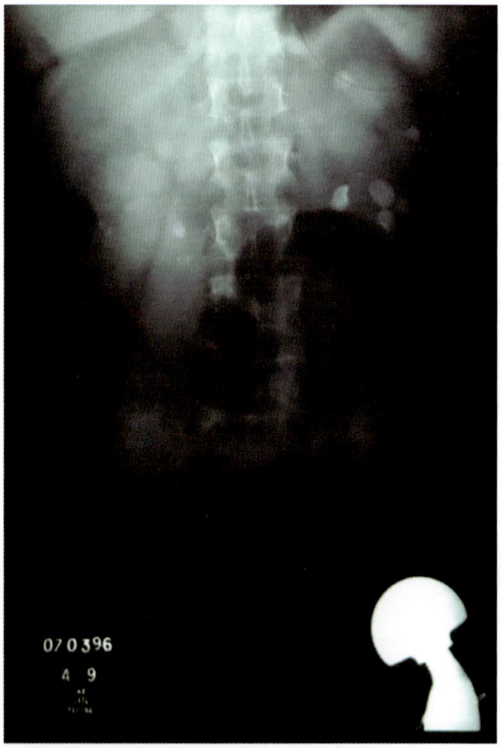

Figura 256.1 Litíase renal bilateral e prótese de fêmur esquerdo em paciente com hiperparatireoidismo primário.

Alterações gastrintestinais como dor abdominal, obstipação, náusea, vômitos, úlcera gástrica, colelitíase e pancreatite também são descritas e acometem 10% dos pacientes.

A qualidade de vida é frequentemente impactada em pacientes com HPTP, mesmo nos considerados assintomáticos. Em pacientes com sintomas graves há aumento da mortalidade.[5]

A causa mais comum de HPTP é a doença esporádica, ou seja, que acomete um indivíduo isoladamente. Com frequência é causado por um único adenoma (doença uniglandular), porém, pode haver duplo-adenoma, hiperplasia (doença multiglandular) e mesmo carcinoma de paratireoide.

Há formas familiares de HPTP com grande implicação no diagnóstico e manejo clínico. Entre as formas familiares destaca-se o HPTP relacionado com a neoplasia endócrina múltipla (NEM) do tipo 1 (NEM1). Na NEM1, o achado é de doença multiglandular das paratireoides, ainda que assimétrica e muitas vezes assincrônica. Fica claro porque a distinção entre doença esporádica e familiar tem importância clínica e cirúrgica, pois embora o quadro laboratorial seja semelhante, a abordagem cirúrgica será diferente.

Até o momento, a única forma definitiva de tratamento é a operação. Assim, o entendimento do diagnóstico e do tratamento do HPTP é importante para aqueles que tratam das afecções cérvico-faciais.

DIAGNÓSTICO

O diagnóstico de HPTP é estabelecido exclusivamente por exames laboratoriais. Hipercalcemia acompanhada por concentrações elevadas de PTH fecham o diagnóstico na maioria dos pacientes.

O diagnóstico correto é a pedra angular no tratamento do HPTP. Quando a operação é proposta com base em diagnóstico correto, o cirurgião pode até não encontrar a paratireoide doente, ou mesmo não extirpar adequadamente o tecido doente após longas horas de exploração. Entretanto, como afirmaram Churchill e Cope em 1936, o cirurgião não poderá encerrar o procedimento e afirmar que "não existe paratireoide doente".[6]

Em caso de dúvida no diagnóstico do HPTP, não se deve realizar exploração cirúrgica do pescoço: procurar uma paratireoide doente que de fato não existe traz grandes riscos, além de sofrimento psicológico para médicos e pacientes.

Classicamente, o HPTP é diagnosticado em pessoas com hipercalcemia na vigência de PTH elevado. Apesar de parecer fácil, há várias armadilhas no diagnóstico do HPTP. A anamnese e os dados laboratoriais são essenciais para o diagnóstico correto. Em alguns casos, o diagnóstico seguro poderá ocorrer apenas após algum tempo, e depois de exames laboratoriais repetidos. Até mesmo provas terapêuticas nutricionais ou medicamentosas poderão ser necessárias. Na dúvida diagnóstica, a melhor conduta é encaminhar para avaliação de profissional experiente em HPTP.

Há casos que podem gerar confusão, como o HPTP com cálcio normal. A entidade é denominada hiperparatireoidismo normocalcêmico (NCHPTP). A condição é rara e o diagnóstico é difícil. O ponto-chave é excluir causas de hiperparatireoidismo secundário ou até problemas metodológicos laboratoriais.[7] Na indisponibilidade de boa dosagem de cálcio ionizado, é importante lembrar a correção do valor do cálcio total pelo nível de albumina.

{Cálcio total corrigido = cálcio total medido + [(4,0 - albumina) x 0,8]}

Algumas condições que precisam ser excluídas para o diagnóstico de NCHPTP são:

- Ingesta baixa de cálcio
- Deficiência de vitamina D
- Síndromes disabsortivas (doença celíaca, cirurgia bariátrica etc.)
- Medicamentos (lítio, furosemida, denosumabe etc.)
- Redução da função renal (filtração glomerular < 60 mℓ/min)
- Hipercalciúria idiopática
- Interferentes na dosagem de PTH (anticorpos heterofílicos)
- Calibração imperfeita do PTH/mudança de método.

Vale ressaltar que o NCHPTP ainda é imperfeitamente conhecido. Sabe-se, porém, que não se trata de uma forma mais leve de HPTP, pois muitos pacientes têm complicações ósseas e/ou renais, apesar da normocalcemia. Além disso, os exames de imagem são menos sensíveis e parece haver uma proporção maior de doença multiglandular.

Em outros casos, o PTH está dentro da faixa de normalidade para o método de dosagem, porém, alto para a hipercalcemia. Essa condição é chamada HPTP com PTH inapropriadamente alto para o nível de cálcio.

Na anamnese, a ocorrência simultânea de neoplasia hipofisária ou neuroendócrina do pâncreas deve alertar para o diagnóstico de NEM1. Além disso, antecedentes familiares de HPTP, neoplasia hipofisária ou pancreática também devem ser considerados e pesquisados. Nesses casos, o teste genético pode detectar a mutação. Se for positivo, conclui-se o diagnóstico. Se negativo, cautela: não se pode excluir totalmente a causa genética, pois pode haver uma grande deleção, um novo *locus* de mutação ou NEM4. Por outro lado, na presença de carcinoma medular de tireoide e/ou feocromocitoma, atenção ao diagnóstico de NEM2A.[8]

Outra doença rara que deve ser conhecida é a hipercalcemia hipocalciúrica familiar benigna (HHFB). Os portadores apresentam mutação de um dos alelos do gene do receptor sensível ao cálcio (CaSR). O defeito do receptor faz com que a excreção urinária do cálcio seja baixa e a calcemia seja alta, porém "normais" para o paciente acometido. Caracteristicamente esses pacientes apresentam PTH normal, e apenas pequena porcentagem poderá apresentar níveis pouco elevados de PTH, sobrepondo e dificultando o diagnóstico diferencial com o HPTP. Esses pacientes têm hipercalcemia que não vai melhorar com a paratireoidectomia, pois o problema é do CaSR. Para o diagnóstico, deve-se analisar a excreção relativa de cálcio, com medidas sanguíneas e urinárias de cálcio e creatinina. O cálculo é:

$$\frac{\text{Cálcio urinário} \times \text{creatinina sérica}}{\text{Cálcio sérico} \times \text{creatinina urinária}}$$

Se essa razão for menor que 0,01, há forte suspeita de HHFB. Acima de 0,02 deve tratar-se de HPTP. Os valores intermediários demandam avaliação adicional ou seguimento. No caso, pode ser pesquisada hipercalcemia em algum familiar. A doença é autossômica dominante e é provável que um familiar de primeiro grau também tenha hipercalcemia. Há também a possibilidade de confirmação diagnóstica através da pesquisa genética das mutações do CaSR.

A HHFB normalmente não causa problemas. Desse modo, esses pacientes não precisam ser submetidos a nenhum tipo de tratamento.

O carcinoma da paratireoide é geralmente diagnosticado após a extirpação cirúrgica, exceto se houver recidiva da doença já previamente conhecida ou uma metástase local ou a distância.[9] No entanto, deve haver suspeita clínica em caso de cálcio sérico muito elevado (Ca total > 14mg/dℓ), nódulo cervical endurecido palpável no pré-operatório, ou achado intraoperatório de aderência e reação fibrótica ao redor da paratireoide.

A punção aspirativa por agulha fina (PAAF) é muito raramente útil e, portanto, apenas excepcionalmente indicada em doença da paratireoide. Ela não contribui para diagnóstico de câncer e pode implantar células malignas no trajeto da agulha. A PAAF pode ser indicada em casos mais complexos, como por exemplo em uma reoperação na qual haja dúvida em uma imagem. Além da citologia, a dosagem do PTH no lavado da agulha é recomendável e aumenta a sensibilidade.

INDICAÇÃO PARA O TRATAMENTO CIRÚRGICO

O tratamento cirúrgico é recomendado para todos os pacientes sintomáticos. No entanto, muitos pacientes assintomáticos não apresentam complicação relacionada com o HPTP por muitos anos. Desse modo, discute-se quais condições sugerem haver evidência de benefício da cirurgia no paciente assintomático. Foram estabelecidos consensos sobre alguns parâmetros que guiam a recomendação de operação em portadores de HPTP assintomático.

Em 2022, foram sugeridos os seguintes critérios para indicar o tratamento cirúrgico, mesmo que o paciente seja assintomático:[10]

- Cálcio sérico 1 mg/dℓ (0,25 mmol/ℓ) acima do limite superior da normalidade ou
- Fratura vertebral na radiografia ou, 2b. Densidade mineral óssea com T escore abaixo de -2,5 desvios-padrão em qualquer sítio, ou
- Filtração glomerular abaixo de 60 mℓ/min ou, 3b. Nefrolitíase ou nefrocalcinose ou, 3c. Excreção urinária de cálcio em 24h superior a 250 mg (mulheres) ou 300 mg (homens) ou
- Idade inferior a 50 anos.

É importante reforçar que a única forma de tratamento definitivo é a operação. Assim, a princípio, todo paciente com HPTP, mesmo assintomático, é candidato a cirurgia.

Nos pacientes sintomáticos, a indicação é clara e independe de resultado de exames de localização. Se esses exames conseguiram cumprir sua função e possivelmente facilitar a operação, melhor. Ao contrário, se foram negativos, a operação deve ser realizada, ainda que possa ser mais difícil.

Nos assintomáticos, mesmo sem preencher nenhum critério do consenso, a operação pode ser recomendada, em especial se houver a localização inequívoca, equipe experiente e grande expectativa de sucesso. Por outro lado, recomenda-se cautela se houver qualquer dúvida no diagnóstico, exames de localização com resultados negativos ou questionáveis, preocupação do paciente com riscos da operação ou condições clínicas de risco aumentado para anestesia.

TRATAMENTO DO HIPERPARATIREOIDISMO PRIMÁRIO

Feito o correto diagnóstico do HPTP, vale lembrar que o único tratamento definitivo é a paratireoidectomia (PTx). Pacientes sintomáticos, assim denominados devido ao acometimento ósseo e/ou renal, devem ser operados. Pacientes assintomáticos (sem acometimento ósseo e/ou renal após avaliação laboratorial e de imagem) com ao menos um dos critérios mencionados, também devem ser operados. E aos pacientes assintomáticos que não contemplam nenhum critério, a cirurgia deve ser oferecida, pois a correção dos níveis de PTH e da hipercalcemia podem favorecer o controle de aspectos cardiovasculares, neuropsiquiátricos, gastrintestinais, musculoesqueléticos, entre outros estudados. A PTx também promove melhora dos padrões de qualidade de vida, e apresenta altas taxas de sucesso cirúrgico e baixas taxas de complicação.[10,11]

O objetivo da PTx é simples: identificar e retirar todo tecido glandular hiperfuncionante e, no cenário em que todas as paratireoides estejam doentes, garantir a permanência de uma quantidade de tecido glandular funcionante, evitando-se o hipoparatireoidismo definitivo, doença com impacto severo na qualidade de vida do paciente.[12] Uma cirurgia bem-sucedida leva à rápida e duradoura normalização da calcemia, reduz o risco de nefrolitíase e de fraturas ósseas e possibilita ganho de massa óssea, além de melhora dos sintomas não clássicos.

Desde a primeira paratireoidectomia, feita pela clássica exploração bilateral por Felix Mandl em 1925, a técnica da PTx sofreu grande transformação em dois momentos: no início da década de 1980, com o desenvolvimento de técnicas de localização glandular por exames de imagem,[13] e no inicio da década de 1990, com a utilização da dosagem rápida intraoperatória do PTH (PTHIO).[14] Conceitualmente, os exames localizatórios, revelando a localização da paratireoide doente antes da cirurgia, indicam ao cirurgião por onde começar o procedimento. Por outro lado, o decaimento do valor do PTHIO (normalmente queda maior que 50% entre o valor antes da retirada X valor 10 minutos após a retirada do adenoma), garantindo que não há mais tecido glandular funcionante naquele momento, define o final da cirurgia.

EXAMES DE IMAGEM LOCALIZATÓRIOS

Para facilitar a abordagem cirúrgica, exames localizatórios de imagem são realizados com o objetivo de se identificar, ainda antes do ato operatório, qual a paratireoide doente, o que pode reduzir a exploração cirúrgica, principalmente tendo-se em vista, como mencionado, que em aproximadamente 85% dos pacientes o HPTP é causado por um único adenoma.

Vale lembrar que exames de imagem localizatórios não participam do processo diagnóstico do HPTP, isto é, não confirmam o diagnóstico quando positivos ou o excluem quando negativos. Também importante ressaltar que exames de imagem não participam do processo de indicação da cirurgia, isto é, nos pacientes com diagnóstico bioquímico firmado e indicação de cirurgia (pelas indicações já mencionadas), exames localizatórios negativos não devem contraindicar ou mesmo postergar a cirurgia.

Múltiplas são as possibilidades de exames, e a melhor sequência deve ser determinada por características do paciente e preferência do cirurgião. Em última análise, os exames de imagem são um mapa para o procedimento cirúrgico, e ninguém melhor que o cirurgião para definir a melhor opção para cada caso.

O ultrassom (US) é o exame mais realizado, e tem acurácia média de 76%. Sua vantagem é o baixo custo, facilidade de execução e capacidade de avaliar a glândula tireoide ao mesmo tempo. Porém, sua acurácia depende da experiencia do examinador, e tem limitações com glândulas pequenas, profundas e ectópicas, principalmente quando mediastinais. Pode ser realizado pelo cirurgião, seja no consultório ou no centro cirúrgico com paciente já anestesiado, muitas vezes com melhor acurácia (Figura 256.2).[15]

A cintilografia de paratireoide com SESTAMIBI (MIBI) é o método de escolha para avaliar hipersecreção da(s) paratireoide(s). Metanálise de 23 estudos mostrou acurácia de 88%, sendo os melhores resultados obtidos quando a cintilografia com MIBI é associada a tomografia computadorizada por emissão de fóton único (SPECT). A associação do US com a cintilografia de paratireoides com SESTAMIBI (planar ou com SPECT) é a prática mais usada pelos diferentes serviços e, quando ambos são positivos e concordantes, há mais de 97% de valor preditivo positivo (Figuras 256.3 e 256.4).[15]

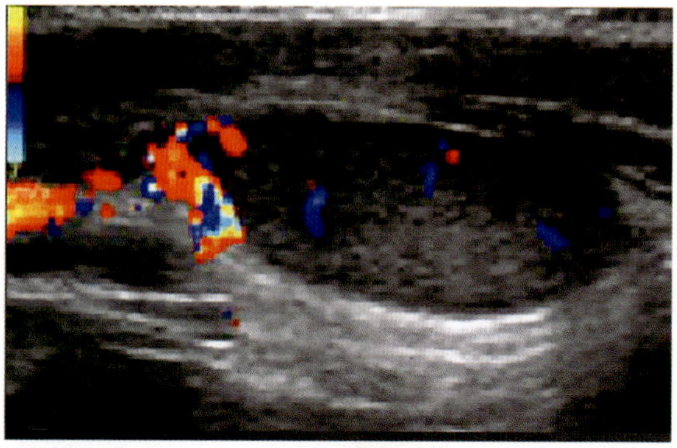

Figura 256.2 Imagem de paratireoide localizada por ultrassonografia.

A tomografia computadorizada com protocolo específico para identificação de paratireoide (tomografia de paratireoides com protocolo 4D, em que a quarta dimensão é o tempo de enchimento e clareamento pelo contraste) tem se mostrado eficiente, com acurácia superior a 75% (Figura 256.5). A ressonância magnética e a tomografia associada a emissão de pósitrons (PET/CT) também apresentam bons resultados, porém, o acesso restrito as torna opções com pior custo-benefício quando comparados com US, cintilografia e tomografia 4D.[15]

Frente ao diagnóstico correto do HPTP, exames de imagem negativos devem sugerir a presença de doença multiglandular (DMG). Embora a maior parte dos pacientes com exame localizatório negativo ainda apresente doença uniglandular, a possibilidade de DMG aumenta neste cenário.[16]

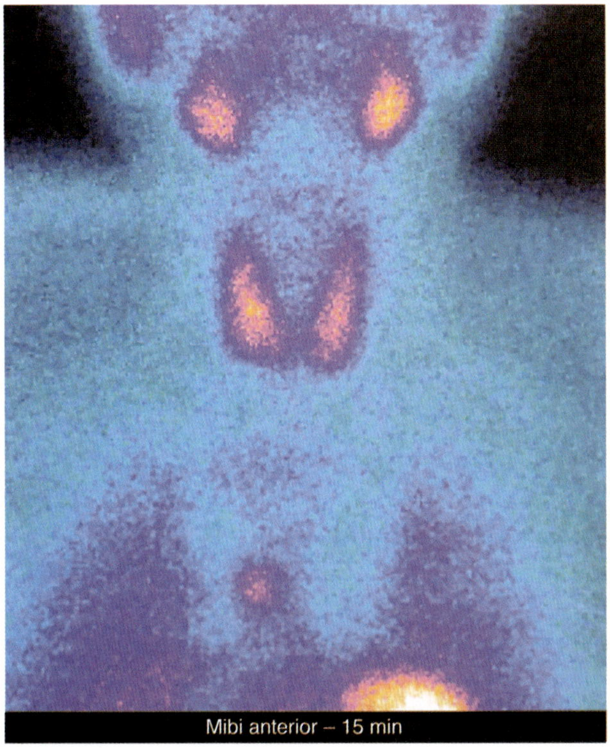

Figura 256.3 Cintilografia de paratireoides com SESTAMIBI identificando paratireoide captante no mediastino.

DOSAGEM RÁPIDA INTRAOPERATÓRIA DO PTH

A dosagem rápida intraoperatória do PTH (PTHIO) se baseia em uma característica própria da molécula do PTH: apresentar uma meia-vida curta de aproximadamente 3 minutos.

Como o paciente com HPTP está hipercalcêmico, geralmente em decorrência do aumento/alteração de apenas uma paratireoide, as glândulas normais estarão suprimidas, isto é, sem produzir/secretar PTH. Ou seja, a única fonte produtora de PTH do paciente é a sua glândula doente.

Desse modo, ao retirar a glândula doente, o cirurgião provocará um rápido decaimento nos níveis de PTH. Porém, na vigência de outra fonte produtora de PTH, o decaimento não ocorrerá como esperado, confirmando a existência de outra(s) glândula(s) paratireoide(s) doente(s) ou, muito raramente, a presença de outra fonte produtora de PTH como, por exemplo, metástases funcionantes de carcinoma de paratireoide.

Portanto, o decaimento adequado do PTHIO confirma que, naquele momento, não há outra fonte produtora de PTH, permitindo ao cirurgião que finalize a cirurgia sem a necessidade de continuar com a exploração cervical. Por outro lado, o inadequado decaimento do PTHIO impõe ao cirurgião que permaneça em sua exploração cervical em busca da(s) outra(s) fonte(s) produtora(s) de PTH.[17]

Vários critérios são descritos para dosagem do PTHIO.[15] O mais utilizado pela praticidade e resultado é o critério de Miame, que requer o decaimento de 50% ou mais do valor do PTHIO pré-incisão ou pré-retirada do adenoma (deve-se utilizar a dosagem com maior valor) em relação ao valor do PTHIO 10 minutos após a retirada.

Nosso sucesso cirúrgico, de 93,4% em grupo de 91 pacientes com HPTP, revelou um decaimento médio do PTHIO de 81,7% (pré-incisão X 10 minutos após retirada da glândula doente), valor bem maior que o 50% de decaimento prescrito pelos critérios de Miame ou Viena para confirmação do sucesso cirúrgico. Adicionalmente, a dosagem média do PTH pré-operatório nesses pacientes foi de 426 pg/mℓ, sugerindo severidade maior do HPTP em nosso centro de atendimento terciário.[18]

PARATIREOIDECTOMIA

A cirurgia das glândulas paratireoides pode ser realizada basicamente por quatro tipos de abordagem: exploração cervical bilateral (ECB), paratireoidectomia seletiva, exploração cervical unilateral (ECU) e paratireoidectomia estendida.

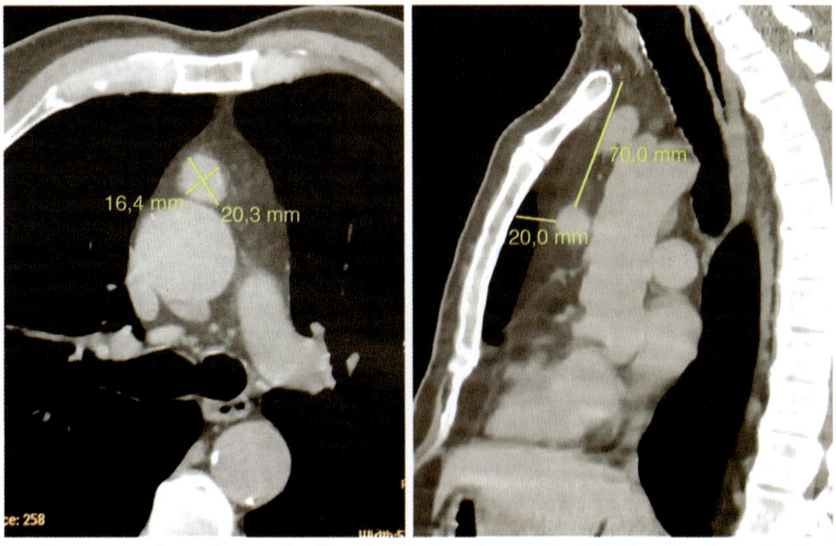

Figura 256.4 Tomografia computadorizada com detalhes anatômicos da paratireoide identificada na cintilografia da Figura 256.3.

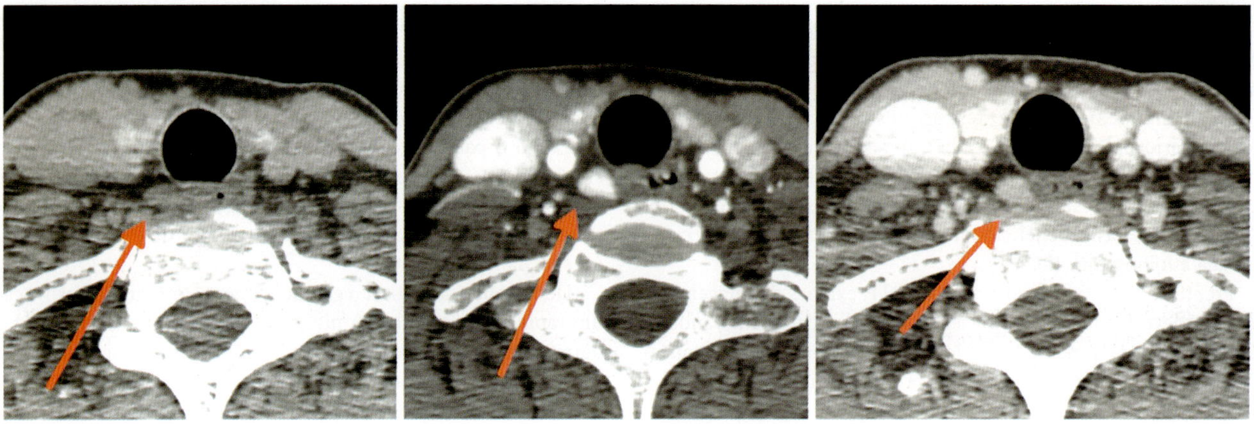

Figura 256.5 Tomografia de paratireoides com protocolo 4D identificando paratireoide no sulco traqueoesofágico à direita.

EXPLORAÇÃO CERVICAL BILATERAL

Técnica inicial utilizada desde a primeira paratireoidectomia por Felix Mandl em 1925, consagrada na literatura pelo alto índice de sucesso e baixo índice de complicação.[11] Consiste na identificação de todas as quatro paratireoides para que, após avaliação de aspectos morfológicos das glândulas, o cirurgião possa deduzir se está frente a doença uniglandular ou DMG.

Indicada na presença de DMG ou na sua suspeita: HPTP em suas formas hereditárias (NEM1, NEM2A, NEM4, síndrome do hiperparatireoidismo primário e tumor de mandíbula, hiperparatireoidismo familiar isolado); HPTP induzido por lítio; casos com DMG esporádica. Também indicada nos pacientes com HPTP e exames de imagem localizatórios negativos.[16]

Desde a introdução da paratireoidectomia seletiva, as indicações de ECB têm reduzido progressivamente: estudo multicêntrico europeu recente mostrou que ECB foi recomendada como primeira opção cirúrgica em 25% dos pacientes.[19]

Alguns centros, porém, ainda utilizam ECB porque a técnica pode ser realizada sem a necessidade de exames de imagem localizatórios e sem uso do PTHIO. Como a ECB é usualmente indicada para casos mais complexos com suspeita de DMG, a técnica está associada a maior tempo cirúrgico, maior número de DMG, adenoma de menor tamanho, maior número de complicações, mais reinternações ou busca pelo pronto-socorro e maior número de falha cirúrgica quando comparada com a paratireoidectomia seletiva.

No cenário da DMG, a ECB possibilita ao cirurgião que realize os procedimentos descritos a seguir.

Paratireoidectomia subtotal

Consiste na retirada de três paratireoides e, se necessário, parte da quarta glândula, deixando-se uma paratireoide intacta no pescoço ou um remanescente de tecido glandular com aproximadamente 40 a 50 mg (equivalente a uma paratireoide normal ou pouco aumentada). É a técnica de escolha para doentes com HPTP hereditário ou induzido por lítio (Figura 256.6).

A timectomia transcervical é indicada para retirada de possíveis resíduos glandulares intratímicos, e teoricamente reduzir o risco de tumor neuroendócrino tímico especialmente em homens com NEM1.[16]

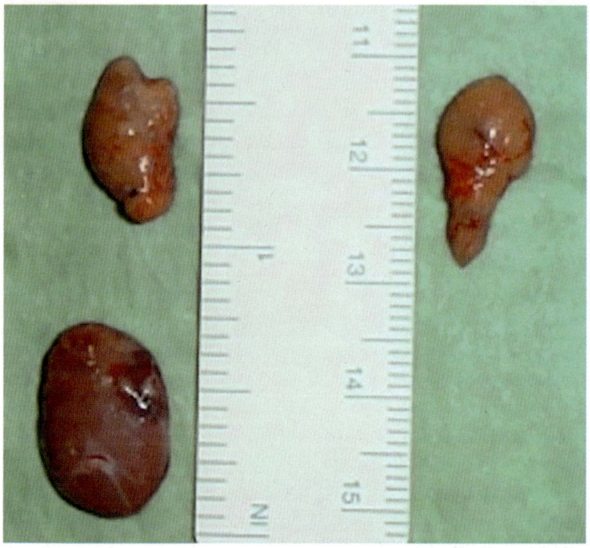

Figura 256.6 Produto de paratireoidectomia subtotal em paciente com hiperparatireoidismo primário induzido por lítio (DMG): retiradas as paratireoides do lado direito e a paratireoide superior esquerda, mantendo-se no paciente a paratireoide inferior esquerda.

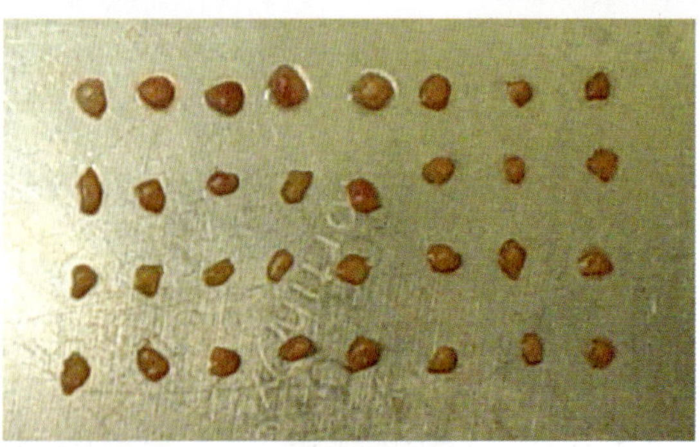

Figura 256.7 Fragmentos de tecido glandular de aproximadamente 3 mm^3 preparados para o autotransplante em leito muscular.

Paratireoidectomia total com autotransplante imediato de tecido glandular

Consiste na retirada de todas as quatro paratireoides e autotransplante de fragmentos de tecido glandular de aproximadamente 3 mm^3 em leito muscular (Figura 256.7 e 256.8).[16,20,21] O leito muscular contendo os fragmentos é suturado com fio não absorvível (usualmente *nylon*), o que poderá auxiliar na identificação do leito em uma eventual recidiva do HPT decorrente do autransplante. Técnica atualmente menos empregada devido ao índice de hipoparatireoidismo definitivo. Usualmente indicada nas reoperações.

Paratireoidectomia seletiva

Também chamada de paratireoidectomia focal, ou mesmo paratireoidectomia minimamente invasiva. O termo paratireoidectomia seletiva é preferido, pois enfatiza a retirada de apenas uma glândula

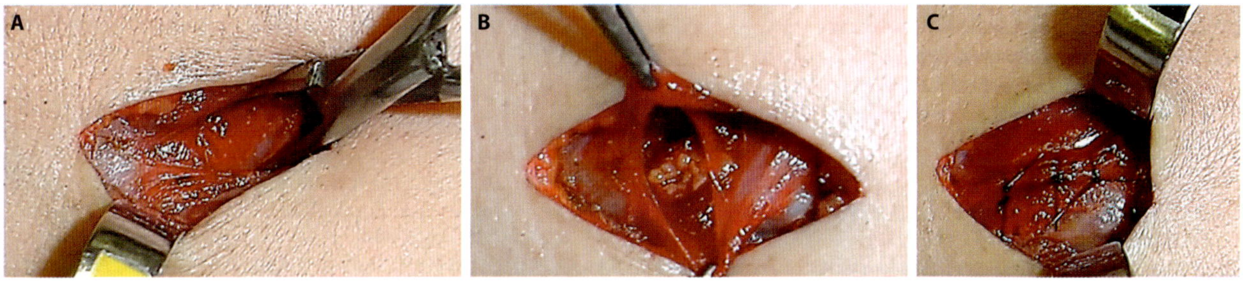

Figura 256.8 Autotransplante de paratireoide: abertura do leito muscular junto à inserção do músculo peitoral maior ao osso esterno, na altura do segundo espaço intercostal (**A**); fragmentos de tecido glandular já inseridos em loja única no leito muscular (**B**); fechamento do leito muscular com fio de *nylon* para possível identificação futura (**C**).

e implica na adequada seleção do paciente que pode ser submetido a essa técnica.[16] Tem como objetivo limitar a dissecção e retirada apenas do adenoma de paratireoide, evitando a manipulação de outras áreas. Baseia-se no resultado positivo do exame de imagem localizatório (que orienta o cirurgião por onde iniciar a cirurgia) e no adequado decaimento da dosagem rápida do PTHIO (que sinaliza o final do procedimento).

A dosagem rápida do PTHIO pode ser dispensada, segundo alguns autores, quando dois (ou mais) exames de imagem localizatórios forem positivos e concordantes, sugerindo fortemente uma doença uniglandular. Neste cenário, o PTHIO não seria custo-efetivo. Porém, esse tema é ainda controverso e debatido.[22]

Como vantagens, a paratireoidectomia seletiva oferece menor tempo cirúrgico, rápida recuperação pós-operatória, menor tamanho de incisão, menor ocorrência de complicações pós-operatórias (1% a 3%), mantendo alto índice de sucesso cirúrgico (95% a 98%). Atualmente, 60 a 70% dos pacientes são considerados candidatos para paratireoidectomia seletiva.[15]

É necessário esclarecer que a paratireoidectomia seletiva e a ECB não são técnicas a serem comparadas, mas que ambas são altamente eficientes e complementares. A diferença se deve aos critérios distintos de seleção dos pacientes, lembrando que os casos mais complexos e duvidosos normalmente são abordados por ECB. Assim, os cirurgiões que se dedicam à cirurgia das paratireoides devem estar preparados para realizar ambas, pois a conversão de uma paratireoidectomia seletiva para uma ECB é sempre uma possibilidade. Falha do decaimento do PTH intraoperatório, erro ou discordâncias nos exames de imagem localizatórios em identificar o adenoma e reoperações são as principais causas de conversão de cirurgia, que chega a ocorrer em até 15% dos pacientes que iniciam uma cirurgia seletiva.[11,15,16]

EXPLORAÇÃO CERVICAL UNILATERAL

A partir de exame de imagem localizatório positivo para apenas uma glândula, a ECU propõe que se identifiquem as duas paratireoides daquele lado do pescoço, uma normal e outra doente, sem a necessidade do uso do PTHIO e sem exploração do lado contralateral. A premissa é de que a presença de uma glândula normal reduz a possibilidade de DMG, permitindo ao cirurgião encerrar o procedimento.

A técnica tem indicação restrita e especializada, como nos pacientes jovens com NEM1, nos quais há previsão de múltiplas abordagens cirúrgicas e evitar o hipoparatireoidismo definitivo é uma prioridade.[23] Neste cenário (pacientes jovens com NEM1), frente a exame localizatório positivo para uma única glândula, o cirurgião pode lançar mão do chamado "clareamento unilateral". Ou seja, ao explorar o lado sugerido pelo exame de imagem, identificando a glândula alterada e outra glândula normal, pode retirar as duas glândulas daquele lado ("clareando" aquele lado), trazendo resolução do HPTP naquele momento e permitindo que, em uma futura recidiva, aquele lado não necessite ser abordado novamente, evitando complicações. Porém, mesmo neste cenário sua indicação é controversa, pois apresenta índices de persistência/recorrência maiores que a paratireoidectomia subtotal. Assim, é técnica realizada em poucos pacientes e tem sua indicação ainda em debate.[16,24]

PARATIREOIDECTOMIA ESTENDIDA

O carcinoma de paratireoide é causa muito rara (< 1%) de HPTP, acometendo igualmente homens e mulheres sobretudo ao redor dos 50 anos. A melhor chance de cura ocorre quando o cirurgião, baseado nas informações clínicas e laboratoriais pré-operatórias e nos achados intraoperatórios, realiza a ressecção da glândula doente e das estruturas aderentes à ela (seja a tireoide, tecido muscular, linfonodos, esôfago ou mesmo nervo laríngeo recorrente) para obter margens negativas. A terminologia paratireoidectomia estendida pode ser utilizada neste cenário (Figura 256.9).[16]

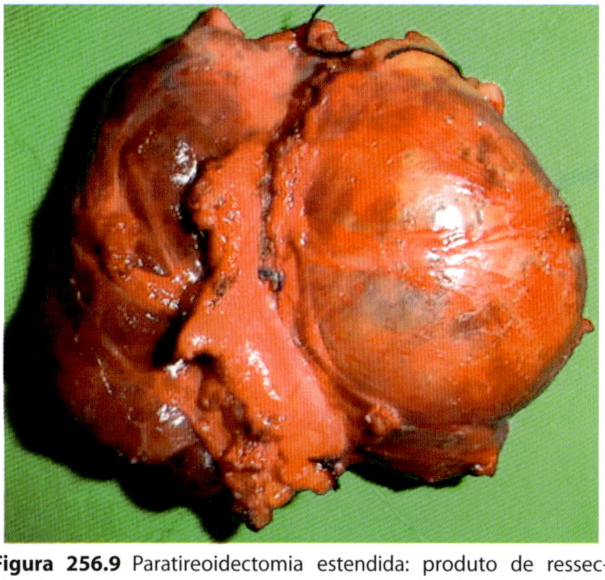

Figura 256.9 Paratireoidectomia estendida: produto de ressecção de paratireoide superior esquerda junto do lobo esquerdo da tireoide e de fragmento de tecido frouxo em paciente com hipótese de carcinoma de paratireoide.

REFERÊNCIAS BIBLIOGRÁFICAS

1. Minisola S, Arnold A, Belaya Z, Brandi ML, Clarke B, Hannan FM et al. Epidemiology, pathophysiology and genetics of primary hyperparathyroidism. J Bone Miner Res [Internet]. 2022 Oct 17 [Acesso em: 2024 Jul];37(11):2315-29.
2. Yeh MW, Ituarte PH, Zhou HC, Nishimoto S, Liu IL, Harari A et al. Incidence and prevalence of primary hyperparathyroidism in a racially mixed population. J Clin Endocrinol Metab [Internet]. 2013 [Acesso em: 2024 Jul];98(3):1122-9.
3. Eufrazino C, Veras A, Bandeira F. Epidemiology of primary hyperparathyroidism and its non-classical manifestations in the city of Recife, Brazil. Clin Med Insights Endocrinol Diabetes [Internet]. 2013 [Acesso em: 2024 Jul];6:69-74.
4. Ohe MN, Santos RO, Barros ER, Lage A, Kunii IS, Abrahão M et al. Changes in clinical and laboratory findings at the time of diagnosis of primary hyperparathyroidism in a University Hospital in São Paulo from 1985 to 2002. Braz J Med Biol Res [Internet]. 2005 [Acesso em: 2024 Jul];38(9):1383-7.
5. El-Hajj Fuleihan G, Chakhtoura M, Cipriani C, Eastell R, Karonova T, Liu J et al. Classical and non-classical manifestations of primary hyperparathyroidism. J Bone Miner Res [Internet]. 2022 Oct 17 [Acesso em: 2024 Jul];37(11):2330-50.
6. Churchill ED, Cope O. The surgical treatment of hyperparathyroidism: Based on 30 cases confirmed by operation. Ann Surg [Internet]. 1936 Jul [Acesso em: 2024 Jul];104(1):9-35.
7. Shaker JL, Wermers RA. The eucalcemic patient with elevated parathyroid hormone levels. J Endocr Soc [Internet]. 2023 [Acesso em: 2024 Jul]; 7(4):bvad013.
8. Lourenço DM Jr, Toledo RA, Coutinho FL, Margarido LC, Siqueira SA, dos Santos MA et al. The impact of clinical and genetic screenings on the management of the multiple endocrine neoplasia type 1. Clinics (Sao Paulo) [Internet]. 2007 [Acesso em: 2024 Jul];62(4):465-76.
9. Magnabosco FF, Brescia MD, Nascimento CP Junior, Massoni LM Neto, Arap SS, de Castro Junior G et al. Time to recurrence as a prognostic factor in parathyroid carcinoma. J Endocr Soc [Internet]. 2023 [Acesso em: 2024 Jul];7(7):bvad067.
10. Bilezikian JP, Silverberg SJ, Bandeira F, Cetani F, Chandran M, Cusano NE et al. Management of primary hyperparathyroidism. J Bone Miner Res [Internet]. 2022 [Acesso em: 2024 Jul];37(11):2391-2403.
11. Wilhelm SM, Wang TS, Ruan DT, Lee JA, Asa SL, Duh QY et al. The American association of endocrine surgeons guidelines for definitive management of primary hyperparathyroidism. JAMA Surg [Internet]. 2016 [Acesso em: 2024 Jul];151(10):959-68.
12. Maeda SS, Moreira CA, Borba VZ, Bandeira F, Farias ML, Borges JL et al. Diagnosis and treatment of hypoparathyroidism: A position statement from the Brazilian Society of Endocrinology and Metabolism. Arch Endocrinol Metab [Internet]. 2018 Feb [Acesso em: 2024 Jul];62(1):106-24.
13. Tibblin S, Bondeson AG, Ljungberg O. Unilateral parathyroidectomy in hyperparathyroidism due to single adenoma. Ann Surg [Internet]. 1982 [Acesso em: 2024 Jul];195(3):245-52.
14. Irvin GL 3rd, Dembrow VD, Prudhomme DL. Operative monitoring of parathyroid gland hyperfunction. Am J Surg [Internet]. 1991 [Acesso em: 2024 Jul];162(4):299-302.
15. Neves MC, Santos RO, Ohe MN. Surgery for primary hyperparathyroidism. Arch Endocrinol Metab [Internet]. 2022 [Acesso em: 2024 Jul];66(5):678-88.
16. Perrier N, Lang BH, Farias LC, Poch LL, Sywak M, Almquist M et al. Surgical aspects of primary hyperparathyroidism. J Bone Miner Res [Internet]. 2022 Nov [Acesso em: 2024 Jul];37(11):2373-90.
17. Ohe MN, Santos RO, Kunii IS, Carvalho AB, Abrahão M, Cervantes O et al. Usefulness of a rapid immunometric assay for intraoperative parathyroid hormone measurements. Braz J Med Biol Res [Internet]. 2003 [Acesso em: 2024 Jul];36(6):715-21.
18. Neves MC, Ohe MN, Rosano M, Abrahão M, Cervantes O, Lazaretti-Castro M et al. A 10-year experience in intraoperative parathyroid hormone measurements for primary hyperparathyroidism: A prospective study of 91 previous unexplored patients. J Osteoporos [Internet]. 2012 [Acesso em: 2024 Jul];2012:914214.
19. Bergenfelz A, van Slycke S, Makay Ö, Brunaud L. European multicentre study on outcome of surgery for sporadic primary hyperparathyroidism. Br J Surg [Internet]. 2021 [Acesso em: 2024 Jul];108(6):675-83.
20. Caliseo CT, Santos SR, Nascimento CP Jr, Arap SS, Brandão LG, Montenegro FL. Resultados funcionais do auto-implante de paratireóides em loja única no tratamento do hiperparatireoidismo secundário. Rev Col Bras Cir [Internet]. 2011 Apr [Acesso em: 2024 Jul];38(2):85-9.
21. Santos RO, Ohe MN, Carvalho AB, Neves MC, Kunii I, Lazaretti-Castro M et al. Total parathyroidectomy with presternal intramuscular autotransplantation in renal patients: A prospective study of 66 patients. J Osteoporos [Internet]. 2012 [Acesso em: 2024 Jul];2012:631243.
22. James TW, Stechman MJ, Scott-Coombes DM. The CaPTHUS scoring model revisited: Applicability from a UK cohort with primary hyperparathyroidism. World J Endocr Surg [Internet]. 2017 [Acesso em: 2024 Jul];9(1):7-12.
23. Montenegro FL, Brescia MD, Lourenço DM Jr, Arap SS, d'Alessandro AF, de Britto E Silva G Filho et al. Could the less-than subtotal parathyroidectomy be an option for treating young patients with multiple endocrine neoplasia type 1-related hyperparathyroidism? Front Endocrinol (Lausanne) [Internet]. 2019 Mar 7 [Acesso em: 2024 Jul];10:123.
24. Norman J, Lopez J, Politz D. Abandoning unilateral parathyroidectomy: Why we reversed our position after 15,000 parathyroid operations. J Am Coll Surg [Internet]. 2012 [Acesso em: 2024 Jul];214(3):260-9.

CAPÍTULO 257

Diagnóstico e Tratamento do Hiperparatireoidismo Renal

Alfio José Tincani • Marcello Rosano • Murilo Catafesta das Neves

INTRODUÇÃO

A doença renal crônica (DRC) representa um conjunto heterogêneo de desordens que resultam em alterações estruturais e funcionais no parênquima renal levando à perda progressiva de sua função. É um problema de saúde global e estima-se que acometa entre 5 e 10% da população mundial.[1] Oficialmente, se estabelece quando a taxa de filtração glomerular atinge valores inferiores a 60 mℓ/min/1,73m², com ou sem lesão renal por um período superior a 3 meses.

A DRC frequentemente apresenta uma progressão insidiosa e silente. Não é incomum tornar-se clinicamente evidente apenas quando a taxa de filtração glomerular atinge valores inferiores a 20 mℓ/min/1,73 m², momento que se impõe alguma terapia de substituição renal (diálise ou transplante renal).

O hiperparatireoidismo relacionado com doença renal crônica (HPT renal) é uma complicação muito frequente, iniciando-se logo nos momentos iniciais da DRC.[2] A fisiopatologia que determina a progressão do HPT renal é altamente complexa e foge ao escopo deste capítulo, envolvendo uma série de interações metabólicas entre rins, ossos e intestino.

De uma forma resumida, na DRC há uma tendência à queda dos níveis séricos de cálcio (Ca) e ao acúmulo de fósforo (P). Para corrigir esses distúrbios eletrolíticos, ocorre uma série de alterações da produção, síntese e secreção de diferentes hormônios e enzimas, em especial o paratormônio (PTH), sintetizado pelas glândulas paratireoides; a vitamina D e klotho, sintetizadas pelo parênquima renal; e o fator de crescimento de fibroblasto 23, sintetizado pelo tecido ósseo.

É importante frisar que as células das paratireoides expressam em sua superfície receptores de membrana que são sensíveis ao Ca e à vitamina D, e é exatamente a queda dos seus níveis séricos que ativa toda uma cascata de sinalização intracelular, que resulta no aumento da síntese e da secreção do PTH.

A hipocalcemia e a hipovitaminose D, que persistem de forma crônica durante a evolução da DRC, são os principais estímulos para a hiperplasia do parênquima das glândulas paratireoides, que aumentam de tamanho a fim de suprir as crescentes necessidades por valores cada vez maiores de PTH.

Apesar da literatura não ter evidenciado quais são os valores ideais de PTH para pacientes com DRC, estudos mostram que níveis entre 150 e 500 pg/mℓ seriam desejáveis para pacientes em hemodiálise.[3]

MANEJO CLÍNICO DO HIPERPARATIREOIDISMO RENAL

Idealmente, o tratamento clínico do HPT renal deve ser iniciado o mais precocemente possível no curso da DRC, e tradicionalmente envolve:[3]

- Controle da hiperfosfatemia
- Controle da hipocalcemia
- Controle do PTH
- Reposição de vitamina D.

O controle da hiperfosfatemia envolve uma dieta restrita de P, que está presente principalmente em produtos industrializados e proteínas. Pode-se usar ou não os quelantes de P, que podem ser à base de Ca (como o carbonato de cálcio) ou à base de cloridrato de sevelamer, devendo ser ingeridos juntos com as refeições.

A calcemia deve ser mantida dentro da faixa de normalidade. Para tanto, são utilizadas medicações como o carbonato de cálcio e/ou aumentar a quantidade de cálcio no banho da diálise.

O calcimimético é a medicação utilizada para controle dos níveis de PTH. Trata-se de um modulador do receptor sensor de cálcio tornando-o mais sensível ao Ca extracelular e, assim, reduzindo o processo de síntese de PTH e, possivelmente, o de hiperplasia tecidual.

A reposição com análogos de vitamina D é realizada com calcitriol e o colecalciferol como medicações orais ou o paricalcitol (primeira linha) como medicação endovenosa. Os níveis séricos de vitamina D são amplamente afetados com a perda das funções renais (local onde ocorre uma das etapas da sua ativação). Os baixos níveis de vitamina D comprometem a absorção de Ca no intestino e estimulam diretamente a hiperplasia das glândulas paratireoides.

DISTÚRBIO MINERAL ÓSSEO RELACIONADO COM DOENÇA RENAL CRÔNICA

Com a inevitável progressão da DRC e a intensificação dos distúrbios metabólicos ocorre, literalmente, uma extenuação dos mecanismos fisiológicos compensatórios. É nesse momento que surge o chamado distúrbio mineral ósseo (DMO) relacionado com DRC.

O DMO caracteriza-se por um descontrole eletrolítico dos níveis séricos de Ca e P associado a importantes alterações do metabolismo dos tecidos ósseos, que evoluem para um estado de alto remodelamento.[3] Também conhecida como osteodistrofia renal, essa fase da progressão da doença é caracterizada por:

- Anormalidades dos níveis séricos do PTH, Ca e P
- Anormalidades da mineralização óssea
- Calcificações extraesqueléticas.

Nesse momento da progressão do DMO, o estímulo contínuo à hiperplasia das glândulas paratireoides se torna tão intenso que ocorre uma progressão da hiperplasia difusa (inicial) para a hiperplasia nodular.

Esses nódulos concentram uma população monoclonal de células que expressam quantidades cada vez menores de receptores sensíveis ao Ca e de receptores de vitamina D. Sendo assim, conforme os nódulos aumentam e as glândulas paratireoides ficam maiores, elas tornam-se menos responsivas às medidas clínicas e às medicações (Figura 257.1).[3]

O paciente progride para uma condição em que apresenta valores persistentemente elevados de PTH, Ca e P (provenientes da destruição da matriz óssea). A doença de alto remodelamento ósseo é caracterizada por dor e deformidades ósseas (podendo chegar ao ponto de ser incapacitante) (Figura 257.2), fraturas patológicas (Figura 257.3) e tumores marrons (tumor de células gigantes) (Figura 257.4).

Além da doença óssea avançada, os pacientes sofrem com calcificações de partes moles e calcificações vasculares. A mais temida é a arteriopatia urêmica calcificante, caracterizada por necrose e ulceração da pele de caráter progressivo frequentemente associada a infecções secundárias (Figura 257.5).

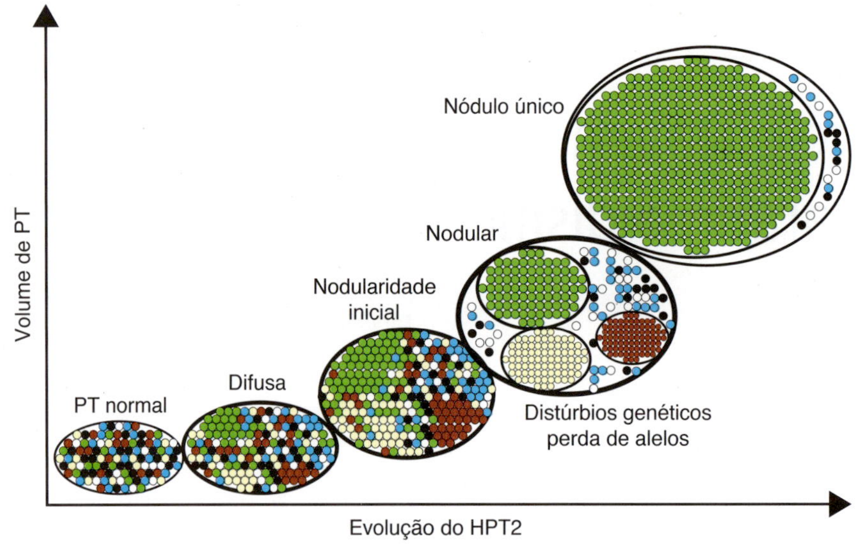

Figura 257.1 Esquema da progressão da hiperplasia das glândulas paratireoides durante a evolução da doença renal crônica. HPT2 = hiperparatireoidismo secundário; PT = glândula paratireoide.

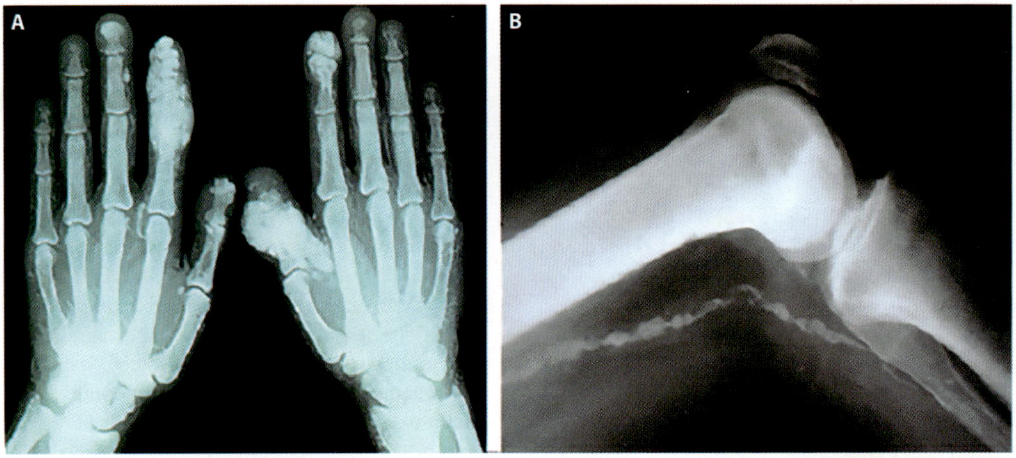

Figura 257.2 Radiografia planar de pacientes com osteodistrofia renal avançada. **A.** Observa-se a reabsorção óssea das falanges distais e a calcificação de partes moles; **B.** Observa-se a calcificação vascular da artéria poplítea.

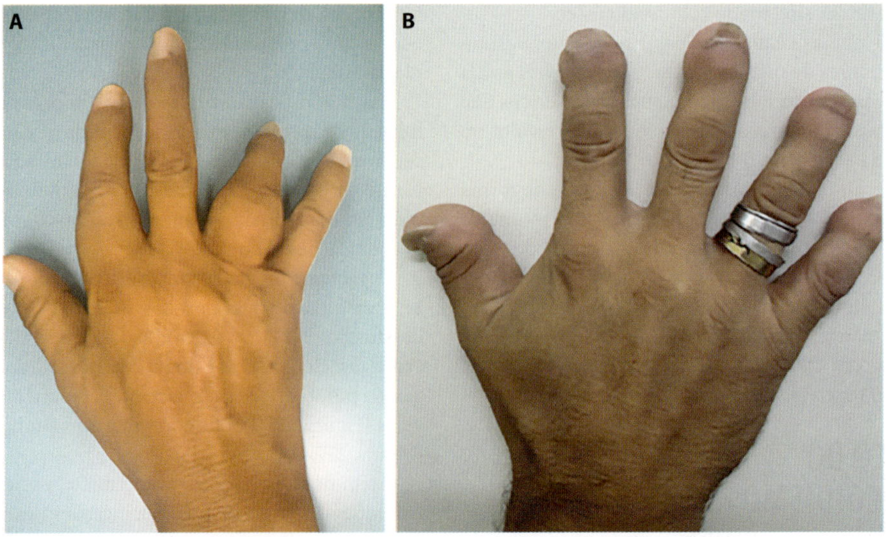

Figura 257.3 Mão de pacientes com osteodistrofia renal. **A.** Observa-se a formação de tumor marrom no quarto dedo; **B.** Observa-se a reabsorção das falanges distais e consequente baqueteamento digital.

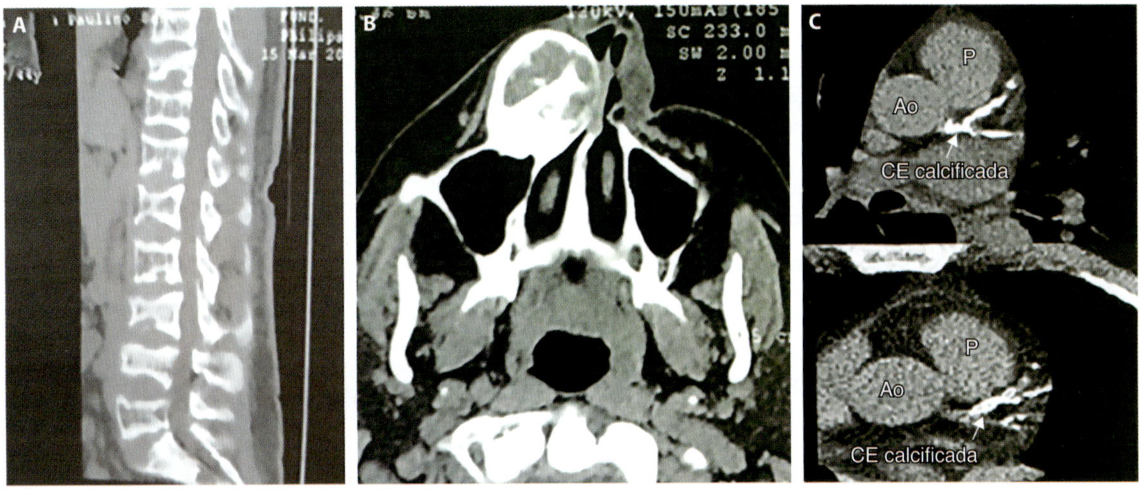

Figura 257.4 Tomografia computadorizada de pacientes com osteodistrofia renal. **A.** Tomografia de coluna lombar em que se observa rarefação da densidade óssea e deformidades das vértebras lombares; **B.** Tumor marrom na maxila direita; **C.** Nota-se calcificação vascular da artéria coronária do paciente. Ao = artéria aorta; CE = artéria coronária esquerda calcificada; P = artéria pulmonar.

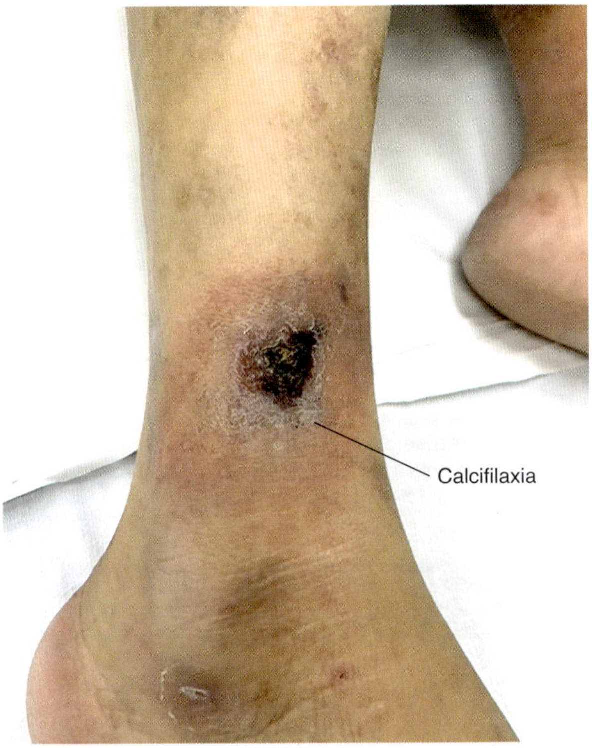

Figura 257.5 Arteriopatia urêmica calcificante, caracterizada por necrose e ulceração da pele.

O conjunto das alterações oriundas do DMO causa grande aumento da morbidade e perda importante da qualidade de vida. Além disso, é responsável por aumento significativo da mortalidade, principalmente por eventos cardiovasculares.[2,3]

MANEJO CIRÚRGICO DO HIPERPARATIREOIDISMO RENAL

Existem dois tipos de tratamentos cirúrgicos para tratamento do HPT renal: o transplante renal e a paratireoidectomia (PTX).

Transplante renal

O transplante renal é, na teoria, a opção mais completa de tratamento dos pacientes em DRC nos estágios finais da evolução. Além de corrigir completamente a insuficiência renal, tornando outras terapias de substituição renal desnecessárias, tem o potencial de reverter completamente as alterações metabólicas, clínicas e patológicas relacionadas com HPT renal.

Um transplante renal quando bem-sucedido tem a capacidade de resolver completamente o HPT renal em até 70% dos pacientes. O restante dos pacientes (cerca de 30%), apesar de não apresentar uma resolução completa do HPT renal, normalmente evolui com melhora clínica considerável.

Esse último grupo de pacientes, que apresenta um HPT persistente pós-transplante renal, deve ser avaliado com critérios específicos. Apesar do transplante renal corrigir a maioria dos distúrbios metabólicos relacionados com DRC, esses pacientes apresentam uma hipercalcemia persistente, que coloca o enxerto renal em risco de nefrocalcinose (e consequente perda de função do rim transplantado).

Infelizmente, o transplante renal não é uma opção para todos os pacientes nos estágios mais avançados da DRC. No Brasil, em 2023, segundo dados do DATASUS e censos de hemodiálise, havia cerca de 150 mil pacientes em hemodiálise para apenas 5 mil transplantes renais realizados.[4,5]

Paratireoidectomia

A PTX é a cirurgia focada para a correção da hipersecreção de PTH. Deve ser realizada apenas diante da falência do tratamento clínico, não sendo, portanto, uma opção de primeira linha.[3] É um procedimento seguro e com baixas taxas de complicação.[6] Está relacionada com importante melhora dos índices de qualidade de vida e com diminuição da mortalidade, principalmente por eventos cardiovasculares.[2,7]

Indicação da paratireoidectomia

A diretriz da Sociedade Brasileira de Nefrologia sugere a indicação de paratireoidectomia nos pacientes em hemodiálise que apresentem valores persistentemente elevados de PTH (superior a 800 pg/mℓ) associados a uma ou mais das seguintes características:[8]

- Hipercalcemia ou hiperfosfatemia refratárias a tratamento clínico
- Calcificações extraósseas (tecidos moles e/ou cardiovasculares) ou arteriopatia urêmica calcificante
- Doença óssea avançada, progressiva e debilitante que não responde a tratamento clínico
- Presença de glândulas paratireoides volumosas ao ultrassom (volume > 1 cm^3).

Em pacientes já submetidos a transplante renal indica-se:

- Hipercalcemia muito elevada (Ca total > 14 mg/dℓ ou Ca ionizado > 1,80 mmol/ℓ em qualquer momento após o transplante)
- Hipercalcemia persistente (qualquer valor) após 1 ano do transplante
- Perda da função do rim transplantado na presença de hipercalcemia, que não pode ser explicada ou justificada por outra causa.

Os exames localizatórios mais frequentemente utilizados no cenário do HPT renal são a ultrassonografia e a cintilografia com sestamibi (Figura 257.6).[6] Tomografia computadorizada, ressonância magnética e SPECT/CT são opções adicionais. Todos têm o objetivo de identificar a topografia das glândulas paratireoides doentes e evidenciar possíveis tecidos ectópicos. A ultrassonografia tem a vantagem adicional de avaliar a presença de doença nodular da tireoide (bastante frequente nessa população). No HPT renal, os métodos de imagem têm menor relevância quando comparados aos pacientes com HPT primário, uma vez que todas as glândulas devem ser identificadas durante a cirurgia e as ectopias são bastante incomuns.[9] Nesse sentido, a dificuldade ou impossibilidade de realização dos exames de imagem não deve ser motivo para postergar o tratamento cirúrgico.[6]

Planejamento cirúrgico e cuidados intraoperatórios

A PTX no HPT renal requer uma exploração bilateral do pescoço. Consequentemente, futuras cirurgias cervicais para uma nova exploração estão associadas a maiores riscos de complicações. Sendo assim, recomenda-se a avaliação concomitante da glândula tireoide antes da realização da PTX para, em caso de necessidade, fazer o tratamento de ambas. É de bom senso o paciente ter uma avaliação das pregas vocais no pré-operatório a partir da laringoscopia, como é feito nas cirurgias da tireoide.

Durante a cirurgia, o nervo laríngeo inferior deve ser identificado. O seu trajeto serve para guiar a exploração das glândulas paratireoides, que, muitas vezes, encontram-se anatomicamente relacionados. Não é raro o nervo estar aderido à intimidade da cápsula, principalmente nas glândulas paratireoides superiores, e é necessária extrema cautela no momento da ressecção dessa paratireoide (Figura 257.7).

As paratireoides devem ser delicadamente manipuladas a fim de se evitar ao máximo a rotura de sua cápsula e o extravasamento do parênquima. Esse evento pode levar à ocorrência da paratiromatose, condição representada por múltiplos implantes de paratireoides espalhados nos tecidos moles do pescoço, levando a uma recidiva de difícil manejo cirúrgico.

O maior desafio ao cirurgião que realiza uma PTX é identificar corretamente todas as glândulas paratireoides, o que pode ser uma tarefa desafiadora em alguns pacientes. A experiência do cirurgião é de extrema importância, e é determinante para o sucesso cirúrgico.

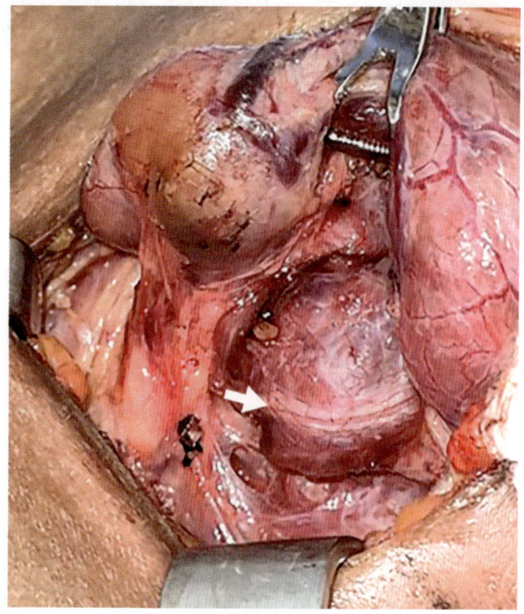

Figura 257.7 Intraoperatório de uma paratireoidectomia. Observa-se a dissecção do lado esquerdo do leito glandular. A glândula tireoide está tracionada para cima pela pinça. A glândula paratireoide superior esquerda apresenta-se em posição medial ao nervo laríngeo inferior (seta azul). Observa-se íntima relação entre o nervo e a glândula paratireoide neste paciente.

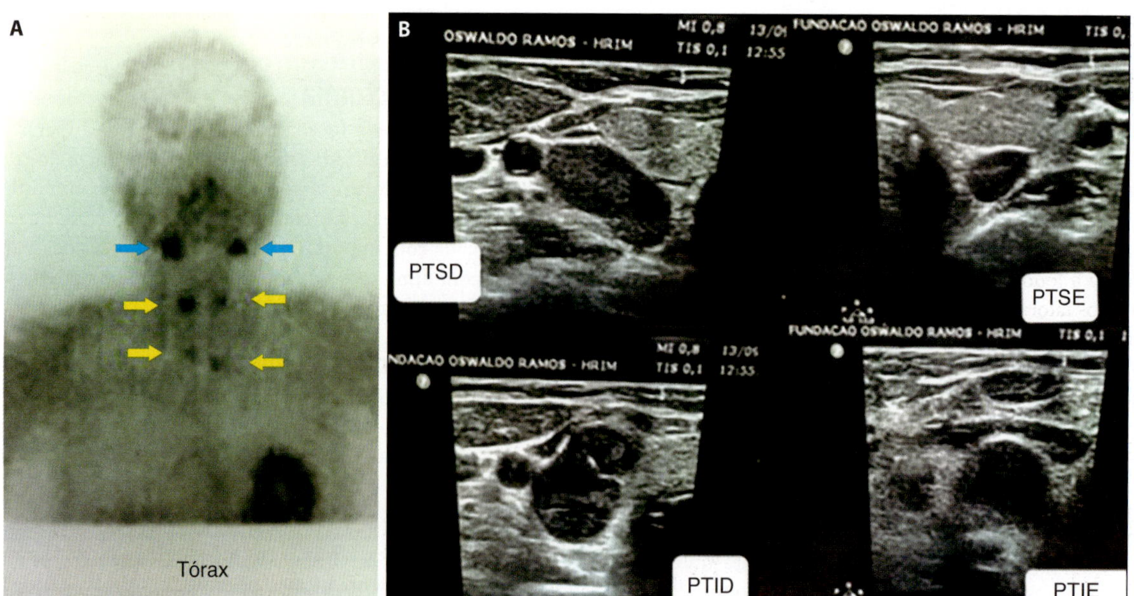

Figura 257.6 Exames localizatórios. **A.** Cintilografia de paratireoides, onde setas amarelas representam as quatro glândulas paratireoides e as setas azuis representam captação fisiológica em glândulas submandibulares; **B.** Sequências ultrassonográficas com a identificação das quatro glândulas em suas topografias habituais. PTID = paratireoide inferior direita; PTIE = paratireoide inferior esquerda; PTSD = paratireoide superior direita; PTSE = paratireoide superior esquerda.

No intuito de auxiliar nesse processo, técnicas adjuvantes foram sendo incorporadas ao ato cirúrgico, tanto para auxiliar na identificação como na confirmação.

Para auxílio na identificação das paratireoides, realiza-se uma cirurgia radioguiada ou associam-se câmeras especiais que identificam a fluorescência das paratireoides.

Um procedimento radioguiado com *probe* para detecção intraoperatória das paratireoides hipercaptantes de sestamibi é utilizada em alguns serviços. É mais complexo, tem uma curva de aprendizado mais longa e há a necessidade de serviço de medicina nuclear. A vantagem é preterir outras técnicas de confirmação e ter a capacidade de evidenciar ectopias glandulares.

A autofluorescência é um método mais recente, e ainda não totalmente estabelecido. Baseia-se na utilização de câmeras com capacidade de leitura de comprimentos de onda específicas produzidas pela glândula paratireoide. É complexo e requer uma curva de aprendizado grande. Apesar de promissor, estudos ainda são necessários para a correta adequação à PTX.

A mais simples e disponível das adjuvâncias é a confirmação das estruturas retiradas por meio de uma congelação. É um procedimento rápido e disponível na maioria dos hospitais. A maior vantagem é evitar erros de identificação, uma vez que a paratireoide pode ser inadvertidamente confundida na macroscopia com linfonodos ou nódulos tireoidianos.

A coleta do PTH intraoperatório é outra técnica utilizada. A maioria dos centros utiliza um decaimento maior de 70% como um bom preditor de sucesso cirúrgico.[10] No entanto, a utilização do PTH intraoperatório é muito menos importante nas cirurgias de HPT renal (porque todas as glândulas devem ser retiradas) do que nas cirurgias de HPT primário.[6] É simples, barato e eficiente. No entanto, a maior desvantagem é o tempo prolongado para retorno do resultado, o que muitas vezes inviabiliza sua utilização.[8]

A hemostasia sempre cuidadosa é imperativa para que não ocorra o desenvolvimento de hematoma no pós-operatório. Vale lembrar que boa parte dos pacientes renais apresenta comorbidades que comprometem o sistema de coagulação. Além disso, podem apresentar um regime de hipertensão venosa oriunda das fístulas arteriovenosas e das passagens de cateteres em veias centrais do pescoço.

Tipos de paratireoidectomia

Existem algumas técnicas cirúrgicas para o tratamento dos pacientes com HPT renal, cada qual com suas vantagens e desvantagens. Não há, dentre elas, uma que seja melhor e os diferentes grupos utilizam-nas com sucesso comparável.[11]

Isso se deve ao fato de o paciente com HPT renal ser muito complexo, sendo extremamente difícil um único tipo de cirurgia ser adequada a todos. A escolha da técnica deve levar em consideração diversos fatores demográficos, clínicos e cirúrgicos. Portanto, são opções complementares.

Há opções melhores para cada paciente, ajustadas a suas comorbidades clínicas, ao tipo e tempo de acesso à hemodiálise, à possibilidade ou não de realizar um transplante renal, ao acesso à medicação, à facilidade em ser operado, ao acesso a exames de imagem, a preferências da equipe cirúrgica etc.; tudo deve ser incorporado à escolha final.

Na literatura, as opções consistem entre uma PTX total ou subtotal.[8]

Paratireoidectomia subtotal

A técnica da PTX subtotal foi a primeira a ser desenvolvida ainda nas décadas de 1950 e 1960.[12] Consiste na retirada de boa parte do volume de tecido das glândulas paratireoides com a preservação em leito anatômico original de tecido paratireoideano equivalente ao volume de uma a duas glândulas paratireoides normais (lembrando que a paratireoide normalmente tem 6 × 4 × 2 mm).

De forma mais prática, consiste na retirada de três glândulas inteiras (as três maiores ou mais doentes) e na manutenção de parte de uma ou até de uma glândula inteira (a depender do seu tamanho) em sua posição original. Esse remanescente, chamado coto, deve ter um volume máximo equivalente a duas glândulas normais (Figura 257.8).

O coto será a única fonte produtora de PTH do paciente, e sua confecção exige a manutenção da integridade do pedículo vascular e na secção cuidadosa do parênquima da glândula, mitigando a possibilidade da ocorrência de paratiromatose (Figura 257.9).

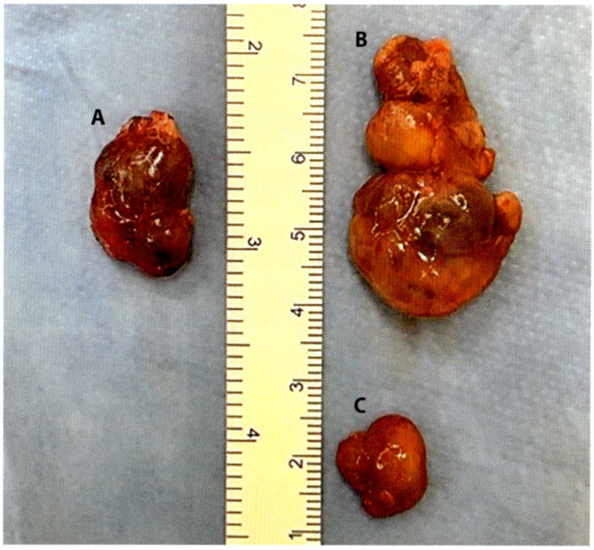

Figura 257.8 Três glândulas paratireoides retiradas de paciente submetido a paratireoidectomia subtotal. Observa-se a assimetria de tamanho entre as glândulas, sendo a paratireoide superior esquerda a maior e mais alterada delas. A = glândula paratireoide superior direita; B = glândula paratireoide superior esquerda; C = glândula paratireoide inferior esquerda.

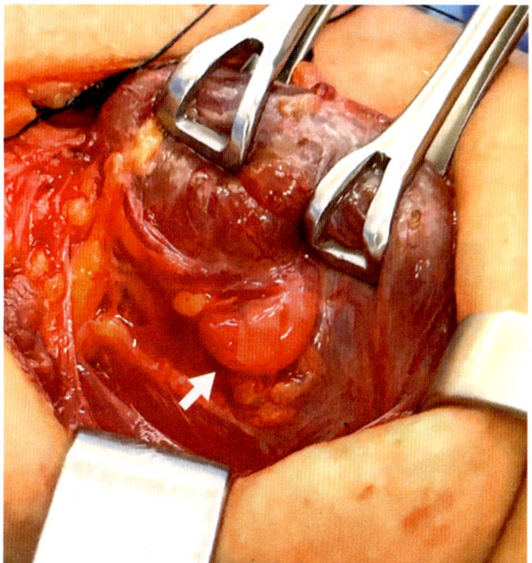

Figura 257.9 Aspecto final do coto do mesmo paciente submetido a paratireoidectomia subtotal com preservação da glândula paratireoide inferior direita inteira no seu leito cirúrgico (seta). A seta azul indica a localização da glândula paratireoide inferior direta.

Atualmente, alguns centros têm implementado o uso do verde indocianina como marcador de fluxo vascular na análise da qualidade final do coto. Ainda em fase de estudos, o verde indocianina é uma tecnologia adjuvante promissora por permitir avaliar a viabilidade vascular do coto ao final do procedimento (Figura 257.10).

Apesar da PTX subtotal demandar um cuidado importante com a confecção do coto, em geral é uma técnica mais simples e rápida quando comparada à confecção do autotransplante (como abordado a seguir).

Outra importante vantagem da PTX subtotal é que o coto apresenta função metabólica imediata, o que mitiga o hipoparatireoidismo pós-cirúrgico, reduzindo seus impactos clínicos e a quantidade de medicações necessárias.

A principal desvantagem da PTX subtotal é a possibilidade de persistência ou de recidiva do HPT renal no coto. Essa condição demanda uma reoperação cervical para retirada final do coto, procedimento com elevada morbidade associada, principalmente por riscos ao nervo laríngeo inferior.

Em linhas gerais, a PTX subtotal é uma boa técnica para o tratamento do HPT renal. A condição ideal para sua realização envolve pacientes com assimetria das glândulas paratireoides, tendo ao menos uma das glândulas com tamanho e aspecto macroscópicos mais preservados. Outro fator a ser considerado é a topografia do futuro coto, ou seja, é melhor quanto mais distante do nervo laríngeo inferior, pois facilitaria em caso de recidiva.

O paciente com elevado risco cirúrgico, com extensa doença óssea e com glândulas paratireoides muito alteradas também pode ser submetido a uma PTX subtotal, mas talvez se beneficie mais de uma PTX total.

Paratireoidectomia total

A primeira publicação referente à PTX total data de 1967, concebida para a retirada de todas as quatro (ou mais) glândulas paratireoides. A PTX total tem o objetivo de sanar os problemas relacionados com a persistência e recidiva no coto que ocorriam nos pacientes submetidos à PTX subtotal.

A grande vantagem da PTX total é ser um procedimento altamente eficiente para resolver o HPT renal e apresenta baixíssimas (para não dizer nenhuma) chance de persistência ou recidiva do HPT. A maior desvantagem é justamente o hipoparatireoidismo, que se instala de forma definitiva nos pacientes.

Na década de 1970, principalmente a partir de 1975, várias publicações descreveram técnicas complementares à PTX total a fim de se evitar o hipoparatireoidismo definitivo, e são: o autotransplante heterotópico de tecido de paratireoide e a criopreservação.[13]

O autotransplante consiste na transferência de fragmentos de tecido de paratireoide que são recolocados em leito muscular e nutridos por embebição.[13] É um tempo moderadamente trabalhoso da cirurgia. Inicialmente, as glândulas retiradas devem ser seccionadas longitudinalmente, seguida de avaliação macroscópica (com ou sem lupas ou microscópios) do parênquima para seleção de áreas com hiperplasia difusa (e sem hiperplasia nodular).[14] Essas partes selecionadas devem ser fragmentadas em pequenos nichos de 1 a 3 mm^3 para, então, serem colocadas na área receptora (Figura 257.11).[15]

O principal objetivo do autotransplante é recolocar no paciente algum tecido de paratireoide que tenha capacidade de retomar a síntese e secreção de PTH e, assim, evitar o hipoparatireoidismo definitivo.

O leito do autotransplante deve ser um leito muscular (preferencialmente), mas diferentes locais já foram testados na literatura com efetividades equivalentes. Cada local escolhido terá diferentes vantagens e desvantagens, o principal é que seja uma área de fácil acesso cirúrgico e distante da região cervical. Isso é importante para evitar confusões diagnósticas em casos de recidiva (se a recidiva é oriunda do autotransplante ou de uma glândula supranumerária localizada no pescoço) e facilitar uma nova abordagem cirúrgica nos casos de recidiva do HPT na topografia do autotransplante.

O principal local utilizado para a realização do autotransplante é a região do antebraço não dominante, por possibilitar coletas seletivas de PTH de diferentes veias dos braços para auxiliar no diagnóstico topográfico da recidiva (entre pescoço ou autotransplante). Outro local utilizado é na musculatura presternal,[15] cuja vantagem é preservar os membros (para a realização de fistulas vasculares) e por ser mais facilmente acessível cirurgicamente que o antebraço nos casos de recidiva.

Apesar do desenvolvimento do autotransplante ter revolucionado o tratamento cirúrgico dos pacientes com HPT renal, ele não funciona imediatamente, e normalmente demora alguns meses para que os fragmentos estejam funcionantes de forma efetiva. Sendo assim, os pacientes submetidos a PTX total com autotransplante ainda passam, nos meses iniciais após a cirurgia, por um período de hipoparatireoidismo que demanda elevadas doses de reposição de cálcio.

Há também a possibilidade de o autotransplante não funcionar ou funcionar de forma insuficiente para a demanda do paciente. Por conta disso, foi concebida a criopreservação, método de congelamento rápido de paratireoide que mantém o tecido viável por meses a anos. A ideia seria que, caso o autotransplante não funcionasse, o paciente teria tecido guardado que poderia ser utilizado novamente. Na literatura, há poucos relatos de tecido criopreservado utilizado com sucesso meses ou anos após a PTX inicial.

Todas essas técnicas foram aprimoradas ao longo dos anos. A PTX total sem o autotransplante é uma técnica raramente utilizada nos dias atuais, sendo restrita a casos selecionados de pacientes com elevada morbidade e ausência total de perspectiva de transplante renal.

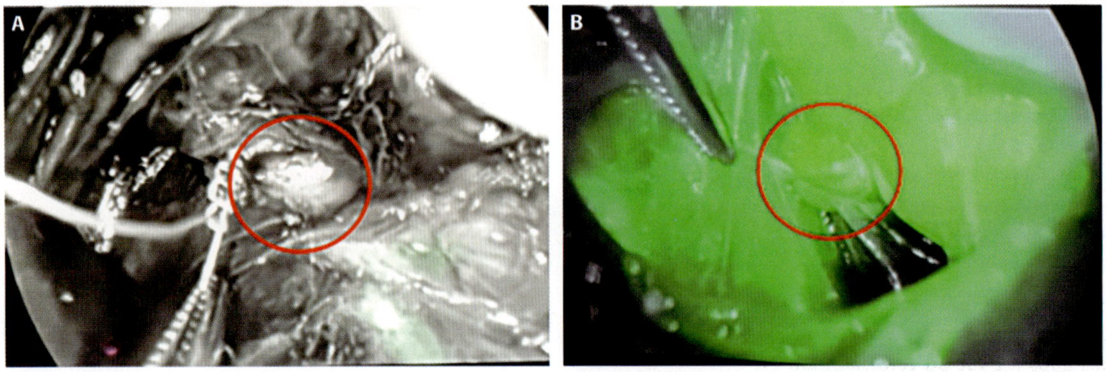

Figura 257.10 Sequência intraoperatória da utilização do verde indocianina em paratireoidectomia subtotal para avaliação da integridade vascular do coto. **A.** Aspecto final do coto de paratireoide marcada com fio de sutura; **B.** Após a aplicação da indocianina e a comprovação da integridade vascular do coto que se torna verde com a passagem do contraste. (Cortesia de: Dr. André Povoa Miranda.)

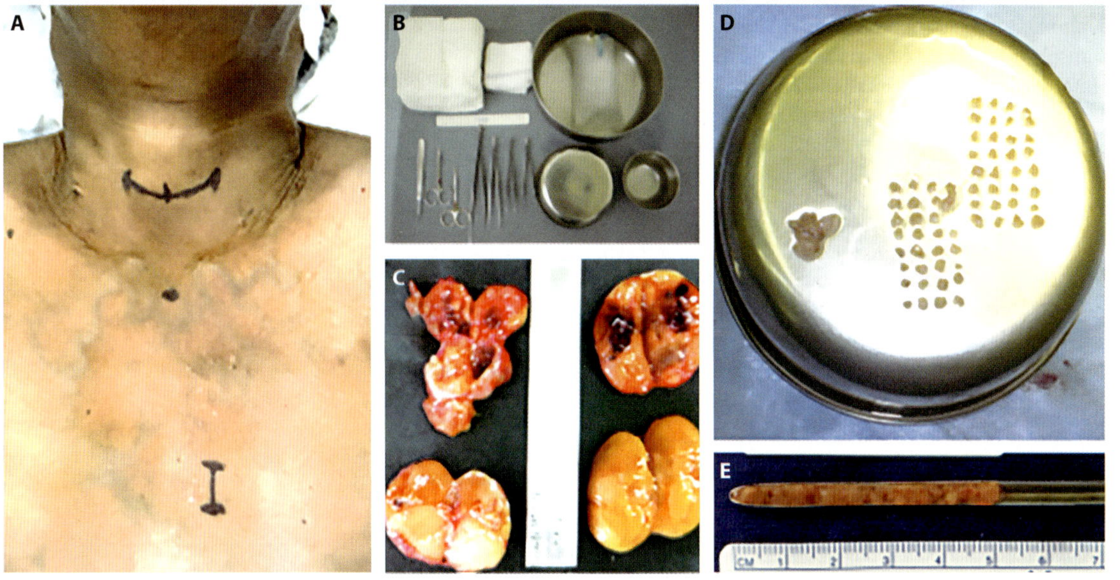

Figura 257.11 Etapas cirúrgicas da confecção do autotransplante. **A.** Paciente posicionado com as demarcações dos locais das incisões cervicais (paratireoidectomia) e torácicas (autotransplante); **B.** Esquema de preparo de materiais cirúrgicos destinados ao preparo do autotransplante; **C.** Quatro glândulas paratireoides retiradas e seccionadas para inspeção macroscópica; **D.** Parênquima já fracionado em nichos de 1 mm^3; **E.** Nichos fragmentados preparados em uma pinça de tentacânula prontos para o autotransplante.

A PTX total com autotransplante é uma das técnicas mais utilizadas (juntamente com a PTX subtotal). É ideal para os pacientes com todas as glândulas paratireoides muito doentes (hiperplasia nodular importante), com osteodistrofia renal avançada marcada por tumor marrom ou fratura e deformidades ósseas e em pacientes com possibilidade de serem submetidos a um transplante renal. A criopreservação deixou de ser realizada ao longo dos anos por não apresentar custo-benefício justificável.

CUIDADOS PÓS-OPERATÓRIO E FOME ÓSSEA

O paciente com HPT renal normalmente tem comorbidades graves e não é incomum necessitar de cuidados em UTI após cirurgia, principalmente naquele que realiza uma PTX total e faz hemodiálise.

Não é incomum o paciente necessitar de hemodiálise logo após o procedimento, em função das alterações metabólicas que ocorrem após uma PTX total. Além disso, com a correção do estado de HPT, tendem a apresentar uma hipocalcemia importante.[8]

Nesse sentido, é frequente a necessidade de reposição via acesso central de Ca em bomba de infusão contínua com uma solução concentrada de gluconato de Ca. Tão logo o paciente inicie dieta oral, a reposição de Ca por via oral também deve ser iniciada com carbonato de Ca.[8]

A hipocalcemia e a queda importante dos valores do PTH nos dias subsequentes a uma PTX total são ótimos indicadores iniciais de sucesso e, normalmente, estão relacionados com a resolução imediata do estado de HPT.

Nos pacientes submetidos a PTX subtotal, os distúrbios metabólicos tendem a ser menos intensos e, portanto, os cuidados pós-operatórios também tendem a ser mais simples.[8]

PERSISTÊNCIA E RECIDIVA

A persistência reflete uma falha cirúrgica por ressecção insuficiente de tecido, e as alterações metabólicas do HPT se mantêm inalteradas após a PTX ou retornam em até 6 meses após a cirurgia. Ocorre por glândulas supranumerárias e/ou ectópicas ou por uma má avaliação do tamanho final do coto (que ficou muito grande).

Independentemente do motivo, uma avaliação completa com exames de imagem é imperativa antes da nova abordagem cirúrgica. Apenas com a certeza da origem da fonte produtora de PTH é que uma nova abordagem cirúrgica deve ser realizada, e dessa vez sempre direcionada exclusivamente a esse local.

Vale ressaltar que menos de 2% de todos os pacientes submetidos a uma PTX requerem uma nova abordagem cirúrgica por falha da cirurgia inicial,[6,16] sendo, portanto, uma cirurgia com elevada eficiência em resolver o HPT renal.

Já a recorrência é representada por uma resolução inicial do HPT com retorno das alterações metabólicas após 6 meses da PTX. Ocorre com maior frequência em pacientes que se mantêm em hemodiálise, e é relativamente incomum em pacientes que realizaram um transplante renal.

A recorrência é um evento relativamente comum e até esperado em pacientes que mantêm os distúrbios metabólicos da DRC. Ocorre por hiperplasia de pequenas glândulas supranumerárias, do coto (no caso de PTX subtotal) ou do autotransplante (no caso de PTX total).

A recorrência está diretamente ligada ao tempo de vida pós-PTX. Em média de 8 a 10% dos pacientes recidivam, mas esse número pode chegar a 30% em pacientes com mais de 20 anos de realização da PTX.[16]

Para o tratamento da recorrência, o correto diagnóstico da topografia do local da recorrência deve ser estabelecido. Afinal, um paciente que fez uma PTX total com autotransplante pode ter glândula supranumerária localizada no pescoço, e por isso, estabelecer a correta topografia da causa da recorrência é imperativa para um correto tratamento.

Se a recidiva for no pescoço, quer pelo coto ou por outra glândula, a cirurgia cervical deve ser realizada, com todos os riscos da reoperação. Mas se a recidiva for no implante, a abordagem será mais simples, possibilitando inclusive ressecções parciais.

CONSIDERAÇÕES FINAIS

O tratamento do HPT renal deve ser iniciado com medidas clínicas tão logo o diagnóstico da DRC seja estabelecido. Apenas uma parte dos pacientes evolui a ponto de necessitar de diálise, e a partir desse momento o HPT renal irá progredir. Sempre que possível, um transplante renal deve ter realizado. A PTX é a opção cirúrgica diante da falha das medidas clínicas e da progressão do HPT renal. É um procedimento efetivo, seguro e que melhora muito a morbimortalidade e a qualidade de vida dos pacientes.

REFERÊNCIAS BIBLIOGRÁFICAS

1. Eknoyan G, Lameire N, Barsoum R, Eckardt KU, Levin A, Levin N et al. The burden of kidney disease: Improving global outcomes. Kidney Int [Internet]. 2004 [Acesso em: 2024 Jul];66(4):1310-4.
2. Goldenstein PT, Elias RM, Carmo LF do, Coelho FO, Magalhães LP, Antunes GL et al. Parathyroidectomy improves survival in patients with severe hyperparathyroidism: a comparative study. PLoS One [Internet]. 2013 Aug 5 [Acesso em: 2024 Jul];8(8):e68870.
3. Hernandes FR, Goldenstein P, Custódio MR. Treatment of hyperparathyroidism (SHPT). Braz J Nephrol [Internet]. 2021 Dec 3 [Acesso em: 2022 Nov 7];43(4 suppl 1):645-9.
4. Nerbass FB, Lima HN, Thomé FS, Vieira OM, Sesso R, Lugon JR. Brazilian dialysis survey 2021. J Bras Nefrol [Internet]. 2023 Apr-Jun [Acesso em: 2024 Jul];45(2):192-8.
5. Neumann J. Registro Brasileiro de Transplantes; 2019 [Acesso em: 4 de setembro de 2019]. p.24. Disponível em: https://site.abto.org.br/wp-content/uploads/2020/06/RBT-2019-1-trim-Pop.pdf
6. Neves MC das, Rocha LA da, Cervantes O, Santos RO. Initial surgical results of 500 parathyroidectomies for hyperparathyroidism related to chronic kidney disease - mineral and bone disorder. J Bras Nefrol [Internet]. 2018 [Acesso em: 2024 Jul];40(4):319-25.
7. Dream S, Kuo LE, Kuo JH, Sprague SM, Nwariaku FE, Wolf M et al. The American Association of Endocrine Surgeons guidelines for the definitive surgical management of secondary and tertiary renal hyperparathyroidism. Ann Surg [Internet]. 2022 Sep 1 [Acesso em: 2024 Jul];276(3):p e141-e176.
8. Rocha LA da, Neves MC das, Montenegro FL de M. Parathyroidectomy in chronic kidney disease. J Bras Nefrol [Internet]. 2021 Jan 1 [Acesso em: 2022 Dec 11];43(4 Suppl 1):669-73.
9. Andrade JC de, Mangussi-Gomes JP, Rocha LA da, Ohe MN, Rosano M, Neves MC das et al. Localization of ectopic and supernumerary parathyroid glands in patients with secondary and tertiary hyperparathyroidism: Surgical description and correlation with preoperative ultrasonography and Tc99m-Sestamibi scintigraphy. Braz J Otorhinolaryngol [Internet]. 2014 [Acesso em: 2024 Jul];80(1):29-34.
10. Ohe MN, Santos RO, Kunii IS, Carvalho AB, Abrahão M, Neves MC das et al. Intraoperative PTH cutoff definition to predict successful parathyroidectomy in secondary and tertiary hyperparathyroidism. Braz J Otorhinolaryngol [Internet]. 2013 Aug [Acesso em: 2024 Jul];79(4):494-9.
11. Albuquerque RC, Carbonara CM, Martin RT, Reis LM dos, Nascimento CP, Arap SS et al. Parathyroidectomy in patients with chronic kidney disease: Impacts of different techniques on the biochemical and clinical evolution of secondary hyperparathyroidism. Surgery [Internet]. 2017 [Acesso em: 2024 Jul];163(2):381-7.
12. Stanbury SW, Lumb GA, Nicholson WF. Elective subtotal parathyroidectomy for renal hyperparathyroidism. Lancet [Internet]. 1960 [Acesso em: 2024 Jul];1(7128):793-8.
13. Wells SA, Gunnells JC, Shelburne JD, Schneider AB, Sherwood LM. Transplantation of the parathyroid glands in man: Clinical indications and results. Surgery [Internet]. 1975 [Acesso em: 2024 Jul];78(1):34-44.
14. Ohe MN, Santos RO, Neves MC, Carvalho AB, Kunii IS, Cervantes O et al. Autotransplant tissue selection criteria with or without stereomicroscopy in parathyroidectomy for treatment of renal hyperparathyroidism. Braz J Otorhinolaryngol [Internet]. 2014 [Acesso em: 2024 Jul];80(4):318-24.
15. Santos RO, Ohe MN, Carvalho AB, Neves MC, Kunii I, Lazaretti-Castro M et al. Total parathyroidectomy with presternal intramuscular autotransplantation in renal patients: A prospective study of 66 patients. J Osteoporos [Internet]. 2012 [Acesso em: 2024 Jul];2012:631243.
16. Tominaga Y, Uchida K, Haba T, Katayama A, Sato T, Hibi Y et al. More than 1,000 cases of total parathyroidectomy with forearm autograft for renal hyperparathyroidism. Am J Kidney Dis [Internet]. 2001 [Acesso em: 2024 Jul];38(4, Supplement):S168-71.

CAPÍTULO 258

Infecções Profundas do Pescoço

Eduardo Vieira Couto • Amanda Jayne Guedes Risuenho

INTRODUÇÃO

As infecções cervicais profundas (ICPs) são condições ainda incidentes na nossa realidade, sendo suas principais etiologias as causas odontogênicas, principalmente em adultos, e infecções do trato aerodigestivo, em crianças. Por serem infecções de início e evolução rápida, podem culminar em quadros graves de septicemia, obstrução de vias aéreas e disseminação de coleção para o tórax, resultando em altas taxas de morbidade e mortalidade para os pacientes que necessitam de longos períodos de internação hospitalar, abordagens cirúrgicas e uso de próteses para suporte de ventilação e/ou alimentar.[1] Na era de evolução dos antibióticos, as ICPs vêm reduzindo em incidência e mortalidade, pois há maiores chances de controle das infecções, principalmente as causadas por bactérias resistentes. O conhecimento da anatomia cervical e suas fáscias, dos sinais e sintomas característicos, como dores na garganta ou nos dentes, febre, trismo, presença de eritema e edema nos locais acometidos, além do conhecimento de condições clínicas do paciente como o diabetes melito ou casos de imunossupressão, podem alertar e garantir à equipe médica um diagnóstico correto e consequente tratamento adequado.

ANATOMIA

O conhecimento da anatomia da cabeça e do pescoço é de grande importância para a suspeição de casos de abscesso nesta região, pois os sítios de origem são geralmente descobertos pela sintomatologia inicial do paciente, sendo que os sítios de disseminação ocorrem pelas principais vias entre os espaços e fáscias cervicais existentes.[2]

As fáscias cervicais são lâminas que circundam as estruturas do pescoço e podem ser divididas em superficial e profunda. Elas têm funções importantes, como permitir a passagem de estruturas neurovasculares a partir da cabeça para abaixo da clavícula, facilitar o deslizamento das estruturas cervicais, possibilitando movimentações amplas do pescoço, além de impedir a disseminação de infecções da cavidade oral e/ou nasal para outras regiões.[3]

A fáscia cervical superficial (FCS) envolve completamente a cabeça e o pescoço, incluindo os músculos da face e o platisma. É constituída por tecido celular subcutâneo, sendo separada da fáscia cervical profunda (FCP) por um espaço virtual que possibilita a visualização de um plano de clivagem no momento da dissecção cirúrgica.

A FCP se divide em mais três camadas: superficial, média e profunda. A primeira envolve as glândulas parótidas e submandibulares, que, na região lateral, delaminam-se para envolver os músculos esternocleidomastóideos e, posteriormente, os músculos trapézios. A fáscia cervical média (FCM), ou pré-traqueal, estende-se do osso hioide, onde se funde com a fáscia bucofaríngea, até o tórax, continuando-se com o pericárdio fibroso. Envolve as vísceras do pescoço, faringe, laringe, esôfago, traqueia, tireoide e glândulas paratireoides, além de projeções para envolver os tendões dos músculos digástricos e omo-hióideos. A camada profunda da FCP, ou pré-vertebral, é fixada ao crânio superiormente e se estende até o tórax, mais ou menos na vértebra T3, e envolve a coluna e os músculos associados a ela em toda a circunferência cervical, dividindo-se ainda em fáscia alar e fáscia pré-vertebral, ao passar pelo processo transverso da vértebra (Figura 258.1).[4]

Entre as fáscios existem espaços, a maioria virtual, onde as infecções podem se instalar formando áreas de inflamação ou até coleções de secreção purulenta. O completo domínio dessa anatomia dos espaços cervicais possibilita o adequado tratamento cirúrgico com abordagem de todas as coleções formadas. Os espaços podem ser subdivididos em: supra-hioide, infra-hioide e aqueles ao longo de todo o pescoço, e cada um desses ainda pode ser separado em outros menores e mais localizados (Figura 258.2).

O espaço submandibular (supra-hióideo) localiza-se no assoalho da boca com a mandíbula em sua face lateral, sendo, geralmente, o sítio de infecções provenientes dos dentes pré-molares e molares mandibulares, quando então a infecção perfura o músculo milo-hioide (Figura 258.3). Dependendo da localização das raízes, os processos odontológicos podem se restringir apenas à localização sublingual. Quando esses espaços são acometidos bilateralmente, além do submental, há uma celulite gangrenosa importante que gera uma elevação e deslocamento da língua. Essa é uma condição grave, que requer rápida abordagem, principalmente para garantia de uma via aérea definitiva, já que o paciente pode apresentar trismo importante, sialorreia, disfagia e até mesmo dispneia.

O espaço retrofaríngeo se estende da base do crânio até a primeira/segunda vértebra cervical, é posterior à faringe e ao esôfago,

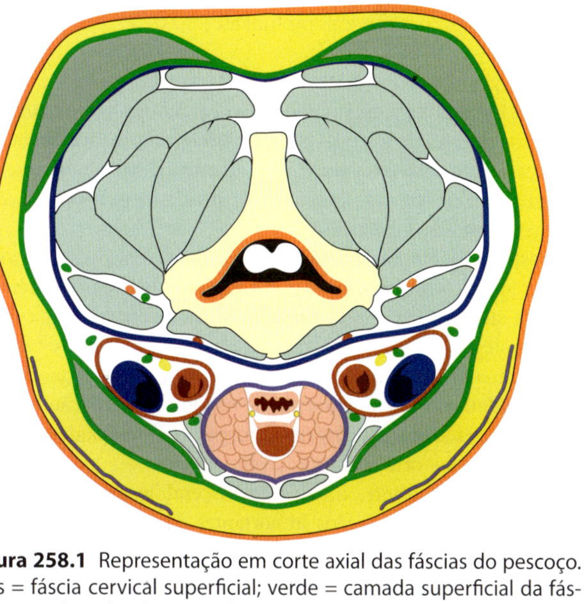

Figura 258.1 Representação em corte axial das fáscias do pescoço. Lilás = fáscia cervical superficial; verde = camada superficial da fáscia cervical profunda; vermelho = bainha carotídea; roxo = camada média da fáscia cervical profunda; azul = camada profunda da fáscia cervical profunda.

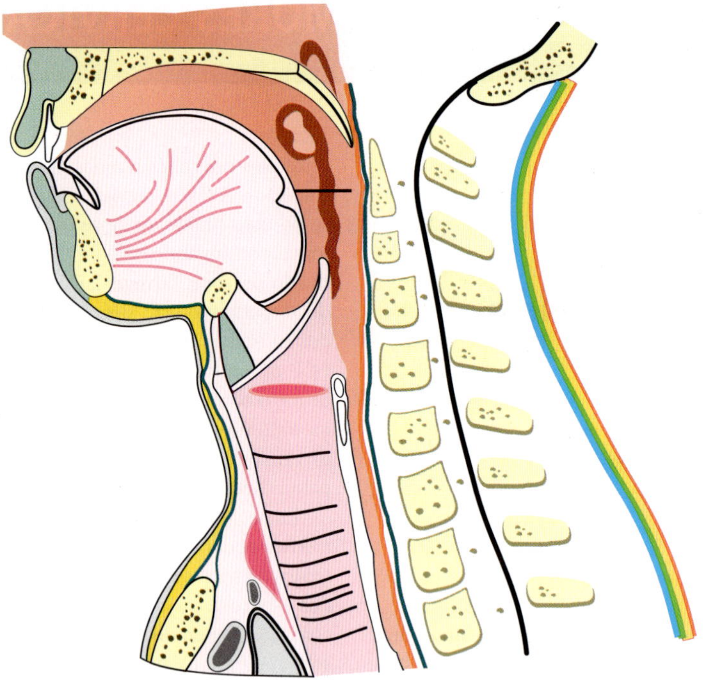

Figura 258.2 Representação em corte sagital das fáscias do pescoço. Lilás = fáscia cervical superficial; verde = camada superficial da fáscia cervical profunda; vermelho = bainha carotídea; roxo = camada média da fáscia cervical profunda; azul = camada profunda da fáscia cervical profunda.

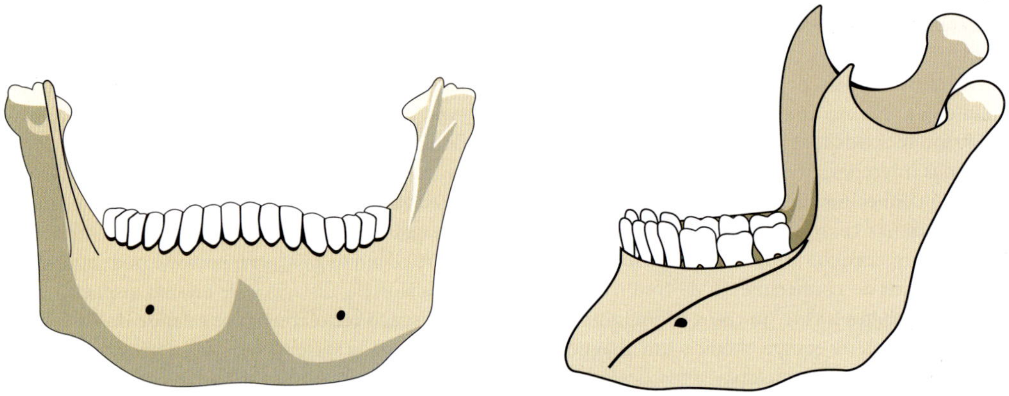

Figura 258.3 Linha milo-hioide que separa algumas raízes dentárias, origem das infecções, determinando diversas localidades de disseminação das infecções cervicais profundas.

contém linfonodos e tecido conjuntivo, e fica bastante acometido em casos de infecções de vias aéreas superiores, principalmente em crianças. Pode obstruir a via aérea e digestiva devido à compressão da luz, além do elevado potencial de disseminação torácica com acometimento do mediastino.

Posteriormente ao retrofaríngeo, existe o espaço perigoso ou *danger space*, que também se inicia na base do crânio, porém, se estende até o cóccix, e está em proximidade com a coluna vertebral, protegida apenas pela fáscia pré-vertebral. Nestes casos, o acometimento do mediastino torna o quadro com alta morbidade e mortalidade devido ao aumento de tempo de internação hospitalar, necessidade de abordagens cirúrgicas sequenciadas, uso de próteses para suporte alimentar e ventilatório.

O único espaço infra-hióideo é o visceral, localizado na região pré-traqueal, envolve órgãos importantes do pescoço e tem uma via de comunicação com o mediastino anterior, também causando graves infecções.

Por último, o espaço vascular é envolto pelas três lâminas da fáscia cervical profunda e guarda as artérias carótidas, nervos vagos e veias jugulares.

Em relação às causas dentárias da arcada superior, ou maxilar, existem os espaços na região da face que contêm músculos e glândulas responsáveis pelo processo de abertura bucal, mastigação e deglutição. O espaço mastigador contém o músculo masseter, ramos ascendentes da mandíbula, musculatura pterigóidea e porção inferior do músculo temporal. Geralmente, são acometidos por infecção odontogênica dos molares superiores. O espaço parafaríngeo, também conhecido como faríngeo lateral ou faringomaxilar, tem formato de cone invertido, estendendo-se da base do crânio até o osso hióideo. Medialmente, comunica-se com a fáscia pré-traqueal e, lateralmente, com a fáscia superficial na topografia da glândula parótida. Portanto, é possível haver infecções por contiguidade dessas regiões. O espaço parotídeo contém a glândula que dá origem ao seu nome, podendo ser acometido, em caso de parotidite, por processos infecciosos. Nos idosos, por exemplo, ocorrem os casos virais, ou as parotidites recorrentes juvenis.

ETIOLOGIAS

As ICPs são, em grande maioria, de origem polimicrobiana e representam o microbioma residente normal das superfícies mucosas de onde a infecção se originou. A maioria dos microbiotas dos tratos aerodigestórios superiores é semelhante, com presença de bactérias aeróbias e anaeróbias.[5] Muitos estudos já isolaram centenas de espécies diferentes através de métodos tradicionais. Há vários anos, métodos moleculares vêm sendo desenvolvidos para detectar um espectro ainda maior de germes que possam causar tais infecções.[6] Em pacientes com algum tipo de imunossupressão, agentes atípicos ou de maior virulência, como o *Actinomyces* ou *Klebsiella pneumoniae*, podem causar a doença, tornando o tratamento mais difícil.

Em adultos, a maioria das infecções de origem dentária é causada por estreptococos devido à sua abundância na boca, sendo as espécies *S. viridans* e *Streptococcus milleri* as principais.[7] No caso de origem nas cavidades nasossinusais ou faríngeas, o *Streptococcus pyogenes* e o *Staphylococcus aureus* ganham maior importância. Em infecções otogênicas, os bastonetes Gram-negativos, como a *Pseudomonas aeruginosa*, são mais amplamente isolados.

Na era dos antibióticos, as bactérias podem se tornar resistentes a algumas classes medicamentosas, como é o caso do *Staphylococcus aureus*, resistente à meticilina e bactérias produtoras de betalactamases. Nestes casos, as hemoculturas ou culturas da secreção, em que se foi possível isolar os germes e os respectivos antibiogramas, podem auxiliar na condução do melhor tratamento medicamentoso, evitando que antibióticos empíricos possam levar à resistência e não resolução do caso.

Outras espécies de bactérias que podem ser encontradas nos quadros: Bacteroides, Fusobacterium, Peptostreptococcus, Neisseria e Haemophilus, pois também estão presentes na mucosa oral.

Algumas infecções granulomatosas, como a tuberculose, doença da arranhadura do gato ou a actinomicose, podem se apresentar com uma adenopatia cervical com necrose caseosa, confundindo os cirurgiões e levando à abordagem cirúrgica de forma equivocada, já que, nesses casos, o tratamento é apenas medicamentoso.

AVALIAÇÃO CLÍNICA

Os sintomas das infecções cervicais profundas originam-se devido ao processo inflamatório/infeccioso causado pelo agente etiológico, podendo ficar localizados no sítio primário ou se disseminar por diversos espaços, levando a quadros mais sistêmicos e importantes. Dor, febre, disfagia, trismo, edema e hiperemias locais são comuns na maioria dos casos e podem evoluir com disfagia, estridor e dispneia em casos em que há obstrução das vias aerodigestivas altas, além de quadros sépticos, agravando a situação, tornando necessária a intervenção terapêutica e de suporte em caráter de urgência.[8]

Apesar de ser necessário o tratamento rápido, o foco primário da infecção, seja odontogênico, faríngeo, otológico ou sinusial, deve ser investigado, pois pode ser também abordado no mesmo momento, evitando, assim, que o processo se perpetue ou se repita.

A história do início dos sintomas e o histórico médico do paciente devem ser bem investigados. Manipulações dentárias recentes ou a falta delas, higiene oral, portadores de diabetes mal controlada, doenças do colágeno, portadores de HIV, uso recente de quimioterápicos ou esteroides são fatores que podem predispor a infecções mais graves e com mais rápida evolução ou também por patógenos atípicos.

O exame físico completo da região da cabeça e pescoço faz-se necessário na busca pelo foco inicial e também dos espaços comprometidos para melhor discussão da terapia adequada. A otoscopia pode revelar presença de secreção purulenta, hiperemia, abalamento da membrana timpânica, que podem denotar infecção otológica de algum dos compartimentos do ouvido. A oroscopia consegue visualizar amigdalites, efeito de massa no palato ou desvio de úvula e dentes em mau estado de conservação, que podem denotar sítios comuns das ICPs. A rinoscopia anterior pode ser pouco reveladora, pois seu campo de visão é pequeno, porém, se houver disponibilidade no serviço, deve-se realizar uma nasoendoscopia para melhor visualização da cavidade nasal e rinofaringe.

Deve-se sempre solicitar ao paciente que abra a boca para avaliação inicial do trismo, informação que alerta à equipe de que há acometimento do espaço mastigador e possivelmente de espaços adjacentes, o que traz mais atenção pela possível dificuldade em intubações orotraqueais na necessidade de uma via aérea rápida. A palpação cervical pode revelar áreas de flutuação, porém, esse sinal não é necessário, principalmente em pacientes com imunossupressão, nos quais podem existir infecções com poucos sinais clínicos (Figura 258.4).

Os exames sanguíneos básicos devem ser solicitados para avaliar a leucocitose presente e predominância de neutrófilos. A existência de neutrófilos jovens se apresenta como desvio para a esquerda. Uma leucocitose importante mostra uma grande resposta inflamatória, que está presente em uma infecção de caráter mais grave. A melhora dos índices leucocitários pode sugerir melhora do quadro evolutivo. Provas de inflamação, como proteína C reativa (PCR) e velocidade de hemossedimentação (VHS), não servem para diagnóstico; porém, sua curva em exames diários pode auxiliar na condução de melhor exame clínico laboratorial do paciente. Eletrólitos irão demonstrar se há desidratação do corpo. A função renal torna-se necessária em casos de uso de contraste para exames de imagem e, dependendo do estado geral e de comorbidades dos pacientes, cada caso deve ser avaliado individualmente para mais exames.

No menor índice de suspeita desses casos, exames de imagem tornam-se o padrão-ouro para o diagnóstico, abrangendo as áreas da face, pescoço e tórax, este último podendo revelar se existe ou não uma mediastinite.

A radiografia simples pode auxiliar em alguns casos por ser de baixa complexidade, simples, rápida e barata, disponível na maioria dos ambientes hospitalares. Pode identificar fontes dentárias de infecção, além de, em vista lateral, poder visualizar aumento do espaço retrofaríngeo, edema da epiglote (sinal do polegar) ou até cálculos salivares maiores.

A ultrassonografia localizada tem se mostrado cada vez mais útil, principalmente devido à disponibilidade de aparelhos portáteis e à

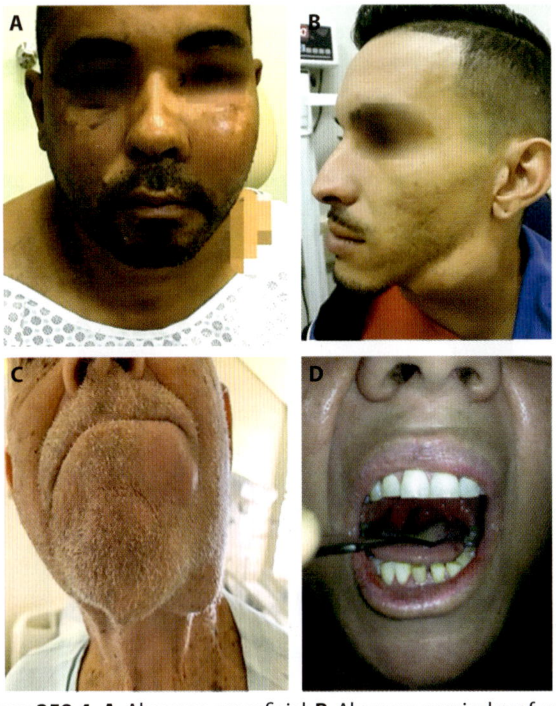

Figura 258.4 **A.** Abscesso superficial; **B.** Abscesso cervical profundo; **C.** Necrose tumoral; **D.** Abscesso periamigdaliano.

sua crescente utilização por médicos não radiologistas. Ela pode estar disponível nas salas de emergência e ambulatórios, auxiliando no diagnóstico e na terapia através da punção com agulha. O seu limite pode estar relacionado com a presença de intensa hiperemia da pele e do subcutâneo ou a espaços da face não laterais, como o parafaríngeo.[9]

A tomografia computadorizada (TC) com contraste é a principal escolha para os casos de ICP, pois permite avaliar o local e a extensão das infecções, além de realçar as áreas inflamadas e a delimitação entre o osso e os tecidos moles. Ela tem suas limitações em pacientes com alergia ao iodo ou com comprometimento renal, sendo então necessário realizar outros exames. Com a radiologia intervencionista há possibilidade de aspiração da secreção do abscesso com fins de cultura ou terapêuticos. Em muitos casos de câncer da região de cabeça e pescoço, há presença de linfonodomegalia cervical com centro necrosado que pode confundir o médico, por isso, a clínica do paciente torna-se soberana nos diagnósticos diferenciais (Figura 258.5).

A ressonância magnética (RNM) é mais útil em casos de acometimento intracraniano ou dos espaços vasculares. No entanto, torna-se limitante para pacientes com claustrofobia devido ao seu tempo de realização mais prolongado. A sua utilização deve ser ponderada também em pacientes com suspeita de acometimento de via aérea, pois há intolerância ao decúbito prolongado. Sempre que necessário, a RNM pode ser complementar à TC.

TRATAMENTO

A abordagem inicial de todo paciente, principalmente os mais graves, envolve a estabilização clínica, a manutenção de uma via aérea segura e adequada, bons calibres venosos, uma boa história clínica e exame físico, para então elaborar um diagnóstico. Nestes casos, a perda da via aérea é uma das principais causas de óbito, pois a infecção ocorre na região de passagem do ar. Portanto, é de grande importância considerar essa medida inicial nos pacientes com ICPs. Uso de analgésicos e anti-inflamatórios pode proporcionar maior conforto aos pacientes.

Antibioticoterapia

Uma terapia com antibióticos empíricos, seja por via oral ou intravenosa, deve ser prontamente iniciada em casos de celulites ou infecções profundas devido à rápida evolução desses quadros ou à busca de atenção hospitalar pelos pacientes em situações mais graves.

A avaliação clínica para decisão de internação é necessária em casos de infecções profundas, com coleções bem delimitadas ou celulites amplas. A antibioticoterapia deve ser realizada de forma intravenosa, o que possibilita o uso de antibióticos de largo espectro e, muitas vezes, combinados com diversas classes para abranger infecções causadas por aeróbios e anaeróbios, sejam Gram-positivos ou negativos.

Sempre que houver abordagem cirúrgica ou aspiração da coleção loculada, deve ser realizada cultura para os principais microrganismos e, preferencialmente, com teste de sensibilidade para orientar uma possível necessidade de troca do antibiótico, já que no início o tratamento é estritamente empírico.

As classes medicamentosas de escolha estão sempre associadas ao local de infecção primária. Portanto, para sítios odontogênicos ou de orofaríngeos, em caso de pacientes imunocompetentes com infecções comunitárias, a classe das penicilinas deve estar entre as primeiras escolhas, sendo acrescidas ou não de metronidazol ou clindamicina, com o objetivo de aumentar a cobertura de tratamento.

Em casos de infecção de origem sinusal, é adequado ampliar o espectro do antibiótico para cobertura de *Staphylococcus aureus*, inclusive os resistentes à meticilina (MRSA). Uma combinação plausível seria vancomicina, ceftriaxona e metronidazol. Já nos casos de origem otogênica, a cobertura para a *Pseudomonas aeruginosa* se torna necessária, sendo uma possibilidade o acréscimo de uma dessas medicações: cefepime ou piperacilina com tazobactam ou meropenem.[10]

Para paciente com algum tipo de imunocomprometimento, com infecções nosocomiais ou fatores de risco para MRSA, sugere-se iniciar terapia para os microrganismos mais agressivos e com regime de cobertura para MRSA e Pseudomonas, além de germes atípicos, dependendo do quadro clínico (Tabela 258.1).

A piora do quadro e a curva de leucócitos e de proteína C reativa podem indicar a necessidade de troca do antibiótico; nesses casos, o teste de sensibilidade é de grande utilidade para evitar gerar resistência bacteriana e, consequentemente, não resolução da infecção. No cenário de uso indiscriminado das medicações sem a devida orientação médica, a incidência de bactérias produtoras de betalactamase, entre outros mecanismos de resistência gerados pelos microrganismos, dificulta uma abordagem empírica eficaz.

Deve-se ter em mente que há inúmeros efeitos colaterais gerados pelas classes medicamentosas, que devem ser rigorosamente monitorados e minimizados sempre que possível.

O risco das ICPs ou celulites pode ser minimizado ao utilizar-se antibioticoprofilaxia em procedimentos dentários, incisões cervicais em cavidades estéreis ou não estéreis, com antibióticos da classe das penicilinas de primeira geração ou clindamicina. Em pacientes com histórico de sopro cardíaco, doença valvar reumática ou dispositivos protéticos no corpo, a profilaxia é sempre obrigatória.[11,12]

O tempo de duração do tratamento gira em torno de 2 a 3 semanas, claramente dependendo da evolução clínica e laboratorial

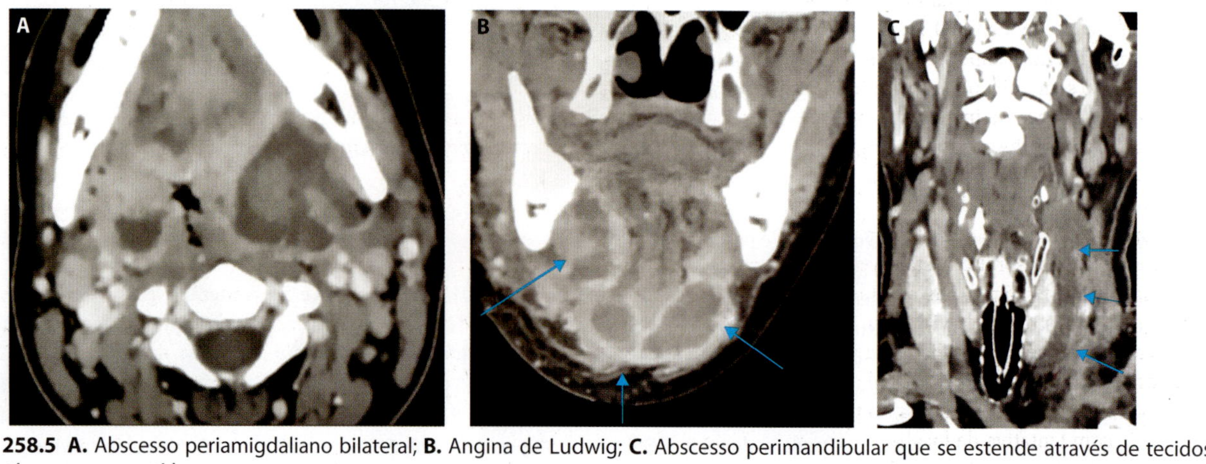

Figura 258.5 A. Abscesso periamigdaliano bilateral; **B.** Angina de Ludwig; **C.** Abscesso perimandibular que se estende através de tecidos moles até o espaço carotídeo.

Tabela 258.1 Fatores de risco inerentes ao paciente que podem aumentar o risco de infecções por estafilococos resistentes a meticilinas.

Fatores de risco para infecção por MRSA
Colonização por MRSA
Presença de feridas crônicas
Hemodiálise
Uso de drogas injetáveis
Hospitalização prévia
Instituição de longa permanência
Internação em UTI
Dispositivos invasivos (tubo orotraqueal, cateter venoso central, cateter urinário, drenos e tubo endotraqueal)

dos pacientes. Pode-se manter a infusão intravenosa no início do tratamento e optar pela via oral a posteriori, possibilitando a desospitalização, quando possível, evitando novas infecções ou a permanência de germes mais resistentes.

Tratamento cirúrgico

A terapia com abordagem cirúrgica aberta ou por agulha garante que as coleções bem delimitadas possam ser tratadas, já que os antibióticos não alcançam esses espaços devido à sua baixa vascularização. Além disso, nos casos de ICPs, as infecções ocupam diversos espaços cervicais. A drenagem se faz obrigatória quando há presença de gás visualizado no exame de imagem, quando a via aérea está em risco ou na iminência de obstrução, ou quando o paciente não responder ao tratamento com antibiótico endovenoso em 48 a 72 horas.[2] No momento da abordagem, o sítio primário infeccioso deve ser prontamente tratado com extração dentária em casos de origem odontogênica. As complicações também devem ser tratadas, como é o caso em que se faz necessária a drenagem do mediastino. Os objetivos principais são: manter uma melhor drenagem para evitar re-coleção de pus, via de irrigação salina da cavidade e coleta de cultura da secreção.

A ultrassonografia à beira do leito está cada vez mais disponível devido à maior portabilidade dos aparelhos e especialização médica, possibilitando, em adultos, a aspiração da coleção sob anestesia local com pomada de xilocaína.[8] Em casos de pequenas coleções, até 3 a 4 mℓ, linfonodos ou cistos infectados, a introdução de uma agulha ou cateter 16 ou 18G acoplado a uma seringa pode possibilitar a completa remoção do pus. Em casos de insucesso, ainda há possibilidade de drenagem guiada pela radiointervenção com tomografia computadorizada, também possibilitando a lavagem com solução salina da cavidade. O fato de muitas massas cervicais ou flegmões estarem mais superficiais e serem facilmente palpáveis facilita a punção sem guia, o que pode ser benéfico em áreas de difícil acesso aos exames de imagem, porém, devem ser realizados de forma bastante cautelosa devido à região da cabeça e pescoço ser uma área de grande concentração de vasos e estruturas nervosas importantes. Estas modalidades ficam restritas ao público infantil, pois é necessária a estrita colaboração do paciente para a punção.

A drenagem transoral é bastante eficaz nos casos de abscessos orofaríngeos ou dentários em adultos colaborativos sem trismo importante ou obstrução de via aérea.

Nos abscessos periamigdalianos, a anestesia local pode ser realizada com xilocaína *spray* e injetável a 1%, associada a epinefrina 1:100.000 na mucosa e submucosa do pilar tonsilar anterior e palato mole, já com tentativa de localizar o pus na região, possibilitando a aspiração da secreção através da sucção ou com seringa e cateter calibroso. Ainda é possível fazer uma abertura de até 2 cm, respeitando a curvatura do pilar, e posterior dissecção com pinça hemostática, para auxiliar a encontrar o abscesso. Após o sucesso do procedimento, o paciente pode receber alta com uso de analgésicos, antibióticos e anti-inflamatórios e ser solicitado a retornar no período de 48 a 72 horas para reavaliação. Alguns especialistas optam por realizar a amigdalectomia ainda no processo agudo de infecção, o que requer recursos adequados, pois há maior chance de sangramento. A melhor opção, e com menor risco de complicações é tratar o processo infeccioso naquele momento com drenagem cirúrgica e antibióticos adequados e programar em caráter eletivo a amigdalectomia das palatinas, pois mais de 10% dos pacientes podem recidivar.

Em casos de infecções dentárias restritas ao alvéolo, também é possível fazer a remoção dentária e a aspiração do pus localizado por via transoral.[13] Caso haja disseminação para os espaços cervicais do assoalho oral (Figura 258.6), uma incisão cervical bilateral é necessária, através do músculo milo-hióideo, em casos de angina de Ludwig em que ocorre um acometimento bilateral dos espaços perimandibulares, incluindo suas porções submandibular, submentoniana e sublingual; e/ou através do músculo masseter, para acessar o espaço mastigatório.[14]

O espaço retrofaríngeo é facilmente acessado pela boca ou via nasal, podendo ser drenado através de uma incisão na mucosa logo acima da coleção, dissecção romba e sucção do pus. Nas cavidades oronasais é mais difícil a colocação de drenos devido ao risco de aspiração, sendo então, em alguns casos, realizada uma incisão elíptica que retarda o processo de fechamento da mucosa, possibilitando a drenagem do local por mais alguns dias.

Para abordagens mais amplas de todo o pescoço, a incisão cervical sob anestesia geral é a melhor escolha, pois possibilita o acesso a todos os espaços profundos e a visualização direta das estruturas vasculares e nervosas desta localidade. Quando há coleções mais superficiais, logo abaixo da pele, a anestesia local pode ser uma opção. É importante lembrar que a garantia de uma via aérea definitiva pode ser feita por intubação orotraqueal ou nasotraqueal, cricotireoidostomia e traqueostomia com o paciente acordado.

Incisões cervicais nas linhas de tensão da pele, na dobra natural do pescoço, permitem uma ampla abordagem do espaço mastigatório, parafaríngeo, submandibular, pterigóideo, pré-vertebral, parafaríngeo e carotídeo, além de deixar uma cicatriz estética. Para o espaço parotídeo, a incisão pré-auricular, tal como na parotidectomia, permite uma cicatrização quase imperceptível. Os espaços retrofaríngeos e pré-vertebrais são acessados afastando os músculos infra-hióideos medialmente e a bainha carotídea lateralmente. Esta localidade permite a comunicação com o mediastino superior através da exploração digital (Figura 258.7).

A grande importância das abordagens é localizar e desfazer todas as coleções presentes, desfazer as traves fibrosas e preservar todas as estruturas vasculares e nervosas presentes no pescoço, deixando sempre drenos Penrose ou sondas de calibre médio com sutura frouxa apenas na intenção de aproximar as bordas, possibilitando a lavagem da ferida com solução salina diariamente.

COMPLICAÇÕES

Mediastinites

Os espaços retrofaríngeos e pré-vertebrais permitem a comunicação com o mediastino superior e as coleções podem se disseminar por continuidade, causando a formação de secreções localizadas no tórax que podem levar à dor pleurítica, dispneia, hipóxia e derrame pleural. Esta complicação é rara, porém tem altas taxas de mortalidade, sendo necessária a instalação do tratamento de forma rápida, com uso de antibióticos corretos e abordagem cirúrgica.

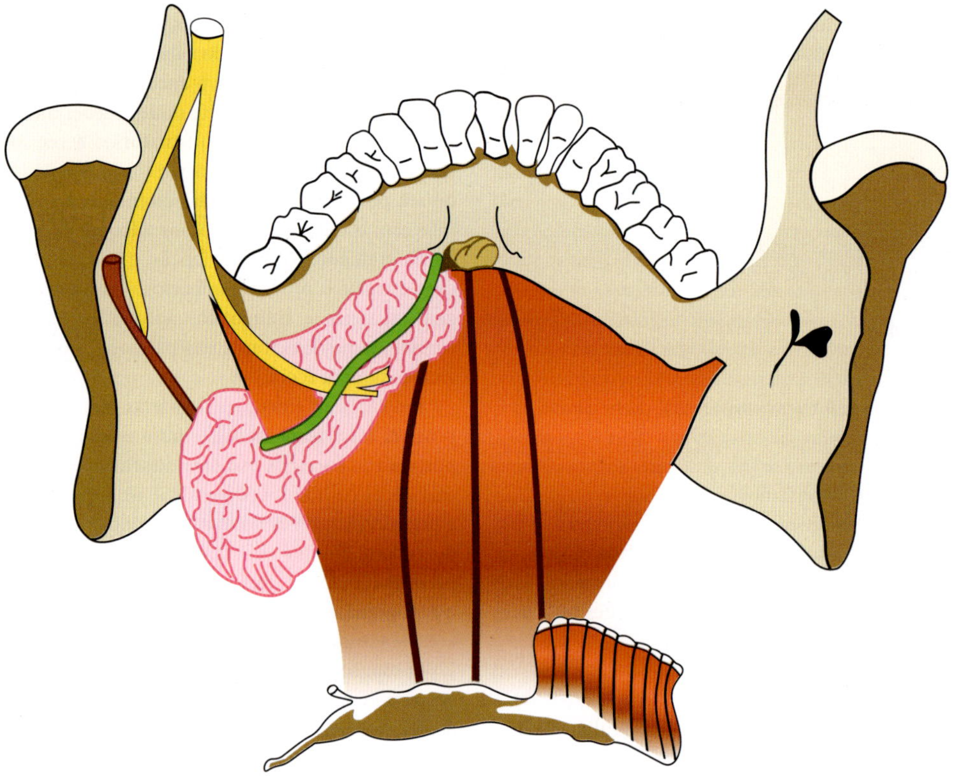

Figura 258.6 Representação do assoalho da boca com os músculos que protegem a disseminação das infecções, principalmente de origem dentária.

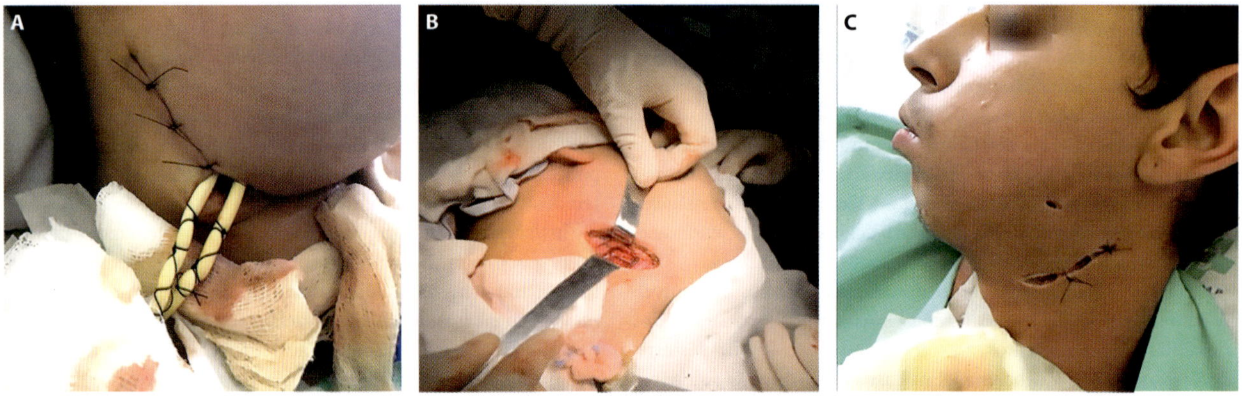

Figura 258.7 Pós-operatório. **A.** Drenagem de abscesso cervical profundo com colocação de sonda para lavagem do sítio cirúrgico e drenagem do pertuito; **B.** Drenagem de abscesso submandibular; **C.** Drenagem de abscesso parafaríngeo.

A toracotomia é necessária em casos de mais de uma localidade de acometimento ou infecções que estejam além do mediastino superior. Neste último, a exploração digital através da incisão cervical é permitida e eficaz na maioria dos casos. Entre os principais fatores de risco para esta complicação estão: crianças menores de 2 anos, MRSA e acometimento do espaço retrofaríngeo.

Trombose do seio cavernoso

O sistema oftálmico possui uma drenagem venosa avalvular, o que permite que as infecções sinusais ou de arcada dentária superior se disseminem de forma retrógrada. O quadro tem alta taxa de mortalidade, sendo, portanto, de alta gravidade.[2] Os sintomas iniciais são os do foco primário da infecção, em que o paciente evolui com letargia, febre persistente; e sintomas orbitários importantes que devem chamar a atenção da equipe: dor, proptose, redução da mobilidade extraocular e reflexo pupilar a luz retardado. O diagnóstico é feito por exame de imagem com contraste, preferencialmente uma RNM de crânio, que mostra o realce paquimeníngeo na região do seio cavernoso. O tratamento consiste no uso de antibióticos, anticoagulação e suporte clínico em unidade de terapia intensiva.

Síndrome de Lemierre

A síndrome de Lemierre é uma doença rara, mais comum em jovens adultos, que se caracteriza por uma tromboflebite séptica da veia jugular interna (VJI) causada, geralmente, por patógenos das infecções de orofaringe, mais comumente o *Fusobacterium necrophorum*, um bacilo Gram-negativo anaeróbio produtor de endotoxinas que levam à agregação plaquetária. A clínica é precedida pelos sintomas de faringite, que podem persistir por mais tempo, associados também a edema e sensibilidade da região lateral do pescoço, maior letargia e trismo, além da ocorrência de êmbolos sépticos nos pulmões e articulações. O diagnóstico pode ser feito no contexto de exames de imagem revelando êmbolos dentro da VJI acrescidos da cultura mostrando o fusobacterium. O tratamento empírico consiste na administração de antibióticos com espectro para produtores de betalactamase, sendo sugerido o uso de ceftriaxona, piperacilina-tazobactam e meropenem/imipenem. Após o resultado das culturas e testes de sensibilidade, a terapia pode ser adaptada a cada caso. O uso de anticoagulação com objetivo de dissolver o coágulo/êmbolo ainda é controverso, sendo introduzido apenas em casos de manutenção ou piora do quadro A intervenção cirúrgica pode ser orientada, caso a caso, de acordo com as necessidades e a presença, por exemplo, de empiemas, tecidos necrosados ou coleções bem delimitadas, além de quadros sem evolução de melhora, sendo necessário realizar a ligadura da VJI.

REFERÊNCIAS BIBLIOGRÁFICAS

1. Flint PW, Haughey BH, Lund VJ, Niparko JK, Robbins KT, Thomas JR. Cummings otorrinolaringologia. 6. ed. GEN Guanabara Koogan; 2017.
2. Chow AW, author, Durand ML, White N, editors. Deep neck space infections in adults. UpToDate [Internet]. 2024 May 17 [Acesso em: 2024 Jul]. Disponível em: https://www.uptodate.com/contents/deep-neck-space-infections-in-adults?utm_source=chatgpt.com.
3. Moore KL, Dalley AF, Agur AM. Anatomia orientada para a clínica. 8. ed. Guanabara Koogan; 2019.
4. Hansen JT. Netter anatomia clínica. 4. ed. GEN; 2019.
5. Araujo VJ Filho, Cernea CR, Brandão LG (editores). Manual do residente de cirurgia de cabeça e pescoço. 2. ed. Ed. Manole Saúde; 2013.
6. Flynn TR, Paster BJ, Stokes LN, Susarla SM, Shanti RM. Molecular methods for diagnosis of odontogenic infections. J Oral Maxillofac Surg [Internet]. 2012 Aug [Acesso em: 2024 Jul];70(8):1854-9.
7. Böttger S, Zechel-Gran S, Schmermund D, Streckbein P, Wilbrand JF, Knitschke M et al. Microbiome of odontogenic abscesses. Microorganisms [Internet]. 2021 Jun 16 [Acesso em: 2024 Jul];9(6):1307.
8. Brito TP, Hazboun IM, Fernandes FL, Bento LR, Zappelini CE, Chone CT et al. Deep neck abscesses: Study of 101 cases. BJORL [Internet]. 2017 [Acesso em: 2024 Jul]; 83(3).
9. Shih CC, Wang JC, Chen SJ, Hsu YP. Focused ultrasound assists in diagnosis and management of difficult airway in Ludwig's angina. J Med Ultrasound [Internet]. 2019 [Acesso em: 2024 Jul];27:101.
10. Carbone PN, Capra GG, Brigge MT. Antibiotic therapy for pediatric deep neck abscesses: A systematic review. Int J Pediatr Otorhinolaryngol [Internet]. 2012 [Acesso em: 2024 Jul];76:1647-53.
11. Duggal P, Naseri I, Sobol SE. The increased risk of community-acquired methicillin-resistant Staphylococcus aureus neck abscesses in young children. Laryngoscope [Internet]. 2011 [Acesso em: 2024 Jul];121:51-5.
12. Kluka EA. Emerging dilemmas with methicillin-resistant Staphylococcus aureus infections in children. Curr Opin Otolaryngol Head Neck Surg [Internet]. 2011 [Acesso em: 2024 Jul];19:462-61.
13. Eisler L, Wearda K, Romatoski K, Odland RM. Morbidity and cost of odontogenic infections. Otolaryngol Head Neck Surg [Internet]. 2013 Jul [Acesso em: 2024 Jul];149(1):84-8.
14. Bridwell R, Gottlieb M, Koyfman A, Long B. Diagnosis and management of Ludwig's angina: An evidence-based review. Am J Emerg Med [Internet]. 2021 [Acesso em: 2024 Jul];41:1.

CAPÍTULO 259

Massas Cervicais

Davi Knoll Ribeiro • Marcel das Neves Palumbo

INTRODUÇÃO

Neste capítulo, é dada ênfase ao diagnóstico diferencial das massas cervicais no pescoço, abordando os principais aspectos para garantir um diagnóstico preciso e o acompanhamento adequado dos pacientes.

Existem várias enfermidades que podem se manifestar a partir de nódulos no pescoço. É de extrema importância realizar um diagnóstico preciso para garantir um tratamento adequado. O processo de tomada de decisão clínica, com o intuito de identificar as hipóteses mais prováveis, é amplamente influenciado pela faixa etária do paciente, história clínica e exame físico. Uma abordagem útil consiste em classificar o diagnóstico etiológico em três grandes categorias: doenças de origem congênita, inflamatórias e neoplásicas.

ANATOMIA DO PESCOÇO E DRENAGEM LINFÁTICA DOS NÓDULOS

A localização da massa pode direcionar o diagnóstico diferencial. A familiaridade com a anatomia do pescoço é fundamental para o diagnóstico e gerenciamento de processos patológicos que afetam essa região. O pescoço é tradicionalmente dividido em pescoço central e lateral, sendo o lateral ainda subdividido em triângulos anterior e posterior. Além disso, os padrões de drenagem dos gânglios linfáticos podem identificar áreas de preocupação quando se suspeita de doença metastática ou está correlacionada com possíveis fontes de infecção.[1]

MASSAS CERVICAIS CONGÊNITAS

As massas cervicais congênitas geralmente estão presentes ao nascimento, mas podem surgir em qualquer idade. Elas representam a massa cervical não inflamatória mais comum em crianças.[2]

Para as massas que surgem na idade adulta, o paciente deve ser abordado com uma presunção de malignidade até que se prove o contrário. Embora lesões císticas, como cistos de fenda branquial, possam surgir na idade adulta, essas lesões devem ser examinadas com atenção diagnóstica para garantir que não haja malignidade presente. Carcinomas de amígdala, base da língua e tireoide podem se apresentar como massas cervicais císticas.[2]

Cistos de arcos branquiais

Os cistos de arcos branquiais representam aproximadamente 20% das massas cervicais em crianças. Geralmente, tornam-se evidentes no final da infância ou início da idade adulta, quando um cisto previamente não identificado se infecta. Uma pequena porcentagem se manifesta inicialmente na idade adulta. A localização desses cistos é consistentemente anterior ao músculo esternocleidomastóideo. Eles são classificados com base na origem do desenvolvimento.[3]

Cistos do primeiro arco branquial constituem menos de 1% das anomalias branquiais e geralmente aparecem no rosto próximo à orelha. Esses cistos são divididos em tipos I e II. Os cistos do tipo I são anomalias de duplicação do canal auditivo externo, de origem ectodérmica, passando pela glândula parótida, muitas vezes próxima ao nervo facial. Já os do tipo II são mais comuns, em geral localizados abaixo do ângulo da mandíbula. Contêm ectoderma e mesoderma, passando pela glândula parótida medial ou lateral ao nervo facial e terminando inferiormente ao canal auditivo externo ou na junção cartilaginosa óssea do canal auditivo externo.[3]

Cistos do segundo arco branquial são a forma mais comum dessas anomalias. Tipicamente, encontram-se abaixo do ângulo da mandíbula, anteriormente ao músculo esternocleidomastóideo, na região correspondente aos gânglios linfáticos do nível II. O trajeto sinusal desses cistos percorre as estruturas profundas do pescoço, abrindo-se na fossa tonsilar. A localização e a natureza cística dos cistos do segundo arco podem dificultar a distinção de metástases císticas dos gânglios linfáticos relacionadas com carcinoma de células escamosas da orofaringe associado a vírus do papiloma humano (HPV).[3]

Os de terceiro arco também ficam anteriormente ao músculo esternocleidomastóideo, mas em geral em uma posição inferior no pescoço em comparação com os cistos do segundo arco. Essas anomalias terminam na faringe, na membrana tiro-hióidea ou no seio piriforme.[3]

Infecções recorrentes desses cistos podem levar ao desenvolvimento de um trajeto de fístula para a pele. Infecções persistentes podem complicar a remoção cirúrgica, aumentando o risco de danos a estruturas importantes, como o nervo facial, quando a glândula parótida está envolvida. Infecções agudas graves dos cistos do terceiro ou quarto arcos podem causar edema faríngeo, resultando em problemas respiratórios e de deglutição. O tratamento dos cistos de fenda branquial começa com o controle da infecção, se presente. Após a resolução da infecção, a remoção cirúrgica é realizada para prevenir complicações futuras.[4]

Cisto do ducto tireoglosso

Diferentemente dos cistos branquiais, os cistos do ducto tireoglosso manifestam-se como uma massa na linha média do pescoço anterior. Geralmente, são assintomáticos até serem infectados por uma infecção do trato respiratório superior. O diagnóstico dos cistos do ducto tireoglosso geralmente ocorre na infância, mas até 40% podem surgir após os 20 anos.[5]

O tratamento cirúrgico é a abordagem padrão no manejo dos cistos do ducto tireoglosso. A operação de Sistrunk é o procedimento preferencial, envolvendo a excisão do cisto e do trajeto, muitas vezes passando pelo centro do osso hioide até a base da língua. Devido ao carcinoma de tireoide, pode estar presente em uma pequena porcentagem (1 a 2%) dos cistos do ducto tireoglosso, e todos os cistos e trajetos do ducto tireoglosso devem passar por uma avaliação histológica minuciosa.[5]

Anomalias vasculares

As anomalias vasculares podem ser divididas em dois grupos: tumores vasculares e malformações vasculares, ambos com potencial de apresentação como massas cervicais.[6]

Os tumores vasculares são neoplasias endoteliais caracterizadas por aumento da proliferação celular. O hemangioma é o tipo mais comum, embora tumores raros, como hemangiopericitomas, hemangioendoteliomas e angiossarcomas, também possam ocorrer. Hemangiomas cervicofaciais são predominantemente observados em lactentes, manifestando-se como abaulamento avermelhado compressível ou massa azulada amolecida. Esses tumores têm uma fase de crescimento rápida, seguida por regressão lenta, e podem apresentar sopro à ausculta. Um exame físico completo é crucial, pois outros hemangiomas podem estar presentes em áreas como subglote, trato gastrointestinal ou coluna vertebral. A abordagem geralmente é expectante, porque a maioria regredirá espontaneamente, sem recidivas.

A intervenção torna-se necessária quando a lesão é sintomática, como compressão das vias aéreas ou sangramento, e as opções de tratamento incluem glicocorticoides sistêmicos ou excisão cirúrgica a *laser*.[6]

Já as malformações vasculares referem-se a anomalias resultantes de erros de desenvolvimento embrionário e fetal. A classificação baseia-se no aspecto clínico, radiográfico e histológico de vasos anormais, podendo ser arteriais, venosos, linfáticos ou uma combinação deles. As malformações linfáticas, como os linfangiomas, com frequência se apresentam como massas cervicais. No exame físico, essas massas são em geral assintomáticas, macias e compressíveis, com a pele sobrejacente frequentemente normal. Em casos de linfangiomas, a transiluminação da massa é possível. O tratamento visa prevenir sangramento recorrente, infecção, corrigir deformidades cervicofaciais e melhorar a respiração e a deglutição. A cirurgia é a principal modalidade, embora alternativas como embolização, esclerose química, radioterapia, entre outras, possam ser consideradas. A excisão completa pode ser desafiadora, muitas vezes exigindo procedimentos escalonados.[6]

Laringocele

É uma dilatação sacular da membrana mucosa de uma parte da laringe. Essa protrusão pode ser limitada às fronteiras anatômicas da laringe (laringocele interna) ou estender-se através da membrana tireo-hióidea (laringocele externa ou mista). Quando se estende para além da laringe, com frequência se manifesta como um cisto cheio de ar no pescoço anterior.[3]

Os pacientes geralmente relatam sintomas como rouquidão, tosse e sensação de corpo estranho. Ao realizar uma laringoscopia, é comum observar uma dilatação suave no nível da prega vocal falsa, e durante exame físico, quando solicitado para o paciente realizar a manobra de Valsalva, pode se evidenciar o aumento da laringocele.[3]

O tratamento primário para a laringocele é de natureza cirúrgica. Em casos de lesões pequenas, pode-se optar por descompressão laringoscópica, enquanto abordagens externas tornam-se necessárias para lesões mais extensas.[3]

Rânula

É uma mucocele ou um cisto de retenção que surge de uma obstrução nas glândulas sublinguais no assoalho da boca. A obstrução da glândula sublingual leva à formação de um pseudocisto devido ao acúmulo de muco.[7]

As rânulas geralmente são indolores e de crescimento lento, sendo mais comuns no submento. Quando se estendem através do músculo milo-hióideo para o pescoço, são referidas como ranula cervical e podem envolver a glândula submandibular . O tratamento das rânulas envolve ressecção cirúrgica da mucocele juntamente com a glândula sublingual.[7]

Teratoma

Os teratomas originam-se de células pluripotentes e contêm as três camadas germinativas. São tipicamente grandes, encapsulados e apresentam um componente cístico. Os teratomas geralmente surgem no primeiro ano de vida e podem causar obstrução significativa no trato aerodigestivo. Recomenda-se excisão cirúrgica.[8]

Cisto dérmico

Os cistos dérmicos resultam do aprisionamento de epitélio em tecidos mais profundos, ocorrendo tanto no desenvolvimento como no pós-trauma. Lesões congênitas são geralmente massas cervicais médias, não sensíveis, móveis e submentais. O tratamento é feito por meio de excisão cirúrgica.[9]

Cisto tímico

Os cistos tímicos resultam da implantação de tecido tímico durante sua descida embrionária. Como resultado, muitas vezes apresentam-se em uma posição mediana. No entanto, podem surgir em qualquer lugar entre o ângulo da mandíbula e a linha média do pescoço. Os cistos tímicos são tratados com excisão cirúrgica.[10]

MASSAS CERVICAIS INFLAMATÓRIAS

As massas cervicais inflamatórias em geral estão relacionadas com o aumento dos gânglios linfáticos ou das glândulas salivares. Linfonodomegalias podem surgir devido a processos infecciosos, inflamatórios, autoimunes, entre outros.[11]

Infecciosas

Linfonodopatia reacional viral

É a causa mais comum de linfonodomegalia cervical, especialmente em crianças. Em geral, ocorre durante infecções respiratórias causadas por adenovírus, rinovírus ou enterovírus. Os sintomas persistem por 1 a 2 semanas, e os linfonodos tendem a resolver-se dentro de 1 a 2 semanas após o término dos sintomas. A linfonodopatia geralmente é localizada na região submandibular ou na cadeia jugulocarotídea. Linfonodos maiores que 1 cm, persistindo por mais de 2 semanas após a resolução de sintomas virais, requerem avaliação adicional, incluindo exames de imagem e, se necessário, punção aspirativa por agulha fina e/ou teste sorológico para doenças crônicas infecciosas ou inflamatórias. Linfonodos menores, na cadeia jugulodigástrica, sem evidência de hipodensidade central e com hilos vasculares preservados, geralmente são benignos. A linfonodopatia da mononucleose, frequentemente associada a gânglios cervicais grandes (> 2 cm), pode persistir de 4 a 6 semanas, mas geralmente não causa linfonodomegalias axilares e inguinais. Costuma ser acompanhada de pródromos como fadiga, mal-estar, febre e faringite grave.[11]

Linfonodopatia bacteriana e causada por protozoário

São frequentemente linfonodomegalias supurativas decorrentes de infecções bacterianas, tipicamente na faringe ou na pele, podendo ser primárias dos gânglios. Os organismos associados incluem *Staphylococcus aureus*, estreptococo do grupo A beta, *Toxoplasma gondii*, *Bartonella henselae* (doença da arranhadura do gato), algumas espécies de Brucella (febre do Mediterrâneo ou febre de Malta) e de Actinomyces, entre outros. Infecções micobacterianas, como a tuberculose, apresentam-se classicamente de forma difusa e geralmente bilateral, enquanto micobactérias atípicas são mais comuns em crianças, manifestando-se como massa cervical unilateral ou em parótida. Em ambos os casos, a pele sobrejacente pode tornar-se rígida e adquirir um tom de púrpura. O teste cutâneo é fracamente positivo, e a confirmação do diagnóstico e início da terapia antibiótica adequada requerem punção por agulha fina ou excisão para obtenção de tecido para cultura.[11]

Sialoadenites

A sialoadenite submandibular ou das glândulas parótidas, comumente associada a cálculos salivares, é a condição mais prevalente. Caracteriza-se pelo aumento inflamatório das glândulas, sendo tratada durante crises com suporte, incluindo hidratação e anti-inflamatórios não hormonais. A cirurgia pode ser indicada em casos de inflamações recorrentes, especialmente nas glândulas submandibulares.[12]

Não infecciosas

Moléstias imunológicas

São menos comuns e frequentemente desafiam o diagnóstico. Condições como sarcoidose, doenças de Castleman e de Rosai-Dorfman, linfadenite necrotizante histiocítica (doença de Kikuchi-Fujimoto) e doença de Kawasaki devem ser consideradas, especialmente quando os sintomas e sinais envolvem áreas além da cabeça e pescoço. Massas cervicais associadas a doenças imunológicas também ocorrem, como artrite reumatoide, artrite reumatoide juvenil, lúpus eritematoso sistêmico e síndrome de Sjögren.[13]

MASSAS CERVICAIS NEOPLÁSICAS

O paciente adulto deve ser abordado com a presunção de malignidade até que se prove o contrário. Carcinomas das amígdalas, base da língua e tireoide podem se apresentar como massas císticas no pescoço e ser inicialmente diagnosticados erroneamente como doença benigna.[14]

Carcinoma metastático de cabeça e pescoço

Massas cervicais resultantes de doença metastática estão predominantemente associadas a carcinoma de células escamosas metastático originado do trato aerodigestivo. O diagnóstico deve ser considerado como uma prioridade no diagnóstico diferencial ao avaliar um adulto com uma nova massa no pescoço.[14]

Apesar da natureza maligna, essas massas geralmente são assintomáticas. No entanto, sintomas relacionados com o local primário do tumor podem ser com frequência identificados. O diagnóstico é confirmado por meio da punção aspirativa por agulha fina. Após o diagnóstico de carcinoma de células escamosas metastático, é fundamental procurar o tumor primário. O local provável do tumor primário pode frequentemente ser identificado a partir da história clínica e exame físico; panendoscopia (principalmente, o otorrinolaringologista deve ter com complemento de seu exame físico a realização de uma boa nasofibrolaringoscopia) e exames de imagem direcionados podem ser necessários.[14]

Existe um padrão consistente de drenagem linfática para a mucosa do trato aerodigestivo. Portanto, a localização da massa pode oferecer orientação sobre o local do tumor primário. Nódulos metastáticos no triângulo posterior com frequência estão associados a carcinoma nasofaríngeo, enquanto os nódulos ao longo da cadeia jugular superior drenam da cavidade oral, orofaringe e laringe. Nódulos supraclaviculares isolados devem suscitar preocupações quanto a um carcinoma traqueobrônquico, esofágico distal ou gástrico.[15]

Embora a grande maioria dos carcinomas metastáticos seja de células escamosas originadas do trato aerodigestivo, outras neoplasias primárias devem ser consideradas no diagnóstico diferencial. Malignidades cutâneas da face e couro cabeludo estão tornando-se mais comuns. Melanoma e carcinomas de células escamosas agressivos, assim como malignidades cutâneas mais raras como células de Merkel, podem metastatizar para o pescoço.[14]

Neoplasia da tireoide

Um tumor tireoidiano primário em geral se manifesta como uma massa no pescoço anterior; porém, neoplasias da tireoide podem apresentar-se lateralizadas. Embora a maioria dessas massas represente nódulos e cistos tireoidianos benignos, a possibilidade de malignidade deve ser considerada. Quando malignas, são majoritariamente neoplasias bem diferenciadas, dentre elas o carcinoma papilífero de tireoide é a mais comum.[16]

Uma avaliação abrangente dessas lesões, incluindo ultrassom e punção aspirativa por agulha fina, determina o curso do tratamento com base no risco ou presença de malignidade. Sintomas como rouquidão ou histórico de exposição à radiação no contexto de uma nova massa tireoidiana devem aumentar a suspeita de malignidade. O tratamento cirúrgico é sempre preferível e o adjuvante com radioiodoterapia pode ser necessário.[16]

Neoplasia das glândulas salivares

Aproximadamente 80% das neoplasias salivares surgem na glândula parótida, e 80% dos tumores parotídeos são benignos, sendo o adenoma pleomórfico o mais comum. A incidência de malignidade em tumores da glândula submandibular é muito maior, em aproximadamente 50%.[17]

Existem vários subtipos de neoplasmas salivares benignos, incluindo adenoma pleomórfico, tumor de Warthin, linfepitelioma, oncocitoma e adenoma monomórfico. Os adenomas pleomórficos representam aproximadamente entre 80 e 85% desses tumores benignos.[17]

Há também um amplo espectro de histologias malignas, incluindo carcinoma mucoepidermoide, carcinoma adenoide cístico, diversas formas de adenocarcinomas, carcinoma ductal salivar, carcinoma de células escamosas e carcinoma ex-adenoma pleomórfico.[17]

Tumores benignos em geral se apresentam como massas assintomáticas que aumentam de tamanho. Sinais ou sintomas como dor, déficits dos nervos cranianos ou alterações na pele que os recobrem comumente indicam a presença de malignidade. Tomografia computadorizada, ressonância magnética e punção aspirativa por agulha fina desempenham papéis importantes no diagnóstico e avaliação desses tumores.[17]

Paragangliomas

São tumores que se originam nos paragânglios fora das glândulas adrenais. Na área da cirurgia de cabeça e pescoço, os tumores do corpo carotídeo são os mais comuns, seguidos pelos tumores glômicos da cadeia jugular. Eles geralmente têm uma pulsação visível e podem apresentar um som audível ao ser auscultados. Ao exame físico, são tipicamente descritos como móveis lateralmente, mas não verticalmente (sinal de Fontaine). Aproximadamente um terço desses tumores estão relacionados com síndromes genéticas e mais de 10% dos pacientes têm histórico familiar. O diagnóstico é com frequência confirmado por meio de características identificadas em ressonância magnética ou angiorressonância.[18]

O tratamento comumente envolve a remoção cirúrgica, e pode incluir ou não a embolização prévia. Em alguns casos, a radioterapia é empregada para controlar o crescimento de tumores que podem causar morbidade significativa, como paragangliomas na base do crânio envolvendo múltiplos nervos cranianos ou em situações de tumores irressecáveis.[18]

Linfomas

O linfoma pode se apresentar na região da cabeça e pescoço, e o envolvimento do pescoço é bastante comum em crianças com doença de Hodgkin, detectado em até 80% dos pacientes. A suspeita de linfoma de Hodgkin deve ser considerada, especialmente em pacientes jovens com histórico de febre, sudorese noturna, calafrios e linfadenopatia difusa.[19]

A aspiração por agulha fina pode auxiliar no estabelecimento do diagnóstico e na distinção entre linfoma e cânceres metastáticos na cabeça e pescoço; contudo, muitas vezes é necessário obter mais tecido para realizar uma classificação histológica adequada e otimizar o plano de tratamento.[19]

Schwannomas

Resultam de uma proliferação neoplásica das células de Schwann, manifestando-se geralmente como crescimentos intimamente associados, mas relativamente delimitados em relação aos nervos periféricos. Esses tumores podem surgir em qualquer nervo periférico, sendo mais comuns no pescoço, originando-se com frequência do nervo vago ou da cadeia simpática cervical superior.[20]

O schwannoma pode ter um desenvolvimento insidioso, apresentando-se como uma massa de crescimento lento, mas também pode causar déficits neurológicos. Schwannomas vagais, quando localizados abaixo da base do crânio, podem resultar em rouquidão ou aspiração. Já os tumores da cadeia simpática geralmente provocam a síndrome de Horner.[20]

O diagnóstico de schwannoma é estabelecido por meio de exames de imagem. A tomografia computadorizada pode não ser suficientemente precisa para distinguir um tumor do corpo carotídeo de um schwannoma, e a ausência de áreas de fluxo sanguíneo com realce de contraste sugere a presença deste último. A ressonância magnética, angiografia por ressonância magnética (MRA) ou angiografia são frequentemente indicadas para confirmar o diagnóstico.[20]

Na ausência de déficits neurológicos, a estratégia preferida para schwannomas é muitas vezes a observação, enquanto a terapia cirúrgica é indicada quando há lesão vagal ou síndrome de Horner já presente, visando prevenir crescimento adicional e danos.[20]

Lipomas e cistos cutâneos benignos

Lipomas são neoplasias benignas compostas de gordura e em geral são assintomáticas. São massas que crescem lentamente e podem ocorrer em qualquer localização do pescoço. Lipomas têm consistência macia e contornos pouco definidos, características que os tornam facilmente identificáveis durante o exame físico.[21]

Recomenda-se a remoção cirúrgica quando a massa causa problemas funcionais ou estéticos. Caso haja dor, crescimento rápido ou anormalidades identificadas em exames radiográficos, pode ser necessário realizar a excisão para descartar a presença de lipossarcoma, uma lesão mais agressiva.[21]

Além disso, cistos cutâneos benignos, como cistos de inclusão epidermoide, dermoides ou pilomatrixomas, também podem se manifestar como massas no pescoço. O tratamento tradicional para esses casos envolve a remoção local abrangente para prevenir infecções e drenagem na região do pescoço.[21]

ABORDAGEM

Excluir ou tratar infecção bacteriana

Etiologias infecciosas de uma massa no pescoço são suspeitadas com base em uma história da massa se desenvolvendo em poucos dias ou semanas após uma infecção do trato respiratório superior, infecção dentária, trauma, viagem ou exposição a certos animais, ou com base em um dos seguintes achados físicos:[22]

- Calor ou eritema da pele sobrejacente, inchaço ou sensibilidade à palpação da massa
- Febre, taquicardia ou outros sinais sistêmicos de infecção
- Rinorreia, odinofagia, otalgia, odontalgia ou outros sintomas de uma infecção na cabeça e no pescoço.

Pacientes com uma massa no pescoço que parece ser infecciosa devem ser tratados com um curso de antibióticos de amplo espectro e reavaliados em 2 semanas. Se a massa tiver desaparecido completamente, o paciente deve ser reavaliado em mais 2 a 4 semanas para verificar a recorrência.[22]

Pacientes que não respondem ou respondem apenas parcialmente aos antibióticos, ou que têm recorrência após a interrupção dos antibióticos, requerem mais investigação para excluir a malignidade.[22]

A maioria das massas no pescoço em adultos é neoplásica em vez de infecciosa. Pacientes que não têm sinais ou sintomas sugestivos de etiologia infecciosa não devem receber antibióticos, mas, sim, passar por uma investigação adicional.[22]

Excluir malignidade

A malignidade é a maior preocupação em pacientes adultos com massa no pescoço. Uma massa cervical maligna deve ser suspeitada com base nos seguintes achados detectados pela história inicial e exame físico:[22]

- História:
  - Falta de uma etiologia infecciosa
  - Duração ≥ 2 semanas ou desconhecida
  - Idade > 40 anos
  - Tabagismo ou abuso de álcool
  - História de câncer de cabeça e pescoço
  - História de câncer de pele no couro cabeludo, rosto ou pescoço
  - Estado imunocomprometido
- Exame físico:
  - Tamanho > 1,5 cm
  - Textura firme à palpação
  - Mobilidade fixa ou reduzida
  - Ulceração da pele sobrejacente
  - Tonsilas assimétricas
  - Lesões na pele no couro cabeludo, rosto ou pescoço
- Achados adicionais que podem aumentar a suspeita de uma etiologia maligna incluem:[22]
  - Rouquidão ou mudança recente na voz
  - Otalgia ou perda recente de audição ipsilateral à massa no pescoço
  - Congestão nasal ou epistaxe ipsilateral à massa no pescoço
  - Úlcera na cavidade oral ou orofaringe
  - Odinofagia ou disfagia
  - Faringite ou "dor de garganta"
  - Hemoptise ou sangue na saliva
  - Dispneia
  - Perda de peso inexplicada.

REFERÊNCIAS BIBLIOGRÁFICAS

1. Norris CD, Anzai Y. Anatomy of neck muscles, spaces, and lymph nodes. Neuroimaging Clin N Am [Internet]. 2022 Nov [Acesso em: 2024 Jul];32(4):831-49.
2. Ryu J, Igawa T, Mohole J, Coward M. Congenital neck masses. Neoreviews [Internet]. 2023 Oct 1 [Acesso em: 2024 Jul];24(10):e642-e649.
3. Pincus RL. Congenital neck masses and cysts. In: Bailey BJ. Head & Neck Surgery – Otolaryngology. 3rd ed. New York: Lippincott Williams & Wilkins; 2001. p. 933.
4. Enepekides DJ. Management of congenital anomalies of the neck. Facial Plast Surg Clin North Am [Internet]. 2001 Feb [Acesso em: 2024 Jul];9(1):131-45.
5. Josephson GD, Spencer WR, Josephson JS. Thyroglossal duct cyst: The New York Eye and Ear Infirmary experience and a literature review. Ear Nose Throat J [Internet]. 1998 Aug [Acesso em: 2024 Jul];77(8):642-4, 646-7, 651.
6. Marler JJ, Mulliken JB. Current management of hemangiomas and vascular malformations. Clin Plast Surg [Internet]. 2005 Jan [Acesso em: 2024 Jul];32(1):99-116, ix.
7. Bachesk AB, Bin LR, Iwaki IV, Iwaki Filho L. Ranula in children: Retrospective study of 25 years and literature review of the plunging variable. Int J Pediatr Otorhinolaryngol [Internet]. 2021 Sep [Acesso em: 2024 Jul]:148:110810.
8. Brodsky JR, Irace AL, Didas A, Watters K, Estroff JA, Barnewolt CE et al. Teratoma of the neonatal head and neck: A 41-year experience. Int J Pediatr Otorhinolaryngol [Internet]. 2017 Jun [Acesso em: 2024 Jul];97:66-71.
9. Karmacharya S, Sah SK, Adhikari S. Epidermoid cyst of the ear lobule in adult. Kathmandu Univ Med J (KUMJ) [Internet]. 2021 [Acesso em: 2024 Jul];19(76):531-3.
10. Miller MB, De Vito MA. Cervical thymic cyst. Otolaryngol Head Neck Surg [Internet]. 1995 Apr [Acesso em: 2024 Jul];112(4):586-8.
11. Penn EB Jr, Goudy SL. Pediatric inflammatory adenopathy. Otolaryngol Clin North Am [Internet]. 2015 Feb [Acesso em: 2024 Jul];48(1):137-51.
12. Francis CL, Larsen CG. Pediatric sialadenitis. Otolaryngol Clin North Am [Internet]. 2014 Oct [Acesso em: 2024 Jul];47(5):763-78.
13. Liu AY, Nabel CS, Finkelman BS, Ruth JR, Kurzrock R, van Rhee F et al. Idiopathic multicentric Castleman's disease: A systematic literature review. Lancet Haematol [Internet]. 2016 Apr [Acesso em: 2024 Jul];3(4):e163-75.

14. Gluckman JL, Robbins KT, Fried MP. Cervical metastatic squamous carcinoma of unknown or occult primary source. Head Neck [Internet]. 1990 Sep-Oct [Acesso em: 2024 Jul];12(5):440-3.
15. Talmi YP, Hoffman HT, Horowitz Z, McCulloch TM, Funk GF, Graham SM et al. Patterns of metastases to the upper jugular lymph nodes (the "submuscular recess"). Head Neck [Internet]. 1998 Dec [Acesso em: 2024 Jul];20(8):682-6.
16. Coleman SC, Smith JC, Burkey BB, Day TA, Page RN, Netterville JL. Long-standing lateral neck mass as the initial manifestation of well-differentiated thyroid carcinoma. Laryngoscope [Internet]. 2000 Feb [Acesso em: 2024 Jul];110(2 Pt 1):204-9.
17. Pinkston JA, Cole P. Incidence rates of salivary gland tumors: Results from a populationbased study. Otolaryngol Head Neck Surg [Internet]. 1999 Jun [Acesso em: 2024 Jul];120(6):834-40.
18. Gujrathi CS, Donald PJ. Current trends in the diagnosis and management of head and neck paragangliomas. Curr Opin Otolaryngol Head Neck Surg [Internet]. 2005 Dec [Acesso em: 2024 Jul];13(6):339-42.
19. Dailey SH, Sataloff RT. Lymphoma: An update on evolving trends in staging and management. Ear Nose Throat J [Internet]. 2001 Mar [Acesso em: 2024 Jul];80(3):164-70.
20. Cavallaro G, Pattaro G, Iorio O, Avallone M, Silecchia G. A literature review on surgery for cervical vagal schwannomas. World J Surg Oncol [Internet]. 2015 Mar 29 [Acesso em: 2024 Jul]:13:130.
21. Moss WJ, Finegersh A, Narayanan A, Gillard D, Califano J, Brumund KT et al. Characterizing posterior neck masses: A single-institution retrospective and systematic review. Ear Nose Throat J [Internet]. 2021 Sep [Acesso em: 2024 Jul];100(5_suppl):766S-770S.
22. Pynnonen MA, Gillespie MB, Roman B, Rosenfeld RM, Tunkerl DE, Bontempo L et al. Clinical practice guideline: Evaluation of the neck mass in adults. Otolaryngol Head Neck Surg [Internet]. 2017 Sep [Acesso em: 2024 Jul];157(2_suppl):S1-S30.

CAPÍTULO 260

Reabilitação de Deglutição em Pacientes com Câncer de Cabeça e Pescoço

Débora dos Santos Queija • Lica Arakawa Sugueno

INTRODUÇÃO

A disfagia na população com câncer de cabeça e pescoço (CaCP) está presente em cerca de 45% dos casos, mesmo após 2 anos do término do tratamento oncológico[1] e exige uma abordagem multidisciplinar desde o diagnóstico da doença até o seguimento tardio a longo prazo. O número de profissionais envolvidos aumenta de acordo com a gravidade do estadiamento tumoral, para garantir melhor condição clínica, nutricional e biopsicossocial do sobrevivente de CaCP.

A dificuldade na deglutição pode ser identificada no período anterior ao tratamento oncológico, dependendo da localização e extensão do tumor. Nos casos operados, além do local e extensão da ressecção, a técnica de acesso cirúrgico, o tipo de reconstrução, a manipulação ou comprometimento neurovascular mudam o prognóstico da reabilitação. Os efeitos da radiação, associada ou não a terapia sistêmica são objeto de estudo das alterações funcionais da fase aguda e sequelas tardias nessa população e merecem análise da equipe envolvida. Obviamente, a idade e condições clínicas do paciente influenciam diretamente no manejo e possibilidade de sucesso terapêutico.

A disfagia crônica é devastadora e considerada um preditor de sobrevivência. A pneumonia aspirativa, causada por entrada de saliva, secreção ou alimentos em via aérea inferior, é identificada em até 24% da população adulta com CaCP. A combinação de CaCP avançado com tratamentos multimodais, envolvendo cirurgia e radioquimioterapia, está relacionada com disfagia crônica mais grave.[1-3]

O objetivo deste capítulo é apresentar as propostas atuais da abordagem fonoaudiológica no tratamento da disfagia em CaCP, incluindo o tratamento do trismo, linfedema e fibrose relacionados com disfagia.

CUIDADO CENTRADO NO PACIENTE E HABILIDADES DE COMUNICAÇÃO

O cuidado centrado no paciente representa a base da atuação multidisciplinar e é apontado como um dos seis principais elementos da alta qualidade nos cuidados em saúde. Essa perspectiva adota como base conversas e decisões compartilhadas e pautadas na comunicação compassiva para construir uma relação de confiança com o paciente e/ou familiares.[4-6]

Como base nesse cuidado estão as habilidades de comunicação que oferecem possibilidades de estabelecer vínculo, além de auxiliar o profissional a obter melhores informações na consulta, e ao mesmo tempo possibilitam maior envolvimento do paciente na tomada de decisão sobre seus cuidados. Com essa perspectiva, pode-se compreender sob o prisma do portador da doença e sua implicação na vida diária. A partir desse ponto, é possível estabelecer prioridades pautadas nas demandas apresentadas e estabelecer objetivos e prioridades em conjunto.[7,8]

Alguns aspectos são elencados como norteadores dessa relação: fazer comentários positivos, extrair a agenda do paciente, listar os itens da agenda, negociar a agenda, iniciar a conversa com perguntas abertas, fazer perguntas diretas para obter detalhes a respeito de algum item ou preocupação do paciente. Dar seguimento à conversa com estratégias como resumir a conversa para se certificar de que tudo foi compreendido até aquele momento, fazer a transição para perguntas rotineiras e complementar com informações sobre o histórico de saúde, familiar, social, incluindo a rede de apoio social, os interesses e a espiritualidade.[4]

Sabe-se que estar diante de uma doença que ameaça a continuidade da vida carrega uma série de informações e detalhes de novos contextos, rituais, hábitos e rotinas que devem ser cumpridas; porém, são difíceis de assimilar de uma só vez. O profissional deve conceder tempo para que o paciente possa assimilar as informações sobre a doença e o tratamento, fornecer explicações claras, avaliar a compreensão após a exposição das informações, envolvê-lo nas decisões, explorar a aceitabilidade do plano terapêutico, incentivar perguntas e planejar o acompanhamento.[9-11]

A partir dessas premissas, é possível tornar os encontros mais agradáveis e ao mesmo tempo oferecer confiança suficiente para que a jornada de cuidados seja mais suave.

PRÉ-TRATAMENTO ONCOLÓGICO

Nas últimas décadas, a sobrevivência ao câncer aumentou e o cuidado centrado na pessoa, hoje considerado como padrão-ouro, tornou-se um aspecto fundamental que parte do diagnóstico até o fim da vida. Essa mudança de cenário trouxe outra realidade e a necessidade de mudar a perspectiva ao longo do tratamento para oferecer condições globais de gerenciamento da doença e de seu respectivo tratamento.[12,13]

A pré-habilitação, como é chamada, é um processo contínuo de cuidados desde o diagnóstico e o início da fase aguda do tratamento, que inclui uma série de avaliações, estabelecendo-se, dessa forma, a caracterização do nível funcional de base, identificando deficiências e oferecenfo intervenções voltadas para maximizar as condições de saúde do indivíduo para evitar ou reduzir a ocorrência de doenças atuais e futuras.[13,14]

A maioria dos especialistas propõe a atuação multiprofissional (oncologistas, médico radioterapeuta, cirurgiões, psiquiatra, nutricionistas, psicólogos, fonoaudiólogo, fisioterapeuta, dentistas, educador físico) para englobar diversos aspectos envolvidos na saúde do paciente. O intuito é tentar evitar ao máximo as complicações e facilitar os cuidados em reabilitação de forma planejada.[15-17]

Para que seja viável, a atuação deve ser multidimensional e o suporte envolve aspectos como a condição nutricional, exercícios físicos, manejo da dor, equilíbrio, estresse, exercícios de áreas específicas, fadiga, função cognitiva, cardiovascular e pulmonar. O acompanhamento engloba outras condições, como mudança de hábitos, suporte psicossocial, intervenções integrativas, dispositivos assistidos, acomodação no local de trabalho, entre tantos outros. Essa abordagem é denominada pré-habilitação multimodal.[15-18]

Pode-se lançar mão de múltiplas fases de pré-habilitação, ou pré-habilitação multifásica, para um mesmo sujeito, a depender da evolução da doença e do tratamento escolhido. A meta nesse caso é preparar o indivíduo para cada etapa consecutiva, e assim minimizar os efeitos adversos daquele determinado momento.

Em CaCP, a pré-habilitação ainda é um campo pouco explorado e sem um consenso. Porém, o objetivo comum é conservar a função sempre que possível para manter uma condição favorável.[17]

Outra proposta é o Swallowing Intervention Package: Self-Monitoring, Assessment, Rehabilitation Training (SIP SMART), ou programa de cuidados usuais. O programa oferece avaliação clínica e instrumental da deglutição, informações relevantes no intuito de orientar e educar o paciente combinando com exercícios de deglutição, estratégias de mudanças comportamentais para melhorar o padrão de adesão aos exercícios.[17]

Além da intervenção no modelo pré-habilitação, o programa de intervenção precoce em CaCP, denominado exercícios profiláticos de deglutição realizados no período pré-radioterapia (RDT), consiste em organizar uma série de orientações e exercícios para que o paciente realize diariamente em sua casa. A premissa é iniciar antes da RDT e manter durante todo o tratamento até 1 ano depois. Entretanto, o maior desafio foi a adesão justificada pela fadiga tanto no grupo com exercícios como no controle.[19]

LINFEDEMA, FIBROSE E DISFAGIA

O linfedema pode se manifestar mesmo antes do início do tratamento oncológico; entretanto, os dados referidos na literatura nas últimas décadas descrevem a alteração no período de pós-tratamento precoce e/ou tardio, o que pode estar relacionado com o fato de que a avaliação do linfedema ainda não faz parte da rotina clínica de muitos centros de tratamento. Ainda assim, sabe-se que há um percentual de casos que varia de 54 a 98% com linfedema secundário ao CaCP. Mesmo diante desse número, considera-se que a alteração ainda é subavaliada e subtratada.[2,20]

Quando o tratamento é associado a RDT e/ou quimioterapia, as possibilidades de desenvolver fibrose são inevitáveis. Como consequência, 75% desenvolve algum tipo de alteração relacionada no período de 3 meses, ou até 18 meses de pós-tratamento.[2,21]

A compreensão dos processos fisiopatológicos que levam à evolução do linfedema e da fibrose podem auxiliar a implantação de medidas preventivas com o objetivo de minimizar seu impacto na deglutição, respiração, voz, fala e aparência.

O linfedema secundário ao CaCP é na maior parte dos casos, uma condição crônica caracterizada por um inchaço dos tecidos de uma determinada região, causado pelo acúmulo de fluido linfático rico em proteínas que se instala no interstício. Esse fenômeno ocorre quando a carga linfática excede a capacidade de transporte do sistema linfático e desencadeia uma resposta inflamatória crônica, com consequente evolução de um processo fibroesclerótico. Nos casos em que há necessidade de esvaziamento cervical, observa-se uma ineficiência na rede de evacuação provocada pela retirada dos linfonodos.[20,22] A RDT é um fator potencializador de evolução da fibrose pelos efeitos das lesões repetitivas induzidas pela radiação que favorecem o excesso de produção de fibroblastos e desregulação de processos de cicatrização de feridas. Apesar da fibrose no tecido ser a sequela a longo prazo mais evidente da dermatite por radiação, a rigidez da pele pode também estar relacionada com rigidez do pescoço e dos músculos envolvidos na deglutição, mastigação, voz e fala, além do trismo.[23-26]

Tanto o linfedema como a fibrose podem envolver sítios anatômicos externos (tecidos moles da face e do pescoço) e internos (trato aerodigestório superior, faringe e laringe). A coexistência de mais de um tipo de linfedema e fibrose na região do CaCP, por exemplo, interno de faringe e laringe e externo de pescoço, ou linfedema externo de face e fibrose externa no pescoço também é um evento passível de ocorrer. Outra possibilidade é a combinação dos dois tipos, externo e interno, denominado linfedema composto (Vídeo 260.1).[27,28]

O linfedema e a fibrose interferem em maior ou menor grau no desempenho da deglutição, com impacto em sua eficiência e segurança, e atualmente representam um grande desafio na reabilitação da disfagia. Os exercícios, manobras, posturas de proteção de vias aéreas e estratégias com modificação de textura, volume e consistências não são suficientes para compensar o dano causado na biomecânica da deglutição.[21,29,30]

A abordagem do linfedema por meio de avaliação precoce, educação da equipe multidisciplinar e do paciente e/ou familiares promove a possibilidade de melhores resultados a longo prazo em relação às alterações funcionais relacionadas com a sua presença.

INVESTIGAÇÃO DA DISFAGIA EM CaCP

A dificuldade na deglutição é uma das disfunções observadas no CaCP. Os pacientes também podem relatar dor para engolir (odinofagia), queixa de boca seca (xerostomia), alteração no olfato (disosmia) e paladar (disgeusia), dor no pescoço (cervicalgia) e cansaço (fadiga). Em avaliação, observam-se também trismo, hipossalivação, disartria, disfonia, síndrome do ombro, distonia cervical, síndrome da cabeça caída, linfedema cérvico-facial e perda funcional.[31] Todos esses outros sintomas ou sinais influenciam na disfagia.

Para o tratamento adequado da disfagia, é essencial que o processo diagnóstico considere aspectos específicos dessa população em uma análise multifatorial. São itens de investigação a autopercepção, a história da manifestação, levando-se em consideração o tempo, a condição de saúde e o impacto na qualidade de vida.

Os instrumentos específicos de investigação não são foco deste capítulo, mas são sugeridos alguns para essa população.

Para avaliação não instrumental da deglutição: Eating Assessment Tool (EAT-10),[32,33] Sydney Swallow Questionnaire (SSQ)[34] e Swallowing Outcomes After Laryngectomy (SOAL)[35,36] investigam sintomas de disfagia, e o último somente após laringectomia total; MD Anderson Dysphagia Inventory (MDADI),[37,38] Swallowing Quality of Life (SWAL-QOL),[39,40] para a qualidade de vida em deglutição, e Functional Oral Intake Scale (FOIS),[41] para a classificação da funcionalidade de ingesta oral. O Cancer-specific Swallowing Assessment Tool MASA-C,[42] baseado no Mann Assessment of Swallowing Ability - MASA,[43] é o único instrumento de avaliação clínica específica validado para CaCP.

Para a avaliação instrumental da deglutição, os dois exames que analisam a função da deglutição com maior nível de evidência científico são a videofluoroscopia da deglutição (VDF, ou videodegluotograma) e a nasofibroscopia da deglutição (VED, ou videoendoscopia, ou o Flexible Endoscopic Evaluation of Swallowing [FEES]).[44] A escala de penetração e aspiração (*penetration aspiration scale* [PAS])[45] e a classificação Dynamic Imaging Grade of Swallowing Toxicity propostas para VDF e VED (DIGEST-VF e DIGEST-FEES)[46-48] consideram a incidência, quantidade e frequência de PAS e resíduo faríngeo.

Os resultados do processo de investigação clínica e instrumental devem oferecer desfechos relacionados com segurança e eficiência de deglutição para tomada de decisão da conduta terapêutica.

Avaliação e tratamento do linfedema

A detecção e a caracterização do linfedema podem ser obtidas por meio de instrumentos mais simples, que facilitam a rotina de acompanhamento clínico, ou ainda com o uso de ferramentas mais objetivas. Deve-se considerar alguns fatores como custo, acessibilidade e manejo.

De forma geral, a avaliação clínica do linfedema e da fibrose tem como pilar o uso de escalas de classificação, elaboradas com base nas escalas para linfedema de membros criada por Földi.[49] A análise por meio de antropometria adaptada, palpação e observação da apresentação do tecido, com foco na firmeza, reversibilidade e inchaço, além de registro fotográfico de frente e pefil, são as mais usadas nos casos de linfedema e fibrose externos cérvico-faciais.

Para análise das estruturas da cabeça e pescoço, em particular, as ferramentas disponíveis são a Common Terminology Criteria for Adverse Events (CTCAE), Lymphedema Scale Head and Neck (versão 3.0 – CTCAE Lymphedema Scale), do National Cancer Institute (NCI), a da American Cancer Society Scale (ACS), denominada Lymphedema of the Head and Neck Scale, e a Head and Neck External Lymphedema and Fibrosis Assessment Criteria (HN-LEF Assessment Criteria), que avalia tipo, características físicas, grau e sítio das anormalidades teciduais; porém, o seu dado é complementado com ultrassonografia.[28,50-53]

Entretanto, a escala mais utilizada por sua facilidade de aplicação e adaptação para o CaCP é a M.D. Anderson Cancer Center Head and Neck Lymphedema Rating Scale (MDACC HNL), traduzida e adaptada para o português brasileiro. Além disso, há uma classificação do edema da face e do pescoço em uma escala com extração de medidas em pontos anatômicos da face e do pescoço (ponto a ponto bilaterais) por meio de perimetria e outra para o estadiamento do grau do linfedema.[28,54]

A avaliação do edema interno de faringe e laringe por meio de exame de laringoscopia direta e nasofibrolaringoscopia são alternativas viáveis pela possibilidade de incorporar a rotina de acompanhamento médico. Atualmente, a ferramenta mais empregada para análise e classificação do edema interno faringolaríngeo é a Radiotherapy Edema Rating Scale (Escala do Edema da RDT) desenvolvida por Patterson.[55] O instrumento é específico para linfedema interno e está traduzido e adaptado para o português do Brasil. Classifica (de normal a grave) 11 estruturas e dois espaços.[21,27,55] Outra alternativa é a escala Radiation Therapy Oncology Group (RTOG/EORTC) – Late Radiation Morbidity Scoring Scheme, que é pouco usada, mas gradua o edema interno por meio de uma escala que varia de 0 a 4, além de avaliar a toxicidade geral.[40]

A análise do linfedema interno por meio de tomografia computadorizada, ressonância magnética, ultrassonografia e bioimpedânciometria também são opções. Outros exames menos utilizados são a linfangiografia direta, ou por fluorescência de infravermelho, e a faringografia requer contraste de bário para verificar as estruturas por meio do exame radiológico.[56-59]

O trismo é a dificuldade no movimento mandibular que se apresenta na incapacidade da abertura máxima da boca, com impacto em diferentes funções orais como higiene, fala, mastigação e deglutição. Na população CaCP, o trismo pode ocorrer pela invasão tumoral nas estruturas musculares, neurais ou articulatórias envolvidas no movimento mandibular ou pelo prejuízo causado pelo tratamento oncológico cirúrgico ou irradiação.[60]

Para identificar a percepção do paciente do trismo, recomendam-se os instrumentos: Mandibular Function Impairment Questionnaire,[61] que classifica 17 funções mandibulares, e o Gothenburg Trismus Questionnaire (GTQ),[62] que analisa o trismo e seu impacto na qualidade de vida considerando funções mandibulares, tensão muscular e dor facial.

A distância máxima entre os dentes ou topografia (gengiva, retalho ou prótese restauradora) na linha média medida com o uso do paquímetro (graduação de 1 mm)[63] é a mais investigada na suspeita de trismo. A classificação SOMA, do Grupo de Radioterapia Oncológica, e a Organização Europeia para Pesquisa e Tratamento do Câncer[64] classificam a medida em quatro graus, no qual o maior número é mais grave e acima de 30 mm é considerado normal: 1: 20 a 30 mm; 2: 10 a 20 mm; 3: 5 a 10 mm; e 4: < 5 mm. Recomenda-se o registro da medida desde o pré-tratamento oncológico, durante e após 6 meses do término da radioterapia. No período tardio, sugere-se acompanhamento anual por 5 anos.[65] O registro da medida do deslizamento horizontal da mandíbula em relação à linha média (em repouso) e da protrusão mandibular tem sido coletado, como parâmetro de controle de resultados terapêuticos fonoaudiológicos.

As alterações de olfato, paladar e produção salivar presentes nessa população, comentadas anteriormente, interferem na função da deglutição e, portanto, merecem uma triagem clínica realizada durante a investigação da disfagia.[66-68] Testes clínicos com os sabores doce, amargo, azedo, salgado e *umami* em cavidade oral podem ser classificados em sua intensidade de percepção conforme propostas de Sasano et al.[69] e Maniglia.[70] Para testar clinicamente o olfato, são utilizados diferentes aromas (de preferência de alimentos) que não irritam a mucosa nasal, posicionados em frente à narina, uma de cada vez, sem permitir visualizar o alimento ou identificação do produto se for artificial.[71] Quanto à produção salivar, a maioria dos pacientes oncológicos tem hipossalivação, o que torna mais indicado investigar o peso da quantidade de saliva produzida por minuto e aplicar um questionário de queixa de boca seca (inventário de xerostomia), conforme sugerido no estudo Fonseca.[72]

Tratamento da disfagia em CaCP

A disfagia é um sintoma de intervenção integrada multidisciplinar. Nos casos de CaCP, é essencial que o fluxograma da equipe tenha uma liderança que considere o cuidado centrado no paciente e seguimento longitudinal, desde o momento do diagnóstico oncológico até o período tardio de, no mínimo, 5 anos, especialmente nos sobreviventes de CaCP avançado com tratamento multimodal (Vídeo 260.2).

As estratégias para trismo podem ser indicadas desde o momento do diagnóstico do tumor, auxiliando não somente nas funções orais, como na abertura necessária de boca para intubação orotraqueal e ressecção cirúrgica.[73] A intervenção fonoaudiológica no trismo envolve estratégias com exercícios miofuncionais mandibulares de amplitude, força e resistência. O uso de dispositivos como o Dynasplint Trismus System (DTS) e TheraBite® Jaw Motion Rehabilitation System™ complementam o tratamento.[73,74]

Durante radioquimioterapia

Há propostas terapêuticas indicadas para o período da radioquimioterapia que sugerem benefício na função da deglutição em estudos piloto.[75,76] Sem dúvida, especialmente na fase aguda, a dor, a alteração no paladar e o olfato, a falta de apetite e a fadiga são aspectos que comprometem a adesão terapêutica e, portanto, cada especialista da equipe deverá ser acionado para que as propostas sejam efetivas, como nutricionista, oncologista, médico da dor e estomatologista.[76,77] São propostos ajustes compensatórios, medidas preventivas e exercícios para mudanças funcionais esperadas a longo prazo.

Ajustes compensatórios realizados em conjunto com equipe de nutrição para garantir hidratação, alimentação e reduzir risco de refluxo e/ou complicação pulmonar: mudanças na textura, consistência, volume por oferta e volume total por refeição, temperatura e sabor dos alimentos, alternância de alimentos mais densos com mais líquidos, manobras posturais, de proteção de via aérea inferior e facilitadoras como deglutição múltipla.

Medidas preventivas e exercícios para mudanças funcionais

O programa Pharyngocise é uma proposta preventiva para o período durante radioquimioterapia, com exercícios testados em estudo clínico randomizado que indicou diferença no trofismo muscular e capacidade funcional da deglutição melhor no grupo que realizou o programa.[75] A manutenção do máximo possível de dieta oral, mesmo que associada a uso de via alternativa de alimentação (sonda), combinada com exercícios terapêuticos é atualmente a recomendação mais forte durante a radioquimioterapia.[78] As manobras de Mendelsohn, Masako, deglutição com esforço e Shaker são viáveis para a maior parte da população CaCP e têm sido indicadas como exercícios preventivos, assim como para gerar mudanças funcionais a longo prazo.[79]

Alguns estudos apontaram benefício em realizar programas terapêuticos para trismo durante o período da radioterapia apenas com exercícios miofuncionais[80] ou associados a dispositivos.[75]

PÓS-OPERATÓRIO RECENTE E TARDIO

No período pós-operatório recente, os critérios de intervenção devem considerar a fase aguda do tratamento. A segurança na assistência nessa fase exige discussão constante com equipe multidisciplinar, monitoramento dos sinais clínicos, efeitos medicamentosos e eventuais riscos de complicações.

Medidas compensatórias costumam ser indicadas no período inicial, como estratégias posturais de cabeça para frente ou para trás (dependendo da necessidade), redução de volume por oferta, utensílio adequado, textura e consistência de alimentos e manobras facilitadoras e de proteção de via aérea inferior (Vídeo 260.3).

Estratégias com exercícios de motricidade oral também podem ser indicadas nessa fase,[81] mesmo em pacientes com cirurgia de boca, mas exige liberação médica.

O manejo da traqueostomia em pacientes CaCP é uma dúvida frequente no processo de reabilitação para profissionais não especializados na área. Antes de iniciar um fluxograma de decanulação, é possível a indicação de válvula fonatória na maioria dos casos, e pode acelerar a adaptação da deglutição funcional.[82,83]

Exercícios de mobilidade, força e coordenação das estruturas fonoarticulatórias e treino com alimento são estratégias que levam à mudança funcional progressiva e são recomendadas com mais segurança após 2 a 3 semanas da cirurgia do tratamento oncológico.[84]

A indicação de próteses orais restauradoras ou rebaixadoras de palato pode ser feita, com planejamento desde o pré-tratamento, mas o mais frequente é no período tardio. A ação conjunta do odontólogo e fonoaudiólogo permite uma adaptação mais adequada e mais rápida.[85]

Dispositivos como o Expiratory Muscle Strength Training (EMST),[86] e Iowa Oral Performance Instrument (IOP)[87] e eletroestimulação[88] vêm sendo propostos também para essa população para auxiliar no tratamento da disfagia.

A base do raciocínio voltado para o tratamento de linfedema e da fibrose em CaCP parte da demanda relacionada com o impacto que o comprometimento causado às estruturas envolvidas na deglutição, fala, voz e respiração oferecem.

A intervenção tem o objetivo de fornecer a perspectiva de modificar o estado da doença da fase aguda para a latente, mesmo em face à condição limitada do sistema de drenagem linfática.[89] Ao redirecionar o fluxo da linfa e reduzir o linfedema, é possível que as estruturas acometidas pelas alterações teciduais recuperem parte da mobilidade para melhor desempenho da dinâmica deglutitória. A atuação deve ser precoce, mesmo diante da sua natureza crônica, para que haja maior controle da fase aguda ou latente e consequente redução do quadro.

O linfedema secundário ao CaCP geralmente é tratado por meio de terapia descongestiva completa ou fisioterapia descongestiva complexa, com resultados positivos relatados na literatura, ainda que sem evidência. A técnica pode ser empregada por um fisioterapeuta ou fonoaudiólogo especialista com habilitação para a prática. De forma geral, a elaboração de programas com ativa participação do paciente e/ou familiares com base nos exercícios diários, uso de máscaras compressivas e exercícios de alongamento executados em domicílio é a realidade atual. O desafio ainda reside na adesão aos programas que podem variar de 4 a 22 semanas de tratamento. Outros recursos empregados em alguns casos consistem na abordagem cirúrgica, o uso de *kinesiotaping* e a fotobiomodulação associados a terapêutica tradicional. Outra possibilidade é a compressão pneumática, ainda indisponível para a prática clínica.[20,90,91]

Mesmo no período tardio, as estratégias para trismo devem ser mantidas até a estabilização da abertura de boca, o que pode demorar alguns anos após o término do tratamento, especialmente em pacientes com tumor de boca e orofaringe.

Pacientes com dificuldade para sólidos necessitam de investigação endoscópica, devido ao risco de estenose faringoesofágica decorrente da radioterapia. Quanto mais cedo for diagnosticado, melhores são as chances de tratamento.[92]

CONSIDERAÇÕES FINAIS

O diagnóstico e o tratamento multidisciplinar adequado da disfagia impactam diretamente na sobrevida do paciente com CaCP. A intervenção fonoaudiológica é essencial e deve fazer parte do fluxograma de assistência desde o momento da identificação do tumor até o seguimento a longo prazo, que pode ser de anos após o término do tratamento oncológico.

A terapia fonoaudiológica para disfagia envolve orientações, medidas preventivas ou compensatórias na fase aguda do pós-operatório recente ou durante radioquimioterapia e intervenção na disfagia crônica, com estratégias que conduzam a mudanças funcionais.

O manejo do trismo, linfedema e fibrose fazem parte da terapêutica do paciente disfágico, além das propostas específicas para deglutição.

Acompanhar a trajetória do paciente ao longo da sobrevida e considerar o processo de envelhecimento como mais um fator que pode interferir no gerenciamento não só da disfagia, mas da saúde, pode auxiliar a compreensão de muitas variáveis envolvidas no processo. A educação do paciente, familiares e equipe pode mudar o desfecho e evitar complicações que podem colocar a vida em risco. O trabalho é multidimensional com base na comunicação, no cuidado centrado no paciente e na customização dos cuidados.

REFERÊNCIAS BIBLIOGRÁFICAS

1. Hutcheson KA, Nurgalieva Z, Zhao H, Gunn GB, Giordano SH, Bhayani MK et al. Two-year prevalence of dysphagia and related outcomes in head and neck cancer survivors: An updated SEER-Medicare analysis. Head Neck [Internet]. 2019 Feb [Acesso em: 2024 Jul];41(2):479-487.
2. Jeans C, Ward EC, Brown B, Vertigan AE, Pigott AE, Nixon JL et al. Association between external and internal lymphedema and chronic dysphagia following head and neck cancer treatment. Head Neck [Internet]. 2021 Jan [Acesso em: 2024 Jul];43(1):255-67.
3. Strojan P, Hutcheson KA, Eisbruch A, Beitler JJ, Langendijk JA, Lee AM et al. Treatment of late sequelae after radiotherapy for head and neck cancer. Cancer Treat Rev [Internet]. 2017 [Acesso em: 2024 Jul];59:79-92.
4. Hashim MJ. Patient-centered communication: Basic skills. Am Fam Physician [Internet]. 2017 Jan 1 [Acesso em: 2024 Jul];95(1):29-34.
5. Epstein RM, Franks P, Fiscella K, Shields C, Meldrum SC, Kravitz RL et al. Measuring patient-centered communication in patient-physician consultations: Theoretical and practical issues. Soc Sci Med [Internet]. 2005 Oct [Acesso em: 2024 Jul];61(7):1516-28.
6. Constand MK, MacDermid JC, Dal Bello-Haas V, Law M. Scoping review of patient-centered care approaches in healthcare. BMC Health Serv Res [Internet]. 2014 [Acesso em: 2024 Jul];14:271.

7. Stewart M, editor. Patient-centered medicine: Transforming the clinical method. 3rd ed. London: Radcliffe Publishing; 2014.
8. Stewart M, Brown JB, Donner A, McWhinney IR, Oates J, Weston WW et al. The impact of patient-centered care on outcomes. J Fam Pract [Internet]. 2000 Sep [Acesso em: 2024 Jul];49(9):796-804.
9. Krupat E, Frankel R, Stein T, Irish J. The four habits coding scheme: Validation of an instrument to assess clinicians' communication behavior. Patient Educ Couns [Internet]. 2006 [Acesso em: 2024 Jul];62(1):38-45.
10. Stein T, Krupat E, Frankel RM. Talking with patients: Using the four habits model. Kaiser Permanente [Internet]. 2011. Disponível em: www.careinnovations.org. Acesso em: 2024 Jul.
11. Catani RR, Valadares ES, Lacombe JB, Mendonça TS, Silva CM, Paro HS. Cross-cultural adaptation of the four habits coding scheme (4HCS) for teaching and assessing patient-centered communication skills in Brazil. Cad Saude Publica [Internet]. 2018 Nov 8 [Acesso em: 2024 Jul];34(11):e00013918.
12. Santa Mina D, van Rooijen SJ, Minnella EM, Alibhai SH, Brahmbhatt P, Dalton SO et al. Multiphasic prehabilitation across the cancer continuum: A narrative review and conceptual framework. Front Oncol [Internet]. 2021 [Acesso em: 2024 Jul];11;10:598425.
13. Dronkers JJ, Chorus AMJ, van Meeteren NU, Hopman-Rock M. The association of pre-operative physical fitness and physical activity with outcome after scheduled major abdominal surgery. Anaesthesia [Internet].2013 [Acesso em: 2024 Jul];68 (1):67-73.
14. Heldens AM, Bongers BC, Lenssen AF, Stassen LS, Buhre WF, van Meeteren NU. The association between performance parameters of physical fitness and postoperative outcomes in patients undergoing colorectal surgery: An evaluation of care data. Eur J Surg Oncol [Internet]. 2017 [Acesso em: 2024 Jul];43 (11):2084-92.
15. Silver JK, Baima J. Cancer prehabilitation: an opportunity to decrease treatment-related morbidity, increase cancer treatment options, and improve physical and psychological health outcomes. Am J Phys Med Rehabil [Internet]. 2013 [Acesso em: 2024 Jul];92(8):715-27.
16. Michael CM, Lehrer EJ, Schmitz KH, Zaorsky NG. Prehabilitation exercise therapy for cancer: A systematic review and meta-analysis. Cancer Med [Internet]. 2021 [Acesso em: 2024 Jul];10(13):4195-205.
17. Loewen I, Jeffery CC, Rieger J, Constantinescu G. Prehabilitation in head and neck cancer patients: A literature review. J Otolaryngol Head Neck Surg [Internet]. 2021 Jan 6 [Acesso em: 2024 Jul];50(1):2.
18. Govender R, Smith CH, Gardner B, Barratt H, Taylor SA. Improving swallowing outcomes in patients with head and neck cancer using a theory-based pretreatment swallowing intervention package: Protocol for a randomised feasibility study. BMJ Open [Internet]. 2017 [Acesso em: 2024 Jul];7(3):e014167.
19. Mortensen HR, Jensen K, Aksglæde K, Lambertsen K, Eriksen E, Grau C. Prophylactic swallowing exercises in head and neck cancer radiotherapy. Dysphagia [Internet]. 2015 Jun [Acesso em: 2024 Jul];30(3):304-14.
20. Ridner SH, Dietrich MS, Niermann K, Cmelak A, Mannion K, Murphy B. A prospective study of the lymphedema and fibrosis continuum in patients with head and neck cancer. Lymphat Res Biol [Internet]. 2016 [Acesso em: 2024 Jul];14:198-205.
21. Queija DS, Dedivitis RA, Arakawa-Sugueno L, de Castro MF, Chamma BM, Kulcsar MV et al. Cervicofacial and pharyngolaryngeal lymphedema and deglutition after head and neck cancer treatment. Dysphagia [Internet]. 2020 Jun [Acesso em: 2024 Jul];35(3):479-91.
22. Tabibiazar R, Cheung L, Han J, Swanson J, Beilhack A, An A et al. Inflammatory manifestations of experimental lymphatic insufficiency. PLoS Med [Internet]. 2006 Jul [Acesso em: 2024 Jul];3(7):e254.
23. Ramia P, Bodgi L, Mahmoud D, Mohammad MA, Youssef B, Kopek N et al. Radiation-induced fibrosis in patients with head and neck vancer: A teview of pathogenesis and clinical outcomes. Clin Med Insights Oncol [Internet]. 2022 [Acesso em: 2024 Jul];16:11795549211036898.
24. Jeans C, Brown B, Ward EC, Vertigan AE, Pigott AE, Nixon JL et al. Comparing the prevalence, location, and severity of head and neck lymphedema after postoperative radiotherapy for oral cavity cancers and definitive chemoradiotherapy for oropharyngeal, laryngeal, and hypopharyngeal cancers. Head Neck [Internet]. 2020 [Acesso em: 2024 Jul];42(11):3364-74.
25. Leduc A, Leduc O. Drenagem linfática: Teoria e prática. 3. ed. Barueri: Manole; 2008.
26. Avraham T, Zampell JC, Yan A, Elhadad S, Weitman ES, Rockson SG et al. Th2 differentiation is necessary for soft tissue fibrosis and lymphatic dysfunction resulting from lymphedema. FASEB J [Internet]. 2013 Mar [Acesso em: 2024 Jul];27(3):1114-26.
27. Deng J, Ridner SH, Dietrich MS, Wells N, Wallston KA, Sinard RJ et al. Factors associated with external and internal lymphedema in patients with head and neck cancer. Int J Radiat Oncol Biol Phys [Internet]. 2012 [Acesso em: 2024 Jul];84(3):e319-28.
28. Smith BG, Lewin JS. Lymphedema management in head and neck cancer. Curr Opin Otolaryngol Head Neck Surg [Internet]. 2010 [Acesso em: 2024 Jul];18:153-8.
29. Jackson LK, Ridner SH, Deng J, Bartow C, Mannion K, Niermann K et al. Internal lymphedema correlates with subjective and objective measures of dysphagia in head and neck cancer Patients. J Palliat Med [Internet]. 2016 [Acesso em: 2024 Jul];19(9):949-56.
30. Jeans C, Brown B, Ward EC, Vertigan AE, Pigott AE, Nixon JL et al. A Prospective, longitudinal and exploratory study of head and neck lymphoedema and dysphagia following chemoradiotherapy for head and neck cancer. Dysphagia [Internet]. 2023 [Acesso em: 2024 Jul];38(4):1059-71.
31. Parke SC, Langelier DM, Cheng JT, Kline-Quiroz C, Stubblefield MD. State of rehabilitation research in the head and neck cancer population: Functional impact vs. impairment-focused outcomes. Curr Oncol Rep [Internet]. 2022 Apr [Acesso em: 2024 Jul];24(4):517-32.
32. Belafsky PC, Mouadeb DA, Rees CJ, Pryor JC, Postma GN, Allen J et al. Validity and reliability of the Eating Assessment Tool (EAT-10). Ann Otol Rhinol Laryngol [Internet]. 2008 Dec [Acesso em: 2024 Jul];117(12):919-24.
33. Gonçalves MI, Remaili CB, Behlau M. Cross-cultural adaptation of the Brazilian version of the Eating Assessment Tool - EAT-10. Codas [Internet]. 2013 [Acesso em: 2024 Jul];25(6):601-4.
34. Dwivedi RC, St Rose S, Roe JG, Khan AS, Pepper C, Nutting CM et al. Validation of the Sydney Swallow Questionnaire (SSQ) in a cohort of head and neck cancer patients. Oral Oncol [Internet]. 2010 Apr [Acesso em: 2024 Jul];46(4):e10-4.
35. Govender R, Lee MT, Davies TC, Twinn CE, Katsoulis KL, Payten CL et al. Development and preliminary validation of a patient-reported outcome measure for swallowing after total laryngectomy (SOAL questionnaire). Clin Otolaryngol [Internet]. 2012 Dec [Acesso em: 2024 Jul];37(6):452-9.
36. Anjos LM dos, Silva FM da, Pernambuco L. Tradução e adaptação do Swallow Outcomes After LaryngectomyQquestionnaire (SOAL) para o português brasileiro. Codas [Internet]. 2021 Jun 14 [Acesso em: 2024 Jul];33(4):e20200018.
37. Chen AY, Frankowski R, Bishop-Leone J, Hebert T, Leyk S, Lewin J et al. The development and validation of a dysphagia-specific quality-of-life questionnaire for patients with head and neck cancer: The M.D. Anderson Dysphagia Inventory. Arch Otolaryngol Head Neck Surg [Internet]. 2001 Jul [Acesso em: 2024 Jul];127(7):870-6.
38. Guedes RL, Angelis EC, Chen AY, Kowalski LP, Vartanian JG. Validation and application of the M.D. Anderson Dysphagia Inventory in patients treated for head and neck cancer in Brazil. Dysphagia [Internet]. 2013 Mar [Acesso em: 2024 Jul];28(1):24-32.
39. McHorney CA, Robbins J, Lomax K, Rosenbek JC, Chignell K, Kramer AE et al. The SWAL-QOL and SWAL-CARE outcomes tool for oropharyngeal dysphagia in adults: III. Documentation of reliability and validity. Dysphagia [Internet]. 2002 Spring [Acesso em: 2024 Jul];17(2):97-114.
40. Portas JG. Validação para a língua portuguesa-brasileira dos questionários: Qualidade de vida em disfagia (SWAL-QOL) e satisfação do paciente e qualidade do cuidado no tratamento da disfagia (SWAL-CARE). São Paulo: Fundação Antonio Prudente; 2009.
41. Crary MA, Mann GD, Groher ME. Initial psychometric assessment of a functional oral intake scale for dysphagia in stroke patients. Arch Phys Med Rehabil [Internet]. 2005 [Acesso em: 2024 Jul];86(8):151620.

42. Carnaby GD, Crary MA. Development and validation of a cancer-specific swallowing assessment tool: MASA-C. Support Care Cancer [Internet]. 2014 Mar [Acesso em> 2024 Jul];22(3):595-602.
43. Mann G. MASA, the Mann assessment of swallowing ability. Nova York: Singular Thomson Learning; 2002.
44. Patterson JM, Lawton M. Dysphagia advances in head and neck cancer. Curr Otorhinolaryngol Rep [Internet]. 2023 Feb [Acesso em: 2024 Jul];15:1-8.
45. Rosenbek JC, Robbins JA, Roecker EB, Coyle JL, Wood JL. A penetration aspiration scale. Dysphagia [Internet]. 1996 Spring [Acesso em: 2024 Jul];11(2):93-8.
46. Hutcheson KA, Barrow MP, Barringer DA, Knott JK, Lin HY, Weber RS et al. Dynamic imaging grade of swallowing toxicity (DIGEST): Scale development and validation. Cancer [Internet]. 2017 Jan 1 [Acesso em: 2024 Jul];123(1):62-70.
47. Hutcheson KA, Barbon CA, Alvarez CP, Warneke C. Refining measurement of swallowing safety in the Dynamic Imaging Grade of Swallowing Toxicity (DIGEST) criteria: Validation of DIGEST version 2. Cancer [Internet]. 2022 Apr 1 [Acesso em: 2024 Jul];128(7):1458-66.
48. Starmer HM, Arrese L, Langmore S, Ma Y, Murray J, Patterson J et al. Adaptation and validation of the Dynamic Imaging Grade of Swallowing Toxicity for Flexible Endoscopic Evaluation of Swallowing: DIGEST-FEES. J Speech Lang Hear Res [Internet]. 2021 Jun 4 [Acesso em: 2024 Jul];64(6):1802-10.
49. Földi M, Földi E. Das Lympödem. München Jena: Urban & Vogel, 1999 [The lymphedema].
50. EUA. National Cancer Institute. Cancer Therapy Evaluation Program, Common Terminology Criteria for Adverse Events, Version 3.0, DCTD [Internet]. 2006 Aug 9. Disponível em: https://ctep.cancer.gov/protocoldevelopment/electronic_applications/docs/ctcaev3.pdf. Acesso em: 2023 Nov 11.
51. American Cancer Society, author, Donaldson S, foreword. Lymphedema: Understanding and managing lymphedema after cancer treatment. 1st ed. Atlanta: American Cancer Society; 2006.
52. Deng J, Ridner SH, Wells N, Dietrich MS, Murphy BA. Development and preliminary testing of head and neck cancer related external lymphedema and fibrosis assessment criteria. Eur J Oncol Nurs [Internet]. 2015 [Acesso em: 2024 Jul];19(1):75-80.
53. Smith BG, Hutcheson KA, Little LG, Skoracki RJ, Rosenthal DI, Lai SY et al. Lymphedema outcomes in patients with head and neck cancer. Otolaryngol Head Neck Surg [Internet]. 2015 [Acesso em: 2024 Jul];152(2):284-91.
54. Queija DS, Arakawa-Sugueno L, Chamma BM, Kulcsar MA, Dedivitis RA. Translation and adaptation to Brazilian Portuguese of the Lymphedema Rating Scale in Head and Neck Cancer. Einstein [Internet]. 2017 [Acesso em: 2024 Jul];15(4):457-64.
55. Patterson JM, Hildreth A, Wilson JA. Measuring edema in irradiated head and neck cancer patients. Ann Otol Rhinol Laryngol [Internet]. 2007 Aug [Acesso em: 2024 Jul];116(8):559-64.
56. Nomayr A, Lell M, Sweeney R, Bautz W, Lukas P. MRI appearence of radiation-induced changes in normal tissues. Eur Radiol [Internet]. 2001 [Acesso em: 2024 Jul];11:1807-17.
57. Nixon J, Purcell A, Fleming J, McCann A, Porceddu S. Pilot study of an assessment tool for measuring head and neck lymphoedema. Br J Community Nurs [Internet]. 2014 [Acesso em: 2024 Jul];19(4):6-11.
58. Maus EA, Tan IC, Rasmussen JC, Marshall MV, Fife CE, Smith LA et al. Near-infrared fluorescence imaging of lymphatics in head and neck lymphedema. Head Neck [Internet]. 2012 [Acesso em: 2024 Jul];34(3):448-53.
59. Cox JD, Stetz J, Pajak TF. Toxicity criteria of the radiation therapy oncology group (RTOG) and the european organization for research and treatment of cancer (EORTC). Int J Rad Oncol Biol Phys [Internet]. 1995 [Acesso em: 2024 Jul]; 31(5):1341-46.
60. Rapidis AD, Dijkstra PU, Roodenburg JL, Rodrigo JP, Rinaldo A, Strojan P et al. Trismus in patients with head and neck cancer: Etiopathogenesis, diagnosis and management. Clin Otolaryngol [Internet]. 2015 Dec [Acesso em: 2024 Jul];40(6):516-26.
61. Stegenga B, Bont LG de, Leeuw R de, Boering G. Assessment of mandibular function impairment associated with temporomandibular joint osteoarthrosis and internal derangement. J Orofac Pain [Internet]. 1993 Spring [Acesso em: 2024 Jul];7(2):183-95.
62. Johansson M, Karlsson T, Finizia C. Further validation of the Gothenburg Trismus Questionnaire (GTQ). PLoS One [Internet]. 2020 Dec 17 [Acesso em: 2024 Jul];15(12):e0243805.
63. Kent ML, Brennan MT, Noll JL, Fox PC, Burri SH, Hunter JC et al. Radiationinduced trismus in head and neck cancer patients. Support Care Cancer [Internet]. 2008 Mar [Acesso em: 2024 Jul];16(3):305-9.
64. LENT SOMA tables. Radiother Oncol [Internet]. 1995 Apr [Acesso em: 2024 Jul];35(1):17-60.
65. Chen YY, Zhao C, Wang J, MA H-L, Lai S-Z, Liu Y et al. Intensity-modulated radiation therapy reduces radiation-induced trismus in patients with nasopharyngeal carcinoma: A prospective study with >5 years of follow-up. Cancer [Internet]. 2011 Jul 1 [Acesso em: 2024 Jul];117(13):2910-16.
66. Freitas DA, Caballero AD, Pereira MM, Oliveira SM, Silva GP, Hernández CV. Sequelas bucais da radioterapia de cabeça e pescoço. Rev CEFAC [Internet]. 2011 Nov-Dez [Acesso em: 2024 Jul];13(6):1103-8.
67. Palmier NR, Mariz BA, Rodrigues-Oliveira L, Morais-Faria K, Migliorati CA, Kowalski LP et al. Natural history of radiotherapy-induced dysgeusia among oral and oropharyngeal cancer patients undergoing different treatment modalities. Oral Oncol Rep [Internet]. 2024 Mar [Acesso em: 2024 Jul];9:100185.
68. Winter C, Keimel R, Gugatschka M, Kolb D, Leitinger G, Roblegg E. Investigation of changes in saliva in radiotherapy-induced head neck cancer patients. Int J Environ Res Public Health [Internet]. 2021 Feb 9 [Acesso em: 2024 Jul];18(4):1629.
69. Sasano T, Satoh-Kuriwada S, Shoji N, Iikubo M, Kawai M, Uneyama H et al. Important role of umami taste sensitivity in oral and overall health. Curr Pharm Des [Internet]. 2014 [Acesso em: 2024 Jul];20(16):2750-4.
70. Maniglia FP, Cruz LC da, Costa LM, Silva LO, Oliveira BP de. Avaliação da percepção do paladar de pacientes oncológicos: Relação com variáveis pessoais e clínicas e comparação com um grupo controle. Rev Bras Cancerol [Internet]. 2021 [Acesso em: 2024 Jul];67(1):e-11994.
71. Fornazieri MA, Pinna FR, Bezerra TF, Antunes MB, Voegels RL. Applicability of the University of Pennsylvania smell identification test (SIT) in Brazilians: Pilot study. Braz J Otorhinolaryngol [Internet]. 2010 Nov-Dec [Acesso em: 2024 Jul];76(6):695-9.
72. Fonseca FL da, Yamanaka PK, Mazoti L, Arakawa-Sugueno L, Kato JM, Matayoshi S. Correlation among ocular surface disease, xerostomia, and nasal symptoms in patients with differentiated thyroid carcinoma subjected to radioiodine therapy: A prospective comparative study. Head Neck [Internet]. 2017 Dec [Acesso em: 2024 Jul];39(12):2381-96.
73. Kamstra JI, van Leeuwen M, Roodenburg JL, Dijkstra PU. Exercise therapy for trismus secondary to head and neck cancer: A systematic review. Head Neck [Internet]. 2017 [Acesso em: 2024 Jul];39(1):160-9.
74. Baranano CF, Rosenthal EL, Morgan BA, McColloch NL, Magnuson JS. Dynasplint for the management of trismus after treatment of upper aerodigestive tract cancer: A retrospective study. Ear Nose Throat J [Internet]. 2011 [Acesso em: 2024 Jul];90:584-90
75. Carnaby-Mann G, Crary MA, Schmalfuss I, Amdur R. "Pharyngocise": Randomized controlled trial of preventative exercises to maintain muscle structure and swallowing function during head and neck chemoradiotherapy. Int J Radiat Oncol Biol Phys [Internet]. 2012 May 1 [Acesso em: 2024 Jul];83(1):210-9.
76. Martino R, Fitch MI, Fuller CD, Hope A, Kriciunas G, Langmore SE et al. The PRO-ACTIVE trial protocol: a randomized study comparing the effectiveness of PROphylACTic swallow InterVEntion for patients receiving radiotherapy for head and neck cancer. BMC Cancer [Internet]. 2021 Oct 13 [Acesso em: 2024 Jul];21(1):1100.
77. Smith LE, Murphy BA, Smith DK. Prophylactic gabapentin during head and neck cancer therapy: A systematic review and meta-analysis. Support Care Cancer [Internet]. 2023 Mar 17 [Acesso em: 2024 Jul];31(4):221.
78. Hutcheson KA, Bhayani MK, Beadle BM, Gold KA, Shinn EH, Lai SY et al. Eat and exercise during radiotherapy or chemoradiotherapy for pharyngeal cancers: Use it or lose it. JAMA Otolaryngol

Head Neck Surg [Internet]. 2013 Nov [Acesso em: 2024 Jul];139(11):1127-34.
79. Perry A, Lee SH, Cotton S, Kennedy C. Therapeutic exercises for affecting post-treatment swallowing in people treated for advanced-stage head and neck cancers. Cochrane Database Syst Rev [Internet]. 2016 Aug 26 [Acesso em: 2024 Jul];2016(8):CD011112.
80. Marrafon CS, Matos LL, Simões-Zenari M, Cernea CR, Nemr K. Programa terapêutico fonoaudiológico para abertura de boca em pacientes com câncer de boca e orofaringe em radioterapia adjuvante: Estudo piloto. CODAS [Internet]. 2018 [Acesso em: 2024 Jul];30(2):e20160221.
81. Hsiang CC, Chen AW, Chen CH, Chen MK. Early postoperative oral exercise improves swallowing function among patients with oral cavity cancer: A randomized controlled trial. Ear Nose Throat J [Internet]. 2019 Jul [Acesso em: 2024 Jul];98(6):E73-E80.
82. Galli J, Marchese MR, Di Cesare T, Tricarico L, Almadori G, Tempesta V et al. Impact of tracheal tube on swallowing in post-operative head and neck cancer patients: Scintigraphic analysis. Dysphagia [Internet]. 2021 Dec [Acesso em: 2024 Jul];36(6):953-8.
83. Wiberg S, Whitling S, Bergström L. Tracheostomy management by speech-language pathologists in Sweden. Logoped Phoniatr Vocol [Internet]. 2022 Oct [Acesso em: 2024 Jul];47(3):146-56.
84. Banda KJ, Chu H, Kao C-C, Voss J, Chiu H-L, Chang P-C et al. Swallowing exercises for head and neck cancer patients: A systematic review and meta-analysis of randomized control trials. Int J Nurs Stud [Internet]. 2021 Feb [Acesso em: 2024 Jul]:114:103827.
85. Gary JJ, Johnson AC, Garner FT. The role of the prosthodontist regarding aspirative dysphagia. J Prosthet Dent [Internet]. 1992 [Acesso em: 2024 Jul];67:101-6.
86. Hutcheson KA, Barrow MP, Plowman EK, Lai SY, Fuller CD, Barringer DA et al. Expiratory muscle strength training for radiation-associated aspiration after head and neck cancer: A case series. Laryngoscope [Internet]. 2018 May [Acesso em: 2024 Jul];128(5):1044-51.
87. Van den Steen L, Baudelet M, Tomassen P, Bonte K, De Bodt M, Van Nuffelen G. Effect of tongue-strengthening exercises on tongue strength and swallowing-related parameters in chronic radiation-associated dysphagia. Head Neck [Internet]. 2020 Sep [Acesso em: 2024 Jul];42(9):2298-307.
88. Crary MA, Carnaby GD. Adoption into clinical practice of two therapies to manage swallowing disorders: Exercise-based swallowing rehabilitation and electrical stimulation. Curr Opin Otolaryngol Head Neck Surg [Internet]. 2014 Jun [Acesso em: 2024 Jul];22(3):172-80.
89. Executive Committee of the International Society of Lymphology. The Diagnosis and treatment of peripherical lymphedema: 2020 Consnesus Document of the Interantional Society of Lymphology. Lymphology [Internet]. 2020 [Acesso em: 2024 Jul];53(1):3-19.
90. Atar S, Atar Y, Uygan U, Karaketir SG, Kumral TL, Sari H et al. The efficacy Kinesio taping on lymphedema following head and neck cancer therapy: A randomized, double blind, sham-controlled trial. Physiother Theory Pract [Internet]. 2022 [Acesso em: 2024 Jul];28:1-15.
91. Deng J, Lukens JN, Swisher-McClure S, Cohn JC, Spinelli BA, Quinn RJ et al. Photobiomodulation therapy in head and neck cancer-related lymphedema: A pilot feasibility study. Integr Cancer Ther [Internet]. 2021 Jan-Dec [Acesso em: 2024 Jul]:20:15347354211037938.
92. Spaulding SL, Ansari E, Xing MH, Sandler ML, O'Malley QF, Ho R et al. Diagnosis and management of pharyngoesophageal stenosis: A comprehensive approach to prophylactic, endoscopic, and reconstructive treatment options. Am J Otolaryngol [Internet]. 2021 Sep-Oct [Acesso em: 2024 Jul];42(5):103003.

CAPÍTULO 261

Reconstruções em Câncer de Cabeça e Pescoço

Gabriel Manfro • Mônica Lúcia Rodrigues • Otavio Augusto Iavarone

INTRODUÇÃO

O tratamento do câncer de cabeça e pescoço resulta em vários tipos de defeitos causados pela cirurgia ou por demais tratamentos adjuvantes. Esses defeitos podem acometer partes moles ou ósseas. É importante no tratamento identificar quais as prioridades da reconstrução, além de analisar as condições dos pacientes a ser submetidos a alguma modalidade de reconstrução, possibilitando uma rápida reabilitação funcional e estética, além de realizar o tratamento adjuvante precoce. Historicamente, a descrição dos retalhos axiais se deu principalmente após os anos 1960. Antes disso, eram empregados retalhos tubulares ao acaso e enxerto de pele. Hoje, existe um grande arsenal de retalhos, suporte clínico intra e pós-operatório, além de reabilitação funcional, o que representa um grande salto em qualidade de vida.

Para reparar os defeitos cirúrgicos da cabeça e pescoço, utilizam-se principalmente retalhos. Pode-se utilizar também enxertos e próteses personalizadas. Retalho é definido por uma unidade de tecido transferida de um local a outro (área doadora à área receptora), mantendo seu próprio suprimento sanguíneo, enquanto o enxerto não apresenta um suprimento sanguíneo próprio, dependendo exclusivamente do suprimento da área receptora.

Retalhos que recebem o suprimento sanguíneo de artéria conhecida são chamados axiais, e se o suprimento ocorre por múltiplos pequenos vasos sem nomes, são chamados randomizados. Muitos retalhos locais da face são randomizados.

O retalho é determinado pela localizacão da sua origem. O retalho será chamado local quando é adjacente ao defeito. Se for proveniente de parte diferente do corpo, será chamado retalho regional, ou quando é separado de seu suprimento sanguíneo nativo e anastomosado com artéria e veia da área receptora, chamado, portanto, retalho livre ou microvascularizado.

Os retalhos podem ser compostos de quase qualquer componente do corpo humano, desde que se garanta um suprimento sanguíneo adequado. Podem ser de pele (cutâneos), fáscia, musculares, ósseo, ou mesmo uma combinação, como fasciocutâneos e miocutâneos, por exemplo.[1,2]

Ao se idealizar a reconstrução da cabeça e pescoço sempre tentar reconstruir a área o mais próximo da anatomia do indivíduo previamente ao incidente, de forma a levar, quando possível, as mesmas estruturas que foram removidas ou danificadas e nas mesmas proporções. A escolha do método de reconstrução considera múltiplos fatores. Analisa-se o paciente, comorbidades, defeito, condição clínica, disponibilidade técnica, experiência da equipe para, então, determinar a técnica a ser utilizada. Este capítulo aborda algumas possibilidades de reconstrução baseadas nos defeitos usuais da cabeça e pescoço.

RECONSTRUÇÃO DE DEFEITOS CUTÂNEOS

O câncer de pele é a neoplasia maligna mais frequente no Brasil, resultando em defeitos com níveis de extensão bastante variados. Na maioria das vezes, resultam em defeitos bidimensionais, para os quais a melhor opção é a utilização de retalhos locais, em uma reconstrução com tecidos de cor e textura semelhantes à pele da região do defeito, alcançando resultados estéticos mais aceitáveis.

Para a confecção desses retalhos, deve-se conhecer a fisiologia da vascularização da pele, princípios que baseiam inúmeras técnicas de reconstrução com retalhos locais, além dos territórios das artérias perfurantes da face.

Retalhos locais

Retalhos locais são classificados em randomizados e axiais. Os retalhos randomizados são subdivididos de acordo com o *design* geométrico, sendo de avanço ou pivotais. Os retalhos pivotais se movem em direção ao defeito que vão cobrir, rodando a base do retalho em um ponto pivotante, o que gera uma deformidade cutânea no ponto em que girou. Outro fator importante ao planejar os retalhos pivotantes, é considerar que pode ocorrer uma redução de seu comprimento efetivo ao girá-lo no arco, com redução de 40% em um arco de 180º.

Os retalhos pivotantes podem ser subdivididos em de rotação, transposição ou interpolado, e os retalhos de avanço podem ser categorizados em unipediculados, bipediculados, V-Y ou Y-V.

No desenho do retalho randomizado, a extensão não deve ultrapassar em 2 vezes o tamanho da sua base.

Já os retalhos axiais podem ser baseados em vasos perfurantes. Essa dissecção do principal pedículo nutridor do retalho possibilita a mobilização de ilhas de pele maiores, comparadas aos retalhos randomizados, e podem cobrir defeitos de tamanho considerável. São exemplos de retalhos axiais o nasogeniano para nariz, retalho de Abbé para lábio, retalho frontal para órbita e nariz, retalho de McGregor para órbita e boca.[3]

Sítios anatômicos e situações especiais dos defeitos cutâneos

Defeitos do nariz

O nariz é uma região frequentemente acometida por câncer de pele, sendo prioridade a reconstrução funcional, mantendo a capacidade respiratória e preferencialmente com tecido local, alcançando um melhor resultado estético.

O nariz pode ser subdivido em subunidades estéticas definidas em dorso, parede nasal lateral, triângulo mole, asa nasal, ponta e columela. Sugere-se que quando o defeito for maior que 50% da subunidade afetada, para se obter um melhor resultado estético, deve-se incluir na ressecção toda a subunidade estética, de forma que a cicatriz fique no contorno da subunidade, com resultado estético de melhor qualidade.

Defeitos tridimensionais da estrutura nasal aumentam significativamente a complexidade da reconstrução. Esse tipo requer a confecção de um forro nasal, além da cobertura cutânea externa do defeito, e inúmeras técnicas podem ser utilizadas, e o importante é manter o princípio da reconstrução, refazendo o forro e a cobertura externa. Para isso, utilizam-se retalhos em avanço, retalhos axiais, retalhos microcirúrgicos, associados ou não a enxertos de cartilagem.

A região da columela frequentemente resulta em um defeito tridimensional, e a importância dessa reconstrução é manter a estrutura da ponta nasal, contorno estético e adequada abertura das narinas.[4-6]

Defeitos do lábio

O lábio apresenta papel fundamental na fala, deglutição, continência salivar ou alimentar e expressão facial. A sua reconstrução demanda um cuidado especial, objetivando manter o máximo da função muscular para uma boa coaptação, além de permitir uma abertura de boca adequada, evitando microstomia. A continência labial depende da presença de sensibilidade cutânea, musculatura orbicular e altura suficiente para permitir o contato entre os lábios superior e inferior.

A reconstrução considera a proporção labial a ser reestabelecida. Defeitos de até um terço do tamanho labial podem ser fechados primariamente, respeitando as camadas do lábio (mucosa, músculo e pele).

Defeitos entre um terço e dois terços do tamanho labial podem ser reconstruídos com retalho do outro lábio (retalho de Abbé-Estlander) ou com retalho de Karapandzic, que tem como principal objetivo a manutenção da integridade do músculo orbicular da boca (Figura 261.1). Defeitos maiores que dois terços do tamanho labial podem ser reconstruídos com retalhos livres, como o fasciocutâneo de antebraço ou de músculo grácil e também com retalho de Gilles.[7,8]

Defeitos da pálpebra e da órbita

A principal função da pálpebra é a proteção ocular, sendo a pálpebra inferior mais estável e a superior dinâmica, responsável pela abertura e oclusão palpebral.

A reconstrução da pálpebra inferior visa recompor mucosa, pele e tarso para manter a estabilidade e posição palpebral. Nos defeitos de espessura total, uma alternativa é a associação de retalhos fasciocutâneos como os retalhos de Esser e V-Y, com enxerto de cartilagem de septo nasal ou auricular e enxerto de mucosa oral ou nasal.[9]

A cobertura cutânea da pálpebra superior requer um enxerto fino de pele total para evitar retração secundária; entretanto, nas resseções de espessura total a prioridade passa a ser a proteção ocular e cirurgias de abertura palpebral dinâmica utilizando a função do músculo frontal.

Nos casos de enucleação ocular, quando a estrutura palpebral foi preservada, a finalidade da reconstrução é viabilizar a acomodação da prótese. A confecção e utilização precoce da prótese ocular auxilia na prevenção da retração local, mas caso o estojo orbitário não seja suficiente, em geral os enxertos de pele total são os mais indicados.

Quando a exenteração orbitária for necessária, a reconstrução visa cobrir a superfície cruenta da cavidade orbitária, isolando-a da comunicação com os seios da face e com a cavidade nasal. Os retalhos fasciocutâneos axiais provenientes da região frontal e microcirúrgicos lateral do braço e antebraquial são os mais indicados. Os retalhos mais finos aumentam a chance de acomodação de reabilitação protética futura. Por outro lado, se o defeito resultar de uma ressecção craniofacial, a prioridade passa a ser a proteção do sistema nervoso central, e para esse caso, os retalhos miocutâneos são mais eficazes para preencher a cavidade e atuar na prevenção de fístulas liquóricas, meningite e pneumoencéfalo. Nesse cenário, o retalho microcirúrgico é o mais indicado, como o anterolateral da coxa miocutâneo.[10]

Defeitos do nervo facial

Os tumores cutâneos da região parotídea não raramente invadem estruturas mais profundas, e nessa região o principal sítio é o nervo facial. Em defeitos cutâneos, poucas vezes a sutura primária dos cotos do nervo é possível, e é necessária a interposição de enxerto de nervo, ou a utilização de nervos vascularizados provenientes de retalhos microcirúrgicos fasciocutâneos, que serão utilizados para a reconstrução cutânea e simultaneamente para a reconstrução neural, associados a anastomose microvascular.

É importante salientar que a reconstrução imediata do nervo facial deve ser mandatária, pois, além de ser tecnicamente mais fácil devido à pronta exposição das estruturas a ser reconstruídas durante a ressecção tumoral, os resultados são muito superiores quando comparados às reconstruções tardias.

Os principais fatores prognósticos para reparo cirúrgico de lesão do nervo periférico são idade, distância entre a lesão e o músculo efetor, doença neuropática sistêmica e tempo de paralisia prévia ao momento da ressecção. Não existe controle sobre nenhum deles, exceto em realizar a reconstrução imediata no mesmo evento da ressecção.[11]

RECONSTRUÇÃO DA CAVIDADE ORAL

A cavidade oral apresenta vários subsítios específicos de características peculiares, como a gengiva com uma cobertura delgada revestindo o osso mandibular, mucosa jugal com elasticidade que permite mudança no volume interno, língua que além de receptores gustatórios específicos apresenta um tecido muscular altamente especializado para movimentos finos e precisos úteis na deglutição

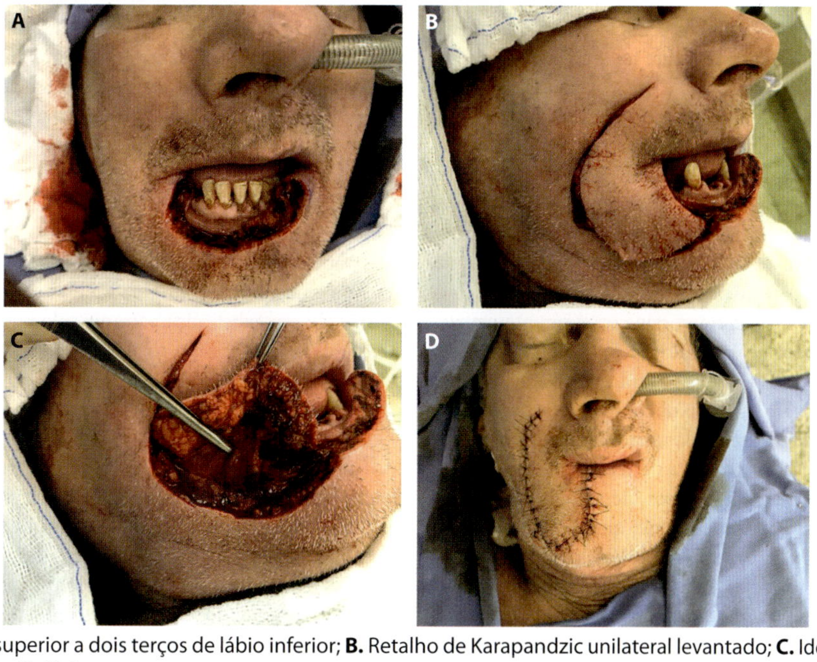

Figura 261.1 **A.** Defeito superior a dois terços de lábio inferior; **B.** Retalho de Karapandzic unilateral levantado; **C.** Identificação e preservação do pedículo neurovascular; **D.** Síntese.

e fonação, assoalho da boca, por onde se abrem os ductos submandibulares e a língua fica repousada, e palato duro, anteparo fundamental para deglutição e fala.

Após a cirurgia de tumores da cavidade oral avançados, frequentemente mais de um subsítio precisa ser restaurado. O importante para realizar uma reconstrução adequada é identificar as características da região a ser reconstruída e indicar a técnica mais apropriada para alcançar o melhor resultado funcional e estético.

Assoalho de boca

Região importante para a continência salivar e manutenção da mobilidade da língua oral. Para isso, mesmo em defeitos de menor extensão, devem ser reconstruídos visando a manutenção do espaço do assoalho e a mobilidade da língua. A utilização de retalhos de menor espessura é a prioridade. Uma das opções é o retalho miomucoso de bucinador. Esse retalho tem como vantagens a reconstrução com mucosa (*like with like*), além de apresentar uma mínima morbidade ao sítio doador. Como desvantagem, citam-se a impossibilidade de utilizá-lo em pacientes dentados, necessidade de preservação da artéria facial durante a linfadenectomia, além de uma extensão limitada de aproximadamente 3 × 3 cm; do contrário, pode comprometer o fechamento da área doadora. Em casos de defeitos maiores nessa região, a melhor indicação é a utilização de retalhos fasciocutâneos, e uma das áreas doadoras mais utilizadas é o antebraço, embora outros sítios doadores possam ser utilizados em pacientes magros, principalmente utilizando a técnica de dissecção suprafascial, mantendo a principal característica que um retalho precisa para reconstruir a região: uma fina espessura e flexibilidade. A utilização de retalhos volumosos como retalhos miocutâneo deve ser evitada, e a vedação do assoalho deve ser adequada a fim de evitar a drenagem de saliva para o leito do esvaziamento cervical e suas consequências, como infeção e risco de ruptura vascular, além de prolongar o período de internação e início do tratamento adjuvante. A infecção promove mais retração cicatricial e a fístula atrasa a reabilitação da deglutição.[12]

Rebordo gengival inferior e trígono retromolar

A abordagem cirúrgica de tumores que acometem essa região muitas vezes inclui a ressecção óssea, o que pode ser realizado com uma mandibulectomia marginal ou segmentar. As mandibulectomias marginais devem preservar uma espessura adequada do remanescente mandibular para evitarem-se posteriores fraturas e isquemia, principalmente nos casos em que há indicação de radioterapia adjuvante.

No momento da escolha do método reconstrutivo pós-mandibulectomia marginal, é importante a realização de uma adequada cobertura óssea, evitanto-se exposição óssea, complicação que aumenta significativamente a incidência de osteonecrose. Para isso, prioriza-se um retalho com as seguintes características: espessura adequada, suturas livres de tensão e correta vascularização em todo território do retalho. A técnica que mais permite essas características são os retalhos livres, uma vez que corretamente realizada, evita deiscência de sutura, formação de fístulas, cicatrização por segunda intenção ou atraso no tratamento adjuvante, melhorando significativamente o prognóstico oncológico dos pacientes.

Em casos de defeitos segmentares da mandíbula, os defeitos laterais não apresentam indicação absoluta de reconstrução, com indicação da reconstrução óssea nesses casos, dependendo do prognóstico e das condições clínicas do paciente, que são selecionados para apenas a reconstrução de partes moles. Vale ressaltar que, na prática, muitos pacientes se incomodam bastante com a ausência dos elementos dentários e desvio da arcada resultante da não reconstrução do corpo mandibular; no entanto, essa queixa tende a ser menos frequente nos defeitos restritos ao ramo ascendente.

Para a reconstrução das partes moles, preconiza-se a utilização de retalhos fasciocutâneos de fina espessura, que possibilitem uma fixação ao defeito livre de tensão, mantendo os tecidos remanescentes nas posições originais e com mobilidade, condição importante para a reabilitação funcional desses pacientes. Devido à extensão dos defeitos, o retalho mais indicado é o anterolateral da coxa, que permite uma grande ilha de pele, um longo pedículo e fechamento primário da área doadora. Outros retalhos fasciocutâneos, como antebraço e lateral do braço, ficam reservados para casos de pacientes obesos, devido à espessura dos retalhos da coxa.

Nos casos de indicação de reconstrução óssea, ou nos casos de defeito do arco central da mandíbula, em que obrigatoriamente a reposição óssea é necessária, a primeira opção é o retalho microcirúrgico osteofasciocutâneo de fíbula (Figura 261.2). No entanto, uma parte significativa de pacientes com câncer de boca apresenta comprometimento arterial dos membros inferiores, e nesses casos a utilização do retalho osteocutâneo de escápula ou crista ilíaca é a opção de reconstrução mandibular. O emprego do planejamento virtual nas reconstruções ósseas tende a oferecer melhor resultado funcional para oclusão dentária e permite melhor contato entre os segmentos ósseos graças ao uso dos guias de corte. O planejamento requer a adição de tomografias da face e da área doadora (perna, no caso de retalho de fíbula) e confecção de moldes da arcada, seguidas da impressão em 3D e posterior esterilização dos moldes e guias. O tempo desse processo deve ser agilizado nos pacientes portadores de neoplasia candidatos à ressecção oncológica e reconstrução. A utilização de placas de reconstrução associada a retalhos miocutâneos apresenta uma taxa de insucesso como fístula e exposição da placa elevadíssima, impossibilitando o tratamento adjuvante do paciente e comprometendo o prognóstico oncológico. Rotineiramente, a tentativa de colocação de placa em substituição ao *gap* ósseo evolui com exposição precoce quando a cobertura é feita com retalho miocutâneo do peitoral ou fasciocutâneo fino (antebraquial ou lateral do braço); por outro lado, o resultado é mais favorável a longo prazo na associação de placa e retalho miocutâneo anterolateral da coxa ou do grande dorsal, provavelmente pelo fato de a maior espessura do retalho permitir que o movimento da placa durante a mastigação não traumatize diretamente a pele do retalho, pois ele não fica tensionado sobre a placa.[13, 14]

Mucosa jugal

Os tumores que acometem a mucosa jugal frequentemente resultam em defeitos tridimensionais. O reparo dessa região, na maioria das vezes, é necessário para a manutenção da capacidade de abertura de boca, evitando-se que o paciente evolua com fibrose e trismo, sequelas que limitam significativamente a qualidade de vida.

Para a reconstrução, normalmente utilizam-se retalhos fasciocutâneos de fina espessura para a parte mucosa do defeito e também para a reconstrução cutânea, caso seja necessário.

Dependendo da extensão do defeito, a utilização de retalho muscular, como do músculo grácil reinervado, busca uma reconstrução funcional em substituição ao músculo bucinador. Nos defeitos mais extensos e de espessura total da mucosa jugal até a pele da face, os retalhos miocutâneos podem ser posicionados com a pele para o lado externo, deixando o músculo cruento para a cavidade oral.

Língua oral

Este órgão apresenta uma complexidade particular na sua reconstrução devido a sua mobilidade, característica que garante suas funções como fonação e deglutição. A sua mobilidade e sua composição muscular garantem uma flexibilidade importante, possibilitando o fechamento primário do defeito mesmo em ressecções alargadas. No entanto, resulta em um remanescente de língua muito reduzido, causando uma fala não inteligível e dificuldade importante de deglutição.

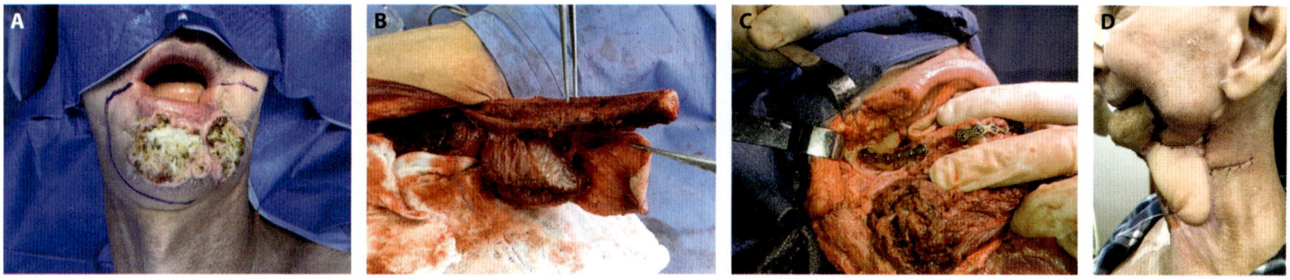

Figura 261.2 **A.** Carcinoma em região de mento com extensão para assoalho de boca; **B.** Retalho livre com pele, músculo e osso da fíbula; **C.** *Inset* do retalho com placas; **D.** Correção de complicação de fístula orocervical com retalho de músculo peitoral maior.

Defeitos com extensão de hemiglossectomia, bastante frequente com o aumento de ressecções compartimentais de tumores de língua e assoalho, devem ser reconstruídos com retalhos fasciocutâneos, com a língua reconstruída com adequado volume e permitindo uma mobilidade do remanescente lingual, sem fixação aos tecidos adjacentes, garantindo adequada fonação e deglutição (Figura 261.3).

Em casos de defeitos subtotais ou totais, a indicação de retalhos fasciocutâneos também é mandatória, mantendo-se o mesmo princípio de ressecções menores, objetivando um tamanho adequado e melhor mobilidade possível. Existem algumas técnicas de reconstrução funcional da língua com retalhos fasciocutâneos associados a retalhos musculares inervados, mas os resultados ainda são discutidos e não utilizados na rotina de serviços.[15]

Deve-se também considerar a indicação da radioterapia no tratamento adjuvante nesses casos, pois resulta em uma retração importante na reconstrução, a qual pode resultar em remanescente de língua que impossibilita uma função adequada. Vale ressaltar que, mesmo nas glossectomias totais e subtotais, os resultados funcionais para fala e deglutição são animadores após uma reabilitação adequada.

Rebordo gengival superior e palato duro

Estes defeitos quase sempre resultam em uma comunicação orosinusal ou oronasal, requerendo adequado fechamento da abertura, porque, do contrário, impossibilita a deglutição adequada.

Para isso, podem ser usadas próteses obturatórias, indicadas principalmente quando o remanescente do palato permite uma adequada fixação da prótese, e o defeito não se estende demasiadamente ao palato mole.[16]

É frequente utilizarem-se retalhos para o fechamento de defeitos nessa região, e a escolha depende da extensão do defeito para as partes moles, além da necessidade de reconstrução óssea. Normalmente, não é necessária a reconstrução óssea nos defeitos do palato duro, posteriormente aos caninos, e nesses casos com frequência são indicados os retalhos fasciocutâneos. A escolha da técnica depende da espessura do retalho, comprimento do pedículo vascular e localização dos vasos receptores para a anastomose microvascular. Os defeitos de palato duro posteriores ou posicionados na transição com palato mole com menores dimensões podem ser reparados com retalho miomucoso do palato contralateral. Defeitos maiores e que se estendem ao palato mole requerem um retalho microcirúrgico. Já os defeitos restritos ao palato mole têm boa evolução funcional com retalhos microcirúrgicos fasciocutâneos. Para defeitos restritos ao palato, que não incluem maxila e assoalho da órbita, a preferência é pelo retalho lateral do braço, por ser mais maleável quando comparado ao antebraquial. O antebraquial é uma opção quando o lateral é muito espesso ou quando é necessário um pedículo mais longo (Figura 261.4).[17]

Quando o defeito ósseo estende-se para a supraestrutura maxilar, principalmente com extensão para o assoalho da órbita, a reconstrução óssea é mandatória, utilizando-se retalhos de fíbula ou escápula, e também podem ser utilizados enxerto de cartilagens costais, fáscia lata e tela de titânio para a reconstrução do assoalho da órbita, desde que adequadamente coberto e não exposto à cavidade oral ou nasal.[18]

Para o tratamento das fístulas oronasais e oromaxilares dá-se preferência aos retalhos de partes moles, e sempre que possível, ao retalhos miomucoso do palato contralateral, mais indicado em defeitos de até 3 cm no um terço distal do palato duro até a transição do palato mole. Para o reparo de defeitos mais extensos ou em leitos irradiados, indicam-se os retalhos microcirúrgicos lateral do braço ou antebraquial.

RECONSTRUÇÃO DE DEFEITOS DA FARINGE

A indicação de reconstrução da faringe após ressecções tumorais tem aumentado significativamente devido ao aumento de indicação

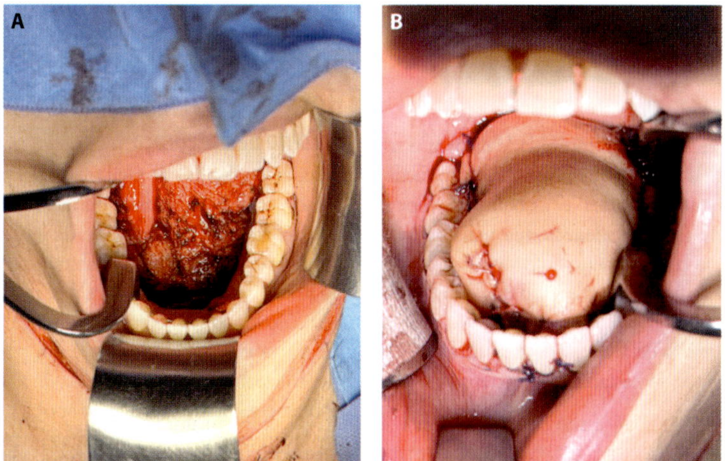

Figura 261.3 **A.** Glossectomia subtotal; **B.** Reconstrução com retalho fasciocutâneo lateral do braço.

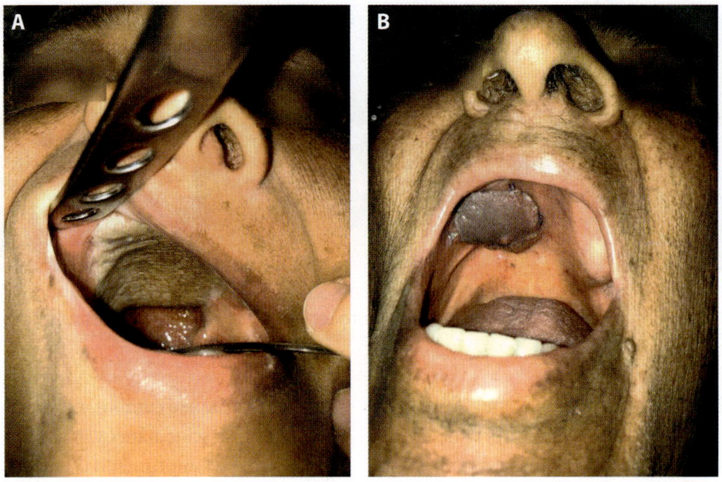

Figura 261.4 A e **B.** Pacientes submetidos a reconstrução de palato com retalho fasciocutâneo de antebraço.

de tratamento primário com radioterapia e quimioterapia, resultando em indicação frequente de cirurgia de resgate. Inúmeras técnicas de reconstrução são descritas, e é importante que a equipe conheça os vários tipos de retalhos e suas características, não hesitando na sua utilização, reservando o fechamento primário dos defeitos quando o paciente não foi submetido a tratamento radioterápico prévio e não há dúvida quanto à extensão mucosa necessária para a sutura primária.[19]

A reconstrução da parede lateral da faringe pode ser feita com retalho supraclavicular convencional ou fasciocutâneo microcirúrgico de menor espessura. Para defeitos do esôfago cervical com preservação da parede posterior, os retalhos fasciocutâneos ou miocutâneo do peitoral podem ser indicados, e sua fixação é feita na mucosa remanescente ou ancorados na fáscia pré-vertebral. Para definir com precisão o retalho, é necessário considerar variáveis como características do defeito, biotipo do paciente e qualidade dos vasos cervicais. Nos defeitos circunferenciais do esôfago cervical, o retalho do jejuno é o indicado, por resultar em menor incidência de estenose, principalmente na anastomose distal com o coto esofágico. É um retalho delicado, pois não tolera a isquemia da mesma forma que os retalhos cutâneos e musculares, e sua indicação deve considerar o risco de complicações devido à abordagem abdominal, em especial em idosos com laparotomias prévias e obesos. A princípio, a presença de gastrostomia não caracteriza contraindicação para o retalho do jejuno. O tratamento das fístulas faringocutâneas pode ser feito com retalhos em dupla face fasciocutâneos convencionais ou microcirúrgicos. Durante o planejamento cirúrgico, é importante investigar a presença de estenose à jusante, que pode ter contribuído para o surgimento da fístula.[20]

Retalhos regionais

Retalho fasciocutâneo supraclavicular

Este retalho é de fácil e rápida execução, com morbidade da área doadora aceitável, além de um arco de rotação que possibilita com facilidade o alcance da faringe, região parotídea e assoalho de boca. Atenção deve ser dada ao fato de uma linfadenectomia mais extensa dos níveis IV e V pode resultar no comprometimento vascular do pedículo do retalho, além do risco de comprometimento da vascularização do plexo subdérmico devido à área de desepitelização necessária nessa técnica. O fechamento primário da área doadora muitas vezes é possível, exceto em casos de defeitos demasiadamente extensos.[21]

Retalho miocutâneo peitoral maior

A popularização de retalhos fasciocutâneos microcirúrgicos restringiu a indicação do retalho do peitoral ao resgate de uma perda de retalho microcirúrgico ou ausência de vasos receptores ou perfurantes para realizar um retalho fasciocutâneo.[22] A opção pelo retalho microcirúrgico preserva o retalho peitoral para situações adversas no futuro, bem como oferece melhor resultado estético, preservando as mamas.

O retalho miocutâneo peitoral maior tem como vantagens, além de sua fácil e reprodutível confecção, apresentar uma possibilidade de confeccionar ilhas de pele de diferentes formatos, adequando ao defeito da faringe. Ele alcança a região da faringe com facilidade e sem tensão, e disponibiliza o tecido muscular para a proteção das linhas de sutura e dos vasos cervicais.

Esse retalho pode ser suturado no remanescente da mucosa da faringe, como também pode ser fixado na fáscia pré-vertebral em formato semicircular, assim como com formato tubular. Como desvantagem, apresenta um índice não desprezível de estenose, de difícil tratamento com dilatações, além de uma agressão moderada ao sítio doador, principalmente em trabalhadores braçais e mulheres, devido à presença da mama.

Retalho deltopeitoral

A principal indicação desse retalho na reconstrução da faringe ocorre nos casos de perda de reconstruções tubulares da faringe. Normalmente, o paciente encontra-se em situação grave, instável, precisando de um fechamento cervical com proteção do vasos cervicais, confecção de traqueostoma e esofagostoma adequados, para posterior reabordagem para reconstrução completa da faringe.

O retalho fasciocutâneo deltopeitoral é fácil e rápido de ser confeccionado, pois apresenta uma anatomia constante e não tem a necessidade de identificação das perfurantes. No entanto, na reconstrução da faringe, o fechamento primário da área doadora não é possível na maioria das vezes.[23]

Retalhos microcirúrgicos

Retalho de antebraço

Trata-se de retalho de fácil execução, com pedículo longo e vasos calibrosos, com possibilidade de inclusão da veia cefálica para drenagem. Os calibres da artéria radial e da veia cefálica permitem a interposição de enxerto vascular, o que habitualmente não é viável no retalho lateral do braço, com pedículo de calibre muito fino. Tem como vantagem um pedículo longo que possibilita alcançar vasos receptores longe do defeito. A sua espessura também é um ponto positivo, principalmente em pacientes obesos, nos quais o retalho anterolateral de coxa pode impossibilitar o fechamento cutâneo após a fixação do retalho. Pode, inclusive, ser facilmente dividido em duas ilhas de pele para a reconstrução de defeitos faríngeos associados a defeitos cutâneos, situação frequente em casos de reconstrução secundária da faringe (Figura 261.5).[24]

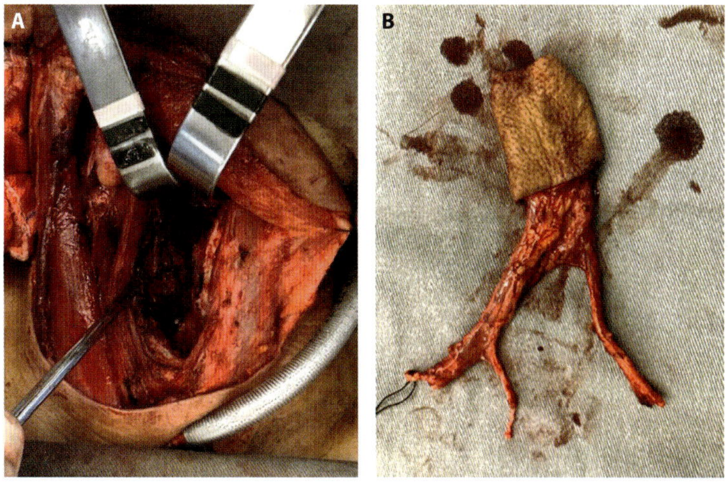

Figura 261.5 **A.** Defeito pós-faringolaringectomia parcial; **B.** Retalho fasciocutâneo de antebraço.

O dano ao sítio doador do retalho é uma das desvantagens dessa técnica, e a possibilidade de fechamento primário da área doadora é um grande fator a ser considerado no momento de definir qual retalho será indicado. A necessidade da ligadura da artéria radial pode ser um fator limitante em alguns pacientes.

Retalho cutâneo lateral do braço

Este retalho é uma boa opção nos casos em que não é necessário reconstruir os defeitos totais (circunferenciais) da faringe.

Nos defeitos primários da faringe, normalmente os vasos receptores encontram-se logo ao lado do defeito (artéria tireóidea superior, veia tirolinguofacial), não limitando a sua utilização, pois esse retalho apresenta um pedículo curto comparado ao de antebraço. O fechamento primário da área doadora também é outra vantagem dessa técnica.

Dessa forma, o retalho cutâneo lateral do braço é uma boa opção em defeitos não extensos da faringe e em pacientes obesos. Quando o defeito faríngeo está associado a cutâneo, ou quando os vasos receptores encontram-se distantes do defeito, esse retalho não deve ser considerado como primeira opção dentre as técnicas de reconstrução.

Quando comparado com o retalho antebraquial, o retalho lateral do braço apresenta indicações clínicas semelhantes. Tem como vantagens oferecer uma pele mais maleável, permitir, habitualmente, o fechamento primário da área doadora, oferecendo um resultado estético melhor, alem de preservar o retalho antebraquial para futuras reconstruções utilizando vasos em um pescoço irradiado ou abordado cirurgicamente. Dentre as desvantagens estão a dissecção mais difícil, a identificação do pedículo é mais trabalhosa e variável, dependendo do biotipo do paciente, além de oferecer um retalho mais espesso em pacientes obesos, o que pode ser limitante em indicações como a reconstrução parcial de língua e a necessidade de cuidado com o nervo radial durante a dissecção e o fechamento primário da área doadora, evitando-se síndrome compartimentar (Figuras 261.6 e 261.7).[25]

Retalho anterolateral da coxa

Este é o retalho mais frequentemente utilizado em defeitos parciais e totais da faringe. Além de baixo dano à área doadora, possibilita uma grande ilha de pele para fechamento de defeitos de variados tamanhos e extensão da faringe e permite a confecção de duas ilhas de pele para fechamento cutâneo adequado, auxiliando na confecção do traqueostoma.[26]

A utilização da fáscia do quadríceps femural como reforço da sutura da faringe é uma das vantagens na indicação desse retalho, além de um pedículo de bom calibre e longo, permitindo o alcance de vasos receptores em diferentes sítios do pescoço.

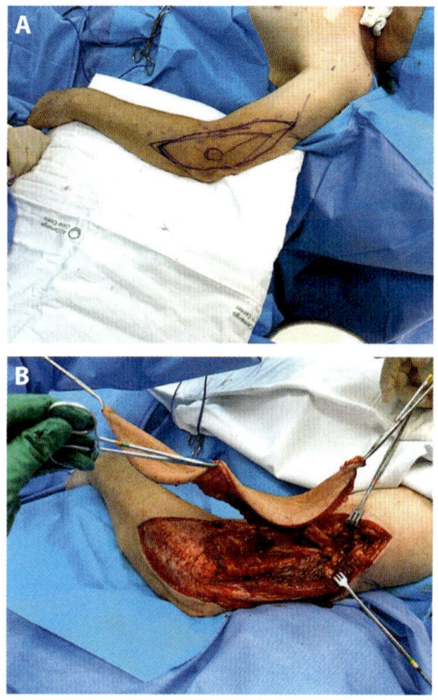

Figura 261.6 **A.** Marcação do retalho a ser levantado com identificação da perfurante; **B.** Retalho elevado, ainda preso em seu pedículo vascular.

Retalho de jejuno

A utilização do retalho de segmento de jejuno é a primeira opção na reconstrução de defeitos de circunferências da faringe em muitos serviços. Os defensores dessa técnica salientam a presença de peristalse, podendo facilitar a propulsão do bolo alimentar para alcançar o esôfago cervical. As desvantagens são o fato de acrescentar uma laparotomia para retirada do retalho, presença de anastomose intracavitária, além de uma discordância do tamanho da boca anastomótica da alça jejunal e da base da língua, diferença que pode ser corrigida pela técnica de anastomose laterolateral da extremidade proximal do retalho (Figura 261.8; Vídeo 261.1).[20]

Retalho gastro-omental

Sem dúvida, é uma técnica de grande agressão ao sítio doador, e deve ser recomendada para casos mais extremos, quando é fundamental a utilização do epíploon para a cobertura de defeito cutâneo. Outra desvantagem é a qualidade da parede dos vasos epiploicos, principalmente as veias, que apresentam parede fina se comparadas às veias periféricas, sendo uma anastomose de veias viscerais de maior dificuldade técnica.

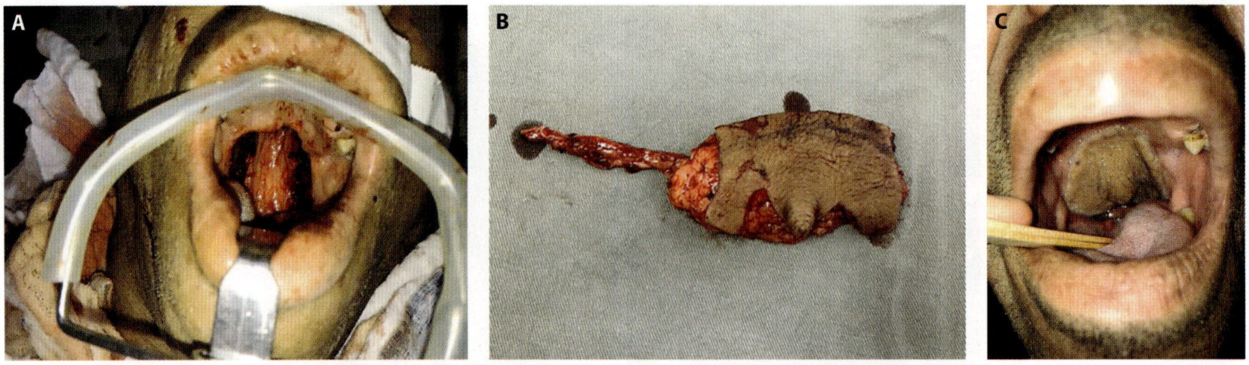

Figura 261.7 A. Defeito de palato mole pós-ressecção tumoral; **B.** Reconstrução com retalho lateral de braço; **C.** Pós-operatório tardio.

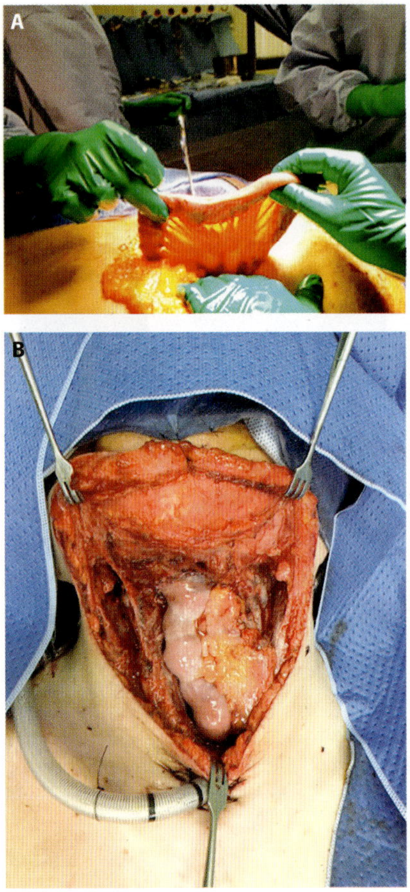

Figura 261.8 A. Arcada de jejuno; **B.** *Inset* do jejuno na neofaringe.

Reabilitação fonatória

A utilização de próteses fonatórias para a reabilitação vocal pode ser utilizada com todos os tipos de retalhos. É inegável que o acesso à prótese fonatória ainda é bastante limitada a muitos pacientes, principalmente em serviços públicos. O conhecimento de fístulas fonatórias construídas a partir de retalhos utilizados para a reconstrução da faringe é importante, pois possibilita, além da reconstrução faríngea, a reabilitação fonatória.

Umas das principais técnicas utilizadas é o retalho ileocólico. Baseado nos vasos ileocecocólicos, em que o cólon ascendente e o ceco seriam utilizados para a reconstrução faríngea, usando um segmento de íleo terminal para a anastomose na parede lateral do traqueostoma. A válvula ileocecal funciona impedindo a passagem de conteúdo deglutido para a traqueia, e permite a passagem do ar expirado ao ocluir o traqueostoma, alcançando a neofaringe e permitindo a vibração do ar e a possibilidade de fonação.[27]

Outra técnica com menor agressividade ao sítio doador é a utilização de um prolongamento do retalho anterolateral da coxa em formato de J, como um trompete invertido (boca maior anastomosada na traqueia e a menor na faringe), confeccionando uma comunicação faringotraqueal que possibilita a fonação.[28]

Apesar de ambas as técnicas serem repletas de detalhes importantes para o bom funcionamento, devem ser conhecidas pelo cirurgião e consideradas em pacientes não elegíveis ou sem acesso às próteses fonatórias.

CUIDADOS PÓS-OPERATÓRIOS

Cuidados pós-operatórios para os retalhos

O sucesso da reconstrução ocorre desde o planejamento de acordo com as condições do paciente e do defeito idealizado. É importante estar preparado para mudanças do defeito e da condição do paciente no intraoperatório. Portanto, é necessário ao profissional estar apto a realizar diversas técnicas e prever alterações.

Fatores extrínsecos e intrínsecos estão relacionados com a boa evolução. Fatores extrínsecos não estão relacionados com o retalho em si, como, por exemplo, hipertensão sistêmica, infecção, hipotensão, compressão de pedículo, tabagismo, desnutrição, tecidos irradiados, diabetes, vasculopatia. Enquanto o principal fator intrínseco é o aporte sanguíneo fornecido ao retalho, determinado também por técnica correta, desde o não biselamento da incisão cutânea até a disseção próxima à região do suprimento sanguíneo.[29]

Cuidados para aumentar o sucesso dos retalhos são evitar hipervolemia, reduzir o tempo cirúrgico, evitar enfaixamento ou compressão nos pontos de passagem do pedículo, manter suturas sem tensão, sutura do retalho com área receptora bem coaptada, proteção contra contaminação, posicionamento adequado do pedículo, observando-se a tensão e a condição do pedículo vascular do retalho, hemostasia intraoperatória adequada, sendo o uso do bipolar uma boa ferramenta para evitar dispersão térmica não intencional em áreas críticas, e garantir o bom funcionamento do dreno, quando inserido.

O monitoramento dos retalhos é feito principalmente com a sua compressão, observando-se o tempo de perfusão, assim como sua coloração e temperatura. Avaliar sangramento da derme após a escarificação com a agulha é eficaz (Vídeo 261.2). Essas medidas de monitoramento são subjetivas e requerem treino e repetição.

Cuidados pós-operatórios específicos para os retalhos microcirúrgicos

Cuidados posturais e não compressivos com objetivo de não oferecer compressão no local das anastomoses ou limitação de drenagem são importantes.

A monitorização do retalho microcirúrgico pode ser feita a partir da escarificação da ilha de pele com ponta de agulha, associada a exame clínico, como coloração e enchimento capilar, cuja análise é fidedigna e suficiente para a indicação de reabordagem cirúrgica. Porém, existem outros métodos disponíveis, como dosagem do pH, e uso de Doppler externo ou implantado.

Não existe um consenso quanto ao uso de anticoagulantes para retalhos microcirúrgicos de cabeça e pescoço. Habitualmente, apenas o anticoagulante empregado na profilaxia de trombose venosa profunda é suficiente. Da mesma forma, não há contraindicação absoluta para o uso de drogas vasoativas.[30]

COMPLICAÇÕES

As complicações podem ocorrer tanto na área doadora como na reconstruída. Os retalhos e enxertos podem sofrer perda parcial ou total. A perda pode ocorrer por hematoma, sangramento, infecção, torção ou estiramento do pedículo, que reduzem a vascularização.

Múltiplas incisões na pele dos retalhos reduzem a circulação e podem comprometer sua vitalidade. Outros fatores de preocupação são o posicionamento do retalho com muitas dobras ou comprimido por placas na mandíbula.

Quando identificado um retalho edemaciado, congesto, medidas preventivas de piora são feitas, como manter a cabeça elevada, evitar atividades extenuantes, ou mesmo uso de corticosteroides.

Eritema, edema, dor local e secreção purulenta indicam infecções que devem ser tratadas sistemicamente. E caso houver abscesso, deve ser tratado precocemente para evitar perda do retalho.

Áreas de necrose no bordo dos retalhos podem ser tratados conservadoramente, e quando há necrose significativa da pele do retalho (epidermólise), seu debridamento é necessário para evitar infecção e perda de retalho subjacente.

Câmara hiperbárica pode auxiliar na vascularização em um sofrimento precoce do retalho. A literatura apresenta o uso de sanguessuga em retalhos congestos, prática não disponível no Brasil até o momento.

As complicações não se restringem ao perioperatório. Eventualmente, elas surgem após tratamentos adjuvantes, como radioterapia. Por isso, é importante no planejamento prever todos os tratamentos que possam ser necessários para expor ao paciente e tentar minimizá-los (Figura 261. 9).

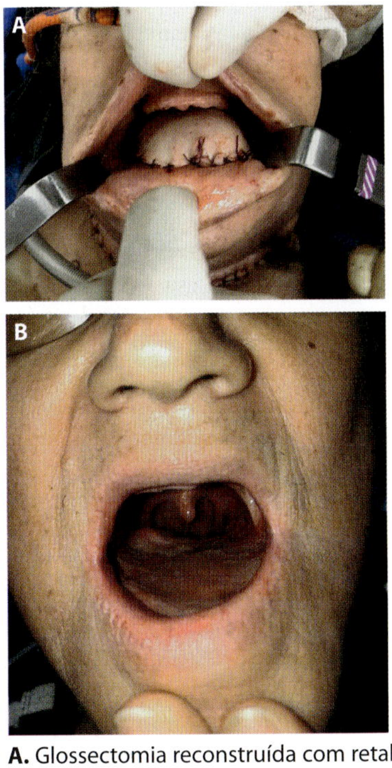

Figura 261.9 A. Glossectomia reconstruída com retalho fasciocutâneo de região anterolateral de coxa; **B.** Retração pós-radioterapia.

REFERÊNCIAS BIBLIOGRÁFICAS

1. Muthunagai R, Agarwal M, Sivasankary R. Flaps and its classification in head and neck reconstructive procedures: A review. Saudi J Oral Dent Res [Internet]. 2019 [Acesso em: 2024 Jul];4(5):287-93.
2. Hurvitz KA, Kobayashi M, Evans GD. Current options in head and neck reconstruction. Plast Reconstr Surg [Internet]. 2006 Oct [Acesso em: 2024 Jul];118(5):122e-133e.
3. Baker SR. Regional flaps in facial reconstruction. Otolaryngol Clin North Am [Internet]. 1990 Oct [Acesso em: 2024 Jul];23(5):925-46.
4. Burget GC, Menick FJ. Aesthetic reconstruction of the nose. St. Louis: Mosby; 1994.
5. Menick FJ. Nasal reconstruction. Plast Reconstr Surg [Internet]. 2010 Apr [Acesso em: 2024 Jul];125(4):138e150e.
6. Menick FJ. A 10-year experience in nasal reconstruction with the three-stage forehead flap. Plast Reconstr Surg [Internet]. 2002 May 1 [Acesso em: 2024 Jul];109(6):1839-55.
7. Mattox DE, Gates GA, Holt RG. Decision making in otolaryngology. 1st ed. Philadelphia: D.C. Decker Mosby; 1984.
8. Karapandzic M. Reconstruction of lip defects by local arterial flaps. British J Plastic Surg [Internet]. 1974 Jan [Acesso em: 2024 Jul];27(1):93-7.
9. Khan JA, Garden VS. Combined flap repair of moderate lower eyelid defects. Ophthalmic Plast Reconstr Surg [Internet]. 2002 May [Acesso em: 2024 Jul];18(3):202-4.
10. Garg A, Alio JL, authors. Surgical techniques in ophthalmology. In: Oculoplasty and reconstructive surgery. Martlesham: Boydell & Brewer Ltd; 2010. 372 p.
11. Genden EM. Reconstruction of the head and neck: A defect-oriented aproach. Berlim: Thieme; 2012. 200 p.
12. Ayad T, Kolb F, De Monés E, Mamelle G, Temam S. Reconstruction of floor of mouth defects by the facial artery musculo-mucosal flap following cancer ablation. Head Neck [Internet]. 2008 [Acesso em: 2024 Jul];30:437-45.
13. Urken ML, Weinberg H, Vickery C, Buchbinder D, Lawson W, Biller HF. Oromandibular reconstruction using microvascular composite free flaps. Report of 71 cases and a new classification scheme for bony, soft-tissue, and neurologic defects. Arch Otolaryngol Head Neck Surg [Internet].1991 [Acesso em: 2024 Jul];117:733-44.
14. Chepeha DB, Teknos TN, Fung K. Lateral oromandibular defect: When is it appropriate to use a bridging reconstruction plate combined with a soft tissue revascularized flap? Head Neck [Internet]. 2008 [Acesso em: 2024 Jul];30:709-17.
15. Robertson MS, Robinson JM, Horsfall RM. A technique of tongue reconstruction following near-total glossectomy. J Laryngol Otol [Internet]. 1987 [Acesso em: 2024 Jul];101:260-5.
16. Desjardins RP. Obturator prosthesis design for acquired maxillary defects. J Prosthet Dent [Internet]. 1978 [Acesso em: 2024 Jul];39:424-35.
17. Genden EM, Wallace DI, Okay D, Urken ML. Reconstruction of the hard palate using the radial forearm free flap: Indications and outcomes. Head Neck [Internet]. 2004 [Acesso em: 2024 Jul];26:808-14.
18. Granick MS, Ramasastry SS, Newton ED, Solomon MP, Hanna DC, Kaltman S. Reconstruction of complex maxillectomy defects with the scapular-free flap. Head Neck [Internet]. 1990 [Acesso em: 2024 Jul];12:377-85.
19. Fung K, Teknos TN, Vandenberg CD. Prevention of wound complications following salvage laryngectomy using free vascularized tissue. Head Neck [Internet]. 2007 [Acesso em: 2024 Jul];29:425-30.
20. Moradi P, Glass GE, Atherton DD. Reconstruction of pharyngolaryngectomy defects using the jejunal free flap: A 10-year experience from a single reconstructive center. Plast Reconstr Surg [Internet]. 2010 [Acesso em: 2024 Jul];126:1960-6.
21. Emerick KS, Herr MA, Deschler DG. Supraclavicular flap reconstruction following total laryngectomy. Laryngoscope [Internet]. 2014 [Acesso em: 2024 Jul];124:1777-82.
22. Yeh DH, Sahovaler A, Fung K. Reconstruction after salvage laryngectomy. Oral Oncol [Internet]. 2017 [Acesso em: 2024 Jul];75:22-7.
23. VY, Long M, Rigg B. Experience with the medially based deltopectoral flap in reconstructive surgery of the head and neck. Br F Plast Surg [Internet]. 1971 [Acesso em: 2024 Jul];24:174.

24. Azizzadeh B, Yafai S, Rawnsley JD. Radial forearm free flap pharyngoesophageal reconstruction. Laryngoscope [Internet]. 2001 [Acesso em: 2024 Jul];111:807-10.
25. Katsaros J, Schusterman M, Beppu M, Banis J, Acland R. The lateral upper arm flap: Anatomy and clinical applications. Ann Plast Surg [Internet]. 1984 [Acesso em: 2024 Jul]; 12:489-500.
26. Bearely S, Heaton CM, Knott PD, Seth R. Laryngopharyngeal repair in salvage laryngectomy. Curr Otorhinolaryngol Rep [Internet]. 2016 Jul 4 [Acesso em: 2024 Jul];4:211-8.
27. Hsiao H-T, Leu Y-S, Chang Y-C, Yang J-C, Tung K-Y. Voice and swallowing after laryngopharyngectomy and free ileocolic flap reconstruction for hypopharyngeal cancer. Ann Plast Surg [Internet]. 2009 Apr [Acesso em: 2024 Jul];62(4):390-4.
28. Hsieh YH, Fang T-J, Huang S-F, Kang C-J, Liao C-T, Hung S-Y et al. Synchronous reconstruction of esophageal defect and voice with J-flap after laryngopharyngectomy: Indications and outcomes. Oral Oncol [Internet]. 2020 Nov [Acesso em: 2024 Jul]:110:104947.
29. Kerrigan CL. Skin flap failure: Pathophysiology. Plast Reconstr Surg [Internet]. 1983 [Acesso em: 2024 Jul];72(6):766-77.
30. Pattani KM, Byrne P, Boahene K, Richmon J. What makes a good flap go bad? A critical analysis of the literature of intraoperative factors related to free flap failure. Laryngoscope [Internet]. 2010 [Acesso em: 2024 Jul];120:717-23.

CAPÍTULO **262**

Cuidados Paliativos e Integrativos em Otorrinolaringologia e Cirurgia de Cabeça e Pescoço

Juliana Cristina Pacheco • Paola Andrea Galbiatti Pedruzzi

CUIDADOS PALIATIVOS

Cuidados paliativos foram definidos em 1990, e posteriormente revisados em 2002 e 2017 pela Organização Mundial da Saúde (OMS) como uma abordagem que visa prevenir e promover o alívio de sofrimento e a melhora da qualidade de vida diante de uma doença ameaçadora, por meio da melhora da saúde física, emocional, social e espiritual do paciente e seus familiares.[1]

Os cuidados paliativos modernos iniciaram na década de 1960 na Inglaterra, a partir de conceitos introduzidos nos cuidados prestados a pacientes terminais pela enfermeira e médica Cecily Saunders. No Brasil, o movimento paliativo começou com iniciativas isoladas em grandes serviços de oncologia, a partir de 1970.[2,3] Apenas em 2005 foi criada a Academia Nacional de Cuidados Paliativos (ANCP), que desde então tem lutado por maior divulgação social e nas comunidades médicas.[2,3]

Em consonância a esse movimento, o Conselho Federal de Medicina (CFM) reconheceu a prática de cuidados paliativos por meio da Resolução Nº 1.805/06.[4]

> *"Na fase terminal de enfermidades graves e incuráveis, é permitido ao médico limitar ou suspender procedimentos e tratamentos que prolonguem a vida do doente, garantindo-lhe os cuidados necessários para aliviar os sintomas que levam ao sofrimento, na perspectiva de uma assistência integral, respeitada a vontade do paciente ou seu representante legal."*

E, em 2018, o Conselho Federal de Medicina incluiu os Cuidados Paliativos como princípio fundamental no Novo Código de Ética Médica:[5]

> *Capítulo I – Princípios fundamentais*
> *XXII – Nas situações clínicas irreversíveis e terminais, o médico evitará a realização de procedimentos diagnósticos e terapêuticos desnecessários e propiciará aos pacientes sob sua atenção todos os cuidados paliativos apropriados.*

No entanto, a despeito dessas conquistas, os cuidados paliativos ainda são insuficientes para abranger as demandas populacionais brasileiras. Dificuldades de acesso, escassez por serviços que ofereçam cuidados paliativos, falta de centros de formação e até mesmo o tabu social e resistência de pacientes, famílias e profissionais em saúde ainda são grandes entraves para a consolidação dos Cuidados Paliativos em nosso país.[3] Ainda persiste o preconceito de que os cuidados paliativos sejam eutanásia, prática ilegal e considerada crime no Brasil, ou apenas como um cuidado exclusivo para a fase final de vida, impedindo que pacientes tenham acesso aos cuidados apropriados em cada fase da doença, sobretudo em sua fase mais inicial.[3,6]

Quando tratamos de afecções de cabeça e pescoço, há um desafio ainda maior. A região da cabeça e pescoço, por suas características anatômicas e funcionais, contém uma grande quantidade de estruturas nobres e com funções vitais, concentradas em um pequeno espaço, quando comparado ao restante do corpo, estruturas que se destacam por seu importante papel social como a identidade facial e vocal. Por esse motivo, as doenças que afetam a cabeça e o pescoço chamam atenção por sua gravidade e impacto na vida do indivíduo, além de frequentemente produzir sofrimento adicional ao paciente e equipe multiprofissional.

Uma grande parte do escopo de atuação da otorrinolaringologia envolve o tratamento de condições crônicas que afetam consideravelmente as capacidades auditivas e de comunicação dos pacientes, alterações da fala e deglutição, patência da via aérea superior, malformações craniofaciais, pacientes portadores de síndromes genéticas, além de abranger adultos e crianças. Assim, a cirurgia de cabeça e pescoço é responsável por atuar em pacientes portadores de neoplasias malignas da face e pescoço, com grande impacto em suas funções respiratória, fonatória e digestiva, com um risco importante ao prognóstico. Essas especialidades médicas se complementam e se caracterizam por envolver pacientes com demandas complexas, altamente específicas, e que dependem da *expertise* do especialista para a construção de um plano de tratamento e para a tomada de decisões difíceis.

No momento do diagnóstico, cerca de 40% dos pacientes com câncer de cabeça e pescoço já têm seu estadiamento avançado.[7] Isso significa que grande parte dessa população já apresenta sintomas importantes na avaliação inicial, como dor moderada a intensa, dificuldades para falar e deglutir, fadiga, ansiedade e depressão, e até queixas respiratórias. Muitas vezes, nessa avaliação inicial, o paciente tem sintomas tão relevantes que exigem uma ação imediata, sem que seja possível ter tempo hábil para o estabelecimento do vínculo e a compreensão sobre valores do paciente e família e para o desenvolvimento de um plano de cuidados avançados. O profissional das áreas de otorrinolaringologia e cirurgia de cabeça e pescoço é, muitas vezes, o primeiro especialista que esse paciente tem contato.[8] É ele quem, geralmente, vai identificar a doença e dar a primeira informação precisa sobre o diagnóstico, em um cenário em que tanto os sintomas físicos como os emocionais já estão evidentes e há um sofrimento intenso instalado. Nessa ocasião, é provável que o prognóstico do paciente já seja muito reservado, com impacto significativo na sobrevida (cerca de 1 a cada 5 pacientes com diagnóstico de câncer de cabeça e pescoço irá falecer em 1 ano).[7] Lidar com tantas variáveis, necessidade de gerenciar o sofrimento do paciente, da família e da própria equipe de saúde, bem como a habilidade de lidar com tomada de decisões complexas são desafios do dia a dia da maioria dos otorrinolaringologistas e cirurgiões de cabeça e pescoço. Conhecer as técnicas e boas práticas da abordagem paliativa é fundamental para o cuidado adequado e ético dos pacientes que necessitarem desses profissionais. Os cuidados paliativos são considerados, portanto, não mais uma alternativa ao tratamento, mas uma abordagem fundamental e complementar, de direito do paciente e que é um dever de ser oferecido ao paciente e família como prevê a legislação e o Código de Ética do Conselho Federal de Medicina. Diante de uma demanda reprimida por serviços de cuidados paliativos e uma insuficiência de profissionais qualificados, é indispensável que o otorrinolaringologista e o cirurgião de cabeça e pescoço conheçam fundamentos básicos para iniciar a abordagem paliativa do seu paciente o mais brevemente possível e reconhecer o adequado encaminhamento para serviços e profissionais especializados. A Figura 262.1 mostra a curva dos cuidados paliativos da OMS, que apresenta a proporcionalidade com o tratamento modificador ao longo da trajetória da doença, conforme as necessidades apresentadas pelo paciente em cada fase, evidenciando que essas medidas não são excludentes, mas são mutuamente complementares.

Reconhecimento de pacientes elegíveis

Saber reconhecer os pacientes que se beneficiam de cuidados paliativos é muito mais que uma alternativa ao cuidado para a melhoria da qualidade de vida do paciente, é proporcionar a realização de uma boa prática médica.

A Sociedade Americana de Oncologia Clínica (American Society of Clinical Oncology [ASCO]) tem demonstrado que pacientes oncológicos são costumeiramente encaminhados para acompanhamento paliativo em fases muito tardias da doença, limitando a qualidade de vida e gerando custos maiores, uma vez que esses pacientes acabam por procurar mais frequentemente os serviços de emergência ou de maior complexidade por sintomas mal controlados que poderiam ser evitados se fossem encaminhados precocemente para abordagem paliativa. Por esse motivo, a ASCO tem recomendado que os pacientes com diagnóstico de câncer sejam encaminhados para uma equipe multidisciplinar de Cuidados Paliativos o mais precoce possível, independente do estágio da doença.[8,9]

Apesar dessas recomendações e da crescente sensibilização da importância de oferecer cuidados paliativos precoces, o acesso dos pacientes a essa abordagem ainda é restrita, principalmente pela dificuldade de reconhecimento dos casos elegíveis pelos profissionais que fazem a abordagem inicial. Uma ferramenta simples e bastante útil é a utilização da *pergunta surpresa*.[10] Essa pergunta é eficaz para identificar pacientes portadores de doenças ameaçadoras e que, portanto, se beneficiariam da indicação de cuidados paliativos: "Você se surpreenderia se este paciente morresse em um ano?", ou, para crianças, "Você se surpreenderia se essa criança não chegasse até a idade adulta?". Muitos estudos mostraram que se a resposta é "não me surpreenderia" é fortemente preditora de pior prognóstico e baixa expectativa de vida.

Outra ferramenta importante é o Supportive and Palliative Care Tool (SPICT-BR™), desenvolvido em 2010 e validado para o Brasil, que auxilia a reconhecer os pacientes elegíveis na atenção primária e hospitalar, permitindo um melhor planejamento. O SPICT™ utiliza indicadores gerais e específicos para avaliação clínica do paciente e permite que o plano terapêutico seja revisado, evidenciando os pacientes que estão evoluindo para uma progressão de doença, além de auxiliar na comunicação e alinhamento de condutas entre paciente, família e equipe multiprofissional.[11]

Em resumo, todo paciente que apresente doença oncológica, doença ameaçadora que leve a um sofrimento físico, emocional, social e espiritual, necessidade de tomada de decisões complexas, paciente que apresente deterioração da funcionalidade e sintomas mal controlados, a despeito dos esforços para otimizar o tratamento clínico modificador, é elegível aos cuidados paliativos o mais brevemente possível. Os cuidados paliativos não excluem o tratamento modificador, mas servem como anteparo ao cuidado integral do paciente.

Comunicação de más notícias e escalas prognósticas

A comunicação pode ser muitas vezes desafiadora, e depende de inúmeras variáveis, como o ambiente em que a comunicação é transmitida, o estado emocional dos interlocutores, o objeto da comunicação e a capacidade individual de transmitir e de compreender a mensagem. Comunicar más notícias em saúde traz em si um desafio ainda maior. Quando nos deparamos com doenças ameaçadoras em que o prognóstico é incerto ou claramente reservado, comunicar as limitações terapêuticas e os eventos clínicos que estão por vir pode trazer uma dificuldade adicional. Na tentativa de mitigar essas dificuldades, foram criadas ferramentas que auxiliam a comunicação de médicos aos seus pacientes sobre agravos de saúde. O protocolo mais frequentemente utilizado é o protocolo SPIKES,[11] criado por Robert Buckman, em 1992:

- S: *setting up* = preparação
- P: *perception* = percepção
- I: *invitation* = convite
- K: *knowledge* = conhecimento
- E: *emotions* = emoções
- S: *strategy and summary* = estratégia e resumo.

Esse protocolo visa criar um roteiro para que o profissional de saúde possa se apoiar em comunicar a má notícia de uma forma empática e assertiva, promovendo acolhimento e suporte ao paciente e família. Ele se baseia em seis passos mnemônicos que norteiam cada passo da abordagem e construção da passagem de informação. A Tabela 262.1 detalha cada passo e dá exemplos do que dizer ou fazer e do que evitar falar.

Para que a comunicação seja assertiva, é imprescindível determinar o prognóstico do paciente. Conhecer a história natural da doença e suas particularidades é, portanto, fundamental, e os

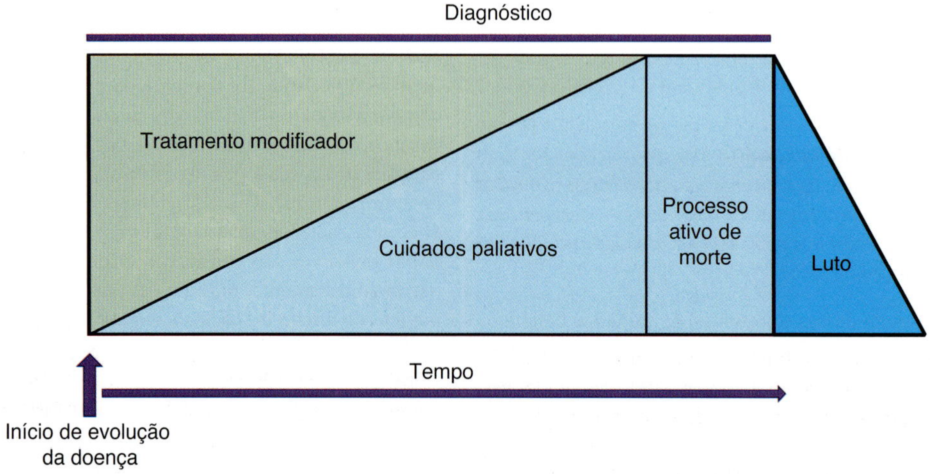

Figura 262.1 Curva dos cuidados paliativos da OMS na trajetória da doença desde sua fase inicial.

Tabela 262.1 Protocolo SPIKES: comunicação de más notícias em saúde.

***S (Setting up)*/prepare-se, sente-se:** refere-se à preparação do médico e do local para comunicar a notícia. Conheça o paciente, estude o caso, organize e limite o tempo necessário para a comunicação. Prepare o ambiente. Procure um espaço sem ruídos, calmo, em que todos os participantes possam estar confortáveis, sem distrações. Aconselha-se a ter lenço de papel e copo de água para confortar paciente e/ou familiares

***P (Perception)*/percepção:** procure conhecer a percepção do paciente e família sobre o processo de adoecimento. Faça perguntas abertas em relação à compreensão do paciente e familiares sobre o estado de saúde e doença (p. ex., "o que o senhor sabe sobre a sua doença?" ou "você sabe por que realizou os exames?"). Esse é o momento de perceber expectativas, dificuldades e estados como negação. É importante corrigir mal-entendidos e alinhar informações nesse passo

***I (Invitation)*/invitar, convidar:** buscar aproximar-se do paciente e sua vontade em saber mais informações sobre sua saúde e doença. Muitas vezes, esse papel é assumido por familiares quando o paciente for incapaz ou existe o "círculo do silêncio"

***K (Knowledge)*/conhecimento e informação:** nessa etapa, é necessário transmitir as informações de forma objetiva, evitando termos técnicos, dando tempo para perguntas e sempre respeitando o tempo e a capacidade emocional e intelectual do paciente e de sua família suportarem as informações. Deve-se evitar extrema dureza ou frases sentenciosas, como "não há tratamento para o seu câncer", "você tem pouco tempo de vida" e "não há nada a se fazer"

***E (Emotions)*/emoções e empatia:** é o momento de dar suporte ao paciente e família. Verificar se o paciente compreendeu as informações e como se sente a respeito delas. As reações do paciente e família podem variar desde um longo silêncio até choro, raiva e histeria. Procure estar disponível e se preocupe com a qualidade da experiência vivenciada pelo paciente e sua família. Oferecer lenço de papel, copo de água, toque, respeitar o silêncio do outro. Oferecer respostas afetivas

***S (Strategy and summary)*/estratégia e sumário e resumo:** verifique a compreensão do paciente e da família sobre as informações transmitidas; reafirme conceitos e esclarecer dúvidas que tenham surgido. Reforce o suporte empático e alinhe estratégias para os próximos passos e qual plano de cuidado irá nortear o tratamento; compartilhe decisões e responsabilidades; confira os retornos e acompanhamentos; se dispor para falar com algum familiar. Esse alinhamento contribui para o vínculo médico-paciente e reduz ansiedade das incertezas sobre a trajetória da doença e tratamento

especialistas em otorrinolaringologia e cirurgia de cabeça e pescoço têm a competência técnica necessária para compreender os agravos e riscos das doenças que são particulares às suas áreas de atuação.

No entanto, considerar apenas a evolução da doença pode ser insuficiente para o desenvolvimento de um plano de cuidados e indicação do tratamento adequado. Isso porque uma grande variedade de condições clínicas pode influenciar na *performance* do paciente, além de avanços tecnológicos e o incremento das terapias-alvo e de precisão têm impactado significativamente nesse curso natural.

É necessário, portanto, conhecer e aplicar as escalas prognósticas como forma de compreender melhor em que fase da doença e de vida está o paciente e de que maneira o tratamento oferecido pode impactar na funcionalidade dele.

Para tanto, são utilizadas escalas prognósticas que auxiliam na compreensão do *status* clínico do paciente no momento da avaliação, que contribuem para uma previsão mais acurada da expectativa de vida e preveem ainda se o tratamento pode influenciar perigosamente na piora da funcionalidade do paciente.[12] Por exemplo, um paciente já acamado e com ingestão reduzida, provavelmente poderá piorar sua funcionalidade, com risco de complicações clínicas severas e até morte, se submetido a um tratamento quimioterápico, sem que esses aspectos funcionais não tenham sido previamente considerados. As escalas de funcionalidade, por fim, também podem auxiliar no manejo dos sintomas, evidenciando quais os alvos a ser buscados e quais prejuízos funcionais podem ser revertidos.

As principais escalas que utilizamos são: a Escala de Performance de Karnofsky (KPS, do inglês *Karnofsky Performance Scale Index*), descrita inicialmente para pacientes oncológicos e que é utilizada em diversos cenários clínicos. Paciente com KPS igual ou inferior a 50% tem maior risco de falecer em 6 meses. A Eastern Cooperative Oncology Group (ECOG) é a mais utilizada. Também desenvolvida para pacientes oncológicos, a escala, por ser mais compacta, acaba sendo a de maior facilidade de memorização e aplicação. Por último, a Escala de Performance Paliativa (PPS, do inglês *Palliative Performance Scale*), desenvolvida em 1996 e revisada em 2001, é a mais utilizada por paliativistas por abranger doenças oncológicas e não oncológicas. Pode ser aplicada às diferentes doenças, pois avalia basicamente cinco domínios de funcionalidade que são os maiores preditores do prognóstico: capacidade de deambular, evidência clínica de doença, capacidade do autocuidado, capacidade de ingestão e o nível de consciência. Um aspecto importante da escala PPS em pacientes da otorrinolaringologia e cirurgia de cabeça e pescoço é que, por compreender doenças muitas vezes com comportamento localmente invasivo, causam impacto funcional expressivo na capacidade de ingestão, sem o mesmo impacto na capacidade de deambulação ou nível de consciência, por exemplo, pois são doenças com maior comprometimento local que sistêmico. Para que a escala possa ser usada mantendo a precisão da funcionalidade de paciente, a prioridade da pontuação é sempre das colunas à esquerda. Por exemplo, um paciente portador de câncer de hipofaringe com incapacidade completa para deglutir, que se alimenta por sonda e que é capaz de deambular e promover seu autocuidado sem auxílio, estima-se que sua funcionalidade seja acima de 70%, com uma observação de que a ingesta é reduzida ou impossibilitada pela doença localmente avançada. A escala PPS pode ser utilizada para cálculo de Escore do Prognóstico Paliativo (Palliative Prognostic Index [PPI]), apresentado na Tabela 262.2, para pacientes oncológicos, predizendo se o paciente tem expectativa de vida de horas a dias, dias a semanas e semanas a meses.

Nas Tabelas 262.3 a 262.5 apresentamos as escalas descritas.

Controle de sintomas

Em cabeça e pescoço, os sintomas mais frequentes estão relacionados com os plexos neurais exuberantes da região, com o acometimento do trato aerodigestivo superior e com sintomas emocionais devido ao comprometimento da imagem facial e identidade vocal. As doenças malignas da cabeça e pescoço cursam com dor importante, necessitando de uma abordagem contundente para alívio dos sintomas.

Tabela 262.2 Escore do Prognóstico Paliativo.

Fator	Escore	Escore total	Sobrevida
PPS 10 a 20%	4,0	Escore < 4	> 6 semanas
PPS 30 a 40%	2,5	Escore > 4	< 6 semanas
PPS > 50%	0	Escore > 6	< 3 semanas
Delirium	4,0		
Dispneia em repouso	3,5	Evitar precisão (p. ex., "ele tem 3 semanas de vida"). Se paciente e/ou família necessitarem de objetividade quanto ao tempo de expectativa de vida, prefira dizer: "expectativa de dias, semanas ou meses"	
Ingesta oral muito reduzida	2,5		
Ingesta oral reduzida	1,0		
Ingesta normal	0		
Edema	1,0		

Tabela 262.3 Escala de Performance de Karnofsky.

100%	Sem evidência de doença
90%	Mínimos sinais e sintomas; capaz de realizar suas atividades sem esforço
80%	Sinais e sintomas maiores; realiza suas atividades com esforço
70%	Capaz do autocuidado; incapaz para o trabalho
60%	Necessita de assistência ocasional; não é capaz de trabalhar
50%	Necessita de assistência considerável e cuidados médicos frequentes
40%	Necessita de cuidados médicos especiais
30%	Extremamente incapacitado; necessita de hospitalização, mas sem iminência de morte
20%	Muito doente, necessita de suporte
10%	Moribundo, morte iminente
0	Morte

Tabela 262.4 Escala de Performance Paliativa.

%	Deambulação	Atividade e evidência de doença	Autocuidado	Ingestão	Nível de consciência
100	Completa	Normal, sem evidência de doença	Completo	Normal	Completa
90	Completa	Normal; alguma evidência de doença	Completo	Normal	Completa
80	Completa	Com esforço; alguma evidência de doença	Completo	Normal	Completa
70	Reduzida	Incapaz para o trabalho; alguma evidência de doença	Completo	Normal ou reduzida	Completa
60	Reduzida	Incapaz de realizar *hobbies*; doença significativa	Assistência ocasional	Normal ou reduzida	Períodos de confusão ou completa
50	Sentado ou deitado	Incapacitado para qualquer trabalho; doença extensa	Assistência considerável	Normal ou reduzida	Períodos de confusão ou completa
40	Acamado	Idem	Assistência quase completa	Normal ou reduzida	Períodos de confusão ou completa
30	Acamado	Idem	Dependência completa	Reduzida	Períodos de confusão ou completa
20	Acamado	Idem	Idem	Ingestão limitada a colheradas	Períodos de confusão ou completa
10	Acamado	Idem	Idem	Cuidados com a boca	Confusão ou em coma
0	Morte	–	–	–	–

Tabela 262.5 Eastern Cooperative Oncology Group.

0	Atividade normal
1	Sintomas de doença, mas deambula e realiza suas atividades normalmente
2	Fora do leito mais de 50% do tempo
3	No leito mais de 50% do tempo, carente de cuidados intensivos
4	Restrito ao leito
5	Morte

Atualmente, o conceito mais aceito de dor pela International Association for the Study of Pain, de 2020,[13] é de que seja uma "experiência sensorial e emocional desagradável associada ou semelhante àquela associada a dano real ou potencial do tecido". De fato, a dor pode ser uma das mais angustiantes experiências experimentadas pelo paciente, família e equipe multiprofissional. Em pacientes que vivenciam a terminalidade ou são portadores de doenças ameaçadoras, a dor pode se apresentar frequentemente refratária às terapias medicamentosas e intervencionistas. Por isso, a dor é cada vez mais compreendida como um produto da experiência individual do paciente, que não se limita à sua dimensão física.

Cecily Saunders foi quem introduziu o conceito de *dor total*[9,13] (Figura 262.2), observada em grande parte dos pacientes com doenças ameaçadoras, que se caracteriza como a dor que é experimentada em todas as dimensões da vida do paciente. A dor total não se restringe ao aspecto físico, nociceptivo ou neuropático da dor. Ela se manifesta por sofrimento concomitante nas esferas emocional, espiritual e social do indivíduo, influenciando em toda a compreensão do processo de adoecimento e levando a um comportamento doloroso existencial. A abordagem da dor total não se limita a medidas farmacológicas, mas ao esforço continuado de toda a equipe multiprofissional, que pode ser composta de médicos, enfermeiros, fisioterapeutas, fonoaudiólogos, nutricionistas, assistentes sociais, terapeutas ocupacionais, psicólogos, capelães, família, comunidade social e do próprio paciente. As práticas integrativas têm grande papel no auxílio à abordagem da dor total.

Para uma melhor avaliação da dor, deve-se procurar compreender suas características básicas, como localização, aspectos funcionais envolvidos, intensidade e desencadeadores. Existem diversas escalas e questionários para avaliar a dor em diversos contextos clínicos. Aborda-se a Escala Visual Analógica (EVA) devido a sua ampla acessibilidade e facilidade de aplicação.

A EVA (Figura 262.3) baseia-se na identificação do paciente através da apresentação de desenhos de faces, cores e números que

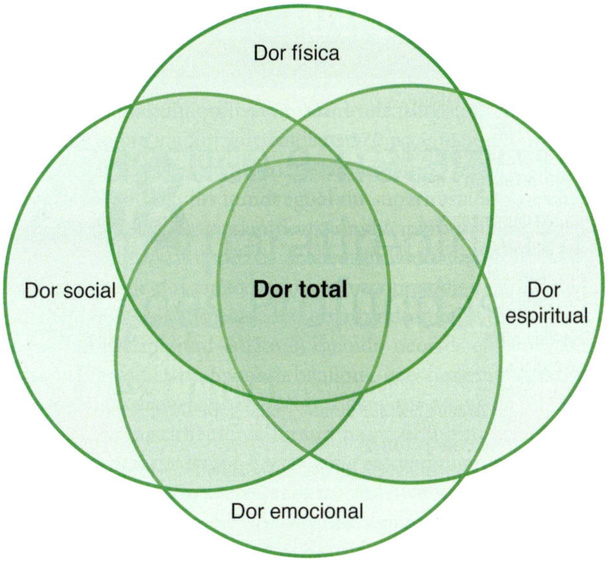

Figura 262.2 Dor total.

se associam a diferentes intensidades de dor. É importante explicar ao paciente como avaliar sua dor a partir da sua própria experiência de grande intensidade e correlacionar com os números, cores e desenhos que representam melhor as características da sua dor.

O tratamento da dor visa, portanto, o controle da percepção do sintoma e da experiência desagradável vivenciada pelo paciente. Por esse motivo, medidas farmacológicas e não farmacológicas devem ser empregadas a fim de auxiliar o tratamento do paciente.[13,14] As medidas não farmacológicas incluem abordagens multiprofissionais, como fisioterapia, psicoterapia e práticas integrativas, como abordado neste capítulo.

As medidas farmacológicas podem ser divididas basicamente em analgésicos não opioides (dipirona, paracetamol, anti-inflamatórios esteroidais e não esteroidais), os opioides e os adjuvantes (antidepressivos, anticonvulsivantes, benzodiazepínicos e neurolépticos).

A escolha de cada uma dessas medidas se baseia na Escada Analgésica da OMS (Figura 262.4).

Na escada analgésica da OMS, a associação de medicamentos e aumento da potência se dá conforme o aumento da intensidade da dor.[15] Os analgésicos não opioides e os adjuvantes podem ser associados desde a fase inicial da dor (Tabela 262.7).

Os opioides podem ser divididos em opioides fracos (tramadol e codeína) e opioides fortes (morfina, metadona, buprenorfina, oxicodona e fentanil), com particularidades e aplicações diferentes. A decisão por cada um desses medicamentos se dá pelo componente preponderante de dor, intensidade, facilidade de acesso e posologia, bem como condições clínicas limitadoras como comprometimento da função renal ou hepática. A Tabela 262.6 apresenta os principais opioides, com suas características e doses iniciais para nortear a prática clínica.

Além da dor, outros sintomas relacionados principalmente com o trato aerodigestivo superior são bastante prevalentes em otorrinolaringologia e cirurgia de cabeça e pescoço. Esses sintomas ocorrem basicamente devido a alterações funcionais e neurovasculares da região da cabeça e pescoço. Essas alterações podem se dar tanto diretamente como por efeitos obstrutivos e de compressão extrínseca por tumores, dificultando a deglutição e a respiração, bem como lesões vasculares e neurológicas que comprometem essas funções. Frequentemente, esses pacientes necessitam de intervenções e dispositivos para que possam respirar e se alimentar. Além disso, as sequelas dos tratamentos cirúrgicos e oncológicos, como a radioterapia, podem impactar negativamente, produzindo uma série de sintomas complexos e de difícil manejo, como dor neuropática, disfagia, xerostomia e fístulas.

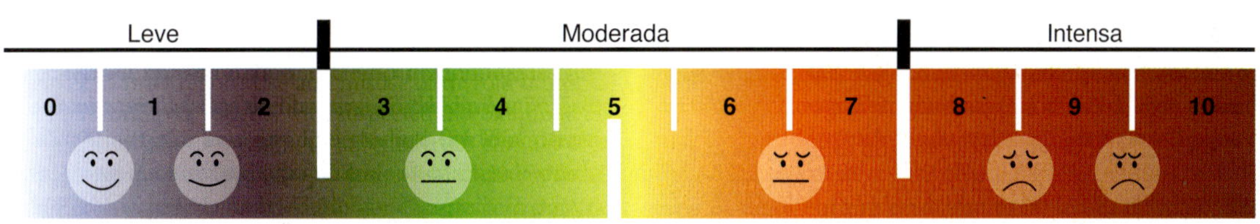

Figura 262.3 Escala Visual Analógica da dor.

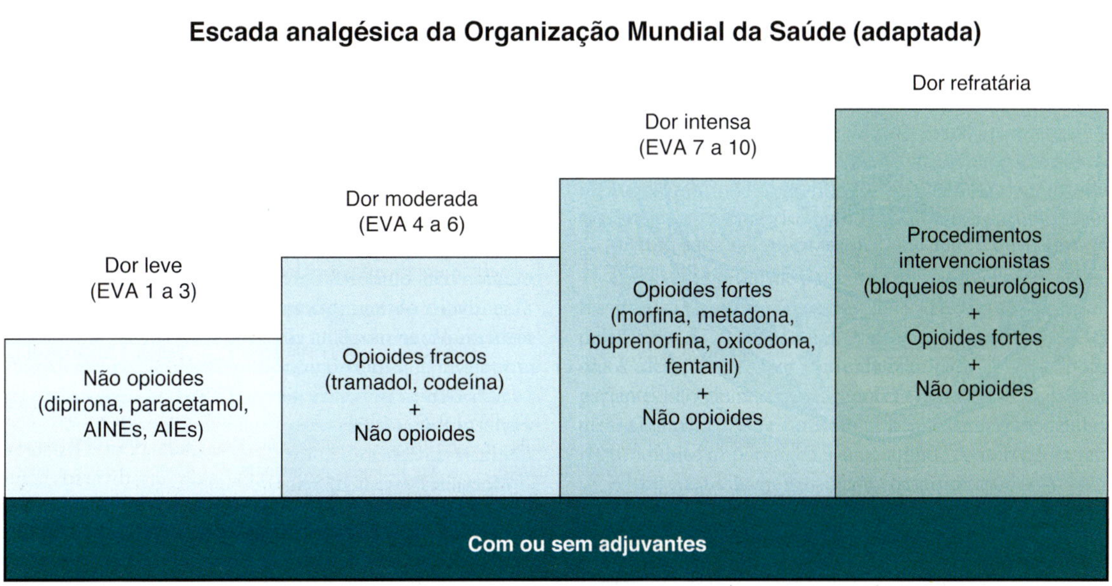

Figura 262.4 Escada Analgésica da OMS. AINEs = anti-inflamatórios não esteroidais; AIES = anti-inflamatórios esteroidais.

Tabela 262.6 Principais opioides e suas características para a prática clínica.

Opioide	Tempo de ação	Metabolismo	Excreção	Características	Dose inicial/intervalo
Codeína (opioide fraco)	4h	Hepático	Urinária	• Antitussígeno e antidiarreico • Baixa potência • Evitar na insuficiência renal • Receituário branco especial	15 a 30 mg/6 a 4h
Tramadol (opioide fraco)	6h	Hepático	Urinária	• Eficaz na dor neuropática • Baixa potência • Muito nauseante • Receituário branco especial	50 mg/8 a 6h
Morfina enteral de ação rápida	4h	Hepático	Urinária	• Meia-vida curta • Fácil titulação • Melhora dispneia • Evitar na insuficiência renal: risco de intoxicação • Equivale a 1/3 da dose parenteral • Receita amarela A1	5 a 10 mg/4h
Morfina parenteral (ambiente hospitalar/*hospice*)	4h	Hepático	Urinária	• Meia-vida curta • Fácil titulação • Melhora dispneia • Evitar na insuficiência renal: risco de intoxicação • Receita amarela A1	1,66 mg/4h ou 0,42 mg/h em infusão contínua (ambiente hospitalar/ *hospice*)
Metadona	8h	Hepático	Urinária e fecal	• Meia-vida longa e errática • Fácil titulação • Melhora dispneia • Seguro na insuficiência renal • Até 10x mais potente que morfina • Receita amarela A1	2,5 a 5 mg/8 a 6h
Buprenorfina transdérmica	12h	Hepático	Urinária e fecal	• Meia-vida longa (7 dias) • Opção transdérmica (alto custo) • Seguro na insuficiência renal • Até 30x mais potente que morfina • Receituário branco especial	5 a 10 mg/h (trocar a cada 7 dias)
Fentanil transdérmico	72h	Hepático	Urinária	• Uso parenteral em UTI • Uso transdérmico ambulatorial (alto custo) • Seguro na insuficiência renal • Até 100x mais potente que morfina • Receita amarela A1	12 a 24 mcg/h (trocar a cada 72h)

Tabela 262.7 Principais adjuvantes no tratamento da dor.

Classe	Medicamento	Indicação	Dose incial – dose habitual	Particularidades
Antidepressivos	Amitriptilina (tricíclico)	Dor neuropática (evidência para pacientes oncológicos) Auxilia como medida xerostômica	25 mg - 50 a 150 mg/dia	Evitar em idosos e portadores de arritmia Pode causar retenção urinária e convulsão Contraindicado em pacientes com glaucoma e infarto recente
	Duloxetina (inibidor da recaptação da serotonina)	Dor neuropática e fibromialgia	30 mg/dia - 60 mg/dia	Atenção a pacientes hipertensos
Anticonvulsivantes	Gabapentina	Dor neuropática	100 a 300 mg/dia - 300 a 900 mg/ dia (divididas em 3 tomadas)	Pode causar náuseas, sonolência Atenção na insuficiência renal
	Pregabalina	Dor neuropática	25 a 75 mg/dia - 150 a 300 mg	Pode causar náuseas, sonolência
	Carbamazepina	Dor neuropática	100 a 200 mg - 300 a 900 mg (até 3x ao dia)	Atenção à função renal, cardíaca e hepática Monitorar sódio, hemograma
Corticosterides	Dexametasona	Dor óssea e neuropática, auxilia na dor por compressão neurológica, antiemético de ação central, adjuvante no tratamento da fadiga e da dispneia, aumenta o apetite (efeito orexígeno)	4 a 8 mg/dia - evitar doses maiores que 16 mg/dia por períodos prolongados	Baixo efeito mineralocorticoide Efeitos colaterais a longo prazo

A dispneia apresentada nos pacientes tem causas geralmente obstrutivas e por disfunções da laringe. Como as doenças das áreas de otorrinolaringologia e cirurgia de cabeça e pescoço têm um comportamento predominantemente local, o controle de sintoma paliativo muitas vezes pode ser com um procedimento invasivo como a traqueostomia. O que muitas vezes parece contraditório, em otorrinolaringologia e cirurgia de cabeça e pescoço, os procedimentos invasivos e a abordagem cirúrgica têm um papel importante no favorecimento da qualidade de vida, quando consideram-se ressecções tumorais para evitar a evolução para grandes feridas oncológicas e sangramentos tumorais, maior conforto respiratório e segurança durante a realização do tratamento oncológico com radioterapia, que envolve risco de obstrução de via aérea por edema local, além de permitir uma maior compreensão do paciente e da família, e até da equipe de saúde, diante de situações agudas como a obstrução de via aérea por carcinoma anaplásico de tireoide. Muitas vezes, os procedimentos não asseguram maior expectativa de vida, mas podem reverter complicações agudas e permitir que paciente e família tenham seu tempo para aceitação do diagnóstico e prognóstico, até o desenvolvimento de um plano de cuidados que seja proporcional às possibilidades clínicas e valores individuais do paciente. Portanto, os pacientes necessitam de uma abordagem multiprofissional com ênfase nas funcionalidades do trato aerodigestivo superior, no cuidado desses dispositivos, feridas e fístulas. É fundamental que se ofereça uma abordagem psicossocial devido ao impacto que sofrem sobre sua identidade e função social, além de acolhimento nas esferas emocional e espiritual.

A Tabela 262.8 resume os sintomas mais prevalentes em cabeça e pescoço com indicação das principais medidas farmacológicas.

Cuidados de fim de vida

Pacientes que evoluem com progressão inevitável da doença, com comprometimento funcional e queda da *performance* clínica, se encontram na fase de iminência de *processo ativo de morte*. O processo ativo de morte é definido como uma situação em que a morte é inevitável em um curto período de tempo, de dias a semanas, a despeito de todos os cuidados médicos oferecidos.[15] Esse processo revela que a doença chegou em sua máxima expressão e que não há benefícios em se proceder a medidas terapêuticas modificadoras que visem reverter o quadro de terminalidade instalado. Nessa fase, o paciente se beneficia de máximo dos cuidados paliativos, ou como comumente se denomina, cuidados paliativos exclusivos. Nessa fase, os tratamentos oncológicos específicos não fazem mais sentido, pois são incapazes de reverter a doença ou de proporcionar controle de sintomas. O paciente necessita de cuidados que visem seu conforto e dignidade, incluindo o ambiente adequado para que a transição da vida para a morte possa se completar, e acolhimento familiar. Recomenda-se que seja realizada uma prescrição racional e que se retirem medicamentos e medidas fúteis e que possam produzir desconforto, como profilaxias. Nesse contexto, a traqueostomia pode ser desproporcional para o tratamento da dispneia. Em situações de extremo sofrimento, com sintomas refratários, quando há um esgotamento das tentativas desses sintomas, por meio de medidas farmacológicas e não farmacológicas, a sedação paliativa pode ser necessária para o controle do sofrimento intolerável.[16] A indicação pode ser realizada diante de um sofrimento intolerável, quando há evidência da não reversibilidade clínica do agravo à saúde e quando os tratamentos se mostrarem falhos, sem trazerem benefícios à qualidade de vida do paciente. O procedimento de sedação paliativa deve ser conduzido por profissional experiente em cuidados paliativos, e sempre em concordância com os valores familiares e individuais do paciente, de modo que não antecipe ou adie o processo natural de morrer. O otorrinolaringologista e o cirurgião de cabeça e pescoço raramente conduzem os cuidados de fim de vida de seus pacientes quando em cuidados paliativos. Mas esses profissionais são fundamentais para a construção do vínculo entre a família e a equipe de saúde, são os primeiros a comunicarem a trajetória provável da doença de seus pacientes, que conduzem o controle dos sintomas iniciais e que auxiliam na tomada de decisões por tratamentos invasivos ou a limitação de procedimentos quando não se fizerem mais úteis.[17] A compreensão sobre a doença como um processo, bem como a morte como parte natural do processo, é fundamental para o reconhecimento, abordagem precoce, comunicação empática e eficiente e humanização do cuidado impecável do paciente da otorrinolaringologia e cirurgia de cabeça e pescoço.

Tabela 262.8 Sintomas mais prevalentes em cabeça e pescoço e principais medidas farmacológicas.

Principais sintomas em cabeça e pescoço	Controle de sintomas
Dor	Medidas não farmacológicas e práticas integrativas, escala analgésica da Organização Mundial de Saúde
Dispneia	Medidas não farmacológicas e práticas integrativas Corticoides (dexametasona dose inicial 4 a 8 mg/dia enteral) Traqueostomia em obstrução aguda de via aérea; sedação paliativa em caso de sintomas refratários
Disfagia	Considerar tubos de alimentação em situações obstrutivas e disfuncionais Pró-cinéticos e bloqueadores de bomba de prótons Fonoterapia
Sialorreia	Anticolinérgicos (escopolamina, atropina, propantelina); antidepressivos tricíclicos (amitriptilina, nortriptilina)
Xerostomia	Sialogogos (goma de mascar com xilitol; agonistas colinérgicos, como pilocarpina)
Fadiga (oncologia)	Corticoides (dexametasona dose inicial 4 a 8 mg/dia enteral)
Anorexia (oncologia)	Antidepressivos com efeito orexígeno (mirtazapina, sertralina) Corticoides (dexametasona dose inicial 4 a 8 mg/dia enteral)
Sangramento oncológico	Ácido tranexâmico enteral, parenteral ou tópico Radioterapia hemostática Ligaduras cirúrgicas
Ferida oncológica	Controle de exudatos com óxido de zinco, curativos absortivos como carvão ativado Controle local de infecções com antibióticos tópicos (metronidazol, sulfadiazina de prata) Controle de sangramento com ácido tranexâmico tópico e adrenalina Proteção de áreas perifístulas (óxido de zinco, vaselina, hidrocoloide) Acompanhamento multiprofissional é indispensável

Considerações sobre cuidados paliativos

O tratamento paliativo de forma alguma exclui o tratamento curativo, assim como o inverso também é verdadeiro. Cuidar com excelência de nossos pacientes não se restringe apenas em oferecer os melhores recursos técnicos e tecnológicos, e tampouco se limita a um acolhimento humanizado intuitivo. Precisamos associar nossas habilidades humanas com as ferramentas que reduzem nossos erros subjetivos quando tratamos de questões tão sensíveis quanto a comunicação de más notícias, controle impecável de sintomas, prognóstico, indicação de limitação terapêutica e suporte de fim de vida. Essa é uma realidade cada vez mais prevalente em nossa sociedade e necessitamos enfrentá-la com urgência. Compreender que a tecnologia é uma ferramenta para proporcionarmos melhores oportunidades de tratamentos aos nossos pacientes, e que ainda assim a morte é um processo natural da vida e não um fracasso, mas parte fundamental de nossa essência humana. A consciência da morte pode nos levar à melhores decisões em vida e realmente a nos permitir experiências verdadeiramente vívidas do nosso tempo presente. Essa consciência deve nos estimular a não nos permitir, como médicos, esperar que a doença de nosso paciente avance até sua fase de terminalidade para que possamos prepará-lo para a inevitável finitude, além de proporcioná-lo conforto e dignidade no enfrentamento da doença e de seus sintomas. Reconhecer que somos finitos é o maior passo de humanidade que podemos dar. Para nossos pacientes e nós mesmos. Isso nos aproxima, nos compromete e nos faz excelentes dentro de nossas possibilidades.

CUIDADOS INTEGRATIVOS

O conceito de cuidados oncológicos integrativos vem crescendo em popularidade com interesse cada vez maior de instituições e pacientes, e aumento de publicações nos últimos anos. A oncologia integrativa foi definida pela Society for Integrative Oncology (SIO) como "um campo de tratamento do câncer centrado no paciente e baseado em evidências, que utiliza práticas mentais e corporais, produtos naturais e/ou modificações no estilo de vida de diferentes tradições, juntamente com tratamentos convencionais. A oncologia integrativa visa otimizar a saúde, a qualidade de vida e os desfechos clínicos em todo o processo de tratamento, assim como capacitar as pessoas para a prevenção e tornarem-se participantes ativos antes, durante e após o tratamento do câncer".[18]

A investigação clínica demonstrou os benefícios destas abordagens para melhorar a gestão dos sintomas e a qualidade de vida, e está para ser incorporada nas diretrizes da National Comprehensive Cancer Network (NCCN) e da American Society for Clinical Oncology (ASCO). Embora a maioria dos estudos aborde o paciente com câncer da mama, é possível utilizar as diretrizes e abordagem para demais tumores.

A prática de oncologia moderna não proporciona tempo suficiente para construção de relacionamento e educação do paciente. É deficiente nas áreas de manejo de sintomas, efeitos colaterais, controle do estresse, prevenção, reabilitação e na abordagem dos sobreviventes. Há pouca ênfase na nutrição e no estilo de vida. Embora as taxas de sobrevivência estejam aumentando, o diagnóstico e o tratamento do câncer ainda estão frequentemente associados a deficiências físicas e psicossociais. A abordagem integrativa visa uma postura pró-ativa da pessoa em relação a sua saúde, sendo economicamente viável e benéfica. Consiste na mudança da relação médico-paciente, envolvendo o paciente no processo de tomada de decisão. Quando bem utilizada, a abordagem proporciona a redução dos efeitos colaterais do tratamento convencional, melhora sintomas do câncer, saúde mental, qualidade de vida, e pode contribuir para aumentar o efeito dos tratamentos convencionais.

É possível melhorar a qualidade de vida dos pacientes em diferentes fases da doença. Desde o diagnóstico, como por exemplo na abordagem da ansiedade, estresse, dor, insônia; durante o tratamento, como náuseas, vômitos, insônia, fadiga, e no pós-tratamento, abordando, entre outros sintomas, a fadiga, neuropatia, limitações funcionais, disfunção cognitiva, dor, sequelas estéticas, e também nos cuidados paliativos e fim de vida, com redução da dor, ansiedade, insônia, depressão e demais sintomas.[19]

Os termos "complementar" e "integrativo" são utilizados para se referir a formas de gerir os sintomas relacionados com câncer, que são utilizados juntamente com o tratamento convencional. As terapias são complementares e usadas em associação ao tratamento convencional. O termo "alternativo" deve ser evitado, pois significa algo que é utilizado em substituição ao tratamento convencional, e isso não faz parte dos princípios da abordagem integrativa.

A maioria dos pacientes com câncer já utiliza alguma forma de terapia complementar durante o tratamento, variando de 12 a 73%.[19] O National Center for Complementary and Integrative Health (NCCIH) divide as modalidades de terapias em três categorias principais: nutricional, psicológica e física. As abordagens nutricionais concentram-se nos alimentos como medicamentos e abrangem dietas especiais, padrões alimentares e produtos naturais (ou seja, suplementos dietéticos como vitaminas, minerais, ervas e produtos botânicos). Os aspectos psicológicos incluem atenção plena e espiritualidade, enquanto as modalidades físicas incluem massagem e manipulação da coluna vertebral. Cada vez mais popular é a combinação de abordagens psicológicas e físicas conhecidas como práticas de mente e corpo, incluindo acupuntura, massagem terapêutica, atenção plena, meditação, musicoterapia e *yoga*.[20] Entre as principais terapias complementares utilizadas no câncer estão o uso de vitaminas e minerais, suplementos, massagem terapêutica, cura espiritual, quiropraxia, exercícios de respiração, *yoga*, meditação, musicoterapia.[21]

A oncologia integrativa também enfatiza a importância da nutrição e da atividade física na saúde dos pacientes com câncer e tem sido correlacionada com melhores resultados clínicos. O Instituto Americano para Pesquisa do Câncer e o Fundo Mundial de Pesquisa do Câncer criaram um relatório combinado para diretrizes relativas à nutrição e à atividade física para prevenir o câncer. A American Cancer Society, o American College of Sport Medicine e a ASCO publicaram diretrizes para pessoas com câncer. Essas diretrizes geralmente enfatizam o exercício regular, uma dieta de estilo mediterrâneo baseada em vegetais, a limitação de fatores de risco, como o álcool, e a manutenção de um peso corporal saudável.[22-24]

Existe um desconhecimento por parte do médico e da equipe de saúde do que pode ser feito além da abordagem convencional do câncer, e um dos grandes desafios é a orientação e a educação médica continuada de toda a equipe. O paciente chega aos profissionais ou centros de referência mais frequentemente por meio da mídia (48%), de amigos (19%), por outros pacientes (12%) e apenas 6% dos pacientes são encaminhados por médicos.[25]

Diretrizes

As Diretrizes de Prática Clínica da Society for Integrative Oncology (SIO) são abrangentes baseadas em evidências para a incorporação de terapias complementares e integrativas na prática clínica oncológica convencional. As diretrizes são ferramentas, não regras, utilizadas na tomada de decisão clínica baseada na melhor evidência de investigação disponível, no conhecimento da segurança relativa e dos possíveis efeitos adversos e que seja econômica em comparação a outras intervenções. A economia inclui não apenas os custos financeiros, mas também o custo das oportunidades perdidas e dos acontecimentos adversos.

A SIO publicou sua primeira edição das Diretrizes para Prática de Oncologia Integrativa em 2007, assim como outras, que são:

- 2007: SIO Guidelines, Integrative Oncology Practice Guidelines[26]
- 2007: SIO Guidelines, Complementary Therapies and Integrative Oncology in Lung Cancer: ACCP Evidence-based Clinical Practice Guidelines[27]
- 2009: SIO Guidelines, Evidence-Based Clinical Practice Guidelines for Integrative Oncology: Complementary Therapies and Botanicals[19]
- 2013: SIO Guidelines, Complementary Therapies and Integrative Medicine in Lung Cancer: Diagnosis and Management of Lung Cancer[28]
- 2014: SIO Guidelines, Clinical Practice Guidelines on the Use of Integrative Therapies as Supportive Care in Patients Treated for Breast Cancer[29]
- 2017: SIO Guidelines, Clinical Practice Guidelines on the Evidence-based Use of Integrative Therapies During and After Breast Cancer Treatment[30]
- 2022: Joint SIO-ASCO Clinical Practice Guidelines, Integrative Medicine for Pain Management in Oncology: Society for Integrative Oncology–ASCO Guideline[31]
- 2023: Joint SIO-ASCO Clinical Practice Guidelines, Integrative Oncology Care for Anxiety and Depression in Adults with Cancer: Society for Integrative Oncology-ASCO Guideline[32]
- 2024: Cannabis and Cannabinoids in Adults with Cancer: ASCO guideline.[33]

Em 2018, a ASCO referendou as recomendações feitas pela SIO na abordagem dos pacientes com câncer da mama como sendo claras e baseadas na mais alta evidência científica. As recomendações são as seguintes:[34]

- Musicoterapia, meditação, manejo do estresse e *yoga*: ansiedade e estresse
- Meditação, relaxamento, *yoga*, massagem, musicoterapia: depressão e distúrbios do humor
- Meditação e *yoga*: melhora da qualidade de vida
- Acupuntura e acupressão: redução de náuseas e vômitos induzidos por quimioterapia
- Suplementos não são recomendados como rotina.

Outra publicação importante aborda a fadiga no paciente oncológico, que é o sintoma mais prevalente na oncologia, detalhado a seguir.[35]

A última *guideline*, publicada *online* em março de 2024, dá, em forma de pergunta e resposta, as recomendações atuais no uso da cannabis/canabinoides nos pacientes com câncer. Abordam que as evidências continuam insuficientes para recomendar a favor ou contra a cannabis e/ou canabinoides no tratamento de toxicidades ou sintomas relacionados com o tratamento (incluindo dor oncológica) fora dos contextos clínicos abordados nas recomendações citadas e no contexto de um ensaio clínico.[33]

Aplicabilidade na prática clínica

A avaliação do paciente deve ser individualizada, e dessa forma não existe uma abordagem igual para todos, e é importante, no início, a entrevista motivacional, seguida de elaboração do plano de cuidado construído aos poucos. A avaliação inclui o histórico de vida e familiar, alimentação, atividade física, rotinas de exercícios, atividades de lazer, exposição solar, uso/cessação de tabaco e álcool, controle de peso, ansiedade, agentes estressores e fatores de bem-estar, saúde emocional e mental, fadiga, sono, uso de suplementos, vitaminas, exames atuais, aconselhamento ou assistência financeira, seguro e benefícios, perda de memória ou concentração, gerenciamento de medicamentos e de outras doenças etc. Um dado bastante interessante da abordagem integrativa é que caso o paciente apresente diferentes sintomas, como fadiga, ansiedade, insônia e dor, que estão entre os sintomas e queixas mais frequentes na oncologia, se for abordado de forma adequada um desses sintomas, os demais tendem a melhorar. Isso acontece devido à integralidade do todo, no qual não temos como separar mente, corpo e espírito.

Em pacientes com câncer de cabeça e pescoço a abordagem é fundamental e também um desafio, devido à complexidade do paciente. Os pilares do tratamento do câncer de cabeça e pescoço são cirurgia, radioterapia, quimioterapia, imunoterapia e terapia-alvo, que podem causar muitos sintomas durante e após o tratamento. O tratamento cirúrgico pode resultar em perda de função ou sequelas estéticas. A radiação pode resultar em dor, disfagia, disfunção e xerostomia. A quimioterapia com cisplatina, a base do tratamento do câncer de cabeça e pescoço, costuma causar náuseas e vômitos, neuropatia e fadiga. Independentemente do tratamento a ser realizado, é importante o engajamento do paciente como agente ativo, participando não apenas da tomada de decisão, mas também da mudança de hábitos. Uma vez que o paciente entende que mudar os hábitos e rotinas fazem parte do tratamento e do processo da cura, ele passa a participar ativamente do processo.

A conexão mente-corpo é um aspecto importante da oncologia integrativa, conforme enfatizado no relatório do Institute of Medicine (IOM) Cancer Care for the Whole Patient. Nesse relatório abrangente, é mencionado que "atualmente, os cuidados oncológicos proporcionam, com frequência, tratamentos de última geração, mas não abordam os problemas psicológicos e sociais (psicossociais) associados a doença. Esses problemas – inclusive a ansiedade, a depressão ou outros problemas emocionais – causam sofrimento adicional, enfraquecem a adesão aos tratamentos prescritos e ameaçam o retorno dos pacientes à saúde".[36] As práticas de conscientização da atenção plena reduzem significativamente o estresse, a expressão genética pró-inflamatória, a sinalização inflamatória, a fadiga, os distúrbios do sono e os sintomas vasomotores.[37] Outros estudos citam a meditação, que também pode diminuir significativamente a ansiedade, a fadiga e a depressão em pacientes com câncer, bem como levar à redução do estresse e melhorar a qualidade de vida geral.[38,39] Terapias psicológicas, como a terapia cognitivo-comportamental emocional, a terapia cognitivo-comportamental e a terapia expressiva de apoio, visam aliviar a ansiedade e a depressão comumente associadas a tratamentos de câncer. Acredita-se que esses estados emocionais negativos suprimem os sistemas imunológico e neuroendócrino, o que pode afetar a sobrevivência.[40] Outra terapia mente-corpo importante é a *yoga*. Uma metanálise de ensaios clínicos randomizados descobriu que a *yoga* diminuiu significativamente a depressão, a angústia e o estresse em pacientes com câncer.[41] Outra revisão de 13 ensaios clínicos randomizados relata melhora da saúde mental com a prática da *yoga*, da qualidade de vida, com redução dos efeitos colaterais relacionados com o tratamento, ao mesmo tempo que diminui o estresse, a ansiedade e a depressão.[42] As diretrizes da ASCO/SIO recomendam a *yoga* para reduzir a ansiedade, melhorar os distúrbios do humor e os sintomas depressivos e melhorar a qualidade de vida. Também está indicada na fadiga pós-tratamento, com melhora do sono.[34]

A acupuntura tem como principais benefícios o manejo dos sintomas, com redução de dor, fadiga, distúrbios do sono e desconforto gastrointestinal.[43] Outros estudos citam o papel da acupuntura na redução da fadiga, náuseas e vômitos induzidos por quimioterapia e leucopenia.[38,44] As recentes diretrizes SIO-ASCO sobre terapias integrativas para dor oncológica, encontraram evidências que apoiam o uso da acupuntura na dor oncológica geral e dor musculoesquelética.[31]

A massagem terapêutica pode diminuir a dor, a fadiga, a ansiedade, as náuseas e a depressão.[45-48] A massagem foi recomendada pelas diretrizes conjuntas SIO-ASCO para ajudar a reduzir a dor durante cuidados paliativos e hospitalares.[31]

O foco da consulta na abordagem "convencional", na maior parte das vezes, gira em torno de decisões importantes sobre a doença e terapias. Médico, paciente e equipe estão muito mais focados na doença e gastam todo o tempo da consulta discutindo formas de tratamento, chances de cura, sequelas, mas os aspectos da saúde pouco são discutidos. Na consulta convencional, é costume conversar com os pacientes sobre tabaco e álcool. Não é ensinado, durante a formação médica, a desenvolver uma entrevista motivacional, e por isso, muitas das informações fornecidas aos pacientes, por exemplo, relacionadas com os efeitos nocivos do tabaco, não são eficazes para ele abandonar o hábito. É mais fácil, a partir da entrevista motivacional, promover a mudança de hábito de exercício ao paciente do que o mesmo abandonar o hábito de fumar. Para um paciente parar de fumar, são abordados de 50 a 120 pacientes, enquanto para motivar um paciente a passar da inatividade e ser ativo fisicamente, são orientados 12 pacientes![49] Então, por que não conversar com o paciente sobre a importância de cessar o tabaco?

Há inúmeros estudos que demonstram a importância da mobilidade no paciente com câncer. Talvez seja o tópico mais importante se é preciso escolher uma mudança de hábito que proporcione uma melhora física e de redução do risco de recidiva, com aumento da sobrevida nos pacientes. Os estudos estão demonstrando cada vez mais que os pacientes que se exercitam podem experimentar uma melhora na sobrevida.

Uma pesquisa do Roswell Park Comprehensive Cancer Center mostra que pacientes com câncer que se exercitam regularmente, antes e depois do diagnóstico, têm significativamente mais probabilidade de sobreviver do que aqueles que são sedentários, com fortes evidências de que a atividade física é um parte importante de uma estratégia de prevenção e tratamento do câncer. Esse grande estudo demonstra o valor potencial do exercício regular entre pacientes com câncer e sobreviventes. O estudo incluiu 5.807 pacientes com tumores em diferentes estágios, sendo 55% mulheres, em sítios diversos incluindo câncer da mama, próstata, hematológico, pulmão, colorretal, rim, esôfago, bexiga, ovário, endométrio, pâncreas, fígado, estômago, sarcoma, câncer de cabeça e pescoço, cervical, tireoide, testículo, sistema nervoso central e pele. Os resultados mostraram claramente que os pacientes que se exercitavam regularmente, antes e depois do diagnóstico de câncer, tinham um risco significativamente menor de morte em comparação com os pacientes sedentários. Especificamente, os pacientes que se exercitaram 3 ou 4 vezes por semana, antes e depois do diagnóstico, tiveram a maior vantagem de sobrevivência (40%), mas aqueles que se exercitaram apenas 1 ou 2 vezes por semana também tiveram resultados significativamente melhores em comparação com pacientes inativos, sugerindo que qualquer quantidade de atividade semanal regular é melhor que a inatividade. O estudo mostra que em relação aos exercícios, alguma atividade semanal é melhor do que a inatividade. É importante ressaltar que a melhoria na sobrevivência ocorreu mesmo para os pacientes que começaram a praticar exercício apenas após terem sido diagnosticados com câncer, sugerindo que um diagnóstico de câncer pode servir como um impulso para mudanças de comportamento saudável em alguns pacientes. "Pacientes que relataram nunca ter feito nenhum tipo de exercício até serem diagnosticados com câncer, reduziram o risco de morte entre 25 e 28% em comparação com aqueles que permaneceram inativos, nossa pesquisa mostra que nunca é tarde para iniciar um programa de exercícios", afirma o Dr. Cannioto, primeiro autor do estudo. Notavelmente, a forte associação entre a atividade física e uma diminuição do risco de morte manteve-se em todo o grupo de pacientes, independentemente da idade, sexo, índice de massa corporal, tabagismo ou estágio do câncer, sugerindo que a atividade física é um preditor independente e modificável de sobrevivência.[50]

O autocuidado, um contribuidor importante para os resultados de saúde e componente crucial para a manutenção da saúde, é precário em grande parte dos pacientes com câncer de cabeça e pescoço associados a tabagismo e etilismo. Devido ao potencial para melhorar a saúde e o bem-estar, o autocuidado é um componente importante do cuidado centrado na pessoa. A definição de autocuidado da OMS inclui "a capacidade dos indivíduos, famílias e comunidades de promover a saúde, prevenir doenças, manter a saúde e lidar com doenças e incapacidades com ou sem o apoio de um prestador de cuidados de saúde". O autocuidado já existia muito antes dos sistemas formais de saúde. Por exemplo, escovar os dentes é uma prática diária de autocuidado em que os indivíduos controlam a sua saúde dentária. É importante capacitar e apoiar as pessoas na aquisição de conhecimentos, competências e recursos necessários para manter a saúde ou a saúde daqueles de quem cuidam. A capacidade e habilidade de um indivíduo tomar decisões de saúde informadas e fazer uso dos recursos de saúde disponíveis é um componente importante da prevenção eficaz e gerenciamento de uma condição de saúde.[51]

A Figura 262.5 apresenta um resumo de alguns pilares da abordagem integrativa e de tipos de práticas de autocuidado.

A dor é comum em pacientes com câncer de cabeça e pescoço e é relatada por aproximadamente metade dos pacientes antes da terapia oncológica, 81% durante, 70% no final da terapia e 36% 6meses após o tratamento. A dor é relatada além do período de 6 meses por aproximadamente um terço dos pacientes, e é normalmente mais intensa do que a dor induzida pelo câncer antes do tratamento.[52]

A NCCN destaca a importância do uso da abordagem integrativa e terapias complementares na dor para a redução do uso das doses de analgésicos e redução dos riscos de uso crônico. As recomendações da ASCO/SIO para dor incluem acupuntura, reflexologia ou acupressão para dor oncológica geral ou dor musculoesquelética. A hipnose pode ser recomendada para pacientes que apresentam dor durante procedimentos, e a massagem, para pacientes que sentem dor durante cuidados paliativos ou hospitalares.[31]

As recomendações da ASCO/SIO para ansiedade e depressão incluem intervenções baseadas em *mindfulness* (MBIs), *yoga*, relaxamento, musicoterapia, reflexologia e aromaterapia para tratar sintomas de ansiedade durante o tratamento ativo; MBIs, *yoga*, acupuntura, *tai chi chuan* e/ou *qigong* e reflexologia para tratar sintomas de ansiedade após tratamento de câncer. Para sintomas de depressão, foram recomendados MBIs, *yoga*, musicoterapia, relaxamento e reflexologia durante o tratamento, e MBIs, *yoga* e *tai chi chuan* e/ou *qigong* foram recomendados após o tratamento.[32]

A fadiga é um sintoma muito comum e recomenda-se que todos os pacientes com câncer sejam avaliados quanto à presença de fadiga após a conclusão do tratamento primário, e recebam informações e estratégias específicas para o seu manejo. Para aqueles que relatam fadiga moderada a grave, uma avaliação abrangente deve ser feita, e os fatores contribuintes médicos e tratáveis devem ser abordados. Entre esses fatores estão dor, depressão, ansiedade, angústia emocional, distúrbios do sono, déficit nutricional, nível de atividade, anemia, efeitos adversos de medicamentos e comorbidades. Em termos de estratégias de tratamento, as evidências indicam que intervenções de atividade física, psicossociais e de mente-corpo podem reduzir a fadiga relacionada com o câncer em pacientes pós-tratamento. Há evidências limitadas quanto ao uso de psicoestimulantes no tratamento da fadiga em pacientes que estão livres da doença após tratamento ativo.[35]

Redução de danos

Os cuidados do paciente candidato à cirurgia começam com uma boa anamnese. O médico deve questionar não apenas o uso de

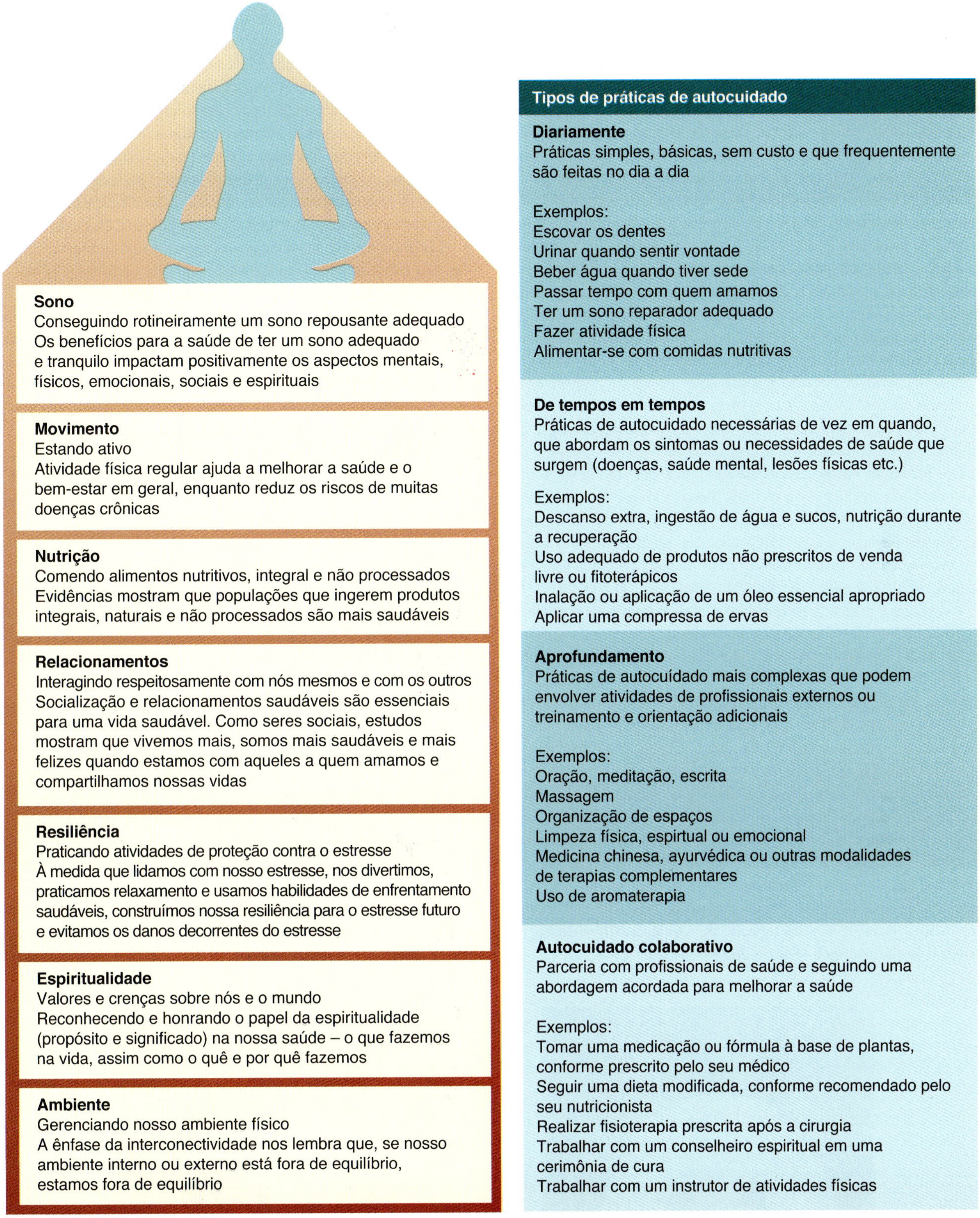

Figura 262.5 Pilares da abordagem integrativa e tipos de práticas de autocuidado. (Adaptada de: Arizona Center to Integrative Medicine.)

medicamentos, mas também o de suplementos, vitaminas, fitoterápicos. Um grande número de fitoterápicos e medicamentos tem como efeito colateral interferir na coagulação sanguínea, e podem aumentar o risco de sangramento, e por isso devem ser suspensos com antecedência.

Suplementos de ervas podem ter efeitos adversos com outras interações farmacocinéticas. Algumas ervas podem interagir com agentes anestésicos, enquanto outros têm efeitos na coagulação. Dentre os fitoterápicos, definidos como produtos derivados de plantas usados com propósitos medicinais que alteram a coagulação sanguínea, estão o gingko biloba, alho em comprimido, ginseng, gengibre, chá verde, kawa-kawa e óleo de peixe.[53,54] Entre os medicamentos estão a vitamina E e o ácido acetilsalicílico (AAS), que são de fácil acesso e uso comum pela população. No estudo de Destro et al.,[55] 41% (169 do total de 412) dos entrevistados afirmaram ter feito uso de algum dos medicamentos ou fitoterápicos. Dentre as observações dos autores estão: 1. É elevada a porcentagem do uso das drogas que interferem na coagulação sanguínea, sendo as mais utilizadas o AAS, vitamina E e gingko biloba; 2. A maioria dos pacientes pesquisados não tinha conhecimento dos efeitos colaterais dessas drogas; 3. A maioria dos pacientes pesquisados não informou ao cirurgião a utilização dessas drogas; 4. Na maior parte não houve preocupação do médico em se informar do uso e indicar a interrupção dos mesmos antes do procedimento cirúrgico. Ressaltam, portanto, a necessidade de investigar previamente o uso dessas drogas que potencialmente interferem na coagulação sanguínea e, se afirmativo, suspender no mínimo 10 dias antes da cirurgia.[55] A vitamina E é o nome coletivo de um grupo de tocoferóis e tocotrienóis que atua diminuindo a adesividade das plaquetas ao colágeno. É importante salientar que os efeitos da vitamina E persistem por 2 a 6 semanas após a interrupção do suplemento, possivelmente devido ao tocotrienol armazenado no tecido adiposo.[56,57] O AAS interfere na coagulação sanguínea bloqueando, de forma irreversível, a cicloxigenase que existe na plaqueta em quantidade limitada por não haver produção proteica nesse fragmento celular.[53] A American Society of Anestesiologists recomenda que todos os suplementos de ervas sejam interrompidos de 2 a 3 semanas antes de procedimentos cirúrgicos eletivos.[54]

Nos pacientes cirúrgicos, o cuidado também deve incluir o planejamento da reabilitação o mais precocemente possível; por exemplo, o preparo do leito operatório com sessões de fisioterapia, com terapia manual, massagem terapêutica, técnicas de relaxamento e respiração são fundamentais, além de toda a atenção na melhora do sono, ansiedade, estresse, dor etc.

A disfagia é uma das complicações mais comuns do tratamento radioterápico de cabeça e pescoço e um dos principais preditores de baixa qualidade de vida pós-tratamento. A disfagia pós-tratamento ocorre entre, pelo menos, 50 e 60% dos pacientes, com resultados de múltiplos fatores, como xerostomia, perda de paladar, estenose, fibrose e trismo. Normalmente, ocorre piora durante o tratamento e entre 3 e 6 meses depois, e tende a estabilizar em 1 ano. Os efeitos deletérios levam à diminuição da ingestão calórica, perda de peso, dependência de sondas de alimentação, amento da morbidade, diminuição da qualidade de vida. Algumas medidas a ser adotadas para a redução de danos são avaliação e educação pré-tratamento por fonoaudiólogo com experiência em deglutição, incluindo teste de deglutição e exercícios.[54] Também é possível reduzir o risco de trismo e xerostomia com o uso, durante a radioterapia, de um dispositivo intraoral protetor de radioterapia (Figura 262.6).

Interação com radioterapia e quimioterapia

O uso de suplementos durante a radioterapia e a quimioterapia deve ser avaliado com muito cuidado e caso a caso, e de forma geral o uso é bastante restrito. Pacientes com câncer frequentemente usam suplementos dietéticos, incluindo terapias fitoterápicas, vitaminas, medicina chinesa e homeopatia. Existem múltiplas interações prejudiciais potenciais de terapias fitoterápicas e não tradicionais com agentes quimioterápicos. As interações entre essas terapias podem resultar em alteração da farmacocinética do agente quimioterápico, incluindo mudanças na absorção, distribuição, metabolismo e excreção.[54]

Há controvérsias em relação aos antioxidantes e muitas discussões são teóricas, com estudos menos do que definitivos apoiando o uso ou não dos antioxidantes durante a radioterapia.

Algumas ervas que devem ser evitadas durante a quimioterapia incluem ginkgo, equinácea, ginseng, erva de São João, kawa-kawa e semente de uva. Algumas que não parecem ter interações adversas com agentes quimioterápicos incluem Saw Palmetto, *black cohosh*, *cranberry* e *milk thistle*.[54]

Atuação na otorrinolaringologia

Entre os pacientes que procuraram uma clínica otorrinolaringológica, 61% relataram o uso de terapia complementar no último ano.[58] Muitas condições otorrinolaringológicas, como a rinossinusite crônica, podem reduzir cronicamente a qualidade de vida dos pacientes e predispô-los a doenças psiquiátricas, como ansiedade e depressão.[59,60]

Ensaios clínicos randomizados de terapia mente-corpo, incluindo exercícios respiratórios, aromaterapia, *biofeedback*, meditação e *yoga*, foram estudados em diversas condições otorrinolaringológicas, incluindo septoplastia/rinoplastia, câncer de cabeça e pescoço, paralisia facial e zumbido. A maioria dos estudos mostrou benefícios.[61] Kothari et al.[61] revisaram os estudos randomizados, em um total de 16 estudos, que incluíam aromaterapia, *biofeedback*, exercícios respiratórios (incluindo *qigong*), hipnose, imagens guiadas, meditação, terapia de relaxamento, *tai chi chuan*, toque terapêutico e *yoga*. A terapia mais utilizada foram exercícios respiratórios, com quatro estudos utilizando essa técnica.

O *qigong* foi investigado em comparação com a terapia vocal tradicional para o manejo da paralisia unilateral das pregas vocais,[62] com resultados mostrando melhora da rouquidão e da função respiratória, podendo contribuir como método de treinamento de voz.[62] No tratamento da rinite alérgica, o exercício de respiração nasal e *spray* intranasal de esteroides melhoraram os sintomas em

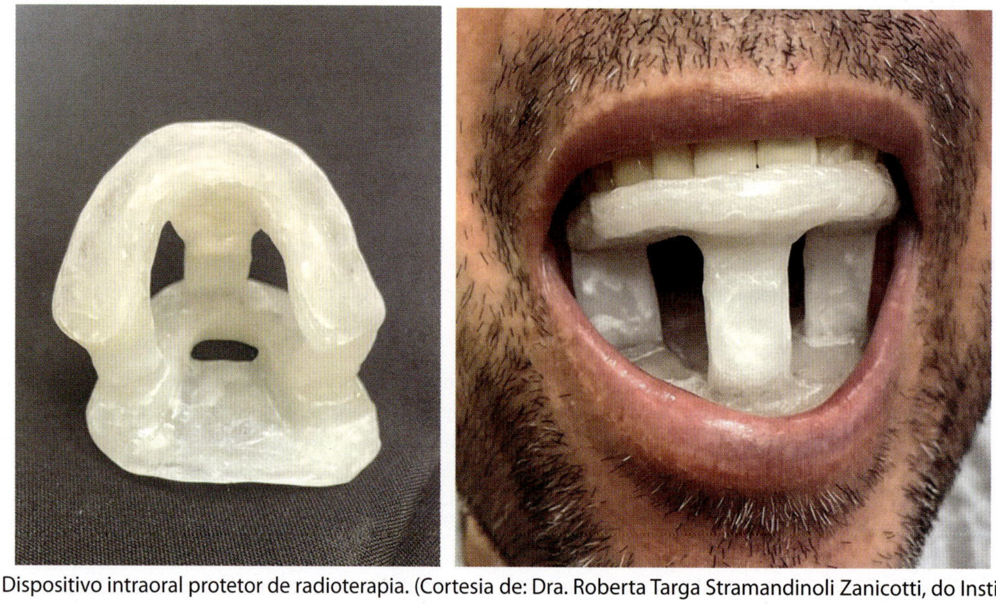

Figura 262.6 Dispositivo intraoral protetor de radioterapia. (Cortesia de: Dra. Roberta Targa Stramandinoli Zanicotti, do Instituto OncoYart.)

comparação com o controle do *spray* nasal.[63] Em comparação com o grupo de esteroides intranasais, os pacientes com disfunção obstrutiva persistente da tuba auditiva também tiveram melhora dos sintomas.[64] Para abordagem do zumbido, tanto a meditação consciente como a terapia de relaxamento mostraram melhorias significativas nos sintomas após 15 semanas. A meditação e o relaxamento profundo podem ser benéficos na redução do desconforto do zumbido.[65]

Em pacientes submetidos a septorrinoplastia, a aromaterapia pré-operatória com óleo de rosas e álcool etílico resultou em redução significativa do índice de ansiedade traço-estado, da pressão arterial média e da frequência cardíaca. A aromaterapia demonstrou ser eficaz na redução da ansiedade pré-operatória em adultos submetidos a uma variedade de procedimentos, incluindo cirurgias cardíacas, ortognáticas e colorretais, de acordo com uma revisão sistemática e metanálise.[66] Lavanda, rosa e outros óleos essenciais aromáticos são bem tolerados, acessíveis e facilmente incorporados, e devem ser mais estudados na redução da ansiedade pré-procedimento ou pré-operatório do paciente em otorrinolaringologia.[61] Em pacientes submetidos a rinoplastia, uma intervenção de hipnose levou a um consumo total de remifentanil intraoperatório significativamente menor e menos dor pós-operatória.[67] Nas paralisias faciais podem-se utilizar *taping facial* e *biofeedback*.[61]

A *guided imagery* (imagem guiada) pré-operatória reduziu significativamente a ansiedade, a dor e o tempo de internação em pacientes submetidos a cirurgia de cabeça e pescoço.[68] O relaxamento muscular progressivo reduziu significativamente a dor pós-operatória geral, a rigidez muscular, os distúrbios do sono, a fadiga, a ansiedade e a depressão em pacientes com câncer de cabeça e pescoço submetidos a cirurgia.[69] Os benefícios foram demonstrados em vários outros tipos de cirurgias, utilizando-se imagem guiada e relaxamento muscular progressivo, e, portanto, essas técnicas também podem ser eficazes nos pacientes candidatos a cirurgia otorrinolaringológicas.[61]

Prevenção

A promoção de estilos de vida saudáveis é um componente-chave da oncologia integrativa. Até 50% dos tumores poderiam ser prevenidos por meio da modificação de fatores comuns de estilo de vida (controle do peso, tabagismo e etilismo, má alimentação, atividade física insuficiente e excesso de peso ou obesidade). A redução do consumo de álcool diminui o risco de mais de 12 tipos de tumores. Estratégias para permitir proteção durante a atividade sexual e vacinação podem diminuir o risco de cânceres mediados por vírus causados pelo HPV, e práticas saudáveis de proteção solar podem reduzir o risco de cânceres de pele.

Os mesmos fatores de risco relacionados com o estilo de vida, como uma dieta inadequada, atividade física insuficiente e excesso de peso, também estão associados a recorrência da doença e mortalidade após o diagnóstico para vários tipos de tumores. O excesso de peso e a obesidade estão associados a mais de 12 tipos de tumores e são responsáveis por aproximadamente 5 a 8% dos casos de câncer. Além disso, estão associados a um risco aumentado de mortalidade para diversas formas comuns de câncer.[18]

Considerações sobre cuidados integrativos

Há muitos benefícios e potencialidades da prática da oncologia integrativa. Existem também vários desafios quando da inserção nos serviços, entre eles a educação paciente-médicos, a capacitação profissional, os recursos para a implantação de serviços, formas de remuneração, acesso do paciente, formação da equipe, envolvimento da equipe, paciente-família e do médico assistente para o encaminhamento dos pacientes.

A abordagem integrativa é uma oportunidade para envolver uma variedade de profissionais de saúde para trabalharem juntos. Isso inclui, além da equipe multiprofissional (nutricionista, psicólogo, fisioterapeuta, assistente social e fonoaudiólogo), outros profissionais, como acupunturistas, terapeutas de *yoga*, *tai chi chuan*, massoterapeutas, arteterapeutas, praticantes de *reiki*, entre outros, reunindo, assim, pessoas que antes não faziam parte de uma equipe convencional nos cuidados do paciente. Este é outro desafio: trazer profissionais para as instituições de saúde. Esses profissionais devem estar habilitados a manusearem pacientes, não apenas no aspecto físico, mas em todo o seu contexto.

Para finalizar, cita-se a frase do professor Steven Pantilat: "Quando se tratam de cuidados paliativos, podemos citar, não há mais nada que possamos fazer, é, infelizmente, uma frase comum, mas também imprecisa. Há sempre algo mais que pode ser feito para ajudar nossos pacientes, com manejo de sintomas, apoio psicossocial e alívio do sofrimento". Como reflexão final, não apenas no contexto paliativo, mas para todo e qualquer paciente há sempre algo a mais a fazer, em especial utilizando o conhecimento dos cuidados integrativos, é possível ajudar os pacientes da prevenção ao tratamento, durante a reabilitação e na fase de sobrevivência.

CONSIDERAÇÕES FINAIS

Este capítulo tem como objetivo uma abordagem inicial sobre cuidados paliativos e integrativos e, também, um convite aos profissionais da área de otorrinolaringologia e cirurgia de cabeça e pescoço em compreender sua importância e como aplicar os fundamentos dessa abordagem na sua rotina clínica.

REFERÊNCIAS BIBLIOGRÁFICAS

1. Academia Nacional de Cuidados Paliativos [Internet]. Disponível em: https://www.paliativo.org.br/cuidados-paliativos/historia-dos-cuidados paliativos. Acesso em: 2024 Jul.
2. Academia Nacional de Cuidados Paliativos [Internet]. 2018. Disponível em: https://www.paliativo.org.br/cuidados-paliativos/cuidados-paliativos-no-brasil. Acesso em: 2024 Jul.
3. Paiva CF, Santos TF, Costa LC, Almeida AJ Filho. Trajetória dos cuidados paliativos no mundo e no Brasil. In: Peres MA, Padilha MI, Santos TF, Almeida AJ Filho, organizators. Potencial interdisciplinar da enfermagem: histórias para refletir sobre o tempo presente. Brasilia, DF: Editora ABen; 2022. p. 41 a 49.
4. Conselho Federal de Medicina (CFM). Resolução CFM Nº 1.805/06. Disponível em: https://portal.cfm.org.br. Acesso em: 2019 Nov 12.
5. Conselho Federal de Medicina (CFM). Código de Ética Médica, 2018: Resolução CFM Nº 2.217/2018. Disponível em https://portal.cfm.org.br. Acesso em: 2019 Nov 12.
6. Osman H, Shrestha S, Temin S, Ali ZV, Corvera RA, Ddungu HD et al. Palliative care in the global setting: ASCO Resource-Stratified Practice Guideline. J Glob Oncol [Internet]. 2018 Jul [Acesso em: 2024 Jul]:4:1-24.
7. Roland NJ, Bradley PJ. The role of surgery in the palliation of head and neck cancer. Curr Opin Otolaryngol Head Neck Surg [Internet]. 2014 [Acesso em: 2024 Jul];22(2):101-108.
8. Cannon ST, Gabbard J, Walsh RC, Statler TM, Browne JD, Marterre B. Concordant palliative care delivery in advanced head and neck cancer. Am J Otolaryngol [Internet]. 2023 [Acesso em: 2024 Jul];44(1):103675.
9. Saunders DC. Hospice and palliative care: An interdisciplinary approach. Londres: Hodder Arnold; 1991. 128 p.
10. Davis MP, Vanenkevort E. The surprise question. BMJ Support Palliat Care [Internet]. 2022 Dec [Acesso em: 2024 Jul];12(4):403-6.
11. Baile WF, Buckman R, Lenzi R, Glober G, Beale EA, Kudelka AP. SPIKES-A six-step protocol for delivering bad news: Application to the patient with cancer. Oncologist [Internet]. 2000 [Acesso em: 2024 Jul];5(4):302-11.

12. Simmons CL, McMillan DC, McWilliams K, Sande TA, Fearon KC, Tuck S et al. Prognostic tools in patients with advanced cancer: A systematic review. J Pain Symptom Manage [Internet]. 2017 May [Acesso em: 2024 Jul];53(5):962-970.e10.
13. Raja SN, Carr DB, Cohen M, Finnerup NB, Flor H, Gibson S et al. The revised International Association for the Study of Pain definition of pain: Concepts, challenges, and compromises. Pain [Internet]. 2020 Sep 1 [Acesso em: 2024 Jul];161(9):1976-82.
14. Henson LA, Maddocks M, Evans C, Davidson M, Hicks S, Higginson IJ. Palliative care and the management of common distressing symptoms in advanced cancer: Pain, breathlessness, nausea and vomiting, and fatigue. J Clin Oncol [Internet]. 2020 [Acesso em: 2024 Jul];38(9):905-14.
15. Iwashyna TJ. Recognizing a patient is acutely dying. Ann Am Thorac Soc [Internet]. 2020 [Acesso em: 2024 Jul];17(10):1195-8.
16. Beller EM, van Driel ML, McGregor L, Truong S, Mitchell G. Palliative pharmacological sedation for terminally ill adults. Cochrane Database Syst Ver [Internet]. 2015 Jan 2 [Acesso em: 2024 Jul];1(1):CD010206.
17. Bray SH. Palliative care: What is it and why should an otolaryngologist care? Ear Nose Throat J [Internet]. 2013 [Acesso em: 2024 Jul];92(7):284.
18. Mao J, Pillai GG, Andrade CJ, Ligibel JA, Basu P, Cohen L et al. Integrative oncology: Addressing the global challenges of cancer prevention and treatment. CA Cancer J Clin [Internet]. 2022 Mar [Acesso em: 2024 Jul];72(2):144-64.
19. Deng GE, Frenkel M, Cohen L, Cassileth BR, Abrams DI, Capodice JL et al. Evidence-based clinical practice guidelines for integrative oncology: Complementary therapies and botanicals. J Soc Integr Oncol [Internet]. 2009 Summer [Acesso em: 2024 Jul];7(3):85-120.
20. Semeniuk G, Bahadini B, Ahn E, Zain J, Cheng J, Govindarajan A et al. Integrative oncology and the clinical care network: Challenges and opportunities. J Clin Med [Internet]. 2023 Jun 9 [Acesso em: 2024 Jul];12(12):3946.
21. Judson PL, Abdallah R, Xiong Y, Ebbert J, Lancaster JM. Complementary and alternative medicine use in individuals presenting for care at a comprehensive cancer center. Integr Cancer Ther [Internet]. 2017 Mar [Acesso em: 2024 Jul];16(1):96-103.
22. Rock CL, Thomson CA, Sullivan KR, Howe CL, Kushi LH, Caan BJ et al. American Cancer Society nutrition and physical activity guideline for cancer survivors. CA Cancer J Clin [Internet]. 2022 May [Acesso em: 2024 Jul];72(3) 230-62.
23. Campbell KL, Winters-Stone KM, Wiskemann J, May AM, Schwartz AL, Courneya KS et al. Exercise guidelines for cancer survivors: Consensus statement from International Multidisciplinary Roundtable. Med Sci Sports Exerc [Internet]. 2019 Nov [Acesso em: 2024 Jul];51(11):2375-90.
24. Ligibel JA, Bohlke K, May AM, Demark-Wahnefried W, Gilchrist SC et al. Exercise, diet, and weight management during cancer treatment: ASCO Guideline. J Clin Oncol [Internet]. 2022 Aug 1 [Acesso em: 2024 Jul];40(22):2491-507.
25. Berretta M, Pepa CD, Tralongo P, Fulvi A, Martellotta F, Lleshi A et al. Use of complementary and alternative medicine (CAM) in cancer patients: An Italian multicenter survey. Oncotarget [Internet]. 2017 Apr 11 [Acesso em: 2024 Jul];8(15):24401-14.
26. Deng GE, Cassileth BR, Cohen L, Gubili J, Johnstone PA, Kumar N et al. Integrative oncology practice guidelines. J Soc Integr Oncol [Internet]. 2007 [Acesso em: 2024 Jul];5:65-84.
27. Cassileth BR, Deng GE, Gomez JE. Complementary therapies and integrative oncology in lung cancer: ACCP evidence-based clinical practice guidelines (2nd edition). Chest [Internet]. 2007 [Acesso em: 2024 Jul];132:340s-354s.
28. Deng GE, Rausch SM, Jones LW, Gulati A, Kumar NB, Greenlee H et al. Complementary therapies and integrative medicine in lung cancer: Diagnosis and management of lung cancer, 3rd ed: American College of Chest Physicians evidence-based clinical practice guidelines. Chest [Internet]. 2013 May [Acesso em: 2024 Jul];143(5 Suppl):e420S-e436S.
29. Greenlee H, Balneaves L, Carlson LE, Cohen M, Deng G, Hershmann D et al. Clinical practice guidelines on the use of integrative therapies as supportive care in patients treated for breast cancer. J Natl Cancer Inst Monogr [Internet]. 2014 Nov [Acesso em: 2024 Jul];2014(50):346-58.
30. Greenlee H, DuPont-Reyes MJ, Balneaves LG, Carlson LE, Cohen MR, Deng G et al. Clinical practice guidelines on the evidence-based use of integrative therapies during and after breast cancer treatment. CA Cancer J Clin [Internet]. 2017 May 6 [Acesso em: 2024 Jul];67(3):194-232.
31. Mao JJ, Ismaila N, Bao T, Barton D, Ben-Arye E, Garland RL, Greenlee H et al. Integrative medicine for pain management in oncology: Society for Integrative Oncology-ASCO Guideline. J Clin Oncol [Internet]. 2022 Dec 1 [Acesso em: 2024 Jul];40(34):3998-4024.
32. Carlson AE, Ismaila N, Addington EL, Asher GN, Atreya C, Balneaves LG et al. Integrative oncology care of symptoms of anxiety and depression in adults with cancer: Society for Integrative Oncology–ASCO Guideline. J Clin Oncol [Internet]. 2023 Oct 1 [Acesso em: 2024 Jul];41(28):4562-91.
33. Braun IM, Bohlke K, Roeland E. Cannabis and cannabinoids in adults with cancer: ASCO Guideline. JCO Oncol Pract [Internet]. 2024 Jun [Acesso em: 2024 Jul];20(6):767-70.
34. Lyman GH, Greenlee H, Bohlke K, Bao T, DeMichele AM, Deng GE et al. Integrative therapies during and after breast cancer treatment: ASCO endorsement of the SIO Clinical Practice Guideline. J Clin Oncol [Internet]. 2018 Sep 1 [Acesso em: 2024 Jul]; 36(25):2647-55.
35. Bower JE, Bak K, Berger A, Breitbart W, Escalante CP, Gans PA et al. Screening, assessment, and management of fatigue in adult survivors of cancer: An American Society of Clinical Oncology Clinical Practice Guideline adaptation. J Clin Oncol [Internet]. 2014 Jun 10 [Acesso em: 2024 Jul];32(17):1840-50.
36. Institute of Medicine (US) Committee on Psychosocial Services to Cancer Patients/Families in a Community Setting, Adler NE, Page AK, editors. Cancer care for the whole patient: Meeting psychosocial health needs. The National Academies Collection: Reports funded by National Institutes of Health. Washington (DC): National Academies Press; 2008. Disponível em: https://nap.nationalacademies.org/catalog/11993/cancer-care-for-the-whole-patient-meeting-psychosocial-health-needs. Acesso em: 2024 Jul.
37. Bower JE, Crosswell AD, Stanton AL. Mindfulness meditation for younger breast cancer survivors: A randomized controlled trial. Cancer [Internet]. 2015 [Acesso em: 2024 Jul];121:1231-40.
38. Greenlee H, DuPont-Reyes MJ, Balneaves LG. Clinical practice guidelines on the evidence-based use of integrative therapies during and after breast cancer treatment. CA Cancer J Clin [Internet]. 2017 [Acesso em: 2024 Jul];67:194-232.
39. Gok Metin Z, Karadas C, Izgu N, Ozdemir L, Demirci U. Effects of progressive muscle relaxation and mindfulness meditation on fatigue, coping styles, and quality of life in early breast cancer patients: An assessor blinded, three-arm, randomized controlled trial. Eur J Oncol Nurs [Internet]. 2019 Oct [Acesso em: 2024 Jul]:42:116-25.
40. Antoni MH, Lutgendorf SK, Cole SW, Dhabhar FS, Sephton SE, McDonald PG et al. The influence of bio-behavioural factors on tumour biology: Pathways and mechanisms. Nat Rev Cancer [Internet]. 2006 Mar [Acesso em: 2024 Jul];6(3):240-8.
41. Lin K-Y, Hu Y-T, Chang KJ, Lin H-F, Tsauo J-Y. Effects of yoga on psychological health, quality of life, and physical health of patients with cancer: A meta-analysis. Evid Based Complement Alternat Med [Internet]. 2011 [Acesso em: 2024 Jul]:2011:659876.
42. Danhauer SC, Addington EL, Sohl SJ, Chaoul A, Cohen L. Review of yoga therapy during cancer treatment. Support Care Cancer [Internet]. 2017 [Acesso em: 2024 Jul];25:1357-72.
43. Tao WW, Jiang H, Tao XM, Jiang P, Sha L-Y, Sun X-C. Effects of acupuncture, tuina, tai chi, qigong, and traditional chinese medicine five-element music therapy on symptom management and quality of life for cancer patients: A meta-analysis. J Pain Symptom Manage [Internet]. 2016 Apr [Acesso em: 2024 Jul];51(4):728-47.
44. Wu X, Chung VH, Hui EP, Ziea EC, Ng BL, Ho RT et al. Effectiveness of acupuncture and related therapies for palliative care of cancer: Overview of systematic reviews. Sci Rep [Internet]. 2015 Nov 26 [Acesso em: 2024 Jul]:5:16776.
45. Kutner JS, Smith MC, Corbin L, Hemphill L, Benton K, Mellis BK et al. Massage therapy versus simple touch to improve pain and mood

in patients with advanced cancer: A randomized trial. Ann Intern Med [Internet]. 2008 Sep 16 [Acesso em: 2024 Jul];149(6):369-79.
46. Kinkead B, Schettler PJ, Larson ER, Carroll D, Sharenko M, Nettles J et al. Massage therapy decreases cancer-related fatigue: Results from a randomized early phase trial. Cancer [Internet]. 2018 Feb 1 [Acesso em: 2024 Jul];124(3):546-54.
47. Lee SH, Kim JY, Yeo S, Kim SH, Lim S. Meta-analysis of massage therapy on cancer pain. Integr. Cancer Ther [Internet]. 2015 [Acesso em: 2024 Jul];14:297-304.
48. Cassileth BR, Vickers AJ. Massage therapy for symptom control: Outcome study at a major cancer center. J Pain Symptom Manag [Internet]. 2004 [Acesso em: 2024 Jul];28:244-9.
49. Gates AB. Making every contact count for physical activity - for tomorrow's patients: The launch of the interdisciplinary, undergraduate, resources on exercise medicine and health in the UK. Br J Sports Med [Internet]. 2016 Mar [Acesso em: 2024 Jul];50(6):322-3.
50. Cannioto RA, Dighe S, Mahoney MC, Moysich K, Sen A, Hulme K et al. Habitual recreational physical activity is associated with significantly improved survival in cancer patients: Evidence from the Roswell Park Data Bank and BioRepository. Cancer Causes Control [Internet]. 2019 Jan [Acesso em: 2024 Jul];30(1):1-12.
51. Narasimhan M, Allotey PA, Hardon A. Self care interventions to advance health and wellbeing: A conceptual framework to inform normative guidance. BMJ [Internet]. 2019 Apr 1 [Acesso em: 2024 Jul;365:l688.
52. Epstein JB, Hong C, Logan RM, Barasch A, Gordon SM, Oberle-Edwards L et al. A systematic review of orofacial pain in patients receiving cancer therapy. Support Care Cancer [Internet]. 2010 Aug [Acesso em: 2024 Jul];18(8):1023-31.
53. Lucker PW, Birkel M, Hey B, Loose I, Schaefer A. Pharmacokinetic interaction study of a fixed combination of 500 mg acetylsalicylic acid/30 mg pseudoephedrine versus each of the single active ingredients in healthy male volunteers. Arzneimittelforschung [Internet]. 2003 [Acesso em: 2024 Jul];53(4):260-5.
54. Nguyen CT, Taw MB, Wang MB. Integrative care of the patient with head and neck cancer. Laryngoscope Investig Otolaryngol [Internet]. 2018 Oct 16 [Acesso em: 2024 Jul];3(5):364-71.
55. Destro MB, Speranzini MB, Destro C, Guerra C, Recco GC, Romagnolo LC. Estudo da utilização no pré-operatório de medicamentos ou drogas fitoterápicas que alteram a coagulação sanguínea. Rev Col Bras Cir [Internet]. 2006 Apr [Acesso em: 2024 Jul];33(2):107-11.
56. Russell RM. Deficiência e excesso de vitaminas e oligominerais. In: Braunwald E, Fauci AS, Kasper DL, Hauser SL, Longo DL, Jameson JL, editors. Harrison medicina interna. 15. ed. Rio de Janeiro: McGraw-Hil Interamericana do Brasil; 2002. p. 493-4.
57. Qureshi AA, Qureshi N, Hasler-Rapacz JO, Weber FE, Chaudhary V, Crenshaw TD. Dietary tocotrienols reduce concentrations of plasma cholesterol, apolipoprotein B, thromboxane B2, and platelet factor 4 in pigs with inherited hyperlipidemias. Am J Clin Nutr [Internet]. 1991 [Acesso em: 2024 Jul];53:1042S-6S.
58. Shakeel M, Trinidade A, Jehan S, Ah-See KW. The use ofcomplementary and alternative medicine by patients attending a general otolaryngology clinic: Can we afford to Ignore it? Am J Otolaryngol [Internet]. 2010 [Acesso em: 2024 Jul];31(4):252-60.
59. Rudmik L, Smith TL. Quality of life in patients with chronic rhinosinusitis. Curr Allergy Asthma Rep [Internet]. 2011 [Acesso em: 2024 Jul];11(3):247-52.
60. Steele TO, Mace JC, Smith TL. Does comorbid anxiety predict quality of life outcomes in patients with chronic rhinosinusitis following endoscopic sinus surgery? Int Forum Allergy Rhinol [Internet]. 2015 [Acesso em: 2024 Jul];5(9):829-38.
61. Kothari DS, Nieri CA, Tanenbaum ZG, Linker LA, Rangarajan SV. Mind-body rherapies in the management of otolaryngologic disease: A state-of-the-art review of randomized controlled trials. Otolaryngol Head Neck Surg [Internet]. 2024 Jan [Acesso em: 2024 Jul];170(1):45-60.
62. Tang J, Huang W, Chen X, Lin Q, Wang T, Jiang H et al. Liuzijue Qigong: A voice training method for unilateral vocal fold paralysis patients. Ann Otol Rhinol Laryngol [Internet]. 2019 Jul [Acesso em: 2024 Jul];128(7):654-61.
63. Nair S. Nasal breathing exercise and its effect on symptoms of allergic rhinitis. Indian J Otolaryngol Head Neck Surg [Internet]. 2012 Jun [Acesso em: 2024 Jul];64(2):172-6.
64. Zeng H, Chen X, Xu Y, Zheng Y, Xiong H. Buteyko breathing technique for obstructive Eustachian tube dysfunction: Preliminary results from a randomized controlled trial. Am J Otolaryngol [Internet]. 2019 [Acesso em: 2024 Jul];40(5):645-9.
65. Arif M, Sadlier M, Rajenderkumar D, James J, Tahir T. A randomised controlled study of mindfulness meditation versus relaxation therapy in the management of tinnitus. J Laryngol Otol [Internet]. 2017 [Acesso em: 2024 Jul];131(6):501-7.
66. Guo P, Li P, Zhang X, Zhang X, Liu N, Wang J et al. The effectiveness of aromatherapy on preoperative anxiety in adults: A systematic review and meta-analysis of randomized controlled trials. Int J Nurs Stud [Internet]. 2020 Nov [Acesso em: 2024 Jul]:111:103747.
67. Efsun Ozgunay S, Ozmen S, Karasu D, Yilmaz C, Taymur I. The effect of hypnosis on intraoperative hemorrhage and postoperative pain in rhinoplasty. Int J Clin Exp Hypn [Internet]. 2019 [Acesso em: 2024 Jul];67(3):262-77.
68. Gonzales EA, Ledesma RJ, McAllister DJ, Perry SM, Dyer CA, Maye JP. Effects of guided imagery on postoperative outcomes in patients undergoing same-day surgical procedures: A randomized, single-blind study. AANA J [Internet]. 2010 [Acesso em: 2024 Jul];78(3):181-8.
69. Loh EW, Shih H-F, Lin C-K, Huang T-W. Effect of progressive muscle relaxation on postoperative pain, fatigue, and vital signs in patients with head and neck cancers: A randomized controlled trial. Patient Educ Couns [Internet]. 2022 Jul [Acesso em: 2024 Jul];105(7):2151-7.

PARTE 12

Otorrino-laringologia Ocupacional

263 Otorrinolaringologia em Medicina Hiperbárica e Mergulho
264 Avaliação do Dano Corporal em Otorrinolaringologia
265 Perícia Médica em Otorrinolaringologia

CAPÍTULO

263

Otorrinolaringologia em Medicina Hiperbárica e Mergulho

Carla C. A. Torres • Cristiane Spitz • Juliana Caldeira

INTRODUÇÃO

O mergulho é um dos esportes mais praticados no mundo, e indivíduos de até 80 anos estão buscando autorização médica para mergulhar.[1] Milhões de mergulhos recreativos, comerciais e científicos são registrados anualmente e a sua grande maioria é concluída sem incidentes. Todavia, a atividade pode apresentar riscos devido a uma série de fatores relacionados com o ambiente hiperbárico subaquático, com a respiração de gases sob pressão e com alterações significativas de pressão na água circundante.[2]

A pressão diminui à medida que subimos na atmosfera e aumenta à medida que descemos. No topo do Monte Everest, por exemplo, a pressão atmosférica corresponde a cerca de 40% da encontrada ao nível do mar. Como a água é muito mais densa que o ar, as variações de pressão sofridas pelos mergulhadores durante uma determinada mudança de profundidade são muito maiores do que as encontradas pelos alpinistas ou aviadores à medida que mudam de altitude.[3]

TIPOS DE EXPOSIÇÃO HIPERBÁRICA

Existem cinco categorias de exposição ao ambiente hiperbárico:[4]

- Trabalhadores em câmaras de ar comprimido que operam em instalações pressurizadas destinadas a impedir a entrada de água (p. ex., os chamados caixões pneumáticos, como os utilizados para a construção de pontes e linhas subterrâneas de metrôs)
- Pacientes que precisam receber oxigênio hiperbárico como modalidade terapêutica para tratamento da doença descompressiva, embolias gasosas, intoxicações por gases asfixiantes, infecções necrotizantes de tecidos moles, vasculites agudas, lesões por radiação, osteomielites, dentre outras
- Pessoas que cuidam de pacientes em câmara pressurizada (guias internos), seja um profissional de saúde ou um mergulhador treinado
- Mergulhadores subaquáticos que trabalham ou na prática esportiva
- Mergulhadores subaquáticos que convivem com a pressão no trabalho subaquático e se deslocam para o trabalho em um sino de mergulho pressurizado (mergulho saturado).

FÍSICA APLICADA À MEDICINA HIPERBÁRICA E AO MERGULHO

Compreender as lesões otorrinolaringológicas decorrentes do mergulho requer familiaridade com as três leis dos gases mais pertinentes à atividade: a de Boyle, a de Dalton e a de Henry.

A lei de Boyle afirma que, devido a uma temperatura constante, a pressão e o volume de um gás ideal estão inversamente relacionados. Ou seja, se a pressão dobrar, o volume do gás cai pela metade. Se os pulmões contiverem volume V na superfície, um mergulhador que desça até 33 pés de água do mar prendendo a respiração, por exemplo, teria um volume pulmonar de 1/2V. Se o mergulhador respirar ar comprimido (ou qualquer outra mistura gasosa respirável) a essa profundidade, o volume pulmonar retornaria a V. Nessa situação, se o mesmo mergulhador então ascendesse sem expirar, o volume pulmonar seria de 2V na superfície. Essa relação pressão-volume regida pela lei de Boyle é importante na etiologia das lesões por barotrauma e produz alterações de volume de bolhas nos tecidos e na circulação que estão associadas a terapia de recompressão (hiperbárica).

A pressão em ambientes de mergulho é frequentemente descrita baseando-se em pés de água do mar. Como já dito, devido à alta densidade da água (cerca de mil vezes maior do que a do ar), uma mudança relativamente pequena na profundidade provoca grande mudança na pressão. O peso da água do mar produz uma variação de 1 atm para cada 33 pés ou 10 metros de profundidade. Para água doce, a pressão aumenta 1 atm para cada 34 pés de profundidade. Portanto, a pressão exercida sobre um mergulhador a uma profundidade de 33 pés na água do mar = 1 atm para a água do mar + 1 atm para a atmosfera acima da água = 2 atmosferas absolutas (ata) (Tabela 263.1).[5]

A pressão pode ser medida em diversas unidades. O Sistema Internacional de Unidades define a pressão usando o pascal (Pa). Outras unidades de pressão comumente usadas incluem milímetros de mercúrio (mmHg), torr, libras por polegada quadrada (psi), bar ou atmosfera (atm). Dessa forma, 1 atmosfera = 10,08 (10) metros de água do mar = 33,07 (33) pés de água do mar = 33,90 (34) pés de água doce = 1,013 bares = 760 milímetros de mercúrio (mmHg) = 760 torr = 14,7 psi = 101.325 Pa.[5]

Ainda com base na lei de Boyle, uma mudança relativa (%) de volume gasoso de 2 para 3 atmosferas absolutas (ata) (33 a 66 pés) é menor do que a mudança de 1 para 2 ata (superfície para 33 pés).[1] Assim, quanto mais próximo da superfície acontecer uma determinada mudança na profundidade, maior será a mudança no volume do gás (Tabela 263.2). Isso é essencial para desmistificar o senso comum de que mergulhos rasos são inerentemente seguros. De fato, grandes alterações de variação de volume decorrentes de variação de pressão ocorrem próximo à superfície (principalmente nos 3 m mais próximos). Lesões potencialmente fatais, como o barotrauma pulmonar e o apagamento, geralmente ocorrem quando o mergulhador está perto de finalizar o mergulho.

A lei de Dalton afirma que a pressão total exercida por uma mistura de gases é a soma das pressões parciais de cada gás. Portanto, a pressão parcial de um determinado componente de uma mistura gasosa aumentará à medida que a pressão ambiente aumenta, embora a proporção de gás na mistura permaneça constante. A pressão parcial do nitrogênio no ar no nível do mar é de aproximadamente 600 mmHg ou 0,79 ata (a fração de nitrogênio no ar, 0,79 × 760 mmHg ou 1 ata). À uma profundidade de 99 pés (30 m = 4 ata), a pressão parcial de nitrogênio no ar seria 4 × 600 = 2.400 mmHg (ou 3,16 ata).[5] Isso significa que respirar uma mistura gasosa na superfície pode ser inofensiva, mas essa mesma

Tabela 263.1 Pressões equivalentes à profundidade.

Profundidade (pés)	Metros	Pressão absoluta (ata)
0*	0*	1
33	10	2
66	20	3
99	30	4

*Nível do mar.

Tabela 263.2 Proporção entre volume gasoso e profundidade.

Superfície	Volume da bola de gás	
10 m	100%	1 atm
	50%	2 atm
20 m	33%	3 atm
30 m	25%	4 atm
40 m	20%	5 atm
40 m	17%	6 atm

Adaptada de: Spitz et al.[6]

mistura pode se tornar tóxica ao organismo humano quando respirada em maiores profundidades. Por esse motivo, mergulhos com ar comprimido (N_2 + O_2) são restritos a 30 m de profundidade. A partir daí, a pressão parcial exercida pelo N_2 aumenta a ponto de causar narcose (ver seção Narcose por nitrogênio).

Por fim, a lei de Henry afirma que no equilíbrio a quantidade de um gás dissolvido em um líquido é proporcional à pressão parcial do gás. Juntamente com a lei de Dalton, esse conceito explica a absorção de gás inerte pelos tecidos ao respirar ar comprimido em profundidade. A absorção de gás inerte é intrínseca ao desenvolvimento da doença descompressiva, abordada a seguir neste capítulo.[5]

DISBARISMOS

Os disbarismos são eventos patológicos decorrentes da variação da pressão ambiente. Existem basicamente dois tipos de disbarismos:

- Os barotraumas, que decorrem da incapacidade de equilibrar a pressão no interior das cavidades pneumáticas do nosso organismo frente à variação da pressão ambiente. Possuem sintomatologia imediata e de início súbito relacionada com o efeito direto da diferença da pressão sobre o organismo. São exemplos os barotraumas das cavidades ocas a vertigem alternobárica e a grave síndrome de hiperdistensão pulmonar (SHP)
- A doença descompressiva (DD) e as intoxicações gasosas, com sintomatologia mais tardia, decorrente do efeito indireto da diferença de pressão, associada a leis físicas da solubilidade gasosa (Figura 263.1).[6]

ALTERAÇÕES OTORRINOLARINGOLÓGICAS DEVIDO AO AMBIENTE HIPERBÁRICO

Condições associadas a lei de Boyle: fisiopatologia e tratamento

A lei de Boyle rege todos os barotraumas e é responsável pelo efeito direto da pressão sobre o organismo. Em um ambiente isotérmico, o volume de um gás varia de maneira inversa à pressão à qual esse gás é submetido.[7]

À medida que um mergulhador desce e a pressão externa aumenta, o volume do gás, nas cavidades do corpo humano que possuem paredes rígidas ou semirrígidas e são preenchidas por ar, diminui, podendo gerar pressão negativa em seu interior. Citando como exemplo a orelha e os seios paranasais, caso a equalização com o meio externo não seja bem-sucedida, complicações como edema e hemorragia desses espaços podem surgir.[8]

No momento da subida, o mecanismo inverso ocorre. A pressão ambiente diminui, gerando aumento do volume de gás no interior das cavidades. Não havendo equilíbrio entre a pressão interna e a externa, o volume do gás expandido pode provocar uma série de alterações.[8]

Barotrauma dos seios paranasais

É resultado de uma alteração da pressão ambiente que não foi adequadamente compensada, levando ao surgimento de lesões ou inflamação da mucosa das cavidades aeradas do nariz e da face. Representa o segundo tipo mais frequente de barotrauma de origem otorrinolaringológica, que pode ocorrer durante a descida ou a subida do mergulho.[9]

De acordo com a lei de Boyle, durante a ascensão de uma aeronave ou de um mergulho, a pressão ambiente diminui, diminuindo a gravidade, gerando aumento ou expansão do gás dentro das cavidades paranasais, constituídas por paredes externas ósseas e rígidas, o que aumenta a pressão intracavitária. O óstio de drenagem no seio normal exerce a função de válvula, equilibrando a pressão entre o seio, a cavidade nasal e o meio externo (Figura 263.2). Na vigência de um processo inflamatório ou de obstrução parcial do óstio de drenagem, a liberação da pressão, que se encontra aumentada dentro do seio, está dificultada, podendo levar à lesão por compressão da mucosa contra suas paredes (Figura 263.3), o que é comumente observado em mergulhadores durante o procedimento de ascensão.

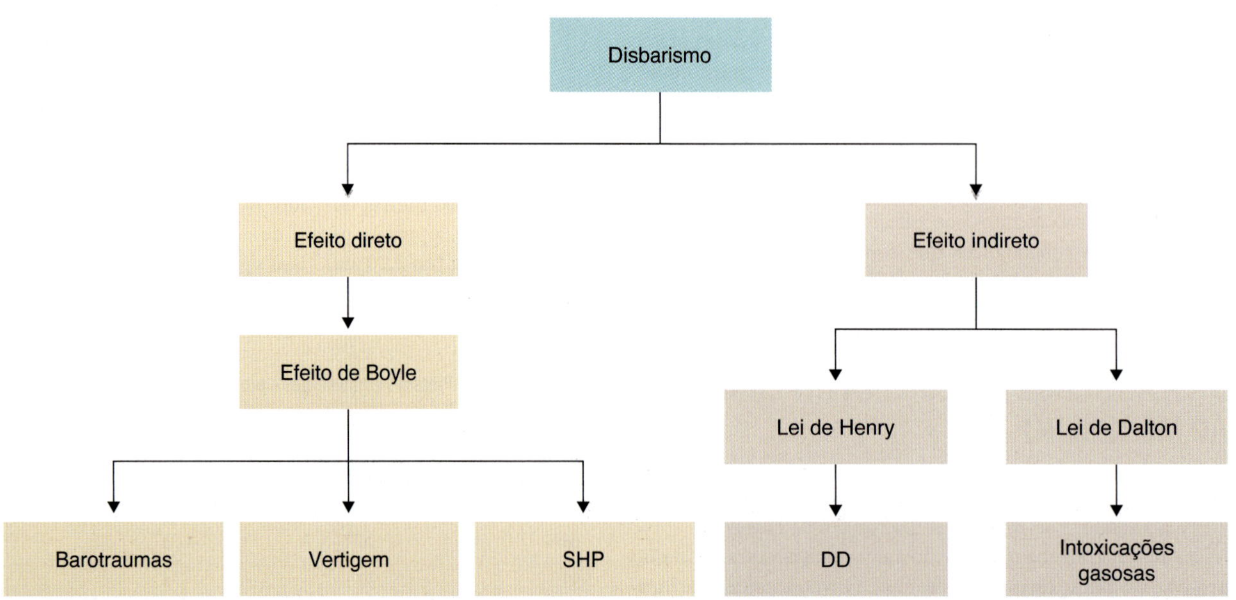

Figura 263.1 Efeitos do disbarismo. DD = doença descompressiva; SHP = síndrome de hiperdistensão pulmonar. (Adaptada de: Spitz et al., 2023.)

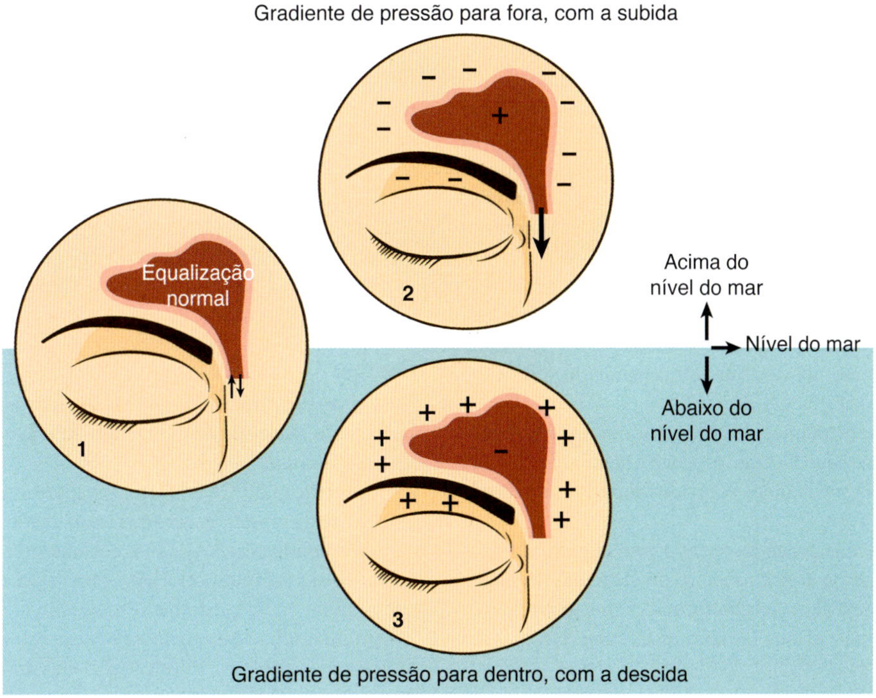

Figura 263.2 Equalização da pressão das cavidades paranasais em situações de normalidade. 1 = seio frontal saudável com óstio permeável – equalização sinusal normal ao nível do mar; 2 = equalização sinusal normal durante o voo: a pressão ambiente diminui com a diminuição da gravidade, resultando em expansão gasosa contra as paredes externas rígidas da cavidade e aumento da pressão intrassinusal, compensados pelo óstio patente (fluxo para fora); 3 = equalização sinusal durante o mergulho: a pressão ambiente aumenta pelo efeito da gravidade e/ou da massa de água, resultando na diminuição do volume gasoso dentro do seio e consequente descompressão intrassinusal. Em um seio normal, essa mudança é normalmente compensada pelo equilíbrio da pressão entre o óstio e a cavidade nasal (fluxo para dentro). (Adaptada de: Spitz et al., 2023.)

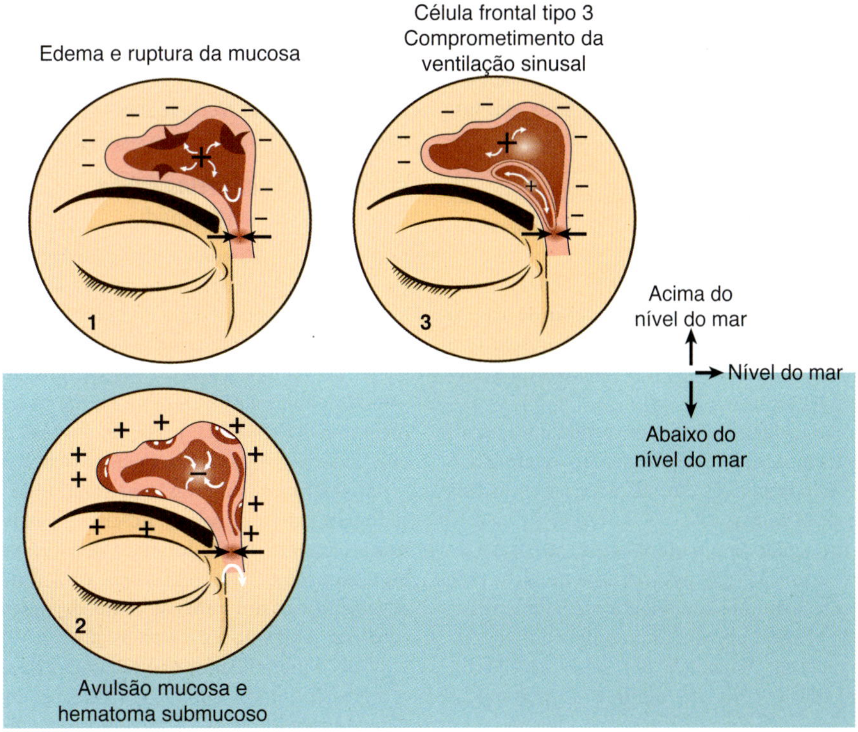

Figura 263.3 Cenários de barotrauma dos seios paranasais. 1 = lesão por compressão em um seio com a mucosa inflamada ou com o óstio parcialmente obstruído: durante a subida, a pressão atmosférica diminui, resultando na expansão do ar e na elevação da pressão intrassinusal, que, sem a adequada compensação, provocam compressão da mucosa contra as paredes externas do seio, levando a edema e/ou gerando uma lesão por ruptura da mucosa; 2 = lesão por descompressão em um seio inflamado ou parcialmente obstruído: durante a descida, a pressão atmosférica e/ou a massa de água aumentam provocando a diminuição do volume de gás dentro do seio, criando uma descompressão intrassinusal, que resulta em edema, avulsão da superfície da mucosa do osso ou hematoma, dependendo do grau e da rapidez em que se deu a alteração da pressão; 3 = presença de célula frontal tipo 3 compromete a patência do óstio de drenagem do seio. Com o fluxo de entrada e saída parcialmente obstruído, uma lesão por compressão pode ocorrer tanto no interior do seio como no interior da própria célula, produzindo sintomas focais. (Adaptada de: Spitz et al., 2023.)

História pregressa de rinossinusite, infecções do trato respiratório superior, rinite alérgica, polipose nasal e hipertrofia de cornetos favorecem a ocorrência de episódios de barotrauma dos seios paranasais.[7,10]

No procedimento de descida, há o aumento da pressão do ar, gerado pelo aumento da gravidade e da massa de água, gerando diminuição do volume gasoso no interior das cavidades paranasais e fossas nasais, dando origem a um efeito interno de descompressão pela ação da força centrípeta. O comprometimento da função do óstio, tornando-o incapaz de equalizar as pressões, converte-se em lesões que podem variar de um leve edema da mucosa, passando pela avulsão dela na parede do seio, até a formação de hematoma intracavitário, dependendo da velocidade e do grau em que se deu a mudança da pressão (ver Figura 263.3).[7,10]

Estima-se que os barotraumas dos seios paranasais, resultantes da descompressão ocorrida durante o procedimento de descida, sejam mais comuns do que aqueles ocorridos durante os procedimentos de subida.[7,10]

O seio frontal é o mais acometido, seguido pelo seio maxilar e esfenoidal. Atribui-se o fato ao aspecto sinuoso do ducto nasofrontal.[9]

Embora não haja uma classificação formal para a gravidade do barotrauma dos seios paranasais, Lachkar et al.[9] sugerem que seja dividida em três graus:

- 1º grau: edema e hiperemia exsudativa da mucosa pelo ingurgitamento capilar
- 2º grau: presença de dentro do seio de exsudato seroso ou serossanguinolento
- 3º grau: hematoma submucoso, ruptura da mucosa e hemorragia intracavitária.

O grau do barotrauma determina o quadro clínico. O sintoma mais frequente é a dor, de início súbito, na topografia do seio acometido, com duração e intensidade variáveis. Por ser o seio frontal mais comumente afetado, a dor, via de regra, se localiza no ângulo superior interno da órbita, podendo irradiar-se por toda ela, tornando-se, por vezes, sincopal. Outros sintomas encontrados são lacrimejamento, secreção nasal purulenta e parestesia da região inervada pelo ramo do nervo V par craniano, quando acometido. Aproximadamente 3% dos mergulhadores apresentam epistaxe recorrente, associada a irritação da mucosa.[10]

O tratamento mais adequado para o barotrauma dos seios paranasais não é um consenso na literatura. Costuma variar de acordo com a duração do quadro, intensidade dos sintomas, presença ou não de recorrência, com a associação a quadros crônicos ou a alterações anatômicas preexistentes.[6]

Recomenda-se o uso de analgésicos e descongestionantes nasais tópicos, como primeira escolha, diante de um quadro agudo isolado. Entretanto, indicam-se antibióticos e corticoides para quadros que persistem por mais de 24 horas.

Na suspeita de quadro agudo com complicações, em caso de barotrauma recorrente ou em casos de associação a quadros crônicos, torna-se importante, além, do tratamento medicamentoso, a realização de exame de imagem como a tomografia computadorizada ou ressonância nuclear magnética dos seios paranasais, para identificação da causa e/ou de alterações anatômicas predisponentes.[6]

A cirurgia está indicada quando há falha do tratamento conservador; na presença de complicações (abscesso septal, sequelas orbitárias, pneumoencéfalo), e em casos recorrentes e/ou crônicos para correção das alterações anatômicas. O objetivo é a correção das causas anatômicas responsáveis pelo barotrauma (desvio de septo, concha bolhosa, redução do óstio de drenagem do seio, presença de célula frontal tipo 3, entre outras), devendo ser programada de acordo com cada paciente.[6]

Acometimento da orelha externa

Otite externa

Consiste na alteração otológica mais frequente entre os mergulhadores, acometendo cerca de 50% deles ao menos uma vez. O microrganismo mais comumente encontrado é a *Pseudomonas aeruginosa*.[11]

Recomenda-se realizar o mesmo tratamento preconizado para a otite externa não relacionada com mergulho: manter a orelha seca, sem molhar, e a utilização de gotas otológicas por um período de 7 dias, aproximadamente. Está indicada a utilização de antibiótico via oral, associado a gotas otológicas (7 a 10 dias), nos casos mais complicados.

Exostose

Resulta do crescimento ósseo no conduto auditivo externo (CAE), geralmente bilateral, prevalente em 40% dos casos de mergulhadores profissionais.[11]

A obstrução do CAE favorece o aparecimento de otite externa e otorreia recorrentes, de cerúmen impactado e de perda auditiva de natureza condutiva. Nos casos em que há obstrução completa do conduto, um estímulo calórico assimétrico, acompanhado por vertigem, pode ocorrer durante o mergulho.

Em mergulhadores portadores de exostoses sintomáticas, há indicação de remoção cirúrgica, ressaltando-se que a possibilidade de recidiva sempre existe, em razão da constância da exposição à água fria.

Barotrauma do conduto auditivo externo

Durante o procedimento de descida, em vigência de oclusão do CAE por cerúmen impactado, pela presença de corpo estranho ou pelo capuz muito apertado da roupa de mergulho, há a criação de um "vácuo" no interior do conduto, provocando edema e o surgimento de vesículas hemorrágicas em sua parede.[6]

O tratamento é baseado na identificação e resolução do agente provocador do barotrauma, na utilização de gotas otológicas contendo corticoides e/ou antibióticos pelo tempo necessário, e abstenção do mergulho até a completa resolução do quadro.

Acometimento da orelha média

Barotrauma de orelha média

Durante o procedimento de descida, os mergulhadores estão expostos a significativa variação de pressão ambiental. Para que haja equalização entre as pressões da orelha média e do ambiente, é necessária a adoção de manobras (Valsalva, Frenzel e Toynbee) que provocam a abertura da tuba auditiva (TA), permitindo a entrada de ar na cavidade. A abertura insuficiente da TA pode levar ao barotrauma da orelha média (BTOM), presente em 46% dos casos das patologias otorrinolaringológicas relacionadas com mergulho.[11]

A equalização da pressão no interior da orelha média é um procedimento ativo durante a descida e passivo na subida. O melhor funcionamento da TA durante a descida se dá com a posição da cabeça para cima. Mergulhadores com dificuldade na equalização devem adotar um procedimento de descida mais lento e tentar equalizar a pressão a cada respiração.[12]

Caso o mergulhador não seja capaz de equalizar adequadamente a pressão interna da orelha média e continuar a descer a profundidades superiores a 1,4 m, um gradiente de pressão diferencial maior que 90 mmHg surgirá bloqueando irreversivelmente a TA. A persistência da pressão negativa no interior da cavidade gera o extravasamento de fluido e hemorragia (hemotímpano), podendo levar à ruptura da membrana timpânica (MT) e, dessa forma, proporcionando uma estimulação calórica do labirinto, consequente à entrada de água, provocando vertigem e desorientação, traduzindo-se em um cenário potencialmente perigoso para o mergulhador, devido ao risco de afogamento.[6,11]

Consideram-se como fatores de risco para o BTOM a TA hipofuncionante e a aeração deficiente da mastoide.

A Tabela 263.3 descreve a classificação do BTOM, segundo a classificação de Teed. O grau de acometimento das estruturas da orelha média determina o tipo de tratamento recomendado. Descongestionantes orais e/ou corticoides estão indicados nos processos serosos. Em casos de hemotímpano, deve-se cogitar a associação com antibióticos e, por vezes, a possibilidade de timpanotomia, para alívio da pressão gerada pelo volume de sangue presente na cavidade timpânica (Figura 263.4). O tratamento da perfuração traumática da MT, resultante de um BTOM, deve ser, a princípio, expectante, podendo utilizar antibioticoterapia para a prevenção de infecções secundárias. Nos casos em que a MT não se regenera espontaneamente, a timpanoplastia está indicada.

Aos mergulhadores é aconselhado evitar a posição da cabeça para baixo durante a descida; não descer caso não consiga equalizar as pressões (nesse caso, evitar a manobra de Valsalva forçada) e otimizar técnicas que melhorem a sua capacidade de equalização.[6,12]

Vertigem alternobárica

A vertigem alternobárica (VA) é a causa mais frequente de vertigem transitória durante o procedimento de subida, sendo quatro vezes mais prevalente em mulheres. Resulta de uma equalização assimétrica da pressão da orelha média transmitida pelas janelas oval e redonda à orelha interna. O episódio vertiginoso pode durar vários minutos e ser acompanhado por náuseas, vômitos e desorientação.[6,13]

São considerados fatores de risco a disfunção da TA, o barotrauma prévio, mergulho em águas frias, antecedentes de otite média, história prévia de VA e exposição ao ruído durante o mergulho.[13]

Tabela 263.3 Classificação de Teed.

Grau 0	Membrana timpânica de aspecto normal
Grau 1	Membrana timpânica retraída com hiperemia da *pars flaccida* e ao longo do manúbrio do martelo
Grau 2	Membrana timpânica retraída e hiperemiada
Grau 3	Semelhante ao grau 2 + efusão líquida ou hemotímpano
Grau 4	Membrana timpânica perfurada

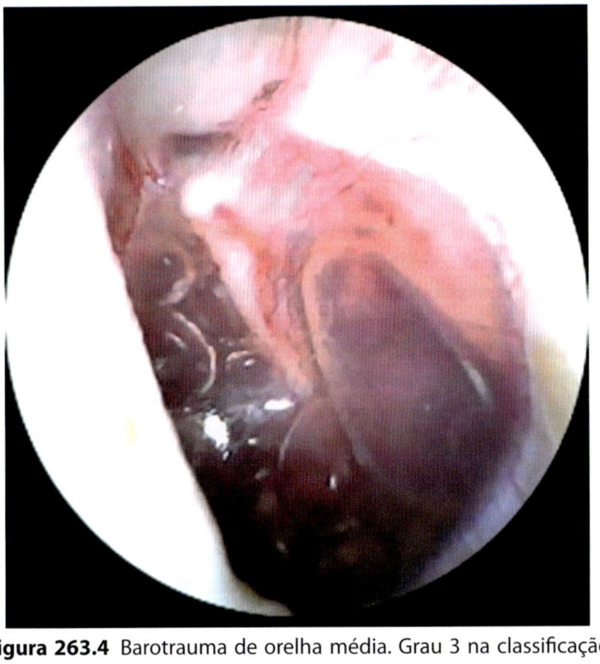

Figura 263.4 Barotrauma de orelha média. Grau 3 na classificação de Teed.

É recomendado orientar o mergulhador sobre a natureza da VA e de seus potenciais riscos, incluindo aspiração de líquido e morte por afogamento. Caso ele seja capaz de tolerar a vertigem transitória e conseguir controlar a subida ou a descida até que os sintomas melhorem, os riscos tendem a desaparecer.

Acometimento da orelha interna

Barotrauma da orelha interna e fístula perilinfática

O barotrauma da orelha interna (BTOI) ocorre quando as mudanças de pressão da orelha média são transmitidas para orelha interna, via janela oval e/ou janela redonda, através de mecanismos implosivos ou explosivos. A janela oval se torna um pouco mais resistente às mudanças de pressão, se comparada à janela redonda, uma vez que está coberta pela platina do estribo e seus respectivos ligamentos.

No decurso do procedimento de descida o mecanismo implosivo acontece. Durante a manobra de Valsalva forçada, buscando a equalização pressórica, o ar em alta pressão é projetado para dentro do espaço da orelha média, causando rápido deslocamento para fora do estribo e deslocamento para dentro da janela redonda, seguido de implosão da sua membrana e consequente surgimento de fístula perilinfática (FPL) (Figura 263.5). Esse mecanismo gera uma onda pressórica nos líquidos do ouvido interno, provocando hemorragia coclear com ruptura da membrana de Reissner e da membrana basilar.[6,11]

O mecanismo explosivo, por sua vez, pode levar ao rompimento da membrana da janela redonda resultando, também, em FPL. No cenário de disfunção da TA, uma falha na tentativa de executar a manobra Valsalva pode elevar a pressão liquórica, causando a ruptura da membrana da janela redonda (Figura 263.6). O mecanismo gerador é explicado da seguinte forma: flutuações rápidas na pressão do líquor podem ser comunicadas ao espaço perilinfático através do aqueduto coclear ou da lâmina crivosa, alterando sua pressão e provocando a explosão de dentro para fora.[6,11]

Em 50% dos casos, as lesões são cocleares e vestibulares, 40% são cocleares isoladas e somente 10% dos casos são vestibulares isoladas.[11]

A presença de aqueduto vestibular alargado e *fissula ante fenestram* são descritos como fatores de risco.

Por possuir início de sintomas vagos e variáveis, o diagnóstico do BTOI pode ser difícil. A disfunção vestibular e/ou a deficiência auditiva podem ocorrer durante a descida, devido à equalização prejudicada; durante a subida, pela expansão do pneumolabirinto, ou mesmo em dias sem mergulho, em situações de esforço.

A região anatômica acometida determina a sintomatologia apresentada pelo paciente. A forma mais comum é a combinação de déficit vestibular e auditivo, podendo haver queixa de plenitude auricular e zumbido. Ruptura da membrana basilar pode resultar em perda auditiva sensório-neural. É importante ressaltar que o BTOI pode existir na ausência de achados otoscópicos. A ocorrência de atraso entre o aparecimento dos sintomas e a data do mergulho não exclui o diagnóstico.[11]

Orientações para o tratamento: cabeceira elevada a 45º e uso de emolientes fecais, para evitar qualquer tipo de esforço durante a evacuação. A timpanotomia exploradora com a oclusão das janelas labirínticas deve ser considerada em casos de piora da audição ou de suspeita de FPL.[11]

A tomografia computadorizada de alta resolução dos ossos temporais deve ser feita para investigação de fatores de risco de origem anatômica.

Recomenda-se ao mergulhador que sofreu um BTOI evitar o mergulho até que: os sintomas auditivos estabilizem e os vestibulares (vertigem e/ou desequilíbrio) desapareçam, os distúrbios da orelha média e da função tubária estejam resolvidos e nenhuma intervenção cirúrgica adicional seja necessária.

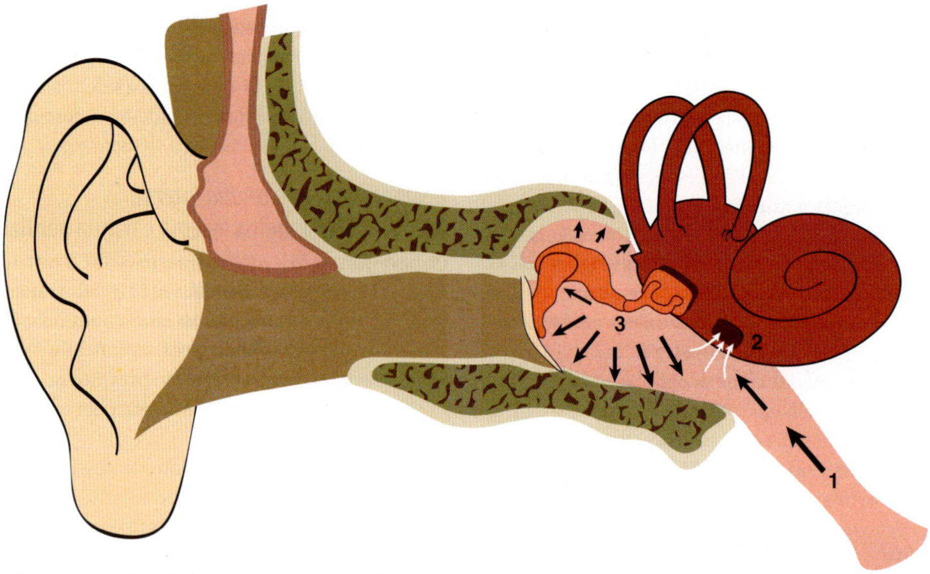

Figura 263.5 Mecanismo implosivo do barotrauma do ouvido interno e fístula perilinfática: uma manobra de Valsalva bem-sucedida (1) projeta ar em alta pressão para a orelha média, distendendo a membrana timpânica, levando a uma implosão da janela redonda (2) e subluxação da platina do estribo (3). (Adaptada de: Spitz et al., 2023.)

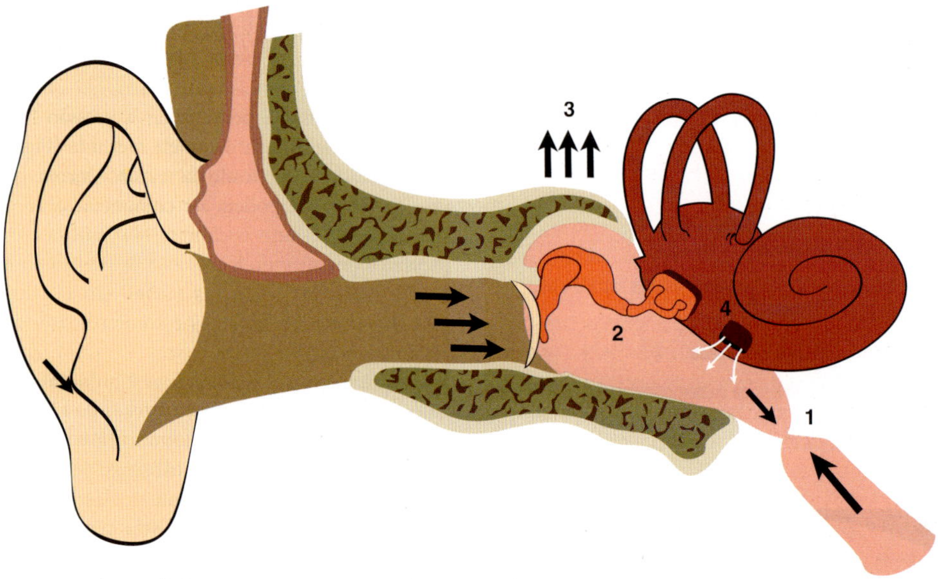

Figura 263.6 Mecanismo explosivo do barotrauma do ouvido interno e fístula perilinfática: a falha da execução da manobra de Valsalva devido a uma tuba auditiva obstruída (1) na vigência de um vácuo relativo na cavidade timpânica (2) causa elevação da pressão liquórica (3). Esse aumento da pressão é transmitido à orelha interna, resultando na ruptura da janela redonda (4) e hemorragia intracoclear. (Adaptada de: Spitz et al., 2023.)

Enfisema subcutâneo

O ar em expansão em alguma cavidade aérea pode encontrar algum ponto de saída nos tecidos moles e dissecar a pele, causando o enfisema subcutâneo. Embora a localização clássica envolva as áreas supraclaviculares em associação a um enfisema mediastinal originário de um barotrauma pulmonar, outras localizações são possíveis.

O enfisema cirúrgico orbital, grave o suficiente para ocluir completamente a fissura palpebral, pode ocorrer no mergulho quando há lesões de pele da face, intranasal ou sinusal. A causa mais comum é uma fratura do seio etmoidal. A lâmina papirácea, que separa a cavidade nasal e a órbita, é tão fina quanto uma casca de ovo. Assim, quando esses ossos são fraturados, qualquer aumento de pressão na cavidade nasal ou seio etmoidal em um procedimento de subida ou manobra de Valsalva pode forçar o ar para dentro da órbita. Do mesmo modo, o enfisema cirúrgico sobre a área mandibular é comum em lesões orais e dentárias.[3]

O sinal clínico característico do enfisema subcutâneo é a crepitação ao toque e/ou movimento ("mergulhador plástico bolha"), que pode ser verificada radiologicamente. O tratamento consiste na administração de oxigênio 100% normobárico. A recompressão em câmara é raramente indicada. O mergulho deve ser evitado até a sua completa resolução e que a região de tecido danificado esteja completamente curada.

Barotrauma de face

Uma máscara facial cria um espaço adicional de gás externo, mas em contato com o rosto, que invariavelmente vai sofrer a ação da lei de Boyle durante as variações de pressão durante o mergulho.

A menos que a pressão seja equalizada no espaço entre a máscara e o rosto, a partir da compensação de gás na máscara, os tecidos faciais serão forçados a ocupar o espaço do ar em compressão pelo efeito do gradiente de pressão gerado. De forma prática, no barotrauma ocular, por exemplo, os globos oculares serão forçados a entrar nesse espaço, durante a descida (por isso, óculos de natação jamais devem ser usados durante o mergulho, pois causarão um barotrauma ocular, "sugando" o conteúdo das órbitas para dentro do espaço aéreo). O nariz precisa fazer parte da máscara para permitir a equalização da pressão gasosa através do controle da massa de gás presente no espaço aéreo.

No caso do mergulho com máscara completa ou capacete (geralmente, usado em mergulho profissional), o barotrauma pode ocorrer da mesma forma. Se gás extra não for adicionado durante a descida para compensar os efeitos da lei de Boyle, o mergulhador vai ser "sugado" pelo capacete, o que pode acarretar graves lesões faciais, inclusive fraturas. Podem ocorrer efeitos dramáticos em situações em que o mergulhador perca a pressão da mistura gasosa, devido a uma falha na linha de abastecimento, por exemplo. Para evitar que ocorra, uma válvula de não retorno é inserida na linha de fornecimento de gás.[3]

Barotrauma dentário

Podem existir espaços de gás nas raízes de dentes infectados, ao longo de nervos comprometidos, em áreas de necrose da polpa, e áreas de preenchimento ou implantes dentários.[3]

O ar também pode penetrar na cavidade dentária através de microfraturas do esmalte e da dentina. Como as demais cavidades aéreas, o gás presente nos dentes vai sofrer ação da lei de Boyle. Durante a descida, o espaço de contração do gás é substituído pelo tecido mole da gengiva ou por sangue e/ou fluido. A dor pode impedir que o mergulhador continue a descer. Mas se a descida for lenta o suficiente, os sintomas podem ser leves e o mergulhador consegue prosseguir. No entanto, durante a subida, o ar da cavidade vai se expandir, resultando em distensão e odontalgia intensa.

Outra apresentação de barotrauma dentário ocorre em casos que envolvem um dente cariado e uma obturação fina. Com as diferenças de pressão, o dente pode desabar (implodir) na descida ou explodir na subida, causando dor considerável. Taxas rápidas de subida ou descida tendem a precipitar esse fato.

Uma terceira forma de barotrauma dentário deve-se à presença de gás nos tecidos devido a interrupções de mucosa, ocorrendo, por exemplo, no mergulho após cirurgia oral, odontológica, extrações ou manipulações. O regulador do tanque de gás resulta em pressão oral positiva, forçando o gás para os tecidos.

Alterações dentárias podem ser referidas como dor no seio maxilar ou nervo maxilar. Também podem se manifestar como uma sensação de queimação ao longo da mucosa bucal.

As medidas preventivas incluem: atendimento odontológico semestral, verificações (incluindo exames de raios X, quando indicado), evitar qualquer mergulho após extrações dentárias e/ou cirurgia até que ocorra a resolução completa do tecido (ou seja, superfície mucosa intacta), descida e subida lentas. O tratamento consiste em analgesia e tratamento odontológico, quando necessário.

Paralisia facial

Ocasionalmente, os barotraumas podem causar lesões de nervos cranianos devido aos efeitos implosivos do dano tecidual durante descida e/ou distensão em espaços fechados de gás durante a subida.

É possível que o ar seja forçado nos canais nervosos à medida que o gás se expande com a subida. Nesses casos, a evolução pode ser mais lenta, se manifestando vários minutos após a ascensão do mergulhador. O alívio à medida que o gás escapa pode coincidir com a melhora da neuropraxia. A recompressão hiperbárica pode ser necessária.

Condições associadas a lei de Henry

A lei de Henry postula que a quantidade de gás que se dissolve em um líquido é proporcional à pressão parcial que o gás exerce contra a superfície do líquido, mantida constante a temperatura ambiente. A solubilidade gasosa aumenta em proporção direta à área de exposição do líquido (ou fluido de tecido orgânico) ao gás e, também, a quanto mais baixa for a temperatura ambiental.[8]

Aplicando a lei na prática do mergulho, durante a descida, quanto mais profundo e maior tempo for o mergulho, maior será a pressão parcial do gás e maior será a quantidade dele a ser dissolvido no fluido dos tecidos. Quando o mergulhador ascende, o gás inerte sai da solução e é exalado a nível dos alvéolos. Se a taxa de ascensão exceder a taxa de troca gasosa alveolar, o gás irá formar bolhas na circulação sanguínea ou nos tecidos.

A doença descompressiva (DD) é um quadro sindrômico consequente a uma descompressão inadequada ou omitida, decorrente de um mergulho utilizando gás comprimido, que resulta na formação e expansão de núcleos de gás metabolicamente inertes nos diversos sítios do organismo, sendo proporcional à duração e profundidade do mergulho ou da atividade hiperbárica. Ou seja, é causada pela formação de um excesso de núcleos gasosos nos tecidos corporais, além da capacidade fisiológica do organismo de eliminá-los, após uma exposição aos gases respiratórios em uma pressão mais elevada (compressão), seguida por uma redução na pressão ambiente (descompressão). Vários sistemas podem estar envolvidos e os sintomas costumam ocorrer pouco depois de chegar à superfície ou demorar em torno de 48 horas ou mais.

O diagnóstico pode ser obtido com base apenas na história e no exame físico. Qualquer tecido corporal pode ser afetado, resultando em uma ampla variedade de quadros clínicos. A gravidade e a natureza das lesões decorrentes da DD podem variar de discretas manifestações sistêmicas, musculoesqueléticas ou cutâneas até alterações severas dos sistemas nervoso central e cardiorrespiratório, podendo, inclusive, levar à morte.[6]

Deve-se presumir que a presença de um novo sintoma com relação temporal próxima à atividade de mergulho guarde relação com este até que se prove o contrário. A imprevisibilidade do desfecho requer que cada caso seja tratado como uma emergência médica.

Doença descompressiva da orelha interna

Os princípios descritos anteriormente em relação à lei de Henry explicam a doença descompressiva da orelha interna (DDOI). O segmento vestibular do labirinto aparentemente é mais propenso a danos, e muito provável pelo maior volume de tecido em relação à taxa de suprimento sanguíneo e por um tempo de eliminação mais lento do gás, se comparado à cóclea.[6]

O quadro clínico se manifesta com vertigem, geralmente iniciada cerca de 2 horas após o retorno à superfície, sendo mais comum o acometimento unilateral da orelha interna. Pode ocorrer isoladamente ou em combinação com outras manifestações da DD do sistema nervoso central. O mergulho profundo parece conferir um risco maior para o surgimento da DDOI.[11]

O tratamento deve ser instituído o mais rapidamente possível, utilizando-se recompressão e terapia com oxigênio hiperbárico (ver Tratamento de doença descompressiva). Caso essas medidas não sejam imediatamente possíveis, a administração de oxigênio a 100% está indicada até que se possa chegar a um local onde a terapia possa ser realizada. A combinação com corticoterapia visa a diminuição do edema das estruturas da orelha interna. Na suspeita de associação com o BTOI, deve ser considerada a possibilidade de miringotomia bilateral com colocação de tubos de ventilação.[11]

A ultrassonografia com Doppler deve ser realizada após o tratamento para investigar a presença de *shunt* cardíaco ou pulmonar direito/esquerdo, presente em 82% dos pacientes com DDOI.[11,14]

Tratamento de doença descompressiva

As escolhas de tratamento adequadas são influenciadas pela gravidade dos achados clínicos e das circunstâncias. Vários elementos influenciam o curso evolutivo da DD: avaliação no local e primeiros socorros, transporte e avaliação e tratamento médico definitivo.

Quanto aos primeiros socorros, oxigênio sob alta pressão parcial é a principal medida na DD. A alta concentração de oxigênio nos pulmões acelerará a eliminação do gás inerte. A alta pressão parcial de oxigênio na corrente sanguínea também pode aliviar danos isquêmicos resultantes de bloqueios causados pelas bolhas. O fornecimento sustentado de oxigênio 100% na pressão ambiente pode reduzir ou até eliminar os sintomas. Sistemas de oxigênio de fluxo contínuo, usando máscaras sem reinalação ou de bolso, estão frequentemente disponíveis em ambientes de mergulho; no entanto, esse equipamento oferece baixas frações de oxigênio. Frações muito mais altas podem ser alcançadas para pacientes com respiração espontânea com máscaras de demanda.[15]

A avaliação médica é aconselhada mesmo que os sintomas do mergulhador melhorem ou desapareçam com a administração de oxigênio, porque problemas sutis podem passar despercebidos ou sinais e sintomas podem retornar quando o fornecimento de oxigênio for interrompido.

O tratamento definitivo da DD é a oxigenoterapia hiperbárica (OHB). A recompressão em câmara hiperbárica reduz o volume das bolhas. A OHB promove a eliminação de bolhas e gases dissolvidos, aumenta a entrega de oxigênio para os tecidos isquêmicos, reduz o edema tecidual e a permeabilidade dos vasos sanguíneos, neutraliza a aderência dos leucócitos aos vasos cerebrais e bloqueia parcialmente a peroxidação lipídica em tecidos reperfundidos.[15]

A diretriz de OHB mais comumente usada para abordar a DD é o tratamento da Marinha dos EUA,[16] conhecida como tabela de tratamento 6 (USN TT6) (Figura 263.7).

A câmara é pressurizada a 2,8 ata, equivalente à pressão encontrada a 18 m (60 pés) de água do mar. Os pacientes respiram oxigênio puro, com horários programados para pausas respiratórias para reduzir o risco de toxicidade do oxigênio no sistema nervoso central. A duração normal do tratamento da TT6 é de pouco menos de 5 horas, mas podem ser estendidas em ambas as pressões de etapa, se justificado pela resposta do paciente.

A OHB pode ser realizada em câmaras *monoplace*, geralmente tubos de acrílico que comportam apenas um paciente (Figura 263.8), ou em câmaras múltiplas que acomodam mais pacientes.

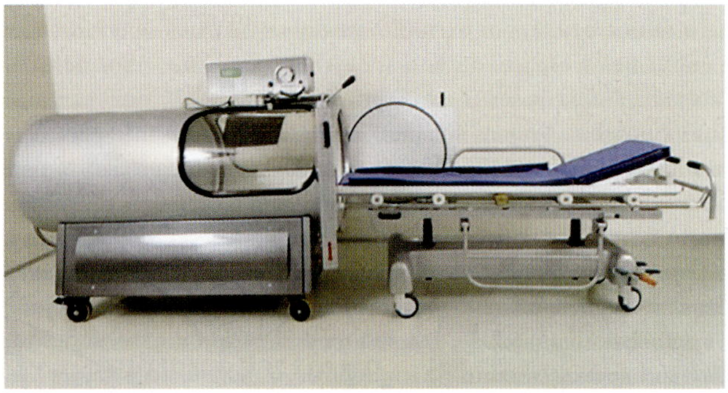

Figura 263.8 Câmara hiperbárica *monoplace*. (Cortesia de: Dr. Marcus Vinícius de Moraes.)

As câmaras *multiplace* permitem que pacientes, auxiliares (guias internos) ou equipamentos (p. ex., respiradores) estejam presentes durante o tratamento.

Condições associadas a Lei de Dalton: fisiopatologia e tratamento

Intoxicações gasosas e vertigem

A compreensão do mecanismo físico da lei de Dalton é ponto-chave para o entendimento dos eventos de intoxicação em ambiente hiperbárico. Como descrito anteriormente, a lei de Dalton afirma que a pressão total exercida por uma mistura de gases é a soma das pressões parciais de cada gás e que a pressão parcial de determinado componente de uma mistura gasosa aumentará à medida que a pressão ambiente aumenta, embora a proporção de gás na mistura permaneça constante. Em outras palavras, o aumento da pressão parcial de um gás (resultante do aumento da pressão absoluta durante o aprofundamento do mergulho) pode levar a manifestações clínicas que não existem quando o gás é respirado sob a pressão ambiente.

Devido à intervenção na função cerebral, as toxicidades gasosas podem resultar em desorientação grave, independentemente de vertigem ou nistagmo. Os efeitos da hipóxia, hipocapnia, intoxicação por monóxido de carbono, envenenamento, dentre outros, podem muito bem incluir vertigem, pois é um possível sintoma em qualquer fator que perturbe o estado de consciência.[3]

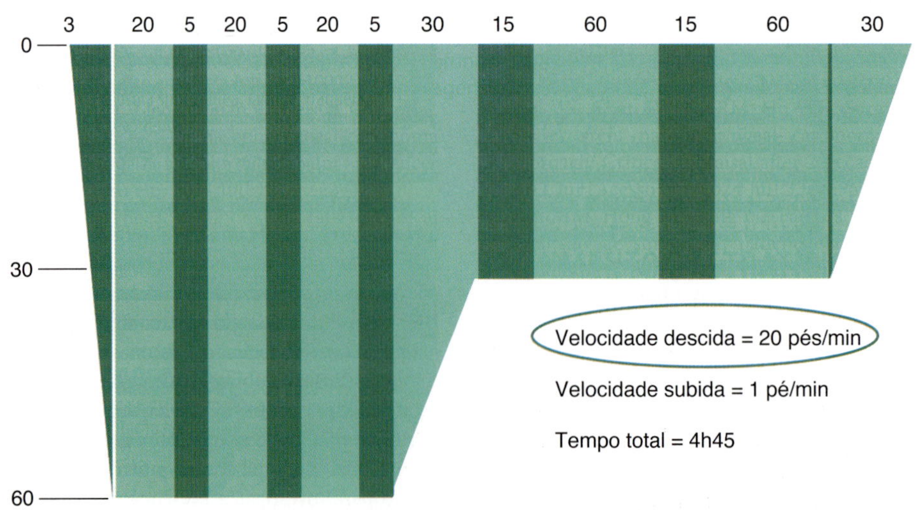

Figura 263.7 Tabela de tratamento 6. O eixo vertical indica a profundidade (em pés) em que a atmosfera da câmara se encontra (60 pés = 18 m = 2,8 ata). O eixo horizontal indica o tempo de tratamento, dividido em blocos que variam em duração e profundidade. Em tom escuro são os intervalos de tempo (em minutos) em que o(s) indivíduo(s) respira(m) ar comprimido. Em tom mais claro são os intervalos de tempo respirando oxigênio a 100%. As janelas de ar comprimido são adicionadas para evitar uma potencial complicação do tratamento hiperbárico, a intoxicação por oxigênio.

Narcose por nitrogênio

Uma complicação conhecida no mergulho é a narcose por gás inerte, geralmente narcose por nitrogênio. À medida que os mergulhadores descem além de 30 m, enquanto respiram ar comprimido (aproximadamente 80% N_2 e 20% O_2), eles ficam progressivamente sedados, narcosados pela influência do nitrogênio. A tontura foi descrita por muitos que estiveram sob efeito da narcose.[3]

Apenas a superficialização do mergulhador faz reduzir a pressão parcial do nitrogênio, consequentemente reduzindo o efeito narcótico. Apesar de ser uma condição de simples resolução, a narcose é um quadro que pode ameaçar a vida do mergulhador, uma vez que, além de alterar sua orientação espacial, altera também sua cognição, podendo levar a tomadas de decisões potencialmente fatais, como insistir em aprofundar o mergulho a ponto de perder a consciência ou esgotar sua reserva respiratória.

Intoxicação por oxigênio

A vertigem é um sintoma documentado na intoxicação neurológica por oxigênio, podendo ser um sintoma de alerta durante os tratamentos hiperbáricos, já que geralmente precede (ou segue) a convulsão, manifestação mais dramática da intoxicação por oxigênio.[3]

Do mesmo modo, a intoxicação por oxigênio é tratada reduzindo-se a pressão parcial do gás. No mergulho, ela ocorre principalmente quando o mergulhador utiliza oxigênio puro (circuito fechado) como suprimento gasoso ou misturas ricas em oxigênio, geralmente utilizadas no mergulho técnico (p. ex., Nitrox, uma mistura que contém nitrogênio e oxigênio a 32 ou 36%). A intoxicação por oxigênio pode ser uma complicação durante o tratamento em câmara hiperbárica. As "janelas de ar" (ver Figura 263.7) durante o tratamento hiperbárico visam reduzir os riscos desse tipo de intoxicação.

OXIGENOTERAPIA HIPERBÁRICA

A OHB é o tratamento de uma doença ou condição médica pela inalação de oxigênio a 100%, em pressões superiores a 1 ata (101,3 quilopascais [kPa]), em uma câmara de pressão construída para esse fim. No entanto, em alguns casos, em pressões de tratamento de câmara acima de 3 ata, os níveis de oxigênio são reduzidos abaixo de 100% para atingir uma pressão parcial de oxigênio de pelo menos 1,2 ata e inferior a 3 ata, para evitar a toxicidade do oxigênio.[17]

A OHB possui aplicabilidade em uma ampla variedade de doenças ou distúrbios que são causadas por condições hipóxicas (p. ex., intoxicação por monóxido de carbono), fornecimento insuficiente de oxigênio aos tecidos devido a danos vasculares ou insuficiência circulatória, danos aos tecidos devido a lesões ou infecções e comprometimento da recuperação dos tecidos. Na maioria dos casos, a terapia OHB é usada como adjuvante, mas em algumas doenças, como a DD e a embolia arterial gasosa, ela é a terapia de primeira linha.[18]

Funcionamento da oxigenoterapia hiperbárica

Respirar oxigênio puro a uma pressão ambiental elevada aumenta a tensão de oxigênio nos tecidos. Enquanto em 1 ata a fração de oxigênio dissolvido no plasma transportado no sangue arterial é mínima, em um nível elevado de PaO_2, significativas quantidades de O_2 podem existir na forma dissolvida. Um aumento na pressão de condições normobáricas (1 ata) para 3 ata permite um aumento no oxigênio fisicamente dissolvido no sangue arterial de 0,3 mℓ/dℓ para aproximadamente 6 mℓ/dℓ.[19]

Portanto, respirar em condições hiperbáricas aumenta o gradiente de difusão entre o oxigênio dissolvido no plasma e nos tecidos (Tabela 263.4).[20]

A distância de difusão de oxigênio no tecido melhora sob condições hiperbáricas, e respirar oxigênio a 3 ata resultaria em um aumento de 4 vezes na distância de difusão do oxigênio nos capilares.[21]

Como consequência, o fornecimento de oxigênio às regiões teciduais que sofrem de hipóxia é facilitado. Adicionalmente ao aumento do oxigênio sanguíneo e ao aumento da PaO_2, há pelo menos mais três efeitos farmacológicos:[22] ação vasomotora,[23,24] ação antibacteriana, principalmente contra anaeróbios,[25] e inibição da adesão endotelial de neutrófilos em tecidos lesionados.[26]

Avaliação otorrinolaringológica de pacientes com indicação de oxigenoterapia hiperbárica

Sob as indicações e controles adequados, a oxigenoterapia hiperbárica é segura. A principal complicação otorrinolaringológica nos tratamentos hiperbáricos são os barotraumas de orelha média, cuja incidência pode ser reduzida com o uso de taxas de compressão mais lentas, treinamento em técnicas adequadas de equalização dos ouvidos e descongestionantes orais.[27]

Em alguns casos em que o tratamento hiperbárico é indicado e a compensasão da orelha média é impossível (p. ex., pacientes inconscientes, crianças muito pequenas e pessoas com comprometimento congnitivo severo) o otorrino pode ser requisitado a inserir tubos de ventilação para evitar o barotrauma de orelha média.

Indicações otorrinolaringológicas de oxigenoterapia hiperbárica

Ao longo dos anos, ampliou-se o número de estudos buscando mostrar os efeitos terapêuticos da OHB em diversas condições otorrinolaringológicas. Grandes variações entre o tempo de início do tratamento com oxigênio hiperbárico e o esquema terapêutico utilizado (p. ex., duração das sessões, pressão do oxigênio oferecido, as variabilidades de outro tratamento ao qual a OHB foi associada) tornam desafiador a produção de evidências científicas contundentes dos efeitos da oxigenoterapia no campo da otorrinolaringologia. De forma geral, a OHB não faz parte do arsenal da maioria dos otorrinolaringologistas, mas conhecendo os efeitos fisiológicos da oxigenoterapia, parece lógico supor que possa ter ação em doenças como a otite externa maligna, já que que se trata de uma infecção necrotizante que pode invadir rapidamente estruturas adjacentes e causar osteomielite da base do crânio (e tanto as infecções necrotizantes de tecidos moles como a osteomielite são condições em que os benefícios da OHB já estão amplamente comprovados). Uma revisão sistemática de literatura encontrou excelentes resultados da oxigenoterapia hiperbárica no tratamento da otite externa maligna, mas a eficácia ainda carece de evidências científicas.[28]

Tabela 263.4 Média das respostas ácido-base do sangue à OHB em 14 indivíduos normais, considerando Hb = 13g/dℓ.[21]

Pressão atmosférica (ata)	Gás inspirado	Arterial				Venoso					
		PO_2 (mmHg)	pH	PCO_2 (mmHg)	Saturação O_2 (%)	O_2 dissolvido (mℓ/dℓ)	O_2 total (mℓ/dℓ)	PO_2 (mmHg)	pH	PCO_2 (mmHg)	Saturação O_2 (%)
1	Ar	94	7,4	37	95,7	0,3	18,4	43	7,39	42	75,5
3	O_2 100%	1542	7,42	36	99,1	4,6	22,7	399	7,37	43	97,7

ata = pressão atmosférica absoluta; O_2 = oxigênio; PCO_2 = pressão parcial de gás carbônico; PO_2 = pressão parcial de oxigênio.

O aumento da concentração de oxigênio na perilinfa, a principal fonte de oxigênio para as estruturas intracocleares, garantido pela administração do oxigênio hiperbárico, seria o racional por trás dos efeitos terapêuticos no zumbido e na perda auditiva neurossensorial. Em um estudo retrospectivo em que a OHB foi usada como tratamento no trauma acústico, a perda auditiva melhorou em 70% dos casos (26 das 37 orelhas).[29] A melhora média da audição absoluta foi de 15,6 a 16,3 dB. Estudos sugerem que o tratamento com OHB teria melhores taxas de recuperação auditiva.[29,30]

Até o momento, não há evidências que justifiquem a indicação da OHB na paralisia de Bell.[31]

Dentre as indicações clínicas reconhecidas pela Resolução CFM Nº 1.457/95, não constam aplicações diretamente relacionadas com a otorrinolaringologia. Entretanto, na perda auditiva sensório-neural súbita idiopática, o tratamento com OHB possui evidências classe IIa, sendo sua prescrição reconhecida por diversas sociedades médicas internacionais, como a americana, a europeia e a australiana.[32-34]

O paradoxo entre o escasso suprimento sanguíneo do órgão de Corti e a alta necessidade de suprimentos de oxigênio desempenha papel fundamental no processo patológico da perda auditiva sensório-neural súbita.[35] A OHB poderia exercer grande influência no transporte de oxigênio, na hemodinâmica e no sistema regulador de pressão do ouvido interno, aumentando o volume de oxigênio dissolvido no plasma, bem como a pressão parcial de oxigênio no ouvido interno.[36]

OHB a 1,6 ata aumenta a pressão parcial de oxigênio na perilinfa em 9,4 vezes, prolongando a distância de difusão do oxigênio, permitindo um transporte mais eficiente de oxigênio da perilinfa para a cóclea e suas estruturas.[37,38]

Uma metanálise comparou a taxa de recuperação auditiva e o ganho auditivo absoluto em 2.401 pacientes com perda auditiva sensório-neural súbita submetidos a tratamento convencional (incluindo corticoides sistêmicos, antivirais e vasodilatadores) com o tratamento convencional associado a OHB e mostrou que o segundo grupo foi significativamente favorecido, seja na recuperação completa da perda auditiva como no ganho auditivo absoluto.[38] Aparentemente, quando combinada ao uso de corticoides sistêmicos, o tratamento com pressões mais altas de oxigênio (2,2 ata comparado com 2,0 ata) apresenta melhores resultados na recuperação dos limiares auditivos nas frequências de 1.000 a 2.000 Hz da perda auditiva sensório-neural súbita.[35]

A diretriz de atualização de perda auditiva súbita recomenda que a oxigenoterapia hiperbárica combinada com a terapia com esteroides (em uma dose inicial de 1 mg/kg/dia e gradualmente reduzidos ao longo de 2 a 3 semanas, a menos que haja contraindicação) deve ser iniciada dentro de 2 semanas após o início do quadro. Essa combinação de OHB e corticoides também está recomendada como terapia de resgate dentro de 1 mês após o início da lesão por perda auditiva sensório-neural súbita.[40] A eficácia pode depender de muitos fatores, incluindo o grau de patência da artéria labiríntica e a capacidade de aumentar a tensão de oxigênio na perilinfa. Muitos ensaios prospectivos randomizados e controlados comprovaram seus benefícios em relação ao placebo.[27]

AVALIAÇÃO MÉDICA OTORRINOLARINGOLÓGICA DE MERGULHADORES OU PRÉ-EXPOSIÇÃO HIPERBÁRICA

A testagem da função da tuba auditiva antes do mergulho, principalmente após um quadro de agudização das vias aéreas superiores, deve ser recomendada. Dentre as opções estão a timpanometria, teste de Politzer e, para alguns autores, a manobra de Valsalva com visualização otoscópica direta seria o método mais confiável e prático para se testar a função da tuba.[41]

O canal auditivo deve estar livre de obstruções e evidências de infecção. As exostoses são comuns e, a menos que ocluam o canal, não são contraindicações para o mergulho.

Não deve haver aumento da suscetibilidade à infecção. Dessa forma, a membrana timpânica deve estar intacta. As membranas timpânicas devem ser examinadas anualmente, pois um indivíduo pode perfurar o tímpano e não perceber.[42]

A função vestibular deve estar normal. A audição deve ser de um nível que permita a compreensão de uma conversa normal, e a audiometria não se torna sistematicamente necessária (a não ser no mergulho comercial). No entanto, esse exame deve ser realizado após um episódio de barotrauma auditivo. Além disso, principalmente em exposições ocupacionais, os audiogramas devem ser realizados de acordo com um programa de conservação auditiva, sempre que tenham sido identificados níveis de ruído acima dos limites de tolerância. Embora possa ser comum em alguns tipos de trabalho, muitos mergulhadores não estão expostos a esse risco.

Além da avaliação otorrinolaringológica, é importante o histórico dos mergulhos prévios, específicos de cada mergulhador, incluindo o nível de esforço, dificuldade de equalização, qualquer dificuldade com o equipamento, qualquer histórico de subida rápida ou se o companheiro de mergulho testemunhou algo incomum. Também é muito importante obter um registro exato em relação ao momento e ao início dos sintomas. Por exemplo, a vertigem que ocorre na descida com a equalização do ouvido é provavelmente devido ao barotrauma e não à doença descompressiva do ouvido interno.[5]

Contraindicações otorrinolaringológicas ao mergulho

As contraindicações otorrinolaringológicas estão relacionadas principalmente com os fatores predisponentes ao barotrauma:[11]

- Infecções crônicas e recentes das vias respiratórias superiores, destacando-se os resfriados e os processos alérgicos agudizados. Episódios de infecção aguda das vias aéreas superiores e sinusites agudas constituem contraindicação absoluta para o mergulho até a resolução do quadro
- Alterações agudas e crônicas da tuba auditiva ou da orelha média. Qualquer perfuração da membrana timpânica constitui-se uma contraindicação absoluta para o mergulho, tanto pela estimulação calórica assimétrica do labirinto como pela introdução de patógenos provenientes da água
- Doenças agudas ou crônicas do conduto auditivo externo, passíveis de formar um vácuo no CAE
- Obstruções das vias aéreas superiores, destacando-se aquelas causadas por hipertrofias das amígdalas palatinas e adenoides, desvios septais ou pólipos
- Falta de adaptação na execução das manobras de equalização
- Qualquer situação que provoque alteração significativa da capacidade de ventilação e/ou da oxigenação (paralisia bilateral das cordas vocais, papilomatose laríngea, estenose traqueal, dentre outras), presença de laringectomia ou traqueostomia contraindicam o mergulho. As laringoceles, depois de corrigidas, devem ser avaliadas em relação à recorrência, devido ao aumento da pressão intralaríngea e manobras de Valsalva repetidas
- Paralisia facial periférica que possa comprometer a vedação oral do regulador bucal.

Além disso, as condições que representam risco de provocar vertigem ou desequilíbrio severos podem colocar o mergulhador em risco de morte e, portanto, a história de cirurgia de mastoide com exposição do canal semicircular lateral devido ao risco de resposta calórica, assim como outras causas de labirintopatia, são contraindicações absolutas ao mergulho. O barotrauma prévio da orelha interna é controverso pelo risco de surgimento de fístula perilinfática, que leva a sintomas labirínticos.

Retorno ao mergulho após cirurgia ou complicação otorrinolaringológica

O retorno ao mergulho após um episódio de barotrauma de orelha média ou dos seios paranasais é aconselhado somente depois de confirmada a resolução do quadro e sanados seus fatores desencadeantes para evitar que novos episódios aconteçam. A avaliação com videonistagmografia deve ser considerada para avaliar a aptidão ao mergulho nos casos prévios de vertigens periféricas.[6]

Cirurgias sinusais prévias não representam uma contraindicação, principalmente na ausência de defeitos na base do crânio. Para timpanoplastias deve-se esperar 3 meses após a constatação da completa cicatrização. Para a timpanoplastia acompanhada por colocação de prótese ossicular total (TORP), a maioria dos autores não recomenda o retorno às práticas de mergulho, embora alguns proponham o retorno ao mergulho após teste de provocação negativo durante a timpanometria, quando o paciente é monitorado para sintomas labirínticos. Já na mastoidectomia radical, com rebaixamento da parede posterior do canal, o risco consiste no preenchimento da cavidade cirúrgica por água gelada, com consequente estimulação labiríntica, provocando o aparecimento de vertigem. Com relação à estapedectomia, acreditava-se que era associada a elevado risco de deslocamento da prótese da platina do estribo, podendo proporcionar o surgimento de fístula perilinfática. No entanto, nenhuma alteração otológica foi encontrada entre grandes estudos envolvendo mergulhadores que foram submetidos a estapedectomia.[43]

ASPECTOS OCUPACIONAIS

Muitas vezes, o otorrinolaringologista é solicitado a emitir relatórios médicos que dão suporte ao médico do trabalho em definir a aptidão ocupacional de determinado empregado. É importante lembrar que a definição de aptidão ocupacional é incumbência do médico do trabalho. Ao emitir seu parecer, o otorrino deve expor da forma mais clara e objetiva o possível os achados dos exames, as consequências possíveis decorrentes da atual condição clínica, caso o examinado se exponha a pressões hiperbáricas e/ou subaquáticas, e, sempre que possível, explicitar o tratamento proposto e o prognóstico. Um parecer bem elaborado fornece as informações necessárias para que o médico do trabalho tome sua decisão final com segurança, protegendo a saúde do mergulhador e evitando passivos judiciais para todas as partes.

A manutenção de padrões adequados de aptidão médica impõe responsabilidades a várias partes. O empregador é responsável pela segurança de todos os trabalhadores, bem como pela celebração do contrato de trabalho. O mergulhador tem a responsabilidade de relatar um histórico médico completo e preciso ao seu médico legista de mergulho, no momento da avaliação médica, e também a responsabilidade de relatar a incapacidade temporária ao seu empregador como resultado de doença ou lesão ocorrida entre os exames médicos.[42]

As diretrizes de trabalho sob condições hiperbáricas no Brasil são principalmente regidas pela Norma Regulamentadora Nº 7 (Programa de Controle Médico de Saúde Ocupacional [PCMSO]), anexo IV (Controle Médico Ocupacional de Exposição a Condições Hiperbáricas)[43] e pela Norma da Autoridade Marítima para Atividades Subaquáticas Nº 15 (NORMAM 15/DPC. 3ª Revisão), da Marinha do Brasil.[45] De acordo com o anexo IV da NR-7, o mergulhador profissional deve ter seu atestado de saúde ocupacional atualizado semestralmente. A audiometria deve ser realizada no exame médico admissional, 6 meses após o início da atividade, e, em seguida, anualmente.

REFERÊNCIAS BIBLIOGRÁFICAS

1. Bove AA. Diving medicine. Am J Respir Crit Care Med [Internet]. 2014 Jun 15 [Acesso em: 2024 Jul];189(12):1479-86.
2. Stieler O, Loba W, Gawęcki W, Urbaniak-Olejnik M, Majewska A, Warchoł W et al. The impact of regular diving on the condition of the middle ear. Int J Occup Med Environ Health [Internet]. 2021 Dec 13 [Acesso em: 2024 Jul];34(6):779-88.
3. Edmonds C, Bennett M, Lippmann J, Mitchell S. Diving and subaquatic medicine. 5th ed. Boca Raton: CRC Press; 2015. 865 p.
4. Ayres J, Harrison R, Nichols G, Maynard RE. Environmental medicine. 1st ed. Londres: CRC Press; 2010. 724 p.
5. Sadler CA, Snyder BK. Diving disorders. In: Tintinalli JE, Ma O, Yealy DM, Meckler GD, Stapczynski J, Cline DM et al., editors. Tintinalli's emergency medicine: A comprehensive study guide. 9th ed. Nova York: McGraw-Hill Education; 2020.
6. Spitz C, Diniz JW, Ferreira MVF, Cruz AC. Acometimentos otorrinolaringológicos relacionados com o mergulho. In: Gândara MR, Soares JS, Mariz IS, Korn GP. Doenças otorrinolaringológicas relacionadas ao trabalho e suas repercussões éticas e jurídicas. Rio de Janeiro: Thieme Revinter; 2023.
7. Lynch JH, Deaton TG. Barotrauma with extreme pressures in sport: from scuba to skydiving. Curr Sports Med Rep [Internet]. 2014 Mar-Apr [Acesso em: 2019 May 13];13(2):107-12.
8. Livingstone SA, Lange B. Scuba diving and otology: A systematic review with recommendations on diagnosis, treatment and post-operative care. Diving Hyperb Med [Internet]. 2017 June [Acesso em: 2019 May 13];47(2):97-109.
9. Lachkar A, Aabach A, Elayoubi F, Ghailan R. Barotraumatisme du sinus frontal à propos d'un cas et revue de la littérature. Pan Afr Med J [Internet]. 2016 Jul 27 [Acesso em: 2019 May 15];24:272.
10. Vaezeafshar R, Psaltis AJ, Rao VK, Zarabanda D, Patel ZM, Nayak JV. Barosinusitis: Comprehensive review and proposed new classification system. Allergy Rhinol (Providence) [Internet]. 2017 Oct [Acesso em: 2019 May 15];8(3):109-17.
11. Mallen JR, Roberts DS. Scuba medicine for otolaryngologists: Part I. Diving into scuba physiology and injury prevention. Laryngoscope [Internet]. 2019 Feb 18 [Acesso em: 2019 May 15];9999:1-7.
12. Cyran AM, Kosla A, Kantor I, Szczepanski MJ. Tympanometric evaluation of Eustachian tube function in Polish scuba divers. UHM J [Internet]. 2018 Jul-Aug [Acesso em: 2019 May 15];45(4):437-43.
13. Klingmann C, Knauth M, Praetorius M, Plinkert PK. Alternobaric vertigo - really a hazard? Otol Neurotol [Internet]. 2006 [Acesso em: 2019 May 15];7(8):1120-5.
14. Mallen JR, Roberts DS. SCUBA medicine for otolaryngologists: Part II. Diagnostic, treatment, and dive fitness recommendations. Laryngoscope [Internet]. 2019 Feb 18 [Acesso em: 2019 May 15];9999:1-6.
15. Pollock NW, Buteau D. Updates in decompression Illness. Emerg Med Clin North Am [Internet]. 2017 May [Acesso em: 2019 May];35(2):301-19.
16. US Navy Diving Manual. Vol 5, rev 7. Washington, DC: Naval Sea Systems Command; 2016. Disponível em: https://www.navsea.navy.mil/Portals/103/Documents/SUPSALV/Diving/US%20DIVING%20MANUAL_REV7.pd.
17. Ortega MA, Fraile-Martinez O, García-Montero C, Callejón-Peláez E, Sáez MA, Álvarez-Mon MA et al. A general overview on the hyperbaric oxygen therapy: Applications, mechanisms and translational opportunities. Medicina (Kaunas) [Internet]. 2021 Aug 24 [Acesso em: 2024 Jul];57(9):864.
18. Shinomiya, N, Asai Y, editors. Hyperbaric oxygenation therapy. Molecular mechanisms and clinical aapplications. Singapura: Springe; 2020; p. 3-20.
19. Tibbles PM, Edelsberg JS. Hyperbaric-oxygen therapy. N Engl J Med [internet]. 1996 Jun 20 [Acesso em: 2024 Jul];334(25):1642-8.

20. Babchin A, Levich E, Melamed Y, Sivashinsky G. Osmotic phenomena in application for hyperbaric oxygen treatment. Colloids Surf B Biointerfaces [Internet]. 2011 Mar [Acesso em: 2024 Jul];83(1):128-32.
21. Goldman D. Theoretical models of microvascular oxygen transport to tissue. Microcirculation [Internet]. 2008 Nov [Acesso em: 2024 Jul];15(8):795-811.
22. Gropper MA, Eriksson LI, Fleisher LA, Wiener-Kronish JP, Cohen NH et al. Miller's anesthesia [Internet]. 9th ed. Amsterdã: Elsevier; 2019 [Acesso em: 2024 Jul]. 3112 p. Disponível em: https://shop.elsevier.com/books/millers-anesthesia-2-volume-set/gropper/978-0-323-59604-6.
23. McMahon TJ, Moon RE, Luschinger BP, Carraway MS, Stone AE, Stolp BW et al. Nitric oxide in the human respiratory cycle. Nat Med [Internet]. 2002 Jul [Acessp em: 2024 Jul];8(7):711-7.
24. Camporesi EM, Bosco G. (2014). Mechanisms of action of hyperbaric oxygen therapy. Undersea & hyperbaric medicine. J Undersea Hyperbar Med Soc [Internet]. 2024 [Acesso em: 2024 Jul];41(3):247-52.
25. Camporesi EM, Bosco G. Mechanisms of action of hyperbaric oxygen therapy. Undersea Hyperb Med [Internet]. 2014 May-Jun [Acesso em: 2024 Jul];41(3):247-52.
26. Francis A, Kleban SR, Stephenson LL, Murphy PP, Letourneau PR, Fang X-H et al. Hyperbaric oxygen inhibits reperfusion-induced neutrophil polarization and adhesion via plasmin-mediated VEGF release. Plast Reconstr Surg Glob Open [Internet]. 2017 Sep 25 [Acesso em: 2024 Jul];5(9):e1497.
27. Murphy-Lavoie HM, Mutluoglu M. Hyperbaric treatment of sensorineural hearing loss. StatPearls [Internet]. Treasure Island (FL): StatPearls Publishing; 2023 Jun 4 [Acesso em: 2024 Jul].
28. Byun YJ, Patel J, Nguyen SA, Lambert PR. Hyperbaric oxygen therapy in malignant otitis externa: A systematic review of the literature. World J Otorhinolaryngol Head Neck Surg [Internet]. 2020 May 4 [Acesso em: 2024 Jul];7(4):296-302.
29. Holy R, Zavazalova S, Prochazkova K, Kalfert D, Younus T, Dosel P et al. The use of hyperbaric oxygen therapy and corticosteroid therapy in acute acoustic trauma: 15 years' experience at the Czech Military Health Service. Int J Environ Res Public Health [Internet]. 2021 Apr 22 [Acesso em: 2024 Jul];18(9):4460.
30. Bayoumy AB, Weenink RP, van der Veen EL, Besseling-Hansen FS, Hoedemaeker AM, de Jong FM et al. It's all about timing, early treatment with hyperbaric oxygen therapy and corticosteroids is essential in acute acoustic trauma. J Otol [Internet]. 2021 Oct [Acesso em: 2024 Jul];16(4):237-41.
31. Fieux M, Franco-Vidal V, Devic P, Bricaire F, Charpiot A, Darrouzet V et al. French Society of ENT (SFORL) guidelines. Management of acute Bell's palsy. Eur Ann Otorhinolaryngol Head Neck Dis [Internet]. 2020 Dec [Acesso em: 2024 Jul];137(6):483-8.
32. Moon RE, editor. Undersea and Hyperbaric Medical Society. Hyperbaric oxygen therapy indications. 14th ed. North Palm Beach: Best Publishing Company; 2019.
33. Kot J, Mathieu D. Controversial issues in hyperbaric oxygen therapy: A European Committee for Hyperbaric Medicine Workshop. Diving Hyperb Med [Internet]. 2011 Jun [Acesso em: 2024 Jul];41(2):101-4.,
34. Smart D, Bennett M. ANZHMG statement on the administration of mild hyperbaric oxygen therapy. Diving Hyperb Med [Internet]. 2010 Jun [Acesso em: 2024 Jul];40(2):78-82.
35. Chen C, Hu H, Chen RY. Varied effects exerted on sudden sensorineural hearing loss through HBO_2 therapeutic pressure. Undersea Hyperb Med [Internet]. 2021 Fourth Quarter [Acesso em: 2024 Jul];48(4):417-23.
36. Gill AL, Bell CN. Hyperbaric oxygen: Its uses, mechanisms of action and outcomes. QJM [Internet]. 2004 Jul [Acesso em: 2024 Jul];97(7):385-95.
37. Lamm C, Walliser U, Schumann K, Lamm K. Oxygen partial pressure measurements in the perilymph and scala tympani in normo- and hyperbaric conditions. An animal experiment study. HNO [Internet]. 1988 Sep [Acesso em: 2024 Jul];36(9):363-6.
38. Dünnwald T, Held J, Balan P, Pecher O, Zeiger T, Harting F et al. Combined hyperbaric oxygen partial Pressure at 1.4 Bar with infrared radiation: A useful tool to improve tissue hypoxemia? Med Sci Monit [Internet]. 2018 Jun 13 [Acesso em: 2024 Jul]:24:4009-19.
39. Rhee TM, Hwang D, Lee JS, Park J, Lee JM. Addition of hyperbaric oxygen therapy vs medical therapy alone for idiopathic sudden sensorineural hearing loss: A systematic review and meta-analysis. AMA Otolaryngol Head Neck Surg [Internet]. 2018 Dec 1 [Acesso em: 2024 Jul];144(12):1153-61.
40. Chandrasekhar SS, Tsai Do BS, Schwartz SR, Bontempo LJ, Faucett EA, Finestone SA et al. Clinical practice guideline: Sudden hearing loss (Update). Otolaryngol Head Neck Surg [Internet]. 2019 Aug [Acesso em: 2024 Jul];161(1_suppl):S1-S45.
41. Caldeira JA, Rebêlo KF. Barotrauma/Ddsbarismo. In: Kowalski LP, Bento RF, Voegels RL, Araujo Filho VJ Filho, editors. Guia prático de otorrinolaringologia e cirurgia de cabeça e pescoço. Rio de Janeiro: Thieme Revinter; 2023. p. 267-72.
42. Wendling J, Elliott D, Nome T, editors. Fitness to dive standards. Guidelines for medical assessment of working divers [Internet]. European Diving Technology Committee; 2023 Mar [Acesso em: 2024 Jul].
43. Livingstone DM, Smith KA, Lange B. Scuba diving and otology: A systematic review with recommendations on diagnosis, treatment and post-operative care. Diving Hyperb Med [Internet]. 2017 Jun [Acesso em: 2024 Jul];47(2):97-109.
44. Brasil. Norma Regulamentadora Nº 7, de 8 de junho de 1978. Dispoõe sobre o Programa de Controle Médico de Saúde Ocupacional. Diário Oficial da União. 1978 Jul 6.
45. Marinha do Brasil. Diretoria de Portos e Costas. Normas da autoridade marítima para atividades subaquáticas. NORMAM 15/DPC. 3ª revisão [Internet]. 2021 [Acesso em 2023 Dec 22].

CAPÍTULO

264

Avaliação do Dano Corporal em Otorrinolaringologia

Isabelle P. Soares Mariz • Ivan Dieb Miziara • Mara Edwiges Rocha Gândara

INTRODUÇÃO

Quando um indivíduo sofre alguma lesão no corpo, seja por conta de uma agressão ou de um acidente, na vida pessoal ou no trabalho, essa lesão terá repercussões tanto na esfera cotidiana como relacionada com o prejuízo causado em suas atividades laborais. Essas repercussões possuem implicações jurídicas, quer seja a punição de um crime, quer seja no ressarcimento de prejuízos financeiros, ou na proteção que um segurado da previdência social tem direito.

Primeiramente, é necessário conceituar o que é "lesão" e "sequela". É possível afirmar que lesão corresponde a qualquer alteração anatômica ou funcional de um aparelho ou sistema do organismo, e quando essa alteração é de caráter permanente, denomina-se sequela. O conceito de sequela, portanto, corresponde a um "quadro clínico permanente, crônico, estabilizado ou consolidado", justificado pela não existência de recursos médicos a ser utilizados no contexto do conhecimento científico à época dos fatos.[1]

Já o conceito de "dano", em nosso entendimento, deriva do conceito de lesão. Entende-se o dano como consequência de uma lesão primária que afeta o organismo. É a lesão que gera a sequela, a qual, por sua vez, resulta em prejuízos biológicos (no corpo), em perturbações das capacidades, inclusive no nível psicológico, ou seja, um dano. Em outras palavras, a lesão é o elemento constitutivo primário do dano. Um não existe sem a outra, ainda que possa haver ocasiões em que a lesão não seja visível na superfície corpórea.

Desse modo, pode-se definir dano, *senso lato*, como qualquer alteração do organismo em sua totalidade, oriunda ou não de uma agressão externa, ou de uma doença. A Classificação Internacional de Segurança do Paciente da Organização Mundial da Saúde (OMS), por exemplo, define dano como "comprometimento da estrutura ou função do corpo e/ou qualquer efeito dele oriundo, incluindo-se doenças, lesão, sofrimento, morte, incapacidade ou disfunção, podendo assim ser físico, social ou psicológico".[2]

AVALIAÇÃO DO DANO À PESSOA

A avaliação do dano corporal ou dano à pessoa, portanto, é uma prática médico-legal, lastreada em um exame pericial, que apresenta variações de acordo com a área do Direito a que se refere. Assim, a avaliação de uma lesão corpórea, embora envolva sempre um exame pericial, difere nos aspectos a ser valorados no âmbito do Direito Penal, do Direito Civil, do Direito Previdenciário, do Trabalho, de Seguros, e assim por diante.

É necessário lembrar que a especialização em determinada área médica, como a otorrinolaringologia, não confere ao especialista a preparação para atuar como perito. Para uma correta avaliação do dano corporal, exige-se preparação médico-legal, que o melhor especialista em outras áreas médicas, por si só, não possui. O desconhecimento das metodologias e técnicas da peritagem em avaliação do dano, em geral, acarretam conclusões equivocadas ou omissas, em prejuízo das partes envolvidas no processo. Nunca é demais frisar que avaliar o dano consiste em definir e valorar em termos técnicos e em um quadro jurídico definido (penal, civil, previdenciário, de seguros etc.) as lesões e os elementos do dano que podem ser alvo de sanção penal, ou indenização, benefícios sociais e/ou fiscais etc.

Nesse diapasão, é necessário logo de início conceituar dano "pessoal". Pode-se dividir esse conceito sob dois aspectos: do ponto de vista médico e do ponto de vista jurídico. Do ponto de vista médico, o conceito de dano corporal (qualquer lesão causada à integridade física ou à saúde da pessoa) evoluiu para um conceito de dano "pessoal", tendo em vista que a definição de saúde envolve também o bem-estar biopsicossocial. Já do ponto de vista jurídico, pode-se conceituar dano como "toda lesão causada ao ser humano, suscetível de avaliação e indenização. Corresponde, portanto, à lesão do bem jurídico: vida, e do bem jurídico: ofensa à integridade física.[1] No âmbito do Direito Penal Brasileiro, o artigo 129 do Código Penal define como lesão corporal "ofender a integridade física ou a saúde de outrem".[1] O dano corporal, como dano pessoal, segundo Oliveira e Sá, evoluiu e "corresponde ao dano provocado à pessoa humana, isto é, ao dano pessoal".[3] Nesse tipo de dano, vislumbram-se duas possibilidades: os danos patrimoniais ou econômicos (aqueles que atingem o patrimônio da pessoa, e, portanto, exigem reparação pecuniária) e os danos não patrimoniais ou não econômicos, que não implicam em perda econômica ou pecuniária.

Classicamente, para avaliar os danos não patrimoniais, objeto do estudo deste capítulo, é necessário valorar alguns parâmetros, notadamente a incapacidade temporária, o *quantum doloris*, a incapacidade permanente, o dano estético, o prejuízo da afirmação pessoal causado pelo dano.

Incapacidade temporária é caracterizada como "o lapso de tempo que decorre entre a lesão e sua recuperação anatômica e funcional, designando-se por cura quando ela é integral e por consolidação quando é parcial".[3] Já o *quantum doloris* (que consiste na dor física e psíquica sofrida em virtude da lesão) é valorado durante o período em que ocorre a incapacidade temporária.

Por sua vez, a incapacidade permanente caracteriza-se por um estado deficitário definitivo, no nível anatômico ou funcional. Dentre outras formas que fazem parte desse tipo de incapacidade, encontra-se o dano estético, definido como uma sequela física permanente que altera a fisionomia da pessoa, no âmbito do Direito Civil. A sua correspondente no Direito Penal é a deformidade permanente, a qual, segundo ensina Flaminio Fávero,[4] deve ser visível, de monta e causar nojo à própria pessoa e/ou ao examinador.

O prejuízo da afirmação pessoal, por outro lado, "põe em evidência a impossibilidade ou maior dificuldade na realização de atividades lúdicas e de lazer, habitualmente associadas a práticas desportivas".[3] Trata-se de um acréscimo ao conceito de dano trazido até nós pela doutrina empregada em Portugal para avaliação do dano pessoal.

Nesse ponto, convém realçar o chamado "conceito tridimensional do dano", levando-se em conta a lesão, sua função e a situação envolvida. Segundo Teresa Magalhães,[5] é preciso avaliar o dano em uma perspectiva tridimensional "como o conjunto das sequelas lesionais, funcionais ou situacionais que apresenta um indivíduo em consequência de uma doença, traumatismo ou estado fisiológico, todos esses influenciados por fatores pessoais e do meio".[5]

Assim, a lesão corresponde à causa e se distingue das sequelas lesionais que afetam o indivíduo na sua integridade física/psíquica – é dizer: ao dano em si. Por seu turno, as sequelas funcionais diminuem a capacidade individual restante, e as sequelas situacionais traduzem o indivíduo, portador do dano, no seio da sua comunidade, i.e., no meio em que se insere. É o caso de se fazer uma avaliação integrada do dano, envolvendo e intercomunicando o dano, o meio que o cerca e o próprio indivíduo.[5] Trata-se de direcionar o olhar pericial para além da dicotomia danos patrimoniais *versus* danos não patrimoniais.

MÉTODO MÉDICO-LEGAL DE AVALIAÇÃO DO DANO

Ao direcionar o olhar pericial, fica patente a necessidade de avaliação balizada por um método adequado. A avaliação do dano corporal "existe como ferramenta para qualificar e quantificar os danos sofridos pela pessoa na sua integridade física e psíquica".[3] O método médico-legal consiste, portanto, em duas fases: a qualificação (ao encargo do médico perito) e a quantificação (ao encargo do profissional do Direito).

A qualificação do dano é um ato exclusivamente médico, em que se procede uma apreciação médica direcionada por tabelas/baremos, como é feita em Portugal por meio da Tabela Nacional para Avaliação de Incapacidades Permanentes em Direito Civil.[3] No Brasil, está em fase inicial de implementação uma tabela própria pela Associação Brasileira de Medicina Legal e Perícia Médica.

A avaliação qualitativa é absolutamente individualizada, i.e., casuística, em função de cada pessoa e das circunstâncias concretas do meio que a envolve. Ela pode ser expressa em pontos de acordo com o grau de deficiência que cada sequela impõe ao indivíduo atingido. Tanto a tabela portuguesa como a brasileira são inspiradas no Guide Barème Européen d'Évaluation Medicale des Atteintes à l'Integritté Physique et Psychique.[6]

O uso de tabelas, é importante lembrar, tem por finalidade tratar de forma objetiva e igual os danos idênticos, prevenindo possíveis injustiças em uma avaliação que, muitas vezes, depende de aspectos subjetivos do examinador.

De outro lado, a avaliação quantitativa do dano, ou seja, sua avaliação em valor pecuniário, não cabe ao médico perito e, sim, aos profissionais do Direito, baseados nas regras, portarias, Leis e outros dispositivos legais de cada país.

Dentre os parâmetros da avaliação médico-legal, estão os danos temporários (que ocorrem entre a data da lesão e a data da cura/consolidação) e os danos permanentes (avaliados a partir da data de consolidação das sequelas).

Nos danos temporários, avalia-se a incapacidade temporária, que pode ser geral ou profissional.[3] A incapacidade temporária geral (genérica ou funcional) corresponde ao número de dias que o indivíduo lesado esteve impossibilitado total ou parcialmente para a realização de tarefas cotidianas, como higiene pessoal, vestir-se, alimentar-se. No âmbito do Direito Penal Brasileiro, corresponde à lesão corporal de natureza grave, pela "incapacidade para as ocupações habituais por mais de 30 dias".[4]

Por seu turno, a incapacidade temporária profissional corresponde ao número de dias que o indivíduo lesado esteve impossibilitado de exercer a sua atividade profissional. A incapacidade temporária profissional apresenta correspondência no Direito do Trabalho brasileiro e no Direito Previdenciário, em que nos primeiros 15 dias de incapacidade por acidente de trabalho a remuneração do acidentado fica ao encargo do empregador e, o período restante, por conta da Previdência Social.

Conforme Miziara:[2]

> *"A incapacidade (ou a limitação da capacidade) no direito do trabalho difere da lei penal, pois não é ampla e genérica como disposto no parágrafo 2 do artigo 129 do Código Penal Brasileiro. Aqui trata-se de um conceito econômico, de vez que aqui a lei se refere ao indivíduo como fator de trabalho. Desse modo, a incapacidade temporária ou definitiva, grosso modo, atinge quase sempre os órgãos necessários diretamente ao trabalho, como os órgãos executores (mãos e braços), órgãos locomotores (membros inferiores) e órgãos da vida de relação e comunicação (sensório, fonação, visão, audição etc.)."*

Obviamente, do exposto é possível inferir que o lesado pode estar incapacitado, total ou parcialmente, para ambas as situações, ou seja, para as atividades habituais e para o trabalho. Outras combinações possíveis são que o indivíduo esteja totalmente incapacitado para uma e parcialmente para outra, ou totalmente incapacitado para uma e capacitado para outra. Um exemplo prático, na área otorrinolaringológica, é do indivíduo, cuja profissão é de pedreiro, que perde audição unilateralmente por conta de um trauma. A queda de audição, ainda que unilateral, o incapacita pelo menos parcialmente para algumas atividades habituais, como ouvir rádio, assistir televisão etc. No entanto, essa deficiência não o incapacita profissionalmente, e ele pode continuar exercendo suas atividades laborais normalmente.

De outro lado, ainda no escopo das incapacidades temporárias, o *quantum doloris* corresponde ao prejuízo causado pela dor. "É uma vivência psíquica intensificada pela angústia e ansiedade criadas pelas circunstâncias inerentes ao acidente, pelas intervenções cirúrgicas a que a vítima teve de ser submetida, pela consciência do risco de vida, pelo afastamento das responsabilidades familiares, profissionais etc.".[7] Como abordado, o *quantum doloris* é avaliado em sede de incapacidade temporária, pois já está contemplado na valoração médica plasmada na tabela portuguesa que avalia as incapacidades permanentes.[3] A dor é apenas avaliada autonomicamente, e a título permanente, na ausência de limitação funcional e quando não se enquadre no dano estético ou no prejuízo da afirmação pessoal.

No escopo dos danos permanentes, o que se busca avaliar é a incapacidade permanente, ou seja, aquilo que resta depois da consolidação das lesões e que resultou em inabilidade para execução de determinadas funções do indivíduo. Aqui se distingue a incapacidade permanente geral e a incapacidade permanente profissional. É preciso notar que quando se toma por referência a totalidade da pessoa, e que essa totalidade corresponde a 100%, as chamadas taxas de incapacidade que as tabelas e baremos apresentam não passam de meras convenções para que possamos avaliar as sequelas decorrentes das lesões. Essas sequelas são qualificadas sempre em relação do indivíduo na sua totalidade (aquilo que ele podia realizar e que, posteriormente, deixou de poder fazer), analisando o perito a sua gravidade e intensidade, considerando o sexo e a idade da vítima.

Ainda no âmbito dos danos permanentes, há que se mencionar o chamado dano futuro. Esse tipo de dano refere-se ao agravamento da situação existente à data da avaliação; corresponde à evolução de rotina que habitualmente segue determinado tipo de sequela. Gaspar e Chichorro[3] mencionam, a título de exemplo: "a colocação de uma prótese exigirá substituições no futuro com as consequentes intervenções cirúrgicas, pelas quais responde o segurador". Devemos, no entanto, diferenciar dano futuro de dano potencial, já que este último se refere a uma situação possível, mas improvável. Obviamente, aquilo que "não é certo" não faz parte da avaliação pericial.[3] Por fim, ainda em relação ao dano futuro, é preciso dizer que tanto na tabela portuguesa quanto no baremo espanhol só há lugar para pagamento de danos futuros em caso de incapacidade permanente absoluta.

AVALIAÇÃO EM CASO DE MORTE: DANO À VIDA E DANOS PATRIMONIAIS EMERGENTES

O dano à vida, aquele que tem por resultado a morte do indivíduo, por óbvio, acarreta consequências ao patrimônio do indivíduo

– caracterizados como danos patrimoniais emergentes. Eles se caracterizam por serem, em geral, "perdas salariais da vítima decorrentes da incapacidade temporária entre a data do acidente e a do óbito, bem como as despesas decorrentes de assistência e tratamento da vítima e ainda as de funeral, luto ou trasladação."[3]

Os rendimentos perdidos são calculados da seguinte forma: o rendimento anual é dividido por 365 dias e multiplicado pelo número de dias de incapacidade temporária. Como afirma Duarte Nuno Vieira:[8]

> *"O princípio da reparação integral do dano mais não visa de que aquilo que podem constatar no que é positivo, isto é, restabelecer tão exatamente quanto possível o equilíbrio que foi destruído pelo dano e recolocar a vítima desses danos às expensas do responsável, ou de quem pode ser responsabilizado, na situação em que essa vítima se encontraria se o ato produtor das lesões não houvesse ocorrido. Sabemos que este é um princípio utópico. Se a pessoa ficou sem uma perna, um braço, nunca mais vai voltar a ser exatamente como era. O que se pretende é que essa imunização ajude, na medida do possível, a aproximar ao tipo de vida que levava e de certa forma represente uma compensação e uma sanção ao responsável."*

DANO, ESTADO ANTERIOR E NEXO DE CAUSALIDADE ENTRE FATO E DANO

A pedra de toque da avaliação do dano corporal é a relação de causa e efeito entre o dano medicamente constatado, existente, e o fato que o produziu. Ou seja: o nexo de causalidade entre o dano e o evento alegado como causador desse dano. Nessa avaliação, é necessário que se tenha atenção para o estado anterior da vítima, é dizer "o estado patológico existente no momento da ocorrência do traumatismo e o resultado que este pode ter no resultado da avaliação da perícia".[9]

A existência de um estado anterior patológico pode ser entendida como uma "concausa", o que sem dúvida eleva a complexidade do estudo do caso.

Especificamente em relação ao nexo de causalidade, cabe ao médico que irá periciar o indivíduo informar se as lesões observadas ao exame são consequentes a determinado evento e se as sequelas que o periciando apresenta estão de fato vinculadas às lesões reportadas. Obviamente que ao juiz não basta ser simplesmente informado desses fatos. É necessário que se explique, de modo claro e inteligível, ao leigo os mecanismos fisiopatológicos, fundamentados em evidências científicas, que permitem uma lesão inicial produzir alterações/incapacidades temporárias ou permanentes.

Essa explicação pode ser mais ou menos complexa, e deve ser alicerçada nas chamadas "teorias da causa" de amplo conhecimento dos operadores do Direito, mas que também devem fazer parte do arcabouço teórico do médico perito. Dentre as teorias da causa propostas, a mais utilizada pelo sistema jurídico português (por ser a mais completa e lógica) é a chamada teoria da causalidade adequada.

A teoria da causalidade adequada, em sua vertente mais ampla, não exige "uma exclusividade do fato condicionante do dano",[9] isto é, ela permite que um determinado resultado possa ter "várias causas concorrentes, simultâneas ou sucessivas (concausas e causas cumulativas), sem que isso diminua ou atenue a eficácia causal de qualquer uma delas". Essa teoria também se revela importante porque, por meio dela, pode-se excluir o nexo de causalidade se os danos são resultantes de uma evolução extraordinária, imprevisível e anormal, os chamados "desvios fortuitos".[10]

A "doutrina da causalidade adequada" na verdade busca identificar frente a uma possível causa aquela que seja "potencialmente mais apta a produzir o dano" alicerçada em um critério de previsibilidade. No dizer de Oliveira, Vieira e Corte-Real:[9]

> *"... isto significa que não devem ser considerados todos os antecedentes históricos à produção do dano, mas aqueles que, segundo a evolução expectável da situação, sejam aptos para o produzir, afastando os que só por virtude de circunstâncias extraordinárias o possam ter determinado. Não basta que o fato praticado pelo agente tenha sido, no caso concreto, condição sine qua non do dano, é imprescindível ainda que, em abstrato, o fato seja causa adequada do dano."*

Essa doutrina deu origem a alguns critérios, inicialmente propostos por Muller e Cordonnier, em 1925, que posteriormente foram divulgados como critérios Clássicos de Simonin, e que servem de base para a atual concepção de imputabilidade médica. Esses critérios para o estudo do nexo de causalidade ou imputabilidade médica são indispensáveis para a expressão médico-legal de causa e efeito entre traumatismo e dano.[11] São eles:

- Natureza adequada do traumatismo
- Natureza adequada da afecção traumática
- Adequação entre a sede do traumatismo e a sede da lesão
- Encadeamento anatomoclínico
- Adequação temporal
- Exclusão da preexistência do dano
- Exclusão de causa estranha ao traumatismo.

PERÍCIA OTORRINOLARINGOLÓGICA E A VALORAÇÃO DO DANO

A perícia otorrinolaringológica consiste em avaliação de todo sistema sensorial envolvido nos processos sistêmicos, como a audição e equilíbrio, olfato, fonação e respiração. Todos os órgãos devem ser avaliados de forma completa, com anamnese, exame físico e exames complementares necessários.

Função auditiva

Segundo a legislação brasileira, as diretrizes para avaliação e controle médico ocupacional da audição de trabalhadores expostos a níveis de pressão sonora elevados consideram aceitáveis os limiares auditivos menores ou iguais a 25 dB (NA) em todas as frequências examinadas.

> *"5.1 São considerados dentro dos limites aceitáveis, para efeito deste Anexo, os casos cujos audiogramas mostram limiares auditivos menores ou iguais a 25 (vinte e cinco) dB (NA) em todas as frequências examinadas". (anexo II da NR-7)"*

A OMS define como normo-ouvinte o sujeito que apresenta limiares auditivos de 20 db ou mais em ambas as orelhas. Abaixo desse padrão considera-se perda auditiva, que pode ser leve, moderada, severa ou profunda, podendo afetar uma ou ambas as orelhas.

Para a perda auditiva em crianças de até 7 anos, recomenda-se o critério de Northern e Downs (2005), sendo audição normal até 15 dB, e o critério da OMS (2020) até 20 dB.

As repercussões de uma perda auditiva variam conforme as peculiaridades de cada sujeito em função da idade, comorbidades, habilidades auditivas, hábitos de vida, cognição e tempo de privação auditiva.

Para avaliação do dano é imprescindível que o médico seja capacitado a classificar o tipo de perda (condutiva, neurossensorial ou mista), o grau (leve, moderado, severo e profundo - OMS, 2014), interpretar a configuração de uma audiometria convencional, o índice percentual de reconhecimento da fala (IPRF) e, quando necessário, uma audiometria de tronco cerebral – potenciais evocados auditivos de tronco encefálico (PEATE).

Em situações inconclusivas dos limiares da audiometria tonal na avaliação da Perda Auditiva Induzida por Níveis de Pressão Sonora Elevados (PAINPSE), há possibilidade de utilizar uma ferramenta eletrofisiológica objetiva, o teste da resposta auditiva de estado estável (RAEE), que permite obter especificidade de frequência (500, 1.000, 2.000 e 4.000 Hz) através de estimulação auditiva, aplicável na avaliação de indivíduos com déficit moderado a grave.[12]

Uso dos baremos em danos à audição

A aplicação das tabelas não tem a pretensão de substituir o método descritivo ou a função do perito médico, que faz a descrição da lesão e sua incidência sobre a funcionalidade da pessoa e sobre as atividades da vida cotidiana como apuração indispensável. O baremo nada mais é que um instrumento que serve de ajuda à justiça para evitar disparidades de valoração devido à subjetividade de cada examinador, e que pode ser submetido a revisões posteriores, de acordo com o avanço técnico e científico.

François Barrème foi o primeiro estudioso a utilizar tabelas numéricas que passaram a servir de referencial, daí a denominação baremo. Os baremos são propostos e analisados por vários especialistas, que certamente contribuem com a melhoria dos parâmetros a cada análise, de forma a contribuir com o refinamento dos pontos avaliativos.[13]

São objeto de valoração os transtornos permanentes da audição, sejam binaural ou unilateral. Os transtornos temporários não são aqui considerados.

Considerando-se a totalidade de um indivíduo como 100%, em termos percentuais, é atribuído à perda auditiva total bilateral um valor correspondente a 60% da totalidade do corpo, semelhante à cegueira bilateral. Seguindo o raciocínio, uma valoração de dano em 100% corresponderia à morte.

Para a qualificação de perda auditiva parcial, com maior objetividade são utilizadas atualmente os baremos internacionais espanhol, europeu, francês, português, entre outros.

Na avaliação do otorrinolaringologista, após o exame médico-pericial, o passo inicial para valoração é o cálculo das médias dos limiares auditivos, cujas frequências a ser consideradas podem variar de acordo com o baremo escolhido como padrão. Em geral, os limiares auditivos considerados estão nas frequências de 500, 1.000, 2.000 e 4.000 Hz. Após a obtenção da média, faz-se a aplicação na tabela para definição de um percentual a ser atribuído à lesão. Obviamente, a função do perito não é meramente atribuir números partindo da audiometria, é primordial analisar as particularidades de cada caso que podem e devem ser mais ou menos valorizadas, por exemplo:

- Deve-se majorar em grau máximo o dano nos casos de perda auditiva abaixo dos 7 anos de vida, considerando o prejuízo na construção dos mapas corticais da linguagem e suas consequências nos distúrbios da comunicação, com possíveis limitações no desenvolvimento social e profissional
- A avaliação audiológica do usuário de próteses auditivas externas - aparelho de amplificação sonora individual (AASI) ou dispositivos implantáveis (Ponto®, Baha® [Bone Anchored Hearing Aid], Bonebridge®, Vibrant Soundbridge®) ou similares, ou prótese semi-implantável, ou ainda implante coclear – deverá ser realizada sem a utilização desses dispositivos.

Mesmo que o usuário se beneficie com o uso dos aparelhos, a valoração do dano deve ser mensurada, uma vez que há prejuízo ao indivíduo em relação à população:

- Deve ser considerado alto grau de prejuízo quando ocorrer perda severa bilateral
- Deve ser observada e atribuída maior valoração nas situações em que o dano ocorre em indivíduos com elevado requinte auditivo e quando a carreira profissional for fortemente afetada pelo referido dano (intérprete, tradutor, aeronauta, musicista, afinador de instrumentos)
- A presença de acúfenos é valorada somente quando associada à perda auditiva (em qualquer frequência), uma vez que não há como qualificar de forma objetiva os acúfenos/zumbido e tendo em vista os vieses metabólicos, emocional, cardiovascular, hormonal e o osteomuscular
- A limitação na comunicação social, laboral e familiar pela deficiência da linguagem secundária à perda auditiva, deve ser avaliada de modo individualizado, considerando os seguintes fatores: 1. grau de perda auditiva; 2. idade da instalação da surdez; 3. precocidade do diagnóstico; 4. eficiência da comunicação pelo ganho funcional em decorrência do tratamento instaurado; 5. nível intelectual do indivíduo
- O perito não deve conferir dano através de audiometria única, contida nos autos ou apresentada na perícia, por ser um exame subjetivo (examinador e examinando-dependente), cujas condições da realização influenciam no resultado, podendo ser necessária a confirmação dos dados através de uma nova audiometria
- Nos casos de incongruência de respostas, nas situações em que não se dispõe do RAAE (potencial de estado estável), deve ser utilizado o reteste com três audiometrias em dias sequenciais (tonal, vocal, com índice percentual de reconhecimento da fala [IPRF] e limiar de detecção da fala)
- Exames fora do padrão das demais audiometrias sequenciais devem ser excluídos do gerenciamento audiométrico e não valoradas pelo perito
- Confirmado o dano por alteração dos limiares auditivos, o perito deve verificar o IPRF, que avalia a capacidade de processar/interpretar a fala, independentemente do nível de perda, no intuito de valorar o dano da via auditiva, sensibilidade central e cognição, por possível privação auditiva prolongada. O IPRF abaixo de 80% traduz prejuízo e desvantagem para o periciando
- O perito deve estar atento à possível perda auditiva prévia conhecida e documentada do periciando
- É valorada, ainda, a perda do pavilhão auditivo, seja parcial ou total, pois interfere na funcionalidade da condução auditiva.

Uso dos baremos e avaliação da função vestibular (equilíbrio)

Os distúrbios do equilíbrio devem ser mensurados a partir do exame clínico direcionado com os seguintes testes:

- Equilíbrio Romberg (estático)
- Equilíbrio Unterberger (dinâmico)
- Teste do impulso cefálico
- Acuidade visual dinâmica (capacidade de fixar o olhar)
- Pesquisa do nistagmo
- Coordenação motora (versão brasileira do teste Dynamic Gait Index [DGI] e disdiadococinesia).

Esse conjunto de testes apresenta sensibilidade de 88% para caracterização de alterações do equilíbrio nas doenças vestibulares periféricas.[14]

Os exames complementares funcionais não são indispensáveis para a valoração do dano; porém, quando disponíveis, podem ser considerados os testes audiológicos, as provas calóricas, o *video head impulse test* (VHIT), a videonistagmografia, a vectoeletronistagmografia, o potencial evocado miogênico vestibular (VEMP), a posturografia dinâmica computadorizada e os exames de imagem.

Para a avaliação do dano ao equilíbrio, deve-se considerar a gravidade, de leve a severa, verificando a capacidade e autonomia do indivíduo em realizar suas atividades da vida diária, ortostase, necessidade do auxílio de órtese e/ou prótese, autocuidado, locomoção, uso de meios de transporte, necessidade da assistência de terceiros, relacionando-se os sinais e/ou sintomas de tonturas e/ou desequilíbrio e sua inter-relação com os achados objetivos ao exame físico pericial.

O dano ao equilíbrio deve ser majorado na presença de alterações visuais, alterações osteomusculares e/ou metabólicas como condições associadas.

Avaliação do dano à função respiratória e olfatória

Devem ser consideradas as perturbações da ventilação nasal, uni ou bilateral, quando a lesão ocasiona, como sequela, a redução do fluxo nasal, comprovada por exames complementares.

Quanto às perturbações olfativas, a presença da anosmia/disosmia é valorada somente quando associada a traumatismos ou tumores craniofaciais, pós-operatórios, após rádio e/ou quimioterapia, exposição a produtos químicos, com nexo causal comprovado por meio de documentação médica.

Função fonatória

A investigação do dano à função fonatória (disfonia ou afonia), depende de um exame otorrinolaringológico por meio da avaliação perceptivo-auditiva da voz, associada a laringoscopia devidamente documentada (instrumental, imagens e descrição).

A perda total e definitiva da função fonatória ocorre por traumas, queimaduras, ou perda de órgãos fonatórios e/ou da ressonância da voz – laringectomias, glossectomias, traqueostomias definitivas, estenoses laríngeas por cáusticos, traumáticas ou iatrogênicas.

O perito pode realizar a avaliação perceptivo-auditiva da voz durante o ato médico pericial.

O perito deve estar atento às possíveis enfermidades preexistentes da laringe e à grande quantidade de tipos vocais, com as possíveis subjetividades, na avaliação da emissão da voz, podendo surgir incongruência entre queixas e achados objetivos. Observar agentes agressores, função exercida, demanda vocal, fatores psicogênicos, uso de medicamentos, entre outros.

Quando estiverem disponíveis, os exames complementares videonasofibrolaringoscopia, videolaringoscopia e videolaringoestroboscopia devem ser considerados no cálculo de valoração do dano.

CONSIDERAÇÕES FINAIS

Esses conceitos podem ser revistos periodicamente de acordo com os avanços técnico-científicos. A tabela brasileira lançada pela Associação Brasileira de Medicina Legal e Perícias Médicas ainda está em fase de implementação, conforme afirmado.

REFERÊNCIAS BIBLIOGRÁFICAS

1. Criado Del Rio MT. Valoración médico-legal del daño a la persona - Valoración del daño corporal. Tomo II. Doctrina médico-legal de valoración de daños personales. Madri, Espanha: Colex; 2010.
2. Miziara ID. Guia de medicina legal e perícia médica. 1. ed. Barueri: Manole; 2022. p. 294.
3. Gaspar CM, Chichorro MS. A valoração do dano corporal. 1. ed. Coimbra: Almedina; 2017.
4. Fávero F. Medicina legal. 11. ed. São Paulo: Livraria Martins Editora; 1980.
5. Magalhães T. Estudo tridimensional do dano corporal: Lesão, função, situação (sua aplicação médico-legal). Lisboa: Almedina; 1998. p. 179-82.
6. Confédération Européenne d'Experts en Évaluation et en Réparation du Dommage Corporel (CEREDOC). Guide Barème Européen d'Évaluation Médicale des Atteintes à l'Intégrité Physique et Psychique. Bruxelles: CEREDOC; 2003.
7. Vieira DN, Quintero JA. Aspectos práticos da avaliação do dano corporal em Direito Civil. Coimbra: Biblioteca de Seguros; 2008.
8. Vieira DN. Avaliação e reparação integral do dano: As novas perspectivas da União Europeia. In: II Seminário Nacional de Prevenção de Acidentes do Trabalho [Internet]; 2013 Sep 18-20; Brasilia, DF. Brasília: Tribunal Superior do Trabalho; 2014. Revista TST [Acesso em: 2024 Jul]. Disponível em: https://juslaboris.tst.jus.br/handle/20.500.12178/61240
9. Oliveira C, Vieira DN, Corte-Real F. Nexo de causalidade e estado anterior na avaliação médico-legal do dano corporal. Coimbra: Imprensa da Universidade de Coimbra; 2017.
10. Oliveira Sá F. Clínica médico-legal da reparação do dano corporal em Direito Civil. Coimbra: APADAC; 1992.
11. Simonin C. Medicina legal judicial. Barcelona: Editorial JMS; 1962. p. 284-7.
12. Attias J, Karawani H, Shemesh R, Nageris B. Predicting hearing thresholds in occupational noise-induced hearing loss by auditory steady state responses. Ear Hear [Internet]. 2014 May-Jun [Acesso em: 2024 Jul];35(3):330-8.
13. Bouchardet F. Perícia cível: Avaliação do dano corporal. 1. ed. Belo Horizonte: Coopmed; 2023.
14. Gândara MR, Soares JS, Mariz IS, Korn GP. Doenças otorrinolaringológicas relacionadas ao trabalho e suas repercussões éticas e jurídicas. Rio de Janeiro: Thieme Revinter; 2022. 541

CAPÍTULO 265

Perícia Médica em Otorrinolaringologia

Álvaro V. Pontes Jr. • Josemar dos Santos Soares • Tatiana B. A. Della Giustina

INTRODUÇÃO

Bernardino Ramazzini, considerado o pai da Medicina do Trabalho, publicou em 1700 *De Morbis Artificum Diatriba* (Doenças do Trabalho), no qual relacionava os riscos à saúde ocasionados por produtos químicos, poeira, metais e outros agentes encontrados por trabalhadores em 52 ocupações.[1] No início de 1917, foi criado o curso de especialização visando dar um preparo suplementar em assuntos sanitários e de medicina legal na Faculdade de Medicina do Rio de Janeiro, por iniciativa de um grupo de professores, formado por Júlio Afrânio Peixoto, Ernesto Nascimento Silva, Raul Leitão da Cunha e Diógenes de Almeida Sampaio.[2] No Brasil, em 1921, foi criada a Inspeção do Trabalho, em 1931 o Departamento Nacional do Trabalho, com a função de fiscalizar o cumprimento de Leis sobre acidentes laborais, jornada, férias, organização sindical, trabalho de mulheres, menores, e em 1934 a comunicação de acidentes dessa natureza foi estabelecida por decreto. Em 1943, ocorreu a Consolidação das Leis do Trabalho (CLT)[3] e, com ela, as primeiras referências à higiene e segurança no trabalho. Também surgem as Comissões Internas de Prevenção de Acidentes (CIPA), estruturadas pela Associação Brasileira de Medicina do Trabalho. Em 1947, a Organização Internacional do Trabalho (OIT),[4] fundada em 1919, estabeleceu a necessidade da inspeção do trabalho nos estabelecimentos industriais e comerciais. Em 1948, surge a Federação Brasileira das Sociedades de Otorrinolaringologia e Broncoesofagologia, tornando-se posteriormente Sociedade. Já em 1968, por iniciativa do médico Oswaldo Paulino, cria-se a Associação Nacional de Medicina do Trabalho (ANAMT),[5] reconhecida como especialidade pelo Conselho Federal de Medicina (CFM) em 2003. Em agosto de 1994, o Prof. Dr. Everardo A. Costa institui o setor de Otorrinolaringologia Ocupacional do Hospital de Clínicas da Universidade Estadual de Campinas (HC-Unicamp).[6] Em 2001, o Ministério da Saúde do Brasil e a Organização Pan-Americana da Saúde/Brasil lançaram o Manual de Procedimentos para Serviços de Saúde (Doenças Relacionadas ao Trabalho).[7] Em 2002, o Ministério da Saúde instituiu no Sistema Único de Saúde (SUS), a Rede Nacional de Atenção à Saúde do Trabalhador (RENAST), por meio da Portaria Ministerial GM/MS Nº 1.679 de 20/10/2002,[8] com os seus devidos Centros de Referência em Saúde do Trabalhador (CEREST), juntamente com as áreas técnicas de Saúde do Trabalhador, nos âmbitos estaduais e municipais de saúde. Em 2001, foi lançado o livro Perda Auditiva Induzida pelo Ruído (PAIR) pelos otorrinolaringologistas Alberto Alencar Nuedlmann, Everardo Andrade da Costa, José Seligman e Raul Nielsen Ibañes.[9] Em 2003, a Sociedade Brasileira de Otorrinolaringologia passou a ser denominada de Associação Brasileira de Otorrinolaringologia e Cirurgia Cérvico-Facial (ABORL-CCF).[10] O Departamento de Doenças Otorrinolaringológicas relacionadas ao Trabalho surge em 2004, sendo seu coordenador o Dr. Everardo Andrade da Costa. Em 2004, foi lançado o Consenso Nacional sobre Voz Profissional, a partir de um trabalho conjunto da ABORL-CCF e outras entidades.[11,12] Em 2022/2023, foi lançado o livro da ABORL-CCF intitulado *Doenças otorrinolaringológicas relacionadas ao trabalho e suas repercussões éticas e jurídicas*.[13] Em novembro de 2023, o Ministério da Saúde atualiza a lista das doenças relacionadas com o trabalho com a Portaria GM/MS Nº 1.999 de 27 de novembro de 2023,[14] sendo adicionado o distúrbio da voz. A crescente demanda judicial envolvendo assuntos da saúde fizeram que a participação do perito médico se tornasse mais necessária. Essa realidade induziu à busca da capacitação do otorrinolaringologista no que diz respeito ao tema. Em 2011, surge uma nova especialidade chamada de medicina legal e perícia médica (ABMLPM).[15] Inserida nessa nova realidade, a otorrinolaringologia passou a colaborar no esclarecimento de dúvidas desde a comprovação da existência ou não de uma patologia, da possibilidade de nexo causal/concausa, da capacidade ou não para o trabalho, em relação a sua função ocupacional, além de auxiliar nas situações de afastamento do trabalho, indenização pecuniária ou eventual dolo. A nomeação como perito pelo juiz tem base nos códigos jurídicos brasileiros (cível, trabalhista, previdenciário). Uma vez nomeado, o médico deve se pronunciar quanto à aceitação ou não. Na hipótese de recusa, responderá de forma fundamentada, de acordo com os artigos 144 a 148 do Código Processual Civil (CPC).[16] Os prazos para a realização da perícia e a entrega do laudo são estipulados pelo juiz responsável pelo caso, podendo o médico perito solicitar a sua dilatação. Um médico perito necessita ter conhecimento legal para entender processos judiciais e ética para atuar de maneira imparcial e justa, respeitando o Código de Ética Médica (CEM) e Resolução nº 2.183/2018 do CFM.[17] No âmbito da perícia médica, o profissional de saúde ao ser convocado deve entender que todo cidadão, conforme a Constituição Federal, sempre que possível, deve contribuir com a justiça e, portanto, a nomeação deve ser considerada uma deferência.

MÉDICO PERITO: COMPETÊNCIAS E ATRIBUIÇÕES

Perícia vem do latim *peritia*, e nada mais é do que a habilidade em alguma ciência ou arte atuando com sabedoria, prática e experiência. Tem o interesse em suprir a insuficiência de conhecimento específico sobre o objeto da prova e o esclarecimento das partes, com a emissão de parecer, laudo pericial ou relatório, devidamente fundamentados e que tragam à luz as informações necessárias para as demandas judicantes. A autoridade judicial, na necessidade de esclarecimentos em assuntos específicos, pode nomear um perito médico (Art. 156 do Novo Código de Processo Civil).[16] Os juízes pressupõem que os peritos tenham e demonstrem isenção e conhecimento técnico sobre o assunto a ser periciado. O perito, por dever de ofício, deve ser sempre neutro, previdente e competente, e o único objetivo é auxiliar o julgador com seu conhecimento técnico e, quando necessário, solicitar documentos inerentes e promover ações comunicando as partes envolvidas.[18,19]

Dentre suas competências esperadas estão:

- Imparcialidade
- Conhecimento técnico-científico
- Não ser médico assistente de qualquer das partes
- Diligência
- Utilizar de linguagem compreensível ao público não médico
- Agilidade.

Dentro das suas atribuições estão:

- Providenciar a assinatura eletrônica e cadastro as plataformas digitais do Poder Judiciário

- Ler o processo para o qual foi nomeado, com ênfase na petição inicial, na qual a parte reclamante discorre o ocorrido em linhas gerais e documentações pertinentes à parte médica
- Comunicar por meio de petições em relação ao agendamento, detalhando a data, a hora, o local, além de requisitar os documentos inerentes ao caso (documentos da área ocupacional e da área médica), deixando claro que os presentes no ato pericial devem estar relacionados nos autos pelas partes
- Fixação dos honorários, que podem ser peticionados na convocação ou na entrega do laudo pericial
- Realização de vistoria dos locais de trabalho, quando aplicável
- Elaborar o laudo médico-pericial (quando na posição de perito do juiz), respondendo os quesitos elaborados pelas partes de forma concisa, com base na história clínica, exame físico, parecer de outras especialidades médicas ou profissões, além de exames complementares ao seu critério
- Concluir o laudo de forma precisa e clara. O perito deve estar ciente que pode ser solicitado posteriormente para esclarecimentos da sua conclusão
- Caso exerça a função de perito assistente, deve elaborar quesitos e parecer, concordando ou discordando do laudo pericial do perito do juízo.

Na confecção do laudo é importante salientar que a presença de fotos, tabelas, diagramas, a identificação de documentos anexados aos autos e a elaboração de um cronograma ocupacional que visem organização temporal dos fatos e a perfeita compreensão do raciocínio pericial são primordiais.

IMPORTÂNCIA DA LEI Nº 8.213

A Lei nº 8.213, de 24 de julho de 1991, dispõe sobre os Planos de Benefícios da Previdência Social e dá outras providências. Dispõe em alguns artigos sobre termos importantes na definição de doenças e acidentes decorrentes do trabalho:[20]

- Art. 19. Acidente do trabalho é o que ocorre pelo exercício do trabalho a serviço da empresa ou pelo exercício do trabalho dos segurados referidos no inciso VII do Art. 11, provocando lesão corporal ou perturbação funcional que cause a morte ou a perda ou a redução, permanente ou temporária, da capacidade para o trabalho
- Art. 20. Consideram-se acidentes do trabalho, nos termos do artigo anterior, as seguintes entidades mórbidas:

  I. Doença profissional, assim entendida a produzida ou desencadeada pelo exercício do trabalho peculiar a determinada atividade e constante da respectiva relação elaborada pelo Ministério do Trabalho e da Previdência Social

  II. Doença do trabalho, assim entendida a adquirida ou desencadeada em função de condições especiais em que o trabalho é realizado e com ele se relacione diretamente, constante da relação mencionada no inciso I

  § 1º Não são consideradas como doença do trabalho:

  a) a doença degenerativa

  b) a inerente a grupo etário

  c) a que não produza incapacidade laborativa

  d) a doença endêmica adquirida por segurado habitante de região em que ela se desenvolva, salvo comprovação de que é resultante de exposição ou contato direto determinado pela natureza do trabalho

  § 2º Em caso excepcional, constatando-se que a doença não incluída na relação prevista nos incisos I e II deste artigo resultou das condições especiais em que o trabalho é executado e com ele se relaciona diretamente, a Previdência Social deve considerá-la acidente do trabalho.

CRITÉRIOS DE CAUSALIDADE

Alguns critérios a seguir colaboram na perícia médica no que diz respeito à caracterização ou não do nexo causal para o surgimento de uma determinada doença ocupacional decorrente da função e setor de trabalho.[18]

Critérios de Bradford Hill

- Força da associação: quanto mais forte uma associação, mais provável que seja causal. A força da associação é medida pelo risco relativo ou pelo *odds ratio* (razão de chances)
- Consistência de diferentes estudos: a relação deve ser condizente com os achados de outros estudos
- Especificidade: a exposição específica causa a doença
- Temporalidade: a causa deve ser anterior à doença
- Gradiente biológico (efeito dose-resposta): deve ser em gradiente, proporcionalmente ao estudo de caso controle
- Plausibilidade biológica: a associação deve ter uma explicação plausível, concordante com o nível atual de conhecimento do processo patológico
- Coerência com outro conhecimento biológico: os achados devem seguir o paradigma da ciência atual
- Experiência: mudanças na exposição mudam o padrão da doença
- Analogia: com outra doença ou com outra exposição.

Critérios de Franchini (1985)

- Critério cronológico: adequação temporal da suposta causa e efeito, tendo sempre em vista que a primeira tem de preceder o segundo e a evolução natural do processo apresenta uma cronologia
- Critério topográfico: compatibilidade racional entre a sede do traumatismo e a sede da lesão, o que não implica necessária coincidência anatômica (p. ex., existem lesões a distância)
- Critério de adequação lesiva: correspondência da estrutura lesada com o alegado dano causador, inclusive o mecanismo de lesão e o instrumento ou meio que a produziu
- Critério de continuidade fenomenológica: continuidade de expressões fisiopatológicas que torne concebível uma cadeia causal
- Critério de exclusão de outras causas: diagnóstico diferencial e conhecimento do estado anterior do indivíduo
- Critério epidemiológico ou estatístico: relação entre dados de frequência/incidência entre o dano e a potencial causa, buscando nessa previsibilidade indícios de concordância ou discrepância.

Critérios do National Institute for Occupational Safety and Health

Nos critérios do National Institute for Occupational Safety and Health (NIOSH, Instituto Nacional de Segurança e Saúde Ocupacional, dos EUA), a determinação da relação com o trabalho adota um processo de seis etapas:

- Evidenciar corretamente a doença: conceituação da doença, alicerces e critérios do diagnóstico no caso específico
- Acessar a evidência epidemiológica disponível: existência e pertinência de evidência epidemiológica para suportar a relação entre doença e trabalho
- Caracterizar a exposição individual: evidência objetiva de exposição em frequência, intensidade, duração e temporalidade compatíveis com o nexo ocupacional
- Considerar outros fatores relevantes: observar a presença de outros fatores etiológicos (comorbidades, hábitos e vícios etc.)
- Julgar e revisar a validade: checar se o conjunto de itens anteriores é coerente e confiável, incluindo fontes, opiniões e testemunhos
- Tecer conclusões: sintetizar os cinco passos anteriores.

Critérios de Penteado

- Legal
- Técnico-científico (a relação causa e efeito deve estar na literatura)
- Intensidade e tempo de exposição
- Tempo de latência
- Condições pregressas
- Incapacidade laboral (pode ser classificada quanto ao grau, duração e profissão)
- Afastamento do risco
- Temporal
- Coerência clínica (diagnóstico e tratamento coerentes com os dados encontrados na literatura)
- Exclusão de outras causas.

RESOLUÇÃO DO CONSELHO FEDERAL DE MEDICINA

Em muitos processos, observamos os envolvidos questionando se houve o cumprimento da Resolução CFM nº 2.183, de 21 de junho de 2018, em seu artigo 2º durante a perícia. Por isso, o conhecimento prévio dessa resolução é necessário.[17]

> *"Art. 2º Para o estabelecimento do nexo causal entre os transtornos de saúde e as atividades do trabalhador, além da anamnese, do exame clínico (físico e mental), de relatórios e dos exames complementares, é dever do médico considerar: I – a história clínica e ocupacional atual e pregressa, decisiva em qualquer diagnóstico e/ou investigação de nexo causal; II – o estudo do local de trabalho; III – o estudo da organização do trabalho; IV – os dados epidemiológicos; V – a literatura científica; VI – a ocorrência de quadro clínico ou subclínico em trabalhadores expostos a riscos semelhantes; VII – a identificação de riscos físicos, químicos, biológicos, mecânicos, estressantes e outros; VIII – o depoimento e a experiência dos trabalhadores; IX – os conhecimentos e as práticas de outras disciplinas e de seus profissionais, sejam ou não da área da saúde.*
> *Parágrafo único. Ao médico assistente é vedado determinar nexo causal entre doença e trabalho sem observar o contido neste artigo e seus incisos."*

ASPECTOS LEGAIS E ÉTICOS DA PERÍCIA MÉDICA

A prática especializada de perícia judicial, também chamada perícia médica, começou a se estabelecer em 1998, quando o CFM passou a regulamentar a perícia no campo da saúde do trabalhador, previdenciária e judicial.[19] Todavia, trata-se de uma atividade que existe há mais tempo, desde o primeiro Código de Ética da Associação Médica Brasileira (CEAMB),[21] de 1953, e do CEM,[22] de 1965, que já disciplinavam a conduta ética do médico perito.

Como exemplo, o CEAMB, no capítulo intitulado "Relações com a justiça", no capítulo 81, enfatiza que: "qualquer médico, no exercício legal de sua profissão, pode ser nomeado perito para esclarecer a justiça em assuntos de sua competência".[21] Quanto à atividade do perito, o CEM, no capítulo 82, indica que: "sempre que nomeado perito, o médico deve colaborar com a justiça, esclarecendo-a em assunto de sua competência".[22]

A atuação do médico perito passou a ser normatizada de forma específica somente em 1998, do ponto de vista ético-administrativo. A Resolução CFM nº 1.488[23] estabelece, no artigo 6, as "atribuições e deveres do perito médico de instituições previdenciárias e seguradoras", segundo a definição do especialista perito médico judicial (Artigo 7), do assistente técnico (Artigo 8) e do perito médico judicial (Artigo 10).

A perícia médica, por sua vez, aparece apenas na lista de áreas de atuação da Medicina a partir da Resolução CFM nº 1.845,[24] como o nº 43, continuando a medicina legal como a única especialidade. Um ano depois, a Resolução CFM nº 1.930[25] tornou sem efeito a área da perícia médica. Em 2011, surge, então, uma nova especialidade chamada medicina legal e perícia médica. Nesse contexto, é importante definir a área de atuação como uma modalidade de organização do trabalho médico realizada por profissionais capacitados para exercer as ações médicas específicas, sendo derivada e relacionada com uma ou mais especialidades.

A concretização da especialidade de medicina legal e perícia médica iniciou com a Resolução CFM nº 1.666,[26] alterando o anexo II da Resolução CFM nº 1.634.[27] Logo em seguida, foi feito um acordo entre o CFM, a Associação Médica Brasileira (AMB) e a Comissão Nacional de Residência Médica (CNRM).

A Resolução CFM nº 1.772[28] instituiu os certificados de atualizações profissionais para portadores de títulos de especialistas e certificados de área de atuação, passando a vigorar no ano seguinte.

No dia 1º de abril de 2011, foi criada a Associação Brasileira de Medicina Legal e Perícia Médica (ABMLPM).

Conforme o Artigo 1 da recente Resolução CFM nº 2.325, de 13 de outubro de 2022:[29]

> *"A Perícia Médica é, em sentido amplo, todo e qualquer ato propedêutico com formulação de diagnósticos, utilizando conhecimentos médicos, feito por médico e com a finalidade de contribuir com as autoridades administrativas, policiais ou judiciárias na formação de juízos a que estão obrigados em busca da primazia da verdade."*

De acordo com Figueiredo,[30] com base na ABMLPM, as perícias se classificam em:

- Área civil: são realizadas por peritos nomeados pelos juízes, de acordo com o objeto da perícia
- Área criminal: são realizadas por médicos legistas e por perito criminal de diversas áreas
- Área previdenciária: são realizadas por peritos servidores do Instituto Nacional do Seguro Social (INSS). Visam a concessão de algum benefício devido a alguma doença que impeça alguém de trabalhar ou que prejudique a sua saúde em razão do trabalho ou função
- Área trabalhista: são feitas por médicos e engenheiros do trabalho nomeados pelos juízes
- Área administrativa: são as perícias dos servidores públicos, feitas por peritos das juntas médicas
- Área securitária: são realizadas por médicos. Visam enquadrar doenças, acidentes, sequelas, invalidez ou morte nas cláusulas do seguro de vida.

TELEPERÍCIA

São listados a seguir os pareceres do CFM sobre teleperícia:

- Parecer CFM nº 3/2020[31] (sobre teleperícias ou perícias virtuais): esse parecer foi declarado nulo, sentença referente ao processo nº 5039701-70.2020.4.04.7100 (Ministério Público Federal *versus* CFM)
- Parecer CFM nº 10/2020:[32] em ações judiciais em que sejam objetos de apreciação pericial, a avaliação de capacidade, dano físico ou mental, nexo causal, definição de diagnóstico ou prognóstico, é vedado ao médico a realização da perícia sem exame direto do periciando ou sua substituição por prova técnica simplificada. Esse parecer foi declarado nulo, sentença referente ao processo nº 5039701-70.2020.4.04.7100 (Ministério Público Federal *versus* CFM)

- Parecer CFM nº 50/2017:[33] configura infração ética realizar perícia médica em presença de assistente técnico não médico. O médico perito não está impedido de vedar a participação de advogados das partes na perícia quando se sentir constrangido em sua autonomia e no seu exercício profissional.

Em relação às resoluções do CFM sobre teleperícia, a seguir são apresentadas algumas informações relevantes.

A Resolução CFM nº 2.323,[34] que está em vigor, dispõe de normas específicas para médicos que atendem o trabalhador. Foi suspenso pela Justiça Federal no Distrito Federal o Parágrafo 2º do Artigo 15, que vedava a participação de assistente técnico não médico em perícia médica. É importante destacar, com base no Artigo 6, a vedação do uso da teleperícia: "É vedado ao médico que presta assistência ao trabalhador [...] realizar exame médico ocupacional, com recursos de telemedicina, sem o exame presencial do trabalhador".

Por sua vez, a Resolução CFM nº 2.325[29] define e disciplina o uso de tecnologias de comunicação na avaliação médico pericial, conforme Artigo 2: "o uso da telemedicina para realização de avaliações periciais é de caráter excepcional, podendo ser utilizada em situações específicas e pontuais". Essas situações são descritas da seguinte forma no documento:

> *§ 1º No caso de morte do periciando*
> *§ 2º Aperícia indireta ou documental pode se referir apenas a objeto que NÃO envolva*
> *I) a avaliação de dano pessoal*
> *II) as capacidades (incluindo a laborativa)*
> *III) a invalidez ou que seja de natureza médico legal [...].*

Além disso, conforme o Artigo 4 da Resolução CFM nº 2.325,[29] "os exames médico-legais de natureza criminal e as perícias para avaliação de dano funcional e/ou estabelecimento de nexo causal, realizadas pelo médico do trabalho dentro de suas atribuições, devem ser realizados sempre de forma presencial".

Considerando-se o acúmulo de perícias do INSS, foi instituída, em novembro de 2023, a Lei nº 14.727.[35] Com isso, a capacidade operacional da perícia médica federal aumentou, desafogando a demanda pericial represada. Independentemente da Lei nº 14.510/2022,[36] que autoriza e disciplina a prática da telessaúde no Brasil, é importante garantir a autonomia do profissional que vai utilizar a telessaúde, adaptando a dinâmica de atendimento quando isso for considerado mais indicado.

ASPECTOS RELEVANTES DAS SANÇÕES ÉTICO-DISCIPLINARES

A Lei nº 3.268, de 30 de setembro de 1957,[37] que dispõe sobre os Conselhos de Medicina e dá outras providências, no seu Artigo 22 estabelece as sanções éticas às quais o profissional médico está sujeito ao contrariar o CEM (Resolução CFM nº 2.217, que entrou em vigor no dia 30 de abril de 2019, 180 dias após a data de sua publicação no *Diário Oficial da União*, e as Resoluções do CFM). Segundo o Artigo 22:[37]

> *As penas disciplinares aplicáveis pelos Conselhos Regionais aos seus membros são as seguintes:*
> *a) Advertência confidencial em aviso reservado*
> *b) Censura confidencial em aviso reservado*
> *c) Censura pública em publicação oficial*
> *d) Suspensão do exercício profissional até 30 (trinta) dias*
> *e) Cassação do exercício profissional,* ad referendum *do Conselho Federal.*

O processo ético-disciplinar é a forma de julgamento e punição do ponto de vista ético da atividade médica que é realizado sem o cumprimento dos ditames do CEM. Os processos ético-disciplinares nos Conselhos Regionais de Medicina (CRMs) e no CFM são regidos pelo Código de Processo Ético-Profissional (CPEP), conforme descrito na Resolução CFM nº 2.306/2022.[38]

Os Conselhos de Medicina são considerados, ao mesmo tempo, julgadores e disciplinadores da classe médica, cabendo-lhes zelar e trabalhar utilizando todos os meios a seu alcance em prol do perfeito desempenho ético da medicina e do prestígio e bom conceito da profissão e dos que a exerçam legalmente. Essa resolução foi aprovada contendo a normatização do processo ético-profissional no âmbito dos Conselhos de Medicina.

Como consta no Artigo 1, a sindicância e o processo ético-profissional (PEP) nos CRMs e no CFM serão regidos pelo CPEP e tramitarão em sigilo processual. Segundo o documento: "a sindicância e o processo ético-profissional poderão tramitar em formato eletrônico, nos termos de resolução específica do CFM".[38]

Entre os conceitos mais importantes do CPEP, destaca-se a definição de "sindicância", que pode ser instaurada de ofício ou por denuncia verbal ou escrita (relato circunstanciado dos fatos), com indicações de provas documentais, identificação do denunciante e meios de contato, podendo ser realizada pelo paciente ou, em caso de óbito dele, pelo cônjuge, companheiro, pais, filhos e irmãos. A denúncia anônima não é aceita.

O conselheiro sindicante verifica se a denúncia é procedente, analisando indícios de materialidade. Não são permitidos pareceres de câmara técnica ou oitiva de testemunha nessa fase. A partir do relatório da sindicância pode haver:

- Conciliação: quando não há lesão corporal, óbito ou violação sexual
- Termo de Ajustamento de Conduta (TAC): nesse caso, não pode haver lesão corporal ou violação sexual. O autor reconhece sua culpa e se compromete a não repetir a conduta
- Arquivamento: quando a denúncia não procede
- Instauração de PEP
- Instauração de processo administrativo disciplinar (PAD) em caso de doença incapacitante.

No CPEP,[38] conforme o Artigo 30, a interdição cautelar e os seus objetivos são detalhados:

> *A interdição cautelar ocorrerá desde que existam nos autos elementos de prova que evidenciem a probabilidade da autoria e da materialidade da prática de procedimento danoso pelo médico, a indicar a verossimilhança da acusação, e haja fundado receio de dano irreparável ou de difícil reparação ao paciente, à população e ao prestígio e bom conceito da profissão, caso ele continue a exercer a medicina.*
> *§ 1º A interdição cautelar implicará no impedimento total ou parcial do exercício da medicina pelo médico denunciado até o julgamento final do PEP, que deverá ser obrigatoriamente instaurado.*

É importante destacar que o processo ético-profissional se limita exclusivamente à análise dos fatos sob a óptica do Código de Ética Médica e é de competência dos CRMs e, em última instância, do CFM. Portanto, o que pode implicar nos âmbitos cível ou criminal são aspectos independentes, ainda que decorrentes dos mesmos fatos. Ademais, o médico deve ter em mente, de uma forma bem clara, que vir a ser chamado a responder um processo ético-profissional não equivale à presunção de culpa. Trata-se somente de um procedimento para apurar a sua conduta à luz dos preceitos éticos da profissão, sendo-lhe garantidos todos os direitos constitucionais para a sua defesa.

REALIZAÇÃO DAS PERÍCIAS EM OTORRINOLARINGOLOGIA

No contexto das perícias judiciais habituais na otorrinolaringologia, sejam elas cíveis ou trabalhistas, o especialista pode atuar tanto como perito do juiz como assistente de uma das partes. Na previdenciária, normalmente é o profissional inserido na Justiça Federal. As perícias criminais e administrativas costumam ser realizadas por médicos de órgãos públicos específicos. Nos casos das perícias securitárias, o médico se limita a prover informações solicitados em questionários de cada seguradora. Cada área do Direito apresenta peculiaridades próprias na elaboração dos seus laudos. A perícia, seja qual for, visa identificar um prejuízo e sua possível compensação. Isso posto, durante a perícia médica é facultada a presença apenas dos médicos assistentes, do periciado e do perito judicial citados no processo - Lei do Ato Médico (Lei nº 12.842, de 10 de julho de 2013).[39] No ato pericial, não devem ser permitidas gravação ou fotos do exame médico. Como já foi abordado anteriormente, o otorrinolaringologista atuando como perito deve tomar ciência, antes do ato, das demandas envolvidas no processo (petição inicial e documentos anexados - laudos, exames, relatórios etc.).[13,40-47] Dessa forma, a seguir é abordada a formatação de diferentes modelos de laudos (como forma de sugestão e norteamento aos neófitos) que poderm ser utilizados nos esclarecimentos técnicos solicitados pelo sistema judiciário.

MODELO GERAL PARA AS PETIÇÕES DE AGENDAMENTO

- Quando se tratar de perícia cível, inicia-se: Ao Exmº Sr.(a.) Dr.(a.) Juiz(a) de Direito da XXª Vara XXXXX da Comarca da cidade XX/XX
- Quando se tratar de perícia previdenciária, inicia-se: Ao Exmº Sr.(a.) Dr(a) Juiz(a) Federal da XXª Vara da Justiça Federal
- Quando se tratar de perícia trabalhista: Ao Exmº Sr.(a.) Dr.(a.) Juiz(a) do Trabalho, da XXª Vara do Trabalho da cidade XX/XX

Após a identificação do órgão a que se destina a petição, é dada continuidade ao corpo do texto:

Processo nº XXXXX

Reclamante ou Autor(a): XXXXX

Reclamada ou Reu(é): XXXXX

Dr.(a.) XXX, CRM XXX, RQE XXX, vem *mui* respeitosamente agradecer a nomeação designada e solicitar o agendamento da perícia acima na data XX/XX/XXXX, na hora XX:XXh, no local XXXXX

Solicito ainda que as partes, devidamente peticionadas, compareçam com a documentação pertinente

Nestes termos.

Pede deferimento.

Cidade-Estado, Data

Dr.(a.) XXXXX - CRM XXX, RQE XXX.

ROTEIRO PARA A REALIZAÇÃO DA PERÍCIA CÍVEL

- Identificação das partes envolvidas (número do processo, nome das partes, documentos oficiais com fotos)
- Coleta das informações relativas ao início da queixa que levaram à abertura do processo
- Informações sobre a data dos primeiros sintomas, consultas, tratamentos e exames realizados ou propostos e atual situação de saúde percebida pelo autor do processo
- Realização do exame físico
- Análise dos exames complementares contidos nos autos ou apresentados durante a realização da perícia
- Elaboração do laudo pericial, onde se discorre sobre a(s) doença(as) identificada(s), embasado em aspectos científicos e sua(s) devida(s) referência(s) bibliográfica(s), e deve-se responder de forma objetiva aos quesitos formulados, pautando-se em dados comprovados, com sua devida conclusão.

O perito assistente técnico das partes tem a prerrogativa da livre fixação dos honorários periciais, a participação no ato médico-pericial em sua completude e emitirá um parecer técnico sobre o laudo oficial. Os advogados podem impugnar, assim como solicitar esclarecimentos ou respostas a novos quesitos. Ressalta-se que uma perícia médica difere de uma consulta, pois o autor/reclamante não deve ser considerado como um paciente e no ato pericial não é necessário dar um diagnóstico ou indicar tratamento, ou solicitar exames ou fazer encaminhamentos para atendimento especializado.

ROTEIRO PARA A REALIZAÇÃO DA PERÍCIA PREVIDENCIÁRIA

Normalmente, as demandas ao perito do juízo, dentro da esfera previdenciária, têm como base um questionário com perguntas elaboradas pelo juiz federal, que serve de modelo de laudo, e que visam identificar a existência de uma doença, data do início da enfermidade, a presença ou não de incapacidade, se total ou parcial, o tempo necessário para a devida recuperação laboral, se a doença é isenta de carência de contribuições, assim como a presença ou não de limitações à reinserção no mercado de trabalho.

Como roteiro básico, habitualmente perguntam-se:

1. Aspectos gerais
   - Se é portador de alguma sequela, doença crônica, deficiência física
   - Qual o diagnóstico das sequelas do trauma, doença ou da deficiência física ou mental, e o grau de acometimento
   - Se a doença, trauma ou deficiência se enquadra entre aquelas disciplinadas no Decreto Nº 3.048/99.
2. Quesitos específicos para periciado(a) menor de 16 anos
   - A doença, deficiência física ou mental, anomalia ou lesão de que o(a) periciado(a) é portador(a), segundo sua idade, causa-lhe limitação de desempenho e restrição na participação social (não, leve, moderada, acentuada)?
   - A doença, deficiência física ou mental, anomalia ou lesão de que é portador(a) o(a) periciado(a) faz o mesmo demandar dos responsáveis atenção ou cuidado especial além do normal exigido para alguém de sua idade?
3. Quesitos específicos para periciado(a) maior de 16 anos

   3.1 Quanto à existência de enfermidade incapacitante

   As sequelas do trauma, doença ou deficiência física ou mental, causam:

   A. Incapacitação total (incapacitado para toda e qualquer atividade laborativa, sem possibilidade de reabilitação social)

   B. Incapacitação parcial (incapacitado para o exercício de sua atividade habitual)

   C. Limitação (pode exercer o trabalho habitual com algumas limitações)

   D. Não influi no exercício de sua atividade habitual.

   3.2. Quanto à capacidade laboral do(a) periciado(a) (somente responder em caso de reconhecimento de limitação, marcada a opção C, do item 3.1).

   Considerando a existência de limitação ou redução de capacidade laboral no(a) periciado(a) para o exercício de sua atividade, há condições de ser mensurado grau de limitação laboral para o exercício da mesma em um percentual de 10 a 90%?

   a. Não

   b. Sim, leve (10 a 30%)

   c. Sim, moderada (acima de 30 a 70%)

   d. Sim, acentuada (acima de 70 a 90%).

   3.3. A continuidade do trabalho/atividade exercido(a) pelo(a) periciado(a) implica risco de agravamento do seu estado de saúde? Justifique, discorrendo sobre as complicações atuais provocadas pela doença ou trauma e o seu respectivo prognóstico.

Quanto à duração da incapacidade ou limitação laboral (NÃO responder aos quesitos 3.4 a 3.9 em caso de haver capacidade total ou limitação laboral leve. Responder só se houver incapacidade ou limitação laboral moderada ou acentuada).

3.4. Em caso de incapacidade (total ou parcial) ou limitação laboral (moderada ou grave), ela tem natureza temporária ou permanente?

3.5. Caso exista apenas incapacidade ou limitação temporária, é possível fazer uma estimativa de tempo para recuperação do(a) autor(a) para o desempenho de seu trabalho?
Em caso positivo, em quanto tempo e em que condições se daria essa recuperação?

3.6. A incapacidade (temporária ou permanente) ou a limitação (moderada ou acentuada) decorreu de progressão ou agravamento de doença ou lesão da qual o(a) autor(a) já era portador(a)? Justificativa.

3.7. Qual a data provável do início da incapacidade ou da limitação funcional (moderada ou acentuada)?

3.8. A incapacidade ou limitação (moderada ou grave) já cessou? Em caso positivo, qual a data provável da cessação?

3.9. O tratamento para a doença, deficiência física ou mental, anomalia ou lesão de que é portador(a) o(a) periciado(a) ocasiona algum efeito colateral que implique em incapacitação ou limitação para o exercício de sua atividade laboral?
Em caso positivo, qual o efeito colateral?
Quanto ao cotidiano do(a) periciado(a).

3.10 A doença, deficiência física ou mental, anomalia ou lesão de que é portador(a) o(a) autor(a) torna-o incapaz para o desempenho das atividades da vida diária, necessitando, para tanto, de auxílio permanente de outra pessoa? Justificativa.

ROTEIRO PARA A REALIZAÇÃO DA PERÍCIA TRABALHISTA PARA A AVALIAÇÃO DO POSSÍVEL ACIDENTE DE TRABALHO E/OU NEXO CAUSAL DA DOENÇA

- Coleta de dados (gerais): data, hora e local da realização da perícia (preferencialmente no local do trabalho do(a) RECLAMANTE), lista dos presentes peticionados no processo
- Coleta de dados (RECLAMANTE): data do nascimento, estado civil, escolaridade, CNH, data da admissão, data da demissão, cargo e função exercidos no período laboral ou mudança de função, descrição das atividades, carga horária, turno de trabalho e rotatividade, história da moléstia atual (início e/ou piora dos sintomas, além da lateralidade), antecedentes ocupacionais (formais e informais), antecedentes patológicos, cirúrgicos e familiares, hábitos de vida (atividades esportivas, banda de música, coral/orquestras etc.), histórico de tabagismo, alcoolismo, dependência química, atividade extralaboral remunerada, encaminhamento e/ou afastamento pelo INSS devido a acidente, auxílio-doença, atendimentos médicos com generalistas ou especialistas – antes, durante ou após o período laboral. Em relação ao motivo que demandou a entrada no processo, a quem se reportou ou por quem foi avaliado e tratado, com as devidas hipóteses diagnósticas e perguntar, inclusive, sobre os sintomas/queixas atuais ou sintomas outros. Se houve emissão de Comunicado de Acidente de Trabalho (CAT) ou se dirigiu ao CEREST ou INSS
- Conhecimento da classificação nacional da atividade econômica (CNAE) da RECLAMADA, com seu respectivo grau de risco
- Coleta de dados (RECLAMADA): estudo do local de trabalho, ficha médica, exames realizados durante o período laboral, assim como as documentações que habitualmente devem estar presentes nas empresas, a saber: SESMT (Serviço Especializado em Engenharia de Segurança e Medicina do Trabalho), CIPA (Comissão Interna de Acidente do Trabalho), ASO (Atestado de Saúde – admissional, periódico, mudança de função, demissão), PPRA (Programa de Prevenção a Riscos Ambientais)/PGR (Programa de Gerenciamento de Riscos, que passou a substituir o PPRA desde janeiro de 2022) e a definição dos riscos inerentes à função/setor, PCMSO (Programa de Controle Médico e Saúde Ocupacional), PPP (Perfil Profissiográfico Profissional), LTCAT (Laudo Técnico de Condições do Ambiente de Trabalho), PGV (Programa de Gerenciamento da Voz), histórico das audiometrias, ficha de EPI (equipamento de proteção individual) com seus devidos CAs (certificado de aprovação), comprovante de treinamento para a função, se houve emissão de CAT ou encaminhamento ao INSS
- Exame médico objetivo: peso, estatura, IMC, circunferência cervical, classificação de Angle, rinoscopia anterior, oroscopia (inclusive, classificação de Mallampati), otoscopia, avaliação perceptiva da voz (GRBASI)
- Conceitos técnicos e revisão bibliográfica
- Avaliação da capacidade laborativa
- Prejuízo estético (método de Thierry e Nicourt ou graduação adaptada por Penteado da análise de impressão do prejuízo proposto por Juan Cobo)
- Considerações do perito
- Conclusão com: há nexo de causalidade? Há concausa?

Considerações

- A lida do manifesto do(a) RECLAMANTE e do manifesto da RECLAMADA (previsto no Artigo 7 do NCPC) são importantes para a compreensão do motivo do processo peticionado
- Exames de imagem (tomografia ou ressonância magnética) novos inerentes às regiões questionadas na petição inicial que ocasionou a perícia podem, se necessário, ser solicitados e avaliados com os já preexistentes, caso existam
- Exames inerentes à função questionada na petição inicial (p. ex., auditiva, fonatória, olfatória/do paladar, distúrbios do sono) podem ser solicitados e avaliados, caso sejam necessários
- A perícia trabalhista na óptica do médico perito visa avaliar a relação entre a doença e o ambiente de trabalho/função exercida, procurando determinar se existe o nexo causal, concausa ou a sua inexistência, bem como a possível repercussão da capacidade laboral, grau de instrução, atividades profissionais anteriores e a atual. Não é considerada uma relação médico/paciente
- A coleta de fotos do(s) ambiente(s) de trabalho, de exames do(a) RECLAMANTE colaboram com a elaboração do laudo. São de suma importância para assegurar as declarações e respostas aos quesitos solicitados pela justiça
- A construção de um histórico contribui para a análise temporal dos fatos
- Nos autos, observam-se os IDs, que são os números de identificação de sua posição dentro do processo, sendo sempre bom relatá-los quando da elaboração do histórico ocupacional, assim como nas respostas aos quesitos das partes.

SITUAÇÕES QUE PODEM DEMANDAR PERÍCIAS EM OTORRINOLARINGOLOGIA

- Perda auditiva induzida por níveis de pressão sonora elevados (PAINPSE), conforme o Comitê de Ruído e Conservação da Audição da American College of Occupational Medicine, e segundo o Comitê Nacional de Ruído e Conservação Auditiva (OS 608/INSS, 1998)
- Disfonias

- Rinosinusites, rinites, distúrbios do olfato, perfuração septal, síndrome do edifício doente
- Distúrbios do equilíbrio
- Trauma/agressão laríngea/nasal/orelha
- Distúrbios do sono
- Medicina aeroespacial
- Medicina hiperbárica
- Neoplastias de cabeça e pescoço.

CONSIDERAÇÕES FINAIS

Como abordado, a perícia médica tornou-se verdadeiramente uma nova área de atuação para a profissão, abrindo um leque de oportunidades para a sua contribuição. Dessa forma, o especialista deve, além dos seus conhecimentos específicos, estar preparado para a eventual convocação, e se cientificar da importância do saber das áreas legais e técnicas pertinentes. Habilitando-se para agir, se convocado, e pautando-se sempre na ética e na isenção para o pleno cumprimento do mandato.

REFERÊNCIAS BIBLIOGRÁFICAS

1. Ramazzini B. Doenças dos trabalhadores. Tradução de Raimundo Estrêla. 3. ed. São Paulo: Fundacentro; 2000.
2. Cerqueira E. A perícia médico-legal e o ensino: Dissidências e discussões na Sociedade Brasileira de Neurologia, psiquiatria e medicina legal. Hist Cienc Saude-Manguinhos [Internet]. 2015 Apr-Jun [Acesso em: 2024 Jul];22(2).
3. Brasil. Decreto-lei nº 5.452, de 1º de maio de 1943. Aprova a consolidação das leis do trabalho. Diário Oficial da União. 1943 Aug 9.
4. Organização Internacional do Trabalho. Necessidade da inspeção do trabalho nos estabelecimentos industriais e comerciais. Genebra: OIT; 1947.
5. Associação Nacional de Medicina do Trabalho [Internet]. São Paulo: ANAMT [Acesso em: 2024 Jul]. Disponível em: https://www.anamt.org.br/portal/sua-historia/.
6. Universidade Estadual de Campinas. Faculdade de Ciências Médicas [Internet]. Campinas: Unicamp [Acesso em: 2024 Jul]. Disponível em: https://www.fcm.unicamp.br/departamentos/departamento-de-oftalmologia-e-otorrinolaringologia-areas-disciplina-de-otorrinolaringologia-12.
7. Brasil. Ministério da Saúde Organização Pan-Americana da Saúde/Brasil [Internet]. Brasília: DF. Doenças relacionadas ao trabalho: Manual de procedimentos para os serviços de saúde (Série A. Normas e Manuais Técnicos); c2001 [Acesso em: 2024 Jul]. Disponível em: https://bvsms.saude.gov.br/bvs/publicacoes/doencas_relacionadas_trabalho_manual_procedimentos.pdf.
8. Ministério da Saúde. Portaria Ministerial GM/MS Nº 1.679, de 19 de setembro de 2002. Institui, no âmbito do Sistema Único de Saúde, a Rede Nacional de Atenção Integral à Saúde do Trabalhador - RENAST [Internet]. Brasília: DF; 2002 [Acesso em: 2024 Jul]. Disponível em: https://bvsms.saude.gov.br/bvs/saudelegis/gm/2017/MatrizesConsolidacao/comum/13614.html#:~:text=%5BArt.,Distrito%20Federal%20e%20dos%20Munic%C3%ADpios.
9. Nudelmann AA, Costa EA, Seligman J, Ibañez RN. Pair: Perda auditiva induzida pelo Ruído. 1. ed. Rio de Janeiro: Thieme Revinter; 2020.
10. Associação Brasileira de Otorrinolaringologia e Cirurgia Cérvicofacial [Internet]. São Paulo: ABORL-CCF. Disponível em: https://aborlccf.org.br.
11. Associação Brasileira de Otorrinolaringologia e Cirurgia Cérvicofacial [Internet]. São Paulo: ABORL; 2014 [Acesso em: 024 Jul].Consenso Nacional sobre Voz Profissional – Voz e Trabalho: uma questão de saúde e direito do trabalhador. Disponível em: https://aborlccf.org.br/documentos/consenso-nacional-sobre-voz-profissional-2014/.
12. Brasil Ministério da Saúde. Secretaria de Vigilância em Saúde [Internet]. Brasília: DF. Distúrbio da voz relacionada ao trabalho – DVRT; c2018 [Acesso em: 2024 Jul]. Disponível em: https://bvsms.saude.gov.br/bvs/publicacoes/disturbio_voz_relacionado_trabalho_dvrt.pdf.
13. Gândara MR, Soares JS, Mariz IS, Korn GP. Doenças otorrinolaringológicas relacionadas ao trabalho e suas repercussões éticas e jurídicas. 1. ed. Rio de Janeiro: Thieme Revinter; 2022. 541 p.
14. Brasil. Ministério da Saúde. Portaria GM/MS Nº 1.999 de 27 de novembro de 2023. Altera a Portaria de Consolidação GM/MS Nº 5 de 28 de setembro de 2017. Brasília: MS; 2023 [Acesso em: 2024 Jul]. Disponível em: https://bvsms.saude.gov.br/bvs/saudelegis/gm/2023/prt1999_29_11_2023.html#:~:text=Altera%20a%20Portaria%20de%20Consolida%C3%A7%C3%A3o,do%20par%C3%A1grafo%20%C3%BAnico%20do%20art.
15. Brasil. Conselho Federal de Medicina. Resolução CFM nº 1.973, de 19 de agosto de 2011. Diário Oficial da União. 2011 Ago 1 (seção 1).
16. Brasil. Lei nº 13.105/2015, de 16 de março de 2015. Regulamenta as normas processuais civis do Código de Processo Civil. Diário Oficial da União. 2015 Mar 17 (seção 1).
17. Conselho Federal de Medicina. Resolução Nº 2.183/2018. Atualiza responsabilidades do médico do trabalho. Disponível em: https://portal.cfm.org.br/noticias/resolucao-do-cfm-atualiza-responsabilidades-do-medico-do-trabalho. Acesso em: 2024 Jul.
18. Almas PF. Manual prático de perícias médicas trabalhistas. 1. ed. Rio de Janeiro: Ed Telha; 2021. 344 p.
19. Alberto RP Filho. Da perícia ao perito. 7. ed. Rio de Janeiro: Ed Impetus; 2022. 355 p.
20. Brasil. Lei nº 8.213, de 24 de julho de 1991. Dispõe sobre os Planos de Benefícios da Previdência Social e dá outras providências. Diário Oficial da União. 1991 Jul 25 (seção 1).
21. Associação Médica Brasileira. Código de Ética da Associação Médica Brasileira. Rio de Janeiro: AMB; 1953.
22. Conselho Federal de Medicina. Código de Ética Médica. Diário Oficial da União. 1965.
23. Conselho Federal de Medicina. Resolução CFM nº 1.488/1998. Dispõe de normas específicas para médicos que atendam o trabalhador. Diário Oficial da União. 1998 Mar 6; 52(seção 1):79.
24. Conselho Federal de Medicina. Resolução CFM nº 1.845/2008. Ccelebra o convênio de reconhecimento de especialidades médicas. Diário Oficial da União. 2008 Jul 15 (seção 1):72.
25. Conselho Federal de Medicina. Resolução CFM nº 1.931/2009. Aprova o Código de Ética Médica. Diário Oficial da União. 2009. Set 24 (seção 1):90.
26. Conselho Federal de Medicina. Resolução CFM nº 1.666/2003. Dispõe sobre a nova redação do Anexo II da Resolução CFM nº 1.634/2002, que celebra o convênio de reconhecimento de especialidades médicas firmado entre o Conselho Federal de Medicina, a Associação Médica Brasileira e a Comissão Nacional de Residência Médica. Diário Oficial da União. 2003 Jun 25 (seção 1):97.
27. Conselho Federal de Medicina. Resolução CFM nº 1.634, de 12 de abril de 2002. Diário Oficial da União. 2002 Abr 29.
28. Conselho Federal de Medicina. Resolução CFM nº 1.772/2005. Explica que a análise de conformidade de documentos médicos não caracteriza perícia médica. Diário Oficial da União. 2005 Ago 24. Seção 1, p. 141-2.
29. Conselho Federal de Medicina. Resolução CFM nº 2.325, de 13 de outubro de 2022. Explica que a análise de conformidade de documentos médicos não caracteriza perícia médica. Diário Oficial da União, 2022 Nov 4 (seção 1):144.
30. Figueiredo AM. Perícia: Aspectos éticos e jurídicos da perícia médico-legal, judicial e teleperícia. Rio de Janeiro: Lumen Juris; 2023.
31. Conselho Federal de Medicina. Parecer CFM nº 3, de 23 de abril de 2020. Ementa: O médico Perito Judicial que utiliza recurso tecnológico sem realizar o exame direto no periciando afronta o Código de Ética Médica e demais normativas emanadas do Conselho Federal de Medicina. Diário Oficial da União. 2020 Abr 23.
32. Conselho Federal de Medicina. Parecer CFM nº 10, de 9 de julho de 2020. Ementa: Em ações judiciais em que sejam objetos de apreciação pericial, a avaliação de capacidade, dano físico ou mental, nexo causal, definição de diagnóstico ou prognóstico, é vedado ao médico a realização da perícia sem exame direto do periciando ou sua substituição por prova técnica simplificada. Diário Oficial da União. 2020 Jul 10.

33. Conselho Federal de Medicina. Parecer CFM nº 50, de 15 de dezembro de 2017. Relata configurar infração ética a realização de perícia médica em presença de assistente técnico não médico. Diário Oficial da União. 2017 Dez 15.
34. Conselho Federal de Medicina. Resolução CFM nº 2.323/2022. Dispõe de normas específicas para médicos que atendem o trabalhador. Diário Oficial da União. 2022 Oct 17, seção I, p. 318.
35. Brasil. Lei nº 14.727, de 22 de novembro de 2023. Diário Oficial da União. 2023.
36. Brasil. Lei nº 14.510, de 27 de dezembro de 2022. Autoriza e disciplina a prática da telessaúde em todo o território nacional. Diário Oficial da União. 2022 Dez 28.
37. Brasil. Lei nº 3.268, de 30 de setembro de 1957. Dispõe sobre os Conselhos de Medicina, e dá outras providências. Diário Oficial da União.1957 Out 1.
38. Conselho Federal de Medicina. Resolução CFM nº 2.306/2022. Aprova o Código de Processo Ético-Profissional (CPEP/2022) dos Conselhos de Medicina. Diário Oficial da União. 2022 Mar 25;58(seção 1):217.
39. Brasil. Lei nº 12.842, de 10 de julho de 2013. Dispõe sobre o exercício da Medicina. Diário Oficial da União. 2013 Jul 11. p. 1.
40. Equipe Atlas. Segurança e medicina do trabalho. 89. ed. Rio de Janeiro: Editora Atlas. 2023. 1128 p.
41. World Health Organization [Internet]. Rehabilitation in health systems. Geneva: WHO; c2017 [Acesso em: 2024 Jul]. Disponível em: https://www.who.int/publications/i/item/9789241549974.
42. Madden RH, Bundy A. The ICF has made a difference to functioning and disability measurement and statistics. Disabil Rehabil [Internet]. 2019 Jun [Acesso em: 2024 Jul];41(12):1450-62.
43. Fernandes M, Plana JC, Bouchardet FH, Michel-Crosato E, Oliveira RN. Validação de instrumento para análise do dano estético no Brasil. Saúde Debate [Internet]. 2016 Jan-Mar [Acesso em: 2024 Jul];40(108).
44. Neves MB. As doenças ocupacionais e as doenças relacionadas ao Trabalho. 1. ed. São Paulo: LTr; 2011. 736 p.
45. Opitz JB Júnior. Medicina do trabalho e perícia médica: Visão cível, criminal, trabalhista e previdenciária. 2. ed. São Paulo: Santos; 2011. 364 p.
46. Mendanha MH. Medicina do trabalho e perícias médicas: Aspectos práticos (e polêmicos). 4. ed. São Paulo: Ed LTr; 2015. 216 p.
47. Miziara ID. Manual prático de medicina legal. 1. ed. São Paulo: Atheneu; 2014. 232 p.

Índice Alfabético

B

C

D

E

F

G

H

I

J

K

L

M

N

O

P

Q

R

S

T

U

V

W

X

Z